MANUAL
DO RESIDENTE
de Clínica Médica

MANUAL DO RESIDENTE de Clínica Médica

3ª EDIÇÃO

EDITORES
MARIA HELENA SAMPAIO FAVARATO
RAFAEL SAAD
LÍGIA FIDELIS IVANOVIC
MARIA CECÍLIA PAVANEL JORGE
JÚLIO CÉSAR DE OLIVEIRA
VALTER GARCIA SANTOS
CHRISTIAN VALLE MORINAGA
SOLANGE APARECIDA PETILO DE CARVALHO BRICOLA
MARIA DO PATROCÍNIO TENÓRIO NUNES
MÍLTON DE ARRUDA MARTINS

manole
editora

"A edição desta obra foi financiada com recursos da Editora Manole Ltda., um projeto de iniciativa da Fundação Faculdade de Medicina em conjunto e com a anuência da Faculdade de Medicina da Universidade de São Paulo – FMUSP."

Produção editorial: Juliana Waku
Produção gráfica: Anna Yue

Editoração eletrônica: Formato Editoração, Luargraf Serviços Gráficos
Ilustrações: Sirio José Braz Cançado, Luargraf Serviços Gráficos

Capa: Helio de Almeida
Projeto gráfico: Departamento Editorial da Editora Manole

CIP-BRASIL. CATALOGAÇÃO NA PUBLICAÇÃO
SINDICATO NACIONAL DOS EDITORES DE LIVROS, RJ

M251
3. ed.
Manual do residente de clínica médica / Maria Helena Sampaio Favarato ... [et al.]. - 3. ed. - Santana de Parnaíba [SP] : Manole, 2023.
; 28 cm.

Inclui bibliografia e índice
ISBN 9786555769746

1. Clínica médica - Manuais, guias, etc. 2. Residentes (Medicina) - Manuais, guias, etc. I. Favarato, Maria Helena Sampaio.

22-79743 CDD: 610.7
CDU: 614.253.4

Meri Gleice Rodrigues de Souza - Bibliotecária - CRB-7/6439

1ª edição – 2015
2ª edição – 2017
3ª edição – 2023

Editora Manole Ltda.
Alameda América, 876
06543-315 – Santana de Parnaíba – SP – Brasil
Tel.: (11) 4196-6000
www.manole.com.br
https://atendimento.manole.com.br

Impresso no Brasil
Printed in Brazil

EDITORES

Maria Helena Sampaio Favarato
Doutora em Ciências pela Universidade de São Paulo. Médica assistente do Serviço de Clínica Geral e Propedêutica do Hospital das Clínicas da Faculdade de Medicina da Universidade de São Paulo (HCFMUSP). Docente da Universidade Municipal de São Caetano.

Rafael Saad
Doutor em Ciências pela Faculdade de Medicina da Universidade de São Paulo (FMUSP) na área de Educação e Saúde. Docente do curso de Medicina do Centro Universitário Católico Salesiano Auxilium (UniSalesiano). Supervisor da Residência de Clínica Médica da Santa Casa de Misericórdia de Araçatuba. Coordenador da Comissão Intra-Hospitalar de Transplantes da Santa Casa de Araçatuba. Residência em Clínica Médica pelo Hospital das Clínicas da FMUSP.

Lígia Fidelis Ivanovic
Médica assistente da Disciplina de Clínica Geral e Propedêutica do Hospital das Clínicas da Faculdade de Medicina da Universidade de São Paulo (HCFMUSP). Especialista em Clínica Médica pelo HCFMUSP.

Maria Cecília Pavanel Jorge
Médica assistente do Serviço de Clínica Geral e Propedêutica da Universidade de São Paulo (USP).

Júlio César de Oliveira
Médico Assistente do Serviço de Clínica Geral do Hospital das Clínicas da Faculdade de Medicina da Universidade de São Paulo (HCFMUSP). Coordenador do Centro perioperatório do HCFMUSP. Especialista em Clínica Médica Geral/Medicina Interna.

Valter Garcia Santos
Especialista em Farmácia Hospitalar pela SBRAFH. Especialista em Informática em Saúde pela Universidade Federal de São Paulo (UNIFESP). Farmacêutico Chefe de Seção do Serviço de Farmácia do Instituto do Coração do Hospital das Clínicas da Faculdade de Medicina da Universidade de São Paulo (HCFMUSP). Docente dos Cursos de Graduação e Pós-graduação da Universidade Santa Cecília.

Christian Valle Morinaga
Docente colaborador do Instituto de Ensino e Pesquisa do Hospital Sírio-Libanês. Doutor em Ciências Médicas pela Faculdade de Medicina da Universidade de São Paulo.

Solange Aparecida Petilo de Carvalho Bricola
Doutora em Ciências pela Faculdade de Medicina da Universidade de São Paulo (FMUSP). Especialista em Cuidados Paliativos pela Pallium Latinoamerica. Especialista em Farmácia Hospitalar pela SBRAFH. Docente da Universidade Presbiteriana Mackenzie. Coordenadora da Farmácia Clínica do Serviço de Clínica Geral do Hospital das Clínicas da FMUSP até 2020.

Maria do Patrocínio Tenório Nunes
Professora Associada da Disciplina de Clínica Geral e Propedêutica, Departamento de Clínica Médica da Faculdade de Medicina da Universidade de São Paulo (FMUSP). Supervisora do Programa de Residência de Clínica da FMUSP.

Mílton de Arruda Martins
Professor Titular de Clínica Médica da Faculdade de Medicina da Universidade de São Paulo (FMUSP). Diretor do Serviço de Clínica Geral do Instituto Central do Hospital das Clínicas da FMUSP.

COORDENADORES DE SEÇÃO

Alexandre de Matos Soeiro
Médico Assistente da Unidade de Emergência do Instituto do Coração do Hospital das Clínicas da Faculdade de Medicina da Universidade de São Paulo (InCor-HCFMUSP). Médico coordenador da Unidade Cardiológica Intensiva – BP Mirante. Doutor em Ciências pela FMUSP.

Bruno Caldin da Silva
Médico Referência do Departamento de Pacientes Graves do Hospital Israelita Albert Einstein. Doutor em Nefrologia pela Universidade de São Paulo. Residência Nefrologia, Hospital das Clínicas da Faculdade de Medicina da Universidade de São Paulo (HCFMUSP). Residência em Clínica Médica, HCFMUSP. Médico graduado pela Universidade de São Paulo.

Cesar Ribeiro Filadelfo
Graduação em Farmácia e Bioquímica pela Faculdade de Ciências Farmacêuticas da Universidade de São Paulo. Graduação em Medicina pela Faculdade de Medicina da Universidade de São Paulo. Residente de Medicina Interna pelo Hospital das Clínicas da Faculdade de Medicina da Universidade de São Paulo.

Daniel Ciampi de Andrade
Professor Livre-Docente do Departamento de Neurologia da Faculdade de Medicina da Universidade de São Paulo. Professor Associado, Center for Neuroplasticity and Pain, Faculdade de Medicina da Universidade de Aalborg, Dinamarca. Centro de Dor, LIM-62 Departamento de Neurologia, FMUSP.

Daniel Fiordelisio de Carvalho
Doutorado em Ciências pelo Programa de Endocrinologia da Faculdade de Medicina da Universidade de São Paulo (FMUSP). Residência em Endocrinologia pelo Hospital das Clínicas da FMUSP (HCFMUSP). Graduação em Medicina pela FMUSP. Médico Titular da Retaguarda do Pronto Atendimento de Endocrinologia do Hospital Sírio-Libanês – Unidade Bela Vista, São Paulo. Residência em Clínica Médica pelo HCFMUSP.

Daniel Makoko Nakagawa
Residência em Gastroenterologia pela Faculdade de Medicina da Universidade de São Paulo. Médico do Grupo de Gastroenterologia do Hospital 9 de Julho. Médico do Grupo de Gastroenterologia e Hepatologia do Hospital Alemão Oswaldo Cruz. Médico Assistente do Grupo de Esôfago e Estômago da Disciplina de Gastroenterologia do Hospital das Clínicas da FMUSP.

Debora Sitnik
Docente do Curso de Medicina do Centro Universitário São Camilo. Doutorado Completo em Ciências Médicas pela Universidade de São Paulo.

Elisabetta Sachsida Colombo
Médica pela Universidade Estadual de Campinas (UNICAMP). Hematologista pelo Hospital das Clínicas da Faculdade de Medicina da Universidade de São Paulo (HC-FMUSP). Especialista em Hematologia e Hemoterapia pela ABHH. Complementação especializada em Hemostasia pelo HCFMUSP. Médica do corpo clínico do Hospital Sírio-Libanês e membro do Núcleo de Trombose e Hemostasia do Hospital Sírio-Libanês. Membro-fundadora e ex-diretora da Sociedade Brasileira de Trombose e Hemostasia.

Fabricio Lopes da Fonseca
Graduação em Medicina e Residência Médica em Oftalmologia pela Faculdade de Medicina da Universidade de São Paulo (FMUSP). Doutor em Oftalmologia pela FMUSP. Professor Doutor da Disciplina de Oftalmologia da Universidade Nove de Julho. Médico Oftalmologista do Hospital Israelita Albert Einstein.

Gerhard da Paz Lauterbach
Graduação em Medicina pela Faculdade de Medicina de Botucatu da Universidade Estadual Paulista (UNESP). Residência de Clínica Médica pela UNESP, ano adicional de Clínica Médica pelo Hospital das Clínicas da Faculdade de Medicina da Universidade de São Paulo (HCFMUSP).

Assistente da Clínica Médica no Hospital Universitário da Universidade Federal de São Carlos (HU-UFSCar).

Jonathan Yugo Maesaka

Residência no Departamento de Obstetrícia e Ginecologia da Faculdade de Medicina da Universidade de São Paulo (FMUSP). Doutor e Assistente do Setor de Mastologia da Divisão de Ginecologia do Hospital das Clínicas da FMUSP.

Júlio César de Oliveira

Médico Assistente do Serviço de Clínica Geral do Hospital das Clínicas da Faculdade de Medicina da Universidade de São Paulo (HCFMUSP). Coordenador do Centro perioperatório do HCFMUSP. Especialista em Clínica Médica Geral/Medicina Interna.

Lígia Fidelis Ivanovic

Médica assistente da Disciplina de Clínica Geral e Propedêutica do Hospital das Clínicas da Faculdade de Medicina da Universidade de São Paulo (HCFMUSP). Especialista em Clínica Médica pelo HCFMUSP.

Luciana Mazoti Lopes da Fonseca

Doutorado em Ciências Médicas na Faculdade de Medicina da Universidade de São Paulo (FMUSP). Residência Médica em Otorrinolaringologia no Hospital das Clínicas da FMUSP. Graduação em Medicina na FMUSP. Docente e Líder da Clínica Cirúrgica na Universidade Nove de Julho.

Luiz Antonio Gil Junior

Doutor em Ciências Médicas pela Universidade de São Paulo. Clínica Médica e Geriatria pela Faculdade de Medicina da Universidade de São Paulo. Médico do Núcleo de Geriatria e Pronto Atendimento Geriátrico do Hospital Sírio-Libanês.

Maira Andrade Nacimbem Marzinotto

Médica Assistente da Gastroenterologia Clínica do Hospital das Clínicas da Faculdade de Medicina da Universidade de São Paulo (HCFMUSP). Médica Coordenadora do Grupo de Pâncreas da Gastroenterologia Clínica do HCFMUSP.

Marcelo Vivolo Aun

Doutor em Ciências pela Faculdade de Medicina da Universidade de São Paulo (FMUSP). Professor Assistente de Imunologia da Faculdade Israelita de Ciências da Saúde Albert Einstein.

Marcio Eduardo Bergamini Vieira

Graduação, Residência Médica e Mestrado pela Universidade de São Paulo (USP). MBA executivo em Gestão em Saúde pela APM-EEP do Hospital das Clínicas da Faculdade de Medicina da USP (HCFMUSP). Chefe do Serviço de Psiquiatria do Hospital Universitário da USP. Docente do curso médico da Uninove.

Maria Cecília Pavanel Jorge

Médica assistente do Serviço de Clínica Geral e Propedêutica da Universidade de São Paulo (USP).

Maria do Patrocínio Tenório Nunes

Professora Associada da Disciplina de Clínica Geral e Propedêutica, Departamento de Clínica Médica da Faculdade de Medicina da Universidade de São Paulo (FMUSP). Supervisora do Programa de Residência de Clínica da FMUSP.

Maria Helena Sampaio Favarato

Doutora em Ciências pela Universidade de São Paulo. Médica assistente do Serviço de Clínica Geral e Propedêutica do Hospital das Clínicas da Faculdade de Medicina da Universidade de São Paulo (HCFMUSP). Docente da Universidade Municipal de São Caetano.

Maria Perez Soares D'Alessandro

Especialista em Clínica Médica pela Sociedade Brasileira de Clínica Médica e área de atuação em Medicina Paliativa pela Associação Médica Brasileira. Formação no Palliative Care Education and Practice da Harvard Medical School. Médica da Equipe de Cuidados Paliativos do Instituto do Câncer do Estado de São Paulo "Octávio Frias de Oliveira".

Maurício Dener Cordeiro

Médico Assistente do Grupo Uro/Oncologia da Faculdade de Medicina da Universidade de São Paulo (FMUSP)/ Instituto do Câncer do Estado de São Paulo (ICESP). Doutor em Ciências pela USP. Coordenador da Uro/Oncologia do ICESP. Médico do Hospital Sírio-Libanês. Médico da Disciplina de Urologia da FMUSP.

Milena Perez Mak

Oncologista Clínica do Grupo de Oncologia Torácica e Câncer de Cabeça e Pescoço do Instituto do Câncer do Estado de São Paulo (ICESP). Coordenação da Residência de Oncologia Clínica da Faculdade de Medicina da Universidade de São Paulo. Oncologista da Oncologia D'Or.

Moisés da Cunha Lima
Medicina Física e Reabilitação pelo Hospital das Clínicas Faculdade de Medicina da Universidade de São Paulo (FMUSP). Medicina do Trabalho pela Universidade Brasil. Médico HSPE IAMSPE, IMREA Unidade Clínicas, TRT 2a Região SP. Médico da Interconsulta em Medicina Física e Reabilitação do Hospital das Clínicas da FMUSP.

Paula Machado Guidi
Médica Nutróloga pela Faculdade de Medicina da Universidade de São Paulo (FMUSP). Especialista em Clínica Médica pela Sociedade Brasileira de Clínica Médica. Médica da Equipe Multidisciplinar de Terapia Nutricional do Hospital Samaritano, São Paulo.

Rafael Saad
Doutor em Ciências pela Faculdade de Medicina da Universidade de São Paulo (FMUSP) na área de Educação e Saúde. Docente do curso de Medicina do Centro Universitário Católico Salesiano Auxilium (UniSalesiano). Supervisor da Residência de Clínica Médica da Santa Casa de Misericórdia de Araçatuba. Coordenador da Comissão Intra-Hospitalar de Transplantes da Santa Casa de Araçatuba. Residência em Clínica Médica pelo Hospital das Clínicas da FMUSP.

Ralcyon Francis Azevedo Teixeira
Médico Infectologista pelo Hospital das Clínicas da Faculdade de Medicina da Universidade de São Paulo (HC-FMUSP). Ex-supervisor do Pronto-socorro do Instituto de Infectologia Emílio Ribas. Diretor da Divisão Médica do Instituto de Infectologia Emílio Ribas.

Solange Aparecida Petilo de Carvalho Bricola
Doutora em Ciências pela Faculdade de Medicina da Universidade de São Paulo (FMUSP). Especialista em Cuidados Paliativos pela Pallium Latinoamerica. Especialista em Farmácia Hospitalar pela SBRAFH. Docente da Universidade Presbiteriana Mackenzie. Coordenadora da Farmácia Clínica do Serviço de Clínica Geral do Hospital das Clínicas da FMUSP até 2020.

Tiago Kenji Takahashi
Médico Oncologista pela Universidade São Paulo – Instituto do Câncer do Estado de São Paulo (ICESP). Diretor do Instituto de Oncologia Santa Paula.

Valter Garcia Santos
Especialista em Farmácia Hospitalar pela SBRAFH. Especialista em Informática em Saúde pela Universidade Federal de São Paulo (UNIFESP). Farmacêutico Chefe de Seção do Serviço de Farmácia do Instituto do Coração do Hospital das Clínicas da Faculdade de Medicina da Universidade de São Paulo (HCFMUSP). Docente dos Cursos de Graduação e Pós-graduação da Universidade Santa Cecília.

Wagner G. Galvão Cesar
Assistente da Faculdade de Medicina do ABC. Chefe de Equipe de Dermatologia do Hospital Alemão Oswaldo Cruz. Especialista em Dermatologia pela Sociedade Brasileira de Dermatologia. Dermatologista do Hospital Sírio-Libanês. Residência em Dermatologia pelo Hospital das Clínicas da Faculdade de Medicina da Universidade de São Paulo (HCFMUSP). Graduação em Medicina pela FMUSP.

William Nahas
Professor Titular de Urologia da Faculdade de Medicina da Universidade de São Paulo.

COLABORADORES

Adriana Bastos Conforto
Professora Livre-Docente. Neurologista chefe do Grupo de Doenças Cerebrovasculares do Hospital das Clínicas da Faculdade de Medicina da Universidade de São Paulo (HCFMUSP). Pesquisadora do Hospital Israelita Albert Einstein.

Adriana Paulino da Silva Ribeiro
Médica Infectologista do Centro de Referência em IST, HIV e Hepatites Virais de Diadema. Médica infectologista na equipe de infectologia do ambulatório e interconsultas do Hospital Leforte Liberdade.

Agostinho Hermes de Medeiros Neto
Professor de Pneumologia, CCM/UFPB. Serviço de Pneumologia do Hospital Universitário Lauro Wanderley. Doutor em Pneumologia pela Universidade de São Paulo.

Alberto Azoubel Antunes
Professor Livre-Docente e Associado de Urologia da Faculdade de Medicina da Universidade de São Paulo (FMUSP). Coordenador do Setor de Próstata do Hospital das Clínicas da FMUSP.

Alexandre de Matos Soeiro
Médico Assistente da Unidade de Emergência do Instituto do Coração do Hospital das Clínicas da Faculdade de Medicina da Universidade de São Paulo (InCor-HCFMUSP). Médico coordenador da Unidade Cardiológica Intensiva – BP Mirante. Doutor em Ciências pela FMUSP.

Alexsandra Magalhães Teodoro Alves
Formada em Serviço Social pela Uni-FMU. Pós-graduada em Sócio-Psicologia pelo Instituto Sedes Sapientiae.

Alfredo Almeida Pina de Oliveira
Enfermeiro. Doutor em Ciências e Mestre em Enfermagem pela Escola de Enfermagem da Universidade de São Paulo (EEUSP-SP). Professor Doutor do Centro Universitário Campo Limpo Paulista (UNIFACCAMP) e no Departamento de Enfermagem em Saúde Coletiva da EEUSP-SP. Especialista em Práticas de Promoção da Saúde pela Faculdade de Medicina da Universidade de São Paulo (FMUSP).

Alice de Queiroz Constantino Miguel
Médica Assistente do Hospital Universitário da Universidade Federal de São Carlos (UFSCar). Docente do Departamento de Medicina da UFSCar. Especialista em Clínica Médica e Medicina Interna pela Santa Casa de São Paulo e Hospital das Clínicas da Faculdade de Medicina da Universidade de São Paulo. Doutora em Educação e Saúde pela FMUSP. Fellow at American College Physician.

Almir Ferreira de Andrade
Livre-Docente pela Faculdade de Medicina da Universidade de São Paulo (FMUSP). Médico Coordenador do Pronto-Socorro de Neurocirurgia do Hospital das Clínicas da FMUSP.

Amanda Bruder Rassi
Hematologista do Hospital Sírio-Libanês de Brasília. Doutorado pela Universidade de São Paulo. Professora de graduação em Medicina da Unieuro. Hematologista pela Universidade de São Paulo. *Fellow* em citopenias no Hospital Saint Louis, França.

Amanda Cardoso Montal
Graduação em Medicina pela Faculdade de Medicina da Universidade de São Paulo (FMUSP). Residência em Clínica Médica pelo Hospital das Clínicas da FMUSP (HCFMUSP). Médica Assistente da Divisão de Emergências Clínicas do HCFMUSP.

Ana Amélia O. Hoff
Chefe da Endocrinologia do Instituto do Câncer do Estado de São Paulo "Octávio Frias de Oliveira" e do Hospital das Clínicas da Faculdade de Medicina da Universidade de São Paulo (HC-FMUSP). Endocrinologista Clínica do Centro de Oncologia do Hospital Sírio-Libanês.

Ana Carolina Oliveira de Carvalho
Graduação em Medicina pela Universidade de São Paulo. Experiência na área de Medicina, com ênfase em Clínica Médica.

Ana Clara Baz Lauretto
Residência Médica em Clínica Médica. Médica Clínica na Santa Casa de Misericórdia de Araçatuba. Preceptora na Residência de Clínica Médica da Santa Casa de Misericórdia de Araçatuba.

Ana Claudia Camargo Gonçalves Germani
Doutora em Ciências da Saúde. Professora Doutora do Departamento de Medicina Preventiva da Faculdade de Medicina da Universidade de São Paulo (FMUSP).

Ana Elisa Rabe Caon
Médica Colaboradora do Ambulatório de Doenças Autoimunes do Fígado da Divisão de Gastroenterologia e Hepatologia Clínica do Hospital das Clínicas da Faculdade de Medicina da Universidade de São Paulo.

Ana Karolina Barreto Berselli Marinho
Médica no Serviço de Imunologia Clínica e Alergia do Hospital das Clínicas da Faculdade de Medicina da Universidade de São Paulo (HCFMUSP). Mestra e Doutora em Ciências pela FMUSP. Supervisora do Programa de Residência em Clínica Médica no Conjunto Hospitalar do Mandaqui.

Ana Lucia de Sá Pinto
Médica Assistente da Disciplina de Reumatologia da Faculdade de Medicina da Universidade de São Paulo (FMUSP). Pós-Doutorado em Medicina pela FMUSP. Doutorado em Medicina pela FMUSP. Coordenadora do Ambulatório de Medicina Esportiva, Disciplina Reumatologia do Hospital das Clínicas da FMUSP (HCFMUSP). Coordenadora de Pesquisas do Laboratório de Avaliação e Condicionamento-Disciplina Reumatologia do HCFMUSP.

Ana Lúcia Lei Munhoz Lima
Professora Livre-Docente da Faculdade de Medicina da Universidade de São Paulo (FMUSP). Chefe do Serviço de Infecção do Instituto de Ortopedia e Traumatologia do Hospital das Clínicas da FMUSP. Chefe do Serviço de Infecção do Hospital Ortopédico da AACD.

Ana Luisa Calich
Doutorado em Reumatologia pela Universidade de São Paulo. Médica colaboradora do ambulatório de vasculites da Universidade Federal de São Paulo (UNIFESP). Médica do Hospital Sírio-Libanês.

Ana Luisa Pimentel Maia
Médica Pneumologista do Programa de Complementação Especializada, Grupo de Doenças Pulmonares Obstrutivas, Divisão de Pneumologia, do Instituto do Coração do Hospital das Clínicas da Faculdade de Medicina da Universidade de São Paulo (InCor-HCFMUSP).

Ana Paula de Souza Borges
Médica Assistente da Equipe de Cuidados Paliativos do Instituto do Câncer do Estado de São Paulo "Octávio Frias de Oliveira". Especialista em Clínica Médica pelo Hospital das Clínicas da Faculdade de Medicina da Universidade de São Paulo (HCFMUSP). Médica Preceptora da Divisão de Clínica Geral e Propedêutica do HCFMUSP.

Ana Paula Mirarchi Vieira Maiello
Enfermeira. Especialista em Enfermagem em Clínica e Cirurgia pela Universidade Federal de São Paulo (UNIFESP). Especialista em Gestão de Saúde pelo SENAC. Especialista em Cuidados Paliativos pela Casa do Cuidar. Mestranda em Enfermagem pela Escola de Enfermagem da Universidade de São Paulo (EE-USP). Enfermeira da Equipe de Cuidados Paliativos do Instituto do Câncer do Estado de São Paulo "Octávio Frias de Oliveira".

Ana Vitória Bandeira Petilo de Carvalho
Graduada em Farmácia e Bioquímica pela Universidade de São Paulo.

André Brito Queiroz
Doutor em Medicina, Clínica Cirúrgica, pela Faculdade de Medicina da Universidade de São Paulo. Coordenador do Serviço de Hemodinâmica do Hospital Ana Nery, Universidade Federal da Bahia (UFBA). Supervisor do Programa de Residência Médica em Angiorradiologia e Cirurgia Endovascular do Hospital Ana Nery, UFBA.

André Carramenha de Góes Hirano
Graduação em Medicina pela Faculdade de Medicina da Universidade de São Paulo (FMUSP). Residência de Clínica Médica pelo Hospital das Clínicas da FMUSP (HCFMUSP). Residência em Medicina Intensiva pelo HCFMUSP. Preceptor da Residência de Medicina Intensiva do HCFMUSP. Assistente da UTI adulto do Hospital Universitário da USP.

André Machado de Siqueira
Médico Infectologista e Pesquisador em Saúde Pública. Instituto Nacional de Infectologia Evandro Chagas, Fundação Oswaldo Cruz.

André Neder Ramires Abdo
Médico Assistente da Disciplina de Hematologia da Universidade de São Paulo (USP). Doutorando pela USP. Hematologista do Centro de Linfoma do Hospital Alemão Oswaldo Cruz.

André Oliveira Paggiaro
Livre-Docente pelo Departamento de Cirurgia da Universidade de São Paulo. Cirurgião plástico membro titular da Sociedade Brasileira de Cirurgia Plástica. Chefe da Unidade de Queimados e do Banco de Tecidos do Hospital das Clínicas.

André Tsin Chih Chen
Radio-oncologista. Médico assistente do Serviço de Radioterapia do Instituto do Câncer do Estado de São Paulo (ICESP), Hospital das Clínicas da Faculdade de Medicina da Universidade de São Paulo (HCFMUSP). Coordenador de Pesquisa Clínica da Radioterapia do ICESP, HCFMUSP. Doutorado pela FMUSP.

Andrea Glezer
Médica da Unidade de Neuroendocrinologia, Disciplina de Endocrinologia e Metabologia, Hospital das Clínicas da Faculdade de Medicina da Universidade de São Paulo (HCFMUSP). Pesquisadora LIM-25-FMUSP. Doutorado e pós-doutorado em Ciências pela USP. SBEM-regional SP. SBEM, Departamento Neuroendócrino.

Anelise Casillo Ghideti
Médica Dermatologista pela Faculdade de Medicina da Universidade de São Paulo (FMUSP). Sócia Efetiva da Sociedade Brasileira de Dermatologia.

Angélica Massako Yamaguchi
Ex-Médica assistente do NADI do Hospital das Clínicas da Faculdade de Medicina da Universidade de São Paulo (HCFMUSP). Geriatra com área de atuação em Cuidados Paliativos. Doutora em Ciências pela FMUSP. Colaboradora dos Cadernos de Atenção Domiciliar. Ex-Preceptora do Hospital Santa Marcelina, São Paulo. Supervisora clínica do Hospital Premierm, São Paulo.

Angelina Maria Martins Lino
Neurologista, PhD. Médica Supervisora da Divisão de Clínica Neurológica do Hospital das Clínicas da Faculdade de Medicina da Universidade de São Paulo (HCFMUSP). Vice-coordenadora do Ambulatório da Divisão de Clínica Neurológica do HCFMUSP.

Angelo Bezerra de Souza Fêde
Oncologista Clínico da Rede DASA. Oncologista Clínico pelo Instituto do Câncer do Estado de São Paulo (ICESP), Hospital das Clínicas da Faculdade de Medicina da Universidade de São Paulo (HCFMUSP). Ex-Preceptor da Enfermaria da Clínica Médica da Faculdade de Medicina do ABC.

Anna Maria Chiesa (*in memorium*)
Livre-Docente em Enfermagem em Saúde Coletiva pela Escola de Enfermagem da Universidade de São Paulo (EE-USP). Professora Associada do Departamento de Enfermagem em Saúde Coletiva da EE-USP. Consultora Técnica da Fundação Maria Cecília Souto Vidigal.

Antonio Carlos Nicodemo
Professor Associado. Livre Docente. Faculdade de Medicina da Universidade de São Paulo – Departamento de Moléstias Infecciosas Mestre e Doutor.

Antonio Carlos Nogueira
Pós-Doutorado em Emergências Clínicas pela Faculdade de Medicina da Universidade de São Paulo (FMUSP). Doutor em Ciências pela USP. Médico Coordenador do Setor de Emergências do Hospital Nipo Brasileiro de São Paulo. Médico Assistente da UTI de adultos do Hospital Universitário da USP. Cardiologista e Intensivista.

Antônio Sérgio de Santis Andrade Lopes
Médico Assistente da Unidade Clínica de Valvopatias do Instituto do Coração do Hospital das Clínicas da Faculdade de Medicina da Universidade de São Paulo (InCor-HCFMUSP).

Ariane Melaré Ramos dos Santos
Doutora em Ciências Médicas pela Universidade de São Paulo. Residência Médica de Infectologia no Instituto de Infectologia Emílio Ribas. Formada em Medicina pela Pontifícia Universidade Católica de São Paulo. Coordenadora Médica do Serviço de Controle de Infecção Hospitalar do Hospital Estadual de Sapopemba.

Arlene Maria Perez
Médica formada pela Universidade de São Paulo. Residência e Preceptoria em Clínica Médica Geral pelo Hospital das Clínicas da Faculdade de Medicina da Universidade de São Paulo (HCFMUSP). Especialista em Clínica Médica pela Sociedade Brasileira de Clínica Médica. Especialista em Sexualidade Humana pela FMUSP. Médica assistente junto ao Departamento de Clínica Médica do HCFMUSP. Doutora em Ciências Médicas com área de concentração em Educação e Saúde pela FMUSP.

Arnaldo Lichtenstein
Doutorado pela Faculdade de Medicina da Universidade de São Paulo (FMUSP). Governador American College of Physicians. Diretor da Sociedade Brasileira de Trombose e Hemostasia.

Arthur Hirschfeld Danila
Médico formado e especialista em Psiquiatria pela Faculdade de Medicina da Universidade de São Paulo (FMUSP). Especialista em Medicina do Estilo de Vida pelo International Board of Lifestyle Medicine. Coordenador do Programa de Mudança de Hábito e Estilo de Vida do Instituto de Psiquiatria do Hospital das Clínicas da FMUSP (IPq-HCFMUSP). Colaborador do Programa de Ansiedade do IPq-HCFMUSP. Coordenador do Serviço de Acolhimento Integrado do Núcleo de Apoio ao Estudante da FMUSP.

Beatriz Cardoso de Mello Tucunduva Margarido
Geriatra do Hospital Sírio-Libanês. Formação acadêmica pelo Hospital das Clínicas da Faculdade de Medicina da Universidade de São Paulo (HCFMUSP) – Clínica/Geriatria.

Bernardo Porto Maia
Médico Infectologista, graduado pela Universidade do Estado do Pará (UEPA) e pós-graduado pelo Instituto de Infectologia Emílio Ribas. Mestre em Saúde na Amazônia pelo Núcleo de Medicina Tropical da Universidade Federal do Pará (NMT-UFPA).

Bernardo Vergara Reichert
Médico com residência em Clínica Médica pelo Hospital das Clínicas da Faculdade de Medicina da Universidade de São Paulo (HCFMUSP).

Bruno Caldin da Silva
Médico Referência do Departamento de Pacientes Graves do Hospital Israelita Albert Einstein. Doutor em Nefrologia pela Universidade de São Paulo. Residência em Nefrologia, Hospital das Clínicas da Faculdade de Medicina da Universidade de São Paulo (HCFMUSP). Residência em Clínica Médica, HCFMUSP. Médico graduado pela Universidade de São Paulo.

Bruno Chiesa Gouveia Nascimento
Urologista. Membro do Grupo de Andrologia, Divisão de Urologia da Faculdade de Medicina da Universidade de São Paulo. *Fellowship at Memorial Sloan Kettering Cancer Center*, NY, USA.

Bruno Diógenes Iepsen
Neurologista pelo Hospital das Clínicas da Faculdade de Medicina da Universidade de São Paulo (HCFMUSP). *Fellow* em Neurologia da Cognição e Comportamento pelo HCFMUSP. Membro titular da Academia Brasileira de Neurologia (ABN).

Bruno Scarpellini
Médico Infectologista e Epidemiologista. Residência em Infectologia (Instituto Nacional de Doenças Infecciosas, Fiocruz). Doutorado em Doenças Infecciosas pela Escola Paulista de Medicina da Universidade Federal de São Paulo (EPM-UNIFESP). Pesquisador Associado no Laboratório de Retrovirologia, UNIFESP. Professor e Pesquisador na Med-PUC Rio de Janeiro *Fellow American College of Physicians*. Mestre em Saúde Pública, Departamento de Epidemiologia, Escola de Pós-graduação em Saúde Pública (GSPH), Universidade de Pittsburgh.

Caio Borba Casella
Graduação em Medicina pela Universidade de São Paulo (USP). Residência médica em Psiquiatria Geral e Psiquiatria da Infância e Adolescência pelo Instituto de Psiquiatria do Hospital das Clínicas da Faculdade de Medicina da USP (IPq-HCFMUSP). Colaborador da Equipe Médica do Hospital Dia Infantil do IPq-HCFMUSP. Psiquiatra do Instituto da Criança e do Adolescente do HCFMUSP. Doutorando pelo IPq-HCFMUSP

Caio Julio Cesar Fernandes
Pneumologista. Professor de Pneumologia da Faculdade de Medicina da Universidade de São Paulo (FMUSP). Professor visitante da Harvard Medical School (2018). Médico do Grupo de Circulação Pulmonar do Instituto do Coração do Hospital das Clínicas da FMUSP. Médico do Instituto do Câncer do Hospital das Clínicas da FMUSP. Médico do Núcleo de Doenças Pulmonares e Torácicas do Hospital Sírio-Libanês

Caio Lamunier de Abreu Camargo
Graduação em Medicina pela Universidade de São Paulo. Médico residente em Dermatologia da Faculdade de Medicina da Universidade de São Paulo.

Caio Rosa Humaire
Dermatologista pela Sociedade Brasileira de Dermatologia. Membro da Sociedade Brasileira de Dermatologia. Residência Médica em Dermatologia pelo Hospital do Servidor Público Municipal de São Paulo.

Camila Barião da Fonseca Miyahara
Ex-Residente do Departamento de Obstetrícia e Ginecologia da Faculdade de Medicina da Universidade de São Paulo (FMUSP). Assistente do Setor de Videolaparoscopia da Divisão de Ginecologia do Hospital das Clínicas da FMUSP.

Camila Cristófero Yamashita
Enfermeira. Doutora e Especialista em Oncologia pelo Hospital AC Camargo. Especialista em Cuidados Paliativos pelo Pallium Latinoamérica. Analista de Ensino no Instituto de Ensino e Pesquisa do Hospital Sírio-Libanês.

Camila Eleutério Rodrigues
Médica Assistente do Grupo de Injúria Renal Aguda do Hospital das Clínicas da Faculdade de Medicina da Universidade de São Paulo (HCFMUSP). Doutora em Nefrologia pela FMUSP. Senior Research Assistant (postdoctoral level) at UNSW, Sydney.

Carla Bisaccioni
Mestre em Ciências pela Disciplina de Alergia e Imunopatologia pela Faculdade de Medicina da Universidade de São Paulo. Especialista em Alergia e Imunologia pela Associação Brasileira de Alergia e Imunologia (ASBAI).

Carla Luana Dinardo
Chefe da Divisão de Imuno-Hematologia da Fundação Pró-Sangue/Hemocentro de São Paulo.

Carla Romagnolli Quintino
Graduação em Medicina pela Faculdade de Medicina da Universidade de São Paulo (FMUSP). Residência em Clínica Médica pelo Hospital das Clínicas da FMUSP (HCFMUSP). Doutora pela FMUSP. Médica assistente da Divisão de Clínica Médica do Hospital Universitário da Universidade de São Paulo (HU-USP). Docente do curso de Medicina da Universidade Nove de Julho (Uninove).

Carlos André Oshiro
Graduação em Medicina pela Faculdade de Medicina da Universidade de São Paulo (FMUSP). Residência em Neurologia no Hospital das Clínicas da FMUSP (HCFMUSP). Preceptor de Neurologia da Graduação da FMUSP. Membro Titular da Academia Brasileira de Neurologia. Especialização em andamento na área de Epilepsia e Neurofisiologia no HCFMUSP.

Carlos Oswaldo Teixeira
Graduação em Medicina pela Pontifícia Universidade Católica de Campinas. Professor do curso de Medicina da Faculdade São

Leopoldo Mandic de Campinas. Tem experiência na área de Medicina, com ênfase em Clínica Médica, atuando principalmente nos seguintes temas: correlação anátomo-clínica e ensino médico.

Carolina dos Santos Lázari

Graduada em Medicina pela Universidade Federal de Uberlândia. Residência Médica em Infectologia pela Faculdade de Medicina da Universidade de São Paulo (FMUSP). Título de Especialista em Patologia Clínica/Medicina Laboratorial pela Associação Médica Brasileira. Médica Chefe do Setor de Biologia Molecular da Divisão de Laboratório Central do Hospital das Clínicas da FMUSP. Médica Assessora para Análises Clínicas em Infectologia do Grupo Fleury.

Carolina Rebouças Clara

Nutricionista Oncológica. Coordenadora do Ambulatório de Nutrição do Instituto do Câncer do Estado de São Paulo até fevereiro de 2022. Pós-graduação em Nutrição Oncológica pelo AC Camargo e tratamento Multidisciplinar da Obesidade pela Universidade Federal de São Paulo (UNIFESP).

Carolina Ribeiro Victor

Médica Oncologista formada na Faculdade de Medicina da Universidade de São Paulo (FMUSP). Residência em Oncologia no Instituto do Câncer do Estado de São Paulo (ICESP), Hospital das Clínicas da FMUSP. Oncologista da equipe de tumores gastrointestinais do ICESP. Oncologista da Oncologia D'OR.

Cecília Hirata Terra

Graduação em Medicina pela Faculdade de Medicina da Universidade de São Paulo (FMUSP). Especialista em Clínica Médica pelo Hospital das Clínicas da FMUSP.

Cesar de Albuquerque Gallo

Graduação em Medicina pela Faculdade de Medicina da Universidade de São Paulo (FMUSP). Residência em Clínica Médica e Terapia Intensiva pelo Hospital das Clínicas da FMUSP.

Cesar Ribeiro Filadelfo

Graduação em Farmácia e Bioquímica pela Faculdade de Ciências Farmacêuticas da Universidade de São Paulo. Graduação em Medicina pela Faculdade de Medicina da Universidade de São Paulo (FMUSP). Residente de Medicina Interna pelo Hospital das Clínicas da FMUSP.

Christian Valle Morinaga

Docente colaborador do Instituto de Ensino e Pesquisa do Hospital Sírio-Libanês. Doutor em Ciências Médicas pela Faculdade de Medicina da Universidade de São Paulo.

Cinthya M. Ozawa

Graduação em Medicina pela Pontifícia Universidade Católica de São Paulo. Residência em Infectologia pelo Instituto de Infectologia Emílio Ribas e MBA de Controle de Infecção.

Ciro Martins Gomes

Professor de Dermatologia da Universidade de Brasília (UnB). Doutor em Ciências Médicas pela UnB.

Claudia Figueiredo Mello

Doutora em Doenças Infecciosas e Parasitárias pela Universidade de São Paulo. Médica infectologista do Instituto de Infectologia Emílio Ribas.

Claudia Schimidt

Graduação em Medicina pela Faculdade de Medicina da Universidade de São Paulo (FMUSP). Residência Médica em Clínica Médica e em Endocrinologia e Metabologia pelo Hospital das Clínicas da FMUSP.

Claudio Maeirovitch Pessanha Henriques

Médico sanitarista. Mestre em Medicina Preventiva e Social. Experiência em avaliação de tecnologias, vigilância sanitária, vigilância em saúde, epidemiologia, saúde coletiva, gestão e docência.

Cristiano Mendes Gomes

Professor Livre-Docente de Urologia do Hospital das Clínicas da Faculdade de Medicina da Universidade de São Paulo (HC-FMUSP).

Cristina Bellotti Formiga Bueno

Doutorado em Ciências Médicas pela Faculdade de Medicina da Universidade de São Paulo (FMUSP). Assistente do Serviço de Endocrinologia e Metabologia da Irmandade da Santa Casa de Misericórdia de São Paulo. Professora convidada da Faculdade de Ciências Médicas da Santa Casa de São Paulo. Título de Especialista em Endocrinologia e Metabologia pela Sociedade Brasileira de Endocrinologia e Metabologia (SBEM). Título de Especialista em Clínica Médica pelo Hospital das Clínicas da FMUSP.

Cyntia Araújo Arrais

Mestre em Ciências pela Universidade de São Paulo. Hematologista e Hemoterapeuta pelo Hospital das Clínicas da FMUSP. Chefe da Divisão de Produção da Fundação Pró-|Sangue Hemocentro de São Paulo. Médica do Centro de Processamento Celular do Hospital Sírio Libanês

Daniel Apolinário

Graduação em Medicina pela Universidade de São Paulo (USP). Residência em Clínica Médica pela USP. Residência em Geriatria pela USP. Doutorado pelo Departamento de Neurologia da USP. Gerente de Práticas Médicas do Hospital do Coração (HCor).

Daniel Ciampi de Andrade

Professor Livre-Docente do Departamento de Neurologia da Faculdade de Medicina da Universidade de São Paulo. Professor Associado, Center for Neuroplasticity and Pain, Faculdade de

Medicina da Universidade de Aalborg, Dinamarca. Centro de Dor, LIM-62 Departamento de Neurologia, FMUSP.

Daniel Fernandes Saragiotto

Médico Oncologista Clínico. Vice-coordenador do Programa de Residência em Oncologia Clínica da Faculdade de Medicina da Universidade de São Paulo.

Daniel Fiordelisio de Carvalho

Doutorado em Ciências pelo Programa de Endocrinologia da Faculdade de Medicina da Universidade de São Paulo (FMUSP). Residência em Endocrinologia pelo Hospital das Clínicas da FMUSP (HCFMUSP). Graduação em Medicina pela FMUSP. Médico Titular da Retaguarda do Pronto Atendimento de Endocrinologia do Hospital Sírio-Libanês - Unidade Bela Vista, São Paulo. Residência em Clínica Médica pelo HCFMUSP.

Daniel Paffili Prestes

Graduação em Medicina pela Universidade de Santo Amaro. Residência Médica (Especialização) em Infectologia pelo Instituto de Infectologia Emílio Ribas, São Paulo. Tem experiência na área de Medicina de Urgência e Emergência e Infectologia.

Daniel Soares de Sousa Dantas

Graduação em Medicina pela Universidade Federal do Rio Grande do Norte (UFRN). Residência em Infectologia pelo Instituto de Infectologia Emílio Ribas.

Daniel Soares Freire

Doutor em Endocrinologia pela Faculdade de Medicina da Universidade de São Paulo (FMUSP). Médico Endocrinologista do Instituto do Câncer do Estado de São Paulo "Octávio Frias de Oliveira".

Daniel Wagner de Castro Lima Santos

Mestre e Doutor pela Universidade Federal de São Paulo. Instituto D'OR de ensino e pesquisa (INDOR). Pesquisador do Hospital UDI, rede D'OR, São Luiz, Maranhão. Infectologista. Gerente Médico.

Danielle Bianchini Rampim

Médica com pós-graduação em Medicina Física e Reabilitação pela Universidade de São Paulo. Médica com residência em Neurofisiologia Clínica. Diretora Médica na Prevent Senior da Reabilitação e da Atenção Domiciliar.

David Queiroz Borges Muniz

Oncologista Clínico do Grupo de Tumores Urológicos do Instituto do Câncer do Estado de São Paulo. Oncologista Clínico Titular do Centro de Oncologia do Hospital Sírio-Libanês. Residência Médica em Cancerologia Clínica pela Faculdade de Medicina da Universidade de São Paulo.

Débora Raquel Benedita Terrabuio

Médica Assistente da Divisão de Gastroenterologia e Hepatologia Clínica do Hospital das Clínicas da Faculdade de Medicina da Universidade de São Paulo (HCFMUSP).

Debora Santanin Sanchez

Médica Pneumologista do Programa de Complementação Especializada, Grupo de Doenças Pulmonares Obstrutivas, Divisão de Pneumologia do Instituto do Coração do Hospital das Clínicas da Faculdade de Medicina da Universidade de São Paulo (InCor-HCFMUSP).

Denise Vieira Galvão Cesar

Especialista SBD, residência pela Faculdade de Medicina da Universidade de São Paulo (FMUSP). Graduação pela FMUSP. Especialista em Cirurgia Micrográfica de MOHS.

Denyei Nakazato

Médico Oncologista Clínico pelo Instituto do Câncer do Estado de São Paulo (ICESP). Hospital Santa Paula (Dasa).

Desiderio Favarato

Doutorado em Cardiologia pela Faculdade de Medicina da Universidade de São Paulo (FMUSP). Médico Assistente do Instituto do Coração do Hospital das Clínicas da FMUSP (InCor-HCFMUSP).

Diogo Bugano Diniz Gomes

Formação em Medicina e Medicina Interna na Faculdade de Medicina da Universidade de São Paulo. Especialização em Cancerologia Clínica na University of Texas MD Anderson Cancer Center. Médico coordenador de pesquisa clínica no Hospital do Coração de São Paulo. Coordenador do Serviço de Oncologia do Hospital Municipal Vila Santa Catarina. Oncologista clínico no Hospital Israelita Albert Einstein.

Diogo Egídio Silva e Sousa

Graduado em Medicina pela Universidade de Brasília (UnB). Especialista em Clínica Médica pelo Hospital de Urgências de Goiânia (HUGO). Especialista em Gastroenterologia pelo Serviço de Gastroenterologia e Hepatologia do Hospital das Clínicas da Universidade Federal de Goiás (HC-UFG). Mestrado em Ciências da Saúde pela Faculdade de Medicina da UFG. Professor do Ambulatório de Gastroenterologia e de Habilidades Clínicas da Faculdade de Medicina da UNIFAN. Professor do Curso de Medicina da Unifimes, *campus* Trindade. Médico voluntário no serviço de Gastroenterologia e Hepatologia do Hospital das Clínicas da UFG. Membro do Corpo Clínico do Hospital de Urgências Governador Otávio Lage. Membro do Corpo Clínico do Instituto do Aparelho Digestivo de Goiânia. Membro Titular da Federação Brasileira de Gastroenterologia. Membro da Diretoria da Atual Gestão da Sociedade Goiana de Gastroenterologia.

Diogo Klöppel Cardoso

Médico Hematologista, Hemoterapeuta. Especializado em Transplante de Medula Óssea. MBA de Gestão em Saúde pela Fundação Getulio Vargas.

Eberval Gadelha Figueiredo

Professor Associado da Disciplina de Neurocirurgia da Faculdade de Medicina da Universidade de São Paulo (FMUSP).

Edison Ferreira de Paiva

Doutor em Emergências pela Faculdade de Medicina da Universidade de São Paulo (FMUSP). Assistente do Serviço de Clínica Geral do Hospital das Clínicas da FMUSP.

Edmund Chada Baracat

Professor Titular da Disciplina de Ginecologia da Faculdade de Medicina da Universidade de São Paulo (FMUSP). Diretor da Divisão de Ginecologia do Hospital das Clínicas da FMUSP.

Edson Santos Ferreira-Filho

Ex-Residente do Departamento de Obstetrícia e Ginecologia da Faculdade de Medicina da Universidade de São Paulo (FMUSP). Assistente do Setor de Planejamento Familiar da Divisão de Ginecologia do Hospital das Clínicas da FMUSP.

Eduardo de Castro Humes

Médico com residência em Psiquiatria e Doutorado pela Faculdade de Medicina da Universidade de São Paulo (FMUSP). Professor Colaborador do Departamento de Psiquiatria da FMUSP. Coordenador Médico do GRAPAL/FMUSP. Co-coordenador das disciplinas de Psicologia Médica e Internato em Psiquiatria, além de supervisor de residentes. Comissão Executiva do Fórum Nacional de Serviços de Apoio ao Estudante de Medicina (FORSA). Representante Internacional da Association for College Psychiatry (AFCP). Master Educator pela Association for Academic Psychiatry (AAP).

Eduardo Mazzucchi

Professor Livre-Docente de Urologia da Faculdade de Medicina da Universidade de São Paulo (FMUSP). Chefe do Setor de Endourologia do Hospital das Clínicas da FMUSP. Editor assistente internacional do *Journal of Urology*. Editor assistente do *Journal of Endourology*.

Eduardo Vieira da Motta

Professor Doutor da Disciplina de Ginecologia da Faculdade de Medicina da Universidade de São Paulo (FMUSP). Chefe do Pronto-Socorro da Divisão de Ginecologia do Hospital das Clínicas da FMUSP. Coordenador da Residência em Ginecologia.

Egberto Reis Barbosa

Diretor de Serviço/Divisão de Neurologia do Hospital das Clínicas da Faculdade de Medicina da Universidade de São Paulo (FMUSP). Livre-Docente do Departamento de Neurologia da FMUSP. Coordenador do Ambulatório de Distúrbios do Movimento da Divisão de Neurologia do Hospital das Clínicas da FMUSP.

Elcio Tadashi Nakano

Médico urologista na Clínica Urológica do Hospital das Clínicas da Faculdade de Medicina da Universidade de São Paulo (HCFMUSP).

Elerson Carlos Costalonga

Residência em Clínica Médica pelo Hospital das Clínicas da Faculdade de Medicina da Universidade de São Paulo (HCFMUSP). Residência em Nefrologia pelo HCFMUSP. Médico Assistente do Instituto do Câncer do Estado de São Paulo "Octávio Frias de Oliveira".

Elias Abdo Filho

Mestre pela Disciplina de Oncologia da Faculdade de Medicina da Universidade de São Paulo (FMUSP). Chefe do Serviço de Oncologia Clínica Ginecológica do Instituto do Câncer do Estado de São Paulo (ICESP) do Hospital das Clínicas da FMUSP.

Elina Lika Kikuchi

Médica Assistente do Serviço de Geriatria do Hospital das Clínicas da Faculdade de Medicina da Universidade de São Paulo. Título de Especialista em Geriatria e Clínica Médica – Associação Médica Brasileira (AMB).

Elisabetta Sachsida Colombo

Médica pela Universidade Estadual de Campinas (UNICAMP). Hematologista pelo Hospital das Clínicas da Faculdade de Medicina da Universidade de São Paulo (HCFMUSP). Especialista em Hematologia e Hemoterapia pela ABHH. Complementação especializada em Hemostasia pelo HCFMUSP. Médica do corpo clínico do Hospital Sírio-Libanês e membro do Núcleo de Trombose e Hemostasia do Hospital Sírio-Libanês. Membro-fundador e ex-diretora da Sociedade Brasileira de Trombose e Hemostasia.

Emerson Henrique Padoveze

Médico Dermatologista. Médico Assistente da Clínica de Dermatologia do Hospital do Servidor Público Municipal de São Paulo.

Erica de Mello Oliveira

Graduação pela Faculdade de Medicina de Jundiaí. Residência em Clínica Médica pelo Hospital do Servidor Público Municipal de São Paulo. Residência em Hematologia pelo Hospital das Clínicas da Faculdade de Medicina da Universidade de São Paulo (FMUSP). Médica colaboradora da residência de Clínica Médica da Faculdade de Medicina de Jundiaí. Médica hematologista da Prefeitura Municipal de Jundiaí.

Erica Maria Zeni

Médica assistente do Instituto do Câncer do Estado de São Paulo (ICESP). Medicina. Clínica Médica.

Erica Okazaki

Médica assistente do Serviço de Hematologia e Terapia Celular do Hospital das Clínicas da Faculdade de Medicina da Universidade de São Paulo (HCFMUSP). Médica hematologista do Núcleo de Medicina Avançada (Hemorragia e Trombose) do Hospital Sírio-Libanês. Médica hematologista voluntária do Instituto do Câncer do Estado de São Paulo (ICESP).

Erick Dancuart Omar

Residência em Dermatologia pelo Hospital das Clínicas da Faculdade de Medicina da Universidade de São Paulo (HCFMUSP). Sócio Efetivo da Sociedade Brasileira de Dermatologia.

Érique José Peixoto de Miranda

Gestor Médico de Desenvolvimento Clínico, Divisão de Ensaios Clínicos e Matéria Médica, Instituto Butantan. Doutorado em Medicina pela Faculdade de Medicina da Universidade de São Paulo (FMUSP). Preceptor e assistente do Departamento de Clínica Médica do Hospital Universitário da USP (2012-2017). Infectologista pela FMUSP. Médico pela Universidade Estadual de Campinas.

Estephania Soledad Hidalgo Espinosa

Residente estrangeira em Psiquiatria pelo Hospital das Clínicas da Faculdade de Medicina da Universidade de São Paulo (HC-FMUSP) - EEP. Médica formada pela Universidad Central del Ecuador (UCE).

Etienne Macedo

Orientadora de Mestrado e Doutorado da Disciplina de Nefrologia da Faculdade de Medicina da Universidade de São Paulo (FMUSP).

Evelize Naomi Inoue

Residência em Clínica Médica pelo Hospital das Clínicas da Faculdade de Medicina da Universidade de São Paulo (HCFMUSP). Graduação em Medicina pela FMUSP.

Evelyn Feitoza

Residência Médica em Clínica Médica (HCPM e USP). Residência Médica em Medicina Esportiva (USP). Professora de Clínica Médica UNESA/RJ.

Fabiana Goulart Marcondes-Braga

Médica pela Universidade Estadual de Campinas. Cardiologista pelo Instituto do Coração do Hospital das Clínicas da Faculdade de Medicina da Universidade de São Paulo (InCor-HCFMUSP). Doutora em Ciências pela Universidade de São Paulo. Pós-Doutora pela Universidade de São Paulo. Membro do Programa de Pós-graduação da Universidade de São Paulo. Médica do Núcleo de Transplante Cardíaco do InCor-HCFMUSP. Diretora Científica do Departamento de Insuficiência Cardíaca da Sociedade Brasileira de Cardiologia - DEIC/SBC 2020-2021.

Fabio Gomes Pereira

Residência em Clínica Médica pelo Hospital das Clínicas da Faculdade de Medicina da Universidade de São Paulo (HCFMUSP). Residência em Oncologia Clínica pelo Instituto do Câncer do Estado de São Paulo (ICESP-HCFMUSP).

Fabio Padoan Medeiros da Silva

Título de Especialista em Geriatria pela Sociedade Brasileira de Geriatria e Gerontologia. Residência médica de Geriatria pelo Hospital das Clínicas da Faculdade de Medicina da Universidade de São Paulo. Médico assistente do Serviço de Clínica Médica do Hospital Regional de São José dos Campos, SP. Professor do Programa de Residência Médica da Clínica Médica do Hospital Municipal de São José dos Campos, SP. Médico assistente do Serviço de Clínica Médica do Hospital São José, São José dos Campos, SP.

Fábio Scarpelli Fazio

Médico Psiquiatra do Hospital Universitário da Universidade de São Paulo.

Fabricio Lopes da Fonseca

Graduação em Medicina e Residência Médica em Oftalmologia pela Faculdade de Medicina da Universidade de São Paulo (FMUSP). Doutor em Oftalmologia pela FMUSP. Professor Doutor da Disciplina de Oftalmologia da Universidade Nove de Julho. Médico Oftalmologista do Hospital Israelita Albert Einstein.

Fátima de Lourdes Iared

Psicóloga na Equipe de Cuidados Paliativos no Instituto do Câncer do Estado de São Paulo. Especialização em Psicologia Hospitalar. Psicóloga Hospitalar e da Equipe de Cuidados Paliativos.

Felipe Hardt

Residência em Medicina do Esporte pelo Hospital das Clínicas da Faculdade de Medicina da Universidade de São Paulo (HC-FMUSP). Médico Especialista do Laboratório de Determinantes Energéticos do Desempenho Esportivo da Escola de Educação Física e Esporte da USP (EEFE-USP). Médico do Laboratório de Avaliação e Condicionamento em Reumatologia do HCFMUSP.

Felipe Henning Gaia Duarte

Pós-doutorado em Endocrinologia pela Faculdade de Medicina da Universidade de São Paulo. Diretor do Serviço de Endocrinologia Oncológica, AC Camargo Cancer Center.

Felipe Marques da Costa

Graduação em Medicina pela Universidade Federal do Ceará. Pneumologista graduado pela Faculdade de Medicina da Universidade de São Paulo (FMUSP) com *fellowship* em Doenças Pulmonares Intersticiais.

Felipe Reinaldo Deus Ramos Santos
Médico voluntário do grupo de Cefaleias do Ambulatório de Neurologia do Hospital das Clínicas da Faculdade de Medicina da Universidade de São Paulo (HCFMUSP). Complementação especializada em cefaleias, algias craniofaciais e síndrome do pseudotumor cerebral na FMUSP. Residência em Neurologia no HCFMUSP. Graduação em Medicina na Universidade Federal do Piauí. Ex-preceptor de Neurologia para graduação na FMUSP.

Fernanda Aburesi Salvadori
Residência de Clínica Médica pelo Hospital das Clínicas da Faculdade de Medicina da Universidade de São Paulo (HCFMUSP), de Cardiologia pelo Instituto do Coração do HCFMUSP e de Imagem em Cardiologia pelo Hospital Sírio-Libanês. Título de Especialista em Cardiologia pela Sociedade Brasileira de Cardiologia.

Fernanda Antonacio
Médica Oncologista pelo Instituto do Câncer do Estado de São Paulo (ICESP) - Faculdade de Medicina da Universidade de São Paulo. Residência Médica em Clínica Médica pelo Hospital das Clínicas da Faculdade de Medicina de Ribeirão Preto da USP e graduação em Medicina pela Faculdade de Medicina de Jundiaí. Médica do Instituto do Câncer do Estado de São Paulo (ICESP/FMUSP) atuando no Serviço de Oncologia Clínica, com ênfase em Oncologia Torácica e Câncer de Cabeça e Pescoço. Médica Assistente da Oncologia Rede D´Or no Hospital Vila Nova Star e no Hospital São Luiz - Itaim.

Fernanda D. G. Petreche
Especialista em Medicina Interna pelo Hospital das Clinicas da Faculdade de Medicina da Universidade de São Paulo. Professora da pós-graduação de Medicina de Emergência do Hospital Israelita Albert Einstein. Médica plantonista do Hospital Israelita Albert Einstein. Professora de Semiologia do curso de Medicina da Faculdade Israelita de Ciências da Saúde Albert Einstein (HIAE) e da Universidade Santo Amaro.

Fernanda de Souza Lopes
Especialista em Serviço Social em Hospital Geral pelo Hospital das Clínicas da Faculdade de Medicina da Universidade de São Paulo (HCFMUSP). Mestre em Serviço Social pela Pontifícia Universidade Católica de São Paulo (PUC-SP). Assistente Social do Programa de Cuidados Paliativos do Instituto do Câncer do Estado de São Paulo "Octávio Frias de Oliveira".

Fernanda Domingos Giglio
Residência em Clínica Médica pelo Hospital das Clínicas da Faculdade de Medicina da Universidade de São Paulo (HCFMUSP). Ex-Preceptora da Divisão de Clínica Médica do HCFMUSP. Médica Colaboradora da Divisão de Clínica Médica do HCFMUSP.

Fernanda Queiroz Bastos
Médica hematologista.

Fernanda Rodrigues Lima
Reumatologista e Médica do Esporte. Coordenadora do Ambulatório de Medicina Esportiva do Hospital das Clínicas da Faculdade de Medicina da Universidade de São Paulo (HCFMUSP). Médica da Disciplina de Reumatologia do HCFMUSP. Coordenadora do Laboratório de Pesquisa em Exercício da Reumatologia (LACRE) do HCFMUSP. Diretora da Clínica Move.

Fernanda Salles Seguro
Médica Hematologista do Hospital das Clínicas da Faculdade de Medicina da Universidade de São Paulo. Doutora em Ciência Médicas pela Universidade de São Paulo. Especialista em Hematologia pela Associação Brasileira de Hematologia e Hemoterapia.

Fernanda Valério da Silva
Médica assistente do Centro de Dor do Departamento de Neurologia da Universidade de São Paulo, PhD.

Fernando Bacal
Diretor do Núcleo de Transplantes do Instituto do Coração do Hospital das Clínicas da Faculdade de Medicina da Universidade de São Paulo (InCor-HCFMUSP). Coordenador do Programa de Insuficiência Cardíaca e Transplante do Hospital Albert Einstein. Diretor científico da Sociedade Brasileira de Cardiologia (2020-2021).

Fernando Gomes de Barros Costa
Gastroenterologista pela Universidade de São Paulo. Doutor em Gastroenterologia pela Universidade de São Paulo. Professor adjunto de Gastroenterologia da Universidade Federal de Alagoas.

Fernando Marcuz Silva
Especialista em Clínica Médica e em Gastroenterologia. Doutor em Gastroenterologia Clínica pela Faculdade de Medicina da Universidade de São Paulo (FMUSP). Médico Assistente do Serviço de Clínica Geral e Propedêutica da Divisão de Clínica Médica do Hospital das Clínicas da FMUSP.

Fernando Ramos de Mattos
Especialista em Clínica Médica pelo Hospital das Clínicas da Faculdade de Medicina da Universidade de São Paulo (HCFMUSP). Especialista em Cardiologia pelo Instituto do Coração do HCFMUSP (InCor-HCFMUSP) e pela Sociedade Brasileira de Cardiologia. Médico referência de prática clínica das Unidades de Pronto Atendimento do Hospital Isrealita Albert Einstein.

Fernando Vissoci Reiche (*in memorium*)
Residência em Clínica Médica e em Cardiologia pelo Hospital das Clínicas da Faculdade de Medicina da Universidade de São Paulo (HCFMUSP). Especialista em Cardiologia e em Ecocardiografia pela Sociedade Brasileira de Cardiologia.

Filumena Maria da Silva Gomes

Doutora em Ciências pelo Departamento de Pediatria da Faculdade de Medicina da Universidade de São Paulo (FMUSP). Especialista em Pediatria pela Sociedade Brasileira de Pediatria (SBP). Médica Assistente do Departamento de Pediatria da FMUSP. Médica Assistente em Ensino de Pediatria junto aos Cursos de Medicina, Fisioterapia, e Fonoaudiologia da FMUSP.

Flávia Campora

Médica Geriatra Assistente do Serviço de Geriatria do Hospital das Clínicas da Faculdade de Medicina da Universidade de São Paulo (HCFMUSP).

Flávio Araújo Borges Júnior

Especialista em Clínica Médica. Residência em Clínica Médica pela Universidade Estadual de Campinas (UNICAMP). Ano adicional de Clínica Médica em Medicina Interna pelo Hospital das Clínicas da Faculdade de Medicina da Universidade de São Paulo (HCFMUSP).

Flávio Tarasoutchi

Diretor da Unidade de Valvopatia Clínica do Instituto do Coração do Hospital das Clínicas da Faculdade de Medicina da Universidade de São Paulo (HCFMUSP). Professor Livre-Docente em Cardiologia da FMUSP. Coordenador da Diretriz de Valvopatia pela Sociedade Brasileira de Cardiologia. Professor Colaborador em Cardiologia pela FMUSP.

Francesco Bermejo Sansone

Médico formado pela Faculdade de Ciências Médicas da Santa Casa de São Paulo (FCMSCSP). Especialista em Clínica Médica pelo Hospital das Clínicas da Faculdade de Medicina da Universidade de São Paulo (HCFMUSP). Especialista em Oncologia Clínica pelo Instituto do Câncer do Estado de São Paulo (ICESP). Médico assistente do Grupo de Cabeça, Pescoço e Tórax da Disciplina de Oncologia Clínica do ICESP.

Francisco Oscar de Siqueira França

Professor Associado do Departamento de Moléstias Infecciosas e Parasitárias da Faculdade de Medicina da Universidade de São Paulo (FMUSP). Ex-Médico Chefe do Hospital Vital Brazil do Instituto Butantan. Coordenador do NUMETROP do Departamento de Moléstias Infecciosas e Parasitárias da FMUSP. Ex-Médico Assistente do Pronto-Socorro do Instituto de Infectologia Emílio Ribas. Membro Pesquisador do Laboratório de Investigação Médica em Imunologia (LIM-48) do Hospital das Clínicas da FMUSP.

Gabriel Ribeiro dos Santos Júnior

Médico Especialista em Clínica Médica e Geriatria pelo Hospital das Clínicas da Faculdade de Medicina da Universidade de São Paulo (HCFMUSP). Médico Colaborador do Serviço de Geriatria do HCFMUSP. Médico Clínico e Geriatra no Centro de Saúde Escola "Geraldo de Paula Souza" da Faculdade de Saúde Pública da Universidade de São Paulo (FSP-USP). Docente do Curso de Graduação em Medicina na Universidade Nove de Julho, Guarulhos, SP.

Gabriel Taricani Kubota

Aluno de Doutorado do Departamento de Neurologia do Hospital das Clínicas da Faculdade de Medicina da Universidade de São Paulo (HCFMUSP). Residência em Neurologia e em Dor pelo Departamento de Neurologia do HCFMUSP. Coordenador do Centro de Dor do Departamento de Neurologia do HCFMUSP. Médico do Centro de Tratamento de Dor do Instituto do Câncer do Estado de São Paulo. Membro do grupo de Cefaleia do HCFMUSP.

Gabriel Utzumi

Médico geriatra, titulado pela Sociedade Brasileira de Geriatria e Gerontologia.

Gabriel Yoshiyuki Watarai

Graduação em Medicina pela Universidade de São Paulo. Especialização em Clínica Médica no Hospital das Clínicas da Faculdade de Medicina da Universidade de São Paulo (HCFMUSP), e Cancerologia Clínica no Instituto do Câncer do Estado de São Paulo (ICESP). Preceptor da Disciplina de Cancerologia Clínica da FMUSP. Médico assistente do ICESP.

Gabriela Ferri Carone

Farmacêutica Clínica com mais de 10 anos de atuação em Oncologia, Cuidados Paliativos e Dor. Mestre em Ciências pela Faculdade de Medicina da Universidade de São Paulo. Especialista em Farmácia Clínica pelo Instituto Israelita de Ensino e Pesquisa Albert Einstein.

Gabriella Fernandes Soares

Residente de Oncologia do Instituto do Câncer do Estado de São Paulo.

Gabriella Paiva Bento Kondo

Ex-Residente do Departamento de Obstetrícia e Ginecologia da Faculdade de Medicina da Universidade de São Paulo (FMUSP).

Geraldo Lorenzi Filho

Professor Associado da Disciplina de Pneumologia da Faculdade de Medicina da Universidade de São Paulo (FMUSP). Diretor do Laboratório do Sono do Instituto do Coração do Hospital das Clínicas da FMUSP (InCor-HCFMUSP).

Gerhard da Paz Lauterbach

Graduação em Medicina pela Faculdade de Medicina de Botucatu da Universidade Estadual Paulista (UNESP). Residência de Clínica Médica pela UNESP, ano adicional de Clínica Médica pelo Hospital das Clínicas da Faculdade de Medicina da Universidade de São Paulo (HCFMUSP). Assistente da Clínica Médica no Hospital Universitário da Universidade Federal de São Carlos (HU-UFSCar).

Giancarlo Fatobene
Médico assistente da Disciplina de Hematologia, Hemoterapia e Terapia Celular do Hospital das Clínicas da Faculdade de Medicina da Universidade de São Paulo. Responsável do Serviço de Acompanhamento de Longo Prazo de pacientes submetidos a transplante de medula óssea. Doutor em Ciências Médicas.

Gilberto de Castro Junior
Médico Assistente Doutor do Serviço de Oncologia Clínica do Instituto do Câncer do Estado de São Paulo (ICESP), onde chefia a área de Oncologia Torácica e de Cabeça e Pescoço. Livre-Docente e Orientador da Pós-graduação da Disciplina de Oncologia da Faculdade de Medicina da Universidade de São Paulo. Médico do Centro de Oncologia do Hospital Sírio-Libanês, São Paulo.

Giovanni Scala Marchini
Doutor e Pós-doutor em Urologia pela Faculdade de Medicina da Universidade de São Paulo.

Gisele Sayuri Suzuki
Médica Preceptora do Serviço de Geriatria do Hospital das Clínicas da Faculdade de Medicina da Universidade de São Paulo (HCFMUSP). Médica da Complementação Especializada em Educação Médica do Serviço de Geriatria do HCFMUSP. Especialista em Geriatria pela Sociedade Brasileira de Geriatria e Gerontologia. Especialista em Geriatria pela Associação Médica Brasileira.

Grace Carvajal Mulatti
Doutorado em Clínica Cirúrgica pelo Hospital das Clínicas da Faculdade de Medicina da Universidade de São Paulo (HCFMUSP). Supervisora-chefe do Pronto-Socorro, HCFMUSP. Coordenadora das Diretrizes de Aorta – Sociedade Brasileira de Angiologia e Cirurgia Vascular 2022. Membro da Diretoria da Sociedade Brasileira de Angiologia e Cirurgia Vascular Regional SP (2018-2023).

Guilherme Fialho de Freitas
Médico assistente de Tumores Geniturinários da Oncologia Clínica do Instituto do Câncer do Estado de São Paulo (ICESP). Residências Médicas em Oncologia Clínica pelo ICESP – Faculdade de Medicina da Universidade de São Paulo (FMUSP) e Clínica Médica pelo Hospital das Clínicas da FMUSP (HCFMUSP).

Guilherme Lepski
Professor de Neurocirurgia. Chefe da Divisão de Neurocirurgia do Instituto do Câncer do Estado de São Paulo "Octávio Frias de Oliveira". Doutor em Ciências pela Faculdade de Medicina da Universidade de São Paulo (FMUSP).

Guilherme Marques Andrade
Professor de Gastroenterologia da Faculdade de Medicina da Universidade Federal de Uberlândia. Coordenador de Transplantes do Uberlândia Medical Center. Doutor em Ciências em Gastroenterologia pela Faculdade de Medicina da Universidade de São Paulo (FMUSP). Hepatologista e sócio titular da SBH. Clínica Médica e Gastroenterologista pelo Hospital das Clínicas da FMUSP.

Guilherme Sobreira Spina
Professor colaborador da Faculdade de Medicina da Universidade de São Paulo (FMUSP). Doutor em Cardiologia pela FMUSP. Orientador da Liga de Combate à Febre Reumática da FMUSP. Médico assistente da Unidade de Valvopatias do Instituto do Coração do Hospital das Clínicas da FMUSP (InCor-HCFMUSP).

Gustavo André Boeing Boros
Médico Assistente da Unidade de Terapia Intensiva Cardiológica do Instituto do Coração do Hospital das Clínicas da Faculdade de Medicina da Universidade de São Paulo (InCor-HCFMUSP).

Gustavo Cassefo
Médico com área de atuação em Medicina Paliativa pela Associação Médica Brasileira. Médico Geriatra pela Sociedade Brasileira de Geriatria e Gerontologia. Médico assistente da Equipe de Cuidados Paliativos do Instituto do Câncer do Estado de São Paulo.

Gustavo Daher
Coordenador médico na área de saúde populacional do Hospital Israelita Albert Einstein. Doutor em Ciências pela Faculdade de Medicina da Universidade de São Paulo (FMUSP), Programa Endocrinologia. Endocrinologista pela FMUSP.

Haniel Alves Araujo
Residente de Oncologia do Instituto do Câncer do Estado de São Paulo.

Helena Azevedo Guizzo
Ex-Residente do Departamento de Obstetrícia e Ginecologia da Faculdade de Medicina da Universidade de São Paulo (FMUSP).

Helena Espindola Baraldi
Especialista em Radioterapia pela Sociedade Brasileira de Radiologia/Radioterapia. Médica Assistente do Serviço de Radioterapia do Instituto do Câncer Arnaldo Vieira de Carvalho/SP. Médica Assistente do Serviço de Radioterapia do Instituto de Radiologia/Hospital das Clínicas da Faculdade de Medicina da Universidade de São Paulo (HCFMUSP).

Henrique Faria Braga
Médico Radio-Oncologista. Especialista em Radioterapia pelo Hospital das Clínicas da Faculdade de Medicina da Universidade de São Paulo (HCFMUSP)). Coordenador Médico de Radioterapia da DASA (Regional Rio de Janeiro).

Iara Moreno Linhares
Professora Livre-Docente da Disciplina de Ginecologia da Faculdade de Medicina da Universidade de São Paulo (FMUSP).

Chefe do Setor de Imunologia e Genética da Divisão de Ginecologia do Hospital das Clínicas da FMUSP.

Igor Denizarde Bacelar Marques

Doutor em Nefrologia pela Faculdade de Medicina da Universidade de São Paulo (FMUSP). Nefrologista e coordenador da UTI do Hospital Universitário da UFPI (HU-UFPI). Nefrologista e coordenador da UTI do Hospital da Unimed Teresina (Hospital Primavera). Especialista em Nefrologia pelo Hospital das Clínicas da FMUSP. Especialista em Medicina Intensiva pela Associação de Medicina Intensiva Brasileira.

Iolanda de Fátima Lopes Calvo Tibério

Professora Associada do Departamento de Clínica Médica da Faculdade de Medicina da Universidade de São Paulo (FMUSP). Chefe do Laboratório de Terapêutica Experimental I - LIM-20 do Hospital das Clínicas da FMUSP.

Isaac José Felippe Corrêa Neto

Mestre e Doutor em Gastroenterologia pela Universidade de São Paulo. Médico assistente colaborador do Serviço de Coloproctologia do Hospital das Clínicas da Faculdade de Medicina da Universidade de São Paulo.

Isabela Maggioni Holz

Médica pneumologista pelo Hospital do Servidor Público Estadual (HSPE). Médica pneumologista pelo Hospital do Servidor Público Estadual (HSPE). Médica voluntária do Departamento de Doenças Intersticiais Pulmonares do Instituto do Coração do Hospital das Clínicas da Faculdade de Medicina da Universidade de São Paulo (InCor-HCFMUSP).

Isabella F. Gattás Vernaglia

Médica assistente da equipe de Oncogeriatria do Instituto do Câncer do Estado de São Paulo (ICESP)/Hospital das Clínicas da Faculdade de Medicina da Universidade de São Paulo (HC-FMUSP). Doutorado em Ciências Médicas pela FMUSP.

Isadora Abrão Silva

Graduação em Medicina pela Pontifícia Universidade Católica de Goiás. Especialista em Clínica Médica pelo Hospital das Clínicas de Goiás. Especialista em Gastroenterologia pelo Hospital Geral de Goiânia. Especializando em Endoscopia Digestiva pelo Instituto Hospital de Base do Distrito Federal.

Ivanna Beserra Santos

Doutora em Ciências em Gastroenterologia pela Universidade de São Paulo. Residência em Gastroenterologia e Endoscopia Digestiva na Faculdade de Medicina da Universidade de São Paulo (FMUSP). Título de Endoscopia Digestiva pela Sociedade Brasileira de Endoscopia Digestiva. Título de Gastroenterologia pela Federação Brasileira de Gastroenterologia. Médica Assistente do Ambulatório de Gastroenterologia do Hospital Universitário Alcides Carneiro (HUAC-UFCG).

Jamile Rosário Kalil

Especialista em Gastroenterologia pela Faculdade de Medicina da Universidade de São Paulo (FMUSP). Especialista em Endoscopia Digestiva pela Sociedade Brasileira de Endoscopia Digestiva. Médica assistente do Centro de Diagnóstico em Gastroenterologia (CDG) do Hospital das Clínicas da FMUSP (HCFMUSP).

Jéssica Calheiros da Silva

Médica Gastroenterologista e Residente de Hepatologia da Divisão de Gastroenterologia e Hepatologia Clínica do Hospital das Clínicas da Faculdade de Medicina da Universidade de São Paulo.

Jessica Kipper Martinez

Médica formada pela Faculdade de Medicina da Universidade de São Paulo (FMUSP). Residência de Clínica Médica pelo Hospital das Clínicas (HCFMUSP). Residência de Oncologia Clínica pelo Instituto do Câncer do Estado de São Paulo (ICESP). Médica Oncologista assistente do ICESP.

Joanne Alves Moreira

Integrante do podcast Tá de Clinicagem – TdC. Complementação especializada em Medicina Hospitalar no Hospital das Clínicas da Faculdade de Medicina da Universidade de São Paulo (HCFMUSP). Médica preceptora do internato em Clínica Médica da UNIFAE e UNINOVE no Hospital SEPACO. Médica preceptora da residência de Clínica Médica do HCFMUSP. Residência em Clínica Médica no Hospital Geral Dr. Waldemar Alcântara (HGWA) - Fortaleza. Graduada em Medicina pela Universidade Federal do Ceará (UFC) *campus* Fortaleza.

João Carlos Papaterra Limongi

Neurologista do Grupo de Distúrbios do Movimento do Hospital das Clínicas da Faculdade de Medicina da Universidade de São Paulo (HCFMUSP). Médico-assistente do Pronto-Socorro de Neurologia do Instituto Central do HCFMUSP. Doutor em Ciências pela Divisão de Neurologia do HCFMUSP.

João Marcos Salge

Doutor em Ciências pela Faculdade de Medicina da Universidade de São Paulo (FMUSP). Médico Assistente da Divisão de Pneumologia do Instituto do Coração do Hospital das Clínicas da FMUSP (InCor-HCFMUSP). Médico Responsável pelo Laboratório de Função Pulmonar da Divisão de Pneumologia do InCor-HCFMUSP.

João Ricardo Cordeiro Fernandes

Médico graduado pela Faculdade de Medicina da Universidade de São Paulo. Cardiologista pela Sociedade Brasileira de Cardiologia e pelo Instituto do Coração do Hospital das Clínicas da FMUSP (InCor-HCFMUSP). Médico assistente da Unidade de Valvopatias do InCor-HCFMUSP.

John Verrinder Veasey

Dermatologista, sócio titular da Sociedade Brasileira de Dermatologia (SBD). Doutor em Ciências da Saúde. Professor Assistente da Faculdade de Ciências Médicas da Santa Casa de São Paulo. Responsável pelo Setor de Dermatoses Infecciosas da Clínica de Dermatologia da Santa Casa de São Paulo.

Jonas Gordilho Souza

Doutor em Ciências Médicas pela Universidade de São Paulo. Médico Geriatra pela Sociedade Brasileira de Geriatria e Gerontologia (SBGG).

Jonathan Yugo Maesaka

Residência no Departamento de Obstetrícia e Ginecologia da Faculdade de Medicina da Universidade de São Paulo (FMUSP). Doutor e Assistente do Setor de Mastologia da Divisão de Ginecologia do Hospital das Clínicas da FMUSP.

Jorge Hallak

Professor Livre-Docente, Faculdade de Medicina da Universidade de São Paulo (FMUSP). Chefe, Setor de Medicina Sexual e Andrologia, Divisão de Clínica Urológica, Departamento de Cirurgia do Hospital das Clínicas da FMUSP. Coordenador do Grupo de Estudos em Saúde Masculina do Instituto de Estudos Avançados da Universidade de São Paulo (IEA-USP). Professor Colaborador do Departamento de Patologia da FMUSP. Diretor do Androscience – Centro de Ciência & Inovação em Andrologia.

José Alfredo de Sousa Moreira

Médico infectologista. Doutor em Ciências.

José Antonio Livramento

Professor Livre-Docente do Departamento de Neurologia da Faculdade de Medicina da Universidade de São Paulo (FMUSP). Coordenador do LIM-15 da FMUSP. Sócio-Diretor do Laboratório Spina-França.

José Cury (*in memorium*)

Professor Doutor Chefe do Grupo de Medicina Sexual da Divisão de Urologia do Hospital das Clínicas da Faculdade de Medicina da Universidade de São Paulo (HCFMUSP). Ex-Presidente da Sociedade Brasileira de Urologia, Seccional de São Paulo. Membro Efetivo da Sociedade Brasileira de Urologia.

José Maria Soares Júnior

Professor Associado da Disciplina de Ginecologia da Faculdade de Medicina da Universidade de São Paulo (FMUSP). Supervisor dos Setores de Ginecologia Endócrina e Climatério da Divisão de Ginecologia do Hospital das Clínicas da FMUSP.

José Matheus Guerra de Alencar Bastos

Residente de Psiquiatria.

José Mauricio Mota

Chefe do Grupo de Tumores Geniturinários, Oncologia Clínica, Instituto do Câncer do Estado de São Paulo. Doutorado em Oncologia pela Universidade de São Paulo. Pós-doutorado/*Advanced clinical fellowship* em tumores geniturinários pelo Memorial Sloan Kettering Cancer Center.

José Roberto de Oliveira Silva Filho

Médico Assistente da Unidade de Emergência Clínica do Instituto do Coração do Hospital das Clínicas da Faculdade de Medicina da Universidade de São Paulo (InCor-HCFMUSP). *Fellowship* em Aterosclerose pelo InCor-HCFMUSP. Residência em Cardiologia pelo InCor-HCFMUSP, com título de especialista pela Sociedade Brasileira de Cardiologia. Residência em Clínica Médica pelo HCFMUSP.

José Roberto Filassi

Professor Livre-Docente da Disciplina de Ginecologia da Faculdade de Medicina da Universidade de São Paulo (FMUSP). Chefe do Setor de Mastologia da Divisão de Ginecologia do Hospital das Clínicas da FMUSP

José Ulysses Amigo Filho

Especialista em Hematologia e Hemoterapia. Responsável pelo Centro de Transplante de Medula Óssea do Hospital das Clínicas da Faculdade de Medicina da Universidade de São Paulo (HCFMUSP).

Júlia Duarte de Souza

Médica Urologista, membro do corpo clínico do Hospital Felício Rocho e do Hospital Urológica, Belo Horizonte, MG. Doutoranda em Urologia pelo Hospital das Clínicas da Faculdade de Medicina da Universidade de São Paulo (HCFMUSP). Membro do Departamento de Disfunções Miccionais, disciplina de Uroneurologia, da SBU.

Juliana Silveira Sarmento

Ex-Residente do Departamento de Obstetricia e Ginecologia da Faculdade de Medicina da Universidade de São Paulo (FMUSP).

Juliana Yamashiro

Infectologista, Mestre em Doenças Infecciosas e Parasitárias pela Faculdade de Medicina da Universidade de São Paulo (FMUSP). Médica assistente da Divisão de Clínica de Moléstias Infecciosas e Parasitárias do Hospital das Clínicas da FMUSP. Médica do Centro de Vigilância Epidemiológica "Prof. Alexandre Vranjac"/CCD/SES-SP.

Júlio César de Oliveira

Médico Assistente do Serviço de Clínica Geral do Hospital das Clínicas da Faculdade de Medicina da Universidade de São Paulo (HCFMUSP). Coordenador do Centro Perioperatório do HCFMUSP. Especialista em Clínica Médica Geral/Medicina Interna.

Júlio César Garcia de Alencar

Doutor em Ciências pela Faculdade de Medicina da Universidade de São Paulo.

Julio Flávio Meirelles Marchini

Supervisor da residência de Medicina de Emergência da Faculdade de Medicina da Universidade de São Paulo (FMUSP). Professor Colaborador do Departamento de Clínica Médica da FMUSP.

Karina Rodrigues Romanini Subi

Anestesiologista com área de Atuação em Dor pela SBA/AMB-TEA/CAAD. Fellow of Interventional Pain Practice pelo World Institute of Pain (WIP). Médica intervencionista da Dor do Centro de Oncologia e Hematologia do Hospital Israelita Albert Einstein.

Karina Rossi Bonfiglioli

Doutorado em Ciências Médicas pela Faculdade de Medicina da Universidade de São Paulo (FMUSP). Assistente da Disciplina de Reumatologia do Hospital das Clínicas da FMUSP. Coordenadora da Comissão de Artrite Reumatoide da Sociedade Brasileira de Reumatologia (2020 a 2024).

Katia Emi Nakaema

Especialista em Geriatria pela Sociedade Brasileira de Geriatria e Gerontologia. Formação Avançada pelo Pallium LatinoAmérica. Médica da Equipe de Cuidados Paliativos do Instituto do Câncer do Estado de São Paulo "Octávio Frias de Oliveira".

Keila Tomoko Higa-Taniguchi

Médica Assistente do Núcleo de Assistência Domiciliar Interdisciplinar do HC-FMUSP. Doutora em Ciências Humanas pelo ICB-USP. Especialista em Geriatria pela Sociedade Brasileira de Geriatria e Gerontologia (SBGG).

Klára Kapronezai Winstanley

Médica Residente do Instituto de Psiquiatria do Hospital das Clínicas da Faculdade de Medicina da Universidade de São Paulo (HCFMUSP).

Kristopherson Lustosa

Professor adjunto da Faculdade de Medicina da Universidade Federal do Ceará. Professor assistente do curso de Medicina da Universidade de Fortaleza. Professor da pós-graduação do Centro Universitário Christus. Doutor em Ciências pela Faculdade de Medicina da Universidade de São Paulo (FMUSP). Reumatologista formado pela FMUSP. Doutor em Ciências.

Laila Sabino Garro

Doutora em Ciências pela Faculdade de Medicina da Universidade de São Paulo (FMUSP). Especialista em Alergia e Imunologia Clínica pela Associação Brasileira de Alergia e Imunologia e pela Associação Médica Brasileira.

Laís de Oliveira Toledo

Médica graduada pela Faculdade de Medicina de Itajubá. Residência Médica em Clínica Médica pela Faculdade de Medicina de Jundiaí (FMJ). Especialização em Cardiologia pelo Instituto do Coração do Hospital das Clínicas da Faculdade de Medicina da Universidade de São Paulo (InCor-HCFMUSP). Especialização em Arritmia Clínica pelo InCor-HCFMUSP.

Larissa Argenau Marques

Graduação em Medicina pela Faculdade de Medicina da Universidade de São Paulo (FMUSP). Residência em Clínica Médica pelo Hospital das Clínicas da Faculdade de Medicina da Universidade de São Paulo (HCFMUSP). Residência em Hematologia e Hemoterapia pelo HCFMUSP. Especialista em Hematologia e Hemoterapia pela ABHH. Especialista em Transplante de Células Tronco Hematopoéticas pela ABHH.

Laura Testa

Chefe do Grupo de Câncer de Mama – Instituto do Câncer do Estado de São Paulo (ICESP) – Hospital das Clínicas da Faculdade de Medicina da Universidade de São Paulo (HCFMUSP). Comitê de Tumores Mamários - SBOC.

Leandro Lara do Prado

Graduação em Medicina pela UFMT. Médico Assistente do Serviço de Reumatologia do Hospital das Clínicas da Faculdade de Medicina da Universidade de São Paulo (HCFMUSP). Médico do Pronto-Atendimento do Hospital Sírio-Libanês. Residência em Reumatologia pelo HCFMUSP.

Leandro Teixeira de Castro

Doutor em Ciências Médicas. Coordenador do Curso de Pós-graduação em Medicina de Urgência e Emergência do Hospital Albert Einstein. Docente do Internato de Clínica Médica da Faculdade Israelita de Ciências em Saúde Albert Einstein. Docente da Universidade São Caetano do Sul.

Lectícia Barbosa Jorge

Médica Assistente do Grupo de Glomerulopatia da Enfermaria de Nefrologia do Hospital das Clínicas da Faculdade de Medicina da Universidade de São Paulo (HCFMUSP).

Leila Suemi Harima Letaif

Coordenadora de Informática Assistencial da Diretoria Clínica do Hospital das Clínicas da Faculdade de Medicina da Universidade de São Paulo (HCFMUSP). Residência de Endocrinologia e Metabologia e de Clínica Médica pelo HCFMUSP.

Leonardo C. Welling

Doutorado em Ciências Médicas pela Faculdade de Medicina da Universidade de São Paulo (FMUSP). Pós-Doutorado pelo Programa de Neurologia da FMUSP. Professor Adjunto da Universidade Estadual de Ponta Grossa. Membro Titular da Sociedade Brasileira de Neurocirurgia.

Leonardo de Moura Sousa Júnior
Médico pela Universidade Federal do Piauí (UFPI). Residência Médica em Neurocirurgia pela Universidade de São Paulo (USP). Doutor em Neurologia pelo Departamento de Neurologia da USP. Pesquisador associado à USP.

Leonardo Gomes da Fonseca
Médico do Grupo de Tumores Gastrointestinais do Instituto do Câncer do Estado de São Paulo – Hospital das Clínicas da Faculdade de Medicina da Universidade de São Paulo (HCFMUSP). Graduação pela FMUSP. Residência em Clínica Médica pelo HCFMUSP. Residência em Cancerologia pelo HCFMUSP.

Leonardo Vinicius de Freitas
Médico Pneumologista do Programa de Complementação Especializada, Grupo de Doenças Pulmonares Obstrutivas, Divisão de Pneumologia no Instituto do Coracão do Hospital das Clínicas da Faculdade de Medicina da Universidade de São Paulo (InCor-HCFMUSP) e no HCFMUSP.

Letícia Miranda Alle
Dr, PhD, Médica assistente Royal North Shore Hospital (Sydney, Austrália). Research Fellow, University of Sydney, Australia.

Lígia Fidelis Ivanovic
Médica assistente da Disciplina de Clínica Geral e Propedêutica do Hospital das Clínicas da Faculdade de Medicina da Universidade de São Paulo (HCFMUSP). Especialista em Clínica Médica pelo HCFMUSP.

Lígia Maria Quitério
Responsável por Diretor Técnico de Serviço de Saúde. Curso Superior de Enfermagem. Mestrado.

Lilian Braico Carvalho
Médica Fisiatra. Doutoranda na Universidade of Melbourne, Austrália. Assistente de pesquisa no Florey Institute of Neuroscience and Mental Health, Austrália.

Liliana Mitie Suganuma
Médica assistente do Serviço de Hematologia e Terapia Celular do Hospital das Clínicas da Faculdade de Medicina da Universidade de São Paulo. Médica Hematologista do Laboratório Clínico do Hospital Israelita Albert Einstein.

Liliana Scaff Vianna
Residência em Neurologia pelo Hospital das Clínicas da Faculdade de Medicina da Universidade de São Paulo (HCFMUSP). Médica do Laboratório Spina-França.

Liliany Pinhel Repizo
Residência em Nefrologia pelo Hospital das Clínicas da Faculdade de Medicina da Universidade de São Paulo (HCFMUSP). Especialista em Nefrologia pela Sociedade Brasileira de Nefrologia.

Lisete R. Teixeira
Livre-Docente, Professora Associada da Disciplina de Pneumologia da Faculdade de Medicina da Universidade de São Paulo (FMUSP). Médica Pneumologista, Chefe do Grupo de Doenças Pleurais da Disciplina de Pneumologia do Instituto do Coração do Hospital das Clínicas da FMUSP (InCor-HCFMUSP).

Lívia Mariano
Médica Assistente no Hospital das Clínicas da Faculdade de Medicina da Universidade de São Paulo (HCFMUSP). Doutoranda em Ciências Médicas pela USP.

Louise de Toledo Montesanti
Geriatra titulada pela Sociedade Brasileira de Geriatria e Gerontologia. Mestre em Saúde Coletiva pela Faculdade de Ciências Médicas da Santa Casa de São Paulo. Pós-graduada em Medicina do Estilo de Vida pelo Hospital Israelita Albert Einstein. Certificação Internacional em Lifestyle Medicine pelo American College of Lifestyle Medicine. Coordenadora do Grupo de Geriatria do Colégio Brasileiro de Medicina do Estilo de Vida.

Lucas Almeida Santana Rocha
Médico pela Escola Bahiana de Medicina e Saúde Pública. Residente de Psiquiatria do Instituto de Psiquiatria do Hospital das Clínicas da Faculdade de Medicina da Universidade de São Paulo (HCFMUSP). Pós-graduando em Psicologia Fenomenológica e Hermenêutica pelo Instituto Dasein.

Lucas José Tachotti Pires
Médico Cardiologista da Unidade Clínica de Valvopatias e da Unidade de Terapia Intensiva do Instituto do Coração do Hospital das Clínicas da Faculdade de Medicina da Universidade de São Paulo (InCor-HCFMUSP).

Lucas Santos Zambon
Diretor Científico do Instituto Brasileiro para Segurança do Paciente (IBSP). Professor Titular do Curso de Medicina do Centro Universitário São Camilo. Membro do Conselho Científico da Sociedade Brasileira para a Qualidade do Cuidado e Segurança. Doutorado em Ciências Médicas pela Faculdade de Medicina da Universidade de São Paulo (FMUSP). MBA de Gestão em Saúde pela USP. Especialista em Clínica Médica pelo Hospital das Clínicas da FMUSP.

Luciana Louzada Farias
Médica Geriatra Titulada pela Sociedade Brasileira de Geriatria e Gerontologia (SBGG). Médica preceptora do Serviço de Geriatria do Hospital das Clínicas da Faculdade de Medicina da Universidade de São Paulo (HCFMUSP) (2012-2014). Especialista em Cuidados Paliativos. Médica coordenadora dos Hospitais São Camilo e Samaritano, São Paulo.

Luciana Mazoti Lopes da Fonseca
Doutorado em Ciências Médicas na Faculdade de Medicina da Universidade de São Paulo (FMUSP). Residência Médica em

Otorrinolaringologia no Hospital das Clínicas da FMUSP. Graduação em Medicina na FMUSP. Docente e Líder da Clínica Cirúrgica na Universidade Nove de Julho.

Luciana Sacilotto

Especialista em Arritmias Cardíacas pela Sociedade Brasileira de Arritmias Cardíacas (SOBRAC). Doutora em Ciências pela Universidade de São Paulo. Assistente do Ambulatório de Arritmias Cardíacas do Instituto do Coração do Hospital das Clínicas da Faculdade de Medicina da Universidade de São Paulo (InCor-HCFMUSP).

Luciana Tamie Kato Morinaga

Pneumologista do Hospital Sírio-Libanês. Médica do Serviço de Função Pulmonar do Hospital Sírio-Libanês.

Luís Alberto de Pádua Covas Lage

Médico assistente da Disciplina de Hematologia e Hemoterapia da Faculdade de Medicina da Universidade de São Paulo (FMUSP). Doutor em Ciências Médicas pela FMUSP. Médico pesquisador filiado ao Laboratório de investigação médica em Patogênese e Terapia Dirigida em Onco-Imuno-Hematologia (LIM-31).

Luis dos Ramos Machado

Doutor em Neurologia pela Faculdade de Medicina da Universidade de São Paulo (FMUSP). Professor Assistente de Neurologia da FMUSP. Editor da Revista *Arquivos de Neuro-Psiquiatria*. Sócio-Diretor do Laboratório de Neurodiagnóstico Spina-França.

Luis Fernando Bernal da Costa Seguro

Médico assistente do Núcleo de Transplantes do Instituto do Coração do Hospital das Clínicas da Faculdade de Medicina da Universidade de São Paulo (InCor-HCFMUSP). Doutor em Ciências pela Universidade de São Paulo. Residência de Clínica Médica e Cardiologia no HCFMUSP. Graduado pela FMUSP.

Luis Fernando Rangel

Doutorando pela Faculdade de Medicina da Universidade de São Paulo (FMUSP).

Luiz Antonio Gil Junior

Doutor em Ciências Médicas pela Universidade de São Paulo. Clínica Médica e Geriatria pela Faculdade de Medicina da Universidade de São Paulo. Médico do Núcleo de Geriatria e Pronto Atendimento Geriátrico do Hospital Sírio-Libanês.

Luiz Filipe Gottgtroy Lopes de Carvalho

Médico formado pela Universidade de São Paulo. Residência em Clínica Médica pelo Hospital das Clínicas da Faculdade de Medicina da Universidade de São Paulo (HCFMUSP). Residência em Geriatria pelo HCFMUSP. Especialização em Cuidados Paliativos pelo IEP-HSL. Médico da Equipe de Cuidados Paliativos do Hospital Sírio-Libanês.

Luiz Gonzaga Francisco de Assis Barros D'Elia Zanella

Doutorado em andamento LIM-60 - Alergia e Imunopatologia pela Faculdade de Medicina da Universidade de São Paulo. Bacharel em Biotecnologia pela Universidade Estadual Paulista, Faculdade de Ciências e Letras de Assis (UNESP). Graduação em Medicina pela Faculdade Estadual de Medicina de Marília (FAMEMA). Infectologista pelo Instituto de Infectologia "Emílio Ribas" (IIER).

Luiz Henrique Martins Castro

Professor Associado do Departamento de Neurologia da Faculdade de Medicina da Universidade de São Paulo (FMUSP). Livre-Docente de Neurologia da FMUSP. Chefe da Enfermaria de Neurologia da Divisão de Clínica Neurológica do Hospital das Clínicas da FMUSP. Vice-Chefe do Departamento de Neurologia da FMUSP. Chefe do Grupo de Trabalho de Epilepsia da Divisão de Clínica Neurológica do HCFMUSP.

Maira Andrade Nacimbem Marzinotto

Médica Assistente da Gastroenterologia Clínica do Hospital das Clínicas da Faculdade de Medicina da Universidade de São Paulo (HCFMUSP). Médica Coordenadora do Grupo de Pâncreas da Gastroenterologia Clínica do HCFMUSP.

Malcon Carvalho Botteon

Residência em Fisiatria e Medicina do Esporte pelo Hospital das Clínicas da Faculdade de Medicina da Universidade de São Paulo (HCFMUSP). Responsável pelos Ambulatórios de Dor no Pé e Tornozelo, Dor em Atleta e Esporte Adaptado do Instituto de Ortopedia e Traumatologia do HCFMUSP. Chefe do Departamento Médico da Confederação de Voleibol para Deficientes. Membro conselheiro da Associação Médica Brasileira de Medicina em Áreas Remotas e Esportes de Aventura.

Manoel Jacobsen Teixeira

Professor Titular da Disciplina de Neurocirurgia do Departamento de Neurologia da Faculdade de Medicina da Universidade de São Paulo (FMUSP). Supervisor do Centro de Dor do Departamento de Neurologia do Hospital das Clínicas da FMUSP (HCFMUSP). Supervisor da Liga de Dor do Departamento de Neurologia do HCFMUSP. Supervisor da Residência Médica em Dor do Departamento de Neurologia do HCFMUSP.

Manuela Giuliani Marcondes Rocha Braz

Doutora em Endocrinologia pela Faculdade de Medicina da Universidade de São Paulo (FMUSP). Médica Assistente da Disciplina de Endocrinologia da Irmandade Santa Casa de Misericórdia de São Paulo.

Marcel Hiratsuka

Médico Assistente do Serviço de Geriatria do Hospital das Clínicas da Faculdade de Medicina da Universidade de São Paulo (HCFMUSP). Coordenador do Centro de Desenvolvimento do Envelhecimento Saudável.

Marcela Cavalcante de Andrade Silva
PhD, Professora da Faculdade de Medicina da Universidade Federal de Alagoas (UFAL). Médica hematologista do Hospital Universitário Prof. Alberto Antunes (HUPAA-UFAL).

Marcela Paes Rosado Terra
Residência em Gastroenterologia e Endoscopia Digestiva pelo Hospital das Clínicas da Faculdade de Medicina da Universidade de São Paulo (HCFMUSP). Especialista em Gastroenterologia. Médica Endoscopista do Centro de Diagnóstico em Gastroenterologia do HCFMUSP.

Marcello Delano Bronstein
Livre-Docente pela Faculdade de Medicina da Universidade de São Paulo (FMUSP). Chefe da Unidade de Neuroendocrinologia do Hospital das Clínicas da FMUSP. Editor-Chefe da revista *Archives of Endocrinology and Metabolism* Ex-Presidente, Pituitary Society. Ex-Presidente, SBEM regional SP.

Marcelo Ribeiro Duarte
Biólogo pela Universidade Estadual Paulista (UNESP) – Botucatu. Mestre em Zoologia pela UNESP - Botucatu. Assistente Técnico de Pesquisa Científica e Tecnológica VI. Laboratório de Coleções Zoológicas - Instituto Butantan.

Márcia Morikawa
Médica Assistente da Psiquiatria Infantil do Sepia do Instituto de Psiquiatria do Hospital das Clínicas da Faculdade de Medicina da Universidade de São Paulo (IPq-HCFMUSP).

Marcio Carlos Machado
Doutor pela Faculdade de Medicina da Universidade de São Paulo (FMUSP). Especialista em Endocrinologia pela Sociedade Brasileira de Endocrinologia. Médico Endocrinologista do Hospital das Clínicas da FMUSP (HCFMUSP). Médico Titular do Serviço de Endocrinologia do Hospital AC Camargo.

Marcio Eduardo Bergamini Vieira
Graduação, Residência Médica e Mestrado pela Universidade de São Paulo (USP). MBA executivo em Gestão em Saúde pela APM-EEP do Hospital das Clínicas da Faculdade de Medicina da USP (HCFMUSP). Chefe do Serviço de Psiquiatria do Hospital Universitário da USP. Docente do curso médico da Uninove.

Marcos Sidney Benedetto Filho
Residência completa em Medicina Interna no Hospital das Clínicas da Faculdade de Medicina da Universidade de São Paulo (HCFMUSP).

Marcos Daniel Saraiva
Doutorado em Ciências Médicas pela Faculdade de Medicina da Universidade de São Paulo (FMUSP). Título de Especialista em Geriatria pela Sociedade Brasileira de Geriatria e Gerontologia (SBGG). Médico Colaborador do Serviço de Geriatria do Hospital das Clínicas e do Laboratório de Investigação Médica em Envelhecimento (LIM-66) da FMUSP. Coordenador da Disciplina de Geriatria da Faculdade de Ciências Médicas da Santa Casa de São Paulo.

Maria Adelaide Albergaria Pereira
Médica Assistente. Serviço de Endocrinologia e Metabologia do Hospital das Clínicas da Faculdade de Medicina da Universidade de São Paulo (HCFMUSP). Assistência a Pacientes e Residentes. Doutora em Endocrinologia pela FMUSP.

Maria Aparecida Barone Teixeira
Doutora em Clínica Médica pela Universidade Estadual de Campinas (UNICAMP). Especialista em Clínica Médica pela Sociedade Brasileira de Clínica Médica. Médica Preceptora de Clínica Médica do Hospital da Pontifícia Universidade Católica de Campinas (PUC-Camp).

Maria Aparecida Jesus Menezes
Enfermeira Chefe. Estomaterapeuta. Mestrado em Gestão de Sistemas de Saúde.

Maria Cecilia Mathias Machado
Médica Oncologista pelo Instituto do Câncer do Estado de São Paulo. Preceptoria de Oncologia Clínica. *Fellow* em Tumores do Trato Gastrointestinal – Grupo Oncológicas.

Maria Cecília Pavanel Jorge
Médica assistente do Serviço de Clínica Geral e Propedêutica da Universidade de São Paulo (USP).

Maria Del Pilar Estevez Diz
Diretora de Corpo Clínico do Instituto do Câncer do Estado de São Paulo (ICESP). Coordenadora da Oncologia Clínica do ICESP. Oncologista Clínica do ICESP. Chefe do GOOA. Professora Livre-Docente em Oncologia pela Faculdade de Medicina da Universidade de São Paulo.

Maria do Patrocínio Tenório Nunes
Professora Associada da Disciplina de Clínica Geral e Propedêutica, Departamento de Clínica Médica da Faculdade de Medicina da Universidade de São Paulo (FMUSP). Supervisora do Programa de Residência de Clínica da FMUSP.

Maria Elenita Corrêa de Sampaio Favarato
Psicóloga Clínica e hospitalar. Mestre e Doutora em Saúde Pública pela Faculdade de Saúde Pública da Universidade de São Paulo (FSP-USP).

Maria Helena Sampaio Favarato
Doutora em Ciências pela Universidade de São Paulo. Médica assistente do Serviço de Clínica Geral e Propedêutica do Hospital das Clínicas da Faculdade de Medicina da Universidade de São Paulo (HCFMUSP). Docente da Universidade Municipal de São Caetano.

Maria Helena Valente

Mestre e Doutora em Ciências pelo Departamento de Pediatria da Faculdade de Medicina da Universidade de São Paulo (FMUSP). Especialista em Pediatria pela Sociedade Brasileira de Pediatria (SBP). Médica Assistente do Departamento de Pediatria da FMUSP. Médica Assistente em Ensino de Pediatria junto aos cursos de Medicina, Fisioterapia e Fonoaudiologia da FMUSP.

Maria Ivete Castro Boulos

Professora Assistente da Disciplina de Moléstias Infecciosas e Parasitárias da Faculdade de Medicina da Universidade de São Paulo (FMUSP). Chefe do Núcleo de Atendimento a Vítimas de Violência Sexual (NAVIS) do Hospital das Clínicas da FMUSP.

Maria Perez Soares D'Alessandro

Especialista em Clínica Médica pela Sociedade Brasileira de Clínica Médica e área de atuação em Medicina Paliativa pela Associação Médica Brasileira. Formação no *Palliative Care Education and Practice* da Harvard Medical School. Médica da Equipe de Cuidados Paliativos do Instituto do Câncer do Estado de São Paulo "Octávio Frias de Oliveira".

Mariane Tateishi

Médica Fisiatra do Instituto de Medicina Física e Reabilitação do Hospital das Clínicas da Faculdade de Medicina da Universidade de São Paulo (HCFMUSP).

Marina Barsotti Stangorlini

Médica Residente em Psiquiatria no Hospital das Clínicas da Faculdade de Medicina da Universidade de São Paulo (FMUSP). Médica pela Universidade de São Paulo (USP).

Marisa Rosimeire Ribeiro

Mestre em Ciências da Saúde pela Universidade de São Paulo. Médica assistente do Serviço de Alergia e Imunologia Clínica do IAMSPE. Professora da Universidade São Caetano do Sul e da Universidade Cidade de São Paulo. Colaboradora do Ambulatório de Reações Adversas a Medicamentos do Hospital das Clínicas da Faculdade de Medicina da Universidade de São Paulo.

Matheus Freitas Cardoso de Azevedo

Médico gastroenterologista da Divisão de Gastroenterologia e Hepatologia Clínica do Hospital das Clínicas da Faculdade de Medicina da Universidade de São Paulo (HCFMUSP). Membro titular da Federação Brasileira de Gastroenterologia (FBG) e do Grupo de Estudos da Doença Inflamatória Intestinal do Brasil (GEDIIB).

Maurício Dener Cordeiro

Médico Assistente do Grupo Uro/Oncologia da Faculdade de Medicina da Universidade de São Paulo (FMUSP)/Instituto do Câncer do Estado de São Paulo (ICESP). Doutor em Ciências pela USP. Coordenador da Uro/Oncologia do ICESP. Médico do Hospital Sírio-Libanês. Médico da Disciplina de Urologia da FMUSP.

Mayra de Almeida Frutig

Médica Assistente da Equipe de Cuidados Paliativos do Instituto do Câncer do Estado de São Paulo. Especialista em Geriatria pela Sociedade Brasileira de Geriatria e Gerontologia. Médica com Título de Atuação em Medicina Paliativa pela Associação Médica Brasileira.

Melina Gouveia Castro

Doutora em Ciências pela Faculdade de Medicina da Universidade de São Paulo (FMUSP). Residência em Nutrologia pelo Hospital das Clínicas da FMUSP. Especialista em Nutrição Enteral e Parenteral pela Sociedade Brasileira de Nutrição Parenteral e Enteral. Especialista em Nutrologia pela Associação Brasileira de Nutrologia.

Milena dos Reis Bezerra de Souza

Especialista em Clínica Médica com área de atuação em Medicina Paliativa pela Associação Médica Brasileira. Especialista em Cannabis Medicinal pelo Instituto Inspirali. Especialista em Medicina Paliativa pelo Pallium LatinoAmerica – Oxford University São Paulo. Médica titular da equipe de Cuidados Paliativos do A.C. Camargo Cancer Center. Médica formada pela Faculdade de Medicina de São José do Rio Preto (FAMERP).

Milena Perez Mak

Oncologista Clínica do Grupo de Oncologia Torácica e Câncer de Cabeça e Pescoço do Instituto do Câncer do Estado de São Paulo (ICESP). Coordenação da Residência de Oncologia Clínica da Faculdade de Medicina da Universidade de São Paulo. Oncologista da Oncologia D'Or.

Milena Tenório Cerezoli

Graduação em Medicina pela Universidade José do Rosário Vellano. Professora de Pneumologia na SANAR, líder da equipe de pneumologia do Hospital e Maternidade SEPACO. Pneumologista, assistente do ambulatório de DPI da Universidade Federal de São Paulo e pneumologista - Real e Benemérita Associação Portuguesa de Beneficência, São Paulo.

Moisés da Cunha Lima

Medicina Física e Reabilitação pelo Hospital das Clínicas Faculdade de Medicina da Universidade de São Paulo (FMUSP). Medicina do Trabalho pela Universidade Brasil. Médico HSPE IAMSPE, IMREA Unidade Clínicas, TRT 2a Região SP. Médico da Interconsulta em Medicina Física e Reabilitação do Hospital das Clínicas da FMUSP.

Munique Kurtz de Mello

Médica gastroenterologista pela Universidade de São Paulo. Professora da Universidade do Vale do Itajaí. Membro da Comissão de Medicamentos e acesso do GEDIIB.

Nadielle Queiroz da Silva Menezes

Infectologista no AC Camargo Câncer Center. Mestre em Moléstias Infecciosas pela Faculdade de Medicina da Universidade de São Paulo.

Natália Sousa Freitas Queiroz

Doutora em Gastroenterologia pela Universidade de São Paulo (USP). Título em Gastroenterologia e Endoscopia pela Federação Brasileira de Gastroenterologia (FBG) e Sociedade Brasileira de Endoscopia (SOBED). Residência em Gastroenterologia pela USP. Membro do EduCom ECCO.

Nathalia Crusoé

Médica pela Escola Bahiana de Medicina e Saúde Pública, Salvador. Residência de Clínica Médica pelo Hospital Santo Antônio (Obras Sociais Irmã Dulce), Salvador. Residência em Cancerologia Clínica pelo Instituto do Câncer do Estado de São Paulo (ICESP-USP).

Nilson Roberto de Melo

Professor Livre-Docente da Disciplina de Ginecologia da Faculdade de Medicina da Universidade de São Paulo (FMUSP). Chefe do Setor de Planejamento Familiar da Divisão de Ginecologia do Hospital das Clínicas da FMUSP.

Nilton Gioia di Chiacchio

Doutorado em Ciências Médicas (Dermatologia) pela Faculdade de Medicina da Universidade de São Paulo. Médico Assistente da Clínica de Dermatologia do Hospital do Servidor Público Municipal de São Paulo. Médico Voluntário da Disciplina de Dermatologia da Faculdade de Medicina do ABC.

Nilton Salles Rosa Neto

Professor de Reumatologia da Universidade Santo Amaro, São Paulo. Doutor em Ciências Médicas pela Faculdade de Medicina da Universidade de São Paulo (FMUSP). Pós-Doutor em Reumatologia pela FMUSP. *Clinical Fellow, Bone and Mineral Diseases*, Washington University in St. Louis, EUA.

Olavo Feher

Coordenador de Tumores de Sistema Nervosa Central, Sarcoma e Melanoma do Instituto do Câncer do Estado de São Paulo "Octávio Frias de Oliveira". Oncologista Clínico do Centro de Oncologia do Hospital Sírio-Libanês.

Pasesa Pascuala Quispe Torrez

Médica Infectologista do Núcleo de Extensão em Medicina Tropical da Faculdade de Medicina da Universidade de São Paulo (FMUSP). Pós-graduanda do Departamento de Moléstias Infecciosas e Parasitárias pela FMUSP.

Patricia Eiko Yamakawa

Residência médica em Clínica Médica pela Universidade de São Paulo (USP). Residência médica em Hematologia e Hemoterapia pela USP. Ano adicional em Transplante de Medula óssea e Onco-hematologia pelo Hospital Sírio-Libanês. Doutorado em Hematologia pela Universidade Federal de São Paulo. Médica hematologista do Hospital Sírio-Libanês, Brasília.

Paula Machado Guidi

Médica Nutróloga pela Faculdade de Medicina da Universidade de São Paulo (FMUSP). Especialista em Clínica Médica pela Sociedade Brasileira de Clínica Médica. Médica da Equipe Multidisciplinar de Terapia Nutricional do Hospital Samaritano, São Paulo.

Paulo Roberto Corrêa Hernandes

Médico Assistente do Departamento de Clínica Geral do Hospital das Clínicas da Faculdade de Medicina da Universidade de São Paulo (HCFMUSP). Especialista em Endocrinologia pela Sociedade Brasileira de Endocrinologia e Metabologia (SBEM). Médico Assistente da Clínica Médica de Emergência do HCFMUSP. Endocrinologista e clínico geral.

Paulo Siqueira do Amaral

Graduado em Medicina pela Faculdade Estadual de Medicina de Marília (FAMEMA). Residência em Clínica Médica pela Escola Paulista de Medicina da Universidade Federal de São Paulo (UNIFESP). Residência em Oncologia Clínica pelo Instituto do Câncer do Estado de São Paulo (ICESP) - Faculdade de Medicina da Universidade de São Paulo (FMUSP). Assistente do ICESP.

Pedro Colli Badino de Souza Leite

Membro Associado da Sociedade Brasileira de Psicanálise de São Paulo. Membro do Núcleo de Psicanálise do Instituto de Psiquiatria do Hospital das Clínicas da Faculdade de Medicina da Universidade de São Paulo (IPq-HCFMUSP).

Pedro Exman

Oncologista clínico formado pelo Instituto do Câncer do Estado de São Paulo (ICESP) - Faculdade de Medicina da Universidade de São Paulo (FMUSP). *Fellowship* de Oncologia Clínica no Dana-Farber Cancer Institute. Médico formado pela FMUSP. Oncologista clínico no Hospital Alemão Oswaldo Cruz. Oncologista clínico no ICESP.

Pedro Henrique Shimiti Hashizume

Médico Assistente de Oncologia Clínica no Instituto do Câncer do Estado de São Paulo (ICESP). Oncologista Clínico – Oncologia D'Or (SP). Residência Médica em Oncologia Clínica pelo ICESP – Hospital das Clínicas da Faculdade de Medicina da Universidade de São Paulo (HCFMUSP). Residência Médica em Clínica Médica pelo HCFMUSP. Graduação em Medicina pela FMUSP.

Percival Degrava Sampaio-Barros

Assistente-Doutor da Disciplina de Reumatologia da Faculdade de Medicina da Universidade de São Paulo (FMUSP). Coordenador do Ambulatório de Esclerose Sistêmica do Hospital das

Clínicas da FMUSP. Ex-Presidente da Comissão de Esclerose Sistêmica da Sociedade Brasileira de Reumatologia (SBR). Ex-Presidente do Grupo de Estudo de Esclerose Sistêmica da Liga Panamericana de Associações de Reumatologia (PANLAR). Coordenador Científico da Associação Brasileira de Pacientes com Esclerose Sistêmica (ABRAPES).

Philippe F. B. Colares

Doutorando do Programa de Pneumologia da Faculdade de Medicina da Universidade de São Paulo (FMUSP). Médico Assistente do Grupo de Doenças Pleurais e do Grupo de Doenças Pulmonares Intersticiais da Disciplina de Pneumologia do Instituto do Coração do Hospital das Clínicas da FMUSP (InCor-HCFMUSP).

Priscila dos Reis Carvalho

Residência em Hematologia e Hemoterapia pelo Hospital das Clínicas da Faculdade de Medicina da Universidade de São Paulo (HCFMUSP). Médica do Serviço de Transplante de Medula Óssea do HCFMUSP.

Priscila Rosalba Domingos Oliveira

Médica Assistente do Serviço de Infecção do Instituto de Ortopedia e Traumatologia do Hospital das Clínicas da Faculdade de Medicina da Universidade de São Paulo (IOT-HCFMUSP). Médica do Serviço de Controle de Infecção Hospitalar do Hospital Ortopédico da AACD. Doutora em Medicina pela FMUSP.

Priscilla Souza de Faria

Residência Médica em Clínica Médica pelo Hospital das Forças Armadas, DF. Residência Médica em Gastroenterologia pelo Hospital das Clínicas de Goiânia (HCUFG). Membro Titular da Federação Brasileira de Gastroenterologia.

Rafael Bianconi

Enfermeiro. Graduação em Enfermagem pela Escola de Enfermagem da Universidade de São Paulo (EE-USP). Especialista em Centro Cirúrgico, Recuperação Anestésica e Central de Material e Esterilização pelo Programa de Aprimoramento Profissional do Hospital das Clínicas da Faculdade de Medicina da Universidade de São Paulo (HCFMUSP). Enfermeiro de Centro Cirúrgico e Recuperação Anestésica do Hospital Israelita Albert Einstein, unidade Morumbi.

Rafael Caires Alvino de Lima

Residência em Clínica Médica pela Escola Paulista de Medicina da Universidade Federal de São Paulo (EPM-UNIFESP). Residência em Oncologia Clínica pelo Instituto do Câncer do Estado de São Paulo – Universidade de São Paulo (ICESP-USP). Oncologista clínico da Rede D'or e do Hospital das Clínicas da Universidade Federal de Pernambuco (UFPE). MBA em Gestão de Saúde pela Fundação Getulio Vargas.

Rafael Kitayama Shiraiwa

Médico Assistente dos Serviços de Endocrinologia e Metabologia, e de Clínica Médica de Emergência do Hospital das Clínicas da Faculdade de Medicina da Universidade de São Paulo.

Rafael Lopes Pacca

Graduação em Medicina pela Pontifícia Universidade Católica de Campinas. Residência em Clínica Médica Geral pela Universidade Estadual Paulista (UNESP) – Botucatu.

Rafael Lyra Rodrigues Alves

Especialista em Geriatria pela Sociedade Brasileira de Geriatria e Gerontologia. Especialista em Clínica Médica pela Sociedade Brasileira de Clínica Médica.

Rafael Oliveira Ximenes

Gastroenterologista e Hepatologista do Hospital Israelita Albert Einstein, unidade Goiânia. Pós-doutorado em Ciências em Gastroenterologia na Faculdade de Medicina da Universidade de São Paulo (FMUSP). Doutorado em Ciências em Gastroenterologia pela FMUSP. Residência em Gastroenterologia no Hospital das Clínicas da FMUSP. Graduação na Faculdade de Medicina da Universidade Federal de Goiás.

Rafael Saad

Doutor em Ciências pela Faculdade de Medicina da Universidade de São Paulo (FMUSP) na área de Educação e Saúde. Docente do curso de Medicina do Centro Universitário Católico Salesiano Auxilium (UniSalesiano). Supervisor da Residência de Clínica Médica da Santa Casa de Misericórdia de Araçatuba. Coordenador da Comissão Intra-Hospitalar de Transplantes da Santa Casa de Araçatuba. Residência em Clínica Médica pelo Hospital das Clínicas da FMUSP.

Rafael Stelmach

Professor Titular da Disciplina de Pneumologia da Faculdade de Medicina da Universidade de São Paulo.

Raíssa Karen Moraes Dantas

Graduação em Ciências Sem Fronteiras pela Loyola University Chicago. Graduação em Medicina pela Universidade Estadual de Santa Cruz.

Ralcyon Francis Azevedo Teixeira

Médico Infectologista pelo Hospital das Clínicas da Faculdade de Medicina da Universidade de São Paulo (HCFMUSP). Ex-supervisor do Pronto-socorro do Instituto de Infectologia Emílio Ribas. Diretor da Divisão Médica do Instituto de Infectologia Emílio Ribas.

Ramiro Andres Traverso Sienra

Residência em Pneumologista pelo Hospital das Clínicas da Faculdade de Medicina da Universidade de São Paulo (HCFMUSP). Médico Assistente do Hospital Municipal de São José dos Campos.

Raquel Jallad

Médica Assistente da Unidade de Neuroendocrinologia da Disciplina de Endocrinologia e Metabologia do Departamento de Clínica Médica do Hospital das Clínicas da Faculdade de Medicina da Universidade de São Paulo (FMUSP). Médica-Pesquisadora do Laboratório de Endocrinologia Celular e Molecular LIM-25 da FMUSP. Doutora em Endocrinologia e Metabologia pela FMUSP. Pós-doutorado em Endocrinologia e Metabologia pela FMUSP.

Regina Maria de Carvalho Pinto

Médica Assistente do Grupo de Doenças Pulmonares Obstrutivas da Divisão de Pneumologia do Instituto do Coração do Hospital das Clínicas da Faculdade de Medicina da Universidade de São Paulo (InCor-HCFMUSP). Doutora em Ciência da Saúde, área de concentração da Pneumologia, FMUSP.

Renata Colombo Bonadio

Graduação em Medicina pela Faculdade de Medicina da Universidade de São Paulo (FMUSP). Residência de Clínica Médica pela FMUSP. Residência de Oncologia Clínica pelo Instituto do Câncer do Estado de São Paulo – FMUSP.

Renata dos Santos Lugão

Gastroenterologia e Endoscopia Digestiva no Hospital das Clínicas da Faculdade de Medicina da Universidade de São Paulo (HCFMUSP). Título da Sociedade Brasileira de Endoscopia (SOBED).

Renata Kobayasi

Graduação em Medicina pela Faculdade de Medicina da Universidade de São Paulo (FMUSP). Residência em Clínica Médica pela FMUSP. Doutorado em Ciências Médicas pela FMUSP.

Renata Mahfuz Daud Gallotti

Doutora em Emergências Clínicas.

Renato do Carmo Said

Graduação em Medicina pela Universidade Federal de Minas Gerais. Residência em Infectologia pelo Hospital Eduardo de Menezes (FHEMIG). Doutorando pela Faculdade de Medicina da Universidade de São Paulo. Infectologista no projeto da Fiotec/Secretaria Municipal de Saúde de Florianópolis "A Hora é Agora" para detecção e tratamento precoce da infecção pelo HIV.

Renato Miranda Lima

Doutorando do Grupo de Doenças Obstrutivas Pulmonares do Hospital das Clínicas da Faculdade de Medicina da Universidade de São Paulo (HCFMUSP). Especialista em Pneumologia pela SBPT. Residência em Clínica Médica pela Universidade Estadual de Campinas (UNICAMP) e em Pneumologia pela FMUSP. Assistente da UTI Respiratória e da TeleUTI do Instituto do Coração do HCFMUSP (InCor-HCFMUSP). Professor de pós-graduação em UTI – Hospital Albert Einstein.

Renato Pazzini

Dermatologista pelo Hospital das Clínicas da Faculdade de Medicina da Universidade de São Paulo (HCFMUSP). Preceptor da Residência Médica de Dermatologia da Universidade Federal da Fronteira do Sul. Médico Pesquisador do Laboratório de Hanseníase do HCFMUSP. Membro da Sociedade Brasileira de Dermatologia.

Ricardo César Campos Deveza e Silva

Residência em Cardiologia pelo Instituto do Coração do Hospital das Clínicas da Faculdade de Medicina da Universidade de São Paulo (InCor-HCFMUSP). Doutorando em Cardiologia e Conjoint Associate Lecturer, University of New South Wales.

Ricardo Fuller

Assistente Doutor e Coordenador do Ambulatório do Serviço de Reumatologia do Hospital das Clínicas da Faculdade de Medicina da Universidade de São Paulo (HCFMUSP). Coordenador do Grupo de Osteoartrite do Serviço de Reumatologia do HCFMUSP. Coordenador da Comissão de Osteoartrite da Sociedade Brasileira de Reumatologia.

Ricardo Galhardoni

Gerontólogo, Cirurgião Dentista, Doutor e Pós-doutor em Ciências, área de Concentração Neurologia pelo Departamento de Neurologia da Faculdade de Medicina da Universidade de São Paulo (FMUSP). Professor Doutor do Curso de Medicina da Universidade Cidade de São Paulo (UNICID). Fundador do Neuromodulação em Foco (@neuromodulacaoemfoco).

Ricardo Tapajós Martins Coelho Pereira

Doutor pela Faculdade de Medicina da Universidade de São Paulo (FMUSP). Residência pelo Hospital das Clínicas da FMUSP (HCFMUSP). Médico Assistente da Divisão de Clínica de Moléstias Infecciosas e Parasitárias do HCFMUSP.

Robson Luis Oliveira de Amorim

Professor Livre-Docente em Neurocirurgia pela Faculdade de Medicina da Universidade de São Paulo (FMUSP). Professor do Departamento de Neurologia FMUSP. Professor de Neurologia e Neurocirurgia pela Universidade Federal do Amazonas. Supervisor da Residência Médica de Neurocirurgia do HUGV/AM. Membro Titular da Sociedade Brasileira de Neurocirurgia e da Academia Brasileira de Neurocirurgia

Rodrigo Ambar Pinto

Médico Assistente do Serviço de Coloproctologia da Divisão de Gastroenterologia do Hospital das Clínicas da Faculdade de Medicina da Universidade de São Paulo. Médico Assistente do Instituto do Câncer do Estado de São Paulo "Octávio Frias de Oliveira".

Rodrigo Bomeny de Paulo

Graduação em Medicina pela Faculdade de Medicina da Universidade de São Paulo (FMUSP). Residência em Clínica Médica pela FMUSP. Residência em Endocrinologia e Metabologia pela FMUSP. Médico Assistente do Pronto-Socorro do Hospital das Clínicas da FMUSP. Médico do Grupo de Gerenciamento de Condições Crônicas do Hospital Israelita Albert Einstein. Médico Endocrinologista do Hospital Santa Paula.

Rodrigo Oliveira Ximenes

Doutorando em Ciências da Saúde pela Faculdade de Medicina da Universidade Federal de Goiás (UFG). Mestre em Ciências da Saúde pela Faculdade de Medicina da UFG. Aprimoramento em Endoscopia Digestiva na Universidade de Kobe, Japão. Título de Especialista pela Federação Brasileira de Gastroenterologia (FBG). Título de Especialista pela Sociedade Brasileira de Endoscopia (SOBED).

Rodrigo Santa Cruz Guindalini

Graduação e residência de Clínica Médica na Escola Paulista de Medicina da Universidade Federal de São Paulo (EPM-UNIFESP). Residência em Oncologia Clínica e Doutorado e Pós-doutorado na Faculdade de Medicina da Universidade de São Paulo. *Fellow* da Universidade de Chicago. Oncologista clínico e oncogeneticista da Oncologia D'or.

Rodrigo Vieira Costa Lima

Doutorado em Gastroenterologia pela Faculdade de Medicina da Universidade de São Paulo. Membro Titular da Federação Brasileira de Gastroenterologia (FBG) e da Sociedade Brasileira de Hepatologia (SBH). Médico Assistente do Serviço de Gastroenterologia do Hospital Universitário Walter Cantídio (HUWC) da Universidade Federal do Ceará (UFC). Professor da Faculdade de Medicina da UniChristus

Roger Schmidt Brock

Médico Doutor pela Faculdade de Medicina da Universidade de São Paulo (FMUSP). Chefe do Grupo de Patologias da Coluna e Medula Espinhal da Divisão de Neurocirurgia do Hospital das Clínicas da FMUSP. Coordenador do Núcleo de Coluna do Hospital Sírio-Libanês, São Paulo. Membro da Equipe DFVNeuro.

Rogério Bertani

Mestrado em Ciências Biológicas (Zoologia) pela Universidade de São Paulo. Doutorado em Ciências Biológicas (Zoologia) pela Universidade de São Paulo. Pesquisador Científico VI do Instituto Butantan, parecerista de revistas nacionais e internacionais, assessor de órgãos de fomento nacionais e internacionais. Tem experiência na área de Zoologia, com ênfase em aracnídeos, principalmente aranhas-caranguejeiras (*Mygalomorphae*) e aracnídeos de interesse médico,

Rogerio Souza

Professor Titular da Disciplina de Pneumologia da Faculdade de Medicina da Universidade de São Paulo.

Ronaldo Adib Kairalla

Professor Assistente Doutor da Disciplina de Pneumologia do Departamento de Cardiopneumologia da Faculdade de Medicina da Universidade de São Paulo (FMUSP).

Rosilene Motta Elias

Livre-Docente pela Universidade de São Paulo (USP). Doutorado pela USP. *Research fellowship* na Universidade de Toronto, Toronto, Canadá. Médica assistente do Serviço de Nefrologia do Hospital das Clínicas da Faculdade de Medicina da Universidade de São Paulo (HCFMUSP).

Rubens Gisbert Cury

Médico Assistente da Clínica Neurológica do Hospital das Clínicas da Faculdade de Medicina da Universidade de São Paulo (HCFMUSP). Coordenador do Ambulatório de DBS do HCFMUSP. Pós-doutorado em Neurologia pela USP e pela Universidade de Grenoble, França.

Sabrina de Castro Lorena

Especialista em Nefrologia pela Sociedade Brasileira de Nefrologia. Coordenadora da Equipe de Nefrologia do Hospital São Luiz, unidade Jabaquara. Médico Nefrologista na Equipe Nefrológica São Paulo. Residência em Nefrologia pelo Hospital das Clínicas da Faculdade de Medicina da Universidade de São Paulo (HCFMUSP). Médica Preceptora de Nefrologia no HCFMUSP. Médica Assistente da UTI de Nefrologia do HCFMUSP.

Samira Luisa Apóstolos-Pereira

Doutora em Neurociências pela Faculdade de Medicina da Universidade de São Paulo (FMUSP). Médica Assistente de Neurologia do Hospital das Clínicas da FMUSP (HCFMUSP).

Sergio Cimerman

Graduação em Medicina pela Pontifícia Universidade Católica de São Paulo. Mestrado em Infectologia pela Universidade Federal de São Paulo (UNIFESP). Doutorado em Infectologia pela UNIFESP. Médico infectologista do Instituto de Infectologia Emilio Ribas.

Sileno de Queiroz Fortes Filho

Professor Adjunto da Universidade do Estado do Amazonas. Doutor em Ciências pela Universidade de São Paulo.

Solange Aparecida Petilo de Carvalho Bricola

Doutora em Ciências pela Faculdade de Medicina da Universidade de São Paulo (FMUSP). Especialista em Cuidados Paliativos pela Pallium Latinoamerica. Especialista em Farmácia Hospitalar pela SBRAFH. Docente da Universidade Presbiteriana Mackenzie. Coordenadora da Farmácia Clínica do Serviço de Clínica Geral do Hospital das Clínicas da FMUSP até 2020.

Suelen Montagner

Mestre em Dermatologia pela Faculdade de Medicina da Universidade de São Paulo.

Sumika Mori Lin

Graduação em Medicina pela Universidade de São Paulo. Residência de Clínica Médica e de Geriatria no Hospital das Clínicas da Faculdade de Medicina da Universidade de São Paulo (HCFMUSP). Título de Especialista em Clínica Médica pela Sociedade Brasileira de Clínica Médica. Título de Especialista em Geriatria pela Sociedade Brasileira de Geriatria e Gerontologia. Coordenadora do Ambulatório de Fragilidade do HCFMUSP.

Tabata Faria Gomez de Carvalho

Acadêmica de Medicina do 3° ano na Faculdade Israelita de Ciências da Saúde Albert Einstein.

Tadeu Gonçalves de Lima

Professor do curso de Medicina da Universidade de Fortaleza. Médico do Serviço de Clínica Médica do Hospital Universitário Walter Cantídio. Mestre em Farmacologia Clínica pela Universidade Federal do Ceará.

Tânia Vannucci Vaz Guimarães

Médica da Equipe de Cuidados Paliativos do Instituto do Câncer do Estado de São Paulo (ICESP) - Hospital das Clínicas da Faculdade de Medicina da Universidade de São Paulo (HCFMUSP). Coordenação pedagógica da Pós-graduação em Cuidados Paliativos do IEP – Hospital Sírio-Libanês. Médica geriatra e paliativista.

Tarso Augusto Duenhas Accorsi

Doutor em Medicina pela Faculdade de Medicina da Universidade de São Paulo (FMUSP). Médico Assistente da Unidade Clínica de Valvopatias do Instituto do Coração do Hospital das Clínicas da FMUSP (InCor-HCFMUSP).

Tatiana de Carvalho Andreucci Torres Leal

Médica assistente da Unidade Clínica de Emergência do Instituto do Coração do Hospital das Clínicas da Faculdade de Medicina da Universidade de São Paulo.

Tatiane Coelho Pinto

Médica formada pela Faculdade de Medicina da Universidade de São Paulo (FMUSP). Especialista em Clínica Médica pelo Hospital das Clínicas da FMUSP. Especialista em Cuidados Paliativos pelo Instituto Palium Latinoamerica.

Tatiane Glória da Mota

Enfermeira Especialista em Dor pelo Instituto de Ensino Israelita Albert Einstein. Especialização em Nefrologia UNIFESP. Especialização em Administração- Centro Universitário São Camilo.

Thais de Paula Sickler

Graduação em Medicina pela Pontifícia Universidade Católica de Campinas. Residência em Clínica Médica pelo Hospital das Clínicas da Faculdade de Medicina da Universidade de São Paulo (HCFMUSP). Residência em Endocrinologia pelo HCFMUSP. Membro titular no grupo de Endócrino-Oncologia no Hospital AC Camargo. Trabalha no Hospital Israelita Albert Einstein assistindo pacientes internados e em consultório.

Thaís Muriel Marin

Médica formada pela Faculdade de Medicina da Universidade de São Paulo (FMUSP). Residência em Psiquiatria pelo Instituto de Psiquiatria do Hospital das Clínicas da FMUSP (IPq-HC-FMUSP).

Thales Simões Nobre Pires

Coordenador do Centro Endoscópico e Terapêutico do Hospital Universitário Prof. Alberto Antunes (HUPAA-UFAL). Membro Titular da Federação Brasileira de Gastroenterologia (FBG) e da Sociedade Brasileira de Endoscopia (SOBED). Residência Médica em Gastroenterologia e Endoscopia Digestiva pelo Hospital das Clínicas da Faculdade de Medicina da Universidade de São Paulo.

Thiago Junqueira Avelino da Silva

Professor Livre-Docente, Serviço de Geriatria, Departamento de Clínica Médica, Faculdade de Medicina da Universidade de São Paulo.

Thiago Luis Scudeler

Médico formado pela Faculdade de Medicina da Universidade de São Paulo (FMUSP). Residência em Clínica Médica pelo Hospital das Clínicas da FMUSP. Residência em Cardiologia pelo Instituto do Coração (InCor-HCFMUSP). Doutorado em Ciências pela USP. Pós-doutorado em Cardiologia pela USP. Médico Assistente do Departamento de Emergência do InCor-HCFMUSP.

Thiago Medina Brazoloto

Professor da Faculdade de Medicina da Universidade Cidade de São Paulo (UNICID). Oficial Dentista do Centro Odontológico da Polícia Militar do Estado de São Paulo. Mestre em Ciências, área de Neurologia.

Tiago Kenji Takahashi

Médico Oncologista pela Universidade de São Paulo – Instituto do Câncer do Estado de São Paulo (ICESP). Diretor do Instituto de Oncologia Santa Paula.

Tiago Lazzaretti Fernandes

Professor Colaborador e Orientador do Programa de Pós-graduação do Sistema Musculoesquelético da Faculdade de Medicina da Universidade de São Paulo (FMUSP). Programa de Doutorado Sanduíche no Exterior (PDSE) – Harvard Medical School (CAPES). Mestre e Doutor em Ciências pelo Programa de Pós-graduação da FMUSP. Ortopedista assistente do Grupo de Medicina do Esporte do Instituto de Ortopedia e Traumatologia do Hospital das Clínicas da FMUSP e FIFA Medical Centre of Excellence.

Tiago Pugliese Branco

Médico geriatra. Título de área de atuação em Medicina Paliativa pela Associação Médica Brasileira. Médico da equipe de Cuidados Paliativos do Instituto do Câncer do Estado de São Paulo (ICESP) e coordenador da Equipe de Cuidados Paliativos do Hospital Paulistano – Rede Américas. Ex-Presidente da ANCP-SP (2020-2021).

Toshio Chiba

Chefe da Equipe de Cuidados Paliativos do Instituto do Câncer do Estado de São Paulo "Octávio Frias de Oliveira". Doutorado em Medicina pela Faculdade de Medicina da Universidade de São Paulo.

Vagner Madrini Junior

Assistente do Departamento de Miocardiopatias e Doenças da Aorta do Instituto do Coração do Hospital das Clínicas da Faculdade de Medicina da Universidade de São Paulo (InCor-HC-FMUSP). Pesquisador pela Comissão Científica do InCor-HC-FMUSP. Professor convidado da FMUSP.

Valter Dell'Acqua Cassão

Doutor em Urologia pela Faculdade de Medicina da Universidade de São Paulo (FMUSP). Urologista do Hospital das Clínicas da FMUSP. Urologista do Instituto do Câncer do Estado de São Paulo (ICESP). Residência em Urologia no Hospital das Clínicas da FMUSP. Graduação em Medicina pela FMUSP.

Valter Garcia Santos

Especialista em Farmácia Hospitalar pela SBRAFH. Especialista em Informática em Saúde pela Universidade Federal de São Paulo (UNIFESP). Farmacêutico Chefe de Seção do Serviço de Farmácia do Instituto do Coração do Hospital das Clínicas da Faculdade de Medicina da Universidade de São Paulo (HCFMUSP). Docente dos Cursos de Graduação e Pós-graduação da Universidade Santa Cecília.

Vanessa da Costa Miranda

Médica oncologista do Instituto do Câncer do Estado de São Paulo (ICESP) e da Oncologia D'Or.

Veridiana Pires de Camargo

Médica Oncologista do Instituto do Câncer do Estado de São Paulo "Octávio Frias de Oliveira" e do Centro de Oncologia do Hospital Sírio-Libanês.

Victor Paro da Cunha

Bacharel em Medicina pela Universidade Estadual do Piauí. Médico Emergencista. Residência em Medicina de Emergência na Faculdade de Medicina da Universidade de São Paulo (FMUSP). Médico Assistente do Pronto-Socorro Médico do Hospital das Clínicas da FMUSP. Membro Titulado em Medicina de Emergência da ABRAMEDE. Professor da Disciplina de Urgência e Emergência da Universidade Federal do Piauí

Victor Pinto da Silva

Residência em Clínica Médica pelo Hospital das Clínicas da Faculdade de Medicina da Universidade de São Paulo (HCFMUSP).

Vidal Haddad Junior

Professor Titular da Faculdade de Medicina de Botucatu da Universidade Estadual Paulista (UNESP).

Vinícius Machado Correia

Cardiologista pelo Instituto do Coração do Hospital das Clínicas da Faculdade de Medicina da Universidade de São Paulo (InCor-HCFMUSP). *Fellow* em Emergências Cardiológicas InCor. Médico do corpo clínico do Vila Nova Star, Einstein e Beneficência Portuguesa. Ex-Preceptor de Emergências Clínicas do HCFMUSP. Residência em Clínica Médica pela FMUSP.

Vinicius Zofoli de Oliveira

Graduação em Medicina pela Universidade Federal do Rio de Janeiro (UFRJ). Residência Médica em Clínica Médica e Terapia Intensiva na Universidade de São Paulo (USP). *Fellowship* de Cardiointensivismo no Hospital Samaritano Paulista (SP). Médico Preceptor da Disciplina de Emergências Clínicas do Hospital das Clínicas da Faculdade de Medicina da USP. Assistente do Pronto-socorro do Hospital Universitário da USP. Membro Fundador da @emergencia.simm.

Vitor Falcão de Oliveira

Médico Infectologista do Hospital das Clínicas da Faculdade de Medicina da Universidade de São Paulo (HCFMUSP). Preceptor da Residência de Infectologia do HCFMUSP.

Vitor Modesto Rosa

Líder Assistencial de Nutrição no Hospital Sírio-Libanês. Pós-graduação multiprofissional em Oncologia pela EEUSP.

Vitor Sergio Kawabata

Médico Cardiologista e Intensivista. Doutor em Ciências pela Universidade de São Paulo (USP). Médico assistente da UTI do Hospital Universitário da USP. Diretor Técnico do Instituto de Ensino e Saúde (IES) da Associação Paulista para o Desenvolvimento da Medicina (SPDM). Diretor Técnico das UTI-COVID do Instituto de Infectologia Emílio Ribas.

Vladimir Cordeiro de Carvalho

Médico infectologista. Doutor em Ciências pela Universidade de São Paulo. Médico assistente do Instituto de Ortopedia e Traumatologia do Hospital das Clínicas da Faculdade de Medicina da Universidade de São Paulo (IOT-HCFMUSP).

Wagner G. Galvão Cesar

Assistente da Faculdade de Medicina do ABC. Chefe de Equipe de Dermatologia do Hospital Alemão Oswaldo Cruz. Especialista em Dermatologia pela Sociedade Brasileira de Dermatologia. Dermatologista do Hospital Sírio-Libanês. Residência em

Dermatologia pelo Hospital das Clínicas da Faculdade de Medicina da Universidade de São Paulo (HCFMUSP). Graduação em Medicina pela FMUSP.

Wellingson Silva Paiva

Professor Livre-Docente da Divisão de Neurocirurgia e Líder Responsável pelo LIM-62 do Hospital das Clínicas da Faculdade de Medicina da Universidade de São Paulo (HCFMUSP). *Research Associate* do NIHR Neurotrauma Group, Universidade de Cambridge, Inglaterra. Coordenador do Departamento de Trauma da Sociedade Brasileira de Neurocirurgia e da Federação Latinoamericana de Neurocirurgia.

Wellington Lima Flores

Neurologista clínico.

Wilson Jacob Filho

Professor Titular de Geriatria da Faculdade de Medicina da Universidade de São Paulo (FMUSP).

Yasmin da Silva Nascimento

Médica pela Universidade do Estado do Pará. Residente do 3° ano de Psiquiatria do Instituto de Psiquiatria do Hospital das Clínicas da Faculdade de Medicina da Universidade de São Paulo (IPq-HCFMUSP).

Yuri de Deus Mont'Alverne Parente

Médico do Grupo de Circulação Pulmonar, Disciplina de Pneumologia do Instituto do Coração do Hospital das Clínicas da Faculdade de Medicina da Universidade de São Paulo (InCor-HCFMUSP).

SUMÁRIO

SEÇÃO 3 AVALIAÇÃO E CUIDADOS CLÍNICOS PERIOPERATÓRIOS

LÍGIA FIDELIS IVANOVIC, RAFAEL SAAD, JÚLIO CÉSAR DE OLIVEIRA

SEÇÃO 4 DOR

MARIA HELENA SAMPAIO FAVARATO

SEÇÃO 5 MEDICINA FÍSICA E REABILITAÇÃO

MOISÉS DA CUNHA LIMA

SEÇÃO 6 DOENÇAS NEUROLÓGICAS

DANIEL CIAMPI DE ANDRADE

SEÇÃO 7 DOENÇAS PSIQUIÁTRICAS

MARCIO EDUARDO BERGAMINI VIEIRA

SEÇÃO 8 DOENÇAS ENDOCRINOLÓGICAS

DANIEL FIORDELISIO DE CARVALHO

SEÇÃO 9 NUTROLOGIA

PAULA MACHADO GUIDI

SEÇÃO 10 HIPERTENSÃO

MARIA HELENA SAMPAIO FAVARATO

SEÇÃO 11 DOENÇAS CARDIOVASCULARES

ALEXANDRE DE MATOS SOEIRO

SEÇÃO 12 DOENÇAS PULMONARES

MARIA DO PATROCÍNIO TENÓRIO NUNES

SEÇÃO 13 DOENÇAS GASTROINTESTINAIS

MAIRA ANDRADE NACIMBEM MARZINOTTO, DANIEL MAKOKO NAKAGAWA

SEÇÃO 17 DOENÇAS HEMATOLÓGICAS

ELISABETTA SACHSIDA COLOMBO

SEÇÃO 18 DOENÇAS ONCOLÓGICAS

TIAGO KENJI TAKAHASHI, MILENA PEREZ MAK

SEÇÃO 19 CUIDADOS PALIATIVOS

MARIA PEREZ SOARES D'ALESSANDRO

SEÇÃO 20 GERIATRIA

LUIZ ANTONIO GIL JUNIOR

SEÇÃO 21 ALERGIA E IMUNOLOGIA

MARCELO VIVOLO AUN

SEÇÃO 22 DOENÇAS INFECCIOSAS

RALCYON FRANCIS AZEVEDO TEIXEIRA

SEÇÃO 23 TERAPIA INTENSIVA

DEBORA SITNIK

SEÇÃO 24 DOENÇAS EM OTORRINOLARINGOLOGIA

LUCIANA MAZOTI LOPES DA FONSECA

SEÇÃO 25 DOENÇAS OFTALMOLÓGICAS

FABRICIO LOPES DA FONSECA

SEÇÃO 26 DOENÇAS DERMATOLÓGICAS

WAGNER G. GALVÃO CESAR

SEÇÃO 30 COMUNICAÇÃO E RELACIONAMENTO
MARIA HELENA SAMPAIO FAVARATO

SEÇÃO 31 MEDICINA BASEADA EM EVIDÊNCIAS
GERHARD DA PAZ LAUTERBACH

SEÇÃO 32 FARMACOTERAPIA
SOLANGE APARECIDA PETILO DE CARVALHO BRICOLA, VALTER GARCIA SANTOS, RAFAEL SAAD, MARIA HELENA SAMPAIO FAVARATO, CESAR RIBEIRO FILADELFO

PREFÁCIO DA 3ª EDIÇÃO

É com grande satisfação que lançamos a terceira edição do *Manual do Residente de Clínica Médica*. As duas edições anteriores alcançaram grande sucesso e reconhecimento, atingindo o objetivo de ser um manual atualizado de consulta para médicos residentes de Clínica Médica, mas também para estudantes de medicina, médicos residentes de outras especialidades e médicos em geral.

Reunimos um grande grupo de profissionais, médicos e farmacêuticos principalmente, com a preocupação de atuarem próximos a médicos residentes, conhecendo os desafios da formação médica e as principais dificuldades no dia a dia profissional.

Procuramos, neste manual, considerar todas as competências importantes para a formação profissional, em toda a linha de cuidado, como prevenção e promoção da saúde, habilidades de comunicação, aspectos éticos da medicina, cuidados paliativos, medicina baseada em evidências, farmacoterapia, para citar alguns aspectos que consideramos fundamentais da formação profissional.

Todos os capítulos foram revistos, atualizados ou mesmo reescritos, com informações atualizadas. Incluímos capítulos fundamentais nos dias de hoje, como Covid-19 e varíola *monkeypox*.

Agradecemos a enorme dedicação de todos os editores do manual e de todos os coordenadores de seção e autores de capítulos. Agradecemos, também, a enorme competência da Editora Manole, fundamental para a realização de mais este projeto da Faculdade de Medicina, do Hospital das Clínicas e do Hospital Universitário da Universidade de São Paulo.

Os Editores

PREFÁCIO À 2ª EDIÇÃO

É com grande satisfação que apresento a segunda edição do *Manual do residente de clínica médica*. A primeira edição teve uma excelente repercussão, e consideramos que atingiu seu objetivo de ser um manual para médicos residentes de clínica médica, mas também para estudantes de medicina, residentes de outras áreas e médicos que atuam nas áreas gerais da medicina.

A residência médica no Brasil e praticamente em todos os países desenvolvidos tem sido considerada a melhor estratégia de formação de médicos especialistas nas mais variadas áreas. Trata-se de um período de grande atividade médica, com aprendizado na prática, sob supervisão de médicos experientes, tendo garantida a segurança do paciente, havendo progressivamente a conquista da autonomia e competência profissionais.

Para que os problemas do dia a dia do médico residente de clínica médica estivessem presentes neste manual, reunimos uma equipe predominantemente de médicos que foram residentes há poucos anos e que participam do ensino e supervisão de médicos residentes. Procuramos combinar as melhores evidências científicas com a experiência profissional.

Os coordenadores continuam os mesmos da primeira edição do manual, com algumas adições, e nossos colaboradores são pessoas que participam intensamente da assistência e do ensino no HC-FMUSP e no Hospital Universitário da Universidade de São Paulo. Contamos também com uma equipe da área de farmácia clínica para a elaboração deste livro, e este manual contém informações sobre os fármacos mais utilizados em clínica médica, com doses, vias de administração, metabolismo hepático e renal, principais efeitos adversos e uso na gravidez e lactação.

As competências que consideramos fundamentais para a residência médica continuam sendo a linha mestra deste manual, incluindo a prevenção e promoção da saúde, o diagnóstico e tratamento, a reabilitação, as habilidades de comunicação, os aspectos éticos da prática médica e cuidados paliativos. Problemas no ambulatório, na enfermaria, na unidade de emergência e na terapia intensiva fazem parte da obra.

Para a segunda edição todos os capítulos foram revisados, as atualizações necessárias foram feitas e novos capítulos foram incluídos, a partir da avaliação da nossa primeira edição e daquilo que pensamos ser o aprimoramento necessário para uma nova edição.

Mais uma vez agradecemos à direção da FMUSP e do HC-FMUSP pelo apoio a este projeto e à Editora Manole, pela excelente parceria na realização de mais uma edição do *Manual do Residente de Clínica Médica*.

Mílton de Arruda Martins
Professor Titular de Clínica Médica da FMUSP.
Diretor do Serviço de Clínica Geral do Instituto Central do Hospital das Clínicas da FMUSP.

PREFÁCIO À 1ª EDIÇÃO

A residência médica no mundo e no Brasil é considerada a melhor estratégia de formação de médicos especialistas das mais variadas áreas. Trata-se de um período de intensa atividade clínica em instituições de ensino, sob a supervisão de médicos mais experientes, com conquista progressiva de competência e autonomia profissionais. Este livro foi concebido com o objetivo principal de servir de suporte às atividades do dia a dia dos médicos residentes de clínica médica.

Reunimos uma equipe predominantemente de médicos jovens que foram residentes há poucos anos, participam intensamente da assistência no Hospital das Clínicas da Faculdade de Medicina da Universidade de São Paulo (HC-FMUSP) e no Hospital Universitário da Universidade de São Paulo (HU-USP), supervisionam residentes nessas instituições e são capazes de reconhecer muito bem o público-alvo deste manual. Envolvemos, ainda, na elaboração do livro, uma equipe da área de farmácia clínica para que nosso livro pudesse conter detalhes fundamentais relativos aos fármacos mais utilizados, contendo doses, vias de administração, metabolismo hepático e renal, principais efeitos adversos e uso na gravidez e na lactação.

Debatemos muito quais são as principais dificuldades e dúvidas que surgem no cotidiano de médicos residentes e, também, quais são os conhecimentos, habilidades e atitudes que esses jovens médicos deveriam adquirir durante seu período de residência médica. Cada capítulo, cada seção e a estrutura do livro foram definidos a partir desse duplo referencial: as competências necessárias para a formação de um especialista em clínica médica e as dificuldades que surgem nesse percurso.

Entendemos que essas competências englobam desde a promoção da saúde até os cuidados paliativos, passando por assistência a pacientes em ambulatórios, enfermarias, unidades de emergência e unidades de terapia intensiva. Envolvem, ainda, conhecimentos de fisiopatologia, diagnóstico e terapêutica, além de profissionalismo, comunicação, ética, responsabilidade, compromisso com a segurança do paciente e trabalho em equipe.

Elaboramos um livro que possa ser consultado sempre, durante as atividades do médico residente. Temos certeza de que o resultado superou nossas expectativas iniciais. Existem vários tratados e manuais de clínica médica, mas este manual se diferencia realmente dos demais e tem condições para ser um livro de consulta imediata para diagnóstico, tratamento e orientação dos pacientes.

O *Manual do residente de clínica médica* será muito útil não só para médicos residentes de clínica médica, mas também para estudantes de medicina, médicos residentes de outras áreas, generalistas e especialistas que tenham dúvidas na área de clínica médica.

Agradecemos à Faculdade de Medicina da Universidade de São Paulo (FMUSP), ao HC-FMUSP e ao HU-USP pelo apoio a esse projeto e à Editora Manole, pela excelente parceria na concretização desse objetivo.

Mílton de Arruda Martins
Professor Titular de Clínica Médica da FMUSP.
Diretor do Serviço de Clínica Geral do Instituto Central do Hospital das Clínicas da FMUSP.

APRESENTAÇÃO

Você tem em mãos um manual para consulta rápida sobre os principais temas que um residente de clínica médica, um interno e outros médicos podem necessitar no atendimento inicial de um paciente adulto em ambiente ambulatorial, de enfermaria, pronto-socorro e unidade de terapia intensiva.

Em sua elaboração, foram utilizadas as principais diretrizes e conhecimentos baseados em evidências, bem como apontadas as principais referências bibliográficas. Os temas foram abordados de maneira objetiva e com linguagem sucinta, contendo as informações essenciais com enfoque no diagnóstico e no tratamento.

Elementos como tabelas, ilustrações e algoritmos foram criados sempre com o objetivo de tornar mais dinâmica a visualização do conteúdo.

Os capítulos estão agrupados em seções que contemplam as especialidades clínicas (p. ex., "Doenças cardiovasculares", "Doenças reumatológicas").

A sequência das seções representa um esboço das competências do residente de clínica médica, conferindo a possibilidade de usar a obra como um guia para seus estudos.

Para facilitar a busca e a correlação entre os conteúdos, sempre que possível e necessário, estes foram devidamente referenciados entre os capítulos. Para permitir uma leitura mais rápida, foi compilada uma lista das abreviaturas mais comuns utilizadas no livro.

Além disso, um grande esforço foi feito para a construção da seção "Farmacoterapia" (destacada em cinza na lateral de seu livro), que contempla os principais medicamentos da prática clínica, posologias indicadas para adultos, interações medicamentosas de relevância clínica, apresentações comerciais, uso em gestantes e na amamentação, além das reações adversas mais comuns e correções para insuficiência renal ou hepática (modelo explicativo disponível no início da seção) e medicamentos potencialmente inapropriados para idosos. Adicionalmente, foram criadas tabelas com resumos dos principais psicotrópicos, antibióticos e medicamentos vasoativos.

O índice remissivo, outra importante ferramenta, foi construído de maneira a facilitar a busca de assuntos e também inclui os nomes de medicamentos tanto por seu princípio ativo quanto pelo nome comercial.

Esta terceira edição do *Manual do residente de clínica médica* conta com novos capítulos, como os relacionados a infecções emergentes (por exemplo, Covid-19 e varíola *monkeypox*), e orientações adicionadas sobre ultrassonografia à beira do leito e toxicidades do tratamento oncológico.

A seção sobre medicina baseada em evidências auxilia o leitor na compreensão e interpretação de artigos científicos, na tentativa de que o mesmo compreenda as evidências e saiba aplicá-las da melhor maneira em sua prática diária.

Esperamos que esta obra contribua para a prática clínica dos profissionais com a finalidade de proporcionar uma assistência de qualidade e segura para o paciente.

Editor e Coordenadores

LISTA DE ABREVIATURAS

Aids	síndrome da imunodeficiência adquirida
AINH	anti-inflamatório não hormonal
ALT	alanina aminotransferase, TGP
Anvisa	Agência Nacional de Vigilância Sanitária
AST	aspartato aminotransferase, TGO
AVC	acidente vascular cerebral
CKMB	isoenzima MB da creatinoquinase
CPK	creatinofosfoquinase
DHL	desidrogenase láctica
DLP	dislipidemia
DM	*diabetes mellitus*
DST	doenças sexualmente transmissíveis
ECG	eletrocardiograma
EV	via endovenosa
FMUSP	Faculdade de Medicina da Universidade de São Paulo
GX%	glicose a X%
HAS	hipertensão arterial sistêmica
Hb	hemoglobina
HC-FMUSP	Hospital das Clínicas da Faculdade de Medicina da Universidade de São Paulo
HDL	lipoproteína de alta densidade
HIV	vírus da imunodeficiência humana
Ht	hematócrito
IAM	infarto agudo do miocárdio
IM	via intramuscular
IMC	índice de massa corporal
INR	*international normalized ratio*
IOT	intubação orotraqueal
ITU	infecção do trato urinário
LDL	lipoproteína de baixa densidade
OMS	Organização Mundial da Saúde
PA	pressão arterial
pCO_2	pressão parcial de dióxido de carbono
pO_2	pressão parcial de oxigênio
PS	pronto-socorro
RNM	ressonância magnética
RX	radiografia
$SatO_2$	saturação de oxigênio
SC	via subcutânea
SF	soro fisiológico (NaCl a 0,9%)
SGX%	soro glicosado a X%
SNC	sistema nervoso central
SNE	sonda nasoenteral
SNG	sonda nasogástrica
SVD	sonda vesical de demora
TC	tomografia computadorizada
TG	triglicéride(s)
TP	tempo de protrombina
TTPa	tempo de tromboplastina parcial ativado
USG	ultrassonografia
UTI	unidade de terapia intensiva
VNI	ventilação mecânica não invasiva
VO	via oral

CONTEÚDO COMPLEMENTAR

Informações sobre outros medicamentos (oncológicos, vacinas, contrastes, anticorpos monoclonais etc.) estão disponibilizadas em uma plataforma digital exclusiva. Para ingressar no ambiente virtual, utilize o QR code abaixo, digite a senha: **residentecm** e faça seu cadastro.

O prazo para acesso a esse material limita-se à vigência desta edição.

AVALIAÇÃO DOS SINAIS E SINTOMAS E ALTERAÇÕES LABORATORIAIS

MARIA CECÍLIA PAVANEL JORGE

1 FEBRE

Beatriz Cardoso de Mello Tucunduva Margarido

DEFINIÇÃO

Febre é um aumento da temperatura corporal acima da variação normal para um indivíduo, com alteração do *setpoint* hipotalâmico. Valores precisos das variações normais de temperatura não são bem definidos. Grande parte das fontes admite uma temperatura oral média de 36,8°C, sendo 37,7°C a máxima temperatura obtida. A população idosa possui temperatura corporal mais baixa em relação aos jovens.

Hipertermia é um aumento da temperatura corporal decorrente de uma incapacidade de dissipar todo o calor produzido pelo corpo. Na hipertermia, o *setpoint* hipotalâmico não está alterado; no entanto, os mecanismos periféricos não são capazes de manter a temperatura corporal (Capítulo 257).

Febre de origem indeterminada é definida por 3 critérios: temperatura oral ≥ 38,3°C em diversas ocasiões, duração da febre ≥ 3 semanas e diagnóstico não encontrado depois de 1 semana de investigação hospitalar. Atualmente, a definição clássica foi ampliada e admite-se uma investigação ambulatorial inicial para a febre de origem indeterminada.

EPIDEMIOLOGIA

As etiologias para a febre de origem indeterminada, com as respectivas incidências, são didaticamente divididas em: infecciosas (16%), doenças inflamatórias não infeciosas (22%), neoplásicas (7%), outras causas (4%) e sem diagnóstico definido (51%). Desde que foi descrita, em 1961, por Petersdorf, vem sofrendo mudanças na sua distribuição. Em 1961, as causas infecciosas compunham 36%, enquanto apenas 9% dos casos ficavam sem diagnóstico. Tuberculose extrapulmonar, tumores sólidos e abscessos abdominais, que costumavam ser causas comuns de febre de origem indeterminada, agora são menos prevalentes com o uso da TC. Endocardite também era causa comum, mas com o aprimoramento das técnicas de isolamento de organismos seu diagnóstico tornou-se mais precoce.

ETIOLOGIA

Algumas doenças têm padrões de aumento de temperatura que podem ajudar em seu diagnóstico:

- febre de "Pel-Ebstein": febre com duração de 3-10 dias seguida por período afebril que dura 3-10 dias. Pode ser observada em casos de doença de Hodgkin;
- febre terçã: febre no 1° e no 3° dias. Observada na infecção por *Plasmodium vivax*;
- febre quartã: febre no 1° e no 4° dias. Observada em infecções por *Plasmodium falciparum*;
- febre a cada 21 dias acompanhada de neutropenia: observada em neutropenia cíclica;
- febre periódica: há história familiar, em geral, de até 7 dias de febre, alternando com grandes períodos afebris/febres periódicas familiares: febre do Mediterrâneo, síndrome da hiper-IgD, síndrome periódica associada ao receptor de TNF-alfa;
- febre alternando dias com e dias sem febre (quantidade de dias variável): infecção por *Borrelia* e febre por mordida de rato.

As principais causas de febre são apresentadas na Tabela 1.

A febre de origem indeterminada pode ser dividida em 4 categorias:

- clássica: pacientes que seguem a definição clássica, porém com nova abordagem ambulatorial que consiste em 3 visitas ao médico para investigação ou 3 dias no hospital em investigação. As principais causas são: infecções, neoplasias e doenças do colágeno;
- nosocomial (Capítulo 252);
- associada ao HIV: febre recorrente não hospitalar por 4 semanas ou febre por 3 dias em hospitalização.

Tabela 1 Principais causas de febre

Causas infecciosas
Gripe, Covid-19, resfriado comum, faringite, amigdalite, otite
Sinusite
Pneumonia, tuberculose, micobacterioses
Gastroenterite aguda, hepatites, parasitoses intestinais, apendicite, colecistite aguda
ITU baixo
Pielonefrite
Meningite, encefalite
Monoartrite infecciosa, osteomielite
Síndromes mono-*like*
Erisipela, celulite, impetigo, abscessos
Endocardite, miocardite
Micoses sistêmicas
Síndromes ictéricas febris: malária, febre amarela, dengue, leptospirose
Síndromes mono-*like*: toxoplasmose, sífilis, rubéola, citomegalovírus, herpes vírus simples, doença de Chagas aguda, HIV agudo
Causas não infecciosas
AVC (isquêmico e hemorrágico)
IAM, trombose venosa profunda, tromboembolismo pulmonar, embolia gordurosa
Úlceras de pressão, hematoma
Sangramento do trato gastrointestinal, pancreatite, isquemia intestinal
Apendicite, cirrose com necrose, doença inflamatória intestinal
Pneumonite aspirativa
Exercício extenuante
Sarcoidose
Flebite, tromboflebite
Neoplasias
Doenças do colágeno e vasculites, gota
Síndrome de abstinência, *delirium tremens*
Reação transfusional, reação ao contraste, medicamentos
Cocaína, anfetamina
Hipertireoidismo, feocromocitoma

As principais causas são: HIV agudo, infecção por *Mycobacterium avium-intracellular* complexo (MAC), pneumonia por *Pneumocystis jiroveci* e infecção por citomegalovírus. São menos comuns as causas não infecciosas, como linfomas, sarcoma de Kaposi e febre induzida por drogas;

- associada à imunossupressão (febre de origem indeterminada neutropênica): sem etiologia encontrada por 3 dias em paciente com contagem de neutrófilos ≤ 500 células/mm³. As principais causas são infecciosas: infecção ocular por fungos, como candidíase e aspergilose hepatoesplênica. A causa menos comum é infecção por herpes vírus simples, mas tende a apresentar lesões na pele.

As causas para a febre de origem indeterminada também são divididas em 4 subgrupos de doenças: infecciosas, neoplásicas, autoimunes e outras. As principais causas encontradas nos últimos 70 anos são: febre reumática, abscessos abdominais, endocardite, sífilis, micobactéria, linfoma, tumores sólidos, sarcoidose, lúpus, artrite reumatoide, artritite de células gigantes, febre por drogas e febre factícia.

INVESTIGAÇÃO

A anamnese é uma ferramenta muito importante para o diagnóstico de febre. Deve-se questionar: viagens realizadas; uso de álcool, tabaco e drogas ilícitas; exposições ocupacionais, alimentares, a animais e a medicações; atividade sexual desprotegida; contato com pessoas com doenças infecciosas; familiares com os mesmos sintomas; história pessoal e familiar de câncer; uso de próteses e cateteres; tratamentos e internações recentes. Em pacientes hospitalizados que começam a desenvolver febre na internação, são importantes a revisão do prontuário e a prescrição do paciente em busca de possíveis causas para febre.

QUADRO CLÍNICO

Os sinais e sintomas apresentados são:

- sistêmicos: perda de peso, fadiga, sudorese;
- em orofaringe e ouvido: secreção e obstrução nasal, gotejamento posterior, hiperemia e hipertrofia de amígdalas, placas ou pontos purulentos, hiperemia de conduto auditivo, abaulamento de membrana timpânica, vesículas em lábio;
- em pele e anexos: presença de úlceras, ferida cirúrgica, bolhas, vesículas, *rash* cutâneo, exoftalmo, icterícia, descoramento de mucosas, adenomegalias, alterações de tireoide (bócio, nódulos palpáveis);
- musculoesqueléticos: artralgias e artrite, mialgias;
- neurológicos: convulsões, déficits focais, sinais de irritação meníngea, alteração do estado de consciência, tontura;
- geniturinários: sinal de Giordano, alteração da coloração da urina (hematúria, colúria, piúria), corrimento vaginal, dor à mobilização do colo uterino, dor pélvica;
- gastrointestinais: dor abdominal, náuseas e vômitos, hepato e esplenomegalia, ascite, diarreia, sinais de peritonismo, alteração da coloração das fezes (melena, hematoquezia, acolia);

- cardíacos: taquicardia, dor torácica, bulhas abafadas, sopros, turgência jugular;
- respiratórios: estertores e crepitações, dessaturação, sinais de derrame pleural, dispneia, tosse e hemoptise;
- em membros inferiores: edema unilateral ou bilateral, empastamento de panturrilha;
- associados a dispositivos invasivos: tubo orotraqueal; sondas vesicais, gástricas e enterais; cateteres de curta e longa permanência.

EXAMES COMPLEMENTARES

A febre raramente é um evento isolado. A resposta aguda a ela é sempre acompanhada de alterações metabólicas e hematológicas, como aumento de neutrófilos de formas jovens, elevação do nível de proteínas como a C-reativa (PCR) e aumento da síntese de proteínas hepáticas de fase aguda, como haptoglobina, fibrinogênio, ceruloplasmina e ferritina.

Quadros infecciosos devem ser sempre investigados na 1ª abordagem do paciente. Além de serem as principais causas de febre, são também de fácil diagnóstico e tratamento na maior parte dos casos dos pacientes vindos da comunidade. Nem sempre são necessários exames complementares. Sua solicitação deve ser direcionada pela história clínica e pelo exame físico.

TRATAMENTO

Apesar de o tratamento da febre com antipiréticos ser largamente difundido tanto na população geral quanto entre profissionais de saúde, os benefícios do tratamento em relação aos riscos ainda são desconhecidos.

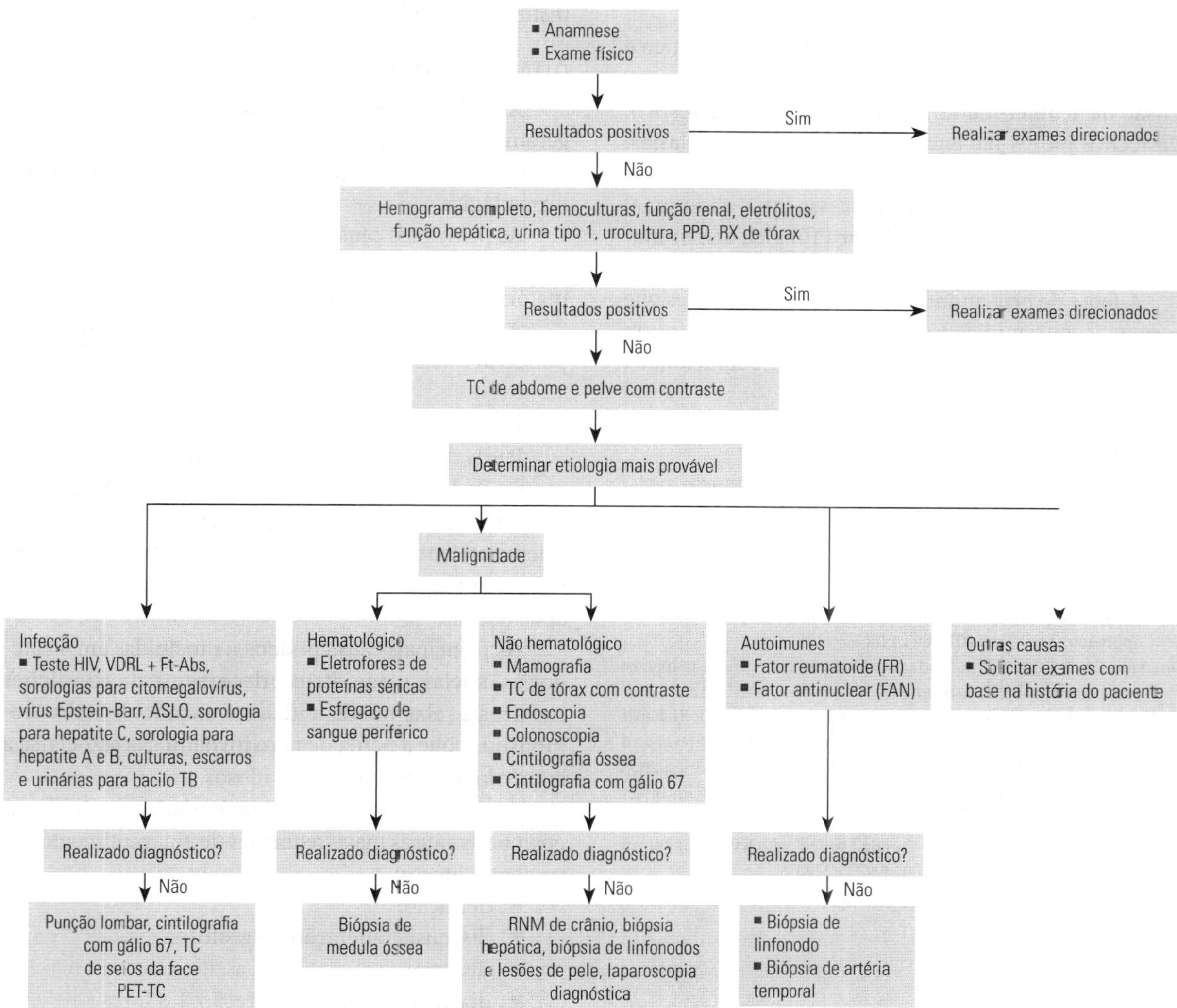

Figura 1 Algoritmo para investigação de febre de origem indeterminada. ASLO: antiestreptolisina O; Ft-Abs: teste treponêmico para diagnóstico de sífilis; PPD: prova tuberculínica; VDRL: teste não treponêmico para diagnóstico de sífilis.

As justificativas para o tratamento da febre são: alívio do desconforto, redução da morbidade e da mortalidade, prevenção de convulsões febris, melhora do prognóstico em AVC e dos danos cerebrais.

Sugere-se que o tratamento pode ser justificado para reduzir danos metabólicos, diminuir o consumo de oxigênio ou outros efeitos adversos, levando-se em consideração efeitos colaterais dos antipiréticos.

PROGNÓSTICO

Em geral, os pacientes têm bons desfechos quando a causa da febre é infecciosa, porém não há dados precisos na literatura. Como exemplo, no estudo Patients outcomes research team (PORT), foi encontrada mortalidade de apenas 0,6% (6 mortes) em pacientes ambulatoriais, sendo somente 3 mortes relacionadas à pneumonia. Nos pacientes internados, a mortalidade foi de 8%, sendo 76% atribuídos à pneumonia.

Na febre de origem indeterminada, o prognóstico é determinado pela doença causadora da febre, por sua extensão de acometimento e por seu rápido diagnóstico. Desfechos piores são encontrados entre as neoplasias. Demora para a realização do diagnóstico pode causar morte por tuberculose miliar, abscesso intra-abdominal (principalmente esplênico), doença fúngica disseminada e tromboembolismo pulmonar.

A febre de origem indeterminada em pacientes que permanecem sem diagnóstico apesar de extensa investigação, em geral, tem bom prognóstico e é solucionada em 4-5 semanas sem sequelas.

▪ BIBLIOGRAFIA

Arnow PM, Flaherty JP. Fever of unknown origin. Lancet 1997;350(9077):575-80.

Bor DH. Etiologies of fever of unknown origin in adults, 2013. Disponível em: http://www.uptodate.com/contents/etiologies-of-fever-of-unknown-origin-in-adults. Acesso em 10 set 2014.

Cunha BA, Lortholary O, Cunha CB. Fever of unknown origin: a clinical approach. Am J Med 2015 Oct;128(10):1138.

Dinarello CA. Infection, fever, and exogenous and endogenous pyrogens: some concepts have changed. J Endotoxin Res 2004;10(4):201-22.

High KP, Bradley SF, Gravenstein S, Mehr DR, Quagliarello VJ, Richards C, et al. Clinical practice guideline for the evaluation of fever and infection in older adult residents of long-term care facilities: 2008 update by the Infectious Diseases Society of America. Clin Infect Dis 2009;48(2):149-71.

Roth AR, Basello GM. Approach to the adult patient with fever of unknown origin. Am Fam Physician 2003;68(11):2223-8.

2 PERDA DE PESO INVOLUNTÁRIA

Renata Kobayasi

DEFINIÇÃO E ETIOLOGIA

Perda de peso involuntária é um sintoma frequentemente associado a doenças sistêmicas subjacentes. Emagrecimento significativo é definido por perda ≥ 5% do peso corporal ao longo de 6-12 meses.

A perda de peso resulta de desequilíbrio energético, que pode estar relacionado a aumento do gasto ou diminuição da oferta de calorias, baixa ingestão alimentar ou má absorção intestinal. A incidência de perda de peso em pacientes ambulatoriais é de até 13% e em pacientes institucionalizados, de 50-60%.

QUADRO CLÍNICO

As diferentes causas de perda de peso involuntária geralmente se apresentam em um contexto mais amplo de sinais e sintomas que direcionam a investigação de forma lógica.

As principais causas de perda de peso involuntária incluem neoplasias malignas, doenças infecciosas/inflamatórias crônicas e distúrbios psiquiátricos.

A Tabela 1 apresenta as principais causas de perda ponderal e suas correlações com sinais e sintomas.

PERDA DE PESO INVOLUNTÁRIA EM IDOSOS

Perda de peso involuntária é comum em indivíduos idosos. Pode ter efeitos deletérios nas condições funcionais e na qualidade de vida. É associada a deficiência de micronutrientes, aumento da fragilidade, aumento de risco de internação hospitalar e evolução desfavorável após quedas.

As principais causa podem ser incluídas em 4 categorias: social, psiquiátrica, decorrente de condições médicas e relacionada à idade avançada. Estudos demonstram que a perda de peso involuntária associa-se a aumento da mortalidade em idosos.

A regra dos 9 "D" (regra mnemônica de Robbins) engloba as causas mais frequentes de emagrecimento em pacientes idosos:

- dentição;
- disgeusia (alteração do gosto);
- disfagia;
- diarreia;
- doenças crônicas;

Tabela 1 Causas de perda de peso involuntária

Grupo	Doenças	Observações
Neoplasia	Neoplasia gastrointestinal, hepatobiliar, hematológica, pulmonar, mamária, geniturinária, de ovário, de próstata	Sinais e sintomas relacionados com a neoplasia de origem Diminuição da ingestão alimentar em razão da produção de fatores solúveis pela neoplasia ou pelo hospedeiro em resposta ao tumor
Distúrbios gastrointestinais	Úlcera péptica, doença intestinal inflamatória, pancreatite crônica, doença celíaca, distúrbios da boca e dentição	História de diarreia, disfagia, náuseas e presença de gordura nas fezes
Doenças endocrinológicas	Hipertireoidismo, hipertireoidismo apático, feocromocitoma, DM, insuficiência adrenal	Quadro de nervosismo, palpitação, tremor, aumento do número de evacuações, intolerância ao calor; diminuição da ingestão; cefaleia em crise, palpitação e tremor; poliúria, polidipsia e polifagia; hiperpigmentação, hiponatremia e hiperpotassemia
Infecções	Tuberculose, infecções fúngicas, endocardite infecciosa subaguda, parasitoses e Aids	Fatores de risco e exposição orientam a investigação
Medicações	Antibióticos, inibidores da recaptação da serotonina, metformina, levodopa e outros	Aumentar gasto energético ou diminuir a ingestão por alteração do paladar ou anorexia
Doenças cardiovasculares e pulmonares	Insuficiência cardíaca, doença pulmonar obstrutiva crônica	Diminuição da ingestão por inapetência e restrição dietética, como pouco sal (tornando o alimento menos atraente) Pode estar associada a anorexia por dispneia, aerofagia e aumento do metabolismo pelo uso da musculatura respiratória acessória
Doenças neurológicas	Demência, doença de Parkinson e sequelas de AVC	Diminuição de ingestão por disfagia ou dificuldade de acesso a alimentos
Doenças renais	Uremia, síndrome nefrótica, hemodiálise	Uremia frequentemente causa anorexia e náuseas Na síndrome nefrótica, ocorre perda de proteína na urina Na hemodiálise, ocorrem distúrbios metabólicos com perda de massa muscular
Doenças do tecido conjuntivo	Artrite reumatoide, lúpus eritematoso sistêmico, esclerodermia	Anorexia, náuseas Na esclerodermia, pode haver disfagia
Doenças psiquiátricas	Depressão, esquizofrenia, anorexia nervosa e alcoolismo	Diminuição da ingestão associada a sintomas da doença mental de base

- demência;
- depressão;
- disfunção;
- drogas.

Além das possibilidades etiológicas consideradas, é importante destacar que a perda de peso involuntária em idosos pode estar relacionada a fatores socioeconômicos, como falta de recursos financeiros e dificuldade de locomoção ou de acesso aos alimentos.

DIAGNÓSTICO

A etapa mais importante na investigação diagnóstica da perda de peso involuntária é discriminar as neoplasias malignas das demais categorias de doenças. O procedimento de investigação deve ser individualizado, tendo como base informações da história clínica e do exame físico (Figura 1).

TRATAMENTO

Terapia nutricional

O alvo de ingestão calórica para pacientes com baixo peso é de 30-35 kcal/kg/dia com ≥ 20% de proteína na composição. Nos pacientes idosos, o alvo sugerido é de 40 kcal/kg/dia.

Suplementos nutricionais são úteis e devem estar associados à avaliação nutricional para ajuste da composição e horário de administração.

Nas situações de dificuldade de adequação da ingestão de calorias VO, pode-se utilizar SNE ou jejunostomia temporariamente. A nutrição parenteral deve ser reservada para pacientes selecionados e com inviabilidade de nutrição enteral.

Terapia farmacológica

Podem ser utilizados agentes que estimulam o apetite e promovem aumento de peso (Tabela 2).

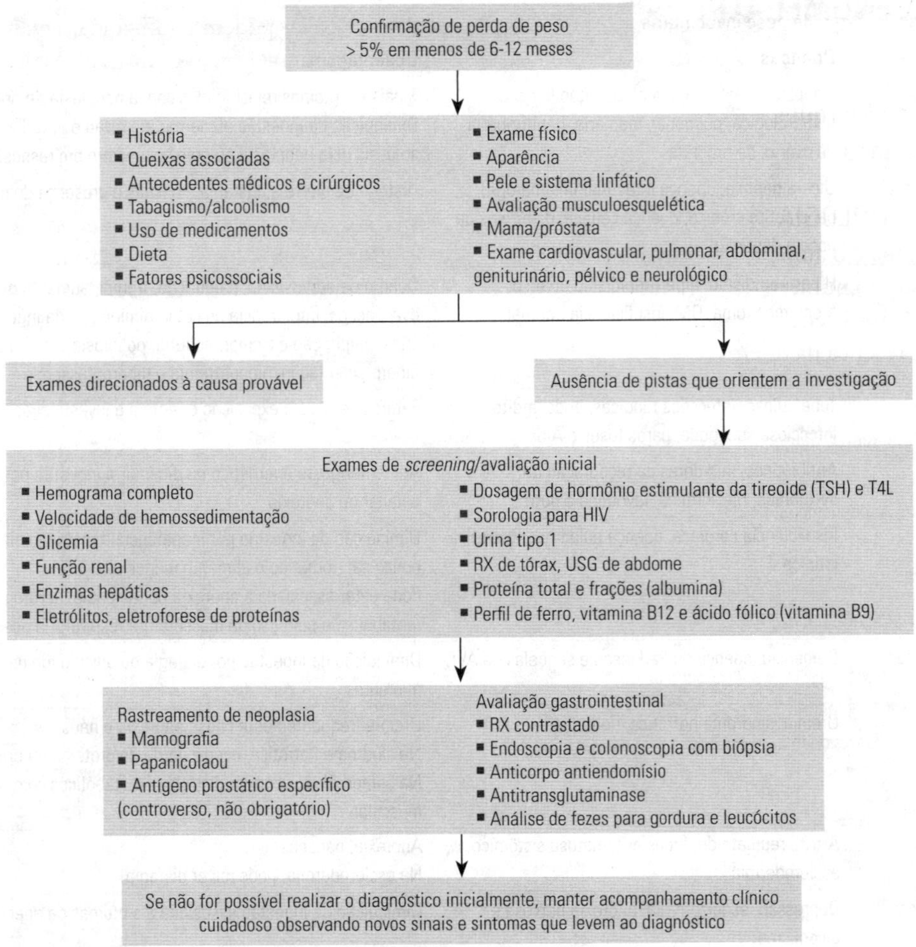

Figura 1 Algoritmo para investigação de perda de peso.

Tabela 2 Agentes utilizados para estimular apetite e promover ganho de peso

Categoria	Exemplos	Efeitos colaterais
Agentes orexígenos		
▪ Corticosteroides	Dexametasona, 4 mg, VO, 1×/dia, pela manhã	Fraqueza, osteoporose
▪ Progestágenos	Acetona de medroxiprogesterona, iniciar com 1 g/dia, IM, até 5 g/dia	Anovulação prolongada
▪ Dronabinol	Marinol (sem registro vigente na Anvisa), 2,5 mg, VO, antes do almoço e do jantar, até 10 mg, 2×/dia	Euforia, confusão mental
▪ Antagonistas da serotonina	Ciproeptadina, iniciar com 2 mg/dose, VO, 4×/dia, até 8 mg	Delírio, sedação, náusea
Agentes anabólicos		
▪ Hormônio do crescimento	Hormônio do crescimento	Retenção hídrica, artralgia
▪ Androgênicos	Testosterona	Elevação de Ht

Suportes psicológico e social são adjuvantes essenciais para o tratamento, especialmente quando há doença psiquiátrica de base ou nos pacientes idosos. Devem ser consideradas as possibilidades de dieta assistida, aumento de calorias na refeição de maior aceitação, realização de atividade física e saúde oral/dentição.

▪ BIBLIOGRAFIA

Bouras EP, Lange SM, Scolapio JS. Rational approach to patients with unintentional weight loss. Mayo Clin Proc 2001;76:923-9.

Rehman HU. Involuntary weight loss in the elderly. Clin Geriatr [serial online]. 2005;13:37-45.

3 ADENOMEGALIA

Larissa Argenau Marques
Rafael Lopes Pacca

DEFINIÇÃO E ETIOLOGIA

Adenomegalia é o aumento no tamanho dos linfonodos. Aumento do número de linfonodos palpáveis e alteração de sua consistência também são sinais que podem sugerir a presença da doença.

De maneira geral, as condições clínicas associadas a adenomegalias podem ser divididas em: infecciosas, neoplásicas, imunológicas e outras menos prevalentes (p. ex., medicamentosa, endócrina, doenças de depósito).

EPIDEMIOLOGIA

Adenomegalia tem incidência anual de 0,6% da população, sendo 1,1% de origem neoplásica.

Punção em biópsia com agulha fina e/ou biópsia de linfonodo revelam 40-60% de malignidade (maior probabilidade pré-teste). Em geral, em indivíduos com surgimento de adenomegalia não explicada com idade

Tabela 1 Quadro clínico e diagnóstico de adenomegalia

Doença	Quadro clínico	Diagnóstico
Causas mais comuns de adenomegalia		
▪ Síndrome mono-*like*	Fadiga, mal-estar, febre, linfocitose atípica	Sorologias
▪ Vírus Epstein-Barr	Esplenomegalia em 50% dos pacientes	Sorologia para vírus Epstein-Barr: IgM+
▪ Toxoplasmose	80-90% dos pacientes são assintomáticos	Sorologia para toxoplasmose: IgM+
▪ Citomegalovírus	Sintomas leves, pode cursar com hepatite	Sorologia para citomegalovírus: IgM+
▪ Infecção aguda pelo HIV	Sintomas *flu-like*, *rash*, mal-estar	Elisa positivo, *western blot* positivo
▪ Doença da arranhadura do gato	Febre em 1/3 dos pacientes, linfonodomegalia cervical e axilar	Diagnóstico clínico, biópsia se necessário
▪ Faringite associada a *Streptococcus* do grupo A, gonocócica	Febre, exsudatos em orofaringe, linfonodomegalia cervical	Teste rápido para *Streptococcus*, *swab* de orofaringe com cultura em meio adequado
▪ Tuberculose ganglionar	Linfonodomegalia cervical, dor local, febre	PPD, biópsia
▪ Sífilis secundária	*Rash*	VDRL, teste treponêmico positivo
▪ Hepatite B	Febre, náuseas, vômitos, icterícia	Testes de função hepática, AgHBs positivo
▪ Linfogranuloma venéreo	Linfonodomegalia inguinal	Sorologia para clamídia
▪ Cancroide	Linfonodomegalia inguinal dolorosa, úlceras locais dolorosas	Cultura para *Haemophilus ducreyi*
▪ Lúpus eritematoso sistêmico	Artrite; *rash*; serosite; acometimento renal, neurológico, hematológico	Critérios clínicos, anticorpos antinucleares, complemento
▪ Artrite reumatoide	Artrite	Critérios clínicos, fator reumatoide
▪ Linfoma	Febre, sudorese noturna, perda de peso	Biópsia
▪ Leucemia	Astenia, febre, sangramentos	Análise de sangue periférico e da medula óssea
▪ Doença do soro	Febre, mal-estar, artralgia, urticária, exposição a medicações	Diagnóstico clínico
▪ Sarcoidose	Dispneia, eritema nodoso, linfonodomegalia hilar	Biópsia
▪ Doença de Kawasaki	Febre, conjuntivite, *rash*, exantema, lesões mucosas	Diagnóstico clínico
Causas menos comuns de adenomegalias		
▪ Doença de Lyme	*Rash*, artrite	Sorologia IgM+
▪ Sarampo	Febre, conjuntivite, *rash*, tosse	Sorologia
▪ Rubéola	*Rash*	Critérios clínicos, sorologia
▪ Brucelose	Febre, suor, mal-estar	Cultura de sangue, sorologia
▪ Febre tifoide	Febre, calafrios, cefaleia, dor abdominal	Cultura de sangue, sorologia
▪ Doença de Still	Febre, *rash*, artrite	Critérios clínicos, anticorpo antinuclear, fator reumatoide
▪ Dermatomiosite	Fraqueza proximal, lesões de pele	Enzimas musculares, eletroneuromiografia, biópsia de músculo
▪ Amiloidose	Fadiga, perda de peso	Biópsia
▪ Varíola *monkeypox*	Febre, mal-estar, lesões cutâneas e mucosas	Confirmação do vírus por teste molecular em *swab* de material vesicular ou crosta de lesão, sorologia

PPD: prova tuberculínica; VDRL: teste não treponêmico para diagnóstico de sífilis.
Adaptada de Ferrer R. Lymphadenopathy: differential diagnosis and evaluation. Am Fam Physician 1998;58(6):1313-20.

> 40 anos, o risco de neoplasia é de 4%, enquanto, em indivíduos com idade < 40 anos, o risco é de 0,4%.

Adenomegalia localizada representa 75% dos casos que procuram serviço médico em atenção primária; 25% devem-se a adenomegalia generalizada.

ABORDAGEM CLÍNICA

Frequentemente, chega-se ao diagnóstico etiológico após anamnese e exame físico. O grande desafio para os médicos é conseguir diferenciar de forma eficaz a grande maioria representada por doenças benignas e autolimitadas da minoria que pode corresponder a doenças mais graves, como HIV, linfoma, tuberculose e neoplasia metastática.

Algumas doenças raras sistêmicas têm como fator central a adenomegalia, sendo na maioria das vezes necessária a biópsia de tecido para o diagnóstico como: doença de Castelman, amiloidose, doença de Kawasaki, doença relacionada ao IgG4, doença de Rosay-Dorfman, entre outras.

Na história clínica do paciente, deve-se atentar para alguns pontos-chave:

- há sinais ou sintomas localizatórios que sugiram infecção ou neoplasia em um sítio específico?
- há sintomas constitucionais? Febre, perda de peso, fadiga e sudorese noturna podem sugerir tuberculose, linfoma, doenças do tecido conjuntivo, infecções não identificadas e neoplasias;
- há pistas epidemiológicas (ocupacionais, viagens recentes, comportamento de risco)?
- há uso de medicações? Fenitoína, cefalosporinas, penicilinas e sulfonamidas podem levar à síndrome mono-*like*;
- os sintomas são agudos? Em geral, sintomas agudos levam a suspeitas de infecções virais e bacterianas podendo durar dias até 3-4 semanas, ao passo que sin-

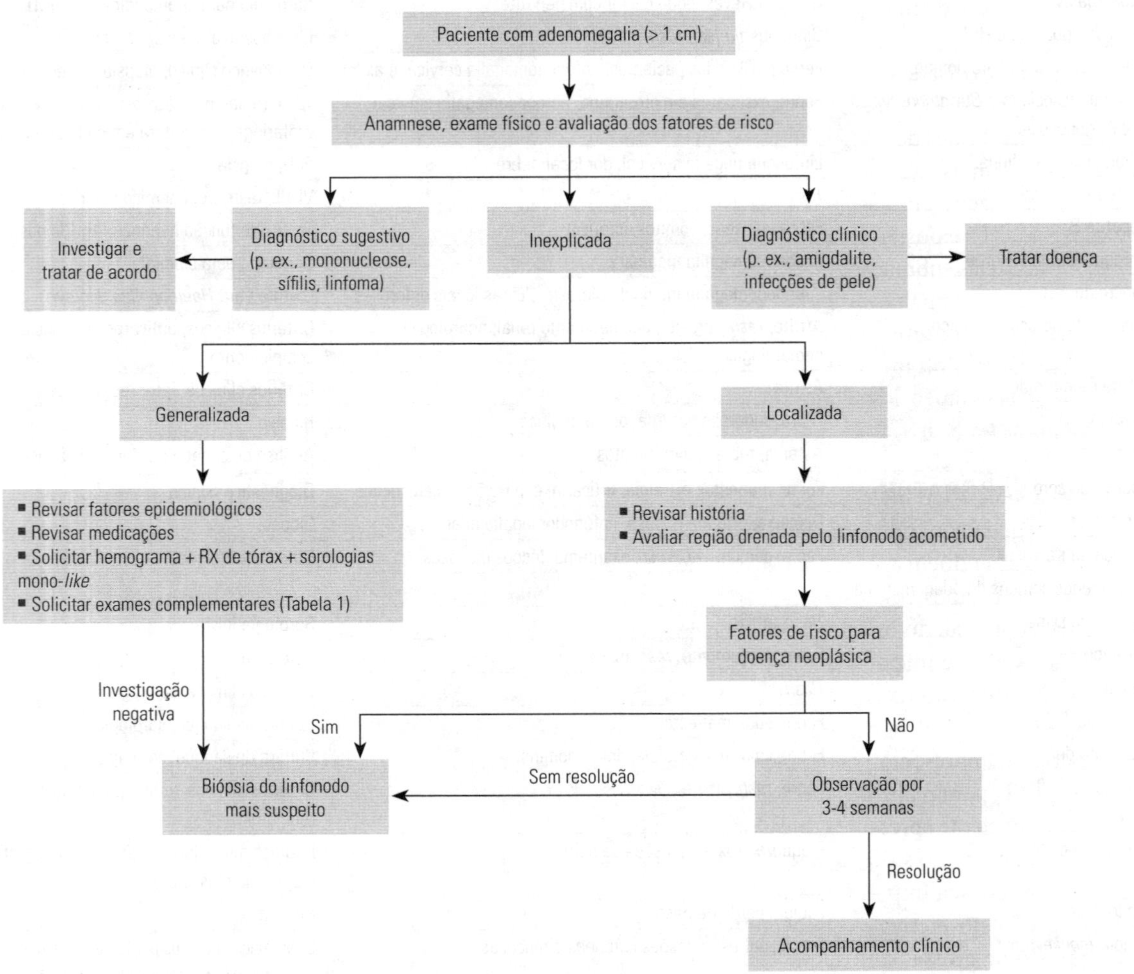

Figura 1 Abordagem do paciente com adnomegalia. Adaptada de Ferrer R. Lymphadenopathy: differential diagnosis and evaluation. Am Fam Physician 1998;58(6):1313-20.

tomas crônicos apontam para a hipótese de neoplasias ou inflamações granulomatosas (infecções fúngicas, tuberculose, sarcoidose).

O linfonodo deve ser avaliado com relação às seguintes características:

- tamanho: < 1 cm é considerado normal; < 1,5 cm representa risco de 8% de malignidade; > 1,5 cm tem risco de malignidade de aproximadamente 38%;
- dor: sintoma pouco específico para difirenciar etiologia maligna de benigna;
- consistência: endurecido sugere neoplasia metastática; firme e elástico podem sugerir linfoma; móvel e fibroelástico corrobora a hipótese de processo inflamatório;
- confluência: conglomerados linfonodais podem indicar neoplasias ou então tuberculose, sarcoidose, linfogranuloma venéreo;
- localização: adenomegalia supraclavicular apresenta risco elevado para malignidade.
- crescimento: crescimento rápido e progressivo corrobora a hipótese de malignidade.

Em um quadro de adenomegalia localizada, um exame cuidadoso da região drenada pelos linfonodos pode revelar infecções, lesões de pele ou tumor. Deve-se também palpar as demais cadeias linfonodais para descartar adenomegalia generalizada (palpam-se submandibular, cervical anterior e posterior, supraclavicular, axilar e inguinal – as cadeias submandibulares, axilares e inguinais são normalmente palpáveis em pessoas saudáveis).

Em casos de adenomegalia generalizada, deve-se atentar para sinais e sintomas que possam sugerir doença sistêmica: *rash* cutâneo, lesões em mucosa, hepatomegalia, esplenomegalia, artrite.

AVALIAÇÃO LABORATORIAL

Adenomegalia generalizada, geralmente, é um indicativo de alguma doença sistêmica. Caso não se chegue ao diagnóstico após coleta de exames laboratoriais, sugere-se uma biópsia do linfonodo. Caso haja suspeita de linfoma, deve-se iniciar a investigação com biópsia excisional em razão das altas taxas de falso-negativos com punção aspirativa por agulha fina e necessidade de quantidade representativa de material com arquitetura preservada para realizar estudos imuno-histoquímicos. Caso o paciente apresente contraindicação para a biópsia excisional, como sítio linfonodal de difícil acesso ou condição clínica impeditiva para o procedimento, uma opção custo-efetiva e relativamente segura é a biópsia por agulha grossa (*core needle biopsy*); caso contrário, pode-se iniciar a investigação com punção aspirativa por agulha fina por se tratar de um procedimento mais simples e com boa acurácia para o diagnóstico das demais doenças.

Em adenomegalias localizadas, caso não haja causa aparente, deve-se considerar punção aspirativa por agulha fina/biópsia do linfonodo a depender dos fatores de risco (idade > 40 anos; adenomegalia supraclavicular; linfonodo endurecido, aderido, > 1,5 cm; associação prévia com HIV; fatores de risco para neoplasia). Se o paciente não apresenta variáveis de risco, pode-se optar por conduta expectante e observar a adenomegalia por 3-4 semanas. No caso de persistência do quadro após esse período, deve-se proceder punção aspirativa por agulha fina/biópsia.

BIBLIOGRAFIA

Chau I, Kelleher MT, Cunningham D, Norman AR, Wotherspoon A, Trott P, et al. Rapid access multidisciplinary lymph node diagnostic clinic: analysis of 550 patients. Br J Cancer 2003;88(3):354-61.

Ferrer R. Lymphadenopathy: differential diagnosis and evaluation. Am Fam Physician 1998;58(6):1313-20.

4 ARTRITE E ARTRALGIA

Letícia Miranda Alle

DEFINIÇÃO E ETIOLOGIA

Artrite é a dor articular acompanhada de alterações no exame físico na articulação, como edema, calor, eritema, dor espontânea ou à movimentação e/ou derrame articular. Artralgia é a dor articular sem alterações ao exame físico.

Determinar a etiologia da dor articular pode ser desafiador por causa de seu extenso diagnóstico diferencial. A chave para o diagnóstico é investigar a história de maneira detalhada e realizar um exame físico completo e cuidadoso.

As etiologias podem ser divididas de acordo com as características do acometimento: monoarticular, oligoarticular (até 4 articulações envolvidas) e poliarticular (≥ 5 articulações). Cada um desses grupos pode ter quadro agudo ou crônico.

EPIDEMIOLOGIA

Artrite gonocócica é causa frequente de monoartrite aguda que acomete mais adultos jovens, principalmente do sexo feminino.

Na monoartrite infecciosa não gonocócica, 60% dos casos são causados por *Staphylococcus aureus*.

Lúpus eritematosos sistemico e artrite reumatoide acometem mais mulheres que homens na idade pré-menopausa. A incidência é semelhante após os 50 anos de idade.

Febre reumática, artrite reativa, lúpus eritematoso sistêmico e espondiloartropatias acometem mais indivíduos jovens, enquanto osteoartrite e polimialgia reumática acometem mais idosos.

QUADRO CLÍNICO

A avaliação do paciente com dor articular deve conter:

- tempo de acometimento: agudo (< 6 semanas) ou crônico (> 6 semanas);
- número de articulações envolvidas e simetria;
- presença de acometimento axial: presente em espondiloartropatias e osteoartrite;
- característica da dor: mecânica ou inflamatória, sendo a inflamatória geralmente acompanhada de rigidez e piora com período de inatividade – artrite inflamatória possui contagem de leucócitos > 2.000/mm³ no líquido sinovial;
- sintomas sistêmicos: febre, perda de peso, fadiga;
- história de trauma ou procedimentos cirúrgicos articulares;
- fator de risco ou história de infecção, como hepatites, parvovírus, doença de Lyme, febre chikungunya;
- uso de medicações: hemartrose em usuários de anticoagulantes, lúpus eritematoso sistêmico induzido por drogas, monoartrite infecciosa ou necrose avascular em usuários de corticosteroides;
- acometimentos extra-articulares:

– tegumento: alopecia, fotossensibilidade, *rash*, espessamento da pele, fenômeno de Raynaud, vasculite cutânea;

– trato geniturinário: proteinúria e hematúria;

– cardiovascular: dispneia, dor torácica, sopros;

– trato gastrointestinal: diarreia, disfagia, xerostomia e xeroftalmia;

– manifestações oculares;

– neurológico: convulsões, déficit neurológico.

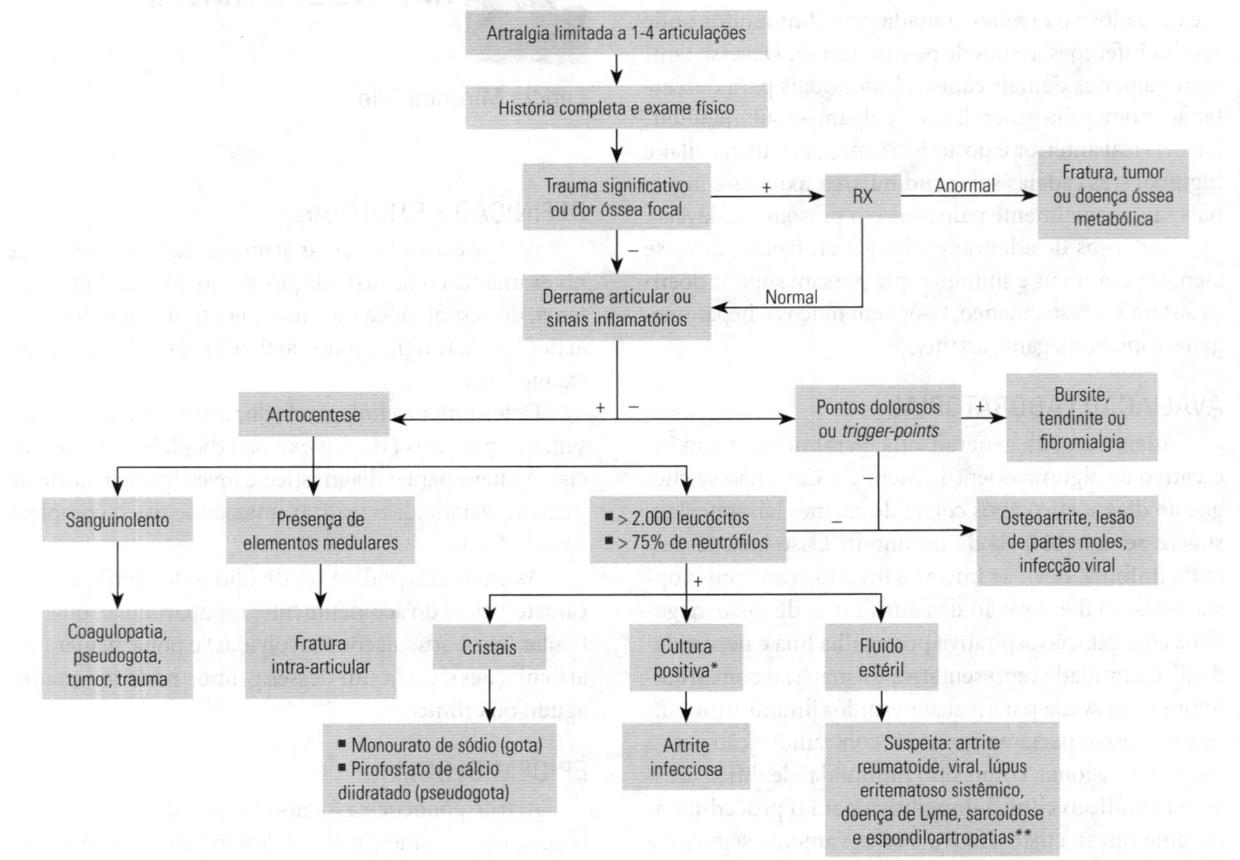

Figura 1 Fluxograma para abordagem de monoartralgia ou dor oligoarticular. * Cultura do líquido sinovial, assim como avaliação para gonococo e clamídia de cérvice, uretra, faringe e/ou retal, se houver suspeita. ** Checar: leucograma, velocidade de hemossedimentação, fator reumatoide. Considerar: fator antinuclear, HLA B27, enzimas hepáticas, RX do sacroilíaco, sorologia para doença de Lyme.

EXAMES COMPLEMENTARES

- Artrocentese: em todos os casos de monoartrite e oligoartrite aguda inexplicada. Enviar para culturas (bactérias, micobactérias, fungos), celularidade, Gram e pesquisa de cristais. A cultura tem sensibilidade de 90% para bacteriana e 25-50% para gonocócica.
- Cultura de *Neisseria gonorrhoeae* e *Chlamidia*: se houver suspeita, em faringe, uretra, cérvice ou reto.
- Uricemia: hiperuricemia não confirma diagnóstico de gota em crise aguda e seu valor pode estar normal em paciente com gota, sendo a dosagem de ácido úrico de pouco valor em caso de artrite aguda.
- Hemoculturas: em suspeita de artrite séptica ou endocardite bacteriana.
- Proteína C-reativa e velocidade de hemossedimentação: são indicadores inespecíficos de inflamação, podendo se elevar em diversas outras condições, como neoplasia e infecções.
- HLA B27: 2% de chance de desenvolver a doença em paciente sem antecedentes familiares de espondilite anquilosante com HLA B27 positivo (é positivo em 8% dos brancos).
- Fator reumatoide, fator antinuclear e anticorpo antipeptídeo citrulinado cíclico: úteis em oligoartrite e poliartrite crônicas e nos casos agudos em que a causa viral parece improvável.
- RX simples: pode auxiliar no diferencial das espondiloartropatias, artropatias primárias, gota, artrite ou artralgia crônica (osteomielite, neoplasia) e na história de trauma.
- RNM: melhor para doenças meniscais, ligamentares, acometimentos iniciais da artrite reumatoide e espondiloartropatias.
- Exames gerais: hemograma, função renal, enzimas hepáticas, urina tipo 1.
- Sorologias: hepatites, parvovírus B19 e chikungunya, se houver suspeita.

DIAGNÓSTICO

É importante excluir, inicialmente, pela história e pelo exame físico, causas periarticulares (p. ex., bursite trocantérica) como causa de dor em quadril.

Monoartrite aguda

- Trauma.
- Infecção.
- Gota/pseudogota.

Monoartrite ou monoartralgia crônica

- Osteoartrite.
- Infecções crônicas (fúngicas, micobactérias).

Poliartrite

Oligoartrite ou poliartrite com quadro agudo podem necessitar de avaliação da evolução e de manifestações extra-articulares para diagnóstico (Figura 2):

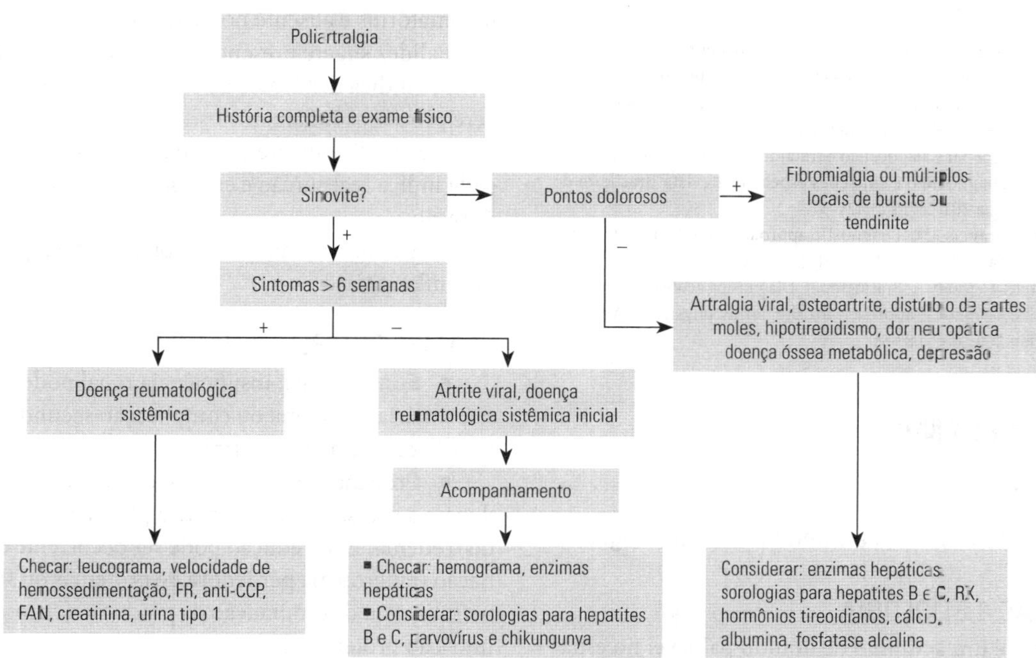

Figura 2 Fluxograma para aborgadem da poliartralgia e poliartrite. Anti-CCP: antipeptídeo citrulinado cíclico; FAN: fator antinuclear; FR: fator reumatoide.

- migratória: febre reumática, gonocócica;
- doenças reumatológicas sistêmicas: lúpus eritematoso sistêmico, artrite reumatoide, esclerose sistêmica, doença de Behçet, síndrome de Sjögren;
- vasculites sistêmicas: poliarterite nodosa, púrpura de Henoch Schölein, vasculite de hipersensibilidades;
- espondiloartropatias: espondilite anquilosante, artrite psoriásica, doença inflamatória intestinal, artrite reativa (*Shiguella*, *Salmonella*, *Chlamydia trachomatis*, *Yersinia*, *Campilobacter*);
- artrite viral: parvovírus B19, enterovírus, adenovírus, Epstein-Barr, coxsackie vírus, citomegalovírus, HIV, hepatite, rubéola;
- endocrinopatias: hipotireoidismo, hipertireoidismo, hiperparatireoidismo;
- febre chikungunya: 50% dos casos podem evoluir com quadros de artrite/artralgia crônicos;
- outros: sarcoidose, osteoartrite, fibromialgia, endocardite bacteriana aguda, paraneoplásica.

TRATAMENTO

O tratamento do paciente com queixa de dor articular dependerá da causa da dor, pois pode trata-se de doença ameaçadora à vida (como monoartrite bacteriana aguda, que necessitará de antibioticoterapia imediata), doenças autolimitadas (como artrites virais) e doenças reumatológicas sistêmicas de curso crônico (que necessitarão de tratamento com corticoterapia e agentes modificadores do curso da doença).

▪ BIBLIOGRAFIA

Guidelines for the initial evaluation of the adult patient with acute musculoskeletal symptoms. American College of Rheumatology Ad Hoc Committee on Clinical Guidelines. Arthritis Rheum 1996;39(1):1-8.

Marques CDL, et al. Recomendações da Sociedade Brasileira de Reumatologia para diagnóstico e tratamento da febre chikungunya. Parte 1 – Diagnóstico e situações especiais. Revista Brasileira de Reumatologia 2017;57(S 2):421-37.

Mies Richie A, Francis ML. Diagnostic approach to polyarticular joint pain. Am Fam Physician 2003;68(6):1151-60.

Siva C, Velazquez C, Mody A, Brasington R. Diagnosing acute monoarthritis in adults: a practical approach for the family physician. Am Fam Physician 2003;68(1):83-90.

5 EDEMA

Fabio Gomes Pereira, Fernanda Domingos Giglio

DEFINIÇÃO E ETIOLOGIA

Edema é um acúmulo de líquido palpável no espaço intersticial formado a partir de uma solução aquosa de sais e proteínas plasmáticas em diferentes quantidades a depender de sua etiologia. O edema pode ser generalizado (anasarca) ou localizado. As principais causas do edema são: elevação da pressão hidrostática capilar (hipervolemia, obstrução venosa), redução da pressão oncótica capilar (perda proteica significativa e síntese reduzida de albumina), aumento da permeabilidade capilar (associada a inflamações, traumatismos, queimaduras, infecções, reações alérgicas) ou obstrução linfática (compressão tumoral, filariose).

QUADRO CLÍNICO

Os membros inferiores são as regiões mais acometidas; entretanto, devem ser rotineiramente investigadas a região pré-sacral, principalmente em pacientes acamados, e a face. A presença de desproporção entre ascite (volumosa) e edema discreto ou moderado de extremidades sugere hepatopatia ou carcinomatose peritoneal.

A intensidade é avaliada pela compressão digital sobre estrutura rígida adjacente (sinal de Godet, cacifo) pelo peso diário do paciente ou pela medida do perímetro da região edemaciada (membros inferiores, abdome): quando mole e facilmente depressível, significa apenas que a retenção hídrica é de duração não muito longa e o tecido subcutâneo está infiltrado de água; quando dura, traduz a proliferação fibroblástica que ocorre nos edemas de longa duração ou que se acompanham de repetidos surtos inflamatórios.

A elasticidade está tipicamente presente nos edemas inflamatórios e ausente no mixedema.

Palidez sugere presença de distúrbios circulatórios, cianose indica distúrbios de oxigenação e hiperemia sugere processos inflamatórios.

Textura lisa sugere quadro recente, enquanto enrugada indica reabsorção e espessa sugere edema de longa duração.

Dor e calor local, quando presentes, sugerem quadro inflamatório.

EXAMES COMPLEMENTARES

- Função renal: insuficiência renal pode ser a causa primária do edema ou complicação secundária a disfunção cardíaca ou hepática.
- Proteínas totais e frações: quando diminuídas, reduzem a pressão coloidosmótica plasmática, favorecendo o edema. Essa redução pode ser decorrente da eliminação (enteropatia perdedora de proteínas ou síndrome nefrótica) ou da diminuição da produção (cirrose ou desnutrição proteicocalórica).

Tabela 1 Avaliação do paciente com edema/anasarca conforme a etiologia

Etiologia	História clínica	Exame físico	Triagem laboratorial
Cardiogênica	Cardiopatia, diabetes, tabagismo, obesidade, DLP, dispneia aos esforços, hipertensão arterial	Ortopneia, edema mole, elástico, indolor com predomínio nos membros inferiores	▪ Urina tipo 1: proteinúria leve ou ausente ▪ Ureia e creatinina ▪ RX de tórax: cardiomegalia/congestão (linhas B de Kerley) ▪ Ecocardiograma: comprometimento de ventrículo esquerdo ou direito ▪ ECG: arritmias, sobrecargas cardíacas e/ou infartos prévios
Hepática	Etilismo ou doença hepática crônica, uso de drogas hepatotóxicas	Presença de aranhas vasculares, eritema palmar, icterícia, ascite, edema generalizado discreto, edema mole, elástico e indolor	▪ Urina tipo 1: proteinúria (mínima) ▪ Creatinina: normal ou diminuída indicam diminuição de massa muscular; elevada indica comprometimento renal associado ▪ AST, ALT, TP, bilirrubinas, albumina, coagulograma: alterações sugerem hepatopatia
Renal	Nefropatia, uso de drogas nefrotóxicas	Edema facial e periorbitário, anasarca intensa, oligúria ou anúria, edema (inicialmente, palpebral matinal e de membros inferiores no transcorrer do dia), HAS e hematúria	▪ Urina tipo 1: proteinúria acentuada, hematúria ▪ Ureia e creatinina: elevadas indicam insuficiência renal; se normais ou pouco alteradas, indicam quadros nefróticos ▪ Potássio: elevado na insuficiência renal ▪ Colesterol e TG: DLP acentuada na síndrome nefrótica ▪ Proteinúria e creatinina em urina de 24 horas: estimar *clearance* de creatinina e proteinúria ▪ USG: estima tamanho e ecodensidade renal

- Eletrólitos: frequentemente estão alterados em razão do uso de diuréticos. Hiperpotassemia acentuada sugere insuficiência renal ou iatrogenia (diuréticos poupadores de potássio e inibidores da enzima conversora da angiotensina) e a hiponatremia é considerada um sinal de mau prognóstico na insuficiência cardíaca congestiva e na cirrose.
- Perfil hepático (AST, ALT, bilirrubinas totais e frações, TP): alterações sugerem hepatopatia.
- Urina tipo 1: proteinúria acentuada sugere síndrome nefrótica, devendo ser complementado o diagnóstico com a quantificação da proteinúria em urina de 24 horas. Hematúria associada a proteinúria leve a moderada e hipertensão sugerem síndrome nefrítica.
- ECG: ocorre diminuição na amplitude do complexo QRS em pacientes anasarcados.
- RX de tórax: pode ser normal, apresentar cardiomegalia e/ou congestão pulmonar.
- Ecocardiograma: é o melhor exame para confirmar disfunção cardíaca e pericardite.

A fração de excreção de sódio (FENa) pode fornecer grandes informações adicionais: FENa < 1 – quadros de retenção de sódio como insuficiência cardíaca congestiva, cirrose, síndrome nefrótica e diminuição de volume; FENa > 1 – quadros com aumento do volume circulante como infusão excessiva de água e sódio, diminuição de função renal e uso de diuréticos.

$$\text{FENa (fração de excreção de sódio)} = \frac{\text{sódio urinário/plasmático}}{\text{creatinina urinária/plasmática}}$$

DIAGNÓSTICO

O diagnóstico consiste em avaliar o tipo de edema e determinar sua causa. Os edemas localizados podem estar associados a:

- obstrução linfática (linfedema): edema dos membros inferiores ou superiores (uni ou bilateral) que geralmente envolve os dedos, sem cacifo. Pode ser uma condição primária (malformação linfática) ou secundária a obstrução neoplásica, doença tireoidiana, dissecção ou irradiação linfonodal (para tratamento de neoplasia), celulite, filariose;
- insuficiência venosa crônica: desequilíbrio entre o fluxo sanguíneo que chega aos membros inferiores através da circulação arterial e o fluxo de retorno através da circulação venosa, tendendo ao acúmulo de líquido nestes.

O edema generalizado está associado principalmente a doenças cardiocirculatórias, hepáticas e renais e, em alguns casos, pode acompanhar quadro de congestão pulmonar.

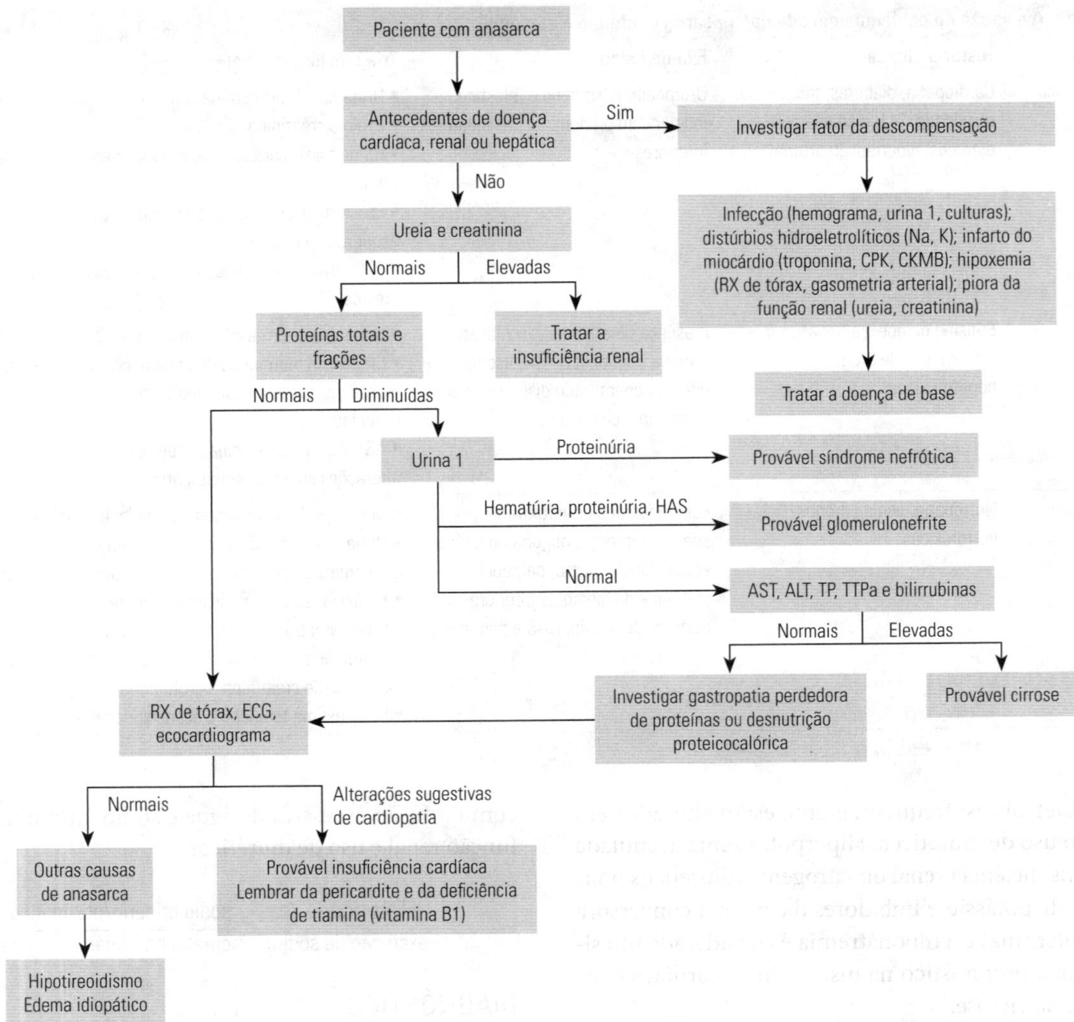

Figura 1 Avaliação do paciente com anasarca.

A principal causa de edema associado a congestão pulmonar é a insuficiência cardíaca congestiva, mas também pode ser observado em casos de doença renal crônica por hipervolemia ou mesmo em pacientes sépticos com síndrome da angústia respiratória aguda.

Algumas drogas podem causar anasarca por distintos mecanismos e com intensidade variável, de edema local a generalizado, sendo as principais os anti-hipertensivos (betabloqueadores, hidralazina, minoxidil, clonidina, anlodipino), os hormônios (corticosteroides, estrogênios, progesterona, testosterona) e os AINH.

Velocidade de instalação do edema

- Instalação aguda: quando unilateral, sugere a presença de trombose venosa profunda – geralmente, é dolorosa, sendo recomendada a realização de USG Doppler para confirmação diagnóstica; quando bilateral, pode indicar insuficiência ventricular direita, hepatopatia ou nefropatia descompensadas.
- Instalação crônica: se unilateral, deve-se considerar insuficiência venosa crônica e doença arterial periférica; quando bilateral, podem ser de causas cardiológica, renal, hepática ou linfedema.

BIBLIOGRAFIA

Andreucci M, Federico S, Andreucci VE. Edema and acute renal failure. Semin Nephrol 2001;21(3):251-6.

Bouchhier IAD, Ellis H, Fleming AR. Edema generalizado. In: Fleming PR. Diagnóstico diferencial em clínica médica. 13.ed. Rio de Janeiro: Medsi; 2002. p.187-9.

Clive DM, Stoff JS. Renal syndromes associated with nonsteroidal antiinflammatory drugs. N Engl J Med 1984;310:563.

Crandall ED, Staub NC, Goldberg HS, Effros RM. Recent developments in pulmonary edema. Ann Intern Med 1983;99:808.

Guyton AC. Chapter 16. In: Textbook of medical physiology. 8.ed. Philadelphia: Saunders; 1991.

Kuchel O, Ethier J. Extreme diuretic dependence in idiopathic edema: mechanisms, prevention and therapy. Am J Nephrol 1998;18:456-9.

Revisão das II diretrizes da Sociedade Brasileira de Cardiologia para diagnóstico e tratamento da insuficiência cardíaca. Arq Bras Cardiol 2002;79(supl IV).

Shear L, Ching S, Gabuzda GJ. Compartmentalization of ascites and edema in patients with hepatic cirrhosis. N Engl J Med 1970;282:1391.

Taylor AE, Parker JC. Pulmonary interstitial spaces and lymphatics. In: Fishman AP, Fisher AB (eds.). Handbook of physiology, vol. 1. Madison: American Physiological Society; 1985. p.167.

The diagnosis and treatment of peripheral lymphedema: 2003 consensus of the International Society of Lymphology Executive Committee. Disponível em: http://www.u.arizona.edu/%7Ewitte/ISL.htm. Acesso em: 10 ago 2014.

6 FADIGA

Evelize Naomi Inoue

DEFINIÇÃO E ETIOLOGIA

Fadiga é a sensação sustentada de exaustão durante ou após as atividades habituais e de capacidade diminuída para realização de esforço físico e mental, comumente relatada pelo paciente como "cansaço" exagerado.

"Fadiga crônica" é o termo utilizado quando o sintoma tem duração > 6 meses. Tem etiologia multifatorial e em cerca de 2/3 dos pacientes é possível identificar um diagnóstico clínico ou doença psiquiátrica que justifique o sintoma. É importante a diferenciação entre fadiga com substrato orgânico e aquelas com causas idiopáticas, como síndrome de fadiga crônica e fadiga crônica idiopática.

AVALIAÇÃO

A história clínica é a parte mais importante do atendimento ao paciente com fadiga crônica. Deve-se realizar uma anamnese completa visando excluir causas secundárias para fadiga, como doenças psiquiátricas e abuso de substâncias.

A abordagem inicial dos sintomas deve visar uma boa relação médico-paciente. Frequentemente, o paciente consulta mais de um médico sem receber a atenção adequada. Reafirmar que o que o paciente sente é verdadeiro e debilitante é bem recomendado na literatura como um fator de maior adesão ao tratamento e melhores resultados.

Para caracterização da fadiga, devem ser feitas perguntas abertas como: "o que você entende por fadiga?" ou "por favor, descreva o que você sente", encorajando o paciente a caracterizar a fadiga com suas próprias pala-

Tabela 1 Principais causas de fadiga crônica

Psiquiátricas
Depressão
Transtornos ansiosos
Transtornos somatoformes
Abuso de álcool ou drogas
Farmacológicas
Hipnóticos
Anti-hipertensivos (betabloqueadores)
Antidepressivos
Relaxantes musculares
Anti-histamínicos de 1ª geração
Opioides
Endocrinológicas e metabólicas
Hipotireoidismo/hipertireoidismo apatético
DM
Doença de Cushing
Hipercalcemia
Insuficiência adrenal/doença de Addison
Doença renal crônica
Insuficiência hepática
Obesidade significativa
Idiopáticas
Síndrome de fadiga crônica
Fadiga crônica idiopática
Oncológicas e hematológicas
Neoplasia oculta
Anemia
Linfoma
Infecciosas
Endocardite
Tuberculose
Doença de Lyme
Hepatite
Doenças parasitárias
HIV
Citomegalovírus, influenza e mononucleose
Cardiopulmonares
Doença pulmonar obstrutiva crônica
Insuficiência cardíaca congestiva
Reumatológicas
Fibromialgia
Síndrome de Sjögren
Polimialgia reumática
Arterite de células gigantes

(continua)

Tabela 1 Principais causas de fadiga crônica *(continuação)*
Outros
Síndrome da apneia obtrutiva do sono
Parkinsonismo
Esclerose múltipla

Adaptada de Gorroll AH, May LA, Mulley AG Jr. (eds.). Primary care medicine: office evaluation and management of the adult patient. 3.ed. Philadelphia: JB Lippincott; 1995.

vras. Assim, é possível gerar respostas que ajudem a distinguir a fadiga de outros sintomas parecidos, como dispneia, sonolência e fraqueza.

Algumas características podem ajudar a determinar a gravidade e o padrão da fadiga:

- início: abrupto ou gradual, relacionado a algum evento ou doença;
- curso: estável, em melhora ou piora;
- duração e padrão ao longo do dia;
- fatores de melhora ou piora dos sintomas;
- impacto na vida diária, no trabalho, na socialização e na participação de atividades familiares;
- o que o paciente faz para melhora do sintoma de fadiga.

Pacientes com doença orgânica geralmente associam o sintoma de fadiga com atividades que não conseguem completar, enquanto pacientes com fadiga de causa não orgânica apresentam o sintoma o tempo todo. A fadiga não está necessariamente relacionada ao esforço nem a melhora com repouso.

Sintomas que sugerem alguma doença oculta devem ser explorados em um interrogatório sobre os diversos aparelhos, incluindo a pesquisa de perda de peso e suor noturno. A história deve incluir questões de *screening* para doenças psiquiátricas, medicações em uso, questões sociais como a violência doméstica e pesquisa da qualidade do sono.

EXAME FÍSICO

- Geral: palidez cutânea e taquicardia podem sugerir anemia.
- Cabeça e pescoço: presença de linfadenopatia indica a hipótese de infecções crônicas ou neoplasias malignas; pesquisa de tireoidopatias (bócio, nódulo tireoidiano, exoftalmia).
- Exame cardiopulmonar: sinais sugestivos de doença pulmonar obstrutiva crônica e presença de sopros podem sugerir endocardite e vavulopatia.
- Exame neurológico: pesquisar déficit de força muscular, reflexos profundos e pares cranianos.

EXAMES COMPLEMENTARES

A solicitação de exames complementares deve se guiar pelas suspeitas clínicas feitas a partir da história e do exame físico. A solicitação de exames para doenças de baixa probabilidade pré-teste leva a um maior número de resultados falso-positivos. Em apenas 5% dos casos, os exames complementares isolados elucidam a causa da fadiga.

Os exames iniciais indicados, como diagnóstico de causa de fadiga, são: hemograma completo, velocidade de hemossedimentação, função renal e eletrólitos (sódio, potássio, cálcio, fósforo e magnésio séricos), glicemia, hormônio estimulante da tireoide (TSH), proteínas totais e frações, enzimas hepáticas e canaliculares, urina tipo 1 (U1) e CPK (se houver dor ou fraqueza muscular), sorologia para hepatite C e *screening* de doenças oncológicas indicados de acordo com a idade, sexo, fator de risco e histórico familiar.

Outros exames podem ser solicitados de acordo com a suspeita clínica, como a sorologia de HIV e intradermorreação para tuberculose.

Pacientes em que a causa da fadiga não foi identificada após a avaliação inicial devem ser reavaliados em 1 a 3 meses e repetir os exames laboratoriais. Os pacientes que permanecerem sem uma condição identificada causando a fadiga crônica serão diagnosticados como tendo a fadiga idiopática ou a síndrome da fadiga crônica se apresentarem os critérios.

SÍNDROME DA FADIGA CRÔNICA

A síndrome da fadiga crônica é definida e caracterizada por fadiga crônca, intensa e debilitante associada a diversos sintomas comuns a síndromes neuropsicológicas, como dor muscular, dor articular e alterações do sono.

A doença também é conhecida por diferentes nomes: encefalomielite miálgica, doença da disfunção imune, e hoje se preconiza o termo doença sistêmica de intolerância ao esforço.

Muitos estudos foram realizados com o objetivo de se descobrir a causa da síndrome, porém nenhum deles foi conclusivo. Entre as possíveis causas estão infecção viral, disfunção do sistema imune, disfunção endocrinometabólica e fatores neuropsiquiátricos.

A prevalência da síndrome da fadiga crônica na população é de 0,7-2,6%, representando pequena parcela dos paciente com queixa de fadiga crônica. Acomete principalmente adultos de 20-50 anos de idade, sendo que as mulheres correspondem a 75% dos casos.

Possui quadro clínico heterogêneo, mas há alguns aspectos comuns:

- pacientes relatam excelente capacitação física e energia prévias à doença, abruptamente interrompidas

Tabela 2 Critérios diagnósticos para síndrome da fadiga crônica segundo a IOM, 2015
O diagnóstico requer que o paciente apresente os três critérios a seguir
1. Redução substancial ou prejuízo na capacidade de desenvolver, em nível pré-doença, as atividades ocupacionais, educacionais, sociais ou pessoais que persiste por mais de 6 meses e é acompanhada de fadiga profunda e de início novo ou bem definido (não durante toda a vida) e não é resultado de um esforço excessivo e não é substancialmente aliviado pelo descanso
2. Mal-estar pós-esforço – piora dos sintomas e funções do paciente após exposição a estressores físicos ou cognitivos que normalmente eram tolerados antes do início da doença.
3. Sono não reparador
Ao menos uma das seguintes manifestações também é necessária*: ▪ Prejuízo cognitivo ▪ Intolerância ortostática – piora dos sintomas ao assumir e manter a postura ereta. Os sintomas melhoram embora não necessariamente cessam, quando se deita de bruços ou elevando as pernas.

*A frequência e a gravidade dos sintomas deve ser avaliadas.

O diagnóstico e SFC deve ser questionado se os pacientes não apresentarem esses sintomas em pelo menos metade das vezes com intensidade moderada ou grave de forma relevante.

pelo início de sintomas de fadiga; comumente, entretanto, existe história de transtornos psiquiátricos no passado;

- aparecimento súbito de fadiga frequentemente associado a uma infecção, como infecções de via aérea superior ou mononucleose;
- depois da melhora da infecção, observa-se manutenção do quadro de fadiga e um número adicional de sintomas, especialmente alteração no sono e na cognição;
- atividade física excessiva piora os sintomas;
- quase todos os pacientes relatam diminuição nos relacionamentos sociais, 1/3 deles é incapaz de trabalhar e 1/3 consegue trabalhar apenas em escala reduzida;
- exame físico geralmente normal: sensação de febre é uma queixa comum, mas não foi demonstrado aumento da temperatura > 37,4°C; também são frequentes queixas de poliartralgia, porém sem sinais flogísticos ou limitação de movimentação; músculos facilmente fatigáveis, mas com força preservada (biópsia e eletromiografia normal); linfadenite cervical e axilar (podem ser notadas); e linfonodos dolororos, mas sem linfonodomegalia e com biópsia com hiperplasia reacional.

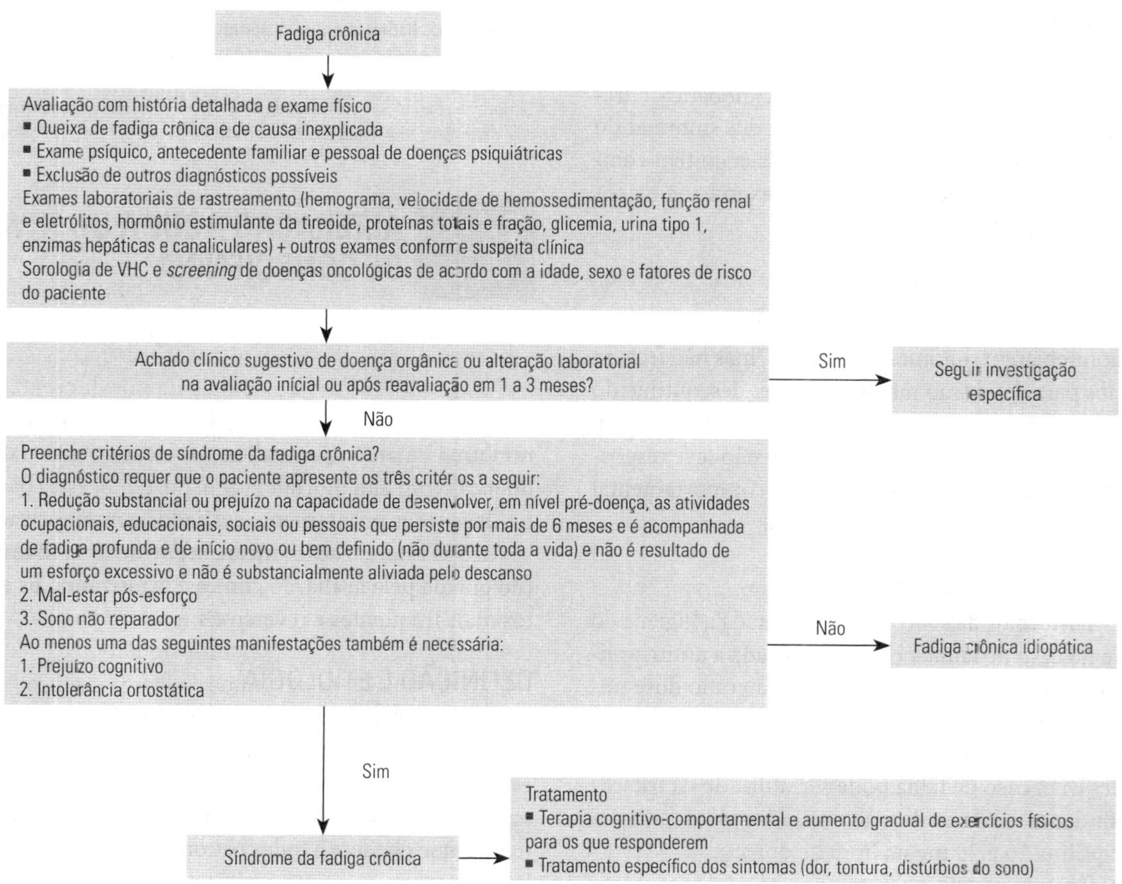

Figura 1 Abordagem da fadiga crônica.

Há algumas condições que não excluem o diagnóstico de síndrome de fadiga crônica, como fibromialgia, transtornos ansiosos, doenças somatoformes e depressão não psicótica ou melancólica. As doenças que, por meio de tratamento adequado, podem ter todos os sintomas aliviados também não excluem o diagnóstico de síndrome de fadiga crônica (p. ex., hipotireoidismo tratado com reposição de hormônio tireoidiano levando a níveis séricos normais do hormônio estimulante da tireoide).

Os exames complementares seguem as mesmas orientações dos exames solicitados na investigação da fadiga. Uma vez que os resultados dos exames laboratoriais são normais, não se recomenda repeti-los, a não ser que haja mudança no quadro que justifique tal conduta.

FADIGA CRÔNICA IDIOPÁTICA

Quando o sintoma de fadiga persiste por > 6 meses e é debilitante, não havendo nenhuma condição médica ou transtorno psiquiátrico que a justifique, mas que não preenche os critérios da síndrome da fadiga crônica, utiliza-se a classificação fadiga crônica idiopática.

TRATAMENTO

Em razão do desconhecimento da causa da síndrome da fadiga crônica e da fadiga crônica idiopática, o tratamento atual é mais focado no manejo dos sintomas do que na cura da doença. Somente a terapia cognitivo-comportamental e o aumento gradual de exercícios físicos mostraram benefício significativo.

Fadiga crônica idiopática

Antidepressivos podem ser usados para os que também apresentarem sintomas depressivos, mas não fechem critérios para depressão maior e deve ser descontinuado se não houver resposta após 2 meses na dose terapêutica.

Nos casos em que o antidepressivo não teve resposta pode ser tentada a terapia cognitivo-comportamental e exercícios físicos de aumento gradual.

Síndrome da fadiga crônica

- Distúrbios de sono: pode ser tentada a higiene do sono e no caso de falha, pode ser utilizada a amitriptilina 10 mg/dia uma hora antes de dormir como dose inícial e aumento progressivo se necessário.
- Dor: o tratamento inícial é feito com analgesicos simples e em caso de falha pode ser utilizado os triciclicos.em doses menores do que utilizadas em depressão. amitriptilina 10 a 20 mg na hora de dormir.
- Tontura e vertigem: ainda não há consenso da eficácia do tratamento desse sintomas. Pode ser discutido com o paciente o tratamento empírico com fludrocortisona ou atenolol.

PROGNÓSTICO

O prognóstico da síndrome da fadiga crônica e da fadiga crônica idiopática geralmente não é favorável: 17-64% dos pacientes com a síndrome apresentam melhora dos sintomas, menos de 10% recuperam-se completamente e outros 10-20% pioram durante o acompanhamento. Os fatores de risco para pior prognóstico são idade avançada, duração maior da doença, fadiga intensa, comorbidades psiquiátricas e atribuição de doenças físicas à síndrome.

▪ BIBLIOGRAFIA

Fosnocht KM, Ende J. Approach to the adult patient with fatigue. UptoDate, 2022. Disponível em: http://www.uptodate.com/contents/approach-to-the-adult-patient-with-fatigue. Acesso em 9 jan 2022.

Gluckman SJ. Clinical features and diagnosis of myalgic encephalomyelitis/chronic fatigue syndrome. Institute of Medicine of the National Academies. UpToDate, 2022. Disponível em: http://www.uptodate.com/contents/clinical-features-and-diagnosis-of-chronic-fatigue-syndrome. Acesso em 9 jan 2022.

Hatanaka VMA. Fadiga. In: Duncan BB (ed.). Medicina ambulatorial: condutas de atenção primária baseadas em evidências. 3.ed. São Paulo: Artmed; 2006. p.94-103.

IOM (Institute of Medicine of the National Academies) Beyon Myalgic Encephalomyelitis/Chronic Fatigue Syndrome: Redefinig an Illness. Washington, DC: The National Academies Press.

Pedrotti CHS. Fadiga crônica. Disponível em: http://www.medicinanet.com.br/conteudos/revisoes/3006/fadiga_cronica.htm. Acesso em: 25 mai 2014.

Timothy C, Sujani K. Chronic fatigue syndrome: evaluation and treatment. Am Fam Physician 2002;65(6):1083-91.

7 ALTERAÇÃO AGUDA DO NÍVEL DE CONSCIÊNCIA

Alice de Queiroz Constantino Miguel

Alterações agudas do nível de consciência configuram uma emergência médica por estarem associadas a doenças com alta mortalidade e, portanto, estes pacientes devem ser prontamente avaliados e monitorizados.

Após estabilização inicial, segue-se uma investigação guiada pela avaliação clínica e priorizando os eventos mais frequentes e reversíveis.

DEFINIÇÃO E ETIOLOGIA

Consciência pode ser definida como um completo e perfeito conhecimento de si próprio e do ambiente em que está. O paciente sem alteração do nível de consciência é aquele consciente, orientado em tempo e espaço, contactuante, que obedece a todos os comandos e com discurso lógico e coeso, enquanto o paciente em coma é o extremo oposto: aquele com olhos fechados e ausência de resposta a estímulos, sendo impossível induzir uma ação propositada. Entre esses polos, encontramos um amplo espectro de níveis e características de alteração de consciência.

Existem dois aspectos que compõem a consciência: o conteúdo, que está relacionado às funções nervosas superiores e cognitivas (como atenção, memória, linguagem, orientação) e o nível de consciência propriamente dito, expressado pelo nível de alerta do indivíduo.

O nível de consciência, foco deste capítulo, depende da formação reticular ativadora ascendente (FRAA), situada no tronco encefálico, e suas projeções difusas pelo córtex cerebral.

Etiologicamente, pode-se dividir esses estados em encefalopatias causadas por lesão estrutural no SNC e encefalopatias toxicometabólicas; em reversíveis e irreversíveis; ou, ainda, topograficamente, tendo como referência a tenda do cerebelo, em supratentorial, infratentorial ou difuso/multifocal. Normalmente, as encefalopatias toxicometabólicas apresentam acometimento difuso do córtex cerebral e, ao menos em um 1° momento, são reversíveis. As focais, tanto infra quanto supratentoriais, estão associadas a lesões estruturais no SNC e podem ser reversíveis ou não. As infratentoriais, por sua vez, acometem diretamente a formação reticular ativadora ascendente, enquanto as supratentoriais causam alteração do nível de consciência quando a lesão é extensa e causa compressão do hemisfério contralateral ou do tronco encefálico.

Tabela 1 Etiologias de encefalopatia

Encefalopatias	Proporção	Causa
Focais supratentoriais	15%	Neoplasias, abscessos, eventos isquêmicos ou hemorrágicos
Focais infratentoriais	20%	Neoplasias, eventos isquêmicos ou hemorrágicos
Difusas/multifocais	65%	Distúrbios hidroeletrolíticos, infecções sistêmicas, intoxicações exógenas

QUADRO CLÍNICO

A anamnese direcionada é uma arma fundamental para guiar o raciocínio etiológico. É importante resgatar informações como idade, antecedentes do paciente quanto a doenças crônicas (hepáticas, renais, oncológicas, traumáticos e psiquiátricos), medicamentos em uso e estado mental basal. Concomitantemente à avaliação inicial com sinais vitais, glicemia e exame físico direcionado, deve-se realizar o exame neurológico sumário, avaliando 5 aspectos principais:

- nível de consciência;
- resposta motora;
- padrão respiratório;
- motricidade ocular extrínseca;
- motricidade ocular intrínseca

Alteração do nível de consciência

Deve-se avaliar a consciência a partir de estímulos verbais, táteis (em face e membros superiores) e doloroso (pressão sobre esterno, leito ungueal ou supraorbital).

Na prática diária, a escala de coma de Glasgow (Tabela 2) é a mais utilizada por conta de sua aplicabilidade fácil, rápida e objetiva, sendo útil tanto na avaliação inicial quanto no acompanhamento destes casos. Ela foi validada em pacientes com trauma craniano e tem valor para gravidade e prognóstico. É amplamente utilizada e difundida na prática clínica, porém apresenta limitações, principalmente no caso de pacientes com disfunções neurológicas focais, como afasia, déficit motor, estado vegetativo persistente, entre outros. A pontuação pode variar em 3 a 15 pontos, portanto, deve-se levar em consideração a melhor resposta observada para definir a pontuação. Existe também a escala de Coma de Jouvet (Tabela 3) que pode ser realizada a beira leito e sua avaliação indica melhor correlação anatômico-topográfica principalmente nos casos de rebaixamento de nível de consciência menos acentuado. Sua pontuação varia de 4 a 14 e, diferentemente da escala de coma de Glasgow, quanto pior a resposta maior a pontuação. Estas escalas se complementam.

Tabela 2 Escala de coma de Glasgow

Parâmetro	Melhor resposta	Pontuação
Abertura ocular	Ausente	1
	Aos estímulos dolorosos	2
	Aos estímulos verbais	3
	Espontânea	4
Resposta verbal	Ausente	1
	Sons incompreensíveis	2
	Palavras desconexas	3
	Confuso	4
	Orientado	5
Resposta motora	Ausente	1
	Descerebração	2
	Decorticação	3
	Retirada inespecífica a dor	4
	Localiza estímulos dolorosos	5
	Obedece a comandos	6

Outro aspecto importante que deve ser avaliado é a capacidade de atenção do paciente e distúrbios da sensopercepção (como ilusões e alucinações) para aventar as hipóteses de *delirium* hipoativo, cujas principais características são a flutuação do nível de consciência e o déficit de atenção, e de outras encefalopatias metabólicas.

Tabela 3 Escala de coma de Jouvet

Parâmetro	Melhor resposta	Pontuação
Perceptividade	Lúcido, obedece ordens complexas, até escritas	1
	Desorientado têmporo-espaciamente ou não obedece comandos escritos	2
	Obedece apenas ordens verbais	3
	Apresenta apenas "*blinking*"	4
	Não apresenta nem "*blinking*"	5
Reatividade inespecífica	Aos estímulos verbais, acorda e orienta	1
	Aos estímulos verbais, só acorda	2
	Aos estímulos verbais, resposta negativa	3
Reatividade específica (dor)	Acorda, retira, mímica, vocaliza	1
	Não tem mímica, nem vocaliza, porém acorda e retira	2
	Só tem retirada motora	3
	Resposta negativa	4
	Localiza estímulos dolorosos	5
Reatividade autonômica	Taquicardia, midríase, taquipneia	1
	Resposta negativa	2

Tabela 4 Padrões localizatórios da resposta motora

Resposta	Etiotopografia
Hemiparesia com comprometimento facial	Lesão ou disfunção acima da ponte contralateral
Hemiparesia sem comprometimento facial	Lesão ou disfunção cortical contralateral
Decorticação	Lesão ou disfunção supratentorial
Descerebração	Lesão ou disfunção de tronco encefálico até diencéfalo
Ausência de resposta	Lesão periférica, pontina ou bulbar
Asterix e mioclonia	Lesão ou disfunção cortical difusa de causa metabólica

Tabela 5 Padrões respiratórios

Tipo	Característica	Etiotopografia
Cheyne-Stokes	Padrão em crescente-decrescente chegando a apneia	Lesão cortical difusa
Atáxica (Biot)	Padrão irregular com ciclos de inspiração rápidos e curtos alternando com apneia	Lesão em bulbo
Apnêustica	Bradpneia com inspirações profundas e pausas respiratórias (apneuse)	Lesão em ponte
Kussmaul	Hiperventilação com inspiração profunda	Tóxico-metabólico (acidose metabólica grave)
Hiperventilação neurogênica central	FR > 25 ipm com respirações profundas e rápidas	Lesão em ponte ou mesencáfalo

Resposta motora

A avaliação motora enfoca força, tônus e reflexo, sempre em busca de déficits focais assimétricos que sugiram lesões estruturais (Tabela 4). O paciente também pode apresentar posturas patológicas como decorticação (padrão flexor de membros superiores com hiperextensão e rotação interna de membros inferiores e flexão plantar) e descerebração (extensão de membros superiores e inferiores com hiperpronação e flexão plantar). Ambas indicam lesões focais, sendo a decorticação relacionada a disfunção supratentorial e a descerebração, a tronco encefálico alto.

Neste momento, também devem ser realizadas as manobras meníngeas (Kernig, Brudzinsky, rigidez nucal) que, quando positivas, devem levantar a suspeita de hemorragia subaracnóidea e meningoencefalites.

Padrão respiratório

A avaliação do ritmo respiratório é limitada uma vez que existem diversos fatores que interferem nele. Porém, existem alguns padrões que, conjuntamente com o resto da avaliação neurológica, podem auxiliar no diagnóstico topográfico e etiológico (Tabela 5).

Movimentos oculares extrínsecos

Os movimentos oculares extrínsecos são de responsabilidade do 3°, 4° e 6° nervos cranianos, cujos núcleos motores encontram-se no mesencéfalo e na ponte com íntima relação do FRAA. Deve-se avaliar a movimentação conjugada horizontal e vertical ativamente ou, nos casos de maior rebaixamento de nível de consciência por meio da manobra de olhos de boneca (reflexo óculo-cefálico) e pelo reflexo vestíbulo-coclear. Para realizar este último, é necessário antes garantir que não haja lesão da membrana timpânica por meio de uma otoscopia, depois proceder à infusão de líquido na cavidade auricular. Se optou-se por água fria (30°C), é esperado que os olhos desviem para o lado do procedimento, enquanto no exame com água quente (44°C) os olhos desviam contralateralmente. Se for realizado o teste bilateral com água fria, os olhos devem desviar para baixo, ao passo que com água quente devem desviar para cima. A manutenção desse reflexo indica vias nervosas intratronco intactas. Para realizar reflexo oculocefálico, movimenta-se a cabeça horizontalmente de um lado para o outro, e verticalmente para cima e para baixo. Os olhos devem acom-

Tabela 6 Pupilas e SNC

Pupilas	Exame	Lesão
Claude-Bernard-Horner	▪ Anisocoria com miose unilateral ▪ Semiptose, endoftalmia e anidrose ipsilateral	Comprometimento da via simpática (gânglio estrelado)
Mesencefálica	Médias, com reflexo fotomotor ausente (fixas)	Mesencéfalo (lesão da via simpática e parassimpática)
Tectal/*hippus*	Midríaticas com reflexo fotomotor ausente	Tecto do mesencéfalo
Pontina/puntiforme	Extremamente mióticas com reflexo fotomotor reagente	Ponte (lesão da via simpática)
Uncal	Anisocoria com midríase unilateral e reflexo fotomotor ausente	Compressão extrínseca do 3° nervo craniano (herniação transtentorial lateral)

panhar o movimento na mesma direção, com a mesma velocidade, porém para o sentido contralateral. Comprometimento deste reflexo está associado com lesão do tronco cerebral, sendo no mesencéfalo quando a alteração se dá em direção vertical e em ponte quando horizontal.

Motricidade ocular intrínseca

Em relação aos dos movimentos oculares intrínsecos, as pupilas devem ser avaliadas quanto a seu diâmetro, simetria e fotorreatividade. Isso depende do sistema nervoso autônomo simpático e parassimpático, e do 2° e 3° nervos cranianos. Na Tabela 6, são apresentadas as principais alterações pupilares e a topografia da lesão sugerida.

O exame de fundo de olho também tem importância, uma vez que traz informações sobre condições clínicas de base do paciente (como hipertensão arterial sistêmica e *diabetes mellitus*), doenças específicas com acometimento ocular (como infecção por citomegalovírus e toxoplasmose, depósito de cobre, entre outras) e faz o diagnóstico de papiledema que indica hipertensão intracraniana.

EXAMES COMPLEMENTARES

A propedêutica armada é uma grande aliada para elucidação diagnóstica dos casos de alteração aguda do nível de consciência. Os exames a serem solicitados, e principalmente a ordem de prioridade e necessidade, dependem da avaliação clínica inicial. Pacientes com sinais clínicos ou antecedentes que sugerem lesões estruturais do SNC (déficit neurológico focal, alteração pupilar e de movimentos oculares extrínsecos, papiledema, manobras meníngeas positivas, crise convulsiva, história de trauma, antecedente de doenças oncológicas, coagulopatias ou infecção por HIV e imunossupressão) devem ter como prioridade a realização da TC de crânio, inicialmente sem contraste. Dependendo do resultado da TC de crânio, a punção liquórica poderá ser necessária (após descartar-se contraindicação ao procedimento e se houver suspeita de hemorragia subaracnóidea ou infecção de SNC), assim como exames de imagem de maior sensibilidade (TC de crânio com contraste e RM).

Paciente com história e exame físico que sugerem causa sistêmica para o quadro agudo (intoxicação exógena, antecedente de cirrose hepática ou doença renal crônica, sinais de infecção aguda, *delirium* etc.) devem ser primeiramente submetidos a exames séricos para confirmar o diagnóstico e guiar a conduta imediata. Quando o caso é duvidoso ou não foi elucidado com as medidas gerais, deve-se ampliar a investigação tanto sistêmica como estrutural (Tabela 7).

Tabela 7 Guia de exames por etiologia

Evidência clínica	Etiologia	Exames
Sinais de doença estrutural do SNC		
▪ Cefaleia ▪ Déficits focais ▪ Papiledema ▪ Diagnóstico de neoplasia prévia	Neoplasia cerebral	TC de crânio com contraste RNM de encéfalo
▪ Febre/sepse ▪ Meningismo ▪ HIV positivo	Infecção	TC de crânio (com contraste) Liquor
▪ Déficit focal ▪ Hipertensão arterial	Evento vascular isquêmico	TC de crânio RNM de encéfalo
▪ Déficit focal ▪ Hipertensão arterial	Evento vascular hemorrágico	TC de crânio Liquor
▪ Múltiplos déficits focais ▪ Antecedente de doença autoimune	Doenças desmielinizantes	TC/RNM de encéfalo Liquor
▪ Crises convulsivas ▪ Antecedente de epilepsia	Estado de mal não epiléptico	Eletroencefalograma
Sinais de doença sistêmica		
▪ Antecedente e/ou estigmas de hepatopatia (icterícia, ascite, *spiders*, eritema palmar, circulação colateral, hemorragia digestiva alta)	Encefalopatia hepática	AST, ALT, FA, GGT, BTF Albumina TP
▪ Antecedente e/ou estigmas de nefropatia (fístula arteriovenosa, anasarca, oligúria)	Encefalopatia urêmica	Ur/Cr Sódio, potássio, gasometria

(continua)

Tabela 7 Guia de exames por etiologia (*continuação*)

Evidência clínica	Etiologia	Exames
▪ Desidratação ▪ Antecedente e/ou estigmas de nefropatia ▪ Diarreia ▪ Alterações sugestivas no ECG	Distúrbios hidroeletrolíticos	Sódio Potássio Cálcio Magnésio
▪ Antecedente de diabetes ▪ Respiração de Kussmaul ▪ Hálito cetótico	Distúrbios metabólicos	Gasometria Glicemia
▪ Febre ▪ Taquicardia ▪ Taquipneia ▪ Hipotensão	Sepse	Hemograma PCR Culturas
▪ Antecedente de risco de suicídio ou abuso de drogas/álcool ▪ Pupilas mióticas fotorreagentes ▪ Halitose ▪ Bradipneia	Intoxicação exógena	Gasometria Eletrólitos *Dopping*

BTF: bilirrubinas totais e frações; Cr: creatinina; FA: fosfatase alcalina; GGT: gamaglutamiltransferase; PCR: proteína C-reativa; Ur: ureia.

TRATAMENTO

A prioridade do tratamento é a estabilização do paciente seguindo o ABC da sala de emergência. Por conta da gravidade, o paciente deve ser monitorizado em sala de emergência, onde rapidamente será obtido um acesso venoso e serão medidos os sinais vitais, que neste caso incluem PA, frequências cardíaca e respiratória, oximetria de pulso, temperatura e dextro. Deve ser assegurada a via aérea para manter uma respiração adequada, com posicionamento do paciente, suplementação de oxigênio e no caso de escore de Glasgow < 8 ou insuficiência respiratória, garantir uma via aérea definitiva. Se houver instabilidade hemodinâmica, as medidas de ressuscitação volêmica e choque são realizadas concomitantemente.

Atenção especial aos casos de hipoglicemia, para a qual a correção deve ser realizada prontamente com glicose hipertônica (G50%, 40-60 mL, EV, em *bolus*). Lembrando que no caso de pacientes com antecedente de etilismo ou desnutrição, deve-se fazer a reposição empírica de tiamina (vitamina B1 – benfotiamina) (50-100 mg, EV/IM) antes da glicose para prevenir encefalopatia de Wernicke. Se não houver possibilidade de confirmar a glicemia no âmbito de urgência, deve-se aplicar a glicose empiricamente.

Na literatura e em serviços de emergência de referência ainda é controversa a utilização empírica de antídotos de intoxicações medicamentosas comuns. Porém, se após anamnese e exame físico houver esta suspeita, é possível realizar teste diagnóstico-terapêutico com antídotos, em especial naloxone para opiáceos e flumazenil para benzodiazepínicos (vide Capítulo 256). Após estabilização do paciente e medidas iniciais de emergência realizadas, o tratamento será específico para a causa de base.

▪ BIBLIOGRAFIA

Caramelli P. Distúrbios da consciência. In: Benseñor IM (ed.). Semiologia clínica. São Paulo: Sarvier; 2002.

Nogueira RC, Mendonça RH. Alterações de consciência e coma. In: Martins MA, Carrilho FJ, Alves VAF, Castilho EA, Cerri GG. Clínica médica, 2a ed., vol. 6. Barueri: Manole; 2016. p. 315-326.

8 ALTERAÇÕES DO EQUILÍBRIO, TONTURA E VERTIGEM

Luis Fernando Rangel

DEFINIÇÃO E ETIOLOGIA

Equilíbrio é a capacidade do corpo de se manter ereto ou realizar movimentos sem oscilação ou queda. É mantido pela interação entre 3 sistemas (vestibular, proprioceptivo e visual) que identificam a posição da cabeça e do restante do corpo no espaço. O comprometimento de ≥ 1 desses sistemas leva à condução de informações conflitantes aos centros de integração (núcleos vestibulares e cerebelo), resultando em alterações do equilíbrio. Na maioria dos casos, envolvem condições benignas e autolimitadas, mas doenças graves também são causa de tontura e devem ser afastadas.

EPIDEMIOLOGIA

Alterações do equilíbrio são queixas comuns em ambulatório e PS. Estima-se que até 20% dos pacientes em ambulatório de clínica geral apresentem algum tipo de tontura.

A incidência é maior entre mulheres (1,3:1) e aumenta com a idade, com pico aos 65-75 anos. Além de frequente, trata-se de condição com morbidade relevante que acarreta incapacidade. Em jovens, essa incapacidade é transitória, mas em idosos pode ser perene se causar quedas ou medo de cair.

QUADRO CLÍNICO

Tontura é uma queixa frequentemente relatada pelos pacientes para descrever outros sintomas não relacionados com distúrbios do equilíbrio, como cefaleia, alterações visuais, plenitude auditiva, zumbido, sintomas digestivos e até delírio. Assim, é importante esclarecer o real significado da queixa para o paciente antes de prosseguir com a investigação.

Estando diante de um paciente com tontura, é essencial caracterizar esse sintoma em 1 dos 4 tipos:

- vertigem: é a sensação de movimento do ambiente em relação ao paciente ou vice-versa. Embora geralmente ocorra percepção de rotação, alguns pacientes têm somente sensação de movimentação do campo visual. A presença de sintomas autonômicos associados (sudorese, náuseas etc.) quase sempre indica vertigem, ainda que a apresentação seja atípica;
- pré-síncope: também chamada de lipotimia, é uma sensação de desfalecimento, de perda iminente da consciência (quando ocorre, a perda é denominada síncope – Capítulo 9). É frequentemente acompanhada de escurecimento visual e palidez cutânea;
- desequilíbrio: é a sensação de queda iminente causada por perda do equilíbrio, porém sem sensação vertiginosa ou de perda da consciência. Pode ser constante ou em paroxismos. É uma condição que compromete tronco e extremidades, mas poupa a cabeça. Os sintomas desaparecem ao sentar-se ou deitar-se e só ocorrem na posição ereta ou durante o movimento;
- atordoamento: é uma sensação vaga, muitas vezes descrita como cabeça leve, cabeça pesada ou cabeça fora do lugar. É frequentemente associada com ansiedade ou depressão, no entanto, não se deve descartar condições clínicas que também podem estar presentes (Tabela 1).

Diferentes tipos de tontura podem coexistir, especialmente em pacientes idosos.

Além da descrição do tipo de tontura, outros dados da história e do exame clínico auxiliam no diagnóstico diferencial (Tabelas 2 e 3).

DIAGNÓSTICO

Vertigem

A 1ª e mais importante etapa da investigação é distinguir entre causas periféricas e centrais (Tabela 4).

O exame neuro-oftalmológico é uma ferramenta essencial na diferenciação entre causas periféricas e centrais de vertigem. Foi demonstrado que 3 manobras à

Tabela 1 Tipos de tontura e principais causas

Vertigem	Causas periféricas
	▪ Vertigem posicional paroxística benigna
	▪ Doença de Menière
	▪ Neuronite vestibular
	▪ Labirintite (inflamação do labirinto por vasculopatia ou infecção da orelha média)
	Causas centrais
	▪ Isquêmicas
	▪ Neoplásicas
Pré-síncope	Relacionadas à hipotensão: medicamentos, estímulo vasovagal
	Doenças cardíacas: arritmias, isquemia, obstrução
	Doenças psiquiátricas: ansiedade, depressão
Desequilíbrio	Doenças neurológicas
	Medicações
	Fraqueza de membros inferiores
Atordoamento	Depressão, ansiedade, estado hipervigilante
	Medicações, distúrbios metabólicos, doenças neurológicas

Tabela 2 Dados de história que auxiliam na identificação das causas de tontura

Características da tontura		Causas
Duração das crises	< 1 minuto	Vertigem posicional paroxística benigna e outras vestibulopatias periféricas, hipotensão postural
	< 1 hora	Doença de Menière, hipoperfusão cerebral, transtornos psiquiátricos
	Algumas horas	Doença de Menière, desequilíbrio
	Vários dias	Labirintite infecciosa/vascular, otomastoidite, neuronite vestibular, concussão do labirinto, AVC
Uso de medicações	Diuréticos, vasodilatadores, betabloqueadores	Pré-síncope
	Ototóxicos (ácido acetilsalicílico, furosemida, aminoglicosídeos)	Desequilíbrio
	Psicotrópicos, relaxantes musculares, anticonvulsivantes	Desequilíbrio
Antecedentes	Trauma craniano	Atordoamento, vertigem por fístula perilinfática
	Anormalidades cardíacas	Pré-síncope
Relação dos sintomas com a posição do corpo e movimento	Mudança de posição	Vertigem posicional paroxística benigna, hipotensão postural
	Em pé ou em movimento	Desequilíbrio
	Sem relação com o movimento	Doença de Menière, AVC, doenças cardíacas

Tabela 3 Manobras de exame clínico que auxiliam na identificação de causas de tontura

	Conduta	Objetivo
Exame cardiovascular	Ausculta cardíaca e cervical	Identificar causas cardiovasculares de tontura como valvopatias e estenose carotídea
Hipotensão ortostática	Medir PA com o paciente deitado durante 3-5 minutos, depois em pé após 3-5 minutos, ou antes, se o paciente apresentar sintomas	Manobra positiva para hipotensão postural se houver queda de pelo menos 20 mmHg na PA sistólica ou de 10 mmHg na PA diastólica
Manobra de Dix-Hallpike	Realizada com o paciente sentado e com os olhos abertos e a cabeça virada 45° para um dos lados O examinador o auxilia a deitar com a cabeça na mesma posição e pendente 45° abaixo do nível da maca, posição em que deve ficar por 20 segundos Se necessário, repetir com a cabeça virada para o outro lado	Produz nistagmo e vertigem em pacientes com vertigem posicional paroxística benigna
Manobra de Valsalva	Manter paciente agachado por 30 segundos, depois pedir para que assopre contra alguma resistência	Produz pré-síncope O médico deve estar preparado para amparar o paciente em caso de queda

Tabela 4 Diferencial entre causas periféricas e centrais de vertigem

	Periféricas	Centrais
Anatomia da lesão	Labirinto ou nervo vestibular	Tronco cerebral ou cerebelo
Início dos sintomas	Súbito	Gradual
Periodicidade dos sintomas	Intermitentes	Contínuos
Sintomas auditivos	Comuns	Raros
Sintomas neurológicos	Raros	Comuns
Nistagmo	Horizontal ou rotatório	Qualquer direção, puro vertical ou puro torcional são típicos
	"Bate" contralateralmente à lesão	"Bate" ipsilateralmente à lesão
	Fixar o olhar suprime o nistagmo	Fixar o olhar não suprime o nistagmo
	Fatigável	Prolongado, geralmente > 60 segundos
Reflexo vestíbulo-ocular	Positivo	Negativo, mas pode estar positivo
Heteroforia	Ausente, mas pode estar presente	Presente

beira do leito, conhecidas como HINTS (do acrônimo de *head-impulse, nystagmus* e *test of skew*), têm sensibilidade superior à RNM precoce no diagnóstico de AVC na síndrome vestibular aguda. A bateria HINTS é positiva e indica investigação de causa central quando ≥ 1 dos 3 seguintes está presente:

- teste de impulso da cabeça (reflexo vestíbulo-ocular) normal (Figura 1): é utilizado para detectar hipofunção vestibular uni ou bilateral e tem boa acurácia para identificar quadros de vertigem de localização central quando negativo, mas quando positivo não necessariamente indica causa periférica, podendo ainda ocorrer em causas centrais;
- nistagmo: nistagmo puro vertical ou torcional, ou nistagmo que muda de direção com o olhar (Tabela 4), que são típicos de doença central; nistagmo horizontal pode estar presente tanto em vertigens de origem periférica como centrais;
- heteroforia/estrabismo vertical (Figura 2): pode estar presente também em causas periféricas, embora seja um sinal bastante específico de doença central.

A importância das causas centrais é decorrente de sua potencial gravidade. O diagnóstico é confirmado preferencialmente por RNM, que tem maior sensibilidade comparada à TC. Um exame de imagem de encéfalo deve ser sempre solicitado nas seguintes situações:

- vertigem súbita isolada persistente;
- vertigem súbita com reflexo vestíbulo-ocular normal;
- vertigem súbita com cefaleia occipital nova;
- vertigem súbita com sinais neurológicos;
- vertigem súbita e surdez sem história pregressa compatível com doença de Menière.

Os principais diagnósticos diferenciais de vertigem de origem central ou vascular são:

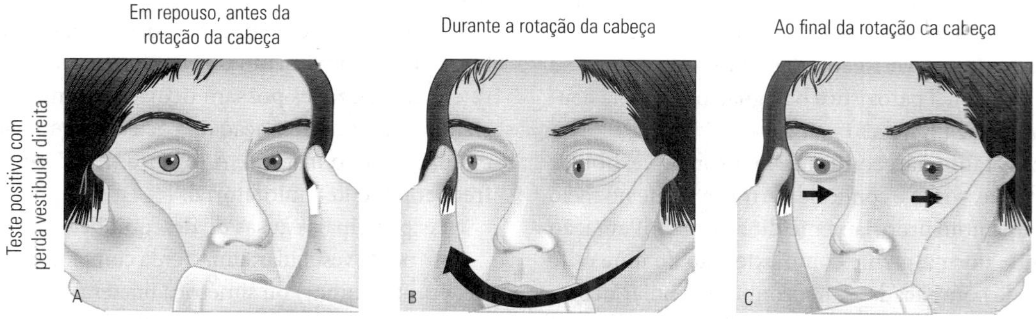

Figura 1 Reflexo vestíbulo-ocular horizontal e teste do impulso da cabeça (*head impulse test*). Para realização do teste do impulso da cabeça, o examinador deve segurar a cabeça do paciente nas regiões zigomática e temporal com as 2 mãos, pedir ao paciente que mire o olhar para o nariz do examinador, e mudar a direção da cabeça do paciente para os lados de maneira rápida e aleatória, observando o movimento dos seus olhos. Pela ação do reflexo vestíbulo-ocular, os olhos devem se manter alinhados de forma a continuar mirando o nariz do examinador. A manobra é positiva quando os olhos do paciente permanecem por breve período de tempo na posição anterior, rapidamente se ajustando para manter a fixação do olhar.

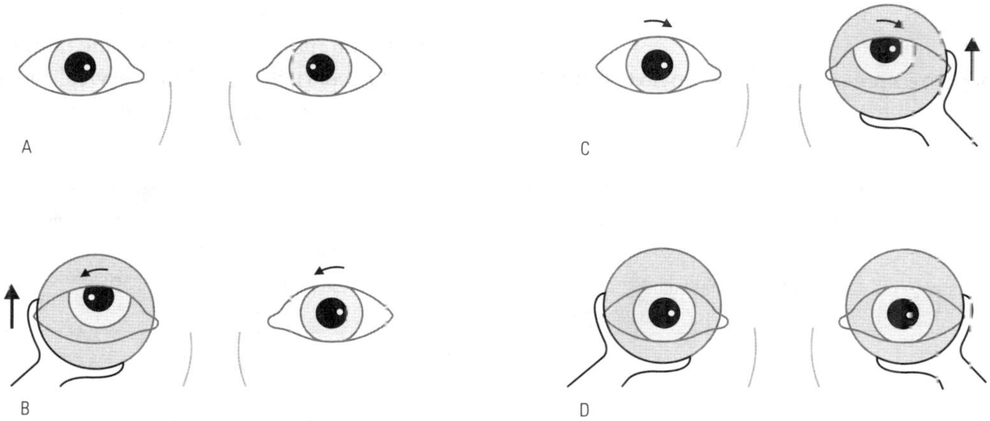

Figura 2 Heteroforia/estrabismo vertical. Para pesquisa de heterotropia, deve-se solicitar ao paciente que fixe o olhar em um ponto na direção do horizonte. Em seguida, a visão de cada olho deve ser ocluída por um anteparo e observa-se se há mudança de posição vertical do olho ocluído, que deve ser corrigida com movimento de sacada após a remoção do anteparo.

- insuficiência vertebrobasilar: episódios de vertigem associados a sintomas neurológicos como diplopia, hemiparesia, disartria, cefaleia e borramento visual. Pode ser causada por doença aterosclerótica do território vertebrobasilar ou por compressão extrínseca por vértebras cervicais;
- AVC de tronco cerebral: vertigem, náuseas e vômitos desencadeados por mínimos movimentos da cabeça, normalmente associados a déficits focais detectados no exame neurológico;
- tumores: produzem sensação de vertigem ou desequilíbrio. Tumores envolvendo ouvido médio ou interno produzem vertigem associada a perda auditiva;
- fístula perilinfática: vertigem episódica causada pela perda de perilinfa da orelha média, que pode ser secundária a trauma cefálico, manobra de Valsalva intensa ou barotrauma;
- vertigem cervical: desencadeada por determinados movimentos do pescoço, principalmente extensão. Pode ocorrer por compressão extrínseca de artérias (principalmente vertebrais) ou por alteração proprioceptiva da região cervical, geralmente secundária a osteoartrite de coluna cervical.

As causas periféricas são muito mais frequentes que as centrais.

Sintomas de enxaqueca devem levantar a hipótese de enxaqueca vertiginosa.

Hipoacusia ocorre na doença de Menière e na labirintite. O que diferencia essas condições é que na doença de Menière a vertigem é episódica, e na labirintite, não. Na vertigem posicional paroxística benigna e na neuronite vestibular, não há hipoacusia, o que as diferencia da doença de Menière e da labirintite.

O diagnóstico diferencial entre vertigem posicional paroxística benigna e neuronite vestibular pode ser feito pela presença de vertigem episódica, que ocorre na vertigem posicional paroxística benigna, mas não na neuronite vestibular (Tabela 5).

É importante não confundir neuronite vestibular com labirintite, como é conhecida erroneamente no meio leigo. A labirintite propriamente dita é uma inflamação do labirinto, normalmente como extensão de uma otite média aguda complicada. A neuronite vestibular ocorre devido ao acometimento do nervo vestibulococlear (VIII par craniano) ou partes do labirinto, geralmente por infecção viral.

O diagnóstico de vertigem posicional paroxística benigna é confirmado utilizando-se a manobra de Dix--Hallpike (Figura 3).

Pré-síncope

O diagnóstico da pré-síncope é descrito no Capítulo 9.

Desequilíbrio

Tipicamente, os sintomas ocorrem quando o paciente faz algum movimento ou enquanto está de pé, embora em casos graves possam ocorrer mesmo com o paciente sentado. A sensação do paciente é como a de pisar em um terreno instável. A tontura tipo desequilíbrio é frequentemente multifatorial.

As principais causas de desequilíbrio são:

- perda vestibular: uma perda completa unilateral (p. ex., por um tumor) ou simétrica bilateral (p. ex., por medicações ototóxicas) que produz quadro de desequilíbrio permanente. Há piora dos sintomas no escuro, quando a compensação visual é ausente. Um sintoma associado frequente é a oscilação da visão, em que os objetos parecem estremecer ou balançar com o movimento da cabeça;
- perda somatossensorial e proprioceptiva: desequilíbrio geralmente associado a neuropatia secundária a diabetes ou insuficiência renal, que também piora no escuro. Osteoartrite de coluna cervical causando compressão nervosa pode produzir quadro semelhante;

Tabela 5 Diferencial entre causas periféricas de vertigem

	Doença de Menière	Labirintite	Vertigem posicional paroxística benigna	Neuronite vestibular
Duração das crises	De minutos a muitas horas	Vários dias, com melhora gradual	< 1 minuto	Dias
Hipoacusia	+	+	–	–
Vertigem episódica	+	–	+	–
Característica marcante	Sem fatores desencadeantes, desequilíbrio pós-crise	Infecção de orelha média	Vertigem de posicionamento	Vertigem intensa, infecção viral prévia

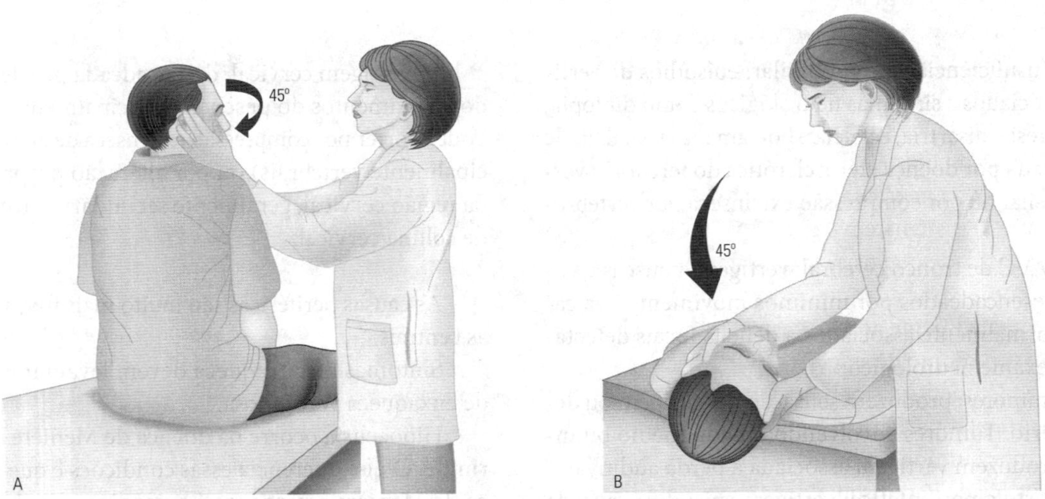

Figura 3 Diagnóstico da vertigem posicional paroxística benigna com a manobra de Dix-Hallpike. O paciente deve ficar sentado com os olhos abertos e a cabeça virada 45° para um dos lados. O examinador o auxilia a deitar com a cabeça na mesma posição e pendente 45° abaixo do nível da maca, posição em que deve ficar por 20 segundos. Se necessário, deve-se repetir a manobra com a cabeça virada para o outro lado. Adaptada de Post RE, Dickerson LM. Dizziness: a diagnostic aproach. Am Fam Physician 2010;82(4):361-9.

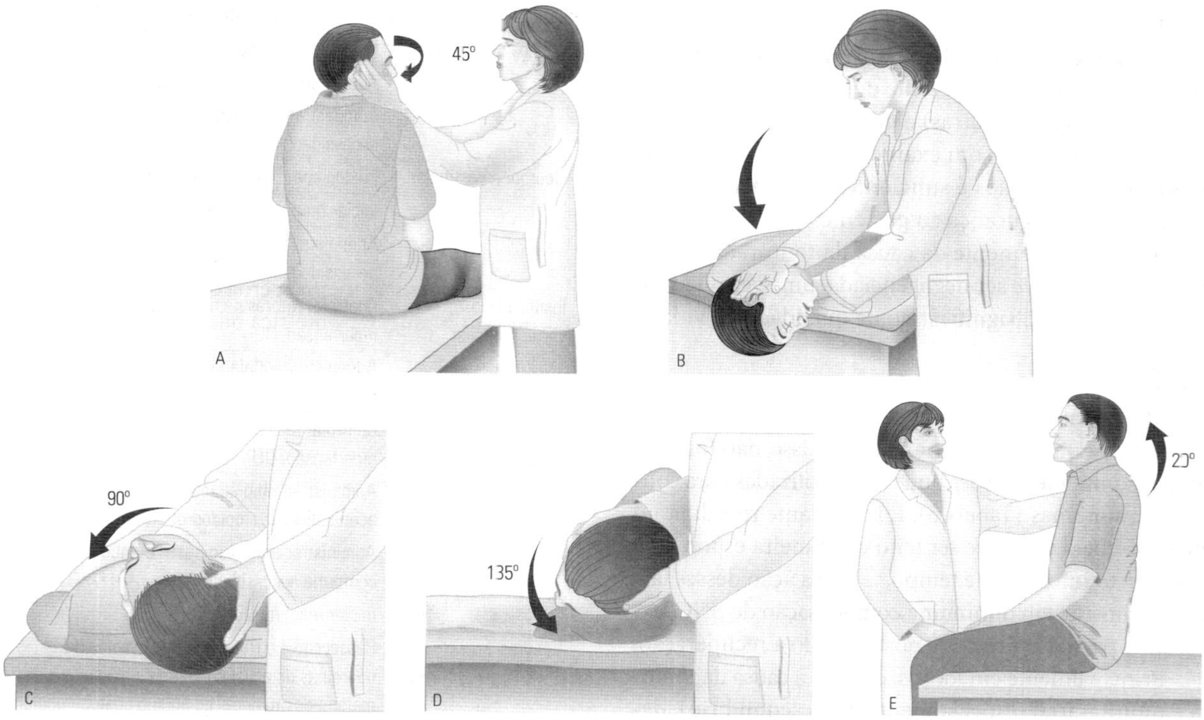

Figura 4 Tratamento da vertigem posicional paroxística benigna com a manobra de Epley. A: com o paciente sentado, virar a cabeça 45° para a direita; B: auxiliar o paciente a deitar sobre a maca deixando sua cabeça pendente; C: virar a cabeça do paciente 90° para a esquerda; D: depois todo o corpo do paciente é virado mais 90°, até que esteja a 135° da posição inicial; E: trazer o paciente novamente à posição sentada, mantendo a cabeça inclinada. Por fim, a cabeça deve ser posicionada para a frente e para baixo em 20°. Entre um movimento e outro, é necessário aguardar o nistagmo cessar, se este estiver presente. A manobra deve ser repetida até que em todas as etapas já não haja mais nistagmo. Adaptada de Post RE, Dickerson LM. Dizziness: a diagnostic aproach. Am Fam Physician 2010;82(4):361-9.

- lesões motoras e cerebelares: lesões em lobos frontais ou em gânglios da base produzem desequilíbrio associado a fraqueza, rigidez e tremores. Lesões cerebelares são associadas a desequilíbrio grave, oscilação da visão com movimento da cabeça, marcha com base alargada e ataxia de tronco. Lesões de centros motores corticais e subcorticais levam a distúrbio de marcha e podem ser causadas por doença de Parkinson, múltiplos infartos subcorticais, tumores ou hidrocefalia comunicante;
- deficiência neurossensorial múltipla: comprometimento de ≥ 1 sistema envolvido no controle postural em tal intensidade que os demais sistemas não são capazes de compensar adequadamente. O desequilíbrio ocorre principalmente ao se levantar ou andar. As alterações mais comumente associadas são déficits de visão, descondicionamento físico, osteoartrite de coluna cervical, neuropatia periférica, efeitos colaterais de medicações e hipofunção vestibular;
- doença de Parkinson: doença comum em idosos, produz postura e alterações motoras características resultando em uma marcha chamada festinante (passos curtos e rápidos). Conforme o paciente anda, os passos se tornam mais rápidos, o que leva a queda se não houver assistência. A instabilidade postural tipicamente não responde à levodopa.

No paciente jovem, as principais causas são doenças neurológicas e medicações (hipnóticos e sedativos, anticolinérgicos, anti-histamínicos, antidepressivos tricíclicos, relaxantes musculares, anti-hipertensivos, anticonvulsivantes e opioides). Nos idosos, a principal causa é a deficiência sensorial múltipla (alterações combinadas dos sistemas visual, proprioceptivo e vestibular), frequentemente associada a fraqueza de membros inferiores e uso de medicações. Devem ser pesquisados distúrbios visuais e sintomas cerebelares, auditivos, de neuropatia periférica e da doença de Parkinson (especialmente em pessoas com idade > 50 anos). Uso de medicações, álcool, tabaco e cafeína também deve ser pesquisado.

Exames complementares devem ser solicitados conforme a suspeita para diagnóstico de doenças que possam contribuir para o quadro. As principais doenças neurológicas que cursam com desequilíbrio são: ataxia cerebelar, AVC e doença de Parkinson.

Atordoamento

Comumente associado a transtornos psiquiátricos, mas potencialmente decorrente de outras doenças (metabólicas, tumores e outras) e de medicações.

Uma anamnese com exame clínico minucioso na maior parte dos casos é suficiente para afastar outras causas e trazer segurança ao paciente.

Independentemente da causa da tontura, a queixa do doente não deve ser negligenciada, uma vez que é associada a prejuízo significativo na qualidade de vida.

TRATAMENTO

Idealmente, o tratamento deve ser direcionado para a causa específica da tontura. Quando isso não for possível, algumas medicações podem ser utilizadas para controle de sintomas (Tabela 6). É importante ressaltar, no entanto, que o uso deve ser feito de maneira esporádica e por curto intervalo de tempo, já que a ação desses fármacos consiste em diminuir a compensação do SNC, expondo o paciente a riscos e postergando a recuperação.

Principalmente em idosos, em que a causa da tontura é multifatorial (especialmente no desequilíbrio), devem ser realizadas intervenções multifatoriais, como correção de déficits visuais, fortalecimento de força muscular, adequação de medicações, eliminação de obstáculos ambientais etc. Muletas e andadores são opções nos casos mais graves e menos responsivos ao tratamento.

Tabela 6 Tratamento sintomático da vertigem

Indicação	Posologia
Vertigem periférica aguda	Meclizina, 12,5-50 mg, a cada 6-8 horas
Vertigem periférica aguda	Dimenidrinato, 100 mg, a cada 6 horas
Vertigem crônica de origem vestibular	Clonazepam 0,25-0,5 mg/dia

Tabela 7 Tratamento específico das tonturas tipo vertigem

Vertigem posicional paroxística benigna	Esclarecer ao paciente o caráter benigno e o bom prognóstico
	Realizar a manobra de Epley (Figura 4) – 90% de sucesso
	Administrar antivertiginosos conforme necessidade
Labirintite aguda infecciosa	Tratar a infecção
	Realizar cirurgia, se necessário
	Iniciar reabilitação vestibular
	Administrar antivertiginosos conforme necessidade

(continua)

(continuação)

Tabela 7 Tratamento específico das tonturas tipo vertigem

Doença de Menière	Iniciar restrição salina
	Administrar hidroclorotiazida, 25 mg/dia
	Administrar antivertiginosos conforme necessidade
Neuronite vestibular	Prednisona, 20 mg/dia, por 7 dias
	Iniciar reabilitação vestibular
	Administrar antivertiginosos conforme necessidade
Insuficiência vertebrobasilar	Controlar fatores de risco (diabetes, hipertensão, DLP)
	Administrar antiplaquetários (ácido acetilsalicílico, clopidogrel)
AVC de tronco cerebral	Controlar fatores de risco (diabetes, hipertensão, DLP)
	Administrar antiplaquetários (ácido acetilsalicílico, clopidogrel)
	Administrar antivertiginosos e antieméticos conforme necessidade
	Iniciar reabilitação
Tumores	Ressecção é o tratamento de escolha de neuromas do acústico, tumores glômicos e da maioria dos tumores do ângulo pontocerebelar – em casos em que a ressecção não é possível, considerar radioterapia
Fístula perilinfática	Indicar repouso
	Realizar tratamento cirúrgico se não houver melhora
Vertigem cervical	Exercícios cervicais e melhora da postura aliviam os sintomas
	Realizar cirurgia se houver presença de compressão extrínseca

Tabela 8 Tratamento específico das tonturas tipo desequilíbrio

Perda vestibular	Suspensão de drogas ototóxicas (perda bilateral simétrica)
	Pesquisa de tumores (perda unilateral completa)
	Reabilitação vestibular
Perda proprioceptiva e somatossensorial	Se causada por compressão neural extrínseca (p. ex., por osteoartrite cervical), o tratamento é cirúrgico
	Fisioterapia para treinamento de equilíbrio, uso de bengala
Lesões motoras e cerebelares	Reabilitação motora
	Uso de bengalas e andadores
Deficiência sensorial múltipla	Correção de distúrbios visuais
	Adequação do ambiente para evitar acidentes
	Exercícios para melhora de força muscular e propriocepção
	Reabilitação vestibular

(continua)

Tabela 8 Tratamento específico das tonturas tipo desequilíbrio	
Doença de Parkinson	Correção de distúrbios visuais
	Adequação do ambiente para evitar acidentes
	Exercícios para melhora de força muscular e propriocepção
	Reabilitação vestibular

Tabela 9 Tratamento específico das tonturas tipo atordoamento	
Síndromes com hiperventilação	Tratamento da doença de base com antidepressivos, ansiolíticos e/ou psicoterapia
	Atenção para outras causas

PROGNÓSTICO

Assim como o leque de causas de tontura é amplo, em que doenças benignas fazem diagnóstico diferencial com condições potencialmente graves, o prognóstico desses quadros também é muito diverso. Condições como vertigem posicional paroxística benigna e outras vertigens periféricas são quadros geralmente autolimitados e que não deixam sequelas. Por outro lado, os quadros de desequilíbrio têm tratamento menos efetivo e resultam em incapacidade significativa e permanente.

▪ BIBLIOGRAFIA

Barretto-Filho ACP, Azevedo FB, Gomes CMC, Fanelli RRG, Portela ACC. Tontura e vertigem. In: Benseñor IM, Tibério IFC, Bernik MMS, Silva FM, Dória EL, Lotufo PA (eds.). Medicina e ambulatório: diagnóstico e tratamento. São Paulo: Sarvier; 2006.

Eaton DA, Roland PS. Dizziness in the older adult, part 1. Geriatrics 2003;58(4):28-30, 33-6.

Muncie HL, Sirmans SM, James E. Dizziness: Approach to evaluation and management. Am Fam Physician 2017;95(3) 154-162.

Eaton DA, Roland PS. Dizziness in the older adult, part 2. Treatment for causes of the four most common symptons. Geriatrics 2003;58(4):46, 49-52.

Kattah JC, Talkad AV, Wang DZ, Hsieh YH, Newman-Toker DE. HINTS to diagnose stroke in the acute vestibular syndrome: three-step bedside oculomotor examination more sensitive than early MRI diffusion-weighted imaging. Stroke 2009;40(11):3504-10.

Post RE, Dickerson LM. Dizziness: a diagnostic approach Am Fam Physician 2010;82(4):361-9.

9 SÍNCOPE

Ricardo César Campos Deveza e Silva

DEFINIÇÃO E ETIOLOGIA

Síncope é a perda transitória da consciência resultante de hipoperfusão cerebral global. É caracterizada por ser súbita, de curta duração e por apresentar recuperação rápida e completa do nível de consciência. É a manifestação clínica de um espectro de doenças que abrange desde causas benignas até causas graves, como cardiopatias estruturais.

Pré síncope e caracterizado por tontura, escurecimento visual, fadiga e náusea, com alteração transiente da consciência mas sem perda desta. Representa um grau de hipoperfusão cerebral mais brando e/ou curto do que a síncope.

EPIDEMIOLOGIA

É responsável por 1% das admissões hospitalares e por 3% das procuras ao PS. Há uma discreta predominância de casos no sexo feminino.

Trata-se de evento relativamente frequente na população geral, sendo a incidência estimada em 6,2:1.000 pacientes/ano. A maioria dos episódios é isolada e não há procura por atendimento médico.

O padrão de prevalência é bimodal: ao redor dos 15 anos de idade e após os 65 anos.

A síncope de causa reflexa é a mais comum em todas as faixas etárias.

CLASSIFICAÇÃO

Independentemente da etiologia, as síncopes ocorrem por hipoperfusão cerebral transitória, sendo necessária interrupção abrupta do fluxo sanguíneo, em geral, por pelo menos 6-8 segundos.

As causas de hipoperfusão cerebral são comprometimento do débito cardíaco, da resistência vascular periférica ou uma mistura de ambos (Tabela 1):

- síncope reflexa: causada por disfunção temporária dos reflexos cardíacos que controlam a circulação, resultando em vasodilatação (resposta vasodepressora) e/ou bradicardia (resposta cardioinibitória), levando a queda na PA e hipoperfusão cerebral;
- síncope por hipotensão postural: causada por queda anormal da PA durante ortostase por disfunção dos mecanismos regulatórios;
- síncope cardíaca: gera queda do débito cardíaco por vários fatores, como aumento inadequado da frequência cardíaca, longas pausas na atividade elétrica, regulação hemodinâmica defeituosa, disfunção ventricular, obstrução mecânica.

DIAGNÓSTICO

O sintoma que leva à procura por atendimento médico é a perda da consciência, sendo necessário caracterizar o quadro para estabelecer o diagnóstico de síncope. O diagnóstico diferencial inicial mais importante é o de crise epiléptica. A avaliação inicial básica compreende anamnese e exame físico detalhados com pesquisa de hipotensão postural e ECG. Obter informações com pes-

Tabela 1 Etiologia das síncopes
Reflexa (neuromediada): 35-73%
▪ Vasovagal
– Mediada por estresse emocional: medo, dor, fobia de sangue
– Hipotensão ortostática
▪ Situacional
– Tosse, espirro
– Estimulação do trato digestivo (deglutição, defecação, dor visceral)
– Micção
– Pós-exercício
– Pós-prandial
– Outros (risos, instrumentos de sopro, levantamento de peso)
▪ Síncope do seio carotídeo
▪ Atípicas (sem causa aparente ou com apresentação atípica)
Síncope por hipotensão postural: 1-24%
▪ Falência autonômica primária
– Falência autonômica pura, atrofia sistêmica múltipla, doença de Parkinson, demência de corpos de Lewy
– Falência autonômica secundária (diabetes, amiloidose, uremia, trauma raquimedular)
▪ Hipotensão ortostática induzida por drogas (álcool, medicações – Tabela 2)
▪ Depleção de volume (vômitos, diarreia, hemorragia, insuficiência adrenal)
Síncopes cardíacas: 5-37%
▪ Secundárias a arritmias
– Bradicardia (disfunção do nó sinusal, incluindo síndromes de taquicardia e bradicardia; doença do sistema de condução atrioventricular; disfunção de marca-passo/cardiodesfibrilador implantável)
– Taquicardia supraventricular ou ventricular (idiopática, cardiopatia estrutural, canalopatias)
– Taquicardias e bradicardias induzidas por drogas
▪ Doença estrutural
– Cardíaca: valvopatias, IAM/isquemia, cardiomiopatia hipertrófica, massas cardíacas (mixoma atrial, tumores), tamponamento cardíaco, doenças pericárdicas, anormalidades coronárias congênitas, disfunção de valvas prostéticas
– Outras: tromboembolismo pulmonar, dissecção aguda de aorta, hipertensão pulmonar

soas que testemunharam o evento pode ser útil quando o paciente não pode prover uma história detalhada.

Para se estabelecer o diagnóstico de síncope, deve-se questionar suas quatro principais características:

- Houve perda transitória da consciência abrupta e de curta duração (em geral ao redor de 1 minuto)?
- Perda do tonus muscular?

Tabela 2 Medicações associadas a hipotensão postural
Medicações cardiológicas
Alfabloqueadores
Betabloqueadores
Inibidores da enzina conversora da angiotensina
Clonidina
Dipiridamol
Diuréticos
Hidralazina
Metildopa (alfametildopa)
Diuréticos (p. ex., furosemida, hidroclorotiazida)
Nitratos
Reserpina
Medicações psicotrópicas
Antipsicóticos
Opioides
Drogas antiparkinsonianas
Relaxantes musculares (p. ex., baclofeno, ciclobenzaprina)
Antidepressivos tricíclicos (p. ex., amitriptilina)
Medicações urológicas
Inibidores da 5-fosfodiesterase (p. ex., sildenafila)
Anticolinérgicos para incontinência urinária (p. ex., oxibutinina)

- Ausencia de memória durante os período de perda de consciência?
- Recuperação espontânea, completa e sem sequelas ou confusão mental?

Depois de se estabelecer o diagnóstico de síncope, a próxima etapa da avaliação inicial é estabelecer o diagnóstico etiológico (Tabela 3). Deve-se questionar o paciente sobre:

Circunstâncias antes do ataque

- Posição: supina, sentada, em pé;
- atividade: repouso, mudança postural, durante ou após exercício físico, durante ou após urinar, defecar, tossir ou deglutir;
- fatores predisponentes: locais quentes ou lotados, posição ortostática prolongada, jejum prolongado ou desidratação, período pós-prandial, medo, dor intensa, movimentos com o pescoço.

Sintomas imediatamente antes do ataque

- Náuseas, vômitos, sudorese, dor abdominal, sensação de frio, aura, dor cervical ou em ombros, embaçamento visual, tontura;
- palpitações;

Características do ataque

- Tipo de queda, coloração cutânea, duração da perda de consciência, padrão respiratório, movimentos (clônicos, tônicos, tônico-clônicos, mioclonias, automatismos), duração dos movimentos, início dos movimentos em relação à queda, mordedura de língua.
- Fim do ataque: náuseas, vômitos, sudorese, sensação de frio, confusão, dor muscular, coloração da pele, sinais de trauma, dor torácica, palpitações, liberação esfincteriana.

Antecedentes familiares

- História familiar de morte súbita, cardiopatias congênitas, síncope (especialmente se sugestiva de vaso-vagal).

Antecedente pessoal de cardiopatia

- Neuropatia (doença de Parkinson, epilepsia, narcolepsia), endocrinopatia (diabetes, insuficiência adrenal), uso de medicações (anti-hipertensivos, antianginosos, corticoide, diuréticos, drogas que prolongam o

Tabela 3 Diagnóstico da causa de síncope

	Arritmias	Crise epiléptica	Reflexa	Hipotensão ortostática
Idade	Idade avançada (> 54 anos)	Jovens (< 45 anos)	Jovens (< 55 anos)	Idosos
Sexo	Homens > mulheres	Sem preferência	Mulheres > homens	Mulheres > homens
Número de episódios	Poucos (< 3)	Variável	Geralmente múltiplos (> 2)	Geralmente múltiplos
Cenário clínico	Posição supina, durante exercício, ECG anormal	Qualquer	Estresse emocional, dor, calor, ortostase prolongada (especialmente em lugares cheios e quentes), movimentação ou constrição cervical, pós-atividade física	Após se levantar, relação temporal com início de uso de vasodepressores ortostase prolongada, pós-prandial
Comorbidades	Doença cardíaca estrutural, antecedente familiar de canalopatia ou morte súbita	Epilepsia, doença cortical estrutural	Ausência de cardiopatia estrutural	Neuropatia autonômica (diabetes, doença de Parkinson)
Achados premonitórios	▪ Curta duração (< 6 segundos) ▪ Palpitações	Pode ter aura com sintomas gustativos, olfatórios ou visuais	▪ Maior duração (> 5 segundos): palpitações, visão borrada, náuseas, vômitos, sudorese e pré-síncope ▪ Pode estar ausente em 1/3 dos pacientes, principalmente em idosos	Maior duração (> 5 segundos): palpitações, visão borrada, náuseas, vômitos, sudorese e pré-síncope, dor cervical / ombros, precordialgia, distúrbios auditivos
Achados durante o evento	▪ Palidez é incomum ▪ Pode haver movimentos clônicos breves e liberação esfincteriana	▪ Palidez é incomum ▪ Pode haver movimentos tônico-clônicos (mais prolongados do que na síncope, coincidem com início da perda de consciência), incontinência, desvio do olhar, sialorreia, automatismos, mordedura de língua	▪ Palidez, diaforese, midríase, bradicardia, hipotensão ▪ Movimentos tônico-clônicos (sempre com duração < 15 segundos e após início da perda de consciência) e liberação esfincteriana podem ocorrer	▪ Escurecimento visual e rebaixamento do nível de consciência progressivos ▪ Pode haver palidez e diaforese
Sintomas após o evento	▪ Paciente orientado ▪ Sintomas residuais são incomuns (exceto se houver hipotensão prolongada)	▪ Sintomas residuais são comuns: dor muscular, confusão (pós-ictal), fadiga, cefaleia, náuseas e dor abdominal ▪ Sinais de trauma e mordedura de língua ▪ Recuperação é mais lenta	▪ Orientado ▪ Fadiga ocorre em > 90% dos pacientes	▪ Orientado ▪ Sintomas residuais são incomuns (exceto se houver hipotensão prolongada)

intervalo QT), uso de drogas lícitas e ilícitas, história pessoal de síncope.

O exame físico auxilia o diagnóstico etiológico e a identificação de pacientes de alto risco:

- hipotensão ortostática: sugere desidratação, uso de medicações ou outras causas de disfunção autonômica;
- desvio do ictus, 3ª bulha, sopro de regurgitação, estase jugular, elevação da pressão venosa jugular: sugere cardiopatia estrutural;
- hipotensão e/ou assistolia durante massagem do seio carotídeo: síndrome de hipersensibilidade do seio carotídeo;
- sopro de ejeção: sugere estenose aórtica ou cardiomiopatia hipertrófica levando à obstrução ao fluxo de saída do ventrículo esquerdo;
- hiperfonese de 2ª bulha: hipertensão pulmonar, tromboembolismo pulmonar.

ECG tem baixa sensibilidade. Diagnostica a causa das síncopes como cardíaca nas seguintes situações:

- bradicardia sinusal persistente (< 40 bpm) durante a vigília (na ausência de treinamento aeróbico intenso);
- pausas sinusais ou bloqueios sinoatriais repetitivos ≥ 3 segundos;
- alternância de bloqueio de ramo direito e esquerdo;
- taquicardia ventricular ou supraventricular rápida paroxística;
- taquicardia ventricular polimórfica não sustentada;
- disfunção de marca-passo ou cardiodesfibrilador implantável com pausas cardíacas;
- evidência de isquemia aguda com ou sem IAM.

Alguns achados do ECG não determinam o diagnóstico, mas sugerem causa cardíaca: bloqueio bifascicular (bloqueio de ramo direito ou esquerdo associado a bloqueio divisional anterossuperior ou bloqueio divisional posteroinferior), fibrilação atrial com baixa resposta ventricular (< 40 bpm), QRS > 0,12 segundos, bloqueio atrioventricular de 2° grau Mobitz I, bradicardia sinusal < 50 bpm assintomática, taquicardia ventricular de qualquer morfologia não sustentada, pré-excitação, QT longo ou curto, repolarização precoce, padrão de síndrome de Brugada, padrão de displasia arritmogênica de ventrículo direito (ondas épsilon), ondas Q patológicas.

A última etapa da anamnese inicial compreende a estratificação de risco do paciente, que engloba riscos tanto de morte ou eventos ameaçadores à vida quanto de recorrência de síncope e de lesão física. Pacientes com algum achado de alto risco devem ser hospitalizados para investigação. Aproximadamente 50% dos pacientes que procuram atendimento acabam sendo internados.

Os achados de alto risco são:

- doença cardíaca estrutural ou coronária: insuficiência cardíaca, fração de ejeção baixa, IAM prévio;
- elementos de história de ECG que sugiram causa cardíaca: ECG com alterações diagnósticas ou sugestivas (mencionados anteriormente), síncope em posição supina ou durante o exercício, palpitações precedendo o evento, dor torácica, história familiar de morte súbita;
- Alguns elementos da história são considerados critérios de alto risco menores, e apenas devem ser considerados quando atrelados a doença cardíaca estrutural ou ECG anormal: síncope do tipo desliga-liga, prodromo curto (< 10 segundos), síncope na posição sentada, história familiar de morte cardíaca súbita.
- comorbidades significativas: anemia grave, distúrbios hidroeletrolíticos.
- Achados de exame físico: hipotensão (pressão sistólica < 90 mmHg), evidência de sangramento gastrointestinal, bradicardia (< 40 bpm) persistente em não atletas, novo sopro cardíaco.

Pacientes com algum achado de alto risco devem ser hospitalizados para investigação.

Pacientes considerados de baixo risco são aqueles com história sugestiva de síncope reflexa, especialmente se houver histórico pessoal de síncope vaso-vagal e/ou fator precipitante típico. Pacientes de baixo risco têm exame físico e ECG normais, além de não possuírem evidência de cardiopatia estrutural. Esses pacientes podem ser investigados ambulatorialmente (se necessário), não necessitando de internação hospitalar.

Vários escores clínicos como o OESIL, EGSYS, Canadian e San Francisco Syncope Rule foram propostos ao longo dos anos. Entretanto, suas performances em estudos de validação externa não são ideais e eles não são melhores do que o julgamento clínico. Esse escores podem ser usados como ferramenta adicional na estratificação de pacientes.

EXAMES COMPLEMENTARES

Devem ser solicitados após a avaliação inicial conforme a suspeita etiológica.

Pesquisa de hipotensão e intolerância postural

Indicada em todos os pacientes. A medida da PA deve ser realizada com o paciente em posição supina seguida da medida na posição ortostática, após 3 minutos de intervalo.

Tabela 4 Escores clínicos de gravidade

	San Francisco syncope rule	Martin et al.	Escore OESIL	Escore EGSYS
Desfechos	Eventos graves	Arritmia grave ou óbito por arritmia	Morte por todas as causas	Morte por todas as causas Síncope cardíaca
Tempo do desfecho	Curto prazo: 1 semana	Longo prazo: 1 ano	Longo prazo: 1 ano	Longo prazo: 2 anos
Fatores de risco	▪ ECG anormal (ritmo não sinusal ou alteração aguda) ▪ Insuficiência cardíaca ▪ Dispneia ▪ Ht < 30% ▪ PA sistólica < 90 mmHg	▪ ECG anormal ▪ História de arritmia ventricular ▪ Insuficiência cardíaca ▪ Idade > 45 anos	▪ ECG anormal (ritmo não sinusal, bloqueio atrioventricular total, bloqueio atrioventricular Mobitz I ou II, bloqueio de ramo, atraso de condução intraventricular atrioventricular, hipertrofia ventricular, desvio do eixo para a esquerda, IAM antigo, alterações ST-T consistentes com isquemia) ▪ História de doença cardíaca ▪ Ausência de pródromos ▪ Idade > 65 anos	▪ +4: palpitação antes da síncope ▪ +3: ECG anormal ou doença cardíaca ▪ +2: síncope na posição supina ▪ -1: pródromo autonômico (náuseas ou vômitos) ▪ -2: fatores predisponentes ou precipitantes (local quente, cheio, ortostase prolongada, medo, dor, emoções fortes)
Escore	1 ponto para cada item	1 ponto para cada item	1 ponto para cada item	Soma de todos os pontos positivos e negativos
Ocorrência de desfechos	▪ 0 ponto: nenhum ▪ ≥ 1 ponto: paciente de risco	▪ 0 ponto: 0% ▪ 1 ponto: 5% ▪ 2 pontos: 16% ▪ 3 ou 4 pontos: 27%	▪ 0 ponto: 0% ▪ 1 ponto: 0,6% ▪ 2 pontos: 14% ▪ 3 pontos: 29% ▪ 4 pontos: 53%	Mortalidade: ▪ ≤ 2 pontos: 2% ▪ ≥ 3 pontos: 21% Síncope cardíaca: ▪ ≤ 2 pontos: 2% ▪ 3 pontos: 13% ▪ 4 pontos: 33% ▪ ≥ 5 pontos: 77%

Hipotensão postural é definida por queda da PA sistólica ≥ 20 mmHg, da PA diastólica ≥ 10 mmHg ou queda na PA sistólica abaixo de < 90 mmHg. A presença de sintomas e historia compatível, em conjunto com esse critério, faz o diagnóstico de síncope por hipotensão postural.

Teste semelhante pode ser feito para o diagnóstico da síndrome de taquicardia postural ortostática (POTS). Deve ser realizado com o paciente em posição supina por 10 minutos. O teste é positivo se houver aumento da frequência cardíaca >30 bpm ou aumento da frequência cardíaca > 120 bpm, com reprodução de sintomas, na ausência de critério para hipotensão postural.

Massagem do seio carotídeo

Indicado em pacientes com > 40 anos com história sugestiva de síncope reflexa. Para a realização da manobra, deve se posicionar o paciente deitado e com o pescoço estendido. O seio carotídeo está localizado inferiormente ao ângulo da mandíbula, ao nível da cartilagem tireóidea, próximo ao impulso arterial. Pressão constante deve ser mantida na área por 5-10 segundos. Apenas um lado deve ser testado por vez. Realizar o teste em posição ortostática aumenta a sensibilidade do teste, porém é logisticamente mais difícil de ser realizado.

Hipersensibilidade do seio carotídeo é definido como pausa >3 segundos (resposta cardioinibitória) ou queda na PA sistólica > 50 mmHg (resposta vasodepressora). Quando há assistolia e queda na pressão arterial, a resposta e chamada de mista. Para o diagnóstico de síndrome da hipersensibilidade do seio carotídeo é necessária também a reprodução dos sintomas com a realização da manobra. Deve ser ressaltado que resultados falso-positivo são comuns, especialmente em pacientes de idade mais avançada. Portanto, exclusão de outras causas de síncope deve ser realizada antes do diagnóstico de síndrome do seio carotídeo ser feito.

Complicações neurológicas dessa manobra são raras, mas deve haver cautela. O teste não é aconselhado em pacientes com AVC/AIT < 3 meses e em pacientes com sopro carotídeo.

Tilt test

Sua realização é indicada nos casos de suspeita de síncope reflexa, hipotensão postural, POTS ou síncope

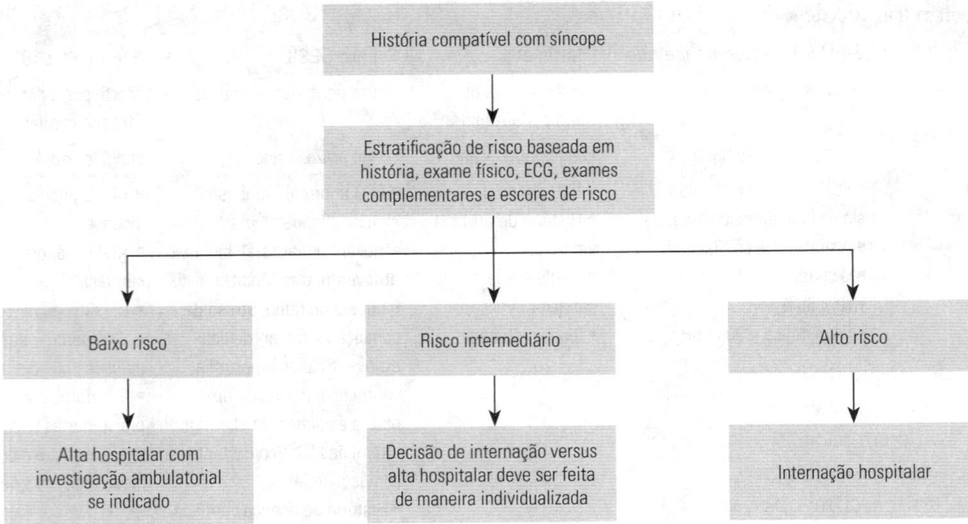

Figura 1 Síncope.

psicogênica. De maneira geral, um teste negativo não exclui o diagnóstico de síncope reflexa. Um resultado positivo, por sua vez, também não faz seu diagnóstico, podendo apenas indicar que o paciente tenha uma "suscetibilidade à hipotensão", o que é relativamente frequente em outras causas de síncope. Por esses motivos, alguns centros não recomendam o uso do *tilt test*. O exame não deve ser realizado se o diagnóstico de síncope já tiver sido feito com base na avaliação inicial, já que sua sensibilidade e especificidade são baixas nesse cenário.

São contraindicações à sua realização: doença cardíaca isquêmica (uso de isoprotenerol deve ser evitado), obstrução de via de saída do ventrículo esquerdo, hipertensão descontrolada e estenose aórtica significativa.

A técnica de realização inclui elevação da cama em 60-70° por 20-45 minutos com avaliação contínua de frequência cardíaca, PA não invasiva e sintomas. O teste é positivo se houver perda de consciência ou incapacidade de manter a postura associada a queda significativa na PA ou na frequência cardíaca. Se o exame for negativo, pode-se aumentar sua sensibilidade (às custas de perda de especificidade) com o uso de isoproterenol ou nitroglicerina. Pode ser combinado com o teste de hipersensibilidade do seio carotídeo, já que permite a realização do teste com o paciente em posição ortostática.

É importante sempre excluir doença cardíaca estrutural ou arritmias antes do teste. Assim como a massagem do seio carotídeo, as possíveis respostas à manobra são cardioinibitória, vasodepressora ou mista.

Monitorização eletrocardiográfica

De maneira geral, a monitorização eletrocardiográfica tem baixa taxa diagnóstica.

Telemetria

Em pacientes de alto risco, recomenda-se monitoração contínua do ECG em ambiente hospital pela duração da internação. A taxa diagnostica é < 20%.

Holter

Em pacientes ambulatoriais, o Holter é frequentemente pedido. Sua taxa diagnóstica é de 1-2%. O teste geralmente tem maior utilidade em pacientes com episódios frequentes (≥ 1 por semana). O diagnóstico é feito com a documentação simultânea de síncope e arritmia. Um Holter normal pode ser útil em pacientes que apresentem síncope durante a monitorização sem evidência de ritmo cardíaco anormal durante o evento, excluindo-se assim uma alteração do ritmo cardíaco como causa da síncope.

Outros dispositivos

Existem dispositivos não invasivos com a capacidade de armazenar traçados eletrocardiográficos por mais tempo do que o Holter. A disponibilidade destes aparelhos é variável. Também há aplicativos para telefone celular que têm a habilidade de gravar traçados eletrocardiográficos. Um grande problema de alguns desses dispositivos é que o paciente necessita ativar o dispositivo para gravar o traçado de ECG no momento do evento, o que muitas vezes não é possível, dado o curto pródromo.

Looper implantável

Trata-se de um dispositivo implantado no tecido subcutâneo da área peitoral esquerda sob anestesia local. O *loop* armazena eventos que ativam o algoritmo (ex.: bradicardia, taquicardia) ou eventos iniciados pelo paciente (por meio de um controle externo). Tem maior acurácia diagnostica e custo-efetividade do que os métodos de monitorização descritos anteriormente, sendo especialmente útil em pacientes com eventos pouco frequentes. É indicado em pacientes com síncope recorrente ainda sem diagnóstico etiológico. Também é recomendado em pacientes com quedas recorrentes sem explicação, com o objetivo de excluir arritmias como causa. Sua bateria dura de 2 a 4 anos, dependendo do modelo e fabricante.

Ecocardiograma

É indicado para diagnóstico e estratificação de risco em indivíduos com suspeita de cardiopatia estrutural.

O diagnóstico de síncope por cardiopatia estrutural pode ser feito se houver estenose aórtica grave, tumor/trombo obstrutivo, tamponamento pericárdico, disseção de aorta, anormalidades congênitas das artérias coronárias. Pode sugerir o diagnóstico de tromboembolismo pulmonar em caso de disfunção e/ou dilatação isolada do ventrículo direito ou aumento inexplicado da pressão estimada de artéria pulmonar.

Teste de esforço

É indicado em pacientes com síncope durante (sugere causa cardíaca) ou logo após (sugere mecanismo reflexo) o exercício.

O diagnóstico é feito com a reprodução da síncope durante ou imediatamente após o exercício na presença de anormalidades eletrocardiográficas ou hipotensão grave ou quando se observa bloqueio atrioventricular Mobitz II ou bloqueio atrioventricular total durante o exercício, mesmo sem ocorrência de síncope.

Teste de esforço com ecocardiograma é indicado em pacientes com cardiomiopatia hipertrófica e síncope, sem evidência de gradiente de via de saída do ventrículo esquerdo em repouso. Gradiente $\geq$ 50 mmHg está associado a alterações hemodinâmicas significativas, sendo considerada indicação para intervenção cirúrgica ou percutânea, na presença de sintomas.

Estudo eletrofisiológico

Os parâmetros mais importantes do estudo eletrofisiológico (EEF) na avaliação de síncope são a função do nó sinusal, a condução atrioventricular e a indutibilidade de arritmias supraventriculares ou ventriculares. Deve ser considerado em pacientes ainda sem clara explicação para síncope em avaliação inicial e algum dos seguintes: infarto prévio, condições que podem causar cicatriz/fibrose cardíaca (ex.: miocardite), bloqueio bifascicular, bradicardia sinusal ou palpitações precedendo o evento.

Um intervalo HV (definido como tempo de passagem do potencial elétrico pelo tronco do feixe de His até a ativação ventricular) > 70 ms, indução de bloqueio AV de segundo grau ou bloqueio AV total com estimulação elétrica e/ou medicações indicam implante de marca-passo. Um tempo de recuperação do nó sinusal prolongado em pacientes com bradicardia sinusal de base também é indicação de marca-passo, porém com um grau de recomendação menor.

As principais limitações do EEF, além de suas possíveis complicações, são o baixo valor preditivo negativo e a pouca especificidade associada a indução de arritmias ventriculares em pacientes com cardiopatia estrutural.

TRATAMENTO

A síncope é a manifestação clínica de uma doença de base. O tratamento é voltado à estabilização do paciente na fase inicial, se necessário, e para a causa da doença de base.

Síncope reflexa

É imprescindível a educação dos pacientes quanto à natureza benigna desse tipo de síncope, seu risco de recorrência e medidas para evitar novos episódios.

Deve-se orientar o reconhecimento precoce do pródromo e medidas efetivas para evitar o episódio (adotar posição supina e medidas físicas – *hand grip*, e cruzar braços e pernas de maneira isométrica). Deve-se lembrar que essas manobras somente são potencialmente eficazes em pacientes com pródromos relativamente longos.

O uso de midodrina (sem registro vigente na Anvisa) e fludrocortisona pode ser considerado em pacientes jovens com resposta vasodepressora.

O paciente deve evitar gatilhos, como lugares quentes/lotados, desidratação, tosse, esforço evacuatório excessivo, compressão da região cervical (colares, gravatas etc.). Medicações potencialmente implicadas (Tabela 2) devem ser reavaliadas.

O uso de marca-passo deve ser considerado em pacientes com síncope por síndrome do seio carotídeo em que predomina o componente de bradicardia (reflexo cardioinibitório) e também para pacientes com idade > 40 anos com qualquer síncope reflexa com predomínio de componente de bradicardia.

Síncope por hipotensão ortostática

Recomenda-se:

- hidratação e ingestão salina adequada;
- elevação da cabeceira para dormir;
- medidas físicas (aquelas usadas para síncope reflexa talvez tenham utilidade).
- administração de midodrina (sem registro vigente na Anvisa) (alfa-agonista) ou fludrocortisona pode ser tentada.

Síncope cardíaca

O tratamento é direcionado à causa base, seja ela arrítmica ou estrutural.

Em pacientes com síncope inexplicada e achados de alto risco para morte súbita cardíaca (infarto prévio, cardiomiopatia dilatada, cardiomiopatia hipertrófica, displasia arritmogênica do ventrículo direito, QT longo, síndrome de Brugada) implante de desfibrilador deve ser considerado, de acordo com a patologia de base.

Ablação pode ser tentada em pacientes com taquicardia supraventricular induzida em EEF. Indução de arritmia ventricular durante EEF em pacientes com infarto prévio é indicação de implante de desfibrilador, apesar da relativa baixa especificidade do achado.

Restrições a direção veicular

Episódio isolado de síncope benigna como o vaso-vagal não incorre em suspensão da carta de motorista. Em casos de episódio recorrente de síncope ou síncope de origem inexplicada, é recomendado evitar direção privada por uma semana, e por 12 meses no caso de direção comercial.

PROGNÓSTICO

O prognóstico é relacionado à causa de base, não à síncope *per se*, sendo que 5-34% não têm fator identificável. Doença cardíaca é a mais importante variável nas estratificações de risco.

Jovens com síncope reflexa têm excelente prognóstico.

Hipotensão ortostática promove risco de morte 2 vezes maior em relação à população geral em razão das comorbidades associadas.

BIBLIOGRAFIA

Brignole M, Moya A, de Lange FJ, Deharo JC, Elliott PM, Fanciulli A, et al. 2018 ESC Guidelines for the diagnosis and management of syncope. Eur Heart J 2018;39(21):1883-948.

Solbiati M, Talerico G, Villa P, Dipaola F, Furlan R, Furlan L, et al. Multicentre external validation of the Canadian Syncope Risk Score to predict adverse events and comparison with clinical judgement. Emerg Med J. 2021;38(9):701-6.

Sulke N, Sugihara C, Hong P, Patel N, Freemantle N. The benefit of a remotely monitored implantable loop recorder as a first line investigation in unexplained syncope: The EaSyAS II trial. Europace 2016;18:912-918.

10 DISPNEIA

Victor Pinto da Silva

DEFINIÇÃO

A dispneia é o desconforto respiratório que o médico pode detectar pela queixa do paciente (sintoma) ou por indícios de exame físico (sinal).

Em linhas gerais, ocorre por aumento do trabalho respiratório. Situações nas quais se aumente a demanda de oxigênio ou surja dificuldade para obtê-lo podem cursar com dispneia. Igualmente, na acidose metabólica, ocorre resposta compensatória de hiperventilação, a qual pode provocar o mesmo sintoma.

APRESENTAÇÕES

Embora muitas vezes apresente-se de modo inespecífico, a dispneia pode possuir características que sugiram etiologias determinadas:

- ortopneia: desconforto respiratório que ocorre em decúbito horizontal. Acontece em algumas situações, como insuficiência cardíaca congestiva descompensada, asma, doença pulmonar obstrutiva crônica, doenças neuromusculares etc.;
- dispneia paroxística noturna: o paciente se queixa de acordar com sensação de sufocamento. Às vezes, precisa permanecer em pé, com janelas abertas ou até mesmo ligar um ventilador para sentir algum alívio;
- trepopneia: ocorre no decúbito lateral, p. ex., nos derrames pleurais volumosos e nas paralisias diafragmáticas unilaterais;
- platipneia: dispneia que ocorre em ortostase e alivia em decúbito. Presente nas pericardites e nos *shunts* direita-esquerda. Nesta última situação, pode vir acompanhada de ortodeoxia, ou seja, dessaturação arterial na

posição em pé. Pode ser observada na síndrome hepatopulmonar;

- dispneia de esforço: desconforto respiratório que surge ou se agrava nas atividades físicas. Associada geralmente às cardiopatias e às pneumopatias.

ETIOLOGIAS E QUADRO CLÍNICO

Até 94% dos indivíduos que procuram serviços médicos por dispneia podem ser enquadrados em 1 das seguintes situações: doença pulmonar, doença cardiovascular, refluxo gastroesofágico, falta de condicionamento físico e doenças psiquiátricas (geralmente, do espectro ansioso).

Na maioria das vezes, a anamnese e o exame físico sugerem fortemente a etiologia da dispneia, sendo poucos os exames subsidiários necessários. Em uma parcela pequena dos casos, porém, avaliações de propedêutica complementar mais complexas serão necessárias para o diagnóstico preciso. As principais etiologias de dispneia são:

- cardiomiopatia;
- isquemia miocárdica;
- pericardite;
- miocardite;
- valvopatias;
- síndrome do marca-passo;
- tromboembolismo pulmonar;
- doença pulmonar obstrutiva crônica;
- asma;
- doenças intersticiais pulmonares;
- derrame pleural;
- neoplasia de pulmão;
- anemia;
- gestação;
- tireoidopatia;
- HAS;
- obesidade;
- descondicionamento físico;
- doença do refluxo gastroesofágico;
- ansiedade.

Os aspectos de anamnese fundamentais para o sucesso do diagnóstico etiológico da dispneia são

- instalação: surgimento súbito de dispneia sugere fenômenos vasculares (embolia pulmonar, equivalente de isquemia cardíaca), pneumotórax ou até crises de pânico. Os estabelecimentos mais paulatinos podem indicar doença pulmonar obstrutiva crônica, fibrose pulmonar, insuficiência cardíaca congestiva;
- desencadeantes: atividade física, alterações climáticas ou de ambiente, exposições específicas a gases, alérgenos;
- número de crises e periodicidade;
- sintomas associados: tosse, febre, dor torácica, hemoptise, edemas, sibilância;
- fatores de melhora: medicamentos (p. ex., broncodilatadores), repouso, posições e decúbitos específicos.

A intensidade da dispneia também compõe a avaliação clínica. Deve-se distinguir entre 2 tipos de dispneia: usual (atividades cotidianas) e atual (em um momento específico, como após uso de broncodilatadores ou durante atividade física). Para a dispneia atual, utiliza-se a escala de Borg modificada, a numérica e a analogicovisual. A escala analogicovisual é representada por uma linha reta, de 10 cm de comprimento, que em sua extremidade esquerda aponta ausência de dispneia e na direita, a pior sensação de desconforto respiratório já vivida (Figura 1). A escala numérica segue o mesmo princípio, mas cada intensidade do sintoma recebe um número de 0 a 10.

Já a dispneia usual é a que mais interessa na prática. Tem o valor de graduar o sintoma nas atividades cotidianas e, assim, determinar seu impacto na qualidade de vida do paciente. Auxilia nas mudanças de conduta, inclusive medicamentosas, em panoramas de cunho ambulatorial. Para sua avaliação, utilizam-se diversas escalas, como a do Medical Research Council (Tabela 1).

O exame físico é fundamental no diagnóstico etiológico da dispneia. Deve-se observar atentamente o paciente. Um dos primeiros elementos a serem descritos na avaliação é o ritmo respiratório, pois existe uma correlação relativamente consistente entre ele e as causas possíveis:

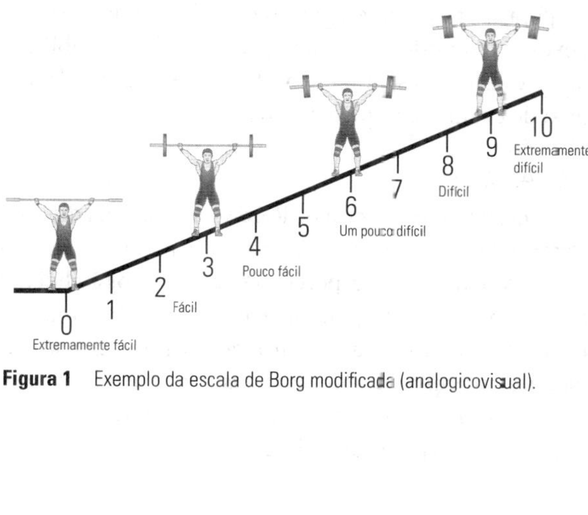

Figura 1 Exemplo da escala de Borg modificada (analogicovisual).

Tabela 1 Avaliação de dispneia conforme o Medical Research Council

Grau	Descrição
0	Apresenta dispneia em atividades extenuantes
1	Apresenta dispneia correndo no plano ou subindo inclinação leve
2	Caminha no plano mais vagarosamente que pessoas de mesma idade
3	Interrompe a marcha após caminhar 100 m
4	Apresenta dispneia que impede de sair de casa, vestir-se e banhar-se

- taquipneia: é o aumento da frequência respiratória (em situações fisiológicas, é de 12-20 irpm). Pode ocorrer em várias situações, não sendo específica. Ganham destaque a embolia pulmonar, edema agudo de pulmão ou congestão, síndromes restritivas, febre, sepse, ansiedade, tireidopatias, dor etc.;
- hiperpneia (Kussmaul): designa a elevação não só da frequência, mas também da amplitude (volume corrente) do ciclo respiratório. Ocorre na acidose metabólica, febre, ansiedade;
- bradipneia: designa a diminuição da frequência respiratória, ocorrendo em lesões neurológicas centrais, intoxicações (opioides, benzodiazepínicos), fadiga muscular;
- ritmo de Biot ou atáxico: totalmente irregular, encontrado nas lesões de SNC graves, marcadamente na hipertensão intracraniana;
- Cheyne-Stokes: apneia intercalada com hiperpneia crescente e decrescente. Está presente classicamente na insuficiência cardíaca congestiva, mas também em doenças neurológicas, intoxicações, hipercapnia etc.

EXAMES COMPLEMENTARES

Se a anamnese e o exame físico não forem suficientes para se chegar ao diagnóstico etiológico da dispneia, deve-se, de modo sistemático, analisando probabilidades pré-teste e pesando riscos de procedimentos, lançar mão de exames complementares.

RX de tórax

Dispneia em vigência de RX de tórax normal diminui a probabilidade de pneumonia, congestão pulmonar e pneumotórax. É importante, porém, lembrar de possibilidades graves, como embolia pulmonar, metaemoglobinemia, intoxicação por monóxido de carbono, anemia, acidose metabólica, infecção por *Pneumocystis jiroveci* etc.

A insuficiência cardíaca de início recente geralmente apresenta evidências radiográficas apreciáveis, como cefalização de trama vascular, linhas B de Kerley e aumento da área cardíaca.

É um exame útil na tomada de decisão na doença pulmonar obstrutiva crônica exacerbada, pois corrobora a decisão de se iniciar antibioticoterapia, a identificação de nódulos e massas etc.

Em fase de expiração, aumenta-se a sensibilidade do exame para pneumotórax de pequenas dimensões.

ECG

Exame simples, de baixo custo, sem riscos ao paciente. Auxilia na identificação e na classificação de arritmias, sinais de isquemia miocárdica silenciosa, embolia pulmonar e pericardite.

Dímero-D

Exame com alto valor preditivo negativo. Nos cenários de baixa probabilidade pré-teste, é útil para o descarte de embolia pulmonar. Inespecífico, pode estar cronicamente aumentado em vários cenários, como neoplasias, doença pulmonar obstrutiva crônica, insuficiência cardíaca congestiva. Nesses casos, havendo a suspeita de tromboembolismo pulmonar, recomenda-se pular o algoritmo diagnóstico para um procedimento de acurácia maior, como Doppler de membros inferiores ou ângio-TC de tórax com protocolo de tromboembolismo pulmonar.

Peptídeo natriurético tipo B

O peptídeo natriurético tipo B (BNP) pode ser útil no setor de emergência. Sintetizado pelos ventrículos, quando em valores de referência, praticamente descarta causas cardíacas. Sua elevação ocorre em insuficiência cardíaca congestiva, tromboembolismo pulmonar, pré-eclâmpsia, choque.

Gasometria arterial

Ajuda na diferenciação de acidose metabólica, causas psicogênicas (alcalose respiratória) e intoxicações.

TRATAMENTO

O alívio da dispneia esbarra na questão do diagnóstico preciso. Tratar a causa sempre é a premissa; no entanto, existem manobras que podem provocar uma atenuação dos sintomas enquanto se tenta estabelecer intervenções mais específicas.

Suplementar oxigênio nas situações de emergência é útil para os pacientes com desconforto. Deve-se lembrar que, no caso dos hipoxêmicos crônicos, objetiva-se $SatO_2$ máxima de 90-92%, pelo risco de hipercapnia e rebaixamento do nível de consciência.

Tabela 2 Exames complementares para diagnóstico de dispneia

Suspeita clínica	Exames complementares
Cardiopatia	ECG, peptídeo natriurético tipo B, troponina I e CKMB, ecocardiograma
Pneumopatia	Gasometria arterial, RX de tórax, espirometria, *peak flow*
Doença do refluxo gastroesofágico	Endoscopia digestiva alta, manometria, pHmetria
Tromboembolismo pulmonar	Dímero-D, USG Doppler de membros inferiores, ângio-TC de tórax

Os métodos ventilatórios não invasivos, como o *continuous positive airway pressure* (CPAP), podem criteriosamente ser empregados em muitas situações de emergência, como edema agudo pulmonar, asma, doença pulmonar obstrutiva crônica descompensada e pneumonias.

Há métodos farmacológicos igualmente úteis para tais fins. Os opioides ocasionam redução na percepção central da dispneia, redução na sensibilidade à hipercapnia, redução no consumo de oxigênio e aumento da função cardiovascular. Podem ser utilizados de forma individualizada na abordagem paliativa do controle da dispneia.

CONSIDERAÇÕES FINAIS

A dispneia pode ser um sintoma ou um sinal. Surge como manifestação de uma série de doenças.

São muito importantes a anamnese e o exame físico cuidadosos para a identificação da etiologia. Além do tratamento específico, deve-se sempre ter em mente a necessidade de aliviar o sintoma.

BIBLIOGRAFIA

Parshall MB, et al. American Thoracic Society Committee on Dyspnea. An official American Thoracic Society statement: update on the mechanisms, assessment, and management of dyspnea. Am J Respir Crit Care Med 2012 Feb 15;185(4):435-52.

Wahls SA. Causes and evaluation of chronic dyspnea. Am Fam Physician 2012 Jul 15;86(2):173-82..

11 TOSSE E HEMOPTISE

Ramiro Andres Traverso Sienra

TOSSE

DEFINIÇÃO

Tosse é um reflexo respiratório em resposta à aspiração de partículas, à inalação de gases tóxicos, à mudança rápida de temperatura do ar e principalmente, a fatores inflamatórios; tanto na via aérea alta, quanto na baixa. Ela se configura por uma inspiração profunda seguida por uma fase rápida de fechamento da glote, ativação intensa de musculatura expiratória e abertura súbita da glote, resultando em mobilização de secreções na via aérea e alto fluxo expiratório.

ETIOLOGIA

Para agrupar as causas mais frequentes, divide-se a duração da tosse em:

- aguda: < 3 semanas (Tabela 1);
- subaguda: 3-8 semanas (Tabela 2);
- crônica: > 8 semanas (Tabela 3).

EXAMES COMPLEMENTARES

- TC dos seios da face: diagnostica sinusopatias, porém seu uso sistemático não é indicado. O exame clínico é suficiente para indicar o uso do antimicrobiano. A imagem deve ser solicitada em pacientes com tosse persistente com dúvida diagnóstica.
- RX de tórax: em imunocompetentes, RX sem anormalidades deixa menos prováveis os diagnósticos de doença pulmonar obstrutiva crônica, bronquiectasias, neoplasias pulmonares e sarcoidose.
- TC de tórax: norteia o diagnóstico da grande maioria das doenças torácicas que não são relacionadas diretamente ao coração. É usada para diagnosticar doenças de via aérea inferior, parenquimatosas e pleurais.
- Prova de função pulmonar: muito útil em uma série de doenças pulmonares, principalmente doença pulmonar obstrutiva crônica, asma e tosse variante da asma, em que se diagnostica obstrução de fluxo aéreo. Além disso, a resposta a broncodilatadores e a hiper-responsivi-

Tabela 1 Diagnósticos de tosse aguda (< 3 semanas)

Diagnóstico	Quadro clínico
Infecção de vias aéreas superiores	Tosse, rinorreia com mucosa hialina, espirros, obstrução nasal, drenagem pós-nasal, odinofagia, lacrimejamento; com ou sem febre, com ausculta pulmonar normal
Rinossinusites agudas	Obstrução nasal, rinorreia (geralmente purulenta), pressão facial, gotejamento pós-nasal, tosse, febre, hiposmia e cefaleia
Tosse por exposição a alérgenos e irritantes	Tosse iniciada após a exposição a alérgenos e irritantes (os mais comuns são ácaros, pó domiciliar, pólen e proteínas animais – cães, gatos, baratas etc.) e que melhora após a retirada
Exacerbação de doenças pulmonares	Pacientes com antecedentes de doenças pulmonares conhecidas (doença pulmonar obstrutiva crônica, asma, bronquiectasias) que apresentam piora da dispneia, aumento da quantidade do catarro e mudança da qualidade da secreção, podendo tornar-se purulenta

Diagnósticos menos frequentes: tosse induzida por drogas (inibidores da enzima conversora da angiotensiva e betabloqueadores), aspiração de corpo estranho, coqueluche, tromboembolismo pulmonar, pneumonia e descompensação cardíaca.

Tabela 2 Diagnósticos de tosse subaguda (3-8 semanas)

Diagnóstico	Quadro clínico
Tosse pós-infecciosa	Pode ocorrer após infecções de vias aéreas superiores e inferiores, com RX de tórax normal; é um diagnóstico de exclusão
Rinossinusites agudas	Obstrução nasal, rinorreia (geralmente purulenta), pressão facial, gotejamento pós-nasal, tosse, febre, hiposmia e cefaleia
Asma	▪ Episódios recorrentes de sibilância, tosse, dispneia e aperto no peito, mais frequentes à noite e pela manhã ▪ É comum a piora dos sintomas com desencadeantes (alérgenos, tabagismo, infecções respiratórias virais, exercícios físicos, drogas e produtos químicos irritativos)
Tuberculose pulmonar	▪ Pacientes que, além da tosse, apresentam febre, sudorese noturna e síndrome consumptiva são de alta suspeição para tuberculose pulmonar ▪ É recomendação da OMS e do Ministério da Saúde a busca ativa de pessoas com tosse por período ≥ 3 semanas, que é denominado sintomático respiratório, as quais devem realizar o teste do escarro

Diagnósticos menos frequentes: infecção de vias aéreas superiores, exacerbação de doenças pulmonares, doença do refluxo gastroesofágico, bronquite eosinofílica, coqueluche.

Tabela 3 Diagnósticos clínicos de tosse crônica (> 8 semanas)

Diagnóstico	Quadro clínico
Síndrome do gotejamento pós-nasal	▪ Entidade clínica com tosse, obstrução nasal e rinorreia, sensação de algo gotejando na garganta, necessidade de limpar a faringe e halitose ▪ A síndrome inclui diagnósticos como rinites, sinusites, adenoidites, doença do refluxo gastroesofágico e tabagismo
Asma e tosse variante da asma	Pacientes apresentam critérios espirométricos de asma e história de tosse, porém não relatam dispneia, sibilos e opressão torácica
Doença do refluxo gastroesofágico	▪ Pirose retroesternal e regurgitação são sintomas clássicos de doença do refluxo gastroesofágico ▪ Sintomas extraesofágicos incluem odinofagia, disfonia, tosse, pneumonias de repetição, exacerbação de asma e surgimento de bronquiectasas
Tabagismo	Causa bronquite crônica; tosse melhora ou desaparece em 94-100% dos pacientes que cessam o hábito de fumar
Bronquiectasias	▪ Dilatações e tortuosidades irreversíveis de brônquios e bronquíolos de causas mistas, principalmente infecciosas ▪ São relacionadas a bronquite crônica e manifestam-se com tosse
Tosse induzida por drogas	▪ Inicia semanas a meses após o início do uso de inibidores da enzima conversora da angiotensina e cessa dias após sua suspensão; a tosse não apresenta broncoespasmo, opacidade pulmonar no RX nem dispneia ▪ Betabloqueadores também podem causar quadro de tosse por induzir uma broncoconstrição, principalmente em pacientes com asma e doença pulmonar obstrutiva crônica
Neoplasias primárias do pulmão e metástases pulmonares	Surgimento de tosse e mudança do padrão de tosse, principalmente quando acompanhados de sintomas consumptivos, podem ser indícios de neoplasia pulmonar primária ou de progressão de doença a distância

Outras causas: rinossinusite, presbiodisfagia, aspiração de corpo estranho, bronquite eosinofílica, discinesia de cordas vocais, discinesia ciliar primária, fibrose cística, paracoccidioidomicose.

dade brônquica ao teste de broncoprovocação são sugestivos de asma.

- Endoscopia digestiva alta e pHmetria: a endoscopia pode sugerir doença do refluxo gastroesofágico quando há esofagite distal e complicações da doença. A pHmetria é considerada por muitos autores como o padrão-ouro para o refluxo.

TRATAMENTO

O tratamento da tosse recai sobre o tratamento da causa. As evidências científicas para o tratamento inespecífico de tosse são escassas.

Muitas vezes, o paciente apresenta > 1 causa identificada, principalmente na tosse crônica. Nesses casos, deve-se realizar o tratamento para todas as causas a fim de se obter êxito terapêutico.

Tosse por infecção de vias aéreas superiores

- Dexbronfeniramida + pseudoefedrina (6/120 mg, 2 vezes ao dia, por 7 dias).
- Naproxeno (500 mg de ataque + 500 mg, a cada 8 horas, por 5 dias).

O tratamento alternativo consiste em: ipratrópio nasal em *spray* (42 mcg por dose, 2 aplicações em cada narina, 3-4 vezes ao dia, por 4 dias).

Tosse induzida por alérgenos e irritantes

- Afastamento do alérgeno e loratadina (10 mg, 1 vez ao dia).

Sinusite aguda

- Dexbronfeniramida + pseudoefedrina (6/120 mg, 2 vezes ao dia, por 2 semanas).
- Amoxicilina (500 mg, a cada 8 horas, por 10-14 dias) em caso de sinusite bacteriana.

Tosse pós-infecciosa

- Dexbrofeniramida (6/120 mg, 2 vezes ao dia, por 1 semana).
- Em caso de falha terapêutica, iniciar ipratrópio nasal por 1 semana.
- Se o insucesso persistir, utilizar prednisona (30-40 mg, por 3 dias) e não estender por > 7 dias. Deve-se considerar o uso de codeína nesses casos.

Tosse por síndrome de gotejamento pós-nasal

- Usar dexbronfeniramida por 3 semanas ou ipratrópio *spray* por 3 semanas nas doses anteriormente indicadas.
- Ao fim do tratamento, iniciar beclometasona nasal (1-2 *puffs* de 84 mcg/dose, por 3 meses).

Tosse por neoplasias

Para o controle de tosse para pacientes oncológicos, a abordagem dos múltiplos fatores de tosse é fundamental. Para tal, lança-se mão de fisioterapia respiratória, uso de mucolíticos e pode-se tentar o alívio de sintomas ao umidificar o ambiente ou realizar inalações com SF, além de medidas que evitem broncoaspirações. A supressão da tosse pode ser alcançada com codeína, 15-30 mg, VO, a cada 4 horas.

▪ HEMOPTISE

DEFINIÇÕES E ETIOLOGIA

Trata-se de um sangramento que se origina nas vias aéreas abaixo da glote e nos pulmões, que se exterioriza com a tosse. Um levantamento com 50 pacientes em um hospital de Recife revelou as principais causas de hemoptise:

- bronquiectasias (38%);
- câncer de pulmão (10%);
- aspergilose (16%);
- tuberculose ativa (8%);
- pneumonia (6%).

Outras causas significativas incluem tromboembolismo pulmonar, bronquites (que podem chegar a 18%), trauma de vias aéreas, corpo estranho e pós-punção de cateteres (iatrogênica).

EXAMES COMPLEMENTARES

RX de tórax e TC de alta resolução são fundamentais para a elucidação diagnóstica da doença pulmonar que levou à hemoptise, mas têm pouco valor na localização exata da via aérea que está sangrando.

Na emergência, a broncoscopia é o exame que localiza esse sítio e é capaz de realizar hemostasia direcionada. Em um momento posterior, o lavado broncoalveolar e a análise do material podem auxiliar no diagnóstico da doença de base.

DIAGNÓSTICO

O diagnóstico é clínico e simples, embora possa ser desafiador ao se confundir com epistaxe e hematêmese.

A hemoptise é classificada, conforme o volume do sangramento, em:

- grau leve: < 100 mL em 24 horas;
- grau moderado: 100-600 mL em 24 horas;
- maciça: > 600 mL em 24 horas.

Vale lembrar, porém, que pacientes com reserva pulmonar comprometida podem mostrar sinais de asfixia mesmo com volumes menores.

TRATAMENTO

O tratamento definitivo do sangramento e da doença pulmonar devem ser indicados para qualquer volume de hemoptise.

Para a hemoptise maciça, o atendimento se inicia com suporte intensivo, com atenção especial para o risco de asfixia e correção de eventuais diáteses hemorrágicas. É importante pesquisar o lado pulmonar acometido rapidamente, com ausculta pulmonar, história pregressa e RX simples. O paciente deve ser posicionado em decúbito lateral, de forma que o provável lado acometido esteja para baixo e o pulmão sadio, para cima.

Solicitação de broncoscopia deve ser feita com urgência, para localização do sangramento e hemostasia do foco. Outras modalidades podem ser realizadas como angiografia e ângio-TC.

PROGNÓSTICO

A mortalidade geral da hemoptise gira em torno de 6,5% e aumenta conforme o volume do sangramento, chegando a 80%.

Alguns critérios considerados de pior prognóstico incluem: uso de ventilação mecânica na admissão do hospital, RX da admissão com infiltrado de ≥ 2 quadrantes, hemoptise originada na artéria pulmonar ou em seus ramos, presença de neoplasia, etilismo e aspergilose. Conferem aumento progressivo da mortalidade, podendo chegar até 91%.

▪ BIBLIOGRAFIA

Aide M. Hemoptise. J Bras Pneumologia 2010;36(3):278-80.

Barker A. Bronchiectasis. N Engl J Med 2002;346(18):1383-93.

Berkin KR. Respiratory effects of angiotensin converting enzyme inhibition. Eur Respr J 1986;2:198-201.

Brasil. Ministério da Saúde. Manual de recomendações para o controle de tuberculose no Brasil. Brasília: Ministério da Saúde; 2011.

Chinzon D, Rossini A, Kiburd B, Navarro-Rodrigues T, Barbuti RC, Hashimoto CL, et al. Refluxo gastroesofágico: diagnóstico e tratamento. Federação Brasileira de Gastroenterologia. Projeto Diretrizes, 2003. Disponível em: http://www.projetodiretrizes.org.br. Acesso em: 5 mai 2014.

Fartoukh M, Khoshnood B, Parrot A. Early prediction of in-hospital mortality of patients with hemoptysis: an approach to defining severe hemoptysis. Respiration 2012;83:106.

Fiess E. II diretrizes brasileiras no manejo da tosse crônica. J Bras Pneumol 2006;32 (Supl 6):S403-46.

Global strategy of asthma management and prevention 2012 update. (GINA). 2012. Disponível em: http://www.ginasthma.org. Acesso em: 13 maio 2015.

Gomes N. Hemoptise: alternativas terapêuticas. Sociedade Brasileira de Cirurgia Torácica. Disponível em: http://www.sbct.org.br/?livro-virtual. Acesso em: 10 out 2014.

Irwin RS, Madison JM. The diagnosis and treatment of cough. N Engl J Med 2000;343:1715-21.

Lundgren, Costa A, Figueiredo L, Borba P. Hemoptise em hospital de referência em pneumologia. J Bras Pneumol 2010;36(3):320-4.

Rosmaninho I, Oliveira JF. Tosse crónica. Rev Port Imunoalergologia 2003;11:85-94.

12 DERRAME PLEURAL

Bernardo Vergara Reichert

DEFINIÇÃO E ETIOLOGIA

Derrame pleural é o acúmulo de líquido no espaço pleural. É um achado geralmente diagnosticado e abordado em serviços de emergência. Pode ocorrer em decorrência de uma grande quantidade de doenças, sendo as principais no Brasil: insuficiência cardíaca, tuberculose, pneumonias bacterianas, neoplasias com acometimento pleural, embolia pulmonar e infecções virais. As principais causas de derrame pleural de acordo com sua diferenciação (transudatos × exsudatos) são apresentadas na Tabela 1.

QUADRO CLÍNICO

Além dos sinais e sintomas que ocorrem em decorrência da doença causadora do derrame, o acúmulo de líquido no espaço pleural costuma gerar alguns achados:

- tosse;
- dor torácica ventilatório-dependente;
- dispneia;
- diminuição ou abolição do murmúrio vesicular no local do derrame;
- macicez à percussão;
- diminuição ou abolição do frêmito toracovocal.

DIAGNÓSTICO

O diagnóstico etiológico dos derrames pleurais é feito por meio da junção do quadro clínico com exames de imagem e análise do líquido pleural. A principal forma de se obter esse material para análise é por meio da toracocentese diagnóstica.

Esse procedimento está indicado quando se está diante de um derrame pleural de etiologia indefinida e que seja puncionável (espessura do derrame ≥ 10 mm em RX de tórax em decúbito lateral com raios horizontais ou USG).

Com base nisso, diante de um paciente sabidamente com insuficiência cardíaca ou cirrose hepática, que se encontre descompensado, em estado hipervolêmico e

Tabela 1 Principais causas de derrame pleural

Transudatos
Insuficiência cardíaca
Cirrose hepática
Tromboembolismo pulmonar
Síndrome nefrótica
Hipoalbuminemia
Diálise peritoneal
Mixedema
Uremia
Exsudatos
Doenças infecciosas (pneumonia, tuberculose, infecções virais)
Neoplasias com acometimento pleural (primárias ou metastáticas)
Tromboembolismo pulmonar
Doenças reumatológicas/vasculites (artrite reumatoide, lúpus eritematoso sistêmico, granulomatose eosinofílica com poliangiite (Churg-Strauss), granulomatose com poliangiite/Wegener)
Doenças gastrointestinais (pancreatite, abscesso subfrênico, abscesso hepático, perfuração esofágica)
Doenças ginecológicas (síndrome de Meigs, endometriose)
Derrame pleural induzido por drogas (nitrofurantoína, metotrexato, amiodarona, clozapina)
Quilotórax

que apresente derrame pleural que aparenta ser decorrente de um quadro congestivo (derrame bilateral, congestão pulmonar associada etc.), pode não se instituir inicialmente a toracocentese. Nesses casos, assume-se que o derrame é um transudato decorrente da congestão e se realiza um curso com diuréticos. Se após 72 horas de diuréticos o derrame persistir sem melhora, deve-se indicar a toracocentese diagnóstica. Ao coletar o material, várias avaliações devem ser feitas.

Aspecto visual do líquido pleural

- Sanguinolento: presente em neoplasias, tuberculose, trauma, embolia pulmonar. Raramente associado com derrame parapneumônico.
- Turvo: pode ser decorrente de excesso de proteínas, lipídeos ou células.
- Odor pútrido: indica infecção por anaeróbios.
- Leitoso: quilotórax.
- Purulento: derrame parapneumônico complicado.

Diferenciação entre transudato e exsudato

É básica e fundamental na análise dos derrames pleurais, pois divide os derrames em 2 grandes grupos e determina como a investigação deverá prosseguir. Essa diferenciação é feita pelos critérios de Light (Tabela 2); entretanto, apenas com seu uso, 15-20% dos transudatos podem ser identificados erroneamente como exsudatos, principalmente nos pacientes que vinham fazendo uso de diuréticos antes da toracocentese. Assim, se os critérios de Light apontarem um exsudato quando a principal hipótese for um transudato (p. ex., pacientes com insuficiência cardíaca, cirrose hepática etc.), é recomendável que seja feita a relação de albumina para a confirmação ou não do exsudato (Tabela 3). Uma outra forma de se diferenciar um transudato de um exsudato é por meio da dosagem do NT-proBNP (peptídeo natriurético do tipo B) no líquido pleural. Uma dosagem acima de 1.500 pg/mL é altamente sugestiva de transudato decorrente de insuficiência cardíaca descompensada.

Tabela 2 Critérios de Light

	Exsudato	Transudato
$DHL_{líq\ pleural}/DHL_{sérico}$	> 0,6	≤ 0,6
$Proteína_{líq\ pleural}/Proteína_{sérica}$	> 0,5	≤ 0,5
$DHL_{líq\ pleural}$	> 2/3 do limite superior do $DHL_{sérico}$	≤ 2/3 do limite superior do $DHL_{sérico}$

Tabela 3 Relação de albumina

	Exsudato	Transudato
$Albumina_{sérica}$ – $albumina_{líq\ pleural}$	≤ 1,2 mg/dL	> 1,2 mg/dL

Análises complementares

Além da dosagem do DHL e das proteínas para analisar os critérios de Light, quando se tratar de exsudato outros parâmetros devem ser avaliados para auxiliar no diagnóstico etiológico (Tabela 4):

- glicose: quando baixa (< 60 mg/dL), costuma estar relacionada com derrame parapneumônico complicado, derrame de origem neoplásica, derrame por tuberculose ou derrame por doença reumatológica/vasculite;
- celularidade: exsudatos geralmente apresentam celularidade > 1.000 células/mm³. O predomínio de neutrófilos indica processo agudo (p. ex., nos derrames parapneumônicos), enquanto o predomínio de linfocitos é mais sugestivo de tuberculose ou malignidade. O aumento de eosinófilos (> 10% do total de células) pode sugerir derrame induzido por drogas ou malignidade;
- adenosina deaminase: enzima participante do metabolismo celular de uma grande variedade de células, entre elas neutrófilos, linfócitos, monócitos e macrófagos.

Tabela 4 Diferenciação básica dos exsudatos

	Parapneumônico	Tuberculose	Neoplásico	Embólico
Glicose (mg/dL)	< 60	< 60	Variável	Normal
Celularidade	Predomínio de neutrófilos	Predomínio de linfócitos	Predomínio de linfócitos	Variável
Adenosina deaminase (UI/L)	< 40	> 40	< 40	< 40
Cultura	Geralmente positiva	Geralmente negativa	Negativa	Negativa
Pesquisa de células neoplásicas	Negativa	Negativa	Positiva	Negativa

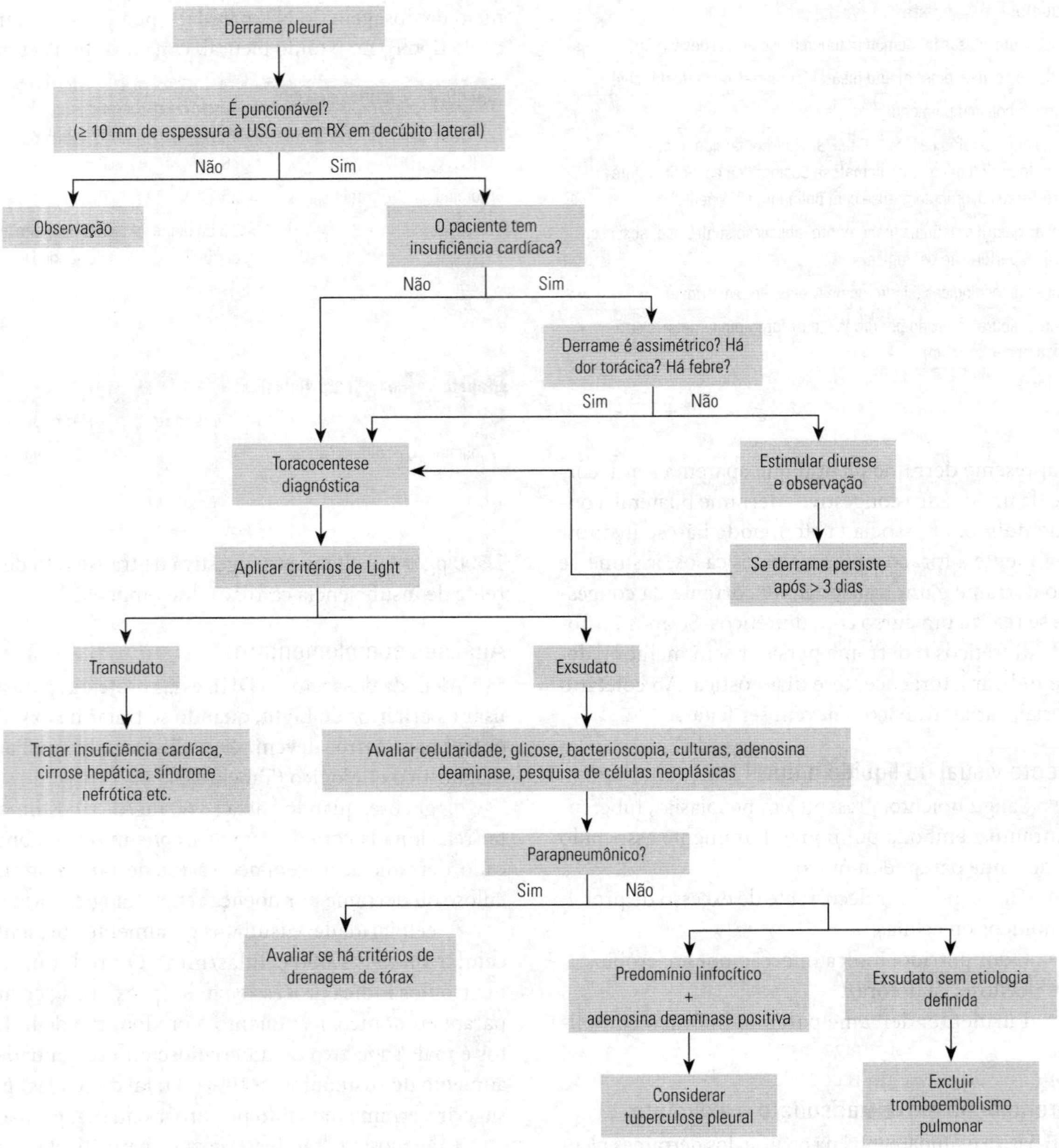

Figura 1 Avaliação inicial dos derrames pleurais.

Adenosina deaminase elevada indica uma alta taxa de replicação desses tipos celulares. A elevação desse marcador no líquido pleural (> 40 UI/L) mostrou boa correlação com a ocorrência de tuberculose pleural. Tendo em vista a alta prevalência dessa doença no Brasil e o fato de que a cultura e a bacterioscopia do *Mycobacterium tuberculosis* no líquido pleural apresentam baixa sensibilidade (25-37% e < 5%, respectivamente), a análise da adenosina deaminase torna-se muito importante nesses casos, ainda mais se associada com celularidade de predomínio linfocítico. Vale ressaltar, entretanto, que eventualmente a adenosina deaminase pode estar elevada em outras situações, sobretudo no derrame parapneumônico e no linfoma;

- cultura e bacterioscopia: especialmente úteis nos derrames decorrentes de pneumonias. Estima-se que em até 50% dos derrames parapneumônicos seja possível identificar o agente a partir da cultura do líquido pleural, guiando a antibioticoterapia. Além disso, a bacterioscopia faz parte dos critérios de drenagem de tórax;
- pesquisa de células neoplásicas: deve ser realizada na suspeita de derrame de origem neoplásica, pois em 65% dos casos é possível identificar a presença de células cancerosas;
- análise do pH: avaliação importante nos derrames parapneumônicos, pois é um dos critérios para indicação de drenagem de tórax.

BIBLIOGRAFIA

Feller-Kopman D, Light R. Pleural disease. N Engl J Med. 2018;378(8):740-51.

Krenke R. Use of pleural fluid levels of adenosine deaminase and interferongamma in the diagnosis of tuberculous pleuritis. Curr Opin Pulmonary Med 2010;367-75.

Light R. Pleural effusions. Med Clin N Am 2011;1055-70.

Light R. Pleural effusions. N Engl J Med 2002;346(25).

13 NÁUSEA E VÔMITOS

Cecília Hirata Terra

DEFINIÇÃO E ETIOLOGIA

Náusea é um sintoma descrito pelo paciente como "ânsia de vômito", "estômago embrulhado" ou "vontade de vomitar". Trata-se do reconhecimento consciente do estímulo excitatório do núcleo do vômito, localizado no bulbo. Os principais neurotransmissores envolvidos na ativação central e periférica destes reflexos são: dopamina (D2), serotonina (5HT3), acetilcolina (M1) e a histamina (H1).

A sensação da náusea é subjetiva e pode ou não preceder o vômito. Vômito, ou êmese, é definido como um reflexo em que ocorre a expulsão do conteúdo do trato digestivo alto pela cavidade oral. O processo mecânico se inicia com o relaxamento do esfíncter gástrico e do esofágico inferior, seguido de contração retrógrada do duodeno proximal e do antro gástrico, contração da musculatura abdominal, contração cricofaríngea inicial seguida de seu relaxamento, para então ocorrer a ejeção do conteúdo pela cavidade oral.

Deve-se diferenciar a êmese propriamente dita da regurgitação, na qual há refluxo do conteúdo gastrointestinal, sem ocorrer ejeção desse conteúdo ou os movimentos abdominais característicos. A contração da musculatura abdominal repetida, sem exteriorização, é chamada de vômito seco ou ameaça de vômito.

Náuseas e vômitos são sintomas muito comuns na prática clínica, sendo que o diagnóstico etiológico varia desde patologias benignas autolimitadas até doenças graves, em que os pacientes se apresentam hemodinamicamente instáveis e necessitam de tratamento agressivo e monitorização contínua. A anamnese detalhada é fundamental para o esclarecimento da etiologia, que por sua vez definirá a melhor conduta a ser tomada.

CAUSAS

- Reação a medicamentos e intoxicações exógenas. Quimioterápicos, opioides, anti-inflamatórios não esteroidais, antibióticos, diuréticos, antiarrítmicos, anti-hipertensivos, digitálicos, hipoglicemiantes orais, imunossupressores, anticonvulsivantes, antiparkinsonianos, xantinas, abuso de álcool.
- Infecciosas: gastroenterites virais e bacterianas, otites, quadros infecciosos com repercussão sistêmica.
- Centrais: cefaleia em migrânea, hipertensão intracraniana, pós-comicial, doenças desmielinizantes, doenças psiquiátricas, labirintopatias
- Distúrbios metabólicos e endocrinológicos: gestação, cetoacidose diabética, uremia, hipo/hiperparatireoidismo, hipertireoidismo, doença de Addison, porfiria intermitente aguda.
- Distúrbios relacionados ao trato gastrointestinal, alterações intra-abdominais: abdome agudo (obstrução intestinal, úlcera péptica, pancreatite, colecistite, isquemia mesentérica), fibrose retroperitoneal, metástases em mucosas, doença de Chron, síndrome do intestino irritável, gastroparesia, íleo paralítico.
- Outras: vômitos pós-operatórios, vômitos cíclicos, IAM, ICC.

AVALIAÇÃO INICIAL

A abordagem inicial se inicia com a caracterização detalhada da história clínica, caracterização dos episódios de náuseas e vômitos, conteúdo ejetado e sintomas associados.

A seguir, o exame físico será direcionado à identificação da(s) causa(s), suas repercussões, assim como possíveis complicações associadas ao quadro.

- História clínica e antecedentes: definição clara da sintomatologia, diferenciando de outros sintomas como a regurgitação e ruminação. Caracterização dos episódios com relação ao início (agudo/crônico), desencadeantes, fatores de piora e melhora, evolução, frequência e gravidade. Em mulheres, é preciso considerar gestação e caracterizar a atividade sexual, contracepção e data da última menstruação.
- Caracterização do conteúdo ejetado: a presença de produtos patológicos no vômito pode direcionar o diagnóstico etiológico. Vômitos fecaloides ou biliosos indicam abdome agudo obstrutivo, enquanto o vômito em "borra de café" indica hemorragia digestiva alta. A presença de alimentos não digeridos corrobora a hipótese de divertículo de Zenker, acalasia, gastroparesia ou obstrução gástrica.
- Sintomas associados: precedido ou não de náuseas, dor abdominal, febre, diarreia, tontura, vertigem, perda ponderal, cefaleia, mialgia, entre outros.
- Exame físico (investigação etiológica): sinais de gravidez, diarreia, distensão e dor abdominal, sinais de irritação peritoneal, cicatrizes abdominais, massas palpáveis, caracterização de ruídos intestinais, sinais de síndrome consumptiva, sinais de irritação meníngea ou hipertensão intracraniana.
- Exame físico (complicações associadas ao quadro): desidratação, sinais de resposta inflamatória sistêmica, rebaixamento do nível de consciência, sinais de broncoaspiração.

Na presença de desidratação grave ou choque, a expansão volêmica com solução cristaloide deve ser instituída juntamente com sintomáticos antieméticos e analgésicos, se necessário. A alteração cognitiva ou a de consciência, ou sinais de resposta inflamatória sistêmica, também indicam necessidade de transferência do paciente à sala de emergência para monitorização contínua, realização de exames e terapêutica inicial. A passagem de SNG pode ser indicada para aliviar a distensão gástrica em quadros abdominais oclusivos, suboclusivos, inflamatórios e no íleo paralitico.

EXAMES COMPLEMENTARES

No departamento de emergência, a maioria dos casos de náuseas e vômitos se caracteriza por quadros infecciosos gastrointestinais autolimitados sem repercussão hemodinâmica. Para esses casos, basta a realização de orientação de aporte hídrico e dietético adequado, para tratamento sintomático no domicílio, sem necessidade de nenhum exame complementar. A função dos exames nesse contexto visa a investigação da causa etiológica e de possíveis complicações inerentes ao quadro e são reservados a casos específicos, em que a hipótese de gastroenterite autolimitada tenha sido excluída. Em pacientes do sexo feminino em idade fértil, deve-se considerar teste de gravidez, tanto para o diagnóstico de êmese gravídica quanto para a segurança no caso de necessidade posterior de exame de imagem com radiação ionizante.

Outros exames relacionados à investigação etiológica devem ser pedidos de acordo com as hipóteses diagnósticas levantadas após a anamnese e o exame físico inicial:

- exames gerais: hemograma, β-HCG, eletrólitos e função renal, provas inflamatórias (PCR, VHS), ECG, gasometria arterial com lactato (em casos graves). Lipase, amilase, DHL e enzimas hepáticas também podem se mostrar úteis no diagnóstico diferencial de quadros abdominais agudos;
- exames radiológicos devem ser pedidos de acordo com a etiologia mais provável. Incluem radiografia simples de abdome em decúbito dorsal horizontal, ortostático e cúpulas na suspeita de abdome agudo; esofagoestomagoduodenografia, tempo de esvaziamento gástrico, enema e TC de abdome e pelve também podem ser necessários durante a investigação;
- outros exames a se considerar: TSH, T4L, manometria, endoscopia digestiva alta, cintilografia de esvaziamento gástrico, TC de crânio e coleta de liquor.

TRATAMENTO

Tratamento não farmacológico

Recomenda-se dieta oral apenas para pacientes estáveis hemodinamicamente, com boa aceitação oral, sem alterações de consciência ou sinais de abdome agudo. A ingesta deve ser preferencialmente com dieta líquida, em pequena quantidade e fracionada ao longo do dia. Alimentos gordurosos devem ser evitados e a ingestão de líquidos (não somente água pura) deve ser estimulada. O controle rigoroso da glicemia se mostrou eficaz no tratamento de pacientes diabéticos.

Tratamento farmacológico

A terapêutica farmacológica basear-se-á na classificação dos agentes em antieméticos (drogas com ação direcionada à supressão de náuseas e vômitos) e procinéticos (drogas que modulam a motilidade do trato digestório), além da combinação de diferentes fármacos que, em associação, potencializem-se mutuamente (Tabela 1).

Tratamentos específicos

Para pacientes refratários ao tratamento inicial, outras terapêuticas podem ser realizadas com o objetivo de tratar a causa de base das náuseas e dos vômitos. Uma vez identificada a etiologia, o tratamento seguirá protocolos específicos das especialidades, cabendo ao clínico o acompanhamento em conjunto do paciente com colega da especialidade correspondente à patologia de base.

Tabela 1 Fármacos utilizados no tratamento das náuseas e vômitos

Agente	Classe		Fármaco	Indicação	Via	Posologia recomendada	Efeitos adversos (EA) e contraindicações (CI)
Antiemético	Antagonistas colinérgicos		Escopolamina	Profilaxia de náuseas, efeito antiemético modesto	VO, EV, IM, SL, transdérmico	10-20 mg até 4x/dia	EA: adversos boca seca, tontura, alterações visuais, retenção urinária e taquicardia CI: miastenia gravis e megacólon
Antiemético	Anti-histamínicos (Ant. H1)		Difenidramina	Distúrbios vestibulares, emese gravídica	EV, IM	25-50 mg até 4x/dia	EA: sonolência, tontura, distúrbios da coordenação, irritabilidade, obstipação, retenção urinária, taquicardia
			Dimenidrinato	Distúrbios vestibulares, profilaxia e tratamento de náuseas induzida por radioterapia, emese gravídica	VO, EV, IM	25-100 mg até 4x/dia Ajuste de dose na insuficiência hepática	EA: sonolência, cefaleia, insônia, irritabilidade, retenção urinaria CI: Porfiria.
			Meclizina	Distúrbios vestibulares, emese gravídica	VO	25-50 mg/dia	EA: taquicardia, boca seca, constipação, retenção urinária
Antiemético	Antagonistas dopaminérgicos	Fenotiazidas	Proclorperazina (sem registro vigente na Anvisa)	Vômitos associados a QT	VO, EV, IM, VR	5-10 mg ate 4x/dia	EA: efeitos extrapiramidais, hipotensão postural, discinesia tardia, prolongamento de intervalo QT, hiperprolactinemia
			Prometazina		VO, EV, IM, VR	12,5-25 mg 4x/dia	
			Clorpromazina		VO, EV, IM	10-25 mg até 4x/dia	
Antiemético	Antagonistas dopaminérgicos	Butirofenonas	Haloperidol	Vômitos associados a QT, vômitos pós-operatórios, obstrução intestinal maligna	VO, EV, IM	0,5-5 mg até 3x/dia	EA: acatisia, sedação, agitação psicomotora, hiperprolactinemia, amenorreia, síndrome neuroléptica maligna (idiossincrática), prolongamento do intervalo QT (dose-dependente)
			Droperidol		VO	0,625-1,25 mg/dia	

(continua)

Tabela 1 Fármacos utilizados no tratamento das náuseas e vômitos (*continuação*)

Agente	Classe		Fármaco	Indicação	Via	Posologia recomendada	Efeitos adversos (EA) e contraindicações (CI)
Antiemético e procinético	Antagonistas dopaminérgicos	Benzamidas	Metoclopramida	Vômitos associados a irritação do trato digestório, gastroparesia, dismotilidade, emese gravidica	VO, IM, EV	10-20 mg até 4x/dia	EA: Sedação, ansiedade, reações distônicas, discinesia tardia. Sensação de morte iminente (a infusão rápida de metoclopramida e). CI: obstrução do trato digestório
			Domperidona		VO	10 mg até 3x/dia	
Antiemético	Antagonistas do receptor de serotonina (Ant. 5HT-3)		Ondansetrona	Profilaxia e tratamento de vômitos associados a QT, idosos, infecções com repercussão sistêmica, emese gravídica	VO, EV	4-8 mg até 3x d	EA: cefaleia, fatiga, mal-estar, constipação
Antiemético	Corticosteroides		Dexametasona	Hipertensão intracraniana, profilaxia e tratamento de vômitos associados a QT (em associação com Ant. 5HT-3).	VO, EV, IM	4-8 mg até 4x dia	EA: hiperglicemia, instabilidade emocional, acne, hipertensão, osteoporose
Antiemético	Benzodiazepínicos		Lorazepam	Vômitos associados a quadros psiquiátricos, profilaxia de vômitos associados a QT	VO, EV, IM, SL	0,5-2 mg, dose única	EA: sonolência, ataxia, alterações cognitivas, tontura, disartria
			Alprazolam		VO	0,25-1 mg, dose única	
Outro	Antidepressivos tricíclicos		Amitriptilina	Vômitos cíclicos , náusea crônica funcional	VO	até 100 mg/dia	EA: constipação, atraso no esvaziamento gástrico, agitação, sedação
Outro	Antagonista do receptor NK1		Aprepitan (sem registro vigente na Anvisa)	Profilaxia a tratamento de nauseas e vômitos associados a QT (em associação com Ant. 5HT-3	VO	80-125 mg/dia	Fadiga, constipação, soluços

Vômitos associados a gastroparesia

O tratamento medicamento de escolha é a metoclopramida. O uso prolongado permite o aparecimento de efeitos secundários que devem ser sempre explicados ao paciente e aos cuidadores. Nos casos de gastroparesia diabética, o controle glicêmico é fundamental para uma boa evolução clínica. Outros fármacos podem ser combinados nos casos refratários, assim como outras terapias, que visam à manutenção de uma via nutricional, assim como o conforto do paciente. Estas incluem uso de sondas gástricas (para descompressão dos casos agudos), enterais, estomias, estimulação gástrica e outros.

Vômitos associados a quimioterapia (QT)

Em pacientes submetidos a QT, a profilaxia terá sempre mais impacto que o tratamento de náuseas e vômitos. Esta será prescrita pelo médico oncologista, de acordo com o potencial emetogênico do tratamento em curso. A despeito de uma profilaxia bem feita, os pacientes que ainda apresentem o quadro serão medicados também com combinações terapêuticas, evitando as drogas já utilizadas na profilaxia, podendo incluir outros fármacos, como neurolépticos e derivados canabinoides.

Náuseas e vômitos nos cuidados paliativos

Em pacientes em cuidados paliativos, as causas de náuseas e vômitos serão frequentemente multifatoriais. O tratamento deve, portanto, adaptar-se às causas subjacentes, incluindo a combinação de pelo menos 2 fármacos de classes diferentes. A adesão deve ser reforçada, evitandos escapes.

Nos casos de obstrução intestinal maligna, o tratamento deve incluir: analgesia, antieméticos, corticosteroides e drogas antissecretórias do sistema digestório (octreotide).

Vômitos pós-operatórios

Uma das queixas mais frequentes em pacientes cirúrgicos, as náuseas e os vômitos pós-operatórios (NVPO) são associados a um aumento do período de hospitalização e do número de readmissões hospitalares não planejadas. Atualmente, protocolos de profilaxia são implementados de forma a evitar a NVPO e suas consequências na evolução do pós-operatório do paciente. Este fator influenciará o tratamento a ser instaurado, que normalmente constará de mais de uma classe de fármaco. A combinação de dois ou mais fármacos na profilaxia e o tratamento da NVPO já está bem estabelecida. O tratamento de escolha é o Ant. 5HT-3 associado a dexametasona e uma terceira droga de escolha (dimenidrinato, haloperidol, metoclopramida ou aprepitan – sem registro vigente na Anvisa).

Êmese gravídica

A prevalência de náuseas e de vômitos na gestação é calculada em torno de 85%. Destas, 25% apresentam exclusivamente o quadro de náusea matinal, com pico entre a 5ª e a 9ª semanas de gestação, e reduzindo gradualmente até aproximadamente a 20ª semana. A maioria das pacientes responde bem ao tratamento não farmacológico. Além do ajuste e fracionamento dietético, estão incluídos no tratamento o suporte psicossocial e terapias não convencionais, como a hidroginástica ou outras atividades físicas de baixo impacto, a acupuntura e a acupressão, a aromaterapia, e a ingestão de gengibre.

A suplementação vitamínica de piridoxina (B6) deve ser considerada de primeira linha na farmacoterapia inicial. Estudos comparativos mostram uma superioridade de ação do ant. HT-3, quando comparado aos outros fármacos. No entanto, alguns estudos apontaram um discreto aumento no risco de malformações fetais, o que reduziu seu uso a apresentações clínicas mais graves (Escore de PUQE > 6) e/ou casos refratários. A metoclopramida e os anti-histamínicos mostraram boa resposta em casos moderados, enquanto os corticoides são considerados último recurso.

Na presença de vômitos prolongados, dextrose e vitaminas (B1 e B6) devem ser incluídas, sendo a tiamina (B1) administrada antes da solução glicosada para evitar a encefalopatia de Wernicke. Casos instáveis e refratários devem ser levados à sala de emergência para monitorização contínua e expansão volêmica com solução cristaloide.

BIBLIOGRAFIA

Camilleri M, Parkman HP, Shafi MA, Abell TL, Gerson L; American College of Gastroenterology. Clinical guideline: management of gastroparesis. Am J Gastroenterol 2013;108(1):18-38.

Duarte G, et al. Emese da gravidez São Paulo: Federação das Associações Brasileiras de Ginecologia e Obstetrícia (FEBRASGO), 2018. Série Orientações e Recomendações FEBRASGO, no. 2/Comissão Nacional Especializada em Assistência Pré-natal.

Federação Brasileira das Associações de Ginecologia e Obstetrícia (Febrasgo). Náuseas e vômitos na gravidez. São Paulo: FEBRASGO; 2021. Protocolo Febrasgo-Obstetrícia, n. 32/Comissão Nacional Especializada em Assistência Pré-Natal.

Gan TJ, Belani KG, Bergese S, et al. Fourth consensus guidelines for the management of postoperative nausea and vomiting. Anesth Analg 2020;131(2):411-448.

Hesketh PJ, Kris MG, Basch E, et al. Antiemetics: ASCO Guideline Update [published correction appears in 2021;39(1):96]. J Clin Oncol 2020;38(24):2782-2797.

Quigley EM, Hasler WL, Parkman HP. AGA technical review on nausea and vomiting. Gastroenterology 2001;120(1):263-86.

Roila F, Molassiotis A, Herrstedt J, et al. 2016 MASCC and ESMO guideline update for the prevention of chemotherapy- and radiotherapy-induced nausea and vomiting and of nausea and vomiting in advanced cancer patients. Ann Oncol 2016;27(suppl 5):v119-v133.

Singh P, Yoon SS, Kuo B. Nausea: a review of pathophysiology and therapeutics. Therap Adv Gastroenterol 2016;9(1):98-112.

14 ASCITE

Christian Valle Morinaga

DEFINIÇÃO E ETIOLOGIA

Ascite é o acúmulo de líquido na cavidade peritoneal. Pode ocorrer por aumento de pressão portal (cirrose, doença veno-oclusiva, insuficiência cardíaca congestiva), diminuição de pressão oncótica (hipoalbuminemia por síndrome nefrótica ou enteropatia perdedora de proteínas), doença peritoneal (malignidade, tuberculose) ou, raramente, por mixedema (hipotireoidismo), líquido pancreático ou hemoperitônio.

SEMIOLOGIA

Deve-se pesquisar a presença de edema de membros inferiores. Sua ausência sugere doença peritoneal ou hipertensão portal sem insuficiência hepática ou envolvimento sistêmico.

Sinais de insuficiência hepática, como presença de *spiders*, circulação colateral abdominal tipo portal (fluxo centrífugo), eritema palmar e icterícia, podem ser detectados ao exame clínico.

Contratura de Dupuytren sugere etiologia alcoólica.

O sinal mais sensível de ascite é a presença de macicez à percussão do flanco. Presença de macicez móvel em decúbitos dorsal e lateral é um sinal sensível e específico.

O sinal de piparote (progressão de onda de líquido à percussão lateral abdominal) é pouco sensível, porém bastante específico.

DIAGNÓSTICO

A semiologia é soberana como diagnóstico de ascite. Casos duvidosos devem ser avaliados com USG e RX de abdome.

Diagnósticos diferenciais de ascite incluem obesidade, obstrução intestinal (funcional ou mecânica) e tumor peritoneal.

Para a elucidação da etiologia, é primordial a realização de paracentese, seja de alívio ou simplesmente diagnóstica (Capítulo 301). Deve-se avaliar o líquido quanto à presença de infecção, à presença de hipertensão portal e à necessidade de outras análises.

Infecção do líquido ascítico

A celularidade do líquido é o exame imediato mais útil para determinar a possibilidade de infecção. Deve-se considerar o tratamento antibiótico se contagem de polimorfonucleares > 250/mm³. Após os resultados das culturas, pode-se determinar o diagnóstico mais específico (Tabela 1).

Para fins de avaliação de infecção, em caso de líquidos hemorrágicos, descontar 1 leucócito para cada 750 hemácias e 1 polimorfonuclear para cada 250 hemácias.

Presença de hipertensão portal

A melhor forma de identificar hipertensão portal é a partir do cálculo do gradiente de albumina soro-ascite (GASA):

GASA = albumina sérica – albumina líquido ascítico

Valores > 1,1 g/dL predizem hipertensão portal com 97% de acurácia.

É importante lembrar que esse gradiente não é específico de hipertensão portal de origem cirrótica. Insuficiência cardíaca e síndrome de Budd-Chiari costumam cursar também com hipertensão portal (Tabela 2).

Necessidade de outros exames

Dependendo da suspeita diagnóstica inicial, devem ser considerados outros exames conforme descrito na Tabela 3.

Tabela 1 Diagnóstico da ascite baseado em celularidade e cultura

Diagnóstico	Celularidade	Cultura
Peritonite bacteriana espontânea	Polimorfonucleares > 250/mm³	Positiva
Ascite neutrofílica	Polimorfonucleares > 250/mm³	Negativa
Bacterascite	Polimorfonucleares < 250/mm³	Positiva
Peritonite secundária	Polimorfonucleares > 250/mm³ e pelo menos 2 dos critérios: glicose < 50 mg/dL, DHL elevado, proteína do líquido ascítico > 1 g/dL	Positiva para múltiplos organismos*

* Investigar causas secundárias: perfuração intestinal, abscesso perinefrético etc.

Tabela 2 Classificação das ascites baseada no gradiente de albumina soro-ascite (GASA)

> 1,1 g/dL
Cirrose
Insuficiência cardíaca congestiva
Hepatite alcoólica
Insuficiência hepática fulminante
Síndrome de Budd-Chiari
Doença veno-oclusiva
< 1,1 g/dL
Carcinomatose peritoneal
Tuberculose
Pancreática
Síndrome nefrótica
Lúpus eritematoso sistêmico
Infarto intestinal

Tabela 3 Exames pertinentes à análise de líquido ascítico

Exame	Interpretação
Glicose	Normalmente, é similar à glicose sérica Seu consumo sugere malignidade ou peritonite secundária
DHL	Se superior à sérica, sugere atividade peritoneal por infecção, perfuração ou tumor
Amilase	Valor esperado corresponde a 40% do valor sérico Ascite por pancreatite pode gerar valores em torno de 2.000 UI/L
Pesquisa de bacilo álcool-acidorresistente	Sensibilidade baixa (< 2%)
Cultura para bacilo álcool-acidorresistente	Aumenta a sensibilidade em até 83% se for possível a cultura de 1 L
Adenosina deaminase	Valores > 33 UI/L apresentam boas sensibilidade e especificidade para tuberculose em nossa população Pode-se complementar a investigação com cultura ou biópsia
TG	Na ascite quilosa, TG > 200 mg/dL Solicitar se houver suspeita

▪ BIBLIOGRAFIA

Andrade Jr DR. Ascite. In: Benseñor IM. Semiologia clínica. São Paulo: Sarvier; 2002.

Grisi SJFE, Cardoso AC, Bellizia L, Escobar AMU. Tuberculose peritoneal: relato de caso e comparação de métodos diagnósticos. Pediatria (São Paulo) 2001;23(1):100-5.

Runyon BA. Evaluation of adults with ascitis. Uptodate, 2022. Disponível em: http://www.uptodate.com/contents/evaluation-of-adults-with-ascites. Acesso em 19 fev 2022.

15 ICTERÍCIA

Christian Valle Morinaga

DEFINIÇÃO E ETIOLOGIA

Icterícia é o achado de coloração amarelada ao exame clínico de pele, mucosas e tecidos profundos que sugere valores de bilirrubina > 2 mg/dL.

Pode ser didaticamente dividida de acordo com a origem anatômica da etiologia (Tabela 1).

SÍNDROME DE GILBERT

É uma condição hereditária que afeta cerca de 5% da população. Caracteriza-se pela redução discreta do processo de conjugação, gerando aumento de bilirrubina indireta. Geralmente, é descoberta como achado de exame e a elevação de bilirrubinas é transitória e desencadeada por períodos de estresse, jejum ou doença.

O diagnóstico pode ser realizado pela demonstração da elevação da bilirrubina comparando 1 dia de dieta normal com 1 dia de dieta restritiva do ponto de vista calórico.

Tabela 1 Classificação de icterícia

Fase	Sinais e laboratório	Etiologias
Pré-hepática	Elevação predominantemente de bilirrubina indireta Anemia	Hemólise, reabsorção de hematoma
Intra-hepática	Elevação discreta de bilirrubina indireta	Síndrome de Gilbert, hipertireoidismo
	Elevação predominantemente de bilirrubina direta	Hepatites virais, hepatite alcoólica, hepatite autoimune, medicações, sarcoidose, cirrose biliar primária, colangite esclerosante primária
Pós-hepática	Elevação marcadamente de bilirrubina direta Pode acompanhar acolia fecal e colúria	Litíase biliar, colangiocarcinoma, neoplasias intra-hepáticas, neoplasias extra-hepáticas (linfoma, pâncreas), pancreatite

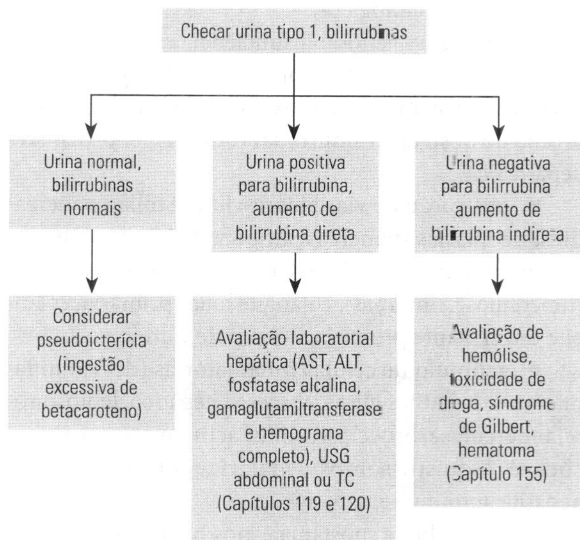

Figura 1 Fluxograma para investigação de icterícia.

BIBLIOGRAFIA

Reis M. Icterícia. In: Benseñor IM. Semiologia clínica. São Paulo: Savier; 2002.

Roche SP, Kobos R. Jaundice in the adult patient. Am Fam Phys 2004;69(2):299--304.

16 HEPATOMEGALIA E ESPLENOMEGALIA

Rafael Kitayama Shiraiwa

HEPATOMEGALIA

DEFINIÇÃO E ETIOLOGIA

Hepatomegalia é definida como fígado com hepatimetria > 12 cm pelo exame clínico. É um sinal cardinal em doenças primárias do fígado, ou indica reação do fígado em doenças extra-hepáticas ou sistêmicas.

A hepatomegalia pode acontecer por diversos mecanismos fisiopatológicos:

- congestão venosa: insuficiência cardíaca, insuficiência cardíaca predominante à direita (*cor pulmonale*), pericardite constritiva, síndrome de Budd-Chiari, síndrome de obstrução sinusoidal (doença veno-oclusiva hepática);
- obstrução de vias biliares: litíase biliar, pancreatites, neoplasias (pâncreas, ampola de Váter, colangiocarcinoma), compressão extrínseca por adenomegalias (tuberculose, linfomas), colangite biliar primária, colangite esclerosante primária, doença de Caroli;
- acúmulo de células inflamatórias (desvio inflamatório): hepatites virais, abscesso hepático, leptospirose, tuberculose, brucelose, sífilis, actinomicose, equinococose, esquistossomose, malária, outras infecções, hepatite autoimune, sarcoidose;
- acúmulo de substâncias nos hepatócitos/fígado: esteatose, amiloidose, hemocromatose (ferro), doença de Wilson (cobre), DM, glicogenoses, doença de Gaucher (cerebrosídeos), doença de Niemann-Pick (esfingomielina), hematopoese extramedular, deficiência de alfa-1 antitripsina;
- ação de substâncias tóxicas: álcool, hepatite por drogas;
- tumores malignos e lesões expansivas benignas: carcinoma hepatocelular, linfomas, leucemias, tumores metastáticos (estômago, cólon, pâncreas etc.), hemangioma hepático, hiperplasia nodular focal, adenoma hepatocelular;
- outras: cirrose hepática, histiocitose X (célula de Langerhans), fígado policístico, acromegalia, fibrose hepática congênita.

CLASSIFICAÇÃO

As hepatomegalias são classificadas em: leve (13-16 cm), moderada (16-19 cm) e maciça (> 19 cm).

QUADRO CLÍNICO

Ocasionalmente, hepatomegalia cursa com dor em hipocôndrio direito ou massa palpável no local. Pode ser identificada por meio de palpação e percussão na propedêutica abdominal.

EXAMES COMPLEMENTARES

Os diagnósticos diferenciais de hepatomegalia são variados e necessitam de ampla investigação. Deve-se direcionar a solicitação de exames conforme suspeita: aumento de gamaglutamil transpeptidase e fosfatase alcalina sugerem colestase; aumento de aminotransaminases em lesão de hepatócitos; aumento do tempo de protrombina e diminuição de albumina sérica indicam comprometimento da síntese hepática; pancitopenia pode resultar de supressão de medula óssea e hiperesplenismo.

USG de abdome é útil para diferenciar hepatomegalia difusa ou de determinado segmento, afastar obstrução biliar, mostrar indícios de hepatopatia parenquimatosa (homogênea ou heterogênea), avaliar massas como cistos ou nódulos, confirmar hepatomegalia ou detectar doenças extra-hepáticas.

A biópsia hepática permite o diagnóstico da doença, determinar o grau de lesão hepática e avaliar a resposta a tratamento. A decisão de realizá-la deve ser individualizada, conforme quadro clínico, riscos e benefícios.

DIAGNÓSTICO

A Figura 1 mostra a abordagem sugerida ao paciente com hepatomegalia.

ESPLENOMEGALIA

DEFINIÇÃO E ETIOLOGIA

Esplenomegalia é definida como baço de comprimento ≥ 13 cm ou espessura > 5 cm em USG ou > 10 cm em TC. Baço palpável ao exame clínico é muito sugestivo de esplenomegalia.

Diversos mecanismos fisiopatológicos podem cursar com esplenomegalia:

- congestão venosa: insuficiência cardíaca (direita > esquerda), obstrução da veia supra-hepática (síndro-

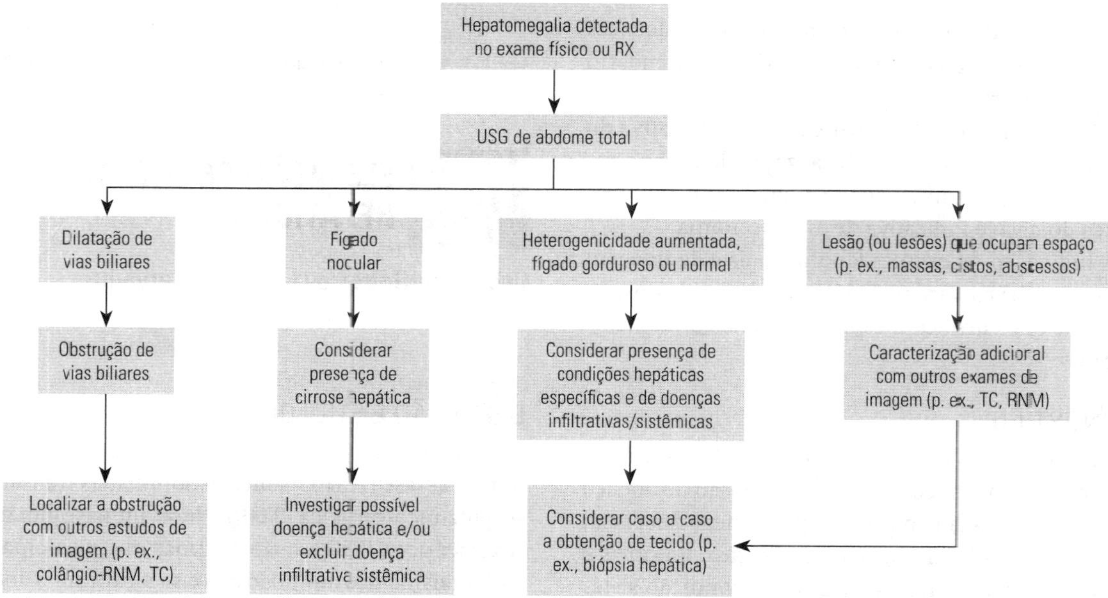

Figura 1 Algoritmo para investigação diagnóstica do paciente com hepatomegalia.

me de Budd-Chiari), cirrose hepática, esquistossomose, trombose de veia porta/esplênica;

- exacerbação da função de filtro: esferocitose, eliptocitose, anemia falciforme, talassemia maior, hemoglobinopatias, hemoglobinúria paroxística noturna, anemia hemolítica autoimune, púrpura trombocitopênica imune;
- hiperplasia imune: endocardite bacteriana, sepse, abscesso esplênico, febre tifoide, tuberculose, sífilis, malária, mononucleose infecciosa, citomegalovírus, hepatite viral, leishmaniose visceral, SIDA, histoplasmose, doença de Chagas, toxoplasmose, artrite reumatoide, doença de Still, lúpus eritematoso sistêmico, doenças vasculares colagenosas, sarcoidose, doença do soro;
- infiltração celular: neoplasias (linfomas, leucemia linfocítica crônica, leucemia mieloide crônica, leucemia *hairy-cell*), histiocitose, metástases, hemangiomas, angiossarcomas, cistos, hematopoese extramedular, policitemia vera, amiloidose, doença de Gaucher, doença de Niemann-Pick, hiperlipemia, mucopolissacaridoses;
- outras: esplenomegalia idiopática, hipertireoidismo (doença de Graves), anemia ferropriva, anemia perniciosa, linfadenopatia angioimunoblástica, infarto esplênico.

As principais causas são cirrose hepática, linfoma, infecção (p. ex., endocardite, mononucleose infecciosa, HIV), insuficiência cardíaca e doença esplênica primária.

CLASSIFICAÇÃO

De acordo com a palpação do baço ao exame clínico, é classificada em:

- leve: baço palpável até 4 cm do rebordo costal esquerdo;
- moderada: 4-8 cm do rebordo costal esquerdo;
- maciça: > 8 cm do rebordo costal esquerdo.

QUADRO CLÍNICO

Os sintomas mais comuns são dor e sensação de peso em hipocôndrio esquerdo ou saciedade precoce. O principal sinal clínico é a presença de baço palpável em posição supina ou decúbito lateral esquerdo.

EXAMES COMPLEMENTARES

Corpúsculos de Howell-Jolly são encontrados em hemograma de pacientes com baço ausente ou não funcional. Citopenias podem sugerir hiperesplenismo, caracterizado por esplenomegalia, citopenia de ≥ 1 linhagem, medula óssea normal ou hiperplásica. Esferócitos podem ser vistos em hiperesplenismo. Pode haver aumento do índice de reticulócitos em razão da produção aumentada de eritrócitos pela medula óssea.

Entre os exames de imagem, indicam-se USG, TC, cintilografia com radionucleotídeo e tomografia com emissão de pósitrons (PET). USG fornece o tamanho do baço. TC é adequada para avaliar a consistência e útil para identificar tumores ou abscessos esplênicos. Cintilografia com gálio permite identificar infecções ou linfomas ativos, enquanto a com tecnécio detecta doenças hepáticas com comprometimento esplênico secundário (p. ex., cirrose criptogênica).

Não se realiza habitualmente punção aspirativa do baço ou biópsia esplênica pela localização do órgão e risco de hemorragia. A necessidade de análise anatomopatológica do baço é indicativa de esplenectomia.

A indicação de exames laboratoriais e de imagem ocorre caso a caso para realizar diagnóstico da doença subjacente que cursa com esplenomegalia como manifestação.

DIAGNÓSTICO

Na abordagem de pacientes com esplenomegalia, inicialmente, deve-se concentrar na exclusão de doença sistêmica que possa explicar a esplenomegalia (p. ex., mononucleose infecciosa, cirrose hepática, linfomas e leucemias). Quando for identificada a condição sistêmica, deve-se prosseguir com seu tratamento e reavaliar o baço.

Casos sem explicação óbvia para esplenomegalia devem ser investigados para identificação e tratamento adequado da etiologia. Deve-se procurar infecções ocultas, doenças hematológicas, doenças hepáticas ocultas, doença autoimune ou doença de depósito. Havendo preocupação com etiologia associada com malignidade (sinais sistêmicos como febre, emagrecimento, sudorese ou anormalidade focal em exame de imagem) e não houver outro local acessível para biópsia, pode-se considerar a indicação de esplenectomia. Na ausência desses achados, normalmente é preferível monitorar os pacientes e realizar novas tentativas de se firmar o diagnóstico que não envolvam a esplenectomia.

TRATAMENTO

É imprescindível tratar a causa de base da esplenomegalia. Esplenectomia é opção para controle de sintomas em esplenomegalia maciça, controle de doença em casos de ruptura traumática do baço ou para correção de citopenias em pacientes com hiperesplenismo ou destruição imune de elementos celulares do sangue.

▪ BIBLIOGRAFIA

Andrade Jr DR. Hepatomegalia e esplenomegalia. In: Martins MA, Carrilho FJ, Alves VAF, Castilho EA, Cerri GG, Weng CL (eds.). Clínica médica, vol. 1. Barueri: Manole; 2009. p.293-316.

Armitage JO. Approach to the patient with lymphadenopathy and splenomegaly. In: Goldman L, Schafer AI (eds.). Cecil medicine. 24.ed. Philadelphia: Elsevier; 2012. p.1107-10.

Henry PH, Longo DL. Linfadenopatia e esplenomegalia. In: Longo D (ed.). Harrison medicina interna. 17.ed. Rio de Janeiro: McGraw-Hill Interamericana; 2009. p.370-5.

Kuntz E, Kuntz HD. Hepatomegaly and splenomegaly. In: Kuntz E, Kuntz HD. Hepatology, textbook and atlas. 3.ed. Heidelberg: Springer-Medizin Verlag; 2009. p.218-22.

Martin P. Approach to the patient with liver disease. In: Goldman L, Schafer AI (eds.). Cecil medicine. 24.ed. Philadelphia: Elsevier; 2012. p.952-5

17 ELEVAÇÃO DE ENZIMAS HEPÁTICAS

Luiz Filipe Gottgtroy Lopes de Carvalho

DEFINIÇÃO E ETIOLOGIA

Alanina-aminotransferase (ALT) e aspartato-aminotransferase (AST) – antes denominadas transaminase glutâmico-pirúvica (TGP) e transaminase glutâmico-oxalacética (TGO) – são enzimas que participam do metabolismo dos aminoácidos e se localizam principalmente nos hepatócitos, sendo utilizadas na prática clínica como marcadores séricos de lesão tecidual hepática (lesão hepatocelular).

A fosfatase alcalina é uma enzima hidrolase localizada principalmente nas células das vias biliares e nos ossos que é utilizada na prática clínica como marcador tanto de distúrbios ósseos quanto de coléstase (lesão canalicular), sendo que a diferenciação entre eles é comumente feita pela dosagem sérica de outra enzima presente em células biliares, a gamaglutamil-transpeptidase (gama-GT ou GGT).

A elevação do valor sérico dessas enzimas em testes laboratoriais pode ter vários significados, fazendo parte de diversas doenças e/ou síndromes (Tabela 1) ou até mesmo como uma variação da normalidade (principalmente quando a elevação for discreta). É necessário que a correlação clínica seja feita corretamente, evitando-se o uso desnecessário de exames complementares em busca do diagnóstico.

QUADRO CLÍNICO

A elevação nas enzimas hepáticas pode aparecer em pacientes assintomáticos ou acompanhada de sintomas variados, dependendo da doença de base (Tabela 1).

DIAGNÓSTICO

A investigação desses pacientes deve ter como fio condutor a história clínica e epidemiológica: p. ex., se além da elevação das transaminases o paciente apresentar história de uso de drogas EV, a linha de investigação deve privilegiar as sorologias para hepatite B e C; para os pacientes assintomáticos ou cuja história e exame clínico não sejam esclarecedores, ou simplesmente

Tabela 1 Principais causas, quadro clínico e alterações específicas de exames complementares

Causas	Quadro clínico	Características dos exames complementares
Hepatocelular – ALT/AST		
▪ Comuns		
– Álcool	História de etilismo	AST/ALT > 2; GGT elevada
– Esteato-hepatite não alcoólica	Síndrome metabólica, hipertrigliceridemia, DM tipo 2, obesidade	Glicemia em jejum alterada, perfil lipídico alterado (HDL baixo, LDL elevado), hipertrigliceridemia, aumento de circunferência abdominal, USG de abdome com aumento de tecido gorduroso no fígado
– Hepatite B crônica	Uso de drogas injetáveis, transfusões de sangue, atividade sexual desprotegida	Antígeno de superfície de hepatite B (AgHBs) positivo Se tratar-se de processo agudo, observa-se elevação significativa de ALT e AST (> 1.000)
– Hepatite C crônica	Uso de drogas injetáveis, transfusões de sangue, atividade sexual desprotegida, HIV positivo	Anticorpo contra hepatite C (AgHCs) positivo Pode causar elevação flutuante de ALT Se tratar-se de processo agudo, observa-se elevação significativa de ALT e AST (> 1.000)
– Medicamentos	Polifarmácia, uso de fórmulas, alteração do exame após iniciar o uso e me hora após retirada	História clínica
– Hemocromatose	História familiar	Saturação de ferro aumentada, ferritina aumentada, pesquisa de mutação C282Y no gene HFE, biópsia hepática com depósito de ferro no parênquima
▪ Raras		
– Deficiência de alfa-1-antitripsina	Acometimento pulmonar precoce, desproporcional à história de tabagismo, história familiar	Alfa-1-antitripsina sérica baixa
– Hepatite autoimune	Presença de outras doenças autoimunes	Hipergamaglobulinemia, anticorpo antinúcleo aumentado, anticorpo antimúsculo liso aumentado, anticorpo microssomal fígado/rim
– Doença de Wilson	Idade < 40 anos, sintomas neurológicos/psiquiátricos, anéis de Kayser-Fleischer	Ceruloplasmina sérica diminuída, aumento na excreção de cobre na urina, biópsia de fígado com depósito de cobre no parênquima
▪ Extra-hepáticas		
– Celíaca	Diarreia, dor abdominal e má absorção Melhora dos níveis após dieta livre de glúten	Anticorpo antiendomísio aumentado
– Hemólise	Deficiência de glicose-6-fosfato desidrogenase (G6PD), anemia falciforme, infecções	DHL aumentada, haptoglobina diminuída, bilirrubina indireta aumentada, reticulócitos aumentados
– Musculares	Fraqueza muscular, dor, exercícios extenuantes	CPK aumentada, aldolase aumentada
– Tireoide	Sinais de hipo ou hipertireoidismo	Alteração no hormônio estimulante da tireoide (TSH) e/ou na tiroxina livre (T4 livre)
Colestático – FA/GGT		
– Obstrução mecânica	Náuseas, vômitos e dores abdominais Geralmente, cursa com icterícia	Presença de dilatação de vias biliares em exame de imagem de abdome (USG, TC ou RNM) e posterior identificação da causa de obstrução com colangiopancreatografia retrógrada endoscópica/colangiopancreatografia por RNM
– Neoplasia	Sintomas gerais: perda de peso, astenia, inapetência, dor Sintomas específicos: conforme localização da lesão (p. ex., hemoptise, obstrução intestinal)	Presença de lesão sugestiva de neoplasia em exame de imagem de abdome (USG, TC ou RNM), biópsia da lesão
– Medicamento	Polifarmácia, uso de fórmulas, alteração do exame após iniciar o uso e me hora após retirada	História clínica
– Cirrose biliar primária	Mulheres com idade > 40 anos, outras doenças autoimunes	Anticorpo antimitocondrial aumentado
– Colangite esclerosante	Doença inflamatória intestinal	Presença de múltiplas estenoses das vias biliares associadas a dilatações pré-estenose, em exames de imagem (colangiopancreatografia retrógrada endoscópica)

FA: fosfatase alcalina; GGT: gamaglutamiltranspeptidase.

como ferramenta diagnóstica, sugere-se a investigação em 4 passos.

Investigação em 4 passos

1° passo: história, exame clínico e confirmação do exame

Deve-se procurar por sintomas e sinais no exame clínico que sugiram alguma doença específica. Na anamnese, é importante perguntar sobre uso de álcool ou medicações hepatotóxicas, incluindo vitaminas, fitoterápicos e fórmulas. Se for o caso, suspende-se o uso da substância e repete-se o exame após 4-8 semanas. As principais medicações hepatotóxicas são:

- AINH;
- antibióticos;
- estatinas;
- anticonvulsivantes;
- antituberculínicos;
- antirretrovirais;
- amiodarona;
- alopurinol;
- acarbose;
- losartana;
- metotrexato;
- omeprazol;
- risperidona;
- inibidores seletivos da recaptação de serotonina;
- paracetamol;
- heparina;
- labetalol (sem registro vigente na Anvisa);
- azatioprina;
- hidralazina;
- esteroides anabolizantes;
- captopril;
- estrogênio;
- contraceptivos orais;
- clorpromazina;
- eritromicina;
- sulfa.

No uso de esteroides anabolizantes, captopril, estrogênio, contraceptivos orais, clorpromazina, eritromicina e sulfa, prevalece a alteração colestática.

Se não houver nada na história que justifique a alteração, também deve-se repetir os exames 4-8 semanas depois para confirmar a alteração.

2° passo: excluir causas comuns

Se a anamnese não sugerir nenhuma causa específica, deve-se proceder à solicitação de exames complementares:

- quando a elevação for predominantemente hepatocelular (AST/ALT), os exames iniciais incluem: glicemia em jejum, perfil lipídico (colesterol total, HDL, LDL e VLDL) e TG; perfil de ferro (ferro sérico, ferritina, capacidade total de ligação do ferro, transferrina e saturação da transferrina); sorologias para hepatite B e C;
- quando a elevação for predominantemente canalicular (fosfatase alcalina/gamaglutamil-transpeptidase), os exames iniciais incluem: USG de abdome superior e anticorpo antimitocondrial;
- quando não houver um padrão de elevação que se destaque, pode-se utilizar os exames citados como base para a investigação inicial.

3° passo: excluir causas incomuns ou não hepáticas

Se nenhuma das causas mais comuns for responsável pela alteração, pode-se seguir 2 caminhos, dependendo da gravidade do caso e dos sintomas do paciente: orientar mudança no estilo de vida (dieta, exercício); e evitar uso de substâncias que podem ser hepatotóxicas (álcool, medicações) por 6 meses e, então, repetir o exame ou continuar a investigação, excluindo causas raras e extra-hepáticas.

Além de exames laboratoriais, pode-se lançar mão de exames de imagem mais complexos, como TC de abdome, RNM de abdome, colangiopancreatografia retrógrada endoscópica e colangiopancreatografia por RNM.

4° passo: considerar biópsia hepática

O último passo da investigação consiste em avaliar a necessidade de realizar biópsia do tecido hepático, buscando um diagnóstico definitivo. Deve-se pesar a real necessidade da biópsia, levando-se em consideração o quadro clínico do paciente, a morbidade do procedimento, sua sensibilidade e especificidade e se o resultado irá determinar mudanças significativas na conduta e no prognóstico do paciente.

BIBLIOGRAFIA

American Gastroenterological Association. American Gastroenterological Association medical position statement: evaluation of liver chemistry tests. Gastroenterology 2002;123(4):1364-6.

Aragon G, Younossi ZM. When and how to evaluate mildly elevated liver enzymes in apparently healthy patients. Cleve Clin J Med 2010; 77(3):195-204.

Friedman LS, Chopra S, Travis AC. Approach to the patient with abnormal liver biochemichal and function tests. UpToDate, 2014. Disponível em: http://www.uptodate.com/contents/approach-to-the-patient-with-abnormal-liver-biochemical-and-function-tests. Acesso em 15 nov 2014.

Oh RC, Hustead TR. Causes and evaluation of mildly elevated liver transaminase levels. Am Fam Physician 2011;84(9):1003-8.

PROMOÇÃO DA SAÚDE

MARIA HELENA SAMPAIO FAVARATO

18 AVALIAÇÃO CLÍNICA PERIÓDICA

Christian Valle Morinaga

A avaliação clínica periódica tem como objetivo o diagnóstico precoce ou o controle de fatores de risco de doenças potencialmente tratáveis em pacientes assintomáticos.

É importante o conceito de que a prescrição de exames na avaliação clínica periódica não está isenta de risco, pois, ao interferir na vida de pessoas assintomáticas, pode gerar testes desnecessários, inclusive com seus riscos inerentes ou eventualmente diagnósticos cujo tratamento não altera a história natural da doença.

Um determinado exame, para ser aceito como programa populacional de rastreamento de doenças, deve respeitar alguns critérios:

- a doença deve representar um problema de saúde pública que seja relevante, levando em consideração magnitude, transcendência e vulnerabilidade;
- a história natural da doença ou do problema clínico deve ser bem conhecida;
- deve existir estágio pré-clínico (assintomático) bem definido, durante o qual a doença possa ser diagnosticada;
- o benefício da detecção e do tratamento precoce com o rastreamento deve ser maior do que se a condição for tratada no momento habitual do diagnóstico;
- os exames que detectam a condição clínica no período assintomático devem estar disponíveis, ser aceitáveis e confiáveis.

Organizações como a United States Preventive Services Task Force ou a Canadian Preventive Services Task Force formulam recomendações com base nesses critérios. Para tal, classificam cada recomendação de acordo com um grau de recomendação. As recomendações aqui descritas são da United States Preventive Services Task Force (USPSTF), sendo consideradas aqui as recomendações descritas como A e B (Tabelas 1 e 2).

QUIMIOPROFILAXIA

Ácido acetilsalicílico

Este tópico considera a indicação do uso do ácido acetilsalicílico como profilaxia primária, ou seja, naqueles pacientes sem histórico de doença arterial coronariana/cerebral.

Sabe-se que a quimioprofilaxia pode ser benéfica na prevenção de eventos cardiovasculares e na prevenção de câncer colorretal. Porém, seu uso eleva a chance de sangramentos gastrointestinais e a ocorrência de acidente vascular do tipo hemorrágico.

É uma recomendação nível C da USPSTF considerar a indicação de ácido acetilsalicílico em baixa dose para a prevenção primária para pacientes entre 40 e 59 anos de idade com risco em 10 anos de doença cardiovascular maior que 10% (que pode ser calculado pela ferramenta ASCVD, disponível em tools.acc.org/ASCVD-Risk-Estimator/) que

Tabela 1 Graus de recomendação conforme a United States Preventive Services Task Force

Grau	Definição	Sugestão para a prática clínica
A	Recomendado: evidências demonstram que o benefício é substancial e averiguável	Oferecer ou realizar a recomendação
B	Recomendado: evidências de que o benefício é moderado ou evidências moderadas de que o benefício é de moderado a substancial	Oferecer ou realizar a recomendação
C	Evidência moderada com benefício pequeno	Levar em consideração o julgamento clínico e as preferências do paciente
D	Não recomendado: há evidências moderadas ou substanciais de que os benefícios não existem ou não superam os potenciais malefícios	Desencorajar a realização
I	Evidência insuficiente para avaliar benefícios e malefícios da recomendação	Orientar pacientes a respeito da insuficiência de evidências

Tabela 2 Principais recomendações para avaliação periódica

Tópico	Descrição	Grau
Clamídia e gonorreia	Em todas mulheres sexualmente ativas até 24 anos e em mulheres sexualmente ativas acima de 25 anos sob maior risco de contaminação	Para homens, I B
Uso abusivo de drogas	Para todos os adultos acima de 18 anos, utilizando perguntas direcionadas, e nunca análise de amostras biológicas	B
Avaliação direcionada, aconselhamento genético e testagem de BRCA 1/2	Mulheres com história pessoal ou familiar de câncer de mama, ovário, tubas ou peritôneo ou ancestral com mutação conhecida	
Violência praticada pelo parceiro	Mulheres em idade reprodutiva	B
Tuberculose latente	Pessoas assintomáticas sob risco aumentado (situações descritas no Capítulo 239	
Aneurisma de aorta em homens	Rastreamento único com USG em homens com idade de 65-75 anos que já tenham fumado	B
Uso abusivo de álcool	Rastreamento por meio de CAGE ou AUDIT (Capítulo 24)	B
PA	Em todos os pacientes adultos	A
Câncer de mama	Mamografia anual ou a cada 2 anos em mulheres com idade > 40 anos (grau C) e dos 50 aos 74 anos (grau B)	B
Colpocitológico oncótico	Mulheres com idade entre 21 e 65 anos a cada 3 anos	A
Colesterol	Com idade entre 40 e 75 anos	A
Câncer de cólon	Com idade de 45 a 75 anos, por pesquisa de sangue oculto (anual), sigmoidoscopia (a cada 5 anos) ou colonoscopia (a cada 10 anos). Para pessoas entre 79 e 85 anos, pode ser apropriado em casos selecionados, sendo considerada recomendação grau C	A para pessoas entre 50 e 75 B para pessoas entre 45 e 49
Depressão	Rastreamento por meio de inquérito de anedonia e tristeza no último mês	B
DM	Glicemia de jejum em adultos de 35 a 70 anos de idade com sobrepeso ou obesidade (a cada 3 anos)	B
Câncer de pulmão	TC de baixas doses anual em adultos com idade de 50 a 80 anos que tenham fumado pelo menos 20 maços/ano e pararam há no máximo 15 anos	B
Obesidade	Avaliação de IMC em toda consulta	B
Osteoporose	Mulheres com idade > 65 anos	B
Tabagismo	Questionamento acerca de uso e interesse em cessação. Aconselhamento se pertinente	A
Hepatite C	Adultos com idade entre 18 e 79 anos. Sorologia única com repetição de acordo com exposição de risco	B
IST	Adultos e adolescentes com exposição de risco. Aconselhamento	B
Hepatite B	Sorologia em adultos e adolescentes com risco aumentado de infecção	B
HIV	Sorologia em pacientes com idade entre 15 e 65 anos com frequência a depender da exposição de risco	A

AUDIT: *alcohol use disorders identification test*; CAGE: *cut, annoyed, guilty, eye opener*.

Tabela 3 Recomendações especiais para avaliação periódica

Tópico	Descrição	Grau
Câncer de próstata	Em homens com idade entre 55 e 69 anos. O rastreamento tende a ter benefício limítrofe com risco de *overdiagnosis* e *overtreatment*. Individualizar conduta	C
Betacaroteno ou vitamina E para prevenção de câncer	Dados sugerem aumento de risco de câncer de pulmão e próstata	D
Doença pulmonar obstrutiva crônica	Espirometria para rastreamento no período assintomático não agrega benefícios no tratamento	D
Hemocromatose	Rastreamento genético em assintomáticos: tratamento precoce com flebotomia não muda a história natural da doença/genótipo de alto risco, pode nunca desenvolver doença	D
Reposição hormonal	Apesar da diminuição do risco de fraturas em mulheres pós-menopausa, há aumento de risco significativo de AVC, câncer de mama, quadro demencial, trombose venosa profunda e embolia pulmonar	D

PSA: antígeno prostático específico.

não tenham risco de sangramento aumentado e que desejem fazer uso da medicação. O uso de aspirina como profilaxia primária em pessoas acima de 60 anos é considerado grau D e, portanto, não é recomendado.

Profilaxia pré-exposição (PrEP)

A USPSTF recomenda (grau A) que os médicos ofereçam profilaxia pré-exposição (PrEP) com terapia antirretroviral eficaz para pessoas com alto risco de aquisição do HIV.

Estatinas

A USPSTF recomenda (grau B) prescrição de estatina para a prevenção primária de doença cardiovascular (DCV) para adultos de 40 a 75 anos que tenham 1 ou mais fatores de risco de DCV (ou seja, dislipidemia, diabetes, hipertensão ou tabagismo) e um risco estimado de 10 anos de doença cardiovascular evento de 10% ou mais.

BIBLIOGRAFIA

Brasil. Ministério da Saúde. Rastreamento. Brasília: Ministério da Saúde; 2010.

USPTF. US Preventive Services Task Force. Disponível em https://www.uspreventiveservicestaskforce.org/uspstf/topic_search_results?topic_status=P&grades%5B%5D=A&grades%5B%5D=B&searchterm= [acesso em 24/09/2022]

19 ESTRATÉGIAS DE ACONSELHAMENTO

Renata Kobayasi, Alfredo Almeida Pina de Oliveira

Orientar o indivíduo não é sinônimo de aconselhar. Orientação técnica mínima/básica e a simples prescrição de mudanças de comportamento são intervenções insuficientes para a efetividade da promoção da saúde e a prevenção de doenças.

Reconhecer o aconselhamento como abordagem efetiva em atendimentos com enfoque preventivo, individuais ou em grupos, reforça a importância que entidades internacionais atribuem a essa prática, assim como ao rastreamento e à quimioprofilaxia.

O aconselhamento consiste em uma tecnologia potente para as práticas de promoção da saúde e prevenção de doenças em âmbito clínico, em centros de referência especializados, em ambulatórios, em programas de saúde ocupacional, na atenção básica em saúde, entre outras possibilidades de atuação das equipes de saúde.

Elementos essenciais para a prática do aconselhamento envolvem o diálogo permeado por uma escuta ativa, a oferta de apoio emocional, o vínculo empático, o estabelecimento de limites, o levantamento das necessidades, a identificação de barreiras e facilitadores no processo de mudança, e o reconhecimento do contexto de vida e de trabalho do indivíduo e sua família.

Ao aconselhar, o profissional de saúde contribui com a oferta de informações baseadas em evidências científicas e, por meio do diálogo, respeita o conhecimento prévio do indivíduo na organização da tomada de decisão e elabora um plano de ação compartilhado (corresponsabilização) e de caráter processual, progressivo e dinâmico.

A construção do plano de ação deve ser centrada no indivíduo, considerando expectativas, desejos e interesses, a fim de valorizar a motivação, a experiência, o patrimônio e as oportunidades de incorporação do hábito saudável em seu cotidiano, por meio do estabelecimento de metas realistas e compartilhadas – e não metas idealizadas, prescritivas e unilaterais.

Neste sentido, o emprego dos critérios *specific, measurable, achievable, relevant* e *time-based* (Smart) pode contribuir para a definição de objetivos mais específicos e alinhados com o critério de ação (p. ex., zero tabaco, 150 minutos de atividade física semanal etc.); mais fáceis de observar ou medir; mais alcançáveis (metas intermediárias), a fim de fortalecer a autoeficácia; mais relevantes, com a valorização de pontos significativos para a pessoa; e melhor delineadas para um período de tempo em que se possa avaliar a incorporação de novos hábitos.

Em síntese, saber aconselhar requer habilidades que envolvem o uso de mensagens claras e objetivas, baseadas em evidências científicas; o esclarecimento de dúvidas; e a validação do que foi dito e combinado a fim de tornar a comunicação mais efetiva e as metas compartilhadas, mais factíveis. Algumas técnicas utilizadas no aconselhamento serão abordadas a seguir.

MÉTODO PANPA

A cada intervenção terapêutica e em todas as etapas do processo de mudança de hábitos, um dos métodos para a avaliação e o acompanhamento é o PANPA, também conhecido como o dos 5 "A":

- perguntar (*access*): estimar o grau de dependência a determinado hábito, avaliar motivação para mudança;
- aconselhar (*advise*): personalizar a mensagem de incentivo a mudança segundo a fase motivacional, identificar barreiras/dificuldades relatadas pelo paciente;
- negociar (*agree*): assumir postura de negociação para as estratégias adotadas, favorecendo o estabelecimento de metas e limites;
- preparar (*assist*): oferecer diversas possibilidades para chegar ao comportamento desejado, relembrar balanço decisório;

- acompanhar (*arrange*): estabelecer periodicidade adequada de monitoramento.

MODELO COGNITIVO

Comportamentos inadequados são gerados por crenças/pensamentos disfuncionais automáticos e cabe ao profissional de saúde auxiliar o indivíduo a identificar e modificar esses pensamentos.

Sugere-se como um recurso para a prática clínica desenvolver uma tabela-diário em que pode-se fixar uma das colunas e preencher as outras para visualização do comportamento-problema (Tabela 1).

MODELO COMPORTAMENTAL

Parte dos comportamentos humanos é automática. Deve-se contracondicionar o paciente para substituir comportamentos inadequados. Algumas dicas para se conseguir isso são:

- alterar rotinas;
- alterar posição dos móveis;
- sugerir que pessoas próximas auxiliem a identificar os automatismos e ajudar nas modificações;
- inserir o novo hábito saudável na rotina (manter no mesmo horário).

MODELO TRANSTEÓRICO

A mudança ocorre de forma gradual, em etapas (Tabela 2). Os questionamentos de prós e contras à mudança ocorrem durante todo o processo e existe maior chance de sucesso se o paciente reconhece sua capacidade de mudar (autoeficácia).

RECOMENDAÇÕES GERAIS PARA ACONSELHAMENTO EM PROMOÇÃO DA SAÚDE

- Realizar anamnese clínica voltada também para rastreamento.
- Definir os principais fatores de risco para adotar as intervenções adequadas.
- Adequar a linguagem para o entendimento do paciente.
- Abordar crenças e aspectos culturais para melhorar a efetividade das orientações.
- Esclarecer os prós e contras das medidas a serem colocadas em prática para a mudança do hábito.

Tabela 1 Sugestão de tabela-diário para a prática clínica

Onde estava, com quem (ambiente e relacionamento)	O que senti (sentimento)	O que fiz (comportamento)	O que pensei (pensamento)	O que senti fisicamente (reações físicas)

Tabela 2 Aplicação do modelo transteórico para avaliação de comportamentos preventivos em saúde

Estágio motivacional (duração média)	Características principais	Intervenções recomendadas
Pré-contemplação (6 meses-2 anos)	Refratariedade à mudança (enfatiza desvantagens relativas a mudar)	Enfatizar as vantagens da mudança Aumentar a conscientização sobre o problema Buscar modelos de sucesso
Contemplação (6 meses)	Consideração da possibilidade de mudança, mas com ênfase nas barreiras	Seguir a orientação da pré-contemplação Intensificar a avaliação da autoimagem do paciente com o hábito e, depois, o sucesso da mudança
Preparação (1 mês)	Desejo de mudar bem estabelecido	Negociar estratégias ou planos de ação mais apropriados para a mudança Minimizar as barreiras Elaborar contrato com data de início e planejamento das ações Mostrar-se disponível caso ocorra falha
Ação (1-6 meses)	Plano de ação colocado em prática, dando início à alteração do hábito	Minimizar as barreiras Reforçar os avanços Levantar relacionamentos de apoio Modificar o ambiente Empregar estratégias para a prevenção de lapsos e recaídas
Manutenção (7-24 meses)	Comportamento alterado	Enfatizar que grande parte da mudança partiu do paciente (reforçar autoeficácia) Incentivar que a pessoa se torne um "bom modelo" de sucesso
Recaída		Identificar mecanismos de autossabotagem Realinhar os objetivos para um novo plano de ação Valorizar o aprendizado e reforçar a importância da persistência no processo de mudança

- Iniciar o processo de mudança quando o paciente estiver comprometido.
- Planejar mudanças em curto, médio e longo prazo de acordo com as prioridades.
- Estabelecer as metas realistas e viáveis junto ao paciente.
- Reforçar mesmo os pequenos ganhos.
- Propor planos de trabalho factíveis, de evolução progressiva (passo a passo), e que sejam flexíveis, para o caso de necessitarem de modificação.
- Implantar um sistema para monitorar o progresso e antecipar eventuais recaídas a fim de garantir a continuidade do programa.

BIBLIOGRAFIA

Lawlor KB, Hornyak MJ. SMART goals: how the application of smart goals can contribute to achievement of student learning outcomes. Develop Business Simulation Experiential Learning. 2012;39:259-67.

United States Preventive Services Task Force. The guide to clinical preventive services, 2010-2011: recommendations of the U.S. Preventive Services Task Force. New York: U.S. Preventive Services Task Force; 2010.

20 ALIMENTAÇÃO SAUDÁVEL

Maria Helena Sampaio Favarato

Estudos epidemiológicos prospectivos de grande impacto evidenciaram a importante influência da dieta no desenvolvimento de doenças crônicas, especialmente obesidade, doenças cardiovaculares, diabetes, hipertensão, DLP e alguns tipos de neoplasias, as causas mais importantes de morbidade e mortalidade na população brasileira na atualidade. Esta população passa por uma transição epidemiológica e nutricional, com doenças associadas à obesidade mais significativas que aquelas associadas à desnutrição. São características dessa transição:

- risco associado mais a padrões de dieta do que a alimentos específicos;
- estilo de vida inadequado: sedentarismo, alto consumo de açúcares e gorduras, consumo reduzido de fibras e antioxidantes;
- substituição de alimentos *in natura* ou minimamente processados por produtos industrializados prontos para consumo ou ultraprocessados;
- modificações do estilo de vida com efeito equivalente ou superior a tratamento farmacológico: estudos mostram que atividade física e alimentação adequada são mais efetivos que metformina para prevenir evolução de intolerância à glicose para diabetes;
- muitas propostas de dieta ideal, com dúvidas tanto da população quanto dos médicos acerca de quais componentes são importantes e como integrar as mudanças com o estilo de vida;
- interferência de hábitos culturais e educação.

Dieta adequada deve levar em conta atividade física, gênero, idade, situação fisiológica (crescimento, gestação, lactação, envelhecimento). Muitos acreditam que um plano de estruturação completa da dieta é necessário; no entanto, mudanças simples em um ponto específico da dieta (p. ex., aumentar o consumo de fibras ou diminuir o consumo de carboidratos refinados) já podem ter impacto positivo. Além disso, pelo modelo transteórico utilizado no aconselhamento em promoção de saúde, deve-se verificar a fase de motivação do paciente para cada comportamento específico que se queira mudar; assim, ele pode estar em período pré-contemplativo para diminuir o consumo de doces, mas já preparado para aumentar o consumo de frutas e vegetais. Deve-se fazer recomendações simples, direcionadas para a prevenção de doenças crônicas, com flexibilidade para se conseguir manter o plano por longos períodos.

Os passos para se iniciar orientação nutricional são:

- obter dados antropométricos e laboratoriais relevantes: IMC, perfil lipídico e, para alguns pacientes, hemograma, albumina, proteína C-reativa, glicose e Hb glicada, função hepática e renal, e eletrólitos;
- analisar tentativas anteriores que o paciente tenha feito para mudar a dieta;
- identificar o comportamento e a dieta atuais do paciente;
- identificar barreiras e facilitadores psicológicos, comportamentais e sociais envolvidos na alimentação para aquele paciente específico: mudanças no estilo de vida têm maior probabilidade de sucesso quando contam com suporte familiar e social.

Na avaliação nutricional inicial, deve-se identificar:

- capacidade física de digerir os alimentos, incluindo mastigação, deglutição, absorção e eliminação;
- intolerâncias alimentares;
- alterações de apetite e distúrbios alimentares;
- perda ou ganho de peso involuntários;
- paladar e olfato;
- capacidade de compreender e aderir a mudanças dietéticas;
- recordatório alimentar das últimas 24 horas (reforçar a necessidade de se considerar bebidas e pequenos lanches como refeições, perguntar acerca de molhos

e acompanhamentos e modo de preparo dos alimentos consumidos, fazer um questionário de frequência alimentar, geralmente cobrindo o último mês). Outra opção é o paciente trazer um diário de 3 ou 4 dias. Vale lembrar que o próprio diário é uma intervenção e traz ao paciente maior consciência de seus hábitos alimentares. No diário, devem ser incluídas informações como quantidade, qualidade, sentimentos envolvidos, hábitos, estado de humor, local e circunstâncias relacionados à alimentação.

A avaliação do estado nutricional é essencial para o planejamento da dieta, pois auxilia na adequação do consumo alimentar a estimativas de necessidade fisiológica e metas de ingestão para os diferentes nutrientes. Para isso, deve-se considerar:

- horário e tipo de trabalho;
- tempo livre;
- períodos de jejum;
- regularidade de refeições fora de casa;
- viagens;
- idade e número de crianças em casa;
- quem cozinha;
- quem compra comida;
- estado de saúde da pessoa e dos outros membros da família;
- atividade física;
- práticas religiosas e culturais;
- estresse psíquico, traços ansiosos e depressivos;
- objetivos com a mudança da alimentação;
- fase de motivação em que se encontra;
- local e condições de moradia.

COMPOSIÇÃO IDEAL DA DIETA

Referências de ingestão dietética (recomendações) são quantidades que seriam suficientes para 97-98% das pessoas saudáveis e que reduzem o risco de doenças crônicas.

Os modelos de pirâmide alimentar não valorizam adequadamente a atividade física e dão valor semelhante a alimentos de qualidade nutricional muito diferente (gorduras saturadas e poli/monoinsaturadas), além de não diferenciar as fontes de proteína nem os tipos de laticínio (farinhas refinadas e integrais, carboidratos de alto e baixo índice glicêmico) e ignorar o consumo de álcool.

O *Guia alimentar da população brasileira*, em suas recomendações, inicia a escolha dos alimentos a partir da definição do tipo de processamento empregado em sua produção:

- Alimentos *in natura* ou minimamente processados: são aqueles obtidos diretamente de plantas e animais, sem que sofram qualquer alteração após deixarem a natureza, ou que sofreram alterações mínimas, como grãos polidos, moídos e secos, cortes de carne resfriados ou congelados e leite pasteurizado. Devem ser a base da alimentação, preferencialmente de origem vegetal.
- Óleos, gordura, sal e açúcar: são produtos extraídos de alimentos *in natura* ou da natureza por processos como prensagem, moagem, trituração, pulverização e refino que são utilizados para temperar e cozinhar alimentos ou preparações culinárias: óleos, gorduras, açúcar e sal. Devem ser usados com moderação para intensificar e diversificar o sabor de produtos *in natura* ou minimamente processados.
- Alimentos processados: produtos fabricados pelo acréscimo de sal ou açúcar a produto *in natura* ou minimamente processado: conservas, frutas em calda, queijos e pães. Seu consumo deve ser limitado a pequenas quantidades, como ingredientes de preparações culinárias ou como parte de refeições baseadas em alimentos in natura ou minimamente processados, pois acredita-se que os ingredientes e métodos usados na fabricação de alimentos processados alteram de modo desfavorável a composição nutricional dos alimentos dos quais derivam.
- Ultraprocessados: produtos cuja fabricação envolve diversas etapas e técnicas de processamento e vários ingredientes, muitos deles de uso exclusivamente industrial: refrigerantes, biscoitos recheados, "salgadinhos de pacote" e "macarrão instantâneo". Seu consumo deve ser desencorajado.

Macronutrientes

Macronutrientes são os componentes químicos consumidos em maior quantidade e que fornecem a maior parte da energia consumida. Incluem carboidratos, proteínas e gorduras. Em razão de sua relevância, as fibras também podem ser consideradas macronutrientes.

A ingestão calórica total deve se dividir da seguinte forma:

- 45-65% a partir de carboidratos;
- 10-35% a partir de proteínas;
- 20-30% a partir de gorduras (gorduras saturadas < 7%; gorduras *trans* na menor quantidade possível; gorduras poli-insaturadas < 10%; gorduras monoinsaturadas < 20%; colesterol < 200-300 mg/dia).

Além disso, é necessária a ingestão de 20-30 g/dia de fibras, água e sódio (até 2 g, ou, idealmente, 1.500 mg). Quanto ao álcool, recomenda-se a ingestão de até 15 g/dia para mulheres e 2 doses/dia (30 g) para homens, sendo que 1 g de álcool contém 7 kcal.

Carboidratos

Carboidratos (1 g = 4 kcal) são açúcares, amidos e fibras derivados de plantas que constituem a fonte preferencial de energia para o metabolismo.

- Índice glicêmico: depende da quantidade e do tipo de carboidratos presentes no alimento e da velocidade com que esse carboidrato é absorvido, bem como da quantidade de insulina produzida em resposta à carga de carboidrato daquela ingestão. Os alimentos de alto índice glicêmico (açúcar refinado, pão, batata, mandioca, biscoitos e farináceos em geral) são ricos em carboidratos de absorção rápida, levando a um rápido pico de insulina, com consequente queda rápida da glicose sanguínea e alterações neuro-hormonais que levam à sensação de fome. São carboidratos de absorção mais lenta aqueles presentes em grãos integrais, frutas e hortaliças. São considerados índices glicêmicos baixos < 55 mg/dL; intermediários, de 56-69 mg/dL; e altos, ≥ 70 mg/dL.
- Carga glicêmica: o principal argumento contra o uso do índice glicêmico é o de que este não captura todo o potencial de aumento da glicose, pois a resposta glicêmica depende da qualidade do carboidrato e não de sua quantidade. A carga glicêmica, então, é definida pelo produto do índice glicêmico com a porcentagem de carboidratos no alimento, incorporando qualidade e quantidade de carboidratos consumidos. Cada unidade é o equivalente de efeito glicêmico de 1 g de carboidrato contido em pão branco, o padrão de referência. Consideram-se alimentos de baixa carga glicêmica quando < 10; intermediária, de 11-19; e alta, > 20.

Proteínas

Proteínas (1 g = 4 kcal) são formadas por cadeias de 20 aminoácidos, 9 dos quais são essenciais (ou seja, têm que estar presentes na dieta, pois o corpo humano não é capaz de sintetizar). São os componentes dos tecidos, hormônios e enzimas.

São diferentes fontes de proteínas, com impacto na saúde, as carnes brancas e vermelhas, os laticínios, as leguminosas, as sementes e os ovos.

Gorduras

Gorduras (1 g = 9 kcal) são o estoque de energia. São elas: ácidos graxos essenciais, vitaminas lipossolúveis e fitoesteróis.

Cerca de 95% das gorduras no corpo e na dieta são compostas de TG (1 molécula de glicerol com 3 ácidos graxos).

Gorduras saturadas e *trans* contribuem para o aparecimento de doença cardiovascular, enquanto as mono e poli-insaturadas são protetoras. As gorduras saturadas (p. ex., carnes, queijo, sorvetes) devem corresponder a < 10% do total de calorias diárias consumidas, sendo substituídas por mono e poli-insaturadas (p. ex., peixes, azeite, sementes e nozes). O consumo de gordura *trans* deve ser reduzido para o mínimo possível. Esse tipo de gordura está presente em margarinas e na gordura vegetal hidrogenada, fazendo parte de muitos produtos industrializados. A conformação química das moléculas *trans* afeta negativamente o perfil lipídico, com favorecimento do aumento de LDL e diminuição de HDL.

Há evidências de que o consumo em longo prazo de óleo de peixe e ácidos graxos tipo ômega-3 reduz o risco cardiovascular. Recomenda-se o consumo regular de peixes, sendo que os estudos não mostraram evidência concreta da suplementação de ômega-3 e ômega-6 na prevenção de doenças cardiovasculares e declínio cognitivo.

Fibras

São constituintes das plantas, para as quais não há enzimas capazes de digestão no trato gastrointestinal humano. A quantidade recomendada de fibras é de 14 g para cada 1.000 kcal ingeridas, ou 25 g/dia para mulheres e 38 g/dia para homens.

A substituição de grãos e farináceos refinados por integrais aumenta consideravelmente a quantidade de fibras consumidas. O aumento do consumo de fibras está associado a menor incidência de eventos cardiovasculares, menor incidência de diabetes e menor mortalidade por todas as causas. Aumentar seu consumo em 10 g/dia reduz em 27% o risco de evento cardiovascular. Também está bem esclarecido o papel protetor do consumo de fibras em relação ao câncer colorretal.

Micronutrientes

Os micronutrientes são nutrientes necessários em pequenas quantidades, incluindo minerais e vitaminas. São consideradas vitaminas essenciais: A, B, C, D, E, K e colina.

Sódio

A dose diária recomendada é < 100 mEq ou 2,3 g para pessoas saudáveis e 1,5 g para hipertensos ou pessoas sob risco.

Cálcio e vitamina D

A dose diária recomendada de ingestão de cálcio é de 1.200 mg para mulheres pós-menopausa. Em relação à vitamina D, sugere-se 400 UI para indivíduos jovens e 800 UI para idosos.

O ideal é que a fonte de cálcio seja alimentar, pois há novos estudos sugerindo aumento do risco cardiovascular com a suplementação.

Há sugestão de benefícios extraesqueléticos da vitamina D, mas ainda são controversos.

Ácido fólico

A suplementação é indicada para mulheres com desejo reprodutivo, pois evita defeitos do tubo neural.

PLANEJAMENTO DA DIETA

O 1° passo para planejar uma dieta é determinar o requerimento calórico estimado, que é obtido pela multiplicação da taxa metabólica basal estimada pelo nível de atividade física. Há diversas fórmulas que podem ser usadas para o cálculo da taxa metabólica basal em indivíduos saudáveis.

A energia é utilizada pelo corpo como combustível para a atividade muscular, o crescimento, o reparo e a manutenção tecidual, o processamento químico dos nutrientes e a manutenção da temperatura corporal. São 3 as categorias de gasto: metabolismo basal, atividade física e termogênese (10% do gasto, em média).

A equação de Harris-Benedict é uma das mais usadas para o cálculo do gasto de energia basal. Foi desenvolvida em 1919, a partir de estudos de calorimetria. Há fatores de multiplicação que variam em 1,2-2 em diversas situações, como infecções, traumas e neoplasias.

- Para homens: gasto energético basal = 66,5 + (13,75 × peso) + (5,003 × altura) - (6,775 × idade)
- Para mulheres: gasto energético basal = 655,1 + (9,563 × peso) + (1,85 × altura) - (4,676 × idade)

Outra fórmula que pode ser utilizada é a postulada pela National Academies. Deve-se utilizar o peso em quilogramas e a altura em metros:

- Requerimento calórico estimado (homens) = 662 - 9,53 × idade + nível de atividade física × (15,91 × peso + 539,6 × altura) (DP = 199)
- Requerimento calórico estimado (mulheres) = 354 - 6,91 × idade + nível de atividade física × (9,63 × peso + 727 × altura) (DP = 162)

Pode-se usar 2 DP para cima ou para baixo, de acordo com a anamnese alimentar.

Também podem ser utilizadas as equações propostas pela OMS:

- passo 1: taxa metabólica basal estimada:
  - homens (18-30 anos de idade) = (0,0630 × peso + 2,85957) × 240 kcal/dia;
  - homens (31-60 anos de idade) = (0,0484 × peso + 3,6534) × 240 kcal/dia;
  - mulheres (18-30 anos de idade) = (0,0621 × peso + 2,0357) × 240 kcal/dia;
  - mulheres (31-60 anos de idade) = (0,0342 × peso + 3,5377) × 240kcal/dia;
- passo 2: determinar o fator de atividade:
  - sedentário = 1,3;
  - intermediário (algum exercício regular) = 1,5;
  - alto (atividade regular importante) = 1,7;
- passo 3: calcular o gasto total (= metabolismo basal × fator de atividade).

Tabela 1 Nível de atividade física

	Feminino	Masculino
Sedentário	1	1
Leve	1,11	1,12
Moderada	1,25	1,27
Intensa	1,48	1,45

Aproximadamente 22 kcal/kg são necessárias para se manter o peso em um adulto normal, com variabilidade de cerca de 20% para cima ou para baixo. Assim, dietas com 20-25 kcal/kg/dia são adequadas para a manutenção do peso, 25-30 kcal/kg/dia são interessantes para situações de estresse metabólico e 15-20 kcal/kg/dia, para propostas de emagrecimento. Recomenda-se, em dias de maior atividade, tentar manter o consumo mais perto do limiar superior, enquanto o ideal é ficar perto do limite inferior em dias com pouca atividade física. Um déficit de 500 kcal/dia pode resultar em perda inicial de 500 g/semana. No entanto, após 3-6 meses de perda de peso, ocorrem alterações adaptativas e a perda de peso com a mesma dieta diminui.

Deve-se realizar os cálculos de calorias necessárias e, então, dividir o número de calorias adequados para cada fonte: carboidratos, proteínas e gorduras. Se a necessidade de um paciente é de 1.800 kcal/dia, sabe-se que no mínimo 45% devem ser provenientes de carboidratos, portanto, 810 kcal. Como 1 g de carboidrato = 4 kcal, são necessários 202,5 g/dia de carboidratos para esse paciente, ou seja, 7-8 porções de carboidratos divididos entre todas as refeições. Cria-se um cardápio básico com as porções de macronutrientes necessárias em cada horário e o ideal é fornecer ao paciente tabelas de substituição de alimentos (facilmente encontradas na internet) para que ele monte todos os dias seu cardápio balanceado com o que houver disponível no momento.

Orientações nutricionais para perda de peso (Capítulo 71)

A obesidade no Brasil é de 14% e está em ascensão.

A perda de peso no paciente obeso se dá principalmente por diminuição da ingestão de calorias, independentemente do teor de gorduras na dieta. Dietas de baixas calorias produzem perda de até 8% do peso inicial em período de 3-12 meses. Um objetivo realista é a perda inicial de 5-7% do peso.

O conceito de densidade energética se refere à quantidade de calorias em determinada quantidade de alimento. Se a pessoa ingerir alimentos com menor densidade energética, ela irá consumir uma quantidade maior para determinada quantidade de calorias. Há estudos que mostram que as pessoas sempre ingerem aproximadamente a mesma quantidade de alimento. Portanto, se comer alimentos com menor densidade energética, ingerirá menos calorias para a mesma quantidade de alimentos, favorecendo a perda de peso. Sabe-se que aumentam a densidade energética: gorduras sólidas, açúcares e amidos refinados.

Além disso, deve-se evitar as calorias vazias (alimentos que fornecem grandes quantidades de calorias e poucos nutrientes). Deve-se optar por carboidratos de menor índice glicêmico.

Homens perdem peso com mais facilidade que mulheres porque apresentam mais massa magra, menor percentual de gordura corporal e, assim, maior gasto energético. Idosos têm menor gasto energético, com a taxa metabólica reduzindo 2% (cerca de 100 kcal) por década.

Outras recomendações relacionadas ao ato de comer são: comer com atenção e regularidade; comer em ambientes apropriados; comer com companhia.

TIPOS DE DIETA

Dietas pobres em carboidratos (*low-carb*)

O conteúdo de carboidratos é importante para a perda de peso em curto prazo (< 2 semanas). Dietas pobres em carboidratos (60-130 g/dia de carboidratos) e muito pobres (0-60 g/dia) levam a mobilização de glicogênio e, se a ingestão for < 50 g, acarreta cetose. A rápida perda de peso é decorrente da quebra do glicogênio e da perda de fluidos, em detrimento da perda de gordura. Esse tipo de dieta pode ter benefícios sobre o desenvolvimento de diabetes, doenças cardiovasculares e neoplasias. Ao reduzir o conteúdo de carboidratos, também se deve dar atenção ao índice glicêmico dos carboidratos escolhidos, bem como preferir gorduras mono e poli-insaturadas em substituição.

Dietas ricas em proteínas

Essas dietas são muito populares. Em uma comparação em ensaio clínico randomizado, a perda de peso em 6 meses foi maior com a dieta rica em proteínas (25%) em comparação com a dieta de 12% de proteínas, ambas com baixo conteúdo de gorduras. No entanto, após 12 e 24 meses, a perda de peso foi equivalente.

Dieta mediterrânea

A dieta mediterrânea representa o padrão dietético com predomínio de gorduras monoinsaturadas; consumo moderado de álcool, especialmente vinho; alto consumo de vegetais, frutas e grãos integrais; consumo moderado de leite e laticínios, predominantemente na forma de queijos; e relativamente baixa ingestão de carnes, com preferência pelos peixes. Associou-se, em metanálise de 12 estudos, com melhor padrão de saúde e menor mortalidade geral, cardiovascular, por câncer e menor incidência de doenças de Parkinson e Alzheimer.

Dieta vegetariana

A dieta vegetariana varia consideravelmente de acordo com as restrições adotadas. É difícil separar os benefícios da dieta aos daqueles provenientes do estilo de vida, que muitas vezes inclui exercícios físicos, abstinência de álcool e tabaco, e técnicas de meditação. Estudos observacionais mostraram menor incidência de obesidade, doença coronariana, hipertensão e diabetes na adoção de dieta vegetariana. Atenção deve ser dada à saúde óssea e aos níveis de vitamina B12.

Dieta DASH (*dietary approaches to stop hypertension*)

Dieta criada para controle e prevenção da hipertensão. A dieta DASH ideal é composta por 4-5 porcões de frutas, 4-5 porções de vegetais, 2-3 porções de laticínios de baixa gordura e < 25% de ingestão total de gorduras. Recomenda-se reduzir o consumo de sódio ao mesmo tempo.

Jejum intermitente

Suas estratégias incluem jejum em dias alternados ou horários de alimentação restritos. Seus resultados incluem modificações no perfil metabólico, além de perda de peso (para a qual os resultados de ensaios clínicos ainda são controversos).

SUPLEMENTOS ALIMENTARES

Diversos estudos focaram o papel dos suplementos alimentares na promoção da saúde e na prevenção de doenças. No Iowa Women's Health Study, de 2011, com > 38 mil participantes, o benefício dos suplementos foi associado a características intrinsecamente favoráveis das mulheres que os tomavam, inclusive com dietas melhores nesse grupo (viés de população). Encontrou-se, ainda, associação do uso de multivitamínicos (vitamina B6, ácido fólico, ferro, magnésio, zinco e cobre) com aumento do risco de morte. No Physicians Health Study, de 2012, não houve interferência do uso de multivitamínicos sobre eventos cardio ou cerebrovasculares, com diminuição de 8% de neoplasias no grupo que os utilizou. No entanto, não houve diferença na incidência de neoplasia de próstata, a mais comum. O estudo SELECT visou elucidar o papel do selênio e da vitamina E, não tendo encontrado diminuição de neoplasia de próstata pelo selênio e evidenciando aumento de 17% de neoplasia de próstata no grupo da vitamina E.

Quanto ao papel dos antioxidantes, há 47 ensaios clínicos sobre o tema, com resultados bastante controversos e sugestão de aumento de mortalidade com uso de vitamina A, betacarotenos e vitamina E.

Embora haja evidências a favor do papel do uso de ômega-3 como protetor cardiovascular, não há dose preconizada nem estudos claros de biodisponibilidade dos suplementos, sendo preferível reforçar as fontes dietéticas.

A orientação para pacientes deve ser no sentido de reforçar a alimentação saudável. Caso optem-se por suplementos, devem-se evitar aqueles com "megadoses" ou doses acima do limite superior recomendado. A United States Task Force e o National Institute of Health admitem serem insuficientes as evidências para se recomendar a favor ou contra a suplementação de vitaminas A, C, E, multivitamínicos, ácido fólico e antioxidantes. A American Nutrition Association recomenda suplementos somente para idosos com dificuldade de alimentação adequada e a American Heart Association preconiza hábitos alimentares saudáveis.

Deve-se considerar a administração de suplementos para populações específicas, como mulheres com grande fluxo menstrual (ferro, vitamina C), alcoolistas (vitaminas B1, B6, C e folato) e pacientes com dieta restritiva.

▪ BIBLIOGRAFIA

Bjelakovic G, Nikolova D, Gluud LL, Simonetti RG, Gluud C. Mortality in randomized trials of antioxidant supplements for primary and secondary prevention: systematic review and meta-analysis. JAMA 2007;297:842-57.

Brasil, Ministério da Saúde. Guia alimentar para a população brasileira. 2.ed. 1ª reimpressão. Brasília; 2014.

Gaziano JM, Sesso HD, Christen WG, Bubes V, Smith JP, MacFayden J, et al. Multivitamins in the prevention of cancer in men. JAMA 2012; 308(18):1871-80.

Institute of Medicine (US) Subcommittee on Interpretation and Uses of Dietary Reference Intakes; Institute of Medicine (US) Subcommittee on Upper Reference Levels of Nutrients; Institute of Medicine (US) Standing Committee on the Scientific Evaluation of Dietary Reference Intakes. Dietary reference intakes: applications in dietary assessment. Washington: National Academy Press; 2000.

Klein EA, Thompson IM, Tangen CM, Crowley JJ, Lucia S, Goodman PJ, et al. Vitamin E and the risk of prostate cancer: the selenium and vitamin E cancer prevention trial (SELECT). JAMA 2011;306:1549-56.

Mursu J, Robien K, Harnack LJ, Park K, Jacobs DR. Dietary supplements and mortality rate in older women. Arch Int Med 2011;171(18):1625-33.

National Center for Complementary and Alternative Medicine. Omega-3 supplements: an introduction. 2009. Disponível em: http://nccam.nih.gov/health/omega3/introduction.htm. Acesso em: 10 set. 2014.

21 ATIVIDADE FÍSICA SAUDÁVEL

Tiago Lazzaretti Fernandes, Felipe Hardt

Alguns tópicos a serem ressaltados a respeito de atividade física saudável são:

- a prática regular de atividade física é comprovadamente benéfica para a saúde: qualquer tipo de atividade física é melhor do que nenhuma atividade;
- recomenda-se a prática de atividade física aeróbica por no mínimo 150 min/semana, de intensidade moderada e por períodos > 10 minutos por prática;
- a população de adultos também deve realizar exercícios para fortalecer os grandes grupos musculares pelo menos 2 vezes por semana;
- para aqueles indivíduos que necessitam perder peso ou mantê-lo, recomenda-se 250 min/semana de exercício. Também é recomendada para a população com idade > 65 anos a prática de exercícios de equilíbrio, alongamento e fortalecimento muscular em virtude da sarcopenia, osteoporose ou osteopenia e risco aumentado de quedas;
- apesar do conhecimento atual sobre atividade física, os profissionais da saúde, incluindo os médicos, não estão habituados a prescrever e estimular a prática do exercício.

A sociedade moderna possui, historicamente, um gasto energético menor em razão das facilidades tecnológicas e da valorização econômica das atividades intelectuais. A falta de atividade física é reconhecidamente um problema de saúde pública, sendo um dos principais fatores de risco para a mortalidade global. A OMS estima que 60% dos adultos não realizem as recomendações mínimas de atividade física para a prevenção de doenças e que o risco cardiovascular aumenta em 50% com o sedentarismo. Sabe-se que a introdução do exercício na prática diária é responsável por diminuir o número de internações, as faltas ao trabalho e o custo da saúde pública.

CONCEITOS

A fim de padronizar a nomenclatura utilizada, serão descritos a seguir os principais termos relacionados à atividade física.

A atividade física costuma ser classificada de acordo com a característica metabólica e/ou mecânica dominante. O treinamento aeróbico consiste em exercícios que envolvam os grandes grupos musculares de forma rítmica e por um período contínuo. Já os exercícios resistidos ou de fortalecimento muscular são aqueles em que o músculo trabalha contra uma resistência ou peso.

Os exercícios de flexibilidade ou alongamento são aqueles prescritos para aumentar o arco de movimento das articulações. O treino de equilíbrio, por sua vez, é um conjunto de atividades que visa ao fortalecimento dos membros inferiores e à diminuição do risco de queda.

Avaliação inicial

Apesar dos conhecidos benefícios da atividade física, os profissionais de saúde têm a preocupação de prescrever a atividade física de forma segura. Sabe-se que o histórico médico de cada indivíduo é muito importante, porém há evidências de que os benefícios da atividade física regular são muito maiores do que o risco inerente dos eventos adversos.

O principal evento adverso está relacionado a lesões osteomusculares leves. Já os eventos de maior gravidade, como IAM e morte súbita, estão relacionados a atividades físicas de maior intensidade, além de serem relativamente raros.

A avaliação médica inicial tem por objetivo excluir os indivíduos em condições de risco aumentado para a prática de exercício, ao mesmo tempo que se propõe a evitar gastos desnecessários com exames subsidiários e não criar barreiras para sua prática.

Indivíduos com baixo risco para eventos cardíacos provavelmente não se beneficiarão de investigação cardiovascular extensa; entretanto, uma avaliação de acordo com a condição de saúde prévia é recomendada. Para indivíduos com risco cardíaco moderado ou alto, o exercício pode ser recomendado após adequada investigação, preparo e acompanhamento.

Em qualquer faixa etária, exercícios intensos ou vigorosos não devem ser prescritos a indivíduos que não praticavam anteriormente exercícios moderados. Por conseguinte, a prática de exercícios resistidos leves não necessitam obrigatoriamente de avaliações médicas iniciais.

O questionário de autoavaliação *physical activity readiness questionnaire* (PAR-Q ou PAR-Q +) pode ser utilizado como *screening* inicial para a prática de atividade física por pessoas com idades de 15-69 anos. Esse formulário possui perguntas simples e diretas referentes à saúde prévia do indivíduo e recomendações sobre quando procurar orientação médica. Já o questionário PAR-med-X pode ser utilizado como instrumento de avaliação médica pré-participação e para recomendação de atividade física.

Grupos específicos

Adultos

O exercício físico deve ser prescrito de maneira completa e precisa, como uma medicação, incluindo o tipo de atividade, a frequência, a intensidade, a duração e as precauções. Iniciar as atividades de forma muito intensa pode levar o indivíduo a desistir da prática, por achar o exercício desconfortável ou por não conseguir continuar o programa.

A prescrição inicial deve possuir parâmetros mínimos de intensidade, duração e frequência para estimular, principalmente, a aderência.

Os adultos, em geral, devem realizar 150 min/semana de exercício aeróbico com intensidade moderada ou 75 min/semana com intensidade alta. A marcha rápida com a presença do aumento do ritmo cardíaco perceptível ao indivíduo e ocasionando dificuldade para falar pode ser classificada como exercício moderado. É importante lembrar que essa atividade deve ser cumprida ao longo da semana e em períodos mínimos de 10 minutos por prática.

A população de adultos também deve realizar exercícios para fortalecer os grandes grupos musculares pelo menos 2 vezes por semana. Os exercícios resistidos podem ser realizados com a utilização do próprio corpo como peso ou com exercícios que envolvam atividades do dia a dia – como subir escadas e trabalhos ativos em casa –, além de pesos livres e faixas elásticas. Recomenda-se a realização de 8-10 tipos de exercícios diferentes durante 15-20 minutos após 1 atividade aeróbica.

O mínimo de 1 série com 8-12 repetições para os principais grupos musculares dos membros superiores e inferiores deve ser executado. Recomenda-se realizar exercícios com velocidades lenta a moderada e carga de média intensidade por toda a amplitude de movimento, além de se evitar a manobra de Valsalva.

A intensidade do exercício pode ser mensurada a partir da unidade de carga máxima, que corresponde à execução de 1 repetição do exercício solicitado com peso máximo. A intensidade inicial recomendada do exercício resistido é de 30-40% da carga máxima nos membros superiores e de 50-60% nos membros inferiores. Caso a determinação dessa unidade seja danosa ao indivíduo, estima-se que 60% da carga máxima seja igual à capacidade de realizar 17 repetições consecutivas de determinado exercício.

O American College of Sports Medicine possui uma série de documentos para uso da população em geral e dos profissionais da saúde, incluindo questionários para avaliação inicial, planilhas com exemplos de treino aeróbico, fortalecimento muscular e alongamento no *site Exercise is medicine*.

Para aqueles indivíduos que têm por objetivo o ganho de massa magra e fortalecimento muscular, a intensidade do exercício deverá ser de moderada a alta. Para ser efetivo, o exercício deverá ser realizado até uma intensidade em que a próxima repetição seja de difícil execução.

Além de fortalecer a musculatura, os exercícios resistidos também são benéficos por aumentarem o desempenho físico e a capacidade funcional do organismo e, por conseguinte, melhorar a independência e a qualidade de vida desses indivíduos adultos.

A progressão do exercício, por sua vez, pode ser realizada, primeiramente, com o aumento do número de repetições. Quando o indivíduo executar a série de modo confortável, recomenda-se a adição de 5% à carga prévia.

Idosos

Embora a atividade física não possa parar o processo do envelhecimento biológico, existem evidências de que a prática regular de exercícios pode aumentar a expectativa de vida e limitar o desenvolvimento ou a progressão de doenças crônicas. Também há evidências de que a atividade física regular traz benefícios cognitivos e psicológicos para essa população.

Os idosos necessitam, além da atividade programada para a população adulta, de exercícios de fortalecimento muscular se não houver contraindicações clínicas por motivo de doenças cardiovasculares. Deve-se dar atenção aos exercícios resistidos com a presença de manobra de Valsalva ou cargas elevadas, que podem elevar a PA rapidamente.

Andar costuma ser a atividade mais recomendada. Exercícios na água e em uma bicicleta estacionária podem ser adequados para os idosos com limitação na marcha. Apesar de os exercícios em alta intensidade estarem relacionados à melhora do desempenho físico como um todo, não há necessidade de tal intensidade para a diminuição dos riscos cardiovasculares e das doenças metabólicas nessa população.

Medidas para prevenir ou diminuir o risco de quedas e melhorar a autonomia para as atividades do dia a dia devem ser atentadas para essa faixa etária. Recomendam-se exercícios de equilíbrio e alongamento por no mínimo 2 vezes por semana.

Doenças cardiovasculares

Exercícios resistidos são contraindicados em pacientes com arritmias cardíacas não controladas, cardiomiopatia hipertrófica instável, insuficiência cardíaca descompensada, hipertensão pulmonar grave, estenose de aorta grave e sintomática, miocardite, endocardite ou pericardite agudas, dissecção de aorta e síndrome de Marfan.

Pacientes com diagnóstico de diabetes, PA não controlada, em uso de marca-passo ou desfibrilador e com limitações musculoesqueléticas são classificados como de alto risco e devem consultar um médico antes do início do exercício resistido. Pacientes com sinais e sintomas maiores de doença cardiovascular, pulmonar ou metabólica também são classificados como de alto risco e necessitam ser previamente avaliados.

Já os pacientes com ≥ 2 fatores de risco (idade, história familiar, tabagismo, sedentarismo, obesidade, hipertensão, DLP ou pré-diabetes) são classificados como de baixo risco para a prática de atividade física.

Pacientes com IAM recente, revascularização coronariana e outras cirurgias abertas devem preferencialmente realizar programas de reabilitação com estratificação de risco e monitorização.

A monitorização cardiovascular em resposta ao exercício resistido é recomendada para esses indivíduos com o controle da PA, principalmente, da FC e da percepção do esforço. Sinais e sintomas como tontura, respiração ofegante excessiva, dor precordial e arritmias cardíacas são contraindicações ao exercício nesse grupo e este deverá ser interrompido.

Crianças com idade de 5-16 anos

As crianças e jovens necessitam de 60 min/dia de atividade física adequada para o desenvolvimento de cada idade. Devem envolver exercícios combinados de coordenação, agilidade e equilíbrio, além de atividades aeróbicas e de força.

Obesos

Indivíduos que queiram perder peso, prevenir a obesidade ou manter o peso após sua diminuição necessitam de períodos de atividade física > 250 min/semana.

CONSIDERAÇÕES FINAIS

A promoção da saúde e a prescrição de atividade física pelos profissionais de saúde ainda está abaixo do ideal. Os programas de ensino médico devem disseminar em sua grade curricular o conhecimento e a adequada recomendação sobre a duração, a frequência, a intensidade e o tipo de exercícios para a população em geral e com doenças específicas.

A motivação para a prática de atividade física e estratégias de aderência devem ser constantes para todos os pacientes, a fim de que o sedentarismo não seja mais um problema de saúde pública.

▪ BIBLIOGRAFIA

Blair SN. Physical inactivity: the biggest public health problem of the 21st century. Br J Sports Med 2009;43(1):1-2.

Chodzko-Zajko WJ, Proctor DN, Fiatarone Singh MA, Minson CT, Nigg CR, Salem GJ, et al. American College of Sports Medicine position stand: exercise and physical activity for older adults. Med Sci Sports Exerc 2009;41(7):1510-30.

Donnelly JE, Blair SN, Jakicic JM, Manore MM, Rankin JW, Smith BK. American College of Sports Medicine position stand: appropriate physical activity intervention strategies for weight loss and prevention of weight regain for adults. Med Sci Sports Exerc 2009;41(2):459-71.

Giada F, Biffi A, Agostoni P, Anedda A, Belardinelli R, Carlon R, et al. Exercise prescription for the prevention and treatment of cardiovascular diseases: part I. J Cardiovasc Med 2008;9(5):529-44.

Hass CJ, Feigenbaum MS, Franklin BA. Prescription of resistance training for healthy populations. Sports Med 2001;31(14):953-64.

Laskowski ER, Lexell J. Exercise and sports for health promotion, disease, and disability. PM R 2012;4(11):795-6.

Mendes R, Sousa N, Barata JLT. Physical activity and public health: recommendations for exercise prescription. Acta Med Port 2011; 24(6):1025-30.

Organização Mundial da Saúde. Global recommendations on physical activity for health. Genebra: WHO; 2010.

Phillips EM. A call to arms (and legs): exercise prescription for medical students. PM R 2012;4(11):914-8.

Phillips EM, Kennedy MA. The exercise prescription: a tool to improve physical activity. PM R 2012;4(11):818-25.

Warburton DER, Gledhill N, Jamnik VK, Bredin SSD, McKenzie DC, Stone J, et al. Evidence-based risk assessment and recommendations for physical activity clearance: Consensus Document 2011. Appl Physiol Nutr Metab 2011;36 Suppl 1:S266-98.

Williams MA, Haskell WL, Ades PA, Amsterdam EA, Bittner V, Franklin BA, et al. Resistance exercise in individuals with and without cardiovascular disease: 2007 update – a scientific statement from the American Heart Association Council on Clinical Cardiology and Council on Nutrition, Physical Activity, and Metabolism. Circulation 2007;116(5):572-84.

22 ABORDAGEM DA SEXUALIDADE

Arlene Maria Perez

Durante muitos séculos, até recentemente, a sexualidade era considerada a expressão de "baixos instintos animais", que deveriam ser combatidos e controlados. As religiões são quase todas ambíguas: prescrevem a procriação, mas seu principal instrumento, a sexualidade, é proscrito em suas manifestações mais espontâneas. Nas últimas décadas, os profissionais da saúde vivem grandes desafios em relação à sexualidade: não só a prevenção de IST como também a necessidade de manutenção da qualidade dos desempenhos sexuais masculinos e femininos ao longo da vida. Os médicos ainda têm muitas dificuldades de abordar problemas sexuais com seus pacientes por vários motivos, entre eles: não treinamento adequado durante a formação médica; o pensamento equivocado de que somente urologistas e ginecologistas deveriam abordar o assunto; falta de tempo na consulta; medo de revelar ao paciente o desconhecimento nesta área; e, muitas vezes, medo de enfrentar suas próprias dificuldades sexuais.

Em uma consulta de clínica geral, da mesma forma que se pergunta ao paciente sobre os diversos aparelhos, temos que perguntar sobre a vida sexual, pois isso implica diretamente na qualidade de vida do paciente.

AVALIAÇÃO SEXUAL MASCULINA

Fisiologia da função sexual masculina

A função sexual normal masculina requer interações entre os sistemas vascular (fluxo sanguíneo e óxido nítrico), neurológico, hormonal e psicológico. A ereção e sua manutenção constituem fenômeno vascular desencadeado por sinais neurológicos, facilitado pela presença de nível hormonal e estado psicológico adequados. A testosterona tem um papel importante na função sexual normal masculina. Ela age por canais psicogênicos, aumentando a libido. A testosterona é necessária para a manutenção dos níveis intrapenianos de óxido nítrico sintetase.

Principais disfunções sexuais masculinas

As disfunções sexuais masculinas foram classificadas de acordo com a fase do ciclo sexual acometidas, ou seja:

- relacionadas à fase de desejo: desejo sexual hipoativo, impulso sexual excessivo;
- relacionadas à fase de excitação: disfunção erétil (DE);
- relacionadas à fase de ejaculação/orgasmo: ejaculação precoce, ejaculação retardada, ejaculação retrógrada, falta de ejaculação e anorgasmia;
- dispareunia: disfunção caracterizada pela presença de dor na relação sexual, podendo ocorrer em todas as fases do ciclo.

Diminuição da libido

A prevalência é estimada em 5-15% nos homens e aumenta com a idade. Muitos homens com DE podem apresentar perda da libido como consequência secundária. É possível citar como principais causas:

- uso de medicamentos: inibidores seletivos da recaptação de serotonina (ISRS), antiandrogênicos, analgésicos opioides e inibidores da 5-alfa-redutase;
- alcoolismo;
- depressão/fadiga;
- drogas recreacionais;
- problemas de relacionamento;
- ansiedade associada ao desempenho;
- doenças sistêmicas;
- alterações hormonais: deficiência de testosterona, aumento de prolactina e hipo/hipertireoidismo.

A maior parte dessas condições é potencialmente tratável, assim história clínica e exame físico cuidadosos são fundamentais na abordagem.

Disfunção erétil (Capítulo 140)

Pode ser orgânica, psicogênica ou mista.

Avaliação da função sexual masculina

A avaliação começa com história completa e exame físico. Além das perguntas sobre os diversos aparelhos, doenças pregressas, fatores de risco, uso de drogas e avaliação emocional, devem ser feitas algumas perguntas para avaliar a libido, a função erétil e a rapidez da ejaculação. O interrogatório deve conter várias informações:

- Há quanto tempo o problema começou?
- Você não tem desejo, não tem ereção ou não consegue segurar a ejaculação?
- O problema sempre ocorreu ao longo da vida ou você tinha uma vida sexual normal antes?
- Teve algum trauma no início da vida sexual?
- O problema ocorre com qualquer par sexual ou é dependente da pessoa?
- O início do problema foi insidioso ou abrupto?
- É situacional?
- Ocorre de maneira constante e progressiva ou é intermitente?
- A ereção fora de situação de coito é normal?
- Tem ereção matutina?
- Está com problemas no relacionamento?
- Está com problemas no trabalho ou financeiros?
- Teve criação castradora?

Para DE, pode ser usado o índice internacional de função erétil 5 (IIEF-5), que é uma versão abreviada do índice internacional de função erétil (original, conhecido como IIEF-15). Esta versão abreviada foi desenvolvida com o objetivo de diagnosticar a presença de DE e sua gravidade (Tabela 1).

Além do exame físico completo, deve-se avaliar presença de pulsos femorais e periféricos, presença de sopros femorais, presença de placas penianas (doença de

Tabela 1 Índice internacional de função erétil (IIEF-5)

Questionário – Ao longo dos últimos 6 meses	1 ponto	2 pontos	3 pontos	4 pontos	5 pontos
Como você classificaria a sua confiança em conseguir ter ou manter uma ereção?	Muito baixa	Baixa	Moderada	Alta	Muito alta
Quando você teve ereções com estimulação sexual, com que frequência suas ereções foram suficientemente rígidas para conseguir a penetração?	Quase nunca ou nunca	Algumas vezes (menos da metade das vezes): 2	Às vezes (cerca da metade das vezes)	Na maioria das vezes (muito mais do que a metade das vezes)	Quase sempre ou sempre
Durante a relação sexual, com que frequência você foi capaz de manter a ereção após a penetração?	Quase nunca ou nunca	Algumas vezes (menos da metade das vezes)	Às vezes (cerca de metade das vezes)	Na maioria das vezes (muito mais do que a metade das vezes)	Quase sempre ou sempre
Durante a relação sexual, qual a dificuldade que teve para manter a ereção até o fim da relação sexual?	Extremamente difícil	Muito difícil	Difícil	Ligeiramente difícil	Sem dificuldade
Quando tentou ter relação sexual, com que frequência se sentiu satisfeito?	Quase nunca ou nunca	Algumas vezes (menos da metade das vezes)	Às vezes (cerca de metade das vezes)	Na maioria das vezes (muito mais do que a metade das vezes)	Quase sempre ou sempre

Total: a pontuação de IIEF-5 é a soma das respostas de todos os itens: 22-25 sem disfunção erétil; 17-21 disfunção erétil ligeira; 12-16 disfunção erétil leve a moderada; 8-11 disfunção erétil moderada; 1-7 disfunção erétil grave.
Adaptada de Rosen RC, Cappelleri JC, Smith MD, et al. Desenvolvimento e avaliação de uma versão resumida, 5 itens do índice internacional de função erétil (IIEF-5) como uma ferramenta de diagnóstico para a disfunção erétil. Int J Impot Res 1999;11(6):319-26.

Peyronie), alteração de pilificação, ginecomastia e tamanho testicular, avaliação do reflexo cremastérico (para checar integridade do centro de ereção toracolombar) e alterações do campo visual.

Os exames que devem ser solicitados são: glicemia em jejum; Hb glicada; hemograma completo; funções hepática, renal e tireoidiana; perfil lipídico; testosterona total e livre; prolactina; hormônios foliculoestimulante e luteinizante.

Exames mais específicos podem ser solicitados de acordo com cada caso, usualmente pelo especialista, como o teste de ereção induzida por fármacos, tumescência peniana noturna, USG Doppler das artérias penianas, cavernosometria, cavernosografia e avaliação neurofisiológica.

Tratamento

Diminuição da libido

No caso de diminuição da libido decorrente de problemas psicológicos, o tratamento psicoterápico está indicado. A reposição hormonal deve ser feita nos casos de deficiência androgênica; se o motivo for o efeito colateral de alguma medicação, sua continuação deve ser avaliada.

Disfunção erétil (Capítulo 140)

Além da causa da DE, outros elementos devem ser considerados no tratamento: idade do paciente, comorbidades, expectativa do paciente e/ou seu par quanto à atividade sexual, aspectos socioeconômicos e culturais do casal. De acordo com a etiologia e a gravidade, o tratamento pode ser de 1ª, 2ª e 3ª linhas.

Ejaculação precoce

O tratamento depende da etiologia, mas os pilares da terapia incluem uso de ISRS, anestésicos tópicos e psicoterapia na presença de problemas psicológicos e de relacionamento:

- 1ª linha: ISRS – paroxetina (10-40 mg/dia), sertralina (50-200 mg/dia), fluoxetina (20-40 mg/dia) e citalopram (20-40 mg/dia). Estudos sugerem que a paroxetina seja a mais efetiva. O efeito terapêutico dessas medicações ocorre após 2-3 semanas do início do tratamento;
- 2ª linha: caso os ISRS sejam ineficazes ou com efeitos colaterais intoleráveis, o antidepressivo tricíclico clomipramina pode ser usado, na dose de 12,5-50 mg/dia;
- outro ISRS que pode ser usado é a dapoxetina, na dose de 30 ou 60 mg/dia. O uso diário é mais efetivo, mas também pode ser usada sob demanda, 1-3 horas antes da relação;
- tramadol, analgésico com atividade nos receptores opioides, mas que também inibe receptação de serotonina e noradrenalina pode ser usado no tratamento da ejaculação precoce. Ele é administrado sob demanda, na dose de 50 mg, 1-2 horas antes da relação. Não é droga de escolha devido ao potencial risco de dependência;
- anestésicos tópicos parecem melhorar o tempo ejaculatório e a satisfação sexual quando aplicados topicamente na glande 5 minutos antes da relação;
- terapias não farmacológicas (*stop-start* ou *stop-squeeze*) e psicológicas devem ser sempre consideradas.

AVALIAÇÃO SEXUAL FEMININA

Ciclo de resposta sexual feminino

O ciclo sexual feminino (como o masculino) é dividido em 4 fases:

- desejo (libido): vontade de ter atividade sexual. Inclui pensamentos e imagens;
- excitação: sensação subjetiva de prazer, acompanhada de mudanças fisiológicas como vasocongestão genital, aumento de FC, respiratória e pressórica;
- orgasmo: pico de prazer sexual com liberação da tensão sexual, com contrações rítmicas da musculatura perineal;
- resolução: relaxamento muscular com sensação de bem-estar.

Para algumas mulheres, as fases podem variar na sequência, repetição e ausência durante a relação sexual. Por exemplo, para a maioria das mulheres em relacionamentos de longa data, o desejo pode não estar presente inicialmente, mas aumenta em resposta à atividade prazerosa (modelo circular do desejo feminino). Muitas vezes, as mulheres são motivadas por outras razões para iniciar a atividade sexual, como necessidade de aproximação emocional com o par, e a satisfação subjetiva da relação não requer necessariamente atingir o pico orgástico (Figura 1).

A intensidade, o tipo e a duração do estímulo para atingir o pico orgástico variam de uma mulher para outra. A maioria requer certo grau de estimulação clitoriana. A estimulação indireta do clitóris no coito vaginal pode ser suficiente para desencadear o orgasmo em algumas mulheres, enquanto outras respondem mais prontamente à estimulação clitoriana direta. Estimulação de outras áreas erógenas como mamas e mamilos também pode desencadear a resposta orgástica. Algumas mulheres podem apresentar orgasmos durante o sono.

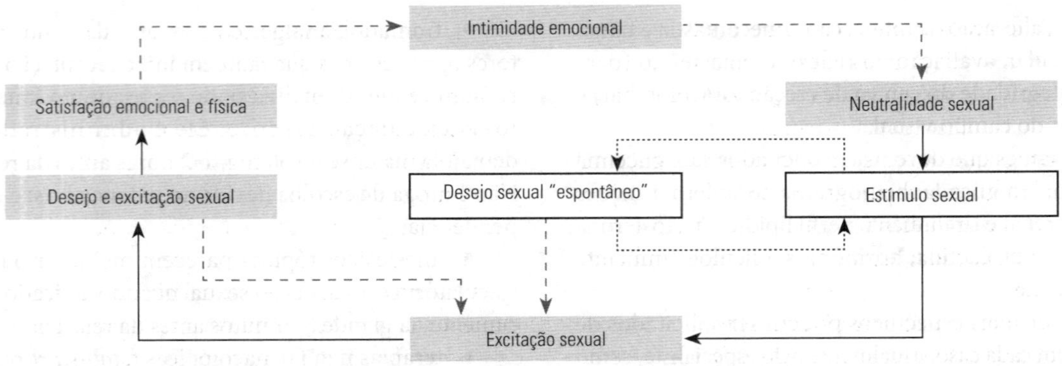

Figura 1 Modelo não linear (ou circular) da resposta sexual feminina desenvolvido pela Dra. Basson.

Principais disfunções sexuais femininas

A disfunção sexual feminina alcança altos índices em qualquer população. Desejo sexual hipoativo e dificuldade de excitação e anorgasmia são as queixas mais comuns.

Desejo sexual hipoativo/dificuldade de excitação

O desejo hipoativo é muito comumente relatado pelas mulheres, fato que motivou a revisão do conceito de resposta sexual feminina. É possível definir o transtorno do desejo sexual como ausência ou diminuição de interesse ou desejo sexual, de pensamentos ou fantasias e falta de desejo responsivo, bem como escassas ou ausentes motivações (razões/incentivos) para tentar se tornar sexualmente excitada. A falta de interesse deve ser mais significativa do que aquela própria da diminuição natural relacionada ao ciclo de vida e/ou à duração do relacionamento.

O desejo e a excitação estão interligados, a ponto de não haver distinção entre a experiência de desejo e a de excitação sexual, podendo um favorecer ou desfavorecer o outro.

As principais causas de desejo sexual hipoativo e dificuldade de excitação são:

- uso de medicamentos: ISRS e analgésicos opioides;
- alcoolismo;
- depressão/fadiga;
- drogas recreacionais;
- doenças sistêmicas;
- presença de incontinência urinária e/ou fecal;
- problemas ginecológicos, dispareunia e vaginismo;
- alterações hormonais: deficiência estrogênica ou de testosterona, aumento de prolactina e hipo/hipertireoidismo;
- emocionais: estresse, baixa autoestima, par que não é congruente com fantasias, estimulação física inadequada, par hostil ou sem interesse, ambiente inadequado, problemas de relacionamento.

Anorgasmia

Caracteriza-se por atraso ou ausência recorrente e persistente de orgasmo, mesmo com fases de excitação e estimulação adequadas, com resultante sofrimento e dificuldades interpessoais. O problema pode estar presente desde o início da vida sexual ou ser adquirido, generalizado ou situacional (em situações selecionadas, p. ex., a mulher tem orgasmos durante a masturbação, mas não durante a atividade sexual). Podem ser citadas como causas:

- lesões neurológicas cirúrgicas ou traumáticas, mielite, esclerose múltipla, neuropatias;
- dispareunia: doença inflamatória pélvica, secura vaginal;
- uso de medicações: ISRS, opioides e álcool;
- amputação de clitóris;
- mito do orgasmo vaginal;
- desconhecimento do corpo;
- falta de técnica do parceiro;
- deficiência feminina de assumir papel erótico;
- temor à satisfação plena;
- traumas sexuais.

Avaliação das disfunções sexuais femininas

As mulheres não costumam apresentar queixas sexuais de forma espontânea. Além do interrogatório geral, já apresentado nas disfunções sexuais masculinas, na anamnese sexual feminina também devem ser feitas as seguintes perguntas:

- Você não tem desejo, lubrificação ou não consegue atingir o pico orgástico?
- Teve algum trauma no início da vida sexual?
- Qual a intensidade do sofrimento causado?
- Após estimulação adequada pelo par, começa a apresentar desejo?

Além do exame físico geral completo, a paciente deverá ser submetida a um exame ginecológico para descartar causas orgânicas que possam interferir na função sexual normal (p. ex., uma mulher com dispareunia, de diferentes causas, vai ter diminuição do desejo e dificilmente se permitirá ser estimulada o suficiente para atingir o pico orgástico).

Os exames que devem ser solicitados são: glicemia em jejum; Hb gleocada; hemograma completo; funções hepática, renal e tireoidiana; perfil lipídico; USG transvaginal; cultura cervical para gonorreia e clamídia; T4 livre; TSH; e prolactina. Na suspeita de deficiência estrogênica ou androgênica, os níveis dos hormônios sexuais devem ser solicitados.

Tratamento

Diminuição da libido

Na presença de problemas psicológicos e de relacionamento, o tratamento psicoterápico está indicado, eventualmente com terapia de casal. Mudanças de estilo de vida devem ser recomendadas, como diminuir estresse e fadiga, melhora da qualidade do tempo com o par, melhora da imagem corporal e tentativas de inovações para o repertório sexual. Caso o motivo seja o efeito colateral de alguma medicação, sua descontinuação deve ser avaliada. Fisioterapia pélvica é indicada para as mulheres com vaginismo, incontinência urinária e/ou fecal.

Dispareunia por secura em decorrência de atrofia vaginal pode ser tratada com lubrificantes vaginais e/ou estrógenos vaginais. Para as mulheres pós-menopausa em que as medidas não farmacológicas não tiveram sucesso, o uso de testosterona pode ser benéfico desde que não exista contraindicação para tal. As mulheres devem ser avisadas dos efeitos virilizantes e de que não há estudos de longo prazo. Para mulheres não menopausadas, não se recomenda seu uso. A terapia androgênica deve ser criteriosa, pelo menor tempo possível, com menor dose terapêutica e respeitando contraindicações (câncer de útero e de mama, doença cardiovascular, doenças hepáticas, ovários policísticos etc.). A administração da testosterona pode ser transdérmica (adesivos) e tópica (gel ou creme) e são melhores que administração VO (para evitar passagem hepática e alterações lipídicas). Recomendamos acompanhamento com especialista em ginecologia. Outras drogas que podem ser usadas (algumas não disponíveis no Brasil):

- tibolona: esteroide sintético cujos metabólitos têm propriedades estrogênicas, progestagênicas e androgênicas. A droga não é aprovada pelo FDA, mas é usada na Europa e em outros países;
- flibanserina (sem registro vigente na Anvisa): tem ação central como agonista dos receptores serotoninérgicos 5-HT_{1A} e antagonista dos receptores serotoninérgicos 5-HT_{2A}. Inicialmente estudada como antidepressivo, mostrou-se não efetiva para depressão e apresentou melhora no desejo sexual. Seu uso foi aprovado em agosto de 2015 pelo FDA para mulheres pré-menopausadas com desejo sexual hipoativo na dose de 100 mg/dia na hora de dormir. As pacientes devem ser avisadas de que o uso concomitante com álcool pode causar hipotensão e síncope;
- bupropiona: pode ser um tratamento efetivo para mulheres, com ou sem depressão associada, melhorando desejo, excitação e orgasmo nas doses de 150-300 mg/dia;
- bremelanotide (sem registro vigente na Anvisa): agonista do receptor de melanocortina. Aprovado em 2019 pelo FDA para tratamento de desejo hipoativo em mulheres pré-menopausadas. Administrado 45 minutos antes da atividade sexual por via subcutânea. Com o cuidado de uso de anticoncepcionais devido ao dano fetal nos estudos animais.

Anorgasmia

Na presença de problemas psicológicos e de relacionamento, o tratamento psicoterápico está indicado, eventualmente com terapia de casal.

A educação da paciente com disfunção orgástica a respeito da anatomia e da fisiologia do aparelho sexual deve preceder a discussão sobre as opções de tratamento, principalmente para corrigir conceitos errados e quebrar tabus que podem contribuir para o problema. O médico deve ter uma discussão franca com a paciente e seu par a respeito de posições e técnicas para aumentar a estimulação sexual, p. ex., a técnica do alinhamento coital (TAC) durante penetração vaginal que facilita o orgasmo (é uma variante da posição missionária, onde o homem fica mais alto em relação ao corpo da mulher e realiza movimentos para baixo em vez de horizontalizados, permitindo que a base e o dorso do pênis fiquem em contato mais íntimo com a região clitoriana e assim aumentando a probabilidade de um orgasmo em uma relação com penetração vaginal).

O treinamento com masturbação direta é uma maneira de educação e autoconhecimento para ensinar a mulher a alcançar o orgasmo pela autoestimulação. A mulher deve se familiarizar com o próprio corpo e identificar as áreas erógenas e, então, estimular essas áreas diretamente. Podem ser usados vídeos eróticos e vibradores para auxiliar a experiência.

Não existem estudos randomizados publicados sobre medicações para disfunção orgástica primária nas mulheres.

Exercícios de Kegel, que fortalecem a musculatura pubococcígea, têm sido propostos para melhorar a sensação orgástica, mas os estudos ainda não evidenciaram suporte para seu uso.

Os procedimentos cosméticos genitais para aumentar o orgasmo – p. ex. a injeção de colágeno para aumentar o ponto G, a redução da cobertura clitoriana ou outros procedimentos cosméticos vulvovaginais – não têm suporte científico.

BIBLIOGRAFIA

Abdo CHN. Sexualidade humana e seus transtornos. 5.ed. São Paulo: Casa Leitura Médica; 2014.

Althof SE, Abdo CH, Dean J, Hackett G, McCabe M, McMahon CG, et al. International Society for Sexual Medicine's guidelines for the diagnosis and treatment of premature ejaculation. J Sex Med 2010;7:2947.

American Psychiatric Asociation. Diagnostic and statistical manual of mental disorders, 5.ed. (DSM-5). Arlington: American Psychiatric Asociation; 2013.

Babaei AR, Safarinejad MR, Kolahi AA. Penile revascularization for erectile dysfunction: a systematic review and meta-analysis of effectiveness and complications. Urol J 2009;6:1.

Basson R. Clinical practice. Sexual desire and arousal disorders in women. N England J Med 2006;354(14):1497-506.

Basson R. Women's sexual function and dysfunction: current uncertainties, future directions. Int J Impot Res 2008:20;466.

Laumann EO, Nicolosi A, Glasse DB, Paik A, Ginge C, Moreira E, et al. Sexual problems among women and men aged 40-80 years: prevalence and correlates identified in the Global Study of Sexual Attitudes and Behaviors. Int J Impot Res 2005;17:39-57.

Melnik T, Althof S, Atallah AN, Puga ME, Glina S, Riera R. Psychosocial interventions for premature ejaculation. Cochrane Database Syst Rev 2011;CD008195.

Pechorro PS, Calvinho AM, Pereira NM, Vieira RX. Validação de uma versão portuguesa do Índice Internacional de Função Eréctil-5 (IIEF-5). Rev Int Andrología 2010;9(1):3-9.

Pu C, Yang L, Liu L, Yuan H, Wei Q, Han P. Topical anesthetic agents for premature ejaculation: a systematic review and meta-analysis. Urology 2013;81:799.

Rosen RC, Cappelleri JC, Smith MD, et al. Desenvolvimento e avaliação de uma versão resumida, 5 itens do índice internacional de função erétil (IIEF-5) como uma ferramenta de diagnóstico para a disfunção erétil. Int J Impot Res 1999;11(6):319-26.

Somboonpom W, Davis S, Seif MW, Bell R. Testosterona for peri and postmenopausal women. Cochrane Database Syst Rev 2005;CD 004509.

Tsertsvadze A, Fink HA, Yazdi F, MacDonald R, Bella AJ, Ansari MT, et al. Oral phosphodiesterase-5 inhibitors and hormonal treatments for erectile dysfunction: a systematic review and meta-analysis. Ann Intern Med 2009;151:650.

Wu T, Yue X, Duan X, Luo D, Cheng Y, Tian Y, et al. Efficacy and safety of tramadol for premature ejaculation: a systematic review and meta-analysis. Urology 2012;80:618.

23 CESSAÇÃO DE TABAGISMO

Ana Paula de Souza Borges, Renata Kobayasi

O tabagismo e suas consequências afetam grande parte dos indivíduos. A cessação desse hábito é uma modificação comportamental que deve ser estimulada. Deve-se classificar todo paciente tabagista conforme suas fases de mudança de comportamento (Tabela 1) (Capítulo 19). Pacientes pré-contemplativos e contemplativos à cessação do tabagismo devem ser estimulados por meio de motivadores positivos e não devem ser estimulados à ação nesse momento.

Para pacientes já na fase de preparação ou ação, a avaliação clínica inicial do paciente tem como objetivo identificar a existência de doenças relacionadas ao tabagismo e de possíveis contraindicações e interações medicamentosas durante o tratamento farmacológico da dependência. É nesse momento que também é avaliado o perfil do fumante, seu grau de dependência à nicotina e sua motivação para deixar de fumar (utiliza-se o teste de Fagerström, abordado mais adiante).

AVALIAÇÃO CLÍNICA DO FUMANTE

- Caracterização do hábito de fumar: idade de início, número de cigarros fumados por dia, tentativas de cessação, tratamentos anteriores com ou sem sucesso, recaídas e prováveis causas, sintomas de abstinência, exposição passiva ao fumo, formas de convivência com outros fumantes (casa/trabalho) e fatores associados (café após as refeições, ao telefonar, consumo de bebida alcoólica, ansiedade e outros).
- Grau de dependência da nicotina: teste de Fagerström para dependência da nicotina (Tabela 2).
- Grau de motivação: estágio motivacional (modelo transteórico comportamental).
- Sintomas: tosse, expectoração, chiado, dispneia, dor torácica, palpitações, claudicação intermitente, tontura e desmaios.
- Investigação de comorbidades: doenças prévias ou atuais que possam interferir no curso ou no manejo do tratamento (lesões orais, úlcera péptica, HAS, DM, cardiopatias e insuficiência coronariana), transtornos psiquiátricos (depressão, ansiedade, pânico, anorexia nervosa, bulimia etc.), uso de álcool e/ou outras drogas, pneumopatias, epilepsia, AVC, dermatopatias, câncer, nefropatias, hepatopatias, história de convulsão, entre outras.
- Medicamentos em uso: levantamento dos medicamentos que possam interferir no manejo do tratamento, como antidepressivos, inibidores da monoaminoxidase, carbamazepina, cimetidina, barbitúricos, fenitoína, antipsicóticos, teofilina, corticosteroides sistêmicos, pseudoefedrina, hipoglicemiante oral e insulina, entre outros.
- Alergias: de qualquer etiologia, como cutâneas, respiratórias e medicamentosas.
- Situações que demandam cautela: principalmente as relacionadas ao uso de apoio medicamentoso, p.

Tabela 1 Avaliação do grau de motivação segundo o modelo transteórico

Fases de comportamento	Diagnóstico	Estratégia
Pré-contemplação	Não há intenção de parar, nem crítica a respeito do vício	Estimular a pensar em parar de fumar, informar benefícios de cessar o tabagismo
Contemplação	Tem consciência de que o hábito é um problema, mas apresenta ambivalência quanto à mudança	Identificar motivos que levam a fumar e como vencê-los, e reforçar benefícios de parar de fumar
Preparação	Prepara-se para parar de fumar, quando o paciente aceita escolher uma estratégia para realizar a mudança de comportamento	Marcar data para parar de fumar (dia D) após 30 ou 60 dias e desenvolver plano para facilitar a parada (modificar o local/móveis em que fuma, começar a adotar uma alimentação equilibrada e a ingestão reduzida de álcool)
Ação	Atinge a meta da mudança do comportamento: para de fumar	A partir do dia D, afastar-se de tudo o que lembre o cigarro (não portar cigarros, isqueiros, jogar fora o cinzeiro, não consumir café ou álcool), adotar medidas para combater a fissura, manter as mãos ocupadas (costurar, pintar, escrever), solicitar suporte social (avisar pessoas a não oferecer cigarros, avisar que está parando de fumar)
Manutenção	Adota estratégias para prevenir a recaída	▪ Seguir com 1-2 consultas nas primeiras 2 semanas, depois mensais até os 3 primeiros meses, no 6° mês e após 1 ano ▪ Para prevenir recaídas, evitar ambientes ou situações que levem a fumar nos primeiros 15 dias, escapar de lugares com fumantes, distrair-se com outras tarefas e adiar esperando que a fissura passe
Recaída	Quando falha a estratégia de manutenção e o indivíduo volta a fumar	Identificar os fatores de recaída, motivar nova tentativa

ex., gravidez, amamentação, IAM ou AVC recente, arritmias graves, uso de psicotrópicos e outras situações. Recomenda-se cautela também com os adolescentes e idosos.

- Antecedentes familiares: avaliar problemas de saúde familiares, principalmente se relacionados ao tabagismo, em especial a existência de outros fumantes que convivam com o paciente.
- Exame físico: sempre completo, buscando sinais que possam indicar existência de doenças atuais ou limitações ao tratamento medicamentoso a ser proposto.

INTERVENÇÕES MOTIVACIONAIS

Os métodos baseados na terapia cognitivo-comportamental são fundamentais na abordagem dos fumantes em todas as situações clínicas, mesmo quando é necessário apoio medicamentoso. Essa terapia pode ser feita no atendimento individual ou em sessões de grupo. Material de apoio deve ser preparado e fornecido aos pacientes para reforçar as orientações.

A cada intervenção terapêutica e em todas as etapas do processo de mudança de hábitos, um dos métodos para a avaliação e o acompanhamento é o PANPA, também conhecido como o dos 5 "A":

- perguntar (*access*): estimar o grau de dependência e desenvolvimento de doença relacionada ao tabagismo, avaliar motivação para mudança;

Tabela 2 Teste de Fagerström para a dependência da nicotina

Quanto tempo após acordar você fuma seu 1° cigarro?	
Nos primeiros 5 minutos	3
6-30 minutos	2
31-60 minutos	1
> 60 minutos	0
Você acha difícil não fumar em lugares proibidos?	
Sim	1
Não	0
Qual cigarro do dia lhe traz mais satisfação?	
1° da manhã	1
Os outros	0
Quantos cigarros você fuma por dia?	
< 10	0
11-20	1
21-30	2
> 31	3
Você fuma mais frequentemente pela manhã?	
Sim	1
Não	0
Você fuma mesmo doente, quando precisa ficar acamado a maior parte do tempo?	
Sim	1
Não	0

Total: 0-2 = muito baixa; 3-4 = baixa; 5 = média; 6-7 = elevada; 8-10 = muito elevada.

- aconselhar (*advise*): personalizar a mensagem de incentivo a mudança segundo a fase motivacional, identificar barreiras/dificuldades relatadas pelo paciente;
- negociar (*agree*): assumir postura de negociação para as estratégias adotadas, favorecendo o estabelecimento de metas e limites;
- preparar (*assist*): oferecer diversas possibilidades para chegar ao comportamento desejado, preparar para sintomas, orientar e fornecer dicas para fissura, levantar a necessidade de o paciente reconhecer sua autoeficácia e o suporte externo;
- acompanhar (*arrange*): estabelecer periodicidade adequada de monitoramento.

Medidas para combater a fissura

- Evitar café. Caso não consiga, recomenda-se mudar o local com frequência.
- Escovar os dentes imediatamente após as refeições.
- Ter sempre à mão alguma alternativa de passatempo (p. ex., livro, caminhada).
- Beber água ou suco em reuniões demoradas.
- Mascar ou mordiscar bastões de canela, cenoura, erva-doce etc.
- Dar preferência a "programas" em ambientes livres de tabaco.
- Nos ambientes onde se fuma, procurar detalhes e conversas que tirem a atenção do cigarro.
- Recusar cigarros oferecidos, apelando à compreensão e à ajuda de quem ofereceu.
- Quebrar rotinas associadas ao tabagismo: trocar poltronas de lugar, procurar alguém para conversar quando estiver sozinho.
- Ocupar-se com desenhos e rabiscos enquanto fala longamente ao telefone.
- Fugir da ociosidade, mantendo-se constantemente ativo (p. ex., arrumar a casa, lavar o carro).
- Pensar em outras coisas, usando técnicas de relaxamento e respiração profunda.
- Lembrar sempre o lado positivo de não fumar, com benefícios para o hálito, os dentes e a saúde em geral.

Farmacoterapia

Os fármacos para tratamento do tabagismo são classificados em nicotínicos e não nicotínicos. A terapia de reposição de nicotina, a vareneclina e a bupropiona são consideradas drogas de 1ª linha, enquanto a nortriptilina e a clonidina são consideradas de 2ª linha.

Terapia de reposição de nicotina

Tem como objetivo reduzir os sintomas de fissura e de abstinência, sendo indicada em grau de dependência alto (Fagerström ≥ 5). Age preenchendo os receptores nicotínicos no SNC.

- Adesivos: absorção lenta e contínua por 24 horas, atingindo nível sérico em 8-10 horas. Apresentações de 7, 14 e 21 mg/dia, prescritos da seguinte forma: 21 mg por 4 semanas, 14 mg por 4 semanas e 7 mg por 2 semanas. Deve-se aplicar o adesivo na pele limpa e livre de pelos no dia escolhido para parar de fumar, trocando a cada 24 horas e fazendo rodízio das áreas de aplicação. Recomenda-se o uso por 10 semanas. Pode causar irritação cutânea local, como prurido, eritema, bolhas.
- Goma: há 2 abordagens possíveis para o uso da goma. Para reposição na fase de abstinência, podem ser utilizadas 1-2 gomas (2-4 mg) com intervalos de 1-2 horas, com aumento do intervalo até suspensão. Outra forma é utilizar por demanda se houver sintomas de fissura, não ultrapassando 24 unidades/dia (média de 8-12). Recomenda-se mascar a goma até surgir o sabor característico e deixá-la repousar entre a gengiva e a bochecha. O processo deve ser repetido por 30 minutos. Não se deve ingerir bebidas ou alimentos 15 minutos antes ou durante o uso. Recomenda-se o uso por até 12 semanas. Tem como efeitos colaterais: úlceras orais, salivação, soluços, irritação faríngea, gengivite. Como a liberação é rápida, atinge nível sérico em 20 minutos.

A eliminação da nicotina é renal, em pequena quantidade e de forma inalterada. São efeitos colaterais da terapia de reposição de nicotina: cefaleia, náuseas e insônia. Deve-se ter cautela no uso em pacientes com diabetes, hipotireoidismo e feocromocitoma em razão do estímulo adrenérgico. Precaução em coronariopatias ou arritmias graves.

Terapia não nicotínica de 1ª linha

- Bupropiona (apresentação de 150 mg): antidepressivo atípico de ação lenta que atua no bloqueio da recaptação neuronal de dopamina, norepinefrina e serotonina. Tem metabolização hepática e excreção renal. É indicada para redução dos efeitos da fissura e da abstinência, sendo indicada para alta dependência (Fargëstrom ≥ 5). Recomenda-se usar 150 mg/dia por 3 dias e 150 mg, 2 vezes ao dia, a partir do 4° dia, por até 12 semanas. Deve-se evitar uso de álcool, psicotrópicos e drogas ilícitas. Tem como efeitos colaterais: insônia, cefaleia, boca seca, tonturas, aumento da PA, arritmias cardíacas, náusea, vômitos, constipação, convulsão, anorexia, anemia etc. São contraindicações absolutas a seu uso: epilepsia, convulsão, tumor no SNC, traumatismo cranioencefálico e uso de inibidor da monoaminoxidase nos últimos 15 dias. Hipertensão arterial não controlada é contraindicação relativa.

- Vareniclina (comp 0,5 e 1 mg): agonista parcial dos receptores nicotínicos, promove liberação de dopamina no SNC. É indicada para a redução dos efeitos da fissura e da abstinência, sendo indicada para alta dependência (Fargëstrom ≥ 5). Recomenda-se: 1°-3° dia: 0,5 mg, 1 vez ao dia; 4°-7° dia: 0,5 mg, a cada 12 horas; 8° dia ao final do tratamento: 1 mg, a cada 12 horas, por no máximo 12 semanas. O efeito adverso mais frequente é a náusea, além de aumento do apetite, sonolência, tontura, alteração do hábito intestinal, boca seca, humor depressivo, agitação e ideação suicida. É contraindicada em insuficiência renal grave. Estudos de fase pós-comercialização mostraram aumento do número de casos de depressão, inclusive suicídio, recomendando-se evitar em pacientes com antecedente de transtorno afetivo bipolar ou depressão. Embora estudos iniciais tenham mostrado resultados bastante animadores, novas metanálises mostram que o efeito é semelhante ao da bupropiona.

Terapia não nicotínica de 2ª linha

- Nortriptilina: é um antidepressivo tricíclico que bloqueia a recaptação da norepinefrina na pré-sinapse, aumentando sua concentração na fenda sináptica. O mecanismo de ação na dependência da nicotina é desconhecido. Promove redução dos sintomas de abstinência, apresentando também ação ansiolítica e efeitos colaterais anticolinérgicos como boca seca, tremores, visão turva e sedação. A posologia recomendada é de 25 mg/dia, em dose única, com aumento gradual até atingir 75-100 mg/dia em 3 semanas. O dia de parar de fumar deve ser estabelecido a partir do momento em que for atingido o nível terapêutico, o que pode levar até 28 dias. O período do tratamento deve ser de 3 meses. É contraindicada em pacientes com IAM e arritmias, insuficiência hepática, epilepsia, psicose e mulheres em amamentação.
- Clonidina: é um agonista adrenorreceptor-alfa-2 de ação central usado primariamente como anti-hipertensivo e também no controle dos sintomas adrenérgicos de abstinência da dependência nicotínica. A dose recomendada é de 0,1 mg/dia com incremento gradual até 0,4 mg/dia. O paciente deve ser orientado a parar de fumar 2-3 dias após o início da medicação, que deve ser mantida durante 3-4 semanas ou até o controle dos sintomas de abstinência. A retirada da droga deve ser gradual para evitar hipertensão arterial rebote. São possíveis efeitos colaterais: boca seca, sedação, sonolência, hipotensão ortostática, depressão, constipação e distúrbio do sono.

Terapia combinada

A combinação de terapia de reposição de nicotina com fármacos não nicotínicos de 1ª linha, como a bupropiona, tem demonstrado efetividade na cessação do tabagismo. As combinações com comprovação de eficácia são:

- uso prolongado de adesivos (> 14 semanas) + outra terapia de reposição de nicotina de liberação rápida, como a goma;
- adesivos de nicotina + bupropiona.

USO DE PRODUTOS ALTERNATIVOS DE TABACO: CIGARROS ELETRÔNICOS (E-CIGARROS)

Também conhecidos como sistemas eletrônicos de liberação de nicotina, os cigarros eletrônicos diferem dos cigarros tradicionais por não produzirem fumaça pela queima do tabaco. Eles aquecem uma solução (e-líquido) que contém nicotina, propileno glicol ou glicerina vegetal e aromatizantes para gerar um aerossol que é inalado pelo usuário. A vaporização e aerossolização dessa solução produz substâncias nocivas como benzeno e formaldeído, podendo a curto prazo causar síndromes respiratórias agudas e com risco de DPOC e câncer a longo prazo.

Não há evidência clínica para o uso de cigarros eletrônicos no auxílio à cessação do tabagismo, e seu uso deve ser desencorajado.

BIBLIOGRAFIA

Barua RS, et al. 2018 ACC Expert Consensus Decision Pathway on Tobacco Cessation Treatment: A Report of the American College of Cardiology Task Force on Clinical Expert Consensus Documents. J Am Coll Cardiol. 2018 Dec 25;72(25):3332-65.

Giulietti F, et al. Pharmacological Approach to Smoking Cessation: An Updated Review for Daily Clinical Practice. High Blood Press Cardiovasc Prev. 2020 Oct;27(5):349-62.

Reichert J, Araújo AJ, Gonçalves CMC, Godoy I, Chatkin JM, Sales MPU, et al. Diretrizes para cessação de tabagismo – 2008. J Bras Pneumol 2008;34(10):845-80.

24 RASTREAMENTO DO USO DE ÁLCOOL

Marcos Sidney Benedetto Filho, Lígia Fidelis Ivancvic

CONCEITOS

A anamnese com enfoque preventivo deve contemplar o rastreio do uso/abuso/dependência de álcool. O uso contempla um espectro que vai desde a abstinência até a dependência. Para tanto, considera-se 1 dose equivalente a 10-15 g de etanol, ou seja, 350 mL de cerveja (5% de etanol), 150 mL de vinho (12% de etanol) ou ainda 40 mL de destilado (40% de etanol).

Nesse contexto, utilizam-se os seguintes conceitos:

- *binge* (ou beber pesado episódico): ≥ 5 doses/ocasião para homens, ≥ 4 doses/ocasião para mulheres;

- uso não saudável (uso perigoso): uso recorrente a despeito das consequências adversas na saúde (neuropsiquiátricas), no trabalho, na escola, nos relacionamentos interpessoais e familiares, como violência, quedas, acidentes, comportamento sexual de risco e comportamentos não permitidos por lei; uso em doses acima dos limites máximos sugeridos;
- doses excessivas: para mulheres saudáveis ou homens saudáveis com idade > 65 anos, > 7 doses/semana ou > 3 doses/dia. Segundo o National Institute on Alcohol Abuse and Alcoholism, para homens saudáveis com idade < 65 anos pode-se considerar > 14 doses/semana ou > 4 doses/dia.
- abuso (DSM-IV):
  – padrão desadaptativo de uso de substância levando a comprometimento ou sofrimento clinicamente significativos, manifestado por ≥ 1 dos seguintes itens, dentro de um período de 12 meses:
    a. uso recorrente da substância que resulta em fracasso para atender expectativas no trabalho, escola ou lar (p. ex., repetidas faltas no trabalho ou mau desempenho decorrentes do uso de substâncias; faltas, suspensões ou expulsões da escola decorrentes do uso de substâncias; negligência dos filhos e das atividades domésticas);
    b. uso recorrente da substância em situações perigosas (p. ex., dirigir automóvel ou operar máquinas estando prejudicado pelo uso de substâncias);
    c. problemas legais recorrentes por conta do uso de substâncias;
    d. uso continuado de substância apesar de problemas sociais ou interpessoais, persistentes ou recorrentes, causados ou exacerbados pelos efeitos de substâncias;
  – os sintomas nunca satisfizeram os critérios para dependência à substância para esta classe de substância.
- dependência (DSM-IV):
  – padrão desadaptativo de uso de substâncias levando a comprometimento ou sofrimento clinicamente significativos, manifestado por ≥ 3 dos seguintes itens em qualquer momento de um mesmo período de 12 meses:
    a. tolerância – definida por ≥ 1 dos seguintes: necessidade de quantidades marcadamente aumentadas da substância para alcançar intoxicação ou o efeito desejado; ou efeito significativamente diminuído com o uso continuado da mesma quantidade de substância;
    b. síndrome de abstinência manifestada por: síndrome de abstinência característica para a substância ou quando a mesma substância ou outra semelhante é utilizada para aliviar ou prevenir os sintomas da abstinência;
    c. a substância é frequentemente consumida em quantidades maiores ou por períodos de tempo superiores ao que era antes;
    d. há desejo persistente ou esforços fracassados de cortar ou controlar o uso da substância;
    e. grande quantidade de tempo é gasta com atividades necessárias para obter a droga, usá-la ou para recuperar-se de seus efeitos;
    f. abandono ou redução de atividades sociais, profissionais ou recreativas significativas em razão do uso da substância;
  – o uso da substância é continuado, apesar do conhecimento de se ter um problema físico ou psicológico, persistente ou recorrente que, provavelmente, foi causado ou piorado pela substância.
- transtorno de uso do álcool: em 2013, o DSM-V propôs agrupar o conceito de abuso e dependência dentro de uma mesma esfera, o "transtorno de uso de álcool", considerando que ambos são espectros de gravidade distinta de um mesmo diagnóstico.

A Organização Mundial da Saúde considera em sua 11ª Classificação Internacional das Doenças os seguintes conceitos:

- uso prejudicial do álcool: padrão de uso em que há risco de prejuízos à saúde do usuário.
- padrão danoso de uso de álcool: já ocorre prejuízo à saúde do usuário, seja física (p. ex., lesão hepática) ou mental (p. ex., transtorno depressivo).
- dependência: distúrbio da regulação do uso de álcool decorrente do seu uso repetido ou contínuo.

Há grande concordância entre os critérios propostos pelo CID 10, CID 11 e DSM-IV, fato não observado se os compararmos com o DSM-V.

QUADRO CLÍNICO

Pacientes com uso perigoso de álcool podem se apresentar assintomáticos, com doenças relacionadas ou problemas na esfera social decorrentes do uso abusivo de álcool. Deve-se considerar necessária investigação de abuso/dependência em pacientes com hipertensão (especialmente se houver dificuldade de tratamento e adesão), alterações de sono, depressão, hepatopatias, cardiomiopatia de etiologia não definida, doenças gastrointestinais, problemas na esfera social (violência doméstica, acidentes automobilísticos, quedas, comportamento sexual de risco, faltas e problemas no trabalho e/ou na escola).

EPIDEMIOLOGIA

Considerando o III Levantamento Nacional sobre o uso de drogas na população brasileira (FIOCRUZ), cerca de 2,3 milhões de indivíduos entre 12 e 65 anos mostraram-se dependentes de álcool nos 12 meses que precederam o estudo, e foi observado, nesse mesmo período, um padrão de *binge drinking* em 25 milhões de habitantes. Destacam-se outros pontos do levantamento citado: da população dependente de álcool, 119 mil têm idade entre 12 e 17 anos, apesar de o uso do álcool ter sido observado mais frequentemente em populações com maior escolaridade, o uso considerado abusivo foi mais prevalente quanto menor a escolaridade dos estudados. Outro destaque é o fato de não haver faixa etária específica em que se observam maiores prevalências de dependência, considerando adultos acima de 18 anos.

POPULAÇÃO A RASTREAR

A United States Preventive Services Task Force recomenda rastrear adultos (idade ≥ 18 anos), inclusive adultos jovens e gestantes, para uso de álcool. Outras situações em que devemos realizar o rastreio são: antes de prescrever medicações que possuem interação com o álcool, no contato com um paciente no departamento de emergência, naqueles com patologias crônicas refratárias ao tratamento (dor, depressão, HAS e DM, por exemplo).

Em adolescentes (idade de 12 a 17 anos), o nível de evidência ainda é indeterminado. A periodicidade do rastreamento também não é definida.

Pacientes identificados com padrão de "beber perigoso" ou "prejudicial" devem ser aconselhados (grau B de recomendação).

Essa instituição recomenda como boa sensibilidade e especificidade os seguintes instrumentos de rastreamento: questão única do National Institute on Alcohol Abuse and Alcoholism, *alcohol use disorders identification test* (AUDIT) e AUDIT C.

Instrumentos de rastreamento

- SASQ – *Single Alcohol Screening Question*. Questão única (National Institute on Alcohol Abuse and Alcoholism): quantas vezes no último ano você bebeu ≥ 5 doses (homens) ou 4 doses (mulheres e homens com idade > 65 anos) em 1 dia?

A versão resumida do AUDIT (AUDIT C) inclui três perguntas sobre frequência de uso, dose consumida típica e ocasiões de uso.

Tabela 1 *Alcohol use disorders identification test* (AUDIT)

	0 ponto	1 ponto	2 pontos	3 pontos	4 pontos
1. Com que frequência consome bebidas que contêm álcool?	Nunca	≤ 1×/mês	2-4×/mês	2-3×/semana	≥ 4×/semana
2. Quando bebe, quantas bebidas que contêm álcool consome em um dia normal?	1 ou 2×/mês	3 ou 4×/mês	5 ou 6×/mês	7-9×/mês	≥ 10×/mês
3. Com que frequência consome ≥ 6 bebidas em 1 única ocasião?	Nunca	< 1×/mês	Pelo menos 1×/mês	Pelo menos 1×/semana	Diariamente ou quase diariamente
4. Nos últimos 12 meses, com que frequência se deu conta de que não conseguia parar de beber depois de começar?	Nunca	< 1×/mês	Pelo menos 1×/mês	Pelo menos 1×/semana	Diariamente ou quase diariamente
5. Nos últimos 12 meses, com que frequência não conseguiu cumprir as tarefas habituais por ter bebido?	Nunca	< 1×/mês	Pelo menos 1×/mês	Pelo menos 1×/semana	Diariamente ou quase diariamente
6. Nos últimos 12 meses, com que frequência precisou beber logo de manhã para "curar" uma ressaca?	Nunca	< 1×/mês	Pelo menos 1×/mês	Pelo menos 1×/semana	Diariamente ou quase diariamente
7. Nos últimos 12 meses, com que frequência teve sentimentos de culpa ou remorso por ter bebido?	Nunca	< 1×/mês	Pelo menos 1×/mês	Pelo menos 1×/semana	Diariamente ou quase diariamente
8. Nos últimos 12 meses, com que frequência não se lembrou do que aconteceu na noite anterior por ter bebido?	Nunca	< 1×/mês	Pelo menos 1×/mês	Pelo menos 1×/semana	Diariamente ou quase diariamente
9. Alguma vez já se feriu ou feriu alguém por você ter bebido?	Não	Sim, mas não nos últimos 12 meses	Sim, aconteceu nos últimos 12 meses		
10. Alguma vez um familiar, amigo, médico ou profissional de saúde manifestou preocupação pelo seu consumo de álcool ou sugeriu que parasse de beber?	Não	Sim, mas não nos últimos 12 meses	Sim, aconteceu nos últimos 12 meses		

Escore ≥ 8 é indicador de uso perigoso, prejudical ou possível dependência. Para mulheres ou homens com idade ≥ 65 anos (maior sensibilidade), considera-se escore ≥ 7 (os pontos de corte podem variar de acordo com a região e a população).
Questões 2 ou 3 com pontuação ≥ 1: consumo em níveis prejudicais (questões 1-3 enfocam o uso perigoso).
Questões 4-6 com pontuação > 0: dependência de álcool presente ou incipiente (enfocam sintomas de dependência).
Questões 7-10: a pontuação implica a ocorrência de prejuízo relacionado ao álcool (enfocam uso prejudicial e abuso).

Tabela 2 Intervenção de acordo com a pontuação no AUDIT (níveis de risco)

Pontuação	Nível de risco	Intervenção proposta
0-7	I	Educação: aconselhar sobre riscos do uso e evitar uso em caso de gestação, operação de máquina ou direção e uso de psicotrópicos
8-15	II	Aconselhamento breve
16-19	III	Aconselhamento e monitorização
20-40	IV	Avaliação diagnóstica de dependência e encaminhamento para tratamento especializado*

AUDIT: *alcohol use disorders identification test.*
* Tratamento das formas de dependência do álcool (Capítulo 58).

Na ocorrência de *screening* positivo em testes curtos (como o AUDIT C ou o SASQ), um teste com maior especificidade como o AUDIT pode ser utilizado para maior detalhamento do uso nocivo do álcool. Quando o AUDIT é utilizado para *screening* inicial, um ponto de corte menor (como 3, 4 ou 5) pode ser utilizado para detecção do uso não saudável do álcool.

- CAGE: detecta dependência (se qualquer resposta for positiva, há possível dependência):
  - *cut*: já passou pela sua cabeça, alguma vez, que você precisa parar de beber?
  - *annoyed*: as pessoas têm aborrecido você, criticando-o por beber?
  - *guilty*: alguma vez você se sentiu culpado ou aborrecido pelo tanto que está bebendo?
  - *eye opener*: alguma vez você teve que tomar alguma bebida logo cedo de manhã para acalmar os nervos ou espantar a ressaca?
- AUDIT: detecta o espectro do uso não saudável, sendo que escores maiores são indicadores de gravidade no uso de álcool, maior gravidade nos problemas associados e na dependência e maior necessidade de tratamento intensivo:
  - beber perigoso: (*hazardous drinking*): gera risco para a saúde do paciente e para a sociedade;
  - beber prejudicial ou abusivo (*harmful use*): gera lesão para a saúde física e mental do paciente, pode lesar a sociedade;
  - dependência: conjunto de fenômenos comportamentais, cognitivos e fisiológicos associados ao uso repetido do álcool (ver classificação do DSM-IV).
- CRAFFT: instrumento de triagem com sensibilidade superior ao CAGE para detecção de uso/abuso/dependência de substâncias psicoativas (incluindo o álcool) em adolescentes:
  - acrônimo para: *car, relax, alone, friends/family, forget, trouble*).
  - especificidade e sensibilidade de cerca de 73% e 87%, respectivamente, quando duas respostas positivas.

  O instrumento pode ser obtido em https://crafft.org.
- exames laboratoriais: apesar de marcadores como gama glutamil-transferase, relação AST/ALT e macrocitose serem amplamente difundidos no meio médico, não existem estudos que suportem seu uso sistemático no rastreio de transtornos relacionados ao álcool.

TRATAMENTO

- Educação: educar todos os pacientes quanto aos riscos relacionados ao uso de álcool e drogas.
- Aconselhamento: a United States Preventive Services Task Force orienta aconselhamento em múltiplos contatos (com duração de 6-15 minutos cada). Duração mais curta (< 5 minutos) parece ter pouca evidência de benefício segundo a literatura. Há evidência maior de benefício para uso perigoso do álcool, mas parece ter pouca evidência como medida terapêutica isolada em abuso e dependência.

BIBLIOGRAFIA

Andrade AG, Anthony JC, Silveira CM. Álcool e suas consequências: uma abordagem multiconceitual. Barueri: Manole; 2009.

Babor TF, Higgins-Biddle JC, Saunders JB, Monteiro MG. AUDIT: the alcohol use disorders identification test: guidelines for use in primary care. 2.ed. Genebra: WHO; 2001.

Bastos FIPM, et al. III Levantamento Nacional sobre o uso de drogas pela população brasileira; 2017.

Burge SK, Schneider DF. Alcohol-related problems: recognition and intervention. Am Fam Phys 1999;59(2):361-70.

Carvalho AF, Heilig M, Perez A, Probst C, Rehm J. Alcohol use disorders. The Lancet 2019;394(10200):781-92.

Curry SJ, et al. US Preventive Services Task Force. Screening and behavioral counseling interventions to reduce unhealthy alcohol use in adolescents and adults: US Preventive Services Task Force recommendation statement. Jama 2018;320(18),1.899-909.

Edelman EJ, Fiellin DA. Alcohol use. Annals of internal medicine 2016;164(1), ITC1-ITC16.

Ferreira JM, Camargo AC, Martins MA. Roteiro de procedimentos básicos. São Paulo: Centro de Promoção à Saúde; 2011.

Saitz R. Unhealthy alcohol use. N Engl J Med 2005;352:596-607.

United States Preventive Services Task Force. The guide to clinical preventive services, 2010-2011: recommendations of the U.S. Preventive Services Task Force. New York: U.S. Preventive Services Task Force; 2010.

US Department of Health and Human Services. Helping patients who drink too much: a clinician's guide, 2005 updated edition. Disponível em: http://pubs.niaaa.nih.gov/publications/Practitioner/Clinicians-Guide2005/clinicians_guide.htm. Acesso em: 10 set. 2014.

Willenbring ML, Massey SH, Gardner MB. Helping patients who drink too much: an evidence-based guide for primary care physiciand. Am Fam Physician 2009;(1):44-50.

25 ACONSELHAMENTO PREVENTIVO

Alfredo Almeida Pina de Oliveira, Ana Claudia Camargo Gonçalves Germani, Anna Maria Chiesa (*in memoriam*), Louise de Toledo Montesanti

RECOMENDAÇÕES

Os modelos de aconselhamento são variados. O método PANPA ou dos 5 "A", a teoria cognitivo-comportamental, a entrevista motivacional e o modelo transteórico representam referenciais teóricos e metodológicos bem descritos na literatura relacionada ao aconselhamento em promoção da saúde e prevenção de doenças com ênfase na abordagem centrada na pessoa e realizada na prática clínica (Capítulo 19).

A escolha dos modelos de aconselhamento pelo profissional de saúde contribui para a sistematização das intervenções. Sem a pretensão de esgotar essa temática, serão apresentadas mais adiante as recomendações mais pertinentes para o aconselhamento relacionado à incorporação de 4 comportamentos preventivos: proteção solar, práticas sexuais seguras, prevenção de acidentes (no trânsito, no trabalho e no lazer) e higiene bucal e saúde oral.

Proteção solar

A associação entre radiação ultravioleta e o aparecimento do câncer de pele está bem estabelecida. A radiação ultravioleta pode provocar danos ao DNA, imunossupressão, alterações químicas e histológicas na epiderme, envelhecimento precoce, catarata e carcinogênese. Alguns fatores ambientais contribuem para a proteção solar, como níveis de ozônio, altura e cobertura das nuvens, poluentes ambientais dispersos no ar e estação do ano.

No aconselhamento sobre exposição solar, vale citar a existência de *sites* relacionados ao clima e ao tempo que informam a incidência de radiação em conjunto com outros dados meteorológicos.

Procurar lugares à sombra (p. ex., guarda-sol, sombrinhas, tendas, vegetação local), evitar horários de maior incidência da radiação solar (10h00-16h00) e utilizar roupas e acessórios (óculos e chapéus) que protejam áreas mais expostas consistem em barreiras ambientais e físicas importantes para a proteção solar, especialmente entre idosos, crianças e adolescentes.

O uso de fotoprotetor, de modo isolado, representa proteção efetiva contra queimaduras solares, mas é insuficiente como barreira para outros efeitos dos raios ultravioleta (p. ex., alguns cânceres de pele). O fator de proteção solar (FPS) presente nas embalagens indica quantas vezes mais a pele protegida resiste ao aparecimento de eritema em relação à pele desprotegida. Assim, o FPS 30 indica que a pele protegida por esse tipo de protetor solar é 30 vezes mais resistente a queimaduras solares do que a pele sem proteção.

Algumas características individuais devem ser consideradas, como tipo de pele, forma de uso do fotoprotetor, quantidade, forma de aplicação e regularidade de reaplicação. Também devem ser conhecidas as características do fotoprotetor, a saber: substantividade (resistência à água), proteção UVA/UVB (FPS ≥ 30) e fotoestabilidade (não deve sofrer alterações decorrentes da exposição ao sol).

Apesar de indivíduos com cor de pele mais clara terem maior incidência de câncer de pele, vale reforçar o uso de medidas para uma exposição solar segura para todas as etnias, especialmente em situações recreativas e de lazer ao ar livre. Fatores como local de moradia, região geográfica ou tipo de trabalho podem aumentar a exposição solar.

Há boas evidências científicas que suportam a prática rotineira do aconselhamento relacionado à redução de exposição solar para a prevenção do câncer de pele entre indivíduos com idade de 10-24 anos. Para o aconselhamento de indivíduos acima dessa faixa etária, essas evidências demonstram ser insuficientes.

Práticas sexuais seguras

Considerar a sexualidade humana como uma dimensão da qualidade de vida contribui para o aconselhamento em promoção da saúde e prevenção de doenças. Nesse contexto, pode-se enfatizar a satisfação (prazer corporal, relações afetivas, autorrealização) e a segurança (autoproteção, tomada de decisão sobre a gravidez, planejamento familiar e defesa dos direitos sexuais) de indivíduos sexualmente ativos.

Diante da amplitude e da complexidade do tema, enfoca-se o aconselhamento para práticas sexuais seguras. Aconselhar adolescentes e adultos sexualmente ativos para a prevenção de DST possui boas evidências científicas.

Inicialmente, reconhecer os tipos de praticas sexuais e suas vias (oral, vaginal e anal) pode auxiliar no delineamento de planos de ação personalizados baseados na orientação sexual do indivíduo e em seu contexto biopsicossocial, espiritual e cultural.

Os métodos de prevenção mais aconselhados, na maioria das situações, são os de barreira:

- preservativo masculino (camisinha) e feminino: representam recursos efetivos (com, respectivamente, 98 e 95% de efetividade em uso ideal) para prevenir a contracepção e conferir proteção contra DST, Aids e câncer de colo uterino;

- *dental dam*: consiste em um filme de látex ou de silicone empregado em cirurgias odontológicas que representa método de barreira no sexo oral-vaginal e oral-anal.

Recomenda-se enfatizar fortemente a importância desses métodos de barreira, de maneira isolada e/ou em associação com outros contraceptivos, pois a inibição do contato direto com sangue, líquido seminal, sêmen, secreção vaginal, leite materno, saliva, fezes, entre outros, evita a maioria das DST e também a gravidez não planejada.

Cabe ressaltar que se deve extrapolar o conceito de "grupos de risco" e a simples prescrição de práticas sexuais seguras. Preconiza-se identificar "situações de maior vulnerabilidade" que expõem a risco o indivíduo e seu(s) parceiro(s) ou parceira(s), a fim de tornar o aconselhamento mais personalizado, participativo e com enfoque na autonomia.

Prevenção de acidentes

A prevenção de acidentes no trânsito, no trabalho e nas atividades de lazer é alvo tanto de medidas preventivas de âmbito coletivo quanto de aconselhamento individual. É importante ressaltar a interface de todos os tipos de acidente com o consumo de bebidas alcoólicas, que deve merecer atenção especial do promotor de saúde aconselhador (Capítulo 24).

O conjunto de estratégias que contribuem para aumentar a efetividade do controle de acidentes de trânsito envolve medidas legislativas, limites de velocidade, tecnologia (radares e bafômetros), segurança dos automóveis, engenharia de tráfego nas cidades, uso regular das faixas de pedestres e passarelas, e a ampliação de serviços de emergência pré-hospitalar.

Individualmente, deve-se sempre aconselhar o uso do cinto de segurança dianteiro e traseiro nos carros, a colocação de assentos especiais adequados para a faixa etária das crianças e a utilização de capacete para motociclistas e ciclistas.

Os acidentes no ambiente de trabalho dependem da identificação dos riscos ocupacionais e das medidas de proteção coletiva e individual mais adequadas para a promoção da segurança no exercício profissional. Todo trabalhador deve ser aconselhado e devidamente treinado para o uso correto do equipamento de proteção individual (EPI) em todas as situações em que este seja necessário.

Para extrapolar o risco ocupacional, recomenda-se compreender o trabalho como um importante determinante do processo saúde-doença, pois apresenta fatores de desgaste e de fortalecimento que influenciam na promoção da saúde no ambiente de trabalho.

As atividades de lazer podem oferecer risco de acidentes que variam conforme o tipo de atividade. O praticante deve estar a par dos riscos próprios da sua atividade de lazer e/ou esporte, assim como seus mecanismos de prevenção, que podem ser exemplificados por: protetores articulares para esportes radicais, tornozeleiras e caneleiras para o futebol, munhequeiras para ginastas, capacetes para ciclistas e motociclistas, protetores oculares para jogadores de *squash* ou calçados amortecedores para corredores. Além desses, recomenda-se que praticantes de artes marciais, esportes radicais e outras atividades desportivas devam considerar o uso regular de protetor bucal com a finalidade de evitar lesões craniofaciais.

Higiene bucal e saúde oral

A recomendação de visitas odontológicas semestrais contribui para a promoção da higiene bucal e da saúde oral. Esse tópico de aconselhamento deve ser compartilhado por diferentes integrantes da equipe de saúde a fim de maximizar a prevenção e o controle de cáries dentais, gengivites, periodontites, fluorose, lesões craniofaciais, câncer de boca e de faringe.

A fluoretação da água consiste em importante estratégia populacional para o controle e a redução da incidência de cáries (30-50% em comunidades com rede de abastecimento e tratamento).

No plano individual, a escovação e o uso de fio/fita dental são a base da prevenção. Existem diferentes técnicas de escovação que podem ser supervisionadas em visita odontológica.

A redução do consumo de açúcares e a escovação completa seguida de fio/fita dental são recomendadas. Sobre frequência e horários, preconiza-se escovação ao acordar, após o consumo de alimentos e, em especial, antes de dormir (menor salivação e aumento da proliferação bacteriana).

A melhor opção é por escovas de cabeça pequena (alcance e limpeza efetiva dos últimos dentes), arredondada e com cerdas macias. A troca das escovas deve ocorrer a partir do desgaste visível das cerdas ou, no mínimo, a cada 3 meses.

A selagem dental (resina protetora) e a aplicação tópica de flúor em programas de saúde escolar representam estratégias efetivas para o controle de cáries.

Colutórios e enxaguatórios bucais contribuem para a higienização da boca; contudo, nunca substituem o efeito mecânico para a desestabilização do biofilme (placa bacteriana) por meio da técnica correta da escovação. Indivíduos com próteses dentárias, aparelhos ortodônticos e *piercings* devem ser aconselhados a reforçar os cuidados com a higiene bucal e a saúde oral.

CONSIDERAÇÕES FINAIS

O profissional de saúde deve valorizar a incorporação das evidências científicas em suas práticas. Os aspectos técnicos relacionados à fundamentação do aconselhamento de comportamentos preventivos podem ser atualizados e aprofundados em *sites* como os da United States Preventive Services Task Force, da Canadian Preventive Services Task Force e Community Preventive Services Task Force.

A definição de parâmetros constitui elemento prioritário para que a equipe de saúde realize o aconselhamento com focos específicos para a avaliação da mudança de hábitos, a saber:

- proteções físicas e fotoprotetor em situacões de exposição solar;
- uso de preservativo em relações sexuais;
- equipamentos de proteção individual no trabalho, no trânsito e no lazer;
- escovação adequada associada a fio/fita dental e visitas periódicas ao dentista.

O intuito dessa definição objetiva não descaracteriza ou invalida aspectos subjetivos e contextuais levantados pelo profissional de saúde, uma vez que os comportamentos preventivos são complexos e multifacetados.

Nesse sentido, processos de mudança comportamental podem exigir abordagens mais aprofundadas, como aquelas realizadas por especialistas em Medicina do Estilo de Vida (MEV), cujo conceito consiste em uma prática baseada em evidências científicas que ajuda os pacientes e seus familiares a adotarem e manterem hábitos saudáveis que promovem bem-estar relacionados a seis pilares: alimentação baseada em plantas, atividade física e combate ao sedentarismo, manejo do estresse, sono reparador, relacionamentos saudáveis e controle do uso de substâncias psicoativas (por exemplo, o tabaco e o álcool).

A adoção de 5 comportamentos saudáveis dentre os propostos, aumentaria a expectativa de vida após os 50 anos em média 13 anos por reduzir 80% doas casos de cardiopatia e acidentes vasculares encefálicos e 40% das neoplasias. Em 2019, a inauguração do Colégio Brasileiro de Medicina do Estilo de Vida (CBMEV) amplia oportunidades para a formação e a atuação profissional para o fortalecimento de boas práticas em MEV no contexto nacional.

Em relação aos aspectos éticos envolvidos no aconselhamento, vale ponderar os benefícios e os prejuízos ao adotar um comportamento preventivo, assim como valorizar a autonomia do sujeito na construção de metas compartilhadas e o acesso equitativo aos serviços e programas de promoção da saúde e prevenção de doenças.

Aconselhar requer a utilização de informações baseadas em evidências, o reconhecimento das habilidades e da motivação do indivíduo para adotar um hábito saudável e a identificação de oportunidades reais de incorporá-lo em seu cotidiano.

▪ BIBLIOGRAFIA

Bacchieril G, Barros AJD. Acidentes de trânsito no Brasil de 1998 a 2010: muitas mudanças e poucos resultados. Rev Saúde Pública 2011; 45(5):949-63.

Balogh TS, Velasco MVR, Pedriali CA, Kaneko TM, Baby AR. Proteção à radiação ultravioleta: recursos disponíveis na atualidade em fotoproteção. An Bras Dermatol 2011;86(4):732-42.

Bandi P, Cokkinides VE, Weinstock MA, Ward EM. Physician sun protection counseling: prevalence correlates, and association with sun protection practices among US adolescents and their parents. Prev Med 2010; 51:172-7.

Brasil. Ministério da Saúde. Aconselhamento em DST, HIV e Aids: diretrizes e procedimentos básicos. Brasília: Ministério da Saúde; 1997.

Brasil. Ministério da Saúde. Diretrizes da Política Nacional de Saúde Bucal. Brasília: Ministério da Saúde; 2004.

Brasil. Ministério da Saúde. Manual técnico de promoção da saúde e prevenção de riscos e doenças na saúde suplementar. 3.ed. Rio de Janeiro: Agência Nacional de Saúde Suplementar; 2009.

Canadian Task Force on Preventive Health Care. Systematic reviews and recommendations. Disponível em: http://www.ctfphc.org. Acesso em: 10 set. 2014.

Chiesa AM, Fracolli LA, Verissimo MLOR, Zoboli ELCP, Keismanas LA, Oliveira AAP. A construção de tecnologias de atenção em saúde com base na promoção da saúde. Rev Esc Enferm USP 2009;43:1135-54.

Ferreira Jr M, Germani ACCG, Oliveira AAP. Assessing the health promotion and disease prevention knowledge of medical students and residents. Rev Soc Bras Clin Med 2011;1:6-16.

Ferreira Jr M, Germani ACCG, Oliveira AAP. Self-perception of medical students and residents regarding personal habits, skills, and interest on health promotion and disease prevention. Rev Soc Bras Clin Med 2011;1:17-26.

Ferreira Jr M. Saúde no trabalho: temas básicos para o profissional que cuida da saúde dos trabalhadores. São Paulo: Rocca; 2000.

Garcia PPNS, Campos FP, Rodrigues JA, Santos PA, Dovigo LN. Avaliação dos efeitos da educação e motivação sobre o conhecimento e comportamento de higiene bucal em adultos. Cienc Odontol Bras 2004;7(3):30-9.

Li Y, et al. Impact of Healthy Lifestyle Factors on Life Expectancies in the US Population. Circulation 2018;138(4):345-55.

Lianov L, Johnson M. Physician competencies for prescribing lifestyle medicine. JAMA 2010;304(2):202-3.

Organização Mundial da Saúde. Healthy workplaces: a WHO global model for action, 2010. Disponível em: http://www.who.int/occupational_health/healthy_workplaces/en. Acesso em: 22 jul. de 2014.

Richters J, Prestage G, Schneider K, Clayton S. Do women use dental dams? Safer sex practices of lesbians and other women who have sex with women. Sexual Health 2010;7(5425):165-9.

Saraiya M, Glanz K, Briss PA, Nichols P, White C, Das D, et al. Interventions to prevent skin cancer by reducing exposure to ultraviolet radiation: a systematic review. Am J Prev Med 2004;27(5):422-66.

Scanavinol MT, Abdo CHN. Parceiros sexuais nos últimos 12 meses e parceiros significativos ao longo da vida, segundo o Estudo da Vida Sexual do Brasileiro. Diagn Tratamento 2010;15(3):138-42.

Schalka S, Reis VMS. Fator de proteção solar: significado e controvérsias. An Bras Dermatol 2011;86(3):507-15.

Souza V, Czeresnia D, Natividade C. Aconselhamento na prevenção do HIV: olhar dos usuários de um centro de testagem. Cad Saúde Pública 2008;24(7):1536-44.

United States Preventive Services Task Force. The guide to clinical preventive services, 2010-2011: recommendations of the U.S. Preventive Services Task Force. New York: U.S. Preventive Services Task Force; 2010.

26 IMUNIZAÇÃO NO ADULTO

Maria Helena Sampaio Favarato, Lígia Fidelis Ivanovic, Ana Paula de Souza Borges

As ações de imunização são coordenadas pelo Programa Nacional de Imunizações da Secretaria de Vigilância em Saúde do Ministério da Saúde e têm o objetivo de erradicar, eliminar e controlar as doenças imunopreveníveis no território brasileiro.

Este capítulo abrange os esquemas de vacinação de adultos a partir de 20 anos. A maioria dos esquemas vacinais tem recomendação de início na infância e adolescência. Para maiores informações sobre a vacinação nestas faixas etárias podem ser consultadas as recomendações do Ministério da Saúde, Sociedade Brasileira de Pediatria e Sociedade Brasileira de imunizações. Quando a vacinação é iniciada fora da idade recomendada, os esquemas são adaptados, respeitando-se os intervalos mínimos entre as doses. Essas situações serão discutidas em adultos.

Na Tabela 1 é apresentado o calendário vacinal para adultos e idosos, com seus respectivos intervalos entre doses, adaptado da Sociedade Brasileira de Imunizações e que contempla vacinas disponíveis e não disponíveis no SUS. A recomendação das vacinas deve ser individualizada e considerar o histórico pessoal e das vacinas previamente recebidas (https://sbim.org.br/images/calendarios/calend-pg-adulto-20-ou-mais.pdf).

As vacinas do Calendário Nacional de Vacinação do Ministério da Saúde, disponibilizadas no SUS para adultos e idosos, podem ser encontradas em: https://www.gov.br/saude/pt-br/assuntos/saude-de-a-a-z/c/calendario-nacional-de-vacinacao/calendario-vacinal-2022/cartaz_pni_64x46cm_final-aprovado-pni_02.pdf/.

São descritas a seguir particularidades da vacinação para alguns agentes específicos.

VACINA TRÍPLICE VIRAL CONTRA SARAMPO, CAXUMBA E RUBÉOLA (SCR)

- Vacina de vírus vivo atenuado.
- A Sociedade Brasileira de Imunizações considera imunizado todo indivíduo que tomou 2 doses na vida, com intervalo mínimo de 1 mês, aplicadas a partir dos 12 meses de idade.

Tabela 1 Calendário vacinal para adultos e idosos, adaptado da Sociedade Brasileira de Imunizações

Vacinas	20 a 45 anos	46 a 49 anos	50 a 59 anos	60 ou mais
SCR	2 doses; 0 e 1 mês			Em situação que justifique
Hepatite A	2 doses; 0 e 6 meses			Em situação que justifique
Hepatite B	3 doses; 0, 1 e 6 meses			
dTpa ou dT	1 dose dTpa e então uma dose (dT ou dTpa) a cada 10 anos			
Varicela	Para suscetíveis: 2 doses; 0 e 1 mês			Em situação que justifique
Influenza (gripe, Tri ou Tetravalente)	1 dose anual			
Meningocócicas conjugadas (ACWY ou C)*	Em situação que justifique			
Meningocócica B	Em situação que justifique			
Febre amarela	1 dose			Em situação que justifique
VPC13	Em situação que justifique			1 dose
VPP23	Em situação que justifique			1 dose
Herpes-zóster atenuada*			Dose única	
Herpes-zóster inativada*			2 doses; 0 e 2 meses	

SCR: sarampo, caxumba e rubéola; dT: dupla do tipo adulto (difteria e tétano); dTpa: tríplice bacteriana acelular do tipo adulto (difteria, tétano e coqueluche); VPC13: vacina pneumocócica conjugada 13 valente; VPP23: vacina pneumocócica polissacarídica 23 valente. * A vacina inativada é preferível pela maior eficácia e duração da proteção e é recomendada para vacinados previamente com a vacina atenuada, respeitando intervalo mínimo de 2 meses entre elas. Texto cinza: rotina; fundo cinza: recomendada em situações que justifiquem: presença de comorbidades, risco epidemiológico, entre outros. Ver especificações no texto a seguir.

Esquema e indicações

- Adultos e adolescentes não vacinados ou sem comprovação de imunidade devem receber 2 doses, com intervalo de 1 a 2 meses.
- De acordo com o Ministério da Saúde, Programa Nacional de Imunizações (PNI), são realizadas em adultos: 2 doses (20 a 29 anos) e 1 dose (30 a 59 anos).
- Em casos de surto de caxumba ou sarampo, pode ser considerada a aplicação de uma terceira dose em pessoas com esquema completo. Não há, no entanto, evidências que justifiquem a medida na rotina.
- Indivíduos com história pregressa de sarampo, caxumba e rubéola são considerados imunizados contra as doenças, mas é preciso ter certeza do diagnóstico. Na dúvida, recomenda-se a vacinação.
- Contraindicações: gestantes, pessoas com comprometimento da imunidade por doença ou medicação, história de anafilaxia após aplicação de dose anterior da vacina ou a algum componente.
- Cuidados de acordo com a SBim: pessoas que usaram medicamentos imunossupressores devem ser vacinadas pelo menos 1 mês após a suspensão do uso do medicamento. Pessoas em uso de quimioterápicos contra câncer, ou outro medicamento que cause imunossupressão, só podem ser vacinadas 3 meses após a suspensão do tratamento, de acordo com critério médico. Pessoas que receberam transplante de medula óssea só podem ser vacinadas de 12 a 24 meses após. É aconselhável evitar a gravidez por 30 dias após a vacinação.

VACINA CONTRA HEPATITE A

- Vacina inativada.

Esquema e indicações

- Duas doses com intervalo de 6 meses.
- Pela SBim: todas as pessoas a partir de 12 meses de vida.
- Não está disponível para vacinação de adultos em geral na rede pública. Nos Centros de Referência para Imunobiológicos Especiais (CRIE) para pessoas com algumas condições clínicas de risco para a hepatite A: doenças crônicas do fígado, inclusive portadores do vírus da hepatite C e portadores crônicos do vírus da hepatite B; distúrbios de coagulação, pacientes com HIV/Aids; imunodeprimidos por doença ou tratamento; doenças de depósito; fibrose cística; trissomias; candidatos a transplante de órgão sólido; transplantados de órgão sólido ou de medula óssea, doadores de órgão sólido ou de medula óssea; hemoglobinopatias.
- Contraindicações: pessoas que tiveram reação anafilática a algum componente da vacina ou a dose anterior.

VACINA PARA HEPATITE B

- Antígeno recombinante de superfície do vírus purificado.

Esquema

- Três doses, em intervalo de 0, 1 e 6 meses.

Indicações

Adultos não vacinados anteriormente ou pessoas suscetíveis, incluindo:

- exposição de risco (exposição sexual a indivíduos com IST, parceiros de indivíduos com AgHbs positivos);
- exposição sanguínea (contatos domésticos com indivíduos que possuem AgHbs positivo, profissionais da saúde, usuários de drogas injetáveis, pacientes em diálise);
- pacientes com doença hepática crônica;
- HIV;
- pacientes com doença renal crônica em programação de diálise;
- diabéticos com menos de 60 anos.

Após a administração do esquema completo, a vacina induz à imunidade em 90-95% dos casos.

A imunoglobulina humana anti-hepatite tipo B está disponível nos Centros de Referência para Imunobiológicos especiais e é indicada para profilaxia pós-exposição, em adultos que não receberam previamente vacinação, ou cujo regime de vacinação esteja incompleto, ou quando o nível de anticorpos estiver inadequado (ex.: < 10 UI/L), conjuntamente com a vacinação para hepatite B em casos de: exposição acidental (perfurações na pele, contaminação por abrasivos, jatos no olho ou boca, picadas ou arranhões) a sangue ou outro material contaminado contendo HBsAg; contatos sexuais com pacientes portadores de hepatite B aguda; pessoas não imunizadas e pacientes de unidades de diálise para proteção temporária, quando um paciente na unidade for submetido a teste e o resultado deste for positivo para HBsAg, e para pacientes em hemodiálise e recipientes de certos derivados do sangue incapazes de desenvolver proteção adequada.

Contraindicações

Não deve ser aplicada em pessoas que apresentaram anafilaxia com qualquer componente da vacina ou com dose anterior. Ou naquelas que desenvolveram púrpura trombocitopênica após dose anterior de vacina com componente hepatite B.

VACINA ADSORVIDA CONTRA DIFTERIA E TÉTANO PARA O ADULTO (DT)

- Vacina inativada, contendo os toxoides diftérico e tetânico purificados.

Esquema e indicações

- Esquema de vacinação primário (na infância) consiste em 5 doses, realizadas aos 2, 4, 6, 15-18 meses de idade, e entre 4 e 6 anos.
- Para crianças a partir de 7 anos de idade, adolescentes e adultos com:
  - Esquema vacinal básico contra o tétano completo: uma dose a cada 10 anos.
  - Esquema vacinal básico contra o tétano incompleto: uma dose de dTpa a qualquer momento, seguida de 1 ou 2 outras doses da dT (dependendo de quantas faltam para completar o esquema de 3 doses contra o tétano). Posteriormente, reforços a cada 10 anos. A vacina dTpa pode substituir a vacina dT.
  - Histórico vacinal desconhecido ou não vacinados: 1 dose de dTpa a qualquer momento, seguida de 2 outras doses da dT. De acordo com o Ministério da Saúde, o intervalo entre as doses é de 60 dias e no mínimo de 30 dias entre cada uma delas. A Sociedade Brasileira de Imunizações sugere o esquema 0, 2, 4 a 8 meses de intervalo entre as doses.
- Posteriormente, reforços a cada 10 anos. A vacina dTpa pode substituir a vacina dT.

Situações especiais

Em casos de ferimentos graves, antecipar a dose de reforço se a última dose administrada tiver mais de 5 anos

Diante de caso suspeito de difteria, é importante avaliar a situação vacinal dos comunicantes. Para os não vacinados, iniciar esquema com três doses. Nos comunicantes com esquema incompleto de vacinação, completá-lo. Nos comunicantes vacinados que receberam a última dose há mais de 5 anos, antecipar o reforço.

A Sociedade Brasileira de Imunizações sugere que, sempre que possível, a dT deva ser substituída pela tríplice bacteriana acelular do tipo adulto (dTpa), que também previne a coqueluche.

Contraindicações

- Apenas pessoas com alergia grave (anafilaxia) a algum dos componentes da vacina ou a dose anterior.

VACINA TRÍPLICE BACTERIANA ACELULAR DO TIPO ADULTO (DTPA)

- Vacina inativada; contém os toxoides diftérico e tetânico e componentes da cápsula da *Bordetella pertussis*

Indicações

- Para reforço das vacinas DTPa ou DTPw em crianças a partir de 3 anos de idade, adolescentes e adultos.
- Gestantes.
- Todas as pessoas que convivem com crianças menores de 2 anos, sobretudo com bebês com menos de 1 ano, incluindo familiares, babás, cuidadores e profissionais da saúde.

Esquema vacinal

Para crianças com mais de 7 anos, adolescentes e adultos que não tomaram ou sem registro de 3 doses de vacina contendo o toxoide tetânico anteriormente, recomenda-se uma dose de dTpa seguida de 2 ou 3 doses da dT.

As gestantes devem receber uma dose de dTpa, a cada gestação, a partir da 20ª semana de gestação. Se não vacinadas durante a gravidez, devem receber uma dose após o parto, o mais precocemente possível (de preferência ainda na maternidade).

Para crianças com mais de 3 anos, adolescentes e adultos não vacinados, com histórico vacinal desconhecido ou esquema básico contra o tétano incompleto: uma dose de dTpa a qualquer momento, seguida de uma ou duas outras doses da dT (dependendo de quantas faltam para completar o esquema de 3 doses contra o tétano). A vacina dTpa pode substituir a vacina dT.

VARICELA

- Vírus vivo atenuado.

Esquema e indicação

- Duas doses, em intervalo mínimo de 4 a 8 semanas.
- Todas as crianças, adolescentes e adultos suscetíveis (que não tiveram catapora ou sem registro da vacina) devem ser vacinados.

Contraindicações

- Pessoas que tiveram anafilaxia causada por qualquer dos componentes da vacina ou após dose anterior, e gestantes.
- Pessoas com deficiência do sistema imunológico, seja por doença ou tratamento imunossupressor, devem ser consultadas por um médico para a indicação, pois muitas vezes os danos causados pelo adoecimento são maiores que o risco oferecido pela vacina.

VACINA INFLUENZA SAZONAL

- Vacina fracionada, inativada

Esquema e indicações

- Na primovacinação, indicada na infância entre 6 meses e 8 anos de idade: 2 doses, com intervalo de 1 mês e revacinação anual.
- Dose única anual a partir de 9 anos de idade.
- São considerados grupos prioritários para vacinação:
  - idosos com 60 anos e mais;
  - trabalhadores da saúde;
  - crianças (6 meses a < de 5 anos);
  - gestantes e puérperas;
  - povos indígenas;
  - professores e profissionais das escolas;
  - pessoas com doenças crônicas (diabetes, condições cardíacas ou pulmonares);
  - pessoas com deficiência permanente;
  - caminhoneiros;
  - trabalhadores de transporte coletivo;
  - trabalhadores portuários;
  - forças de segurança e salvamento;
  - forças armadas;
  - funcionários do Sistema de Privação de Liberdade;
  - população privada de liberdade e adolescentes e jovens em medidas socioeducativas.

MENINGOCÓCICA C OU ACWY

- Vacina inativada.

Esquema e indicações

- O esquema de doses varia de acordo com a vacina utilizada, especialmente na população pediátrica.
- Em crianças (primovacinação): início aos 3 meses de idade com 2 doses no primeiro ano de vida e reforços entre 12 e 15 meses, entre 5 e 6 anos e aos 11 anos de idade.
- Em adultos: dose única, quando suscetível: viagem para área endêmica, exposição ocupacional a *Neisseria meningitidis*, militares, residentes de alojamentos, pacientes com asplenia ou deficiências do complemento.
- O PNI disponibiliza 3 doses da vacina meningocócica C na infância: aos 3 e 5 meses, e um reforço aos 12 meses, que pode ser aplicado até antes de completar 5 anos. Para adolescentes, uma dose é oferecida entre os 11 e 12 anos (como reforço ou dose única, a depender da situação vacinal).

MENINGOCÓCICA B

- Vacina inativada.

Esquema e indicações

O esquema (número de doses, intervalo entre as doses e necessidade de reforço) pode variar de acordo com a idade de aplicação da primeira dose e com o tipo de vacina aplicada, Bexsero® ou Trumenba® disponíveis no Brasil. As vacinas não são intercambiáveis.

Em adolescentes e adultos (em situação de risco) não vacinados: duas doses com intervalo de 1 a 2 meses.

Grupos de alto risco: pessoas vivendo com HIV, portadores de asplenia anatômica ou funcional, deficiência de complemento, uso de eculizumabe ou outros medicamentos biológicos que interferem na via do complemento. Estes pacientes devem receber dose de reforço 3 anos após completar o esquema.

VACINA CONTRA A FEBRE AMARELA

- Vacina de vírus vivo atenuado.

Esquema e indicações

- Todas as pessoas no Brasil.
- Crianças até 4 anos: 2 doses, aos 9 meses e aos 4 anos.
- Acima de 4 anos: Não há consenso sobre a duração da proteção conferida pela vacina. De acordo com o risco epidemiológico, uma segunda dose pode ser considerada pela possibilidade de falha vacinal.

De acordo com o MS, dose única para pessoas até 59 anos de idade, que nunca foram vacinadas ou sem comprovante de vacinação. Reforço, caso a pessoa tenha recebido uma dose da vacina antes de completar 5 anos de idade.

Os anticorpos protetores aparecem entre o sétimo e o décimo dia após a aplicação da vacina, razão pela qual a imunização deve ocorrer pelo menos dez dias antes de se ingressar em área de risco da doença.

Contraindicações

- Crianças menores de 6 meses de idade. Pessoas com história de eventos adversos graves em doses anteriores. Pessoas com história de anafilaxia comprovada em doses anteriores ou relacionada a substâncias presentes na vacina (ovo de galinha e seus derivados, gelatina bovina ou a outras).
- Pacientes com imunossupressão grave de qualquer natureza:
  - imunodeficiência devido a câncer ou imunodepressão terapêutica;
  - pacientes infectados pelo HIV com imunossupressão grave, com a contagem de células CD4 < 200 células/mm³ ou menor de 15% do total de linfócitos para crianças menores de 13 anos;
  - pacientes em tratamento com drogas imunossupressoras (corticosteroides, quimioterapia, radioterapia, imunomoduladores);
  - pacientes submetidos a transplante de órgãos;

– pacientes com história pregressa de doenças do timo (*miastenia gravis*, timoma, casos de ausência de timo ou remoção cirúrgica);

– pacientes portadores de lúpus eritematoso sistêmico, tendo em vista a possibilidade de imunossupressão.

▪ Gestantes. A administração deve ser analisada caso a caso na vigência de surtos.

A Tabela 2 apresenta os efeitos adversos relacionados à vacina de febre amarela.

VACINA PNEUMOCÓCCICA 23-VALENTE (POLISSACARÍDICA)

▪ Vacina inativada.

Esquema e indicações

▪ Pessoas acima de 60 anos de idade; povos indígenas.

▪ Não é recomendada como rotina para crianças, adolescentes e adultos saudáveis.

▪ Recomenda-se a combinação da VPP23 com a VPC13. Idealmente, deve-se iniciar o esquema com a aplicação de vacina pneumocócica conjugada (VPC10 ou VPC13) e aplicar uma dose da VPP23 12 meses depois da dose da vacina conjugada, e outra 5 anos após a primeira dose de VPP23. Na maioria das vezes não se recomenda aplicar mais de 2 doses de VPP23

▪ Pacientes com doenças crônicas e risco de doença pneumocócica grave:

– HIV;

– doenças oncológicas;

– imunossupressão;

– transplantes sólidos ou de medula;

– asplenia anatômica ou funcional;

– nefropatias crônicas/hemodiálise/síndrome nefrótica;

– asma persistente moderada ou grave; hepatopatias crônicas; doenças neurológicas crônicas incapacitantes;

– diabetes;

– doenças de depósito;

– fístula liquórica;

– implante coclear;

– imunodeficiências congênitas;

– pneumopatias crônicas;

– mucoviscidose;

– cardiopatias crônicas,

– hepatopatias.

Contraindicação

▪ Anafilaxia causada por algum componente ou dose anterior da vacina.

Vacinas pneumocóccicas conjugadas: VPC 13 e VPC10

▪ Vacina inativada.

Tabela 2 Efeitos adversos relacionados à vacina de febre amarela

Efeito adverso	Descrição	Tempo entre vacinação e EAPV	Frequência	Conduta	Observação
Manifestações locais	Dor, eritema e enduração por 1 a 2 dias	1-2 dias	2-4%	Notificar abscessos, lesões extensas ou com limitação de movimentos, e casos não graves muito frequentes	Não contraindica revacinação
Manifestações sistêmicas gerais	Febre, mialgia e cefaleia leves, duração de 1 a 3 dias	A partir do 3º dia	< 4% – menor em revacinados	Analgésicos e antitérmicos	Não contraindica revacinação
Anafilaxia	Hipotensão, choque, manifestações respiratórias e cutâneas	Nos primeiros 30 minutos até 2 horas	0,2:100.000 doses administradas	Notificar e investigar	Revacinação contraindicada
Doença neurológica	Febre, meningismo, convulsões, torpor	7-21 dias	0,4 a 0,8 por 100.000 doses administradas	Notificar e investigar também outras síndromes neurológicas graves; diagnóstico diferencial	Revacinação contraindicada
Doença viscerotrópica aguda	Hepatite, insuficiência renal, hemorragias	Primeiros 10 dias	0,4 por 100.000 doses administradas	Cuidados intensivos, terapia dialítica precoce	Revacinação contraindicada

Fonte: adaptada de Brasil/Ministério da Saúde, 2017.

Esquema e indicações

- Crianças a partir de 2 meses e menores de 6 anos de idade: vacinação rotineira com VPC10 ou VPC13.
- Para crianças a partir de 6 anos, adolescentes, adultos com doenças crônicas recomenda-se esquema com as vacinas VPC13 e VPP23. Uma dose de VPC13.
- As condições para as quais a VPC13 está recomendada são: HIV, pacientes oncológicos, transplantados de órgãos sólidos e de células-tronco hematopoiéticas, doença renal crônica, Anemia falciforme ou outras hemoglobinapatias, asplenia anatômica ou funcional, cardiopatia, pneumopatias, hepatopatia crônica, *diabetes mellitus*, fístula liquórica e derivação ventrículo-peritoneal (DVP), implante coclear, imunodeficiências congênitas, nefropatias crônicas e síndrome nefrótica, trissomias.
- Para maiores de 60 anos, recomenda-se esquema com as vacinas VPC13 (uma dose) e VPP23.
- Observações para esquema sequencial VPC13 e VPP23:
  - o Sempre iniciar esquema com a vacina conjugada (VPC13), seguida pela aplicação da vacina VPP23, respeitando o intervalo de 6 a 12 meses depois da conjugada.
  - o Para indivíduos que já receberam a VPP23 e não anteriormente vacinados com VPC13, recomenda-se um intervalo de 12 meses para a aplicação de VPC13 e de cinco anos para a aplicação da segunda dose da VPP23, com intervalo mínimo de dois meses entre as vacinas conjugada e polissacarídica.

Para detalhamento do esquema vacinal em crianças com a VPC10 e VPC13, favor consultar Sociedade Brasileira de Pediatria, Guia de Vacinação do MS e Sociedade Brasileira de Imunização.

Contraindicação

- Anafilaxia após usar algum componente da vacina ou após dose anterior da vacina.

VACINA HERPES-ZÓSTER

- Opções: vacina de vírus vivo atenuado.

Esquema e indicações

- Não está disponível no sistema público, estando aprovada para pessoas com mais de 50 anos e sendo recomendada para aqueles com mais de 60 anos.
- Em uma dose.

Contraindicações

- Imunossupressão; anafilaxia a componentes da vacina; pessoas com tuberculose ativa não tratada.

Opções

- Vacina recombinante inativada.

Esquema e indicações

- Não está disponível no sistema público. Recomendada para indivíduos a partir de 50 anos de idade e imunocomprometidos ou pessoas com risco aumentado para herpes-zóster a partir de 18 anos.
- Duas doses, com intervalo de 2 meses.
- Cuidados e precauções recomendadas para a vacinação de imunocomprometidos a partir de 18 anos, de acordo com a SBIM:
  - o Transplantados de medula óssea: iniciar o esquema de seis a 12 meses após o transplante.
  - o Receptores de transplantes de órgãos sólidos: vacinar preferencialmente antes do transplante, podendo ser adotado o intervalo mínimo de quatro semanas entre as doses. Se não for possível, aguardar de seis a 12 meses após o transplante, de preferência após redução na dose de drogas imunossupressoras e na ausência de doença do enxerto contra hospedeiro (rejeição).
  - o Pacientes com câncer: vacinar preferencialmente antes do início da quimioterapia, tratamento com imunossupressores, radioterapia ou esplenectomia. Se inviável, avaliar melhor momento, quando a imunossupressão mais intensa tiver cessado.
  - o Pacientes em uso de anticorpos monoclonais (anticélulas B, como rituximab, por exemplo): iniciar esquema pelo menos quatro semanas antes da próxima dose do anticorpo.
  - o Pacientes vivendo com HIV/Aids: pacientes em pior estado imunológico e HIV devem ser vacinados, ainda que a resposta seja pior. Cabe ao médico avaliar o momento mais oportuno para a vacinação.
  - o Pacientes com doenças autoimunes: preferencialmente, administrar a vacina antes de iniciar imunossupressão mais agressiva.

Eficácia e esquema quando previamente imunizado com a vacina atenuada:

- A eficácia da vacina inativada é superior à da vacina atenuada.
- Pessoas que já receberam a vacina atenuada podem receber a inativada caso desejem aumentar a proteção, aguardando dois meses após a última dose da atenuada. O benefício só será alcançado com duas doses da vacina inativada. A vacinação prévia com a vacina atenuada não deverá ser considerada como primeira dose do esquema.

▪ BIBLIOGRAFIA

Brasil, Ministério da Saúde. Calendário Nacional de Vacinação; 2022 Disponível em: https://www.gov.br/saude/pt-br/assuntos/saude-de-a-a-z/c/calendario-nacional-de-vacinacao/calendario-vacinal-2022/cartaz_pni_64x46cm_final-aprovado-pni_02.pdf/

Sociedade Brasileira de Imunizações. Calendários de Vacinação Pacientes especiais. 2021 – 2022. Disponível em https://sbim.org.br/images/calendarios/calend-sbim-pacientes-especiais.pdf

Sociedade Brasileira de Imunizações. Vacinas disponíveis. https://familia.sbim.org.br/vacinas/vacinas-disponiveis

27 ADESÃO AO TRATAMENTO

Lígia Fidelis Ivanovic

DEFINIÇÃO

Define-se adesão ao tratamento como o uso dos medicamentos prescritos ou outros procedimentos em pelo menos 80% do seu total, observando horários, doses e tempo de tratamento. Portanto, relaciona-se com a extensão em que o comportamento do indivíduo, em termos de tomar os medicamentos, seguir a dieta, realizar mudanças de estilo de vida e comparecer às consultas, coincide com o conselho da equipe de saúde.

São barreiras para a adesão: conhecimento, motivação, comportamento e atitudes do paciente.

A não adesão ao tratamento pode ser:

- intencional: o paciente decide não seguir a prescrição (em geral, por conta de crenças e preconceitos);
- não intencional: o paciente deseja seguir as recomendações, mas tem limitações para tal.

EPIDEMIOLOGIA

A estimativa mundial de não adesão pode chegar a 50%. Isso gera aumento de morbidade e mortalidade e dos custos em saúde.

AVALIAÇÃO

Há diferentes ferramentas validadas para a avaliação da adesão ao tratamento. Cada uma tem vantagens e desvantagens que devem ser consideradas na sua escolha. É imprescindível identificar o paciente sem adesão com o objetivo de aumentar o provimento de informação e suporte.

De maneira geral, pode-se:

- perguntar sobre doses não tomadas recentemente;
- explicar por que esta perguntando;
- delimitar um tempo específico (p. ex., na última semana);
- retorno de medicações não utilizados (em geral, com equipes de farmácia): o que o paciente traz sem usar.

Dentre as formas de avaliação da adesão, alguns exemplos são:

- Medida da concentração da droga em fluido corporal. É um método com boa acurácia, porém com maior custo, invasivo e possibilidade de variação interindividual.
- Contagem de pílulas. É simples, porém não confirma sobre a ingestão da medicação.
- Questionários autorreferidos. Apresentam simplicidade e baixo custo, porém com risco de viés de memória, podendo superestimar a adesão.

Em seguida, deve-se avaliar a(s) causa(s) ou dimensão(ões) da má adesão para o paciente em questão (Tabela 1):

- conhecimento: habilidade de leitura e compreensão das informações sobre as medicações prescritas (se o paciente sabe ler, por que está tomando aquela medicação, o número de comprimidos por tomada, quando tomar, os efeitos positivos e negativos da medicação, onde armazena, quando vai buscar reposição), sobre a doença e sobre as consequências do não tratamento da sua doença;
- motivação para a mudança: método PANPA e entrevista motivacional (Capítulo 19);
- suporte social do indivíduo (família, amigos, recursos financeiros e materiais).

INTERVENÇÕES

As intervenções possíveis do profissional de saúde para melhora da adesão são:

- envolver o paciente no processo decisório;
- escutar o paciente, com atenção para a linguagem não verbal;
- entender a perspectiva do paciente: perguntar o que sabe e acredita acerca do tratamento proposto, perguntar sobre crenças acerca de efeitos colaterais e dependência;
- explicar de maneira clara os prós e contras do tratamento, e esclarecer quais expectativas do paciente serão alcançadas com o tratamento proposto.

Além disso, pode ser possível fazer intervenções na medicação para a melhora da adesão, como:

- simplificar o esquema terapêutico (redução de doses, redução do número de comprimidos, alteração de horários, utilização de polipílulas);
- adequar ao estilo de vida do paciente;
- orientar sobre indicações do tratamento;
- orientar sobre efeitos colaterais e como superá-los (considerar ajuste de dose, mudança de horário de tomada ou troca da medicação);

Tabela 1 Causas e dimensões da má adesão ao tratamento
Fatores relacionados ao paciente
Idade
Sexo
Doença mental, declínio cognitivo
Abuso de substâncias (álcool e drogas)
Excesso de ocupação (trabalho)
Desemprego e baixa renda pessoal e familiar
Incapacidade física, mobilidade prejudicada
Incompreensão da linguagem utilizada pela equipe de saúde
Negação da doença
Baixa percepção da doença e de sua gravidade (conhecimento)
Percepção de benefício diário com realização do tratamento
Crença sobre a importância do tratamento
Crenças normativas (valores)
Baixa autoeficácia ("força de vontade")
Expectativas negativas em relação ao tratamento
Requisição de grande mudança comportamental
Suporte familiar e social
Fatores relacionados à doença
Ausência de sintomas
Cronicidade da doença
Fatores relacionados ao tratamento
Efeitos colaterais
Grande número de tomadas diárias
Horário das tomadas
Polifarmácia
Longa duração
Condição assintomática
Mudança de comportamento
Custos e acesso
Fatores relacionados à equipe de saúde
Relação ruim
Falhas na comunicação que geram falta de conhecimento e compreensão sobre o tratamento
Falta de reforço positivo
Questões socioeconômicas
Acesso (oportunidades)
Fatores relacionados ao sistema de saúde
Alto custo das medicações
Falta de acesso aos serviços

- avaliar se o custo (da medicação ou do transporte até a farmácia) é um problema e oferecer opções para a redução dos custos;
- trabalhar em conjunto com a equipe multiprofissional (enfermeiro, farmacêutico, assistente social).

Em relação ao paciente, são possíveis outras intervenções, como:

- avaliar crenças e expectativas do paciente e adequar o tratamento a elas;
- tratar depressão;
- avaliar e minimizar incapacidades (déficit visual, locomoção, coordenação, cognitivo);
- buscar suporte social e familiar;
- utilizar lembretes (telefone, cartões).

São importantes, ainda, intervenções nas redes de acesso. Podem ser citadas:

- aumentar disponibilidade: farmácia popular, dose certa, redes públicas, parques, grupos na comunidade;
- estar disponível para dúvidas e mudanças;
- educar e aconselhar;
- melhorar métodos de comunicação (ser específico para a necessidade de cada paciente): tabelas, figuras, cartões de orientações, símbolos;
- considerar incapacidades que possam limitar a comunicação;
- utilizar abordagem em grupos (discussão em grupos de pacientes com mesma condição crônica);
- adequar informação.

A comunicação entre profissionais e instituições de saúde também pode contribuir para a melhora da adesão. Para tanto, sugere-se o fornecimento de relatório escrito contendo diagnósticos, medicações em uso, medicações previamente utilizadas e razão para sua suspensão, alergias, efeitos colaterais prévios, programação terapêutica (por quanto tempo, quais medicações). O objetivo é estabelecer uma comunicação efetiva entre todos os profissionais envolvidos no tratamento e não fragmentar o cuidado.

Na consulta

- Utilizar o método SIMPLE para melhorar a aderência:

S: simplificar o regime terapêutico;

I: intensificar a oferta dos seus conhecimentos sobre a condição do paciente;

M: modificar crenças e mitos;

P: promover a melhoria da comunicação com pacientes e familiares;

L: levar em consideração questões demográficas;

E: evoluir a aderência.

▪ BIBLIOGRAFIA

Anghel LA, Farcas AM, Oprean RN. An overview of the common methods used to measure treatment adherence. Med Pharm Rep 2019;92(2):117-122.

Butterworth SW. Influencing patient adherence to treatment guidelines. J Manag Care Pharm 2008;14(6)(suppl S-b):S21-5.

Case Management Society of America. Case management adherence guidelines: guidelines from the Case Management Society of America for improving patient adherence to medication therapies, 2012. Disponível em: http://www.cmsa.org/Individual/Education/Case-ManagementAdherenceGuidelines/tabid/253/Default.aspx. Acesso em: 10 set 2014.

Cohen I. The impact of medication regimen factors on adherence to chronic treatment: a review of literature. J Behav Med 2008;31(3):213-24.

Dalla MDB, Stein AT, Castro Filho ED, Lopes AC, Melo NR, Virmond MC. Aderência a tratamento medicamentoso. Projeto Diretrizes, 2009.

Lima TM, Meiners MMMA, Soler O. Perfil de adesão ao tratamento de pacientes hipertensos atendidos na Unidade Municipal de Saúde de Fátima, em Belém, Pará, Amazônia, Brasil. Rev Pan-Amaz Saúde 2010;1(2):113-20.

National Collaborating Centre for Primary Care. Medicines adherence: involving patients in decisions about prescribed medicines and supporting adherence. NICE Clinical Guidelines, 76. London: Royal College of General Practitioners; 2009.

Neiman AB, Ruppar T, Ho M, Garber L., Weidle PJ, Hong Y, et al. CDC grand rounds: improving medication adherence for chronic disease management—innovations and opportunities. MMWR. Morbidity and mortality weekly report 2017;6(45):1248.

Nemes MIB, Helena ET, Caraciolo JM, Basso CR. Assessing patient adherence to chronic diseases treatment: differentiating between epidemiological and clinical approaches. Cad Saúde Pública 2009;25(Sup 3):S392-400.

Sarquis LMM, Dell'acqua MCQ, Gallani MCBJ, Moreira RM, Bocchi SCM, Tase TH, et al. A adesão ao tatamento na hipertensão arterial: análise da produção científica. Rev Esc Enf USP 1998;32(4):335-53.

AVALIAÇÃO E CUIDADOS CLÍNICOS PERIOPERATÓRIOS

LÍGIA FIDELIS IVANOVIC, RAFAEL SAAD, JÚLIO CÉSAR DE OLIVEIRA

28 AVALIAÇÃO INICIAL

Júlio César de Oliveira, Lígia Fidelis Ivanovic

EPIDEMIOLOGIA

Segundo dados do DataSUS, em 2019 foram realizados > 5 milhões de procedimentos cirúrgicos, com mortalidade perioperatória geral de 1,6%. Com o envelhecimento da população e o aumento da expectativa de vida, tais procedimentos são realizados em uma população com idade média mais avançada e prevalência maior de comorbidades. Nesse contexto, a avaliação clínica perioperatória ganha cada vez mais importância na tentativa de diminuir a morbidade e a mortalidade perioperatórias.

DEFINIÇÃO

A avaliação clínica perioperatória é descrita como análise clínica que objetiva quantificar o risco de complicações clínicas perioperatórias. Essa avaliação deve ser baseada em variáveis clínicas e em resultados de exames subsidiários (quando indicados) e deve considerar os riscos de complicações cardíacas e não cardíacas. Essa avaliação deve ainda conter, além das estimativas de risco, as orientações de manejo pré, intra e pós-operatórias para diminuição dos riscos encontrados, que se denominam estratégias protetoras.

ANAMNESE CUIDADOSA

A anamnese é a parte mais importante da avaliação clínica perioperatória. Dados positivos de história clínica e alterações de exame clínico estão diretamente e independentemente associados a aumento do risco de complicações pós-operatórias. É importante salientar que o paciente se apresenta para a consulta focado na sua doença cirúrgica. Por isso, sintomas como dor precordial, dispneia, tosse e tolerância ao exercício devem ser questionados ativamente. Hábitos e antecedentes pessoais, incluindo os antecedentes cirúrgicos, têm especial importância nesse tópico.

Tabela 1 Passos da avaliação perioperatória
Anamnese cuidadosa
Solicitação adequada de exames
Avaliação dos riscos ▪ Avaliação geral ▪ Avaliações de risco específicas – Risco cardíaco – Risco pulmonar – Risco renal – Risco de tromboembolismo venoso – Risco de *delirium* ▪ Outros riscos pertinentes ao paciente/procedimento
Manejo das doenças crônicas e medicações no perioperatório (DM, HAS, pneumopatias, cardiopatias, doença renal crônica, manejo da anticoagulação etc.)
Introdução de estratégias protetoras perioperatórias
Avaliação de risco/benefício da cirurgia e comunicação do resultado da avaliação

EXAMES SUBSIDIÁRIOS

Vários estudos demonstram que exames solicitados rotineiramente, não associados à indicação clínica específica, não beneficiam os pacientes, além de aumentarem os custos. Tal situação ocorre porque a maioria dos pacientes assintomáticos possui exames normais. Apesar disso, geralmente os serviços possuem uma rotina de exames mínimos a serem solicitados antes da realização de qualquer procedimento. Caso haja uma rotina de solicitação de exames pré-operatórios, ela deve se basear em exames de fácil realização, baixo custo e que sejam consenso entre as equipes relacionadas com o cuidado do paciente. Exames mais específicos devem ser solicitados apenas após avaliação clínica e avaliação da indicação. O Centro Perioperatório do HC-FMUSP segue a rotina descrita na Tabela 2.

AVALIAÇÃO DOS RISCOS

Avaliação geral

A avaliação geral mais comumente realizada é baseada na classificação da American Society of Anesthesiologists (Tabela 3). Avaliações gerais baseadas no grau de atividade

Tabela 2 Solicitação de exames pré-operatórios

Pacientes sem comorbidades (ASA I)	Abaixo de 40 anos	Hemoglobina Hematócrito Coagulograma
	Acima de 40 anos	ECG Creatinina Glicemia Sódio e potássio Hemograma Coagulograma Radiografia de tórax
Pacientes com comorbidades, independentemente da idade (ASA II ou mais)	ICC	ECO se ausente no último ano, NTproBNP ou BNP
	Cardiopatia isquêmica	NTproBNP ou BNP, troponina
	Diabéticos	ECG Creatinina Glicemia Hb glicada
	Obesidade	ECG Glicemia
	Hipertenso, nefropata, ICC	Creatinina Sódio Potássio ECG
	Hepatopata	Creatinina Coagulograma Hemograma Bilirrubinas Albumina
	Em anticoagulação	Coagulograma Hemograma Creatinina
	História de sangramento	Coagulograma Hemograma
	Tabagista, DPOC	Radiografia de tórax
	Cirurgia vascular	NTproBNP ou BNP, troponina

Tabela 3 Classificação do estado físico da American Society of Anesthesiologists (ASA)

Classificação	Descrição	Exemplos, incluindo, mas não limitado a:	Mortalidade
ASA I	Paciente normal	Saudável, não fumante, não etilista ou com uso esporádico de álcool	0,06-0,08%
ASA II	Paciente com doença sistêmica leve	Tabagista, gravidez, etilista social, obesidade (30 < IMC < 40), DM e HAS controlados, doença pulmonar leve	0,27-0,4%
ASA III	Paciente com doença sistêmica moderada/grave	DM ou HAS não compensada, DPOC, obesidade grau III (IMC ≥ 40), hepatite ativa, dependência ou abuso de álcool, marca-passo implantado, redução moderada da fração de ejeção, doença renal terminal em diálise programada, história de IAM, acidente cerebrovascular, acidente isquêmico transitório ou doença arterial coronariana/*stent* há mais de três meses	1,8-4,3%
ASA IV	Paciente com doença sistêmica grave que é uma ameaça constante à vida	IAM, AVC, AIT ou presença de *stent* coronariano há menos de três meses, isquemia cardíaca em curso ou disfunção valvar grave, redução importante da fração de ejeção, sepse, coagulação intravascular disseminada, doença renal aguda ou crônica terminal não submetida à diálise programada	7,8-23%
ASA V	Paciente moribundo que não se espera que sobreviva sem a operação	Ruptura de aneurisma abdominal/torácico, trauma grave, hemorragia intracraniana com efeito de massa, isquemia intestinal em vigência de patologia cardíaca significativa ou disfunção de múltiplos órgãos/sistemas	9,4-51%
ASA VI	Paciente com morte cerebral declarada, cujos órgãos estão sendo removidos para fins de doação		

AIT: ataque isquêmico transitório; DPOC: doença pulmonar obstrutiva crônica.

do paciente, como de equivalente metabólico (índice de atividade de Duke), atividades básicas e instrumentais de vida diária (ABVD e AIVD) e escalas oncológicas (ECOG e Karnofsky), também podem ser úteis na avaliação.

Avaliação dos riscos específicos

A avaliação dos riscos específicos deve englobar risco cardíaco e a avaliação de todos os outros riscos clínicos pertinentes ao paciente e ao procedimento. Estudo realizado no HC-FMUSP com > 1.000 pacientes demonstrou mortalidade hospitalar de 2,5%, sendo 1,2% de causa cardíaca e 1,3% de causa não cardíaca. Se for realizada apenas a avaliação de risco cardíaco, deixa-se de estimar mais de 50% do risco de o paciente morrer no pós-operatório. As avaliações específicas serão alvo de capítulos específicos.

MANEJO DE DOENÇAS CRÔNICAS E MEDICAÇÕES

Espera-se que o clínico que realiza a avaliação compense as comorbidades do paciente, assim como oriente o manejo das medicações de uso crônico no período perioperatório. Pacientes de difícil compensação ambulatorial podem ser internados alguns dias antes do procedimento para compensação das comorbidades durante a internação. Em casos mais complexos, pode haver a necessidade da avaliação de outro especialista ou de acompanhamento conjunto do clínico geral no pós-operatório.

INTRODUÇÃO DE ESTRATÉGIAS PROTETORAS

Para cada risco identificado, podem existir na literatura recomendações de estratégias que venham a diminuí-lo. Essas estratégias geralmente consistem em medicações perioperatórias, intervenções pré-operatórias e monitorizações intra e pós-operatórias. É importante salientar que medidas que não levam à diminuição de risco não devem ser implementadas nesse momento. Essas estratégias protetoras serão discutidas juntamente com as avaliações dos riscos específicos.

AVALIAÇÃO DA RELAÇÃO RISCO-BENEFÍCIO E COMUNICAÇÃO DO RESULTADO DA AVALIAÇÃO

Após a avaliação dos riscos e a proposição de estratégias protetoras, o avaliador deve informar esses riscos ao paciente e fazer uma análise da relação risco-benefício do procedimento. Essa avaliação, juntamente com todos os riscos, as estratégias protetoras e a análise de risco-benefício, deve ser informada ao cirurgião e ao anestesista, geralmente por escrito. Quando a relação risco-benefício for duvidosa, a comunicação aos colegas deve ser feita, além de escrita, muitas vezes pessoalmente, para que a discussão seja mais aprofundada e todos os envolvidos no procedimento possam colaborar com a decisão final.

Na consulta

- Dar especial atenção à anamnese.
- Perguntar ativamente sobre sintomas, especialmente cardíacos e pulmonares.
- Realizar o exame clínico completo.
- Documentar adequadamente o resultado da avaliação e comunicá-lo ao paciente.
- Garantir comunicação efetiva com cirurgião, anestesista e restante da equipe.

BIBLIOGRAFIA

Gualandro DM, Yu PC, Caramelli B, Marques AC, Calderaro D, Fornari LS, et al. 3ª Diretriz de Avaliação Cardiovascular Perioperatória da Sociedade Brasileira de Cardiologia. Arq Bras Cardiol 2017;109(3 suppl 1):1-104.

Machado FS. Determinantes clínicos das complicações cardíacas pós-operatórias e de mortalidade geral em até 30 dias após cirurgia não cardíaca. [Tese – Doutorado.] São Paulo: FMUSP; 2001.

Machado FS, Martins MA, Caramelli B. Perioperatório procedimentos clínicos. São Paulo: Sarvier; 2004.

29 RISCO CARDÍACO

Júlio César de Oliveira

DEFINIÇÃO

A expressão complicações cardíacas pós-operatórias compreende isquemia miocárdica, disfunção miocárdica aguda com congestão pulmonar e arritmias graves com instabilidade hemodinâmica, todos com gravidade muito maior no período perioperatório do que fora dele. Há ainda a elevação isolada de troponina (MINS – *myocardial injury of non cardicac surgery*), que também aumenta a mortalidade dos pacientes em 30 dias e em um ano. A avaliação do risco de complicações cardíacas é parte imprescindível da avaliação clínica perioperatória.

EPIDEMIOLOGIA

As complicações cardíacas são a principal causa de mortalidade pós-operatória. Estudo realizado no HC-FMUSP com > 1.000 pacientes submetidos a procedimentos cirúrgicos demonstrou que 6,6% apresentaram 1 complicação cardíaca, sendo 2,2% IAM, 0,5% angina instável, 1,1% arritmia com repercussão de instabilidade hemodinâmica e 4,8% edema agudo de pulmão.

AVALIAÇÃO DO RISCO DE COMPLICAÇÕES CARDÍACAS

A avaliação do risco de complicações cardíacas perioperatórias deve levar em conta o tipo de cirurgia, o estado funcional e os fatores de risco cardiológicos apresentados. Existem vários algoritmos desenvolvidos para esse fim, sendo o Índice de Risco Revisado de Lee ainda o mais utilizado atualmente. Apesar de todos terem vantagens e desvantagens, é importante usar algum deles para realização da estratificação de risco. Quando o algoritmo usado diferir do julgamento do médico que realizar a avaliação, essa discrepância deve ser explicitada na avaliação (Tabela 1).

Tabela 1 Índice de Risco Cardíaco Revisado – LEE (IAM, TV, PCR, congestão pulmonar, BAVT)

Operação intraperitoneal, intratorácica ou vascular suprainguinal		
Doença arterial coronariana (ondas Q, sintomas de isquemia, teste+, uso de nitrato)		
Insuficiência cardíaca congestiva (clínica, RX tórax com congestão)		
Doença cerebrovascular		
Diabetes com insulinoterapia		
Creatinina pré-operatória > 2,0 mg/dL		
Classes de risco	**Risco – Lee**	**CCS 2017***
I (nenhuma variável)	0,4%	3,9%
II (uma variável)	0,9%	6,0%
III (duas variáveis)	7,0%	10,1%
IV (≥ 3 variáveis)	11%	15,0%

*Incidência em revisão de estudos publicados no consenso canadense de 2017.

Risco intrínseco de complicações cardíacas

O risco intrínseco é baseado na taxa de complicações cardíacas presentes em cada tipo de procedimento e guarda boa correlação com o porte cirúrgico (Tabela 2).

Estado funcional do paciente

O estado funcional do paciente avaliado pelo índice de atividade de Duke se mostrou preditor de eventos cardíacos no pós-operatório, apesar da subjetividade intrínseca do método (Tabela 3).

Algoritmo de avaliação do risco de complicações cardíacas

O algoritmo de avaliação do risco de complicações cardíacas utilizado no Centro Perioperatório do HC-FMUSP é baseado nos algoritmos do American College of Cardiology e da American Heart Association e na 3ª Diretriz de Avaliação Cardiovascular Perioperatória da Sociedade Brasileira de Cardiologia.

Cirurgias de emergência não necessitam de avaliação de riscos. Se houver algum tempo para qualquer tipo de compensação pré-operatória, isso não deve ser considerado avaliação de risco.

Tabela 2 Classificação das operações de acordo com as taxas de complicações cardíacas perioperatórias

Classificação de risco	Tipo de operação	% risco cardíaco
Alto	Emergência, principalmente em paciente idosos Vasculares arteriais periféricas e da aorta e grandes vasos Operações prolongadas com grande perda de fluido e sangue ▪ Duodenopancreatectomia ▪ Ressecções hepáticas ▪ Esofagectomia ▪ Ressecção adrenal ▪ Cistectomia ▪ Pneumectomia ▪ Transplante pulmonar ou hepático	> 5%
Intermediário	Endarterectomia de carótidas Cabeça e pescoço Neurológicas Intraperitoniais e intratorácicas Ortopédicas Urológicas e ginecológicas	< 5%
Baixo	Procedimentos endoscópicos, superficiais Operações de mama e oftalmológicas	< 1%

Tabela 3 Classificação do equivalente metabólico de acordo com o tipo de atividade (índice de atividade de Duke)

Taxa de equivalência metabólica (MET)	Tipo de atividade
Excelente (> 7 MET)	Pratica futebol, natação, tênis
Moderada (4-7 MET)	Corridas de curtas distâncias Realiza caminhadas com velocidade de 6,4 km/h
Ruim (< 4 MET)	Pouca atividade Caminhadas curtas (2 quarteirões) com velocidade de, no máximo, 4,8 km/h
Desconhecida	

Em pacientes com cardiopatia descompensada, a cirurgia deve ser adiada até a compensação da cardiopatia.

Cirurgias de baixo risco cardiológico devem ser realizadas sem maiores investigações cardiológicas, apenas com a compensação clínica das comorbidades, se necessário.

Pacientes assintomáticos, com bom grau de atividade, têm uma chance 2 vezes menor de complicações cardíacas e 5 vezes menor de isquemia miocárdica perioperatória quando comparados a pacientes com baixo grau de atividade. Cirurgias nesses pacientes também podem ser realizadas sem maiores investigações cardíacas, sempre com compensação das comorbidades.

Pacientes com baixo grau de atividade devem ser classificados em baixo, moderado e alto risco dependendo da presença ou não das variáveis de Lee (Figura 1).

SOLICITAÇÃO DE EXAMES CARDIOLÓGICOS NO PRÉ-OPERATÓRIO

Ecocardiograma

A solicitação de ecocardiograma para avaliação do risco cardíaco perioperatório não deve ser realizada de rotina. É reservada para os casos em que há suspeita de doença valvar não diagnosticada, doença valvar sintomática, suspeita de insuficiência cardíaca ou insuficiência cardíaca com piora de grau funcional. Essas suspeitas surgirão durante a consulta de avaliação perioperatória, após história, exame clínico e análise de radiografia de tórax e ECG.

Em pacientes com insuficiência cardíaca estáveis que possuem avaliação recente da função ventricular não há necessidade da solicitação de ecocardiograma no perioperatório.

Testes não invasivos para isquemia

Os principais testes não invasivos para isquemia são teste ergométrico, ecocardiograma de estresse e cintilografia de perfusão miocárdica. O principal questionamento no momento da solicitação do teste não invasivo é se ele vai modificar a conduta perioperatória, incluindo a solicitação de testes invasivos ou a modificação das medicações protetoras perioperatórias. Caso a resposta seja não, o teste não deve ser solicitado.

Exceto em situações em que o teste não invasivo estaria indicado fora do período perioperatório, este pode ser útil nas seguintes situações:

- pacientes de risco intermediário e alto risco submetidos a cirurgia vascular;
- pacientes de risco intermediário com baixo grau de atividade submetidos a cirurgia de risco intermediário e alto.

Pacientes de baixo risco ou pacientes submetidos a cirurgia de baixo risco não devem realizar testes não in-

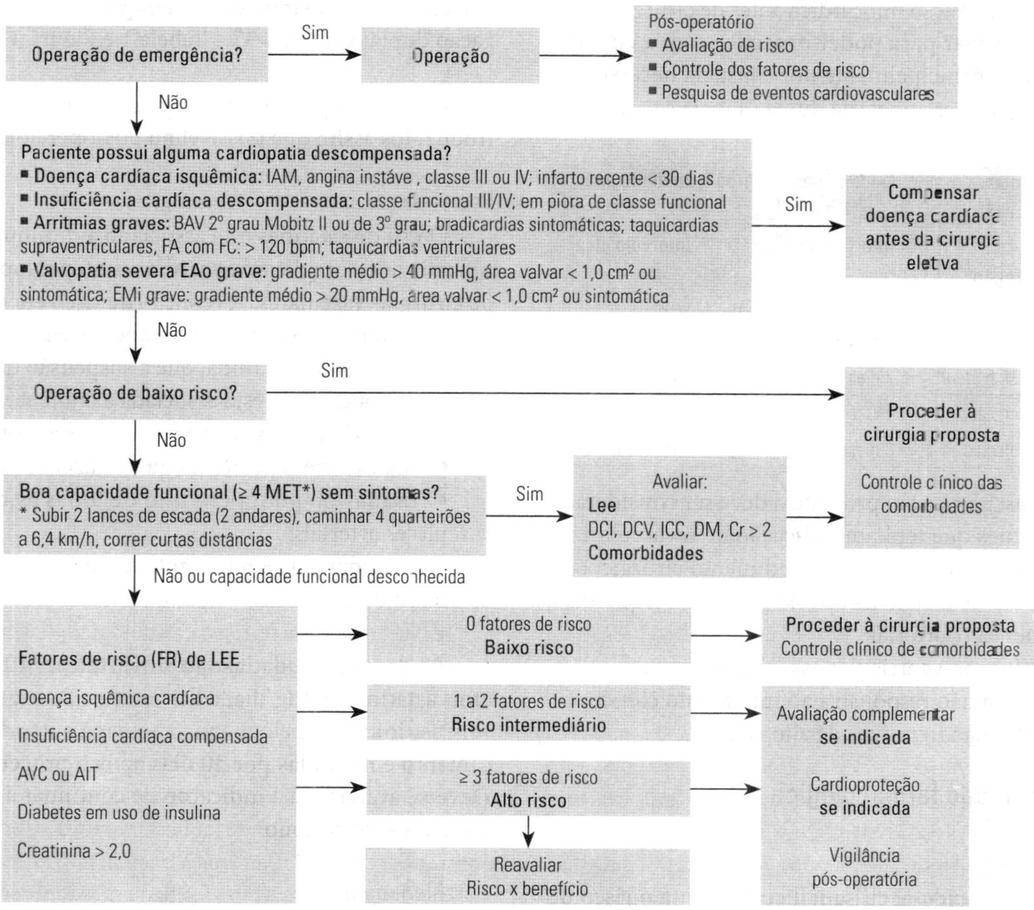

Figura 1 Avaliação do risco cardiovascular. Adaptada da 3ª Diretriz de Avaliação Cardiovascular Perioperatória da Sociedade Brasileira de Cardiologia. Arq Bras Cardiol 2017;109(3Supl.1):1-104.

vasivos. Pacientes com teste não invasivo normal realizado nos últimos 2 anos e pacientes com revascularização completa cirúrgica ou percutânea nos últimos 5 anos e que permanecem estáveis clinicamente também não necessitam de novos testes não invasivos.

ESTRATÉGIAS PROTETORAS CARDÍACAS

As estratégias protetoras cardíacas no período perioperatório podem ser resumidas em:

- revascularização profilática no pré-operatório;
- cardioproteção farmacológica no perioperatorio;
- monitorização intraoperatória;
- diagnóstico e tratamento precoce de complicações pós-operatórias.

Revascularização profilática

Estudos recentes mostram que a revascularização miocárdica profilática em pacientes estáveis do ponto de vista cardíaco não reduziu a chance de complicação cardíaca pós-operatória, mesmo em cirurgias de alto risco. É, ainda, importante considerar que, quando se propõe uma revascularização miocárdica antes de cirurgia, é necessário aguardar para poder proceder com a cirurgia não cardíaca, principalmente por causa da necessidade de antiagregação plaquetária dupla (Tabela 4).

Tabela 4 Intervalo recomendado de antiagregação dupla após revascularização

Tipo de revascularização	Intervalo mínimo	Intervalo ideal
Cirurgia	Variável: condições do paciente	30 dias
Angioplastia sem *stent*	7 dias	14 dias
Stent convencional	14 dias	> 6 semanas
Stent farmacológico	3 meses	6 meses a 1 ano

A revascularização profilática deve ser considerada para pacientes que tenham indicação de revascularização independentemente do procedimento cirúrgico:

- lesões de tronco da artéria coronária esquerda;
- doença triarterial;
- disfunção ventricular associada;
- angina não responsiva ao tratamento clínico;
- testes não invasivos de alto risco.

Cardioproteção farmacológica

Ácido acetilsalicílico

O uso de ácido acetilsalicílico aumenta o risco de sangramento cirúrgico em aproximadamente 50%, porém está relacionado a sangramentos menores, que não exigem intervenção médica. As exceções ficam por conta de neurocirurgias e ressecção transuretral de próstata. O uso de tienopiridínicos, como o clopidogrel, aumenta substancialmente o risco de sangramentos graves durante a cirurgia.

Por outro lado, a suspensão do ácido acetilsalicílico causa aumento de 3 vezes na incidência de complicações cardíacas perioperatórias em pacientes com doença coronariana conhecida ou com fatores de risco cardiovasculares. Nesse contexto, as recomendações são:

- manter ácido acetilsalicílico na dose de 75-100 mg/dia no período perioperatório de pacientes coronariopatas ou com múltiplos fatores de risco;
- suspender ácido acetilsalicílico em neurocirurgias e ressecções transuretrais de próstata;
- discutir relação de risco e benefício em pacientes submetidos a procedimentos endoscópicos e em cavidades fechadas;
- em pacientes submetidos à colocação de *stent*, suspender clopidogrel 5 dias antes do procedimento e manter ácido acetilsalicílico durante todo o período perioperatório, respeitando-se o tempo ideal de antiagregação dupla (Capítulo 35 – Tabela 1 e Figura 1).

Quando suspensos, os antiagregantes devem ser reintroduzidos assim que possível no pós-operatório.

Estatinas

O uso de estatinas está associado à diminuição significativa de complicações cardíacas no pós-operatório de cirurgias vasculares. A redução de risco em cirurgias não vasculares foi demonstrada apenas em estudos retrospectivos. Sabe-se, ainda, que a suspensão das estatinas no perioperatório está associada a aumento de complicações cardíacas. As estatinas devem ser, portanto:

- mantidas em pacientes que já fazem seu uso;
- usadas no perioperatório de todas as cirurgias vasculares arteriais;
- consideradas em pacientes com indicação clínica do uso de estatinas.

As drogas estudadas são sinvastatina, 40 mg/dia; atorvastatina, 20 mg/dia; e fluvastatina 80 mg/dia. Devem ser iniciadas pelo menos 1 semana antes do procedimento e mantidas por 30 dias após o procedimento. Deve-se avaliar se há indicação de continuar a medicação após esse período.

Betabloqueadores

O uso de betabloqueadores no perioperatório deve ser realizado com muita parcimônia. Caso sejam indicados para pacientes de baixo risco, podem aumentar a mortalidade perioperatória. Além disso, deve haver um cuidado especial com a monitorização da frequência cardíaca e da PA após sua introdução. Os betabloqueadores devem ser:

- mantidos em pacientes que fazem uso crônico;
- usados no perioperatório de pacientes com doença coronariana conhecida;
- introduzidos em pacientes de risco intermediário e alto submetidos à cirurgia vascular;
- introduzidos em pacientes de alto risco e cirurgia de risco intermediário;
- considerados em pacientes de risco intermediário e cirurgia de risco intermediário e alto.

Pode ser utilizado qualquer betabloqueador, mas os mais estudados são atenolol, metoprolol e bisoprolol. A introdução idealmente deve ser realizada pelo menos 1 semana antes do procedimento, e o medicamento deve ser mantido por 30 dias após o procedimento. A dose de betabloqueador deve ser titulada para atingir frequência cardíaca de 60-70 bpm e PA sistólica > 100 mmHg. Pode haver necessidade de retornos ambulatoriais durante esse ajuste de dose.

Outras medicações (clonidina)

Outras medicações como clonidina, nitrato e bloqueadores de canal de cálcio não se mostraram eficientes na redução de risco de complicações cardíacas no perioperatório.

Monitorização intraoperatória

Cuidados: manutenção da normotermia

A monitorização intraoperatória da temperatura corpórea é de suma importância. A hipotermia está relacionada a aumento de eventos cardíacos e parada cardíaca no pós-operatório. Pacientes que apresentam hipotermia devem receber aquecimento passivo.

Diagnóstico e tratamento precoce de complicações pós-operatórias

Monitorização pós-operatória de isquemia cardíaca: ECG e troponina

A grande maioria dos eventos cardíacos pós-operatórios ocorre até o 2° dia de pós-operatório. O diagnóstico precoce de isquemia perioperatória é estratégia importante na diminuição da mortalidade perioperatória. Realização de ECG seriado e dosagem de troponina são as melhores estratégias nesse sentido.

O ECG e a troponina devem ser realizados diariamente até o 3° dia de pós-operatório em:

- pacientes de alto risco submetidos a cirurgia de risco intermediário e alto;
- pacientes de risco intermediário com doença cardíaca isquêmica submetidos a cirurgia de risco moderado e alto.

A dosagem de troponina deve ser realizada em casos de:

- quadro clínico compatível com síndrome coronariana;
- presença de instabilidade hemodinâmica;
- presença de disfunção miocárdica aguda.

BIBLIOGRAFIA

Duceppe E, et al. Canadian Cardiovascular Society Guidelines on Perioperative Cardiac Risk Assessment and Management for Patients Who Undergo Noncardiac Surgery. Can J Cardiol 2017 Jan;33(1):17-32.

Fleisher LA, Fleischmann KE, Auerbach AD, Barnason SA, Beckman JA, Bozkurt B, et al. 2014 ACC/AHA Guideline on perioperative cardiovascular evaluation and management of patients undergoing noncardiac surgery: a report of the American College of Cardiology/American Heart Association Task Force on Practice Guidelines. Circulation 2014;130:e278-333.

Gualandro DM, et al. 3ª Diretriz de Avaliação Cardiovascular Perioperatória da Sociedade Brasileira de Cardiologia. Arq Bras Cardiol 2017;109(3Supl.1):1-104.

Halvorsen S, Mehilli J, Cassese S, Hall TS, Abdelhamid M, et al. 2022 ESC Guidelines on cardiovascular assessment and management of patients undergoing non-cardiac surgery. Eur Heart J 2022:ehac270.

30 RISCO PULMONAR

Rafael Saad

As complicações respiratórias pós-operatórias mais significativas e estudadas são: infecções (pneumonia), insuficiência respiratória e ventilação mecânica prolongada, exacerbação de doença pulmonar de base, atelectasia e broncoespasmo.

A incidência geral de complicações respiratórias em uma revisão sistemática foi de 6,8%.

AVALIAÇÃO DOS FATORES DE RISCO

Os fatores clínicos que aumentam o risco de complicações pulmonares no pós-operatório são:

- idade (quanto maior for a idade, maior será o risco, principalmente > 60 anos);
- estado nutricional (em especial, hipoalbuminemia);

Tabela 1 Avaliação do risco pulmonar (pneumonia e insuficiência respiratória) no pós-operatório

		Risco de pneumonia		Risco de insuficiência respiratória*	
	Fatores de risco	*Odds ratio* (IC 95%)	Pontos (1)	*Odds ratio* (IC 95%)	Pontos (2)
Procedimentos	Operação de aneurisma de aorta abdominal	4,29 (3,34-5,5)	15	14,3 (12,0-16,9)	27
	Operação torácica	3,92 (3,36-4,57)	14	8,14 (7,17-9,25)	21
	Operação abdominal alta	2,68 (2,38-3,03)	10	4,21 (3,80-4,67)	14
	Operação de cabeça e pescoço	2,30 (1,73-3,05)	8	3,10 (2,40-4,01)	11
	Neurocirurgia	2,14 (1,66-2,75)	8	4,21 (3,80-4,67)	14
	Operação vascular arterial	1,29 (1,10-1,52)	3	4,21 (3,80-4,67)	14
	Anestesia geral	1,56 (1,36-1,80)	4	–	–
	Operação de emergência	1,33 (1,16-1,54)	3	3,12 (2,83-3,43)	11
	Transfusão de ≥ 5 concentrados de hemácias	1,35 (1,07-1,72)	3	–	–
Idade (anos)	≥ 80	5,63 (4,62-6,84)	17	1,91 (1,71-2,13)	6
	70-79	3,58 (2,97-4,33)	13		
	60-69	2,38 (1,98-2,87)	9	1,51 (1,36-1,69)	4
	50-59	1,49 (1,23-1,81)	4	–	–
Grau funcional	Dependente	2,83 (2,33-3,43)	10	1,92 (1,74-2,11)	7
	Parcialmente dependente	1,83 (1,63-2,06)	6		
Disfunções orgânicas	Diminuição de 10% do peso nos últimos 6 meses	1,92 (1,68-2,18)	7	–	–
	Doença pulmonar obstrutiva crônica (DPOC)	1,72 (1,55-1,91)	5	1,81 (1,66-1,98)	6
	AVC	1,47 (1,26-1,82)	4	–	–
	Diminuição da consciência	1,51 (1,36-1,80)	4	–	–
Disfunções orgânicas	Ureia < 16 mg/dL	1,47 (1,26-1,72)	4	–	–
	Ureia = 44-60 mg/dL	1,24 (1,11-1,39)	2	–	–
	Ureia > 60 mg/dL	1,41 (1,22-1,64)	3	2,29 (2,04-2,56)	8
	Albumina < 3 g/dL	–	–	2,53 (2,28-2,80)	9
	Uso de corticosteroide crônico	1,33 (1,12-1,58)	3	–	–
Hábitos	Tabagismo no último ano	1,28 (1,17-1,42)	3	–	–
	Álcool (2 drinques/dia)	1,24 (1,08-1,42)	2	–	–

Estratificação do risco pulmonar

Escore do risco de pneumonia				Escore do risco de insuficiência respiratória			
Pontos (1)	Classe de risco	Risco pulmonar	Risco estimado de pneumonia	Pontos (2)	Classe de risco	Risco pulmonar	Risco estimado de insuficiência respiratória*
0-15	I	Baixo	0,24%	0-10	I	Baixo	0,5%
16-25	II	Baixo	1,19%	11-19	II	Baixo	2,2%
26-40	III	Intermediário	4,0%	20-27	III	Intermediário	5,0%
41-55	IV	Alto	9,4%	28-40	IV	Alto	11,6%
> 55	V	Alto	15,8%	> 40	V	Alto	30,5%

* Necessidade de ventilação mecânica > 48 horas após cirurgia ou reintubação.

Adaptada de Arozullah AM, Khuri SF, Henderson WG, Daley J. Development and validation of a multifactorial risk index for predicting postoperative pneumonia after major noncardiac surgery. Participants in the National Veterans Affairs Surgical Quality Improvement Program. Ann Intern Med 2001;135(10):847-57 e Arozullah AM, Daley J, Henderson WG, Khuri SF. Multifactorial risk index for predicting postoperative respiratory failure in men after major noncardiac surgery. The National Veterans Administration Surgical Quality Improvement Program. Ann Surg 2000;232(2):242-53.

- doença pulmonar obstrutiva crônica (DPOC);
- insuficiência cardíaca;
- grau de funcionalidade (paciente dependente);
- tabagismo;
- tipo de cirurgia (cirurgias com duração > 3 horas, com anestesia geral, cirurgias de emergência e cirurgias vascular, abdominal alta, torácica, neurocirurgia e de cabeça e pescoço);
- classificação da American Society of Anesthesiologists (ASA) > 2;
- apneia obstrutiva do sono;
- uso de bloqueador neuromuscular de longa ação (pancurônio);
- hipertensão pulmonar;
- baixa $SatO_2$;
- infecção respiratória no último mês.

Estudos não demonstraram aumento de risco pulmonar em pacientes asmáticos controlados e em obesos graus I e II (excluindo as comorbidades associadas).

A espirometria é indicada na avaliação pré-operatória nas seguintes situações:

- cirurgia de ressecção pulmonar;
- dispneia de causa incerta;
- doença pulmonar obstrutiva (asma e DPOC) não compensada.

ESTRATIFICAÇÃO DE RISCO

Na Tabela 1, são apresentados 2 escores de avaliação do risco pulmonar que estratificam o risco de pneumonia e insuficiência respiratória no pós-operatório. Na Tabela 2, é apresentado outro escore de risco (ARISCAT-Canet), com a vantagem de ser mais simples, mas com a desvantagem de ter incluído complicações pulmonares de menor relevância clínica. Existem também outros modelos mais complexos, com a utilização de calculadoras disponíveis *on-line* e aplicativos para celulares (p.ex., Gupta calculator®).

ESTRATÉGIAS PROTETORAS

Para os pacientes classificados como de baixo risco, deve-se, sempre que possível, estimular a deambulação precoce para minimizar o risco de complicações pulmonares. Para os pacientes de risco pulmonar intermediário e alto, são recomendadas as seguintes orientações adicionais:

a. pré-operatórias:

Tabela 2 Avaliação do risco de complicações pulmonares* no pós-operatório

Fatores de risco	*Odds ratio* (IC 95%)	Pontos
Idade 51-80 anos	1,4 (0,6-3,3)	3
Idade > 80 anos	5,1 (1,9-13,3)	16
$SatO_2$ no pré-operatório 91-95%	2,2 (1,2-4,2)	8
$SatO_2$ no pré-operatório ≤ 90%	10,7 (4,1-28,1)	24
Infecção respiratória no último mês	5,5 (2,6-11,5)	17
Anemia no pré-operatório (Hb ≤ 10 g/dL)	3,0 (1,4-6,5)	11
Cirurgia abdominal alta	4,4 (2,3-8,5)	15
Cirurgia intratorácica	11,4 (4,9-26)	24
Duração da cirurgia de 2-3 horas	4,9 (2,4-10,1)	16
Duração da cirurgia > 3 horas	9,7 (4,7-19,9)	23
Cirurgia de emergência	2,2 (1,0-4,5)	8
	Estratificação do risco pulmonar	
Total pontos	Risco pulmonar	Risco estimado de complicações pulmonares
0-25	Baixo	1,6%
26-44	Intermediário	13,3%
≥ 45	Alto	42,1%

* Complicações pulmonares: infecção respiratória, insuficiência respiratória, derrame pleural, atelectasia, pneumotórax, broncoespasmo, pneumonite aspirativa.
Adaptada de Canet J, Gallat L, Gomar C, Paluzie G, Vallès J, Castillo J, et al. Prediction of postoperative pulmonary complications in a population-based surgical cohort. Anesthesiology 2010;113:1338-50.

- cessar o tabagismo o quanto antes, idealmente 8 semanas antes do procedimento;
- compensar a doença pulmonar existente (broncodilatadores em pacientes asmáticos e com DPOC sintomáticos) e tratar as infecções;
- iniciar fisioterapia com educação das manobras de expansão pulmonar, pois paciente sem dor para aprender as manobras que realizará no pós-operatório (exemplo de orientação: fazer 10 respirações lentas e profundas, segurando cada uma por 5 segundos, seguido por tossir 3 vezes, repetindo após, refazer o ciclo de 20 respirações e 6 tosses a cada hora durante o dia; a depender do sítio cirúrgico, como abdominal, orientar pressionar suavemente "travesseiro para tosse" contra a cicatriz cirúrgica);
- considerar corticoterapia em pacientes com asma e DPOC sintomáticos (dose de corticosteroide nas 12 horas antecedendo cirurgia parece reduzir o risco de broncoespasmo na intubação) e manter no pós-operatório: prednisona ou meltiprednisolona (0,5 mg/kg/dia, por 7-10 dias);
- postergar cirurgia eletiva se houver infecção pulmonar;

b. intraoperatórias:

- limitar a cirurgia a 3 horas de duração (quando possível, considerar procedimento mais curto para pacientes de alto risco);
- evitar o uso de bloqueador neuromuscular de longa ação (pancurônio);
- preferir anestesia epidural ou peridural;
- utilizar a via laparoscópica quando possível;

c. pós-operatórias:

- deambulação precoce sempre que possível;
- realizar fisioterapia respiratória com exercícios que estimulam a respiração profunda;
- manter controle rigoroso da dor, inclusive com bloqueios anestésicos e analgesia peridural se necessário;
- considerar o uso de VNI (CPAP ou BiPAP) logo após a extubação em pacientes hipoxêmicos;
- considerar passagem de tubo nasogástrico se houver distensão abdominal sintomática (não utilizar rotineiramente).

▪ BIBLIOGRAFIA

Arozullah AM, Daley J, Henderson WG, Khuri SF. Multifactorial risk index for predicting postoperative respiratory failure in men after major noncardiac surgery. The National Veterans Administration Surgical Quality Improvement Program. Ann Surg 2000;232(2):242-53.

Arozullah AM, Khuri SF, Henderson WG, Daley J. Development and validation of a multifactorial risk index for predicting postoperative pneumonia after major noncardiac surgery. Participants in the National Veterans Affairs Surgical Quality Improvement Program. Ann Intern Med 2001;135(10):847-57.

Boden I, Skinner EH, Browning L, Reeve J, Anderson L, Hill C, et al. Preoperative physiotherapy for the prevention of respiratory complications after upper abdominal surgery: pragmatic, double blinded, multicentre randomised controlled trial. BMJ 2018;360:j5916.

Canet J, Gallart L, Gomar C, Paluzie G, Vallès J, Castillo J, et al. Prediction of postoperative pulmonary complications in a population-based surgical cohort. Anesthesiology 2010;113:1338-50.

Qaseem A, Snow V, Fitterman N, Hornbake ER, Lawrence VA, Smetana GW, et al. Risk assessment for and strategies to reduce perioperative pulmonary complications for patients undergoing noncardiothoracic surgery: a guideline from the American College of Physicians. Ann Intern Med 2006;144:575-80.

Smetana GW, Lawrence VA, Cornell JE. Preoperative pulmonary risk stratification for noncardiothoracic surgery: systematic review for the American College of Physicians. Ann Intern Med 2006; 144:581-95.

31 RISCO RENAL

Lígia Fidelis Ivanovic

A injúria renal aguda é uma das complicações mais frequentes após cirurgias cardíacas e não cardíacas. Acarreta aumento de morbimortalidade, inclusive de eventos cardiovasculares, maior tempo de internação e maior risco de desenvolvimento de doença renal crônica.

Sua fisiopatologia é complexa e multifatorial. Está associada a hipoperfusão renal secundária à hipovolemia, inflamação, resposta neuroendócrina à cirurgia e efeitos vasodilatadores e cardiodepressores da anestesia.

DEFINIÇÃO

A Kidney Disease Improving Global Outcomes (KDIGO) define injúria renal aguda como a presença de 1 dos 3 critérios a seguir:

- elevação na creatinina sérica em 1,5 vez o valor basal, com ocorrência em até 7 dias;
- aumento de creatinina > 0,3 mg/dL em 48 horas;
- oligúria (diurese < 0,5 mL/kg/h em 6 horas).

A injúria renal aguda pode ser subdividida em dois subgrupos: funcional e subclínica. Esta última é definida pelo encontro de elevação dos biomarcadores de injúria renal sem a elevação de creatinina necessária para fechamento dos critérios de injúria renal aguda KDIGO. A injúria subclínica parece aumentar a morbidade em pacientes cirúrgicos e prolongar o tempo de internação hospitalar. Entretanto, sua aplicabilidade clínica ainda não está definida, e maiores estudos são necessários para sua integração à prática clínica.

A ocorrência de alteração por mais de 7 dias define a doença renal aguda.

Acidose metabólica e hiperpotassemia podem ser indícios de injúria renal aguda.

AVALIAÇÃO DOS FATORES DE RISCO

A ocorrência de IRA é influenciada pelo tipo de cirurgia (maior nas cirurgias cardíaca e vascular, especialmente se houver *bypass* cardiopulmonar) e comorbidades do paciente. Seus principais fatores de risco são:

- relacionados ao paciente: cirurgia de emergência, idade (maior após 60 anos), hipertensão, DM, doença pulmonar obstrutiva crônica (DPOC), insuficiência cardíaca, doença renal crônica, doença hepática crônica, doença arterial periférica, elevado índice de massa corpórea (este associado a estresse oxidativo, inflamação e disfunção endotelial), maior ASA (*American Society of Anesthesiologists Physical Status Classification Score*);
- relacionados a drogas: AINH, aminoglicosídeos (têm toxicidade tubular em alta concentração renal), penicilinas, cefalosporinas e quinolonas (risco de nefrite intersticial), e contraste EV;
- relacionados à cirurgia cardíaca e vascular: tempo de clampeamento aórtico, baixo débito cardíaco, uso de inotrópicos e vasopressores, bypass cardiopulmonar (que induz inflamação sistêmica, ativação do sistema renina-angiotensina-aldosterona e hemólise). Todos esses fenômenos implicados na redução da perfusão renal e/ou lesão renal tecidual direta;
- relacionados à cirurgia não cardíaca: cirurgia intraperitoneal, instabilidade hemodinâmica, uso de vasopressores e diuréticos, transfusão de hemoderivados.

A elevação da pressão intra-abdominal na cirurgia laparoscópica pode causar redução no débito urinário, sem, no entanto, aumentar o risco de injúria renal aguda, de acordo com alguns estudos.

Os fatores de risco relacionados ao paciente são os preditores mais importantes de mortalidade, quando comparados aos cirúrgicos. Quanto maior o número de fatores de risco, maior o risco de injúria renal aguda perioperatória.

Pacientes em hemodiálise têm maior risco nutricional, por conta do catabolismo associado à diálise, da perda de nutrientes na hemodiálise e da inflamação crônica.

ESTRATIFICAÇÃO DE RISCO

A utilização de escores validados para estratificação de risco permite a adoção de estratégias de proteção renal direcionadas. Entretanto, muitas das escalas foram produzidas utilizando critérios distintos quanto à definição de IRA e em cenários cirúrgicos diversos.

Pacientes com DRC ou diabetes *mellitus* podem ser considerados de risco para desenvolvimento de IRA. De acordo com KDIGO, pacientes com mais de 60 anos, submetidos a cirurgia de emergência, comorbidades incluindo DM e qualquer doença crônica cardíaca, pulmonar, hepática, maior ASA têm maior risco de desenvolver IRA.

Kheterpal et al., em 2009, avaliaram a ocorrência de IRA após cirurgia geral, não cardíaca, em estudo multicêntrico incluindo 152.244 cirurgias. Os fatores de risco encontrados foram:

- idade ≥ 56 anos;
- sexo masculino;
- insuficiência cardíaca;
- ascite;
- hipertensão;
- cirurgia de emergência;
- cirurgia intraperitoneal;
- creatinina ≥ 1,2 mg/dL;
- DM em terapia oral;
- DM em terapia insulínica.

Deve ser salientado que essa escala foi desenvolvida com os desfechos de creatinina maiores ou iguais a 2 mg/dL ou IRA com necessidade de diálise nos 30 dias após a cirurgia. A Tabela 1 resume o risco de desenvolvimento de IRA (conforme os critérios supramencionados) de acordo com o número de fatores de risco neste estudo.

Tabela 1 Classe de risco e incidência de lesão renal perioperatória

Número de fatores de risco	Incidência (%)/*hazard ratio* (IC 95%) para lesão renal aguda
0-2	0,2
3	0,8/3,1 (1,9-5,3)
4	2/8,5 (5,3-13,7)
5	3,6/15,4 (9,4-25,2)
6	9,5/46,2 (26,3-70,9)

Não há, até o momento, uma escala preditora de risco validada, generalizável e que possa ser aplicada nos diferentes tipos de cirurgia. Dessa maneira, em pacientes com fatores de risco para desenvolvimento de IRA, as estratégias de proteção renal perioperatória devem ser aplicadas de maneira reforçada. Ressaltamos que essas estratégias podem ser aplicadas a todos os pacientes submetidos a procedimentos cirúrgicos.

ESTRATÉGIAS PROTETORAS RENAIS

De maneira geral, as estratégias protetoras podem ser aplicadas a todos os pacientes submetidos a procedimentos cirúrgicos; entretanto, devem ser reforçadas para pacientes com riscos moderado e alto.

Estratégias pré-operatórias

- manter euvolemia e evitar grandes perdas de fluidos;
- avaliar o risco × benefício da administração de drogas nefrotóxicas (p. ex., aminoglicosídeos, contraste endovenoso);
- descontinuar IECA e BRA 24 horas antes da cirurgia (fraca evidência), especialmente se se antecipa a ocorrência de hipotensão e/ou perda volêmica;
- nenhuma droga utilizada no pré-operatório se mostrou eficaz na prevenção de injúria renal aguda com alto grau de evidência científica.

Manutenção da perfusão renal

O manejo de fluidos deve ser feito conforme segue:

- evitar perda excessiva de fluidos no perioperatório. Atenção para jejum excessivo, preparo de cólon e doença aguda;
- corrigir hipovolemia e oligúria com fluidos, de maneira não restritiva, permitindo balanço hídrico positivo quando necessário. O estudo RELIEF (*Restrictive versus Liberal Fluid Therapy in Major Abdominal Surgery*) demonstrou que o uso mais restritivo de fluidos (no estudo com balanço zerado) não se correlacionou com menor índice de incapacidade no pós-operatório e se correlacionou com maiores taxas de injúria renal aguda;
- realizar expansão, concentrado de hemácias e inotrópicos com o objetivo de manter débito cardíaco efetivo e oxigenação adequada (*goal directed therapy*), especialmente nos grupos de maior risco (idosos, cirurgia de emergência, classificação da American Society of Anesthesiologists – ASA maior e maior risco cardíaco). Pressão arterial média abaixo de 60 a 70 mmHg ou redução de 30% da PAM basal do paciente estão associadas ao desenvolvimento de IRA. Uma meta de PAM acima de 65 mmHg no intraoperatório tem sido recomendada como parte da *goal directed therapy*. Para o manejo de fluidos, preferir soluções cristaloides balanceadas (Ringer-lactato, Plasma Lyte). Utilizar diuréticos para tratamento do excesso de fluidos.

Drogas nefrotóxicas

- evitar drogas nefrotóxicas;
- evitar anti-inflamatórios, mesmo com creatinina normal, no contexto de sepse e hipovolemia;
- realizar ajuste de doses para *clearance* renal.

Medidas gerais

- manter controle diário de função renal, peso e diurese em pacientes de maior risco;
- controle glicêmico (evitar glicemias acima de 180 mg/dL no perioperatório);
- suporte nutricional;
- para um melhor prognóstico do paciente, executar monitorização diária e correção de volemia, PA, eletrólitos (potássio, sódio, cálcio, fosfato, magnésio, cloro) e metabolismo (bicarbonato, Hb), se necessário, por meio da infusão de líquidos, diuréticos de alça, transfusão de sangue (observar potassemia, risco de sangramento e volemia).

Terapia de substituição renal

- indicada em pacientes com IRA severa com complicações volêmicas, ácido-base e/ou eletrolíticas refratárias às medidas clínicas;
- o momento para iniciar a diálise deve ser individualizado frente às condições clínicas do paciente e mediante a antecipação de complicações da IRA ameaçadoras de vida.

Renais crônicos

Pacientes com função renal limítrofe ou em terapia de substituição renal devem ter o seu perioperatório acompanhado por nefrologista.

Apresentam risco cardiovascular maior, em decorrência da associação entre doença renal crônica e comorbidades cardiovasculares.

Se em diálise, deve-se realizar hemodiálise no dia anterior à cirurgia para evitar sobrecarga volêmica, sangramento por uremia ou distúrbios hidroeletrolíticos.

Pacientes de risco cardíaco alto (≥ 3 fatores de Lee) ou risco intrínseco cirúrgico alto (> 5% de complicações cardíacas estimadas) podem ter benefício com anestesia guiada por metas (hemodinâmicas: controle volêmico, função cardíaca, pressão de perfusão, oxigenação), com o uso de PA invasiva e cateter venoso central.

Sabe-se que os opioides têm excreção renal, devendo ser prescrita analgesia com dose menor e intervalos maiores (morfina, fentanila e remifentanila). Deve-se ter cuidado com o tramadol por conta da possibilidade de redução do limiar convulsivo. É importante avaliar se a droga é removida pela hemodiálise.

Deve-se realizar manejo criterioso de fluidos nesses pacientes. Excesso de solução salina aumenta o risco de edema pulmonar e acidose hiperclorêmica.

No pós-operatório, deve-se avaliar a função da fístula arteriovenosa, que tem risco de trombose se houver hipotensão associada ao procedimento. Hemodiálise deve ser realizada assim que o risco de sangramento diminuir, em geral após 24 horas do procedimento.

▪ BIBLIOGRAFIA

Biteker M, Dayan A, Tekkeşin AI, Can MM, Tayc I, Ilhan E, et al. Incidence, risk factors, and outcomes of perioperative acute kidney injury in noncardiac and nonvascular surgery. Am J Surg 2014;207:53-9.

Goren O, Matot I. Perioperative acute kidney injury. Br J Anaesth 2015;115(suppl 2):ii3-ii14.

Goren O, Matot I. Update on perioperative acute kidney injury. Curr Opin Crit Care 2016;22(4):370-8.

Gomelsky A, et al. Perioperative acute kidney injury: Stratification and risk reduction strategies. Best Practice & Research Clinical Anaesthesiology 2020;34(2):167-82.

Gumbert SD, et al. Perioperative acute kidney injury. Anesthesiology 2020;132(1):180-204.

Hobson C, Singhania G, Bihorac A. Acute kidney injury in the surgical patient. Crit Care Clin 2015;31(4):705-23.

Ichai C, Vinsonneau C, Souweine B, Armando F, Canet E, Clec'h C, et al; Société Française de Néphrologie (SFN). Acute kidney injury in the perioperative period and in intensive care units (excluding renal replacement therapies). Ann Int Care 2016;6(1):48.

Prowle JR, et al. Postoperative acute kidney injury in adult non-cardiac surgery: joint consensus report of the Acute Disease Quality Initiative and PeriOperative Quality Initiative. Nature Reviews Nephrology 2021;1-14.

Romagnoli S, Ricci Z, Ronco C. Perioperative acute kidney injury: prevention, early recognition, and supportive measures. Nephron 2018;140(2):105-10.

Walsh M, Devereaux PJ, Garg AX, Kurz A, Turan A, Rodseth RN, et al. Relationship between intraoperative mean arterial pressure and clinical outcomes after noncardiac surgery: toward an empirical definition of hypotension. Anesthesiology 2013;119:507-15.

32 RISCO HEPÁTICO

Lígia Fidelis Ivanovic

RASTREIO

Em pacientes sem diagnóstico de hepatopatia, é preciso avaliar os indícios de doença hepática com dados da anamnese e do exame clínico:

- anamnese: uso de drogas, transfusões, álcool, relações sexuais desprotegidas, antecedente pessoal de icterícia, história familiar de doença hepática;
- exame clínico: icterícia, eritema palmar, *spiders*, aumento de glândula parótida, ascite, hepatoesplenomegalia, ginecomastia.

Pacientes cirróticos apresentam mortalidade perioperatória 2 a 10 vezes maior que não cirróticos.

Em pacientes sabidamente cirróticos, a avaliação clínica deve contemplar a pesquisa das manifestações clínicas de hipertensão portal, que é fator de risco para mortalidade. Nesses pacientes são pesquisadas: presença de ascite, encefalopatia, esplenomegalia. Exames subsidiários podem contribuir para a pesquisa da presença e avaliação da gravidade da hipertensão portal: endoscopia digestiva alta (avaliação de varizes esofágicas), ultrassom ou tomografia de abdome (avaliação de ascite, esplenomegalia, circulação colateral portosistêmica), elastografia hepática (a presença de rigidez > 20-25 KPa é marcador substituto não invasivo para hipertensão portal).

INVESTIGAÇÃO

Quando há dados sugestivos de hepatopatia, deve-se seguir o fluxograma de investigação conforme apresentado na Figura 1.

ESTRATIFICAÇÃO DE RISCO

Pacientes com cirrose apresentam grande aumento de morbimortalidade perioperatória quando comparados a pacientes sem cirrose. Além da rotina pré-operatória habitual, devem ser avaliadas: presença de hipertensão portal, grau de disfunção hepática e descompensação prévia ou atual (ascite, encefalopatia hepática, varizes esofágicas com ou sem sangramento). Quanto maior o grau de disfunção, maior a chance de descompensação. Adicionalmente, o tipo de cirurgia e a presença de outras comorbidades clínicas também aumentam o risco perioperatório. Entretanto, até o momento, não existem escalas de risco que contemplem todos estes fatores conjuntamente em pacientes hepatopatas.

Gravidade da cirrose

Para estratificar a gravidade da cirrose, utilizam-se o *model for end-stage liver disease* (MELD) e a classificação Child-Turcotte-Pugh (CTP), que são bons preditores de morbidade e mortalidade em cirurgia geral em hepatopatas. A classificação de Child é apresentada na Tabela 1.

O cálculo do MELD é feito com a seguinte fórmula:

$$\text{MELD} = (9{,}6 \times \log_e \text{creatinina}) + (3{,}8 \times \log_e \text{bilirrubina}) + (11{,}2 \times \log_e \text{INR}) + 6{,}4$$

Para cirurgias abdominais não hepáticas, a mortalidade estimada nos estudos de acordo com a classificação de CTP é:

- Child A: < 5 a 10%
- Child B: 10 a 40%
- Child C: 20 a 100%

Quanto ao MELD, quanto maior sua pontuação, maior o risco cirúrgico. A heterogeneidade dos estudos

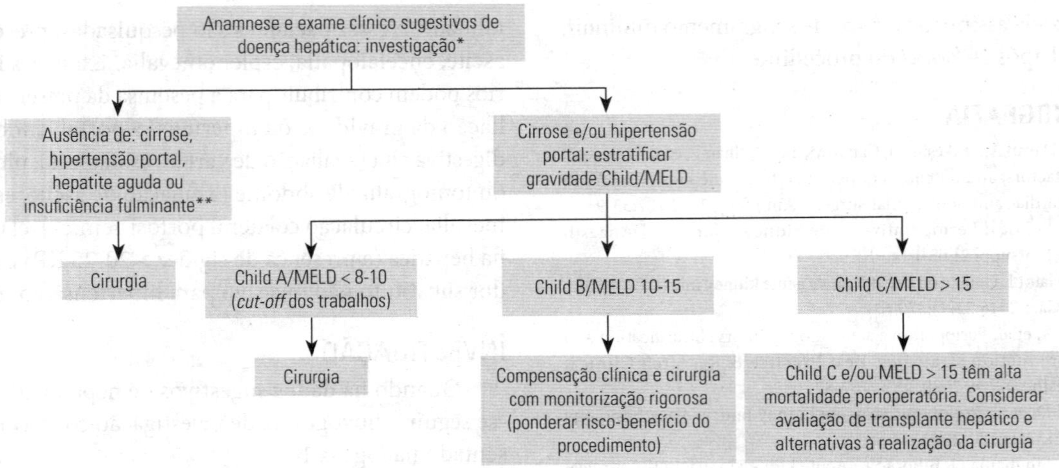

Figura 1 Avaliação e estratificação de risco no paciente com suspeita de doença hepática ou doença hepática confirmada. * Em caso de suspeita clínica de doença hepática (com base em anamnese e exame clínico), solicitar: AST, ALT, fosfatase alcalina, bilirrubina total e frações, TP/INR, albumina, creatinina, exames de imagem (USG, TC ou RNM), endoscopia para casos selecionados (história prévia de sangramento digestivo alto sem endoscopia prévia, evidência de hipertensão portal). Em paciente com elevação de transaminases > 3 vezes o limite superior da normalidade, bilirrubina anormal ou TP anormal, investigar causa, cronicidade e gravidade conforme protocolos de hepatopatias crônicas. A incidência de cirrose em pacientes com alteração de função hepática é de 6-34% na literatura. ** Pacientes com leve hepatite crônica sem hipertensão portal e sem alteração de função hepática, em geral, toleram bem a cirurgia. Em paciente assintomático com elevação de transaminases < 3 vezes o limite superior da normalidade e bilirrubina normal, raramente é necessário cancelar a cirurgia.

Tabela 1 Classificação de Child (*Child-Turcotte-Pugh*)

	Pontuação		
Variável	1 ponto	2 pontos	3 pontos
Ascite	Ausente	Presente	Moderada-grave
Encefalopatia	Ausente	Grau 1-2	Grau 3-4
Bilirrubina	< 2 mg/dL	2-3 mg/dL	> 3 mg/dL
Albumina	> 3,5 g/dL	2,8-3,5 g/dL	< 2,8 g/dL
INR	< 1,7 (< 4 segundos)	1,7-2,3 (4-6 segundos)	> 2,3 (> 6 segundos)

Classificação		
Child	Pontos	Mortalidade*
A	5-6	10%
B	7-9	30%
C	10-15	76%

* Estimativa de estudos feitos em cirurgia abdominal.

e dos tipos de cirurgia limita a definição de um ponto de corte definidor de "alto risco cirúrgico". A mortalidade pós-operatória é tanto maior quanto maior o escore de MELD (especialmente a partir de valores acima de 8).

Tipo de cirurgia

São consideradas cirurgias de alto risco para o hepatopata:

- ressecção colorretal;
- esofagectomia;
- duodenopancreatectomia;
- revascularização miocárdica;
- cirurgia cardíaca valvar;
- cirurgia de emergência.

Pacientes com classificação de Child C ou elevado MELD têm alta mortalidade.

A colecistectomia, quando indicada, deve ser feita por equipe especializada em pacientes cirróticos. A correção de hérnia abdominal em cirróticos deve ser evitada se houver ascite.

ESTRATÉGIAS PROTETORAS

É preciso evitar cirurgias eletivas em casos de:

- hepatite aguda;
- insuficiência hepática fulminante;
- Child C ou MELD > 15;
- coagulopatia grave (TP > 3 segundos a despeito da administração de vitamina K; plaquetas < 50.000/mm^3);
- injúria renal aguda;
- complicações extra-hepáticas da cirrose: hipertensão portopulmonar, síndrome hepatopulmonar, miocardiopatia.

Pré-operatórias

Manejo das condições clínicas associadas à cirrose

- Nutrição: suplementação nutricional pré-cirúrgica, evitando-se excesso de proteínas que podem precipitar encefalopatia.

- Encefalopatia: excluir outras causas de *delirium*. Deve ser controlada e idealmente revertida antes da cirurgia eletiva. Administrar lactulose, por via enteral, com objetivo de 2 a 4 evacuações pastosas/dia.
- Coagulopatias:
  – decorrente da baixa síntese de fatores de coagulação: o uso de plasma fresco congelado, fator VIIa e crioprecipitado ainda tem papel incerto no pré-operatório. Seu uso está indicado nas complicações hemorrágicas pós-operatórias. A coagulopatia pode ser monitorizada com o uso de tromboelastograma.
  – por deficiência de vitamina K associada a desnutrição e má-absorção: a administração de vitamina K, 10 mg/dia, 3 dias antes da cirurgia, por via parenteral, pode ser recomendada.
- Plaquetopenia: corrigir e operar com plaquetas > 50.000/mm^3. Em casos de disfunção plaquetária por uremia, pode ocorrer resposta à administração de desmopressina (DDAVP), 0,3 mcg/kg. Válido salientar que a transfusão perioperatória aumenta a pressão intravascular, o que pode piorar os riscos de complicações da hipertensão portal, além de elevar o risco trombótico.
- Ascite: aumenta deiscência de ferida, infecção, formação de hérnias, insuficiência renal. Deve-se realizar paracentese e administrar diuréticos de forma criteriosa, para evitar insuficiência renal e distúrbios hidroeletrolíticos. Recomenda-se administrar albumina, 8 g/L de ascite retirada (para manter volume intravascular e prevenir síndrome hepatorrenal). Em casos de ascite refratária, pacientes com idade < 60 anos, sem episódio prévio de encefalopatia e sem insuficiência renal podem se beneficiar de *transjugular intrahepatic portosystemic shunt* (TIPS).
- Varizes de esôfago: em programação de cirurgia eletiva, pacientes cirróticos devem realizar endoscopia digestiva alta para pesquisa de varizes esofágicas (quando não realizada ainda de acordo com as indicações de rotina em cirróticos). O risco de sangramento é reduzido com o uso de betabloqueador não seletivo (Propranolol) em pacientes com varizes de médio ou grosso calibre, que deve ser iniciado vários dias antes da cirurgia, garantindo sua eficácia e tolerabilidade. Carvedilol também reduz o risco de sangramento, de maneira que, se utilizado por indicação cardíaca, não necessita ser trocado por betabloqueador não seletivo. Realizar tratamento endoscópico das varizes (escleroterapia ou ligadura elástica) no pré-operatório por conta do risco de descompensação e sangramento associados ao ato cirúrgico, quando indicado no mínimo 2 semanas antes (para garantir cicatrização da ligadura).

É importante avaliar a presença de complicações extra-hepáticas que geram grande aumento de morbidade e mortalidade e ponderar risco-benefício:

- síndrome hepatopulmonar: decorre de *shunt* pulmonar direita-esquerda associado à vasodilatação dos vasos pelo aumento da produção de óxido nítrico. Ocorre hipoxemia que responde à administração de oxigênio. Clinicamente, observam-se: dispneia, platipneia e hipoxemia. Pressão parcial de oxigênio no sangue arterial (PaO_2) < 80 mmHg ou gradiente alveoloarterial > 15 mmHg indicam a presença de *shunt* e a necessidade de avaliação adicional com ecocardiograma com microbolhas;
- hipertensão portopulmonar: deve ser investigada com ecocardiograma transtorácico na presença de dispneia;
- cardiomiopatia associada à cirrose: ocorre redução da compensação cronotrópica e inotrópica diante da menor resistência vascular periférica no hepatopata;
- evitar hipotermia.

Anestesia

Propofol é boa opção como sedativo e indutor devido à sua rápida redistribuição.

Dentre os benzodiazepínicos, preferir os de meia-vida curta, em doses reduzidas e com alta vigilância. Meia-vida mais longa e maiores níveis de droga livre circulante podem precipitar encefalopatia.

Entre os anestésicos inalatórios, o halotano (sem registro vigente na Anvisa) deve ser evitado. No uso de anestésico inalatório, deve-se preferir isoflurano.

Entre os bloqueadores neuromusculares, atracúrio e cisatracúrio são boas opções, pois sua eliminação independe do fígado.

Acetaminofeno pode ser usado com dose máxima de 2 g/dia.

Profilaxias

- Uso de bloqueador H2 para prevenção de hemorragia digestiva alta.
- Evitar hipotermia.
- Monitorizar glicemia.
- Evitar drogas nefrotóxicas e hepatotóxicas.

Pós-operatório

- encefalopatia: vigiar sua ocorrência e manter 2 a 3 evacuações pastosas/dia. Desencadeantes de encefalopatia como: sangramento gastrointestinal, infecção, distúrbios hidroeletrolíticos, medicações sedativas e depressoras de sistema nervoso central, hipóxia, constipação e insuficiência renal devem ser considerados.

- monitorização diária de função renal e hepática.
- volemia: evitar sobrecarga volêmica devido a risco de piora de ascite, edema e sangramento de varizes.
- manter antibioticoterapia profilática de PBE em pacientes que já fazem uso prévio.
- analgesia: evitar anti-inflamatórios não hormonais. Acetaminofeno em dose inferior a 2g/dia é seguro em pacientes não etilistas. Uso de opioides com muita cautela, em doses reduzidas e com maior intervalo entre as doses.

▪ BIBLIOGRAFIA

Ahmad J, Malik SM. Preoperative assessment for patients with liver disease. Med Clin N Am 2009;93:917-29.

Barbosa FCP, Ferreira FG, Ribeiro MA, Szutan LA. Cuidados pré-operatórios em hepatopatas. Rev Assoc Med Bras 2010;56(2):222-6.

Gualandro DM, Yu PC, Calderaro D, Marques AC, Pinho C, Caramelli B, et al. II diretriz de avaliação perioperatória da Sociedade Brasileira de Cardiologia. Arq Bras Cardiol 2011;96(3 supl. 1):1-68.

Hoetzl A, Ryan H, Shmidt H. Anesthetic considerations for the patient with liver disease. Curr Opin Anesthesiol 2012;25:340-7.

Millwala F, Nguyen GC, Thuluvath PJ. Outcomes of patients with cirrhosis undergoing non-hepatic surgery: risk assessment and management. World J Gastroenterol 2007;13(30):4056-63.

Muilenburg DJ, Singh A, Torzilli G, Khatri VP. Surgery in the patient with liver disease. Anesthesiology Clin 2009;27:721-37.

Newman KL, et al. Perioperative evaluation and management of patients with cirrhosis: risk assessment, surgical outcomes, and future directions. Clinical Gastroenterology and Hepatology 2020;18(11):2398-414.

Northup PG, Friedman LS, Kamath PS. AGA clinical practice update on surgical risk assessment and perioperative management in cirrhosis: expert review. Clinical Gastroenterology and Hepatology 2019;17(4):595-606.

Pandey CK, Karna ST, Pandey VK, Tandon M, Singhal A, Mangla V. Perioperative risk factors in patients with liver disease undergoing non-hepatic surgery. World J Gastrointest Surg 2012;4(12):267-74.

33 RISCO DE TROMBOEMBOLISMO VENOSO

Júlio César de Oliveira

DEFINIÇÃO

Denomina-se tromboembolismo venoso a ocorrência de trombose venosa profunda e embolia de pulmão. Essas condições são prevalentes em pacientes internados, clínicos e cirúrgicos, com manifestações clínicas muito variáveis, desde assintomática até morte súbita. Por conta disso, sua profilaxia tem papel fundamental na diminuição da morbidade e da mortalidade dos pacientes cirúrgicos.

EPIDEMIOLOGIA

O tromboembolismo venoso é a principal causa de morte evitável em pacientes internados. A incidência pós-operatória varia de aproximadamente 15-40% em cirurgias gerais até 60-80% em cirurgias ortopédicas, quando não realizada profilaxia, ao se realizar uma busca ativa. A profilaxia diminui essa incidência em até 80%.

Apesar desse importante dado, a profilaxia é subutilizada em todo o mundo. Apenas 50% dos pacientes com indicação de profilaxia para tromboembolismo venoso recebem esses cuidados.

AVALIAÇÃO DO RISCO DE TROMBOEMBOLISMO VENOSO EM PACIENTE CIRÚRGICO

A avaliação do risco deve ser realizada preferencialmente durante a avaliação pré-operatória ambulatorial ou no momento da admissão do paciente e deve seguir algum dos algoritmos das diretrizes para terapia antitrombótica e prevenção de trombose do American College of Chest Physicians (Figura 1 e Tabela 1).

PROFILAXIA

A profilaxia farmacológica do tromboembolismo venoso deve ter como princípio o uso da medicação adequada, com início no momento adequado, na dose adequada e pelo tempo necessário. Essa opção é mais eficaz que a profilaxia mecânica e deve ser usada sempre que possível. Pode-se associar a profilaxia mecânica à farmacológica, especialmente em pacientes de alto risco. Para pacientes de alto risco com contraindicação à profilaxia farmacológica, deve-se preferir mecanismos de compressão pneumática intermitente ao uso de meias elásticas.

O início da profilaxia deve ser feito conforme segue:

- para pacientes de alto risco: preferencialmente, 12 horas antes do procedimento (caso não tenha sido realizada antes, 12-24 horas após o procedimento);
- para pacientes de risco moderado:
  - em caso de anestesia geral: 2-4 horas antes do procedimento;
  - em caso de bloqueio neuroaxial: pelo menos 4 horas após o bloqueio;
  - caso não seja realizada antes do procedimento: 12-24 horas após a cirurgia.

As medicações e os esquemas a serem utilizados são apresentados na Tabela 2.

Nas artroplastias de quadril e joelho, há a possibilidade de uso de anticoagulantes orais:

- rivaroxabana: 10 mg/dia, iniciar 6-8 horas após o procedimento;

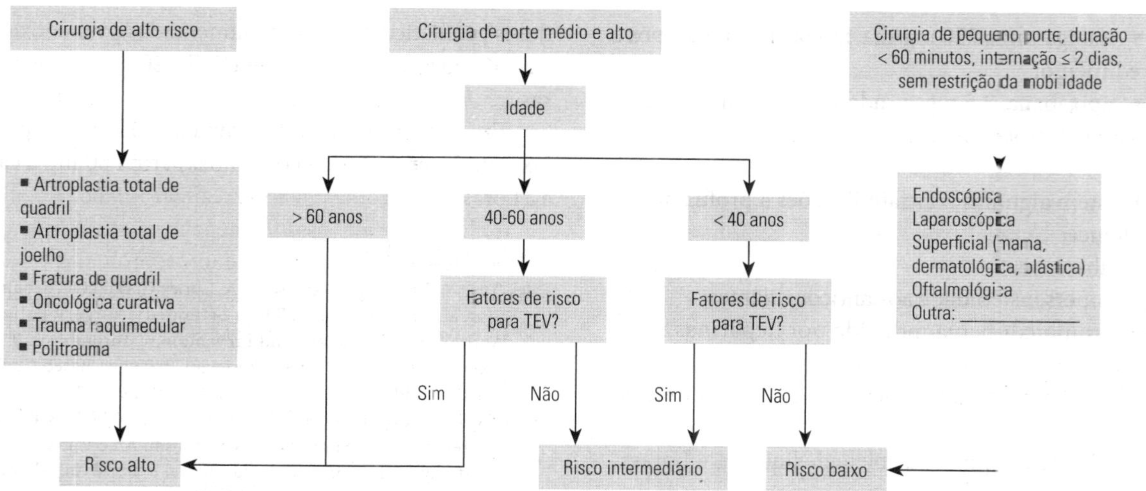

Figura 1 Avaliação do risco de tromboembolismo venoso (TEV) em paciente cirúrgico.

Tabela 1 Escore de Caprini

1 ponto	2 pontos	3 pontos	5 pontos
Idade 41-60 anos	Idade 61-74 anos	Idade > 75 anos	AVC (< 1 mês)
Pequenas cirurgias	Artroscopia	História de TVP/TEP	Artroplastia maior eletiva dos membros inferiores
IMC > 25 kg/m^2	Cirurgia geral > 45 minutos	História familiar de trombose	Fratura de quadril, pelve ou membros inferiores
Edema de membros inferiores	Neoplasia	Fator V de Leiden	Traumatismo agudo da medula espinal (< 1 mês)
Varizes	Imobilização (> 72 horas)	Protrombina mutante	
Gravidez ou pós-parto	Acesso venoso central	Anticoagulante lúpico	
Abortamento espontâneo recorrente ou sem causa aparente		Anticorpo anticardiolipina	
Uso de anticoncepcional oral ou terapia de reposição hormonal		Hiper-homocisteinemia	
Sepse (1 mês)		Trombocitopenia induzida por heparina	
Doença pulmonar (1 mês), incluindo pneumonia			
Função pulmonar alterada			
IAM			
Insuficiência cardíaca congestiva (1 mês)			
Doença inflamatória intestinal			
Paciente clínico acamado			

Escore: 0-1 ponto – risco muito baixo; 2 pontos – risco baixo; 3-4 pontos – risco moderado; ≥ 5 pontos – risco alto.

Tabela 2 Medicações e esquemas de profilaxia para tromboembolismo venoso

Droga	Risco intermediário	Risco alto
Heparina não fracionada	5.000 UI, SC, a cada 12 horas	5.000 UI, SC, a cada 8 horas
Enoxaparina	20 mg, SC, 1×/dia	40 mg, SC, 1×/dia
Dalteparina	2.500 UI, SC, 1×/dia	5.000 UI, SC, 1×/dia
Nadroparina	1.900 UI, SC, 1×/dia se peso < 70 kg 2.850 UI, SC, 1×/dia se peso ≥ 70 kg	3.800 UI, SC, 1×/dia se peso < 70 kg 5.700 UI, SC, 1×/dia se peso ≥ 70 kg
Fondaparinux	2,5 mg, SC, 1×/dia	2,5 mg, SC, 1×/dia

- dabigatrana: 220 mg/dia, iniciar 1-4 horas após o procedimento;
- apixabana: 2,5 mg, a cada 12 horas, iniciar 12-24 horas após o procedimento.

Existem algumas contraindicações à profilaxia farmacológica:

- absolutas:
  - hipersensibilidade aos anticoagulantes;
  - trombicitopenia induzida por heparinas ≤ 100 dias (no caso de uso de heparinas);
  - sangramento ativo (incluindo AVC hemorrágico, 2-4 dias);
  - bloqueio espinal ou coleta de liquor ≤ 4 horas;
- relativas:
  - trombocitopenia induzida por heparinas ≤ 100 dias (no caso de uso de heparinas);
  - plaquetopenia < 100.000/mm^3;
  - coagulopatia;
  - HAS não controlada (> 180 × 110 mmHg).

O tempo indicado para a profilaxia varia conforme segue:

- cirurgias em geral: 7-10 dias ou enquanto houver risco;
- cirurgias oncológicas com intuito curativo: 4 semanas;
- artroplastias de joelho: pelo menos 10-14 dias e sugere-se extensão por 4-5 semanas;
- artroplastia de quadril: 4-5 semanas.

É importante salientar que a profilaxia deve ser mantida pelo tempo indicado mesmo que o paciente tenha alta hospitalar.

Profilaxia em situações especiais

Insuficiência renal com *clearance* de creatinina < 30 mL/min: a profilaxia deve ser realizada idealmente com heparina não fracionada com controle de TTPa (que não deve se alterar) ou heparina de baixo peso molecular com controle de atividade antifator Xa (que deve estar < 0,5 UI/mL). A redução da dose de heparina de baixo peso molecular pela metade é uma opção às alternativas anteriores. A dose de dabigatrana deve ser reduzida para 150 mg/dia em pacientes com *clearance* de 30-50 mL/min. Nenhum dos anticoagulantes orais diretos deve ser usado com *clearance* < 30 mL/min.

Obesidade grau III: estudos realizados com enoxaparina e atividade anti-Xa demonstraram que doses de 40 mg/dia e 30 mg, 2 vezes ao dia, provavelmente são insuficientes. Em pacientes com IMC entre 40 e 50 kg/m^2, as doses profiláticas devem ser aumentadas para enoxaparina 40 mg a cada 12 horas ou HNF 7.500 U a cada 8 horas.

Em pacientes com IMC acima de 50 kg/m^2, a profilaxia deve ser realizada com enoxaparina 60 mg a cada 12 horas.

▪ BIBLIOGRAFIA

Falck-Ytter Y, Francis CW, Johanson NA, Curley C, Dahl OE, Schulman S, et al. Prevention of VTE in orthopedic surgery patients: Antithrombotic Therapy and Prevention of Thrombosis, 9th ed: American College of Chest Physicians Evidence-Based Clinical Practice Guidelines. Chest 2012;141(2 suppl):e278S-325S.

Geerts WH, Bergqvist D, Pineo GF, Heit JA, Samama CM, Lassen MR, et al. Prevention of venous thromboembolism: American College of Chest Physicians Evidence-Based Clinical Practice Guidelines (8th Edition). Chest 2008;133(6 suppl):381S-453S.

Gould MK, Garcia DA, Wren SM, Karanicolas PJ, Arcelus JI, Heit JA, et al. Prevention of VTE in nonorthopedic surgical patients: Antithrombotic Therapy and Prevention of Thrombosis, 9th ed: American College of Chest Physicians Evidence-Based Clinical Practice Guidelines. Chest 2012;141(2 suppl):e227S-7S.

Gualandro DM, Yu PC, Caramelli B, et al. 3ª Diretriz de Avaliação Cardiovascular Perioperatória da Sociedade Brasileira de Cardiologia. Arq Bras Cardiol 2017;109(3Supl.1):1-104.

34 RISCO DE *DELIRIUM* PERIOPERATÓRIO

Isabella F. Gattás Vernaglia, Luiz Antonio Gil Junior

DEFINIÇÃO

Delirium é definido como um estado confusional agudo caracterizado por flutuação dos níveis de consciência, atenção e cognição resultante de causa orgânica potencialmente reversível.

É classificado como *delirium* pós-operatório quando há relação temporal e/ou etiológica entre a cirurgia e o aparecimento dos sintomas. Acontece usualmente nos primeiros 4 dias de pós-operatório, com pico nos primeiros 2 dias.

EPIDEMIOLOGIA

É uma complicação comum no perioperatório de idosos, com incidência que varia de acordo com o tipo de cirurgia e a população envolvida, sendo descritas as taxas de 5,1-52,2%. As maiores incidências ocorrem em procedimentos complexos, como cirurgias cardíacas, aórticas ou ortopédicas, em especial correção de fratura de quadril apresentam as maiores incidências.

Sua alta incidência pode ser atribuída ao aumento da admissão hospitalar de pessoas idosas e com multimorbidades, bem como ao desenvolvimento de técnicas cirúrgicas que possibilitam cirurgias em pacientes cada vez mais debilitados.

FATORES PREDISPONENTES E PRECIPITANTES

Os fatores de risco para *delirium* no pós-operatório são similares aos conhecidos para pacientes clínicos (Capítulo 205). Destacam-se, nesse grupo, os seguintes fatores:

- idade ≥ 70 anos;
- demência ou comprometimento cognitivo;
- baixa funcionalidade;
- multimorbidade;
- abuso de álcool;
- déficit sensorial (visão, audição);
- cirurgias de alto risco (cardíaca, aneurisma de aorta, torácica);
- uso pós-operatório de medicações psicotrópicas (benzodiazepínicos, anticolinérgicos, anti-histamínicos);
- dor não controlada e altas doses de opioides;
- hematócrito (Ht) perioperatório baixo;
- complicações pós-operatórias;
- presença de infecção;
- depressão;
- privação ou distúrbios do sono;
- insuficiência renal;
- desnutrição;
- desidratação e distúrbios hidroeletrolíticos;
- imobilização ou mobilidade limitada;
- retenção urinária ou constipação.

Estudos recentes sugerem, ainda, outros fatores de risco associados a *delirium* no pós-operatório de idosos, como alterações laboratoriais (Ht perioperatório < 30%, baixa albumina sérica, ureia sérica aumentada, institucionalização prévia, mobilidade reduzida e pontuação 3 ou 4 na escala da American Society of Anesthesiology). Além disso, pacientes já em *delirium* no pré-operatório possivelmente apresentam diferentes fatores de risco e pior prognóstico em relação a pacientes que apresentam *delirium* apenas no pós-operatório. Há também estudos realizados em pós-operatório em UTI que apontam pontuação alta no escore de Apache II (associado a maior estresse fisiológico) e IOT prolongada como importantes fatores de risco.

No cenário perioperatório, é importante ressaltar, além desses fatores predisponentes, o impacto de fatores precipitantes e da própria cirurgia, que já se apresenta como fator nocivo e estressor significativo. São descritos diversos fatores precipitantes, entre eles: perda sanguínea no perioperatório, diversas transfusões pós-operatórias, uso de meperidina (sem registro vigente na Anvisa), privação de sono, depleção sérica de acetilcolina (secundária a hipóxia, sepse ou ação medicamentosa), dor aguda intensa e não controlada e baixa mobilidade pós-operatória.

Por meio de avaliação clínica detalhada, algumas vezes é possível identificar um fator pontual responsável pelo *delirium*, como nos casos de toxicidade induzida por medicação introduzida ou síndrome de retirada de alguma medicação de uso contínuo (p. ex., retirada súbita de benzodiazepínicos); entretanto, é importante destacar que, assim como em outros contextos clínicos, na maioria dos casos o *delirium* se apresenta como uma síndrome heterogênea e multifatorial, podendo ser identificados para 1 episódio ≥ 1 fator predisponente e/ou precipitante.

Na literatura, são descritas diversas escalas que buscam estratificar de forma objetiva o risco de *delirium* em pacientes cirúrgicos. Na Tabela 1, é apresentada a escala de Marcantonio e colaboradores, uma das mais utilizadas, que faz análise multivariada dos fatores de risco mais comumente identificados.

Tabela 1 Escala de risco de *delirium*

Fator de risco	Pontuação
Idade ≥ 70 anos	1
Abuso de álcool	1
Demência ou comprometimento cognitivo	1
Escala de atividade específica classe IV*	1
Cirurgia torácica, não cardíaca	1
Cirurgia de aneurisma de aorta	2

Escala: 0 ponto: baixo risco (2%); 1-2 pontos: risco intermediário (8-13%); ≥ 3 pontos: alto risco (50%).

* A escala de atividade específica (*specific activity scale*) se baseia nos custos metabólicos e no surgimento de sintomas durante a realização de atividades específicas relacionadas ao dia a dia. Considera-se classe IV quando o paciente não pode ou não realiza completamente atividades que necessitem de ≥ 2 equivalentes metabólicos (METS), p. ex., incapaz de andar 1 quadra a 4 km/h, arrumar a cama ou vestir-se sem interrupção.

Adaptada de Marcantonio ER, Goldman L, Mangione CM, Ludwig LE, Muraca B, Haslauer CM, et al. A clinical prediction rule for delirium after elective noncardiac surgery. JAMA 1994;271(2):134-9.

A escala de Marcantonio e colaboradores e outras escalas semelhantes descritas na literatura são escores que apresentam alto valor preditivo negativo, sendo importantes na identificação daqueles pacientes com baixo risco de *delirium* pós-operatório, quando não apresentam nenhum ou poucos fatores.

QUADRO CLÍNICO E DIAGNÓSTICO

O quadro clínico e a avaliação à beira do leito de *delirium* no contexto pós-operatório se assemelham muito ao indicado para pacientes no contexto clínico. O paciente pode apresentar alterações confusionais de quadro hipoativo, com letargia, rebaixamento do nível de consciência e diminuição da atividade motora; hiperativo, com agitação psicomotora e agressividade; ou misto, com flutuação entre ambos.

A definição diagnóstica também deve ser feita pela 5ª edição do *Manual diagnóstico e estatístico de transtornos mentais* (DSM-V) ou por um instrumento derivado desses critérios denominado *confusion assesment method* (CAM). Comumente, o *delirium* pós-operatório apresenta duração menor em relação ao de pacientes clínicos, com resolução em aproximadamente 1 semana; entretanto, em pacientes idosos, pode se prolongar por várias semanas.

A presença de alguns dos sintomas listados a seguir deve levar à suspeita clínica do quadro de *delirium*.

Sintomas associados ao *delirium*:

- mudança no nível de consciência: sonolência ou hipervigilância;
- efeito prolongado da anestesia;
- mudança abrupta na função cognitiva (ao longo de horas ou dias);
- dificuldade em manter conversas e seguir instruções;
- pensamento e fala mais desorganizados, difíceis de acompanhar (lentificados ou acelerados);
- emoções que mudam rapidamente: irritabilidade, choro fácil, recusa de se envolver com o cuidado pós-operatório;
- manifestação de pensamentos novos paranoicos ou delirantes;
- novos distúrbios sensoriais (ilusões, alucinações);
- instalação de mudanças motoras, como movimentos lentificados, inquietação, dificuldade em manter a postura;
- inversão do ciclo sono–vigília;
- diminuição do apetite;
- nova incontinência urinária ou fecal.

Vale ressaltar que, sobretudo em serviços cirúrgicos, ocorrem subdiagnóstico ou diagnóstico tardio de pacientes em *delirium*, principalmente aqueles em quadro hipoativo. Atualmente, a literatura científica nessa área defende a existência de equipes médica e de enfermagem treinadas para uma busca ativa, com aplicação diária de instrumentos breves e padronizados nos primeiros dias do pós-operatório, viabilizando uma identificação mais rápida e eficaz desses pacientes. Sugere-se, ainda, que tal avaliação seja realizada no entardecer, pois muitas vezes o 1° sintoma do *delirium* é agitação associada à inversão do ciclo sono-vigília.

O estado confusional agudo pós-operatório não deve ser confundido com reações temporárias de agitação ou sonolência que sucedem imediatamente a anestesia e são secundárias a ela. No episódio de *delirium*, usualmente os pacientes emergem da anestesia tranquilamente e apresentam intervalo lúcido na sala de recuperação anestésica.

Diagnóstico diferencial importante é o da disfunção cognitiva pós-operatória (do inglês *postoperative cognitive dysfunction* – POCD), caracterizada pela deterioração cognitiva associada temporalmente à cirurgia. A POCD é uma entidade bastante estudada em idosos, apesar de sua etiologia ainda não estar bem esclarecida. Postula-se que seja secundária a isquemia e hipoxemia perioperatórias, principalmente de cirurgias de grande porte, e para o diagnóstico são necessários testes cognitivos pré e pós-operatórios que comprovem o declínio.

É essencial ressaltar a importância da avaliação cognitiva pré-operatória, porque não é incomum o relato de pacientes e acompanhantes não corresponderem ao resultado encontrado em testes cognitivos objetivos. A avaliação objetiva do *status* cognitivo pré-cirúrgico do paciente deve ser incluída na avaliação pré-operatória de pessoas com fatores de risco a fim de evitar a confusão com quadros demenciais, psicóticos, ansiosos ou depressivos e promover a otimização das estratégias preventivas.

De forma geral, assim como nos pacientes clínicos, quando o diagnóstico de *delirium* é estabelecido, é necessário que se investigue a causa de base (Capítulo 205). Em relação a fatores específicos do período pós-operatório, deve-se atentar para: complicações relacionadas à própria cirurgia, como infecção do sítio cirúrgico e ferida operatória, presença de coleções, fístulas ou hematomas, deiscências, perfurações, tromboembolismo pulmonar e IAM. A propedêutica armada deve ser direcionada para investigar hipóteses levantadas em conjunto com a equipe cirúrgica.

TRATAMENTO E PREVENÇÃO

O *delirium* pós-operatório é potencialmente evitável. Programas de prevenção/intervenção têm mostrado benefício. A realização de consulta geriátrica proativa pré-operatória isoladamente mostrou redução significativa na incidência de *delirium* pós-operatório. Programas de controle de fatores de risco, com protocolos de atuação direcionados para déficit visual e auditivo, comprometimento cognitivo, imobilização, desidratação e privação de sono também mostraram redução no número e na duração dos episódios.

Embora muitos fatores intraoperatórios tenham sido avaliados por seu impacto no *delirium* pós-operatório, ainda faltam evidências que baseiem recomendações formais. Nesse campo, são estudados fatores como: agentes anestésicos específicos (gerais *vs*. anestésicos locais), monitoramento da pressão arterial sistêmica, transfusão de sangue intraoperatória e uso de dexametasona ou outros medicamentos como estatinas. Nesse contexto, o monitoramento eletroencefalográfico intraoperatório tem reunido evidências na literatura que justificam sua recomendação para a diminuição do risco de *delirium* pós-operatório, entre outros benefícios. Isso porque fornecer uma menor profundidade da anestesia (administrando menos anestésicos) mostrou reduzir *delirium* pós-operatório em comparação com sedação mais profunda. Por outro lado, o uso de anestesia leve preocupa em relação a possíveis movimentos do paciente em uma parte crítica da cirurgia, e estimulação simpática excessiva leva a hipertensão e taquicardia.

Metanálise realizada para avaliação de intervenções para redução de *delirium* mostrou que a consulta geriátrica foi uma das intervenções que reduziram a incidência de *delirium* no peroperatório.

No pós-operatório, algumas medidas preventivas simples incluem: presença de calendário, quarto com boa iluminação, indicação de nome do lugar e dos membros da equipe, auxílio para ingestão de comida e de líquidos, estimulação cognitiva e medidas não farmacológicas para regulação de sono. Além disso, outras intervenções clínicas como oxigenação por 24 horas, evitar desidratação e hiper-hidratação, corrigir distúrbios hidroeletrolíticos e dar atenção a quadros infecciosos e medicações desencadeantes reduzem o risco de confusão mental perioperatória.

Por fim, no que se refere à analgesia pós-operatória, a relação entre controle de dor e *delirium* mostra-se complexa. Enquanto dor prolongada ou não tratada pode levar a agitação e confusão, o uso de opioides para controle da dor por si só pode precipitar ou prolongar a duração do *delirium*. Assim, deve-se avaliar o benefício do uso do opioide para o tratamento de dor intensa em relação ao risco potencial da ocorrência de *delirium*. Algumas classes em especial devem ser evitadas por mostrarem em diversos estudos prospectivos associação com *delirium*, como é o caso da meperidina (sem registro vigente na Anvisa).

O tratamento, assim como nos outros tipos de *delirium*, consiste em identificação da(s) causa(s) de base, otimização ambiental e tratamento farmacológico. As principais medidas ambientais, não farmacológicas e farmacológicas seguem as mesmas recomendações do *delirium* em pacientes clínicos (Capítulo 205). É importante ressaltar que o tratamento farmacológico, apesar de não ser a 1ª linha, pode ser necessário quando a agitação coloca paciente e cuidadores sob risco de lesão ou impede cuidados pós-operatórios necessários. A restrição física usualmente é indesejada e pode piorar o quadro, à exceção de casos mais graves, e deve ser usada apenas como medida temporária enquanto não há resposta às outras intervenções.

Importante ressaltar que o uso de medicamentos antipsicóticos para prevenir *delirium* em pacientes cirúrgicos tem suporte limitado, inconsistente e contraditório na literatura. Os potenciais danos dessa classe de medicamentos são consideráveis; portanto, não são recomendados de rotina para prevenção de *delirium*, mesmo em pacientes de alto risco.

PROGNÓSTICO

O cuidado perioperatório de alto padrão para idosos apresenta-se atualmente como necessidade premente. A ocorrência de *delirium* no pós-operatório está associada ao aumento de desfechos desfavoráveis, incluindo declínio funcional, internação prolongada, aumento de custos, institucionalização e morte. Assim, prevenção e detecção precoce seguidas de instituição de medidas de tratamento assumem papel importante no cuidado perioperatório.

À beira do leito

- Avaliar diariamente, nos primeiros dias de pós-operatório, consciência, atenção, memória e linguagem.
- Buscar fatores predisponentes e precipitantes com familiar ou cuidador.
- Realizar medidas de prevenção.
- Evitar restrição mecânica.
- Tratar a causa de base com atenção para riscos maiores no perioperatório.

BIBLIOGRAFIA

American Geriatrics Society Expert Panel on Postoperative Delirium in Older Adults. Postoperative delirium in older adults: best practice statement from the American Geriatrics Society. J Am Coll Surg 2015;220(2):136-48.e1.

Brown IVC, Deiner S. Perioperative cognitive protection, BJA: British Journal of Anaesthesia 2016 Dec;117,Suppl 3:iii52–iii61.

Dasgupta M, Dumbrell AC. Preoperative risk assessment for delirium after noncardiac surgery: a systematic review. J Am Geriatr Soc 2006;54(10):1578-89.

Deiner S, Silverstein JH. Postoperative delirium and cognitive dysfunction. Br J Anaesth 2009;103 Suppl 1:i41-6.

Inouye SK, Viscoli CM, Horwitz RI, Hurst LD, Tinetti ME. A predictive model for delirium in hospitalized elderly medical patients based on admission characteristics. Ann Intern Med 1993;119(6):474-81.

Litaker D, Locala J, Franco K, Bronson DL, Tannous Z. Preoperative risk factors for postoperative delirium. Gen Hosp Psychiatry 2001;23(2):84-9.

Marcantonio ER, Goldman L, Mangione CM, Ludwig LE, Muraca B, Haslauer CM, et al. A clinical prediction rule for delirium after elective noncardiac surgery. JAMA 1994 271(2):134-9.

Mattar I, Chan MF, Childs C. Risk factors for acute delirium in critically ill adult patients: a systematic review. ISRN Crit Care 2013.

Sun Y, Ye F, Wang J, et al. Electroencephalography-Guided Anesthetic Delivery for Preventing Postoperative Delirium in Adults: An Updated Meta-analysis. Anesth Analg 2020;131(3):712-9.

35 RISCO DE SANGRAMENTO

Maria Helena Sampaio Favarato, Rafael Saad

A avaliação do risco de sangramento visa minimizar perdas sanguíneas, as quais ocorrem por fatores como discrasias sanguíneas hereditárias e adquiridas, e doenças crônicas, como hepatopatias e medicações, inclusive provenientes de práticas de medicina alternativa. Fatores próprios do procedimento são muitas vezes a causa do sangramento.

A história clínica deve ser a ferramenta principal para tal avaliação de risco. Realizar testes laboratoriais para todos os pacientes pode retardar o procedimento, criar necessidade de ainda mais testes e gerar ansiedade desnecessária. Assim, a combinação de anamnese, questionários estruturados de sangramento e exame clínico devem guiar a solicitação de exames complementares, sendo a solicitação de rotina de exames de coagulação para todos os pacientes não indicada.

São relevantes durante anamnese e exame clínico:

- História de medicamentos: antiplaquetários, anticoagulantes, uso de medicações fitoterápicas e alternativas, AINH. O manejo destas medicações (Capítulo 39) vai depender de sua indicação, dose, procedimento proposto e balanço entre risco trombótico/embólico e de sangramento.
- História de sangramento: história pessoal de sangramento excessivo após procedimentos invasivos, cirurgias, traumas ou discrasia sanguínea; história familiar de sangramento excessivo após procedimentos invasivos, cirurgias ou traumas ou discrasia sanguínea.
- Exame clínico: sinais de sangramento, como equimoses, hematomas, petéquias (checar tamanho, localização e distribuição); sinais de risco aumentado de sangramento: icterícia, esplenomegalia, *spiders* vasculares, artropatia, frouxidão articular e cutânea.

Existe tendência à superestimativa das histórias de sangramento, por isso indicam-se questionários estruturados, como o questionário de Rapaport modificado por Hutchinson:

1. Sangramento prolongado após morder a língua, o lábio ou a bochecha?
2. Ferimento espontâneo > 4-5 cm?
3. Sangramento prolongado após procedimento menor como circuncisão, biópsia de pele ou extração dental? O sangramento recorreu 24 horas após sua parada?
4. Quais medicações usou nos últimos 10 dias? Ácido acetilsalicílico?
5. Familiar com discrasia sanguínea? Sangramento prolongado com necessidade de transfusão?
6. Lúpus, doença renal ou hepática

Existem diversas ferramentas de avaliação, voltadas tanto para população pediátrica como adulta, algumas delas combinadas com escores de risco de sangramento, sendo um exemplo a *ISTH-SSC Bleeding Assessment Tool*, da Sociedade Internacional de Trombose e Hemostasia e disponível de maneira eletrônica.

Gênero, obesidade, multimorbidade e doenças como hipertensão, diabetes e insuficiência renal são fatores de risco independentes para sangramento e necessidade de transfusão.

RECOMENDAÇÕES

- A solicitação indiscriminada de testes de coagulação antes de cirurgias e outros procedimentos invasivos não é recomendada (B, nível de evidência III).
- História detalhada de sangramentos que inclua história familiar, sangramento excessivo pós-traumático ou pós-cirúrgico (em geral não se inclui parto) e uso de medicações antiplaquetárias e anticoagulantes deve ser obtida de todos os pacientes antes de cirurgias e outros procedimentos invasivos (C, nível devevidência IV).
- Se a história de sangramento é negativa, nenhum outro teste é indicado (C, nível de evidência IV).
- Se a história de sangramento é positiva ou há indicação clínica clara, fazer avaliação específica (C, grau IV).

EXAMES COMPLEMENTARES

- TP, TTPA, INR, fibrinogênio, plaquetas para pacientes com discrasias sanguíneas, história de sangramento excessivo ou indicação clínica clara (eg. síndrome HELLP).
- Função plaquetária pode ser útil para pacientes com história de sangramento excessivo ou em uso de antiplaquetários.
- Tromboelastograma ou tromboelastografia permitem diagnóstico rápido intraoperatório da causa do sangramento, mas não são indicadas no período pré-operatório, exceto em situações selecionadas, como para pacientes que sabidamente tenham doença de Von Willebrand, deficiência do fator XII e hemofilia A com disfibrinogenemia. Deve-se considerar seu uso para cirurgias cardíacas.

MANEJO PERIOPERATÓRIO DE ANTIAGREGANTES E ANTICOAGULANTES

Cirurgias eletivas

- Os antiagregantes plaquetários são considerados medicamentos de 1ª linha para a prevenção de eventos trombóticos cardiovasculares. Quando pacientes que serão submetidos a procedimentos cirúrgicos fazem uso desses medicamentos, a equipe de avaliação perioperatória deve identificar a melhor estratégia para seu manejo a partir da estratificação do risco de o paciente desenvolver um evento trombótico cardiovascular e do risco inerente de sangramento pelo tipo de procedimento cirúrgico (Tabela 1). Na Figura 1, sugere-se um fluxograma para o manejo de terapia antiagregante plaquetária no perioperatório.

Tabela 1 Risco de sangramento de acordo com tipo de cirurgia

Risco de sangramento	Tipo de cirurgia
Baixo (transfusão sanguínea geralmente não necessária)	Periférica, plástica, biópsias simples Cirurgias de menor porte ortopédicas, otorrinolaringológicas e gerais Endoscópica, oftalmológica de câmara anterior, odontológica
Intermediário (risco aumentado de transfusão sanguínea)	Abdominal (visceral), cardiovascular, ortopédica de grande porte, otorrinolaringológica, urológica, reconstrutiva
Alto (possível sangramento em espaço fechado ou de difícil hemostasia)	Neurocirurgia intracraniana e de canal medular Ressecção transuretral de próstata Cirurgia oftalmológica de câmara posterior*

* Alguns autores e diretrizes consideram como de risco intermediário de sangramento.
Adaptada de Oprea AD, Popescu WM. Perioperative management of antiplatelet therapy. Br J Anaesth 2013;111 Suppl 1:i3-17.

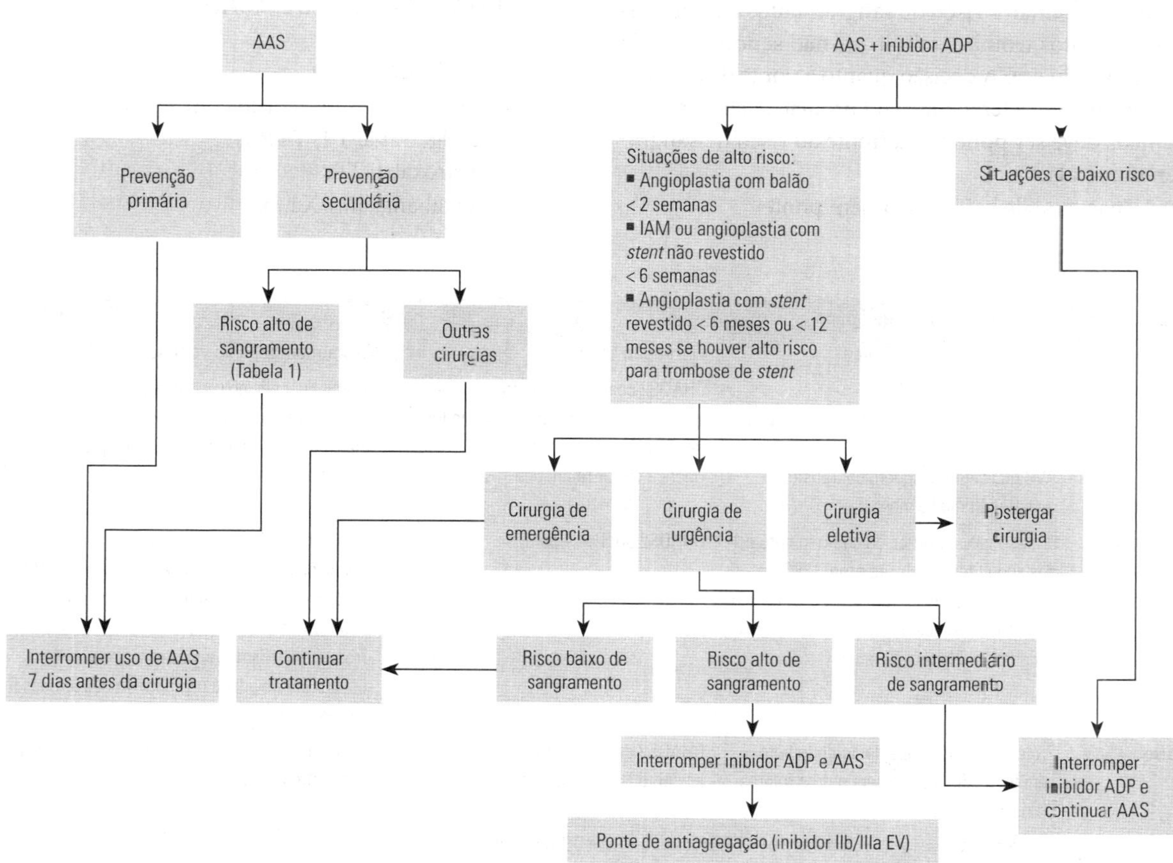

Figura 1 Algoritmo para o manejo de terapia antiagregante plaquetária no perioperatório. AAS: ácido acetilsalicílico; ADP: difosfato de adenosina.
Adaptada de Oprea AD, Popescu WM. Perioperative management of ant platelet therapy. Br J Anaesth. 2013 Dec;111 Suppl 1:i3-17.

- Inibidores diretos da trombina (dabigatrana) e inibidores diretos do fator X ativado (apixabana, edoxabana e rivaroxabana): Suspender o uso 1 dia antes da cirurgia para procedimentos de baixo a moderado risco de sangramento e 2 dias antes para cirurgias de alto risco. Reintroduzir no pós-operatorio assim que houver hemostasia adequada, habitualmente 1 dia após cirurgia de baixo/moderado risco e 2 dias se alto risco de sangramento. Se *clearance* de creatinina < 50 mL/min, suspender o uso de dabigatrana 3-5 dias antes da cirurgia. Habitualmente não se indica ponte de anticoagulação para essas medicações devido rápido início de ação, exceto quando íleo paralítico e não for possível administração por via enteral.
- Varfarina: O manejo da anticoagulação com varfarina dependerá do tipo de cirurgia e dos fatores de risco para eventos tromboembólicos do paciente (Tabela 2):
  - paciente de risco alto: ponte de anticoagulação com dose terapêutica de heparina de baixo peso molecular (opção: heparina não fracionada em bomba de infusão);
  - paciente de risco moderado: para pacientes de risco baixo e moderado, a ponte de anticoagulação tem demonstrado maior risco de sangramento, sem benefício em eventos tromboembólicos, não sendo indicada de forma rotineira. A decisão quanto à ponte de anticoagulação com dose terapêutica ou profilática em casos específicos deve ser ponderada frente ao risco de sangramento do paciente;
  - paciente de baixo risco: sem ponte.

Ponte de anticoagulação

Interromper varfarina 5 dias antes da cirurgia. Introduzir heparina de baixo peso molecular ou heparina não fracionada quando TP/INR < 2. Se INR > 1,5 (1-2 dias antes da cirurgia), administrar vitamina K, VO, 1-2 mg. Em cirurgias de emergência, administra-se vitamina K, VO, 2,5-5 mg (opção: plasma fresco ou complexo protrombínico). A última dose de heparina de baixo peso molecular deve ser administrada 24 horas antes da cirurgia. A heparina não fracionada deve ser suspensa 4-6 horas antes da cirurgia. A heparina de baixo peso molecular deve ser retomada 24 horas após a cirurgia quando houver adequada hemostasia. Nos casos com sangramento de alto risco, 48-72 horas após a cirurgia. Deve-se reiniciar a varfarina 12-24 horas após a cirurgia quando houver adequada hemostasia, na dose habitual do paciente. Suspende-se a heparina quando INR > 2. Em procedimento odontológico menor, pode-se manter a varfarina com coadministração de agente pró-hemostático local ou suspendê-la 2-3 dias antes da cirurgia. Em procedimento dermatológico ou cirurgia de catarata, pode-se manter varfarina (INR deve estar < 3).

MANEJO PERIOPERATÓRIO DE ANTICOAGULANTES DE AÇÃO DIRETA

Cirurgias de urgência

Solicitar exames de acordo com agente:

- dabigatrana: TT, TTPA;
- rivaroxaba: TP;
- apixabana: anti-Xa.

Tabela 2 Risco de evento tromboembólico

Risco	Valva cardíaca mecânica	Fibrilação atrial	Tromboembolismo venoso
Alto	Prótese valvar mitral Prótese valvar aórtica antiga (*caged-ball* ou *tilting disc*) AVC ou acidente isquêmico transitório recente (últimos 6 meses)	CHADS2 com 5 ou 6 pontos AVC ou acidente isquêmico transitório recente (últimos 3 meses) Doença valvar reumática	Tromboembolismo venoso recente (< 3 meses) Trombofilia grave (deficiência de proteína C ou S, antitrombina, anticorpo antifosfolípide ou múltiplas anormalidades)
Moderado	Prótese valvar aórtica de duplo folheto e 1 dos seguintes: fibrilação atrial, AVC ou acidente isquêmico transitório prévios, HAS, DM, insuficiência cardíaca congestiva, idade > 75 anos	CHADS2 de 3 ou 4 pontos	Tromboembolismo venoso há 3-12 meses Condições trombofílicas não graves (fator V de Leiden heterozigoto, mutação de fator II heterozigoto) Tromboembolismo venoso recorrente Câncer em atividade (tratamento nos últimos 6 meses ou paliativo)
Baixo	Prótese valvar aórtica de duplo folheto sem fibrilação atrial e sem outros fatores de risco para AVC	CHADS2 de 0-2 pontos (e sem AVC ou acidente isquêmico transitório prévios)	Tromboembolismo venoso único há > 12 meses e sem outros fatores de risco

CHADS2: 1 ponto para cada item: C (insuficiência cardíaca), H (HAS), A (idade > 75 anos) e D (DM), e 2 pontos para S (AVC).

Caso prolongamento dos tempos, considerar possibilidade clínica de adiamento da cirurgia ou disponibilidade de agente hemostático específico.

▪ BIBLIOGRAFIA

Chee YL, Crawford JC, Watson HG, Greaves M. Guidelines on the assessment of bleeding risk prior to surgery or invasive procedures. British Committee for Standards in Haematology. Br J Haematol 2008;140(5):496-504.

Douketis JD, Berger PB, Dunn AS, Jaffer AK, Spyropoulos AC, Becker RC, et al. The perioperative management of antithrombotic therapy. Chest. 2008:133;299S-339S.

Douketis JD, Lip GYH. Perioperative management of patients receiving anticoagulants. 2021. Disponível em: http://www.uptodate.com.

Guyatt GH, Akl EA, Crowther M, Gutterman DD, Schuünemann HJ; American College of Chest Physicians Antithrombotic Therapy and Prevention of Thrombosis Panel. Executive summary: antithrombotic therapy and prevention of thrombosis, 9th ed: American College of Chest Physicians Evidence-Based Clinical Practice Guidelines. Chest 2012;141(2 suppl):7S-47S.

Kuo HC, Liu FL, Chen JT, Cherng YG, Tam KW, Tai YH. Thromboembolic and bleeding risk of periprocedural bridging anticoagulation: A systematic review and meta-analysis. Clin Cardiol. 2020;43(5):441.

Oprea AD, Popescu WM. Perioperative management of antiplatelet therapy. Br J Anaesth 2013;111(Suppl 1):i3-17.

Shaw JR, Li N, Vanassche T, Coppens M, Spyropoulos AC, Syed S, et al. Predictors of preprocedural direct oral anticoagulant levels in patients having an elective surgery or procedure. Blood Adv 2020;4(15):3520-3527.

36 RISCO DE INSUFICIÊNCIA ADRENAL SECUNDÁRIA NO PÓS-OPERATÓRIO

Rafael Saad

Terapia crônica com corticosteroides pode suprimir o eixo hipotálamo-hipófise-adrenal e, após períodos de estresse, como o procedimento cirúrgico, o paciente pode apresentar hipotensão de causa incerta, náusea, vômito, hiponatremia e hiperpotassemia.

AVALIAÇÃO DOS FATORES DE RISCO

Os pacientes de maior risco são aqueles em uso atual de doses > 20 mg/dia de prednisona ou equivalente (metilprednisolona, 16 mg; dexametasona, 2 mg; ou hidrocortisona, 80 mg), por período > 3 semanas, ou com fácies cushingoide. Esses pacientes devem receber reposição de corticosteroide (Tabela 1).

Os pacientes em uso atual ou prévio (nos últimos 6-12 meses) de dose equivalente a 7,5 mg/dia de prednisona por ao menos 1 mês também possuem risco de insuficiência adrenal. Recomenda-se, também para esse grupo de pacientes, a reposição de hidrocortisona (Tabela 1). Alguns autores preconizam, para esses pacientes de risco no pré-operatório, rastreio com dosagem de cortisol às 8h00 (após 24 horas sem uso de corticosteroide):

- se cortisol < 5 mcg/dL (138 nmol/L), há provável supressão do eixo e deve-se repor corticosteroide (Tabela 1);
- se cortisol > 10 mcg/dL (275 nmoL/L), provavelmente não há supressão do eixo e deve-se manter dose habitual de corticosteroide em uso no dia da cirurgia;

Tabela 1 Recomendações para reposição de glicocorticoides

Estresse cirúrgico (necessidade de hidrocortisona)	Exemplos de procedimentos cirúrgicos	Dose de hidrocortisona
Baixo (25 mg)	Hérnia inguinal, laparoscopia, operações superficiais, anestesia local, duração < 1 hora etc.	25 mg no intraoperatorio (opção: administrar dose de corticosteroide em uso habitual do paciente)
Moderado (50-75 mg/dia, por 1-2 dias)	Abdominais (colecistectomia não laparoscópica, hemicolectomia, histerectomia total abdominal), torácicas abertas, vasculares de membros inferiores, artroplastia total etc.	Dose equivalente de corticosteroide em uso atual pelo paciente antes da cirurgia + 50 mg no intraoperatório (indução anestésica) + Manter 25 mg, a cada 8 horas, por 24-48 horas no pós-operatório Retorno da dose de corticosteroide em uso prévio à cirurgia no 2º dia de pós-operatório na forma enteral ou parenteral
Alto (100-150 mg/dia, por 2-3 dias)	Gastroduodeno-pancreatectomia, proctocolectomia total, esofagectomia, cardiotorácica e aorta etc.	Dose equivalente de corticosteroide em uso atual pelo paciente 2 horas antes da cirurgia + 100 mg no intraoperatório (indução anestésica) + 50 mg a cada 8 horas, por 48-72 horas no pós-operatório Após esse período, retorno da dose de corticosteroide em uso prévio à cirurgia na forma enteral ou parenteral

- se cortisol 5-10 mcg/dL, deve-se repor corticosteroide empiricamente (Tabela 1) ou, se houver tempo e disponibilidade, realizar estímulo com 250 mcg de hormônio adrenocorticotrófico (ACTH): após 30 minutos, se cortisol > 18 mcg/dL (497 nmol/L), não há necessidade de reposição adicional; se cortisol < 18 mcg/dL, deve-se realizar a reposição.

Para pacientes em uso de corticosteroide tópico ou inalatório, o risco é pequeno. Observa-se maior risco em paciente com fácies cushingoide, em uso de fluticasona inalatória em doses ≥ 750 mcg/dia e em uso de corticosteroides tópicos de alta potência em grandes superfícies corpóreas (≥ 2 g/dia) por tempo prolongado. Considera-se que há risco também em casos de uso de ≥ 3 injeções intra-articulares de corticosteroide nos últimos 3 meses.

ESTRATÉGIAS PROTETORAS

As recomendações de reposição de corticosteroides para os pacientes de risco são apresentadas na Tabela 1, de acordo com o tipo de procedimento cirúrgico.

O uso do anestésico etomidato deve ser evitado em pacientes de risco, em razão da inibição da síntese de esteroides.

BIBLIOGRAFIA

Hamrahian AH, Roman S, Milan S. The management of the surgical patient taking glucocorticoids. 2019. Disponível em: http://www.uptodate.com.

Salem M, Tainsh RE Jr, Bromberg J, Loriaux DL, Chernow B. Perioperative glucocorticoid coverage. A reassessment 42 years after emergence of a problem. Ann Surg 1994;219(4):416-25.

37 RISCO DE ENDOCARDITE INFECCIOSA

Júlio César de Oliveira

DEFINIÇÃO

A profilaxia de endocardite infecciosa consiste na administração de dose de antibioticoterapia antes do procedimento com o intuito de diminuir a chance do desenvolvimento de endocardite em pacientes de risco aumentado. Deve ser baseada no risco do paciente, no risco de bacteriemia do procedimento e na flora microbiana esperada.

EPIDEMIOLOGIA

Estudos epidemiológicos mais recentes não conseguiram demonstrar forte associação entre a bacteriemia relacionada aos procedimentos e o desenvolvimento de endocardite, além da ausência de grande eficácia na profilaxia de endocardite. Por esse motivo, os consensos americano e europeu não recomendam mais a profilaxia em procedimentos geniturinários e gastrointestinais (exceto na presença de infecção).

Um estudo realizado pela instituição britânica NICE (National Institute for Health and Care Excelence) entre os anos de 2000 e 2013 mostrou um aumento na incidência de endocardite infecciosa a partir da restrição da recomendação de profilaxia.

As diretrizes brasileiras, em razão da prevalência de febre reumática no Brasil, do estado de má conservação dos dentes da população geral e das potenciais morbidade e mortalidade de endocardite, expandem essa recomendação para outras populações de risco.

PROFILAXIA DE ENDOCARDITE EM PROCEDIMENTOS DENTÁRIOS E DO TRATO RESPIRATÓRIO

A profilaxia é recomendada conforme o tipo de procedimento:

- dentário:
  - manipulação de tecido gengival, região periodontal ou perfuração da mucosa oral;
  - colocação subgengival de fibras ou fitas com antibióticos;
  - exodontias;
  - implantes ou reimplantes dentários;
  - procedimentos endodônticos e periodônticos;
  - colocação de bandas ortodônticas;
  - procedimentos com sangramento significativo;
- respiratório:
  - biópsia de mucosa do trato respiratório;
  - procedimentos cirúrgicos;
  - amigdalectomia e adenoidectomia;
  - broncoscopia com broncoscópio rígido.

Os pacientes submetidos a esses procedimentos (considerados de alto risco para endocardite) que recebem indicação de profilaxia são:

- portadores de prótese cardíaca valvar;
- portadores de valvopatia corrigida com material protético;
- aqueles com antecedente de endocardite infecciosa;
- portadores de valvopatia adquirida em paciente transplantado cardíaco;
- portadores de cardiopatia congênita cianogênica não corrigida ou corrigida que evolui com lesão residual;

- portadores de cardiopatia congênita corrigida com material protético;
- portadores de valvopatia reumática;
- portadores de prolapso de válvula mitral com insuficiência;
- portadores de valvopatia aórtica degenerativa;
- portadores de valva aórtica bicúspide.

A profilaxia deve ser realizada 30-60 minutos antes da cirurgia, em dose única, conforme apresentado na Tabela 1.

Tabela 1 Esquema antibiótico recomendado para profilaxia de endocardite infecciosa em procedimentos dentários e do trato respiratório

	Via de administração	Dose recomendada
Pacientes em geral	VO	Amoxicilina, 2 g (ou 50 mg/kg)
	EV ou IM	Ampicilina, 2 g (ou 50 mg/kg)
		Cefazolina ou ceftriaxona, 1 g (ou 50 mg/kg)
Pacientes alérgicos à penicilina	VO	Clindamicina, 600 mg (ou 20 mg/kg)
		Azitromicina ou claritromicina, 500 mg (ou 15 mg/kg)
		Cefalexina, 2 g (ou 50 mg/kg)
	EV ou IM	Clindamicina, 600 mg (ou 20 mg/kg)

PROFILAXIA DE ENDOCARDITE EM PROCEDIMENTOS GASTROINTESTINAIS E GENITURINÁRIOS

A profilaxia é recomendada para os procedimentos potencialmente contaminados ou com manipulação de mucosa nos tratos gastrointestinal e geniturinário.

Os pacientes que recebem indicação de profilaxia quando submetidos a esses procedimentos (considerados de alto risco para endocardite grave) são:

- portadores de prótese cardíaca valvar;
- portadores de valvopatia corrigida com material protético;
- aqueles com antecedente de endocardite infecciosa;
- portadores de valvopatia adquirida em paciente transplantado cardíaco;
- portadores de cardiopatia congênita cianogênica não corrigida ou corrigida que evolui com lesão residual;
- portadores de cardiopatia congênita corrigida com material protético.

Nesses casos, a profilaxia deve ser realizada 30 minutos antes do procedimento conforme apresentado na Tabela 2.

Tabela 2 Esquema antibiótico recomendado para profilaxia de endocardite infecciosa em procedimentos gastrointestinais e geniturinários

	Via de administração	Dose recomendada
Pacientes em geral	EV	Ampicilina, 2 g (ou 50 mg/kg) + reforço de 1 g, 6 horas após o procedimento + gentamicina, 1,5 mg/kg
Pacientes alérgicos à penicilina	EV	Vancomicina, 1 g (ou 20 mg/kg) + gentamicina, 1,5 mg/kg

BIBLIOGRAFIA

Gualandro DM, Yu PC, Caramelli B, Marques AC, Calderaro D, Luciana S. Fornari LS et al. 3ª Diretriz de Avaliação Cardiovascular Perioperatória da Sociedade Brasileira de Cardiologia. Arq Bras Cardiol 2017; 109(3Supl.1):1-104

Habib G, Lancellotti P, Antunes MJ, Bongiorni MG, Casalta JP, Del Zotti F, Dulgheru R, El Khoury G, Erba PA, Iung B, Miro JM, Mulder BJ, Plonska-Gosciniak E, Price S, Roos-Hesselink J, Snygg-Martin U, Thuny F, Tornos Mas P, Vilacosta I, Zamorano JL; ESC Scientific Document Group. 2015 ESC Guidelines for the management of infective endocarditis: The Task Force for the Management of Infective Endocarditis of the European Society of Cardiology (ESC). Endorsed by: European Association for Cardio-Thoracic Surgery (EACTS), the European Association of Nuclear Medicine (EANM). Eur Heart J. 2015 Nov 21;36(44):3075-3128.

Otto CM, Nishimura RA, Bonow RO, Carabello BA, Erwin JP 3rd, Gentile F, Jneid H, Krieger EV, Mack M, McLeod C, O'Gara PT, Rigolin VH, Sundt TM 3rd, Thompson A, Toly C. 2020 ACC/AHA Guideline for the Management of Patients With Valvular Heart Disease: A Report of the American College of Cardiology/American Heart Association Joint Committee on Clinical Practice Guidelines. Circulation. 2021 Feb 2;143(5):e72-e227.

Tarasoutchi F, Montera MW, Ramos AIO, Sampaio RO, Rosa VEE, Accorsi TAD, Santis A, et al. Atualização das Diretrizes Brasileiras de Valvopatias – 2020. Arq. Bras. Cardiol. 2020;115(4):720-75.

38 PERIOPERATÓRIO EM SITUAÇÕES ESPECIAIS

Maria Cecília Pavanel Jorge, Lígia Fidelis Ivanovic, Rafael Kitayama Shiraiwa

São consideradas situações especiais para o manejo perioperatório as cirurgias de hipófise, tireoide, paratireoide e feocromocitoma, principalmente no que se refere aos cuidados endocrinológicos pós-operatórios.

CIRURGIA HIPOFISÁRIA

Na condução pós-operatória da cirurgia de hipófise, é preciso observar:

- necessidade de reposição de glicocorticoide;

- lesão de haste hipofisária com consequente atordoamento da liberação de hormônio antidiurético (ADH);
- necessidade de reposição hormonal de acordo com a doença de base.

Alguns especialistas realizam a reposição de corticosteroide até que seja demonstrada a função adrenal adequada, enquanto outros aguardam o pós-operatório para avaliar a necessidade dessa reposição.

Na internação, devem ser dosados: T4 livre, prolactina e cortisol. Depois, no 5° dia de pós-operatório, as dosagens devem ser feitas conforme segue:

- todos os pacientes: cortisol, T4 livre e sódio;
- doença de Cushing: hormônio adrenocorticotrófico (ACTH);
- prolactinomas: prolactina;
- acromegalia: hormônio do crescimento (GH), fator de crescimento semelhante à insulina tipo 1 (IGF-1) e prolactina;
- gonadotrofinomas: hormônio folículo-estimulante (FSH) e hormônio luteinizante (LH).

MACROADENOMAS NÃO PRODUTORES DE ACTH

Em casos de grande manipulação cirúrgica, tumores duros e sangrantes ou cortisol pré-cirúrgico < 9 mcg/dL, recomenda-se:

- no intraoperatório: administrar hidrocortisona, 100 mg, EV, e manter 50 mg a cada 8 horas;
- no pós-operatório: administrar acetato de cortisona (sem registro vigente na Anvisa), VO:
  - 1° dia de pós-operatório: 25 mg, às 8h00, às 16h00 e às 22h00;
  - 2° dia de pós-operatório: 25 mg, às 8h00 e às 14h00;
  - 3° e 4° dias de pós-operatório: 25 mg, às 8h00 e 12,5 mg, às 14h00;
  - 5° dia de pós-operatório: alta com 25 mg, às 8h00 e 12,5 mg, às 14h00.

Nos casos em que o cortisol sérico for de 9-13 mcg/dL, recomenda-se:

- no intraoperatório: administrar hidrocortisona, 100 mg, EV;
- no pós-operatório imediato: administrar hidrocortisona, 50 mg, EV, a cada 8 horas.

MICROADENOMAS E CORTISOL PRÉ-OPERATÓRIO > 13 mcg/dL

Nesses casos, recomenda-se:

- no intraoperatório e no pós-operatório: não administrar corticosteroide;
- administrar hidrocortisona, 100 mg, EV, se houver hipotensão arterial sintomática.

DOENÇA DE CUSHING

Para esses pacientes, recomenda-se:

- no intraoperatório: não há necessidade de reposição de corticosteroide;
- no pós-operatório imediato: deve-se repor corticosteroide apenas se houver hipotensão ou outros sinais de insuficiência adrenal;
- no pós-operatório: deve-se administrar acetato de cortisona, VO, conforme segue:
  - 1° dia de pós-operatório: 25 mg, às 8h00, às 16h00 e às 22h00;
  - 2° dia de pós-operatório: 25 mg, às 8h00 e às 14h00;
  - 3° e 4° dias de pós-operatório: 25 mg, às 8h00 e 12,5 mg, às 14h00;
  - 5° dia de pós-operatório: deve-se colher o cortisol pela manhã antes da administração de acetato de cortisona e dar alta com 25 mg, às 8h00 e 12,5 mg, às 14h00.

Para reposição do acetato de desmopressina (DDAVP) no pós-operatório, recomenda-se:

- controlar diurese a cada 2 horas: em casos de sede intensa ou diurese > 600 mL/2 horas, deve-se colher sódio sérico antes da administração de DDAVP. Se houver hiponatremia, nunca administrar DDAVP. Caso contrário, é indicado na dose de 1/8 amp (1 mL = 4 mcg), SC;
- para manutenção ambulatorial, iniciar DDAVP com dose diária de 0,1 mg, VO, ou 5 mcg, por via nasal, em dose única à noite ou 2 vezes ao dia (a dose habitual é de 0,1-0,2 mg, VO, 2-3 vezes ao dia ou 2,5-20 mg/dia).

O DDAVP é encontrado nas seguintes apresentações:

- *spray* nasal: 1 *puff* = 10 mcg;
- solução nasal: 1 mL = 100 mcg;
- comprimido: 1 comp = 0,1 mg ou 0,2 mg;
- ampola: 1 mL = 4 mcg.

PARATIREOIDECTOMIA E/OU TIREOIDECTOMIA

PÓS-OPERATÓRIO DE CIRURGIA MINIMAMENTE INVASIVA OU FOCALIZADA DE ADENOMA DE PARATIREOIDE

Ocorrência de hipoparatireoidismo será exceção (demais paratireoides iniciarão produção de PTH com normalização de níveis de cálcio).

Dosar cálcio, fósforo, magnésio, potássio e creatinina 6 horas após fim da cirurgia.

Dosar PTH no primeiro pós-operatório, e diariamente de manhã cálcio e demais eletrólitos.

Iniciar carbonato de cálcio em dose individualizada de acordo com consumo de cálcio pela dieta para evitar hiperparatireoidsimo primário. Calcitriol é indicado em casos de hipoparatireoidismo (PTH < 15), situação infrequente nesta cirurgia.

PÓS-OPERATÓRIO DE PARATIREOIDECTOMIA TOTAL COM AUTOENXERTO DE PARATIREOIDES

Paciente passará por hipoparatireoidismo transitório até produção de PTH eficiente por fragmentos de paratireoides enxertadas.

Dosar cálcio, fósforo, magnésio, potássio e creatinina 6 horas após fim da cirurgia.

Dosar PTH no primeiro pós-operatório, e duas vezes por dia (de manhã e de noite), cálcio e demais eletrólitos.

Iniciar: calcitriol (0,25 mcg no café da manhã, almoço e ceia) + $CaCO_3$ (500 mg de Ca elementar VO no café da manhã, almoço e ceia) a partir de calcemia normal. É necessária a introdução de calcitriol pelo estado de hipoparatireoidismo transitório no pós-operatório desta cirurgia.

Individualizar doses de $CaCO_3$ e calcitriol conforme evolução clínica e exames laboratoriais. Objetivo é manter níveis de cálcio no limite inferior da normalidade.

PÓS-OPERATÓRIO DE TIREOIDECTOMIA TOTAL OU TRATAMENTO CIRÚRGICO DO HIPERPARATIREOIDISMO PRIMÁRIO COM EXPLORAÇÃO DAS PARATIREOIDES E PRESERVAÇÃO AO MENOS DE UMA

Dosar cálcio, fósforo, magnésio, potássio e creatinina 6 horas após fim da cirurgia.

Dosar PTH no primeiro pós-operatório, e diariamente de manhã cálcio e demais eletrólitos.

Se hipoparatireoidismo (PTH < 15), iniciar: calcitriol (0,25 mcg no café da manhã, almoço e ceia) + $CaCO_3$ (500 mg de Ca elementar VO no café da manhã, almoço e ceia).

Individualizar doses de $CaCO_3$ e calcitriol conforme evolução clínica e exames laboratoriais.

▪ FEOCROMOCITOMA

DEFINIÇÃO

O feocromocitoma é um tumor produtor de catecolaminas (epinefrina, norepinefrina e, mais raramente, dopamina) oriundo das células cromafins do sistema nervoso simpático na medula adrenal ou das cadeias simpáticas paraganglionares. A secreção de norepinefrina é predominante em cerca de 80% dos casos. Cerca de 15-20% dos tumores são ditos silentes por não secretarem quantidades significativas de catecolaminas; entretanto, produzem catecolaminas e as convertem para metanefrinas.

AÇÃO HORMONAL

Os receptores adrenérgicos sofrem ação hormonal da seguinte maneira:

- alfa-1: vasoconstrição;
- alfa-2: inibição pré-sináptica da liberação de epinefrina e inibição da secreção de insulina;
- beta-1: aumento da contratilidade e da frequência cardíaca;
- beta-2: vasodilatação arteriolar e venosa e relaxamento da musculatura brônquica.

De acordo com o tipo de catecolamina secretada de forma predominante, ocorrem pequenas variações na apresentação clínica:

- a epinefrina tem ação mais potente em receptores beta-2-adrenérgicos que a norepinefrina:
  - ação em vasculatura de músculo esquelético: vasodilatação (clinicamente, cursa com hipotensão postural);
  - aumento de frequência cardíaca (estímulo beta-1-adrenérgico);
  - lipólise, termogênese, glicogenólise e gliconeogênese;
- a norepinefrina tem ação mais potente em receptores alfa-1 e beta-1-adrenérgicos do que a epinefrina:
  - vasoconstrição;
  - aumento de frequência cardíaca (estímulo beta-1-adrenérgico);
  - hipertensão.

QUADRO CLÍNICO

Em geral, os pacientes apresentam hipertensão, hipotensão postural, sudorese, *flush* facial, perda de peso, hiperglicemia em jejum, cefaleia, palpitações, ansiedade, tremor, palpitações, parestesias e constipação.

Podem ser observadas arritmias e cardiomiopatia, além de redução do volume efetivo circulante nos tumores secretores de norepinefrina, em razão das vasoconstrições arteriolar e venosa crônicas.

Pode ocorrer predomínio de algumas manifestações clínicas de acordo com a catecolamina secretada de forma predominante:

- tumores secretores de epinefrina predominantemente: sintomas episódicos de palpitação, tontura, síncopes, hiperglicemia;
- tumores secretores de norepinefrina predominantemente: sintomas de hipertensão, sudorese, cefaleia.

AVALIAÇÃO PRÉ-OPERATÓRIA DO PACIENTE

- Cardiomiopatia e arritmias cardíacas induzidas pelas catecolaminas: avaliadas por meio de ECG, RX de tórax e ecocardiograma.
- Controle pressórico: alguns trabalhos sugerem que hipertensão no pré-operatório aumenta a mortalidade (a cirurgia não deve ser adiada para normalização da PA fora dessas situações) se:
  - coexistir doença cardíaca (coronariana, insuficiência cardíaca, estenose aórtica ou hipertrofia miocárdica);
  - existir fator de risco para doença coronariana concomitante não diagnosticada;
  - em caso de AVC prévio;
  - arritmias cardíacas;
  - feocromocitoma na gestação;
  - PA > 180 × 110 mmHg.
- Controle de frequência cardíaca.
- Restauração do volume circulante efetivo (controverso na literatura para o período pré-operatório).
- Controle glicêmico.
- Na presença de hipercalcemia, considerar a possibilidade de neoplasia endócrina múltipla.
- Bloqueio alfa-adrenérgico 10-14 dias antes da cirurgia, conforme as seguintes opções:
  - fenoxibenzamina (sem registro vigente na Anvisa) (bloqueio alfa-adrenérgico não seletivo), 20 mg, 3 vezes ao dia: em razão de sua meia-vida longa, suspender 48 horas antes da cirurgia para evitar hipotensão pós-operatória. Como seu bloqueio alfa não é seletivo, pode causar taquicardia reflexa e hipotensão postural;
  - doxazosina;
  - prazosina (sem registro vigente na Anvisa): iniciar com 1 mg, 3 vezes por dia, aumentar até 12 mg/dia e suspender 8 horas antes da cirurgia.
- Administração de betabloqueador: durante a introdução do alfabloqueador, podem ocorrer taquicardia e taquiarritmias em decorrência do estímulo beta-adrenérgico. A introdução de betabloqueador deve ser feita de forma gradual e iniciada após o bloqueio alfa-adrenérgico para evitar crise hipertensiva. Indica-se essa conduta nos casos de persistência ou aparecimento de taquicardia ou taquiarritmia cardíaca.
- Administração de bloqueadores dos canais de cálcio: pacientes com paroxismos de hipertensão arterial e comportamento pressórico normal nos períodos intercrises podem ser tratados com esses medicamentos.

MANEJO INTRAOPERATÓRIO

O manejo intraoperatório é feito com monitorização cardíaca, cateter central e PA invasiva.

A manipulação cirúrgica pode determinar elevações pressóricas, com necessidade de agentes parenterais para seu controle (nitroprusseto, nitroglicerina, esmolol, fentolamina e nicardipina – sem registro vigente na Anvisa).

O esmolol pode ser utilizado para controle de taquiarritmias no intraoperatório.

O uso de fenoxibenzamina pode ocasionar taquicardia em pacientes não betabloqueados.

O sulfato de magnésio inibe a liberação de catecolaminas pelas células cromafins e pode alterar a resposta dos receptores adrenérgicos.

A escolha da droga para controle hemodinâmico intraoperatório fica a critério da equipe de anestesiologia. Não há estudos que indiquem a superioridade de uma droga sobre a outra.

MANEJO PÓS-OPERATÓRIO

As principais complicações no pós-operatório imediato são: hipertensão, hipotensão e hipoglicemia:

- após a retirada do tumor, pode ocorrer hipotensão. Deve ser manejada com suporte volêmico e de drogas vasopressoras, de acordo com a necessidade clínica;
- a hipertensão pode ser decorrentes dos níveis séricos residuais de catecolaminas. Nesse caso, deve ser avaliada a manutenção das drogas bloqueadoras adrenérgicas. Após 2 semanas, a persistência da hipertensão, com valores elevados de catecolaminas, pode indicar persistência de focos de tumor, por isso deve ser investigada;
- deve-se realizar monitorização glicêmica nas 48 horas após o procedimento, pois, após a remoção do tumor, não ocorre mais o bloqueio das células betapancreáticas, com consequente elevação dos níveis séricos de insulina.

BIBLIOGRAFIA

AbdelMannan D, Selman WR, Arafah BM. Peri-operative management of Cushing's disease. Rev Endocr Metab Disord 2010;11(2):127-34.

Admoni SN, Zanoni PH, Marquezini GF, Goldbaum TS. Condutas nas urgências em endocrinologia. In: Martins MA, Carrilho FJ, Alves VAF, Castilho EA, Cerri GG, Wen CL (eds.). Clínica médica: doenças endócrinas e metabólicas, doenças ósseas, doenças reumatológicas, volume 5. Barueri: Manole; 2009. p.405-12.

Ahmed A. Perioperative management of pheochromocytoma: anaesthetic implications. J Pak Med Assoc 2007;57(3).

Lentschene C, Gaujoux S, Tesniere A, Dousset B. Point of controversy: perioperative care of patients undergoing pheochromocytoma removal: time for a reappraisal? Eur J Endocrinol 2011;165(3):365-73.

Lucon AM, Freire DS, Pereira MAA. Feocromocitoma. In: Martins MA, Carrilho FJ, Alves VAF, Castilho EA, Cerri GG, Wen CL (eds.). Clínica médica: doenças endócrinas e metabólicas, doenças ósseas, doenças reumatológicas, volume 5. Barueri: Manole; 2009. p.259-69.

Nieman LK. Treatment of adrenal insufficiency in adults. Disponível em: http://www.uptodate.com.

Snyder PJ. Treatment of gonadotroph and other clinically nonfunctioning adenomas. Disponível em: http://www.uptodate.com.

39 MANEJO DE MEDICAMENTOS NO PERIOPERATÓRIO

Maria Helena Sampaio Favarato, Rafael Saad

No pré-operatório, é importante sempre fazer a revisão completa das medicações utilizadas pelo paciente. Deve ser incluído o uso de medicações sem prescrição, álcool, tabaco e drogas ilícitas.

Ao manejar tais medicações, deve-se lembrar que:

- medicações cuja interrupção abrupta seja sabidamente mórbida devem ser mantidas;
- deve-se considerar substituição para vias parenterais em casos de alteração na absorção gastrointestinal ou jejum prolongado;
- medicações que não são essenciais em curto prazo devem ser suspensas;
- alterações fisiológicas decorrentes do estresse cirúrgico podem modificar o metabolismo de drogas.

MANEJO DE MEDICAÇÕES CARDIOVASCULARES

Betabloqueadores

Sua interrupção abrupta pode levar a taquicardia reflexa e hipertensão.

Há indicações para sua introdução no período pré-operatório para proteção cardiovascular (Capítulo 29).

Recomenda-se manter o uso, inclusive no dia da cirurgia. Deve-se considerar sua substituição por agentes EV (p. ex., metoprolol, propranolol – Capítulo 80) em caso de jejum prolongado.

Inibidores da enzima conversora da angiotensina e bloqueadores do receptor de angiotensina II

Sua manutenção está associada a risco de: hipotensão (pelo bloqueio da resposta do sistema renina-angiotensina-aldosterona à perda volêmica), deterioração da função renal e hiperpotassemia.

A suspensão do uso, por sua vez, é associada à hipertensão no pós-operatório.

Recomenda-se manter o uso, inclusive no dia da cirurgia, se a indicação for por hipertensão. Se a indicação for por insuficiência cardíaca e PA basal for baixa, deve-se suspender o uso no dia da cirurgia. Pode-se considerar trocar por agente de meia-vida mais curta, como captopril, para facilitar o manejo pós-operatório.

Bloqueadores dos canais de cálcio

Sua associação com aumento de sangramentos e anemia é controversa. Interrupção abrupta do uso mostrou risco de vasoespasmo em estudo de cirurgia de revascularização miocárdica.

Estudos em cirurgia não cardíaca mostraram diminuição de arritmias atriais e isquemia com o seu uso.

Recomenda-se manter o uso, inclusive no dia da cirurgia. Podem ser substituídos por agentes EV somente se houver indicação por complicações como hipertensão ou arritmias.

Diuréticos

Sua manutenção está associada a risco de: hipovolemia, hipotensão (depleção do volume intravascular pode potencializar efeito hipotensor de anestésicos) e hipopotassemia.

Recomenda-se manter o uso e suspendê-lo no dia da cirurgia. A manutenção pode ser considerada em pacientes com insuficiência cardíaca e histórico de balanço hídrico de difícil controle. Podem ser utilizados EV para manejo de hipervolemia e congestão no período perioperatório.

Alfa-2-agonistas

Sua suspensão pode levar a hipertensão grave e isquemia miocárdica.

Há benefício com o seu uso por conta de suas propriedades analgésicas, sedativas e ansiolíticas, como adjuvantes. Recomenda-se manter o uso, inclusive no dia da cirurgia.

Estatinas

Sua manutenção aumenta o risco de miopatia.

Há indicações para introdução de estatinas no período pré-operatório para proteção cardiovascular (Capítulo 29).

Recomenda-se manter o uso, inclusive no dia da cirurgia.

Outros hipolipemiantes

Niacina e fibratos podem causar rabdomiólise.

Recomenda-se suspender o uso dessas drogas na véspera da cirurgia e retomá-lo no retorno à dieta oral.

CONTROLE GLICÊMICO PERIOPERATÓRIO

Os portadores de diabetes devem ser preferencialmente operados no 1° horário do dia, especialmente os usuários de insulina. Hipoglicemias e variabilidade glicêmica devem ser evitadas.

A glicemia capilar deve ser monitorizada a cada 6 horas em pacientes usuários de hipoglicemiantes VO e a cada 4 horas em usuários de insulina. O objetivo é manter glicemias de 80-180 mg/dL (ao redor de 140 mg/dL).

Em pacientes usuários de medicações VO com Hb glicada (HbA1c) ≥ 9%, deve-se considerar adiar a cirurgia ou controlar de forma breve com insulina. O ajuste ou a introdução de medicações VO não são indicados para o rápido controle glicêmico intra-hospitalar. As medicações VO têm lento início de ação, além de possuir limitações para alguns pacientes, como portadores de insuficiência cardíaca e/ou insuficiência renal. A melhor forma de fazê-lo é por meio da insulinização em diversos esquemas (insulina basal-prandial com correção de glicemias).

Antidiabéticos VO

Devem ser considerados os alvos terapêuticos a serem atingidos (Capítulo 67). Medicações antidiabéticas VO e injetáveis que não a insulina (análogos de GLP-1) devem ser mantidas até a véspera da cirurgia, com suspensão na manhã da cirurgia, uma vez que as sulfoniureias aumentam o risco de hipoglicemia, a metformina é contraindicada em situações em que haja risco de hipoperfusão tecidual, as tiazolinedionas aumentam o edema e podem precipitar insuficiência cardíaca, os inibidores de DPP-IV e análogos de GLP-1 alteram a motilidade gastrointestinal. Os inibidores de SGLT2 devem ser suspensos de 3 a 4 dias antes da cirurgia devido ao risco de infecção do trato urinário, hipovolemia, injúria renal aguda e cetoacidose diabética euglicêmica.

Insulinas

No caso de insulinas NPH, detemir e glargina, a dose noturna pode ser mantida. Na manhã da cirurgia, deve-se administrar metade da dose de insulina NPH ou 75 a 80% da dose de insulina análoga de longa ação ou da dose basal da bomba de infusão.

A insulina rápida ou ultrarrápida deve ter as doses prandiais fixas suspensas, e o esquema escalonado é mantido enquanto o paciente estiver em jejum. Para o esquema escalonado em jejum, sugerem-se:

- 141-180 mg/dL: 1 UI;
- 181-200 mg/dL: 2 UI;
- 201-250 mg/dL: 3 UI;
- 251-300 mg/dL: 4 UI;
- 301-350 mg/dL: 6 UI;
- 351-400 mg/dL: 8 UI;
- 401 mg/dL: considerar o uso de insulina EV em bomba ou adiar a cirurgia eletiva até melhor controle.

Em casos com glicemia < 100 mg/dL, deve-se instalar aporte de glicose de 5-10 g/h (p. ex., 100 mL/h de SG5%) ou introduzir aporte de glicose de 75-125 mL/h de SG5% no início do jejum com uso de insulina conforme glicemia capilar.

Em casos de glicemia < 70 mg/dL, realizar correção (p.ex., administrar *bolus* de 60 mL de glicose hipertônica a 50%, EV); instalar aporte de glicose em 5-10 g/h (preferir 10 g/h); e repetir glicemia capilar a cada 15 minutos até glicemia > 80 mg/dL.

MANEJO DE CORTICOSTEROIDES (CAPÍTULO 36)

Recomenda-se manter o uso, inclusive no dia da cirurgia, tanto de corticosteroides sistêmicos quanto inalatórios.

MANEJO DE MEDICAÇÕES RESPIRATÓRIAS

Broncodilatadores inalatórios

Não há efeitos adversos conhecidos. A manutenção do uso diminui o risco de complicações pulmonares.

Recomenda-se manter o uso, inclusive no dia da cirurgia. Pode-se utilizar nebulização se o paciente não conseguir utilizar o dispositivo inalatório adequadamente ou no circuito do ventilador mecânico caso necessário.

Inibidores de leucotrieno

Não há efeitos adversos conhecidos.

Recomenda-se manter o uso, inclusive no dia da cirurgia. Retoma-se a medicação no pós-operatório quando for retomada a dieta oral.

Teofilina

Risco de interações medicamentosas e de arritmias.

Recomenda-se suspender o uso na noite anterior à cirurgia.

MANEJO DE PSICOTRÓPICOS

Antipsicóticos

Alguns agentes são associados a prolongamento do intervalo QT.

Podem desencadear hipotensão e arritmias.

Recomenda-se manter o uso, inclusive no dia da cirurgia. Retoma-se a medicação no pós-operatório quando for retomada a dieta oral. Podem ser utilizados agentes parenterais como haloperidol, clorpromazina, olanzapina e ziprasidona.

Se houver pausa alimentar prolongada programada, pode-se considerar, em conjunto com a equipe de psiquiatria, o uso de formulações de depósito, disponíveis para haloperidol e olanzapina.

Benzodiazepínicos

Interrupção abrupta do uso pode levar a agitação, hipertensão, *delirium* e convulsões.

Recomenda-se manter o uso, inclusive no dia da cirurgia. Pode-se considerar também o uso de parenterais, como diazepam e midazolam.

Lítio

Sua manutenção pode se associar a prolongamento do efeito de relaxantes musculares, por causa da perda de capacidade de concentração renal, o que pode ocasionar hipovolemia e hipernatremia.

Recomenda-se manter o uso, inclusive no dia da cirurgia, e monitorizar eletrólitos e volemia. O uso pode ser retomado no retorno à dieta oral.

Antidepressivos tricíclicos

Aumentam o risco de arritmias e prolongam o intervalo QT.

Interrupção abrupta do seu uso pode levar a insônia, cefaleia e náuseas.

Recomenda-se manter o uso, inclusive no dia da cirurgia, nos pacientes em uso de altas doses. Os pacientes com doses baixas e com risco de arritmias devem interromper o uso 7 dias antes da cirurgia. Retoma-se o uso quando for feito o retorno à dieta oral.

Inibidores seletivos da recaptação de serotonina

São associados ao aumento do risco de sangramento.

Recomenda-se suspender o uso em cirurgias associadas a alto risco de sangramento, como as neurocirurgias. Deve-se retomar o uso quando for retomada a dieta oral.

Ácido valproico

Sem efeitos adversos conhecidos.

Recomenda-se manter o uso, inclusive no dia da cirurgia. Existe formulação parenteral no Brasil. Retoma-se o uso quando for retomada a dieta oral.

Buspirona

Sem efeitos adversos conhecidos.

Recomenda-se manter o uso, inclusive no dia da cirurgia. O uso é retomado quando voltar a dieta oral. Em caso de jejum prolongado, podem ser considerados benzodiazepínicos parenterais.

MANEJO DE ANTICONVULSIVANTES

Sem efeitos adversos conhecidos.

Recomenda-se manter o uso, inclusive no dia da cirurgia. Para pacientes bem controlados, o uso é retomado quando houver retorno da dieta oral. No caso de pacientes com controle difícil das crises ou pausa alimentar prolongada, devem ser considerados agentes parenterais como fenitoína e fenobarbital.

MANEJO DE MEDICAÇÕES DE AÇÃO CENTRAL

Levodopa/carbidopa

Seu metabólito, dopamina, pode causar arritmias, hipotensão e hipertensão.

Recomenda-se manter o uso até a véspera da cirurgia, suspendendo na manhã do mesmo dia. O uso é retomado quando houver retorno da dieta oral.

Agonistas dopaminérgicos

A estimulação dopaminérgica pode causar arritmias e hipotensão.

Recomenda-se manter o uso até a véspera da cirurgia, suspendendo-o pelo menos 12 horas antes. Deve-se retomar o uso quando voltar à dieta oral.

Selegilina

Em doses habituais para o tratamento da doença de Parkinson, não leva à hipertensão quando se ingere alimentos ricos em tiramina.

Recomenda-se suspender o uso na noite anterior à cirurgia e retomá-lo no retorno à dieta oral.

MANEJO DE DROGAS REUMATOLÓGICAS

AINH

Aumentam o risco de sangramento digestivo.

Recomenda-se suspender o uso 3 dias antes da cirurgia e retomá-lo no retorno à dieta oral.

Metotrexato

Risco potencial de mielossupressão.

Recomenda-se manter o uso, inclusive na semana da cirurgia. Para pacientes com insuficiência renal, deve-se suspender o uso 2 semanas antes. O uso deve ser retomado quando houver retorno da dieta oral.

Sulfassalazina

Risco potencial de mielossupressão.

Recomenda-se suspender o uso 1 semana antes da cirurgia e retomá-lo no retorno à dieta oral.

Azatioprina

Risco potencial de mielossupressão.

Recomenda-se suspender o uso 1 semana antes da cirurgia e retomá-lo no retorno à dieta oral.

Leflunomida

Apresenta risco de mielossupressão, porém, em razão da longa meia-vida, ao se optar por descontinuação deve ser suspensa 2 meses antes do procedimento. Por conta da falta de dados sobre risco elevado associado a esse medicamento, é razoável manter seu uso até a cirurgia.

Hidroxicloroquina

Observa-se baixo risco de efeitos colaterais.

Recomenda-se manter o uso, inclusive no dia da cirurgia. O uso é retomado quando voltar à dieta oral.

Imunobiológicos

Risco de infecção.

Recomenda-se observar a meia-vida de cada droga (Capítulo 147). Em geral, suspende-se 1 dose antes da cirurgia e o uso é retomado 1-2 semanas após a cirurgia.

Medicações usadas para gota (alopurinol, colchicina)

Interrupção abrupta pode precipitar crise de gota.

Recomenda-se manter o uso até a véspera da cirurgia, suspendendo nessa manhã. O uso deve ser retomado quando voltar à dieta oral. Caso haja crise durante o período de jejum, é preciso considerar corticosteroides sistêmicos ou infiltração intra-articular.

Medicações usadas para osteoporose

Não utilizar bisfosfonatos no dia da cirurgia devido necessidade de ingestão de grande quantidade de água e não poder deitar por pelo menos 30 minutos. Devido risco de osteonecrose de mandíbula, para cirurgias odontológicas eletivas e uso de bisfosfonatos há mais de 4 anos ou uso concomitante de corticoides, considerar suspensão 2 meses antes da cirurgia e reiniciar assim que cicatrização óssea adequada.

MANEJO DE MEDICAÇÕES ANTIRRETROVIRAIS

Complicações majoritariamente com CD4 baixo.

Inibidores da protease e inibidores não nucleosídeos da transcriptase reversa apresentam muitas interações medicamentosas, podendo ocasionar complicações no período transoperatório.

Recomenda-se manter o uso, inclusive no dia da cirurgia, e retomá-lo quando voltar à dieta oral. Se necessário, pode-se suspender por mais alguns dias. A resistência viral advém principalmente de situações em que são subtraídas doses intermitentemente durante longo período de tempo.

MANEJO DO PACIENTE COM TRANSPLANTE RENAL QUE VAI REALIZAR OUTRA CIRURGIA

É importante entrar em contato com a equipe responsável pelo transplante.

Sabe-se que alguns agentes específicos aumentam o risco de complicações e retardo de cicatrização da ferida operatória (sirolimo foi associado a maior risco em comparação com tacrolimo).

MANEJO DE AGENTES GASTROINTESTINAIS

Bloqueadores H2

Sem eventos adversos conhecidos com seu uso. Podem proteger contra úlcera de estresse e reduzem risco de pneumonite por aspiração.

Recomenda-se manter o uso, inclusive no dia da cirurgia, e retomá-lo quando voltar à dieta oral. Se houver jejum prolongado, podem ser consideradas as drogas parenterais.

Inibidores da bomba de prótons

Podem aumentar o risco de infecção por *Clostridioides difficile*. Por outro lado, podem proteger contra úlcera de estresse e reduzem o risco de pneumonite por aspiração.

Recomenda-se manter o uso, inclusive no dia da cirurgia, e retomá-lo quando o paciente retornar à dieta oral. Se houver jejum prolongado, podem ser consideradas as drogas parenterais.

ANTICONCEPCIONAIS VO

São a causa mais comum de eventos trombóticos em mulheres jovens, em razão de seu uso disseminado. O risco é maior nos primeiros 4 meses e perdura até 3 meses após a suspensão. Drogas com maior conteúdo de estrógenos são mais perigosas.

Deve-se pesar o risco de trombose contra o risco de gestação não desejada.

Recomenda-se manter o uso, inclusive no dia da cirurgia, para cirurgias de baixo risco de eventos tromboembólicos (Capítulo 33). Em cirurgia de alto risco de evento tromboembólico, deve-se suspender o uso 4-6 semanas antes e orientar outra forma de anticoncepção. Solicita-se teste de gravidez imediatamente antes da cirurgia.

MODULADORES SELETIVOS DO RECEPTOR DE ESTRÓGENO

A manutenção do uso aumenta o risco de eventos tromboembólicos.

Recomenda-se manter o uso, inclusive no dia da cirurgia, para cirurgias de baixo risco de eventos tromboembólicos (Capítulo 33). Em cirurgia de alto risco de evento tromboembólico, deve-se suspender o uso 4-6 semanas antes. O uso é retomado quando voltar à dieta oral.

ANTICOAGULANTES E ANTIAGREGANTES PLAQUETÁRIOS

Vide capítulo de risco de sangramento (Capítulo 35).

▪ BIBLIOGRAFIA

American Diabetes Association. 15. Diabetes care in the hospital: standards of medical care in diabetes-2021. Diabetes Care 2021;44 (Suppl.1):S211-S220.

Gualandro DM, Yu PC, Calderaro D, Marques AC, Pinho C, Caramelli B, et al. II diretriz de avaliação perioperatória da Sociedade Brasileira de Cardiologia. Arq Bras Cardiol 2011;96(3 supl. 1):1-68.

Muluk V, Cohn SL, Whinney C. Perioperative medication management. 2021. Disponível em: http://www.uptodate.com.

DOR

MARIA HELENA SAMPAIO FAVARATO

40 MANEJO FARMACOLÓGICO DA DOR

Ricardo Galhardoni, Manoel Jacobsen Teixeira, Daniel Ciampi de Andrade

A dor é definida como uma experiência sensitiva e emocional desagradável, associada a lesão real, em potencial ou descrita em tais termos. É uma percepção, uma experiência que depende da integração do estímulo doloroso em diferentes áreas encefálicas. Assim, combina 3 dimensões principais:

- dimensão sensitiva-discriminativa, sinônimo de nocicepção, que permite identificá-la no tempo e no espaço e perceber sua qualidade e intensidade;
- dimensão afetiva-emocional, responsável pelos seus componentes de humor e afeto, em geral desagradável;
- dimensão cognitivo-avaliativa, que é responsável por ideias, símbolos, representação interna e comportamentos individuais de cada doente com dor.

Tratar a dor depende da avaliação (diagnóstico) de cada uma dessas dimensões e inclui intervenções farmacológicas, de medicina física, comportamentais, psicológicas e cirúrgicas adaptadas e particularizadas para cada indivíduo.

Neste capítulo, as principais classes farmacológicas e suas indicações serão apresentadas. Apesar de a intensidade da dor ser apresentada como o desfecho principal da maioria dos estudos sobre diferentes fármacos, o controle da nocicepção (componente sensitivo-discriminativo) é apenas um dos objetivos do tratamento, sendo o fim maior deste trazer ganhos funcionais aos doentes, e não somente reduzir a intensidade da dor de algumas unidades.

A dor crônica afeta aproximadamente 9-70% da população mundial, e 7-40% da população brasileira. É uma condição altamente incapacitante, que interfere de forma marcante nas atividades do dia a dia, nos relacionamentos e na capacidade profissional e intelectual do indivíduo, gerando, ainda, altos custos para o sistema de saúde.

Pode-se classificar a dor levando em conta sua etiologia e duração. A dor aguda é aquela que dura até 1 mês após a lesão ser iniciada e apresenta valor biológico e de proteção. A dor crônica é aquela que aparece após 3 meses do início da lesão, não tendo função de alarme ao corpo. Pode constituir um problema (doença) por si só, sendo frequentemente desproporcional ao fator iniciador de dor ou podendo ocorrer mesmo que o fator desencadeante tenha sido tratado ou removido.

Em relação à etiologia, a dor pode ser classificada de diversas formas. Mais importante que sua etiologia, a compreensão de seus mecanismos é essencial para seu tratamento. Por exemplo, um doente com diabetes (etiologia) pode ter dores com diferentes mecanismos (síndromes dolorosas): polineuropatia sensitiva distal dolorosa (dor neuropática), lombalgia, cefaleia, dor torácica etc. Isoladamente, o conhecimento da etiologia da dor é importante, mas não nos direciona inequivocamente ao tratamento. Este depende dos mecanismos geradores de dor, aos quais só se tem acesso por meio da anamnese e do exame físico, e que clinicamente se apresenta como a(s) síndrome(s) dolorosa(s) de cada doente. Há centenas de síndromes dolorosas, que se apresentam com diferentes prognóstico, comorbidades, resposta a tratamento farmacológico, de reabilitação e cirúrgico. Contudo, para fins didáticos, podem ser agrupadas em grandes síndromes dolorosas:

- síndromes dolorosas nociceptivas: são aquelas que ocorrem quando há processo inflamatório persistente, levando a uma sensibilização tanto periférica como central, que é causada por consequência do estado de hiperexcitabilidade contínua e exagerada do sistema somatossensitivo. É a sensibilização central que é responsável pelo aumento da percepção dolorosa após estímulos nociceptivos (hiperalgesia), dor por estímulos não dolorosos (alodínea) ou processo doloroso em partes do corpo distantes da área lesada (dor referida). São exemplos desse grupo: osteoartrite, artrite inflamatória, algumas dores pós-operatórias, infiltração tecidual por tumor, lesões actínicas agudas, infecções agudas, lesões traumáticas e até compressões nervosas agudas, em que há inflamação local de estruturas nervosas. O tratamento farmacológico abrange analgésicos simples, anti-inflamatórios, esteroides, opioides, neurolépticos, antidepressivos, anticonvulsivantes, miorrelaxantes e anestésicos locais. Em geral, o uso da escala analgésica da OMS (Figura 1) traz bons resultados, bem como medicina física e procedimentos neurocirúrgicos;

- dor neuropática: é definida como dor causada diretamente por lesão ou doença do sistema somatossensorial. Nesse caso, a dor é gerada por lesão nervosa de origem periférica ou central, lesões causadas nas vias de sensibilidade ou nas vias modulatórias rostrocaudais. O diagnóstico é realizado de forma sindrômica, ou seja, leva-se em conta o que é relatado (descritores) pelo paciente; geralmente, há queixa de queimação, choque elétrico, frio doloroso, apunhalada e/ou agulhada nas regiões topograficamente envolvidas no local da lesão. Os exames subsidiários englobam a RNM para avaliar o encéfalo ou lesão medular, eletroneuromiografia para avaliar fibras grossas nos casos de lesões periféricas e testes quantitativos da sensibilidade, potencial evocado a *laser* e biópsia de pele para avaliar as fibras finas pouco mielinizadas ou amielínicas que carregam o estímulo doloroso. São exemplos desse grupo de dor a neuralgia pós-herpética, dores relacionadas aos tumores causados por invasão neural ou compressão de raízes nervosas, neuropatia diabética e causas relacionadas a métodos terapêuticos, como cirurgias, quimioterapia, radioterapia etc. Para essa categoria etiológica, a escala analgésica da OMS tem quase ou nenhum resultado positivo, logo, a associação de mais de uma classe de fármaco é necessária. Geralmente, são utilizados os antidepressivos tricíclicos, antidepressivos duais, anticonvulsivantes, opioides e fármacos de uso tópico;
- síndromes dolorosas disfuncionais: englobam as dores que ocorrem em razão do funcionamento inadequado de estruturas que processam o estímulo doloroso

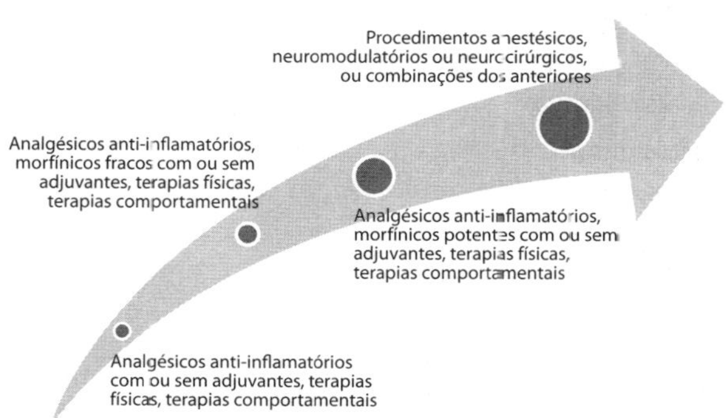

Figura 1 Escala de analgesia da OMS modificada.

ou que o modulam. Caracterizam-se por não possuírem marcadores biológicos para seus processos, ou seja, ausência de lesão tecidual clara inequívoca que as explique. Os exemplos mais comuns são as cefaleias, a síndrome fibromiálgica, a síndrome do intestino irritável e a síndrome da ardência bucal. A reabilitação por meio da medicina física e a identificação dos desencadeantes da dor e seus fatores perpetuantes (p. ex., geradores periféricos de dor) são fundamentais. Os opioides têm papel secundário nesse grupo de síndromes. Os antidepressivos heterocíclicos apresentam bom efeito analgésico, assim como os duais (inibidores da recaptação de serotonina e norepinefrina); anticonvulsivantes como gabapentina e pregabalina e alguns agentes betabloqueadores e bloqueadores dos canais de cálcio estão indicados, assim como os gabapentinoides, que agem reduzindo o processo de sensibilização central, frequente em todas as síndromes dolorosas disfuncionais;
- dores viscerais: causadas pela ativação dos nociceptores pela infiltração, compressão ou distensão de vísceras das cavidades abdominais, torácicas ou pélvicas; é uma dor mal localizada, descrita como profunda e em aperto, e frequentemente referida para músculos, para a pele ou para outras vísceras. Há autores que a subdividem em nociceptiva e neuropática, apesar de a repercussão clínica dessa classificação não ser clara. Pode-se tratar a dor visceral com analgésicos simples, antiespasmódicos, opioides e anti-inflamatórios, seguindo-se os cuidados necessários. É cabível associar, ainda, tratamento adjuvante, como antidepressivos, anticonvulsivantes e neurolépticos na presença de componente neuropático;
- síndrome dolorosa miofascial (Capítulo 144): causa de dor localizada ou regional, costuma ser referida a distância da área acometida e não necessariamente sobre o músculo acometido. Há rica semiologia, como alterações neurovegetativas e inflamação neurogênica do tegumento, levando a hiperalgesia, alterações da perfusão local e do tônus dele. Frequentemente, há alodínea à pressão sobre a área de dor. Há bandas de tensão com pontos-gatilho detectados à palpação, bem como redução da amplitude de movimento muscular. Sua prevalência é muito elevada em praticamente todos os doentes com dor crônica, e cabe à equipe interpretar o papel de sua presença em cada doente. Em muitos casos, a síndrome dolorosa miofascial é secundária a alterações osteomusculares, posturais, doenças sistêmicas subjacentes, compressões de partes moles ou nervosas, alterações do sono e do humor que culminem em sobrecarga funcional de grupamentos musculares, frequentemente de cadeias axiais ou de cinturas. Os doentes relatam dor em peso, queimação e limitação do movimento, além de fraqueza. O tratamento indicado

nesses casos é a reabilitação por medicina física, mas fármacos como analgésicos simples, miorrelaxantes, antidepressivos e neurolépticos são frequentemente utilizados como adjuvantes e para que o tratamento de reabilitação possa ser executado pelo doente de maneira confortável.

PRINCÍPIOS GERAIS DO TRATAMENTO DA DOR

No tratamento farmacológico para controle da dor, devem-se considerar alguns aspectos importantes:

- educar o doente sobre o tratamento: a dor crônica pode ter sua intensidade amenizada, mas ela existe por causa de alterações estruturais e anatômicas, moleculares e subcelulares que levam tempo para serem revertidas e moduladas. Assim, o tratamento é, na maioria das vezes, de longa duração, assim como a maioria das doenças crônicas neuropsiquiátricas (depressão, doença de Parkinson) ou não (hipertensão arterial sistêmica, doença pulmonar obstrutiva crônica);
- explicitar o papel do tratamento farmacológico na síndrome dolorosa em pauta e o que se espera dele;
- individualizar o tratamento de acordo com as características clínicas do doente;
- respeitar a farmacodinâmica/farmacocinética;
- utilizar a via de administração menos invasiva, mas respeitando as propriedades dos fármacos;
- prever e atentar-se aos efeitos adversos;
- buscar intervenções com evidência científica quando ela for disponível; quando for indisponível, seguir o tratamento de acordo com cada síndrome dolorosa de cada doente.

TRATAMENTO FARMACOLÓGICO

O tratamento farmacológico é, na maioria das vezes, baseado no mecanismo mantenedor da dor. Apesar de seu uso difundido para diversos tipos de dores crônicas diferentes, existem poucos estudos avaliando a eficácia da escala analgésica da OMS, e não há consenso entre o uso dos analgésicos nela descrito, como demonstram os estudos clínicos desenvolvidos para testar sua eficácia e também a necessidade de acrescentar um 4° degrau, no qual se associaria ao uso dos procedimentos neurocirúrgicos funcionais ou neuromodulatórios. Assim, a escala analgésica da OMS propõe um racional de uso de medicações para tratamento de dor, e ele pode ser útil na maioria dos casos. No entanto, quando podemos oferecer ao doente um diagnóstico mais detalhado, tratamentos específicos devem ser propostos. Assim, um doente com dor neuropática pode ter maior alívio dos sintomas com o uso de certos antidepressivos e anticonvulsivantes do que com o uso de opioide fraco associado a paracetamol. Nessa mesma linha, um doente com fibromialgia pode ter maior benefício com o uso de tricíclicos e miorrelaxantes associado a programa de medicina física e apoio psicológico do que com opioides e AINH. Nesses cenários, as medicações chamadas de adjuvantes na escala analgésica tornam-se protagonistas a depender de cada síndrome dolorosa e devem ser utilizadas em 1ª intenção conforme o caso.

Opioides

Caracterizados por apresentarem propriedades tranquilizantes (sedativo-hipnótica) e analgésicas, os receptores do tipo μ, k e σ foram estudados extensivamente, enquanto o receptor do tipo N/OFQ ainda tem sua função indefinida. Esses receptores estão distribuídos de forma extensa pelo encéfalo, pela medula espinal e na periferia.

Há uma grande variedade de potências entre os opioides, sendo alguns usados para a dor moderada. Por exemplo, agonistas puros (morfina) ligam-se aos receptores para produzir analgesia que aumenta com a dose sem efeito-teto. Agonistas parciais/antagonistas estimulam parcialmente o receptor e antagonizam os receptores. Essa atividade resulta em efeito analgésico reduzido com a dose teto, reduzindo os efeitos colaterais no receptor e os efeitos colaterais psicotomiméticos, em razão do antagonismo do receptor, bem como os possíveis sintomas de abstinência em pacientes que são dependentes de agonistas puros. A seleção do agente e da via depende de fatores individuais relacionados aos pacientes, incluindo a intensidade da dor, a percepção individual, o peso, a idade, a tolerância a opiáceos e doenças concomitantes (disfunção renal ou hepática). Compõem esta classe o tramadol,

Tabela 1 Classes de fármacos utilizados no tratamento geral da dor

Classes
Analgésicos
▪ AINH
▪ Opioides
Relaxantes musculares
Ansiolíticos
Anticonvulsivantes
Antidepressivos
Antirreumáticos
Corticosteroides
Antipsicóticos
Antisserotoninérgicos
Anestésicos locais
Bisfosfonatos (dor óssea)
Outros

a codeína, a morfina, a metadona, a oxicodona, a fentanila transdérmica, a hidromorfona e o tapentadol.

Antidepressivos heterocíclicos

Muitos dos antidepressivos exercem importante ação no metabolismo dos neurotransmissores e das monoaminas, particularmente da norepinefrina e da serotonina, no corno posterior da medula espinal. Eles também atuam por meio da inibição da recaptação da serotonina, diminuindo a aferência que chega ao cérebro. Mais comumente utilizados, os heterocíclicos recebem esse nome em razão de sua conformação molecular com 3 anéis nucleicos, proporcionando analgesia em baixas doses. São exemplos dessa classe a amitriptilina, a imipramina, a clomipramina e a nortriptilina.

Antidepressivos duais

São antidepressivos que atuam tanto na receptação de norepinefrina como na de serotonina, de forma relativamente balanceada, tanto *in vitro* como em *in vivo*. Não sendo compostos heterocíclicos, não têm as limitações de tolerabilidade e de segurança desses compostos. Sugere-se que a dupla inibição da recaptação de serotonina e de norepinefrina seja mais efetiva que a atividade isolada sobre a serotonina, tanto para a magnitude geral da resposta como para reduzir o tempo até uma melhora considerável dos sintomas no transtorno depressivo maior (TDM). Além disso, um inibidor duplo de recaptação pode ter efeitos sobre os sintomas físicos da depressão, incluindo os dolorosos. Os compostos duais mais utilizados são duloxetina, venlafaxina e mirtazapina.

Anticonvulsivantes

São indicados no tratamento da dor paroxística que acompanha as neuropatias periféricas e centrais e na profilaxia das cefaleias funcionais, assim como das convulsões e das síndromes psicóticas; também são eficazes no tratamento da dor contínua em queimor em casos de neuropatia e são adjuvantes no tratamento dos transtornos do sono. Essa classe é constituída de diferentes compostos, com diferentes mecanismos de ação e eficácia no alívio da dor.

Miorrelaxantes

Exercem sua atividade nos receptores ácido gama-aminobutírico do tipo B (GABA-B) espasmolíticos. A ativação desses receptores no cérebro pode resultar em hiperpolarização, provavelmente por aumento da condutância do K^+. Foi sugerido que a hiperpolarização (na medula espinal e no cérebro) faz a inibição pré-sináptica por meio da redução do influxo de cálcio e reduz a liberação excitatória dos transmissores no cérebro e na medula espinal. Podem também reduzir a dor em pacientes com espasticidade, talvez inibindo a liberação de substância P na medula espinal. Os agentes mais utilizados são ciclobenzaprina, baclofeno e tizanidina.

Neurolépticos

Os neurolépticos funcionam como antagonistas do receptor D2, diminuindo a ativação pela dopamina endógena. Atualmente, certos neurolépticos têm a capacidade de atuar nos receptores serotoninérgicos, acetilcolinérgicos, histamínicos e noradrenérgicos. Os neurolépticos causam pouca interferência nas funções cognitivas quando empregados em baixas doses. Os neurolépticos atípicos podem melhorar a capacidade de concentração e de fala. Em algumas ocasiões, além de terem ação antipsicótica, também mostram um efeito calmante.

Outros fármacos

Lidocaína tópica

A lidocaína tópica causa um bloqueio reversível da propagação do impulso ao longo das fibras nervosas por meio da prevenção do movimento de íons de sódio para dentro das membranas nervosas. Presume-se que anestésicos locais do tipo amida atuem dentro dos canais de sódio das membranas nervosas.

Capsaicina

A capsaicina é um alcaloide derivado do *Capsicum* sp. (Solanaceae). O efeito analgésico obtido pela aplicação tópica da capsaicina promove a depleção da substância P, um neuropeptídeo das fibras nervosas sensitivas tipo C. Essa ação inibiria a transmissão dos impulsos dolorosos até o SNC.

Toxina botulínica

A toxina botulínica do tipo A é uma neurotoxina poderosa, amplamente empregada no tratamento das hiperatividades musculares, entre as quais a distonia e a espasticidade, bem como no tratamento das hiperidroses. Essa toxina bloqueia a exocitose da acetilcolina no nível da junção neuromuscular e das terminações colinérgicas livres cutâneas ao hidrolisar a *Synaptosomal-Associated Protein 25* (proteína 25 associada à sinaptossoma), um dos componentes do sistema de acoplamento das vesículas para exocitose. Ela impede, também, a fusão da vesícula sináptica com a membrana pré-sináptica e a liberação do neurotransmissor. Contudo, diversos autores constataram que o alívio doloroso geralmente precedia o efeito esperado sobre o relaxamento muscular, podendo até ser superior àquele efeito esperado exclusivamente com o relaxamento muscular.

Bisfosfonatos

Apresentam ação inibitória da atividade osteoclástica, com redução do Ca^{++} sérico e diminuição da atividade inflamatória. Inibe, ainda, a mineralização e a reabsorção óssea.

Anti-histamínicos

Apresentam efeito sedativo, antiemético, anticolinérgico, antialérgico, antiespasmódico, orexígeno e anestésico local.

Ansiolíticos

Apresentam ação sedativa, ansiolítica, anticonvulsivante e miorrelaxante, além de ativação dos receptores GABA-A e N-metil-D-aspartato (NMDA).

Resumidamente, apresenta-se na Tabela 2 o principal mecanismo dos fármacos utilizados no tratamento da dor descrito anteriormente.

A European Federation of Neurological Societies organizou uma força-tarefa e, por meio de metanálise, classificou os fármacos mais comuns utilizados no tratamento dos quadros neuropáticos conforme o nível de evidência dos estudos em A, B e C e as recomendações de fármacos de 1ª, 2ª e 3ª linhas de tratamento. A condição neuropática em que há mais estudos é a neuropatia diabética; outras condições ainda carecem de estudos. Existem classes de fármacos consideradas de 3ª linha, p. ex., que apresentam poucos estudos sobre sua eficácia, mas que apresentam boa resposta para certos quadros. É o caso da carbamazepina para o tratamento da neuralgia clássica do trigêmeo. Na Tabela 3, são apresentados os principais achados dos estudos sistematizados.

Inúmeras vezes, para o tratamento da dor, será necessária a combinação de mais de uma classe de fármaco apresentada neste capítulo. O algoritmo apresentado na Figura 2 exemplifica essa questão e pode ser utilizado para nortear a escolha do tratamento farmacológico.

Efeitos adversos

Observou-se que os efeitos adversos mais comuns no uso de opioides são constipação, naúseas, vômito, sonolência, dispneia, xerostomia, vertigem, sedação e outros sintomas neuropsiquiátricos. Quando há intoxicação por opioides, são necessárias a administração de naloxona e a monitorização do paciente na UTI. No caso

Tabela 2 Mecanismo de ação dos principais fármacos utilizados no tratamento da dor neuropática

	Antidepressivos tricíclicos	ISRS	Anticonvulsivantes	Tramadol	Metadona	Oxicodona	Bisfosfonatos	Anti-histamínicos	Ansiolíticos
Recaptação de monoaminas	×	×		×					
Antagonista de NMDA	×				×				×
Bloqueadores dos canais de sódio	×		×						
Bloqueadores dos canais de cálcio			×						
Agonista de μ-opioide				×	×				
Agonista de κ-opioide						×			
Agonistas de GABA-A									×
Reabsorção de Ca^{++}							×		
Agonistas e antagonistas de H3								×	

GABA-A: ácido gama-aminobutírico do tipo A; ISRS: inibidores seletivos de recaptação da serotonina; NMDA: N-metil-D-aspartato.
Adaptada de Sindrup SH, Finnerup NB, Otto M, Jensen TS. Principles of pharmacological treatment. In: Cervero F, Jensen TS (eds.). Handbook of clinical neurology: pain. Amsterdã: Elsevier; 2005. p.843-53.

Tabela 3 Classificação de evidência por tratamento mais comum estudado para dor neuropática e recomendações de uso segundo o guia da European Federation of Neurological Societies

Etiologia	Nível A de classificação para eficácia	Nível B de classificação para eficácia	Nível C de classificação para eficácia	Nível A/B de classificação para ineficácia ou resultados discrepantes	Recomendação para 1ª linha	Recomendação para 2ª ou 3ª linha
Neuropatia diabética[a]	Duloxetina, gabapentina, morfina, oxicodona, pregabalina, antidepressivos tricíclicos[b], tramadol[c] com ou sem acetaminofeno, venlafaxina de liberação lenta	Tox na botulínica*, gabapentina, venlafaxina*, levodopa*	Carbamazepina, fenitoína	Capsaicina tópica, lamotrigina[e], memantina, oxcarbazepina, ISRS, clonidina tópica, topiramato, valproato	Duloxetina, gabapentina, pregabalina, antidepressivos tricíclicos, venlafaxina ER	Opioides, tramadol
Neuralgia pós-herpética	Gabapentina, emplastro de lidocaína[d], opioides, pregabalina, antidepressivos tricíclicos	Capsaicina tópica, valproato*		Benzidamida tópica, dextrometorfano, lorazepam, tramadol, memantina, flufenazina	Gabapentina, pregabalina, antidepressivos tricíclicos, emplastro de lidocaína	Capsaicina, opioides
Neuralgia clássica do trigêmeo	Carbamazepina	Oxcarbazepina	Baclofeno*, lamotrigina*, tizanidina*, pimozida (sem registro vigente na Anvisa)*		Carbamazepina, oxcarbazepina	Cirurgia
Dor central	Pregabalina (LM)	Lamotrigina (DCPAVE), antidepressivos tricíclicos (LM, DCPAVE), opioides, tramadol (LM)*		Carbamazepina, gabapentina, lamotrigina (LM), levetiracetam, valproato, mexiletina (sem registro vigente na Anvisa), cetamina	Gabapentina, pregabalina, antidepressivos tricíclicos	Canabinoides (EM), lamotrigina, opioides, tramadol (LM)

* Fármacos que apresentaram efetividade apenas nos estudos de classe II ou III e geralmente não são recomendados.
[a] É a condição mais estudada. Apenas antidepressivos tricíclicos, tramadol e venlafaxina foram estudados em neuropatias não diabéticas.
[b] Amitriptilina, clomipramina (neuropatia diabética), nortriptilina, desipramina, imipramina.
[c] Tramadol pode ser considerado 1ª linha em pacientes com exacerbação aguda da dor, especialmente para a combinação de tramadol/acetaminofeno.
[d] Lidocaína é recomendada para pacientes idosos.
[e] Canabinoides (efeito positivo na EM) e lamotrigina (efeito positivo na DCPAVE, mas negativo em EM e LM, exceto em pacientes com lesão incompleta e com alodínia à escovação em um estudo baseado na análise de *post hoc*) são propostos para caso refratário.
DCPAVE: dor central após AVC; EM: esclerose múltipla; ER: liberação prolongada; ISRS: inibidores seletivos de recaptação da serotonina; LM: lesado medular.
Adaptada de Attal N, Cruccu G, Baron R, Haanpaa M, Hansson P, Jensen TS, et al. EFNS guidelines on the pharmacological treatment of neuropathic pain: 2010 revision. Eur J Neurol 2010;17(9):1113-e88.

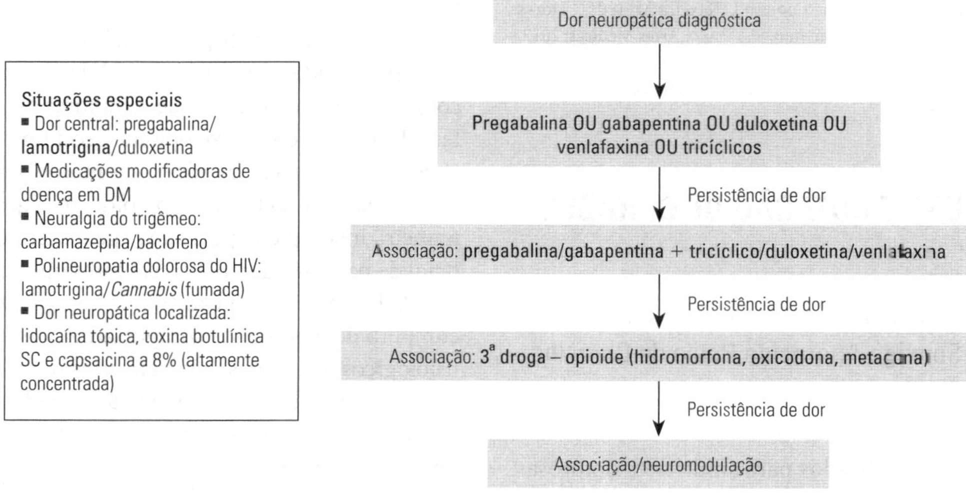

Figura 2 Algoritmo de tratamento para a dor adotado no HC-FMUSP.

dos anticonvulsivantes, miorrelaxantes, ansiolíticos, antidepressivos e antipsicóticos, os efeitos mais comuns podem ser sonolência, diminuição da atenção, náusea e tontura; neste caso, a correção da dose e/ou o escalonamento da dose até a faixa terapêutica podem ser alternativas para evitar tais desconfortos.

BIBLIOGRAFIA

Attal N, Cruccu G, Baron R, Haanpaa M, Hansson P, Jensen TS, et al. EFNS guidelines on the pharmacological treatment of neuropathic pain: 2010 revision. Eur J Neurol 2010;17(9):1113-e88.

Brunton L, Parker K, Blumenthal D, Buxton I. Goodman & Gilman's: Manual of Pharmacology and Therapeutics. 4.ed. New York: McGraw--Hill Medical; 2008.

Ferreira K, Dias T, Latorre M, Teixeira M, Silva A, Appolinario J. Predictors of perceived pain-related interference with emotional and physical functioning in persons with chronic pain: a population-based study. Eur J Pain Suppl 2011;5(1):75.

Ferreira KA, Teixeira MJ. Princípios gerais do tratamento da dor. In: Alves Neto O, Costa C, Siqueira J, Teixeira MJ (eds.). Dor: princípios e prática. Porto Alegre: Artmed; 2009. p.943-56.

Galhardoni R, Bonfiglioli K, Ciampi de Andrade D. Fármacos utilizados no tratamento da dor. In: Fuller R (ed.). Reumamecum. São Paulo: Permanyer Brasil Publicações; 2012. p.136-73.

Merskey H, Bogduk N. Classification of chronic pain: description of chronic pain syndromes and defnitions of pain terms. 2.ed. Seattle: IASP Press; 1994.

Oliveira L. Princípios gerais do tratamento farmacológico da dor. In: Alves Neto O, Costa C, Siqueira J, Teixeira MJ (eds.). Dor: princípios e prática. Porto Alegre: Artmed; 2009. p.1033-41.

Sa KN, Baptista AF, Matos MA, Lessa I. Chronic pain and gender in Salvador population, Brazil. Pain. [Research Support, Non-U.S. Gov't] 2008; 139(3):498-506.

Sindrup SH, Finnerup NB, Otto M, Jensen TS. Principles of pharmacological treatment. In: Cervero F, Jensen TS (eds). Handbook of clinical neurology: pain. Amsterdã: Elsevier; 2005. p.843-53.

Stump P. Orientação para o tratamento farmacológico da dor neuropática. Dor é coisa séria 2012;8(2):5-16.

Teixeira M. Fisiopatologia da dor. In: Alves Neto O, Costa C, Siqueira J, Teixeira MJ (eds.). Dor: princípios e prática. Porto Alegre: Artmed; 2009. p.145-75.

Teixeira MJ, Siqueira J, Alvarez F. Fisiopatologia da dor/glóssario de termos para a semiologia da dor. In: Siqueira J, Teixeira MJ (eds.). Dores orofaciais: diagnóstico e tratamento. São Paulo: Artes Médicas; 2012. p.61-81.

World Health Organization. Cancer pain relief. 2.ed. Geneva: World Health Organization; 1996.

41 USO E ROTAÇÃO DE OPIOIDES

Maria Helena Sampaio Favarato, Júlio César de Oliveira, Solange Aparecida Petilo de Carvalho Bricola

Opioides são utilizados para síndromes dolorosas agudas e crônicas, oncológicas ou não, especialmente na falha de outros métodos de controle farmacológico e não farmacológico.

São princípios básicos do uso de opioides na dor crônica:

- preferência pela via oral;
- intervalos fixos;
- uso da escada analgésica (Figura 1 do Capítulo 40 e Figura 1);
- titulação da dose individualizando tratamento (Figuras 1 e 2);
- prevenção e combate a efeitos adversos.

Não há estudos controlados de uso de opioides contra placebo para dor crônica com avaliação superior a um ano, o que deve ser levado em consideração no momento da opção terapêutica, uma vez que há evidências dos riscos potenciais com o uso de opioides (incluindo abuso ou dependência, tolerância, superdosagem ou acidentes) e há extensa evidência sobre o benefício de outras opções (farmacológicas ou não) terapêuticas em dor crônica, com menor risco associado (Figura 2). Para dor crônica não oncológica, medidas não farmacológicas e medicamentos não opioides devem ser preferidos em relação à prescrição de opioides. Isso não quer dizer que a prescrição de opioides deva ser restrita a pacientes que falharam a todas as outras opções, mas que seu uso deve ser pautado em avaliação responsável de riscos e benefícios potenciais a cada momento. Em alguns contextos clínicos, como fibromialgia, é esperado que os riscos do uso crônico de opioides se sobreponham aos potenciais benefícios (Capítulo 144).

Para o tratamento da dor crônica, existem algumas situações que devem ser conhecidas para melhor manejo do uso de opioides, como tolerância, abuso e dependência, abstinência e efeitos adversos dos medicamentos.

Tolerância é a redução do efeito do medicamento e está relacionada a mecanismos celulares e moleculares, como aumento ou redução de receptores de opioides, internalização do complexo opioide-receptor e pode acontecer para qualquer opioide. Esses mecanismos também podem ocorrer na troca do opioide, mas geralmente de maneira incompleta, pois cada agente tem uma especificidade para os diferentes receptores opioides.

A dependência (ou adição) se caracteriza como um conjunto de fenômenos comportamentais, cognitivos e fisiológicos que se desenvolvem após o uso repetido de determinada substância. Quanto à dependência, deve-se avaliar o paciente quanto à presença de adições e comportamentos abusivos, problemas psicossociais e monitorizar quando o uso do opiode não se faz mais necessá-

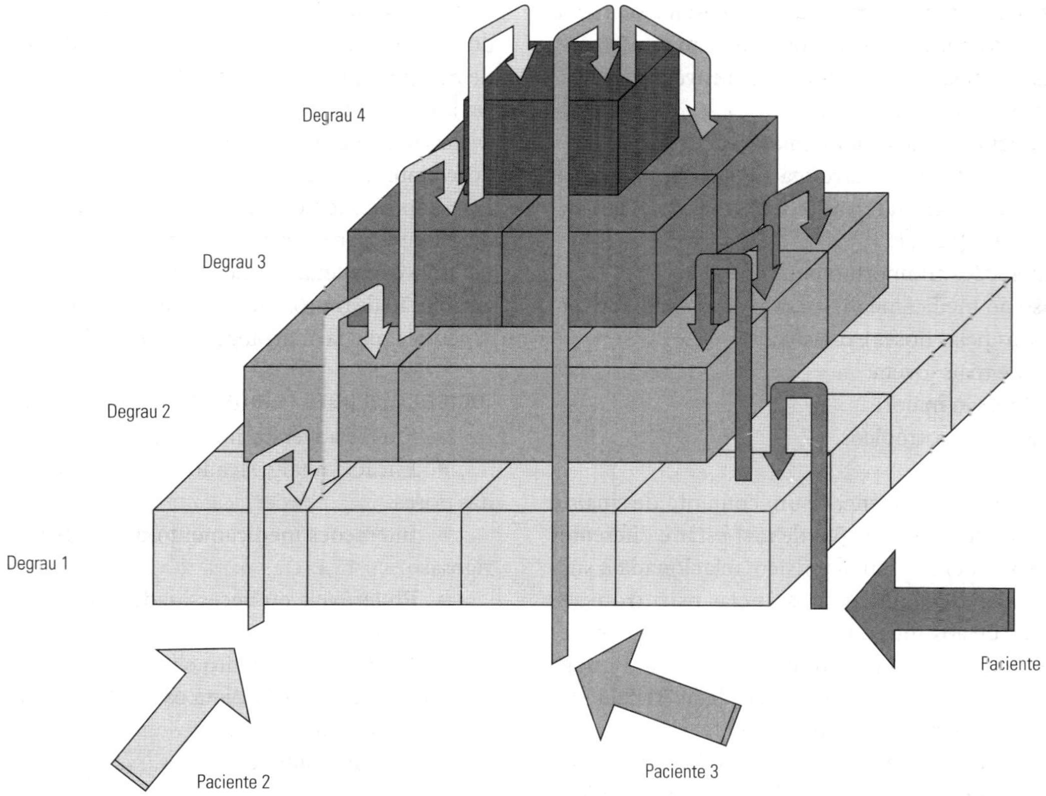

Figura 1 Escada analgésica multimodal mostrando que dependendo do perfil do paciente, o uso da escada deve ser individualizado, podendo-se subir ou descer os degraus, pular degraus para cima ou para baixo e realizar trocas de medicações no mesmo degrau analgésico.

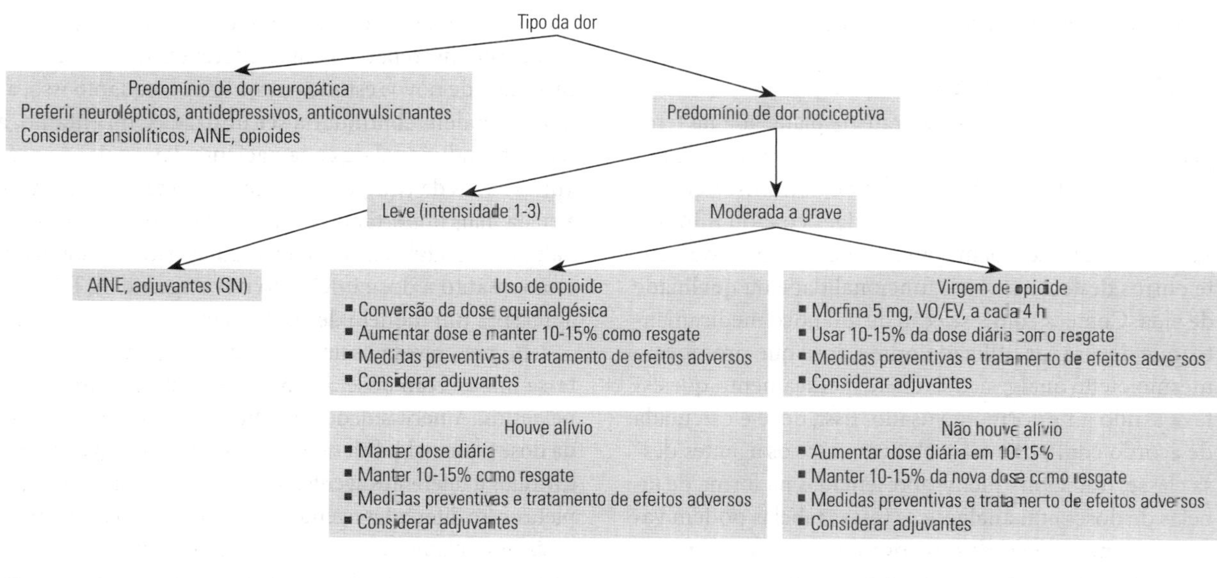

Figura 2 Ajuste de doses de opioides. Adaptada de NCCN clinical practice guidelines in oncology (NCCN Guidelines®). Adult Cancer Pain Version 2.2014.

rio. O risco de dependência é maior quanto maior a dose em uso. Alguns sinais indicativos de adição são:

- uso compulsivo do opioide, inclusive para aliviar sintomas que não a própria dor;
- aumento da dose por conta própria;
- questionamento em relação à prescrição, pedido de mais medicações ou novas receitas fora do prazo anteriormente estipulado;
- alterações comportamentais;
- uso do medicamento mesmo após efeitos adversos causados pelas doses excessivas;
- idade mais jovem;
- depressão maior;
- uso de psicotrópicos.

Síndrome de abstinência é um conjunto de sinais e sintomas que geram sensações de mal-estar e diferentes graus de sofrimento mental e físico, relacionada à suspensão do uso de algumas substâncias psicotrópicas. A síndrome de abstinência pode ser prevenida com retirada gradual de opioides em uso há mais de 10 dias. São sintomas de abstinência leve: ansiedade, irritabilidade, intolerância térmica, lacrimejamento, rinorreia, salivação, sudorese e pele anserina; podendo evoluir para sintomas mais intensos, como cólicas, diarreia, insônia e mioclonias.

São diversos efeitos adversos possíveis relacionados ao uso de opioides: boca seca, tonturas, disfunção cognitiva, sintomas dissociativos, mioclonias, náuseas, vômitos, obstipação, hipotensão, prurido e depressão respiratória. Sua incidência varia de 15-40% e cada agente tem um perfil próprio de efeitos adversos.

Alguns agentes opioides de uso comum e suas características são descritos na Tabela 1.

ROTAÇÃO DE OPIOIDES

Rotação de opioides é estratégia planejada na terapêutica com opioides, consistindo na substituição de um agente por outro ou troca da via de administração na tentativa de melhorar o poder analgésico e/ou minimizar efeitos adversos, bem como influenciar positivamente outros desfechos, como funcionalidade ou qualidade de vida. Começa com a seleção de um novo medicamento, que deverá ser utilizado numa dose que promova o mesmo efeito analgésico daquele medicamento que estava sendo anteriormente usado. Essa dose é calculada de acordo com potências relativas entre os agentes dessa classe, tradicionalmente apresentadas na forma de tabelas de doses equianalgésicas (essas tabelas podem variar, por novos estudos propondo novas relações de potência analgésica), porém, mais atualmente apresentada na forma de algoritmos de decisão. Uma vez iniciado o novo agente, sua dose deve ser titulada e ajustada de maneira individualizada, de acordo com as características de cada paciente. A decisão final deve envolver avaliação clínica para minimizar o risco de prescrição de dose inapropriada para a necessidade atual do paciente. Em todo momento que se propõe rotação de opioides, deve-se pensar se esta é a melhor estratégia, sendo imperativo considerar também outras possibilidades, como associação de outros medicamentos ou otimização de terapêutica não farmacológica.

Indicações para rotação de opiodes

- Efeitos adversos intoleráveis.
- Eficácia analgésica insatisfatória com aumento das doses.
- Interações medicamentosas potencialmente perigosas.
- Preferência ou necessidade por outra via de adminstração.
- Mudança no quadro clínico geral (p. ex., má absorção, interrupção da dieta oral, suspeita de abuso de medicamentos etc).
- Disponibilidade e custos.

Deve-se avaliar comorbidades, alergias, condição psicossocial, se paciente internado ou ambulatorial, idade, outros medicamentos em uso, tentando observar todos os fatores que possam influenciar no sucesso dessa estratégia.

Tabelas de doses equianalgésicas

Estas tabelas nem sempre derivam de evidência cientificamente relevante e ensaios clínicos controlados, por isso existe discrepância entre diferentes fontes e há necessidade de novos estudos nessa área. Enquanto isso, as tabelas podem continuar a ser utilizadas, no entanto, a resposta individual de cada paciente deve guiar as próximas ações da equipe. Assim, a avaliação do paciente é a etapa mais importante no processo de conversão equianalgésica e as tabelas são apenas guias para facilitar a decisão quanto à dose inicial do novo agente. A Tabela 2 apresenta um modelo de conversão.

Ao prescrevermos um novo opioide em rotação, orienta-se iniciar com dose 50-75% menor que a dose equianalgésica. A necessidade de redução da dose para abaixo da dose equianalgésica se dá pela resposta variável dos indivíduos a diferentes agentes, bem como tolerância incompleta entre diferentes agentes. Para a metadona, a redução mais importante se dá na observação clínica de potência maior que a antecipada por outros estudos e característi-

Tabela 1 Agentes opioides de uso comum

Medicação	Características	Receptores	Doses	Farmacodinâmica	Efeitos adversos
Codeína	Tratamento de dor de moderada intensidade	*mu*	15-60 mg, em 3-6 doses diárias, dose máxima: 360 mg/dia	Pico plasmático: 1 h; meia-vida: até 4 horas	Sonolência e obstipação
Tramadol	Seguro do ponto de vista cardiovascular e respiratório; pequeno potencial de abuso; parcialmente revertido pela naloxona	*mu* Ação também em vias adrenérgicas e serotoninérgicas, inibindo a recaptação de norepinefrina e serotonina	50-100 mg, a cada 4-6 horas; dose máxima: 400 mg/dia ou 300 mg para população geriátrica; liberação cronogramada: 100 mg/dia, titular, a cada 5 dias; dose máxima: 300 mg/dia	Início de ação: 1 hora, pico 2-3 horas; liberação cronogramada: pico de ação: 5 horas	Náuseas, vômitos, xerostomia e tontura
Morfina	Pode ser administrada por diversas vias (como VO, retal, SC, EV) em portadores de insuficiência renal e hepática	*mu* *kappa* *delta*	VO: dose habitual 10-30 mg, a cada 4 horas; SC: dose habitual 5-15 mg, a cada 4 horas; EV: 2,5-5 mg, a cada 4 horas; liberação cronogramada: 30 mg uma vez ao dia, aumentando 30 mg a cada 4 dias; não há dose máxima reconhecida, devendo o prescritor ficar atento a sinais de toxicidade	Início de ação EV: 5-10 minutos; VO: cerca de 30 min	Depressão respiratória, tontura, retenção urinária e hipersensibilidade
Oxicodona	Comprimidos de liberação lenta, não devem ser macerados, mastigados ou divididos, evitar em insuficiência renal e hepática	*mu*	Dose média nos estudos: 20 a 60 mg/dia	Absorção bifásica: rápida absorção inicial, início de ação: 1 a 3 horas; novo pico de absorção após 7 horas	Náuseas e vômitos, prurido, obstipação, sonolência, com baixo desenvolvimento de tolerância
Metadona	Uso VO, EV, SC, espinhal e retal; interações com fármacos que interferem com o citocromo p450	*mu* *delta* NMDA	Dose habitual: 2,5-10 mg a cada 8-12 horas, VO	Início de ação: 0,5-1 hora, meia-vida longa, com duração da analgesia de até 12 horas; níveis plasmáticos demoram 5-7 dias para se ajustar	Obstipação e sudorese são os mais persistentes
Buprenorfina	Altamente potente, cerca de 25-100 vezes mais que a morfina	*mu* (agonista parcial) *kappa* (antagonista)	Dose sublingual usual de 0,2-0,4 mg	Longa duração	Cefaleia, insônia, diaforese, náuseas, dor abdominal e obstipação
Fentanila	Formulações EV indicadas para procedimentos e sedoanalgesia em terapia intensiva; 80-100 vezes mais potente que a morfina	*mu*	Adesivo, deve ser trocado a cada 72 horas	Início de ação e duração curta; formulações transdérmicas: início de ação 6-12 h, equilíbrio em 3-6 dias	Confusão, tontura, fadiga, sedação, obstipação, náusea, vômito, dispneia, eritema no local de aplicação do adesivo

NMDA: N-metil-D-aspartato

cas farmacocinéticas (biodisponibilidade de 80-97% contra 35-70% da morfina; com ligação plasmática 60-90%, contra 35% da morfina; meia-vida de 30 horas, contra 3-4 horas da morfina). Para o fentanil transdérmico, há estudos com formulação de tabelas de conversão pelo fabricante, que se mostram seguras na prática clínica.

Tabela 2 Exemplo de tabela equianalgésica para opioides: dosagem em mg equivalente de morfina

Opioide	Fator de conversão	Exemplo de dose equianalgésica
Morfina	1	30 mg
Codeína	0,15	200 mg
Tramadol	0,10	300
Fentanil transdérmico (mcg/h)	2,4	12,5 mg
Hidrocodona*	1	30 mg
Hidromorfona	4	7,5 mg
Metadona (mg/dia): ▪ 1-20 ▪ 21-40 ▪ 41-60 ▪ 61-80	 4 8 10 12	 7,5 3,75 3,0 2,5
Morfina EV	3	10 mg
Oxicodona	1,5	20 mg
Oximorfona*	3	10 mg

*Sem registro vigente na Anvisa. Adaptada de Dowell D, Haegerich TM, Chou R. CDC Guidelines for prescribing opioids for chronic pain – United States, 2016. JAMA 2016;315(15):1624-45.

Algumas situações comuns para manejo de opioides são:

- a morfina é o opiode padrão;
- na conversão de morfina VO para EV, reduzir a dose em 3 vezes e na conversão de VO para SC, em 2 vezes;
- no início da terapêutica com opioides, preferir agentes de curta duração, em contraposição a agentes de longa duração ou liberação prolongada, pois é mais seguro que se use um agente com farmacocinética e farmacodinâmica mais previsíveis. Os agentes de longa duração também não devem ser prescritos como resgate.

Sugestão de roteiro para rotação de opioides

Primeiro passo – fator de segurança

- Calcular a dose equianalgésica do novo opioide utilizando uma tabela de potência equianalgésica.
- Se troca for para opioide que não seja metadona ou fentanil, reduzir a dose equianalgésica em 25-50%. Para a metadona, reduzir a dose para 10-25% da dose equianalgésica. Na rotação para fentanil transdérmico, utilizar a tabela específica de conversão para este agente (Tabela 3).
- Selecione a dose inicial do novo opioide para dentro desse novo limite, de modo que a factibilidade do novo esquema seja satisfatória, em termos de número de tomadas diárias, apresentações disponíveis da droga, entre outros. Para pacientes com doses altas, idosos e frágeis, pode ser interessante situar essa dose inicial mais próxima do limiar de redução de 50% da dose equianalgésica. Reduzir 25% quando o paciente não tiver essas características ou quando o paciente estiver trocando a via de administração.

Segundo passo – ajuste da dose (Figura 2)

- Fazer uma segunda rodada de avaliação da intensidade da dor e das características psicossociais, para definir se haverá aumento ou diminuição (geralmente 10-15%) na dose proposta após o primeiro passo, considerando eficácia analgésica e risco de sintomas de abstinência e de efeitos adversos.
- Desenhar estratégia de avaliação e titulação da dose.
- Considerar incorporar doses de resgate na prescrição regular ("de horário").

Tabela 3 Exemplo de tabela de conversão de fentanil venoso para transdérmico

Venoso	Transdérmico
8-25 mcg/hora	25 mcg/hora
26-42 mcg/hora	50 mcg/hora
43-58 mcg/hora	75 mcg/hora
59-75 mcg/hora	100 mcg/hora
Qualquer aumento acima de 17 mcg/hora	Acrescentar 25 mcg/hora

Adaptada de Kraychette DC, Sakata RK. Uso e rotação de opioides para dor crônica não oncológica. Rev Bras Anestesiol 2012;62(4):554-62.

▪ BIBLIOGRAFIA

Dowell D, Haegerich TM, Chou R. CDC Guidelines for prescribing opioids for chronic pain- United States, 2016. JAMA 2016;315(15):1624-45.

Fine PG, Portenoy RK; the Ad Hoc Expert Panel on Evidence review and guidelines for opioid rotation. Establishing the "Best practices" for opioid rotation: conclusions on an expert panel. J Pain Sympt Manag. 2009;38(3):418-25.

Kraychette DC. Opioies – o que você deve saber. São Paulo: Leitura Médica; 2015.

Kraychette DC, Sakata RK. Uso e rotação de opioides para dor crônica não oncológica. Rev Bras Anestesiol 2012;62(4):554-62.

NCCN clinical practice guidelines in oncology (NCCN Guidelines®). Adult Cancer Pain Version 2.2014.

42 MANEJO NÃO FARMACOLÓGICO DA DOR

Thiago Medina Brazoloto

Considerando a dor no contexto/modelo biopsicossocial, as ações em saúde implicam tratar não somente a dor física, do ponto de vista sensitivo, com uso de drogas, mas dar apoio a outras dimensões da vida em que haja repercussão, para as quais não há medicamento.

Relações familiares, de trabalho, em comunidade, renda, acessibilidade (física e social), aspectos psíquicos pessoais e experiências gerais ou história de vida, fé e religião, cultura, aspectos legais, qualidade do sono, dentre muitas outras dimensões que interferem na qualidade de vida devem ser avaliados e cuidados.

Essas dimensões da vida, se não forem cuidadas, podem dificultar o tratamento da dor física. É por isso que o tratamento farmacológico da dor, exclusivamente, é insuficiente na maioria dos casos de dor crônica.

Nesse sentido, a complexidade da dor exige assistência em saúde de forma multidisciplinar e bem estruturada, tanto do ponto de vista do ambiente profissional quanto da formação dos recursos humanos.

CONDUTAS E DESAFIOS PROFISSIONAIS

É comum o paciente com dor crônica apresentar um histórico de diagnósticos e tratamentos com insucessos, tendo passado por dezenas de profissionais. O acúmulo de más experiências torna o tratamento um desafio ainda maior. Portanto, deve-se ter em mente as seguintes palavras-chave: acolhimento, respeito, competência e postura confiante.

Conquistar a confiança do paciente com competência e bons resultados é o objetivo primordial.

Deve-se encorajar o paciente diante dos procedimentos terapêuticos não farmacológicos que forem propostos, os quais podem ser vistos, por um erro cultural, como menos importantes que o tratamento farmacológico.

Muito embora o tratamento não farmacológico seja, frequentemente, visto como "complementar" ao tratamento farmacológico, tal conceito deve ser evitado, uma vez que o objetivo final é, fundamentalmente, a diminuição da dor e a reabilitação funcional satisfatórias para o paciente, o que exige uma soma de esforços terapêuticos, sejam eles farmacológicos ou não. Isso vale para dor aguda ou crônica, porém, especialmente para a crônica, para a qual os resultados do uso exclusivo de medicamentos (ou outras terapias isoladas) são piores se comparados ao tratamento farmacológico e não farmacológico combinados (abordagem multidisciplinar).

O tratamento da dor crônica pode exigir retornos frequentes, por isso é importante objetivar o máximo de eficiência por sessão, a fim de evitar absenteísmo e favorecer a adesão ao tratamento, mas sempre respeitando os limites do paciente.

Não há tratamento adequado sem o prévio e correto diagnóstico. Diagnósticos semelhantes podem ter quadros clínicos e limitações funcionais diferentes. Embora a reabilitação funcional possa ser indicada, as abordagens devem ser diferentes.

Deve-se ter cuidado com o uso dos termos "calor" e "frio" ao se fazer referência a uma temperatura quente ou fria, já que calor é um termo subjetivo do ponto de vista sensitivo e, em física, refere-se à transferência de energia térmica (seja ela sentida como quente ou fria). O adequado é o uso dos termos "aquecimento" e "resfriamento" (superficial, profundo, de tecidos, de órgãos etc.) (Seção 5).

Nas modalidades terapêuticas em que há contato com o corpo (massagem, fisioterapia etc.) ou execução de movimentos, deve-se observar integridade e resistência da pele, principalmente em idosos e vítimas de queimaduras; nível de dor; inflamação local ou lesão tecidual, a fim de indicar a técnica mais adequada para as condições locais, observando frequência, duração e intensidade. Além disso, em condições especiais (gestantes, idosos, nefropatas, hepatopatas, cardiopatas, pós-operatório imediato, polifarmácia, entre outros), o tratamento não farmacológico deve ser adaptado e traz vantagens no sentido de evitar efeitos colaterais e outros riscos que o tratamento farmacológico poderia causar. Nesse sentido, é importante que o profissional receba informações, por escrito, do(s) colega(s) que acompanha(m) o doente, a fim de planejar as ações de combate à dor.

REPERCUSSÕES DA DOR

Seja aguda ou crônica, a dor interfere em várias dimensões da vida. Sabidamente, a dor crônica causa impacto maior. A compreensão dessas repercussões justifica a abordagem multidisciplinar:

- prejuízo emocional e comportamental: relações interpessoais, entre amigos, na família; depressão, ansiedade, medo, hostilidade, prejuízo ao sono, pensamentos catastróficos, perda da volição etc.;
- prejuízo financeiro/econômico: afastamentos trabalhistas, desemprego, gastos pessoais (consultas, medicamentos, terapias), custos sociais e ao sistema de saúde;
- ganhos secundários e amplificação: ao perceber que recebeu de alguém alguma "vantagem" (atenção, ca-

rinho, facilidades) por apresentar limitações funcionais e/ou dor, o doente nega haver melhora com o tratamento ou dificulta sua adesão, além de apresentar tendência a piora para não perder essa "vantagem". Não se trata apenas de prejuízo emocional/comportamental, pois há, também, o risco físico/biológico;

- reações sistêmicas: nos sistemas nervoso, cardiovascular, imunológico etc.

EQUIPE MULTIDISCIPLINAR

Preferencialmente, deve ser composta por profissionais especialistas ou com experiência na área de dor.

Todo profissional deve conhecer e compreender, minimamente, as diferentes áreas de atuação profissional para a compreensão do complexo fenômeno da dor. Esta é uma competência obrigatória a ser desenvolvida no profissional que se propõe a tratar a dor.

A composição da equipe multidisciplinar varia em todo o mundo, de acordo com o perfil da clínica ou do centro de dor, mas devemos nos esforçar para conseguir a maior abrangência profissional possível.

Na dificuldade de uma composição profissional ampla, os conhecimentos adquiridos de outras áreas profissionais permitem que se façam orientações e encaminhamentos adequados, sem, no entanto, exercê-las, o que seria ilegal.

Médico

Geralmente, é o núcleo da equipe que reúne os dados gerais do paciente e procede à prescrição farmacológica. Eventualmente, algumas equipes incluem farmacêuticos para auxiliarem na prescrição e na interação medicamentosa, ao se preocupar com a via de administração, a biodisponibilidade da droga, a absorção etc. O médico pode ser representado por fisiatra, anestesiologista, reumatologista, neurologista/neurocirurgião, ortopedista, acupunturista, dentre outros, conforme a necessidade.

Cirurgião-dentista

Profissional necessário não somente nos casos em que a dor se localiza na boca, na face ou na cabeça, mas também para realizar avaliação e tratamento de doenças nem sempre perceptíveis ao paciente, mas que interferem em sua vida. Cárie dentária e doença periodontal podem produzir halitose e prejuízos estéticos com consequente rejeição social e familiar, além de dificuldade alimentar e risco nutricional pela dificuldade na mastigação, da mesma forma que a ausência de dentes ou de próteses dentárias também traz prejuízos semelhantes. Além disso, mediadores inflamatórios produzidos pelas doenças bucais influenciam doenças em outros segmentos corporais. A representação do segmento orofacial no córtex somatossensorial é ampla e, por isso, esse segmento é extremamente sensível.

Equipe de enfermagem

O enfermeiro, ao liderar a equipe de auxiliares, técnicos e outros enfermeiros, pode avaliar riscos e dificuldades a fim de orientar cuidados fundamentais e multiprofissionais. Haja vista sua formação, é um dos profissionais com a visão mais abrangente do cuidado integral ao doente.

Fisioterapeuta

Avalia e planeja o tratamento da dor e a reabilitação funcional com foco na fisioterapia por exercícios (correção de deficiências de postura, flexibilidade, força, equilíbrio, coordenação neuromuscular, resistência) ou na fisioterapia passiva (termoterapia, mobilização passiva etc.).

Terapeuta ocupacional

Profissional responsável pela educação dos familiares e cuidadores, mudanças de hábitos deletérios, posturas incorretas no ambiente de trabalho e em casa. Orienta quanto a ergonomia e postura em relação à função das atividades diárias básicas (sentar-se, levantar-se, escovar os dentes, pentear o cabelo, trocar de roupa, apreender talheres e copos etc.).

Educador físico

Recentemente inserido nas equipes multidisciplinares, avalia e planeja atividades de lazer para a promoção da saúde física e mental (atividade física com biomecânica correta e adaptada, técnicas de relaxamento etc.), redução do estresse, do medo de realizar movimentos e da depressão, aumento da autoconfiança, melhora da função motora e do raciocínio, bem como das consciências corporal e social, reintegrando o indivíduo à comunidade.

Psicólogo

Descondiciona respostas e reações inadaptativas à dor, promove bem-estar, estratégias de enfrentamento à dor e redução de pensamentos catastróficos ou negativos, melhorando o humor e o comportamento. Bem indicado para pacientes que se consultaram com vários profissionais e cujos tratamentos prévios foram pouco eficazes, quando há dificuldades sociais, emocionais e profissionais, durante longos tratamentos e em doenças de prognóstico sombrio e de difícil controle sintomatológico, como no câncer.

Assistente social

Avalia as condições de vida geral (moradia, emprego, alimentação, higiene, transporte etc.), orienta quanto aos direitos do doente e auxilia na busca pelos recursos (ações e serviços) de assistência à saúde, incluindo ajuda financeira, alimentícia, de transporte etc.

Musicoterapeuta

Estuda a relação do homem com os sons para criar terapêuticas que restabeleçam o equilíbrio físico, psicológico e social do indivíduo. São utilizados instrumentos musicais, canto e ruídos para a reabilitação motora, a comunicação verbal e não verbal, a memória, a atenção e a concentração, a organização, a socialização, a coordenação rítmica, a orientação espacial-temporal, a criatividade e o aprendizado, o relaxamento, a motivação, o alívio do estresse e da dor, entre outros objetivos para a melhoria da qualidade de vida.

Orientador espiritual/religioso

De acordo com a fé ou religião (se houver) do doente, esse profissional, apesar de não ser obrigatório, pode ser necessário a esse tipo específico de suporte e conforto psíquico. Essa figura espiritual/religiosa deve conhecer e respeitar o ser humano de forma ampla (ecumênica), sem que haja tendências durante a abordagem, a qual deve ser adequada ao doente. Essa formação é típica dos teólogos.

OPÇÕES DE TRATAMENTO NÃO FARMACOLÓGICO

Medidas físicas e de reabilitação

Se bem indicadas e executadas, podem substituir alguma dose de medicamento analgésico e, ao diminuir a dor e recuperar a função do órgão, favorecem o retorno ao trabalho e à execução das atividades de vida diária. Devem se preocupar com o indivíduo e sua funcionalidade no domicílio, nos espaços sociais e no ambiente de trabalho. São exemplos: exercícios físicos, massagem, fisioterapia, termoterapia, hidroterapia, estimulação elétrica transcutânea, estimulação elétrica transcraniana, estimulação elétrica funcional, *laser* de baixa intensidade, ondas de choque, uso de órteses e próteses etc. Alguns casos de dor muscular podem ser tratados sem o uso de drogas.

Terapias em saúde mental

São efetivas no controle da dor, na mudança de comportamento e na redução do sofrimento e nas crenças relacionadas ao tratamento. Incluem-se: psicoterapia (individual, em grupo, em família), terapia cognitivo-comportamental, psicanálise, técnicas de relaxamento, de distração, *biofeedback*, entre outras. Além disso, programas educativos favorecem a qualidade de vida e a funcionalidade física, bem como a adesão ao tratamento, além de reduzir a frequência e a intensidade da dor. Estimulam o autocontrole e a autoconfiança, além de abordar a família para o apoio ao doente.

Acupuntura

Apresenta boa efetividade na redução da dor musculoesquelética e na recuperação da funcionalidade do órgão afetado, além de reduzir o consumo de analgésicos.

Intervenção anestésica por bloqueio regional

Não há consenso ou fortes evidências científicas da efetividade e da indicação para condições dolorosas específicas. Exemplos: bloqueios neurolíticos de nervos periféricos, bloqueio de plexos nervosos e de nervos espinais.

Intervenção cirúrgica/neurocirúrgica

Indicados para controlar a dor de difícil controle, incluindo a neuropática, refratária aos tratamentos convencionais ou quando se esgotaram as possibilidades de tratamento clínico. Nessa situação, a estimulação elétrica do SNC pode apresentar bons resultados. Outros exemplos são: cordotomia, cingulotomia, tratotomia trigeminal etc.

Outras intervenções cirúrgicas e não cirúrgicas, igualmente não farmacológicas para o tratamento da dor, bem como a execução de procedimentos odontológicos que visem ao controle de doenças bucais que possam interferir na dor em geral, podem ser necessárias, motivo pelo qual o encaminhamento ao cirurgião-dentista para avaliação e conduta é importante.

Musicoterapia

Pode reduzir a ansiedade, a dor e, assim, o consumo de analgésicos, inclusive opioides, mas deve ser usada em combinação à terapia farmacológica. Diversas técnicas e obras musicais podem ser utilizadas com sucesso, mas as obras de Mozart, em especial a "Sonata para 2 pianos em ré maior, K. 448" e a "Sonata para piano em dó maior, K. 545", ganharam destaque científico ao comprovarem a redução da dor.

Atividades de lazer

É extremamente importante que a equipe de saúde ajude o paciente a identificar áreas de interesse e estimular seu prazer em relação à prática de atividades de lazer, culturais e sociais, de raciocínio, físicas ou esportivas, pois seus benefícios extrapolam a diminuição da dor, mas também favorecem a saúde mental e a qualidade de vida ao melhorar diversos aspectos do cotidiano do paciente. A prática de um instrumento musical, pintura, desenho, escultura, poesia, teatro, dança e expressão corporal, caminhada, esportes e jogos de tabuleiro são algumas possibilidades.

Terapias alternativas

As terapias alternativas, não menos importantes, são indicadas, em geral, após o estabelecimento da estratégia terapêutica convencional (farmacológica, não farmacológica ou combinada), à medida que possam contribuir, de modo particular, ou seja, a partir da percepção do paciente, para a redução da dor e melhora da funcionalidade. São exemplos: toques terapêuticos, florais, cromoterapia, hipnose, apoio espiritual, meditação, ioga, *tai-chi* etc.

Especialmente para dor aguda, além das opções citadas anteriormente, repouso e/ou imobilização podem ser bem indicados, mas apenas durante o tempo necessário à reparação tecidual, para a qual a realização do movimento seja prejudicial à cicatrização e ao controle da dor.

Durante a fase aguda pós-operatória ou pós-traumatismo, indicam-se o ciclo breve de fisioterapia ou terapia ocupacional e o uso de analgésicos; nos quadros clínicos piores, deve-se lembrar da escala analgésica da OMS e das demais abordagens multidisciplinares.

A Política Nacional de Práticas Integrativas e Complementares no SUS (PNPIC), do Ministério da Saúde, inclui recursos terapêuticos marcados por escuta acolhedora, desenvolvimento do vínculo terapêutico e integração do ser humano com o meio ambiente e a sociedade, considerando o indivíduo em seus vários aspectos: físico, psíquico, emocional e social. Essas práticas foram institucionalizadas em 2006 e foram sendo ampliadas ao longo dos anos. Algumas dessas práticas incluem: medicina tradicional chinesa/acupuntura, medicina antroposófica, homeopatia, plantas medicinais e fitoterapia, meditação, musicoterapia, osteopatia, quiropraxia, reflexoterapia, reiki, yoga entre outras. Entretanto, muitas dessas práticas ainda carecem de estudos científicos bem controlados, especialmente na área de dor.

O papel das abordagens não farmacológicas no controle da dor e da depressão está cada vez mais chamando atenção. Essas abordagens não incluem apenas intervenções psicoterapêuticas, mas também acupuntura, hipnoterapia, exercício físico e técnicas de relaxamento. No entanto, estudos de melhor qualidade são necessários.

▪ BIBLIOGRAFIA

Alves Neto O, Costa CMC, Siqueira JTT, Teixeira MJ, et al. Dor: princípios e prática. Porto Alegre: Artmed; 2009.

Brasil. Ministério da Saúde. Secretaria de Atenção à Saúde. Departamento de Atenção Básica. Manual de implantação de serviços de práticas integrativas e complementares no SUS. Brasília: Ministério da Saúde; 2018. 56 p.

Teixeira MJ, Figueiró JAB. Dor: epidemiologia, fisiopatologia avaliação, síndromes dolorosas e tratamento. São Paulo: Grupo Editorial Moreira Jr.; 2001.

Von Roenn JH, Paice JA, Preodor ME. Current medicina: diagnóstico e tratamento da dor. Rio de Janeiro: McGraw-Hill Interamericana do Brasil; 2008.

Zis P, Daskalaki A, Bountouni I, et al. Depression and chronic pain in the elderly: links and management challenges. Clin Interv Aging 2017;12:709-20.

SEÇÃO 5

MEDICINA FÍSICA E REABILITAÇÃO

MOISÉS DA CUNHA LIMA

43 MEDICINA FÍSICA E REABILITAÇÃO

Moisés da Cunha Lima, Malcon Carvalho Botteon

EPIDEMIOLOGIA

Segundo a OMS, reabilitação é o uso de todos os meios necessários para reduzir o impacto da condição incapacitante e permitir aos indivíduos incapacitados obter uma completa integração.

De acordo com levantamento do IBGE de 2010, mais de 45,6 milhões de brasileiros declararam ter algum tipo de deficiência no Brasil, o que representa cerca de 23,9% dos brasileiros. A dificuldade para enxergar, mesmo com o uso de óculos ou lentes de contato, foi a principal queixa dos entrevistados (18,8% da população), seguida pela dificuldade de locomoção, que afeta cerca de 7% dos brasileiros – destaque-se que há deficiências múltiplas. No mundo, estima-se a prevalência de cerca de 15% da população com algum tipo de deficiência, número crescente em decorrência do envelhecimento da população e do aumento global das condições crônicas de saúde associadas à deficiência.

Nesse contexto, percebe-se a importância da medicina de reabilitação no sentido de obter os melhores resultados em matéria de participação do indivíduo na sociedade.

O principal objetivo da medicina física e da reabilitação é otimizar a participação social e a qualidade de vida, e tem 5 caminhos efetivos:

- tratar a patologia;
- reduzir a incapacidade;
- prevenir e tratar complicações;
- melhorar função e atividade;
- capacitar para o retorno à sociedade.

DEFINIÇÕES

A comunidade médica, o público e a literatura científica equivocam-se muitas vezes ao distinguir deficiência e incapacidade; além disso, há um crescente número de pessoas alegando deficiências e incapacidades profissionais. Essa situação torna necessária uma compreensão dos termos (Tabela 1), do alcance do problema e dos meios mais eficazes para lidar com tais questões na prática médica. Com a evolução dos conceitos e a mudança do paradigma, o modelo médico vem dando lugar a um modelo social, no qual o conceito de deficiência depende do meio em que a pessoa está inserida.

Tabela 1 Definições de deficiência, incapacidade e desvantagem

Deficiência (*impairment*)	Incapacidade (*disability*)	Desvantagem (*handicap*)
Anormalidade da estrutura do corpo e da aparência ou de órgãos ou funções	Consequência da deficiência em termos de *performance* funcional ou atividade pelo indivíduo	Experiência de dificuldades no convívio do indivíduo em sociedade advindas da deficiência e da incapacidade
Representa a exteriorização de um estado patológico	Representa a objetivação de uma deficiência	Representa a socialização de uma incapacidade ou deficiência
Reflete distúrbios no nível orgânico (p. ex., deficiência da visão)	Reflete distúrbios no nível da pessoa (p. ex., incapacidade de enxergar)	Reflete a adaptação do indivíduo ao meio ambiente resultante da deficiência e da incapacidade (p. ex., dificuldade de se relacionar em sociedade)

Doença ou desordem (situação intrínseca) – deficiência (exteriorização) – incapacidade (objetivação) – desvantagem (socialização)

Na legislação brasileira, para fins de enquadramento legal, os órgãos governamentais utilizam-se do Decreto n. 3.298, de 20 de dezembro de 1999, para definir deficiência e incapacidade:

"Art. 3° – Para os efeitos deste Decreto, considera-se:

I – deficiência – toda perda ou anormalidade de uma estrutura ou função psicológica, fisiológica ou anatômica que gere incapacidade para o desempenho de atividade, dentro do padrão considerado normal para o ser humano;

II – deficiência permanente – aquela que ocorreu ou se estabilizou durante um período de tempo suficiente para não permitir recuperação ou ter probabilidade de que se altere, apesar de novos tratamentos; e

III – incapacidade – uma redução efetiva e acentuada da capacidade de integração social, com necessidade de equipamentos, adaptações, meios ou recursos especiais para que a pessoa portadora de deficiência possa receber ou transmitir informações necessárias ao seu bem-estar pessoal e ao desempenho de função ou atividade a ser exercida.

Art. 4° – É considerada pessoa portadora de deficiência a que se enquadra nas seguintes categorias:

I – deficiência física – alteração completa ou parcial de 1 ou mais segmentos do corpo humano, acarretando o comprometimento da função física, apresentando-se sob a forma de paraplegia, paraparesia, monoplegia, monoparesia, tetraplegia, tetraparesia, triplegia, triparesia, hemiplegia, hemiparesia, ostomia, amputação ou ausência de membro, paralisia cerebral, nanismo, membros com deformidade congênita ou adquirida, exceto as deformidades estéticas e as que não produzam dificuldades para o desempenho de funções (redação dada pelo Decreto n. 5.296/2004);

II – deficiência auditiva – perda bilateral, parcial ou total, ≥ 41 dB, aferida por audiograma nas frequências de 500 Hz, 1.000 Hz, 2.000 Hz e 3.000 Hz (redação dada pelo Decreto n. 5.296/2004);

III – deficiência visual – cegueira, na qual a acuidade visual é ≤ 0,05 no melhor olho, com a melhor correção óptica; baixa visão, que significa acuidade visual entre 0,3 e 0,05 no melhor olho, com a melhor correção óptica; casos nos quais a somatória da medida do campo visual em ambos os olhos for ≤ 60°; ou a ocorrência simultânea de quaisquer das condições anteriores (redação dada pelo Decreto n. 5.296/2004);

IV – deficiência mental – funcionamento intelectual significativamente inferior à média, com manifestação antes dos 18 anos e limitações associadas a ≥ 2 áreas de habilidades adaptativas, como:

a. comunicação;

b. cuidado pessoal;

c. habilidades sociais;

d. utilização dos recursos da comunidade (redação dada pelo Decreto n. 5.296/2004);

e. saúde e segurança;

f. habilidades acadêmicas;

g. lazer; e

h. trabalho;

V – deficiência múltipla – associação de ≥ 2 deficiências."

Vale ressaltar que a denominação "deficiência mental" foi modificada para deficiência intelectual e que o termo "portador de deficiência" foi substituído por "pessoa com deficiência".

Atualmente, os novos conceitos sobre a pessoa com deficiência foram abarcados em uma nova lei: a Lei Brasileira de Inclusão (LBI) – Lei n. 13.146, de 6 de julho de 2015:

"Art. 2º Considera-se pessoa com deficiência aquela que tem impedimento de longo prazo de natureza física, mental, intelectual ou sensorial, o qual, em interação com uma ou mais barreiras, pode obstruir sua participação plena e efetiva na sociedade em igualdade de condições com as demais pessoas.

§ 1º A avaliação da deficiência, quando necessária, será biopsicossocial, realizada por equipe multiprofissional e interdisciplinar e considerará:

I – os impedimentos nas funções e nas estruturas do corpo;

II – os fatores socioambientais, psicológicos e pessoais;

III – a limitação no desempenho de atividades; e

IV – a restrição de participação.

§ 2º O Poder Executivo criará instrumentos para avaliação da deficiência".

Esse conceito é mais abrangente, dando uma visão mais social à deficiência, com necessidade de avaliação multi e interdisciplinar, mas ainda carece de regulamentação.

Enquanto não for regulamentado o novo conceito de pessoa com deficiência, as categorias do Decreto n. 3.298/99 e suas alterações pelo Decreto n. 5.296/2004 continuam valendo. O que orientamos é, ao necessitar formular um relatório médico sobre deficiência, além de informar o diagnóstico médico representado pela Classificação Internacional de Doenças (CID), descrever as condições do paciente com suas dificuldades e limitações, com as barreiras e desvantagens que ele enfrenta para sua plena participação na sociedade.

CONSIDERAÇÕES FINAIS

Levando-se em conta os preceitos atuais da medicina baseada em evidências, a área de reabilitação apresenta particularidades e dificuldades: há uma enorme gama de variáveis envolvidas que muitas vezes dificultam as mensurações dos resultados. Entre essas variáveis, há fatores médicos (múltiplos diagnósticos e comorbidades ou complicações), intelectuais, emocionais, de suporte social, financeiros, entre outros. Importa ao clínico geral a compreensão dos conceitos gerais para a reabilitação, divididos didaticamente em avaliação funcional, meios físicos e cinesioterapia.

▪ BIBLIOGRAFIA

Brasil. Lei n. 13.146, de 6 de julho de 2015. Institui a Lei Brasileira de Inclusão da Pessoa com Deficiência (Estatuto da Pessoa com Deficiência). Diário Oficial da União, Brasília, DF, 07 jul. 2015. Seção 1, p. 2. Disponível em: http://www.planalto.gov.br/ccivil_03/_ato2015-2018/2015/lei/l13146.htm. Acesso em: 14 dez. 2021.

Brasil. Decreto n. 3.298, de 20 de dezembro de 1999. Lei n. 7.853, de 24 de outubro de 1989. Diário Oficial da União, Brasília, DF, 21 dez. 1999, Seção 1, n. 243, p. 10-15. Disponível em: http://www.planalto.gov.br/ccivil_03/decreto/D3298.htm. Acesso em: 14 dez. 2021.

Gutenbrunner C, Ward AB, Chamberlain MA, Bardot A, et al. White Book on Physical an Rehabilitation Medicine in Europe. Journal of Rehabilitation Medicine 2007;39(Suppl. 45):1-48.

IBGE Censo 2010: https://biblioteca.ibge.gov.br/visualizacao/periodicos/94/cd_2010_religiao_deficiencia.pdf Acesso em: 14 dez. 2021.

World Health Organization. International classification of impairments, disabilities, and handicaps: a manual of classification relating to the consequences of disease. Geneva; 1993.

44 AVALIAÇÃO FUNCIONAL

Malcon Carvalho Botteon, Moisés da Cunha Lima, Mariane Tateishi

As condutas tomadas na medicina de reabilitação (ou fisiatria) enfatizam o diagnóstico e o tratamento funcional em detrimento da terapêutica da etiologia da incapacidade. Para isso, é imperativo realizar um exame físico completo, no qual conste, principalmente, o exame osteomuscular e neurológico com objetivos funcionais. A acurácia diagnóstica relaciona-se diretamente à eficiência terapêutica.

EXAME FÍSICO

No exame físico, devem constar exame ortopédico e neurológico completo, com teste de força muscular e incluindo toque retal e testes de reflexos sacrais, se houver a presença de sinais de lesão neurológica, ou suspeita de intestino ou bexiga neurogênica ou nível neuromotor.

Nesta etapa, deve-se realizar a avaliação ortostática e da marcha:

- ortostatismo: um fio de prumo imaginário que tangencie posteriormente a sutura coronal deve passar pelo processo odontoide do áxis, posterior ao centro do úmero, pelos corpos das vértebras lombares, pelo promontório sacral, e localizar-se discretamente posterior à cabeça do fêmur e o trocânter maior, na porção anterior dos côndilos femorais, sob a cabeça da fíbula, e discretamente anterior ao maléolo lateral, passando pela articulação calcaneocuboide. Desvios rotacionais ou translacionais desse eixo determinam os desvios posturais;
- marcha: são avaliados a cadência (número de passos por minuto), o comprimento do passo, a largura do passo, a velocidade e as fases de balanço e apoio simples (quando o membro contralateral está na fase do balanço) e duplo (quando o membro contralateral está na fase de apoio também).

A observação e a análise cuidadosa da marcha distinguem os distúrbios e direcionam as possíveis intervenções para garantir estabilidade e conservação de energia.

EXECUÇÃO DE TAREFAS

Ao avaliar a execução de tarefas é possível identificar em que pontos as intervenções podem ser realizadas e qual o prognóstico em reabilitação (funcional), objetivando a independência (viver sem a necessidade de auxílio de outra pessoa) para as atividades básicas de vida diária (ABVD), atividades instrumentais de vida diária (AIVD) e outras atividades. Deve-se perguntar sobre:

- velocidade de execução: normal, lentificada ou incapacitante;
- auxílio: se precisa da ajuda de pessoas para realizar a tarefa e o grau de esforço demandado pelo cuidador (pouco, muito ou todo esforço, somente preparo ou fiscalização);
- adaptações: se utiliza adaptação ou instrumento para realizar a tarefa;
- grau de complexidade/necessidade: nível de exigência das tarefas (p. ex., a exigência para um tetraplégico por lesão medular difere se pode vestir-se com camiseta e calça de elástico ou se precisa trabalhar com uma roupa mais formal, como terno e gravata).

Os itens da execução de tarefas devem ser checados com detalhes, pois influem diretamente na qualidade de vida:

- higiene: lavar as mãos e o rosto, fazer a barba, pentear e amarrar o cabelo, maquiar-se, cortar as unhas;
- banho: lavar cabeça, tronco e membros superiores e inferiores;
- vestuário: vestir parte de cima, vestir parte de baixo, vestir meias, abotoar camisa, calçar sapatos, amarrar sapatos, colocar cinto e acessórios;

- alimentação: preparar, servir, cortar, levar à boca, consistência do alimento, como deglute – se mastiga, engasga, regurgita, precisa de líquidos;
- uso do banheiro: locomoção até o banheiro; uso de cadeira de banho; uso do vaso propriamente dito ou de sondas (alívio ou demora), papagaios ou comadres; higiene após; presença de colostomias e cistostomias;
- locomoção: como se locomove em casa, na rua e para grandes distâncias; marcha, com ou sem órtese e/ou meio auxiliar (andador, muletas e bengalas) ou cadeira de rodas; como se levanta, se senta, sobe escadas, caminha rápido, em subida ou em descida; como sobe e desce do ônibus, entra e sai do carro; transposição de barreiras arquitetônicas; se dirige e se o carro está adaptado;
- visão/equilíbrio: uso de óculos, presença de tontura/vertigem, diplopia, hipotensão ortostática;
- habitação: casa ou apartamento; presença de elevador, escadas, degraus e barreiras arquitetônicas; altura das pias; tamanho da porta e espaço livre no banheiro (se cabe uma cadeira de rodas); distância até o banheiro; se há adaptações (p. ex., suportes); presença de tapetes e nível de iluminação devem ser avaliados considerando-se o risco de quedas;
- jardinagem, costura, crochê, arrumar e varrer a casa, lavar louça, passar roupa, falar ao telefone etc.;
- atividades laborais: se está ou não trabalhando, digitação, carregamento de peso, manuseio de pastas e utensílios, incluindo de proteção;
- atividades cognitivas: pagar contas, resolver problemas, entender notícias, fazer compras, usar a internet etc.;
- comunicação (este item pode ser considerado um subitem das atividades sociais, mas por conta de sua importância deve ser destacado): perguntar sobre maneiras de comunicação, identificando disfonias, dislalias, afasias, apraxias de fala, dificuldades para escrever, ler, digitar e gestuar;
- atividades sociais: dinâmica familiar, integração na sociedade, se frequenta grupos como igreja e amigos, se amigos frequentam a casa, se sai acompanhado ou sozinho, e relação com as pessoas;
- atividade sexual: se está adequada, se mantém relações com parceira(o), se há alguma dificuldade. É importante lembrar que um lesado medular pode, sim, ter relações sexuais e deve ser orientado. É importante prescrever os medicamentos necessários (p. ex., inibidores da fosfodiesterase);
- sono (é um item geralmente negligenciado): quantas horas de sono, horário de dormir e despertar, como são a cama e o travesseiro, se apresenta apneia, se há insônia (inicial ou sono entrecortado) e avaliação da qualidade do sono (se acorda com a sensação de cansaço). Além disso, o processo de reabilitação, ativo e muitas vezes extenuante, comporta-se como uma atividade física, sendo necessário repouso adequado para reparação tecidual e manutenção da vitalidade para o dia seguinte. A privação do sono piora dor, ânimo, força, coordenação motora, atenção, padrão alimentar e humor. Dicas simples como higiene do sono (deitar-se no mesmo horário sempre, evitar grandes refeições ou exercícios momentos antes de deitar, deitar-se somente quando estiver cansado, usar a cama somente para dormir, e não para assistir a televisão, comer etc.) e colchão e travesseiro adequados ajudam muito. Caso necessite de medicação, pode-se utilizar: fitoterápico, antidepressivo inibidor de recaptação de serotonina com efeito hipnótico, antidepressivo tricíclico, zolpidem, diazepínico, neuroléptico, opioide e outros.

Tendo essas respostas à mão, o paciente deve ser classificado como dependente, semidependente ou independente. A partir daí, é possível formular como incrementar essas funções, prescrever utensílios, dar dicas, estimular a família a deixar o paciente executar sozinho as tarefas (ou orientar o que não deve fazer sozinho, se assim for avaliado), prescrever terapias para melhorar a função do membro ou treinar gestos específicos.

A reabilitação também depende ativamente do paciente, o que impede o enquadramento imediato do paciente com depressão grave, p. ex., em programa de reabilitação. O paciente deve ser adequadamente medicado para participar do programa.

Todos os itens são considerados para definir o prognóstico. A respeito da marcha (pergunta muito frequente dos pacientes e da família), existe uma máxima que diz: "quem tem braço anda", referindo-se à possibilidade de adaptações e ortetização para suprir, em alguns pacientes, a deficiência dos membros inferiores. Vale lembrar que, para diversos pacientes, o gasto energético para marcha pode ser demasiadamente excessivo. Quanto maior a deficiência e maior a alteração da marcha, maior será o gasto energético do paciente, portanto, pode-se lançar mão de alguns exames auxiliares e avaliações de diversas especialidades (p. ex., cardiologia, pneumologia) para a liberação para os treinos em reabilitação.

Por fim, é imprescindível entender que as decisões no processo de reabilitação provêm da comunicação entre a equipe (médicos e terapeutas), o paciente e seus familiares. O paciente e a família devem estar cientes dos possíveis ganhos e das limitações, e as expectativas de todos devem ser contempladas e trabalhadas durante o programa de reabilitação, a fim de serem adequadas aos resultados que serão obtidos.

BIBLIOGRAFIA

Battistella LR, Brito CMM. Tendência e reflexões: Classificação Internacional de Funcionalidade (CIF). Acta Fisiatrica 2002;9(2):98-101.

Braddom RL. Physical medicine and rehabilitation. 3.ed. Pennsylvania: Saunders; 2007.

Cigolle CT, Langa KM, Kabeto MU, Tian Z, Blaum CS. Geriatric conditions and disability: the health and retirement study. Ann Intern Med 2007;147(3):156-64.

Delisa JA, Gans BM. Tratado de medicina física e reabilitação: princípios e prática. 3.ed. Barueri: Manole; 2002.

Greve JMD. Tratado de medicina de reabilitação. São Paulo: Roca; 2007.

Kottke F, Lehmann J. Tratado de medicina física e reabilitação de Krusen - vol. 1. 4.ed. São Paulo: Manole; 1994.

Lianza S. Medicina de reabilitação. 4.ed. São Paulo: Guanabara Koogan; 2007.

Riberto M, Miyazaki MH, Jucá SSH, Sakamoto H, Pinto PPN, Battistella LR. Validação da versão brasileira da medida de independência funcional. Acta Fisiatrica 2004;11(2):72-6.

Topinková E. Aging, disability and frailty. Ann Nutr Metab 2008;52 Suppl 1:6-11.

45 MEIOS FÍSICOS EM REABILITAÇÃO

Lilian Braico Carvalho, Danielle Bianchini Rampim

Meios físicos são energia ou materiais que podem ser aplicados aos pacientes para auxiliar na reabilitação e têm como principais objetivos: analgesia, relaxamento muscular, diminuição do edema, estimulação sensitivo-motora e auxílio na melhora da função. Apresentam as seguintes vantagens: redução da farmacoterapia sistêmica, ausência de efeitos colaterais e aplicação em área localizada. Os meios físicos são um método complementar a outras formas terapêuticas como a cinesioterapia.

Cada modalidade tem seu mecanismo de ação, indicação e contraindicação, por isso a avaliação de cada paciente deve ser individualizada.

TERMOTERAPIA

É a terapia com uso da temperatura sobre os tecidos do corpo. Pode ser feita com adição de temperatura (calor) ou subtração (frio).

TERMOTERAPIA POR ADIÇÃO

Tem como principais efeitos fisiológicos:

- vasodilatação;
- aumento da extensibilidade de partes moles;
- relaxamento muscular;
- analgesia;
- redução da rigidez articular.

Tais efeitos ocorrem por mecanismos locais e reflexos. Normalmente, as respostas locais são mais intensas:

- mecanismos locais diretos: aumento da temperatura tecidual e aumento da atividade metabólica local;
- mecanismos reflexos que podem ter respostas regionais: aumento do fluxo sanguíneo na área e relaxamento muscular;
- mecanismos reflexos que podem ter respostas generalizadas: aumento do fluxo sanguíneo no membro contralateral, sedação e relaxamento, sudorese e termorregulação corporal.

A Tabela 1 resume importantes aspectos da termoterapia.

Classificação

A termoterapia por adição pode ser classificada de acordo com a profundidade do aquecimento (superficial e profunda) ou pela produção e transferência de calor (condução, convecção e conversão) (Tabela 2). A Tabela 3 apresenta indicações e contraindicações das diferentes formas de calor usadas em termoterapia.

Profundidade do aquecimento

- Superficial: 1-3 mm.
- Profunda: 1-3 cm.

Tabela 1 Indicações, contraindicações e precauções da terapia com calor

Indicações
Dor
Contraturas
Hematomas
Inflamação crônica
Espasmo muscular
Artrite
Contraindicações
Traumatismo agudo
Inflamação aguda
Hemorragia
Discrasia sanguínea
Precauções
Alteração de sensibilidade
Alteração da termorregulação: traumatismo raquimedular, lesão encefálica traumática, esclerose múltipla

Tabela 2 Classificação da termoterapia por adição

Profundidade do aquecimento	Formas de calor	Transferência de calor
Superficial	Compressas quentes Bolsas de *hydrocollator* Banho de parafina	Condução
	Hidrotermoterapia (tanque de turbilhão e tanque de Hubbard) Banho de contraste Forno de Bier	Convecção
	Radiação infravermelha	Conversão
Profundo	Ultrassom Ondas curtas Micro-ondas	

Formas de calor superficial

- Compressas quentes: têm baixo custo e fácil utilização. Incluem as bolsas de *hydrocollator*, que são compostas de sacos de lona segmentados preenchidos com dióxido de silício que ficam imersos a temperatura de 70-80°C. É importante envolver as bolsas de compressa com toalha ou outra cobertura isolante, pois assim podem manter a temperatura por 30 minutos.
- Banho de parafina: composto por 7 medidas de parafina e 1 medida de óleo mineral com temperatura de 51-54°C. Como tem um calor específico menor que o da água, aquece mais com menor risco de queimaduras. É uma técnica usada para pequenas articulações, como mãos e pés.
- Hidrotermoterapia (água quente para fins terapêuticos):
  - tanque de turbilhão: tanque com bombas ou agitadores que movimentam a água aquecida de 38-40°C, com tempo de aplicação de 20-30 minutos. É usado para extremidades;
  - tanque de Hubbard: tanque com turbinas de hidromassagem em formato de violão para facilitar o acesso do terapeuta ao paciente. A temperatura é mantida em 32-37°C. É usado para doenças que acometem vários segmentos do corpo.
- Banho de contraste: é um método que alterna imersão em água quente (38-44°C) e em água fria (10-18°C). É usado em extremidades.
- Forno de Bier: arcabouço de madeira com uma resistência elétrica que aquece o ar enquanto este aquece a pele do paciente. É usado para grandes áreas.
- Radiação infravermelha: luz infravermelha que emite fótons que penetram nos tecidos e são absorvidos e convertidos em calor. Tem baixo custo, facilita o uso domiciliar e é um aquecimento seco. A distância deve ser de 40-50 cm para evitar queimaduras, por 20-30 minutos. Deve-se usar proteção ocular.

Formas de calor profundo

- Ultrassom: ondas sonoras acima do audível pelo ouvido humano (geralmente, acima de 17.000 Hz). Por meio de um sistema de cristais, o aparelho converte energia elétrica em vibrações mecânicas (efeito piezoelétrico invertido). As frequências do ultrassom terapêutico são de 0,8-1 MHz. Requer um meio de acoplamento entre o aparelho e a pele, isento de gases, normalmente gel. É aplicado durante 5-10 minutos em uma região pequena.
- Diatermia por ondas curtas: trata-se da aplicação terapêutica de correntes alternadas de alta frequência. Composta por 2 placas de capacitores que aquecem o tecido entre elas. O tempo de aplicação deve ser de 20-30 minutos.
- Micro-ondas: radiação eletromagnética que se propaga no vácuo à velocidade da luz com as seguintes propriedades: reflexão, refração, absorção e difusão. Aquece preferencialmente tecidos ricos em água, como os músculos. A distância mínima de aplicação é de 2,5 cm, e o tempo de indicação, 5-10 minutos.

Transferência de calor

- Condução: ocorre quando o fluxo de calor é transferido do objeto mais quente para o mais frio por meio do contato entre eles.
- Convecção: é a troca de calor através de um meio em movimento, seja ele líquido ou gasoso.
- Conversão: é a transformação de uma energia em calor. Podem ser ondas sonoras, correntes elétricas e radiação eletromagnética.

TERMOTERAPIA POR SUBTRAÇÃO (CRIOTERAPIA)

Tem como principais efeitos fisiológicos:

- vasoconstrição: provoca diminuição da atividade metabólica local, diminuição da permeabilidade vascular, diminuição da linfa, diminuição da liberação de histamina e de prostaglandinas, aumento da viscosidade sanguínea e diminuição da velocidade da circulação;
- analgesia: promove a diminuição da velocidade de condução nervosa, ativa sistema supressor de dor e libera substâncias analgésicas como endorfina;
- redução do edema, da inflamação articular, dos espasmos e da espasticidade.

Tem 4 fases de resposta local:

- 1-3 minutos: sensação de frio;
- 2-7 minutos: sensação de dor e queimação;
- 5-12 minutos: sensação de anestesia e amortecimento;
- 12-15 minutos: vasodilatação profunda reflexa.

Tabela 3 Formas de calor, suas indicações, contraindicações e precauções importantes

Forma de calor	Indicações	Contraindicações	Precauções
Compressas quentes Bolsas *hydrocollator*	Dor crônica, contraturas musculares localizadas	Lesões de pele, ferimentos abertos ou infecção de pele local	Alteração de sensibilidade, distúrbios cognitivos que não informem sensação de queimadura
Banho de parafina	Osteoartrose, pós-operatório de cirurgias da mão, artrite reumatoide, dedo em gatilho e tenossinovite de DeQuervain	Lesões de pele, ferimentos abertos ou infecção de pele local	Alteração de sensibilidade, distúrbios cognitivos que não informem sensação de queimadura
Tanque de turbilhão	Entorses, rigidez e dor pós-operatória, processos artríticos crônicos	Lesões de pele, ferimentos abertos ou infecção de pele local	Alteração de sensibilidade, distúrbios cognitivos que não informem sensação de queimadura
Tanque de Hubbard	Fibromialgia, osteoartrose generalizada, artrite reumatoide	Insuficiência cardíaca congestiva, lesões de pele, ferimentos abertos ou infecção de pele local	Idosos, cardiopatas e alteração de sensibilidade, distúrbios cognitivos que não informem sensação de queimadura
Banho de contraste	Edema em processos traumáticos (p. ex., entorse de tornozelo), artrite reumatoide	Lesões de pele, ferimentos abertos ou infecção de pele local	Alteração de sensibilidade, distúrbios cognitivos que não informem sensação de queimadura
Forno de Bier	Algias osteomusculares em grandes áreas (dorsolombalgias) e tendíneas	Lesões de pele, ferimentos abertos ou infecção de pele local	Idosos, cardiopatas e alteração de sensibilidade, distúrbios cognitivos que não informem sensação de queimadura
Radiação infravermelha	Dor crônica, contraturas musculares localizadas	–	Proteção ocular, lesões de pele, ferimentos abertos ou infecção de pele local, alteração de sensibilidade ou distúrbios cognitivos que não informem sensação de queimadura
Ultrassom	Tendinites, bursites crônicas, contraturas musculares, articulares e fibrose de estruturas periarticulares, quadros dolorosos miofasciais	Lesões em globo ocular, próteses de metilmetacrilato e polietileno de alta densidade, áreas de laminectomia, suspeita de neoplasia, distúrbios cognitivos que não informem sensação de queimadura, epífise de crescimento, útero gravídico, gônadas	Áreas de alteração de sensibilidade ou insuficiência vascular
Diatermia por ondas curtas	Algias osteomusculares em grandes áreas (dorsolombalgias) e tendíneas em articulações grandes, profundas (p. ex., quadril)	Implantes metálicos (DIU e material de osteossíntese), dispositivos eletrônicos implantados no subcutâneo (bombas de infusão de medicamento), marca-passos, suspeita de neoplasia, distúrbios cognitivos que não informem sensação de queimadura, epífise de crescimento, útero gravídico, gônadas	Usar camada espessa de tecido atoalhado para evitar queimaduras decorrentes do superaquecimento do suor, retirar objetos metálicos e lentes de contato antes da aplicação
Micro-ondas	Aquecimento de músculos e articulações superficiais como ombro, processos subagudos ou crônicos como bursites, tendinites e tenossinovites	Implantes metálicos (DIU e material de osteossíntese), marca-passo, região periorbitária, suspeita de neoplasia, distúrbios cognitivos que não informem sensação de queimadura, epífise de crescimento, útero gravídico, gônadas	Área de alteração de sensibilidade ou insuficiência vascular

DIU: dispositivo intrauterino.

Com base nesses dados, em lesões traumáticas agudas em que não se deseja a vasodilatação, recomenda-se a aplicação de gelo por > 8 minutos e < 15 minutos.

Recomenda-se, na prática clínica, a aplicação de 10-20 minutos de 3-4 vezes/dia conforme necessidade e tolerância do paciente.

Indicações, contraindicações e precauções da crioterapia são citadas na Tabela 4.

Tabela 4 Indicações, contraindicações e precauções da crioterapia
Indicações
Dor
Edema
Fase aguda de trauma
Espasticidade
Pós-operatório ortopédico
Processos inflamatórios articulares
Contraindicações e precauções
Áreas anestésicas ou sobre nervos periféricos em regeneração
Paciente com alteração do nível de consciência (p. ex., obnubilado ou inconsciente)
Hipersensibilidade ao frio (urticária causada pelo frio)
Intolerância ao frio
Crioglobulinemia
Hemoglobinúria paroxística fria
Doença ou fenômeno de Raynaud
Doença vascular periférica
Lesão de pele
Idades extremas, como idosos e crianças, pois eles possuem regulação térmica deficiente

Técnicas de aplicação

- Compressas frias;
- bolsas de gelo;
- massagem com blocos de gelo;
- aerossóis congelantes.

LASER (LIGHT AMPLIFICATION BY STIMULATED EMISSION OF RADIATION)

O *laser* é um tipo de luz formada por um feixe de fótons que emite luz vermelha ou infravermelha, que aquece os tecidos, e luz ultravioleta, que produz reações fotoquímicas. Parte dos fótons liberados é absorvida pela epiderme e pela derme, provocando efeitos locais e a distância.

Existem 2 tipos: de baixa potência (terapêutico) e de alta potência (cirúrgico).

Seus efeitos terapêuticos são: analgesia, redução da inflamação, edema, auxílio na cicatrização de tecidos e na neovascularização e estímulo do trofismo celular.

A Tabela 5 resume as indicações, contraindicações e precauções relacionadas ao uso terapêutico do *laser*.

Tabela 5 Indicações, contraindicações e precauções do *laser*
Indicações
Dor miofascial e contratura muscular
Neuropatias
Dor lombar
Osteoartrite
Traumatismos musculares, tendinosos, nervosos e ósseos
Auxílio na cicatrização de feridas
Evita formação de aderências e queloides
Contraindicações
Retina
Neoplasias
Processos bacterianos agudos
Precauções
Gravidez
Mastopatia fibrocística
Arritmia cardíaca
Marca-passo cardíaco
Disfunções tireoidianas
Epilepsia
Uso de substâncias fotossensibilizantes

ELETROTERAPIA

Consiste na utilização de corrente elétrica com finalidade terapêutica.

EFEITOS FISIOLÓGICOS

- Exógenos: hiperemia reativa, prurido, analgesia ou hipoestesia.
- Endógenos: resolução do processo inflamatório (aumento do metabolismo celular, maior aporte de oxigênio no tecidos, diminuição do edema tecidual, liberação de substâncias vasoativas, aumento da atividade dos linfócitos e macrófagos); anestesia ou hipoestesia local e hipertrofia muscular (despolarização do ponto motor ou do nervo aferente motor).

TIPOS DE CORRENTE: GALVÂNICA OU FARÁDICA

- Galvânica, unidirecional ou constante: transforma a corrente alternada da rede elétrica em constante através de pilhas ou retificadores:
  - favorece o transporte iônico;
  - promove contração muscular se utilizada de forma interrompida.
- Farádica ou alternada: pode ser monofásica, bifásica ou polifásica.

As correntes podem ser analgésicas, como neuroestimulação elétrica transcutânea (TENS) ou excitomotoras, como estimulação elétrica funcional (FES).

Podem ter:

- baixa frequência: 1-1.000 Hz (farádica, galvânica, diadinâmica, TENS e FES);
- média frequência: 1.000-300.000 Hz (corrente russa e interferencial);
- alta frequência: > 10 MHz (diatermia, discutida anteriormente).

IONTOFORESE

É um fenômeno físico que decorre da introdução não invasiva de substâncias terapêuticas ionizáveis através da pele íntegra utilizando-se as propriedades da corrente contínua (com base no princípio de que um eletrodo eletricamente polarizável repele íons da mesma polaridade).

Os fármacos são utilizados na apresentação de solução ou gel. Salicilato de sódio a 2%, iodeto de potássio a 2% e diclofenaco de sódio ou de potássio apresentam carga negativa, portanto, devem ser colocados sob a placa negativa. Já o biclorato de histamina a 1:10.000 e soluções de hidrocortisona e dexametasona, que possuem carga positiva, devem ser colocados sobre a placa positiva.

As sessões de tratamento normalmente duram 15-20 minutos e usam intensidade de corrente de 1-5 mA.

Seu uso é indicado em casos de:

- analgesia e redução da inflamação local;
- edema;
- úlceras isquêmicas;
- infecções fúngicas;
- artrite gotosa;
- tendinite calcária;
- inflamações musculoesqueléticas.

Dependendo do medicamento de escolha, pode ser utilizada para: tenossinovites, bursites, epicondilites, síndromes dolorosas miofasciais, capsulites adesivas, controle de tecido cicatricial, úlceras e deposições calcárias regionais e neuropatias periféricas refratárias ao tratamento convencional como neuralgias pós-herpeticas.

Alteração de sensibilidade superficial ou regional e comprometimento da cognição são considerados contraindicações ou exigem precaução no tratamento.

Podem ocorrer complicações como toxicidade local da droga, hipersensibilidade local e dor, se utilizada alta intensidade da corrente.

BIBLIOGRAFIA

Cameron M. Agentes físicos na reabilitação da pesquisa prática. 3.ed. Rio de Janeiro: Elsevier; 2009.

Chamlian TR. Medicina física e reabilitação. Rio de Janeiro: Guanabara Koogan; 2010.

Greve JMD. Tratado de medicina de reabilitação. São Paulo: Roca; 2007.

Lianza S. Medicina de reabilitação. 4.ed. Rio de Janeiro: Guanabara Koogan; 2007.

46 CINESIOTERAPIA

Danielle Bianchini Rampim, Lilian Braico Carvalho

Cinesioterapia é definida como a utilização de técnicas terapêuticas de movimentos do corpo com a finalidade de recuperar a função musculoesquelética. Os principais objetivos da cinesioterapia são: ganho e manutenção de amplitude de movimento (ADM), treino de propriocepção, melhora da flexibilidade, treino de trocas posturais, transferências, equilíbrio, marcha e melhora postural.

FORMAS DE APLICAÇÃO DE CINESIOTERAPIA

- Passiva: movimentação realizada pelo terapeuta, sem auxílio do paciente. É indicada quando o paciente não tem movimentação ativa (força grau zero), com objetivo de prevenção de deformidades, auxílio no processo de regeneração após lesão ou cirurgia e manutenção de ADM.
- Ativa assistida: movimentação realizada pelo paciente auxiliado pelo terapeuta ou por força externa. É usada quando o paciente ainda não tem força suficiente para vencer a gravidade (p. ex., usar polias ou roldanas para que o membro sadio ajude o membro afetado).
- Ativa livre: movimentação realizada ativamente pelo paciente sem forças externas, apenas a da gravidade. Permite maior ganho de força e de ADM do que o movimento passivo (p. ex., bicicleta estacionária sem carga).
- Ativa resistiva: movimentação realizada ativamente pelo paciente, porém com resistência externa além da gravidade e do peso do membro (p. ex., abdução da perna com caneleiras, flexão de cotovelo com halteres ou barra com peso).

TIPOS DE EXERCÍCIO

Quanto ao comprimento muscular

- Isométrico (estático): é obtido pela cocontração de músculos agonistas e antagonistas e não realiza movimento do segmento corporal.

- Dinâmico: ao contrário do isométrico, promove movimento do segmento corporal e pode ser:
  - concêntrico: encurtamento muscular promovendo força muscular maior que a resistência;
  - excêntrico: alongamento do músculo promovendo força muscular menor que a resistência. É usado em movimentos de desaceleração ou frenagem.

Quanto à variação de resistência e de velocidade angular

- Isotônico: é a contração concêntrica ou excêntrica com resistência constante.
- Isocinético: é a contração concêntrica ou excêntrica com velocidade angular constante e, portanto, com resistência variável e acomodativa. É realizado com aparelho específico chamado de dinamômetro isocinético.

Quanto à cadeia cinética

- Cadeia cinética aberta: quando o segmento distal do membro está livre para se mover. O movimento é produzido pela contração do músculo agonista (p. ex., cadeira extensora e flexora).
- Cadeia cinética fechada: o segmento distal está fixo e as partes proximais se movem. Há cocontração de agonistas e antagonistas (p. ex., *leg press*).

CINESIOTERAPIA EM SOLO × MEIO AQUÁTICO

A cinesioterapia pode ser aplicada em solo ou em meio aquático. A terapia em solo tem a vantagem de ser mais barata e mais prática, além de permitir maior descarga de peso. No meio aquático, a modalidade mais conhecida é a hidroterapia. A hidroterapia é uma cinesioterapia aquática supervisionada por fisioterapeuta e individualizada, cujo objetivo é a reabilitação física por meio de um programa de exercícios específicos. É importante diferenciar a hidroterapia da hidroginástica, modalidade de atividade física supervisionada por educador físico, normalmente em grupo e com objetivo de fortalecimento global, condicionamento físico e socialização.

▪ BIBLIOGRAFIA

Chamlian TR. Medicina física e reabilitação. Rio de Janeiro: Guanabara Koogan; 2010.

Greve JMD. Tratado de medicina de reabilitação. São Paulo: Roca; 2007.

Lianza S. Medicina de reabilitação. 4.ed. Rio de Janeiro: Guanabara Koogan; 2007.

DOENÇAS NEUROLÓGICAS

DANIEL CIAMPI DE ANDRADE

47 ROTEIRO BÁSICO DE EXAME NEUROLÓGICO

Rubens Gisbert Cury, Gabriel Taricani Kubota, Daniel Ciampi de Andrade

Serão abordados aqui os principais tópicos a serem examinados em um paciente com suspeita de lesão neurológica. Este exame não exige uma sequência específica, assim o médico pode desenvolver sua rotina própria. Como ocorre com o exame físico geral, a história clínica deve direcionar o exame neurológico, de tal modo que determinados aspectos sejam enfatizados conforme a situação clínica. No entanto, alterações de certos elementos do exame podem influenciar outros, portanto é imprescindível que todos os passos sejam realizados.

O exame neurológico inclui as seguintes categorias:

- estado mental;
- nervos cranianos;
- motricidade;
- sensibilidade;
- reflexos;
- coordenação motora;
- equilíbrio e marcha;
- sinais meníngeos.

ESTADO MENTAL

O exame do estado mental começa pela coleta da história. Pacientes que conseguem relatar uma narrativa lógica e coerente raramente precisarão de teste mais formal para avaliação. Por outro lado, caso a história seja desconexa e/ou desarmônica, ou caso haja relato de rebaixamento do nível de consciência ou confusão mental, as funções corticais superiores, assim como o nível de consciência, a atenção e a linguagem, devem ser explorados:

- Nível de consciência: corresponde ao grau de alerta comportamental do indivíduo. Para avaliá-lo, inicialmente deve-se observar se o paciente se encontra de olhos abertos (vígil). Caso esteja de olhos fechados, deve-se registrar o tipo e a intensidade de estímulo necessário para que ele os abra. Caso sejam necessários estímulos verbais ou mecânicos leves, considera-se o doente sonolento. Pacientes obnubilados ou letárgicos requerem estímulos mecânicos vigorosos (ex.: chacoalhar pelos ombros) ou dolorosos. Já aqueles que estão torporosos, não abrem os olhos mesmo mediante dor, porém conseguem localizar estes estímulos álgicos. O doente em coma apresenta apenas respostas motoras inespecíficas, estereotipadas (ex.: descerebração e decorticação) ou mesmo ausentes mediante estímulo doloroso. O uso de escalas objetivas sobre o nível de consciência é recomendado para facilitar a comunicação entre profissionais de saúde. A escala mais utilizada atualmente é a de coma de Glasgow, que avalia respostas ocular, motora e verbal (Tabela 1).
- Atenção: uma forma prática de avaliar a atenção é solicitando-se ao doente que conte de 1 a 20 ou cite os meses do ano (ambos em ordem direta e inversa). Um indivíduo com atenção básica preservada deverá conseguir realizar estas tarefas em ordem direta. Para realizar estas tarefas em ordem inversa é necessário que a atenção sustentada do doente esteja preservada. Além dos déficits generalizados de atenção presentes no *delirium* e em distúrbios cerebrais difusos, pode haver defeitos seletivos da atenção em pacientes com lesões cerebrais focais. São vistos geralmente em pacientes com lesão do hemisfério direito (não dominante), e são caracterizados por uma heminegligência do lado contralateral (esquerdo). Nestes casos, o paciente tenderá a direcionar a sua atenção apenas para o lado direito (ex.: tende a manter seus olhos e cabeça voltados para a direita, explora o meio apenas à direita quando chamado). Um teste simples para avaliar a presença de heminegligência é a pesquisa de extinção tátil. Neste caso, solicita-se que o paciente feche os olhos, e então o examinador toca levemente e alternadamente uma das mãos do paciente de cada vez, solicitando que o paciente indique o lado que lhe foi estimulado, a cada toque. O doente será capaz de indicar

Tabela 1 Escala de Glasgow

Resposta	Pontos
Abertura ocular	
Espontânea	4
Aos estímulos verbais	3
À dor	2
Nenhuma	1
Resposta verbal	
Orientado	5
Confuso (desorientado no tempo e no espaço, mas diz frases inteiras)	4
Palavras inapropriadas	3
Sons (monossílabos, sons ininteligíveis)	2
Nenhuma	1
Resposta motora	
Obedece a comando verbal	6
Localiza a dor	5
Flexão inespecífica (testar estendido e fletido)	4
Flexão anormal (descortição: flexão dos membros superiores e extensão dos membros inferiores)	3
Extensão à dor (descerebração: extensão dos membros superiores e inferiores)	2
Nenhuma	1

corretamente o lado tocado. No entanto, se os dois lados forem tocados ao mesmo tempo, o paciente irá indicar que apenas o direito foi estimulado. Pacientes heminegligentes também podem não reconhecer a presença de um déficit neurológico do lado negligenciado (anosognosia), e em alguns casos não reconhecer os próprios membros deste lado como seus (asomatognosia).

- Linguagem: a avaliação é feita por meio da observação da fluência (velocidade de produção verbal), bem como das capacidades de compreensão verbal, de repetição e de nomeação. Um breve teste para rastrear a presença de déficits de linguagem (afasia) consiste em solicitar ao paciente que nomeie objetos simples do cotidiano (ex.: caneta, relógio, óculos) e suas partes (ex.: ponta da caneta, pulseira do relógio, lente do óculos), e repita frases simples (ex.: "nem aqui, nem ali, nem lá"). A afasia é característica de lesões do hemisfério cerebral esquerdo. Nas lesões temporais ou parietais, habitualmente há comprometimento predominante da compreensão, recebendo o nome de afasia de Wernicke. Por outro lado, nas lesões frontais, há déficit predominante da fluência, e denomina-se afasia de Broca. É fundamental destacar que a linguagem só pode ser avaliada quando o paciente apresenta nível de consciência e atenção suficientes para cooperar com o exame. Caso o contrário, não é possível estabelecer o diagnóstico de afasia, nem excluir esta possibilidade.

NERVOS CRANIANOS

A avaliação dos nervos cranianos é resumida na Tabela 2.

EXAME DA MOTORICIDADE

O principal elemento do exame da motricidade é a avaliação da força muscular. Esta avaliação pode ser realizada através de manobras deficitárias e de oposição.

A manobra deficitária mais importante para os membros superiores é a do desvio pronador. O doente deve sentar-se com os braços estendidos na posição supina e olhos fechados durante 2 minutos (Figura 5A). Quando há lesão da via motora piramidal, o membro tende a adotar uma postura de flexão do cotovelo, pronação do antebraço e possível abdução discreta dos dedos (Figura 5B). Para os membros inferiores utiliza-se a manobra de Mingazzini. Para tanto, o doente deve ser posicionado em decúbito dorsal horizontal, com ambas as coxas e as pernas fletidas a 90º, e os pés dorsifletidos a 90°, durante 2 minutos (Figura 6). Nas lesões piramidais poderá haver queda gradual dos membros começando pela perda da dorsiflexão do pé, seguida da flexão da perna e da redução da flexão da coxa.

A avaliação da força muscular por oposição, apesar de menos sensível para identificação de déficits motores em relação às manobras deficitárias, possibilita quantificar o grau de fraqueza. Para tanto, utiliza-se a escala do Medical Research Council (MRC), que classifica a força de um determinado movimento em 6 graus, a saber:

- grau 0: ausência de contração;
- grau 1: esboço de contração sem movimentar o segmento;
- grau 2: contração capaz de movimentar o segmento com eliminação da gravidade;
- grau 3: movimento contra a gravidade, porém não vence a resistência;
- grau 4: movimento contra certa resistência;
- grau 5: força normal.

Durante o exame das manobras de oposição, devem ser consideradas as diferenças inerentes da força muscular entre o examinador e o doente, especialmente no caso de crianças e idosos; e sempre opor-se o músculo testado do doente com um músculo equivalente do examinador (por exemplo, ao examinar-se o músculo bíceps do paciente, pode-se opô-lo à ação do bíceps ou do tríceps

Tabela 2 Exame dos nervos cranianos

Nervo	Avaliação
I – nervo olfatório	Questionar o paciente sobre dificuldade de identificar cheiros (ex.: perfume) e gosto de alimentos. Uma forma de examinar objetivamente sua função é solicitar que o doente identifique um odor típico (ex.: café, bala de menta) com olhos fechados
II – nervo óptico	Avaliar acuidade visual (com uma tabela de Snellen ou de Rosenbaum), campimetria visual por confrontação e oftalmoscopia direta
III, IV, VI – motricidade ocular extrínseca	Avaliar as 9 posições do olhar (Figura 1): III: inerva o reto medial, superior, inferior e oblíquo inferior IV: inerva o oblíquo superior VI: inerva o reto lateral (Figura 2)
Avaliação da pupila	As pupilas devem ser iguais quanto ao tamanho (isocóricas), regulares, centradas na íris, com diâmetro de 2-6 mm. Deve-se destacar que a anisocoria fisiológica ocorre em 15-20% dos indivíduos normais, sendo que nestes casos a diferença de diâmetro entre as pupilas é < 2 mm e esta diferença permanece a mesma tanto na claridade como no escuro O reflexo fotomotor tem como aferência o nervo óptico e como eferência, o nervo oculomotor. A incidência da luz em uma pupila leva a miose bilateral, pois esta eferência é bilateral. Este reflexo ser testado em cada olho separadamente Entre as principais alterações pupilares, destacam-se: ▪ Pupila na síndrome de Horner: anisocoria por miose ipsilateral à lesão da via simpática. Neste caso, a assimetria entre as pupilas é maior em ambientes escuros do que nos claros. Pode vir associada a ptose palpebral e hemianidrose facial ipsilaterais à pupila miótica ▪ Pupila uncal ou do III nervo: anisocoria por midríase ipsilateral ao nervo oculomotor comprometido (neste caso há abolição do reflexofotomotor do lado midriático). A assimetria das pupilas é maior em ambientes claros, quando comparado ao escuro. Esta pupila ocorre quando há lesões no trajeto do nervo oculomotor, por exemplo: na herniação uncal (transtentorial lateral) ou nas lesões do mesencéfalo ▪ Pupilas médio-fixas: têm 4-5 mm de diâmetro, isocóricas, e fixas à luz (reflexo fotomotor abolido). Refletem lesão ventral do mesencéfalo, havendo comprometimento tanto do sistema simpático como do parassimpático. Podem ocorrer nas lesões mesencefálicas extensas, na morte encefálica, hipotermia, e intoxicação por barbitúricos ▪ Pupilas tectais: levemente dilatadas (5-6 mm), isocóricas e com reflexo fotomotor ausente. Ocorrem, por exemplo, em lesões do tecto (região dorsal) do mesencéfalo, hidrocefalia, intoxicação por anticolinérgicos e primeiras horas após uma parada cardiorrespiratória ▪ Pupilas pontinas: extremamente mióticas, isocóricas e com reflexo fotomotor presente. Podem acontecer quando de lesões extensas da ponte ou na intoxicação por opioides
V – nervo trigêmeo	Avaliar a sensibilidade tátil e dolorosa da face. Este nervo divide-se em 3 ramos ou divisões (Figura 3): V1: oftálmico V2: maxilar V3: mandibular
VII – nervo facial	Avaliar a mímica da face. A paralisia facial pode ser classificada em: ▪ Periférica: secundária à lesão do nervo facial (ex.: paralisia de Bell). Nesse caso há comprometimento proporcional dos andares superior e inferior da face (Figura 4B) ▪ Central: resultante da lesão da via piramidal. Neste caso há comprometimento isolado ou predominante do andar inferior da face (Figura 4B)
VIII – nervo vestibulococlear	Ramo vestibular: lesões levam a quadro de vertigem, desequilíbrio e nistagmo. O nistagmo resultante de lesões periféricas (do nervo vestibulococlear) tem componentes horizontal e rotatório, é unidirecional (a fase rápida tem apenas um sentido, independentemente da posição do olhar), e sua amplitude é maior quando o doente olha no sentido oposto ao lado do nervo acometido. Deve-se destacar que caso o nistagmo apresente características diferentes destas, ele deve ser considerado *a priori* como secundários a lesões do sistema nervoso central
	Ramo coclear: questionar paciente sobre perda auditiva e zumbido
IX, X – nervos glossofaríngeo e vago	Avaliar presença de disfagia, motricidade do palato e o reflexo nauseoso
XI – nervo acessório	Avaliar força dos músculos esternocleidomastóideos e trapézios
XII – nervo hipoglosso	Avaliar motricidade e trofismo da língua

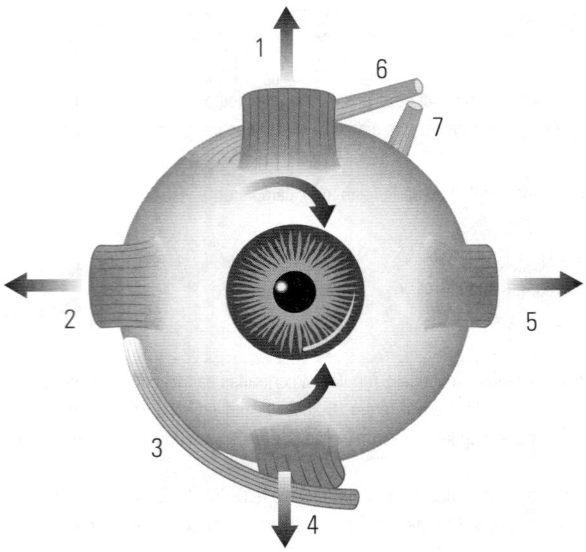

Figura 1 Musculatura ocular extrínseca do olho direito. 1: reto superior; 2: reto lateral; 3: oblíquo inferior; 4: reto inferior; 5: reto medial; 6 e 7: oblíquo superior.

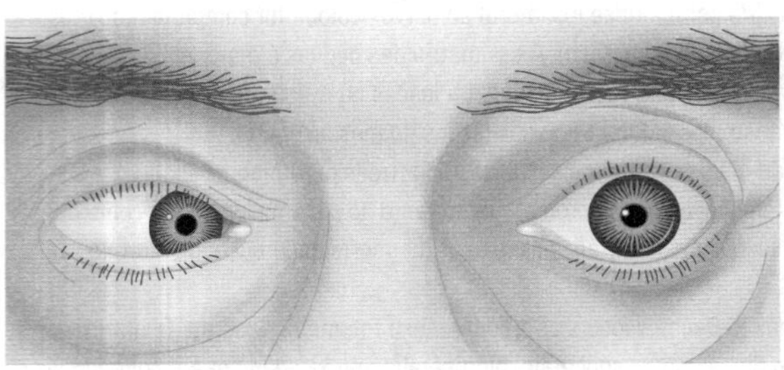

Figura 2 Paresia do VI par à esquerda.

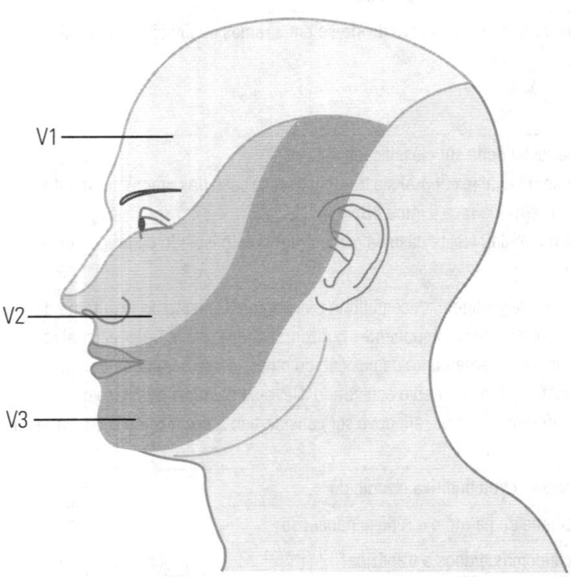

Figura 3 Território de inervação do V par (trigêmeo). V1: ramo oftálmico; V2: ramo maxilar; V3: ramo mandibular.

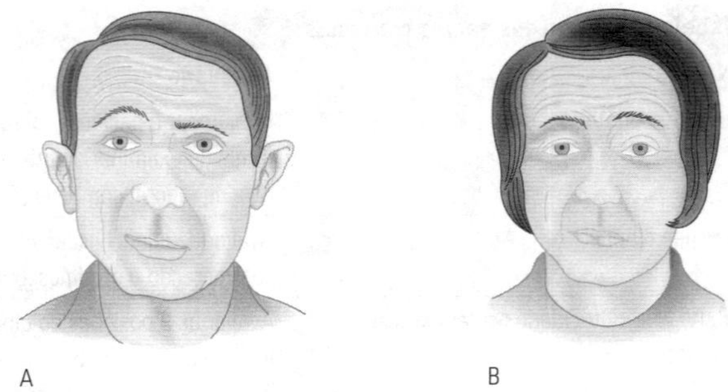

Figura 4 Lesão do VII par craniano. A: padrão periférico de acometimento; B: padrão central de acometimento.

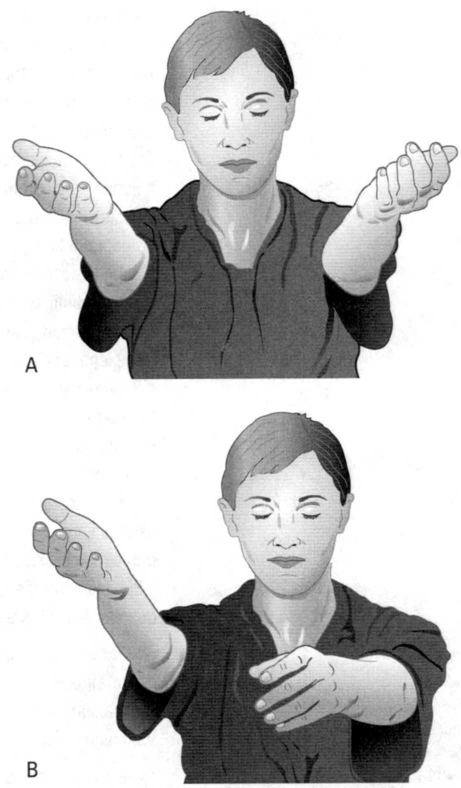

Figura 5 Manobra do desvio pronador. A: posição inicial; B: queda de membro superior com padrão de déficit piramidal.

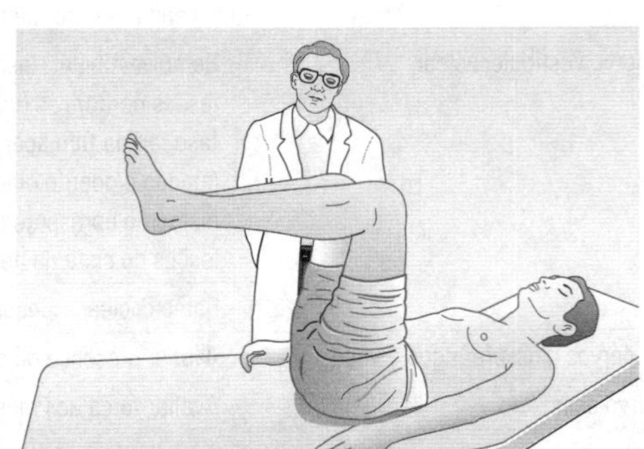

Figura 6 Manobra do Mingazzini.

do examinador). São realizadas manobras de oposição aos grupos musculares cervicais, em membros superiores e inferiores, conforme demonstrado na Figura 7.

Uma vez que a força é algo comparativo e depende do examinador e da técnica utilizada, medidas quantitativas e registros permanentes ajudam no diagnóstico e na avaliação de progressão ou recuperação de uma doença.

EXAME DA SENSIBILIDADE

O exame de sensibilidade depende da atenção, compreensão e colaboração do doente. Portanto, alguns cuidados devem ser tomados:

1. Se possível, sintomas desconfortáveis (ex.: dor ou náuseas) devem ser controlados antes da avaliação. Da mesma forma, o exame será comprometido caso seja realizado na vigência de estados confusionais (ex.: intoxicação alcoólica, uso de medicações sedativas, pós-ictal de crise epiléptica).
2. Devido ao caráter subjetivo da avaliação sensitiva, a comunicação com o paciente deve ser a mais clara possível. Desta forma, antes de realizar o exame, cada procedimento deve ser explicado de forma simples e em linguagem acessível.
3. Recomenda-se sempre apresentar o estímulo-teste em um local onde a sensibilidade esteja presumidamente preservada (ex.: na fronte do doente) para que ele tenha parâmetros de normalidade e comparação.

Sensibilidade exteroceptiva: dor, temperatura, tato

A sensibilidade dolorosa é testada com instrumentos pontiagudos não perfurantes (ex.: alfinetes, espátula de madeira quebrada, filamentos de Von Frey grossos). Agulhas de injeção, com ponta biselada, devem ser evitadas pois perfuram a pele com maior facilidade e podem ferir o paciente. Compara-se um lado do corpo com o outro e a porção distal com a proximal de cada extremidade (Figura 8). Na suspeita de lesão periférica, o refinamento do exame é feito por meio da distinção dos dermátomos, que representam o território inervado pelas diversas raízes nervosas sensitivas (Figura 9).

A sensibilidade térmica é testada, classicamente, com o uso de tubos de ensaio contendo água fria (5-10°C) e quente (40-45°C) – temperaturas mais frias ou mais quentes que estas podem estimular a via da dor. Na rotina, entretanto, esta forma de avaliação é pouco prática. Uma alternativa é o uso de objetos metálicos (ex.: diapasão) como forma de aplicação de um estímulo frio. No entanto, como estes objetos tendem a aquecer-se ao longo do

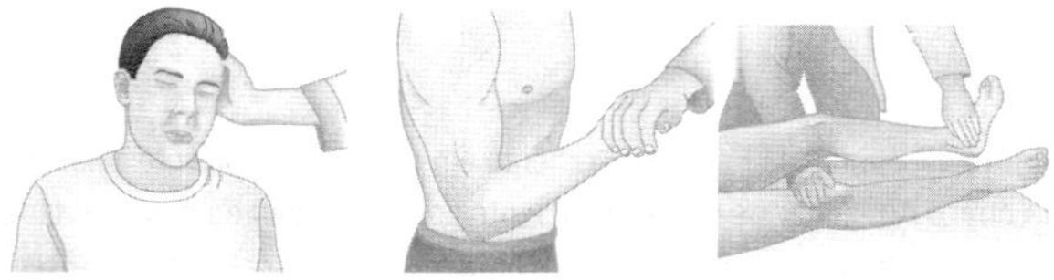

Figura 7 Exame da motricidade.

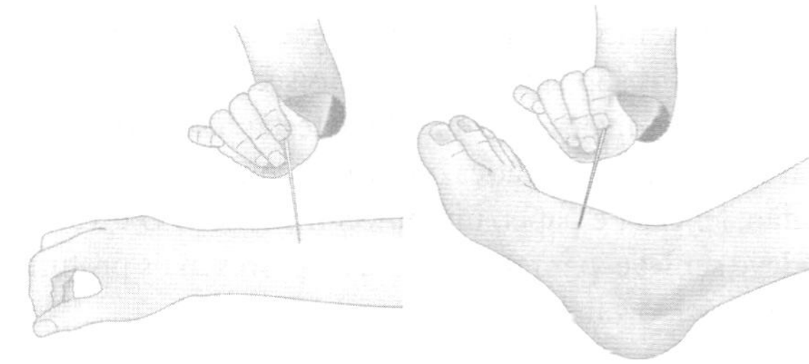

Figura 8 Teste de sensibilidade superficial.

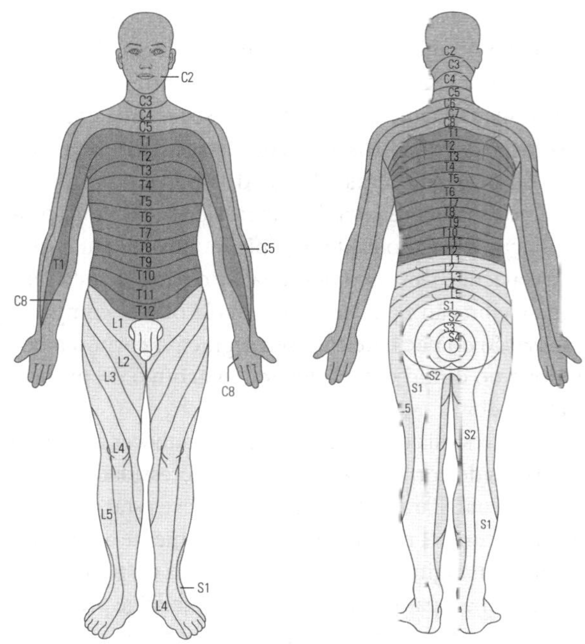

Figura 9 Dermátomos.

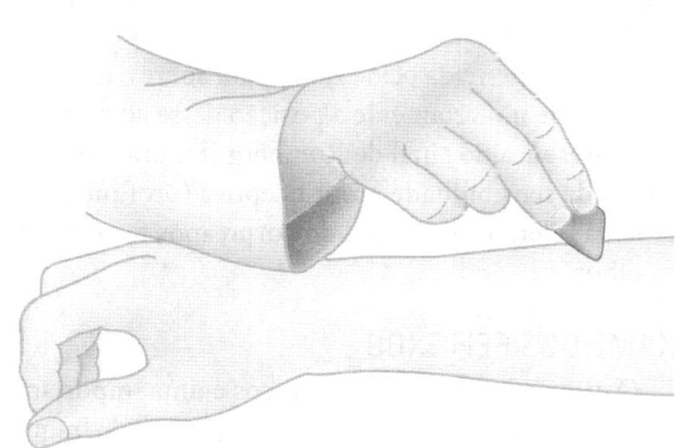

Figura 10 Exame da sensibilidade tátil.

exame, de tempos em tempos é necessário resfriá-los, colocando-os sob água fria e depois secando-os.

Existem diversas formas de se testar a sensibilidade tátil superficial. Na prática, utiliza-se de chumaços de algodão, lenços de papel, um pincel macio etc. O estímulo deve ser leve, para não ativar receptores mais profundos do tecido subcutâneo (Figura 10).

Sensibilidade proprioceptiva: palestesia e artrestesia

A palestesia (sensibilidade vibratória) é testada com um diapasão metálico de 128 ou 256 Hz. O objetivo é avaliar a capacidade do paciente em identificar a vibração do instrumento ao ser colocado sobre uma eminência óssea. Os principais locais de testagem são: articulações interfalangianas (dedos dos pés e das mãos), maléolos mediais e laterais, tuberosidade da tíbia, cristas ilíacas, processo estiloide, epicôndilos medial e lateral e clavícula. Deve-se questionar se o paciente está sentindo a vibração e por quanto tempo. Pode-se comparar a sensação do paciente com seu segmento corpóreo homólogo no dimídio contralateral, ou com o do próprio examinador.

A artrestesia é a capacidade de reconhecer a posição das partes do corpo no espaço, sem a necessidade de aferência visual. Para testá-la, o doente deve estar de olhos fechados. Então, movimenta-se passivamente a articulação interfalanginana de um quirodáctilo ou pododáctilo para cima e para baixo, fixando-se a falange proximal. Quando a artrestesia é preservada, o paciente consegue informar corretamente a posição final do dedo testado (para cima ou para baixo) (Figura 11). É importante que o dedo testado seja segurado pelas laterais para evitar que a pressão exercida pelo examinador sobre o dedo testado indique indiretamente a posição desse ao paciente.

A presença do sinal de Romberg (Figura 12) sugere lesão da sensibilidade proprioceptiva (profunda) por perda da referência espacial do corpo após fechamento dos olhos.

EXAME DOS REFLEXOS

O exame dos reflexos miotáticos é uma importante ferramenta semiológica para elucidar quadros de fraqueza muscular e de perda de sensibilidade. Os reflexos apresentam-se, de modo geral:

- vivos/exaltados: nas afecções com comprometimento do neurônio motor superior (lesões centrais – encéfalo/medula), e podem estar associadas à presença do sinal de Babinski;
- hipoativos/abolidos: nas afecções que interferem na via aferente ou eferente do arco reflexo.

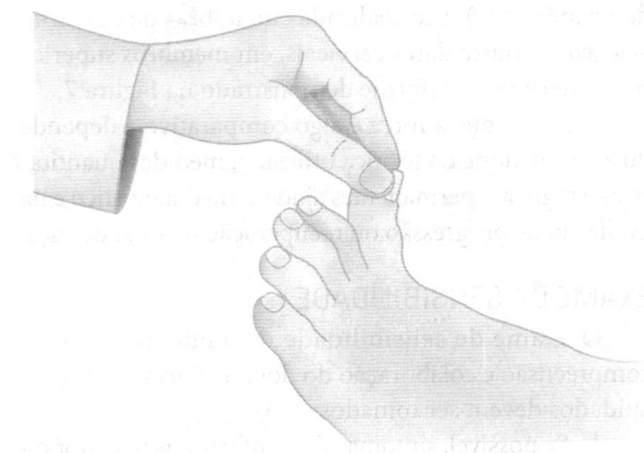

Figura 11 Pesquisa da artrestesia.

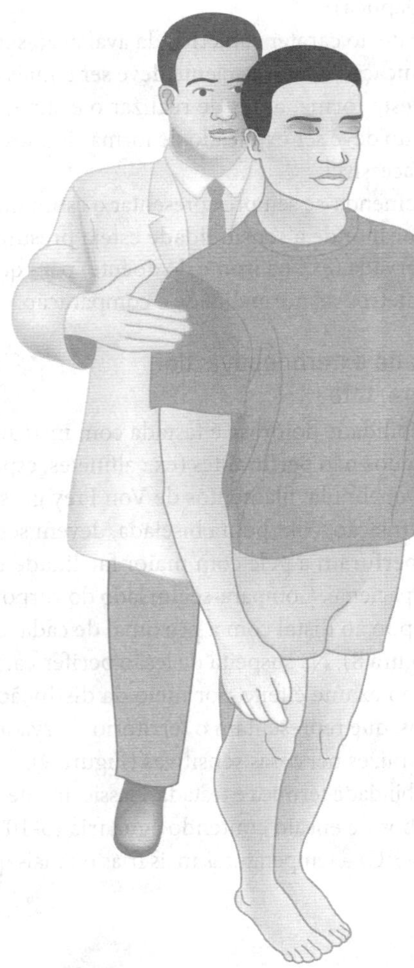

Figura 12 Sinal de Romberg: paciente em pé e com os pés próximos um do outro. Ao fechar os olhos, o paciente com alteração de sensibilidade profunda apresenta instabilidade ou queda, sem lado preferencial e sem latência temporal (imediatamente).

Deve-se destacar que pode haver grande variabilidade da apresentação dos reflexos miotáticos entre indivíduos normais, e algumas destas pessoas podem possuir reflexos hipoativos ou vivos. No entanto, a assimetria significativa dos reflexos entre os membros, bem como a presença de reflexos abolidos ou exaltados são habitualmente patológicos.

Os principais reflexos testados nos membros superiores são o bicipital, tricipital e braquiorradial (Figura 13) e nos membros inferiores, o patelar e o aquileu (Figura 14).

Um outro reflexo importante é o cutâneo-plantar. Este é um reflexo superficial, obtido a partir do estímulo com um objeto rombo (ex.: espátula de madeira) aplicado na porção lateral da sola do pé, a partir do calcâneo até a base do 2º pododáctilo. A resposta normal esperada é a contração do hálux e dos artelhos (Figura 15). Quando, ao examinar este reflexo, se obtém a extensão e abdução do hálux (sinal de Babinski), deve-se considerar a possibilidade de uma lesão da via piramidal.

EXAME DA COORDENAÇÃO MOTORA

Uma das principais funções do cerebelo é coordenar os diversos grupos musculares, axiais e apendiculares, tornando harmoniosa a relação agonista-antagonista. A perda desta coordenação é denominada ataxia.

Para avaliar a coordenação apendicular dos membros superiores, pode-se utilizar a prova índex-nariz: o doente deve manter o braço abduzido a 90° e o antebraço estendido; a seguir deve fletir o antebraço e tocar seu nariz com o dedo indicador e retomar à posição inicial (Figura 16). A avaliação da coordenação motora dos membros inferiores pode ser realizada com a prova calcanhar-joelho; com o doente em decúbito dorsal horizontal. Solicita-se que toque um dos seus joelhos com o calcanhar contralateral, deslize o calcanhar sobre a face anterior da perna e retorne à posição inicial (Figura 17). Quando a coordenação motora está comprometida, observam-se nestas manobras a dismetria (dificuldade de acertar o alvo – o nariz, no caso da prova índex-nariz; e o joelho, na prova calcanhar-joelho) e a decomposição do movimento (caracterizada pela fragmentação do movimento, que se torna errático e irregular).

Por outro lado, a coordenação axial é avaliada pelo exame da marcha. Quando há lesões das vias cerebelares, o paciente pode apresentar passos dismétricos e de base alargada, com tendência a queda, denominada marcha ebriosa. Em casos extremos, o paciente é incapaz de se levantar.

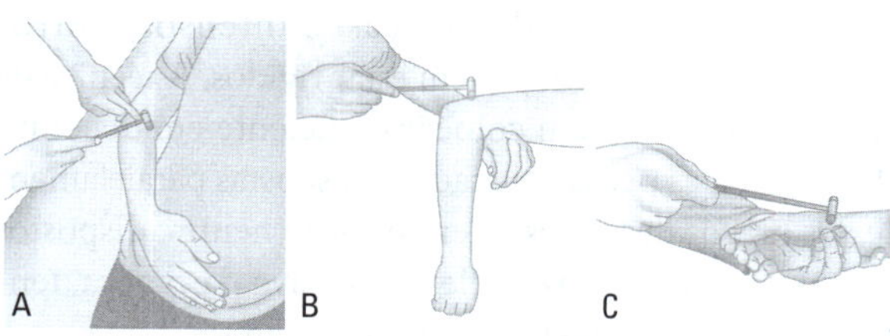

Figura 13 Obtenção do reflexo de bíceps (A), tríceps (B) e braquiorradial (C).

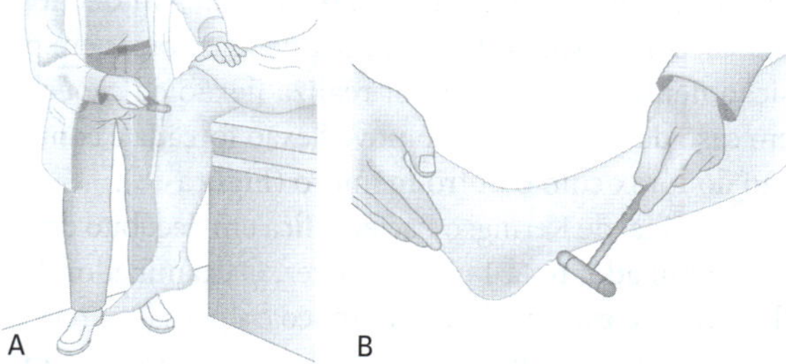

Figura 14 Obtenção do reflexo patelar (A) e aquileu (B).

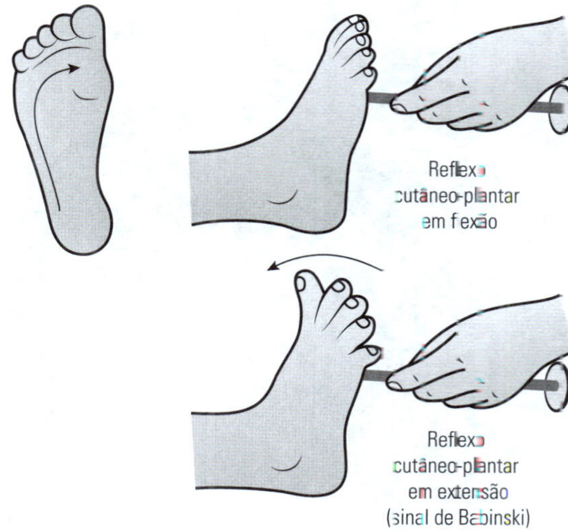

Figura 15 Exame do reflexo cutâneo-plantar.

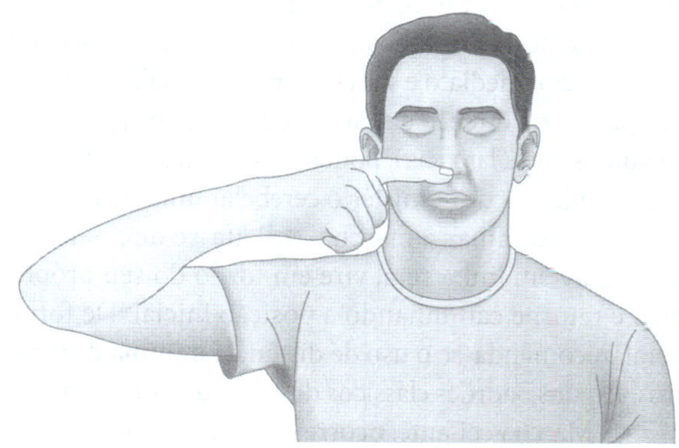

Figura 16 Prova *index*-nariz.

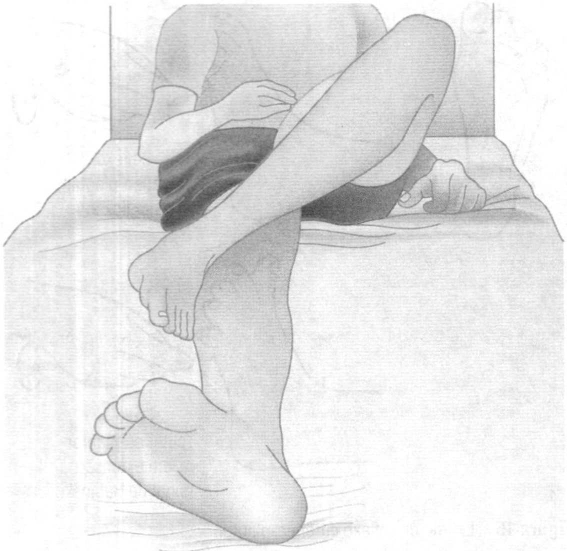

Figura 17 Prova calcanhar-joelho.

EXAME DO EQUILÍBRIO E DA MARCHA

O equilíbrio e a marcha dependem da integridade e funcionamento harmonioso de diversos sistemas e vias neurológicas. Desta forma, lesões de cada um destes sistemas e vias podem resultar em alterações específicas nesta etapa do exame físico.

Para avaliar o equilíbrio o doente deve estar descalço e preferencialmente com pernas e pés expostos. Primeiramente, deve-se solicitar que o doente fique em pé. Observa-se se ele consegue assumir a ortostase com ou sem apoio. Caso o paciente não consiga ficar de pé, deve-se registrar se ele consegue ficar sentado sem apoio. A distância entre os pés também deve ser observada, e tende a ser maior (base alargada) em pacientes com desequilíbrio. Então, solicita-se que o paciente feche os olhos e observa-se se ocorrem oscilações. O sinal de Romberg (Figura 12) ocorre em pacientes com perda da propriocepção, e é caracterizado pelo surgimento ou piora significativa de oscilações ao fechar os olhos, com ou sem tendência a queda, de início imediato e sem lado preferencial. Oscilações sempre numa direção e sentido, que surgem após alguns segundos (com latência), podem ocorrer nas vestibulopatias e em lesões de hemisfério cerebelar unilateral.

Para examinar a marcha, solicita-se que o doente deambule em linha reta, vire em torno do seu próprio eixo e retorne caminhando à posição inicial. De forma geral, recomenda-se o uso de distância mínima de 6 metros. Alguns padrões clássicos de marcha patológicos são:

- Marcha ceifante: ocorre em pacientes com hemiparesia espástica. O membro inferior parético é mantido em extensão de joelho e flexão plantar do pé, e a flexão da coxa se dá com dificuldade. O paciente então arrasta o pé do lado acometido desenhando um semicírculo.
- Marcha em tesoura: ocorre em pacientes com dupla hemiparesia ou paraparesia espásticas. Neste caso, a marcha é semelhante à ceifante, porém ambos os membros inferiores são acometidos e, devido à hipertonia da musculatura adutora da coxa, os joelhos cruzam a linha média a cada passada.
- Marcha escarvante: é observada em pacientes com déficit de força para dorsiflexão do pé (ex.: radiculopatia de L5, neuropatia dos nervos fibulares comum ou profundo, algumas miopatias). Devido à dificuldade de dorsiflexão do pé, o doente compensa elevando este pé mais do que o habitual durante as passadas, às custas de maior flexão da coxa e do joelho.
- Marcha ebriosa: como discutido acima, este padrão ocorre nas ataxias cerebelares, e é caracterizado por base alargada, passos irregulares, com grande oscilação, podendo ou não apresentar lado preferencial, semelhante à de um bêbado.
- Marcha talonante: ocorre em doentes com perda da propriocepção. Neste caso, a base é também alargada, o paciente tende a manter olhos fixos no chão, os passos são altos, e os pés tocam o solo com o calcanhar primeiro.

PESQUISA DE SINAIS MENÍNGEOS

Os principais sinais de irritação meníngea são:

- Rigidez de nuca: consiste em dor e/ou dificuldade na flexão da cabeça sobre o tronco. Ocorrem enrijecimento e espasmo, predominantemente da musculatura extensora cervical. Nos casos intensos, outros grupamentos também podem estar rígidos. A técnica de testagem consiste em colocar o paciente em decúbito dorsal, com as pernas esticadas e dispostas paralelamente. Os braços devem estar em posição neutra, dispostos ao lado do corpo. Faz-se flexão passiva da cabeça, tentando encostar o queixo do paciente em seu tórax.
- Sinal de Brudzinski: flexão involuntária dos membros inferiores na tentativa de flexão passiva da cabeça sobre o tórax. A técnica de testagem é semelhante à pesquisa de rigidez de nuca, com o paciente em decúbito dorsal, com pernas esticadas e paralelas e braços em posição neutra. O examinador realiza flexão da cabeça e, em caso de resistência, promove flexão forçada e contenção do tórax com o outro membro (Figura 18).
- Sinal de Kernig: o paciente fica em decúbito dorsal e o examinador testa 1 perna por vez. O examinador deve flexionar a coxa em relação ao tronco e a perna em relação à coxa, ambos em ângulo de 90°. Após essa fase, o examinador promove extensão da perna em relação à coxa, abai-

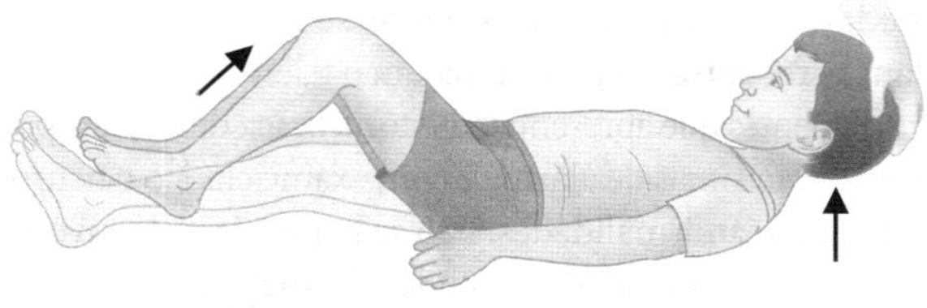

Figura 18 Sinal de Brudzinski.

xando um pouco o joelho nesse momento. O movimento deixará a perna esticada e em ângulo de cerca de 70° em relação à maca. A positividade do sinal é a presença de dor lombar com ou sem irradiação radicular (Figura 19).

- Sinal de Lasègue: é o sinal radicular mais importante, mas pode ocorrer também quando da inflamação meníngea. Neste último caso, ele tende a ser bilateral. Com o paciente em decúbito dorsal, com as pernas esticadas e dispostas paralelamente, realiza-se a elevação passiva do membro inferior (1 por vez). A positividade do sinal é representada pela presença de dor lombar, preferencialmente com irradiação radicular. Geralmente, a dor aparece após a elevação de no mínimo 30° (Figura 20).

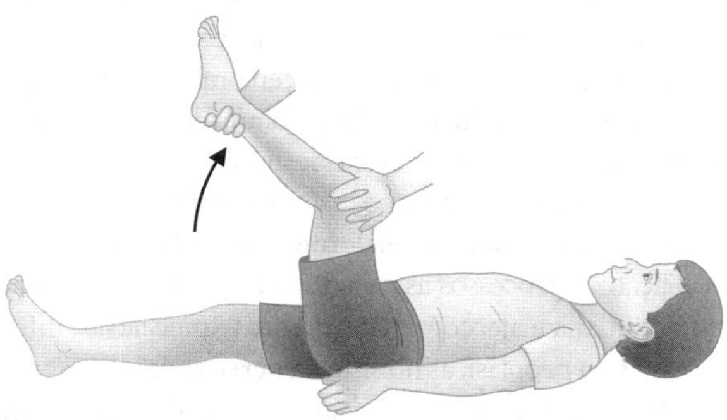

Figura 19 Sinal de Kernig.

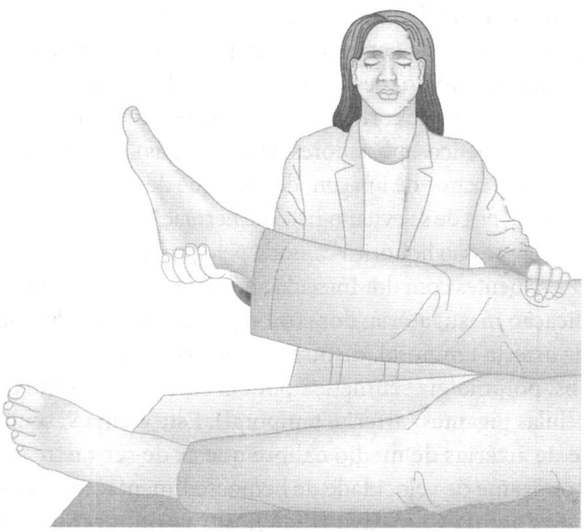

Figura 20 Sinal de Lasègue.

▪ BIBLIOGRAFIA

Alves Neto O, Costa CMC, Siqueira JTT, Teixeira MJ. Dor: princípios e prática. Porto Alegre: Artmed; 2009.

Barreira AA. Diagnóstico das doenças do sistema nervoso periférico: neurológica clínica – um método de ensino integrado. Rio de Janeiro: URJ; 1998. p.88-92.

Mutarelli EG. Propedêutica neurológica: do sintoma ao diagnóstico. São Paulo: Sarvier; 2014.

Nitrini R, Bacheschi LA. A neurologia que todo clínico deve saber. São Paulo: Editora Atheneu; 2015.

Sanvito WL. Propedêutica neurológica básica. São Paulo: Artes Médicas; 1972.

Tolosa APM, Canels HM. Propedêutica neurológica. São Paulo: Sarvier; 1971.

Campbell WW, Barohn RJ. DeJong's the neurologic examination. Philadelphia: Wolters Kluwer; 2019.

48 CEFALEIA

Felipe Reinaldo Deus Ramos Santos, Gabriel Taricani Kubota, Fernanda Valério da Silva, Daniel Ciampi de Andrade, Manoel Jacobsen Teixeira

INTRODUÇÃO

- Cefaleia é a dor que ocorre na cabeça, na região entre a linha dos olhos e a região occipital e posterior aos pavilhões auriculares. É uma das principais causas de dor, atingindo 80-90% das pessoas ao longo da vida.

É classificada em primária e secundária:

- cefaleias primárias: caracterizadas por certos sinais e sintomas clínicos e pela exclusão de outras doenças subjacentes que possam explicar o quadro;
- cefaleias secundárias: a dor é um sintoma que ocorre em decorrência de uma doença de base (estrutural, neuropática, inflamatória etc.) que deve ser diagnosticada e tratada de forma concomitante ao controle da dor.

Inicialmente, a cefaleia deve ser especificamente analisada quanto a:

- idade de início e se houve progressão;
- circunstâncias da instalação;
- intensidade;
- caráter da dor;
- duração e frequência dos ataques;
- outros sintomas associados à dor;
- fatores desencadeantes, de piora ou melhora;
- tratamentos atuais e prévios: especificar medicações utilizadas, posologia, adesão ao tratamento e perfil de eventos adversos;

- variações sazonais da dor;
- relação com o sono;
- abuso de substâncias (lícitas, ilícitas, estimulantes ou depressoras);
- impacto da cefaleia na rotina diária;
- aspectos emocionais;
- vida profissional e social.

Em seguida, causas de cefaleias secundárias potencialmente graves devem ser afastadas por meio de anamnese, exame físico e, se necessário, exames complementares. Deve-se ficar atento aos sinais de alarme ou "*red flags*", que quando presentes tornam obrigatória uma investigação apropriada:

- início após os 50 anos;
- mudança no padrão habitual;
- padrão progressivamente mais intenso ou frequente ao longo de 3 meses;
- início súbito (intensidade máxima em até 1 hora) ou descrita como a "pior da vida";
- piora ou alívio ao assumir ortostase ou ao deitar-se em posição supina;
- desencadeada por manobra de Valsalva (tosse, espirro, esforço);
- alterações sistêmicas como perda de peso, febre, mialgia, *rash* cutâneo;
- alterações ao exame neurológico como sinais focais (paresia, hipoestesia, ataxia), edema de papila ao fundo de olho, flutuação ou rebaixamento do nível de consciência, confusão mental;
- imunossupressão prévia (pessoa vivendo com HIV, uso de quimioterápicos, uso de corticosteroides ou outras drogas imunossupressoras);
- neoplasia prévia ou atual;
- traumatismo cranioencefálico atual ou nos últimos meses.

As cefaleias primárias são as mais frequentes em qualquer faixa etária, sendo subdivididas em 4 grupos na Classificação Internacional de Cefaleias (ICHD-3): enxaqueca ou migrânea, cefaleia tipo tensão (CTT), cefaleias trigêmino-autonômicas (nas quais se insere a cefaleia em salvas) e outras cefaleias primárias (o último grupo tem diagnóstico e condutas mais específicas e não será discutido aqui).

O diagnóstico das cefaleias não é excludente e não raramente pode-se fazer o diagnóstico de ≥ 2 tipos de cefaleia em um único doente. Uma pessoa com migrânea sem aura pode apresentar em determinado momento cefaleia com características cervicogênicas, bem como desenvolver nova doença e o quadro álgico se agravar ou mudar suas características. Deve-se ficar atento a mudanças recentes do padrão da dor.

Doentes que apresentam história típica de cefaleia primária, sem sinais de alarme e com exame clínico e neurológico sem anormalidades, não se beneficiam de investigação complementar com estudos de imagem. Exceção se faz para as cefaleias em salvas, pois em 5% dos casos são secundárias, justificando-se uma investigação mais detalhada, preferencialmente com ressonância magnética (RM) de encéfalo com cortes finos da região parasselar, e angioressonância magnética arterial cervical e intracraniana.

A tomografia computadorizada (TC) de crânio sem contraste é exame útil para avaliação inicial em doentes com cefaleia e suspeita de lesões expansivas, isquêmicas ou hemorrágicas, especialmente em unidades de urgência/emergência. A fase contrastada pode ser solicitada caso haja suspeita de tumores, malformações vasculares, abscessos, hematomas ou coleções intracranianas. Entretanto, a TC pode não identificar coleções subdurais isodensas ou sangramento aneurismático de pequena monta, melhor evidenciados por meio de RM.

Em casos de cefaleia súbita, um estudo complementar dos vasos intra e extracranianos deve ser feito com angio-TC, angio-RM ou angiografia cerebral, para investigação de lesões aneurismáticas, bem como dissecção arteriais, trombose venosa cerebral e vasoespasmo cerebral (como ocorre na síndrome de vasoconstrição cerebral reversível).

O exame do líquido cefalorraquidiano (LCR) é útil na avaliação de processos associados a alterações da pressão intracraniana e afecções hemorrágicas, infecciosas, inflamatórias ou neoplásicas no sistema nervoso central (SNC). É indicado em cefaleias de início súbito com TC de crânio normal, cefaleia com sinais de infecção, suspeita de sangramento ou processos inflamatórios, suspeita de hipertensão intracraniana idiopática, trombose venosa central, comprometimento de nervos cranianos ou cefaleia em doente imunossuprimido (pessoa vivendo com HIV, etilistas crônicos, usuários de corticosteroides e outros imunossupressores, diabéticos, portadores de neoplasias), desde que já possuam exame de imagem de SNC que descarte efeito de massa, a fim de se evitar o risco de herniação pela diminuição da pressão liquórica causada pelo procedimento.

Doentes com dor iniciada após os 50 anos, com claudicação mastigatória, dor e/ou espessamento à palpação da artéria temporal, distúrbios visuais e, em alguns casos, polimialgia reumática podem sofrer de arterite de células gigantes (arterite temporal). Esta é uma vasculite de artérias de médio calibre que pode ser rastreada por exame de velocidade de hemossedimentação (VHS) ou proteína C-reativa (PCR), ultrassonografia com Doppler/angioRM de artéria temportal superficial, e confirmada com biópsia de artéria temporal. Nesses casos, o início rápido de corticosteroides pode evitar acometimento ocular e perda visual irreversível.

▪ PRINCIPAIS CEFALEIAS PRIMÁRIAS

A Classificação Internacional das Cefaleias (ICHD-3) é uma ferramenta que auxilia na caracterização dos diferentes tipos de cefaleia primária, e é útil na pesquisa e na padronização da linguagem entre profissionais de saúde que assistem estes doentes. No entanto, pode não contemplar algumas situações clínicas, diante da grande variedade de apresentações clínicas das cefaleias primárias.

ENXAQUECA/MIGRÂNEA

Epidemiologia

A migrânea ocupa a 2ª posição entre as principais causas de anos vividos com incapacidade no mundo, tanto entre mulheres como entre homens. Ela acomete cerca de 6-7% dos homens e 18-20% das mulheres mundialmente, sendo que sua prevalência é maior na 4ª década da vida. No Brasil, a prevalência estimada é de cerca de 15,2%, em estudo de 2009. Há comprovada predisposição genética, com risco de migrânea em familiares de 1,9-3,8 vezes o da população geral.

Quadro clínico

Ocorrem episódios recorrentes e paroxísticos de dor, com duração de 4-72 horas e intervalos variados de acalmia. As características típicas da dor são: aspecto pulsátil, localização unilateral, intensidade moderada ou forte, exacerbação por atividade física rotineira e associação com náusea e vômitos e/ou fotofobia e fonofobia.

Os pacientes costumam apresentar sensibilidade aumentada do segmento cefálico, com menor limiar de desconforto com estímulos olfatórios, gustatórios, mecânicos e sonoros que indivíduos não portadores de enxaqueca, mesmo nos períodos intercríticos. Há maior prevalência de taquicardia postural ortostática, insônia e transtornos do humor nos indivíduos com enxaqueca quando comparados a indivíduos sãos.

Configura-se como estado de mal enxaquecoso ou *status migranosus*, a crise que persiste por mais de 72 horas contínuas, ou com períodos de acalmia menores que 4 horas.

Aura

Em 30% dos casos de migrânea, ocorre a aura, que se manifesta por sintomas ou sinais neurológicos focais, transitórios e completamente reversíveis. Pode preceder ou ser simultânea à instalação da cefaleia e duram habitualmente 5-60 minutos. A aura mais comum é a visual (90%), na qual há escotomas, espectros de fortificação ou fotopsias, distorções das formas e hemianopsias.

Outras formas de aura incluem sintomas somestésicos (paresia, hipoestesia, hipersensibilidade ao toque), anormalidades na linguagem (afasia), déficits motores, alterações retinianas (cegueira monocular, escotomas) e anormalidades em tronco encefáico (disfunção de córtex occipital bilateral, disartria, vertigem, zumbido, hipoacusia, diplopia, ataxia, alteração de consciência). Sintomas não restritos à visão, linguagem e sensibilidade somestésica, entretanto, são incomuns, e portanto a sua ocorrência constitui sempre um sinal de alarme. Aura sem cefaleia pode ocorrer em doentes senescentes que habitualmente apresentavam migrânea com aura. A persistência do déficit neurológico após a crise com aura associada à lesão isquêmica nos exames de imagem configura infarto migranoso (migrânea complicada).

Sintomas premonitórios/fatores desencadeantes ("*triggers*")

Podem ocorrer sintomas premonitórios precedendo a crise em dias ou horas, como hiperatividade, depressão, irritabilidade, bocejos, alterações de memória, desejo por determinados alimentos, hiperosmia e sonolência.

Fatores desencadeantes são comuns e têm grande variabilidade interpessoal, sendo recomendado, antes de se proibir sua prática ou consumo, que o doente procure identificar o que de fato lhe acarreta o surgimento da cefaleia. Muitas vezes, a realização de um diário de dor facilita essa identificação pelo paciente. Causas comumente apontadas são: alimentos específicos (café, chocolate, especiarias, glutamato monossódico), jejum prolongado, anormalidades do sono, bebidas alcoólicas, quadros emocionais, certos odores, fadiga.

Comorbidades

Doenças psiquiátricas são comuns em portadores de enxaqueca (ansiedade, depressão, transtorno bipolar, síndrome do pânico), devendo ser identificadas e tratadas.

Transtornos do sono também influenciam na apresentação e no controle das cefaleias. Quando associados com as comorbidades psiquiátricas, são as principais causas de refratariedade ao tratamento.

Diagnóstico

O diagnóstico de enxaqueca episódica sem aura é feito com a observação de pelo menos 5 crises preenchendo os critérios 1 a 3:

1. cefaleia com duração de 4-72 horas (sem tratamento ou com tratamento ineficaz);

2. preenche ao menos 2 das seguintes características:
   - localização unilateral;
   - caráter pulsátil;
   - intensidade moderada ou forte;
   - exacerbada por ou leva o indivíduo a evitar atividades físicas rotineiras (p. ex., caminhar ou subir escada);
3. durante a cefaleia, observa-se pelo menos 1 das seguintes ocorrências:
   - náusea e/ou vômitos;
   - fotofobia e fonofobia;
4. não atribuída a outro transtorno.

Quando a migrânea se manifestar com aura (visual, sensorial, fala/linguagem, motor/tronco cerebral/retina - características a seguir), apenas 2 crises preenchendo os critérios abaixo são suficientes para o diagnóstico.

Características de aura. Pelo menos três das seis são necessárias:

1. pelo menos um sintoma de aura se espalha gradualmente por ≥ 5 minutos;
2. dois ou mais sintomas de aura ocorrem em sucessão;
3. cada sintoma de aura individual dura de 5 a 60 minutos;
4. pelo menos um sintoma de aura é unilateral;
5. pelo menos um sintoma de aura é positivo;
6. a aura é acompanhada, ou seguida dentro de 60 minutos, por dor de cabeça.

Tratamento

O tratamento da enxaqueca é individualizado e divide-se em abortivo e profilático, de acordo com a intensidade, a frequência e o impacto das crises. Doentes com crises infrequentes e bem toleradas podem ser conduzidos apenas com tratamento abortivo. Já aqueles com crises frequentes (≥ 3 ao mês), e ou muito incapacitantes, com resposta inadequada/efeitos colaterais/contraindicações ao tratamento sintomático, ou com relevante prejuízo funcional devem receber terapia profilática.

Em crises com dor leve a moderada, recomendam-se analgésicos simples (p. ex., dipirona, 1.000-2.000 mg; paracetamol, 500-750 mg) e anti-inflamatórios não hormonais - AINH (ácido acetilsalicílico, 1.000 mg; naproxeno, 550-1.250 mg; ibuprofeno, 200-800 mg; piroxicam, 200-400 mg; cetoprofeno, 100 mg).

Para crises com dor forte ou persistência de dor, recomendam-se triptanos (sumatriptano, 6-12 mg/dia, SC; 50-200 mg/dia, VO; 20-40 mg/dia, *spray* nasal; zolmitriptano, 2,5-5 mg/dia, VO; ou rizatriptano, 5-10 mg/dia, VO. Derivados do ergot, como a dihidroergotamina (sem registro vigente na Anvisa) oral podem também ser utilizados. No entanto, deve-se considerar que a absorção da dihidroergotamina por via oral é errática, e outras vias de administração desta medicação não são atualmente disponíveis no Brasil. São contraindicações para seu uso: doenças coronarianas, antecedente de acidente vascular cerebral, insuficiência vascular periférica e hipertensão arterial grave.

A associação das medicações para dor leve a moderada também pode ser instituída nos casos de dor forte ou persistência de dor. Uso concomitante de antieméticos como metoclopramida (10-20 mg, IV ou VO) ou domperidona (10 mg VO) também é recomendado.

Os neurolépticos são úteis em crises refratárias e no *status migranosus*, particularmente quando ocorrem vômitos intensos (clorpromazina, 0,1 a 0,25 mg/kg, IM; ou haloperidol, 5 mg, IV, em SF), bem como corticosteroides (dexametasona 10mg IV)

A utilização de opioides no tratamento das crises de enxaqueca deve ser evitada, exceto em situações especiais quando outras medidas não forem eficazes ou houver contraindicação para os medicamentos convencionais.

Tratamento profilático

Tem como objetivo a diminuição da intensidade e da frequência das crises migranosas, bem como a prevenção do uso excessivo de analgésicos. A escolha do tratamento medicamentoso deve se basear no perfil de efeitos colaterais, na idade, nas comorbidades e nas preferências do doente.

Podem ser usados:

- anti-hipertensivos: propranolol, 80-400 mg/dia (em 2 tomadas); metoprolol, 100-200 mg (1x/dia); atenolol, 50-200 mg/dia; bisoprolol, 5-10 mg/dia; candesartana 16mg/dia; lisinopril 10-20 mg/dia;
- drogas antiepilépticas: topiramato, 50-200 mg/dia (em 2 tomadas), valproato ou divalproato de sódio, 500-1.500 mg/dia (em 2 tomadas);
- antidepressivos tricíclicos: amitriplina, 25-150 mg/dia; ou nortriptilina, 10-150 mg/dia;
- bloqueadores dos canais de cálcio: flunarizina, 5-10 mg/dia; verapamil, 80-360 mg/dia;
- anticorpos monoclonais: galcanezumab (240 mg SC iniciais seguidos de 120 mg SC mensais), fremanezumab (225 mg SC mensais ou 675 mg SC trimestrais), erenumab 70-140 mg mensais;
- toxina botulínica: onabotulinumtoxina A (155 a 165 unidades IM trimestrais em 31 a 39 pontos musculares craniocerviais pré definidos) - apenas para os casos de migrânea crônica.

Deve-se atentar para o cuidado de titular a dose tanto para a introdução quanto para a retirada dessas substâncias.

Prognóstico

A resposta à terapia profilática é observada a partir de 4-8 semanas de uso regular. A dose deve ser ajustada gradativamente.

Mesmo com boa resposta, a maioria dos pacientes terá períodos de remissão e de nova piora da doença.

Mulheres com crises perimenstruais podem observar melhora significativa das crises após a menopausa.

O tratamento profilático da migrânea promove incremento da qualidade de vida e da produtividade dos doentes.

Deve-se estabelecer um período razoável de bom controle das crises migranosas para se discutir com o paciente a retirada de tratamento. Embora não haja tempo mínimo bem estabelecido para tal, orienta-se aguardar no mínimo 6 meses.

Na consulta

- Dar atenção a sinais de alarme para cefaleia secundária.
- Iniciar medicações com doses baixas e aumentar gradativamente.
- Escolher medicação conforme perfil de efeitos colaterais e do doente.
- Avaliar sinais de abuso de analgésicos.
- Ter cautela na prescrição de drogas com potencial teratogênico em mulheres em idade fértil.

CEFALEIA DO TIPO TENSIONAL

Epidemiologia

Cefaleia do tipo tensão (CTT) é a cefaleia primária mais frequente, acometendo cerca de 80% da população ao longo da vida. No Brasil, um estudo de 2009 encontrou prevalência de 13%, sendo discretamente maior no sexo feminino. A frequência é maior durante a idade reprodutiva, com tendência a reduzir com a progressão da idade.

O subtipo mais comum é a episódica infrequente, frequentemente associada a situações de estresse emocional.

Quadro clínico

A dor acomete o segmento cefálico bilateralmente, com caráter não pulsátil, intensidade leve a moderada e sem agravamento com atividades diárias. Possui duração de 30 minutos a 7 dias e não costuma estar associada a náuseas, vômitos, foto ou fonofobia.

Pode ser classificada como episódica infrequente (< 1 vez ao mês), episódica frequente (1-14 dias ao mês) ou crônica (> 180 dias ao ano ou 15 dias ao mês).

Pode estar associada a alterações da musculatura pericraniana, com dor à palpação.

Alguns pacientes apresentam sintomas atípicos, como dor unilateral, anorexia, náuseas, agravamento durante atividades físicas rotineiras e fotofobia.

Possui amplo espectro de gravidade, conforme a frequência e a intensidade das crises.

A heterogeneidade da CTT faz com que ela seja um diagnóstico de exclusão entre as cefaleias primárias, pois diversas de suas características se interconectam com elementos de outras entidades.

Diagnóstico

O diagnóstico de CTT é feito com a observação de pelo menos 10 episódios de dor atendendo aos critérios 1 a 4:

1. cefaleia com duração de 30 minutos-7 dias;
2. apresenta pelo menos 2 das seguintes características:
   - localização bilateral, em geral fronto-occipital;
   - qualidade de pressão/aperto (não pulsátil);
   - intensidade leve ou moderada;
   - dor não agravada por atividade física rotineira como caminhar ou subir escadas;
3. ambas as seguintes:
   - ausência de náuseas ou vômitos (pode ocorrer anorexia);
   - pode ocorrer fonofobia ou fotofobia, mas não as 2;
4. não se encaixa em outro diagnóstico de cefaleia.

Tratamento

Doentes com CTT episódica tem boa resposta a tratamento abortivo. A terapia profilática é especialmente adequada para aqueles com crises muito frequentes ou com potencial para uso excessivo de analgésicos.

Na fase aguda, está indicado o uso de analgésicos simples (paracetamol e dipirona) e de AINH (ibuprofeno, 800 mg; naproxeno, 825 mg). A eficácia dos relaxantes musculares precisa ser melhor elucidada.

O tratamento profilático consiste em uso de antidepressivos, entre os quais os tricíclicos, em especial a amitriptilina, pois têm melhor nível de evidência. Previnem a cefaleia em até 80% dos pacientes no 4° mês de tratamento, quando pode ser tentada sua retirada. Também podem ser usadas venlafaxina (75-200 mg/dia) e mirtazapina (30-45 mg/dia).

Terapias não farmacológicas têm resultados satisfatórios, incluindo acupuntura, técnicas de *biofeedback*, intervenções cognitivo-comportamentais, programas de manejo do estresse e de medicina física (adequação de postura e ergonomia), massoterapia, estimulação elétrica transcutânea, aplicação de frio ou calor, alongamento e reabilitação da mastigação.

Prognóstico

A CTT episódica infrequente costuma ter boa resposta a medicação analgésica de demanda, não havendo impacto significativo na qualidade de vida. O subtipo crônico requer tratamento farmacológico e não farmacológico por alguns meses, podendo levar a significativa perda funcional e uso excessivo de analgésicos se não for adequadamente tratado.

> **Na consulta**
> - Orientar sobre abuso de analgésico.
> - Informar sobre tratamento não farmacológico.

CEFALEIA EM SALVAS

A cefaleia em salvas pertence a um subgrupo de cefaleias primárias classificado como cefaleias trigêmino-autonômicas. Pertencem também a este subgrupo as hemicranias (paroxística, contínua) e as cefaleias neuralgiformes unilaterais de curta duração com injeção conjuntival e lacrimejamento ou fenômenos autonômicos (SUNCT/SUNA).

Epidemiologia

Está presente em 0,1-0,04% da população, com predomínio no sexo masculino: 3-4 homens para 1 mulher, com início entre 20-40 anos de idade. Geralmente, é associada com tabagismo, traumatismo craniano e história familiar de cefaleia.

Quadro clínico

Manifesta-se como dores paroxísticas unilaterais muito intensas associadas a fenômenos trigêmino-autonômicos ipsilaterais, com localização nas regiões orbitária, supraorbitária e temporal, e irradiação eventual para região maxilar, occipitonucal, pericarotídea e ombros. Dura 15-180 minutos, podendo ocorrer de 8 vezes ao dia até 1 a cada 2 dias, preferencialmente à noite.

Geralmente, ocorre em séries (salvas) por semanas a meses, seguidas por períodos de remissão de ao menos 14 dias, até vários meses.

Associa-se a pelo menos 1 sinal neurovegetativo ipsilateral: congestão conjuntival, lacrimejamento, congestão nasal, rinorreia, sudorese frontal ou facial, miose, ptose ou edema palpebral. Os pacientes ficam muito inquietos no momento da dor.

Fatores desencadeantes incluem consumo de álcool, hipoxemia (inclusive durante o sono) e agentes vasodilatadores.

Em até 5% dos casos, é secundária a uma doença (adenoma de hipófise, tumor do seio cavernoso ou do clivus, meningioma parasselar, aneurisma encefálico e fraturas craniofaciais). Nesses casos, a cefaleia pode perder sua periodicidade e manter-se dor basal entre as crises.

Diagnóstico

O diagnóstico da cefaleia em salvas é feito com a observação de pelo menos 5 crises preenchendo os critérios 1 a 4:

1. dor forte e muito forte unilateral, orbitária, supraorbitária e/ou temporal, durando 15-180 minutos, se não tratada;
2. acompanhada de pelo menos 1 dos seguintes:
   - pelo menos um dos seguintes sintomas ou sinais ipsilaterais à cefaleia: hiperemia conjuntival e/ou lacrimejamento ipsilaterais, congestão nasal e/ou rinorreia ipsilaterais, edema palpebral ipsilateral, sudorese frontal e facial ipsilateral, hiperemia frontal e facial ipsilateral, sensação de plenitude na orelha e miose e/ou ptose ipsilateral;
   - sensação de inquietude ou agitação;
3. as crises têm uma frequência de 1 a cada 2 dias a 8 por dia;
4. não é atribuída a outro transtorno.

Tratamento

Crises agudas: inalação de oxigênio puro (12 L/min) em máscara não reinalante, com alívio após 5-15 minutos. Em caso de persistência da dor, pode ser utilizado sumatriptano, 6-12 mg, SC.

Profilaxia: verapamil, 240-480 mg/dia, VO; carbonato de lítio, 300-1.200 mg/dia, com regulação da dosagem pelo nível plasmático (0,7-1 mmol/L); valproato de sódio; topiramato; melatonina; e galcanezumabe 300 mg/mês.

Para casos refratários, podem ser consideradas ressecção, alcoolização ou crio ou termocoagulação do gânglio esfenopalatino e rizotomia com balão, radiofrequência ou com glicerol do gânglio trigeminal e estimulação do nervo occipital.

Prognóstico

A interferência na vida diária depende da frequência das crises.

> **Na consulta**
> - Solicitar exames de neuroimagem (preferencialmente RNM de encéfalo) para investigar causas secundárias.
> - Informar sobre fatores desencadeantes.
> - Atentar-se para diagnósticos diferenciais como neuralgias da face (p. ex., neuralgia do trigêmeo).

OUTRAS SÍNDROMES DOLOROSAS

CEFALEIA CERVICOGÊNICA

Epidemiologia

A prevalência varia muito de acordo com os critérios utilizados para diagnóstico, metodologia e população estudada, variando de 0,4-4,1% na população geral.

Histórico prévio de traumatismo na coluna é comum, em especial a lesão cervical por chicoteamento, na qual a prevalência chega a 53%.

Em 76,7% dos pacientes, há relato de posturas inadequadas durante o ato de dormir.

Observa-se associação com outras cefaleias primárias em 34,1% dos casos.

Acomete mais mulheres (4:1) e a mediana das idades varia em 34,9-45,9 anos.

Quadro clínico

Trata-se de cefaleia ocasionada por afecções funcionais e/ou orgânicas sediadas na região cervical, que infligem dor referida para a região cefálica. Geralmente é associada a síndrome dolorosa miofascial na região cervical, sendo os principais músculos acometidos esternocleidomastóideo, trapézio, suboccipitais, esplênio da cabeça e do pescoço, multífidos, escalenos e temporais. Também se relaciona com disfunções das articulações atlantoccipital, atlantoaxial, disco intervertebral C2-C3, articulação zigoapofisária C2-C3, raízes espinais cervicais altas e artéria vertebral.

Observam-se episódios de dor em peso, aperto, queimação, às vezes latejante, ou paroxismos de pontadas em região occipital e irradiadas para temporal, frontal, ocular, pré ou retroauricular, amígdalas, palato mole e/ou língua, e podem ocorrer sensação de corpo estranho, queimação e formigamento.

Geralmente, é hemicraniana, porém pode ocorrer com menos intensidade contralateralmente.

Pode ser desencadeada ou agravada por movimentação cervical (movimentos do pescoço como flexão, extensão e rotação); tosse; ortostase; espirro; atividades físicas e mental; estresse emocional; adoção de posturas inadequadas durante o sono ou a execução de tarefas no lar, trabalho e recreação; disfunção temporomandibular; período menstrual; irregularidades do sono e da mastigação; manipulação da face e da região cervical.

São frequentes dor ou desconforto em região do ombro e membro superior homolateral, podendo ser acompanhada de fenômenos neurovegetativos craniofaciais, como lacrimejamento, eritema ocular, edema palpebral, rinorreia, borramento visual e tontura.

É episódica, com duração de horas a dias, porém pode se tornar constante com episódios de acalmia e exacerbações.

Diagnóstico

O diagnóstico da cefaleia cervicogênica é feito conforme a Classificação Internacional de Cefaleias (ICHD-III):

1. qualquer cefaleia que preencha o critério 3;
2. evidência clínica, laboratorial ou de imagem de lesão ou disfunção na coluna cervical ou de partes moles do pescoço, conhecidas por causar cefaleia;
3. evidência de causalidade demonstrada por, pelo menos, 2 dos seguintes aspectos:
   - início da cefaleia tem relação temporal com as manifestações clínicas da disfunção cervical ou com o aparecimento da lesão;
   - há melhora ou resolução do quadro álgico em paralelo com resolução ou melhora da disfunção ou lesão cervical;
   - a amplitude dos movimentos cervicais está diminuída e a cefaleia piora com manobras de provocação da região cervical;
   - há resolução completa da cefaleia após o bloqueio diagnóstico de uma estrutura cervical ou sua inervação;
4. o quadro não é melhor descrito por outro diagnóstico da ICHD-III.

Outros achados clínicos possíveis são:

- dor de cabeça de intensidade moderada ou intensa acometendo predominantemente um hemicrânio. O quadro álgico pode acometer o hemicrânio oposto, sendo, porém, de menor intensidade;
- dor em peso, latejamento, queimação, choque ou pontada;
- dor desencadeada pelos movimentos cervicais ou pela digitopressão de pontos específicos da musculatura cervical ou occipital;
- duração variável dos episódios de dor ou dor contínua com flutuações;
- eventos associados aos ataques de dor: sintomas e sinais autonômicos, náusea, vômitos, edema e eritema da área periocular ipsilateral, vertigem, fotofobia, fonofobia e turvamento visual no olho ipsilateral.

Tratamento

É fundamental a identificação dos fatores desencadeantes e/ou perpetuantes da dor nos pacientes com síndrome miofascial:

- fatores ergonômicos e posturais devem ser revistos (hábitos, ambiente de trabalho, forma de dormir);

- deficiências nutricionais (hipovitaminose B1, B6, B12, C, carência de acido fólico – vitamina B9);
- deficiências metabólicas e endocrinopatias (hipotireoidismo, hiperuricemia, hipoglicemia, anemia, hipóxia);
- fatores psicológicos (depressão e ansiedade);
- infecções crônicas.

Os programas de reabilitação devem ser individualizados e adaptados à complexidade de cada indivíduo.

Pontos-gatilho ativos ou latentes em região cervical devem ser inativados.

Procedimentos de reabilitação, incluindo relaxamento, reeducação postural, cinesioterapia e meios físicos (massoterapia, hidroterapia, termoterapia, eletroterapia, agulhamento a seco) proporcionam alívio sintomático da dor, redução do uso de fármacos, relaxamento muscular, prevenção de deformidades, reabilitação da função motora e neurovegetativa e redução do sofrimento tecidual.

Acupuntura e/ou agulhamento a seco dos pontos-gatilho ativos ou latentes nos segmentos cefálico e cervical são bastante eficazes no tratamento da cefaleia cervicogênica.

Psicoterapia individual ou em grupo, hipnose e estratégias cognitivo-comportamentais normalizam as alterações afetivas e auxiliam no relaxamento muscular.

Medicamentos como os AINH podem ser utilizados no início do tratamento e temporariamente. O uso de antidepressivos tricíclicos pode ser benéfico como coadjuvante no tratamento da dor e da síndrome dolorosa miofascial.

Tratamento cirúrgico pode ser necessário somente em casos de instabilidade pós-traumática ou em deformidades associadas a artrite reumatoide de C1 e C2.

É fundamental o enfrentamento ativo do quadro pelo paciente para melhora da qualidade de vida e promoção de reintegração social e familiar.

Prognóstico

Está diretamente associado a um programa de reabilitação que envolva equipe multidisciplinar e participação ativa do paciente em seu tratamento.

O tratamento concomitante de comorbidades clínicas e/ou psiquiátricas é fundamental para melhor prognóstico.

Na consulta

- Avaliar a presença de pontos-gatilho em região cervical e segmento cefálico.
- Questionar sobre a presença de trauma prévio.
- Educar o paciente sobre sua doença e a necessidade de enfrentamento ativo para melhora.
- Encaminhar para programas de reabilitação que promovam mudanças posturais e de estilo de vida.

CEFALEIA CRÔNICA DIÁRIA

Epidemiologia

Tem prevalência de cerca de 4% na população. Em 80% dos casos, há uso excessivo de analgésicos, ergotamínicos ou cafeína. Em 77% dos casos, trata-se de migrânea crônica.

Quadro clínico

Cefaleia crônica diária (CCD) é um termo genérico que abrange quadros de cefaleia que se manifestam diariamente. Engloba as migrâneas crônicas, CTT crônicas e outras formas de cefaleia primária, bem como cefaleias secundárias a uso excessivo de medicamentos, associadas a traumas, malformações cervicais e vasculares, disfunções temporomandibulares e sinusites, entre outras.

Caracteriza-se por dor em segmento cefálico > 15 dias em 1 mês, por tempo > 3 meses. O tempo de dor diária é > 4 horas.

Doenças que podem se apresentar com CCD secundária incluem: alterações da pressão intracraniana (hipertensão intracraniana idiopática, hipotensão intracraniana), lesões expansivas encefálicas, doenças inflamatórias (p. ex., arterite de células gigantes), doenças cerebrovasculares (p. ex., trombose venosa cerebral), disfunções da articulação temporomandibular, trauma, infecções (incluindo meningites crônicas) e cefaleia por uso excessivo de medicação.

A CCD primária inclui migrânea crônica, cefaleia tipo tensão crônica e hemicrania contínua.

A cefaleia por uso excessivo de analgésicos é uma síndrome induzida e mantida pelo uso de medicamentos para alívio da dor. O risco para seu desenvolvimento depende da droga em uso: as drogas com risco maior são os opioides e combinações de ácido acetilsalicílico, paracetamol ou dipirona com cafeína; triptanos têm risco moderado e AINH parecem ter o menor risco.

Diagnóstico

O diagnóstico da cefaleia por uso excessivo de medicamentos é feito quando em pacientes com cefaleia primária prévia observa-se dores de cabeça em > 15 dias ao mês e:

1. uso regular por > 3 meses de ≥ 1 medicamento para tratamento sintomático de dor:
   - uso por > 10 dias ao mês por > 3 meses de ergotamina, triptanos, opioides ou combinação de analgésicos;
   - uso por > 15 dias ao mês por > 3 meses de analgésicos simples ou qualquer associação de ergotamina, triptanos, opioides, sem uso excessivo de uma classe isoladamente;
2. a cefaleia se desenvolveu ou piorou consideravelmente durante o uso excessivo de analgésicos.

Tratamento

O tratamento das CCD secundárias a outras doenças deve ser direcionado para a causa de base.

Pacientes com CCD secundária ao uso excessivo de medicamentos devem ser orientados sobre sua doença e ter papel ativo no processo de retirada da medicação e adesão às orientações.

A retirada da medicação de uso deve ser feita o mais rapidamente possível, exceto quando há uso de opioides ou barbitúricos. Nesses casos, o desmame deve ser feito em 2-4 semanas.

Durante a retirada, podem ser usados medicamentos de transição, desde que não sejam as drogas de uso excessivo, como AINH (naproxeno, 550 mg, 2 vezes ao dia; ibuprofeno, 800 mg/dia), corticosteroides (dexametasona, 12-16 mg/dia; ou prednisona, 60-100 mg/dia, por 5 dias), triptanos (sumatriptano, 6-12 mg/dia, SC; ou 100-200 mg/dia, VO), ou neurolépticos (clorpromazina, 12,5-25 mg, VO). Deve-se limitar o uso de AINH a < 15 dias/mês e de ergotamínicos, triptanos e opioides a < 10 dias/mês.

Medicação profilática para cefaleia primária e suporte psicológico devem ser instituídos simultaneamente à retirada da medicação, em razão da elevada associação com comorbidades psiquiátricas (depressão, ansiedade, transtorno obsessivo-compulsivo, personalidade histriônica). Terapia comportamental como biofeedback e técnicas de relaxamento são úteis nesse momento.

Prognóstico

O prognóstico depende da causa de base e da participação ativa do paciente no tratamento, em especial no processo de retirada de medicações de uso excessivo.

Na consulta

- Avaliar necessidade de investigação de causas para a cefaleia crônica diária.
- Interrogar ativamente sobre o número de dias em que há uso de medicação analgésica.
- Introduzir medicação profilática em caso de enxaqueca ou cefaleia tipo tensão crônica.
- Ressaltar a importância da suspensão da droga de abuso.
- Pesquisar e tratar comorbidades psiquiátricas.
- Fazer acompanhamento estreito nas 8-12 semanas que se seguem à retirada da medicação.

BIBLIOGRAFIA

Alves Neto O, Costa CMC, Siqueira Jose TT, Teixeira MJ. Dor: princípios e prática. Porto Alegre: Artmed; 2009.

Headache Classification Committee of the International Headache Society (IHS). The International Classification of Headache Disorders, 3rd edition (beta version). Cephalalgia 2013;33(9):629-808.

Silberstein SD, Lipton RB, Dodick DW. Wolff's headache and other head pain. 8.ed. Oxford: Oxford University Press; 2008.

Teixeira MJ. Dor: manual para o clínico. São Paulo: Atheneu; 2006.

49 ACIDENTE VASCULAR CEREBRAL (AVC)

Adriana Bastos Conforto, Leonardo C. Welling, Eberval Gadelha Figueiredo

DEFINIÇÃO

AVC é uma emergência médica definida como o desenvolvimento rápido de sinais clínicos de distúrbios focais (ou globais) da função encefálica, com sintomas que perduram por período > 24 horas ou conduzem à morte, sem outra causa aparente além da origem vascular.

É classificado em:

- isquêmico (AVCI ou infarto tecidual), que ocorre em cerca de 80% dos casos;
- hemorrágico (AVCH), que ocorre em cerca de 20% dos casos e pode ser subdividido em:
  - hematoma intraparenquimatoso;
  - hemorragia subaracnóidea.

O ataque isquêmico transitório (AIT), com sintomas reversíveis em menos de 24 horas e ausência de lesões em exames de neuroimagem, deve ser avaliado como uma emergência médica. Em sua avaliação inicial deve-se levar em consideração a idade do paciente, a pressão arterial no momento da primeira avaliação após o evento, as características clínicas da apresentação, a duração dos sintomas e a presença de diabetes. A escala ABCD2 (Quadro 1) estima o risco de AVC nas horas subsequentes e ajuda na definição da estratégia de investigação e cuidados subsequente.

Quadro 1 Escala ABCD2
Idade ≥ 60 anos (1 ponto)
PAS ≥ 140 mmmHg e/ou PAD ≥ 90 mmmHg (1 ponto)
Manifestações clínicas: fraqueza unilateral (2 pontos); alteração de fala sem fraqueza (1 ponto); nenhuma (0 pontos)
Duração: 60 minutos ou mais (2 pontos); 10 a 59 minutos (1 ponto); menos de 10 minutos (0 ponto)
Diabetes: presente (1 ponto); ausente (0 ponto)
Interpretação: ▪ 0 a 3 pontos: baixo risco de AVC em 2 dias (1%) ▪ 4 a 5 pontos: moderado risco de AVC em 2 dias (4%) ▪ 6 a 7 pontos: alto risco de AVC em 2 dias (8%)

AVCI

ETIOLOGIA

A Tabela 1 mostra uma classificação bastante utilizada das principais causas de AVCI. Essa definição etiológica depende de anamnese, exame físico e exames complementares.

A causa mais comum de hematoma intraparenquimatoso é a arteriopatia associada à HAS.

A causa mais comum de hemorragia subaracnóidea não traumática é a ruptura de aneurisma sacular.

EPIDEMIOLOGIA

Afeta homens e mulheres, com discreto predomínio de incidência em homens e de prevalência em mulheres. A incidência no Brasil é de 137:100.000 em Matão (São Paulo) e de 105,4:100.000 em Joinville (Santa Catarina).

Os indivíduos acometidos apresentam média de idade de 65 anos no Brasil. Mundialmente, 2/3 dos casos afetam pessoas com idade > 65 anos.

Entre 2005 e 2010, foi a 1ª causa de morte no Brasil (491.329 mortes, superando as mortes por doença isquêmica do coração).

Os principais fatores de risco para sua ocorrência são: idade, HAS, fibrilação atrial, DM, tabagismo, uso excessivo de álcool, obesidade e sedentarismo.

QUADRO CLÍNICO

Os AVC têm como principal característica o início abrupto de sintomas e sinais neurológicos focais diretamente relacionados à sua localização.

Os sintomas mais comuns são: fraqueza em um dimídio corporal (hemiparesia) e disartria (Tabela 2). Cefaleia é mais comum no AVCH do que no AVCI, porém pode ocorrer em ambas as condições. O tempo de início

Tabela 1 Critérios de classificação etiológica de AVC isquêmico

1. Aterosclerótico provável	Estenose significativa (> 50%) ou oclusão de 1 ramo arterial maior ou cortical, presumivelmente por aterosclerose relacionada ao quadro atual As características clínicas incluem sinais de comprometimento cortical (afasia, negligência, envolvimento motor restrito), lesões à TC/RNM com diâmetro > 1,5 cm, Doppler ou arteriografia com lesão > 50% de 1 vaso intra ou extracraniano, relacionado aos sintomas Potenciais fontes de embolia cardiogênica devem ser excluídas
2. Aterosclerótico possível	Características clínicas e de imagem compatíveis com estenose significativa (> 50%) ou oclusão de 1 ramo arterial maior ou cortical, presumivelmente por aterosclerose relacionada ao quadro atual, porém outros estudos não foram feitos
3. Cardioembólico provável	Características compatíveis com oclusão arterial por êmbolo cardiogênico Os achados clínicos incluem sinais de comprometimento cortical (afasia, negligência, envolvimento motor restrito), lesões à TC/RNM com diâmetro > 1,5 cm Deve haver a presença de pelo menos 1 fonte cardiogênica de alto risco Potenciais fontes ateroscleróticas de grandes vasos devem ser excluídas
4. Cardioembólico possível	Achados clínicos e de imagem compatíveis com oclusão arterial por êmbolo cardiogênico somente com fontes de médio risco identificadas, sem outra causa identificável para o AVC
5. Lacunar provável	Deve apresentar síndrome lacunar clássica, não havendo evidências de disfunção cortical TC/RNM normais ou com lesão < 1,5 cm Potenciais fontes emboligênicas devem estar ausentes e a avaliação de grandes vasos extracranianos não deve demonstrar estenose > 50% em artéria ipsilateral
6. Lacunar possível	Características compatíveis com acidente lacunar, porém sem que outros estudos tenham sido feitos
7. Outra etiologia determinada possível	Inclui pacientes com causas raras de AVC, como vasculopatia não aterosclerótica (p. ex., dissecção arterial), estados de hipercoagulabilidade ou doenças hematológicas, diagnosticadas por estudos adequados As características devem ser compatíveis com AVC isquêmico agudo, independente do tamanho ou da localização Fontes cardiogênicas e aterosclerose de grandes artérias devem ser excluídas por outros estudos
8. Outra etiologia determinada provável	Pacientes com causas raras de AVC diagnosticadas por estudos adequados As características devem ser compatíveis com AVC isquêmico agudo, independentemente do tamanho ou da localização, sem que outros estudos tenham sido realizados
9. Etiologia não determinada, avaliação completa	Pacientes sem causa identificável após realização de extensa investigação
10. Etiologia não determinada, avaliação incompleta	Pacientes sem causa identificável, porém sem investigação completa
11. Múltiplas etiologias possíveis	Pacientes com ≥ 2 causas potenciais, de forma que não pode ser dado diagnóstico definitivo

dos sintomas também é fundamental para a definição terapêutica, devendo-se levar em consideração a última vez em que o paciente foi visto bem. Pacientes que acordam com déficit podem seguir protocolos específicos de investigação e conduta em centros especializados.

O National Institutes of Health tem uma escala de AVC que é amplamente utilizada para quantificar o comprometimento neurológico (Tabela 3).

Tabela 2 Principais sintomas e sinais de AVC

Sinais ou sintomas	Prevalência (%)
Início agudo	96
Paresia do membro superior	69
Paresia do membro inferior	61
Disartria ou afasia	57
Marcha parética ou atáxica	53
Paresia facial	45
Motricidade ocular anormal	27
Campo visual anormal	24
Cefaleia	14

Tabela 3 Escala de AVC do National Institutes of Health

		Pontuação	
1a – nível de consiência	Alerta	0	
	Sonolência	1	
	Estupor	2	
	Coma	3	
1b – resposta a perguntas	2 corretas	0	
	1 correta	1	
	Nenhuma correta	2	
1c – obediência a comandos	2 comandos	0	
	1 comando	1	
	Nenhum comando	2	
2 – olhar conjugado	Normal	0	
	Paresia	1	
	Desvio forçado do olhar	2	
3 – campo visual	Normal	0	
	Déficit parcial	1	
	Hemianopsia completa	2	
	Hemianopsia bilateral	3	
4 – nervo facial	Normal	0	
	Central discreto	1	
	Central intenso	2	
	Periférico	3	
5a/b – força dos membros superiores		Esquerdo	Direito
	Assume postura sem queda (10°)	0	0
	Assume postura com queda	1	1
	Vence pouco a gravidade	2	2
	Não vence a gravidade	3	3
	Sem qualquer movimento	4	4
6a/b – força dos membros inferiores		Esquerdo	Direito
	Assume postura sem queda (5°)	0	0
	Assume postura com queda	1	1
	Vence pouco a gravidade	2	2
	Não vence a gravidade	3	3
	Sem qualquer movimento	4	4
7 – ataxia dos membros	Ausente	0	
	Presente em 1 membro	1	
	Presente em membro superior e inferior	2	
8 – sensibilidade	Normal	0	
	Hipoestesia	1	
	Anestesia	2	
9 – linguagem	Normal	0	
	Afasia discreta	1	
	Afasia moderada	2	
	Afasia global ou mutismo	3	
10 – disartria	Fala normal	0	
	Disartria leve a moderada	1	
	Disartria grave	2	
11 – negligência	Nenhuma	0	
	Visual, tátil ou auditiva	1	
	≥ 1 modalidade	2	

É importante incluir no diagnóstico diferencial: crise epiléptica, síncope, distúrbios toxicometabólicos, tumores, estado confusional agudo, enxaqueca e hipoglicemia, devendo-se, sempre, solicitar glicemia capilar para pacientes com déficit neurológico.

EXAMES COMPLEMENTARES

É imprescindível a realização de exame de imagem para a diferenciação entre AVCI e AVCH.

O exame mais utilizado é a TC de crânio sem contraste. A RNM pode ser utilizada na fase aguda, desde que sejam realizadas sequências específicas para o diagnóstico precoce de hemorragia (p. ex., gradiente-eco ou T2).

A TC frequentemente é normal nas primeiras horas após o AVCI. Portanto, na presença de déficit neurológico focal, TC normal reforça o diagnóstico de AVCI (Figura 1).

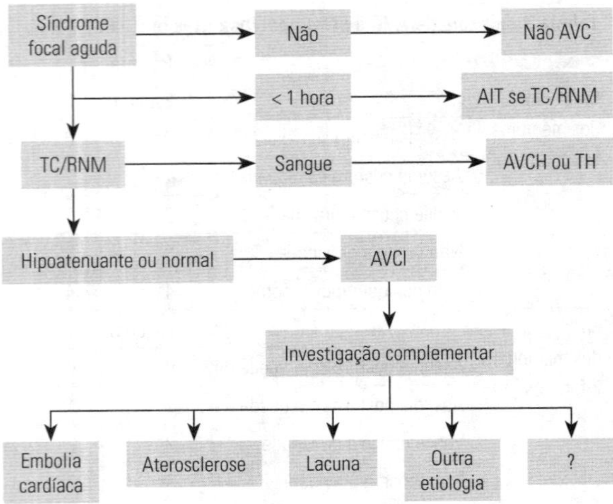

Figura 1 Exames complementares para diagnóstico inicial. AIT: ataque isquêmico transitório; AVCI: AVC isquêmico; AVCH: AVC hemorrágico; TH: transformação hemorrágica de AVCI.

Na fase aguda do AVCI, são realizados exames gerais necessários para o manejo imediato: bioquímica, função hepática, coagulograma, hemograma, eletrocardiograma, troponina A glicemia capilar é fundamental na avaliação inicial.

Adicionalmente, são realizados exames para investigação etiológica básica: velocidade de hemossedimentação; perfil lipídico; sorologia para lues e sorologia para Chagas, se necessário; ecocardiograma transtorácico, Doppler de carótidas e vertebrais e ângio-TC ou ângio-RNM de arco aórtico, artérias carótidas e vertebrais; Doppler transcraniano e ângio-TC ou ângio-RNM de artérias intracranianas.

Investigação complementar adicional é sugerida em idade < 45 anos ou ≥ 45 anos, caso a etiologia seja indeterminada após a investigação complementar básica: fator antinuclear, complemento, proteinúria (24 horas), urina tipo 1, bateria toxicológica (se suspeita clínica), ecocardiograma transesofágico, Holter; liquor, eletroforese de Hb (se suspeita clínica de hemoglobinopatia), anticoagulante lúpico, anticardiolipina, proteína C, proteína S, antitrombina III (interpretar exames colhidos pelo menos 3 meses após o AVCI), arteriografia digital, biópsia de pele (a depender de suspeita clínica: vasculite, arteriopatia cerebral autossômica dominante com infartos subcorticais e leucoencefalopatia – Cadasil).

A investigação etiológica do hematoma intraparenquimatoso inclui necessariamente a realização de coagulograma/avaliação de função hepática. Outros exames complementares como ângio-TC ou arteriografia por subtração digital serão solicitados, a depender de características clínicas e radiológicas individuais.

TRATAMENTO

Sempre se deve avaliar os critérios para indicação de tratamento trombolítico em pacientes com AVCI (Tabela 4). A dose de rt-PA deve ser de 0,9 mg/kg (máximo: 90 mg), EV, 10% em *bolus* em 1 minuto e o restante em 1 hora. Quanto mais precoce for a trombólise, maior será a probabilidade de reperfusão com benefício clínico.

O atendimento organizado em uma unidade de AVC tem grande impacto na morbidade e na mortalidade, independentemente da etiologia. Essa unidade de AVC deve realizar o cuidado de pacientes com AVC por equipe especializada e multidisciplinar.

Para pacientes com AVCI, é recomendada a administração de ácido acetilsalicílico (dose inicial de 325 mg nas primeiras 24-48 horas e aguardar 24 horas caso seja feita trombólise).

Corticosteroides e uso profilático de drogas antiepilépticas não são recomendados no tratamento do AVCI ou do AVCH na ausência de hemorragia intraventricular.

Para pacientes com hematoma intraparenquimatoso e deficiência de fatores de coagulação (p. ex., usuários de anticoagulantes orais), deve ser feita correção conforme necessário.

Em pacientes que apresentam AVCI extenso no território da artéria cerebral média com até 60 anos, a cirurgia descompressiva realizada nas primeiras 48 horas diminui a mortalidade. Cirurgia descompressiva também pode ser indicada em infartos cerebelares com efeito de massa e compressão de tronco encefálico.

Pacientes com hematoma cerebelar e piora neurológica ou compressão de tronco encefálico e/ou hidrocefalia devem ser submetidos a drenagem do hematoma.

Pode-se considerar monitorização da pressão intracraniana em pacientes com hematoma intraparenquimatoso e pontuação < 8 na escola de coma de Glasgow, evidência de herniação, hemorragia intraventricular grave ou hidrocefalia. Considera-se alvo razoável de pressão intracraniana 50-70 mmHg, a depender do estado da autorregulação cerebral.

PROGNÓSTICO

Cerca de 20% dos pacientes com AVC morrem no 1° mês, 30% em 6 meses, e 50% em 1 ano. As principais causas de letalidade precoce são piora neurológica e complicações como pneumonia por broncoaspiração e tromboembolismo pulmonar. As principais causas de letalidade tardia são cardiopatia e complicações do AVC.

O prognóstico é pior no hematoma intraparenquimatoso e na hemorragia subaracnóidea (letalidade em 1 mês de cerca de 50%).

Reabilitação precoce é indicada em pacientes estáveis clinicamente. O prognóstico é melhor para pacientes que passam por avaliação e intervenção multidisciplinar organizada e precoce.

Em pacientes com AVCI, medidas específicas para prevenção de recorrência devem ser instituídas conforme a etiologia identificada. Assim, p. ex., recomenda-se anticoagulação VO em pacientes com fibrilação atrial na ausência de contraindicações e endarterectomia carotídea ou angioplastia em pacientes com AVCI em território carotídeo e estenose ≥ 70% da artéria carótida interna ipsilateral.

As seguintes medidas gerais são indicadas para prevenção de recorrência de AVC:

- tratamento de hipertensão arterial, DM, DLP e obesidade;
- interrupção de tabagismo, uso excessivo de álcool e sedentarismo.

Tabela 4 Critérios para trombólise EV no AVC isquêmico
Pré-requisitos
Idade > 18 anos
Diagnóstico de AVC isquêmico com pontuação > 4 na escala de AVC do National Institutes of Health (Tabela 3)
Início dos sintomas < 4 horas e 30 minutos
Contraindicações absolutas
Suspeita de hemorragia meníngea, mesmo com TC normal
Trauma cranioencefálico grave ou AVC prévio nos últimos 3 meses
Punção arterial em local não compressível ou punção de liquor nos últimos 7 dias
História de hemorragia intracraniana
Neoplasia intracraniana, malformação arteriovenosa ou aneurisma cerebral
Cirurgia intracraniana ou intraespinal recente
Hipertensão não controlada no momento do tratamento (PA sistólica > 185 mmHg ou PA diastólica > 110 mmHg)
Hemorragia interna ativa
Diátese hemorrágica incluindo, mas não limitada a uso de anticoagulante ou INR > 1,7 ou TP > 15; TTPa alargado + uso de heparina; plaquetas < 100.000/mm^3
Uso atual de inibidores diretos de trombina ou de fator Xa com testes laboratoriais (p. ex., TTPa, INR, plaquetas e tempo de ecarina; ou testes de atividade de fator Xa)
Glicemia < 50 mg/dL
TC: infartos multilobares (hipodensidade > 1/3 de 1 hemisfério cerebral)
Para início dos sintomas entre 3 horas e 4 horas e 30 minutos: idade > 80 anos, pontuação > 25 na escala de AVC do National Institutes of Health (Tabela 3) e AVC prévio + diabetes
Contraindicações relativas
Sintomas leves (sem repercussão funcional) ou melhorando rapidamente
Gravidez
Crise epiléptica na instalação do quadro com sinais neurológicos residuais pós-ictais
Cirurgia de grande porte ou trauma grave nos últimos 14 dias
Hemorragia gastrointestinal ou geniturinária nos últimos 21 dias
IAM (nos últimos 3 meses)

▪ AVCH – HEMORRAGIA SUBARACNÓIDEA ANEURISMÁTICA

A hemorragia subaracnóidea aneurismática consiste em emergência neurológica com elevada morbidade e mortalidade. A hemorragia inicial pode ser devastadora, sendo que até 25% dos pacientes morrem antes do

Tabela 5 Medidas gerais em casos de AVC isquêmico e hematoma intraparenquimatoso
PA
AVCI pós-trombólise: medir a cada 15 minutos durante a infusão; depois, a cada 30 minutos por 6 horas; e a cada 60 minutos pelas 24 horas seguintes
Manter PA sistólica < 180 mmHg e PA diastólica < 105 mmHg
Se administrados anti-hipertensivos EV, medir PA a cada 15 minutos nas primeiras 24 horas
AVCI, trombólise não realizada: reduzir 15% nas primeiras 24 horas se PA sistólica > 220 mmHg ou PA diastólica > 120 mmHg
AVCH/HIP
Tratar se PA sistólica > 200 mmHg ou PA média > 150 mmHg
Se PA sistólica > 180 mmHg ou PA média > 130 mmHg e houver suspeita de HIC: monitorizar PIC e reduzir PA mantendo pressão de perfusão ≥ 60 mmHg
Se não houver HIC: reduzir PA média para 110 mmHg ou PA sistólica para 160 mmHg e PA diastólica para 90 mmHg
Drogas de escolha
Metoprolol, esmolol ou nitroprusseto de sódio; para HIP, considerar também enalapril ou diltiazem
Cuidados pós-trombólise
Não passar SVD nos primeiros 30 minutos
Nas primeiras 24 horas: não passar SNE, acesso venoso central ou realizar punção arterial
Não administrar antiagregantes ou anticoagulantes
Realizar TC de controle
Outras medidas
Avaliar via aérea quanto à necessidade de suporte ventilatório e administrar oxigênio se $SatO_2$ < 95%
Avaliar risco de broncoaspiração antes de liberar dieta VO: se houver risco, prescrever SNE (exceto nas primeiras 24 horas pós-trombólise)
Tratar febre, investigar e tratar infecções
Avaliar hipovolemia: expansão com solução salina se necessário
Manter normoglicemia
Iniciar mobilização precoce: em pacientes imobilizados, prevenir trombose venosa profunda (AVCI: administrar heparina não fracionada ou de baixo peso molecular como profilaxia; AVCH: realizar compressão pneumática, instituir o uso de meias elásticas e considerar heparina profilática 1-4 dias após interrupção da hemorragia)

AVCH: AVC hemorrágico; AVCI: AVC isquêmico; HIC: hipertensão intracraniana; HIP: hematoma intraparenquimatoso.

atendimento médico. Em 30 dias, a mortalidade atinge 50% e aproximadamente 50% dos sobreviventes apresentam sequelas neurológicas graves que impõem graves limitações físicas e cognitivas.

Entre os sobreviventes da fase aguda, as complicações mais comuns são secundárias a ressangramento, hidrocefalia e isquemia cerebral. O cuidado dos pacientes com hemorragia subaracnóidea aneurismática baseia-se em antecipação, prevenção e manejo das complicações secundárias.

EPIDEMIOLOGIA E FISIOPATOLOGIA

Os aneurismas intracranianos correspondem a 85% dos casos de hemorragia subaracnóidea espontânea (Figura 1). As outras causas incluem malformações arteriovenosas, doença de Moya-Moya, coagulopatias, tumores, vasculites e uso de determinadas drogas simpaticomiméticas como a cocaína. Estudos em necrópsia evidenciam a presença de aneurismas em 2-5% da população, entretanto a incidência de ruptura é de aproximadamente 2-20:100.000 indivíduos/ano. O risco de ruptura está relacionado aos fatores de risco e ao tamanho.

A hemorragia é mais frequente em mulheres (3:2) e pessoas com idade > 40 anos (com picos de sangramento aos 50-60 anos). Os principais fatores de risco para o sangramento são hipertensão, tabagismo, etilismo crônico e história em familiares de 1° grau. Gravidez e parto também podem desencadear hemorragia subaracnóidea. Na gênese dos aneurismas intracranianos, tanto os fatores congênitos quanto adquiridos estão envolvidos. Há associações com doenças do tecido conjuntivo, rins policísticos e malformações arteriovenosas. Entre os fatores adquiridos, destacam-se a aterosclerose e o estresse hemodinâmico.

A maioria dos aneurismas é encontrada no polígono de Willis, próximo às bifurcações (Figura 1). Somente 15% acometem a circulação posterior. Os locais mais comuns são a artéria carótida interna em seu segmento comunicante posterior (41%) ou comunicante anterior (34%) e a artéria cerebral média (20%). Até 30% dos pacientes podem ter múltiplos aneurismas.

APRESENTAÇÃO CLÍNICA

A apresentação clássica é descrita como a "pior dor de cabeça" da vida do paciente. O início é súbito, e de modo frequente ocorrem naúseas, vômitos e rebaixamento do nível de consciência. Ao exame físico, observa-se meningismo em até 70% dos casos.

Cerca de 50% dos casos evoluem de forma direta para o coma. Alguns pacientes (aproximadamente 24%) apresentam-se inicialmente com crises convulsivas.

Sintomas cardiológicos como desconforto torácico, com alterações eletrocardiográficas sugestivas de isquemia miocárdica, também podem ocorrer e são atribuídos à descarga simpática na fase mais aguda da hemorragia. Além dos achados gerais no exame neurológico, ressalta-se a importância localizatória de alguns nervos cranianos. O II nervo (oftálmico) é frequentemente acometido em aneurismas do segmento oftálmico da artéria carótida; o III (oculomotor), por aneurismas do segmento comunicante posterior; e o VI (abducente), nos casos em que há hipertensão intracraniana.

Caso a hemorragia seja muito extensa, pode ocorrer comprometimento do humor vítreo, caracterizando a síndrome de Terson. Essa é secundária ao aumento abrupto da pressão intracraniana e associa-se a maior mortalidade.

Cerca de 15-40% dos pacientes são acometidos pela chamada cefaleia sentinela caracterizada por episódios de cefaleia súbita, de menor intensidade, e que ocorrem 2 semanas a 24 horas antes do sangramento principal. Essas, em geral, são causadas pela expansão do aneurisma ou por pequenos sangramentos.

Achados no exame físico são utilizados para categorizar os pacientes em diversas escalas que eventualmente apresentam boa correlação com o desfecho clínico. As escalas mais comumente utilizadas são a de Hunt-Hess e a escala da World Federation of Neurological Surgeons (Tabela 6).

Tabela 6 Escala de Hunt Hess e escala da World Federation of Neurological Surgeons (WFNS)

	Hunt Hess	WFNS
1	Assintomático ou com cefaleia leve ou com discreta rigidez de nuca	ECG = 15. Sem déficit motor
2	Cefaleia moderada/forte; rigidez de nuca bem evidente. Sem outro déficit neurológico com exceção de comprometimento de nervos cranianos	ECG = 13/14. Sem déficit motor
3	Sonolência, confusão mental. Déficit neurológico focal discreto	ECG = 13/14. Com déficit motor
4	Torpor, hemiparesia moderada/grave. Podem ocorrer distúrbios vegetativos discretos	ECG = 7/12. Déficit motor pode estar ausente ou presente
5	Coma profundo. Descerebração. Aparência moribunda	ECG = 3/6. Déficit motor pode estar presente ou ausente

DIAGNÓSTICO

Após as medidas iniciais de estabilização nos pacientes com suspeita de hemorragia subaracnóidea, o 1° passo é a realização de TC do crânio. A sensibilidade da TC sem contraste nas primeiras 24 horas é de cerca de 95%.

Os achados tomográficos de sangramento são graduados pela escala de Fisher, relacionam-se com a probabilidade de vasoespasmo e têm valor prognóstico. Além da Escala de Fisher também podem ser aplicadas a Escala de Claassen e a Escala de Fisher Modificada (Tabela 7). A TC inicial é importante para excluir a presença de hidrocefalia e hemoventrículo, a qual, muitas vezes, requer intervenção urgente. Os resultados falso-negativos, quando ocorrem, podem ser justificados se o volume de sangramento for muito pequeno, se o evento aconteceu há alguns dias ou se o hematócrito estiver muito baixo.

Tabela 7 Escalas de Fisher, de Claassen e de Fisher modificada

	Fisher	Fisher modificada	Claassen
0	Não se aplica	Sem sangramento subaracnoide ou sangramento intraventricular	Sem sangramento subaracnoide ou sangramento intraventricular
1	Sem sangramento subaracnoide	Mínimo/fina lâmina de sangramento subaracnoide. Sem sangramento intraventricular	Mínimo/fina lâmina de sangramento subaracnoide. Sem sangramento em ambos os ventrículos
2	Sangramento subaracnoide difuso. Porém < 3 mm em espessura anteroposterior e < 1 mm em espessura vertical	Mínimo/fina lâmina de sangramento subaracnoide. Com sangramento intraventricular	Mínimo/fina lâmina de sangramento subaracnoide. Com sangramento em ambos os ventrículos
3	Sangramento subaracnoide difuso. Porém > 3 mm em espessura anteroposterior e >1 mm em espessura vertical	Hemorragia subaracnoide espessa sem sangramento intraventricular	Hemorragia subaracnoide espessa sem sangramento em ambos os ventrículos
4	Hemorragia intraparenquimatosa ou intraventricular na presença ou ausência de hemorragia subaracnoide difusa	Hemorragia subaracnoide espessa com sangramento intraventricular	Hemorragia subaracnoide espessa sem sangramento em ambos os ventrículos

Caso a história seja sugestiva e a suspeita clínica persista, realiza-se a punção lombar. A presença de xantocromia ajuda a distinguir de acidente de punção liquórica, principalmente se feita por espectofotometria. Com o objetivo de aumentar a sensibilidade, o procedimento deve ser feito 6-12 horas após o *ictus*.

Se confirmada a presença de sangramento subaracnóideo, o paciente é encaminhado para a realização de angiografia cerebral convencional ou ângio-TC (Figura 1).

A angiografia permanence como o padrão-ouro e permite definir a anatomia do aneurisma (Figuras 2 e 3). A sensibilidade e a especificidade do exame variam em 77-97% e 87-100%, respectivamente.

A angiografia pode não ser conclusiva em até 20% dos casos. Novo exame deve ser realizado em poucos dias, geralmente 15, após o primeiro exame. Observa-se que a grande maioria desses pacientes é vítima de hemorragias perimesencefálicas e as chances de sangramento novos sangramentos são mínimas.

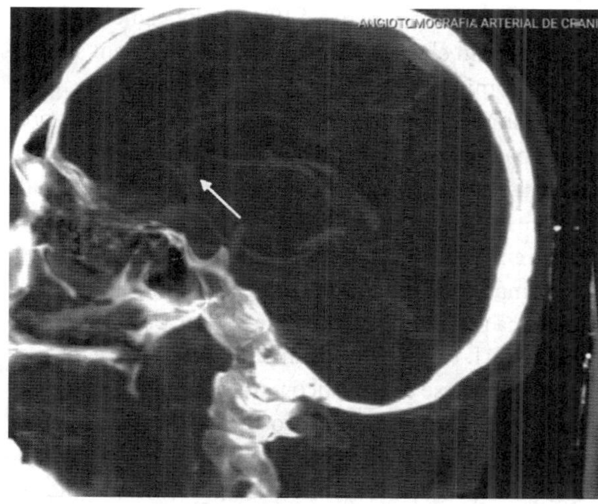

Figura 2 Angiotomografia arterial do crânio. Observe dilatação sacular em segmento A2 da artéria cerebral anterior à direita.

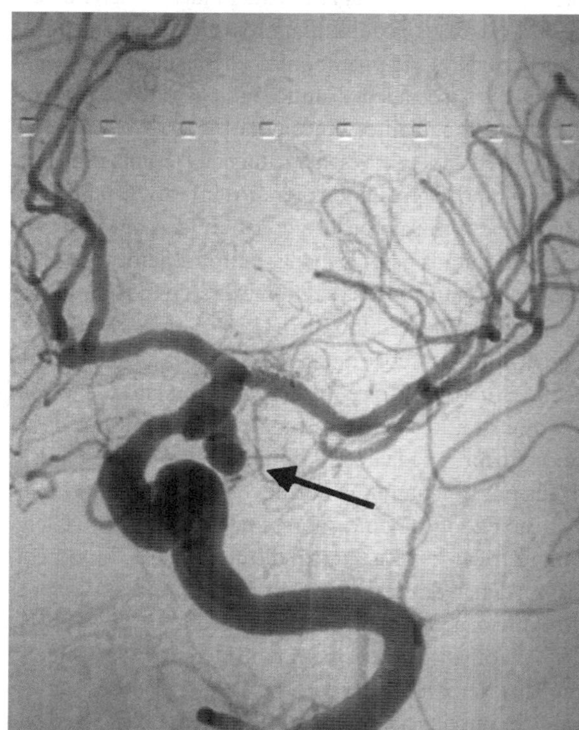

Figura 3 Angiografia convencional. Observe dilatação sacular em artéria carótida interna esquerda. Segmento comunicante posterior.

TRATAMENTO

Efeitos sistêmicos

A hemorragia subaracnóidea é responsável por uma série de alterações fisiológicas, principalmente nos sistemas cardiovascular, respiratório e endocrinológico.

Entre as complicações cardiológicas, é comum ocorrerem hipertensão ou hipotensão refratárias. Alterações eletrocardiográficas ocorrem em > 60% dos pacientes, alterações enzimáticas em 20% e disfunção da contratilidade, caracterizada por hipocinesia ou acinesia ventricular esquerda, pode ocorrer em até 10%. Prolongamento do intervalo QT ou elevação do segmento ST podem sugerir disfunção miocárdica mais grave, que deve ser avaliada com enzimas cardíacas e ecocardiograma. Os fatores preditores para o desenvolvimento de disfunção miocárdica incluem edema cerebral difuso, Hunt-Hess elevado na admissão e hemoventrículo. Essa possibilidade deve ser suspeitada em todo paciente com hemorragia subaracnóidea aneurismática e hipotensão necessitando de vasopressores, edema pulmonar, inversão de onda T ou aumento do intervalo QT. Não existe tratamento esp ecífico e deve-se ficar atento a esse diagnóstico para adequar a terapia hemodinâmica. Apesar do quadro se resolver em 3-10 dias, associa-se a maior permanência hospitalar, déficits neurológicos isquêmicos e maior mortalidade intra-hospitalar.

As complicações pulmonares também são comuns em pacientes com hemorragia subaracnóidea, ocorrendo em até 80% dos casos e com altas morbidade e mortalidade. As mais frequentes são pneumonias, edema pulmonar e embolismo. Se associado a disfunção miocárdica e terapia hipervolêmica, o quadro clínico pode piorar. No tratamento dessa morbidade, deve-se ter cautela na terapia diurética, já que a hipovolemia pode piorar os infartos cerebrais secundários, além da própria hiponatremia. A hiponatremia pode ser causada pela chamada síndrome perdedora de sal de origem central ou pela síndrome da secreção inapropriada do hormônio antidiurético. Na 1ª, é hipovolêmica, secundária a natriurese e diurese decorrentes da liberação do peptídeo natriurético cerebral. Seu tratamento é feito com a administração de fluidos isotônicos. Já a síndrome da secreção inapropriada do hormônio antidiurético é caracterizada por hiponatremia normovolêmica secundária à liberação endógena de vasopressina. O tratamento é feito com restrição hídrica. Outros distúrbios como hipotireoidismo, déficit de cortisol e distúrbios de potássio, magnésio e cálcio também devem ser considerados.

As convulsões devem ser consideradas nos pacientes comatosos por HSA e naqueles com alterações sutis no estado de consciência. As crises convulsivas ocorrem em até 10% dos doentes pós-HSA e geralmente logo após o ictus. A única maneira de confirmar "status" não convulsivo é por meio do EEG. As convulsões podem ser tratadas empiricamente, mas também deve ser acompanhado por EEG contínuo para capturar eventos convulsivos ou não convulsivos subsequentes. A duração do monitoramento permanece controverso, mas uma boa regra geral é 24 horas em pacientes acordados e pelo menos 48 horas em pacientes comatosos. A exceção pode ser em pacientes nos quais não há uma alta suspeita clínica de convulsões e que apresentam ausência de anormalidades no EEG nas primeiras 4 horas de gravação. Se as convulsões forem detectadas, clinicamente ou eletrograficamente, elas devem ser tratadas de acordo com a prática local, que varia consideravelmente. Não há evidências de que o controle das crises convulsivas na HSA seja responsável por melhores resultados, mas considerando que em outras patologias as crises convulsivas são deletérias não há motivos para adiar seu tratamento. Após o controle das crises, os níveis séricos dos anticonvulsivantes devem ser monitorizados e sua retirada deve ser gradual após a resolução da doença.

O uso profilático ainda não demonstra benefícios e pode, inclusive, piorar alguns resultados. Essa posição ainda é muito criticada, e não há consenso quanto ao uso dos anticonvulsivantes profiláticos, mas existe uma tendência na literatura, principalmente nos centros com disponibilidade de EEG contínuo em se evitar o uso dos anticonvulsivantes.

Entre os efeitos secundários da hemorragia subaracnóidea está a febre, que ocorre em até 70% dos casos e correlaciona-se com pior prognóstico. Em um paciente com hemorragia subaracnoide espontânea surge a dúvida de qual a origem da febre (se infecciosa ou não) e se deve ser tratada ou não. A febre de origem central relaciona-se a irritação hipotalâmica por produtos de degradação da hemoglobina e ocorre com frequência nas primeiras 72 horas. A maioria dos neurointensivistas propõem o tratamento da febre independentemente da origem visto que há o pressuposto teórico de piora da injúria neurológica secundária. A despeito disso novos estudos estão em andamento para definir o real impacto da febre no desfecho neurológico, assim como o uso profilático de medidas de controle da temperatura.

A anemia ocorre em aproximadamente 50% dos pacientes com hemorragia subaracnóidea aneurismática até o 4° dia do *ictus*. Um dos fatores envolvidos na origem da anemia é a síndrome da resposta inflamatória sistêmica que pode suprimir a hematopoese. Em contrapartida, a hemotransfusão aumenta os riscos de complicações como pneumonia, sepse e ventilação mecânica. Em virtude das evidências conflitantes, a American Heart Association, a American Stroke Association e a Neurocritical Care Society ainda não se posicionaram sobre a melhor conduta diante dessas situações. A indicação de transfusão deve ser individualizada, utilizando outros parâmetros sistêmicos e neurológicos (saturação venosa mista, hiperlactatemia, redução na pressão tissular de oxigênio, Doppler transcraniano, entre outros).

A hiperglicemia ocorre em cerca de 30% dos pacientes e associa-se a maior morbidade e mortalidade. Ainda não há evidências que suportem o controle rígido da glicemia. Enquanto os dados da literatura atual não demonstram a faixa de segurança, convém manter as glicemias em torno de 150 mg/dL, evitando grandes variações.

Complicações

Ressangramento

O ressangramento é a complicação que acarreta maior letalidade nos pacientes que sobreviveram ao 1° evento hemorrágico. A mortalidade é alta, chegando a 70%. Deve ser suspeitada em todo paciente com deterioração neurológica súbita.

Nesse cenário, é consenso que o tratamento deve ser o mais precoce possível, seja por técnicas intravasculares ou microcirúrgicas. A escolha da melhor opção é muito controversa e motivo de muitos debates.

De modo geral, a terapia intravascular é preferencial para aneurismas de circulação posterior, pacientes com Hunt-Hess 4 ou 5, pacientes muito idosos ou naqueles em que morbidades associadas estejam presentes e os riscos operatórios sejam elevados. A terapia que até então era somente uma alternativa atualmente deve ser contextualizada como opção primária ou secundária em qualquer paciente com ruptura aneurismática.

A opção da técnica microcirúrgica é reservada para pacientes em melhores condições clínicas, jovens, naqueles com aneurismas gigantes, complexos, e nos quais outras técnicas (p. ex., *bypass*) sejam necessárias.

Hidrocefalia

A hidrocefalia ocorre em 20-30% dos pacientes, geralmente nos primeiros 3 dias após o ictus. Associa-se a hemoventrículo na maioria dos casos. Caracteriza-se como urgência cirúrgica, facilmente diagnosticada e tratada. A melhora clínica é evidente após a instalação de sistema de drenagem ventricular externa (DVE). Uma vez colocado o sistema de DVE, existem controvérsias de como manejar tal sistema. Por um lado, há estudos retrospectivos e prospectivos que demonstram que a DVE deve permanecer fechada e aberta somente em situações de hipertensão intracraniana e tal medida reduz as complicações relacionadas ao sistema. Em contrapartida inúmeras instituições mantêm a DVE aberta sob o pressuposto teórico de "limpar" o sistema ventricular dos produtos de degradação da hemoglobina. A despeito disso não há evidências de que tal medida seja benéfica.

Vasoespasmo (isquemia cerebral tardia)

Atualmente, o termo isquemia cerebral tardia está sendo mais aplicado que o clássico "vasoespasmo". Caracteriza-se por uma síndrome em que déficits neurológicos novos surgem entre o terceiro e décimo quarto dia após o ictus. Também há outros termos como "infarto cerebral tardio" ou "vasoespasmo sintomático".

Estudos experimentais sugerem que o vasoespasmo está relacionado aos produtos de degradação da oxi-Hb (metemoglobina e radical superóxido). Formação de radicais tóxicos que lesam as membranas de fosfolípides, interferência na liberação de óxido nítrico, geração de potentes vasoconstritores (p. ex., prostaglandinas derivadas do metabolismo do ácido araquidônico), produção de endotelina-1 e redução da molécula FRGC são fatores envolvidos que vêm sendo amplamente estudados e fogem do escopo deste capítulo.

O vasoespasmo constitui a maior causa de morbidade e mortalidade intra-hospitalar entre os pacientes admitidos com sangramento aneurismático. Sua maior incidência ocorre entre o 7° e o 10° dia após o *ictus*, mas pode ser precoce, manifestando-se no 4° dia, ou estender-se até o 21° dia após o sangramento.

Entre os fatores de risco, possivelmente o maior determinante de vasoespasmo é a quantidade de sangue nas cisternas. Desidratação e hipovolemia não são determinantes, mas contribuem para reduzir o fluxo sanguíneo cerebral e piorar o quadro clínico.

Nos casos mais graves, quando ocorre o desequilíbrio entre oferta e consumo, sucede-se isquemia e infarto cerebral. A monitorização do vasoespasmo consiste em exames neurológicos seriados e medidas do fluxo cerebral pelo Doppler transcraniano e pela angiografia cerebral. Os sinais neurológicos podem ser vagos, como rebaixamento do sensório e déficit neurológico focal como hemiparesia, hemiplegia ou disartria. A angiografia convencional ainda é a referência no diagnóstico. Apesar de avaliar o diâmetro vascular, não é possível fazer análises seriadas, utilizar contraste EV e, por questões logísticas, não é rotineiramente usada.

É importante destacar que, ao realizar o diagnóstico clínico de vasoespasmo, causas alternativas para as alterações neurológicas devem ser consideradas, como o uso de sedativos, ressangramento, hidrocefalia, edema cerebral, distúrbios metabólicos e infecções.

O tratamento do vasoespasmo envolve as medidas profiláticas e intervenções em situações agudizadas.

- Medidas profiláticas
  - Nimodipina: é um agente anti-hipertensivo bloqueador do canal de cálcio do tipo voltagem-dependente. Reduz o risco relativo de desfechos desfavoráveis em 18% e de isquemia cerebral em 32%. É utilizada profilaticamente em todos os pacientes com hemorragia subaracnóidea aneurismática e deve ser iniciada logo após o diagnóstico do evento. Hipotensão é infrequente, especialmente se os pacientes estiverem hidratados.
  - Estatinas: seu uso ainda permanence controverso. O atual consenso sugere que pacientes que já estão em uso de estatinas assim devem permanecer. Alguns ainda recomendam o uso por apenas 14 dias, apesar de estudos animais comprovarem a perda da eficácia das estatinas após sua interrupção.
  - Terapia dos 3 "H" (hipertensão, hipervolemia e hemodiluição): enquanto há o consenso de que hipovolemia é deletéria, o uso da hipervolemia profilática é controverso. Apesar de amplamente advogada, dados que suportam a hipervolemia são escassos. O impacto no fluxo sanguíneo cerebral é desprezível quando comparado à indução de hipertensão arterial. A hemodiluição, dentro da terapia dos 3 "H", é possivelmente o componente menos entendido. A justificativa teórica é de que, ao reduzir a viscosidade sanguínea, ocorre um aumento no fluxo sanguíneo cerebral, porém a capacidade de transporte de oxigênio estaria reduzida. A despeito disso, a recomendação atual é evitar hipotensão e manter o paciente euvolêmico.
- Medidas terapêuticas
  - Hipertensão induzida por vasopressores: reservada a pacientes sintomáticos cujo diagnóstico deve ser confirmado pelo Doppler transcraniano. A volemia deve ser monitorizada rigorosamente, evitando sobrecarga cardíaca e pulmonar. Destaca-se que o déficit deve melhorar logo após o início da terapia e, caso isso não aconteça, ela deve ser suspensa. O aumento da PA parece ser a intervenção hemodinâmica mais efetiva. Estudos demonstram aumento progressivo do fluxo sanguíneo cerebral com drogas vasoativas, entretanto os níveis ideais ainda não foram estabelecidos. Aceitam-se níveis sistólicos de até 200 mmHg desde que o aneurisma já tenha sido excluído da circulação, seja por técnica intravascular ou microcirúrgica.
  - Terapia endovascular: as técnicas endovasculares estão entre as medidas agressivas de tratamento do vasoespasmo. Entre elas, citam-se a angioplastia transluminal e a infusão intra-arterial de vasodilatadores. Cada uma apresenta suas indicações e contraindicações. Geralmente, são reservadas para os casos que a terapia hemodinâmica falha.

CONSIDERAÇÕES FINAIS

A hemorragia subaracnóidea é um evento catastrófico, com altas mortalidade e morbidade a despeito dos avanços terapêuticos existentes. Após as medidas de neuroproteção inicial, o tratamento deve ser instituído precocemente por via microcirúrgica ou intravascular.

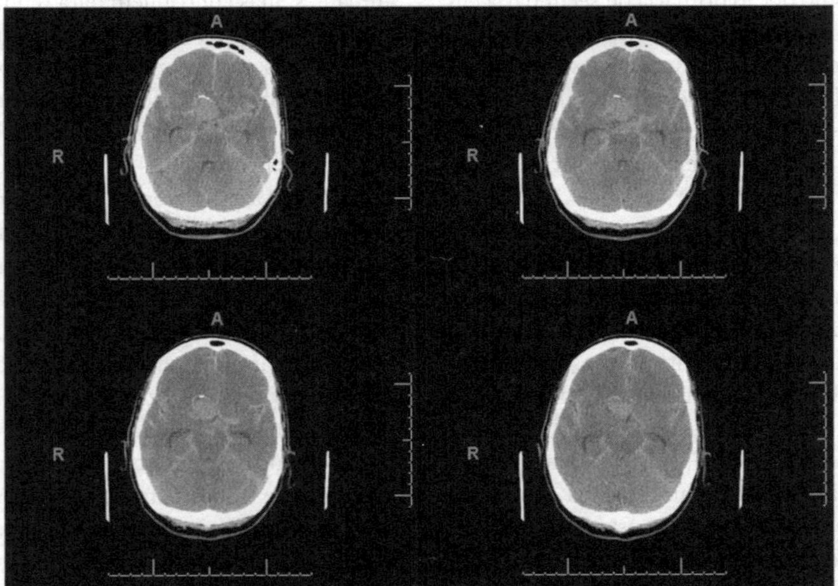

Figura 4 TC axial de crânio sem injeção de contraste evidenciando presença de sangramento cisternal com imagem hiperdensa (sangue) desenhando as cisternas basais.

A complexidade do quadro clínico exige integração entre as diversas especialidades envolvidas no cuidado direto do paciente.

▪ BIBLIOGRAFIA

Adams HP Jr, Bendixen BH, Kappelle LJ, Biller J, Love BB, Gordon DL, et al. Classification of subtype of acute ischemic stroke. Definitions for use in a multicenter clinical trial. TOAST. Trial of org 10172 in acute stroke treatment. Stroke 1993;24:35-41.

Ay H. Advances in the diagnosis of etiologic subtypes of ischemic stroke. Curr Neurol Neurosci Rep 2010;10:14-20.

Bederson JB, Connolly ES, Jr, Batjer HH, Dacey RG, Dion JE, Diringer MN, et al. Guidelines for the management of aneurysmal subarachnoid hemorrhage: a statement for healthcare professionals from a special writing group of the Stroke Council, American Heart Association. Stroke 2009;40:994-1025.

Boesiger BM, Shiber JR. Subarachnoid hemorrhage diagnosis by computed tomography and lumbar puncture: are fifth generation CT scanners better at identifying subarachnoid hemorrhage? J Emerg Med 2005;29:23-7.

Cabral NL, Gonçalves AR, Longo AL, Moro CH, Costa G, Amaral CH, et al. Incidence of stroke subtypes, prognosis and prevalence of risk factors in Joinville, Brazil: a 2-year community based study. J Neurol Neurosurg Psychiatry 2009;80:755-61.

Cabral NL, Gonçalves AR, Longo AL, Moro CH, Costa G, Amaral CH, et al. Trends in stroke incidence, mortality and case fatality rates in Joinville, Brazil: 1995-2006. J Neurol Neurosurg Psychiatry 2009;80:749-54.

Conforto AB, Paulo RB, Patroclo CB, Pereira SL, Miyahara HS, Fonseca CB, et al. Stroke management in a university hospital in the largest South American city. Arq Neuropsiquiatr 2008;66(2B):308-11.

Diringer MN. Management of aneurysmal subarachnoid hemorrhage. Crit Care Med 2009;37(2):432-40.

Donnan G, Fisher M, Macleod M, Davis SM. Stroke. Lancet Neurol 2008;371:1612-23.

Dorhout Mees SM, Rinkel GJ, Feigin VL. Calcium antagonists for aneurysmal subarachnoid haemorrhage. Cochrane Database Syst Rev 2007.

Duncan PW, Zorowitz R, Bates B, Choi JY, Glasberg JJ, Graham GD, et al. Management of adult stroke rehabilitation care: a clinical practice guideline. Stroke 2005;36:e100-43.

Feigin VL, Lawes CCM, Bennett DA, Barker-Collo SL, Parag V. Worldwide stroke incidence and early case fatality reported in 56 population-based studies: a systematic review. Lancet Neurol 2009;8:355-69.

Fisher CM, Kistler JP, Davis JM. Relation of cerebral vasospasm to subarachnoid hemorrhage visualized by computerized tomographic scanning. Neurosurgery 1980;6:1-9.

Flores C, Welling LC, Figueiredo EG, Teixeira MJ. The genesis of intracranial aneurysms. J Bras Neurocirg 2010;21(3):161-7.

Furie KL, Kasner SE, Adams RJ, Albers GW, Bush RL, Fagan SC, et al. Guidelines for the prevention of stroke in patients with stroke or transient ischemic attack: a guideline for healthcare professionals from the American Heart Association/American Stroke Association. Stroke 2011;42:227-76.

Hauerberg J, Andersen BB, Eskesen V, Rosenørn J, Schmidt K. Importance of the recognition of a warning leak as a sign of a ruptured intracranial aneurysm. Acta Neurol Scand 1981;83(1):61-4.

Heros RC, Kistler JP. Intracranial arterial aneurysm: an update. Stroke 1983;14:628-31.

Jauch EC, Saver JL, Adams Jr H, Bruno A, Connors JJ, Demaerschalk BM, et al. Guidelines for the early management of patients with acute ischemic stroke: a guideline for healthcare professionals from the American Heart Association/American Stroke Association. Stroke 2013;44(3):870-947.

Joseph M, Ziadi S, Nates J, Dannenbaum M, Malkoff M. Increases in cardiac output can reverse flow deficits from vasospasm independent of blood pressure: a study using xenon computed tomographic measurement of cerebral blood flow. Neurosurgery 2003;53:1044-51.

Kitamura Y, Nomura M, Shima H. Acute lung injury associated with systemic inflammatory response syndrome following subarachnoid hemorrhage: a survey by the Shonan Neurosurgical Association. Neurol Med Chir 2010;50:456-60.

Kramer AH, Gurka MJ, Nathan B, Dumont AS, Kassell NF Bleck TP. Statin use was not associated with less vasospasm or improved outcome after subarachnoid hemorrhage. Neurosurgery 2008;62:422-7.

Kurokawa Y, Uede T, Ishiguro M. Pathogenesis of hyponatremia following subarachnoid hemorrhage due to ruptured cerebral aneurysm. Surg Neurol 1996;46:500-7.

Kurtz P, Schmidt JM, Claassen J, Carrera E, Fernandez L, Helbok R, et al. Anemia is associated with metabolic distress and brain tissue hypoxia after subarachnoid hemorrhage. Neurocrit Care 2010;13(1):10-6.

Le Roux AA, Wallace MC. Outcome and cost of aneurysmal subarachnoid hemorrhage. Neurosurg Clin N Am 2010;21:235-46.

Lennihan L, Mayer SA, Fink ME, Beckford A, Paik PC, Zhang H, et al. Effect of hypervolemic therapy on cerebral blood flow after subarachnoid hemorrhage: a randomized controlled trial. Stroke 2000;31:383-91.

Linn FH, Rinkel GJ, Algra A, van Gijn J. Headache characteristics in subarachnoid haemorrhage and benign thunderclap headache. J Neurol Neurosurg Psychiatry 1998;65:791-3.

Lovelock CE, Rinkel GJ, Rothwell PM. Time trends in outcome of subarachnoid hemorrhage: population-based study and systematic review. Neurology 2010;74:1494-501.

Martins SC, Freitas GR, Pontes-Neto O, Pieri A, Moro CH, Jesus PA, et al. Guidelines for acute ischemic stroke treatment: part II – stroke treatment. Arq Neuropsiquiatr 2012;70:885-93.

Minelli C, Fen LF, Minelli DP. Stroke incidence, prognosis, 30-day, and 1-year case fatality rates in Matão, Brazil: a population-based prospective study. Stroke 2007;38:2906-11.

Molyneux AJ, Kerr RS, Birks J, Ramzi N, Yarnold JA, Sneade M, et al. Risk of recurrent subarachnoid haemorrhage, death, or dependence and standardised mortality ratios after clipping or coiling of an intracranial aneurysm in the International Subarachnoid Aneurysm Trial (ISAT): long-term follow-up. Lancet Neurol 2009;8:427-33.

Molyneux A, Kerr R, Stratton I, Sandercock P, Clarke M, Shrimpton J, et al. International Subarachnoid Aneurysm Trial (ISAT) of neurosurgical clipping versus endovascular coiling in 2143 patients with ruptured intracranial aneurysms: a randomised trial. Lancet 2002; 360:1267-74.

Molyneux AJ, Kerr RS, Yu LM, Clarke M, Sneade M, Yarnold JA, et al. International Subarachnoid Aneurysm Trial (ISAT) of neurosurgical clipping versus endovascular coiling in 2143 patients with ruptured intracranial aneurysms: a randomised comparison of effects on survival, dependency, seizures, rebleeding, subgroups, and aneurysm occlusion. Lancet 2005;366:809-17.

Morgenstern LB, Hemphill III JC, Anderson C, Becker K, Broderick JP, Connolly ES Jr, et al. Guidelines for the management of symptomatic intracerebral hemorrhage: a guideline for healthcare professionals from the American Heart Association/American Stroke Association. Stroke 2010;41:2108-29.

Naidech AM, Kreiter KT, Janjua N. Cardiac troponin elevation, cardiovascular morbidity, and outcome after subarachnoid hemorrhage. Circulation 2005;112:2851-6.

Naidech AM, Kreiter KT, Janjua N. Phenytoin exposure is associated with functional and cognitive disability after subarachnoid hemorrhage. Stroke 2005;36:583-7.

O'Donnell MJ, Xavier D, Liu L, Zhang H, Chin SL, Rao-Melacini P, et al. Risk factors for ischaemic and intracerebral haemorrhagic stroke in 22 countries (the INTERSTROKE study): a case-control study. Lancet 2010;376:112-23.

Oliveira-Filho J, Martins SC, Pontes-Neto OM, Longo A, Evaristo EF, Carvalho JJ, et al. Guidelines for acute ischemic stroke treatment: part I. Arq Neuropsiquiatr 2012;70:621-9.

Rabinstein AA, Lanzino G, Wijdicks EF. Multidisciplinary management and emerging therapeutic strategies in aneurysmal subarachnoid hemorrhage. Lancet Neurol 2010;9:504-19.

Rabinstein AA, Weigand S, Atkinson JL. Patterns of cerebral infarction in aneurysmal subarachnoid hemorrhage. Stroke 2005;36:992-7.

Rinkel GJE. Medical management of patients with aneurismal subarachnoid haemorrhage. Int J Stroke 2009;3:193-204.

Schmutzhard E, Rabinstein AA, Diringer MN, Bleck TP, Bruder N, et al. Spontaneous subarachnoid hemorrhage and glucose management. Neurocrit Care 2011;15(2):281-6.

van der Wee N, Rinkel GJ, Hasan D, van Gijn J. Detection of subarachnoid haemorrhage on early CT: is lumbar puncture still needed after a negative scan? J Neurol Neurosurg Psychiatry 1995;58:357-9.

van Gijn J, Kerr RS, Rinkel GJ. Subarachnoid haemorrhage. Lancet 2007;369:306-18.

Westermaier T, Stetter C, Vince GH, Pham M, Tejon JP, Eriskat J, et al. Prophylactic intravenous magnesium sulfate for treatment of aneurysmal subarachnoid hemorrhage: a randomized, placebo-controlled, clinical study. Crit Care Med 2010;38:1284-90.

Wong GK, Poon WS, Chan MT, Gin T, Ng SC, Zee BC, et al. Intravenous magnesium sulphate for aneurysmal subarachnoid hemorrhage (IMASH): a randomized, double-blinded, placebo-controlled, multicenter phase III trial. Stroke 2010;41:921-6.

Yamamoto FI. Ischemic stroke in young adults: an overview of etiological aspects. Arq Neuropsiquiatr 2012;70:462-6.

Yew KS, Cheng E. Acute stroke diagnosis. Am Fam Physician 2009;80:33-40.

50 TRAUMATISMO CRANIOENCEFÁLICO E RAQUIMEDULAR

Robson Luis Oliveira de Amorim, Wellingson Silva Paiva, Roger Schmidt Brock, Almir Ferreira de Andrade

TRAUMATISMO CRANIOENCEFÁLICO

Os acidentes e a violência no Brasil configuram um grave problema de saúde pública, que tem provocado fortes impactos na morbidade e na mortalidade da população.

No traumatismo cranioencefálico, ocorre um complexo processo fisiopatológico que inclui múltiplas reações concorrentes e interações que causam alterações na hemodinâmica encefálica, mudanças celulares e moleculares, além de inchaço cerebral e hipertensão intracraniana. A lesão encefálica definitiva que se estabelece após o traumatismo cranioencefálico é o resultado de mecanismos fisiopatológicos que se iniciam no momento do impacto (lesão primária) e se estendem por horas a semanas (lesões secundárias). O principal objetivo da equipe de saúde é evitar as lesões secundárias.

CLASSIFICAÇÃO

O traumatismo cranioencefálico pode ser classificado:

- quanto ao mecanismo de trauma: fechado, penetrante, tipo explosão e tipo esmagamento;
- clinicamente, de acordo com a escala de coma de Glasgow: leve (13-15 pontos), moderado (9-12 pontos) e grave (3-8 pontos);
- a partir de avaliação tomográfica: lesões difusas ou focais (Figura 1).

A classificação mais utilizada é a de Marshall.

QUADRO CLÍNICO

O quadro clínico é extremamente variável. Os pacientes podem apresentar-se desde assintomáticos até comatosos. O mais importante é avaliar o nível de consciência e identificar os pacientes com risco de piora neurológica. Nos pacientes acordados, perda de consciência, presença de vômitos, cefaleia persistente, sonolência e piora de 2 pontos na escala de coma de Glasgow são os principais fatores relacionados com lesão intracraniana.

Os principais sinais a serem pesquisados são: anormalidades pupilares, presença de déficits motores, posturas patológicas, rino ou otoliquorreia, equimoses periorbitária (sinal de Guaxinim) ou retroauricular (sinal de Battle), lesões de continuidade em couro cabeludo e afundamentos cranianos.

EXAMES COMPLEMENTARES NA FASE AGUDA

- TC de crânio: deve ser solicitada para todos os pacientes com escore < 15 pontos na escala de coma de Glasgow. Naqueles com escore = 15, deve ser solicitada nos casos de: mecanismo de trauma com grande energia cinética (p. ex., atropelamento, colisão de automóvel contra motocicleta), amnésia pós-traumática > 4 horas, vômitos persistentes, perda da consciência por 20 minutos ou até 6 horas, criança espancada ou hemofílica, prévia deficiência mental, gestante, portadores de coagulopatia ou pacientes que fazem uso de anticoagulante ou antiadesivo plaquetário, sinais de fratura de base de crânio (equimose orbitopalpebral, retroauricular, fístula liquórica, otorragia), múltiplas lesões corporais e lesão facial grave.
- RX de crânio: tem pouco valor no traumatismo cranioencefálico, no entanto pacientes que apresentem fratura craniana devem ser encaminhados para TC de crânio.

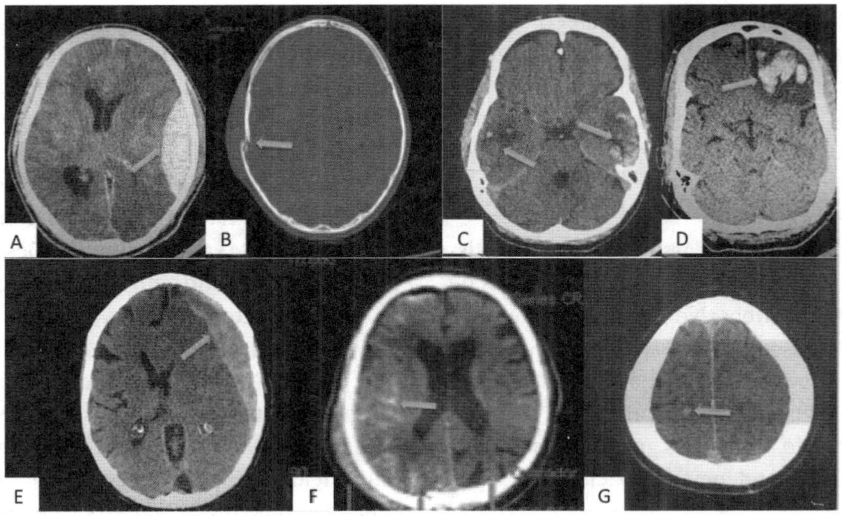

Figura 1 Principais achados tomográficos em doentes vítimas de traumatismo cranioencefálico. A: hematoma epidural (lesão hiperatenuante de aspecto biconvexo); B: fratura-afundamento – achado que pode estar associado a fístula liquórica, hematoma epidural e contusões cerebrais; C: contusão cerebral temporal bilateral (aspecto de "sal e pimenta"); D: hematoma contusional frontal – denominação quando predomina o componente hemorrágico nas contusões; pode ser o aspecto encontrado em exames tomográficos de controle em doentes que apresentaram "progressão" da contusão; E: hematoma subdural (lesão hiperatenuante de formato côncavo-convexo) – achado que pode estar associado a inchaços cerebrais hemisféricos; F: hemorragia subaracnóidea traumática – considerada a alteração mais comumente encontrada nesses pacientes; G: *gliding contusion* – lesão hiperatenuante puntiforme encontrada na transição corticossubcortical, altamente sugestiva de lesão axonal difusa.

- RNM de encéfalo: sem valor para definição do tratamento na fase aguda em pacientes comatosos.

TRATAMENTO

O manuseio inicial requer:

- controle e proteção de vias aéreas com imobilização cervical;
- checagem e correção de ventilação (drenagem de pneumotórax, toracocentese de alívio, analgesia etc.) e manutenção de $SatO_2 > 95\%$;
- controle hemodinâmico (hemostasia, expansão volêmica etc.) e manutenção de PA sistólica > 90 mmHg;
- avaliação neurológica;
- avaliação de lesões externas (controle de hipotermia, imobilização de fraturas, avaliação de lesões cutâneas etc.);
- exclusão de hipoglicemia.

Pacientes com escore = 15 na escala de coma de Glasgow, assintomáticos e com TC de crânio normal devem receber alta hospitalar com orientações quanto aos sinais de alerta.

Nos pacientes comatosos, realiza-se IOT precoce e deve-se evitar a hiperventilação (manter pCO_2 em 35-40 mmHg). Se o doente estiver estável hemodinamicamente (PA sistólica > 90 mmHg), deve-se elevar a cabeceira a 30°.

Para os pacientes com TC de crânio alterada e sem indicação cirúrgica em um 1° momento, a TC deve ser repetida 6-12 horas após o traumatismo. A avaliação neurológica deve ser realizada de hora em hora ou até a cada 4 horas quando apropriado. Se houver piora neurológica, deve ser repetida imediatamente.

Esses pacientes devem ser avaliados prioritariamente em ambiente de UTI. O uso de corticosteroide é contraindicado. A indicação de monitorização da pressão intracraniana, e o manuseio da hipertensão intracraniana serão abordados.

Tratamento cirúrgico específico

- Hematoma epidural: indica-se craniotomia quando espessura do hematoma > 10 mm ou > 5 mm quando localizado na região temporal. A embolizacão da artéria meníngea média é uma opção nos hematomas ≤ 15 mm nessa região.
- Hematoma subdural agudo: indica-se cirurgia quando espessura do hematoma > 10 mm ou desvio das estruturas da linha mediana > 5 mm.
- Hematoma contusional: indica-se cirurgia quando volume do hematoma > 20 cm^3 na região frontal ou temporal ou lesão em qualquer localização com volume > 50 cm^3, ou, ainda, se determinar desvio das estruturas da linha mediana > 5 mm.
- Afundamentos cranianos: indica-se cirurgia quando há suspeita de lesão dural.
- Hipertensão intracraniana refratária quando ocasionada por inchaço hemisférico, a craniectomia des-

compressiva frontotemporoparietal unilateral é opção de tratamento. Nos casos de inchaço bi-hemisférico, a craniectomia descompressiva bifrontal reduz a pressão intracraniana, mas não determina benefício funcional segundo ensaio clínico aleatorizado recente.

TRAUMATISMO RAQUIMEDULAR

Muito frequentemente, está associado ao traumatismo cranioencefálico e é uma das principais causas de morbidade em adultos jovens. No Brasil, acomete principalmente o sexo masculino (81%) e estima-se que a prevalência em hospitais terciários seja de cerca de 8,6%. 50% dos traumatizados medulares apresentam lesão em nível cervical, tornando ainda mais grave a sequela neurológica e o grau de dependência dos pacientes.

CUIDADOS INICIAIS

Todo paciente vítima de politrauma deve ser considerado portador de traumatismo raquimedular em potencial, portanto, a imobilização da coluna vertebral é uma prioridade desde o início do tratamento. De 10 a 25% das lesões neurológicas ocorrem após o traumatismo devido a falhas na imobilização e no transporte dos pacientes.

Em pacientes que apresentam déficits neurológicos ou nos casos em que o nível de consciência dificulta a avaliação, deve-se realizar tomografia computadorizada de toda a coluna para se avaliar a presença de fraturas. A radiografia simples, além de difícil realização adequada em pacientes politraumatizados, apresenta alto índice de falso-negativos para lesões. Quando do diagnóstico de fratura cervical em qualquer nível da coluna, todos os demais níveis devem ser investigados uma vez que a presença de múltiplas fraturas ocorre em 25% dos casos.

Nos doentes com escore = 15 na escala de coma de Glasgow, sem dor à palpação cervical ou em movimentos ativos e passivos, o colar cervical pode ser retirado sem necessidade de exame de imagem complementar conforme preconizado nos protocolos canadense e NEXUS. Também pode-se retirar o colar cervical de pacientes com alteração do nível de consciência e TC de coluna cervical multidetectores (incluindo base do crânio até transição cervicotorácica) sem evidência de alteração com 98% de sensibilidade.

TRATAMENTO

O tratamento baseia-se em medidas gerais para se evitar hipoperfusão ou hipóxia medular (PA sistólica > 90 mmHg e $SatO_2$ > 95%) e imobilização até avaliação neurocirúrgica/ortopédica.

O uso de corticosteroide na fase aguda foi considerado benéfico se administrado em até 8 horas após a lesão em pacientes que apresentam déficits neurológicos (metilprednisolona, em *bolus*, 30 mg/kg, seguida de infusão contínua de 5,4 mg/kg por 23 horas). Entretanto, revisões recentes da literatura não confirmaram o benefício clínico estatisticamente significante e evidenciaram maiores taxas de complicações como infecções e até óbito, não sendo no momento indicado o uso de corticosteroides no trauma agudo.

O tratamento do paciente consiste em descompressão medular e estabilização das fraturas de forma precoce. Pacientes submetidos a tratamento cirúrgico precoce (< 24h) apresentaram melhora estatisticamente significante em termos de recuperação neurológica, quando comparados àqueles submetidos a tratamento cirúrgico tardio (>7 2h).

BIBLIOGRAFIA

af Geijerstam JL, Oredsson S, Britton M; OCTOPUS Study Investigators. Medical outcome after immediate computed tomography or admission for observation in patients with mild head injury: randomised controlled trial. BMJ 2006;333(7566):465.

Andrade AF, Ciquini Jr O, Figueiredo EG, Brock RS, Marino Jr R. Diretrizes do atendimento ao paciente com traumatismo cranioencefálico. Arq Bras de Neurocir 1999;18:131-76.

Bracken MB. Steroids for acute spinal cord injury. Cochrane Database Syst Rev 2012;1:CD001046.

Brain Trauma Foundation; American Association of Neurological Surgeons; Congress of Neurological Surgeons; AANS/CNS Joint Section on Neurotrauma and Critical Care. Guidelines for the management and prognosis of severe traumatic brain injury. J Neurotrauma 2007;(24 Suppl 1).

Cooper DJ, Rosenfeld JV, Murray L, Arabi YM, Davies AR, D'Urso P, et al.; DECRA Trial Investigators; Australian and New Zealand Intensive Care Society Clinical Trials Group. Decompressive craniectomy in diffuse traumatic brain injury. N Engl J Med 2011;364(16):1493-502.

Edwards P, Arango M, Balica L, Cottingham R, El-Sayed H, Farrell B, et al. CRASH trial collaborators. Final results of MRC CRASH, a randomised placebo-controlled trial of intravenous corticosteroid in adults with head injury-outcomes at 6 months. Lancet 2005; 365(9475):1957-9.

Marshall LF, Marshall SB, Klauber MR, Clark MB. A new classification of head injury based on computerized tomography. J Neurosurg 1991;75:S14-20.

Paz AC, Beraldo PS, Almeida MC, Neves EG, Alves CM, Khan P. Traumatic injury to the spinal cord. Prevalence in Brazilian hospitals. Paraplegia 1992;30(9):636-40.

Fehlings MG, Vaccaro A, Wilson JR, Singh A, W Cadotte D, Harrop JS, et al. Early versus delayed decompression for traumatic cervical spinal cord injury: results of the Surgical Timing in Acute Spinal Cord Injury Study (STASCIS). PLoS One. 2012;7(2).

Stiell IG, Clement CM, Rowe BH, Schull MJ, Brison R, Cass D, et al. Comparison of the Canadian CT head rule and the New Orleans criteria in patients with minor head injury. JAMA 2005 28;294(12): 1511-8.

Zink BJ. Traumatic brain injury outcome: concepts for emergency care. Ann Emerg Med 2001;37(3):318-32.

51 HIPERTENSÃO INTRACRANIANA

Leonardo de Moura Sousa Júnior,
Guilherme Lepski

DEFINIÇÃO

Hipertensão intracraniana (HIC) é definida como o aumento persistente da pressão intracraniana (PIC) > 20 mmHg.

FISIOPATOLOGIA

A PIC normal é determinada pela relação continente/conteúdo intracraniano e independe da pressão atmosférica na ausência de comunicação entre o conteúdo intracraniano e o meio externo.

O espaço intracraniano é ocupado por 3 componentes: encéfalo, sangue e líquido cefalorraquidiano (LCR). Quando se desenvolve uma lesão intracraniana, ocorre como mecanismo compensatório a extrusão de 1 desses componentes, ocorrendo primeiramente expulsão de LCR e, na sequência, reacomodação do sangue. Esses fatos fundamentam a teoria de Monro-Kellie, baseada na premissa de que a caixa craniana é inexpansível. Enquanto o aumento do volume da lesão é compensado por extrusão de LCR e sangue, não ocorre elevação da PIC. Após se esgotarem os mecanismos compensatórios, o acréscimo de pequeno volume da lesão causa um grande aumento da PIC.

Valendo-se de experimentação em macacos, observou-se que a infusão de pequenos *boli* de SF no espaço intracraniano resultou em distribuição exponencial da curva volume × pressão (Figura 1). Uma conclusão importante da curva, sob o prisma terapêutico, é que na fase de descompensação exponencial mesmo a redução de pequenos volumes da caixa craniana (p. ex., drenagem de pequenos hematomas) pode ter grande impacto na diminuição da PIC.

O aumento da PIC altera a pressão de perfusão encefálica (PPE) e o fluxo sanguíneo encefálico (FSC), comprometendo o metabolismo cerebral e gerando morte celular:

$$\text{FSC} = \frac{\text{PPE}}{\text{resistência vascular cerebral}}$$

$$\text{PPE} = \text{PA média} - \text{PIC}$$

Quando a HIC decorre de um processo expansivo crônico (p. ex., hidrocefalia crônica), pode-se observar também atrofia cerebral com redução dos componentes proteico e mineral, mas essas perdas dos componentes

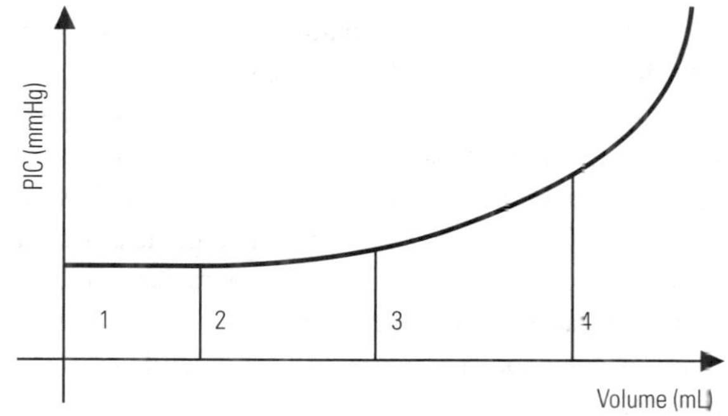

Número	Fase	Significado
1	Inicial	Atuação dos mecanismos compensatórios
2	Descompensada	Falência dos mecanismos compensatórios Aumento da PIC
3	Exponencial	PIC aproxima-se da PA média Pressão de perfusão encefálica e fluxo sanguíneo encefálico mínimos Hipóxia isquêmica Perda da autorregulação do fluxo sanguíneo encefálico Vasodilatação adicional grave Aumento exponencial da PIC
4	Final	Vasoplegia PIC iguala-se à PA média Morte encefálica

Figura 1 Curva de Langfitt. PIC: pressão intracraniana.

sólidos são pouco significativas em termos de volume total em situações agudas.

ETIOLOGIA

- Parênquima: tumores do SNC, abscessos, encefalite, cistos infecciosos (neurocisticercose).
- Sangue: hematomas intracranianos, hematoma epidural, hematoma subdural agudo, hemorragia subaracnóidea aneurismática, trombose venosa cerebral.
- LCR: hidrocefalia hipertensiva.
- Multifatorial: AVC, traumatismo cranioencefálico com inchaço hemisférico ou bi-hemisférico (*brain swelling*), meningite, insuficiência hepática aguda, uremia, intoxicação exógena, encefalopatia hipertensiva, eclâmpsia.

QUADRO CLÍNICO

- Cefaleia: decorre do aumento da pressão e da distensão da dura-máter dos vasos e nervos intracranianos. Frequentemente é matinal e provoca despertares noturnos. Melhora durante o dia e com a posição supina.

- Vômitos: decorrem do aumento da pressão e da irritação do assoalho do 4° ventrículo.
- Alterações oculares: perda de acuidade visual, escotomas ou diplopia secundários a edema de papila, hemorragias retinianas ou sub-hialóideas (síndrome de Terson). Também podem ocorrer estrabismo divergente por comprometimento do VI nervo craniano e alterações pupilares.
- Alteração do nível de consciência, confusão mental, desorientação, irritabilidade, alterações de comportamento.
- Irritabilidade, choro fácil, recusa da alimentação e abaulamento de fontanelas: em crianças.
- Tríade de Cushing (hipertensão arterial, bradicardia e alteração respiratória): é observada em casos graves. Raramente se observa a tríade completa.
- Alterações motoras e de nervos cranianos: são secundárias a hérnias cerebrais internas.

DIAGNÓSTICO

O diagnóstico é baseado no reconhecimento das manifestações clínicas, podendo-se utilizar o auxílio de exames de neuroimagem que mostrem processo expansivo, edema, hidrocefalia, inchaço cerebral e cistos, entre outros.

Os exames de imagem auxiliam na inferência de um quadro de HIC, mas não são confirmatórios. Nesses exames, pode-se observar sinais de alerta de possível descompensação clínica iminente:

- apagamento de sulcos;
- apagamento de cisternas basais;
- desvio das estruturas da linha média;
- insinuação do parênquima cerebral pelos compartimentos (tentório, foice, forame magno);
- assimetria ventricular significativa.

Sinais radiológicos de descompensação franca são déficits isquêmicos ou perfusionais, a depender do tipo de herniação nos territórios de artérias cerebrais anteriores ou artéria cerebral posterior.

A instalação de um monitor de PIC confirma o diagnóstico, permite fazer avaliação e acompanhamento do paciente com HIC e ajuda a guiar medidas para tratamento.

Em traumatismo cranioencefálico, está indicada monitorização da PIC nas seguintes situações:

- nível de recomendação II para todos os paciente com traumatismo cranioencefálico grave (escore = 3-8 na escala de coma de Glasgow) com TC de crânio anormal (hematomas, contusão, inchaço, herniação);
- nível de recomendação III para pacientes com traumatismo cranioencefálico grave (escore = 3-8 na escala de coma de Glasgow) e TC de crânio normal associada a 2 dos seguintes critérios por ocasião da admissão: idade > 40 anos, PA sistólica < 90 mmHg e postura patológica.

Os monitores de PIC podem ser:

Tabela 1 Principais hérnias cerebrais

	Descrição	Achados clínicos
Subfalcina	Deslocamento medial do giro do cíngulo sob a borda livre da foice do cérebro Compressão da artéria cerebral anterior	Déficit de força em membros inferiores, uni ou bilateralmente, a depender da dominância vascular
Transtentorial central descendente	Deslocamento craniocaudal de tronco encefálico e diencéfalo	Estágio diencefálico: comprometimento do nível de consciência, respiração de Cheyne-Stokes, pupilas mióticas com resposta fotomotora preservada Estágio mesencefálico pontinossuperior: hiperventilação neurogênica central, postura em descerebração, sem resposta vasomotora Estágio pontino inferobulbar: pupilas puntiformes e sem resposta, respiração apnêustica Estágio bulbar: ataxia respiratória (Biot), midríase fixa, estágio terminal
Uncal	Deslocamento do úncus e giro para-hipocampal sobre a borda livre da tenda Compressão do III nervo craniano e da artéria cerebral posterior Compressão do pedúnculo cerebral ipsilateral ou contralateral (mais raro)	Síndrome de Weber: midríase ipsilateral e déficit motor contralateral Síndrome de Kernohan: midríase e déficit motor ipsilateral, mais raramente observada
Foraminal	Tonsilas cerebelares se insinuam através do forame magno Compressão bulbomedular	Parada respiratória súbita sem aviso sintomatológico
Transtentorial ascendente	Insinuação do culme cerebelar inferossuperiormente pelo tentório Compressão do teto mesencefálico, da artéria cerebelar superior e da veia de Galeno	Síndrome de Parinaud: paresia do olhar conjugado vertical, déficit de convergência com manutenção da acomodação pupilar, nistagmo convergente rotatório

- intraventricular: também propicia drenagem de LCR com potencial terapêutico;
- intraparenquimatoso;
- subaracnóideo e subdural: alta taxa de erro;
- epidural: indicado principalmente em pacientes com insuficiência hepática e naqueles com coagulopatia com risco elevado de hemorragia intracraniana.

Existem também métodos não invasivos que auxiliam o diagnóstico de HIC: métodos baseados na deformidade do crânio, Doppler transcraniano e USG da bainha do nervo óptico.

CLASSIFICAÇÃO

- Aguda: traumatismo cranioencefálico, descompensação de hidrocefalia, hemorragia subaracnóidea, AVC hemorrágico ou AVC isquêmico.
- Crônica: tumores, cistos infecciosos, hidrocefalia crônica, pseudotumor cerebral.

TRATAMENTO

O objetivo básico é manter PIC < 20 mmHg e pressão de perfusão encefálica > 70 mmHg.

Geral

- Posição da cabeça: posição neutra para facilitar o retorno venoso e diminuir a compressão jugular; cabeceira elevada a 30°.
- Temperatura: tratamento da hipertermia de forma agressiva, com medidas farmacológicas e físicas. O aumento de 1°C na temperatura cerebral aumenta o metabolismo cerebral em 7%.
- Volemia: evita-se desidratação, mantendo euvolemia.
- Anticonvulsivantes: profilaxia em pacientes com doenças que têm potencial para causar crises convulsivas. Deve-se usar nos primeiros 15 dias. Após esse período, não traz benefício para doentes que nunca tiveram crise na evolução.
- Glicemia: controle.

Específico

- Hiperventilação induzida: a diminuição na pCO_2 provoca vasoconstrição cerebral com diminuição do fluxo sanguíneo encefálico e da PIC. Deve-se evitar pCO_2 < 25 mmHg, por conta do risco de isquemia cerebral. Após determinado tempo, a alcalose respiratória tecidual e liquórica é compensada por uma acidose metabólica compartimental, e a hiperventilação perde progressivamente seu efeito (evidência nível III).
- Manitol a 20%: inicialmente, promove gradiente osmótico que move água do parênquima cerebral para o compartimento intravascular; posteriormente, aumenta o *clearance* renal de água livre com o aumento da osmolaridade sérica e promove fluxo de água para o espaço extracelular. A dose indicada é de 0,25-1 g/kg de peso. Seu efeito tem início em 10-20 minutos, atingindo efeito máximo em cerca de 1 hora e duração de até 4-6 horas (evidência nível II).
- Solução salina hipertônica: provoca mobilização de água através da barreira hematoencefálica intacta (evidência nível III).
- Sedação: em pacientes agitados ou desconfortáveis com o ventilador mecânico, ocorre aumento da pressão intratorácica, da pressão venosa jugular e consequentemente da PIC. A sedação melhora o retorno venoso desses pacientes e tem efeito benéfico sobre a PIC. Barbitúricos reduzem a atividade elétrica e a demanda metabólica, reduzindo o consumo de oxigênio (evidência nível II). Há de se ter cuidado com a queda da PA média, que pode ter efeito oposto sobre a PIC.
- Hipotermia: alguns trabalhos demonstram melhora do prognóstico em pacientes com hipotermia moderada, com temperatura sistêmica de 32-33°C. As principais complicações são infecções, coagulopatia e alterações hidroeletrolíticas. Não há, no entanto, corpo de evidências robusto para se justificar essa medida de rotina (evidência nível III).
- Corticosteroides: são úteis no alívio da HIC associada a edema peritumoral e ao redor de processos infecciosos.
- Tratamento cirúrgico: visa diminuição do volume de LCR encefálico (derivações ventriculares externas, derivações ventriculoperitoneais), diminuição ou exérese de algum processo expansivo (hematomas, abscessos, neoplasias) ou aumento da cavidade craniana por meio da retirada de retalhos da calota craniana (craniectomia descompressiva). A descompressão cirúrgica reduz a letalidade e o mau prognóstico em pacientes com espaço de ocupação infartados que são tratados dentro de 48 horas após início do AVC isquêmico. A decisão de realizar a operação deve depender dos pacientes e familiares conforme atribuem ênfase para sobrevivência ou dependência.

BIBLIOGRAFIA

Andrade AF, Ciquini Jr O, Figueiredo EG, Brock RS, Marino Jr R. Diretrizes do atendimento ao paciente com traumatismo cranioencefálico. Arq Bras de Neurocir 1999;18:131-76.

Brain Trauma Foundation; American Association of Neurological Surgeons; Congress of Neurological Surgeons. Guidelines for the management of severe traumatic brain injury. J Neurotrauma 2007;24(1):S1-106

Cabrera HTN. Fisiopatologia básica da hipertensão intracraniana. In: Stávale MA. Bases da terapia intensiva neurológica. 2.ed. São Paulo: Santos; 2011. p.33-52.

Carney NT, Totten AM, O'Reilly C, et al. Guidelines for the management of severe traumatic brain injury, 4.ed. Neurosurgery 2017;80(1):6-15.

Hofmeijer J, Kappelle LJ, Algra A, Amelink GJ, van Gijn J, van der Worp HB; HAMLET investigators. Surgical decompression for space-occupying cerebral infarction (the Hemicraniectomy After Middle Cerebral Artery infarction with Life-threatening Edema Trial [HAMLET]): a multicentre, open, randomised trial. Lancet Neurology 2009;8(4):326-33.

Langfitt TW, Weinstein JD, Kassell NF. Vascular factors in head injury: contribuition to brain swelling and intracranial hypertension. In: Cavaness WF, Walker AE. Head injury: conference proceedings. Philadelphia: JB Lippincott; 1966. p.172-94.

Pinto FCG. Hipertensão intracraniana. In: Manual de iniciação em neurocirurgia. 2.ed. São Paulo: Santos; 2012. p.15-24.

Vahedi K, Vicaut E, Mateo J, Kurtz A, Orabi M, Guichard JP, et al. Sequential-design, multicenter, randomized, controlled trial of early decompressive craniectomy in malignant middle cerebral artery infarction (DECIMAL Trial). Stroke 2007;38:2506-17.

52 MENINGITES

Luis dos Ramos Machado, José Antonio Livramento, Liliana Scaff Vianna, Vitor Falcão de Oliveira, Maria do Patrocínio Tenório Nunes

▪ MENINGITES BACTERIANAS AGUDAS

Meningite bacteriana refere-se à infecção da aracnoide e do liquor, no espaço subaracnóideo e nos ventrículos cerebrais.

Alertas:

- Meningite bacteriana é uma emergência médica, e medidas imediatas devem ser tomadas para estabelecer a causa específica e iniciar uma terapia eficaz. A taxa de mortalidade da doença não tratada se aproxima de 100% e, mesmo com terapia ideal, há uma alta taxa de falha.
- Informações cruciais (por exemplo, alergias graves a medicamentos, exposição recente a pessoa com meningite) devem ser obtidas antes de iniciar tratamento antibiótico.
- Antimicrobianos devem ser iniciados, imediatamente, após a coleta do liquor.
- Direcionar o antibiótico às bactérias mais prováveis, com base na idade do paciente e em outros fatores do hospedeiro
- Como parte da terapia empírica para adultos, com suspeita de meningite bacteriana, nos quais o organismo ainda não é conhecido, recomenda-se administração de dexametasona (grau 1B). Observar riscos do paciente para o uso da medicação e indicações precisas para pacientes de países em desenvolvimento.
- A dexametasona deve permanecer para os casos nos quais se confirma o agente *Streptococcus pneumoniae.*
- A dexametasona previne complicações neurológicas. Entretanto, os estudos sugerem que os benefícios desta medicação só ocorrem na fase aguda. Não há diferenças em momentos posteriores.
- Uma metanálise sugere que os glicocorticoides reduzem a mortalidade apenas em pacientes com meningite por *S. pneumoniae* e que reduzem a perda auditiva e as sequelas neurológicas de curto prazo entre pa-

Tabela 1 Características das causas comuns de meningites

Agente infeccioso	Porta de entrada	Faixa etária	Condições predisponentes
Neisseria meningitidis	Nasofaringe	Todas as idades	Habitualmente nenhuma, raramente por deficiência de complemento
Streptococcus pneumoniae	Nasofaringe, fratura de crânio, focos infecciosos contíguos ou a distância	Todas as idades	Todas as condições que predispõem a bacteriemia pneumocócica, fratura da lâmina cribriforme, implantes cocleares, otorreia liquórica por fratura de base de crânio, defeitos do ossículo da orelha (defeito de Mondini)
Listeria monocytogenes	Trato gastrointestinal, placenta	Idosos e neonatos	Defeitos da imunidade celular (glicocorticoides; transplantes – especialmente renal; gestação; doenças hepáticas; alcoolismo, doenças neoplásicas malignas)
Staphylococci coagulase-negativo	Presença de corpos estranhos	Todas as idades	Cirurgia e presença de corpos estranhos em especial drenos ventriculares
Staphylococcus aureus	Bacteremia, corpos estranhos; lesões de pele	Todas as idades	Endocardite; cirurgia e presença de corpos estranhos, em especial drenos ventriculares; celulite, úlcera de decúbito
Bacilos Gram-negativos	Vários	Idosos e neonatos	Doenças graves, neurocirurgia, drenos ventriculares, estrongiloidíase disseminada
Haemophilus influenzae	Nasofaringe, disseminação de infecção contígua	Adultos; lactentes e crianças não vacinadas	Diminuição da imunidade humoral

Adapatada de UptoDate.

cientes em países de alta renda, mas não entre pacientes em países de baixa renda.

As meningites agudas caracterizam-se pela presença das três síndromes clássicas:

- síndrome toxêmica;
- síndrome de hipertensão intracraniana;
- síndrome de irritação meníngea.

As três síndromes ocorrem simultaneamente em apenas 44% dos pacientes; e 2/3 delas ocorrem em cerca de 95% das meningites bacterianas agudas.

A síndrome toxêmica é muito menos dramática nas meningites assépticas virais e é observada raramente nas meningites não infecciosas.

APRESENTAÇÃO CLÍNICA

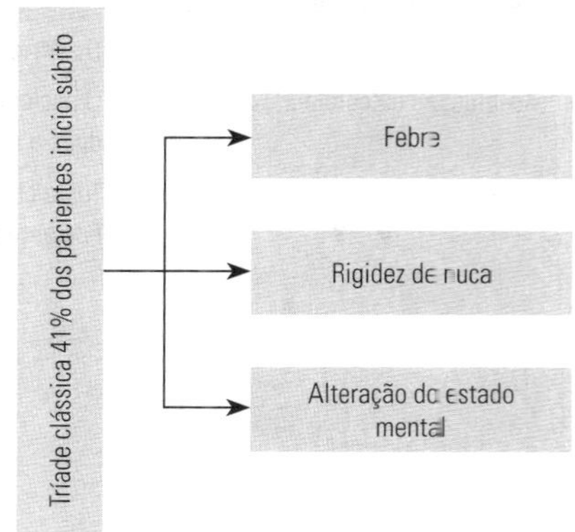

Figura 1 Tríade clássica. Pacientes > 60 anos de idade apresentam mais comumente a tríade do que pacientes mais jovens (58% *versus* 36%).

Tabela 2 Sinais e sintomas

Sintoma/sinal	Percentual (%)
Cefaleia	84
Febre ≥ 38°C	74
Rigidez de nuca	74
Pontuação Escala de Coma de Glasgow < 14	71
Náuseas	62
Convulsões	23
Afasia ou hemi ou monoparesia	22
Coma	13
Paralisia de nervo craniano	9
Rash cutâneo	8
Papiledema	4
Doença infecciosa concomitante	Sinusite ou otite (34%); pneumonia (9%); endocardite (1%)
Em estudo prospectivo (n = 696) 95% dos pacientes apresentaram pelo menos dois dos quatro achados mais frequentes (tríade + cefaleia). Importante: a ausência desses achados praticamente exclui a hipótese de meningite.	

Adaptada de UpToDate.

Tabela 3 Sinais de irritação meníngea

Sinal	Descrição da manobra	Positividade do teste
Sinal de Kernig 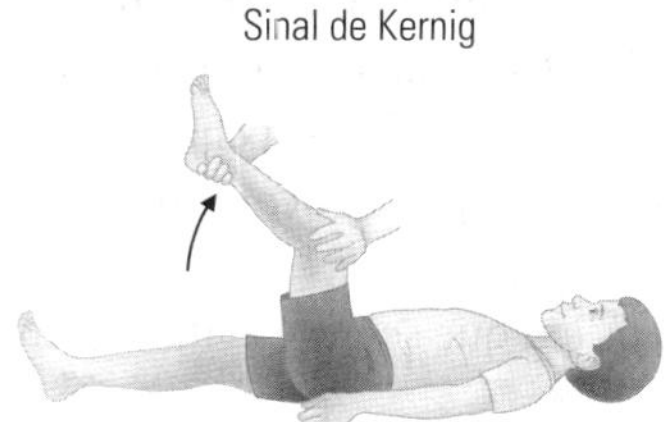	Paciente em decúbito dorsal com o quadril flexionado a 90 graus Tente estender a perna	A resistência à extensão do joelho > 135 graus ou dor na região lombar ou na região posterior da coxa
Sinal de Brudzinski 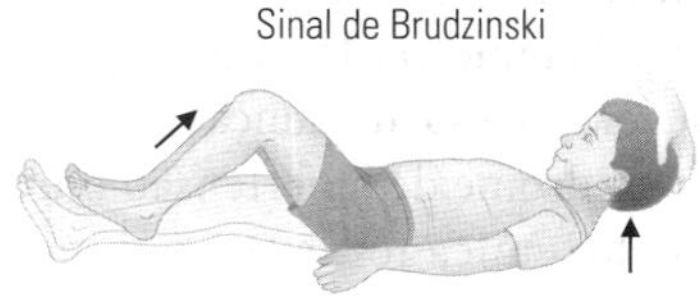	Paciente em decúbito dorsal e flexionar passivamente a cabeça em direção ao tórax	Ocorre flexão dos joelhos e quadris do paciente

(continua)

(continuação)

Tabela 3 Sinais de irritação meníngea

Sinal	Descrição da manobra	Positividade do teste
Acentuação da cefaleia	O paciente balança a cabeça horizontalmente duas a três vezes por segundo	O teste é positivo se houve exacerbação da cefaleia com a manobra
Sinal de Lasègue 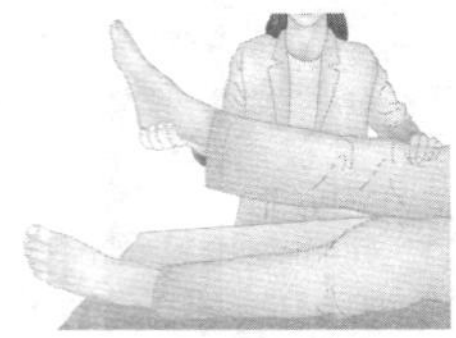	Teste clínico que revela irritação radicular Paciente em decúbito dorsal	Quando a perna estendida é elevada e provoca dor entre 30 e 70º

DIAGNÓSTICO

Tabela 4 Exames gerais

Hemograma completo	Redução de plaquetas e leucopenia podem se relacionar a pior prognóstico
Glicemia; ureia e creatinina Obs.: glicemia deve ser colhida próxima da coleta de liquor (até uma hora)	Importantes para avaliação geral, avaliação de ajuste na dose do antibiótico com base na função renal e determinação da relação de glicose no liquor/sangue
Coagulograma Obs.: especialmente importante nos casos que se apresentam com petéquias	Flagrar a ocorrência de coagulação intravascular disseminada
Gasometria	Acidose metabólica de anion-gap aumentado nos casos de infecção disseminada
Sódio e potássio	Hiponatremia leve (30% dos casos)
Hemoculturas	50-90% positivas quando antes da introdução de antibióticos

Adaptada de UpToDate.

Exame de liquor

O exame de liquor (Capítulo 304) é o método diagnóstico de eleição para o diagnóstico das meningites e meningoencefalites. O liquor deve ser solicitado na presença de sintomas e sinais suspeitos conforme a Figura 1 e a Tabela 2.

Em crianças, a suspeita de meningite deve ser avaliada sistematicamente. A punção lombar está indicada em casos de: febre, irritabilidade, letargia, vômitos e convulsões.

Em idosos, são mais frequentes as alterações do estado mental (80%).

Nos pacientes em *home care*, as doenças de base e a necessidade de cuidados especiais podem modificar a suscetibilidade a agentes infecciosos. Deve ser avaliado cuidadosamente caso a caso.

As evidências científicas revelam que a tomografia computadorizada de crânio (TC) deve ser solicitada antes da coleta de liquor mediante uma ou mais das seguintes condições:

Pacientes imunocomprometidos; com diagnóstico ou histórico de doença do SNC; com início recente de convulsões; ocorrência de papiledema ou de déficit neurológico focal; alteração do nível de consciência.

Observação: afora as condições prévias, a realização de TC retarda a coleta do liquor e consequentemente, o início do tratamento específico.

É importante lembrar que o quadro de meningite pode demorar 12-24 horas para ficar evidente no exame de liquor. Por isso, o 1° exame pode não evidenciar as alterações clássicas das meningites bacterianas, aparecendo apenas alterações isoladas como a presença de neutrófilos ao exame citomorfológico ou um perfil predominantemente linfomononuclear que sofre viragem após 1 ou 2 dias.

Algumas meningites podem apresentar a presença de bactérias, às vezes em grande quantidade, sem que haja pleocitose ou outras alterações ao exame geral do paciente. Isso é mais frequente em pacientes com imunodeficiência não suspeitada ou quando o agente infeccioso tem uma suscetibilidade particular. Nesses casos, o diagnóstico costuma ser mais difícil e a chance de erro aumenta. A punção deve ser repetida depois de 24 ou 36 horas se o quadro clínico piorar.

Há casos específicos em que se deve evitar a punção lombar. São eles:

- meningococcemia, pelo risco de quebrar a barreira hematoencefálica pela punção e levar bactérias ao SNC, sobretudo se houver acidente de punção;
- quando houver síndrome de hipertensão intracraniana e a síndrome toxêmica for leve ou ausente (pode-se pedir exame de imagem e aguardar definição mais clara);

- quando houver sinais focais sugerindo efeito de massa ou edema maciço: nesses casos, é obrigatório pedir exame de imagem antes do exame de liquor (risco de herniação);
- pacientes com escore < 10 na escala de coma de Glasgow;
- convulsão;
- papiledema;
- uso de anticoagulantes ou discrasias sanguíneas.

Devem ser analisados os seguintes aspectos:

- pressão de abertura: quando aumentada, sugere quebra da barreira hematoencefálica e maior gravidade;
- contagem de células: pleocitose é elemento essencial, mas pode faltar em imunodeprimidos e recém-nascidos, sobretudo prematuros;
- presença de neutrófilos: seu predomínio (geralmente > 90%) sugere fortemente ocorrência de infecção aguda;
- dosagem das proteínas: encontram-se aumentadas por causa da quebra da barreira hematoencefálica. As proteínas carregam anticorpos pouco específicos, mas de amplo espectro de ação, importantes no 1° ataque antibacteriano;
- complemento, essencial para o fenômeno de opsonização;
- glicose: quando baixa, evidencia indiretamente fagocitose das bactérias pelos neutrófilos;
- concentração de lactato: geralmente está aumentada e é inversamente proporcional à concentração de glicose;
- atividade de adenosina-deaminase (ADA): aumento de ADA significa que há encefalite associada à meningite;
- exame bacteriológico direto e culturas;
- prova do látex para pneumococos, meningococos (A, B, C, Y, W135), *Hemophilus*-B e estreptococos-B;
- reação em cadeia da polimerase: tem boas sensibilidade e especificidade. É um teste mais usado para detectar material genômico de bactérias menos frequentes, difíceis de isolar, ou que crescem mal em meios de cultura.

A partir dessas análises, é possível detectar a síndrome clássica das meningites bacterianas agudas: hipertensão, reação inflamatória neutrofílica, aumento das proteínas, glicose baixa e lactato alto. Uma síndrome parcial, com variações, pode ser observada de acordo com o agente etiológico, a gravidade do quadro, o uso prévio de antibióticos, a imunidade do paciente e a recorrência da meningite.

Em perfis neutrofílicos, a caracterização do agente causal pelo bacteriológico ou pelas culturas tem muito maior chance de sucesso. Quando ausente, é necessário investigar diagnósticos diferenciais com as meningites assépticas (sobretudo tuberculose e fungos) ou meningites inflamatórias.

A identificação do tipo e da morfologia da bactéria é feita pela coloração de Gram (com sensibilidade de 50% e baixa especificidade). O Gram, no entanto, pode ser muito mais difícil do que parece, pois muitas vezes a mesma bactéria pode apresentar grandes variações morfológicas e até de coloração de caso para caso.

O látex para as bactérias clássicas da comunidade apresenta sensibilidade de apenas 49-78% e especificidade > 95%. O crescimento em meios de cultura tem sensibilidade de 50-70%. É importante lembrar que o crescimento bacteriano depende muito do uso prévio de antibióticos.

PCR tem sensibilidade de 80-95% e especificidade > 95%.

TRATAMENTO

Os esquemas usuais para o tratamento das meningites bacterianas, indicações e doses constam nas Tabelas 5 e 6.

Nos casos mais graves, quando houver petéquias, choque ou sinais de edema cerebral intenso logo à admissão, é necessário tomar medidas de emergência:

- hidratação cuidadosa e imediata;
- ceftriaxona em *bolus*, logo após o acesso venoso;
- vancomicina em infusão EV lenta, por 1 hora;
- manitol se houver evidência de edema cerebral.

Corticosteroides

Apesar de persistirem ainda algumas controvérsias, tem sido preconizado, na literatura especializada, o uso sistemático de corticosteroides no tratamento das meningites bacterianas agudas de qualquer etiologia, e sobretudo naquelas causadas por pneumococos. A maioria dos autores sugere sua utilização em 15-30 minutos antes ou, no máximo, acompanhando a 1ª dose de antibióticos. Utilizam-se altas doses de dexametasona: em adultos, 40 mg, EV (10 mg, 6/6 horas), por 4 dias; em crianças, 0,6 mg/kg, EV, também por 4 dias.

Os benefícios postulados para o uso de corticosteroides são diminuição da mortalidade, redução do número e da intensidade das lesões auditivas e diminuição das sequelas neurológicas.

Destaca-se, entretanto, que os corticosteroides não devem ser utilizados quando houver:

- forte insegurança diagnóstica quanto à etiologia bacteriana;
- uso anterior recente de antimicrobianos EV;

Tabela 5 Tratamento empírico das meningites bacterianas agudas

Idade	Agentes mais prováveis	Esquema de escolha	Esquema alternativo	Comentários
< 1 mês	*Streptococcus agalactiae, Listeria, Escherichia coli*	Ampicilina + cefotaxima	Gentamicina se Listeria	Monitorar possibilidade de kernicterus Evitar ceftriaxona pela possibilidade de kernicterus
1-3 meses	*Estreptococos-B, Listeria, Escherichia coli, pneumococos, Haemophilus influenzae*	Ampicilina + cefotaxima ou ceftriaxona	Acrescentar vancomicina Acrescentar gentamicina se Listeria	Níveis baixos podem ocorrer no liquor de recém-nascido de baixo peso Amicacina pode substituir a gentamicina quando houver enterobactérias resistentes à gentamicina
3 meses-17 anos	*Meningococos, pneumococos, Haemophilus influenzae (não vacinados)*	Ceftriaxona (ou cefotaxima)	Acrescentar vancomicina	Em áreas com > 2% de pneumococos altamente resistentes
18-50 anos	*Pneumococos, meningococos, Haemophilus influenzae*	Ceftriaxona (ou cefotaxima)	Acrescentar vancomicina	Em áreas com > 2% de pneumococos altamente resistentes
> 50 anos	*Pneumococos, Listeria monocytogenes, bacilos Gram-negativos*	Ampicilina + ceftriaxona (ou cefotaxima)	Ampicilina + fluoroquinolona (ciprofloxacino, levofloxacino ou trovafloxacino – sem registro vigente na Anvisa) Acrescentar gentamicina se Listeria em paciente torposo ou comatoso	Acrescentar vancomicina em áreas com > 2% de pneumococos altamente resistentes Para tratar Listeria monocytogenes em pacientes alérgicos a penicilina, usar sulfametoxazol + trimetoprima Acrescentar doxiciclina (ou cloranfenicol) se houver possibilidade de febre maculosa

Tabela 6 Tratamento específico das meningites bacterianas agudas

Agente etiológico	Esquema de escolha	Esquema alternativo	Duração do tratamento
Estreptococos-B	Penicilina G (ou ampicilina)	Vancomicina	14-21 dias
Haemophilus influenzae	Ceftriaxona (ou cefotaxima)	Ampicilina	7-10 dias
Listeria monocytogenes	Ampicilina +/- gentamicina (adulto) Ampicilina + gentamicina (recém-nascido)	Sulfametoxazol + trimetoprima; linezolida	14-21 dias
Neisseria meningitidis	Ceftriaxona (ou cefotaxima)	Penicilina G; meropenem	7-10 dias
Streptococcus pneumoniae (MIC < 0,1)	Ceftriaxona (ou cefotaxima)	Penicilina G; ampicilina	10-14 dias
Streptococcus pneumoniae (MIC ≥ 0,1)	Vancomicina + ceftriaxona (ou cefotaxima)	Se MIC ≥ 2 para ceftriaxona, acrescentar rifampicina ao esquema Em pacientes alérgicos a cefalosporinas, usar a vancomicina isoladamente	10-14 dias

MIC: concentração inibitória mínima.

- hipersensibilidade a corticosteroides;
- traumatismo cranioencefálico recente;
- instalação prévia de sistema de derivação do trânsito do liquor;
- meningite bacteriana hospitalar.

MENINGOENCEFALITES AGUDAS

Nas meningoencefalites, o acometimento infeccioso não se restringe às meninges e atinge o parênquima cerebral subjacente. Na fase inicial, o paciente apresenta, além dos sinais de irritação meníngea, quadro de encefalopatia que costuma evoluir rapidamente para quadro de encefalite propriamente dita.

Encefalopatia é uma alteração do nível de consciência que dura no mínimo 24 horas e inclui letargia, irritabilidade e alterações de personalidade ou comportamento.

Pacientes com encefalite são aqueles que apresentam uma encefalopatia acompanhada de ≥ 2 das seguintes alterações:

- temperatura ≥ 37,5°C;
- convulsão recente;
- sinais de localização ao exame neurológico;
- pleocitose (> 5 células/mm³);
- alterações sugestivas de acometimento infeccioso do parênquima cerebral ao exame de neuroimagem, preferencialmente RNM.

As meningoencefalites mais frequentes e para as quais há indicação de tratamento clínico antiviral são aquelas causadas pelos herpes vírus.

HERPES SIMPLES TIPO 1 (CAPÍTULO 220)

Exame de liquor

Deve-se solicitar o exame de liquor em casos de:

- mudanças abruptas de comportamento ou de personalidade, com ou sem rigidez de nuca, com ou sem febre baixa, mesmo com RNM normal.
- pacientes sem síndrome de hipertensão intracraniana clara, mas com alteração do estado mental, sobretudo quando houver pelo menos 2 dos seguintes sinais: febre > 37,5°C, convulsão, sinais neurológicos focais (alterações corticais, acometimento de nervos cranianos, hemiparesia), exame de RNM sugestivo (lesão da região temporal).

Devem ser realizados:

- análise completa do liquor: xantocromia, citologia, bioquímica (proteínas, glicose, lactato, ADA, eletroforese das proteínas) e exame microbiológico de exclusão;
- anticorpos específicos anti-HSV-1 (IgG e IgM);
- PCR para HSV-1.

Os resultados do exame do liquor podem indicar:

- xantocromia: causada pela degeneração das hemácias decorrente da lesão causada pelo herpes simples-1, habitualmente necro-hemorrágica;
- pleocitose (> 5 células/mm³);
- aumento do teor de proteínas (geralmente > 80 mg/dL);
- concentrações de glicose/lactato normais ou levemente alteradas (há casos pouco frequentes de hipoglicorraquia mais intensa);
- aumento da atividade de ADA: sinaliza lesão do parênquima cerebral e guarda alguma relação com a extensão da lesão cerebral;
- PCR positiva para herpes simples-1: tem sensibilidade > 90% e especificidade > 95%. A sensibilidade costuma ser maior nos primeiros 4 dias da doença, mas em raros casos pode permanecer positiva por períodos maiores, de até 3 semanas;
- anticorpos anti-HSV-1 da classe IgG: podem não ser encontrados na 1ª amostra, mas aumentam vigorosamente na 2ª amostra, depois de 10-12 dias. O aumento significativo dos títulos de IgG nesse intervalo tem valor diagnóstico semelhante ao da PCR positiva;
- anticorpos da classe IgM: detectados menos frequentemente, pois a infecção por herpes simples-1 no SNC costuma acontecer pela reagudização de formas virais latentes. Nesse caso, o aumento de IgM acontece, mas é muito pouco expressivo quantitativamente, de modo que esse aumento fica, em geral, abaixo do *cut-off* da reação e não é detectado.

Tratamento

A infecção do SNC é devastadora. Mesmo com tratamento antiviral precoce, quase 2/3 dos sobreviventes apresentam sequelas neurológicas significativas. Portanto, assim que tal diagnóstico for considerado, de preferência dentro das primeiras 24 horas do início dos sintomas, deve-se iniciar aciclovir, 10 mg/kg, EV, a cada 8 horas.

NEUROTUBERCULOSE (CAPÍTULO 239)

Exame de liquor

Deve-se solicitar o exame de liquor em:

- casos crônicos nos quais o paciente apresenta queda do estado geral, fraqueza, doença pulmonar crônica e febre baixa persistente, mas sem uma síndrome de hipertensão intracraniana clara;
- casos de hidrocefalia não hipertensiva;
- casos de meningite viral que se arrasta por > 2 ou 3 semanas;
- casos de meningite viral nos quais haja uma rápida e abrupta deterioração do quadro neurológico. É obrigatório solicitar exame de RNM prévio para pesquisar possíveis lesões vasculares;
- pacientes HIV-positivos com síndrome da reconstituição imunológica (Iris).

Devem ser realizados:

- análise completa do liquor: pressão de abertura, citologia, bioquímica (proteínas, glicose, lactato, ADA, eletroforese das proteínas);
- exame micobacteriológico direto (Ziehl-Nielsen);
- cultura para micobactérias;
- PCR para *Mycobacterium tuberculosis*.

Os resultados do exame do liquor podem indicar:

- pleocitose > 5 células/mm³: presente em 90-100% dos casos;
- neutrófilos (percentuais variando de 0-100%): marcadores da presença de bacilos álcool-ácido resistentes (BAAR) no liquor;
- aumento do teor de proteínas (> 100 mg/dL): presente em 60-70% dos casos;
- diminuição moderada da glicose (< 40 mg/dL): presente em 70-85% dos casos;
- aumento moderado da concentração de lactato (> 25 mg/dL): presente em 75-80% dos casos;

- aumento da atividade de ADA (> 6 UI/L): presente em 90-100% dos casos. Formas predominantemente meningíticas têm valores de ADA menos aumentados, enquanto formas predominantemente encefalíticas têm valores de ADA mais elevados;
- baciloscopia positiva (Ziehl-Nielsen): presente em 0-10% dos casos;
- cultura positiva para *Mycobacterium tuberculosis*: presente em 30-70% dos casos; crescimento em até 45-60 dias;
- PCR positiva para sequências genômicas do *Mycobacterium tuberculosis* (com sensibilidade de 49-85% e especificidade de 94-100%): quanto maior for o percentual de neutrófilos, maior costuma ser a sensibilidade para tuberculose.

Tratamento

- Fase intensiva: 2 meses com rifampicina, isoniazida, pirazinamida e etambutol (RHZE) nas doses padronizadas pelo Ministério da Saúde, sendo 5 comp. para adultos com peso > 70 kg. Verificar as doses do tratamento com base no peso na Tabela 7.
- Fase de manutenção (10 meses): administra-se rifampicina e isoniazida (RH) disponibilizadas pelo Ministério da Saúde como cap. 150 mg/75 mg ou cap. 300 mg/150 mg. Verificar as doses do tratamento com base no peso na Tabela 7.

Para o tratamento de neurotuberculose, sugere-se associar corticosteroide (prednisona, 1-2 mg/kg/dia, por 4 semanas; e, em casos graves, dexametasona, EV, 0,3-0,4 mg/kg/dia, por 4-8 semanas, com redução gradual da dose nas 4 semanas subsequentes).

NEUROCRIPTOCOCOSE (CAPÍTULO 224)

Exame de liquor

Deve-se solicitar o exame de liquor em:

- pacientes com síndrome de hipertensão intracraniana sem efeito de massa;
- hidrocefalias não hipertensivas;
- casos de "meningite tuberculosa" que não respondem ao tratamento antituberculoso;
- síndrome da reconstituição imunológica;
- casos de neurocriptococose nos quais a síndrome de hipertensão intracraniana é importante e de difícil controle, principalmente quando há risco de perda visual. Nesses casos, deve ser feita punção lombar de repetição, diariamente até normalização da pressão de abertura, com agulha calibrosa (20 ou 21 G), em níveis diferentes a cada punção. Além disso, opcionalmente e em casos mais graves, ao proceder à retirada da agulha após a coleta da amostra de liquor e chegar ao tecido subcutâneo, essa mesma agulha pode ser reintroduzida até chegar novamente ao espaço subaracnóideo, por 2 ou 3 vezes; desse modo, a drenagem de liquor para o espaço peridural pode ser aumentada substancialmente, podendo o paciente até mesmo prescindir da derivação do trânsito do liquor.

Devem ser realizados:

- análise completa do liquor: pressão de abertura, citologia, bioquímica (proteínas, glicose, lactato, ADA);
- tinta da China;
- látex para *Cryptococcus neoformans*;
- cultura em meio de Sabouraud: crescimento desde alguns dias até cerca de 1 mês.

Os resultados do exame do liquor podem indicar:

- análise geral muito semelhante à da neurotuberculose, inclusive aumento da atividade de ADA;
- pesquisa positiva de antígeno solúvel do *Cryptococcus* pelo látex (sensibilidade de 95% e especificidade de aproximadamente 100%);
- cultura positiva para *Cryptococcus neoformans ou gatti*: presente em 70-90% dos casos.

Tratamento

Consiste em 3 fases: indução, consolidação e manutenção. A indução consiste na associação de anfoterici-

Tabela 7 Esquema básico para o tratamento da TB meningoencefálica em adultos e adolescentes (≥ 10 anos de idade)

Esquema	Faixas de peso	Unidade/dose	Duração
RHZE 150/75/400/275 mg (comprimidos em doses fixas combinadas)	20 a 35 kg	2 comprimidos	2 meses (fase intensiva)
	36 a 50 kg	3 comprimidos	
	51 a 70 kg	4 comprimidos	
	Acima de 70 kg	5 comprimidos	
RH 300/150 mg ou 150/75 mg (comprimidos em doses fixas combinadas)	20 a 35 kg	1 comp 300/150 mg ou 2 comp 150/75 mg	10 meses (fase de manutenção)
	36 a 50 kg	1 comp 300/150 mg + 1 comp de 150/75 mg ou 3 comp 150/75 mg	
	51 a 70 kg	2 comp 300/150 mg ou 4 comp 150/75 mg	
	Acima de 70 kg	2 comp 300/150 mg + 1 comp de 150/75 mg ou 5 comp 150/75 mg	

R: rifampicina; H: isoniazida; Z: pirazinamina; E: etambutol. Fonte: Ministério da Saúde, 2019.

na B desoxicolato (0,7-1 mg/kg/dia, EV) ou as formulações lipídicas (lipossomal ou complexo lipídico) com flucitosina (5-fluorocitosina; sem registro vigente na Anvisa) (100 mg/kg/dia, VO, em 4 tomadas diárias) por pelo menos 2 semanas, seguida pela consolidação com fluconazol 400-800 mg VO por pelo menos 8 semanas. A manutenção é feita com fluconazol na dose de 200-400 mg/dia por pelo menos 12 meses. Caso a flucitosina não esteja disponível, utilizar fluconazol em associação com a anfotericina desde a fase de indução.

NEUROCISTICERCOSE

A neurocisticercose apresenta 2 formas clínicas inteiramente diferentes, tanto do ponto de vista do diagnóstico quanto do ponto de vista do tratamento e do prognóstico: forma parenquimatosa e forma em espaço do liquor.

Exame de liquor

Na forma parenquimatosa, o exame de liquor está indicado nos casos de:

- cefaleia grave ou persistente quando os exames de imagem não evidenciarem efeito de massa;
- cistos em degeneração sem efeito hipertensivo (realce anelar ou nodular), quando não houver cistos com características de imagem (presença de escólex) que possam sugerir o diagnóstico imediato;
- diagnóstico diferencial com tuberculose, micoses ou mesmo câncer.

Na forma em espaço do liquor, o exame está indicado nos casos de:

- meningites crônicas;
- hidrocefalia não hipertensiva;
- crises epilépticas adquiridas recorrentes, com TC e/ou RNM normais;
- espessamento meníngeo ou aracnoidite;
- todas as síndromes de hipertensão intracraniana sem sinais de localização em áreas endêmicas para neurocisticercose: nesses casos, são obrigatórios exames de imagem prévios à punção lombar.

Devem ser realizados:

- pressão de abertura, mais importante nas formas em espaço do liquor;
- pesquisa da síndrome clássica do liquor na neurocisticercose, descrita por Lange em 1943: aumento do número de células, presença de eosinófilos, detecção de anticorpos específicos pela reação de Weinberg;
- procura ativa de neutrófilos que aparecem de modo fugaz na fase aguda de degeneração dos cistos (até > 90%): marcador de degeneração de cistos;
- diminuição da glicose (às vezes intensa) e aumento de lactato nos casos mais graves;
- determinação do teor de globulinas gama à eletroforese de proteínas (geralmente elevado);
- pesquisa de anticorpos anti-*Taenia* utilizando > 1 reação: as mais utilizadas são imunofluorescência indireta (IFI), hemaglutinação passiva (HP) e ensaio imunoenzimático (Elisa). A reação de *enzyme-linked immunoelectrotransfer blot* (EITB) não é um teste para liquor, mas um teste para diagnóstico de teníase no soro sanguíneo, não para o diagnóstico de neurocisticercose;
- antígenos da *Taenia*: em casos especiais, principalmente quando os testes para anticorpos forem negativos.

Os resultados do exame do liquor podem indicar (parenquimatosa *versus* espaços do liquor):

- hipertensão (22 x 21%);
- aumento do número de células (0 x 100%);
- presença de neutrófilos (0 x 52%);
- eosinófilos (0 x 95%);
- aumento das proteínas (29 x 84%);
- hipoglicorraquia (6 x 37%);
- aumento da atividade de ADA (0 x 74%);
- Weinberg reagente (0 x 58%);
- imunofluorescência indireta reagente (11 x 79%);
- hemaglutinação passiva reagente (61 x 84%);
- Elisa reagente (39 x 95%);
- pesquisa de antígeno positiva (47% nas formas parenquimatosas).

Tratamento

Utilizam-se rotineiramente 2 tipos de medicações para o tratamento da neurocisticercose: drogas sintomáticas (anti-inflamatórios e, quando houver crises epilépticas, antiepilépticos – Capítulo 53) e drogas parasiticidas (albendazol ou, muito raramente, praziquantel), quando indicadas.

O uso de antiparasitários é objeto de controvérsias em razão do amplo espectro de manifestações clínicas e radiológicas. Geralmente, indica-se o tratamento quando a lesão é única. Albendazol é a droga de escolha (15 mg/kg, em 2 doses diárias), junto com alimentação para aumentar biodisponibilidade, por 3-7 dias, podendo-se aumentar o tempo de tratamento se houver grande número de lesões.

Nas formas racemosas, a maioria dos autores não indica o tratamento com parasiticidas. O risco do tratamento antiparasitário é a exacerbação do quadro neurológico decorrente do aumento da inflamação ao redor dos cistos em degeneração, especialmente em pacientes com grande número de lesões. Por esse motivo, geralmente associam-se corticosteroides ao antiparasitário, habitualmente dexametasona, 8-12 mg/dia.

Durante a fase de degeneração dos cistos, que pode durar até 12-14 meses para cada 1 deles, recomenda-se o uso contínuo de anti-histamínicos (preferencialmente, dexclorfeniramina, 6 mg/dia, em 3 tomadas) associado a doses baixas de dexametasona (0,5-2 mg/dia) por períodos curtos (8-10 dias). Esse esquema deve ser utilizado tanto na fase inicial do tratamento, quanto nos períodos de exacerbação sintomática (hipertensão intracraniana ou escape ao controle das drogas antiepilépticas) relacionados à degeneração de novos cistos.

NEUROSSÍFILIS (CAPÍTULO 217)

Exame de liquor

O exame de liquor está indicado nos casos de:

- sífilis tardia, mesmo que não haja sintomas neurológicos;
- pacientes com sífilis em qualquer fase da doença quando aparecerem sintomas neurológicos ou oftalmológicos;
- pacientes HIV+ quando houver qualquer queixa neurológica.

Devem ser realizados:

- análise completa do LCR, incluindo a eletroforese das proteínas, que foi esquecida na literatura recente sobre neurossífilis;
- VDRL, que pesquisa anticorpos anticardiolipina-lecitina-colesterol no liquor: é a reação mais importante para diagnóstico da neurossífilis;
- pelo menos 1 reação treponêmica: imunofluorescência indireta (FTA-abs), hemaglutinação passiva, Elisa ou aglutinação de partículas do *Treponema pallidum* (TPPA): a maioria desses antígenos é obtida de treponemas saprófitas (o *Treponema pallidum* não cresce em meios de cultura). Embora ocorram raramente, as reações imunológicas podem ser negativas em pacientes com neurossífilis quando houver títulos muito elevados de anticorpos (efeito prozona). Isso ocorre especialmente no soro de pacientes com sífilis secundária e gestantes, casos em que há necessidade de maior diluição para que a aglutinação ocorra;
- PCR para *Treponema pallidum*: teste mais atual para diagnóstico da neurossífilis.

Os resultados do exame do liquor podem indicar:

- alteração na análise do liquor: presente em 70% dos casos;
- aumento do número de células: presente em 66% dos casos (mediana de 16,5 células);
- aumento de proteínas: presente em 85,5% dos casos (mediana de 57 mg/dL);
- aumento de globulinas gama: presente em 95% dos casos (mediana de 27%): os teores de globulinas gama aumentados são mais frequentes e intensos na paralisia geral progressiva, podendo atingir valores de até 62%;
- glicose diminuída: até 11,3% dos casos de formas parenquimatosas em atividade;
- VDRL: reação muito específica, mas pouco sensível (aproximadamente 30%); é importante o apoio dos dados gerais do liquor quando alterados, sobretudo da citologia;
- testes treponêmicos: usados para excluir o diagnóstico de neurossífilis assintomática; habitualmente, atravessam passivamente a barreira hematoencefálica, mesmo que não haja acometimento do SNC;
- PCR para *Treponema pallidum*: tem baixa sensibilidade (50%), provavelmente porque a concentração de *Treponema pallidum* no cérebro é sabidamente muito baixa.

Também são realizados testes para avaliar o sucesso do tratamento:

- diminuição do número de células: é o melhor índice de sucesso terapêutico na forma meningítica ou meningovascular; deve ocorrer em até 6 meses (exceto em pacientes HIV-positivo, nos quais essa queda é mais lenta);
- diminuição do teor de globulinas gama: melhor índice de sucesso nas formas parenquimatosas; ocorre de modo lento, porém constante;
- títulos do VDRL: não são bom indicador para configurar o sucesso terapêutico.

Tratamento

A droga de escolha é a penicilina cristalina, por conta de sua capacidade de atravessar a barreira hematoencefálica. A dose recomendada varia em 3.000.000-4.000.000 UI, EV, a cada 4 horas, no total de 18.000.000-24.000.000 UI/dia, por 10-14 dias.

Pacientes com alergia leve à penicilina, podem ser tratados com ceftriaxona (2 g intravenosa diariamente) por 10 a 14 dias com observação cuidadosa de reatividade cruzada (grau 2C). Para pacientes com alergias graves à penicilina ou aqueles que não podem ser tratados com penicilina e ceftriaxona, uma alternativa é a doxiciclina oral (200 mg duas vezes ao dia) por 21 a 28 dias.

O tratamento deve ser refeito nas seguintes situações:

- títulos do VDRL estáveis ou se aumentarem após o tratamento depois de aproximadamente 6 meses;
- quando o número de células não diminuir de modo consistente ou aumentar nos primeiros 6 meses, sobretu-

do nas formas meningíticas ou meningovasculares; quando os valores percentuais de globulinas-gama não diminuírem progressivamente, persistirem elevados ou mesmo aumentarem, sobretudo nas formas parenquimatosas.

CONSIDERAÇÕES FINAIS

O exame de liquor é a ferramenta diagnóstica mais útil no diagnóstico das doenças infecciosas do SNC.

A análise do liquor frequentemente faz a diferença, não apenas em relação às infecções, mas também em outras doenças do SNC, sejam inflamatórias, desmielinizantes, neoplásicas ou degenerativas. Entretanto, o exame de liquor não deve ser interpretado de modo isolado, mas sempre em conjunto com os dados clínicos e de neuroimagem.

▪ BIBLIOGRAFIA

Abraham R, Livramento JA, Leite CC, Pardini AX, Vaz JA, Machado LR. Neurocysticercosis: relationship between *Taenia* antigen levels in CSF and MRI. Arq Neuropsiquiatr 2010;68:7-11.

Abraham R, Pardini AX, Vaz AJ, Livramento JA, Machado LR. Tenia antigens detection in the cerebrospinal fluid of patients with neurocysticercosis and its relationship with clinical activity of the disease. Arq Neuropsiquiatr 2004;62:756-60.

Bueno EC, Machado LR, Livramento JA, Vaz AJ. Cellular imune response of patients with neurocysticercosis (inflammatory and non-inflammatory phases). Acta Tropica 2004;91:205-13.

Centers for Disease Control and Prevention. CDC sexually transmitted diseases treatment guidelines, 2010. Disponível em: http://www.cdc.gov/mmwr/pdf/rr/rr5912.pdf. Acesso em: 8 maio 2013.

Davies JE. Changing world of acute bacterial meningitis 2013. In: 65th Annual Meeting American Academy of Neurology. Syllabi. CD-ROM 2013.

Ghanen KG. Neurosyphilis: a historical perspective and review. CNS Neurosci Therap 2010;16:e157-68.

Lange O. O liquor nas afecções luéticas do sistema nervoso. In: O líquido cefalo-raquidiano em clínica. São Paulo: Melhoramentos 1938.

Lange O. The cerebrospinal fluid syndrome in cysticercosis of the brain and meninges. Rev Neurol Psiquiat São Paulo 1943;6:35-48.

Machado LR, Livramento JA, Vaz AJ, Bueno EC, Mielli SR, Bascouly V, et al. IgG intrathecal synthesis and specific antibody index in patients with neurocysticercosis. Arq Neuropsiquiatr 2002;60:395-9.

Machado LR. The diagnosis of neurocysticercosis: a closed question? Arq Neuropsiquiatr 2010;68:1-2.

Marra CM, Maxwell CL, Collier AC, Robertson KR, Imrie A. Interpreting cerebrospinal fluid pleocytosis in HIV in the era of potent antiretroviral therapy. BMC Infect Dis 2007;7:37.

Marra CM, Maxwell CL, Tantalo L, Eaton M, Rompalo AM, Raines C, et al. Normalization of cerebrospinal fluid abnormalities after neurosyphilis therapy: does HIV status matter? Clin Infect Dis 2004;38:1001-6.

Marra CM, Maxwell CL, Tantalo LC, Sahi SK, Lukehart SA. Normalization of serum rapid plasma reagin titer predicts normalization of cerebrospinal fluid and clinical abnormalities after treatment of neurosyphilis. Clin Infect Dis 2008;47:893-9.

Nitrini R, Spina-França A. Penicilinoterapia intravenosa em altas doses na neurossífilis: estudo de 62 casos: II – avaliação do líquido cefalorraqueano. Arq Neuropsiquiatr 1987;45:231-41.

Reiber H, Peter JB. Cerebrospinal fluid analysis: disease-related data patterns and evaluation programs. Neurol Sci 2001;184:101-22.

Scott LA, Tintinalli JE, Brewer KL, Salgado CD. Lumbar punctures for suspected meningitis in adults. Infect Dis Clin Pract 2008;16:298-302.

van de Beek D, de Gans J, Tunkel AR, Wijdicks EFM. Community-acquired bacterial meningitis. N Engl J Med 2006;354:44-53.

van de Beek D, Drake JM, Tunkel AR. Nosocomial bacterial meningitis. N Engl J Med 2010;362:146-54.

Wilcox RD. The challenge of neurosyphilis in HIV. HIV Clin 2009;21:5-6.

Zunt JR, Baskwin KJ. Chronic and subacute meningitis. Infect Dis Continuum Lifelong Learning in Neurology 2012;18(6).

53 SÍNDROMES EPILÉPTICAS

Luiz Henrique Martins Castro, Carlos André Oshiro

O tecido nervoso apresenta capacidade inerente de gerar, em condições patológicas, atividade elétrica anormal sustentada que pode manifestar-se clinicamente como uma crise epiléptica. Essas crises são frequentes e podem ter diversas etiologias, como distúrbios hidroeletrolíticos, lesões neurológicas agudas, efeitos toxicomedicamentosos ou abstinência de drogas, entre outras.

A probabilidade de algum indivíduo apresentar uma crise epiléptica em qualquer momento da vida é estimada em 5-10%. Em muitos desses casos, pode-se identificar um fator desencadeante. Uma vez resolvido tal fator, a crise não recorrerá. Por vezes, no entanto, não se identifica o fator causal para a crise. Ainda assim, muitos desses pacientes não voltarão a apresentar crises. Há aqueles que apresentam condições cerebrais que predispõem à ocorrência de crises epilépticas espontâneas recorrentes, condição que caracteriza a epilepsia.

Segundo a International League Against Epilepsy (ILAE), a epilepsia é definida como desordem cerebral caracterizada pela predisposição à geração de crises epilépticas e suas consequências neurobiológicas, cognitivas e psicossociais. Em 2014, com o intuito de deixar esse conceito mais prático, a ILAE optou por definir operacionalmente epilepsia quando se enquadrasse em pelo menos uma de três condições:

- pelo menos duas crises não provocadas (ou reflexas) com mais de 24 horas de intervalo entre as crises;
- uma crise não provocada com alta probabilidade de recorrência (>60%) em 10 anos com o risco estimado por critérios clínicos e exames complementares;
- diagnóstico propriamente de uma síndrome epiléptica (em que se caracteriza um protótipo com idade de início das crises, história natural evolutiva, padrão eletrográfico, resposta às medicações).

Mais de 90% das crises epilépticas são autolimitadas, duram menos de dois minutos e cessam antes do atendi mento médico. Crises com duração > cinco minutos têm risco de cerca de 50% de não cessarem espontaneamente, evoluindo para atividade epiléptica sustentada por ≥ 30 minutos, o que caracteriza o estado de mal epiléptico.

EPIDEMIOLOGIA

A epilepsia é uma das doenças neurológicas mais comuns. Estudos americanos indicam incidência ajustada de 3,1% até a idade de 80 anos. Estudos de base populacional estimam prevalência de 0,9-57:1.000 habitantes e incidência de 26-90:100.000 habitantes. Estudos brasileiros indicam prevalência de 16,5:1.000 em Porto Alegre e 11,9:1.000 em São Paulo.

Crises isoladas são ainda mais comuns. A incidência cumulativa de crises é cerca de 9-11% para toda a vida. Cerca de 1:10 pessoas apresentará 1 crise epiléptica ao longo da vida. A maioria dos pacientes que apresentam 1 crise epiléptica não tem epilepsia.

CONCEITOS

- Crise epiléptica: é a expressão clínica decorrente de uma descarga anormal e excessiva do tecido cerebral.
- Crise aguda sintomática (ou crise provocada): crise epiléptica decorrente de causa imediata identificada, como distúrbio metabólico, intoxicação exógena, abstinência de drogas sedativas ou insulto neurológico agudo (< 7 dias).
- Epilepsia: condição cerebral que se caracteriza pela predisposição à ocorrência de crises espontâneas recorrentes.
- Crise única (ou isolada): ≥ 1 crise que recorre no período de 24 horas. Pode decorrer, p. ex., de crise aguda sintomática ou é a 1ª manifestação de epilepsia.
- Crises generalizadas: originam-se em algum ponto do tecido cortical e rapidamente envolvem redes neurais bilateralmente. Principais tipos: crises de ausência, mioclônicas, tônico-clônicas.
- Crises focais: originam-se em redes neurais limitadas a um hemisférico cerebral. Podem ser classificadas como perceptivas e disperceptivas - em relação a comprometimento de consciência – que substituiu os termos antigos "parciais simples" e "parciais complexas", respectivamente. Podem ter início motor como as clássicas clonias limitadas inicialmente a um membro ou início não motor como simplesmente uma sensação desagradável às vezes descrito como um mal-estar epigástrico.
- Epilepsia resolvida: a epilepsia é considerada resolvida em duas situações – 1) uma síndrome epiléptica idade-dependente com a passagem da idade vulnerável; 2) pacientes que permaneceram livres de crises por pelo menos 10 anos, sem medicações anticrise nos últimos 5 anos.

ETIOLOGIA DAS CRISES EPILÉPTICAS

Uma crise tonicoclônica generalizada decorre de atividade elétrica paroxística cortical que pode ser causada por:

- disfunção toxicometabólica, intoxicação exógena (principalmente por drogas estimulantes do SNC) ou abstinência de drogas depressoras do SNC;
- lesão neurológica aguda, geralmente com lesão cortical;
- manifestação inicial de epilepsia (de etiologia genética – antes, idiopática – ou decorrente de lesão cerebral prévia, ou de causa desconhecida).

A maioria das crises iniciais são crises agudas sintomáticas por disfunção cortical aguda. Tendem a recorrer enquanto o fator precipitante estiver atuante. A correção do fator causal e a ausência (ou resolução) de lesão cerebral permanente geralmente tornam a probabilidade de recorrência pequena.

Nas crises agudas sintomáticas decorrentes de insulto agudo do SNC, nem sempre se pode corrigir a causa (p. ex., hematoma intraparenquimatoso). A ocorrência de agressão ao SNC implica maior risco de desenvolvimento futuro de crises espontâneas recorrentes (epilepsia).

As causas mais comuns de epilepsia são:

- epilepsias genéticas: hiperexcitabilidade cortical anormal (por vezes, associada a alterações em canais iônicos ou de receptores de membrana, nem sempre identificados, muitas vezes de caráter familiar). Eram denominadas idiopáticas, terminologia abandonada na mais recente classificação de epilepsia;
- epilepsias sintomáticas/estruturais: causadas por lesões corticais adquiridas em qualquer momento da vida, como afecções congênitas, doenças infecciosas do SNC, lesões vasculares ou neoplásicas. A crise epiléptica pode ser algumas vezes a 1ª manifestação clínica de 1 lesão cerebral antiga;
- epilepsias de causa desconhecida.

CLASSIFICAÇÃO DAS SÍNDROMES EPILÉPTICAS

Os tipos mais frequentes de epilepsia nas diversas faixas etárias são:

- epilepsia ausência da infância;
- epilepsia generalizada de início na adolescência com fenótipos variáveis;
- epilepsia generalizada com crises febris *plus*;
- epilepsia autolimitada da infância com descargas centrotemporais (epilepsia rolândica);
- epilepsia temporal associada à esclerose de hipocampo;
- epilepsia focal associada a distúrbios do desenvolvimento cortical (displasia cortical focal, hemimega-

lencefalia, heterotopias nodulares periventriculares, polimicrogiria, esquizencefalia, esclerose tuberosa);

- epilepsia associada a tumores;
- epilepsias focais sintomáticas de outras etiologias;
- epilepsias focais de causa desconhecida;
- epilepsias generalizadas sintomáticas (ou de causa desconhecida);
- síndrome de West ou espasmos infantis (ou epilépticos);
- síndrome de Lennox-Gastaut.

Epilepsia ausência da infância

Tem início aos 4-8 anos de idade e acomete crianças sem antecedentes neurológicos, com desenvolvimento neuropsicomotor normal. História familiar de epilepsia (geralmente, epilepsia generalizada) está presente em cerca de 50% dos casos.

O tipo predominante de crise são as ausências típicas, que podem ocorrer até 200 vezes ao dia. Em razão da sutileza da manifestação, podem ser erroneamente interpretadas como desatenção. As crises de ausência típica são facilmente desencadeadas pela manobra de hiperpneia e apresentam, ao eletroencefalograma, padrão característico de complexos ritmados de espícula-onda regulares a 3 Hz. Podem ocorrer crises tonicoclônicas generalizadas. As crises são controladas na maioria dos casos com drogas antiepilépticas como valproato de sódio, etossuximida ou lamotrigina, com correspondente melhora no padrão eletroencefalográfico. Crises de ausência podem ser agravadas ou deseancadeadas por carbamazepina e oxcarbazepina. Na maioria dos casos, as crises desaparecem na adolescência e o tratamento com drogas antiepilépticas pode ser suspenso.

Epilepsia generalizada de início na adolescência com fenótipos variáveis

Inclui epilepsia mioclônica juvenil, epilepsia ausência da juventude e epilepsia com crises tonicoclônicas generalizadas do despertar.

A epilepsia mioclônica juvenil é relativamente comum (representa 5-10% das síndromes epilépticas em adultos). Manifesta-se na adolescência, entre 13-18 anos de idade, porém já foi descrito início na faixa etária dos 8-26 anos e, ocasionalmente, após essa faixa. História familiar de epilepsia (geralmente, crises generalizadas) está presente em cerca de 1/3 dos casos.

O tipo principal de crise são as mioclonias, que ocorrem predominantemente no período matinal, próximo ao despertar. Os pacientes queixam-se de incoordenação ou tremores no período matinal, por períodos que podem ser prolongados. Durante esses períodos, podem derrubar objetos. As crises podem ser desencadeadas por privação de sono, estimulação luminosa repetitiva ou uso de álcool. Podem ocorrer crises tonicoclônicas generalizadas e crises de ausência típica. Cerca de 1/6-1/3 dos pacientes demonstram fotossensibilidade, que pode ser confirmada por fotoestimulação intermitente durante o eletroencefalograma. A maioria dos pacientes consegue controle de crises com o uso de drogas antiepilépticas como valproato de sódio, topiramato, levetiracetam ou lamotrigina, porém a retirada das drogas antiepilépticas associa-se a recidiva de crises em cerca de 85% dos pacientes.

Embora a epilepsia mioclônica juvenil seja uma síndrome epiléptica frequente, até 80% dos pacientes não recebem o diagnóstico correto e são tratados com drogas inadequadas, como carbamazepina, oxcarbazepina e fenitoína, que podem agravar as crises epilépticas nesses casos.

Os principais motivos de erro diagnóstico são o desconhecimento da síndrome e das manifestações clínicas características, o fato de pacientes não relatarem espontaneamente a ocorrência de mioclonias e o fato de as mioclonias serem erroneamente interpretadas como crises focais motoras, bloqueio de fala (nas mioclonias orofaríngeas), soluços (mioclonias de diafragma) ou períodos confusionais matinais (decorrentes de mioclonias frequentes), por vezes relatados como turvação visual, que eventualmente culminam em crises tonicoclônicas generalizadas e são interpretados como crises focais disperceptivas evoluindo para crises tônico-clônicas bilaterais.

Além disso, o eletroencefalograma pode mostrar anormalidades epileptiformes focais em até 30% dos casos, o que leva o clínico a erro diagnóstico e terapêutico.

A epilepsia mioclônica juvenil pode apresentar-se como epilepsia de difícil controle, refratária a diversas medicações se não diagnosticada corretamente e tratada com drogas inadequadas. Deve-se considerar a possibilidade diagnóstica em indivíduos neurologicamente normais que apresentem crises tonicoclônicas generalizadas com início na adolescência, principalmente se desencadeadas por privação de sono. Outras síndromes epilépticas relacionadas à epilepsia mioclônica juvenil são a epilepsia ausência da juventude e a epilepsia com crises tonicoclônicas generalizadas do despertar. Essas síndromes compartilham características clínicas e eletrográficas com a epilepsia mioclônica juvenil.

Na epilepsia ausência da juventude, ocorrem crises de ausência típica que podem ser provocadas pela hiperpneia e podem ocorrer crises tonicoclônicas generalizadas, com as mesmas características daquelas vistas na epilepsia mioclônica juvenil. Na epilepsia com crises tonicoclônicas generalizadas do despertar, as crises tonicoclônicas generalizadas ocorrem próximas ao despertar e podem ser desencadeadas por privação de sono. Também é descrita a ocorrência randômica de crises tonicoclônicas generalizadas durante o ciclo vigília-sono.

Em razão da superposição de diversos fatores: genéticos, tipos de crises, fatores desencadeantes, faixa etária de apresentação e padrões eletroencefalográficos, e, na ausência de um marcador biológico que as distinga, sugeriu-se que essas síndromes epilépticas fossem agrupadas como epilepsias generalizadas idiopáticas de início na adolescência com fenótipos variáveis.

Epilepsia generalizada com crises febris *plus*

Recentemente, foram descritas famílias com padrão de herança autossômica dominante cujos membros apresentavam diferentes fenótipos de epilepsia generalizada idiopática (incluindo, de modo variável, para cada paciente, crises de ausência, crises mioclônicas e crises tonicoclônicas generalizadas ou associação desses tipos de crise), além de crises febris, incluindo-se casos em que as crises febris persistiam após a idade habitual de sua resolução espontânea (6 anos).

Essas crises foram denominadas crises febris *plus*. Crises febris e crises febris *plus* podem tanto acometer pacientes epilépticos quanto representar o único tipo de crise do paciente em questão. Em alguns heredogramas, foram identificados pacientes com uma forma mais grave de epilepsia: a epilepsia mioclônica grave da infância (síndrome de Dravet).

Nessas famílias, foram identificadas mutações em genes que codificam proteínas integrantes de subunidades de canais de sódio (genes SCN1A, SCN1B e SCN2A) e, em outras famílias, mutações em um gene que codifica uma proteína componente da subunidade do receptor GABA-A (gene GABRG2), indicando que essas síndromes epilépticas decorrem de anormalidades em canais iônicos e em receptores de neurotransmissores.

Diversas publicações têm identificado mutações genéticas (relacionadas a receptores GABAérgicos, canais de cálcio e cloreto), *loci* de suscetibilidade e polimorfismos de nucleotídeos únicos em algumas formas familiares de epilepsias generalizadas idiopáticas, porém essas anormalidades foram identificadas apenas em uma porcentagem mínima dos casos de epilepsia generalizada idiopática.

Epilepsia autolimitada da infância com descargas centrotemporais

Também conhecida como epilepsia rolândica, a epilepsia benigna da infância com descargas centrotemporais é a forma mais comum de epilepsia da infância, correspondendo a cerca de 20% das epilepsias da infância. Manifesta-se em crianças sem antecedentes neurológicos, com desenvolvimento neuropsicomotor normal, na maioria dos casos entre 5-10 anos de idade, com predomínio em meninos (relação 1,5:1 meninos/meninas).

As crises ocorrem tipicamente à noite, despertando a criança, que procura os pais, incapaz de articular as palavras e apontando para a boca, onde são observados abalos hemifaciais, frequentemente acompanhados de sialorreia. A duração da crise é geralmente curta, em torno de 2 minutos. Envolvimento de braço e perna ipsilaterais pode ocorrer ocasionalmente. Crises generalizadas secundárias são raras. A frequência de crises é variável, porém é baixa na maioria dos casos.

O eletroencefalograma mostra descargas focais de ondas agudas na região centrotemporal, geralmente bilaterais, implicando a porção inferior do giro pré-central na gênese das crises. A frequência de descargas ao exame aumenta em sonolência e sono. Há forte predisposição genética.

O tratamento com drogas antiepilépticas nem sempre é necessário e é reservado às crianças com crises frequentes ou que ocorram em vigília. A evolução natural é de completa resolução do quadro na adolescência, sem consequências cognitivas na idade adulta.

Epilepsia temporal associada à esclerose de hipocampo

A epilepsia do lobo temporal associada à esclerose de hipocampo é uma forma comum de epilepsia focal de difícil controle medicamentoso em adultos. O quadro clínico se caracteriza por crises focais com consciência preservada simples, mais frequentemente sensação visceral, epigástrica ou torácica ascendente, que pode associar-se a outros sintomas autonômicos, sensações psíquicas de desrealização ou despersonalização, medo, ou fenômenos dismnésicos, seguidos de perda de contato com o meio, com reação de parada, olhar vago e fixo, e automatismos oromastigatórios e manuais. A ocorrência de crises secundariamente generalizadas é rara. As crises se iniciam na infância tardia e na adolescência, porém, ocasionalmente, alguns pacientes manifestam o quadro na idade adulta.

Em muitos casos, é reconhecido o papel de um evento precipitante inicial, como crise febril complicada antes dos 4 anos de idade. Outros insultos cerebrais precoces, como meningite, meningoencefalite ou traumatismo cranioencefálico grave, podem também agir como evento precipitante inicial. Após o evento inicial, o paciente caracteristicamente permanece anos sem crises (período silencioso).

Existem casos de epilepsia temporal familiar associada à esclerose de hipocampo, sugerindo, em ao menos alguns casos, caráter genético, ainda não completamente elucidado.

O traçado eletroencefalográfico mostra descargas de complexos onda aguda-onda lenta, de localização na região temporal anterior. O padrão eletrográfico mais característico é a atividade ritmada, na frequência teta (4-8 Hz), de maior amplitude nos eletrodos temporais anteriores e inferiores. Frequentemente, observa-se envolvimento dos eletrodos temporais contralaterais.

O diagnóstico é confirmado por RNM de crânio, com cortes perpendiculares ao eixo maior do hipocampo. Nas sequências pesadas em T1 e IR, observa-se perda volumétrica do hipocampo, que pode envolver diferentes regiões, mais frequentemente a cabeça. O hipocampo se apresenta afilado, com perda das digitações habituais. Nas sequências pesadas em T2 e Flair, pode observar-se aumento de sinal e perda da arquitetura interna do hipocampo. Em casos duvidosos, pode-se proceder à volumetria de hipocampo, extremamente trabalhosa, que permite melhor detecção de redução volumétrica das estruturas temporais mesiais. Em alguns casos, podem também ser observadas alterações volumétrica e de sinal na amígdala e no giro para-hipocampal ou redução de volume de todo o lobo temporal ipsilateral à esclerose. Alterações estruturais sugestivas de esclerose de hipocampo podem ocorrer bilateralmente, geralmente de modo assimétrico.

Em alguns casos de esclerose de hipocampo, podem ser encontradas ≥ 1 lesão potencialmente responsável pelas crises epilépticas (doença dupla). O cenário mais comumente encontrado é a ocorrência de esclerose de hipocampo associada a lesões como distúrbios do desenvolvimento cortical, tumores de baixo grau de malignidade ou lesões gliótica ou císticas adquiridas por possível insulto pré ou perinatal. A lesão associada pode localizar-se no lobo temporal ou em estruturas extratemporais, no hemisfério ipsi ou contralateral à esclerose de hipocampo.

O substrato anatomopatológico consiste em perda neuronal em setores específicos do hipocampo – CA1, CA3 e hilo do giro denteado, com preservação relativa dos neurônios de CA2. Pode ocorrer perda neuronal em amígdala, úncus e giro para-hipocampal.

A despeito de boa resposta inicial ao tratamento medicamentoso, a epilepsia associada à esclerose de hipocampo apresenta altos índices de refratariedade ao tratamento clínico: 30-85% (dependendo da série estudada) dos pacientes continuam a apresentar crises parciais complexas. Muitos pacientes apresentam dificuldade de memória recente. Comorbidade psiquiátrica, especialmente transtornos ansiosos e depressivos, são comuns nessa população. A epilepsia associada à esclerose de hipocampo é passível de tratamento cirúrgico. Cerca de 80-90% dos pacientes mantêm-se livres de crises após tratamento cirúrgico.

Epilepsia focal associada a distúrbios do desenvolvimento cortical

Os distúrbios do desenvolvimento cortical englobam anormalidades ocorridas no período de desenvolvimento embrionário do córtex cerebral entre 8-20 semanas de gestação. O desenvolvimento cortical inclui os períodos de proliferação neuronal, durante os quais ocorre proliferação de células neuronais primitivas na região periventricular (8-12 semanas), de migração radial para a superfície do cérebro (12-16 semanas) e de organização cortical (16-20 semanas), em que se organiza o arranjo cortical em 6 camadas.

Perturbações nas diversas etapas desses processos, alguns de etiologia genética, outros de etiologia ainda não esclarecida, originam malformações frequentemente associadas a epilepsia, como displasias corticais focais, hemimegalencefalia, heterotopias nodulares periventriculares, complexo paquiria-lissencefalia-heterotopia cortical em banda (duplo-córtex), polimicrogirias e esquizencefalia.

Epilepsia associada a tumores

Tumores cerebrais como os astrocitomas (de baixo e alto grau de malignidade) podem associar-se a crises epilépticas e epilepsia.

Em uma população de pacientes epilépticos crônicos, é mais frequente a ocorrência de tumores de linhagem neuronal ou mista, de baixíssimo grau de malignidade e de crescimento extremamente lento. Os tipos histológicos mais comuns são os gangliocitomas, os gangliogliomas e os tumores disembrioplásticos primitivos (DNET), astrocitomas (grau I, especialmente astrocitomas pilocíticos, e grau II) e oligodendrogliomas. Esses tumores se relacionam a epilepsia focal de graus variáveis de controle medicamentoso, não apresentando, na maioria dos casos, sintomas associados de déficits focais progressivos ou hipertensão intracraniana.

Não há padrão típico nos exames de neuroimagem que permita diferenciar os diversos tipos histológicos. Habitualmente, as lesões apresentam-se com hipossinal nas imagens pesadas em T1 e hipersinal nas imagens pesadas em T2 ou Flair, com mínimo ou nenhum realce à administração de contraste EV (gadolíneo). Esses tumores podem apresentar componente cístico e se associar, histologicamente, a distúrbios do desenvolvimento cortical.

A conduta clínica e cirúrgica deve levar em conta o aspecto oncológico e de controle da epilepsia. Nos casos de tumores de baixo grau, de linhagem neuronal ou mista, nem sempre é necessária conduta cirúrgica se houver controle das crises epilépticas.

Epilepsias focais sintomáticas de outras etiologias

Outras etiologias reconhecidas para as epilepsias focais sintomáticas são sequelas (de natureza vascular, infecciosa, pós-traumática, imunomediadas), malformações vasculares e doenças degenerativas:

- lesões sequelares de AVC (isquêmicos ou hemorrágicos) são causa importante de epilepsia em todas as faixas etárias, especialmente em pacientes idosos. Lesões hemorrágicas conferem maior risco de desenvolvimento de epilepsia que lesões isquêmicas;
- as malformações vasculares mais frequentemente associadas a epilepsia são os angiomas cavernosos e as malformações arteriovenosas. Nos angiomas cavernosos, a imagem radiológica típica é de lesão vascular de pequenas dimensões circundada por um halo de hemossiderina, que se apresenta como área de hipossinal nas imagens pesadas em T2, e que indicam hemorragias perilesionais prévias, que exercem papel relevante na epileptogenicidade dessas lesões;
- sequelas de processos infecciosos do SNC, de qualquer etiologia, como meningoencefalites virais (especialmente de etiologia herpética), meningites (principalmente as meningites neonatais, com destaque para a pneumocócica) e abscessos cerebrais (de origem bacteriana ou não bacteriana) podem ser causa de epilepsia. Crises epilépticas ocorridas no período agudo do quadro infeccioso do SNC devem ser interpretadas como crises agudas sintomáticas. Nesses casos, há maior risco de desenvolvimento posterior de epilepsia.
- após tratamento e resolução da encefalites autoimunes na fase aguda, alguns pacientes ainda mantêm ocorrência de crises epilépticas por vezes farmacorresistentes. Ainda não se compreende a fisiopatologia da perpetuação das crises nestes casos. As encefalites autoimunes mais comumente associadas a crises epilépticas são anti-NMDA, anti-LGI1, anti-$GABA_A$ e anti-$GABA_B$. Por vezes, não são identificados anticorpos no soro e no LCR, porém observa-se resposta marcante à imunoterapia com corticoesteroides, imunoglobulina ou plasmaférese.
- a neurocisticercose é considerada tradicionalmente como a causa mais frequente de epilepsia em países em desenvolvimento, mas essa visão tem sido questionada. As formas ativas e transicionais de neurocisticercose, principalmente associadas a cistos reconhecidamente em degeneração, associam-se a crises agudas sintomáticas. Achado de pequenas calcificações puntiformes (única ou múltiplas) sugestivas de neurocisticercose inativa ao exame de TC de crânio em paciente epiléptico não deve automaticamente levar à interpretação do achado como fator causal da epilepsia. Nesses casos, deve-se proceder à investigação etiológica completa. Em muitos casos, é impossível determinar se a calcificação representa achado incidental ou fator etiológico. A experiência de diversos centros especializados no tratamento da epilepsia demonstra que a presença de lesões calcificadas em pacientes com epilepsia do lobo temporal associada à esclerose de hipocampo não modifica a história natural da doença ou a resposta ao tratamento cirúrgico. A neurocisticercose parece ser causa infrequente de epilepsia de difícil controle medicamentoso;
- também pode ocorrer epilepsia em doenças degenerativas do SNC. O diagnóstico de doença de Alzheimer ou de outro tipo de demência se associa a um aumento de até 6 vezes na ocorrência de crises não provocadas. Cerca de 10-22% dos pacientes com doença de Alzheimer podem ter crises epilépticas, que ocorrem preferencialmente nos estágios mais avançados da doença e são mais comuns nos casos de demência pré-senil;
- pacientes com traumatismo cranioencefálico grave (hemorragia intraparenquimatosa, fratura de crânio com afundamento, lesões cerebrais penetrantes, coma ou alteração de comportamento por período > 24 horas) apresentam maior risco de apresentar crises no período agudo e têm risco até 15 vezes maior que a população geral de desenvolverem epilepsia. Crises que ocorrem logo após traumatismo cranioencefálico leve a moderado (crises de impacto) não representam maior risco para epilepsia. Os traumatismos leve a moderado não aumentam o risco de epilepsia, embora sejam frequentemente referidos por pacientes epilépticos (por provável viés de recordação).

Epilepsias focais de causa desconhecida

Nas epilepsias focais criptogênicas, não se identificam lesões causais nos exames de imagem de alta resolução. Esses casos são definidos pela localização do foco epileptogênico por meio de localização clinicoeletrográfica. As epilepsias do lobo temporal são as mais frequentes desse grupo, seguidas das epilepsias do lobo frontal, occipital e parietal.

Possivelmente, muitos desses casos representam formas mínimas de alteração do hipocampo ou de displasias corticais focais não visualizáveis pelos métodos de imagem. Não se pode excluir que pelo menos algumas delas tenham origem genética.

Epilepsias generalizadas sintomáticas (ou de causa desconhecida)

Esse grupo de epilepsias se caracteriza por serem de difícil controle, associadas a múltiplos tipos de crises generalizadas, frequentemente associadas a declínio cognitivo ou involução do desenvolvimento neuropsicomotor. Algumas dessas síndromes epilépticas têm sido consideradas encefalopatias epilépticas, em que, além de epilepsia generalizada de difícil controle, associa-se declínio cognitivo. O mecanismo subjacente ao declínio cognitivo ainda não está completamente elucidado.

Síndrome de West ou espasmos infantis (ou epilépticos)

Espasmos epilépticos são um tipo de crise idade-dependente que se manifesta em idades de 3 meses-1 ano. O quadro inicial pode ser sutil e pode ser confundido com outras doenças do lactente (cólicas, refluxo gastroesofágico etc.). Com a evolução, observa-se parada no desenvolvimento neuropsicomotor ou perda de aquisições cognitivas e motoras. Nas fases iniciais, observam-se descargas epileptiformes multifocais, que podem predominar nos quadrantes cerebrais posteriores e, em fases mais avançadas, o eletroencefalograma pode adquirir padrão de hipsarritmia (padrão caótico, de alta voltagem, com descargas multifocais).

A síndrome de West é definida pela tríade espasmos infantis, deterioração neurológica ou psicomotora e hipsarritmia. Pode ser causada por etiologias pré, peri ou pós-natais. As etiologias incluem esclerose tuberosa, lisencefalia-paquigiria, displasia cortical focal, anóxia perinatal grave, lesões isquêmicas, tumores e erros inatos do metabolismo (deficiência de piridoxina).

O diagnóstico deve ser estabelecido precocemente, preferencialmente nos estágios iniciais, antes de se observar deterioração neurológica e eletroencefalográfica.

O tratamento precoce pode influenciar o prognóstico, porém este também depende da etiologia. O tratamento inicial pode ser feito com hormônio adrenocorticotrófico (ACTH) ou vigabatrina (especialmente nos casos associados a esclerose tuberosa). O tratamento cirúrgico é uma opção em casos associados a lesão focal.

Síndrome de Lennox-Gastaut

Caracteriza-se pela ocorrência de múltiplos tipos de crise, que caracterizam-se necessariamente por queda abrupta (tônica ou atônica). Manifesta-se habitualmente aos 3-5 anos de idade. Podem ocorrer, além das crises tônicas e atônicas, ausências atípicas e crises tonico-clônicas generalizadas. As crises são refratárias ao tratamento medicamentoso e, concomitantemente, observa-se deterioração intelectual.

O tratamento envolve drogas de amplo espectro, como valproato de sódio, lamotrigina, topiramato, felbamato (sem registro vigente na Anvisa), rufinamida, perampanel e, por vezes, são necessários tratamentos adicionais como dieta cetogênica, implante de estimulador vagal ou calosotomia.

ANAMNESE E EXAME FÍSICO

Inicialmente, deve-se detalhar os eventos, caracterizando os sintomas iniciais e a sequência em que ocorrem. Solicita-se que o paciente descreva os fenômenos conscientes da crise, enquanto acompanhantes que tenham presenciado o evento devem descrever os fenômenos ocorridos durante o período de arresponsividade.

A anamnese cuidadosa permite, na maioria dos casos, diferenciação entre crises focais e primariamente generalizadas. Nas crises focais, os sintomas iniciais indicam a região cortical inicialmente acometida pelas descargas e são fundamentais para a localização de sua área de início. Muitos pacientes não consideram esses sintomas como crises (relatando-os como auras ou "ameaços") e tendem a não valorizá-los pela pouca magnitude quando comparados às crises parciais complexas ou tonicoclônicas generalizadas.

Deve-se questionar ativamente a presença de sensação visceral ascendente, descrita como sensação de opressão iniciada em abdome que ascende até o tórax e por vezes até o pescoço, muito característica de crises originadas na porção mesial do lobo temporal. Taquicardia, sensação de medo e sintomas experienciais ou dismnésicos (*déjà vu*, *jamais vu*, despersonalização ou desrealização) são também comuns nesse tipo de crise. Podem ocorrer alterações sensitivas como parestesias, alterações visuais, olfatórias, auditivas e gustatórias.

Pacientes com crises focais disperceptivas descrevem-nas inicialmente como ausências pelo fato não se lembrarem. Quando questionado, o acompanhante descreve olhar vago, automatismos manuais e mastigatórios. Nas crises focais motoras, pode ocorrer fenômeno conhecido como marcha jacksoniana, em que os movimentos clônicos iniciam-se na mão e, de forma progressiva, acometem antebraço, braço e face, podendo evoluir para generalização secundária. Alterações motoras como abalos musculares repetitivos (clonias) e posturas distônicas e tônicas assimétricas também devem ser caracterizadas.

O desencadeamento de crises pela hiperpneia e pelo estímulo luminoso é característico de crises de ausência e mioclonias, respectivamente. Crises tonicoclônicas generalizadas ao despertar, frequentemente associadas a mioclonias e desencadeadas por privação de sono e uso de álcool, são tipicamente primariamente generalizadas, que ocorrem no contexto das epilepsias generalizadas idiopáticas de início na adolescência. Crises tonicoclônicas generalizadas durante o sono sugerem crises focais.

A duração das crises, especialmente as generalizadas, é superestimada, pois os acompanhantes incluem também a duração do período pós-ictal.

Dados como idade de início da epilepsia; estado cognitivo; antecedentes pré, peri e pós-natais; ocorrência de crises febris; fatores desencadeantes; antecedentes neurológicos, clínicos e psiquiátricos; história familiar de epilepsia (incluindo tipo de crises); e resposta prévia a medicamentos (quando houver) são importantes para o diagnóstico sindrômico e etiológico da epilepsia.

O exame deve conter avaliação clínica completa, incluindo avaliação cardiovascular, seguida de exame neurológico completo. O déficit intelectual é um dos achados mais frequentes. Deve ser classificado em leve, moderado, grave ou profundo. Deve ser investigada a presença de sinais neurológicos focais. Estigmas cutâneos (máculas hipo ou hipercrômicas, angiomas planos etc.) podem sugerir doenças neurocutâneas, dismorfismos podem indicar cromossomopatias e demissomatoatrofia pode sugerir doença hemisférica.

Pacientes com epilepsia apresentam frequentemente queixas na esfera cognitiva (especialmente em memória, linguagem, atenção e concentração). Comorbidades psiquiátricas (depressão, distúrbios ansiosos, transtornos psicóticos etc.) são mais frequentes em epilépticos que na população geral.

DIAGNÓSTICO DIFERENCIAL

As crises epilépticas devem ser diferenciadas de outros eventos paroxísticos, com ou sem perda de consciência, de etiologia não epiléptica.

Eventos não epilépticos dividem-se em psicogênicos e fisiológicos, sendo que estes constituem importante diagnóstico diferencial com epilepsia, principalmente na infância. Os eventos não epilépticos fisiológicos e psicogênicos mais comumente observados nos pacientes escolares, adolescentes e adultos são:

- consciência preservada:
- distúrbios do movimento (mioclonias não epilépticas, coreia, coreoatetose, distonia ou discinesias paroxísticas, distonia);
- tiques;
- distúrbios de atenção;
- enxaqueca, enxaqueca basilar;
- vertigem paroxística posicional benigna;
- crises de pânico e de hiperventilação;
- episódios isquêmicos transitórios (especialmente aqueles com fenômenos negativos – *limb shaking episodes*);
- amnésia global transitória;
- com perda (ou comprometimento) da consciência:
- crises não epilépticas psicogênicas;
- síncope e pré-síncope (vasovagal, reflexa, cardíaca etc.);
- quadros confusionais agudos (encefalopatias toxicometabólicas);
- enxaqueca basilar;
- eventos durante o sono:
- mioclonias fisiológicas do sono;
- pesadelos;
- terror noturno;
- sonambulismo;
- narcolepsia-cataplexia;
- movimentos periódicos dos membros durante o sono;
- distúrbio comportamental do sono REM.

Crises não epilépticas psicogênicas

Crises não epilépticas psicogênicas são frequentemente confundidas com crises epilépticas e comumente tratadas com medidas agressivas, até com indução de coma barbitúrico, em casos diagnosticados erroneamente como estado de mal epiléptico. Crises epilépticas e crises não epilépticas psicogênicas podem coexistir em até 20% dos casos de crises não epilépticas.

Quadro clínico

A apresentação clínica inicial raramente ocorre antes dos 8 anos de idade. As crises habitualmente apresentam sintomas flutuantes (que vão e voltam), de duração prolongada, que podem ser interpretados erroneamente como crise epilépticas subentrantes ou estado de mal epiléptico. A prevalência é maior em mulheres. A ocorrência de movimentos assíncronos dos membros superiores e inferiores, movimentos laterais repetitivos da cabeça, movimentos de opistótono e movimentos acentuados de propulsão da pelve sugere crises psicogênicas. Liberação esfincteriana e lesões decorrentes de crises podem ocorrer em crises não epilépticas. Crises epilépticas hipermotoras ou tonicoposturais, especialmente quando cursam com preservação da consciência, não devem ser confundidas com crises não epilépticas.

As crises não epilépticas psicogênicas não se iniciam durante o sono, porém podem ocorrer em estado de sono aparente, com o indivíduo acordado, com olhos fechados ou logo após o despertar.

A ocorrência de crises não epilépticas deve sempre ser suspeitada em casos de epilepsia de difícil controle, em que os exames de RNM e eletroencefalograma sejam repetidamente normais.

Etiologia

Na maioria dos casos, as crises não epilépticas psicogênicas ocorrem no contexto de distúrbios conversivos ou dissociativos. Nesse contexto, o paciente não produz os fenômenos de forma consciente ou intencional. Traços histriônicos de personalidade são comuns, porém não estão presentes de forma uniforme. Em razão da alta prevalência de psicopatologia em pacientes epilépticos, a presença de comorbidade psiquiátrica nem sempre permite que se discriminem as 2 condições clínicas.

Proporção significativa dos pacientes com crises não epilépticas, especialmente as do sexo feminino, relatam antecedentes de abuso sexual ou físico.

É incomum que eventos não epilépticos psicogênicos ocorram no contexto de um distúrbio factício (síndrome de Munchausen), em que, embora os sintomas sejam produzidos conscientemente pelo paciente, a motivação permanece inconsciente.

É também relativamente incomum que pacientes que simulem epilepsia sejam vistos em centros especializados em epilepsia. Nesses casos, tanto o fenômeno quanto a motivação do fenômeno são conscientes. O contexto clínico mais comum é o de prisioneiros ou pessoas sob cautela judicial que simulam crises com objetivos evidentes. Esses pacientes podem ser extremamente sofisticados na simulação de crises, dificultando o diagnóstico.

As crises não epilépticas psicogênicas também podem ser denominadas pseudocrises, pseudoepilepsia ou histeroepilepsia. Essas denominações, além de imprecisas, trazem embutidas uma carga de preconceito e devem ser evitadas.

Em alguns casos, as crises não epilépticas ocorrem no contexto de elaboração, em que a crise não epiléptica mais elaborada se segue a uma crise parcial simples, motora ou sensorial. Nesses casos, a exacerbação dos sintomas está associada a medo, dependência, busca de atenção ou resposta condicionada. Essa situação deve ser reconhecida e abordada de forma adequada.

Crises não epilépticas podem ser observadas em indivíduos com déficit intelectual, por vezes institucionalizados. Nesses casos, os sintomas são atribuíveis a mecanismos inadequados de ajuste.

O diagnóstico deve ser estabelecido por meio do registro de crises pela monitoração por videoeletroencefalografia.

EXAMES COMPLEMENTARES

Eletroencefalograma: exame fundamental para avaliação de todos os casos de epilepsia, crises únicas e crises agudas sintomáticas. É imprescindível para classificação do tipo de crise e classificação sindrômica, além de contribuir para decisões terapêuticas.

RNM de crânio: sua introdução na década de 1980 permitiu o diagnóstico da esclerose de hipocampo e dos distúrbios do desenvolvimento cortical, além de outras pequenas lesões (tumores de crescimento lento e malformações vasculares, como angiomas cavernosos) dificilmente visualizáveis pela TC de crânio. É o método de imagem de escolha para investigação de epilepsia, estando indicado na avaliação de todos os pacientes em que se suspeite de epilepsia sintomática. O emprego de estratégias direcionadas à investigação da epilepsia aumenta a sensibilidade para se detectar lesões nesses casos. Nos casos de epilepsia, é aconselhável o estudo de estruturas temporais; cortes finos perpendiculares ao eixo do hipocampo, incluindo a técnica de Flair (inversão da recuperação com atenuação de fluidos); e em casos selecionados pode-se empregar a volumetria do hipocampo e a relaxometria (que permite quantificar o aumento de sinal). As técnicas de reconstrução volumétrica, com alto contraste entre substância branca e cinzenta (IR-volume) aumentam a sensibilidade para se detectar distúrbios do desenvolvimento cortical. As técnicas de gradiente aumentam a sensibilidade para detectar lesões calcificadas ou lesões hemorrágicas, com depósito de hemossiderina. A análise do exame por neurorradiologistas com formação especializada em epilepsia aumenta a positividade dos achados. Na faixa etária pediátrica, os exames de RNM realizados em idades precoces (enquanto o processo de mielinização ainda não está completo) podem não demonstrar lesões que se tornarão evidentes posteriormente.

TC de crânio: tem baixa sensibilidade na detecção da maioria das lesões causadoras de epilepsia. Embora seja sensível para detectar lesões calcificadas, essas lesões nem sempre têm papel etiológico na epilepsia. Seu uso atual é limitado à avaliação no setor de emergência (especialmente nos traumatismos cranioencefálicos) e em situações em que a RNM não esteja disponível.

Monitorização por videoeletroencefalograma: consiste no registro de crises com monitorização simultânea por vídeo e registro do traçado eletroencefalográfico. É um exame extremamente útil no diagnóstico diferencial de fenômenos paroxísticos, na caracterização clinico-eletrográfica de crises epilépticas, na avaliação pré-cirúrgica da epilepsia (com eletrodos de superfície ou invasivos) e também na quantificação de crises e na detecção de crises subclínicas. A monitoração por videoeletrencefalograma é particularmente útil nos casos em que existe dúvida diagnóstica e também nos casos de epilepsia de difícil controle medicamentoso.

TC por emissão de pósitrons (PET-cerebral): a PET-cerebral permite o estudo de metabolismo cerebral, com o emprego de glicose marcada com material radioativo. Pode demonstrar áreas de hipometabolismo regional em casos de epilepsia focal. É empregada em casos de epilepsia de difícil controle, no contexto da avaliação pré-cirúrgica.

TC por emissão de fóton único (SPECT-cerebral) interictal e ictal: são estudos de imagem funcional empregados para auxiliar a localizar os focos epilépticos em casos de epilepsia de difícil controle medicamentoso:

- os estudos ictais baseiam-se no fato de que crises focais se associam a um hiperfluxo na região de início da crise. Os ligantes mais empregados utilizam isótopos de tecnécio, como o 99m Tc-hexametil-propilenamina-oxima (HMPAO; Ceretec®) ou o 99m Tc-dímero de etil-cisteinato (ECD; Neurolite®). A injeção deve ser realizada preferencialmente tão próxima do início da crise quanto possível. Habitualmente, é realizada durante o registro por videoeletroencefalografia. O padrão de perfusão obtido corresponde ao da injeção. A SPECT ictal é bastante precisa para localização do foco em casos de epilepsia focal temporal ou extratemporal (> 90% dos casos). Em alguns casos, ocorre hiperperfusão bilateral. Casos de localização incorreta são raros;
- as injeções no período pós-ictal podem demonstrar um padrão de hipoperfusão (especialmente nas epilepsias temporais), porém em alguns casos pode-se observar hiperperfusão;
- os exames interictais apresentam baixa sensibilidade, podendo demonstrar hipoperfusão regional em 30-50% dos casos de epilepsia de difícil controle medicamentoso. Observa-se hipoperfusão contralateral ao foco (falsa lateralização) em aproximadamente 10% dos casos. A localização do foco epiléptico pela determinação do fluxo sanguíneo cerebral pela SPECT interictal é de baixo valor quando o método é empregado isoladamente; contudo, o exame pode ser crucial para determinação de hiperperfusão relativa quando se comparam os resultados das injeções ictais, especialmente nas epilepsias extratemporais.

ATENDIMENTO NA EMERGÊNCIA

Crise epiléptica

Conduta inicial na crise epiléptica

No atendimento de emergência, é fundamental que seja identificada a causa da crise e previna a recorrência.

A conduta farmacológica com medicação antiepiléptica é limitada a casos selecionados, já que a maioria das crises é autolimitada.

A conduta inicial para pacientes com crise epiléptica é:

estabilização clínica conforme preconizado pelos protocolos de suporte básico e avançado de vida;

- exame clínico geral, com parâmetros hemodinâmicos, temperatura, glicemia capilar, $SatO_2$;
- exame neurológico com pesquisa de rigidez de nuca, fundo de olho e pesquisa de sinais focais;
- exames laboratoriais para investigar distúrbios hidroeletrolíticos relacionados a crises: glicemia; ureia; creatinina; sódio, cálcio, fósforo e magnésio séricos; hemograma; proteína C-reativa; e gasometria arterial. Em pacientes previamente epilépticos, a dosagem dos níveis séricos das drogas antiepilépticas pode ser útil;
- ECG: para afastar a hipótese de arritmias e síndrome do QT longo, que podem levar a síncope convulsígena;
- pesquisa de efeito de drogas (medicamentos prescritos ou drogas de uso ilícito) e abstinência de drogas: principalmente hipnótico-sedativos ou outros depressores do SNC, como o álcool;
- obtenção de dados de história sobre lesão neurológica prévia ou epilepsia;
- em pacientes epilépticos, obtenção de dados sobre medicações empregadas e eventual não adesão ao tratamento;
- exame de neuroimagem craniano (RNM ou TC, dependendo de disponibilidade, urgência e capacidade de cooperação do paciente);
- exame do líquido cefalorraquidiano: nos casos suspeitos de processos infecciosos cerebrais ou dos envoltórios, inflamatórios autoimunes ou em casos em que a etiologia das crises não esteja definida;
- investigação de foco infeccioso sistêmico (em casos selecionados).

O paciente deve ser mantido em observação até que sejam afastadas ou estabilizadas as causas listadas.

Conduta farmacológica na crise epiléptica

Os objetivos do uso de drogas antiepilépticas são cessar uma crise prolongada e prevenir a recorrência de crises. O uso deve ser criterioso, norteado pelo cenário clínico. Deve ser evitado o uso indiscriminado e desnecessário dessas medicações.

Estado de mal epiléptico

Independentemente da etiologia da crise epiléptica, o paciente pode se apresentar na emergência em estado de mal epiléptico. Esse conceito se associa ao fato de que crises prolongadas podem causar dano ao SNC. A maioria das crises epilépticas cessa espontaneamente em 2 minutos. As condutas para o controle do estado de mal epiléptico devem ser adotadas após 5 minutos contínuos de crise ou com a ocorrência de ≥ 2 crises sem recuperação da consciência.

O estado de mal é uma emergência e requer tratamento imediato e adequado. A mortalidade pode chegar a 20%, não sendo justificável atraso no tratamento.

As causas mais frequentes de estado de mal epiléptico incluem:

exacerbação de crises em paciente epiléptico: deve-se suspeitar de uso irregular de medicação, suspensão abrupta ou troca intempestiva de medicação, por vezes iatrogênica;

- intoxicação exógena (álcool, cocaína, *crack*, anfetaminas etc.);
- abstinência de drogas sedativas do SNC;
- traumatismo cranioencefálico;
- tumores do SNC;
- processos infecciosos do SNC, como meningites e encefalites (principalmente meningoencefalite herpética);
- outras lesões agudas do SNC (p. ex., AVC hemorrágico ou isquêmico);
- encefalites imunomediadas.

Crises não epilépticas psicogênicas podem ser diagnosticadas erroneamente como estado de mal epiléptico. Em alguns estudos, 20-40% dos pacientes com diagnóstico inicial de estado de mal epiléptico apresentavam crises não epilépticas psicogênicas. Esse diagnóstico deve ser reconhecido para tratamento adequado.

Conduta

Crise inicial evoluindo para estado de mal epiléptico pode ser estratificada em 4 etapas:

- fase 1 (estado de mal em instalação): crises prolongadas de duração > 5 minutos;
- fase 2 (estado de mal estabelecido);
- fase 3 (estado de mal refratário);
- fase 4 (estado de mal super-refratário).

A conduta no estado de mal envolve tratamento medicamentoso, investigação diagnóstica e medidas de suporte em ambiente adequado.

Em pacientes com história prévia de epilepsia, algumas etiologias são mais frequentes e devem ser investigadas, como suspensão ou retirada abrupta de drogas; mudança no esquema medicamentoso, especialmente de benzodiazepínicos e barbitúricos (por vezes, iatrogênica); e traumatismo cranioencefálico. Pacientes epilépticos têm maior risco de desenvolver traumatismo cranioencefálico em decorrência das crises.

A conduta medicamentosa inicial deve ser feita como segue:

- fase 1: infusão EV de benzodiazepínicos. Esses medicamentos são eficazes em abortar o estado de mal. Quanto mais precoce for sua administração, maior será sua eficácia. O diazepam tem sucesso em cerca de 80% dos casos. Deve ser administrado em *bolus*, na velocidade de 1-2 mg/min até que cesse a crise, em dose total de 10-20 mg, podendo ser utilizadas doses mais elevadas. Pode ocorrer depressão respiratória. A duração de ação do diazepam é de cerca de 30 minutos, por sua alta lipossolubilidade e consequente recirculação, e baixa ligação aos receptores de benzodiazepínicos centrais. O lorazepam (não disponível comercialmente no Brasil) também é eficaz em casos de estado de mal e teria a vantagem teórica de maior afinidade com sítios de ligação no SNC que o diazepam, e de proporcionar efeito mais prolongado. Em um estudo duplo-cego comparando o uso dos 2 benzodiazepínicos no estado de mal, a dose de 10 mg de diazepam foi comparável a 4 mg de lorazepam em eficácia e efeitos colaterais. Como esse estudo foi duplo-cego, o componente de segurança do protocolo determinava que todos os pacientes recebessem dose de ataque de fenitoína (18 mg/kg) 30 minutos após receberem a droga do estudo. Assim, não se pôde demonstrar diferença na duração da ação das drogas. Segundo recomendação da European Federation of Neurological Societies, baseada em estudos publicados na literatura e em julgamento do comitê, o tratamento inicial do estado de mal convulsivo consiste em diazepam, 10 mg; ou lorazepam, 4-8 mg, EV. Doses adicionais de 10 mg de diazepam e 4 mg de lorazepam podem ser administradas caso as crises não cessem. Outras opções para o tratamento da fase inicial do estado de mal incluem o midazolam (IM, nasal ou EV) e o diazepam (retal ou EV). O emprego do midazolam por via intranasal, que disponibiliza a droga no sangue e no SNC, foi estudado em crianças que deram entrada em PS com crises agudas. A eficácia do midazolam nasal foi semelhante à do diazepam EV e maior do que a do diazepam por via retal. O midazolam nasal pode ser utilizado em ambientes não hospitalares;
- fase 2: após a utilização de benzodiazepínicos, institui-se a administração de drogas antiepilépticas com duração de ação mais prolongada no SNC, que possam ser administradas em dose de ataque, EV. O lançamento de drogas com apresentação EV trouxe novas opções para o tratamento do estado de mal epiléptico:
- fenitoína: é o agente mais utilizado para prevenir recorrência de crises, na dose de 20 mg/kg (podendo ser utilizada dose adicional de 5 mg/kg). Embora eficaz em abortar até 80% dos casos de estado de mal, a adminis-

tração EV da fenitoína apresenta como limitação sua associação com hipotensão, arritmias, baixa solubilidade em soluções (evitar diluir em soluções glicosadas) e ocorrência de dor e flebite;

- valproato de sódio: em estudo de metanálise para avaliar a eficácia e a segurança do uso do valproato EV em comparação com outras drogas em pacientes com estado de mal epiléptico, o valproato teve eficácia semelhante à da fenitoína para controle de estado de mal e recorrência de crises. Não houve diferença para o término do estado de mal entre levetiracetam e valproato;
- levetiracetam: seu emprego EV no estado de mal epiléptico pode ser indicado em situações em que o uso da fenitoína seja julgado inadequado, p. ex., na alergia a fenitoína ou no estado de mal mioclônico. O levetiracetam é de fácil administração. Seu uso no estado de mal foi avaliado em revisão sistemática da literatura, que revelou eficácia de 44-94% em controlar o estado de mal, com maior eficácia relatada em estudos retrospectivos, indicando possível viés de publicação e alertando para cuidado ao se empregar dados de estudos retrospectivos em decisões clínicas. A evidência para uso de levetiracetam no estado de mal epiléptico ainda é limitada;
- fase 3: o estado de mal refratário é definido como aquele que não responde ao tratamento inicial com benzodiazepínico ou fenitoína (ou outra droga EV). Associa-se a altas morbidade e mortalidade. Nessa fase, está indicado o tratamento com drogas de infusão contínua (midazolam, propofol ou barbitúricos, como tiopental ou pentobarbital – sem registro vigente na Anvisa), com suporte de UTI e monitorização contínua por eletroencefalograma. Não existem dados definitivos atuais sobre a escolha de drogas para o estado de mal refratário ou objetivo de tratamento. Embora tenha havido significativos avanços no tratamento do estado de mal refratário e não refratário, a eficácia das modalidades terapêuticas foi avaliada apenas em estudos abertos. Há necessidade de estudos comparativos controlados e randomizados multicêntricos para avaliar a eficácia das diversas modalidades terapêuticas. Uma revisão sistemática de estudos publicados entre 1970 e 2001 comparou a eficácia de midazolam, propofol e pentobarbital no controle de crises e no desfecho final em pacientes com estado de mal refratário. Foram avaliados 28 estudos com 193 pacientes. Pentobarbital foi mais frequentemente titulado a surtossupressão, enquanto midazolam e propofol foram mais frequentemente titulados a resolução de crises clínicas e eletrográficas. Pentobarbital associou-se a menor frequência de falha terapêutica, crises recorrentes e maior frequência de hipotensão arterial que propofol e midazolam. O tratamento visando à supressão da atividade eletrográfica associou-se a menor frequência de crises recorrentes e maior frequência de hipotensão. A monitorização contínua por eletroencefalografia é útil para direcionar o tratamento do estado de mal e é utilizada para detectar atividade epiléptica na UTI. O eletroencefalograma contínuo é utilizado primariamente na detecção de crises não convulsivas, que ocorrem frequentemente no contexto do estado de mal refratário e podem levar a lesão cerebral. A interpretação desse exame depende de médicos com treinamento em subespecialidade e técnicos adequadamente treinados. Os dados ainda são insuficientes para as principais indicações para potencial de redução e impacto no desfecho com o uso dessa ferramenta. O exame pode ser utilizado em monitorização cerebral multimodal;
- fase 4: o estado de mal refratário foi recentemente definido como o estado de mal que não responde ao tratamento com drogas de infusão contínua após ≥ 24 horas, incluindo casos que apresentam recidiva após a redução do agente anestésico. Essa condição clínica é incomum, porém se associa a altas morbidade e mortalidade. As opções terapêuticas carecem de estudos randomizados e controlados, já que a maioria dos estudos existentes limita-se a estudos de casos ou séries de casos. Alternativas terapêuticas incluem: drogas antiepilépticas (topiramato, pregabalina, vigabatrina, levetiracetam e lacosamida), quetamina, anestésicos inalatórios (isofluorano e desfluorano), infusão de magnésio, piridoxina, corticosteroides e imunoterapia, dieta cetogênica, tratamento cirúrgico ressectivo ou transecção subpial múltipla, estimulação magnética transcraniana, uso de estimulador vagal e estimulação cerebral profunda, eletroconvulsoterapia, hipotermia e derivações liquóricas.

É importante que sejam introduzidas, antes de se proceder ao desmame das drogas empregadas no tratamento do estado de mal, drogas antiepilépticas para o tratamento crônico. As drogas mais utlizadas, frequentemente em associação de ≥ 2 drogas, são fenitoína, topiramato, valproato, carbamazepina, vigabatrina e levetiracetam. Devem ser mantidas em doses adequadas e os níveis séricos, quando passíveis de mensuração, devem ser mantidos em níveis terapêuticos altos ou, por vezes, supraterapêuticos. Deve-se atentar para interações medicamentosas entre as drogas antiepilépticas e outras drogas utilizadas pelo paciente, como antibióticos.

Crises agudas sintomáticas

Drogas antiepilépticas geralmente têm eficácia limitada no controle de crises epilépticas agudas sintomáticas decorrentes de distúrbios metabólicos. Nesses casos, o melhor tratamento é a correção da causa e o uso de drogas antiepilépticas deve ser evitado.

Não devem ser administrados benzodiazepínicos se a crise tiver cessado e o paciente estiver recuperando a consciência. Nesse contexto, o uso de benzodiazepínicos pode acentuar a depressão do SNC, pois eles prolongam o período de recuperação do nível de consciência ou acentuam o quadro confusional. Os benzodiazepínicos têm breve efeito (30 minutos para o diazepam) e não são eficazes para a prevenção de recorrência de crises. Estão indicados nos casos de estado de mal epiléptico e em crises com duração > 5 minutos.

Nas crises agudas sintomáticas secundárias a lesões neurológicas agudas, habitualmente se empregam drogas antiepilépticas na prevenção de recorrência de crises. A droga mais empregada é a fenitoína, não sedativa e passível de administração EV em dose de ataque, com rápido início de ação. Recomenda-se a manutenção da droga antiepiléptica durante a fase aguda e retirada após cerca de 4-12 semanas, com a resolução do processo agudo.

Crise única (excluída crise aguda sintomática)

A maioria dos pacientes com crise única não apresentará recorrência de crises. Drogas antiepilépticas podem ser evitadas na maioria dos casos e seu uso está indicado em casos com alto risco de recorrência. Deve ser feita estratificação do risco de recorrência das crises, avaliando-se o resultado dos exames de:

- neuroimagem (RNM ou TC de crânio);
- eletroencefalograma: obtido em condições técnicas adequadas, em vigília e sono, com métodos de estimulação (fotoestimulação e hiperpneia).

Se ambos os exames forem normais, o risco de recorrência é de aproximadamente 30%, sendo maior nos primeiros meses após a crise inicial e declinando progressivamente. Quando ambos os exames são anormais, o risco de recorrência chega a 70%.

A decisão de iniciar tratamento crônico com medicação antiepiléptica deve ser discutida com o paciente, ponderando-se o risco de recorrência e o impacto de uma nova crise na vida do paciente. Mesmo com um risco baixo de recorrência, pode-se iniciar profilaxia de recorrência de crises com droga antiepiléptica em pacientes em que o impacto de nova crise seja grande, como em idosos.

Pacientes com crise única de etiologia não esclarecida não devem receber alta hospitalar até que se tenha completado investigação inicial que permita a identificação da causa e que se tenham dados para decisão acerca da introdução de drogas antiepilépticas.

CRISE EPILÉPTICA EM PACIENTE COM EPILEPSIA

Fatores que levam a descontrole de crises em paciente com epilepsia incluem falta de adesão ao tratamento, troca de drogas antiepilépticas, distúrbios metabólicos, infecção sistêmica, interações medicamentosas e outros contextos que levem a diminuição de biodisponibilidade da droga antiepiléptica. O fator desencadeante deve ser identificado. Para isso, a dosagem dos níveis séricos da droga antiepiléptica é útil.

Pacientes com histórico de epilepsia e que apresentem alteração abrupta em seu padrão inicial de crises devem ser avaliados segundo o roteiro de crise única. Exemplos dessa situação incluem: recorrência de crises após longo período de controle, piora acentuada na frequência de crises e aparecimento de novos tipos de crise, entre outros.

Se for comprovada irregularidade no uso da medicação antiepiléptica, devem ser administradas as doses perdidas. Em pacientes aderentes ao tratamento, sem sinais clínicos de intoxicação, pode ser ajustada a dose das drogas antiepilépticas. Deve-se sempre tentar o tratamento com 1 droga antiepiléptica (monoterapia), com ajuste da dose da droga até a máxima dose tolerada, sem efeitos adversos, com o objetivo de controle completo das crises.

Em alguns casos, deve-se considerar dose de ataque de fenitoína. Para pacientes que não utilizem fenitoína (e sem contraindicações para seu uso), emprega-se a dose de 20 mg/kg. Para pacientes que já fazem uso de fenitoína, pode ser utilizada dose de ataque menor (5-10 mg/kg).

Quando possível, o ajuste de doses das drogas já em uso ou associação de novas drogas deve ser feito em conjunto com o médico que acompanha o paciente ambulatorialmente.

Confusão pós-ictal

A confusão pós-ictal é frequente nas crises tonicoclônicas generalizadas e nas parciais complexas (especialmente naquelas originadas no lobo temporal). O período pós-ictal geralmente tem duração muito maior que a crise, podendo durar vários minutos. Inicialmente, pode ocorrer sonolência seguida de agitação à medida que o paciente desperta. Este, embora vigil, apresenta rebaixamento do contato com o meio e pode manipular objetos, caminhar sem rumo e, se confrontado, reagir com violência. Nesses casos, deve-se evitar restrição física ou uso de drogas sedativas (que levam a acentuação do quadro confusional). Deve-se falar calmamente com o paciente, protegendo-o de atitudes que possam colocá-lo em risco. Em muitas situações, é preferível deixá-lo caminhar, tentando conduzi-lo a locais seguros e retirando objetos que estejam a seu alcance, de maneira a protegê-lo.

Em casos extremos, pode ser necessária restrição do paciente com o intuito de protegê-lo e evitar que se acidente. Nesses casos, é preferível a restrição física, com auxílio de agentes de segurança treinados especialmente para esse tipo de abordagem. A restrição deve ser feita de forma enérgica, porém não agressiva, nunca deixando de falar calmamente com o paciente, que deve ser informado do que está acontecendo. A restrição física deve ser liberada gradativamente à medida que o paciente recobra os sentidos. Erros primários como o uso de violência ou sedação química desnecessária devem ser evitados.

TRATAMENTO DA EPILEPSIA

De modo geral, está indicado o tratamento crônico com drogas antiepilépticas após a ocorrência da 2ª crise epiléptica espontânea, porém pode ser iniciado em pacientes com crise única, uma vez evidenciada condição que caracterize predisposição a crises recorrentes.

O tratamento medicamentoso se baseia na escolha de droga eficaz para o tratamento do(s) tipo(s) de crise apresentado(s) pelo paciente e da síndrome epiléptica. Algumas drogas antiepilépticas podem agravar a ocorrência das crises, especialmente crises mioclônicas e de ausência, e estão contraindicadas nessas situações.

O tratamento inicial deve ser feito com monoterapia em doses eficazes. A escolha da droga inicial deve levar em conta a eficácia da droga para o tipo de crise e fatores relacionados ao paciente (tolerabilidade; comodidade posológica; potencial interação medicamentosa com outras drogas utilizadas pelo paciente, como anticoncepcionais orais; desejo de engravidar; facilidade de adquirir o medicamento).

Embora diversas novas drogas antiepilépticas tenham sido introduzidas desde a década de 1990, aumentando as opções disponíveis, o número de pacientes com epilepsia de difícil controle não apresentou declínio significativo. Os estudos comparativos entre as drogas tradicionais e novas ainda são limitados, mas considera-se que as novas drogas sejam mais bem toleradas, tenham menos efeitos colaterais e menor potencial de interação medicamentosa.

Escolha da droga antiepiléptica

Epilepsias focais sintomáticas ou de causa desconhecida: a seleção da droga é individualizada e leva em conta a eficácia da droga contra crises focais e características individuais do paciente. As drogas mais comumente empregadas em monoterapia são carbamazepina, fenitoína, oxcarbazepina e lamotrigina. O fenobarbital tem sido menos empregado em razão dos efeitos colaterais na esfera cognitiva.

- Epilepsias focais genéticas (anteriormente, idiopáticas): nem sempre é necessário o tratamento medicamentoso das epilepsias focais idiopáticas, pois em muitos casos as crises são raras e ocorrem apenas de modo esporádico. Quando necessário, pode ser introduzida droga eficaz para as crises focais. O sultiame, droga não disponível no Brasil, é a droga de escolha em países europeus, com eficácia comprovada na epilepsia focal benigna da infância com descargas centrotemporais. Ocasionalmente, pode ocorrer piora clínica e eletrográfica das epilepsias focais idiopáticas com o uso de carbamazepina ou oxcarbazepina.
- Epilepsia com crises generalizadas: o valproato (ou divalproato) de sódio é a droga de escolha por sua eficácia em múltiplos tipos de crise. Nas epilepsias que se manifestam apenas por crises de ausência, pode-se empregar a etossuximida. A lamotrigina tem menor eficácia que o valproato e a etossuximida em crises de ausência. Nas epilepsias que se manifestam com crises tonicoclônicas generalizadas, podem ser empregados a lamotrigina ou o topiramato. Os benzodiazepínicos podem ser empregados como drogas auxiliares, em terapêutica de associação. Outras drogas com amplo espectro terapêutico, ainda não disponíveis no Brasil, como o levetiracetam e a zonisamida (sem registro vigente na Anvisa), apresentam eficácia em crises primariamente generalizadas.
- Crises primariamente generalizadas: podem ser agravadas por carbamazepina, oxcarbazepina, gabapentina, vigabatrina e, em menor grau, fenitoína. O uso dessas drogas é contraindicado nesse grupo de epilepsias.
- Crises generalizadas de ausência atípica, tônicas e atônicas: apresentam altos índices de refratariedade ao tratamento clínico, geralmente sendo necessária associação de drogas.

Tabela 1 Eficácia das drogas antiepilépticas sobre os diferentes tipos de crise

	Tônico-clônicas generalizadas	Focal	Ausência	Mioclonias
Drogas tradicionais				
CBZ*	Sim	Sim	Pode piorar	Pode piorar
PHT*	Sim	Sim	Pode piorar	Pode piorar
PB*	Sim	Variável	Não	Variável
VPA*	Sim	Sim	Sim	Sim
PRM*	Sim	Sim	Não	Variável
CZP	Sim	Sim	Sim	Sim
CLB	Sim	Sim	Variável	Sim
NTZ	Sim	Sim	Variável	Sim
ETX*#	Não	Não	Sim	Variável

(continua)

(continuação)

Tabela 1 Eficácia das drogas antiepilépticas sobre os diferentes tipos de crise

	Tônico-clônicas generalizadas	Focal	Ausência	Mioclonias
Novas drogas				
OXC*	Sim	Sim	Pode piorar	Pode piorar
LTG*	Sim	Sim	Sim	Variável
TPM*	Sim	Sim	Variável	Sim
VGB&	Sim	Sim	Pode piorar	Pode piorar
GBP	Não?	Sim	Pode piorar	Pode piorar
FBM**#	Sim	Sim	Sim	Sim
LVT	Sim	Sim	Sim?	Sim
ZNS#	Sim	Sim	Sim	Sim
PGB#	Sim?	Sim	Desconhecido	Desconhecido
LAC	Sim	Sim	Desconhecido	Desconhecido
RUF	Sim	Sim	Desconhecido	Desonhecido
PRP	Sim	Sim	Desconhecido	Sim
CBD**	Desconhecido	SimC	Desconhecido	Desconhecido
CBM	Sim	Sim	Desconhecido	Desconhecido

* aprovados para uso em monoterapia; # disponíveis no Brasil apenas por importação; & eficaz nos espasmos epilépticos; ** aprovado para uso adjuvante em síndromes epilépticas específicas: Lennox-Gastaut, Dravet e esclerose tuberosa.
CBD: canabidiol, CBZ: carbamazepina; CLB: clobazam; CZP: clonazepam; ETX: etossuximida; FBM: felbamato (sem registro vigente na Anvisa); GBP: gabapentina; LAC: lacosamida; LTG: lamotrigina; LVT: levetiracetam; NTZ: nitrazepam; OXC: oxcarbazepina; PB: fenobarbital; PGB: pregabalina; PHT: fenitoína; PRM: primidona; RRP: perampanel, RUF: rufinamida, TPM: topiramato; VGB: vigabatrina; VPA: valproato de sódio; ZNS: zonisamida (sem registro vigente na Anvisa). CBM: cenobamato (sem registro vigente na Anvisa).

Tabela 2 Posologia, níveis séricos terapêuticos e potencial de interação medicamentosa para as principais drogas antiepilépticas

Drogas	Doses (mg)	Posologia	Nível sérico (mg/mL)	Interação medicamentosa
Drogas tradicionais				
CBZ*	600-1.600	2-3	6-12	+++
PHT*	200-300	2-3	10-20	+++
PB*	100-200	1	15-40	+++
VPA (diVPA)*	500-2.500	2-3	70-100	+++
PRM*	500-2.000	2-3		++
CZP	1-6	2-3		+
CLB	10-30	1-3		+
NTZ	5-15	1-3		+
ETX*	500-1.000	2-3		+
Novas drogas				
OXC*	900-2.400	2-3	15-35	+
LTG*@	100-400	1-2	3-14	+
TPM*	100-400	2-3		+
GBP	900-3.600	3-4		C
VGB	500-4.500	2-3		C
LVT	1.000-3.000	2-3		C
LAC	200-600	2-3		C
RUF	200-3200	2		+
PRP	2-12	1		
CBD	5-20 mg/kg/d	2		+
CBM	100-400	1		+

(continua)

(continuação)

* aprovados para uso em monoterapia; # Disponíveis no Brasil apenas por importação; & eficaz nos espasmos epilépticos; @ Em associação com VPA, 50-200 mg; em associação com CBZ, PHT, PB e PRM, 200-600 mg; ++ 23 × dia na formulação de ação prolongada; +++ 13 × dia na formulação de ação prolongada.
CBD: canabidiol, CBM: cenobamato (sem registro vigente na Anvisa), CBZ: carbamazepina; CLB: clobazam; CZP: clonazepam; ETX: etossuximida; GBP: gabapentina; LAC: lacosamida; LTG: lamotrigina; LVT: levetiracetam; NTZ: nitrazepam; OXC: oxcarbazepina; PB: fenobarbital; PHT: fenitoína; PRM: primidona; RRP: perampanel, RUF: rufinamida, TPM: topiramato; VGB: vigabatrina; VPA: valproato de sódio.

Tabela 3 Principais efeitos colaterais das drogas antiepilépticas

Drogas	Efeitos colaterais dose-dependentes	Efeitos colaterais idiossincrásicos	Efeitos colaterais graves
Drogas tradicionais			
CBZ*	Ataxia, diplopia, tontura	Intolerância gastrointestinal, hiponatremia, hepatotoxicidade	Erupção cutânea, supressão de medula óssea
PHT*	Ataxia	Hiperplasia gengival, embrutecimento facial, osteomalácia	Erupção cutânea
PB*	Sonolência, lentificação	Hiperatividade (crianças)	Erupção cutânea
VPA*	Intolerância gastrointestinal, tremor	Hepatotoxicidade, ganho de peso, anovulação, plaquetopenia, queda de cabelo	Encefalopatia por hiperamonemia, pancreatite, malformações fetais
PRM*	Sonolência, lentificação	Hiperatividade (crianças)	Erupção cutânea
CZP	Sonolência, lentificação	Hipersecreção (crianças)	Vias aéreas

(continua)

(continuação)

Tabela 3 Principais efeitos colaterais das drogas antiepilépticas

Drogas	Efeitos colaterais dose-dependentes	Efeitos colaterais idiossincrásicos	Efeitos colaterais graves
CLB	Sonolência, lentificação		
NTZ	Sonolência, lentificação		
ETX*	Sintomas gastrointestinais, soluços	Hepatotoxicidade	Supressão de medula óssea
Novas drogas			
OXC*	Ataxia, diplopia	Hiponatremia	
LTG*	Ataxia, diplopia	Insônia, irritabilidade	Erupção cutânea
TPM*	Comprometimento cognitivo	Anorexia, nefrolitíase, afasia	Glaucoma agudo, encefalopatia
VGB&		Psicose	Retinopatia
GBP	Sonolência	Hiperatividade (crianças), ganho de peso, edema de tornozelo	
LAC	Tontura, diplopia, ataxia		
RUF	Sonolência, cefaleia, tontura, náuseas e vômitos		
PRP	Sonolência, tontura, ataxia, diplopia, agressividade		
CBD	Náuseas, diarreia, erupção cutânea	Sonolência, infecção (PNM), irritabilidade	Aumento de bilirrubinas
CBM	Sonolência, diplopia, ataxia	Erupção cutânea	Encurtamento do intervalo QT

* aprovados para uso em monoterapia; # disponível no Brasil apenas por importação
& eficaz nos espasmos epilépticos.
CBD: canabidiol, CBZ: carbamazepina; CLB: clobazam; CZP: clonazepam; ETX: etossuximida; GBP: gabapentina; LAC: lacosamida; LTG: lamotrigina; LVT: levetiracetam; NTZ: nitrazepam; OXC: oxcarbazepina; PB: fenobarbital; PHT: fenitoína; PRM: primidona; RRP: perampanel, RUF: rufinamida, TPM: topiramato; VGB: vigabatrina; VPA: valproato de sódio.

Epilepsia de difícil controle medicamentoso

Cerca de 65-70% dos pacientes com epilepsia obtêm controle completo com o uso de medicação antiepiléptica. O índice de controle é maior nas epilepsias genéticas (antes denominadas idiopáticas) focais ou generalizadas, e menor nas epilepsias generalizadas sintomáticas.

A medicação deve ser iniciada em doses habituais e a dose deve ser ajustada até que se obtenha controle completo das crises ou até que sobrevenham efeitos colaterais. Cerca de 10-15% dos pacientes que não respondem a 1 droga inicial podem obter controle com uma 2ª droga, ainda em monoterapia. A partir daí, apenas cerca de 5% dos pacientes obterão controle completo com uma 3ª monoterapia. Cerca de 15% dos pacientes com epilepsia permanecem com crises a despeito do tratamento com drogas antiepilépticas em associação (politerapia). Pacientes com epilepsias focais refratárias, especialmente as epilepsias focais sintomáticas (com lesão visualizável ao exame de imagem), são candidatos ao tratamento cirúrgico.

Associação de drogas antiepilépticas

Nos casos de epilepsia de difícil controle medicamentoso, é frequente a associação de drogas antiepilépticas. Entre as drogas de 1ª geração, deve ser evitada a associação de fenitoína e carbamazepina, por efeitos farmacocinéticos erráticos das medicações, muitas vezes com queda no nível sérico de ambas. A associação de valproato com fenitoína ou fenobarbital é influenciada pela alta taxa de ligação proteica dessas drogas, com aumento na fração livre de fenitoína e fenobarbital, potencializando efeitos colaterais dose-dependentes. A associação de drogas de 1ª geração com os benzodiazepínicos é bastante empregada como esquema terapêutico nas epilepsias de difícil controle.

As drogas antiepilépticas de 2ª geração apresentam perfil farmacocinético mais favorável em relação à associação de drogas antiepilépticas e são utilizadas em terapia de associação com as drogas de 1ª geração ou com outras drogas de 2ª geração nas epilepsias de difícil controle medicamentoso. Topiramato, vigabatrina, gabapentina, levetiracetam e zonisamida (sem registro vigente na Anvisa) têm nenhuma ou pouca interação com as outras drogas antiepilépticas.

Embora a lamotrigina seja frequentemente empregada em associação com drogas antiepilépticas de 1ª geração, essa associação se relaciona com importantes interações medicamentosas. O nível sérico da lamotrigina é aumentado quando se associa com o valproato de sódio, um inibidor enzimático, e é diminuído quando se associa com drogas indutoras enzimáticas, como fenobarbital, fenitoína, carbamazepina ou primidona. Em associação com valproato, a lamotrigina deve ser introduzida em doses baixas e a titulação de dose deve ser feita de modo extremamente lento, pois há risco de erupção cutânea grave, especialmente em crianças. A dose máxima é menor, em torno de 100-200 mg em adultos. Quando se emprega a lamotrigina em associação com drogas inibidoras enzimáticas (valproato), a diminuição de dose do valproato (ou retirada da droga) leva à diminuição concomitante dos níveis séricos de lamotrigina, e a dose de lamotrigina deve ser ajustada. O oposto (aumento do nível sérico da lamotrigina) ocorre quando se diminui a dose de drogas indutoras enzimáticas em associação com a lamotrigina. A associação entre lamotrigina e carbamazepina ou oxcarbazepina sofre também interação farmacodinâmica, em que se observa potencialização de efeitos colaterais como tontura, diplopia e ataxia, a despeito de níveis séricos na faixa terapêutica. Nesses casos, deve-se diminuir a dose de 1 das drogas.

O canabidiol com evidência de uso atual como tratamento adjuvante em casos refratários nas síndromes de Lennox-Gastaut, Dravet e esclerose tuberosa apresenta interação com benzodiazepínicos como o clobazam. Ambos aumentam os respectivos níveis séricos dos metabólitos ativos, sendo necessário atentar-se a ajuste de doses e monitorização de níveis séricos até mesmo antes da prescrição das medicações em associação.

Interações das drogas antiepilépticas com outras drogas

As drogas antiepilépticas de 1ª geração têm significativa interação medicamentosa com diversas drogas. Fenobarbital, primidina, fenitoína e carbamazepina são indutores do sistema p450 e o valproato é inibidor enzimático desse sistema.

Interações medicamentosas significativas ocorrem com anticoncepcionais orais, anticoagulantes orais, antidepressivos, antipsicóticos, bloqueadores dos canais de cálcio, alguns antibióticos (como os macrolídeos), AINH, antirretrovirais, quimioterápicos e imunossupressores. As drogas antiepilépticas devem ser usadas com cautela quando em associação com essas classes medicamentosas, com atenção para perda de efeito ou efeitos colaterais das outras medicações. As drogas de 2ª geração têm menor potencial de interação medicamentosa com outras drogas.

Níveis séricos

A monitorização dos níveis séricos é útil no tratamento de epilepsia, pois existe grande variabilidade individual nos parâmetros farmacocinéticos para cada droga. Tem maior importância em casos de epilepsia de difícil controle (também para verificar adesão ao tratamento) e em casos de associação de drogas antiepilépticas e de outras drogas, porém pode ser útil em todos os casos de epilepsia.

O nível sérico deve ser colhido no período de vale, geralmente pela manhã, cerca de 30 minutos-1 hora antes da tomada habitual da medicação. Os limites terapêuticos referem-se a dados populacionais, dentro dos quais a maioria dos pacientes apresenta resposta terapêutica sem efeitos colaterais dose-dependentes. Para cada paciente, a medida do nível sérico deve ser interpretada no contexto específico. Alguns pacientes podem apresentar controle clínico em níveis subterapêuticos, não sendo necessário o aumento de dose; enquanto outros podem requerer níveis supraterapêuticos ou tóxicos para o controle de crises (desde que não ocorra toxicidade clínica). Toxicidade clínica pode ocorrer em níveis terapêuticos, obrigando a redução de dose. Outros pacientes toleram níveis tóxicos, sem sintomas clínicos de intoxicação.

Para drogas com alta taxa de ligação proteica, como fenitoína, fenobarbital e valproato de sódio, a fração livre da droga é a responsável pelos efeitos terapêuticos e colaterais. Nesses casos, seria necessária a monitorização dos níveis séricos da droga livre, não disponível no Brasil. O valor medido refere-se à concentração total das drogas (livre + ligada a proteína). Especialmente nos casos de hipoalbuminemia e na associação com drogas altamente ligadas a proteína, deve ser ao menos estimado o valor da droga livre.

Situações especiais

Mulheres em idade fértil

Drogas antiepilépticas indutoras enzimáticas (fenobarbital, fenitoína, carbamazepina e primidona) diminuem a eficácia dos anticoncepcionais orais. Nesses casos, a mulher deve ser aconselhada a empregar métodos de barreira, dispositivo intrauterino ou pílula de alta dosagem de estrógeno ou hormônios de depósito, a intervalos menores que os empregados habitualmente. Outras drogas, como valproato, lamotrigina, topiramato (em doses de até 100 mg), vigabatrina e gabapentina, não interferem no efeito dos anticoncepcionais orais.

O uso das drogas antiepilépticas de 1ª geração aumenta em 2-3 vezes o risco de malformacões fetais (4-6% em mulheres epilépticas em uso de drogas antiepilépticas 3 2% em mulheres sadias). Estudos recentes apontam o valproato de sódio como a droga de maior risco, que se associa a malformações do tubo neural. Esse efeito parece ser dose-dependente. Contudo, todas as drogas de 1ª geração têm sido implicadas em malformações. As informações ainda são incompletas para as drogas de 2ª geração, mas estudos preliminares sugerem menor potencial teratogênico.

Recomenda-se suplementação de ácido fólico (vitamina B9) para mulheres em idade fértil em uso de drogas antiepilépticas. A suplementação deve ser feita mesmo antes da gestação, pois o maior risco de malformações ocorre nas fases iniciais da gestação. Os riscos e benefícios do uso de drogas epilépticas durante a gestação devem ser discutidos com as mulheres, preferencialmente antes de ocorrer a gestação.

Durante a gestação, a despeito do risco teratogênico, não se recomenda a retirada ou mudanças abruptas de medicação antiepiléptica, pois crises tonicoclônicas generalizadas levam a risco para a gestante e o feto. Os ajustes da medicação antiepiléptica devem ser feitos com cautela nesse período. Recomenda-se realização de USG de alta resolução com 12-16 semanas de gestação. Níveis séricos devem ser monitorizados, pois há risco de queda a partir do 2° trimestre, especialmente para lamotrigina, oxcarbazepina e fenitoína. As doses de medicação devem ser ajustadas quando ocorre essa queda. O risco de malformações é menor a partir do 2° trimestre.

As drogas antiepilépticas são excretadas no leite materno em concentração menor que a sérica. Não há contraindicação para o aleitamento materno. Deve-se atentar para o surgimento de efeitos colaterais. Como a metabolização de drogas pelo neonato depende da maturidade de sistemas hepáticos, podem ocorrer, especialmente no uso de barbitúricos ou benzodiazepínicos, tanto sintomas de abstinência quanto de intoxicação por drogas antiepilépticas, embora não sejam frequentes. Se ocorrerem sintomas de intoxicação, pode-se alternar mamadeira com aleitamento materno, porém por vezes é necessário suspender a amamentação. No caso de abstinência, pode ser necessário administrar a droga ao neonato e realizar desmame gradual. A puérpera deve manter períodos de sono adequados, pois privação de sono pode funcionar como desencadeante de crises.

O uso prolongado de drogas antiepilépticas indutoras enzimáticas associa-se a maior risco de desenvolvimento de osteoporose. Deve se recomendar a prática de exercícios físicos. Na América do Norte e na Europa, recomenda-se a suplementação de cálcio e vitamina D para mulheres que fazem uso de drogas antiepilépticas. Não há estudos para países com maiores taxas de exposição à luz solar.

Idosos

O processo de envelhecimento é acompanhado de mudanças farmacocinéticas, como menor taxa de ligação proteica ou diminuição dos níveis de albumina sérica, além de diminuição nas taxas de metabolização hepática e de excreção renal de drogas. Assim, pacientes geriátricos são mais suscetíveis a efeitos tóxicos das drogas antiepilépticas. Recomenda-se o emprego de doses mais baixas, titulação de dose mais lenta e monitorização de níveis séricos.

Outro aspecto a ser considerado é o potencial de efeitos colaterais na esfera cognitiva. Barbitúricos e benzodiazepínicos têm maior potencial de efeitos cognitivos deletérios e devem ser evitados nessa população.

O uso da oxcarbazepina se associa a maior risco de desenvolvimento de hiponatremia. As opções terapêuticas para esses pacientes incluem: carbamazepina, valproato, lamotrigina e gabapentina.

Insuficiência hepática e renal

Praticamente todas as drogas antiepilépticas têm metabolização hepática, com exceção da gabapentina, da vigabatrina e do levetiracetam. Embora sejam alternativas para o tratamento de epilepsia em pacientes com insuficiência hepática, seu uso é limitado por eficácia limitada (gabapentina), toxicidade potencial (vigabatrina) e não disponibilidade no mercado brasileiro (levetiracetam).

Na insuficiência hepática, devem ser evitadas drogas com potencial sedativo, como barbitúricos e benzodiazepínicos, especialmente na insuficiência hepática avançada. O uso da fenitoína é limitado pela cinética não linear e o uso do valproato é limitado por potencial hepatotoxicidade. Uso de carbamazepina, lamotrigina e oxcarbazepina, com cuidadosa monitorização de níveis séricos, pode ser opção para esses pacientes.

Na insuficiência renal não dialítica, drogas com excreção renal por filtração glomerular, como gabapentina, vigabatrina e pregabalina, devem ser evitadas ou ter as doses corrigidas pela depuração de creatinina. Em pacientes dialíticos, drogas eliminadas pela diálise, como gabapentina, devem ser repostas ao final das sessões de diálise.

Duração do tratamento e retirada de drogas antiepilépticas

Uma vez instituído o tratamento com drogas antiepilépticas e alcançado o objetivo inicial de controle de crises, a duração do tratamento é individualizada. Após o controle de crises por período mínimo de 2 anos, o risco de recorrência após retirada de drogas deve ser individualizado para cada paciente. O risco de recorrência não diminui após períodos mais longos que 2 anos, portanto, não faz sentindo prolongar o tratamento com esse objetivo.

O perfil mais favorável para retirada de drogas ocorre nas epilepsias genéticas (previamente idiopáticas) generalizadas e focais da infância, pois praticamente a totalidade de pacientes entra em remissão na adolescência.

Nas epilepsias generalizadas de início na adolescência, a despeito da facilidade do controle das crises na maioria dos casos, o índice de recorrência é alto, de cerca de 85%, no caso de retirada de drogas. Nesses casos, a retirada de medicação é desencorajada e a maioria dos pacientes deve manter o tratamento por toda a vida. Muitas vezes, é possível reduzir a dose da medicação significativamente.

Nas epilepsias focais, devem ser considerados os fatores a seguir, que aumentam o risco de recorrência de crises após a suspensão da medicação:

- idade de início da epilepsia (idade adulta representa maior risco de recorrência);
- presença de anormalidade epileptiforme ao eletroencefalograma;
- presença de anormalidade associada à epilepsia ao exame de imagem ou exame neurológico anormal (incluindo retardo mental);
- a dificuldade inicial no controle de crises.

Os casos mais favoráveis (todos os fatores negativos) têm cerca de 20-30% de recorrência. Para cada fator presente, pode-se adicionar, grosseiramente, 15-20% de risco de recorrência. O risco específico de cada paciente deve ser discutido de modo individualizado, levando-se em conta o estilo de vida do paciente e o impacto da possível recorrência.

Há maior risco de recorrência nos 6 meses iniciais, que decresce até após 2 anos, quando se estabiliza em um nível mais elevado do que o da população geral. Caso se opte pela retirada da medicação, deve ser feita de modo gradual, especialmente quando são empregados barbitúricos e benzodiazepínicos. No caso de barbitúricos, sugere-se a retirada extremamente lenta, gota a gota (1 mg/dia ou até a intervalos maiores) para minimizar a possibilidade de crises por abstinência. No período de desmame das drogas, o paciente deve ser instruído a evitar atividades em que a ocorrência de crise poderia representar risco de ferimentos e morte, como nadar, dirigir, praticar esportes radicais e outras.

Tratamento cirúrgico

O tratamento cirúrgico da epilepsia apresenta altos índices de sucesso (resolução completa das crises em até 80% dos casos de epilepsia focal sintomática). Ainda é subutilizado, mesmo em países desenvolvidos, em parte por conta da exiguidade de recursos especializados, mas também por noção infundada de que o procedimento é reservado para casos desesperadores, em que tudo mais foi tentado, sem sucesso; ou por temor, também infundado, de que o tratamento cirúrgico tenha alto risco de sequelas neurológicas e cognitivas.

Pacientes com epilepsia focal sintomática refratária ao tratamento medicamentoso (como esclerose de hipocampo unilateral, displasias corticais focais, tumores de baixo grau, lesões sequelares focais) e pacientes com síndromes hemisféricas podem apresentar elevadas taxas de sucesso cirúrgico e mínimas possibilidades de sequela (ou previsíveis, no caso das síndromes hemisféricas), especialmente se avaliados em centros especializados no tratamento cirúrgico da epilepsia.

Em outros casos, como nas epilepsias generalizadas lesionais ou criptogênicas, o tratamento cirúrgico é limitado. Em casos que apresentem crises de queda (tônicas ou atônicas), a calosotomia pode ser um recurso paliativo.

O médico generalista deve estar apto a identificar os casos com melhor chance de sucesso cirúrgico, encaminhando-os mais precocemente para o tratamento cirúrgico em centros especializados, permitindo ao paciente epiléptico, especialmente criança ou adolescente, condições para melhor inserção na sociedade, impedindo as consequências cognitivas, comportamentais e psicossociais decorrentes da epilepsia.

IMPACTO DA EPILEPSIA NO AMBIENTE FAMILIAR, SOCIAL E DE TRABALHO

Pacientes com epilepsia, especialmente aqueles em que a epilepsia tenha se manifestado mais precocemente, têm menor nível educacional, pior qualidade de vida, pior condição de emprego e trabalho, e pior situação familiar (menor tendência a se casar e constituir família e procriar). Depressão é uma comorbidade frequente, podendo estar presente em até 40% dos casos. O reconhecimento e o tratamento de quadros depressivos têm grande impacto na qualidade de vida desses pacientes.

Essas dificuldades decorrem, em parte, de atitudes preconceituosas de professores e empregadores, e em parte do excesso de proteção dos familiares, que podem privar o paciente do convívio escolar e social para protegê-lo. Infelizmente, no Brasil, ainda são comuns atitudes de professores que impedem crianças de assistirem às aulas ou empregadores que demitem funcionários após uma crise epiléptica.

O paciente epiléptico não deve ser privado do convívio escolar e social e deve ser encorajado a exercer função produtiva na sociedade. Algumas atividades devem ser evitadas por aqueles com crises epilépticas não controladas, como dirigir; nadar sem supervisão, especialmente em mar aberto; praticar esportes radicais; e realizar atividade profissional que incorra em risco ao paciente e outros (p. ex., operar veículos e máquinas pesadas ou pilotar aviões). Pacientes com crises controladas há pelo menos 1 ano e que fazem uso da medicação têm o direito de obter ou manter a carteira de habilitação, desde que o médico esteja de acordo.

Embora o álcool possa contribuir como desencadeante de crises em pacientes epilépticos, isso não ocorre em muitos pacientes. Embora não se deva incentivar o uso de álcool, não há motivo para impedir o consumo moderado, desde que não se observe piora no controle de crises.

Atualmente, não há contraindicação para gestação em pacientes epilépticas e a grande maioria tem gestações bem-sucedidas, sem intercorrências.

BIBLIOGRAFIA

Abou-Khalil, BW. Update on Antiseizure Medications 2022. CONTINUUM: Lifelong Learning in Neurology 28.2 2022: 500-535.
American Academy of Neurology Quality Standards Subcommittee. Practice parameter: neuroimaging in the emergency patient presenting with seizure – summary statement. Neurology 1996;47:280-91.
Bauer LA, Blouin RA. Age and phenytoin kinetics in adult epileptics. Clin Pharmacol Ther 1985;37:697-700.
Beghi, E, et al. Recommendation for a definition of acute symptomatic seizure. Epilepsia 51.4 2010: 671-675.
Brodie MJ. Established antiepileptic drugs. N Engl J Med 1996;334:168-75.
Browne TR. Fosfenytoin. Clin Neuropharmacol 1997;20:1-12.
Browne TR. Phenytoin and other hydantoins. In: Engel J, Pedley TA (eds.). Epilepsy: a comprehensive textbook. Philadelphia: Lippincott-Raven; 1997.
Celesia GG, Booker HE, Sato S. Brain and serum concentrations of diazepam in experimental epilepsy. Epilepsia 1974;15:417-25.
Cranford RE, Leppik IE, Patrick B, Anderson CB, Kostick B. Intravenous phenytoin in acute treatment of seizures. Neurology 1979;29:1474-9.
Engel Jr J. Differential diagnosis. In: Seizures and epilepsy. Philadelphia: FA Davis Company; 1989. p.340-79.
Ewles RDC, Reynolds EH. Should people be treated after a first unprovoked seizure? Arch Neurol 1988;45:490-1.
Fernandes JG, Schimidt MI, Monte TL, Tozzi S, Sander JWAS. Prevalence of epilepsy: the Porto Alegre study. Epilepsia 1992;33 (Suppl 3):132.
Fisher, RS, et al. ILAE official report: a practical clinical definition of epilepsy. Epilepsia 2014;55(4):475-482.
Fountain NB, Lothman EW. Pathophysiology of status epilepticus. J Clin Neurophysiol 1995;25:326-42.
Gilmore RL. Seizures associated with nonneurologic medical conditions. In: Wyllie E (ed.). The treatment of epilepsy: principles and practice. 2.ed. Baltimore: Williams and Wilkins; 1997.
Hart RG, Easton JD. Seizure recurrence after a first, unprovoked seizure. Arch Neurol 1986;43:1289-90.
Hauser WA, Hersdorffer DC. Epilepsy: frequency, causes and consequences. New York: Demos Publications; 1990. p.1-51.
Hauser WA, Rich SS, Annegers JF, Anderson E. Seizure recurrence after a first unprovoked seizure: an extended follow-up. Neurology 1990;40:1163-70.
Leppik IE, Derivan AT, Homan RW, Walker J, Ramsay RE, Patrick B. Double-blind study of lorazepam and diazepam in status epilepticus. JAMA 1983;249:1452-4.
Lesser RP. Psychogenic seizures. Neurology 1996;46:1499-507.
Lowenstein DH, Aminoff MJ, Simon RP. Barbiturate anesthesia in the treatment of status epilepticus. Neurology 1988;38:395-400.
Marino Jr R, Cukiert A, Pinho E. Aspectos epidemiológicos da epilepsia em São Paulo: um estudo da prevalência. Arq Neuropsiquiatr (São Paulo) 1986;44(3):246-54.
Moshe SL, Pedley TA. Overview: diagnostic evaluation. In: Engel J, Pedley TA (eds.). Epilepsy: a comprehensive textbook. Philadelphia: Lippincott-Raven; 1997.
Parent JM, Lowenstein DH. Treatment of refractory generalized status epilepticus with continuous infusion of midazolam. Neurology 1994;44:1837-40.

54 DOENÇAS DESMIELINIZANTES

Samira Luisa Apóstolos-Pereira, Maria do Patrocínio Tenório Nunes

DEFINIÇÃO E ETIOLOGIA

As doenças que afetam a mielina do sistema nervoso central podem ser categorizadas como desmielinizantes (adquiridas, geralmente inflamatórias) ou por formação anormal de mielina, geralmente devido a uma doença genética. A doença desmielinizante inflamatória imunomediada mais comum do sistema nervoso central é a esclerose múltipla (EM). A imunologia celular da EM envolve interações alteradas entre células T, células B, células mieloides e populações de células imunes adicionais.

Tabela 1 Causas de doenças desmielinizantes

Desmielinização
Adrenoleucodistrofia
Leucodistrofia metacromática
Doença de Krabe
Doença de Alexander
Doença de Canavan van Bogaert
Doença de Pelizaeus-Merzbacher
Fenilcetonuria
Autoimunes
Encefalomielite agua disseminada
Leucoencefalopatia aguda hemorrágica
Esclerose múltipla (EM)
Neuromielite ótica
Infecciosa
Leucoencefalopatia multifocal progressiva
Tóxicas/metabólicas
Monóxido de carbono
Deficiência de vitamina B12
Intoxicação por mercúrio (doença de Minamata)
Ambliopia do álcool/tabaco
Mielinose central pontina
Síndorme de Marchiafava-Bignami
Hipóxia
Radiação
Vascular
Doença de Binswanger

Fonte: Uptodate.

A esclerose múltipla (EM) é a doença inflamatória crônica, desmielinizante, imunomediada mais comum do sistema nervoso central, com predomínio na substância branca. A EM é caracterizada patologicamente por áreas multifocais de desmielinização com perda de oligodendrócitos e cicatrizes astrogliais. A lesão axonal também é uma característica patológica proeminente, especialmente nos estágios mais avançados. Certas características clínicas são típicas da EM, mas a doença tem um ritmo altamente variável e muitas formas atípicas.

EPIDEMIOLOGIA

Dentre os distúrbios do sistema nervoso central, a EM é a causa mais frequente de incapacidade permanente em adultos jovens, secundada pelo trauma.

Afeta mais mulheres do que homens (1,4:1 para 2,3:1). Estudos subsequentes mostram que a razão de incidência entre homens e mulheres está aumentando, principalmente devido ao aumento da incidência de EM em mulheres, cuja explicação é desconhecida.

A idade média de início da EM varia de 28 a 31 anos em vários estudos; geralmente se torna aparente entre 15 e 45 anos. A idade média de início é alguns anos mais cedo para as mulheres do que para os homens

Afeta usualmente adultos na faixa de 18-55 anos de idade. A incidência é baixa em crianças, e o pico é entre 25-35 anos, tornando-se rara após os 50 anos. Acomete 1 homem para cada 3 mulheres.

No Brasil, sua taxa de prevalência é de aproximadamente 15 casos por cada 100 mil habitantes.

O perfil epidemiológico dos pacientes com esclerose múltipla primariamente progressiva é diferente daqueles com a forma remitente recorrente, pois a primeira possui ocorrência em faixas etárias mais tardias e acomete igualmente ambos os sexos, enquanto a remitente recorrente afeta faixas etárias mais baixas e tem maior prevalência entre mulheres.

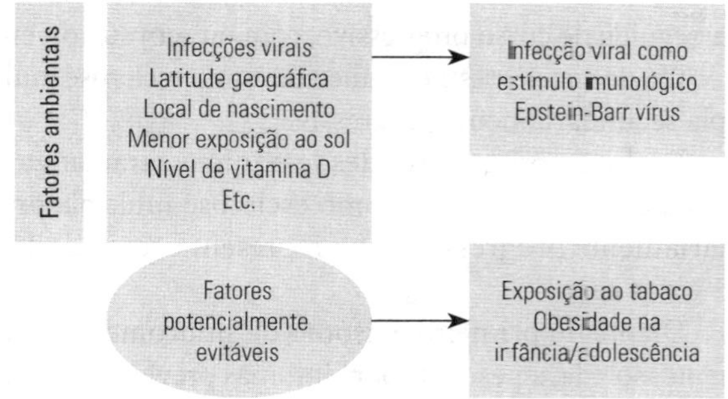

Figura 1 Fatores de risco que podem estar envolvidos no desenvolvimento da EM. Obs: não há evidências de relação com vacinação.

QUADRO CLÍNICO

A apresentação inicial da doença é caracterizada pela instalação em dias a semanas de déficits motores, alterações sensitivas ou perda visual e é representada por síndromes típicas conhecidas como síndrome clinicamente isolada. Essa síndrome é caracterizada por instalação subaguda dos sintomas que determinam quadros típicos de neurite ótica, mielite parcial ou síndrome cerebelar (Tabela 1).

A instalação conjunta de sintomas múltiplos visuais, piramidais, cerebelares e de tronco é conhecida como síndrome clinicamente isolada multifocal. Essa apresentação é tipicamente associada à esclerose múltipla. Déficit cognitivo, usualmente com disfunção cognitiva de padrão disexecutivo, pode ocorrer, embora seja rara no início do quadro. A recorrência dos sintomas em pacientes com síndrome clinicamente isolada típica de esclerose múltipla é conhecida como surtos.

A doença pode apresentar um curso progressivo ou surtos recorrentes de instalação subaguda. A apresentação típica é a instalação de episódios de déficit neurológico recorrentes seguidos de remissão parcial ou total, caracterizando a forma remitente recorrente, que representa até 85% dos casos. Essa forma de instalação pode

Tabela 1 Síndrome clinicamente isolada típica de esclerose múltipla

Sintoma inicial	Exame físico	Peculiaridades	Síndrome clínica
Dor ocular e baixa da acuidade visual	Perda de visão de cores Edema de papila ao fundo de olho em 1/3 dos casos	Presença de dor ocorre em até 90% dos casos	Neurite ótica retrobulbar
Diplopia	Ao olhar lateralmente, há déficit de adução de um olho associado a nistagmo do olho em abdução		Oftalmoplegia internuclear
Déficit sensitivo, motor ou urge-incontinência urinária	Sinais de liberação piramidal Perda sensitiva com nível rostral		Mielite parcial transversa aguda
Desequilíbrio	Déficit de sensibilidade profunda	Sinais de liberação piramidal podem estar associados	Ataxia sensitiva
Déficit de coordenação	Perda cerebelar axial ou apendicular	Nistagmo pode estar presente	Síndrome cerebelar

ser seguida de curso progressivo, com ou sem surtos, em até 70% dos pacientes e é conhecida como esclerose múltipla secundariamente progressiva.

Evolução progressiva desde o início caracteriza a forma clínica conhecida como esclerose múltipla primariamente progressiva, que representa cerca de 10-15% dos casos.

Diante do primeiro episódio de síndrome clinicamente isolada, a pesquisa por sintomas prévios ou sinais multifocais que confirmem o diagnóstico de esclerose múltipla no exame clínico ou nos exames complementares se impõe.

EXAMES COMPLEMENTARES

Os exames complementares úteis para o diagnóstico são ressonância magnética (RM) e coleta de liquor.

Ressonância magnética

A RM pode demonstrar lesões disseminadas no espaço e no tempo e confirmar o diagnóstico ainda durante o primeiro episódio de síndrome clinicamente isolada mono ou multifocal. A RM de neuroeixo deve ser realizada na fase aguda com o objetivo de demonstrar as lesões em localizações típicas de esclerose múltipla que são descritas como lesões com hipersinal em imagem de RM ponderada em T2 usualmente pequenas, ovoides, perpendiculares à linha ependimária de distribuição periventricular, justacortical, infratentorial e/ou lesões da medula espinal que tipicamente apresentam distribuição posterior ou lateral no eixo axial e acometem menos de 1 corpo vertebral em extensão.

Os critérios de imagem para diagnóstico são:

- disseminação no espaço: é confirmada pela presença de lesões com hipersinal em sequências de RM ponderada em T2 em pelo menos 2 das regiões seguintes: periventricular, justacortical, infratentorial e medula (Figura 2);
- disseminação no tempo: presença simultânea de lesão gadolínio-positiva e outras lesões com hipersinal em T2 no primeiro exame de RM ou ainda pela presença de bandas oligoclonais no exame de liquor.

Desta forma, no primeiro episódio da síndrome clínica isolada (CIS) a RM pode confirmar o diagnóstico de EM. Quando a RM inicial ainda não confirma o diagnóstico, ela pode ser repetida em pouco tempo, p. ex., 1-3 meses. Para confirmação, é necessário detectar nova lesão em T2 ou gadolínio-presente em nova RM e ausente na anterior (independente do tempo entre os 2 exames).

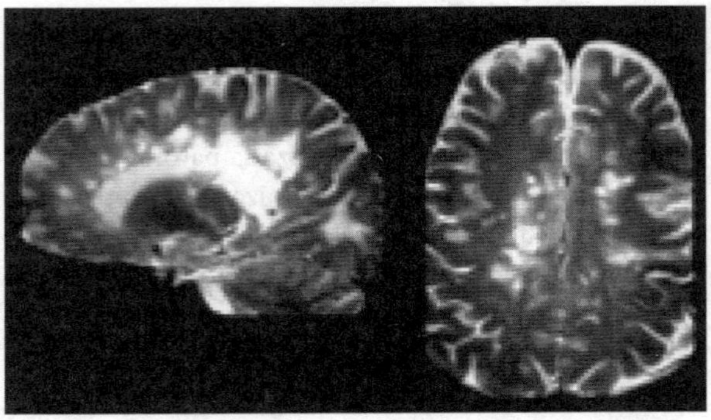

Figura 2 Lesão encefálica típica de esclerose múltipla com hipersinal periventricular justacortical em imagem de ressonância magnética de encéfalo ponderada em T2.

Liquor

O liquor pode demonstrar alterações como pleocitose leve, hiperproteinorraquia e síntese intratecal de IgG. Pleocitose < 15 células/mm^3 e proteinorraquia em torno de 40 mg/dL são achados comuns, embora inespecíficos. A presença de bandas oligoclonais é típica e encontrada em até 80% dos casos e constitui um critério de disseminação no tempo. O liquor é considerado um dos pilares do diagnóstico, mas não é considerado necessário para fechar o diagnóstico, embora seja fundamental para o diagnóstico diferencial.

DIAGNÓSTICO

A abordagem diagnóstica de paciente com episódio desmielinizante isolado visa determinar a disseminação no tempo e no espaço, características definidoras da esclerose múltipla tanto na forma remitente recorrente como na primariamente progressiva. No entanto, considerando-se que essas formas apresentam perfil clínico, epidemiológico, fisiopatológico, terapêutico e prognóstico distinto, os critérios diagnósticos também são distintos.

Existem 3 ressalvas a esses critérios:

- esclerose múltipla é diagnóstico de exclusão, portanto, os critérios só devem ser usados em pacientes com síndrome desmielinizante típica, quando outras etiologias que justifiquem os achados clínicos tenham sido excluídas;
- não são validados para a população não caucasiana, na qual o diagnóstico de neuromielite ótica é mais comum;
- na população pediátrica e idosa, esses critérios também não podem ser aplicados.

Diagnóstico de esclerose múltipla remitente recorrente

O diagnóstico de EM deve ser suspeitado quando a apresentação clínica é sugestiva de desmielinização

Tabela 2 Características sugestivas de esclerose múltipla (EM)
Surtos e remissões
Início entre 15 e 50 anos de idade
Neurite ótica
Sinal ou fenômeno de Lhermitte (sensação transitória de um choque elétrico que se estende pela coluna e/ou extremidades durante flexão do pescoço – mielite cervical)
Oftalmoplegia internuclear (paralisia da adução do olho ipsilateral no olhar horizontal, mas não durante a convergência)
Fadiga
Sensibilidade ao calor (fenômeno de Uhthoff) (agravamento temporariamente dos problemas de visão associados EM e após um aumento na temperatura corporal devido a atividades como exercícios físicos ou banhos quentes)
Características atípicas para esclerose múltipla
Progressão constante
Início antes dos 10 anos ou após os 50 anos de idade
Déficits corticais como afasia, apraxia, alexia (perda da capacidade de compreensão escrita ou impressa) afasia, negligência de resposta a estímulos
Rigidez ou distonia sustentada
Convulsões
Demência precoce
Déficit que se desenvolve em minutos

focal ou multifocal envolvendo o sistema nervoso central (SNC).

Diante de paciente com síndrome clinicamente isolada, a RM realizada na fase aguda pode ajudar a firmar o diagnóstico. Quando não é possível fazê-lo, deve-se repetir a neuroimagem em 1-3 meses.

Os critérios diagnósticos são apresentados na Tabela 3.

Surto (novo ou exacerbação): déficit neurológico típico de doença desmielinizante em SNC atual ou prévio, com duração mínima de 24 horas na ausência de febre ou infecção, relatado pelo paciente ou observado objetivamente pelo examinador.

Diagnóstico de esclerose múltipla primariamente progressiva

O diagnóstico desses pacientes constitui um desafio pela necessidade de exclusão de doenças neurodegenerativas. De acordo com Polman, é necessária progressão clínica em 12 meses, prospectiva ou retrospectivamente, associada à presença de 2 dos 3 critérios a seguir:

- evidência de disseminação espacial no cérebro baseada em número ≥ 1 lesão nas imagens de RM, em sequência ponderada em T2, em regiões características de esclerose múltipla (periventricular, justacortical, infratentorial);
- evidência de disseminação espacial na medula espinal caracterizada por número ≥ 2 lesões;
- liquor com presença de BOC e/ou índice de IgG significativo.

Os critérios diagnósticos são apresentados na Tabela 4.

Tabela 4 Critérios diagnósticos de esclerose múltipla primariamente progressiva

História e exame clínico	RM	Líquor
Déficit neurológico progressivo em 1 ano	> 2 lesões em T2 em pelo menos 1 área característica: periventricular, justacortical e infratentorial > 2 lesões T2 em medula	Presença de bandas oligoclonais ou índice de IgG aumentado (≥ 0,7)

DIAGNÓSTICO DIFERENCIAL

O diagnóstico diferencial da forma remitente recorrente é bastante variável de acordo com o amplo espectro

Tabela 3 Critérios diagnósticos de esclerose múltipla remitente recorrente

História clínica	Exame clínico	Exames complementares necessários
> 2 surtos definidos	Evidência pela história clínica e/ou pelo exame de ≥ 2 lesões em locais diferentes	Nenhum
> 1 história clara de 1 surto prévio	> 1 lesão objetiva + 1 história clara de 1 surto prévio	Nenhum
≥ 2 surtos	Evidência clínica de 1 lesão	RNM com disseminação no espaço, ou aguardar 2° surto que implique outra região do SNC
1 surto	Evidência clínica de ≥ 2 lesões	RNM com disseminação no tempo, ou aguardar 2° surto clínico
1 surto	Evidência clínica objetiva de 1 lesão (CIS)	RNM com disseminação no tempo e no espaço ou aguardar 2° surto que implique outra região do SNC

Surto (novo ou exacerbação): déficit neurológico típico de doença desmielinizante em SNC atual ou prévio, com duração mínima de 24 horas na ausência de febre ou infecção, relatado pelo paciente ou observado objetivamente pelo examinador.

de apresentações da síndrome clinicamente isolada: pacientes com neurite ótica, p. ex., devem ser investigados para neurite ótica infecciosa, como neurossífilis ou doença da arranhadura do gato. Ademais, sinais sugestivos de uveítes e vasculites retinianas, como a síndrome de Susac, devem ser pesquisados. Como regra geral, outras doenças inflamatórias e infecciosas devem ser excluídas.

Para a esclerose múltipla primariamente progressiva, o diagnóstico diferencial se faz principalmente com as doenças metabólicas carenciais, neurodegenerativas e infecções crônicas ou latentes, como mielopatia espástica associada ao HTLV.

TRATAMENTO

O tratamento é dividido em tratamento do surto e tratamento modificador da doença. O tratamento do surto é baseado no uso de corticosteroides para diminuir a resposta inflamatória. A única medicação bem estudada é a metilprednisolona em surtos de neurite ótica. Assim, recomenda-se o uso de metilprednisolona, 1 g/dia, EV, 3-5 dias, para tratamento do surto de esclerose múltipla.

Tratamento da esclerose múltipla remitente recorrente

O tratamento é dividido em tratamento do surto e tratamento modificador da doença. O tratamento do surto é baseado no uso de corticosteroides para diminuir a resposta inflamatória. A única medicação bem estudada é a metilprednisolona em surtos de neurite ótica. Assim, recomenda-se o uso de metilprednisolona, 1 g/dia, EV, 3-5 dias, para tratamento do surto de esclerose múltipla. Recentemente, a bioequivalência da medicação oral ou endovenosa foi estudada e o tratamento do surto de EM com metilprednisolona oral, na dose de 1 g por 3 dias tornou-se uma opção prática no dia a dia. Em casos de surtos de esclerose múltipla refratário a esteroides, o uso de aférese terapêutica tem evidência clínica e prática. Seu uso deve ser discutido caso a caso, visto que o suporte de uma equipe de hemoterapia adequada faz-se necessário.

Tratamento da esclerose múltipla remitente recorrente

O tratamento da esclerose múltipla no uso de imunoterapia, chamadas drogas modificadora de doença, é apresentado na Tabela 5 e apresenta graus variáveis de controle da doença e imunossupressão. A imunoterapia mudou drasticamente a história natural da esclerose múltipla (EM), doença esta que era classicamente associada a grandes incapacidades. Sabe-se hoje que o controle precoce da atividade de doença é crucial para evitar incapacidade progressiva, e o uso de terapias de alta eficácia pode ser benéfico. Apesar disso, segurança ainda é uma preocupação dos pacientes e médicos. A escolha da terapia modificadora da doença é um desafio na prática clínica e por causa de sua complexidade serão discutidos aqui conceitos básicos do tratamento da esclerose múltipla remitente recorrente, baseado em uma abordagem personalizada (Figura 5).

A Tabela 5 apresenta os medicamentos, as apresentações e as posologias usados para o tratamento da EMRR.

A eficácia do tratamento é avaliada pela ausência de qualquer atividade de doença, fazendo emergir um acrônimo conhecido como NEDA (nenhuma evidência de atividade de atividade da doença, um termo advindo do inglês *no evidence of disease activity*). Esse conceito é semelhante ao presente em outras áreas afins, como reumatologia e oncologia e baseia-se no conceito de que qualquer atividade da doença, tanto clínica como radiológica, deve ser considerada preditor de incapacidade futura. Atividade clínica é considerada como pacientes que apresentam surtos clínicos, novas alterações em exame neurológico ou aumento de incapacidade em atividades de vida diária. Atividade radiológica é definida pelo aparecimento de novas lesões com captação de contraste em imagem de RM ponderada em T1, ou ainda por novas ou pelo aumento/confluência de novas lesões em imagem de RM ponderadas em T2. O objetivo do tratamento da esclerose múltipla é manter o paciente em NEDA, evitando surtos, novos déficits, lesões novas e assim evitando a progressão secundária da doença. Estudos recentes demonstraram que o uso precoce das medicações mais assertivas consegue atingir esse objetivo.

A progressão secundária é associada ao dano axonal e correlaciona-se com maior taxa de surto e maior número de lesões em T2. Em estudos de história natural, pacientes com a forma remitente recorrente podem apresentar uma estimativa da taxa de surtos de 0,5 a 1,5 surto/ano. No entanto, a ocorrência de surtos não é o único preditor de progressão da doença. Além da apresentação de novos surtos, o aumento do número ou do tamanho de lesões em RM ponderada em T2, o aparecimento de novas lesões com realce ao contraste positivas em imagens ponderadas em T1 e, recentemente, o aumento dos níveis séricos de neurofilamentos são preditores de progressão da doença. Novas lesões com hipersinal em T2 ou realce ao contraste em RM, indicativas de lesão axonal, são 5-10 vezes mais frequentes do que novos surtos. Por isso, a monitorização clínica, por neuroimagem ou por exames laboratorias deve ser feita, sempre discutindo caso a caso, com a periodicidade máxima de 6 meses, para avaliar a resposta terapêutica ideal.

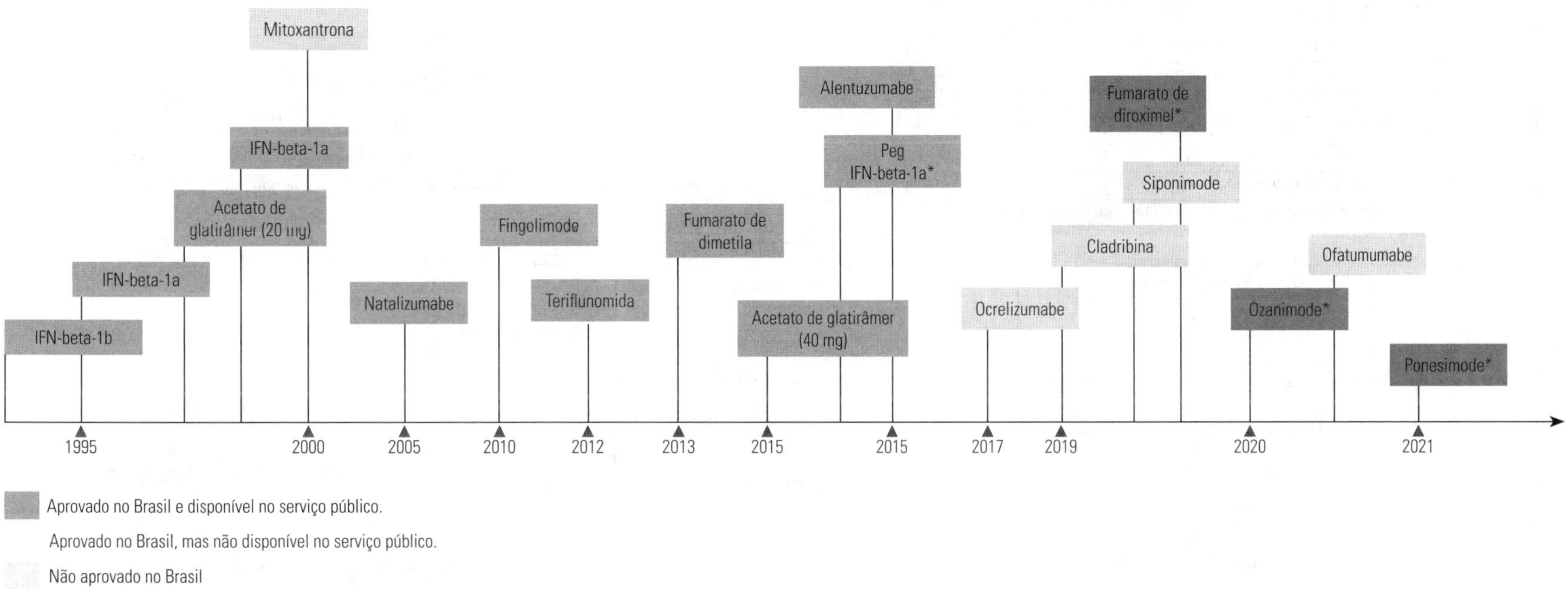

Figura 3 Tratamento aprovado para esclerose múltipla. IFN-beta: interferon-beta; Peg: peguilado. *Sem registro vigente na Anvisa.

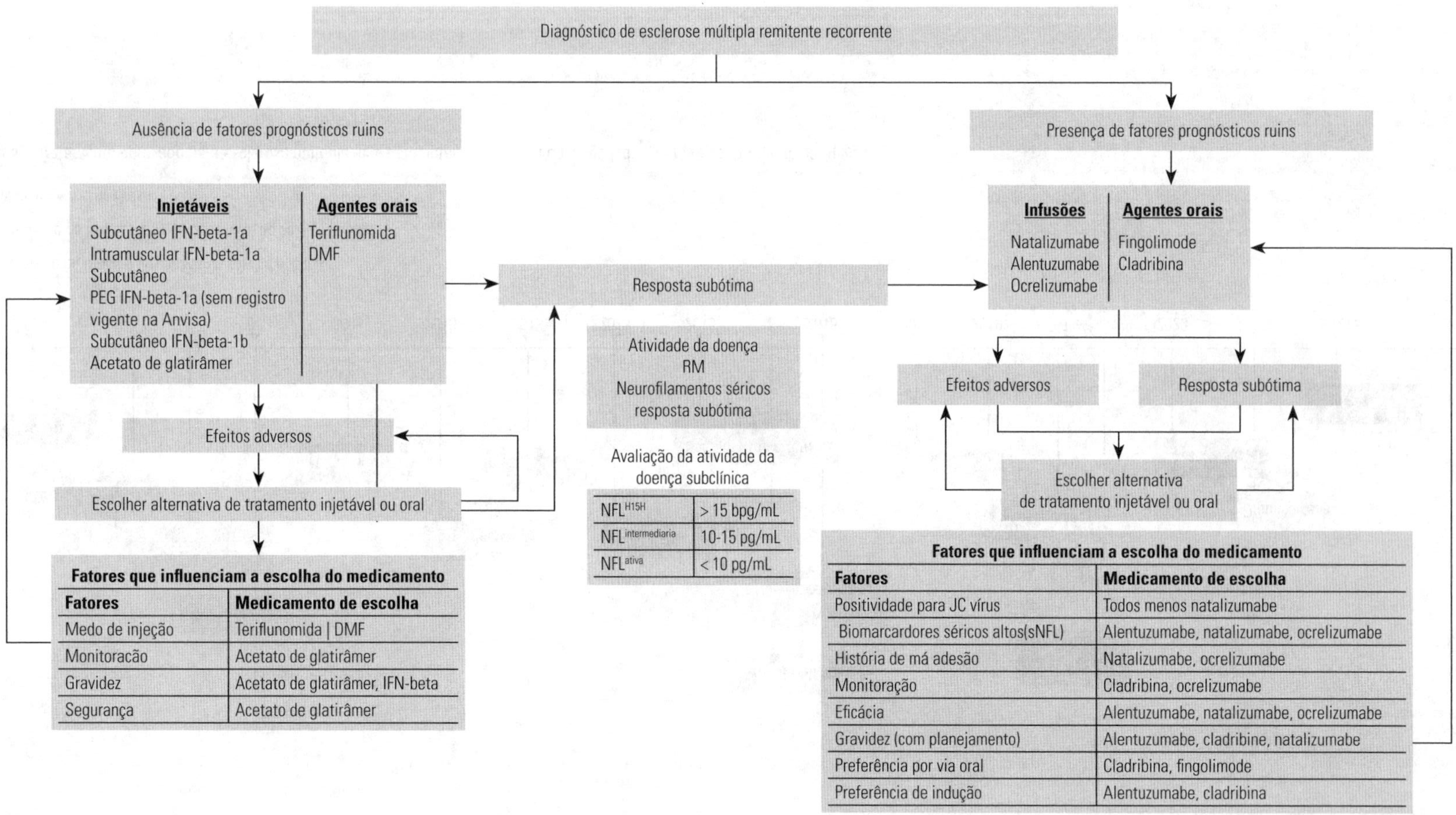

NFL^{H15H}	> 15 bpg/mL
NFL^{intermediaria}	10-15 pg/mL
NFL^{ativa}	< 10 pg/mL

Fatores que influenciam a escolha do medicamento

Fatores	Medicamento de escolha
Medo de injeção	Teriflunomida | DMF
Monitoracão	Acetato de glatirâmer
Gravidez	Acetato de glatirâmer, IFN-beta
Segurança	Acetato de glatirâmer

Fatores que influenciam a escolha do medicamento

Fatores	Medicamento de escolha
Positividade para JC vírus	Todos menos natalizumabe
Biomarcardores séricos altos(sNFL)	Alentuzumabe, natalizumabe, ocrelizumabe
História de má adesão	Natalizumabe, ocrelizumabe
Monitoração	Cladribina, ocrelizumabe
Eficácia	Alentuzumabe, natalizumabe, ocrelizumabe
Gravidez (com planejamento)	Alentuzumabe, cladribine, natalizumabe
Preferência por via oral	Cladribina, fingolimode
Preferência de indução	Alentuzumabe, cladribina

Figura 4 Algoritmo do tratamento inicial em pacientes com esclerose múltipla remitente recorrente. IFN-beta: interferon-beta, DMF: fumarato de dimetila, RM: ressonância magnética, NfL: neurofilamentos. Fonte: adaptada de Rotstein e Montalban, 2019; Bittner et al., 2021.

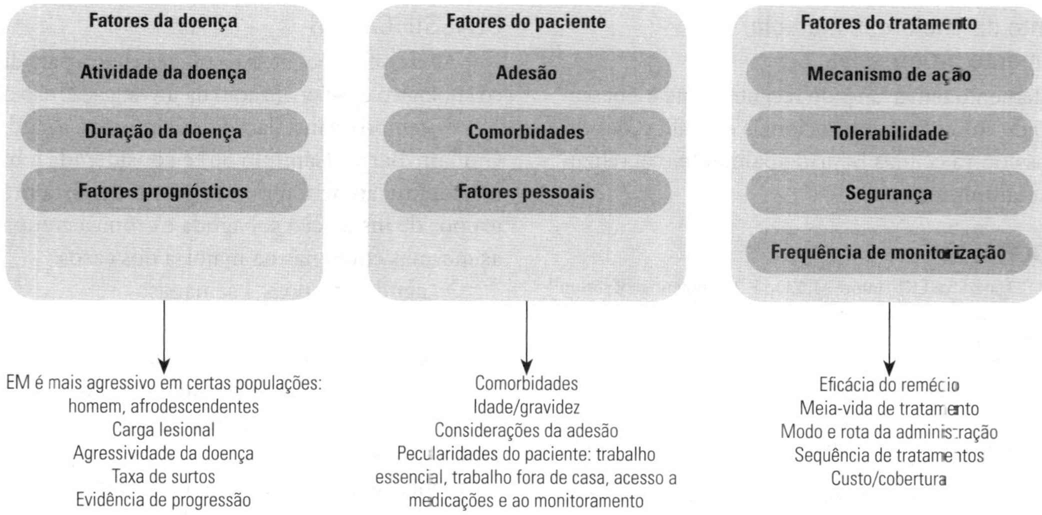

Figura 5 Tratamento personalizado em pacientes com esclerose múltipla (EM).

Tabela 5 Medicações para tratamento da esclerose múltipla remitente recorrente

	Via de administração e posologia	Redução do risco	Taxas de NEDA-3 sustentado (tempo
	Eficácia moderada		
Interferon-beta	Injetável (IM ou SC)	28-34%	
IFN-beta-1a	IM, 30 ug semanalmente SC, 22 ug ou 44 ug 3x/semana		14% no estudo DECIDE (96 semanas)
IFN-beta-1b	SC, 250 ug dias alternados		27% em dados agrupados dos estudos OPERA I e OPERA II (96 semanas)
Peg IFN-beta-1a (sem registro vigente na Anvisa)	SC, 125 ug a cada 2 semanas		37% no estudo ADVANCE (2 anos)
Acetato de glatirâmer	SC, 40 mg 3x/semana ou 20 mg uma vez por dia	29%	
Fumarato de dimetila	Oral, 240 mg duas vezes por dia	44-53%	27% em dados agrupados dos estudos CONFIRM e DEFINE (2 anos)
Teriflunomida	Oral, 7 mg ou 14 mg uma vez por dia	31-36%	23% no estudo TEMSO
	Alta eficácia		
Fingolimode	Oral, 0,5 mg uma vez por dia	51-55%	31% em dados agrupados dos estudos FREEDOMS e FREEDOMS I (2 anos)
Cladribina	Oral, 1,75 mg/kg/ano em 2 semanas. Repetir depois de 12 meses	58%	30% no estudo CLARITY Extension (2 anos)
Ofatumumabe	SC, 20 mg por mês depois quantidade inicial	50-60%	42% em dados agrupados dos trials ACLEPIOS I e II (2 anos)
Natalizumabe	IV, 300 mg a cada 4 semanas	54-68%	37% no estudo AFFIRM (2 anos)
Alentuzumabe	IV, 2 ciclos, 12 meses de intervalo: 12 mg/dia por 5 dias e 12 mg/dia por 3 dias	55%	61% no estudo CARE MS I Extension (3 anos)
Ocrelizumabe	IV, 600 mg a cada 6 meses	46-47%	48% em dados agrupados dos estudos OPERA I e OPERA II (96 semanas)

NEDA: nenhuma evidência de atividade de atividade da doença.

Tratamento da esclerose múltipla primariamente progressiva

O tratamento tem avançado recentemente e é baseado no uso de anticorpos monoclonais e medicações direcionadas contra células B, principalmente o ocrelizumabe e o ofatumumabe.

BIBLIOGRAFIA

Bittner S, Oh J, Havrdová EK, Tintoré M, Zipp F. The potential of serum neurofilament as biomarker for multiple sclerosis. Brain 2021;144(10):2954-2963.

Callegaro D, Goldbaum M, Morais L. The prevalence of multiple sclerosis in the city of São Paulo, Brazil, 1997. Acta Neurol Scand 2001;104:208-13.

Confavreux C, Vukusic S. Natural history of multiple sclerosis: a unifying concept. Brain 2006;129(Pt 3):606-16.

Fragoso YD, Peres M. Prevalence of multiple sclerosis in the city of Santos, São Paulo. Rev Bras Epidemiol 2007;10:479-82.

Krupp LB, Banwell B, Tenembaum S; International Pediatric MS Study Group. Consensus definitions proposed for pediatric multiple sclerosis and related childhood disorders. Neurology 2007;68(suppl 2):S7-12.

Noseworthy JH, Lucchinetti C, Rodriguez M, Weinshenker BG. Multiple sclerosis. N Engl J Med 2000;343:938-52.

Polman CH, Reingold SC, Banwell B, Clanet M, Cohen JA, Filippi M, et al. Diagnostic criteria for multiple sclerosis: 2010 revision to the McDonald criteria. Ann Neurol 2011;69:292-302.

Rotstein D, Montalban X. Reaching an evidence-based prognosis for personalized treatment of multiple sclerosis. Nature Rev Neurol 2019;15(5):287-300.

Uptodate. https://www.uptodate.com/

55 NEUROPATIAS PERIFÉRICAS

Angelina Maria Martins Lino

DEFINIÇÃO E ETIOLOGIA

Neuropatia periférica é um termo genérico que representa acometimento de nervo periférico (parte macroscopicamente definida do sistema nervoso periférico). Os nervos periféricos são divididos em cranianos, de tronco e espinais, de membros.

Há mais de 100 condições clínicas que determinam lesão do nervo periférico. Em > 50% dos casos, as etiologias identificadas são de origem metabólica, tóxica e nutricional. Outras causas podem ser identificadas como inflamatórias (infecciosas e não infecciosas) e degenerativas ou geneticamente determinadas.

Há diferentes fenótipos clínicos de apresentação da neuropatia periférica. A mais comum é a polineuropatia (simétrica) de predomínio distal (comprimento dependente), predominantemente sensitiva.

CLASSIFICAÇÃO

As classificações úteis na prática clínica para diagnóstico etiológico e racionalização da investigação são quanto a:

- tempo de instalação dos sintomas: a síndrome de Guillain-Barré (Capítulo 56) é considerada a base para essa definição de tempo; do ponto de vista prático, os grupos de instalação subaguda e crônica compartilham as mesmas etiologias na maioria dos casos:
  - aguda: tempo ≤ 4 semanas;
  - subaguda: 4-8 semanas;
  - crônica: tempo ≥ 8 semanas;
- padrão de envolvimento nervoso:
  - polineuropatia: acometimento simultâneo e simétrico de vários nervos em ambos os segmentos (mais frequentemente, inicia-se por membros inferiores). A instalação dos sintomas é simultânea em ambos os membros e os déficits ao exame neurológico são simétricos;
  - mononeuropatia: focal (apenas 1 nervo é afetado – compressão do nervo mediano no túnel do carpo é a mais frequente) ou múltipla (≥ 2 nervos são acometidos isoladamente, ou os déficits somam-se sequencialmente – a instalação dos sintomas é assíncrona e os déficits ao exame neurológico são assimétricos);
- tipo de fibra nervosa:
  - mielinizada grossa: relaciona-se com função motora, sensibilidade profunda consciente (vibração e artrestesia) e inconsciente, e reflexos profundos;
  - mielinizada fina: relaciona-se com sensibilidade superficial (tato protopático, temperatura, dor);
  - amielínica: relaciona-se com função autonômica e dor;
- tipo de lesão (axonal, desmielinizante ou mista): depende do exame eletrofisiológico.

EPIDEMIOLOGIA

Acomete todas as etnias e gêneros. Nas etiologias imunomediadas e tóxicas, há discreto predomínio masculino; ao passo que na infância predominam as neuropatias geneticamente determinadas.

É importante lembrar que a neuropatia periférica pode ser assintomática.

A incidência e a prevalência dependem muito dos critérios diagnósticos utilizados (clínica e/ou eletrofisiologia). Conforme o tipo específico de neuropatia, também há variações na incidência: 0,3-4:100.000/ano para a síndrome de Guillain-Barré (polirradiculoneurite inflamatória aguda); 0,1-1,6:100.000/ano para a polirradiculoneurite inflamatória crônica; e 25-200:100.000/ano para as polineuropatias distais axonais crônicas. O mesmo ocorre com a prevalência: 1-9:100.000 para a polirradiculoneurite inflamatória crônica; e 2.000-5.000:100.000 para as polineuropatias distais axonais crônicas, que sobem para 8.000:100.000 quando são considerados pacientes com idade > 55 anos.

Levantamentos epidemiológicos nacionais são escassos, mas sabe-se que:

- houve 20.473 internações por transtornos de nervos, raízes e plexos nervosos em 2021 (fonte: DATASUS);
- a incidência anual de síndrome de Guillain-Barré é de 1:100.000;
- a frequência de neuropatia periférica em diabéticos foi de 21% no tipo 1 e 79% no tipo 2; e de 30-69% em HIV-positivos.

QUADRO CLÍNICO

Os nervos periféricos, em sua maioria, são mistos (fibras motoras, sensitivas e autonômicas). Os sintomas e sinais refletem o tipo de fibra nervosa preferencialmente acometida pela doença. Sabe-se que algumas doenças causam lesão de um tipo particular de fibra nervosa. Há também algumas situações clínicas em que se observa o acometimento sequencial das fibras nervosas.

A lesão da fibra nervosa pode gerar simultaneamente sintomas e sinais negativos (perda da função) e positivos ("excesso" de função) (Tabela 1). Sintomas e sinais do acometimento das fibras autonômicas são de difícil classificação em positivos ou negativos em razão da função geralmente antagônica das divisões simpática e parassimpática (Tabela 2). Os distúrbios tróficos ocorrem em proporções variáveis. Os mais comuns são pé cavo, pé plano, dedos em martelo, amiotrofia, espessamento nervoso, juntas de Charcot, calosidade, úlceras plantares e anormalidades da coluna.

EXAMES COMPLEMENTARES

Exames laboratoriais séricos

Os seguintes exames laboratoriais devem ser realizados em todos os pacientes:

- hemograma completo;
- ureia/creatinina;
- enzimas hepáticas;

Tabela 1 Sinais e sintomas somáticos das neuropatias periféricas

Aspectos clínicos		Negativos	Positivos
Sintomas	Motores	Fadiga, fraqueza, cansaço	Espasmos, cãibras, tremores
	Sensitivos	Dormência, adormecimento, anestesiamento, morte	Formigamento, picada, queimação, coceira, dor
Sinais	Motores	Déficit motor objetivo	Fasciculações, cãibras, rigidez, posturas distônicas, entre outras
	Sensitivos	Hipoestesia, anestesia	Hiperestesia, disestesia
	Reflexos profundos	Hipoatividade, abolição	Vivos (raramente)

Tabela 2 Inervação neurovegetativa

Órgão/tecido	Função simpática	Função parassimpática
Pupila	Midríase	Miose
Glândula lacrimal	Pouco efeito sobre secreção Vasoconstrição	Secreção abundante
Glândula salivar	Secreção viscosa e pouco abundante	Secreção fluida e abundante
Glândula sudorípara	Secreção abundante	Inervação ausente
Glândula suprarrenal	Secreção de epinefrina	Nenhuma ação
Pele	Ereção dos pelos Vasoconstrição	Inervação ausente
Brônquios	Dilatação	Constrição
Sistema cardíaco	Aumento da frequência Dilatação coronariana	Diminuição do ritmo cardíaco Constrição coronariana
Sistema gastrointestinal	Diminuição do peristaltismo Fechamento dos esfíncteres	Aumento do peristaltismo Abertura dos esfíncteres
Sistema genital masculino	Ejaculação Vasoconstrição	Ereção Vasodilatação
Vasos sanguíneos de tronco e extremidades	Vasoconstrição (nos músculos esqueléticos, promove vasodilatação)	Nenhuma ação (inervação possivelmente ausente)

- glicemia/Hb glicada (considerar teste de tolerância à glicose);
- função tireoidiana;
- imunoeletroforese/DHL (considerar eletroforese urinária);
- índice de segmentação de neutrófilos/vitamina B12 (ácido metilmalônico)/ácido fólico (vitamina B9);
- sorologias HIV/hepatite B/hepatite C (considerar outras de acordo com risco de exposição);
- provas de atividade inflamatória (velocidade de hemossedimentação/proteína C-reativa/fator antinúcleo/fator reumatoide/anticorpos anticitoplasmas de neutrófilos/anti-Ro/anti-La).

Esses exames laboratoriais, isoladamente, determinam a etiologia em 9-37% dos casos. Dentre os vários exames séricos, glicemia, dosagem de vitamina B12, dosagem de ácido metilmalônico e imunoeletroforese/imunofixação foram os de maior utilidade para o diagnóstico etiológico nos casos de polineuropatia de predomínio distal (comprimento dependente). Se forem associados história, exame neurológico, eletroneuromiografia e exames laboratoriais, a etiologia é estabelecida em 74-82% dos casos.

Eletroneuromiografia

A eletroneuromiografia confirma o diagnóstico clínico, localiza a lesão, quantifica o grau de acometimento identifica lesão nervosa subclínica e distingue o padrão lesivo entre degeneração axonal e desmielinização (algumas vezes, essa diferenciação é menos clara) (Tabela 3). Isoladamente, o exame não permite o diagnóstico etiológico da neuropatia periférica na maioria das vezes. A eletroneuromiografia convencional não detecta alterações em fibras amielínicas e mielinizadas de pequeno diâmetro, ou seja, pode ter resultado normal nas neuropatias de fibras finas.

Líquido cefalorraquidiano

O exame do líquido cefalorraquidiano tem baixo poder diagnóstico etiológico, mas é indicado na suspeita de desmielinização adquirida ou outros processos inflamatórios (polirradiculoneuropatias aguda e crônica) nos quais a contagem celular e/ou a concentração proteica podem aumentar.

Estudo genético

O painel de genes e mutações é muito amplo e a pesquisa deve ser racionalizada em virtude dos custos. Além disso, deve-se lembrar que um gene pode determinar mais de um fenótipo clínico, e o inverso também é verdadeiro.

Tabela 3 Tipos de lesão nervosa e algumas causas de neuropatia periférica

Degeneração axonal
Álcool
Deficiência de vitaminas B1 e B12
Metais pesados
Porfiria
Uremia
Amiloidose
DM
Hipotireoidismo/hipertireoidismo
Medicamentos
Doença de Charcot-Marie-Tooth tipo 2
Desmielinização/desmielinização segmentar
Polirradiculoneurites aguda/crônica clássicas
DM
Chumbo
Hanseníase
Doença de Charcot-Marie-Tooth tipo 1
Leucodistrofias
Difteria
Mononeuropatia motora multifocal
Síndrome de Lewis-Sumner

O fenótipo da doença de Charcot-Marie-Tooth é o mais comum; entretanto, há mais de 30 *loci* em 28 genes. A forma desmielinizante é a mais frequente. Em 76-90% dos casos, corresponde à CMT1A (duplicação do gene PMP22) e o gene da conexina 32 é o responsável por 12% deles. A forma axonal é menos comum. Em 33% dos casos, está associada a mutações no gene da mitofucina 2 e em 12%, mutações são encontradas no gene da conexina 32.

Biópsia de nervo periférico

É o último exame a ser realizado em vista de seu baixo poder diagnóstico etiológico. Sua exérese determina déficit neurológico.

A biópsia deve ser realizada em nervo afetado pela doença. Sua utilidade é maior para demonstração de processos inflamatórios quando não há outro tecido acometido e de mais fácil acesso, nas neuropatias assimétricas e quando há nervo espessado.

Biópsia de pele (determinação da densidade de fibras intraepidérmicas)

A biópsia de pele tem baixo poder diagnóstico etiológico. Sua realização é indicada para neuropatias de fibras finas com eletroneuromiografia normal.

Exames de imagem (USG/RNM)

Têm maior utilidade nas neuropatias focais/multifocais para demonstração de tumores, compressões e espessamento nervoso.

Outros

Podem ser realizados, ainda, testes sensitivos quantitativos e testes de função autonômica, entre outros.

DIAGNÓSTICO (FIGURA 1)

História clínica detalhada é fundamental para a caracterização etiológica. É importante a observação de sinais e sintomas de acometimento sistêmico (fora do sistema periférico).

Podem ser:

- neuropatias agudas: sua instalação ocorre em horas a dias; geralmente, decorrem de processos inflamatórios, exposição aguda a agentes tóxicos e em altas doses, ou de etiologia vascular inflamatória ou não;
- neuropatias subagudas: evoluem em semanas a meses; geralmente, ocorrem nas doenças sistêmicas metabólicas, por toxicidade de diversas substâncias, deficiência nutricional e por mecanismos imunomediados;
- neuropatias crônicas: evoluem em vários meses a anos; geralmente, decorrem de hereditariedade e, menos frequentemente, de doenças metabólicas.

TRATAMENTO

Institui-se o tratamento sintomático:

- uso isolado ou combinado de anticonvulsionantes, antidepressivos, opioides e derivados;
- dor/parestesia/disestesia;
- disfunção autonômica: fludrocortisona, midodrina (sem registro vigente na Anvisa), clonidina, betabloqueadores, betanecol, cisaprida (estes dois últimos sem registro vigente na Anvisa), entre outros.

O tratamento específico varia com a etiologia identificada:

- metabólica: correção da condição clínica;
- carencial: reposição vitamínica;

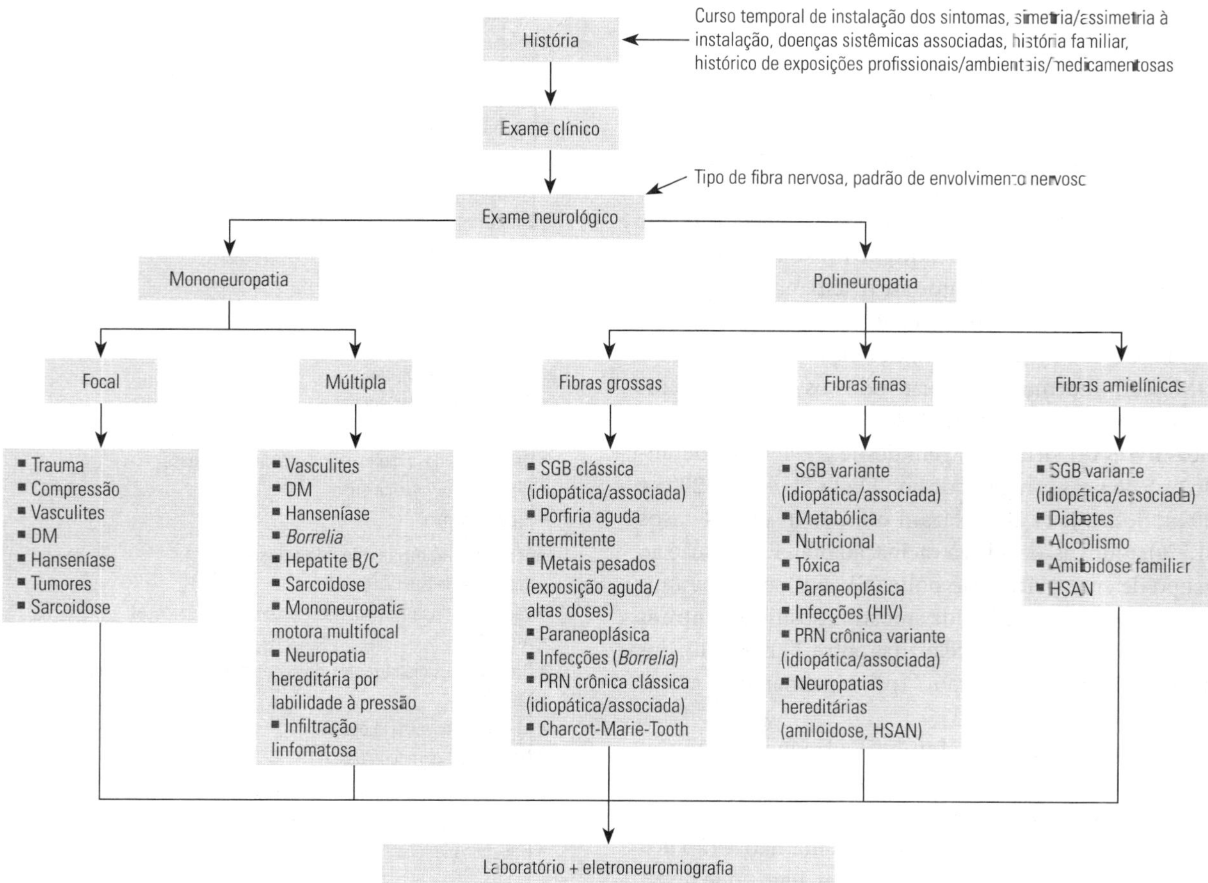

Figura 1 Algoritmo para diagnóstico clínico das neuropatias periféricas. HSAN: *hereditary sensory and autonomic neuropathy*; PRN: polirradiculoneurite inflamatória; SGB: síndrome de Guillain-Barré.

- tóxica: cessação da exposição (quando possível);
- imunomediada: plasmaférese, imunoglobulina humana EV, corticosteroides, imunossupressores são os mais comuns.

Além disso, deve-se recomendar reabilitação e terapia ocupacional que podem ser iniciadas antes do esclarecimento etiológico definitivo.

PROGNÓSTICO

O prognóstico varia com a etiologia identificada.

BIBLIOGRAFIA

Chalck CH. Acquired peripheral neuropathy. Neuro Clin 1997;15:501-28.

Dyck PJ, Thomas PK. Peripheral neuropathy. 4.ed. Philadelphia: Elsevier Saunders; 2005.

Li J. Inherited neuropathies. Semin Neurol 2012;32:204-14.

56 PARALISIAS FLÁCIDAS AGUDAS

Angelina Maria Martins Lino

DEFINIÇÃO E ETIOLOGIA

Paralisia flácida aguda pode ser a expressão clínica de várias doenças que acometem medula, raízes e nervos periféricos (mais comum), junção mioneural ou músculo. Trata-se de um grupo muito heterogêneo de doenças que é definido por fraqueza muscular de início agudo que varia de minutos até 4 semanas, frequentemente acompanhada por hiporreflexia ou arreflexia profunda, em ≥ 1 membro. Essa definição é utilizada pela OMS como forma de rastrear todos os casos de poliomielite em indivíduos com idade < 15 anos, com as Américas livres do vírus selvagem desde 1994. Considerando os 5.463 casos registrados no DATASUS entre 2005 e 2014, Sousa Jr et al. isolaram poliovírus em 94 casos (1,7%), todos associados à vacinação oral. Em relação ao grupo de enterovírus não pólio (EV-NP), esses pesquisadores detectaram 5,3% de amostras positivas dentre as 6.707 amostras de fezes coletadas entre 2005 e 2017, dos quais 57,5% eram do grupo B (principalmente E6 e E11) e 29,3% do grupo A (A71).

Neste capítulo, será abordada a fraqueza simétrica ou assimétrica em ambos os membros inferiores, independentemente da progressão ascendente (mais comum) ou descendente do déficit motor. Assim, não serão discutidas as causas de fraqueza muscular aguda que determinam apenas padrão hemiparético/hemiplégico e monoparético/monoplégico. Também não serão abordadas as causas traumáticas.

Apesar da variedade de doenças com apresentações clínicas e etiologias distintas, a síndrome de Guillain-Barré é a causa mais comum (Tabelas 1 e 2) e será aqui abordada. Outras causas importantes que podem mimetizar esta síndrome serão brevemente revisadas.

A síndrome de Guillain-Barré é uma doença inflamatória aguda, frequentemente pós-infecciosa, caracterizada por fraqueza muscular relativamente simétrica, cujo déficit motor máximo é atingido em até 4 semanas, geralmente ascendente e com arreflexia profunda associada a variável perda de sensibilidade e disfunção autonômica que decorrem da agressão imunomediada às raízes e aos nervos periféricos.

Tabela 1 Diagnóstico diferencial das paralisias flácidas agudas

Diagnóstico diferencial das paralisias flácidas agudas
Toxicidade
▪ Álcool
▪ Piridoxina
▪ Toxinas: botulínica, diftérica, tetânica
▪ Toxinas marinhas (ciguatoxina/tetrodotoxina/saxitoxina)
▪ Picadas de insetos/animais peçonhentos (certas espécies de carrapatos e cobras, viúva negra)
▪ Metais pesados (chumbo, mercúrio, arsênio, tálio)
▪ Organofosforados (plásticos/inseticidas)
▪ Solventes hexacarbonados (colas e laquês)
Infecções
▪ Poliovírus selvagem e vacinal
▪ Enterovírus não pólio (A71, D8, E6, E11)
▪ Família herpes vírus
▪ HIV
▪ Vírus da raiva
▪ Borrelia
Disfunções metabólicas
▪ Porfirias hepáticas agudas
▪ Deficiência de vitamina B12 e B1 (benfotiamina)
▪ Deficiência do complexo piruvato-desidrogenase
▪ Hipocalemia/hipercalemia
▪ Hipercalcemia
Doenças inflamatórias não infecciosas
▪ Síndrome de Guillain-Barré
▪ Vasculites (lúpus eritematoso sistêmico, sarcoidose)
▪ A-CIDP
▪ Doenças desmielinizantes do sistema nervoso central (EM, ADEM, NMOSD)
▪ Mielite transversa idiopática
▪ Neuropatia paraneoplásica
Distúrbios vasculares não inflamatórios
▪ Acidente vascular de tronco cerebral
▪ Isquemia medular
Patologias cirúrgicas não traumáticas
▪ Estenose de canal medular
▪ Compressões medulares (tumores, hematomas, abscessos)
▪ Malformação de Chiari
Distúrbios conversivos

Tabela 2 Paralisia flácida aguda em brasileiros com idade < 15 anos

Causas	%
Síndrome de Guillain-Barré	46
Mielite	3
Vacinação pós-pólio	2
Tumores	1
Trauma	1
Diversas	32
Não identificada	14
Excluídos	1

Dados retirados de 3.619 casos, entre 1990 e 1996, a partir de Dias-Tosta E, Kückelhaus CS. Guillain Barré syndrome in a population less than 15 years old in Brazil. Arq Neuropsiquiatr 2002;60:367-73.

EPIDEMIOLOGIA

A incidência anual da síndrome de Guillain-Barré varia em 0,3-6:100.000. Todas as idades podem ser afetadas, porém a ocorrência é maior em pacientes com idade > 50 anos. Não há preferência de gênero, mas alguns estudos mostram discreto predomínio do sexo masculino. Infecções de vias aéreas superiores ou intestinais antecedem em 2-4 semanas as manifestações paralíticas em 60-70% dos casos, na maioria das vezes sem identificação do agente causal. Quando a identificação ocorre, os agentes mais comuns são *Campilobacter jejuni* em até 33% e citomegalovírus, vírus Epstein-Barr, vírus da varicela-zóster, *Mycoplasma* ou *Borrelia* em 6% dos casos e, mais recentemente, a esta lista acrescentaram-se o Zika vírus, MERS-CoV e SARS-CoV2. Antecedentes menos comumente descritos são vacinações, terapêutica com anticorpos monoclonais, cirurgias, lúpus eritematoso sistêmico, linfoma de Hodgkin, entre outros.

A forma desmielinizante da síndrome de Guillain-Barré é a mais comum, porém as formas axonais têm frequência aumentada em países como China, Japão e México. No Brasil, as formas axonais foram identificadas em 18-39% dos casos.

QUADRO CLÍNICO

Na Tabela 3, são apresentadas as anormalidades mais comuns no exame neurológico que auxiliam na caracterização topográfica. A história clínica detalhada e a caracterização clínica do local de lesão direcionam o raciocínio clínico.

Em até 90% dos pacientes com síndrome de Guillain-Barré, o déficit motor se inicia pelos membros inferiores e ascende progressivamente até o máximo de in-

Tabela 3 Caracterização clínica da topografia lesional

Topografia	Manifestações clínicas na fase aguda	Exemplos
Medula completa ou transversa	Déficit motor geralmente simétrico e bilateral; reflexos normais, hipoativos ou abolidos (choque medular); todas as modalidades sensitivas acometidas com nível bem definido; presença de alterações esfincterianas	Mielite transversa idiopática aguda Doença de Devic ADEM Esclerose múltipla
Corda anterior	Déficit motor geralmente simétrico e bilateral; reflexos normais, hipoativos ou abolidos (choque medular); perda da sensibilidade superficial com nível bem definido; sensibilidade profunda preservada; presença de alterações esfincterianas	Infarto no território da artéria espinal anterior
Corno ventral	Déficit motor puro, simétrico ou assimétrico; reflexos normais, hipoativos ou abolidos; função esfincteriana preservada	Poliovírus e outros enterovírus não pólio
Raízes e nervos periféricos	Déficit motor geralmente simétrico, com predomínio distal e proximal (lesão não comprimento-dependentes) reflexos geralmente hipoativos ou abolidos; geralmente há alteração de sensibilidade com padrão bota/luva; pode haver acometimento de nervos cranianos; função esfincteriana geralmente preservada	Síndrome de Guillain-Barré clássica e variantes axonais Porfirias hepáticas Intoxicação aguda por metais pesados Polineuropatia do doente crítico Difteria
Junção mioneural	Déficit motor puro, com predomínio proximal; reflexos normais ou discretamente hipoativos; pode haver acometimento de musculatura craniana; função esfincteriana preservada	Crise miastênica Crise colinérgica Paralisias metabólicas Toxinas (curare, organofosforados)
Músculo	Déficit motor puro, com predomínio proximal; reflexos normais ou discretamente hipoativos; pode haver acometimento de musculatura craniana; função esfincteriana preservada; pode haver dor à palpação muscular	Miopatias inflamatórias idiopáticas Miopatia do doente crítico (miopatia quadriplégica aguda) Miopatia tóxica Miopatia infecciosa

ADEM: encefalomielite desmielinizante disseminada aguda.

capacidade em até 4 semanas, geralmente associado a variável déficit sensitivo. Início na face e/ou nos membros superiores é encontrado em até 12% dos casos. Disfunção autonômica, predominantemente simpática, e insuficiência respiratória com necessidade de ventilação mecânica ocorrem em 65% e 30% dos pacientes, respectivamente. Recidiva pode acontecer em 1-5% dos casos dentro das primeiras 8 semanas.

EXAMES COMPLEMENTARES

A investigação laboratorial inicial leva em consideração o sítio anatômico identificado pelo exame neurológico aliado a aspectos da história clínica. Resumidamente, são realizados:

- RNM de coluna: indicada na suspeita de lesão medular (dor focal sobre a coluna, nível sensitivo bem estabelecido, importante alteração esfincteriana vesical e/ou anal, reflexos normais em membros superiores e abolidos em membros inferiores); se houver sinais clínicos de acometimento encefálico (crises convulsivas, rebaixamento do nível de consciência), incluir avaliação do crânio. Na síndrome de Guillain-Barré, este exame pode ser normal ou evidenciar aumento de volume e/ou captação de gadolínio nas raízes nervosas;
- líquido cefalorraquidiano: deve ser coletado na suspeita de doença inflamatória, p. ex., na síndrome de Guillain-Barré espera-se a típica dissociação proteinocitológica (celularidade normal, aumento da concentração proteica), porém pode estar normal na 1ª semana da doença; além disso, celularidade > 10 células/mm3 alerta para associação com infecção e infiltração. Também está indicado na suspeita de lesão medular inflamatória, após ter sido descartado processo compressivo pelos métodos de imagem (RNM é o mais indicado);
- eletroneuromiografia: método importante nas afecções de nervos periféricos, junção mioneural e músculo. Na síndrome de Guillain-Barré, não só confirma o diagnóstico, mas também estabelece seu mecanismo de lesão (axonal ou desmielinizante), o que ocorre de forma mais fidedigna após a 2ª ou a 3ª semana do início das manifestações clínicas. A realização de estimulação repetitiva para observação da resposta em decremento para diagnóstico de miastenia grave tem sensibilidade geral de 60-75% e a resposta em incremento sugere síndrome de Eaton-Lambert;
- exames séricos: indicados na suspeita de anormalidades metabólicas como causa, com especial interesse nas concentrações séricas de potássio, fosfato e magnésio. Dosagem de CPK deve ser feita em casos de miopatia aguda e também nas paralisias periódicas. Em função de particularidades na história clínica e das manifestações sistêmicas associadas à paralisia flácida aguda, outros exames podem estar indicados, como provas de atividade inflamatória sistêmica, função hepática e renal, hormônios tireoidianos, sorologias para diferentes agentes infecciosos, dosagem de metais pesados;
- urina: considerar dosagem dos metabólitos intermediários do ciclo do Heme na suspeita de porfirias hepáticas agudas (porfiria aguda intermitente é a mais frequente); também é exame importante no diagnóstico de intoxicações;
- fezes: considerar coleta de amostra para pesquisa direta ou cultura na suspeita de poliovírus e outros enterovírus não pólio;
- biópsias: no caso da síndrome de Guillain-Barré, a realização de biópsia de nervo não está indicada, pois o diagnóstico é estabelecido mediante os critérios clínicos e laboratoriais (eletroneuromiografia e líquido cefalorraquidiano). A biópsia de músculo é importante no diagnóstico diferencial das miopatias inflamatórias;
- ECG: está indicado nas miopatias e anormalidades metabólicas.

DIAGNÓSTICO

A Tabela 4 apresenta as possibilidades diagnósticas em função do local de início das manifestações clínicas e na Tabela 5 são apresentados os critérios clínicos e alertas no diagnóstico da síndrome de Guillain-Barré.

A Figura 1 mostra o algoritmo diagnóstico das paralisias flácidas agudas.

Tabela 4 Local de início das manifestações clínicas e causas de paralisia flácida aguda

Local de início dos sintomas/sinais	Doenças
Membros inferiores	**Raízes e nervos periféricos** ▪ Síndrome de Guillain-Barré (AIDP e variantes: AMAN, AMSAM e paraparéticas) ▪ Porfirias hepáticas ▪ Intoxicações (metais pesados, álcool, organofosforados, solventes hexacabonados) ▪ Neuropatia do doente crítico ▪ Carcinomatose/linfomatose meníngea **Medula** ▪ Mielite transversa idiopática aguda ▪ Poliomielite e outras mielopatias infecciosas agudas (esquistossomose, enterovírus não pólio, herpes vírus 1, vírus Epstein-Barr, citomegalovírus, adenovírus B21, Zika vírus, HIV, Borrelia sp, vírus varicela-zoster, SARS-CoV2) ▪ Mielites inflamatórias não infecciosas (esclerose múltipla, NMOSD, ADEM)

(continua)

(continuação)

Tabela 4 Local de início das manifestações clínicas e causas de paralisia flácida aguda

Local de início dos sintomas/ sinais	Doenças
Nervos cranianos e/ou membros superiores	**Junção mioneural/músculo** ▪ Metabólicas (hipocalemia, hipercalemia, hipermagnesemia, hipofosfatemia) ▪ Síndrome miastênica de Eaton-Lambert ▪ Canalopatias ▪ Rabdomiólise ▪ Miopatia inflamatória idiopática (polimiosite) ▪ Dermatopolimiosite ▪ Miopatias tóxicas/metabólicas (álcool) ▪ Miopatias infecciosas (SARS-CoV2) ▪ Miopatia do doente crítico **Raízes e nervos periféricos** ▪ Síndrome de Guillain-Barré (variantes: Miller Fisher, faringocervicobraquial, paralisia facial bilateral com parestesias em membros superiores) ▪ Porfirias hepáticas ▪ Intoxicação por chumbo ▪ Toxina diftérica **Medula** ▪ Pode ter as mesmas etiologias já citadas **Junção mioneural/músculo** ▪ Miastenia grave ▪ Botulismo ▪ Miosite orbitária

ADEM: *acute disseminated encephalomyelitis* (encefalomielite disseminada aguda); AIDP: *acute inflammatory demyelinating polyradiculoneuropathy* (polirradiculoneuropatia inflamatória desmielinizante aguda); AMAN: *acute motor axonal neuropathy* (neuropatia axonal motora aguda); AMSAN: *acute motor and sensory axonal neuropathy* (neuropatia axonal motora e sensitiva aguda); NMOSD: doenças do espectro da neuromielite óptica.

Tabela 5 Critérios para diagnóstico da forma clássica da síndrome de Gillain-Barré

Achados necessários para o diagnóstico
▪ Fraqueza progressiva bilateral em membros inferiores e superiores ▪ Reflexos profundos abolidos ou hipoativos
Achados que suportam fortemente o diagnóstico
▪ Fase progressiva com duração de dias a 4 semanas (frequentemente < 2 semanas) ▪ Simetria relativa dos sintomas e sinais ▪ Sintomas e sinais sensitivos leves ▪ Acometimento de nervos cranianos (principalmente o nervo facial) ▪ Disfunção autonômica ▪ Dor com padrão radicular ▪ Aumento da concentração de proteína no LCR (proteína normal não descarta o diagnóstico) ▪ Diagnóstico eletrofisiológico compatível com neuropatia sensitivo-motora, mais comum, ou motora (ENMG normal realizada nas fases iniciais não descarta o diagnóstico)
Achados que põem em dúvida o diagnóstico (*"red flags"*)
▪ Aumento do número de células, mononucleares ou polimorfonucleares, no LCR (> 50 células/mm³) ▪ Assimetria marcada e persistente ao exame neurológico ▪ Disfunção esfincteriana (vesical e/ou anal) ao início ou persistente durante o curso da doença ▪ Disfunção respiratória grave com fraqueza muscular desproporciona em membros ▪ Sinais sensitivos marcados com fraqueza muscular leve ou inexistente ▪ Presença de febre ▪ Nadir dos déficits neurológicos atingido em < 24 horas ▪ Nível sensitivo marcado (sugere lesão medular) ▪ Hiper-reflexia/reflexo cutâneo-plantar em extensão/clônus ▪ Dor abdominal com ou sem alteração comportamental ▪ Progressão por > 4 semanas após o início dos sintomas ▪ Alteração de consciência (exceto para encefalite de Bickerstaff)

ENMG eletroneuromiografia; LCR: líquido cefalorraquidiano. Fonte: Leonhard SE et al., 2019.

Podem ser citados os seguintes aspectos das doenças que mais comumente mimetizam a síndrome de Guillain-Barré:

- mielopatia: grupo que comporta distintas etiologias e representa a 2ª causa de paralisia flácida aguda no Brasil. Deve-se lembrar que o déficit motor pode ser paraparesia ou quadriparesia em função do nível medular da lesão e as clássicas alterações de liberação piramidal geralmente surgem após 2 semanas. Mielite transversa idiopática aguda é um termo utilizado desde 1948 para designar paraparesia/plegia cujas alterações neurológicas topografam para a medula, com características inflamatórias e em que, por definição, nenhuma etiologia foi identificada. Como na literatura internacional, os dados nacionais mostram que é a mais frequente (Tabela 6). Apresenta incidência anual de 1-8:1.000.000 de pessoas e tem curso monofásico em 75-90% dos casos. Antecedente infeccioso (respiratório ou gastrointestinal) e/ou doença inflamatória sistêmica são encontrados em 30-60% dos pacientes. Apesar de todas as faixas etárias serem acometidas, são descritos 2 picos de maior ocorrência (10-19 e 30-39 anos). Segundo os estudos internacionais, ambos os gêneros são igualmente acometidos; entretanto, estudo nacional mostrou preponderância feminina e outro acusou discreto predomínio masculino. Na mielite transversa não infecciosa, corticosteroide em altas doses constitui a 1ª linha de tratamento. As mielites infecciosas devem ser consideradas no diagnóstico diferencial;
- crise miastênica: as doenças da junção mioneural se caracterizam por fraqueza muscular fatigável cuja causa mais comum é a miastenia grave. Esta doença tem curso crônico e flutuante, com predomínio da fraqueza muscular voluntária ocular e craniana. No Brasil, tem

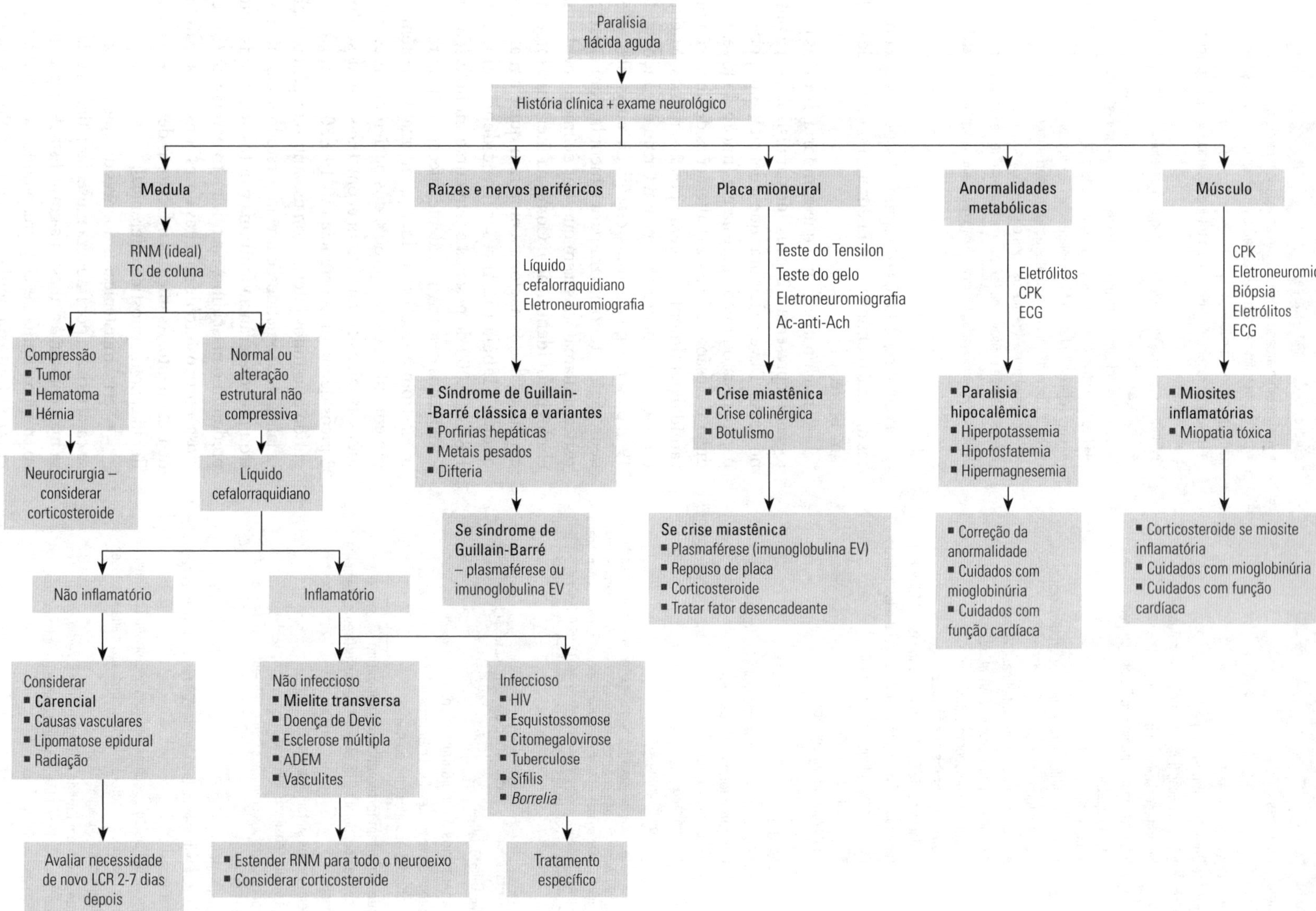

Figura 1 Algoritmo para abordagem inicial do paciente com paralisia flácida aguda (os representantes mais importantes estão grafados em negrito). Ac-anti-Ach: anticorpo antirreceptor de acetilcolina; ADEM: encefalomielite desmielinizante disseminada aguda; LCR: líquido cefalorraquidiano.

Tabela 6 Etiologia de mielopatia não tumoral e não traumática no Brasil

Causas	%
Inflamatória idiopática	37-53,6
Inflamatória infecciosa	23-43
Schistosoma mansoni	24-31
Herpes simples 1 e 2	28,5
Diversas	10-19
Deficiência de cobalamina	20-94
Autoimune	14
Não esclarecida	34

prevalência de 0,5-5:100.000 e incidência de 0,4:100.000, com variações em função de faixa etária e gênero. Costumeiramente, é classificada em função das manifestações clínicas em formas ocular pura e generalizada e, conforme a etiologia, em autoimune (mais comum), congênita, neonatal e induzida por drogas. O diagnóstico é subsidiado pelas alterações à eletroneuromiografia e pela dosagem de anticorpo antirreceptor de acetilcolina, que apresenta especificidade > 98% e sensibilidade de 85% para a forma generalizada e 44% para a forma ocular. A crise miastênica representa a rápida progressão de fraqueza muscular generalizada com disfagia, disfonia e aspiração que leva à insuficiência respiratória. Ocorre em 15-25% dos pacientes miastênicos, mais comumente nos primeiros 2 anos da doença. Podem ser identificados os fatores precipitantes em 25-38% dos casos (infecções de vias aéreas superiores ou urinária, pneumonia, puerpério, medicações ou contraste iodado). O tratamento consiste em plasmaférese seguida ou não de imunoglobulina EV, suspensão das drogas anticolinesterásicas por 48-72 horas (quando os pacientes já faziam uso), identificação e tratamento do fator desencadeante, e alguns autores advogam o uso de corticosteroides em altas doses por via parenteral;

- anormalidades metabólicas: podem causar disfunção de placa mioneural e/ou muscular de instalação aguda. Além de fraqueza muscular, podem ocorrer parestesias em mãos, pés e região perioral (hipofosfatemia < 1 mg/dL), rubor, vertigem, boca seca, sede e alterações na musculatura bulbar, ocular e respiratória (hipermagnesemia > 10 mEq/L). A paralisia periódica hipopotassêmica (K^+ < 3 mEq/L) é a mais comum nesse grupo, com prevalência de 1:100.000 e a suspeita diagnóstica pode surgir com história de eventos anteriores no mesmo paciente ou história familiar, antecedentes de exercício intenso, ingestão excessiva de carboidratos, doença tireoidiana (paralisia periódica tireotóxica), jejum prolongado seguido de sobrecarga de glicose, cetoacidose diabética associada a alcalose respiratória, abuso de diuréticos, diarreia ou vômito profusos. A hiperpotassemia (K^+ > 7 mEq/L) também pode desencadear paralisia flácida aguda. O tratamento envolve correção do metabólito alterado com cuidados em relação à função cardíaca. A recuperação geralmente é completa;
- miopatia aguda: as miopatias inflamatórias idiopáticas e as miopatias tóxicas são os representantes mais comuns. As miopatias inflamatórias idiopáticas são um grupo heterogêneo de doenças musculares com incidência anual de 1:100.000 e englobam dermatomiosite, polimiosite, miopatia necrotizante e miosite por corpúsculos de inclusão. As 3 primeiras podem apresentar associadamente doença pulmonar intersticial, doenças autoimunes, neoplasias e comprometimento cardíaco. Laboratorialmente, apresentam variável elevação da CPK e alterações histológicas distintivas à biópsia muscular. De forma geral, o tratamento envolve a utilização de corticosteroides em variáveis esquemas posológicos e vias de administração, geralmente seguidos por imunossupressores e, para os casos mais graves, podem ser utilizadas plasmaférese ou imunoglobulina EV. As miopatias tóxicas também representam um grupo com ampla variação no espectro clínico, desde mialgia e cãibras até paralisia flácida aguda. As substâncias que mais frequentemente causam rabdomiólise são álcool, estatinas, fibratos e cocaína, entre outras.

CLASSIFICAÇÃO

A síndrome de Guillain-Barré pode ser classificada nas formas clássica, ou típica, e variantes, ou atípica. De ocorrência mais frequente, a forma clássica é definida pelo déficit motor progressivo com caráter ascendente (caudal-rostral) e lesão desmielinizante ao estudo eletrofisiológico, denominada de polirradiculoneuropatia inflamatória desmielinizante aguda – AIDP.

Entre as formas variantes se incluem as axonais (neuropatia motora axonal aguda – AMAN e neuropatia motora e sensitiva aguda – AMSAN) que exibem progressão ascendente (caudal-rostral) do déficit motor, semelhante à forma clássica desmielinizante, e formas localizadas, que poderão permanecer desse modo durante todo o curso da doença ou poderão progredir para déficit motor mais generalizado. Nas apresentações localizadas se incluem as seguintes variantes: faringocervicobraquial, paraparética, paralisia facial bilateral com parestesias e síndrome de Miller Fisher/encefalite de Bickerstaff. Dentre as variantes ainda se incluem as formas sensitiva pura ou autonômica pura e que podem não evoluir para paralisia flácida aguda. As formas variantes implicam maior cuidado no diagnóstico devido ao maior espectro de diagnósticos diferenciais.

TRATAMENTO

Independentemente da causa da paralisia flácida aguda e em razão do risco de insuficiência respiratória, a 1ª etapa do tratamento engloba avaliação das vias aéreas, padrão respiratório, parâmetros hemodinâmicos e admissão em UTI. Na síndrome de Guillain-Barré, esses cuidados reduzem a mortalidade de 30% para valores de 3-8%.

Apenas com cuidados gerais, 50-94% dos pacientes melhoram sem tratamento específico. A imunoterapia para a síndrome de Guillain-Barré consiste em plasmaférese (volume de troca total de 200-250 mL/kg) ou imunoglobulina EV (400 mg/kg/dia, por 5 dias), que são igualmente eficazes. Desde que a doença não esteja progredindo, nenhum benefício é observado se forem prescritas após 2 semanas do início das manifestações clínicas. Em relação ao grupo placebo, a plasmaférese reduz o tempo de ventilação mecânica em 13 dias e o tempo para deambulação sem auxílio em 40 dias. Não há benefício adicional na associação sequencial de imunoglobulina EV em pacientes que não melhoraram após 2 semanas da última sessão de plasmaférese. De forma geral, com plasmaférese ou imunoglobulina EV, > 80% dos pacientes deambulam em 6 meses. A American Academy of Neurology recomenda que a plasmaférese seja considerada em pacientes que não caminham e dentro de 4 semanas do início dos sintomas ou em pacientes que caminham e dentro de 2 semanas do início dos sintomas. A imunoglobulina EV foi recomendada para pacientes que não deambulam e dentro de 2 semanas, e possivelmente seria útil dentro de 4 semanas do início dos sintomas. Recentemente, estudo controlado em pacientes graves e não responsivos à primeira aplicação de imunoglobulina demonstrou que a aplicação de um segundo curso desta terapêutica não gerou benefício adicional, entretanto esteve mais associada a eventos adversos graves.

PROGNÓSTICO

A maioria dos pacientes com síndrome de Guillain-Barré começa a se recuperar após 28 dias. O tempo médio para recuperação total ou quase total foi de 7 meses em 80% dos casos. Sequelas neurológicas mínimas são encontradas em 65%, ao passo que 10-15% dos pacientes ficam com sequelas mais graves (4% restritos ao leito e 9% deambulam com auxílio).

Alguns indicadores de pior prognóstico (maior tempo de internação e/ou recuperação com sequelas mais significativas) são:

- idade > 60 anos;
- progressão para o nadir em < 1 semana;
- necessidade de ventilação mecânica;
- redução significativa das amplitudes motoras distais;
- diarreia ou infecção por citomegalovírus como antecedente infeccioso;
- escores < 31 na escala de incapacidade do Medical Reseach Council à admissão hospitalar e após 1 semana de internação.

BIBLIOGRAFIA

Al Othman B, Raabe J, Kini A, Lee AG. Update: the Miller Fisher variants of Guillain-Barré syndrome. Curr Opin Ophthalmol 2019;30:462-6.

Brito JCF, Nóbrega PV. Mielopatias: considerações clínicas e aspectos etiológicos. Arq Neuropsiquiatr 2003;61:816-21.

Dias-Tosta E, Kückelhaus CS. Guillain Barré syndrome in a population less than 15 years old in Brazil. Arq Neuropsiquiatr 2002;60:367-73.

Dourado ME, Félix RH, Silva WKA, Queiroz JW, Jeronimo SMB. Clinical characteristics of Guillain-Barré syndrome in a tropical country: a Brazilian experience. Acta Neurol Scand 2012;125:47-53.

Florian IA, Lupan I, Sur L, Samasca G, Timis TL. To be or not to be... Guillain-Barré syndrome. Autoimmunity Rev 2021; 20:X-X.

Gupta A, Thorson P, Penmatsa KR, Gupta R. Rabdomyolysis: revisited. Ulster Med J 2021;90:61-9.

Isada CM, Miller R. Acute infectious myelopathies. Curr Opin Infect Dis 2020;33:251-8.

Leonhard SE, Mandarakas MR, Gondim FAA, Bateman K, Ferreira MLB, Cornblath DR, et al. Diagnosis and management of Guillain-Barré syndrome in ten steps. Nat Rev Neurol 2019;15:671-83.

Mastaglia FL, Needham M. Update on toxic myopathies. Curr Neurol Neurosci Rep 2012;12:54-61.

McNabb AA. Orbital myositis: a comprehensive review and reclassification. Ophthalmic Plast Reconstr Surg 2020;36:109-17.

Oliveira DRCAB, Fernandez RNM, Grippe TC, Baião FS, Duarte RL, Fernandez DJ. Epidemiological and clinical aspects of Guillain-Barré syndrome and its variants. Arq Neurosiquiatr 2021; 79:497-503.

Papais-Alvarenga M, Thuder LCS, Peçanha Neto S, Vasconcelos CC, Camargo SG, Alvarenga MP, et al. The clinical course of idiopathic acute transverse myelitis in patients from Rio de Janeiro. J Neurol 2010;257:992-8.

Pothiwala P, Levine SN. Analytic review: thyrotoxic periodic paralysis: a review. J Intensive Care Med 2010;25:71-7.

Selva-O'Callaghan A, Trallero-Araguás E, Milisenda JC, Grau-Junyent JM, Mammen AL. Classification and management of adult inflammatory myopathies. Lancet Neurol 2018;17(9):816-828.

Selva-O'Callaghan A, Trallero-Araguás E, Milisenda JC, Grau-Junyent JM. Differential diagnosis of necrotizing myopathy. Curr Opin Rheumatol 2021;33:544-53.

Shang P, Zhu M, Wang Y, Zheng X, Wu X, Zhu J, et al. Axonal variants of Guillain-Barré syndrome: an update. J Neurol 2021;268:2402-19.

Sousa Jr I, Burlandy FM, Oliveira SS, Nunes AM, Sousa C, Silva EM, et al. Acute flaccid paralysis laboratorial surveillance in a pólio-free country: Brazil 2005-2014. Human vaccines and Immunotherapeuthics 2017; 13:717-23.

Sousa Jr I, Oliveira MLA, Burlandy FM, Machado RS, Oliveira SS, Tavares FN, et al. Molecular characterization and epidemiological aspects of non-polio enterovirus isolated from acute flaccid paralysis in Brasil: a historical series (2005-2017). Emerg Microbes Infect 2020;9:2536-46.

Spina-França A, Salum PNB, Limongi JCP, Berger A, Losso ER. Mielopatias: aspectos diagnósticos. Arq Neuropsiquiatr 1980;38:360-6.

Staland JM, Fontaine B, Hanna MG, Johnson NE, Kissel JT, Sansone VA, et al. Review of the diagnosis and treatment of periodic paralysis. Muscle Nerve 2018;57:522-30.

Wernecke LC, Scola RH, Germiniani FMB, Comerlato EA, Cunha FMB. Myasthenic crisis. Arq Neuropsiquiatr 2002;60:519-24.
West T, Hess C, Cree BA. Acute transverse myelitis: demyelinating, inflammatory, and infectious myelopathies. Semin Neurol 2012;32:97-113.
Winer JB. An update in Guillain-Barré syndrome. Autoimmune Dis 2014;2014:793024.

57 SÍNDROMES PARKINSONIANAS

Egberto Reis Barbosa, João Carlos Papaterra Limongi

DEFINIÇÃO E ETIOLOGIA

A síndrome parkinsoniana ou parkinsonismo é um dos mais frequentes distúrbios do movimento e manifesta-se com 3 disfunções motoras principais: bradicinesia (lentidão de movimentos), rigidez e tremor de repouso. Para a caracterização da síndrome é necessária a presença de bradicinesia associada a um dos outros componentes, conforme critérios da Movement Disorders Society (MDS).

O parkinsonismo primário ou doença de Parkinson (DP) é uma afecção neurodegenerativa caracterizada principalmente pela perda progressiva de neurônios dopaminérgicos da substância negra. As formas secundárias de parkinsonismo podem resultar de uma série de causas. As formas mais frequentes incluem parkinsonismo medicamentoso, vascular, tóxico, infeccioso e pós-traumático. Outras formas de parkinsonismo neurodegenerativo podem ser observados em doenças como a paralisia supranuclear progressiva e atrofia de múltiplos sistemas (parkinsonismo atípico).

A DP, objeto principal deste capítulo, é a forma mais comum de parkinsonismo (cerca de 85% de todas as formas de parkinsonismo neurodegenerativo). A DP é a segunda mais comum doença neurodegenerativa. Manifesta-se com caráter predominantemente motor, entretanto anormalidades não motoras também podem ocorrer e algumas delas podem preceder as alterações motoras.

Na etiologia da DP interagem de forma complexa fatores genéticos, ambientais e o próprio envelhecimento. Em cerca de 10 a 15 % dos casos a moléstia é de natureza genética. Considera-se atualmente que na etiopatogenia da DP há uma participação decisiva de depósitos anormais da alfasinucleína, proteína de ação pré-sináptica. Admite-se que, sob a influência dos fatores etiológicos, ocorram alterações estruturais na molécula desta proteína que favorecem a sua agregação e acúmulo em populações neuronais mais suscetíveis, tais como substância negra e *locus ceruleus* entre outras, levando à disfunção de organelas e sistemas celulares que acarretam a morte neuronal. Portanto a DP é considerada uma proteinopatia da classe das sinucleinopatias.

EPIDEMIOLOGIA

Acomete ambos os sexos e todas as etnias, com ligeira preferência para o sexo masculino. Apresenta incidência de 20:100.000 habitantes/ano. Sua prevalência é de 150-200:100.000 habitantes na população geral, atingindo 2 a 3% da população com idade superior a 65 anos.

QUADRO CLÍNICO

- Bradicinesia: caracterizada por pobreza de movimentos e lentidão no início e na execução de atos motores voluntários e automáticos. Esse tipo de desordem motora pode englobar ainda incapacidade de sustentar movimentos repetitivos, fatigabilidade anormal e dificuldade de realizar atos motores simultâneos. A repercussão da bradicinesia pode ser observada na marcha (passos mais curtos e diminuição do balanço passivo de membros superiores), na escrita (micrografia) e na fala (baixo volume e sem entonações). Um fenômeno clinicamente associado à bradicinesia é o *freezing* ou bloqueio que geralmente afeta a marcha.
- Rigidez ou hipertonia plástica: é constatada pelo examinador a partir do aumento da resistência à movimentação passiva do membro afetado e pode ser contínua ou intermitente, sendo que esta configura o fenômeno da roda denteada. Outra característica da hipertonia plástica é o acometimento preferencial da musculatura flexora, determinando alteracões típicas da postura, com anteroflexão do tronco e semiflexão dos membros.
- Tremor: é tipicamente de repouso. Exacerba-se durante a marcha, no esforço mental e em situações de tensão emocional; ao passo que diminui com a movimentação voluntária do segmento afetado e desaparece com o sono. A frequência do tremor é de 4-6 ciclos/s e costuma envolver preferencialmente as mãos, configurando a alternância entre pronação e supinação ou flexão e extensão dos dedos.

A instabilidade postural aparece mais tardiamente na DP e por essa razão não está incluída entre as manifestações essenciais para a caracterização do parkinsonismo nesta moléstia, conforme os critérios da MDS, mencionados acima. Entretanto, pode ocorrer na fase inicial de doenças neurodegenerativas com parkinsonismo atípico e é decorrente da perda de reflexos de readaptação postural. Esse distúrbio eventualmente se evidencia apenas em mudanças bruscas de direção durante a marcha.

Sintomas não motores: são frequentes e podem anteceder os sintomas motores em muitos anos. Os principais incluem: hipo/anosmia, obstipação intestinal, depressão, distúrbios do sono e alterações sensoriais. Disfunções cognitivas leves, principalmente da esfera visuoespacial, podem ser observadas em fases relativamente iniciais. Demência franca manifesta-se apenas em fases mais avançadas.

Atualmente, duas formas dessa moléstia podem ser distinguidas: a forma clássica, de início na meia-idade, e a forma genética, que geralmente tem início mais precoce e frequentemente tem história familiar positiva. Vários tipos da forma genética da doença de Parkinson são conhecidos e designados pela sigla PARK com numeração de 1 até mais de 20. Os mais frequentes são o PARK 2 e o PARK 8. Atualmente a tendência é nomear essas formas genéticas de acordo com o gene acometido.

EXAMES COMPLEMENTARES

- Exames de neuroimagem estrutural (TC e RM do crânio): são utilizados no diagnóstico diferencial entre a DP e as síndromes parkinsonianas de diversas etiologias. Em casos de maior dúvida quanto ao diagnóstico pode-se recorrer à RM de 3 Tesla que permite identificar alterações na substância negra representadas por perda neuronal no nigrossomo 1 (e desconfiguração da imagem normal em "cauda de andorinha") e redução da concentração de neuromelanina.
- Exames de neuroimagem funcional (PET e SPECT): utilizam marcadores de transportador de dopamina ou de levodopa e também podem auxiliar no diagnóstico diferencial. Em nosso meio está disponível a cintilografia cerebral (SPECT) com TRODAT que é um marcador de transportador de dopamina.
- Sonografia transcraniana: pode evidenciar anormalidades da ecogenicidade na substância negra em pacientes com DP. Mais de 90% dos portadores da doença de Parkinson apresentam esse tipo de alteração, que pode ser também encontrado em cerca de 10% dos indivíduos-controle. Esse método é particularmente útil no diagnóstico diferencial com o tremor essencial.
- Exame do olfato: realizado por meio de testes padronizados, é um meio auxiliar no diagnóstico da DP. Na imensa maioria dos casos, já existe grave déficit olfatório por ocasião do início das manifestações motoras, o que não ocorre em pacientes com parkinsonismo atípico ou tremor essencial.

CLASSIFICAÇÃO

A Tabela 1 apresenta a classificação das síndromes parkinsonianas.

Tabela 1 Síndromes parkinsonianas

Parkinsonismo primário	Doença de Parkinson ■ Esporádica ■ Genética
Parkinsonismo secundário	Medicamentoso Vascular Tóxico Infeccioso Pós-traumático
Parkinsonismo atípico	Paralisia supranuclear progressiva Atrofia de múltiplos sistemas Doença de corpos de Lewy Degeneração corticobasal

A causa mais importante de parkinsonismo secundário é a exposição a drogas que podem agir no SNC, como agentes bloqueadores de receptores dopaminérgicos de tipos D1 e D2, presentes no *striatum* (putâmen/núcleo caudado), para onde se projetam as terminações dos neurônios dopaminérgicos que têm origem na substância negra. Nessa categoria de drogas, as que mais frequentemente produzem parkinsonismo secundário são os neurolépticos típicos, como o haloperidol e a clorpromazina, que são potentes bloqueadores de receptores dopaminérgicos D1 e D2. Entretanto, mesmo os neurolépticos atípicos modernos, como a olanzapina e a quetiapina, com menor afinidade para esses receptores, podem causar parkinsonismo. A exceção é a clozapina, que atua predominantemente sobre receptores D4, fora do *striatum*.

Outras classes de drogas que podem causar parkinsonismo são: antivertiginosos (bloqueadores dos canais de cálcio), como flunarizina e cinarizina; e antieméticos e aceleradores de trânsito gástrico, como as benzamidas (metoclopramida e bromoprida). Um dado importante a ser considerado é que o parkinsonismo induzido por drogas pode persistir por semanas ou meses após a retirada do agente causal. Dessa forma, as informações de anamnese a serem obtidas em pacientes portadores de parkinsonismo devem ser bastante minuciosas em relação a esse aspecto.

Parkinsonismo vascular é uma forma frequente de parkinsonismo secundário e sua caracterização obedece aos seguintes critérios: presença de parkinsonismo, evidências clínicas e/ou de neuroimagem de doença cerebrovascular, predomínio da forma rígido-acinética, hesitação da marcha e disfunção cognitiva precoce. Os critérios de exclusão para esse diagnóstico incluem: história de trauma de crânio repetido, encefalite definida, tratamento com neuroléptico que antecede a instalação do quadro e presença de lesões estruturais ou hidrocefalia nos exames de neuroimagem.

Em indivíduos mais jovens, diferentemente do que ocorre nos mais idosos, as formas pós-encefalíticas de parkinsonimo secundário são as mais comuns.

Parkinsonismo atípico é a denominação empregada para caracterizar quadros neurológicos em que uma síndrome parkinsoniana, geralmente apenas expressada por bradicinesia e rigidez (sem tremor), associa-se a distúrbios autonômicos, cerebelares, piramidais, de neurônio motor inferior ou, ainda, de motricidade ocular extrínseca. O parkinsonismo atípico geralmente se instala de forma simétrica, apresenta resposta insatisfatória à levodopa e tem progressão mais rápida que a DP. Essas doenças neurodegenerativas são as que oferecem maior dificuldade no diagnóstico diferencial, pois apresentam quadro neurológico inicial muito parecido com o da doença de Parkinson.

DIAGNÓSTICO

O diagnóstico da DP é essencialmente clínico e depende da exclusão de causas secundárias e de formas atípicas. Quando a moléstia se apresenta como uma síndrome parkinsoniana típica, de início unilateral, geralmente não há dificuldades; porém, em fases iniciais, o parkinsonismo pode apresentar-se de forma fragmentária, dificultando seu reconhecimento.

Essas formas fragmentárias de parkinsonismo podem ser divididas em dois tipos básicos: a forma rígido-acinética, caracterizada pela presença de bradicinesia e/ou rigidez, e a forma hipercinética, na qual predomina o tremor. Nas formas rígido-acinéticas, o diagnóstico diferencial deve incluir, além de formas de parkinsonismo atípico, quadros depressivos e hipotireoidismo. Nas formas com predomínio do tremor o diagnóstico diferencial mais importante é com o tremor essencial. O tremor essencial é uma afecção frequente e difere da doença de Parkinson pelas seguintes características: tremor bilateral e simétrico, predominantemente postural e cinético, com frequência de 8-12 ciclos/s (mais rápido que o da DP) e ausência de outros sintomas e sinais de parkinsonismo.

Nas formas secundárias, o quadro costuma ser bilateral e simétrico, geralmente não há tremor e o curso clínico depende da causa subjacente.

Nas formas atípicas, o quadro geralmente também é bilateral e simétrico sem presença do tremor de repouso. Nesses casos a evolução é mais rápida do que na doença de Parkinson e estão presentes manifestações relacionadas ao comprometimento de outros sistemas neurais, como paralisia do olhar (na paralisia supranuclear progressiva), disautonomia (na atrofia de múltiplos sistemas), demência precoce (na demência com corpos de Lewy) e apraxia e síndrome do membro alienígena (na degeneração corticobasal).

TRATAMENTO

A anormalidade bioquímica de maior relevância na DP consiste na redução da transmissão dopaminérgica da via nigro-estriatal como resultado da degeneração de neurônios dopaminérgicos da substância negra pars compacta. Portanto, o tratamento da DP tem como objetivo principal a restauração do equilíbrio bioquímico através do aumento da atividade dopaminérgica.

As principais drogas utilizadas no tratamento sintomático são: levodopa, agonistas dopaminérgicos, inibidores da monoaminoxidase B (MAO-B), inibidores da catecol-ortometiltransferase (COMT), amantadina e anticolinérgicos.

A levodopa é considerada o padrão-ouro no tratamento da DP. É sempre utilizada em associação com um inibidor periférico da dopa-descarboxilase (benserazida ou carbidopa) para reduzir sua conversão em dopamina antes de atravessar a barreira hematoencefálica. As doses utilizadas variam de acordo com a gravidade do quadro, geralmente entre 250-1.500 mg/dia, em doses fracionadas. A levodopa é a droga mais eficaz no tratamento de todas as fases da doença. É bastante eficaz no tratamento da bradicinesia e da rigidez muscular, mas seu efeito no tremor é menos consistente. Além disso, sintomas como instabilidade postural e bloqueios da marcha (*freezing*), comuns em fases mais avançadas, não respondem bem à levodopa.

Efeitos colaterais da levodopa no início do tratamento incluem náuseas, vômitos e hipotensão postural e são geralmente evitados iniciando-se com doses baixas e com incrementos graduais. Após alguns anos, são comuns as flutuações motoras e a indução de discinesias, que são movimentos involuntários do tipo coreico ou distônico. Alterações neuropsiquiátricas como alucinações visuais e delírios, podem ocorrer nas fases mais avançadas e em pacientes com evidências de comprometimento cognitivo. Nessas situações, é recomendável a redução da dose ou a introdução de um neuroléptico com baixa afinidade para receptores estriatais (D1 e D2), como quetiapina ou clozapina.

Embora mais eficaz quando comparada aos outros antiparkinsonianos, não há consenso acerca do seu uso nas fases iniciais da DP em virtude de sua associação com o aparecimento de discinesias após alguns anos de tratamento. Embora a introdução precoce da levodopa esteja associada a melhor controle dos sintomas, alguns estudos sugerem que o início do tratamento com um agonista poderia retardar o aparecimento de discinesias. Entretanto, evidências mais recentes parecem indicar que a indução de discinesias estejam mais relacionadas com doses altas de levodopa e com a duração da doença e não com a duração do tratamento.

Os agonistas dopaminérgicos são drogas que estimulam diretamente os receptores dopaminérgicos. São menos potentes do que a levodopa, mas possuem meia-vida plasmática mais prolongada e oferecem risco menor de complicações motoras. Entretanto, efeitos colaterais na esfera neuropsiquiátrica tais como alucinações visuais, delírios, transtorno de controle de impulso e sonolência irresistível podem limitar seu uso. Atualmente apenas duas drogas dessa classe estão disponíveis no mercado brasileiro: pramipexol e rotigotina. O pramipexol é uma droga utilizada por via oral, disponibilizada em apresentação de liberação imediata ou prolongada. Na forma de liberação imediata as doses utilizadas são de 0,75-4,5 mg dividida em três tomadas; na forma de liberação prolongada, doses equivalentes são administradas em dose diária única. A rotigotina é disponibilizada como adesivo de absorção transdérmica utilizado em aplicação diária única em dose que varia de 2-8 mg/24 horas.

Os inibidores da MAO-B são drogas que inibem a recaptacão de dopamina na fenda sináptica e reduzem sua metabolização. Apresentam eficácia moderada sobre os sintomas motores e podem ser utilizados como monoterapia na fase inicial ou em associação com outras medicações. Vários estudos clínicos foram realizados para testar potenciais benefícios como neuroprotetores, mas os resultados foram inconclusivos. Existem três drogas dessa classe disponíveis em nosso meio: selegilina, rasagilina e safinamida. Efeitos colaterais incluem tonturas, aumento de discinesias (menos com a safinamida) e raramente síndrome serotoninérgica quando utilizados com certos inibidores de recaptação de serotonina.

Inibidores da COMT podem ser empregados para prolongar o tempo de duração das doses individuais de levodopa, cuja meia-vida é bastante curta. A COMT é uma das enzimas responsáveis pela metabolização da levodopa e sua inibição resulta, portanto, em maior duração e potencialização do efeito dopaminérgico. As drogas atualmente disponíveis são a tolcapona e a entacapona. A tolcapona tem ação central e periférica, empregada em dose de 300 mg/dia dividida em três tomadas. Em virtude da ocorrência de hepatotoxicidade fatal em raros casos, pacientes devem ter os níveis de enzimas hepáticas monitoradas. A entacapona tem ação apenas periférica e deve ser usada juntamente com a levodopa na dose de 200 mg em cada tomada. Os inibidores da COMT devem sempre ser empregados em associação com a levodopa e tem sua indicação precisa no tratamento das flutuações motoras (*wearing-off*) determinadas pelo encurtamento progressivo da duração de cada dose. Os efeitos colaterais mais comuns são relacionados ao aumento da atividade dopaminérgica e, portanto, são semelhantes aos da levodopa. Existem, porém, alguns efeitos colaterais próprios desta classe de medicamentos como anorexia, náuseas e diarreia.

A amantadina é uma droga antiparkinsoniana pouco potente e possui atividade dopaminérgica provavelmente pela inibição da recaptação da dopamina na fenda sináptica. Possui também propriedades anticolinérgicas e atua como antagonista do receptor N-metil-D-aspartato (NMDA). Dessa forma, possui atividade antiglutamatérgica e pode reduzir a hiperatividade da projeção glutamatérgica do núcleo subtalâmico (NST) sobre o segmento interno do globo pálido (GPi), aspecto relevante na fisiopatologia da DP. Além disso, essa ação antiglutamatérgica pode estar relacionada ao efeito terapêutico sobre as discinesias induzidas pela levodopa. É administrada em doses de 100-300 mg/dia divididas em três vezes. Os efeitos colaterais mais importantes são confusão mental, alucinações, insônias e pesadelos. Efeitos periféricos incluem livedo reticular e edema de membros inferiores. Esses efeitos raramente limitam o uso da droga que, quando necessário, deve ser retirada gradualmente.

Os anticolinérgicos foram as primeiras drogas utilizadas no tratamento da DP, no início de forma totalmente empírica. Atualmente sabe-se que seu mecanismo de ação tem como base a redução da atividade colinérgica que se encontra aumentada na DP como resultado da redução de dopamina no *striatum*. Os anticolinérgicos vêm perdendo espaço no tratamento da DP por várias razões: apresentam reduzida eficácia no controle da bradicinesia, embora apresentem ação satisfatória sobre o tremor; além disso, seus efeitos colaterais periféricos (sialosquese, obstipação intestinal, retenção urinária) e centrais (alucinações, comprometimento cognitivo) limitam consideravelmente seu uso. Atualmente, essa classe de medicamentos tem sido raramente utilizada e apenas indicada para pacientes mais jovens que apresentam tremor como manifestação predominante.

O tratamento cirúrgico é indicado em situações específicas quando o controle farmacológico torna-se insatisfatório pelo aparecimento de flutuações motoras ou de discinesias. O advento da técnica de estimulação cerebral profunda (DBS) representou considerável avanço em relação às cirurgias ablativas pois preservam a integridade das estruturas-alvo, podem ser feitos procedimentos bilaterais e permitem ajuste de programação de acordo com as novas necessidades do paciente. Os alvos preferencias são o GPi, NST ou núcleo ventral intermédio do tálamo (em pacientes com predomínio de tremor e mínima bradicinesia). O DBS baseia-se na modulação de determinados circuitos cerebrais através do implante de eletrodos em estruturas específicas e resulta em melhora do tremor, das flutuações motoras e das discinesias. O sucesso das intervenções depende da correta seleção dos pacientes e do melhor alvo para cada caso. O diagnóstico de DP e o histórico de boa resposta à levodopa são critérios de inclusão obrigatórios. Na maioria das vezes, as cirurgias são indicadas cerca de 10 anos após o diagnóstico, mas alguns estudos sugerem que indicações mais precoces podem ser benéficas em alguns casos. Os principais critérios de exclusão incluem: idade acima de 75 anos (embora essa idade de corte seja um tanto arbitrária), parkinsonismo atípico, doença psiquiátrica e demência. Eventuais complicações são raras e incluem hematoma cerebral, convulsões, infecção e complicações clínicas decorrentes de internação hospitalar. Efeitos colaterais como disartria, parestesias e alterações do humor podem ocorrer, mas são geralmente controlados por meio de mudanças nos parâmetros da programação.

PROGNÓSTICO

A DP é uma afecção neurodegenerativa de caráter lentamente progressivo. A velocidade de progressão pode variar com uma série de fatores. Pacientes mais jovens tendem a apresentar evolução mais lenta, porém são mais propensos ao desenvolvimento de discinesias induzidas pela levodopa.

Frequentemente, sintomas não relacionados à disfunção dopaminérgica como demência, *freezing* e transtornos posturais graves constituem fatores determinantes para o declínio da qualidade de vida nas fases mais avançadas da doença.

▪ BIBLIOGRAFIA

Barbosa ER, Cury RG. Tailoring the deep brain stimulation indications in Parkinson's disease. Arq Neuropsiquiatr 2018;76:359-360.

Barbosa ER, Ferraz HB. Doença de Parkinson. In Gagliardi RJ, Takayanagui OM. Tratado de Neurologia/ABN, GEN-Guanabara-Koogan; 2019.

Poewe W, Seppi K, Tanner CM et al. Parkinson disease. Nat Rev Dis Primer 2017;3:17013.

Postuma R, Berg D, Stern M et al. MDS Clinical Diagnostic Criteria for Parkinson's Disease. Mov Disord 2015;30:1591-1599.

Reimão S, Ferreira J, Poewe W et al. A standartized MR imaging protocol for parkinsonism. Mov Disord 2020;35:1745-1750.

DOENÇAS PSIQUIÁTRICAS

MARCIO EDUARDO BERGAMINI VIEIRA

58 TRANSTORNOS RELACIONADOS AO USO DO ÁLCOOL

Marcio Eduardo Bergamini Vieira

DEFINIÇÃO

Álcool é uma substância psicoativa particular pois não possui um receptor único para agir, mas sim uma extensa gama de sistemas neurotransmissores diferentes. Observamos efeitos em sistemas serotoninérgicos, dopaminérgicos, gabaérgicos, glutamatérgicos e opioides.

No mundo todo, o uso problemático do álcool é o quinto principal fator de risco para mortes e para invalidez e, com ajuste para idade (15-59 anos), torna-se o principal fator de risco para mortalidade. Segundo a Organização Mundial da Saúde (OMS), em 2004, 4,5% da carga global de doenças foi atribuída ao álcool, sendo 7,4% para homens e 1,4% para mulheres. Nos Estados Unidos, o custo econômico anual para os transtornos relacionados a seu uso foi da ordem de 249 bilhões de dólares.

EPIDEMIOLOGIA

Cerca de um terço da população dos Estados Unidos preenche critérios para transtorno relacionado ao uso do álcool ao longo de suas vidas e, em 12 meses, apresenta prevalência de 5,6% até 14%. Esta prevalência aumenta durante a adolescência e o começo da idade adulta, decrescendo a partir dos 25 anos de idade. Por volta de 70% destas pessoas se recuperam espontaneamente, mas 25% destes indivíduos precisam do suporte de um serviço de saúde mental que trate desta condição. Tanto homens quanto mulheres têm padrões de recuperação semelhantes, mas é mais fácil encontrar homens buscando ajuda. Alguns estudos genéticos quantitativos sugerem uma herdabilidade de 40 a 70% para essa condição, com centenas de variantes implicadas neste processo, a maior parte delas com efeito isolado pouco significativo.

Em dados nacionais, 48% da população brasileira se declara abstêmia, isto é, não consome álcool. Entretanto, temos por aqui 9% de indivíduos com dependentes e 3% em consumo nocivo, totalizando 12% dos brasileiros acometidos por um uso problemático desta substância, sempre lembrando que ela é, frequentemente, a porta de entrada para o consumo de outras substâncias psicoativas. Os jovens estão cada vez mais expostos a este uso, motivados por uma falta de controle na comercialização para esta população, o consumo familiar, a curiosidade e a pressão pelo uso social do álcool, bem como propagandas que relacionam o uso do álcool com sucesso, beleza e prazer, omitindo os prejuízos relacionados ao consumo da substância.

QUADRO CLÍNICO

Cada um dos sistemas de neurotransmissores afetados pelo álcool desenvolverá um efeito diferente. A desregulação do sistema GABA/glutamato (inibitório e excitatório, respectivamente) pode levar ao comprometimento de aprendizagem, tolerância e convulsões. A utilização do álcool também leva a um aumento da transmissão dopaminérgica, potencializando motivação, reforço e controle motor. O álcool também potencializa as transmissões opioides que regulam humor (grande sensação de bem-estar), dor e emoções. Estas ações em humor também são incrementadas pela ação que o álcool possui em sistemas serotoninérgicos. Como todas estas ações estão interligadas, a adequada compreensão da ação do álcool em cada uma destas vias fica prejudicada.

O consumo pesado de álcool pode precipitar transtornos do humor, ansiedade, psicose, alterações de sono e demenciação, bem como prejuízos na memória, pensamento e coordenação, além de alterações em outros órgãos, já que permeia, virtualmente, todos os tecidos do corpo humano. Muitos trabalhos correlacionam o uso do álcool com impulsividade e violência, além de diminuição da capacidade de dirigir veículos e de operar máquinas pesadas. Na Tabela 1, observamos as consequências do consumo de álcool nas capacidades de respostas de um motorista.

Tabela 1 Consequências do consumo de álcool nas capacidades de respostas de um motorista

Alcoolemia (dg/L)	Reações esperadas
1-2	Desinibição, incoordenação leve, comprometimento de noção de distância e velocidade
3-5	Desatenção e restrição de campo visual
6-8	Perda de noção de riscos, de reflexos, intolerância à luminosidade
9-15	Descoordenação, prejuízo total nos reflexos
16-20	Visão dupla/borrada
21-50	Embriaguez acentuada
>50	Inconsciência

DIAGNÓSTICO

Nos Estados Unidos, a definição para o beber em excesso é a de 5 bebidas-padrão para homens ou 4 para mulheres. Uma bebida padrão consiste em 0,6 oz de álcool (equivalente a 18 mL), que pode ser encontrada em 12 oz de cerveja (350 mL), ou em 5 oz de vinho (150 mL), ou em 1,5 oz de destilados de 40% (45 mL).

Tabela 2 Beber em excesso

Bebida	Padrão	Excesso mulheres	Excesso homens
Cerveja	350 mL	1.400 mL	1.750 mL
Vinho	150 mL	600 mL	750 mL
Destilados 40%	45 mL	180 mL	225 mL

A definição para o uso pesado de álcool é feita a partir de um beber em excesso em 5 dias ou mais no último mês.

O Manual Diagnóstico e Estatístico de Transtornos Mentais (DSM), em sua 5ª edição, passa a não mais se fixar nos conceitos de uso, abuso e dependência, dedicando-se mais à quantificação do impacto que este uso traz para o indivíduo, classificando o transtorno relacionado ao uso de substância como leve (2-3 critérios), moderado (4-6 critérios) ou grave (7 ou mais), em que o critério central é caracterizado por alterada capacidade de controlar o ato de beber, onde se apresenta também um pesado uso episódico do álcool e/ou o consumo diário de grandes quantidades de álcool nos últimos 12 meses.

Os critérios para esta definição são:

1. O álcool é frequentemente ingerido em quantidades maiores por um período mais longo do que o planejado.
2. Existe um desejo persistente ou esforços mal sucedidos para reduzir ou controlar o uso do álcool.
3. Um grande gasto de tempo nas atividades necessárias para obter álcool, usar álcool ou se recuperar dos efeitos dele.
4. Forte desejo no uso ou urgência no uso do álcool.
5. Uso recorrente do álcool, resultando na falha em dar conta de obrigações em casa, no trabalho e nos estudos.
6. Uso contínuo do álcool apesar de ter problemas sociais/interpessoais recorrentes causados ou exacerbados pelo uso do álcool.
7. Desistência ou redução na frequência de atividades sociais, ocupacionais ou recreativas por conta do uso do álcool.
8. Uso recorrente do álcool em situações em que este uso é fisicamente perigoso.
9. O uso do álcool é mantido apesar do conhecimento de condições patológicas físicas e/ou psíquicas que possam ter sido causadas e/ou exacerbadas pelo álcool.
10. Tolerância.
11. Abstinência.

Para a CID-10, a caracterização de uma dependência depende de 4 sintomas mais importantes:

- "*craving*" – desejo/necessidade urgente pelo álcool;
- perda de controle – uma vez iniciado o uso, não consegue interromper;
- tolerância – necessidade de aumento de dose para se conseguir o efeito que existia antes com doses menores;
- dependência física – sintomas de abstinência.

A maioria dos dependentes apresenta ao menos uma síndrome de abstinência leve ao suspender o uso do álcool ou até com a redução da quantidade ingerida, geralmente sendo observada em 24 a 36 horas da última dose (ou da redução da ingesta), caracterizada por tremores, insônia, agitação e elevação de pressão arterial, sendo autolimitada e com duração média de 7 a 10 dias. Podem ter sintomas leves (SAA ou síndrome de abstinência do álcool nível I) ou graves (nível II), podendo chegar a um *delirium tremens*. A SAA nível I acomete 90% dos pacientes, com manifestações mais leves. A de nível II acomete 5% dos pacientes e cursa com agitação psicomotora mais intensa, tremores generalizados, desorientação temporal e espacial, cefaleia, náuseas, vômitos e até crises convulsivas. Apenas 3% dos pacientes em abstinência evoluem para *delirium tremens*, apresentando confusão mental profunda, hiperatividade autonômica significativa com febre, taquicardia e hipertensão graves, alucinações e importante agitação psicomotora com humor disfórico.

ABORDAGEM

Antes de mais nada, a primeira coisa a se refletir é que, diferente dos demais pacientes, aqueles que apresentam um uso problemático de álcool tendem a omitir esse uso em quantidade e frequência e suas consequências, minimizando os demais prejuízos que porventura estejam apresentando. É fundamental para o médico abordar essa condição de forma empática e facilitar assim a motivação para a aplicação das técnicas motivacionais de tratamento. Os problemas relacionados ao álcool são tão frequentes que devem compor a anamnese de qualquer paciente em atendimento médico.

Para facilitar essa abordagem, foram criados alguns questionários de rápida aplicação para avaliar, em triagem, o impacto do consumo de álcool por um indivíduo e suas consequências. São eles o CAGE e o AUDIT. Se a ideia for a de se pesquisar outras substâncias em uso, temos também o ASSIST (*Alcohol Smoking and Substance Screening Test*).

O CAGE é o mais fácil de ser explorado porque se caracteriza por apenas 4 perguntas onde a resposta "sim" para ao menos duas perguntas já caracterizam que devemos nos aprofundar na investigação clínica deste indivíduo. São elas:

Quadro 1 Cutdown, Annoyed, Guilty, Eye-opener (CAGE)
Cutdown (redução): "Alguma vez o(a) sr(a). sentiu que deveria diminuir a quantidade de bebida ou parar de beber?"
Annoyed (aborrecido): "As pessoas o(a) aborrecem porque criticam seu modo de beber?"
Guilty (culpado): "O(A) sr(a) se sente culpado (chateado consigo mesmo) pela maneira que costuma beber?"
Eye-opener (abrir o olho, amanhecer): "O(A) sr(a) costuma beber pela manhã para diminuir o nervosismo ou a ressaca?"

O AUDIT já é um pouco mais elaborado e possui um ranqueamento de pontos que classificam uso nocivo (maior que 8 pontos) e dependência (maior que 13 pontos para mulheres, ou 15 pontos para homens). Para o início da entrevista, o examinador deve comunicar que fará algumas perguntas relacionadas ao consumo de álcool ao longo dos últimos 12 meses.

Quadro 2 Alcohol Use Disorder Identification Test (AUDIT)
1. Com que frequência você consome bebidas alcoólicas? (0) Nunca (1) Mensalmente ou menos (2) de 2 a 4 vezes por mês (3) de 2 a 3 vezes por semana (4) 4 ou mais vezes por semana SE ZERO, PULAR PARA A QUESTÃO 9
2. Quantas doses de álcool você consome tipicamente ao beber? (0) 0 ou 1 (1) 2 ou 3 (2) 4 ou 5 (3) 6 ou 7 (4) 8 ou mais
3. Com que frequência você consome cinco ou mais doses de uma vez? (0) Nunca (1) Menos do que uma vez por mês (2) Mensalmente (3) Semanalmente (4) Todos ou quase todos os dias SE A SOMA DAS QUESTÕES 2 E 3 FOR ZERO, AVANCE PARA A QUESTÃO 9
4. Quantas vezes você achou que não conseguiria parar de beber, uma vez tendo começado? (0) Nunca (1) Menos do que uma vez ao mês (2) Mensalmente (3) Semanalmente (4) Todos ou quase todos os dias
5. Quantas vezes você, por causa do álcool, não conseguiu fazer o que era esperado de você? (0) Nunca (1) Menos do que uma vez ao mês (2) Mensalmente (3) Semanalmente (4) Todos ou quase todos os dias
6. Quantas vezes você precisou beber pela manhã para poder se sentir bem ao longo do dia após ter bebido bastante no dia anterior? (0) Nunca (1) Menos do que uma vez ao mês (2) Mensalmente (3) Semanalmente (4) Todos ou quase todos os dias
7. Quantas vezes você se sentiu culpado ou com remorso depois de ter bebido? (0) Nunca (1) Menos do que uma vez ao mês (2) Mensalmente (3) Semanalmente (4) Todos ou quase todos os dias
8. Quantas vezes você foi incapaz de lembrar o que aconteceu devido à bebida? (0) Nunca (1) Menos do que uma vez ao mês (2) Mensalmente (3) Semanalmente (4) Todos ou quase todos os dias
9. Você já causou ferimentos ou prejuízos a você mesmo ou a outra pessoa após ter bebido? (0) Não (2) Sim, mas não nos últimos 12 meses (4) Sim, nos últimos 12 meses
10. Algum parente, amigo ou médico já se preocupou com o fato de você beber ou sugeriu que você parasse? (0) Não (2) Sim, mas não nos últimos 12 meses (4) Sim, nos últimos 12 meses

COMPLICAÇÕES

O álcool para lesão celular tanto direta quanto indiretamente. Estes mecanismos de lesão incluem estresse oxidativo, inflamação, formação de aldeído, ruptura da integridade de barreira, disfunção mitocondrial, entre tantas outras.

Como muitos pacientes apresentam algum grau de déficit nutricional, os usuários de álcool podem apresentar deficiência de tiamina (vitamina B1 – benfotiamina) e, consequentemente, sintomas compatíveis com a síndrome de Wernicke-Korsakoff. A síndrome de Wernicke é caracterizada por ataxia, oftalmoplegia e confusão mental. Como consequência da síndrome de Wernicke, mas podendo aparecer de maneira isolada, os pacientes podem apresentar a síndrome de Korsakoff, caracterizada por amnésia anterógrada (dificuldade de memorizar novas informações), confabulações (criação de conteúdos falsos de memória, não intencionais, para preencher lacunas de memória) e amnésia retrógrada (preservando memórias mais antigas).

Na gestação, o álcool não é recomendado, dado o seu potencial teratogênico, levando à síndrome do álcool fetal, que pode levar a uma deficiência no desenvolvimento pré e pós-natal, déficit intelectual, microcefalia, fissura palpebral pequena, hipoplasia maxilar, fenda palatina, alterações de formação cardiológica, entre outras complicações. O uso do álcool, em qualquer período da gestação, pode ser prejudicial e, desta forma, todas as gestantes devem evitar o consumo desta substância, inclusive durante a amamentação, já que o álcool passa para o leite materno.

TRATAMENTO

A estratégia terapêutica mais adequada para o transtorno relacionado ao uso do álcool é a combinação de técnicas comportamentais e a farmacologia para, num primeiro momento, minimizar ou frear a abstinência do álcool durante a desintoxicação e, posteriormente, medicações para reduzir o *craving* (desejo).

A abstinência do álcool tem intervenções mais bem estabelecidas, focadas no uso de benzodiazepínicos, que acabam por fazer o papel do álcool na estimulação gabaérgica e evitando a desregulação importante no sistema GABA/glutamato. O mais utilizado em nosso meio é o diazepam, que pode ser administrado por via oral conforme a necessidade do paciente (cada um dos pacientes conseguirá controle dos sintomas de abstinência com uma dose particular, reavaliada constantemente, com sugestão de uso entre 20 e 40 mg ao dia), mas o lorazepam (4 a 8 mg em doses divididas, por ter uma meia-vida mais curta) pode ser utilizado para os casos em que o paciente for sabidamente hepatopata, pois possui parte de sua eliminação por excreção renal. Nas abstinências mais leves, o tratamento pode ser realizado ambulatorialmente, mas nas SAA II e *delirium tremens*, a internação é fundamental. Para todos os pacientes, pelo risco de apresentação de síndrome de Wernicke-Korsakoff, é muito importante administrar vitamina B1 (benfotiamina). Os trabalhos não são consistentes na dosagem e na forma de administração desta tiamina, mas a maior parte deles sugere a administração IM por uma semana e, posteriormente, tiamina VO por ao menos um mês. Em alguns casos mais graves, com desnutrição importante e com sintomas da síndrome de Wernicke-Korsakoff já instalados (o ideal é que a introdução da tiamina ocorra o quanto antes), doses maiores e por via endovenosa podem ser necessárias.

Para a contenção da agitação psicomotora e de eventuais sintomas psicóticos, pode ser necessária a administração de medicações antipsicóticas, sempre lembrando que as medicações antipsicóticas são conhecidas por diminuir limiar convulsivo, que já se encontra prejudicado em pacientes com transtornos relacionados ao uso do álcool. Desta forma, devemos priorizar o uso daqueles que menos diminuem esse limiar convulsivo como é o caso do haloperidol, que pode ser administrado em 5 mg VO ou IM, evitando-se a utilização desta medicação de forma EV para minimizar a ocorrência de arritmias cardíacas.

O tratamento farmacológico para o transtorno relacionado ao uso do álcool é limitado. Muitos autores preconizam uma abordagem de "precisão", em que seria possível identificar os fatores que um paciente teria para desenvolver uma melhor resposta a um determinado fármaco, mas essa abordagem ainda não está pronta para uma utilização na prática cotidiana.

- Dissulfiram: este fármaco é responsável pela inibição da enzima aldeído desidrogenase, provocando um acúmulo de aldeído durante a metabolização do álcool. O aldeído provoca uma desagradável sensação de mal-estar nos usuários de álcool e pode ser utilizado como um reforçador negativo para a cessação do uso. A dose sugerida é de 250 mg a 500 mg ao dia em dose única (doses maiores estão relacionadas a um aumento de psicoses em pacientes com predisposição para sintomas psicóticos por interferência na metabolização da dopamina).
- Naltrexona: este fármaco é um antagonista de receptores opioides que modulam os efeitos de recompensa mediados por dopamina, minimizando a sensação de prazer produzida pelo consumo de álcool. Reduz, principalmente, o beber pesado e o *craving* (desejo). A dose preconizada é a de 50 mg ao dia, sendo utilizada por 12 semanas.
- Topiramato: este fármaco é um anticonvulsivante, que possui atividade antagonista glutamatérgica, mas sua eficácia parece estar relacionada a uma variante de um gene (*GRIK1*) que decodifica uma subunidade de receptor de cainato (receptor ionotrópico de glutamato). O uso desta medicação pode ser extremamente benéfico para redução do *craving*, mas deve-se ter cuidado com a dose a ser introduzida da medicação, visto que alguns pacientes apresentam déficit cognitivo pontual com a medicação. Usualmente, esta dose fica entre 75 e 300 mg ao dia (podendo atingir doses maiores de acordo com resposta clínica e tolerabilidade), dividida em duas tomadas.

Alguns trabalhos mostram também a eficácia de antidepressivos, em especial os ISRS, principalmente entre aqueles que apresentem quadros de depressão associados ao transtorno relacionado ao uso de álcool. Ondansetrona (antagonistas 5-HT_3), baclofeno (agonista $GABA_B$) e pregabalina (análogo de GABA) e gabapentina (análogo de GABA) parecem ter algum resultado, mas precisam de mais estudos para reforçar as evidências. Novas promessas farmacológicas estão sendo estudadas também, envolvendo os derivados das classes dos fatores de liberação de corticotropina-1, antagonistas alfa-1 adrenérgicos, inibidores de recaptura de glicina, inibidores de fosfodiesterase, antagonistas de receptores NMDA, ocitocina, grelina, antagonistas de receptores de orexina/hipocretina-1, antagonistas de receptores nicotínicos e antagonistas de receptores de argenina-vasopressina-1B.

Para a terapêutica comportamental, a entrevista motivacional tem sido muito utilizada para lidar com o transtorno relacionado ao uso de álcool. Para a aplicação desta técnica, 5 pontos são de fundamental importância:

- atitude empática e desprovida de julgamento;
- ouvir reflexivamente;
- desenvolver as discrepâncias;
- trabalhar a resistência e evitar a discussão;
- apoiar a eficácia para mudar.

BIBLIOGRAFIA

Akbar M, Egli M, Cho YE, Song BJ, Noronha A. Medications for alcohol use disorders: An overview. Pharmacol Ther 2018;185:64-85.

Associação Brasileira de Psiquiatria; Sociedade Brasileira de Medicina da Família e Comunidade; Campana AAM, Zaleski M, Ramos SP, Duailibi SM, Stein AT, Campana AAM, et al. Abuso e dependência de álcool. Projeto Diretrizes da AMB; 2012.

Deak JD, Miller AP, Gizer IR. Genetics of alcohol use disorder: a review. Curr Opin Psychol 2019;27:56-61.

Foxcroft DR, Coombes L, Wood S, Allen D, Almeida Santimano NM, Moreira MT. Motivational interviewing for the prevention of alcohol misuse in young adults. Cochrane Database Syst Rev 2016; 7(7):CD007025.

Hartwell EE, Kranzler HR. Pharmacogenetics of alcohol use disorder treatments: an update. Expert Opin Drug Metab Toxicol 2019;15(7):553-564.

Kranzler HR, Soyka M. Diagnosis and pharmacotherapy of alcohol use disorder: a review. JAMA 2018;320(8):815-824.

Tucker JA, Chandler SD, Witkiewitz K. Epidemiology of recovery from alcohol use disorder. Alcohol Res 2020;40(3):02.

59 DEPENDÊNCIA E ABSTINÊNCIA DE SUBSTÂNCIAS LÍCITAS E ILÍCITAS

Claudia Schimidt, Marcio Eduardo Bergamini Vieira

DEFINIÇÕES

Para abordar o consumo de drogas lícitas e ilícitas, são importantes os seguintes conceitos, definidos pela Classificação Internacional das Doenças (CID-10):

- uso: é o consumo esporádico de substâncias sem consequências adversas;
- abuso: a intensidade de consumo variável, porém com efeitos adversos recorrentes e significativos, como falha em cumprir obrigações, problemas legais, danos físicos e problemas de relacionamento interpessoal;
- dependência (adição): doença neurobiológica crônica com perda do controle sobre o uso da droga, uso compulsivo, uso a despeito de lesão, fissura e presença de abstinência específica para a substância em questão;
- tolerância: necessidade de consumo de quantidades crescentes da substância para atingir o efeito desejado;
- síndrome de abstinência: surgimento de sinais e sintomas físicos e psicológicos decorrentes da interrupção aguda do uso da droga ou da redução significativa de sua dose.

Na 5ª edição do Manual Diagnóstico e Estatístico de Transtornos Mentais (DSM-5), os transtornos por uso de substâncias são definidos como um agrupamento de sintomas cognitivos, comportamentais e fisiológicos que indicam que o indivíduo continua usando a substância a despeito de problemas significativos. Há uma combinação das categorias abuso e dependência em um continuum de gravidade, conforme o número de critérios. Assim, adota-se um modelo mais "dimensional" em relação à problemática sobre o uso de substâncias psicoativas.

Na CID-11, houve a ampliação das classificações de substâncias psicoativas, fazendo com que canabinoides sintéticos, catinonas sintéticas, MDMA e quetamina tivessem categorias específicas.

EPIDEMIOLOGIA

O uso de substâncias psicoativas lícitas e ilícitas atinge parcela considerável da população. Um levantamento realizado em 2005 nas maiores cidades brasileiras sobre o uso de drogas pela população revelou uso na vida de qualquer droga (excetuando-se álcool e tabaco) por 22,8% dos entrevistados, sendo que 4,5% relataram uso no último mês (Tabela 1). Entre crianças e adolescentes em situação de rua, 40,4% já fizeram uso de maconha na vida e 24,5% de cocaína, crack ou merla, sendo o uso no último mês de 25,4 e 12,6%, respectivamente.

O consumo abusivo de substâncias pode gerar prejuízos agudos e crônicos ao indivíduo, familiares e sociedade, nos âmbitos de saúde física e psíquica, qualidade de vida e implicações socioeconômicas, entre outros.

Substâncias com início rápido de ação, efeito dopaminérgico intenso e meia-vida curta são especialmente propensas a induzir dependência.

Tabela 1 Prevalência de uso na vida e no último mês de substâncias psicotrópicas no Brasil

Substância	Uso na vida (%)	Uso no último mês (%)
Maconha	8,8	1,9
Solventes	6,1	0,4
Benzodiazepínicos	5,6	1,3
Estimulantes	3,2	0,3
Cocaína	2,9	0,4
Xaropes contendo codeína	1,9	0,2
Opiáceos	1,3	0,3
Alucinógenos	1,1	0,2
Crack	0,7	0,1
Heroína	0,1	0

QUADRO CLÍNICO

O questionamento acerca do uso de substâncias deve fazer parte da rotina do médico que assiste um paciente.

As perguntas devem ser diretas, sem carregar julgamentos ou críticas, criando um ambiente no qual o paciente se sinta acolhido e à vontade, com o fim de favorecer a obtenção de informações, a relação médico-paciente e o posterior manejo das situações encontradas.

Iniciar a abordagem questionando a respeito do uso de substâncias socialmente aceitas como café, cigarro e álcool pode facilitar a introdução do assunto e servir de preparação para o questionamento das drogas ilícitas, já demonstrando ausência de censura aos hábitos eventualmente relatados. O profissional de saúde deve estar confortável ao falar sobre isso, passando segurança ao paciente. Em um próximo passo, pode ser abordado o uso de medicamentos de prescrição médica, como benzodiazepínicos, opioides e estimulantes. Em seguida, deve-se passar ao questionamento sobre drogas ilícitas, preferencialmente, iniciando-se pela maconha que, apesar de se tratar de droga ilícita, carrega menos estigmas na sociedade do que as demais drogas. Por fim, deve-se perguntar sobre as demais drogas.

É importante tentar caracterizar, para cada substância que o paciente responder positivamente:

- padrão de consumo em termos de quantidade, frequência, tempo de uso;
- gatilhos, como lugares e companhias;
- via de utilização e, se o uso for injetável, se faz compartilhamento de seringas;
- percepção sobre aspectos positivos e negativos do uso e possíveis prejuízos;
- se tem ou já teve intenção de cessar ou diminuir o uso e se já realizou tentativas prévias (se a resposta for positiva, caracterizar a motivação para tal, se obteve sucesso, se apresentou síndrome de abstinência, se houve recaída e por qual motivo).

No contexto do usuário de substâncias, os cenários familiar e social desempenham papel fundamental no início do uso e na sua manutenção. Comorbidades psiquiátricas (principalmente depressão e ansiedade) tendem a piorar o prognóstico da dependência. O uso de algumas substâncias pode precipitar comportamento sexual de risco e maior incidência de DST. Eventualmente, há envolvimento com criminalidade.

Deve-se, então, oferecer suporte clínico e psicológico adequado à fase motivacional para interrupção do uso. Para indivíduos em fase pré-contemplativa, sem percepção quanto aos malefícios decorrentes do uso e sem intenção de interromper, deve-se introduzir a ideia de dependência e programar novas consultas para acompanhar a evolução. Indivíduos em fase contemplativa devem ser estimulados de forma mais enfática a promover uma mudança. Na fase de preparação, o profissional de saúde deve auxiliar o paciente a traçar uma estratégia, ajudando a encontrar soluções e trabalhando as dúvidas. A fase de ação exige participação ativa do profissional de saúde, com suporte familiar e, se indicado, farmacoterapia. Se for obtido sucesso, o indivíduo entrará na fase de manutenção, que exige monitoração contínua de situações de risco e prevenção de recaídas, sempre reassegurando o sucesso. A farmacoterapia pode estar indicada nesse contexto. Se houver recaída, é importante reavaliar a fase motivacional do indivíduo para definir a abordagem, tentando sempre detalhar o contexto que levou ao reinício do uso e trabalhar essa questão com o fim de prevenir uma próxima recaída. Deve-se sempre motivar o paciente, que frequentemente enfrenta sensação de impotência e insucesso. Independentemente da fase motivacional, deve-se sempre esclarecer ao paciente que o profissional e/ou o serviço estarão sempre dispostos a auxiliá-lo, mesmo se naquele momento ele não desejar interromper o uso ou se permanecer por longos períodos sem nenhum contato.

DIAGNÓSTICO E TRATAMENTO

Dependência e abstinência de maconha

A maconha (*Cannabis sativa*) é a droga ilícita mais utilizada no Brasil e no mundo. Possui efeito de relaxamento, sensação de bem-estar, euforia, exacerbação dos sentidos, congestão conjuntival, alucinações auditivas, aumento do apetite, diminuição de coordenação motora fina e prejuízo na atenção e na memória. Pode ser utilizada pela via inalatória na forma de cigarros ("baseado") ou VO.

Possui diversos componentes com propriedades psicoativas, dos quais se destaca o canabidiol (CBD) e o tetrahidrocanabinol (THC), com efeitos distintos e, atualmente, sendo estudados com finalidades terapêuticas, mas com resultados limitados até o presente momento.

Embora a dependência seja bem descrita, questiona-se a existência de síndrome de abstinência.

Não há tratamento medicamentoso para o tratamento da dependência. Deve-se oferecer ao paciente informações a respeito dos riscos do uso, suporte motivacional e intervenção cognitiva.

Dependência e abstinência de solventes

Os solventes constituem um grupo bastante heterogêneo de substâncias voláteis que, quando inaladas, induzem depressão do SNC. São encontrados em aerossóis, vernizes, tintas, colas, esmaltes e removedores, além do éter e do clorofórmio.

O espectro de efeitos é amplo e compreende inicialmente euforia, desinibição, ataxia e fala empastada. Doses mais altas de solventes levam a confusão mental, alucinações visuais e auditivas, incoordenação motora e, em doses muito altas, depressão intensa do SNC com rebaixamento no nível de consciência, depressão respiratória e morte.

Adolescentes e adultos jovens são os principais usuários dessas substâncias. A exposição ocupacional também merece destaque, já que exposição prolongada pode levar a déficits cognitivos irreversíveis e neuropatia periférica e de pares cranianos.

Não há síndrome de abstinência bem caracterizada, nem terapia específica.

Dependência e abstinência de benzodiazepínicos

Os benzodiazepínicos são uma classe de drogas de prescrição médica de uso frequente na prática clínica. São substâncias com propriedades ansiolíticas, sedativas, hipnóticas e anticonvulsivantes. A alta prevalência de transtornos ansiosos na sociedade atual e a prescrição indiscriminada dos benzodiazepínicos tornou a sua dependência uma situação relativamente frequente. Estima-se que pouco mais de 0,5% da população brasileira seja dependente dessas substâncias, em especial as mulheres com idade acima de 50 anos com comorbidades clínicas e psiquiátricas crônicas.

O uso de benzodiazepínicos pode levar a prejuízo das funções cognitiva e social, risco aumentado de acidentes em geral (incluindo-se de trânsito e de trabalho), risco de overdose em associação com outras substâncias e perda da qualidade de vida.

Cerca de metade dos pacientes que fazem uso regular de benzodiazepínicos por período maior do que 12 meses evolui com síndrome de abstinência. O diagnóstico requer a ocorrência de 2 dos critérios a seguir:

- hiperatividade autonômica;
- tremores;
- insônia;
- náuseas ou vômitos;
- alucinações ou ilusões transitórias (visuais, táteis ou olfativas);
- agitação psicomotora;
- ansiedade;
- convulsões.

O tempo de instalação dos sintomas após retirada abrupta ou redução marcada da dose da medicação varia conforme a meia-vida da droga em uso, ocorrendo após 2-3 dias para aquelas de meia-vida curta (bromazepam, lorazepam e alprazolam, com meia-vida média de 12-22 horas) e até 5-10 dias para as de meia-vida longa (clonazepam e diazepam, com meia-vida de até 42 e 60 horas, respectivamente).

A retirada do benzodiazepínico no usuário crônico, ainda que este o faça em doses terapêuticas, deve ser realizada preferencialmente de forma gradual. Essa técnica confere menor incidência de sintomas de abstinência e maior sucesso terapêutico, além de ser de execução fácil e ambulatorial. Redução semanal de 10-25% na dose do benzodiazepínico é uma conduta possível e bem estabelecida. Se o paciente não tolerar a redução da dose, é possível trocar o benzodiazepínico em uso para outro de meia-vida longa, como o diazepam, o que permite redução da dose com queda mais suave do seu nível plasmático.

Associada à intervenção farmacológica, a intervenção cognitiva é de fundamental importância e deve fornecer ao paciente ferramentas e segurança para lidar com o estresse e com a ansiedade sem o uso da medicação, enfatizando a melhora na qualidade de vida. O paciente deve ser educado sobre a dependência e a abstinência e ter assegurados suportes clínico e psicológico por longo prazo.

Dependência e abstinência de estimulantes do tipo anfetaminas

Anfetaminas são substâncias estimuladoras do SNC utilizadas principalmente com o intuito de emagrecer ou no ambiente de casas noturnas e festas do tipo *rave*, tendo como principal público adultos jovens.

Os principais representantes da classe são a metilenodioximetanfetamina (MDMA), também conhecida por "*ecstasy*" ou "bala", disponível em cápsulas, e a metanfetamina ("cristal" ou "*ice*"), disponível para uso inalatório e injetável.

Entre os efeitos das anfetaminas, estão euforia, sensação de bem-estar, vigília, anorexia, bruxismo, tremores, sudorese, elevação de PA e frequência cardíaca, arritmias, dor torácica, hipertermia, desidratação e até mesmo insuficiência renal e cardíaca. O MDMA possui também características alucinógenas, com efeito após 20-60 minutos por até 4 horas. O uso crônico leva à realização recorrente de atividades desnecessárias com fadiga intensa, distanciamento da realidade, irritabilidade, paranoia, impulsividade, descuido com a aparência, não cumprimento de compromissos e sintomas psicóticos. Quase 90% dos usuários apresentam síndrome de abstinência. A síndrome caracteriza-se por fadiga, sintomas depressivos, dificuldade de concentração e perda de apetite.

Não há tratamento específico para a dependência e para a abstinência das anfetaminas.

Dependência e abstinência de alucinógenos

Representados principalmente pela dietilamina do ácido lisérgico (LSD) e pela quetamina, os alucinógenos têm efeito serotoninérgico com distorção da percepção dos sentidos, levando a alucinações principalmente visuais. O usuário pode experimentar sensações de flutuação, desprendimento do corpo e alteração da percepção da passagem do tempo. Também podem ocorrer taquicardia, hipertensão, hipertermia e anorexia.

O uso, em geral, é esporádico, em festas, mas a quetamina tem sido muito utilizada atualmente com finalidade terapêutica antidepressiva, com bons resultados.

O LSD também é conhecido por "ácido", "doce" e "papel", este último por sua apresentação frequente na forma de papel impregnado.

Cronicamente, o usuário pode apresentar episódios conhecidos por flashback, que consistem em sentir novamente os sintomas da intoxicação pela droga mesmo após longos períodos sem utilizá-la, com melhora espontânea em poucos minutos.

Dependência e abstinência de cocaína e crack

A cocaína é uma substância extraída das folhas de coca que, após processamento, é comercializada nas formas de pó, pedra e merla. A cocaína na forma de pó permite o uso por via intranasal e por via injetável. A pedra, conhecida como crack, e a merla, uma pasta básica derivada do processamento da coca, podem ser inaladas (fumadas). A velocidade do início da ação e sua duração variam conforme a droga utilizada e a via de utilização, sendo o início de ação mais rápido e a duração mais curta com a forma inalada – o que confere ao crack um alto risco de abuso e dependência.

O usuário é predominantemente do sexo masculino, jovem (em média, 25-34 anos de idade), de baixo nível socioeconômico e baixo grau de escolaridade. Jovens em situação de rua são especialmente vulneráveis ao consumo da cocaína e do crack.

Ao atingir o SNC, a cocaína age bloqueando a recaptação de dopamina na sinapse neuronal, levando a aumento na sua disponibilidade e na sua ação no núcleo accumbens – parte do sistema de recompensa. Age também potencializando os sistemas noradrenérgico e serotoninérgico. Seu uso promove euforia, bem-estar, aumento do estado de vigília e aceleração do pensamento, além de sintomas autonômicos (taquicardia, hipertensão, sudorese, tremor de extremidades e midríase).

É comum a ocorrência de multiuso de drogas entre os usuários de cocaína. Alguns usuários utilizam o crack junto com a maconha para aliviar a agitação desencadeada pelo 1°. A associação com álcool é frequente. Há alta associação com doenças psiquiátricas, especialmente ansiedade e depressão – esta surge, por vezes, como consequência do uso.

A tolerância ocorre de forma rápida, e a dependência pode se instalar após períodos breves de uso. É comum a procura por serviços de emergência durante episódios de intoxicação aguda, em geral por alterações psiquiátricas (agitação e psicose) ou por dor torácica ou sintomas autonômicos.

Além das consequências psiquiátricas agudas e crônicas citadas, o uso da droga pode expor a comportamento sexual de risco e troca de sexo por droga ou por dinheiro para obtê-la, com alta prevalência nessa população de infecção por HIV e vírus hepatite B. O uso EV potencializa o risco dessas infecções. O uso intranasal da cocaína pode levar a perfuração de septo nasal.

Sabe-se que o uso durante a gravidez leva a prematuridade e recém-nascidos com baixo peso ao nascer.

A síndrome de abstinência é caracterizada por desejo intenso de consumo da substância (fissura ou *craving*), fadiga, diminuição da energia, sonolência, anedonia, humor deprimido, irritabilidade e risco de suicídio. Os sintomas tendem a ser piores nos primeiros 7 dias e melhorar com a manutenção da cessação, embora a fissura possa permanecer por longos períodos. Embora não exista tratamento específico para a dependência e a abstinência, algumas drogas são utilizadas na tentativa de aliviar os sintomas e promover a manutenção da abstinência.

Alguns anticonvulsivantes, entre eles o topiramato, têm sido estudados no sentido de diminuição da fissura, porém sem comprovação de benefício até o momento.

O dissulfiram, além de seu efeito antiabuso relacionado ao álcool, promove também inibição da conversão de dopamina em norepinefrina. Estudos têm associado seu uso a uma maior probabilidade de o paciente se manter em abstinência da cocaína e do crack, especialmente nos usuários concomitantes de álcool. A dose preconizada é de 250-500 mg/dia, devendo o uso ser evitado em portadores de hepatopatias graves. Esse medicamento reduz a metabolização da cocaína, de forma que seu consumo durante o tratamento leva à potencialização dos seus efeitos.

A modafinila é uma droga estimuladora do SNC que leva a inibição da recaptação de dopamina, de forma semelhante à cocaína. Seu uso poderia amenizar os efeitos euforizantes da droga e diminuir o comportamento de busca. Estudos têm mostrado tendência a maior manutenção do paciente em abstinência, porém sem significância estatística.

Podem ser utilizados antidepressivos como adjuvantes no tratamento da síndrome de abstinência, principalmente naqueles pacientes com quadro depressivo associado.

O suporte à síndrome de abstinência pode ser realizado no ambiente ambulatorial/domiciliar ou intra-hospitalar, por meio de internação breve no início do período de abstinência e posterior acompanhamento ambulatorial.

Mesmo entre os pacientes que permanecem abstêmios, a mortalidade é alta e atribuída principalmente a homicídio e doenças infecciosas (HIV/Aids e hepatite B).

Dependência e abstinência de opioides

As substâncias da classe dos opioides são aquelas que apresentam atividade semelhante à da morfina. Podem ser naturais (morfina, codeína), semissintéticas (heroína, oxicodona, hidrocodona – sem registro vigente na Anvisa, oximorfona – sem registro vigente na Anvisa, hidromorfona) ou sintéticas (metadona, meperidina – sem registro vigente na Anvisa, fentanil). Os opioides atuam no SNC causando analgesia potente, sedação, depressão respiratória, disforia e miose, além de atuar em órgãos periféricos como o intestino, levando a obstipação, e na musculatura lisa dos brônquios, com supressão da tosse.

O abuso e a dependência dos opioides podem ocorrer como consequência do uso de drogas prescritas, como a codeína e a morfina, ou de drogas ilícitas, como a heroína. Tolerância e dependência se instalam de forma rápida e a síndrome de abstinência pode ocorrer mesmo após poucos dias de uso. A heroína tem uma alta lipossolubilidade quando comparada aos demais opioides, com passagem rápida pela barreira hematoencefálica e altos picos de concentração no cérebro em poucos segundos após o consumo.

O uso EV promove efeito rápido e potente, mas é a via que mais oferece riscos de overdose e de contaminação por HIV, hepatite C e hepatite B, além de infecções locais e sistêmicas como celulite, abscessos no local de punção e endocardite infecciosa. Vias alternativas de uso são a inalação e o fumo.

Outras complicações possíveis são crises convulsivas, mielite transversa aguda, arritmias, pneumonia aspirativa e edema pulmonar, entre muitas outras.

Pacientes em abstinência de opioides apresentam sintomas que variam conforme o tempo decorrido desde a última utilização da droga. Nos primeiros 3 dias, o paciente apresenta ansiedade, inquietação, midríase, bocejos, espirros, sudorese, lacrimejamento, piloereção, náuseas, vômitos, diarreia, tremor, hipertensão, taquicardia, febre e calafrios. Após esse período, o paciente evolui com hipotensão, bradicardia, falta de energia, insônia e fissura que podem perdurar por até 6 meses.

O tratamento medicamentoso da dependência de opioides tem papel fundamental e consiste em uma fase inicial de indução, ou desintoxicação, seguida por uma fase de manutenção. A fase de desintoxicação pode durar mais de 30 dias e consiste em substituição do opioide utilizado por outro opioide com menor potencial de abuso, como a metadona, que apresenta meia-vida mais longa e suprime satisfatoriamente os sintomas de abstinência. No Brasil, seu uso na desintoxicação está restrito ao ambiente hospitalar, limitando o seu emprego como 1ª opção. Como alternativa, há a buprenorfina, agonista parcial dos receptores opioides, com meia-vida bastante longa, permitindo administração em dias alternados e disponível para uso ambulatorial no Brasil. A fase de manutenção deve ser longa, em geral maior que 6 meses. Podem ser utilizados metadona, buprenorfina, clonidina, outros opioides (codeína, tramadol) e naltrexona. A metadona e a buprenorfina parecem ser igualmente eficazes na terapia de manutenção dos pacientes adictos em opioides, com as ressalvas de que a metadona não está disponível para uso ambulatorial. Há risco de overdose se houver uso concomitante de outros opioides, e pode ocorrer abstinência da metadona. A buprenorfina, por sua vez, produz apenas poucos sintomas de abstinência, porém pode gerar sintomas de euforia semelhantes aos dos opioides, com o risco de levar à dependência psíquica. Além disso, não deve ser utilizada em pacientes com sintomas depressivos. A clonidina pode aliviar os sintomas adrenérgicos da síndrome de abstinência. Já a naltrexona, antagonista opioide, pode ser introduzida após pelo menos 10 dias de suspensão completa de opioides naqueles pacientes com alta motivação para abstinência total. Esse medicamento se liga aos receptores opioides, bloqueando-os. Sua meia-vida longa permite administração 3 vezes por semana. Nessa fase de manutenção, ganham importância especial as intervenções psicossociais como Narcóticos Anônimos, tratamento cognitivo-comportamental, educação do paciente e de familiares sobre a droga e sua dependência, e psicoterapia.

Na consulta:

- Nos casos complexos ou nos quais o médico assistente não se sentir seguro ou confortável, o paciente deve ser referenciado para atendimento especializado psiquiátrico.
- Os centros de atenção psicossocial (CAPS) têm unidades voltadas para o atendimento multiprofissional ao usuário de álcool e drogas (CAPS AD).
- O grupo de suporte Narcóticos Anônimos opera sem custos ao paciente.

BIBLIOGRAFIA

Baltieri DA, Strain EC, Dias JC, Scivoletto S, Malbergier A, Nicastri S, et al. Diretrizes para o tratamento de pacientes com síndrome de dependência de opióides no Brasil. Rev Bras Psiquiatr 2004;26(4):259-69.

Carlini EA, Galduróz JC, Noto AR, Carlini CM, Oliveira LG, Nappo SA, et al. II levantamento domiciliar sobre o uso de drogas psicotrópicas no Brasil: estudo envolvendo as 108 maiores cidades do país: 2005. Centro Brasileiro de Informações sobre Drogas Psicotrópicas/Universidade Federal de São Paulo. São Paulo: Páginas & Letras; 2007.

Diagnostic and Statistical Manual of Mental Disorders, 5.ed. (DSM-5). Arlington: American Psychiatric Association; 2013.

Dias AC, Ribeiro M, Dunn J, Sesso R, Laranjeira R. Follow-up study of crack cocaine users: situation of the patients after 2, 5, and 12 years. Substance Abuse 2008;29(3):71-9.

Laranjeira R (coord.). Usuários de substâncias psicoativas: abordagem, diagnóstico e tratamento. 2.ed. São Paulo: Conselho Regional de Medicina do Estado de São Paulo/Associação Médica Brasileira; 2003.

Organização Mundial da Saúde. CID-10 Classificação Estatística Internacional de Doenças e Problemas Relacionados à Saúde. 10a rev. São Paulo: Universidade de São Paulo; 1997

World Health Organization (WHO). ICD-11 for Mortality and Morbidity Statistics. Version:05/2021. Disponível em: https://icd.who.int/browse11/l-m/en.

60 TRANSTORNOS DE ANSIEDADE

José Matheus Guerra de Alencar Bastos, Yasmin da Silva Nascimento, Eduardo de Castro Humes

TRANSTORNO DE ANSIEDADE GENERALIZADA

Aspectos gerais

O transtorno de ansiedade generalizada (TAG) é caracterizado por preocupações excessivas e crônicas, difíceis de serem controladas e que geram sofrimento ou prejuízo funcional ao indivíduo. As preocupações são multifocais, relacionadas a diversas questões consideradas menos relevantes por outros, e frequentemente acompanhadas por sintomas físicos (somáticos) e cognitivos. O reconhecimento dentro da atenção em saúde se torna fundamental constituindo-se um desafio em vista das apresentações por meio de sintomas físicos crônicos como cefaleias, queixas gastrointestinais ou dores inespecíficas não serem incomuns.

A etiologia do TAG é desconhecida, sendo observada uma correlação entre fatores genéticos relacionados a polimorfismos em genes codificantes do transportador de serotonina. Interação gene-ambiente relacionada a traumas em idade precoce, bem como a eventos estressantes recentes, possui maior frequência em indivíduos com TAG.

Epidemiologia

A prevalência do TAG ao longo da vida é de 5,1% a 8% nos Estados Unidos. Na cidade de São Paulo, a prevalência de TAG em 12 meses é de 2,3% da população, configurando uma frequência relevante entre os transtornos mentais. O TAG costuma acometer duas vezes mais o número de mulheres do que de homens, possuindo um curso crônico e flutuante de início geralmente na idade adulta. Fatores de risco não específicos incluem sexo feminino, baixa condição socioeconômica e exposição a traumas na infância (p. ex., abuso físico ou sexual, negligência, problemas parentais relacionados a violência, drogas ou alcoolismo).

Muitos portadores de TAG apresentam comorbidades ao longo da vida (81,9%); tinham ao menos uma, sendo a depressão maior a mais frequente (52,6%), mas também transtorno do pânico, fobia social, fobia específica, transtorno obsessivo-compulsivo, do estresse pós-traumático e de uso de substâncias. Além disso, associa-se a condições médicas crônicas (síndrome do intestino irritável, asma e DPOC) e a maior risco de morbimortalidade cardiovascular.

Diagnóstico

Tabela 1 Critérios diagnósticos para transtorno de ansiedade generalizada pelo DSM-5

A. Ansiedade e preocupações excessivas (expectativa apreensiva), ocorrendo na maioria dos dias por pelo menos 6 meses, com diversos eventos ou atividades (tais como desempenho escolar ou profissional)
B. O indivíduo considera difícil controlar a preocupação
C. A ansiedade e a preocupação estão associadas com três (ou mais) dos seguintes seis sintomas (com pelo menos alguns deles presentes na maioria dos dias nos últimos 6 meses):

(continua)

Tabela 1 Critérios diagnósticos para transtorno de ansiedade generalizada pelo DSM-5 (*continuação*)

1. Inquietação ou sensação de estar com os nervos à flor da pele.
2. Fatigabilidade.
3. Dificuldade em concentrar-se ou sensações de branco na mente.
4. Irritabilidade.
5. Tensão muscular.
6. Perturbação do sono (dificuldade em conciliar ou manter o sono, ou sono insatisfatório e inquieto).

D. A ansiedade, a preocupação ou os sintomas físicos causam sofrimento clinicamente significativo ou prejuízo no funcionamento social, profissional ou em outras áreas importantes da vida do indivíduo

E. A perturbação não se deve aos efeitos fisiológicos de uma substância (p. ex., droga de abuso ou medicamento) ou a outra condição médica (p. ex., hipertireoidismo).

F. A perturbação não é mais bem explicada por outro transtorno mental (p.ex., ansiedade ou preocupação quanto a ter ataques de pânico no transtorno de pânico, avaliação negativa no transtorno de ansiedade social, contaminação ou outras obsessões no transtorno obsessivo compulsivo, separação das figuras de apego no transtorno de ansiedade de separação, lembranças de eventos traumáticos no transtorno do estresse pós-traumático, ganho de peso na anorexia nervosa, queixas físicas no transtorno de sintomas somáticos, percepção de problemas na aparência no transtorno dismórfico corporal, ter uma doença séria no transtorno de ansiedade de doença ou o conteúdo de crenças delirantes na esquizofrenia ou transtorno delirante.

Quadro clínico

O transtorno de ansiedade generalizada se caracteriza como uma doença de curso crônico e insidioso, geralmente se estendendo ao longo de toda a vida do indivíduo. Os sintomas costumam flutuar, períodos mais sintomáticos se alternam com outros nos quais o sujeito mantém um nível sintomático basal, porém maior do que o de indivíduos saudáveis. A preocupação e o humor ansioso constituem o núcleo do transtorno; a primeira é entendida como uma cadeia antecipatória de pensamentos focados mais em desfechos negativos de situações do que na solução de problemas. O caráter patológico é expresso na quantidade excessiva, no difícil controle, no prejuízo funcional e no sofrimento imposto ao indivíduo.

Sensações somáticas são comuns no TAG, estas aparecem em diversos sistemas fisiológicos, por vezes generalizadas e inespecíficas. Os principais sintomas físicos incluem tensão muscular, dores crônicas, dificuldade para relaxar, fadiga, cefaleia, tremores, palpitações, sensação de aperto ou opressão no peito, vertigem, náuseas, constipação, diarreia e sudorese. Ainda podem estar presentes estados de hipervigilância, alterações do ciclo sono-vigília e diminuição da energia.

Por fim, outros sintomas como irritabilidade, prejuízos na atenção e na concentração ou inquietação podem figurar em quadros de TAG, além de ideias pessimistas ou sentimentos de culpa, angústia e vazio.

Diagnóstico diferencial

Os principais diagnósticos diferenciais estão incluídos na Tabela 2.

Tabela 2 Principais diagnósticos diferenciais de transtorno de ansiedade generalizada (TAG)

Condições médicas	Uso de substâncias	Síndromes psíquicas
Hipertireoidismo Feocromocitoma Doenças cardiovasculares Enxaqueca Esclerose múltipla Epilepsia Hipoglicemia Carências vitaminais Estados inflamatórios sistêmicos	Relacionadas ao uso ou abstinência de substâncias ▪ Álcool ▪ Anfetaminas ▪ Corticoides	Depressão Transtorno de ansiedade de doença Transtorno de ajustamento Transtorno do pânico Fobias específicas Transtorno de ansiedade social Transtorno obsessivo-compulsivo

Entre os diagnósticos mais comuns de sofrimentos psíquicos, destacam-se:

- Transtorno do pânico: ataques de pânico podem ocorrer no TAG, estes possuem um desencadeador na maioria das vezes identificável e são o resultado de tensões e preocupações crescentes e incontroláveis. Ataques súbitos ou inesperados são mais comuns no transtorno do pânico.
- Depressão maior.
- Transtorno de ajustamento.
- Transtorno de ansiedade de doença: a preocupação sobre sintomas não explicáveis por médicos (hipocondria) é comum no TAG e neste transtorno, porém no TAG as preocupações incluem doenças e diversos outros assuntos, enquanto no último as preocupações são mais específicas às doenças.

Exames complementares

O diagnóstico do TAG é eminentemente clínico, exames complementares entram no contexto de excluir causas orgânicas, principalmente na suspeita clínica de outras patologias, pacientes com quadros atípicos ou fora da idade comum de instalação.

Manejo farmacológico

O tratamento farmacológico para TAG é uma modalidade reconhecida e eficaz na prática médica com taxas de resposta que variam de 44 a 81%. Os fármacos que aparecem como primeira linha em diversas diretrizes são os inibidores seletivos da recaptação de serotonina (ISRS) e os inibidores seletivos da recaptação da serotonina e noradrenalina (ISRN), por possuírem uma boa relação entre eficácia e tolerabilidade, além de serem empregados para manejo de transtornos mentais comórbidos, como a depressão maior. A latência para o início de uma resposta clínica pode demorar de 2 a 6 semanas, podendo ocorrer uma piora inicial dos sintomas ansiosos.

Outras medidas farmacológicas incluem o uso de pregabalina em monoterapia ou em combinação com antidepressivos. Os principais efeitos colaterais da pregabalina incluem tontura, sonolência e ganho de peso. O uso de antipsicóticos atípicos, como a quetiapina, podem ser usados em monoterapia, porém seus efeitos colaterais, que incluem risco de síndrome metabólica e de discinesia tardia, e seu custo fazem com que a medicação não seja a primeira linha de escolha.

Os benzodiazepínicos conferem alívio sintomático e rápido a quadros ansiosos, entretanto, possuem com o uso crônico riscos de dependência, ansiedade rebote e prejuízos cognitivos, além disso, apesar do alívio dos sintomas no curto prazo, não são eficazes para o tratamento de outros transtornos mentais comórbidos ao TAG. Dessa forma, não constituem primeira escolha no tratamento, podem ser usados com cautela e por um curto prazo para resolução rápida de sintomatologia aguda e intensa, uma ponte para o início de antidepressivos, ou em pacientes com sintomas ansiosos graves e debilitantes que persistem a despeito do uso de outros tratamentos de primeira linha.

Manejo não farmacológico

A terapia cognitivo comportamental (TCC) possui maior grau de evidência entre as psicoterapias para o tratamento do TAG de forma isolada ou em associação com medidas farmacológicas. A preferência por essa modalidade de psicoterapia ou outras linhas deve ser discutida em conjunto com o paciente no início e ao longo do tratamento, além de em muitos casos terapêuticas complementares.

Prognóstico

O transtorno de ansiedade generalizada apresenta curso crônico uma vez estabelecido, sendo comum indivíduos buscarem tratamento médico após anos do início dos sintomas. O prejuízo e sofrimento do TAG, apesar de subestimado, é equiparável ao de portadores de doenças sistêmicas orgânicas crônicas ou mesmo de outros transtornos mentais como depressão maior. A ocorrência conjunta com outros transtornos mentais dificulta predições do prognóstico bem como implica uma menor resposta ao tratamento.

FOBIA ESPECÍFICA

Aspectos gerais

A fobia específica é um medo intenso e persistente de um objeto ou situação conhecidos. Esse medo costuma gerar comportamentos de esquiva e pode ser desencadeado pela exposição ou antecipação ao estímulo (ou a fatores relacionados como ouvir o nome ou ver algo que se assemelha ao objeto temido). Virtualmente qualquer objeto ou situação pode ser o alvo da fobia (Tabela 3).

Tabela 3 Principais objetos e situações relacionados a quadros de fobia específica
Animais: cachorros, aranhas, insetos
Ambiente natural: água, altura, trovões, tempestades
Complexo sangue, injeções ou ferimentos (p. ex., agulhas, procedimentos médicos invasivos)
Situacional: viajar de avião, locais fechados, elevadores
Outras categorias: palhaços ou outros personagens vestidos com trajes de fantasia, situações que podem levar a asfixia ou vômitos, quedas, sons altos

Epidemiologia

A fobia específica é um dos transtornos mentais mais comuns na população geral, com prevalência no último ano estimada de 3,5 a 8,7% e 7,7 a 12,5 % durante a vida, sendo que uma mesma pessoa pode apresentar mais de uma fobia. As mulheres figuram com uma maior prevalência em relação aos homens, exceto em relação à fobia relacionada a sangue, injeções e ferimentos, em que há uma equivalência. Outros fatores de risco incluem menor renda e menor idade. O transtorno costuma ter pico em idades entre 5 e 9 anos nos tipos que envolvem ambiente natural e sangue-injeção-ferimento, porém do tipo situacional o pico costuma ser em torno dos 20 anos.

Diagnóstico

Tabela 4 Critérios diagnósticos para transtorno de fobia específica pelo DSM-5
A. Medo ou ansiedade acentuados acerca de um objeto ou situação (p. ex., voar, alturas, animais, tomar uma injeção, ver sangue
B. O objeto ou situação fóbica quase invariavelmente provoca uma resposta imediata de medo ou ansiedade
C. O objeto ou situação fóbica é ativamente evitado ou suportado com intensa ansiedade ou sofrimento
D. O medo ou ansiedade é desproporcional em relação ao perigo real imposto pelo objeto ou situação específica e ao contexto sociocultural

(continua)

Tabela 4 Critérios diagnósticos para transtorno de fobia específica pelo DSM-5 (*continuação*)

E. O medo, a ansiedade ou a esquiva é persistente, geralmente com duração mínima de seis meses
F. O medo, a ansiedade ou a esquiva causa sofrimento clinicamente significativo ou prejuízo no funcionamento social, profissional ou em outras áreas importantes na vida do indivíduo
G. A perturbação não é mais bem explicada pelos sintomas de outro transtorno mental, incluindo medo ansiedade e esquiva de situações associadas a sintomas do tipo pânico ou outros sintomas incapacitantes (como na agorafobia); objetos ou situações relacionados a obsessões (como no transtorno obsessivo-compulsivo); evocações de eventos traumáticos (como no transtorno do estresse pós-traumático); separação de casa ou de figuras de apego (como no transtorno de ansiedade de separação); ou situações sociais (como no transtorno de ansiedade social)

Quadro clínico

A fobia é uma ansiedade grave resultante de uma exposição do indivíduo a situações ou a objetos específicos ou mesmo a simples antecipação perante àquilo que é temido. O estímulo fóbico pode gerar sintomas de ataque de pânico nos seus portadores. O medo pode ser entendido pelos pacientes como irracional, desproporcional ao objeto e de difícil controle, com comportamentos de esquiva que podem gerar prejuízos funcionais ou sofrimento. Um indivíduo com fobia de avião pode, por exemplo, evitar viagens ou mesmo utilizar outros meios de transporte mesmo que para grandes percursos, um paciente com medo de injeções pode deixar de frequentar serviços de saúde. Para enfrentar o estímulo fóbico pode haver uso de álcool ou de outras substâncias.

Diagnóstico diferencial

Outros transtornos comórbidos, que muitas vezes também são diagnósticos diferenciais, são comuns, presentes entre 50 e 80% dos portadores de fobias, incluindo:

- agorafobia;
- transtorno do pânico;
- transtorno de ansiedade social;
- transtorno do estresse pós-traumático (TEPT);
- transtornos alimentares.

Exames complementares

O diagnóstico da fobia específica é clínico.

Manejo não farmacológico

O tratamento com maior grau de evidência e mais eficaz para fobias é a terapia cognitiva comportamental (TCC), em geral envolvendo técnicas de exposição, relaxamento mental e físico. Apesar de possuir bons resultados a curto e médio prazo, pacientes tratados com TCC podem ter recorrência sintomática a longo prazo. Outras modalidades de psicoterapia como terapia virtual ou psicoterapia orientada ao *insight* são modelos possíveis, apesar de menores evidências em estudos.

Manejo farmacológico

O tratamento farmacológico não é a primeira linha terapêutica para indivíduos com fobia específica. O tratamento farmacológico costuma ficar restrito a comorbidades que são comuns neste transtorno, isso inclui quadros de depressão maior ou outros transtornos da ansiedade que necessitem de medicações (p.ex., transtorno do pânico ou ansiedade generalizada). O uso de medicações deve ser limitado a situações específicas e pontuais, geralmente inevitáveis, como uso de benzodiazepínicos durante viagens em pessoas com fobia de aviões.

Prognóstico

Fobias específicas possuem duração crônica principalmente quando não tratadas. Apesar da alta prevalência, somente cerca de 10 a 25% das pessoas irão receber tratamento, o que piora o prognóstico do transtorno, além de aumentar a predisposição a outros transtornos mentais. Quando tratados, indivíduos com fobias costumam ter um bom prognóstico.

TRANSTORNO DE ANSIEDADE SOCIAL (TAS) OU FOBIA SOCIAL

Aspectos gerais

A transtorno de ansiedade social (TAS) ou fobia social é um medo intenso e persistente de situações sociais, percebidas como situações em que o paciente é observado por outros, ou de sofrer algum tipo de humilhação ou constrangimento. Esse medo costuma gerar comportamentos de esquiva e pode ser desencadeado pela exposição ou antecipação ao estímulo (ou a fatores relacionados como ouvir o nome ou ver algo que se assemelha ao objeto temido).

Existe uma subclassificação desse transtorno a partir das diferenças do medo que o paciente enfrenta, podendo ser uma TAS de performance/desempenho, em que o paciente tem medo de falar em público ou tem medo de enfrentar situações que abalem sua vida profissional/acadêmica, ou TAS generalizada, em que o paciente tem medo de qualquer situação em que ele venha a ser o centro das atenções. É importante o conhecimento desses subtipos, já que poderá influenciar no tratamento e prognóstico do paciente.

Epidemiologia

A TAS tem uma prevalência, durante toda a vida, de 2 até 13%. A característica marcante é o início precoce da TAS, com pico de aparecimento na pré-adolescência até início da fase adulta (10 a 19 anos), que, se não tratada, costuma permanecer causando problemas durante toda a vida do indivíduo. Pacientes com TAS não tratada costumam ter mais comorbidades psiquiátricas, como depressão, ansiedade e transtorno de abuso de substâncias (TUS).

Diagnóstico

Tabela 5 Critérios diagnósticos para transtorno de fobia social pelo DSM-5
A. Medo ou ansiedade acentuados acerca de uma ou mais situações sociais em que o indivíduo é exposto a possível avaliação por outras pessoas. Exemplos incluem interações sociais (p. ex., manter uma conversa, encontrar pessoas que não são familiares) ser observado (p. ex., comendo ou bebendo) e situações de desempenho diante de outros (p. ex., proferir palestras).
B. O indivíduo teme agir de forma a demonstrar sintomas de ansiedade que serão avaliados negativamente (i. e., será humilhante ou constrangedor; provocará a rejeição ou ofenderá a outros).
C. As situações sociais quase sempre provocam medo ou ansiedade.
D. As situações sociais são evitadas ou suportadas com intenso medo ou ansiedade. significativo ou prejuízo no funcionamento social, profissional ou em outras áreas importantes da vida do indivíduo.
E. O medo ou ansiedade é desproporcional à ameaça real apresentada pela situação social e o contexto sociocultural.
F. O medo, ansiedade ou esquiva é persistente, geralmente durando mais de seis meses.
G. O medo, ansiedade ou esquiva causa sofrimento clinicamente
H. O medo, ansiedade ou esquiva não é consequência dos efeitos fisiológicos de uma substância (p. ex., droga de abuso, medicamento) ou de outra condição médica ou de algum outro transtorno mental primário

Quadro clínico

A marca do TAS é o medo intenso e não condizente com a realidade de serem humilhados, julgados ou rejeitados publicamente, de serem inadequados socialmente. Assim passam a apresentar uma ansiedade antecipatória, que podem ser de horas a dias. Como resposta a esse medo, esses pacientes acabam tendo uma resposta física a ansiedade, com sudorese, ruborização facial, taquicardia, tremores e até ataques de pânico. O medo do paciente envolve o medo de seus sintomas serem reconhecidos pelo outro, retroalimentando os sintomas. Para se proteger da ansiedade passam a evitar quaisquer situações sociais (Tabela 6) ou então, para suportá-las usam mecanismos evitativos, como não olhar nos olhos, não interagir em conversas ou usar substâncias. Após as situações sociais ficam ainda mais convencidos de sua incapacidade e inadequação.

Tabela 6 Principais situações relacionadas a quadros de fobia social
Apresentações em público
Sensação de ser avaliado, como em entrevistas de emprego e consultas médicas
Fazer provas e outras avaliações acadêmicas
Conhecer novas pessoas
Conversa com pessoas que tenha interesse amoroso/sexual
Conversa com pessoas pouco familiares
Comer em público
Usar o mictório
Assinar papéis, cheques e documentos

Diagnóstico diferencial

- Timidez não patológica: tem menor prejuízo funcional e menor impacto social.
- Depressão: onde é observada a perda de prazer em contato social, enquanto na TAS existe vontade de interação social.
- Transtorno de pânico: podem apresentar ansiedade em situação social por medo de um ataque de pânico em público e/ou de não terem ajuda em caso de crise (agorafobia).
- Transtorno de déficit de atenção e hiperatividade (TDAH): podem apresentar ansiedade na relação social relacionada à percepção do outro de seu comprometimento.
- Transtorno dismórfico corporal: portadores deste transtorno apresentam percepção negativista do julgamento alheio, porém aqui focado na percepção das características físicas que considera feias ou anormais.
- Transtornos delirantes: o paciente delirante pode deixar de ter contato social com a finalidade de se proteger de algo que acredita, de forma delirante, autorreferente.

Exames complementares

O diagnóstico é clínico, baseado nos critérios diagnósticos e na experiência do paciente.

Manejo farmacológico

O tratamento farmacológico é primeira escolha apenas em pacientes com TAS generalizada, ou formas mais graves, além de ser indicado para aqueles com resposta parcial à psicoterapia, falta de acesso a mesma ou comorbidades psiquiátricas.

A primeira linha é o uso de antidepressivos inibidores seletivos de recaptação de serotonina (ISRS), com maior evidência para o uso da paroxetina, mas com evidências para escitalopram, sertralina e fluvoxamina, sendo que a fluoxetina não é recomendada como primeira escolha. Outra alternativa como primeira linha são os inibidores de recaptação de serotonina e noradrenalina (IRSN), com resposta similar a dos ISRS na TAS.

O uso de benzodiazepínicos é possível para manejo de sintomas ansiosos agudos na exposição social, assim como betabloqueadores (atenolol e propranolol) 30 a 40 minutos antes do momento de exposição, em especial para TAS de performance. Deve ocorrer um cuidado especial com benzodiazepínicos, que podem gerar tolerância, dependência e declínio cognitivo com uso a longo prazo, além de prejudicar o aprendizado durante a exposição.

Manejo não farmacológico

O tratamento psicoterápico com uso da terapia cognitivo-comportamental (TCC) é considerado tratamento de primeira linha na TAS, sendo indicado como monoterapia para TAS leve a moderada e/ou sem comorbidades psiquiátricas. O uso combinado de TCC e antidepressivos é visto como superior no tratamento da TAS quando comparado a qualquer um dos dois em monoterapia, sendo reservado como uma primeira escolha terapêutica para pacientes mais graves ou para refratários.

Prognóstico

A TAS costuma se comportar de maneira mais crônica, iniciando cedo na vida e se mantendo por anos. O seu início pode estar relacionado com uma personalidade pré-mórbida com timidez não prejudicial ou uma experiência social incomum e estressante (p. ex. cair na frente dos outros). Existem pacientes que excepcionalmente apresentam uma melhora espontânea, com diminuição da cobrança social ou com experiências positivas em desafios sociais, enquanto a maioria cronifica e passam anos até buscar ajuda.

Metade a dois terços dos pacientes respondem aos tratamentos. Desses, metade terá remissão completa. Os ganhos em psicoterapia se mostraram mais duradouros que os ganhos com psicofármacos, perdurando até 5 anos após o tratamento.

TRANSTORNO DO PÂNICO (TP)

Aspectos gerais

O transtorno do pânico (TP) é caracterizado por uma ou mais crises de pânico de forma espontânea, sem fator desencadeante, associado a um aumento basal da ansiedade por medo de ter uma nova crise ou consequência de uma mudança significativa no comportamento relacionado às crises, como evitar locais associados a crises prévias. Apesar de o diagnóstico de TP necessitar de crises espontâneas, ele também pode ocorrer desencadeado por fatores reconhecidos (p. ex., fazer uma prova, sofrer um assalto, entregar um trabalho).

Epidemiologia

Aproximadamente um terço das pessoas vão experimentar uma crise de pânico ao longo da vida, e a prevalência de TP varia entre 1 e 6%, alcançando números mais altos na população em atendimento na atenção primária. Esse transtorno é mais comum em pessoas mais jovens. Mulheres são duas vezes mais acometidas que homens.

Diagnóstico

Tabela 7 Critérios diagnósticos para crises de pânico pelo DSM-5
Um ataque de pânico é um surto abrupto de medo intenso ou desconforto intenso que alcança um pico em minutos e durante o qual ocorrem quatro (ou mais) dos seguintes sintomas:
1. Palpitações, coração acelerado, taquicardia. 2. Sudorese. 3. Tremores ou abalos. 4. Sensações de falta de ar ou sufocamento. 5. Sensações de asfixia. 6. Dor ou desconforto torácico. 7. Náusea ou desconforto abdominal. 8. Sensação de tontura, instabilidade, vertigem ou desmaio. 9. Calafrios ou ondas de calor. 10. Parestesias (anestesia ou sensações de formigamento). 11. Desrealização (sensações de irrealidade) ou despersonalização (sensação de estar distanciado de si mesmo). 12. Medo de perder o controle ou "enlouquecer". 13. Medo de morrer.
A perturbação não é consequência dos efeitos psicológicos de uma substância (p. ex., droga de abuso, medicamento) ou de outra condição médica (p. ex., hipertireoidismo, doenças cardiopulmonares).
Nota: O surto abrupto pode ocorrer a partir de um estado calmo ou ansioso

Tabela 8 Critérios diagnósticos para transtorno de pânico pelo DSM-5
A. Ataques de pânico recorrentes e inesperados.
B. Pelo menos um dos ataques foi seguido de um mês (ou mais) de uma ou de ambas as seguintes características: 1. Apreensão ou preocupação persistente acerca de ataques de pânico adicionais ou sobre suas consequências (p. ex., perder o controle, ter um ataque cardíaco, "enlouquecer"). 2. Uma mudança desadaptativa significativa no comportamento relacionada aos ataques (p. ex., comportamentos que têm por finalidade evitar ter ataques de pânico, como a esquiva de exercícios ou situações desconhecidas).

(continua)

Tabela 8 Critérios diagnósticos para transtorno de pânico pelo DSM-5 (*continuação*)
C. A perturbação não é consequência dos efeitos psicológicos de uma substância (p. ex., droga de abuso, medicamento) ou de outra condição médica (p. ex., hipertireoidismo, doenças cardiopulmonares).
D. A perturbação não é mais bem explicada por outro transtorno mental (p. ex., os ataques de pânico não ocorrem apenas em resposta a situações sociais temidas, como no transtorno de ansiedade social; em resposta a objetos ou situações fóbicas circunscritas, como na fobia específica; em resposta a obsessões, como no transtorno obsessivo-compulsivo; em resposta à evocação de eventos traumáticos, como no transtorno de estresse pós traumático; ou em resposta à separação de figuras de apego, como no transtorno de ansiedade de separação).

Quadro clínico

O quadro clínico principal do TP é a crise de pânico, porém é necessário ressaltar que ele também pode vir associado a outro transtorno mental, logo tendo aqui um contexto de sintoma.

Ele é caracterizado por uma reação de medo intenso, podendo ou não ter um foco discriminado, com início abrupto, piora progressiva dos sintomas com o passar dos minutos, chegando ao seu ápice em 10 minutos, e durando de 20 a 30 minutos em média, até o máximo 1 hora, quando então tem o término dos sintomas também de maneira abrupta ou então de maneira gradual. Os sintomas físicos levam os pacientes a procurarem ajuda médica em pronto-atendimento por acreditarem que estão com problemas cardíacos ou respiratórios. Outros sintomas somáticos que também podem aparecer são os gastrointestinais, como náusea, vômitos e diarreia, além de tontura e síncope. A partir destes sintomas os pacientes passam a apresentar medo de novas crises, de adoecimento ou consequências.

Outro adoecimento importante que pode ser comórbido ao TP é a agorafobia, definida como um medo intenso e evitação de situações em que a ajuda pode não estar disponível ou onde pode ser difícil deixar a situação no caso de desenvolver sintomas de pânico ou outros sintomas incapacitantes ou constrangedores. No DSM-5, a agorafobia foi alçada a um diagnóstico independente, sendo possível que ela ocorra sozinha em outro contexto.

Diagnóstico diferencial

- Agorafobia: No TP esses sintomas vêm associado a medo de ter uma crise de pânico e não conseguir ajuda ou se envolver em uma situação humilhante. Porém ela pode não estar relacionado a crises de pânico e ser unicamente um medo de serem dominados por sintomas de ansiedade a ponto de perderem o controle ou morrerem, como medo de perder o controle intestinal ou da bexiga em público, vomitar em público, enlouquecer ou perder sua capacidade funcional. Caracteristicamente esses pacientes têm sua "zona de conforto", que pode ser na sua casa ou vizinhança, fazendo então evitações de situações que o faça sair desse território, especialmente sozinho.
- Transtorno somatoforme: nesse transtorno os pacientes têm uma preocupação mais duradora e polimórfica de sintomas somáticos (ou físicos) do que no TP, existe uma comorbidade com TP em mais de 40% dos casos.
- Transtorno hipocondríaco: é caracterizado por um medo intenso de doenças graves, como HIV e câncer, sem sintomas somáticos associados.
- Outras doenças clínicas: várias doenças clínicas podem mimetizar sintomas de crise de pânico, como hipertireoidismo, angina, arritmias, feocromocitoma, epilepsia do lobo temporal.
- Uso de substâncias: o uso, a intoxicação e a abstinência de diversas podem mimetizar sintomas de crise de pânico, como cafeína e outras xantinas, beta-agonistas, álcool, cannabis, cocaína.

Exames complementares

O diagnóstico é baseado na avaliação clínica, baseado nos critérios diagnósticos e na experiência individual de sofrimento que o paciente experimenta. Exames complementares podem ser solicitados quando existir a necessidade da exclusão de doenças orgânicas, em especial cardiológicas no contexto de pronto-atendimento em pacientes com queixa compatível com doença coronariana.

Manejo

A maior parte dos pacientes tem uma boa resposta ao tratamento, com melhora importante dos sintomas, sendo o foco principal a farmacoterapia e psicoterapia, principalmente a terapia cognitivo-comportamental (TCC). Ambas as abordagens possuem eficácia similar no TP, sendo mais eficazes se associadas.

Manejo farmacológico

A classe medicamentosa considerada de primeira linha para o TP são os inibidores seletivos da recaptação de serotonina (ISRS), tanto por sua eficácia para melhora do quadro quanto por sua boa tolerabilidade. É importante ter um início gradual e lento na introdução desses medicamentos, visto que pacientes de TP têm maior risco de piora de ansiedade inicial. Como segunda linha, em caso de falha de resposta podemos usar inibidores da recaptação de serotonina e noradrenalina (IRSN). Outras classes de antidepressivos, com tricíclicos e inibidores da monoamino-oxidase (IMAO), também se mostraram eficientes no TP, mas possuem uma tolerabilidade pior que a dos ISRS e IRSN.

Os benzodiazepínicos são uma opção para melhora rápida dos sintomas do TP, principalmente enquanto não há uma resposta plena do antidepressivo, nas primeiras semanas de tratamento. Esses medicamentos causam tolerância, dependência e alterações cognitivas se usado em longo prazo, portanto o uso seguro está entre 4 e 12 semanas, com retirada gradual assim que possível.

Manejo não farmacológico

A psicoterapia é a conduta não farmacológica essencial na TP, sendo a TCC a vertente mais amplamente estudada. Com a TCC os pacientes conseguem um maior tempo de remissão graças aos ensinamentos aprendidos nessa modalidade de tratamento, incluindo técnicas de respiração.

Prognóstico

O TP é considerado uma patologia crônica e recorrente. Estima-se que a maioria dos pacientes tratados experimente uma melhora do quadro em um período de 01 a 05 anos, porém menos da metade desses pacientes conseguem remissão total dos sintomas. A recorrência vem do fato que, em grandes estudos, observa-se uma nova piora do quadro numa média de 5,7 meses em mais da metade dos casos. Apesar disso, em torno de 50% dos pacientes ficam com sintomas suficientemente leves, de modo que sua funcionalidade pouco ou nada afeta, ficando em 10 a 20% dos pacientes sintomas realmente relevantes e incapacitantes.

TRANSTORNO OBSESSIVO-COMPULSIVO (TOC)

Apesar de, de acordo com as novas classificações, o TOC não constar como um transtorno ansioso, vamos discuti-lo neste capítulo.

Aspectos gerais

O transtorno obsessivo-compulsivo (TOC) é definido pela presença de pensamentos intrusivos, as obsessões, que causam uma angústia ou desconforto para o paciente, e que em geral vão contra o que os portadores acreditam ser verdade (egodistônicos), e/ou atos mentais ou comportamentais recorrentes, as compulsões, que têm um caráter obrigatório para o paciente naquele momento, seja para alívio dos pensamentos obsessivos, seja por da sensação de completude que o paciente tem ao realizar esse ato ou seja por uma rigidez individual, que torna aquele ato obrigatório.

Epidemiologia

O TOC pode ter início na infância ou adolescência, com idade média de início aos 20 anos, tendo caráter crônico se não tratado. Está associado a sérios problemas por toda a vida, incluindo, além da angústia, consequências físicas e nos relacionamentos dos atos e pensamentos que lhe acometem. Na população geral a prevalência é de 2 a 3%, sendo mais comum em homens na infância e adolescência. Muitos portadores apresentam melhora do quadro após a puberdade e na idade adulta a prevalência entre homens e mulheres se iguala, ficando em aproximadamente 1% para cada sexo na idade adulta.

Diagnóstico

Tabela 9 Critérios diagnósticos para obsessões pelo DSM-5
Obsessões são definidas por (1) e (2):
1. Pensamentos, impulsos ou imagens recorrentes e persistentes que são vivenciados, em algum momento durante a perturbação, como intrusivos e indesejados e que na maioria dos indivíduos causam acentuada ansiedade ou sofrimento.
2. O indivíduo tenta ignorar ou suprimir tais pensamentos, impulsos ou imagens ou neutralizá-los com algum outro pensamento ou ação.

Tabela 10 Critérios diagnósticos para compulsões pelo DSM-5
Compulsões são definidas por (1) e (2):
1. Comportamentos repetitivos (p. ex., lavar as mãos, organizar, verificar) ou atos mentais (p. ex., orar, contar ou repetir palavras em silêncio) que o indivíduo se sente compelido a executar em resposta a uma obsessão ou de acordo com regras que devem ser rigidamente aplicadas.
2. Os comportamentos ou os atos mentais visam prevenir ou reduzir a ansiedade ou o sofrimento ou evitar algum evento ou situação temida; entretanto, esses comportamentos ou atos mentais não têm uma conexão realista com o que visam neutralizar ou evitar ou são claramente excessivos.

Tabela 11 Critérios diagnósticos para transtorno obsessivo-compulsivo pelo DSM-5
A. Presença de obsessões, compulsões ou ambas.
B. As obsessões ou compulsões tomam tempo (p. ex., tomam mais de uma hora por dia) ou causam sofrimento clinicamente significativo ou prejuízo no funcionamento social, profissional ou em outras áreas importantes da vida do indivíduo.
C. Os sintomas obsessivo-compulsivos não se devem aos efeitos fisiológicos de uma substância (p. ex., droga de abuso, medicamento) ou a outra condição médica, nem a outro transtorno mental.

Quadro clínico

Os pacientes com TOC podem apresentar obsessões e compulsões ou apenas uma destas isoladamente. Em geral, uma pessoa que sofre de TOC tenta ignorar, evitar ou suprimir obsessões ou neutralizá-las com outro pensamento ou ação (por exemplo, realizar uma compulsão), a fim de se verem livres desse pensamento angustiante. Em geral, a função da compulsão é de aliviar as obsessões, de prevenir uma possível catástrofe (percebidas por meio de ideias dolorosas, como morte de alguém amado ou um acidente trágico) e/ou gerar um sentimento de completude.

É importante ressaltar que pessoas com TOC geralmente apresentam sintomas em várias dimensões, que incluem:

- limpeza – medo de contaminação e rituais de limpeza;
- simetria – obsessões de simetria e compulsões de repetição, ordenação e contagem;
- pensamentos proibidos ou tabu – os exemplos incluem obsessões agressivas, sexuais e religiosas e compulsões relacionadas;
- danos (por exemplo, pensamentos ou imagens sobre danos que acontecem a si mesmo ou a outros e que verificam compulsões).

Diagnóstico diferencial

- Transtorno de acumulação: os sintomas têm foco exclusivo na dificuldade e sofrimento de descartar objetos ou posses, resultando na acumulação.
- Transtorno depressivo maior: pensamentos obsessivos podem surgir na depressão sendo congruentes ao humor, geralmente não relacionados a atos compulsivos, podendo não ser de natureza intrusiva.
- Tiques: podem ser entendidos como fragmentos de movimentos motores ou vocalizações que não se relacionam com a necessidade de neutralizar obsessões.
- Transtorno de personalidade obsessiva-compulsiva ou anancástica: não é uma forma subsindrômica do TOC, mas sim um padrão de funcionamento pervasivo e estável ao longo do desenvolvimento que envolve controle e rigidez; os comportamentos repetitivos não estão relacionados a obsessão.
- Transtornos psicóticos: a falta de *insight* sobre as crenças obsessivas pode confundir com estes transtornos, entretanto, faltam no TOC elementos comuns a transtornos psicóticos (p. ex., alucinações, desorganização formal do pensamento, etc.).

Exames complementares

O diagnóstico do transtorno obsessivo-compulsivo é clínico. Exames complementares podem ser solicitados para exclusão de causas orgânicas, principalmente em quadros atípicos.

Manejo farmacológico

O tratamento farmacológico no TOC apresenta eficácia semelhante ao da terapia cognitiva comportamental, sendo as opções não mutuamente excludentes. No TOC as doses geralmente necessárias de antidepressivos são altas ou superiores ao limite superior da faixa terapêutica proposto em bula. A primeira linha de escolha farmacológica é a dos inibidores da recaptação de serotonina (ISRS), estes possuem uma boa relação entre eficácia e tolerabilidade, além de serem medicações seguras em doses mais altas. A resposta ao antidepressivo pode ocorrer em até 8 a 12 semanas, aumentos graduais da dose nesse período são realizados conforme a tolerabilidade e a eficácia vistas no paciente. A manutenção do tratamento deve ocorrer após dois anos de remissão dos sintomas. A retirada da medicação deve ser lenta e gradual ao longo de meses pois esta estratégia reduz o risco de recorrência do quadro.

O medicamento padrão-ouro para o tratamento do TOC é a clomipramina, que apesar de eficaz possui uma tolerabilidade reduzida em função dos efeitos colaterais (ganho de peso, boca seca, sonolência, constipação, retenção urinária, risco de redução do limiar convulsivo e arritmias cardíacas), que impactam seu uso na clínica.

Outras estratégias farmacológicas incluem inibidores da recaptação de noradrenalina e serotonina (ISRN) e antipsicóticos atípicos, que são utilizados principalmente como estratégia de potencialização em quadros refratários.

Manejo não farmacológico

A principal estratégia não farmacológica para manejo do TOC é a terapia cognitiva comportamental (TCC), envolvendo protocolos de exposição e prevenção de respostas. É importante, em conjunto com a terapia, incluir orientações à família sobre o manejo comportamental das compulsões, bem como psicoeducação sobre o TOC para pacientes e familiares.

Prognóstico

Pacientes com TOC costumam buscar auxílio médico após anos. Cerca de um terço apresenta melhora expressiva, metade cursa com melhora moderada e o restante tem manutenção ou piora da sintomatologia. Um prognóstico pior está associado a presença de comorbidades, início na infância, compulsões bizarras, crenças delirantes e necessidade de hospitalização. Um bom ajuste social e ocupacional, além de eventos episódicos sintomáticos, relaciona-se a um melhor prognóstico.

BIBLIOGRAFIA

American Psychiatric Association, Koran LM, Hanna GL, Hollander E, Nestadt G, Simpson HB. Practice guideline for the treatment of patients with obsessive-compulsive disorder. 2007.

American Psychiatric Association. Diagnostic and Statistical Manual of Mental Disorders, 5.ed. (DSM-5). Arlington: American Psychiatric Association; 2013.

Andrade LH, Wang YP, Andreoni S, Silveira CM, Alexandrino-Silva C, Siu ER, et al. Mental disorders in megacities: findings from the São Paulo megacity mental health survey, Brazil. PLoS One. 2012;7(2):e31879.

Baldwin DS, Anderson IM, Nutt DJ, Allgulander C, Bandelow B, den Boer JA, et al. Evidence-based pharmacological treatment of anxiety disorders, post-traumatic stress disorder and obsessive-compulsive disorder: a revision of the 2005 guidelines from the British Association for Psychopharmacology. J Psychopharmacol 2014;28(5):403-39.

Barlow DH, Gorman JM, Shear MK, Woods SW. Cognitive-behavioral therapy, imipramine, or their combination for panic disorder: a randomized controlled trial. JAMA 2000;283(19):2529.

Batelaan NM, de Graaf R, Penninx BW, van Balkom AJ, Vollebergh WA, Beekman AT. The 2-year prognosis of panic episodes in the general population. Psychol Med 2010;40(1):147.

Bekhuis E, Boschloo L, Rosmalen JG, Schoevers RA. Differential associations of specific depressive and anxiety disorders with somatic symptoms. J Psychosom Res 2015;78(2):116-22.

Belzer K, Schneier FR. Comorbidity of anxiety and depressive disorders: issues in conceptualization, assessment, and treatment. J Psychiatr Pract. 2004;10(5):296.

Bloch MH, McGuire J, Landeros-Weisenberger A, Leckman JF, Pittenger C. Meta-analysis of the dose-response relationship of SSRI in obsessive- compulsive disorder. Mol. Psychiatry 2009;15:850-5.

Choy Y, Fyer AJ, Lipsitz JD. Treatment of specific phobia in adults. Clin Psychol Rev 2007;27(3):266-86.

Coles ME, Phillips KA, Menard W, Pagano ME, Fay C, Weisberg RB, et al. Body dysmorphic disorder and social phobia: cross-sectional and prospective data. Depress Anxiety. 2006;23(1):26.

Cox BJ, Fleet C, Stein MB. Self-criticism and social phobia in the US national comorbidity survey. J Affect Disord 2004;82(2):227.

Eaton WW, Bienvenu OJ, Miloyan B. Specific phobias. Lancet Psychiatry 2018;5(8):678-686.

Grant BF, Hasin DS, Blanco C, Stinson FS, Chou SP, Goldstein RB, et al. The epidemiology of social anxiety disorder in the United States: results from the National Epidemiologic Survey on Alcohol and Related Conditions., J Clin Psychiatry 2005;66(11):1351

Hood HK, Antony MM, Koerner N, Monson CM. Effects of safety behaviors on fear reduction during exposure. Behav Res Ther 2010;48(12):1161.

Juster HR, Heimberg RG. Social phobia. Longitudinal course and long-term outcome of cognitive-behavioral treatment. Psychiatr Clin North Am 1995;18(4):821.

Katzman MA, Bleau P, Blier P, Chokka P, Kjernisted K, Van Ameringen M; Canadian Anxiety Guidelines Initiative Group on behalf of the Anxiety Disorders Association of Canada/Association Canadienne des troubles anxieux and McGill University, et al. Canadian clinical practice guidelines for the management of anxiety, posttraumatic stress and obsessive-compulsive disorders. BMC Psychiatry 2014;14 Suppl 1:S1.

Kessler RC, Chiu WT, Jin R, Ruscio AM, Shear K, Walters EE. The epidemiology of panic attacks, panic disorder, and agoraphobia in the National Comorbidity Survey Replication. Arch Gen Psychiatry 2006;63(4):415.

Kessler RC, Wang PS. The descriptive epidemiology of commonly occurring mental disorders in the United States. Annu Rev Public Health 2008;29:115-29.

Leon AC, Olfson M, Broadhead WE, Barrett JE, Blacklow RS, Keller MB, et al. Prevalence of mental disorders in primary care. Implications for screening. Arch Fam Med 1995;4(10):857.

Liskow B, Othmer E, Penick EC, DeSouza C, Gabrielli W. Is Briquet's syndrome a heterogeneous disorder? Am J Psychiatry 1986;143(5):626.

Mitte K. A meta-analysis of the efficacy of psycho- and pharmacotherapy in panic disorder with and without agoraphobia. J Affect Disord 2005;88(1):27.

Moreno-Peral P, Conejo-Cerón S, Motrico E, Rodríguez-Morejón A, Fernández A, García-Campayo J, et al. Risk factors for the onset of panic and generalised anxiety disorders in the general adult population: a systematic review of cohort studies. J Affect Disord 2014;168:337-48.

National Institute for Health and Care Excellence (NICE). National Collaborating Centre for Mental Health and the National Collaborating Centre for Primary Care. Generalised anxiety disorder and panic disorder (with or without agoraphobia) in adults. Londres: NICE Clinical Guideline; 2011. 113p.

Olatunji BO, Davis ML, Powers MB, Smits JA. Cognitive-behavioral therapy for obsessive-compulsive disorder: a meta-analysis of treatment outcome and moderators. J Psychiatric Res 2013;47(1):33-41.

Pelissolo A, Kassm SA, Delhay L. Therapeutic strategies for social anxiety disorder: where are we now?. Expert Rev Neurother. 2019.

Ressler KJ, Pine DS, Rothbaum BO (Eds.). Anxiety disorders: translational perspectives on diagnosis and treatment. Oxford University Press; 2015.

Roy-Byrne P. Panic disorder in adults: epidemiology, pathogenesis, clinical manifestations, course, assessment, and diagnosis. Acesso em 26/06/21. Disponível em: https://www.uptodate.com/contents/panic-disorder-in-adults-epidemiology-pathogenesis-clinical-manifestations-course-assessment-and-diagnosis?search=transtorno%20do%20panico&source=search_result&selectedTitle=1~150&usage_type=default&display_rank=1 >>

Sadock BJ, Sadock VA, Ruiz P. Compêndio de psiquiatria: ciência do comportamento e psiquiatria clínica, 11. ed. Porto Alegre: Artmed; 2017.

Savoia MG. Fobias específicas. In: Angelotti G, editor. Terapia cognitivo-comportamental dos transtornos de ansiedade. São Paulo: Casa do Psicólogo; 2007.

Schneier FR. Clinical practice. Social anxiety disorder. N Engl J Med 2006;355(10):1029.

Simpson HB. Obsessive-compulsive disorder in adults: epidemiology, pathogenesis, clinical manifestations, course, and diagnosis. Acesso em 29/06/21. Disponível em: https://www.uptodate.com/contents/obsessive-compulsive-disorder-in-adults-epidemiology-pathogenesis-clinical-manifestations-course-and-diagnosis?search=toc&source=search_result&selectedTitle=1~150&usage_type=default&display_rank=1>>

Slee A, Nazareth I, Bondaronek P, Liu Y, Cheng Z, Freemantle N. Pharmacological treatments for generalised anxiety disorder: a systematic review and network meta-analysis. Lancet 2019;393(10173):768-77.

Stein DJ, Costa DL, Lochner C, Miguel EC, Reddy YJ, Shavitt RG, et al. Obsessive-compulsive disorder. Nat Rev Dis Primers 2019;5(1):1-21.

Stein MB, Sareen J. Clinical practice. Generalized anxiety disorder. N Engl J Med 2015;373(21):2059-68.

Stein MB, Stein DJ. Social anxiety disorder. Lancet 2008;371(9618):1115.

Stinson FS, Dawson DA, Chou PS, Smith S, Goldstein RB, June Ruan W, et al. The epidemiology of DSM-IV specific phobia in the USA:

results from the National Epidemiologic Survey on Alcohol and Related Conditions. Psychol Med 2007;37(7):1047-59.

The epidemiology of obsessive-compulsive disorder in the National Comorbidity Survey Replication. Ruscio AM, Stein DJ, Chiu WT, Kessler RC. Mol Psychiatry 2010;15(1):53.

Turner SM, Beidel DC, Jacob RG. Social phobia: a comparison of behavior therapy and atenolol. J Consult Clin Psychol 1994;62(2):350.

Wittchen HU, Carter RM, Pfister H, Montgomery SA, Kessler RC. Disabilities and quality of life in pure and comorbid generalized anxiety disorder and major depression in a national survey. Int Clin Psychopharmacol 2000;15(6):319-28.

Wittchen HU, Zhao S, Kessler RC, Eaton WW. DSM-III-R generalized anxiety disorder in the National Comorbidity Survey. Arch Gen Psychiatry 1994;51(5):355-64.

Wolitzky-Taylor KB, Horowitz JD, Powers MB, Telch MJ. Psychological approaches in the treatment of specific phobias: a meta-analysis. Clin Psychol Rev 2008;28(6):1021-37.

61 DEPRESSÃO

Estephania Soledad Hidalgo Espinosa, Klára Kapronezai Winstanley, Eduardo de Castro Humes

ASPECTOS GERAIS

A depressão pode ser entendida num contexto de um estado de humor associado a sentimento de tristeza, desespero, vazio, desânimo, desesperança ou facilidade para o choro. A depressão como síndrome apresenta *cluster* de sinais e sintomas que constituem o transtorno depressivo maior, distimia.

O transtorno depressivo maior é um problema de saúde pública associado a um aumento da incapacidade funcional das pessoas e da mortalidade.

EPIDEMIOLOGIA

Estudos mostram uma taxa de prevalência de depressão maior de 18% em países desenvolvidos ao longo da vida e uma prevalência em nosso país de 10% em 12 meses, com uma relação de 2:1 entre mulheres e homens e uma idade aproximada de início do quadro aos 30 anos, sendo mais comum em adultos jovens

DIAGNÓSTICO

Os critérios diagnósticos da depressão dependem da história clínica e do exame psíquico. As escalas de gravidade de depressão não têm validade diagnóstica e seu uso está restrito a estudos clínicos. A história clínica é central; coletar a história da doença atual, a familiar, avaliar risco de suicídio, história médica pessoal e familiar e história social.

No exame de estado mental é importante observar a presença de sintomas depressivos, retardo psicomotor (fala ou movimentos com curso lento) ou agitação (aumento da psicomotricidade, irritabilidade). Em idosos, é importante perguntar sobre sintomas neurocognitivos (atenção, concentração e memória).

Tabela 1 Critérios diagnósticos DSM-5 para transtorno depressivo maior

A. Cinco ou mais, dos seguintes sintomas estiveram presentes durante o mesmo período de duas semanas e representam uma mudança em relação ao funcionamento anterior; pelo menos dos sintomas é 1) humor deprimido ou 2) perda de interesse ou prazer. 1. Humor deprimido a maior parte do dia, quase todos os dias, conforme indicado por relato subjetivo (p. ex., sente-se triste, vazio, sem esperança) ou por observação feita por outras pessoas (p. ex., parece choroso). 2. Acentuada diminuição do interesse ou prazer em todas ou quase todas as atividades na maior parte do dia, quase todos os dias, indicado por relato subjetivo ou por observação feita por outras pessoas. 3. Perda ou ganho significativo de peso sem estar fazendo dieta (p. ex., uma alteração de mais do 5% do peso corporal em um mês, redução ou aumento do apetite quase todos os dias). 4. Insônia ou hipersonia quase todos os dias. 5. Agitação ou retardo psicomotor quase todos os dias, observáveis por outras pessoas, não meramente sensações subjetivas de inquietação ou estar mais lento. 6. Fadiga ou perda de energia quase todos os dias. 7. Sentimento de inutilidade ou culpa excessiva ou inapropriada (que podem ser delirantes) quase todos os dias (não meramente autorrecriminação ou culpa por estar doente). 8. Capacidade diminuída para pensar ou se concentrar, ou indecisão, quase todos os dias (por relato subjetivo ou por observação feita por outras pessoas). 9. Pensamento recorrente de morte não somente medo de morrer, ideação suicida recorrente sem um plano específico, uma tentativa de suicídio ou plano específico para cometer suicídio.
B. Os sintomas causam sofrimento clinicamente significativo ou prejuízo no funcionamento social, profissional ou em outras áreas importantes da vida do indivíduo.
C. O episódio não é atribuível aos efeitos fisiológicos de uma substância ou a outra condição médica.
D. A ocorrência do episódio depressivo maior não é mais bem explicada por um transtorno esquizoafectivo, esquizofrenia, transtorno esquizofreniforme, transtorno delirante, outros transtornos do espectro da esquizofrenia e outro transtorno psicótico especificado, ou transtorno da esquizofrenia e outros transtornos psicótico não especificado.
E. Nunca houve um episódio maníaco ou hipomaníaco.

Fonte: American Psychiatric Association, 2013.

QUADRO CLÍNICO

Entre os principais sintomas que fazem parte do quadro clínico e são critérios diagnósticos, temos:

- Humor: depressivo deve ser persistente ou pelo menos com 2 semanas; pode assumir várias formas, como sentir-se triste, sem esperança, desanimado. Mesmo pacientes que parecem tristes podem inicialmente negar a tristeza. Podem ainda relatar ansiedade, irritabilidade ou sensação de que não têm sentimentos.
- Anedonia (redução ou perda da capacidade de sentir prazer) ou diminuição do interesse.
- Perda ou diminuição da libido. Paradoxalmente algumas pessoas podem apresentar aumento da libido como forma de aliviar a angústia.
- Mudanças de peso ou apetite: alguns pacientes têm que se forçar para comer, enquanto outros referem sentir ansiedade de comer algum alimento em específico.
- Alteração do padrão de sono: pode se apresentar como insônia ou hipersonia. Paciente relatam um sono sem descanso e dificuldade de sair da cama de manhã.
- Fadiga ou perda de energia: falta de energia pode ser descrita como a necessidade de descansar durante todo o dia, sentir os membros pesados, ou sentir que é difícil iniciar ou concluir as atividades.
- Redução da perspectiva de futuro: dificuldade de vislumbrar planos para o futuro e onde se vê no futuro.

DIAGNÓSTICO DIFERENCIAL

Os principais diagnósticos diferenciais estão incluídos na Tabela 2.

Tabela 2 Principais diagnósticos diferenciais de quadros depressivos

Condições médicas	Uso de substâncias	Síndromes psíquicas
Insuficiência adrenal Doença de Huntington Hipercortisolismo Hipotireoidismo Esclerose múltipla Apneia obstrutiva do sono Doença de Parkinson, Acidente vascular encefálico Lúpus eritematoso sistêmico Lesão cerebral traumática Déficit de vitaminas, como vitamina B12	Uso de medicações ▪ Glicocorticoides ▪ Interferon Intoxicação ou abstinência de: ▪ Álcool ▪ Anfetaminas ▪ *Cannabis* ▪ Cocaína ▪ Estimulantes	*Burnout* Transtorno de ajustamento Transtorno afetivo bipolar Transtornos de personalidade Fobia social Transtorno obsessivo-compulsivo Psicoses

Fonte: Park e Zarate, 2019; Sadock et al., 2017; Rotenstein et al., 2018.

Entre os diagnósticos mais comuns de sofrimentos psíquicos, destacam-se:

- *Burnout:* é um diagnóstico de síndrome psicológica relacionada à ocupação. Essa condição é caracterizada pela presença de exaustão emocional, insatisfação com suas realizações e/ou despersonalização, que pode ocorrer no contexto de estresse crônico relacionado à ocupação.
- Transtorno de ajustamento com humor deprimido: os sintomas depressivos ocorrem no contexto de estressores psicossociais e não preenchem os critérios suficientes para o diagnóstico de depressão.
- Transtorno afetivo bipolar: é um transtorno em que o polo depressivo pode ocorrer em conjunto com um ou diversos episódios de mania ou hipomania. É frequentemente subdiagnosticado em pacientes que apresentam síndromes depressivas, inclusive pela distorção cognitiva frequentemente observada nestes pacientes, sendo fundamental perguntar sobre uma história de sintomas maníacos na primeira avaliação e nas avaliações subsequentes.

EXAMES COMPLEMENTARES

O diagnóstico é clínico, mas costuma-se solicitar exames laboratoriais para investigar quadros clínicos que podem ser confundidos com quadros depressivos, possam piorar os próprios sintomas depressivos ou diminuir a eficácia dos antidepressivos (p. ex., hipotireoidismo, anemia e déficit vitamínico B9, B12 ou vitamina D).

CLASSIFICAÇÕES

Tabela 3 Principais subtipos depressivos

Especificador	Características
Com sintomas ansiosos	Presença de sensação de nervosismo, tensão, inquietude, dificuldade de concentração, excesso de preocupações, medo de algo ruim acontecer ou sensação de perda de controle de si mesmo, na maior parte dos dias.
Com características mistas	Presença de pelo menos três dos seguintes sintomas: humor elevado, grandiosidade, verborragia ou pressão de fala, fuga de ideias ou sensação de pensamento acelerado, aumento de energia ou disposição, exposição a situações de risco, menor necessidade de sono.
Com características melancólicas	Presença marcante da falta de prazer generalizada nas atividades e pouca reatividade a estímulos positivos. Pode haver relato de sensação de prostração, desespero, ou humor vazio, sensação de anestesia. Em geral são piores pela manhã, e frequentemente o paciente desperta muito cedo, antes do habitual. Pode haver alteração da psicomotricidade, redução importante do apetite e sentimento muito intenso de culpa.

(continua)

Tabela 3 Principais subtipos depressivos (*continuação*)

Especificador	Características
Com características atípicas	Melhora do humor com eventos positivos, ganho de peso ou aumento do apetite, sensação de peso nos membros, ou persistente sensibilidade à rejeição interpessoal.
Com características psicóticas	Presença de delírios e/ou alucinações, que podem ser tanto congruentes quanto incongruentes com o humor.
Com catatonia	Presença de características catatônicas: estupor, negativismo, rigidez, excitação ou posturas bizarras, por vezes com alternância rápida entre excitação e estupor.
Com início no periparto	Depressão com início dos sintomas durante a gravidez ou nas quatro semanas seguintes ao parto. Sua ocorrência aumenta o risco de episódio depressivo no pós-parto, e, com frequência, é acompanhada de sintomas ansiosos graves e até crises de pânico. Pode haver características psicóticas.
Com padrão sazonal	Transtorno depressivo maior recorrente com relação temporal regular entre o início de cada episódio e o início de uma estação específica do ano e a remissão do episódio e outras estações.

Fonte: *American Psychiatric Association*, 2013.

MANEJO FARMACOLÓGICO

O tratamento farmacológico dos transtornos depressivos deve ser considerado mesmo nos casos leves, mas também sendo possível o manejo inicial apenas com medidas comportamentais e psicoterapia. Nos casos moderados e graves, o tratamento medicamentoso é mandatório, e sua associação com psicoterapia é recomendada.

O objetivo do tratamento é atingir a remissão total dos sintomas, isto é, não possuir quaisquer sintomas antes presentes. Espera-se que o paciente mostre uma resposta inicial ao tratamento entre 2 e 4 semanas do seu início e a resposta máxima próximo a 8 semanas do ajuste de dose. Nesta busca frequentemente a dose inicial do antidepressivo não é suficiente, sendo necessários ajustes do esquema terapêutico. Estes ajustes podem demandar o uso da dose máxima para o paciente (seja dose máxima recomendada ou tolerada). Antes que seja decretada a falência do tratamento, orienta-se que seja atingida a dose máxima tolerada pelo paciente da medicação inicialmente escolhida, por tempo de tratamento suficiente (consideram-se 8 semanas de tratamento para avaliação clínica de eficácia, com pelo menos 4 semanas na dose máxima) antes de uma associação ou troca de substância ou classe.

Deve-se lembrar que é importante a orientação ao paciente sobre os efeitos colaterais possíveis, principalmente que são mais comuns no início do tratamento. As principais opções terapêuticas constam na Tabela 4.

Antes da escolha terapêutica, deve-se pesquisar o histórico pessoal e familliar do paciente. Se o paciente já respondeu previamente a uma medicação e por alguma razão descontinuou o tratamento, provavelmente responderá bem novamente, assim como se houve boa resposta familiar. É de suma importância também que se leve em consideração as comorbidades clínicas e medicamentos em uso, atentando para o potencial de interações medicamentosas.

Recomenda-se que sejam encaminhados ao psiquiatra: casos moderados, graves, refratários ou recorrentes, casos com outras comorbidades psiquiátricas ou na infância/adolescência e em idosos.

Em casos de depressão com sintomas psicóticos, é importante considerar associar medicações antipsicóticas aos antidepressivos. Em casos de depressão com sintomas ansiosos ou insônia, deve-se analisar com muita cautela a introdução de benzodiazepínicos, dado seu potencial de dependência e tolerância.

TRATAMENTO NÃO FARMACOLÓGICO

O tratamento não farmacológico pode ser instituído independentemente da gravidade do episódio depressivo. Fazem parte de estratégias de tratamento não farmacológico:

- psicoterapia: não há evidência de superioridade de uma combinação de tratamento medicamentoso e psicoterapia de determinada linha sobre outra;
- abordagem de mudanças de estilo de vida: prática de exercícios físicos, alimentação adequada, cessação de tabagismo, cessação de abuso de álcool e outras drogas;
- práticas meditativas e/ou práticas religiosas, para os pacientes religiosos;
- abordagem e fortalecimento da rede de apoio do paciente.

Eletroconvulsoterapia (ECT) é uma opção terapêutica muito eficaz, que fica reservada aos casos mais graves, refratários, ou sem outras possibilidades terapêuticas, em especial em função de seu importante custo. Seu uso é seguro em gestantes e idosos, e mostra especial eficácia em casos de depressão com sintomas psicóticos.

SUICÍDIO – AVALIAÇÃO DE RISCO, MANEJO, PREVENÇÃO

A incidência de suicídio em pacientes com transtorno depressivo maior é 27 vezes maior do que na população geral. Uma grande parcela (estima-se até dois terços) dos pacientes diagnosticados têm pensamentos de

Tabela 4 Principais opções terapêuticas

Classe	Exemplos	Considerações específicas	Efeitos colaterais
Inibidores seletivos da recaptação da serotonina (ISRS)	Fluoxetina, sertralina, paroxetina, citalopram, fluvoxamina, escitalopram	São considerados medicamentos de primeira linha no tratamento dos transtornos depressivos	Cefaleia, náuseas, diarreia, insônia, disfunção sexual. Também, raramente, podem causar hiponatremia e SSIHAD (síndrome da secreção inapropriada de hormônio antidiurético)
Inibidores da recaptação de serotonina e noradrenalina (IRSN)	venlafaxina, desvenlafaxina, duloxetina	Não disponíveis no SUS. Primeira linha ou alternativa a não remissão dos sintomas com ISRS	Todos os dos ISRS, além de obstipação e boca seca
Antidepressivos atípicos	bupropiona, mirtazapina	Alternativas como primeira escolha, frequentemente usados como estratégia de potencialização Bupropiona: cessação do tabagismo e compulsões alimentares	Mirtazapina: sedação, aumento do apetite e xerostomia Bupropiona: insônia, dispepsia, ansiedade e tremores
Moduladores da serotonina	Trazodona, vortioxetina	Vortioxetina apresenta boa eficiência em especial para sintomas cognitivos Trazodona é escolha de terceira linha	Trazodona: sonolência, xerostomia, turvação da visão, cefaleia, disfunção sexual, priapismo e em casos raros, arritmias cardíacas Vortioxetina: náusea e demais efeitos de ISRS
Antidepressivos tricíclicos	Clomipramina, imipramina, notriptilina, amitriptilina	Antidepressivos de primeira geração, usados como segunda linha de tratamento pois apesar de eficazes apresentam muitos efeitos adversos que prejudicam a adesão ao tratamento	Obstipação, boca seca, cefaleia, náuseas, sedação, xerostomia, insônia, disfunção sexual. Também, raramente, podem causar alterações de condução cardíaca, hiponatremia e síndrome da secreção inapropriada de hormônio antidiurético (SSIHAD)
Inibidores da monoamino oxidase (iMAO)	Tranilcipromina, moclobemida (sem registro vigente na Anvisa)	Antidepressivos de primeira geração necessitam de realização de dieta pobre em tiramina para reduzir risco de crise hipertensiva. Potencial interação com ampla gama de medicações	Insônia, palpitações, dores de cabeça, hipertensão, hipotensão, síncope, tontura, fraqueza, xerostomia, ansiedade, agitação, síndrome do queijo e do vinho

morte e ideais relacionadas a suicídio. Portanto, o risco de suicídio deve ser sempre avaliado, especialmente nos serviços de atendimento de urgência e emergência.

Existe uma inegável dificuldade na abordagem desse tema, relacionada ao preconceito social que atinge não apenas o paciente, mas, muitas vezes, o profissional que o está avaliando, e que deve ser combatida. Na entrevista, abordar a questão costuma ser mais confortável quando a temática é introduzida gradualmente. Podemos perguntar sobre ideias relacionadas a morte, falando que muitas pessoas que estão relatando tais sintomas podem pensar na morte como uma solução, posteriormente sobre pensamentos de que seria melhor não estar vivo, vontade de dormir e não mais acordar, e em seguida sobre ideação suicida de fato, planejamento suicida e tentativas prévias.

É importante levar em consideração e pesquisar, na anamnese, métodos e gravidade das tentativas de suicídio atuais e prévias, bem como acesso a meios letais, para uma análise do risco de suicídio e posterior decisão sobre a natureza do tratamento – ambulatorial ou internação hospitalar. Pacientes com ideação suicida devem ser encaminhados ao especialista. O suporte familiar e social do paciente, bem como seu ambiente sociocultural, são pontos-chave também na avaliação de risco. Pacientes em situação de vulnerabilidade, isolados socialmente ou sem família têm um risco muito maior.

O maior fator de risco para o êxito suicida são tentativas anteriores; outros fatores são: sexo masculino, não estar em um relacionamento (em especial solteiros e viúvos), história familiar de transtornos psiquiátricos e suicídios, depressão atual grave e presença de comorbidades psiquiátricas e clínicas, em especial se associadas a limitações físicas.

A mais importante estratégia de prevenção de suicídio é justamente a abordagem do tema, avaliação de risco e tomada de condutas para proteção do paciente – por exemplo, convocação da família, internação hospitalar quando necessária. A internação deve ser feita em especial para os pacientes com ideação suicida mantida, com planejamento estruturado.

PROGNÓSTICO

Em geral, os episódios depressivos costumam ser autolimitados, mesmo sem tratamento. No entanto, o tratamento reduz a duração do episódio, e assim, a longo prazo, reduz também a chance de recorrência. O tempo médio para recuperação é de 20 semanas, e o risco de recorrência é maior nos primeiros meses após a recuperação de um episódio depressivo. A incidência de recorrência é muito alta – 64% dos pacientes têm pelo menos mais um episódio, como demonstrou um estudo que avaliou 318 pacientes em um intervalo de dez anos. O tempo médio para o primeiro episódio de recorrência foi de três anos e para episódios subsequentes, de 1 a 1,5 anos, de acordo com o mesmo estudo. Assim, o diagnóstico precoce e o tratamento adequado evitam, além do risco de suicídio, o risco de cronificação dos sintomas.

Fatores clínicos associados à recorrência de episódios depressivos incluem: história prévia de recorrência; persistência de sintomas depressivos residuais; histórico de abuso na infância; gravidade do episódio; menor idade ao diagnóstico; transtorno de personalidade comórbido; e prejuízo de funcionamento psicossocial.

▪ BIBLIOGRAFIA

Park LT, Zarate CA Jr. Depression in the primary care setting. N Engl J Med 2019;380(6):559-68.

Harman JS, Veazie PJ, Lyness JM. Primary care physician office visits for depression by older Americans. J Gen Intern Med 2006;0(0):060721075157051.

Thornicroft G, Chatterji S, Evans-Lacko S, Gruber M, Sampson N, Aguilar-Gaxiola S, et al. Undertreatment of people with major depressive disorder in 21 countries. Br J Psychiatry 2017;210(2):119–24.

Sadock B, Sadock VA. Kaplan and Sadock's synopsis of psychiatry: Behavioral sciences/clinical psychiatry. 11th ed. Philadelphia: Lippincott Williams and Wilkins; 2017.

Judd LL, Schettler PJ, Coryell W, Akiskal HS, Fiedorowicz JG. Overt irritability/anger in unipolar major depressive episodes: Past and current characteristics and implications for long-term course. JAMA Psychiatry 2013;70(11):1171.

Papakostas GI. Cognitive symptoms in patients with major depressive disorder and their implications for clinical practice. J Clin Psychiatry 2014;75(01):8–14.

Rotenstein LS, Torre M, Ramos MA, Rosales RC, Guille C, Sen S, et al. Prevalence of burnout among physicians: A systematic review: a systematic review. JAMA 2018;320(11):1131–50.

Bilello JA, Thurmond LM, Smith KM, Pi B, Rubin R, Wright SM, et al. MDDScore: Confirmation of a blood test to aid in the diagnosis of major depressive disorder. J Clin Psychiatry 2015;76(02):e199-206.

Wilde EA, Kim HF, Schulz PE, Yudofsky SC. Laboratory testing and imaging studies in psychiatry. In: Roberts LW, editor. Washington American Psychiatric Publishing; 2014. p. 89.

Papakostas GI. Managing partial response or nonresponse: switching, augmentation, and combination strategies for major depressive disorder. J Clin Psychiatry 2009;70 Suppl 6:16-25.

Fava M. Diagnosis and definition of treatment-resistant depression. Biol Psychiatry 2003;53(8):649-59.

McIntyre RS, Harrison J, Loft H, Jacobson W, Olsen CK. The effects of vortioxetine on cognitive function in patients with major depressive disorder: a meta-analysis of three randomized controlled trials. Int J Neuropsychopharmacol 2016.

Stahl SM. Psicofarmacologia: bases neurocientíficas e aplicações práticas, 4.ed. Rio de Janeiro: Guanabara Koogan; 2020.

Geschwind N, Peeters F, Huibers M, van Os J, Wichers M. Efficacy of mindfulness-based cognitive therapy in relation to prior history of depression: randomized controlled trial. Br J Psychiatry 2012;201:320-5.

Jorm AF, Moragn AJ, Hetrick SE. Relaxation for depression. Cochrane Database Syst Rev 2008.

Rethorst CD, Trivedi MH. Evidence-based recommendations for the prescription of exercise for major depressive disorder. J Psychiatr Pract. 2013;19(3):204-12.

Angst F, Stassen HH, Clayton PJ, Angst J. Mortality of patients with mood disorders: follow-up after 34-38 years. J Affect Disord 2002;68(2-3):167.

Coryell W, Akiskal HS, Leon AC, Winokur G, Maser JD, Mueller TI, et al. The time course of nonchronic major depressive disorder. uniformity across episodes and samples. National Institute of Mental Health Collaborative Program on the Psychobiology of Depression-Clinical Studies. Arch Gen Psychiatry 1994;51(5):405.

American Psychiatric Association. Diagnostic and statistical manual of mental disorders (DSM-5), 5th ed. Arlington: American Psychiatric Association Publishing; 2013.

Solomon DA, et al. Multiple recurrences of major depressive disorder. Am J Psychiatry 2000;157(2):229.

62 TRANSTORNO DE AJUSTAMENTO, LUTO E SÍNDROME DE *BURNOUT*

Ana Carolina Oliveira de Carvalho, Marina Barsotti Stangorlini, Eduardo de Castro Humes

Neste capítulo vamos abordar reações ao estresse mais comumente observadas na população geral, em especial um diagnóstico médico, o transtorno de ajustamento, e dois diagnósticos psicológicos, o luto e a síndrome de *burnout*.

TRANSTORNO DE AJUSTAMENTO

Aspectos gerais

Para se adaptar a eventos adversos ao longo da vida, o ser humano é dotado de recursos biológicos, psicológicos, sociais, familiares e religiosos, ou espirituais. No entanto, por vezes, a resposta pode não ser adaptativa, levando a diferentes reações patológicas. A partir do DSM-5 foram agrupados nos transtornos relacionados a traumas e estressores: transtorno de estresse agudo (TEA), transtorno de estresse pós-traumático (TEPT), transtorno de apego e, o mais prevalente, o transtorno de ajustamento (ou reação de adaptação).

A diferenciação entre uma reação normal e uma patológica se dá, na patológica, pela resposta desproporcional ao fator estressor, comprometendo a qualidade de vida e a funcionalidade, além de gerar sofrimento significativo. Um fator determinante para a diferenciação dos desfechos patológicos é a natureza do estressor. No caso do transtorno de ajustamento, os fatores estressores podem apresentar qualquer gravidade, podem ser cotidianos, advindos de conflitos ou eventos nos âmbitos ocupacional, familiar ou mesmo financeiro, e inclusive ser percebidos socialmente como positivos, como a dificuldade de adaptação de um pai ao nascimento de um filho.

Epidemiologia

A prevalência de transtorno de ajustamento na população geral varia de 2 a 8% ao longo da vida. Quando considerados serviços de psiquiatria ambulatoriais o diagnóstico de transtorno de adaptação varia de 5 a 20%. Considerando pacientes em internação hospitalar, é certamente um dos diagnósticos mais prevalentes, alcançando em algumas amostras incidência de até 50%. Indivíduos em contexto social de vulnerabilidade vivenciam fatores estressores com maior frequência, sendo esse um fator de risco para desenvolvimento de transtorno de adaptação.

Diagnóstico

O desenvolvimento dos sintomas de transtorno de ajustamento se dá a partir da exposição a um fator estressor específico, agudo ou crônico, que pode estar relacionado a dificuldades no trabalho, financeiras, ou mesmo conjugais, familiares. Cursa com prejuízo da funcionalidade, em âmbito social ou familiar, com mudança nas relações interpessoais, ou no âmbito ocupacional com queda no desempenho profissional ou acadêmico. Os sintomas configuram uma reação desproporcional e persistente ao estressor reconhecido e insuficientes para que seja estabelecido qualquer outro diagnóstico de transtorno psiquiátrico, como quadros depressivos ou transtornos ansiosos. Esses sintomas devem surgir até 3 meses após o fator estressor e não devem permanecer por período maior que 6 meses após o desaparecimento desse fator (Tabela 1).

Tabela 1 Critérios do DSM-5 para o diagnóstico do transtorno de adaptação

A. Desenvolvimento de sintomas emocionais ou comportamentais em resposta a um estressor ou estressores identificáveis ocorrendo dentro de 3 meses do início do estressor ou estressores.
B. Esses sintomas ou comportamentos são clinicamente significativos, conforme evidenciado por um ou mais dos seguintes aspectos: 1. Sofrimento intenso desproporcional à gravidade ou à intensidade do estressor, considerando-se o contexto cultural e os fatores culturais que poderiam influenciar a gravidade e a apresentação dos sintomas. 2. Prejuízo significativo no funcionamento social, profissional ou em outras áreas importantes da vida do indivíduo.
C. A perturbação relacionada ao estresse não satisfaz os critérios de outro transtorno mental e não é meramente uma exacerbação de um transtorno mental preexistente.
D. Os sintomas não representam luto normal.
E. Uma vez que o estressor ou suas consequências tenham cedido, os sintomas não persistem por mais de 6 meses.
Subtipos ▪ Com humor deprimido ▪ Com ansiedade ▪ Com misto de ansiedade e depressão ▪ Com perturbação da conduta ▪ Com perturbação mista de emoções e da conduta ▪ Não especificado

Quadro clínico

Os sintomas decorrentes da reação exacerbada ao estressor são variáveis, podendo ser emocionais ou comportamentais. Quanto aos emocionais os mais prevalentes em adultos são os depressivos, ansiosos ou mistos, que exibem tanto sintomas ansiosos quanto depressivos. Quando caracterizado por humor depressivo, está comumente associado ao sentimento de impotência, invalidez. Quando caracterizado por sintomas ansiosos, apresentam comumente palpitação, agitação, sensação de angústia e inquietação.

Porém, podem ocorrer também mudanças comportamentais como retraimento, comportamento agressivo, comportamento suicida, transgressão de normas, não cumprimento de leis (direção em alta velocidade), abuso de álcool ou outras substâncias e sintomas vegetativos como insônia e mudança no ciclo sono-vigília.

Diagnósticos diferenciais

- Transtorno de estresse agudo (TEA) e transtorno de estresse pós-traumático (TEPT): nesses, para ambos, o estressor precisa preencher os critérios de gravidade: exposição ou ameaça de morte, injúria grave ou violação sexual, vivenciadas diretamente, testemunhadas ocorrendo com terceiros, quando ocorridas com familiares ou próximos ou exposição de forma detalhada a eventos traumáticos. Nestes pode ocorrer a re-experimentação do evento traumático, a alteração da percepção do eu do indivíduo ou fenômenos dissociativos e conversivos, que não costumam estar presentes no transtorno de ajustamento. No transtorno de estresse agudo os estressores podem apresentar qualquer grau de gravidade, os sintomas podem surgir até 3 dias após o evento e persistirem por até 1 mês, já no diagnóstico de TEPT só pode ser realizado pelo menos após 1 mês do evento traumático. No caso do transtorno de adaptação, o diagnóstico pode ser dado imediatamente após o evento estressor e pode se estender por até 6 meses após sua cessação.

- Transtorno depressivo maior: se os sintomas presentes, em resposta a um estressor, satisfazem os critérios para diagnóstico de transtorno depressivo maior, o diagnóstico de transtorno de adaptação não é aplicável.
- Transtorno de personalidade: a diferenciação do subtipo com alterações comportamentais do diagnóstico de transtorno de personalidade pode ser facilitada pela comparação com respostas a outros eventos estressores ao longo da vida, além disso, fatores estressores também podem exacerbar sintomas já presentes no transtorno de personalidade.
- Reação normal ao estresse: a perturbação por um evento estressor é esperada, por isso o diagnóstico de transtorno de ajustamento deverá ser realizado apenas quando essa resposta ao evento estressor for desproporcional à gravidade do fator e acarretar prejuízos funcionais.

Não farmacológico

O tratamento psicoterápico é o mais indicado em transtorno de ajustamento, juntamente com acionamento de medidas sociais e busca de ampliação de rede de suporte. A psicoterapia individual pode auxiliar o desenvolvimento de respostas mais adaptativas, principalmente quando os fatores estressores são irreversíveis ou não autolimitados.

Técnicas de intervenção de crise também podem ser usadas nos transtornos de adaptação, principalmente com fatores estressores mutáveis, por visarem auxílio na rápida resolução, por meio de técnicas como demonstração de apoio e reasseguramento, sugestão ou até mesmo modificações ambientais.

Manejo farmacológico

Caso o paciente não responda ao tratamento psicoterápico o tratamento farmacológico pode ser considerado para sintomas pontuais e por curto período, para alívio sintomático. Podem ser usados antidepressivos, como inibidores seletivos da recaptação de serotonina (ISRS), em pacientes com sintomas depressivos, ansiosos ou mistos. Para pacientes com insônia, desorganização ou comportamento impulsivo podem ser usados antipsicóticos. Em paralelo ao raciocínio utilizado sobre a fixação da memória no TEPT, os benzodiazepínicos são também proscritos no transtorno de ajustamento.

Prognóstico

O transtorno de ajustamento costuma ser autolimitado, estendendo-se por até 6 meses após cessação do estressor. No entanto, em situações em que a exposição ao fator estressor ou às suas consequências é contínua podem ocorrer quadros crônicos, com permanência dos sintomas.

LUTO

Aspectos gerais

O luto se constitui por um conjunto de alterações decorrentes de uma perda, usualmente morte de ente querido, porém pode ocorrer também por perda de um objeto simbolicamente significativo. O luto é um processo individual, com sintomas diversos em cada indivíduo, no entanto o sentimento de tristeza profundo e a sensação de vazio pela perda são elementos muito presentes. As reações à perda podem ser físicas, como alterações no apetite ou no sono, ou afetar diversas esferas da vida, como social, emocional, intelectual e religiosa. Apesar de ser uma reação de sofrimento normal, não patológica, algumas pessoas buscam auxílio profissional para alívio dos sintomas.

A partir da perda, é necessário aprender a viver em um mundo sem o objeto amado, mundo que se torna desinteressante. Há uma resistência inicial em seguir a vida, como tentativa de manter vivo o que se perdeu, e é necessário também tempo hábil para elaboração da perda. No entanto, quando os impactos nas esferas da vida se estendem por um período maior do que 12 meses, com sofrimento e prejuízo funcional, fala-se em luto complicado ou transtorno de luto complexo e resistente, sendo aconselhável a busca por tratamento.

Epidemiologia

Sendo o luto uma reação de sofrimento decorrente da perda, algo esperado, não patológico, não cabe falar em prevalência. No entanto, por vezes, não há uma adaptação à perda e esses sintomas se intensificam e se prolongam, como no transtorno do luto complexo persistente. Em indivíduos adultos a prevalência desse transtorno, segundo o DSM-5, é de 2,4 a 4,8%, sendo mais comum em mulheres. Os fatores protetores incluem suporte social adequado e personalidade com habilidades de adaptação a estressores emocionais. Entre os fatores de risco destacam-se a presença de sentimento ambivalente quanto ao ente perdido e circunstâncias da morte, como ausência de corpo, perdas abruptas ou mesmo mortes não validadas socialmente.

Quadro clínico

As manifestações de luto refletem a personalidade do indivíduo, suas experiências prévias na vida, sua história psicológica passada e o significado da perda. Boa parte do luto não se resolve completamente ou desaparece de forma permanente, mas fica circunscrito e submerso, ressurgindo em resposta a alguns estímulos.

Elisabeth Kübler-Ross, psiquiatra e tanatologista, foi responsável por didaticamente dividir os chamados estágios do luto. Não há sequência que deva ser obrigatoriamente seguida, entretanto costuma haver uma progressão na maioria dos casos (Tabela 2).

Embora cada indivíduo vivencie o luto à sua maneira, de modo generalizado é esperado que haja retorno à vida e às atividades dentro de 2 meses a um ano. Este tempo varia de acordo com a cultura que o indivíduo está inserido e ao grau de proximidade do ente falecido. É esperado ainda que haja uma melhora progressiva com o distanciamento da perda, podendo haver pioras circunstanciais relacionadas a aniversários e outras datas comemorativas.

Tabela 2 Fases do luto descritas por Elisabeth Kübler-Ross

Negação	Em um primeiro momento, os indivíduos ficam aturdidos e reagem com negação ao fato; ficam aturdidos e depois se recusam a acreditar na situação ou diagnóstico.
Raiva	Há frustração, raiva e irritação, deslocando estes sentimentos a si mesmos, a equipe médica, a algum familiar ou a outro sujeito. Muito associada à sensação de perda de controle.
Barganha	Há a tentativa de negociação e promessas feitas para a equipe médica, com os familiares, divindades ou consigo mesmo.
Depressão	Apresentam sintomas semelhantes a quadros depressivos como reação ou como antecipação de algum tipo de perda.
Aceitação	Há a percepção de que a perda é inevitável e há o enfrentamento do desconhecido.

Fonte: Kübler-Ros, 2017.

Diagnóstico diferencial

O diagnóstico diferencial abrange, de forma mais importante, o transtorno depressivo maior, no qual, de maneira diferente do luto, há sofrimento e incapacidade não transitórios, incapacidade de viver momentos felizes e prazerosos, baixa autoestima, ideias ruminativas de culpa e de ruína. Quando há sintomas suficientes para o diagnóstico do transtorno depressivo maior no luto, o primeiro deve ser estabelecido.

Manejo

Como é processo natural vivencial humano, o luto normal não necessita de tratamento, uma vez que não é patológico. Quando há sofrimento importante, incapacidade de retorno à vida e manifestações características sobrepostas do transtorno depressivo maior é necessário seu tratamento.

Não farmacológico

O acompanhamento psicoterápico é estratégia importante na elaboração do luto de maneira adequada, em especial em pessoas com dificuldade na sua elaboração ou com antecedentes pessoais de quadros do humor.

Farmacológico

O tratamento farmacológico quando não há sobreposição com quadro depressivo é sintomático, por exemplo com o uso de baixas doses de antipsicóticos para auxiliar na indução de sono.

BURNOUT

Aspectos gerais

Burnout é uma síndrome psicológica que surge como resposta a estressores crônicos provenientes do ambiente ocupacional e se caracteriza por sintomas de exaustão emocional, despersonalização e/ou sensação reduzida de realização pessoal. Embora não seja catalogada como transtorno psiquiátrico, mas sim um transtorno da medicina ocupacional, nos manuais diagnósticos, é fonte de importante sofrimento psíquico, apresentando frequentemente comorbidades psiquiátricas.

A síndrome foi descrita pela primeira vez em 1974, por Freudenberger, psiquiatra norte-americano que observou os sintomas entre colegas e nele próprio enquanto trabalhavam em uma clínica gratuita para dependentes químicos no estado de Nova Iorque. Ao longo do tempo teve seu conceito lapidado por Cristina Maslach, inclusive baseado no seu inventário de sintomas.

Epidemiologia

Não há estatísticas adequadas nacionais; internacionalmente, uma revisão sistemática norte-americana de 2018 publicada no *JAMA* mostrou prevalência da síndrome entre médicos de diversos países variando de 0 a 80,5 (a heterogeneidade de definições, mesmo entre os estudos que usam padronizações como a *Maslach Burnout Inventory* – MBI, é responsável por este dado com grande variabilidade). Segundo este estudo está associado a um custo social de aproximadamente 5 bilhões de dólares anuais, principalmente relacionados à redução de produtividade e atendimentos pelos profissionais médicos impactados.

Diagnóstico

A síndrome está registrada no grupo 24 da CID-11 como um dos fatores que influenciam a saúde ou o contato com serviços de saúde, dentro da categoria de problemas relacionados ao emprego e desemprego, sob o código DQ85.

Quadro clínico

A Escala de Maslach (*Maslach Burnout Inventory* – MBI) categoriza os três pilares do quadro clínico da síndrome: exaustão emocional, despersonalização e realização pessoal. A exaustão também pode ser percebida como desgaste, falta de energia e esgotamento; observam-se também sintomas como irritabilidade, perda do ideal, afastamento, diminuição das realizações pessoais com redução da produtividade e diminuição da capacidade de lidar com problemas. Também podem ocorrer cefaleia, mialgia, fadiga, palpitações, sudorese e insônia, bem como descompensação de comorbidades (hipertensão, asma, diabetes).

Diagnóstico diferencial

Os diagnósticos diferenciais muitas vezes se confundem com as comorbidades psiquiátricas e abrangem o transtorno depressivo maior, os transtornos de ansiedade (em especial transtorno de ansiedade generalizada e pânico), sintomas depressivos no contexto do transtorno afetivo bipolar, transtornos do espectro do trauma (estresse agudo, estresse pós-traumático e ajustamento/adaptação).

Manejo não farmacológico

A medicina ocupacional deve observar as fontes de estressores e abordá-los modificando-os, de maneira que a presença de um quadro de *burnout* possa ser um alerta e não um primeiro de diversos casos observados em um contexto específico. Além disso devem ser consideradas a reorganização da forma de trabalho, com a reestruturação de tarefas, alteração de estratégia, mudança de área/setor, renegociação de prazos e, eventualmente, a revisão das lideranças.

Para o médico clínico, algumas estratégias não farmacológicas para lidar com a síndrome de *burnout* envolvem psicoterapia, práticas de meditação e de *mindfulness*, higiene do sono, realização de atividades prazerosas e cultivo de hobbies, envolvimento com amizades de diferentes círculos sociais e prática de atividades físicas.

Manejo farmacológico

O tratamento farmacológico deve ser individualizado a cada caso, observando-se os sintomas e as particularidades do paciente. De maneira abrangente, envolve o uso de antidepressivos, com destaque para os inibidores seletivos da recaptação de serotonina (ISRS) e os inibidores da recaptação de serotonina e de noradrenalina (IRSN), para controle de comorbidades.

BIBLIOGRAFIA

American Psychiatric Association. Manual diagnóstico e estatístico de transtornos mentais (DSM-5), 5. ed. Porto Alegre: Artmed; 2014. 992 p.

Casey P. Adjustment disorder: epidemiology, diagnosis and treatment. CNS Drugs 2009;23(11):927-38.

Constantin D, Dinu EA, Rogozea L, Burtea V, Leasu FG. therapeutic interventions for adjustment disorder: a systematic review. Am J Ther 2020;27(4):e375-e386.

Freud S. Luto e melancolia (1917[1915]). In: Freud S. Obras psicológicas completas de Sigmund Freud: edição standard brasileira, vol XIV. Rio de Janeiro: Imago; 1996. p. 249-257.

Freudenberger HJ. Staff burn-out. J Social Issues 1974;30(1):159-165.

Gabbard GO. Psiquiatria psicodinâmica na prática clínica, 5. ed. Porto Alegre: Artmed; 2016. 660 p.

Guimarães-Fernandes F, Humes EC, Cardoso F, Hortêncio LOS, Miguel EC (eds). Clínica psiquiátrica: guia prático, 2. ed. Santana de Parnaíba: Manole; 2021.

Kübler-Ros E. Sobre a morte e o morrrer, 10.ed. São Paulo: Martins Fontes; 2017.

Maslach C, Goldberg J. Prevention of burnout: new perspectives. Appl Prevent Psychol 1998;7(1):63-74.

Maslach C, Jackson SE, Leiter MP. Maslach Burnout Inventory, 3rded. Palo Alto: Consulting Psychologists Press; 1996.

Miguel EC, Lafer B, Elkis H, Forlenza OV. Clínica psiquiátrica, 2.ed. 3 volumes. Barueri: Manole; 2021.

O'Donnell ML, Alkemade N, Creamer M, McFarlane AC, Silove D, Bryant RA, et al. A longitudinal study of adjustment disorder after trauma exposure. Am J Psychiatry 2016;173(12):1231-1238

Rotenstein LS, Torre M, Ramos MA, Rosales RC, Guille C, Sen S, et al. Prevalence of burnout among physicians. JAMA 2018;320(11):1131.

Sadock VA, Ruiz P, eds. Kaplan & Sadock's Compêndio de psiquiatria, 11.ed.; 2017. Capítulo 34.1: Morrer, morte e luto. p. 1352-1359.

Stein DJ. Pharmacotherapy of adjustment disorder: a review. World J Biol Psychiatry 2018;19(sup1):S46-S52.

Yates SW. Physician stress and burnout. Am J Med 2019. Disponível em: https://icd.who.int/browse11/l-m/en (CID 11).

63 TRANSTORNOS SOMATOFORMES

Fábio Scarpelli Fazio, Caio Borba Casella

DEFINIÇÃO E ETIOLOGIA

Os transtornos somatoformes caracterizam-se pela presença de sintomas físicos significativos, sugerindo uma condição clínica, mas que não podem ser completamente explicados por uma condição médica conhecida, associados a preocupação e busca por assistência médica por parte do paciente. Frequentemente, são relatados como "poliqueixosos", "histéricos", "pitis" ou "distúrbio neurovegetativo" (DNV) pela equipe de saúde.

Classicamente, entendem-se esses sintomas como manifestação somática de processos com importante influência psicológica, como dificuldades de resolver conflitos internos, de reconhecer e expressar emoções, busca por apego seguro e sensibilidade e atenção acentuada a sensações corporais.

São reforçados e perpetuados por fatores culturais. "Ser ouvido", busca por cuidado, alívio do conflito, afastamento de responsabilidades são alguns dos ganhos possíveis do paciente com o cuidado.

Trata-se de um grupo de transtornos que evidencia a complexidade da interface entre mente e corpo.

EPIDEMIOLOGIA

Apresenta prevalência significativa, de 4-10% ao longo da vida e até 20% dos pacientes em atenção primária. Ocorre mais em mulheres e indivíduos de baixo nível socioeconômico e educacional.

Abuso na infância (físico, sexual, negligência) e convivência com pessoas com doenças crônicas são fatores de risco importantes.

Cerca de 45% dos pacientes têm depressão ou ansiedade. Transtorno de personalidade e abuso de substâncias também são comuns.

É uma importante causa de busca de serviços médicos, com grande impacto nos gastos públicos.

QUADRO CLÍNICO E DIAGNÓSTICO

Os subtipos que melhor tipificam o grupo são o transtorno de sintomas somáticos e o transtorno conversivo (ou transtorno de sintomas neurológicos funcionais).

Transtorno de sintomas somáticos

Esse transtorno caracteriza-se pela presença de um ou mais sintomas somáticos associados a sofrimento intenso e/ou perturbação significativa do funcionamento da vida diária, desproporcionais à severidade do quadro em si. A sintomatologia pode ser bastante variada, como queixas dolorosas ou sensação de fadiga. Esse transtorno pode estar associado a uma doença clínica de base ou não. Quando há uma doença de base, é feito o diagnóstico de transtorno de sintomas somáticos se os sintomas físicos e os prejuízos relatados forem mais intensos do que o esperado pelos achados clínicos. É frequente a busca do paciente por serviços de saúde por conta desses sintomas, além da crença de que eles estariam associados a uma maior gravidade não identificada pelos profissionais.

Tabela 1 Nomenclatura segundo os principais manuais diagnósticos

DSM-5	CID-11	Características principais
Transtorno de sintomas somáticos	Transtorno da angústia corporal	Sintomas corporais angustiantes para o indivíduo e atenção excessiva direcionada aos sintomas, que pode se manifestar pelo contato repetido com os prestadores de saúde
Transtorno conversivo	Transtorno dissociativo com sintomas neurológicos	Sintomas pseudoneurológicos relacionados à motricidade voluntária ou à sensibilidade

CID-11: *Classificação internacional de doenças*, 10ª edição; DSM-5: *Manual diagnóstico e estatístico de transtornos mentais*, 5ª edição.

Transtorno conversivo

No caso dos transtornos conversivos, os sintomas apresentam-se, em geral, com início abrupto, são poucos e estão restritos à perda da função sensitiva ou motora voluntária, sugerindo uma condição neurológica, mas que são bem explicados por outra condição médica após investigação adequada. Os pacientes podem apresentar-se de maneira dramática ou até mesmo com indiferença afetiva.

Os fatores precipitantes do quadro, muitas vezes, não são identificados. O curso da doença pode variar, mas a remissão geralmente é rápida (dias ou semanas). Recorrência é comum.

ABORDAGEM

Deve-se fazer anamnese cuidadosa e revisão de prontuário, incluindo tratamentos e exames prévios. Além disso, deve-se avaliar o histórico de uso de medicamentos e de outras substâncias, incluindo o álcool.

O histórico psiquiátrico deve ser investigado com relação à ocorrência de abuso sexual e de sintomas médicos "inexplicados". Também é importante avaliar o histórico familiar de transtornos somatoformes, ansiosos, depressivos e de outras doenças.

Deve-se excluir outras condições clínicas, mas com atenção ao risco de iatrogenia por excesso de intervenções ou falta de assistência adequada. É importante ser criterioso nesses casos.

As seguintes abordagens devem ser utilizadas:

- escuta ativa: fazer relação entre os sintomas, emoções, contextos e prováveis ganhos secundários;
- exame físico: importante na avaliação diagnóstica e também para o reasseguramento do paciente;

- exame neurológico: realizar principalmente quando há suspeita de quadro neurológico ou transtorno conversivo;
- exames complementares: solicitar quando há suspeita de diagnósticos diferenciais específicos.

DIAGNÓSTICO DIFERENCIAL

Deve-se fazer o diagnóstico diferencial com os seguintes quadros:

- episódio depressivo maior: observa-se a presença de humor depressivo e diminuição da capacidade de sentir prazer. Sintomas físicos como fadiga e anorexia podem ocorrer no contexto de alteração do humor;
- transtornos ansiosos: componentes de ansiedade (tensão, apreensão) estão presentes. Os sintomas físicos são frequentes (dispneia, palpitação, dor torácica, parestesias). Há propensão a interpretar as sensações somáticas normais como alarmantes;
- condições clínicas: atenção especial a doenças que envolvam múltiplos sistemas, com sintomas variados e vagos. Lúpus eritematoso sistêmico, esclerose múltipla, hemocromatose, porfiria aguda intermitente, intoxicação e abstinência de substâncias são diagnósticos a serem lembrados;
- condições neurológicas: distúrbios de movimento, força, sensibilidade e alterações cognitivas devem ser investigados por meio de anamnese, exame neurológico e exames complementares quando indicados. Melhora com técnicas de sugestão e distração aumenta a chance de ser quadro conversivo. Deve-se solicitar avaliação de especialista em caso de dúvida diagnóstica;
- transtorno factício: a "produção" dos sintomas é voluntária/intencional (na somatização e na conversão, é involuntária) e a motivação é inconsciente e parece estar relacionada ao papel de doente;
- simulação: a "produção" dos sintomas é voluntária/intencional e a motivação é consciente, a fim de se obter benefícios específicos (seguro, aposentadoria, evitar sentença judicial).

TRATAMENTO

- Aliança terapêutica: deve-se adotar uma postura empática e de validação das queixas do paciente, ajudando-o a identificar e expressar suas emoções em clima suportivo. Não se deve favorecer confrontação e postura dualista (mente ou corpo). O clínico deve focar nos fatores perpetuadores e no manejo dos sintomas. É importante buscar a confiança do paciente.
- Comunicação diagnóstica: o transtorno deve ser explicado como uma condição médica reconhecida, porém pouco compreendida e com importante influência na vida emocional do paciente. Para isso, deve-se evitar expressões como "é da sua cabeça", "não é nada". Reasseguramento e uso da sugestão são técnicas úteis.
- Orientações: pode-se sugerir mudanças de estilo de vida, p. ex. Há alguma evidência de benefício com a prática de atividade física regular.
- Acompanhamento: é importante procurar manter o mesmo clínico como referência e marcar retornos breves e regulares. O clínico deve limitar consultas "sob demanda". O exame físico deve ser breve e focado nos retornos. Deve-se lembrar que os pacientes permanecem com risco de apresentar outra condição médica durante todo o acompanhamento.
- Farmacoterapia: deve-se tratar as comorbidades psiquiátricas, mas não há consenso sobre tratamento farmacológico específico dos transtornos somatoformes. Alguns pacientes podem se beneficiar de antidepressivos. Esses pacientes costumam ser mais sensíveis aos efeitos colaterais.
- Psicoterapia: há evidências de melhora com orientação cognitivo-comportamental e psicodinâmica. O paciente deve ser encaminhado sempre que possível, mas alguns podem ter resistência a esse encaminhamento.
- Encaminhamento ao psiquiatra: em casos graves ou quando houver dúvida, o encaminhamento contribui no auxílio diagnóstico e no tratamento da condição principal e das comorbidades. Nesses casos, deve-se trabalhar preferencialmente em parceria, com comunicação regular entre ambos.

PROGNÓSTICO

Qualidade de vida e redução da iatrogenia são os objetivos mais realistas nos quadros de somatização. Quadros conversivos têm o prognóstico associado à duração dos sintomas na fase aguda.

▪ BIBLIOGRAFIA

Gallucci Neto J, Marchetti RL. Histeria: somatização, conversão e dissociação. In: Alvarenga PG, Andrade AG. Fundamentos em psiquiatria. Barueri: Manole; 2008. p.339-62.

Oyama O, Paltoo C, Greengold J. Somatoform disorders. Am Fam Physician 2007;76(9):1333-8.

Schaefert R, Hausteiner-Wiehle C, Häuser W, Ronel J, Herrmann M, Henningsen P. Non-specific, functional, and somatoform bodily complaints. Dtsch Arztebl Int 2012;109(47) 803-13.

64 TRANSTORNOS ALIMENTARES

Thaís Muriel Marin, Márcia Morikawa

DEFINIÇÃO

São caracterizados por alteração primária nos hábitos alimentares e em comportamentos voltados para o controle do peso corporal, resultando em danos significativos para a saúde física e funcionamento psicossocial da pessoa acometida.

ETIOLOGIA

Os transtornos alimentares possuem etiologia multifatorial, relacionada a interações de fatores ambientais, psicológicos e biológicos, os quais criam e mantêm o comportamento alimentar. São eles:

- Anorexia nervosa (AN): perda de peso intensa e induzida, associada à distorção da imagem corporal.
- Bulimia nervosa (BN): episódios de compulsão alimentar associados a práticas compensatórias inadequadas.
- Transtorno da compulsão alimentar (BED ou TCA): episódios de compulsão alimentar sem comportamentos compensatórios inadequados.
- Pica: ingestão persistente de substâncias não nutritivas (p. ex., terra, carvão, giz).
- Transtorno de ruminação: regurgitação de alimentos repetidamente na ausência de distúrbios digestivos.
- Transtorno alimentar restritivo evitativo (TARE): evitação sistemática de certos alimentos, podendo levar a insuficiência nutricional.
- Transtornos alimentares não especificados (TANE).
- Outros transtornos alimentares (TA) (transtornos ligados a quadros clínicos, vômitos psicogênicos).

COMORBIDADES DOS TA

Importante associação com outros diagnósticos psiquiátricos:

- Transtornos do humor: depressão maior e distimia.
- Transtornos ansiosos: transtorno de ansiedade generalizada, fobia social, transtorno obsessivo-compulsivo (TOC).
- Abuso e dependência de substâncias: álcool, cocaína, etc.
- Transtornos de personalidade: anancástica (AN), histriônica, *borderline* (BN).
- Suicídio é a principal causa de morte em pacientes com TA, em especial AN e BN.

DIAGNÓSTICOS DIFERENCIAIS DOS TA

- Diagnósticos psiquiátricos: depressão, síndrome de Cottard, fobias alimentares, TOC, abuso de substâncias que levam à perda de apetite, transtorno dismórfico corporal, transtornos do impulso, transtornos mentais orgânicos, alguns quadros delirantes.
- Diagnósticos clínicos: hipertireoidismo, doenças inflamatórias intestinais, quadros obstrutivos do trato digestório, síndromes consuptivas, síndrome da artéria mesentérica superior, porfiria.

TRATAMENTO DOS TA

O tratamento dos TA visa regularizar o padrão alimentar, suspender práticas purgativas, restritivas e de compulsão alimentar, além de abordar comorbidades psiquiátricas e clínicas. Deve compreender acompanhamento multidisciplinar: psiquiátrico, psicológico, nutricional, educador físico, entre outros profissionais.

Medicações estão indicadas principalmente para tratamento de comorbidades e na BN, com pouca resposta em quadros de AN.

INDICAÇÕES DE INTERNAÇÃO

- Falha do tratamento ambulatorial.
- Agravamento do quadro nutricional, com rápida ou importante perda de peso ou desnutrição grave.
- Complicações clínicas do transtorno alimentar (hipocalemia, arritmias cardíacas, anemias graves, etc.).
- Sintomas psiquiátricos graves e ideação suicida.

Considerando sua importância para a prática da clínica médica, em decorrência da prevalência e procura de atendimento clínico por causa de complicações, abordaremos especialmente a anorexia nervosa e a bulimia nervosa.

▪ ANOREXIA NERVOSA

DEFINIÇÃO

A anorexia nervosa é um transtorno alimentar caracterizado por perda de peso intensa e induzida, associado à distorção da imagem corporal e intenso controle da alimentação.

EPIDEMIOLOGIA

A prevalência na população geral varia em 0,5-3,7%.

Afeta principalmente mulheres (90%) durante a adolescência e no início da idade adulta (85% dos casos entre 13-20 anos), porém com aumento contínuo da prevalência no sexo masculino. A proporção estimada é de 10 mulheres para cada 1 homem acometido.

Entre todos os transtornos psiquiátricos, a anorexia nervosa apresenta o maior índice de mortalidade, associado a altas taxas de suicídio e mortes decorrentes de complicações clínicas.

DIAGNÓSTICO

Conforme os critérios do DSM-5, o diagnóstico é feito quando se observa:

a. Restrição da ingesta calórica em relação às necessidades diárias, levando a um peso significativamente baixo para a idade, sexo, saúde física e desenvolvimento. O peso significativamente baixo é um peso menor do que o minimamente normal ou, em crianças e adolescentes, um peso minimamente esperado.

Obs.: para a prática clínica, pode se considerar a manutenção do peso < 85% do esperado para a idade e a altura do indivíduo.

b. Medo intenso do ganho de peso ou de se tornar gordo, ou um comportamento persistente que impede o ganho de peso, mesmo apresentando um peso significativamente baixo.

c. Perturbação no modo de vivenciar o peso, o tamanho ou a forma corporal; excessiva influência do peso ou da forma corporal na maneira de se autoavaliar; negação da gravidade do baixo peso.

Subtipos:

- restritivo: não há episódio de comer compulsivo ou prática purgativa;
- purgativo: existe episódio de comer compulsivamente e/ou purgação.

Especificação da gravidade atual:

O nível mínimo de gravidade baseia-se, em adultos, no índice de massa corporal (IMC) atual ou, para crianças e adolescentes, no percentil do IMC. O nível de gravidade pode ser aumentado de maneira a refletir sintomas clínicos, o grau de incapacidade funcional e a necessidade de supervisão.

- Leve: IMC ≥ 17 kg/m^2.
- Moderada: IMC 16-16,99 kg/m^2.
- Grave: IMC 15-15,99 kg/m^2.
- Extrema: IMC < 15 kg/m^2.

QUADRO CLÍNICO

Associado ao quadro psiquiátrico, pode-se encontrar:

- alterações cardiovasculares (bradicardia, prolongamento de QTc, hipotensão, prolapso de válvula mitral, etc.) são comuns. Entre elas, as arritmias são as que mais preocupam por causa do risco de morte súbita. Hipopotassemia e uso de medicações que prolongam o QTc podem elevar esse risco;
- osteopenia/osteoporose também são frequentes, com dano que pode ser irreversível: retardo do crescimento, baixa estatura e risco aumentado de fraturas ao longo da vida são descritos;
- queixas de dor abdominal, intolerância alimentar e obstipação são prevalentes e podem persistir por longos períodos.

Além das complicações associadas ao uso de métodos purgativos (detalhadas no excerto da BN), outras possíveis complicações incluem: hipoglicemia, alterações tireoidianas, alterações de pele e anexos, anemia/leucopenia, alterações neuropsicológicas, infertilidade e complicações obstétricas.

EXAMES COMPLEMENTARES

- Avaliação clínica e do estado nutricional (antropometria e composição corporal).
- Exames laboratoriais: hemograma, eletrólitos, função renal e hepática, glicose sérica, TSH e T4L.
- ECG, densitometria óssea, RNM ou TC (quando houver suspeita de quadro neurológico associado).

TRATAMENTO

A renutrição deve ser feita de forma criteriosa, com monitorização adequada para se evitar a síndrome de realimentação – caracterizada por distúrbios hidroeletrolíticos e metabólicos que podem cursar com diarreia grave, insuficiência cardíaca, convulsões e coma.

Ainda faltam evidências para o tratamento farmacológico da anorexia nervosa. O uso de antidepressivos é controverso.

No tratamento farmacológico de comorbidades clínicas e psiquiátricas, deve-se atentar para o risco de efeitos colaterais e toxicidade dos medicamentos nesses pacientes.

▪ BULIMIA NERVOSA

DEFINIÇÃO

A bulimia nervosa é caracterizada por compulsão alimentar e uso de métodos compensatórios inadequados associados à preocupação e insatisfação com o peso e a imagem corporal.

Diferencia-se do subtipo purgativo da anorexia nervosa tanto pelo padrão alimentar menos restritivo, como pela ausência de perda excessiva de peso.

EPIDEMIOLOGIA

A prevalência na população geral varia de 1 a 4,2%.

Afeta principalmente mulheres (80%) no final da adolescência e no início da vida adulta (pico aos 20 anos), porém com aumento contínuo da prevalência no sexo masculino. A proporção estimada é de 10 mulheres para cada 1 homem acometido.

DIAGNÓSTICO

O DSM-5 apresenta os seguintes critérios diagnósticos:

a. Episódios recorrentes de consumo alimentar compulsivo (episódios bulímicos) tendo as seguintes características:

1. Ingestão, em um pequeno intervalo de tempo (aproximadamente 2 horas), de uma quantidade de comida claramente maior do que a maioria das pessoas comeria no mesmo período e nas mesmas circunstâncias.
2. Sensação de perda de controle durante os episódios.

c. Comportamentos compensatórios inapropriados para prevenir o ganho de peso como por exemplo vômitos autoinduzidos, abuso de laxantes, diuréticos, inibidores de apetite ou outras drogas, dieta restritiva ou jejum, ou ainda exercícios vigorosos.

d. Estes dois comportamentos devem ocorrer pelo menos 1 vez por semana, por pelo menos 3 meses.

e. A autoavaliação é indevidamente influenciada pela forma e pelo peso do corpo.

f. O distúrbio não ocorre exclusivamente durante episódios de anorexia nervosa.

Especificação da gravidade atual

O nível mínimo de gravidade baseia-se na frequência dos comportamentos compensatórios inapropriados:

- Leve: média de 1 a 3 episódios de comportamentos compensatórios inapropriados por semana.
- Moderada: média de 4 a 7 episódios de comportamentos compensatórios inapropriados por semana.
- Grave: média de 8 a 13 episódios de comportamentos compensatórios inapropriados por semana.
- Extrema: média de 14 ou mais comportamentos compensatórios inapropriados por semana.

QUADRO CLÍNICO

Além do quadro psiquiátrico, estão associadas complicações clínicas decorrentes dos métodos compensatórios:

- vômitos autoinduzidos: retração gengival, cáries, hipertrofia de glândulas parótidas e diversas alterações esofágicas (esofagite, erosões/úlceras, síndrome de Mallory-Weiss, metaplasia de Barret, hérnia de hiato, ruptura do esôfago);
- uso crônico de laxantes: desidratação, acidose metabólica, distúrbios hidroeletrolíticos e alterações funcionais do trato gastrointestinal, as quais podem variar de quadros de obstipação reflexa que melhoram com a suspensão da droga até quadros de atonia irreversível que necessitam de intervenção cirúrgica;
- uso de diuréticos: alcalose metabólica, hipovolemia e distúrbios hidroeletrolíticos.

TRATAMENTO

Evidências sugerem que a terapia cognitivo-comportamental pode ser utilizada como primeira linha de tratamento.

Tratamento farmacológico apresenta boa resposta na redução de episódios compulsivos:

- fluoxetina 60-80 mg/dia: melhor resposta para quadros comórbidos depressivos ou ansiosos;
- topiramato: associado à maior perda de peso.

BIBLIOGRAFIA

American Psychiatric Association. Manual diagnóstico e estatístico de transtornos mentais: DSM-5, 5.ed. Porto Alegre: Artmed; 2014. p.329-54.

Gonzalez MO, Salzano FT, Aratangy EW, Azevedo AP, Pisciolaro F, Maciel AMB, et al. Transtornos alimentares. In: Miguel EC, Lafer B, Elkis H, Forlenza OV (eds.). Clínica psiquiátrica. Barueri: Manole; 2021.

Milano W, Capasso A. Psychopharmacological options in the multidisciplinary and multidimensional treatment of eating disorders, 2019.

65 PSICOSE

Lucas Almeida Santana Rocha, Márcia Morikawa

NOSOLOGIA

A palavra psicose se origina do grego *psychosis*, termo derivado das palavras *psyché* (referente a alma) e *osis* (referente a anormalidade). Gradativamente, o significado da palavra psicose foi adequado para uma condição anormal da mente, sendo usada de muitas maneiras particulares em outras áreas do conhecimento. Até 1980, o termo psicótico foi utilizado de maneira inespecífica para identificar indivíduos cujas funções psíquicas estariam prejudicadas, interferindo na capacidade de realizar as demandas da vida cotidiana. A partir de 1980, com a publicação do Manual Diagnóstico e Estatístico de Transtornos Mentais – terceira edição (DSM-III), a terminologia já trazia significado mais específico: interrupção da capacidade de distinguir entre a experiência interna da mente e a realidade externa do ambiente. Mais de uma década depois, o DSM-IV (1994) definiu psicose especificamente para aplicar-se a transtornos mentais caracterizados por sintomas ilustrados por falsas crenças fixas (delírios), alucinações, desorganização dos pensamentos e do discurso (incoerências, neologismos, rimas), salada de palavras (palavras unidas em uma frase sem sentido), ecolalia e comportamento motor anormal (posturas bizarras e estereotipias).

Na quinta edição do manual diagnóstico (DSM-5), os transtornos psicóticos caracterizam-se por síndromes em vez de doenças. Tais síndromes clínicas diferenciam-se umas das outras principalmente por sua duração (por exemplo, ≥ 6 meses na esquizofrenia e < 1 mês para um transtorno psicótico breve), pelo perfil de sintomas (por exemplo, vários tipos de sintomas psicóticos na esquizofrenia e apenas delírios no transtorno delirante persistente), pela relação entre os sintomas psicóticos e episódios de humor (se os sintomas psicóticos ocorrem durante um distúrbio do humor) ou algum outro diagnóstico médico possível (ou seja, se os sintomas psicóticos são devido ao uso de substâncias psicoativas, epilepsia, doenças autoimunes, tumores ou demências).

As psicoses podem ser categorizadas em três grandes grupos: psicoses idiopáticas (esquizofrenia, transtorno delirante, etc.), psicoses devido a condições médicas (incluindo distúrbios neurodegenerativos) e psicoses tóxicas (devido a substâncias de abuso, medicamentos prescritos ou toxinas). Condições para as quais a causa da psicose é conhecida podem ser tratadas visando diretamente o agente causal e sua remissão e são classificadas separadamente das psicoses idiopáticas. Estas, por sua vez, apresentam fatores fisiopatológicos particulares que norteiam a possibilidade etiológica de alguns destes acometimentos psíquicos, formalizando os diagnósticos de transtornos psiquiátricos propriamente ditos.

ETIOLOGIA E FATORES FISIOPATOLÓGICOS

Condições médicas de maneira geral, como consequência de sua patologia, têm diferentes causas e características fisiopatológicas alterando a neurotransmissão nas vias dopaminérgicas e glutamatérgicas no hipocampo, mesencéfalo, corpo estriado e córtex pré-frontal. O funcionamento alterado dessas vias é o que leva ao surgimento de sintomas psicóticos (alucinações, delírios, etc.). Tal modelo fisiopatológico de psicose baseia-se em muitos estudos que sugerem o excesso de níveis sinápticos de dopamina e glutamato como causa dos sintomas psicóticos. Os pormenores moleculares dessas alterações em neurotransmissores incluem a deficiência de interneurônios inibitórios do ácido gama-aminobutírico (GABA) e receptores glutamatérgicos de N-metil-D-aspartato (NMDAR) hipofuncionantes, que alteram o equilíbrio inibitório-excitatório dos sistemas neurais mediado por glutamato e dopamina.

Mais recentemente na literatura observam-se dois outros sistemas de produção da sintomatologia psicótica, talvez por produzirem ao final da cascata alterações nas vias dopaminérgicas e glutamatérgicas supracitadas. Composições naturais ou sintéticas de canabinoides contendo agonistas do receptor de canabinoide-1 podem induzir psicose ou aumentar o risco de sua ocorrência. Os receptores canabinoides atuam em elementos moleculares e orientam o tráfego de dopamina e glutamato nas sinapses neuronais, principalmente em regiões de hipocampo e mesolímbico. Outro tipo de psicose é causado por ativação do principal subtipo de receptor de serotonina, 5-hidroxitriptamina subtipo 2A (5-HT2A). Substâncias psicodélicas, como ácido lisérgico (LSD), mescalina e psilocibina, têm efeitos mentais que imitam sintomas psicóticos por estimulação desses receptores, levando a aumento de função dopaminérgica a jusante.

Estudos epidemiológicos implicam fortemente a hereditariedade na patogênese dos transtornos psicóticos idiopáticos. Esquizofrenia e transtornos psicóticos associados ao humor são caracterizados por aproximadamente 50% de concordância de certos *loci* genéticos entre gêmeos idênticos e, entre irmãos e pais de pessoas com transtorno psicótico idiopático, as taxas do mesmo transtorno são de 10 a 15 vezes maiores do que na população geral. Atualmente existem duas hipóteses para esta hereditariedade: uma delas, genes prevalentes com baixa penetrância agem de forma aditiva e por epistasia com outros genes conferem risco de esquizofrenia e transtornos psicóticos do humor. Outra hipótese implica raras mutações novas ou herdadas que ocorrem apenas em uma pequena proporção de casos, mas são altamente penetrantes.

Outros estudos epidemiológicos relacionam acometimentos perinatais ao risco de apresentar psicose. Infecções maternas, uso de psicoativos, deficiências nutricionais, complicações no parto, traumas em estágios críticos de desenvolvimento estão associados a um risco de transtornos psicóticos subsequentes. Acredita-se, contudo, que esses fatores ambientais vão interagir com fatores genéticos neste aumento de suscetibilidade a transtornos psicóticos.

Além disso, encontramos as doenças autoimunes ou síndromes paraneoplásicas produzindo psicose. Nestes quadros clínicos, acredita-se na produção de autoanticorpos que promovem bloqueio em vias glutamatérgicas, provocando sintomatologia psicótica nestes pacientes.

No lúpus eritematoso sistêmico, por exemplo, aproximadamente 30% das pessoas têm anticorpos direcionados contra DNA de fita dupla que reage de forma cruzada com epítopos da subunidade NR2 do glutamato, um componente do NMDAR. Encontramos outro exemplo nas encefalites imunes em uma síndrome paraneoplásica por tumor ovariano. Há, neste quadro, produção de anticorpos dirigidos contra a subunidade glutamato NR1 e NR5 de NMDAR. A encefalite causada por estes autoanticorpos promove a sintomatologia psicótica característica destes quadros.

Encefalites de origem infecciosa, subagudas ou crônicas também podem cursar com síndrome psicótica secundária. Citomegalovírus, vírus da imunodeficiência humana, herpes vírus e vírus JC por exemplo, por meio de desorganização inflamatória e até mesmo destruição do parênquima encefálico, promovem quadros psicóticos orgânicos algumas vezes irreversíveis, necessitando de uso crônico de medicação inibidora de atividade dopaminérgica central. A neurossífilis entraria como apresentação demencial, vulnerabilizando o portador a quadros psicóticos por semelhante fisiopatologia.

Por fim, quadros inflamatórios/infecciosos agudos muito elevados podem, principalmente em indivíduos idosos ou demenciados, ocasionar sintomatologia psicótica. O surgimento abrupto de flutuação/estreitamento da consciência, desatenção, déficit de memória, desorientação, perturbação da linguagem ou da percepção devem ser relacionados sempre a um episódio de *delirium*. A tempestade inflamatória desorganiza globalmente as funções encefálicas superiores, não permitindo ser classificada como uma síndrome psicótica secundária pela riqueza de outros achados psicopatológicos. Trata-se de uma entidade clínica que exige atendimento direcionado e imediato.

HISTÓRIA NATURAL DA PSICOSE

Cada tipo de transtorno psicótico determina uma série de características específicas na história natural da psicose. Por exemplo, a idade em que os primeiros sintomas aparecem e sua evolução temporal variam de acordo com o transtorno subjacente. Os transtornos psicóticos idiopáticos/primários mais comuns (esquizofrenia, transtorno bipolar e depressão com sintomas psicóticos) começam no final da segunda ou terceira década de vida, enquanto os transtornos delirantes persistentes se desenvolvem mais frequentemente na meia-idade. Já as psicoses decorrentes de doenças neurodegenerativas começam durante a senescência. Sintomas psicóticos causados por abuso de drogas ou medicamentos prescritos (psicose tóxica) e psicose causada por problemas médicos (epilepsia, autoimune, paraneoplásica, infecciosas, etc.) ocorrem em qualquer idade, tendo obviamente a relação temporal com sua etiologia orgânica. As características em que sugerem tais psicoses como secundárias, ao invés de um tipo idiopático, incluem um rápido declínio na capacidade funcional dos níveis pré-mórbidos; um início abrupto de sintomas sem precipitantes claros; uma história de dores de cabeça, convulsões e alucinações visuais, olfativas ou táteis; ausência de história familiar de transtornos psicóticos e ausência de personalidade pré-mórbida antes do aparecimento claro de sintomas.

Dada essa importância e possível reversibilidade de algumas síndromes psicóticas, há de se atentar sempre em um primeiro episódio psicótico para as causas e etiologias orgânicas ou tóxicas para esse evento. Como o próprio nome já diz, trata-se de uma experiência psicótica vivida por um indivíduo pela primeira vez, sem necessariamente ter relação com um transtorno psicótico primário. Pela possibilidade de tratar-se de uma síndrome psicótica secundária, é necessário rastreio propedêutico para afastar tais diagnósticos.

DIAGNÓSTICO

O diagnóstico de psicose, apesar de diversas etiologias e tratamentos, é clínico. Por meio do exame psíquico é possível avaliar se o indivíduo possui alterações principalmente de sensopercepção, pensamento, juízo de realidade e afeto. Na síndrome psicótica podem ocorrer alucinações, interpretações delirantes, delírios estruturados (como o paranoide), pensamento de forma desorganizada e conteúdo bizarro, embotamento afetivo ou inadequação afetiva (risos ou choros inapropriados), posturas catatoniformes ou total ausência de interação com o ambiente, a despeito do estado de alerta. Exames laboratoriais e de imagem, neste caso, são de grande importância para separar as psicoses primárias (tratadas apenas com neurolépticos) das psicoses secundárias (em que o uso de neurolépticos é secundário). Ao deparar-se com um primeiro episódio psicótico (PEP) deve-se solicitar, portanto, hemograma, glicemia, eletrólitos, função renal e hepática, função tireoidiana, toxicológico, sorologias para HIV e sífilis, ressonância ou tomografia de crânio e, se possível, um eletroencefalograma. Estes exames visam afastar quadros de encefalites, intoxicações, mal não convulsivo, alterações eletrolíticas, tireotoxicose ou hipotireoidismo, quadros infecciosos graves, alterações indicativas de doenças do metabolismo, acidentes vasculares, alterações encefálicas estruturais, etc. Condições como estas podem cursar com episódios psicóticos reversíveis ou crônicos. Alguns estudos sugerem possíveis preditores para piora prognóstica de um quadro de

PEP e não remissão satisfatória: sexo masculino, estado civil solteiro, *insight* insatisfatório e longo tempo até o tratamento adequado. Nos casos de síndromes psicóticas em pacientes sabidamente portadores de epilepsia ou transtornos demenciais, o eletroencefalograma e uma imagem de sistema nervoso central são suficientes para afastar estados de mal ou acidentes vasculares, mas há de se aventar a possibilidade de *delirium* em casos demenciais também. Por fim, naqueles pacientes sabidamente com transtorno mental de potencial psicótico, um episódio sempre pode ser encarado como má adesão medicamentosa, progressão do quadro psiquiátrico anterior ou aparecimento de comorbidade psiquiátrica.

TRATAMENTO

A primeira decisão que deve nortear o tratamento de uma síndrome psicótica é a necessidade ou não de internação. Nesta avaliação deve-se levar em consideração as etiologias da síndrome e suas necessidades clínicas de tratamento hospitalar ou ambulatorial. A grande maioria dos quadros de síndrome psicótica secundária exige internação hospitalar para tratamento imediato das causas clínicas em potencial.

No caso das psicoses primárias, contudo, há de se avaliar indicações psiquiátricas de internação. Por tratar-se de uma síndrome que afeta o juízo de realidade e a crítica, o caráter da hospitalização – quando ocorre – é sempre involuntária. Nestes pacientes deve-se pesar a relação entre fatores importantes: risco de auto ou heteroagressão, risco ao patrimônio público ou privado, risco de exposição social, prejuízo elevado do autocuidado e ausência de suporte familiar/social. Em alguns casos de psicose primária, por exemplo, mesmo que o paciente apresente delírio estruturado, há possibilidade de aceitar medicações via oral e manejo da crise ambulatorialmente, com bom suporte familiar ou social. Em outros, como nas apresentações catatoniformes, pode haver a necessidade de suporte hospitalar para nutrição e até mesmo para evitar úlceras de pressão. Nestes casos sempre é prudente uma avaliação psiquiátrica adequada.

Após o direcionamento inicial das etiologias e do local de tratamento para as condições clínicas, pode-se pensar na conduta medicamentosa para a sintomatologia psicótica. A principal classe de medicações utilizadas para esse fim é a dos neurolépticos. Essas medicações têm, dentre algumas peculiaridades de cada fármaco, função antagonista de receptores dopaminérgicos D2. Via de regra, os neurolépticos preferenciais para quadros de síndromes psicóticas secundárias são aqueles com menores efeitos sedativos (haloperidol, risperidona, ziprasidona, aripiprazol, etc.). Isso ocorre pois a sedação pode mascarar quadros clínicos importantes, além de reduzirem menos o limiar convulsivo e menos efeitos metabólicos (aumento de risco cardiovascular). Tais neurolépticos, contudo, podem causar mais síndrome extrapiramidal, não sendo usados rotineiramente para tratamento de pacientes com quadros demenciais ou doença de Parkinson. Nos casos de agitação psicomotora proeminente, antipsicóticos com efeitos sedativos podem ser interessantes (olanzapina, clozapina, clorpromazina, levomepromazina etc.), tendo cautela pela redução do limiar convulsivo e rebaixamento do nível de consciência

O uso de neurolépticos deve ser orientado também pela observação de efeitos colaterais. Síndrome neuroléptica maligna (SNM) aparece como efeito colateral mais grave e potencialmente fatal. Pacientes, principalmente os virgens de tratamento, que apresentem febre, rigidez, desorientação, elevação de CPK e leucocitose na vigência de terapia antipsicótica devem ser levados para unidade de terapia intensiva para tratamento de SNM, sendo orientados principalmente hidratação e suporte. Benzodiazepínicos, agonistas dopaminérgicos, dantrolene, bromocriptina e plasmaferese são propostas de intervenção, mas a suspensão/troca do neuroléptico causador é indispensável. Distonia aguda é outro evento em que ocorre uma hipertonia em grupamento muscular agudamente (principalmente da região cervical e orofacial), sendo necessária aplicação de biperideno intramuscular e mudança de droga antipsicótica (clozapina tem indicação para pacientes que apresentem esse efeito colateral a outros neurolépticos). No caso da acatisia, que se caracteriza como uma inquietação elevada ou incapacidade de permanecer parado, os betabloqueadores e benzodiazepínicos são os fármacos indicados, além da troca do neuroléptico para outro com menor efeito extrapiramidal (olanzapina, clozapina, quetiapina por exemplo). Já o parkinsonismo pode ser tratado com redução do antipsicótico e utilização de biperideno ou prometazina, sem a necessidade de troca da medicação obrigatoriamente.

Para finalizar, quando existe a necessidade de melhora imediata para a psicose (risco elevado de suicídio ou heteroagressão, refratariedade, gravidez catatonia) ou por intolerância a medicações, faz-se necessária a eletroconvulsoterapia. Procedimento realizado com anestesia geral promove a remissão de sintomatologia psiquiátrica rapidamente, melhorando o prognostico do paciente nestes casos, mantendo melhor controle de sintomas psiquiátricos a longo prazo. O acompanhamento psicoterápico e a psicoeducação familiar são sempre orientados, pois possibilitam doses mais baixas de neurolépticos ambulatorialmente, bem como diminuem recaídas de sintomatologia e melhoram a adesão medicamentosa.

▪ BIBLIOGRAFIA

American Psychiatric Association (APA). Diagnostic and Statistical Manual of Mental Disorders (DSM-III), 3.ed. Washington: APA; 1980.

American Psychiatric Association (APA). Diagnostic and Statistical Manual of Mental Disorders (DSM-IV), 4.ed. Washington: APA; 1994.

American Psychiatric Association (APA). Diagnostic and Statistical Manual of Mental Disorders (DSM-5) 5.ed. Washington: APA; 2013.

Costa BK, Sato DK. Encefalite viral: uma revisão prática sobre abordagem diagnóstica e tratamento. Artigos de revisão. J Pediatr (Rio J) 2020;96(suppl1).

Dalmau J, Graus F. Antibody-mediated encephalitis. N Engl J Med 2018;378:840-51.

Del-Ben CM, Rufino ACTBR, Azevedo-Marques JM, Menezes PR. Differential diagnosis of first episode psychosis: importance of optimal approach in psychiatric emergencies Rev Bras Psiq 2010;32(Supl II).

Faria RSB, Moreno RP. Delirium in intensive care: an under-diagnosed reality. Rev Bras Ter Intensiva 2013;25(2):137-147

Gómez-de-Regil L, Kwapil TR, Blanqué JM, Vainer E, Montoro M, Barrantes-Vidal N. Predictors of outcome in the early course of first-episode psychosis. Eur J Psychiat 2010;24(2).

González-Maeso J, Weisstaub NV, Zhou M, et al. Hallucinogens recruit spe- cific cortical 5-HT(2A) receptor-mediated signaling pathways to affect behavior. Neuron 2007;53:439-52.

Jeppesen R, Benros ME. Autoimmune diseases and psychotic disorders. Mental Health Centre Copenhagen, Gentofte Hospital, Copenhagen Unive. Frontiers in Psychiatry. 2019;10:131.

Lieberman JA, First MB. N Engl J Med 2018;379;3.

Malhotra S, Sahoo S, Balachander S. Acute and transient psychotic disorders: newer understanding. Curr Psychiatry Rep 2019;21:113

Moghaddam B, Javitt D. From revolution to evolution: the glutamate hypothesis of schizophrenia and its implication for treatment. Neuropsychopharmacology 2012;37:4-15.

Nakazawa K, Zsiros V, Jiang Z, et al. GABAergic interneuron origin of schizophrenia pathophysiology. Neuropharmacology 2012;62:1574-83.

Ruiz VRR, Marques HR. Compulsory internment and its variables: sociocultural and ethical reflections on the patient's treatment and reintegration into society. Rev Psicologia e Saúde 2015;7(1):1-8.

Salleh MA, Papakostas I, Zervas I, Christodoulou G. Eletroconvulsotherapy: criteria and recomendations from World Psychiatric Association. Arch Clin Psychiatry (São Paulo) 2006;33(5).

Sena EP, Santos-Jesus R, Miranda-Scippa A, Quarantini LC, Oliveira IR. Relapse in patients with schizophrenia: a comparison between risperidone and haloperidol. Rev Bras Psiquiatr 2003;25(4):220-23.

Shirakawa I. Aspectos gerais do manejo do tratamento de pacientes com esquizofrenia. Braz J Psychiatry 2000;22(suppl1).

Sistema Único de Saúde/Estado de Santa Catarina. Síndrome tóxica por neurolépticos: protocolo clínico. RAPS 2015.

Souza RAP, Silva MAF, Coelho DM, Galvão MLS, Souza NAC, Picão AP. Neuroleptic malignant syndrome. Rev Bras Clin Med São Paulo 2012;10(5):440-5.

Sullivan PF, Daly MJ, O'Donovan M. Genetic architectures of psychiatric disor- ders: the emerging picture and its impli- cations. Nat Rev Genet 2012;13:537-51.

van Amsterdam J, Brunt T, van den Brink W. The adverse health effects of synthetic cannabinoids with emphasis on psychosis-like effects. J Psychopharmacol 2015;29:254-63

Vargas AP, Carod-Artalmaria FJ, Rodrigues CNPC. Dementia by neurosyphilis: clinical and neuropsychological follow-up of a patient. Arq Neuro-Psiquiatr 2000;58(2B).

66 MANEJO DE QUADROS DE AGITAÇÃO PSICOMOTORA

Márcia Morikawa

DEFINIÇÃO E ETIOLOGIA

Define-se por agitação psicomotora o estado de excitação dos processos psíquicos e aumento da atividade motora. A agitação pode ser encontrada como manifestação de diversos quadros clínicos, psiquiátricos e até mesmo em casos em que não haja alteração psíquica e clínica. Pode estar associado a comportamento desorganizado (como é frequente nos casos de *delirium* e psicoses) e culminar em agressividade e comportamento violento.

Segue a lista das principais causas da agitação psicomotora, sendo que sua etiologia desencadeante deve ser extensamente investigada e diagnosticada, para uma melhor resolução do quadro.

- Transtornos mentais secundários ao uso de substâncias (intoxicação e abstinência).
- *Delirium* e outros distúrbios clínicos (como encefalopatia hepática, hipertireoidismo, hiperglicemia, uremia, etc.): o *delirium* é uma síndrome não específica, caracterizada por perturbações simultâneas da consciência e atenção, percepção, pensamento, memória, comportamento psicomotor, emoção e ciclo sono-vigília. Costuma ocorrer mais frequentemente após os 60 anos de idade, sendo que a maior parte dos casos se recupera após 4 semanas ou menos. Indicativo de pior prognóstico, quando desencadeado por uma alteração clínica de base, como infecções, AVC, insuficiência renal e hepática, etc.
- Quadros maníacos.
- Quadros psicóticos.
- Quadros histéricos: associados a quadros dissociativos ou conversivos.
- Síndromes catatônicas.
- Quadros fóbico-ansiosos.
- Retardo mental.
- Transtornos de personalidade: alguns quadros de agitação psicomotora podem ser desencadeados por conflitos psicodinâmicos ou a maneira conflituosa com que indivíduos com transtorno de personalidade se relacionam com os demais. Algumas crises são desencadeadas por aumento da impulsividade, presentes em quadros do *cluster* B, ou por atuações oriundas da maneira como o indivíduo lida com os que o cercam, por exemplo nos indivíduos com transtorno de personalidade paranoide ou antissocial.
- Quadro pós-ictal.

- Intoxicações exógenas (medicamentos, pesticidas, solventes, etc.).

EPIDEMIOLOGIA

Por englobar uma variedade muito extensa de causas desencadeantes, não se aplica falar de uma epidemiologia única. Não existem estudos brasileiros sobre a porcentagem de diagnósticos em pacientes que deram entrada, agitados, em serviços de urgência, da clínica geral ou da psiquiatria.

Na Espanha, um estudo recente indicou que 25% dos pacientes com esquizofrenia e 15% daqueles com transtorno bipolar costumam apresentar pelo menos um evento de agitação psicomotora a cada ano, com uma mediana de 2 episódios por ano, por paciente.

QUADRO CLÍNICO

O paciente agitado pode estar plenamente consciente de suas faculdades mentais, confuso, com desorganização psíquica e física ou até psicótico, com delírios persecutórios. Seu comportamento pode variar de uma inquietação física até a agressividade, que pode ser desordenada ou intencional. Os pacientes agitados devem ser prioritariamente avaliados, com intervenção precoce da equipe, de maneira a minimizar a possibilidade do quadro de agitação culminar em violência.

Tabela 1 Sinais e sintomas de agitação psicomotora

Alterações comportamentais	Atitude combativa Comportamento impróprio sem propósito claro Hiper-reatividade a estímulos Incapacidade de permanecer quieto, sentado ou calmo Gesticulação exagerada Tensão facial e expressão de raiva Contato visual desafiador e/ou prolongado Tom de voz elevado, silêncio ou recusa em se comunicar Estado emocional alterado com aparência de ansiedade, irritabilidade ou hostilidade Agressão verbal e/ou física contra si, outros ou objetos
Alterações cognitivas	Flutuações do nível de consciência Desorientações temporoespaciais Tendência à frustração Dificuldade em antecipar as consequências Ideias delirantes e/ou alucinações
Alterações de parâmetros clínicos	Febre Taquicardia Taquipneia Suor Tremor Sinais neurológicos, como dificuldade para andar

Fonte: adaptada de Vieta et al. 2017.

Fatores de risco para agitação psicomotora e comportamento violento:

- indivíduo jovem e do sexo masculino;
- intoxicação por álcool;
- comportamento violento prévio;
- quadros psicóticos anteriores;
- história anterior de automutilação;
- história de comportamento disruptivo anterior;
- pertencer a grupos minoritários.

EXAMES COMPLEMENTARES

Os exames devem ser dirigidos a busca da etiologia da agitação psicomotora, podendo compreender: bioquímica, hemograma completo, função hepática, função renal, urina I, urocultura, radiografia de tórax, tomografia de crânio, EEG.

MANEJO DO PACIENTE AGITADO

Como a agitação é entendida como um *continuum* de sintomas, variando de leve a grave, é essencial detectar os episódios de agitação psicomotora em suas primeiras manifestações, para evitar o escalonamento dos sintomas. O manejo ineficaz do quadro pode resultar no uso desnecessário de medidas coercitivas (medicação involuntária, contenção física e reclusão). Além disso, o manejo impróprio pode levar ao maior uso de recursos hospitalares e hospitalizações desnecessárias, agregando custos significativos.

O primeiro passo, na abordagem do paciente agitado, é prover a segurança da equipe de saúde e propiciar o tratamento apropriado ao paciente agitado. Muitas vezes, inicia-se a abordagem por medidas não farmacológicas, comportamentais, como a intervenção verbal, limitação de espaço, até a reposição de nicotina (em casos de abstinência ao tabaco, cursando com agitação psicomotora).

Quando métodos verbais são insuficientes, é chegada a hora da avaliação de medidas farmacológicas, para a contenção química do paciente. O tempo correto da medicação é crucial, sendo que uma medicalização precoce pode mascarar a apresentação psicopatológica e evolução do quadro psiquiátrico, e o atraso de seu uso pode colocar o paciente e a equipe em risco, por conta do comportamento violento que pode advir da crise. Além disso, pode ser necessária uma dose maior de medicações, para abortar a crise, que pode se tornar mais pronunciada se passado do "ponto correto" para medicar.

A Associação Americana de Emergência Psiquiátrica sugere um *guideline* do uso de medicações, com o objetivo de reduzir a agitação, idealmente, sem induzir a sedação do paciente. Para a melhor aplicação deste *guideline*, recomenda-se saber a causa desencadeante do quadro de agitação, previamente ao uso de medicamentos para contenção química, o que nem sempre é possível na prática diária.

TRATAMENTO NÃO FARMACOLÓGICO

Quadro 1 Elementos essenciais da técnica de desescalonamento verbal

▪ Fale com o paciente em um tom gentil, relaxado e seguro
▪ Responda com calma, mantendo uma atitude firme
▪ Oferecer comida, bebidas e cobertores
▪ Seja flexível no diálogo
▪ Reserve seu próprio julgamento sobre o que o paciente deve ou não deveria fazer
▪ Não busque confrontar ideias ou motivos, apenas combinados simples que acalmam o paciente
▪ Use linguagem simples e frases curtas, repetindo quantas vezes for necessário
▪ Seja claro e preciso
▪ Comunicar abertamente que é esperado que o paciente mantenha o autocontrole e que a equipe pode ajudá-lo a alcançar este objetivo
▪ Redirecionar a conversa quando forem feitas colocações confrontadoras pelo paciente
▪ Parafrasear o que o paciente diz
▪ Tranquilize o paciente de que você o entendeu
▪ Use perguntas abertas
▪ Estabeleça limites e, ao mesmo tempo, ofereça ao paciente oportunidades aceitáveis e realistas para melhorar seus sintomas
▪ Quando confrontado com violência iminente: • Avise o paciente que a violência não é aceitável • Proponha uma solução, para qualquer problema, por meio do diálogo • Oferecer tratamento farmacológico • Informe-o de que você recorrerá à contenção física, se necessário
▪ Considere aumentar o número de pessoas na equipe multiprofissional, próxima ao paciente, e até mesmo uso da equipe de segurança, estando todos prontos para agir se necessário.

Fonte: adaptada de Vieta et al., 2017.

O uso de restrição de espaço e contenção mecânica é indicado nas situações em que se almeja preservar a segurança do paciente e/ou da equipe. Quando elas forem necessárias, há algumas recomendações válidas, para minimizar sequelas físicas e psicológicas para o paciente e a equipe.

A restrição de espaço é o confinamento involuntário do paciente, em ambiente protegido, de forma que evite sua evasão e deve ser usada somente em casos de comportamento violento ou autodestrutivo.

A contenção mecânica é qualquer método manual, físico ou mecânico que imobilize o paciente ou reduza sua habilidade de mover seus membros livremente.

A restrição e a contenção devem ser descontinuadas assim que possível, sendo que o paciente deve ser reavaliado de hora em hora, pelo médico responsável, para diagnosticar o melhor momento da liberação das restrições.

A restrição de espaço e a contenção física devem ser utilizadas somente quando métodos menos invasivos já foram tentados e fracassaram em proteger o paciente, a equipe ou outros, de dano. Todos os pacientes têm direito de estar livres de contenção que tenham sido impostas para fins punitivos, de coerção, conveniência ou retaliação da equipe.

TRATAMENTO FARMACOLÓGICO

Nos casos em que o tratamento comportamental não é suficiente, muitas vezes, associado à restrição de espaço, é necessário o uso de medicamentos, via oral ou injetável. Nos casos de pacientes em contenção mecânica, eticamente, preconiza-se sempre a medicação do paciente, para que o mesmo não se machuque com as faixas de contenção, e para minimizar o sofrimento psíquico que o mesmo experimenta por estar privado de sua mobilidade, involuntariamente.

Não existe um consenso de qual é "a melhor" medicação a ser empregada nos casos de agitação psicomotora, mas três classes são bastante utilizadas: os benzodiazepínicos, os antipsicóticos típicos e os atípicos. Existem três formas de administração das medicações: via oral, intramuscular e intravenosa.

As medicações que serão abordadas a seguir têm objetivo de minimizar o episódio de agitação psicomotora, entretanto, a causa desencadeante do processo deve ser logo identificada, para o tratamento correto, como a correção hidroeletrolítica/tratamento de processos infecciosos, em casos de *delirium*, manejo de abstinência alcoólica, tratamento de hipóxia, etc.

Medicações via oral

Via de regra são utilizadas medicações para a contenção química do paciente, de forma a controlar a agitação psicomotora, com a menor sedação possível.

A primeira escolha, quando possível, é o uso de medicação via oral (quando o paciente aceita seu uso), sendo a eficácia semelhante ou superior ao uso de medicação injetável, na redução do episódio de agitação:

Risperidona 3 mg, VO = olanzapina 10 mg, VO = haloperidol 7,5 mg, IM.

Prefere-se o uso de antipsicóticos atípicos, por terem menos perfil de efeitos extrapiramidais do que os típicos. Pode-se combinar o uso de benzodiazepínicos, nos casos de agitação mais intensa, mas com o paciente ainda cooperativo, ou pode-se usar os benzodiazepínicos de forma isolada, nos quadros ansiosos.

Tabela 2 Opções de tratamento farmacológico para o paciente que apresenta agitação psicomotora

Tipo de medicação	Via de administração	Agente	Dose	Causa de agitação
Antipsicóticos	Oral	Olanzapina	5-10 mg	Agitação indiferenciada Doença clínica (deterioração cognitiva e síndrome de confusão) Intoxicação/abstinência de substâncias Doença psiquiátrica (esquizofrenia, transtorno bipolar, retardo mental e transtorno do espectro autista)
		Risperidona	1-3 mg	
		Asenapina	5-10 mg	
		Aripiprazol	15-30 mg	
		Quetiapina	50-100 mg	
		Ziprasidona	20-40 mg	
		Haloperidol	5 mg	
	Intramuscular	Haloperidol	5-15 mg	
		Levomepromazina	25 mg	
Benzodiazepínicos	Oral	Diazepam	5-10 mg	Abstinência de álcool e/ou BZD Doença psiquiátrica (transtorno de ansiedade, transtorno afetivo, personalidade e transtorno de ajustamento)
		Clonazepam	1-2 mg	
		Lorazepam	1 mg	
	Intramuscular	Midazolam	5-15 mg	
		Diazepam	5-10 mg	

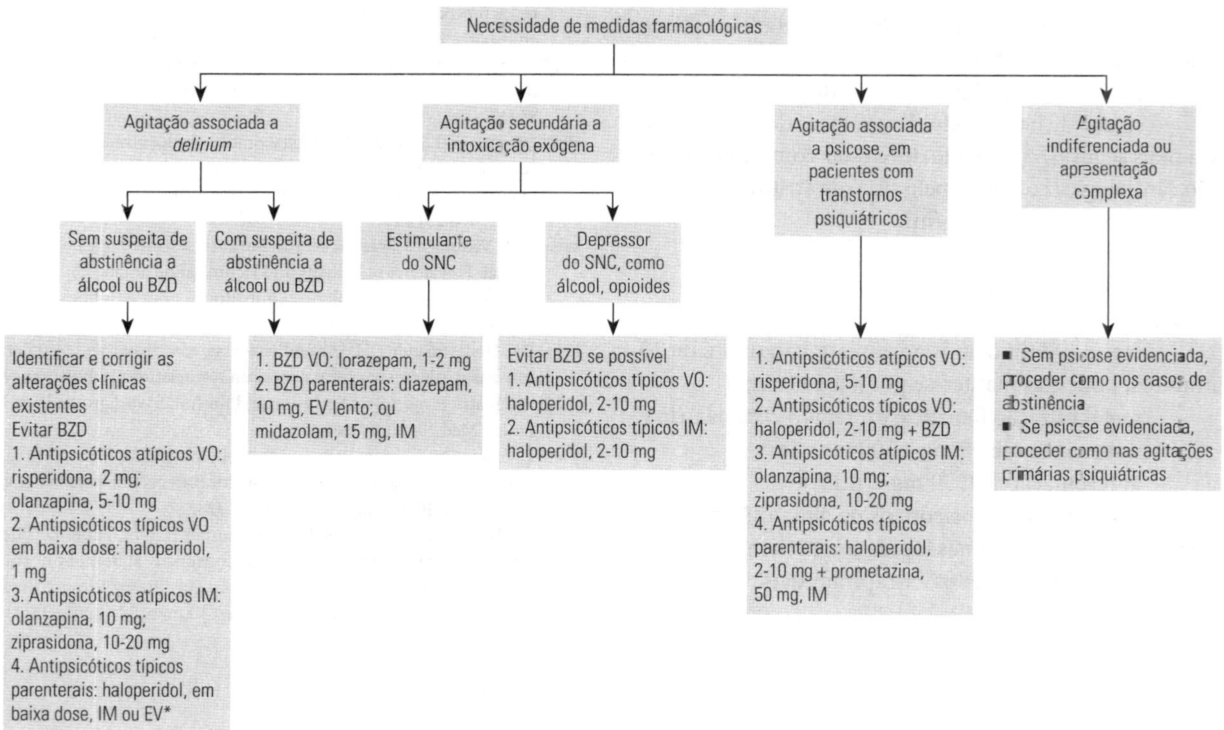

Figura 1 Avaliação da agitação psicomotora. BZD: benzodiazepínico. * Pacientes em uso de haloperidol, EV, devem estar com monitorização cardíaca contínua.

Tabela 3 Medicações via oral

Medicação oral	Dose inicial	Repetições possíveis	Máxima dose em 24 horas
Risperidona	2 mg	Em 2 horas	6 mg
Olanzapina	10 mg	Em 2 horas	20 mg
Haloperidol	5 mg	Em 15 minutos	20 mg
Lorazepam	2 mg	Em 2 horas	12 mg

Quando a via oral está inviabilizada, seja pelo grau de agitação do paciente, ou pela indisponibilidade dela (paciente confuso, com risco de aspiração, com sondas, etc.), a via intramuscular é a mais segura, por propiciar uma absorção mais lenta e contínua, sem riscos de rebaixamentos abruptos do nível de consciência, ou depressão respiratória, exceto no caso do diazepam, cuja absorção é extremamente errática, via intramuscular, e deve ser evitada.

Medicações parenterais

As medicações mais utilizadas na prática são:

- Haloperidol
  - antipsicótico típico;
  - pico de concentração plasmática de 1 a 4 horas após administração VO e 30 minutos após administração IM;
  - metabolização hepática, 60% excretado nas fezes e 40% excretado na urina;
  - dose média de 5 mg a 20 mg/dia;
  - se uso de haloperidol IV, ao invés do IM (que é a via mais segura), o paciente deve estar com monitorização cardiológica contínua, pelo risco de arritmias graves);
  - apresentação: 5 mg/mL.
- Prometazina
  - anti-histamínico de uso sistêmico que age no sistema respiratório, SNC e pele;
  - efeito sedativo após administração oral é de 20 minutos, podendo manter-se por 4 a 6 horas;
  - metabolização hepática, excretado 20% na urina;
  - dose média de 25 mg a 100 mg/dia;
  - apresentação IM: 50 mg/2 mL;
  - associado a antipsicóticos de alta potência, produz um início de ação mais rápido e com menor risco de desenvolvimento de efeitos extrapiramidais.
- Midazolam
  - benzodiazepínico;
  - efeito sedativo VO em 15 a 20 minutos;
  - preferência pela administração IM;
  - risco de depressão respiratória quando uso IV (dose inicial de 2,5 mg);
  - meia-vida entre 90 e 150 minutos;
  - apresentação: 15 mg/5 mL.
- Levomepromazina
  - antipsicótico típico;
  - apresentação VO e IM. Em quadros de agitação psicomotora aguda, preferência para uso IM;
  - efeito sedativo IM em 20 a 40 minutos;
  - metabolização hepática com excreção biliar e renal;
  - apresentação: 25 mg/5 mL.

BIBLIOGRAFIA

Garrido Viñado E, Lizano-Díez I, Roset Arissó PN, et al. El coste económico de los procedimientos de contención mecánica de origen psiquiátrico en España. Psiquiatr Biológica. 2015;22:12-6.

Gault TI, Grey SM, Vilke GM, Wilson MP. Are oral medications effective in the management of acute agitation? J Emerg Med 2012;43(5):854-9.

Huf G, Coutinho ES, Adams CE. Collaborative group: physical restraints versus reclusion room for management of people with acute aggression or agitation due to psychotic illness (Trec-Save): a randomised trial. Psych Med 2012;12:1-9.

Jansen PW, Verlinden M, van Berkel AD, Mieloo C, van der Ende J, Veenstra R, et al. Prevalence of bullying and victimization among children in early elementary school: do family and school neighbourhood socioeconomic status matter? BMC Public Health 2012;12:494.

Knox DK, Hollowman Jr. GH. Use and avoidance of seclusion and restraint: consensus statement of the American Association for Emergency Psychiatry Project Beta Seclusion and Restraint Workgroup. West J Emerg Med 2012;13(1):35-40.

Vieta E, Garriga M, Cardete L, Bernardo M, Lombraña M, Blanch J, et al. Protocol for the management of psychiatric patients with psychomotor agitation. BMC Psychiatry. 2017;17(1):328.

Wilson MP, Pepper D, Currier GW, Holloman Jr. GH, Feifel D. The psychopharmacology of agitation: consensus statement of the American Association for Emergency Psychiatry Project Beta Psychopharmacology Workgroup. West J Emerg Med 2012;13(1):26-34.

DOENÇAS ENDOCRINOLÓGICAS

DANIEL FIORDELISIO DE CARVALHO

67 *DIABETES MELLITUS* (DM)

Amanda Cardoso Montal, Rodrigo Bomeny de Paulo, Daniel Fiordelisio de Carvalho

DEFINIÇÃO

DM não é uma única doença, mas um grupo heterogêneo de distúrbios metabólicos que apresentam em comum a hiperglicemia, a qual é o resultado de defeitos na ação da insulina, na secreção de insulina ou em ambas.

EPIDEMIOLOGIA

Sua prevalência é estimada em 6%, segundo estudos nacionais, variando conforme a faixa etária. Vem ocorrendo um aumento nesse parâmetro provavelmente associado às alterações no estilo de vida, incluindo padrão alimentar, diminuição da atividade física e sua interação com provável suscetibilidade genética.

Por conta de sua natureza crônica e das complicações graves que acarreta, é uma doença onerosa para o sistema de saúde.

Em diabéticos, as doenças cardiovasculares e cerebrovasculares são as principais causas de óbito.

QUADRO CLÍNICO

Na maioria das vezes, os pacientes são assintomáticos. O diagnóstico é realizado por exames de rotina. Podem ser observadas: poliúria, polidipsia, polifagia e perda de peso quando muito descompensado.

RASTREAMENTO

Recomenda-se o rastreamento de DM em pacientes assintomáticos dos seguintes grupos:

- adultos com IMC ≥ 25 kg/m² + 1 fator de risco;
- crianças com sobrepeso + 2 fatores de risco.

São considerados fatores de risco: sedentarismo, história familiar de DM em parentes de 1° grau, descendência latina ou negra, história de filho com peso ao nascer > 4,1 kg, história pessoal de diabetes gestacional, HAS, DLP (HDL ≤ 35 mg/dL ou TG ≥ 250 mg/dL), síndrome dos ovários policísticos, outras condições clínicas associadas à resistência à insulina (obesidade, acantose *nigricans*), risco aumentado de diabetes em exames prévios, história de doença vascular arterial. Se o teste for normal, deve ser repetido após 3 anos. Pacientes com risco aumentado de DM em exames anteriores devem realizar o rastreamento anualmente.

DIAGNÓSTICO

Sempre deve ser confirmado com 2 testes, exceto na presença de glicemia > 200 mg/dL com sintomas inequívocos de hiperglicemia (Tabela 1).

CLASSIFICAÇÃO

- DM tipo 1: secundário à destruição das células beta, levando à deficiência absoluta de insulina:
  - autoimune;
  - idiopático.
- DM tipo 2: secundário à deficiência progressiva na secreção de insulina associada à resistência à insulina.
- Outros tipos específicos de DM:
  - defeitos genéticos na função das células beta;

Tabela 1 Diagnóstico de diabetes

	Glicemia em jejum mínimo de 8 horas (mg/dL)	2 horas após ingestão de 75 g de glicose (mg/dL)	Casual com sintomas (mg/dL)***	HbA1C
Glicemia normal	< 100	< 140		< 5,7%
Risco aumentado de DM	100-< 126*	140-< 200**		5,7-6,4%
DM	≥ 126	≥ 200	≥ 200	≥ 6,5%

* Glicemia em jejum alterada. Realizar teste de tolerância à glicose oral de 75 g nesses pacientes.
** Intolerância à glicose.
*** Realizada a qualquer hora do dia, independentemente da refeição. Os sintomas clássicos de DM incluem poliúria, polidipsia e perda de peso.

Tabela 2 Metas glicêmicas para o tratamento do DM

	Metas laboratoriais	
Parâmetro	Metas terapêuticas	Níveis toleráveis
Hb glicada (HbA1C): coletar a cada 3 meses (ou a cada 6 meses após atingir alvo glicêmico)	< 7% em adultos < 8% em idosos < 8,5% em 0-6 anos de idade < 8% em 6-12 anos de idade < 7,5% em 13-19 anos de idade < 6% na gravidez	Devem ser individualizados de acordo com: ▪ duração do DM ▪ idade/expectativa de vida ▪ comorbidades ▪ doença cardiovascular ▪ complicações microvasculares ▪ hipoglicemia assintomática
Jejum		Glicemia = 90-130 mg/dL
Pré-prandial		Glicemia < 130 mg/dL
Pós-prandial		Glicemia < 180 mg/dL
Ao deitar		90-150 mg/dL
No caso do uso de dispositivos para monitorização contínua da glicose: ▪ Tempo dentro do alvo > 70% e ▪ Tempo abaixo do alvo < 4% e ▪ Tempo abaixo de 54 mg/dL < 1%		

– defeitos genéticos na ação da insulina;
– doenças do pâncreas exócrino;
– endocrinopatias;
– induzido por medicamentos ou agentes químicos;
– infecções;
– outras síndromes genéticas.

▪ Diabetes gestacional: diabetes diagnosticado durante a gravidez.

METAS LABORATORIAIS PARA TRATAMENTO

O tratamento do DM visa à redução do nível glicêmico e lipídico nos pacientes. Nas Tabelas 2 e 3, são apresentadas as metas do tratamento.

MONITORIZAÇÃO GLICÊMICA

Em pacientes com múltiplas aplicações de insulina, a monitorização deve ser feita antes das refeições, lanches, atividade física e se houver sintomas. Eventualmente, deve ser realizada 2 horas após as refeições, antes de dormir e às 3h00.

Em pacientes em uso de insulina basal, o controle glicêmico em jejum é suficiente.

Nos pacientes que não fazem uso de insulina, o benefício da monitorização não é bem estabelecido.

TRATAMENTO

Tratamento do DM tipo 1

O tratamento do DM tipo 1 é iniciado no momento do diagnóstico. Deve-se introduzir esquema basal – *bolus* de insulina.

A dose total diária de insulina é variável conforme fatores como idade, peso, atividade física e tempo de diagnóstico. De forma geral, inicia-se com 0,5-1 UI/kg/dia. Durante a puberdade, é necessária uma dose maior. Durante a fase de remissão parcial (lua de mel) é indicada uma dose menor.

Tabela 3 Metas lipídicas no DM

LDL-c (mg/dL)	< 100 (opcional: < 70 se houver doença cardiovascular)
TG (mg/dL)	< 150
HDL-c (mg/dL)	Homens: > 40
	Mulheres: > 50

Deve-se usar metade da dose total diária em insulina basal: 3 aplicações ao dia (café, almoço e ao se deitar) quando se opta pela insulina lenta (NPH) ou, na opção pela insulina ultralenta (glargina, detemir e degludeca), em 1 a 2 aplicações ao dia. A outra metade da dose total diária é administrada em insulina rápida ou ultrarrápida: pelo menos 3 aplicações ao dia (antes do café, almoço e jantar), com ajustes individuais constantes. Essa proporção, entretanto, pode variar individualmente.

Na transferência de NPH para glargina, recomenda-se reduzir a dose basal em 20% para evitar hipoglicemia.

Para a aplicação da insulina, podem ser utilizadas seringas (encontradas nas apresentações de 30, 50 ou 100 UI), canetas aplicadoras ou bomba de insulina.

Tratamento do DM tipo 2

O tratamento do DM tipo 2 é apresentado na Tabela 5.

HIPOGLICEMIANTES ORAIS (TABELA 6)

Tratamento da hipertensão arterial no DM

O tratamento da hipertensão arterial é fundamental nos pacientes diabéticos para prevenir doenças cardiovas-

Tabela 4 Tipos de insulina e suas características

Tipo de insulina	Início de ação	Pico de ação	Duração do efeito
Ação intermediária			
▪ NPH	2-4 horas	4-10 horas	10-18 horas
Ação rápida			
▪ Regular	30 minutos-1 hora	2-3 horas	5-8 horas
Ação prolongada – análogos			
▪ Glargina	2-4 horas	Sem pico	20-24 horas
▪ Determir	1-3 horas	6-8 horas	18-22 horas
▪ Degludeca	21-41 minutos	Sem pico	42 horas
Ação ultrarrápida – análogos			
▪ Lispro	< 15 minutos	30 minutos-2 horas	4-5 horas
▪ Asparte	< 15 minutos	1-2 horas	4-6 horas
▪ Glulisina	< 15 minutos	30 minutos-2 horas	3-4 horas

Tabela 5 Tratamento da DM tipo 2

Conduta inicial conforme a condição clínica			
Manifestações leves	Manifestações moderadas	Manifestações graves	Hospitalização
▪ Glicemia < 200 mg/dL + sintomas leves ou ausentes + ausência de doenças agudas concomitantes	▪ Qualquer glicemia de 200-300 mg/dL + ausência de critérios para manifestação leve ou grave	▪ Qualquer glicemia > 300 mg/dL ou perda significativa de peso ou sintomas graves e significativos ou presença de cetonúria	▪ Cetoacidose diabética e estado hiperosmolar ou doença grave intercorrente ou comorbidade
▪ Modificações de estilo de vida + metformina (500 mg/dia, intensificando até 2.000 mg/dia)	▪ Modificações de estilo de vida + metformina (500 mg/dia, intensificando até 2.000 mg/dia) + outros antidiabéticos VO	▪ Iniciar insulinoterapia imediatamente + reavaliar condição clínica para eventual reintrodução de terapia VO após o controle adequado da glicemia	▪ Iniciar a terapia de acordo com as recomendações e conforme o controle glicêmico obtido após a alta

Adicionar novo hipoglicemiante VO ou intensificar esquema insulínico conforme HbA1c e condição clínica do paciente		
Hb glicada de 7-8,5%	Hb glicada de 8,5-10%	Hb glicada > 10%
▪ Sulfonilureia ▪ Inibidores da DPP-4 ▪ Pioglitazona ▪ Glinidas (predomínio de hiperglicemia pós-prandial) ▪ Acarbose (predomínio de hiperglicemia pós-prandial) ▪ Liraglituda, dulaglutida ou semaglutida (sobrepeso ou obesidade) ▪ Inibidores do SGLT2 (iSGLT2)	▪ Sulfonilureia ▪ Inibidores da DPP-4 ▪ Pioglitazona ▪ Insulina basal ao deitar (0,2 UI/kg ou 10 UI) ▪ Liraglituda, dulaglutida ou semaglutida (sobrepeso ou obesidade) ▪ Inibidores do SGLT2 (iSGLT2)	▪ Insulinoterapia ▪ Insulina basal + insulina prandial ▪ Com ou sem: – Metformina – Sulfonilureia – Inibidores da DPP-4 ▪ Liraglituda, dulaglutida ou semaglutida (sobrepeso ou obesidade) ▪ Inibidores do SGLT2 (iSGLT2)

DPP-4: dipeptidil peptidase 4.
Adaptada de Sociedade Brasileira de Diabetes. Diretrizes da Sociedade Brasileira de Diabetes. São Paulo: SBD; 2012.

Tabela 6 Antidiabéticos VO e suas características

Medicamento	Posologia	Duração de ação (horas)	Redução da HbA1C	Contraindicações	Efeitos colaterais
Biguanidas: diminuem a resistência à insulina e a produção hepática de glicose					
▪ Metformina	500-2.550 mg/dia (1-3×/dia)	12-24	1,5-2	Insuficiência renal (ajustar a dose), cardíaca e pulmonar; gravidez; lactação; acidose; contrastes iodados	Flatulência, diarreia, desconforto abdominal (menor incidência se liberação prolongada), acidose lática, diminui absorção de vitamina B12
Sulfonilureias: aumentam a secreção de insulina					
▪ Gliclazida, 80 mg	80-320 mg/dia (1-3×/dia)	8-24	1,5-2	Gravidez, lactação, insuficiência hepática e renal (*clearance* de creatinina < 30 mg/dL)	Hipoglicemia, ganho de peso
▪ Gliclazida MR, 30 mg	30-120 mg/dia (1-2×/dia)	24	1,5-2		

(continua)

Tabela 6 Antidiabéticos VO e suas características (*continuação*)

Medicamento	Posologia	Duração de ação (horas)	Redução da HbA1C	Contraindicações	Efeitos colaterais
Sulfonilureias: aumentam a secreção de insulina					
▪ Glibenclamida, 5 mg	2,5-20 mg/dia	16-24	1,5-2	Gravidez, lactação, insuficiência hepática e renal (*clearance* de creatinina < 30 mg/dL)	Hipoglicemia, ganho de peso, altera o pré-condicionamento isquêmico
▪ Clorpropamida	125-500 mg/dia (1×/dia)	24-72	1,5-2		Favorece o aumento e não protege contra a retinopatia
▪ Glipizida	2,5-20 mg	14-16	1,5-2		Hipoglicemia, ganho de peso, altera o pré-condicionamento isquêmico
▪ Glimepirida, 1,2 e 4 mg	1-8 mg/dia (1-2×/dia)	24	1,5-2		
Inibidores SGLT2 (glicosúricos): inibem SGLT2 em túbulo proximal renal, inibem a recaptação de glicose nos rins promovendo glicosúria e podem favorecer também a perda de peso					
▪ Dapaglifozina	5-10 mg (1x/dia)	24	0,5-1	Não deve ser usada em pacientes com disfunção renal moderada a grave (taxa de filtração glomerular estimada persistentemente < 20 mL/min/1,73 m^2, MDRD ou depuração de creatinina persistentemente ≤ 60 mg/min – Cockcroft-Gault)	Infecção genital, infecção urinária, poliúria, cetoacidose
▪ Empaglifozina	10-25 mg (1×/dia)	24	0,5-1		
▪ Canaglifozina	100-300 mg (1×/dia)	24	0,5-1		
Glinidas: aumentam a secreção de insulina (pico de ação intenso, precoce e de curta duração)					
▪ Repaglinida	0,5-16 mg/dia (3×/dia – nas refeições)	4	0,7-1	Gravidez, lactação	Ganho de peso, hipoglicemia
▪ Nateglinida	120-360 mg/dia (3×/dia – nas refeições)	4	0,7-1		
Inibidores da alfaglicosidase: retardam a absorção dos carboidratos					
▪ Acarbose	50-300 mg/dia (3×/dia – nas refeições)		0,5-0,8	Gravidez	Meteorismo, flatulência, diarreia
Glitazonas: aumentam a sensibilidade à insulina em músculo, adipócito e hepatócito					
▪ Pioglitazona	15-45 mg/dia (1×/dia)		0,5-1,4	Insuficiência cardíaca congestiva classes funcionais III e IV, insuficiência hepática, gravidez	Retenção hídrica, anemia, ganho ponderal, fraturas
Inibidores da DPP-4: aumentam o nível de GLP-1, aumentam a síntese de insulina, diminuem a secreção de glucagon					
▪ Sitagliptina	50 ou 100 mg/dia (1×/dia)		0,6-0,8	Hipersensibilidade aos componentes do medicamento	Faringite, infecção urinária, náusea e cefaleia
▪ Vildagliptina	50 mg/dia (2×/dia)				
▪ Saxagliptina	2,5 ou 5 mg/dia (1×/dia)				
▪ Linagliptina	5 mg/dia (1×/dia)				
Análogos ou agonistas do GLP-1: aumentam o efeito GLP-1					
▪ Exenatida	5-10 mcg/dia (2×/dia – antes das refeições)		0,8-1,2	Hipersensibilidade aos componentes do medicamento, pancreatite prévia, neoplasia de pâncreas, câncer medular de tireoide, náuseas, vômitos, dor abdominal, diarreia, pancreatite	
▪ Liraglutida	0,6, 1,2 ou 1,8 mg (1×/dia)		0,8-1,2		
▪ Semaglutida SC (via subcutânea)	0,25 mg a 1,0 mg (1×/semana)		1,0 a 1,6		
▪ Semaglutida VO (via oral)	3 mg, 7 mg ou 14 mg (1×/dia)		1,0 a 1,6		

DPP-4: dipeptidil peptidase 4; GLP-1 (*glucagon-like peptide* do tipo 1); SGLT2: co-transportador de sódio-glicose do tipo 2.

Tabela 7 Ajuste da dose de metformina

Taxa de filtração glomerular (mL/min/1,73 m^2)	Metformina
≥ 60	Sem contraindicação renal Monitorizar função renal anualmente
≥ 45-< 60	Manter uso Monitorizar função renal a cada 3-6 meses
≥ 30-< 45	Prescrever com cautela Dose menor (50% da dose máxima) Monitorizar função renal a cada 3 meses Não iniciar uso
< 30	Suspender o uso

culares e diminuir a progressão da retinopatia e da nefropatia diabética. A meta é manter PA sistólica < 140 mmHg (para pacientes jovens, < 130 mmHg) e PA diastólica < 80 mmHg. Para isso, se PA > 120 × 80 mmHg, deve-se orientar medidas comportamentais (perda de peso, mudança alimentar, atividade física); e, caso PA > 140 × 80 mmHg, deve-se associar medicação anti-hipertensiva.

É vantajosa a inclusão de inibidores da enzima conversora da angiotensina (iECA) ou de bloqueadores dos receptores da angiotensina (BRA) no esquema terapêutico, tanto para prevenir o aparecimento da microalbuminúria, como para impedir a progressão da doença renal e cardiovascular. Recomenda-se associar outras medicações se necessário.

É importante sempre monitorizar a função renal e os níveis séricos de potássio.

Tratamento da DLP associada ao DM

Deve-se realizar, pelo menos anualmente, dosagem de colesterol total e frações, e TG.

O tratamento com estatina deve ser iniciado nos pacientes com DM tipo 2, independentemente dos valores lipídicos, na presença de doença cardiovascular ou nos pacientes com idade > 40 anos e algum outro fator de risco (história familiar de doença cardiovascular, HAS, tabagismo, albuminúria).

Para os pacientes com baixo risco cardiovascular, recomenda-se introduzir tratamento com estatina se LDL-c permanecer > 100 mg/dL após a realização das mudanças comportamentais (dieta e atividade física).

O uso de estatinas é contraindicado na gestação.

Uso de agentes antiplaquetários

Deve ser recomendado como:

- profilaxia secundária para:
  - diabéticos com história de doença cardiovascular;
  - terapia combinada por 1 ano após evento de síndrome coronariana aguda;
- profilaxia primária para pacientes com alto risco cardiovascular:
  - homens e mulheres > 50 anos de idade com pelo menos 1 fator de risco cardiovascular adicional (história familiar de doença coronariana, hipertensão, tabagismo, DLP, obesidade, albuminúria). Nesses pacientes, discutir o uso de ácido acetilsalicílico pesando benefício e risco de sangramento.

Recomenda-se o uso de ácido acetilsalicílico (75-162 mg/dia) ou, para pacientes alérgicos a esse medicamento, clopidogrel (75 mg/dia). Alguns pacientes, após episódio de síndrome coronariana aguda, têm indicação de terapia combinada (ácido acetilsalicílico e clopidogrel).

Outras recomendações

A cirurgia bariátrica deve ser considerada nos pacientes adultos com IMC ≥ 35 kg/m² e DM, especialmente se DM ou as comorbidades associadas não estiverem controlados com o tratamento farmacológico e as mudanças comportamentais.

Recomendam-se vacinações para hepatite B e anual para influenza. Além disso, para pneumococos, deve-se repetir a dose da vacinação após os 65 anos de idade se a 1ª dose foi realizada há > 5 anos. Outras indicações de dose de reforço são: síndrome nefrótica, doença renal crônica e outras causas de imunodeficiência.

Na ausência de contraindicações, deve-se orientar a prática de atividade física aeróbica de moderada intensidade de no mínimo 150 min/semana (pelo menos 3 vezes por semana). A prática de exercícios resistivos deve ser realizada pelo menos 2 vezes por semana.

Recomenda-se também a cessação do tabagismo.

Os pacientes devem ser orientados ainda com relação a métodos contraceptivos. Devem evitar gestação indesejada com DM descompensado e em uso de drogas teratogênicas.

A dieta equilibrada é outra recomendação importante: 45-60% do valor energético total diário na forma de carboidratos e 15-20% na forma de proteínas; com gordura total até 30%. Esses pacientes devem evitar ácidos graxos *trans*. Seu consumo de colesterol deve ser < 200 mg/dia e devem ser restringidos alimentos como frituras e doces. É importante estimular o consumo de verduras, legumes, leite desnatado, alimentos integrais e frutas.

COMPLICAÇÕES CRÔNICAS

- Deve-se realizar o rastreamento no momento do diagnóstico do DM tipo 2 e, após 5 anos em casos de DM tipo 1 (ou na puberdade).
- Não realizar rastreamento de rotina para doenças cardiovasculares em pacientes assintomáticos.
- Repetir anualmente a análise da excreção urinária de albumina.
- Fazer controle anual da creatinina, independentemente do valor da albumina urinária, é importante para determinar a taxa de filtração glomerular.
- Fazer avaliação oftalmológica (fundo de olho) anualmente. Mulheres com planos de engravidar ou gestantes devem realizar avaliação imediata por conta do risco de progressão da retinopatia durante a gestação.
- Solicitar testes clínicos para avaliação da neuropatia periférica.
- Pesquisar sinais e sintomas de neuropatias autonômicas.

Neuropatia diabética

A neuropatia diabética é um distúrbio neurológico demonstrado clinicamente pela presença de sinais e sintomas em pacientes diabéticos, após exclusão de outras causas de neuropatia. Inclui várias síndromes clínicas distintas, com manifestações, distribuições anatômicas, cursos clínicos e, possivelmente, fisiopatologias subjacentes diferentes. A prevalência aumenta com o tempo de doença. O bom controle metabólico do DM reduz a frequência e a intensidade da lesão neuropática.

Tabela 8 Classificação da neuropatia diabética

Polineuropatias simétricas e generalizadas	Sensitiva motora crônica	Polineuropatia sensitivo-motora distal simétrica
		Neuropatia proximal simétrica da extremidade inferior
	Sensitiva aguda	Neuropatia aguda dolorosa
		Neuropatia hiperglicêmica
		Neuropatia induzida por tratamentos
	Autonômica	Cardiovascular
		Digestiva
		Geniturinária
		Outras
Neuropatia focal e multifocal	Neuropatia craniana	
	Neuropatia toracoabdominal	
	Neuropatia focal dos membros	
	Amiotrofia diabética	

Tabela 9 Características da neuropatia em fibras pequenas e grandes

Disfunção nas fibras pequenas – envolvimento mais precoce; causam sintomatologia mais rica; sem envolvimento motor/reflexo; eletroneuromiografia silente (diagnóstico com biópsia cutânea)
Ardência/queimação ou dor lancinante (choques, pontadas)
Hiperestesia
Parestesia
Perda das sensações de dor e temperatura
Disautonomia (desidrose, secura, rachaduras)
Ulceração nos pés
Perda da dor visceral
Disfunção nas fibras grandes – menos sintomas, mais sinais
Perda de sensibilidade vibratória e propriocepção
Arreflexia
Ataxia, incoordenação na marcha (aumenta o risco de quedas)
Anormalidades na condução nervosa

Polineuropatia sensitivo-motora distal simétrica

É o subtipo mais comum (forma crônica). Apresenta acometimento sensitivo e/ou motor, preferencialmente nos membros inferiores (fibras mais longas acometidas antes).

Tem curso progressivo, simétrico (mais comum) ou assimétrico e ascendente.

Observa-se distribuição em bota e luva.

Seu início é insidioso (mais comum) ou agudo (pode ocorrer quando realizado controle glicêmico rápido ou após início do tratamento com insulina ou sulfas - neurite insulínica, autolimitada).

Ocorre envolvimento de fibras grossas ou finas.

Seus sintomas pioram à noite.

O diagnóstico é realizado com:

- anamnese detalhada (sintomas);
- exame físico neurológico:
  - inspeção cuidadosa;
  - monofilamento de Semes Weinstein de 10 g (pesquisa em 4 pontos: no hálux e na cabeça do 1°, 3° e 5° metatarsos);
  - sensibilidade vibratória: diapasão de 128 Hz (proeminência óssea do hálux);
  - sensibilidade térmica (quente/frio);
  - propriocepção;
  - sensibilidade dolorosa (pino ou palito);
  - reflexos (aquileu, patelar e tricipital).

Os escores de sintomas e sinais neuropáticos (Tabelas 10 a 12) podem ser utilizados para diagnóstico, bem como para acompanhamento dos pacientes com neuropatia diabética, para avaliação do tratamento.

Para firmar o diagnóstico, é fundamental a exclusão de outras causas de neuropatia:

- infecciosa: HIV, hepatites B e C;
- relacionada a medicações: quimioterapia, terapia antirretroviral, isoniazida;
- tóxica: uso crônico de álcool;
- metabólica: deficiência de vitamina B12, hipotireoidismo;
- doenças malignas;
- amiloidose;
- gamopatia monoclonal;
- síndrome POEMS;
- vasculites;
- doença de Lyme.

Se necessário, outros exames podem confirmar o diagnóstico:

- eletroneuromiografia (solicitar apenas em casos duvidosos, atípicos);
- biópsia do nervo sural (para diagnóstico diferencial com outras doenças);
- biópsia cutânea (teste sensível, detecção precoce).

O tratamento da dor neuropática é apresentado na Figura 1.

Tabela 10 Escore de sintomas neuropáticos

		Pontuação
1. O(A) senhor(a) tem experimentado dor ou desconforto nas pernas?	( ) Se NÃO, interromper a avaliação	–
	( ) Se SIM, continuar a avaliação	–
2. Que tipo de sensação mais o (a) incomoda? (Descrever os sintomas se o paciente não citar nenhum destes)	( ) Queimação, dormência ou formigamento	2
	( ) Fadiga, cãibras ou prurido	1
3. Qual é a localização mais frequente desse sintoma descrito?	( ) Pés	2
	( ) Panturrilha	1
	( ) Outra localização	0
4. Existe alguma hora do dia em que o sintoma descrito aumenta de intensidade?	( ) Durante a noite	2
	( ) Durante o dia e a noite	1
	( ) Apenas durante o dia	0
5. Esse sintoma já o (a) acordou durante a noite?	( ) Sim	[illegible]
	( ) Não	0
6. Alguma manobra que o (a) senhor(a) realiza é capaz de diminuir esse sintoma? (Descrever as manobras para o paciente se ele não citar nenhuma)	( ) Andar	2
	( ) Ficar em pé	[illegible]
	( ) Sentar ou deitar	0

Classificação: 3-4 pontos – leve; 5-6 pontos – moderada; 7-9 pontos – grave.

Tabela 11 Escore de comprometimento neuropático

		Direito	Pontuação	Esquerdo	Pontuação
Reflexo aquileu		( ) Presente	0	( ) Presente	0
		( ) Ausente	2	( ) Ausente	2
Sensação	Vibratória	( ) Presente	0	( ) Presente	0
		( ) Reduzida/ausente	1	( ) Reduzida/ausente	1
	Dolorosa	( ) Presente	0	( ) Presente	0
		( ) Reduzida/ausente	1	( ) Reduzida/ausente	1
	Térmica	( ) Presente	0	( ) Presente	0
		( ) Reduzida/ausente	1	( ) Reduzida/ausente	1

Classificação: 3-5 pontos – leve; 6-8 pontos – moderada; 9-10 pontos – grave.

Tabela 12 Diagnóstico de neuropatia periférica

Sinais		Sintomas
Leves	+	Moderados
Moderados	+	Ausentes ou presentes

Tabela 13 Drogas recomendadas para dor neuropática

Nível A	Pregabalina, 300-600 mg/dia
Nível B	Gabapentina, 900-3.600 mg/dia
	Valproato de sódio 500-1.200 mg/dia
	Carbamazepina, 600-1.200 mg/dia
	Duloxetina, 30-60 mg/dia
	Amitriptilina, 25-100 mg/dia
	Tramadol
	Oxicodona
	Capsaicina a 0,075% (uso tópico)
Outras	Benfotiamina, 150 mg/dia
	Ácido alfa-lipoico (sem registro vigente na Anvisa), 600 mg/dia

Neuropatia autonômica gastrointestinal

Suas principais manifestações são:

- gastroparesia;
- diarreia;
- obstipação;
- incontinência fecal;
- entesopatia esofágica;
- atonia da vesícula biliar.

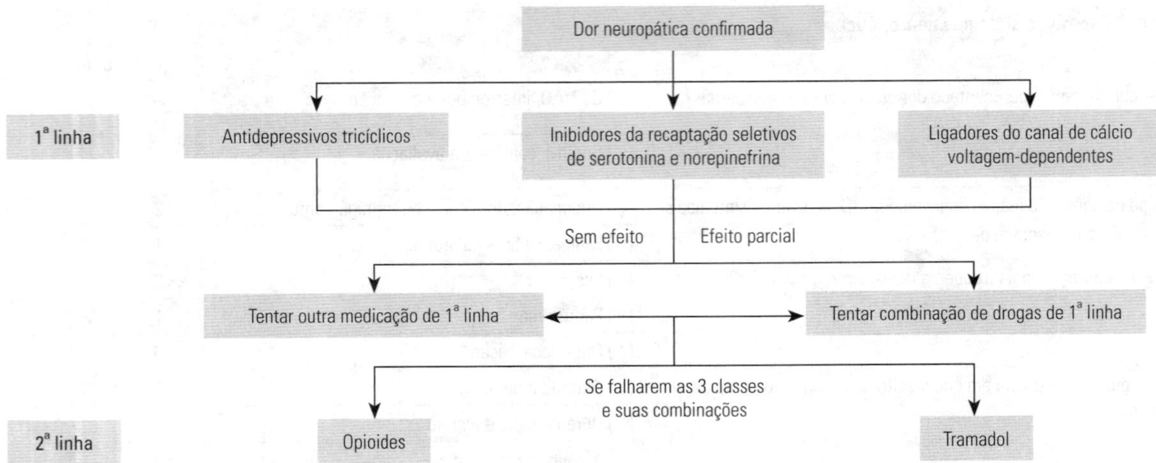

Figura 1 Tratamento da dor neuropática.

- Gastroparesia

Deve-se corrigir os fatores que exacerbam/pioram as manifestações:

- hiperglicemia;
- distúrbios hidroeletrolíticos;
- uso de medicações: bloqueadores dos canais de cálcio, clonidina, drogas anticolinérgicas, exenatide, liraglutida, pranlitide.

Institui-se suporte nutricional se houver perda de peso não intencional > 10% em 3-6 meses. São recomendadas refeições pequenas e frequentes, com baixo teor de gordura.

Podem ser administrados pró-cinéticos (metoclopramida, domperidona, cisaprida – sem registro vigente na Anvisa) e, em casos mais graves, eritromicina.

A cirurgia é indicada somente em casos refratários.

- Diarreia

É fundamental sempre excluir causas secundárias.

Ocorre mais frequentemente durante a noite, alternando períodos de constipação e incontinência fecal (diarreia explosiva). Deve-se realizar o controle metabólico. Recomenda-se dieta rica em fibras e com restrição de glúten e lactose.

A antibioticoterapia indicada para tratamento do supercrescimento bacteriano inclui sulfametoxazol + trimetoprima, ciprofloxacino e metronidazol (mínimo de 3 semanas).

Podem ser administradas: loperamida (dose máxima de 16 mg/dia), codeína (60 mg, 4 vezes ao dia), clonidina (0,3 mg, 2 vezes ao dia), octreotida (50 mg, SC, 2 vezes ao dia) e enzimas pancreáticas.

Neuropatia autonômica cardiovascular

Suas principais manifestações são:

- hipotensão ortostática ou pós-prandial: tontura, fraqueza, borramento visual;
- taquicardia não explicada;
- pouca tolerância ao exercício;
- isquemia miocárdica sem dor;
- arritmias cardíacas.

É recomendado o *screening* para neuropatia autonômica diabética por ocasião do diagnóstico de DM tipo 2, 5 anos após o diagnóstico de DM tipo 1 e em todos os pacientes sintomáticos. O rastreamento deve incluir história e exame físico completos, buscando sinais de disfunção autonômica. Testes de variabilidade da frequência cardíaca podem ser indicados (utilizar como estímulos respiração profunda, manobra de Valsalva e mudança postural, com avaliação das respostas de frequência cardíaca e PA). Se o rastreamento for negativo, os testes devem ser repetidos anualmente.

A atividade física parece melhorar a neuropatia autonômica diabética. Sempre se deve realizar estratificação cardiológica não invasiva antes do início das atividades.

- Hipotensão postural

Devem ser fornecidas orientações comportamentais, como para uso de meia elástica, mudança postural lenta, manutanção das pernas cruzadas ao se levantar e realização de dorsiflexão dos pés antes de se levantar.

O tratamento medicamentoso inclui fludrocortisona (iniciar com 25-50 mcg/dia pela manhã e titular a dose conforme os sintomas do paciente e se mantiver hipotensão postural ao exame físico).

Nefropatia diabética

É associada a aumento da mortalidade, principalmente relacionado a doenças cardiovasculares. Trata-se da principal causa de doença renal crônica dialítica no Brasil.

A progressão dos estágios da nefropatia diabética não é irreversível, podendo ocorrer regressão da albuminúria com o tratamento.

De acordo com a taxa de excreção de albumina, classifica-se em (Tabela 14):

- normoalbuminúria;
- microalbuminúria;
- macroalbuminúria (nefropatia estabelecida ou proteinúria clínica).

A presença de proteinúria ou a redução da taxa de filtração glomerular em pacientes com DM pode ser causada por outra doença renal não relacionada ao DM. O paciente deve ser submetido a avaliação adicional nas seguintes situações:

- tempo de duração do DM < 5 anos;
- início abrupto da proteinúria;
- outras alterações no sedimento urinário: cilindros hemáticos, leucocitários e acantócitos;
- ausência de retinopatia (no DM tipo 1);
- manifestações clínicas de outra doença sistêmica;
- queda rápida da taxa de filtração glomerular após início do uso de bloqueadores do sistema renina-angiotensina-aldosterona (suspeita de estenose de artéria renal).

Seu tratamento é feito com:

- inibidores SGLT2 para pacientes com ClCr ≥ 20 para pacientes com hipertensão associada;
- bloqueadores do sistema renina-angiotensina-aldosterona (iECA, BRA);
- restrição proteica = 0,8 g/kg de peso/dia;
- controle pressórico (PA < 130 × 80 mmHg);
- controle glicêmico (HbA1C < 7%);
- estatinas (LDL-c < 100 mg/dL).

Retinopatia diabética

É uma das principais causas de cegueira em pessoas com 20-74 anos de idade. Após 20 anos de doença, > 90% dos pacientes com DM tipo 1 e 60% daqueles com DM tipo 2 apresentarão algum grau de retinopatia.

É classificada de acordo com a gravidade em: retinopatia diabética não proliferativa (leve, moderada ou grave) e retinopatia proliferativa.

O controle metabólico é benéfico para evitar a progressão da doença. Outros tratamentos disponíveis são fotocoagulação e vitrectomia. Sempre deve-se encaminhar o paciente para acompanhamento oftalmológico ao diagnóstico.

Pé diabético

É a principal causa de amputação não traumática de membros inferiores em adultos.

Define-se como uma infecção, ulceração e/ou destruição de tecidos moles, associadas a alterações neurológicas e vários graus de doença arterial periférica nos membros inferiores de pacientes com DM.

A perda da sensibilidade protetora é determinante para o desenvolvimento das ulcerações e a maior vulnerabilidade a traumas.

É importante realizar prevenção das úlceras com:

- exame anual dos pés (inspeção, avaliação neurológica completa, palpação de pulsos) ou em todas as consultas, se houver neuropatia periférica;
- educação do paciente:
  - higienizar, secar e hidratar os pés;
  - cortar as unhas;
  - desbridar as calosidades com equipe especializada;
  - utilizar sapato adequado;
  - inspecionar diariamente os pés e calçados (principalmente em caso de neuropatia);
- controle metabólico;
- cirurgias ortopédicas preventivas (proeminências ósseas causando pontos de pressão).

O tratamento dessa condição deve ser feito conforme segue:

- limpeza local (não passar cremes ou pomadas);
- desbridamento de áreas necróticas;
- retirada de calosidades;
- antibioticoterapia conforme flora bacteriana;
- se houver suspeita de osteomielite, realizar RNM;
  - retirar carga se tratar-se de úlcera por sobrecarga: o repouso é pouco efetivo, tendo como alternativas o Robofoot e gesso de contato total (padrão-ouro), o último contraindicado se tratar-se de infecção ou isquemia.

Tabela 14 Classificação da albuminúria

	Normoalbuminúria	Microalbuminúria	Macroalbuminúria
Amostra de urina isolada casual (concentração de albumina)	< 17 mg/L	17-173 mg/L	≥ 174 mg/L
Amostra de urina isolada, 1ª da manhã (índice albumina-creatinina)*	< 30 mg/L	30-299 mg/g	≥ 300 mg/g
Amostra de urina de 24 horas	< 30 mg	30-299 mg	≥ 300 mg

* Pelo menos 2 positivas em 3 amostras.

Artropatia de Charcot

Denomina-se artropatia de Charcot deformidade óssea no pé, com desorganização do osso e das articulações, como consequência de sobrecarga, com inflamação, luxações e fraturas mal consolidadas em um pé insensível. Os casos devem ser encaminhados para avaliação e tratamento com ortopedista.

COMPLICAÇÕES AGUDAS

Hipoglicemia

Define-se hipoglicemia como glicemia < 70 mg/dL. É uma complicação frequente, principalmente em pacientes com DM tipo 1 e nos com DM tipo 2 em uso de insulina. Está associada a aumento de morbidade e mortalidade.

Apresenta como sintomas: palpitação, palidez, tremores, sudorese, fome (ativação do sistema nervoso autonômico adrenérgico e colinérgico). Entre os sintomas neuroglicopênicos, podem ser citadas as alterações progressivas da função cerebral, como distúrbios da fala, confusão, dificuldade de compreensão, irritabilidade, cefaleia, visão turva, tontura, sonolência e coma.

Não existe relação linear entre o nível glicêmico e os sintomas de hipoglicemia. Glicemias consideradas normais em pacientes que mantêm glicemias sempre elevadas podem cursar com sintomas, se houver uma queda abrupta. O controle glicêmico adequado reverte esses sintomas.

Na hipoglicemia assintomática, ocorre perda dos sinais/sintomas autonômicos de alarme, impedindo o reconhecimento da hipoglicemia e seu tratamento imediato. É importante evitar episódios de hipoglicemia, tolerando-se valores glicêmicos maiores até retorno dos sintomas.

Seu tratamento é realizado com a administração de 15 g de carboidrato de rápida absorção (1 colher de sopa rasa de açúcar, 1 copo de suco de laranja, 1 copo de refrigerante normal, 3 balas de caramelo) e aguardando-se 15 minutos para nova aferição. Deve ser repetido, se necessário. Após a correção, o paciente deve se alimentar para evitar novos episódios.

No caso do uso de dispositivos de monitorização contínua da glicose, o tempo para nova aferição deve ser de 20-25 minutos. Idealmente, na correção da hipoglicemia, deve ser realizada a aferição da glicemia capilar.

Na hipoglicemia grave, com incapacidade de ingestão de glicose VO, administra-se glicose EV (glicose a 50%, 40 mL, em *bolus*) ou glucagon (1 amp, IM), que se associa a melhora transitória.

O glucagon deve ser prescrito para uso domiciliar para todos os pacientes com risco de hipoglicemia grave, principalmente quando assintomáticos. É fundamental orientar também os familiares.

A causa e os fatores precipitantes da hipoglicemia devem ser identificados e corrigidos. Estratégias para diminuir a incidência de hipoglicemia incluem: educação do paciente, intensificação da monitorização glicêmica (glicemia capilar), individualização do alvo glicêmico, ajuste e troca das medicações (preferência por análogos de insulina e hipoglicemiantes orais com baixo risco de hipoglicemia).

Cetoacidose diabética (CAD) e estado hiperglicêmico hiperosmolar (EHH)

CAD e EHH são duas das complicações mais graves do DM, sendo causas frequentes de internação e, apesar da progressiva diminuição da mortalidade nas últimas décadas (< 1% em geral), a CAD ainda é a principal causa de morte em crianças e adolescentes com DM. No EHH, a mortalidade atinge 15% dos pacientes.

Os critérios diagnósticos da American Diabetes Association, de 2009, são utilizados para avaliar e classificar o estado glicêmico dos pacientes diabéticos (Tabela 15).

Tabela 15 Critérios diagnósticos e classificação da cetoacidose diabética e estado hiperglicêmico hiperosmolar

Parâmetros	Cetoacidose diabética			Estado hiperglicêmico hiperosmolar
	Leve	Moderada	Grave	
Glicemia (mg/dL)	> 250	> 250	> 250	> 600
pH arterial	7,25-7,3	7-7,24	< 7	> 7,3
Bicarbonato sérico (mEq/L)	15-18	10-14,9	< 10	> 15
Cetonúria	Positiva	Positiva	Positiva	Fracamente positiva
Cetonemia	Positiva	Positiva	Positiva	Fracamente positiva
Osmolalidade efetiva (mOsm/kg)	Variável	Variável	Variável	> 320
Anion-gap	> 10	> 12	> 12	Variável
Nível de consciência	Alerta	Alerta ou sonolento	Estupor ou coma	Estupor ou coma

Osmolalidade efetiva: 2 × (Na^+ medido) + glicemia (mg/dL)/18
Anion-gap: (Na^+ medido) – (Cl^- + HCO_3^-)

Vale a pena ressaltar que em situações específicas o diagnóstico CAD pode ser dificultado:

- CAD euglicêmica: pode ocorrer em pacientes com boa hidratação e taxa de filtração glomerular aumentada, em gestantes, desnutridos, pacientes que fazem uso de álcool ou que fizeram uso de insulina no transporte até o hospital;
- CAD alcalêmica: condição na qual a cetoacidose primária está associada a uma alcalose metabólica primária. Geralmente observada em pacientes com vômitos intensos e persistentes ou em uso de diuréticos (alcalose de contração). O *anion-gap* está elevado;
- CAD não cetótica: ocorre na presença de resultados falso-negativos para a cetonúria. Na presença de distúrbios que levam à hipoxemia tissular (sepse, choque ou hipotensão grave), a relação do acetoacetato para beta-hidroxibutirato pode alcançar 1:20. Nessa situação, existe uma quantidade muito pequena de acetoacetato para ser medida pela reação do nitroprusseto (causando o resultado falso-negativo). Resultados falso-negativos não ocorrem na dosagem da cetonemia sérica.

A instalação dos sintomas pode ser rápida ou precedida por pródromo de poliúria, polidipsia e polifagia. O rebaixamento do nível de consciência é mais comum no estado hiperglicêmico hiperosmolar. Desidratação, hipotensão e taquicardia são frequentes. Nos pacientes com cetoacidose diabética, é comum a presença de dor abdominal, náuseas e vômitos. A taquipneia pode ser secundária a acidose metabólica. Deve-se sempre investigar o fator precipitante.

Os pacientes devem ser submetidos aos seguintes exames: gasometria venosa, eletrólitos, urina tipo 1, cetonúria de fita, eletrólitos, hemograma completo (pode haver leucocitose na cetoacidose diabética sem que signifique infecção), ECG e RX de tórax. Outros exames podem ser realizados conforme a suspeita clínica.

O tratamento dessa condição deve ser realizado com:

- hidratação: expansão rápida com SF até correção da hipotensão e do choque. O consenso é que essa expansão seja realizada com soro fisiológico. Alguns autores sugerem que o uso de Ringer-lactato ou Plasma-Lyte seriam melhores, já que diminuiriam a incidência da acidose metabólica hiperclorêmica. Após estabilização clínica, iniciar uma fase de manutenção. Se Na^+ corrigido > 135 mEq/L, infundir 250-500 mL/h de NaCl a 0,45%; se Na^+ corrigido < 135 mEq/L, deve-se infundir 250-500 mL/h de SF. Quando glicemia < 250 mg/dL, deve-se associar glicose à hidratação para diminuir a incidência de hipoglicemia (colocar 22 mL de NaCl a 20% em 1 L de SG5%);
- insulinoterapia: prescrever somente se K sérico > 3,3 mEq/L e dosar novamente. A dose de ataque de insulina é de 0,1 UI/kg, EV. A manutenção se faz com bomba de infusão contínua de 0,1 UI/kg/h. Deve-se prescrever SF, 100 mL + insulina regular, 100 UI (1 UI/mL) e monitorar a glicemia capilar a cada hora. A glicemia deve diminuir pelo menos 10% na primeira hora. Se a redução for menor, recomenda-se infundir *bolus* de 0,1 UI/kg, EV, e manter na velocidade de infusão anterior. A meta é manter a glicemia em 150-200 mg/dL nos quadros de cetoacidose diabética e em 250-300 mg/dL nos quadros de estado hiperglicêmico hiperosmolar até resolução dos outros parâmetros. Ao alcancar esses valores, deve-se associar soro glicosado e diminuir a infusão de insulina para 0,05 UI/kg/h. Se for detectada hipoglicemia, após realizar a correção com 40 mL de glicose a 50%, deve-se diminuir a infusão de insulina ou aumentar a oferta de glicose, sem suspender a infusão de insulina. Suspensão da infusão de insulina só é recomendada caso: controle-se o fator precipitante e observe-se glicemia < 250 mg/dL, pH > 7,3, bicarbonato > 15 mEq/L e *anion-gap* < 12 mEq/L. Nesses casos, prescrevem-se doses de insulina, SC, de horário e espera-se 1 hora após a aplicação para desligar a bomba;
- reposição de potássio:
  - se K < 3,3 mEq/L, não iniciar insulina e realizar reposição de 25 mEq de potássio em 1 hora, diluído em SF, 1.000 mL;
  - se K estiver em 3,3-5,2 mEq/L, administrar insulina e realizar reposição de potássio desde a chegada ao PS. Para cada 1 L de volume infundido, realizar reposição de 25 mEq de potássio;
  - se K > 5,2 mEq/L, não se deve realizar reposição. A dosagem deve ser mantida e, posteriormente, se necessário, inicia-se reposição;
- reposição de bicarbonato: raramente é indicada. Deve ser realizada somente quando pH < 6,9. Recomenda-se bicarbonato de sódio a 8,4%, 100 mEq diluídos em 400 mL de água destilada, infundidos em 2 horas. Pode-se repetir a cada 2 horas caso pH permaneça < 7;
- reposição de fósforo: realizada com dosagem sérica < 1 mg/dL ou com dosagem baixa e presença de disfunção de ventrículo esquerdo, arritmias cardíacas e/ou achados de hemólise ou rabdomiólise.

É importante dosar eletrólitos, gasometria e função renal desses pacientes a cada 2-4 horas.

O paciente deve ser mantido em jejum até resolução do quadro de cetoacidose diabética ou estado hiperglicêmico hiperosmolar. A hipoglicemia e a hipocalemia são as complicações mais comuns no tratamento de CAD e

EHH. A ocorrência de edema cerebral é rara em adultos, mas está associada a elevada mortalidade.

▪ BIBLIOGRAFIA

American Diabetes Association. Foot examination pocket chart. Washington: ADA; 2009.

American Diabetes Association. Classification and Diagnosis of Diabetes: Standards of Medical Care in Diabetes—2022 Diabetes Care 2022;45(Suppl. 1):S17-S38.

Boulton AJ, Armstrong DG, Albert SF, Frykberg RG, Hellman R, Kirkman MS, et al.; American Diabetes Association; American Association of Clinical Endocrinologists. Comprehensive foot examination and risk assessment. Diabetes Care 2008;31(8):1679-85.

Bril V, England J, Franklin GM, Backonja M, Cohen J, Del Toro D, et al.; American Academy of Neurology; American Association of Neuromuscular and Electrodiagnostic Medicine; American Academy of Physical Medicine and Rehabilitation. Evidence-based guideline: treatment of painful diabetic neuropathy. Neurology 2011 76(20):1758-65.

Cobas R, Rodacki M, Giacaglia L, Calliari L, Noronha R, Valerio C, et al. Diagnóstico do diabetes e rastreamento do diabetes tipo 2. Diretriz Oficial da Sociedade Brasileira de Diabetes; 2022.

Garber AJ, Abrahamson MJ, Barzilav JI, Bloomgarden ZT, Bush MA, Dagogo-Jack S, et al. AACE comprehensive diabetes management algorithm 2013. Endocr Pract 2013;19(2):327-36.

Nathan DM, Buse JB, Davidson MB, Ferrannini E, Holman RR, Sherwin R, et al.; American Diabetes Association; European Association for Study of Diabetes. Medical management of hyperglycemia in type 2 diabetes: a consensus algorithm for the initiation and adjustment of therapy. Diabetes Care 2009;32(1):193-203.

Pititto B, Dias M, Moura F, Lamounier R, Calliari S, Bertoluci M. Metas no tratamento do diabetes. Diretriz Oficial da Sociedade Brasileira de Diabetes; 2022.

68 DOENÇAS OSTEOMETABÓLICAS

Manuela Giuliani Marcondes Rocha Braz

▪ HIPERPARATIREOIDISMO PRIMÁRIO

DEFINIÇÃO E ETIOLOGIA

Hiperparatireoidismo primário é o excesso de produção de paratormônio (PTH) causado por ganho de autonomia da paratireoide. É a causa mais comum de hipercalcemia no paciente ambulatorial, com níveis de PTH elevados ou inapropriadamente normais. Difere do hiperparatireoidismo secundário, quando o cálcio geralmente é normal a baixo e a elevação de PTH se deve a uma resposta adequada da paratireoide a um estímulo como deficiência de vitamina D, baixa ingestão de cálcio na dieta, doença renal crônica, entre outros; e do hiperparatireoidismo terciário, em que também ocorrem hipercalcemia e ganho de autonomia da paratiroide, mas consequente a um estímulo crônico, como na doença renal crônica avançada. O hiperparatireoidismo primário pode se apresentar também com normocalcemia, como uma manifestação precoce ou mais leve. Nesse caso, o diagnóstico diferencial deve ser feito com o hiperparatireoidismo secundário, excluindo-se as possíveis causas secundárias, como deficiência de vitamina D, baixa ingesta ou absorção de cálcio, doença renal crônica e hipercalciúria. Possíveis etiologias do hiperparatireoidismo primário são apresentadas na Tabela 1.

Tabela 1 Causas de hiperparatireoidismo primário

Causas
Esporádico (90-95%)
Adenoma único de paratireoide (80-85%)
Hiperplasia das 4 paratireoides
Adenomas múltiplos de paratireoides
Carcinoma de paratireoide (muito raro)
Síndromes genéticas (5-10%)
Neoplasia endócrina múltipla tipo 1
Neoplasia endócrina múltipla tipo 2A
Hipercalcemia hipocalciúrica familiar
Hiperparatireoidismo primário familiar isolado
Síndrome hiperparatireoidismo primário-tumor de mandíbula

EPIDEMIOLOGIA

É a causa mais comum de hipercalcemia no paciente ambulatorial. Com o crescente diagnóstico de casos assintomáticos por meio de exames realizados rotineiramente, a incidência dessa doença vem aumentando (estimada em 22:100.000 pessoas ao ano). Tem pico de incidência aos 60-69 anos de idade, sendo mais frequente em mulheres (3 mulheres:1 homem).

QUADRO CLÍNICO

A apresentação clínica do hiperparatireoidismo primário no Brasil vem sofrendo uma transição, com crescente diagnóstico de casos assintomáticos detectados em exames de rotina. Os possíveis acometimentos relacionados encontram-se na Tabela 2.

EXAMES COMPLEMENTARES E DIAGNÓSTICO

Os exames complementares destinam-se inicialmente à confirmação diagnóstica (Figura 1) e, após estabelecido o diagnóstico, faz-se a pesquisa de acometimento de órgãos-alvo e a localização da(s) glândula(s) acometida(s) (Tabela 3).

A coleta de sangue deve ser idealmente realizada em indivíduos bem hidratados, em repouso, evitando-se garroteamento prolongado do membro para evitar dosagens

Tabela 2 Quadro clínico relacionado ao hiperparatireoidismo primário

Sintomas relacionados à hipercalcemia	Fraqueza, apatia, depressão, constipação, poliúria, desidratação, coma
Acometimento ósseo	Redução da densidade mineral óssea, fratura patológica, dor óssea, reabsorção subperiosteal, tumor marrom, cisto ósseo
Acometimento renal	Nefrolitíase, nefrocalcinose, insuficiência renal
Acometimento do trato digestivo	Anorexia, náusea; especula-se associação com úlcera péptica e pancreatite

Tabela 3 Exames complementares após o diagnóstico de hiperparatireoidismo primário

Investigação de acometimento de órgãos-alvo	
Acometimento ósseo	Densitometria óssea de coluna lombar, fêmur e rádio distal; RX de coluna toracolombar; RX guiadas pela clínica
Acometimento renal	USG (alternativa: TC) de rins e vias urinárias, creatinina
Localização da(s) glândula(s) acometida(s)	
USG cervical	
Cintilografia de paratireoides com sestamibi	

de cálcio falsamente elevadas. Em casos de hipoalbuminemia ou presença de proteínas anômalas, a dosagem de cálcio ionizável é mais adequada ou pode-se corrigir o cálcio total pela fórmula:

$$\text{Ca corrigido} = \text{Ca total} + (4 - \text{albumina}) \times 0{,}8$$

O uso de lítio pode levar a um quadro semelhante ao hiperparatireoidismo primário, devendo ser suspenso sempre que possível para melhor investigação diagnóstica.

É importante também o diagnóstico diferencial com a hipercalcemia hipocalciúrica familiar, condição benigna causada por mutação do gene do sensor de cálcio em que o *setpoint* do cálcio sérico dos indivíduos acometidos fica mais elevado. Deve-se suspeitar desse diagnóstico quando o cálcio urinário for < 200 mg/24 horas e a fração de excreção de cálcio (FECa) for < 1%.

$$\text{FECa} = \frac{(\text{Ca urinário} \times \text{creatinina plasmática})}{(\text{Ca plasmático} \times \text{creatinina urinária})}$$

(utilizar unidades iguais para cálcio plasmático e urinário, e para creatinina plasmática e urinária – podem ser diferentes entre cálcio e creatinina)

O rastreamento de formas genéticas de hiperparatireoidismo primário deve ser feito inicialmente por meio da história clínica, com questionamento sobre antecedentes pessoais e familiares, e complementado com exames de acordo com a suspeita clínica.

TRATAMENTO

Os critérios para indicação cirúrgica no hiperparatireoidismo primário são:

- pacientes sintomáticos;
- idade < 50 anos;
- cálcio total 1 mg/dL acima do limite superior da normalidade;

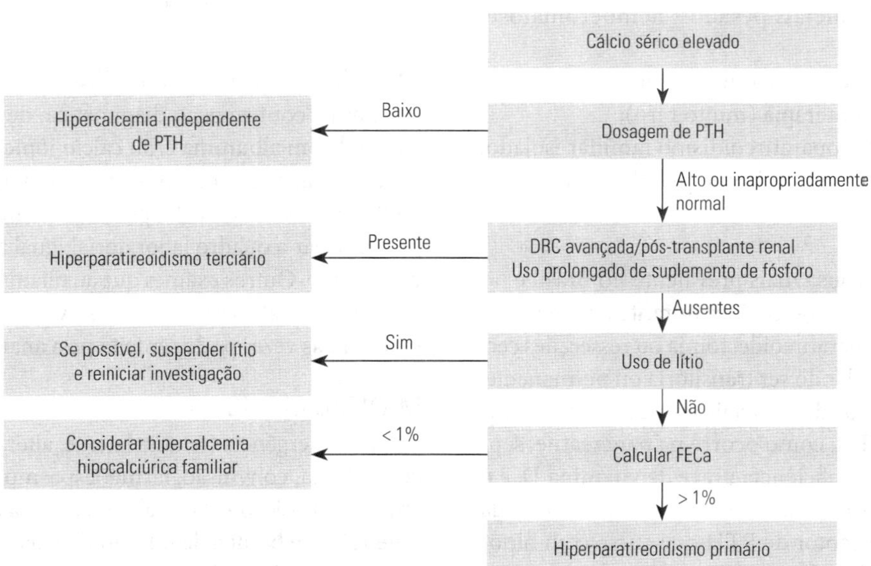

Figura 1 Investigação diagnóstica de hipercalcemia paratormônio-dependente. DRC: doença renal crônica; FECa: fração de excreção de cálcio; PTH: paratormônio.

- densitometria óssea com T: escore < -2,5 em qualquer sítio;
- *clearance* de creatinina < 60 cc/min;
- fratura vertebral assintomática;
- nefrolitíase ou nefrocalcinose;
- calciúria > 400 mg/24 horas e risco aumentado de nefrolitíase.

Pacientes que não se encaixem nesses critérios ou com contraindicação clínica à cirurgia podem ser acompanhados de maneira conservadora. Recomenda-se ingestão diária de 800-1.000 mg/dia de cálcio, manutenção de níveis adequados de vitamina D com reposição cuidadosa se necessário, ingestão hídrica abundante e orientações para minimizar o risco de quedas.

Aqueles com baixa densidade mineral óssea e contraindicação à cirurgia podem ser tratados com antirreabsortivos (tratamento para osteoporose) para preservação da densidade mineral óssea e calcimiméticos para melhora dos sintomas relacionados à hipercalcemia (cinacalcete, 30 mg, 1-2 vezes ao dia).

HIPOPARATIREOIDISMO

DEFINIÇÃO E ETIOLOGIA

Hipoparatireoidismo designa o quadro de hipocalcemia causado por uma falência na produção de PTH. As causas possíveis, genéticas e adquiridas, são:

- pós-cirúrgica;
- autoimune;
- hipo e hipermagnesemia (reversíveis com correção do magnésio);
- depósito de metais pesados: hemocromatose, doença de Wilson;
- infiltração metastática (muito raro);
- pós-radioiodoterapia (muito raro);
- genéticas: hipoparatireoidismo familiar isolado, síndrome de DiGeorge, síndrome poliglandular autoimune tipo 1 etc.

Em adultos, a causa mais prevalente no Brasil e no mundo é a lesão das paratireoides durante cirurgia – tireoidectomia total, paratireoidectomia ou ressecções cervicais radicais –, podendo ser transitória ou permanente.

São diagnósticos diferenciais as hipocalcemias independentes do PTH, como ocorre na pancreatite, sepse, doença crítica e deficiência grave de vitamina D, e o pseudo-hipoparatireoidismo, doença genética causada por mutação no receptor de PTH que cursa com hipocalcemia e níveis elevados de PTH.

QUADRO CLÍNICO

O quadro clínico depende do grau de hipocalcemia e da sua velocidade de instalação.

A presença dos sinais de Chvostek e Trousseau denota tetania latente e indica reposição imediata de cálcio:

- avaliação do sinal de Chvostek: percussão do nervo facial abaixo do processo zigomático, 2 cm anterior ao lobo auricular. É positivo quando ocorre contração ipsilateral da boca. Esse sinal pode estar presente em até 10% das pessoas normocalcêmicas;
- pesquisa do sinal de Trousseau: manutenção do esfigmomanômetro inflado 20 mmHg acima da pressão sistólica por 3 minutos. É positivo quando ocorre contração generalizada e mantida dos músculos do antebraço com flexão do punho.

Tabela 4 Manifestações clínicas do hipoparatireoidismo
Instalação aguda
Parestesia perioral e de extremidades
Cãibras
Espasmo muscular, tetania
Laringo ou broncoespasmo
Prolongamento do intervalo QT
Alteração do nível de consciência
Convulsão
Instalação crônica
Pele seca, cabelos grossos
Hiper-reflexia
Insuficiência cardíaca congestiva refratária
Catarata
Calcificação dos núcleos da base

EXAMES COMPLEMENTARES

Para a confirmação diagnóstica, deve-se dosar cálcio total com albumina e/ou cálcio iônico, PTH, fósforo e creatinina, conforme mostrado na Figura 2. Magnésio também deve ser dosado, pois hiper e hipomagnesemia podem levar a quadro laboratorial igual ao do hipoparatireoidismo. Outros exames que auxiliam na avaliação são vitamina D e calciúria de 24 horas. A definição da causa na maioria das vezes pode ser feita pela anamnese.

MANEJO CLÍNICO

Na emergência (tetania latente, alteração do nível de consciência, convulsão, laringoespasmo etc.), o manejo envolve reposição EV de cálcio na forma de ataque e manutenção em bomba de infusão (Tabela 5), até que se obtenha estabilidade sérica de cálcio com a reposição VO, o

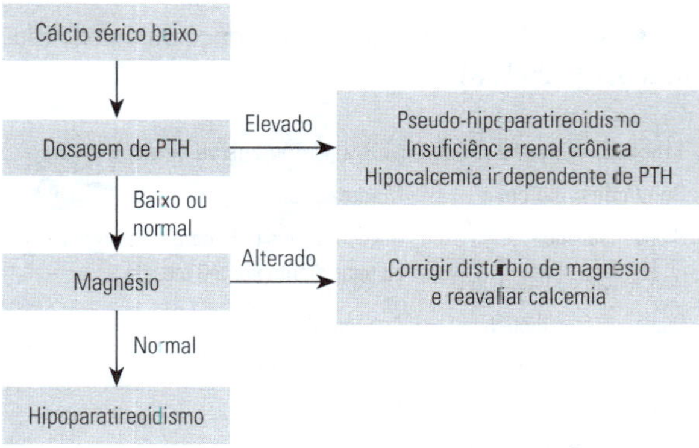

Figura 2 Investigação de hipocalcemia. PTH: paratormônio.

que pode levar dias. Nesse cenário, a monitorização do cálcio sérico deve ser feita com maior frequência para guiar a taxa de infusão de cálcio, inicialmente a cada hora, chegando a intervalos de 6 a 12 horas após a estabilização.

Ambulatorialmente, o objetivo do tratamento é controlar sintomas e minimizar complicações. As opções terapêuticas e os parâmetros habitualmente observados no acompanhamento crônico do hipoparatireoidismo encontram-se nas Tabelas 6 e 7.

▪ OSTEOPOROSE

DEFINIÇÃO E ETIOLOGIA

Osteoporose é uma doença esquelética sistêmica caracterizada por comprometimento da resistência óssea e aumento do risco de fraturas. Na prática clínica, pode ser identificada pela densitometria óssea ou pela presença de fraturas de fragilidade.

EPIDEMIOLOGIA

A prevalência de osteoporose em mulheres brancas após a menopausa é de 30-40% e estima-se um aumento com a previsão de envelhecimento da população. No Brasil, a incidência anual de fratura de quadril é cerca de 20-27:10.000 em mulheres e de 9-13:10.000 em homens, e aumenta exponencialmente com a idade a partir dos 50 anos.

A sobrevida em 1 ano após uma fratura de fragilidade típica é cerca de 80% da esperada para sexo e idade, sendo maior a mortalidade observada após fratura de quadril. Após qualquer tipo de fratura, 8% dos indivíduos necessitam de cuidados de *homecare* por longo prazo e 7% apresentam alguma incapacidade permanente.

Tabela 5 Manejo da hipocalcemia

Ataque EV	1-2 amp de gliconato de cálcio a 10% (10-20 mL) diluídos em SG5% ou SF, em 20 minutos
Manutenção EV	Gluconato de cálcio a 10% (10 amp, 100 mL) + SF, 900 mL, em em bomba de infusão Iniciar com 25-75 mL/h e titular conforme novas dosagens de cálcio: ▪ se > 8,5 mg/dL, reduzir infusão em 50%; se infusão < 15 mL/h, suspendê-la ▪ se 7,5-8,5 mg/dL, manter a mesma velocidade de infusão de cálcio ▪ se < 7,5 mg/dL, aumentar infusão até 1 mg/kg/h
Manutenção VO	Carbonato de cálcio – manter ingestão diária total de cálcio elementar 2-3 g/dia ($CaCO_3$, 1.250 mg contêm 500 mg de cálcio elementar) Calcitriol, 0,25 mcg/comp – titular conforme calcemia

Tabela 6 Medicamentos utilizados no tratamento do hipoparatireoidismo

Cálcio	Na dieta e na forma de carbonato ou citrato de cálcio Em geral, suplementa-se 1-3 g/d a de cálcio elementar
Metabólitos da vitamina D	Em geral, usa-se o calcitriol, metabólito ativo da vitamina D, para manutenção dos níveis séricos de cálcio Dose habitual: 0,25-1 mcg/dia, em 1-2×/dia
Tiazídicos	Por aumentarem a reabsorção tubular de cálcio, podem ser úteis no manejo da hipercalciúria que pode resultar do tratamento

Tabela 7 Parâmetros e alvos no acompanhamento crônico do hipoparatireoidismo

Cálcio sérico total	Próximo ao limite inferior da normalidade, o suficiente para manter o paciente assintomático
Fósforo sérico	Evitar que se eleve acima do limite superior da normalidade Se necessário, reduzir ingestão de alimentos ricos em fósforo e/ou utilizar quelantes
Cálcio urinário de 24 horas	Manter < 300 mg/24 horas Se estiver elevado, orientar dieta hipossódica e/ou uso de tiazídicos

QUADRO CLÍNICO

Observa-se a presença de fatores de risco para baixa densidade mineral óssea e fratura:

- antecedente de fratura prévia;
- antecedente de fratura em familiar de 1° grau;
- sexo feminino;
- idade;
- etnias caucasiana e asiática;
- hipogonadismo/menopausa precoce;
- história de perda de peso;
- baixa ingestão de cálcio;
- tabagismo;
- etilismo;
- história de imobilização;
- risco de queda;
- doença crônica, principalmente reumatológica/inflamatória e disabsortiva;
- nefrolitíase/hipercalciúria idiopática;
- uso de medicações: glicocorticoide, imunossupressores, anticonvulsivantes.

Também deve ser pesquisada a presença de fatores que reduzem o pico de massa óssea (atingido na 3ª década de vida):

- baixa ingestão de cálcio;
- baixa exposição solar;
- pouca atividade física;
- história de imobilização;
- puberdade de início tardio;
- doença durante infância/adolescência;
- uso de medicações.

Classifica-se como fratura de fragilidade aquela que resulta de queda da própria altura durante atividade habitual, exceto fraturas de face, crânio e dedos.

As fraturas típicas de osteoporose são: vertebrais, de quadril e de antebraço. Apenas 1/3 das fraturas vertebrais são identificadas clinicamente, sendo fundamental um exame radiográfico para identificação dos outros 2/3.

A perda de altura é um preditivo de fratura vertebral. Considera-se significativa perda de altura a partir de 4 cm quando a altura prévia é relatada pelo paciente, e a partir de 2 cm quando aferida no mesmo serviço.

A cifose pode ser consequência de fraturas vertebrais assintomáticas.

CLASSIFICAÇÃO

A osteoporose é classificada em:

- primária: inclui as formas pós-menopausa, senil e idiopática;
- secundária: consequente a doença ou uso de medicações (Tabela 8).

Tabela 8 Causas secundárias mais comuns de osteoporose

Condições clínicas	Medicações
Hipogonadismo	Glicocorticoide (≥ 5 mg/dia de prednisona ou equivalente por ≥ 3 meses)
Deficiência de vitamina D	
Hipercalciúria idiopática	Anticonvulsivantes
Doenças malabsortivas	Heparina e varfarina
Doenças inflamatórias, p. ex., artrite reumatoide	Ciclosporina
Hipertireoidismo	Tacrolimo
Mieloma múltiplo	Drogas citotóxicas
Hiperparatireoidismo	Análogos do hormônio liberador da gonadotrofina (GnRH)
Imobilização	Antiandrogênicos
Doenças genéticas	–

EXAMES COMPLEMENTARES

A densitometria óssea é o principal exame disponível para se avaliar a força óssea. Deve-se pedir densitometria óssea para mulheres a partir de 65 anos e homens a partir de 70 anos; indivíduos com fatores de risco ou presença de fraturas de fragilidade, indica-se a densitometria a partir da menopausa ou a partir dos 50 anos. Deve ser avaliada a densidade mineral óssea de coluna lombar de L1-L4, colo de fêmur e fêmur total. Fraturas e degenerações vertebrais podem superestimar sua densidade. Para classificação de mulheres pós-menopausa e homens com idade ≥ 50 anos, observa-se o T *score* (≤ –2,5 – osteoporose; de –1,1 a –2,4 – osteopenia). Em indivíduos mais jovens, utiliza-se o Z *score*, considerando-se baixa densidade mineral óssea quando < –2.

A realização de exames bioquímicos tem como objetivos principais afastar as causas secundárias de osteoporose e avaliar o perfil osteometabólico. Recomendam-se:

- cálcio total e albumina/cálcio iônico;
- fósforo;
- creatinina;
- fosfatase alcalina;
- PTH;
- 25-hidróxi-vitamina D;
- calciúria e creatinina urinária de 24 horas;
- TSH;
- hemograma;
- velocidade de hemossedimentação;
- testosterona (homens);
- avaliação hormonal (mulheres com oligo/amenorreia);

- eletroforese de proteínas (casos de fratura de vértebra e suspeita de mieloma múltiplo);
- P1NP, osteocalcina: marcadores de formação óssea (úteis no acompanhamento do tratamento);
- CTx: marcador de reabsorção óssea (útil no acompanhamento do tratamento).

A fosfatase alcalina elevada deve levar à suspeita de osteomalácia, que cursa com fragilidade óssea e densidade mineral óssea baixa, no entanto com tratamento distinto, conforme discutido a seguir. Além disso, recomenda-se a realização de RX de coluna torácica e lombar, tendo em vista que 2/3 das fraturas vertebrais não são detectadas clinicamente. Ao menos quando for indicado o início ou a suspensão de tratamento medicamentoso, deve-se investigar ativamente fraturas vertebrais.

TRATAMENTO

Não medicamentoso

Todo paciente com risco de fratura deve ter otimizados sua ingestão diária de cálcio e os níveis de vitamina D, e ser orientado sobre atividade física e minimização do risco de queda. Nos casos de osteoporose secundária, o controle da doença de base e/ou a retirada de medicamentos que ocasionam osteoporose deve ser realizado sempre que possível.

- Ingestão de cálcio: considera-se adequada de maneira geral ingestão diária de 1.000-1.200 mg de cálcio elementar, dividido ao longo do dia. De maneira aproximada, 1 copo (250 mL) de leite, 2 fatias finas de queijo amarelo ou 1 fatia média de queijo branco têm 250-300 mg de cálcio, um pote de iogurte natural industrializado tem 100-150 mg. O restante da alimentação diária contém cerca de 300 mg de cálcio. Pela calciúria de 24 horas, é possível inferir que a ingestão de cálcio do paciente está adequada quando em níveis de 2-4 mg de cálcio/kg de peso ideal, excluindo-se o uso de tiazídicos, que reduzem a calciúria, e casos de hipercalciúria idiopática. Deve-se incentivar o paciente a consumir a quantidade recomendada de cálcio na sua dieta para evitar os possíveis efeitos colaterais da suplementação. Quando necessário, a suplementação pode ser feita com carbonato, lactogliconato ou citrato de cálcio.
- Vitamina D: 20 minutos diários de exposição solar sem proteção em membros superiores e inferiores são considerados suficientes para manter níveis adequados. Atualmente, considera-se que pacientes com osteoporose devem manter níveis séricos de 25-hidróxi-vitamina D acima de 30 ng/mL. Sua reposição é feita habitualmente com colecalciferol.
- Atividade física: além de promover ganho modesto na densidade mineral óssea, está associada a melhora da força muscular e da coordenação, reduzindo o número de quedas e fraturas. Deve ser incentivada sempre que possível. Dá-se preferência a exercícios resistidos ou de impacto, como caminhadas, pelo maior efeito positivo sobre a massa óssea. Exercícios que levam a melhora do equilíbrio, como Taichi, também são recomendados. Devem-se evitar exercícios com maior risco de traumas/quedas e aqueles com hiperextensão ou hiperflexão, como algumas posições de yoga.

Medicamentoso

A decisão de iniciar tratamento medicamentoso em um paciente com risco de fratura deve ser individualizada. A densidade mineral óssea não é capaz de prever, sozinha, quais pacientes vão apresentar fratura e, portanto, deve ser sempre avaliada em conjunto com os demais fatores de risco já citados. Além dela, os fatores que mais influenciam no risco individual de fratura são a idade; sexo feminino; história prévia de fratura; e uso de glicocorticoide – é considerado uso significativo quando ≥ prednisona, 5 mg/dia, por 3 meses, com efeito cumulativo em relação a dose e tempo de uso.

De acordo com as diretrizes brasileiras publicadas por Radominsky et al. em 2017, indica-se tratamento medicamentoso em pacientes com fratura de fragilidade ou com diagnóstico densitométrico de osteoporose. Pacientes com osteopenia devem ter seu risco de fratura calculado pelo FRAX, e a partir desse dado e da idade do paciente, avalia-se a recomendação de tratamento medicamentoso.

Atualmente, no site da ABRASSO (Associação Brasileira de Avaliação Óssea e Osteometabolismo – abrasso.org.br), é possível calcular o risco FRAX customizado para a população brasileira e obter a recomendação de tratamento medicamentoso conforme as diretrizes brasileiras.

Os medicamentos para tratamento da osteoporose são classificados de acordo com seu mecanismo de ação no osso como:

- antirreabsortivos: bisfosfonatos, denosumabe, estrogênios, moduladores seletivos dos receptores de estrogênio (SERM), calcitonina;
- anabólicos: teriparatida (análogo do PTH) e romosozumabe (inibidor da esclerostina).

Recomenda-se como primeira linha de tratamento os bisfosfonatos, denosumabe, teriparatida ou romosozumabe. Para pacientes de muito alto risco de fraturas, recomenda-se começar o tratamento com um dos medicamentos anabólicos. Estrogênio e SERMs são reservados para pacientes que tenham outra indicação para seu uso, devido aos seus efeitos colaterais. Calcitonina tem menor eficácia e é indicada quando há contraindicação aos demais medicamentos.

Na prática clínica, os bisfosfonatos são mais amplamente utilizados pela sua disponibilidade, facilidade posológica e menor custo. Entre eles, são aprovados para o tratamento da osteoporose alendronato (70 mg VO 1 x/sem), ibandronato (150 mg VO 1 x/mês), risedronato (35 mg 1 x/sem ou 150 mg 1 x/mês, VO) e ácido zoledrônico (5 mg EV 1 x/ano). Todos reduzem significativamente o risco de fraturas de vértebra e todos, exceto o ibandronato, mostraram também redução significativa de fratura de quadril. Todos se depositam no osso e têm tempo de clareamento lento, entre 1 e 3 anos. Deve-se otimizar o consumo de cálcio e os níveis de vitamina D antes do início do tratamento para evitar hipocalcemia. Os de via oral são contraindicados na presença de *clearance* de creatinina menor que 30 mL/min, e os intravenosos, menor que 35 mL/min.

Em relação a efeitos colaterais, os medicamentos VO podem causar intolerância gástrica e esofagite, devendo ser tomados com água, em jejum, sem deitar após sua ingestão e aguardando-se ao menos 1 hora antes de se alimentar. Os agentes de uso EV podem levar a síndrome *flu-like* após sua administração, tratada com sintomáticos, e há relatos também de arritmias.

Osteonecrose de mandíbula é uma complicação rara e que geralmente está associada ao uso oncológico dos bisfosfonatos em altas doses. Já fraturas atípicas de fêmur são associadas ao uso prolongado de bisfosfonatos. Essas fraturas podem ter pródromo de dor em coxa ou raiz da coxa. Em casos suspeitos, deve-se suspender o medicamento e realizar exame de imagem para confirmação diagnóstica (radiografia simples, cintilografia de esqueleto ou ressonância).

Para evitar fraturas atípicas, são recomendadas pausas ao longo do tratamento da osteoporose. Para os bisfosfonatos orais, avalia-se a possibilidade de pausa em 5 anos, e para o ácido zoledrônico, em 3 anos. Pacientes que se mantêm com alto risco de fraturas, como T-escore ≤ −2,5 ou com antecedente de fratura de fragilidade, devem ser mantidos com medicamentos por mais 5 ou 3 anos.

Denosumabe é um anticorpo anti-RANKL com ação inibitória sobre a reabsorção óssea. Ele leva a ganhos contínuos de massa óssea, superiores aos observados com bisfosfonatos. Deve ser aplicado no subcutâneo a cada 6 meses. Ao contrário dos bisfosfonatos, o denosumabe não se deposita no osso, e sua ação termina em 6 a 7 meses após a dose injetada, com reativação da reabsorção óssea em níveis até mais elevados do que o observado antes de se iniciar o tratamento. Já foram relatadas fraturas vertebrais múltiplas após a interrupção do denosumabe. O uso prolongado de denosumabe também já foi associado a fraturas atípicas de fêmur, e portanto, quando houver indicação de se fazer pausa no tratamento, deve-se considerar o uso de um bisfosfonato para fazer essa transição. Denosumabe não apresenta contraindicação em indivíduos com doença renal crônica, no entanto deve-se fazer uma avaliação óssea detalhada nesses pacientes para exclusão de doença óssea relacionada à DRC.

Teriparatida é um análogo do PTH com ação óssea anabólica. Reduz o risco de fraturas vertebrais e não vertebrais e leva a ganho de densidade mineral óssea superior ao dos bisfosfonatos. Habitualmente, está indicada em casos de osteoporose mais grave, com T < −3, fratura de vértebra ou falência de outro tratamento. Seu uso é restrito a, no máximo, 2 anos e está contraindicado em pacientes com doença de Paget, crianças e adolescentes, elevação inexplicada de fosfatase alcalina ou com antecedente de radiação óssea. A interrupção de seu uso deve ser seguida da introdução de um antirreabsortivo.

Romosozumabe é um anticorpo antiesclerostina que leva à ativação da via Wnt dos osteoblastos, resultando em formação óssea e inibição parcial da reabsorção. Leva a ganhos expressivos de massa óssea, superior ao observado pelos demais medicamentos, e é geralmente indicado para casos de muito alto alto risco de fratura. Seu uso é subcutâneo, mensal, e restrito a 1 ano. Deve ser seguido pelo uso de um antirreabsortivo após sua interrupção. Em um dos ensaios clínicos de fase 3, em comparação com o uso de alendronato, foi observada maior incidência de evento cardiovascular, apesar de isso não ter sido observado em relação ao placebo nos demais ensaios clínicos. Por esse motivo, é contraindicado em pacientes com histórico de IAM ou AVC nos últimos 12 meses.

CONSIDERAÇÕES ESPECIAIS

- Osteoporose em homens: as indicações e opções de tratamento são semelhantes às das mulheres. Reposição de testosterona não substitui o tratamento específico da osteoporose em pacientes com alto risco de fratura, e está indicada em pacientes com testosterona total < 200 ng/dL e contraindicação aos demais tratamentos aprovados para osteoporose. Em pacientes com risco intermediário de fratura e testosterona < 200 ng/dL com quadro clínico de hipogonadismo, pode-se realizar reposição de testosterona e reavaliar a necessidade de tratamento específico para osteoporose.
- Osteoporose induzida por glicocorticoides: uso de glicocorticoides é a principal causa secundária de os-

teoporose, levando a alto risco de fratura já nos primeiros 3 a 6 meses de seu uso. Portanto, indivíduos com previsão de uso de glicocorticoide por tempo superior a 3 meses devem ser avaliados quanto ao risco de fraturas, clinicamente e com densitometria óssea. Aqueles com indicação de tratamento medicamentoso devem iniciá-lo preferencialmente antes do uso de glicocorticoide.

OSTEOMALÁCIA

DEFINIÇÃO E ETIOLOGIA

Osteomalácia é caracterizada pela deficiência da mineralização óssea. É distinta do raquitismo, em que há deficiência de mineralização na matriz cartilaginosa da placa de crescimento e, portanto, acomete apenas crianças e adolescentes.

A etiologia da osteomalácia está geralmente associada à baixa disponibilidade de cálcio (formas calciopênicas) ou fósforo (hipofosfatêmicas). Mais raramente, há pacientes com defeito na mineralização apesar de adequada disponibilidade mineral (associada a medicações, acidose ou condições genéticas).

EPIDEMIOLOGIA

A osteomalácia deve ser doença prevalente na população por estar associada a doenças comuns (deficiência de vitamina D, doença renal, síndromes de má-absorção e uso de anticonvulsivantes); no entanto, seu diagnóstico de certeza, realizado por meio de biópsia óssea, limita estudos epidemiológicos precisos.

QUADRO CLÍNICO

- Dor óssea generalizada ou localizada.
- Fraqueza muscular proximal.
- Poliartralgia.
- Fraturas: por fragilidade (desproporcional ao trauma) ou insuficiência (na ausência de trauma).
- Baixa densidade mineral óssea.

A classificação da osteomalácia é feita conforme segue:

- calciopênicos:
  - deficiência de cálcio (baixa ingestão, má-absorção);
  - deficiência de vitamina D;
  - resistência à vitamina D;
- fosfopênicos:
  - má-absorção;
  - perda renal: tubulopatias, tumores produtores de fosfatoninas, causas genéticas;
- disponibilidade mineral normal:
  - induzida por medicação (anticonvulsivantes);
  - genética (hipofosfatasia).

EXAMES COMPLEMENTARES E DIAGNÓSTICO

O diagnóstico de certeza é feito pela biópsia óssea. Diagnóstico presuntivo pode ser feito por intermédio de quadro clínico sugestivo associado a ≥ 2 dos seguintes: hipocalcemia, hipofosfatemia, elevação de fosfatase alcalina, alterações radiográficas sugestivas (pseudofratura).

Devem ser realizados exames direcionados à investigação de síndromes disabsortivas/desnutrição, como: hemograma, proteínas totais e frações, anticorpo antiendomísio e IgA etc.

Para a investigação de tubulopatias, devem ser realizados: eletrólitos, função renal, urina tipo 1, gasometria etc.

E para avaliação do metabolismo ósseo, recomendam-se os seguintes exames: cálcio, fósforo, PTH, vitamina D, fosfatase alcalina, urina de 24 horas com dosagem de cálcio e creatinina.

Nos casos de resistência à vitamina D, recomenda-se realizar a dosagem de 1,25-OH-vitamina D para diferenciar entre resistência a esta (tipo 2) ou à 25-OH-vitamina D (tipo 1).

Para os casos de osteomalácia hipofosfatêmica, deve-se coletar amostra de urina de 2 horas, pela manhã, em jejum, com análise de fósforo e creatinina, para cálculo do *clearance* de fósforo pelo nomograma de Bijvoet.

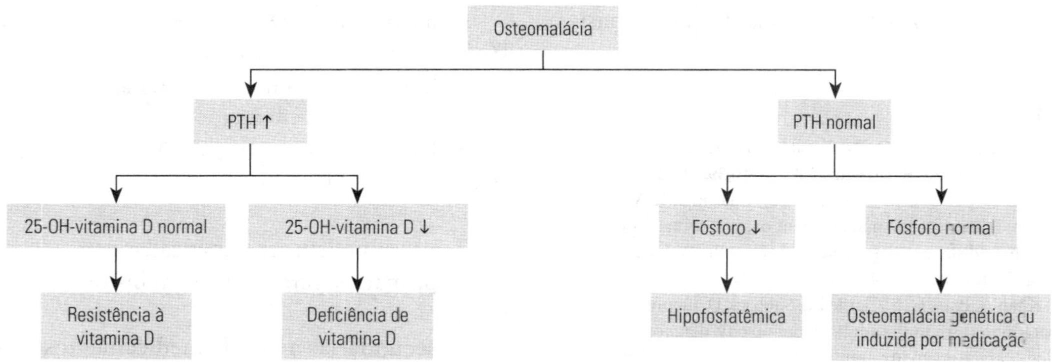

Figura 3 Investigação etiológica inicial em pacientes com osteomalácia. PTH: paratormônio.

Assim, faz-se a diferenciação entre causas disabsortivas e perdas renais.

Recomendam-se, ainda, RX de locais de dor ou deformidade para avaliação de pseudofraturas (zonas de Looser).

TRATAMENTO

O tratamento é direcionado à etiologia da osteomalácia. A reposição de cálcio e vitamina D pode ser feita conforme descrito na seção de osteoporose, utilizando-se geralmente as doses mais elevadas inicialmente.

Nos casos de resistência à vitamina D tipo 1, a reposição é feita com calcitriol, inicialmente 2-3 mcg/dia, com redução posterior para 0,25-2 mcg/dia.

Pacientes com resistência à vitamina D tipo 2 devem ser tratados com altas doses de calcitriol e cálcio, muitas vezes necessitando de infusão EV de cálcio.

A osteomalácia hipofosfatêmica geralmente exige reposição de fósforo e vitamina. O fósforo é administrado na dose de 30-60 mg/kg/dia, na forma de fosfato de sódio e potássio (sem registro vigente na Anvisa), comprimido de 250 mg ou solução. Costuma provocar intolerância gastrointestinal, devendo ser introduzido gradualmente, e a dose deve ser dividida em 4 tomadas diárias para manutenção de nível sérico. A vitamina D é usada para manutenção dos níveis séricos de cálcio, que apresentam queda com a administração de fosfato. É recomendado calcitriol, 20-60 ng/kg/dia, dividido em 2 tomadas diárias. Na impossibilidade do uso de calcitriol, pode-se administrar colecalciferol em altas doses, geralmente 25.000-50.000 UI/dia, com controle laboratorial frequente de cálcio, fósforo, PTH, vitamina D, fosfatase alcalina e calciúria de 24 horas, visando a prevenção de intoxicação por vitamina D. Nos casos de perda renal, dificilmente se atinge a normalização do fósforo sérico. Pode ocorrer hiperparatireoidismo terciário pelo uso crônico de fosfato.

Nos casos de osteomalácia hipofosfatêmica por tumor produtor de fosfatoninas, o tratamento mais efetivo é a ressecção tumoral. Esses tumores costumam ser pequenos, e muitas vezes demora anos até que se consiga localizá-los.

▪ BIBLIOGRAFIA

Bhan A, Rao AD, Sudhaker Rao D. Osteomalacia as a result of vitamin D deficiency. Endocrinol Metab Clin N Am 2010;39:321-31.

Bilezikian JP, Brandi ML, Eastell R, Silverberg SJ, Udelsman R, Marcocci C, et al. Guidelines for the management of symptomatic primary hyperparathyroidism: summary statements from the IV International Workshop. J Clin Endocrinol Metab 2014;99(10):3561-9.

Bilezikian JP, Khan A, Potts JT Jr, Clarke BL, Shoback D, Jüppner H, et al. Hypoparathyroidism in the adult: epidemiology, diagnosis, pathophysiology, target-organ involvement, treatment, and challenges for future research. J Bone Miner Res 2011;26(10):2317-37.

Compston J, Cooper A, Cooper C, Francis R, Kanis JA, Marsh D, et al. Guidelines for the diagnosis and management of osteoporosis in postmenopausal women and men from the age of 50 years in the UK. Maturitas 2009;62(2):105-8.

Crowley RK, Gittoes NJ. When would I use medical therapies for the treatment of primary hyperparathyroidism? Clin Endocrinol (Oxf) 2013;79:770-3.

Imel EA, Econs MJ. Approach to the hypophosphatemic patient. J Clin Endocrinol Metab 2012;97:696-706.

Marcocci C, Cetani F. Primary hyperparathyroidism. N Engl J Med 2011; 365:2389-97.

National Osteoporosis Foundation. Clinician's guide to prevention and treatment of osteoporosis. Washington: National Osteoporosis Foundation; 2013.

Robertson RP. Translational endocrinology and metabolism: osteoporosis update. Washington: The Encodrine Society; 2010.

Shoback D. Hypoparathyroidism. N Engl J Med 2008;359:391-403.

69 DISLIPIDEMIAS (DLP)

Joanne Alves Morerira, Maria Cecília Pavanel Jorge

DEFINIÇÕES

O colesterol e os TG são os principais lípides plasmáticos. Circulam no plasma ligados a algumas proteínas, formando as lipoproteínas, que são classificadas conforme sua densidade em: HDL (alta densidade), LDL (baixa densidade), IDL (densidade intermediária), VLDL (muito baixa densidade) e quilomícrons.

As DLP têm importância clínica por aumentarem o risco de doenças cardiovasculares e, no caso das hipertrigliceridemias graves, também de pancreatite.

CLASSIFICAÇÃO

Podem ser divididas em:

- hipercolesterolemia isolada: elevação isolada do LDL (≥ 160 mg/dL);
- hipertrigliceridemia isolada: elevação isolada dos TG (≥ 150 mg/dL ou ≥ 175 mg/dL na ausência de jejum);
- hiperlipidemia mista: valores aumentados de TG e LDL;
- HDL baixo: redução do HDL (< 40 mg/dL em homens e < 50 mg/dL em mulheres).

Também podem ser classificadas em:

- primárias, geralmente com história familiar positiva;
- secundárias a uso de medicamentos ou outras doenças (Tabela 2).

Tabela 1 Valores de referência de lípides, conforme avaliação de risco cardiovascular estimado, para adultos acima de 20 anos segundo a Sociedade Brasileira de Cardiologia

	Classificação
Colesterol total (mg/dL)	Categoria de risco
▪ < 190	Desejável (com ou sem jejum)
LDL (mg/dL)	
▪ < 130	Baixo
▪ < 100	Intermediário
▪ < 70	Alto
▪ < 50	Muito alto
Não HDL (mg/dL)	
▪ < 160	Baixo
▪ < 130	Intermediário
▪ < 100	Alto
▪ < 80	Muito alto
HDL (mg/dL)	
▪ > 40	Desejável (com ou sem jejum)
TG (mg/dL)	
▪ < 150	Desejável (com jejum)
▪ < 175	Desejável (sem jejum)

Tabela 2 Medicamentos e doenças associados às DLP secundárias

Medicamentos	Doenças
Hipertrigliceridemia	
▪ Diuréticos tiazídicos	▪ Hipotireoidismo
▪ Betabloqueadores	▪ Alcoolismo
▪ Corticosteroides	▪ Obesidade
▪ Estrógenos	▪ DM
▪ Tamoxifeno	▪ Síndrome de Cushing
▪ Isotretinoína	▪ Acromegalia
▪ Interferona	▪ Insuficiência renal
▪ Ciclosporina	▪ Aids
▪ Inibidores de protease	
Hipercolesterolemia	
▪ Esteroides anabolizantes	▪ Hipotireoidismo
▪ Inibidores de protease	▪ Anorexia
▪ Ciclosporina	▪ Síndrome nefrótica
	▪ Hepatopatia crônica
	▪ Colestase

QUADRO CLÍNICO

São doenças de apresentação silenciosa, cujo diagnóstico é laboratorial. As manifestações clínicas intrínsecas a essas condições são incomuns, no entanto, quando presentes, são decorrentes da doença aterosclerótica estabelecida. No entanto, a história clínica é muito importante na definição de metas e plano de tratamento. Deve-se questionar sobre:

- tempo de doença;
- tratamentos prévios;
- efeitos colaterais;
- presença de outros fatores de risco para doença cardiovascular (DM, HAS, tabagismo);
- história de eventos cardiovasculares prévios;
- episódios prévios de pancreatite;
- uso de medicamentos ou doenças que podem causar DLP secundárias;
- etilismo;
- dieta habitual;
- prática de atividade física;
- história familiar.

Achados de exame físico são raros. Na hipercolesterolemia, podem estar presentes xantelasmas, xantomas tendíneos e arco corneano. Nas hipertrigliceridemias, podem surgir xantomas eruptivos e lipemia *retinalis*.

DIAGNÓSTICO

O diagnóstico é feito por meio da dosagem dos lípides plasmáticos (Tabela 1). Recomenda-se a dosagem em indivíduos:

- com pancreatites de repetição;
- com doença aterosclerótica estabelecida;
- com achados sugestivos ao exame físico;
- com história sugestiva de DLP familiares (doença cardiovascular precoce, colesterol total > 300 mg/dL ou TG > 400 mg/dL em parentes de 1° grau);
- com doenças que cursam com DLP secundárias;
- a quem se pretende administrar medicamentos que podem causar DLP;
- adultos com idade > 20 anos com fatores de risco para doença coronariana (DM, doença aterosclerótica, história familiar de doença coronariana, tabagismo, hipertensão, obesidade);
- homens com idade > 35 anos e mulheres com idade > 45 anos como rastreamento.

A maioria dos estudos que avaliaram o impacto do tratamento sobre o risco cardiovascular e os estudos com fármacos se basearam na análise de colesterol total e do LDL. O benefício de outras medidas como apoB e colesterol não HDL não foi ainda estabelecido na prática.

A fração de colesterol não HDL (colesterol não HDL = colesterol total – HDL) é usada como estimativa do número de partículas aterogênicas no plasma (VLDL + IDL + LDL) e refere-se também a níveis de apolipoproteína B (apoB). Pode fornecer melhor estimativa de risco em comparação com o LDL, principalmente nos casos de hipertrigliceridemia associada a DM, síndrome metabólica e doença renal.

Não há obrigatoriedade de jejum para realização de CT e HDL desde que o laboratório informe se houve ou não 12 horas de jejum. No caso do TG, se maior que 440 mg/dL deve-se repetir o exame com jejum de 12 horas. Recomenda-se não ingestão de bebidas alcoólicas nas 72 horas anteriores ao exame.

O colesterol total, o HDL e os TG são dosados; o LDL pode ser dosado ou calculado pela fórmula de Friedewald, que é considerada válida se TG não ultrapassar 400 mg/dL:

$$\text{LDL calculado} = \text{colesterol total} - \text{HDL} - \frac{\text{TG}}{5}$$

ESTRATIFICAÇÃO DE RISCO E METAS DE TRATAMENTO

As mais recentes diretrizes de DLP da Sociedade Brasileira de Cardiologia (SBC) e da American Heart Association (AHA) sugerem mudanças na avaliação e no tratamento da DLP.

Orientações da Sociedade Brasileira de Cardiologia

- A SBC sugere estratificação de risco pelo escore de risco global (ERG) de Framingham (Tabelas 3 a 5; http://departamentos.cardiol.br/sbc-da/2015/CALCULADORAER2017/index.html). A estratificação estima o risco de eventos coronarianos, cerebrovasculares, doença arterial periférica ou insuficiência cardíaca em 10 anos. A atualização da SBC sugere dividir a estratificação em quatro níveis:

1. Risco muito alto:
   - aterosclerose significativa (obstrução ≥ 50%) com ou sem evento coronariano, cerebrovascular ou vascular periférico;
2. Risco alto:
   - ERG > 20% para homens ou > 10% para mulheres;
   - aterosclerose na forma subclínica, significativa, documentada por metodologia diagnóstica;
   - aneurisma de aorta abdominal;
   - doença renal crônica com taxa de filtração glomerular < 60 mL/min;
   - LDL ≥ 190 mg/dL;
   - DM tipos 1 ou 2 com LDL entre 70 e 189 mg/dL e presença de estratificadores de risco ou doença aterosclerótica subclínica;
3. Risco intermediário:
   - ERG entre 5 a 20% para homens e 5 a 10% para mulheres;

Tabela 3 Escore de risco global para mulheres

Pontos	Idade (anos)	HDL-colesterol	Colesterol total	PA sistólica (não tratada)	PA sistólica (tratada)	Tabagismo	DM
−3				< 120			
−2		≥ 60					
−1		50-59			< 120		
0	30-34	45-49	< 160	120-129		Não	Não
1		35-44	160-199	130-139			
2	35-39	< 35		140-149	120-129		
3			200-239		130-139	Sim	
4	40-44		240-279	150-159			Sim
5	45-49		≥ 280	≥ 160	140-149		
6					150-159		
7	50-54				≥ 160		
8	55-59						
9	60-64						
10	65-69						
11	70-74						
12	≥ 75						
Total							

Pontos	Risco (%)	Pontos	Risco (%)	Pontos	Risco (%)	Pontos	Risco (%)	Pontos	Risco (%)	Pontos	Risco (%)
▪ ≤ −2	< 1	▪ 2	1,7	▪ 6	3,3	▪ 10	6,3	▪ 14	11,7	▪ 18	21,6
▪ −1	1	▪ 3	2	▪ 7	3,9	▪ 11	7,3	▪ 15	13,7	▪ 19	24,8
▪ 0	1,2	▪ 4	2,4	▪ 8	4,5	▪ 12	8,6	▪ 16	15,9	▪ 20	28,5
▪ 1	1,5	▪ 5	2,8	▪ 9	5,3	▪ 13	10	▪ 17	18,5	▪ ≥ 21	> 30

Tabela 4 Escore de risco global para homens

Pontos	Idade (anos)	HDL-colesterol	Colesterol total	PA sistólica (não tratada)	PA sistólica (tratada)	Tabagismo	DM
−2		≥ 60		≤ 120			
−1		50-59					
0	30-34	45-49	< 160	120-129	< 120	Não	Não
1		35-44	160-199	130-139			
2	35-39	< 35	200-239	140-159	120-129		
3			240-279	≥ 160	130-139		Sim
4			≥ 280		140-159	Sim	
5	40-44				≥ 160		
6	45-49						
7							
8	50-54						
9							
10	55-59						
11	60-64						
12	65-69						
13							
14	70-74						
15	≥ 75						
Total							

Pontos	Risco (%)	Pontos	Risco (%)	Pontos	Risco (%)	Pontos	Risco (%)	Pontos	Risco (%)	Pontos	Risco (%)
▪ ≤ −3	< 1	▪ 1	1,9	▪ 5	3,9	▪ 9	7,9	▪ 13	15,6	▪ 17	29,4
▪ −2	1,1	▪ 2	2,3	▪ 6	4,7	▪ 10	9,4	▪ 14	18,4	▪ ≥ 18	> 30
▪ −1	1,4	▪ 3	2,8	▪ 7	5,6	▪ 11	11,2	▪ 15	21,6		
▪ 0	1,6	▪ 4	3,3	▪ 8	6,7	▪ 12	13,2	▪ 16	25,3		

Tabela 5 Classificação de risco pelo escore de risco global

Risco absoluto em 10 anos	%
Baixo	< 5 em homens e mulheres
Intermediário	5-10 nas mulheres 5-20 nos homens
Alto	> 10 nas mulheres > 20 nos homens

- DM tipos 1 ou 2 sem estratificadores de risco ou doença aterosclerótica subclínica;

4. Risco baixo

- ERG < 5% para homens e mulheres.

Os estratificadores de risco estão disponíveis na Tabela 6 e os critérios para doença aterosclerótica subclínica na Tabela 7.

Em pacientes que já utilizam a estatina, a SBC propõe empregar um fator de correção para o colesterol total no cálculo do ERG. O cálculo proposto para correção é CT multiplicado por 1,43. A SBC mantém como objetivo de tratamento as metas lipídicas de acordo com o risco cardiovascular (Tabela 8).

Orientações da American Heart Association

A nova diretriz da American Heart Association não orienta o tratamento de acordo com metas lipídicas por considerar que os estudos de tratamento que mostraram redução do risco de doença cardiovascular não seguiram metas de lípides e sim uso de doses altas, moderadas ou baixas de estatinas.

A instituição recomenda o tratamento de DLP para 4 grupos de pacientes:

- com doença cardiovascular clínica (presença de alguma das seguintes doenças: síndrome coronariana aguda, história de infarto do miocárdio, angina estável ou instável, revascularização coronariana ou de outros

Tabela 6 Estratificadores de risco segundo a Sociedade Brasileira de Cardiologia
Idade ≥ 48 anos para homens e ≥ 54 anos para mulheres
Tempo de diagnóstico de DM > 10 anos
História familiar de parente de 1º grau com doença arterial coronariana prematura (idade < 55 anos para sexo masculino e < 65 anos para o sexo feminino)
Tabagismo (pelo menos 1 cigarro no último mês)
Hipertensão arterial sistêmica
Critérios de síndrome metabólica de acordo com a International Diabetes Federation
Albuminúria > 30 mg/g de creatinina e/ou retinopatia
Taxa de filtração glomerular < 60 mL/min

Tabela 7 Doença aterosclerótica subclínica segundo a Sociedade Brasileira de Cardiologia
Ultrassonografia de carótidas com presença de placa > 1,5 mm
Índice tornozelo-braquial (ITB) < 0,9
Escore de cálcio coronário > 10 unidades Agatston
Presença de placas ateroscleróticas na angiotomografia de coronárias
LDL entre 70 e 189 mg/dL, com ERG > 20% para homens e > 10% para mulheres

Tabela 8 Redução percentual e metas terapêuticas absolutas do LDL-c e do colesterol não HDL para pacientes sem ou com uso de hipolipemiantes

Risco	Sem hipolipemiantes	Com hipolipemiante	
	Redução (%)	Meta de LDL-c (mg/dL)	Meta de não HDL-c (mg/dL)
Muito alto	> 50	< 50	< 80
Alto	> 50	< 70	< 100
Intermediário	30-50	< 100	< 130
Baixo	> 30	< 130	< 160

LDL-c: colesterol da lipoproteína de baixa densidade; não HDL-c: colesterol não HDL. Fonte: adaptada a Diretriz de Dislipidemias e Prevenção da Aterosclerose.

locais, AVC, ataque isquêmico transitório, doença arterial periférica, incluindo aneurisma de aorta, de origem presumivelmente aterosclerótica);

- com 20 -75 anos e LDL-c ≥ 190 mg/dL;
- diabéticos de 40-75 anos de idade com LDL de 70-189 mg/dL;
- com 40-75 anos e LDL de 70-189 mg/dL com escore de risco ≥ 20% em 10 anos.

Em pessoas com 40-75 anos e LDL de 70-189 mg/dL com escore de risco ≥ 7,5% e < 20% em 10 anos, deve-se considerar avaliação adicional com escore de cálcio coronariano e/ou fatores de risco adicionais (diabetes, história familiar de insuficiência cardíaca precoce e tabagismo atual) para indicar terapia com estatina. Para esses grupos, a AHA estabelece tratamento com doses moderadas, altas ou baixas de estatina, sem o objetivo de atingir uma meta de valor de LDL-c, mas sim de atingir uma redução esperada do LDL de acordo com a dose indicada de estatina (Tabela 9).

Tabela 9 Recomendacões de uso de estatina para adultos > 21 anos segundo a American Heart Association

Indicação	Dose de estatina
Doença aterosclerótica	Idade < 75 anos – dose alta
	Idade > 75 anos – dose moderada
LDL > 190 mg/dL	Dose alta
DM tipo 1 ou 2, 40-75 anos	Dose moderada
Escore de risco em 10 anos ≥ 20%	Dose alta
Escore de risco em 10 anos ≥ 7,5% e < 20%	Dose moderada

Para pacientes com dose máxima tolerada de estatina e alto risco cardiovascular, a AHA considera a adição de outra droga (ezetimiba e inibidor de PCSK9) se LDL persistentemente alto (≥ 70 mg/dL).

O risco cardiovascular deve ser estimado pela calculadora ASCVD (*Atherosclerotic Cardiovascular*

Tabela 10 Doses de estatinas segundo a American Heart Association

Dose alta de estatina	Dose moderada de estatina	Dose baixa de estatina
Redução de LDL em 50%	Redução de LDL em 30-50%	Redução de LDL em 30%
Atorvastatina, 40-80 mg Rosuvastatina, 20(-40) mg	Atorvastatina, 10(-20) mg Rosuvastatina, (5-)10 mg Sinvastatina, 20-40 mg Pravastatina, 40(-80) mg (Fluvastatina XL, 80 mg) Fluvastatina, 40 mg, 2×/dia (Pitavastatina, 2-4 mg)	(Sinvastatina, 10 mg) Pravastatina, 10-20 mg Lovastatina, 20 mg (Fluvastatina, 20-40 mg) (Pitavastatina, 1 mg)

Doses entre parênteses: aprovadas pelo Food and Drug Administration, porém não usadas nos trabalhos revisados pela diretriz da American Heart Association.

Disease), baseada na equação de coortes agrupadas (*cohorts pooled equation*). Calculadora de estimativa de risco: https://tools.acc.org/ldl/ascvd_risk_estimator/index.html#!/calulate/estimator/

TRATAMENTO

Tratamento da hipercolesterolemia

Inicialmente, sempre se deve avaliar a possibilidade de DLP secundária, tratar as doenças de base e, se possível, retirar medicamentos que possam ser a causa da hipercolesterolemia.

A SBC orienta que pacientes com risco cardiovascular muito alto ou alto devem iniciar terapia medicamentosa associada a mudanças do estilo de vida. Já os pacientes com risco moderado e baixo podem considerar inicialmente as mudanças do estilo de vida, com a associação de terapia medicamentosa, caso as metas definidas do LDL-c não forem atingidas. O tempo de reavaliação após a implantação das medidas de modificações do estilo de vida pode ser de 3 a 6 meses para a SBC e 4 a 12 semanas segundo a AHA.

Apesar das novas recomendações para iniciar estatina em dose alta em casos selecionados, no HC-FMUSP inicia-se a medicação de forma gradual para avaliação de efeitos colaterais e eficácia do tratamento.

É importante orientar mudanças de estilo de vida como medida inicial e contínua para toda a vida. Associa-se a queda de 10-30% nos níveis de colesterol. Devem ser orientados:

- redução do consumo de gorduras saturadas e *trans* a < 7% do total de calorias;
- redução do consumo de colesterol a < 200 mg/dia;
- aumento do consumo de fibras e de fitoesteróis;
- redução do peso corporal;
- prática de atividade física.

Para o tratamento medicamentoso, são utilizados:

- estatinas: classe de 1ª escolha na hipercolesterolemia, eficácia comprovada na redução da incidência de eventos cardiovasculares;
- ezetimiba: fármaco com ótima tolerabilidade, que pode ser usado isoladamente em pacientes com intolerância às estatinas ou, com melhores resultados, associado a uma estatina;
- inibidores de PCSK-9: indicado em pacientes com risco cardiovascular elevado, em tratamento otimizado com estatinas na maior dose tolerada, associado ou não à ezetimiba, e que não tenham alcançado as metas de LDL ou não HDL recomendadas.
- fibratos: classe com boa eficácia para reduzir TG e efeito variável no LDL, podendo ser usados em pacientes com hipercolesterolemia e também hipertrigliceridemia (DLP mistas);
- colestiramina: medicamento com uso limitado, pois associa-se ao aumento de TG e a alta frequência de efeitos colaterais gastrointestinais. É uma boa opção em gestantes e crianças, em quem estatinas são contraindicadas. Sem estudo que comprove benefício adicional quando associada à estatina. Deve ser evitada em pessoas com TG > 400 mg/dL.

Alguns medicamentos estão atualmente em fase de estudo para confirmar eficácia no tratamento da DLP.

Tratamento da hipertrigliceridemia

Deve ser o alvo primário do tratamento das DLP quando sua concentração ultrapassa 1.000 mg/dL (pelo risco iminente de pancreatite) e o alvo secundário nas DLP mistas, após o controle de LDL.

Inicialmente, sempre se deve avaliar a possibilidade de DLP secundária, tratar as doenças de base e, se possível, retirar medicamentos que possam ser a causa da hipertrigliceridemia.

As metas do tratamento são:

- em indivíduos com doença aterosclerótica estabelecida ou de alto risco, manter TG < 150 mg/dL;
- para indivíduos de baixo risco, idealmente manter TG < 200 mg/dL, mas podem ser aceitáveis níveis < 250-300 mg/dL com mudanças de estilo de vida.

É importante orientar mudanças de estilo de vida como medida inicial e contínua para toda a vida. Associa-se a quedas marcantes na trigliceridemia. Deve-se orientar:

- reduzir peso corporal;

Tabela 11 Medicamentos usados no tratamento das DLP

Apresentações/posologia	Efeitos colaterais	Cuidados especiais	Contraindicações
Estatinas			
▪ Rosuvastatina, 10-40 mg, 1×/dia, em qualquer horário ▪ Atorvastatina, 10-80 mg, 1×/dia, em qualquer horário ▪ Sinvastatina, 10-40 mg, 1×/dia, à noite ▪ Lovastatina, 20-80 mg, 1×/dia, à noite ▪ Pravastatina, 10-40 mg, 1×/dia, à noite ▪ Fluvastatina, 20-40 mg, 1×/dia, à noite ▪ Pitavastatina, 1-2-4 mg, 1×/dia, à noite (deve-se ajustar para insuficiência renal)	Erupções cutâneas Fadiga, perda de apetite, alterações do sono, cefaleia Dor abdominal, náuseas, diarreia Aumento de transaminases, hepatite Dor muscular, fraqueza muscular, cãibras, rabdomiólise	A cada vez que dobramos a dose de qualquer uma das estatinas, a redução média adicional do LDL-c é de 6 a 7% Solicitar CPK e transaminases no início do tratamento, aumento de dose e na presença de sintomas Suspender se houver: ▪ Aumento progressivo de CPK ▪ CPK > 10× o limite de normalidade ▪ Transaminases > 3× o limite da normalidade	Gestação Lactação Doença hepática aguda
Ezetimibe, 10 mg, 1×/dia	Cefaleia Dor abdominal, diarreia (são muito raras)		Gestação Lactação Doença hepática aguda
Ácido nicotínico, 500-2.000 mg, 1×/dia, à noite	*Flushing* Prurido Tontura, visão turva Dor abdominal, náuseas Mialgia Piora do controle glicêmico	Iniciar com doses baixas e aumentar lentamente Administrar ácido acetilsalicílico 30 minutos antes Usar com cautela em hiperuricêmicos e diabéticos mal controlados	Doença hepática Úlcera péptica
Fibratos			
▪ Genfibrozila, 600 mg, 2×/dia, antes do café e do jantar, ou 900 mg, 1×/dia, antes do jantar ▪ Ciprofibrato, 100 mg, 1×/dia, na refeição principal ▪ Etofibrato, 500 mg, 1×/dia, no jantar ▪ Bezafibrato, 200 mg, 2-3×/dia, nas refeições, ou 400 mg (retard), 1×/dia, na refeição principal ▪ Fenofibrato, 250 mg ou 200 mg (micronizado), 1×/dia, na refeição principal	Prurido Fadiga, alterações do sono, cefaleia Náuseas, diarreia Aumento de transaminases, hepatite Dor muscular, rabdomiólise	Maior cuidado quando associados a estatinas Monitorar CPK e transaminases Suspender se houver: ▪ Aumento progressivo de CPK ▪ CPK > 10× o limite de normalidade ▪ Transaminases > 3× o limite da normalidade	Gestação Lactação Insuficiência renal Colelitíase Doença hepática
Colestiramina, 4 g, 2×/dia a 8 g, 3×/dia, nas refeições	Constipação, meteorismo, empachamento, náuseas Hipertrigliceridemia Obstrução intestinal em idosos Acidose hiperclorêmica em nefropatas	Usar fibras concomitantemente Iniciar com doses baixas e aumentar lentamente	Evitar em pacientes com hemorroidas e com doença diverticular Usar com cautela em idosos e nefropatas
Ômega-3, 1 g, 2×/dia a 3 g, 3×/dia	Sabor de peixe na boca, eructação, náuseas, diarreia, flatulência		
Inibidores de PCSK-9			
▪ Alirocumabe, 75-150 mg, subcutâneo, a cada 2 semanas ▪ Evolocumabe, 140-420 mg, subcutâneo, a cada 2 semanas ou mensal	Nasofaringite, náuseas, fadiga e aumento da incidência de reações no local da injeção (vermelhidão, prurido, edema ou sensibilidade/dor).		Alergia a inibidor de PCSK-9

- praticar atividade física;
- restringir a ingestão de álcool;
- diminuir o consumo de gorduras (saturadas e *trans* até 7% das calorias; monoinsaturadas até 20% das calorias e poli-insaturadas até 10% das calorias; total até 35% das calorias);
- evitar dietas muito ricas em carboidratos;
- aumentar o consumo de fibras.

O tratamento medicamentoso deve ser iniciado:

- se TG > 500 mg/dL pelo risco de pancreatite;
- naqueles que não atingiram as metas: após 3 meses de mudança de estilo de vida.

Os medicamentos utilizados são os seguintes:

- fibratos: são a 1ª escolha nas hipertrigliceridemias isoladas (por serem a classe mais eficaz), mas nas DLP mistas deve ser priorizada a normalização do LDL com estatinas, que também podem reduzir TG, e, se necessário, associado o fibrato, lembrando da potencialização de efeitos colaterais com a associação das 2 classes;
- ácido nicotínico: melhora todo o perfil lipídico, reduzindo o LDL em 5 a 25% e o TG em 20 a 50%, além de aumentar o HDL em 15 a 35%. Alta frequência de efeito colateral;
- ômega-3: pode ser usado isoladamente, quando há refratariedade ou intolerância aos fibratos, ou em associação com outras drogas, lembrando-se que sua eficácia está associada ao uso de doses altas;
- estatinas: como já citado, é a classe mais eficaz para reduzir LDL, mas também reduz TG, por isso é recomendada como 1ª escolha na hipertrigliceridemia associada a hipercolesterolemia.

BIBLIOGRAFIA

Bodor ET, Offermanns S. Nicotinic acid: an old drug with a promising future. Br J Pharmacol 2008;153(suppl 1):SS68-75.

Brunzell JD. Clinical practice: hypertriglyceridaemia. N Engl J Med 2007;357:1009-17.

Cheung BM, Lauder IJ, Lau CP, Kumana CR. Meta-analysis of large randomized controlled trials to evaluate the impact of statins on cardiovascular outcomes. Br J Clin Pharmacol 2004;57:640-51.

Cornier MA, Dabelea D, Hernandez TL, Lindstrom RC, Steig AJ, Stob NR, et al. The metabolic syndrome. Endocr Rev 2008;29:777-822.

Expert Panel on Detection, Evaluation and Treatment of High Blood Cholesterol in Adults. Executive summary of the Third Report of the National Cholesterol Education Program (NCEP) (adult treatment panel III). JAMA 2001;285:2486-97.

Faludi AA, Izar MCO, Saraiva JFK, Chacra APM, Bianco HT, Afiune Neto A, et al. Atualização da Diretriz Brasileira de Dislipidemias e Prevenção da Aterosclerose – 2017. Arq Bras Cardiol 2017;109(2Supl.1):1-76.

Ferns G, Keti V, Griffin B. Investigation and management of hypertriglyceridaemia. J Clin Pathol 2008;61:1174-83.

Grundy SM. et al. 2018 AHA/ACC/AACVPR/AAPA/ABC/ACPM/ADA/AGS/APhA/ASPC/NLA/PCNA guideline on the management of blood cholesterol: a report of the American College of Cardiology/American Heart Association Task Force on Clinical Practice Guidelines. J Am Coll Cardiol. 2019;73(24):e285-e350.

Handelsman Y, et al. Consensus statement by the American association of clinical Endocrinologists and American College of Endocrinology on the management of dyslipidemia and prevention of cardiovascular disease algorithm–2020 executive summary. Endocrine Practice 2020;26(10):1196-1224.

Harris WS. Fish oils and plasma lipid and lipoprotein metabolism in humans: a critical review. N Engl J Lipid Res Med 1989;30:785-807.

Keech A, Simes RJ, Barter P, Best J, Scott R, Taskinen MR, et al.; FIELD study investigators. Effects of long-term fenofibrate therapy on cardiovascular events in 9795 people with type 2 diabetes mellitus: randomized controlled trial. Lancet 2005;366:1849-61.

Knopp RH. Drug treatment of lipid disorders. N Engl J Med 1999;341:498511.

Kosoglou T, Statkevich P, Johnson-Levonas AO, Paolini JF, Bergman AJ, Alton KB. Ezetimibe: a review of its metabolism, pharmacokinetics and drug interactions. Clin Pharmacokinet 2005;44:467-94.

Malhley RW, Weisgraber KH, Bersot TP. Disorders of lipid metabolism. In: Larsen PR, Kronenberg HM, Melmed S, Polonsky KS. Williams textbook of endocrinology. 11.ed. Philadelphia: WB Saunders; 2008. p.1589-654.

Précoma DB, Oliveira GMM, Simão AF, Dutra OP, Coelho OR, Izar MCO, et al. Atualização da Diretriz de Prevenção Cardiovascular da Sociedade Brasileira de Cardiologia – 2019. Arq Bras Cardiol 2019;113(4):787-891.

Robinson JG, et al. Efficacy and safety of alirocumab in reducing lipids and cardiovascular events. N Engl J Med 2015;372(16):1489-1499.

Sabatine MS, et al. Efficacy and safety of evolocumab in reducing lipids and cardiovascular events. N Engl J Med 2015;372(16):1500-1509.

Schwartz GG, Olsson AG, Ezekowitz MD, Ganz P, Oliver MF, Waters D, et al.; Myocardial Ischemia Reduction with Aggressive Cholesterol Lowering (MIRACL) Study Investigators. Effects of atorvastatin early recurrent ischemic events in acute coronary syndromes: the MIRACL study – a randomized controlled trial. JAMA 2001;285:1711-8.

Toth PP, Dayspring TD, Pokrywka GS. Drug therapy for hypertriglyceridemia: fibrate and omega-3 fatty acids. Curr Atheroscler Rep 2009;11:71-9.

Wilson PW. Assessing coronary heart disease risk with traditional and novel risk factors. Clin Cardiol 2004;27(suppl 3):III7-11.

70 DOENÇAS DA TIREOIDE

Daniel Fiordelisio de Carvalho, Leila Suemi Harima Letaif

As doenças tireoidianas podem ou não cursar com alteração da função da glândula. A tireoide produz predominantemente a tiroxina (T4) e, em menor proporção, a tri-iodotironina (T3), que é o hormônio biologicamente ativo. A maior parte da produção de T3 é extratireoidiana, a partir da deiodinação do T4, intra ou extracelular, realizada pelas enzimas denominadas deiodinases.

Neste capítulo, serão abordadas as doenças primariamente tireoidianas (hipo e hipertireoidismo primários, tireoidites e nódulos tireoidianos). Causas secundárias (hipofisárias) ou terciárias (hipotalâmicas) não serão abordadas.

▪ HIPOTIREOIDISMO

DEFINIÇÃO E ETIOLOGIA

É a síndrome clínica resultante da baixa concentração sérica dos hormônios tireoidianos (T4 livre, T3 e T4), com redução do *feedback* negativo sobre a hipófise e consequente aumento da secreção hipofisária do hormônio estimulante da tireoide (TSH). Suas causas mais comuns são listadas na Tabela 1.

Tabela 1 Etiologias do hipotireoidismo primário

Congênitas
Agenesia ou disgenesia da tireoide
Defeitos congênitos na via de síntese dos hormônios tireoidianos
Adquiridas
Tireoidite crônica linfocítica/autoimune (Hashimoto)
Tireoidite aguda ou subaguda com evolução para hipotireoidismo
Ausência cirúrgica total ou parcial da tireoide
Após radioiodoterapia para tratamento do hipertireoidismo
Após radioterapia de cabeça e pescoço para tratamento de doenças não tireoidianas
Sobrecarga de iodo (p. ex., exames contrastados), sobretudo áreas iododeficientes
Medicamentos: amiodarona, lítio, interferona-alfa, inibidores da tirosina-quinase e inibidores de *checkpoint* imunológicos.

EPIDEMIOLOGIA

Disfunções tireoidianas são condições prevalentes na prática clínica e devem ser reconhecidas por médicos de qualquer especialidade.

A prevalência de hipotireoidismo é de cerca de 0,4% na população brasileira. A tireoidite crônica autoimune ou tireoidite de Hashimoto, etiologia mais comum do hipotireoidismo, é 5-10 vezes mais frequente em mulheres do que em homens. Sua ocorrência aumenta com a idade e é mais comum em indivíduos com outras doenças autoimunes concomitantes. Em idosos brasileiros, a prevalência de hipotireoidismo chega a 5,7%.

QUADRO CLÍNICO

Os sintomas e sinais do hipotireoidismo são inespecíficos e dependem do grau de deficiência hormonal e do tempo de doença. Um quadro clínico mais exuberante provavelmente reflete maior déficit hormonal e maior tempo de instalação da doença. Os principais achados clínicos são:

- cansaço, fraqueza muscular, cãibras musculares;
- intolerância ao frio;
- ganho de peso;
- obstipação;
- irregularidade menstrual (metro ou menorragia) e infertilidade;
- letargia e dificuldade de concentração;
- ressecamento da pele, pele amarelada;
- bócio;
- edema de face e mãos;
- engrossamento da voz, macroglossia;
- hiporreflexia;
- bradicardia;
- hipertensão arterial (por aumento da resistência vascular periférica);
- bradipneia;
- galactorreia.

EXAMES COMPLEMENTARES

A Tabela 2 apresenta uma descrição sumária dos principais exames laboratoriais envolvidos no diagnóstico e no acompanhamento do hipotireoidismo.

DIAGNÓSTICO

O diagnóstico de hipotireoidismo primário é realizado a partir da elevação do TSH com redução da concentração de T4 livre.

A presença de anticorpos antitireoidianos (antitireoperoxidase – anti-TPO, antitireoglobulina – anti-Tg e/ou contra o receptor do TSH – TRAb) confirma o diagnóstico de tireoidite crônica autoimune, embora a sensibilidade seja de apenas 75%. Os portadores de tireoidite crônica autoimune podem ser eutireóideos, hipotireóideos ou ainda apresentar uma fase transitória de hipertireoidismo. O anticorpo que tem maior correlação com a probabilidade de evolução para hipotireoidismo é o anti-TPO.

Na USG da tireoide, a glândula pode estar com tamanho aumentado, reduzido ou inalterado, a depender do tempo de instalação da autoimunidade.

As dosagens de T3 e T4 são de menor utilidade para o diagnóstico de hipotireoidismo, pois suas concentrações são afetadas principalmente por condições que alteram as proteínas plasmáticas em que estão ligados (globulina ligadora da tiroxina – TBG, albumina e transtirretina).

Na gestação, o aumento da TBG pode reduzir a concentração sérica do T4 livre e a dosagem dos hormônios totais (T3 e T4) ganha importância.

Tabela 2 Exames laboratoriais para diagnóstico do hipotireoidismo

TSH	Melhor teste laboratorial isolado para rastrear a função tireoidiana
	Eleva-se em resposta a pequenas reduções do T4 livre
T4 livre	Principal hormônio responsável pelo *feedback* negativo na hipófise e o que melhor representa a reserva de hormônio tireoidiano
	Biologicamente inativo
T4	Fração do T4 ligada a proteínas plasmáticas (99,97%), principalmente à globulina ligadora da tiroxina, mas também à albumina e à transtirretina
	Biologicamente inativo
T3	Fração do T3 ligada a proteínas plasmáticas, principalmente à globulina ligadora da tiroxina, mas também à albumina e à transtirretina
	Biologicamente ativo
	Sua principal produção é extratireoidiana, por ação das deiodinases sobre o T4
Anticorpos antitireoperoxidase (anti-TPO)	A tireoperoxidase é uma enzima-chave na síntese de hormônios tireoidianos
	É o anticorpo cuja positividade mais prediz evolução para hipotireoidismo
Anticorpo antitireoglobulina (anti-Tg)	A tireoglobulina é a principal matéria-prima para a síntese dos hormônios tireoidianos
	É armazenada no coloide dentro dos folículos tireoidianos
Anticorpo contra o receptor do TSH (TRAb)	Pode ter ação estimuladora sobre o receptor do TSH (p. ex., doença de Graves) ou bloqueadora (tireoidite crônica autoimune/Hashi-Graves)
USG da tireoide	Útil na avaliação de alterações do tamanho da glândula, hipoecoicidade e heterogeneidade do parênquima tireoidiano, que podem estar presentes na doença tireoidiana autoimune
	Também avalia a presença de nódulos tireoidianos

Outros achados laboratoriais no hipotireoidismo são: anemia normocrômica normocítica, hiponatremia, elevação de creatinoquinase e hipercolesterolemia.

Atualmente, a dosagem do TSH para rastreamento populacional do hipotireoidismo não é recomendada. Os pacientes devem ser investigados para disfunção tireoidiana nas seguintes situações:

- doença autoimune (DM tipo 1, vitiligo, anemia perniciosa);
- doença tireoidiana autoimune em parente de 1° grau;
- radioiodoterapia para tratamento de hipertireoidismo;
- radioterapia externa cervical;
- antecedente de cirurgia ou disfunção tireoidiana;
- exame físico da tireoide anormal;
- distúrbios psiquiátricos;
- uso de amiodarona ou lítio;
- insuficiência adrenal;
- alopecia;
- ganho de peso;
- anemia;
- arritmia;
- alteração da textura da pele;
- insuficiência cardíaca;
- obstipação;
- síndrome demencial;
- hipercolesterolemia ou hipertrigliceridemia;
- hiponatremia;
- elevação da concentração sérica de CPK;
- derrame pleural ou pericárdico;
- hipertensão arterial;
- dismenorreia;
- cansaço, fadiga, miopatia;
- intervalo QT prolongado.

É importante ressaltar que a avaliação da função tireoidiana por meio da dosagem do TSH e do T4 livre não deve ser realizada no paciente criticamente enfermo ou internado por doença grave, pois frequentemente ocorrem oscilações desses hormônios nessas situações sem significado de doença tireoidiana. Além disso, a infusão de medicações como dopamina, glicocorticoides e heparina pode alterar essas dosagens, gerando dúvida diagnóstica e levando à realização de exames complementares desnecessários. A exceção é se houver elevada suspeita clínica de doença tireoidiana.

TRATAMENTO

O tratamento do hipotireoidismo consiste na reposição hormonal pela administração VO de levotiroxina. A absorção da medicação depende da acidez gástrica. Por essa razão, deve ser administrada preferencialmente pela manhã, em jejum, e o paciente deve aguardar pelo menos 30-60 minutos para se alimentar. Medicamentos que alteram a secreção ácida do estômago (p. ex., inibidores da bomba de prótons) podem interferir na absorção da levotiroxina, sobretudo as preparações sódicas atualmente disponíveis no Brasil. Em razão disso, pode ser necessário o aumento de dose do hormônio após o início do uso de um desses agentes.

A dose necessária de levotiroxina para atingir o eutireoidismo é de 0,5-1,6 mcg/kg/dia e dependerá da função tireoidiana residual, idade, sexo e superfície corporal do paciente. O ajuste de dose deve ser realizado para manter o TSH dentro da faixa de normalidade para o método, no caso do hipotireoidismo primário. O TSH deve ser dosado a cada 4-8 semanas depois de iniciar a terapia de reposição; após ajustar a dose ou caso o paciente mude a marca da medicação. A dose inicial deve ser de 50 mcg/dia em pacientes sem evidência de doença aterosclerótica coronária e 12,5-25 mcg/dia naqueles com doença aterosclerótica coronária conhecida. Caso o paciente com doença aterosclerótica coronária apresente angina com o tratamento, deve ser mantida a máxima dose possível de levotiroxina que não desencadeia angina.

Pacientes que precisam de doses > 200 mcg/dia para atingir o eutireoidismo devem ser investigados para má aderência, causa bem mais comum, e para problemas na absorção da medicação, como:

- sequestradores de ácidos biliares;
- picolinato de crômio;
- sucralfato;
- carvão;
- resinas de troca catiônicas;
- orlistate;
- bisfosfonatos;
- ciprofloxacino;
- inibidores da bomba de prótons;
- antagonistas do receptor H2;
- raloxifeno;
- síndromes malabsortivas;
- sulfato ferroso;
- dieta rica em fibras;
- quelantes de fosfato;
- soja;
- sais de cálcio;
- café expresso.

O uso de doses de levotiroxina superiores ao necessário, causando um hipertireoidismo leve, deve ser evitado por conta de sua associação com risco de problemas cardiovasculares, prejuízo da densidade mineral óssea e ocorrência de transtornos psiquiátricos afetivos. Os idosos são particularmente suscetíveis à fibrilação atrial, enquanto as mulheres menopausadas são um grupo em risco para perda de massa óssea se forem supertratadas.

Na concomitância de insuficiência adrenal e hipotireoidismo, a reposição de glicocorticoide deve sempre anteceder a de hormônio tireoidiano pelo risco de crise adrenal.

Tabela 3 Preparações de levotiroxina sódica disponíveis no Brasil

Nome	Apresentações
Levotiroxina sódica	25, 50 e 100 mcg
Euthyrox®	25, 50, 75, 88, 100, 112, 150 e 200 mcg
Levoid®	25, 38, 50, 75, 88, 100, 112, 125, 150, 175, 200 mcg
Synthroid®	25, 50, 75, 88, 100, 112, 125, 150, 175, 200 mcg
Puran T4®	12,5, 25, 37,5, 50, 62,5, 75, 88, 100, 112, 125, 150, 175, 200, 300 mcg

Pacientes em uso contínuo de levotiroxina sem que tenha havido um diagnóstico claro de hipotireoidismo antes do início do tratamento (p. ex.: obesos, pacientes com dislipidemia, hipotireoidismo subclínico), podem ser submetidos à tentativa de retirada do hormônio, iniciando com redução pela metade da dose e subsequente dosagem de TSH e T4 livre em 4-6 semanas. Se não houver aumento do TSH, deve-se prosseguir com a retirada do hormônio. Essa estratégia visa adequar a dose de levotiroxina para a menor dose necessária, evitando os efeitos colaterais cardíacos e ósseos do excesso de hormônios tireoidianos.

HIPOTIREOIDISMO E GESTAÇÃO

A gestação é uma situação em que ocorre um incremento na necessidade de hormônios tireoidianos.

Em mulheres com hipotireoidismo, a dose de levotiroxina deve ser aumentada assim que confirmada a gestação para garantir que o TSH permaneça < 2,5 mUI/L e o T4 total, dentro da faixa de normalidade.

Mulheres eutireoidianas com anti-TPO positivo devem ter uma avaliação do TSH quando engravidam e, mediante resultado > 2,5 mIU/L, a terapia com levotiroxina deve ser iniciada.

Em ambos os casos, o TSH e o T4 total devem ser aferidos a cada 4 semanas durante a 1ª metade da gestação e pelo menos mais 1 vez no 3° trimestre. O TSH deve ser mantido < 2,5 mUI/L no 1° trimestre e < 3,5 mUI/L no 2° e no 3° trimestres. O T4 total deve ser mantido dentro da faixa de normalidade, sendo que nas gestantes o valor de referência é de 1,5 vez o valor para não grávidas.

HIPOTIREOIDISMO SUBCLÍNICO

Denomina-se hipotireoidismo subclínico a elevação da concentração sérica do TSH superior aos valores de referência para o método utilizado na vigência de concentração normal do T4 livre, excluindo-se outras causas de elevação do TSH.

Essa é uma definição laboratorial, que não envolve presença ou ausência de sintomas, e só pode ser utilizada em pacientes com função tireoidiana estável, eixo hipotálamo-hipófise-tireoide preservado e não acometidos por doença aguda ou estado crítico.

A prevalência de hipotireoidismo subclínico varia de 4-10% e é maior em idosos e mulheres e inversamente proporcional ao conteúdo de iodo na dieta. Vale lembrar que a elevação fisiológica do TSH em idosos pode representar um fator de proteção cardiovascular e estar associada com maior longevidade.

A Tabela 4 reúne os principais diagnósticos diferenciais do hipotireoidismo subclínico.

Tabela 4 Diagnósticos diferenciais do hipotireoidismo subclínico

Aumento transitório do TSH
Hipotireoidismo em tratamento e com necessidade de ajuste de dose
Fase de recuperação de tireoidite subaguda
Após administração de radioiodoterapia para doença de Graves
Fase de recuperação da doença de Graves
Outras causas de aumento do TSH
Elevação do TSH fisiológica nos idosos
Uso de TSH recombinante em pacientes operados para câncer de tireoide
Insuficiência adrenal não tratada
Mutações no receptor do TSH
Reação cruzada do TSH com anticorpos heterófilos contra proteínas de ratos

Os exames laboratoriais, nesses casos, têm a finalidade de avaliar as demais comorbidades do paciente, bem como estimar o risco de evolução para hipotireoidismo, auxiliando na decisão sobre o tratamento medicamentoso. Diante de um paciente com TSH elevado e T4 livre normal, recomenda-se a repetição em 2-3 meses, juntamente com a dosagem do anticorpo anti-TPO.

Sexo feminino, concentração sérica de TSH ≥ 10 mUI/L, autoimunidade tireoidiana e ingestão aumentada de iodo são os principais fatores de risco associados com a progressão para hipotireoidismo. A positividade do anti-TPO nesses pacientes prediz maior risco de evolução para hipotireoidismo, de 2,6 para 4,3% ao ano. Na população brasileira, já foi demonstrado que não apenas a presença dos anticorpos anti-TPO, como também aspectos ultrassonográficos sugestivos de tireoidite autoimune, correlacionam-se com maior risco de progressão para hipotireoidismo.

Valores de TSH > 10 mUI/L, tabagismo e resistência à insulina associam-se a maior risco de DLP no hipotireoidismo subclínico. Também foi demonstrada correlação significativa do hipotireoidismo subclínico com insuficiência cardíaca, particularmente em idosos com TSH > 10 mUI/L. A correlação com presença de doença aterosclerótica coronariana e morte por doença aterosclerótica coronariana só foi positiva em indivíduos com idade < 65 anos.

Não há evidência suficiente para afirmar que o hipotireoidismo subclínico esteja associado a prejuízo na qualidade de vida, disfunção cognitiva, depressão ou ansiedade.

De acordo com as recomendações nacionais atuais em adultos, os seguintes grupos de pacientes com hipotireoidismo subclínico persistente após 3-6 meses devem receber tratamento:

- pacientes com TSH > 10 mUI/L, independentemente da idade;
- mulheres com elevação progressiva do TSH e anti-TPO positivo e/ou alterações ultrassonográficas sugestivas de tireoidite de Hashimoto;
- pacientes com idade < 65 anos, TSH > 7 mUI/L e doença cardiovascular preexistente e/ou algum fator de risco para doença cardiovascular;
- gestantes.

O tratamento de pacientes com hipotireoidismo subclínico e com sintomas de hipotireoidismo ainda é controverso; entretanto, pode ser realizado um teste terapêutico com levotiroxina. Caso os sintomas não melhorem após normalização do TSH, o tratamento deve ser suspenso

COMA MIXEDEMATOSO

O coma mixedematoso é uma complicação rara do hipotireoidismo não tratado. É caracterizado por fraqueza progressiva, estupor, hipotermia, hipoventilação, hipoglicemia e hiponatremia, podendo resultar em choque refratário e morte. É mais comum no inverno rigoroso de alguns países e em idosos, sobretudo os que têm alguma doença pulmonar ou cardíaca de base. Nesses pacientes, a mortalidade chega a 50%.

A manifestação clínica pode ocorrer no contexto de uma doença aguda, como pneumonia, IAM, AVC isquêmico ou sangramento gastrointestinal. Podem ocorrer ainda convulsões, hipo ou hipercalcemia, derrame pleural, derrame pericárdico e até ascite, todos com alto teor proteico.

Laboratorialmente, encontra-se T4 livre diminuído e TSH significativamente elevado, anti-TPO e/ou anti-Tg positivos, hipercolesterolemia e aumento da concentração de proteínas no líquido cefalorraquidiano. O ECG pode apresentar bradicardia sinusal e complexos de baixa voltagem difusamente.

Idealmente, os pacientes devem ser encaminhados para UTI e o tratamento de doenças associadas e potencialmente desencadeantes do quadro é fundamental. Geralmente, necessitam de VNI. Fluidos EV devem ser administrados com cautela e água livre deve ser evitada. Se houver disponível preparação de levotiroxina EV, a dose inicial é de 300-400 mcg, seguida de 75-125 mcg/dia. A dose de ataque VO é de 300 mcg de levotiroxina seguida de 150-200 mcg/dia. Pela possibilidade de insuficiência adrenal concomitante, primária ou secundária, os pacientes devem receber uma dose de ataque de hidrocortisona, 100 mg, EV, seguida de manutenção com 50 mg, EV, a cada 6 horas. A corticoterapia deve ser reduzida progressivamente a partir do 7° dia de tratamento e pode ser suspensa mediante dosagem de cortisol > 20 mcg/dL, basal ou após estímulo com cortrosina (sem registro vigente na Anvisa).

HIPERTIREOIDISMO

DEFINIÇÃO E ETIOLOGIA

Tireotoxicose (Tabela 5) refere-se a um estado clínico que resulta do excesso de hormônios tireoidianos. O termo hipertireoidismo é uma forma de tireotoxicose associada ao aumento da síntese e da secreção dos hormônios tireoidianos pela tireoide.

Tabela 5 Etiologia da tireotoxicose

Tireotoxicose associada com captação de radioiodo normal ou elevada
Doença de Graves (60-80%)
Bócio multinodular (1-9%)
Adenoma tóxico (2,4-6%)
Adenoma hipofisário produtor de TSH
Resistência aos hormônios tireoidianos
Tireotoxicose associada com baixa captação de radioiodo
Tireoidites subagudas e agudas
Tireotoxicose factícia por ingestão de hormônio tireoidiano
Struma ovarii
Outros: tireoidite induzida por amiodarona, metástase extensa de carcinoma folicular de tireoide

Os principais sintomas e sinais do hipertireoidismo são:

- nervosismo e irritabilidade;
- palpitação e taquicardia;
- intolerância ao calor ou aumento de sudorese;
- tremor;
- perda ou ganho de peso;
- alteração do apetite;
- aumento da motilidade intestinal, diarreia;
- edema de membros inferiores;
- intolerância ao exercício, dispneia;
- distúrbios do sono (incluindo insônia);
- aumento da reabsorção óssea;
- em pacientes idosos: descompensação cardíaca, apatia (hipertireoidismo apático).

DIAGNÓSTICO

Observa-se supressão dos níveis de TSH (usualmente, < 0,1 mUI/L) com elevação dos hormônios tireoidianos (geralmente, afere-se o T4 livre, mas em alguns casos pode haver elevação apenas de T3). Exclusivamente em alguns casos (adenoma hipofisário produtor de TSH e resistência aos hormônios tireoidianos), os valores de TSH e dos hormônios tireoidianos estarão elevados.

A avaliação clínica é muito importante para o diagnóstico etiológico, mas podem ser solicitados: TRAb, USG de tireoide na suspeita de nódulo e, em alguns casos, cintilografia de tireoide.

DOENÇA DE GRAVES

É uma doença autoimune. Em 80% dos pacientes, encontra-se TRAb positivo.

Afeta principalmente as mulheres (5-10 mulheres:1 homem), na faixa etária dos 40-60 anos.

Observa-se quadro clínico de hipertireoidismo associado a:

- bócio: difuso, endurecido, com sopro tireoidiano;
- oftalmopatia (50-90% dos casos): edema perorbital, proptose, hiperemia e edema conjuntival;
- mixedema pré-tibial (~1%): dermatopatia infiltrativa.

Cerca de 20% dos pacientes podem ter remissão espontânea e 50% evoluem para hipotireoidismo após 20-30 anos sem tratamento.

BÓCIO MULTINODULAR TÓXICO

Caracteriza-se por nódulos autônomos produtores de hormônios tireoidianos. Acomete principalmente mulheres (6 mulheres:1 homem). Sua incidência é maior com idade > 60 anos. Tem prevalência variável (1-9%), sendo maior em regiões deficientes em iodo.

Em exame de cintilografia de tireoide, obtém-se uma captação heterogênea, com focos de hipercaptação entremeados por áreas hipocaptantes.

Por acometer a população idosa, a presença de comorbidades pode dificultar o tratamento. Geralmente, necessita de tratamento definitivo (cirurgia ou radioiodoterapia).

ADENOMA TÓXICO

Trata-se de um nódulo autônomo (> 2,5-3 cm), geralmente benigno. Pode produzir T3 preferencialmente, com menor elevação de T4 livre.

Acomete predominantemente mulheres (4-6 mulheres:1 homem), com idade > 40 anos.

À cintilografia, observa-se um nódulo hipercaptante com supressão e atrofia do restante da glândula.

Geralmente, necessita de tratamento cirúrgico.

TRATAMENTO

O tratamento do hipertireoidismo pode ser realizado com drogas antitireoidianas, radioiodoterapia ou cirurgia, conforme a etiologia da tireotoxicose, as condições clínicas e as preferências do médico/paciente. A radioiodoterapia e a cirurgia são consideradas terapias definitivas, uma vez que objetivam a destruição do tecido tireoidiano hiperfuncionante.

O tratamento com betabloqueadores deve ser considerado em pacientes sintomáticos, com suspeita ou diagnóstico de tireotoxicose. Os bloqueadores dos canais de cálcio podem ser utilizados nos casos de contraindicação ao uso de betabloqueadores.

Drogas antitireoidianas

As tionamidas disponíveis no Brasil são o metimazol (comp 5 e 10 mg – iniciar com 10-30 mg, 1 vez ao dia; dose manutenção de 5-10 mg/dia) e a propiltiouracila (comp 100 mg – iniciar com 200-400 mg/dia, divididos em 2-3 tomadas; dose de manutenção de 50-100 mg/dia).

Inibem a síntese de hormônios tireoidianos e provavelmente têm efeitos imunossupressores. A propiltiouracila ainda é capaz de bloquear a conversão de T4 para T3 na tireoide e em tecidos periféricos, mas essa ação geralmente não é significativa na prática clínica.

Podem ser usadas no tratamento primário do hipertireoidismo (principalmente da doença de Graves) ou no preparo de pacientes para radioiodoterapia ou cirurgia.

Após o início do tratamento, deve-se coletar função tireoidiana a cada 4-6 semanas até alcançar o estado eutireóideo. Durante o tratamento, o paciente deve ser orientado a procurar o médico e suspender a medicação se apresentar febre, odinofagia ou lesões na mucosa oral por conta do risco de agranulocitose.

Em razão do risco de hepatotoxicidade ser maior com a propiltiouracila, a droga de escolha é o metimazol, exceto no 1° trimestre de gestação e na crise tireotóxica.

Na doença de Graves, deve-se considerar suspender o tratamento após 12-18 meses (baixa chance de remissão após esse período).

Radioiodoterapia

O radioiodo (^{131}I) age como substrato para a síntese de hormônios tireoidianos. Sua emissão de radiação beta leva à necrose tecidual, com ablação de tecido tireoidiano geralmente ao longo de 6-18 semanas. Assim como a cirurgia, a radioiodoterapia é considerada uma modalidade de tratamento definitiva para o hipertireoidismo.

São indicações para a radioiodoterapia:

- efeito colateral grave às drogas antitireoidianas;
- recidiva da doença de Graves após uso de drogas antitireoidianas;
- tratamento do bócio multinodular tóxico ou do adenoma tóxico em pacientes com contraindicação ou que recusam a cirurgia.

São consideradas contraindicações absolutas à radioiodoterapia:

- gestação ou desejo de engravidar em < 6 meses;
- lactação;
- incapacidade de cumprir com os regulamentos de segurança de radiação;
- presença de nódulo tireoidiano suspeito de malignidade.

Os seguintes cuidados são recomendados com a radioiodoterapia:

- interromper o uso de drogas antitireoidianas 4-7 dias antes do tratamento com radiodo. O pré-tratamento com propiltiouracila pode resultar em aumento da falência terapêutica;
- reintroduzir droga antitireoidiana 7 dias após a radioiodoterapia;
- avaliar gravidade da oftalmopatia em razão do risco de piora; em casos selecionados, pode ser administrado corticosteroide para prevenção;
- tratar pacientes idosos e cardiopatas com betabloqueador previamente à radioiodoterapia e até atingirem o eutireoidismo;
- realizar acompanhamento com dosagem de hormônios após 1-2 meses: o TSH pode permanecer reduzido ou suprimido por cerca de 6 meses após a radioiodoterapia.

O tratamento inicial deve ser realizado baseado nos sintomas e níveis de T4 e T3.

Cirurgia

Não há um consenso sobre a quantidade de tecido tireoidiano que deve ser retirada na cirurgia. Por isso, pode-se realizar a tireoidectomia total ou subtotal. As possíveis complicações cirúrgicas são: hipoparatireoidismo e/ou lesão do nervo laríngeo (recorrente, em cerca de 1% dos casos).

São indicações absolutas para sua realização:

- bócio volumoso com sintomas compressivos;
- nódulo suspeito ou maligno;
- gestante que não obtém controle com drogas antitireoidianas;
- recusa ao tratamento com radiodo;
- mulher planejando gravidez dentro de 6-12 meses;
- intolerância às drogas antitireoidianas.

Também pode-se indicar cirurgia nos casos de:

- bócio volumoso;
- oftalmopatia grave;
- pouca aderência e ausência de resposta ao tratamento com as drogas antitireoidianas.

Preparo e manejo pós-cirurgia

Antes da cirurgia, os pacientes devem receber medicação antitireoidiana por cerca de 6 semanas até alcançarem o estado eutireóideo. Para pacientes com doença de Graves, pode-se administrar solução de iodeto de potássio 2 semanas antes da cirurgia a fim de reduzir a vascularização da glândula e facilitar a cirurgia.

Após a cirurgia, recomenda-se dosar o cálcio 12 horas após a cirurgia e, depois, a cada 12 horas até a alta. A introdução de levotiroxina pós-cirurgia depende da quantidade de glândula tireoidiana restante e da função tireoidiana antes da cirurgia.

HIPERTIREOIDISMO SUBCLÍNICO

As condições que causam o hipertireoidismo subclínico são as mesmas que levam ao hipertireoidismo clínico. Seu tratamento se baseia nas repercussões clínicas associadas à condição.

Coleta de anticorpos e USG podem ser úteis para avaliação do risco de hipertireoidismo franco.

Tabela 6 Indicações de tratamento do hipertireoidismo subclínico

	TSH < 0,1 mUI/L	TSH 0,1-0,5 mUI/L
Idade > 65 anos	Sim	Considerar tratar
Idade < 65 anos com comorbidades		
Doença cardíaca	Sim	Considerar tratar
Osteoporose	Sim	Não
Menopausa	Considerar tratar	Considerar tratar
Sintomas de hipertireoidismo	Sim	Considerar tratar
Idade < 65 anos, assintomática	Considerar tratar	Não

CRISE TIREOTÓXICA

A crise tireotóxica é a exacerbação de todos os sinais e sintomas da tireotoxicose. Se não for tratada adequadamente, pode ser fatal.

Geralmente, o quadro é desencadeado por algum fator agravante: infecções, cirurgia, trauma, uso irregular das medicações antitireoidianas ou após radioiodoterapia. O quadro clínico decorre de um estado de acelerado metabolismo e excessiva resposta adrenérgica. Podem estar presentes: febre, taquicardia e alterações gastrointestinais. Para auxiliar o diagnóstico de crise tireotóxica, utilizam-se os critérios de Burch e Wartofsky (Tabela 7).

Tabela 7 Critérios de Burch e Wartofsky

Critério	Parâmetro	Pontuação
Termorregulação	37,2-37,7°C	5
	37,8-38,2°C	10
	38,3-38,8°C	15
	38,9-39,3°C	20
	39,4-39,9°C	25
	≥ 40°C	30
Efeitos no SNC	Ausentes	0
	Agitação	10
	Delirium, psicose, letargia	20
	Convulsão, coma	30
Disfunção gastrointestinal	Ausente	0
	Diarreia, náuseas/vômitos, dor abdominal	10
	Icterícia inexplicável	20
Taquicardia	99-109 bpm	5
	110-119 bpm	10
	120-129 bpm	15
	130-139 bpm	20
	≥ 140 bpm	25
Insuficiência cardíaca	Ausente	0
	Edema	5
	Crepitações bibasais	10
	Edema pulmonar	15
Fibrilação atrial	Ausente	0
	Presente	10
Evento precipitante	Ausente	0
	Presente	10

Pontuação: ≥ 45 pontos – altamente sugestivo de crise tireotóxica; 25-44 pontos – sugestivo de crise tireotóxica iminente; < 25 pontos: pouco provável.

Os pacientes em crise tireotóxica devem receber o tratamento assim que houver a suspeita clínica. Além do suporte clínico e do tratamento do fator desencadeante, inicialmente é importante bloquear a síntese de hormônios tireoidianos com as medicações tireoidianas. Após 1-2 horas da sua administração, podem ser administradas soluções com iodo com o mesmo objetivo, de inibir a síntese e a liberação dos hormônios tireoidianos (Tabela 8).

Tabela 8 Drogas utilizadas na crise tireotóxica
Inibição da síntese e da secreção de hormônios tireoidianos
Drogas antitireoidianas
Metimazol (20 mg, a cada 4-6 horas) ou propiltiouracila (ataque: 600-1.000 mg, seguido por 200-300 mg a cada 4-6 horas)
Soluções com iodo
Solução saturada de iodeto de potássio (5 gotas a cada 6 horas)
Solução de lugol (sem registro vigente na Anvisa) (8-10 gotas a cada 6 horas)
Bloqueio hormonal periférico
Betabloqueador (EV ou VO)
Corticosteroide
Hidrocortisona (ataque: 300 mg, seguido de 100 mg a cada 6-8 horas)
Dexametasona (2-4 mg, a cada 6 horas)
Inibição da reabsorção dos hormônios tireoidianos
Colestiramina (20-30 g/dia)

O uso de betabloqueadores auxilia no controle dos sintomas adrenérgicos e na presença de contraindicação ao seu uso podem ser substituídos pelos bloqueadores dos canais de cálcio.

A meia-vida dos corticosteroides está reduzida na crise tireotóxica e por isso a reposição com hidrocortisona é recomendada. Além disso, os corticosteroides também reduzem a conversão periférica de T4 em T3.

Outra medicação que pode ser utilizada é a colestiramina, que age inibindo a circulação entero-hepática dos hormônios tireoidianos, auxiliando no seu *clearance*.

Plasmaférese e diálise raramente são utilizadas para pacientes que não respondem às medidas mencionadas.

TIREOIDITES AGUDAS E SUBAGUDAS

As tireoidites são caracterizadas por um processo inflamatório ou infeccioso da tireoide. Geralmente, são classificadas, de acordo com sua evolução clínica, em tireoidites agudas, subagudas e crônicas. Aqui, serão abordadas apenas as tireoidites subagudas e agudas – a principal causa de tireoidite crônica (tireoidite de Hashimoto) já foi abordada no item "Hipotireoidismo".

Nos casos de tireoidites agudas, USG geralmente permite a localização do abscesso. O diagnóstico é confirmado por punção aspirativa com agulha fina (PAAF). O tratamento é guiado pelo resultado da bacterioscopia e cultura do material obtido pela PAAF.

O tratamento das tireoidites subagudas envolve o controle da dor e dos sintomas de tireotoxicose ou hipotireoidismo. Para analgesia, pode-se utilizar AINH ou glicocorticoides. Para controlar os sintomas de tireotoxicose, utilizam-se betabloqueadores. Nos casos que evoluem para o hipotireoidismo, deve-se repor levotiroxina.

NÓDULOS DE TIREOIDE

A prevalência de nódulos tireoidianos palpáveis é de cerca de 1% nos homens e 5% nas mulheres. Em USG

Tabela 9 Diagnóstico diferencial das tireoidites

Característica	Tireoidites subagudas			Tireoidite aguda
	Tireoidite pós-parto	Tireoidite indolor	Tireoidite dolorosa	Tireoidite supurativa
Idade de início	Idade fértil	Todas as idades Pico aos 30-40 anos	20-60 anos	Infância 20-40 anos
Razão mulher:homem (M:H)	–	2:1	5:1	1:1
Causa	Autoimune	Autoimune	Desconhecida	Infecciosa
Achados patológicos	Infiltração linfocítica	Infiltração linfocítica	Células gigantes, granulomas	Abscesso
Função tireoidiana	Tireotoxicose, hipotireoidismo ou ambos	Tireotoxicose, hipotireoidismo ou ambos	Tireotoxicose, hipotireoidismo ou ambos	Geralmente, eutireoidismo
Antitireoperoxidase (anti-TPO)	Títulos elevados persistentemente	Títulos elevados persistentemente	Título baixo ou ausente, transitório	Ausente
Velocidade de hemossedimentação	Normal	Normal	Elevada	Elevada
Cintilografia de tireoide	< 5%	< 5%	< 5 %	Normal

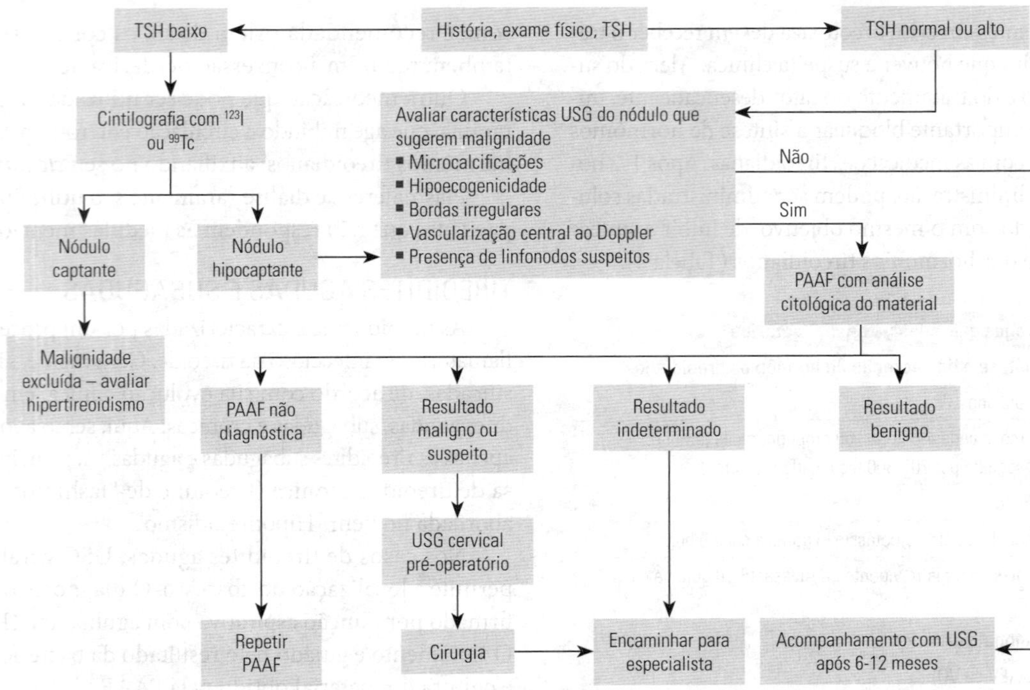

Figura 1 Manejo de nódulo tireoidiano a ser realizado pelo clínico. Recomenda-se que nódulos > 2 cm sejam avaliados por punção aspirativa com agulha fina (PAAF), independentemente das características ultrassonográficas, exceto nos casos de nódulos císticos.

de tireoide, a frequência pode chegar a 19-67%, maior em mulheres e em idosos. A avaliação diagnóstica do nódulo deve ser realizada com o objetivo de excluir o câncer de tireoide, que corresponde a 5-15% dos nódulos, a depender de idade, sexo, exposição prévia à radiação e história familiar de câncer de tireoide. Apesar da elevada prevalência de nódulos em USG, não existe evidência suficiente para realizar exames de imagem como rastreamento em pacientes assintomáticos e com palpação da tireoide normal.

Todos os pacientes com suspeita de nódulo tireoidiano devem ser submetidos a USG da glândula e dosagem de TSH. A dosagem de tireoglobulina não está recomendada na avaliação de nódulos tireoidianos.

A PAAF seguida de análise citológica do material é o exame de escolha para a avaliação dos nódulos tireoidianos. A punção deve ser guiada por USG no caso de nódulos não palpáveis, predominantemente císticos ou localizados na região mais posterior da tireoide.

Em geral, a punção de nódulos < 1 cm não está recomendada a não ser que o nódulo apresente características sugestivas de malignidade em USG. A punção desses nódulos é tecnicamente difícil e frequentemente apresenta material insuficiente para o diagnóstico.

A Figura 1 descreve o manejo diagnóstico dos nódulos tireoidianos que deve ser realizado pelo clínico.

▪ BIBLIOGRAFIA

Bahn Chair RS, Burch HB, Cooper DS, Garber JR, Greenlee MC, Klein I, et al. Hyperthyroidism and other causes of thyrotoxicosis: management guidelines of the American Thyroid Association and American Association of Clinical Endocrinologists. Thyroid 2011;21(6):593-646.

Bakker SJ, terMaaten JC, Popp-Snijders C, Slaets JP, Heine RJ, Gans RO. The relationship between thyrotropin and low density lipoprotein cholesterol is modified by insulin sensitivity in healthy euthyroid subjects. J Clin Endocrinol Metab 2001;86:1206-11.

Bensenor IM, Olmos RD, Lotufo PA. Hypothyroidism in the elderly: diagnosis and management. Clin Interv Aging 2012;7:97-111.

Brent GA. Graves' disease. N Engl J Med 2008;358:2594-605.

Burgos N, Toloza FJK, Ospina NMS, Brito JP, Salloum RG, Hassett LC, et al. Clinical outcomes after discontinuation of thyroid hormone replacement: a systematic review and meta-analysis. Thyroid 2021;31(5):740.

Chubb SA, Davis WA, Davis TM. Interactions among thyroid function, insulin sensitivity, and serum lipid concentrations: the Fremantle diabetes study. J Clin Endocrinol Metab 2005;90:5317-20.

Cooper DS. Antithyroid drugs. N Engl J Med 2005;352:905-17.

Danese MD, Ladenson PW, Meinert CL, Powe NR. Effect of thyroxine therapy on serum lipoproteins in patients with mild thyroid failure: a quantitative review of the literature. J Clin Endocrinol Metab 2000; 85:2993-3001.

Garber JR, Cobin RH, Gharib H, Hennessey JV, Klein I, Mechanick JI, et al. Clinical practice guidelines for hypothyroidism in adults: cosponsored by American Association of Clinical Endocrinologists and the American Thyroid Association. Endocr Pract 2012;18(6):988-1028.

Haugen BR, Alexander EK, Bible KC, Doherty GM, Mandel SJ, Nikiforov YE, et al. 2015 American Thyroid Association Management Guidelines for Adult Patients with Thyroid Nodules and Differentiated Thyroid Cancer: The American Thyroid Association Guidelines Task Force on Thyroid Nodules and Differentiated Thyroid Cancer. Thyroid 2016;26(1):1-133.

Helfand M. Screening for subclinical thyroid dysfunction in nonpregnant adults: a summary of the evidence for the U.S. Preventive Services Task Force. Ann Intern Med 2004;140:128-41.
Hollowell JG, Staehling NW, Flanders WD, Hannon WH, Gunter EW, Spencer CA, et al. Serum TSH, T4, and thyroid antibodies in the United States population (1988 to 1994): National Health and Nutrition Examination Survey (NHANES III). J Clin Endocrinol Metab 2022;87:489-99.
Lee RH, Spencer CA, Mestman JH, Miller EA, Petrovic I, Braverman LE, Goodwin TM. Free T4 immunoassays are flawed during pregnancy. Am J Obstet Gynecol 2009;200:260.e1-6.
Maia AL, Scheffel RS, Meyer EL, Mazeto GM, Carvalho GA, Graf H, et al. The Brazilian consensus for the diagnosis and treatment of hyperthyroidism: recommendations by the Thyroid Department of the Brazilian Society of Endocrinology and Metabolism. Arq Bras Endocrinol Metab 2013;57(3):205-32.
Mandel SJ, Spencer CA, Hollowell JG. Are detection and treatment of thyroid insufficiency in pregnancy feasible? Thyroid 2005;15:44-53.
Sgarbi JA, Teixeira PF, Maciel LM, Mazeto GM, Vaisman M, Montenegro Jr RM et. al. The Brazilian consensus for the clinical approach and treatment of subclinical hypothyroidism in adults: recommendations of the thyroid Department of the Brazilian Society of Endocrinology and Metabolism. Arq Bras Endocrinol Metabol 2013;57(3)166-83.
Surks MI, Sievert R. Drugs and thyroid function. N Engl J Med 1995; 333:1688-94.
Villar HC, Saconato H, Valente O, Atallah AN. Thyroid hormone replacement for subclinical hypothyroidism. Cochrane Database Syst Rev 2007;3:CD003419.
Wong ET, Bradley SG, Schultz AL. Elevations of thyroid-stimulating hormone during acute nonthyroidal illness. Arch Intern Med 1981; 141:873-5.

71 OBESIDADE

Daniel Fiordelisio de Carvalho, Gustavo Daher

DEFINIÇÃO E ETIOLOGIA

Obesidade é o excesso de gordura corporal em relação à massa magra de um indivíduo, diferentemente de excesso de peso, que é a relação desigual entre o peso (massa) e a altura.

Do ponto de vista clínico, por conta da complexidade da metodologia para medida de gordura corporal, os conceitos de obesidade e sobrepeso se interpõem, e são definidos pelo cálculo do IMC, que expressa a relação entre peso e altura, podendo ser diferenciados por este resultado.

O excesso de gordura corporal tem sua base fisiopatológica no conceito do desbalanço existente entre a quantidade de energia consumida e a despendida; no entanto, tal desequilíbrio tem uma explicação etiológica complexa e ainda em estudo, envolvendo interações hormonais e de neurotransmissores, associados a fatores genéticos e ambientais, que acabam por regular um intrincado mecanismo que envolve fome, saciedade e gasto energético. Dessa maneira, justifica-se a grande variabilidade no acúmulo de gordura em pacientes com padrão alimentar muitas vezes similar.

EPIDEMIOLOGIA

Globalmente, há uma epidemia de obesidade. Nas últimas 3 décadas, a prevalência da doença mais que dobrou (em 2008, cerca de 24% da população adulta mundial encontrava-se obesa, comparado a 13% em 1980). Há maior predomínio do sexo feminino.

Atualmente, sabe-se que a prevalência de pacientes com quadro de sobrepeso no Brasil chega a > 50% da população, enquanto aproximadamente 20% da população adulta é definida como portadora de obesidade. Nacionalmente, mantém-se discreto predomínio do sexo feminino, com maior prevalência da doença em indivíduos com idade de 50-59 anos, residentes nas regiões Sul e Sudeste do país.

COMPLICAÇÕES E COMORBIDADES ASSOCIADAS À OBESIDADE

O aumento de gordura corporal e o consequente aumento da circunferência abdominal promovem um estado inflamatório sistêmico, induzindo ao surgimento de outras doenças e complicações, inclusive como parte integrante da chamada síndrome metabólica. Algumas das alterações principais são:

- resistência à insulina e DM tipo 2: o acúmulo de gordura corporal leva a deficiência na ação insulínica, alterando o metabolismo de glicose – não supressão da gliconeogênese hepática e renal e resistência insulínica periférica – e promovendo maior risco de desenvolvimento de diabetes e suas complicações (Capítulo 67);
- DLP mista: caracterizada por aumento de TG, acompanhada de redução da fração HDL-colesterol e transformação da composição tanto do HDL quanto do LDL em partículas pequenas e densas e, portanto, mais aterogênicas;
- hipertensão arterial e disfunção cardíaca: alterações na ação insulínica e efeitos diretos do acúmulo de ácidos graxos promovem um quadro de vasoconstrição e aumento do tônus simpático. A obesidade promove aumento do débito cardíaco, da pressão diastólica final de ventrículo esquerdo e consequente hipertrofia de ventrículo esquerdo;
- doença hepática gordurosa não alcoólica: o efluxo de ácido graxo para o fígado e consequente acúmulo de TG no órgão gera inflamação e consequente lesão hepática (hepatite) podendo em até 20% dos casos evoluir para fibrose dos hepatócitos e consequente cirosse hepática – esta é atualmente a causa principal das cirroses criptogênicas;

- síndrome da apneia obstrutiva do sono: a anatomia cervical modificada promove aumento desproporcional de tecidos moles na região cervical, obstruindo parcialmente a via aérea que, associada a outros mecanismo locais (edema, alterações musculares) e alterações hormonais (leptina), promovem uma relação clara entre a obesidade e a síndrome da apneia obstrutiva do sono e suas consequências cardiovasculares;
- doença aterosclerótica coronariana;
- osteoartrose;
- colelitíase;
- pancreatite aguda;
- transtornos do humor e ansiedade;
- neoplasias: esôfago, cólon, fígado, vesícula, pâncreas, rim, linfoma não Hodgkin e mieloma múltiplo.

DIAGNÓSTICO

A avaliação do percentual de massa de gordura corporal é feita com medidas de pregas cutâneas, impedância bioelétrica, absorciometria dual de raios-X e TC (métodos quantitativos de análise da composição corpórea).

Para cálculo do IMC, utiliza-se a seguinte fórmula:

$$IMC = \frac{\text{peso (kg)}}{\text{altura (m)}^2}$$

A obesidade é definida em adultos quando IMC ≥ 30 kg/m².

Tabela 1 Classificação do IMC segundo a OMS

Classificação	IMC
Eutrófico	≥ 18,5-24,9
Sobrepeso	25-29,9
Obesidade grau I	30-34,9
Obesidade grau II	35-39,9
Obesidade grau III (grave, extrema ou mórbida)	≥ 40

TRATAMENTO

Essencialmente, o tratamento da obesidade objetiva a perda ponderal, mitigando assim as comorbidades relacionadas ao acúmulo de gordura corporal. Considera-se como sucesso terapêutico a perda de 5-10% do peso atual, por alterar a evolução das morbidades do paciente. No entanto, tal limiar é, muitas vezes, frustrante para o paciente que estabelece metas irreais ou cosméticas de perda de peso. O tratamento da obesidade pode, assim, ser dividido em 3 abordagens complementares entre si:

- tratamento não medicamentoso;
- tratamento medicamentoso;
- tratamento cirúrgico.

Tratamento não medicamentoso

A base do tratamento da obesidade e seus complicadores é a promoção de um balanço energético negativo, que deve ser atingido por meio da adequação da ingestão calórica e da atividade física do paciente.

Entende-se como dieta efetiva qualquer tipo de dieta tolerada pelo paciente e que possua redução da quantidade total de calorias ingeridas, sem existir diferença de efetividade quanto à sua composição.

Recomenda-se a indivíduos obesos normalmente a realização de exercícios físicos de 150-250 min/semana (30-50 minutos divididos em 5-7 dias por semana), preferencialmente de treinamento aeróbico, por promover maior perda de peso. Sabe-se, porém, que a prática de qualquer atividade física por até 10 minutos é capaz de melhorar a capacidade física e atenuar os efeitos das doenças associadas à obesidade.

Tratamento medicamentoso

Seu uso só se justifica em conjunto com orientação dietética e mudanças de estilo de vida, tendo a finalidade de aumentar a aderência dos pacientes às mudanças nutricionais e comportamentais. Esses medicamentos não curam a obesidade, porém são de suma importância para seu adequado controle e de suas complicações.

Como qualquer outro tratamento em medicina, não funcionam quando não são tomados, isto é, deve-se esperar recuperação do peso perdido quando os medicamentos são suspensos.

Só deve ser utilizado sob supervisão médica contínua e sua escolha deve ser individualizada. Os riscos associados ao uso de uma droga devem ser avaliados em relação aos riscos da manutenção da obesidade ou ainda do ganho progressivo de peso.

Deve ser mantido apenas quando os medicamentos forem considerados seguros e efetivos para o paciente em questão.

Assim como em outras doenças crônicas, como HAS e DM tipo 2, frequentemente é necessária a associação de medicamentos para o controle da obesidade.

Atualmente considera-se como satisfatório.

Sibutramina

Obtida por meio de modificações da estrutura química da anfetamina (alfametilbetafenetilamina), é um derivado betafenetilamínico, estrutura presente também nos neurotransmissores dopamina, norepinefrina e epinefrina (monoaminas). Esses neurotransmissores são sintetizados a partir da tirosina em terminações nervosas, armazenados em grânulos e liberados na fenda sináptica para agir em receptores pós-gangliônicos. Após agir nesses receptores, as monoaminas podem ser inativadas pela catecol-O-metiltransferase ou ser recaptadas pela terminação nervosa.

O mecanismo de ação da sibutramina consiste no bloqueio da recaptação de norepinefrina e serotonina na fenda sináptica, reduzindo a ingestão alimentar. Também já foi demonstrado estímulo à termogênese em tecido adiposo marrom em animais de experimentação.

A sibutramina é geralmente bem absorvida no trato gastrointestinal, atingindo nível de pico plasmático nas primeiras 2 horas. Sua metabolização hepática produz metabólitos ativos com meia-vida de 16-18 horas.

A presença de efeitos cardiovasculares simpatomiméticos com o uso de substâncias betafenetilamínicas é previsível, uma vez que sua estrutura básica é comum às monoaminas norepinefrina, epinefrina e dopamina. Após administração aguda da sibutramina, ocorre um pequeno efeito estimulante sobre a frequência cardíaca e a PA. O tratamento com essa medicação leva a uma pequena elevação, proporcional à dose, de 3-5 mmHg na PA diastólica e de 2-4 bpm na frequência cardíaca. A perda de peso, entretanto, leva à redução da PA em boa parte dos pacientes, e reduções clinicamente significativas e prolongadas da PA podem ser conseguidas, mesmo com perdas modestas de peso (p. ex., redução de 5% do peso). Os mecanismos dessa resposta hipotensora da perda de peso não estão completamente compreendidos, mas provavelmente envolvem queda do nível de insulina, seguida de redução da atividade do sistema nervoso simpático com resposta natriurética.

A perda de peso leva também à correção de vários distúrbios endocrinometabólicos associados à obesidade. Isso ocorre mesmo com perda ponderal modesta, mas a melhora se acentua com perdas maiores intencionais de peso corporal. A redução de peso que ocorre com o uso de sibutramina e restrição calórica se associa a melhora no controle metabólico de pacientes obesos com DM tipo 2.

Seus efeitos adversos mais comuns são cefaleia, boca seca, constipação, insônia, rinite e faringite, que ocorrem em 10-30% dos pacientes. Nas doses de 5-20 mg/dia, a elevação média da PA diastólica e sistólica é de 1-3 mmHg, e da frequência cardíaca, de 4-5 bpm.

Estudo Sibutramine Cardiovascular OUTcomes Trial (Scout), que objetivava avaliar se a medicação era capaz de reduzir eventos cardiovasculares (incluindo IAM, AVC, parada cardiorrespiratória revertida ou morte) em uma população obesa de alto risco (pacientes com DM tipo 2 e outro fator de risco, pacientes com histórico de evento cardiovascular prévio, pacientes com DM tipo 2 e outro fator de risco e histórico de evento cardiovascular prévio). Foram acompanhados no total 10.744 pacientes, com idade ≥ 55 anos, com doença cardiovascular preexistente, DM tipo 2 ou ambos. Cabe ressaltar que os pacientes incluídos nesse estudo já eram de alto risco cardiovascular, uma contraindicação de bula da medicação. Houve um aumento discreto, porém significativo, desses desfechos no grupo de pacientes recebendo a sibutramina (11,4 × 10%), o que motivou a European Medicines Agency a suspender a comercialização da droga na Europa.

A Anvisa optou por não suspender a droga, emitindo um parecer reforçando a contraindicação ao uso da medicação em pacientes com essas características, o que já era previsto anteriormente em bula. No presente momento, portanto, permanece a máxima de que é fundamental a avaliação criteriosa de médicos especialistas, pesando os riscos e os benefícios do uso dessa medicação e levando-se em consideração as características de cada paciente.

Orlistate

Atualmente, o orlistate é a única medicação antiobesidade aprovada pelo Food and Drug Administration para tratamento de longo prazo. Trata-se de um análogo da lipstatina, um composto produzido pelo fungo *Streptomyces toxytricini*, mais estável e parcialmente hidrolisado (tetraidrolipstatina). Atua seletivamente por meio da potente inibição de lipases gastrointestinais. As lipases catalisam a remoção hidrolítica dos ácidos graxos dos TG, produzindo ácidos graxos livres e monoglicérides. O orlistate liga-se de maneira irreversível ao sítio ativo da lipase. Cerca de 1/3 dos TG ingeridos permanece não digerido e não é absorvido pelo intestino delgado, atravessando o trato gastrointestinal e sendo eliminado nas fezes. Trata-se de uma medicação que tem a vantagem de não apresentar atividade sistêmica, tornando desprezível a absorção pelo trato gastrointestinal em doses de até 800 mg.

O orlistate não possui efeito sobre circuitos neuronais reguladores do apetite, porém seu efeito farmacológico (evidenciado pela quantidade de gordura nas fezes) estimula a adesão em longo prazo a um consumo de alimentos com menor teor de gordura.

A perda de peso que ocorre com orlistate está associada a reduções significativas da PA sistólica e diastólica (–4,9 × –2,4 mmHg e –3,7 × –1,8 mmHg, respectivamente, × placebo, $p < 0{,}05$).

Em um estudo multicêntrico latino-americano, o uso de orlistate associou-se a maior perda de peso e a melhora significativa dos níveis de glicemias em jejum, pós-prandial e de Hb glicosilada. Além desses parâmetros, foram observados benefícios no perfil lipídico, com reduções de colesterol total, da fração LDL do colesterol e da circunferência abdominal.

A dose preconizada é de 60 mg, no máximo 3 vezes ao dia (dose total diária de 180 mg), até 120 mg, no máximo 3 vezes ao dia (dose total diária de 360 mg). Não houve perda maior de peso com doses maiores.

Os efeitos gastrointestinais são relacionados ao mecanismo de ação do orlistate (fezes oleosas, aumento do número de evacuações, flatulência com ou sem eliminação de gordura, urgência fecal). Em geral, são de curta duração e ocorrem em frequência muito menor após as primeiras semanas de tratamento. Esse fenômeno parece estar relacionado ao aumento da adesão em longo prazo a um consumo de alimentos com menor teor de gordura.

Em maio de 2010, o Food and Drug Administration fez um alerta sobre a associação do orlistate e casos isolados de insuficiência hepática grave, no total de 13 casos, dos quais 3 pacientes tiveram a necessidade de transplante hepático, além de 2 óbitos. Não há explicação, pela farmacocinética da droga, para esses casos.

Outro efeito adverso publicado recentemente foi a associação de orlistate e insuficiência renal aguda induzida por oxalato. Em uma revisão com 953 pacientes, o uso da medicação teve associação com aumento de 2% de novos casos de injúria renal aguda. Isso pode ocorrer, pois com má absorção da gordura, esta se liga ao cálcio entérico e aumenta a absorção de oxalato livre, a qual gera uma hiperoxalúria e maior risco de cálculos renais.

Liraglutida

A liraglutida é uma medicação análoga ao hormônio GLP-1 fisiologicamente produzido nas células L do íleo após a alimentação.

Essa medicação foi inicialmente estudada e utilizada para tratamento de *diabetes mellitus*, mas dado o excelente efeito na redução de peso ensaios clínicos específicos para esse fim foram conduzidos comprovando a eficácia e segurança da droga para este fim, tendo sido finalmente liberada pelas agências reguladoras também como medicação para o tratamento de obesidade.

Essencialmente, esta medicação atua por via hipotalâmica, levando a aumento da saciedade e saciação. Além disto, ela promove redução da velocidade de esvaziamento gástrico que até certo ponto contribui para a saciedade ainda que menos intensamente.

Por meio destes mecanismos, os ensaios clínicos sugerem uma perda de peso significativa, variando por volta de 5-7% do peso, sendo que aproximadamente 65% dos indivíduos perdem ao menos 5% do peso em período de 56 semanas de tratamento.

O efeito com relação ao peso é dose-dependente, sendo que a dose da medicação varia de 0,6 até 3,0 mg, sempre com aplicação subcutânea (por meio de dispositivo descartável) diariamente. A progressão da dose deve ser realizada de maneira individualizada baseada nos resultados clínicos e efeitos colaterais.

Afora os efeitos relacionados ao peso, a liraglutida possui diversos efeitos metabólicos relevantes, em especial o controle glicêmico, por isso acaba sendo uma boa opção aos indivíduos portadores de obesidade e diabetes do tipo 2.

Os efeitos colaterais mais comuns desta medicação são náuseas, vômitos, constipação, diarreia. Menos comumente pode levar a cefaleia, cansaço e sonolência.

As contraindicações principais são histórico de pancreatite, carcinoma medular de tireoide, neoplasia endócrina múltipla do tipo 2.

A liraglutida é uma medicação bastante eficaz, porém ainda tem uso restrito na prática do dia a dia devido ao seu elevado custo.

Associação sibutramina/orlistate

Não existem estudos randomizados com a associação de sibutramina e orlistate, entretanto, na prática clínica, ela tem sido utilizada no tratamento de pacientes obesos, uma vez que o sítio de ação desses medicamentos é diferente. Em análise da eficácia e da tolerabilidade de sibutramina e orlistate, nas doses habitualmente usadas em 214 pacientes (121 mulheres e 93 homens) utilizando a associação por até 6 meses, a associação promoveu nitidamente a redução de peso bem maior que a relatada em estudos clínicos randomizados, e a tolerabilidade da associação foi muito razoável.

Considerações gerais

Embora na prática o arsenal terapêutico para tratamento da obesidade seja reduzido, sobretudo no Brasil, as medicações atualmente disponíveis são seguras desde que prescritas com responsabilidade e utilizadas com supervisão médica contínua.

Enxergar a obesidade como doença crônica, com fisiopatologia cada vez mais conhecida, diminui a estigmatização da doença, contribui para melhor relação médico-paciente e facilita a aderência ao tratamento, que deve ser prolongado e, portanto, bem tolerado pelo paciente. Medidas não farmacológicas devem sempre acompanhar a prescrição medicamentosa e, em alguns casos, será necessária a associação de medicamentos, a exemplo do que ocorre em outras doenças crônicas.

Além disso, ao se tratar as outras comorbidades em um paciente obeso, pode-se contribuir para seu peso escolhendo medicações que sejam neutras ou levem à redução de peso, a exemplo do DM, hipertensão arterial e dos transtornos ansiosos e depressivos, muito frequentes nessa população.

A associação de medicações antidepressivas com efeito neutro ou benéfico sobre o peso com outras classes de medicações, como os anticonvulsivantes, deve ser realizada apenas por médicos especialistas com experiência nesse tipo de prescrição e, no caso de transtornos neurológicos ou psiquiátricos associados, está indicado o acompanhamento em conjunto por um médico neurologista ou psiquiatra, respectivamente.

Tratamento cirúrgico

Os critérios para indicação cirúrgica são:

- IMC > 40 kg/m^2;
- IMC de 35-39,9 kg/m^2 e complicações graves relacionadas à obesidade (DM tipo 2, hipertensão, apneia obstrutiva do sono).

Observação: atualmente discute-se na literatura a indicação de cirurgia para pacientes portadores de IMC de 30-34,9 kg/m2 na vigência de DM descontrolada com medicações otimizados. Até o presente momento esta indicação não esta formalmente autorizada pelo órgão regulador.

São considerados critérios complementares para sua indicação:

- idade de 18-65 anos;
- incapacidade de perder peso com terapia convencional;
- risco cirúrgico aceitável.

As técnicas cirúrgicas são divididas classicamente em 3 grupos:

- restritivas, que limitam a ingestão calórica por ressecção, restrição de passagem ou *bypass*:
  - banda gástrica ajustável: banda de silicone locada via endoscopia criando resistência à passagem do alimento e pequena bolsa estomacal com capacidade restrita a 20-30 mL;
  - balão intragástrico: método temporário de restrição de área gástrica por balão insuflado com solução salina locado por via laparoscopia;
- disabsortivas, que diminuem a absorção de nutrientes por redução de superfície absortiva ou *bypass*:
  - derivações biliopancreáticas (técnica de Scopinaro): gastrectomia parcial horizontal associada a anastomose gastroileal. Atualmente, está em desuso por ser extremamente disabsortiva;
- mistas, que combinam restrição com disabsorção:
  - gastrectomia vertical: remoção de cerca de 80% do estômago, incluindo o fundo gástrico, diminuindo assim a secreção de grelina (hormônio orexigênico);
  - *duodenal switch*: gastrectomia parcial com preservação do piloro e da 1ª parte do duodeno associada a anastomose duodenoileal;
  - *bypass* gástrico: gastrectomia subtotal criando bolsa gástrica diminuta associada a anastomose gastrojejunal.

Manejo pós-operatório (Capítulo 79)

O acompanhamento dos pacientes em pós-operatório deverá ser multiprofissional. Cabem a equipe de nutrição, em conjunto com o médico endocrinologista, adequação dietética, eventual suplementação de nutrientes e acompanhamento de complicações relacionadas às diferentes técnicas cirúrgicas.

Os exames mínimos necessários para esse acompanhamento pós-operatório são:

- hemograma completo, ácido fólico, ferro sérico, ferritina, transferrina e saturação de ferro;
- colesterol total e frações; albumina e proteínas totais;
- cálcio total, cálcio iônico, cálcio urinário de 24 horas, fósforo, magnésio e paratormônio;
- vitamina B1 (benfotiamina), vitamina B12, homocisteína, vitamina D (25-OH-vitamina D), zinco e INR;
- densitometria óssea (anual ou a cada 2 anos).

BIBLIOGRAFIA

Bray GA, Ryan DH. Medical therapy for the patient with obesity. Circulation 2012;125:1695-703.

Eckel RH, Grundy SM, Zimmet PZ. The metabolic syndrome. Lancet 2005;365:1415-28.

Halpern A, Mancini MC, Suplicy H, Zanella MT, Repetto G, Gross J, et al. Latin-american trial of orlistat for weight loss and improvement in glycemic profile in obese diabetic patients. Int J Obes Relat Metab Disord. Diabetes Obes Metab 2003;5(3):180-8.

Halpern ZSC, Monegaglia AP, Oliva ABG, Beyruti M, Rodrigues MDB, Mancini MC, et al. Experiência de 2 anos com sibutramina e orlistate no tratamento da obesidade. Arq Bras Endocrinol Metab 2001;45(supl. 1):S351.

Keith SW, Redden DT, Katzmarkyk PT, Boggiano MM, Hanlon EC, Benca RM, et al. Putative contributors to the secular increase in obesity: exploring the road less travelled. Int J Obes (Lond) 2006;30:1585-94.

Larsen PR, Kronenberg HM, Melmed S, Polonsky KS. Obesity: pathogenesis. In: Larsen PR, Kronenberg HM, Melmed S, Polonsky KS. Williams textbook of endocrinology. 11.ed. Philadelphia: WB Saunders; 2008. p.1607-10.

Luque CA, Ray JA. Sibutramine: a serotonin-norepinephrine reuptake-inhibitor for the treatment of obesity. Ann Pharmacother 1999;33:968-78.

Mancini MC, Faria AM. Perspectivas do tratamento farmacológico da obesidade. In: Mancini MC. Tratado de obesidade. Itapevi: Guanabara Koogan; 2010. p.741-50.
Mingrone G, Panuzi S, De Gaetan A, Guidone C, Iaconelli A, Leccesi L, et al. Bariatric surgery versus conventional medical therapy for type 2 diabetes. N Eng J Med 2012;366:1577-85.
NHLBI Obesity Education Initiative Expert Panel on the Identification, Evaluation, and Treatment of Obesity in Adults. Clinical guidelines on the identification, evaluation and treatment of overweight and obesity in adults: the evidence report. Bethesda: National Heart, Lung, and Blood Institute; 1998.
Sacks FM, Bray G, Carey VJ, Smith SR, Ryan DH, Anton SD, et al. Comparison of weight-loss diets with different compositions of fat, protein, and carbohydrates. N Engl J Med 2009;360:859-73.
Wen CP, Wai JP, Tsai MK, Yang YC, Cheng TY, Lee MC, et al. Minimum amount of physical activity for reduced mortality and extended life expectancy: a prospective cohort study. Lancet 2011;378(9798):1244-53.
Woods SC, D'Alessio DA. Central control of body weight and appetite. J Clin Endocrinol Metab 2008;93(11):S37-50.
Wu T, Gao X, Chen M, van Dam RM. Long-term effectiveness of diet-plus-exercise vs. diet-only interventions for weight loss: a meta-analysis. Obes Rev 2009;10(3):313-23.
Zavoral JH. Treatment with orlistat reduces cardiovascular risk in obese patients. J Hypertension 1998;16:2013-7.

72 DOENÇAS DAS ADRENAIS

Daniel Soares Freire, Maria Adelaide Albergaria Pereira

INSUFICIÊNCIA ADRENAL

DEFINIÇÃO

- Insuficiência adrenal primária: acometimento das glândulas adrenais, com déficit de secreção de glicocorticoide (cortisol), mineralocorticoide (aldosterona) e andrógenos adrenais (de-hidroepiandrosterona - DHEA e sulfato de de-hidroepiandrosterona - DHEAS). Na forma crônica, os pacientes apresentam escurecimento de pele e mucosas e hiperpotassemia.
- Insuficiência adrenal secundária: acometimento do setor hipofisário corticotrófico, com comprometimento da produção de hormônio adrenocorticotrófico (ACTH) e consequente deficiência de glicocorticoide e andrógenos adrenais, sem comprometer a produção de mineralocorticoide (que é controlada pelo sistema renina-angiotensina-aldosterona). Na forma crônica, os pacientes não apresentam escurecimento da pele e mucosas e nem hiperpotassemia.

EPIDEMIOLOGIA

- Insuficiência adrenal primária: prevalência de cerca de 100:1.000.000 de pessoas. Afeta mais mulheres do que homens, com pico de incidência na 5ª década de vida.
- Insuficiência adrenal secundária: prevalência de 150-280:1.000.000 de pessoas. Também afeta mais mulheres que homens, com pico de incidência entre a 6ª e a 7ª décadas de vida.

ETIOLOGIA

- Insuficiência adrenal primária: adrenalite autoimune; infecções (tuberculose, micoses profundas, Aids); doenças genéticas (adrenoleucodistrofia, hiperplasia adrenal congênita e outras); hemorragia adrenal bilateral (uso de anticoagulantes, síndrome antifosfolípide, sepse); metástases para as adrenais (tumores de pulmão, mama, trato gastrointestinal); linfoma primário adrenal; doenças infiltrativas (sarcoidose, amiloidose, hemocromatose); drogas (mitotano, etomidato, cetoconazol, fluconazol, mifepristona, aminoglutetimida, suramina - estes dois últimos sem registro vigente na Anvisa).
- Insuficiência adrenal secundária: uso prévio de glicocorticoides (principal); tumores hipotálamo-hipofisários (adenomas hipofisários, meningeomas, craniofaringeomas, ependimomas, metástases); irradiação hipofisária prévia; hipofisite autoimune linfocítica; apoplexia hipofisária; síndrome de Sheehan; infecções (tuberculose, actinomicose); doenças infiltrativas (sarcoidose, histiocitose X, granulomatose com poliangiite/Wegener, doença fibrosante por IgG4); trauma cranioencefálico (por lesão da haste hipofisária).

QUADRO CLÍNICO

As manifestações clínicas da insuficiência adrenal se dividem em insuficiência adrenal aguda (crise adrenal) e insuficiência adrenal crônica.

A insuficiência adrenal aguda ocorre principalmente em pacientes com insuficiência adrenal primária expostos a um estresse agudo, como infecção, trauma, cirurgia ou desidratação por diarreia, vômitos ou privação de sal, e pode levar à morte se não tratada adequadamente. A crise adrenal também pode acometer pacientes com insuficiência adrenal secundária submetidos a estresse agudo, principalmente quando o diagnóstico de insuficiência adrenal não é previamente conhecido. O quadro clínico da insuficiência adrenal aguda inclui:

- anorexia;
- vômitos;
- desidratação;
- dor abdominal;

- fraqueza;
- apatia;
- febre;
- confusão mental;
- choque.

Na insuficiência adrenal crônica, os sinais e sintomas que os pacientes com insuficiência adrenal primária apresentam decorrem do déficit de cortisol, aldosterona e andrógenos adrenais (DHEA e DHEAS). Além disso, o hipocortisolismo libera a alça de *feedback* com o corticotrofo hipofisário para a produção de pró-ópio-melaconocortina, um pró-peptídeo que, quando clivado, origina o ACTH e outros peptídeos, incluindo o hormônio estimulador de melanócitos (MSH), cujo aumento é responsável pela hiperpigmentação de pele e mucosas que os pacientes com insuficiência adrenal primária crônica apresentam. Assim, o quadro clínico da insuficiência adrenal primária crônica inclui:

- deficiência de glicocorticoide: perda de peso, fadiga, indisposição, anorexia, epigastralgia, náusea, vômito, mialgias, artralgias e tontura. O hipocortisolismo se manifesta laboratorialmente com anemia normocítica-normocrômica, linfocitose, eosinofilia, hiponatremia, hipercalcemia, hipoglicemia e elevação do hormônio estimulante da tireoide (TSH);
- deficiência de mineralocorticoide: hipotensão, tontura, apetite por sal; laboratorialmente, observa-se hiperpotassemia, aumento da ureia plasmática e acidose metabólica em consequência do déficit de aldosterona;
- deficiência de andrógenos adrenais: manifesta-se nas mulheres com diminuição de pelos pubianos e axilares, pele seca e redução de libido;
- aumento do hormônio estimulador de melanócitos: hiperpigmentação de pele e mucosas;
- condições associadas: os pacientes podem manifestar sinais e sintomas relacionados à etiologia da insuficiência adrenal primária, como doenças autoimunes (vitiligo, hipotireoidismo, DM tipo 1 e outras), infecções sistêmicas (tuberculose, micoses sistêmicas, infecção pelo HIV) ou neoplasias (câncer de mama, pulmão e outros).

Os portadores de insuficiência adrenal secundária crônica exibem sinais e sintomas decorrentes da deficiência de glicocorticoide e andrógenos adrenais. O quadro clínico inclui:

- deficiência de glicocorticoide: na insuficiência adrenal secundária, os sintomas são mais leves em comparação à insuficiência adrenal primária; fadiga, indisposição, anorexia, epigastralgia, mialgias, artralgias e tontura. Laboratorialmente, há anemia normocítica-normocrômica, linfocitose, eosinofilia, hiponatremia e tendência a hipoglicemia. O comprometimento do setor tireotrófico por um eventual tumor hipofisário faz com que não se observe em todos os casos a elevação do TSH observada na insuficiência adrenal primária;
- deficiência de andrógenos adrenais: manifesta-se nas mulheres com diminuição de pelos pubianos e axilares, pele seca e redução de libido;
- condições associadas: os pacientes podem manifestar sinais e sintomas relacionados à etiologia da insuficiência adrenal secundária, como alterações visuais por compressão das vias ópticas por um tumor de hipófise, sinais de outras deficiências hormonais hipofisárias ou de hiperfunção hipofisária (acromegalia, hiperprolactinemia etc.). É fundamental observar o uso prévio de corticosteroide exógeno, principal causa de insuficiência adrenal secundária.

EXAMES COMPLEMENTARES

A investigação se inicia com dosagem de cortisol e ACTH plasmáticos entre as 8h00 e as 9h00:

- se cortisol ≥ 19 mcg/dL: está afastado o diagnóstico de insuficiência adrenal;
- se cortisol < 3 mcg/dL: está confirmado o diagnóstico de insuficiência adrenal. Nesse caso, o achado de ACTH > 100 pg/mL indica o diagnóstico de insuficiência adrenal primária, enquanto valores normais ou baixos de ACTH indicam o diagnóstico de insuficiência adrenal secundária;
- cortisol de 3-19 mcg/dL: deve-se proceder a um teste de estímulo, que pode ser o teste da cortrosina (sem registro vigente na Anvisa) ou o teste de tolerância à insulina. O 1° é mais recomendado por envolver menos risco ao paciente e por ter bom desempenho diagnóstico em todos os casos de insuficiência adrenal primária e na maioria dos casos de insuficiência adrenal secundária.

O teste da cortrosina consiste em administrar, por via EV ou IM, 250 mcg de ACTH sintético (cortrosina) e dosar cortisol em 30 e/ou 60 minutos. Em pessoas sem insuficiência adrenal, o cortisol plasmático sobe para valores > 18 mcg/dL.

O teste de tolerância à insulina consiste em provocar hipoglicemia com a injeção de insulina (0,1-0,15 UI/kg). Dosam-se glicemia e cortisol plasmático nos tempos 0, 30, 45, 60, 90 e 120 minutos. Considera-se normal pico de cortisol > 18 mcg/dL após hipoglicemia (glicemia < 40 mg/dL). Se o teste de estímulo confirmar insuficiência adrenal, a dosagem de ACTH irá indicar se ela é primária (ACTH > 100 pg/mL) ou secundária (ACTH normal ou baixo).

Os exames para diagnóstico etiológico da insuficiência adrenal primária incluem: dosagem de autoanticorpos (contra a enzima 21-hidroxilase), para identificar as adrenalites autoimunes; dosagem plasmática de ácidos graxos de cadeia muito longa, nos meninos, para diagnosticar adrenoleucodistrofia; TC das adrenais, na suspeita de doença infiltrativa, neoplásica ou infecciosa.

Os exames para diagnóstico etiológico da insuficiência adrenal secundária incluem: avaliação de outros setores hipofisários, para diagnosticar pan-hipopituitarismo; RNM da hipófise e do hipotálamo, na suspeita de tumores hipotálamo-hipofisários ou doenças infiltrativas.

TRATAMENTO

- Insuficiência adrenal aguda: a reposição volêmica com SF é sempre indicada na insuficiência adrenal primária, mas não na insuficiência adrenal secundária. Independentemente da causa, deve-se administrar hidrocortisona, 100 mg, EV, imediatamente, seguida por 50 mg, a cada 6 horas. Com a melhora do paciente e a estabilização hemodinâmica, as doses são progressivamente diminuídas. Quando a dose total de hidrocortisona for < 50 mg/dia, os pacientes com insuficiência adrenal primária devem iniciar a reposição de mineralocorticoide com 9-alfa-fludrocortisona.
- Insuficiência adrenal crônica: idealmente, a reposição de glicocorticoide deve ser feita com uma medicação de meia-vida curta, como hidrocortisona (15-25 mg/dia) ou o acetato de cortisona (sem registro vigente na Anvisa) (25-37,5 mg/dia), que deve ser administrada em 2-3 doses divididas, com 2/3 da dose pela manhã. Como alternativa, pode-se usar a prednisona (5-7,5 mg/dia), em dose única pela manhã. A reposição de mineralocorticoide deve ser feita apenas nos portadores de insuficiência adrenal primária, com 9-alfa-fludrocortisona, na dose de 0,05-0,2 mg/dia. Existe controvérsia quanto à reposição de andrógenos adrenais, pois alguns estudos (mas não todos) mostraram melhora de libido e qualidade de vida em mulheres portadoras de insuficiência adrenal. Quando se opta pelo seu uso, a dose preconizada de DHEA é de 10-50 mg/dia, em tomada única. Nos homens, não há indicação de reposição de andrógenos.

Monitorização das doses de reposição

Para os glicocorticoides, a monitorização se baseia na constatação de sinais e sintomas de dose excessiva (ganho de peso, insônia, infecções recorrentes e edema periférico) ou insuficiente (letargia, náusea, anorexia, perda de peso, artralgias e acentuação da hiperpigmentação mucocutânea).

Para os mineralocorticoides, a reposição é avaliada clinicamente pela PA em posição supina e ortostática e questionando sobre aumento do apetite por sal. Dosagens de sódio, potássio e atividade plasmática de renina podem fornecer informação adicional.

A reposição de andrógenos adrenais, quando realizada, deve ser monitorizada clinicamente (libido, presença de acne, pele oleosa e hirsutismo) e com exames hormonais (DHEAS, androstenediona e testosterona), que devem estar na faixa da normalidade para a faixa etária.

PROGNÓSTICO

Apesar da reposição adequada de glicocorticoides e mineralocorticoides, a qualidade de vida dos pacientes com insuficiência adrenal primária e secundária é marcadamente prejudicada, com queixas frequentes de fadiga, falta de energia, depressão e ansiedade.

Além disso, observa-se maior mortalidade dos pacientes com insuficiência adrenal por doença cardiovascular, neoplasias e infecções. Um dos mecanismos aventados para esse fato são alterações metabólicas e imunológicas relacionadas à reposição de glicocorticoide em excesso.

■ FEOCROMOCITOMA

DEFINIÇÃO

Feocromocitomas e paragangliomas são tumores que se originam em células cromafins. Em geral, são tumores produtores de catecolaminas e responsáveis por quadro clínico de hipertensão arterial e outros sintomas adrenérgicos.

Define-se feocromocitoma como tumor originário da medula adrenal e paraganglioma como tumor extra-adrenal. Cerca de 85% dos tumores produtores de catecolaminas são feocromocitomas, enquanto 15% são paragangliomas.

EPIDEMIOLOGIA

Aproximadamente 0,05-0,1% dos hipertensos são portadores de feocromocitoma ou paraganglioma. Considerando-se que 15-20% da população geral é hipertensa, pode-se extrapolar a prevalência de 1:2.500-6.000 pessoas.

A incidência é semelhante entre homens e mulheres, e o pico ocorre entre a 3ª e a 4ª décadas de vida.

ETIOLOGIA

Em aproximadamente 30% dos casos, os feocromocitomas/paragangliomas estão associados a uma mutação germinativa de um gene de suscetibilidade. Até o momento, foram descritos 10 genes relacionados a maior risco de desenvolvimento de feocromocitomas/paragangliomas: RET (síndrome de neoplasias endócrinas múltiplas 2A e 2B); VHL (síndrome de von Hippel-Lindau); NF1 (neurofibromatose tipo 1); SDHA, SDHB, SDHC, SDHD e SDHAF2 (síndromes de paragangliomas familiais) e MAX e TMEN127 (síndromes de feocromocitomas familiais).

Nos demais casos, a doença é esporádica.

QUADRO CLÍNICO

A maioria dos sinais e sintomas dos feocromocitomas/paragangliomas são decorrentes da produção de catecolaminas pelo tumor. Incluem: hipertensão (mantida ou paroxística), cefaleia, palpitações, sudorese, palidez, hipotensão postural, ansiedade, dor torácica ou abdominal, dispneia, obstipação, emagrecimento, náuseas e vômitos.

Tipicamente, os pacientes apresentam crises ou ataques de hipertensão e taquicardia acompanhados de palidez cutânea, cefaleia e sudorese. As crises duram minutos a horas, podem acontecer várias vezes ao dia e podem ser espontâneas ou deflagradas por palpação abdominal, micção (nos paragangliomas de bexiga), uso de medicamentos (metoclopramida, glucagon) ou estresse emocional.

Como qualquer tumor neuroendócrino, os feocromocitomas/paragangliomas podem produzir diversos peptídeos e aminas, determinando quadro clínico específico. Essas substâncias incluem: peptídeo intestinal vasoativo, somatostatina, calcitonina, vasopressina, ACTH, histamina, serotonina, eritropoetina, peptídeo relacionado ao paratormônio (PTHrp), entre outros.

Os feocromocitomas podem ser unilaterais ou bilaterais, e os paragangliomas podem ser únicos ou múltiplos. Pode ainda haver associação de feocromocitoma com paraganglioma.

Cerca de 10-20% dos feocromocitomas/paragangliomas são malignos. Define-se malignidade como a presença de tecido cromafim em locais ou órgãos não pertencentes ao sistema cromafim. A maioria dos feocromocitomas/paragangliomas malignos, mesmo na presença de metástases, tem comportamento indolente. Um subgrupo menor apresenta comportamento clínico agressivo com evolução para óbito. A incidência de malignidade é maior nos paragangliomas do que nos feocromocitomas, e é maior nos casos associados a mutações no gene SDHB.

INDICAÇÕES DE INVESTIGAÇÃO DE FEOCROMOCITOMAS/PARAGANGLIOMAS

O rastreamento de feocromocitoma/paraganglioma deve ser oferecido a todos os pacientes nas seguintes condições:

- paroxismos de palpitações, cefaleia e sudorese, com ou sem hipertensão arterial;
- história familiar de feocromocitoma/paraganglioma ou das síndromes que se associam a eles (neoplasias endócrinas múltiplas 2A e 2B, síndrome de von Hippel-Lindau, neurofibromatose e paragangliomas familiais);
- incidentaloma adrenal, com ou sem hipertensão arterial;
- crises de hipertensão ou arritmias motivadas por IOT, cirurgia, anestesia ou parto, ou com hipotensão arterial inexplicável após cirurgia;
- crises de hipertensão arterial ou paroxismos adrenérgicos desencadeados por coito, micção, exercícios, mudança de posição;
- crises de hipertensão arterial ou paroxismos adrenérgicos desencadeados pelo uso de drogas (betabloqueadores, antidepressivos tricíclicos, fenotiazídicos, histamina, glucagon, tiramina, terapia de reposição hormonal, ACTH, quimioterápicos, corticosteroides);
- hipertensão arterial de difícil controle (definida como mau controle com pelo menos 3 drogas anti-hipertensivas);
- hipertensão com hipotensão postural;
- hipertensão antes dos 20 anos de idade.

DIAGNÓSTICO

Diagnóstico bioquímico

O diagnóstico bioquímico é a documentação do excesso de catecolaminas. Os testes com maior sensibilidade são as metanefrinas livres plasmáticas ou metanefrinas urinárias fracionadas associadas a catecolaminas urinárias fracionadas. Valores > 3-4 vezes o limite da normalidade são altamente específicos para o diagnóstico; contudo, valores pouco superiores ao normal podem representar resultados falso-positivos. A principal causa de resultados falso-positivos são medicamentos (antidepressivos tricíclicos, betabloqueadores, buspirona, anfetaminas, benzodiazepínicos, inibidores da monoaminoxidase, fenoxibenzamina (sem registro vigente na Anvisa), levodopa (alfametildopa), descongestionantes nasais simpatomiméticos, metildopa e paracetamol). Essas drogas devem ser interrompidas pelo menos 2 semanas antes da dosagem.

Alguns pacientes com aumento do tônus simpático podem se apresentar com valores pouco elevados, mas não diagnósticos, de metanefrinas e/ou catecolaminas. Nesses casos, a administração de agonista alfa-2-adrenérgico central, como a clonidina, leva à redução significativa das concentrações de norepinefrina ou normetanefrina plasmáticas. O teste da clonidina se baseia nesse raciocínio: dosa-se norepinefrina ou normetanefrina plasmática antes e após (1 e 2 horas) a administração VO da clonidina, 0,3 mg. Em indivíduos sem feocromocitoma/paraganglioma, a norepinefrina cai para níveis < 500 pg/mL (ou tem queda > 50% em relação ao basal) e a normetanefrina fica < 112 pg/mL (ou tem queda > 40% em relação ao basal).

Outra forma de investigar pacientes com catecolaminas ou metanefrinas pouco aumentadas é a dosagem de cromogranina A, uma proteína produzida por células neuroendócrinas. Apesar de não ser específico para feocromocitoma/paraganglioma, o achado de cromogranina A elevada em paciente com quadro clínico de excesso de catecolaminas e metanefrinas/catecolaminas elevadas favorece o diagnóstico. Outras doenças (doença renal crônica, gastrite atrófica, fator reumatoide) ou uso de medicamentos (inibidores de bomba de hidrogênio, bloqueadores H_2) são causas de falso-positivo da cromogranina A.

Diagnóstico topográfico

Uma vez estabelecido o diagnóstico de excesso de catecolaminas, deve-se proceder à investigação topográfica. Cerca de 85% dos tumores produtores de catecolaminas são feocromocitomas, e a maioria dos paragangliomas funcionantes está localizada no abdome. Assim, o exame de imagem a ser realizado em 1° lugar é TC ou RNM do abdome. Na TC, os feocromocitomas/paragangliomas são tumores com atenuação > 10 unidades Hounsfield (HU) na fase pré-contraste e que exibem captação de contraste. Na RNM, tipicamente apresentam hipersinal nas sequências ponderadas em T2 e também captam contraste. Os tumores podem ter áreas císticas ou necróticas no seu interior.

Se o exame voltado ao abdome for negativo, deve-se fazer um exame funcional para localizar o tumor cromafim, sendo o mais disponível e amplamente utilizado a cintilografia com ^{123}I/^{131}I-meta-iodo benzilguanidina (*m*IBG). Para finalidades diagnósticas, ^{123}I-*m*IBG se mostrou superior à ^{131}I-*m*IBG, por ter melhor qualidade de imagem e promover menor irradiação do paciente.

TRATAMENTO

Tratamento clínico

Os objetivos do preparo pré-operatório do paciente com feocromocitoma/paraganglioma são tratar a hipertensão arterial, evitar a ocorrência de crises adrenérgicas e corrigir eventual hipovolemia e dessensibilização adrenérgica. Como as medicações vasodilatadoras devem ser interrompidas antes da cirurgia para evitar hipotensão após a retirada do tumor, não é objetivo do preparo prevenir as crises hipertensivas durante a cirurgia.

Dieta rica em sal é instituída, juntamente com livre acesso a ingestão hídrica e administração de agentes vasodilatadores (bloqueadores dos canais de cálcio, bloqueadores alfa-1-adrenérgicos como prazosina – sem registro vigente na Anvisa – e doxazosina ou inibidores da enzima conversora da angiotensina – iECA). Na evidência clara de hipovolemia, pode ser administrado volume em alíquotas fracionadas, com cuidado para se evitar sobrecarga hídrica. O tempo recomendado de preparo com drogas vasodilatadoras é de 15 dias.

A administração de betabloqueadores é contraindicada como terapêutica inicial da hipertensão em pacientes com feocromocitoma/paraganglioma, pois o bloqueio do receptor beta pode amplificar a resposta alfa-adrenérgica, agravando o quadro de hipertensão e de outros sintomas dependentes do estímulo alfa-adrenérgico. As indicações para o uso de betabloqueadores são persistência ou aparecimento de taquicardia ou taquiarritmias. Nesses casos, devem introduzidos somente após o uso de alfabloqueio efetivo.

Tratamento cirúrgico

Tratamento cirúrgico, com retirada total de todos os focos de tecido tumoral, constitui a única medida terapêutica definitiva para feocromocitoma/paraganglioma.

Tanto a via aberta quanto a via laparoscópica são aceitáveis para o tratamento cirúrgico dos feocromocitomas. Crises adrenérgicas podem ocorrer durante a indução anestésica e a manipulação do tumor pelo cirurgião. As crises hipertensivas devem ser tratadas pelo anestesiologista com drogas hipotensoras de ação rápida, como fentolamina ou nitroprusseto de sódio. Taquiarritmias podem ser tratadas com betabloqueadores de ação rápida.

Tratamento do feocromocitoma/ paraganglioma maligno

O tratamento da doença disseminada é problemático, e raramente curativo. A cirurgia tem papel significativo no tratamento de metástases locorregionais ou a distância, na medida em que a retirada cirúrgica de parte da doença tumoral pode melhorar sintomas locais ou dependentes do excesso de catecolaminas e pode auxiliar na resposta da doença residual ao ^{131}I-*m*IBG terapêutico. Na presença de metástases hepáticas, embolização arterial, quimioembolização e ablação com radiofrequência podem auxiliar no tratamento.

O uso de quimioterápicos tem papel no tratamento da doença sistêmica que não respondeu às medidas anteriormente citadas. Vários esquemas quimioterápicos foram propostos, mas o mais utilizado é a combinação de ciclofosfamida, vincristina e dacarbazina.

PROGNÓSTICO

O feocromocitoma/paraganglioma tem excelente prognóstico quando corretamente diagnosticado e tratado. Por outro lado, se o diagnóstico for negligenciado, associa-se a significativas morbidade e mortalidade cardiovascular.

A sobrevida média com feocromocitomas/paragangliomas metastáticos em 10 anos é de cerca de 70%. Aproximadamente 20% desses pacientes têm sobrevida menor. Aparentemente, a ocorrência de metástases ósseas isoladas não reduz de forma significativa a sobrevida total, enquanto as metástases viscerais (para fígado e pulmões, principalmente) são determinantes importantes do prognóstico.

HIPERALDOSTERONISMO PRIMÁRIO

DEFINIÇÃO

Denomina-se hiperaldosteronismo primário o grupo de doenças nas quais a produção de aldosterona pelo córtex adrenal é inapropriadamente elevada, relativamente autônoma em relação ao sistema renina-angiotensina-aldosterona e não pode ser suprimida (ou é apenas parcialmente suprimida) por sobrecarga de sódio.

Duas etiologias são responsáveis por 95% dos casos: hiperaldosteronismo idiopático (hiperplasia adrenal bilateral), com 65% dos casos; e aldosteronoma (adenoma adrenal produtor de aldosterona), com 30% dos casos. Os 5% remanescentes são causados por hiperplasia adrenal primária unilateral, carcinomas adrenais produtores de aldosterona e pelo hiperaldosteronismo familial.

EPIDEMIOLOGIA

O hiperaldosteronismo primário é a principal causa de hipertensão secundária, englobando aproximadamente 10% dos indivíduos hipertensos. Quando considerados os portadores de HAS grave e de difícil controle (controle insatisfatório com 3 drogas), a prevalência de hiperaldosteronismo primário sobe para 23%.

ETIOLOGIA

- Hiperaldosteronismo idiopático: hiperplasia bilateral da glomerulosa, resultando em secreção relativamente autônoma de aldosterona.
- Aldosteronoma: adenoma adrenal produtor de aldosterona. Geralmente são tumores pequenos, muitos < 1 cm. O diâmetro médio dos tumores é de 1,5-2 cm.
- Hiperplasia adrenal primária unilateral: hiperplasia unilateral da adrenal, que se comporta como um aldosteronoma.
- Carcinoma adrenal: raramente, um carcinoma adrenal pode secretar aldosterona. São tumores grandes, invasivos, que podem secretar outros esteroides (cortisol, testosterona, DHEAS, 11-desoxicortisol, 17-alfa-hidroxiprogesterona, 17-beta-estradiol e androstenediona).
- Hiperaldosteronismo familial tipo I ou hiperaldosteronismo remediável por glicocorticoide: doença monogênica autossômica dominante decorrente da fusão do promotor do gene da enzima 11-beta-hidroxilase com o gene que codifica a aldosterona-sintase. Como consequência, a síntese de aldosterona passa a ser feita na zona *fasciculata*, sob o controle do ACTH, e não do sistema renina-angiotensina-aldosterona. Esses pacientes manifestam hipertensão e hipopotassemia desde a infância e têm alto risco de desenvolver aneurismas cerebrais. O tratamento com dexametasona em dose baixa normaliza a PA e a hipopotassemia.
- Hiperaldosteronismo familial tipo II: caracteriza-se pela presença de vários casos de hiperaldosteronismo idiopático ou aldosteronoma em uma família, com padrão de herança autossômico dominante.

QUADRO CLÍNICO

- Hipertensão arterial: o hiperaldosteronismo primário geralmente se manifesta com HAS moderada ou grave, muitas vezes refratária ao tratamento. A proporção de pacientes com sinais eletrocardiográficos de sobrecarga de ventrículo esquerdo é maior no hiperaldosteronismo primário do que na HAS essencial.
- Alterações eletrolíticas: hipopotassemia e alcalose metabólica decorrem dos efeitos renais da aldosterona. Concentrações muito baixas de potássio podem causar fraqueza muscular (até paralisia), parestesias e poliúria (*diabetes insipidus* nefrogênico).
- Alterações metabólicas: os pacientes apresentam maior prevalência de componentes da síndrome metabólica (intolerância à glicose e DM, hipertrigliceridemia e redução do HDL-colesterol) do que pacientes com HAS essencial. Esses achados decorrem do fato de a aldosterona ser um hormônio pró-inflamatório capaz de induzir resistência à ação da insulina. Além disso, a secreção de insulina pela célula beta é inibida pela hipopotassemia.
- Morbidade cardiovascular: a incidência de complicações cardiovasculares (AVC, IAM, fibrilação atrial e hipertrofia do ventrículo esquerdo) é maior nos portadores de hiperaldosteronismo primário do que na população com HAS essencial.

DIAGNÓSTICO

Rastreamento

O rastreamento é recomendado nos seguintes grupos de pacientes:

- HAS estágio 2 (> 160-179 × 100-109 mmHg) ou estágio 3 (> 180 × 110 mmHg);

- HAS resistente ao tratamento;
- HAS e hipopotassemia espontânea ou induzida por diurético;
- HAS e incidentaloma adrenal;
- HAS e história familiar de HAS em indivíduos jovens ou AVC hemorrágico antes de 40 anos de idade;
- HAS e parentes de 1° grau de portadores de hiperaldosteronismo primário;
- HAS e síndrome metabólica;
- HAS e apneia obstrutiva do sono;
- HAS e DM.

É realizado com a dosagem concomitante de aldosterona (ng/dL) e atividade plasmática de renina (ng/mL·h). Relação aldosterona/atividade plasmática de renina (A/APR) > 30 ng/dL/ng/mL·h tem sensibilidade de 93% para o diagnóstico de hiperaldosteronismo primário. Medicações devem ser interrompidas por pelo menos 2 semanas antes da determinação da relação (para a espironolactona, o tempo de interrupção mínimo deve ser de 4 semanas). Diversas medicações, condições clínicas e estados fisiológicos interferem na relação A/APR:

- resultados falso-negativos (diminuição da relação A/APR): diuréticos, iECA, bloqueadores do receptor de angiotensina (BRA), bloqueadores dos canais de cálcio di-hidropiridínicos, inibidores diretos da renina (podem também causar resultados falso-positivos), hipopotassemia, restrição de sódio na dieta, gestação e hipertensão renovascular;
- resultados falso-positivos (aumento da relação A/APR): betabloqueadores, alfa-2-agonistas centrais, AINH, inibidores diretos da renina (podem também causar resultados falso-negativos), hiperpotassemia, sobrecarga de sódio na dieta, idade avançada e insuficiência renal.

Os seguintes medicamentos têm efeito mínimo sobre a relação A/APR: bloqueadores dos canais de cálcio não di-hidropiridínicos (verapamil), hidralazina, bloqueadores alfa-adrenérgicos (prazosina – sem registro vigente na Anvisa, doxazosina).

Testes confirmatórios de HAP

Os pacientes com rastreamento positivo devem ser submetidos a um dos testes confirmatórios de hiperaldosteronismo primário antes da avaliação de imagem:

- teste de sobrecarga salina: SF, 2 L, é infundido EV ao longo de 4 horas, com coleta de potássio e aldosterona antes e após a infusão. Hipopotassemia deve ser corrigida antes do início do teste. Concentrações de aldosterona plasmática ao final do teste < 5 ng/dL excluem o diagnóstico; > 10 ng/dL confirmam o diagnóstico; e de 5-10 ng/dL necessitam de confirmação com outro teste;
- teste do captopril: aldosterona é colhida antes e 1 hora após a administração VO de 50 mg de captopril. Queda na aldosterona > 30% em relação ao inicial exclui o diagnóstico.

Exame de imagem

Após a confirmação do hiperaldosteronismo primário, o passo seguinte é a realização de um exame de imagem das adrenais, que pode ser TC ou RNM.

Esse exame é necessário, mesmo que o paciente prefira o tratamento clínico, pois um dos seus objetivos é identificar eventual lesão adrenal que possa corresponder a um carcinoma produtor de aldosterona, que, embora raro, tem tratamento e prognóstico diferentes dos demais casos de hiperaldosteronismo primário.

Com a exclusão dessa possibilidade diagnóstica, o paciente deve ser questionado quanto à sua preferência por realizar o tratamento cirúrgico, caso indicado, ou manter tratamento clínico. Se o paciente não desejar a cirurgia ou não tiver condições clínicas, deve-se iniciar o tratamento clínico, qualquer que seja o achado tomográfico. Por outro lado, se ele concordar com a cirurgia, caso seja indicada, justifica-se a seguinte abordagem baseada nos achados da imagem:

- adrenais normais: a conduta se baseia no risco estimado de aldosteronoma:
  - baixo risco (idade > 50 anos, potássio normal, aldosterona não muito elevada, relação A/APR < 150 ng/dL/ng/mL·h): se ambas as adrenais estiverem absolutamente normais ao exame de imagem e o risco de aldosteronoma for baixo, o diagnóstico mais provável é o hiperaldosteronismo idiopático. Nesses casos, o tratamento clínico é a melhor opção;
  - alto risco (pacientes jovens, potássio baixo, aldosterona muito elevada, relação A/APR > 175-200 ng/dL/ng/mL·h): realizar cateterismo adrenal;
- macronódulo (> 1 cm) em indivíduos com idade < 40 anos e adrenal contralateral normal: a prevalência de incidentalomas adrenais é < 1%, justificando-se assim a adrenalectomia unilateral;
- todas as demais situações (macronódulo unilateral em indivíduos com idade > 40 anos, micronódulo < 1 cm unilateral ou nódulos bilaterais): recomenda-se o cateterismo das adrenais.

O cateterismo venoso das adrenais é o teste padrão-ouro para a localização da fonte produtora de aldosterona no hiperaldosteronismo primário. Em vigência de infusão contínua de cortrosina, na dose de 50 mcg/h, são cateterizadas, sequencialmente, as veias adrenais direita e esquerda e a veia cava inferior para coleta de sangue para dosagem de cortisol e aldosterona nos 3 locais. O bom posicionamento do cateter é demonstrado pela relação do cortisol adrenal: veia cava inferior > 10. Para corrigir as relações por conta de eventual hemodiluição em decorrência do posicionamento da ponta do cateter, as concentrações de aldosterona são divididas pelas concentrações de cortisol de cada local. Assim, têm-se as relações normatizadas aldosterona:cortisol em cada adrenal e na veia cava inferior. O diagnóstico de produção unilateral é feito quando a relação normatizada do lado dominante sobre o não dominante for > 4:1, e o lado não dominante tiver valor inferior à veia cava inferior. Quando há produção bilateral de aldosterona, a relação entre os lados é < 3:1.

TRATAMENTO

O tratamento clínico é reservado aos pacientes com hiperaldosteronismo idiopático ou àqueles que não desejam ou não têm condições de cirurgia. Seu tratamento clínico específico eficaz, com antagonista do receptor mineralocorticoide (espironolactona), é utilizado em dose de 50-400 mg/dia. Eventos adversos relacionados ao bloqueio do receptor androgênico limitam seu uso em homens (redução de libido, disfunção erétil e ginecomastia). Uma estratégia bastante utilizada é associar anti-hipertensivos de outras classes para utilizar doses mais baixas de espironolactona, que são mais facilmente toleradas.

A adrenalectomia laparoscópica é o tratamento cirúrgico de escolha do aldosteronoma. Recomenda-se o tratamento prévio dos pacientes com espironactona até que haja desbloqueio da renina, medida que evita a ocorrência de hipoaldosteronismo transitório pós-cirúrgico, o qual se manifesta por hiperpotassemia. Caso a cirurgia tenha sido realizada com a renina ainda bloqueada, recomenda-se a dosagem semanal de potássio plasmático durante 4 semanas. Havendo hiperpotassemia, o tratamento com fludrocortisona é eficaz até que o sistema renina-angiotensina-aldrosterona se recupere e a adrenal contralateral consiga produzir aldosterona. No pós-operatório imediato, o achado de aldosterona < 5 ng/dL é compatível com cura do hiperaldosteronismo primário.

PROGNÓSTICO

O tratamento do hiperaldosteronismo idiopático com espironolactona corrige a hipopotassemia, controla a hipertensão e reduz a morbidade cardiovascular.

Para o aldosteronoma, o tratamento clínico também é eficaz para corrigir o potássio e controlar a PA; todavia, a cirurgia é considerada o melhor tratamento, pois permite rápido controle da hipopotassemia (em todos os casos) e cura da hipertensão em pouco mais de 1/3 dos casos (nos remanescentes, há melhora).

Os pacientes com aldosteronoma com maior chance de obter resolução da hipertensão com a cirurgia são aqueles:

- mais jovens;
- com hipertensão menos grave;
- com menor tempo de hipertensão;
- sem história familiar de hipertensão;
- que utilizavam < 2 agentes anti-hipertensivos;
- com maior relação A/APR;
- com maior concentração de aldosterona.

SÍNDROME DE CUSHING

DEFINIÇÃO

Síndrome de Cushing é a resultante da exposição crônica a concentrações elevadas de glicocorticoides, endógenos ou exógenos.

Pode ser classificada em:

- dependente de ACTH: tumor hipofisário produtor de ACTH (corticotrofinoma ou doença de Cushing) ou por secreção ectópica de ACTH;
- independente de ACTH: tumores ou hiperplasias adrenais, ou administração exógena de glicocorticoides.

EPIDEMIOLOGIA

A síndrome de Cushing endógena é uma doença rara, com incidência aproximada de 10:1.000.000 pessoas/ano.

A razão de acometimento é de 3,5:1 mulheres/homens para doença de Cushing, 1:1 mulher/homem para secreção ectópica de ACTH, 4:1 mulheres/homens para adenomas adrenais, 1:1 mulher/homem para carcinomas adrenais e 1:1 mulher/homem para as hiperplasias nodulares.

ETIOLOGIA

- Síndrome de Cushing dependente de ACTH (85%): em > 80% dos casos, é causada por corticotrofinoma; em 15-20%, é causada por um tumor neuroendócrino extra-hipofisário produtor de ACTH ou, muito raramente, de hormônio liberador de corticotrofina (CRH).
- Síndrome de Cushing independente de ACTH (15%): causada por tumores adrenais (adenomas ou carcinomas) produtores de cortisol e hiperplasias adrenais (micronodulares ou macronodulares).

QUADRO CLÍNICO

- Composição corporal: obesidade ou ganho de peso são as manifestações mais comuns (ocorrem em

95% dos casos). A distribuição de gordura típica é a central, concentrando-se em face (face em lua cheia), tronco e pescoço (giba e preenchimento das fossas supraclaviculares) e poupando extremidades. Alguns pacientes com secreção ectópica de ACTH podem não apresentar obesidade e ter poucos estigmas de Cushing, em razão da rapidez de instalação e da gravidade do hipercortisolismo. Em crianças, a obesidade pode ser acompanhada de parada do crescimento.

- Pele: pletora facial é observada na síndrome de Cushing de qualquer etiologia, decorrente do adelgaçamento da epiderme e do tecido conjuntivo subepidérmico, com visualização da vascularização da derme. Também se observam fragilidade cutânea, com tendência a equimoses após trauma mínimo e estrias, que são largas e violáceas. Escurecimento da pele, principalmente em cicatrizes, dobras e mucosas, ocorre exclusivamente em causas dependentes de ACTH, especialmente quando os níveis do hormônio são muito elevados, como na síndrome de secreção ectópica de ACTH.
- Anexos: hirsutismo, definido pela presença de pelos terminais em áreas dependentes de andrógenos, pode ocorrer tanto em tumores adrenais secretores de cortisol e andrógenos (geralmente, carcinomas adrenais), quanto em consequência à secreção aumentada de andrógenos pela zona *reticularis* na síndrome de Cushing dependente de ACTH. Hipertricose, definida pelo excesso de pelos finos em áreas cutâneas não dependentes de andrógenos, é causada pelo hipercortisolismo *per se*, podendo ocorrer em qualquer causa de síndrome de Cushing.
- Sistema musculoesquelético: fraqueza muscular acomete 60% dos pacientes e, em geral, compromete a musculatura proximal, principalmente nos membros inferiores. Osteopenia é um achado comum em pacientes com síndrome de Cushing (até 80%), decorrente dos efeitos do cortisol no metabolismo ósseo e do hipogonadismo que muitos pacientes apresentam. Necrose asséptica da cabeça do fêmur é um achado raro, mas deve ser pesquisada nos pacientes com síndrome de Cushing que se apresentam com dor no quadril.
- Condições neuropsiquiátricas: labilidade emocional, irritabilidade, ansiedade, depressão e dificuldade de atenção e memória estão presentes em até 85% dos pacientes. Psicose e mania são achados mais raros, mas podem ocorrer em consequência do hipercortisolismo.
- Gônadas: hipogonadismo é um achado comum, tanto em homens, quanto em mulheres. A redução da função gonadal é acompanhada de baixos níveis de gonadotrofinas (hormônio luteinizante – LH e hormônio folículo-estimulante – FSH), apontando, portanto, para uma causa central. Decorre do hipercortisolismo e cursa com infertilidade, amenorreia, osteoporose, redução da libido e disfunção erétil.
- Sistema cardiovascular: HAS ocorre em até 75% dos casos e contribui em grande parte para a morbidade e a mortalidade da síndrome de Cushing.
- Sistema renal: a hipopotassemia decorre da espoliação de potássio pela ação do cortisol no receptor mineralocorticoide renal. Hipopotassemia franca com alcalose metabólica indica hipercortisolismo grave. A maioria dos pacientes com síndrome de secreção ectópica de ACTH apresenta hipopotassemia, enquanto 10% dos casos de doença de Cushing apresentam o distúrbio. Litíase renal ocorre em 15% dos pacientes e decorre da hipercalciúria induzida pelo hipercortisolismo.
- Metabolismo intermediário: DM ou intolerância à glicose ocorrem em > 50% dos pacientes com síndrome de Cushing. A hiperinsulinemia observada aponta que o mecanismo subjacente é a resistência à ação da insulina, secundária ao hipercortisolismo. As alterações do metabolismo lipídico mais comuns são elevação do LDL-colesterol, hipertrigliceridemia e redução do HDL-colesterol. Esse perfil lipídico, extremamente aterogênico, contribui, junto com a intolerância à glicose e a HAS, para o aumento do risco cardiovascular.

EXAMES COMPLEMENTARES

A avaliação diagnóstica da síndrome de Cushing é feita em 2 etapas:

- diagnóstico do hipercortisolismo;
- investigação etiológica da síndrome de Cushing.

Os exames utilizados para o diagnóstico do hipercortisolismo são:

- cortisol urinário de 24 horas: fornece medida integrada da secreção de cortisol durante o dia. Pode-se dosar o cortisol urinário livre ou total (livre + ligado à globulina ligadora de corticosteroide). A principal limitação para a aplicação desse exame é a doença renal crônica (*clearance* de creatinina < 60 mL/min). Para aumentar a sensibilidade do teste, recomenda-se que seja repetido em 3 ocasiões. Concentrações normais nas 3 ocasiões praticamente excluem o hipercortisolismo (sensibilidade de 95-100%). Estados de pseudo-Cushing (situações em que há uma ativação do eixo hipotálamo-hipófise-adrenal), como depressão grave, etilismo, transtornos ansiosos e obesidade, podem cursar com elevação modesta do cortisol urinário de 24 horas;
- dosagem de cortisol plasmático após administração de dexametasona em dose baixa: a dexametasona

é um glicocorticoide sintético com meia-vida prolongada que não é dosado no ensaio bioquímico específico para cortisol. O teste consiste na administração VO de 1 mg de dexametasona entre 23h00 e 00h00 e dosagem de cortisol plasmático na manhã seguinte, entre 8h00 e 9h00. Concentrações de cortisol < 1,8 mcg/dL tornam o diagnóstico de síndrome de Cushing improvável (sensibilidade de 98% e especificidade de 88%). Resultados superiores a esse limite implicam testes adicionais. O teste pode ter seu resultado comprometido por administração de drogas que aceleram o metabolismo hepático da dexametasona (barbitúricos, fenitoína, carbamazepina, rifampicina), causando resultados falso-negativos, bem como em situações que cursem com elevação das concentrações da globulina ligadora de corticosteroide, como gravidez e uso de estrógenos, causando resultados falso-positivos;

- dosagem de cortisol plasmático à 0h00: uma das manifestações mais precoces de alterações do eixo hipotálamo-hipófise-adrenal é a perda do ritmo circadiano de secreção do cortisol. Indivíduos normais apresentam diminuição da secreção de cortisol, atingindo o nadir (< 1,8 mcg/dL) por volta de 0h00. Esse limiar tem boa sensibilidade, mas especificidade baixa, uma vez que muitos pacientes com pseudo-Cushing podem ter cortisol plasmático à 0h00 > 1,8 mcg/dL. Apesar disso, se o cortisol à 0h00 for > 7,5 mcg/dL, o diagnóstico de síndrome de Cushing é provável. As principais limitações da dosagem do cortisol plasmático à 0h00 são a necessidade de hospitalização por pelo menos 48 horas e a disponibilidade do laboratório para centrifugar o sangue e congelar o plasma durante a noite para que seja processado no dia seguinte;
- dosagem de cortisol salivar à 0h00: existe estrita correlação entre o cortisol dosado na saliva e o do plasma, independentemente do fluxo salivar. Assim, a disponibilidade de *kits* comerciais para dosagem de cortisol na saliva facilitou a investigação da síndrome de Cushing. Concentrações > 550 ng/dL identificam os casos de síndrome de Cushing com sensibilidade e especificidade de até 95%.

Discriminar um paciente com pseudo-Cushing de um com doença de Cushing e hipercortisolismo leve pode ser o passo mais difícil na avaliação diagnóstica. Alguns testes foram descritos para esta finalidade:

- dosagem de cortisol sérico ou salivar à 0h00: tanto no pseudo-Cushing quanto na síndrome de Cushing, há perda do ritmo de cortisol, mas é mais pronunciada na última situação. Concentrações de cortisol plasmático e salivar à 0h00 > 7,5 mcg/dL e > 550 ng/dL, respectivamente, têm especificidade de 100% para o diagnóstico de síndrome de Cushing. A sensibilidade desses pontos de corte, no entanto, variam em 93-96%;
- teste do CRH: o CRH é o principal hormônio estimulador do corticotrofo normal ou tumoral. A concomitância de cortisol basal > 12 mcg/dL e pico do ACTH após CRH (100 mcg, EV) > 54 pg/mL é indicativa de doença de Cushing (sensibilidade de 91,3% e especificidade de 98,2%);
- teste da desmopressina (DDAVP): DDAVP é um análogo sintético da vasopressina, com afinidade para os receptores AVPR2, presentes em corticotrofos normais e tumorais. A concomitância de cortisol basal > 12 mcg/dL e variação do ACTH após DDAVP (10 mcg, EV) > 18 pg/mL é indicativa de doença de Cushing (sensibilidade de 90,3% e especificidade de 91,5%).

Após o diagnóstico de síndrome de Cushing, o passo seguinte é estabelecer se a causa é dependente de ACTH ou independente de ACTH. A dosagem de ACTH é o melhor teste para diferenciar a síndrome de Cushing dependente de ACTH da independente de ACTH. São necessárias ≥ 2 dosagens de ACTH. Na vigência de hipercortisolismo, o achado de ACTH plasmático < 5 pg/mL aponta para causa independente de ACTH. Por outro lado, se as dosagens forem > 10 pg/mL, a causa da síndrome de Cushing é dependente de ACTH. Para valores intermediários (5-10 pg/mL), é necessária avaliação mais detalhada, com testes dinâmicos, como o teste de estímulo com CRH.

Investigação etiológica da síndrome de Cushing independente de ACTH

Após confirmação do hipercortisolismo independente de ACTH, a investigação deve prosseguir com exames de imagem das adrenais. A TC apresenta a mesma sensibilidade da RNM, ao passo que a USG pode deixar de identificar lesões menores, principalmente em indivíduos obesos.

Os adenomas se apresentam tipicamente como lesões unilaterais, arredondadas, com limites precisos e baixa atenuação à TC (< 10 HU) e queda do sinal nas sequências fora de fase na RNM, o que denota alto conteúdo lipídico. Além disso, os adenomas não retêm o contraste.

Os carcinomas adrenais costumam ser maiores e tipicamente são heterogêneos, hiperatenuantes na TC sem contraste (> 10 HU), captam contraste na TC e na RNM e exibem hipersinal em T2.

As hiperplasias adrenais se apresentam radiologicamente como um aumento bilateral das adrenais, que pode ou não ser simétrico.

Investigação etiológica da síndrome de Cushing dependente de ACTH

- Exames de imagem: após confirmação do hipercortisolismo dependente de ACTH, o exame de imagem a ser realizado é a RNM de hipófise. Como mencionado anteriormente, a maior parte dos corticotrofinomas são microadenomas (< 1 cm), motivo pelo qual somente 60% dos tumores são identificados na RNM. Pacientes com síndrome de Cushing dependente de ACTH e tumor hipofisário ≥ 6 mm não precisam realizar o cateterismo dos seios petrosos inferiores e já podem ser encaminhados para a cirurgia transesfenoidal.
- Cateterismo bilateral e simultâneo dos seios petrosos inferiores: é o exame padrão-ouro para diferenciar a doença de Cushing da secreção ectópica de ACTH em pacientes com síndrome de Cushing dependente de ACTH e RNM de hipófise negativa. Nesse procedimento, os seios petrosos inferiores direito e esquerdo são cateterizados simultaneamente por meio de uma punção venosa periférica e amostras de sangue são coletadas para dosagem de ACTH antes e após estímulo com CRH ou DDAVP. Gradientes de ACTH centro:periferia > 2:1 no estado basal e > 3:1 após estímulo são compatíveis doença de Cushing. Gradiente de lateralização > 1,4:1 indica o provável lado do corticotrofinoma. Se o cateterismo indicar que a fonte produtora de ACTH está na periferia, exames de imagem (TC ou RNM) direcionados ao tórax e ao abdome deverão ser realizados para localizar o tumor neuroendócrino. A cintilografia com análogo de somatostatina radioativamente marcado também pode ser realizada.
- Testes dinâmicos: diversos testes dinâmicos foram descritos para tentar diferenciar as etiologias da síndrome de Cushing dependente de ACTH e podem ser usados quando o cateterismo não estiver disponível; entretanto, deve-se lembrar que os testes dinâmicos têm acurácia diagnóstica inferior ao cateterismo. Os testes mais utilizados são:
  - teste de supressão com dexametasona em dose alta (8 mg): dosagem basal de cortisol pela manhã (08h00-09h00) seguida da administração de dexametasona na dose de 8 mg à 0h00 e nova dosagem de cortisol na manhã seguinte. Uma redução ≥ 50% do cortisol plasmático após a dexametasona é compatível com o diagnóstico de doença de Cushing. O teste tem sensibilidade de 80% e especificidade de 60%, o que torna sua interpretação problemática, principalmente quando se considera a probabilidade pré-teste da doença de Cushing na população geral (em torno de 80%) e nas mulheres com idade de 20-40 anos (até 90%);
  - teste do CRH: o raciocínio desse teste no diagnóstico da etiologia da síndrome de Cushing dependente de ACTH reside no fato de que a maioria dos corticotrofinomas expressa receptores de CRH, o que é observado com menor frequência nos tumores ectópicos. Após a administração de 1 mcg/kg de CRH ovino, EV, incrementos do cortisol e do ACTH > 20 e 35%, respectivamente, são compatíveis com doença de Cushing. No teste com CRH humano, os pontos de corte para incrementos de cortisol e ACTH são 14 e 105%, respectivamente.

TRATAMENTO

Tratamento clínico

Alguns medicamentos podem ser utilizados para controle do hipercortisolismo:

- cetoconazol: agente imidazólico capaz de bloquear várias enzimas da esteroidogênese (17-alfa-hidroxilase, 17,20-liase, enzima de clivagem da cadeia lateral do colesterol e 11-beta-hidroxilase), reduzindo a síntese de cortisol. É a droga mais frequentemente empregada para o controle do hipercortisolismo endógeno, com doses iniciais de 200-400 mg e doses efetivas de 600-1.200 mg/dia. Os principais efeitos colaterais são sintomas dispépticos, ginecomastia, rash cutâneo e edema. Elevação transitória de transaminases é comum no 1° mês de tratamento; contudo, caso as enzimas se elevem > 2-3 vezes o limite superior ou a elevação persista por > 8 semanas, a droga deve ser interrompida;
- mitotano: agente adrenolítico específico, com ação citotóxica sobre o córtex adrenal e inibitória sobre a esteroidogênese (enzima de clivagem da cadeia lateral do colesterol e 11-beta-hidroxilase). Quando usado para inibir a secreção de cortisol, as doses habituais variam em 0,5-4 g/dia e os efeitos colaterais (náuseas, sonolência, ataxia, fadiga e elevações importantes do LDL) são mais pronunciados quanto maior a dose. Como agente citotóxico no tratamento do carcinoma adrenal metastático (sua principal indicação), pode ser usado em doses mais altas (até 12 g/dia). Por possuir efeito adrenolítico, pode cursar com insuficiência adrenal primária, que deve ser tratada com administração de glicocorticoide e mineralocorticoide;
- octreotida: é um análogo da somatostatina com afinidade pelos receptores de subtipo sst_2 e sst_5. Pode ser útil no controle da secreção de ACTH por tumores ectópicos, que frequentemente expressam receptores de somatostatina, mas não costuma ser eficaz no controle do hipercortisolismo da doença de Cushing;
- pasireotida: análogo da somatostatina com alta afinidade pelos receptores sst_1, sst_2, sst_3 e sst_5. Administração de 2 doses diárias de 600-900 mcg/dia pode

normalizar o cortisol urinário de 24 horas em cerca de 25% dos pacientes com doença de Cushing, após 6 meses de tratamento. Os eventos adversos são semelhantes aos outros análogos de somatostatina, com exceção da hiperglicemia, que é mais frequente com esse análogo;

- cabergolina: agonista dopaminérgico com longa meia-vida plasmática, principalmente usado no tratamento de prolactinomas, mas que se mostrou útil no controle da doença de Cushing. Em doses altas (até 7 mg/semana), observou-se normalização do cortisol urinário em 25-40% dos pacientes; entretanto, deve-se considerar que, nessas doses, a carbergolina se associa a risco aumentado de lesões cardíacas valvares.

Tratamento cirúrgico

- Síndrome de Cushing independente de ACTH: a cirurgia é o tratamento definitivo para os adenomas e hiperplasias nodulares adrenais, e também para os carcinomas localizados ou localmente invasivos. Por outro lado, tem pouco impacto na sobrevida global dos pacientes com carcinomas metastáticos. Para os adenomas e hiperplasias, a via laparoscópica é eficaz e se associa a menor tempo de internação e menor dor no pós-operatório. Para os carcinomas, alguns estudos indicaram maior risco de disseminação local com a laparoscopia em comparação à cirurgia aberta.
- Doença de Cushing: a adenomectomia transesfenoidal é o tratamento de escolha para a doença de Cushing, quando o microadenoma é visualizado durante o ato operatório. Quando o tumor não é visualizado na cirurgia, a hemi-hipofisectomia pode ser realizada, mas as taxas de remissão são mais baixas.
- Síndrome de secreção ectópica de ACTH: a ressecção completa dos tumores neuroendócrinos secretores de ACTH, quando possível, permite a remissão da síndrome de Cushing; entretanto, quando a doença é disseminada ou oculta, o hipercortisolismo deve ser controlado por meio de medicamentos (octreotida, cetoconazol, mitotano) ou adrenalectomia bilateral.
- Adrenalectomia bilateral: a remoção cirúrgica das adrenais resolve prontamente o hipercortisolismo em pacientes com síndrome de Cushing dependente de ACTH; porém, nos pacientes com doença de Cushing, pode levar a crescimento do adenoma hipofisário, caracterizando a síndrome de Nelson. Nos pacientes com carcinoma neuroendócrino produtor de ACTH inoperável e disseminado, a resolução da síndrome de Cushing, por meio da adrenalectomia bilateral, prolonga a sobrevida, pois a morbidade do hipercortisolismo grave é frequentemente maior do que a morbidade oncológica do tumor.

PROGNÓSTICO

Adenomas e hiperplasias nodulares adrenais são curáveis com a cirurgia. Para os carcinomas adrenais aparentemente localizados, a cirurgia é a única forma de tratamento potencialmente curativa; entretanto, > 50% dos pacientes apresentam metástases a distância no acompanhamento, sendo o prognóstico desses casos reservado.

Em centros especializados, a remissão da doença de Cushing após a cirurgia transesfenoidal é de 60-90% para os microadenomas e < 65% para os macroadenomas, e a recorrência é de 13% para os microadenomas e de até 45% para os macroadenomas.

Os tumores neuroendócrinos pequenos e localizados têm excelente prognóstico e não costumam recorrer após ressecção com margem adequada. Já os carcinomas neuroendócrinos metastáticos têm resposta limitada a quimioterapia e radioterapia, cujos empregos são essencialmente paliativos e não curativos.

BIBLIOGRAFIA

Arlt W, Allolio B. Adrenal insufficiency. Lancet 2003;361:1881-93.

Bergthorsdottir R, Leonsson-Zachrisson M, Odén A, Johannsson G. Premature mortality in patients with Addison's disease: a population-based study. J Clin Endocrinol Metab 2006;91:4849-53.

Biller BM, Grossman AB, Stewart PM, Melmed S, Bertagna X, Bertherat J, et al. Treatment of adrenocorticotropin-dependent Cushing's syndrome: a consensus statement. J Clin Endocrinol Metab 2008;93: 2454-62.

Eisenhofer G, Siegert G, Kotzerke J, Bornstein SR, Pacak K. Current progress and future challenges in the biochemical diagnosis and treatment of pheochromocytomas and paragangliomas. Horm Metab Res 2008; 40:329-37.

Fallo F, Federspil G, Veglio F, Mulatero P. The metabolic syndrome in primary aldosteronism. Curr Diab Rep 2008;8:42-7.

Feelders RA, Hofland LJ. Medical treatment of Cushing's disease. J Clin Endocrinol Metab 2013;98:425-38.

Forss M, Batcheller G, Skrtic S, Johannsson G. Current practice of glucocorticoid replacement therapy and patient-perceived health outcomes in adrenal insufficiency. J Clin Endocrinol Metab 2007;92:3912-22.

Funder JW, Carey RM, Fardella C, Gomez-Sanchez CE, Mantero F, Stowasser M, et al.; The Endocrine Society. Case detection, diagnosis, and treatment of patients with primary aldosteronism. J Clin Endocrinol Metab 2008;93:3266-81.

Galan SR, Kann PH. Genetics and molecular pathogenesis of pheochromocytoma and paraganglioma. Clin Endocrinol (Oxf) 2013;78:165-75.

Gilbert R, Lim EM. The diagnosis of Cushing's syndrome: an Endocrine Society clinical practice guideline. Clin Biochem Rev 2008;29: 103-6.

Hahner S, Allolio B. Therapeutic management of adrenal insufficiency. Best Pract Res Clin Endocrinol Metab 2009;23:169-79.

Lenders JWM, Pacak K, Walther MM, Linehan WM, Mannelli M, Friberg P, et al. Biochemical diagnosis of pheochromocytoma: which test is best? JAMA 2002;287:1427-34.

Mulatero P, Bertello C, Rossato D, Mengozzi G, Milan A, Garrone C, et al. Roles of clinical criteria, computed tomography scan, and adrenal vein sampling in differential diagnosis of primary aldosteronism subtypes. J Clin Endocrinol Metab 2008;93:1366-71.

Pacak K, Eisenhofer G, Ahlman H, Bornstein SR, Gimenez-Roqueplo AP, Grossman AB, et al. Pheochromocytoma: recommendations for clinical practice from the First International Symposium. Nature Clin Pract 2007;3:92-102.

Sawka AM, Young WF, Thompson GB, Grant CS, Farley DR, Leibson C, van Heerden JA. Primary aldosteronism: factors associated with normalization of blood pressure after surgery. Ann Intern Med 2001;135:258-61.

Trainer PJ. New options for the medical treatment of Cushing's syndrome. Indian J Endocrinol Metab 2013;17:245-8.

73 DOENÇAS DA HIPÓFISE

Andrea Glezer, Cristina Bellotti Formiga Bueno, Felipe Henning Gaia Duarte, Marcio Carlos Machado, Raquel Jallad, Thais de Paula Sickler, Marcello Delano Bronstein

▪ PROLACTINOMAS

DEFINIÇÃO

Os prolactinomas, tumores hipofisários produtores de prolactina (PRL), são os adenomas hipofisários mais frequentes, com prevalência de 100 casos por um milhão. A incidência é maior em indivíduos de 20 a 50 anos, com uma razão estimada de 10 mulheres para cada homem acometido. Após a quinta década de vida, a frequência em ambos os sexos é similar.

Em geral surgem esporadicamente, mas podem se associar a síndromes genéticas, como neoplasia endócrina tipo 1 (NEM 1) e no adenoma hipofisário familiar isolado (FIPA). Famílias com FIPA representam cerca de 2% dos adenomas hipofisários, em que há ocorrência familiar de adenomas hipofisários isolados, que podem estar associados à mutação do gene da proteína aryl hidrocarbono (AIP). Na NEM 1, os prolactinomas podem ocorrer em até 20% e, nesses casos, podem ser mais agressivos. Também os tumores com mutação do AIP tendem a ser mais agressivos.

Desse modo, apesar de mais de 99% dos prolactinomas serem tumores benignos e muitas vezes bem delimitados, sem evidências de invasão, há casos que podem se apresentar com invasão de estruturas locais, como por exemplo, de dura-máter adjacente, osso, ou estruturas venosas. Tumores invasivos que não metastatizam são considerados benignos, sendo o carcinoma uma entidade rara.

Na investigação da etiologia da hiperprolactinemia, outros diagnósticos diferenciais devem ser avaliados antes do diagnóstico de prolactinoma (Tabela 1).

Tabela 1 Diagnóstico diferencial de hiperprolactinemia

Hiperprolactinemia fisiológica: gravidez, lactação, manipulação da mama
Trauma em parede torácica, cirurgia em mamas ou tórax
Doenças hipofisárias: prolactinoma, metástases, doenças infiltrativas, adenomas mistos, macroadenomas com compressão de haste hipofisária
Tumores hipotalâmicos (craniofaringeomas, meningeoma, germinoma)
Medicações: neurolépticos (haloperidol, sulpiride, risperidona), antagonistas do receptor H2 (ranitidina), procinéticos (metoclopramida, domperidona), opioides, antidepressivos tricíclicos
Doenças endocrinológicas, síndrome dos ovários policísticos, hipotireoidismo primário
Outras: cirrose hepática, insuficiência renal crônica
Macroprolactinemia

MANIFESTAÇÕES CLÍNICAS

A hiperprolactinemia leva ao hipogonadismo hipogonadotrófico, principalmente por inibir a pulsatilidade do hormônio liberador de gonadotrofina (GnRH), o que consequentemente leva à redução dos níveis de hormônio luteinizante (LH) e do hormônio folículo-estimulante (FSH), e diminuição da produção de estrogênio em mulheres e de testosterona em homens. Clinicamente, as mulheres podem apresentar fase lútea curta, anovulação, infertilidade, oligomenorreia e amenorreia. Os homens podem se queixar de redução da libido, disfunção erétil e infertilidade. Galactorreia pode ocorrer em até 30 a 80% das mulheres com hiperprolactinemia, e em até um terço dos casos em homens. Nos homens, a galactorreia é quase patognomônica de prolactinoma, porém 33% das mulheres com galactorreia podem ter níveis normais de PRL, sendo nesses casos um sinal não específico.

A hiperprolactinemia crônica leva à diminuição da densidade mineral óssea na coluna lombar em ambos os sexos devido ao hipogonadismo.

Nos casos de macroprolactinomas, além do quadro decorrente da hipersecreção hormonal, pode haver sinais e sintomas decorrentes do efeito de massa, resultando em cefaleia, alteração visual, e hemianopsia bitemporal por compressão do quiasma óptico, e até mesmo hipertensão intracraniana se houver compressão do III ventrículo. O comprometimento dos seios cavernosos pode levar a lesões nos pares cranianos, e o crescimento infrasselar pode causar fístula liquórica.

O pan-hipopituitarismo pode ocorrer por compressão da haste hipofisária, do tecido hipofisário normal, ou mesmo devido à apoplexia hipofisária. As principais manifestações clínicas da hiperprolactinemia estão listadas na Tabela 2.

Tabela 2 Manifestações clínicas de hiperprolactinemia

Associados a hiperprolactinemia	Consequências do hipogonadismo a longo prazo	Decorrentes do efeito de massa dos macroadenomas
Infertilidade	Osteopenia	Cefaleia
Diminuição da libido	Osteoporose	Alterações visuais
Disfunção erétil, oligoespermia		Compressão de nervos cranianos
Galactorreia		Perda visual
Oligomenorreia/amenorreia		Hipopituitarismo

DIAGNÓSTICO LABORATORIAL E POR IMAGEM

O diagnóstico de hiperprolactinemia é realizado por meio de pelo menos duas dosagens de PRL sérica basal elevadas. Em microprolactinomas ou em outros tumores causando desconexão de haste, os níveis de PRL em geral encontram-se entre 50-150 ng/mL; níveis de 20-100 ng/mL são mais relacionados a drogas, hipotireoidismo, insuficiência renal crônica, cirrose hepática e outros; enquanto em macroprolactinomas os níveis frequentemente são superiores a 200 ng/ml.

Após descartar causas fisiológicas ou doenças sistêmicas, deve-se realizar um estudo de imagem da região hipofisária, preferencialmente por ressonância magnética.

Se o paciente for assintomático e com hiperprolactinemia, deve ser investigada a presença de macroprolactinemia (nível de PRL elevado por uma ligação de IgG à PRL, que faz com que haja baixa atividade biológica da PRL).

TRATAMENTO

Os objetivos do tratamento são: a normalização da PRL e restauração do estado de eugonadismo, e se possível de fertilidade, melhora da galactorreia, bem como redução tumoral.

Os tipos de terapêutica são: medicamentosa, cirúrgica e radioterápica.

O tratamento de escolha é o medicamentoso, por meio do uso de agonistas dopaminérgicos, que atuam preferencialmente sobre o receptor de dopamina subtipo 2, inibindo a transcrição e secreção de PRL.

Para casos com resistência/intolerância medicamentosa ou perda visual sem resposta em curto prazo, pode-se optar pela cirurgia.

Os agonistas dopaminérgicos (AD) (Tabela 3) promovem normalização dos níveis de PRL, bem como redução do volume tumoral em cerca de 30% dos casos. A bromocriptina (BRC), agonista dos receptores dopaminérgicos D1 e D2, tem menor efetividade no tratamento, enquanto a cabergolina (CAB), por ser agonista específica do receptor D2 é atualmente a medicação de escolha.

As doses de medicação são aumentadas gradualmente, conforme tolerado, devendo a droga ser ingerida após o jantar ou ao deitar, sempre após alimentação. Caso ocorram efeitos colaterais, a próxima dose deve ser reduzida para metade, e doses subsequentes devem ser aumentadas gradualmente até atingir níveis eficazes. A troca da AD pode ser realizada na tentativa de melhorar a tolerabilidade.

Em relação à segurança do tratamento medicamentoso, estudos mais recentes mostraram associação de lesão valvar cardíaca em pacientes com doença de Parkinson que estavam em uso de altas doses de AD. Porém, nos pacientes com prolactinoma, a relação entre o uso de AD e valvopatia ainda é controversa.

Na Unidade de Neuroendocrinologia do HCFMUSP, realizamos ecocardiograma anual para todos os pacientes em uso de AD como forma de vigilância em relação ao aparecimento de lesões valvares.

A resistência aos AD é definida se não houver normalização dos níveis de PRL e redução tumoral de pelo

Tabela 3 Agonistas dopaminérgicos

Medicação	Comprimidos	Posologia	Meia-vida	Efeitos colaterais
Bromocriptina (BRC) (Parlodel®) Indicação para gestantes	2,5 mg	2,5 mg 2-3 vezes ao dia (máx. 20-30 mg/dia)	6 horas	Tontura, hipotensão postural, náuseas, congestão nasal, cefaleia, constipação, dist. psiquiátrico
Cabergolina (CAB) (Dostinex®) Medicação de escolha	0,5 mg	Dose: ½ cp/semana a 4 cp/semana Dose máxima: 7 mg/semana	63-109 horas	A longa ação da medicação melhorou a adesão do paciente, e apresenta menos efeitos colaterais gastrointestinais e menos hipotensão

menos 50% com BCR 15 mg/dia por mais de 3 meses, ou com CAB 3,5 mg/semana.

Após o início e manutenção do tratamento farmacológico, sugere-se retirada gradual da cabergolina quando houver normalização da PRL, em geral após um período de 2 anos de tratamento, além de redução de pelo menos 50% do tamanho tumoral. Acompanhar, principalmente no primeiro ano após suspensão: PRL a cada 3 meses, com reintrodução da medicação se houver recorrência.

Segundo metanálise recente, a manutenção da normalização da PRL após a suspensão do AD ocorre em 21% dos pacientes com prolactinomas.

O tratamento cirúrgico é realizado preferencialmente por via transesfenoidal, e está indicado para casos de resistência/intolerância medicamentosa, apoplexia com sintomas visuais e redução rápida tumoral (pode causar fístula liquórica ou tração do quiasma óptico com piora visual).

Compilando 50 séries publicadas, Colao obteve taxa de remissão com cirurgia em 74,7% dos microadenomas e em 33,9% dos macroadenomas. Em análise da mesma série, as taxas de recorrência são 18,2% e 22,8% para os microadenomas e macroadenomas, respectivamente.

As taxas de sucesso cirúrgicos dependem da experiência do cirurgião e do tamanho do tumor. Taxas de sucesso cirúrgico mais elevadas foram observadas em pacientes com níveis de PRL inferiores a 200 mg/L, tumores pequenos e amenorreia de curta duração. Os baixos níveis de PRL pós-operatórias imediatas parecem ser bons indicadores de cura cirúrgica a longo prazo.

Em relação ao tratamento medicamentoso, estudos mostram a prevalência de normoprolactinemia persistente em mais de 60% dos pacientes após a retirada de cabergolina independente do tamanho do tumor inicial.

Em um estudo recente, Biswas et al. confirmaram que a retirada abrupta da terapia crônica com AD depois de 2 a 3 anos de tratamento é seguro e associado a remissão a longo prazo em 30 a 40% dos sujeitos com microprolactinoma.

Se o tratamento for interrompido em pacientes que têm macroprolactinoma, uma maior taxa de recorrência pode ocorrer, e é necessário um acompanhamento mais cuidadoso, incluindo ressonância magnética 6 meses após a retirada da medicação e depois anualmente.

A menopausa pode ser associada com a remissão hiperprolactinemia, e a possibilidade de retirada da droga deve ser cuidadosamente avaliada durante este período.

Em relação à radioterapia, a normalização de PRL ocorre em média em 34% dos casos. Desse modo, os prolactinomas são considerados pouco responsivos à radioterapia, fazendo com que a indicação desta terapêutica fique reservada para os pacientes com tumores invasivos ou malignos sem condições de controle cirúrgico ou com crescimento em vigência do tratamento com AD.

O monitoramento do tratamento do prolactinoma é realizado por meio de dosagem sérica de PRL e realização de ressonância magnética da região selar, cuja frequência deve ser individualizada de acordo com a resposta às terapêuticas vigentes.

PROLACTINOMA EM GESTANTES

A principal preocupação no tratamento e acompanhamento de gestantes com prolactinomas é o crescimento do adenoma durante a gestação, especialmente em mulheres com macroprolactinomas.

Os estudos mostram que aumento do volume tumoral associado a gravidez pode ocorrer em 1,6 a 4,7% das mulheres com microadenomas e em 27,9 a 46% das mulheres com macroadenomas.

Em casos de gestantes portadoras de microprolactinoma ou macroprolactinoma intrasselar (ou macroadenoma extrasselar que se tornou intrasselar durante o tratamento clínico), o AD é suspenso após a confirmação da gestação. Nos casos de macroprolactinomas com expansão suprasselar, deve-se avaliar a indicação cirúrgica ou a manutenção da medicação durante toda a gestação.

Sendo assim, em microprolactinomas recomenda-se o acompanhamento da paciente a cada 1-3 meses, e se presença de sintomas clínicos como cefaleia ou alteração visual, deve-se realizar ressonância magnética (após o primeiro trimestre e sem gadolínio) e campimetria visual. Se recorrência dos sintomas de crescimento tumoral, reintroduzir os AD. A mensuração rotineira de prolactina sérica e a realização de ressonância magnética não são úteis nas pacientes assintomáticas.

Em gestantes com macroprolactinomas, sugere-se um acompanhamento mais rigoroso, com avaliação clínica realizada a cada 1-2 meses e avaliação do campo visual a cada 2-3 meses. Se os sintomas ou sinais apontam para um crescimento tumoral, ressonância magnética sem gadolínio deve ser realizada após o primeiro trimestre. Medições da prolactina sérica de rotina também não são úteis.

A monitorização é necessária em gestantes que tiveram indicação de manutenção ou reintrodução de AD, e se a melhora da sintomatologia não for obtida, deve-se considerar cirurgia ou indução de parto prematuro.

A amamentação está contraindicada se houver necessidade de uso de AD durante a gestação.

ACROMEGALIA

DEFINIÇÃO

A acromegalia, na maioria dos casos (98%), é causada por um adenoma hipofisário secretor de GH (somatotrofinoma), sendo 70 a 80% macroadenomas. Carcinomas somatotrópicos são extremamente raros.

Os somatotrofinomas têm prevalência de 50-60 casos por milhão de indivíduos, e incidência de três a quatro casos por milhão por ano. A acromegalia ocorre com igual frequência em homens e mulheres, sendo mais comum entre a quarta e a quinta décadas de vida.

A grande maioria destes adenomas secretam somente GH, contudo cerca 25% dos casos podem cossecretar prolactina também. Estes adenomas podem ser compostos com células secretando isoladamente GH e prolactina, adenomas monomórficos mamosomatotróficos e adenomas de células acidófilas primitivas (nestes últimos uma única célula secreta os dois hormônios).

Em relação à causa, a acromegalia pode ser esporádica ou associada a formas familiares. Os somatotropinomas familiares podem ocorrer isoladamente; como no somatotropinoma familiar isolado (SFI), relacionado a mutações do AIP, ou podem surgir associados a outros tumores como no contexto da neoplasia endócrina múltipla tipo 1 (MEN-1) e no complexo de Carney.

A doença é relacionada ao aumento de morbimortalidade decorrente de complicações cardiovasculares, respiratórias, metabólicas e neoplásicas. Com a evolução do tratamento, a mortalidade que era aumentada em cerca de 3 vezes agora está reduzida para 1,4 vezes em relação à população normal.

Em decorrência da evolução insidiosa, o diagnóstico é realizado cerca de dez anos após o início dos primeiros sintomas. Quando a secreção excessiva de GH ocorre antes do fechamento das cartilagens de crescimento ocorre o quadro clínico denominado gigantismo.

As manifestações clínicas em cada paciente dependem das concentrações de GH e IGF-1, da idade do paciente, do tamanho do tumor e do momento do diagnóstico (precoce ou atrasado).

QUADRO CLÍNICO

Por ser uma doença com estigmas, o diagnóstico é clínico na maioria dos casos. Na Tabela 4 estão citados os sinais e sintomas mais comuns na acromegalia.

Em relação às comorbidades, previamente as alterações cardiovasculares eram as mais frequentes com HAS e eventualmente arritmias. A hipertrofia biventricular é achado característico na cardiomiopatia acromegálica. Por isso, deve-se avaliar o risco cardiovascular nesses pacientes e solicitar o perfil lipídico, eletrocardiograma e ecocardiograma. Deve-se também manter controle dos níveis de pressão arterial.

Com a evolução do controle da doença, a mortalidade por doenças oncológicas passou a aumentar, sendo atualmente considerada a principal causa de mortalidade. Contudo, ainda é controverso se a acromegalia é o principal fator causal ou se este aumento da mortalidade por doenças oncológicas é pelo aumento da longevidade e surgimento de câncer, como tem acontecido com a população geral.

O consenso mais recente orienta que os pacientes com acromegalia devem realizar colonoscopia no momento do diagnóstico. A frequência de repetição da colonoscopia depende dos resultados na avaliação inicial e da atividade da acromegalia.

DIAGNÓSTICO LABORATORIAL E DE IMAGEM

Na presença de suspeita clínica de acromegalia, a avaliação laboratorial deve ser feita com determinação dos níveis de IGF-1. Este deve ser feito em laboratório de referência com método atualizado de acordo com o padrão de referência mais recente da OMS (atualmente o

Tabela 4 Sinais e sintomas da acromegalia

Gerais	Fácies acromegálica: protrusão frontal, acentuação dos malares, lábios espessados, prognatismo, espaçamento dentário aumentado, aumento da cartilagem do nariz e orelhas Efeito compressivo do adenoma: cefaleia e alteração visual
Osteomusculares	Aumento das mãos e dos pés com aumento do número dos sapatos, artralgia, deformidades articulares, síndrome do túnel do carpo, aumento do volume do crânio
Respiratório	Macroglossia, síndrome da apneia noturna do sono, alteração da ventilação, cansaço crônico
Cardiovasculares	Hipertensão arterial sistêmica, hipertrofia de ventrículos, insuficiência cardíaca, arritmias
Hormonais	Galactorreia, irregularidade menstrual, redução da libido, astenia por deficiência de outros hormônios hipofisários (TSH e ACTH)
Dermatológicos	Espessamento da pele, papilomas cutâneos (*skin tags*), espessamento do couro cabeludo, acantose nigricans, hiperidrose, hirsutismo, edema de tecidos moles

IRP 02/254). O GH não deve ser realizado para rastreamento inicial pois sua liberação é pulsátil, de forma que normais podem apresentar valores elevados.

Nos casos duvidosos, com IGF-1 pouco elevado com sinais e sintomas pouco presentes deve-se realizar o teste de tolerância oral à glicose (TTOG) com 75 g de dextrose dosando o GH nos tempos: 0, 30, 60, 90 e 120 minutos. Considera-se positivo para acromegalia se o valor de GH não cair abaixo de 1,0 ng/mL em nenhum dos tempos.

Tabela 5 Diagnóstico laboratorial de acromegalia
Confirma o diagnóstico de acromegalia
▪ IGF-1 elevado para idade ▪ Nadir do GH durante o TTOG >1,0 ng/mL em todos os tempos

Vários fatores podem interferir na determinação laboratorial dos exames, como uso de medicamentos ou condições clínicas do paciente. Estas devem ser consideradas na hora de analisar o resultado dos exames (Tabelas 6 e 7).

Tabela 6 Condições que interferem nos níveis de IGF-1	
Diminuem o IGF-1	Uso de estrogênio por via oral (ex., anticoncepcionais), desnutrição, diabetes descompensado insulinopênico, doença renal grave, cirrose, hipotireoidismo
Elevam o IGF-1	Adolescência, gravidez, hipertireoidismo

Tabela 7 Condições que interferem nos níveis de GH	
Elevam o GH em não acromegálicos	Uso de estrogênio por via oral (ex., anticoncepcionais), desnutrição, diabetes descompensado insulinopênico, doença renal grave, cirrose, desnutrição e adolescência

TRATAMENTO

O tratamento da acromegalia pode ser com cirurgia, medicamentos e/ou radioterapia. Os objetivos da terapêutica estão listados na Tabela 8.

Tabela 8 Objetivos terapêuticos
Controlar os níveis de IGF1 para dentro da faixa de normalidade
Atingir níveis seguros de GH (< 1 ng/mL)
Redução do volume tumoral
Controle dos sintomas (sudorese, artralgia etc.) e das comorbidades
Preservar ou restaurar função hipofisária

A cirurgia é o tratamento de primeira escolha para acromegalia, principalmente para adenomas com compressão do quiasma ótico e adenomas circunscritos com chance elevada de remoção total. Após a cirurgia transesfenoidal, cerca de 80% dos pacientes com microadenomas e 50% com macroadenomas apresentam normalização dos níveis séricos de IGF-1. A eficácia do tratamento cirúrgico se correlaciona inversamente com as dimensões tumorais e com os níveis pré-operatórios de GH e IGF-1.

O tratamento clínico com medicação está indicado nos seguintes casos:

- pacientes que rejeitem o tratamento cirúrgico;
- tumores invasivos com baixa probabilidade de ressecção completa associado a alto risco de morbidade transoperatória;
- pacientes que realizaram a cirurgia e persistem com atividade da doença;
- pacientes com comorbidades que elevem o risco de uma abordagem cirúrgica (ex., ICC descompensada).

Opções terapêuticas farmacológicas são os ligantes dos receptores da somatostatina (LRS), agonistas dopaminérgicos (AD) e antagonista do receptor do GH (Tabela 9). Estudos mostraram que o uso dos LRS (octreotida LAR e lanreotida autogel) como terapia primária normaliza os níveis séricos de GH e IGF-1 de 20 a 64% dos pacientes, dependendo do desenho do estudo. Adicionalmente, a redução tumoral pode ser verificada em até 80%.

O pegvisomanto é um antagonista seletivo do receptor do GH. Ao se ligar ao receptor de GH, leva à inibição da ação do GH e consequentemente à redução das concentrações séricas do IGF-1. Estudos mostram normalização da concentração do IGF-1 em até 90% dos pacientes com injeções diárias de 20 mg.

O tratamento medicamentoso pode ser feito em monoterapia ou em associação de classes diferentes de medicamentos.

A associação pode ser feita entre LRS e AD, LRS e pegvismant, AD e pegvisomant.

Em pacientes acromegálicos em tratamento com octreotida LAR, com persistência de doença ativa, a normalização dos níveis de IGF-1 foi obtida após adição de CAB em 56% dos casos.

Em casos selecionados pode-se associar ainda estrogênio oral (mulheres) ou moduladores seletivos do receptor do estrogênio (SERMS: clomifeno, tamoxifeno) devido ao efeito redutor destes na geração do IGF-1.

As vantagens e desvantagens de cada abordagem estão na Tabela 10.

A radioterapia é uma opção reservada para pacientes com doença persistente após cirurgia, recorrência tumoral, ou que apresentem resistência e/ou intolerância ao tratamento farmacológico.

A monitorização do controle da acromegalia se faz com a medição do GH e concentrações de IGF-1. Após

Tabela 9 Tratamento farmacológico

Classe de medicação		Efeito colateral	Forma de apresentação
Agonista dopaminérgico	Cabergolina	Náuseas, vômitos, hipotensão postural	Comprimido de 0,5 mg
Ligantes dos receptores da somatostatina	Octreotida e lanreotide (1ª geração), ligante preferencial do receptor tipo 2 Pasireotide (2ª geração), ligante preferencial do receptor tipo 5	Sintomas gastrointestinais, litíase biliar e renal	Octreotida LAR – ampolas de 10-20-30 mg, aplicação a cada 28 dias, via IM, monitorização a cada 3 ciclos Lanreotide autogel – ampolas de 60, 90 e 120 mg, aplicação a cada 28 dias, via SC profundo. Monitorização a cada 3 ciclos Pasireotide LAR – ampolas de 20, 40 e 60 mg. Aplicação a cada 28 dias, via IM monitorização a cada 3 ciclos
Antagonistas do receptor de GH	Pegvisomant		Frasco ampola de 10, 15 e 20 mg Aplicação subcutânea diariamente

Tabela 10 Vantagens e desvantagens das diferentes abordagens de tratamento

Abordagem	Vantagens	Desvantagens
Farmacológico	Via oral ou injetável	Ausência de controle hormonal num percentual de casos, efeitos colaterais das medicações (gastrointestinais); medicações de alto custo
Cirúrgico	Efeito mais rápido; microadenomas com porcentagem de cura acima de 80%	Baixa porcentagem de cura de macroadenomas (< 50%); complicações cirúrgicas, fístula liquórica com risco de meningite, *diabetes insipidus*, hipopituitarismo
Radioterapia (tipos: convencional, estereotáxica dose fracionada, estereotáxica em dose única – radiocirurgia)	Controle do crescimento tumoral	Elevado índice de hipopituitarismo (75-80%) Efeito lento na redução GH/IGF1 (< 50% em 5 anos)

o tratamento cirúrgico, o controle hormonal da doença é caracterizado por IGF-1 normal e nadir do GH durante o TTOG menor do que 0,4 ng/mL (valor menor que para o diagnóstico). Com o tratamento medicamentoso, o controle hormonal da doença é caracterizado por GH randômico menor do que 1 ng/mL e IGF-1 normal.

SÍNDROME DE CUSHING

DEFINIÇÃO

A síndrome de Cushing é caracterizada por um grupo de sinais e sintomas que refletem a exposição prolongada e inapropriada do cortisol. Os pacientes portadores desta síndrome apresentam mortalidade 2 a 4 vezes maior em relação à população controle pareada por idade e sexo, atribuída principalmente a doenças cardiovasculares.

A causa mais frequente da síndrome de Cushing é a exposição exógena aos glicocorticoides por medicações orais, inalatórias, tópicas entre outras. No entanto, a doença de Cushing (DC) (provocada por adenoma hipofisário produtor de ACTH ou corticotrofinoma) é a etiologia mais prevalente da síndrome de Cushing endógena.

O estado de pseudo-Cushing é caracterizado por condições ou doenças que provocam elevação do cortisol de forma fisiológica e fisiopatológica, respectivamente (Tabela 11).

QUADRO CLÍNICO

O quadro clínico é variável e depende do sexo e da idade do paciente, bem como da duração da doença (Tabela 12).

Classificação da síndrome de Cushing

- Exógena.
- Endógena.
- ACTH dependente (80% dos casos).
  - Adenoma hipofisário – doença de Cushing (90%).
  - Tumor ectópico produtor de ACTH (10%) – tumor carcinoide brônquico, carcinoma de células pequenas, feocromocitoma, tumor em timo, entre outros.

Tabela 11 Condições associadas com hipercortisolismo na ausência de síndrome de Cushing
Gravidez
Depressão e outras doenças psiquiátricas
Etilismo
Resistência aos glicocorticoides
Obesidade
Diabetes mellitus descompensada
Estresse físico (hospitalização, cirurgia, dor)
Desnutrição e anorexia
Exercício crônico intenso
Amenorreia hipotalâmica
Excesso de CBG (elevação do cortisol sérico)

CBG (*cortisol binding globulin*)

Tabela 12 Quadro clínico da síndrome de Cushing

Sintomas	Sinais	Condições associadas
Características que melhor discriminam a síndrome de Cushing		
Equimoses, pletora facial, miopatia proximal, estrias violáceas maiores que 1 cm, crianças com ganho de peso associado à redução da velocidade de crescimento		
Características da síndrome de Cushing que são comuns na população geral		
Depressão	Giba	Hipertensão
Fatiga	Fáscies em lua cheia	Incidentaloma adrenal
Ganho de peso	Obesidade	Osteoporose vertebral
Dorsalgia	Preenchimento de fossas supraclaviculares	Síndrome dos ovários policísticos
Alteração do apetite	Pele fina	*Diabetes mellitus* tipo 2
Redução da concentração	Edema periférico	Hipocalemia
Redução da libido	Acne	Litíase renal
Irritabilidade	Hirsutismo	Infecção não usual
Alteração menstrual	Dificuldade de cicatrização	
	Em crianças: puberdade precoce ou atrasada, baixa estatura, virilização genital anormal	

– Tumor produtor de CRH (< 1%) – carcinoide brônquico, carcinoma medular de tireoide e metastático de próstata.

- ACTH independente (20% dos casos).

– Adenoma adrenal produtor de cortisol (60%).

– Carcinoma adrenal produtor de cortisol (40%).

– Hiperplasia adrenal bilateral macronodular (AIMAH) (< 1%) – manifestação na quinta e sexta décadas de vida.

– Hiperplasia adrenal micronodular - doença adrenocortical nodular pigmentada primária (PPNAD) esporádica ou familiar (complexo de Carney) (< 1%).

– Síndrome de McCune-Albrigth (< 1%) – mutação somática na porção alfa da proteína G estimulatória induz a ativação constitutiva da adenilciclase, levando à formação de nódulos adrenais e hipercortisolismo.

DIAGNÓSTICO

Diversos testes baseados nas características fisiológicas do eixo hipotálamo-hipófise-adrenal têm sido utilizados para confirmar o diagnóstico da síndrome de Cushing, porém nenhum deles, até o momento, mostrou-se totalmente capaz de diagnosticar todos os casos. Três testes diagnósticos de primeira linha são atualmente empregados para a confirmação de hipercortisolismo: a medida do cortisol (F) livre em urina de 24 horas; supressão do F sérico após dose baixa de dexametasona (1 mg entre 23:00 e 24:00 h *overnight*) e a avaliação do ritmo circadiano do F, usando a mensuração do F sérico ou salivar entre 23:00 e 24:00 h (Figura 1).

O uso do teste de supressão com dexametasona não é recomendado na gravidez, uma vez que a CBG está elevada e pode levar a um resultado falso positivo. Deve ser evitado também em usuários de drogas antiepilépticas que interferem no metabolismo da dexametasona. O cortisol sérico à meia-noite pode ser um teste alternativo nestes pacientes. Pacientes com insuficiência renal podem apresentar concentrações normais de cortisol urinário pela redução do *clearance* renal, culminando com valores falso-negativos. No Cushing cíclico, são necessárias dosagens seriadas de cortisol, especialmente do cortisol salivar à meia-noite e do cortisol urinário de 24 horas.

Na diferenciação entre síndrome de Cushing endógena (ACTH-dependente) e estado de pseudo-Cushing, a utilização do teste da desmopressina (DDAVP) (10 µg, IV) com o critério de cortisol sérico basal acima de 12 µg/dL e delta de incremento do ACTH após estímulo acima de 18 pg/mL (pico menos o basal) sugere a presença do hipercortisolismo.

Frente à confirmação laboratorial do hipercortisolismo, segue-se a investigação quanto à sua possível etiologia (Figura 2). O próximo passo é a mensuração do ACTH plasmático (pelo menos duas amostras), se inapropriadamente normal ou elevado (> 15 pg/mL) impõe-se a síndrome de Cushing ACTH dependente, se indosável (< 5 pg/mL) segue a investigação da síndrome de Cushing ACTH independente.

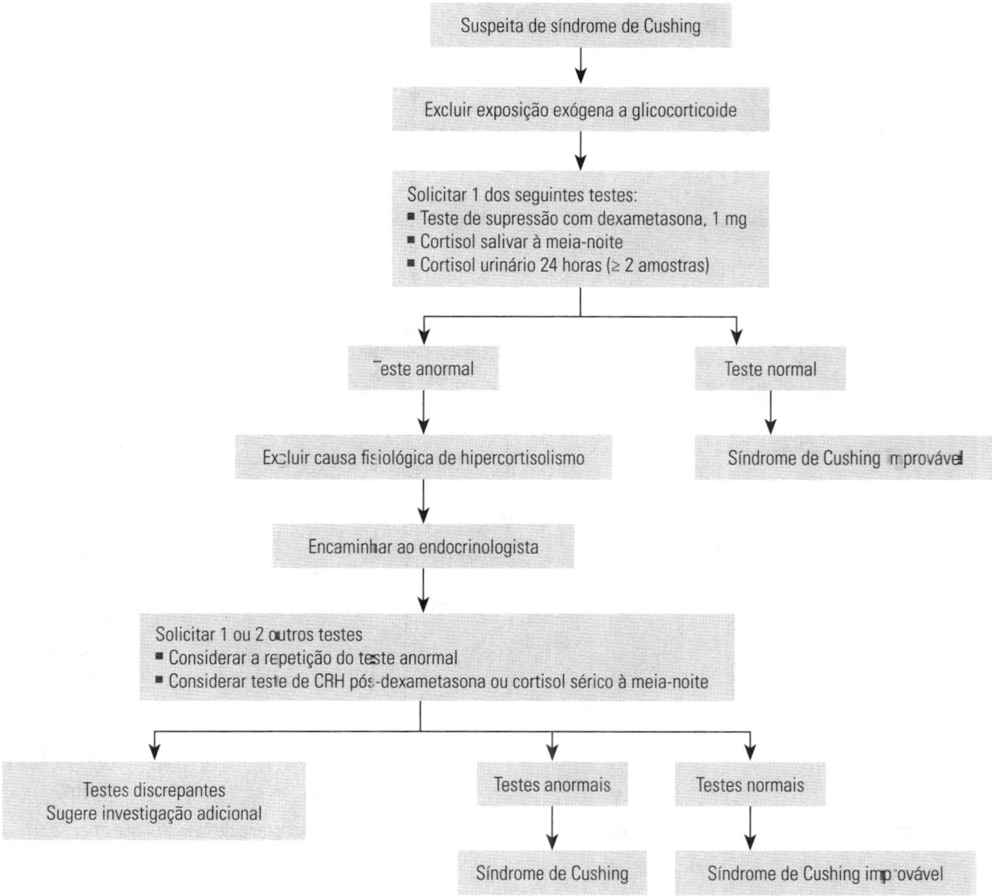

Figura 1 Algoritmo diagnóstico da síndrome de Cushing. Adaptada de Nieman et al., 2008.

Síndrome de Cushing ACTH dependente

Os adenomas corticotróficos em 80% dos casos são menores que 1 cm (microadenomas), enquanto os carcinomas são extremamente raros. Predomina no sexo feminino (8:1), mais comum na terceira década de vida e habitualmente com progressão lenta. Nos casos pré-puberais, no entanto, a ocorrência predomina no sexo masculino e raramente está associada à neoplasia endócrina múltipla tipo 1 (NEM-1). Na síndrome de Cushing causada pela secreção ectópica de ACTH (SEA), o tumor predominante é o carcinoide brônquico.

Na síndrome de Cushing ACTH dependente deve-se diferenciar quanto à sua etiologia entre adenoma de hipófise produtor de ACTH e SEA. A utilização de testes dinâmicos como a supressão com dose alta de dexametasona, teste com CRH, exames de imagem (ressonância magnética da região selar) e cateterismo bilateral e simultâneo de seios petrosos inferiores (método padrão-ouro) são geralmente utilizados. O teste do CRH, dos testes não invasivos, é o que apresenta maior acurácia. A presença de elevação do cortisol e ACTH sericos > 20% e > 35%, respectivamente, sugerem doença de Cushing; no entanto, 10% dos pacientes com SEA podem responder a este teste.

O exame de imagem padrão-ouro para investigação da região selar é a ressonância magnética com gadolínio. Entretanto, os microadenomas podem não ser identificados em torno de 40 a 50% dos casos. Por outro lado, a prevalência de incidentalomas hipofisários está em torno de 10,6%, portanto o diagnóstico de doença de Cushing se faz por meio da confirmação laboratorial de hipercortisolismo associado à localização central da fonte produtora de ACTH.

Síndrome de Cushing ACTH independente

Os adenomas e carcinomas adrenais se manifestam em adultos jovens com maior prevalência no sexo feminino. As lesões unilaterais menores que 3 cm são sugestivas de adenoma e lesões acima de 6 cm com secreção de andrógenos associada sugerem carcinomas. Os casos

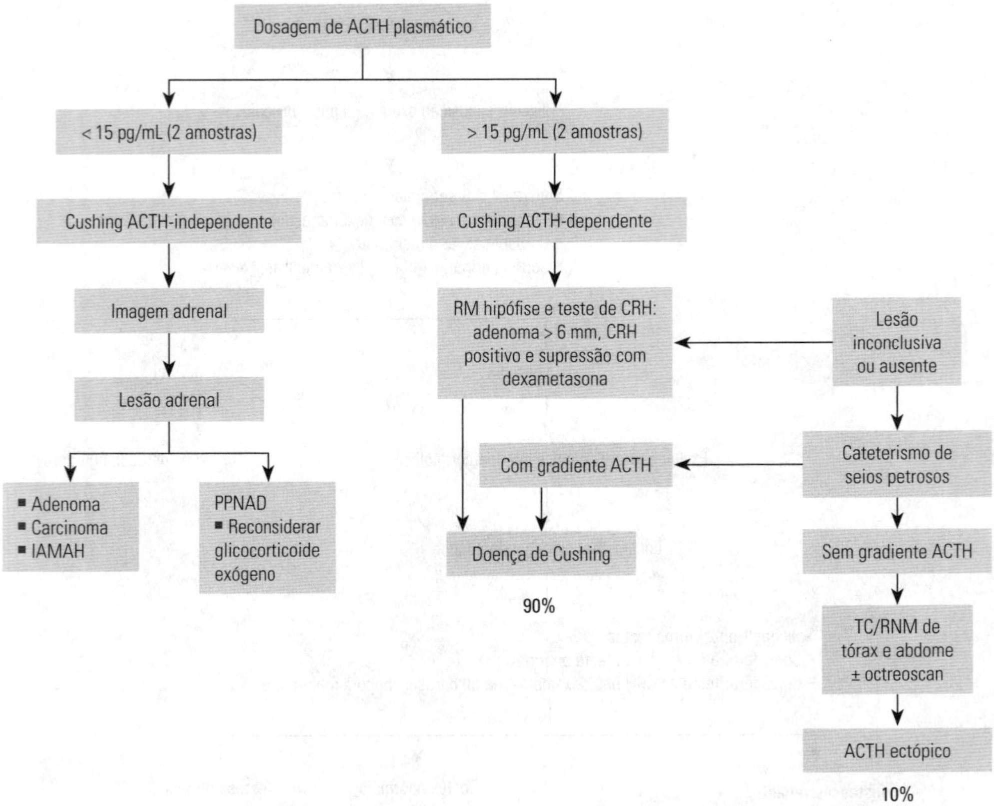

Figura 2 Algoritmo de diferenciação entre síndrome de Cushing ACTH dependente x independente. Adaptada de Newell-Price et al., 2007.

de adenoma geralmente cursam com DHEAS baixo, ao passo que os de carcinoma apresentam elevação dos níveis deste esteroide.

A AIMAH representa lesões bilaterais e se manifesta na quinta e sexta décadas de vida. A tomografia computadorizada ou ressonância magnética mostram adrenais hiperplasiadas bilateralmente. Os pacientes com PPNAD apresentam herança autossômica dominante (mutação gene *PRKAR1A* (60%) e *PDE11A* e *GNAS1*), sendo a doença detectada na infância, mas a maioria dos casos se manifesta na segunda e terceira décadas de vida.

TRATAMENTO

Doença de Cushing

O tratamento de escolha da DC é a remoção cirúrgica do adenoma hipofisário produtor de ACTH. Terapias adicionais são necessárias se houver falência do tratamento primário. Com base em uma revisão de todas as séries cirúrgicas realizadas desde 1995 com número de pelo menos 40 casos, observou-se uma taxa de remissão em torno de 75-80% e recorrência de 20-25% após 10 anos da cirurgia.

Quanto ao tratamento medicamentoso da DC, há três opções de medicamentos que podem ser utilizados com base no seu mecanismo de ação: inibidores da esteroidogênese adrenal (cetoconazol, mais comum, 400 a 1.200 mg/dia; metopirona – sem registro vigente na Anvisa; mitotano e etomidato); ação direta no tumor hipofisário ou inibidores da secreção de ACTH (cabergolina, 1 a 7 mg/semana; pasireotide) e bloqueador do receptor de cortisol (mifepristona).

A adrenalectomia bilateral pode ser indicada como terapia secundária ou terciária quando houver falência ou escape do tratamento medicamentoso. No entanto, existe a possibilidade de progressão corticotrófica tumoral denominada síndrome de Nelson. A radioterapia ainda possui papel no tratamento da doença de Cushing, especialmente naqueles casos com invasão parasselar (seios cavernosos).

SEA e adenoma/carcinoma adrenal produtor de cortisol

O tratamento da SEA, do adenoma e carcinoma adrenais produtores de cortisol é a exérese tumoral. Na doença metastática adrenal é empregada a droga adrenolítica mitotano.

Hiperplasia adrenal macro (AIMAH) ou micronodular (PPNAD)

O tratamento de escolha é a adrenalectomia bilateral. No entanto, alguns pacientes com as formas subclínica ou leve podem se beneficiar de terapia farmacológica (cetoconazol, mitotane). Em pacientes com AIMAH que apresentam receptores aberrantes, a terapia-alvo pode ser utilizada (octreotida ou pasireotide para secretores de peptídeo gastrointestinal (GIP); antagonistas do receptor beta-adrenérgico nos catecolaminas dependentes; acetato de leuprolide nos tumores LH/hCG dependentes).

CONCLUSÃO

A síndrome de Cushing tem mortalidade duas a quatro vezes maior que a esperada especialmente nos casos sem remissão. O diagnóstico depende de uma intensiva investigação utilizando testes que avaliam o eixo corticotrófico. O tratamento depende da sua etiologia e um correto e rápido controle do hipercortisolismo são desejáveis.

BIBLIOGRAFIA

Alexander L, Appleton D, Hall R, Ross WM, Wilkinson R. Epidemiology of acromegaly in the Newcastle region. Clin Endocrinol (Oxf) 1980;12(1):71-9.

Amar AP, Couldwell WT, Chen JC, et al. Predictive value of serum PRL levels measured immediately after transsphenoidal surgery. J Neurosurg. 2002;97(2):307-14.

Assié G, Bahurel H, Coste J, Silvera S, Kujas M, Dugué MA, et al. Corticotroph tumor progression after adrenalectomy in Cushing's disease: a reappraisal of Nelson's syndrome. J Clin Endocrinol Metab 2007;92(1):172-9.

Bagdatoglu C, Bagdatoglu O T, Muslu N, Koseoglu A, Dagtekin A, Polat G, et al. the importance of macroprolactinemia in the differential diagnosis of hyperprolactinemic patient. Turkish Neurosurgery 2008;18(3):223-227.

Barrande G, Pittino-Lungo M, Coste J, Ponvert D, Bertagna X, Luton JP, et al. Hormonal and metabolic effects of radiotherapy in acromegaly: long-term results in 128 patients followed in a single center. J Clin Endocrinol Metab 2000;85:3779-85.

Beckers A, Aaltonen LA, Daly AF, Karhu A. Familial isolated pituitary adenomas (FIPA) and the pituitary adenoma predisposition due to mutations in the aryl hydrocarbon receptor interacting protein (AIP) gene. Endocr Rev 2013;239-77.

Biermasz NR, Dulken HV, Roelfsema F. Postoperative radiotherapy in acromegaly is effective in reducing GH concentration to safe levels. Clin Endocrinol (Oxf) 2000;53:321-7.

Birzniece V, Ho KKY. Sex steroids and the GH axis: Implications for the management of hypopituitarism. Best Pract Res Clin Endocrinol Metabol 2017.

Biswas M, Smith J, Jadon D, et al. Long-term remission following withdrawal of dopamine agonist therapy in subjects with microprolactinoma. Clin Endocrinol (Oxf) 2005;63(1):26-31.

Bonneville JF, Cattin F, Bonneville F, Schillo F, Jacquet G. [Pituitary gland imaging in Cushing's disease]. Neurochirurgie. 2002;48(2-3 Pt 2):173-85.

Bronstein MD, Paraiba DB and Jallad RS. Management of pituitary tumors in pregnancy. Nature Rev Endocrinol. 2011;7:301-310.

Bronstein MD, Salgado LR, de Castro Musolino NR. Medical management of pituitary adenomas: the special case of management of the pregnant woman. Pituitary 2002;5(2):99-107.

Bronstein MD. Disorders of prolactin secretion and prolactinomas, 11 ed. Missouri: Elsevier; 2005.

Bronstein MD. Prolactinomas and pregnancy. Pituitary 2005;8:31-38.

Burgess JR, Shepherd JJ, Parameswaran V, et al. Spectrum of pituitary disease in multiple endocrine neoplasia type 1 (MEN 1): clinical, biochemical, and radiological features of pituitary disease in a large MEN 1 kindred. J Clin Endocrinol Metab 1996;81:2642-2646.

Casanueva FF, et al. Guidelines of the Pituitary Society for the diagnosis and management of prolactinomas. Clinical Endocrinology (Oxf.) 2006;65:265-273

Castinetti F, Nagai M, Morange I, Dufour H, Caron P, Chanson P, et al. Long-term results of stereotactic radiosurgery in secretory pituitary adenomas. J Clin Endocrinol Metab 2009;94(9):3400-7.

Chanson P, Salenave S, Kamenicky P, Cazabat L, Young J. Pituitary tumours: acromegaly. Best Pract Res Clin Endocrinol Metab 2009;23:555-74.

Ciccarelli A, Guerra E, De Rosa M, et al. PRL secreting adenomas in male patients. Pituitary. 2005;8:39-42.

Clayton RN, Raskauskiene D, Reulen RC, Jones PW. Mortality and morbidity in Cushing's disease over 50 years in Stoke-on-Trent, UK: audit and meta-analysis of literature. J Clin Endocrinol Metab 2011;96(3):632-42.

Colao A, Bronstein MD, Freda P, Gu F, Shen CC, Gadelha M, et al. Pasireotide LAR is significantly more effective than octreotide LAR at providing biochemical control in patients with acromegaly: results of a 12-month randomized, double-blind, multicenter, phase III study 2012. Endocr Abstracts 2012.

Colao A, Di Sarno A, Cappabianca P, et al. Withdrawal of long-term cabergoline therapy for tumoral and nontumoral hyperprolactinemia. N Engl J Med 2003;349(21):2023-33.

Colao A, Petersenn S, Newell-Price J, Findling JW, Gu F, Maldonado M, et al. A 12-month phase 3 study of pasireotide in Cushing's disease. N Engl J Med 2012;366(10):914-24.

Colao A. Pituitary tumours: the prolactinoma. Best Pract Res Clin Endocrinol Metab 2009;23(5):575-96.

De Rosa M, Ciccarelli A, Zarrilli S, et al. The treatment with cabergoline for 24 months normalizes the quality of seminal fluid in hyperprolactinemic males. Clin Endocrinol (Oxf) 2006;64:307-313.

Dekkers OM, Lagro J, Burman P, Jørgensen JO, Romijn JA, Pereira AM. Recurrence of hyperprolactinemia after withdrawal of dopamine agonists: systematic review and meta-analysis. J Clin Endocrinol Metab 2010;95(1):43-51.

Duarte FH, Jallad RD, Bronstein MD. Clomiphene citrate for treatment of acromegaly not controlled by conventional therapies. JCEM 2015.

Duranteau L, Chanson P, Lavoinne A, Horlait S, Lubetzki J, Kuhn JM. Effect of the new dopaminergic agonist CV 205-502 on plasma prolactin levels and tumour size in bromocriptine-resistant prolactinomas. Clin Endocrinol (Oxf) 1991;34(1):25-9.

Estrada J, Boronat M, Mielgo M, Magallón R, Millan I, Díez S, et al. The long-term outcome of pituitary irradiation after unsuccessful transsphenoidal surgery in Cushing's disease. N Engl J Med 1997;336(3):172-7.

Fleseriu M, Biller BM, Findling JW, Molitch ME, Schteingart DE, Gross C, et al. Mifepristone, a glucocorticoid receptor antagonist, produces clinical and metabolic benefits in patients with Cushing's syndrome. J Clin Endocrinol Metab 2012;97(6):2039-49.

Freda PU, Beckers AM, Katznelson L, Molitch ME, Montori VM, Post KD, et al. Pituitary incidentaloma: an endocrine society clinical practice guideline. J Clin Endocrinol Metab 2011;96(4):894-904.

Freda PU, Reyes CM, Nuruzzaman AT, Sundeen RE, Bruce JN. Basal and glucose-suppressed GH levels less than 1 microg/L in newly diagnosed acromegaly. Pituitary 2003;6(4):175-180.

Gadelha MR, Une KN, Rohde K, Vaisman M, Kineman RD, Frohman LA. Isolated familial somatotropinomas: establishment of linkage to chromosome 11q13.1-11q13.3 and evidence for a potential second locus at chromosome 2p16-12. J Clin Endocrinol Metab; 2000(85):707-14.

Gemzell C, Wang CF. Outcome of pregnancy in women with pituitary adenoma. Fertil.Steril 1979;31:363-372.

Gillam MP, Molitch ME, Lombardi G, et al. Advances in the treatment of prolactinoma. Endocr Rev 2006;27(5):485-534.

Giustina A, Barkan A, Casanueva FF, Cavagnini F, Frohman L, Ho K, et al. Criteria for cure of acromegaly: a consensus statement. J Clin Endocrinol Metab 2000;85(2):526-9.

Giustina A, Chanson P, Bronstein MD, et al.; Acromegaly Consensus Group. A consensus on criteria for cure of acromegaly. J Clin Endocrinol Metab 2010;95(7):3141-3148.

Giustina A, et al. A consensus on the diagnosis and treatment of acromegaly comorbidities: an update. JCEM 2020.

Glezer A, Bronstein MD. Approach to the patient with persistent hyperprolactinemia and negative sellar imaging. J Clin Endocrinol Metab 2012;97(7):2211-2216.

Glezer A, Soares CR, Vieira JG, Giannella-Neto D, Ribela MT, Goffin V, et al. Human macroprolactin displays low biological activity via its homologous receptor in a new sensitive bioassay. J Clin Endocrinol Metab 2006;91(3):1048-55.

Hao W, Skarulis MC, Simonds WF, et al. Multiple endocrino neoplasia type 1 variant with frequent prolactinoma and rare gastrinoma. J Clin Endocrinol Metab 2004;89:3776-84.

Hollenhorst RW, Younge BR. Ocular manifestations produced by adenomas of the pituitary gland: analysis of 1000 cases. In: Kohler PO, Ross GT, ed. Diagnosis and treatment of pituitary tumors. New York: Elsevier; 1973:53-64.

Hornyak M, Weiss MH, Nelson DH, Couldwell WT. Nelson syndrome: historical perspectives and current concepts. Neurosurg Focus 2007;23(3):E12.

Ignacak A, Kasztelnik M, Sliwa T, Korbut RA, Rajda K, Guzik TJ. Prolactin – not only lactotrophin: a "new" view of the "old" hormone. Journal of Physiology and Pharmacology 2012;63(5):435-443.

Jallad RS, Bronstein MD. Optimizing medical therapy of acromegaly: beneficial effects of cabergoline in patients uncontrolled with long-acting release octreotide. Neuroendocrinology 2009;90(1):82-92.

Johnston DG, Hall K, Kendall-Taylor P, Ross WM, Crombie AL, Cook DB, et al. The long-term effects of megavoltage radiotherapy as sole or combined therapy for large prolactinomas: studies with high definition computerized tomography. Clinical Endocrinology(Oxf) 1986;24(6):675-85.

Karaca Z, Tanriverdi F, Unluhizarci K, Kelestimur F. Pregnancy and pituitary disorders. Eur J Endocrinol 2010;162:453-475.

Kasuki L, et al. Acromegaly: update on management and long-term morbidities. Endocrinol Metab Clin North Am 2020.

Katznelson L, et al. Acromegaly: an endocrine society clinical practice guideline. J Clin Endocrinol Metab 2014.

Klibanski A, Biller BMK, Rosenthal DI, Saxe V. Effects of prolactin and estrogen deficiency in amenorrheic bone loss. J Clin Endocrinol Metab 1988;67:124-130.

Kovacs K, Horvath E, Asa SL. Classification and pathology of pituitary tumors. In: Wilkins RH, Rengachary SS, ed. Neurosurgery, New York: McGraw Hill; 1985. p.834-842.

Kovacs K, Horvath E. Pathology of pituitary tumors. Endocrinol Metab Clin North Am 1987;16:529-551.

Kronenberg HM, Melmed S, Polonsky KS, Larsen PR. Williams textbook of endocrinology, 11th ed.; 2008. p. 180-192.

Lacroix A, Bourdeau I. Bilateral adrenal Cushing's syndrome: macronodular adrenal hyperplasia and primary pigmented nodular adrenocortical disease. Endocrinol Metab Clin North Am 2005;34(2):441-58.

Lebbe M, Hubinont C, Bernard P, Maiter D. Outcome of 100 pregnancies initiated under treatment with cabergoline in hyperprolactinemic women. Clinical Endocrinology (Oxf.) 2010;73:236-242.

Mancini T, Casanueva FF, Giustina A. Hyperprolactinemia and Prolactinomas. Endocrinol Metab Clin North Am 2008;37:67-99.

Melmed S, Casanueva FF, Hoffman AR, Kleinberg DL, Montori VM, Schlechte JA, et al. Clinical practice guideline: diagnosis and treatment of hyperprolactinemia: an Endocrine Society Clinical practice guideline. J Clin Endocrinol Metab 2011;96(2):273-288.

Melmed S. Acromegaly. In: Melmed S(ed). The pituitary. Cambridge: Blackwell; 1995. p. 413-42.

Melmed S. Mechanisms for pituitary tumorigenesis: the plastic pituitary. J Clin Invest 2003;112:1603-18.

Mercado M, et al. Successful mortality reduction and control of comorbidities in patients with acromegaly followed at a highly specialized multidisciplinary clinic. JCEM 2014.

Molitch ME. Clinical manifestations of acromegaly. Endocrinol Metab Clin North Am 1992;21:597-614.

Molitch ME. Dopamine resistance of prolactinomas. Pituitary. 2003;6(1):19-27.

Molitch ME. Prolactin-secreting tumors: what's new? Expert Rev Anticancer Ther 2006;9:S29-35.

Molitch ME. Prolactinoma. In: Melmed S (ed). The pituitary. Boston: Blackwell; 1995. p.443-77.

Molitch ME. The cabergoline-resistant prolactinoma patient: new challenges. J Clin Endocrinol Metab 2008;93(12):4643-5.

Molitch ME. Pregnancy and the hyperprolactinemic woman. N Engl J Med 1985;312(21):1364-1370.

Molitch ME. Prolactinomas and pregnancy. Clinical Endocrinology (Oxf.) 2010;73:147-148.

Nelson AT Jr, Tucker HS Jr, Becker DP. Residual anterior pituitary function following transsphenoidal resection of pituitary macroadenomas. J Neurosurg 1984;61(3):577-80.

Newell-Price J, Grossman AB. Differential diagnosis of Cushing's syndrome. Arq Bras Endocrinol Metabol 2007;51(8):1199-206.

Newell-Price J, Trainer P, Besser M, Grossman A. The diagnosis and differential diagnosis of Cushing's syndrome and pseudo-Cushing's states. Endocr Rev 1998;19(5):647-72.

Nieman LK, Biller BM, Findling JW, Newell-Price J, Savage MO, Stewart PM, et al. The diagnosis of Cushing's syndrome: an Endocrine Society Clinical Practice Guideline. J Clin Endocrinol Metab 2008;93(5):1526-40.

Pellegrini I, Rasolonjanahary R, Gunz G, Bertrand P, Delivet S, Jedynak CP, et al. Resistance to bromocriptine in prolactinomas. J Clin Endocrinol Metab 1989;69(3):500-9.

Pernicone PJ, Scheithauer BW, Sebo TJ, et al. Pituitary carcinoma: a clinic pathologic study of 15 cases. Cancer 1997;79:804-812.

Pivonello R, De Martino MC, De Leo M, Lombardi G, Colao A. Cushing's syndrome. Endocrinol Metab Clin North Am 2008;37(1):135-49, ix.

Pivonello R, Ferone D, de Herder WW, Kros JM, De Caro ML, Arvigo M, et al. Dopamine receptor expression and function in corticotroph pituitary tumors. J Clin Endocrinol Metab 2004;89(5):2452-62.

Rainer PJ, et al. A randomized, controlled, multicentre trial comparing pegvisomant alone with combination therapy of pegvisomant and long-acting octreotide in patients with acromegaly. Clinical Endocrinology 2009.

Schade R, Andersohn F, Suissa S, Haverkamp W, Garbe E. Dopamine agonists and the risk of cardiac-valve regurgitation. N Engl J Med 2007;356(1):29-38.

Starke RM, Williams BJ, Vance ML, Sheehan JP. Radiation therapy and stereotactic radiosurgery for the treatment of Cushing's disease: an evidence-based review. Curr Opin Endocrinol Diabetes Obes 2010;17(4):356-64.

Tritos NA, Biller BM, Swearingen B. Management of Cushing disease. Nat Rev Endocrinol 2011;7(5):279-89.

Van der Lely AJ, Hutson RK, Trainer PJ, Besser GM, Barkan AL, Katznelson L, et al. Long-term treatment of acromegaly with pegvisomant, a growth hormone receptor antagonist. Lancet 2001;358(9295):1754-9.

Vieira Neto L, et al. Recommendations of Neuroendocrinology Department from Brazilian Society of Endocrinology and Metabolism for diagnosis and treatment of acromegaly in Brazil. Arq Bras Endocrinol Metabol 2011.

Vilar L, Naves L, Gadellha M. Armadilhas no diagnóstico da hiperprolactinemia. Arqu Bras Endocrinol Metab 2003;47:347-57.

Weinstein LS, Shenker A, Gejman PV, Merino MJ, Friedman E, Spiegel AM. Activating mutations of the stimulatory G protein in the McCune-Albright syndrome. N Engl J Med 1991;325(24):1688-95.

Zanettini R, Antonini A, Gatto G, Gentile R, Tesei S, Pezzoli G. Valvular heart disease and the use of dopamine agonists for Parkinson's disease. N Engl J Med 2007;356(1):39-46.

SEÇÃO **9**

NUTROLOGIA

PAULA MACHADO GUIDI

74 AVALIAÇÃO NUTRICIONAL

Paula Machado Guidi, Melina Gouveia Castro

A avaliação do estado nutricional permite intervir para auxiliar a recuperação e/ou a manutenção do estado de saúde do indivíduo e monitorizar sua evolução. Pode ser realizada por meio de métodos objetivos antropométricos, composição corpórea, exame físico, avaliação subjetiva global (ASG), exames bioquímicos, funcionais e medida de consumo alimentar. Deve ser feita no momento da admissão do paciente e repetida periodicamente durante sua internação.

Diagnóstico precoce dos distúrbios nutricionais e início da terapia nutricional o mais brevemente possível podem influenciar de maneira favorável a evolução clínica do paciente. Na Tabela 1, estão as diretrizes brasileiras e o grau de recomendação de cada ferramenta de avaliação nutricional.

AVALIAÇÃO SUBJETIVA GLOBAL

ASG contempla a história clínica e o exame clínico dirigidos para avaliação do estado nutricional: a anamnese valoriza essencialmente a progressão de perda de peso e o período em que ela ocorreu, alterações do apetite, sintomas gastrointestinais e alterações na capacidade funcional; o exame clínico, por sua vez, avalia as principais medidas antropométricas, a presença de edema e sua quantificação.

Diagnóstico nutricional

Após a realização da anamnese e do exame clínico direcionados, o paciente é classificado como:

- nutrido;
- moderadamente desnutrido ou com suspeita de desnutrição;
- desnutrido grave.

A ASG é uma forma de avaliação essencialmente clínica, e o próprio nome indica ser subjetiva. Sua precisão diagnóstica é dependente da experiência do observador, sendo esta sua principal desvantagem.

EXAMES LABORATORIAIS

Os principais exames laboratoriais utilizados na avaliação do estado nutricional são: proteínas totais e frações (em especial a albumina), contagem de linfócitos, Ht e transferrina. Esses exames serão abordados com maiores detalhes no Capítulo 76.

Tabela 1 Diretrizes brasileiras de avaliação nutricional

Assunto	Diretriz	Grau
Indicação do uso na prática clínica da ASG	A ASG é considerada eficiente para avaliação do estado nutricional, com boa reprodutibilidade e capacidade de prever complicações relacionadas à desnutrição	A
Exame físico nutricional	O exame físico faz parte da avaliação nutricional, e sua função é auxiliar o diagnóstico nutricional junto às demais ferramentas de avaliação nutricional	A
História dietética	Não existem métodos de história dietética validados para uso em população hospitalizada	C
Principais medidas antropométricas recomendadas para a avaliação nutricional	Peso corporal	B
	Medida direta ou indireta de estatura/comprimento	C
	IMC	B
	Circunferências e dobras cutâneas	C
Indicação da BIA na avaliação do estado nutricional	A BIA é indicada na avaliação da composição corporal de indivíduos com IMC de 16-34 kg/m² que possam ser pesados e com estado de hidratação normal com o uso de equações validadas para essa população	C

ASG: avaliação subjetiva global; BIA: impedância bioelétrica.

A. História clínica

1. Alteração do peso:
   Perda total nos últimos 6 meses: ______ kg % perda ______
   Alteração nas últimas semanas: ( ) aumento ( ) sem alteração ( ) diminuição
2. Alteração na ingestão alimentar: ( ) sem alteração ( ) alterada – duração ______
   Tipo: ( ) sólida subótima ( ) líquida completa ( ) líquidos hipocalóricos ( ) jejum
3. Sintomas gastrointestinais (duração > 2 semanas): ( ) nenhum ( ) náusea ( ) vômito ( ) diarreia ( ) anorexia
4. Capacidade funcional:
   ( ) sem disfunção (capacidade completa) ( ) disfunção – duração: ______ dias
   ( ) trabalho subótimo ( ) ambulatorial ( ) acamado
5. Doença e sua relação com as necessidades nutricionais:
   diagnóstico: ______
   demanda metabólica (estresse): ( ) sem estresse ( ) baixo estresse
   ( ) estresse moderado ( ) estresse elevado

B. Exame físico (para cada categoria, especificar 0 – normal; +1 – leve, +2 – moderado; +3 – grave):

______ perda de gordura subcutânea (tríceps, tórax)
______ perda muscular (quadríceps, deltoide)
______ edema no tornozelo ______ edema sacral ______ ascite

C. Avaliação subjetiva global (selecione um):

( ) A – bem nutrido ( ) B – moderadamente desnutrido ( ) C – gravemente desnutrido

Figura 1 Avaliação subjetiva global do estado nutricional. Adaptada de Detsky AS, McLaughlin JR, Baker JP, Johnston N, Whittaker S, Mendelson RA, et al. What is subjective global assessment of nutritional status? J Parenter Enteral Nutr 1987;11:8-13.

RISCO NUTRICIONAL

O risco nutricional pode ser caracterizado como a presença de fatores que podem desencadear ou agravar quadros de desnutrição. Atualmente, a European Society for Clinical Nutrition and Metabolism recomenda o uso do *Nutritional risk screening*, de 2002, para indentificação do risco nutricional em adultos e idosos hospitalizados (Tabela 2).

Tabela 2 Avaliação do risco nutricional

Avaliação inicial		Sim	Não
IMC < 20,5 kg/m^2?		Se alguma resposta foi afirmativa, seguir para a parte 2	Se todas as respostas foram negativas, o paciente deve ser reavaliado em relação ao risco nutricional em 1 semana
Paciente perdeu peso nos últimos 3 meses?			
Houve redução da ingestão alimentar na última semana?			
Paciente tem alguma doença grave?			

Avaliação final			
Estado nutricional		Gravidade da doença	
▪ Escore 0	Estado nutricional normal	▪ Escore 0	Sem doença que interfira nas necessidades nutricionais
▪ Escore 1 (leve)	Perda ponderal > 5% em 3 meses ou ingestão alimentar 50-75% do esperado na última semana	▪ Escore 1 (leve)	Doença crônica com complicação aguda
▪ Escore 2 (moderado)	Perda ponderal > 5% em 2 meses ou IMC 18,5-20,5 kg/m^2; ingestão alimentar 25-60% do esperado na ultima semana	▪ Escore 2 (moderado)	Paciente que permanece acamado a maior parte do tempo
▪ Escore 3 (grave)	Perda ponderal > 5% em 1 mês ou IMC < 18,5 kg/m^2; ingestão alimentar 0-25% do esperado na última semana	▪ Escore 3 (grave)	Paciente internado em terapia intensiva, sob ventilação mecânica
Escore da condição nutricional	0 – 1 – 2 – 3		
Escore de gravidade da doença	0 – 1 – 2 – 3		
Idade > 70 anos: somar 1 ponto	0 – 1		
Total	0 – 1 – 2 – 3 – 4 – 5 – 6 – 7		

Se ≥ 3: paciente em riso nutricional – traçar plano de ação; se < 3: sem risco nutricional – reavaliar em 1 semana.

Como não existe um parâmetro único para definir desnutrição, a American Society for Parenteral and Enteral Nutrition define o diagnóstico pela presença de ≥ 1 das características a seguir:

- consumo energético insuficiente;
- perda ponderal;
- perda de massa muscular;
- perda de tecido adiposo subcutâneo;
- anasarca, que pode mascarar a perda ponderal;
- redução de força muscular avaliada pelo *handgrip*.

BIBLIOGRAFIA

Barbosa-Silva MCG, Barros AJD. Subjective global assessment: part 1 – a review of validity after two decades of use. Arq Gastroenterol 2002;39(3):181-7.

Correia MITD, Campos ACL. Prevalence of hospital malnutrition in Latin America: the multicenter ELAN study. Nutrition 2003;19:823-5.

Detsky AS, McLaughlin JR, Baker JP, Johnston N, Whittaker S, Mendelson RA, et al. What is subjective global assessment of nutritional status? J Parenter Enteral Nutr 1987;11:8-13.

Dias MCG, van Aanholt DPJ, Catalani LA, Rey JSF, Gonzales MC, Coppini L, et al. Triagem e avaliação do estado nutricional. In: Associação Médica Brasileira; Conselho Federal de Medicina. Projetos diretrizes. São Paulo; 2011.

Waitzberg DL, Caiaffa WT, Correia MITD. Hospital malnutrition: the Brazilian national survey (Ibranutri): a study of 4000 patients. Nutrition 2001;17:573-80.

Waitzberg DL, Gama-Rodrigues J, Correia MITD. Desnutrição hospitalar no Brasil. In: Waitzberg DL. Nutrição oral, enteral e parenteral na prática clínica. 3.ed. São Paulo: Atheneu; 2000. p.385-97.

White JV, Guenter P, Jansen G, Malone A, Schofield M; Academy Malnutrition Work Group, et al. Consensus statement: Academy of Nutrition and Dietetics and American Society for Parenteral and Enteral Nutrition: characteristics recommended for the identification and documentation of adult malnutrition (undernutrition). JPEN 2012;36(3):275-83.

75 DESNUTRIÇÃO

Paula Machado Guidi, Melina Gouveia Castro

DEFINIÇÃO E ETIOLOGIA

A desnutrição pode ser caracterizada como um estado em que uma deficiência, excesso ou desequilíbrio de energia, proteínas e outros nutrientes causam efeitos adversos ao organismo, com consequências clínicas e funcionais.

Atualmente, pode ser dividida em 3 subtipos, de acordo com sua etiologia:

- desnutrição por privação alimentar (p. ex., anorexia nervosa);
- desnutrição relacionada a doença crônica: pacientes que sofrem processo inflamatório de moderada intensidade cronicamente (p. ex., câncer, doenças reumatológicas, doença renal crônica, dentre outros);
- desnutrição relacionada a insulto agudo: pacientes que são expostos a processos inflamatórios graves de forma aguda (p. ex., politraumatizados, infecções graves, grande queimado, dentre outros).

EPIDEMIOLOGIA

Pacientes hospitalizados que se encontram desnutridos estão sob maior risco de desenvolver complicações e apresentam maiores taxas de mortalidade. Quanto maior for o tempo de permanência hospitalar, maior é este risco.

Em 2003, a Federação Latino-Americana de Nutrição Parenteral e Enteral realizou um estudo em treze países da América Latina, incluindo o Brasil, e encontrou uma taxa de desnutrição em pacientes internados de até 50,2%.

Projeto "Diga Não à Desnutrição"

Diante da alta taxa de desnutrição hospitalar no Brasil, a Sociedade Brasileira de Nutrição Parenteral e Enteral (BRASPEN) instituiu a campanha "Diga Não à Desnutrição" em 2018, a fim de reduzir as taxas de desnutrição hospitalar, melhorar o atendimento assistencial de pacientes e discutir métodos de implementação com estratégias sistematizadas.

A fim de facilitar a compreensão, foi desenvolvido o método mnemônico com a palavra Desnutrição, formando 11 passos para o combate à desnutrição:

1. **D**etermine o risco e realize a avaliação nutricional
2. **E**stabeleça as necessidades calóricas e proteicas
3. **S**aiba a perda de peso e acompanhe o peso a cada 7 dias
4. **N**ão negligencie o jejum
5. **U**tilize métodos para avaliar e acompanhar a adequação nutricional ingerida vs. estimada
6. **T**ente avaliar a massa e função muscular
7. **R**eabilite e mobilize precocemente
8. **I**mplemente pelo menos dois Indicadores de Qualidade
9. **C**ontinuidade no cuidado intra-hospitalar e registro dos dados em prontuário
10. **A**colha e engaje o paciente e/ou familiares no tratamento
11. **O**riente a alta hospitalar

Cada etapa deve ser aplicada com apoio da equipe multidisciplinar de terapia nutricional (EMTN) que está presente e deve atuar em ambiente hospitalar.

CLASSIFICAÇÃO E QUADRO CLÍNICO

Didaticamente, a desnutrição é dividida em aguda e crônica.

Desnutrição aguda

Usualmente, é ligada a situações que ameaçam a vida, como trauma e infecções graves. As reservas de gordura e massa muscular podem estar normais. Clinicamente, o paciente se apresenta edemaciado, com fragilidade cutânea, perda de cabelo e má cicatrização. Laboratorialmente, pode apresentar albumina < 2,8 g/dL, transferrina < 150 mg/dL e leucopenia. Nessas situações, a hipoalbuminemia reflete o processo inflamatório agudo que o paciente está sofrendo, com priorização da produção de proteínas de fase aguda (como a proteína C-reativa).

Desnutrição crônica

Os depósitos de gordura estão reduzidos e o paciente já apresenta perda importante de massa muscular. É comum o paciente estar visivelmente caquético, com peso bem inferior ao ideal, diminuição da prega cutânea do tríceps e da circunferência do braço. Geralmente, apresenta hipoalbuminemia não < 2,8 g/dL. Nos casos de alteração do estado nutricional sem processo inflamatório importante, a albumina de fato só estará alterada após 18-20 dias.

ALTERAÇÕES METABÓLICAS E ORGÂNICAS NA DESNUTRIÇÃO

Na desnutrição, ocorre uma série de alterações nos diferentes sistemas:

- cardiovascular e renal: a perda de massa muscular cardíaca e renal é proporcional à perda de massa corpórea total. Em consequência, ocorre diminuição do débito cardíaco, do volume sistólico e da PA. A diminuição do débito cardíaco leva a queda da taxa de filtração glomerular; no entanto, a capacidade de reabsorção de sódio e água parece estar preservada;
- respiratório: a hipotrofia dos músculos respiratórios leva a diminuição da capacidade vital e das pressões inspiratória e expiratória máximas. Ocorre alteração da resposta ao esforço respiratório, e, consequentemente, esses pacientes apresentam maior risco de evoluir com insuficiência respiratória e tempo de ventilação mecânica prolongado;
- digestivo: a desnutrição pode levar a supercrescimento bacteriano e diminuição da absorção intestinal de gorduras, carboidratos e vitaminas. Esses fatores contribuem para o desenvolvimento de esteatorreia, com perpetuação e aumento do processo de perda proteico-calórica;
- hematológico: a hematopoese encontra-se prejudicada, e o paciente desnutrido cursa frequentemente com anemia e leucopenia. A deficiência proteica leva a involução de timo, baço e órgãos linfoides;
- hormonais: as principais alterações e seus efeitos metabólicos estão descritos na Tabela 1.

Tabela 1 Principais alterações hormonais relacionadas à desnutrição

Hormônios	Atividade	Efeitos
Insulina	Diminuída	Diminuição: síntese proteica e muscular, lipogênese e crescimento
Hormônio do crescimento	Aumentada	Aumento: síntese de proteínas viscerais e lipólise Diminuição: síntese de ureia e captação de glicose pelos tecidos
Somatomedina	Diminuída	Diminuição: síntese de proteínas, cartilagem e colágeno
Glicocorticoides	Normal ou aumentada	Aumento: catabolismo proteico muscular, *turnover* de proteínas viscerais, lipólise, glicogenólise Diminuição: ações GH-dependentes das somatomedinas
Sistema renina-angiotensina-aldosterona	Normal ou aumentada	Aumento: retenção de sódio e água
Hormônios tireoidianos	T4 – normal ou diminuída T3 – diminuída	Diminuição: oxidação de glicose e diminuição do gasto energético basal
Gonadotrofinas	Diminuída	Amenorreia

Adaptada de Waitzberg DL, Ralsan M, Ravacci GR. Consequências orgânicas e funcionais da desnutrição. In: Nutrição oral, enteral e parenteral na prática clínica. 4.ed. São Paulo: Atheneu; 2009. p.557-66.

EXAMES COMPLEMENTARES

Ht e Hb

Ht e Hb são exames sensíveis, porém pouco específicos no diagnóstico da desnutrição. Sua alteração ocorre em uma fase avançada de depleção proteica.

Proteínas totais

As proteínas totais têm pouco valor no diagnóstico de desnutrição, já que podem estar normais à custa de aumento de globulinas ou desidratação.

Albumina

Hipoalbuminemia pode sugerir desnutrição na ausência de processo inflamatório agudo. Sua meia-vida é de 18-20 dias, portanto, tem pouco valor como marcador de desnutrição nos casos agudos de alteração do estado nutricional. A albumina pode ser utilizada, também, como índice prognóstico em pacientes desnutridos (Tabela 2). O aumento da albumina durante a terapia nutricional parenteral está associado a melhora do prognóstico.

Tabela 2 Valores de referência da albumina sérica

Reserva proteica	Albumina sérica
Normal	> 3,5 mg/dL
Depleção leve	3-3,5 mg/dL
Depleção moderada	2,4-2,9 mg/dL
Depleção grave	< 2,4 mg/dL

Transferrina

A transferrina é uma proteína cuja principal função é o transporte de ferro. Tem meia-vida de 7-8 dias. Ela aumenta em situações de carência de ferro, gravidez e hepatites agudas. Sua redução é um marcador inespecífico de desnutrição, já que também pode ocorrer em diversas situações, como infecções crônicas, hepatites crônicas, neoplasias e sobrecarga de ferro.

TRATAMENTO

Na maioria dos casos, a desnutrição grave é uma doença que envolve aspectos médicos e sociais. Por isso, a abordagem multidisciplinar no seu tratamento é essencial. Pode ser dividido, essencialmente, em 3 etapas:

- tratamento inicial: identificação dos distúrbios metabólicos e hidroeletrolíticos que representem risco de morte ao paciente e corrção imediata;
- reabilitação: só deve ocorrer com o paciente clinicamente estável. A via de alimentação deve ser discutida com a equipe e com o próprio paciente, levando-se em consideração a viabilidade do trato gastrointestinal, a deglutição e o estado emocional do paciente;
- acompanhamento: o paciente deve receber alta após orientação multidisciplinar e quando a equipe se sentir segura em relação à garantia da ingestão proteicocalórica adequada.

Uma complicação importante do tratamento da desnutrição é a síndrome da realimentação. Os pacientes sob maior risco são aqueles com perda de peso corporal > 10% em 2 meses, jejum > 7-10 dias e aqueles sob estresse significativo. No início da realimentação, ocorre deslocamento do metabolismo lipídico ao glicídico com consequente aumento da secreção insulínica, o que estimula a migração de glicose, fosfato, potássio, magnésio, água e síntese proteica para o meio intracelular, podendo resultar em distúrbios metabólicos e hidroeletrolíticos. Esse fenômeno geralmente ocorre em até 4 dias após o início do tratamento. A Tabela 3 sumariza a síndrome de realimentação.

Tabela 3 Síndrome de realimentação

Principais alterações
Hipopotassemia
Hipofosfatemia
Hipomagnesemia
Deficiência de tiamina (vitamina B1 – benfotiamina) (Wernicke-Korsakoff/beribéri)
Fatores de risco
Jejum > 7 dias
Perda ponderal > 10%
Desnutrição prévia
Etilismo
Prevenção
Correção dos distúrbios hidroeletrolíticos prévia ao início da terapia nutricional
Para pacientes sob risco, iniciar terapia nutricional com no máximo 20 kcal/kg e progredir aporte calórico lentamente a cada 5-7 dias
Considerar reposição de tiamina (vitamina B1 – benfotiamina) por 7 dias nos pacientes sob risco de realimentação

BIBLIOGRAFIA

Correia MITD, Campos ACL. Prevalence of hospital malnutrition in Latin America: the multicenter ELAN study. Nutrition 2003;19:823-5.

Jensen LG, Mirtallo J, Compher C, Dhaliwal R, Forbes A, Grijalba RF, et al. Adult starvation and disease-related malnutrition: a proposal for etiology-based diagnosis in the clinical practice setting from the International Consensus Guideline Committee. Clinical Nutrition 2010;29:151-3.

Strayyon RJ, Hackston A, Longmore D, Dixon R, Price S, Stroud M, et al. Malnutrition in hospital outpatients and inpatients: prevelence, concurrent validity and ease of use of the "malnutrition universal screening tool" (MUST) for adults. Br J Nutr 2004;92(5):799-808.

Toledo D, Piovacari S, Horie L, Matos L, Castro M. Campanha "Diga não à desnutrição": 11 passos importantes para combater a desnutrição hospitalar. BRASPEN J 2018;33(1):86-100.

Viana LA, Burgos MGPA, Silva RA. Qual a importância clínica e nutricional da síndrome de realimentação? Arq Bras Cir Digest 2012;25(1).

Waitzberg DL, Caiaffa WT, Correia MITD. Hospital malnutrition: the Brazilian national survey (Ibranutri): a study of 4000 patients. Nutrition 2001;17:573-80.

Waitzberg DL, Ralsan M, Ravacci GR. Consequências orgânicas e funcionais da desnutrição. In: Waitzberg DL. Nutrição oral, enteral e parenteral na prática clínica. 4.ed. São Paulo: Atheneu; 2009. p.557-66.

Waitzberg DL, Ralsan M, Ravacci GR. Desnutrição: prevalência e metabolismo. In: Waitzberg DL. Nutrição oral, enteral e parenteral na prática clínica. 4.ed. São Paulo: Atheneu; 2009. p.535-56.

76 PRINCIPAIS CARÊNCIAS VITAMÍNICAS NA PRÁTICA CLÍNICA

Paula Machado Guidi, Melina Gouveia Castro

As vitaminas são compostos orgânicos presentes em pequenas quantidades nos alimentos. Não são fontes diretas de energia, mas desempenham papel essencial na regulação de processos metabólicos. São divididas em 2 grandes grupos:

- as vitaminas lipossolúveis (A, D, E e K – Tabelas 1 a 4) são absorvidas juntamente com os lipídeos e dependem da presença de bile e suco pancreático. Elas são estocadas em diversos tecidos do organismo e não são excretadas na urina em condições normais, por isso sua deficiência é rara;

Tabela 1 Fontes principais das vitaminas

Vitamina	Principais fontes
Vitamina A	Ovos e leite Fígado Óleo de peixe Vegetais folhosos verde-escuros Legumes e frutas amarelados e/ou verde-escuros
Vitamina D	Fígado Leite Óleo de peixe Atum, salmão e sardinha
Vitamina E	Óleos vegetais, margarina e manteiga Gema de ovo
Vitamina K	Fígado Gema de ovo Óleos vegetais Leite de vaca Vegetais folhosos verde-escuros
Vitamina B1	Carnes vermelhas e fígado Legumes Levedo de cerveja Cereais integrais Leite de vaca Gema de ovo
Vitamina B2	Carnes vermelhas, carnes brancas e fígado Leite de vaca e queijos Ovos
Vitamina B3	Carnes vermelhas, carnes brancas e fígado Ovos Germe de trigo
Vitamina B5	Carnes vermelhas e miúdos Brócolis, couve-flor, batata e tomate Germe de trigo
Vitamina B6	Carnes vermelhas e fígado Ovos Leite de vaca Germe de trigo
Vitamina B7	Carnes vermelhas e fígado Gema de ovo Cereais Levedo
Vitamina B9	Miúdos Vegetais folhosos Legumes Milho Amendoim Levedo
Vitamina B12	Proteína animal
Vitamina C	Acerola, goiaba, laranja, maracujá, abacaxi e tomate Batata Vegetais folhosos

Tabela 2 Vitamina A (retinol, retinal e carotenoides)

Metabolismo	Absorção: no intestino delgado, dependente da ingestão adequada de gorduras e da ação dos sais biliares Armazenamento: principalmente hepático Carreadores: transtirretina e proteína carreadora de retinol Depleção dos estoques: 6-12 meses
Sinais e sintomas da deficiência	Cegueira noturna, xeroftalmia, manchas de Bitot no quadrante temporal da conjuntiva, anorexia, queratinização de células epiteliais dos tratos respiratório, geniturinário e gastrointestinal
Exames complementares	Retinol sérico < 20 mcg/dL
Causas de deficiência	Baixa ingestão ou deficiência na absorção de gorduras, doença hepática, ingestão prolongada de álcool, deficiência de zinco Pacientes com aumento de demanda: queimados, pacientes submetidos a cirurgias abdominais
Tratamento	Adultos com xeroftalmia: 200.000 UI/dose, total de 3 doses – a 1ª no dia do aparecimento do sintoma; a 2ª, no dia seguinte; e a última 2 semanas após

(continua)

(continuação)

Tabela 2 Vitamina A (retinol, retinal e carotenoides)	
Suplementação	É recomendada apenas nos países em que a deficiência de vitamina A é endêmica No Brasil, a suplementação é recomendada pelo governo federal em crianças de 6-59 meses e puérperas residentes em áreas de risco (região Nordeste, Vale do Jequitinhonha e Vale do Ribeira) Pacientes gastrectomizados Pacientes em uso de nutrição parenteral exclusiva
Toxicidade	Irritabilidade, cefaleia, anorexia, diplopia, alopécia, descamação de pele, ressecamento de mucosas, dores musculares, alterações hepáticas e hemorragia

Tabela 3 Vitamina E	
Metabolismo	Absorção: no intestino delgado e no jejuno, dependente da secreção pancreática e de sais biliares Armazenamento: fígado, músculos e tecido adiposo Carreadores: lipoproteínas
Sinais e sintomas da deficiência	Hemólise, síndrome cerebelar (ataxia, hiporreflexia, perda de propriocepção e sensação vibratória) Neuropatia periférica, miopatia e retinopatia também podem estar presentes
Exames complementares	Vitamina E sérica < 0,5 mg/dL
Causas de deficiência	Baixa ingestão ou deficiência na absorção de gorduras, disfunção hepática, abetalipoproteinemia, pacientes dependentes de ventilação mecânica com necessidade de altas concentrações de oxigênio
Suplementação	Insuficiência pancreática grave e doença hepática colestática grave Gastrectomia Pacientes em uso de nutrição parenteral exclusiva
Toxicidade	Náuseas, cefaleia, fadiga, hipoglicemia, prejuízo na função neutrofílica, trombocitopenia, hemorragia cerebral

Tabela 4 Vitamina K	
Metabolismo	Absorção: no intestino delgado, dependente da secreção pancreática e de sais biliares Armazenamento: fígado, músculos e pele Carreadores: quilomícrons Depleção dos estoques: 10 dias
Sinais e sintomas da deficiência	Hipoprotrombinemia plasmática, hematúria e epistaxe
Exames complementares	Prolongamento de TP e INR, prolongamento do TTPa nos casos mais graves
Causas de deficiência	Deficiência na absorção de gorduras, disfunção hepática, obstrução de vias biliares, colecistectomia e uso de drogas que inibem a ação da vitamina K (antibióticos, salicilatos, doses excessivas de vitaminas A e E)

(continua)

(continuação)

Tabela 4 Vitamina K	
Suplementação	Gastrectomia Pacientes em uso de nutrição parenteral exclusiva
Toxicidade	Alteração hepática, anemia hemolítica, hiperbilirrubinemia

- as vitaminas hidrossolúveis (complexo B e vitamina C – Tabelas 5 a 11) são absorvidas diretamente no trato gastrointestinal, não são estocadas em grandes quantidades no nosso organismo e sua excreção se dá pela urina. Sua deficiência, portanto, é mais comum em comparação com a das vitaminas lipossolúveis.

Tabela 5 Vitamina B1 (benfotiamina)	
Metabolismo	Absorção: no intestino delgado proximal e no jejuno, combinada com fósforo Armazenamento: músculos esqueléticos, coração, fígado, rins e sistema nervoso
Sinais e sintomas da deficiência	Beribéri: ▪ seco: neuropatia periférica sensitivomotora simétrica de membros inferiores ▪ úmido: adiciona-se à neuropatia acometimento cardíaco, com cardiomegalia e insuficiência cardíaca congestiva Wernicke-Korsakoff: ▪ encefalopatia de Wernicke: quadro neurológico agudo e grave, caracterizado por confusão, nistagmo, oftalmoplegia e ataxia ▪ síndrome de Korsakoff: comprometimento de memória de curto prazo e confabulação
Exames complementares	Diminuição da vitamina B1 plasmática
Causas de deficiência	Febre, aumento de atividade muscular, alcoolismo crônico, gravidez e lactação, nutrição parenteral prolongada, síndrome de realimentação e vômitos frequentes após cirurgia bariátrica
Tratamento	Beribéri: ▪ tiamina (vitamina B1 – benfotiamina): 5-30 mg, EV ou IM, 3x/dia até início da melhora dos sintomas; manutenção: 5-30 mg/dia (dose única ou em até 3 doses), VO, por 1 mês Encefalopatia de Wernicke: ▪ tiamina (vitamina B1 – benfotiamina): 500 mg, EV, 3x/dia, por 2 dias consecutivos e 500 mg, EV ou IM, 1x/dia por mais 5 dias; manutenção: 100 mg, VO, 1x/dia
Suplementação	Gastrectomia Pacientes em uso de nutrição parenteral exclusiva Pode ser considerada em etilistas crônicos Início do tratamento de pacientes gravemente desnutridos
Toxicidade	Hipersensibilidade e anafilaxia (raras)

Tabela 6 Vitamina B2 (riboflavina)	
Metabolismo	Absorção: borda em escova do intestino delgado proximal, facilitada pela presença de fósforo e bolo alimentar Armazenamento: fígado, coração, baço e rim Carreadores: albumina e globulinas
Sinais e sintomas da deficiência	Odinofagia, queilite, glossite, estomatite, anemia (normocítica/normocrômica) e dermatite seborreica
Exames complementares	Dosagem de excreção urinária de vitamina B2
Causas de deficiência	Síndromes disabsortivas, uso crônico de fenobarbital, alcoólatras, disfunção tireoidiana, anorexia nervosa e baixa ingestão de leite e derivados
Toxicidade	Não relatada

Tabela 7 Vitamina B3 (niacina)	
Metabolismo	Absorção: estômago e intestino delgado Armazenamento: eritrócitos e leucócitos
Sinais e sintomas da deficiência	Pelagra: *rash* hiperpigmentado em regiões fotoexpostas, demência e diarreia
Causas de deficiência	Síndrome carcinoide, alcoólatras, gastrectomizados, anorexia nervosa, uso prolongado de isoniazida, pirazinamida, etomidato, fenobarbital, azatioprina e cloranfenicol
Tratamento	Pelagra: ▪ niacina: 50-100 mg de 3-4x/dia, máximo de 500 mg/dia; ou ▪ niacinamida: 100 mg, a cada 6 horas, até resolução dos sintomas maiores e 50 mg a cada 8-12 horas até resolução dos sintomas de pele
Suplementação	Alguns trabalhos mostram eficácia da niacina em associação ou não às estatinas no aumento do HDL e na redução do LDL (com maiores doses) Pacientes em uso de nutrição parenteral exclusiva Gastrectomia
Toxicidade	Hepatite, arritmias, vômitos, diarreia, úlcera péptica, hiperuricemia, intolerância a glicose *Flushing* é efeito colateral comum do uso da niacina

Tabela 8 Vitamina B6 (piridoxina)	
Metabolismo	Absorção: jejuno Armazenamento: músculos esqueléticos Carreadores: albumina e Hb
Sinais e sintomas da deficiência	Anemia microcítica, irritabilidade, depressão, demência, queilite, glossite, estomatite e seborreia nasolabial
Exames complementares	Diminuição da piridoxal-5-fosfato plasmática e aumento de homocisteína sérica
Causas de deficiência	Uso de drogas antagonistas de piridoxina (isoniazida corticosteroides), uso de contraceptivos orais, alcoólatras, pacientes com doença renal crônica em diálise
Tratamento	Piridoxina: 10-20 mg/dia, EV ou IM, por 3 semanas; após, manutenção VO com até 600 mg/dia
Suplementação	Prevenção de neuropatia periférica associada ao uso de isoniazida: 25-50 mg/dia, VO, para pacientes de alto risco (idosos, desnutridos, gestantes, etilistas, diabéticos, crianças, portadores de HIV e doença renal crônica) e 10 mg/dia em pacientes sem fatores de risco Pode ser considerada em etilistas crônicos
Toxicidade	Neuropatia periférica, fotossensibilidade, tontura e náuseas

(continua)

Tabela 9 Vitamina B9 (ácido fólico, folato, folacina)	
Metabolismo	Absorção: intestino delgado Armazenamento: fígado Pode ser sintetizada por bactérias intestinais Depleção dos estoques: 5 meses
Sinais e sintomas da deficiência	Anemia megaloblástica, leucopenia, hipersegmentação neutrofílica, aumento de ferro sérico e DHL Anorexia, diarreia, glossite, dermatite, acne, eczema, irritabilidade e demência
Exames complementares	Folato sérico diminuído (é influenciado pela ingestão de folato na última semana) Folato intraeritrocitário diminuído (representa a real concentração tecidual do folato) Homocisteína aumentada
Causas de deficiência	Desnutrição, alcoolismo, pacientes que fazem uso exclusivo de leite de cabra Pacientes com demanda aumentada: mulheres durante a gestação e a lactação, pacientes em uso de algumas drogas (trimetoprima, pirimetamina, metotrexato, fenitoína), anemia hemolítica crônica
Tratamento	Ácido fólico: 1-5 mg/dia, por 1-4 meses, até recuperação hematológica
Suplementação	Mulheres durante gravidez e lactação e mulheres que desejam engravidar Pacientes em uso de metotrexato Considerar suplementação em pacientes com risco em uso de fenitoína, pirimetamina e trimetoprima Gastrectomia Pode ser considerada em etilistas crônicos
Toxicidade	Reações alérgicas raras

Tabela 10 Vitamina B12	
Metabolismo	Absorção: íleo, depende do fator intrínseco salivar e gástrico para ser absorvida Armazenamento: fígado, rins, coração, músculos, pâncreas, cérebro, baço e medula óssea Pode ser sintetizada por bactérias intestinais
Sinais e sintomas da deficiência	Anemia megaloblástica, leucopenia, hipersegmentação neutrofílica, aumento de ferro, DHL, anorexia, constipação, glossite, síndrome atáxico-espástica (com mielose funicular e degeneração subaguda da medula espinal), quadro clínico inicial de parestesia simétrica, ascendente em membros inferiores, podendo cursar com quadro demencial
Exames complementares	Vitamina B12 sérica diminuída Homocisteína aumentada Ácido metilmalônico sérico e urinário elevados
Causas de deficiência	Anemia perniciosa, gastrectomia total, *bypass* gástrico, grandes ressecções intestinais, alcoólatras, insuficiência pancreática exócrina, síndrome de Sjögren e uso crônico de inibidores de bomba de prótons, antiácidos, bloqueadores H2 e biguanidas
Tratamento	Anemia perniciosa: ▪ cianocobalamina: 1.000 mcg/dia, IM ou SC, por 1 semana; seguido de 1.000 mcg/semana por 4 semanas e 1.000 mcg/mês para o resto da vida se não houver resolução do quadro de base
Suplementação	Gastrectomia Veganos
Toxicidade	Não relatada

Tabela 11 Vitamina C (ácido ascórbico)	
Metabolismo	Absorção: íleo e jejuno; prejudicada pela falta de ácido clorídrico e hemorragia gastrointestinal Armazenamento: glândula pituitária e adrenal, leucócitos e cérebro
Sinais e sintomas da deficiência	Escorbuto: equimoses, gengivorragia, petéquias, prejuízo na cicatrização, edema, queratinização folicular, depressão e histeria
Exames complementares	Vitamina C sérica diminuída
Causas de deficiência	Pacientes desnutridos (alcoólatras, idosos, outras causas de desnutrição), pacientes que sofreram grande trauma, síndromes de má absorção, usuárias de contraceptivos orais e tabagistas
Tratamento	Escorbuto: ▪ ácido ascórbico: 300-1.000 mg/dia por 1 mês
Suplementação	Não indicada
Toxicidade	Necrose tecidual (administração IM de sais de cálcio do ácido ascórbico), hiperolaxiúria, com comprometimento da função renal, diarreia osmótica

VITAMINA D

O metabolismo, a deficiência e a suplementação de vitamina D são abordados no Capítulo 69.

▪ BIBLIOGRAFIA

Altschul R, Hoffer A, Stephen JD. Influence of nicotinic acid on serum cholesterol in man. Arch Biochem Biophys. 1955;54(2):558-9.

Guyton JR, Goldberg AC, Kreisberg RA, Sprecher DL, Superko HR, O'Connor CM. Effectiveness of once-nightly dosing of extended-release niacin alone and in combination for hypercholesterolemia. Am J Cardiol 1998;82(6):737-43.

Illingworth DR, Stein EA, Mitchel YB, Dujovne CA, Frost PH, Knopp RH, et al. Comparative effects of lovastatin and niacin in primary hypercholesterolemia. A prospective trial. Arch Intern Med 1994;154(14): 1586-95.

Markowitz JS, McRae AL, Sonne SC. Oral nutritional supplementation for the alcoholic patient: a brief overview. Ann Clin Psychiatry 2000;12(3):153-8.

Mechanick JI, Kushner RF, Sugerman HJ, Gonzalez-Campoy JM, Collazo-Clavell ML, Spitz AF, et al. American Association of Clinical Endocrinologists, The Obesity Society, and American Society for Metabolic & Bariatric Surgery Medical guidelines for clinical practice for the perioperative nutritional, metabolic, and nonsurgical support of the bariatric surgery patient. Endocr Pract 2008;14(Suppl 1):1.

Prevention and treatment of tuberculosis among patients infected with human immunodeficiency virus: principles of therapy and revised recommendations. Centers for Disease Control and Prevention. MMWR Recomm Rep 1998;47(RR-20):1-58.

Probstfield JL, Hunninghake DB. Nicotinic acid as a lipoprotein-altering agent. Therapy directed by the primary physician. Arch Intern Med 1994;154(14):1557-9.

Snyder-Marlow G, Taylor D, Lenhard MJ. Nutrition care for patients undergoing laparoscopic sleeve gastrectomy for weight loss. J Am Diet Assoc 2010;110:600-7.

WHO/Unicef/IVACG Task Force. Vitamin A supplements: a guide to their use in the treatment and prevention of vitamin A deficiency and xerophthalmia. 2.ed. Geneva: WHO; 1997. Disponível em: http://www.who.int/nutrition/publications/micronutrients/vitamin_a_deficieny/9241545062/en.

77 NUTRIÇÃO NAS PRINCIPAIS SÍNDROMES CLÍNICAS

Paula Machado Guidi, Melina Gouveia Castro

As diferentes síndromes clínicas levam a alterações no metabolismo dos macronutrientes e, consequentemente, o requerimento energético-proteico de cada uma delas deve ser avaliado individualmente.

As recomendações apresentadas neste capítulo estão de acordo com os graus de recomendação e as diretrizes das seguintes instituições:

- American Society of Enteral and Parenteral Nutrition (indicadas nas tabelas com *);
- European Society of Enteral and Parenteral Nutrition (indicadas nas tabelas com **);
- Sociedade Brasileira de Nutrição Parenteral e Enteral (indicadas nas tabelas com ***).

Tabela 1 Cardiopatias	
Indicações e recomendações	NE: recomendada em caquexia cardíaca para parar ou reverter a perda de peso; não há indicação na profilaxia de caquexia cardíaca (grau de recomendação: C**) NP: não existe indicação na profilaxia de caquexia cardíaca (grau de recomendação: C**); tendo em vista que a função cardíaca é diminuída e a retenção hídrica é frequente, a NP deve ser reservada a pacientes com evidência de má absorção nos quais a NE não foi eficaz (grau de recomendação: B**)
Energia	Sempre que disponível, calorimetria; na ausência, equações preditivas (grau de recomendação: A**)
Aminoácidos	▪ ICC desnutridos: 1,37 g/kg/dia ▪ ICC eutróficos: 1,12 g/kg/dia
Fluidos	1.400-1.900 mL/dia
Eletrólitos	Na^+: < 2.000 mg

ICC: insuficiência cardíaca congestiva; NE: nutrição enteral; NP: nutrição parenteral.

Tabela 2 Nefropatias	
Indicações e recomendações específicas	NE: ▪ na IRA não complicada, a suplementação oral deve ser preferida. A fórmula-padrão é adequada para a maioria dos pacientes. Em casos de descontrole eletrolítico, pode-se optar pelas fórmulas para DRC ▪ na DRC, está indicada quando houver inadequado aporte VO associado à suplementação. Pacientes com DRC e outro evento catabólico devem ser considerados como IRA. Em desnutridos, pode-se usar a fórmula-padrão por curtos períodos. Se a NE for > 5 dias, deve-se optar por dietas específicas hipoproteicas e com menor conteúdo eletrolítico. Aminoácidos essenciais e cetoanálogos associados a uma fórmula muito hipoproteica são uma proposta para preservar a função renal ▪ na terapia de substituição renal a terapia nutricional está indicada em pacientes com IMC < 20 kg/m², perda de peso > 10% em 6 meses, albumina sérica < 3,5. Nos pacientes DRC agudizados em diálise, deve-se usar a fórmula-padrão, da mesma forma que naqueles com IRA. Usar o suplemento oral padrão NP: ▪ as indicações são semelhantes às dos pacientes não nefropatas: TGI não funcionante e pacientes que não atingem suas necessidades por via digestiva (grau de recomendação: C**) ▪ nos pacientes críticos com IRA, a combinação de alimentação enteral e parenteral permite suporte nutricional adequado, com boas taxas de sucesso na maioria dos casos (grau de recomendação: C***). Pela necessidade de restrição de fluidos, recomenda-se a via central (grau de recomendação: C**)

(continua)

(continuação)

Tabela 2 Nefropatias	
Energia	A necessidade calórica na doença renal deve ser avaliada por calorimetria indireta quando possível (grau de recomendação: D*) ▪ IRA: a quantidade de energia parece depender principalmente da doença de base (grau de recomendação: B***) ▪ DRC: 30-35 kcal/kg/dia**
Aminoácidos	Solução de aminoácidos-padrão deve ser usada nos pacientes portadores de IRA (grau de recomendação: C*) ▪ IRA: – tratamento conservador: 0,6-0,8 g/kg/dia (máximo: 1 g/kg/dia); – catabolismo moderado: 1-1,5 g/kg/dia NE ou NP e hipercatabolismo grave (máximo: 1,7 g/kg/dia)** ▪ DRC: 0,55-0,6 g/kg/dia. Caso haja perda proteica decorrente da proteinúria excedendo 1 g/dia, deve-se suplementar de acordo com a relação de ingestão de proteína/aminoácidos necessária baseada no peso ideal (kg) x 0,6-0,8 x proteinúria (grau de recomendação: B**) ▪ Hemodiálise: 1,2-1,4 g/kg/dia (grau de recomendação: B**) ▪ Diálise peritoneal ambulatorial contínua: 1,2-1,5 g/kg/dia (grau de recomendação: B**,***)
Carboidratos	IRA: 3-5 g/kg/dia (máximo: 7 g/kg/dia) ou 45-60% do valor calórico total ofertado***
Lipídeos	IRA: 0,8-1,2 g/kg/dia (máximo: 1,5 g/kg/dia) ou 20 (sepse) a 35%***
Oferta hídrica	▪ 500-750 mL + diurese de 24 horas – outras perdas (p. ex., dreno, vômito, fístulas)*** ▪ A necessidade hídrica pode variar consideravelmente e deve ser individualizada**
Oligoelementos	▪ Terapia contínua de substituição renal: o uso prolongado diminui as concentrações plasmáticas de selênio (grau de recomendação: A**) ▪ Hemodiálise e diálise peritoneal ambulatorial contínua: suplementar zinco (15 mg/dia) e selênio (50-70 mcg/dia)
Vitaminas	▪ Terapia contínua de substituição renal: o uso prolongado diminui as concentrações plasmáticas de vitamina B (grau de recomendação: A**) ▪ Hemodiálise e diálise peritoneal ambulatorial contínua: suplementar vitaminas hidrossolúveis, ácido fólico (1 mg/dia), vitamina B6 (10-20 mg/dia), vitamina C (30-60 mg/dia**), vitamina D de acordo com as concentrações plasmáticas de Ca^{2+}, fosfato e hormônios paratireoidianos** ▪ IRA: pacientes em UTI requerem suplementação de vitaminas, principalmente hidrossolúveis, mas devem ser monitorizados os sinais de toxicidade de vitamina A e vitamina C, que não devem exceder 30-50 mg/dia, por causa do risco de oxalose (grau de recomendação: C**)

(continua)

(continuação)

Tabela 2 Nefropatias	
Vitaminas	▪ DRC: pode ocorrer acúmulo de vitamina A quando NP é utilizada por > 2 semanas (grau de recomendação: C*) ▪ Pacientes em diálise: suplementar vitaminas hidrossolúveis, monitorizar vitamina A (grau de recomendação: A*)
Eletrólitos	▪ Hemodiálise e diálise peritoneal ambulatorial contínua: – fosfato: 800-1.000 mg/dia; – potássio: 2.000-2.500 mg/dia; – sódio: 1,8-2,5 g/dia ▪ IRA: associada com um maior desequilíbrio de fluidos, acidobásico e de eletrólitos. Nesses casos, fórmulas "3 em 1" sem eletrólitos ou personalizadas podem ser vantajosas (grau de recomendação: C**). A administração de eletrólitos deve ser ajustada pela monitorização conforme as concentrações séricas (grau de recomendação: D*)
Eletrólitos	▪ DRC: – fósforo: em torno de 800 mg, ou 10-12 mg/kg; – potássio: individualizado, geralmente não restrito, ou restrição de 1.000-3.000 mg/dia; – sódio: 1.000-2.300 mg/dia***

DRC: doença renal crônica; IRA: injúria renal aguda; NE: nutrição enteral; NP: nutrição parenteral; TGI: trato gastrointestinal.

Tabela 3 Pneumopatias	
Indicações e recomendações específicas	▪ DPOC avançada: 25-40% dos pacientes estão malnutridos (grau de recomendação: B**) ▪ NE é a terapia nutricional de 1ª escolha (grau de recomendação: B**) ▪ Geralmente, pacientes com doenças pulmonares possuem o trato gastrointestinal disponível, mas aqueles com insuficiência respiratória aguda podem necessitar de NE ou NP para alcançar suas necessidades nutricionais* ▪ SDR: dietas enterais contendo ácidos graxos essenciais n-3 (óleo de peixe) podem ser benéficas (grau de recomendação: B**). Não é indicado o uso rotineiro de elevado teor de lipídeos e baixo teor de carboidratos para pacientes com SDR (grau de recomendação: E*) ▪ É indicada restrição de fluidos em pacientes com SDR (grau de recomendação: E*)
Energia	▪ O fornecimento de energia deve ser mantido abaixo das necessidades estimadas para pacientes com doença pulmonar que apresentam retenção de CO_2 (grau de recomendação: B*) ▪ 25-30 kcal/kg de peso atual (aproximadamente 25 kcal/kg para pacientes com idade ≥ 80 anos)*
Aminoácidos	Mínimo de 1 g/kg/dia

(continua)

(continuação)

Tabela 3 Pneumopatias	
Carboidratos	Devem ser restringidos em 150-250 g/dia. A velocidade de infusão de glicose não deve exceder 5 mg/kg/min
Lipídeos	Devem ser a fonte principal de energia. Em pacientes com DPOC estável, NP com alto teor de glicose pode gerar CO_2 excessivo. Evitar a infusão rápida de emulsões lipídicas (especialmente à base de soja) em pacientes com insuficiência pulmonar grave*

DPOC: doença pulmonar obstrutiva crônica; NE: nutrição enteral; NP: nutrição parenteral; SDR: síndrome do desconforto respiratório.

Tabela 4 Hepatopatias	
Indicações e recomendações específicas	NE: ▪ quando não for possível suprir as necessidades nutricionais por VO, indica-se o uso da NE, se o sistema digestivo estiver funcionando plenamente. Geralmente, indica-se terapia nutricional quando a ingestão VO for < 60% e nos casos de desnutrição significativa (grau de recomendação: D***) NP: ▪ iniciar imediatamente nos pacientes desnutridos moderados a graves que não se alimentam adequadamente por VO ou com NE (grau de recomendação: A**) ou em jejum > 72 horas (grau de recomendação: C**) ▪ usar NP precoce no pós-operatório de pacientes que não podem ser nutridos por via digestiva (grau de recomendação: A**)
Energia	1,3 x TMB (grau de recomendação: C**), na ausência de calorimetria indireta
Aminoácidos	▪ Usar solução-padrão nas encefalopatias graus I e II ▪ Nos graus III e IV, administrar 0,6-1,2 g/kg/dia de aminoácidos ricos em cadeia ramificada e baixo teor de aminoácidos aromáticos (grau de recomendação: A**) ▪ Ofertar 1,2-1,5 g/kg/dia (grau de recomendação: C**), exceto em insuficiência hepática aguda ou subaguda, quando a oferta deve ser de 0,8-1,2 g/kg/dia (grau de recomendação: C**)
Carboidratos	▪ Glicose: 50-60% do total de calorias não proteicas (grau de recomendação: C**) ▪ Em pacientes em jejum por > 12 horas, fornecer 2-3 g/kg/dia de glicose, EV, a fim de evitar hipoglicemia (grau de recomendação: C**) ▪ Monitorizar glicemia para evitar hiperglicemia relacionada à NP (grau de recomendação: C**) ▪ Em caso de hiperglicemia, reduzir a quantidade de glicose e considerar o uso de insulina EV (grau de recomendação: C**)
Lipídeos	▪ Utilizar emulsão lipídica com baixo teor de ácidos graxos n-6 (grau de recomendação: C**) ▪ Insuficiência hepática aguda: 0,8-1,2 g/kg/dia (grau de recomendação: C**)

(continua)

(continuação)

Tabela 4 Hepatopatias

Micronutrientes	▪ Fornecer diariamente vitaminas hidrossolúveis e elementos-traço (grau de recomendação: C**) ▪ Na cirrose ou na esteatose por álcool, administrar tiamina (vitamina B1 – benfotiamina) antes de infundir glicose para minimizar o risco de encefalopatia de Wernicke (grau de recomendação: C**)

NE: nutrição enteral; NP: nutrição parenteral; TMB: taxa metabólica basal.

▪ BIBLIOGRAFIA

American Dietetic Association. ADA heart failure: evidence-based nutrition practice guideline. Chicago: ADA; 2008.

Anker SD, Laviano A, Filippatos G, John M, Paccagnella A, Ponikowski P, et al.; ESPEN. ESPEN guidelines on parenteral nutrition: on cardiology and pneumology. Clin Nutr 2009;28(4):455-60.

ASPEN Board of Directors and the Clinical Guidelines Task Force. Guidelines for the use of parenteral and enteral nutrition in adult and pediatric patients. JPEN J Parenter Enteral Nutr 2002;26(1 Suppl):1SA-138SA.

Brown RO, Compher C; American Society for Parenteral and Enteral Nutrition Board of Directors. ASPEN clinical guidelines: nutrition support in adult acute and chronic renal failure. JPEN J Parenter Enteral Nutr 2010;34(4):366-77.

Cano NJ, Aparicio M, Brunori G, Carrero JJ, Cianciaruso B, Fiaccadori E, et al.; ESPEN. ESPEN guidelines on parenteral nutrition: adult renal failure. Clin Nutr 2009;28(4):401-14.

Correia MITD, Campos ACL. Prevalence of hospital malnutrition in Latin America: the multicenter ELAN study. Nutrition 2003;19:823-5.

Dias MCG, van Aanholt DPJ, Catalani LA, Rey JSF, Gonzales MC, Coppini L, et al. Triagem e avaliação do estado nutricional. In: Associação Médica Brasileira; Conselho Federal de Medicina. Projetos diretrizes. São Paulo; 2011.

Martins C, Cuppari L, Avesani C, Gusmão MH. Terapia nutricional no paciente com insuficiência renal crônica em diálise peritoneal. In: Associação Médica Brasileira; Conselho Federal de Medicina. Projeto diretrizes, vol. IX. São Paulo; 2011.

Plauth M, Cabré E, Campillo B, Kondrup J, Marchesini G, Schütz T, et al.; ESPEN. ESPEN guidelines on parenteral nutrition: hepatology. Clin Nutr 2009;28(4):436-44.

Tiu A, McClave SA. Pancreatitis. In: Gottschlich MM. The ASPEN nutrition support core curriculum: a case-based approach – the adult patient. ASPEN; 2007. p.558-74.

Waitzberg DL, Caiaffa WT, Correia MITD. Hospital malnutrition: the Brazilian national survey (Ibranutri): a study of 4000 patients. Nutrition 2001;17:573-80.

Waitzberg DL, Castro MG. Planejamento da terapia nutricional. In: Waitzberg DL. Nutrição oral, enteral e parenteral na prática clínica. 4.ed. São Paulo: Atheneu; 2009.

Waitzberg DL, Gama-Rodrigues J, Correia MITD. Desnutrição hospitalar no Brasil. In: Waitzberg DL. Nutrição oral, enteral e parenteral na prática clínica. 3.ed. São Paulo: Atheneu; 2000. p.385-97.

78 TERAPIA NUTRICIONAL NO DOENTE CRÍTICO

Paula Machado Guidi, Melina Gouveia Castro

A desnutrição ainda é um dos maiores problemas de saúde pública nos países em desenvolvimento. É causa direta de aproximadamente 300 mil mortes/ano em todo o mundo e fator preditor independente de mortalidade.

A desnutrição hospitalar pode ocorrer em 19-80% dos casos, na dependência do país e do grupo de pacientes estudados. O estudo brasileiro Ibranutri avaliou o estado nutricional de 4 mil pacientes internados na rede pública hospitalar e detectou prevalência de 48% de desnutridos, sendo 12,6% desnutridos graves e 35,5%, desnutridos moderados. É importante ressaltar que 81,2% dos pacientes avaliados não possuíam qualquer referência ao estado nutricional em seu prontuário. Foi possível observar, ainda, que a taxa de desnutrição aumentou com o aumento do tempo de internação, sendo de 31,8% nas primeiras 48 horas da internação e dobrando para 61% naqueles que permaneceram internados por > 15 dias. Assim, é fundamental fazer o diagnóstico precoce da desnutrição no ambiente hospitalar para evitar ou minimizar sua repercussão na evolução dos pacientes.

PLANEJAMENTO DA TERAPIA NUTRICIONAL

A escolha do tipo de terapia nutricional, bem como da via de acesso para sua realização, pode estar baseada no uso de protocolos de conduta preestabelecidos que tornem fácil o planejamento e permitam que as boas práticas em terapia nutricional sejam realizadas por médicos não especialistas. A Figura 1 mostra o exemplo de um protocolo para planejamento da terapia nutricional dentro de uma UTI.

RECOMENDAÇÕES NUTRICIONAIS

A calorimetria indireta é considerada padrão-ouro para estimativa das necessidades energéticas, no entanto, sua disponibilidade na prática clínica ainda é pequena. Também podem ser utilizadas equações preditivas como a equação de Mifflin-St, a de Ireton-Jones, a de Harris-Benedict, dentre outras. Existe, ainda, a chamada regra de bolso, que pode ser empregada no doente crítico (Tabela 1).

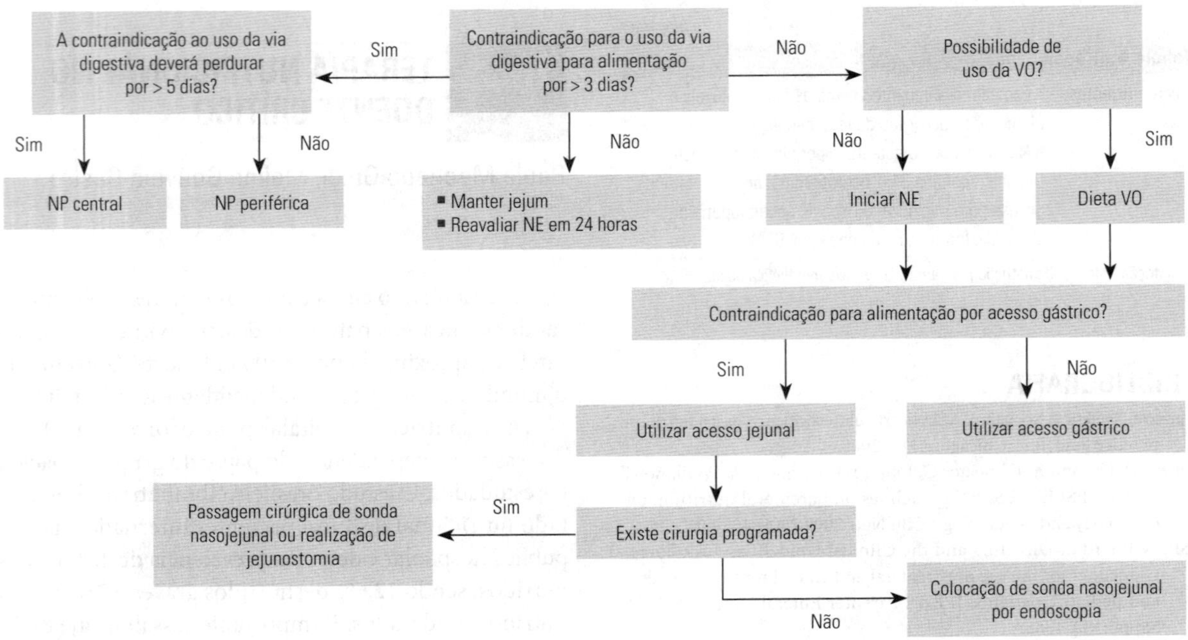

Figura 1 Algoritmo de planejamento da terapia nutricional em UTI. NE: nutrição enteral; NP: nutrição parenteral.

Tabela 1 Regra de bolso

Situação clínica	Necessidade energética (kcal/kg)	Necessidade proteica (g/kg)
Paciente crítico (UTI)		
▪ fase inicial (aguda)	20-25	1,2-2 (peso atual)
▪ fase de recuperação (anabólica)	25-30	
▪ se IMC > 30 kg/m²	11-14 (peso atual), se IMC ≤ 50 kg/m², ou 22-25 (peso ideal), se IMC > 50 kg/m²	≥ 2 (peso ideal) (obesidade graus I e II); ≥ 2,5 (peso ideal) (obesidade grau III)

NUTRIÇÃO ENTERAL

Indicações

A nutrição enteral (NE) está indicada em conjunto com a VO quando esta, sozinha, não atingir 60% das necessidades estimadas, mesmo com o uso de suplementação VO. NE exclusiva, por sua vez, é indicada sempre que houver contraindicação à dieta oral, sendo as principais indicações para utilização de NE exclusiva:

- risco elevado de broncoaspiração (alterações neurológicas, alterações próprias da deglutição, ausência de reflexo de tosse);
- obstrução mecânica alta (neoplasia de esôfago ou gástrica, neoplasias de cabeça e pescoço, estenose de esôfago);
- fístulas de trato digestivo alto;
- gastroparesia refratária;
- baixa ingesta oral mesmo com uso de suplementação VO;
- hipermetabolismo ou hipercatabolismo.

Nutrição enteral precoce

Uma questão importante a ser definida é o que é a nutrição enteral precoce (NEP). As definições, contudo, são desiguais na literatura médica e podem chegar a até 72 horas, mas é possível definir como NEP aquela iniciada nas primeiras 48 horas após cirurgia ou internação.

Estudos mostram que a utilização de NEP reduz a duração e a gravidade da fase catabólica, diminui a morbidade e a mortalidade e melhora a imunidade e a cicatrização de feridas. Vantagens atribuídas à NEP incluem a atenuação da reposta metabólica ao trauma, a preservação da massa intestinal, a diminuição da permeabilidade intestinal para bactérias e endotoxinas, e a manutenção do tecido linfoide associado ao intestino (GALT). Os principais benefícios atribuídos ao uso de NEP são:

- diminui a indicação de nutrição parenteral (NP);

- atenua a resposta metabólica;
- diminui os prejuízos da resposta imunológica;
- melhora a cicatrização da área queimada;
- mantém a integridade funcional e estrutural da mucosa intestinal;
- diminui a permeabilidade da mucosa intestinal;
- diminui a ocorrência de translocação bacteriana e de endotoxinas;
- previne a ocorrência de úlceras de Curling (de estresse);
- não aumenta ocorrência de pneumonia aspirativa;
- diminui a ocorrência de sepse;
- diminui a mortalidade.

TNE TRÓFICA x TNE PLENA

A evidência de que doentes que recebem TNE raramente recebem 100% da oferta calórica planejada motivou estudos que avaliaram a oferta nutricional recebida e sua relação com os resultados clínicos. Enquanto alguns estudos falharam ao demonstrar diferença entre os benefícios do uso de TNE hipocalórica ou trófica em baixo volume e os de TNE plena, isto é, com aporte nutricional total, outros mostram diferença nos resultados clínicos com o alcance das metas energéticas e proteicas. Estudo retrospectivo realizado com 265 pacientes gravemente enfermos observou que os que receberam menos de 60% das necessidades nutricionais propostas tiveram um risco 2,4 vezes maior de morte na UTI. A redução energética acumulada está associada a um aumento da incidência de complicações infecciosas e risco de morte. Assim, a TNEP tem como objetivo o alcance das necessidades nutricionais dentro de 72 horas e que seja gradativa sua progressão energética.

Contrariando esses estudos, Krishnan et al. mostraram que a ingestão calórica moderada (33-65% do recomendado ou 9-18 kcal/kg/dia) se associou com os melhores resultados quanto a ventilação mecânica, menor permanência na UTI e hospitalar e menor mortalidade. Arabi et al. confirmaram esses resultados em estudo randomizado, controlado, com 523 pacientes sob terapia intensiva, divididos em 3 grupos conforme ingestão calórica nos primeiros 7 dias: grupo I < 33,4%; grupo II 33,4-64,6%; grupo III > 64,6%. Os pacientes receberam NE, com oferta calórica estimada de acordo com Harris-Benedict e ajustada pelo fator de estresse. A meta proteica foi de 0,8-1,5 g/kg. O grupo I associou-se fortemente com alta mortalidade hospitalar, maior infecção na UTI, pneumonia associada à ventilação mecânica e maior permanência hospitalar e na UTI. A mortalidade foi menor quando a oferta calórica foi em torno de 50% do planejado, o que pode ser o ideal na 1ª semana de UTI, até melhorar a estabilização clínica. Rice et al. compararam a oferta nutricional de 200 pacientes críticos ventilados mecanicamente. Um grupo recebeu dieta em baixo volume inicial ou trófica (10 mL/h: 16% da meta calórica), e outro, dieta com oferta nutricional plena (75% da meta calórica) nos primeiros 6 dias. Os autores mostraram os mesmos resultados clínicos e com relação à mortalidade. No entanto, o grupo de dieta trófica apresentou menos intolerância gastrointestinal.

Esses estudos mostraram que a dieta hipocalórica pode ser vantajosa na primeira semana da admissão dos pacientes na UTI. Mais recentemente, o estudo EDEN não mostrou essas vantagens clínicas com dieta hipocalórica na primeira semana, mas melhor aceitação da dieta. Trata-se de estudo randomizado, multicêntrico, com mil doentes sob ventilação mecânica e lesão pulmonar aguda, que objetivou comparar o início precoce (em 48 horas, 90% dos doentes) de NE trófica (400 kcal/dia) com NE plena (1.300 kcal/dia) nos primeiros 6 dias de UTI. Não houve diferença entre os grupos com relação a tempo de ventilação mecânica, complicações ou mortalidade. O grupo que recebeu NE trófica teve menos complicações digestivas.

O estudo PERMIT mostrou em um grupo de 894 doentes críticos que não houve diferença entre uma oferta hipocalórica permissiva e um regime pleno, no entanto, a população avaliada apresentava grande número de obesos e a oferta proteica em ambos os grupos foi de aproximadamente 0,72 g/kg.

Entretanto, inúmeros estudos mostraram que quando a restrição calórica se prolongar além da 1ª semana, os resultados pioram muito, com aumento de infecção, sepse, insuficiência renal, maior tempo de ventilação mecânica e permanência na UTI, maior necessidade de cirurgia, maior complicação com úlcera por pressão e maior mortalidade. O equilíbrio energético de pacientes críticos sob ventilação mecânica nos primeiros 14 dias de UTI foi avaliado por Faisy et al. Os pacientes receberam NE precoce, iniciada nas primeiras 24 horas da admissão e aumentada progressivamente até atingir a recomendação energética proposta (30 kcal/kg/dia). A NE foi interrompida em 23% do tempo, o que comprometeu a oferta calórica; a mortalidade foi de 72%. O déficit energético foi fator independente associado com maior mortalidade em UTI. Quanto maior o déficit calórico, maior a mortalidade. O déficit de 1.200 kcal/dia aumentou a mortalidade após 14 dias de acompanhamento. Dessa forma, não parece haver dúvidas quanto à meta nutricional plena que deve ser alcançada após a 1ª semana. O estudo prospectivo e observacional avaliou 886 pacientes críticos médicos e cirúrgicos sob ventilação mecânica. A meta calórica foi obtida pela calorimetria indireta + 10% e a proteica, de pelo menos 1,2 kcal/kg/dia do peso pré-admissional. Os autores mostraram que a oferta nutricional caloricoproteica ótima reduziu em 50% a mortalidade após 28 dias.

Complicações

As complicações da terapia nutricional enteral (TNE) podem ser classificadas em: anormalidades gastrointestinais, mecânicas, metabólicas, infecciosas, respiratórias e psicológicas (Tabela 2). A incidência de complicações da TNE varia conforme a experiência do grupo assistencial e os tipos do paciente tratado, da dieta e do método utilizado.

Tabela 2 Classificação das complicações da TNE
Anormalidades gastrointestinais
Náuseas
Vômitos
Estase gástrica
Refluxo gastroesofágico
Distensão abdominal, cólicas, empachamento, flatulência
Diarreia/obstipação
Metabólicas
Hiper-hidratação/desidratação
Hiperglicemia/hipoglicemia
Anormalidades de eletrólitos e micronutrientes
Alterações da função hepática
Mecânicas
Erosão nasal e necrose
Abscesso no septo nasal
Sinusite aguda, rouquidão, otite
Faringite
Esofagite, ulceração esofágica, estenose
Fístula traqueoesofágica
Ruptura de varizes esofágicas
Obstrução da sonda
Saída ou migração acidental da sonda
Infecciosas
Gastroenterocolites por contaminação microbiana
Respiratórias
Aspiração pulmonar com síndrome de Mendelson (pneumonia química)
Pneumonia infecciosa
Psicológicas
Ansiedade
Depressão
Falta de estímulo ao paladar
Monotonia alimentar
Insociabilidade
Inatividade

TNE: terapia nutricional enteral.

As anormalidades gastrointestinais são as complicações mais comuns da TNE, sendo a gastroparesia e a diarreia as 2 complicações mais frequentes nos pacientes em uso de TNE na UTI:

- gastroparesia: caracteriza-se por um retardo do esvaziamento gástrico na ausência de uma obstrução mecânica. A etiologia da gastroparesia é multifatorial. Sua incidência é maior nas mulheres, na razão de 4:1. Na NE, a gastroparesia ocorre entre 2 e 12% dos pacientes, podendo ser identificada por meio de seus principais sintomas, que são náuseas, vômitos, dor abdominal e saciedade precoce, além de refluxo elevado antes da infusão da dieta enteral, ainda que o paciente se encontre assintomático. As náuseas e vômitos ocorrem em 12-20% dos pacientes que recebem NE. A Figura 2 mostra os principais passos para tratamento da gastroparesia;
- diarreia: é uma complicação significativa dos pacientes em NE. A incidência de diarreia nesses pacientes varia, na literatura, de 2-95%, o que pode ser explicado pela dificuldade de se definir diarreia. Em uma recente pesquisa realizada com enfermeiras sobre a presença de diarreia em determinado paciente, havia concordância do diagnóstico em apenas 75% dos casos. Considera-se diarreia a presença de ≥ 3 evacuações líquidas por dia por pelo menos 2 dias consecutivos. As causas comuns de diarreia em pacientes recebendo NE são: medicações, intolerância à fórmula enteral (osmolaridade, concentração de gordura, presença de lactose), tempo prolongado de antibioticoterapia, hipoalbuminemia e desnutrição prévia. Por conta disso, desde o início da diarreia em um paciente em uso de NE é necessário afastar todas as causas antes de atribuir a diarreia à dieta em si. As medicações relacionadas à ocorrência de diarreia são cimetidina solução, sulfato ferroso líquido, lactulose, metoclopramida xarope, polivitamínicos líquidos, xarope de cloreto de potássio, digoxina elixir, furosemida solução e fenitoína suspensão. O tratamento inicial da diarreia está sintetizado na Figura 3.

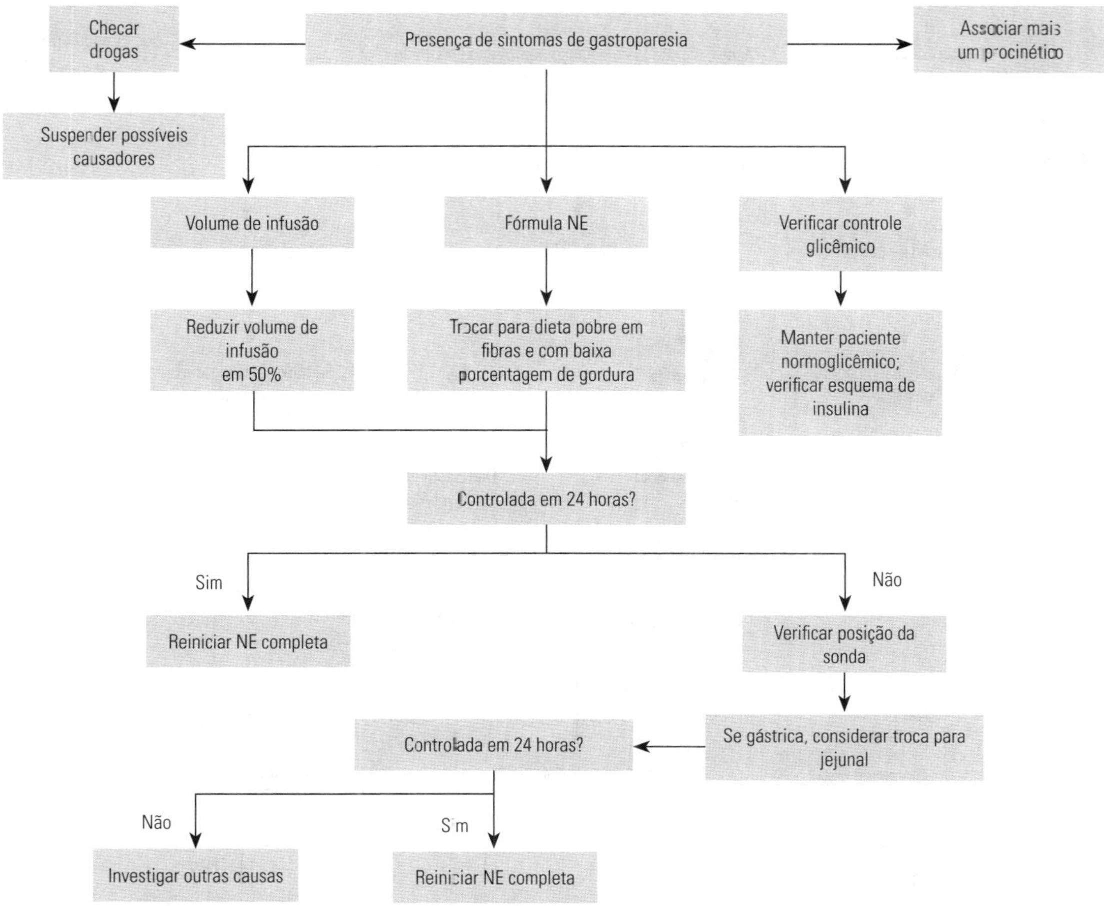

Figura 2 Manejo da gastroparesia na UTI. NE: nutrição enteral.

NUTRIÇÃO PARENTERAL

A nutrição parenteral (NP) total consiste na administração, via corrente sanguínea, de todos os macro e micronutrientes necessários para manter um indivíduo vivo. Isso pode ser feito por acesso periférico, através de uma veia de menor calibre, geralmente do antebraço; ou por acesso central, quando se utiliza uma veia de grosso calibre, geralmente a subclávia ou a jugular interna.

Indicações

As principais indicações de NP estão listadas na Tabela 3.

Composição das soluções

- Glicose: usada principalmente nas formas de solução a 25, 50 e 70% nos acessos centrais. Por via periférica, a máxima concentração é de 10%. A quantidade mínima de glicose requerida é de 100 g/dia – quantidade que o cérebro necessita. Já a taxa máxima de oxidação de glicose é 7 mg/kg/min.

Tabela 3 Indicações de NP

Indicação	Comentário
Pré-operatório	7-10 dias antes de cirurgia de grande porte nos pacientes gravemente desnutridos e incapazes de receber NE
Câncer	Quando o tratamento causa toxicidade gastrointestinal, impedindo a alimentação oral por > 1 semana
Doença inflamatória intestinal	Facilita a remissão em parte importante dos pacientes com doença em atividade
Síndrome do intestino curto	Em falência intestinal e insuficiência da oferta por via enteral
Fístulas digestivas	Geralmente, em trânsito e com alto débito
Íleo paralítico prolongado	Sem previsão de retorno de trânsito em até 5-7 dias
Pancreatites graves	Na intolerância à NE
Pacientes críticos	Quando o hipermetabolismo se prolonga por > 5 dias
Grande queimado	Quando a demanda energética é superior à capacidade de ingestão
Vômitos persistentes	Impossível controle com o uso de drogas antieméticas

NE: nutrição enteral; NP: nutrição parenteral.

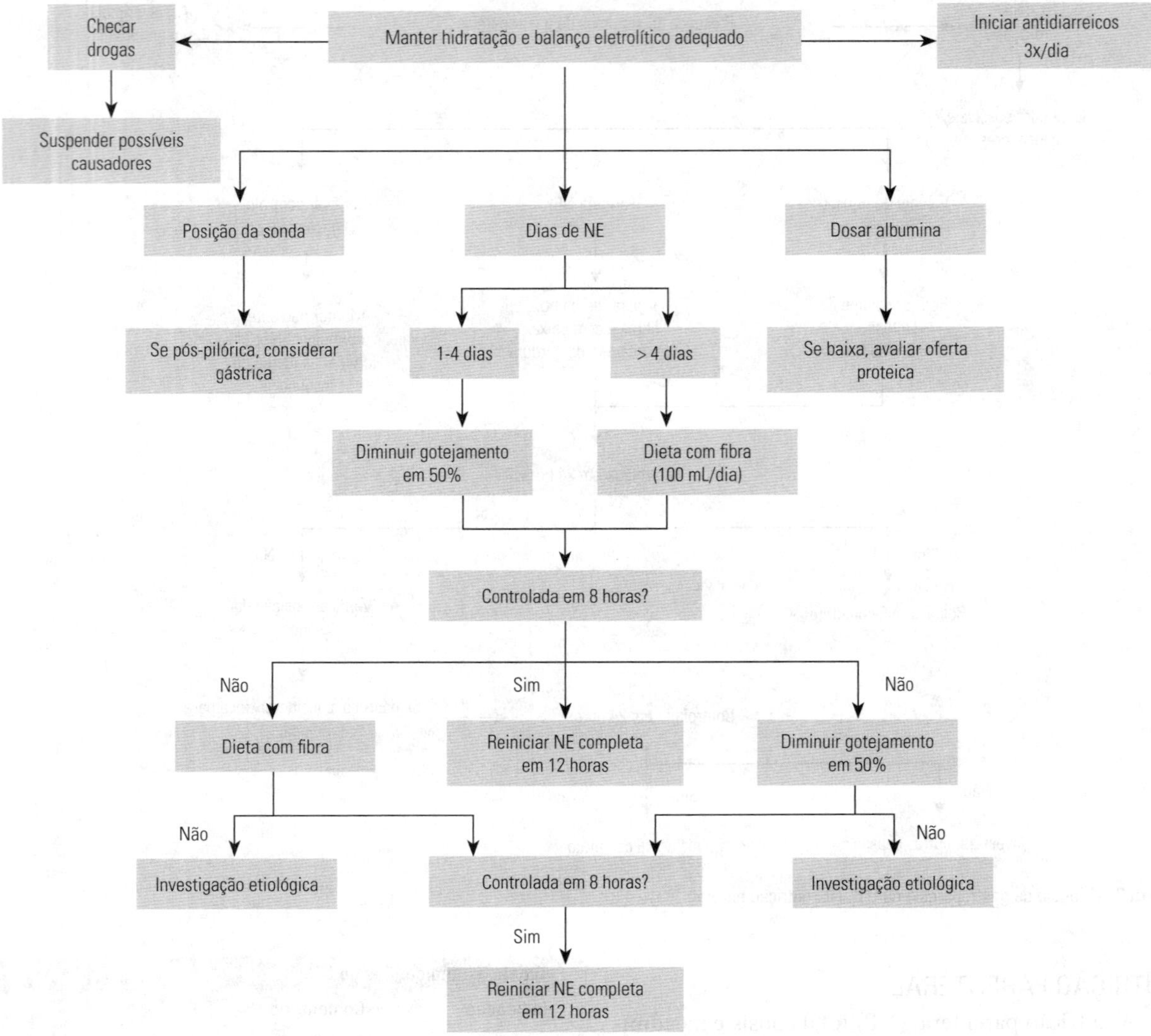

Figura 3 Manejo da diarreia. NE: nutrição enteral.

- Aminoácidos: podem estar junto com a solução de glicose ou separadamente, dependendo da NP a ser utilizada. A solução-padrão isolada costuma estar em uma concentração de 10%. Nas soluções combinadas, os aminoácidos, geralmente na concentração de 8,5-15%, são diluídos com uma apropriada quantidade de glicose, obtendo-se uma concentração final de 3,5-5%. Existem, ainda, formulações específicas para hepatopatas e nefropatas, que são ricas em aminoácidos de cadeia ramificada e aminoácidos essenciais, respectivamente.
- Emulsão lipídica: as emulsões lipídicas são isotônicas e podem ser administradas por veia periférica. Devem ser responsáveis por 20-30% do valor calórico total. As emulsões costumam estar nas concentrações de 10-20% o que fornece 1,1 e 2 kcal/mL, respectivamente. A taxa de infusão pode ser de até 100 mL/h para as emulsões a 10% e 50 mL/h para emulsões a 20%, com o intuito de prevenir a sobrecarga do sistema reticuloendotelial. Não se recomenda uma infusão > 2 g/kg/dia, a fim de evitar uma sobrecarga de gordura que pode ser representada por hepatomegalia, icterícia e plaquetopenia. O uso de emulsões lipídicas com TG de cadeia média (TCM) associada a TG de cadeia longa (TCL) pode ser vantajoso para diminuir a incidência de alteração das enzimas hepáticas, visto que o TCM não depende da carnitina para seu metabolismo e tem melhor *clearance* plasmático.
- Aditivos: além dos substratos anteriormente descritos, podem ser adicionadas outras substâncias que não possuem o objetivo de nutrir, como a insulina parenteral, que deve se basear nos níveis de glicemia do paciente, e a heparina, que pode ser usada em doses bai-

xas (1-3 UI/mL), com o intuito de prevenir a trombose do cateter venoso central. Evitam-se drogas como antibióticos, antiarrítmicos e outros, exceto se o paciente não possuir nenhum outro acesso venoso. Nesses casos, deve-se preferir um cateter de 2 vias, separando a NP das demais medicações.

Complicações

As complicações da NP podem ser divididas em 3 grupos principais: metabólicas, relacionadas ao cateter venoso e hepatobiliares. As principais complicações estão sumariamente descritas na Tabela 4, bem como seu manejo e prevenção.

Tabela 4 Principais complicações em NP

Complicação	Causa	Sintomas	Tratamento	Prevenção
Síndrome de realimentação	Administração excessiva de calorias	Disfunção hepática Alterações eletrolíticas (hipopotassemia, hipofosfatemia, hipomagnesemia)	Diminuição do aporte calórico/ proteico	Evitar administração excessiva de calorias e proteínas
Flebites	Administração periférica de soluções com osmolaridade > 900 mOsmol/kg	Rubor Edema Dor no local da punção Obstrução e parada do gotejamento	Troca do acesso periférico Início de NP central	Atentar para osmolaridade Reduzir eletrólitos e outros aditivos da NP Aumentar o aporte lipídico e diminuir a glicose
Sepse relacionada ao cateter	Técnica inapropriada Manipulação inadequada NP contaminada	Febre sem foco Calafrios Sinais flogísticos no local de inserção	Remoção do cateter e inserção em outro sítio Cultura de sangue, ponta e secreções	Cuidados rigorosos na inserção e na manutenção do cateter
Coléstase (eventual icterícia)	Deficiência de secreção biliar por falta de nutrientes; excesso de infusão de glicose, lipídeos e aminoácidos Precipitação da bile e formação de calculose biliar	Aumento progressivo da bilirrubina sérica total e enzimas canaliculares	Evitar hiperalimentação Uso de emulsão lipídica com ômega-3 NP cíclica	Uso do trato digestivo de forma precoce

NP: nutrição parenteral.

BIBLIOGRAFIA

Arabi YM, Aldawood AS, Haddad SH, Al-Dorzi HM, Tamim HM, Jones G, et al; PermiT Trial Group. Permissive Underfeeding or Standard Enteral Feeding in Critically Ill Adults. N Engl J Med 2015;372(25):2398-408.

Arabi YM, Samir HH, Tamim HM, Rishu AH, Sakkijha MH, Kahoul SH, et al. Near-Target Caloric Intake in Critically Ill Medical-Surgical Patients Is Associated With Adverse Outcomes. JPEN 2010;34(3):280-8.

Bonadine BS. Central venous catheter guided wire replacement according to Seldinger technique. Use fullness in the management of patients on total parenteral nutrition. J Parenter Enteral Nutr 1987;11(267).

Faisy C, Lerolle N, Dachraoui F, Savard JF, Abboud I, Tadie JM, et al. Impact of energy deficit calculated by a predictive method on outcome in medical patients requiring prolonged acute mechanical ventilation. Br J Nutr 2009;101(7):1079-87

Jones MP, Maganti K. A systematic review of surgical therapy for gastroparesis. Am J Gastroenterol 2008;98:2122-9.

Krishnan JA, Parce PB, Martinez A, Diette GB, Brower RG. Caloric intake in medical ICU patients: consistency of care with guidelines and relationship to clinical outcomes. Chest 2003;124:297-305.

Lochs H, Valentini L, Schütz T, Allison SP, Howard P, Pichard C, et al. ESPEN guidelines on adult enteral nutrition. Clinical Nutrition 2006;25:177-360.

McClave SA, Taylor BE, Martindale RG, Warren MM, Johnson DR, Braunschweig C, et al; Society of Critical Care Medicine; American Society for Parenteral and Enteral Nutrition. Guidelines for the Provision and Assessment of Nutrition Support Therapy in the Adult Critically Ill Patient: Society of Critical Care Medicine (SCCM) and American Society for Parenteral and Enteral Nutrition (A.S.P.E.N.). JPEN 2016;40(2):159-211.

National Heart, Lung, and Blood Institute Acute Respiratory Distress Syndrome (ARDS) Clinical Trials Network; Rice TW, Wheeler AP, Thompson BT, Steingrub J, Hite RD, Moss M, et al. Initial trophic vs full enteral feeding in patients with acute lung injury: the EDEN randomized trial. JAMA 2012;307(8):795-803.

Rice TW, Mogan S, Hays MA, Bernard GR, Jensen GL, Wheeler AP. Randomized trial of initial trophic versus full-energy enteral nutrition in mechanically ventilated patients with acute respiratory failure. Crit Care Med 2011;39:967-74.

Shronts EP. Nutrition assesment. In: Merritt R (ed.). The ASPEN nutrition support practice manual. 2.ed. Silver Spring: ASPEN Publishers; 2005.

Waitzberg DL, Castro MG. Planejamento da terapia nutricional. In: Waitzberg DL. Nutrição oral, enteral e parenteral na prática clínica. 4.ed. São Paulo: Atheneu; 2009.

Waitzberg DL, Gama-Rodrigues J, Correia MITD. Desnutrição hospitalar no Brasil. In: Waitzberg DL. Nutrição oral, enteral e parenteral na prática clínica. 3.ed. São Paulo: Atheneu; 2000. p.385-97.

Waitzberg DL, Pinto Jr PE, Cecconello I. Indicação, formulação e monitorização em NPT central e periférica. In: Waitzberg DL. Nutrição oral, enteral e parenteral na prática clínica. 3.ed. São Paulo: Atheneu; 2000.

Whelan K, Judd PA, Taylor MA. Defining and reporting diarrhea during enteral tube feeding: do health professionals agree? J Hum Nutr Diet 2003;16:21-6.

79 NUTRIÇÃO APÓS CIRURGIA BARIÁTRICA

Paula Machado Guidi, Melina Gouveia Castro

A cirurgia bariátrica e metabólica é destinada ao tratamento da obesidade e das doenças associadas ao excesso de gordura corporal ou agravadas por ele. Sua realização vem crescendo muito no Brasil (Tabela 1), assim como a incidência de obesidade.

Tabela 1 Número de cirurgias bariátricas realizadas no Brasil

Ano	Cirurgias realizadas
2003	16.000
2004	18.000
2005	22.000
2006	29.500
2007	33.000
2008	38.000
2009	45.000 (25% por videolaparoscopia)
2010	60.000 (35% por videolaparoscopia)

Dados da Sociedade Brasileira de Cirurgia Bariátrica e Metabólica.

Entre os tipos de cirurgia bariátrica, existem técnicas restritivas (banda gástrica), mistas com predomínio de restrição (*bypass* gástrico) e mistas com predomínio disabsortivo (derivação biliopancreática – DBP). Quanto maior o componente disabsortivo, maior será a incidência de complicações nutricionais (Tabelas 2 e 3).

Tabela 2 Principais complicações nutricionais por tipo de cirurgia

	Banda gástrica	*Bypass* gástrico	DBP
% de perda do excesso de peso	< 40	65-75	70-80
Desnutrição proteica	Não	Menos comum	Sim
Anemia	Não	Sim	Sim
Deficiência de vitamina B12	Não	Sim	Sim
Deficiência de ferro	Não	Sim	Sim
Deficiência de cálcio	Não	Sim	Sim
Deficiência de folato	Nenhuma	Menos comum	Sim
Deficiência de vitamina lipossolúvel	Não	Rara	Sim
Doença metabólica óssea	Rara	Sim	Sim

DBP: derivação biliopancreática.

Tabela 3 Prevalência de deficiências nutricionais 1 ano após cirurgia bariátrica

Principais deficiências	Prevalência em 1 ano
Proteínas	19%
Vitamina A	18%
Vitamina D	57%
Vitamina E	4-10%
Vitamina B1 (benfotiamina)	49%
Vitamina B12	11%
Folato	12%
Zinco	36%
Cobre	14%
Ferro	15%

Os pacientes submetidos a cirurgia bariátrica devem manter acompanhamento nutricional no pós-operatório, além de realizar a reposição de micronutrientes específicos (Tabela 4).

Foi adaptada uma pirâmide com as principais orientações nutricionais para o paciente pós-cirurgia bariátrica (Figura 1).

Tabela 4 Recomendação para rotina de suplementação após cirurgia bariátrica

Suplementação	Dosagem
Polivitamínicos	1-2x/dia
Citrato de cálcio com vitamina D	1.200-2.000 mg/dia + 400-800 UI/dia
Ácido fólico	400 mcg/dia
Ferro com vitamina D (mulheres, menstruação)	40-65 mg/dia
Vitamina B12	≥ 350 mcg/dia VO ou 1.000 mcg/mês IM ou 3.000 mcg a cada 6 meses IM ou 500 mcg/semana, por via intranasal

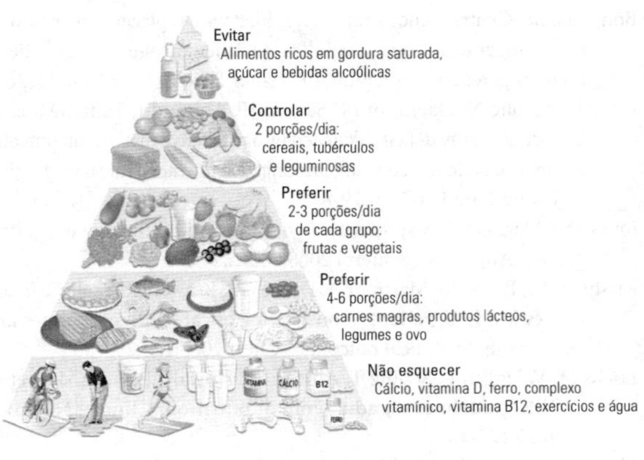
Evitar
Alimentos ricos em gordura saturada, açúcar e bebidas alcoólicas
Controlar
2 porções/dia: cereais, tubérculos e leguminosas
Preferir
2-3 porções/dia de cada grupo: frutas e vegetais
Preferir
4-6 porções/dia: carnes magras, produtos lácteos, legumes e ovo
Não esquecer
Cálcio, vitamina D, ferro, complexo vitamínico, vitamina B12, exercícios e água

Figura 1 Pirâmide alimentar adaptada para pós-operatório de cirurgia bariátrica.

BIBLIOGRAFIA

Derek J. Stocker. Endocrinol Metabol Clin N Am 2003;32:437-57.

Mechanick JI, Kushner RF, Sugerman HJ, Gonzalez-Campoy JM, Collazo-Clavell ML, Guven S, et al. American Association of Clinical Endocrinologists, The Obesity Society, and American Society for Metabolic & Bariatric Surgery medical guidelines for clinical practice for the perioperative nutritional, metabolic, and nonsurgical support of the bariatric surgery patient. Endocr Pract 2008;14(Suppl 1):1-83.

Moizé VL, Pi-Sunyer X, Mochari H, Vidal J. Nutritional pyramid for post-gastric bypass patients. Obes Surg 2010;20(8):1133-41.

Toh SY, Zarshenas N, Jorgensen J. Prevalence of nutrient deficiencies in bariatric patients. Nutrition 2009;25(11-12):1150-6.

HIPERTENSÃO

MARIA HELENA SAMPAIO FAVARATO

80 HIPERTENSÃO ESSENCIAL

Maria Helena Sampaio Favarato

HAS é condição de alta prevalência e esta aumenta de acordo com o avançar da idade. Esse aumento com a idade é principalmente da PA sistólica, que, por sua vez, está associada a maior dificuldade de controle com medicações em comparação com a hipertensão diastólica (90% de controle da PA diastólica em comparação com 60-70% de controle da PA sistólica em grandes ensaios clínicos). A mortalidade por doença cardiovascular aumenta progressivamente com a elevação da PA a partir de 115 × 75 mmHg.

A prevalência na população brasileira é > 30% (37,8% em homens e 32,1% em mulheres). É o diagnóstico mais comum nos EUA.

O aumento do risco cardiovascular é contínuo, consistente e independente de outros fatores, o que confere grande importância às medidas de prevenção e rastreamento.

Os níveis de detecção são preconizados atualmente por causa do aumento da prevalência relacionado com o envelhecimento da população e da alta morbidade cardiovascular associada. Novas classificações incluem "pré-hipertensão", grupo em que intervenções precoces e modificação do estilo de vida modificariam a progressão para HAS. Essa denominação não corresponde a uma categoria da doença, mas a um grupo de pessoas que deve receber atenção no sentido da prevenção de complicações.

Segundo as novas recomendações, o nível de PA deve ser atingido dentro de 30 dias após o início do tratamento por meio do aumento da dose inicial ou da associação com outros anti-hipertensivos.

As recomendações apresentadas são baseadas nas VII diretrizes brasileiras e na diretriz americana de hipertensão ("The eighth report on the Joint National Committee on prevention, detection, evaluation and treatment of high blood pressure" – JNC8).

DIAGNÓSTICO E CLASSIFICAÇÃO

O diagnóstico é feito com a medida adequada da PA apresentando valores aumentados em pelo menos 2 medidas separadas por intervalo de cerca de 2 semanas.

Aferição da PA fora do consultório deve ser considerada para confirmar diagnóstico de HAS e identificar seu tipo, detectar episódios de hipotensão e maximizar a previsão de risco cardiovascular.

Medida adequada da PA

A PA deve ser medida em toda consulta médica. Recomenda-se sua aferição a cada dois anos, pelo menos, para os adultos com PA ≤ 120 × 80 mmHg, e anualmente para aqueles com PA entre 120 × 80 mmHg e 140 × 90 mmHg.

- Aparelhos calibrados.
- Equipe treinada.
- Paciente sentado, com o dorso recostado na cadeira, por pelo menos 10 minutos e sem que as pernas estejam cruzadas: deve-se evitar a ingestão de cafeína ou álcool ou fumar por pelo menos 30 minutos e evitar exercícios físicos 60 minutos antes da medida.
- Manguito com 80% da circunferência do braço: a medida é feita aproximadamente no meio do braço, devendo-se posicionar o manguito sem folgas 2-3 cm acima da fossa cubital; em braços com circunferência > 50 cm, quando manguitos apropriados não estão disponíveis, a medida deve ser feita no antebraço, com ausculta da artéria radial.
- Método auscultatório preferencial: deve-se palpar o pulso radial até desaparecer para estimar a PA sistólica; em seguida, desinsufla-se o manguito e insufla-o rapidamente de novo, até 20-30 mmHg acima da PA sistólica estimada, para depois desinsuflá-lo a uma velocidade de 2 mmHg/s. A PA sistólica é definida pelo aparecimento dos primeiros sons de Korotkoff, e a diastólica, pelo seu desaparecimento (fase V de Korotkoff). Se os batimentos persistirem até o valor 0, deve-se considerar a fase IV de Korotkoff (abafamento dos sons) como PA diastólica e anotar os valores de sitólica/diastólica/0.

Os valores encontrados devem ser informados ao paciente e anotados, sem "arredondar", bem como o membro e a posição em que a medida foi obtida.

Em uma 1ª avaliação, a PA deve ser medida nos 4 membros, devendo-se encaminhar o paciente para investigação caso a diferença de PA seja > 20 ou 10 mmHg para as pressões sistólica e diastólica, respectivamente. A cada consulta, realiza-se a medida 3 vezes, com intervalo mínimo de 1 minuto entre elas. Considera-se como real a média das 2 últimas medidas. As medidas devem ser realizadas nas posições supina e sentada em pacientes com sintomas sugestivos de hipotensão postural, idosos, diabéticos, pacientes com disautonomias, etilistas e/ou em uso de medicações anti-hipertensivas.

Classificação

Tabela 1 Classificação da PA de acordo com a medida casual em ambulatório

Classificação	PA sistólica (mmHg)	PA diastólica (mmHg)
Ótima	< 120	< 80
Normal	< 130	< 85
Limítrofe	130-139	85-89
Hipertensão estágio 1	140-159	90-99
Hipertensão estágio 2	160-179	100-109
Hipertensão estágio 3	≥ 180	≥ 110
Hipertensão sistólica isolada	≥ 140	< 90

Caso sistólica e diastólica se enquadrem em categorias diferentes, deve-se considerar sempre a maior medida.
Adaptada de Sociedade Brasileira de Cardiologia/Sociedade Brasileira de Hipertensão/ Sociedade Brasileira de Nefrologia. VI diretrizes brasileiras de hipertensão. Arq Bras Cardiol 2010;95(1 supl 1):1-51.

Situações que atrapalham o diagnóstico

- Efeito do jaleco branco: ocorrem diferenças nas medidas de PA obtidas durante a consulta e fora dela, seja por meio de medida ambulatorial da PA (MAPA), de medida residencial da PA (MRPA) ou de automedida da PA (AMPA), com valor ≥ 20 mmHg na sistólica e 10 mmHg na diastólica. Define-se hipertensão do jaleco branco quando o paciente apresenta medidas persistentemente elevadas durante as consultas e médias de PA normais nas outras medidas. Tais pacientes apresentam mais complicações cardiovasculares em comparação com pacientes normotensos, e até 70% deles progridem para HAS ao longo de 10 anos.
- Hipertensão mascarada: valores normais de PA no consultório e medidas de PA elevadas por meio de MAPA, MRPA ou AMPA. Tais pacientes devem ser acompanhados, pois têm risco de complicações semelhantes aos hipertensos. Deve ser considerada em pacientes com PA limítrofe ou com PA normal durante a consulta, mas que apresentam lesões de órgãos-alvo.

Medidas complementares da PA

MAPA

A MAPA é o registro intermitente dos valores de PA durante um período de 24 horas, nas quais o paciente deve exercer suas atividades habituais. São realizadas medidas a cada 15 minutos durante o período de vigília e a cada 20 minutos durante o sono. O comportamento da PA durante as 24 horas e, principalmente, durante o sono dá informações acerca do prognóstico do indivíduo, e as medidas da MAPA são mais acuradas que as medidas de consultório para predizer eventos clínicos como IAM, AVC, retinopatia e insuficiência renal. Os limites aceitáveis são: < 130 × 80 mmHg na média de 24 horas da PA; < 135 × 85 mmHg na vigília; < 120 × 70 mmHg durante o sono.

Os valores geralmente são menores do que durante a consulta (20-35% dos pacientes hipertensos sofrem o efeito do avental branco).

A MAPA fornece porcentagem das medidas elevadas, descenso noturno e carga pressórica total.

As indicações para sua realização são: suspeita de hipertensão do avental branco, suspeita de hipertensão refratária, sintomas que sugiram hipotensão, hipertensão episódica e disfunção autonômica

AMPA

A AMPA é feita por pacientes ou familiares, não profissionais de saúde, visando ter uma estimativa do comportamento da PA no domicílio e durante as atividades habituais do paciente. As medidas devem ser todas anotadas, e são considerados anormais valores > 130 × 85 mmHg. Podem ser usados aparelhos semiautomáticos, desde que validados e checados anualmente.

MRPA

Para o registro da MRPA, devem ser obtidas 3 medidas pela manhã, antes da 1ª refeição e do uso de medicamentos, e 3 à noite, antes do jantar, em um período de 5 dias, ou 2 medidas em cada horário durante 7 dias. Em comparação com a MAPA, é mais simples e barata, mas não traz importantes informações sobre o comportamento da PA durante o sono. Apesar de não haver consenso na literatura, admite-se como alterados valores > 130 × 85 mmHg.

PREVENÇÃO PRIMÁRIA DA HAS

Identificação e modificação dos fatores de risco

Alguns fatores, modificáveis ou não, são associados ao desenvolvimento de HAS, como:

- idade;
- gênero (HAS é mais comum em homens do que em mulheres até a 6ª década de vida; depois, essa tendência se inverte);
- etnia (prevalência mais alta em negros);
- excesso de peso (obesidade e obesidade centrípeta relacionam-se com o desenvolvimento de HAS);
- excesso de ingestão de sódio: segundo as novas recomendações da American Heart Association, a ingestão deve ser limitada a 1.500 mg/dia para a população geral;
- ingestão de álcool: a ingestão crônica de álcool pode aumentar a PA e a mortalidade cardiovascular, independentemente de outras características demográficas;
- sedentarismo;
- fatores socioeconômicos: há estudos mostrando a influência negativa de baixos índices socioeconômicos no desenvolvimento de HAS.

Medidas não farmacológicas

- Alimentação saudável.
- Ingestão moderada de sódio e álcool.
- Ingestão regular de potássio.
- Realização de atividade física.
- Cessação do tabagismo.

Medidas farmacológicas

Não há evidências definitivas sobre o uso de medicações para prevenção do desenvolvimento de HAS em indivíduos sem evidências de doença cardiovascular com PA limítrofe.

1ª CONSULTA/AVALIAÇÃO INICIAL

A 1ª consulta é realizada com os objetivos de confirmar o diagnóstico e verificar a possibilidade de se tratar de hipertensão secundária (Capítulo 81), identificar comorbidades, identificar lesões de órgãos-alvo e estratificar o risco cardiovascular global para planejamento terapêutico.

Anamnese

Deve-se obter história clínica completa com tempo de diagnóstico, tratamentos prévios, fatores de risco, indícios de hipertensão secundária, aspectos socioeconômicos e de estilo de vida e recordatório completo de medicações em uso, incluindo medicações adquiridas sem receita médica e substâncias ilícitas.

Exame clínico

- Medida da PA nos 4 membros.
- Circunferência abdominal (até 88 cm para mulheres e 102 cm para homens).
- Estigmas de hipertensão secundária.
- Ausculta de aorta abdominal.

Índice tornozelo-braquial

O índice tornozelo-braquial (ITB) é determinado a partir da divisão do valor de PA sistólica no tornozelo pelo valor da PA sistólica no braço ipsilateral. Deve-se realizar a medida nos 2 lados e considerar o lado que tiver maior valor braquial:

- > 0,9: normal;
- 0,71-0,9: obstrução leve;
- 0,41-0,7: obstrução moderada;
- < 0,4: obstrução grave.

Indica-se a determinação do ITB nas seguintes condições:

- idade de 50-69 se o paciente for tabagista ou portador de DM;
- idade > 70 anos;
- claudicação vascular;
- alteração de pulsos em membros inferiores;
- aterosclerose manifesta (cardíaca, renal ou carotídea).

Exames laboratoriais na 1ª consulta

- Urina tipo 1.
- Potássio.
- Creatinina, com estimativa do *clearance*.
- Glicemia em jejum.
- Colesterol total e frações e TG.
- Ácido úrico.
- ECG.

Avaliação complementar

- RX de tórax: se houver suspeita de insuficiência cardíaca, aneurisma de aorta e acometimento pulmonar.
- Ecocardiograma: se houver suspeita de insuficiência cardíaca ou pacientes sem hipertrofia ao ECG, mas com ≥ 2 fatores de risco cardiovascular.
- Microalbuminúria: se houver diabetes concomitante, síndrome metabólica ou ≥ 2 fatores de risco cardiovascular.
- Doppler de carótidas: para pacientes com doença aterosclerótica manifesta, sopro carotídeo ou evidências de doença cerebrovascular.
- Teste ergométrico: se houver suspeita de insuficiência coronária estável, diabetes ou história familiar

positiva de insuficiência coronária (o paciente deve ter a PA controlada).

- Hb glicada ou teste de tolerância oral à glicose: pacientes com glicemia em jejum de 100-126 mg/dL.

Deve-se avaliar o risco cardiovascular global – que pode ser determinado pelo escore de Framingham ou outros modelos multidimensionais – e o risco adicional relacionado à HAS (Tabela 2). A VII Diretriz Brasileira de Hipertensão sugere, baseada na Diretriz Brasileira de Prevenção Cardiovascular, a estratificação do risco cardiovascular global em 3 etapas:

- identificação de doença aterosclerótica e seus equivalentes: formas clínica, subclínica, DM ou doença renal crônica;
- análise do escore de risco global: algoritmo de previsão de evento em 10 anos, sendo considerados como risco intermediário homens com escore entre 5-20% e mulheres entre 5-10%; e alto risco homens > 20% e mulheres > 10%;
- reclassificação do risco conforme presença de fatores agravantes: história familiar em parente de primeiro grau homem < 55 ou mulher < 65 anos; síndrome metabólica; microalbuminúria (30-300 mg/g) ou albuminúria (< 300 mg/g); parada cardiorrespiratória aumentada; espessura médio-intimal de carótidas > 1mm; escore de cálcio coronário > 100 ou > p75; ITB < 0,9.

Fatores de risco cardiovascular para avaliação de risco adicional no hipertenso

- Sexo masculino.
- Idade: homens ≥ 55 anos ou mulheres ≥ 65 anos.
- História de doença cardiovascular prematura em parentes de 1º grau: homens < 55 anos ou mulheres < 65 anos.
- Tabagismo.
- Dislipidemia: colesterol total > 190 mg/dL; LDL-colesterol > 115 mg/dL; HDL-colesterol < 40 mg/dL nos homens ou < 46 mg/dL nas mulheres; triglicérides > 150 mg/dL.
- Resistência à insulina: glicemia plasmática em jejum (100-125 mg/dL); teste oral de tolerância à glicose (140-199 mg/dL em 2 horas); hemoglobina glicada (5,7-6,4%).
- Obesidade: IMC ≥ 30 kg/m²; circunferência abdominal ≥ 102 cm nos homens ou ≥ 88 cm nas mulheres.

Lesão de órgão-alvo na avaliação do risco adicional no hipertenso

- Hipertrofia ventricular esquerda ao ECG ou ecocardiograma.
- Espessura médio-intimal da carótida > 0,9mm ou placa carotídea.
- Velocidade de onda de pulso carótido-femoral > 10 m/s.
- ITB < 0,9.
- Doença renal crônica estágio 3 (RFG-e 30-60 mL/min/1,73m²).
- Albuminúria entre 30-300 mg em 24 horas ou relação albuminacreatinina urinária 30-300 mg/g.

Com esses dados, consegue-se estimar o risco cardiovascular adicional à HAS (Tabela 2).

CONSULTAS DE ACOMPANHAMENTO AMBULATORIAL

A avaliação ambulatorial do paciente deve ter os seguintes objetivos:

- verificar o estilo de vida e propor intervenções necessárias;
- identificar outros fatores de risco cardiovascular;
- avaliar a presença de lesões em órgãos-alvo;
- avaliar a aderência ao tratamento proposto;
- identificar complicações relacionadas ao tratamento;
- verificar o controle pressórico na consulta e MRPA ou AMPA.

Tabela 2 Estratificação de risco no paciente hipertenso de acordo com fatores de risco adicionais, presença de lesão em órgão-alvo e de doença cardiovascular ou renal

	PAS 130-139 ou PAD 85-89	HAS estágio 1 PAS 140-159 ou PAD 90-99	HAS estágio 2 PAS 160-179 ou PAD 100-109	HAS estágio 3 PAS ≥ 180 ou PAD ≥ 110
Sem fator de risco	Sem risco adicional	Risco baixo	Risco moderado	Risco alto
1-2 fatores de risco	Risco baixo	Risco moderado	Risco alto	Risco alto
≥ 3 fatores de risco	Risco moderado	Risco alto	Risco alto	Risco alto
Presença de LOA, DCV, DRC ou DM	Risco alto	Risco alto	Risco alto	Risco alto

DCV: doença cardiovascular; DRC: doença renal crônica; LOA; lesão em órgão-alvo; PAD: pressão arterial diastólica; PAS: pressão arterial sistólica.
Adaptada de: Malachias MVB, Souza WKSB, Plavnik FL, Rodrigues CIS, Brandão AA, Neves MFT, et al. VII diretriz brasileira de hipertensão arterial. Arq Bras Cardiol 2016; 107(3 supl 3):1-83.

Exame clínico

- Medida da PA nos 4 membros.
- IMC e circunferência abdominal.
- Fundo de olho.
- Ausculta de carótidas, femorais e abdominal.
- Palpação da tireoide.
- Exame cardiopulmonar completo.
- Palpação abdominal em busca de alterações renais, massas e aneurisma de aorta.
- Membros inferiores (pulsos e edema).
- Exame neurológico.

Avaliação de hipotensão postural

Presente quando há uma queda da PA entre as posições supina e sentada de > 20 mmHg na sistólica e > 10 mmHg na diastólica, a hipotensão postural é mais comum em idosos e diabéticos. Suas causas incluem depleção de volume, disfunção barorreflexa, insuficiência autonômica e venodilatadores (como alfabloqueadores).

Identificação das lesões de órgão-alvo

- ECG com sobrecarga ventricular esquerda.
- Ecocardiograma com hipertrofia ventricular esquerda.
- Espessura médio-íntima de carótida > 0,9 mm ou identificação de placa aterosclerótica.
- ITB < 0,9.
- *Clearance* estimado de creatinina < 60 mL/min/1,73 m^2.
- Microalbuminúria > 30 mg/24 horas ou relação albumina/creatinina > 30 mg/g.
- Velocidade de onda de pulso > 12 m/s.

Hipertensão resistente

Define-se como PA não controlada apesar do uso de três ou mais anti-hipertensivos em doses adequadas, incluindo-se preferencialmente um diurético, ou em uso de 4 ou mais medicamentos com controle pressórico.

Algumas causas devem ser descartadas, como:

- medidas inadequadas da PA, p. ex., feitas com manguito de tamanho inapropriado;
- hipertensão do jaleco branco;
- má aderência à medicação e à dieta hipossódica;
- interações medicamentosas e uso de drogas com efeito hipertensor, p. ex., AINH, descongestionantes com vasopressor, drogas ilícitas.

Exames de controle anual

- Fundo de olho.
- Urina tipo 1.
- ECG.
- Função renal com potássio.
- Ácido úrico.
- Colesterol total e frações e TG.
- Glicemia em jejum.

TRATAMENTO

A decisão terapêutica deve se basear no risco cardiovascular global e levar em consideração o valor da PA, fatores de risco, comorbidades associadas e a presença de lesões de órgãos-alvo. Conforme as Diretrizes Brasileiras de Hipertensão Arterial (2020), a sugestão de tratamento inicial está descrita na Tabela 4.

Indica-se tratamento medicamentoso para indivíduos com PA ≥ 160 x 100 mmHg e/ou risco cardiovascular alto. Para indivíduos em estágios 1 e 2 com risco cardiovascular baixo ou moderado, aguardar 3 a 6 meses com modificações de estilo de vida. As metas pressóricas são:

- < 140 × 90 mmHg para HAS estágios 1 e 2 com risco cardiovascular baixo ou moderado e HAS estágio 3;
- < 130 × 80 mmHg para HAS estágios 1 e 2 com risco cardiovascular alto.

Embora essas sejam as recomendações da VII diretriz brasileira de hipertensão, duas populações merecem ser individualizadas: DM, pacientes de alto risco em que essa meta não foi definitivamente demonstrada; e pacientes com doença arterial coronariana, nos quais existem evidências de aumento de eventos cardiovasculares com PA < 120 × 70, particularmente com a PAD < 60 mmHg. Assim, nessa população, a meta deve ficar entre 120 × 70 mmHg e 130 × 80 mmHg. Para pacientes com insuficiência cardíaca, bem como para doença renal crônica, a meta pressórica também deve ser entre 130 e 80 mmHg.

Educação do paciente e abordagem multidisciplinar devem ser enfatizadas para que haja adesão adequada à terapêutica.

A denervação renal por via intra-arterial pelo uso de cateter ablação tem se demonstrado efetiva no controle prolongado da pressão arterial.

Medidas não farmacológicas (Tabela 3)

Modificações no estilo de vida têm impacto no desenvolvimento de HAS em indivíduos com PA limítrofe e também minimizam complicações nos pacientes hipertensos, devendo, portanto, ser indicadas para todos os indivíduos. São elas:

- perda de peso: perda de cerca de 4,5 kg leva a redução da PA e, muitas vezes, promove a prevenção da HAS, mesmo que o peso ainda fique acima do normal;
- *dietary approaches to stop hypertension* (dieta DASH): rica em frutas, vegetais e laticínios com baixo teor de gordura, possui altos teores de cálcio e potássio;

Tabela 3 Resumo das recomendações de modificação do estilo de vida e seu impacto na redução da PA sistólica

Medida	Recomendação	Redução na PA sistólica
Perda de peso	Manter IMC até 25 kg/m² até 65 anos, até 27 kg/m² após 65 anos e circunferência abdominal < 80 para mulheres e < 94 para homens	5-20 mmHg/10 kg
Dieta DASH	Dieta rica em frutas, vegetais e laticínios com baixo teor de gordura saturada e total	8-14 mmHg
Restrição de sódio	2 g de sódio ou 5 g de NaCl	2-8 mmHg
Atividade física	Atividade física moderada: por 30 minutos na maioria dos dias da semana Atividade aeróbica: pelo menos 30 min, 3 a 5 ×/semana, 50-70% da $FC_{máx}$ Treinamento resistido: 2-3 ×/semana, 1-3 séries de 8-10 exercícios para os principais grupos musculares	4-9 mmHg
Consumo moderado de álcool	30 g/dia para homens e 15 g/dia para mulheres	2-4 mmHg

Dieta DASH: *dietary approaches to stop hypertension*; $FC_{máx}$: frequência cardíaca máxima.
Adaptada de Malachias MVB, Souza WKSB, Plavnik FL, Rodrigues CIS, Brandão AA, Neves MFT, et al. VII diretriz brasileira de hipertensão arterial. Arq Bras Cardiol 2016; 107(3 supl 3):1-83.

- restrição de sódio: recomenda-se a ingestão de até 1.500 mg/dia de sódio;
- atividade física moderada: pelo menos 30 minutos na maioria dos dias da semana;
- redução do consumo de álcool: 30 g/dia (2 doses) para homens e 15 g/dia (1 dose) para mulheres;
- cessação do tabagismo: não afeta diretamente a pressão, mas sempre é recomendável pelo aumento na sobrevida e pelo controle de outros fatores de risco cardiovascular.

Tratamento farmacológico

O tratamento farmacológico em adição ao não farmacológico tem o objetivo de controlar a PA e reduzir morbidade e mortalidade cardiovascular. O benefício do tratamento está relacionado ao grau de redução da PA, não no uso de uma ou outra classe de medicação anti-hipertensiva. Assim, qualquer um desses pode ser utilizado para iniciar o tratamento. São considerados anti-hipertensivos de primeira linha diuréticos tiazídicos, inibidor da enzima conversora de angiotensina (iECA) ou bloqueador do receptor de angiotensina (BRA), bloqueador do canal de cálcio ou betabloqueador, quando indicação específica. A terapêutica medicamentosa combinada, utilizando combinação de anti-hipertensivos para o início do tratamento, está indicada para os pacientes hipertensos em estágios 2 e 3, conforme as diretrizes brasileiras, e naqueles em estágio 1 com risco cardiovascular alto ou muito alto.

Os pacientes com doença renal crônica e/ou proteinúria beneficiam-se do uso de iECA ou BRA e devem receber essas medicações sempre que possível. O uso simultâneo de iECA e BRA não deve ser indicado.

Denervação endovascular das artérias renais. A ablação pelo uso de cateteres tem tido bons e duradouros resultados em portadores de hipertensão arterial resistente.

CLASSES DE MEDICAÇÕES ANTI-HIPERTENSIVAS

Diuréticos

São utilizados principalmente os diuréticos tiazídicos em baixas doses. Seu efeito inicial é diurético e natriurético. Após 4-6 semanas, predomina o efeito de di-

Tabela 4 Tratamento inicial da hipertensão arterial sistêmica

Intervenção	Situação	Recomendação	Classe/ nível evidência
Modificações do estilo de vida	Todos os estágios de hipertensão e PA 130-139/85-89 mmHg	Ao diagnóstico	IA
Início da terapia farmacológica	HAS grau 2 e 3	Ao diagnóstico	IA
	HAS grau 1 de moderado a alto risco cardiovascular	Ao diagnóstico	IB
	HAS grau 1 e baixo risco cardiovascular	Modificações do estilo de vida e reavaliação em 3 meses	IIa/B
	PA 130-139/85-89 mmHg com DCV preexistente ou alto risco cardiovascular		
	Idosos frágeis ou muito idosos com HAS	PAS ≥ 160 mmHg	IB
	Idosos hígidos com HAS	PAS ≥ 140 mmHg	IA

Fonte: Barroso et al., 2020.

minuição da resistência vascular periférica. De acordo com resultados de estudos, o tiazídico de preferência é a clortalidona.

Os diuréticos de alça são utilizados em insuficiência renal com *clearance* de creatinina < 30 mL/min e em situações em que o manejo de volume se torna prioritário, como insuficiência cardíaca. Os diuréticos poupadores de potássio têm menor potência diurética, mas são úteis no controle da hipopotassemia.

Seus principais efeitos adversos são hipopotassemia, hipomagnesemia e hiperuricemia. Os tiazídicos podem induzir intolerância à glicose.

Tabela 5 Principais medicações diuréticas

Medicação	Posologia
Clortalidona	12,5-25 mg/dia
Hidroclorotiazida	12,5-25 mg/dia
Furosemida	Iniciar 20-40 mg/dia e titular conforme necessidade
Espironolactona	25-100 mg/dia
Hidroclorotiazida + amilorida	25/2,5 ou 50/5 mg

Inibidores adrenérgicos

Ação central

Alfametildopa, clonidina e guanabenzo (sem registro vigente na Anvisa) estimulam os receptores alfa-1-adrenérgicos no SNC, reduzindo o tônus simpático. Têm seu papel principalmente como drogas de 2ª linha, em adjuvância com outras medicações, uma vez que seu efeito hipotensor isolado é discreto. Por atuarem no SNC, provocam efeitos adversos como sedação, sonolência, boca seca, hipotensão postural e disfunção erétil. A alfametildopa é contraindicada se houver insuficiência hepática e pode desencadear anemia hemolítica. Por seu perfil de segurança, é indicada para controle pressórico na gestação. Pode haver hipertensão-rebote quando se suspende abruptamente a clonidina.

Tabela 6 Principais inibidores adrenérgicos de ação central

Medicação	Posologia
Clonidina	0,2-0,6 mg em 2-3 doses/dia
Alfametildopa	0,5-1,5 g em 2-3 doses/dia
Reserpina	12,5-25 mg em 1-2 doses/dia

Betabloqueadores

Os betabloqueadores promovem a redução do débito cardíaco por diminuição da frequência cardíaca e diminuição da força de contração. Betabloqueadores de 3ª geração, como o carvedilol, também proporcionam vasodilatação periférica. Além de controlar a PA, reduzem a morbimortalidade cardiovascular em pacientes com idade < 60 anos. São indicados em pacientes com insuficiência cardíaca, coronariopatias e arritmias. O propranolol é útil se houver, em associação à hipertensão, tremor essencial, síndromes hipercinéticas, enxaqueca e hipertensão portal.

Tabela 7 Principais betabloqueadores

Medicação	Posologia
Propranolol	40-240 mg em 2-3 doses/dia
Atenolol	25-100 mg em 1-2 doses/dia
Carvedilol	12,5-50 mg em 1-2 doses/dia
Metoprolol	50-200 mg em 1-2 doses/dia
Bisoprolol	2,5-10 mg em 1-2 doses/dia

Retardam a condução atrioventricular, sendo contraindicados em bloqueio atrioventricular (BAV) de 1° grau > 240 ms e BAV de 2° e 3° graus. Podem, por meio de ação sobre o receptor beta-2-adrenérgico, provocar broncoespasmo. Outros efeitos adversos podem ser astenia, depressão, disfunção sexual, insônia, pesadelos e vasoconstrição periférica (reflexa, por queda do débito cardíaco). Podem descompensar insuficiência cardíaca quando da sua introdução, pois têm efeitos de crono e inotropismo negativos. Sua suspensão abrupta pode levar a hiperatividade simpática e hipertensão-rebote.

Alfabloqueadores

Prescritos primordialmente em associação com outras drogas, pela baixa eficácia como monoterapia, os alfabloqueadores podem induzir efeito de tolerância, com doses necessárias progressivamente maiores. Promove melhora sintomática em pacientes com hiperplasia prostática benigna. Seu principal efeito adverso é a hipotensão postural.

Tabela 8 Principais alfabloqueadores

Medicação	Posologia
Doxazosina	1-16 mg/dia
Prazosina (sem registro vigente na Anvisa)	1-20 mg/dia

Vasodilatadores diretos

Os vasodilatadores diretos promovem vasodilatação por ação no relaxamento da camada muscular vascular, reduzindo, assim, a resistência vascular periférica. Em decorrência da vasodilatação, levam a sobrecarga de volume e taquicardia reflexa, devendo ser utilizados em associação com outras drogas, especialmente diuréticos e betabloqueadores. Minoxidil tem efeito adverso adicional de hipertricose.

Tabela 9 Principais vasodilatadores diretos	
Medicação	Posologia
Minoxidil	2,5-80 mg em 2-3 doses/dia
Hidralazina	50-150 mg em 2-3 doses/dia

Bloqueadores dos canais de cálcio

Os bloqueadores dos canais de cálcio diminuem a concentração de cálcio nas células musculares lisas vasculares, provocando seu relaxamento e consequente redução da resistência vascular periférica. As principais reações adversas do grupo são cefaleia, rubor facial e edema maleolar. Os bloqueadores dos canais de cálcio não di-hidropiridínicos, verapamil e diltiazem, podem provocar depressão miocárdica e BAV. Os di-hidropiridínicos têm ação predominantemente em vasculatura periférica, alcançando a queda da PA sem queda da frequência cardíaca ou do inotropismo.

Tabela 10 Principais bloqueadores dos canais de cálcio	
Medicação	Posologia
Verapamil	120-480 mg em 1-2 doses/dia
Diltiazem	180-480 mg em 1-2 doses/dia
Anlodipino	2,5-10 mg/dia
Nifedipino Oros/nifedipino Retard	30/20-60 mg em 0,5-3 doses/dia

iECA

Os iECA reduzem a produção de aldosterona e têm efeito sobre a regulação simpática e sobre a excrecão de água e sódio, bem como sobre a reabsorção de potássio. Reduzem a incidência de mortalidade cardiovascular em pacientes com hipertensão, insuficiência cardíaca, IAM (especialmente se evoluem com disfunção contrátil) e em pacientes de alto risco para doença aterosclerótica. São úteis na profilaxia secundária de AVC. Retardam o declínio renal em diabéticos e em portadores de outras nefropatias, além de terem efeito antiproteinúrico. Pacientes com idade > 18 anos e doença renal crônica, independentemente de serem negros ou de terem diagnóstico de diabetes, devem ser incluídos no esquema terapêutico pois há melhora dos desfechos renais.

Tosse induzida por alterações no sistema da bradicinina pelo bloqueio da ECA e angioedema são efeitos adversos. Em decorrência do aumento da reabsorção de potássio, podem induzir hiperpotassemia. Por provocarem vasodilatação da arteríola eferente e vasocontrição da arteríola aferente no glomérulo, podem levar a perda de função renal, principalmente se houver doença renovascular bilateral ou unilateral em paciente com rim único. Seu uso em pacientes com doença renal pode levar a aumento da creatinina plasmática, mas, em longo prazo, seu efeito é benéfico.

Tabela 11 Principais iECA	
Medicação	Posologia
Captopril	25-150 mg em 2-3 doses/dia
Enalapril	5-40 mg em 1-2 doses/dia
Lisinopril	5-20 mg/dia
Ramipril	2,5-10 mg/dia

iECA: inibidores da enzima conversora de angiotensina.

BRA

Os BRA são úteis para tratamento de hipertensão, bem como são protetores para pacientes com insuficiência cardíaca, na prevenção de AVC e nefroprotetores em pacientes com DM tipo 2, seja com nefropatia incipiente, seja estabelecida. O perfil de contraindicações é semelhante ao dos iECA, mas não desencadeiam tosse.

Tabela 12 Principais BRA	
Medicação	Posologia
Candesartana	8-32 mg/dia
Irbesartana	150-300 mg/dia
Losartana	25-100 mg/dia
Olmesartana	20-40 mg/dia
Telmisartana	40-160 mg/dia
Valsartana	80-320 mg/dia

BRA: bloqueadores do receptor de angiotensina.

Inibidor direto da renina

O único inibidor direto da renina é o alisquireno. Sua ação resulta na inibição da producão da angiotensina. Ensaios clínicos demonstraram efeitos anti-hipertensivos similares aos de outros agentes, e estudos de curta duração demonstraram redução da morbimortalidade cardiovascular e renal, hipertrofia de ventrículo esquerdo e proteinúria. Apesar de boa tolerabilidade, pode induzir *rash*, diarreia, tosse e aumento da CPK.

Tabela 13 Alisquireno	
Medicação	Posologia
Alisquireno	150-300 mg/dia

INDICAÇÕES ESPECIAIS DE TERAPÊUTICA

Doença arterial coronária (Capítulo 87)

O tratamento da HAS associada à doença arterial coronária deve contemplar preferencialmente betabloqueadores, inibidores da ECA ou bloqueadores do receptor de angiotensina, com meta de PAS < 130 mmHg e PAD < 80 mmHg, devendo-se evitar PA < 120/70 mmHg.

Insuficiência cardíaca (Capítulo 85)

Hipertensão está altamente associada ao risco de insuficiência cardíaca.

Para o estágio A, no qual há fatores de risco para insuficiência cardíaca, sem alterações estruturais ou sintomas, o tratamento deve incluir controle adequado da PA e de outros fatores de risco, como hipercolesterolemia e hiperglicemia. Portadores de HAS e insuficiência cardíaca, tanto com fração de ejeção preservada quanto reduzida, devem ter meta pressória < 130/80 mmHg. Se fração de ejeção reduzida, preferencialmente usar betabloqueadores, BRA, iECA e espironolactona, estando contraindicados BCC não diidropiridínicos e alfabloqueadores. Se fração de ejeção preservada, todos os agentes podem ser utilizados.

Diabetes mellitus (Capítulo 67)

Duas condições muito comuns e que se associam amplamente com doença cardiovascular são as complicações oftalmológicas e a insuficiência renal. A PA sistólica correlaciona-se de maneira mais fidedigna que a diastólica com a progressão da nefropatia diabética. Deve-se manter PA até 130 × 80 mmHg, conforme orientações das sociedades de diabetes. Deve-se dar preferência aos iECA ou BRA pelo efeito antiproteinúrico.

Doença renal crônica (Capítulo 128)

Recomendação de alvo de PA < 130 × 80 mmHg e embora a meta de PA ideal ainda não tenha sido definida. Para pacientes em terapia de substituição renal, sugere-se a individualização do tratamento, levando-se em consideração, comorbidades, a farmacocinética e o efeito cardioprotetor do medicamento.

Pacientes com doença cerebrovascular (Capítulo 49)

Para prevenção secundária, usar preferencialmente bloqueadores do sistema renina-angiotensina e bloqueadores do canal de cálcio ou tiazídicos.

Retinopatia hipertensiva

A HAS pode afetar a retina, a coroide e o nervo óptico. A manifestação mais comum é retinopatia, com estreitamento arteriolar focal ou generalizado.

Doença arterial periférica (Capítulo 96)

O tratamento anti-hipertensivo não melhora os sintomas, mesmo com o uso de agentes com efeito vasodilatador. Estudos recentes mostram que não há efeito significativo sobre o perímetro de marcha com o uso de betabloqueadores, portanto, o uso desses agentes é possível em pacientes com doença arterial periférica. Outros aspectos devem ser considerados, como uso de estatinas, controle glicêmico, condicionamento e cessação do tabagismo.

Hipertensão em mulheres

Ocorre um incremento da prevalência após a 5ª década de vida, igualando-se à prevalência no sexo masculino na 6ª década. Mulheres são mais propensas a ter a hipertensão controlada, em comparação aos homens.

Estudos sobre o efeito da terapia de reposição hormonal sobre a PA são inconsistentes. Os anticoncepcionais hormonais podem aumentar a PA e induzir hipertensão, mesmo em mulheres jovens e com o uso de pílulas com baixa concentração de estrogênios.

iECA e BRA são teratogênicos e devem ser evitados em mulheres em idade fértil. Durante a gestação, a droga de escolha é a metildopa (alfametildopa). Outros agentes podem ser considerados. Diuréticos são provavelmente seguros. Para nutrizes, podem ser utilizados metildopa, hidralazina e propranolol. iECA e BRA também devem ser evitados nessa situação. Diuréticos podem reduzir o volume de leite produzido.

Hipertensão na população idosa

Nos idosos, é mais frequente a ocorrência do hiato auscultatório, que consiste no desaparecimento dos sons durante a deflação do manguito, geralmente entre o final da fase I e o começo da fase II dos sons de Korotkoff, resultando em valores falsamente baixos para a PA sistólica ou falsamente altos para a PA diastólica. Pode acontecer, ainda, superestimação da PA, pelo enrijecimento vascular e pela palpação da artéria radial mesmo acima da PA sistólica.

A PA sistólica aumenta quase linearmente com a idade. Perda de peso e redução da ingestão de sódio são particularmente interessantes em indivíduos idosos, com até 40% dos pacientes que adotam dieta adequada tendo a possibilidade de reduzir medicações anti-hipertensivas. Nessa população, deve-se titular cautelosamente as doses dos anti-hipertensivos e considerar efeitos colaterais e interações medicamentosas no momento de escolha.

Disfunção erétil (Capítulo 140)

Intercorrência comum em indivíduos > 60 anos de idade, a disfunção erétil pode ser decorrente tanto da vasculopatia associada a hipertensão quanto do efeito colateral de medicações anti-hipertensivas. Evitar o sedentarismo, o tabagismo e a obesidade são medidas capazes de reduzir a incidência de disfunção erétil.

▪ BIBLIOGRAFIA

Barroso WKS, Rodrigues CIS, Bortolotto LA, Mota-Gomes MA, Brandão AA, Feitosa ADM, et al. Diretrizes Brasileiras de Hipertensão Arterial – 2020. Arq Bras Cardiol 2021;116(3):516-658.

Fengler K. Renal denervation for resistant hypertension: a concise update on treatment options and the latest clinical evidence. Cardiol Ther 2022;11(3):385-392.
James PA, Oparil S, Carter BL, Cushman WC, Dennison-Himmelfarb CD, Handler J, et al. 2014 evidence-based guideline for the management of high blood pressure in adults. Report from the panel members appointed to the 8th Joint National Committee (JNC8). JAMA 2014;11(5):507-20.
Mahffoud F, Kandzari DE, Kario K, et al. Long-term efficacy of renal denervation in the presence of antihypertensive drugs (SPYRAL HTN-ON MED): a randomized, sham-controlled trial Lancet 2022;399 (10333):1401-10.
Unger T, Borghi C, Charchar F, Khan NA, Poulter NR, Prabhakaran D, et al. 2020 International society of hypertension global guidelines. Hypertension 2020;75.

81 HIPERTENSÃO ARTERIAL SECUNDÁRIA

Desiderio Favarato

A hipertensão arterial é doença cardiovascular muito prevalente na população, aumentando de 9% entre 20 e 30 anos de idade para 50% dos indivíduos acima dos 50 anos de idade. A maioria é descrita como hipertensão essencial ou idiopática, cujas raízes estão na predisposição genética e sobrecarga de sódio na dieta e do peso corporal. Cerca de 5% dos indivíduos hipertensos têm uma causa definida para a elevação dos níveis pressóricos – são os portadores de hipertensão secundária.

INVESTIGAÇÃO DE HIPERTENSÃO ARTERIAL SECUNDÁRIA

Em primeiro lugar, checar acurácia das medidas de pressão arterial; descartar má adesão ao tratamento, causas dietéticas ou drogas; e, a seguir, pesquisar indícios de hipertensão secundária (Tabela 1).

Tabela1 Indícios de hipertensão arterial secundária

Indícios
Aumento súbito de pressão arterial em paciente previamente estável
Hipertensão antes da puberdade
Hipertensão antes dos 30 anos de idade em paciente não afrodescendente ou com história familiar de hipertensão
Hipertensão maligna ou acelerada (lesão de órgão-alvo)
Hipertensão acentuada (sistólica > 180 mmHg e/ou diastólica > 120 mmHg
Hipertensão resistente (níveis elevados apesar do uso de 3 classes de medicação, incluindo diurético)

A etiologia e a probabilidade de hipertensão arterial secundária variam com a faixa etária (Tabela 2).

Abordaremos as doenças que levam à hipertensão arterial secundária.

Tabela 2 Etiologias e probabilidade de hipertensão arterial secundária por faixa etária

Faixa etária (anos)	Etiologias principais	Probabilidade (%)
Crianças (0-11)	Doença do parênquima renal coarctação de aorta	70 a 85
Adolescentes (12-18)	Doença do parênquima renal coarctação de aorta	10 a 15
Adulto jovem (19-39)	Disfunção da tireoide Displasia fibromuscular Doença do parênquima renal	5
Adulto meia-idade (40-64)	Hiperaldosteronismo Disfunção da tireoide Apneia obstrutiva do sono Síndrome de Cushing Feocromocitoma	8 a 12
Adultos mais idosos (≥ 65)	Estenose de artéria renal aterosclerótica Falência renal (< 15 mL/1,73 m²/min) Hipotireoidismo	17

▪ HIPERTENSÃO RENOVASCULAR

A aterosclerose da artéria renal é a principal causa de hipertensão renovascular (85-90%), seguida pela doença fibromuscular (10%) e, mais raramente, oclusão aguda da artéria renal (embolia, trauma) (< 2%), arterite de Takayasu (< 1%) e dissecção de aorta acometendo artérias renais (< 1%).

Tanto a estenose da artéria renal decorrente de aterosclerose quanto a displasia fibromuscular podem cursar com sinais e sintomas não decorrentes da localização renal da estenose por serem doenças sistêmicas. A doença fibromuscular pode se apresentar com cefaleia, zumbido pulsátil, tonturas, dor cervical súbita, alterações súbitas da visão, acidente vascular encefálico (AVE) ou episódio isquêmico transitório.

A suspeita diagnóstica de causa renovascular deve ser feita diante dos indícios de hipertensão secundária (Tabela 1) acrescidos de:

- insuficiência renal inexplicável;
- edema agudo de pulmão súbito inexplicável;
- insuficiência cardíaca inexplicável;
- piora da função renal com uso de inibidores da enzima conversora da angiotensina 2 (IECA);
- retinopatia hipertensiva graus III ou IV;
- aterosclerose generalizada (doença cerebrovascular, coronária e periférica);
- idade < 30 anos ou hipertensão grave acima de 55 anos;
- sopro abdominal ou flanco;
- alterações laboratoriais: hipopotassemia, proteinúria discreta com sedimento normal;

- alterações de exame de imagem: rins com tamanhos discrepantes (> 1,5 cm) e cicatriz cortical ou rins pequenos bilateralmente com cicatrizes.

EXAMES DIAGNÓSTICOS

O exame inicial de rastreamento da estenose renal é a ultrassonografia com Doppler. O renograma dinâmico com DTPA-Tc^{99m} também pode ser usado. O exame atualmente mais empregado para o diagnóstico é angiografia por ressonância magnética com contraste (na ausência de falência renal) ou angiografia por tomografia de artérias renais. Na aterosclerose, a lesão é geralmente focal; na displasia fibromuscular, tem aspecto de "colar de pérolas".

O exame que revela a repercussão hemodinâmica da lesão é a razão entre pressão distal/pressão proximal menor que 0,9 na arteriografia renal, ou alternativamente gradiente através da lesão de ≥ 10 mmHg, e nível de renina 1,7 vezes maior na veia renal que o lado contralateral (em doença unilateral).

TRATAMENTO

O tratamento intervencionista percutâneo com implante de *stents* não se revelou capaz de reverter a hipertensão arterial, contudo, leva ao controle mais fácil da PA.

As indicações para tal procedimento são reservadas para estenoses ≥ 70%, com gradiente da estenose renal ≥ 10 mmHg e quadros de síndrome coronária aguda, edema agudo de pulmão súbito, com descompensação frequente de insuficiência cardíaca; também em casos de hipertensão resistente; doença renal estágio 4 com estenose bilateral e rins > 7 cm ou doença renal estágio 4 com isquemia renal.

Embora seja descrita, e esperada, a piora da função renal com o uso de IECA ou bloqueadores do receptor de angiotensina 2 (BRA), eles são comumente bem tolerados e usados em portadores de hipertensão renovascular.

▪ CAUSAS ENDÓCRINAS

FEOCROMOCITOMA

O feocromocitoma é um tumor das células cromafins e está presente em 0,01-0,1% dos hipertensos. Pode ser benigno ou maligno metastático. A localização em 80% dos casos é nas suprarrenais e, quando são observados nos demais tecidos, podem ser denominados paragangliomas: paragangliomas simpáticos no abdome e parassimpáticos no tórax, pescoço e cabeça. Ainda, podem ser esporádicos ou fazer parte de síndromes (neoplasia endócrina múltipla 2, síndrome de von Hippel-Lindau, síndrome de paragangliomas 4 – complexo da succinato-desidrogenase). Cursam com produção exagerada de catecolaminas.

Diagnóstico

A suspeita clínica é feita em hipertensão arterial (80% dos casos) com cefaleia (60%), sudorese (52%) e palpitações (59%), e todos juntos, tríade, em 59% dos casos. A hipertensão é paroxística em 37% dos casos e paroxismos em hipertensos em 36% dos acometidos. Pode ocorrer hipotensão ortostática, queda de pelo menos 10 mmHg na pressão sistólica após 3 minutos nessa posição, contudo esse evento ocorre somente um terço dos pacientes.

Testes bioquímicos

Os testes iniciais devem incluir a dosagem de metanefrinas livres (metabólito ortometilado das catecolaminas) no plasma ou fracionadas conjugadas na urina de 24 horas. A dosagem no plasma é preferida por maior especificidade (85 a 100% *vs*. 71 a 77%). Há preferência pelas metanefrinas por elas serem secretadas continuamente pelas células tumorais, ao contrário das catecolaminas.

Substâncias que podem dar falso-positivo: antidepressivos tricíclicos, antipsicóticos, levodopa, drogas que contenham catecolaminas, etanol, retirada de clonidina, paracetamol e fenoxibenzamina (sem registro vigente na Anvisa) (alfabloqueador) (no plasma), grandes estresses (cirurgia, AVE, apneia obstrutiva do sono).

Utilizam-se as medidas da dopamina urinária e os níveis plasmáticos da 3-metoxitiramina em tumores produtores de dopamina. E cromogranina A para paragangliomas silenciosos, com metanefrinas e 3-metoxitiramina normais.

Diagnóstico por imagem

Se houver clara evidência bioquímica da presença de feocromocitoma, o método anatômico de preferência é a tomografia computadorizada (TC) para localização. A ressonância magnética é a segunda escolha, nos casos de TC inconclusiva ou em pacientes que não podem tomar contraste iodado.

Os exames de imagem funcionais são recomendados para avaliar as características e a detecção de metástases. Entre eles temos cintilografia com ^{123}I-metaiodobenzilguanidina. A PET/CT com ^{68}Ga-DOTA-SSA PET/CT ou a ^{18}F-DOPA PET/CT. O melhor desempenho é da ^{68}Ga-DOTA-SSA PET/CT.

Atualmente, indicam-se também testes genéticos para afastar a hipótese de fazer parte de síndromes.

Tratamento

O tratamento de escolha é a excisão cirúrgica do tumor. Os alfabloqueadores são indicados no tratamento da hipertensão. Os betabloqueadores podem ser usados, desde que sejam prescritos após o uso de alfabloqueadores, pois isoladamente podem levar a crise hipertensiva. Diuréticos são evitados por agravarem a hipotensão postural causada pelos alfabloqueadores.

HIPERALDOSTERONISMO PRIMÁRIO

A prevalência do hiperaldosteronismo primário varia conforme a população investigada, com investigação completa ou se apenas a relação de aldosterona/renina (RAR) é utilizada, de 5,9% até 35%. Em pacientes encaminhados para centros especializados, fica em torno de 10%, contudo, em hipertensão arterial resistente chega a 20% dos casos. A descoberta incidental em assintomáticos por achado em massa nas suprarrenais fica entre 2 e 3%. Embora a hipocalemia (< 3,5 mEq/L), tanto espontânea quanto induzida por diuréticos, seja considerada como participante da suspeita diagnóstica, está presente somente na minoria dos casos (9-37%). Contudo, hipocalemia que não esteja acompanhando quadros de vômitos e diarreia traz forte suspeita de hiperaldosteronismo primário.

Etiologia do hiperaldosteronismo

- Adenoma produtor de aldosterona (30% dos casos).
- Hiperplasia suprarrenal uni ou bilateral.
- Tumores ectópicos produtores de aldosterona: ovários e rins.
- Hiperaldosteronismo familiar: suspeitar se hipertensão abaixo de 20 anos de idade ou história familiar de hiperaldosteronismo primário familiar ou AVE antes dos 40 anos de idade.
- Tipo I (suprimível com dexametasona) – gene híbrido da sintase 11-beta-hidroxilase e da aldosterona (quimera CYP11B1/CYP11B2). Sofre estímulo do hormônio corticotrófico (ACTH) e produz também cortisol, por isso responde à dexametasona; hipertensão grave/refratária; hipocalemia rara; tomografia de suprarrenais normal; aldosterona < 4 mg/dL após dexametasona; tratamento – dexametasona ou antagonistas de mineralocorticoides.
- Tipo 2 – gene (CLCN2; aumento do efluxo de cloro) e não responde à dexametasona; pode se apresentar como adenoma ou hiperplasia adrenocortical. É indistinguível do hiperaldosteronismo esporádico (adenomas) exceto pela ocorrência familiar. Tratamento é com antagonista dos mineralocorticoides.
- Tipo 3. Gene (*KCNJ5*; diminuição da seletividade para potássio e aumento do influxo de sódio).
- Tipo 3A – hiperaldosteronismo acentuado e hiperplasia bilateral das suprarrenais. O tratamento requer adrenalectomia bilateral para controle da PA.
- Tipo 3B – sem hiperplasia adrenal e pressão fácil de ser controlada com medicações
- Tipo 4. Gene *CACNA1H*, aumento da entrada de cálcio. Apresenta-se em crianças < 10 anos; sem massa ou hiperplasia de adrenais à tomografia; sem convulsões. Antagonistas dos mineralocorticosteroides.
- Tipo 5. Gene *CACNA1D*, aumento da entrada de cálcio (hiperaldosteronismo primário com convulsões e alterações neurológicas). Tomografia de adrenais normal; medicação: bloqueadores do canal de cálcio.

Recomendações para a pesquisa de hiperaldosteronismo primário: hipertensão e hipocalemia espontânea ou com diuréticos; hipertensão e incidentaloma, PA ≥ 150/100 mmHg, em três medidas e em dias diferentes; hipertensão resistente; PA controlada com 4 ou mais anti-hipertensivos; hipertensão e apneia do sono, hipertensão e história familiar de hipertensão precoce ou AVE < 40 anos; todos os parentes hipertensos de 1º grau de hiperaldosteronismo primário.

Deve-se suspeitar de hiperaldosteronismo quando ocorrer hipocalemia acentuada após a introdução de diurético tiazídico no tratamento da hipertensão arterial.

Diagnóstico

Os testes são confirmatórios se aldosterona ≥ 20 ng/dL, atividade de renina suprimida e relação aldosterona/concentração direta de renina ≥ 8 ou relação aldosterona/atividade renina ≥ 100.

Se aldosterona ≥ 12 ng/dL e razão aldosterona/concentração direta de renina ≥ 2,5 ou razão aldosterona/atividade renina plasmática > 30 (corrigir o potássio baixo), realizar teste com furosemida ou teste de administração de cloreto de sódio 0,9%. Nesses casos o teste é positivo se após furosemida a concentração direta da renina for < 24 um/mL ou atividade de renina plasmática < 2 ng/mL/h. No caso da administração de soro fisiológico: aldosterona > 10 ng/dL.

Após os testes confirmatórios realizar tomografia de suprarrenais.

Fatores que interferem no diagnóstico:

- falso-positivo: betabloqueadores, agonistas simpáticos centrais (clonidina e metildopa – alfametildopa), envelhecimento, mulheres na pré-menopausa (todos diminuem as concentrações de aldosterona (exceto pré-menopausa) e da renina, contudo com aumento da relação aldosterona/renina.
- Enquanto diuréticos e bloqueadores de cálcio diidropiridínicos aumentam as duas concentrações e diminuem a razão entre elas; e IECA e BRA diminuem a aldosterona e aumentam a renina, todos podem levar a falso-negativo.

As condições ideais de coleta são: período matinal, com 2 horas após levantar-se e posição sentada por 15 minutos. Dieta nos dias anteriores sem restrição de sal e reposição de potássio.

Teste da dexametasona e testes genéticos seguem-se aos exames de imagem, tomografia ou ressonância.

Tratamento

O tratamento dependerá do tipo do hiperaldosteronismo:

- cirúrgico no adenoma e na hiperplasia cortical bilateral (familiar tipo 3ª);
- nos demais o tratamento é medicamentoso com os antagonistas de aldosterona: espironolactona nas doses de 50 a 400 mg, contudo é frequente o efeito colateral de ginecomastia em homens, e aumento mamário e alteração menstrual em mulheres; eplerenona (bloqueador seletivo do receptor de aldosterona) em doses até 100 mg/dia, contudo pouco potente como anti-hipertensivo. Pode ser usada, ainda, a amilorida em doses de 5 a 20 mg/dia divididas em duas tomadas.

SÍNDROME DE CUSHING

É causada pela secreção crônica e excessiva de cortisol. A síndrome é decorrente de secreção em excesso do hormônio adrenocorticotrófico (ACTH) em 80 a 85% dos casos. Quando é de origem hipofisária é doença de Cushing (DC) e quando é de origem paraneoplásica é chamada de secreção de ACTH ectópica (EAS). A secreção de cortisol nas adrenais independente do ACTH (20-25% dos casos) é devida a tumores secretores, a maioria benigna.

As características clínicas mais evidentes são obesidade, fácies de lua cheia, fraqueza muscular proximal.

São complicações da síndrome de Cushing:

- Metabólicas: *diabetes mellitus*; obesidade; esteatose.
- Pele: estrias; adelgaçamento; piora na cicatrização; estrias violáceas largas (> 1 cm); equimoses fáceis.
- Reprodutivas: infertilidade; disfunção sexual.
- Musculoesqueléticas: miopatia com fraqueza (60-70%) e osteoporose.
- Urolitíase
- Cardiovascular: infarto agudo do miocárdio; AVE; hipertensão arterial; hipocalemia.
- Tromboembólicos: trombose e embolia arterial e venosa.
- Infecções: bacterianas, virais e fúngicas; e oportunistas.
- Neuropsiquiátricas: ansiedade, depressão e psicose.

As fisiopatologias das alterações metabólicas são: aumento da resistência à insulina e aumento da gordura visceral e inflamação crônica levando ao diabetes e à aterosclerose. Prejuízo da secreção de insulina e redução do efeito das incretinas e aumento da gliconeogênese hepática.

A fisiopatologia da hipertensão: aumento da atividade do receptor de mineralocorticosteroides, sistema renina-angiotensina-aldosterona e do sistema nervoso simpático.

Diagnóstico

Testes iniciais: cortisol livre na urina de 24 horas (2 medidas) (positivo > 4x o limite superior do normal); documentação da perda da variação circadiana – cortisol salivar noturno (ao se deitar) (2 noites); avaliação da perda da retroalimentação do eixo hipotalâmico-hipófise-adrenal: teste de supressão com 1 mg de dexametasona na noite precedente (normal queda do cortisol matinal abaixo de 50 nmol/L); teste de supressão com dexametasona longo (2 dias de 1 mg/dia). Com o uso de espectrografia de massa, o cortisol livre na urina tem o melhor desempenho dos 3 exames.

O exame de imagem de eleição é a ressonância magnética com contraste de gadolínio. Lesão > 6 mm, com ATCH e cortisol elevado e sinais e sintomas fecham o diagnóstico. Se a ressonância de hipófise e a dosagem de ACTH no seio petroso forem negativas, realizar ressonância magnética ou tomografia de suprarrenais.

Tratamento

Remoção cirúrgica do tumor pela via transfenoidal ou adrenalectomia. Medicações inibidoras da esteroidogênese: cetoconazol, 400 a 1.200 mg/dia, mitotano (em câncer de adrenais) dose 0,5 a 12 g/dia; mifesprotana (ilegal no Brasil, por ser abortivo) e osilodrostat (sem registro vigente na Anvisa) (comum dar insuficiência adrenal, hipocalemia, hirsutismo).

▪ SÍNDROME DA APNEIA OBSTRUTIVA DO SONO

A síndrome da apneia é determinada pela presença de 15 episódios/hora de hipopneia e apneia. De 15 a 30 episódios é apneia moderada e acima de 30 episódios, apneia grave, acompanhados de insaturação arterial. Está associada a aumento de eventos cardiovasculares e hipertensão arterial. Os mecanismos são aumento da atividade simpática, inflamação e disfunção endotelial. Não foram comprovados níveis elevados de aldosterona ou renina.

TRATAMENTO

O tratamento é com uso de máscara com pressão positiva. Grande quantidade de estudos randomizados e não randomizados demonstraram que a pressão positiva de vias aéreas melhora pelo menos um dos seguintes: sonolência, qualidade de vida, qualidade do sono, humor, função neurocognitiva, pressão arterial, fração de ejeção de ventrículo esquerdo, glicemia de repouso, hemoglobina glicada, eventos cardiovasculares e mortalidade geral.

▪ COARCTAÇÃO DE AORTA

A coarctação de aorta deve ser suspeita em crianças com hipertensão arterial, hipertrofia miocárdica e com insuficiência cardíaca. Como é doença do desenvolvimento da aorta é frequentemente associada a valva aórtica bicúspide.

DIAGNÓSTICO

O exame físico revela hipertensão arterial com diferença de pressão arterial de pelo menos 10 mmHg entre membro superior direito e membros inferiores, hipertrofia de musculatura de membros superiores. Pode-se auscultar sopro sistólico em dorso esquerdo entre a escápula e a coluna vertebral.

Os exames de imagem, como o ecocardiograma, a angiotomografia e a angiorressonância, fazem o diagnóstico anatômico.

Nos casos de longa duração há corrosão dos arcos costais por remodelamento positivo das artérias intercostais.

▪ MEDICAÇÕES E OUTRAS SUBSTÂNCIAS

A seguir serão discutidas substâncias que podem levar à hipertensão arterial, agravá-la ou torná-la resistente.

ANTICONCEPCIONAIS

Só podem ser imputados como causadores da hipertensão se houver normalização da pressão arterial após sua descontinuação. Usar preferencialmente monitorização ambulatorial da pressão arterial (MAPA) 24 horas ou a subida de 10 mmHg na pressão arterial (PA) sistólica ou 5 mmHg na PA diastólica após a reintrodução.

Em metanálise de 24 estudos com 270.000 participantes houve associação entre a duração do uso de anticoncepcionais orais e hipertensão. Os possíveis mecanismos são a disfunção endotelial e a ativação do sistema renina-angiotensina-aldosterona.

ANTI-INFLAMATÓRIOS

O uso crônico de anti-inflamatórios não esteroides (AINES) está associado tanto ao aumento da incidência de hipertensão arterial quanto da hipertensão resistente.

Os mecanismos são complexos, os principais são a inibição das ciclo-oxigenase 2 (Cox2) do ácido araquidônico nas células do endotélio vascular com diminuição da produção de prostaciclina (vasodilatadora) e da prostaglandina E2 (natriurética). Em indivíduos com função renal normal o equilíbrio do sódio é alcançado por aumento da excreção renal, mecanismo não disponível naqueles com disfunção desse órgão. Em geral, o uso de AINES por mais de uma semana eleva a pressão arterial em 5 mmHg tanto em normotensos quanto em hipertensos.

Os pacientes de maior risco são os afrodescendentes e hipertensos com baixos níveis de renina, portanto devem sofrer maior vigilância da PA, função renal e níveis de potássio.

SIMPATICOMIMÉTICOS

Descongestionantes nasais

Nafazolina, oximetazolina, pseudoefedrina e fenilefrina devem ser evitadas em pessoas com hipertensão arterial. Podem elevar a PA em pacientes hipertensos, mas não se descreve tal efeito em normotensos.

Sibutramina

A sibutramina é um inibidor de longa ação da recaptação de serotonina e norepinefrina. Aparentemente, seus efeitos hipertensivos são contrabalancados pela perda de peso. No estudo *Sibutramine on Cardiovascular Outcomes* (SCOUT) houve aumento da PA em média de 1 a 2 mmHg e houve mais eventos cardiovasculares nos pacientes com doença cardiovascular estabelecida sem, contudo, aumentar a mortalidade.

Como o metilfenidato (Ritalina®) usado no transtorno de déficit de atenção e hiperatividade, tem o mesmo mecanismo de ação (bloqueio da recaptacão de dopamina e norepinefrina na fenda sináptica); deve-se ter a mesma cautela no seu uso.

Cocaína, anfetaminas, chá de efedra

A cocaína, as anfetaminas e a metileno-dioxi-metanfetamina são potenciais fontes de hipertensão aguda ou recentemente diagnosticada. A cocaína é potente vasoconstritor e está relacionada com crises hipertensivas, infarto do miocárdio, arritmias, morte súbita, AVE, convulsões e hipertensão crônica.

As ações agudas são decorrentes da inibição da recaptação da norepinefrina na fenda sináptica, aumentando o seu "*spill over*". O uso crônico eleva a PA por disfunção endotelial (diminuição da disponibilidade de óxido nítrico) e fibrose vascular com aumento da rigidez arterial, além de fibrose mesangial em glomérulos renais. O tratamento da hipertensão e a vasoconstrição podem ser feitas com diazepínicos, nitratos, betabloqueador e bloqueador de canal de cálcio. Evitar o uso isolado de alfabloqueador porque podem causar aumento paradoxal da PA.

O chá de efedra pode elevar a PA por conter efedrina e pseudoefedrina.

Abuso de álcool

O abuso crônico de bebidas alcoólicas se associa ao aumento do tônus simpático e à ativação do sistema renina-angiotensina-aldosterona com diminuição da excreção de sal e hipertensão arterial. Há associação linear entre consumo de álcool e hipertensão com risco relativo de 1,57 por 50 g de etanol diário até 2,47 por consumo de 100 g/dia de etamol.

Alcaçuz

O alcaçuz contém o ácido glicirrízico que bloqueia a conversão renal do cortisol em cortisona, o qual se liga avidamente aos receptores renais de mineralocorticosteroides.

Sua ingestão crônica pode levar à intoxicação crônica do ácido glicirrízico com hipertensão arterial, alcalose metabólica, hipocalemia, hiporreninemia, isto é, quadro semelhante ao hiperaldosteronismo.

A Tabela 3 resume a etiologia por faixa etária e exames de investigação.

Tabela 3 Etiologia da hipertensão secundária e exames sugeridos

Faixa etária	Causas mais frequentes	Exames
Abaixo de 18 anos	Doença parenquimatosa renal	Urina I (EAS) US rins e vias urinárias
	Coarctação de aorta	Angiorressonância
Adulto jovem (19 a 39 anos)	Disfunção tireóidea Estenose de artéria Rrenal por displasia fibromuscular	TSH Angiorressonância ou Angiotomografia
Adulto meia-idade (40 a 64 anos)	Hiperaldosteronismo Apneia obstrutiva do sono Síndrome de Cushing Feocromocitoma	TSH Dosar renina e aldosterona Polissonografia Cortisol urinário 24 horas Metanefrinas plasma
Adultos mais velhos (≥ 65 anos)	Estenose renal por aterosclerose Insuficiência renal	US Doppler de artéria renais Angiorressonância Angiotomografia TSH Urina I (EAS)

US: ultrassonografia; EAS: análise urinária: elementos anormais e sedimento; TSH: hormônio estimulante da tireoide.

BIBLIOGRAFIA

Ku EJ, Kim KJ, Kim JH, et al. Diagnosis of pheochromocytoma and paraganglioma: a joint position statement of the Korean Pheochromocytoma and Paraganglioma Task Force. Endocrinol Metab 2021;26:322-38.

Laffin LJ, Barkis GL. Approach to resistant hypertension from cardiology to nephrology standpoints: tailoring therapy. Clin Cardiol 2021;39:377-87

Van Der Sande NGC, Blankestijn PJ, Visseren FLJ, et al. Prevalence of potential modifiable factors of hypertension in patients with difficult-to-control hypertension. J Hypertension 2019;37:398-405.

82 URGÊNCIAS E EMERGÊNCIAS HIPERTENSIVAS

Cesar de Albuquerque Gallo, Maria Helena Sampaio Favarato

Aumento de PA é uma importante demanda nos serviços de emergência de adultos, porém nem todo aumento corresponde a emergência ou urgência hipertensiva, ou seja, não se deve intervir de forma enérgica em todos. Estudos de incidência realizados nos EUA estimam em 1% o risco de hipertensos desenvolverem quadro de urgência/emergência hipertensiva durante a vida. No Brasil, crise hipertensiva corresponde a 1,7% de todos os atendimentos em PS de clínica médica, sendo a urgência mais comum que a emergência. Dentre as emergências, as mais comuns são edema pulmonar agudo e AVC.

Redução abrupta da PA pode ser deletéria. O objetivo de redução da PA nas emergências hipertensivas é de 10-25% nas primeiras 2 horas, com normalização a ser alcançada em 24-48 horas.

DEFINIÇÕES

- Crise hipertensiva: elevação aguda da PA, acompanhada de sinais e sintomas. Consensos de HAS geralmente apontam PA > 180 × 110 mmHg, porém, em casos de rápida instalação (p. ex., síndrome nefrítica ou doença hipertensiva específica da gestação), pode haver sintomas (inclusive lesão de órgão-alvo) mesmo com níveis pressóricos inferiores.
- Urgência hipertensiva (definição controversa na literatura): elevação da PA geralmente > 180 × 110 mmHg, sem lesão de órgãos-alvo ativa, porém com histórico de lesão prévia, que alguns estudos chamam de presença de fatores de risco (p. ex., história de IAM prévio ou AVC).
- Emergência hipertensiva: crise hipertensiva em que há lesão aguda de órgãos-alvo. O objetivo da tera-

pêutica é a redução de 10-25% da PA média, nas primeiras 2 horas, e normalização dos níveis pressóricos em 24-48 horas. As principais síndromes são:

- hipertensão acelerada-maligna;
- encefalopatia hipertensiva;
- AVC;
- dissecção de aorta;
- edema agudo dos pulmões;
- IAM;
- glomerulonefrite difusa aguda;
- eclâmpsia/pré-eclâmpsia.

FISIOPATOLOGIA

Aumento da pressão hidrostática acima da capacidade de autorregulação vascular do órgão-alvo, levando a lesão endotelial, fenômenos isquêmicos e hemorrágicos. Alguns estudos mostram importante papel de resposta inflamatória via interleucinas com fator de crescimento vascular expresso e proliferação de células do tecido vascular.

AVALIAÇÃO INICIAL

- História: diagnóstico prévio de HAS e comorbidades; sintomas neurológicos, cardiovasculares e visuais; uso de medicações hipertensoras (anfetaminas, cocaína, outras drogas ilícitas); aderência à terapêutica para controle de PA.
- Exame clínico: palpação de pulsos e medida da PA nos 4 membros; exame neurológico com fundoscopia; ausculta cardíaca e pulmonar; verificação da presença de edema de membros inferiores; frequência cardíaca e respiratória; exame do *ictus* cardíaco; hepatomegalia; estase jugular; sopros cardíacos e abdominais; massas pulsáteis.
- Laboratório: ECG (primeiros 10 minutos), RX de tórax (primeiros 30 minutos), Ht, urina tipo 1, função renal, glicemia, eletrólitos, marcadores de necrose miocárdica; deve-se considerar pedir peptídeo natriurético cerebral (BNP) e tentar identificar e tratar as causas desencadeantes.

TRATAMENTO ESPECÍFICO

Crise hipertensiva (assintomática ou oligossintomática)

Não são recomendados vasodilatadores EV

Estudos não mostram benefício em relação a mortalidade ou mesmo evolução de lesão de órgão-alvo na redução abrupta dos níveis de PA. Estudos menores (ensaios clínicos de menor impacto e relatos de caso) mostram efeitos deletérios dessa redução, como piora da função renal ou até acidente isquêmico transitório, principalmente com vasodilatores de ação rápida como nifedipino.

Os pacientes, em sua maioria, são hipertensos crônicos, com história de má aderência, mantendo níveis pressóricos elevados por períodos longos. Mais importante que a redução abrupta nos níveis de PA é a orientação quanto à adesão à terapêutica já proposta ao paciente e, se necessário, encaminhamento a acompanhamento ambulatorial.

Caso o paciente esteja com dor, deve-se realizar analgesia e reavaliar a PA. Considera-se o uso de benzodiazepínicos se o pico hipertensivo estiver acompanhado de exacerbação de sintomas ansiosos.

Urgência hipertensiva

Uso de vasodilatador EV não está indicado.

Também não está comprovado benefício no tratamento, porém, pelo risco associado, orienta-se redução de PA que não obrigatoriamente iniciaria no PS. Deve-se dar preferência aos vasodilatadores VO de meia-vida curta (a maioria dos estudos é feita com clonidina e hidralazina).

A principal recomendação nessa população de risco é o acompanhamento ambulatorial precoce.

Hipertensão acelerada-maligna

Hipertensão com alteração de fundo de olho, especialmente papiledema, além de retinopatia hipertensiva graus III e IV. Os sintomas mais comuns são alterações visuais, cefaleia e mal-estar. Múltiplos órgãos e sistemas podem estar envolvidos.

Pode acontecer no contexto de HAS secundária.

Fisiopatologia

Alteração vascular com necrose fibrinoide de arteríolas e proliferação miointimal das pequenas artérias gerando lesão endotelial. À microscopia, observam-se vasoconstrição, trombos em microcirculação e edema cerebral. Há territórios com vasoconstrição e com vasodilatação, além de hiperativação adrenérgica e do sistema renina-angiotensina-aldosterona.

Exames

Os exames realizados para seu diagnóstico são ECG, RX de tórax, hemograma, função renal com eletrólitos, marcadores de necrose miocárdica e glicemia. Deve-se considerar TC de crânio e punção liquórica, bem como a realização de ecocardiograma.

Tratamento

O tratamento depende da apresentação clínica: quando não complicada, ou seja, sem papiledema, perda de função renal ou alterações cardiovasculares e neurológicas, deve ser considerada urgência hipertensiva; quando houver disfunção de órgão-alvo, deve-se considerar como emergência e iniciar nitrato EV, com redução até 20% da PA média inicial em 1 hora. Não se deve reduzir a PA diastólica para < 100-110 mmHg, podendo-se normalizar a pressão em 2-3 dias com medicação VO.

AVC (Capítulo 49)

No AVC isquêmico, ocorre perda da autorregulação do fluxo sanguíneo cerebral na zona de penumbra. Assim, o fluxo depende diretamente da PA e sua redução abrupta pode levar a extensão da área isquêmica. A redução, então, não deve exceder 10-20% da PA média basal.

Redução de PA com agentes endovenosos pode ser definida para pacientes com eventos isquêmicos não candidato a terapias de reperfusão para PAS < 220 mmHg e/ou PAD < 120 mmHg. Já nos pacientes que receberam ou estão recebendo terapia de reperfusão controle é indicado PAS ≤ 185 mmHg e/ou PAD ≤ 110 mmHg.

Pacientes que sofreram eventos hemorrágicos o controle é PAS < 185 mmHg e PAD ≤ 110 mmHg.

Encefalopatia hipertensiva

A encefalopatia hipertensiva resulta da elevação da PA acima dos limites de autorregulação do fluxo sanguíneo cerebral, com consequentes quebra de barreira hematoencefálica, aumento da permeabilidade vascular com micro-hemorragias e edema cerebral. Caracteriza-se por hipertensão, alteração do nível de consciência e papiledema.

É mais comumente observada em pacientes previamente normotensos (jovens com glomerulonefrite ou eclâmpsia), pois em hipertensos de longa data a curva de fluxo × pressão é deslocada para a direita, tolerando-se níveis mais altos de pressão sem perda da autorregulação.

Os sinais e sintomas são de hipertensão intracraniana: cefaleia, vômitos em jato e alterações da consciência, como coma e convulsões.

A presença de papiledema é comprobatória (Capítulo 268). Deve-se procurar também hemorragias e exsudatos.

Exames

Os exames para se realizar o diagnóstico são ECG, RX de tórax, exames gerais com função renal e marcadores de necrose miocárdica. Deve-se realizar TC de crânio para descartar outras causas de hipertensão intracraniana e identificar achados sugestivos de encefalopatia hipertensiva, como leucoencefalopatia com acometimento principalmente da substância branca parieto-occipital.

Tratamento

O tratamento é feito com a administração de:

- nitroprusseto de sódio, EV: com o objetivo de redução da PA – inicialmente, 10-20% da PA média inicial ou PA diastólica de 100 mmHg, o que for mais alto;
- anticonvulsivantes caso haja convulsões recorrentes ou estado de mal epiléptico: diazepam durante a crise (10-20 mg) e fenitoína para evitar recorrência (dose total de 15-20 mg/kg diluídos em SF, com velocidade de infusão de 50 mg/min).

IAM (Capítulo 87)

O objetivo do tratamento da hipertensão é reduzir a PA sem aumentar a frequência cardíaca, a fim de se reduzir o consumo miocárdico. O controle da PA também ajuda na analgesia.

Nitratos são as drogas de escolha, pois reduzem a pré-carga e promovem vasodilatação coronária. Também podem ser utilizados betabloqueadores.

Dissecção de aorta (Capítulo 94)

Dor lancinante retroesternal com irradiação para o dorso associada à clínica das complicações: AVC, IAM, hemopericárdio, insuficiência cardíaca, insuficiência renal aguda e sinais de isquemia em outros órgãos. Acompanham sintomas adrenérgicos como palidez, diaforese e taquicardia.

Observa-se a presença de pulsos assimétricos, com diferença de PA diastólica > 20 mmHg.

Diagnóstico

Devem ser solicitados ecocardiograma e ângio-TC. Quanto ao ecocardiograma, o exame transesofágico apresenta maior sensibilidade (98 × 75% do transtorácico). Eventualmente, pode ser feito diagnóstico por meio de ângio-RNM, mas com necessidade de deslocamento do paciente e tempo maior de duração do exame.

Outros exames que devem ser realizados são: ECG, RX de tórax, hemograma, marcadores de necrose miocárdica, função renal com eletrólitos, TP, TTPa e urina tipo 1.

Quanto ao acometimento, a dissecção de aorta pode ser classificada em tipos A e B de Stanford:

- tipo A: envolve aorta proximal, com indicação de tratamento cirúrgico preferencialmente após estabilização clínica;
- tipo B: envolve dissecções distais, geralmente de tratamento clínico. Os pacientes devem ser avaliados por equipe cirúrgica assim que se determina o diagnóstico.

Não há consenso sobre o alvo a ser atingido, mas sabe-se que a PA deve ser mantida no menor nível tolerado pelo paciente, aceitando-se redução mais rápida, de 25%

nas primeiras horas. É imperativo o uso de betabloqueadores antes dos vasodilatadores. Evitando a taquicardia reflexa, e também agindo na variação de pressão sobre o tempo (∂P/∂t) e importante mecanismo de propagação da lesão.

Os betabloqueadores objetivam manter a frequência cardíaca < 60 bpm. Deve-se utilizar agente EV (metoprolol, propranolol e esmolol, vantagem para o último por ser seletivo e mais fácil a titulação da dose). Caso haja contraindicação ao betabloqueador, pode-se tentar controlar a frequência cardíaca com bloqueador dos canais de cálcio EV (verapamil ou diltiazem).

Insuficiência ventricular esquerda aguda e edema agudo dos pulmões

O aumento da PA pode desencadear edema agudo dos pulmões (EAP) por aumento abrupto da pós-carga.

Deve-se solicitar exames de RX de tórax, ECG, gasometria, função renal, BNP ou NT-proBNP e marcadores de necrose miocárdica. O objetivo é tentar identificar e tratar os fatores desencadeantes. Deve-se considerar ecocardiograma e pesquisa de isquemia.

Tratamento

Deve-se fazer avaliação em sala de emergência, com monitorização e oximetria de pulso e aporte de oxigênio caso necessário.

O paciente deve ser mantido em decúbito elevado.

VNI com pressão positiva (preferencialmente CPAP, porém BiPAP também tem benefício) reduz a mortalidade. Isso ocorre pois há uma diminuição da pressão transmural decorrente do aumento da pressão intratorácica, reduzindo a pós-carga; além de diminuição da pré-carga pela redução do retorno venoso (o qual depende de pressão negativa na caixa torácica) e aumento de pressão alveolar acima da pressão hidrostática do vaso (impedindo o extravasamento de líquido para o alvéolo).

Para se obter uma redução do volume circulante, deve-se administrar diuréticos (furosemida, 0,5-1 mg/kg).

Com o objetivo de facilitação do trabalho hemodinâmico, recomenda-se a administração de:

- nitratos EV: a nitroglicerina promove vasodilatação venosa, o que faz com que o volume se redistribua no território periférico, melhorando a congestão. Com doses mais altas, ocorre progressivo efeito arteriodilatador e redução da pós-carga (dose inicial de 5-10 mcg/min, titulada a cada 3-5 minutos); o nitroprusseto, por sua vez, tem potente ação arteriodilatadora, sendo efetivo para redução da PA. Deve ser evitado em casos de suspeita de isquemia, pois pode evitar o efeito teórico do fenômeno de roubo de fluxo no território coronário (dose inicial de 0,3-0,5 mg/kg/min). Ambos, nitroglicerina e nitroprusseto, podem causar cefaleia por vasodilatação e meta-hemoglobinemia. É necessário ter cautela na utilização de inibidores da fosfodiesterase, pelo risco de vasodilatação induzida pelo óxido nítrico e hipotensão. O nitroprusseto é fotossensível;
- morfina: também é venodilatador; diminui a sensação de dispneia e ativação do sistema nervoso simpático, levando a menor consumo de oxigênio pelo miocárdio; também facilita a tolerância à VNI. Deve ser feita diluição, com aplicação venosa de 1-5 mg a cada 5-30 minutos. É importante ter cuidado com o rebaixamento do nível de consciência.

Após a resolução do quadro agudo, deve ser feita a introdução de inibidores da enzima conversora da angiotensina (iECA) VO ou outros vasodilatores VO (hidralazina, clonidina etc.).

Complicações renais

Insuficiência renal pode ser causa ou consequência da hipertensão. É fundamental diferenciar pacientes agudos de crônicos (por meio de história, exame clínico, presença de anemia, tamanho renal e sedimento urinário).

Observam-se as seguintes complicações:

- glomerulonefrite aguda;
- síndrome hemolítico-urêmica/púrpura trombocitopênica trombótica: há dano da célula endotelial, com expressão de moléculas de adesão e deposição de fibrina, cuja deposição na parede vascular pode induzir plaquetopenia e destruição de hemácias, com consequentes lesões isquêmicas renal e cerebral. O diagnóstico envolve a presença de púrpura, plaquetopenia e provas de hemólise. Há a presença > 1% de esquizócitos no sangue periférico. O tratamento é feito com plasmaférese.

Pré-eclâmpsia/eclâmpsia

- Pré-eclâmpsia: hipertensão, edema periférico e proteinúria > 3 g/24 horas. É observada após a 20ª semana de gestação, com maior prevalência em primigestas.
- Eclâmpsia: tríade de pré-eclâmpsia associada a sintomas neurológicos que podem envolver convulsões, confusão mental e coma. O tratamento requer sulfato de magnésio em altas doses por via IM.
- Síndrome HELLP: hemólise, elevação de enzimas hepáticas, queda da contagem de plaquetas (*low platelet count*); pode ser observada na gestação, com o uso de ciclosporina ou infecções, como por *Escherichia coli* produtora de shiga-toxina.

Deve-se iniciar o tratamento hipotensor se PA > 180 × 110 mmHg, evitando-se abaixar para < 150 × 90 mmHg.

Pela teratogenicidade, o uso de iECA e antagonistas do receptor de angiotensina é contraindicado. Dá-se preferência à metildopa (alfametildopa) até 1,5 g/dia em 3 tomadas. Na ausência de resposta, pode-se associar nifedipino, betabloqueadores ou, mais raramente, diuréticos.

Crise simpática

Ocorre em decorrência de overdose de cocaína, intoxicação por simpaticomiméticos ou inibidores da monoaminoxidase, feocromocitoma e retirada abrupta de anti-hipertensivos ("efeito rebote", mais comum com agentes centrais e betabloqueadores).

Deve-se considerar quadro de abstinência (Capítulo 59).

Na intoxicação por cocaína, o uso de betabloqueadores deve ser cauteloso, por conta do risco de hiperatividade alfa-adrenérgica (Capítulo 256).

MEDICAÇÕES EV

Furosemida

- Apresentação: ampolas de 20 mg/2 mL.
- Dosagem: *bolus* inicial de 0,5-1 mg/kg, repetir conforme resposta.
- Deve-se quantificar a diurese e observar sódio, potássio e creatinina.

Betabloqueadores

Devem ser administrados de maneira lenta, em cerca de 5 minutos.

Evita-se sua administração em EAP ou insuficiência ventricular esquerda aguda.

Deve-se observar, após cada dose, ausculta pulmonar, PA, frequência cardíaca e oximetria de pulso.

Esmolol

- Apresentação: ampolas de 2.500 mg/10 mL (250 mg/mL) e 1.000 mg/mL (100 mg/mL).
- Diluição: 2 ampolas de 2.500 mg em 500 mL ou 1 ampola em 250 mL, com concentração final de 10 mg/mL.
- Dose de ataque: 0,5 mg/kg/min.
- Manutenção: até 0,3 mg/kg/min.

Metoprolol

- Apresentação: ampolas de 5 mg/5 mL (1 mg/mL).
- Infusão: 1 mg/min, ou seja, 5 mg em 5 minutos – esperar 5-10 minutos e repetir, até o máximo de 15 mg.

Deve-se observar, entre as doses, frequência cardíaca, PA, oximetria de pulso e ausculta pulmonar.

Propranolol

- Apresentação: ampolas de 10 mg/mL.
- Dose total: 0,2 mg/kg, dividida em 3 doses iguais.

Deve-se realizar cada dose em 2-5 minutos e repetir após 5-10 minutos, até completar a dose total. Entre as doses, observam-se frequência cardíaca, PA, oximetria de pulso e ausculta pulmonar.

Nitratos

Nitroglicerina

- Apresentação: ampolas de 5-10 mL, 5 mg/mL.
- Diluição: em SF ou SG; deve ser preparada em recipiente de vidro (diluição habitual: nitroglicerina, 50 mg + SF, 240 mL, EV em bicarbonato de sódio, 200 mcg/mL).
- Iniciar com 5 mcg/min e aumentar 5 mcg/min a cada 3-5 minutos.
- Efeitos adversos: cefaleia, hipotensão e taquicardia reflexa. Não utilizar em conjunto com inibidores da fosfodiesterase-5.

Doses altas de nitroglicerina apresentam risco de metemoglobinemia.

Nitroprusseto

- Apresentação: ampola de 2 mL (25 mg/mL).
- Diluição: preferencial em SG. É necessária fotoproteção (diluição habitual: nitroprusseto de sódio, 50 mg + SG, 248 mL, EV, em bicarbonato de sódio, 200 mcg/mL).

Doses altas em pacientes com disfunção renal aumentam risco de toxicidade por cianeto ou tiocianato e acidose metabólica com hiperlactatemia. Podem ocorrer hipotensão, cefaleia, palpitações, desorientação, náuseas. É fundamental ter cautela em síndrome coronária, pelo risco de roubo de fluxo. Deve-se ter cuidado com o uso recente de inibidores da fosfodiesterase-5. Não administrar no mesmo acesso de soluções alcalinas.

BIBLIOGRAFIA

Feitosa-Filho GS, Lopes RD, Poppi NT, Guimarães HP. Hypertensive emergencies. Rev Bras Ter Intensiva 2008;20(3):305-12.

Kessler CS, Joudeh Y. Evaluation and treatment of severe asymptomatic hypertension. Am Family Physician 2010;81(4):470-6.

Marik PE, Varon J. Hypertensive crises: challenges and management. Chest 2007;131:1949-62.

Malachias MVB, Souza WKSB, Plavnik FL, Rodrigues CIS, Brandão AA, Neves MFT, et al. VII diretriz brasileira de hipertensão arterial. Arq Bras Cardiol 2016; 107(3 supl 3):1-83.

Martin JFV, Loureiro AAC, Cipullo JP. Hypertensive crisis: clinical-therapeutic updating. Arq Ciênc Saúde 2004;11(4):253-61.

Perez MI, Musini VM. Pharmacological interventions for hypertensive emergencies: a Cochrane systematic review. J Hum Hypert 2008; 22:596-607.

DOENÇAS CARDIOVASCULARES

ALEXANDRE DE MATOS SOEIRO

83 FUNDAMENTOS DE ELETROCARDIOGRAFIA

Rafael Saad

ROTEIRO DE INTERPRETAÇÃO DO ECG

- Ritmo.
- Frequência cardíaca (1.500/RR).
- Duração de: onda P, intervalo PR, complexo QRS e intervalo QT.
- Orientação da onda P.
- Orientação do complexo QRS.
- Alterações do segmento ST.

TÉCNICA PARA REALIZAÇÃO DO ECG

O paciente deve estar em decúbito dorsal horizontal, relaxado e com a pele limpa.

Locais dos eletrodos

A localização dos eletrodos é feita conforme mostrado nas Figuras 1 e 2:

- plano frontal (DI, DII, DIII, aVR, aVL, aVF):
  – RA: braço direito;
  – LA: braço esquerdo;
  – RL: perna direita;
  – LL: perna esquerda;
- plano horizontal (precordiais):
  – V1: IV espaço intercostal paraesternal direito;
  – V2: IV espaço intercostal paraesternal esquerdo;
  – V3: ponto médio entre V2 e V4;
  – V4: V espaço intercostal, na linha hemiclavicular esquerda;
  – V5: linha horizontal a partir de V4 na linha axilar anterior esquerda;
  – V6: linha horizontal a partir de V4 na linha axilar média esquerda;
- derivações extras:
  – V7: linha horizontal a partir de V4 na linha axilar posterior esquerda;
  – V8: linha horizontal a partir de V4 na linha infraescapular esquerda;
  – V3R: ponto médio entre V1 e V4R;
  – V4R: V espaço intercostal, na linha hemiclavicular direita.

Para avaliar melhor a onda P, utilizando leitura em DI, colocar o eletrodo do braço direito no II espaço intercostal direito e o eletrodo do braço esquerdo no IV espaço intercostal à direita (derivação de Lewis) ou à esquerda (derivação de Golub).

Valores normais

- Onda P = 0,08-0,11 segundo.
- Intervalo PR = 0,12-0,2 segundo (variação conforme idade e frequência cardíaca).
- Intervalo QRS = 0,08-0,11 segundo.

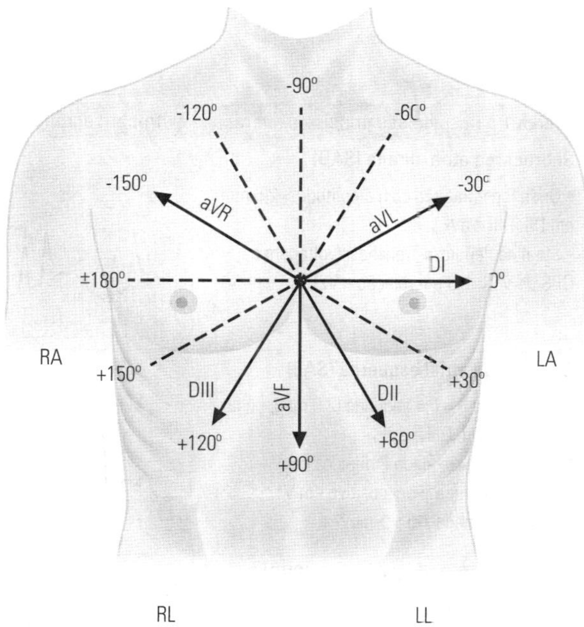

Figura 1 Sistema hexaxial de derivações (plano frontal). RA: braço direito; LA: braço esquerdo; RL: perna direita; LL: perna esquerda.

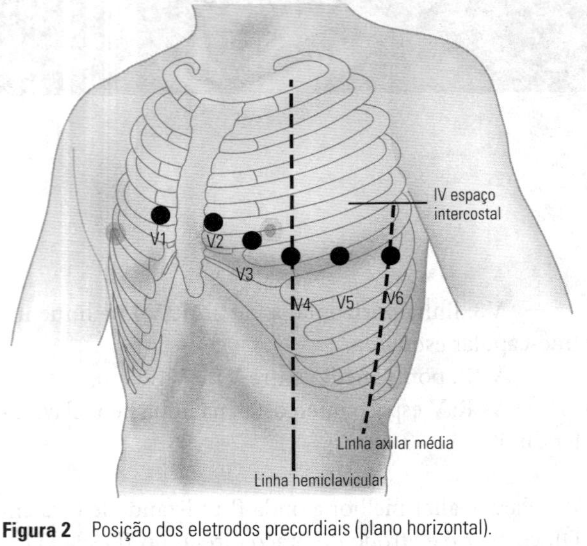

Figura 2 Posição dos eletrodos precordiais (plano horizontal).

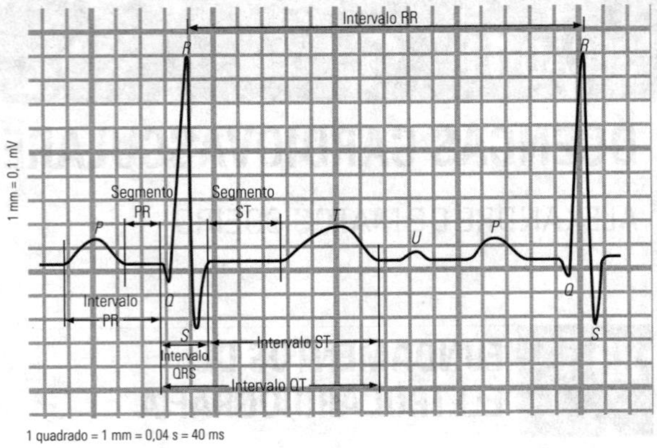

Figura 3 Traçado de ECG e valores de referência.

- Intervalo QT = 0,34-0,44 segundo (utilizar fórmula de Bazett para QT corrigido: QT corrigido = QT/√RR em segundos).
- Orientação normal da onda P: 0 a +90° no plano frontal.
- Orientação normawl do complexo QRS: -30° a +90° no plano frontal; para trás no plano horizontal.
- Frequência cardíaca = 60-100 bpm.

O cálculo da frequência cardíaca é feito com a fórmula 1.500/RR (sendo RR a distância entre 2 complexos QRS em milímetros). Como regra prática, utilizando-se a distância entre 2 complexos QRS de ritmo regular, considera-se que a cada 5 mm (1 quadrado maior do traçado de ECG) a frequência cardíaca decai: 300 – 150 – 100 – 75 – 60 – 50 bpm.

Tabela 1 Resumo das principais alterações eletrocardiográficas

Sobrecarga atrial direita (SAD) ▪ Onda P pontiaguda com amplitude > 2,5 mm em DII, DIII e aVF ▪ Sinal de Peñaloza-Tranchesi (voltagem de QRS de V1 < 1/3 em relação a V2)	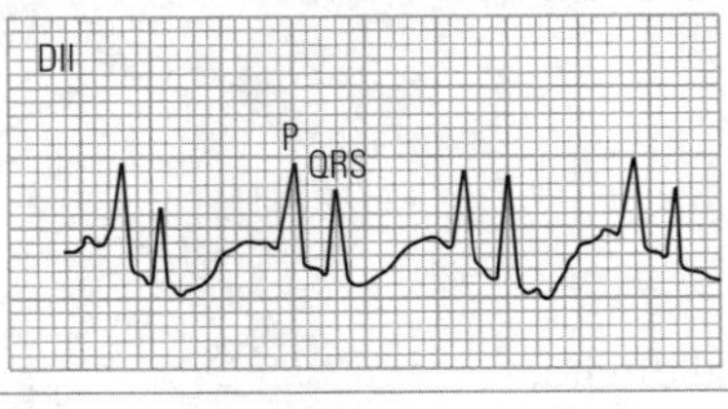
Sobrecarga atrial esquerda (SAE) ▪ Duração de P > 0,1 segundo (2,5 mm); onda P bífida em DII, DIII e aVF ▪ Sinal de Morris (onda P difásica com componente negativo > positivo em V1, componente negativo > 1 mm²)	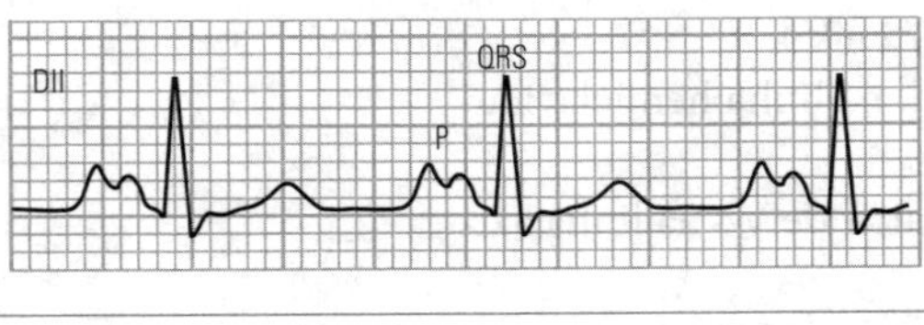 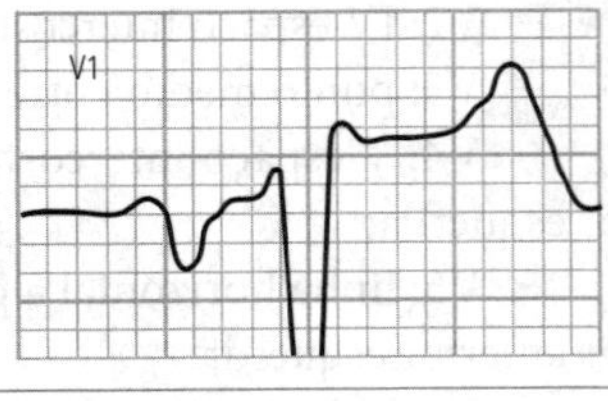
Sobrecarga ventricular direita (SVD) ▪ Desvio do eixo QRS para a direita, R dominante em V1 e S profunda em V5 e V6	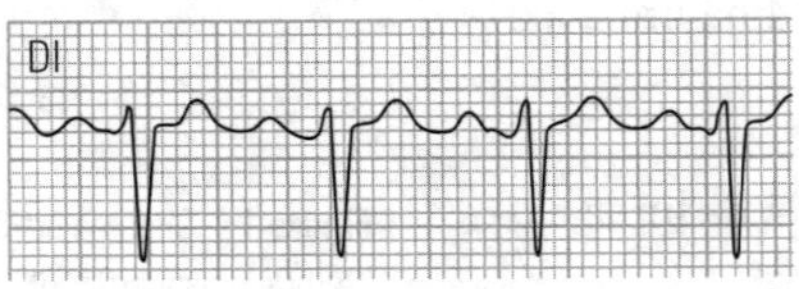 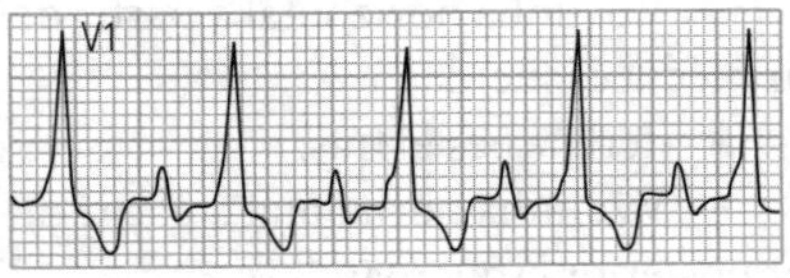

(continua)

Tabela 1 Resumo das principais alterações eletrocardiográficas

Sobrecarga ventricular esquerda (SVE)

- Sokolow e Lyon: soma da amplitude S em V1 ou V2 + R em V5 ou V6 > 35 mm (se idade < 25 anos, > 40 mm)
- *Strain*: alteração da repolarização ventricular em V5 e V6
- Cornell: R em aVL + S em V3 > 20 mm (para mulheres) ou > 28 mm (para homens)
- Cornell modificado: R em aVL > 11 mm (na presença de BDAS, > 13 mm)
- Romhilt-Estes: se ≥ 5 pontos, SVE, se = 4 pontos, SVE provável
  - Sokolow: 3 pontos
  - *Strain*: 3 pontos
  - Morris: 3 pontos
  - Desvio QRS para a esquerda: 2 pontos
  - QRS alargado: 1 ponto
- Lewis: R em D1 > 15 mm
- Casale: S em D3 > 15 mm
- Gubner: R em D1 + S em D3 > 22 mm

- Na presença de BRE: S de V2 > 30 mm e S de V3 > 25 mm; Sokolow > 40 mm; R em aVL > 11 mm; e Morris positivo (SAE associado)

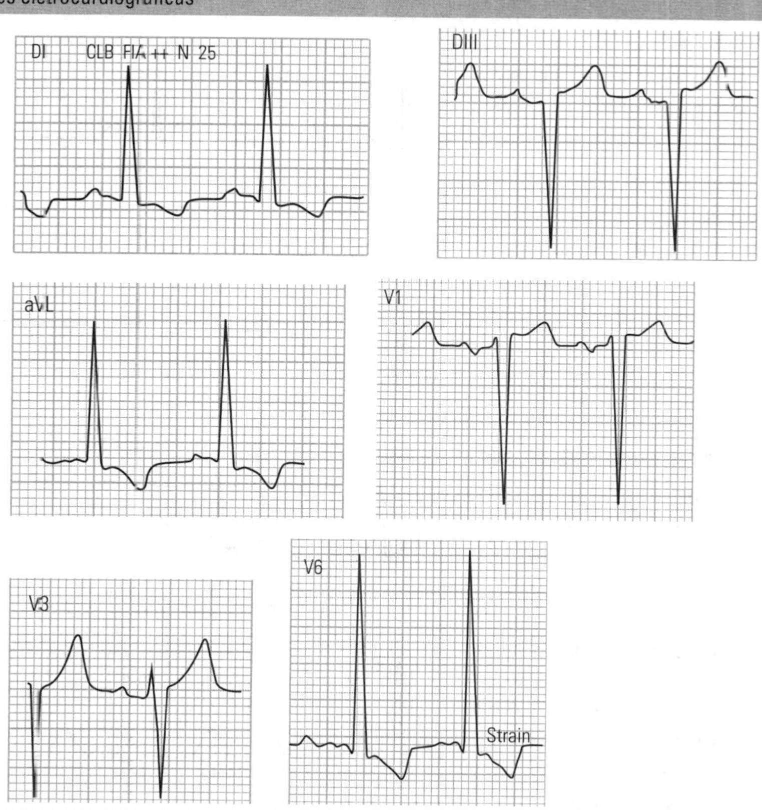

Bloqueio de ramo direito (BRD)

- QRS alargado ≥ 0,12 s
- QRS positivo em V1
- S empastado em V5-V6

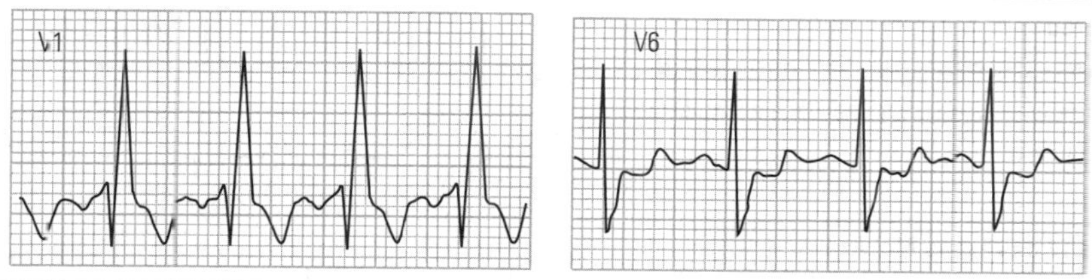

Bloqueio de ramo esquerdo (BRE)

- QRS alargado ≥ 0,12 s
- Orientação QRS normal (negativo em V1)
- Ondas R nas derivações esquerdas (em "torre")

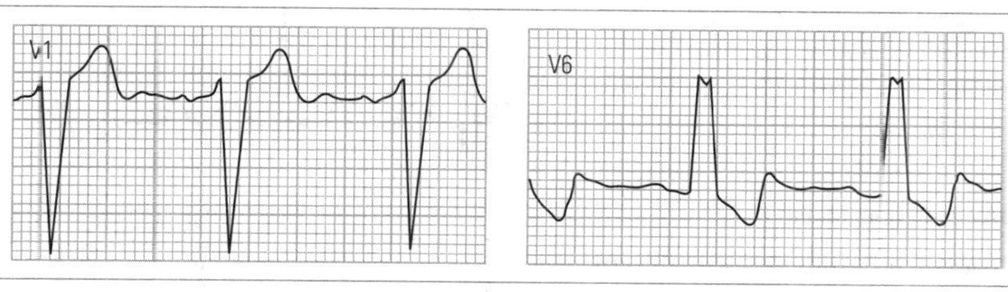

Bloqueio divisional anterossuperior (BDAS)

- QRS desviado para a esquerda, além de -30°
- S em DIII > S em DII

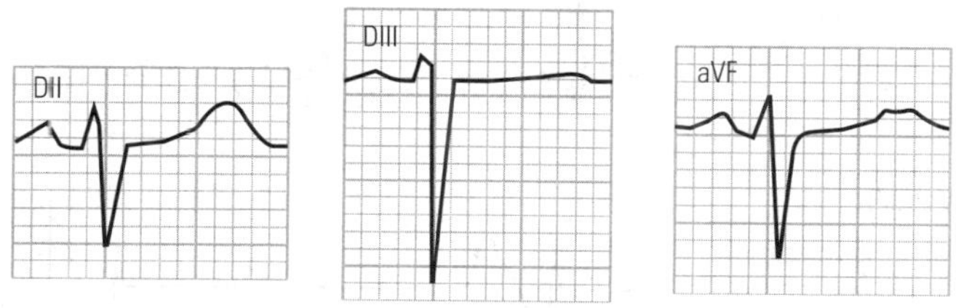

Bloqueio divisional posteroinferior (BDPI)

- QRS desviado para a direita, além de +90° (geralmente, +120°)
- R em DIII > R em DII

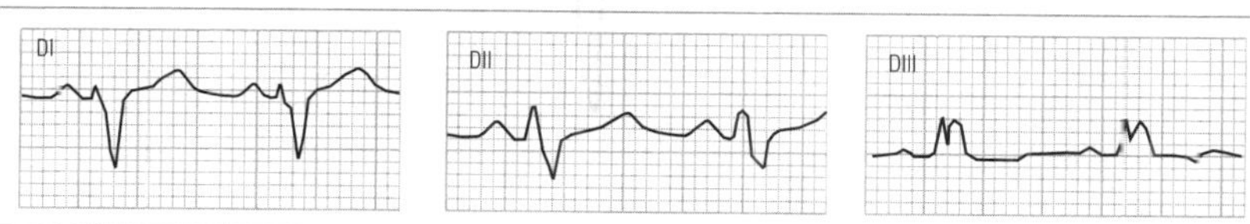

(continuação)

Tabela 1 Resumo das principais alterações eletrocardiográficas

Bradicardia sinusal ▪ Onda P com orientação normal e frequência cardíaca < 50 bpm	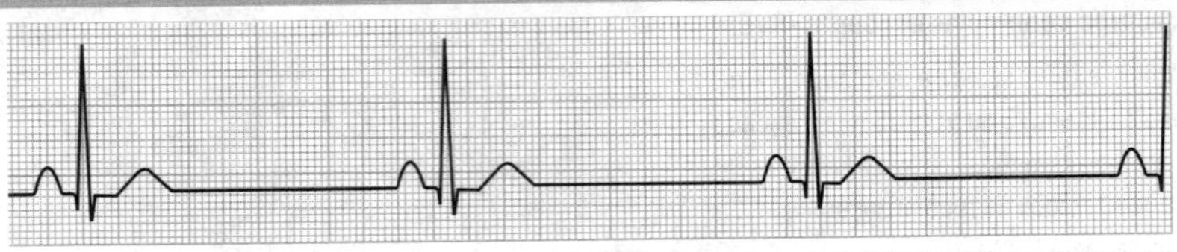
Parada sinusal ▪ Ausência de ondas P por períodos longos, > 2 s	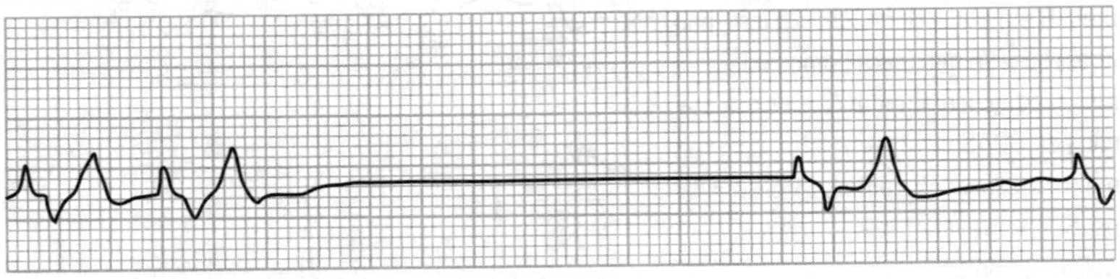
Escapes ▪ Batimentos tardios de origem não sinusal **Ritmo de escape** ▪ Após escape, não há retorno ao ritmo de base, p. ex., ritmo de escape juncional	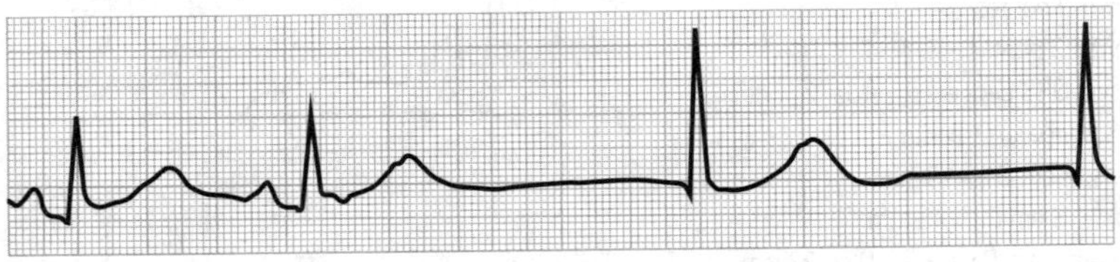
Bloqueio sinoatrial (BSA) ▪ Falha de condução do nó sinusal para átrios e ventrículos; ocorre após encurtamento progressivo do PP (BSA tipo I) ou corresponde ao dobro do RR (BSA tipo II), com ausência de onda P no período de pausa	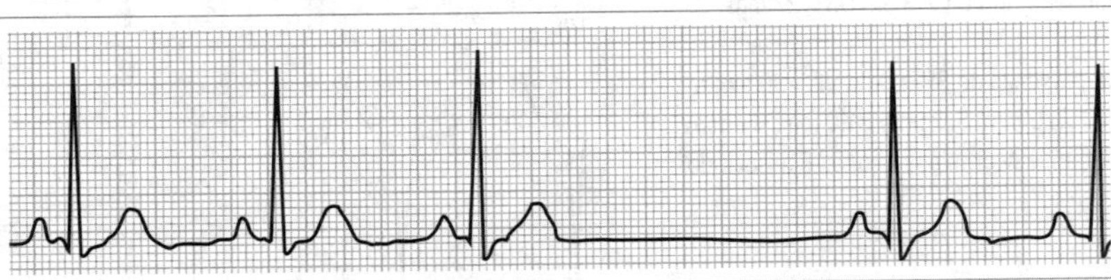
Bloqueio atrioventricular (BAV) de 1° grau ▪ Todas as P conduzem; PR > 0,2 s (valor de referência varia conforme idade e frequência cardíaca)	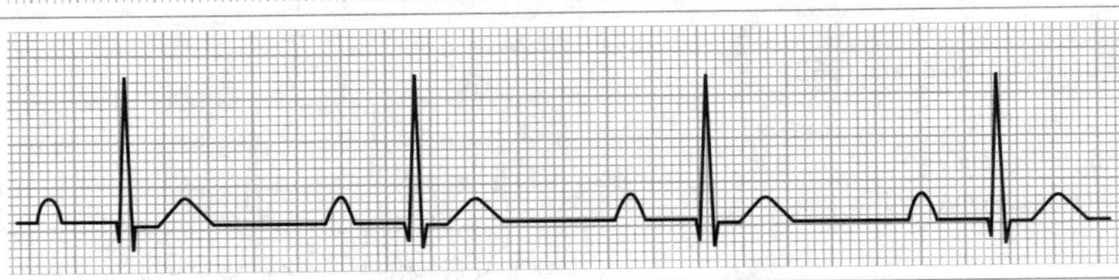
BAV de 2° grau Mobitz I ▪ Algumas ondas P não conduzem; presença do fenômeno de Wenckebach (aumento progressivo do intervalo PR até que ocorra o bloqueio)	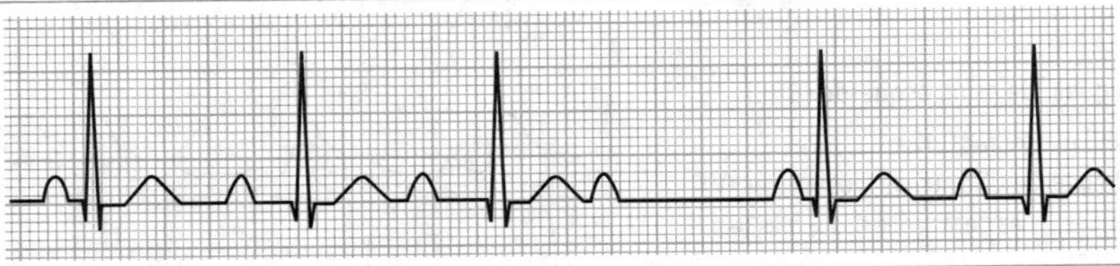
BAV de 2° grau Mobitz II ▪ Algumas ondas P não conduzem; intervalo PR fixo, comumente com QRS largo	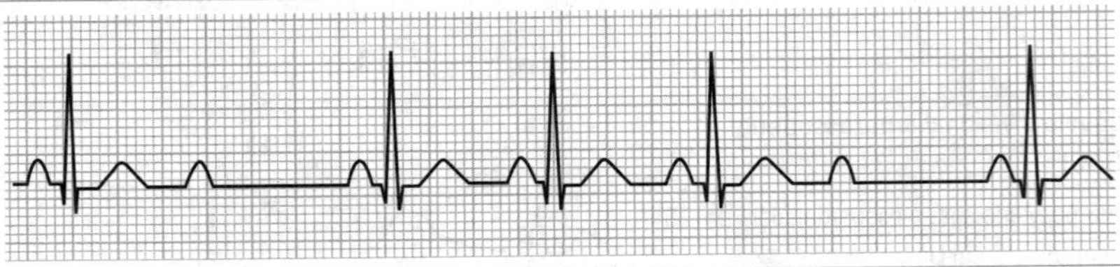
BAV de 3° grau (BAV total) ▪ Nenhuma onda P conduz; dissociação atrioventricular; comumente com QRS largo	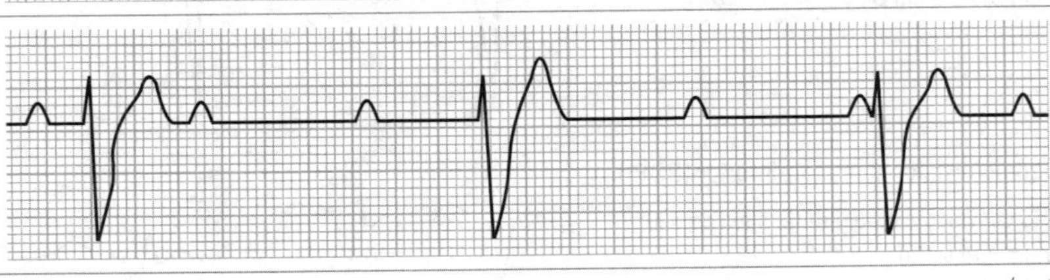

(continua)

(continuação)

Tabela 1 Resumo das principais alterações eletrocardiográficas

Extrassístole (batimento precoce) ventricular (ESV) ▪ QRS alargado, não precedido de onda P Extrassístole supraventricular (ESSV) ▪ QRS geralmente estreito, semelhante ao do ritmo de base	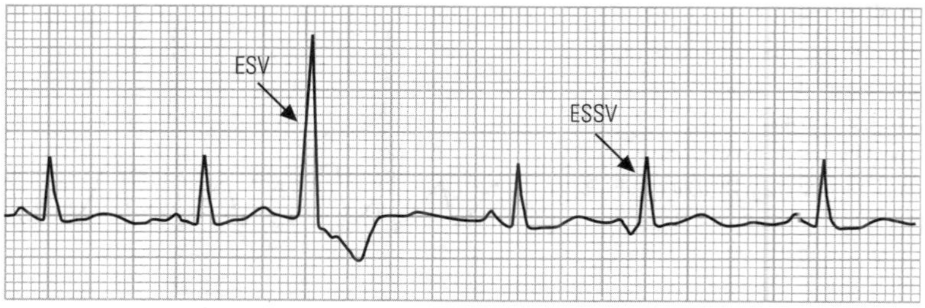
Bigeminismo ▪ Para cada batimento cardíaco normal, uma extrassístole intercalada	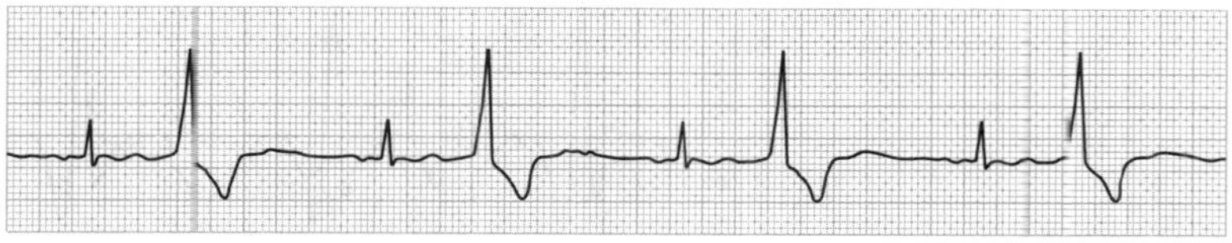
Taquicardia sinusal ▪ Onda P com orientação normal e frequência cardíaca > 100 bpm ▪ Secundária a causas extracardíacas ou cardíacas	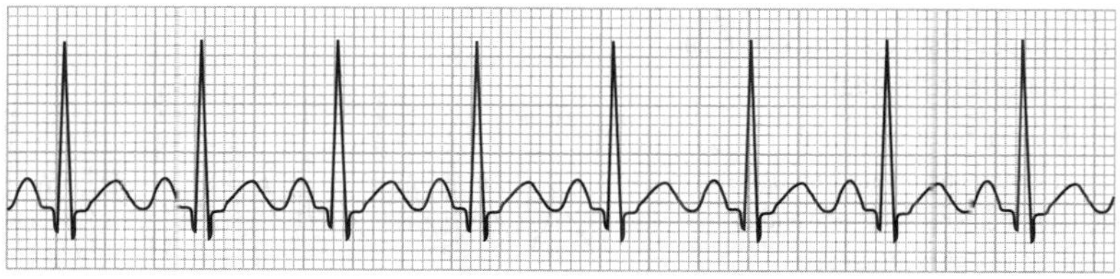
Taquicardia atrial ▪ Ondas P anômalas (não sinusais), frequência atrial geralmente de 150-250 bpm	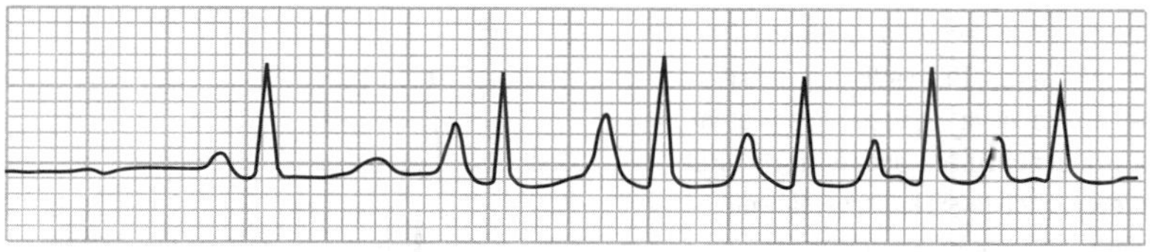
Taquicardia juncional ▪ Onda P negativa antes do QRS (P retrógrada); ou onda P não é visível; ou onda P retrógrada após o QRS (ilustração)	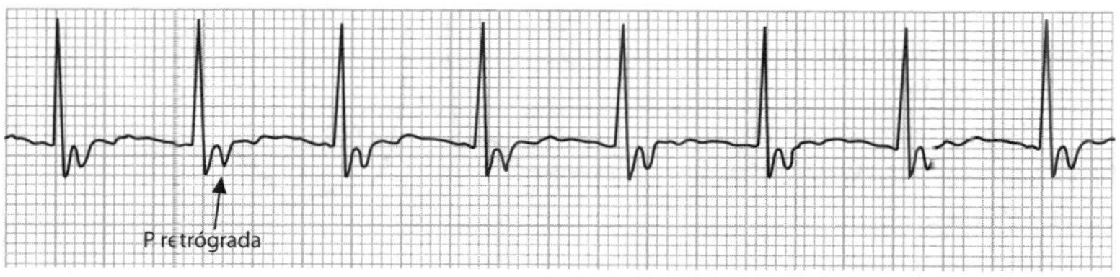
Fibrilação atrial ▪ Ausência de P ▪ Linha de base isoelétrica ou com irregularidades finas (onda f – melhor evidenciada em V1) ▪ Ritmo (RR) muito irregular (irregularmente irregular) ▪ Frequência atrial: 350-700/min ▪ Resposta ventricular pode ser alta (frequência cardíaca > 100 bpm), baixa (< 60 bpm) ou normal	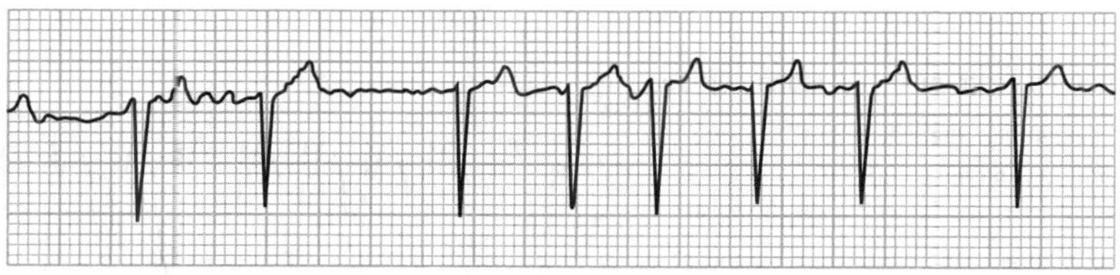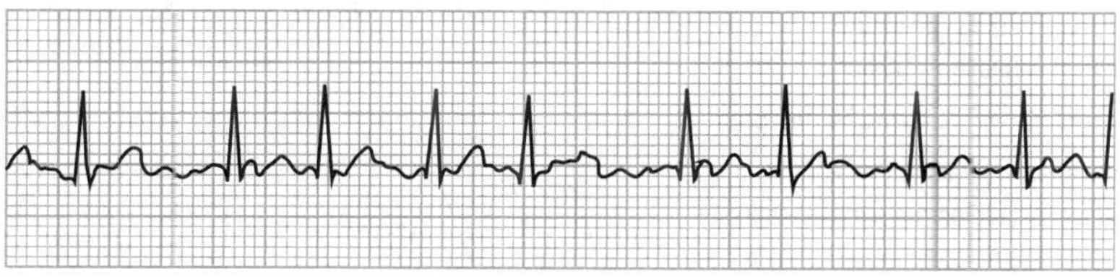

(continua)

(continuação)

Tabela 1 Resumo das principais alterações eletrocardiográficas

Flutter atrial

- Ondas F (aspecto de dente de serrote)
- Frequência atrial: 250-350/min
- BAV (2:1, 3:1 ou 4:1)
- RR constante ou pouco variável
- Ondas F negativas em DII, DIII e aVF (*flutter* comum)

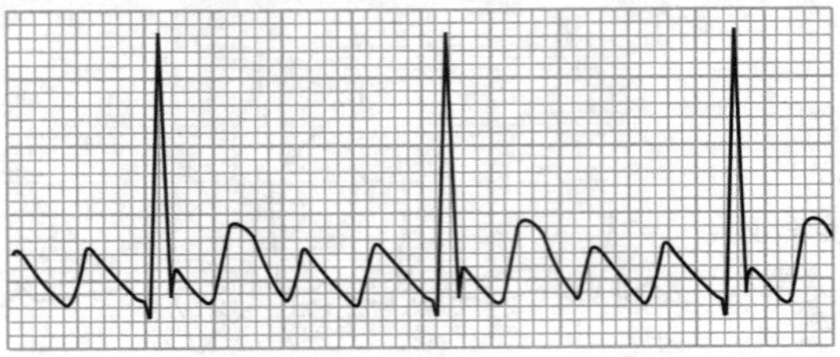

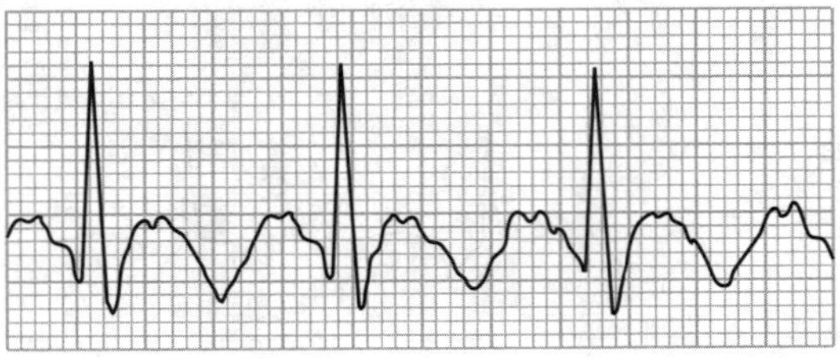

Taquicardia paroxística supraventricular (mecanismos de reentrada)

- Taquicardia por reentrada nodal:
Origem da arritmia no nó atrioventricular, circuito utilizando via rápida no sentido ascendente e via lenta no sentido descendente. Se QRS basal normal, durante taquicardia, aparecem ondas s (pseudo s) em parede inferior (DII, DIII e aVF) e pseudo r' em V1, representando ativação retrógrada atrial (deve ocorrer até 100 ms após início do QRS) Após reversão da taquicardia, geralmente ECG normal, com desaparecimento dos pseudo s e r'
- Taquicardia por reentrada atrioventricular (Wolff-Parkinson-White):
Presença de feixe anômalo atrioventricular com QRS basal apresentando pré-excitação (onda delta + PR curto)

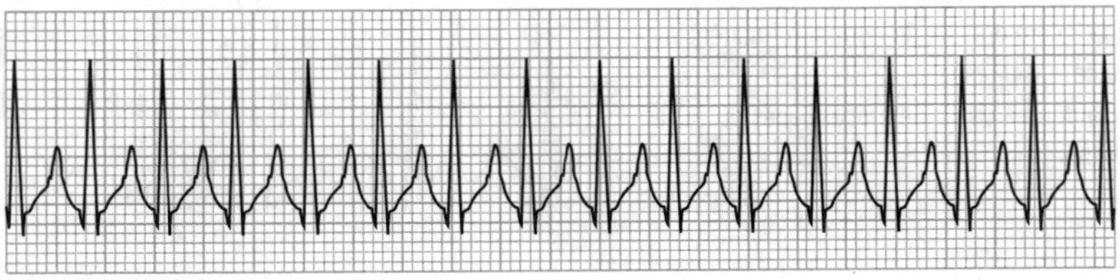

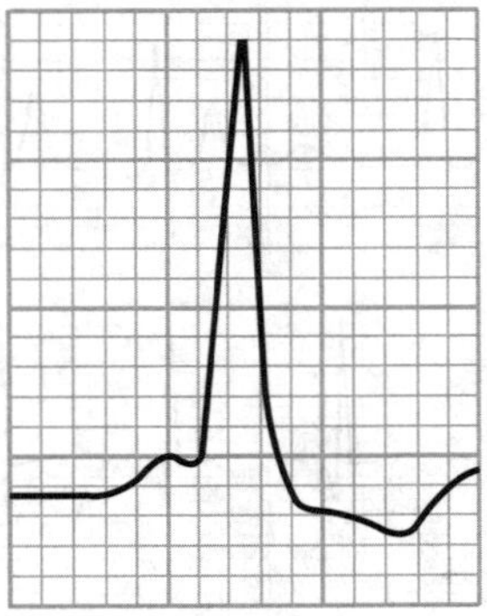

Pré-excitação ventricular (onda delta)

Taquicardia ventricular (TV) monomórfica

- Não sustentada: duração < 30 s
- Sustentada: duração > 30 s

≥ 3 QRS alargados (consecutivos e precoces); QRS não precedidos de onda P; frequência cardíaca > 100 bpm

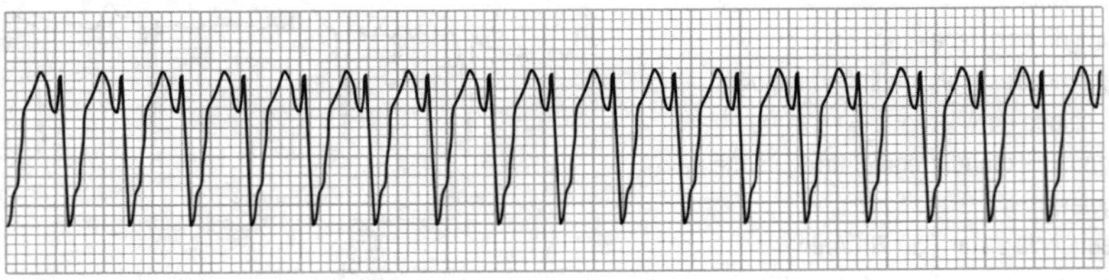

***Torsades de pointes* (torção das pontas)**

- Taquicardia ventricular polimórfica em que os complexos aumentam e diminuem com certo sincronismo ao redor da linha de base, caracterizando movimento em espiral
- É associado a aumento do intervalo QT (congênito ou secundário a drogas)

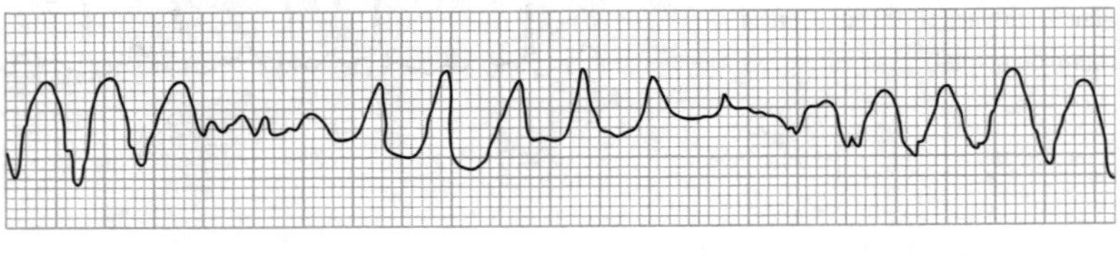

(continua)

Tabela 1 Resumo das principais alterações eletrocardiográficas

Fibrilação ventricular

- Ritmo caótico; ausência de complexos QRS e ondas T, substituídos por ondulações irregulares e de frequência elevada

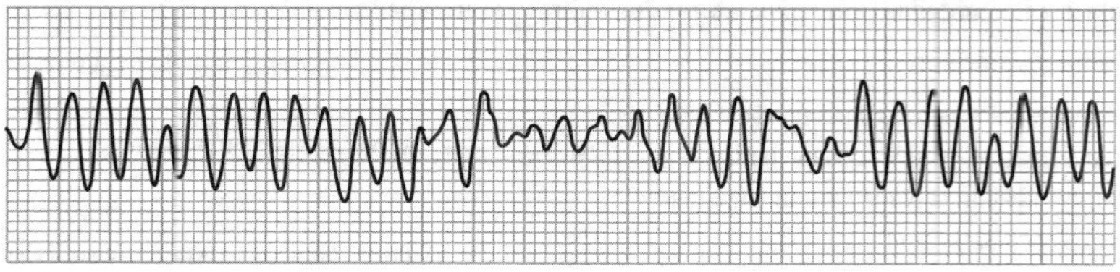

Infarto agudo do miocárdio (IAM)

Localização da parede (artéria provável):

- DII, DIII e aVF: inferior (coronária direita)
- V1 e V2: septal (descendente anterior)
- V3 e V4: anterior (diagonal)
- DI, aVL, V5 e V6: lateral (circunflexa)
- V1 a V6: anterior extenso (coronária esquerda)
- V3R, V4R: ventrículo direito (coronária direita)
- V7 e V8: posterior ou dorsal (imagem em espelho em V1-V3 – infradesnivelamento de ST) (coronária direita ou circunflexa)

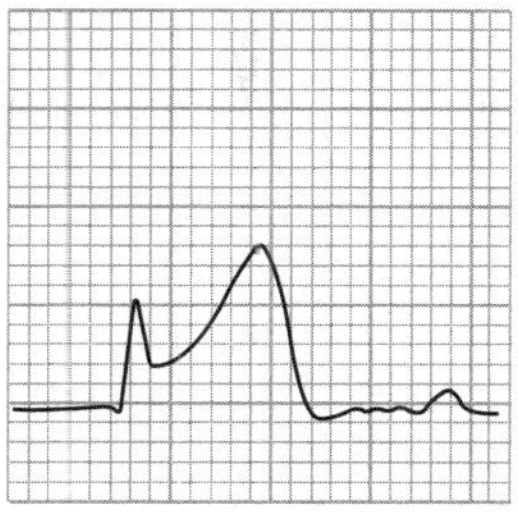

Supradesnivelamento de ST (primeiros minutos)

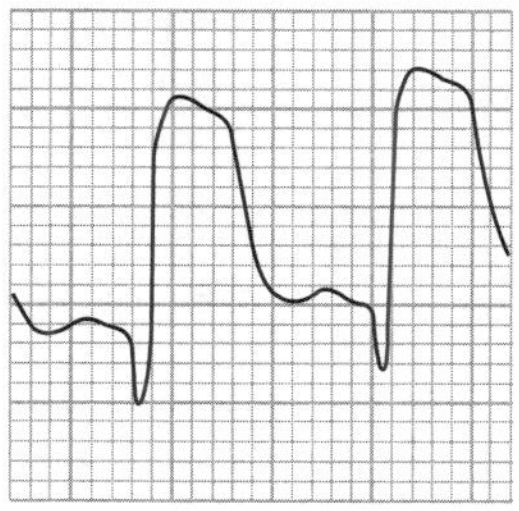

Ondas Q (aproximadamente 6 horas)

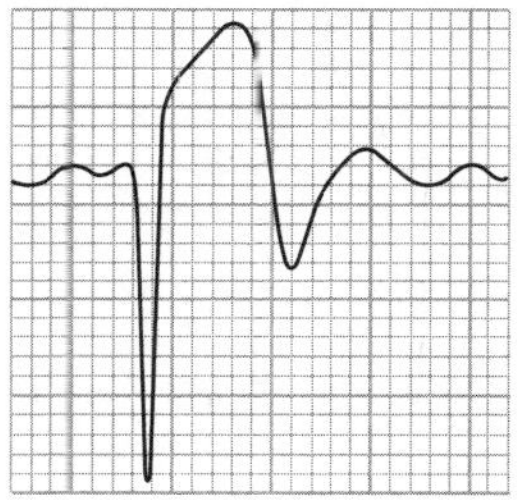

Inversão de T (cerca de 24 horas)

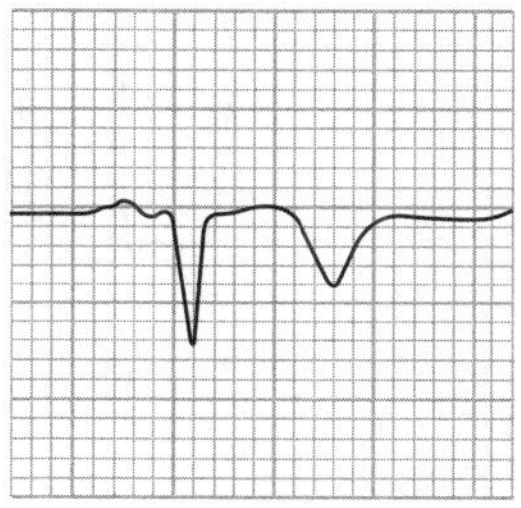

Regressão do supradesnivelamento (< 1 semana)

Tromboembolismo pulmonar (TEP)

- Taquicardia sinusal
- Padrão S1Q3T3 (onda S em DI, onda Q e T invertida em DIII)
- Distúrbio ou bloqueio de ramo direito

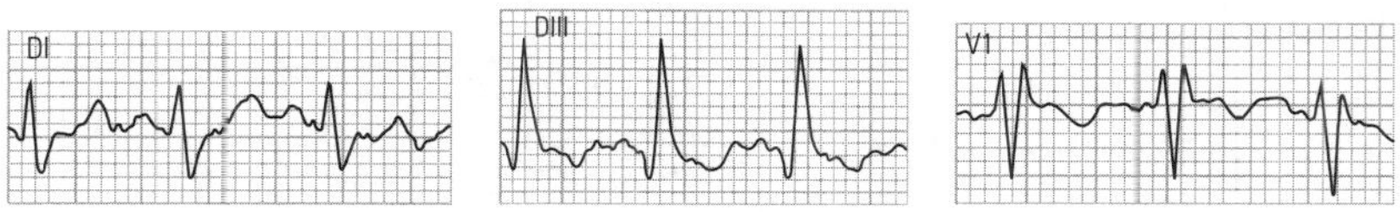

Lesão cerebral aguda

- Ondas T gigantes cerebrais (negativas, profundas e simétricas)
- Prolongamento do intervalo QT

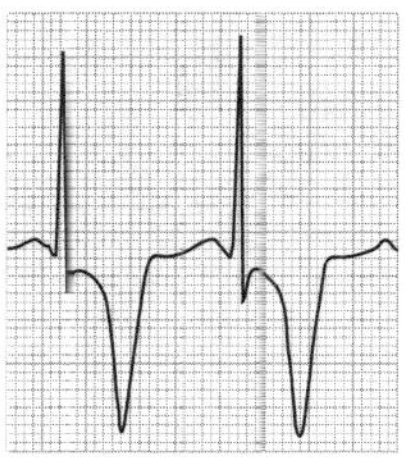

Pericardite

- Taquicardia sinusal
- Supradesnivelamento difuso do segmento ST
- Infradesnivelamento do segmento PR
- Ondas T achatadas ou negativas

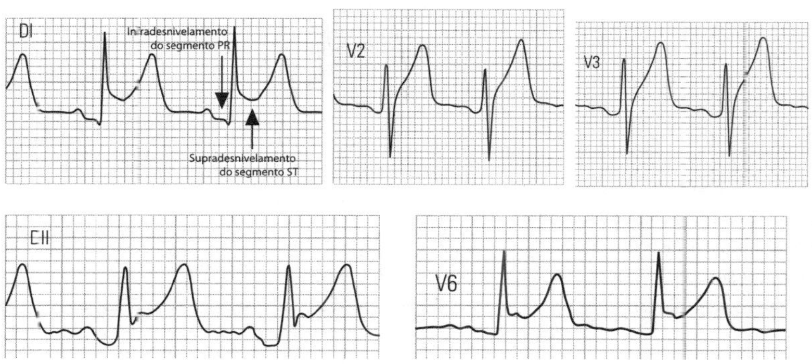

(continua)

(continuação)

Tabela 1 Resumo das principais alterações eletrocardiográficas

Derrame pericárdico

- Baixa voltagem em todo o traçado (< 0,5 mV no plano frontal e < 1 mV no plano horizontal)
- Alternância elétrica (variações da amplitude do QRS a cada batimento)
- Taquicardia sinusal

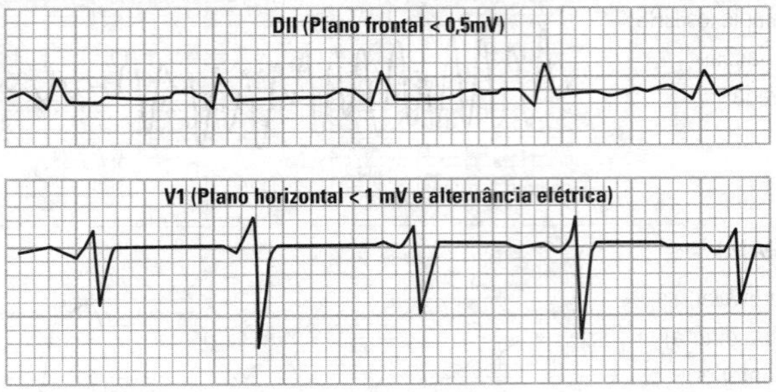

Hipotireoidismo

- Baixa voltagem em todo o traçado; bradicardia sinusal

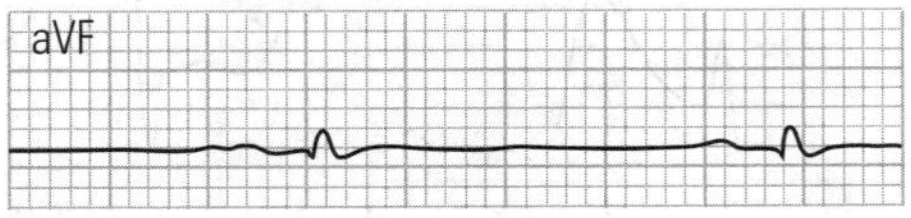

Hiperpotassemia

- Aumento da amplitude da onda T (T "em tenda")
- Alargamento de QRS
- Desaparecimento de onda P
- Padrão sinusoidal

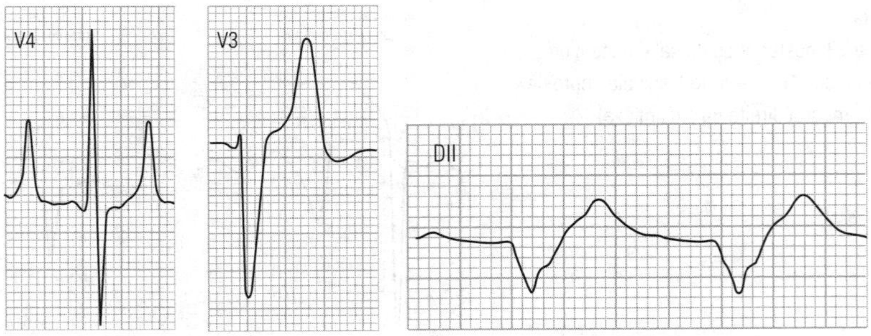

Hipopotassemia

- Achatamento de onda T
- Proeminência da onda U

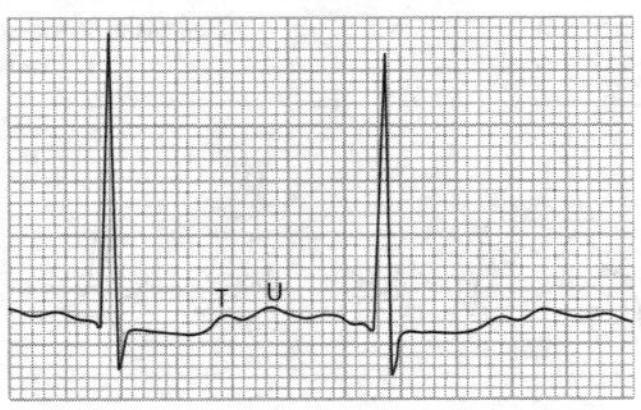

Hipocalcemia

- Aumento do intervalo QT

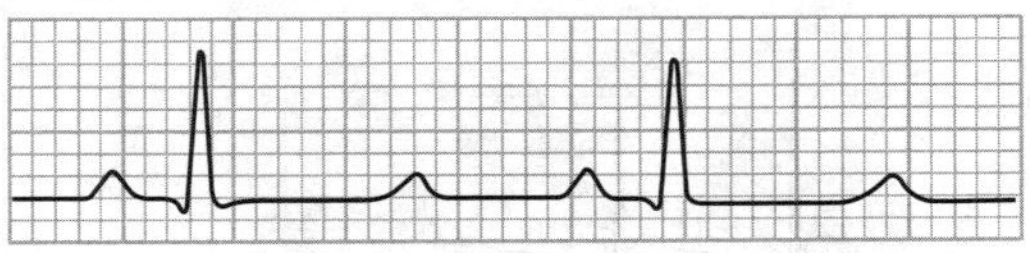

Hipercalcemia

- Diminuição do intervalo QT

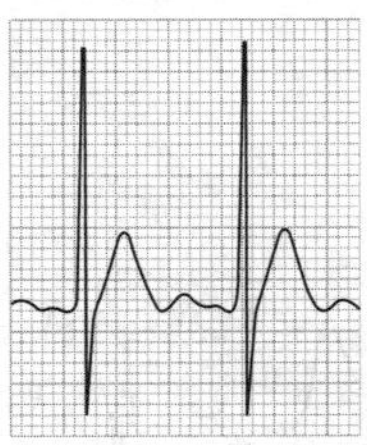

Hipotermia

- Onda J ou O de Osborn (alargamento do QRS à custa de um entalhe final, entre o término do QRS e o início do segmento ST)
- Bradicardia sinusal
- Aumento do intervalo QT

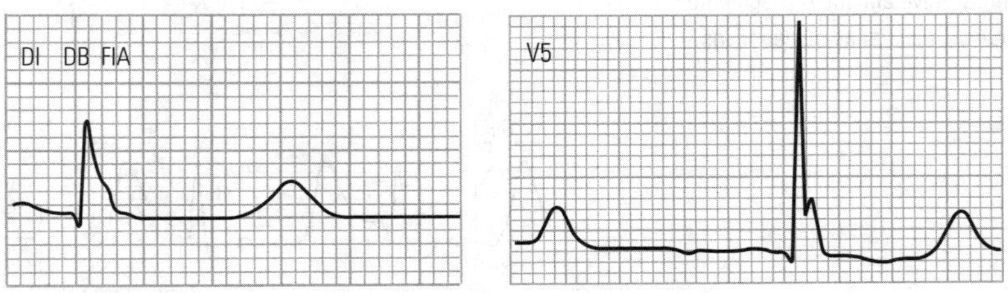

(continua)

(continuação)

Tabela 1 Resumo das principais alterações eletrocardiográficas

Ação digitálica

- Onda T achatada
- Segmento ST infradesnivelado e côncavo (em "colher")
- Intervalo QT diminuído
- Intervalo PR aumentado

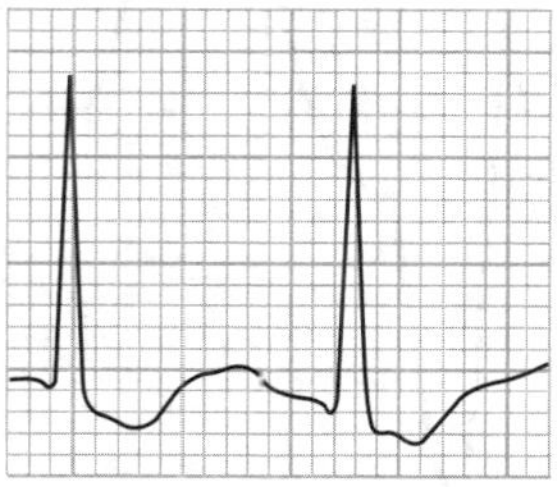

Ação

Intoxicação digitálica (arritmias)

- Extrassístoles ventriculares bigeminadas
- Extrassístoles ventriculares polimórficas
- Taquicardia atrial com BAV variável
- Taquicardia juncional não paroxística
- Dissociação atrioventricular
- Taquicardia bidirecional

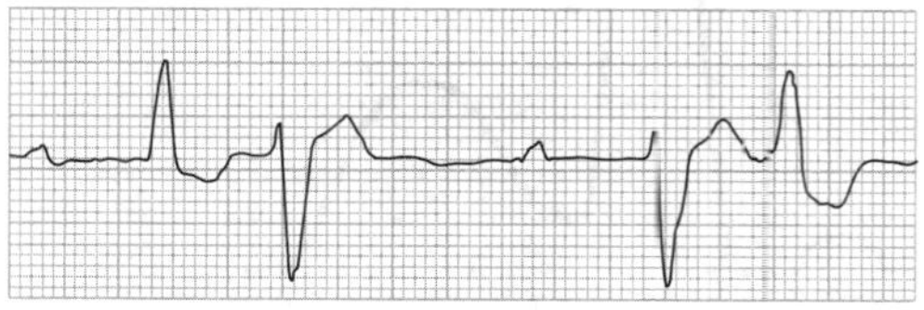

Intoxicação

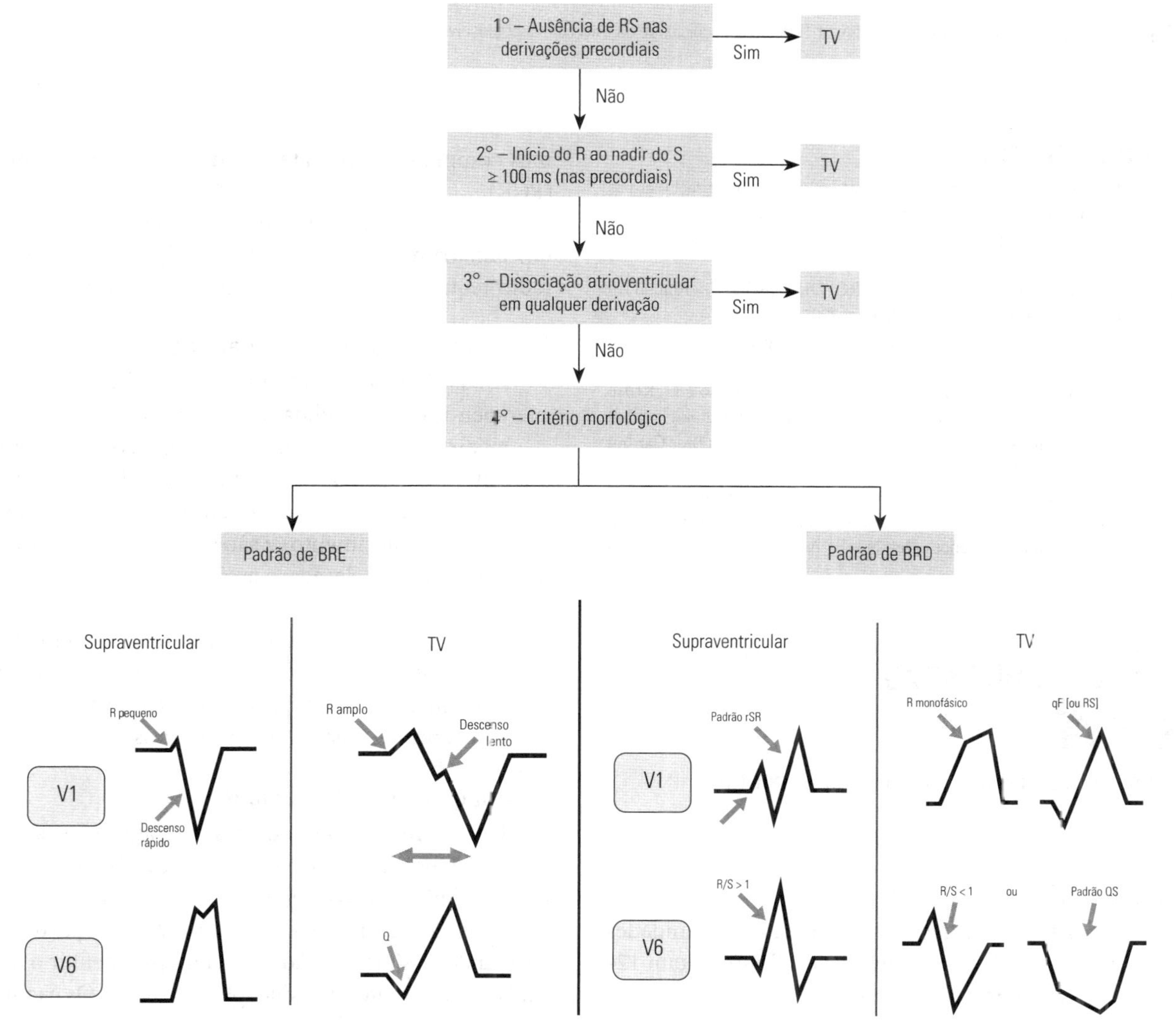

Figura 4 Algoritmo (critérios) de Brugada: diferenciação das taquicardias de complexo largo – taquicardia ventricular (TV) × taquicardia supraventricular com aberrância. BRD: bloqueio de ramo direito; BRE: bloqueio de ramo esquerdo.

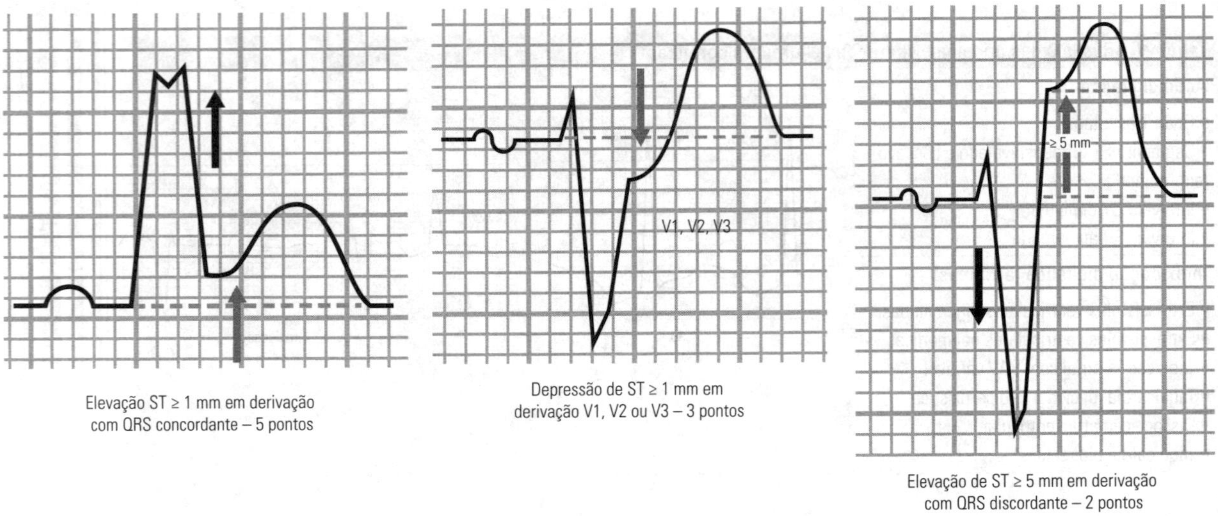

Figura 5 Algoritmo de Sgarbossa. ≥ 3 pontos: 90% de especificidade de IAM com supradesnivelamento de ST (sensibilidade de 36%).

▪ BIBLIOGRAFIA

Eckardt L, Breithardt G, Kirchhof P. Approach to wide complex tachycardias in patients without structural heart disease. Heart 2006;92;704-11.

Friedman AA. Eletrocardiograma em 7 aulas: temas avançados e outros métodos. 2. ed. Barueri: Manole; 2016.

Friedman AA, Grindler J, Oliveira CARO. Diagnóstico diferencial no eletrocardiograma. Barueri: Manole; 2007.

Mangrum JM, DiMarco JP. The evaluation and management of bradicardia. N Engl J Med 2000;342(10):703-9.

Pastore CA, Pinho JA, Pinho C, Samesima N, Pereira-Filho HG, Kruse JCL, et al. III Diretrizes da Sociedade Brasileira de Cardiologia sobre Análise e Emissão de Laudos Eletrocardiográficos. Arq Bras Cardiol 2016;106(4Supl.1):1-23.

Sgarbossa EB, Pinski SL, Barbagelata A, Underwood DA, Gates KB, Topol EJ, et al. Electrocardiographic diagnosis of evolving acute myocardial infarction in the presence of left bundle-branch block. N Engl J Med 1996;334(8):481-7.

84 ARRITMIAS

Laís de Oliveira Toledo, Luciana Sacilotto

DEFINIÇÃO E ETIOLOGIA

As arritmias cardíacas são frequentes em unidades de emergências, UTI e ambulatórios. Representam 12-20% dos atendimentos hospitalares.

Os pacientes com distúrbios do ritmo cardíaco se apresentam em condições variáveis de gravidade, desde palpitações benignas ocasionais, que não requerem exames complementares, até parada cardiorrespiratória (PCR).

O tratamento compreende mudanças comportamentais, antiarrítmicos, estudo eletrofisiológico e ablação por radiofrequência, além de implante de marca-passo.

Mecanismo das arritmias cardíacas

A base iônica das arritmias tem implicação clínica e terapêutica. São divididas em categorias:

- distúrbios na formação do impulso (automatismo e atividade deflagrada): clinicamente, as arritmias por automatismo têm início e término graduais (aquecimento/desaquecimento) e são suprimidas por ritmos de frequência mais elevada, o que é conhecido como *overdrive supression;*
- distúrbios na condução (reentrada): tem início e término súbitos, sendo interrompidas por drogas antiarrítmicas (adenosina) ou cardioversão elétrica;
- distúrbios mistos (ambos os tipos).

Abordagem geral do paciente

Os sintomas mais frequentes são palpitação, fadiga, síncope ou pré-síncope e morte súbita cardíaca (MSC). A história clínica detalhada permite a formulação das hipóteses diagnósticas iniciais e auxilia na estratificação de risco quando os sintomas são suficientes para definir o mecanismo do evento (ex., síncope vasovagal). Os exames complementares podem ser direcionados à queixa clínica e, nesse caso, tem o papel de flagrar a arritmia ("ECG de crise"), ou à investigação de cardiopatia estrutural.

A etapa inicial compreende identificar causas secundárias para os sintomas, conforme indicação clínica, incluindo hipotensão, infecção, distúrbio hidroeletrolítico, anemia, isquemia miocárdica, doenças inflamatórias, hipertireoidismo, hipo/hiperglicemia, medicações bradi ou taquicardizantes, intoxicação exógena e aumento de catecolaminas por tumores, como feocromocitoma.

Por conta do amplo espectro de gravidade, é preciso reconhecer de imediato os fatores de risco para MSC, tanto em pacientes ambulatoriais como naqueles em unidades de emergência. Os principais critérios são individuais (idade, doença cardíaca conhecida ou suspeita) e familiares (MSC precoce, ou seja, com idade < 40 anos). As circunstâncias deflagradoras dos sintomas são importantes na estratificação de risco (estresse físico ou emocional), bem como o comprometimento hemodinâmico resultante da arritmia (baixo débito, síncope com trauma).

O exame físico deve ser direcionado para identificação de cardiopatias estruturais, entretanto não exclui a presença de arritmias potencialmente fatais. Aproximadamente 5-10% das MSC ocorrem em indivíduos com coração normal, em razão de anormalidades elétricas primárias: Wolff-Parkinson-White e canalopatias cardíacas (síndrome do QT longo congênito, síndrome de Brugada, taquicardia ventricular polimórfica catecolaminérgica).

O ECG basal oferece informações de grande valia para estratificação de risco (sinais de cardiopatia estrutural ou de canalopatias); entretanto, para fins diagnósticos, o padrão-ouro é o ECG em vigência de sintomas, já que quaisquer arritmias encontradas em outros momentos não necessariamente explicam os sintomas do paciente.

Demais exames complementares (exames laboratoriais, teste ergométrico, ecocardiograma, Holter de 24 horas, monitor de eventos implantáveis, cintilografia miocárdica, teste de inclinação [*tilt test*], RNM, cineangiocoronariografia e estudo eletrofisiológico) podem ser necessários e planejados de maneira eletiva ou emergencial.

QUADRO CLÍNICO

As palpitações podem ser taquicárdicas, com pausas, sustentadas ou breves, regulares ou irregulares. O início e o término dos sintomas direcionam o raciocínio: início gradual sugere taquicardia sinusal; ao passo que início/término abrupto ou após manobra vagal (tosse, massagem do seio carotídeo, manobra de Valsalva) sugerem taquicardia paroxística supraventricular (TPSV), mais frequentemente taquicardia por reentrada nodal (TRN) e taquicardia atrioventricular (TAV). Idade, sexo e fatores acompanhantes auxiliam o diagnóstico. Palpitações regulares, em mulheres de 40 anos, com *frog* (sensação de batimento no pescoço pela contração atrial contra valvas atrioventriculares fechadas) sugerem fortemente TRN; já em homens em idade mais precoce, associadas a dor precordial, estão mais relacionadas a TAV. Idosos com palpitações irregulares e sensação de coração chacoalhando podem sofrer de fibrilação atrial.

Síncope, pré-síncope ou fadiga estão relacionadas aos sintomas de baixo débito cardíaco. Podem ocorrer de maneira abrupta (reflexo vasovagal, bloqueios atrioventriculares – BAV intermitentes ou taquiarritmias) ou insidiosa e persistente (bradicardias sustentadas).

EXAMES COMPLEMENTARES

O registro dos sintomas do paciente seja palpitação, síncope ou pré-síncope, independentemente do exame utilizado (ECG, teste ergométrico, Holter ou monitor de eventos), direciona a investigação e o tratamento. A decisão sobre a urgência dos exames complementares deve ser cuidadosamente tomada, conforme o risco do paciente.

ECG

O ECG de 12 derivações em vigência dos sintomas (ECG "de crise") é definitivo para o diagnóstico do paciente, abreviando sua investigação. Deve-se fornecer o ECG ao paciente e orientar para que seja tratado como um documento. O eixo e a morfologia da onda P e do complexo QRS, a relação P/QRS e o ritmo são também importantes em condições basais, pois a comparação entre o ECG de crise e o basal pode auxiliar no diagnóstico principal.

Teste ergométrico

Os pacientes que apresentam sintomas de arritmia associada ao estresse físico ou emocional podem ser avaliados durante o teste ergométrico, em que há exposição adrenérgica em ambiente com monitorização cardíaca, a fim de reproduzir os sintomas do paciente, tanto na fase de esforço, como na recuperação. Assim, podem-se documentar arritmias ventriculares, provocar arritmias supraventriculares, determinar a relação entre arritmia e atividade física, adicionar informações relativas ao mecanismo da arritmia e, portanto, auxiliar na escolha do antiarrítmico e na estratificação de risco.

Na avaliação de bradicardias, o teste ergométrico é útil para verificar a resposta cronotrópica ao exercício.

Monitorização cardíaca prolongada

A monitorização eletrocardiográfica prolongada é de fundamental importância. A documentação de extrassístoles atriais e ventriculares, sua relação com as atividades cotidianas, sua densidade e sua complexidade são importantes para a determinação da etiologia, do prognóstico e da resposta terapêutica. Por um lado, quando há correlação da arritmia com sintomas, o diagnóstico clínico é confirmado; por outro, quando não há, deve-se ter cautela com a conclusão diagnóstica, pois a arritmia encontrada pode não ser o objeto da investigação, levando a falhas de interpretação.

Quando o paciente ainda apresenta sintomas e o registro não documenta alterações no ritmo, outras causas devem ser investigadas. Durante a monitorização de 24 horas, 25-50% dos pacientes apresentam queixas, sendo que em apenas 10% das vezes se correlacionada com a arritmia.

Em indivíduos saudáveis, é comum o registro de arritmias sem implicação clínica. As mais comuns são bradicardia sinusal, arritmia sinusal, pausas, bloqueio sinoatrial e BAV de 1° e 2° graus (tipo Wenckebach), principalmente durante o sono.

A forma clássica de monitorização prolongada é o Holter de 24 horas, cuja acurácia depende da frequência dos sintomas. As extrassístoles atriais e ventriculares, em geral, podem ser flagradas nesse período de observação, entretanto, TPSV e síncope em raras situações ocorrem diariamente, o que dificulta o diagnóstico.

Outros métodos disponíveis são a telemetria, quando o paciente tem indicação de internação; o Holter estendido para 48 horas ou 7 dias; e, mais recentemente, o monitor de eventos externo ou implantável (*loop recorder*). O monitor externo permite gravações periódicas e automáticas ao longo de 7 ou 14 dias e sua maior vantagem é o acionamento da gravação quando o paciente tem sintomas. O aparelho resgata os traçados dos últimos minutos que antecederam a gravação, evitando assim que sintomas fugazes, como síncopes sem pródromo, não sejam registrados. O monitor implantável, por sua vez, permite avaliação de até 2 ou 3 anos e possibilitam flagrar os sintomas quando esses têm uma periodicidade menor.

Teste de inclinação (*tilt test*)

No teste de inclinação, o indivíduo é monitorizado (PA e ECG) na posição supina e na ortostática (a 70°). Pode ser utilizado para avaliação de síncope vasovagal, hipersensibilidade do seio carotídeo, disautonomias e taquicardia postural ortostática taquicardizante. As principais indicações são:

- história sugestiva, porém não conclusiva para síncope vasovagal;
- síncope sugestiva de mecanismo reflexo na presença de doença cardíaca, após exaurida investigação para síncope cardiogênica;
- episódio de síncope isolada em situações de alto risco (ocorrência ou risco de lesão física ou com implicação ocupacional);
- diagnóstico diferencial em síncope convulsiva;
- suspeita de pseudossíncope psicogênica;
- taquicardia ou fadiga sugestiva de disautonomia ou síndrome postural ortostática taquicardizante.

O *tilt test* não é recomendado como controle terapêutico. As respostas positivas ao teste de inclinação podem ser classificadas em:

- mista (queda da PA sistólica > 30 mmHg e da frequência cardíaca > 10%);
- vasodepressora (queda da PA sistólica > 30 mmHg sem alterações significativas da frequência cardíaca);
- cardioinibitória (presença de assistolia > 3 segundos ou bloqueios atrioventriculares além da queda da PA).

Outros tipos de resposta ao teste de inclinação incluem:

- hipotensão postural (queda da PA sistólica > 20 mmHg ou < 90 mmHg ou queda da PA diastólica > 10 mmHg);
- resposta disautonômica (queda gradual e progressiva da PA);
- síndrome postural ortostática taquicardizante: incremento de mais de 30 bpm na frequência cardíaca logo após a inclinação e mantida durante a exposição > 40 bpm em jovens entre 12-19 anos, na ausência de hipotensão postural.

Em pacientes com suspeita de síncope por hipersensibilidade do seio carotídeo, conforme anamnese detalhada (idosos, com fatores desencadeantes específicos, ligados à rotação ou compressão cervical), há indicação de realizar massagem do seio carotídeo. A manobra pode ser realizada em ortostase, por 10 segundos, quando não houver contraindicação (AVC recente, sopro ou estenose carotídea). O critério diagnóstico é a presença de assistolia > 3 segundos (cardioinibitória) ou queda da PA sistólica > 50 mmHg (vasodepressora), acompanhada dos sintomas relatados na história clínica.

Vale ressaltar que a resposta ao teste de inclinação é significativa quando há reprodutibilidade dos sintomas, tanto para síncope neurocardiogênica como para hipersensibilidade do seio carotídeo, disautonomia e síndrome ortostática postural taquicardizante.

Estudo eletrofisiológico invasivo

O estudo eletrofisiológico (EEF) invasivo consiste na monitorização cardíaca endocavitária em concomitância com os eletrodos periféricos. São inseridos cateteres multipolares através da veia femoral e/ou da veia jugular, com o posicionamento de eletrodos em sítios cardíacos específicos, para monitorização ou estimulação cardíaca.

A condução atrioventricular pode ser mensurada com o posicionamento de 1 eletrodo no His (próximo ao folheto septal da valva tricúspide), determinando os intervalos de condução de átrio para His (intervalo AH; normal em 60-125 ms) e de His para ventrículos (intervalo HV; normal em 35-55 ms).

A estimulação cardíaca atrial ou ventricular pode precipitar o episódio clínico de taquicardia, sendo, nesse caso, ferramenta diagnóstica e terapêutica. Quando o paciente tem queixa sugestiva de TPSV e o estudo eletrofisiológico demonstra essa arritmia, muito provavelmente a ablação por radiofrequência será eficaz. Entretanto, respostas falso-negativas (estudo eletrofisiológico sem indução de arritmia em paciente que a tem), bem como falso-positivas (indução de arritmia não clínica), são frequentes e podem dificultar a interpretação dos resultados.

Durante o EEF, as alterações do tônus autonômico, a sedação e a utilização de estímulos artificiais (estímulo elétrico) são algumas das razões da disparidade entre os resultados obtidos e as ocorrências clínicas espontâneas, que por sua vez são mais relevantes para diagnóstico e tratamentos dos pacientes.

Outra função do estudo eletrofisiológico é a estratificação de risco de MSC em pacientes com disfunção ventricular e síncope ou taquicardia inexplicadas, principalmente quando há dúvida na indicação de um cardiodesfibrilador implantável (CDI). Existem doenças, entretanto, nas quais o uso da cardioestimulação não é recomendado para a estratificação, como na síndrome do QT longo e a cardiomiopatia hipertrófica.

DIAGNÓSTICO

Taquicardias

As taquicardias podem ser supraventriculares ou ventriculares. A distinção é feita por meio do ECG de 12 derivações durante a arritmia. As taquicardias de intervalo RR regular e QRS estreitos (< 120 ms) ocorrem por despolarização dos ventrículos através do sistema His-Purkinje, logo, são consideradas supraventriculares (Figura 1). Nesse tipo de taquicardia, deve-se identificar o local de inserção da onda P entre 2 complexos QRS (intervalo RP' – Figura 1), bem como a relação entre P e QRS (p. ex., 1:1, 2:1, 3:1). O registro do final da arritmia fornece dados adicionais nas arritmias supraventriculares: quando a arritmia termina em P retrograda o registro é sugestivo de TRN e TAV; quando em QRS, favorece o diagnóstico de taquicardia atrial. A medicação utilizada para reverter a arritmia também auxilia o diagnostico diferencial, pois a adenosina mais comumente reverte TRN e TAV.

As taquicardias em que o intervalo RR é irregular, na maioria das vezes, constituem casos de fibrilação atrial, sendo os diagnósticos diferenciais taquicardia atrial (pre-

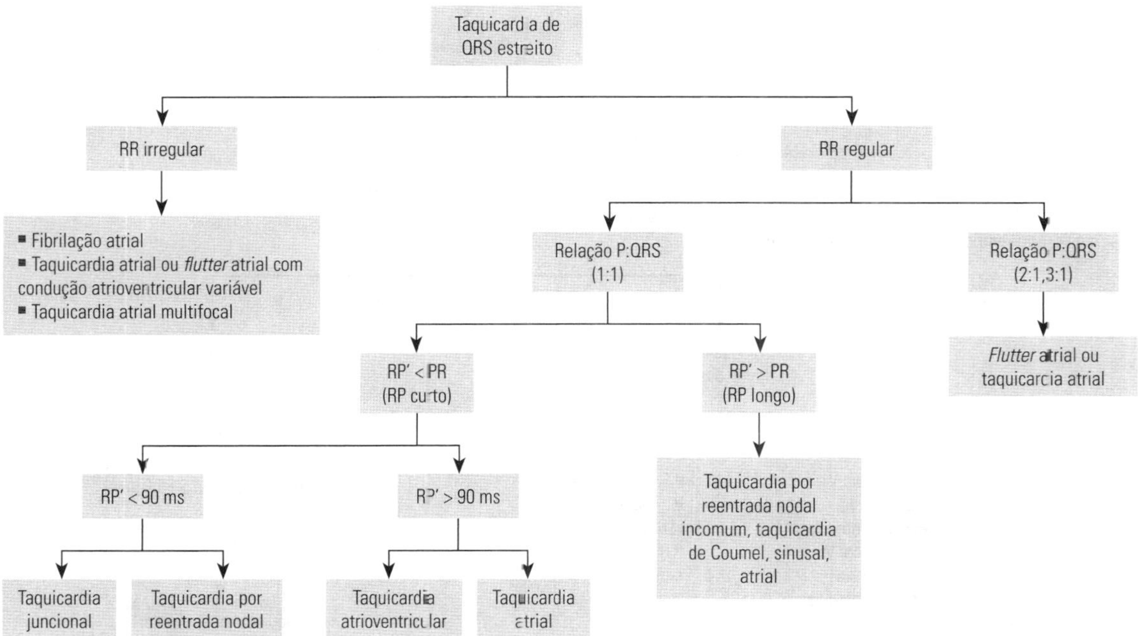

Figura 1 Algoritmo para diagnóstico diferencial da taquicardia de QRS estreito.

sença de linha isoelétrica entre os complexos) ou *flutter* atrial com condução variável (presença das ondas "F"). Quando os complexos QRS são largos (> 120 ms), utilizam-se algoritmos para diferenciar arritmias ventriculares de supraventriculares com aberrância de condução (resumidos nas Figuras 2, 3 e 4).

Depois de reconhecida a taquicardia ventricular (TV), é importante estabelecer sua relação com cardiopatia estrutural (detalhado a seguir, "extrassístoles e taquicardias ventriculares"). Pode ser difícil a distinção da TV com taquicardias atriais pré-excitadas, ou seja, com condução anterógrada pela via acessória, pois a presença da onda delta falseia a interpretação dos algoritmos de Brugada e Vereckei. No caso de fibrilação atrial pré-excitada, em que a característica mais relevante é a irregularidade de RR, não se podem aplicar tais algoritmos (estabelecidos para RR regular). Além disso, as diferentes morfologias de complexo QRS e os diferentes graus de pré-excitação ventricular são patognomônicos de fibrilação atrial pré-excitada.

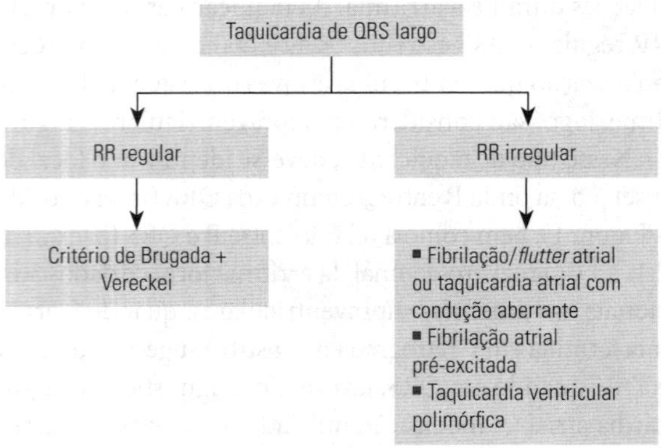

Figura 2 Algoritmo para diagnóstico diferencial da taquicardia de QRS largo.

Extrassístoles e taquicardia ventriculares

Os batimentos ectópicos precoces podem emergir dos átrios ou dos ventrículos e, menos comumente, do sistema de condução. Os pacientes queixam-se de batimentos irregulares ou impulso precordial; entretanto, muitas vezes, são assintomáticos, com a arritmia ocasionalmente detectada em consulta médica ou exame periódico.

A avaliação de extrassístoles ventriculares (EEVV) e taquicardia ventricular sustentada (TVS) ou não sustentada (TVNS) pode ser memorizada em 7 passos (Tabela 1), para diagnóstico diferencial entre as extrassístoles idiopáticas, sem associação com morte súbita cardíaca, e as extrassístoles ligadas às cardiopatias/canalopatias, com maior risco de eventos fatais. O primeiro passo consiste

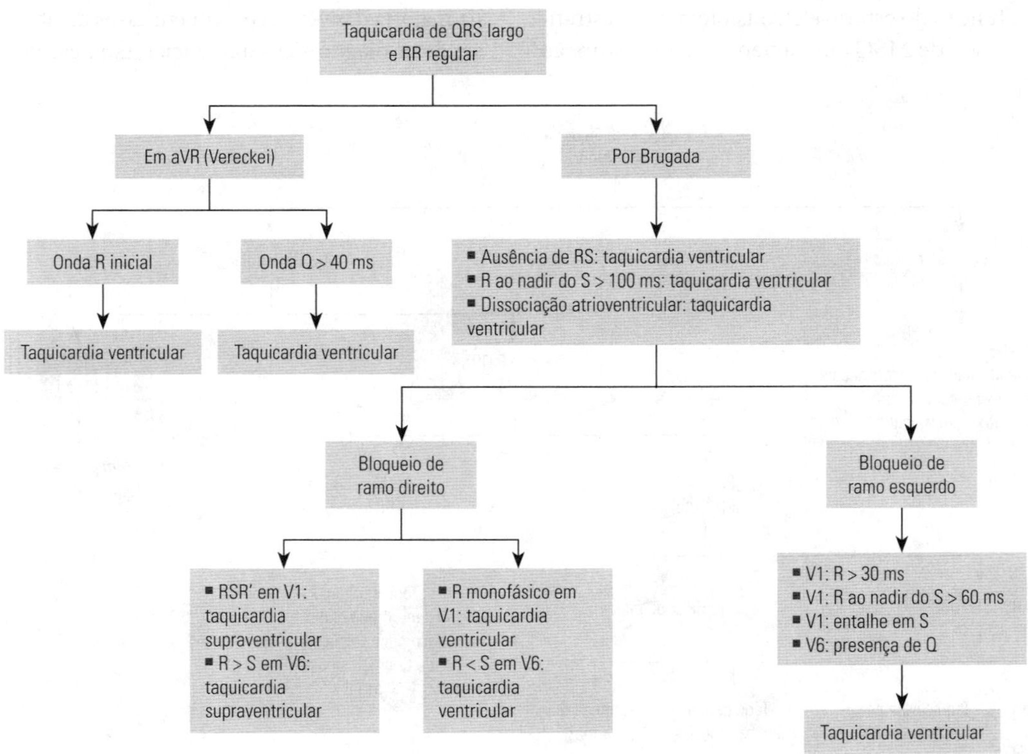

Figura 3 Critérios resumidos de Vereckei e Brugada.

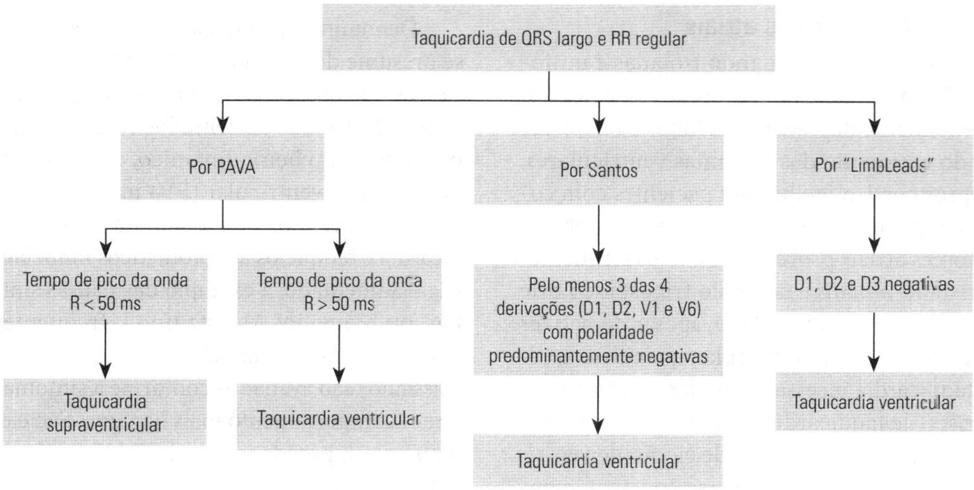

Figura 4 Critérios resumidos de PAVA, Santos e "LimbLeads".

em investigar a possibilidade de TV com instabilidade hemodinâmica, quando os pacientes reportam sintomas de alarme (como taquicardia seguida de síncope ou taquicardia/síncope durante atividades físicas). Em segundo, a história detalhada de familiares em um heredograma de pelo menos três gerações, investigando doença cardiovascular em menores de 50 anos (morte súbita, insuficiência cardíaca, epilepsias sem comprovação diagnóstica, presença de marcapasso e acidente vascular cerebral). No terceiro passo devemos realizar os exames laboratoriais relevantes, como sorologia de Chagas, função tireoidiana, hematócrito e distúrbios eletrolíticos.

O quarto passo é o ECG de 12 derivações "de crise", para avaliar a localização das extrassístoles, se monomórficas ou polimórfica ou sua complexidade (EEVV em pares, TVNS ou TVS). O ECG basal fornece informações sobre a presença de cardiopatias ou canalopatias, à procura de sinais clássicos que definem as doenças, como a onda T invertida em adultos com cardiopatia arritmogênica do ventrículo direito ou o supradesnivelamento do segmento ST na síndrome de Brugada. Quando disponível, podemos acrescentar o ECG de alta resolução na pesquisa de potenciais tardios, como sinal indireto de cicatriz miocárdica.

O teste ergométrico, como quinto passo, tem importante papel na demonstração do mecanismo eletrofisiológico. As extrassístoles podem ser deflagradas ou suprimidas pelo esforço; pode haver demonstração de taquicardias ventriculares sustentadas ou não sustentadas. Em geral, as arritmias idiopáticas suprimem no pico do esforço. A localização das extrassístoles e sua apresentação (mono/polimórfica) também podem ser avaliadas, como limitação na localização pela posição ortostática.

O sexto passo é o Holter de 24 horas, que complementa as informações sobre o comportamento das EEVV (durante o sono ou na atividade física) e o intervalo de acoplamento, entre o batimento ventricular comandado pelo sinusal e o início da extrassístole, tendo em vista que o acoplamento curto (< 300 ms) pode deflagrar *torsades de pointes*. A informação adicional do Holter é a densidade das EEVV nas 24 horas, sendo consideradas como alta densidade quando acima de 10-20% dos batimentos totais.

O ecocardiograma, sétimo e último exame na triagem inicial, pode demonstrar a presença de cardiopatias estruturais, incluindo valvopatias, hipertrofia, cardiopatia arritmogênica do ventrículo direito e as cardiopatias com comprometimento segmentares (isquêmica e chagásica).

A partir dessa triagem inicial em 7 passos, quando alguma etapa sugere necessidade de investigação adicional, pode-se optar ainda por ressonância cardíaca, biópsia endocárdica, teste genético, PET/CT 18F-FDG e outros, discutidos caso a caso (Tabela 1).

Tabela 1 Sete passos na investigação de arritmias ventriculares

1: Sintomas Avaliar sintomas de alarme
2: História e antecedentes familiares Heredograma de três gerações (IC, marca-passo, morte súbita)
3: Exames laboratoriais Sorologia de Chagas, eletrólitos, hematócrito e função tireoidiana)
4: ECG de 12 derivações e ECG de alta resolução
5: Teste ergométrico
6: Holter de 24 horas
7: Ecocardiograma transtorácico

* Exames em situações especiais: ressonância cardíaca, biópsia endocárdica, teste genético.

Extrassístoles e taquicardias atriais

As extrassístoles atriais, quando isoladas e unifocais são achados benignos, na maioria dos pacientes, sendo frequentemente flagradas em Holter 24 horas. À semelhança do raciocínio das arritmias ventriculares, apresentam prognóstico melhor em pacientes com coração estruturalmente normal. Nessa situação, observamos as ectopias atriais provenientes, mais frequentemente, da crista *terminalis* e do ânulo tricuspídeo e de natureza automática. Por outro lado, apesar de não ter relação direta com risco cardiovascular, quando se apresenta como taquicardia incessante, podem ser sintomáticas e com risco de taquicardiomiopatia, condição em que há dilatação e queda da fração de ejeção de ventrículo esquerdo, por frequência cardíaca constantemente elevada.

O desafio diagnóstico é distinguir as taquicardias de átrio esquerdo, com a mesma natureza benigna, das ectopias e taquicardias atriais originárias das veias pulmonares, precursoras de fibrilação atrial. A idade e comorbidades podem somar para maior probabilidade de fibrilação atrial.

Fibrilação atrial e *flutter* atrial

Geralmente, a fibrilação atrial cursa com palpitações taquicárdicas irregulares e sensação de coração "chacoalhando" ou "tremendo"; entretanto, algumas vezes é assintomática ou oligossintomática, manifestando-se apenas com fadiga e cansaço. Os sintomas do *flutter* atrial podem se assemelhar aos das TPSV, por serem de início e término súbitos e com palpitações regulares; no entanto, a evolução da arritmia, a forma de tratamento e o risco cardioembólico o aproximam da fibrilação atrial.

O tempo de início da arritmia e o tipo de tratamento escolhido classificam o *flutter*/fibrilação atrial (FLU/FA) em:

- episódio único;
- paroxística: reversão espontânea, usualmente < 7 dias;
- persistente: reversão química ou elétrica programada, comumente > 7 dias;
- persistente de longa duração: reversão programada, fibrilação atrial > 1 ano;
- permanente: quando se opta por controle da frequência cardíaca, ou seja, não se programa reversão.

Bradicardias

As bradicardias podem ter curso assintomático ou gerar fadiga, síncope e pré-síncope. É importante classificar o nível do acometimento do sistema de condução para estimar o prognóstico e a urgência do tratamento.

Denomina-se bloqueio infra-hissiano aquele em que se presume doença do sistema de condução mais avançada, onde observamos complexos QRS alargados, períodos de TV não sustentados e, principalmente, comprometimento hemodinâmico, com risco de assistolia ou fibrilação ventricular (FV) induzidas pela bradicardia. É sempre importante notar a associação entre bradicardia e bloqueios assintomáticos induzidos por tônus vagal aumentado, a exemplo das pausas sinusais noturnas, ou bloqueios Mobitz tipo I, frequentemente sem doença infra-hissiana. Os bloqueios ou retardos supra-hissianos são avaliados conforme a sintomatologia, por terem comportamento mais benigno. São eles: bradicardia sinusal, paradas sinusais, BAV de 1° grau ou de 2° grau Mobitz I.

Durante episódios de taquicardia atrial (*flutter* atrial, taquicardia atrial ou fibrilação atrial), o sistema de condução íntegro mantém uma condução rápida para os ventrículos, geralmente > 100 bpm. Quando a resposta ventricular é bradicárdica (< 50 bpm), principalmente quando apresenta complexo QRS alargado e sintomas de baixo débito, também pode necessitar de tratamento de urgência.

PCR recuperada

A principal causa de PCR em maiores de 40 anos é a insuficiência coronariana. Quando a PCR é recuperada, após o período de reabilitação clínica e neurológica, o indivíduo deve ser submetido à investigação etiológica. O ritmo da PCR, quando disponível, é fundamental na investigação. A TV ou FV pode ocorrer em eventos coronarianos, enquanto o *torsades de pointes* se relaciona a distúrbios elétricos primários ou secundários a alterações eletrolíticas. A atividade elétrica sem pulso direciona a investigação para distúrbios metabólicos (intoxicação, hipovolemia, hipoxia, hiperpotassemia, hipotermia e acidose) ou mecânicos (tromboembolismo pulmonar, IAM, tamponamento cardíaco e pneumotórax hipertensivo).

Quando a PCR é atendida em ambiente extra-hospitalar, deve-se ter um relatório da equipe de atendimento inicial a fim de explorar se o desfibrilador externo automático considerou o ritmo chocável e se houve desfibrilação com sucesso.

Depois de excluídas as causas mais prevalentes, devemos investigar as arritmias decorrentes de doença elétrica primária ou de cardiomiopatias hereditárias. As mais comuns, ainda que raras, são: síndrome do QT longo, cardiomiopatia hipertrófica, cardiopatia arritmogênica do ventrículo direito, síndrome do QT curto, síndrome de Brugada, *torsades de pointes* por extrassístoles ventriculares de acoplamento ultracurto, miocárdio não compactado, TV polimórfica catecolaminérgica, síndromes da repolarização e FV idiopática.

O ECG basal está alterado na maioria desses pacientes. O ecocardiograma é fundamental na verificação de cardiopatia estrutural. Em algumas situações, tem de ser complementado com ressonância magnética cardíaca. Na ausência do fator etiológico identificado, o indivíduo pode ainda ser submetido a testes provocativos (ergométrico ou farmacológico), a fim de desmascarar doenças ocultas (p. ex., teste com bloqueadores dos canais de sódio para síndrome de Brugada e com epinefrina para síndrome do QT longo).

TRATAMENTO

Extrassístoles

As extrassístoles atriais são comumente automáticas e requerem tratamento apenas para controle de sintomas (betabloqueadores, bloqueadores dos canais de cálcio não diidropiridínicos, pidolato de magnésio, propafenona).

Extrassístoles ventriculares podem ser avaliadas sob duas condições: em pacientes com coração estruturalmente normal, cujo tratamento é semelhante ao das extrassístoles atriais; e em pacientes com cardiomiopatia ou canalopatia, nos quais é necessário realizar estratificação clínica invasiva quanto ao risco de MSC. Em pacientes sintomáticos, com cardiomiopatia, a droga disponível para controle de sintomas é a amiodarona.

Taquicardias

Os pacientes com TPSV, ou seja, taquicardias com QRS estreito e RR regular, devem ser avaliados e monitorados em sala de emergência. Primeiramente, o paciente deve ser orientado a realizar a manobra de Valsalva. Na manobra de Valsalva modificada (estudo clínico REVERT) o paciente em uma posição semirreclinada realiza força expiratória de cerca de 40 mmHg por 15 segundos (a força pode ser realizada contra o êmbolo de uma seringa de 10 mL, tentando movê-lo), seguido de posição supina com elevação passiva dos membros inferiores por 15 segundos.

Em indivíduos < 60 anos e sem arteriopatia cerebral conhecida (ou sopro carotídeo), procede-se a massagem do seio carotídeo por 5-10 segundos. Em geral, a manobra de Valsalva é mais eficiente que a massagem carotídea. É contraindicado o uso da pressão ocular. Na ausência de resposta, a droga de escolha é a adenosina. A resposta a essas manobras informa a respeito da origem da arritmia (Figura 5).

Os demais medicamentos, como segunda escolha, usados na sala de emergência são verapamil, diltiazem e metoprolol, todos endovenosos. A taxa de sucesso na reversão após a manobra vagal ou as medicações bloqueadoras do nó atrioventricular é de 80-98%. A cardioversão elétrica sincronizada é recomendada quando há instabilidade clínica ou refratariedade às medicações; é ineficiente quando há início e término espontâneos recorrentes. Nas arritmias de QRS largo e RR regular, classificadas como taquicardias supraventriculares com aberrância de condução, a conduta é a mesma determinada para TPSV.

O tratamento definitivo, indicado principalmente para pacientes com sintomas recorrentes, é a ablação por radiofrequência da via lenta nodal (TRN) ou da via acessória (TAV). Quando as crises são autolimitadas, sem prejuízo na qualidade de vida ou quando os pacientes não desejam realizar ablação, os betabloqueadores ou bloqueadores dos canais de cálcio não diidropiridínicos (verapamil ou diltiazem) podem ser usados, desde que

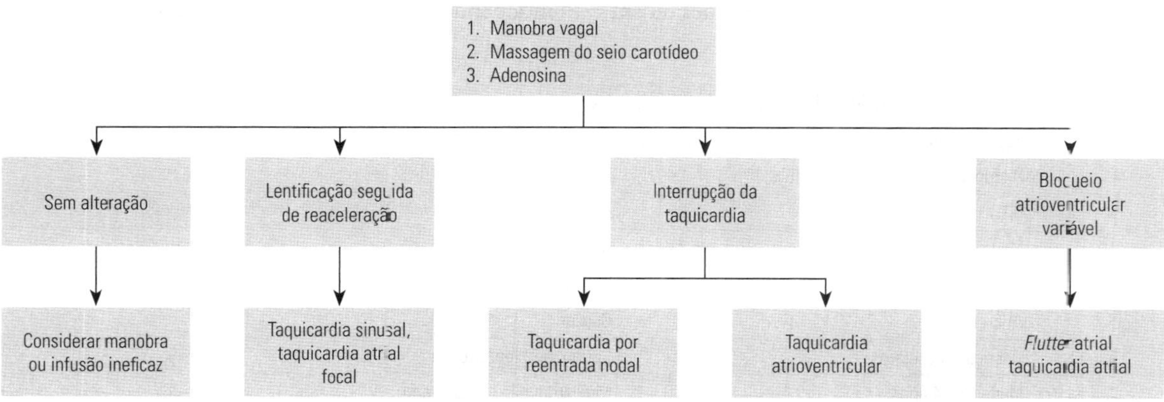

Figura 5 Terapia e diagnóstico das taquicardias. Se não houver reversão, considerar bloqueadores dos canais de cálcio e betabloqueadores.

o ECG de base não apresente pré-excitação ventricular (síndrome de Wolff-Parkinson-White). Evita-se o uso de amiodarona, pois, em geral, os pacientes são jovens, com coração estruturalmente normal e provavelmente farão uso da medicação em longo prazo.

Quando se trata de TV, se houver comprometimento hemodinâmico, a primeira escolha terapêutica é a cardioversão elétrica sincronizada. Há, entretanto, situações, principalmente na ausência de cardiopatia estrutural, nas quais a TV é estável. Em ambiente monitorizado e pronto para cardioversão elétrica, é possível administrar adenosina, verapamil ou diltiazem, antiarrítmicos eficientes para a reversão de TV idiopáticas, incluindo as TV fasciculares. Quando há suspeita de cardiopatia estrutural, deve-se preferir o ataque de amiodarona EV.

O tratamento da TV, em longo prazo, requer a distinção entre TV idiopática benigna e TV relacionada a uma cicatriz (IAM, doença de Chagas, cardiomiopatia hipertrófica, cardiopatia arritmogênica de ventrículo direito, miocardite e miocárdio não compactado). No caso da TV idiopática, os antiarrítmicos eficazes são verapamil e diltiazem (específicos para TV fasciculares), propafenona e sotalol. Quando a TV é relacionada à disfunção ventricular, deve-se considerar o uso de CDI, em razão do risco de MSC. A ablação por radiofrequência é importante tanto para os pacientes sem risco de MSC (profilaxia de sintomas) como para os pacientes com arritmias potencialmente fatais, para evitar terapias do CDI.

Fibrilação e *flutter* atrial

O tratamento da fibrilação e do *flutter* atrial tem 2 vertentes: controle dos sintomas e avaliação do risco cardioembólico. O tratamento dos sintomas pode ser alcançado pelo controle do ritmo ou pelo controle da frequência cardíaca.

Em primeiro lugar deve-se confirmar o diagnóstico de fibrilação atrial por um ECG de 12 derivações ou em dispositivos portáteis de monitorização com duração > 30 s (*smart watch*). Em seguida, avaliar risco de AVC (escore CHA2DS2VASc e ou demais indicações, Tabela 2), gravidade dos sintomas (escore de sintomas da EHRA), gravidade da densidade de FA e o potencial substrato, presumido por idade, dilatação atrial e fibrose).

Na FA de início recente, geralmente sintomática, sugere-se optar por controle de ritmo. O fármaco antiarrítmico de escolha na reversão química da FA depende da presença de cardiopatia estrutural. Na ausência de cardiopatia estrutural em pacientes que não usam antiarrítmicos, é recomendada a realização monitorizada de dose de ataque de propafenona (600 ou 450 mg, respectivamente para maiores de 70 kg e menores de 70 kg). A estratégia conhecida como, "pílula do bolso", permite reversão química domiciliar para os pacientes que já fizeram uso dessa dose sob monitorização intra-hospitalar. Em portadores de cardiopatia estrutural, a única medicação disponível no Brasil é amiodarona endovenosa.

O preparo para cardioversão elétrica ou química inclui orientação ao paciente sobre prós e contras e avaliação de risco de acidentes cardioembólicos, com escolhas determinadas pela duração da FA (Figura 6, menos de 48 horas ou mais/indeterminada).

A anticoagulação pós-cardioversão química ou elétrica deve ser feita por 4 semanas se o paciente tiver CHA2DS2Vasc ≥ 1 para homens e ≥ 2 para mulheres, na ausência das demais condições que indiquem anticoagulação a longo prazo (Tabela 2).

Em pacientes com fibrilação atrial de início incerto ou > 48 horas, deve-se considerar anticoagulação prévia ou ecocardiograma transesofágico (Figura 7). Após reversão para ritmo sinusal, o paciente pode ter indicação de antiarrítmico de manutenção, ser orientado ao uso da "pílula do bolso" ou ainda ser submetido à ablação por radiofrequência (Figura 8). Para esses pacientes, a anticoagulação de longo prazo deve ser baseada na Tabela 1, independente do sucesso terapêutico, já que episódios

Tabela 2 Fatores de risco para cardioembolia em pacientes com FA

	Fator de risco	Pontuação	Condições especiais
C	Disfunção ventricular (FEVE<40%)	1	Insuficiência renal
H	HAS	1	Apneia do sono
A	Idade>75 anos	2	Amiloidose
D	DM	1	Valvopatia reumática, próteses
S	AVC ou AIT	2	Câncer
V	Doenças vasculares	1	Cardiopatia hipertrófica
A	Idade 65-74 anos	1	Miocárdio não compactado
Sc	Sexo feminino	1	Síndrome metabólica

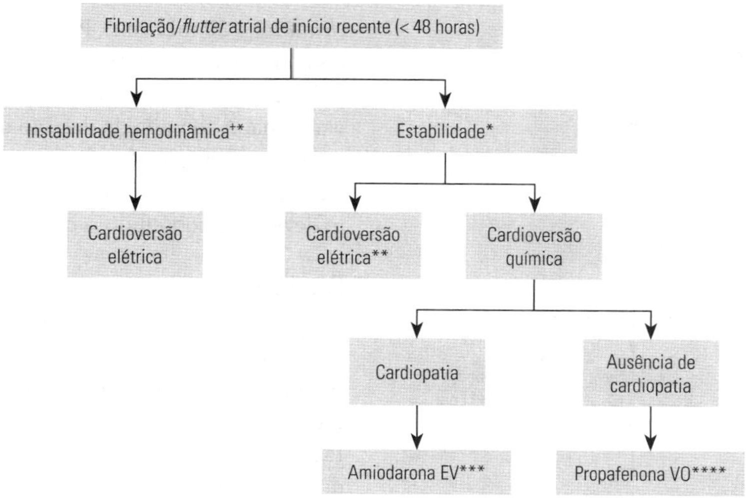

Figura 6 Tratamento de fibrilação/*flutter* atrial de início recente. ⁺Sinais de instabilidade: dispneia, dor torácica anginosa, hipotensão, rebaixamento do nível de consciência ou síncope.* Administração de heparina não fracionada (*bolus* e manutenção): não há evidência para o uso de heparina de baixo peso molecular ou novos anticoagulantes VO. Em pacientes estáveis, pode-se observar sem intervenção por 6-12 horas, desde que não ultrapasse as 48 horas, para permitir reversão espontânea. ** Cardioversão química ou elétrica pode ser escolha do paciente, desde que não ultrapasse 48 horas. *** Amiodarona: 15 mg/min, por 10 minutos, seguida de 1 mg/min, por 6 horas e 0,5 mg/min nas 18 horas restantes. **** Propafenona: 450 mg (peso < 70 kg) ou 600 mg (peso > 70 kg) em pacientes que não fazem uso de antiarrítmicos previamente.

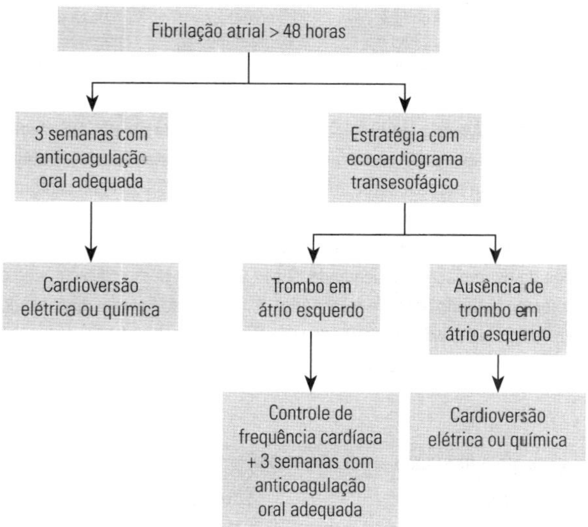

Figura 7 Tratamento de fibrilação/*flutter* atrial de início incerto ou > 48 horas.

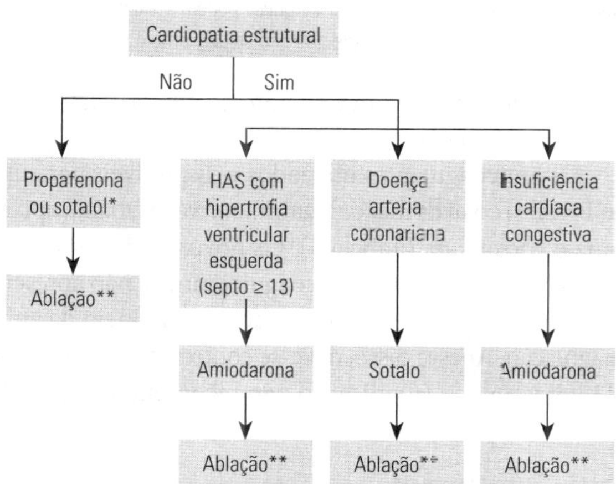

Figura 8 Escolha da estratégia terapêutica no controle de ritmo cardíaco. * Sotalol requer monitorização do intervalo QT. Deve-se considerar o uso de betabloqueador em fibrilação atrial adrenérgica; ** a ablação pode ser indicada como tratamento inicial ou após falha de 1 medicação antiarrítmica (preferência do paciente sob orientação médica).

de fibrilação atrial assintomáticos apresentam o mesmo risco cardioembólico.

O tratamento crônico da fibrilação atrial baseia-se em três pilares, sendo eles a anticoagulação, o melhor controle dos sintomas e o manejo de riscos cardiovasculares e comorbidades. A estratégia pode mudar conforme a evolução clínica (controle de ritmo *versus* controle da frequência cardíaca) (Figuras 8 e 9). Como não há benefício comprovado na escolha entre as estratégias mencionadas, prioriza-se o controle do ritmo na fibrilação atrial sintomática; na fibrilação atrial de alta resposta ventricular, quando há dificuldade em se obter o controle de frequência cardíaca (uso de cronotrópicos negativos em altas doses e/ou combinação) e em casos de dilatação ventricular por taquicardiomiopatia.

Na falência de controle de ritmo (com drogas e ablação) e no controle de frequência, se o paciente mantiver sintomas e alta resposta ventricular, a ablação do

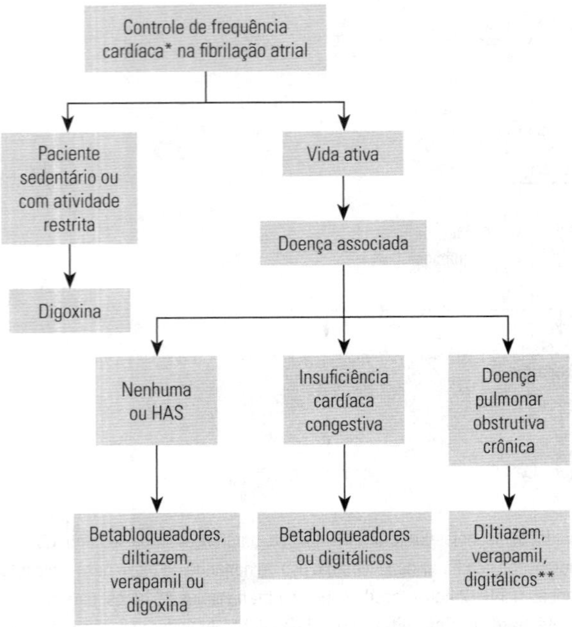

Figura 9 Controle de frequência cardíaca na fibrilação atrial. * O controle da frequência cardíaca pode ser estrito (60-80 bpm no repouso e 90-115 bpm no exercício moderado) ou leniente (< 110 bpm no repouso). O controle estrito é preferível em pacientes sintomáticos e/ou com insuficiência cardíaca congestiva; ** bloqueadores beta-1 seletivos podem ser usados na doença pulmonar obstrutiva crônica, desde que não se exacerbe o broncoespasmo.

nó atrioventricular com implante de marca-passo pode ser uma alternativa.

Os anticoagulantes utilizados e disponíveis para uso no Brasil são varfarina, dabigatrana, rivaroxabana, apixabana e edoxabana (Tabela 3). Os novos anticoagulantes VO não exigem controle de coagulograma e não apresentam interação alimentar, o que facilita o manejo da anticoagulação. Apesar disso, deve-se controlar a função renal 2-3 vezes ao ano (medicação não recomendada quando *clearance* < 30 mL/min). Para fibrilação atrial em pacientes com estenose mitral moderada a importante ou com prótese valvar mecânica, a única medicação permitida é a varfarina. A tomada de decisão deve ser compartilhada com o paciente e/ou familiares. A FA sempre está associada a uma série de outras doenças e, portanto, o tratamento deve visar, sobretudo, a qualidade de vida do paciente.

Bradicardias

As bradicardias sintomáticas são divididas em estáveis ou instáveis. Quando instáveis (hipotensão, má perfusão, dor precordial, alteração do nível de consciência), requerem monitorização na sala de emergência, preparação de drogas EV cronotrópicas positivas (atropina, dopamina ou epinefrina), além de indicação de marca-passo transcutâneo ou transvenoso (Figura 10). Nas bra-

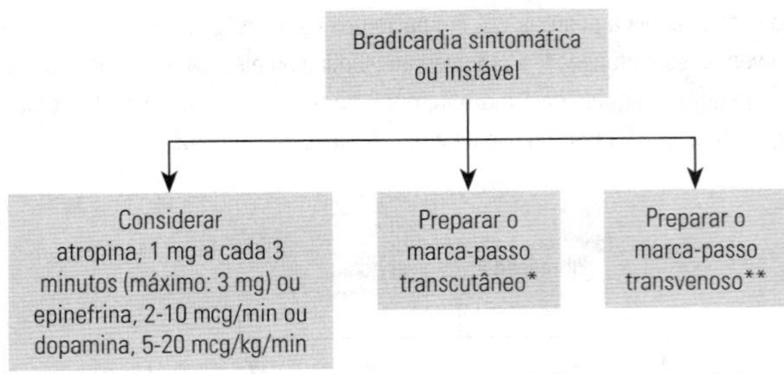

Figura 10 Manejo da bradicardia na sala de emergência. * Sedação (midazolam, 3-5 mg, EV, ou fentanil, 2 mcg/kg, EV), instalação de eletrodos (é preferível na frente e atrás), frequência de disparo (60-90 bpm, conforme necessidade), energia aplicada (inicia-se com 30 mA e ocorre aumento gradual até a espícula corresponder ao QRS, com pulso). Usar preferencialmente o modo de estimulação em demanda. O uso do marca-passo transcutâneo é por tempo limitado (método transitório); ** à beira do leito ou direcionado com fluoroscopia. Não necessita de sedação. Coloca-se eletrodo ventricular através de acesso venoso profundo, preferencialmente jugular interno.

Tabela 3 Resumo das principais características dos novos anticoagulantes orais em fibrilação atrial não valvar

Droga	Dabigatrana	Rivaroxabana	Apixabana	Edoxabana
Mecanismo	Inibidor da trombina	Inibidor do fator Xa	Inibidor do fator Xa	Inibidor do fator Xa
Excreção	80% renal	2/3 hepática, 1/3 renal	25% renal, 75% fecal	50% renal
Dose	150 mg, 2×/dia, ou 110 mg, 2×/dia	20 mg, 1×/dia, ou 15 mg, 1×/dia	5 mg, 2×/dia, ou 2,5 mg, 1×/dia	60 mg, 1×/dia, ou 30 mg, 1×/dia
Ajuste de dose sugerido	Conforme escore de sangramento HAS-BLED	15 mg, quando ClCr 30-49 mL/min	2,5 mg, se 2 dos critérios: Cr > 1,5 mg/dL; idade > 80 anos; peso < 60 kg	30 mg (ou 15 mg), se ClCr < 50 mL/min
Critérios de exclusão	ClCr < 30 mL/min	ClCr < 30 mL/min	Cr > 2,5 mg/dL ou ClCr < 25 mL/min	ClCr < 30 mL/min
Meia vida	12-17 horas	5-13 horas	9-14 horas	10-14 horas
Sangramento IC*	Maior segurança	Maior segurança	Maior segurança	Maior segurança
Ensaio	RELY	ROCKET–AF	ARISTOTLE	ENGAGE–AF

* em relação à varfarina.
IC: intracraniano.

dicardias estáveis, o tratamento depende da topografia da lesão (infra-hissiana ou supra-hissiana).

As bradicardias sinusais são comumente vistas em pacientes vagotônicos, como jovens atletas. Podem ser acompanhadas de paradas sinusais, em geral, ≤ 3 segundos, além de BAV de 2° grau Mobitz I. Nesses pacientes, os períodos de frequências cardíacas mais baixas são observados durante o sono. Não há indicação de intervenção farmacológica ou de marca-passo.

O BAV de 2° grau Mobitz II ou o BAV de 3° grau (total), em geral, denotam doença avançada do sistema de condução, com bloqueio infra-hissiano e risco de arritmia potencialmente fatal, com consequente indicação de marca-passo provisório até que seja revertida a circunstância que levou à sua ocorrência ou até o implante de marca-passo definitivo, nos casos de irreversibilidade. A exceção é o BAV total congênito, que pode apresentar ritmo de substituição adequado e, portanto, exigir a indicação de marca-passo ao longo da vida. Nesse caso, o marca-passo deve ser considerado, levando-se em conta sintomas (síncope ou fadiga), resposta cronotrópica ao esforço, arritmias ventriculares complexas e dilatação ventricular.

▪ BIBLIOGRAFIA

Appelboam A, Reuben A, Mann C, Gagg J, Ewings P, Barton A, et al. Postural modification to the standard Valsalva manoeuvre for emergency treatment of supraventricular tachycardias (REVERT): a randomised controlled trial. Lancet 2015;386(10005):1747-53.

Brugada J, Katritsis DG, Arbelo E, Arribas F, Bax JJ, Blomström-Lundqvist C, et al. ESC Scientific Document Group. 2019 ESC Guidelines for the management of patients with supraventricular tachycardiaThe Task Force for the management of patients with supraventricular tachycardia of the European Society of Cardiology (ESC). Eur Heart J 2020;41(5):655-720.

Hindricks G, Potpara T, Dagres N, Arbelo E, Bax JJ, Blomström-Lundqvist C, et al. ESC Scientific Document Group. 2020 ESC Guidelines for the diagnosis and management of atrial fibrillation developed in collaboration with the European Association for Cardio-Thoracic Surgery (EACTS): The Task Force for the diagnosis and management of atrial fibrillation of the European Society of Cardiology (ESC) Developed with the special contribution of the European Heart Rhythm Association (EHRA) of the ESC. Eur Heart J 2021;42(5):373-498.

Kirchhof P, Benussi S, Kotecha S, Ahlsson A, Atar D, Casadei B, et al. 2016 ESCA Guideline for the management of atrial fibrillation developed in collaboration with EACTS. Eur Heart J 2016;37(38):2893-962.

Kusomoto FM, et al. 2018 ACC/AHA/HRS Guideline on the Evaluation and Management of Patients With Bradycardia and Cardiac Conduction Delay: A Report of the American College of Cardiology/ American Heart Association Task Force on Clinical Practice Guidelines and the Heart Rhythm Society

Page RL, Joglar JA, Caldwell MA, Calkins H, Conti JE, Deal BJ, et al. 2015 ACC/AHA/HRS Guideline for the management of adult patients with supraventricular tachycardia: a report of the American College of Cardiology/American Heart Association Task Force on Clinical Practice Guidelines and the Heart Rhythm Society. J Am Coll Cardiol 016;67(13):e27-115.

Panchal AR, Bartos JA, Cabañas JG, Donnino MW, Drennan IR, Hirsch KG, et al. Part 3: Adult basic and advanced life support: 2020 American Heart Association Guidelines for Cardiopulmonary Resuscitation and Emergency Cardiovascular Care. Circulation 2020;142(16suppl2):S366-S468. Algoritmo de bradicardia do adulto disponível em: https://cpr.heart.org/en/resuscitation-science/cpr-and-ecc-guidelines/algorithms

Sheldon RS, Grubb BP 2nd, Olshansky B, Shen WK, Calkins H, Brignole M, et al. 2015 heart rhythm society expert consensus statement on the diagnosis and treatment of postural tachycardia syndrome, inappropriate sinus tachycardia, and vasovagal syncope. Heart Rhythm 2015;12(6):e41-63.

Zipes DP, Jalife J. Cardiac electrophysiology: from cell to bedside. 5.ed. Philadelphia: Elsevier; 2009.

85 INSUFICIÊNCIA CARDÍACA

Fabiana Goulart Marcondes-Braga, Luis Fernando Bernal da Costa Seguro, Fernando Bacal

▪ INSUFICIÊNCIA CARDÍACA CRÔNICA

DEFINIÇÃO E ETIOLOGIA

A insuficiência cardíaca (IC) é uma síndrome clínica em que o coração torna-se incapaz de ofertar oxigênio aos tecidos em taxa adequada às suas demandas, ou o faz às custas de elevação da sua pré-carga. Existem condições tanto cardíacas (redução da capacidade cardíaca de perfundir os diferentes órgãos) como extracardíacas (modificação das necessidades metabólicas dos tecidos) capazes de causar IC.

- Causas extracardíacas: beribéri, anemia, hipertireoidismo, sepse.
- Causas cardíacas: afecções em diferentes estruturas do coração desde o pericárdio até afecções endocárdicas podem gerar IC, sendo as mais frequentes aquelas que acometem o miocárdio. As miocardiopatias podem ser secundárias a diferentes etiologias: isquêmica, chagásica, hipertensiva, valvar, alcoólica, dilatada idiopática, miocardite, restritiva, de depósito, miocárdio não compactado.

Recentemente, diferentes sociedades de IC reuniram-se para rever a classificação de insuficiência cardíaca e estabeleceram como definição universal de IC uma síndrome clínica que inclui sinais e sintomas de IC causados por anormalidade cardíaca estrutural e/ou funcional determinada por FE < 50%, aumento de câmaras cardíacas, relação E/e'> 15, hipertrofia ventricular grave, ou lesão valvar regurgitante ou obstrutiva moderada/grave associada a pelo menos uma das características abaixo:

- Peptídeos natriuréticos elevados (BNP ≥ 25 pg/mL ou NTproBNP ≥ 125 pg/mL).
- Evidência objetiva de congestão pulmonar ou sistêmica em exame de imagem (radiografia de tórax ou

aumento das pressões de enchimento ao ecocardiograma) ou por meio de medida hemodinâmica (cateter de artéria pulmonar) em repouso ou após esforço.

EPIDEMIOLOGIA

O envelhecimento da população gera mudança no cenário das doenças cardiovasculares em nosso país e em todo o mundo. Tal fato contribui para o aumento na prevalência da IC, que é a via final comum da maioria das doenças que acometem o coração. Esta síndrome é altamente prevalente em todo o país, sendo que no Brasil esta doença é ainda mais frequente em regiões endêmicas para doença de Chagas.

Apesar dos avanços no tratamento medicamentoso e nos cuidados multidisciplinares observados nas últimas duas décadas, a IC ainda é uma síndrome clínica associada à alta mortalidade. Segundo dados do DATASUS, as doenças do sistema circulatório são a principal causa de mortalidade no Brasil (21%), sendo a IC a principal responsável pelos óbitos de origem cardiovascular neste período (28%) e a principal causa cardiovascular de internação hospitalar (22%).

QUADRO CLÍNICO

O quadro clínico da IC é composto por sintomas e sinais de congestão (pulmonar e sistêmica) e/ou sintomas e sinais de baixo débito.

Tabela 1 Sinais e sintomas de congestão
Dispneia aos esforços, ortopneia, dispneia paroxística noturna, tosse
Taquipneia e/ou dispneia, cianose, crepitação pulmonar
Dor abdominal, sensação de plenitude pós-prandial precoce, náuseas e vômito, aumento de volume abdominal, edema de membros inferiores, ganho de peso
Presença de estase jugular e refluxo hepatojugular. Presença de terceira bulha. Edema simétrico de membros inferiores, hepatomegalia e sinais de derrames intracavitários (ascite, derrame pleural)

Tabela 2 Sinais e sintomas de baixo débito
Tontura, turvação visual, síncope ou pré-síncope, diminuição de débito urinário e extremidades frias
Queda do estado geral, diminuição de pressão de pulso, hipotensão arterial, extremidades frias (braços e coxas) e tempo de enchimento capilar lentificado. Alteração de nível de consciência (sonolência, confusão mental, agitação psicomotora) e oligúria
Na avaliação do índice cardíaco à beira do leito: a presença de pressão percentual de pulso (pressão sistólica – pressão diastólica/pressão sistólica) menor que 25% sugere índice cardíaco menor que 2,2 L/min/m^2; a presença de pulso pedioso sugere índice cardíaco maior que 2,5 L/min/m^2

DIAGNÓSTICO

O diagnóstico de IC pode ser definido a partir de dados de história clínica e exame físico. De acordo com os critérios de Framingham é estabelecido pela presença simultânea de dois critérios maiores ou um critério maior em conjunto com dois critérios menores.

Tabela 3 Critérios de Framingham
Critérios maiores de Framingham
Dispneia paroxística noturna
Turgência jugular
Crepitações pulmonares
Cardiomegalia (à radiografia de tórax)
Edema agudo de pulmão
Perda de peso > 4,5 kg em 5 dias em resposta ao tratamento
Aumento de PVC (> 16 cmH_2O)
Refluxo hepatojugular
Terceira bulha
Critérios menores de Framingham
Edema de tornozelos bilateral
Tosse noturna
Dispneia aos esforços ordinários
Hepatomegalia
Derrame pleural
Diminuição da capacidade funcional em um terço da máxima registrada previamente
Taquicardia (FC > 120 bpm)

PVC: pressão venosa central; FC: frequência cardíaca.

O diagnóstico de IC, estabelecido a partir dos critérios de Boston, leva em consideração características de três categorias diferentes. Cada categoria pode ser pontuada com até 4 pontos e, assim, a pontuação total tem um valor máximo de 12 pontos (Tabela 4). Pontuação menor do que 4 pontos torna o diagnóstico de IC "improvável"; entre 5 e 7 pontos diagnóstico "possível" e entre 8 e 12 pontos diagnóstico "definitivo" de IC.

Tabela 4 Critérios de Boston	
Categoria I: história	**Pontos**
Dispneia em repouso	4
Ortopneia	4
Dispneia paroxística noturna	3
Dispneia ao caminhar no plano	2
Dispneia ao subir escadas	1
Categoria II: exame físico	
Frequência cardíaca > 110 bpm	2
Frequência cardíaca de 91-110 bpm	1
Turgência jugular > 6 cmH_2O + hepatomegalia ou edema	3
Turgência jugular > 6 cmH_2O	2

(continua)

(continuação)

Tabela 4 Critérios de Boston	
Crepitantes pulmonares além das bases	2
Crepitantes pulmonares apenas nas bases	1
Sibilos	3
3ª bulha cardíaca	3
Categoria III: RX de tórax	
Edema pulmonar alveolar	4
Edema pulmonar intersticial	3
Derrame pleural bilateral	3
Índice cardiotorácico > 0,5	3
Redistribuição de fluxo para os lobos superiores	2

EXAMES COMPLEMENTARES

Apesar do diagnóstico de IC ser eminentemente clínico, exames complementares são importantes, pois além de confirmarem o diagnóstico, fornecem dados sobre o grau de remodelamento cardíaco, prognóstico e permitem definir a etiologia da cardiomiopatia. Dentre os exames complementares existentes, são de especial valor:

- Eletrocardiograma (ECG): alguns achados podem sugerir etiologias específicas. Presença de ondas Q, ausência de progressão de R nas derivações precordiais e alterações de repolarização sugerem etiologia isquêmica; a associação de bloqueio de ramo direito e bloqueio divisional anterossuperior esquerdo sugere doença de Chagas; baixa voltagem no plano frontal sugere doença de depósito e derrame pericárdio. A presença de bloqueio de ramo esquerdo, além de apresentar valor prognóstico, é fator de risco para a presença de dissincronia interventricular.
- Radiografia de tórax: a presença de índice cardiotorácico > 0,50 define cardiomegalia e favorece o diagnóstico de disfunção sistólica.
- Holter 24 horas: indicado em pacientes com IC que apresentem queixa de palpitações ou história de síncope. Permite diagnosticar arritmias intermitentes (atriais ou ventriculares), apresentando implicação terapêutica e prognóstica.
- Ecodopplercardiograma: método de eleição para documentação da disfunção cardíaca, uma vez que fornece informações anatômicas e funcionais, além de ser de fácil acesso, rápido e seguro. Permite definir o tamanho das câmaras (na sístole e diástole), espessura das paredes, massa ventricular, contração segmentar, presença de trombos, pericárdio, definição das disfunções valvares de maneira anatômica e funcional, medida indireta da pressão sistólica do ventrículo direito, avaliação da fração de ejeção. Por meio do Doppler pulsátil com medida do fluxo de enchimento do ventrículo esquerdo define disfunção diastólica que associada aos sintomas de IC e função sistólica normal proporciona o diagnóstico de ICFEP. O método transesofágico pode ser utilizado nos pacientes com limitação técnica ao ecocardiograma convencional, e em especial nos pacientes com cardiopatias congênitas e valvares complicadas (prótese, endocardite) e para avaliar a presença de trombos atriais. O ecocardiograma com Doppler tecidual tem sido utilizado para definição de dissincronia intra e interventricular, informação que pode ser utilizada para indicação de terapia de ressincronização ventricular. Para avaliação de coronariopatia, incluindo extensão de isquemia e viabilidade miocárdica existe a opção do estresse com dobutamina. O ecocardiograma é recomendado para seguimento dos pacientes com IC apenas quando existe alteração significativa do quadro clínico sugerindo melhora pronunciada ou piora da função cardíaca.
- Medicina nuclear: a ventriculografia radioisotópica (*gated blood-pool*) permite estimar de maneira altamente reprodutível as funções ventriculares esquerda e direita bem como a motilidade regional (pode ser um método alternativo ao ecocardiograma para definição de função ventricular nos pacientes com janela acústica inadequada). A cintilografia de perfusão miocárdica (tálio ou sestamibi-Tc) com estresse físico ou farmacológico (adenosina, dipiridamol ou dobutamina) permite avaliar a presença de coronariopatia. Além disso, tálio e PET (tomografia de emissão de prótons) podem ser utilizados também para pesquisa de viabilidade miocárdica. A cintilografia com gálio permite avaliar a presença de inflamação, sendo indicada para pesquisa de miocardite.
- Ressonância magnética: método de grande acurácia para avaliação da anatomia cardíaca, função biventricular, contratilidade segmentar e pericárdio. Pode ser utilizada para pesquisa de isquemia e viabilidade.
- Ergoespirometria: método de avaliação da capacidade funcional através da análise de gases respiratórios. Define os limiares ventilatórios, resposta ventilatória e o pico de consumo de oxigênio (VO_2). Tem valor prognóstico, sendo que pacientes com VO_2 abaixo de 10 mL/kg/min têm alta mortalidade. Outro parâmetro que parece demonstrar valor prognóstico é a inclinação da curva (*slope*) da relação ventilação minuto e consumo máximo de CO_2 (VM/VCO_2).
- Cinecoronariografia: permite definição etiológica na suspeita de etiologia isquêmica para IC.
- Avaliação hemodinâmica: permite a análise direta das pressões intracardíacas e intravasculares. Tais medidas são importantes na avaliação de pacientes candidatos ao transplante cardíaco, uma vez que resistência

pulmonar elevada sem alteração diante do uso de vasodilatadores (hipertensão pulmonar fixa) pode contraindicar sua realização. Não se recomenda avaliação hemodinâmica rotineira para seguimento.

- Biópsia endomiocárdica: pode ser útil em casos de IC de etiologia indefinida, particularmente doenças de depósito e inflamatórias (amiloidose, hemocromatose, sarcoidose, miocardite). Seu uso rotineiro em pacientes com IC não está indicado. Utilizada para o diagnóstico e controle de rejeição em pacientes transplantados.
- Peptídeo natriurético do tipo B (BNP) ou fração N-terminal do BNP (NT-proBNP): produzido pelos ventrículos, e liberado mediante a expansão do volume ventricular e sobrecarga de pressão. Está elevado na IC, relaciona-se diretamente ao prognóstico e gravidade da doença e pode ser utilizado para monitorizar a resposta ao tratamento. Valores normais de BNP tornam pouco provável o diagnóstico de IC sendo método interessante para o diagnóstico diferencial de dispneia na sala de emergência.
- Outros exames laboratoriais: a avaliação laboratorial inicial dos pacientes com IC tem por objetivo identificar a gravidade e a presença de condições clínicas associadas. Rotineiramente, recomenda-se a coleta de hemograma, eletrólitos, função renal, glicemia, função hepática, urina tipo 1, perfil lipídico e perfil tireoidiano.

CLASSIFICAÇÃO

A IC pode ser classificada de acordo com a evolução, com a progressão da doença ou de acordo com a fração de ejeção. Esta forma de categorização reflete modelo fisiopatológico da IC que considera esta síndrome como a via final comum a diferentes doenças cardíacas em indivíduos com fatores de risco. Esta representação da IC com caráter contínuo possui implicações preventivas, prognósticas e também terapêuticas.

Tabela 5 Classificação segundo progressão da doença (estadiamento)

A – Alto risco	Pacientes sob risco de desenvolver IC, mas sem doença estrutural perceptível e sem sintomas atribuíveis à IC
B – Disfunção assintomática	Pacientes que adquiriram lesão estrutural cardíaca, mas ainda sem sintomas atribuíveis à IC
C – Disfunção sintomática	Pacientes com lesão estrutural cardíaca e sintomas atuais ou pregressos de IC
D – Refratário	Pacientes com sintomas em repouso, refratário ao tratamento para IC

A classificação proposta pela New York Heart Association (NYHA) avalia a presença e intensidade da dispneia em pacientes com IC. Tal classificação é útil na prática diária por ser de fácil aplicação e apresentar valor prognóstico. Os pacientes podem ser classificados de acordo com as classes funcionais I a IV.

Tabela 6 Classificação segundo New York Heart Association (NYHA)

Classe I	Ausência de sintomas (dispneia) durante atividades cotidianas
Classe II	Sintomas desencadeados por atividades cotidianas ou moderados esforços
Classe III	Sintomas desencadeados em atividades menos intensas que as cotidianas ou pequenos esforços
Classe IV	Sintomas em repouso

De acordo com a fração de ejeção, a IC pode ser classificada em IC com fração de ejeção reduzida (ICFEr, FE < 40%); fração de ejeção levemente reduzida (ICFElr, FE entre 41 e 49%) e fração de ejeção preservada (ICFEp, FE ≥ 50%). A seguir abordaremos o tratamento especificamente da ICFEr.

TRATAMENTO

Tratamento não farmacológico

Dieta

A avaliação nutricional na IC é de fundamental importância. Pode ocorrer tanto ganho excessivo de peso secundário à retenção hidrossalina quanto sua redução por causa da caquexia cardíaca.

A restrição hídrica deve ser feita de acordo com a condição clínica do paciente, seguida de ajuste de dose de diuréticos. Em média a ingestão de líquidos sugerida é de 1.000 a 1.500 mL em pacientes sintomáticos com risco de hipervolemia.

Quanto à restrição de sódio, no passado era preconizada a restrição para até 2 g/dia. No entanto, a dieta com baixo teor de sódio (2 g) foi associada à redução de ingestão de proteína, ferro, zinco, selênio, vitamina B12, e aumento da ativação neuro-hormonal, o que pode ser prejudicial para estado nutricional do paciente. Restrição da ingesta de sal para 3 g só beneficiou pacientes com IC avançada. Dieta com teor normal de sódio (6,0 g) foi associada à melhor evolução e em metanálise a restrição de sódio aumentou a mortalidade. Entretanto, outros estudos mostraram benefício da restrição de sódio. Assim, ainda não está bem definido o valor ideal de sódio a ser usado na dieta de pacientes com IC, que deve ser adaptado à situação clínica do paciente.

Reabilitação cardíaca

Estudos demonstram que a prática de exercícios físicos é segura em pacientes com IC e que pode gerar benefícios em relação à qualidade de vida. No entanto, o estudo com maior número de pacientes incluídos, ACTION-HF, não demonstrou redução de mortalidade total e reinternações, havendo apenas benefício em relação à qualidade de vida. As conclusões deste estudo negativo para mortalidade e positivo para segurança podem ser criticadas pela baixa aderência. A reabilitação cardíaca está indicada em pacientes com IC crônica estável.

Tratamento farmacológico

Inibidores da enzima de conversão de angiotensina (IECA)

Inibem a ação da enzima conversora de angiotensina e, portanto, reduzem a produção de angiotensina II, reduzindo a pré e a pós-carga. Estudos com diferentes IECA (enalapril, captopril, ramipril) demonstraram seus efeitos sobre redução de sintomas, internações e mortalidade, inclusive no pós-IAM, o que confere efeito de classe a este medicamento. Deve-se priorizar a otimização de dose, tentando atingir doses-alvo descritas. Efeitos adversos: tosse seca (10 a 20% dos casos) pelo efeito sobre as bradicininas (nesta situação está indicada a troca pelos bloqueadores do receptor de angiotensina – BRA); hipotensão, principalmente em situações de hipovolemia; insuficiência renal e hipercalemia, que dificultam o manejo clínico dos IECA. Valores de potássio acima de 5,5 mEq/L e de creatinina > 3 mg/dL são contraindicação para o início da terapêutica com IECA. A conduta na piora da função renal é dependente dos níveis de creatinina: em elevações de creatinina menores que 50% manter a mesma dose de IECA, entre 50 e 100% reduzir a dose pela metade e em elevações maiores que 100% suspender IECA e substituir pela associação hidralazina e nitrato. Entre as contraindicações absolutas estão: estenose artéria renal bilateral e gravidez. Estão indicados para todos os pacientes com disfunção ventricular, sintomáticos ou assintomáticos.

Bloqueadores dos receptores de aldosterona II (BRA)

Agem de forma seletiva bloqueando os receptores do subtipo AT1 da angiotensina II, liberando a ação da AT-2. Assim, promovem redução dos níveis de aldosterona e catecolaminas, vasodilatação arterial com consequente diminuição da resistência vascular periférica. Não interferem na degradação da bradicinina, reduzindo a incidência de tosse. Estudos randomizados revelaram que os BRA têm efeito semelhante aos IECA em relação à mortalidade e, portanto, estão indicados em pacientes intolerantes aos IECA. Deve ser iniciado também com doses baixas, sendo titulados progressivamente até atingir doses máximas toleráveis. São contraindicados na gravidez e seus principais efeitos colaterais são insuficiência renal e hipercalemia. Em casos refratários ao tratamento medicamentoso otimizado, incluindo dose máxima de IECA, existe a opção de associação de BRA, porém cuidado deve ser tomado pelo alto risco de hipercalemia.

Tabela 7 Inibidores da enzima de conversão de angiotensina

Droga	Dose inicial	Manutenção
Benazepril	2,5 mg/dia	5-10 mg, a cada 12 horas
Captopril	6,25 mg, a cada 8 horas	25-50 mg, a cada 8 horas
Enalapril	2,5 mg/dia	10 mg, a cada 12 horas
Lisinopril	2,5 mg/dia	5-20 mg/dia
Quinapril*	2,5-5 mg/dia	5-10 mg/dia
Perindopril	2 mg/dia	4 mg/dia
Ramipril	1,25-2,5 mg/dia	2,5-5 mg, a cada 12 horas
Cilazapril	0,5 mg/dia	1-2,5 mg/dia
Fosinopril*	10 mg/dia	20 mg/dia
Trandolapril*	1 mg/dia	4 mg/dia

* Sem registro vigente na Anvisa.

Tabela 8 Bloqueadores dos receptores de aldosterona II

Droga	Dose inicial	Manutenção
Candesartana	4-8 mg/dia	32 mg/dia
Valsartana	80 mg/dia	320 mg/dia
Losartana	50 mg/dia	100 mg/dia
Irbesartana	150 mg/dia	300 mg/dia

Betabloqueadores (BB)

Classe de medicamentos heterogênea por apresentarem diferenças em relação à seletividade de bloqueio (beta-1, beta-2 e alfa-1), farmacocinética e farmacodinâmica e, portanto, não se pode considerar um efeito de classe como para os IECA. Geram melhora da função ventricular e sintomas, redução das hospitalizações, reversão do remodelamento miocárdico e redução da mortalidade. Até o presente momento, três betabloqueadores mostraram-se benéficos na IC: carvedilol, succinato de metoprolol, bisoprolol. Outro betabloqueador beta-1-seletivo, o nebivolol, também foi testado apenas em pacientes com mais de 70 anos. Trata-se de tomada única, cuja dose-alvo é 10 mg/dia.

- Carvedilol: trata-se de BB não seletivo com efeito sobre os receptores beta-1, beta-2 e alfa-1; deve ser administrado em duas tomadas procurando atingir a dose-alvo de 50 mg/dia.
- Succinato de metoprolol: trata-se de BB beta-1-seletivo de liberação prolongada que pode ser administrado em tomada única até atingir dose-alvo de 200 mg/dia.
- Bisoprolol: trata-se de BB de alta seletividade beta-1, de tomada única, cuja dose-alvo é 10 mg/dia.

Os betabloqueadores devem ser iniciados com o paciente estável sem sinais clínicos de descompensação (congestão e/ou baixo débito cardíaco) com doses baixas, seguida de titulação lenta e progressiva, de acordo com a tolerância individual, até atingir doses-alvo uma vez que no início do tratamento pode ocorrer piora da função cardíaca. Apesar da ausência de estudos específicos envolvendo pacientes chagásicos, o uso de BB pode ser tentado em pacientes sintomáticos com disfunção ventricular sistólica, tomando cuidado pela maior tendência à bradiarritmias, bloqueios e hipotensão por IC direita. As contraindicações ao uso de BB são bloqueios atrioventriculares avançados, doença arterial periférica grave, asma brônquica e doença pulmonar obstrutiva grave.

Inicialmente preconizava-se a introdução de BB apenas após tratamento com IECA já em dose otimizada. Entretanto, após a publicação do estudo CIBIS III, que mostrou não haver diferença entre iniciar a terapêutica com IECA ou BB, hoje preconiza-se a introdução destes dois fármacos precocemente com otimização simultânea; a prioridade na otimização é dependente do perfil de cada paciente.

Tabela 9 Betabloqueadores

Droga	Seletividade beta-receptor	Dose inicial	Manutenção
Bisoprolol	Beta-1-seletivo	1,25 mg/dia	10 mg/dia
Succinato de metoprolol	Beta-1-seletivo	12,5 mg/dia	200 mg/dia
Carvedilol	Beta-1, beta-2, alfa-1	3,125 mg, 2x/dia	25 mg, 2x/dia
Nebivolol	Beta-1-seletivo	1,25 mg/dia	10 mg/dia

Antagonistas da aldosterona

Bloqueiam a produção de aldosterona e, portanto, reduzem a formação e deposição de colágeno no miocárdio e reduzem a retenção de sódio e água. Efeitos adversos são ginecomastia e hipercalemia, frequente devido à associação com IECA ou BRA no tratamento da IC. Níveis de potássio maiores do que 5,5 mEq/dL indicam necessidade de suspensão do medicamento. A espironolactona foi testada e está indicada em pacientes com disfunção de VE em classe funcional III a IV por ter demonstrado redução de mortalidade neste grupo de pacientes. Deve ser usado na dose de 25-50mg/dia. O eplerenone foi testado em pacientes com NYHA II, demonstrando redução de mortalidade geral e redução de eventos combinados, sendo, portanto, também indicado neste subgrupo de pacientes com IC. No Brasil, apenas espironolactona está disponível.

Tabela 10 Espironolactona

Droga	Dose inicial	Manutenção
Espironolactona	25 mg, 1x/dia	25-50 mg, 1x/dia

Inibidores da neprilisina e bloqueadores dos receptores de angiotensina II (INRAs)

Um novo medicamento (sacubitril-valsartana) que combina moléculas de um bloqueador do receptor de angiotensina II (valsartana) com um inibidor da neprilisina (sacubitril), enzima responsável pela degradação de peptídeos natriuréticos foi estudado na insuficiência cardíaca (IC). Tal composto foi avaliado em pacientes com IC crônica, fração de ejeção ≤ 40%, NYHA II-IV, especialmente NYHA II, com BNP > 150 pg/mL ou NT-proBNP > 600 pg/mL. O estudo foi interrompido precocemente com tempo de acompanhamento médio de 27 meses por ter demonstrado superioridade sacubitril-valsartana em relação a enalapril para reduzir morte e hospitalização por insuficiência cardíaca. Como efeitos colaterais, pode ocorrer hipotensão e angioedema. A dose inicial (sacubitril/valsartana) é de 50 (24/26) mg, 2x/dia, até 200 (97/103) mg 2x/dia. De acordo com as diretrizes atuais (2021), o uso do sacubitril-valsartana é recomendado para pacientes que persistem sintomáticos a despeito do tratamento clínico otimizado com IECA e betabloqueador, em substituição ao IECA como classe de recomendação classe I. Mais recentemente sacubitril-valsartana foi avaliado em pacientes com IC descompensada, mostrando segurança e capacidade de reduzir significativamente os níveis de NT-proBNP em maior grau com sacubitril/valsartana do que com enalapril, sendo esta redução observada já na primeira semana de tratamento e independente da história prévia de IC ou do uso prévio de iECA ou BRA.

Tabela 11 Sacubitril-valsartana

Droga	Dose inicial	Manutenção
Sacubitril-valsartana	24/26 mg, 2x/dia	97/103 mg, 2x/dia

Inibidores de SGLT2: os inibidores de SGLT2 foram testados inicialmente em pacientes diabéticos tipo 2 (DM2) e revelaram, além de redução significativa dos principais eventos cardiovasculares, uma surpreendente redução de hospitalização por insuficiência cardíaca com empagliflozina e dapagliflozina. Ambos foram então testados em paciente com IC (DAPA-HF e EMPEROR-Reduced), com fração de ejeção ≤ 40%, NYHA II--IV, diabéticos ou não, e demonstraram redução de morte cardiovascular e hospitalização por IC em pacientes com tratamento clínico otimizado. Assim, segundo as diretrizes atuais, empagliflozina e dapagliflozina estão indicados como classe de recomendação I para pacientes com ICFEr sintomáticos com dose máxima otimizada tolerada de betabloqueador, antagonista da aldosterona, iECA/BRA ou INRA para reduzir desfechos cardiovasculares e progressão da disfunção renal.

Tabela 12 Inibidores de SGLT2

Droga	Dose inicial	Manutenção
Empagliflozina	10 mg, 1x/dia	10 mg, 1x/dia
Dapagliflozina	10 mg, 1x/dia	10 mg, 1x/dia

*Em pacientes diabéticos a dose de empagliflozina pode atingir 25 mg/dia.

Diuréticos

Promovem natriurese e diurese, o que gera alívio dos sintomas, sua utilização é indiscutível para melhora dos sintomas de hipervolemia e congestão.

- Diuréticos de alça: inibem o transporte de sódio e cloro para o intracelular por inibirem a bomba de $Na^+K^+2Cl^-$ na porção espessa da alça de Henle. Apresentam início de ação rápido, meia-vida curta (1,5h) e duração de efeito de aproximadamente 6 horas – furosemida (metabolização predominantemente renal; taxa de absorção: 10 -100%) e bumetamida (metabolização hepática, taxa de absorção: 80-100%). Quando o paciente está tomando doses altas de furosemida e passa a ter resposta não satisfatória de diurese, a troca por bumetamida pode gerar aumento da diurese e alívio dos sintomas.
- Diuréticos tiazídicos: inibem o transporte de sódio e cloro para o intracelular no túbulo contorcido distal. Demonstram potência inferior, início de ação mais tardio (2 horas), meia-vida mais longa e duração de ação mais prolongada (12 horas) quando comparados aos diuréticos de alça. Úteis em pacientes com IC avançada já em uso de altas doses de diurético de alça e com baixa resposta, para potencializar o efeito diurético. Os principais efeitos colaterais são eletrolíticos (hipocalemia, hipomagnesemia, hipercalcemia) e metabólicos (hiperuricemia, hipertrigliceridemia, hiperglicemia e hipercolesterolemia).

Tabela 13 Diuréticos

Droga		Dose inicial
Diuréticos de alça	Furosemida Bumetanida	20 mg/dia 1,0 mg/dia (ajustar de acordo com congestão)
Diuréticos tiazídicos	Hidroclorotiazida Clortalidona Indapamida	25-50 mg/dia 12,5-50 mg/dia 2,5-5,0 mg/dia

Hidralazina e nitrato

A hidralazina é um vasodilatador direto que promove redução da resistência vascular periférica com consequente aumento do débito cardíaco. Pode causar cefaleia, rubor, edema e discreta elevação da frequência cardíaca. Os nitratos promovem relaxamento da musculatura lisa vascular por liberação de óxido nítrico. Em doses mais baixas, promovem apenas venodilatação, porém em doses mais altas são capazes de gerar dilatação arterial. Seus efeitos adversos incluem hipotensão postural, principalmente em pacientes hipovolêmicos e tolerância, o que pode ser evitado aumentando o período de horas livre do uso do nitrato. A associação H-I reduziu a mortalidade em pacientes com IC quando comparado ao placebo e em afrodescendente demonstrou redução de mortalidade e hospitalização quando associada à terapia padrão. Hidralazina e nitrato estão indicados em pacientes que apresentam contraindicação para uso de IECA ou BRA (insuficiência renal e hipercalemia) e sua associação aos IECA pode ser avaliada em casos refratários ao tratamento clínico otimizado.

Tabela 14 Hidralazina e nitrato

Droga	Dose inicial	Manutenção
Hidralazina	12,5 mg, 3x/dia	100 mg, 3x/dia
Mononitrato de isossorbida	20 mg, 3 x/dia	40 mg, 3x/mg

Digoxina

Age na bomba de Na-K-ATPase, promovendo aumento do cálcio intracelular, o que gera efeito inotrópico positivo; modulam a ativação neuro-hormonal através da redução da atividade simpática, estimulando a ação vagal. Efeitos adversos: sintomas gastrointestinais, neurológicos, arritmias atriais, ventriculares e bloqueios atrioventriculares. Cuidado especial para evitar intoxicação digitálica deve ser tomado em pacientes com disfunção renal. As doses habituais atualmente variam de 0,125 a 0,25 mg/dia. Contribuem para reduzir sintomas, porém não exercem efeito sobre a mortalidade. Seu uso está preconizado para pacientes sintomáticos e para controle da resposta ventricular em pacientes com fibrilação atrial.

Ivabradina

Inibidor específico e seletivo da corrente If do nó sinoatrial, que modula o influxo das correntes iônicas, gerando redução da frequência cardíaca no repouso e no esforço. Estudo demonstrou redução do evento combinado morte cardiovascular e internação por piora da insuficiência cardíaca quando associado a terapêutica-padrão otimizada. A dose inicial deve ser de 5 mg, 2 vezes ao dia, podendo ser aumentada para 7,5 mg, 2 vezes ao dia, conforme resposta da frequência cardíaca. Assim, a ivabradina pode ser usada em pacientes em ritmo sinusal que já estejam otimizados com o tratamento clínico em uso de dose plena de betabloqueador e permaneçam sintomáticos com FC > 70 bpm.

Tabela 15 Ivabradina

Droga	Dose inicial	Manutenção
Ivabradina	5 mg, 2x/dia	7,5 mg, 2x/dia

Antiarrítmicos

Os antiarrítmicos das classes IA (quinidina), IC (propafenona) e III (sotalol) exceto amiodarona estão proscritos para uso na IC. A amiodarona é um antiarrítmico da classe III que pode inibir arritmias ventriculares, porém não apresenta efeito benéfico sobre mortalidade. Seu uso está indicado para a manutenção de ritmo sinusal, controle de frequência em pacientes com fibrilação atrial e tratamento de arritmia ventricular geralmente associada a CDI (reduzindo a frequência de choques). Os betabloqueadores são seguros e eficazes antiarrítmicos e são considerados, hoje, como a principal terapia antiarrítmica da IC. São responsáveis por redução de mortalidade total e principalmente de morte súbita.

Anticoagulantes

O uso de anticoagulantes está indicado em subgrupos de pacientes com IC em que fenômenos tromboembólicos são mais frequentes, dentre eles a presença de fibrilação atrial (FA) paroxística, persistente ou permanente, a presença de trombos cavitários com características emboligênicas, além daqueles com história de fenômenos tromboembólicos prévios. Existem, também, algumas etiologias de IC que cursam com maior chance de fenômenos tromboembólicos, como o miocárdio não compactado associado à fração de ejeção de VE < 40%.

Tratamento cirúrgico

Revascularização miocárdica

A revascularização miocárdica é recomendada em pacientes com disfunção ventricular e lesão grave (> 50%) de tronco de coronária esquerda (TCE) ou equivalente (estenose > 70% de artéria descendente anterior e circunflexa) ou que mantêm angina CCS III ou IV apesar do tratamento clínico. O papel da revascularização miocárdica em pacientes com doença arterial coronária significativa (lesão de artéria descendente anterior ou doença multiarterial, com exceção de lesão de TCE ou equivalente) e disfunção ventricular severa (FE ≤ 35%) foi avaliado no estudo STICH. Em uma primeira análise deste estudo, que comparou o benefício da revascularização miocárdica associada ao tratamento clínico otimizado *versus* tratamento clínico otimizado isoladamente, não se observou redução no desfecho primário (mortalidade por qualquer causa) após um seguimento médio de 56 meses, embora já se tenha evidenciado redução de morte cardiovascular e morte por qualquer causa ou hospitalização. Recentemente, foi publicada uma análise dos resultados do estudo no seguimento tardio (média de 10 anos). Nesta análise foi demonstrada redução significativa de todos os desfechos. Observou-se redução de 16% na mortalidade por qualquer causa, de 21% na mortalidade cardiovascular e 28% no desfecho combinado de morte por qualquer causa ou hospitalização. Na prática clínica, a revascularização miocárdica deve ser considerada em pacientes com disfunção ventricular e doença coronária significativa. Os casos devem ser avaliados individualmente pelo *Heart Team* (equipe formada por cardiologista clínico com experiência em tratamento de pacientes com IC, cirurgião cardíaco e hemodinamicista), considerando o status clínico do paciente, a anatomia coronária, a possibilidade de revascularização completa e a coexistência de doença valvar e comorbidades.

Correção de insuficiência mitral

A correção da insuficiência mitral secundária em pacientes com ICFEr e insuficiência mitral moderadamente grave ou grave com mitraclip pode ser considerada em pacientes com FEVE entre 20 e 50%, diâmetro sistólico final do VE < 70 mm e com EROA > 30 mm^2 e volume regurgitante > 45 mL que persistam com sintomas a despeito da terapia otimizada para ICFEr para melhorar sintomas, tomando por base os dados do estudo COAPT.

Terapia de ressincronização cardíaca (TRC)

A presença de bloqueio de ramo esquerdo pode indicar a presença de dissincronia inter e intraventricular, que geram comprometimento da função miocárdica. Neste contexto, a TRC surge com o objetivo de corrigir as disfunções eletromecânicas de pacientes com IC avançada. Tal procedimento envolve o implante de um eletrodo no ventrículo esquerdo, além dos eletrodos atrial e ventricular direito, visando sincronizar a contração de ambos os ventrículos e com isto melhorar a função cardíaca. Vários estudos demonstraram que esta terapia é capaz de proporcionar melhora da qualidade de vida, redução significativa da CF, assim como incremento da distância percorrida em 6 min e do pico VO_2. Mais recentemente, também foi demonstrado benefício da terapia em relação à mortalidade.

A terapia de ressincronização cardíaca:

- está indicada em pacientes com ritmo sinusal, em classe funcional III, com fração de ejeção do ventrículo esquerdo ≤ 35%, em tratamento clínico otimizado, com QRS ≥ 150 ms e morfologia de BRE apesar de terapêutica otimizada, para reduzir morbidade e mortalidade;
- pode ser usada em pacientes com IC de fração de ejeção reduzida independente da classe funcional segundo a NYHA, que tenham indicação de marcapasso ventricular e bloqueio AV de alto grau para reduzir a morbidade (com base no estudo BLOCK-HF).

Cardiodesfibrilador implantável (CDI)

Aproximadamente 30-50% dos óbitos por IC ocorrem por morte súbita e cerca de 80% delas decorre de arritmias cardíacas como fibrilação ventricular (FV) e taquicardia ventricular sustentada (TVS). O CDI é um dispositivo que tem a capacidade de detectar a presença de arritmia ventricular e revertê-la. Seu benefício na prevenção secundária é indiscutível, uma vez que pacientes vítimas de parada cardiorrespiratória têm altíssimo risco de novo evento entre 6 e 12 meses. Para prevenção secundária, o CDI está indicado em:

- pacientes sobreviventes de parada cardíaca devido à fibrilação ou TVS com instabilidade hemodinâmica grave, excluindo-se causa totalmente reversível;
- pacientes com doença cardíaca estrutural e documentação de TVS estável ou instável;
- pacientes com síncope recorrente clinicamente importante que apresentem TVS instável ou FV no estudo eletrofisiológico invasivo.

Em relação à prevenção primária, vários estudos avaliaram o benefício da terapia em pacientes com cardiomiopatia isquêmica e não isquêmica revelando redução de mortalidade. Enquanto na cardiomiopatia isquêmica está bem estabelecido o benefício do uso de CDI, estudo mais recente envolvendo pacientes com cardiomiopatia não isquêmica (DANISH) não demonstrou redução de morte por todas as causas ou morte cardiovascular, apesar de reduzir significativamente morte súbita. Considerando que tal procedimento tem custo elevado, análises de custo-efetividade têm sido realizadas com o intuito de melhor definir a indicação desta terapêutica. Em nosso país, as limitações de incorporação da indicação de CDI na prevenção primária são claras pelo custo elevado no cenário da medicina pública brasileira.

Assim, para prevenção primária, o CDI pode ser considerado:

- pacientes com cardiomiopatia isquêmica com fração de ejeção ≤ 35%, em CF II e III, após pelo menos 40 dias pós infarto e 90 dias após revascularização miocárdica com terapêutica otimizada e com boa expectativa de vida em um ano (classe I de recomendação);
- pacientes com cardiomiopatia dilatada não isquêmica com fração de ejeção ≤ 35% em CF II e III, com tratamento clinico otimizado e com mais de 6 meses de evolução (classe IIa de recomendação).

Dispositivos de assistência ventricular

Estão indicados como ponte para transplante (em pacientes em que o suporte medicamentoso, incluindo drogas vasoativas, não é suficiente para manutenção do estado circulatório); ponte para recuperação do miocárdio (miocardites, periparto) ou terapia de destino (IC terminal sem perspectiva de outro tratamento, com contraindicação para o transplante cardíaco)

Transplante cardíaco

Apesar do avanço na terapêutica clínica e no suporte por meio de dispositivos implantáveis, ainda existem pacientes que se tornam realmente refratários ao tratamento da IC. Neste grupo de pacientes com IC avançada, deve-se então iniciar avaliação para transplante. Suas indicações incluem: IC avançada na dependência de drogas inotrópicas ou suporte circulatório mecânico, CF III e IV persistente, com tratamento medicamentoso otimizado, VO_2 pico ≤ 12 mL/kg/min em paciente em uso de betabloqueador ou < 14 mL/kg/min em pacientes intolerantes aos betabloqueadores e em pacientes com arritmias refratárias ao tratamento clínico, dispositivos elétricos e/ou procedimentos de ablação na ausência de contraindicações tais como hipertensão pulmonar não responsiva a vasodilatadores e/ou comorbidades que implicam em baixa expectativa de vida.

PROGNÓSTICO

A IC continua sendo uma doença de alta morbimortalidade a despeito dos avanços no tratamento medicamentoso nas últimas décadas. A Tabela 16 reúne os principais preditores de mau prognóstico.

Tabela 16 Preditores de mau prognóstico
História
Idade > 65 anos, NYHA III/ IV
Caquexia, anorexia, síncope
Má adesão ao tratamento
Diabetes mellitus, depressão
Doença pulmonar, apneia do sono
PCR revertida, múltiplas internações
Alteração estrutural e funcional
Cardiomegalia (ICT > 0,55)
Dilatação progressiva do VE
Aumento do IMVE, do diâmetro do AE, do VD
FEVE < 30%
Insuficiência mitral e tricúspide
Padrão restritivo/pseudonormal
Exame físico
Congestão, má perfusão, hipotensão, taquicardia, presença de B3
Etiologia
Chagásica
Isquêmica
Exames laboratoriais
Na < 130 mEq/L
BNP elevado
Citocinas elevadas
Ativação neuro-hormonal (noradrenalina)
Anemia (Hb < 11g%)
Creatinina > 2,5 mg/dL
Alteração eletrofisiológica
Fibrilação atrial
Arritmias complexas (TVS e TVNS)
BRE (dissincronia)
Onda T alternante
QT-longo
Alteração de dispersão do QT
Redução da variabilidade de FC
Alteração hemodinâmica
Redução do DC
Elevação de PAP e PCP
Elevação do GTP
Elevação da RVS
Capacidade para exercício
Baixo VO_2 máx
Aumento do *slope* VE/VCO_2
Diminuição da distância de 6 minutos
Intolerância ao exercício

AE: átrio esquerdo; BNP: peptídeo natriurético atrial do tipo B; DC: débito cardíaco; FC: frequência cardíaca; GTP: gradiente transpulmonar; Hb: hemoglobina; ICT: índice cardiotorácico; IMVE: índice de massa do ventrículo esquerdo; NYHA: New York Heart Association; PAP: pressão da artéria pulmonar; PCP: pressão capilar pulmonar; PCR: parada cardiorrespiratória; RVS: resistência vascular sistêmica; TVS: taquicardia ventricular sustentada; taquicardia ventricular não sustentada;VE: ventrículo esquerdo.

▪ INSUFICIÊNCIA CARDÍACA AGUDA

DEFINIÇÃO E ETIOLOGIA

A IC aguda é caracterizada pelo início ou progressão rápida de sintomas e sinais de IC que resulta na necessidade de intervenção urgente e não planejada. Pode decorrer de disfunção cardíaca aguda (sem a presença de diagnóstico prévio de IC) ou de exacerbação aguda de um quadro crônico.

Causas de IC aguda: síndrome coronariana aguda, miocardite, disfunção valvar aguda, emergências hipertensivas, bradi e taquiarritmias e tamponamento cardíaco.

Fatores precipitantes de descompensação de IC: ingesta excessiva de sal e água, má aderência ao tratamento medicamentoso, isquemia miocárdica, arritmias, hipertensão arterial sistêmica, tromboembolismo pulmonar, febre e infecção, anemia, carências nutricionais, disfunção tireoidiana, diabete descompensado, insuficiência renal, gravidez, consumo excessivo de álcool, uso de drogas ilícitas, esforço físico excessivo e efeito de fármacos:

- drogas que retêm água ou inibem as protaglandinas: AINH, esteroides, estrógenos, andrógenos, clorpropamida, minoxidil;
- drogas inotrópicas negativas: antiarrítmicos, antagonistas de cálcio, antidepressivos tricíclicos;
- drogas cardiotóxicas: citostáticos (como a adriamicina > 400 mg/m^2).

EPIDEMIOLOGIA

A IC aguda é uma das principais causas de internação hospitalar no Brasil e no mundo e está associada a um aumento de mortalidade e da necessidade de reinternação hospitalar. No Brasil, é a principal causa de internação por doença cardiovascular e a primeira causa de internação em pessoas com mais de 60 anos. Dados do DATASUS demonstram que cerca de 190 mil pacientes são internados por IC aguda anualmente.

QUADRO CLÍNICO E CLASSIFICAÇÃO

A IC aguda pode ser classificada de acordo com os seguintes aspectos:

- síndrome clínica na apresentação: insuficiência ventricular esquerda, IC congestiva. Edema agudo de pulmão e choque cardiogênico;
- tempo de evolução da doença: IC aguda nova ou IC crônica agudamente descompensada;
- tipo de disfunção ventricular esquerda: IC com fração de ejeção reduzida (ICFEr, FE < 40%); fração de ejeção levemente reduzida (ICFElr, FE entre 41 e 49%) e fração de ejeção preservada (ICFEp, FE ≥ 50%);

- perfil clínico-hemodinâmico, de acordo com a presença ou ausência de sinais de congestão (seco ou úmido) e a adequação da perfusão (quente ou frio).

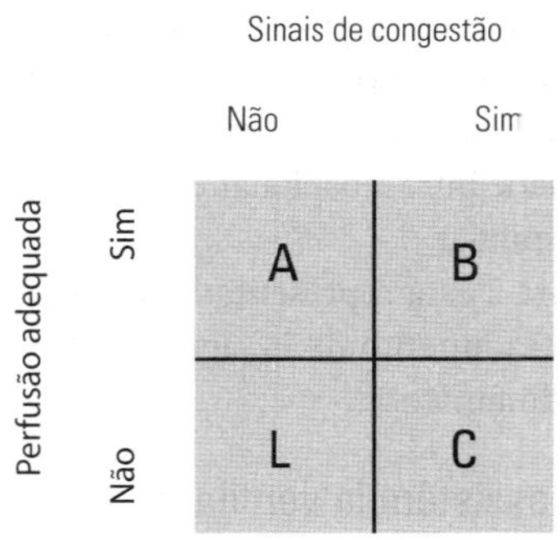

Figura 1 Perfil hemodinâmico dos pacientes com insuficiência cardíaca aguda.

Recentemente, foi proposta uma nova classificação de choque cardiogênico (CC) que passou a ser incluída na Diretriz Brasileira. Esta classificação é baseada em achados clínicos e laboratoriais e auxiliam na identificação de sinais de deterioração clínica e, consequentemente, na decisão de intensificação do tratamento.

EXAMES COMPLEMENTARES

- Exames laboratoriais: fazem parte da avaliação inicial do paciente com IC aguda: hemograma, glicemia, eletrólitos, ureia, creatinina, enzimas hepáticas, TSH, urina tipo I, marcadores de necrose miocárdica (na suspeita de síndrome coronariana aguda), gasometria arterial e lactato (na presença de sinais de baixo débito).
- BNP e NT-proBNP: em um paciente com suspeita de IC aguda, BNP abaixo de 100 pg/mL ou NT-proBNP abaixo de 300 pg/mL afastam o diagnóstico; valores de BNP acima 500 pg/mL ou NT-proBNP acima de 900

Tabela 17 Classificação de choque cardiogênico

Estágio do CC	Achados clínicos	Biomarcadores	Hemodinâmica
A (sob risco) Sem evidência de CC, mas sob risco (p. ex., IAM anterior extenso)	PVJ normal Ausculta pulmonar limpa Pulsos periféricos cheios Estado mental preservado	Bioquímica normal Função renal normal Lactato normal	PAS ≥ 100 mmHg (ou normal para o paciente) Se CAP: ▪ IC ≥ 2,5 L/min/m² ▪ PVC < 10 mmHg ▪ SvO_2 ≥ 65%
B (início) Evidência clínica de hipotensão relativa ou taquicardia, mas sem hipoperfusão	PVJ elevada Estertores pulmonares Perfil quente e seco Pulsos periféricos cheios Estado mental preservado	Lactato normal Disfunção renal mínima BNP elevado	PAS < 90 ou PAM < 60 ou queda > 30 mmHg do basal FC ≥ 100 bpm Se CAP: ▪ IC ≥ 2,5 L/min/m² ▪ SvO2 ≥ 65%
C (clássico) Hipoperfusão que requer inotrópico, vasopressor ou suporte mecânico	Mal-estar geral Palidez cutânea Estertores pulmonares difusos Extremidades frias e pegajosas Alteração do estado mental Debito urinário reduzido	Lactato ≥ 2 mmol/L Creatinina dobrada ou queda > 50% na TFG Provas hepáticas alteradas BNP elevado	PAS < 90 ou PAM < 60 ou queda > 30 mmHg do basal. Vasopressor e/ou dispositivos para manter PA. CAP: ▪ IC < 2,2 L/min/m² ▪ PVC > 15 mmHg ▪ PVC/PCP ≥ 0,8 ▪ PAPi < 1,85 ▪ CPO ≤ 0,6 W
D (deterioração) Não respondeu às intervenções iniciais e está piorando	Pode incluir qualquer um dos achados do estágio C	Pode incluir qualquer um dos achados do estágio C, em deterioração	Pode incluir qualquer um dos achados do estágio C e: Múltiplas drogas (inotrópicos e/ou vasopressores) e/ou dispositivos de assistência circulatória mecânica
E (extremo) PCR sob RCP e/ou ECMO	Colapso circulatório Sob ventilação mecânica	PCR pH ≤ 7,2 Lactato ≥ 5 mmol/L	PAS inaudível / PCR TVSP ou TV/FV refratária Hipotensão apesar do suporte máximo

BNP: peptídeo natriurético do tipo-B; CAP: cateter de artéria pulmonar; CC: choque cardiogênico; IC: índice cardíaco; CPO: poder cardíaco, do inglês cardiac power output; FC: frequência cardíaca; FV: fibrilação ventricular; IAM: infarto agudo do miocárdio; PAM: pressão arterial média; PAPi: índice de pulsatilidade da artéria pulmonar; PAS: pressão arterial sistólica; PCP: pressão de capilar pulmonar; PVC: pressão venosa central; PVJ: pulso venoso jugular; SvO2: saturação venosa mista de oxigênio; TFG: taxa de filtração glomerular; TV: taquicardia ventricular; TVSP: taquicardia ventricular sem pulso.

pg/mL (pacientes < 70 anos) e acima de 1.800 pg/mL (pacientes > 70 anos) confirmam.

- Eletrocardiograma (ECG): exame simples que auxilia na identificação da etiologia da IC e causa da descompensação (arritmias cardíacas, alterações do segmento ST sugestivas de síndrome coronariana aguda etc.). A presença de ECG normal é incomum na IC aguda.
- Radiografia de tórax: permite a avaliação da congestão pulmonar e ajuda na diferenciação da causa da dispneia. A avaliação da silhueta cardíaca pode sugerir a presença de cardiopatia dilatada, sinais de tamponamento cardíaco e/ou algumas valvopatias, que podem estar envolvidas na causa da IC.
- Ecocardiograma: ferramenta para avaliação de alterações funcionais e estruturais causadoras ou relacionadas à IC. Na IC aguda, pode auxiliar na definição de causas de descompensação (derrame pericárdico, disfunção nova de VD que pode sugerir tromboembolismo como causa da descompensação, disfunção valvar nova, alteração segmentar).
- Cineangiocoronariografia: está indicada na suspeita de síndrome coronariana aguda, visto que a revascularização percutânea ou cirúrgica melhora o prognóstico deste grupo de pacientes.
- Catéter de artéria pulmonar (Swan-Ganz): sua utilização tem sido mais restrita atualmente, por não haver evidência de benefício do seu uso rotineiro. É uma ferramenta que pode auxiliar quando há dúvida diagnóstica, para a distinção entre choque cardiogênico e não cardiogênico. Pode também ser útil em pacientes hemodinamicamente instáveis que não respondem de forma previsível à terapia usual. É mandatório na avaliação para terapia avançada (transplante cardíaco e dispositivos de assistência circulatória mecânica).

TRATAMENTO

A causa da IC aguda, assim como fatores precipitantes da descompensação devem ser pesquisados e, sempre que possível, tratados para a melhora do quadro. Pacientes com síndrome coronariana e IC aguda devem, de maneira geral, serem submetidos a estratégia invasiva precoce com cineangicoronariografia e revascularização (preferencialmente percutânea). Valvopatias agudas causadas, por exemplo, por dissecção de aorta, isquemia, rotura de cordoalha ou de músculo papilar e endocardite, devem ser tratadas com cirurgia de urgência.

Em pacientes com IC crônica agudamente descompensada, devemos evitar a suspensão das drogas utilizadas para tratamento da IC. Em relação aos betabloqueadores, nos pacientes com sinais de baixo débito, podemos considerar a redução em 50% da dose usada cronicamente, sendo necessária a suspensão da droga apenas nos pacientes com maior instabilidade hemodinâmica.

O tratamento da IC aguda deve ser baseado no perfil hemodinâmico do paciente e envolve medidas para: suporte ventilatório, eliminação de fluidos, redução de pré e pós-carga e, em alguns casos, inotropismo. É importante ressaltar que o início precoce do uso de droga vasoativa, quando indicado, está associado a uma menor mortalidade intra-hospitalar e a menor tempo de internação hospitalar.

Na Figura 2 está representado um algoritmo sugerido para o tratamento de IC aguda, de acordo com o perfil hemodinâmico.

Oxigênio e assistência ventilatória

Para otimizar a oferta de oxigênio aos tecidos, é importante que se mantenha uma saturação arterial acima de 90%. Caso necessário, deve-se utilizar uma fonte suplementar de oxigênio.

Em caso de congestão pulmonar mais importante deve ser considerado o uso de ventilação não invasiva (VNI). Além de melhorar a oxigenação e contribuir para redução do retorno venoso, a VNI leva à redução do esforço respiratório e, consequentemente, da demanda metabólica da musculatura respiratória. A ventilação mecânica invasiva (com intubação endotraqueal) pode ser necessária em casos de insuficiência respiratória acompanhada de rebaixamento de nível de consciência ou de outras contraindicações para uso de VNI.

Diuréticos

Os diuréticos levam a uma melhora rápida de sintomas relacionados à sobrecarga de volume. Eles promovem natriurese e diurese, melhorando consequentemente sintomas de congestão venosa pulmonar e edema. No entanto, não devem ser utilizados isoladamente no tratamento para IC aguda.

Até o momento não há evidência conclusiva de qual a melhor abordagem na terapia com diuréticos. Em geral, inicia-se com a administração de doses moderadas de diurético de alça (por exemplo, 0,5-1,0 mg/kg de furosemida endovenosa) e, quando esta não for suficiente, pode-se tentar doses mais altas, infusão contínua da droga ou ainda a associação com diuréticos tiazídicos ou antagonistas de aldosterona.

Vasodilatadores

O uso de vasodilatadores está indicado sempre que a pressão arterial permitir. A redução da pós-carga facilita o esvaziamento ventricular, levando a aumento do débito cardíaco. Têm efeito também na re-

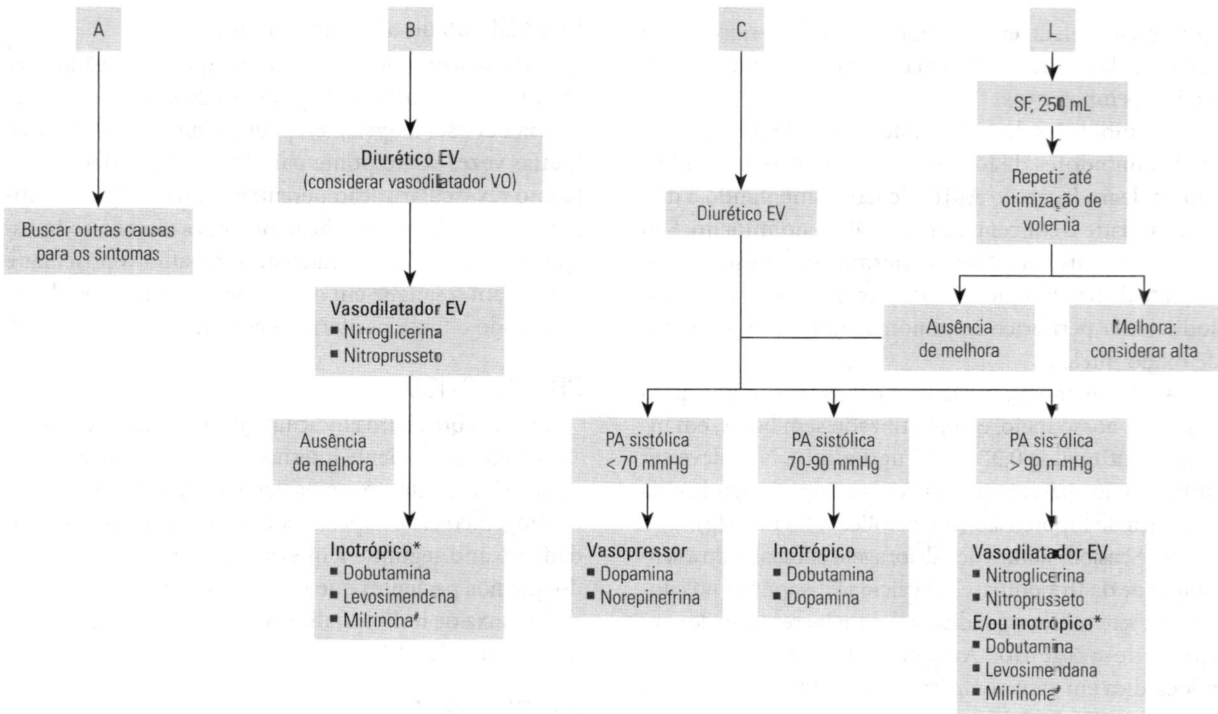

Figura 2 Tratamento da insuficiência cardíaca aguda de acordo com o perfil hemodinâmico. * Se em uso de betabloqueador, dar preferência para levosimendana ou milrinona. # Não deve ser utilizada em etiologia isquêmica aguda

dução da pré-carga, melhorando a congestão pulmonar. Além disso, a melhora do fluxo sanguíneo renal pode levar a aumento da diurese, contribuindo para a redução da pré-carga.

- Nitroprusseto de sódio: é um potente vasodilatador arterial. É capaz de melhorar o desempenho ventricular esquerdo, tendo também efeito vasodilatador pulmonar, diminuindo a pós-carga ventricular direita. Seu uso requer monitorização contínua da pressão arterial (preferencialmente de forma invasiva), restringindo-se à sala de emergência ou à UTI. A dose inicial é de 0,3 µg/kg/min, titulada a cada 5 minutos até melhora hemodinâmica (dose máxima sugerida 5 µg/kg/min).
- Nitroglicerina: tem ação venodilatadora predominante, com efeito vasodilatador arterial observado em doses maiores. Seu emprego é particularmente útil nos casos de isquemia miocárdica sem hipotensão, pelo efeito no aumento do fluxo coronariano. Deve ser evitada nos casos de disfunção ventricular direita. A dose inicial é de 10 µg/min, podendo ser titulada a cada 5 minutos até o controle dos sintomas ou surgimento de efeitos colaterais limitantes (dose máxima sugerida 200 µg/min). Seu uso prolongado não é recomendado em virtude do efeito de tolerância farmacológica.

Inotrópicos

O uso de drogas inotrópicas está indicado na presença de hipoperfusão tecidual refratária ao ajuste de volemia e uso de vasodilatador (quando tolerado). Seu benefício na melhora de parâmetros hemodinâmicos é contrabalanceado parcialmente pelo aumento do risco de arritmias e, em alguns casos, pela piora de isquemia miocárdica por aumento de gasto energético. As classes de drogas utilizadas são: agonistas beta-adrenérgicos (dobutamina e dopamina), inibidores de fosfodiesterase e sensibilizadores de cálcio.

- Dobutamina: é uma droga com ação inotrópica positiva que age pela estimulação de receptores beta-adrenérgicos. Seu efeito no aumento da frequência cardíaca é menor que de outras catecolaminas, porém em pacientes com fibrilação atrial pode levar a importante aumento da resposta ventricular por facilitar a condução atrioventricular. A dose utilizada é de 2 a 20 µg/kg/min.
- Dopamina: é uma catecolamina endógena precursora da norepinefrina. Em baixas doses (< 2 µg/kg/min) age apenas em receptores dopaminérgicos periféricos, causando vasodilatação, predominantemente renal e esplâncnica. Na dose de 2-10 µg/kg/min, a dopamina estimula receptores beta-adrenérgicos, levando a aumento da contratilidade miocárdica e, consequentemente, do débito cardíaco. Em doses maiores (> 10 µg/

kg/min), tem efeito em receptores alfa-adrenérgicos, com aumento de resistência vascular periférica, sendo útil em pacientes hipotensos.

- Inibidores de fosfodiesterase: o efeito inotrópico dos inibidores de fosfodiesterase ocorre pela inibição da degradação do AMP-cíclico, aumentando a disponibilidade e concentração de cálcio no miócito. Seu efeito, portanto, mantém-se mesmo com o uso concomitante de betabloqueador. Possuem também efeito vasodilatador periférico e pulmonar, através da produção de óxido nítrico.
- A milrinona, droga desta classe disponível para o uso em nosso meio, é hoje utilizado sem bolus, em infusão contínua de 0,375-0,75 μg/kg/min. Não deve ser utilizado nos pacientes com coronariopatia aguda e na presença de hipotensão (PA sistólica < 85 mmHg).
- Sensibilizadores de cálcio: agem aumentando a sensibilidade da troponina-C ao cálcio já disponível no citoplasma, sem sobrecarga adicional, nem incremento de consumo de oxigênio. Aumentam a contratilidade miocárdica em grau comparável aos outros inotrópicos e possuem ação vasodilatadora por ativação de canais de potássio ATP-dependentes. Seu uso não é indicado na presença de hipotensão (PA sistólica < 85 mmHg). A droga desta classe disponível no Brasil é a levosimendana. Deve ser administrada em infusão contínua de 0,05-0,2 μg/kg/min por 24 horas, também não mais com dose de ataque.
- Noradrenalina: apesar de poder ter alguma atuação no aumento do débito cardíaco, seu principal efeito é de vasoconstrição, contribuindo para manutenção de pressão arterial adequada, modulação da vasoplegia e na redistribuição do fluxo. É indicada em pacientes com importante hipotensão arterial, sobretudo na presença de inflamação sistêmica associada ao quadro de IC aguda.

Tabela 18 Vasodilatadores, inotrópicos e vasopressor

Droga		Dose
Vasodilatadores	Nitroglicerina	Iniciar 10-20 μg/minuto, aumentar até 200 μg/minuto
	Nitroprusseto	Iniciar 0,3 μg/kg/minuto, aumentar até 5 μg/kg/minuto
Inotrópicos	Dobutamina	2,5-20 μg/kg/minuto
	Dopamina	2-20 μg/kg/minuto
	Milrinona	0,375-0,75 μg/kg/minuto (correção pela função renal)
	Levosimendana	0,1 μg/kg/minuto por 24 horas Pode ser reduzido para 0,05 μg/kg/minuto ou aumentado até 0,2 μg/kg/minuto de acordo com a resposta
Vasopressor	Noradrenalina	Inicial: 0,1-0,2 μg/kg/min

Dispositivos de assistência circulatória

No paciente com quadro de choque cardiogênico refratário, a instalação de dispositivos de assistência circulatória deve ser a opção terapêutica, quando disponível, muitas vezes como ponte para tratamentos definitivos (como revascularização percutânea ou cirúrgica no infarto, ou na estabilização hemodinâmica visando ao transplante cardíaco). Eles reduzem o trabalho ventricular e bombeiam o sangue em direção ao sistema arterial, aumentando o fluxo periférico e aos órgãos.

PROGNÓSTICO

Dados brasileiros indicam que a mortalidade intra-hospitalar do paciente internado por IC aguda é de cerca de 7%. No entanto, no paciente internado em choque cardiogênico ela é superior a 60%. As taxas de mortalidade no ano seguinte à internação por IC são maiores do que nos pacientes que não necessitaram de internação e a taxa de re-hospitalização em 12 meses após a alta hospitalar é de 50%.

BIBLIOGRAFIA

Bozkurt B, Coats AJS, Tsutsui H, Abdelhamid CM, Adamopoulos S, Albert N, et al. Universal definition and classification of heart failure: a report of the Heart Failure Society of America, Heart Failure Association of the European Society of Cardiology, Japanese Heart Failure Society and Writing Committee of the Universal Definition of Heart Failure: Endorsed by the Canadian Heart Failure Society, Heart Failure Association of India, Cardiac Society of Australia and New Zealand, and Chinese Heart Failure Association. Eur J Heart Fail 2021;23(3):352-380.

Comitê Coordenador da Diretriz de Insuficiência Cardíaca, Rohde LEP, Montera MW, Bocchi EA, Clausell NO, Albuquerque DC, Rassi S, et al. Diretriz Brasileira de Insuficiência Cardíaca Crônica e Aguda. Arq Bras Cardiol 2018;111(3):436-539. Erratum in: Arq Bras Cardiol 2019;112(1):116.

Marcondes-Braga FG, Moura LAZ, Issa VS, Vieira JL, Rohde LE, Simões MV, et al. Emerging Topics Update of the Brazilian Heart Failure Guideline - 2021. Arq Bras Cardiol 2021;116(6):1174-1212.

McDonagh TA, Metra M, Adamo M, Gardner RS, Baumbach A, Böhm M, et al.; ESC Scientific Document Group. 2021 ESC Guidelines for the diagnosis and treatment of acute and chronic heart failure. Eur Heart J 2021;42(36):3599-3726. Erratum in: Eur Heart J 2021.

86 ABORDAGEM DA DOR TORÁCICA NA EMERGÊNCIA

Alexandre de Matos Soeiro
José Roberto de Oliveira Silva Filho

A dor torácica é uma queixa altamente frequente no cenário do atendimento em pronto-socorro (PS), sendo a segunda maior causa de ida à emergência nos Estados

Unidos, correspondendo a mais de 6,5 milhões de visitas/ano. Pode ter diversas causas, algumas de elevada morbidade e mortalidade, para as quais é imprescindível a rapidez no diagnóstico.

Entre as principais etiologias (Tabela 1), o principal enfoque é dado às síndromes coronarianas agudas (SCA) tanto pela sua alta prevalência populacional, cerca de 5 a 15% de todas as causas de dor torácica, quanto pela sua apresentação, que por vezes pode ser difícil de caracterizar, por causa do quadro com início insidioso e pouco vago. O exame físico objetivo e direcionado consegue auxiliar para o diagnóstico diferencial de dor torácica, visto que na maioria das vezes pacientes com SCA não possuem alterações no exame físico, exceto em casos de complicações (ex.: B3, estertores crepitantes...).

Tabela 1 Principais causas de dor torácica

Doença coronariana	Obstrutiva	Artéria coronária anômala Ponte miocárdica Vasoespasmo Aterosclerose/trombose Dissecção Vasculites Êmbolo (séptico, átrio esquerdo)
	Não obstrutiva	HAS Estenose aórtica Insuficiência aórtica Miocardiopatia hipertrófica
Síndromes aórticas agudas (ex.: dissecção de aorta, úlcera penetrante e hematoma intramural)		
Tromboembolismo pulmonar (TEP)		
Pericardite aguda		
Miocardite aguda		
Pneumotórax		
Ruptura de esôfago (síndrome de Boerhaave)		
Dispepsia/espasmo esofágico		
Pleurite		
Herpes-zóster		
Osteomuscular, costocondrite e mialgia		
Causas psiquiátricas (transtorno de ansiedade generalizada, síndrome do pânico)		

ABORDAGEM INICIAL DO PACIENTE

Deve-se considerar dor torácica qualquer sensação desagradável relatada pelo paciente e que se localiza abaixo do nariz e acima da cicatriz umbilical. Para esses pacientes, deve-se sistematizar a avaliação a fim de determinar a probabilidade de SCA e, dessa forma, definir a conduta a ser tomada.

Identificação de fatores de risco para doença aterosclerótica

Deve-se identificar e contabilizar os fatores de risco que o paciente possui entre os citados a seguir:

- Doença aterosclerótica manifesta (antecedentes de IAM ou AVC prévios, presença de angina [estável] aos esforços, aterosclerose carotídea e doença arterial obstrutiva periférica); sua presença por si só já indica um paciente de alto risco.
- *Diabetes mellitus*.
- Hipertensão arterial sistêmica.
- Dislipidemia (caracterizada por HDL baixo e/ou LDL alto).
- Doença renal crônica.
- Idade: > 60 anos (o risco aterosclerótico se eleva para homens com idade > 45 anos e mulheres com idade > 55 anos; no entanto, aos 60 anos tende a igualar-se, configurando risco independente do sexo, motivo pelo qual utiliza-se este corte).
- Tabagismo.
- Antecedente familiar de evento cardiovascular precoce (evento em familiar de 1° grau do sexo masculino com idade < 55 anos ou do sexo feminino com idade < 65 anos).

Avaliação da dor

A caracterização da dor é feita de forma objetiva, com base nas seguintes variáveis:

- Característica e localização:
  - característica: aperto, queimação, opressão, peso;
  - localização: retroesternal, precordial, epigástrica.
- Irradiação e/ou sintomas associados:
  - irradiação: dorso, mandíbula, membros superiores (principalmente esquerdo), ombros, pescoço;
  - sintomas associados: náuseas, dispneia, sudorese, vômitos, palidez.
- Fatores de melhora e/ou piora:
  - piora: esforço físico, estresse emocional;
  - melhora: uso de nitrato, repouso.

Com base nesses grupos de variáveis, é possível proceder à categorização da dor:

- Tipo A (definitivamente anginosa): apresenta todas as características dos 3 grupos.
- Tipo B (provavelmente anginosa): apresenta características de 2 dos 3 grupos.
- Tipo C (provavelmente não anginosa): apresenta características de apenas 1 dos 3 grupos.
- Tipo D (definitivamente não anginosa): não apresenta as características descritas.

Uma vez categorizada a dor, é importante definir a intensidade de esforço necessária para desencadeá-la, conforme classificação da Canadian Cardiovascular Society (CCS):

- CCS I: esforços extra-habituais (ex.: esforço extenuante, rápido ou prolongado).
- CCS II: esforços habituais (ex.: caminhar mais do que 2 quarteirões em terreno plano ou subir mais de um lance de escada).
- CCS III: esforços menores que os habituais (ex.: caminhada por 1 a 2 quarteirões em terreno plano ou ao subir um lance de escada).
- CCS IV: mínimos esforços ou repouso.

A seguir, podemos conferir as principais formas de apresentação das síndromes coronarianas agudas:

- Desconforto torácico prolongado (> 20 minutos) em repouso.
- Angina de início recente (< 2 meses), já em CCS 2 ou CCS 3.
- Desestabilização recente de angina previamente estável (CCS 1 ou 2) para CCS 3 ou 4 (angina em crescendo) de forma súbita.
- Angina pós-infarto do miocárdio

Sintomas "atípicos", quando valorizar?

Queixas isoladas como sudorese, náusea, dor epigástrica, dispepsia, dispneia e síncope podem ser os primeiros/únicos sintomas referidos por pacientes idosos (>75 anos), mulheres, diabéticos, portadores de doença renal crônica, demência ou transplantados cardíacos.

Eletrocardiograma (ECG)

O ECG é um dos pilares na avaliação da dor torácica na emergência, junto da anamnese e do exame físico, devendo ser realizado em até 10 minutos da chegada ao serviço de emergência.

Alterações de ECG sugestivas de isquemia podem ser encontradas em mais de um terço dos pacientes, como inversões de onda T, bloqueio de ramo esquerdo novo, infradesnivelamento ou supradesnivelamento de ST, auxiliando a caracterizar a presença de síndrome coronariana aguda (SCA) e definir o tratamento a ser instituído. A presença de área inativa pode refletir antecedente de aterosclerose coronariana manifesta.

As Figuras 1 a 4 mostram alguns padrões eletrocardiográficos que devem ser valorizados na avaliação inicial do paciente com dor torácica.

A realização de ECG completamente dentro dos limites da normalidade não exclui SCA, podendo ser encontrado em até 6% dos casos, devendo ser repetido, no mínimo, após 3-6 horas após a chegada do paciente ou imediatamente, caso haja recorrência da dor. A persistência dos sintomas, junto de um ECG normal ou não diagnóstico, pode ocorrer na vigência da oclusão da artéria circunflexa ou da coronária direita, sendo recomendada a realização adicional das derivações V3R, V4R, V7, V8 e V9.

PROBABILIDADE DE SÍNDROME CORONARIANA AGUDA

- Baixa probabilidade (< 15%): dor tipo D ou dor tipo C com ≤ 1 fator de risco (exceto DM ou aterosclerose manifestada) com ECG normal e exame físico normal.

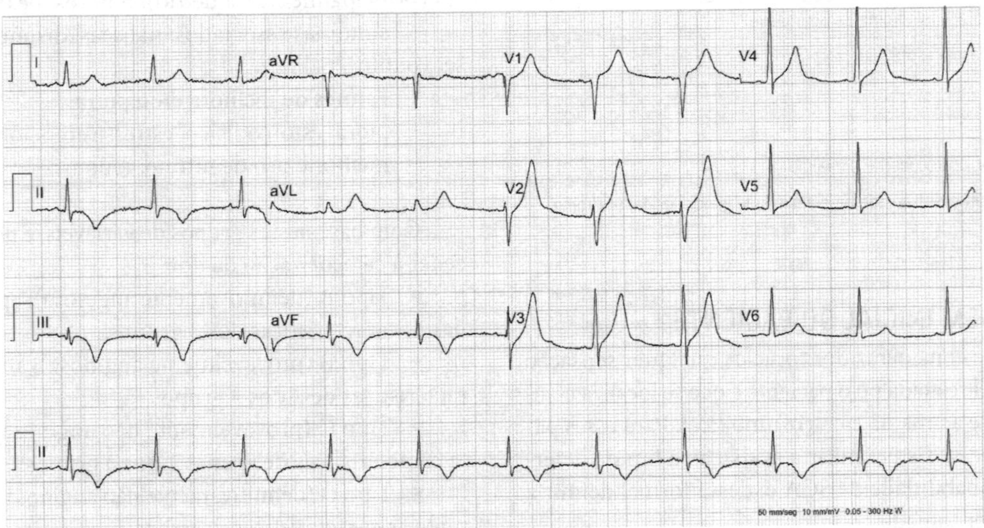

Figura 1 ECG evidenciando uma inversão simétrica de onda T em parede inferior (D2, D3 e AVF) em um paciente com SCAsSST. Fonte: Acervo pessoal.

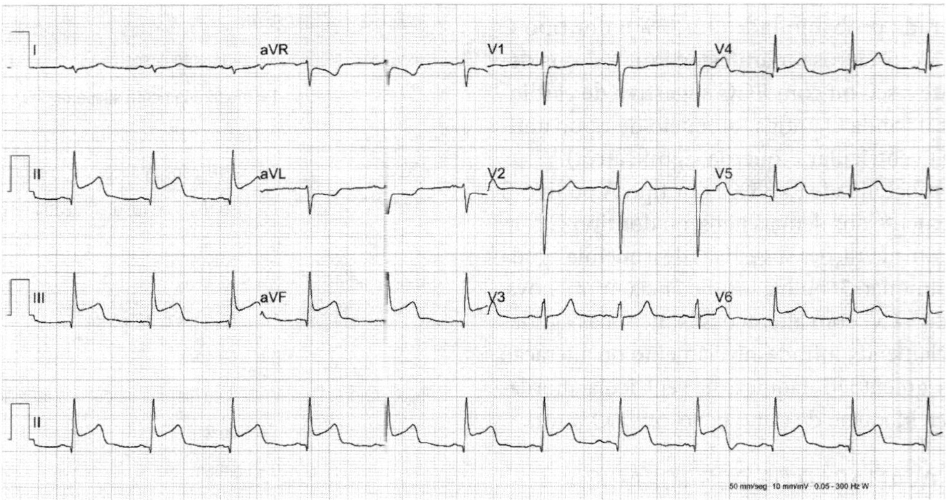

Figura 2 ECG evidenciando supradesnivelamento do segmento ST em D2, D3, AVF, V4, V5 e V6 (inferolateral). Fonte: Acervo pessoal.

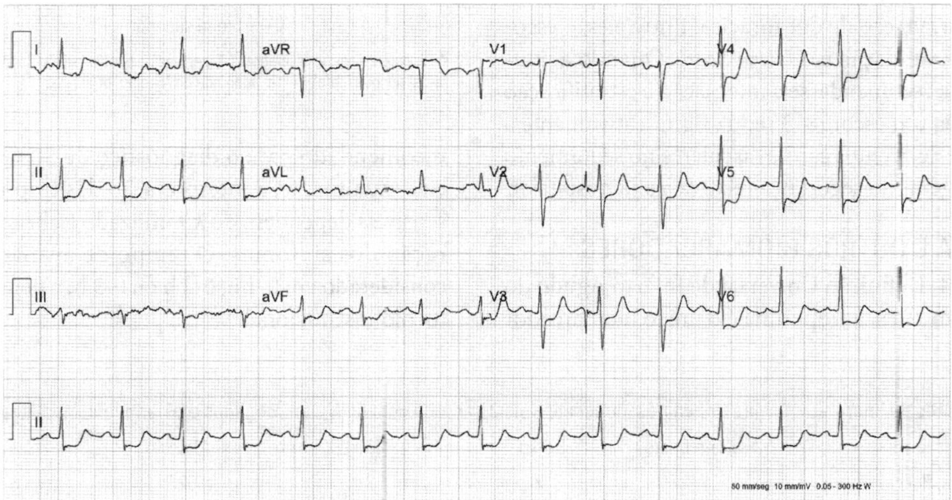

Figura 3 ECG evidenciando um padrão de isquemia sugestivo de acometimento multiarterial (ou acometimento de tronco de coronária esquerda e seus equivalentes). Nota-se o supradesnivelamento do segmento ST em AVR, acompanhado de infra difuso ≥ 1 mm (mais de 8 derivações). Fonte: Acervo pessoal.

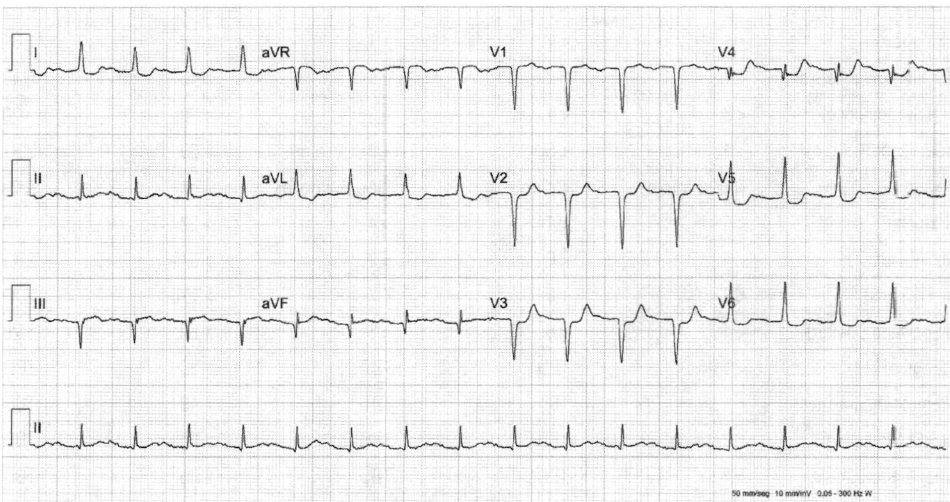

Figura 4 ECG evidenciando infradesnivelamento do segmento ST ≥ 1 mm em V4-V6. Fonte: Acervo pessoal.

- Moderada probabilidade (15-85%): dor tipo C com DM ou aterosclerose manifestada ou ≥ 2 dos demais fatores de risco ou com ECG sugestivo de cardiopatia estrutural (onda Q antiga, bloqueio de ramo antigo, sobrecarga ventricular esquerda significativa).
- Alta probabilidade (> 85%): dor tipo A ou tipo B independentemente dos demais itens, ou dor tipo C com exame físico com alterações sugestivas de isquemia aguda (congestão pulmonar, 3ª bulha, insuficiência mitral nova, hipotensão) ou ECG com alterações isquêmicas agudas (supradesnivelamento, infradesnivelamento ou alteração dinâmica do segmento ST, taquicardia ventricular, fibrilação ventricular, bloqueio de ramo novo, onda Q nova).

ESCORE DE AVALIAÇÃO DE DOR TORÁCICA

Atualmente, as diretrizes de SCA, têm sugerido rotineiramente o uso de escores de probabilidade pré-teste objetivos na avaliação de dor torácica. Entre eles, o escore com maior validação é o *Heart Score*. Quando a pontuação for ≥ 4, recomenda-se a internação e estratificação do paciente, já um escore ≤ 3 reduz significativamente a possibilidade de eventos cardiovasculares no seguimento do paciente, gerando segurança relativa à alta hospitalar.

Tabela 2 *Heart Score*

História	2 = altamente suspeita
	1 = moderadamente suspeita
	0 = pouco/nada suspeita
ECG	2 = depressão significativa do segmento ST
	1 = distúrbios de repolarização inespecíficos
	0 = normal
Anos (idade)	2 = ≥ 65 anos
	1 = ≥ 45 anos e < 65 anos
	0 = < 45 anos
Risco (fatores*)	2 = ≥ 3 ou história de doença aterosclerótica
	1 = 1 ou 2
	0 = nenhum
Troponina	2 = ≥ 3x o limite superior
	1 = 1 – 3x o limite superior
	0 = ≤ limite superior

* Hipercolesterolemia, diabetes, hipertensão, obesidade (IMC > 30 kg/m^2), tabagismo (atual ou interrupto). Fonte: adaptada de Nicolau, et al., 2021.

TROPONINA E OUTROS BIOMARCADORES

Desde a 4ª Definição Universal de Infarto Agudo do Miocárdio, em 2018, a troponina é o único biomarcador recomendado para o diagnóstico de SCA na emergência. Atualmente, a interpretação das troponinas ultrassensíveis dependem do *kit* utilizado (fabricante) e da duração dos sintomas. O tempo de avaliação pode ser considerado em 0-1 h, 0-2 h ou 0-3 h, a depender do protocolo institucional.

Tabela 3 Valores de interpretação das troponinas ultrassensíveis de acordo com os *kits* empregados e o período de avaliação

Algoritmo 0-1 hora	Muito baixo	Baixo	Não Δ 1 hora	Alto	Δ 1 hora
hs-cTn T (Elecsys; Roche)	< 5	< 12	< 3	≥ 52	≥ 5
hs-cTn I (Architect; Abbott)	< 4	< 5	< 2	≥ 64	≥ 6
hs-cTn I (Centaur; Siemens)	< 3	< 6	< 3	≥ 120	≥ 12
hs-cTn I (Access; Beckman Coulter)	< 4	< 5	< 4	≥ 50	≥ 15
hs-cTn I (Clarity; Singulex)	< 1	< 2	< 1	≥ 30	≥ 6
hs-cTn I (Vitros; Clinical Diagnostics)	< 1	< 2	< 1	≥ 40	≥ 4
hs-cTn I (Pathfast; LSI Medience)	< 3	< 4	< 3	≥ 90	≥ 20
hs-cTn I (TriageTrue; Quidel)	< 4	< 5	< 3	≥ 60	≥ 8
Algoritmo 0-2 horas	**Muito baixo**	**Baixo**	**Não Δ 2 horas**	**Alto**	**Δ 2 horas**
hs-cTn T (Elecsys; Roche)	< 5	< 14	< 4	≥ 52	≥ 10
hs-cTn I (Architect; Abbott)	< 4	< 6	< 2	≥ 64	≥ 15
hs-cTn I (Centaur; Siemens)	< 3	< 8	< 7	≥ 120	≥ 20
hs-cTn I (Access; Beckman Coulter)	< 4	< 5	< 5	≥ 50	≥ 20
hs-cTn I (Clarity; Singulex)	< 1	TBD	TBD	≥ 30	TBD
hs-cTn I (Vitros; Clinical Diagnostics)	< 1	TBD	TBD	≥ 40	TBD
hs-cTn I (Pathfast; LSI Medience)	< 3	TBD	TBD	≥ 90	TBD
hs-cTn I (TriageTrue; Quidel)	< 4	TBD	TBD	≥ 60	TBD

hs-cTn: high-sensitivity cardiac troponin; TBD: to be determined (a ser definido pelo fabricante). Fonte: Collet et al., 2021.

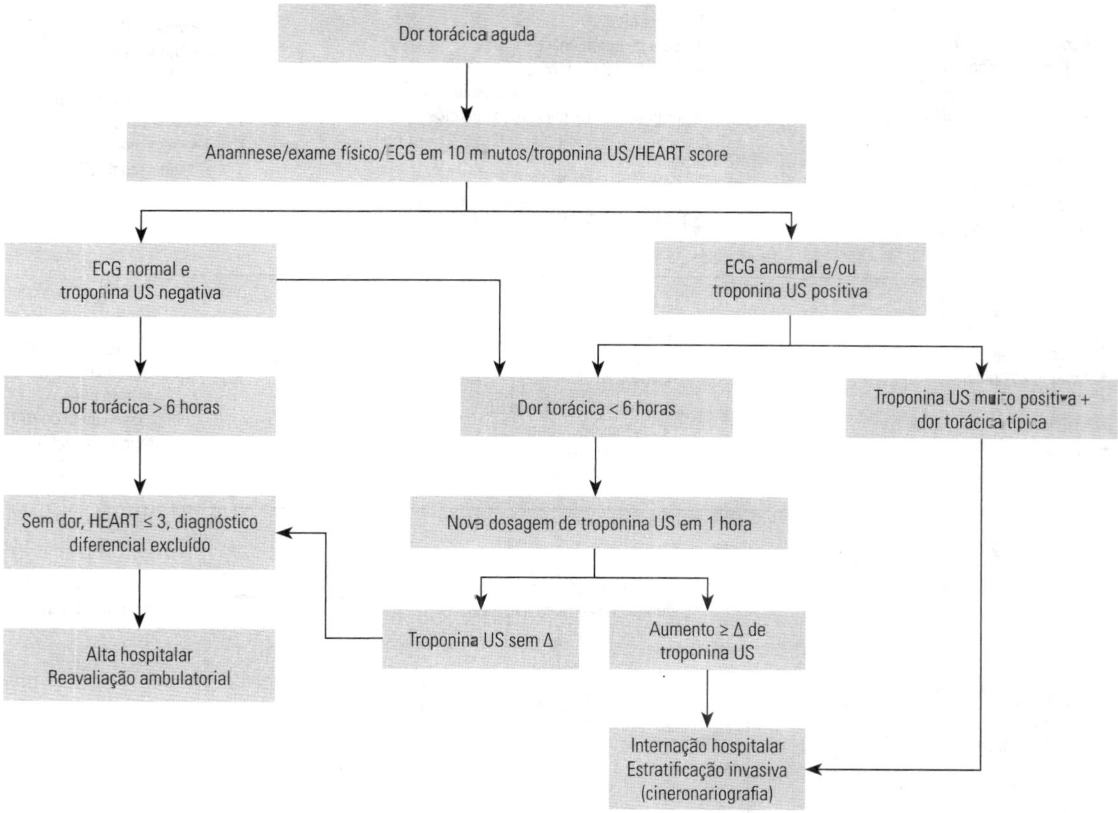

Figura 5 Algoritmo de interpretação de troponinas ultrassensíveis com 0-1 hora.

Se após o término dos procedimentos da unidade de dor torácica todos os dados mantiveram-se normais, 2 opções podem ser realizadas:

Alta com retorno ambulatorial cardiológico precoce para estratificação;

Estratificação de risco não invasiva: teste de esforço, cintilografia de perfusão miocárdica com estresse físico ou farmacológico ou ecocardiograma com estresse (lembrar que não se deve realizar um teste provocativo antes de concluída a monitorização da unidade de dor torácica sem alterações). Se o teste for positivo, deve-se iniciar tratamento para SCA; se for negativo, considera-se a hipótese de SCA afastada. A angiotomografia de artérias coronárias é outro método diagnóstico que pode ser bastante útil neste cenário por apresentar bom valor preditivo negativo, podendo desta forma descartar com segurança SCA por doença arterial coronária crítica naqueles que se apresentarem com resultado normal.

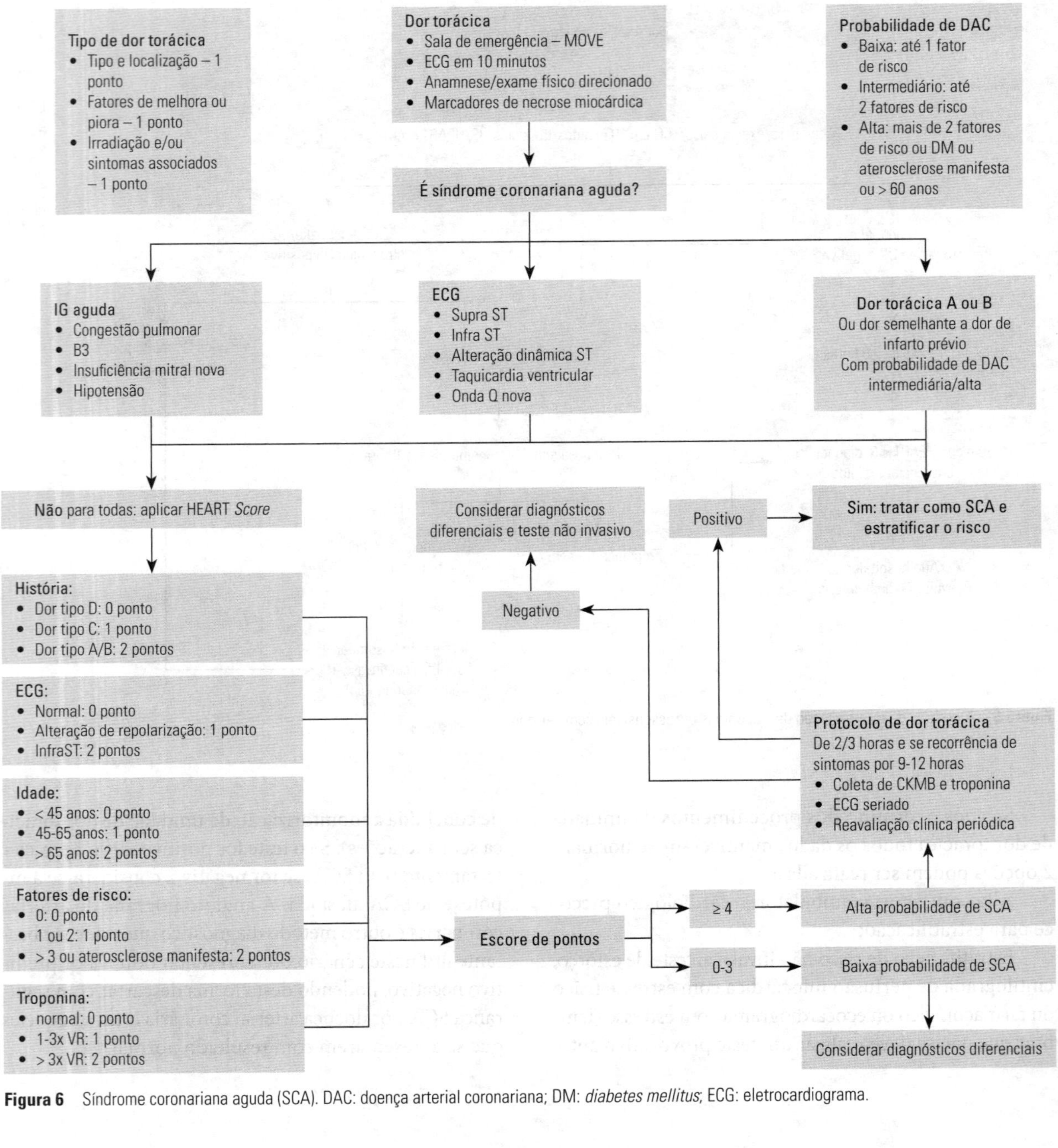

Figura 6 Síndrome coronariana aguda (SCA). DAC: doença arterial coronariana; DM: *diabetes mellitus*; ECG: eletrocardiograma.

BIBLIOGRAFIA

Collet JP, Thiele H, Barbato E, et al. 2020 ESC Guidelines for the management of acute coronary syndromes in patients presenting without persistent ST-segment elevation. Eur Heart J. 2021;42:1289-367

Gulati M, et al. 2021 AHA/ACC/ASE/CHEST/SAEM/SCCT/SCMR Guideline for the Evaluation and Diagnosis of Chest Pain: Executive Summary: A Report of the American College of Cardiology/American Heart Association Joint Committee on Clinical Practice Guidelines. Circulation,

Libby P, et al. Braunwald's Heart Disease-EBook: A Textbook of Cardiovascular Medicine. Elsevier Health Sciences, 2021. 12.ed. Philadelphia: Elsevier Saunders; 2021.

Nicolau JC, Feitosa Filho GS, Petriz JL, Furtado RHM, Précoma DB, Lemke W, Lopes RD, et al. Diretrizes da Sociedade Brasileira de Cardiologia sobre Angina Instável e Infarto Agudo do Miocárdio sem Supradesnível do Segmento ST – 2021. Arq. Bras. Cardiol. 2021;117(1):181-264.

87 DOENÇA ISQUÊMICA DO CORAÇÃO

José Roberto de Oliveira Silva Filho, Fernando Ramos de Mattos, Tatiana de Carvalho Andreucci Torres Leal

A doença arterial coronariana (DAC) é uma das manifestações sistêmicas da aterosclerose e, embora trate-se da mesma doença, possui duas formas bastante distintas de apresentação: a doença arterial coronariana crônica (ou síndrome coronariana crônica) e a síndrome coronariana aguda, com mortalidades assimetricas e devem ser abordadas de maneira específicas. Este capítulo irá abordar os dois espectros da DAC, suas formas crônica e aguda, respectivamente.

▪ FORMA CRÔNICA

DEFINIÇÃO E ETIOLOGIA

Em sua forma crônica, a doença isquêmica do coração é representada predominantemente pela doença arterial coronariana (DAC). Na imensa maioria dos casos, o substrato causal é a doença aterosclerótica. A aterosclerose consiste em um processo contínuo, composto por elementos imunológicos, infecciosos e principalmente inflamatórios que envolvem o endotélio arterial, culminando na formação da placa composta por uma capa de fibrose e um núcleo lipídico. Essa placa, por sua vez, gera graus progressivos de oclusão vascular.

O surgimento e a evolução dessa condição estão ligados à presença de fatores de risco e a condições predisponentes.

Outras manifestações não relacionadas à doença aterosclerótica podem estar associadas à ocorrência de isquemia miocárdica, como vasoespasmo, uso de drogas, hipertrofia ventricular e outras causas de doença coronariana não obstrutiva.

EPIDEMIOLOGIA

A doença cardiovascular é a principal causa de mortalidade no Brasil e no mundo, sendo responsável por mais de 7 milhões de óbitos por ano.

A DAC é responsável por 12,8% de todas as mortes no mundo e é equivalente a um terço das mortes causadas por doenças cardiovasculares. No Brasil, dados do DATASUS mostram que a causa cardiovascular corresponde a aproximadamente 30% das causas de morte. A doença isquêmica do coração corresponde a 32,1% do total de morte por causa cardiovascular, seguido de AVC em 28,2% das mortes.

Estima-se que entre 60 e 79 anos de idade aproximadamente 23% dos homens e 15% das mulheres apresentem doença isquêmica do coração. Aos 80 anos de idade, esses índices chegam a 33 e 22%, respectivamente.

DIAGNÓSTICO

Quadro clínico

Em 50% dos casos, a apresentação inicial é a angina *pectoris*, discutida com detalhes no capítulo de dor torácica.

Vale reforçar que os pacientes com relato de angina em repouso de início agudo, angina de início recente (ao menos aos esforços habituais) e angina com piora progressiva (angina em crescendo) devem ser avaliados quanto a suspeita de síndrome coronariana aguda (SCA) e serem classificados conforme sua estratificação de risco, apresentação clínica e eletrocardiograma. A SCA será discutida também neste capítulo.

A angina típica é caracterizada por dor ou desconforto em região torácica (precordial, retroesternal ou epigástrica), em aperto ou queimação, que irradia para ambos os ombros, mandíbula ou membro superior esquerdo, desencadeada por esforços e que melhora ao repouso ou com uso de nitrato. É acompanhada ou não de náuseas, sudorese ou vômitos. Classicamente, idosos, mulheres e diabéticos podem apresentar manifestações atípicas, chamados de equivalentes isquêmicos. Classicamente a dor anginosa com padrão mantido, sem piora em gravidade, frequência ou intensidade, é considerada como angina estável.

O exame físico é frustro e geralmente os achados estão associados aos fatores de risco para DAC, assim como achados que demonstram manifestação subclínica ou sistêmica de aterosclerose em outros territórios.

Assim, pacientes apresentando dor torácica devem ser avaliados de acordo com sua história clínica, com levantamento detalhado de sintomas, associado a um exame físico direcionado e da pesquisa de fatores de riscos relacionados.

São fatores de risco clássicos para doença aterosclerótica: idade (homens com idade > 45 anos e mulheres com idade > 55 anos), hipertensão arterial, diabetes, dislipidemia, tabagismo, história familiar de DAC precoce (idade < 55 anos para homens e < 65 anos para mulheres).

Classificação

A classificação mais usada se baseia na apresentação funcional e está diretamente relacionada aos sintomas e à limitação aos esforços. Segundo a Canadian Cardiovascular Society, a classificação da angina é feita da seguinte forma:

- classe I: assintomático ou angina aos esforços extenuantes;
- classe II: angina aos esforços extra-habituais;
- classe III: angina aos esforços habituais;
- classe IV: angina aos mínimos esforços ou angina ao repouso.

Exames complementares

Eletrocardiograma

Apesar de estar indicado para todos os pacientes com dor torácica ou suspeita de angina, o eletrocardiograma em repouso tem interpretação limitada na doença isquêmica crônica do coração, uma vez que:

O exame normal não exclui a presença de doença isquêmica miocárdica;

As alterações de repolarização não implicam obrigatoriamente em doença arterial coronariana e podem estar relacionadas a outras causas tais como sobrecarga ventricular esquerda ou direita, distúrbio eletrolíticos, miocardiopatia e outras.

Teste ergométrico

O teste ergométrico (TE) é o método não invasivo utilizado com maior frequência na avaliação de angina estável, visando especialmente à confirmação diagnóstica, à determinação prognóstica e à definição de conduta terapêutica.

Teste ergométrico está indicado para pacientes com probabilidade pré-teste intermediária e que apresentam ECG passível de interpretação.

Pacientes portadores de bloqueio do ramo esquerdo, sobrecarga ventricular esquerda, pré-excitação ventricular e presença de ritmo de marca-passo podem ter um teste inconclusivo. Para esse grupo de pacientes, é mais indicada a realização de um método associado à imagem, como ecocardiograma com estresse, cintilografia de perfusão miocárdica e ressonância magnética cardíaca com avaliação de perfusão.

A Figura 1 mostra as morfologias de infradesnivelamento do segmento ST que podem ser encontradas durante a realização do teste ergométrico. As variáveis mais preditivas relacionadas ao diagnóstico de obstrução coronariana são depressão do segmento ST $\geq$ 1 mm (medido a 0,80 segundo do ponto J), com configuração horizontal ou descendente, e a presença da dor anginosa. Para o diagnóstico de isquemia miocárdica, os resultados dos testes devem ser relacionados com a probabilidade pré-teste de DAC, sintomas durante o exame, assim como manifestações hemodinâmicas e capacidade funcional ao exercício.

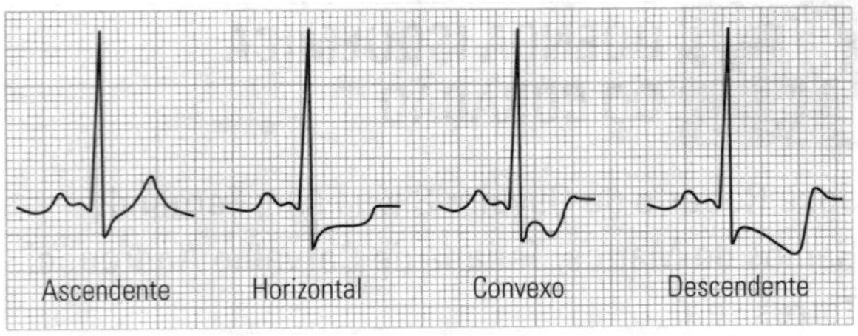

Figura 1 Morfologias do infradesnivelamento do segmento ST.

Ecocardiograma

O ecocardiograma avalia a função sistólica e diastólica, assim como alterações da motilidade ventricular, das valvas cardíacas e do pericárdio. Sabe-se que os pacientes com disfunção ventricular têm maiores taxas de morbidade e mortalidade. O ecocardiograma permite também identificar achados que possam sugerir outros diagnósticos diferenciais de dor torácica como tromboembolismo pulmonar, pericardite, aortopatia e valvopatias.

O ecocardiograma com estresse é um método não invasivo que pode ser realizado com estresse físico ou farmacológico (durante infusão de dobutamina). O estresse farmacológico é mais indicado para pacientes que não são capazes de se exercitar ou atingir uma frequência cardíaca ideal. O estresse cardiovascular pode gerar hipoperfusão na região irrigada por uma artéria epicárdica com obstrução, reproduzindo isquemia e, portanto, gerando alteração transitória de sua motilidade.

Cintilografia de perfusão miocárdica

A cintilografia de perfusão miocárdica pode ser realizada em pacientes com moderada ou alta probabilidade de DAC, sendo possível induzir isquemia por meio de estresse físico ou farmacológico.

Geralmente, é indicada para pacientes com teste ergométrico inconclusivo por alterações eletrocardiográficas prévias ou incapacidade de realizar exercícios até uma faixa de frequência cardíaca adequada.

O uso do fármaco ou a realização de exercícios produzem vasodilatação coronariana e, dessa forma, hiperfluxo. Em regiões com obstrução epicárdica e perfusão prejudicada, há pouca captação do radiofármaco injetado (sestamibi, por exemplo). Regiões com necrose miocárdica mostram-se com hipocaptação persistente também no repouso, sem modificações durante o estresse.

É possível verificar viabilidade em áreas de necrose com o uso do radioisótopo tálio em sua leitura tardia.

Angiotomografia de artérias coronárias e medida do escore de cálcio

A angiotomografia de artérias coronárias é um estudo da anatomia, sem avaliação de funcionalidade ou isquemia. Apesar de não invasiva, necessita de radiação e da infusão de contraste iodado, além de controle de frequência cardíaca para melhorar a obtenção das imagens durante o ciclo cardíaco.

Está indicada principalmente para paciente com baixa ou moderada probabilidade de DAC, para aqueles cuja cintilografia foi inconclusiva ou para pacientes sintomáticos, mas com outros exames complementares duvidosos.

A quantificação da calcificação nas artérias coronárias, pelo escore de cálcio coronariano, se correlaciona com a total de carga de aterosclerose, sendo possível correlacionar que quanto maior a quantidade de cálcio, maior a chance de estenoses significativas. Apesar da alta sensibilidade e valor preditivo negativo, tem baixa especificidade e valor preditivo positivo.

Ressonância magnética cardíaca

A ressonância magnética cardíaca pode ser usada tanto para avaliação de alterações estruturais quanto para avaliação de isquemia (durante estresse farmacológico) e identificação de viabilidade miocárdica pela análise do realce tardio e porcentagem de fibrose intersticial no tecido miocárdico. Utiliza-se o gadolínio como contraste.

Áreas com maior porcentagem de necrose muscular têm uma metabolização lentificada do gadolínio. Dessa forma, na avaliação tardia das imagens, observa-se um realce em comparação com as áreas viáveis. Conforme a distribuição do realce, é possível ainda diferenciar necrose de causa isquêmica (de distribuição subendocárdica e transmural) daquelas geradas por causa inflamatória (distribuição mesocárdica).

Cineangiocoronariografia

A cineangiocoronariografia continua sendo o método padrão-ouro para definição de doença coronariana, caracterizando a anatomia arterial assim como estimando o grau de obstrução.

É indicada também para pacientes com grande limitação nas atividades diárias, apesar da otimização terapêutica, assim como na ocorrência de declínio da função ventricular, quando há demonstração de grandes áreas de isquemia ou quando se observam sinais de gravidade nos testes não invasivos.

A realização da ventriculografia é opcional e possibilita a avaliação de alterações segmentares de motilidade, assim como valvopatia mitral e aórtica.

Há possibilidade de realizar o exame já com programação do tratamento percutâneo com implante de *stent* coronariano no mesmo tempo do exame diagnóstico. A Figura 2 mostra a visualização durante a radioscopia das projeções utilizadas para melhor avaliação da anatomia coronariana direita e esquerda

TRATAMENTO

O tratamento é multidisciplinar e engloba modificações do hábito de vida, realização de exercícios, dieta, reabilitação, fármacos antianginosos e revascularização (percutânea ou cirúrgica).

Dieta e atividade física

Os pacientes devem ser orientados quanto à importância da modificação do estilo de vida, com uma dieta

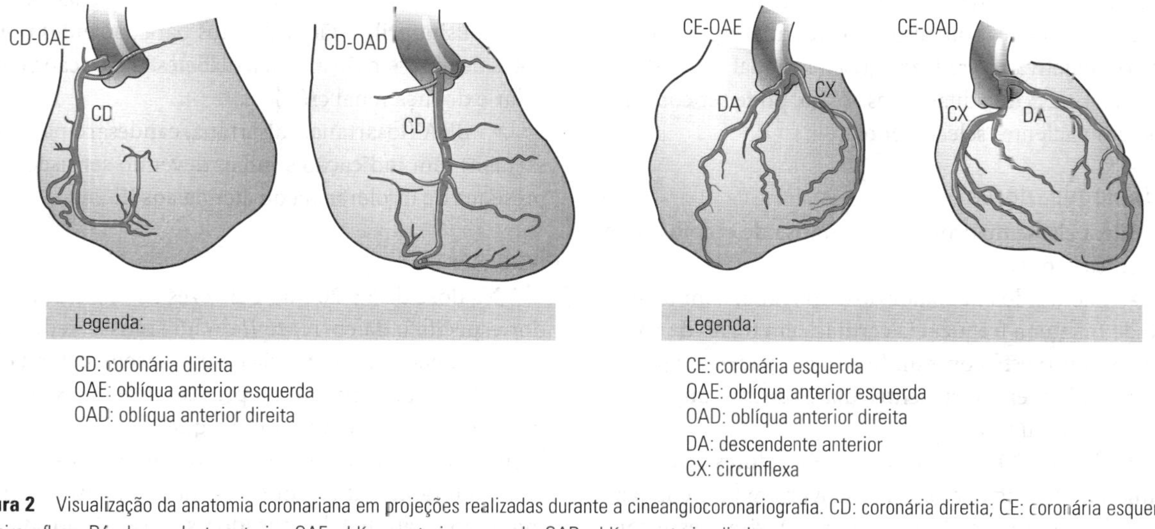

Figura 2 Visualização da anatomia coronariana em projeções realizadas durante a cineangiocoronariografia. CD: coronária diretia; CE: coronária esquerda; CX: circunflexa; DA: descendente anterior; OAE: oblíqua anterior esquerda; OAD: oblíqua anterior direita.

equilibrada para manutenção de peso corpóreo (alvo de IMC: 18,5-24,9 kg/m^2) e encorajados, idealmente, a manter uma frequência regular de atividade física aeróbica moderada (30-60 minutos de treino, a maioria dos dias) e sempre serem estimulados a cessar o tabagismo.

Antiagregantes

Ácido acetilsalicílico (AAS) está indicado para todos os pacientes na dose de 85-162 mg/dia, indefinidamente, salvo na presença de contraindicações (clopidogrel, 75 mg, pode ser substituto do AAS em pacientes alérgicos).

A associação de AAS e outros inibidores da P2Y12 como os tienopiridínicos (clopidogrel, prasugrel e ticagrelor) pode trazer benefícios para pacientes de muito alto risco cardiovascular, a despeito do alto risco de sangramento. Estão também indicados para pacientes submetidos à angioplastia coronariana com *stent* coronariano. A dupla antiagregação plaquetária (DAPT) deve ser mantida por um tempo adequado, uma vez que sua suspensão precoce está relacionada ao maior risco de trombose de *stent*. Assim, mantemos DAPT por um período ideal de 6 meses em pacientes com doença crônica e estável, podendo ser reduzida para 1 a 3 meses a depender da presença de maior risco de sangramento e do risco de trombose de *stent*.

Anticoagulantes

Em pacientes com doença coronária crônica e estável, com necessidade de anticoagulação contínua a depender do risco tromboembólico e do risco de sangramento, opta-se por manter apenas o anticoagulante (varfarina ou anticoagulante direto) isoladamente, ou seja, sem associação com AAS. Na opção pela varfarina, deve-se manter o alvo de INR em torno de 2-3.

Para pacientes com alto risco vascular e aterotrombótico e objetivando reduzir o risco residual, o uso de rivaroxabana 2,5 mg, duas vezes ao dia, pode ser considerado em pacientes selecionados.

Betabloqueadores

São a classe de droga antianginosa de escolha para pacientes com DAC:

- São usados na maior dose tolerada, com o objetivo de manter a frequência cardíaca em torno de 55-60 bpm. Seu uso está contraindicado em pacientes portadores de bloqueios atrioventriculares de 2° grau Mobitz II, avançado ou total.
- Apenas 20% dos pacientes portadores de doença pulmonar obstrutiva crônica desenvolvem broncoespasmo induzido por betabloqueadores. Assim, nesse contexto, presença de pneumopatia não é uma contraindicação absoluta, sendo possível priorizar o uso de betabloqueadores cardiosseletivos.
- Em pacientes com disfunção ventricular, sua prescrição é mandatória, limitando-se ao uso de metoprolol, carvedilol e bisoprolol, na maior dose tolerada.

Bloqueadores dos canais de cálcio

- São eficazes para reduzir os sintomas e a isquemia miocárdica.
- Os não diidropiridínicos (diltiazem e verapamil) e de longa duração podem ser usados em substituição aos betabloqueadores como 1ª escolha.
- Os diidropiridínicos de ação longa (anlodipino e nifedipino de liberação prolongada) podem ser associados aos betabloqueadores quando estes não controlarem a angina.

Nitratos

- Não reduzem a mortalidade nos pacientes portadores de DAC, mas melhoram os sintomas, a tolerância aos esforços e a qualidade de vida.
- Mononitrato de isossorbida e propatilnitrato, de ação prolongada, e o dinitrato de isossorbida, de ação mais curta, podem ser usados como segunda linha para alívio dos sintomas. Frequentemente, os pacientes apresentam cefaleia como efeito colateral.
- Nitratos não devem ser administrados a pacientes que utilizaram, nas últimas 48 horas, inibidores da fosfodiesterase-5.

Inibidores da enzima conversora da angiotensina (iECA) e bloqueadores do receptor da angiotensina (BRA)

- iECA (como por exemplo captopril, enalapril, ramipril, lisinopril) estão indicados para pacientes portadores de hipertensão arterial, diabetes, disfunção ventricular e doença renal crônica.
- BRA (losartana, valsartana, candesartana, olmesartana) têm indicação similar, devendo ser usados na presença de intolerância ou alergia aos iECA.

Ivabradina

Na dose de 5 a 20 mg, 1-2 vezes ao dia, é um inibidor específico da corrente *If* do nó sinusal, reduzindo exclusivamente a frequência cardíaca, sem afetar a contratilidade ventricular ou a pressão arterial. Seu uso é indicado em pacientes com frequência cardíaca > 60 bpm em associação com betabloqueadores como adjuvante à terapia antianginosa ou de forma isolada (em intolerantes aos betabloqueadores). Em estudos de não inferioridade, sua eficácia foi semelhante às do atenolol e do anlodipino.

Trimetazidina

Na dose de 20 mg, 2-3 vezes ao dia, tem efeito exclusivamente metabólico e intracelular. Não modifica parâmetros hemodinâmicos e, portanto, não influencia o fluxo coronário, pressão arterial e frequência cardíaca. Idealmente, não deve ser utilizada como monoterapia no controle da angina.

Deve ser evitada em pacientes com doença de Parkinson, distúrbios de marcha, tremores, rigidez muscular e síndrome das pernas inquietas.

Colchicina

Levando em consideração a teoria inflamatória da progressão da aterosclerose, estudos mais recentes demonstraram certo benefício da colchicina (na dose de 0,5 mg/dia) em reduzir eventos cardiovasculares combinados em pacientes de alto risco aterotrombótico.

Alopurinol

Apesar de estudos mostrarem que o uso de alopurinol na dose de 600 mg/dia pode prolongar o tempo até a ocorrência do infradesnivelamento do segmento ST e angina no exercício, seu benefício em reduzir eventos cardiovasculares é incerto.

Ranolazina

É uma medicação que atua no metabolismo da oxidação dos ácidos graxos, porém seu principal mecanismo corresponde à inibição da corrente tardia de sódio, reduzindo cálcio intravascular e melhorando a tensão na parede miocárdica e melhor complacência arterial. É metabolizada no fígado via citocromo P450, devendo-se tomar cuidado em relação às possíveis interações medicamentosas.

Uma revisão sistemática em 2017 demonstrou que os pacientes que receberam ranolazina como terapia adicional apresentaram menos episódios de angina.

Nicorandil (sem registro vigente na Anvisa)

É um derivado da nicotinamida, com efeitos anginosos semelhantes aos betabloqueadores e nitratos, mas que não reduz eventos adversos cardiovasculares. Pode ser utilizado como terapia adicional.

Antilipemiantes

- Estatinas: as principais opções de drogas desse grupo, com diferentes intensidades de ação na diminuição dos níveis lipídicos, são: sinvastatina, pravastatina, pitavastatina, atorvastatina e rosuvastatina.
- Ezetimibe: na dose de 10 mg, 1 vez ao dia, é usada para agregar efeito na redução do LDL-c em associação com a estatina. É a primeira opção para pacientes intolerantes à estatina.
- De acordo com as diretrizes de dislipidemia e prevenção de aterosclerose da Sociedade Brasileira de Cardiologia, pacientes portadores de aterosclerose manifesta (leito arterial com mais de 50% de obstrução), devem ser considerados como muito alto risco para novos eventos cérebro e cardiovasculares e, portanto, é recomendado manter o LDL-c alvo < 50 mg/dL, objetivando uma redução em mais de 50% do valor basal.

Tratamento cirúrgico e percutâneo

A indicação de revascularização cirúrgica ou percutânea deve ser individualizada, levando-se em consideração a indicação clínica, complexidade anatômica, comorbidade, disponibilidade de recursos, experiência da equipe, assim como a expectativa do paciente e de seus familiares.

Para pacientes com doença de tronco de coronária esquerda, o tratamento cirúrgico tem melhores resultados que tratamento medicamentoso somente e está indicado para melhorar sobrevida. Em pacientes selecionados, de anatomia de complexidade baixa ou moderada, o tratamento percutâneo pode ser uma opção.

Pacientes diabéticos com lesões coronarianas multiarterais têm melhores resultados com tratamento cirúrgico. A indicação de tratamento percutâneo pode ser uma opção em pacientes sem indicação cirúrgica a depender da anatomia ou comorbidade.

Em pacientes com disfunção ventricular, a modalidade cirúrgica é preferível, com melhores desfechos de sobrevida em longo prazo, apesar de maior risco cirúrgico perioperatório.

Evidências atualizadas de estudos mais recentes complementam evidências antigas em relação ao benefício de mortalidade da revascularização em pacientes com doença isquêmica estável, multiarterial e função ventricular esquerda preservada. A cirurgia pode ser razoável para melhorar a mortalidade, entretanto, o benefício do tratamento percutâneo é incerto.

Para pacientes com lesões obstrutivas uni ou biarteriais, com anatomia favorável que facilite o procedimento percutâneo, a angioplastia com *stent* é preferida. O *stent* farmacológico mostrou melhores resultados quando comparado ao stent convencional, reduzindo as taxas de reestenose, novos eventos agudos e recorrência de angina, entretanto pela sua reepitelização tardia, o uso mais prolongado de dupla antiagregação é indicado.

Terapias alternativas

Algumas terapias consideradas alternativas (como estimulação neural, revascularização transmiocárdica a *laser*, com ou sem infusão de células-tronco em tecidos necrosados) são indicadas para o tratamento de angina refratária, com bons resultados, e podem ser usadas em casos selecionados.

PROGNÓSTICO

Tratamento medicamentoso associado ou não a tratamento percutâneo ou cirúrgico, além do controle dos fatores de risco, visam reduzir a mortalidade e o risco de eventos coronarianos agudos, assim como melhorar a qualidade de vida, reduzindo os sintomas de angina.

Tanto os pacientes portadores de disfunção ventricular quanto aqueles com grandes áreas de isquemia induzida têm taxa de mortalidade anuais em torno de 3%.

▪ FORMA AGUDA

DEFINIÇÃO E ETIOLOGIA

Também chamada de síndrome coronariana aguda (SCA) ou síndrome isquêmica miocárdica instável (SIMI), a forma aguda da doença isquêmica do coração consiste em surgimento de redução súbita do lúmen vascular de uma artéria coronária, resultando, por sua vez, em isquemia.

Comumente, ocorre uma instabilidade de uma placa aterosclerótica por meio de ruptura, com ulceração ou erosão, gerando exposição de seu núcleo lipídico para a corrente sanguínea e início de um processo trombótico intra-arterial por meio da ativação plaquetária e da deposição de fibrina, reduzindo abruptamente o calibre arterial. Caso esse processo ocasione oclusão total do vaso, ocorre um infarto agudo do miocárdio (IAM) com supradesnivelamento do segmento ST (SCAcSSST). Os graus intermediários de obstrução determinam IAM sem supradesnivelamento do segmento ST (SCAsSSST) e angina instável (AI), que têm como diferencial a presença ou não de necrose (esta última, com marcadores de necrose negativos), respectivamente.

EPIDEMIOLOGIA

No Brasil, e no mundo, a principal causa de morte é decorrente das doenças do aparelho cardiovascular, sendo o IAM uma das principais causas. Em 2017, segundo o DATASUS, houveram 92.657 óbitos por IAM, responsáveis também por cerca de 10,2% do total das internações no SUS.

Segundo dados de 2018 da American Heart Association, nos Estados Unidos, estima-se que a cada 40 segundos um paciente sofre um infarto, e, em torno de 370.000 morrem por ano em decorrência da síndrome coronariana aguda (SCA).

No registro BRACE, que avaliou as internações por SCA no cenário brasileiro, quase metade das internações são por SCAsSSST, sendo cerca de dois terços por IAM e o restante por angina instável. Além disso, o estudo demonstrou uma grande heterogeneidade no tratamento das SCA entre as regiões estudadas, mostrando uma baixa adesão ao uso de terapias que impactam o prognóstico de pacientes com SCA.

QUADRO CLÍNICO

O quadro clínico das SCA foi previamente abordado no capítulo de dor torácica, sendo importante reforçar que a dor torácica é o principal sintoma apresentado, porém podem haver outros sintomas associados. Os equivalentes anginosos, como sudorese, dispepsia e dispneia, devem ser lembrados em pacientes idosos, sexo feminino, diabéticos, portadores de doença renal crônica, síndromes demenciais e transplantados cardíacos.

Também caracterizamos como SCA, em especial AI, as seguintes apresentações clínicas:

- angina de início recente (angina CCS II ou III), com sintomas iniciados há menos de 2 meses;
- angina em crescendo (agravamento de uma angina estável que passa a ser CCS III ou IV);
- angina pós-infarto.

O exame físico para o diagnóstico de SCA geralmente não apresenta alterações significativas, sendo importante na avaliação de diagnósticos diferenciais (p. ex., pressões divergentes em membros superiores na dissecção de aorta, sopro sistólico como na estenose aórtica, atrito pericárdico na pericardite e hipertimpanismo à percussão pulmonar no pneumotórax) e complicações decorrentes da isquemia coronariana. Os achados relacionados com pior prognóstico são má perfusão de extremidades, estase jugular, presença de terceira bulha, hipotensão, crepitação pulmonar e sopros cardíacos (geralmente secundários a complicações mecânicas).

EXAMES COMPLEMENTARES

Eletrocardiograma de 12 derivações

Essencial na investigação de qualquer suspeita de SCA para diagnóstico ou investigação de possíveis condições cardíacas predisponentes, devendo ser realizado nos primeiros 10 minutos após a admissão no PS. As principais alterações a serem pesquisadas são: supradesnivelamento, infradesnivelamento ou alteração dinâmica do segmento ST, taquicardia ventricular, fibrilação ventricular, bloqueio de ramo esquerdo novo ou presumivelmente novo (positivo para critérios de Sgarbossa modificados ou de Barcelona) e onda Q (antiga ou nova).

Um grupo de pesquisa americano propôs a seguinte regra para identificar pacientes com alto risco de SCAcSSST. Devem ser avaliados:

- qualquer paciente com mais de 30 anos com dor no peito;
- qualquer paciente com mais de 50 anos com qualquer um dos seguintes: dispneia, alteração de estado mental, dor nos membros superiores, síncope ou fraqueza;
- qualquer paciente com mais de 80 anos com dor abdominal, náusea ou vômito;

Marcadores de necrose miocárdica

O marcador de escolha é a troponina ultrassensível, na sua ausência é possível considerar o uso de CK-MB.

RX de tórax

Utilizada para identificar sinais de congestão pulmonar e alargamentos mediastinais presentes no importante diagnóstico diferencial da dissecção aórtica.

Eletrólitos (principalmente potássio, cálcio, magnésio, fósforo e sódio)

Distúrbios hidroeletrolíticos não corrigidos na vigência de SCA aumentam o risco de eventos arritmogênicos.

Função renal

Disfunções renais podem influenciar na escolha terapêutica e aumentar o risco de sangramento.

Hemograma

Utilizado para identificar possíveis causas secundárias para SCA, como anemia significativa. Além disso, como os antiplaquetários fazem parte do tratamento, é importante ter uma contagem de plaquetas inicial.

Coagulograma

Auxilia na monitorização do risco de sangramento e importante no manejo de pacientes em uso de anticoagulantes, como os antagonistas da vitamina K.

Glicemia capilar

Descontrole glicêmico na fase aguda se associa a pior prognóstico cardiovascular.

DIAGNÓSTICO

De acordo com a 4ª definição universal de infarto agudo do miocárdio, seu diagnóstico é feito através de uma detecção de uma elevação e/ou queda da troponina (preferencialmente ultrassensível), acima do percentil 99 associado a pelo menos um dos itens a seguir:

- sintomas de isquemia;
- alterações eletrocardiográficas;
- exame de imagem evidenciando alterações decorrente de isquemia, como nova alteração segmentar ao ecocardiograma;
- trombose coronariana evidenciada no cateterismo ou na autópsia.

Devemos lembrar que a despeito da necessidade de troponina para o diagnóstico do infarto agudo do miocárdio, na apresentação de angina instável não é esperada a alteração deste biomarcador. Assim como na presença de supradesnivelamento do segmento ST, não há necessidade de coleta de troponina para confirmação diagnóstica.

Principais alterações no ECG

- Supradesnivelamento do segmento ST (elevação do ponto J ≥ 1 mm em 2 ou mais derivações consecutivas). Observação:
  - Em V2 e V3, temos um valor diferente para reconhecer a elevação do ponto J:
    - ≥ 1,5 mm (mulheres);
    - ≥ 2 mm (homens ≥ 40 anos);
    - ≥ 2,5 mm (homens < 40 anos);
  - Derivações especiais:
    - V7-V9 e V3R-V4R ≥ 0,5 mm
- Infradesnivelamento do segmento ST ≥ 1 mm.
- Onda T invertida e simétrica, geralmente oposta a polaridade do QRS.
- Padrões de alto risco no ECG:
  - bloqueio de ramo esquerdo novo ou presumivelmente novo;
  - presença de critérios de Sgarbossa ≥ 3 pontos;
  - bloqueio de ramo direito novo;
  - supra de aVR + Infra de ST em 8 ou mais derivações;
  - padrão de "Wellens";
  - padrão "De Winter".

Troponina

A troponina ultrassensível é o marcador de escolha, para o diagnóstico de IAM, com valores de sensibilidade e especificidade acima de 90%. Além disso, a troponina pode ser detectada por até 7 dias após o evento isquêmico, apresentando também uma acurácia superior à CK-MB massa e dos demais biomarcadores de lesão miocárdica.

Para alguns *kits* de troponina de última geração é possível realizar a detecção de níveis séricos deste marcador com até 1 hora do início do quadro. De acordo com a diretriz brasileira de SCAsSST de 2021, é recomendada a utilização do algoritmo de investigação em 3 horas, como mostra a Figura 3. Se o *kit* disponível no serviço for de troponina convencional (não ultrassensível). A recomendação é de realizar a coleta na admissão e nova coleta após 3-6 horas para avaliar se houve variação significativa de seu valor.

Classificação

Uma vez identificada a presença de SCA, para definir o tratamento o paciente deverá ser classificado em uma das seguintes categorias:

- SCA com supradesnivelamento do segmento ST: presença de elevação de pelo menos 0,1 mV (habitualmente, 1 mm) do segmento ST em pelo menos 2 derivações anatomicamente contíguas ou presença de bloqueio de ramo esquerdo novo.
- SCA sem supradesnivelamento do segmento de ST: engloba IAM sem supradesnivelamento do segmento ST e angina instável.

Os pacientes com SCA podem ter diversas apresentações clínicas e gravidades muito distintas, por este motivo devem ser submetidos a algum método de estratificação de risco a fim de orientar o tratamento. Os pacientes com SCAcSST apresentam um risco elevado e podem ser avaliados através do escore de TIMI para

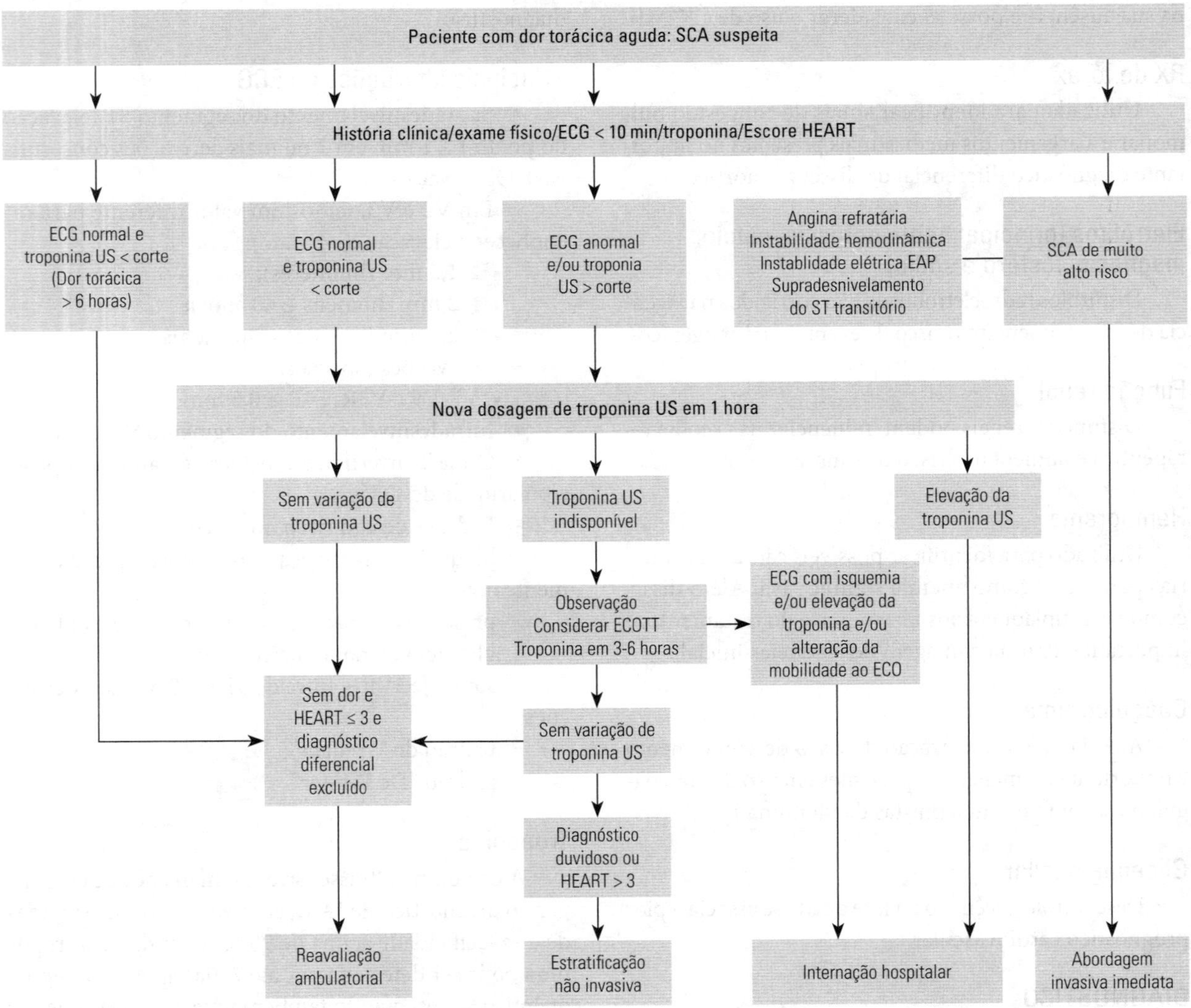

Figura 3 Fluxograma de rotina diagnóstica do paciente com dor torácica aguda na emergência. US: ultrassensível; ECOTT: ecocardiograma transtorácico. Fonte: adaptada de Nicolau et al., 2021.

Tabela 1 Classificação de Braunwald modificada. Deve-se classificar o paciente pelo critério de maior risco presente

Características	Alto risco	Risco moderado	Baixo risco
História	▪ Idade > 75 anos ▪ Dor progressiva (presente nas últimas 48 horas)	▪ Idade de 70-75 anos ▪ Infarto prévio ▪ Doença vascular periférica ▪ Revascularização prévia ▪ Diabetes ▪ Uso de ácido acetilsalicílico	
Dor precordial	▪ Dor prolongada ao repouso (> 20 minutos)	▪ Angina > 20 minutos em repouso, aliviada espontaneamente ou com nitrato	▪ Sintomas novos de angina classe III ou IV da Canadian Cardiovascular Society nas últimas 2 semanas ▪ Sem dor prolongada em repouso (> 20 minutos)
Exame físico	▪ Edema pulmonar ▪ Sopro regurgitativo mitral novo ▪ Presença de 3ª bulha ▪ Hipotensão ▪ Bradicardia ▪ Taquicardia		
ECG	▪ Alteração dinâmica do segmento ST ▪ Infradesnivelamento do segmento ST > 0,5 mm ▪ Bloqueio de ramo novo ▪ Taquicardia ventricular sustentada	▪ Inversão da onda T > 2 mm ▪ Presença de ondas Q patológicas	▪ Normal ou mantido durante a dor
Marcadores séricos de isquemia (troponina T, troponina I, CKMB)	Acentuadamente elevados (> percentil 99)	Discretamente elevados (> nível de detecção e < percentil 99)	Normais

Deve-se classificar o paciente pelo critério de maior risco presente.

Tabela 2 Escore de risco GRACE

Idade (anos)	0-100
Frequência cardíaca	0-46
PA sistólica (mmHg)	58-0
Creatinina (mg/dL)	1-28
ICC (Killip)	0-59
PCR na admissão	39
Desvio de ST	28
↑ Marcador de necrose	14
	1 – 372

Mortalidade hospitalar

Risco	Pontos	Morte hospitalar (%)
Baixo	1-108	< 1
Intermediário	109-140	1-3
Alto	> 140	> 3

Fonte: adaptada de Granger et al., 2003.

SCAcSST (atenção, pois existe o mesmo escore para SCAsSST). Na avaliação das SCAsSST, entre as diversas formas atualmente validadas, as mais recomendadas são as classificações de Braunwald modificada (Tabela 1) e o escore de risco GRACE (Tabela 2). Além disso, existe a classificação prognóstica feita através de parâmetros clínicos e hemodinâmicos de Killip-Kimball (Tabela 3), que avaliam risco de mortalidade intra-hospitalar, devendo ser avaliada em todos os casos de SCA.

Tabela 3 Classificação hemodinâmica de Killip-Kimball

Subgrupo Killip	Características clínicas	Mortalidade hospitalar
I	Sem sinais de congestão	< 6%
II	B3, estertores basais	< 17%
III	Edema agudo de pulmão	38%
IV	Choque cardiogênico	81%

Assim, o paciente pode ser categorizado nos seguintes cenários:

- SCA com supradesnivelamento do segmento ST.
- SCA sem supradesnivelamento do segmento ST com:
  - risco intermediário;
  - alto risco;
  - muito alto risco.

Estratificação da doença

Após a estratificação de risco, os pacientes devem ser encaminhados para a estratificação anatômica coronariana (feita de forma invasiva ou não). Pacientes com SCA sem supradesnivelamento do segmento ST devem seguir a recomendação da diretriz brasileira de cardiologia como na Tabela 4.

Os casos de SCA com supradesnivelamento do segmento ST devem ser submetidos à terapia de reperfusão imediata. Caso o serviço disponha de angioplastia, o paciente deverá ser encaminhado em até 90 minutos para o procedimento. Se a unidade de saúde não dispor de um serviço de hemodinâmica, deverá ser considerada a transferência do paciente para algum serviço que o tenha, desde que esta transferência ocorra em até 120 minutos. Caso não seja viável a transferência no tempo proposto é indicada a trombólise (e se início de sintomas há menos de 12 horas). Para os casos que procuram o serviço de pronto atendimento com mais de 12 horas do início do quadro, é indicada a transferência para serviço com hemodinâmica para estratificação em até 48 horas.

TRATAMENTO

Uma vez que o quadro clínico é classificado, pode-se iniciar a terapêutica mais adequada a cada cenário, conforme a seguir.

Antiplaquetários

Ácido acetilsalicílico (AAS)

Na dose de 150 a 300 mg, macerados, por via oral (VO), salvo se houver contraindicação absoluta (como sangramento digestivo ativo ou alergia grave comprovada); seguidos de 100 mg, VO, 1 vez ao dia.

Inibidores do receptor P2Y12 (iP2Y12)

Dispomos de 3 opções de iP2Y12 na prática clínica: o clopidogrel, prasugrel e ticagrelor.

- Clopidogrel: o mais antigo e mais disponibilizado no SUS, recomenda-se a utilização de clopidogrel, em dose de ataque de 300-600 mg, VO, e manutenção com 75 mg/dia em todos os cenários de SCA. As doses são as seguintes:
  - SCAsSSST → 300 mg;
  - SCAcSSST candidato à fibrinólise: 300 mg. Se ≥ 75 anos, a dose de ataque deve ser de 75 mg;
  - SCAcSSST candidatos à angioplastia primária: 600 mg.
- Prasugrel: deve ser utilizado apenas após conhecida a anatomia coronariana por cineangiocoronariografia e com intervenção percutânea já programada, por este motivo deve ser preferencialmente administrado na sala de hemodinâmica. Administra-se dose de ataque de 60 mg, VO, e manutenção de 10 mg, 1 vez ao dia (recomenda-se manutenção de 5 mg, 1 vez ao dia, para pacientes com idade > 75 anos ou peso < 60 kg, apesar de não ter sido estudada dessa forma nessa população). Deve-se evitar sua utilização em pacientes com antecedente pessoal de AVC ou AIT. É contraindicado para pacientes que receberam fibrinolíticos ou sem terapia de reperfusão; de acordo com as últimas referências, é o 2º antiagregante plaquetário de preferência.

Tabela 4 Avaliação invasiva na SCAsSST

Muito alto risco	Alto risco	Risco intermediário
Instabilidade hemodinâmica ou choque cardiogênico	Troponina positiva	DM ou insuficiência renal
Angina recorrente ou persistente refratária ao tratamento clínico	Alteração dinâmica ST/T	ICC ou FEVE < 40%
Arritmia ventricular maligna ou PCR	GRACE >140	Angina pós-IAM
Complicações mecânicas		ICP ou CRVM prévios
IC aguda		GRACE 109-140 ou sintomas recorrentes ou teste funcional positivo
Alterações dinâmicas ST/T recorrentes		
Invasiva imediata (< 2 horas)	Invasiva precoce (< 24 horas)	Invasiva (< 72 horas)

CRVM: cirurgia de revascularização do miocárdio; DM: *diabetes mellitus*; GRACE: *Global Registry of Acute Coronary Events*; ICP: intervenção coronária percutânea; PCR: parada cardiorrespiratória; IAM: infarto agudo do miocárdio; FEVE: fração de ejeção de ventrículo esquerdo. Fonte: adaptada de Nicolau et al., 2021.

- Ticagrelor: administra-se ataque de 180 mg, VO, e manutenção de 90 mg, 2 vezes ao dia. É contraindicado para pacientes que foram submetidos à trombólise, mas podem ser associados no lugar do clopidogrel após 24 horas da trombólise. Pode ser utilizado na SCA com e sem supradesnivelamento do segmento ST.

Anticoagulantes

São recomendados em todos os cenários das SCA sem supradesnivelamento do segmento ST. As opções possíveis são: fondaparinux, heparinas não fracionadas ou enoxaparina (não se recomenda associação ou substituição entre os tipos de heparina durante o tratamento, em razão de associação com aumento de sangramento).

- Enoxaparina: na SCA com supradesnivelamento do segmento ST, inicia-se com ataque de 30 mg, EV, seguido de 1 mg/kg, SC, a cada 12 horas (pacientes com idade > 75 anos devem receber a dose de 0,75 mg/kg, SC, a cada 12 horas e não devem receber ataque EV. Em pacientes com *clearance* de creatinina < 30 mL/min, pode-se administrar a dose de 1 mg/kg, SC, 1 vez ao dia, preferencialmente se a dosagem de anti-Xa estiver disponível).
- Heparina não fracionada: em pacientes com peso ≤ 80 kg, realizar ataque de 60 UI/kg, EV, seguido de infusão inicial em bomba de 12 UI/kg/h, EV. Em pacientes com peso > 80 kg, deve-se realizar ataque de 5.000 UI, EV, seguido de infusão em bomba de 1.000 UI/h, EV. Realiza-se medida de TTPa a cada 6 horas em todas as situações para correção de infusão, visando TTPA entre 1,5-2,0.
- Fondaparinux: utilizar 2,5 mg, SC, 1 vez ao dia. Apresenta melhor perfil de segurança quanto a sangramento e maior risco de trombose de cateter em procedimento hemodinâmico, podendo ser opção interessante em pacientes que serão submetidos a estratificação não invasiva e/ou com alto risco de sangramento. É contraindicado para pacientes com SCA com supradesnivelamento do segmento ST submetidos a angioplastia primária.

Outras medicações:

- Inibidores da glicoproteína IIb/IIIa: Cada vez menos utilizados na prática clínica, sendo mais utilizados conforme critério da equipe de hemodinâmica. No Brasil, dispõe-se da tirofibana, que deve ser utilizada na dose de 0,4 mg/kg/min, EV, por 30 minutos, seguida de manutenção de 0,1 mg/kg/min, EV, e do abciximabe. Deve-se ajustar a dose de acordo com a função renal.
- Betabloqueadores: devem ser introduzidos nas primeiras 24 horas das SCA, se o quadro clínico permitir. Dá-se preferência a doses iniciais menores e fármacos de meia-vida mais curta, como o propranolol, 10-20 mg, VO, a cada 8 horas, podendo-se avaliar a resposta e ampliar a dose nas administrações seguintes, se necessário. É importante atentar para as contraindicações, como asma, doença pulmonar obstrutiva crônica grave, bradicardia, taquicardias (possivelmente por mecanismo compensatório), bloqueios atrioventriculares avançados, hipotensão e congestão pulmonar.
- iECA: devem ser introduzidos nas primeiras 24 horas das SCA se o quadro clínico permitir. Dá-se preferência a doses iniciais menores e fármacos de meia-vida mais curta, como o captopril, 6,25-12,5 mg, VO, a cada 8 horas, podendo-se avaliar a resposta e ampliar a dose nas administrações seguintes, se necessário. É importante atentar para as contraindicações, como injúria renal aguda, hiperpotassemia, estenose bilateral de artéria renal, hipotensão e infarto de ventrículo direito.
- Estatinas: devem ser mantidas no paciente que já as utiliza e introduzidas para os que ainda não as utilizavam, em todas as SCA. Habitualmente, é indicado o uso de estatinas de alta potência: atorvastatina (40-80 mg) de rosuvastatina (20-40 mg, preferencialmente à noite).
- Nitratos: são venodilatadores e reduzem o consumo de oxigênio miocárdico por meio da redução da pré-carga (por esse motivo, são contraindicados no IAM com supradesnivelamento de ventrículo direito). Na abordagem inicial, pode-se administrar isossorbida, 5 mg, por via sublingual, repetindo-se a dose a cada 5 minutos até a dose máxima de 15 mg. Como manutenção, dispõe-se da nitroglicerina, que deve ser iniciada na dose de 5-10 mcg/min e titulada a cada 5 minutos para alívio dos sintomas e/ou controle de PA (nesse cenário, não deve ser utilizado o nitroprusseto). Os nitratos podem ser utilizados em todos os cenários de SCA, na ausência de contraindicações.
- Morfina: Cada vez menos utilizada na prática clínica, devido a possível redução na absorção do clopidogrel, de acordo com uma análise de banco de dados. Os pacientes que receberam o opióide apresentaram maiores taxas de eventos isquêmicos em relação ao grupo que não fez seu uso. Pode ser considerado como medida de última linha para alívio da angina, sendo preterido em relação aos nitratos. Deve-se evitar no IAM com acometimento de ventrículo direito. Pode ser administrada na dose de 2-4 mg, EV, e repetida conforme critério clínico.

Terapia de reperfusão

É o principal objetivo nas SCA com supradesnivelamento do segmento ST (realizada apenas nesses casos). Pode ser feita com fibrinolíticos ou angioplastia primária.

Fibrinólise

Deve ser iniciada em até 30 minutos após a chegada do paciente ao serviço médico (tempo porta-agulha): seu sucesso de reperfusão é similar ao da angioplastia primária se administrados nas primeiras 3 horas de sintomas (após isso, angioplastia é melhor). Apresenta como contraindicações absolutas doença terminal, neoplasia de SNC, AVC hemorrágico a qualquer tempo, AVC isquêmico nos últimos 6 meses, trauma significativo ou cirurgia de grande porte no último mês, sangramento ativo (exceto menstruação) e suspeita de dissecção de aorta. As opções disponíveis são:

- alteplase (rtPA – 15 mg, EV, em bolus; 0,75 mg/kg em 30 minutos; e 0,50 mg/kg em 60 minutos; com dose máxima de 100 mg);
- tenecteplase (bolus único, EV, conforme o peso do paciente: < 60 kg – 30 mg; 60-70 kg – 35 mg; 70-80 kg – 40 mg; 80-90 kg – 45 mg; > 90 kg – 50 mg.

Angioplastia primária

Deve ser realizada em até 90 minutos após a chegada do paciente ao serviço médico (tempo porta-balão). Como já descrito anteriormente, caso seja necessária a transferência do paciente, deve ser considerado o tempo do percurso, caso a meta não possa ser cumprida, optar então pela fibrinólise.

Angioplastia de resgate

Devem ser encaminhados a centro de hemodinâmica para angioplastia de resgate aqueles pacientes submetidos à fibrinólise e que não apresentarem melhora da dor (mais importante), redução do supradesnivelamento do segmento ST de pelo menos 50% na derivação em que se apresentarem maior, em até 90 minutos do início do fibrinolítico, e na vigência de sinais de disfunção ventricular esquerda e/ou grande área infartada.

PROGNÓSTICO

Arritmias ventriculares malignas são consideradas causa precoce de mortalidade, sem relação com a área em risco. Deve-se dar maior importância à monitorização e à ressuscitação precoce. Se o paciente é devidamente assistido, há pouca correlação com o prognóstico tardio.

Disfunção ventricular e choque cardiogênico são considerados causa tardia de mortalidade, com forte correlação com a área em risco. Deve-se dar maior importância ao atendimento precoce, à estabilização e à aplicação de terapias de reperfusão quando indicadas.

BIBLIOGRAFIA

Cesar LA, Ferreira JF, Armaganijan D, Gowdak LH, Mansur AP, Bodanese LC, et al. Diretriz de doença coronária estável da Sociedade Brasileira de Cardiologia. Arq Bras Cardiol 2014;103(2Supl.2):1-59

Cesar LA, Ferreira JF, Armaganijan D, Gowdak LH, Mansur AP, Bodanese LC, et al. Diretriz de doença coronária estável. Arq Bras Cardiol 2014;103(2Supl.2):1-59.

Collet JP, Thiele H, Barbato E, Barthélémy O, Bauersachs J, Bhatt DL. ESC Scientific Document Group, 2020 ESC Guidelines for the management of acute coronary syndromes in patients presenting without persistent ST-segment elevation: The Task Force for the management of acute coronary syndromes in patients presenting without persistent ST-segment elevation of the European Society of Cardiology (ESC). Eur Heart J 2020;ehaa575-ehaa575.

Fihn SD, Gardin JM, Abrams J, Berra K, Blankership JC, Dallas AP, et al. 2012 ACCF/AHA/ACP/AATS/PCNA/SCAI/STS Guideline for the diagnosis and management of patients with stable ischemic heart disease: a report of the American College of Cardiology Foundation/American Heart Association Task Force on Practice Guidelines, and the American College of Physicians, American Association for Thoracic Surgery, Preventive Cardiovascular Nurses Association, Society for Cardiovascular Angiography and Interventions, and Society of Thoracic Surgeons. J Am Coll Cardiol 2012;60(24):e44-e164.

Furtado RHM, Nicolau JC, Guo J, Im K, White JA, Sabatine MS. Morphine and cardiovascular outcomes among patients with non-st-segment elevation acute coronary syndromes undergoing coronary angiography. J Am Coll Cardiol 2020;75:289-300.

Granger CB, Goldberg RJ, Dabbous O, Pieper KS, Eagle KA, Cannon CP, et al. Predictors of hospital mortality in the global registry of acute coronary events. Arch Intern Med 2003;163(19):2345-53.

Grubb K, Kirtane A. The long-awaited revascularization guidelines are out: what's in them? Circulation 2021;145(3):155-157.

Ibanez B, et al. ESC Scientific Document Group, 2017 ESC Guidelines for the management of acute myocardial infarction in patients presenting with ST-segment elevation: The Task Force for the management of acute myocardial infarction in patients presenting with ST-segment elevation of the European Society of Cardiology (ESC). Eur Heart J 2018;39(2):119-177.

Knuuti J, Wijns W, Saraste A, Capodanno D, Barbato E, Funck-Brentano C, et al.; ESC Scientific Document Group. 2019 ESC Guidelines for the diagnosis and management of chronic coronary syndromes: The Task Force for the diagnosis and management of chronic coronary syndromes of the European Society of Cardiology (ESC). Eur Heart J 2020;41(3):407-477.

Lawton J, Tamis-Holland J, Bangalore S, Bates E, Beckie T, Bischoff J, et al. 2021 ACC/AHA/SCAI Guideline for coronary artery revascularization: executive summary: a report of the American College of Cardiology/American Heart Association Joint Committee on Clinical Practice Guidelines. Circulation 2021;145(3):e4-e17.

Nicolau JC, Feitosa Filho GS, Petriz JL, Furtado RHM, Précoma DB, Lemke W, et al. Diretrizes da Sociedade Brasileira de Cardiologia sobre Angina Instável e Infarto Agudo do Miocárdio sem Supradesnível do Segmento ST – 2021. Arq Bras Cardiol 2021;117(1):181-264.

Piegas LS, Timerman A, Feitosa GS, Nicolau JC, Mattos LAP, Andrade MD, et al. V diretriz da Sociedade Brasileira de Cardiologia sobre tratamento do infarto agudo do miocárdio com supradesnível do segmento ST. Arq Bras Cardiol 2015;105(2):1-105.

Précoma DB, Oliveira GMM, Simão AF, Dutra OP, Coelho OR, Izar MCO, et al. Atualização da Diretriz de Prevenção Cardiovascular da Sociedade Brasileira de Cardiologia – 2019. Arq Bras Cardiol 2019;113(4):787-891.

Thygesen K, Alpert JS, Jaffe AS, Chaitman BR, Bax JJ, Morrow DA, et al. White and The Executive Group on behalf of the Joint European Society of Cardiology (ESC)/American College of Cardiology (ACC)/ American Heart Association (AHA)/World Heart Federation (WHF) Task Force for the Universal Definition of Myocardial Infarction. Circulation 2018;138:e618-e651.

88 FEBRE REUMÁTICA

Guilherme Sobreira Spina, Tarso Augusto Duenhas Accorsi

DEFINIÇÃO E ETIOLOGIA

Febre reumática continua a ser a etiologia mais prevalente de valvopatia adquirida no Brasil. Surto agudo de febre reumática (doença reumática) é uma complicação autoimune tardia, não supurativa, que ocorre após faringoamigdalite estreptocócica em indivíduos geneticamente predispostos.

A cardiopatia reumática crônica (sequela valvar reumatismal ou valvopatia reumática crônica) é a valvopatia cardíaca sequelar, que aparece, geralmente, décadas após o surto agudo, e pode levar a sinais e sintomas de insuficiência cardíaca, arritmias, embolização sistêmica, hipertensão pulmonar e isquemia miocárdica.

EPIDEMIOLOGIA

A febre reumática é das doenças de mais difícil tradução em estatísticas de saúde, por possuir fase aguda muito infrequente e longo período assintomático. Apenas cerca de 5% dos portadores de febre reumática possuem fase aguda sintomática, enquanto a maioria dos portadores de sequelas reumáticas cardíacas graves só tem seu diagnóstico feito na fase final da doença, ao procurar o serviço médico com sintomas de insuficiência cardíaca decorrentes da valvopatia crônica.

Para o entendimento do impacto da febre reumática, é possível usar algumas estratégias, mas nenhuma delas é totalmente satisfatória. É possível, p. ex., estimar o número de casos de febre reumática aguda em uma determinada comunidade com base no número de pacientes sintomáticos, mas com essa estratégia só seriam contabilizados 5% dos pacientes. Em pesquisa na base de dados do DataSUS, o número de internações por febre reumática aguda também contabiliza apenas os 5% dos pacientes com febre reumática aguda sintomática que necessitam de internação. Ao se estimar o impacto da doença com base no número de cirurgias cardíacas por febre reumática, também haverá problema, já que muitos pacientes reumáticos necessitarão de tratamento cirúrgico na fase final de sua doença, que pode ser até meio século após a fase aguda. Além disso, o acesso à cirurgia cardíaca é limitado no Brasil, com muitos municípios com estruturas hospitalares precárias, sem acesso à cirurgia cardíaca e serviços de referência com longas listas de espera. Desta forma, muitos pacientes reumáticos ainda experimentam a história natural da doença e falecem antes de tratamento intervencionista. Nessa estratégia, exames ecocardiográficos deveriam ser realizados em toda a população para que sequelas reumáticas pudessem ser detectadas precocemente e, assim, com profilaxia secundária, fosse possível impedir a progressão para lesões graves. Além dos problemas de implementação, com a impossibilidade da realização de exames ecocardiográficos de triagem em toda a população mesmo nos países mais ricos, há a questão de que o paciente jovem pode não ter sequelas reumáticas por ocasião do rastreamento e mesmo assim desenvolver a doença no futuro. A triagem populacional por exame físico poderia ser feita pelas equipes existentes de atenção básica à saúde, mas enfrenta o problema da falta de treinamento dos médicos em ausculta cardíaca. Quando realizada por médicos sem treinamento, a ausculta cardíaca tem baixa sensibilidade, mas, se realizada por médicos treinados, a acurácia pode ser comparável, se não superior, à triagem ecocardiográfica.

Partindo de um dado disponível no DataSUS, pode-se estimar o impacto atual e futuro da febre reumática: ocorrem 2.500 internações anuais por febre reumática. Segundo a estatística da Liga de Combate à Febre Reumática da FMUSP, apenas 5% dos pacientes com febre reumática aguda necessitam de internação, por isso estima-se que há 50 mil casos de febre reumática aguda sintomáticos anuais no Brasil. Considerando-se que apenas 5% dos pacientes possuem fase aguda sintomática, chega-se à marca de 1 milhão de pacientes que podem ter febre reumática anualmente, sintomáticos e assintomáticos. Assim, considerando-se que em média 40% dos pacientes que têm febre reumática têm cardite e, destes, aproximadamente 30% têm sequelas cardíacas, chega-se à assustadora marca de 120 mil pacientes que podem, todos os anos, desenvolver sequelas reumáticas cardíacas, sendo a grande maioria deles assintomática e que só vai estar ciente de sua valvopatia depois de várias décadas, quando iniciarem os sintomas de insuficiência cardíaca.

As devastadoras consequências da valvopatia reumática não são apenas cardiológicas: estatísticas de países com incidência de febre reumática semelhante à brasileira mostram que a febre reumática é responsável por

44,8% de todos os AVC isquêmicos embólicos, sendo a causa mais frequente de AVC em pacientes com idade < 40 anos e causando 4,31 casos preveníveis de AVC para cada 100 mil habitantes. Não é infrequente que a 1ª manifestação de febre reumática seja um AVC, pela alta trombogenicidade das valvopatias reumáticas.

A falta de disponibilidade da penicilina G benzatina é outro aspecto importante que irá aumentar a incidência da febre reumática. Por se tratar de medicação barata e antiga, recebe pouca atenção dos laboratórios farmacêuticos comerciais e o uso pouco habitual atual faz com que a maioria das faringoamigdalites não seja tratada adequadamente, o que irá certamente contribuir para o aumento da incidência de febre reumática e suas sequelas no futuro próximo.

QUADRO CLÍNICO

Uma das maiores dificuldades enfrentadas diante de um paciente com febre reumática é fechar o diagnóstico, já que não existem exames específicos ou patognomônicos da doença (o diagnóstico é clínico). Dessa forma, o diagnóstico sempre leva a angústia e insegurança, mesmo para médicos experientes. Casos muito típicos, como os portadores de coreia, são de fácil diagnóstico, enquanto pacientes com artrites isoladas e lesões cardíacas duvidosas são aqueles que apresentam as maiores dificuldades: um diagnóstico de febre reumática implica o uso de profilaxia secundária, tratamento longo, estigmatizante e desconfortável para o paciente. Já o não diagnóstico de um paciente reumático piora muito seu prognóstico, podendo levar a uma vida marcada por cirurgias valvares e suas inevitáveis complicações. Quando o paciente exibe fase aguda sintomática, esta em geral ocorre 2-4 semanas após a estreptococcia.

Jones fez exames sob encomenda do exército estadunidense durante a 2ª guerra mundial, a fim de triar os soldados que poderiam ter febre reumática e assim não enviá-los ao front do conflito. Dessa forma, desenhou os critérios para alta sensibilidade e baixa especificidade, característica que persiste até hoje.

Para piorar o quadro, os conhecidos critérios de Jones (Tabela 1) para o diagnóstico da febre reumática são inúteis em aproximadamente 95% dos pacientes. Concebidos por Tomas Duckett Jones em 1944 e revisados diversas vezes desde então, esses critérios devem ser usados apenas para o diagnóstico de febre reumática aguda, não servindo para o diagnóstico de formas crônicas. Como a imensa maioria dos pacientes reumáticos, especialmente os valvopatas graves, não tem uma fase aguda sintomática, o uso desses critérios é bastante limitado.

Tabela 1 Critérios de Jones modificados para o diagnóstico de febre reumática

Critérios maiores	Critérios menores
Cardite	Artralgia
Artrite	Febre
Coreia	Aumento do intervalo PR
Eritema *marginatum*	Alterações laboratoriais – aumento de provas de atividade inflamatória
Nódulos subcutâneos	História de surto de febre reumática prévio

O diagnóstico de febre reumática é definido quando estão presentes 2 critérios maiores ou 1 critério maior e 2 menores, além de evidência de estreptococcia anterior (aumento nos títulos de ASLO, escarlatina recente), segundo as diretrizes estadunidenses mais recentes de febre reumática. A coreia, no entanto, por ser muito típica de febre reumática, pode isoladamente fechar o diagnóstico.

Os critérios da OMS (Tabela 2) são mais atualizados.

Deve-se dar especial atenção à evidência de estreptococcia anterior. Essa evidência de contato com estreptococos é ocasional tanto nas últimas diretrizes estadunidenses quanto nas recomendações da OMS. No quadro

Tabela 2 Critérios da OMS para diagnóstico de 1° surto, recorrência e cardiopatia reumática crônica

Categorias diagnósticas	Critérios
1° episódio de febre reumática*	2 critérios de Jones maiores ou 1 maior e 2 menores + evidência de infecção estreptocócica anterior
Recorrência de febre reumática em paciente sem doença cardíaca reumática estabelecida†	2 critérios de Jones maiores ou 1 maior e 2 menores + evidência de infecção estreptocócica anterior
Recorrência de febre reumática em paciente com doença cardíaca reumática estabelecida	2 critérios de Jones menores + evidência de infecção estreptocócica anterior‡
Coreia de Sydenham Cardite reumática de início insidioso†	Não é exigida a presença de outra manifestação maior ou evidência de infecção estreptocócica anterior
Lesões valvares crônicas da febre reumática: diagnóstico inicial de estenose mitral pura ou dupla lesão mitral e/ou doença na valva aórtica, com características de envolvimento reumático§	Não há necessidade de critérios adicionais para o diagnóstico de febre reumática

* Pacientes podem apresentar apenas poliartrite ou monoartrite + ≥ 3 sinais menores + evidência de infecção estreptocócica prévia. Esses casos devem ser considerados de "febre reumática provável" e orientados a realizar profilaxia secundária, sendo submetidos a avaliações cardiológicas periódicas.
† Endocardite infecciosa deve ser excluída.
‡ Alguns pacientes com recidivas não preenchem esses critérios.
§ Cardiopatia congênita deve ser excluída.
Adaptada de WHO Technical Report Series; 923. Genebra: WHO; 2004. WHO Expert Consultation on Rheumatic Fever and Rheumatic Heart Disease (2001: Genebra, Suíça). Rheumatic fever and rheumatic heart disease: report of a WHO Expert Consultation, Genebra, 2001.

mais típico de febre reumática, que é a coreia de Sydenham, raramente há evidência de infecção estreptocócica, pois a manifestação da coreia é tardia (muitos meses após a estreptococcia). Assim, a ausência de evidência de infecção estreptocócica não inviabiliza o diagnóstico de febre reumática. É muito frequente ocorrer justamente o oposto: diante de um paciente com evidências de infecção estreptocócica, procura-se desesperadamente fechar um diagnóstico de febre reumática. A evidência de estreptococcia mais usada habitualmente são os níveis de antiestreptolisina O (ASLO), solicitados frequentemente em crianças e adolescentes com artralgia ou mesmo assintomáticos, como se fosse um *screening* diagnóstico para febre reumática. O achado de títulos de ASLO bastante elevados gera ansiedade na mãe e preocupação no médico de que aquele paciente possa ser portador de febre reumática.

Apenas cerca de 3% da população tem predisposição para desenvolver febre reumática. Assim, em 97% da população o contato ou a infecção estreptocócica são curados espontaneamente, sem levar a qualquer tipo de sequela. Dessa forma, conclui-se que 97% dos pacientes com títulos de ASLO alterados são apenas pacientes normais que tiveram contato com estreptococos. Portanto, deve-se tranquilizar a família e o paciente e explicar que é normal observar títulos elevados de ASLO em crianças e adolescentes que têm vida social normal, ou seja, vão à escola e participam de atividades e brincadeiras com outros indivíduos de idade semelhante. O achado de ASLO normal ou baixo é mais preocupante: esse paciente pode ter dificuldades de estabelecer contato social normal ou não está frequentando a escola.

Os critérios da OMS para o diagnóstico de febre reumática são mais completos e compatíveis com a realidade, resultado da elaboração por profissionais de diversos países com alta incidência de febre reumática. É importante destacar a categoria em que se inclui a maioria dos pacientes com febre reumática atendidos em cardiologia: aqueles que apresentam sequelas valvares tipicamente reumáticas, nos quais é possível fechar o diagnóstico sem usar nenhum dos critérios de Jones. Pacientes com dupla lesão mitral, estenose mitral pura ou lesões mitroaórticas com evidentes características de acometimento reumático (fusão comissural, abertura da valva mitral "em domo", folheto posterior fixo da valva mitral) podem ter seu diagnóstico de febre reumática sem nenhum exame ou critério adicional.

Os critérios de Jones foram "atualizados" em 2015 pela American Heart Association (AHA) - na verdade, a associação copiou *ipsis litteris* os critérios australianos para o diagnóstico da FR (Tabela 3).

Tabela 3 Critérios de Jones revisados (2015)

Para todos os pacientes com evidência de infecção estreptocócica (grupo A) prévia	
Diagnóstico: surto agudo	2 critérios maiores; ou 1 maior + 2 menores
Diagnóstico: surto recorrente	2 critérios maiores; 1 maior + 2 menores; ou 3 menores
Critérios maiores	
Populações de baixo* risco: ▪ Cardite – clínica e/ou subclínica** ▪ Artrite – apenas poliartrite ▪ Coreia ▪ Eritema *marginatum* ▪ Nódulos subcutâneos	Populações de risco intermediário a alto: ▪ Cardite – clínica e/ou subclínica ▪ Artrite – monoartrite ou poliartrite/poliartralgia ▪ Coreia ▪ Eritema *marginatum* ▪ Nódulos subcutâneos
Critérios menores	
Populações de baixo risco: ▪ Poliartralgia ▪ Febre (≥ 38,5°C) ▪ VHS ≥ 60 mm/h ou PCR ≥ 3 mg/dL ▪ Aumento de PR, considerando variabilidade pela idade	Populações de risco intermediário a alto: ▪ Monoartralgia ▪ Febre (≥ 38°C) ▪ VHS ≥ 30 mm/h ou PCR ≥ 3 mg/dL ▪ Aumento de PR, considerando variabilidade pela idade

* Incidência de surto reumático ≤ 2:100.000 escolares ou doença cardíaca reumática ≤ 1:1.000 pessoas por ano.
** Valvulite reumática pela ecocardiografia (devem estar presentes todos os critérios em cada valva):
- insuficiência mitral patológica: vista em pelo menos 2 incidências, largura do jato ≥ 2 cm em pelo menos 1 incidência; velocidade de pico > 3 m/s; jato holossistólico em pelo menos 1 curva do Doppler;
- insuficiência aórtica patológica: vista em pelo menos 2 incidências; largura do jato ≥ 1 cm em pelo menos 1 incidência; velocidade de pico > 3 m/s; jato holodiastólico em pelo menos 1 curva do Doppler.

Os critérios australianos, transmutados nos "novos" critérios de Jones, dividem os pacientes em alto e baixo risco para FR – originalmente a intenção era aumentar a sensibilidade dos critérios para populações de alta incidência de FR, notadamente os aborígines australianos; assim, um indivíduo de uma pequena tribo do deserto australiano é de alto risco, enquanto um morador de cidade é de baixo risco. A fim de aumentar a sensibilidade para a população de alto risco, foram incluídos como critérios maiores para a população de alto risco sintomas extremamente inespecíficos, como poliartralgia e monoartrite. Infelizmente a inclusão dessas características torna os critérios muito inespecíficos, fazendo que uma ampla gama de doenças infecciosas, inflamatórias e autoimunes possam ser caracterizadas como surto agudo de FR quando não o são.

Cabe ressaltar que no Brasil qualquer paciente deve ser incluído no grupo de alto risco das diretrizes. Entretanto, não recomendamos a utilização destes critérios por conta da baixa especificidade; os critérios da OMS são mais precisos nesse sentido.

O diagnóstico ecocardiográfico de FR foi proposto por publicação recente da World Heart Federation, detalhando critérios ecocardiográficos, ainda não validados, para o diagnóstico da FR. Esses critérios têm especial valor ao permitir o diagnóstico de pacientes assintomáticos com lesões valvares reumáticas, que não poderiam ter diagnóstico pelos antigos critérios, possibilitando assim o diagnóstico da cardite assintomática e a prescrição de profilaxia secundária a esses pacientes. A validação prospectiva destes critérios é de extrema importância para que o diagnóstico ecocardiográfico da FR possa ser feito com segurança.

Cardite

A cardite é a manifestação mais temível da febre reumática por gerar sequelas valvares, que são as mais graves consequências dessa doença. Apesar da gravidade, a cardite aguda em geral é assintomática e sua fase crônica pode ficar assintomática por décadas até que a sobrecarga crônica determinada pelas lesões valvares leve ao aparecimento de insuficiência cardíaca. Em textos mais antigos, era comum dividir a cardite em leve, moderada e grave, divisão que hoje não deve ser utilizada. Assim, qualquer cardite sintomática deve ser classificada como grave, enquanto cardites assintomáticas – grande maioria – são as representantes atuais das antigas cardites leves e moderadas.

A cardite reumática é uma pancardite, pois afeta os 3 folhetos do coração. Dessa forma, tem-se pericardite, miocardite e endocardite reumáticas juntamente causando, quando sintomático, um quadro clínico peculiar. Ela se inicia em geral 2-4 semanas após a estreptococcia e pode durar 4-12 semanas em quadros mais graves. Em adultos, há relatos de pericardites reumáticas com duração > 6 meses.

A pericardite reumática pode ser a mais sintomática manifestação da cardite aguda. Causa os tradicionais sintomas de dor precordial com melhora postural e atrito pericárdico à ausculta. Não há descrição de tamponamento cardíaco por pericardite reumática. O achado anatomopatológico é de pericardite fibrinosa, sendo a descrição de "pericardite em pão com manteiga" notória e bastante próxima à realidade. A pericardite reumática não deixa sequelas nem evolui para formas constritivas ou crônicas de pericardite, tendo resolução espontânea.

A miocardite reumática pode ser extremamente grave e até levar ao óbito, especialmente em pacientes com sequelas valvares reumáticas graves. Manifesta-se por taquicardia, sinais e sintomas de insuficiência cardíaca e presença de 3ª bulha. Leva a disfunção miocárdica grave e transitória, não cursando com elevação de marcadores de necrose miocárdica, o que pode diferenciá-la de miocardites virais ou de outras etiologias, nas quais há elevação de troponinas cardíacas. Em um 1° surto, os sintomas podem ter início insidioso, com a instalação de quadro de insuficiência cardíaca ao longo de dias ou semanas; mas em portadores de valvopatias graves pode levar à súbita descompensação, com início abrupto de sintomas de insuficiência cardíaca ou até instalação de choque cardiogênico.

Na anatomia patológica da miocardite reumática, observa-se o único achado patognomônico da doença: os nódulos de Aschoff. Consistem em granulomas frouxos, com um centro com necrose fibrinoide, cercados de células epitelioides, células gigantes multinucleadas (células de Aschoff) e abundantes linfócitos de permeio. O achado de nódulos de Aschoff permite o diagnóstico com certeza de febre reumática e é bastante útil para o diagnóstico diferencial com outras miocardites quando há espécimes disponíveis para anatomia patológica. Assim como no caso da pericardite, não é infrequente o achado de nódulos de Aschoff no exame anatomopatológico de valvas reumáticas excisadas cirurgicamente, demonstrando que aquele paciente estava em atividade reumática.

Especialmente em pacientes com valvopatias com grande repercussão hemodinâmica e naqueles com disfunção ventricular, a cardite pode ter efeitos desastrosos. Por isso, deve-se dar especial atenção à profilaxia secundária nesses pacientes, devendo-se continuar a profilaxia secundária mesmo em pacientes com próteses valvares mitroaórticos.

A cardite reumática é classificada em 3 formas clínicas:

- forma aguda clássica: cardite sintomática, com taquicardia, sopros novos de regurgitação (p. ex., insuficiência mitral, insuficiência aórtica ou sopro de Carrey-Coombs) e aumento da área cardíaca em RX de tórax. O ECG pode revelar bloqueio atrioventricular de 1° grau, e o exame ecocardiográfico mostra frequentemente dilatação de câmaras cardíacas, com função miocárdica no limite inferior, derrame pericárdico e espessamento pericárdico – se o exame for realizado em boas condições técnicas, pode ser possível visualizar as verrucosidades reumáticas em borda livre das valvas. As provas de atividade inflamatória, como alfa-1-glicoproteína ácida, fração alfa-2 da eletroforese de proteínas, proteína C-reativa e velocidade de hemossedimentação encontram-se bastante elevadas. Constitui a minoria dos casos;
- forma assintomática crônica do adulto: característica de pacientes em geral com idade > 20 anos que

procuram assistência médica por sintomas de insuficiência cardíaca decorrentes de sequelas valvares reumatismais. Observa-se quadro insidioso de dispneia a esforços, relacionado não a processo inflamatório, mas, sim, a consequências hemodinâmicas das valvopatias. Quando da apresentação clínica, esses pacientes não apresentam sinais clínicos ou laboratoriais de atividade inflamatória;

- forma de rápida evolução da criança: variante da forma assintomática crônica do adulto na qual a criança apresenta sintomas de insuficiência cardíaca decorrentes de sequelas valvares reumáticas com repercussão hemodinâmica significativa. Ao contrário da forma aguda clássica, esses pacientes não apresentam evidência de atividade inflamatória. Assim como a forma crônica do adulto, a descompensação cardíaca é decorrente das consequências hemodinâmicas das sequelas cardíacas.

Artrite

A artrite da febre reumática observada atualmente difere muito da clássica descrição de poliartrite migratória de grandes articulações. Hoje, o quadro mais observado também acomete grandes articulações, mas é uma poliartrite em geral aditiva e assimétrica. Uma das características mais marcantes é a presença de intensos sintomas dolorosos e de limitação de movimentação significativa com sinais inflamatórios frustros. Tanto em crianças como em adultos, pode levar frequentemente a limitações funcionais consideráveis, sendo particularmente comum a impossibilidade de deambulação por dor articular.

A artrite é a manifestação de febre reumática aguda que mais segue o padrão clássico: geralmente, inicia-se 2-4 semanas após a estreptococcia e sua duração é de 4-6 semanas. Em pacientes adultos, pode ter maior duração, de até 6 meses, e pode haver quadros com sintomas dolorosos mais intensos e mais persistentes, que muitas vezes são resistentes ao uso de AINH. Essas manifestações peculiares da artrite em pacientes mais velhos permitem classificar a artrite como uma entidade peculiar denominada artrite da febre reumática do adulto.

A artrite da febre reumática não deixa sequelas; entretanto, deve-se sempre ter atenção redobrada ao diagnosticar quadros articulares em pacientes reumáticos, pois estes estão mais predispostos ao desenvolvimento de outras doenças autoimunes, sendo particularmente frequente a associação de artrite reumatoide e febre reumática. Portadores de febre reumática têm predisposição geral à autoimunidade. Assim, mesmo que um paciente já tenha o diagnóstico de febre reumática, qualquer artrite nova merece amplo diagnóstico diferencial.

Coreia

A coreia é a manifestação mais típica da febre reumática e isoladamente permite o diagnóstico com grande segurança. Possui muitas particularidades, como a apresentação tardia, iniciando-se 4-8 meses após a estreptococcia. Por ter apresentação tardia, no momento do início da coreia as evidências de infecção estreptocócica como o ASLO não estão mais presentes. É 3-4 vezes mais frequente no sexo feminino, em geral antes da puberdade. É bastante rara em meninos pós-púberes.

A coreia é formada por uma tríade: movimentos involuntários, hipotonia e labilidade emocional. Caracteriza-se por movimentos amplos, despropositados, que pioram com o estresse e desaparecem no sono. A labilidade emocional é causada tanto pelo mecanismo fisiopatológico da coreia quanto pela inabilidade para controlar os movimentos. A hipotonia pode ser um sintoma precoce da doença: queixa de deixar cair objetos ou falta de força podem ser sinais coreicos iniciais.

A piora dos movimentos com situações de estresse pode ser utilizada para exacerbar os movimentos coreicos e permitir, assim, o diagnóstico em pacientes com quadros mais leves. Podem ocorrer também movimentos involuntários no tronco e na face. Pacientes com acometimento mais grave podem ter dificuldades de fala e de deglutição, causadas por movimentos involuntários de língua e da musculatura oral. Na coreia, a fasciculação e os movimentos involuntários da língua levaram à descrição do quadro como "línguas em saco de vermes".

A fisiopatologia da coreia envolve hiperatividade dopaminérgica e diminuição da neurotransmissão GABAérgica. Esse desbalanço é causado por anticorpos antinúcleo caudado, gerados pela resposta humoral (Th2) à infecção estreptocócica.

Atualmente, admite-se que a coreia reumática pode deixar sequelas neurológicas: pacientes com coreia reumática são mais predispostos ao desenvolvimento de transtorno obsessivo-compulsivo, a ter tiques e à síndrome de Tourette. Além disso, mulheres que tiveram coreia podem ter retorno dos sintomas sem novo surto durante a gestação ou durante o uso de anticoncepcionais orais. Essa recorrência coreica sem novo surto é chamada de coreia *gravidarum* ou coreia gravídica e é prova de que a coreia deixa sequelas neurológicas que, embora sutis, são persistentes.

Há outras manifestações neurológicas que ocorrem após estreptococcias, conhecidas coletivamente como PANDAS: transtorno obsessivo-compulsivo e tiques relacionados à estreptococcia. Ainda não se sabe se o PANDAS seria uma entidade isolada ou apenas uma manifestação atípica da coreia da febre reumática.

Manifestações cutâneas

As manifestações cutâneas da febre reumática são o eritema *marginatum* e os nódulos subcutâneos. Embora sejam critérios maiores de Jones, são manifestações raras e que pouco contribuem para o diagnóstico de febre reumática.

O eritema *marginatum* é uma manifestação raríssima no Brasil. Apresenta fundo humoral e se caracteriza por máculas róseas, com bordas ativas, eritematosas e centro claro, em regressão. As máculas são confluentes, não pruriginosas e sem descamação. Em geral, ocorrem em tronco e raiz de membros (chamadas classicamente de região de "traje de banho"). Há relatos de que o eritema *marginatum* pode ser provocado pela aplicação de calor (compressas quentes) em região torácica ou abdominal em paciente com febre reumática aguda. Sua ocorrência é evanescente, aparecendo e desaparecendo em algumas horas sem provocar nenhum sintoma, seja dor ou prurido. Por essas características e por estar localizado em área geralmente coberta, frequentemente passa despercebido.

Os nódulos subcutâneos são móveis e indolores. Podem ser aderidos a tendões e, geralmente, ocorrem em superfícies extensoras, couro cabeludo e dorso. Assim como a cardite, são manifestação de resposta Th1 e, portanto, associam-se à cardite grave. Devem ser diferenciados dos nódulos reumatoides que ocorrem em outras doenças autoimunes.

TRATAMENTO

Cardite

Toda miocardite reumática sintomática deve ser tratada agressivamente com corticoterapia. O corticosteroide de escolha é a prednisona, VO, em dose de 1-2 mg/kg em crianças e de 60-80 mg em adultos. Deve ser mantida em dose máxima por aproximadamente 6 semanas, após as quais procede-se à retirada progressiva, com redução semanal de 10-20% da dose. O uso de corticoterapia nesses pacientes deve ser precedido por tratamento para estrongiloidíase, de preferência após comprovada a presença do parasita por parasitológico de fezes. Entretanto, em casos graves, faz-se o tratamento empírico de estrongiloidíase a fim de se prevenir o desenvolvimento de estrongiloidíase disseminada.

Deve-se também instituir repouso no leito, restrição hidrossalina e terapêutica para insuficiência cardíaca com digitálicos, diuréticos e vasodilatadores, como os inibidores da enzima conversora de angiotensina (iECA). Não é recomendada a utilização de betabloqueadores como o carvedilol em pacientes com miocardite reumática, pois o processo inflamatório já provoca acentuada diminuição do inotropismo, que pode ser ainda mais diminuído por essas medicações; além disso, não há trabalhos com demonstração de benefício desse tipo de fármaco nessa situação.

Em cardite refratária ao uso de corticoterapia VO, pode ser utilizada pulsoterapia EV. Em geral, é usada a metilprednisolona na dose de 1 g para adultos. Nos casos graves, deve-se lembrar que a cardite reumática leva à disfunção miocárdica intrínseca, portanto, os sintomas de insuficiência cardíaca não são apenas decorrentes das valvopatias – por isso, não se indica apenas tratamento cirúrgico em pacientes com cardite aguda grave refratários a tratamento, sendo necessária também a ação incisiva no processo inflamatório miocárdico, neste caso com a pulsoterapia.

O controle clínico do tratamento faz-se principalmente pela clínica, sendo a frequência cardíaca ao repouso o guia mais confiável para o acompanhamento da terapia. Provas de atividade inflamatória são úteis para acompanhar a remissão da doença, sendo especialmente úteis a fração alfa-2 da eletroforese de proteínas e a alfa-1-glicoproteína ácida, que geralmente se elevam no início da atividade reumática e seguem seu curso clínico. A velocidade de hemossedimentação tende a ficar elevada semanas ou meses após a resolução da atividade reumática, enquanto a dosagem de proteína C-reativa tende a se normalizar antes que a cardite esteja resolvida.

Artrite

A artrite da febre reumática geralmente responde bem a qualquer anti-inflamatório, sendo que a medicação mais comumente usada na prática clínica é o naproxeno, na dose de 500 mg, 2-3 vezes ao dia. Doses realmente anti-inflamatórias de ácido acetilsalicílico (80-100 mg/kg para crianças, 4-6 g/dia para adultos) são de pouco uso na prática clínica. Além da posologia extremamente incômoda (4 vezes ao dia), a tolerabilidade dos salicilatos em doses tão elevadas limita seu uso prático.

Coreia

O entendimento da fisiopatologia da coreia guia o tratamento: em casos graves, são usados antagonistas dopaminérgicos como o haloperidol em dose baixa (1-3 mg, VO, 1 vez ao dia, somente pela manhã, pois a coreia não se manifesta à noite). Por conta do risco de discinesia tardia, o haloperidol só deve ser usado em casos graves. Pacientes com sintomas mais leves devem ser tratados com agonistas GABAérgicos, como o valproato de sódio.

Manifestações cutâneas

Nenhuma das manifestações cutâneas da febre reumática requer tratamento específico.

PROGNÓSTICO

Conforme já exposto, o prognóstico depende da manifestação clínica inicial e do número de surtos agudos que o indivíduo tiver. Tem-se pior prognóstico quando o acometimento valvar crônico, responsável pela morbidade e pela mortalidade tardia, for maior.

PROFILAXIAS

Primária

Para impedir que novos casos continuem surgindo, o mais importante é realizar adequadamente a profilaxia primária da febre reumática, impedindo que indivíduos suscetíveis venham a contrair a doença. Infecções (faringites e amigdalites) por estreptococos beta-hemolíticos do grupo A não diagnosticadas e não tratadas adequadamente, em indivíduos sensíveis, podem levar a surto de febre reumática. Assim, é necessário um esquema eficaz não só de tratamento, mas também de prevenção de infecção pelos estreptococos.

Fatores socioeconômicos estão relacionados a essas infecções e, portanto, a casos de febre reumática. A febre reumática é considerada classicamente uma doença derivada de más condições de vida da população, aglomerações e de um sistema de saúde que não consegue dar à população assistência adequada. Assim, o tratamento adequado das infecções estreptocócicas passa pela melhora das condições de vida da população, especialmente aquela de mais baixa renda que, por viver em condições favoráveis à disseminação dos estreptococos (precárias condições de higiene, aglomerações e maior promiscuidade) e sem acesso ao sistema de saúde, é a mais suscetível à febre reumática.

A profilaxia primária pressupõe a erradicação precoce da infecção de orofaringe por estreptococos beta-hemolíticos do grupo A, o que previne o aparecimento da febre reumática. É baseada no diagnóstico precoce dos portadores de infecções estreptocócicas de orofaringe e em seu tratamento com antibióticos bactericidas. O diagnóstico rápido é essencial. A infecção deve ser tratada nos primeiros dias do quadro, pois a persistência do microrganismo por > 1 semana acarretará, nos indivíduos suscetíveis, a sequência de reações imunológicas que irá provocar o surto de febre reumática.

O quadro clínico da amigdalite estreptocócica inclui dor de garganta, por vezes intensa, impedindo a deglutição, febre alta (> 38°C), adenopatia cervical e submandibular e petéquias em palato e úvula. Geralmente, não há secreção nasal ou tosse, sendo o diagnóstico diferencial feito com outras infecções das vias aéreas superiores, como as causadas por vírus. Podem ser realizados exames laboratoriais para o diagnóstico da estreptococcia, como a cultura de orofaringe, que em geral tem baixa positividade, e os testes rápidos. Esses testes muitas vezes são de difícil obtenção e retardariam o tratamento adequado da estreptococcia, motivo pelo qual em saúde pública geralmente o procedimento mais adequado é tratar com antibióticos todas as infecções de garganta com a mínima possibilidade de serem bacterianas. Esse regime mais agressivo de uso de antibióticos é adequado a situações de alta prevalência de estreptococos no ambiente ou em surtos epidêmicos de amigdalite aguda.

O antibiótico de eleição é a penicilina G benzatina em dose única de 600.000 UI para crianças de até 25 kg e 1.200.000 UI para pacientes com peso superior, em injeção IM profunda, em dose única. A grande vantagem desse regime está relacionada a seu baixo custo com grande eficácia sem a necessidade de repetir o tratamento. Considerando-se o tratamento VO, a droga de escolha ainda é a fenoximetilpenicilina (penicilina V), na dose de 500.000 UI, a cada 12 horas para crianças e em intervalo mais frequente (a cada 8 ou 6 horas) para adultos. Deve-se lembrar que o tratamento antibiótico deve ser mantido por pelo menos 10 dias para que se possa prevenir a ocorrência de febre reumática. Novos tratamentos para a amigdalite, como com macrolídeos ou cefalosporinas, podem ser efetivos na erradicação do estreptococo, mas, por serem medicamentos de alto custo, têm seu emprego limitado na amigdalite estreptocócica. Para pacientes alérgicos à penicilina, pode-se usar a eritromicina, 10-12 mg/kg, a cada 8 horas ou 500 mg, a cada 6 horas, também durante 10 dias (Tabela 4). As sulfas são inadequadas para o tratamento das amigdalites estreptocócicas, pois não são bactericidas e, portanto, não previnem a febre reumática.

Secundária

Para pacientes que já têm o diagnóstico de febre reumática, é indicada a profilaxia secundária para a prevenção de novos surtos (Tabela 4).

A droga de escolha é a penicilina G benzatina, 600.000 UI, para crianças com peso < 25 kg e 1.200.000 UI com peso superior. No Brasil, a profilaxia secundária deve ser realizada com aplicações de penicilina G benzatina com intervalo máximo de 3 semanas. Considerando-se que o maior risco de recorrência da febre reumática ocorre nos 2 primeiros anos após o surto reumático, nesse período a penicilina deve ser administrada a cada 15 dias e, após esse período, deverá ser admi-

Tabela 4 Prevenção da febre reumática

Agente	Dose	Via	Duração
Profilaxia primária			
▪ Penicilina G benzatina	Pacientes < 25 kg – 600.000 UI Pacientes > 25 kg – 1.200.000 UI	IM	Dose única
▪ Amoxicilina	Crianças – 50 mg/kg, a cada 8 horas, por 10 dias Adultos – 500 mg, a cada 8 horas, por 10 dias	VO	10 dias
▪ Eritromicina (para pacientes alérgicos à penicilina)	Crianças – 40 mg/kg/dia, a cada 6 horas, por 10 dias Adultos – 500 mg, a cada 6 horas, por 10 dias	VO	10 dias
Profilaxia secundária			
▪ Penicilina G benzatina	1.200.000 UI, a cada 15 dias, nos 2 primeiros anos após o surto e a cada 21 dias nos anos subsequentes	IM	Tabela 5
▪ Penicilina V	250 mg, 2×/dia	VO	
▪ Sulfadiazina (para pacientes alérgicos à penicilina)	0,5 g, 1×/dia, para pacientes < 25 kg 1 g, 1×/dia para pacientes > 25 kg	VO	
▪ Eritromicina (para pacientes alérgicos à penicilina e à sulfadiazina)	250 mg, 2×/dia	VO	

nistrada com intervalos de 21 dias. Pela alta prevalência de febre reumática e de infecções estreptocócicas no Brasil, não devem ser usadas aplicações mensais de penicilina benzatina por não proporcionarem proteção adequada. Para pacientes com alergia à penicilina, está indicada a sulfadiazina, 1 g/dia, sendo necessário o controle de possíveis quadros leucopênicos.

Os critérios de suspensão da profilaxia são:

- pacientes sem acometimento cardíaco, apenas com manifestação articular ou coreia "pura": suspender aos 18 anos ou 5 anos após o surto reumático;
- pacientes com cardite durante o surto agudo que não apresentam sequelas tardias: suspender aos 25 anos ou 10 anos após o último surto reumático;
- pacientes nos quais é retirada a profilaxia e os sintomas retornam: manter profilaxia por mais 5 anos.

Pacientes com acometimento cardíaco, mesmo discreto, deverão ter profilaxia prolongada, de preferência por toda a vida, e quando isso não for possível até a 4ª década de vida. Pacientes que têm contato ocupacional frequente com os estreptococos, como os que trabalham em escolas e creches, necessitam de cuidado especial e devem fazer uso da profilaxia secundária enquanto trabalharem em tais atividades, independentemente da idade. Nesse sentido, a formação de centros para o acompanhamento da profilaxia secundária da febre reumática deve ser incentivada, pois permite o acompanhamento adequado de portadores de febre reumática e pesquisa ativa nos casos de absenteísmo, pois a falta de aderência entre adolescentes e famílias migrantes leva à grande incidência de recidivas (Tabela 5).

Tabela 5 Duração da profilaxia antibiótica em pacientes com febre reumática

Categoria	Duração
Febre reumática sem cardite	5 anos ou até os 18 anos de idade, o que for mais longo
Febre reumática com cardite sem sequela valvar ou com sequela valvar mínima	Pelo menos 10 anos após o último surto ou até os 25 anos de idade, o que for mais longo
Febre reumática com cardite e sequela valvar grave	Pelo menos até os 40 anos de idade Algumas vezes, pela vida inteira (p. ex., exposição ocupacional)

▪ BIBLIOGRAFIA

Albert DA, Harel L, Karrison T. The treatment of rheumatic carditis: a review and meta-analysis. Medicine (Baltimore) 1995;74:1-12.

Block SL, Hedrick JA, Tyler RD. Comparative study of the effectiveness of cefixime and penicillin V for the treatment of streptococcal pha-ryngitis in children and adolescents. Pediatr Infect Dis J 1992; 11:919-25.

Burke JB. Erythema marginatum. Arch Dis Child 1955;30:359-65.

Carapetis JR. Rheumatic heart disease in developing countries. N Engl J Med 2007;357:439-41.

Cilliers AM. Rheumatic fever and its management. BMJ 2006;333:1153-6.

Dajani AS, Kessler SL, Mendelson R, Uden DL, Todd WM. Cefpodoxime proxetil *vs* penicillin V in pediatric streptococcal pharyngitis/tonsillitis. Pediatr Infect Dis J 1993;12:275-9.

Ferrieri P; Jones Criteria Working Group. Proceedings of the Jones Criteria workshop. Circulation 2002;106:2521-3.

Gewitz MH, Baltimore RS, Tani LY, Sable CA, Shulman ST, Carapetis J, et al. Revision of the Jones criteria for the diagnosis of acute rheumatic fever in the era of Doppler echocardiography – a scientic statement from the American Heart Association. Circulation 2015; 131:1806-18.

Guidelines for the diagnosis of rheumatic fever. Jones Criteria, 1992 update. Special Writing Group of the Committee on Rheumatic Fever, Endocarditis, and Kawasaki Disease of the Council on Cardiovascular Disease in the Young of the American Heart Association. JAMA 1992;268:2069-73.

Hooton TM. A comparison of azithromycin and penicillin V for the treatment of streptococcal pharyngitis. Am J Med 1991;91:23S-26S.
Lue HC, Wu MH, Wang JK, Wu FF, Wu YN. Three- *versus* four-week administration of benzathine penicillin G: effects on incidence of streptococcal infections and recurrences of rheumatic fever. Pediatrics 1996;97(6 Pt 2):984-8.
Markowitz M, Gerber MA, Kaplan EL. Treatment of streptococcal pharyngotonsillitis: reports of penicillin's demise are premature. J Pediatr 1993;123:679-85.
Meira ZM, Goulart EM, Colosimo EA, Mota CC. Long term follow up of rheumatic fever and predictors of severe rheumatic valvar disease in Brazilian children and adolescents. Heart 2005;91:1019-22.
Moorthy LN, Gaur S, Peterson MG, Landa YF, Tandon M, Lehman TJ. Poststreptococcal reactive arthritis in children: a retrospective study. Clin Pediatr (Phila) 2009;48:174-82.
Pichichero ME, Margolis PA. A comparison of cephalosporins and penicillin in the treatment of group A streptococcal pharyngitis: a meta-analysis supporting the concept of microbial copathogenicity. Pediatr Infect Dis J 1991;10:275-81.
Reményi B, Wilson N, Steer A, Ferreira B, Kado J, Kumar K, et al. World Heart Federation criteria for echocardiographic diagnosis of rheumatic heart disease – an evidence-based guideline. Nat Rev Cardiol 2012;9:297-309.
Sacks L, Feinstein AR, Taranta A. A controlled psychologic study of Sydenham's chorea. J Pediatr 1962;61:714-22.
Still JG. Management of pediatric patients with group A beta-hemolytic Streptococcus pharyngitis: treatment options. Pediatr Infect Dis J 1995;14:S57-S61.
Stollerman GH. Rheumatic fever. Lancet 1997;349:935-42.
Tanaka ACS. Febre reumática: critérios diagnósticos e tratamento. In: Timerman A, Cesar LAM (eds.). Manual de cardiologia – Socesp. São Paulo: Atheneu; 2000.
Tibazarwa KB, Volmink JA, Mayosi BM. Incidence of acute rheumatic fever in the world: a systematic review of population-based studies. Heart 2008;94:1534-40.
WHO Technical Report Series; 923. Genebra: WHO; 2004. WHO Expert Consultation on Rheumatic Fever and Rheumatic Heart Disease (2001: Genebra, Suíça). Rheumatic fever and rheumatic heart disease: report of a WHO Expert Consultation, Genebra, 2001.

89 VALVOPATIAS

Antônio Sérgio de Santis Andrade Lopes, Lucas José Tachotti Pires, Flávio Tarasoutchi

DEFINIÇÃO, ETIOLOGIA E EPIDEMIOLOGIA

As valvopatias são frequentes na população brasileira, sobretudo por causa da elevada prevalência de doença reumática, sendo responsáveis por muitas internações por doenças cardiovasculares. O manejo dessas doenças valvares requer experiência clínica e bom senso para determinação do momento oportuno para intervenção cirúrgica.

- Estenose mitral resulta fundamentalmente de sequela reumatismal, caracterizando-se por espessamento, fusão comissural e calcificação dos folhetos valvares, com imposição de resistência ao deflúvio atrial esquerdo. Apresenta maior incidência nas mulheres (relação 9:1). A idade de apresentação clínica varia com o grau de acometimento reumático (número e intensidade dos surtos de cardite), sendo mais frequente na 3ª e na 4ª décadas de vida.
- Insuficiência mitral consiste na regurgitação atrial de parte do volume sistólico ventricular esquerdo em decorrência de incompetência valvar de origem primária (valvopatia reumática, prolapso valvar mitral) ou secundária (funcional). O prolapso valvar mitral representa a 2ª causa de insuficiência mitral, com prevalência de até 2% na população geral. Manifesta-se geralmente na 5ª década de vida.
- Estenose aórtica possui peculiaridade epidemiológica no Brasil por apresentar incidência bimodal, com picos de prevalência na população jovem (etiologia reumática e bicúspide) e na população idosa (degenerativa/aterosclerótica). Caracteriza-se por obstrução ao fluxo sistólico na via de saída do ventrículo esquerdo. Incide em 3-5% da população com idade > 75 anos.
- Insuficiência aórtica resulta de incompetência valvar secundária à disfunção da raiz aórtica (aneurismas de aorta torácica, dissecção etc.) ou dos folhetos valvares (endocardite infecciosa, reumática, entre outros). Quando relacionada à etiologia reumática, incide principalmente nos homens (relação de 3:1).

QUADRO CLÍNICO

Uma boa anamnese, com busca ativa por sintomas e sinais de alarme, é fundamental para o manejo adequado do portador de valvopatia. Sintomas e sinais de insuficiência cardíaca (IC) são pontos cardinais nas doenças valvares, servindo como determinantes da indicação cirúrgica.

A partir de 2014, as valvopatias passaram e ser classificadas em estádios, com base na história natural das mesmas, e de acordo com anatomia valvar, repercussão funcional e presença de complicadores (como hipertensão pulmonar, disfunção ventricular ou fibrilação atrial de início recente) e/ou sintomas, conforme listado a seguir:

- estádio A – pacientes com fatores de risco: pacientes com fatores de risco para o desenvolvimento de valvopatia (por exemplo: prolapso da valva mitral, valva aórtica bivalvulada), ainda sem disfunção valvar.
- Estádio B – valvopatia em progressão (p. ex., espessamento de folhetos e fusão comissural), ainda de grau discreto ou moderado, sem complicadores nem sintomas;
- estádio C – valvopatia importante assintomática. Pode ser classificada como C1 (sem complicadores) ou C2 (com complicadores);
- estádio D – valvopatia importante sintomática.

Entre a miríade de manifestações, destacam-se dispneia aos esforços, ortopneia, dispneia paroxística noturna, edema periférico, estase jugular, tosse seca e fadiga.

Palpitações taquicárdicas, geralmente relacionadas à fibrilação atrial, associam-se à valvopatia mitral.

As valvopatias aórticas, sobretudo a estenose aórtica, costumam determinar angina aos esforços e síncope.

Sinais de IC direita como ascite, edema periférico, hepatomegalia e estase jugular são comumente relacionados à valvopatia mitral com hipertensão pulmonar do tipo pós-capilar; no entanto, podem ocorrer em valvopatias aórticas em grau avançado de evolução, geralmente com disfunção ventricular esquerda.

As valvopatias aórticas possuem repercussões típicas na onda de pulso arterial periférica. O pulso do tipo *parvus et tardus*, com ascensão lenta e baixa amplitude, é típico de estenose aórtica. Já o pulso arterial do tipo martelo d'água com alta amplitude e curta duração indica insuficiência aórtica.

O *ictus cordis* pode auxiliar na identificação das valvopatias. Lesões valvares regurgitantes (insuficiência aórtica e mitral) determinam sobrecarga de volume ao ventrículo esquerdo, expressando-se por um *ictus* globoso, desviado para baixo e além da linha hemiclavicular esquerda.

A ausculta cardíaca geralmente revela a presença de sopros resultantes do fluxo turbilhonado no nível dos planos valvares. A estenose aórtica produz sopro sistólico de formato ejetivo (crescendo/decrescendo), com irradiação para fúrcula esternal. A insuficiência aórtica determina sopro diastólico aspirativo, com timbre agudo característico, denotando gravidade quando ocupa toda a diástole (holodiastólico). A ausculta de sopro sistólico regurgitativo, em platô, em focos do ápice, indica insuficiência de valvas atrioventriculares (insuficiência mitral ou tricúspide). A estenose mitral tipicamente promove sopro diastólico do tipo ruflar, com hiperfonese de 1ª bulha e estalido de abertura protodiastólico; na presença de ritmo sinusal ocorre, ainda, aumento do sopro ao final da diástole, o chamado reforço pré-sistólico.

EXAMES COMPLEMENTARES

Os exames complementares devem ser solicitados e interpretados após adequada anamnese e exame físico, visando à confirmação do diagnóstico anatômico.

ECG de 12 derivações deve ser solicitado sempre, por possibilitar rápida avaliação de repercussões atriais e/ou ventriculares das valvopatias. Padrões de sobrecarga ventricular esquerda associam-se à valvopatia aórtica anatomicamente significativa. Sobrecargas atriais, associadas ou não a distúrbios do ritmo, podem indicar lesões mitrais.

A análise da silhueta cardíaca (esquerda e direita) em RX de tórax pode trazer informações relevantes. Achados de duplo contorno atrial, elevação do brônquio-fonte esquerdo e abaulamento do arco médio (3° arco) indicam aumento atrial esquerdo, geralmente associado à valvopatia mitral. Aumento do índice cardiotorácico ocorre em associação ao remodelamento ventricular por sobrecarga volumétrica, tipicamente observado na insuficiência aórtica.

A ecocardiografia transtorácica em modo Doppler colorido deve ser solicitada para todos os pacientes com suspeita de doença valvar por possibilitar estabelecimento de diagnóstico anatômico/etiológico e avaliação de gravidade.

O cateterismo cardíaco completo, com aferição de pressões em câmaras direitas e esquerdas, avaliação de gradientes pressóricos e aorto/ventriculografia, é reservado para casos em que existe dúvida diagnóstica ou discordância entre achados clínicos e exames complementares.

Outros exames como biomarcadores, teste ergoespirométrico, ventriculografia radioisotópica e RNM cardíaca podem ser requisitados para auxiliar na definição de sintomas, função ventricular, presença de fibrose miocárdica e definição do tratamento.

DIAGNÓSTICO E CLASSIFICAÇÃO

Para o diagnóstico preciso das valvopatias, é necessária uma adequada conjugação dos dados de anamnese, exame clínico e exames complementares.

A ecocardiografia em modo Doppler colorido, a partir de avaliação multiparamétrica, permite diagnóstico e avaliação de gravidade das doenças valvares, com categorização em 3 níveis: discreta, moderada e importante (Tabelas 1 a 4).

A adequada classificação das valvopatias de acordo com sua gravidade é fundamental, na medida em que lesões anatomicamente significativas são as que exigem intervenção cirúrgica ou percutânea, conforme a melhor indicação.

Essa avaliação ecocardiográfica, embora necessária, não deve substituir o exame clínico minucioso nem ser interpretada isoladamente.

Tabela 1 Classificação da estenose mitral

Lesão (grau)	Área (cm^2)	Gradiente*
Discreta	> 2,0	< 5
Moderada	1,5 - 2,0	5-10
Importante	< 1,5	> 10

* Gradiente médio em repouso (mmHg).

Tabela 2 Quantificação e classificação da estenose valvar aórtica

	Discreta	Moderada	Importante
Velocidade do jato (m/s)	< 3	3-4	> 4
Gradiente médio (mmHg)	< 25	25-40	> 40
Área valvar (cm^2)	> 1,5	1,0-1,5	< 1,0 (< 0,6 cm^2/m^2)

Tabela 3 Classificação ecocardiográfica da insuficiência aórtica

	Discreta	Moderada	Importante
Vena contracta (cm)	< 0,3	0,3-0,59	≥ 0,6
Volume regurgitante (mL/batimento)	< 30	30-59	≥ 60
Fração regurgitante (%)	< 30	30-49	≥ 50
Área do orifício regurgitante (cm^2)	< 0,1	0,1-0,29	≥ 0,3

TRATAMENTO

Tratamento farmacológico

A terapia farmacológica destina-se a aliviar os sintomas decorrentes da lesão valvar, sem impacto na progressão de doença. O métFTabelaodo de resolução consiste na intervenção cirúrgica ou percutânea, conforme a melhor indicação.

A escolha das medicações exige conhecimento fisiopatológico da valvopatia.

Para manejo dos sintomas de IC, além das medicações específicas, recomendam-se medidas comportamentais como restrição hidrossalina.

O tratamento da estenose mitral sintomática exige controle da frequência cardíaca, na medida em que as taquicardias são mal toleradas por esses pacientes. As principais drogas utilizadas são os betabloqueadores, os bloqueadores dos canais de cálcio não di-idropiridínicos e os digitálicos (especialmente para pacientes em fibrilação atrial). Para alívio dos sintomas de hipertensão venocapilar pulmonar (dispneia e correlatos), é necessário o emprego de diuréticos, especialmente os de alça, como a furosemida.

Pacientes com lesões regurgitantes sintomáticas (p. ex., insuficiência mitral e aórtica) beneficiam-se da associação de diuréticos e vasodilatadores.

Para a estenose aórtica sintomática, é recomendado apenas o uso de diuréticos de alça, devendo ser evitadas drogas com efeito inotrópico negativo, como betabloqueadores e bloqueadores dos canais de cálcio não diidropiridínicos.

Para pacientes em fibrilação atrial associada à doença valvar, é necessária a anticoagulação plena. Em portadores de estenose mitral com evento cardioembólico prévio, também é recomendada a anticoagulação plena independentemente do ritmo cardíaco.

A anticoagulação pode ser realizada com varfarina, com objetivo de INR entre 2,0 e 3,0, ou com um dos anticoagulantes diretos (dabigatrana, rivaroxabana, apixabana ou edoxabana), exceto nos pacientes com estenose mitral moderada ou importante ou nos pacientes com prótese valvar mecânica, nos quais apenas varfarina pode ser utilizada.

Tratamento intervencionista

A indicação de intervenção se fundamenta na documentação de valvopatia anatomicamente significativa e na presença de sintomas. Nos assintomáticos, requer avaliação clínica detalhada, com identificação de preditores de mau prognóstico.

No tratamento cirúrgico das valvas mitral e tricúspide, sempre que exequíveis, as cirurgias reparadoras (plásticas valvares) devem ser realizadas por possuírem melhores resultados.

No tratamento cirúrgico da valva aórtica, por outro lado, o mais frequente é a troca da valva por prótese biológica ou mecânica.

Nos casos de substituição valvar, a escolha do tipo de prótese (biológica ou mecânica) depende fundamentalmente de características do paciente (preferências, idade, cirurgia valvar prévia) e das condições de acesso aos serviços de saúde.

Tabela 4 Classificação ecocardiográfica da insuficiência mitral

	Discreta	Moderada	Importante
Área do jato regurgitante com Doppler colorido (cm^2)	Área pequena, jato central (< 4 cm^2 ou < 20% da área do átrio esquerdo)	20-40% da área do átrio esquerdo	> 40% da área do átrio esquerdo
Vena contracta (cm)	< 0,3	0,3-0,69	≥ 0,7
Volume regurgitante (mL/batimento)	< 30	30-59	≥ 60
Fração regurgitante (%)	< 30	30-49	≥ 50
Área do orifício regurgitante (cm^2)	< 0,2	0,2-0,39	≥ 0,4

As Tabelas 5 a 9 resumem as principais indicações de intervenção nas valvopatias segundo as diretrizes atuais.

Nos pacientes idosos com estenose valvar aórtica importante, além do tratamento cirúrgico, é possível também optar pelo implante de bioprótese valvar aórtica por cateter. O procedimento é feito em geral por via transfemoral, sendo possíveis ainda as vias transapical, subclávia e transaórtica. No nosso meio, devido às limitações de recursos dos serviços de saúde, os procedimentos

Tabela 5 Recomendações para valvuloplastia por cateter-balão na estenose mitral

Classe de recomendação	Indicação	Nível de evidência
Classe I	Pacientes com estenose mitral importante, sintomáticos (CF II, III ou IV) com anatomia valvar favorável, na ausência de trombo atrial esquerdo ou insuficiência mitral moderada a importante	A
Classe I	Pacientes com estenose mitral importante, assintomáticos, com anatomia valvar favorável à intervenção percutânea e hipertensão pulmonar (PSAP > 50 mmHg em repouso ou > 60 mmHg com atividade física) na ausência de trombo atrial esquerdo ou insuficiência mitral moderada a importante	C
Classe III	Pacientes com estenose mitral discreta	C
Classe III	Pacientes com estenose mitral importante na vigência de trombo atrial esquerdo ou insuficiência mitral moderada a importante	C

CF: classe funcional; PSAP: pressão sistólica da artéria pulmonar.

Tabela 6 Recomendações para tratamento cirúrgico na estenose mitral

Classe de recomendação	Indicação	Nível de evidência
Classe I	Pacientes com estenose mitral importante, sintomáticos (CF III ou IV), com contraindicações para valvuloplastia mitral por cateter-balão	B
Classe I	Pacientes com estenose mitral importante, em programação de realizar outra cirurgia cardíaca	C
Classe IIa	Pacientes com estenose mitral importante assintomática, na presença de complicadores (PSAP > 50 em repouso ou > 60 com esforço, ou fibrilação atrial de início recente), em pacientes com anatomia desfavorável ou contraindicações para valvuloplastia mitral por cateter-balão	C
Classe IIb	Estenose mitral de etiologia degenerativa refratária ao tratamento clínico (considerar implante valvar mitral transcateter – *valve-in-MAC* – se contraindicação ao alto risco à cirurgia - IIb, C)	C
	Pacientes com estenose mitral discreta	

CF: classe funcional; PSAP: pressão sistólica da artéria pulmonar.

Tabela 7A Recomendações para tratamento cirúrgico na insuficiência mitral primária

Classe de recomendação	Indicação	Nível de evidência
Classe I	Pacientes com insuficiência mitral crônica importante, sintomáticos (CF II, III ou IV), com FE > 30% e DsVE < 55 mm	B
Classe I	Pacientes com insuficiência mitral crônica importante, assintomáticos, com FE de 30-60% e DsVE ≥ 40 mm	B
Classe I	Plástica da valva mitral é preferível em relação à substituição valvar nos pacientes com insuficiência mitral crônica importante que necessitam de cirurgia, devendo ser realizada em centros com experiência no procedimento	C
Classe IIa	Plástica da valva mitral em pacientes com insuficiência mitral crônica por prolapso, importante, assintomáticos, com FE ≥ 60% e DsVE < 40 mm, desde que realizada em centros experientes, nos quais a taxa de sucesso estimada da plástica é > 90%	B
Classe IIa	Pacientes com insuficiência mitral crônica importante, assintomáticos, com função ventricular esquerda preservada e fibrilação atrial de início recente	C
Classe IIa	Pacientes com insuficiência mitral crônica importante, assintomáticos, com função ventricular esquerda preservada e com hipertensão pulmonar (PSAP > 50 mmHg em repouso ou > 60 mmHg com exercício)	C
Classe IIa	Tratamento cirúrgico combinado da fibrilação atrial em pacientes com insuficiência mitral importante, sintomática (CF III ou IV), quando indicado tratamento cirúrgico da insuficiência mitral	C
Classe III	Pacientes com insuficiência mitral crônica importante, assintomáticos, com FE ≥ 60% e DsVE < 40 mm, na ausência de hipertensão pulmonar ou fibrilação atrial de início recente, nos quais existe dúvida sobre a possibilidade de realização de plástica mitral	C

(continua)

(continuação)

Tabela 7B Recomendações para tratamento cirúrgico na insuficiência mitral secundária

Classe de recomendação	Indicação	Nível de evidência
Classe IIb	Pacientes com insuficiência mitral crônica importante decorrente de disfunção ventricular grave (FE < 30%) que apresentem sintomas persistentes (CF III ou IV) a despeito de tratamento otimizado para insuficiência cardíaca, incluindo estimulação com marca-passo biventricular	C
Classe III	Pacientes com insuficiência mitral crônica importante, assintomáticos, com FE ≥ 60% e DsVE < 40 mm, na ausência de hipertensão pulmonar ou fibrilação atrial de início recente, nos quais existe dúvida sobre a possibilidade de realização de plástica mitral	C

CF: classe funcional; DsVE: diâmetro sistólico de ventrículo esquerdo; FE: fração de ejeção; PSAP: pressão sistólica de artéria pulmonar.

Tabela 8 Indicações para intervenção na estenose aórtica

Classe de recomendação	Indicação	Nível de evidência
Classe I	Pacientes com estenose aórtica importante sintomáticos	A
Classe I	Pacientes com estenose aórtica importante que serão submetidos à cirurgia de revascularização miocárdica, à cirurgia da aorta torácica ou a outra cirurgia valvar concomitante	C
Classe I	Pacientes com estenose aórtica importante e FE < 50%	B
Classe IIa	Pacientes com estenose aórtica moderada que serão submetidos à cirurgia de revascularização miocárdica, à cirurgia da aorta torácica ou a outra cirurgia valvar concomitante	B
Classe IIa	Pacientes com estenose aórtica importante, assintomáticos, que apresentem resposta anormal no teste de esforço (sintomas desproporcionais ao esforço realizado ou hipotensão)	C
Classe IIa	Pacientes com estenose aórtica importante, assintomáticos, com indicadores de pior prognóstico (área valvar < 0,7 cm², gradiente médio transvalvar aórtico > 60 mmHg e velocidade de jato transvalvar aórtico > 5 m/s), desde que o risco cirúrgico seja baixo	C
Classe IIa	EAo importante de baixo-fluxo/baixo-gradiente com FEVE reduzida: com reserva contrátil	B
Classe IIa	EAo importante de baixo-fluxo/baixo-gradiente com FEVE reduzida: sem reserva contrátil + escore de cálcio elevado	C
Classe IIb	EAo importante paradoxal (área valvar < 1,0 cm², gradiente médio < 40 mmHg, FE > 50%) sintomática	C

FE: fração de ejeção.

Tabela 9 Recomendações para tratamento cirúrgico na insuficiência aórtica

Classe de recomendação	Indicação	Nível de evidência
Classe I	Pacientes com insuficiência aórtica importante sintomáticos	B
Classe I	Pacientes com insuficiência aórtica importante, assintomáticos, com FE < 50% em repouso	B
Classe I	Pacientes com insuficiência aórtica importante que serão submetidos concomitantemente à cirurgia de revascularização miocárdica, da aorta ou de outras valvas cardíacas	C
Classe I	Pacientes com insuficiência aórtica importante aguda ou agudizada de qualquer etiologia que leve à insuficiência cardíaca aguda	B
Classe IIa	Pacientes com insuficiência aórtica de etiologia não reumática, importante, assintomáticos, com FE ≥ 50%, mas com DdVE > 70 mm ou DsVE > 50 mm	B
Classe IIa	Pacientes com insuficiência aórtica de etiologia reumática, importante, assintomáticos, com FE ≥ 50%, mas com DdVe > 75 mm ou DsVE > 55 mm	B
Classe IIa	Pacientes com insuficiência aórtica moderada que serão submetidos concomitantemente à cirurgia de revascularização miocárdica, da aorta ou de outras valvas cardíacas	C
Classe III	Pacientes com insuficiência aórtica importante, assintomáticos, com FE ≥ 50%, DdVE < 70 mm e DsVE < 50 mm	B

DdVe: diâmetro diastólico final do ventrículo esquerdo; DsVE: diâmetro sistólico final do ventrículo esquerdo; FE: fração de ejeção.

transcateter são preferencialmente utilizados em pacientes com contraindicação ou alto risco para o procedimento cirúrgico por idade avançada, com aumento de fragilidade, ou pela presença de comorbidades que aumentem de forma significativa o risco operatório. Entretanto, na literatura já há atualmente evidências que embasam a indicação do implante valvar aórtico transcateter também em pacientes idosos de risco cirúrgico intermediário e baixo.

Em pacientes com insuficiência mitral significativa com indicação de intervenção, é possível atualmente o implante por via percutânea de um novo dispositivo chamado clipe mitral. Este clipe liga as extremidades das cúspides, gerando um duplo orifício na valva mitral. Está associado a menor número de complicações que a cirurgia e pode proporcionar melhora dos sintomas de insuficiência cardíaca. Entretanto, como seus resultados são piores que os resultados cirúrgicos (menor taxa de sobrevida livre de insuficiência mitral moderada a significativa ou de cirurgia para correção da valva mitral em 12 meses), o procedimento reserva-se aos pacientes com contraindicação à cirurgia.

PROGNÓSTICO E ACOMPANHAMENTO

As valvopatias se caracterizam por longo período latente assintomático, com baixas morbidade e mortalidade; no entanto, quando ocorre o surgimento de sintomas, observa-se queda de sobrevida, com impacto negativo na qualidade de vida do paciente.

No acompanhamento clínico desses pacientes, a monitorização de sintomas é vital para identificação do momento ideal para intervenção.

Em razão da elevada incidência de endocardite infecciosa nos portadores de valvopatias, deve-se atentar para situações que envolvam risco de bacteremia, indicando profilaxia antimicrobiana (Capítulo 37).

Outro ponto importante para o acompanhamento dos valvopatas consiste na identificação dos candidatos à profilaxia secundária da febre reumática, para prevenção de novos surtos da doença (Capítulo 88).

■ BIBLIOGRAFIA

Otto CM, Nishimura RA, Bonow RO, Carabello BA, Erwin JP, Gentile F, et al. 2020 ACC/AHA Guideline for the Management of Patients With Valvular Heart Disease: A Report of the American College of Cardiology/American Heart Association Joint Committee on Clinical Practice Guidelines. Circulation 2021;143(5):e72-e227.

Tarasoutchi F, Montera MW, Ramos AIO, Sampaio RO, Rosa VEE, Accorsi TAD, et al. Update of the Brazilian Guidelines for Valvular Heart Disease - 2020. Arq Bras Cardiol 2020;115(4):720-75.

Vahanian A, Beyersdorf F, Praz F, Milojevic M, Baldus S, Bauersachs J, et al. 2021 ESC/EACTS Guidelines for the management of valvular heart disease. Eur Heart J 2021.

90 ENDOCARDITE INFECCIOSA

João Ricardo Cordeiro Fernandes, Gustavo André Boeing Boros

DEFINIÇÃO E ETIOLOGIA

Endocardite é uma inflamação do endocárdio, camada mais interna do coração e das valvas cardíacas. Apesar de essa inflamação poder ser causada por uma variedade de doenças, a maioria dos casos deve-se a agentes infecciosos, daí o nome endocardite infecciosa.

EPIDEMIOLOGIA

Sua ocorrência é mais comum entre homens do que em mulheres (relação > 2:1). Tem maior incidência em idosos.

Estatísticas mundiais relatam a ocorrência de 3-10 episódios anuais a cada 100 mil pessoas. Trata-se de doença com elevada morbimortalidade.

São fatores predisponentes: valvopatia, próteses valvares, esclerose valvar degenerativa, uso de droga EV e procedimentos invasivos com risco de bacteremia, dispositivos intracardíacos (marca-passo, cardioversor desfibrilador implantável), cateteres de longa permanência (diálise, quimioterapia).

Os principais agentes etiológicos associados são *Streptococcus*, *Staphylococcus*, *Enterococcus*.

QUADRO CLÍNICO

Os sintomas mais comuns são:

- febre (presente em 80-85% dos casos);
- calafrios;
- sopro cardíaco, representando a lesão valvar predisponente ou indicativo de dano valvar novo (em geral, sopro regurgitante).

Outros sintomas menos comuns podem ser citados:

- sintomas gerais: anorexia, sudorese, perda de peso, dispneia, tosse, náusea e vômitos;
- manifestações periféricas: petéquias (em conjuntiva, mucosa bucal ou extremidades), hemorragias subungueais, nódulos de Osler (nódulos subcutâneos pequenos, nas polpas digitais ou ocasionalmente mais proximais, que persistem por horas a dias), lesões de Janeway (lesões maculares pequenas, eritematosas ou hemorrágicas, nas palmas e plantas, consequentes a eventos embólicos sépticos), infartos embólicos (p. ex., nos dígitos), manchas de Roth (infrequentes hemorragias retinianas ovais com palidez central);

- sintomas musculoesqueléticos: p. ex., artralgia e mialgia;
- embolias sistêmicas sintomáticas: em SNC (sintomas neurológicos focais, tontura, cefaleia, encefalopatia), artérias mesentéricas (gerando dor abdominal), extremidades, baço;
- insuficiência cardíaca congestiva: secundária a alteração ou destruição valvar, miocardite, fístula intracardíaca;
- insuficiência renal: secundária à glomerulonefrite mediada por imunocomplexos.

EXAMES COMPLEMENTARES

O ecocardiograma transtorácico (ETT) e/ou transesofágico (ETE) é indicado para todo paciente com suspeita de endocardite infecciosa o mais precocemente possível (preferencialmente em até 12 horas da avaliação inicial). Vegetação, abscesso ou nova deiscência de valva protética são alterações consideradas critério diagnóstico maior para endocardite infecciosa.

Recomenda-se a realização inicial de ETT quando houver suspeita de complicação anatômica (extensão perivalvar, vegetações), na presença de prótese valvar, dispositivo intracardíaco ou, ainda, se houver elevada suspeita clínica de endocardite infecciosa. A despeito de ETT negativo, sugere-se a realização de ETE.

A identificação de vegetações pode ser difícil em algumas situações, como lesões graves preexistentes (p. ex., prolapso de valva mitral com ruptura de cordoalha ou lesão degenerativa calcificada), vegetação muito pequena (< 2 mm) ou ausente (ainda não presente ou já embolizada) e endocardite infecciosa sem vegetação. O ETE tem melhor sensibilidade para identificar a presença de vegetações.

Quando a suspeita clínica de endocardite infecciosa ainda existe, a despeito de ETE inicial negativo, o exame deve ser repetido em 5-7 dias.

Além da importância no diagnóstico, a avaliação ecocardiográfica é também importante na identificação de eventuais complicações ou riscos de complicação (tamanho da vegetação, disfunção valvar, vegetações obstrutivas, abscessos, disfunção ventricular).

A realização intraoperatória de ecocardiograma é recomendada em todos os casos.

O ETT é recomendado no final do tratamento antibiótico para avaliação da função e da morfologia do coração e da valva.

Deve-se fazer ainda, na suspeita de endocardite infecciosa, coleta de 3 pares de hemocultura, através de punções venosas diferentes, obtidas em até 24 horas. Culturas sanguíneas positivas constituem o melhor achado diagnóstico para endocardite infecciosa. Os microrganismos típicos são: *Streptococcus viridans*, *Streptococcus bovis*, *Staphylococcus aureus* e grupo HACEK (*Haemophilus parainfluenzae*, *Haemophilus aphrophilus*, *Actinobacillus actinomycetemcomitans*, *Cardiobacterium hominis*, *Eikenella corrodens*, *Kingella kingae*).

Alguns exames laboratoriais não diagnósticos também podem ser úteis. Anemia normocrômica e normocítica é achado frequente, bem como aumento da proteína C-reativa e da velocidade de hemossedimentação.

Em próteses valvares implantadas a mais de 3 meses pode-se utilizar como critério maior o PET/CT 18F-FDG ou o SPECT/CT com leucócitos marcados, procurando atividade anormal valvar ou perivalvar.

DIAGNÓSTICO

Os critérios de Duke modificados (Tabela 1) constituem a classificação diagnóstica recomendada pelas principais sociedades de cardiologia.

CLASSIFICAÇÃO

A endocardite infecciosa de prótese é classificada em:
- precoce: < 1 ano após cirurgia valvar;
- tardia: > 1 ano após cirurgia valvar.

Tabela 1 Critérios de Duke modificados

Critérios maiores
Isolamento de agentes típicos em 2 hemoculturas distintas (*Streptococcus viridans*, *Streptococcus bovis*, grupo HACEK *Staphylococcus aureus* ou bacteriemia por enterococo adquirido na comunidade, na ausência de foco primário)
Microrganismo compatível isolado em hemoculturas persistentemente positivas
Única cultura ou sorologia positiva (IgG > 1:800) para *Coxiella burnetii*
Nova regurgitação valvar (aparecimento de sopro ou mudança de sopro preexistente não é suficiente)
Ecocardiograma com evidência de endocardite infecciosa: presença de vegetação, abscesso ou pseudoaneurisma; perfuração ou aneurisma valvular; deiscência de prótese valvar.
Critérios menores
Fator predisponente (uso de drogas injetáveis ou doença cardiovascular predisponente)
Febre > 38°C
Fenômenos vasculares (êmbolo arterial maior, infartos pulmonares sépticos, aneurisma micótico, hemorragia intracraniana, hemorragias conjuntivais, lesões de Janeway)
Fenômenos imunológicos (presença de fator reumatoide, glomerulonefrite, nódulos de Osler ou manchas de Roth)
Hemocultura positiva que não preencha critérios maiores (excluindo hemocultura positiva isolada para *Staphylococci* coagulase-negativos e organismos que não causam endocardite infecciosa comumente ou evidência sorológica de infecção ativa por organismo consistente com endocardite infecciosa)

São necessários para o diagnóstico definitivo: 2 critérios maiores; ou 1 critério maior e 3 menores; ou 5 critérios menores.
Diz-se que o diagnóstico é possível na presença de: 1 critério maior e 1 menor; ou 3 critérios menores.

Outra classificação é feita de acordo com a forma de aquisição:

- associada com cuidados hospitalares;
- nosocomial: em paciente hospitalizado > 48 horas antes do surgimento dos sinais/sintomas consistentes com endocardite infecciosa;
- não nosocomial: sinais/sintomas iniciando-se < 48 horas após admissão de paciente com contato hospitalar (*home care*, terapia EV, hemodiálise, quimioterapia EV < 30 dias antes do início da endocardite infecciosa ou residente em casa de repouso ou local de cuidados de saúde de longo prazo);
- adquirida na comunidade: sinais e/ou sintomas iniciando-se < 48 horas após admissão do paciente, não preenchendo nenhum dos critérios anteriores.

TRATAMENTO

Tratamento clínico

A contagem dos dias de tratamento antibiótico deve ser iniciada a partir do 1° dia em que as hemoculturas são negativas quando elas eram inicialmente positivas. Pelo menos 2 pares de hemocultura devem ser obtidos a cada 24-48 horas até a resolução da infecção de corrente sanguínea.

Para pacientes com endocardite infecciosa de valva nativa que são submetidos à troca valvar, se a cultura do material ressecado é positiva, um novo curso total de tratamento antibiótico após a cirurgia valvar é recomendado.

O tratamento deve ser direcionado para o organismo isolado nas hemoculturas (Tabela 2).

Tabela 2 Opções terapêuticas para o tratamento clínico da endocardite infecciosa

Organismo isolado nas hemoculturas	Tratamento clínico	
Streptococci orais suscetíveis à penicilina (MIC < 0,1 mcg/mL)	Penicilina G, 12.000.000-18.000.000 UI/dia, EV, em 6 doses, ou ceftriaxona, 2 g/dia, EV ou IM, em dose única diária, por 4 semanas ou penicilina G, 12.000.000-18.000.000 UI/dia, EV, em 6 doses, ou ceftriaxona, 2 g/dia, EV ou IM, em dose única diária + gentamicina, 3 mg/kg/dia, EV ou IM, em dose única diária ou em 3 doses por 2 semanas	
	Se houver alergia a betalactâmicos: vancomicina, 30 mg/kg/dia, EV, em 2 doses, por 4 semanas	
	Prótese valvar: penicilina G ou ceftriaxona por 6 semanas, com ou sem gentamicina nas primeiras 2 semanas	
Streptococci orais relativamente resistentes à penicilina (MIC 0,1-0,5 mcg/mL)	Penicilina G, 24.000.000 UI/dia, EV, em 6 doses, ou ceftriaxona, 2 g/dia, EV ou IM, em dose única diária, por 4 semanas + gentamicina, 3 mg/kg/dia, EV ou IM, em dose única diária ou em 3 doses nas 2 primeiras semanas	
Staphylococcus spp.	Valva nativa	Oxacilina, 12 g/dia, EV, em 6 doses, por 6 semanas
		Se houver alergia à penicilina ou em caso de *Staphylococci* meticilino-resistentes: vancomicina, 30 mg/kg/dia, EV, em 2 doses, por 6 semanas
	Prótese valvar	Oxacilina, 12 g/dia, EV, em 6 doses + rifampicina, 900 mg/dia, VO, em 3 doses, por pelo menos 6 semanas + gentamicina, 3 mg/kg/dia, EV ou IM, em 3 doses nas primeiras 2 semanas
		Se houver alergia à penicilina ou em caso de *Staphylococci* meticilino-resistentes: vancomicina, 30 mg/kg/dia, EV, em 2 doses + rifampicina, 900 mg/dia, VO, em 3 doses, por pelo menos 6 semanas + gentamicina, 3 mg/kg/dia, EV ou IM, em 3 doses nas primeiras 2 semanas
Enterococcus spp. (também opção para *Streptococcus viridans* resistente à penicilina)	Penicilina G, 18.000.000-30.000.000 UI/dia, EV, em 6 doses + gentamicina, 3 mg/kg/dia, EV ou IM, em 3 doses, por 4-6 semanas ou ampicilina, 12 g/dia, EV, em 6 doses + gentamicina, 3 mg/kg/dia, EV ou IM, em 3 doses, por 4-6 semanas ou vancomicina, 30 mg/kg/dia, EV, em 2 doses + gentamicina, 3 mg/kg/dia, EV ou IM, em 3 doses, por 6 semanas ou ampicilina 12 g/dia, EV, em 6 doses + ceftriaxona 2 g/dia, EV ou IM, dose única diária, por 4 a 6 semanas	
Microrganismos do grupo HACEK	Ceftriaxona, 2 g/dia, EV ou IM, em dose única diária, por 4 semanas (valva nativa) ou 6 semanas (prótese) Obs: gentamicina não está recomendada por conta do elevado risco de nefrotoxicidade ou ampicilina + sulbactam, 12 g/dia, EV, em 6 doses, por 4 semanas	

MIC: concentração inibitória mínima

Fungos

Candida e *Aspergillus* spp. predominam e são responsáveis por mortalidade > 50%. Os casos com *Candida* têm como tratamento-padrão administração de anfotericina lipossomal e intervenção cirúrgica pouco após o início da administração.

Tratamento prolongado com imidazólicos tem sido indicado após tratamento medicamentoso ou cirúrgico de endocardite infecciosa causada por fungos.

Tratamento empírico

Para o tratamento empírico, antes do isolamento da bactéria, deve-se considerar se o paciente recebeu antibiótico recentemente, se trata-se de infecção de valva nativa ou de prótese (neste caso, se precoce ou tardia) e a epidemiologia do local, com seu perfil de resistência antibiótica.

Para pacientes com quadro agudo rapidamente progressivo ou com instabilidade hemodinâmica necessitando de intervenção cirúrgica urgente, é apropriado iniciar o tratamento antibiótico logo após a coleta das culturas iniciais. Já para pacientes hemodinamicamente estáveis, com suspeita de endocardite infecciosa subaguda, especialmente aqueles que receberam antibióticos recentemente, recomenda-se aguardar os resultados das culturas iniciais antes da administração de terapia antibiótica empírica.

Tratamento cirúrgico

O tratamento cirúrgico está indicado para:

- insuficiência cardíaca moderada a significativa secundária à disfunção valvar;
- presença de complicações, como destruição protética importante, bloqueio atrioventricular total, abscesso anular ou aórtico, lesões penetrantes destrutivas, fístula intracardíaca;
- infecção descontrolada ou embolização recorrente e persistente, a despeito de terapia antimicrobiana apropriada (bacteremia ou febre de duração > 5-7 dias);
- ausência de tratamento antibiótico efetivo (fungos, *Brucellae*, *Pseudomonas aeruginosa*);
- endocardite de prótese por *Staphylococcus aureus* ou bactéria Gram-negativa não HACEK;
- nova endocardite de prótese após terapia antibiótica adequada < 6 meses.

PROFILAXIA

Ver Tabela 3.

Tabela 3

Anatomia	Valvopatia moderada a importante ou presença de prótese valvar
Procedimentos indicados	Procedimentos odontológicos de alta probabilidade de bacteriemia (manipulação do tecido gengival ou mucosa oral e região periodontal); procedimentos em trato respiratório, geniturinários, gastrointestinais ou esofagianos associados à lesão de mucosa.
Antibióticos de escolha	Realizar dose única 1 hora antes do procedimento Via oral: amoxicilina 2 g (alergia a penicilinas – clindamicina 600 mg ou azitromicina 500 mg ou claritromicina 500 mg). Via parenteral (EV ou IM): ampicilina 2 g ou ceftriaxona 1 g (alergia a penicilinas – clindamicina 600 mg). Associar gentamicina 1,5 mg/kg em casos de risco de *Enterococcus* spp. (procedimento em mucosa gastrointestinal ou geniturinária)

Pacientes com AVC

Em pacientes com AVC isquêmico ou hemorrágico significativo, é prudente esperar pelo menos 2 semanas antes da realização do tratamento cirúrgico, caso a condição clínica do paciente permita.

▪ BIBLIOGRAFIA

Baddour LM, Wilson WR, Bayer AS, et al. Infective endocarditis in adults: diagnosis, antimicrobial therapy, and management of complications. A scientific statement for healthcare professionals from the American Heart Association (AHA). Circulation 2015; 132(15):1435-86.

Habib G, Lancellotti P, Antunes MJ, Bongiorni MG, Casalta JP, Del Zotti F, et al. 2015 ESC Guidelines for the management of infective endocarditis. The Task Force for the Management of Infective Endocarditis of the European Society of Cardiology (ESC). Eur Heart J 2015;36(44):3075-128.

Mann DL, Zipes DP, Libby P, Bonow RO, Braunwald E (eds.). Braunwalds Heart Disease: a textbook of cardiovascular medicine. 10th ed. Philadelphia: Elsevier Saunders; 2015. p.1524-43.

Tarasoutchi F, Montera MW, Ramos AIO, Sampaio RO, Rosa VEE, Accorsi TAD,et al. Atualização das Diretrizes Brasileiras de Valvopatias - 2020. Arq Bras Cardiol 2020;115(4):720-75.

91 PERICARDIOPATIAS

Thiago Luis Scudeler

▪ PERICARDITE AGUDA

DEFINIÇÃO E ETIOLOGIA

A pericardite aguda é uma doença comum causada por inflamação do pericárdio e pode ocorrer como entidade isolada ou secundária à doença sistêmica. Pode ocorrer com ou sem derrame pericárdico.

Representa a complicação mais comum (25-40% dos pacientes) e precoce (3-10 dias após o evento) do IAM. Sua ocorrência se correlaciona com a extensão da área de necrose, sendo mais frequente no IAM de parede anterior, e está associada com maior mortalidade e maior incidência de insuficiência cardíaca congestiva.

A Tabela 1 mostra as principais causas de pericardite aguda.

EPIDEMIOLOGIA

A pericardite aguda é a doença que mais comumente acomete o pericárdio. Suas exatas incidência e prevalência são desconhecidas, uma vez que muitos casos são subdiagnosticados. Em autópsia, sua frequência está em torno de 1%.

Homens entre 16-65 anos têm maior risco de apresentarem pericardite aguda do que mulheres na mesma faixa etária.

QUADRO CLÍNICO

As principais manifestações da pericardite aguda são: dor torácica, atrito pericárdico, alterações eletrocardiográficas e derrame pericárdico. Pelo menos 2 dessas manifestações devem estar presentes para se fazer o diagnóstico. A ausência de derrame pericárdico não exclui o diagnóstico de pericardite.

É comum a presença de febre baixa; no entanto, temperaturas > 38°C sugerem a possibilidade de pericardite purulenta.

Tabela 1 Etiologia da pericardite aguda

Causa	Incidência
Idiopática*	85-90%
Neoplasias	7%
Doenças inflamatórias ou autoimunes	3-5%
Tuberculose	4%
Viral (coxsackies A e B, ecovírus, HIV, influenza, citomegalovírus, herpes vírus)	1-2%
Bacteriana (*Staphylococcus, Pneumococcus, Streptococcus*)	1-2%
IAM**	5-20%
Uremia	5% dos renais crônicos pré-diálise e 13% após início da diálise
Trauma na parede torácica	Rara (< 1%)
Radiação na parede torácica	Rara (< 1%)
Após cardiotomia ou cirurgia torácica	Rara (< 1%)
Drogas e toxinas (procainamida – sem registro vigente na Anvisa, hidralazina, isoniazida, fenitoína)	Rara (< 1%)

* Muitos casos de pericardite aguda idiopática provavelmente são de etiologia viral, mas testes sorológicos para identificação de vírus específicos não são recomendados em razão do alto custo e do fato de que sua identificação não altera o manejo da doença.
** Pericardite e IAM.

Dor torácica é o sintoma mais frequente (> 95% dos casos), secundária à inflamação do pericárdio ou das estruturas adjacentes. É geralmente ventilatório-dependente e de início súbito, com piora na inspiração profunda e com a tosse (dor tipo pleurítica), tipo perfurante ou em peso, principalmente retroesternal. Intensifica-se pela posição supina e pelo decúbito dorsal e diminui quando o indivíduo se senta com o tronco inclinado para a frente. Pode irradiar para pescoço, costas, ombro esquerdo e, mais raramente, braço esquerdo e epigástrio. Dor na região do músculo trapézio se deve à irritação do nervo frênico e é altamente específica para pericardite.

No exame físico, o paciente frequentemente se apresenta ansioso, com febre baixa e taquicárdico. O atrito pericárdico, altamente específico para pericardite aguda, é causado pela fricção entre o pericárdio parietal e o visceral. É mais audível no bordo esternal esquerdo, variando com a intensidade dos movimentos respiratórios, com o paciente inclinado para a frente.

EXAMES COMPLEMENTARES

- Exames laboratoriais: geralmente, há evidência de inflamação sistêmica, incluindo leucocitose e aumentos de velocidade de hemossedimentação e de proteína C-reativa. Muitos pacientes apresentam elevação de biomarcadores cardíacos (CKMB e troponina). Nesses casos, caracteriza-se um quadro de miopericardite e quase sempre há elevação do segmento ST no ECG. A apresentação clínica deve nortear a solicitação de exames adicionais como sorologias, anticorpos antinucleares, fator reumatoide, teste da tuberculina, sorologia para HIV, entre outros, pois sua solicitação de rotina ajuda pouco no esclarecimento da etiologia específica e não é custo-efetiva.
- ECG: as alterações eletrocardiográficas correspondem à inflamação do epicárdio, uma vez que o pericárdio parietal é eletricamente inerte. O ECG de 12 derivações nos pacientes com pericardite aguda mostra, tipicamente, elevação difusa do segmento ST com concavidade voltada para cima e depressão do segmento PR, observada em cerca de 80% dos pacientes (Figura 2).
- RX de tórax: é normal na maioria dos pacientes com pericardite não complicada. Ajuda na avaliação de alterações do mediastino ou dos pulmões, em busca de etiologia específica (p. ex., tuberculose ou neoplasia de pulmão).
- Ecocardiograma: é normal na maioria dos pacientes; entretanto, a presença de derrame pericárdico corrobora o diagnóstico. O principal motivo para sua realização é excluir um derrame pericárdico silente. Também ajuda a avaliar a presença de tamponamento car-

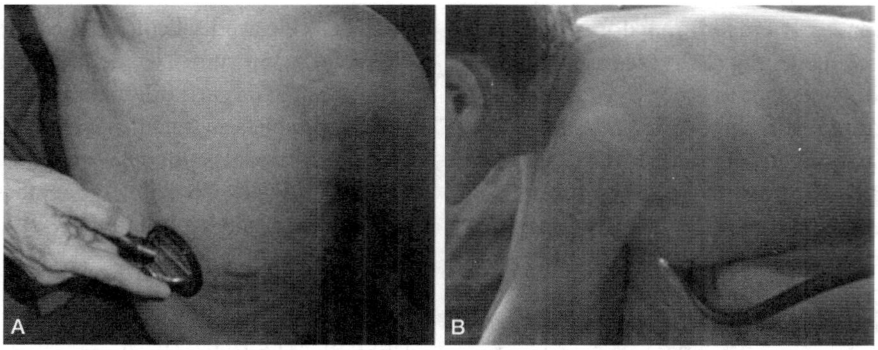

Figura 1 Ausculta do pericárdio – para ouvir o atrito pericárdico o paciente é inclinado para a frente (A) ou é colocado em repouso sobre os cotovelos e joelhos (B).

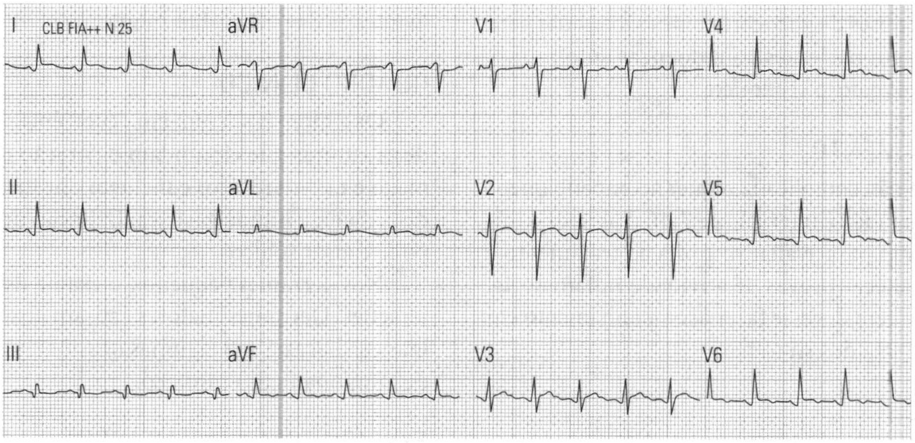

Figura 2 ECG de pericardite aguda que evidencia supradesnivelamento difuso do segmento ST e infradesnivelamento do intervalo PR, além de taquicardia sinusal.

díaco associado e, consequentemente, a necessidade de drenagem pericárdica.

- Pericardiocentese: é indicada na presença de tamponamento cardíaco, suspeita de pericardite purulenta, tuberculosa ou neoplásica, ou derrame pericárdico grande ou sintomático refratário ao tratamento clínico.
- Biópsia pericárdica: tem pouca utilidade no diagnóstico, mas pode ser considerada nos pacientes com piora clínica persistente sem um diagnóstico etiológico definido apesar do tratamento clínico instituído.

DIAGNÓSTICO

O diagnóstico é feito pela presença de pelo menos 2 dos seguintes critérios:

- dor torácica típica;
- atrito pericárdico;
- alterações eletrocardiográficas sugestivas;
- derrame pericárdico novo ou em piora.

TRATAMENTO

Não é mandatório pesquisar a etiologia da pericardite aguda em todos os pacientes, especialmente em países com baixa prevalência de tuberculose, por conta do curso benigno na grande maioria dos casos.

A primeira recomendação é contraindicar atividade física. Atletas só devem retomar suas atividades físicas após a resolução dos sintomas e a normalização dos testes diagnósticos.

Pacientes com diagnóstico etiológico definido devem receber terapia específica para a doença de base, p. ex., a pericardite urêmica é tratada com diálise adequada.

A pericardite aguda idiopática é geralmente benigna e autolimitada, sem complicações significativas ou recorrências em 70-90% dos casos. A terapia-padrão para pericardite idiopática ou viral é com AINH. Os pacientes refratários aos AINH apresentam pior prognóstico, com aumento da incidência de pericardite recorrente e pericardite constritiva. A falha terapêutica sugere a presença de outra etiologia. Os agentes de escolha são o ácido acetilsalicílico (750-1.000 mg, a cada 6 ou 8 horas) e o ibuprofeno (600-800 mg, 3 vezes ao dia), por 1-2 semanas.

Nos pacientes com recorrência dos sintomas, a colchicina pode ser boa opção. A medicação também pode ser indicada no 1° episódio. A dose é de 2 mg no 1° dia seguidos de 0,5 mg, 1-2 vezes ao dia, por 3 meses no caso do 1° episódio e por 6-12 meses nos casos de pericardite recorrente. Pode ser usada isoladamente ou em associação com outros AINH. Os efeitos colaterais mais comuns são os gastrointestinais (náuseas, diarreia, vômitos). Pode causar, menos comumente, depressão medular, hepatotoxicidade e miotoxicidade.

O uso de glicocorticoides deve ser reservado a pacientes refratários à terapia com AINH e colchicina. Recomendam-se doses altas de glicocorticoides (prednisona, 1 mg/kg/dia), por 2-4 semanas, com redução gradual da dose. Baixas doses de glicocorticoides são usadas para tratar serosites em pacientes com doenças autoimunes como lúpus eritematoso sistêmico.

ACOMPANHAMENTO

Pericardite não complicada requer acompanhamento curto. Recomenda-se intervalo de 7-10 dias após o início do tratamento para avaliar resposta ao tratamento e de 1 mês para checar provas de atividade inflamatória. Além disso, também deve-se fazer acompanhamento em caso de recorrência dos sintomas.

PROGNÓSTICO

A maioria dos pacientes com pericardite aguda tem curso benigno e autolimitado, com duração dos sintomas < 2 semanas e boa resposta ao tratamento com AINH; entretanto, existem alguns preditores de mau prognóstico:

- critérios maiores: febre > 38°C, início subagudo, falência terapêutica com AINH após 1 semana de tratamento, evidência de tamponamento cardíaco e derrame pericárdico significativo;
- critérios menores: imunodeprimidos, uso de anticoagulante VO, trauma agudo e miopericardite.

PERICARDITE RECORRENTE

Pericardite recorrente é diagnosticada pelo primeiro episódio de pericardite aguda, com um intervalo de 4-6 semanas ou mais livre de sintomas e evidência de subsequente recorrência da pericardite.

A taxa de recorrência de pericardite após um episódio inicial varia de 15-30% e pode atingir até 50% depois de uma primeira recorrência não tratada com colchicina.

TRATAMENTO

Pacientes com diagnóstico etiológico definido devem receber terapia específica para a doença de base. AINH e ácido acetilsalicílico (AAS) permanecem como a base do tratamento. Colchicina é considerada o tratamento padrão da pericardite recorrente. Nos casos de resposta incompleta ao tratamento com AINH/AAS ou colchicina, corticoides podem ser usados, mas devem ser acrescidos de doses baixas a moderadas de AINH/AAS e colchicina como tripla terapia.

DERRAME PERICÁRDICO

DEFINIÇÃO E ETIOLOGIA

Derrame pericárdico é o aumento da quantidade de líquido pericárdico. As causas mais comuns são semelhantes às da pericardite aguda.

QUADRO CLÍNICO

Os sintomas surgem em decorrência da compressão de estruturas que circundam o coração (pulmões, estômago e nervo frênico) e incluem dor torácica, dispneia, disfagia e plenitude gástrica. Irritação do nervo frênico pode causar soluços.

Nos derrames pequenos, o exame físico não tem alterações. Derrames maiores causam abafamento de bulhas cardíacas e, em algumas ocasiões, sinais e sintomas de tamponamento cardíaco.

EXAMES COMPLEMENTARES

- Exames laboratoriais: é preciso solicitar hemograma completo, provas de atividade inflamatória e outros testes conforme a suspeita clínica.
- ECG: observam-se baixa voltagem e alternância elétrica em derrames pericárdicos grandes (Figura 3).
- RX de tórax: cardiomegalia geralmente ocorre quando há mais de 250 mL de líquido pericárdico (Figura 5).
- Ecocardiograma: permite a detecção do derrame pericárdico. Derrames grandes podem produzir uma situação chamada *swinging heart*, que é o movimento pendular que o coração faz, como se estivesse "nadando" no derrame (Figura 5).

Pericardiocentese

Tem baixa capacidade diagnóstica (< 40%) e, mesmo quando contribui para a definição etiológica, apresenta pequena relevância na condução da maioria dos casos. Sendo assim, sua indicação fica restrita aos casos de tamponamento cardíaco (pericardiocentese terapêutica) e na suspeita de pericardite purulenta, tuberculosa ou neoplásica. Também pode ser indicada quando houver derrame pericárdico grande e/ou muito sintomático, bem como naqueles casos que não apre-

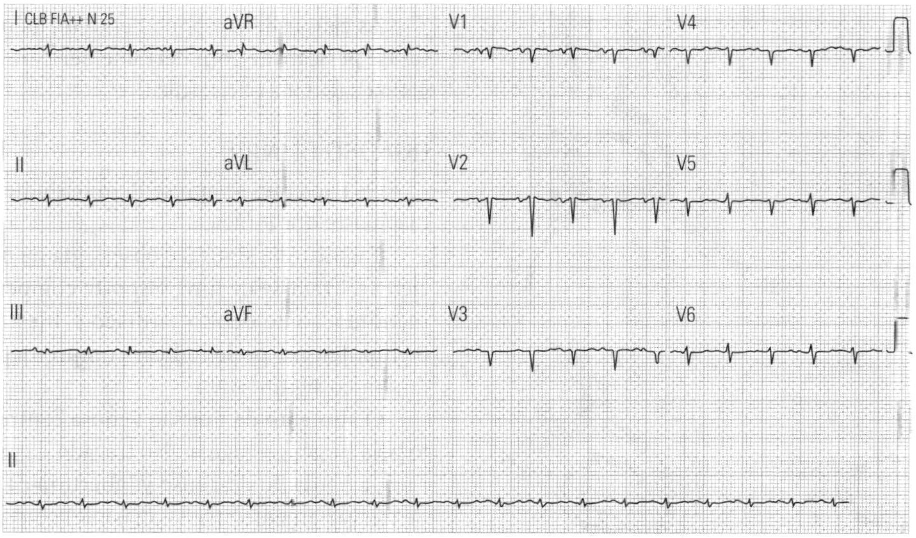

Figura 3 ECG de derrame pericárdico. Observa-se a presença de complexos QRS com baixa voltagem, além da alternância elétrica.

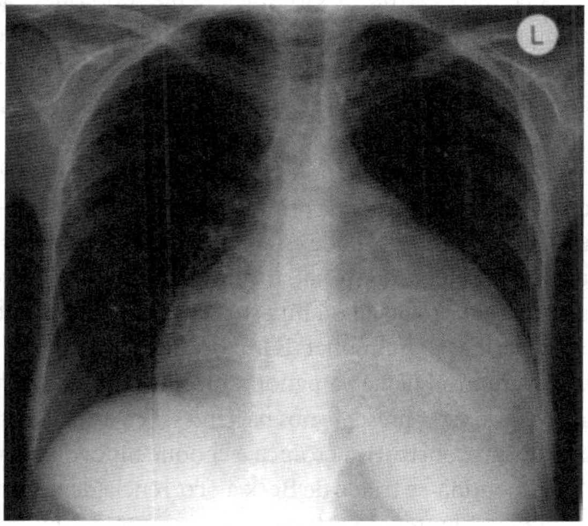

Figura 4 Paciente com pericardite aguda e derrame pericárdico. Note o aumento da silhueta cardíaca com aspecto de "moringa".

sentam resolução com o tratamento direcionado à terapia de base (Figura 6).

A pericardiocentese é indicada na presença de tamponamento cardíaco; na suspeita de pericardite purulenta, tuberculosa ou neoplásica; ou em derrame pericárdico grande (> 20 mm).

Na avaliação inicial do fluido pericárdico, deve-se verificar se o fluido é hemorrágico, purulento, quiloso ou citrino. Além disso, é necessário solicitar exame bacterioscópico e cultura, citologia, contagem de células, proteínas, glicose e DHL.

A Tabela 2 mostra a diferença entre transudato e exsudato e as causas mais comuns com base na análise do líquido pericárdico.

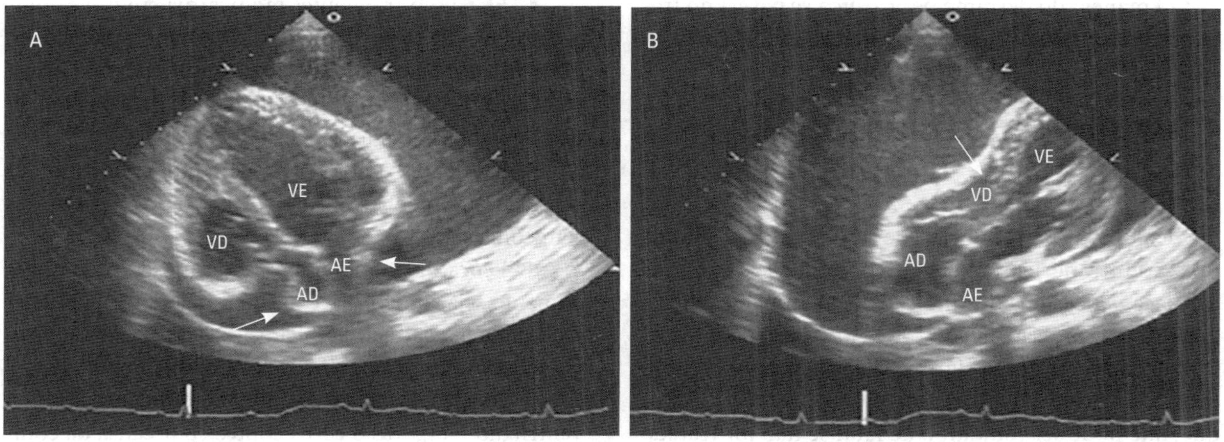

Figura 5 Derrame pericárdico com *swinging heart*. A: colapso dos átrios direito (AD) e esquerdo (AE) no final da diástole (setas). B: colapso diastólico do ventrículo direito (VD) (seta).

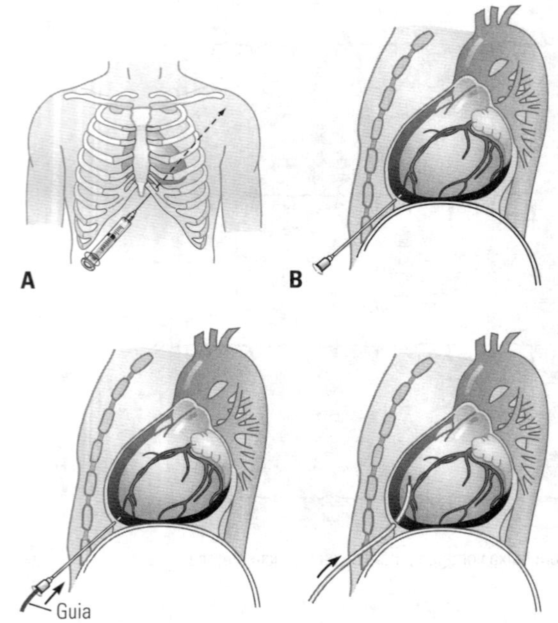

Figura 6 Técnica para pericardiocentese percutânea.

Tabela 2 Diferenciação entre exsudato e transudato

Variáveis	Exsudato	Transudato
Causas	Neoplasia Infecção Síndrome pós-pericardiotomia Doenças do colágeno	Radiação Uremia Hipotireoidismo Trauma
Proteínas totais (g/dL)	> 3	< 3
Proteína líquido/soro	> 0,5	< 0,5
DHL líquido/soro	> 0,6	< 0,6
Glicose líquido/soro	< 1	> 1

TRATAMENTO

O manejo do derrame pericárdico se baseia no tratamento da etiologia e em pericardiocentese, quando indicada.

▪ TAMPONAMENTO PERICÁRDICO

DEFINIÇÃO E ETIOLOGIA

Um distúrbio primário que resulta do aumento da pressão intrapericárdica comprime todas as câmaras cardíacas e ocasiona diminuição do enchimento ventricular. A compressão do coração pelo pericárdio pressurizado causa aumento significativo da pressão venosa central e redução do débito cardíaco, levando ao choque, que pode ser rapidamente fatal se não for tratado de maneira adequada.

As causas de tamponamento incluem todas as causas de pericardite com derrame pericárdico e hemorragia na cavidade pericárdica.

QUADRO CLÍNICO

Os pacientes se apresentam bastante ansiosos, com dispneia e dor torácica.

Taquicardia sinusal é observada na maioria dos pacientes. Trata-se de uma resposta compensatória para a manutenção do débito cardíaco e, mesmo na ausência de hipotensão, pode indicar comprometimento hemodinâmico significativo.

O aumento da pressão venosa central pode ser visto pela turgência jugular. No traçado da pressão atrial direita, a perda do descenso y (abertura da valva tricúspide e esvaziamento atrial – diástole) com preservação do descenso x (correspondente ao relaxamento atrial) é sugestiva de tamponamento cardíaco.

As bulhas cardíacas são tipicamente hipofonéticas, principalmente se o derrame pericárdico for volumoso. O sinal de Kussmaul, caracterizado pelo aumento ou pela não redução da pressão venosa (turgência jugular) com a inspiração, também pode estar presente.

O principal achado no exame físico é a presença do pulso paradoxal (queda na pressão sistólica durante a inspiração > 10 mmHg). Pode estar ausente nas seguintes situações: hipotensão arterial, insuficiência aórtica grave, defeitos do septo atrial ou hipertrofia ventricular direita sem hipertensão pulmonar. É importante lembrar que o pulso paradoxal não é patognomônico de tamponamento, podendo estar presente nos pacientes com asma, doença pulmonar obstrutiva crônica e choque hipovolêmico.

Denomina-se tríade de Beck a ocorrência de turgência jugular, hipotensão arterial e abafamento das bulhas.

EXAMES COMPLEMENTARES

- ECG: são frequentes taquicardia sinusal e complexos QRS de baixa voltagem. Alternância elétrica do eixo QRS também pode ser encontrada e possui boa especificidade, porém baixa sensibilidade, para o diagnóstico de tamponamento (Figura 7).
- RX de tórax: nos tamponamentos agudos, a área cardíaca geralmente é normal, com campos pulmonares sem congestão.
- Ecocardiograma: embora o diagnóstico do tamponamento seja clínico, o ecocardiograma pode identificar o derrame pericárdico e avaliar variáveis hemodinâmicas. Os achados ecocardiográficos de tamponamento são:
  - colapso diastólico das câmaras direitas (átrio e/ou ventrículo – Figuras 8 e 9): acontece por causa da compressão dessas cavidades de baixa pressão pelo derrame

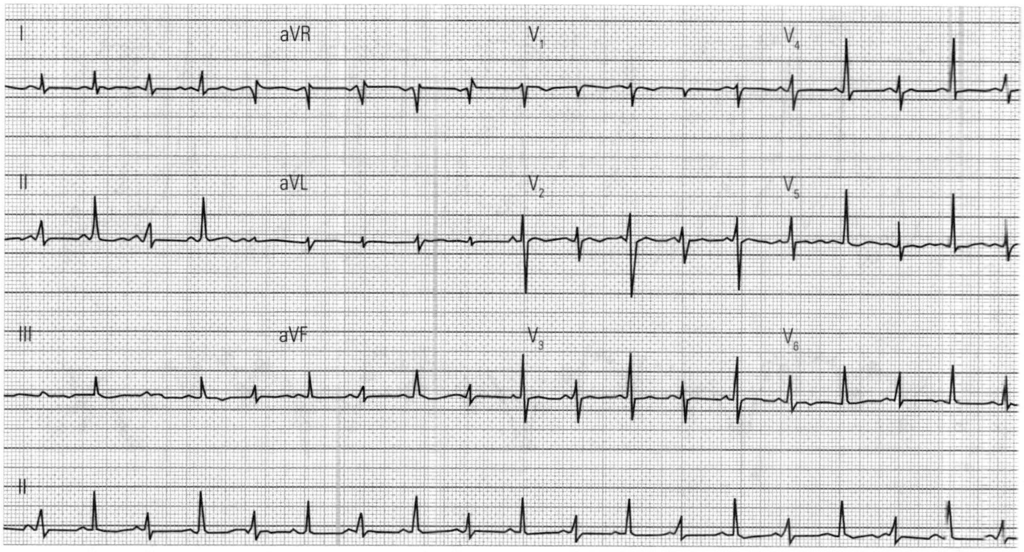

Figura 7 ECG de tamponamento cardíaco. Note a presença de taquicardia sinusal, complexos QRS com baixa voltagem e a alternância elétrica.

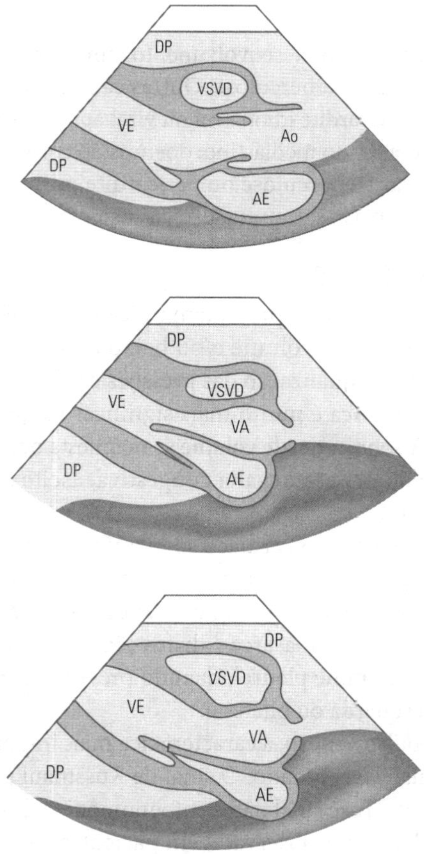

Figura 8 Ilustração de ecocardiograma evidenciando o colapso diastólico do ventrículo direito. A: sístole; B: diástole precoce; C: diástole tardia. AE: átrio esquerdo; Ao: aorta; DP: derrame pericárdico; VA: valva aórtica; VE: ventrículo esquerdo; VSVD: via de saída do ventrículo direito. Adaptada de Bonow RO, Mann DL, Zipes DP, Libby P, Braunwald E (eds.). Braunwald's heart disease: a textbook of cardiovascular medicine. 9.ed. Philadelphia: Elsevier Saunders; 2012.

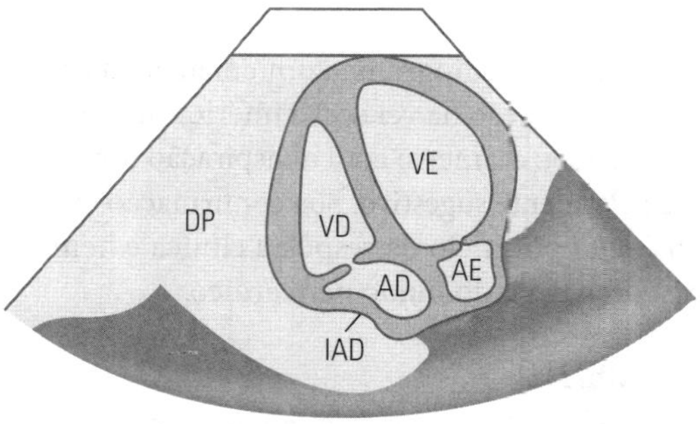

Figura 9 Ilustração de ecocardiograma evidenciando o colapso diastólico do átrio direito. AD: átrio direito; AE: átrio esquerdo; DP: derrame pericárdico; IAD: inversão do átrio direito; VD: ventrículo direito; VE: ventrículo esquerdo. Adaptada de Bonow RO, Mann DL, Zipes DP, Libby P, Braunwald E (eds.). Braunwald's heart disease: a textbook of cardiovascular medicine. 9.ed. Philadelphia: Elsevier Saunders; 2012.

pericárdico. É mais significativo durante a expiração, quando o retorno venoso é menor. O colapso atrial é mais sensível para o diagnóstico de tamponamento e geralmente ocorre no final da diástole (momento da contração atrial), mas o colapso do ventrículo direito durante > 1/3 da diástole é mais específico (mais comum na protodiástole);

– distensão da veia cava inferior e ausência da redução de seu diâmetro com a inspiração: são manifestações do aumento da pressão venosa no tamponamento.

- Avaliação hemodinâmica: equalização das pressões em relação ao átrio direito – ventrículo direito, pressão capilar pulmonar e pressão intrapericárdica (Figura 10).

DIAGNÓSTICO

A suspeita diagnóstica se baseia em dados clínicos (história e exame físico). A presença de derrame peri-

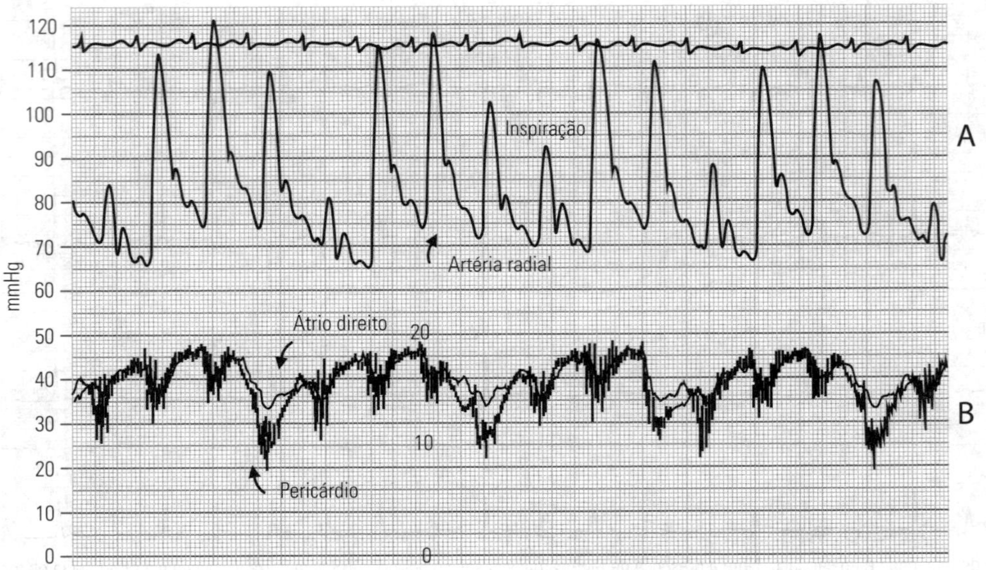

Figura 10 Traçado hemodinâmico evidenciando pulso paradoxal (A) e equalização das pressões do átrio direito e do pericárdio (B).

cárdico no ecocardiograma com colapso das câmaras cardíacas, dilatação da veia cava inferior ou ausência da redução de seu diâmetro com a inspiração torna o diagnóstico altamente sugestivo. Sua confirmação, no entanto, só é feita por meio da resposta clínica e hemodinâmica à drenagem do fluido pericárdico.

TRATAMENTO

O tratamento do tamponamento cardíaco é a drenagem do derrame pericárdico. Expansão volêmica pode ter efeito transitório se o paciente estiver desidratado. Agentes inotrópicos são de pouca valia, pois há aumento significativo da estimulação adrenérgica endógena.

Nesses pacientes, ventilação mecânica com pressão positiva geralmente piora o estado hemodinâmico, pois diminui o enchimento ventricular. Nos pacientes com tamponamento e parada cardiorrespiratória, o benefício com pressões externas é mínimo, devendo-se realizar pericardiocentese com a máxima rapidez.

▪ PERICARDITE CONSTRITIVA

DEFINIÇÃO E ETIOLOGIA

A pericardite constritiva é uma alteração pós-inflamatória incomum do pericárdio, caracterizada por pericárdio espesso, fibrótico e, muitas vezes, calcificado, que frequentemente limita o enchimento diastólico dos ventrículos. Ocorre uma síndrome congestiva restritiva.

Pode ocorrer virtualmente após qualquer doença pericárdica.

Nos países em desenvolvimento, uma das principais causas ainda é a tuberculose. Outras causas importantes incluem: pericardite idiopática ou viral após cirurgia cardíaca; radiação do mediastino; doenças do colágeno; pós-infecciosas (tuberculose ou pericardite purulenta); ou outras (neoplasias, trauma, drogas, uremia).

QUADRO CLÍNICO

Os pacientes se apresentam tipicamente com sinais de sobrecarga de volume e/ou baixo débito cardíaco. Em razão da equalização das pressões cardíacas, a congestão sistêmica é muito mais significativa que a pulmonar. A sobrecarga de volume se manifesta por turgência jugular, hepatomegalia congestiva, ascite e edema periférico.

O baixo débito cardíaco se manifesta por dispneia aos esforços, fadiga, astenia e, na fase terminal, caquexia significativa. Nos estágios mais avançados, observam-se derrame pleural, anasarca e disfunção hepática significativa. O derrame pleural, quando presente, é mais comum à esquerda ou bilateral.

No pulso venoso, a característica mais importante é o descenso y acentuado. O sinal de Kussmaul pode ser encontrado. Esse sinal não é patognomônico de constrição, podendo ser observado em pacientes com disfunção de ventrículo direito, principalmente se associado à insuficiência tricúspide significativa. O pulso paradoxal ocorre em aproximadamente 1/3 dos pacientes com pericardite constritiva.

Na ausculta, o achado característico é o *knock* pericárdico, um ruído protodiastólico, mais bem auscultado na borda esternal esquerda ou no ápice cardíaco. Apresenta boa especificidade para o diagnóstico.

EXAMES COMPLEMENTARES

- ECG: alterações inespecíficas de onda T e segmento ST, taquicardia sinusal e complexos QRS com baixa voltagem.
- RX de tórax: a presença do anel de calcificação ao redor do coração, mais bem visualizado na incidência lateral, é muito sugestiva de pericardite constritiva, principalmente se o paciente apresentar sinais de insuficiência cardíaca direita. A maioria dos pacientes, no entanto, não apresenta calcificação pericárdica (Figura 11).

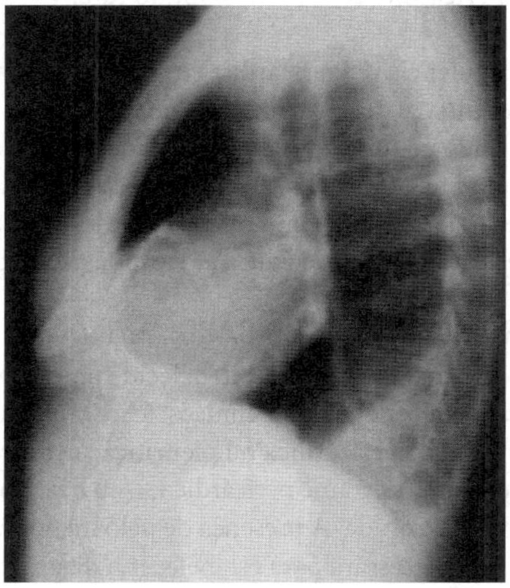

Figura 11 Radiografia de tórax mostrando calcificação ao redor do coração.

- Ecocardiograma: pode mostrar o pericárdio espessado e calcificado, sendo este mais bem visualizado no ETE. A fração de ejeção encontra-se preservada, com aumento das dimensões atriais.
- TC e RNM cardíacas: estes exames apresentam maior acurácia diagnóstica quando comparados ao ecocardiograma. Podem medir a espessura do pericárdio (normal < 2 mm). Espessamento pericárdico > 4 mm é muito sugestivo de constrição. É importante lembrar, entretanto, que até 18% dos pacientes que apresentam pericardite constritiva confirmada por cirurgia apresentam espessura pericárdica normal (< 2 mm). Nesses casos, considera-se o diagnóstico de epicardite.
- Avaliação hemodinâmica: equalização das pressões diastólicas do ventrículo direito e do ventrículo esquerdo. Pode-se observar o sinal da raiz quadrada (Figura 12) e aumento da pressão atrial direita. Os descensos y e x estão proeminentes nos traçados de pressão atrial e venosa.

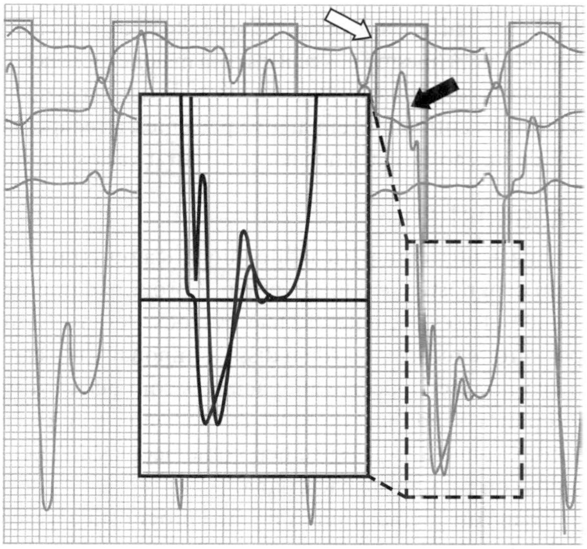

Figura 12 Equalização das pressões diastólicas do ventrículo direito (seta preta) e do ventrículo esquerdo (seta branca), bem como sinal da raiz quadrada

DIAGNÓSTICO DIFERENCIAL

O diagnóstico diferencial deve ser feito com as cardiomiopatias restritivas (Tabela 3).

TRATAMENTO

Alguns pacientes com início recente de constrição podem apresentar reversão com tratamento medicamentoso, com agentes anti-inflamatórios e colchicina.

Nos casos crônicos, o tratamento definitivo é a pericardiectomia, com ressecção extensa dos pericárdios vis-

Tabela 3 Características ecocardiográficas e hemodinâmicas da pericardite constritiva e da cardiomiopatia restritiva

	Constrição	Restrição
Descenso y proeminente	Presente	Variável
Pulso paradoxal	~ 1/3 dos casos	Ausente
Knock pericárdico	Presente	Ausente
Equalização das pressões de enchimento dos lados direito e esquerdo	Presente	Presente
Pressões de enchimento > 25 mmHg	Raras	Comuns
Pressão sistólica da artéria pulmonar > 60 mmHg	Não	Comum
Sinal da raiz quadrada	Presente	Variável
Espessura da parede ventricular	Normal	Geralmente aumentada
Tamanho dos átrios	Possível aumento do átrio esquerdo	Aumento biatrial
Espessamento pericárdico	Aumentado	Normal
"Salto" septal	Presente	Ausente

ceral e parietal. Trata-se de operação de alto risco, com mortalidade > 6% (mesmo nos centros com maior experiência).

A maioria dos pacientes tem alívio dos sintomas após a cirurgia; entretanto, em alguns pacientes, a recuperação da função cardíaca normal pode durar vários meses.

PROGNÓSTICO

Pacientes com pericardite idiopática ou viral têm bom prognóstico em longo prazo. Aproximadamente 15-30% desses pacientes, se não tratados, desenvolvem pericardite recorrente. Além disso, tamponamento cardíaco raramente ocorre em pacientes com pericardite idiopática, sendo mais comum em pacientes com pericardite com etiologia específica, como neoplasia, tuberculose ou pericardite bacteriana.

São consideradas sinais de mau prognóstico as seguintes variáveis:

- insuficiência renal;
- HAS;
- disfunção ventricular esquerda;
- hiponatremia;
- idade avançada;
- doença induzida por radiação.

SÍNDROMES PERICÁRDICAS ESPECÍFICAS

PERICARDITE TUBERCULOSA

Apresenta mortalidade que varia de 17-40% em 6 meses após o diagnóstico.

O diagnóstico definitivo é estabelecido pela presença de bacilos da tuberculose no líquido pericárdico ou no exame histológico do pericárdio, por cultura ou proteína C-reativa (PCR).

Tratamento

O esquema com rifampicina, isoniazida, pirazinamida e etambutol por 2 meses seguidos por rifampicina e isoniazida por mais 4 meses é eficaz na maioria dos casos. Corticoide pode ser considerado em pacientes HIV negativos com pericardite tuberculosa e contraindicado a pacientes HIV positivos.

PERICARDITE PURULENTA

É um tipo raro de pericardite (< 1% dos casos).

Os organismos mais comumente envolvidos são estafilococos, estreptococos e pneumococos, enquanto as lesões predominantemente associadas são empiema (50%) ou pneumonia (33%).

Em pacientes imunossuprimidos ou em pós-operatório de cirurgia torácica, os agentes mais comuns são *S. aureus* (30%) e fungos (20%).

É necessário pericardiocentese de urgência para o diagnóstico.

A administração de antibióticos empíricos deve ser instituída o mais rapidamente possível. Recomenda-se a drenagem pericárdica.

Pericardite na insuficiência renal

Em pacientes com uremia, 3 diferentes patologias podem ser encontradas:

- pericardite urêmica: mais comum antes da diálise ou em até 8 semanas após o início do tratamento dialítico;
- pericardite dialítica: depois do início da diálise (geralmente após 8 semanas de seu início);
- pericardite constrictiva: muito rara.

A incidência de pericardite em pacientes com lesão renal terminal é de aproximadamente 5%.

Quando um paciente com diálise adequada desenvolve pericardite, intensificação do procedimento deve ser considerada. Aspiração ou drenagem pericárdica podem ser consideradas em pacientes não responsivos à diálise.

SÍNDROME PÓS-LESÃO CARDÍACA

O diagnóstico pode ser estabelecido após uma lesão cardíaca seguida de critérios clínicos: febre sem outra causa; dor torácica pericárdica ou pleurítica; atrito pericárdico ou pleural; derrame pericárdico; e/ou derrame pleural com PCR elevada. A presença de pelo menos 2 desses 5 critérios é necessára para estabelecer o diagnóstico.

O tratamento baseia-se no uso de AINH. AAS é a primeira escolha na pericardite pós-IAM. O prognóstico geralmente é muito bom.

Pericardite pós-IAM

Após um IAM, 3 tipos de complicações pericárdicas podem ocorrer. São elas:

- derrame pericárdico;
- pericardite precoce: ocorre poucos dias após um IAM;
- pericardite tardia: também chamada de síndrome de Dressler, ocorre 1-2 semanas após um IAM. Pode refletir uma maior área infartada ou reperfusão tardia.

BIBLIOGRAFIA

Adler Y, Charron P, Imazio M, Badano L, Barón-Esquivias G, Bogaert J, et al; European Society of Cardiology (ESC). 2015 ESC Guidelines for the diagnosis and management of pericardial diseases: The Task Force for the Diagnosis and Management of Pericardial Diseases of the European Society of Cardiology (ESC). Endorsed by: The European Association for Cardio-Thoracic Surgery (EACTS). Eur Heart J 2015;36(42):2921-64.

Bonow RO, Mann DL, Zipes DP, Libby P, Braunwald E (eds.). Braunwald's heart disease: a textbook of cardiovascular medicine. 9.ed. Philadelphia: Elsevier Saunders; 2012.
Fitch MT, Nicks B, Pariyadath M, McGinnis HD, Manthey DE. Emergency pericardiocentesis. N Eng J Med 2012;366:e17.
Imazio M, Spodick DH, Brucato A, Trinchero R, Adler Y. Controversial issues in the management of pericardial diseases. Circulation 2010;121:916-28.
Kapoor JR, McConnell MV. Images in clinical medicine: a swinging heart. N Engl J Med 2009;361(18):e37.
Lange RA, Hillis D. Acute pericarditis. N Engl J Med 2004;351:2195-202.
Sauleda JS, Angel J, Sánchez A, Miralda GP, Soler JS. Effusive-constrictive pericarditis. N Engl J Med 2004;350:469-75.
Spodick D. Acute cardiac tamponade. N Engl J Med 2003;349:684-90.
Troughton R, Asher C, Klein AL. Pericarditis. Lancet 2004;363:717-27.
Vistarini N, Chen C, Mazine A, et al. Pericardiectomy for constrictive pericarditis: 20 years of experience at the Montreal Heart Institute. Ann Thorac Surg 2015;100(1):107-13.

92 MORTE SÚBITA CARDÍACA

Fernando Vissoci Reiche (*in memoriam*), Gustavo André Boeing Boros

A morte súbita cardíaca (MSC) é definida como morte extra-hospitalar de causa cardíaca, súbita ou com sintomas de rápida evolução, na ausência de condições não cardíacas (obstrução de vias aéreas, hemorragia intracraniana etc.). O termo não deve ser utilizado nos casos não fatais (p. ex., taquicardia ventricular com pulso). A MSC é um importante tema a ser abordado em saúde pública, devendo receber investimento em educação pública, treinamentos em ressuscitação cardiopulmonar e disponibilidade e protocolos de desfibriladores externos automáticos (DEA), a fim de minimizar desfechos negativos durante atendimento pré-hospitalar.

Os principais mecanismos de MSC, presente em 75% dos casos, são a fibrilação ventricular (FV) e a taquicardia ventricular (TV) sem pulso. Os outros 25% decorrem de bradiarritmias ou assistolia.

EPIDEMIOLOGIA E ETIOLOGIA

A MSC é responsável por cerca de 4 milhões de mortes por ano no mundo. Representa 25% das mortes de origem cardiovascular. Sua incidência varia de acordo com a prevalência de cardiopatia estrutural na população analisada, sendo de 1:1.000 a 8:1.000 indivíduos ao ano na população em geral, chegando a cerca de 30:1.000 indivíduos ao ano em pacientes com infarto do miocárdio prévio ou arritmia ventricular complexa.

A MSC é 2-3 vezes mais frequente no sexo masculino e pode ocorrer em qualquer idade, porém incide de maneira predominante após os 65 anos, quando a prevalência de doença cardíaca estrutural e aterosclerótica coronariana é maior.

Cerca de 2/3 das MSC decorrem de doença isquêmica miocárdica, sendo que a MSC pode ser a primeira manifestação em até 15% dos pacientes. Além disso, metade dos pacientes coronarianos morre em decorrência de MSC.

Aproximadamente 10% dos casos de MSC atingem pacientes com coração estruturalmente normal, sendo as principais causas doenças arritmogênicas genéticas e/ ou congênitas.

É fundamental a avaliação em conjunto de condições agudas que servem como gatilhos para MSC, como isquemia coronariana aguda, distúrbios eletrolíticos (principalmente hipocalemia e hipomagnesemia), efeito pró-arrítmico de drogas antiarrítmicas, ativação autonômica, uso de substâncias ilícitas, e estresse físico e emocional.

Tabela 1 Etiologias de MSC em pacientes com cardiopatia
Doença coronariana
Insuficiência cardíaca (IC)
Hipertrofia ventricular
Miocardites
Cardiopatia chagásica
Miocardiopatias infiltrativas
Cardiomiopatia hipertrófica (CMH)
Cardiomiopatia arritmogênica do ventrículo direito (CAVD)
Prolapso de valva mitral

A incidência de FV/TV sustentada durante o infarto agudo do miocárdio (IAM) com supradesnivelamento do segmento ST é de 10%, com 85% desses casos ocorrendo nas primeiras 48 horas. Está relacionado à extensão da lesão miocárdica, isquemia recorrente, reflexo de Bezold-Jarisch, e anormalidades eletrolíticas. Os grandes objetivos do tratamento inicial de um quadro de IAM com supradesnivelamento do segmento ST são a reperfusão e a monitorização/tratamento de arritmias com risco de morte.

Nos pacientes sobreviventes de IAM o principal preditor de risco de MSC é a disfunção sistólica do ventrículo esquerdo. Nos pacientes que evoluem com quadro clínico de insuficiência cardíaca, a incidência de MSC atinge 6% no primeiro ano, ocorrendo nos primeiros 30 dias após IAM em 1/4 desses casos.

A presença de IC aumenta em 5 vezes o risco de MSC, independentemente da etiologia. Nestes pacientes com disfunção ventricular, 30-50% das mortes são súbitas. A cardiopatia de etiologia chagásica apresenta incidência ainda maior de MSC em pacientes mais jovens (30-50 anos) quando comparados à cardiopatia isquêmica.

Na CMH a incidência de MSC é de 1:500 pacientes ao ano em casos subclínicos, aumentado para 2-4% ao ano em adultos e 4-6% ao ano em crianças/adolescentes em casos mais graves. Em 70% dos casos a MSC ocorre com idade < 30 anos, geralmente durante atividade física.

A CAVD, condição na qual parte dos miócitos do ventrículo direito (e/ou esquerdo) sofrem substituição por fibrose e gordura, pode ser responsável por até 15-20% das MSC em pacientes com idade < 30 anos. História clínica e familiar, eletrocardiograma (ECG), ECG de alta resolução, ecocardiograma, ressonância magnética e avaliação anatomopatológica são critérios para o diagnóstico.

Na ausência de doença cardíaca estrutural, as doenças cardíacas arritmogênicas geneticamente determinadas são as principais causas de MSC, envolvendo as canalopatias, laminopatias e a condução de taquiarritmias atriais por vias acessórias.

Tabela 2 Etiologias de MSC na ausência de doença cardíaca estrutural

Síndrome de Brugada
Síndrome do QT longo congênito ou adquirido
Síndrome do QT curto
TV polimórfica catecolaminérgica
Laminopatias
Síndrome de Wolff-Parkinson-White
FV idiopática

MSC EM ATLETAS

A MSC ocorrida no âmbito esportivo profissional gera grande repercussão e discussão com relação à avaliação cardiovascular realizada por clubes e confederações para liberação da atividade física competitiva, e à difícil tarefa de proibir um esportista de exercer sua profissão.

Entre as principais causas de MSC em atletas estão a CMH (maior responsável nas diversas casuísticas), anomalias congênitas de artérias coronárias, miocardite, CAVD e canalopatias. *Commotio cordis* relaciona-se à MSC que ocorre durante a prática esportiva decorrente de trauma direto ao tórax. Esse trauma, quando ocorre em fase vulnerável da repolarização ventricular (intervalo de até 30 ms antes do pico da onda T), pode alterar a estabilidade elétrica do miocárdio e é capaz de induzir FV/TV. Há descrição de *commotio cordis* em jogos de beisebol, hóquei, lutas como karatê e taekwondo, entre outros esportes.

ESTRATIFICAÇÃO DO RISCO DE MSC

Diversos fatores são utilizados para estratificar o risco de MSC, sendo um dos principais foco a identificação, o diagnóstico e o tratamento da doença arterial coronariana e seus fatores de risco. A presença de disfunção ventricular, representada pela fração de ejeção do ventrículo esquerdo (FEVE), conforme já citado, é um preditor importante da ocorrência de MSC. De outros fatores podem ser citados, ainda, a etiologia da miocardiopatia, indução de arritmias ventriculares ao estudo eletrofisiológico, pesquisa de substrato anatômico no ECG de alta resolução, duração e dispersão do intervalo QT, presença de substrato arritmogênico anatômico (hipertrofia ventricular esquerda septal significativa, áreas de displasia, áreas de fibrose) e, ao Holter, presença de TV sustentada e não sustentada, baixa variabilidade do intervalo R-R e frequência cardíaca de repouso elevada. Nenhum deles, isoladamente, identifica o paciente de alto risco. Quando associados, ganham em especificidade, porém perdem em sensibilidade.

Screening familiar também é fundamental. A avaliação de familiares de vítimas de MSC sem doença cardíaca estrutural conhecida pode revelar, em até 50% dos casos, canalopatias ou miocardiopatias. Cada vez mais tem-se utilizado testes genéticos nestas situações, com identificação de genes associados, por exemplo, a canalopatias, CAVD, miocardiopatia hipertrófica e miocardiopatias de depósito. No entanto, vale ressaltar que o significado dos testes genéticos varia e deve ser avaliado em conjunto com outros fatores clínicos individuais.

Quando o paciente com MSC tem o fenótipo conhecido, a avaliação genética pode ser importante para aconselhamento familiar e aprofundamento nos estudos de tal patologia. Por outro lado, quando o fenótipo é desconhecido, devemos questionar a aplicabilidade do teste genético sem uma consideração cautelosa dos resultados indeterminados por clínicos experientes, pois podem servir apenas para aumentar as incertezas e levar a interpretações errôneas dos resultados.

PREVENÇÃO DA MSC

Betabloqueadores, antiarrítmicos (especialmente amiodarona), ablação por cateter de radiofrequência de áreas de cicatriz miocárdica e uso de cardiodesfibriladores implantáveis (CDI) são estratégias utilizadas em pacientes com arritmia ventricular complexa.

O CDI está indicado essencialmente em 2 condições clínicas:

- pacientes de alto risco que ainda não apresentaram nenhum episódio espontâneo, como prevenção primária;

- pacientes recuperados de MSC sem causas reversíveis identificadas.

Prevenção primária

A MSC é responsável por cerca de 50% da mortalidade em pacientes com disfunção sistólica grave do ventrículo esquerdo, de etiologia isquêmica ou não isquêmica. Considerando-se que FV/TV são os principais mecanismos de MSC, vários estudos foram conduzidos testando-se a efetividade do CDI na prevenção primária desses eventos fatais. Dois dos maiores estudos foram:

- MADIT II: 1232 pacientes isquêmicos com FEVE ≤ 30% sem IAM recente (30 dias), randomizados para implante de CDI ou terapia médica otimizada. O resultado demonstrou redução de mortalidade de 14,2% *vs.* 19,8% em 20 meses.
- SCD-HeFT: 2521 pacientes com IC com FEVE ≤ 35%, etiologia isquêmica ou não, classe funcional II ou III mantida por 3 meses a despeito de terapia medicamentosa otimizada, randomizados para CDI, amiodarona ou placebo. O resultado demonstrou redução da mortalidade de 29% (CDI) *vs.* 36% (placebo) em 5 anos.

Dessa forma, as recomendações atuais indicam CDI na profilaxia primária da MSC de pacientes com FEVE ≤ 35% de origem isquêmica ou não isquêmica, pelo menos 40 dias após evento isquêmico agudo, em classes funcionais II e III apesar de tratamento clínico otimizado, e que tenham expectativa de vida > 1 ano. Infelizmente, essa terapia apresenta custo muito elevado, o que inviabiliza sua aplicação rotineiramente. Vale ainda reforçar que a presença do dispositivo pode apresentar complicações. Estudo com mais de 3 mil pacientes com CDI e acompanhamento de 12 anos mostrou taxa cumulativa de 20% de choques inapropriados e 6% de infecção relacionada ao dispositivo.

Em doenças estruturais específicas (e.g. CMH, CAVD) e em algumas canalopatias (p. ex., síndrome de Brugada, síndrome do QT longo), escores e calculadoras específicas são utilizados para tomada de decisão da indicação de CDI em profilaxia primária.

Prevenção secundária

Sobreviventes de parada cardiorrespiratória por FV/TV, independentemente da etiologia ou presença de doença estrutural cardíaca, apresentam alto risco de recorrência de taquiarritmias. Estima-se que esse risco seja especialmente mais elevado (cerca de 10%) nos primeiros 6-12 meses após o evento. Dessa forma, é fundamental que sejam introduzidas estratégias de prevenção secundária da MSC, nas quais inclui-se tratamento da cardiopatia estrutural, betabloqueadores, uso de drogas antiarrítmicas e implante de CDI.

Betabloqueadores são eficazes na prevenção de MSC em pacientes com FEVE reduzida. Dois dos principais estudos são o MERIT-HF, com succinato de metoprolol, e o CIBIS-II com bisoprolol, ambos com redução de mortalidade (respectivamente 3,9% vs 6,6% e 3,3% *vs.* 6,3%)

A introdução do CDI foi considerada o principal avanço da prevenção secundária da MSC. Seus benefícios foram avaliados em vários ensaios clínicos randomizados. Metanálise que incluiu os principais estudos demonstrou redução relativa de 50% na mortalidade arrítmica e 28% na mortalidade total entre os pacientes com CDI em comparação com os que receberam tratamento antiarrítmico, resultado em um NNT de 15 favorável ao CDI. A relação custo-efetividade é superior na profilaxia secundária; novamente, a expectativa de vida > 1 ano deve ser considerada.

Nesse contexto a amiodarona é recomendada em pacientes com CDI que continuam a apresentar arritmias ventriculares sintomáticas ou choques recorrentes do dispositivo, apesar de tratamento clínico e programação do dispositivo adequadas; ou naqueles pacientes não elegíveis ao CDI.

BIBLIOGRAFIA

Bardy GH, Lee KL, Mark DB, Poole JE, Packer DL, Boineau R, et al.; Sudden Cardiac Death in Heart Failure Trial (SCD-HeFT) Investigators. Amiodarone or an implantable cardioverter-defibrillator for congestive heart failure. N Engl J Med 2005;352(3):225-37.

Huikuri HV, Raatikainen MJ, Moerch-Joergensen R, Hartikainen J, Virtanen V, Boland J, et al.; Cardiac Arrhythmias and Risk Stratification after Acute Myocardial Infarction Study Group. Prediction of fatal or near-fatal cardiac arrhythmia events in patients with depressed left ventricular function after an acute myocardial infaction. Eur Heart 2009;30(6):689-98.

Kuller L, Lilienfeld A, Fisher R. An epidemiological study of sudden and unexpected deaths in adults. Medicine (Baltimore) 1967;46(4):341-61.

Moss AJ, Hall WJ, Cannom DS, Daubert JP, Higgins SL, Klein H, et al. Improved survival with an implanted defibrillator in patients with coronary disease at high risk for ventricular arrhythmia. Multicenter Automatic Defibrillator Implantation Trial Investigators. N Engl J Med 1996;335(26):1933-40.

Moss AJ, Zareba W, Hall WJ, Klein H, Wilber DJ, Cannom DS, et al.; Multicenter Automatic Defibrillator Implantation Trial II Investigators. Prophylactic implantation of a defibrillator in patients with myocardial infarction and reduced ejection fraction N Engl J Med 2002;346(12):877-83.

Priori SG, Blomström-Lundqvist C, Mazzanti A, Blom N, Borggrefe M, Camm J, et al. 2015 ESC Guidelines for the management of patients with ventricular arrhythmias and the prevention of sudden cardiac death: The Task Force for the Management of Patients with Ventricular Arrhythmias and the Prevention of Sudden Cardiac Death of the European Society of Cardiology (ESC). Endorsed by: Association for European Paediatric and Congenital Cardiology (AEPC). Eur Heart J 2015;36:2793-867.

Solomon SD, Zelenkofske S, McMurray JJ, Finn PV, Velazquez E, Ertl G, et al.; Valsartian in Acute Myocardial Infarction Trial (VALIANT) Investigators. Sudden death in patients with myocardial infarction and left ventricular dysfunction, heart failure, or both. N Engl J Med 2005;352:2581-8.

Stiles MK, Wilde AAM, Abrams DJ, Ackerman MJ, Albert CM, Behr ER, et al. 2020 APHRS/HRS expert consensus statement on the investigation of decedents with sudden unexplained death and patients with sudden cardiac arrest, and of their families. Heart Rhythm 2021;18(1):e1-e50.

Zipes DP, Wellens HJJ. Sudden cardiac death. Circulation 1998;98:2334-51.

Connolly SJ, Hallstrom AP, Cappato R, Schron EB, Kuck KH, Zipes DP, et al. Meta-analysis of the implantable cardioverter defibrillator secondary prevention trials. AVID, CASH and CIDS studies. Eur Heart J 2000;21:2071-8.

Hohnloser SH, Kuck KH, Dorian P, Roberts RS, Hampton JR, Hatala R, et al.; DINAMIT Investigators. Prophylatic use of an implantable cardioverter-defibrillator after acute myocardial infaction. N Eng J Med 2004;351:2481-8.

Hjalmarson A, Goldestein S, Faberberg B; MERIT-HF Study Group, et al. Effect of metoprolol CR/XL in chronic heart failure: Metoprolol CR/XL Randomised Intervention Trial in Congestive Heart Failure (Merit-HF). Lancet 1999;353:2001-7.

The Cardiac Insufficiency Bisoprolol Study II (CIBIS-II): a randomised trial. Lancet 1999;353(9146):9-13.

93 TROMBOEMBOLISMO VENOSO

Felipe Marques da Costa, Milena Tenório Cerezoli, Luciana Tamie Kato Morinaga

DEFINIÇÃO E ETIOLOGIA

O tromboembolismo venoso (TEV) compreende 2 entidades diferentes, porém associadas, causadas por desbalanços nos mecanismos relacionados à hemostase (fluxo sanguíneo local, integridade endotelial e estado de coagulabilidade). São elas:

- trombose venosa profunda (TVP): ocorre por formação de coágulo e obstrução do fluxo sanguíneo em território venoso, mais frequentemente em veias dos membros inferiores;
- tromboembolismo pulmonar (TEP): complicação potencialmente fatal secundária ao desprendimento parcial ou total do trombo formado em território venoso periférico, gerando um êmbolo que se impacta no território arterial pulmonar, reduzindo o fluxo sanguíneo na região.

EPIDEMIOLOGIA

A incidência estimada de TEV nos EUA é de 100 indivíduos para cada 100 mil habitantes, sendo o TEP responsável por 1/3 dos casos. Dados hospitalares norte-americanos indicam incidência de 0,4% de TEP no período de 1979 a 1999.

No Brasil, os dados disponíveis são derivados de levantamento de necrópsias, com prevalência de 3,9-16,6% de TEP, similar aos estudos internacionais. Investigando apenas autópsias de mortes por insuficiência respiratória em hospital terciário, um estudo recente revelou achado de embolia pulmonar em cerca de 9% dos casos.

Cerca de 40-50% dos pacientes com TVP apresentam TEP, em geral assintomático, na cintilografia de perfusão pulmonar. Em cerca de 60% dos pacientes diagnosticados com TEP, é feito o diagnóstico de TVP associada.

Em estudos prospectivos, a mortalidade dos casos de TEP agudo varia em 7-11%.

A idade média ao diagnóstico é de 62 anos, com cerca de 65% dos pacientes com idade > 60 anos.

FATORES PREDISPONENTES

Condições individuais adquiridas (p. ex., neoplasias, obesidade) ou herdadas (trombofilias), transitórias (imobilização) ou permanentes (doenças inflamatórias crônicas) aumentam o risco de TEV e devem ser pesquisadas sempre que houver suspeita diagnóstica (Tabela 1). A identificação dos fatores predisponentes ajuda a definir a probabilidade do diagnóstico e determinar fluxos de investigação mais eficientes e seguros.

Vale ressaltar que, de acordo com o International Cooperative Pulmonary Embolism Registry, cerca de 20% dos pacientes com TEP apresentaram-se sem fatores predisponentes identificados.

QUADRO CLÍNICO E EXAMES AUXILIARES

Tanto para os casos de TVP quanto de TEP, é significativa a porcentagem de indivíduos assintomáticos ou com quadro clínico inespecífico. Identificação de fatores de risco e abordagens estruturadas de avaliação clínica auxiliam na investigação.

Trombose venosa profunda

São sinais clínicos presentes em cerca de 50% dos pacientes:

- empastamento de panturrilha (sinal de Homans);
- edema assimétrico (maior na perna com TVP);
- eritema;
- dor localizada ao longo do trajeto venoso.

Sinais e sintomas isolados, contudo, não têm poder suficiente para aumentar a chance de diagnóstico de TEV. Antecedente de TVP, malignidade conhecida, imobili-

Tabela 1 Fatores predisponentes para tromboembolismo venoso
Fatores predisponentes fortes (OR > 10)
Fratura (perna ou quadril)
Cirurgia de colocação de prótese de quadril ou joelho
Cirurgia de grande porte
Grandes traumas
Lesão medular
Fatores predisponentes intermediários (OR 2-9)
Artroscopia de joelho
Acesso venoso central
Quimioterapia
Cardiopatia crônica ou insuficiência respiratória
Terapia de reposição hormonal
Malignidade
Uso de contraceptivos
AVC com paralisia
Gestação/puerpério
Tromboembolismo venoso prévio
Trombofilia
Fatores predisponentes fracos (OR < 2)
Permanência acamado > 3 dias
Imobilidade prolongada em posição sentada (p. ex., viagens de avião)
Idade avançada
Cirurgia laparoscópica
Obesidade
Varizes de membros inferiores

zação ou cirurgia recentes, assim como assimetria no diâmetro da panturrilha, parecem aumentar a probabilidade pré-teste de TVP.

Tromboembolismo pulmonar

Dispneia de início súbito ou subagudo, taquipneia e dor torácica são sintomas frequentes, sendo descritos em > 90% dos casos.

Dor pleurítica ocorre, em geral, por irritação pleural secundária a infartos pulmonares distais, podendo ser acompanhada de hemoptise. Dor do tipo anginosa pode ocorrer por sobrecarga aguda do ventrículo direito.

Síncope, presente em cerca de 15% dos casos, e hipotensão caracterizam comprometimento cardiovascular e maior mortalidade.

Hipoxemia e taquicardia são frequentes. Cerca de 20% dos casos de TEP apresentam-se com pO_2 dentro da normalidade.

Alguns exames complementares são úteis na investigação de TEP:

- RX de tórax: seu papel é descartar outras causas de dispneia ou dor torácica. Atelectasias laminares, derrame pleural e elevação de cúpula diafragmática podem estar presentes, porém, assim como os sintomas, são inespecíficos;
- ECG: aumento de frequência cardíaca e sinais de sobrecarga ventricular direita podem estar presentes, incluindo inversão de onda T em V1-V4, padrão QR em V1, padrão S1Q3T3 e bloqueio de ramo direito;
- ecocardiograma: identifica sinais de disfunção ventricular direita e, possivelmente, trombos proximais ou dentro de cavidades cardíacas, reforçando o diagnóstico. Pode, ainda, detectar diagnósticos diferenciais como tamponamento cardíaco ou disfunção valvar aguda. Seu principal papel é descartar TEP em pacientes hemodinamicamente instáveis na ausência de sinais de disfunção ventricular direita e fornecer dados prognósticos nos indivíduos estáveis (ver item "Classificação da gravidade e diagnóstico").

DIAGNÓSTICO

Avaliação de probabilidade clínica

A apresentação clínica, muitas vezes inespecífica ou oligossintomática, dificulta o diagnóstico de TEV e pode, por um lado, levar a exposição dos pacientes a riscos e realização de exames desnecessários.

A gravidade da doença, em especial da embolia pulmonar, por outro lado, exige estratégias que minimizem falhas diagnósticas. Nesse sentido, foram desenvolvidas avaliações clínicas estruturadas para TVP e TEP que permitem identificar indivíduos de baixa, intermediária e alta probabilidade diagnóstica, cada qual com prevalências estimadas conhecidas da doença. Os escores mais utilizados (Tabelas 2 e 3) possibilitam otimizar o uso das ferramentas diagnósticas disponíveis, uma vez que a probabilidade pós-teste de TEV depende não apenas das características dos exames utilizados, como também de probabilidade pré-teste do diagnóstico.

Algoritmos diagnósticos

Uma vez estabelecida a probabilidade clínica de TVP ou TEP, pode-se traçar então uma sequência de exames que garanta a determinação do diagnóstico (ou sua exclusão). Diversos algoritmos foram desenvolvidos e analisam o conjunto composto pelos diferentes testes disponíveis, características clínicas, presença de fatores predisponentes e gravidade dos pacientes.

Atenção especial deve ser dada aos pacientes com suspeita de TEP com sinais de instabilidade hemodinâmica, os quais devem ser identificados imediatamente e

Tabela 2 Escore de Wells para avaliação de probabilidade clínica de trombose venosa profunda

Variável		Pontuação
Neoplasia em atividade (tratamento nos últimos 6 meses ou tratamento paliativo)		+1
Paralisia, paresia ou imobilização recente de membros inferiores		+1
Cirurgia de grande porte nas últimas 4 semanas ou imobilidade no leito > 3 dias		+1
Sensibilidade dolorosa em local de trajeto venoso profundo		+1
Edema de perna inteira		+1
Edema de panturriha com diferença > 3 cm em relação à perna assintomática (medido 10 cm abaixo da tuberosidade tibial)		+1
Edema compressível (maior do que a perna assintomática)		+1
Veias colaterais superficiais não varicosas		+1
Diagnóstico alternativo de igual ou maior probabilidade		–2
Probabilidade clínica	**Prevalência de TVP**	**Total**
Baixa	5% (4-8%)	≤ 0
Intermediária	17% (13-23%)	1-2
Alta	53% (44-61%)	≥ 3

Tabela 3 Escores de Geneva e Wells para avaliação de probabilidade clínica de tromboembolismo pulmonar

Geneva modificado		Wells	
Variável	**Pontuação**	**Variável**	**Pontuação**
Fatores predisponentes		Fatores predisponentes	
▪ Idade > 65 anos	+1	▪ TVP ou TEP prévio	+1,5
▪ TVP ou TEP prévio	+3	▪ Cirurgia ou imobilização recente	+1,5
▪ Cirurgia ou fratura < 30 dias	+2	▪ Neoplasia	+1
▪ Neoplasia ativa	+2	Sintomas	
Sintomas		▪ Hemoptise	+1
▪ Dor unilateral nas pernas	+3	Sinais	
▪ Hemoptise	+2	▪ FC > 100 bpm	+1,5
Sinais		▪ Sinais clínicos de TVP	+3
▪ FC 75-94 bpm	+3	Avaliação clínica	
▪ FC ≥ 95 bpm	+5	▪ Diagnóstico alternativo menos provável que TEP	+3
▪ Dor em trajeto venoso de membro inferior ou edema unilateral	+4		
Probabilidade clínica	**Pontuação total**	**Probabilidade clínica (3 níveis)**	**Pontuação total**
Baixa	0-3	Baixa	0-1
Intermediária	4-10	Intermediária	2-6
Alta	≥ 11	Alta	≥ 7
		Probabilidade clínica (2 níveis)	Pontuação total
		TEP não provável	0-4
		TEP provável	> 4

É possível identificar grupos com prevalências de 10, 30 e 65% de TEP (baixa, intermediária e alta probabilidade).
FC: frequência cardíaca; TEP: tromboembolismo pulmonar; TVP: trombose venosa profunda.

abordados de maneira especial (Figura 1), enquanto pacientes estáveis podem ser avaliados de acordo com os algoritmos das Figuras 2 e 3.

O PERC (*Pulmonary Embolism Rule-out Criteria*) é um escore clínico capaz de excluir TEP sem necessidade de exames laboratoriais (Tabela 4). Na ausência de qualquer critério do escore, em pacientes com baixa probabilidade pré-teste, o diagnóstico de TEP pode ser afastado.

Tabela 4 Escore PERC (*Pulmonary Embolism Rule-Out Criteria*)

Idade ≥ 50 anos?
Hemoptise?
História de cirurgia ou trauma recentes necessitando de intubação nas últimas 4 semanas?
TVP ou EP prévios?
Uso de estrógeno?
Pulso ≥ 100 bpm?
Oximetria de pulso ≤ 95% em ar ambiente?
Edema unilateral de perna?

EXAMES DE CONFIRMAÇÃO DIAGNÓSTICA

Dímero-D

O dímero-D é um produto de degradação da fibrina. A detecção de níveis normais tem alto poder de exclusão de TEV (alto valor preditivo-negativo). Apesar disso, como a produção de fibrina não é específica para embolia (está aumentada em situações como neoplasias, infecções e inflamações), a elevação dos níveis de dímero-D tem baixo poder para confirmação de TEV (baixo valor preditivo-positivo).

O teste ELISA tem sensibilidade > 95% e especificidade de cerca de 40% para o diagnóstico de TEV, sendo eficaz para exclusão da hipótese de TEP em indivíduos com baixa e moderada probabilidade diagnóstica.

Testes de sensibilidade moderada (p. ex., hemaglutinação e látex) apresentam sensibilidade de 85-90%, sendo seguros para exclusão de TEP em indivíduos de baixa probabilidade clínica para o diagnóstico.

A especificidade da dosagem de dímero-D varia de acordo com as características clínicas dos pacientes, reduzindo-se com o aumento da idade. Os seus níveis de normalidade devem ser ajustados pela idade, sendo <

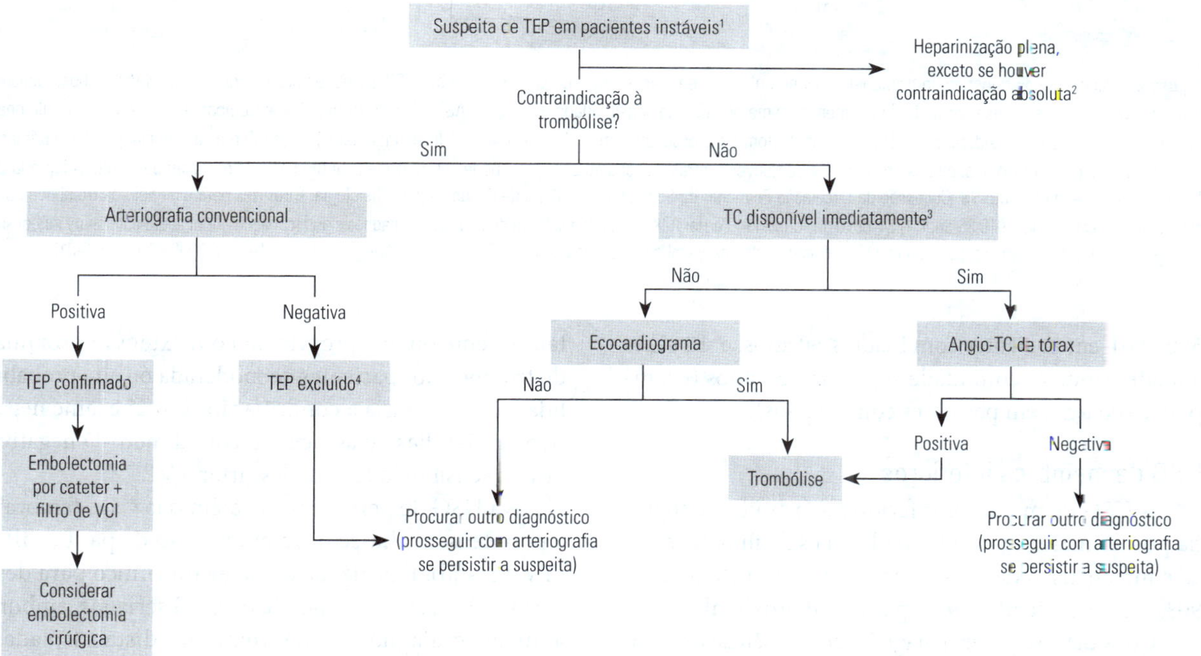

Figura 1 Algoritmo diagnóstico para pacientes com alto risco para suspeita de tromboembolismo pulmonar. TEP: tromboembolismo pulmonar; VCI: veia cava inferior. [1] Critérios de instabilidade: PA média < 70 mmHg ou PA sistólica < 90 mmHg ou com queda ≥ 40 mmHg por > 15 minutos não causada por sepse, arritmia ou hipovolemia; sinais de baixo débito; e hipoxemia significativa (pO_2 < 60 mmHg com fração inspirada de oxigênio – FiO_2 ≥ 40%). [2] Não iniciar heparina caso a trombólise seja realizada imediatamente. [3] Considerada não disponível caso a condição clínica do paciente permita apenas a realização de exames à beira do leito. [4] Procurar outro diagnóstico e iniciar profilaxia primária para tromboembolismo venoso. Adaptada de Terra-Filho M, Menna-Barreto SS; Comissão de Circulação Pulmonar da Sociedade Brasileira de Pneumologia e Tisiologia. Diretrizes para o manejo da tromboembolia pulmonar. J Bras Pneumol 2010;36(Supl. 1):S1-68.

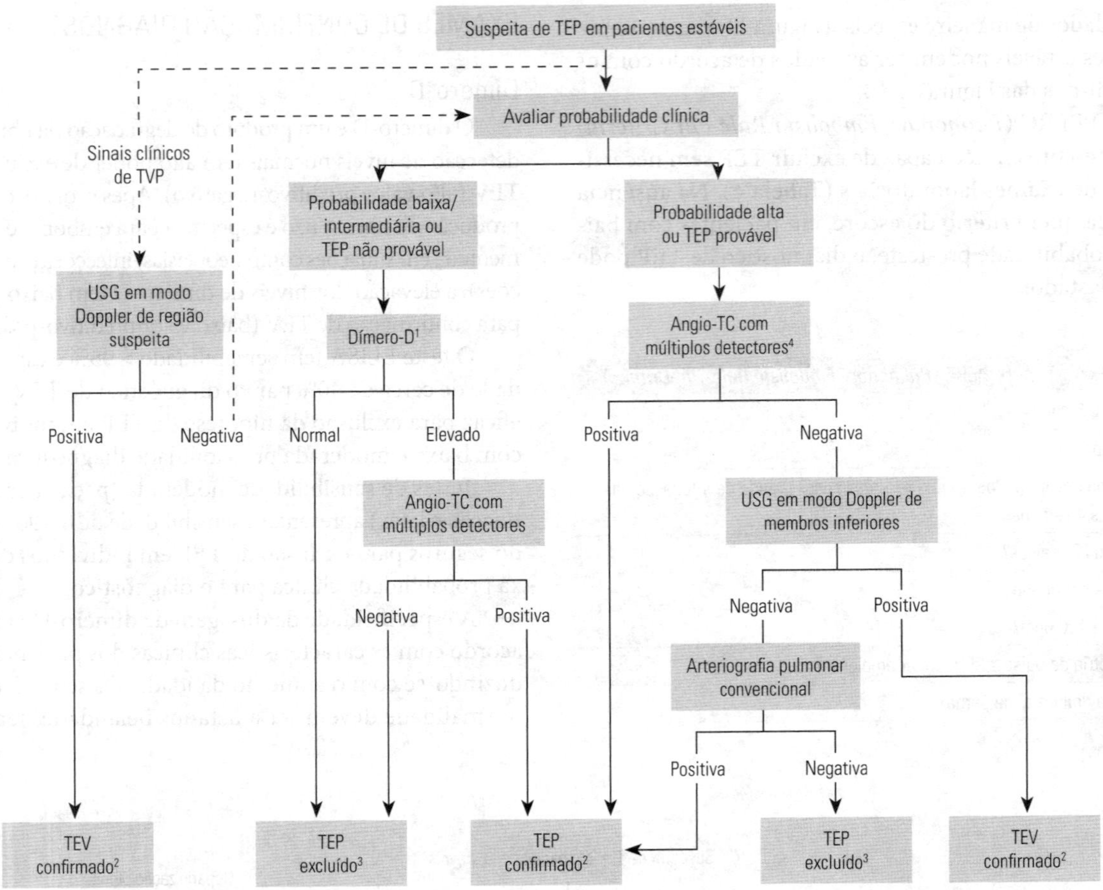

Figura 2 Algoritmo diagnóstico de tromboembolismo pulmonar em pacientes clinicamente estáveis. TEP: tromboembolismo pulmonar; TEV: tromboembolismo venoso; TVP: trombose venosa profunda. [1] Recomenda-se método de alta sensibilidade (ELISA, VIDAS). [2] Após confirmação de tromboembolismo venoso/pulmonar, iniciar anticoagulação e considerar trombólise ou embolectomia e prosseguir com avaliação de risco. [3] Investigar diagnósticos diferenciais, iniciar profilaxia primária e manter vigilância para tromboembolismo venoso. [4] Se houver contraindicação ao contraste, pode ser utilizada a cintilografia de perfusão pulmonar. Adaptada de Terra-Filho M, Menna-Barreto SS; Comissão de Circulação Pulmonar da Sociedade Brasileira de Pneumologia e Tisiologia. Diretrizes para o manejo da tromboembolia pulmonar. J Bras Pneumol 2010;36(Supl. 1):S1-68; e de Torbicki A, Perrier A, Konstantinides S. Guidelines on the diagnosis and management of acute pulmonary embolism: the Task Force for the diagnosis and management of acute pulmonary embolism of the European Society of Cardiology (ESC). Eur Heart J 2008;29(18):2276-315.

500 µg/L em pacientes com idade ≤ 50 anos, e 10 vezes a idade naqueles com idade superior a 50 anos (exemplo: < 700 µg/L em pacientes com 70 anos).

USG de membros inferiores

A USG de membros inferiores substitui a venografia por ter maior disponibilidade, mais facilidade técnica e menor risco de complicações. Tem sensibilidade > 90% e especificidade > 95% para TVP proximal.

Considera-se critério diagnóstico a ausência de compressão completa do trajeto venoso, que indica a presença de coágulo luminal. Não há critérios definidos em relação aos parâmetros de fluxo.

A USG proximal avalia veias femorais e poplíteas. Não avalia TVP distal, de maneira que pode exigir complementação com outros exames ou USG seriadas para excluir casos de TVP distal que não se resolvam espontaneamente ou que progridam com extensão proximal do trombo. Nos pacientes de moderada ou alta probabilidade, é necessária a confirmação com 2° exame negativo em 5-7 dias ou associação com dímero-D negativo de alta sensibilidade para descartar TVP.

Na USG de perna inteira, além das veias femorais e poplíteas, avalia-se o trajeto venoso de panturrilha (TVP distal). É utilizada como exame único para descartar TVP sem necessidade de USG seriadas, embora aumente o diagnóstico de tromboses distais isoladas, cujo significado clínico e necessidade de anticoagulação são controversos.

Em 90% dos pacientes, o êmbolo pulmonar é originado dos membros inferiores, em geral de tromboses proximais.

O achado de TVP proximal em pacientes com suspeita de TEP é suficiente para início de anticoagulação

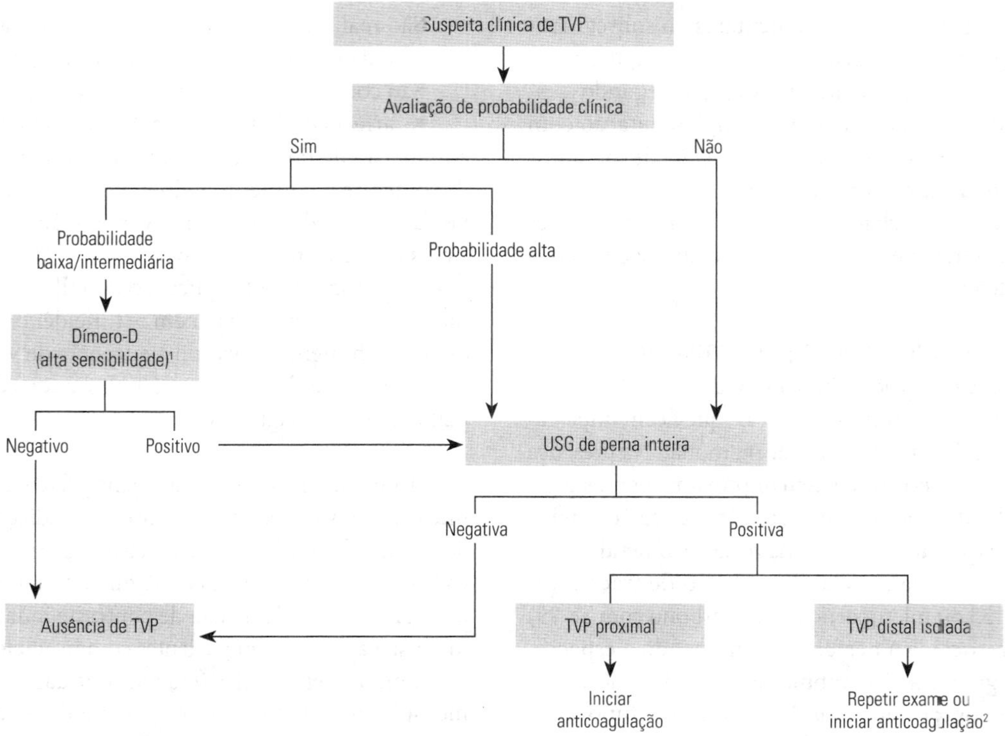

Figura 3 Algoritmo sugerido para investigação de trombose venosa profunda. TVP: trombose venosa profunda. [1] Em indivíduos de baixa probabilidade, o dímero-D de sensibilidade moderada pode ser usado. [2] Na ausência de fatores de risco para tromboembolismo venoso ou sintomas, pode-se realizar USG seriada por 14 dias e verificar progressão da trombose venosa profunda e necessidade de anticoagulação. Adaptada de Weits JI, Eikelboom JW, Samama MM. Antithrombotic therapy and prevention of thrombosis, 9.ed. American College of Chest Physicians evidence-based clinical practice guidelines. Chest 2012;141(2)(Suppl).

sem necessidade de prosseguir com a investigação diagnóstica.

Venografia de membros inferiores por TC

É uma alternativa para o diagnóstico de TVP, podendo ser realizada com a mesma injeção de contraste utilizada na angiotomografia computadorizada de tórax (Angio-TC de tórax)

Aumenta pouco a sensibilidade para diagnóstico de TEP (de 83 para 90%), segundo o estudo PIOPED II, sem aumento no valor preditivo-negativo e à custa de maior radiação. Não é indicada na rotina de investigação de TEP.

Tem como desvantagens a necessidade de uso de contraste iodado e a exposição à radiação.

RNM de membros inferiores

Considera-se critério diagnóstico a visualização direta do trombo ou a alteração do fluxo sanguíneo no território vascular.

A injeção de gadolínio EV por veia periférica não é necessária, mas melhora a análise das estruturas vasculares.

Tem como desvantagens a baixa disponibilidade e a possibilidade de requerer o uso de contraste, que se torna um limitante em pacientes com disfunção renal.

Angiotomografia computadorizada de tórax

Aparelhos com múltiplos detectores levaram ao aumento do desempenho desse exame, possibilitando a visualização até níveis arteriais subsegmentares e transformando-o no método de escolha para avaliação vascular pulmonar.

Diversos estudos e metanálises reforçam a eficiência da angio-TC de tórax com múltiplos detectores para exclusão de TEP em indivíduos de probabilidade baixa ou intermediária de TEP, nos quais o valor preditivo-negativo é elevado (96 e 89%, respectivamente).

Em casos de alta probabilidade, esse valor cai para cerca de 60%. Ainda assim, são baixas as taxas de complicação tromboembólica em pacientes nesse grupo mantidos sem anticoagulação após angio-TC de tórax negativa de maneira que a necessidade de prosseguir com a investigação com exames complementares nesse grupo é controversa.

O achado de trombos segmentares ou subsegmentares em pacientes de baixo risco, grupo em que o valor preditivo-positivo do exame é baixo (58%, segundo o estudo PIOPED II), pode exigir a complementação com outros exames. O achado de TVP em USG de membros inferiores pode auxiliar na decisão de iniciar anticoagulação, enquanto o achado isolado de trombos menores (subsegmentares) nesse grupo de pacientes não tem tratamento definido.

Cintilografia de inalação e perfusão pulmonar

Realizada por meio da injeção EV de partículas de macroagregado de albumina com Tc-99, que ficam impactados em parte do território capilar pulmonar. Na presença de obstrução do território vascular proximal por coágulo, as partículas de albumina não atingirão a região capilar, gerando imagem não captante na região acometida.

A avaliação da inalação (por meio de traçadores como Xe-133 ou micropartículas de carbono com Tc-99) pode ser associada à perfusão, aumentando a especificidade diagnóstica. A combinação possibilita descartar áreas de hipoperfusão secundárias apenas à hipoventilação e à vasoconstrição reflexa associada (espera-se que a ventilação esteja normal em áreas hipoperfundidas pelo TEP).

Apresenta a vantagem de menor carga de radiação e poucos efeitos colaterais.

Em geral, é classificada em:

- cintilografia normal: é suficiente para exclusão de TEP;
- baixa probabilidade: em indivíduos de suspeita moderada de TEP, é aceitável para exclusão do diagnóstico; entretanto, casos de alta suspeita clínica exigem prosseguimento diagnóstico, uma vez que até 40% dos pacientes podem ter embolia pulmonar;
- probabilidade intermediária: não diagnóstico;
- alta probabilidade: é suficiente para diagnóstico, embora em indivíduos de baixa probabilidade clínica, em vista do baixo valor preditivo-positivo, tal dado deva ser avaliado com outros exames.

Outras combinações de resultado e probabilidade clínica exigem prosseguimento da investigação com outros testes.

Arteriografia pulmonar e venografia de membros inferiores

São exames invasivos considerados padrão-ouro para o diagnóstico de TEP e TVP, respectivamente, possibilitando a visualização adequada até de ramos subsegmentares pulmonares.

São realizadas pela injeção EV de contraste iodado (no caso da venografia, na veia dorsal do pé).

São considerados critérios diagnósticos:

- arteriografia pulmonar: falha de enchimento ou amputação de ramo arterial pulmonar. Lentificação do fluxo de preenchimento pelo meio de contraste, hipoperfusão ou redução de fluxo venoso são considerados sinais indiretos não definitivos;
- venografia: identificação de falha de preenchimento luminal visualizada em > 1 incidência. Ausência de preenchimento (levando à ausência de visualização do vaso), apesar de injeções múltiplas, é considerada suspeita, mas não diagnóstica.

Apresentam como desvantagens o fato de serem exames caros, invasivos e com exposição à radiação. No caso da venografia, há falha de canulação em 5% dos exames e visualização inadequada de segmentos venosos em até 20%. A necessidade de uso de contraste iodado pode limitar sua aplicação em pacientes com insuficiência renal.

Com a melhora das imagens obtidas pela TC com múltiplos detectores, a arteriografia pulmonar vem sendo menos frequentemente utilizada, mas pode ser necessária em casos de alta probabilidade de TEP com outros exames negativos.

CLASSIFICAÇÃO DE GRAVIDADE E PROGNÓSTICO

Trombose venosa profunda

Além da presença de fatores de risco não tratáveis, grande extensão do trombo e acometimento proximal são fatores que determinam pior evolução clínica e aumento de chance de recorrência em pacientes com TVP.

As principais complicações associadas à TVP são o TEP e a síndrome pós-trombótica, determinada pela presença de alterações locais e sintomas decorrentes de hipertensão venosa crônica na ausência de recanalização do trombo.

A TVP é tradicionalmente classificada em:

- distal: acomete somente o trajeto venoso da panturrilha (abaixo da veia poplítea), sendo muitas vezes assintomática. Corresponde a 31-56% das TVP e, na ausência de progressão com aumento de extensão, tem risco baixo de complicações. Há evidência sugerindo que esse tipo de trombose esteja mais associado a fatores de risco transitórios (hospitalização, cirurgia recente), sendo menos frequente em idosos, mulheres em período puerperal ou outras alterações crônicas. A chance de extensão proximal é difícil de ser avaliada, sendo descrita em 3-44%, dependendo da população estudada. Embora a necessidade de anticoagulação seja controversa, o risco de progressão para TVP proximal faz com que essas tromboses sejam tratadas de maneira semelhante às proximais;

- proximal: acomete a veia poplítea ou trechos venosos mais proximais. Entre 40-50% dos casos evoluem com TEP. A presença de acometimento ileofemoral aumenta o risco de pior evolução clínica e evolução para complicações, uma vez que esse tipo de obstrução acontece de modo proximal à chegada de colaterais que geralmente suprem a drenagem na presença de obstruções mais distais.

Síndrome pós-trombótica

Acomete 33-50% dos pacientes durante os primeiros 2 anos após o evento. Trata-se da complicação tardia mais comum na TVP, caracterizada por alterações na perna acometida que incluem sensação de peso, dor, edema, cãibras e prurido, com alteração de pigmentação e veias varicosas.

A prevenção inicia-se na profilaxia de tromboses agudas (Capítulo 289) e passa pela instituição de anticoagulação adequada. A evidência atual mostra que o uso de meias elásticas (30-40 mmHg de compressão) não reduz a incidência de SPT ou melhora sintomas de dor. A trombólise guiada por cateter para tratamento do evento agudo reduz significativamente SPT em 2 anos, mas às custas de aumento nos episódios de sangramento, devendo ser considerada em pacientes com fatores de risco para SPT.

Tromboembolismo pulmonar

A avaliação de gravidade é iniciada antes mesmo da confirmação diagnóstica do TEP e se mistura nos algoritmos de investigação e tratamento. Presença de hipotensão ou outros sinais de instabilidade hemodinâmica caracterizam pacientes de elevada mortalidade (alto risco ou TEP maciço) e devem ser imediatamente identificados na avaliação à beira do leito (Tabela 5). Uma vez presentes, sinalizam a necessidade de suporte intensivo, com diagnóstico e intervenção específica precoces (Figura 1).

A avaliação prossegue com exames laboratoriais e de imagem. Entre os pacientes estáveis, presença de marcadores de disfunção ventricular ou lesão miocárdica caracterizam indivíduos de risco intermediário ou com TEP submaciço (mortalidade precoce de 3-15%). Baixo risco é identificado quando pelo menos 1 marcador de cada grupo é avaliado e caracterizado dentro da normalidade (Tabelas 5 e 6), na presença de avaliação clínica estruturada com baixo risco de mortalidade (Tabela 7) ou seja, sPESI igual a zero.

Tabela 5 Estratificação de risco nos pacientes com tromboembolismo pulmonar e mortalidade nos diferentes grupos

Mortalidade precoce associada ao tromboembolismo pulmonar		Marcadores de gravidade: Clínicos (choque ou hipotensão)	Disfunção no ventrículo direito	Lesão miocárdica	Implicações terapêuticas
Alta (> 15%)		+	+	+	Trombólise ou embolectomia
Não alta	Intermediária (3-15%)		+	+	Internação hospitalar
		–	+	–	
			–	+	
	Baixa (< 1%)	–	–	–	Internação breve ou tratamento domiciliar

Tabela 6 Marcadores prognósticos no tromboembolismo pulmonar

Sinais clínicos	Choque
	Hipotensão
Marcadores de disfunção ventricular	Dilatação de ventrículo direito, hipocinesia ou sobrecarga pressórica ao ecocardiograma
	Elevação de BNP ou NT-pró-BNP
	Aumento das pressões pulmonares no cateterismo de câmaras direitas
Marcadores de lesão miocárdica	Troponinas T ou I positivas

Tabela 7 Avaliação PESI (*pulmonary embolism severity index*) para determinação de risco de mortalidade de TEP baseado em variáveis clínicas

Parâmetros	sPESI
Idade > 80 anos	1
Neoplasia	1
Insuficiência cardíaca	1
Doença pulmonar crônica	1
FC ≥ 110 bpm	1
PA sistólica < 100 mmHg	1
Oximetria < 90%	1
Classificação de risco	0 pontos: mortalidade em 30 d = 1% ≥ 1 ponto: mortalidade em 30 d = 10,9%

Além de marcadores cardiológicos, a associação de comorbidades como neoplasia, insuficiência renal ou cardíaca, doença pulmonar obstrutiva crônica e hipoxemia é marcadora de pior prognóstico.

TRATAMENTO

Anticoagulação

Deve ser iniciada o mais precocemente possível em todos os pacientes com TVP e TEP, exceto se houver risco elevado de sangramento. Por conta da elevada mortalidade dos pacientes com TEP não tratados, deve-se considerar o início da anticoagulação mesmo antes da confirmação diagnóstica, em especial em pacientes com alta probabilidade clínica. Portanto, tem como objetivo a prevenção de morte e novos eventos com taxas aceitáveis de complicação por sangramento.

Embora se discuta a necessidade de anticoagulação dos pacientes com TVP distal isolada, as recomendações atuais são de iniciar tratamento de maneira semelhante à TVP proximal.

Didaticamente, é dividida pelo American College of Chest Physicians (ACCP) em: fase inicial, composta pelo início de anticoagulante parenteral por 5 a 7 dias, transicionado então para medicação oral; segue-se o período de longa duração (3 meses), a partir dos quais a manutenção de anticoagulação por período extensivo (terceira fase, de anticoagulação prolongada) deve ser avaliada a partir de características do evento agudo e presença de fatores de risco reversíveis. A composição mais tradicionalmente utilizada é a associação de heparina de baixo peso molecular HBPM (HBPM), iniciada SC logo ao diagnóstico do TEV e sobreposta pelo início de antagonista da vitamina K (varfarina). A HBPM é então mantida até que o bloqueio da cascata da anticoagulação por esse antagonista esteja completo. Sugere-se o início do medicamento oral o mais brevemente possível, suspendendo-se a heparina tão logo o controle de anticoagulação oral tenha atingido o alvo (RNI entre 2-3 por 2 dias consecutivos).

Novos anticoagulantes orais que oferecem menor risco de sangramento e eficácia semelhante associada a maior facilidade posológica vêm sendo estudados e são recomendados hoje como primeira opção pela ACCP (em lugar da associação HBPM e varfarina) para início de anticoagulação no TEV. São eles os antagonistas do fator Xa (rivaroxabana, apixabana e edoxabana) e o inibidor direto da trombina (dabigatrana).

Dabigatrana e edoxabana devem ser iniciados após fase inicial de 5 dias de uso de HBPM, depois dos quais a heparina é substituída pelos anticoagulantes orais. No caso de rivaroxabana e apixabana, o objetivo dos estudos foi exatamente propor uma mudança para o uso de medicação única, suprimindo a necessidade da fase inicial de medicamento subcutâneo. Essas medicações são iniciadas logo ao diagnóstico do TEV. A posologia recomendada das medicações está indicada na seção de farmacologia, ao final do livro.

Em pacientes com TEP associado a casos de neoplasia, sugere-se utilizar HBPM durante o período de anticoagulação como primeira escolha, em lugar dos antagonistas de vitamina K.

Pacientes hemodinamicamente instáveis: devem receber HNF, EV, uma vez que foram excluídos dos estudos de segurança e eficácia referentes à HBPM e fondaparinux, e em vista da perspectiva de possível trombólise.

No caso de insuficiência renal, HNF deve ser preferida no lugar da HBPM também na presença de disfunção renal ou risco elevado de sangramento, já que não apresenta excreção renal e tem efeito que pode ser rapidamente revertido. Novos anticoagulantes são contraindicados em indivíduos com depuração de creatinina < 30 mL/min.

No caso de utilização da HBPM, recomenda-se monitorização da anticoagulação com medida da atividade do fator anti-X ativado (anti-Xa) para pacientes com insuficiência renal crônica, obesos e gestantes.

Fondaparinux é um inibidor seletivo do fator Xa e pode ser administrado em doses ajustadas para o peso sem necessidade de monitorização em esquema de doses únicas diárias. Está contraindicado em pacientes com depuração de creatinina < 20 mL/min e é uma alternativa para pacientes com trombocitopenia induzida por heparina.

Como exposto, o tempo de tratamento com anticoagulantes depende do equilíbrio entre a manutenção de fatores de risco de TEV e a presença de situações que aumentem o risco de sangramento. A Tabela 8 ilustra os períodos mínimos recomendados de anticoagulação.

Pacientes selecionados podem ser avaliados para liberação hospitalar precoce. Tanto o colégio americano (ACCP) como os europeus (European Respiratory Society e European Cardiology Society) sugerem que pacientes sem comorbidades, com baixo risco de complicações e, em especial, sem sinais de disfunção ventricular ou elevação de marcadores de necrose miocárdica (Tabela 5, grupo de baixa mortalidade) podem se beneficiar de alta hospitalar precoce, facilitada pelos novos anticoagulantes orais.

Tabela 8 Tempo de anticoagulação para tromboembolismo pulmonar

Situação clínica	Tempo de anticoagulação
1° evento de TEV	
▪ perioperatório	3 meses
▪ fator de risco transitório não cirúrgico	3 meses
▪ sem causa definida	≥ 3 meses[1] (exceto se houver risco alto de sangramento)
TEV recorrente	Estendido[2] (exceto se houver risco elevado de sangramento)
TEV + neoplasia	Estendido[2,3]

TEV: tromboembolismo venoso.
[1] Reavaliar após 3 meses o risco de sangramento e os fatores de risco para TEV. Exceto no caso de risco elevado de sangramento, sugere-se manter tratamento estendido, com reavaliações periódicas (anuais) da indicação de anticoagulação.
[2] Anticoagulação por tempo indeterminado, com reavaliações periódicas da indicação de anticoagulação.
[3] HBPM é primeira opção na anticoagulação, no lugar dos antagonistas de vitamina K.

Medidas específicas para TVP

Filtros de veia cava

Os filtros de veia cava são colocados, em geral, em posição infrarrenal na veia cava inferior. Não são recomendados rotineiramente para pacientes com TVP, ficando reservados para os casos de TVP com contraindicação à anticoagulação.

As complicações associadas aos filtros são frequentes, porém com taxa de mortalidade baixa (cerca de 0,1%). A complicação precoce mais comum é a trombose do sítio de acesso na veia femoral (8,5%).

Evidência atual sugere que, embora reduzam o risco de TEP, aumentem o risco de TVP e não aumentem a mortalidade.

Caso a contraindicação à anticoagulação seja revertida, recomenda-se que ela seja iniciada e mantida por tempo convencional de tratamento.

No caso de fatores de risco transitórios, é possível a colocação de filtros removíveis, a serem retirados assim que a anticoagulação possa ser iniciada.

Trombectomia com trombólise *in situ*

A trombectomia é um procedimento endovascular que realiza a fragmentação do trombo com ou sem aspiração, sempre associada à administração local de trombolítico.

Há pouca evidência relacionada aos potenciais benefícios do tratamento em relação a mortalidade e recorrência, mas estudos sugerem redução de insuficiência venosa e síndrome pós-trombótica, embora à custa de aumento nas taxas de sangramento.

Pacientes potencialmente mais beneficiados incluem aqueles com tromboses ileofemorais (mais proximais), com sintomas < 14 dias, bom *status* funcional, expectativa de vida > 1 ano e baixo risco de sangramento.

Não é recomendada como rotina, preferindo-se a anticoagulação como tratamento de escolha.

Trombólise sistêmica e trombectomia cirúrgica

As evidências sugerem que podem reduzir a síndrome pós-trombótica, porém com poucos estudos. No caso da trombólise sistêmica, é relatado aumento nas taxas de sangramento. Não são recomendadas para tratamento de TVP em lugar de anticoagulação.

Medidas específicas para TEP

Suporte hemodinâmico e respiratório

A falência ventricular direita é a principal causa de mortalidade em pacientes com TEP de alto risco. Suporte hemodinâmico intensivo com uso de drogas vasoativas e controle de volemia deve ser instituído imediatamente nessa situação.

Medidas gerais

- Controle de volemia: deve-se evitar reposição volêmica agressiva pelo potencial de piorar o desempenho do ventrículo direito por aumento da pré-carga.
- Uso de drogas inotrópicas e vasoativas: em pequenas séries, demonstrou-se aumento do débito cardíaco com o uso de dobutamina associado ou não à taquicardia. Norepinefrina parece aumentar a função ventricular direita via efeito inotrópico direto, aumentando também a perfusão coronariana, e está indicada em pacientes hipotensos. Epinefrina apresenta o benefício inotrópico e pressórico da norepinefrina sem o potencial vasodilatador da dobutamina.
- Administração de óxido nítrico inalatório: tem ação vasodilatadora pulmonar, com relatos de melhora de troca gasosa e dados hemodinâmicos. O principal risco está relacionado ao potencial efeito vasodilatador sistêmico com consequente hipotensão.
- Administração de outros vasodilatadores pulmonares VO: há interesse crescente no uso de antagonistas de endotelina e inibidores de fosfodiesterase-5, embora ainda não haja evidência robusta para seu uso.
- Suporte ventilatório: hipoxemia é frequente no TEP, em geral corrigida com uso de oxigênio nasal. Se for necessária a ventilação mecânica, é preciso minimizar os efeitos hemodinâmicos associados ao aumento de pressão intratorácica. Recomenda-se ventilação com baixo volume corrente e pressões de platô inspiratório < 30 cmH_2O.

Trombólise

É indicada como 1ª linha de tratamento nos pacientes de alto risco com instabilidade hemodinâmica, exceto na presença de contraindicações (Tabela 9).

Seu mecanismo de ação envolve a conversão do plasminogênio sérico em plasmina, que, por sua vez, leva à clivagem da fibrina.

Não é indicada para pacientes estáveis sem sinais de disfunção ventricular direita.

Pode ser considerada para pacientes selecionados de risco intermediário (sem sinais de instabilidade, porém com disfunção ventricular direita) com baixo risco de sangramento. Embora haja evidência de redução pouco significativa da mortalidade, há dados indicando redução nas pressões pulmonares 6 meses após o evento quando comparada com o uso isolado de heparina.

Cerca de 92% dos pacientes apresentam melhora clínica com reversão dos sinais de instabilidade em 36 horas.

Embora o maior benefício seja alcançado quando administrado nas primeiras 48 horas após o início dos sintomas, há evidência de benefício até 14 dias depois do evento.

Diversos trombolíticos são aprovados para uso no tratamento de TEP, em diferentes esquemas de administração, com benefício semelhante. Apenas a alteplase pode ser utilizada em conjunto com a heparina. No restante dos casos, a infusão de heparina deve ser interrompida durante a administração do trombolítico. Embora mais antigos, há estudos que sugerem que os benefícios hemodinâmicos associados ao uso dos trombolíticos sobre a heparina mantêm-se apenas nos primeiros dias. Após 7 dias, gravidade de obstrução e redução de sinais de disfunção ventricular direita mostraram-se semelhantes.

Tabela 9 Contraindicações à trombólise
Absolutas
Hemorragia intracraniana prévia
Neoplasia de SNC
Malformação vascular cerebral
AVC isquêmico < 30 dias
Sangramento ativo
Cirurgia recente envolvendo SNC
Traumatismo craniofacial recente com evidência de fratura ou lesão cerebral
Relativas
Idade > 75 anos
Uso de medicação anticoagulante
Gestação
Punção venosa não compressível
Ressuscitação cardiovascular traumática ou prolongada (> 10 minutos)
Hemorragia recente (< 2-4 semanas)
História de HAS mal controlada
Hipertensão mal controlada à apresentação (PA sistólica > 180 mmHg ou PA diastólica > 110 mmHg)
AVC isquêmico < 3 meses
Cirurgia de grande porte nas últimas 3 semanas

Alternativas à trombólise

Devem ser oferecidas alternativas à trombólise na presença de contraindicações ou na ausência de melhora hemodinâmica apesar da administração do fibrinolítico.

▪ Embolectomia cirúrgica

Trata-se de alternativa para os casos de falha de resposta hemodinâmica à trombólise ou contraindicação clínica a ela. É realizada por meio de esternotomia com circulação extracorpórea, permitindo acesso ao tronco da artéria pulmonar e retirada dos trombos. Na presença de trombos atriais com forame oval patente, costuma ser o procedimento de escolha pelo risco de embolia paradoxal. Embora relatos antigos descrevam mortalidade de 20-30%, estudos mais recentes com pacientes mais estáveis relatam taxas de mortalidade de cerca de 4%. Ainda assim, trata-se de alternativa reservada a centros de referência com experiência no procedimento.

▪ Embolectomia percutânea

Trata-se de procedimento realizado via cateter para fragmentação e retirada de trombos centrais. Atualmente, pode ser associado à trombólise local em um procedimento híbrido. Uma vez que possibilita uso de doses menores de trombolítico e administração local do mesmo, é indicada a pacientes com instabilidade hemodinâmica que apresentem maior risco de sangramento, nos quais se deseja evitar a trombólise sistêmica. Pode ser utilizada em caso de falha do trombolítico sistêmico. As principais complicações descritas incluem hemorragia pulmonar, perfuração de câmaras cardíacas e tamponamento cardíaco.

Filtros de veia cava

Não devem ser indicados rotineiramente. Diferentes estudos mostraram redução na recorrência de TEP, porém à custa de aumento de casos de TVP sem efeito benéfico em mortalidade. Podem ser considerados em pacientes com TEP e baixa reserva cardiovascular, como os pacientes de alto risco, e em pacientes com recidiva de TEV apesar de anticoagulação adequada.

SITUAÇÕES ESPECIAIS

TVP recorrente

Há pouca evidência para a determinação de algoritmos diagnósticos nos casos de TVP recorrente, pois a avaliação de probabilidade clínica não é validada.

Com relação aos exames, deve-se considerar:

- venografia: embora a venografia seja o padrão-ouro para investigação do 1° evento, defeitos de preenchimento luminal podem ser decorrentes de cicatrizes de eventos prévios;
- USG de membros inferiores proximal: há persistência de redução de compressibilidade venosa em USG em até 50% dos pacientes 12 meses após o 1° evento de TVP proximal, de maneira que apenas esse achado não é suficiente para diagnóstico de retrombose. Estudos sugerem que o diagnóstico seja feito na presença de:
  - novo trecho vascular de redução de compressibilidade;
  - visualização de trombo agudo;
  - aumento no diâmetro venoso ≥ 4 mm durante compressão (valores ≥ 2 mm são controversos), quando comparados com a dilatação de exame anterior;
- dímero-D: retorna aos valores normais 3 meses após TVP e costuma manter-se dentro da normalidade mesmo após suspensão de anticoagulação. É recomendado como exame inicial na suspeita de TVP recorrente, em especial na ausência de USG de membros inferiores prévia para comparação.

Para o diagnóstico, determina-se que:

- dímero-D de alta sensibilidade negativo exclui o diagnóstico. Caso seja positivo, deve-se prosseguir preferencialmente com USG proximal (a venografia é uma alternativa), sendo recomendadas 2 USG proximais negativas sequenciais para exclusão diagnóstica;
- na presença de USG em modo Doppler prévia, pode-se iniciar a investigação com USG proximal. Caso negativa, contudo, é necessária a combinação com dímero-D negativo ou a confirmação com 2ª USG seriada negativa para excluir o diagnóstico;
- no caso de alterações não diagnósticas na USG, deve-se repetir o exame em 7 dias ou realizar venografia.

TVP de membros superiores

O TVP de membros superiores tem incidência de 3 indivíduos a cada 100 mil pessoas ao ano. Em geral, é secundário à obstrução parcial do fluxo por cateteres ou neoplasias.

Tromboses primárias incluem trombose idiopática e secundária à síndrome de Paget-Schroetter, na qual um estreitamento da abertura torácica superior na altura da 1ª costela e da clavícula pode levar à compressão da veia subclávia.

USG do trajeto acometido é o exame de escolha para o diagnóstico, embora a anatomia do sistema venoso dos membros superiores dificulte a avaliação de compressibilidade em regiões protegidas pela clavícula. As veias braquiocefálica e cava superior têm ainda trechos que se encontram dentro da cavidade torácica, que não são bem avaliados. No caso de suspeita elevada de trombose com a 1ª USG negativa, sugere-se complementação com USG seriada, dímero-D ou ângio-TC. A combinação USG e dímero-D negativos autoriza descartar o diagnóstico.

Para o tratamento, recomenda-se anticoagulação com protocolo semelhante ao utilizado para TVP de membros inferiores. A retirada de cateteres, se possível, é recomendada, assim como a resolução de compressões extrínsecas no caso das tromboses primárias.

Gestação e TEP

Na gestação, encontra-se incidência de 0,3-1 evento de TEP em cada mil nascimentos, com maior frequência no puerpério.

Para o diagnóstico, embora a gestação possa levar a aumento nos níveis de dímero-D, detecção de valor normal tem o mesmo poder de exclusão de TEP em gestantes quando comparadas a outros pacientes. Valores elevados indicam prosseguimento de investigação com USG de membros inferiores e, caso seja negativa, com ângio-TC ou cintilografia de perfusão pulmonar. Apesar do risco de exposição fetal à radiação, ambos os exames encontram-se bem abaixo (até 0,13 e 0,12 mSV, respectivamente) do nível considerado prejudicial ao feto (≥ 50 mSv).

O tratamento é realizado com heparina não fracionada ou de baixo peso molecular durante toda a gestação, não havendo passagem pela barreira placentária ou concentração significativa no leite materno. Antagonistas de vitamina K são contraindicados no 1° (embriopatia) e no 3° trimestres (sangramento), podendo ser considerados no 2° trimestre. Há dados sobre o uso de trombolíticos, mais frequentemente estreptoquinase (sem registro vigente na Anvisa), com taxas de sangramento de até 8%, autorizando seu uso em casos de TEP maciço.

TEP subsegmentar

O uso crescente da angio-TC de tórax, principalmente em pacientes oncológicos, levou ao aumento do diagnóstico de TEP incidental (assintomático) e subsegmentar.

Ainda há dúvida na literatura se esses pacientes devem ou não receber anticoagulantes.

As evidências mais robustas a favor da anticoagulação sugerem que em pacientes com câncer, envolvimento de mais de um vaso subsegmentar ou presença de sintomas devem receber anticoagulante pelo risco aumentado de novos eventos.

Para aqueles que não fazem parte desse grupo, a estratégia de observação pode ser adequada.

TEP em paciente com câncer

A incidência de tromboembolismo venoso em pacientes com câncer pode atingir até 15% ao ano naqueles indivíduos com câncer de pâncreas. Além disso, essa população apresenta elevado risco de recorrência.

A heparina de baixo peso molecular é preferível ao uso de antagonista de vitamina K devido à sua eficácia superior e menor risco de sangramento. Já antagonistas diretos do fator X, quando comparados a HBPM, parecem estar associados com um risco menor de recorrência de TEV e de sangramento, exceto na população de pacientes com câncer de trato gastrointestinal.

▪ BIBLIOGRAFIA

Flinterman LE, Van der Meer FJM, Rosendaal FR, Doggen CJ. Current perspective of venous thrombosis in the upper extremity. J Thromb Haemost 2008;6(8):1262-6.

Goldhaber SZ, Visani L, de Rosa M. Acute pulmonary embolism: clinical outcomes in the International Cooperative Pulmonary Embolism Registry (ICOPER). Lancet 1999;353(9162):1386-9.

Jaff MR, McMurtry MS, Archer SL, Cushman M, Goldenberg N, Goldhaber SZ, et al. Management of massive and submassive pulmonary embolism, iliofemoral deep vein thrombosis, and chronic thromboembolic pulmonary hypertension: a scientific statement from the American Heart Association. Circulation 2011;123(16):1788-830.

Kearon C, Akl EA, Ornelas J, et al. Antithrombotic therapy for VTE disease. CHEST Guideline and expert panel report. CHEST 2016; 149(2):315-52.

Konstantinides SV, et al. 2019 ESC Guidelines for the diagnosis and management of acute pulmonaryembolism developed in collaboration with the European Respiratory Society (ERS). Eur Heart J 2019;00:161.

PREPIC Study Group. Eight-year follow-up of patients with permanent vena cava filters in the prevention of pulmonary embolism: the PREPIC (Prevention du Risque d'Embolie Pulmonaire par Interruption Cave) randomized study. Circulation 2005;112(3):416-22.

Ruíz-Giménez M, Suárez C, González R, Nieto JA, Todolí JA, Samperiz Al, et al.; RIETE Investigators. Predictive variables for major bleeding events in patients presenting with documented acute venous thromboembolism. Findings from the RIETE Registry. Thromb Haemost 2008;100(1):26-31.

Soeiro AM, Ruppert AD, Canzian M, Parra ER, Farhat C, Capelozzi VL. Demographic, etiological, and histological pulmonary analysis of patients with acute respiratory failure: a study of 19 years of autopsies. Clinics 2011;66(7):1193-7.

Stein PD, Fowler SE, Goodman LR, Gottschalk A, Hales CA, et al. Multidetector computed tomography for acute pulmonary embolism. N Engl J Med 2008;354(22);2317-27.

Stein PD, Woodard PK, Weg JG, Wakefield TW, Tapson VF, Sostman HD, et al. Diagnostic pathways in acute pulmonary embolism: recommendations of the PIOPED II investigators. Am J Med 2006;119(12):1048-55.

Terra-Filho M, Menna-Barreto SS; Comissão de Circulação Pulmonar da Sociedade Brasileira de Pneumologia e Tisiologia. Diretrizes para o manejo da tromboembolia pulmonar. J Bras Pneumol 2010;36(Supl. 1):S1-68.

Torbicki A, Perrier A, Konstantinides S. Guidelines on the diagnosis and management of acute pulmonary embolism: the Task Force for the diagnosis and management of acute pulmonary embolism of the European Society of Cardiology (ESC). Eur Heart J 2008;29(18):2276-315.

Weits JI, EikelbooM JW, Samama MM. Antithrombotic therapy and prevention of thrombosis, 9.ed. American College of Chest Physicians evidence-based clinical practice guidelines. Chest 2012;141(2)(Suppl).

94 AORTOPATIAS

Fernando Vissoci Reiche (*in memoriam*), Vagner Madrini Junior

▪ ANEURISMAS DA AORTA

Aneurisma de aorta é uma dilatação irreversível da artéria em que o diâmetro transversal excede o valor de 50% da medida normal para determinado peso e altura.

São consideradas normais as medidas em aorta ascendente de até 38 mm para homens e 36 mm para mulheres. Distalmente, o vaso apresenta afilamento discreto e progressivo. Portanto, define-se aneurisma como dilatação ≥ 5 cm para aorta torácica ascendente e ≥ 4 cm para aorta torácica descendente e abdominal.

A patogênese do aneurisma é explicada em parte pelo desequilíbrio entre produção e destruição de proteínas estruturais na camada média da aorta, principalmente elastina e colágeno. Além da influência dos fatores de risco de cada paciente.

Na porção ascendente, a principal etiologia é a necrose cística da camada média, que ocorre nos quadros relacionados a hipertensão arterial e síndrome de Marfan. Nesses casos, há grande alteração elástica do vaso, sem inflamação. Na aorta descendente, inflamação é o principal mecanismo, tendo como principal agente etiológico a doença aterosclerótica e as vasculites.

APRESENTAÇÃO

- Aneurismas de aorta torácica: 50-60% acometem a aorta ascendente, 10% acometem o arco aórtico (do tronco braquiocefálico até o final da artéria subclávia esquerda), 30-40% acometem a aorta descendente, e 10% acometem a transição toracoabdominal.
- Aneurismas de aorta abdominal: mais frequentes que os aneurismas de aorta torácica (a justificativa talvez seja o menor conteúdo de elastina e a menor densidade de *vasa vasorum* na aorta abdominal). É considerado marcador de doença aterosclerótica. Cerca de 90% deles são infrarrenais.
- Em 1/3 dos casos, há acometimento torácico e abdominal concomitante. Até 15% dos pacientes pos-

suem múltiplos aneurismas. Seu diagnóstico é feito com média de idade de 60-70 anos.

Há alguns fatores de risco para formação dos aneurismas, especialmente em aorta abdominal:

- Histórico familiar (risco 4-10 vezes maior).
- Gênero masculino (3 vezes mais frequente).
- Idade (> 60 anos).
- Tabagismo (aumenta prevalência em até 10 vezes, proporcional ao número de cigarros, com maior risco de expansão/ruptura).
- Hipertensão e dislipidemia, doença aterosclerótica estabelecida.
- Síndrome de Marfan (doenças do colágeno em geral).

Mulheres têm menor prevalência de aneurismas, porém maior risco de ruptura, principalmente em aorta abdominal (risco de ruptura cerca de 4 vezes maior quando comparado ao de aneurismas com o mesmo diâmetro em homens).

O estresse de parede atua principalmente na aorta abdominal, em razão do menor conteúdo de elastina em comparação à aorta torácica.

TIPOS

- Fusiforme: dilatação que acomete toda a circunferência da aorta.
- Sacular: a dilatação é restrita a uma porção da parede aórtica, com parte da parede do vaso normal.
- Aneurisma verdadeiro: dilatação que engloba todas as camadas da parede do vaso (íntima, mais interna e delicada, que pode facilmente ser traumatizada; média, rica em fibras elásticas e musculatura lisa, com capacidade de retração elástica e distensibilidade; e adventícia, mais externa, com função de ancorar a aorta ao corpo).
- Pseudoaneurisma: dilatação que não inclui todas as camadas da parede do vaso. Geralmente, a camada íntima é interrompida e o sangue fica contido pela camada adventícia.

SINTOMAS

Até 90-95% dos aneurismas de aorta são assintomáticos e têm diagnóstico em exames de rotina ou investigação de outras doenças (p. ex., RX de tórax, ecocardiograma ou USG de abdome). Eventualmente, os aneurismas de aorta abdominal são palpáveis ao exame físico.

Quando sintomáticos, podem ocorrer por:

- Compressão de estruturas adjacentes: dor por compressão de terminações nervosas, síndrome de veia cava superior na compressão da veia cava, disfagia por compressão esofágica, dispneia ou infecção respiratória de repetição na compressão de vias aéreas e rouquidão na compressão de nervo laríngeo recorrente (síndrome de Ortner).
- Complicações vasculares: ruptura do aneurisma, com clínica de dissecção de aorta, tamponamento cardíaco ou choque hemorrágico com sangramento para retroperitônio, insuficiência cardíaca por insuficiência aórtica aguda.
- Embolia periférica: resultante de desprendimento de trombo mural do aneurisma.

EXAMES DIAGNÓSTICOS

- RX de tórax: é pouco sensível; utiliza-se para *screening*, pois pode identificar alargamento de mediastino.
- USG de abdome: método de *screening* para diagnóstico de aneurisma de aorta abdominal em pacientes com idade ≥ 60 anos e tabagistas, com história familiar de aneurisma ou com fatores de risco para doença aterosclerótica coronariana.
- Ecocardiograma transtorácico: avalia bem a raiz da aorta e a porção proximal da aorta ascendente.
- Ecocardiograma transesofágico: útil na urgência em descartar dissecção de aorta torácica.
- Ângio-TC: é o método de escolha; fornece características do aneurisma e relação com estruturas adjacentes. Permite reconstrução tridimensional e multiplanar. Oferece rapidez para a execução e possibilidade de avaliação do descarte triplo em pacientes com dor torácica (ângio-TC com avaliação de aorta, coronárias e artérias pulmonares), o que proporciona papel de destaque ao método para os quadros sintomáticos. Por utilizar contraste iodado, pode provocar nefrotoxicidade.
- Ângio-RNM: indicações semelhantes à ângio-TC. Não utiliza contraste iodado, porém tem risco de fibrose nefrogênica sistêmica em pacientes com baixo *clearance* de creatinina (< 30 mL/min/1,73 m²). O tempo prolongado de aquisição das imagens limita seu uso nas urgências/emergências. É muito usada em acompanhamentos. Em pacientes com *stent* em aorta o método deve ser evitado, pois na aquisição das imagens, o stent gera muito artefato, dificultando a visualização do exame.

TRATAMENTO

O aneurisma de aorta apresenta altas morbidade e mortalidade, principalmente pelo risco de ruptura. Além disso, a mortalidade do procedimento cirúrgico de emergência é aproximadamente 10 vezes maior em relação à da cirurgia eletiva.

A indicação de tratamento eletivo do aneurisma deve considerar risco de ruptura, presença de sintomas relacionados, mortalidade operatória (risco do procedimento cirúrgico) e expectativa de vida do paciente.

A história natural dos aneurismas de aorta está relacionada ao segmento de aorta acometido, ao tipo e à extensão do aneurisma, à velocidade de aumento do diâmetro do aneurisma e à causa primária da doença.

Aneurismas saculares apresentam maior risco de complicações pelo aumento assimétrico de tensão superficial na parede do vaso.

Aneurismas sintomáticos devem ser abordados, independentemente de outras características, pois a presença de sintomas confere maior risco.

Dilatações rapidamente progressivas também têm alto risco de complicações, independentemente do segmento de aorta acometido. A aorta normalmente cresce 0,1 cm/ano em sua porção ascendente e até 0,2 cm/ano em sua porção descendente. Recomenda-se intervenção naquelas com crescimento > 0,5 cm/ano. São fatores de risco para dilatação progressiva e acelerada: idade avançada, tabagismo, doença cardíaca grave e hipertensão arterial com controle inadequado.

A cirurgia consiste em substituir o segmento de aorta doente por um tubo sintético.

A terapia endovascular é alternativa interessante por suas menores morbidade e mortalidade; no entanto, nem todos os pacientes têm anatomia favorável ao procedimento (locais de ancoragem da prótese e bom acesso iliacofemoral). As evidências são mais robustas para as doenças da aorta descendente. Além disso, os *endoleaks* (escapes de sangue persistentes para dentro do saco aneurismático) são complicações comuns. Se esses "vazamentos" não forem corrigidos, aumentam o risco de expansão ou ruptura do aneurisma.

ANEURISMA DE AORTA TORÁCICA

Um estudo avaliou a história natural de pacientes com aneurisma de aorta torácica e evidenciou que os riscos de complicações como ruptura e dissecção aumentavam consideravelmente nos aneurismas de aorta torácica ascendente ≥ 6 cm e nos aneurismas de aorta torácica descendente ≥ 7 cm (diâmetro médio em que as complicações ocorreram).

Com base nesses dados, indica-se intervenção com cirúrgia aberta nos aneurismas de aorta torácica ascendente ≥ 5,5 cm, e nos aneurismas de aorta descendente ≥ 6,5 cm. Para abordagens percutâneas da aorta descendente indica-se intervenção com diâmetros ≥ 5,5 cm.

Pacientes com síndrome de Marfan (doença autossômica dominante em que há produção defeituosa de elastina) ou Ehlers-Danlos (distúrbio resultante da alteração da produção e da estrutura do colágeno, caracterizado por hiperextensão da pele e hipermobilidade articular) que apresentam as complicações descritas mais precocemente na evolução dos aneurismas têm recomendação de intervenção nos aneurismas de aorta torácica ascendente ≥ 5 cm ou 4,5 cm na presença de história famíliar de morte súbita.

Na síndrome de Loeys-Dietz (doença autossômica dominante descrita em 2005, caracterizada por anormalidades craniofaciais, úvula bífida e aneurisma de aorta), há alto risco de dissecção precoce. Nesses casos, indica-se intervenção com aneurisma ≥ 4,5 cm.

Pacientes com a forma familiar de aneurisma de aorta (transmissão autossômica dominante com expressividade clínica variável e penetrância incompleta) ou com história familiar de dissecção são considerados de maior risco e têm indicação de intervenção mais precoce que o habitual, nos aneurismas de aorta torácica ascendente ≥ 5 cm.

Pacientes submetidos à troca valvar aórtica também apresentam maior incidência de dissecção de aorta ascendente após a cirurgia. Portanto, em candidatos à troca valvar aórtica, ou qualquer outra cirurgia cardíaca recomenda-se abordagem do aneurisma por oportunidade cirúrgica quando o diâmetro for ≥ 4,5 cm.

Portadores de dilatação de aorta ascendente e valva aórtica bicúspide apresentam maiores chances de complicações vasculares, independentemente de disfunção valvar. Há alterações morfológicas na parede do vaso que provocam menor resistência e maior risco de ruptura ou dissecção. Diâmetros ≥ 5 cm indicam intervenção.

Nos casos de tratamento endovascular dos aneurismas de aorta torácica descendentes, indica-se o procedimento com diâmetros transversos ≥ 5,5 cm (segmento de aorta mais favorável a essa modalidade de tratamento, por permitir fixação proximal e distal). O tratamento endovascular apresenta menores morbidade e mortalidade, pois evita clampeamento da aorta (fato determinante para o risco de paraplegia relacionado ao procedimento cirúrgico), ventilação pulmonar seletiva e circulação extracorpórea, e propicia menor tempo cirúrgico e menor perda volêmica, porém necessita de segmentos da aorta saudáveis > 2 mm, tanto proximal como distal, para ancoragem da endoprótese.

ANEURISMA DE AORTA ABDOMINAL

Os principais estudos prospectivos indicam avaliação seriada com método de imagem para dilatações assintomáticas de acima de 4 cm e intervenção para dilatações ≥ 5,5 cm, aneurismas com crescimento rápido (> 1 cm/ ano) ou sintomáticos.

Estudo inicial em pacientes inelegíveis à cirurgia mostrou que o tratamento com endoprótese diminui em 50% os desfechos relacionados ao aneurisma no acompanhamento de 4 anos quando comparado ao tratamento clínico. Não há, no entanto, diminuição de mortalidade global (há um aumento da mortalidade por outras causas não relacionadas ao aneurisma) e ocorrem aumento de complicações relacionadas ao procedimento e necessidade de reintervenção em 25% dos casos no seguimento de 6 anos.

Ao comparar as técnicas de abordagem, um estudo mostrou menor mortalidade precoce (30 dias) com o tratamento endovascular comparado à cirurgia convencional (1,2 e 4,6%, respectivamente) no tratamento de aneurismas de aorta abdominal ≥ 5 cm. Um acompanhamento de médio prazo, por outro lado, mostrou que após o 1° ano as taxas de mortalidade se igualam (após 2 anos para mortalidade relacionada ao aneurisma), mostrando maior benefício tardio da cirurgia convencional. Outro grande estudo comparou as técnicas no tratamento de aneurismas de aorta abdominal ≥ 5,5 cm. Resultados semelhantes aos do estudo anterior foram obtidos, com menor mortalidade precoce (30 dias) no grupo endovascular (1,8 e 4,3%). Não houve diferença com relação à mortalidade total, mas para a mortalidade relacionada ao aneurisma há um benefício inicial (até 6 meses) no grupo endovascular, com resultados semelhantes entre as técnicas até 4 anos de acompanhamento e posterior pior desempenho quando comparado à cirurgia convencional. Atualmente, 60% dos aneurismas de aorta abdominal são favoráveis ao tratamento da endoprótese.

Conforme a tecnologia avança, as endopróteses melhoram e o número de complicações tende a reduzir. *Stents* de 1a geração apresentavam problemas como AVC na ocasião de sua inserção, dissecção de aorta, lesão vascular, *endoleaks*, migração ou *kinking* da endoprótese. Próteses atuais melhoraram consideravelmente, porém sua durabilidade em longo prazo, principalmente em pacientes jovens, ainda é incerta.

Indicações de cirurgia

As indicações de cirurgia dos aneurismas de aorta estão descritas na Tabela 1.

Tratamento clínico

É baseado no controle de PA (pressão arterial) e frequência cardíaca, sendo a PA sistólica alvo < 120 mmHg. Utiliza betabloqueadores, com aparente benefício na redução da velocidade de crescimento do aneurisma.

Inibidores da enzima conversora de angiotensina (iECA) e bloqueadores dos receptores de angiotensina (BRA) parecem melhorar a distensibilidade da aorta, com possível efeito terapêutico. Estatinas parecem atenuar o crescimento do aneurisma especialmente em doenças da aorta descendente.

Tabela 1 Indicações de cirurgia nos aneurismas de aorta

Sintomáticos: compressão de estruturas adjacentes, dor relacionada ao aneurisma, embolia
Assintomáticos com grandes diâmetros ▪ Aorta ascendente ≥ 5,5 cm (população geral), ≥ 5 cm (síndrome de Marfan, síndrome de Ehlers-Danlos, valva aórtica bicúspide, formas familiares, história familiar de dissecção), ≥ 4,5 cm (síndrome de Loeys-Dietz) ▪ Arco aórtico ≥ 5,5-6 cm (população geral) ▪ Aorta torácica descendente ≥ 5,5 cm se o tratamento endovascular for possível ▪ Aorta torácica descendente sem opção endovascular: ≥ 6-6,5 cm (população geral), ≥ 6 cm (síndrome de Marfan, síndrome de Ehlers-Danlos, formas familiares, história familiar de dissecção) ▪ Aorta abdominal ≥ 5,5 cm em homens e ≥ 5 cm em mulheres
Cirurgia de troca valvar aórtica: aborda aorta ascendente ≥ 4,5 cm
Expansão rápida: ≥ 0,5 cm em 6 meses ou ≥ 1 cm em 1 ano
Complicações: dissecção de aorta ascendente, dissecção distal com complicações, ruptura

Indica-se a suspensão do tabagismo (ex-tabagistas melhoram o perfil de risco, mas ainda têm 3 vezes mais chances de ter aneurisma de aorta abdominal). Os pacientes devem evitar exercícios físicos isométricos e de força (restrição relativa de atividade física).

Nas situações de tratamento clínico, indica-se reavaliação com método de imagem a cada 6 meses.

▪ SÍNDROMES AÓRTICAS AGUDAS

São definidas como condições de emergência envolvendo a aorta com características clínicas semelhantes. Envolvem lesão das camadas intimal e média do vaso. Compreendem dissecção de aorta, ruptura de aorta, hematoma intramural e úlcera penetrante de aorta.

DISSECÇÃO DE AORTA

Trata-se de emergência cardiovascular caracterizada pela delaminação da camada média da aorta a partir da ruptura da camada íntima. A lesão vascular inicial ocorre predominantemente em pontos fixos do vaso, nos quais a tensão de parede é maior (junção sinotubular e istmo). Em razão da entrada de sangue pressurizado pelo ponto de ruptura intimal, ocorre a criação de um falso trajeto luminal, em paralelo à luz verdadeira. Geralmente, a dissecção se estende por longo trecho após seu início e habitualmente é espiralada. A entrada de sangue sob pressão na falsa luz pode comprimir a luz aórtico verdadeiro.

Apresentação

Classificação anatômica

Pode-se utilizar a classificação de DeBakey:

- Tipo 1: acomete a aorta ascendente e a descendente.
- Tipo 2: acomete apenas a aorta ascendente.
- Tipo 3: acomete apenas a aorta descendente.
- A classificação de Stanford refere-se também à localização da dissecção:
- Tipo A: Acomete aorta ascendente (compreende os tipos 1 e 2 de DeBakey).
- Tipo B: Acomete apenas a aorta descendente (tipo 3 de DeBakey).

Classificação temporal

Pode-se classificar a dissecção em:

- Aguda: < 2 semanas.
- Subaguda 2-6 semanas.
- Crônica: > 6 semanas.

A idade média dos pacientes com diagnóstico de dissecção de aorta é de 60-70 anos. Em 2/3 dos casos, a dissecção se inicia na aorta ascendente. Os aneurismas de aorta torácica são mais propensos à dissecção que os de aorta abdominal. As dissecções podem ocorrer também em aortas normais.

- São fatores de risco conhecidos:
- Hipertensão arterial (principal).
- Presença de aneurisma de aorta.
- Vasculites de grandes vasos (Takayasu), aortite sifilítica e doenças de colágeno.
- Histórico familiar de dissecção.
- Sexo masculino.
- Uso de cocaína.
- Coarctação de aorta.
- Idade (> 60 anos).
- Manipulação cirúrgica aórtica prévia.

Sintomas

Observa-se dor torácica de forte intensidade, do tipo lancinante ("facada", "rasgando") e súbita. No acometimento da aorta torácica ascendente, a dor ocorre na região anterior do tórax. No acometimento da porção descendente, a dor geralmente irradia para a região dorsal/lombar.

Estresse físico e/ou emocional são eventos deflagradores em até 2/3 dos casos.

Outros sintomas podem ocorrer em decorrência do envolvimento da raiz da aorta ou de ramos vasculares na dissecção:

- Insuficiência cardíaca: acometimento da raiz da aorta com insuficiência aórtica aguda.
- IAM: habitualmente, com comprometimento do óstio da artéria coronária direita pela dissecção (5% das dissecções Stanford A).
- AVC: acometimento de tronco braquiocefálico ou artéria carótida comum esquerda (até 7% dos aneurismas de aorta torácica).
- Paraplegia: por isquemia medular secundária à dissecção (1-3%).
- Dor abdominal: por isquemia mesentérica (1-2%).
- Hematúria, insuficiência renal/infarto renal: por acometimento de artéria renal (4-8%).
- Isquemia aguda de membros inferiores (15%).
- Tamponamento cardíaco: resultante de ruptura da aorta e sangramento para dentro do pericárdio.
- Síncope: decorrente de reação vasovagal à dor, tamponamento cardíaco, obstrução da via de saída do ventrículo esquerdo pela falsa luz ou hipovolemia, nos casos de sangramento para tórax (derrame pleural esquerdo) ou retroperitônio.

Exame físico

Hipertensão pode estar presente na avaliação inicial em até 2/3 dos casos.

Hipotensão ocorre em 25% dos casos de dissecção ascendente. Tamponamento cardíaco, evidenciado por estase jugular e abafamento de bulhas, e sangramento para cavidades com hipovolemia são as principais causas.

Assimetria de pulsos ocorre em 1/3 dos casos das dissecções Stanford A.

Sopro de insuficiência aórtica denuncia acometimento de raiz de aorta e pode ocorrer em até 2/3 das dissecções proximais.

Exames diagnósticos

- ECG: pode mostrar sinais de infarto nos casos de acometimento de artéria coronária. É indistinguível dos casos de infarto usuais.
- RX de tórax: 2/3 das dissecções proximais apresentam alargamento de mediastino, portanto é pouco sensível.
- USG de abdome: é útil nas suspeitas de dissecção de aorta abdominal.
- Ecocardiograma transtorácico: avalia bem a raiz da aorta e a porção proximal da aorta ascendente. Pode evidenciar *flap* em porção proximal de aorta ou arco aórtico. Apresenta sensibilidade de 60-85%.
- Ecocardiograma transesofágico: é útil nos casos de urgência/emergência, principalmente em pacientes

instáveis, para descartar dissecção de aorta torácica. Apresenta alta sensibilidade e especificidade.

- Ângio-TC: apresenta altas sensibilidade e especificidade e é de rápida execução. Avalia acometimento de ramos aórticos, local de início e extensão da dissecção. É o método de escolha nos pacientes estáveis.
- Ângio-RNM: tempo prolongado de aquisição das imagens limita seu uso em casos de urgência/emergência, apesar de apresentar excelente acurácia.

Tratamento

Estabilização inicial

O paciente atendido com quadro de dissecção é um sobrevivente. Seu atendimento inicial envolve sala de emergência com controle de frequência cardíaca e PA. Se o paciente estiver chocado, deve-se promover expansão volêmica com solução cristaloide, avaliando a necessidade de drogas vasoativas. Se o paciente estiver estável e hipertenso, deve-se utilizar inicialmente betabloqueador EV. Se este mantiver hipertensão, o próximo passo seria a administração de nitroprusseto de sódio EV. Os alvos são PA sistólica < 120 mmHg e frequência cardíaca por volta 60 bpm.

Deve-se realizar analgesia com opioides. É importante ter maior cuidado com os pacientes hemodinamicamente instáveis. A interrupção da dor evidencia estabilidade temporária do quadro.

Tratamento definitivo

■ Dissecções agudas, com acometimento de aorta ascendente

Indica-se cirurgia imediata, visto que esses casos têm alta propensão a ruptura para pericárdio e tamponamento cardíaco. Poucos casos sobrevivem à fase aguda se não forem abordados. A doença apresenta elevada mortalidade, sendo 1% por hora nas primeiras 48 horas e 50-75% ao final de 14 dias. A mortalidade cirúrgica é por volta 26%, porém a conduta clínica tem taxa de 58% de mortalidade.

A cirurgia também objetiva corrigir a insuficiência aórtica quando presente, evitar a isquemia miocárdica, excluir o local de laceração da íntima e redirecionar o fluxo pela luz verdadeira aos ramos supra-aórticos e à aorta descendente. Fatores determinantes para o planejamento cirúrgico incluem condições da raiz da aorta, acometimento valvar aórtico e acometimento de arco. O tratamento habitualmente envolve colocação de tubo de Dacron interposto aos segmentos sadios da aorta ou até mesmo colocação de tubo associado à prótese valvar (tubo valvulado) com reimplante do óstio das artérias coronárias (técnica originalmente descrita por Bentall e De Bono).

A cirurgia de arco aórtico envolve período prolongado de parada cardiocirculatória e hipotermia profunda, com alta morbidade (principalmente com risco de isquemia cerebral). Nas dissecções tipo A com extensão distal, em razão das altas morbidade e mortalidade das grandes ressecções aórticas, a técnica híbrida com correção cirúrgica da aorta ascendente e implante de endoprótese no segmento distal da dissecção é alternativa que pode ser realizada.

Não há, até o momento, indicação de tratamento endovascular isolado para as dissecções com envolvimento de aorta ascendente. É utilizada apenas em casos altamente selecionados.

■ Dissecções agudas, com acometimento de aorta descendente

O risco de ruptura iminente é menor nesses casos. A cirurgia é indicada se houver complicações associadas à dissecção, como isquemia medular, visceral ou de membros inferiores, possibilidade iminente de ruptura da aorta, extensão retrógrada, aorta previamente aneurismática ou dor refratária ao manejo clínico.

Nos casos complicados, com indicação de intervenção, metanálises recentes compararam tratamento cirúrgico e endovascular. Esses estudos mostram mortalidade de 45-50% para cirurgia aberta e 21-30% para o tratamento endovascular, no entanto apenas metade dos pacientes eram elegíveis para o procedimento percutâneo por apresentar anatomia vascular favorável ao implante da endoprótese (possível viés de seleção nos estudos, que viabilizam o tratamento endovascular para pacientes mais estáveis e com doença de menor extensão). Estudos mais recentes, com baixas morbidade e mortalidade perioperatória, sugerem resultados semelhantes, com mortalidade em 30 dias de 21% para o tratamento endovascular e 25% para cirurgia convencional.

A incidência de paraplegia relacionada ao procedimento é baixa no grupo endovascular e elevada no grupo de cirurgia convencional (5-30%). Por outro lado, no grupo endovascular, é alta a necessidade de reintervenção (até 50% dos casos). Apesar disso, a experiência adquirida no implante dos *stents* e a evolução das próteses, tornam o tratamento endovascular ser preferível na maioria dos centros.

Nas dissecções tipo B agudas não complicadas, o *International Registry of Acute Aortic Dissection* revela que nos casos tratados conservadoramente a mortalidade em 30 dias foi de apenas 10%, enquanto nos pacientes operados (cirurgia aberta convencional) a mortalidade foi de

31%, com alta incidência de paraplegia (18%). Dessa forma, por causa do alto risco cirúrgico implicado nesses procedimentos, cirurgia é uma opção pouco atraente.

Apesar de resultados aceitáveis do tratamento clínico na fase hospitalar, em médio/longo prazo, a dissecção tipo B pode evoluir, com expansão de luz falsa, caso não ocorra trombose do falso trajeto (ocorre apenas em cerca de 20% dos casos tratados conservadoramente). A perfusão da falsa luz parece ser um fator prognóstico significativo. Desta forma, atualmente, quando factível, indica-se tratamento endovascular em casos complicados (indicação I) ou não complicados (indicação IIa).

- Dissecções crônicas

O manejo costuma ser com seguimento clínico ou com programação cirúrgica eletiva, com indicações que avaliam sintomas relacionados à dissecção, diâmetro transverso máximo da aorta relacionado ao segmento acometido (indicações semelhantes às indicações cirúrgicas para o aneurisma de aorta) e crescimento > 0,5 cm/ano.

Estudo prospectivo que comparou tratamento de dissecção tipo B crônica e estável não mostrou benefício da endoprótese sobre o tratamento clínico otimizado no seguimento inicial de 2 anos, no entanto, quase 20% dos pacientes do grupo com terapia clínica tiveram de receber um *stent* no acompanhamento do estudo (*crossover*), pois o tratamento clínico não conseguiu evitar a expansão aórtica rápida. Até esse ponto, o único benefício evidenciado foi a alta taxa de trombose completa da falsa luz associada ao tratamento endovascular (91,3 *vs.* 19,4%; p < 0,0001. No acompanhamento global de 5 anos, não houve diferença significativa na mortalidade geral (11,1% no grupo endoprótese *vs.* 19,3% no grupo clínico; p = 0,13), porém houve menor mortalidade decorrente de complicações da aorta (6,9 *vs.* 19,3%; p = 0,04) e menor progressão da dissecção (27 *vs.* 46,1%; p = 0,04) no grupo que recebeu a endoprótese. Quando a análise é feita apenas considerando-se a fase tardia, entre o 2° e o 5° anos de acompanhamento, o tratamento endovascular se mostra significativamente melhor que o clínico isolado, com mortalidade global (0 *vs.* 16,9%; p = 0,0003), mortalidade relacionada à aorta (0 *vs.* 16,9%; p = 0,0005) e progressão do aneurisma/dissecção (4,1 *vs.* 28,1%; p = 0,004) menores no grupo de intervenção. Além disso, houve grande diferença de trombose da falsa luz (90,6 *vs.* 22,0%; p < 0,0001) favorável ao tratamento endovascular.

Portanto, o tratamento endovascular atualmente é o de eleição para casos de dissecção distal, complicada ou não, quando anatomicamente possível.

HEMATOMA INTRAMURAL

Definido como sangramento na camada média da aorta, é causado por hemorragia espontânea dos *vasa vasorum*. Forma-se como hematoma circunferencial com espessamento > 0,5 mm da parede da aorta e das camadas íntima e adventícia, na ausência de *flap*. Dentro do espectro das síndromes aórticas agudas, corresponde por 10-25% dos casos. Envolve aorta torácica descendente em até 70% dos casos. Esse ponto de hematoma pode ser o precursor de uma dissecção de aorta.

Acomete grupos etários com idade avançada, com ateromatose aórtica grave ou hipertensos de difícil controle. Sua apresentação clínica é semelhante à da dissecção. É considerado por alguns autores uma variante de dissecção, porém sem as alterações características no exame físico.

Pode evoluir para reabsorção total, persistência da apresentação inicial ou progressão para aneurisma e/ou dissecção.

Exames diagnósticos

- TC: nota-se espessamento da parede do vaso sem *flap* ou acometimento luminal; porém, eventualmente, é difícil distinguir o hematoma de placas fibrodensas sem calcificação ou trombos.
- RNM: método de maior acurácia para diagnóstico por fornecer maior detalhamento da parede do vaso após suspeita pela TC.

São considerados preditores de pior prognóstico, com indicação de intervenção: dor persistente/recorrente, apesar de tratamento clínico agressivo; dificuldade de controle pressórico; envolvimento de aorta ascendente; aorta com diâmetro ≥ 50 mm; espessamento da parede > 11 mm; e dilatação progressiva da aorta.

No tipo A, habitualmente, o tratamento é cirúrgico. O tratamento conservador pode ser realizado em casos assintomáticos, estáveis, sem evidência de laceração da íntima ou preditores de alto risco. Nesses casos, o acompanhamento é realizado por meio de exame de imagem periódico (habitualmente, TC a cada 6 meses).

Nos casos com envolvimento apenas de aorta descendente, o tratamento clínico é a terapia inicial. Nos casos sintomáticos, complicados ou com evidência radiológica de piora, opta-se pela terapia endovascular.

ÚLCERA PENETRANTE DA AORTA

São placas ateroscleróticas que se ulceram, desde a camada íntima da aorta até a média ou adventícia. Quando a porção lipídica atinge a camada média, pode resultar em hematoma intramural ou progredir para dissecção. Representam 2-7% das síndromes aórticas agudas.

A principal localização é a porção média da aorta torácica descendente. Envolvimento de aorta ascendente é raro.

Acomete, assim como nos casos de hematoma intramural, grupos etários com idades mais avançadas com ateromatose aórtica grave ou hipertensos de difícil controle.

A apresentação clínica é semelhante à do hematoma, com clínica exuberante e exame físico inocente. Métodos diagnósticos também incluem TC e RNM.

A conduta é semelhante à adotada na dissecção de aorta. Cirurgia aberta convencional e terapia endovascular têm bons resultados. Visto que geralmente os pacientes são idosos, com várias comorbidades, a preferência é pela terapia endovascular.

BIBLIOGRAFIA

Appoo JJ, Bozinovski J, Chu MW, et al. Canadian Cardiovascular Society/Canadian Society of Cardiac Surgeons/Canadian Society for Vascular Surgery Joint Position Statement on Open and Endovascular Surgery for Thoracic Aortic Disease. Can J Cardiol 2016;32(6):703-713.

Blankensteijn JD, Jong SE, Prinssen M, van der Ham AC, Buth J, van Sterkenburg SM, et al.; Dutch Randomized Endovascular Aneurysm Management (DREAM) Trial Group. Two-year outcomes after conventional or endovascular repair of abdominal aortic aneurysms. N Engl J Med 2005;352:2398-405.

Coady MA, Rizzo JA, Hammond GL, Mandapati D, Darr U, Kopf GS, et al. What is the appropriate size criterion for resection of thoracic aortic aneurysms? J Thorac Cardiovasc Surg 1997;113:476-91.

Czerny M, Pacini D, Aboyans V, et al. Current options and recommendations for the use of thoracic endovascular aortic repair in acute and chronic thoracic aortic disease: an expert consensus document of the European Society for Cardiology (ESC) Working Group of Cardiovascular Surgery, the ESC Working Group on Aorta and Peripheral Vascular Diseases, the European Association of Percutaneous Cardiovascular Interventions (EAPCI) of the ESC and the European Association for Cardio-Thoracic Surgery (EACTS). Eur J Cardiothorac Surg 2021;59(1):65-73.

Elefteriades JA, Farkas EA. Thoracic aortic aneurysm: clinically pertinent controversies and uncertainties. J Am Coll Cardiol 2010;55(9):841-57.

Erbel R, Aboyans V, Boileau C, Bossone E, Di Bartolomeo R, Eggebrecht H, et al. 2014 ESC guidelines on the diagnosis and treatment of aortic diseases. Eur Heart J 2014;35:2873-926.

Erbel R, et al. Aortic diseases guidelines. ESC Clinical Practice Guidelines. Eur Heart J 2014;35:2873-2926.

Hagan PG, Nienaber CA, Isselbahcher EM, Bruckman D, Karavite DJ, Russman PL, et al. The International Registry of Acute Aortic Dissection (IRAD): new insights into an old disease. JAMA 2000;283:897-903.

Hiratzka LF, Bakris GL, Beckman JA, et al. 2010 ACCF/AHA/AATS/ACR/ASA/SCA/SCAI/SIR/STS/SVM guidelines for the diagnosis and management of patients with Thoracic Aortic Disease: a report of the American College of Cardiology Foundation/American Heart Association Task Force on Practice Guidelines, American Association for Thoracic Surgery, American College of Radiology, American Stroke Association, Society of Cardiovascular Anesthesiologists, Society for Cardiovascular Angiography and Interventions, Society of Interventional Radiology, Society of Thoracic Surgeons, and Society for Vascular Medicine. Circulation 2010;121(13):e266-369.

Mastracci TM, Garrido-Olivares L, Cinà CS, Clase CM. Endovascular repair of ruptured abdominal aortic aneurysms: a systematic review and meta-analysis. J Vasc Surg 2008;47(1):214-21.

Nienaber CA, Kische S, Rousseau H, Eggebrecht H, Rehders TC, Kundt G, et al. Endovascular repair of type B aortic dissection: long-term results of the randomized investigation of stent grafts in aortic dissection trial. Circ Cardiovas Interv 2013;6(4):407-16.

Nienaber CA, Rousseau H, Eggebrecht H, Kische S, Fattori R, Rehders TC, et al. Randomized comparison of strategies for type B aortic dissection: the investigation of stent grafts in aortic dissection (INSTEAD) trial. Circulation 2009;120(25):2519-28.

Prenger K, Pieters I, Cheriex E. Aortic dissection after aortic valve replacement: incidence and consequences for strategy. J Card Surg 1994;9:495-8.

Prinssen M, Verhoeven ELG, Buth J, Cuypers PW, van Sambeek MR, Balm R, et al.; Dutch Randomized Endovascular Aneurysm Management (DREAM) Trial Group. A randomized trial comparing conventional and endovascular repair of abdominal aortic aneurysms. N Engl J Med 2004;351:1607-18.

Reimerink JJ, Hoornweg LL, Vahl AC, Wisselink W, van den Broek TA, Legemate DA, et al.; Amsterdam Acute Aneurysm Trial Collaborators. Endovascular repair versus open repair of ruptured abdominal aortic aneurysms: a multicenter randomized controlled trial. Ann Surg 2013;258(2):248-56.

Sampson UKA, Norman PE, Fowkes GR, Aboyans V, Song Y, Harrell FE, et al. Global and regional burden of aortic dissection and aneurysms. Global Heart 2014;8:171-180.

Svensson LG, Kouchoukos NT, Miller DC. Expert consensus document on the treatment of descending thoracic aortic disease using endovascular stent-grafts. Ann Thorac Surg 2008;85:S1-41.

Ten Bosch JA, Cuypers PW, van Sambeek M, Teijink JA. Current insights in endovascular repair of ruptured abdominal aortic aneurysms. EuroIntervention 2011;7(7):852-8.

The United Kingdom EVAR trial investigators; Greenhalg RM, Brown LC, Powell JT, Thompson SG, Epstein D. Endovascular repair of aortic aneurysm in patients physically ineligible for open repair. N Engl J Med 2010;362:1872-80.

United Kingdom EVAR Trial Investigators; Greenhalgh RM, Brown LC, Powell JT, Thompson SG, Epstein D, Sculpher MJ. Endovascular *versus* open repair of abdominal aortic aneurysm. N Engl J Med 2010;362:1863-71.

95 ISQUEMIA INTESTINAL

Vinícius Machado Correia

DEFINIÇÃO

Isquemia intestinal é toda condição na qual a oferta de oxigênio para o trato digestivo é insuficiente em relação à demanda, podendo ser causada por oclusão arterial ou venosa ou por espasmo arterial.

ANATOMIA E FISIOLOGIA DA CIRCULAÇÃO MESENTÉRICA

A circulação arterial mesentérica consiste em três principais ramos arteriais (Figura 1): tronco celíaco (irriga o fígado, baço e envia colaterais ao intestino); artéria mesentérica superior (irriga intestino delgado e cólon) e

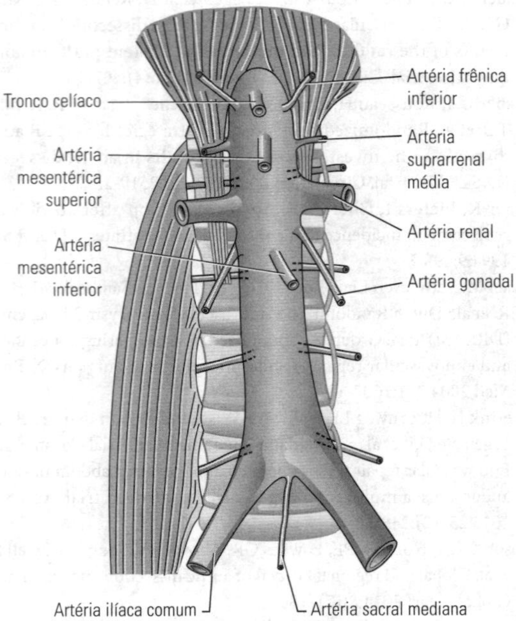

Figura 1 Ramos da aorta abdominal.

artéria mesentérica inferior (irriga o cólon). Ademais, as artérias hipogástricas (ou ilíacas internas) irrigam a pelve e o intestino distal. Há, normalmente, uma rica rede de colaterais comunicando o sistema arterial mesentérico, de forma que a oclusão de 1 único ramo pode, muitas vezes, ser tolerada pelo paciente.

A drenagem venosa corre paralelo à circulação arterial e drena diretamente no sistema venoso portal (Figura 2).

Há grande variação das necessidades de fluxo sanguíneo para o sistema mesentérico, dependendo do estado pré ou pós-prandial. Em jejum, o fluxo total corresponde a aproximadamente 10% do débito cardíaco,

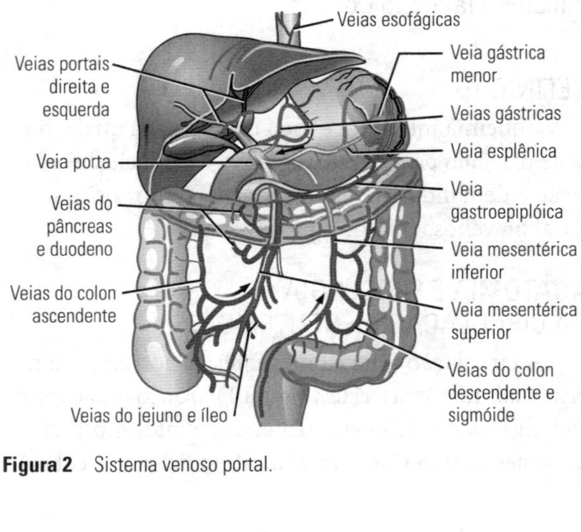

Figura 2 Sistema venoso portal.

Tabela 1 Classificação da isquemia intestinal

Temporal	Aguda (60-70%): obstrução arterial ou venosa súbita, decorrente de embolia ou trombose Crônica (30-40%): ocorre em pacientes com aterosclerose difusa, com isquemias intestinais episódicas relacionadas à alimentação
Localização	Intestino delgado: isquemia mesentérica Cólon: isquemia colônica Intestino e outros órgãos (ex., fígado, baço): isquemia visceral
Mecanismos	Embolia arterial mesentérica (50%) Isquemia mesentérica não oclusiva (20-30%) Trombose arterial mesentérica (15-25%) Trombose venosa mesentérica (5%)

enquanto, no período pós-prandial, o fluxo aumenta para até 35% do débito cardíaco.

As áreas mais suscetíveis à isquemia são as fronteiras entre territórios de irrigação pelos vasos principais: flexura esplênica do cólon (ponto de Griffith) e junção retossigmoide (ponto de Sudeck).

CLASSIFICAÇÃO

A isquemia intestinal pode ser agrupada em três aspectos principais, conforme a Tabela 1.

Quanto aos mecanismos da isquemia intestinal, podemos classificá-los em:

- Embolia arterial mesentérica: ocorre por oclusão de ramo arterial esplâncnico em razão de trombo ou placa de ateroma gerada a distância (geralmente do átrio ou ventrículo esquerdos, valvas ou aorta proximal). É comum em pacientes com cardiomiopatia dilatada ou fibrilação atrial. Apresenta-se, geralmente, como quadro agudo.
- Isquemia mesentérica não oclusiva (ou colite isquêmica): decorrente de má perfusão mesentérica por espasmo dos principais ramos arteriais e baixo débito cardíaco. Ocorre geralmente em pacientes em uso de drogas vasoativas em doses elevadas e acomete principalmente áreas de fronteira de territórios de irrigação, como flexura esplênica e junção retossigmoide. Outro cenário possível é no contexto de hemodiálise, em que há redução do fluxo sanguíneo esplâncnico.
- Trombose arterial mesentérica: a trombose mesentérica aguda geralmente ocorre em um paciente que já possui aterosclerose difusa e com história prévia de isquemia mesentérica crônica (dor abdominal após as refeições). Pode ocorrer também no contexto de trauma abdominal, infecção, aneurisma abdominal e dissecção de aorta. Menos frequentemente, pode estar associada a vasculites, como poliarterite nodosa, Takayasu e vasculite reumatoide.

- Trombose venosa mesentérica: associada a estados de hipercoagulabilidade (trombofilias ou idiopático) ou a causas secundárias (neoplasias, cirurgias abdominais). A trombose venosa leva a aumento da resistência da drenagem venosa, com edema de alças intestinais, raramente acometendo o cólon. É a principal causa de isquemia intestinal em pacientes jovens sem doenças cardiovasculares.

APRESENTAÇÃO CLÍNICA

Aguda

O sinal/sintoma típico é a dor abdominal intensa, periumbilical, de início súbito, desproporcional ao exame físico (dor muito intensa com exame abdominal surpreendentemente normal). Este é geralmente o quadro inicial, podendo cursar com diarreia, náuseas, vômitos e distensão abdominal.

Nos pacientes com doença arterial trombótica, é marcada a presença de estigma aterosclerótico (doença coronariana, arterial periférica, carotídea), bem como história de isquemia mesentérica crônica (claudicação mesentérica) prévia.

A ausculta abdominal inicialmente pode revelar aumento dos ruídos hidroaéreos, mas, nas fases mais tardias, geralmente encontram-se diminuídos. Inicialmente, é comum encontrarmos distensão abdominal discreta, mas com a progressão do quadro, o paciente começa a apresentar defesa, descompressão brusca positiva e timpanismo à percussão. Outros achados mais tardios são hálito fecaloide, sinais de desidratação e choque.

A história e o exame físico também auxiliam a topografar a isquemia, bem como guiar na escolha do melhor exame complementar, conforme demonstrado na Tabela 2.

Tabela 2 Quadro clínico por topografia da isquemia intestinal

Isquemia mesentérica aguda	Colite isquêmica aguda
Idade varia com a etiologia	90% dos pacientes > 60 anos
Causa precipitante é comum	Causa precipitante é rara
Paciente aparente muito grave	Paciente não aparenta muito grave
Dor intensa, entretanto sem defesa abdominal inicialmente	Dor leve e defesa abdominal presente
Sangramento retal incomum	Sangramento retal e diarreia sanguinolenta comuns
TC ou RNM de abdome podem ser considerados inicialmente; Arteriografia se alta suspeita clínica	Colonoscopia é o procedimento de escolha

Subaguda

É a apresentação típica da trombose venosa mesentérica e da isquemia mesentérica não oclusiva. O quadro clínico é insidioso, com dor abdominal progressiva, distensão abdominal, náuseas e vômitos e aumento do resíduo gástrico. Pacientes em terapia intensiva podem apresentar tão somente aumento do débito por sonda gástrica e deterioração do quadro clínico.

Crônica

Os acometidos de isquemia mesentérica crônica têm quadro clínico típico de dor abdominal intensa pós-prandial 15-30 minutos após a refeição, conhecido como claudicação mesentérica, e evoluem para fobia das refeições, evitando fazê-las. O emagrecimento não intencional é marcante e é comum ser confundido com doenças neoplásicas. A identificação desses pacientes é importante, uma vez que a instabilidade de alguma placa aterosclerótica pode levá-los desse estado crônico para o quadro agudo.

DIAGNÓSTICO

O diagnóstico é fundamentalmente clínico, devendo-se atentar para dor intensa e desproporcional ao exame físico e deterioração rápida do quadro clínico nos casos agudos; e a claudicação mesentérica e caquexia nos casos crônicos.

Laboratorialmente, podem ser encontradas leucocitose com desvio à esquerda, aumento de amilase (50%), fosfatase alcalina (80%) e de DHL. A acidose metabólica com hiperlactatemia é característica marcante da isquemia intestinal, estando presente em 36% dos casos. O aumento de D-dímero é muito comum (sensibilidade de 96%), porém é inespecífico. Assim, a utilidade do D-dímero é afastar a isquemia mesentérica, quando normal.

A confirmação por imagem é necessária para a confirmação diagnóstica e para o planejamento terapêutico.

- A USG tem utilidade mais pronunciada nos casos crônicos, já que a distensão abdominal presente nos casos agudos dificulta o exame. Pode evidenciar estenose arterial do tronco celíaco e da artéria mesentérica superior, porém sua sensibilidade é baixa para detectar embolia distal e isquemia mesentérica não oclusiva.
- O RX de abdome é inespecífico e pode estar normal em 25% dos casos. Achados que podem auxiliar: distensão e espessamento da parede do intestino delgado, pneumatose intestinal e pneumoperitônio.
- Angio-TC com contraste iodado: é o exame mais elucidativo, pois permite definir a gravidade da doença, sua provável origem e o planejamento da intervenção.

Possui sensibilidade de 93,3% e especificidade de 96% para o diagnóstico de isquemia mesentérica. É indicada na maioria dos casos, exceto em pacientes com indicação de laparotomia de emergência (peritonite ou perfuração intestinal) ou nos casos de isquemia mesentérica não oclusiva, nos quais a angiografia seletiva de ramos arteriais viscerais pode ser mais elucidativa e terapêutica.

- Angio-RM: tem a mesma utilidade da Angio-TC, com maior sensibilidade para trombose venosa mesentérica, sendo útil principalmente para pacientes alérgicos ao contraste iodado. No entanto, é menos disponível, mais cara e mais demorada.
- Colonoscopia ou sigmoidoscopia: indicada na suspeita de colite isquêmica.
- Angiografia: pode ser útil na suspeita de vasculites, nas quais ocorrem estenoses arteriais e microaneurisma em médios e pequenos vasos.

TRATAMENTO

Nas isquemias mesentéricas agudas e crônicas, a restauração do fluxo é o objetivo primário, tanto por correção cirúrgica convencional, quanto endovascular. Nos casos agudos, a terapia medicamentosa pré-operatória é fundamental, com administração de antibióticos para cobertura Gram-negativa e anaeróbica (ex.: ceftriaxone + metronizadol; ampicilina + sulbactam; piperacilina + tazobactam), correção de distúrbios hidroeletrolíticos, expansão volêmica (meta de débito urinário mínimo de 50 mL/h) e controle álgico. Ademais, a anticoagulação sistêmica com heparina não fracionada pode ser empregada para preservar o leito vascular distal à oclusão, se a revascularização não for imediata, devendo-se evitá-la nos casos de sangramento ativo (ex.: colite isquêmica com enterorragia). Nos casos crônicos, a medida fundamental é promover estado nutricional adequado, inclusive com nutrição parenteral, se necessário.

A laparotomia de emergência está indicada em pacientes com sinais clínicos e/ou radiológicos de peritonite ou perfuração intestinal.

Além das medidas gerais, que são aplicáveis a todas as causas de isquemia intestinal, devemos lembrar também do tratamento específico de acordo com cada etiologia.

- Embolia arterial mesentérica: o tratamento de escolha é a cirurgia aberta com embolectomia. Para pacientes com muitas comorbidades e apresentação precoce dos sintomas, ainda sem sinais de peritonite, pode-se tentar arteriografia seletiva com infusão local de trombolítico, porém isso pode levar a progressão do êmbolo para ramos mais distais.
- Trombose arterial mesentérica: se o paciente não apresentar sinais de peritonite ou de perfuração intestinal, pode-se tentar a arteriografia seletiva com infusão local de trombolítico associada a angioplastia. Caso contrário ou se a terapia endovascular não for eficaz, a escolha é cirurgia aberta com revascularização.
- Trombose venosa mesentérica aguda: o tratamento na maioria das vezes é anticoagulação sistêmica e antibioticoterapia, reservando-se o tratamento cirúrgico aos casos refratários ou com indícios de necrose intra-abdominal.
- Isquemia mesentérica não oclusiva: o tratamento consiste em melhorar a perfusão sistêmica e diminuir o uso de drogas vasoativas. Pode-se considerar a infusão de vasodilatadores e prostaglandinas seletivamente nas artérias viscerais, através de cateterismo seletivo.

BIBLIOGRAFIA

Clair DG, Beach JM. Mesenteric Ischemia. N Engl J Med 2016;374:959.

Cronenwett JL, Johnston W. Rutherford's vascular surgery. 7.ed. Philadelphia: Saunders; 2010.

Longo D, Fauci A, Kasper D, Hauser S, Jameson J, Loscalzo J. Harrison's principles of internal medicine, 18.ed. New York: McGraw-Hill; 2011.

Maffei FHA, Lastória S, Yoshida WB, Rollo HA, Giannini M, Moura R. (eds.). Doenças vasculares periféricas. 4.ed. Rio de Janeiro: Guanabara Koogan; 2008.

Zhao Y, Yin H, Yao C, et al. Management of acute mesenteric ischemia: a critical review and treatment algorithm. Vasc Endovascular Surg 2016;50:183.

96 INSUFICIÊNCIAS ARTERIAL E VENOSA PERIFÉRICAS

Grace Carvajal Mulatti, André Brito Queiroz

INSUFICIÊNCIA ARTERIAL PERIFÉRICA

DEFINIÇÃO E ETIOLOGIA

A doença arterial obstrutiva periférica é causada, em até 85% dos casos, por arteriosclerose e caracteriza-se por obliteração crônica e progressiva das artérias de membros inferiores, podendo ser assintomática ou até levar a isquemia crítica com gangrena e perda do membro afetado. A DAOP é um importante marcador de doença aterosclerótica avançada, e sua associação com doença em outros territórios é conhecida e elevada, notadamente nas artérias conorárias e nas carótidas. Outras causas, apesar de muito mais raras, incluem: as vasculites de vasos tronculares, como a tronboangeíte obliterante, o uso de drogas como a cocaína, e as trombofilias como a síndrome do anticorpo antifosfolípide.

EPIDEMIOLOGIA

Com o envelhecimento da população, a incidência de doença arterial obstrutiva periférica tem aumentado nos últimos anos e espera-se que um maior número de pacientes necessite de revascularizações. Estima-se que boa parte dos pacientes seja subdiagnosticada. Assim, segundo alguns estudos, a prevalência de doença assintomática pode chegar a 20% segundo alguns estudos. No mundo estima-se cerca de 200 milhões de pessoas afetadas pela doença, enquanto no Brasil este número poderia ser de 5 a 10 milhões de pessoas. Os homens são afetados em maior número e mais precocemente que as mulheres, e a incidência tem um aumento significativo após os 70 anos.

QUADRO CLÍNICO

A história e o exame físico no paciente vascular portador de doença arterial obstrutiva periférica são muito ricos e tornam o diagnóstico acessível também ao médico não especialista, sem a necessidade de qualquer exame complementar.

Entre os sinais do exame físico que apontam para o diagnóstico, podem ser citados:

- alterações de cor: palidez na elevação do membro seguida de hiperemia reativa na manobra do pé pendente;
- diminuição da temperatura;
- alterações do trofismo com perda do turgor da pele, atrofia de fâneros, onicomicose;
- úlceras pálidas ou gangrena de pododáctilos;
- diminuição ou ausência de pulsos periféricos.

A claudicação intermitente é sinal patognomônico da doença. O paciente se queixa de cansaço, peso ou formigamento na panturrilha a partir de certa distância de marcha, sintomas que cessam imediatamente com o repouso. Distâncias menores apontam para doença mais grave e muitos pacientes ainda são subdiagnosticados nessa fase. É necessário ter em mente que 30% dos pacientes são assintomáticos, e aqueles pacientes com aterosclerose manifesta em outros territórios arteriais devem ser submetidos a avaliação para diagnosticar potenciais doentes, no intuito principalmente de reconhecer sua gravidade.

Os pacientes que constituem o grupo isquemia crítica, ou seja, que têm risco elevado de perda do membro, são aqueles que apresentam:

- dor isquêmica de repouso;
- lesão trófica com ulceração ou gangrena.

EXAMES COMPLEMENTARES

USG em modo Doppler ou dúplex é o exame de escolha para triagem diagnóstica, tendo como principal vantagem o fato de não ser invasivo. Fornece informações que podem ser úteis no diagnóstico diferencial entre oclusão arterial aguda e doença arterial obstrutiva periférica (Tabela 1).

Para o planejamento cirúrgico, o padrão-ouro é a arteriografia digital, porém, ela tem como principal desvantagem o fato de ser invasiva. A ângio-TC tem sido utilizada com maior frequência e pode até substituir a arteriografia. A ângio-RNM também pode ser utilizada, mas tem tendência a superestimar estenoses.

DIAGNÓSTICO

O diagnóstico é feito essencialmente por meio de história e exame físico.

O diagnóstico diferencial deve ser estabelecido com oclusão arterial aguda, conforme a Tabela 1.

CLASSIFICAÇÃO

As classificações de Fontaine e Rutherford (Tabela 2) têm pouco significado na prática clínica diária, mas uniformizam a linguagem da literatura médica.

TRATAMENTO

O tratamento pode ser clínico ou cirúrgico, a depender do estágio da doença. Nos claudicantes, deve ser clínico e compreende 4 pontos fundamentais:

Tabela 1 Diagnóstico diferencial entre doença arterial periférica aguda e crônica

	Oclusão arterial aguda	Doença arterial obstrutiva periférica
Início dos sintomas	Súbito, evolução em poucas horas, dor significativa	Dor insidiosa, evolução em dias ou semanas, controle com analgésicos
Sensibilidade	Parestesia precoce	Usualmente preservada
Sinais	Diminuição da temperatura, palidez, diminuição do tempo de enchimento venoso	Diminuição da temperatura, palidez, diminuição do tempo de enchimento venoso
Pulsos	Ausentes	Ausentes
História pregressa	Ausência de dor anterior	Claudicação intermitente
Fatores de risco	Arritmia ou IAM com área inativa, neoplasias	Diabetes, tabagismo, insuficiência coronariana
Panturrilha	Dor à palpação e à movimentação, empastamento da musculatura	Livre

Tabela 2 Equivalência para as classificações de Fontaine e Rutherford

Classificação de Fontaine		Classificação de Rutherford		
Estágio	Sintoma	Grau	Categoria	Sintoma
I	Assintomático	0	0	Assintomático
IIa	Claudicação leve	I	1	Claudicação leve
IIb	Claudicação moderada a grave		2	Claudicação moderada
			3	Claudicação grave
III	Dor isquêmica de repouso	II	4	Dor isquêmica de repouso
IV	Ulceração ou gangrena	III	5	Lesão trófica com mínima perda tecidual
		IV	6	Ulceração ou gangrena

- controle dos fatores de risco (p. ex., cessar tabagismo, controlar HAS e DM);
- treinamento de marcha com deambulação assistida;
- antiagregação plaquetária (ácido acetilsalicílico);
- administração de estatina.

Nos *guidelines* mais recentes admite-se o uso associado de rivaroxabana em dose baixa, duas vezes ao dia, como forma de diminuição de eventos relacionados a complicações isquêmicas nos membros.

Dos pacientes claudicantes, cerca de 70% permanecerão com a doença estável, 10-20% melhorarão a distância de marcha e apenas 10% desenvolverão isquemia crítica com risco de perda do membro, desde que sejam de fato submetidos ao tratamento clínico otimizado.

O uso de vasodilatadores periféricos, como cilostazol e pentoxifilina, é adjuvante no tratamento, podendo aliviar os sintomas de claudicação em alguns casos. Não constitui elemento essencial no tratamento medicamentoso.

Apenas o grupo isquemia crítica necessitará de revascularização, que pode ser feita por 1 de 2 técnicas:

- revascularização aberta com enxerto ou *bypass*, tendo como substituto ideal a veia safena magna ou prótese de Dacron ou politetrafluoretileno;
- revascularização endovascular por cateterismo com o uso de balões de angioplastia e/ou *stents*.

Um sistema de classificação anatômica da doença foi criado recentemente com o intuito de melhorar a uniformização do diagnóstico e das recomendações de revascularização. Uma matriz que envolve informações da isquemia e infecção de ferida, WIfI (*Wound, Ischemia and Foot Infection*), é combinada com informações da anatomia da obstrução (PLAN: *Patient risk, Limb severity, and ANatomic complexity*). Esta iniciativa certamente visa melhorar os resultados de preservação dos membros sob risco de amputação.

O emprego da técnica endovascular trouxe grande redução da morbidade e da mortalidade perioperatórias, aumentando o número de pacientes tratados significativamente nas últimas 2 décadas. Trabalhos mostram que a cirurgia convencional ainda é superior com relação a durabilidade e patência, contudo a taxa de salvamento de membro é similar entre os tratamentos.

O advento de balões e *stents* farmacológicos mais recentemente é uma potencial melhoria, principalmente para lesões muito calcificadas, p. ex., em diabéticos, ou reestenoses. Ainda não há consenso, no entanto, quanto ao seu emprego e estudos em andamento poderão contribuir para identificar os pacientes que irão se beneficiar dessa tecnologia.

PROGNÓSTICO

A doença arterial obstrutiva periférica é um grande marcador de aterosclerose sistêmica e aponta paciente de moderado a alto risco cardiovascular. Nos indivíduos com doença femoropoplítea e lesão trófica ativa, pode-se encontrar cerca de 50% de prevalência de doença aterosclerótica carotídea e até 90% dos pacientes têm algum grau de insuficiência coronariana. Naqueles submetidos à revascularização de membro, a taxa de amputação pode chegar a 12% no 1° ano após a intervenção, enquanto a mortalidade pode chegar a 30%.

▪ INSUFICIÊNCIA VENOSA CRÔNICA

DEFINIÇÃO E ETIOLOGIA

A insuficiência venosa crônica dos membros inferiores é a incapacidade de manutenção do fluxo venoso que retorna ao átrio direito causada pela incompetência do sistema venoso superficial e/ou profundo. Pode ser decorrente de obstrução do retorno venoso (p. ex., trombose venosa profunda), do refluxo do sangue venoso (p. ex., insuficiência da veia safena) ou de uma combinação de ambos. Esses mecanismos geram um regime de hipertensão venosa crônica que leva a alterações de pele e subcutâneas características da doença.

Entre as principais causas, estão: varizes primárias dos membros inferiores, síndrome pós-trombótica e compressões venosas extrínsecas, como na síndrome de May-Thurner.

EPIDEMIOLOGIA

A insuficiência venosa crônica é mais comum em mulheres do que em homens, e em brancos do que negros, e a prevalência de refluxo venoso aumenta com a idade. A prevalência na população geral se considerarmos todos os graus de varizes, dos mais simples aos mais complexos (veja a seguir) pode chegar até 80%. Os sinais de doença grave, como úlceras, hiperpigmentação e edema assimétrico, podem ser encontrados em até 6% da população adulta.

É causa de grande absenteísmo no trabalho e é agravada em pacientes que exercem profissões que exijam ortostatismo prolongado.

QUADRO CLÍNICO

O quadro clínico engloba um espectro de sinais e sintomas que variam de acordo com o tempo de evolução da doença e com o grau de obstrução ou refluxo do sistema venoso. Não costuma haver relação direta entre a magnitude do quadro clínico e a intensidade dos sintomas. Estes são acentuados no fim da tarde, após períodos prolongados de ortostatismo e durante e após gestações.

Este fenômeno de piora durante a gestação é mais notável no 3º trimestre e principalmente devido a dois fatores: a embebição gravídica, que causa vasodilatação podendo levar a aumento do diâmetro de varizes já perceptíveis, e o encaixe no útero na pelve no 3º trimestre, o que dificulta o retorno do sangue pelos vasos ilíacos.

A dor relatada é tipicamente em peso ou cansaço, e o paciente tem alívio com o repouso e membros elevados, o que ajuda seu retorno venoso. Esta dor também é chamada claudicação venosa.

Os principais achados são edema depressível, telangectasias e veias reticulares, veias varicosas, hiperpigmentação em pernas, lipodermatoesclerose, eczema varicoso e úlceras perimaleolares, que costumam ser indolores.

EXAMES COMPLEMENTARES

USG em modo doppler é o principal método de avaliação após o exame clínico, pois detecta a localização do refluxo ou da obstrução e a morfologia do sistema venoso. É um exame eficaz para a identificação de anomalias tanto no sistema venoso superficial quanto no profundo.

A plestimografia a ar também é um exame utilizado na prática clínica em consultório, tendo como principais vantagens o baixo custo e o fato de não ser invasivo. É um exame que verifica a capacidade funcional do sistema venoso, medindo o volume venoso total, a função valvar, o refluxo e a eficácia da bomba muscular da panturrilha.

A flebografia é indicada somente quando os métodos não invasivos não forem suficientes para o esclarecimento diagnóstico.

DIAGNÓSTICO

O diagnóstico é eminentemente clínico, feito por meio da anamnese e do exame físico. História prévia de traumas ou trombose venosa profunda e antecedentes familiares de doença varicosa podem ajudar no diagnóstico Pacientes jovens e sem fatores de risco podem desenvolver insuficiência venosa crônica no membro inferior esquerdo isoladamente, em razão de uma compressão excessiva da artéria ilíaca comum direita sobre a veia ilíaca comum esquerda, configurando a síndrome de Cockett ou May-Thurner.

CLASSIFICAÇÃO

A classificação da insuficiência venosa crônica é dividida em clínica (C), etiológica (E), anatômica (A) e fisiopatológica (P) e é conhecida pela sigla CEAP (Tabela 3).

Tabela 3 Classificação CEAP para insuficiência crônica

Classificação clínica	
Classe 0	Sem sinais visíveis ou palpáveis de doença venosa
Classe 1	Telangectasias e/ou veias reticulares
Classe 2	Veias varicosas
Classe 3	Edema
Classe 4	Alterações de pele (hiperpigmentação, eczema, lipodermatofibrose)
Classe 5	Classe 4 com úlcera curada
Classe 6	Classe 4 com úlcera ativa
Classificação etiológica	
Congênita	
Primária	
Secundária (pós-trombótica, pós-traumática e outras)	
Classificação anatômica	
Veias superficiais	
Veias profundas	
Veias perfurantes	
Classificação fisiopatológica	
Refluxo	
Obstrução	
Refluxo e obstrução	

CEAP: clínica, etiológica, anatômica, fisiopatológica.

TRATAMENTO

O tratamento pode ser dividido em 3 modalidades principais:

- clínico: constitui-se principalmente de compressão elástica, exercício físico para fortalecimento da bomba muscular da panturrilha e perda de peso;
- cirúrgico convencional (exérese das veias insuficientes, ligadura de veias perfurantes e ligadura da croça da safena nos casos indicados): ainda é o mais comumente empregado. Usualmente, não é praticado em pacientes com comorbidades graves ou em idosos;
- minimamente invasivo: atualmente, pode ser feito com injeção de substância esclerosante, como glicose ou polidocanol, ablação EV por *laser* ou ablação por radiofrequência, sendo que o uso de USG concomitante é altamente recomendável no emprego de qualquer uma dessas técnicas. As técnicas endovasculares para tratamento da veia safena estão associadas a menos desconforto pós-operatório, retorno mais rápido ao trabalho e menos lesões venosas e linfáticas comparadas a safenectomia tradicional.

No caso de insuficiência do sistema venoso profundo, técnicas de *bypass* com transposição de veia safena, como na cirurgia de Palma, ou tratamentos endovasculares com angioplastia de veia profunda com balão são possibilidades quando a terapia clínica falha.

Medicamentos do grupo dos venotônicos (diosmina, hesperidina, derivados da rutina) devem ser utilizados como coadjuvantes no alívio dos sintomas. Os derivados da rutina e a castanha da índia (sem registro vigente na Anvisa) não apresentam evidência científica para que se justifique sua prescrição de rotina.

É importante lembrar que varizes é uma doença crônica e sua recorrência é frequente, com taxas que chegam a 50% em até 5 anos após uma intervenção cirúrgica. Por isso o cuidado contínuo e as recomendações de exercício físico e compressão elástica permanecem.

PROGNÓSTICO

O prognóstico da insuficiência venosa crônica depende principalmente da causa. Nos casos de doença do sistema venoso superficial, o tratamento cirúrgico ou clínico correto pode levar à cicatrização de até 90% das úlceras venosas e restaurar rapidamente o indivíduo às condições laborais.

No caso de doença do sistema venoso profundo, o principal fator prognóstico é o tratamento precoce, especialmente com o uso de compressão elástica. Cerca de 50% dos pacientes com trombose venosa profunda irão apresentar algum grau de síndrome pós-trombótica, caso não sejam adequadamente tratados, com sequelas que podem variar de aumento das varizes até úlceras e edema assimétrico incapacitante.

BIBLIOGRAFIA

Adam DJ, Beard JD, Cleveland T, Bell J, Bradburry AW, Forbes JF, et al.; Basil trial participants. Bypass versus angioplasty in severe ischaemia of the leg (BASIL): multicentre, randomised controlled trial. Lancet 2005;366:1925-34.

Antoniou GA, Chalmers N, Georgiadis GS, Lazarides MK, Antoniou SA, Serracino-Inglott F, et al. A meta-analysis of endovascular versus surgical reconstruction of femoropopliteal arterial disease. J Vasc Surg 2013;57:242-53.

Bosiers M, Hart JP, Deloose K, Verbist J, Peeters P. Endovascular therapy as the primary approach for limb salvage in patients with critical limb ischemia: experience with 443 infrapopliteal procederes. Vascular 2006;14(2):63-9.

Dieter RS, Chu WW, Pacanowski JP Jr, McBride PE, Tanke TE. The significance of lower extremity peripheral arterial disease. Clin Cardiol 2002;25:3-10.

Gloviczki P, Comerota AJ, Dalsing MC, Eklof BG, Gillespie DL, Gloviczki ML, et al.; Society for Vascular Surgery; American Venous Forum. The care of patients with varicose veins and associated chronic venous diseases: clinical practice guidelines of the Society for Vascular Surgery and the American Venous Forum. J Vasc Surg 2011;53(5 Suppl):2S-48S.

Kanwar A, Hansrani M, Lee T, Stansby G. Trends in varicose vein therapy in England: radical changes in the last decade. Ann R Coll Surg Engl 2010;92:341-6.

Lees TA, Beard JD, Ridler BMF, Szymanska T. A survey of the current management of varicose veins by members of the Vascular Surgical Society. Ann R Coll Surg Engl 1999;81:407-17.

Porter J, Moneta GL; International Consensus Committee on Chronic Venous Disease. Reporting standards in venous disease: an update. J Vasc Surg 1995;21:635-45.

Ricci MA, Emmerich J, Callas PW, Rosendaal FR, Stanley AC, Naud S, et al. Evaluating chronic venous disease with a new venous severity scoring system. J Vasc Surg 2003;38:909-15.

Romiti M, Albers M, Brochado-Neto FC, Durazzo AE, Pereira CAB, De Luccia N. Meta-analysis of infrapopliteal angioplasty for critical limb ischemia. J Vasc Surg 2008;47:975-91.

Roset PN. Systematic review of the efficacy of cilostazol, naftidrofuryl oxalate and pentoxifylline for the treatment of intermittent claudication. Br J Surg 2012;99:1630-8.

Wolosker N, Nakano L, Rosoky RA, Munia MA, Netto BM, Puech-Leão P. Endovascular treatment for intermitent claudication in patients who do not improve with clinical treatment. Clinics 2005;60(3):193-200.

97 LINFEDEMA

André Brito Queiroz, Grace Carvajal Mulatti

DEFINIÇÃO E ETIOLOGIA

O linfedema é o aumento de volume de um segmento corporal decorrente de um distúrbio no sistema linfático locorregional de drenagem. Os linfedemas podem ser primários, quando há uma alteração congênita do sistema linfático, ou secundários (pós-cirúrgico, pós-radioterapia, por obstrução tumoral, traumatismos, filariose, celulites e erisipelas).

EPIDEMIOLOGIA

O linfedema é mais comum nos membros inferiores (80% dos casos), mas pode ocorrer também em membros superiores, face, tronco e genitália externa, sendo unilateral em 2/3 dos casos.

Estima-se que 25% das mulheres submetidas ao tratamento do câncer de mama desenvolverão algum grau de linfedema no membro superior, que pode manifestar-se meses a anos após o tratamento.

A filariose é uma importante causa de linfedema em todo o mundo, principalmente na Índia e no continente africano. No Brasil, as principais áreas de concentração da doença são a região metropolitana do Recife e a desembocadura do Rio Amazonas.

QUADRO CLÍNICO

A anamnese deve compreender história familiar, idade de aparecimento, viagem a um país endêmico para filariose, história pregressa de celulite, neoplasia ou desnutrição.

O edema costuma se iniciar nas regiões distais do membro com progressão para a região proximal. Usualmente, é não depressível em razão da fibrose dos tecidos - ausência do sinal de Godet ou Cacifo.

O sinal de Stemmer costuma estar presente e demonstra-se pela incapacidade de pinçar a pele no dorso do 2° dedo do pé entre o indicador e o polegar do examinador.

Nos quadros crônicos, a pele fica espessa (hiperceratose), rugosa (papilomatose) e pode apresentar fissuras com drenagem de linfa. Outros sinais clínicos observados são: hiperemia, eczema, ulceração, vesículas linfáticas, unhas amareladas, assimetria de membros, dermatite e *peau d'orange* (pele com aspecto de casca de laranja).

O linfangiossarcoma pode se desenvolver em casos crônicos (> 10 anos) e, quando ocorre associado à mastectomia, é conhecido como síndrome de Stewart-Treves.

EXAMES COMPLEMENTARES

A linfocintilografia é o padrão-ouro para o estudo do sistema linfático e é feita com injeção subcutânea de Tc-99m entre o 1° e o 2° dedos do pé. Após a injeção, é feita a medida do tempo e da concentração do fármaco nas principais cadeias linfonodais: joelho, inguinal, axilar.

USG com modo Doppler venoso é importante no diagnóstico diferencial de trombose venosa, síndrome pós-flebítica e varizes.

TC e RNM mostram espessamento da pele e aumento do tecido subcutâneo com imagens características em "favo de mel" e podem ser úteis na reavaliação dos resultados do tratamento.

A pesquisa da microfilária no sangue periférico pode ser utilizada em regiões endêmicas.

Deve-se fazer o diagnóstico diferencial da doença com:

- insuficiência cardíaca;
- insuficiência renal;
- cirrose hepática;
- hipoproteinemia;
- angioedema hereditário;
- doenças venosas;
- trombose venosa profunda;
- malformações vasculares;
- lipedema;
- edema postural;
- medicamentos.

Tabela 1 Classificação dos linfedemas

Linfedema primário
Congênito: idade < 1 ano
Precoce: idade 1-35 anos
Tardio: idade > 35 anos
Linfedema secundário
Obstrução linfática (tumores, infecções e radioterapia)
Interrupção linfática (cirurgias inguinais e linfadenectomias)

TRATAMENTO

O tratamento do linfedema é multidisciplinar e visa a redução ou manutenção do tamanho do membro afetado, alívio dos sintomas e prevenção das infecções de pele. Deve ser iniciado o mais precocemente possível para que tenha bons resultados.

Elevação dos membros inferiores, drenagem linfática e uso de malhas de compressão elástica ou outros sistemas de compressão são medidas para a redução do volume do membro, gerando alívio dos sintomas em até 60% dos casos. O exercício foi o único tratamento a melhorar a dor e a qualidade de vida nos pacientes com linfedema secundário à neoplasia de mama de acordo com estudos recentes. Dieta com redução do peso corporal também pode reduzir o volume do edema nos membros superiores.

Hidratação da pele e higiene dos pés visam evitar lesões e micose interdigital, para evitar portas de entrada para infecções bacterianas oportunistas.

O tratamento das micoses interdigitais e infecções de pele superpostas (celulites ou erisipelas) deve ser realizado com antimicóticos (tópicos ou sistêmicos) e antibióticos específicos.

O uso de antibióticos profiláticos como a penicilina benzatina (1.200.000 UI, IM, a cada 21 dias) é recomendado nos 6 meses que sucedem um surto infeccioso.

O tratamento cirúrgico é exceção, exceto no linfedema penoescrotal, no qual é o tratamento de escolha. As cirurgias podem ser excisionais (*debulking*) ou lipoaspirativas. Atualmente recomenda-se pelo menos 6 meses de tratamento clínico com compressão elástica e medidas físicas e abordagem cirúrgica apenas nos casos de falha técnica.

PROGNÓSTICO

A evolução do linfedema sem o acompanhamento adequado resulta em um ciclo de infecções de repetição que lesam ainda mais o sistema linfático e pioram o edema na região afetada, levando a incapacidade funcional e piora da qualidade de vida. A ausência de tratamento e a cronicidade do linfedema podem levar à malignização com desenvolvimento do linfangiossarcoma.

BIBLIOGRAFIA

Guedes Neto HJ, Silva W, Gomes SCN, Perez MCJ, de Andrade MFC. Diagnóstico, prevenção e tratamento do linfedema. J Vasc Br 2005; 4(Supl.2):S201-4.

International Society of Lymphology. The diagnosis and treatment of peripheral lymphedema. 2009 concensus document of the International Society of Lymphology. Lymphology 2009;42(2):51-60.

McNeely NL, Peddle CJ, Yurick J, Dayes IS, Mackey JR. Conservative and dietary interventions for cancer-related lymphedema: a systematic review and meta-analysis. Cancer 2011;117:1136-48.

Murdaca G, Cagnati P, Gulli R, Sapnò F, Puppo F, Campisi C, et al. Current views on diagnostic approach and treatment of lymphedema. Am J Med 2012;125:134-40.

O'Donnell TF, Allison GM, Iafrati MD. A systematic review of guidelines for lymphedema and the need for contemporary intersocietal guidelines for the management of lymphedema. J Vasc Surg: Ven Lymp Dis 2020;8(4):676-684.

Tiwari A, Cheng KS, Button M, Myint F, Hamilton G. Differential diagnosis, investigation, and current treatment of lower limb lymphedema. Arch Surg 2003;138(2):152-61.

SEÇÃO 12

DOENÇAS PULMONARES

MARIA DO PATROCÍNIO TENÓRIO NUNES

98 PROVAS DE FUNÇÃO PULMONAR

Luciana Tamie Kato Morinaga, João Marcos Salge

INTRODUÇÃO

As provas de função pulmonar constituem conjunto de testes diagnósticos que permitem a avaliação de propriedades mecânicas do sistema respiratório e das trocas gasosas. Compreendem manobras não invasivas, capazes de prover informações relevantes na investigação de sintomas respiratórios ou na avaliação de doenças crônicas estáveis (pulmonares, da caixa torácica ou da musculatura respiratória), tendo pouca utilidade para tomada de decisão em situações agudas. A determinação dos fluxos aéreos nas manobras forçadas permite a identificação das doenças obstrutivas, enquanto as medidas volumétricas dos compartimentos pulmonares auxiliam na caracterização de doença restritiva ou aprisionamento de ar, por exemplo. As principais indicações para realização dos testes de função pulmonar estão ilustradas na Tabela 1.

Tabela 1 Indicações para realização dos testes de função pulmonar
1. Investigação de sintomas respiratórios, notadamente: dispneia, tosse, sibilância
2. Acompanhamento evolutivo de doenças respiratórias crônicas, como ferramenta de monitorização de resposta ao tratamento (com destaque para asma, doença pulmonar obstrutiva crônica, pneumopatias intersticiais, hipertensão pulmonar, pneumopatias ocupacionais e doenças neuromusculares)
3. Estadiamento de doenças respiratórias crônicas, servindo como marcador prognóstico
4. Rastreamento de doenças respiratórias em indivíduos oligossintomáticos expostos a risco (p. ex., tabagismo, exposição ocupacional ou ambiental a agentes nocivos)
5. Estratificação de risco pré-operatório de cirurgias gerais e de ressecção pulmonar

As manobras relacionadas aos testes de função pulmonar de repouso envolvem ação intensa e coordenada da musculatura respiratória (inspiratória e expiratória). Embora possam ser desgastantes para uma minoria dos pacientes, são bastante seguras, resultando em baixo índice de complicações relacionadas à sua realização. A execução das manobras é extremamente dependente da cooperação do paciente, pré-requisito fundamental para sua efetividade. Poucas situações muito específicas constituem limitações para a realização dos testes de função pulmonar de repouso e estão listadas na Tabela 2.

Tabela 2 Contraindicações para realização dos testes de função pulmonar
Absolutas (indicação do exame não deve ser realizada)
Doença cardiovascular instável atual ou nos últimos 30 dias (angina instável, taquiarritmias ventriculares complexas, infarto do miocárdio, acidente vascular cerebral, embolia pulmonar)
Cirurgia cardíaca, de aorta ou neurológica recente (últimos 30 dias)
Descolamento de retina ou cirurgia ocular recente (últimos 30 dias)
Doença respiratória infectocontagiosa em fase transmissível (risco de infecção cruzada)
Relativas (o benefício do exame deve ser julgado individualmente, resultados podem ser prejudicados por limitação técnica)
Déficit cognitivo ou demência – dificuldade para compreender ou executar as manobras
Dor torácica ou abdominal
Dor orofacial ou traqueostomia (dificuldade de acoplamento da peça bucal)
Cirurgia recente de grande porte
Hemoptise
Pneumotórax

As modalidades de testes mais frequentemente utilizadas para avaliação da função pulmonar em repouso incluem a espirometria, a pletismografia e a medida de difusão pulmonar. Já o teste cardiopulmonar de exercício permite a exploração das variáveis ventilatórias, cardiocirculatórias e metabólicas em resposta ao esforço. Cada uma destas modalidades será detalhada a seguir.

TESTES DE FUNÇÃO PULMONAR EM REPOUSO: CONCEITOS E TÉCNICA

Espirometria

Trata-se do registro da entrada e saída de ar dos pulmões por meio da utilização de um sensor de fluxo conectado a uma peça bucal com os orifícios nasais ocluídos por um clipe. Após alguns ciclos de respiração corrente, solicita-se que o paciente realize manobra de inspiração máxima, até atingir a capacidade pulmonar total (CPT), seguida de expiração máxima dos pulmões, até chegar no volume residual (VR). Esta diferença volumétrica entre os extremos de inspiração e expiração é chamada de capacidade vital (CV). Uma vez que, por definição, o ar contido no VR não consegue ser mobilizado para fora dos pulmões, não é possível sua mensuração pela espirometria. A determinação do VR, assim como das capacidades pulmonares que o incluem (CRF e CPT), pode ser feita por meio de outras técnicas, como a pletismografia (Figura 1).

A manobra de capacidade vital é realizada separadamente de forma lenta ou forçada. No caso da manobra forçada, o paciente é estimulado a contrair os músculos expiratórios de forma vigorosa para esvaziar os pulmões o mais rapidamente possível. A análise dos fluxos expiratórios máximos obtidos nesta manobra constitui ferramenta fundamental para caracterização dos distúrbios ventilatórios obstrutivos, elemento importante no diagnóstico e acompanhamento de condições clínicas prevalentes como a doença pulmonar obstrutiva crônica (DPOC) e a asma. A seguir, estão descritos os principais parâmetros funcionais derivados da manobra de capacidade vital forçada e, na Figura 2, está sua representação gráfica.

- Capacidade vital forçada (CVF): volume acumulado exalado a partir da inspiração máxima até o final da expiração forçada. Reflete a integração entre as forças elásticas pulmonares, da estrutura da caixa torácica e dos músculos respiratórios. A redução da CVF ocorre como consequência de redução na CPT (mecanismo restritivo) ou do aumento do VR (mecanismo obstrutivo com aprisionamento aéreo associado).

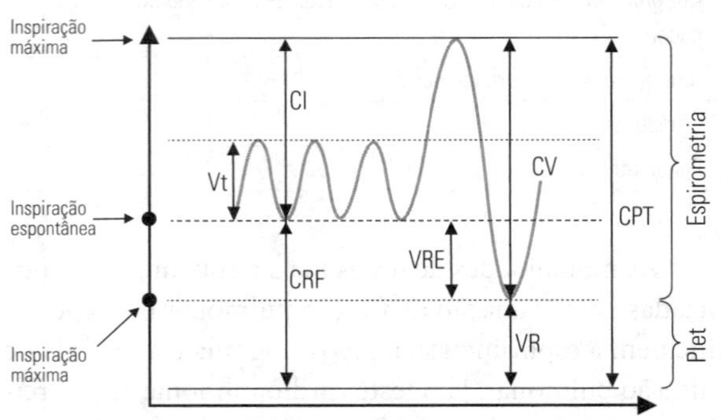

Figura 1 Volumes e capacidades pulmonares. CI: capacidade inspiratória; CPT; capacidade pulmonar total; CRF: capacidade residual funcional; CV: capacidade vital; Plet: pletismografia; VR: volume residual; VRE : volume de reserva expiratório; Vt: volume corrente.

- Volume expiratório forçado no 1° segundo (VEF_1): representa o fluxo expiratório na porção inicial do esvaziamento pulmonar forçado. Trata-se de indicador extremamente reprodutível, muito sensível na caracterização funcional de diversas doenças pulmonares e fortemente correlacionado com a capacidade funcional para atividades diárias. Representa o dado de função pulmonar isolado de maior valor clínico.
- Relação VEF_1/CVF: trata-se da razão absoluta entre o VEF1 e a CVF que, para indivíduos saudáveis, habitualmente consiste em valor entre 0,70 e 0,80. Isto indica que a maior parte da CVF é eliminada dentro do 1° segundo em uma expiração forçada. Tipicamente, a redução desta relação evidencia a limitação dos fluxos expiratórios e caracteriza a presença de mecanismo obstrutivo.
- Pico de fluxo expiratório (PFE): consiste no maior valor de fluxo expiratório instantâneo (pontual). Embora também represente o esvaziamento pulmonar, é extremamente dependente da intensidade de esforço expiratório, constituindo um bom indicador de colaboração e execução técnica das manobras.
- Fluxo expiratório forçado entre 25 e 75% da capacidade vital ($FEF_{25-75\%}$): consiste no fluxo expiratório médio na porção intermediária de esvaziamento pulmonar (entre 25 e 75% da capacidade vital). Tipicamente sofre influência quando há comprometimento das vias aéreas de menor calibre e tende a alterar precocemente nos distúrbios obstrutivos.

Pletismografia de corpo inteiro

Consiste em método que permite a mensuração do volume de ar que permanece nos pulmões, sem necessidade de mobilização através de um sensor de fluxo, tornando possível a determinação de parâmetros inacessíveis pela espirometria. Trata-se da técnica mais frequentemente utilizada para estudo completo dos volumes pulmonares.

Na prática, o indivíduo é acomodado na posição sentada dentro de uma cabine hermeticamente fechada, chamada pletismógrafo, que mantém constante o volume total de gás do conjunto (pulmão/cabine). Durante a respiração corrente, ocorre o acionamento de um obturador que promove a oclusão da via aérea, impedindo o movimento de ar na inspiração ou expiração por um intervalo de 2 a 3 segundos. Neste período, o indivíduo deve

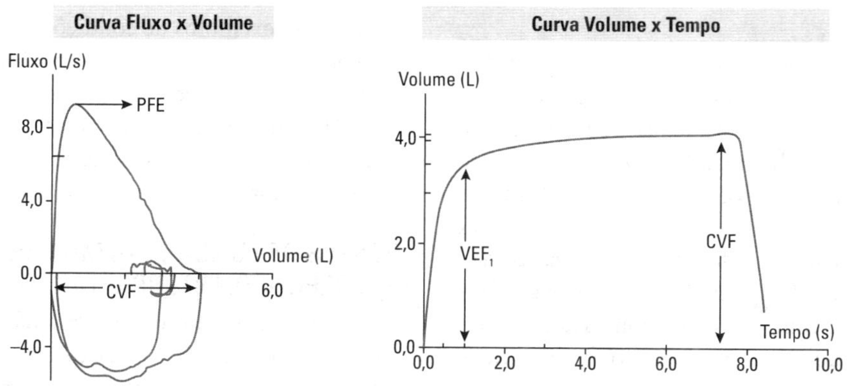

Figura 2 Representação gráfica da manobra de capacidade vital forçada de um indivíduo saudável. Na curva fluxo x volume, convencionou-se utilizar fluxos negativos para representar a inspiração e positivos para a expiração. Observe que os fluxos expiratórios são mais elevados no início da expiração forçada e apresentam redução gradual na medida em que os pulmões se esvaziam. Esta característica pode ser observada também no fato do VEF_1, que representa a maior porção da CVF.

manter a intenção de movimentos respiratórios de pequena amplitude contra o obturador ocluído, gerando expansão e retração do volume torácico. Esta manobra provoca, simultaneamente, variações de pressão alternadas no ar das vias aéreas e no ar do interior da cabine, que são registradas por sensores alocados apropriadamente para esta finalidade. As variações de pressão ocorrerão de forma inversa em cada compartimento, ou seja, quando a pressão da via aérea aumenta, a pressão do pletismógrafo diminui e vice-versa. Uma vez que a variação volumétrica é a mesma para ambos os compartimentos, pode-se afirmar que a proporção entre as variações de pressão expressa o inverso da proporção entre os volumes dos compartimentos. Dado que o volume do pletismógrafo é conhecido, torna-se possível a determinação do volume de gás contido no interior dos pulmões (Figura 3).

Considerando que, de acordo com a manobra descrita, a oclusão do obturador ocorre no nível da respiração corrente, depreende-se que o compartimento volumétrico que será mensurado corresponde à CRF, a partir da qual é possível o cálculo da CPT e do VR utilizando a composição com as informações derivadas da curva de capacidade vital lenta, conforme as equações:

- VR = CRF - VRE
- CPT = VR + CVL

Além disso, a pletismografia de corpo inteiro permite também a determinação da resistência das vias aéreas (R_{aw}), que corresponde à relação entre variação de Pressão e variação de fluxo (R_{aw} = ΔPressão/ΔFluxo). Para isso, basta acrescentar uma etapa da manobra com registro de variação de fluxo antes da oclusão do obturador. A R_{aw} constitui outro importante marcador funcional para diagnóstico e acompanhamento de doenças respiratórias uma vez que apresenta-se elevada nas doenças obstrutivas das vias aéreas.

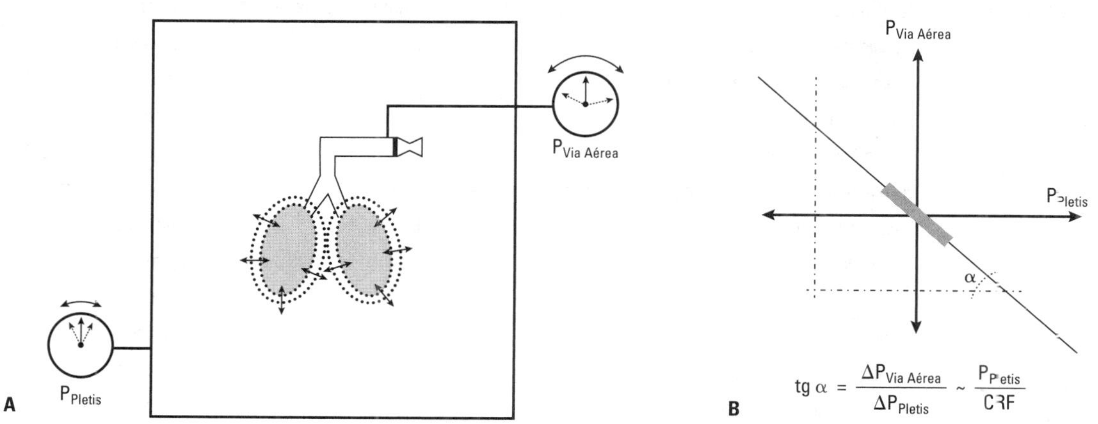

Figura 3 Pletismografia de corpo inteiro. A: Representação esquemática das manobras de inspiração e expiração contra o obturador fechado e o registro das variações de pressão em cada compartimento. B: Representação gráfica da curva que expressa as variações inversas de pressão nas vias aéreas e no pletismógrafo e a determinação da proporcionalidade entre os volumes de cada compartimento gasoso.

Difusão

Avalia a capacidade de transferência dos gases desde os alvéolos até o interior dos capilares pulmonares, incluindo a entrada no citoplasma das hemácias e a interação química com a hemoglobina. A medida da eficiência deste processo expressa, em conjunto, as propriedades estruturais da membrana alveolocapilar (área e espessura), e o desempenho da interação do gás com os elementos sanguíneos (disponibilidade da rede capilar e dos sítios de ligação com a hemoglobina). Trata-se, portanto, de um indicador que representa o estado funcional do aparato pulmonar para as trocas gasosas.

A técnica para mensuração da difusão baseia-se em uma manobra de inspiração única, a partir do VR e até a CPT, de uma mistura gasosa contendo monóxido de carbono (CO) em baixa concentração (gás altamente difusível pela membrana alveolocapilar e menos influenciado pelo estado de perfusão pulmonar do que outros gases). Após a inspiração completa, é realizada apneia por cerca de 10 segundos, para permitir um tempo de exposição do CO à membrana alveolocapilar. Em seguida, é realizada a coleta de amostra do gás expirado para medida da concentração de retorno do CO. Baseado na diferença de concentração de CO inspirado e exalado é possível determinar o índice de captura de CO pelos pulmões, que representa a eficiência do processo de difusão em repouso. Situações clínicas como pneumopatias intersticiais, doenças vasculares (hipertensão pulmonar) e enfisema tipicamente causam redução da difusão, graças ao comprometimento da área de membrana alveolocapilar ou da disponibilidade de sangue para troca gasosa. Por outro lado, policitemia, hemorragia alveolar recente são exemplos de condições clínicas que podem provocar medidas de difusão elevadas.

A Tabela 3 apresenta um sumário contendo os principais parâmetros obtidos nos testes de função pulmonar em repouso, assim como as manobras que permitem sua determinação.

TESTES DE FUNÇÃO PULMONAR EM REPOUSO: INTERPRETAÇÃO

Os testes de função pulmonar oferecem diversos indicadores quantitativos que expressam o estado funcional de diferentes elementos do sistema respiratório. A análise conjunta das diversas variáveis permite a classificação dos distúrbios funcionais em padrões de alteração e auxiliam no diagnóstico clínico. Além disso, permite ainda a avaliação prognóstica e o acompanhamento evolutivo de condições crônicas.

A interpretação dos resultados dos testes de função pulmonar é baseada na comparação entre os valores obtidos e os valores de referência derivados de indivíduos saudáveis. Por se tratar de indicadores mecânicos, as variáveis de função pulmonar são determinadas em grande parte por características antropométricas como estatura, idade, sexo e etnia, que são utilizadas como variáveis independentes nos modelos de regressão que derivam equações de referência a partir de amostras de indivíduos saudáveis. Os percentis 5º e 95º da distribuição populacional das variáveis funcionais são utilizados respectivamente como os limites inferior e superior de normalidade para fins de interpretação clínica, definindo assim a faixa de referência. Os distúrbios ventilatórios são definidos quando as variáveis funcionais se encontram fora desta faixa

Tabela 3 Variáveis funcionais mais utilizadas nos testes de função pulmonar

Parâmetro funcional	Descrição	Unidade de medida	Manobra
CVF	Capacidade vital forçada	L	Espirometria (forçada)
VEF1	Volume expiratório forçado 1º segundo	L	Espirometria (forçada)
VEF1/CVF	Relação VEF1/CVF	–	Espirometria (forçada)
PFE	Pico de fluxo expiratório	L/s	Espirometria (forçada)
FEF25-75%	Fluxo expiratório forçado entre 25-75% da capacidade vital	L/s	Espirometria (forçada)
CVL	Capacidade vital lenta	L	Espirometria (lenta)
VRE	Volume de reserva expiratório	L	Espirometria (lenta)
CI	Capacidade inspiratória	L	Espirometria (lenta)
CRF	Capacidade residual funcional	L	Pletismografia
CPT	Capacidade pulmonar total	L	Pletismografia
VR	Volume residual	L	Pletismografia
Raw	Resistência das vias aéreas	cmH2O/L/s	Pletismografia
DLCO	Difusão do CO	mL/min/mmHg	Difusão

de referência, sobretudo quando a alteração funcional apresenta correlação com sintomas clínicos compatíveis. As Figuras 4 e 5 ilustram as curvas espirométricas típicas que caracterizam os principais padrões de distúrbios ventilatórios que estão descritos a seguir.

Distúrbio ventilatório obstrutivo

O distúrbio ventilatório obstrutivo é caracterizado pela redução desproporcionalmente maior dos fluxos expiratórios em relação aos volumes pulmonares. Ocorre em doenças nas quais há limitação ao fluxo pelas vias aéreas, reduzindo a velocidade de esvaziamento pulmonar, seja por aumento da resistência das vias aéreas e/ou perda da retração elástica pulmonar. Há redução do VEF_1 e dos fluxos intermediários ($FEF_{25-75\%}$), com capacidade vital forçada geralmente normal e, portanto, com redução da relação VEF_1/CVF abaixo do limite inferior da normalidade (abaixo do 5° percentil). As doenças associadas a este distúrbio são: asma, bronquite crônica, enfisema, bronquiolites.

Distúrbio ventilatório restritivo

Trata-se de distúrbio ventilatório caracterizado pela redução volumétrica dos pulmões, seja por alterações parenquimatosas com aumento da retração elástica que ocorre nas doenças fibrosantes, alterações da caixa torácica ou ainda por causas extratorácicas de compressão do parênquima. É definido pela redução da capacidade pulmonar total. Pode ser apenas sugerido pela espirometria com base na redução da CVF com relação VEF_1/CVF normal, porém é necessária a medida da capacidade pulmonar total para sua confirmação (neste padrão espirométrico, estudo prévio demonstrou a ocorrência de CPT normal em 42% de casos). As doenças clínicas tipicamente associadas ao distúrbio ventilatório restritivo incluem: pneumopatias intersticiais, doenças neuromusculares, derrame pleural, obesidade grau 3

Distúrbio ventilatório misto

Ocorre na presença de achados de obstrução (redução da relação VEF_1/CVF e da VEF_1) associados à redução da capacidade pulmonar total, caracterizando a presença combinada de ambos os componentes. Na ausência de medida da capacidade pulmonar total, a redução da capacidade vital forçada associada a achados de obstrução não deve ser usada para diagnóstico de distúrbio misto, pois nestes casos a capacidade vital forçada pode estar reduzida por aprisionamento aéreo ou restrição.

Distúrbio ventilatório inespecífico

Ocorre nos casos em que há redução da capacidade vital forçada e do VEF_1, porém com relação VEF_1/CVF e CPT normais. Neste caso, embora haja distúrbio ventilatório presente, não é possível sua classificação entre obstrutivo ou restritivo. Doenças em estágio inicial, condições que geram fraqueza de musculatura respiratória, obesidade e doença de pequenas vias aéreas constituem as condições clínicas mais frequentemente associadas a este padrão funcional.

Em adição às variáveis espirométricas, as medidas de volumes pulmonares por pletismografia permitem classificação mais acurada do padrão de distúrbio ventilatório em determinadas situações (Figura 6).

- Caracterização definitiva da presença de distúrbio ventilatório restritivo: embora a presença de restrição possa ser sugerida na espirometria, a medida da capacidade pulmonar total é necessária para sua confirmação.
- Diferenciação entre aprisionamento aéreo x distúrbio ventilatório misto: em alguns casos de doenças obstrutivas, além da redução esperada do VEF1, ocorre também redução da capacidade vital forçada, ainda que desproporcional (menos intensa). Esta redução de CVF pode decorrer de aumento do VR (aprisionamento aé-

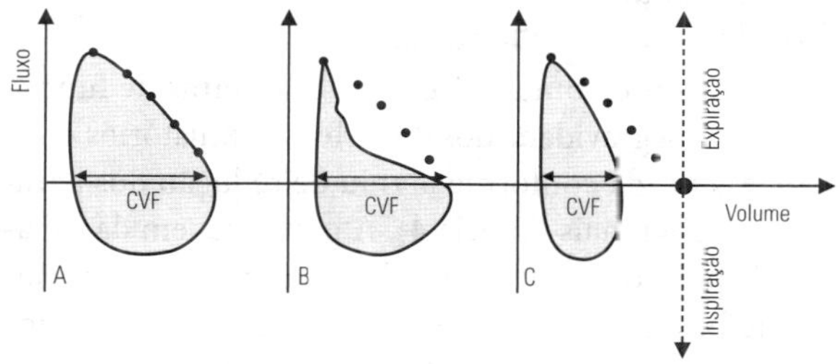

Figura 4 Curvas fluxo x volume de espirometrias. A: normal, com traçado de fluxo dentro do previsto (plotagem); B: distúrbio ventilatório obstrutivo. Há acentuação da concavidade da curva, com redução dos fluxos expiratórios; C: distúrbio ventilatório restritivo. Os fluxos expiratórios são normais ou aumentados, com redução da capacidade vital forçada (CVF).

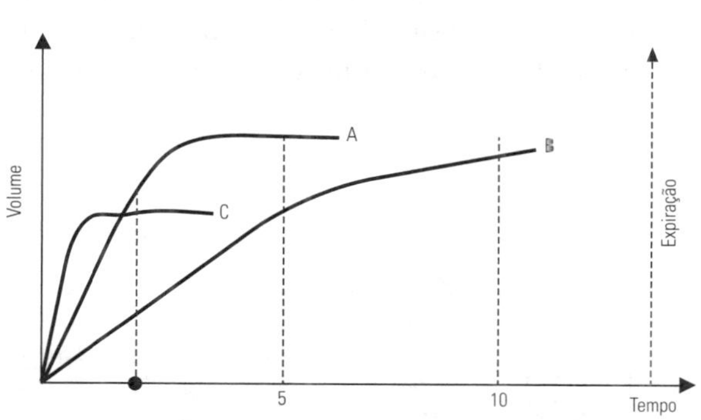

Figura 5 Curva volume x tempo da manobra de capacidade vital forçada. A: indivíduo normal; B: distúrbio obstrutivo, com redução do VEF_1 e fluxos intermediários, levando a tempo prolongado para expiração completa; C: distúrbio restritivo, com capacidade vital forçada reduzida e esvaziamento pulmonar precoce. VEF_1: volume expirado forçado no 1° segundo.

reo) presente no contexto da limitação ao fluxo expiratório ou ainda indicar presença de componente restritivo associado, que seria caracterizado caso houvesse redução da CPT. A medida de volumes pela pletismografia pode, portanto, auxiliar no diagnóstico diferencial neste cenário.

- Diagnóstico de hiperinsuflação (Figura 6): além da presença de obstrução e aprisionamento aéreo, indivíduos com enfisema podem apresentar aumento da capacidade pulmonar total decorrente da perda de retração elástica pulmonar. Tal alteração, em geral, não está presente em indivíduos asmáticos.

Obstrução de vias aéreas superiores

A presença de obstrução em segmento proximal das vias aéreas (pregas vocais, traqueia e brônquios principais) habitualmente tem apresentação funcional muito peculiar, com amputação do pico de fluxo expiratório e, quando de localização extratorácica, achatamento da alça de fluxo inspiratório. A análise da morfologia das alças fluxo x volume tem grande valor neste contexto (Figura 7).

Classificação de gravidade dos distúrbios ventilatórios

De acordo com as diretrizes brasileiras de função pulmonar, a gravidade dos distúrbios ventilatórios pode ser classificada conforme o grau de redução dos parâmetros funcionais (Tabela 4). A porcentagem da capacidade pulmonar total em relação ao previsto é idealmente utilizada para a caracterização dos distúrbios restritivos. No caso de distúrbios obstrutivos, o VEF1 é geralmente utilizado.

Prova farmacodinâmica: avaliação de resposta broncodilatadora

A realização de prova farmacodinâmica auxilia na elucidação de eventual mecanismo causador da limitação ao fluxo aéreo. A prova consiste na reavalia-

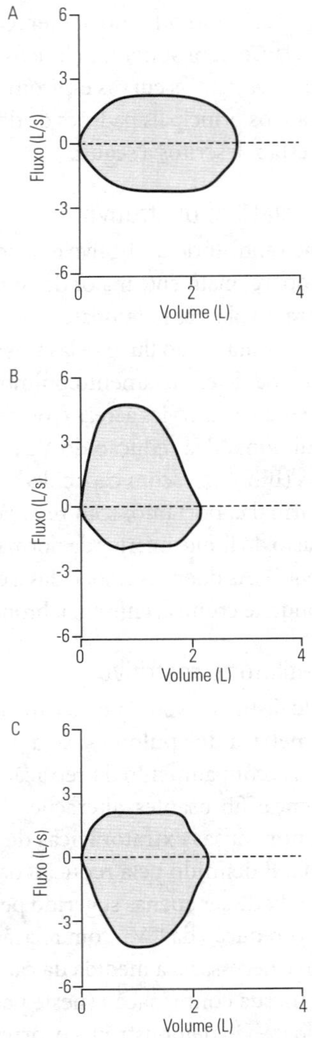

Figura 7 Padrões de obstrução de vias aéreas superiores na curva fluxo x volume. A: obstrução fixa (estenose traqueal, tumor): amputação de alças inspiratórias e expiratórias; B: obstrução extratorácica variável (disfunção/estenose de prega vocal): redução dos fluxos inspiratórios com expiração relativamente preservada; C: obstrução intratorácica variável (traqueomalácia): redução dos fluxos expiratórios com alça inspiratória normal.

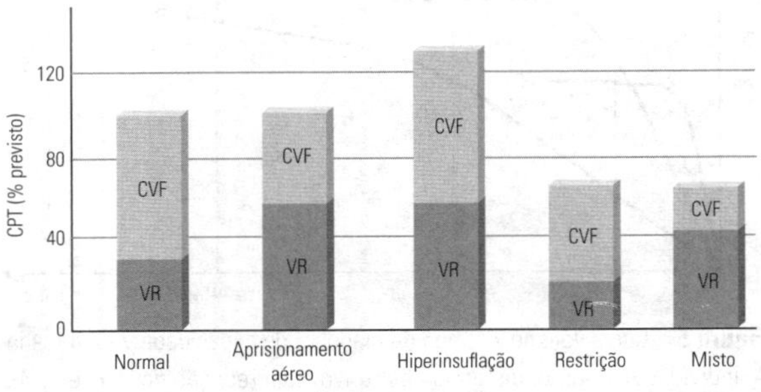

Figura 6 Identificação de diferentes padrões de alteração pela medida dos volumes pulmonares. CPT: capacidade pulmonar total; CVF: capacidade vital forçada; VR: volume residual. Adaptada de Pereira et al., 2002.

Tabela 4 Critérios espirométricos para classificação dos distúrbios ventilatórios

Classificação	VEF1 (% previsto)	CPT (% previsto)	VEF1/CVF (% previsto)
Leve	≥ 60	≥ 70	≥ 60
Moderado	41-59	60-69	41-59
Grave	≤ 40	< 60	≤ 40

No caso de distúrbios obstrutivos, a relação VEF1/CVF pode ser utilizada juntamente com o VEF1, sendo a classificação feita com base no índice mais alterado. CPT: capacidade pulmonar total; CVF: capacidade vital forçada; VEF_1: volume expirado forçado no 1° segundo.

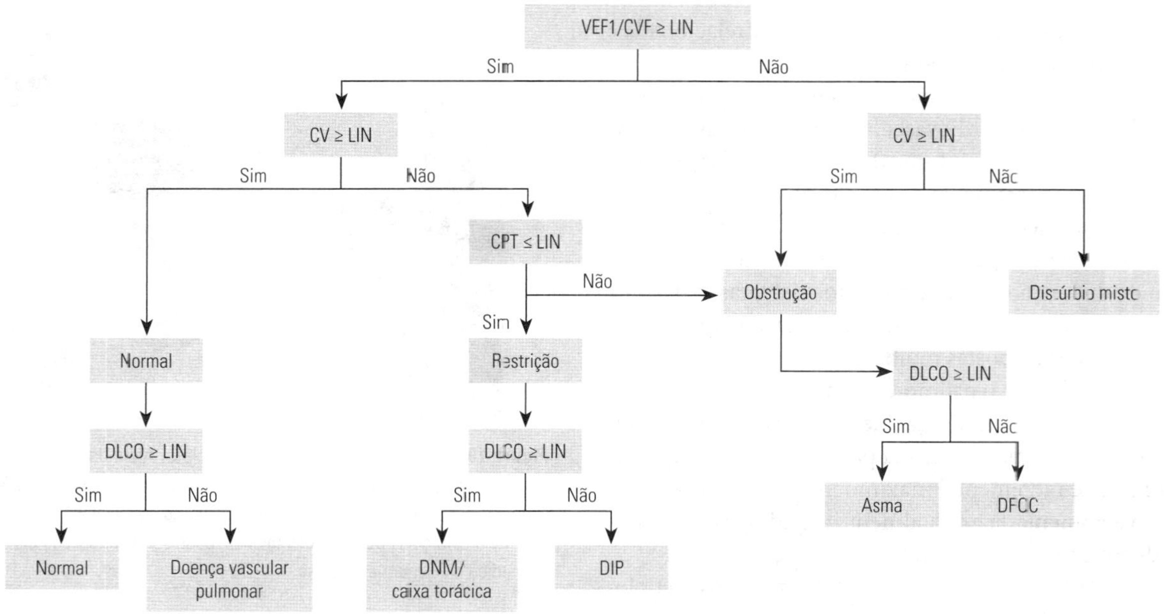

Figura 8 Algoritmo de interpretação das provas de função com os principais padrões e doenças associadas. CPT: capacidade pulmonar total; CV: capacidade vital; CVF: capacidade vital forçada; DIP: doença intersticial pulmonar; DLCO: difusão do monóxido de carbono; DNM: doença neuromuscular; DPOC: doença pulmonar obstrutiva crônica; LIN: limite inferior da normalidade (corresponde ao 5° percentil da distribuição da população saudável); VEF1: volume expirado no 1° segundo da expiração. Adaptada de Pellegrino et al., 2005.

ção dos indicadores funcionais após a administração por via inalatória de um agente beta-agonista de curta duração, tipicamente o salbutamol (albuterol). No caso de variação significativa dos fluxos expiratórios, pode-se inferir a presença de componente relevante de aumento do tônus broncomotor. Vale ressaltar que a ocorrência de resposta positiva ao broncodilatador não é sinônimo de resposta clínica ou indicação de tratamento, assim como sua ausência não exclui eventual benefício clínico com o uso da medicação. Os critérios de resposta ao broncodilatador estão apresentados na Tabela 5.

Tabela 5 Critérios de resposta positiva ao broncodilatador de acordo com as diretrizes brasileiras

Distúrbio obstrutivo (basal)	Parâmetro	Variação (% previsto)	Variação absoluta
Presente	VEF1	> 7%	≥ 200 mL
	CVF	> 7%	≥ 350 mL
	CV	> 7%	≥ 400 mL
	CI> 7%	≥ 300 mL	
Ausente	VEF1	≥ 10%	–

A comparação proporcional de variação é feita em relação aos valores previstos. Na ausência de distúrbio obstrutivo na espirometria pré-broncodilatador, apenas a variação do VEF1 em relação ao basal deve ser considerada. CI: capacidade inspiratória; CV: capacidade vital; CVF: capacidade vital forçada; VEF1: volume expirado no 1° segundo da expiração.

Algoritmo de interpretação

A Figura 8 apresenta um algoritmo sucinto para auxiliar a interpretação dos testes de função pulmonar em repouso, considerando a integração dos diferentes parâmetros funcionais na composição dos padrões de distúrbios ventilatórios.

TESTE CARDIOPULMONAR DE EXERCÍCIO: TÉCNICA E INTERPRETAÇÃO

O exercício físico dinâmico, que mobiliza grandes grupos musculares e leva ao deslocamento de grande parte do corpo, representa um desafio à cadeia responsável pela geração de energia (Figura 9). Da mesma maneira, a investigação da dispneia ao esforço constitui tema

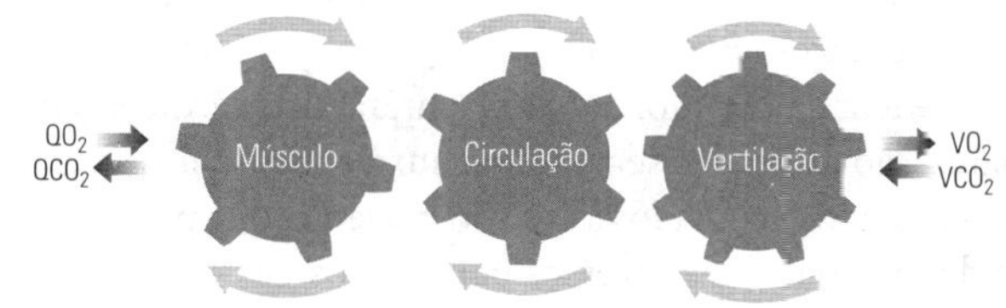

Figura 9 Acoplamento entre respiração externa e celular e os diversos sistemas envolvidos. As medidas da respiração externa e os dados circulatórios e ventilatórios obtidos pelo teste cardiopulmonar refletem mudanças na respiração celular e podem ser usados para avaliação da resposta ao exercício. QCO_2: coeficiente calórico de dióxido de carbono; QO_2: coeficiente calórico de oxigênio; VCO_2: produção de dióxido de carbono; VO_2: consumo de oxigênio

de difícil abordagem, dado que pode estar relacionada a alterações em diversos pontos dessa cadeia.

O teste cardiopulmonar de exercício permite avaliação das respostas cardiovasculares, metabólicas, ventilatórias e subjetivas (sintomas) durante o esforço físico, constituindo ferramenta de grande potencial diagnóstico e prognóstico. O exame baseia-se na premissa de que o estresse gerado pelo exercício sensibiliza a identificação de disfunção em determinados sistemas, e permite a identificação do mecanismo de limitação por meio da avaliação das respostas multissistêmicas frente ao esforço. É considerado o padrão-ouro na avaliação da limitação ao esforço e investigação de mecanismos envolvidos. A modalidade mais utilizada para finalidade diagnóstica é o teste incremental máximo, no qual a carga de esforço é aumentada gradualmente até atingir o seu limite de tolerância. Suas principais indicações são:

- confirmação da presença e diagnóstico da etiologia da intolerância ao esforço (limitação cardiovascular, ventilatória ou de troca gasosa);
- quantificação da intolerância ao esforço;
- avaliação prognóstica (insuficiência cardíaca congestiva, hipertensão pulmonar);
- avaliação de risco pré-operatório (cirurgia de ressecção pulmonar);
- indicação e avaliação pós-transplante cardiopulmonar;
- prescrição e acompanhamento de treinamento físico;
- diagnóstico de broncoconstrição induzida pelo esforço físico;
- avaliação de resposta terapêutica.

Técnica

Trata-se de um teste de esforço não invasivo com duração de 8-12 minutos, realizado em esteira ou cicloergômetro (Figura 10). Para investigação de dispneia ou avaliação de limiares para treinamento físico, utiliza-se o protocolo incremental, com aumentos constantes de carga até o esforço máximo (determinado por dados clínicos e sintomas referidos).

Além da monitorização de parâmetros cardiovasculares, são utilizados sensores de fluxo e medidores de gases exalados acoplados à face do paciente, que permitem a determinação de diversos parâmetros.

Parâmetros avaliados

- Metabólicos: a análise dos gases exalados durante o teste possibilita a medida do consumo de oxigênio no pico do esforço (VO_2pico), grandeza que define o desempenho cardiovascular e reflete a integração final de todos os componentes envolvidos na geração de energia. Em paralelo, o comportamento da produção de dióxido de carbono (VCO_2) gerada pela respiração celular e eliminada pela ventilação possibilita a determinação de outros pontos relevantes para a avaliação da limitação ao esforço:

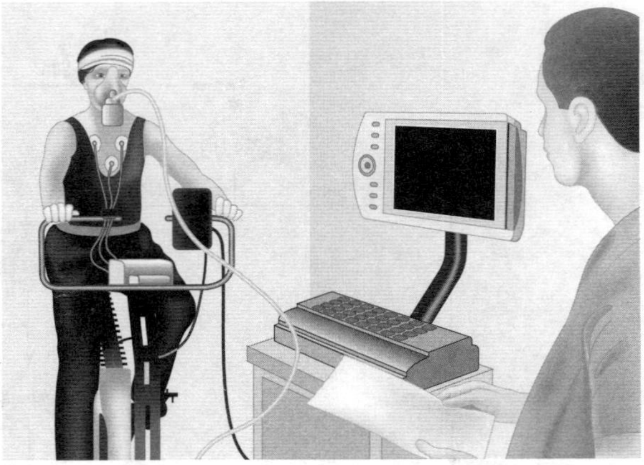

Figura 10 Teste cardiopulmonar em bicicleta. Além da monitorização cardiovascular, a captação dos gases exalados e a medida dos fluxos aéreos permitem a avaliação do comportamento metabólico e ventilatório do indivíduo durante o esforço. A troca gasosa também pode ser monitorizada por meio da medida da oximetria de pulso

- Limiar anaeróbio – LA (limiar 1): momento no qual, incrementando-se a carga de exercício, atinge-se um ponto de oferta crítica de oxigênio aos tecidos (tanto pelo aumento da demanda, quanto pela limitação à oferta de oxigênio pelo sistema cardiocirculatório). Inicia-se o metabolismo anaeróbico para geração de energia, com aumento da produção de ácido láctico, tamponado por íons bicarbonato para manutenção do pH celular. Representa o ponto até o qual o exercício físico pode ser mantido durante período prolongado, mantendo-se o equilíbrio acidobásico e a relação entre ventilação e consumo de oxigênio (VO_2). Pode ser identificado quando o aumento da produção de dióxido de carbono é desproporcional ao consumo de oxigênio (Figura 11).
- Ponto de compensação respiratória – PCR (limiar 2): ocorre quando os mecanismos de tamponamento se esgotam, provocando queda do pH celular. Há estímulo ventilatório intenso na tentativa de recuperar o pH pela eliminação do dióxido de carbono. Representa ponto de exercício de grande intensidade e pode ser identificado pelo aumento intenso da ventilação e da relação entre ventilação e produção de dióxido de carbono (relação VE/VCO_2), assim como em um novo incremento da produção de dióxido de carbono em relação ao consumo de oxigênio (Figura 11).

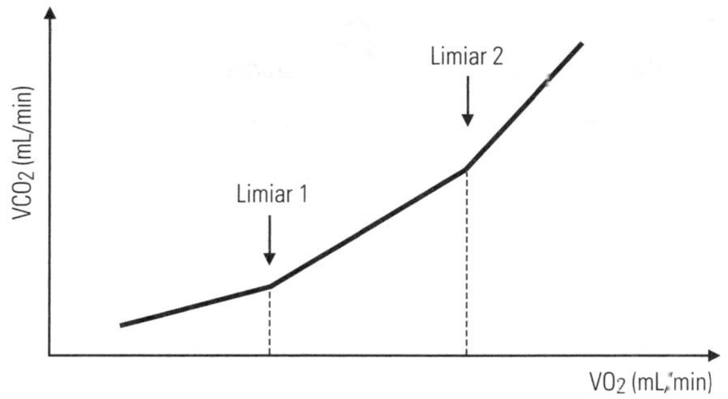

Figura 11 Identificação dos limiares 1 e 2 pela relação VCO_2/VO_2. Além do diagnóstico de limitação, a identificação dos limiares é feita juntamente com a determinação da carga em que ocorrem (velocidade, inclinação de esteira ou carga no cicloergômetro), possibilitando a prescrição de treinamento físico, programas de reabilitação cardiopulmonar e avaliação de intervenções (medicamentos, cirurgias etc.). VCO_2: produção de dióxido de carbono; VO_2: consumo de oxigênio.

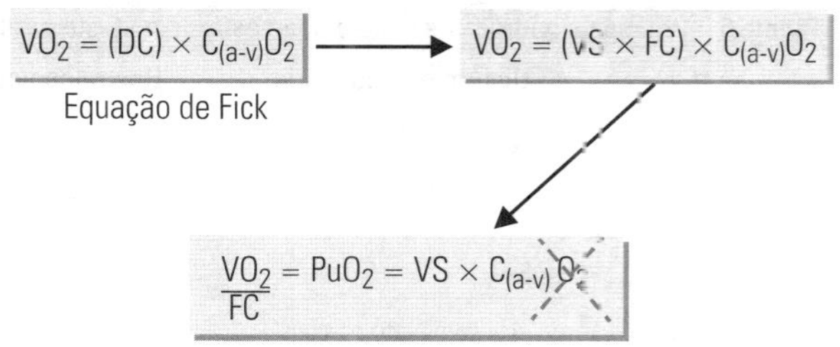

Figura 12 Adaptação da equação de Fick, onde observa-se que PuO_2 equivale ao produto entre VS e $C(a\text{-}v)O_2$. Considerando-se que a variabilidade da extração periférica é de menor magnitude na equação entende-se que o PuO_2 reflete principalmente o comportamento do volume sistólico. $C(a\text{-}v)O_2$: extração periférica de oxigênio ou diferença arteriovenosa de oxigênio; DC: débito cardíaco; FC: frequência cardíaca; PuO_2: pulso de oxigênio; VO_2: consumo de oxigênio; VS: volume sistólico.

- Cardiovasculares: são avaliados todos os parâmetros do teste ergométrico simples (traçado eletrocardiográfico, comportamento pressórico, análise de frequência cardíaca), sendo possível a identificação de sinais de isquemia ou anormalidades nas respostas cronotrópica e pressórica. Em associação com a análise metabólica, são analisados também o pulso de oxigênio ($PuO_2 = VO_2$/ frequência cardíaca), cujo comportamento dinâmico está muito associado ao volume sistólico e o ritmo de incremento da frequência cardíaca, constituindo ambos marcadores de resposta cardiovascular (Figura 10).
- Ventilatórios e de trocas gasosas: a utilização de sensores de fluxo permite o registro do comportamento da ventilação minuto e seus componentes, volume corrente e frequência respiratória, permitindo a avaliação das respostas ventilatórias geradas frente ao esforço. Limitações ao fluxo aéreo presentes em pacientes com doenças obstrutivas ou incapacidades de aumento de volume corrente presentes em pacientes com fibrose podem assim ser identificadas. Simultaneamente, as trocas gasosas são avaliadas por meio do registro de oximetria contínua, fração exalada de oxigênio e dióxido de carbono.

Interpretação

A análise conjunta dos dados obtidos permite inicialmente quantificar o desempenho aeróbico, por meio do consumo de oxigênio no pico do esforço e pelo limiar anaeróbico. Em conjunto, os dados obtidos permitem ainda identificar qual o mecanismo de limitação ao exercício (se respiratório, cardiovascular ou muscular), constituindo potencial ferramenta diagnóstica na exploração de dispneia de origem indeterminada. O teste cardiopulmonar permite ainda avaliar a intensidade da limitação, sendo o consumo de oxigênio no pico do esforço identificado como marcador prognóstico em diversas doenças e como marcador de risco em cirurgias de ressecção pulmonar. A Tabela 6 mostra os principais padrões de limitação ao esforço que podem ser encontrados.

Principais características das respostas ao exercício na DPOC

Os principais mecanismos relacionados à intolerância ao esforço na DPOC são:

- Limitação ao fluxo expiratório: durante o exercício, ocorre aumento progressivo do volume corrente e redução do tempo expiratório. Na presença de limitação expiratória, o indivíduo com DPOC tende a aumentar dinamicamente o volume pulmonar expiratório final (hiperinsuflação dinâmica). Como consequência, ocorre incremento do trabalho ventilatório por demandar maior ativação da musculatura respiratória para promover a ventilação em faixa de volume com maior distensão pulmonar e menor complacência.
- Ineficiência ventilatória: provocada pelo aumento do espaço morto, o que gera uma demanda ventilatória maior para determinada intensidade de exercício quando comparado ao indivíduo saudável. Tal situação agrava a hiperinsuflação dinâmica. Pode ocorrer retenção de CO_2.
- Dessaturação: decorrente do baixo conteúdo de oxigênio no sangue venoso misto e áreas de desacoplamento ventilação/perfusão pelas alterações pulmonares A presença de dessaturação ao esforço indica pior prognóstico.
- Disfunção muscular periférica: alterações musculares secundárias à inatividade e desnutrição, associadas à hipoxemia crônica com redução de oferta de O2 aos tecidos geram fadiga e intolerância ao esforço.

Tabela 6 Principais padrões de limitação ao esforço no teste cardiopulmonar

	Distúrbio circulatório	Destreinamento	Distúrbio ventilatório	Distúrbio de troca gasosa
VO_2pico	↓ ou ↔	↓ ou ↔	↓ ou ↔	↓ ou ↔
LA	↓↓	↔ ou ↓	↔ ou ↓	↔ ou ↓
$\Delta VO_2/\Delta W$	↓↓	↓	↔ ou ↓	↔ ou ↓
PuO_2 máximo	↓↓ com platô precoce	↓	↓ ou ↔	↓ ou ↔
RFC	↓ ou ausente	Variável	↔	Variável, em geral ↓
RVE	↔	↔	↓↓	Normal ou ↓
Frequência respiratória máxima e VC/CI	↔	↔	↔ ou ↑	↑↑
$\Delta VE/\Delta VCO_2$	↔ ou ↑	↔	↑↑	↑↑
$SatO_2$	↔	↔	Variável	↓
Limitante	Variável	Dor muscular	Dispneia	Dispneia

CI: capacidade inspiratória; LA: limiar anaeróbico; PuO_2: pulso de oxigênio; RFC: reserva cronotrópica; RVE: reserva ventilatória; VC: volume corrente; VCO_2: produção de dióxido de carbono; VE: ventilação; VO_2: consumo de oxigênio; W: carga. Adaptada de Pereira et al., 2002.

Principais características das respostas ao exercício nas pneumopatias intersticiais

- Aumento do recolhimento elástico pulmonar: há perda de complacência pulmonar, com aumento do trabalho ventilatório tanto no repouso como no exercício. A redução volumétrica pulmonar limita o aumento do volume corrente, fazendo com que aumentos ventilatórios a partir desse limite só possam ser obtidos por incrementos da frequência respiratória, o que constitui perda de eficiência.
- Dessaturação: a perda de áreas de troca gasosa por fibrose e o desacoplamento perfusional levam a aumento do gradiente alveoloarterial de oxigênio (P(A-a) O_2) e dessaturação ao esforço.
- Alterações cardiovasculares: a redução do leito capilar associada à vasoconstrição hipóxica, em condições mais avançadas, gera aumento da resistência vascular pulmonar, com sobrecarga ventricular direita e potencial redução do débito cardíaco.

Principais características das respostas ao exercício na hipertensão pulmonar (HAP)

Em pacientes com HAP, a limitação ao esforço é decorrente de alterações cardiovasculares, ventilatórias e de troca gasosa.

- Aumento da resposta ventilatória: trata-se da principal alteração encontrada, sendo decorrente do aumento de áreas de ventilação de espaço morto e alterações autonômicas. O aumento ventilatório ocorre em todas as etapas do esforço.
- Dessaturação: decorrente das alterações vasculares com geração de áreas de espaço morto, associada à redução de tempo de trânsito das hemácias pelo território vascular pulmonar pelo aumento de fluxo sobre área vascular reduzida.
- Alterações cardiovasculares: ocorrem de maneira semelhante e mais acentuada em comparação com as doenças intersticiais pulmonares. O aumento da resistência vascular pulmonar gera sobrecarga cardíaca, limitando o aumento do volume sistólico durante o exercício. Aumentos de débito cardíaco em atividades mais intensas dependem do aumento de frequência cardíaca.

BIBLIOGRAFIA

Macintyre N, Crapo RO, Viegi G, Johnson DC, van der Grinten CP, Brusasco V, et al. Standardisation of the single-breath determination of carbon monoxide uptake in the lung. Eur Resp J 2005;26(4):720-35.

Miller MR, Hankinson J, Brusasco V, Burgos F, Casaburi R, Coates A, et al. Standardisation of spirometry. Eur Resp J 2005;26(2):319-38.

Pellegrino R, Viegi G, Brusasco V, Crapo RO, Burgos F, Casaburi R, et al. Interpretative strategies for lung function tests. Eur Resp J 2005;26(5): 948-68.

Pereira CAC, Neder JA; Sociedade Brasileira de Pneumologia e Tisiologia. Diretrizes para testes de função pulmonar. J Pneumol 2002;28(supl 3):S1-41.

Salge JM, Izbicki M, Rodrigues Jr R, Rodrigues SCS; Sociedade Paulista de Pneumologia e Tisiologia. Função pulmonar. Série "Atualização e reciclagem em pneumologia". São Paulo: Atheneu; 2011.

Wanger J, Klausen JL, Coates A, Pedersen OF, Brusasco V, burgos F, et al. Standardisation of the measurement of lung volumes. Eur Resp J 2005;26(3):511-22.

99 ASMA

Regina Maria de Carvalho Pinto , Ana Luisa Pimentel Maia, Debora Santanin Sanchez, Leonardo Vinicius de Freitas

A asma é uma doença heterogênea, caracterizada pela presença de inflamação crônica das vias aéreas, associada a interação entre fatores genéticos e ambientais. O diagnóstico de asma se dá mediante a identificação de critérios clínicos (anamnese e exame físico) e funcionais (espirometria).

Clinicamente, é caracterizada por sintomas como sibilos, dispneia, opressão torácica retroesternal e tosse, que variam no tempo e em intensidade e geralmente são desencadeados por exposição a alérgenos, irritantes respiratórios (fumaça ou odores), mudanças climáticas, exercício, etc. O exame físico geralmente é inespecífico, sendo que a presença de sibilos é indicativa de obstrução ao fluxo aéreo; contudo, em períodos assintomáticos a ausculta pulmonar pode ser normal.

A confirmação do diagnóstico é realizada pela espirometria, com documentação de presença de limitação ao fluxo aéreo e reversibilidade ou resposta após o uso de um broncodilatador beta-2-agonista de curta ação (SABA).

EPIDEMIOLOGIA

A prevalência de sintomas de asma entre adolescentes no Brasil é uma das mais elevadas do mundo, correspondendo a 20%. Dados de um estudo mostraram que entre os adultos, 23% apresentaram sintomas de asma no ano anterior à análise, embora somente 12% tinham diagnóstico de asma. Outro dado importante é resultado de um inquérito nacional que mostrou que apenas 12,3% dos asmáticos brasileiros apresentavam asma bem controlada. Esse fato é relevante considerando-se que o custo da asma não controlada é elevado, entretanto, pode ser reduzido com o controle da doença.

Dados referentes ao ano de 2013 apontam para a ocorrência de 129.728 internações e 2.047 mortes por asma no Brasil. Por outro lado, maior acesso ao tratamento mostra redução de hospitalizações e mortalidade em diversas regiões no Brasil.

QUADRO CLÍNICO

Os sintomas são dispneia, tosse crônica, sibilância e opressão ou desconforto torácico, sobretudo à noite ou nas primeiras horas da manhã. As manifestações que sugerem fortemente o diagnóstico de asma são variabilidade dos sintomas, desencadeamento destes por irritantes inespecíficos (p. ex., fumaças, odores fortes e exercício) ou aeroalérgenos (p. ex., ácaros e fungos), piora dos sintomas à noite e melhora espontânea ou após o uso de medicações específicas para asma. É importante destacar que a asma de início recente em adultos pode estar relacionada com exposições ocupacionais.

O exame físico do asmático geralmente é inespecífico. A presença de sibilos é indicativa de obstrução ao fluxo aéreo; contudo, pode não ocorrer em todos os pacientes.

EXAMES COMPLEMENTARES

Espirometria

A espirometria é o exame de função pulmonar indicado para a avaliação de pacientes com suspeita de asma, sendo essencial para o diagnóstico e acompanhamento do paciente. Permite identificar a presença de limitação ao fluxo aéreo expiratório com documentação de presença de distúrbio ventilatório obstrutivo, além de avaliar a reversibilidade ou a resposta com o uso de broncodilatador. A limitação ao fluxo aéreo é estabelecida pela redução da relação do volume expiratório forçado no 1º segundo e da capacidade vital forçada (VEF1/CVF) para valor < 0,7 ou menor do que o limite inferior da normalidade (LIN). A intensidade dessa limitação é determinada pela redução percentual do VEF1 em relação ao seu previsto. Já a resposta ao broncodilatador é documentada pelo aumento do VEF1 ≥ 200 mL e ≥ 12% em relação ao valor basal ou ≥ 200 mL e ≥ 7% sobre o valor de referência.

Teste de broncoprovocação (TBP)

Em alguns pacientes com sintomas típicos de asma, a espirometria pode ser normal ou não apresentar resposta significativa ao broncodilatador. Nesses casos, pode-se optar pela demonstração de hiper-responsividade brônquica (HRB) por meio da inalação de substâncias broncoconstritoras (p. ex., metacolina – sem registro vigente na Anvisa) ou pela realização do TBP por exercício, em casos selecionados, para confirmação do diagnóstico. O tratamento com corticoide reduz a HRB; por isso, o TBP negativo em pacientes tratados deve ser avaliado com cautela e não exclui o diagnóstico de asma.

O TBP também pode auxiliar no diagnóstico diferencial de asma em pacientes com tosse ou dispneia, mas com espirometria normal. Vale também ressaltar que a HRB não é uma manifestação exclusiva da asma e dessa forma o resultado do TBP pode ser positivo em pacientes com outras doenças obstrutivas ou com algumas condições, como p. ex. infecção respiratória viral recente, entre outras.

Medidas seriadas do pico de fluxo expiratório (PFE)

A variação diurna excessiva do PFE é uma forma simples para se identificar a presença de limitação ao fluxo aéreo na asma. Porém, é uma medida pouco acurada uma vez que avalia as grandes vias aéreas, os seus valores variam entre os diversos aparelhos e é dependente do esforço do paciente que executa a manobra, podendo, portanto, produzir medidas de má qualidade. Em casos selecionados e na indisponibilidade da espirometria, a sua utilização pode auxiliar. Nesses casos deve-se obter medidas matinais e vespertinas do PFE durante 2 semanas, e a sua variabilidade diária > 20% também pode contribuir para o diagnóstico da asma.

Avaliação de atopia

A avaliação da atopia é feita por meio de uma anamnese cuidadosa e confirmação da sensibilização alérgica por meio de testes cutâneos por puntura ou da determinação das concentrações séricas de imunoglobulina E (IgE), total e específica. No Brasil, os aeroalérgenos mais frequentes são ácaros, fungos e pólens, assim como antígenos de cães, gatos e baratas.

Esses testes têm um papel mais importante na fenotipagem e no manejo da doença do que no diagnóstico propriamente dito. Podem identificar gatilhos que devem ser eliminados, facilitando, desse modo, o controle da asma. Atualmente, sabe-se que mecanismos dependentes da IgE estão ligados ao desenvolvimento de inflamação das vias aéreas, sendo a IgE um biomarcador para fenotipagem, especialmente de pacientes com asma grave e que possibilita a identificação de alvos terapêuticos para esses pacientes.

Exames de imagem

A radiografia simples de tórax deve ser solicitada na avaliação inicial para diagnóstico diferencial. Geralmente é normal ou apresenta sinais de hiperinsuflação pulmonar.

A tomografia computadorizada de tórax pode ser útil na investigação da asma grave e é recomendada para o diagnóstico diferencial com outras doenças e para a investigação de comorbidades respiratórias associadas. Além disso, a tomografia computadorizada de alta resolução (TCAR) pode auxiliar na identificação de comprometimento de pequenas vias aéreas, aprisionamento aéreo, estreitamento de vias aéreas, espessamento de paredes brônquicas e presença de tampões mucosos, alterações que estão relacionadas à maior gravidade da asma.

Hemograma

O hemograma é útil para excluir anemia como causa ou fator agravante de dispneia e para auxiliar na identificação do fenótipo eosinofílico com o objetivo de selecionar tratamentos.

DIAGNÓSTICO DIFERENCIAL E FATORES E/OU COMORBIDADES QUE INTERFEREM NO CONTROLE DA ASMA

O diagnóstico diferencial da asma é extenso (Tabela 1), sendo necessários anamnese e exame físico detalhados. É importante ressaltar que várias doenças ou condições consideradas no diagnóstico diferencial da asma também podem ocorrer como fatores e/ou comorbidades que contribuem para o agravamento dos sintomas e interferem no controle e, portanto, recomenda-se que esses fatores sejam verificados antes de qualquer modificação no tratamento, especialmente em pacientes com controle inadequado da asma.

Tabela 1 Principais diagnósticos diferenciais da asma em adultos

Corpo estranho inalado	Tuberculose pulmonar
Rinossinusite	Bronquite eosinofílica não asmática
Disfunção de cordas vocais	Deficiência de alfa-1-antitripsina
Obstrução das vias aéreas centrais	Tromboembolismo pulmonar
Hiperventilação psicogênica	Hipertensão arterial pulmonar
Doença pulmonar obstrutiva crônica (DPOC)	Doenças pulmonares intersticiais
Bronquiectasias	Insuficiência cardíaca
Doença do refluxo gastroesofágico	Câncer de pulmão
Aspergilose broncopulmonar alérgica (ABPA)	Tosse por medicamentos

Os principais fatores e/ou comorbidades que interferem no controle da asma são: diagnóstico incorreto; falta de adesão; uso de drogas que podem diminuir a resposta ao tratamento (anti-inflamatórios não esteroidais e betabloqueadores); exposição domiciliar (p. ex., poeira ou fumaça); exposição ocupacional; tabagismo; e comorbidades como refluxo gastroesofágico, rinossinusite crônica, polipose nasal, obesidade, disfunção de cordas vocais, ansiedade, depressão, apneia do sono, doença pulmonar obstrutiva crônica (DPOC), aspergilose broncopulmonar alérgica (ABPA), bronquiectasias, entre outras.

Uma investigação completa de todos os fatores associados à dificuldade do controle da asma não é obrigatoriamente necessária em todos os asmáticos. Entretanto, nos casos de asma de difícil controle (ADC), é fundamental a realização de uma investigação sistematizada para identificar e minimizar ou eliminar fatores e/ou comorbidades que possam interferir no controle da asma.

CONTROLE E GRAVIDADE

O controle da asma refere-se à intensidade com que as manifestações da asma são suprimidas pelo tratamento, enquanto a gravidade refere-se à quantidade de medicamento necessária para atingir o controle, refletindo uma característica intrínseca da doença e que pode ser alterada lentamente com o tempo.

Assim, a gravidade da asma pode ser subdividida de acordo com a necessidade terapêutica para manter o controle dos sintomas e reduzir e/ou evitar exacerbações (Tabela 2).

A obtenção do controle da asma é um dos objetivos do tratamento, sendo que a sua avaliação periódica é um importante marcador do nível da doença e é o principal parâmetro para avaliação da necessidade de ajuste do tratamento. Do ponto de vista do controle a asma pode ser classificada em controlada, parcialmente controlada e não controlada (Tabela 3).

A avaliação do controle deve ser feita de maneira periódica e objetiva, utilizando-se instrumentos, como o questionário de controle da asma da Iniciativa Global contra a Asma (GINA) ou o teste de controle da asma (ACT), sendo que ambos avaliam o controle nas últimas 4 semanas. Outro instrumento é o questionário de controle da asma (ACQ) que avalia o controle na última semana (Tabela 3).

FENÓTIPOS DA ASMA

O fenótipo refere-se às características observáveis de um organismo, resultantes da interação de seu genótipo com o meio ambiente. Os fenótipos mais comuns da asma são apresentados na Tabela 4.

Tabela 2 Etapas e gravidade da asma na prática clínica (de acordo com a necessidade terapêutica, para manter o controle dos sintomas e reduzir e/ou evitar exacerbações)

Etapas	Sintomas	Gravidade	Etapa de tratamento necessário
I	No máximo 1 vez por mês	Asma leve	Permanece bem controlada apenas com o uso de CI em dose baixa + formoterol de demanda em dispositivo único ou dose baixa de CI sempre que utilizar SABA ou CI em dose baixa de manutenção + SABA de demanda
II	2 ou mais vezes em 1 mês, mas não diários		
III	Na maioria dos dias da semana ou pelo menos 1 despertar noturno por semana	Asma moderada	Para manter o controle necessita de CI em dose baixa/média + formoterol de manutenção e CI em dose baixa + formoterol de resgate ou CI em dose baixa/média + LABA de manutenção + SABA de resgate
IV	Importantes diariamente e/ou despertar noturno > 1x por semana		
V	Asma não controlada na etapa IV de tratamento apesar de equacionados todos os fatores que limitam o controle	Asma grave	Necessita de dose alta de CI (equivalente a 1.600 mcg de budesonida) associada a LABA + outro controlador (LAMA ou antileucotrieno) ou CO, para manter o controle ou que, apesar desse tratamento, permanece não controlada

CI: corticoide inalatório; CO: corticoide oral; LABA: beta 2- agonista de longa duração; LAMA: antagonista muscarínico de longa duração;SABA: beta2-agonista inalatório de curta duração.

Tabela 3 Diferentes instrumentos para definição de controle da asma

	GINA	ACT	ACQ-7
	Sintomas diurnos > 2 vezes por semana Despertares noturnos por asma Medicação de resgate > 2 vezes por semana Limitação das atividades por asma	Limitação das atividades por asma Dispneia Despertares noturnos por asma Medicação de resgate Autoavaliação do controle da asma	Número de despertares noturnos Intensidade dos sintomas Limitação das atividades pela asma Intensidade da dispneia Sibilância (quanto tempo) Medicação de resgate VEF1 pré-broncodilatador
Asma controlada	Nenhum item	≥ 20	≤ 0,75
Asma parcialmente controlada	1-2 itens	15-19	0,75-1,5
Asma não controlada	3-4 itens	≤ 15	≥ 1,5

GINA: Iniciativa Global contra a Asma; ACQ-7: Questionário de controle da asma (7 itens) – escore 0-7 por item; ACT: teste de controle da asma – escore 0-5 por item. O ACQ pode ser usado sem espirometria (referido como ACQ-6) ou sem espirometria e sem medicação de regate (referido como ACQ-5).

Tabela 4 Principais fenótipos da asma

Asma alérgica	Geralmente começa na infância e está associada a uma história pregressa e/ou familiar de doença alérgica e com inflamação eosinofílica das vias aéreas
Asma não alérgica	Geralmente de início na idade adulta e o perfil inflamatório pode ser neutrofílico, eosinofílico ou paucigranulocítico (poucas células inflamatórias)
Asma de início tardio	Primeiros sintomas ocorrem na vida adulta e, geralmente, são refratários ao tratamento com corticosteroides
Asma com limitação do fluxo aéreo	Pacientes que desenvolvem limitação fixa do fluxo de ar devido ao remodelamento da parede das vias aéreas
Asma com obesidade	Alguns pacientes obesos com asma apresentam sintomas respiratórios proeminentes e pouca inflamação eosinofílica das vias aéreas

Asma grave

Asmáticos graves são pacientes que necessitam de altas doses de medicação (etapa V de tratamento) para obter ou manter o controle da doença e têm maior morbimortalidade, apresentam maior número de comorbidades, que tendem a ser mais graves e são responsáveis pela maior utilização de recursos em saúde por asma. Dados estimam prevalência de 5 a 10% de asmáticos graves, embora um estudo mais recente, utilizando as definições mais atuais de asma grave, estimou que 3,7% dos asmáticos tinham asma grave.

A asma grave é um subgrupo da asma grave de difícil controle (ADC). Pacientes com ADC são aqueles que, a despeito de se encontrarem nas etapas IV e V do tratamento, permanecem não controlados ou necessitam desse tratamento por causa da presença concomitante de um ou mais fatores que podem interferir doença. Portanto, é importante diferenciar a asma grave da ADC, uma vez que na ADC a dificuldade em se atingir e manter o controle decorre de fatores potencialmente modificáveis ou controláveis, sendo fundamental uma investigação sistematizada desses pacientes.

O documento de recomendações para o manejo da asma grave da Sociedade Brasileira de Pneumologia e Tisiologia, publicado em 2021, define como portador de asma grave o paciente com asma confirmada por método objetivo, com boa adesão ao tratamento e que, a despeito de serem eliminados ou minimizados fatores associados à falta de controle da doença, necessita utilizar corticoide inalatório (CI) em dose alta (budesonida ≥ 1.600 μg ou equivalente) associado a uma segunda droga de controle: beta-2-agonistas de longa duração (LABA) ou antagonistas muscarínicos de longa duração (LAMA) e/ou antileucotrienos ou necessita de corticoide oral (CO) ≥ 50% dos dias do ano anterior, para manter o controle da doença, ou que, apesar desse tratamento, permanece não controlada devido a sua gravidade intrínseca.

As recomendações são para que pacientes com asma grave (etapa V) sejam fenotipados do ponto de vista das características inflamatórias das vias aéreas, para a escolha de tratamento com um imunobiológico. Para tanto, utilizam-se biomarcadores que auxiliam na identificação dos diferentes fenótipos e endotipos, bem como podem predizer a resposta ao tratamento.

Biomarcadores

Os principais biomarcadores são a IgE, eosinófilos no escarro induzido (EosEI) e no sangue periférico (EosS) e a fração exalada de óxido nítrico (FeNO). O aumento desses biomarcadores são indicativos de presença de inflamação tipo 2 (T2) alta.

A IgE tem papel importante na patogênese da asma alérgica. A exposição de um indivíduo a um alérgeno exógeno desencadeia a ativação da cascata inflamatória com produção de diversas interleucinas (IL-4, IL-5 e IL-13), além da ativação de diferentes células. As IL-4 e IL-13 estimulam os linfócitos B a produzirem IgE.

O escarro induzido (EI) permite a quantificação do padrão de células inflamatórias nas vias aéreas. É um método não invasivo que possibilita a identificação de diferentes fenótipos inflamatórios, sendo que o ponto de corte para caracterizar inflamação eosinofílica T2 alta na asma pode variar de ≥ 2% ou ≥ 3%. A presença de eosinófilos aumentados (≥ 2 ou ≥ 3%) no escarro induzido (EosEI) é um preditor de resposta a CI e CO, de falta de controle da doença e de maior risco de exacerbações.

O uso de eosinófilos no sangue periférico (EosS) foi resultado das limitações para o uso do EI na prática clínica. Vale destacar que a contagem de EosS se correlaciona parcialmente com a de EosEI. Entretanto, a presença de contagem elevada de EosS também está associada a maior gravidade da asma e risco aumentado de exacerbação, além de evidências de melhor resposta ao tratamento com CI.

A interpretação da contagem de EosS deve levar em consideração que a eosinofilia sanguínea pode ser causada por diferentes morbidades, apresentar variação ao longo do tempo e estar reduzida pelo uso de corticoides, especialmente o CO. Assim, em pacientes com asma grave a GINA sugere, para a caracterização de inflamação T2 alta, o ponto de corte de EosS ≥ 150 células/μL, mas levando-se em consideração a variabilidade de EosS, recomenda que a contagem dessas células seja realizada no mínimo em três ocasiões e com a menor dose possível de CO

A fração exalada do óxido nítrico (FeNO) é uma medida não invasiva e seu valor elevado pode ser considerado um marcador de inflamação eosinofílica. Entretanto, existem diferenças entre os pontos de corte propostos na literatura. Do ponto de vista clínico, o aumento da FeNO correlaciona-se com maior comprometimento da função pulmonar e exacerbações mais graves. Outro aspecto a ser observado na sua interpretação é o fato de que o valor da FeNO pode aumentar ou diminuir frente a diversos fatores como, por exemplo, o uso de CI e/ou CO ou a falta de adesão ao tratamento.

Fenótipos inflamatórios/endotipos

A asma grave é uma doença heterogênea e complexa, com processos fisiopatológicos distintos. Assim, a identificação de diferentes fenótipos inflamatórios pode representar uma oportunidade de seleção de terapia-alvo bem-sucedida.

São reconhecidos dois fenótipos principais, levando-se em conta as características da celularidade da resposta inflamatória: asma eosinofílica e asma não eosinofílica. Na asma eosinofílica estão envolvidos o padrão alérgico e não alérgico e na asma não eosinofílica, o neutrofílico e o paucigranulocítico. (Tabela 5) O fenótipo eosinofílico é o mais comum.

A asma grave ainda pode ser caracterizada de acordo com o fenótipo molecular (endotipo). O endotipo se relaciona com uma via fisiopatológica específica, responsável pelo fenótipo e que deve ter características com utilidade clínica. O endotipo mais bem caracterizado é o perfil inflamatório T2 alto, que resulta da interação das imunidades adaptativa e inata. A predominância da via inata ou da via adaptativa na resposta inflamatória da asma varia com o fenótipo alérgico e não alérgico. O endotipo T2 alto é caracterizado por expressão elevada de IL-4, IL-5 e IL-13, eosinofilia nas vias aéreas e sangue, disfunção do epitélio das vias aéreas, sendo que no fenótipo alérgico, ocorre produção de IgE.

O endotipo T2 alto (asma eosinofílica alérgica e não alérgica) é caracterizado pelo aumento de biomarcadores: EosEI, EosS e/ou FeNO. Corresponde a 50-75% dos casos de asma grave e resulta em HRB, presença de obstrução ao fluxo aéreo e exacerbações.

O endotipo T2 baixo (asma neutrofílica e paucigranulocítica) ainda não está completamente definido, sendo caracterizado pela ausência de resposta inflamatória T2 alta.

Asma grave eosinofílica alérgica

O processo inflamatório das vias aéreas na asma alérgica T2 alta inicia-se pela exposição repetida do epitélio a alérgenos inalados. Em indivíduos geneticamente suscetíveis, desencadeia a resposta inflamatória mediada, principalmente, por linfócitos Th2, linfócitos B produtores de IgE, eosinófilos, mastócitos e basófilos.

No fenótipo alérgico os pacientes são atópicos (teste cutâneo por puntura e/ou IgE específica no sangue periférico positivos para pelo menos um aeroalérgeno), com obstrução variável ao fluxo aéreo, presença de resposta ao broncodilatador e apresentam boa resposta ao tratamento com CI. A inflamação eosinofílica está associada ao aumento da IgE sérica total e/ou aumento da FeNO (Tabela 5). Na forma grave da asma, são pacientes que apresentam exacerbações frequentes, e a resposta ao CI em dose alta, com ou sem uso de CO, nem sempre é satisfatória, podendo a reversibilidade ao fluxo aéreo ser incompleta. O diagnóstico do fenótipo alérgico não depende do valor da IgE sérica total, embora esse valor seja utilizado para o cálculo da dose de tratamento com imunobiológico (anti-IgE) na asma grave.

Asma grave eosinofílica não alérgica

Na asma grave eosinofílica não alérgica, as células linfoides inatas do grupo 2 (ILC2) desempenham um papel importante. Os gatilhos, não alérgicos, como poluentes ambientais ou ocupacionais, irritantes ou micróbios, estimulam as células epiteliais das vias aéreas a produzirem alarminas (linfopoietina do estroma tímico – TSLP, IL-33 e IL-25). Essas alarminas ativam as ILC2, que estimulam a produção de IL-5 e IL-13, induzindo a inflamação eosinofílica.

São pacientes que, em geral, têm asma de início tardio associada à inflamação eosinofílica, na ausência de parâmetros para atopia (Tabela 5). Predomina no sexo feminino e em asmáticos com rinossinusite crônica, com ou sem polipose nasal e/ou obesidade. Esses pacientes tendem a apresentar limitação mais grave ao fluxo aéreo, exacerbações frequentes e menor resposta aos corticoides.

Asma grave não eosinofílica

A prevalência dos fenótipos da asma grave não eosinofílica (neutrofílica ou paucigranulocítica) varia entre 30 e 50%. Esse endotipo de asma T2 baixo inclui um grupo heterogêneo de asmáticos. Em geral, a doença é de início tardio, bastante sintomática, sem atopia, frequentemente associada à obesidade e responde mal aos corticoides.

A ausência das características inflamatórias T2 pode ser decorrente de diversos fatores não relacionados ao

Tabela 5 Fenótipos inflamatórios/endotipos na asma grave

Eosinofílica		Não eosinofílica	
Alérgica	Não alérgica	Neutrofílica	Paucigranulocítica
Teste cutâneo por puntura e/ou IgE específica no sangue periférico positivos Aumento do percentual de EosEI (≥ 2-3%) e/ou EosS (≥ 150 células/µL) Aumento da IgE sérica total e/ou aumento da FeNO	Aumento do percentual de EosEI (≥ 2-3%) e/ou de EosS (≥ 150 células/µL) na ausência de parâmetros para atopia	Ausência de eosinofilia e presença de neutrofilia (≥ 40-70%) no EI em mais de uma ocasião	Ausência de eosinofilia e de neutrofilia no EI

EosEI: eosinófilo no escarro induzido; EosS: eosinófilo no sangue periférico; FeNO: fração exalada do óxido nítrico; IgE: imunoglobulina E.

endotipo da asma, recomendando-se que esse diagnóstico seja feito somente após a exclusão de situações que possam interferir na eosinofilia, tais como: efeito do tratamento com corticoide, infecções recentes, exposição a irritantes ocupacionais ou poluentes.

Asma neutrofílica

Sua fisiopatologia é pouco conhecida, mas a interação entre gene e gatilhos externos também envolve as imunidades inata e adaptativa, resultando na produção de alarminas (IL-33 e TSLP). Essas alarminas estimulam linfócitos Th17 a produzirem IL-6, IL-8 e IL-17, que tem papel importante na atração e estimulação de neutrófilos. Além disso, pode ocorrer a ativação de linfócitos Th1 que, por meio da produção de TNF-alfa e INF-gama, promovem inflamação neutrofílica.

O diagnóstico é feito pela ausência de eosinofilia e presença de neutrofilia (≥ 40-70%) no EI em mais de uma ocasião (Tabela 5). Entretanto, deve-se levar em consideração que o EI neutrofílico comumente está associado a infecções respiratórias frequentes, tabagismo, exposição a poluentes ambientais ou ocupacionais e, em alguns casos, ao tratamento crônico com corticoides. O diagnóstico diferencial de asma neutrofílica inclui infecções bacterianas persistentes das vias aéreas, micobacteriose não tuberculosa, fibrose cística, discinesia ciliar primária, bronquiectasias, imunodeficiência primária, tabagismo e DPOC.

Asma paucigranulocítica

O diagnóstico é feito pela ausência de eosinofilia e neutrofilia no EI (Tabela 5). É pouco frequente e não exclui inflamação das vias aéreas uma vez que é acompanhado de hipertrofia da musculatura lisa, remodelamento, hiperplasia de células caliciformes e HRB.

TRATAMENTO

O objetivo do tratamento da asma é atingir e manter o controle atual da doença (mínimo de sintomas durante o dia, ausência de sintomas à noite, redução da necessidade de medicamentos de alívio dos sintomas e ausência de limitação das atividades físicas diárias) e prevenir riscos futuros (exacerbações, perda de função pulmonar e efeitos adversos do tratamento). Além do tratamento farmacológico, outras abordagens devem ser levadas em consideração no manejo da asma como vacinação e atividade física.

A base do tratamento é constituída pelo uso de CI associado ou não a um LABA (formoterol, salmeterol). A escolha da droga, do dispositivo inalatório e da respectiva dosagem (baixa, média ou alta) (Tabela 6) deve ser baseada na avaliação do controle dos sintomas (Tabela 3), nas características do paciente (fatores de risco, capacidade de usar o dispositivo de forma correta e custo) e na disponibilidade do medicamento.

O tratamento de manutenção da asma é ajustado conforme o controle da doença, sendo dividido em etapas de I a V, nas quais a dose de CI é aumentada progressivamente e/ou associada a outro(s) medicamento(s) (Tabela 7).

As medicações de resgate são aquelas utilizadas com o objetivo de aliviar os sintomas e, portanto, de acordo com a necessidade do paciente, pois agem revertendo rapidamente a broncoconstrição. Consistem em baixa dose de CI + formoterol (preferencialmente e nos casos em que o medicamento de manutenção contém CI + formoterol) ou SABA sob demanda.

Reduzir e, idealmente, eliminar a necessidade de SABA sob demanda constituem importantes objetivos no manejo da asma, sendo também um importante marcador de sucesso do tratamento da doença.

A avaliação da resposta ao tratamento deve ser feita pela combinação de parâmetros clínicos e funcionais. Após a obtenção e manutenção do controle (tempo não inferior a 3 meses) a dose do CI pode ser reduzida progressivamente para uma dose mínima, objetivando utilizar a menor dose para manter o controle da asma.

O documento de recomendações para o manejo da asma da Sociedade Brasileira de Pneumologia e

Tabela 6 Equivalência das doses de corticoides inalatórios licenciados para uso no Brasil

Corticoide	Dispositivo	Dose baixa (mcg/dia)	Dose média (mcg/dia)	Dose alta (mcg/dia)
Dipropionato de beclometasona	DPI, HFA	100-200	> 200-400	> 400
Budesonida	DPI, HFA	200-400	> 400-800	> 800
Propionato de fluticasona	DPI, HFA	100-250	> 250-500	> 500
Furoato de fluticasona	DPI	nd	100	200
Furoato de mometasona	DPI	110-220	> 220-440	> 440

DPI: dispositivo de pó inalatório; HFA: hidrofluoralcano, dispositivo pressurizado; nd: não disponível.

Tabela 7	Etapas de tratamento de acordo com a gravidade
Etapa 1	Tratamento preferencial: dose baixa de CI + FORM por demanda Outras opções: CI + SABA por demanda
Etapa 2	Tratamento preferencial: dose baixa de CI + FORM por demanda Outras opções: dose baixa de CI de manutenção ou dose baixa de CI sempre que usar SABA ou montelucaste
Etapa 3	Tratamento preferencial: dose baixa de CI + FORM (manutenção) + dose baixa de CI + FORM por demanda Outras opções: dose baixa de CI+LABA (manutenção) + SABA por demanda ou dose média de CI ou adicionar montelucaste
Etapa 4	Tratamento preferencial: dose média de CI + FORM (manutenção) + dose baixa de CI + FORM por demanda Outras opções: CI dose média/alta + LABA + SABA por demanda, adicionar LAMA ou montelucaste ou dose alta de CI
Etapa 5	Tratamento preferencial: considerar dose alta de CI + FORM (manutenção) + dose baixa de CI + FORM por demanda, adicionar LAMA, fenotipar o paciente (imunobiológicos: anti-IgE ou anti-IL5/5R ou anti-IL4R). Outras opções: considerar dose alta de CI + LABA (manutenção) + SABA por demanda, adicionar LAMA, fenotipar o paciente (imunobiológicos: anti-IgE ou anti-IL5/5R ou anti-IL4R), adicionar azitromicina*, montelucaste ou CO dose baixa

CI: corticoide inalatório; CO: corticoide oral; FORM: fumarato de formoterol;LABA: beta2 agonista de longa duração; SABA: beta-2-agonista de curta ação; LAMA: antagonistas muscarínicos de longa duração; *até o presente momento o uso da azitromicina na asma é off-label e pode estar associado a efeitos adversos.

Tisiologia, publicado em 2020, apresenta uma tabela com os medicamentos, em diversas dosagens e dispositivos inalatórios, que estão disponíveis para uso no Brasil.

O uso de CI pode causar efeitos adversos locais, como irritação da garganta, disfonia e candidíase. A utilização de doses altas de CI por tempo prolongado aumenta o risco de efeitos adversos sistêmicos, como redução da densidade mineral óssea, infecções respiratórias (incluindo tuberculose), catarata, glaucoma e supressão do eixo hipotálamo-pituitária-adrenal.

Os imunobiológicos são indicados na etapa V do tratamento da asma (Tabela 8). Atualmente estão indicados para pacientes com perfil T2 alto (EosS ≥ 150 cels/mL e/ou FeNO ≥ 20 ppb e/ou asma com sintomas desencadeados por alérgenos e/ou necessidade de CO constante) e na dependência de características específicas (Tabela 8). Alguns fatores também devem ser levados em consideração como preditores de resposta ao tratamento (Tabela 8).

É importante identificar com clareza os objetivos do tratamento com os imunobiológicos. A resposta deve ser avaliada em todos os pacientes, após pelo menos 4 meses de tratamento. Caso seja positiva (redução ou ausência de exacerbações, melhora do controle, redução ou retirada de CO), deve-se inicialmente reduzir o corticoide oral (em pacientes dependentes de CO) e posteriormente a medicação inalatória, mantendo-se a menor dose possível. Nos casos de não resposta, está indicada a investigação e o manejo das causas de falta de controle para avaliação da possibilidade de equacionamento desses fatores. Naqueles que não mantêm resposta, o tratamento deve ser interrompido e deve ser considerada a possibilidade de outra droga.

Tabela 8 Imunobiológicos para asma com inflamação T2 alta – indicação e preditores de resposta

Imunobiológicos	Indicação	Preditores de resposta
Anti IgE: omalizumabe Asma grave alérgica	Teste cutâneo por puntura e/ou IgE específica positivos IgE e peso dentro da faixa específica Exacerbações no último ano	EosS ≥ 260 cels/mL FeNO ≥ 20 ppb Sintomas desencadeados por alérgenos Asma de início na infância
Anti IL5: mepolizumabe Anti IL5-R: benralizumabe Asma grave eosinofílica	EosS ≥ 150 céls/mL Mepolizumabe EosS ≥ 300 céls/mL Benralizumabe Exacerbações no último ano	EosS elevados Múltiplas exacerbações no último ano Asma de início tardio Polipose nasal
Anti-IL4R: dupilumabe Asma grave eosinofílica	EosS ≥ 150 céls/mL FeNO ≥ 25 ppb Exacerbações no último ano Uso de CO de manutenção	EosS elevados FeNO elevada

CO: corticoide oral; EosS: eosinófilo no sangue periférico; FeNO: fração exalada do oxido nítrico; IgE: imunoglobulina E; IL: interleucina; R: receptor.

BIBLIOGRAFIA

Carvalho-Pinto RM, et al. Recomendações para o manejo da asma grave da Sociedade Brasileira de Pneumologia e Tisiologia – 2021. J Bras Pneumol 2021;47(6):e20210273.

Global Initiative for Asthma (GINA). 2022 GINA main report. Disponível em: https://ginasthma.org/gina-reports/.

Global Initiative for Asthma (GINA). What's new in GINA 2021?. Disponível em: https://ginasthma.org/wp-content/uploads/2021/05/Whats-new-in-GINA-2021_final_V2.pdf.

Ministério da Saúde. Portaria conjunta n. 14, de 24 de agosto de 2021. Aprova o Protocolo clínico e diretrizes terapêuticas da asma. Disponível em: http://conitec.gov.br/images/Protocolos/20210830_PCDT_Asma_PT14.pdf.

Pizzichini MMM, et al. Recomendações para o manejo da asma da Sociedade Brasileira de Pneumologia e Tisiologia – 2020. J Bras Pneumol 2020;46(1):e20190307.

100 DOENÇA PULMONAR OBSTRUTIVA CRÔNICA

Regina Maria de Carvalho Pinto
Ana Luisa Pimentel Maia
Debora Santanin Sanchez
Leonardo Vinicius de Freitas

A doença pulmonar obstrutiva crônica (DPOC) é uma doença respiratória prevenível e tratável, caracterizada pela limitação persistente ao fluxo de ar, que não é totalmente reversível. A obstrução ao fluxo aéreo que ocorre na DPOC é geralmente progressiva e está associada a uma resposta inflamatória anormal dos pulmões à inalação de partículas ou gases tóxicos. A DPOC, além de comprometer os pulmões, também produz consequências sistêmicas significativas.

O mecanismo fisiopatológico da DPOC, que resulta na obstrução crônica ao fluxo aéreo, é decorrente da associação de inflamação nas pequenas vias aéreas (bronquiolite respiratória) e destruição parenquimatosa (enfisema). A predominância destas alterações é variável em cada indivíduo, tendo relação com os sintomas apresentados. Exacerbações e comorbidades contribuem para a gravidade da doença.

O principal fator de risco para DPOC é o tabagismo, entretanto, outras exposições ambientais e ocupacionais (queima de biomassa e poluição ambiental), bem como fatores genéticos como a deficiência de alfa-1-antitripsina, também podem contribuir.

Clinicamente a doença é caracterizada por dispneia, tosse crônica (geralmente com expectoração) e sibilância. Os sintomas têm início insidioso, são persistentes, pioram com exercício, e tendem a aumentar em frequência e intensidade ao longo do tempo, com períodos de piora aguda dos sintomas respiratórios (exacerbações).

A tosse é o sintoma mais encontrado, ocorrendo diariamente ou de forma intermitente e pode preceder a dispneia ou aparecer simultaneamente a ela. A dispneia geralmente é progressiva com a evolução da doença e é o principal sintoma associado à incapacidade, à redução da qualidade de vida e ao pior prognóstico. Geralmente os pacientes só referem a presença da dispneia numa fase mais avançada da doença, uma vez que costumam atribuir parte da incapacidade física ao envelhecimento e à falta de condicionamento físico. Pacientes com o mesmo grau de obstrução ao fluxo aéreo podem ter diferentes graus de dispneia.

No início da doença o paciente pode apresentar exame físico normal ou presença de sibilância e/ou tempo expiratório prolongado na manobra de expiração forçada. Já na doença mais avançada há sinais de hiperinsuflação pulmonar, diminuição dos murmúrios vesiculares, abafamento das bulhas cardíacas, aumento do diâmetro anteroposterior do tórax e sinais de *cor pulmonale*. A presença de baqueteamento digital é incomum nos pacientes com DPOC. Nesse contexto torna-se importante procurar condições associadas (p. ex., câncer de pulmão) ou avaliar um diagnóstico diferencial (p. ex., doença intersticial pulmonar, bronquiectasia).

EPIDEMIOLOGIA

A prevalência da DPOC é variável, mas é uma das principais causas de morbidade e mortalidade em todo o mundo.

Em países industrializados, 5%-10% da população adulta sofre de DPOC. No Brasil, um estudo de base populacional, em indivíduos com mais de 40 anos, que utilizou espirometria para realizar avaliação funcional, mostrou prevalência de 15,8%, de presença de distúrbio ventilatório obstrutivo (medido pela razão volume expiratório forçado em um segundo/ capacidade vital forçada (VEF1/CVF)), na região metropolitana de São Paulo. A maioria dos casos não tinha diagnóstico prévio. Uma análise de seguimento desse mesmo estudo, utilizando outros parâmetros funcionais (razão VEF1/VEF6--volume expiratório forçado em seis segundos) demonstrou prevalência de 9%.

No Brasil, dados da Secretaria de Vigilância em Saúde (SVS) identificaram a DPOC como a quinta causa de morte entre todas as idades. Nas últimas décadas, ocupou a quinta maior causa de internação no Sistema Único de Saúde entre pacientes com mais de 40 anos, correspondendo a cerca de 200.000 hospitalizações e gasto anual aproximado de 72 milhões de reais.

DIAGNÓSTICO

Os critérios diagnósticos incluem: sintomas sugestivos (dispneia, tosse crônica com ou sem expectoração) associados à exposição a fatores de risco; avaliação funcional com presença de obstrução ao fluxo de ar (VEF1/CVF com valor inferior a 0,7); ausência de diagnóstico alternativo para os sintomas e para a limitação ao fluxo aéreo.

Entretanto, a relação entre volumes e capacidades pulmonares varia conforme idade, sexo e altura, sendo que a razão fixa de 0,7 pode não ter acurácia para a detecção de obstrução em determinados grupos etários, sendo indicado, para evitar sub ou sobre diagnóstico, a utilização do limite inferior da normalidade (LIN) para avaliação da relação VEF1/CVF. Nessas situações, é recomendada a avaliação por pneumologista para a elucidação diagnóstica.

CLASSIFICAÇÃO

A classificação da DPOC com base na gravidade da limitação ao fluxo aéreo é realizada por meio do valor do VEF1 (Tabela 1). Entretanto, é necessária a avaliação de outros aspectos da doença, como gravidade dos sintomas, frequência de exacerbações e presença de comorbidades, para uma melhor caracterização da gravidade, do prognóstico e da estratégia terapêutica na doença.

A *Global Initiative For Chronic Obstructive Pulmonary Disease* (GOLD) propõe um sistema de classificação (Figura 1) com base na limitação ao fluxo aéreo, na gravidade dos sintomas (Tabelas 2 e 3) e na frequência de exacerbações para avaliar o risco de novas exacerbações e orientar a terapêutica.

EXAMES COMPLEMENTARES

Hemograma

Permite avaliação de anemia como possível causa de dispneia. A presença de policitemia sugere hipoxemia crônica. O valor dos eosinófilos no sangue periférico pode ser útil para avaliar possível resposta ao tratamento com corticoide inalado (como terapia adicional ao broncodilatador de manutenção).

Tabela 1 Classificação da gravidade da limitação ao fluxo aéreo na DPOC

Estágio	Espirometria (VEF1/CVF inferior a 0,7)
GOLD 1 (obstrução leve)	VEF1 ≥ 80% do previsto
GOLD 2 (obstrução moderada)	50% ≤ VEF1 < 80% do previsto
GOLD 3 (obstrução grave)	30% ≤ VEF1 < 50% do previsto
GOLD 4 (obstrução muito grave)	VEF1 < 30% do previsto

CVF: capacidade vital forçada; GOLD: Global Initiative for Chronic Obstructive Pulmonary Disease; VEF1: volume expiratório forçado em 1 segundo (medido após administração de broncodilatador).

Gasometria arterial

Indicada para pacientes com $SpO_2 \leq 92\%$ para avaliação de oxigenoterapia. Em pacientes com DPOC estável o aumento de bicarbonato é sugestivo de alcalose metabólica compensatória à hipercapnia crônica. A hipercapnia aguda não compensada é frequente em exacerbação aguda, principalmente em pacientes com redução do nível de consciência.

Dosagem de alfa-1-antitripsina

É recomendada dosagem da enzima em todo paciente com DPOC, especialmente em regiões de alta prevalência da doença, presença de enfisema precoce (< 45 anos), baixa ou ausência de exposição tabágica, enfisema com predomínio basal e história familiar positiva.

Oximetria de pulso

É um teste não invasivo que indica a saturação de oxigênio do sangue. Auxilia no rastreio dos pacientes que necessitam de gasometria arterial para melhor avaliação, entretanto, perde acurácia na exacerbação aguda.

Eletrocardiograma em repouso e ecocardiograma

Além da avaliação de cardiopatias primárias que são comumente encontradas em pacientes com DPOC, também são indicados para pacientes com suspeita de hipertensão pulmonar e *cor pulmonale*.

Radiografia de tórax

É um exame de baixa sensibilidade no diagnóstico de DPOC, mas auxilia na avaliação de diagnósticos alternativos ou na presença de complicações. As alterações radiológicas compatíveis com DPOC são: sinais de hiperinsuflação pulmonar (aumento do espaço retroesternal e dos espaços intercostais, retificação dos arcos costais, abaixamento das cúpulas diafragmáticas), hiperlucência, presença de bolhas, redução da vasculatura pulmonar

Tomografia de tórax

Apesar de maior sensibilidade e especificidade na identificação de enfisema, não é usada de rotina para diagnóstico ou acompanhamento, a não ser em pacientes com indicação de rastreio de neoplasia pulmonar. Também auxilia no diagnóstico diferencial com outras doenças e na avaliação de complicações. Está indicada

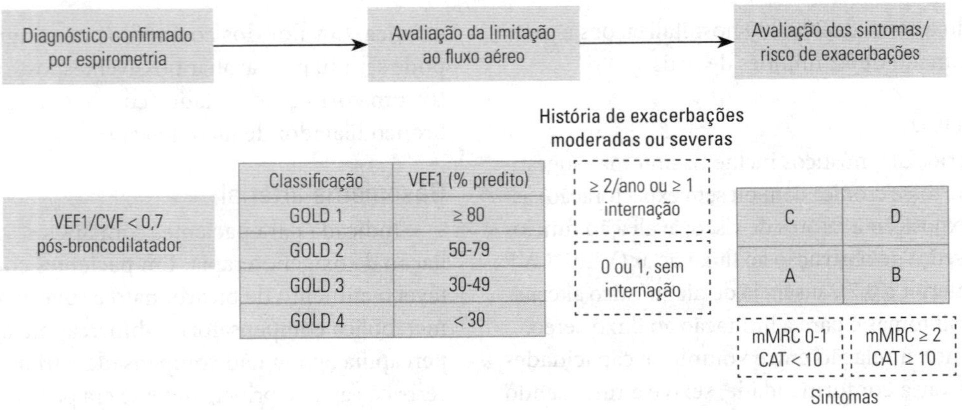

Figura 1 Ferramenta de classificação inicial da DPOC: ABCD.
GOLD: *Global Initiative for Chronic Obstructive Pulmonary Disease*; CVF: capacidade vital forçada; VEF1: volume expiratório forçado em 1 segundo; mMRC: escala do dispneia do Medical Research Council modificada; CAT: *COPD Assessment Test*. Fonte: adaptada de: Global Strategy for the Diagnosis, Management, and Prevention of COPD, 2022;

Tabela 2 Escala de dispneia do Medical Research Council modificada (mMRC), adaptada para a língua portuguesa

	Sintomas
0	Tenho falta de ar ao realizar exercício intenso
1	Tenho falta de ar quando apresso o meu passo ou subo escadas ou ladeira
2	Preciso parar algumas vezes quando ando no meu passo ou ando mais devagar do que outras pessoas de minha idade
3	Preciso parar muitas vezes em razão de falta de ar quando ando cerca de 100 m ou poucos minutos de caminhada no plano
4	Sinto tanta falta de ar que não saio de casa ou preciso de ajuda para me vestir ou tomar banho sozinho

Tabela 3 Teste de avaliação da doença pulmonar obstrutiva crônica (COPD Assessment Test - CAT)

								Pontuação
Não tenho tosse	0	1	2	3	4	5	Tenho tosse o tempo todo	
Não tenho nenhum catarro (secreção) no peito	0	1	2	3	4	5	O meu peito está cheio de catarro (secreção)	
Não sinto nenhuma pressão no peito	0	1	2	3	4	5	Sinto uma grande pressão no peito	
Não sinto falta de ar quando subo uma ladeira ou um andar de escada	0	1	2	3	4	5	Sinto bastante falta de ar quando subo uma ladeira ou um andar de escada	
Não sinto nenhuma limitação nas minhas atividades em casa	0	1	2	3	4	5	Sinto-me muito limitado nas minhas atividades em casa	
Sinto-me confiante para sair de casa, apesar da minha doença pulmonar	0	1	2	3	4	5	Não me sinto confiante para sair de casa por causa da minha doença pulmonar	
Durmo profundamente	0	1	2	3	4	5	Não durmo profundamente em razão da minha doença pulmonar	
Tenho muita energia (disposição).	0	1	2	3	4	5	Não tenho nenhuma energia (disposição)	
								Total

na avaliação de pacientes para procedimentos de redução de volume pulmonar (cirúrgico ou endoscópico) ou transplante pulmonar.

Espirometria

A espirometria é o exame essencial no diagnóstico, na classificação de gravidade da limitação ao fluxo aéreo, na avaliação da resposta à terapêutica e no acompanhamento da progressão da doença. Não deve ser utilizada como rastreio de doença obstrutiva em pacientes sem sintomas respiratórios.

Determinação dos volumes pulmonares (pletismografia)

Não é necessária para manejo clínico, porém, quando há redução da CVF a determinação dos volumes pulmonares auxiliam para diferenciar aprisionamento aéreo (aumento do volume residual), hiperinsuflação (aumento da capacidade pulmonar total) e associação com distúrbio restritivo.

Capacidade de difusão de monóxido de carbono (DLCO)

A DLCO reduzida (< 60%) é uma variável independente de pior prognóstico no paciente com DPOC e tem associação com: menor tolerância ao esforço, sintomas mais intensos e aumento do risco de morte. Deve sempre ser realizada no paciente com dispneia desproporcional à limitação do fluxo aéreo. Também é utilizada para cálculo de risco cirúrgico em pacientes em programação de ressecção pulmonar ou procedimento de redução de volume pulmonar (cirúrgico e/ou endoscópico).

DIAGNÓSTICO DIFERENCIAL

Os sintomas presentes na manifestação clínica do paciente com DPOC também podem estar presentes em outras doenças. Portanto, uma boa história clínica e a realização de exames complementares auxiliam na diferenciação. A Tabela 4 mostra os principais diagnósticos diferenciais e algumas particularidades que auxiliam como diferenciá-los. Vale ressaltar que algumas dessas condições podem ocorrer concomitantes à DPOC.

Tabela 4 Diagnósticos diferenciais DPOC

Diagnóstico	Como diferenciar
Asma	Início mais precoce, geralmente na infância Sintomas oscilam ao longo do dia, piores ao despertar e à noite Sinais de atopia História familiar positiva
Insuficiência cardíaca	Raio X com cardiomegalia e sinais de congestão Padrão restritivo é mais comum, sem limitação ao fluxo aéreo
Bronquiectasias	Escarro abundante, muitas vezes purulento Associação com infecção bacteriana Tomografia com dilatação e espessamento brônquico
Pan-bronquiolite difusa	Mais comum em descendentes asiáticos, homens e não fumantes Comum associação com sinusopatia Presença de nódulos centrolobulares e hiperinsuflação a imagem
Tuberculose	Qualquer idade Áreas endêmicas de tuberculose Infiltrado pulmonar/acometimento pleural Confirmação microbiológica
Bronquiolite obliterante	Associação com transplante pulmonar ou de medula óssea, lesão por inalação, artrite reumatoide e doença inflamatória intestinal Áreas hipodensas na tomografia de tórax, com atenuação em mosaico

TRATAMENTO MEDICAMENTOSO

Os objetivos do tratamento farmacológico da DPOC são redução de sintomas (alívio da dispneia e tosse), melhora do estado de saúde e da tolerância ao exercício, redução de riscos (evitar a progressão da doença), prevenção e tratamento das exacerbações, além de redução da mortalidade.

Os broncodilatadores são a base do tratamento medicamentoso, sendo indicados de acordo com a gravidade e o perfil de risco da doença. A via inalatória é a preferencial e nesse contexto deve-se ressaltar a importância da educação do paciente e treinamento da técnica correta dos dispositivos, que deve ser reavaliada a cada consulta e antes de considerar falha da terapia em uso. A escolha do dispositivo deve ser centrada no paciente e individualizada de acordo com acesso, custo, habilidade e preferência do paciente.

Para pacientes com sintomas leves e intermitentes, é indicado o uso de broncodilatadores de curta ação (salbutamol – albuterol, fenoterol, ipratrópio), conforme necessidade. Em pacientes com sintomas intensos e persistentes, broncodilatadores de longa ação, beta-2-agonistas – LABA (formoterol, salmeterol) com 12 horas de ação ou ultralonga ação – U-LABA (indacaterol, vilanterol e oladaterol) com 24 horas de ação ou antimuscarínicos – LAMA (brometo de tiotrópio, umeclidínio ou glicopirrônio) com 24 horas de ação, são indicados para uso fixo no tratamento de manutenção. Na ausência de resposta a esses medicamentos, considerar associação com corticosteroide inalatório, especialmente se VEF1 pós-BD for inferior a 50%, houver eosinofilia sanguínea, histórico de exacerbações ou de asma (Tabela 5).

Broncodilatadores de curta ação

Agonistas beta-2 adrenérgicos (SABA)

Salbutamol (albuterol), fenoterol - usados para o tratamento dos sintomas decorrentes da obstrução ao fluxo de ar (dispneia, sibilância, intolerância ao exercício). Apresentam início de ação rápido, atingindo a broncodilatação em 1 a 5 minutos, e duração de 2 a 4 horas, e, portanto, são indicados para alívio da dispneia aguda. Podem ser indicados em qualquer fase da doença; como monoterapia em casos leves (grupo A) ou como terapia para alívio de sintomas (resgate) em associação ao tratamento de manutenção nos demais grupos. Ausência de resposta ao broncodilatador na espirometria não exclui um possível benefício em longo prazo.

Antimuscarínicos (SAMA)

O brometo de ipratrópio bloqueia os receptores muscarínicos da árvore brônquica. Apresenta início de ação

Tabela 5 Tratamento medicamentoso conforme diferentes níveis de sintomas e classificação de risco da DPOC em paciente clinicamente estável

Classificação	Tratamento medicamentoso
Grupo A Grupo de baixo risco Poucos sintomas	Broncodilatador de curta ação (salbutamol–albuterol, fenoterol (SABA) ou brometo de ipratrópio (SAMA)) conforme a necessidade (alívio de sintomas, antes de exercício).
Grupo B Grupo de baixo risco Sintomas mais presentes	Broncodilatador de longa ação (LABA / U-LABA ou LAMA) em uso regular (manutenção) Se dispneia importante, terapia inicial com LABA /U-LABA + LAMA pode ser considerado
Grupo C Grupo de alto risco Poucos sintomas	Terapia inicial com 1 broncodilatador de longa ação, preferencialmente um LAMA (superior ao LABA para prevenir exacerbações)
Grupo D Grupo de alto risco Com muitos sintomas	Terapia inicial com LAMA (controle de sintomas e exacerbações) Se sintomas intensos (CAT ≥ 20): terapia inicial com LAMA e LABA/U-LABA Em alguns pacientes CI + LABA pode ser a primeira escolha: asma sobreposta, hiperresponsividade brônquica ou eosinofilia sanguínea A depender da resposta ao tratamento inicial: considerar terapia tripla (LAMA + LABA + CI)

LABA: broncodilatador beta-2-agonista de longa ação; LAMA: antimuscarínicos de longa ação; SABA: broncodilatador beta-2-agonista de curta ação; SAMA: broncodilatador antimuscarínico de curta ação; U-LABA: broncodilatador beta-2-agonista de ultralonga ação.

em 1 a 3 minutos, mas com pico de ação em 1,5 a 2 horas, com duração de ação de 4 a 6 horas, sendo a sua ação mais lenta do que a dos agonistas dos receptores beta-2--adrenérgicos. O uso em esquema regular ou conforme necessário, para alívio de dispneia, leva à melhora sintomática e aumenta a tolerância ao exercício.

Broncodilatadores de longa ação

Agonistas beta-2 adrenérgicos de longa ação (LABA) e de ultralonga ação (U-LABA)

O formoterol e o salmeterol levam à broncodilatação de longa duração, por até 12 horas e são usados 2 vezes/dia. São indicados para o tratamento ambulatorial de pacientes com sintomas persistentes. O salmeterol é o mais seletivo de todos os agonistas dos receptores beta-2-adrenérgicos, tendo início de ação após 20 minutos e, portanto, não é utilizado para tratar a dispneia aguda. O indacaterol, vilanterol e oladaterol levam à broncodilatação por tempo mais prolongado, de até 24 horas e são usados 1 vez/dia. Os potenciais benefícios destes medicamentos incluem redução de sintomas e melhora da qualidade de vida.

Antimuscarínicos (LAMA)

Brometo de glicopirrônio, de tiotrópio ou de umeclidínio: são utilizados uma vez ao dia, apresentando efeito broncodilatador de 22 a 24 horas. Até o momento não existem evidências definitivas de superioridade clínica de um agente antimuscarínico em relação a outro, de forma que a escolha pode ser feita com base na disponibilidade, nas preferências do paciente e nos custos.

LABA e LAMA melhoram significativamente a função pulmonar, dispneia, estado de saúde e reduzem as taxas de exacerbação. Os LAMA têm um efeito maior na redução da exacerbação em comparação com os LABA e diminuem as hospitalizações.

Associação LABA + LAMA

Ensaios clínicos randomizados apontam que a broncodilatação dupla (com antimuscarínicos e broncodilatadores beta-2 adrenérgicos de longa ação) aumenta a função pulmonar (VEF1), melhora sintomas e qualidade de vida, reduz exacerbações quando comparado à monoterapia, sem aumento significativo nos efeitos adversos.

Corticosteroides inalatórios (CI)

Budesonida, beclometasona ou fluticasona: a maioria dos estudos demonstrou que o tratamento regular com CI isolado, em pacientes com DPOC, não modifica o declínio do VEF1 em longo prazo. Estudos e metanálises que avaliaram o efeito do tratamento regular com CI isolado, em pacientes com DPOC, não mostraram evidências conclusivas de benefício na mortalidade. Já a associação de CI + LABA é mais eficaz, quando comparada aos componentes isoladamente, em melhorar a função pulmonar, o estado de saúde e reduzir as exacerbações, em pacientes com DPOC moderada a grave, com exacerbações (evidência A).

Os dados indicam que os esquemas que contêm CI têm pouco ou nenhum efeito quando a contagem de eosinófilos no sangue for < 100 cel/mm^3, e, portanto, esse limite pode ser usado para identificar pacientes com baixa probabilidade de benefício do tratamento com CI. Já o limiar de eosinófilos no sangue ≥ 300 cel/mm^3 pode ser usado para identificar pacientes com maior probabilidade de resposta ao tratamento com CI. Entretanto, o uso da contagem de eosinófilos no sangue deve ser combinado com a avaliação clínica do risco de exacerbação (história prévia de exacerbações) para prever os efeitos do CI.

A associação de CI + LABA deve ser considerada em pacientes exacerbadores e em uso de um broncodilatador de longa ação de manutenção (LABA ou LAMA), que apresentem eosinofilia sanguínea (≥ 300 cel/mm³) ou com eosinófilos ≥ 100 cel/mm³ e ≥ 2 exacerbações moderadas ou ≥ 1 exacerbação grave (hospitalização), nos últimos 12 meses. Um curso de tratamento com CI pode ser realizado em pacientes exacerbadores, em uso de LABA + LAMA, com eosinófilos no sangue ≥ 100 cel/mm³. Na ausência de resposta (redução de exacerbações) após 12-24 semanas, a suspensão do CI deve ser avaliada. Ou situação para uso de CI em pacientes com DPOC e a presença de asma sobreposta.

Os fatores que devem ser considerados ao iniciar o tratamento com CI, em combinação com um ou dois broncodilatadores de ação prolongada (LABA e/ou LAMA), são:

- a favor: história de hospitalização por exacerbações de DPOC; ≥ 2 exacerbações moderadas de DPOC por ano; eosinófilos sanguíneos ≥ 300 cel/mm³; história concomitante de asma;
- considerar o uso: 1 exacerbação moderada de DPOC por ano; eosinófilos sanguíneos ≥ 100 cel/mm³ a < 300 cel/mm³;
- desfavorável ao uso: episódios repetidos de pneumonia; eosinófilos sanguíneos < 100 cel/mm³; história de infecção por micobactéria.

O uso prolongado ou doses elevadas de CI (especialmente de corticosteroides mais potentes) podem causar vários efeitos colaterais: candidíase, disfonia, hematomas cutâneos superficiais secundários a traumas leves, osteopenia, catarata, glaucoma, *diabetes mellitus*, supressão adrenal, infecções por micobactérias (incluindo tuberculose). O tratamento regular com CI aumenta o risco de pneumonia, especialmente em pacientes com doença grave (evidência A).

Corticosteroides inalatórios associados à antimuscarínicos e broncodilatadores beta-2 adrenérgicos de longa ação (terapia tripla)

Evidências mostram que a terapia tripla pode resultar em melhora da função pulmonar e de desfechos reportados por pacientes, além de prevenir exacerbações. Pode ser indicada para pacientes com dispneia persistente, com limitações para a prática de atividades físicas ou com exacerbações graves ou frequentes e que estão em uso de CI + LABA. A terapia tripla pode ser recomendada para pacientes em uso de associação LABA + LAMA, com episódios de exacerbação graves e frequentes.

Antibióticos

Estudos anteriores não mostraram benefício no uso contínuo, profilático, de antibióticos na frequência de exacerbações. Já, o uso de azitromicina (AZT) (250 mg/dia ou 500 mg, 3 vezes por semana) ou eritromicina (250 mg, 2 vezes/dia) por um ano, em pacientes propensos a exacerbações, reduziram o risco de exacerbações em comparação com os cuidados habituais. Por outro lado, dados sugerem menor benefício em fumantes ativos.

É importante destacar que o uso de AZT pode estar associado a aumento da incidência de resistência bacteriana, prolongamento do intervalo QTc no eletrocardiograma e alteração nos testes de audição. Não há dados que demonstrem a eficácia ou segurança do uso crônico com AZT, para prevenir exacerbações da DPOC, além de um ano de tratamento.

Inibidor de fosfodiesterase 4 (PDE4)

O roflumilaste, um inibidor de PDE4, reduz exacerbações moderadas e graves, em pacientes com bronquite crônica, DPOC grave a muito grave e histórico de exacerbações. Os efeitos sobre a função pulmonar também são observados quando o roflumilaste é adicionado a broncodilatadores de ação prolongada e em pacientes que não são controlados com combinações de dose fixa de CI associado ao LABA.

Agentes mucolíticos (mucocinéticos, mucorreguladores) e antioxidantes (N-acetilcisteína, carbocisteína)

Em pacientes com DPOC que não estão em uso de CI, o tratamento regular com agentes mucolíticos e antioxidantes pode reduzir as exacerbações e apresentar melhora modesta do estado de saúde. Devido à heterogeneidade das populações estudadas, dosagem de tratamento e tratamento concomitante, os dados atualmente disponíveis não permitem identificar com precisão a população alvo para agentes antioxidantes na DPOC.

Terapia de reposição de alfa-1-antitripsina

A terapia de reposição intravenosa de alfa-1-antitripsina pode retardar a progressão do enfisema. Entretanto, a evidência para a terapia de reposição varia de acordo com os resultados dos estudos. Os dados disponíveis se concentraram quase exclusivamente em pacientes com o genótipo ZZ, embora existam outros genótipos que inclusive cursam com níveis ainda mais baixos de alfa-1-antitripsina. Recomenda-se a discussão individual para a reposição, levando-se em consideração os custos da terapia e a falta de evidências claras dos benefícios.

TRATAMENTO NÃO MEDICAMENTOSO

Tabagismo

A cessação do tabagismo é uma das principais medidas eficazes para reduzir a progressão da DPOC. O aconselhamento quanto à cessação deve ser realizado em todas as consultas, sendo o tratamento medicamentoso, para a cessação do tabagismo, considerado nos casos com taxas elevadas de dependência à nicotina.

Reabilitação pulmonar e fisioterapia respiratória

O programa de exercícios promove recondicionamento físico e cardiovascular, além de treinamento muscular de membros superiores e inferiores e de resistência física, contribuindo para a melhora da qualidade de vida, redução de exacerbações e de hospitalizações, assim como melhora da capacidade de realizar exercícios físicos. Devem ser priorizados os pacientes que estejam com terapia medicamentosa otimizada, mantendo dispneia associada à baixa tolerância ao exercício ou restrição para atividades diárias (pontuação na escala mMRC > 2). Em caso de indisponibilidade de serviços de reabilitação pulmonar, os profissionais de saúde devem estimular os pacientes a praticar exercícios físicos no domicílio (caminhar, subir escadas, sentar e levantar da cadeira e realizar exercícios físicos com os membros superiores).

Tratamento cirúrgico

Pacientes com obstrução grave ou muito grave (GOLD 3 ou 4), ou com enfisema bolhoso heterogêneo, com idade elegível, sem comorbidades graves, que permanecem muito sintomáticos apesar de terapêutica medicamentosa otimizada e após participação em programa de reabilitação pulmonar devem ser encaminhados para serviços especializados (pneumologia e cirurgia torácica) para avaliar possibilidade de outros tratamentos (cirurgia redutora de volume ou redução de volume por via endoscópica, transplante pulmonar, bulectomia).

Oxigenoterapia domiciliar

Os critérios para oxigenoterapia domiciliar são: PaO_2 < 55 mmHg, ou SpO_2 < 88%, ou PaO_2 entre 55 e 59 mmHg ou $SpO_2 \leq 89\%$ (com sinais de hipertensão arterial pulmonar: policitemia, edema periférico, turgência jugular, segunda bulha cardíaca hiperfonética, eletrocardiograma com onda p *pulmonale*). Deve-se estabelecer o fluxo de oxigênio necessário para manter PaO_2 superior a 60 mmHg e SpO_2 superior a 90%, utilizando-o também durante o sono e o exercício. Seu uso por mais de 15 horas/dia reduz a mortalidade em pacientes com hipoxemia crônica grave.

Vacinação

A vacina anti-influenza anual está indicada para todos os pacientes com DPOC. As vacinas pneumocócica 13-conjugada e polissacarídica 23-valente estão indicadas para pacientes com DPOC sintomáticos e exacerbadores; pacientes de qualquer grupo de risco da doença com comorbidades associadas a maior risco de doença pneumocócica grave (diabetes, insuficiência renal, insuficiência cardíaca, etc.). Deve-se aplicar as duas vacinas com intervalo de 6 meses, iniciando pela 13 conjugada. É recomendado o reforço para a vacina 23-valente em 5 anos ou, se iniciada após os 65 anos, em dose única.

▪ EXACERBAÇÕES

A exacerbação da DPOC é um evento agudo, sendo caracterizado por piora da dispneia, aumento da tosse e/ou expectoração (volume e/ou purulência), além da variabilidade diária, suficientes para exigir modificação do tratamento habitual, sendo de grande importância por seus efeitos negativos em longo prazo (piora dos sintomas, qualidade de vida, função pulmonar, aumento da mortalidade e custos de cuidados de saúde). Podem ser desencadeadas por diferentes fatores etiológicos, sendo que as infecções respiratórias (virais ou bacterianas) constituem as principais causas. Fatores ambientais como poluição, inalação de partículas tóxicas, assim como as baixas temperaturas também são fatores desencadeantes.

Os pacientes com DPOC podem apresentar outras afecções concomitantes que se confundem com uma exacerbação, ou até mesmo que podem agravá-la. Assim, deve-se sempre considerar e investigar os diferentes diagnósticos diferenciais nesses pacientes (Tabela 6).

Tabela 6 Diagnóstico diferencial na exacerbação da DPOC e investigação complementar

Diagnóstico diferencial	Investigação
Pneumonia	Radiografia de tórax PCR e/ou procalcitonina
Pneumotórax	Radiografia de tórax ou USG
Derrame pleural	Radiografia de tórax ou USG
TEP	D-dímero e/ou USG Doppler MMII Angiotomografia protocolo TEP
Arritmias cardíacas	ECG
Cardiopatia isquêmica	ECG Marcadores de necrose miocárdica
Insuficiência cardíaca	Radiografia de tórax Ecocardiografia BNP

BNP: peptídeo natriurético do tipo B; DPOC: doença pulmonar obstrutiva crônica; ECG: eletrocardiograma; MMII: membros inferiores; PCR: proteína C-reativa; TEP: tromboembolismo pulmonar; USG: ultrassonografia.

CLASSIFICAÇÃO DA GRAVIDADE

- Leve: requer somente o aumento do uso de broncodilatadores de curta ação.
- Moderada: requer uso de corticosteroides e/ou antibióticos por via oral.
- Grave: requer visitas ao departamento de emergência ou hospitalização.

TRATAMENTO

Broncodilatadores

No tratamento da exacerbação da DPOC são recomendados os broncodilatadores de curta duração, por apresentarem início de ação rápido e elevada eficácia em alívio dos sintomas. Podem ser utilizados por meio de nebulímetro dosimetrado ou nebulização. Os SABA (fenoterol, salbutamol – albuterol) são considerados os broncodilatadores de escolha. A associação de um SAMA (brometo de ipratrópio) pode ter efeito aditivo. O intervalo de administração deverá ser avaliado conforme gravidade da crise. O uso de metilxantinas (aminofilina, teofilina) não é indicado, em razão de seus benefícios modestos ou inconsistentes e do maior risco de causar efeitos colaterais como náusea, vômitos, palpitação e arritmias.

Corticosteroides

O uso de corticoide sistêmico na exacerbação da DPOC está relacionado com melhora da função pulmonar, melhora da oxigenação, menor tempo de internação hospitalar, menor risco de recorrência precoce da exacerbação e de falha terapêutica. A dose de prednisona 40 mg/dia durante 5 dias é recomendada. Um estudo observacional sugeriu que cursos maiores de corticosteroide oral estiveram associados a um aumento do risco de pneumonia e mortalidade. As administrações via oral (VO) ou endovenosa parecem ser igualmente eficazes no tratamento, sendo a via EV preferida nos pacientes com choque e incapacidade de receber medicação VO.

Antibióticos

O uso de antibióticos é indicado em pacientes com exacerbação que apresentem os três sintomas cardinais (aumento da dispneia, aumento do volume de secreção e piora de sua purulência), ou que apresentem apenas dois sintomas cardinais, sendo um deles a piora da purulência, ou ainda, aqueles que necessitam de ventilação mecânica (invasiva ou não invasiva). O tempo recomendado varia de 5-7 dias. A escolha deve ser baseada no perfil de resistência local, sendo geralmente iniciado de forma empírica (aminopenicilina com ácido clavulânico, macrolídeo ou tetraciclina). Em pacientes com exacerbações frequentes, obstrução ao fluxo aéreo acentuada, e/ou exacerbações com necessidade de ventilação mecânica, culturas de escarro podem ser solicitadas (risco maior de bactérias gram-negativas como Pseudomonas aeruginosa, ou outros patógenos resistentes aos antibióticos anteriormente mencionados).

SUPORTE RESPIRATÓRIO

- Oxigenoterapia: deve ser titulada para manter uma $SatO_2$ de 88-92%. Uma vez iniciada suplementação de oxigênio deve-se coletar uma gasometria, a fim de observar a presença de hipercapnia e/ou acidose, especialmente em pacientes com alteração do nível de consciência e arritmias.
- Cateter nasal de alto fluxo (CNAF): oferecem oxigênio aquecido e umidificado a fluxos de até 60 L/minuto. O uso de CNAF tem se associado a diminuição da frequência respiratória, menor esforço respiratório, melhora as trocas gasosas, o volume pulmonar e o colapso dinâmico, melhorando a oxigenação, a ventilação, e consequentemente a hipercapnia em pacientes durante uma exacerbação.
- Ventilação mecânica não invasiva (VNI): está indicada como primeira linha de tratamento em pacientes com insuficiência respiratória que não responderam à terapia convencional, sendo também eficazes na redução do esforço respiratório, da frequência respiratória, melhorando a oxigenação e acidose respiratória aguda. São indicações de VNI: 1) Acidose respiratória ($PaCO_2$ > 45 e pH < 7,35); 2) Dispneia significativa com sinais de fadiga muscular ou utilização de musculatura acessória, movimentação paradoxal abdominal e retração de musculatura intercostal; 3) Hipoxemia persistente apesar da suplementação de O_2.
- Ventilação mecânica invasiva: pacientes com exacerbações graves ou não responsivas a VNI devem ser intubados e conectados à ventilação invasiva. São critérios para intubação: 1) parada respiratória ou cardiorrespiratória; 2) instabilidade hemodinâmica; 3) rebaixamento do nível de consciência ou agitação psicomotora não controlada com medicamentos; 4) sinais de insuficiência respiratória progressiva; 5) falha terapêutica ou intolerância à VNI; 6) deterioração das trocas gasosas (apesar do manejo médico máximo e adequado).

BIBLIOGRAFIA

Fernandes FLA, et al. Recomendações para o tratamento farmacológico da DPOC: perguntas e respostas. J Bras Pneumol 2017;43(4):290-301.

Ministério da Saúde. Portaria conjunta n. 19, de 16 de novembro de 2021. Disponível em: https://www.gov.br/saude/pt-br/assuntos/protocolos-clinicos-e-diretrizes-terapeuticas-pcdt/arquivos/2021/portal-portaria-conjunta_no-19-pcdt_dpoc.pdf.

101 TERAPIA INALATÓRIA

Renato Miranda Lima
Regina Maria de Carvalho-Pinto
Rafael Stelmach

INTRODUÇÃO

Em pacientes com doenças respiratórias, como a asma e a doença pulmonar obstrutiva crônica (DPOC), o uso de medicamentos inalados é uma excelente ferramenta, tendo-se em vista a possibilidade de longo alcance das medicações em direção aos pulmões, aumentando sua concentração nas vias aéreas, reduzindo os efeitos adversos sistêmicos. A adesão à terapia inalatória é fundamental, mas o seu uso é constantemente associado a dificuldades e erros de utilização, sendo necessário aprimorar a técnica de inalação para melhorar o tratamento de morbidades pulmonares, em especial da asma e da DPOC.

São necessárias ações e intervenções para melhorar a educação e conhecimento dos dispositivos de inalação, otimizando benefícios clínicos para os pacientes, aumentando a efetividade da terapia prescrita.

UTILIZAÇÃO DOS DISPOSITIVOS

A facilidade de uso é uma das características mais fundamentais de um inalador tido como ideal. Um estudo evidenciou como principais pontos para os profissionais da saúde, em relação à escolha do dispositivo, a satisfação do paciente e facilidade de uso. Os pacientes, por sua vez, referiram menor número de etapas para manuseio, mecanismo acionado por respiração e confirmação da dose utilizada.

Não existe o inalador perfeito, pois cada um possui vantagens e limitações. Na prática, a escolha apropriada do inalador deve mesclar diversos aspectos: relacionados ao dispositivo (velocidade do aerossol e o tamanho das partículas), função pulmonar dos pacientes (fluxo inspiratório adequado), preferências e habilidades dos pacientes (destreza e cognição). É comum o uso com técnica inadequada de um inalador, reforçando a importância do treinamento completo de pacientes e médicos para mitigar erros. A indicação e/ou troca do inalador podem implicar no controle da doença, pois dispositivos diferentes requerem técnicas distintas para seu uso: quando os pacientes não são adequadamente instruídos, podem apresentam dificuldade em operar o dispositivo e até interromper seu uso. A eficácia da terapêutica inalada não depende somente da potência intriseca do medicamento, e sim da efetividade da dupla inalador-fármaco.

Entre 14 e 90% (média estimada em 50%) dos pacientes utiliza de forma incorreta um inalador pressurizado (IP ou habitualmente "bombinha"), gerando maior chance de utilização de terapia de resgate/alívio (uso de broncodilatadores de curta ação e nebulizações) e aumento no número de internações. Quando programas para sanar dúvidas de uso de dispositivos são implementados a pacientes asmáticos, metade ou mais destes podem fazer uso do inalador de maneira correta, com maior chance de atingir o controle. Em relação a profissionais médicos, um estudo transversal, com 239 residentes médicos, observou que apenas 71 (30%) demonstraram corretamente o uso do inalador dosimetrado, 150 (63%) de forma inadequada e 18 (7%) não conheciam os inaladores que se pedia demonstração de uso. Mais de 70% dos candidatos tiveram como erros mais comuns não agitar o *canister* e/ou colocar o bocal na boca.

TIPOS E TÉCNICAS

Os inaladores pressurizados (IP ou MDI, do inglês *metered dose inhalers*) requerem inalação lenta e profunda, além de coordenação, pois uma inalação muito rápida aumenta a probabilidade de deposição orofaríngea. Entretanto, apenas 8% dos pacientes inspiram lenta e profundamente com boa coordenação durante uso do IP. Essa incorreção pode ser minimizada pelo uso dos IP acoplados aos espaçadores (grandes ou pequenos), ainda que diminuam a preferência de uso pelos pacientes.

O uso de inaladores de pó (IPO ou DPI, do inglês *dry powder inhalers*) precisa de inalação rápida e forçada, sendo ativados pela respiração do paciente, com o importante fato de que a ausência de inalação rápida ou por tempo suficiente pode gerar a falta de emissão de toda a dose, de menor número de partículas ou até mesmo de partículas muito grandes para entrar nos pulmões (aumentando a deposição orofaríngea). Os IPO devem ser evitados em pacientes com esforço inspiratório insuficiente (crianças < 5 anos e idosos) além de serem sensíveis à umidade, devendo, portanto, serem armazenados em local seco e evitando-se a expiração pelo próprio inalador. A técnica dos inaladores de névoa é semelhante aos IPs, porém com menos erros de inalação dado que a inalação pode ser realizada de forma lenta e gradual.

Detalhes da técnica estão mostrados na Tabela 1 e de medicações e seus possíveis dispositivos na Tabela 2. Para rever e demonstrar gratuitamente todos os dispositivos e suas respectivas técnicas de uso, acessar o vídeo "Como usar os inaladores". Importante salientar que os dispositivos não são exclusivos para um único fármaco. Ou seja, um dispoditivo pode ser usado em medicamento de alívio/resgate e/ou de manutenção/controle, sejam eles IPs ou IPO.

Tabela 1 Dicas para utilização dos inaladores

Técnica de inalação
Inaladores pressurizados (IP)
1. Esvaziar os pulmões expirando suavemente o máximo que conseguir
2. Colocar o dispositivo a uma curta distância em relação à boca se sem espaçador. Se com espaçador, encaixar o IP em uma extremidade e a boca na outra extremidade do espaçador
3. Iniciar a inspiração de forma rápida se sem o espaçador, sincronizando com a inspiração. Se com o espaçador, acionar 1 puff por vez e manter após 6 respirações no volume corrente com calma
4. Prender a respiração por 10 s ou pelo maior tempo possível
5. Repetir o processo (de 1 a 4) se mais de 1 dose prescrita
Inaladores de pó (IPO)
1. Esvaziar os pulmões expirando suavemente o máximo que conseguir
2. Colocar o dispositivo entre os lábios e encaixar para evitar vazamentos de ar no momento de inspirar
3. Começar a inspiração de maneira rápida (brusca) e profunda
4. Prender a respiração por 10s ou pelo maior tempo possível
5. Se a dose for a partir de cápsula gelatinosa perfurada, duas inalações podem ser necessárias para esvaziá-la
6. Repetir o processo (de 1 a 5) se mais 1 dose prescrita
Inaladores de névoa
1. Expirar (soltar o ar) lenta e totalmente
2. Colocar os lábios em torno do bocal, sem cobrir as entradas de ar
3. Enquanto inspirar lenta e profundamente pela boca, apertar o botão de aplicação e continuar inspirando
4. Prender a respiração por 10 segundos ou o quanto puder com conforto
5. Repetir o processo (de 1 a 4) se mais 1 dose prescrita

Fonte: adaptada de Haughney et al., 2010.

Tabela 2 Medicações e seus dispositivos inalatórios

Medicação	Dispositivo	Dose (µg)	Duração de ação (horas)
Beta-2-agonista de curta duração (SABA)			
Salbutamol (albuterol) IP	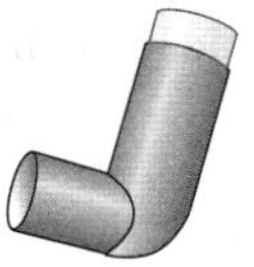	100,120,200	4 a 6, 12
Beta-2-agonista de longa duração (LABA)			
Formoterol IPO	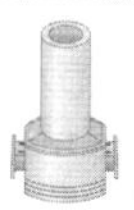	12	12
Indacaterol IPO	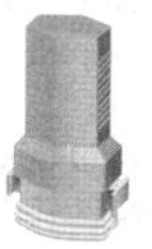	150 e 300	24

(continua)

(continuação)

Tabela 2 Medicações e seus dispositivos inalatórios

Medicação	Dispositivo	Dose (µg)	Duração de ação (horas)
Olodaterol (névoa)	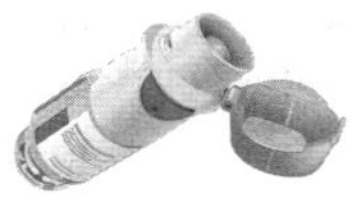	2,5	24
Anticolinérgico de curta duração (SAMA)			
Ipratrópio (brometo) IP	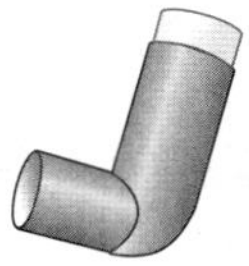	20 e 40	6 a 8
Anticolinérgico de longa duração (LAMA)			
Glicopirrônio (brometo) IPO	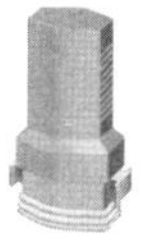	50	12 a 24
Tiotrópio (brometo) névoa	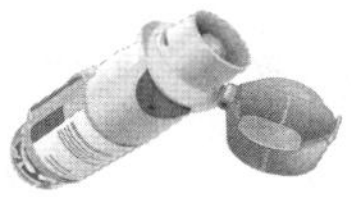	2,5	24
Umeclidínio (brometo) IPO	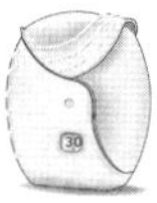	62,5	24
Beta-2-agonista + anticolinérgico de curta duração (SABA + SAMA)			
Fenoterol/ipratrópio IPO	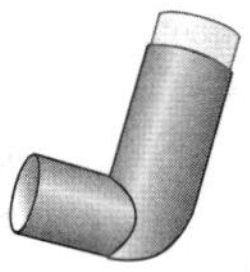	50/20	6 a 8
Salbutamol/(albuterol)/ipratrópio IPO		120/20	6 a 8
β2-agonista + anticolinérgico de longa duração (LABA + LAMA)			
Indacaterol/glicopirrônio IPO	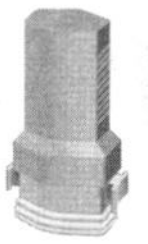	110/50	12 a 24
Vilanterol/umeclidínio IPO	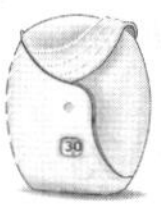	25/62,5	24
Tiotrópio/olodaterol (névoa)	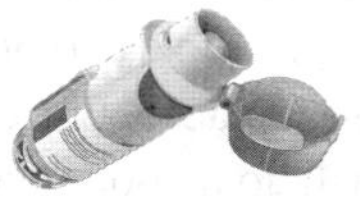	2,5/2,5	24

(continua)

(continuação)

Tabela 2 Medicações e seus dispositivos inalatórios

Medicação	Dispositivo	Dose (μg)	Duração de ação (horas)
Beta-2-agonista de longa duração + corticoide inalatório (LABA + CI)			
Formoterol/ beclometasona IP e IPO	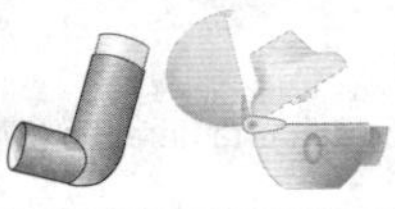	6/100 e 6/200	12
Formoterol/ budesonida IPO	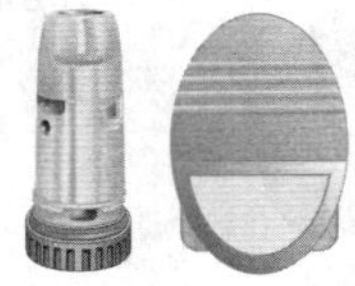	6/200, 12/400 e 12/200	12
Formoterol/ budesonida IPO	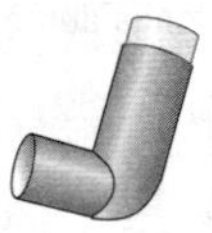	6/200	12
Salmeterol/ fluticasona IPO	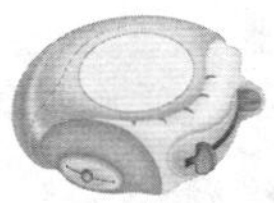	5/100, 50/250 e 50/500	12
Salmeterol/ fluticasona IP	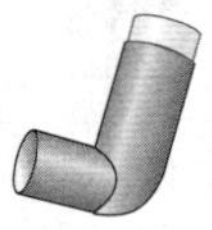	25/50, 25/125 e 25/250	12
Vilanterol/ fluticasona (IPO)	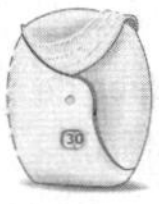	DPI 25/100	24
Anticolinérgico de longa duração + beta-2-agonista de longa duração + corticoide inalatório (LAMA +LABA + CI)			
Vilanterol/ fluticasona/ umeclinídio (IPO)	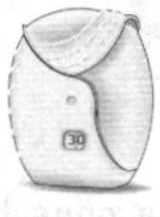	DPI 25/100/62,5	24
Beclometasona/ formoterol/ glicopirrônio IP	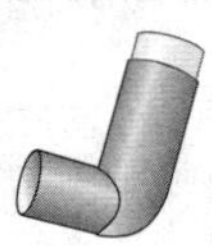	100/6/ 12,5	12

CI: corticoide inalatório; IP: inaladores pressurizados; IPO: inaladores de pó. Fonte: adaptada de Fernandes et al., 2017; Murphy, 2016.

VANTAGENS E LIMITAÇÕES

A principal vantagem dos inaladores de pó (IPO) é que são ativados pela respiração e não precisam de coordenação entre ativação e inalação. Entretanto, o depósito de corticosteroide inalado na boca e orofaringe, especialmente quando não é feita uma inalação profunda e rápida, é uma limitação. Além disso, os pós contidos no IPO podem ser higroscópicos, atraindo umidade e aderindo às paredes dos dispositivos.

Deve-se lembrar ainda que um fluxo inspiratório adequado é necessário para ativar o dispositivo, e cada IPO oferece resistência diferente à inalação, necessitando de fluxo inspiratório limiar específico para distribuição da dose com precisão. Para pacientes com fluxo inspiratório insuficiente para uso de IPOs, tem-se cenário mais favorável ao uso de IP. É importante frisar a menor deposição orofaríngea de medicação, bem como o aumento de deposição pulmonar, especialmente com o uso de espaçadores. Para dispositivos em que não há acionamento pela respiração do paciente (IP em especial), a necessidade de coordenação entre acionamento e inspiração se mostra uma limitação.

A escolha correta do dispositivo, somada à técnica adequada de inalação, geram melhor eficácia da terapia inalatória. Nesse caminho, a implementação de programas que possam melhorar a compreensão de todos os envolvidos no processo (profissionais de saúde e pacientes) são bastante interessantes. Profissionais de saúde precisam ter certeza de que eles sabem como usar cada inalador que prescrevem e se comprometer a treinar o paciente no uso correto, utilizando um inalador de placebo.

Dentro do tema desvantagens, importante mencionar os principais efeitos colaterais das classes de medicamentos que destacamos abaixo:

- Beta-2-agonista de longa duração (LABA) (broncodilatador beta-2-agonista de longa ação): risco de taquiarritmias (especialmente com histórico de arritmia prévia ou insuficiência cardíaca), sendo que o uso crônico pode gerar tolerância a SABA (reduz efeito broncoprotetor).
- Anticolinérgico de longa duração (LAMA) (antagonista muscarínico de longa ação): xerostomia em até 16% dos pacientes.
- corticoide inalatório (CI): efeitos locais como irritação na garganta, rouquidão ou disfonia e candidíase orofaríngea.

BIBLIOGRAFIA

Al-Showair RA, Pearson SB, Chrystyn H. The potential of a 2Tone trainer to help patients use their metered-dose inhalers. Chest 2007;131(6):1776-82.

Anzueto A, Wise R, Calverley P, Dusser D, Tang W, Metzdorf N, et al. The Tiotropium Safety and Performance in Respimat® (TIOSPIR®) Trial: Spirometry Outcomes. Respir Res 2015;16:107.

Bjermer L. The importance of continuity in inhaler device choice for asthma and chronic obstructive pulmonary disease. Respiration 2014;88(4):346-52.

Bonini M, Usmani OS. The importance of inhaler devices in the treatment of COPD. Research and Practice 2015;1(9):1-9.

Bosnic-Anticevich, S.Z. Identifying Critical Errors: addressing inhaler

technique in the context of asthma management. Pulm Ther 2018.
Coelho AC, Souza-Machado A, Leite M, Almeida P, Castro L, Cruz CS, et al. Use of inhaler devices and asthma control in severe asthma patients at a referral center in the city of Salvador, Brazil. J Bras Pneumol 2011;37(6):720-8.
Como usar inaladores? Cukier A e Stelmach R. Divisão de Pneumologia. Instituto do Coração (inCor) – Hospital da Clínicas da FMUSP. Disponível em: http://www.incor.usp.br/sites/incor2013/videos/asma-dpoc/
Doyle S, Lloyd A, Williams A, Chrystyn H, Moffat M, Thomas M, et al. What happens to patients who have their asthma device switched without their consent? Prim Care Respir J 2010;19(2):131-9.
Dudvarski Ilic A, Zugic V, Zvezdin B, Kopitovic I, Cekerevac I, Cupurdija V, et al. Influence of inhaler technique on asthma and COPD control: a multicenter experience. Int J Chron Obstruct Pulmon Dis 2016;11:2509-17.
Fernandes FLA, Cukier A, Camelier AA, Fritscher CC, Costa CHD, Pereira EDB, et al. Recommendations for the pharmacological treatment of COPD: questions and answers. J Bras Pneumol 2017;43(4):290-301.
Fernandes, FLA. Tratamento da DPOC: LABA + LAMA ou LABA + CI a escolha de Sofia. Pneumologia Paulista 2016:29(3):37-40.
Giraud V, Roche N. Misuse of corticosteroid metered-dose inhaler is associated with decreased asthma stability. Eur Respir J 2002;19(2):246-51.
Haughney J, Price D, Barnes NC, Virchow JC, Roche N, Chrystyn H. Choosing inhaler devices for people with asthma: current knowledge and outstanding research needs. Respir Med 2010;104(9):1237-45.
Haughney J, Price D, Kaplan A, Chrystyn H, Horne R, May N, et al. Achieving asthma control in practice: understanding the reasons for poor control. Respir Med 2008;102(12):1681-93.
Heaney LG, Horne R. Non-adherence in difficult asthma: time to take it seriously. Thorax 2012;67(3):268-70.
Kliber A, Lynd LD, Sin DD. The effects of long-acting bronchodilators on total mortality in patients with stable chronic obstructive pulmonary disease. Respir Res 2010;11:56.
Klijn SL, Hiligsmann M, Evers SMAA, Román-Rodríguez M, van der Molen T, van Boven JFM. Effectiveness and success factors of educational inhaler technique interventions in asthma & COPD patients: a systematic review. NPJ Prim Care Respir Med 2017;27(1):24.
Laube BL, Janssens HM, de Jongh FH, Devadason SG, Dhand R, Diot P, et al. What the pulmonary specialist should know about the new inhalation therapies. Eur Respir J 2011;37(6):1308-31.
Molimard M, Colthorpe P. Inhaler devices for chronic obstructive pulmonary disease: insights from patients and healthcare practitioners. J Aerosol Med Pulm Drug Deliv 2015;28(3):219-28.
Murphy, A. How to help patients optimise their inhaler technique. Pharmaceutical J 2016.
Oliveira PD, Menezes AM, Bertoldi AD, Wehrmeister FC, Macedo SE. Assessment of inhaler techniques employed by patients with respiratory diseases in southern Brazil: a population-based study. J Bras Pneumol 2014;40(5):513-20.
Price D, Bosnic-Anticevich S, Briggs A, Chrystyn H, Rand C, Scheuch G, et al. Inhaler competence in asthma: common errors, barriers to use and recommended solutions. Respir Med 2013;107(1):37-46.
Riley J, Krüger P. Optimising inhaler technique in chronic obstructive pulmonary disease: a complex issue. Br J Nurs 2017;26(7):391-7.
Sanchis J, Corrigan C, Levy ML, Viejo JL, Group A. Inhaler devices: from theory to practice. Respir Med 2013;107(4):495-502.
Santos O, Martins MC, Cipriano SL, Pinto RM, Cukier A, Stelmach R. Pharmaceutical care for patients with persistent asthma: assessment of treatment compliance and use of inhaled medications. J Bras Pneumol 2010;36(1):14-22.
Schreiber J, Sonnenburg T, Luecke E. Inhaler devices in asthma and COPD patients – a prospective cross-sectional study on inhaler preferences and error rates. BMC Pulm Med 2020;20:222.
Scichilone N. Asthma control: the right inhaler for the right patient. Adv Ther 2015;32(4):285-92.
Singh S, Loke YK, Furberg CD. Inhaled anticholinergics and risk of major adverse cardiovascular events in patients with chronic obstructive pulmonary disease: a systematic review and meta-analysis JAMA. 2008;300(12):1439-50.
Stelmach R, Robles-Ribeiro PG, Ribeiro M, Oliveira JC, Scalabrini A, Cukier A. Incorrect application technique of metered dose inhalers by internal medicine residents: impact of exposure to a practical situation. J Asthma 2007;44(9):765-8.
Tashkin D, Kesten S. Long-term treatment benefits with tiotropium in COPD patients with and without short-term bronchodilator responses. Chest 2003;123(5):1441-9.
Zambelli-Simões L, Martins MC, Possari JC, Carvalho GB, Coelho AC, Cipriano SL, et al. Validation of scores of use of inhalation devices: valoration of errors. J Bras Pneumol 2015;41(4):313-22.

102 DOENÇAS PULMONARES INTERSTICIAIS

Philippe F. B. Colares, Ronaldo Adib Kairalla

DEFINIÇÃO E ETIOLOGIA

As doenças pulmonares intersticiais (DPI) são afecções heterogêneas, agrupadas em função de achados clínicos, radiológicos, funcionais e patológicos semelhantes, resultando em graus variáveis de inflamação e fibrose pulmonar.

Entretanto, o diagnóstico das DPI frequentemente é tardio, muitas vezes por desconhecimento do profissional e por carência de recursos locais. Para o diagnóstico preciso, além do conhecimento clínico, são necessárias a associação com os achados radiológicos e a experiência em patologia pulmonar, sendo o padrão-ouro a reunião multidisciplinar em centro especializado.

A classificação e o diagnóstico preciso das DPI possuem importante definição na escolha do tratamento adequado, além de impactar no prognóstico do paciente. Todavia, isto não é tarefa simples, uma vez que a etiologia ou o nexo causal nem sempre é conhecido, além de evoluções diferentes de uma mesma doença, com diferentes aspectos radiológicos e anatomopatológicos.

Como forma de uniformizar a classificacão, as Diretrizes de Doenças Pulmonares Intersticiais da Sociedade Brasileira de Pneumologia e Tisiologia (SBPT), publicada em 2012, propôs a divisão das DPI em cinco grupos: doenças de causas ou associações conhecidas; as pneumonias intersticiais idiopáticas (PII); as doenças linfoides; as doenças granulomatosas; e um grupo de

Tabela 1 Classificação das doenças pulmonares intersticiais

Causas ou associações conhecidas	Pneumoconioses Infecções Drogas Colagenoses Aspiração gástrica Imunodeficiências Proteinopatias Metal duro Tabaco-relacionadas
Idiopáticas	Fibrose pulmonar idiopática Pneumonia Intersticial não específica Pneumonia organizante Pneumonia intersticial aguda (síndrome de Hamman-Rich) Pneumonia intersticial bronquiolocêntrica
Linfoides	Bronquiolite linfoide Hiperplasia linfoide reativa Pneumonia intersticial linfoide Granulomatose linfomatoide Linfoma
Granulomatosas	Sarcoidose Pneumonite de hipersensibilidade Infecções (TB e fungos)
Miscelânea	Linfangioleiomiomatose Proteinose alveolar Pneumonia eosinofílica idiopática Bronquiolite constritiva Doenças de depósito

Fonte: Sociedade Brasileira de Pneumologia e Tisiologia, 2012.

Tabela 2 Características anatomopatológicas das pneumonias intersticiais idiopáticas

Fibrose pulmonar idiopática (FPI)	Padrão histológico de pneumonia intersticial usual, observando-se áreas de fibrose intercaladas com áreas de parênquima normal, focos de fibrose ativa (focos fibroblásticos), faveolamento e distribuição da fibrose nas regiões subpleurais
Pneumonia intersticial não específica (PINE)	Inflamação e/ou fibrose de distribuição homogênea
Pneumonia intersticial aguda (síndrome de Hamman-Rich)	Achados anatomopatológicos de dano alveolar difuso na biópsia pulmonar, em geral em fase proliferativa, e sem causa aparente
Pneumonia em organização	Fibrose intraluminal em organização nos espaços aéreos distais, embora haja algum grau de inflamação intersticial
Pneumonia intersticial bronquiolocêntrica	Pneumonia intersticial, inflamatória ou com achados de fibrose, claramente centrados em vias aéreas. Podem ser observados granulomas, células gigantes multinucleadas, material basofílico ou corpo estranho

doenças sem características comuns aos anteriores, denominado miscelânea.

Neste capítulo, serão enfatizadas as pneumonias intersticiais idiopáticas que englobam a fibrose pulmonar idiopática, pneumonia intersticial não específica, pneumonia organizante criptogênica, pneumonia intersticial aguda e a pneumonia intersticial bronquiolocêntrica.

EPIDEMIOLOGIA

Os dados epidemiológicos relacionados às DPI são escassos e apresentam grande variabilidade. Dentre o grupo de PII, a fibrose pulmonar idiopática (FPI) é a mais comum e, em uma revisão sistemática, publicada em 2013, a prevalência variou entre 0,5 e 28 casos por 100 mil habitantes, com taxa de mortalidade de 42 a 64 por 1 milhão de habitantes, com maior incidência em homens maiores de 50 anos.

QUADRO CLÍNICO

A história detalhada nos pacientes com doença pulmonar intersticial é fundamental, pois fornece informações relevantes para o correto diagnóstico e possível reconhecimento do agente agressor/perpetuador da lesão pulmonar. Sempre devemos incluir questionamento detalhado sobre hábitos e vícios (especialmente tabagismo), uso de medicações e possível temporalidade, história familiar e história ocupacional detalhadas.

Os sintomas mais comuns são dispneia progressiva e tosse não produtiva. A graduação da dispneia é útil para a avaliação da gravidade da doença e para o acompanhamento e se correlaciona inversamente com a qualidade de vida e prognóstico do paciente.

A tosse geralmente é seca, mas outras causas além do acometimento intersticial podem estar presentes e consequentemente agravar o sintoma, como rinossinusite, hiper-responsividade brônquica e doença do refluxo gastroesofágico (DRGE).

Outros sintomas de DRGE, como pirose e regurgitação podem indicar que a doença pulmonar resulta de aspiração ou sugerir uma doença associada, como esclerodermia.

Apesar de alguns achados inespecíficos como as crepitações finas (em velcro), comuns em doenças intersticiais fibrosantes, um exame físico detalhado deve ser feito em todos os pacientes com DPI, com especial atenção para achados extrapulmonares, que podem estreitar os diagnósticos diferenciais.

Na ausculta pulmonar, podem ser audíveis grasnidos em pacientes com bronquiolites diversas e, na presença de exposição relevante, sugerem pneumonite de hipersensibilidade (PH). O exame das mãos pode

Tabela 3 Dados da história clínica

Idade > 40 anos	Colagenose, sarcoidose, histiocitose X, linfangioleiomiomatose
Idade > 50-60 anos	Fibrose pulmonar idiopática
Mulher	Linfangioleiomiomatose, colagenose
Homem	Acometimento pulmonar da artrite reumatoide, asbestose, beriliose
Tabagista ou ex-tabagista	Histiocitose X, bronquiolite respiratória, pneumonia intersticial descamativa, fibrose pulmonar idiopática, síndrome de Goodpasture
Não tabagista	Sarcoidose, pneumonite de hipersensibilidade
Medicamentos/drogas com potencial de pneumotoxicidade	Amiodarona, metotrexato, nitrofurantoína, hidantal, carbamazepina, propiltiouracila, cocaína
Predisposição familiar	Fibrose pulmonar idiopática, sarcoidose, esclerose tuberosa, doença de Niemann-Pick, doença de Gaucher, síndrome de Hermansky-Pudlak
Exposição	Sauna (*hot tube lung*), pássaros (pneumonite de hipersensibilidade), travesseiro de pena de ganso, carpete/parede úmidos (pneumonite de hipersensibilidade), minas de asbesto (asbestose), isolamento térmico (asbestose), jateamento de areia (silicose), escavação de poços/minas (silicose), prótese dentária (beriliose)
Dispneia de início recente (< 30 dias)	Tromboembolismo pulmonar em paciente com acometimento pulmonar de colagenose; tromboembolismo pulmonar em paciente com granulomatose com poliangiite (Wegener); ou pneumotórax em linfangioleiomiomatose, esclerose tuberosa, histiocitose X, neurofibromatose Pneumonia intersticial aguda Pneumonia em organização (BOOP/pneumonia organizante criptogênica) Pneumonite de hipersensibilidade aguda Pneumonia eosinofílica Hemorragia alveolar Silicoproteinose
Dispneia subaguda/crônica (> 30 dias)	Fibrose pulmonar idiopática, pneumonite de hipersensibilidade crônica, linfangioleiomiomatose, histiocitose X, pneumonia intersticial descamativa, asbestose, beriliose, silicose etc. (a maioria das pneumonias intersticiais se apresenta com dispneia subaguda/crônica)
Tosse	Quase sempre não produtiva Se produtiva, lembrar-se de adenocarcinoma mimetizando doença pulmonar intersticial
Hemoptise	Hemorragia alveolar, vasculites, colagenoses, linfangioleiomiomatose, esclerose tuberosa, congestão pulmonar, doença veno-oclusiva pulmonar, propiltiouracila, hidantal, cocaína

BOOP: *bronchiolitis obliterans organizing pneumonia*.

evidenciar baqueteamento digital, comum nas doenças pulmonares fibrosantes, mas alguns achados sugerem a associação com doença do tecido conjuntivo, como: edema de articulações e dedos, "mãos de mecânico", ulcerações nos dedos, sinal de Gottron e fenômeno de Raynaud.

Deve-se sempre questionar a presença de outros sinais que auxiliam no diagnóstico etiológico, como fotossensibilidade, *rash* facial, persistência de boca e olhos secos, úlceras orogenitais, lesões de pele diversas, engasgos com alimentos, fraqueza muscular, entre outros.

O exame cardíaco é usualmente normal, exceto em fases avançadas das doenças fibrosantes, quando então surgem achados secundários a *cor pulmonale*, como edema periférico e estase jugular.

EXAMES COMPLEMENTARES

Na avaliação das doenças pulmonares intersticiais uma série de exames deve ser solicitada rotineiramente, enquanto outros devem ser solicitados conforme suspeita clínica.

São exames fundamentais: VHS, proteína C-reativa, ureia, creatinina, glicemia, cálcio, desidrogenase lática, aspartato aminotransferase (AST), alanina aminotransferase (ALT), fosfatase alcalina, creatinofosfoquinase (CPK), aldolase, FAN, fator reumatoide e urina tipo I ou elementos anormais do sedimento (EAS)

A presença de autoanticorpos é de grande importância para a detecção de doença do tecido conjuntivo e podem ser solicitados conforme a suspeita clínica:

- Suspeita de LES: anti-dsDNA, anti-Sm, anti-RNP, anti-Ro, anti-La e anticromatina.
- Suspeita de DMTC: anti-RNP.
- Suspeita de síndrome de Sjögren: anti-Ro e anti-La.
- Suspeita de esclerose sistêmica progressiva (ESP): antitopoisomerase (anti-Scl-70) e anticentrômero.
- Suspeita de polimiosite/dermatomiosite: anti-Jo-1.

- Forte suspeita de DTC com FAN negativo, solicitar anti-Ro, anti-La, anti-Sm, anti-RNP, anti-dsDNA e anticorpos antifosfolípides.

Outros exames que podem ser solicitados conforme suspeita clínica incluem sorologias para HIV e hepatites B e C, ultrassonografia de abdome, biópsia renal, ANCA, imunoglobulinas séricas, anticorpo antimembrana basal glomerular e anticorpos antifosfolípides.

Como em todas as outras doenças pulmonares, a realização de radiografia de tórax é essencial na investigação inicial das pneumonias intersticiais, incluindo avaliação de volumes pulmonares, padrão e distribuição da doença e presença de achados extrapulmonares, além da comparação com exames prévios para avaliar progressão ou não da doença. Vale ressaltar que o exame pode estar normal em até 10% dos pacientes, além de não apresentar boa correlação com os achados histopatológicos pulmonares.

A tomografia computadorizada de alta resolução (TCAR) de tórax é o exame radiológico central e deve ser realizada em inspiração e em expiração. Há situações clínico radiológicas típicas em que a TCAR de tórax é conclusiva para se estabelecer o diagnóstico etiológico (p. ex., diagnóstico de fibrose pulmonar idiopática em paciente do sexo masculino > 60 anos com padrão de pneumopatia intersticial usual na TC e com o restante da investigação indicando exposições e autoanticorpos negativos). Os principais padrões relacionados às DPI identificados na TCAR são os padrões septal, reticular, cístico, nodular, em vidro fosco e de consolidação.

Deve-se realizar uma prova de função pulmonar, de preferência completa, com medição dos volumes pulmonares e da difusão de monóxido de carbono (DLCO). O padrão classicamente associado às DPI é o restritivo, com redução da DLCO, que é o teste mais sensível e muitas vezes o primeiro a se modificar nas DPI, sendo importante no seguimento do paciente e na definição de doença intersticial progressiva ou não.

Testes de exercício cardiopulmonar e testes de caminhada de 6 minutos (TC6M) são os principais métodos para a avaliação dos pacientes com DPI durante o esforço e permitem detectar precocemente a limitação física, facilitar o diagnóstico diferencial, determinar a gravidade e a resposta ao tratamento e estabelecer o prognóstico da doença.

Outro exame que deve ser solicitado é o ecocardiograma, útil na pesquisa de hipertensão pulmonar associada à doença pulmonar intersticial, que tem impacto negativo na sobrevida desses pacientes. Embora não haja consenso, geralmente é realizado quando a DLCO está < 40-50% ou quando o paciente apresenta uma deterioração clínica significativa sem alteração nova na TC de pulmão e sem piora significativa da capacidade pulmonar total (CPT) e da capacidade vital forçada (CVF). Por sua vez, em doenças com incidência aumentada de hi-

Tabela 4 Relação entre achados no exame físico e possível doença associada

Sibilos	Pneumonia eosinofílica, vasculite de Churg-Strauss, bronquiolite, pneumonite de hipersensibilidade, linfangite carcinomatosa
Crepitação	Fibrose pulmonar idiopática, pneumonite de hipersensibilidade crônica, colagenose, asbestose
Baqueteamento digital	Fibrose pulmonar idiopática, asbestose
Síndrome de Raynaud, microstomia, esclerodactilia, telangiectasia	Esclerodermia
Fotossensibilidade	Lúpus, polimiosite/dermatomiosite
Rigidez matinal, deformidade articular, nódulo subcutâneo	Artrite reumatoide
Olho seco, boca seca	Síndrome de Sjögren primária ou secundária (associada a outra colagenose)
Nariz em sela, proptose	Vasculite (granulomatose com poliangiite/Wegener)
Angiofibroma cutâneo	Linfangioleiomiomatose
Eritema nodoso	Sarcoidose, doença de Behçet, colagenose
Rash	Medicamentos, amiloidose, colagenose, doença de Gaucher, pneumonia eosinofílica
Heliotropo	Dermatomiosite
Albinismo	Síndrome de Hermansky-Pudlak
Calcinose	Esclerodermia, dermatomiosite
Uveíte/esclerite	Sarcoidose, doença de Behçet, vasculite, espondilite anquilosante, lúpus, artrite reumatoide
Aumento de glândulas salivares	Sarcoidose, pneumonia intersticial linfocitária
Hepatomegalia e/ou esplenomegalia	Sarcoidose, histiocitose X, colagenose, amiloidose, pneumonia intersticial linfocitária, leishmaniose

Tabela 5 Padrão de FAN encontrado na imunofluorescência e sua correlação com anticorpos e doenças autoimunes

Nuclear homogêneo	Anti-DNAds, anti-histona, anticromatina	LES, AR
Citoplasmático	Antissintetases (Jo-1, PL7, PL12 etc.) Anti-P	PM e DM LES
Nuclear pontilhado fino	Anti-Ro (SS-A), Anti-La (SS-B) Pode estar presente em pacientes saudáveis	LES, Sjögren, AR, ESP ** Inespecífico (50%)
Nuclear pontilhado grosso	Anti-RNP Anti-Sm	DMTC, LES, ESP, AR LES
Centromérico	Anticentrômero (CENP)	CREST, DMTC ** Associado à HP
Nucleolar	PM/Scl	PM/ESP (difusa)

AR: artrite reumatoide; DM: dermatomiosite; DMTC: doença mista do tecido conjuntivo; ESP: esclerose sistêmica progressiva; FAN: fator antinuclear; LES: lúpus eritematoso sistêmico; PM: polimiosite.

Tabela 6 Correlação entre suspeita clínica e exames complementares nas DPI

Suspeita clínica	Exames
Lúpus eritematoso sistêmico (LES)	FAN, anti-DNA, creatinina, urina tipo 1, complemento
Miopatias inflamatórias: polimiosite, dermatopolimiosite e síndrome antissintetase	CPK, aldolase, anti-Jo-1, eletroneuromiografia
Artrite reumatoide (AR)	FR, anti-CCP, Rx mãos e punhos
Pneumonia intersticial linfocitária (PIL)	HIV, globulinas, Anti-Ro, FAN, teste de Schirmer, avaliação de glândulas salivares
Esclerose sistêmica progressiva (ESP)	FAN, anti-topoisomerase, capilaroscopia
Vasculites	ANCA, urina tipo 1

pertensão pulmonar, como na esclerodermia, ou acometimento de miocárdio, como na sarcoidose, o ecocardiograma deve ser solicitado anualmente.

Nas situações em que os achados clínicos radiológicos não são suficientes para confirmar o diagnóstico, é necessário prosseguir a investigação com amostras histológicas e/ou do lavado broncoalveolar. Essa decisão pode ser difícil, devendo preferencialmente ser realizada em reunião multidisciplinar com clínicos, radiologistas e patologistas.

O lavado broncoalveolar pode trazer informações úteis em alguns cenários específicos, servindo para restringir a lista de diagnósticos diferenciais. Sua constituição normal é de 85-90% de macrófagos, 5-10% de linfócitos e cerca de 5% de outras células (eosinófilos, neutrófilos e outras).

As possíveis doenças associadas à linfocitose (> 20%) no lavado broncoalveolar são: pneumonia intersticial lin-

Tabela 7 Achados em RX de tórax

Normal	Pneumonite de hipersensibilidade, bronquiolite, fibrose pulmonar idiopática (fase inicial), asbestose, sarcoidose, linfangioleiomiomatose
Opacidade alveolar	Hemorragia alveolar, pneumonia eosinofílica, BOOP, proteinose alveolar, silicoproteinose
Opacidade reticular com predomínio apical	Histiocitose X, sarcoidose, silicose, beriliose, espondilite anquilosante, pneumonite actínica
Opacidade reticular com predomínio basal	Fibrose pulmonar idiopática, asbestose, colagenose
Opacidade reticular inversa da congestão pulmonar	Pneumonia eosinofílica crônica
Aumento dos campos pulmonares	Histiocitose X, linfangioleiomiomatose/esclerose tuberosa, neurofibromatose, bronquiolite
Pneumotórax associado	Histiocitose X, linfangioleiomiomatose/esclerose tuberosa
Alteração pleural associada	Asbestose, lúpus, artrite reumatoide, linfangioleiomiomatose/esclerose tuberosa, linfangite carcinomatosa, sarcoidose
Linfadenomegalia	Sarcoidose, pneumonia intersticial linfocitária/linfoma, linfangite carcinomatosa, amiloidose, doença de Gaucher
Linfonodo em casca de ovo	Silicose, sarcoidose, pneumonite actínica
Linhas B de Kerley	Congestão pulmonar, linfangite carcinomatosa, linfangioleiomiomatose, amiloidose
Opacidade migratória	BOOP, pneumonia eosinofílica, síndrome de Loeffler, ABPA
Calcificação no tecido subcutâneo	Esclerodermia, dermatomiosite

ABPA: aspergilose broncopulmonar; BOOP: *bronchiolitis obliterans organizing pneumonia*.

Tabela 8 Achados na TC de tórax convencional e de alta resolução

Pulmão tomograficamente sem alterações	Pneumonite de hipersensibilidade, bronquiolite, sarcoidose, fibrose pulmonar idiopática/asbestose (fase inicial)
Acometimento periférico	Fibrose pulmonar idiopática, asbestose, pneumonia eosinofílica crônica, pneumonite de hipersensibilidade crônica, colagenose
Acometimento dos lobos superiores	Sarcoidose, pneumonite de hipersensibilidade, bronquiolite respiratória, histiocitose X, silicose, beriliose
Acometimento dos lobos inferiores	Fibrose pulmonar idiopática, asbestose, pneumonia intersticial descamativa, colagenose
Vidro fosco	Pneumonite de hipersensibilidade, pneumonia intersticial descamativa, bronquiolite respiratória, hemorragia alveolar, pneumonia intersticial aguda, pneumotoxicidade por drogas/medicamentos
Consolidação	Pneumonia eosinofílica, BOOP, pneumonia lipídica, carcinoma bronquioloalveolar, linfoma/leucemia, proteinose alveolar
Espessamento do feixe broncovascular	Sarcoidose, pneumonia intersticial linfocitária, linfangite carcinomatosa
Opacidade reticular	Fibrose pulmonar idiopática, asbestose, colagenose, pneumonite de hipersensibilidade crônica
Nódulos pequenos (< 1 cm)	Pneumonite de hipersensibilidade, bronquiolite respiratória, bronquiolite folicular, sarcoidose, histiocitose X, silicose, beriliose
Nódulos > 1 cm	Silicose, sarcoidose
Cisto pulmonar	Histiocitose X, linfangioleiomiomatose/esclerose tuberosa, pneumocistose, pneumonia intersticial linfocitária, síndrome de Birt-Hogg-Dube, transfiguração placentária do pulmão
Pavimentação maluca	Proteinose alveolar, SDRA, pneumonia lipoídica, pneumonia intersticial aguda, reação medicamentosa, agudização da fibrose pulmonar idiopática
Linfadenomegalia	Sarcoidose, pneumonia intersticial linfocitária/linfoma, linfangite carcinomatosa, amiloidose, doença de Gaucher
Derrame pleural	Asbestose, lúpus, artrite reumatoide, linfangioleiomiomatose/esclerose tuberosa, linfangite carcinomatosa, sarcoidose
Atelectasia laminar	Lúpus, polimiosite

BOOP: *bronchiolitis obliterans organizing pneumonia*; SDRA: síndrome do desconforto respiratório agudo.

Tabela 9 Padrões tomográficos das DPI

Espessamento septal liso	Edema pulmonar hidrostático
Espessamento septal nodular	Carcinomatose linfática Sarcoidose
Espessamento septal irregular	Doenças fibrosantes (apresentação rara)
Opacidades lineares intralobulares irregulares (reticular)	Fibrose pulmonar idiopática Fibrose secundária às doenças conjuntivas Sarcoidose PH crônica PINE Microsaspiração crônica Asbestose
Padrão cístico	Histiocitose pulmonar Linfangioleiomiomatose Síndrome de Birt-Hogg-Dubé Faveolamento na fibrose terminal Pneumonia intersticial linfoide Pneumonia por P. jirovecii
Padrão nodular: perilinfático	Sarcoidose Disseminação linfática tumoral Silicose Pneumoconiose dos trabalhadores de carvão
Padrão nodular: centrolobular	PH crônica Bronquiolite respiratória ou infecciosa Disseminação endobrônquica da TB
Padrão nodular: randômico	TB miliar Histoplasmose miliar Metástases hematogênicas Vasculites
Padrão de vidro fosco	PH crônica PINE
Consolidação	Pneumonia em organização Pneumonia eosinofílica crônica Pneumonia lipoídica Carcinoma bronquioloalveolar Linfoma

focitária, linfoma, pneumonite de hipersensibilidade, sarcoidose, beriliose e reação a drogas (amiodarona), além de pneumonia em organização e pneumonia intersticial não específica. Deve-se afastar condições como tuberculose e micoses pulmonares.

Outro parâmetro que pode ser utilizado é a imunofenotipagem de linfócitos do lavado broncoalveolar para análise da relação CD4/CD8. Quando esta relação é < 1, deve-se suspeitar de pneumonite de hipersensibilidade, pneumonia em organização criptogênica (POC), reação a drogas e silicose; quando > 3,5 indica possibilidade de sarcoidose, doença de Crohn, artrite reumatoide, beriliose e asbestose.

A presença de neutrofilia (> 5%) acontece classicamente em fibrose pulmonar idiopática, infecções ou doença alveolar difusa de qualquer etiologia.

Já a eosinofilia (> 25%) sugere pneumonia eosinofílica, pneumonia eosinofílica tropical, reação medicamentosa (nitrofurantoína, sulfassalazina, bleomicina), sarcoidose, vasculite ANCA+, histiocitose X e parasitoses. Eosinófilos elevados, porém abaixo de 25%, podem ser encontrados em PH, FPI, colagenoses e pneumonia intersticial descamativa (PID).

Já a ocorrência de mastócito (> 1%) no lavado broncoalveolar sugere fortemente pneumonite de hipersensibilidade, no contexto adequado, mas podem estar presentes em reações a drogas, sarcoidose, DPI associadas à colagenoses, FPI, POC, pneumonias eosinofílicas e neoplasias.

Macrófagos xantomatosos são encontrados em doenças que cursam com obstrução bronquiolar, principalmente associados a tabagismo. Por fim, a ocorrência de células CD1a com prevalência > 5% sugere histiocitose X dentro de um contexto de suspeita da doença.

Durante a broncoscopia, pode-se realizar biópsia transbrônquica. Este procedimento é especialmente útil para firmar o diagnóstico histopatológico em casos de sarcoidose, pneumonia de hipersensibilidade, pneumonia eosinofílica, linfangite carcinomatosa histiocitose X, infecção e neoplasia. Nas suspeitas de sarcoidose, é importante também a realização da biópsia endobrônquica, mesmo que a mucosa esteja visualmente normal.

Nos últimos anos, há um interesse crescente na realização de criobiópsia pulmonar transbrônquica para a aquisição de amostra de tecido pulmonar. Este procedimento possui como vantagem em relação à biópsia transbrônquica convencional a retirada de amostras maiores, com mais representatividade tecidual e boa acurácia diagnóstica, apesar do maior risco de sangramento e maior taxa de pneumotórax. Em relação à biópsia pulmonar cirúrgica, estudos multicêntricos, randomizados, comprovaram a eficácia da criobiópsia, com concordância diagnóstica de até 95% e taxa de mortalidade inferior à biópsia cirúrgica (0,2% e 1,7%, respectivamente). São contraindicações relativas para a realização do procedimento a presença de distúrbios de coagulação ou plaquetopenia, presença de hipertensão pulmonar (definida como PSAP > 40 mmHg), ou função pulmonar com CVF < 50% do previsto ou DLCO < 35% do previsto.

Em centros onde a criobiópsia não está disponível ou quando esta é contraindicada após reunião multidisciplinar, temos a opção de prosseguir a investigação etiológica com a biópsia pulmonar cirúrgica (convencional ou por videotoracoscopia). Esta fica reservada para casos em que não se tenha chegado ao diagnóstico após o uso de todos os exames complementares prévios, incluindo LBA e avaliação em reunião multidisciplinar, e que os riscos do procedimento não excedam os benefícios de se obter uma amostra tecidual, principalmente se possibilidade de mudança de tratamento e curso da doença. Isto posto, a biópsia cirúrgica não deve ser indicada para casos em que é improvável que a estratégia de tratamento seja alterada com base nos resultados da biópsia.

Tabela 10 Achados na prova de função pulmonar nas pneumonias intersticiais

VEF1/CVF < 0,7	Padrão obstrutivo Bronquiolite, pneumonite de hipersensibilidade, linfangioleiomiomatose, histiocitose X, sarcoidose, silicose, associação de doença pulmonar obstrutiva crônica e pneumonia intersticial
CPT < 70%	Padrão restritivo (geralmente com VEF1/CVF > 0,70) Fibrose pulmonar idiopática, asbestose, pneumonite de hipersensibilidade crônica, colagenose, sarcoidose
VEF1/CVF < 0,7 e CPT < 70%	Padrão obstrutivo associado com restritivo Sarcoidose, pneumonite de hipersensibilidade, associação de tabagismo e pneumonia intersticial
CPT > 130%	Histiocitose X, linfangioleiomiomatose, bronquiolite
DLCO < 40-50% e CPT normal	Associação de doença pulmonar obstrutiva crônica com pneumonia intersticial Associação de hipertensão pulmonar significativa com pneumonia intersticial incipiente, linfangioleiomiomatose ou histiocitose X ou bronquiolite

Muitas vezes, uma mesma doença pode apresentar vários tipos de alteração na prova de função pulmonar. CPT: capacidade pulmonar total; CVF: capacidade vital forçada; DLCO: difusão de monóxido de carbono; VEF1: volume expiratório forçado no 1° segundo.

Deve-se pesar, também, o risco desse procedimento. São consideradas contraindicações relativas à sua realização a presença de: doença cardiovascular grave, pneumopatia intersticial terminal (TC com extenso faveolamento), alteração grave na função pulmonar (especialmente se a suspeita diagnóstica não apresenta boa resposta a tratamento clínico), ventilação mecânica invasiva com PEEP > 12-15 cmH_2O e/ou FIO_2 > 60-80% e forte possibilidade de não se conseguir uma amostra tecidual pulmonar adequada para o diagnóstico histopatológico. Uma vez realizada a biópsia, uma série de padrões histológicos, a maioria não patognomônicos de uma entidade específica, pode ser encontrada. Para o diagnóstico específico, haverá a necessidade, então, de correlação dos achados histológicos com a radiologia e a clínica do paciente (Tabela 12).

Indica-se a biópsia pulmonar (seja por criobiópsia ou biópsia cirúrgica) se houver infiltrado pulmonar sem diagnóstico após broncoscopia e/ou outros exames complementares, discutidos em reunião multidisciplinar, especialmente nos seguintes casos:

- idade < 50 anos;
- presença de febre;
- perda de peso;
- hemoptise;
- suspeita de vasculite;
- rápida deterioração clínica; ou
- mudança tomográfica aguda;

DIAGNÓSTICO

O padrão-ouro para o diagnóstico das DPI é a reunião multidisciplinar, na presença de clínicos, radiologistas e patologistas, com a conjunção de quadro clínico e exames complementares (incluindo, muitas vezes, a realização de biópsia pulmonar).

O diagnóstico preciso das DPI, mesmo se fibrosantes, é importante para o manejo dos pacientes. O prognóstico, a atenção às manifestações extrapulmonares e comorbidades, a escolha da medicação e a consideração a respeito de transplante pulmonar, todos dependem de diagnóstico e de estadiamento precisos.

TRATAMENTO

De forma geral, o tratamento das DPI vai depender da etiologia específica, podendo variar desde o afastamento do agente agressor, passando por doses variáveis de corticosteroide com ou sem imunossupressores, drogas antifibróticas, até observação sem tratamento. Não há embasamento na literatura com bom nível de evidência para a maioria dos tratamentos sugeridos, exceto as recomendações para tratamento de fibrose pulmonar idiopática, sarcoidose e doença pulmonar intersticial relacionada à esclerodermia. A ausência de literatura sobre tratamento das demais entidades decorre principalmente da dificuldade de se estudar esses pacientes em design randomizado, controlado.

Em casos com insuficiência respiratória significativa de início agudo/subagudo, pode-se usar pulso de me-

Tabela 11 Características do lavado broncoalveolar (LBA) nas DPI

Sarcoidose	Predominância de linfócitos. Relação CD4/CD8 > 3,5
Pneumonite de hipersensibilidade	Predominância de linfócitos, frequentemente atingindo 40-80%. Relação CD4/CD8 variável, em geral reduzida. Eosinófilos e neutrófilos podem estar elevados Celularidade normal no lavado exclui PH nas fases aguda e subaguda
Fibrose pulmonar idiopática	Neutrofílica (em geral de 10-30%) e aumento leve a moderado de eosinófilos
Pneumonia em organização criptogênica	Alveolite mista com predomínio de linfócitos, relação CD4/CD8 baixa e presença de macrófagos xantomatosos
PINE (celular)	Perfil semelhante à pneumonia organizante, com predomínio de linfócitos
Pneumonia intersticial descamativa e bronquiolite respiratória associada à DPI	Macrófagos alveolares com inclusões tabágicas PID caracteristicamente têm aumento de eosinófilos, às vezes excedendo 25% do total de células
Doença pulmonar intersticial aguda	Neutrófilos com contagem diferencial ≥ 50% sugerem lesão pulmonar aguda ou infecção supurativa. Pode conter pneumócitos reativos atípicos e fragmentos de membrana hialina
Proteinose alveolar pulmonar	Líquido leitoso e turvo e confirmado por deposição de flocos nos frascos de coleta. Microscopia: corpos ovais acelulares, poucos macrófagos xantomatosos e um fundo sujo devido a grande quantidade de restos amorfos. Corado pelo ácido periódico de Schiff
Hemorragia alveolar difusa	Hemácias fagocitadas ou seus fragmentos (hemorragia recente) e macrófagos contendo hemossiderina (> 20%, sugestivos de hemorragia com mais de 48 horas)
Reação a drogas	Alveolite linfocítica, com predomínio de CD8
Síndrome da bronquiolite obliterante (pós-transplante)	Aumento importante dos neutrófilos (> 30%) Aponta para uma maior probabilidade de resposta ao uso de macrolídeos

Tabela 12 Achados histopatológicos nas doenças pulmonares intersticiais idiopáticas

Doença clínica	Denominação histopatológica	Achados na TC	Diagnóstico diferencial
Fibrose pulmonar idiopática	*Honeycomb*, distorção arquitetural do parênquima, focos de fibroblasto, heterogeneidade espacial e temporal do acometimento histológico	Opacidade reticular e *honeycomb* de predomínio basal e periférico, bronquioloectasia, redução do volume pulmonar	Asbestose, colagenose, pneumonite de hipersensibilidade, sarcoidose, reação medicamentosa, síndrome de Hermansky-Pudlak
Pneumonia intersticial não específica	Presença de espessamento septal com infiltrado mononuclear; ausência de heterogeneidade espacial/temporal, de membrana hialina, de eosinófilo, de granuloma, de agentes infecciosos	Vidro fosco, consolidação e opacidade reticular de predomínio basal	Pneumonia intersticial usual, pneumonia intersticial descamativa, pneumonia organizante criptogênica, colagenose, pneumonite de hipersensibilidade, reação medicamentosa, reação ao HIV
Pneumonia organizante criptogênica	*Plugs* intraluminais em bronquíolo e alvéolo, com distribuição focal; ausência de fibrose significativa, de distorção arquitetural, de heterogeneidade temporal, de granuloma, de membrana hialina, de eosinófilo, de vasculite	Consolidação e nódulos de predomínio peribrônquico	Infecção, pneumonia intersticial não específica, vasculite, sarcoidose, carcinoma/linfoma, pneumonia eosinofílica, reação medicamentosa
Pneumonia intersticial aguda	Presença de dano alveolar difuso, de membrana hialina (fase exsudativa) e de proliferação intersticial de fibroblasto (fase organizante); ausência de heterogeneidade espacial/temporal, de granuloma, de agentes infecciosos, de eosinófilo	Vidro fosco e consolidação difusos; às vezes, pavimentação maluca	Congestão pulmonar, agudização da fibrose pulmonar idiopática, síndrome do desconforto respiratório do adulto, infecção/pneumonia, pneumonia eosinofílica
Pneumonia intersticial descamativa	Presença de macrófagos pigmentados preenchendo a luz dos espaços aéreos mais distais e de espessamento septal com infiltrado inflamatório discreto; com ausência de proliferação muscular, de fibrose extensa (*honeycomb*), de focos de fibroblasto, de BOOP e de eosinófilo	Vidro fosco e opacidade reticular de predomínio basal; às vezes, com cistos	Bronquiolite respiratória, pneumonite de hipersensibilidade, sarcoidose, pneumocistose
Bronquiolite respiratória	Presença de macrófago pigmentado na luz bronquiolar e de inflamação/fibrose discreta de padrão broncocêntrico; ausência de fibrose intersticial intensa (*honeycomb*) e presença extensa de macrófagos pigmentados	Nódulo centrolobular, vidro fosco esparso, espessamento brônquico, de predomínio difuso ou mais apical	Pneumonia intersticial descamativa, pneumonite de hipersensibilidade, pneumonia intersticial não específica, bronquiolite folicular sarcoidose
Pneumonia intersticial linfocitária	Presença de infiltrado linfocítico/plasmocítico no interstício e na luz alveolar (às vezes, ao longo da via aérea e do vaso) e de centros germinativos; ausência de linfócitos monoclonais e de acometimento significativo do feixe broncovascular/linfonodo/pleura	Nódulo centrolobular, vidro fosco, espessamento septal, espessamento do feixe broncovascular, cistos; com acometimento difuso; às vezes, linfadenomegalia	Sarcoidose, linfangite carcinomatosa, histiocitose X, congestão pulmonar

BOOP: *bronchiolitis obliterans organizing pneumonia*.

tilprednisolona associado a imunossupressor. Caso o paciente esteja em ventilação mecânica, recomenda-se o uso de estratégia ventilatória protetora (volume corrente de 4-6 mL/kg, pressão de platô < 30-35 cmH_2O, hipercapnia permissiva, otimização da PEEP). Também deve ser estimulada a cessação de tabagismo, sobretudo nos casos de bronquiolite respiratória e pneumonia intersticial descamativa.

No caso de FPI, o uso de antifibróticos (nitendanibe ou pirfenidona) pode reduzir a progressão da doença e o risco de exacerbações agudas, além de redução do risco de mortalidade. Tais medicações estão indicadas para pacientes com alteração leve a moderada de função pulmonar. Para pacientes com CVF < 50% e/ou DLCO < 30% os benefícios não são tão claros e o uso da medicação deve ser avaliado individualmente.

Para outras doenças fibrosantes progressivas, não FPI, pode-se avaliar a associação dos antifibróticos à terapia basal. Define-se como progressiva uma doença intersticial fibrosante que apresenta, em 12 a 24 meses, a despeito de terapia otimizada, declínio relativo de pelo menos 10% do predito de CVF; ou declínio relativo de 5-10% do predito de CVF associado a piora dos sintomas respiratórios ou progressão dos achados de fibrose na TCAR; ou piora dos sintomas e progressão dos achados na TCAR.

A Tabela 13 contém algumas sugestões de tratamento.

Tabela 13 Tratamento

Doença	Tratamento
Fibrose pulmonar idiopática	Antifibróticos Encaminhar para centro especializado e avaliação em serviço de transplante pulmonar
PINE	Prednisona (1 mg/kg/dia) associado ou não a imunossupressor Opções: azatioprina, micofenolato, ciclofosfamida, metotrexato, rituximabe Associar pulso de metilprednisolona em casos graves de início recente
Pneumonia intersticial aguda	Prednisona (1 mg/kg/dia) ou pulso de metilprednisolona (0,5-1 g/dia, por 3-5 dias), associado ou não a imunossupressor 1ª opção: ciclofosfamida em pulso de 15 mg/kg Outras opções: azatioprina, micofenolato, gamaglobulina
Pneumonia em organização criptogênica	Prednisona 0,85-1 mg/kg/dia por 6 meses Em quadros graves, associar pulso de metilprednisolona Em casos brandos, pode-se optar por observar a evolução sem iniciar tratamento
Bronquiolite respiratória	Cessação do tabagismo
Pneumonia descamativa	Cessação do tabagismo Eventualmente, em casos de deterioração clínica a despeito da cessação do tabagismo, pode-se administrar prednisona 0,5-1 mg/kg/dia
Pneumonia intersticial linfocitária	Em geral, observa-se a evolução, sem necessidade de tratamento medicamentoso. Em casos selecionados, administra-se prednisona 0,5-1 mg/kg/dia Em casos de pacientes HIV-positivos, inicia-se TARV Em casos de pacientes com imunodeficiência, associa-se reposição de gamaglobulina

PROGNÓSTICO

O prognóstico das doenças pulmonares intersticiais é variável, uma vez que se trata de um grupo extenso e diversificado de doenças. Em um extremo da avaliação do prognóstico, encontra-se a fibrose pulmonar idiopática. Apenas 20-30% desses pacientes continuam vivos após 5 anos. No outro extremo, encontra-se a bronquiolite respiratória do fumante, de excelente prognóstico.

▪ BIBLIOGRAFIA

American Thoracic Society; European Respiratory Society; American Thoracic Society. European Respiratory Society international multidisciplinary consensus classification of the idiopathic interstitial pneumonias. Am J Respir Crit Care Med 2002;165(2):277-304.

Corte TJ, du Bois RM, Wells AU. Connective tissue diseases. In: Mason RJ. Murray and Nadel's textbook of respiratory medicine. Philadelphia: Saunders; 2016. p.1165-1187.e14.

Cottin V, et al. Fibrosing interstitial lung diseases: knowns and unknowns. Eur Respir Rev 2019;28(151):180100.

Cottin V, et al. Presentation, diagnosis and clinical course of the spectrum of progressive-fibrosing interstitial lung diseases. Eur Respiry Rev 2018;27:150.

George PM, Spagnolo P, Kreuter M, Altinisik G, Bonifazi M, Martinez FJ, et al. Progressive fibrosing interstitial lung disease: clinical uncertainties, consensus recommendations, and research priorities. Lancet Respir Med 2020;8:925-34.

Kaunisto J, Salomaa ER, Hodgson U, Kaarteenaho R, Myllärniemi M. Idiopathic pulmonary fibrosis: a systematic review on methodology for the collection of epidemiological data. BMC Pulm Med 2013;13:53.

Lauren K Troy et al. Diagnostic accuracy of transbronchial lung cryobiopsy for interstitial lung disease diagnosis (COLDICE): a prospective, comparative study. Lancet Respir J 2019.

Lederer DJ, Martinez FJ. Idiopathic pulmonary fibrosis. N Engl J Med 2018;378.19:1811-1823.

Lentz RJ, et al. Current cryobiopsy technique and evidence. J Thorac Dis 2017;9(7):2186-2203.

Maldonado F, et al. Transbronchial cryobiopsy for the diagnosis of interstitial lung diseases: CHEST Guideline and Expert Panel Report. Chest J 2019.

Montesi SB, et al. Update in interstitial lung disease 2019. Am J Respir Crit Care Med 2020;202(4):500-507.

Ohshimo S, Bonella F, Cui A, Beume M, Kohno N, Guzman J, et al. Significance of bronchoalveolar lavage for the diagnosis of idiopathic pulmonary fibrosis. Am J Respir Crit Care Med 2009;179(11):1043-7.

Raghu G, Collard HR, Egan JJ, Martinez FJ, Behr J, Brown KK, et al.; ATS/ERS/JRS/ALAT Committee on Idiopathic Pulmonary Fibrosis. Idiopathic pulmonary fibrosis: evidence-based guidelines for diagnosis and management. Am J Respir Crit Care Med 2011;183(6):788-824.

Raghu G, et al. Diagnosis of idiopathic pulmonary fibrosis. An official ATS/ERS/JRS/ALAT clinical practice guideline. Am J Respir Crit Care Med 2018;5:e44-e68.

Sociedade Brasileira de Pneumologia e Tisiologia. Diretrizes de doencas pulmonares intersticiais da Sociedade Brasileira de Pneumologia e Tisiologia. J Bras Pneumol 2012;38(Supl. 2).

Spagnolo P, Distler O, Ryerson CJ, Tzouvelekis A, Lee JS, Bonella F, et al. Mechanisms of progressive fibrosis in connective tissue disease (CTD)-associated interstitial lung diseases (ILDs). Ann Rheum Dis 2021;80(2).

Travis WD, Costabel U, Hansell DM, King TE Jr, Lynch DA, Nicholson AG, et al.; ATS/ERS Committee on Idiopathic Interstitial Pneumonias. Update of the international multidisciplinary classification of the idiopathic interstitial pneumonias. Am J Respir Crit Care Med 2013;188(6):733-48.

Wong AW, Ryerson CJ, Guler SA. Progression of fibrosing interstitial lung disease. Respir Res 2020;21:32.

103 APNEIA OBSTRUTIVA DO SONO

Raíssa Karen Moraes Dantas, Geraldo Lorenzi Filho

A apneia obstrutiva do sono (AOS) é caracterizada por obstrução parcial ou total recorrente da faringe durante o sono, levando a eventos respiratórios de hipopneia ou apneia, respectivamente. Os eventos respiratórios são tipicamente terminados por microdespertares e resultam em quedas cíclicas da saturação de oxigênio. O diagnóstico e a gravidade da AOS são determinados pelo índice de apneia + hipopneia (IAH), que expressa o número de eventos respiratórios por hora de sono. A anatomia da via aérea superior desfavorável no ser humano é a principal causa da AOS. A faringe apresenta um lúmen estreito, sendo propensa ao colapso durante o sono, quando existe um relaxamento fisiológico da musculatura esquelética. Dessa forma, a AOS é extremamente comum na população geral, estimada em 33% na população adulta da cidade de São Paulo. Os fatores de risco para a AOS incluem obesidade, retrognatia, alterações craniofaciais e idade avançada. Em pacientes com doença cardiovascular e metabólica já estabelecida, em particular hipertensão arterial sistêmica, arritmia cardíaca, doença arterial coronária, acidente vascular cerebral e diabetes mellitus, a prevalência de AOS é ainda maior do que na população geral. Os sintomas típicos são ronco alto e irregular, pausas respiratórias observadas, sonolência excessiva diurna, cansaço e dificuldade de concentração, levando a uma piora da qualidade de vida. O tratamento varia com a gravidade da AOS, e inclui desde medidas simples como perda de peso, evitar álcool à noite e a posição supina durante o sono. Outros tratamentos possíveis são o uso de placa de avanço mandibular durante o sono, cirurgia da via aérea superior em casos específicos e o uso de pressão positiva contínua na via aérea (CPAP). Apesar de todas essas evidências, a AOS segue sendo subdiagnosticada no Brasil e no mundo. Este capítulo tem como objetivo descrever a etiologia, o diagnóstico e o tratamento da AOS e como esses conceitos podem ser incorporados na prática clínica.

ETIOLOGIA

Do ponto de vista evolutivo, a faringe humana adquiriu sobreposição de funções, sendo parte do aparelho respiratório, digestivo e fonador. Diferente da traqueia, por exemplo, que é sustentada por um arcabouço cartilaginoso, a faringe é sustentada por uma série de músculos que modulam a patência da sua luz de acordo com a função exercida. A postura ereta, que modificou a angulação da base do crânio, associada à redução progressiva da maxila e mandíbula, são os principais fatores evolutivos que contribuem para uma faringe estreita no ser humano. Durante o sono, quando existe o relaxamento fisiológico da musculatura esquelética, a faringe se torna particularmente suscetível ao colapso. Diante de uma via aérea desfavorável, alterações anatômicas adicionais são fatores de riscos para a AOS. A obesidade central está associada à deposição de tecido adiposo nas regiões parafaríngeas e o aumento do tecido de gordura na língua, que conjuntamente reduzem o espaço faríngeo e predispõem ao colapso. A obesidade aumenta o risco de AOS de 2 a 10 vezes. Outro fator anatômico associado a etiologia da AOS é a morfologia craniofacial. A maxila e mandíbula curta, diminuem o espaço da língua dentro da boca, contribuindo para a redução do espaço aéreo no nível da faringe. Essas características são frequentemente sutis e facilmente despercebidas no exame clínico. Além dos fatores anatômicos, existem também fatores funcionais que são ainda mais difíceis de serem detectados, como por exemplo a ativação ineficiente dos músculos dilatadores das vias aéreas superiores, que são reflexamente ativados e fundamentais para manutenção da patência faríngea. Observa-se que pacientes com AOS podem apresentar uma responsividade muscular reduzida durante o sono, e assim maior chance de colapsibilidade das vias aéreas. A instabilidade do centro respiratório, incluindo um baixo limiar de despertar e uma resposta exagerada do controle da ventilação, são outros fatores que contribuem para a perpetuação dos eventos obstrutivos. Apesar dessa multiplicidade de fatores etiológicos, a anatomia desfavorável segue como o principal fator determinante da gênese da AOS.

EPIDEMIOLOGIA

Um estudo com 1.042 voluntários representativo da população adulta da cidade de São Paulo, que realizaram polissonografia completa, estimou que a prevalência da síndrome da AOS, definida por IAH > 5 com sintomas ou IAH > 15 eventos por hora independente de sintomas, foi de 33%. Observa-se também aumento do diagnóstico de AOS com a idade (2-3 vezes mais prevalente em indivíduos com idade > 65 anos se comparados com indivíduos de 30-64 anos), em homens (4,1 vezes mais prevalente) e em indivíduos obesos (10,5 vezes mais prevalente). A alta prevalência da AOS foi confirmada em outros estudos populacionais. O estudo *Hyponalaus,* realizado na cidade de Lausanne, Suíça, avaliou com polissonografia 2.121 voluntários adultos e estimou uma prevalência de AOS moderada a grave (≥ 15 eventos por hora) em 24% das mulheres e 50% dos homens. É importante destacar que a prevalência de AOS moderada a grave é ainda maior no consultório, pois o clínico tipicamente avalia pacientes que têm vários fatores de risco para a AOS (Tabela 1).

Tabela 1 Condições médicas associadas e prevalência estimada de AOS moderada a grave

Doença	Prevalência estimada de AOS moderada a grave
Hipertensão arterial sistêmica	25 a 50%
Hipertensão refratária ao tratamento	64 a 83%
Fibrilação atrial	32 a 49%
Diabetes tipo 2	14 a 58%
Obesidade	15 a 90%
Síndrome metabólica	70%
Insuficiência cardíaca*	50 a 75%
Acidente vascular cerebral	38 a 74%
Doença pulmonar obstrutiva crônica	10 a 30%

*Na insuficiência cardíaca sistólica grave existe também uma alta prevalência de apneia central associada a respiração de Cheyne-Stokes.

QUADRO CLÍNICO

A AOS é uma doença com apresentação clínica heterogênea (Tabela 2). O sintoma mais comum é o ronco, em geral alto, associado a paradas respiratórias observadas. No entanto, o ronco é sempre uma queixa subjetiva que pode ser relatada na consulta pelo acompanhante de quarto. O paciente tipicamente não tem consciência do problema apresentado, frequentemente nega o ronco, e isso se torna um estigma social. Portanto, o ronco é facilmente subdiagnosticado. O segundo sintoma cardinal da AOS é a sonolência excessiva diurna, uma vez que os pacientes apresentam sono superficial e fragmentado pelos eventos respiratórios. No entanto, a sonolência não é universal. Esse sintoma é também facilmente subvalorizado pelo paciente e pelo médico. Nesse contexto, a escala de sonolência de Epworth é um instrumento simples e de fácil utilização, que pode ser incorporado na consulta clínica. Trata-se de um questionário que avalia a chance de cochilar (nenhuma a alta: 0 a 3) em 8 situações comuns do dia a dia. Pontuações acima de 10 são consideradas sonolência excessiva diurna (Tabela 3). É importante destacar que, nos estudos epidemiológicos, a prevalência de sonolência em pacientes com AOS variou entre 15 e 50%. Por outro lado, outras condições clínicas comuns, como restrição do sono e depressão, bem como doenças mais raras como movimentação periódica de membros e narcolepsia podem causar sonolência excessiva diurna. Os inúmeros sintomas associados a AOS apresentados na Tabela 2 são inespecíficos e ajudam a explicar porque essa doença é subdiagnosticada. Existem vários questionários desenhados para auxiliar na detecção de pacientes com alta probabilidade de AOS. O questionário de Stop-Bang foi um instrumento desenvolvido para *screening* de AOS no perioperatório. O Stop-Bang apresenta questões sobre o ronco, fadiga ou sonolência, pausas respiratórias assistidas, presença de hipertensão arterial sistêmica, IMC > 35, idade > 50 anos, circunferência do pescoço > 40 cm e gênero masculino. Pacientes com 3 ou mais questões positivas aumentam o risco para AOS com sensibilidade de 83,6% e especificidade de 56,4% para detecção de AOS em uma população cirúrgica.

Tabela 2 Sintomas associados à apneia obstrutiva do sono

Ronco	Pausas respiratórias testemunhadas pelo acompanhante
Sonolência excessiva diurna	Engasgos ou sensação de sufocamento
Sono agitado e sudorese noturna (esforço respiratório)	Despertares frequentes durante a noite
Distúrbios do humor e irritabilidade	Noctúria
Fadiga inexplicada durante o dia	Impacto na atenção, na memória e na concentração
Boca seca ou dor de garganta e salivação excessiva (respiração oral)	Cefaleia matinal, geralmente de curta duração, relacionada à gravidade da apneia
Disfunção sexual, incluindo impotência e redução da libido	Refluxo gastroesofágico

Tabela 3 Escala de sonolência de Epworth

Pontuação acima de 10 é considerada sonolência excessiva diurna. Probabilidade de cochilar: 0 = nunca; 1 = pequena probabilidade; 2 = média probabilidade; 3 = grande probabilidade

Situação	Probabilidade			
Sentado e lendo	( )0	( )1	( )2	( )3
Assistindo TV	( )0	( )1	( )2	( )3
Sentado em local público sem atividade	( )0	( )1	( )2	( )3
Andando de trem, carro ou ônibus por uma hora sem parar, como passageiro	( )0	( )1	( )2	( )3
Deitado à tarde para descansar	( )0	( )1	( )2	( )3
Sentado e conversando com outra pessoa	( )0	( )1	( )2	( )3
Sentado quieto após almoço sem uso de bebida alcoólica	( )0	( )1	( )2	( )3
Em um carro parado no trânsito por alguns minutos	( )0	( )1	( )2	( )3

EXAME FÍSICO

O exame clínico auxilia na suspeição diagnóstica. Pacientes com índice de massa corpórea (IMC) > 30 kg/m^2 e circunferência aumentada do pescoço na altura da membrana cricotireóidea (> 38 cm nas mulheres e > 42 cm nos homens) têm maior probabilidade de AOS. Deve-se também observar aspectos do arcabouço craniofacial associados a maior risco de AOS, incluindo: redução da altura da face; retrognatia e micrognatia e palato em ogiva (arqueado e profundo). Pacientes com AOS têm frequentemente problemas nasais, em particular edema por rinite, pólipos, desvio de septo, hipertrofia de cornetos e colapso de válvula nasal. É também importante avaliar a cavidade oral, a procura de alterações que indiquem um lúmen estreito da faringe como por exemplo aumento do volume da língua (macroglossia), alongamento e hipertrofia da úvula, e hipertrofia de tonsilas e das paredes laterais. O índice de Mallampati modificado, realizado com a boca aberta e a língua dentro da cavidade oral, é uma avaliação simples e rápida que pode ajudar a estimar a tendência de colapso da via aérea superior (Figura 1). Pacientes com Mallampati 3 e 4 têm maior probabilidade de AOS. Os achados mais frequentes em pacientes com AOS foram: alterações do palato mole (43%), índice de Mallampati modificado 3 e 4 (78,8%), alterações dos pilares tonsilares (30,9%), alterações da úvula (34,5%) e hipertrofia dos cornetos (49,8%).

DIAGNÓSTICO

O método clássico para diagnóstico de AOS é a polissonografia completa (PSG), também denominada PSG tipo 1. A PSG é realizada em laboratório de sono, sob supervisão de um técnico, por no mínimo 6 horas. Este exame monitora estágios do sono (eletroencefalograma, oculograma, eletromiograma mentoniano), frequência cardíaca (ECG de única derivação), movimentos de pernas (eletromiogramas tibiais), fluxo aéreo (sensor térmico e transdutor de pressão), SpO_2 (oximetria) e movimentos respiratórios toracoabdominais. O manual da Academia Americana de Medicina do Sono (AASM) recomenda o uso de um sensor térmico (termistor) para identificar apneia e um transdutor de pressão nasal (cânula nasal) para detectar hipopneia. Com a melhora da tecnologia nos últimos 30 anos, e com a percepção de que a AOS é extremamente comum, mas ainda pouco reconhecida, existe uma tendência mundial para a adoção de métodos simplificados para o diagnóstico de AOS. A PSG tipo 2 é realizada fora do ambiente do laboratório do sono e, portanto, sem supervisão do técnico. No entanto, apresenta a mesma montagem da PSG tipo 1, ou seja, inclui pelo menos 7 canais para análise. A PSG tipo 3 ou poligrafia é caracterizada por pelo menos 4 canais, incluindo fluxo de ar, esforço respiratório, e registro de oximetria de pulso. A poligrafia pode produzir um índice de apneia e hipopneia (IAH) mais baixos do que PSG, uma vez que é registrado o tempo total de exame e não o tempo total de sono. Além disso, as hipopneias associadas a despertares não são detectadas. Finalmente, a PSG tipo 4 é caracterizada por um ou dois canais, que inclui necessariamente uma oximetria noturna de alta resolução. O desempenho da PSG tipo 4 foi comparável ao padrão ouro (PSG tipo 1) com sensibilidade de 92,1% e especialidade 88,9% para diagnóstico de AOS moderada ou grave. Portanto, os métodos simplificados têm o potencial ser uma ferramenta útil tanto para diagnóstico como para gerenciamento, já que apresentam menor custo e maior acessibilidade quando comparado ao padrão-ouro.

CRITÉRIOS DIAGNÓSTICOS

O diagnóstico e a gravidade da AOS são definidos pela quantidade de eventos de hipopneia e apneia (IAH) por hora de sono no caso da PSG ou por hora de registro no caso da poligrafia do sono (Tabela 4).

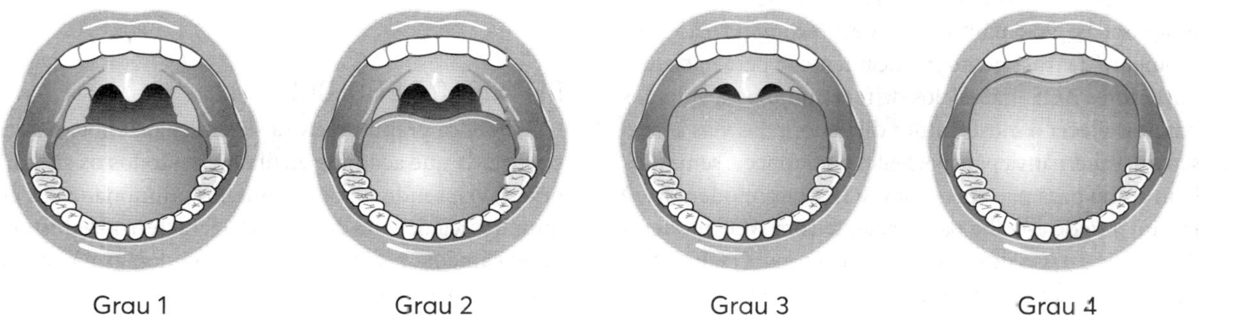

Figura 1 Classificação de Mallampati modificado. Pacientes com grau 3 e 4 têm maior chance de apresentar AOS. Fonte: adaptada da Associação Brasileira de Otorrinolaringologia, 2014.

Tabela 4 Diagnóstico e gravidade da apneia obstrutiva do sono determinados pela polissonografia e poligrafia

Eventos de hipopneia e apneia por hora de sono ou registro	Classificação
0-5	Normal
5-15	Leve
15-30	Moderado
> 30	Acentuado

TRATAMENTO

O tratamento da AOS é sempre indicado em pacientes sintomáticos e/ou AOS grave. O tratamento pode melhorar a qualidade de vida com remissão da sintomatologia associada à AOS, incluindo ronco, sonolência excessiva diurna e cansaço. O tratamento pode ser dividido em diferentes aspectos. Inicialmente, deve ser orientado medidas comportamentais tais como perda de peso, preferência pelo decúbito lateral e abstinência alcoólica antes de dormir. O aparelho intraoral, que deve ser usado durante o sono, é uma placa odontológica móvel que promove o avanço mandibular, resultando em aumento do volume das vias aéreas e consequentemente redução da colapsibilidade da faringe. Essa terapia é uma opção em pacientes com AOS leve a moderada. As intervenções cirúrgicas têm seu papel limitado a situações específicas, como a uvulopalatofaringoplastia que promove o aumento do espaço das vias aéreas e apresentam resultados positivos em pacientes jovens, não obesos, com alteração anatômica das vias aéreas favorável (amígdalas palatinas hipertróficas associadas Mallampati modificado 1 e 2) e com quadros mais leves de AOS. A cirurgia nasal também pode ser uma opção para pacientes que apresentam o desvio septal e hipertrofia de conchas inferiores. Os pacientes com AOS podem se beneficiar da cirurgia nasal, podendo aumentar a adesão ao tratamento com pressão positiva contínua nas vias aéreas (CPAP). Novas opções medicamentosas para AOS estão sendo pesquisadas. No entanto, não existe recomendação até o momento de tratamento medicamentoso para pacientes portadores AOS. Exercícios de fonoaudiologia voltados para fortalecer a musculatura dilatadora das vias aéreas são uma alternativa para pacientes com ronco e sem AOS, bem como para pacientes com AOS leve a moderada. O tratamento de escolha para paciente com AOS moderada a grave é o uso de CPAP durante o sono. O CPAP fornece pressão para as vias aéreas e evita o colapso faríngeo. Entretanto, os benefícios dessa terapia dependem da adesão do paciente. É considerada uma adesão adequada o uso maior que 4 horas/noite por pelo menos 5 noites/semana. O acompanhamento dos pacientes em tratamento com CPAP é facilitado pelo telemonitoramento usando transmissão de dados sobre o uso. O tratamento da AOS, independentemente da modalidade, diminui o ronco, melhora a sonolência, cansaço e a qualidade de vida dos pacientes. Portanto, todos os esforços devem ser feitos para incorporar a detecção da AOS na prática clínica.

BIBLIOGRAFIA

Associação Brasileira de Otorrinolaringologia e Cirurgia Cérvico-Facial; Academia Brasileira de Neurologia; Sociedade Brasileira de Cardiologia; Sociedade Brasileira de Pediatria; Sociedade Brasileira de Pneumologia e Tisiologia. Apneia obstrutiva do sono e ronco primário: diagnóstico. Projeto Diretrizes; 2014.

Berry RB, Brooks R, Gamaldo C, Harding SM, Lloyd RM, Quan SF, et al. AASM scoring manual updates for 2017 (version 2.4). J Clin Sleep Med 2017;13.

Eckert DJ. Phenotypic approaches to obstructive sleep apnoea: new pathways for targeted therapy. Sleep Med Rev 2018;37.

Gottlieb DJ, Punjabi NM. Diagnosis and management of obstructive sleep apnea: a review. JAMA 2020;323(14).

Heinzer R, Vat S, Marques-Vidal P, Marti-Soler H, Andries D, Tobback N, et al. Prevalence of sleep-disordered breathing in the general population: The HypnoLaus study. Lancet Respir Med 2015;3(4).

Jonas DE, Amick HR, Feltner C, Palmieri WR, Arvanitis M, Stine A, et al. Screening for obstructive sleep apnea in adults evidence report and systematic review for the US preventive services task force. JAMA 2017;317.

Kryger MH, Roth T, Dement WC. Principles and practice of sleep medicine, 6.ed. Philadelphia: Elsevier; 2017.

Pinheiro GL, Cruz AF, Domingues DM, Genta PR, Drager LF, Strollo PJ, et al. Validation of an overnight wireless high-resolution oximeter plus cloud-based algorithm for the diagnosis of obstructive sleep apnea. Clinics (Sao Paulo) 2020;75.

104 SARCOIDOSE

Isabela Maggioni Holz, Agostinho Hermes de Medeiros Neto

DEFINIÇÃO E ETIOLOGIA

Doença granulomatosa sistêmica de etiologia desconhecida que acomete virtualmente todos os sistemas orgânicos, sendo o acometimento pulmonar mais comum (cerca de 90% dos casos). Caracteriza-se histopatologicamente pela presença de granulomas não caseosos nos órgãos envolvidos.

EPIDEMIOLOGIA

Ocorre em mulheres e homens de todo o mundo, todas as idades, etnias e classes sociais. A incidência é maior em mulheres, com a razão de incidência entre os sexos em torno de 1,3.

O pico de incidência está em torno dos 20-40 anos, entretanto idosos e, mais raramente, criancas podem ser acometidos.

A incidência é variável conforme a população estudada. Estima-se incidência geral de 10-20:100.000 pacientes por ano. Séries recentes de casos brasileiros mostram razão entre mulheres e homens variando de 52-70%, com média de idade de 40,8-45,3 anos. A taxa de mortalidade atribuível à sarcoidose varia de 1-5%, sendo o acometimento pulmonar e cardíaco a principal causa de morte.

QUADRO CLÍNICO

Os sintomas da sarcoidose decorrem direta ou indiretamente do envolvimento granulomatoso de múltiplos órgãos. Pulmões e linfonodos intratorácicos são usualmente acometidos.

Até 50% dos pacientes é inicialmente assintomática e procura auxílio médico por alteração em RX de tórax (mais frequentemente linfadenomegalia hilar).

Sintomas sistêmicos como fadiga, astenia, perda ponderal, sudorese ou febre baixa são comuns, sendo a fadiga um sintoma particularmente difícil de reverter, mesmo com tratamento adequado.

Algumas apresentações clínicas são peculiares. A síndrome de Löfgren é um quadro agudo com febre, eritema nodoso e poliartrite, associado a linfadenomegalia hilar bilateral. Tem excelente prognóstico, com taxa de remissão espontânea > 85%. A síndrome é mais frequente nos indivíduos de raça branca e raramente encontrada entre negros.

Outra síndrome descrita, porém mais rara, é a síndrome de Heerfordt, caracterizada por uveíte, aumento das glândulas parótidas, febre e acometimento de nervos cranianos, principalmente o sétimo par, causando paresia facial.

Envolvimento pulmonar

Apresenta como sintomas tosse, dispneia e dor ou desconforto torácico, comuns em decorrência do acometimento brônquico e pulmonar. Por outro lado, achados ao exame torácico são infrequentes: estertores crepitantes ocorrem em < 20% dos pacientes e baqueteamento digital é raro.

Em uma minoria de pacientes, a doença pode evoluir para insuficiência respiratória crônica hipoxêmica.

A hipertensão pulmonar é uma complicação rara, que ocorre em 5,6-23% dos pacientes em repouso e em até 43% no exercício. Fibrose pulmonar, infiltração granulomatosa de vênulas ou arteríolas pulmonares e, raramente, compressão de grandes vasos pulmonares por linfonodos são as causas possíveis. O desenvolvimento de hipertensão pulmonar parece ter implicação prognóstica negativa. O benefício de tratar a hipertensão pulmonar com medicações específicas, embora sugerido em relatos de caso, não foi demonstrado em ensaios clínicos.

Envolvimento extrapulmonar

Pele

Acometida em 25-35% dos casos de sarcoidose. As lesões mais comuns são:

- eritema nodoso: ocorre em cerca de 10% dos pacientes, mais comumente mulheres. Distribui-se nas regiões anteriores dos membros inferiores. Comum na doença aguda e/ou inicial; apresenta regressão espontânea. É um marcador de prognóstico favorável;
- lúpus pérnio: lesões violáceas, infiltrativas e induradas, em nariz, face e lábios, que podem evoluir para lesões retráteis e deformantes. Ocorre em quadros crônicos e está relacionado a pior prognóstico geral. Tem maior incidência nos indivíduos de raça negra.

Olhos

Ao longo da vida, a sarcoidose acomete os olhos e anexos de 25-80% dos pacientes, mais frequentemente negros:

- uveíte anterior: achado mais comum (65% dos casos de sarcoidose ocular). Até 12% de todos os casos de uveíte na população geral e 25% na população negra se devem à sarcoidose. É assintomática em 1/3 dos casos, mas pode cursar com borramento visual, fotofobia, dor e hiperemia ocular. A forma crônica pode causar glaucoma e perda visual;
- uveíte posterior: é uma perivasculite retiniana, podendo cursar com hemorragia retiniana, neovascularização, hemorragia vítrea e retinopatia proliferativa, com eventual perda visual;
- neuropatia óptica: manifestação rara, mas potencialmente grave, pois pode causar perda visual aguda e permanente. É uma emergência oftalmológica e requer tratamento sistêmico, imediato e agressivo;
- outras manifestações oculares: conjuntivite, dacrocistite e acometimento da musculatura ocular extrínseca.

Fígado

Hepatomegalia à palpação abdominal está presente em 5-15% dos pacientes com sarcoidose, e elevação de enzimas hepáticas, particularmente canaliculares, em 10-30%.

Lesões hepáticas à TC de abdome ocorrem em 5% dos pacientes.

Perda funcional e evolução para cirrose, hipertensão portal, falência hepática ou síndrome hepatopulmonar são infrequentes (1% dos casos).

Granulomas estão presentes em até 80% dos pacientes com sarcoidose que chegam a realizar biópsia hepática.

Baço

Esplenomegalia à palpação é encontrada em 5-14% dos pacientes.

Lesões esplênicas à TC de abdome são observadas em 10% dos pacientes.

Manifestações sistêmicas como febre, sudorese, anorexia e perda ponderal podem ocorrer em até 60% dos pacientes, sendo também mais comuns na raça negra.

SNC

Envolvimento neurológico ocorre em 5-15% dos pacientes com sarcoidose, causando até 15% das mortes nos EUA. Os sintomas possíveis são: paralisias de nervos cranianos, cefaleia, ataxia, disfunção cognitiva, fraqueza e convulsões.

Paralisia facial periférica é a queixa neurológica mais comum, seguida de neuropatias de outros nervos cranianos, como dos nervos óptico e oculomotor.

Nos casos de meningite asséptica aguda ou crônica, observam-se cefaleia, febre e rigidez de nuca. O exame do líquido cefalorraquidiano revela pleocitose linfocítica e glicose baixa em 20% dos casos. RNM com gadolínio é o exame de escolha.

Coração

O envolvimento cardíaco é uma complicação rara (< 5%), mas potencialmente fatal da sarcoidose. Falência cardíaca por cardiomiopatia granulomatosa e morte súbita por fibrilação ventricular são as formas mais graves e temidas da sarcoidose cardíaca.

De acordo com sua localização, a infiltração granulomatosa das estruturas cardíacas pode causar insuficiência valvar, cardiomiopatia com disfunção sistólica, formação de aneurismas ventriculares, derrame pericárdico, alterações de ritmo e de condução (taqui ou bradiarritmias, síncope, morte súbita).

Rins e distúrbios do cálcio

Nefrolitíase (10% dos casos) e nefrocalcinose são as complicações renais mais comuns da sarcoidose. Hipercalciúria ocorre em 40% dos pacientes com sarcoidose e hipercalcemia, em 11%. A causa de tais anormalidades é a produção excessiva de vitamina D pelo tecido granulomatoso. Nefrite granulomatosa, por sua vez, é rara, mas pode levar à insuficiência renal mais rapidamente.

Articulações

Artralgia está presente em 70% dos pacientes com sarcoidose. Em 14-38% dos casos, os pacientes apresentam artrite, em 2 formas:

- artrite sarcóidea aguda: periarticular, intermitente e eventualmente migratória, acomete grandes articulações (joelhos, tornozelos), podendo surgir no contexto da síndrome de Löfgren ou fora dela. Essa forma aguda é autolimitada e remite em cerca de 3 meses;
- artrite crônica: rara (0,2% dos pacientes), destrutiva, com alteração radiológica e biópsia sinovial mostrando granulomas não caseosos. É mais comum em pacientes negros.

Linfonodos

Linfonodomegalias periféricas são comuns na sarcoidose; no entanto, o encontro isolado de granulomas em biópsia de linfonodos não é específico de sarcoidose, pois pode ocorrer em doenças infecciosas ou malignas.

Sangue

Pode ocorrer anemia sintomática, já que há alterações hematológicas em 30% dos pacientes com sarcoicose. Na doença aguda, a anemia e a trombocitopenia são comuns, enquanto na forma crônica a leucopenia ou a linfocitopenia são mais frequentes.

Outros

De forma geral, qualquer órgão pode ser acometido, com manifestações clínicas variando conforme a localização. Assim, excepcionalmente, pode haver infiltração granulomatosa do peritônio, dos músculos, das parótidas, das mamas ou dos órgãos reprodutores.

Exames complementares

Exames de imagem do tórax

RX de tórax será anormal em 85-95% dos pacientes. A alteração mais típica é a linfadenomegalia hilar bilateral (até 75% dos pacientes); linfonodomegalia hilar unilateral é incomum (< 10% dos casos).

Opacidades parenquimatosas segmentares ou difusas estão presentes em RX em 20-50% dos casos de sarcoidose, mais frequentes nos terços superiores e médios. Opacidades reticulares, nódulos macroscópicos, consolidações e grandes opacidades podem ser observadas no exame.

A Tabela 1 mostra a classificação radiográfica da sarcoidose. A Figura 1 mostra exemplos de exames com estágios 1, 2, 3 e 4.

Tabela 1	Estadiamento radiológico da sarcoidose
Estágio 0	RX normal
Estágio 1	Linfonodomegalias hilares sem achados no parênquima
Estágio 2	Linfadenomegalias hilares com opacidades parenquimatosas
Estágio 3	Apenas opacidades parenquimatosas sem linfadenomegalias
Estágio 4	Doença pulmonar avançada com retração hilar, bandas fibróticas, bronquiectasias, bolhas e redução dos volumes pulmonares

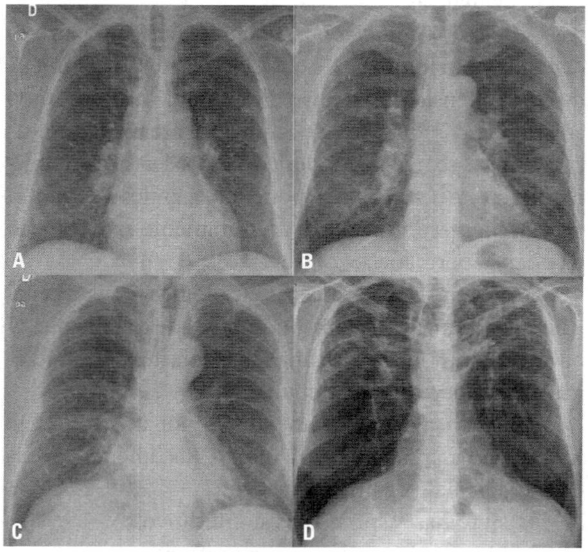

Figura 1 Estadiamento radiológico da sarcoidose. A: estágio 1; B: estágio 2; C: estágio 3; D: estágio 4.

O estadiamento radiológico não representa necessariamente a evolução cronológica de cada paciente, de forma que um paciente pode evoluir do estágio 1, 2 ou 3 para o estágio 0. A resolução espontânea ocorre em 60-90% dos pacientes em estágio 1, em 40-70% daqueles em estágio 2, em 10-20% dos pacientes em estágio 3 e 0% no estágio 4.

TC geralmente é dispensável no diagnóstico de sarcoidose, podendo estar indicada em casos com RX atípico, na suspeita de outras enfermidades ou complicações, ou na ocorrência de hemoptise. O exame permite identificar linfadenomegalias mediastinais (paratraqueais, periaórticas, subcarinais) não detectadas em RX simples. A TC de alta resolução é superior à RX convencional em detectar alterações parenquimatosas. Os principais padrões encontrados são: nódulos pleurais e subpleurais, opacidades nodulares e micronodulares peribroncovasculares, espessamento septal e intralobular, espessamento brônquico, bronquiectasias, "vidro-fosco" e consolidações. Tomografia por emissão de pósitrons (PET), associada ou não à TC, pode ser útil para evidenciar áreas de inflamação granulomatosa, guiando a biópsia na fase de confirmação diagnóstica ou dando suporte à intensificação da terapia anti-inflamatória durante o acompanhamento.

Provas de função pulmonar

Detectam anormalidades em 20% dos pacientes em estágio 1 e em 40-80% dos pacientes nos demais estágios. Os achados não são específicos para sarcoidose.

O achado mais característico é a restrição ventilatória, sugerida por baixa capacidade vital forçada (CVF) na espirometria e confirmada por reduzida capacidade pulmonar total (CPT) na pletismografia.

A restrição tende a acentuar-se com a evolução da doença, e a medida seriada da capacidade vital forçada é uma forma adequada de acompanhamento. Por outro lado, até 65% dos pacientes com sarcoidose têm limitação de fluxo e metade tem volume expiratório forçado no 1° minuto (VEF1) diminuído em relação à capacidade vital forçada, secundário ao envolvimento das vias aéreas pela doença.

Redução da capacidade de difusão de monóxido de carbono (DLCO) é uma alteração mais precoce que a redução da capacidade vital forçada. Hipoxemia está presente apenas nas fases mais avançadas da doença.

Testes de esforço cardiopulmonar estão alterados em 28-47% dos pacientes com sarcoidose, sendo mais frequentes as limitações ventilatórias, o aumento da relação espaço morto/volume corrente (VD/VT) e o gradiente alveoloarterial alargado.

Outros exames para estadiamento da doença

- Broncoscopia: pode ser necessária para obtenção de amostra de tecido respiratório ou para a quantificação de CD4/CD8 no lavado brônquico (sugestiva de sarcoidose se > 4).
- Exames laboratoriais: devem incluir hemograma, ureia, creatinina, enzimas hepáticas, dosagem de cálcio sérico e urinário.
- Exame oftalmológico: deve ser realizado a cada 6-12 meses para a detecção precoce de doença ocular.
- ECG: é um exame importante na abordagem inicial e no acompanhamento. Alterações eletrocardiográficas ou presença de sintomas (palpitações, síncope) devem ser investigadas rapidamente, com ECG de 24 horas e estudos eletrofisiológicos.
- Ecocardiograma.

- RNM com gadolínio e PET: são os mais indicados na pesquisa de lesões miocárdicas, estando indicados quando houver suspeita de envolvimento cardíaco.
- USG ou TC contrastada do abdome: devem ser solicitadas apenas na evidência clínica de doença hepática ou esplênica.
- RNM ou análise do líquido cefalorraquidiano: podem ser necessárias na investigação de sintomas sugestivos de envolvimento neurológico.
- Quantificação da atividade da enzima conversora de angiotensina: a presença de granuloma aumenta a atividade da ECA, podendo ser utilizada para acompanhamento, entretanto, é um exame com frequentes resultados falso-negativos.
- Biópsia do órgão acometido: é o exame confirmatório é o exame confirmatório do diagnóstico, como a presença de granulomas, e as culturas permitem excluir agentes implicados em outras doenças granulomatosas relevantes no diagnóstico diferencial, como tuberculose, hanseníase e histoplasmose.

DIAGNÓSTICO

O diagnóstico requer:

- achados clínicos e radiológicos sugestivos;
- histopatologia: demonstração de granulomas bem formados, não caseosos;
- pesquisa e culturas de microrganismos negativas;
- síndrome de Löfgren: exceção, pois seu quadro clínico e RX de tórax típicos dispensam demonstração histológica.

Não existe nenhum exame laboratorial definitivo para a doença. O diagnóstico de sarcoidose se baseia nos achados clínicos e radiológicos sugestivos e na demonstração histopatológica de granulomas estéreis.

O mero encontro de granulomas não é específico da sarcoidose e, na ausência de dados clínicos e radiológicos compatíveis, não estabelece o diagnóstico de sarcoidose. A detecção de granuloma sempre implica pesquisa de causas infecciosas, por meio do uso de colorações específicas e culturas.

O encontro de micobactérias ou fungos exclui a hipótese diagnóstica de sarcoidose.

A confirmação histológica deve ser realizada da maneira menos invasiva possível, geralmente por biópsia de 1 dos órgãos acometidos, seja linfonodo periférico, pele ou conjuntiva.

Na ausência de locais de biópsia mais acessíveis, tecido pulmonar pode ser obtido por biópsia transbrônquica, com sensibilidade > 85% se forem coletadas amostras de vários segmentos brônquicos.

Tecido de linfonodos mediastinais pode ser obtido por biópsia transcarinal (ecobroncoscopia), biópsia transesofágica (ecoendoscopia) ou mediastinoscopia.

O conjunto de quadro agudo com febre, eritema nodoso e poliartrite, associado à RX com linfadenomegalia hilar bilateral, característico da síndrome de Löfgren, pode ser suficiente para o diagnóstico.

TRATAMENTO

O tratamento da sarcoidose repousa, em grande parte, em recomendações de especialistas do consenso internacional, sem adequado suporte da medicina baseada em evidências.

A decisão de iniciar o tratamento e de como fazê-lo depende dos sintomas, de quais órgãos foram acometidos e da intensidade da lesão. Em muitos casos, oligo ou assintomáticos, ou ainda de acometimento menos ameaçador, deve-se tentar um período de observação, considerando que a sarcoidose pode ter resolução espontânea. Além disso, o impacto do tratamento na evolução da doença permanece controverso.

Acometimento cardíaco, neurológico, ocular, renal e hipercalcemia são sempre indicações de tratamento. O envolvimento isolado de gânglios mediastinais habitualmente não necessita de tratamento.

A presença de envolvimento pulmonar isolado não indica, necessariamente, tratamento. Recomenda-se iniciar terapia nas seguintes situações:

- sintomas respiratórios significativos;
- hipoxemia em repouso ou esforço;
- capacidade vital forçada < 70%;
- piora funcional após período de observação (queda > 15% de capacidade vital forçada ou VEF1, > 10% da capacidade pulmonar total e 20% da capacidade de difusão de monóxido de carbono).

Os corticosteroides são a principal opção terapêutica, enquanto imunossupressores ou imunomoduladores são utilizados quando ocorrem falência ou efeitos colaterais dos corticosteroides.

Imunossupressores são usados para:

- reduzir a dose e os efeitos colaterais do corticoide;
- na falência do tratamento inicial.

O tratamento de escolha é com prednisona, 20-40 mg/dia (ou equivalente), contínua ou em dias alternados. Doses mais elevadas podem ser apropriadas para acometimento cardíaco ou neurológico.

A resposta clínica, geralmente evidente em 4-8 semanas, deve ser avaliada até o 3° mês. Havendo melhora, a dose deve ser gradualmente reduzida para 5-10 mg/dia

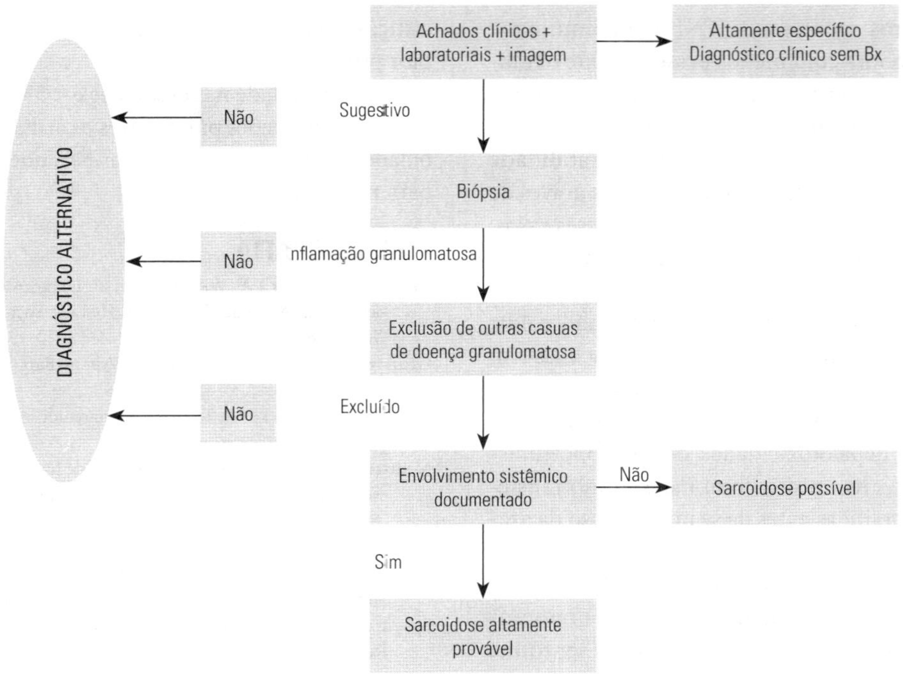

Figura 2 Algoritmo diagnóstico para sarcoidose.

em 6 meses, mantendo-se o tratamento por 6-12 meses. Ausência de resposta em 3 meses indica, geralmente, má aderência ao tratamento, dose insuficiente ou, raramente, resistência intrínseca a corticosteroides.

Corticosteroides inalatórios podem ter um papel importante, particularmente entre os pacientes com tosse ou outras manifestações de hiper-reatividade brônquica.

Imunossupressores

Muito raramente, a sarcoidose não responde adequadamente aos corticosteroides, com a importante exceção da neurossarcoidose; mais frequentemente, os imunomoduladores são necessários como poupadores de corticosteroides. De forma geral, considera-se que doses de manutenção de prednisona > 10 mg/dia são inaceitáveis, por conta do risco de reações adversas em médio prazo. Nessas situações, os imunomoduladores estão indicados.

Após o início da terapia imunomoduladora, a dose de corticosteroide deve ser titulada lentamente para o menor valor capaz de controlar a doença. Esquemas de imunomodulador sem dose mínima de corticosteroide raramente são bem-sucedidos. O metotrexato, 15-25 mg/semana, é o citotóxico mais bem documentado para tratamento de sarcoidose e, por isso, é a 1ª escolha entre os imunomoduladores. Deve ser monitorada a possibilidade de toxicidade hepática e pulmonar. Contracepção é indispensável pelo risco de teratogenicidade.

Agentes antimaláricos como hidroxicloroquina, 200 mg, 2 vezes ao dia, e cloroquina têm sido utilizados com sucesso para controle da doença cutânea e articular. São menos eficazes no controle de hipercalcemia ou hipercalciúria. Deve-se manter exame oftalmológico periódico pelo risco de retinopatia.

Azatioprina, na dose de 100-150 mg/dia, também pode ser utilizada como substituto ou como adjuvante (poupador) de corticosteroides, embora sem o mesmo nível de evidência que o metotrexato. Atenção para o risco de toxicidade hematológica, gastrointestinal e hepática, além de teratogênese e carcinogênese. Contracepção é indispensável para mulheres e homens em idade fértil.

Leflunomida, na dose de 20 mg/dia, é outra droga útil como poupadora de corticosteroide, com perfil de tolerabilidade superior ao do metotrexato. Náusea, diarreia, dor abdominal, alopecia e neuropatia são reações adversas comuns.

Infliximabe se mostrou efetivo em pacientes com sarcoidose pulmonar e extrapulmonar, incluindo formas graves de neurossarcoidose e lúpus pérnio deformante. Ao contrário de outros agentes, o infliximabe mostrou eficácia terapêutica máxima em poucas semanas. A dose preconizada é de 3-5 mg/kg/dose, nas semanas 0, 2 e 6 e, então, a cada 6 semanas. Leucopenia, imunossupressão e reativação de foco tuberculoso são os riscos mais citados, além de descompensação de insuficiência cardíaca prévia.

Dentre outros agentes anti-TNF, o adalimumabe pode ser útil, embora com menos evidência que o infliximabe, e maior tempo até a resposta terapêutica ótima. O etanercepte não demonstrou bom resultado.

A ciclofosfamida tem um perfil de tolerabilidade muito desfavorável e fica reservada para casos graves de sarcoidose cardíaca e neurológica. Mesmo nesses casos, infliximabe é mais seguro e eventualmente mais eficaz que a ciclosfofamida.

Pentoxifilina, micofenolato de mofetila, talidomida, clorambucila, ciclosporina, colchicina e tetraciclinas têm dados ainda mais escassos e/ou desanimadores.

Todos os imunossupressores apresentam risco de mielossupressão, hepatotoxicidade e doenças oportunistas. Hemograma, creatinina, albumina e aminotransferases devem ser colhidas antes de se iniciar o uso da azatioprina, metotrexato e leflunomida. Sorologias para hepatites virais devem ser realizadas antes do início do uso de metotrexato. Prova tuberculínica (e quimioprofilaxia com isoniazida, quando indicada) deve ser rotina antes de se iniciar o tratamento com infliximabe.

Com exceção do infliximabe, os imunomoduladores agem lentamente. Deve-se esperar pelo menos 2-3 meses antes de se reduzir ou suspender o corticosteroide após a introdução das drogas de 2ª linha.

Outros tratamentos

Um dispositivo CDI deve ser implantado em pacientes com sarcoidose cardíaca, pelo risco de arritmias ventriculares graves ou redução da função do VE.

PROGNÓSTICO

O curso clínico da sarcoidose é variável, podendo ocorrer desde resolução espontânea até evolução para doença crônica em 10-30%, com progressão para acentuada disfunção do órgão acometido em uma minoria de pacientes. Regressão espontânea ocorre em 2/3 dos casos, nos primeiros 2 anos de acompanhamento (> 85%), e é um marcador de bom prognóstico em médio prazo. Persistência das anormalidades radiográficas por mais de 2-3 anos sugerem evolução persistente ou crônica.

O estadiamento radiológico da sarcoidose pulmonar tem implicação prognóstica. No estágio 1, a taxa de resolução espontânea varia em 55-90%; de 40-70% no estágio 2; de 10-20% no 3; e 0% no estágio 4.

A síndrome de Löfgren tem excelente evolução, com remissão espontânea > 85%. Por outro lado, itens como idade de início dos sintomas > 40 anos, raça negra, hipercalcemia, doença extrapulmonar (em particular cardíaca e neurológica), lúpus pérnio, esplenomegalia, infiltrado pulmonar na RX, uveíte crônica, lesões ósseas císticas e baixa renda familiar estão relacionados a um pior prognóstico.

A mortalidade na sarcoidose é < 5%, principalmente por complicações pulmonares e cardíacas, mas a morbidade e a limitação ocasionadas pela doença crônica são bem mais expressivas.

BIBLIOGRAFIA

Crouser ED, Maier LA, Wilson KC et al. Diagnosis and detection of sarcoidosis. An Official American Thoracic Society Clinical Practice Guideline. Am J Respir Crit Care Med 2020. 15;201(8):e26-e51.

Grunewald J, Grutters JC, Arkema EV, et al. Sarcoidosis. Nature Rev 2019;5:45

Iannuzzi MC, Rybicki BA, Teirstein AS. Sarcoidosis. N Engl J Med 2007; 357:2153-65.

Medeiros-Neto AH. Estudo da prevalência de hipertensão pulmonar em pacientes com sarcoidose, e sua correlação com aspectos clínicos, radiológicos, sorológicos e funcionais. [Dissertação – Mestrado.] São Paulo: Faculdade de Medicina da Universidade de São Paulo; 2011.

Rybicki BA, Iannuzzi MC. Epidemiology of sarcoidosis: recent advances and future prospects. Semin Respir Crit Care Med 2007;28:22-35.

Spagnolo P, Rossi G, Trisolini R, et al. Pulmonary sarcoidosis. Lancet Respir Med 2018;6(5):389-402.

Statement on sarcoidosis: joint statement of the American Thoracic Society (ATS), the European Respiratory Society (ERS) and the World Association of Sarcoidosis and Other Granulomatous Disorders (WASOG) adopted by the ATS Board of Directors and by the ERS Executive Committee, February 1999. Am J Respir Crit Care Med 1999;160:736-55.

105 DOENÇAS DA PLEURA

Lisete R. Teixeira
Philippe F. B. Colares

DEFINIÇÃO E ETIOLOGIA

O espaço pleural é uma cavidade delimitada por duas membranas serosas, a pleura visceral e a pleura parietal, que recobrem, respectivamente, os pulmões e a face interna da parede torácica. É praticamente uma cavidade virtual, preenchida por uma mínima quantidade de líquido (cerca de 10 a 20 mL em cada hemitórax) produzido e reabsorvido continuamente, predominantemente, pela pleura parietal, com um *turnover* estimado em cerca de 0,15 mL/kg/h.

Quando ocorre um desequilíbrio entre a produção e/ou reabsorção do líquido pleural haverá acúmulo anormal do líquido na cavidade pleural, gerando o derrame pleural – manifestação mais comum das doenças que acometem a pleura. Tal desequilíbrio pode ser gerado por cinco mecanismos diferentes, a depender da sua etiologia:

- aumento da pressão hidrostática nos capilares sanguíneos e/ou linfáticos;
- diminuição da pressão oncótica das proteínas do plasma;
- aumento da permeabilidade capilar;
- aumento da pressão negativa no espaço pleural;
- passagem transdiafragmática ou ruptura de vasos intratorácicos e do ducto torácico.

O derrame pleural pode ainda ser classificado em transudato ou exsudato, de acordo com a sua fisiopatologia e a presença de marcadores inflamatórios, celularidade e bioquímica. Os critérios utilizados até hoje para esta definição foram descritos por Light, em 1972, e recebem o nome do autor (Tabela 1). Outros critérios como a concentração pleural de colesterol total, bilirrubinas, albumina, entre outros, podem ser utilizados, mas não apresentam superioridade diagnóstica.

Tabela 1 Critérios de Light

Parâmetros	Exsudato	Transudato
Relação entre proteína do líquido pleural e sérica	> 0,5	≤ 0,5
Relação entre DHL do líquido pleural e sérica	> 0,6	≤ 0,6
DHL no líquido pleural > 2/3 do limite superior no soro	Sim	Não

Transudatos se caracterizam por derrames em que não há agressão pleural, enquanto nos exsudatos há um processo inflamatório pleural, com aumento da permeabilidade capilar e liberação de mediadores, assim como recrutamento celular. Desta forma, pode-se dividir as principais etiologias de derrame pleural de acordo com a Tabela 2.

Tabela 2 Principais etiologias de derrames pleurais

Transudato	Exsudato
Insuficiência cardíaca	Neoplasias
Cirrose hepática	Tuberculose
Insuficiência renal crônica	Parapneumônico
Síndrome nefrótica/hipoalbuminemia	Embolia pulmonar (80%)
Coma mixedematoso	Hemotórax
Obstrução de veia cava superior	Quilotórax
Embolia pulmonar (20%)	Colagenoses
Atelectasia aguda	Pós injúria cardíaca (síndrome de Dressler)

QUADRO CLÍNICO

Os sinais e sintomas decorrentes das doenças pleurais dependem de múltiplos fatores, que incluem, além da etiologia e mecanismo de formação, o volume e a velocidade de acúmulo do líquido pleural, a reserva cardiopulmonar do paciente e a doença de base e comorbidades associadas.

Os principais sintomas presentes são tosse seca, dor torácica (ventilatório dependente) e dispneia, definindo a tríade clássica do derrame pleural.

Outros sintomas, como astenia, hipo ou anorexia, emagrecimento, febre e edema periférico, dependem de respostas inflamatórias e imunológicas ao agente etiológico ou ao mecanismo etiopatogênico.

O exame físico pode ser normal em derrames pleurais pouco volumosos. Para que haja alteração na semiologia são necessários aproximadamente 300 mL de líquido na cavidade pleural, em que se observa, no hemitórax acometido, diminuição da expansibilidade torácica, murmúrio vesicular e frêmito toracovocal reduzidos ou abolidos e macicez à percussão.

EXAMES COMPLEMENTARES

Radiografia de tórax

O exame mais utilizado para a detecção do derrame pleural ainda é a radiografia (Rx) de tórax, geralmente obtida em duas incidências: posteroanterior (PA) e perfil. O achado radiológico característico é a presença de opacidade homogênea do recesso costofrênico, com borda nítida, côncava, voltada para o mediastino ("sinal do menisco"). A incidência em perfil tem maior sensibilidade comparada à incidência em PA, podendo detectar a presença de derrame pleural mais precocemente (75 x 175 mL), com a opacificação do recesso costofrênico posterior

Por sua vez, uma terceira incidência pode ser solicitada, como forma de sensibilizar mais o Rx de tórax e aumentar a acurácia do exame, obtida em decúbito lateral, com raios horizontais (incidência de Laurell). Nesta incidência, a presença de uma coluna de 10 mm de líquido pleural (definida entre o parênquima pulmonar e o gradil costal) autoriza a realização de toracocentese com segurança (Figura 1).

Outros achados radiológicos incluem a presença de opacidades subpulmonar (denominado derrame subpulmonar) ou loculadas/encistadas e espessamento pleural.

Ultrassonografia (US) de tórax

A utilização da US para a detecção e, também, auxílio na realização de procedimentos pleurais (toracocentese e biópsia pleural guiada) está ganhando espaço

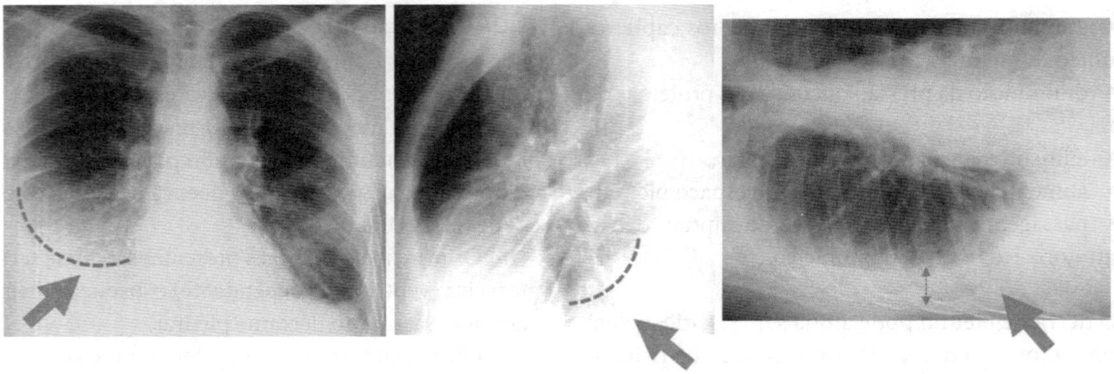

Figura 1 Radiografia de tórax: derrame pleural. A: Incidência posteroanterior evidencia obliteração da cúpula diafragmática e do seio costofrênico lateral direito, com o sinal do menisco (seta). B: Incidência em perfil demostra obliteração do seio costofrênico posterior (seta). C: Incidência em decúbito lateral com raios horizontais confirmando o achado de derrame pleural não encistado.

como exame de escolha. Além de apresentar sensibilidade e especificidade superiores ao Rx de tórax (acima de 90%) para a detecção de derrame pleural, com volumes a partir de 5 a 10 mL, permite avaliar a presença de espessamento pleural ou lesões pleurais e subpleurais, presença de septações ou loculações, sinais compatíveis com exsudato pleural (presença de debris ou ecogenicidade diferentes), além de determinar o melhor local para a realização de procedimento pleural e, por fim, avaliar a presença de possíveis complicações após a abordagem pleural, como pneumotórax ou hemotórax (Figura 2).

Tomografia computadorizada (TC) de tórax

A TC de tórax é o padrão-ouro para a detecção de derrame pleural, entretanto, o elevado custo e a necessidade de deslocamento do paciente para a sala de radiologia dificultam a acessibilidade ao exame.

Além de apresentar maior sensibilidade para a detecção de pequenos volumes, a TC permite diferenciar os derrames livres ou loculados e as estruturas sólidas, como espessamento pleural, placas pleurais calcificadas ou lesões pleurais expansivas, além de avaliação pormenorizada do parênquima pulmonar e mediasti-

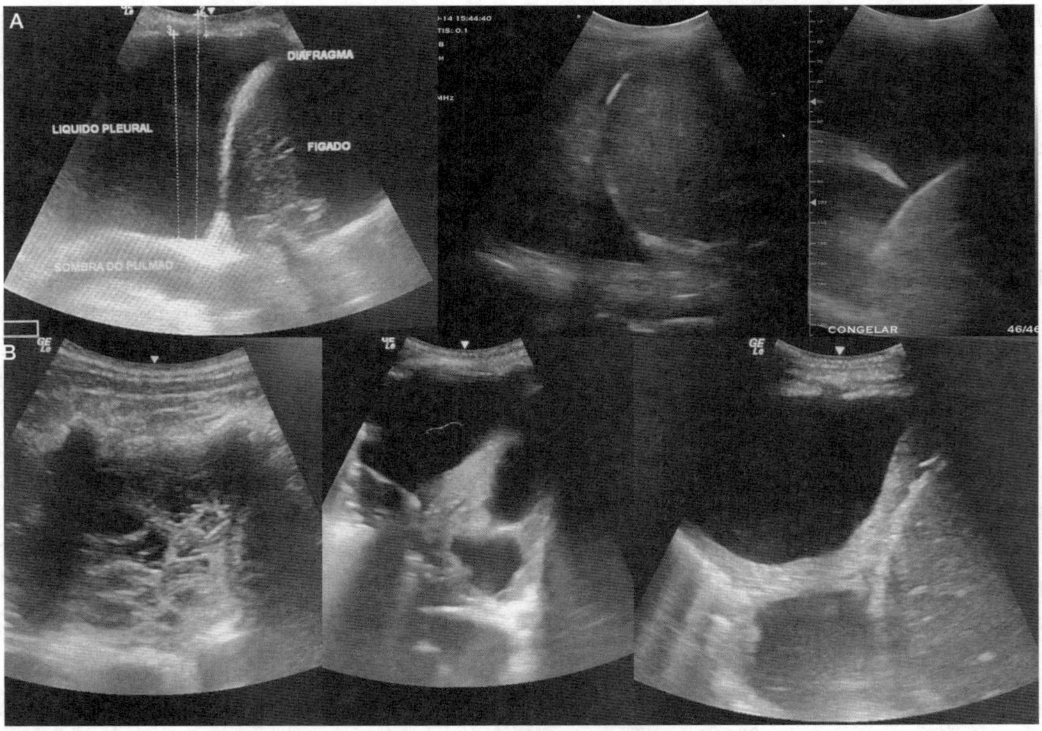

Figura 2 Ultrassonografia de tórax. A: Exame evidenciando derrame pleural não encistado, com imagem anecoica, sem septações. B: Derrame pleural loculado, com presença de septações internas.

no (Figura 3). Possibilita, ainda, considerar a natureza do derrame, seja pelo coeficiente de atenuação do líquido, seja pela sua relação com as estruturas contíguas.

Outros exames de imagem

A tomografia por emissão de pósitrons (PET scan) e a ressonância nuclear magnética (RNM) podem ser úteis na investigação de derrames pleurais neoplásicos, auxiliando na avaliação da natureza e extensão da lesão.

Análise do líquido pleural

O líquido pleural é, em geral, obtido por meio da toracocentese diagnóstica (idealmente guiada por US). Sua análise se inicia pelo aspecto macroscópico da amostra, que permite estimar uma provável etiologia

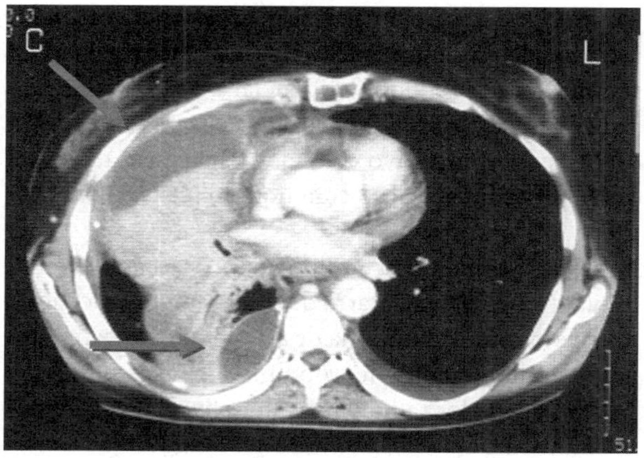

Figura 3 Tomografia de tórax evidenciando derrame pleural loculado, com espessamento pleural (sinal da pleura dividida).

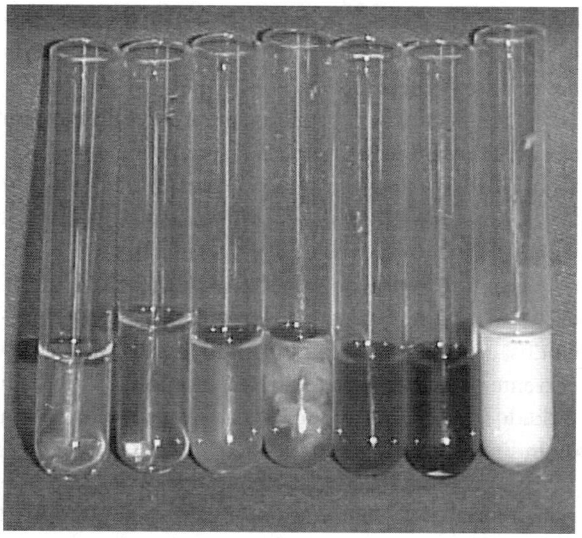

Figura 4 Aspectos do líquido pleural (da esquerda para a direita): iquor (água de rocha); amarelo citrino; amarelo turvo; purulento; sero-hemorrágico; hemorrágico; e quiloso.

(Figura 4). A partir de então, faz-se necessária a avaliação de parâmetros específicos, como: pH (válido se encaminhado para gasimetria), bioquímica (destacando-se a dosagem de proteínas/albumina, desidrogenase lática e glicose), citologia diferencial e oncótica e dosagem de adenosina deaminase (ADA) e microbiologia.

Outros exames laboratoriais podem ser solicitados, conforme a hipótese diagnóstica, incluindo amilase, triglicérides, colesterol, reação de polimerização em cadeia – PCR, estudo imunocitoquímico, marcadores tumorais, dosagens imunológicas, citometria de fluxo e métodos citogenéticos.

O diagnóstico laboratorial inicial visa definir se o derrame é um transudato ou um exsudato, de acordo com os critérios de Light, já descritos. Atenção específica deve ser dada para pacientes em uso de diuréticos, classificados erroneamente como exsudatos, devendo-se, nestes casos, utilizar o gradiente de albumina (plasma – líquido pleural) para a classificação do derrame pleural. Os exsudatos apresentam gradiente de albumina sérica - líquido pleural ≤ 1,2.

Anatomia patológica

Amostras para análise anatomopatológica e para cultura de fragmento podem ser obtidas por meio de biópsia pleural fechada (através da agulha de Cope) ou por toracoscopia cirúrgica ou videoassistida (VATS).

No exame anatomopatológico, dois achados definem o diagnóstico: neoplasia maligna ou granuloma (com necrose ou não, caseosa ou não). Entretanto, muitas vezes o achado é compatível com pleurite crônica inespecífica, que não permite um diagnóstico etiológico bem definido.

A biópsia pleural apresenta contraindicação relativa em pacientes com distúrbios de coagulação ou com plaquetopenia < 50.000/mm^3. Anticoagulantes devem ser suspensos previamente ao procedimento.

TRATAMENTO

O tratamento do derrame pleural é baseado na abordagem local, com controle dos sintomas, e no tratamento da doença de base, sistêmica ou local.

Alguns procedimentos invasivos podem ser necessários para o controle do derrame pleural, tais como: toracocentese terapêutica, uso de cateteres e drenos, pleurodese, decorticação, pleurostomia, *shunt* pleuroperitoneal e pleurectomia. A principal indicação para procedimento terapêutico é obtenção de alívio dos sintomas, principalmente a dispneia, ou controle de infecção da cavidade pleural.

Transudatos

O transudato pleural é secundário a doenças sistêmicas e se desenvolve por alteração do equilíbrio entre as pressões hidrostáticas e oncótica. Assim sendo, a terapêutica mais eficaz é o tratamento da doença de base. Em casos recidivantes, mesmo com tratamento da doença de base otimizado, pode-se realizar procedimentos pleurais para alívio dos sintomas.

Derrame pleural maligno

As neoplasias representam aproximadamente 45% dos derrames pleurais, sendo geralmente unilaterais e volumosos. Embora qualquer tumor possa causar derrame pleural, os sítios primários mais frequentes são câncer de pulmão, câncer de mama, linfomas, tumores de ovário e do sistema digestivo.

O diagnóstico etiológico é feito por meio da citologia oncótica positiva no líquido pleural e/ou análise histológica do fragmento pleural (biópsia por agulha ou cirúrgica).

A presença de derrame pleural neoplásico determina geralmente doença avançada, em que o objetivo do tratamento é a paliação dos sintomas. A depender de alguns fatores, como *status performance* do paciente, sobrevida global e disponibilidade da terapia, pode-se optar por toracocentese de alívio, uso de cateteres de longa permanência, pleurodese ou mesmo pleurectomia.

Derrame pleural parapneumônico

Até 50% das pneumonias podem cursar com derrame pleural, que pode ser secundário à inflamação pleural por contiguidade ou mesmo infecção da cavidade pleural com evolução para empiema. A toracocentese diagnóstica deve ser realizada para a determinação do estágio do derrame parapneumônico e, consequentemente, a terapia adequada.

Antibioticoterapia está indicada em todos os estágios e deve, sempre que possível, ser guiada por culturas. Em casos de culturas negativas ou enquanto se aguarda os resultados definitivos deve-se empregar agentes que cubram patógenos comunitários e Gram-negativos. Se a infecção for nosocomial, o uso de agentes de amplo espectro está indicado.

O uso de fibrinolíticos intrapleurais (estreptoquinase ou uroquinase – sem registro vigente na Anvisa) pode ser empregado em casos selecionados de derrames septados/loculados, com objetivo de aumentar a drenagem pleural e reduzir o tempo de internação.

Derrame pleural tuberculoso

A tuberculose pleural pode ocorrer tanto na infecção primária quanto na reativação da doença e é a forma mais frequente de tuberculose extrapulmonar em adultos. O derrame é geralmente unilateral, de moderado volume e caracterizado, classicamente, por um exsudato linfocítico, com elevada concentração de proteínas (> 3,5 g/dL), raras células mesoteliais e raros eosinófilos. A adenosina deaminase (ADA) é o principal marcador bioquímico para tuberculose pleural, com sensibilidade e especificidade acima de 90% quando se encontra elevada (> 30 ou 40 UI/L, a depender da referência do *kit* utilizado). É importante lembrar que a ADA também pode estar elevada em derrames ocasionados por linfomas, artrite reumatoide, lúpus eritematoso sistêmico, adenocarcinomas e empiema

A positividade da bacterioscopia do líquido pleural é reduzida (6 a 10%), sendo a cultura positiva em até 20% dos casos, com melhores resultados associados à cultura do fragmento pleural. A análise histológica de fragmento pleural pode evidenciar a presença de granuloma (com ou sem necrose caseosa), permitindo diagnóstico presuntivo com elevada acurácia, principalmente em associação com líquido pleural compatível (> 95% de certeza).

Vale ressaltar que a baciloscopia e o teste rápido molecular (RT-PCR) de escarro deve ser sempre solicitados, pela elevada concomitância de acometimento parenquimatoso (tuberculose pleuropulmonar), mesmo na ausência de achados radiológicos sugestivos de tuberculose pulmonar.

Outras técnicas para o diagnóstico de tuberculose pleural estão em estudos, mas ainda não apresentam validação para o uso rotineiro. Entre elas se destacam a pesquisa de fator de necrose tumoral (TNF), o interferon-gama, ampliação de DNA e a reação em cadeia da polimerase (PCR).

O tratamento da tuberculose pleural é realizado com o esquema rifampicina, isoniazida, pirazinamida e etambutol (RIPE) por, no mínimo, 6 meses.

Quilotórax

Derrame pleural quiloso, composto por linfa, caracteriza-se por um exsudato linfomonocitário com elevada dosagem de triglicerídeos (> 110 mg/dL), sendo decorrente principalmente de trauma torácico (aberto ou fechado), neoplasias ou doenças que acometem direta ou indiretamente o ducto torácico.

Na presença de derrame pleural leitoso é necessária a diferenciação entre quilotórax, pseudoquilotórax e empiema. O pseudoquilotórax se caracteriza por predomínio de colesterol (> 200 mg/dL) e baixa concentração de triglicerídeos (< 50 mg/dL), decorrente de derrames pleurais crônicos, como na artrite reumatoide ou na tuberculose.

Pneumotórax

Pneumotórax é a presença anômala de ar na cavidade pleural. A entrada de ar pode ocorrer a partir de uma lesão pulmonar que provoque uma solução de continuidade na pleura visceral, ou por meio de uma solução de continuidade, traumática ou não, da parede torácica. Pode ser classificado, de acordo com sua etiologia, em pneumotórax espontâneo (primário ou secundário) ou adquirido (iatrogênico ou traumático)

O objetivo do tratamento é a adequada expansão pulmonar e pode variar desde conduta expectante, toracocentese, drenagem pleural, e associação de procedimentos cirúrgicos mais invasivos.

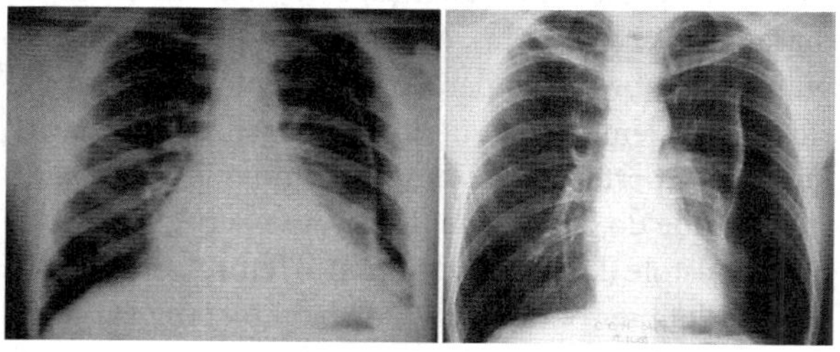

Figura 5 Radiografia de tórax evidenciando pneumotórax unilateral à esquerda, com visualização da linha pleural ipsilateral (pleura visceral).

▪ BIBLIOGRAFIA

Antonangelo L, Capelozzi VL. Coleta e preservação do líquido pleural e biópsia pleural. J Bras Pneumol 2006:S163-9.

Breen DP1, Daneshvar C. Role of interventional pulmonology in the management of complicated parapneumonic pleural effusions and empyema Respirology 2014;19:970-8.

Davies HE, Davies RJO, Davies CWH. Management of pleural infection in adults: British Thoracic Society pleural disease guideline. Thorax 2010,65(Suppl2):41-53

Light RW, Gary Lee YC. Textbook of pleural diseases, 3rd ed. CRC Press Taylor and Francis; 2016.

Light RW. Pleural disease, 6th ed. Philadelphia: Lippincott, Williams and Wilkins; 2013.

Maise ML. Non-malignant pleural effusions. In: Fishman AP (ed.). Fishman's pulmonary disease and disorders, 5th ed. New York: McGraw-Hill; 2015.

Maskell NA, Davies CWH, Nunn, AJ et al. UK controlled trial of intrapleural streptokinase for pleural infection. N Engl J Med 2005;352:865-74.

Roberts ME, Neville E, Berrisford RG, et al. Management of a malignant pleural effusion: British Thoracic Society pleural disease guideline. Thorax 2010;65(Suppl2):32-40.

Sahn SA. Malignant pleural effusions. In: Fishman AP (ed.). Fishman's pulmonary disease and disorders, 5th ed. New York: McGraw-Hill; 2015.

SBPT - Diretrizes na abordagem diagnóstica e terapêutica das doenças pleurais. J Bras Pneumol 2006;32(sup 4).

Vargas FS, Teixeira LR, Marchi E. Derrame pleural, 1a ed. São Paulo: Roca; 2004.

106 HIPERTENSÃO ARTERIAL PULMONAR

Yuri de Deus Mont'Alverne Parente, Caio Julio Cesar Fernandes, Rogerio Souza

DEFINIÇÃO E ETIOLOGIA

A hipertensão arterial pulmonar (HAP) é uma doença progressiva da circulação pulmonar que cursa com disfunção do endotélio vascular e consequente remodelamento, trombose *in situ* e vasoconstrição. Tais alterações levam a uma elevação da pressão média de artéria pulmonar e da sua resistência vascular, com subsequentes disfunção ventricular direita e insuficiências cardíaca e respiratória crônicas até o óbito.

A doença é definida por uma medida hemodinâmica invasiva da pressão média de artéria pulmonar > 20 mmHg, com pressão de capilar pulmonar < 15 mmHg e elevação da resistência vascular pulmonar (> 2 UI).

EPIDEMIOLOGIA

Doença rara, com prevalências descritas oscilando em 15-50 casos:1.000.000 habitantes e com uma incidência de 2,4 casos novos/1.000.000 adultos por ano.

Diversas doenças já foram descritas como condições predisponentes ou associadas à hipertensão pulmonar. Por exemplo, sabe-se que 27% dos pacientes com esclerose sistêmica podem desenvolver alguma forma de hipertensão pulmonar, sendo esta considerada uma população de alto risco. Da mesma forma, sabe-se que 1-2% dos pacientes com hipertensão portal cursam com a doença, bem como 0,5% dos pacientes com HIV.

No Brasil, a presença da esquistossomose mansônica hepatoesplênica torna a distribuição da doença peculiar. Sabe-se que até 5% dos pacientes com essa doença desenvolvem hipertensão arterial pulmonar. No entanto, quando se trata de centros de regiões altamente prevalentes para a esquistossomose, como o Nordeste, ela é responsável por até 80% dos casos de hipertensão pulmonar. Em centros do Sudeste, onde a endemia é menor, a esquistossomose responde por até 20% dos casos incidentes de HAP, segundo um registro recente do Instituto do Coração (InCor-HCFMUSP).

A HAP também pode ser desencadeada pela exposição a diferentes substâncias. Entre as drogas que reconhecidamente apresentam relação com o desenvolvimento de hipertensão pulmonar temos alguns inibidores de apetite (derivados da fenfluramina) e a metanfetamina

A relação homem:mulher da doença é variável, dependendo principalmente da condição basal relacionada ao desenvolvimento da HAP. Nos casos de hipertensão arterial pulmonar idiopática, a mais prevalente em diversos centros do mundo, essa relação é de 1:3, com pico de incidência entre a 4ª e a 5ª décadas de vida, embora registros recentes da Europa e da América do Norte tenham evidenciado tendência a elevação da idade média ao diagnóstico da HAP nos últimos anos.

QUADRO CLÍNICO

O paciente com hipertensão arterial pulmonar cursa inicialmente com dispneia aos esforços. Esse quadro é progressivo, podendo evoluir até dispneia ao repouso e insuficiência respiratória crônica. O paciente pode cursar com sinais de insuficiência cardíaca direita, como estase jugular, ascite e edema de membros inferiores. Síncope e dor torácica também podem estar presentes e são critérios de maior gravidade da doença. A inespecificidade dos sintomas iniciais é um dos motivos pelos quais a doença acaba sendo diagnosticada principalmente em fases mais avançadas.

Sinais do exame físico que podem ser sugestivos de hipertensão pulmonar incluem deslocamento do ictus cardíaco, reforço do desdobramento da 2ª bulha cardíaca no foco pulmonar, murmúrio pansistólico de regurgitação tricúspide e presença de 3ª bulha cardíaca (à custa do aumento do ventrículo direito). Classicamente, a ausculta pulmonar é normal.

Alguns achados de exame clínico podem sugerir etiologias associadas à hipertensão pulmonar. Assim, telangiectasia, úlceras digitais e esclerodactilia podem estar presentes nos casos de esclerose sistêmica. Estigmas de hipertensão portal (*spider*, circulação colateral abdominal) ou de insuficiência hepática (atrofia testicular, icterícia e eritema palmar) podem sugerir a presença da hipertensão portopulmonar. Hepatoesplenomegalia de maior monta, em pacientes provenientes de zona endêmica, pode estar presente nos casos de esquistossomose.

EXAMES COMPLEMENTARES

ECG

Observam-se sobrecarga atrial direita e/ou sobrecarga de ventrículo direito (presente em 87% dos casos) ou bloqueio de ramo direito. Arritmias supraventriculares (*flutter* ou fibrilação atrial) podem estar presentes e, em geral, cursam com deterioração clínica.

RX de tórax

Apresenta-se alterada em 90% dos casos. Há presença de abaulamento do tronco de artéria pulmonar e, eventualmente, aumento da silhueta cardíaca por conta do átrio ou do ventrículo direito (Figura 1).

Prova de função pulmonar

Mostra redução leve e proporcionada dos volumes pulmonares e diminuição da difusão (40-80% do predito). Deve sempre ser realizada para a avaliação de outras causas de hipertensão pulmonar, como doença pulmonar obstrutiva crônica (DPOC) ou pneumopatias intersticiais.

Ecocardiograma

O ecocardiograma é a ferramenta de escolha para a avaliação inicial e mesmo para o rastreamento de hipertensão pulmonar. Permite, além da medida da pressão de artéria pulmonar, a avaliação de outras variáveis que sugerem a presença da doença, como aumento das câmaras cardíacas direitas, dilatação do tronco da artéria pulmonar, movimento paradoxal do septo e derrame pericárdico. Além disso, critérios prognósticos para a evolução da hipertensão pulmonar, como o índice TAPSE (magnitude do deslocamento da válvula tricúspide durante a sístole do ventrículo direito), entre outros, também podem ser obtidos. Há, no entanto, uma variabilidade interobservador considerável e uma taxa de erro de medida que pode chegar a 20% e não deve nunca ser a única ferramenta utilizada para a confirmação diagnóstica de hipertensão pulmonar.

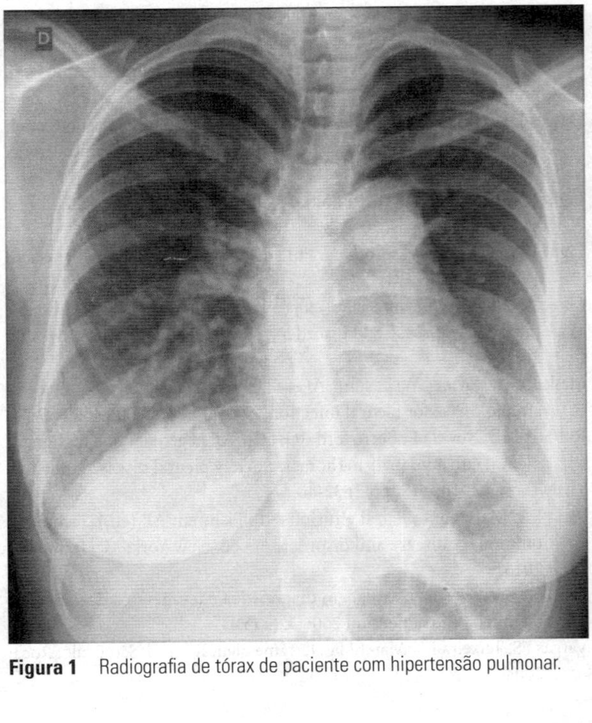

Figura 1 Radiografia de tórax de paciente com hipertensão pulmonar.

Cintilografia pulmonar de inalação/perfusão

Apresenta sensibilidade de 90-100% e especificidade de 94% para a avaliação de embolia pulmonar crônica como causa potencial e curável de hipertensão pulmonar, cujo tratamento (cirúrgico) diverge das outras etiologias de hipertensão pulmonar. É mais sensível que a angiotomografia de tórax, neste contexto crônico. No entanto, tomógrafos modernos e com a tecnologia de dupla energia têm mostrado sensibilidade similar à cintilografia para o diagnóstico de tromboembolismo pulmonar crônico hipertensivo. Importante ressaltar que este cenário difere da investigação de tromboembolismo pulmonar agudo, em que a angiotomografia de tórax é o exame de imagem de escolha para a investigação.

Tomografia de tórax

Permite a avaliação de doenças pulmonares como causa da hipertensão pulmonar, p. ex., fibrose pulmonar ou enfisema. Em casos suspeitos de doença pulmonar veno-oclusiva (causa distinta de hipertensão pulmonar, de pior prognóstico), a tomografia pode sugerir o diagnóstico quando há presença de espessamento do septo interlobular e de "vidro-fosco" centrolobular. A angiotomografia de tórax, embora não seja o exame de escolha para afastar o diagnóstico de tromboembolia crônica, contribui nos casos suspeitos na avaliação da potencial remoção cirúrgica dos trombos e na identificação das artérias brônquicas colaterais (Figura 2).

Exames laboratoriais

Devem ser realizados para identificação de condições associadas à hipertensão pulmonar. Sugere-se a realização sistemática de sorologias para HIV, hepatites B e C e testes para colagenoses, como fator antinúcleo e fator reumatoide. Caso a suspeita clínica de colagenose seja alta, sugere-se a realização dos anticorpos anti-Scl 70 (esclerodermia), anti-RNP (doença mista do tecido conjuntivo) e anticentrômero (síndrome CREST).

O peptídeo natriurético do tipo B (BNP) ou a sua forma não clivada, NT-proBNP, podem ser dosados para avaliação da sobrecarga à qual o ventrículo direito está submetido, permitindo uma estimativa de gravidade da doença circulatória pulmonar. O BNP também permite o acompanhamento clínico do paciente e a avaliação da eficácia da terapêutica implementada e correlaciona-se com o prognóstico da enfermidade.

Doenças da tireoide são frequentemente associadas à hipertensão pulmonar e devem sempre ser avaliadas, principalmente no contexto de descompensação clínica.

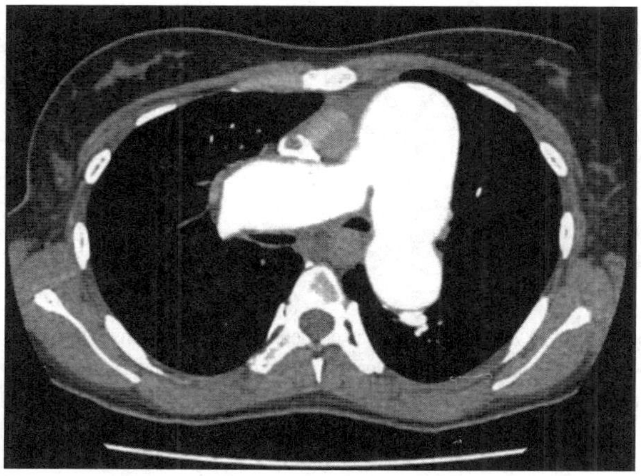

Figura 2 Angiotomografia de tórax evidenciando aumento importante do tronco da artéria pulmonar e de seus ramos.

USG de abdome

Deve ser realizada na suspeita de hipertensão portopulmonar ou de esquistossomose e permite avaliar a presença de hipertensão portal e/ou cirrose hepática, ou ainda de fibrose periportal, que tem alta especificidade para o diagnóstico de esquistossomose em nosso meio.

Ressonância magnética cardíaca

Permite uma avaliação apurada da função do ventrículo direito, bem como da sua morfologia. Permite também a medida não invasiva do débito cardíaco e da massa ventricular. Pode ser usada para acompanhamento clínico, tendo seus índices correlacionados diretamente com o prognóstico da doença. Permite também o diagnóstico diferencial de cardiomiopatias e doenças cardíacas de depósito, como amiloidose e sarcoidose. Seu alto custo, o tempo para a sua realização e a pouca disponibilidade, no entanto, dificultam sua utilização rotineira mesmo em centros de referência em hipertensão pulmonar.

Cateterismo cardíaco direito

A avaliação hemodinâmica invasiva é fundamental para a confirmação diagnóstica de hipertensão pulmonar e a avaliação da sua gravidade, apresentando baixa morbidade (1,1%) e mortalidade (0,055%) associadas ao procedimento (Figura 3).

Devem ser avaliados o débito cardíaco, a pressão média de artéria pulmonar, a pressão de capilar pulmonar, a pressão de átrio direito e a resistência vascular pulmonar; se a pressão média de artéria pulmonar for > 20 mmHg, confirma-se o diagnóstico de hipertensão pulmonar; se a pressão de capilar pulmonar for ≤ 15 mmHg, o componente pré-capilar da hipertensão pulmonar é identificado, reforçado pelo aumento da resistência vascular pulmonar. Excluindo-se a presença de doenças pulmonares e de componente embólico, caracteriza-se a presença de hipertensão arterial pulmonar.

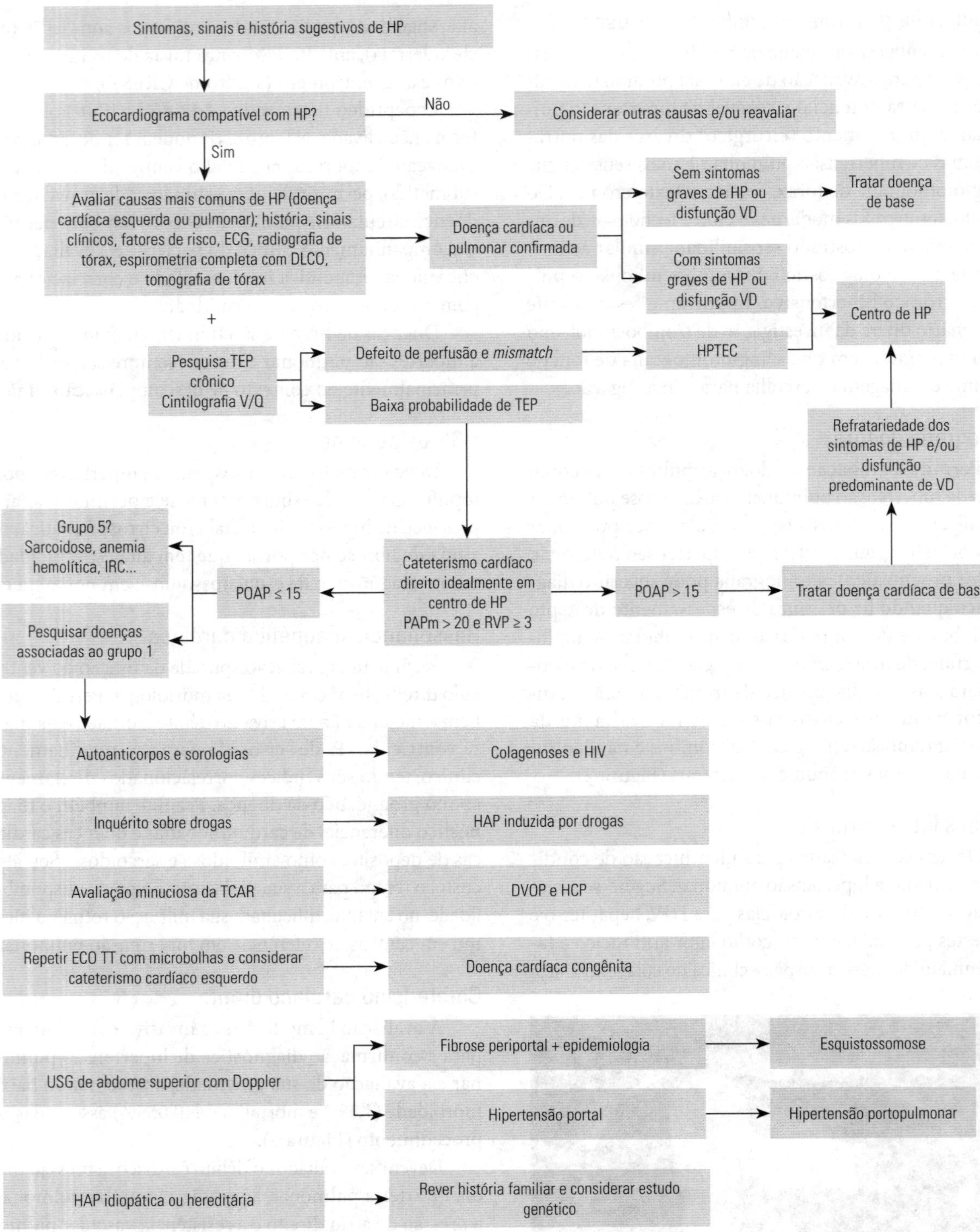

Figura 3 Algoritmo diagnóstico de hipertensão pulmonar.

DLCO: capacidade de difusão pulmonar do monóxido de carbono; cintilografia V/Q: cintilografia de ventilação e perfusão pulmonar; HPTEC: hipertensão pulmonar por tromboembolismo pulmonar crônico; TCAR: tomografia computadorizada de alta resolução; ECO TT: ecodopplercardiograma transtorácico; DVOP: doença veno-oclusiva pulmonar; HCP: hemangiomatose capilar pulmonar; RVP: resistência vascular pulmonar; PAPm: pressão de artéria pulmonar média; POAP: pressão de oclusão de artéria pulmonar; USG: ultrassom.

A presença de pressão capilar pulmonar > 15 mmHg caracteriza a presença de componente pós-capilar, sugerindo que a origem da hipertensão pulmonar esteja associada a distúrbios das câmaras cardíacas esquerdas. Neste caso, se a resistência vascular pulmonar for normal, a elevação da pressão de artéria pulmonar deve-se basicamente ao aumento de pressão hidrostática, que elevou a pressão de capilar pulmonar, confirmando a doença de câmaras esquerdas como única causa da hipertensão pulmonar. Já se a resistência vascular pulmonar for elevada, classifica-se o padrão hemodinâmico como padrão pós-capilar com componente pré-capilar associado, necessitando-se, neste caso, de maior investigação do componente predominante como causa da hipertensão pulmonar. Como medida complementar para avaliação do componente pós-capilar, pode ser realizada uma segunda condição hemodinâmica nos pacientes com pressão de capilar entre 12 e 15 mmHg, após infusão de volume, em geral 500 mL de soro fisiológico; quando ocorre elevação desta para um valor maior ou igual a 18 mmHg, caracteriza-se o componente pós-capilar da hipertensão pulmonar. Tal avaliação é particularmente relevante em pacientes com fatores de risco para doença cardíaca esquerda.

Além disso, a avaliação hemodinâmica invasiva permite a realização do teste de vasorreatividade pulmonar, para identificar pacientes que possam se beneficiar da terapêutica com bloqueadores dos canais de cálcio. O teste deve ser realizado com óxido nítrico inalatório (dose de 10-20 ppm, por 10 minutos), podendo ser utilizados como alternativa adenosina, iloprost ou epoprostenol (este último sem registro vigente na Anvisa). Caracteriza-se uma resposta positiva (e, portanto, compatível com o uso de bloqueadores dos canais de cálcio) caso haja queda da pressão média de artéria pulmonar > 10 mmHg, a níveis < 40 mmHg, com manutenção ou aumento do débito cardíaco. Cerca de 15% dos pacientes com hipertensão arterial pulmonar idiopática respondem ao teste agudo, mas apenas 6-8% mantêm resposta clínica sustentada aos bloqueadores dos canais de cálcio.

CLASSIFICAÇÃO

A classificação para hipertensão pulmonar, revisada em 2019, baseia-se em critérios hemodinâmicos, fisiopatológicos e de manejo terapêutico (Tabela 1):

- Grupo I: hipertensão arterial pulmonar: grupo de doenças cuja disfunção endotelial é o mecanismo fisiopatológico principal e cujo acometimento predominante ocorre no território arterial. Obedecem os critérios de pressão de artéria pulmonar média > 20 mmHg e pressão de capilar pulmonar < 15 mmHg e resistência vascular pulmonar > 2 UI, na ausência de doenças pulmonares significativas ou de tromboembolismo pulmonar crônico. Inclui hipertensão arterial pulmonar idiopática, hipertensão arterial pulmonar hereditária, doença associada a colagenoses (principalmente lúpus eritematoso sistêmico, esclerodermia, síndrome CREST e doença mista do tecido conjuntivo), esquistossomose, HIV, síndrome portopulmonar, cardiopatia congênita, hipertensão pulmonar persistente do recém-nascido, doença veno-oclusiva e respondedores aos bloqueadores de canal de cálcio.
- Grupo II: hipertensão pulmonar secundária a doenças cardíacas esquerdas: pressão de artéria pulmonar média > 20 mmHg e pressão de capilar pulmonar > 15 mmHg. A hipertensão pulmonar ocorre por conta do aumento da pressão de capilar pulmonar e da transmissão hidrostática retrógrada. Pode ocorrer por disfunção cardíaca sistólica, diastólica ou valvar. Deve-se tratar inicialmente a doença de base apenas, não a hipertensão pulmonar.
- Grupo III: hipertensão pulmonar secundária a doença pulmonar ou hipóxia: perfil hemodinâmico semelhante ao do grupo I, mas que ocorre em razão da vasoconstrição hipóxica e do alto grau de distúrbio V/Q. O tratamento deve ser apenas da doença de base, não da hipertensão pulmonar. Estão incluídos nesse grupo DPOC, pneumopatias intersticiais, combinação de fibrose e enfisema pulmonar, doenças da caixa torácica, anormalidades do desenvolvimento pulmonar, apneia do sono e síndromes de hipoventilação alveolar.
- Grupo IV: hipertensão pulmonar secundária à doença tromboembólica crônica: a hipertensão pulmonar ocorre por obstrução mecânica, em decorrência da presença de trombos hemáticos na circulação pulmonar. Esses trombos levam a um desbalanço na produção de vasodilatadores pulmonares pelo endotélio, com aumento do distúrbio V/Q e gerando hipóxia, eventualmente grave. O tratamento cirúrgico (tromboendarterectomia – remoção cirúrgica dos trombos, principalmente daqueles localizados mais proximalmente, nas artérias pulmonares principais e lobares) deve sempre ser considerado; no entanto, caso essa modalidade não seja possível tecnicamente, a angioplastia pulmonar em centros especializados e o tratamento medicamentoso específico de hipertensão pulmonar são opções terapêuticas possíveis nesse grupo.
- Grupo V: hipertensão pulmonar com múltiplos mecanismos ou de mecanismos incertos: estão incluídas nesse grupo todas as demais causas de hipertensão pulmonar, como doenças hemolíticas (p. ex., anemia falciforme), sarcoidose, histiocitose de células de Langerhans, algumas leucemias, mediastinite fibrosante, doenças metabólicas de depósito (p. ex., doença de Gaucher). É um grupo heterogêneo, com diversas particularidades para o tratamento de cada causa.

Tabela 1 Classificação etiológico da hipertensão pulmonar

1. Hipertensão arterial pulmonar (HAP)
1.1 HAP idiopática
1.2 HAP hereditária
1.3 Induzida por fármacos ou toxinas
1.4 Associada a:
▪ 1.4.1 Doenças do tecido conectivo
▪ 1.4.2 Infecção por HIV
▪ 1.4.3 Hipertensão portal
▪ 1.4.4 Doenças cardíacas congênitas
▪ 1.4.5 Esquistossomose
1.5 Respondedores aos bloqueadores de canal de cálcio
1.6 Doença pulmonar veno-oclusiva e/ou hemangiomatose capilar pulmonar
1.7 Hipertensão pulmonar persistente do recém-nascido
2. Hipertensão pulmonar por doença cardíaca esquerda
2.1 Insuficiência cardíaca com FE preservada
2.2 Insuficiência cardíaca com FE reduzida
2.3 Doença valvar
2.4 Cardiopatias congênitas ou adquiridas que levam à HP pós-capilar
3. Hipertensão pulmonar por doença pulmonar e/ou hipoxia
3.1 Doença pulmonar obstrutiva
3.2 Doença pulmonar restritiva
3.3 Outras doenças pulmonares com distúrbio misto
3.4 Hipoxia sem doença estrutural pulmonar
3.5 Doenças do desenvolvimento pulmonar
4. Hipertensão pulmonar por obstruções de artéria pulmonar
4.1 Hipertensão pulmonar por tromboembolismo pulmonar crônico
4.2 Outras obstruções de artéria pulmonar
5. Hipertensão pulmonar por mecanismos multifatoriais e/ou desconhecidos
5.1 Doenças hematológicas: anemia hemolítica crônica, doenças mieloproliferativas
5.2 Doenças sistêmicas e metabólicas: histiocitose pulmonar de células de Langerhans, doença de Gaucher, doenças de depósito do glicogênio, neurofibromatose e sarcoidose
5.3 Outras: mediastinite fibrosante, insuficiência renal crônica com ou sem hemodiálise
5.4 Cardiopatias congênitas complexas

HP: hipertensão pulmonar; HAP: hipertensão arterial pulmonar; HIV: vírus da imunodeficiência humana; FE: fração de ejeção.

TRATAMENTO

O tratamento específico de hipertensão pulmonar deve ser implementado apenas nos casos dos grupos I da classificação da OMS e nos casos do grupo IV que não tenham indicação de intervenção cirúrgica ou por angioplastia. Nos casos secundários a doenças cardíacas ou pulmonares (grupos II e III), não há evidência de benefício e, portanto, não deve ser implementada terapia específica.

Devem ser tomadas como medidas gerais: evitar a gestação (condição associada a um agravamento da condição hemodinâmica, pela necessidade de aumento do débito cardíaco durante a gestação, resultando em elevada mortalidade materno-fetal); realizar imunização para influenza e pneumococo; oferecer apoio psicossocial aos portadores de HAP; restrição à atividade física, diuréticos e oxigênio suplementar, se necessário.

Estudos da década de 1980 sugeriam o benefício da anticoagulação, baseando-se nos fenômenos de trombose *in situ* presentes em estudos de biópsias pulmonares na HAP. No entanto, dados mais recentes sugerem benefício da anticoagulação apenas para pacientes com hipertensão arterial pulmonar idiopática (HAPI), hereditária ou associada ao uso de anorexígenos. Dessa forma, a indicação de anticoagulação em HAP deixou de ser uma conduta universal e passou a estar baseada, caso a caso, na avaliação de risco/benefício.

Tratamento específico

Nos respondedores do teste agudo com vasodilatador (15% dos casos), deve-se iniciar o uso de bloqueadores dos canais de cálcio em altas doses (nifedipino, 120-240 mg/dia; diltiazem, 240-720 mg/dia, ou anlodipino, > 20 mg/dia) e aumentar progressivamente a dose até a tolerância do paciente. É importante dar atenção para hipotensão e bradicardia.

Caso haja boa resposta clínica (6-8% dos casos), os pacientes apresentarão excelente prognóstico (sobrevida de 95% em 5 anos).

Em não respondedores do teste agudo, deve-se iniciar o uso de drogas de ação específica no território vascular pulmonar. O uso de bloqueadores de canal de cálcio neste grupo majoritário de pacientes está associado a aumento da mortalidade, motivo pelo qual sua prescrição só deve ser feita em função do teste hemodinâmico invasivo. Existem basicamente três grandes vias fisiopatológicas com intervenções terapêuticas específicas para o manejo da HAP: via da endotelina, do óxido nítrico e da prostaciclina.

Dentro da via do óxido nítrico, os inibidores da fosfodiesterase como sildenafila (disponível no Brasil) ou tadalafila e vardenafila (não registrados para o tratamento de HAP no país) são as medicações comumente utilizadas, tendo a cefaleia e a rinorreia como efeitos colaterais comuns. Deve-se dar atenção particular para as alterações visuais que podem estar relacionadas à hemorragia retiniana ou a neuropatia óptica isquêmica não arterial. Outra medicação agindo na mesma via é o riociguate (não registrado no Brasil para o tratamento da HAP), que é um estimulador da guanilato ciclase solúvel, tendo na hipotensão sistêmica seu efeito colateral mais relevante.

A endotelina-1 (ET1) é o mais potente vasoconstritor natural de sistemas biológicos, seus níveis são elevados tanto no endotélio vascular pulmonar quanto no sangue de pacientes com HAP. A ET1 age por meio de dois tipos de receptores: os receptores de endotelina A (ETA) e B (ETB). A bosentana e a macitentana são antagonistas dos receptores de endotelina (ARE), que bloqueiam de forma não seletiva os receptores A e B, enquanto a ambrisentana apresenta maior afinidade pelo receptor ETA. Todas as três substâncias são fármacos orais e mostraram-se eficientes no tratamento da HAP. Os principais efeitos colaterais observados são anemia, trombocitopenia, hepatotoxicidade e oligoespermia (reversível), além do alto potencial teratogênico.

Na via das prostaciclinas, apenas dois fármacos estão disponíveis no Brasil: iloprosta, um análogo sintético inalatório de prostaciclina, e o selexipague, um agonista do receptor de prostanoide administrado por via oral. Outra droga (não disponível no mercado brasileiro) que pode ser utilizada é o epoprostenol (droga de escolha para o tratamento de formas graves de hipertensão pulmonar), administrada por via endovenosa contínua, por meio de uma bomba de infusão portátil conectada a um cateter central de uso crônico.

Recomenda-se, além da monitorização dos efeitos colaterais das medicações, monitorização da eficácia terapêutica de forma sistemática e regular, com realização de avaliação clínica periódica (e classificação pela classe funcional, de I a IV), BNP ou NT-pro-BNP, teste de caminhada de 6 minutos e, eventualmente, repetição do ecocardiograma e de novas medidas hemodinâmicas invasivas.

Ao longo dos últimos anos, houve significativa mudança na estratégia de uso dos diferentes fármacos disponíveis, com indicação cada vez mais precoce de tratamento combinado com dois fármacos de diferentes vias/classes. Caso haja piora nos parâmetros objetivos ou deterioração clínica, deve-se associar uma terceira droga de via distinta. Caso persista a piora, apesar do uso de mais de 2 classes de medicação, podem ser consideradas opções cirúrgicas, como a septostomia atrial e o transplante pulmonar

PROGNÓSTICO

Casos respondedores ao teste agudo com vasodilatador e que apresentem resposta clínica persistente (8% do total) apresentam excelente prognóstico (sobrevida de 95% em 5 anos). Casos não respondedores e casos não tratados apresentam mediana de sobrevida de 2,8 anos. Com o tratamento específico, a mediana de sobrevida atualmente pode chegar a 6-7 anos e apresenta correlação com parâmetros clínicos e hemodinâmicos ao diagnóstico, assim como com parâmetros funcionais, como a distância do teste de caminhada de 6 minutos, além da etiologia da HAP; enquanto a HAP associada à esclerose sistêmica é associada a pior prognóstico, a HAP associada à esquistossomose ou à cardiopatia congênita tem melhor curso clínico (Tabela 2).

Na consulta:

- É mandatório realizar diagnóstico invasivo (pressão média de artéria pulmonar > 20 mmHg e pressão de capilar pulmonar < 15 mmHg e resistência vascular pulmonar > 2 UI).
- Sempre descartar embolia pulmonar.
- Sempre descartar doença secundária a doenças cardíacas ou pulmonares.
- Se houver resposta positiva ao teste com vasodilatador, utilizar bloqueador dos canais de cálcio.
- Instituir tratamento específico apenas nos casos do grupo I da classificação da OMS (componente arterial predominante) e realizar estratificação de risco para planejamento terapêutico.
- A terapia de escolha para a maioria dos pacientes com HAP se baseia no uso inicial de pelo menos dois medicamentos de vias diferentes, devendo ser realizada preferencialmente em centros de referência no tratamento de hipertensão pulmonar
- A reavaliação frequente é fundamental para o ajuste terapêutico adequado e mesmo para a decisão quanto ao uso de estratégias terapêuticas mais agressivas, como o transplante pulmonar.

Tabela 2 Estratificação de risco em hipertensão pulmonar

Determinantes do prognóstico	Mortalidade estimada em 1 ano Baixo risco: < 5%	Risco intermediário: 5-10%	Alto risco: > 10%
Sinais clínicos de insuficiência ventricular direita	Ausente	Ausente	Presente
Progressão dos sintomas	Não	Lenta	Rápida
Síncope	Não	Ocasionalmente*	Repetidamente**
CF OMS	I, II	III	IV
DC6M	> 440 m	165-440 m	< 165 m
Teste de exercício cardiopulmonar	Pico VO_2 > 15 mL/min/kg (> 65% pred) Alça VE/VCO_2 < 36	Pico VO_2 11-15 mL/min/kg (35-65% pred) Alça VE/VCO_2 36-44,9	Pico VO_2 < 11 mL/min/kg (< 35% pred) Alça VE/VCO2 > 45
Níveis plasmáticos de NT-proBNP	BNP < 50 ng/L NT-proBNP < 300 ng/mL	BNP 50-300 ng/L NT-proBNP 300-1.400 ng/mL	BNP > 300 ng/L NT-proBNP > 1.400 ng/mL
Exames de imagem (ECO, ressonância magnética de tórax)	Área do AD < 18 cm^2 Ausência de derrame pericárdico	Área do AD 18-26 cm^2 Ausência ou mínimo derrame pericárdico	Área do AD > 26 cm^2 Derrame pericárdico presente
Parâmetros hemodinâmicos	Pressão do AD < 8 mmHg IC ≥ 2,5 L/min/m^2 SvO_2 > 65%	Pressão do AD 8-14 mmHg IC 2,0-2,4 L/min/m^2 SvO_2 60-65%	Pressão do AD > 14 mmHg IC < 2,0 L/min/m^2 SvO_2 < 605

*Síncope ocasional durante exercício brusco ou intenso, ou síncope ortostática ocasional em paciente previamente estável. ** Episódios repetidos de síncope, mesmo em atividade física leve ou regular. VO_2 pico: consumo de oxigênio no pico do esforço; VE: ventilação; VCO_2: volume expirado de CO_2; BNP/NT-pro-BNP: peptídeo natriurético tipo B/fragmento N-terminal do peptídeo natriurético tipo B; AD: átrio direito; IC: índice cardíaco; SvO_2: saturação venosa central de oxigênio. DC6M: distância do teste de caminhada de 6 minutos; CF OMS: classe funcional da Organização Mundial da Saúde.

▪ BIBLIOGRAFIA

Calderaro D, Alves Junior JL, Fernandes CJCS, Souza R. Pulmonary hypertension in general cardiology practice. Arq Bras Cardiol 2019;113(3):419-428.

Simonneau G, Montani D, Celermajer DS, Denton CP, Gatzoulis MA, Krowka M, Williams PG, Souza R. Haemodynamic definitions and updated clinical classification of pulmonary hypertension. Eur Respir J 2019;53(1):1801913.

SEÇÃO **13**

DOENÇAS GASTROINTESTINAIS

MAIRA ANDRADE NACIMBEM MARZINOTTO, DANIEL MAKOKO NAKAGAWA

107 DIARREIA AGUDA

Rodrigo Vieira Costa Lima, Matheus Freitas Cardoso de Azevedo

DEFINIÇÃO E ETIOLOGIA

Define-se diarreia como a alteração do hábito intestinal caracterizada pelo aumento na frequência de evacuações e/ou por modificação na consistência das fezes, que se tornam líquidas ou pastosas. Classifica-se como aguda quando tem duração de até 14 dias.

A maioria dos casos de diarreia aguda é de etiologia infecciosa, tendo os vírus como os principais agentes. Os norovírus são os agentes mais isolados em surtos de diarreia aguda segundo dados da literatura internacional. Os rotavírus são importantes na população pediátrica; em contrapartida, costumam causar infecção assintomática em adultos.

Apesar de as bactérias serem responsáveis por um menor número de casos, a etiologia bacteriana predomina quando se consideram apenas os casos mais graves. Dentre os microrganismos, ganham destaque a *Escherichia coli*, o *Campylobacter* sp., o *Clostridioides difficile*, a *Shigella* sp., a *Salmonella* sp., entre outros, conforme apresentado na Tabela 1. Existem, ainda, alguns casos que são decorrentes do efeito direto, na mucosa intestinal do hospedeiro, de toxinas bacterianas pré-formadas ingeridas acidentalmente.

Protozoários e outros parasitas intestinais são agentes etiológicos menos frequentes, mas particularmente importantes em alguns grupos de pacientes, como na diarreia dos cuidadores de crianças e na diarreia do viajante. *Criptosporidium* sp., *Cyclospora* sp. e *Isospora belli* devem ser lembrados em pacientes imunocomprometidos.

Entre as etiologias não infecciosas, os medicamentos são as causas mais comuns, fazendo parte deste grupo alguns fármacos utilizados com frequência na prática clínica diária, como antibióticos, anti-inflamatórios, hipoglicemiantes, digitálicos e hipolipemiantes.

Inúmeras doenças abdominais e sistêmicas podem levar a um quadro de diarreia aguda. Além disso, uma síndrome diarreica pode ocorrer como apresentação inicial de uma doença crônica. Diabetes, hipertireoidismo, esclerose sistêmica progressiva, síndrome carcinoide e insuficiência adrenal estão entre as principais causas sistêmicas. Entre as doenças do trato gastrointestinal, podem ser destacadas intolerância à lactose, doença inflamatória intestinal, síndrome do intestino irritável, apendicite, diverticulite, neoplasia de cólon e as síndromes disabsortivas.

Tabela 1 Principais agentes infecciosos da diarreia aguda

Vírus
Norovírus
Rotavírus
Adenovírus
Citomegalovírus
Astrovírus
Calicivírus
Bactérias
Escherichia coli
Salmonella sp.
Campylobacter sp.
Shigella sp.
Yersinia enterocolitica
Staphylococcus aureus
Aeromonas sp.
Vibrio cholerae
Clostridioides difficile
Protozoários/parasitas
Giardia lamblia
Entamoeba hystolitica
Cyclospora sp
Isospora belli
Cryptosporidium sp
Microsporidium

EPIDEMIOLOGIA

Tem elevada incidência em todo o mundo, particularmente em regiões de precárias condições sanitárias, visto que a via de transmissão quase sempre é fecal-oral, por meio de água ou alimentos contaminados.

Locais de uso coletivo, como creches, penitenciárias e hospitais, apresentam maior risco de transmissão. Há relato de transmissão por contato direto com o indivíduo contaminado, como no caso do norovírus, que apresenta elevada infectividade, necessitando apenas de pequeno inóculo para causar doença.

Nos países em desenvolvimento, como o Brasil, além da forma endêmica, a doença também se apresenta na forma de surtos em algumas regiões. A diarreia aguda costuma gerar anualmente custos significativos para o sistema de saúde, diretos e indiretos, como o alto grau de absenteísmo ao trabalho.

QUADRO CLÍNICO: ANAMNESE E EXAME FÍSICO

Alguns aspectos importantes da anamnese a serem investigados são:

- duração do quadro diarreico;
- presença de sangue ou muco nas fezes;
- número de evacuações diárias e volume fecal relacionado;
- presença de febre, dor abdominal e outros sintomas associados;
- antibioticoterapia prévia ou outros medicamentos recebidos;
- hospitalização recente;
- presença de comorbidades ou estados de imunossupressão concomitantes.

A história alimentar deve fazer parte do interrogatório inicial, na busca de uma provável fonte de infecção. O paciente deve ser questionado se existem familiares ou pessoas próximas com quadro clínico semelhante para aventar a possibilidade de um novo surto. Ocorrência de viagens recentes, hábitos de vida, atividade laborativa (p. ex., se trabalham com crianças ou são manipuladores de alimentos) podem oferecer pistas do diagnóstico etiológico e incitar medidas de controle específicas.

O exame físico deve focar nos indícios de desidratação, como alteração da elasticidade e turgor da pele, ressecamento de mucosas, além de avaliação do estado hemodinâmico, inicialmente por meio de frequência cardíaca, PA e diurese.

DIAGNÓSTICO

Habitualmente, é desnecessário qualquer exame investigativo. Exames laboratoriais como hemograma, provas de atividade inflamatória, função renal e eletrólitos podem ser necessários nos casos mais graves para avaliação da condição geral do paciente, como pista para etiologia viral ou bacteriana do quadro e para mensurar potenciais complicações da desidratação.

As pesquisas de leucócitos e de sangue oculto nas fezes podem ser solicitadas nos casos de suspeita de doenças invasivas, como nos pacientes com febre elevada, naqueles com deficiência da imunidade, nos com maior gravidade que necessitem de internação hospitalar e nas faixas etárias extremas (grupos de maior risco de complicações e mortalidade). A pesquisa de lactoferrina fecal reflete a presença indireta de leucócitos fecais, podendo substituir a pesquisa direta de leucócitos. A dosagem de calprotectina nas fezes pode predizer a existência de diarreia inflamatória, porém nem sempre está disponível.

Coprocultura deve ser solicitada para os casos de maior gravidade, nos indivíduos com múltiplas comorbidades, imunocomprometidos e com história de internação hospitalar recente. Apesar da baixa sensibilidade, este exame tem relevância clínica, pois se isolado um agente específico a terapia medicamentosa pode ser guiada pelo antibiograma.

- Recentemente, foram incorporados à prática clínica métodos de biologia molecular com painéis múltiplos que têm excelente acurácia na identificação do agente etiológico, como o BioFire FilmArray® GI Panel, em que simultaneamente são avaliados vários vírus, bactérias e protozoários, com excelentes sensibilidade e especificidade. São restritos a grandes centros e têm custo elevado, dificultando seu uso em larga escala.

A realização de protoparasitológico pode ser útil nos casos de diarreia do viajante, nos pacientes que praticam sexo anal, nos cuidadores de crianças e nos imunocomprometidos, grupos nos quais se torna maior a chance de infecção por protozoários ou helmintos. Para aumentar a sensibilidade do exame, devem ser colhidas, de preferência, 3 amostras de fezes em dias diferentes.

Nos pacientes com história de internação recente ou uso recente de antibiótico, principalmente clindamicina e cefalosporinas, a pesquisa da toxina do *Clostridioides difficile* nas fezes deve ser incluída na investigação.

Exames de imagem são raramente úteis na avaliação inicial, exceto RX simples de abdome para os pacientes que se apresentam com abdome agudo. Exames endoscópicos podem ser solicitados para os pacientes que não melhorarem com a terapia inicialmente instituída.

TRATAMENTO

Nenhuma medida terapêutica específica é requerida na maioria dos casos. O foco do tratamento deve ser de suporte, com manutenção ou recuperação de um estado fisiológico de hidratação corporal, partindo do pressuposto de que a desidratação consiste no principal fator de gravidade. A via de administração de 1ª escolha deve ser VO, excetuando-se os casos de intolerância ou aqueles pacientes que apresentam desidratação moderada a grave, com algum grau de repercussão hemodinâmica.

Existem algumas formulações comerciais disponíveis que podem ser utilizadas para fins de hidratação. Há, ainda, instruções para preparo domiciliar de soluções de reidratação oral, desde que mantenham concentrações adequadas de água, sal e açúcar, necessárias para que a absorção seja otimizada. Os pacientes não desidratados também devem ser estimulados em relação à ingestão hídrica para prevenção de desidratação.

Nos pacientes com desidratação leve, deve ser prescrita hidratação VO no local de atendimento (unidade básica de saúde ou pronto atendimento), com monitoração sequencial de parâmetros clínicos que comprovem melhora do estado de hidratação, como frequência cardíaca, avaliação de mucosas e diurese. Já os pacientes com desidratação moderada a grave necessitam de hidratação parenteral, usualmente feita com soluções cristaloides. Muitas vezes, esses pacientes precisam ser internados para um maior período de observação e de suporte hidroeletrolítico.

Não é recomendado o jejum, pois a nutrição dos enterócitos é fundamental para a manutenção da integridade do epitélio intestinal.

Em relação à dieta, a maioria dos especialistas costuma recomendar que sejam evitados alimentos com elevado teor de lipídios e cafeína, assim como o consumo de bebidas alcoólicas. Alguns pacientes apresentam intolerância parcial e temporária à lactose, decorrente da perda das enzimas digestivas da borda em escova da mucosa intestinal, fazendo com que leite e derivados possam piorar os sintomas ou prolongar o tempo de doença. Partindo dessa premissa, alguns autores defendem que esses alimentos sejam evitados no quadro agudo.

A terapia medicamentosa, na maioria dos casos, restringe-se ao uso de sintomáticos. Vários analgésicos podem ser usados para controle da dor abdominal, muitas vezes associada ao quadro. Antieméticos são importantes para controle das náuseas e vômitos, contribuindo para a manutenção do equilíbrio hidroeletrolítico dos pacientes.

O uso de antissecretores ainda é controverso, mas parecem ser drogas seguras, que podem ser usadas na maioria dos casos para controle do número de evacuações, reduzindo o risco de desidratação.

A loperamida, um opioide com ação em receptores intestinais, capaz de reduzir secreção e motilidade intestinal, pode ser utilizada na dose inicial de 4 mg, com doses adicionais de 2 mg, conforme necessidade, até uma dose máxima de 16 mg/dia.

O racecadotril é um inibidor de encefalinase. As encefalinas são opiáceos endógenos, presentes em todo o tubo digestivo, que atuam como neurotransmissores, reduzindo a atividade secretória intestinal sem afetar o tempo de trânsito ou a motilidade. Ao inibir a enzima responsável por sua degradação, o racecadotril potencializa a ação das encefalinas. Pode ser utilizado na dose de 100 mg, até 3 vezes ao dia. Estudos comparativos entre racecadotril e loperamida mostraram eficácia equivalente entre os fármacos. Ambos são capazes de reduzir o número de evacuações, o débito fecal e a duração da diarreia; entretanto, observa-se menor incidência de efeitos colaterais com o uso de racecadotrila em comparação à loperamida, como constipação-rebote. Os antissecretores devem ser evitados nos pacientes com suspeita de infecção pela *Escherichia coli* êntero-hemorrágica, pois seu uso aumenta o risco de o paciente evoluir com síndrome hemolítico-urêmica.

Os pré-bióticos, probióticos e simbióticos não são recomendados na rotina, mas podem ser benéficos no controle dos sintomas. A microbiota intestinal é grandemente impactada durante episódios de diarreia aguda, com redução de organismos simbiontes, como lactobacilos e bifidobactérias. A recomposição desta microbiota pode reduzir a proliferação de bactérias patogênicas por competição de nutrientes e receptores, além do fato de que estes organismos simbiontes podem produzir bacterioscinas, substâncias capazes de inibir o crescimento das bactérias potencialmente patogênicas. Apesar de um racional teórico lógico, não há evidência na literatura que sustente o uso desses medicamentos em todos os pacientes com diarreia aguda. As melhores evidências são para diarreia relacionada ao uso de antibióticos e diarreia em crianças, sendo particularmente demonstrada a redução no tempo de doença neste último caso.

A prescrição indiscriminada de antibióticos para diarreia aguda, com frequência sem indicação clínica, contribui para o aumento da resistência bacteriana. Deve-se considerar seu uso empírico nos pacientes com suspeita de diarreia do viajante, nos que apresentam sangue nas fezes, naqueles com sintomas prolongados (> 1 semana), nos imunocomprometidos, nos pacientes com sinais de desidratação moderada a grave e naqueles que apresentem sinais de toxemia (Tabela 2).

Podem ser utilizados ciprofloxacino, 500 mg, VO, a cada 12 horas, ou sulfametoxazol, 800 mg + trimetoprima, 160 mg, a cada 12 horas, ambos por 5 dias. Drogas

Tabela 2 Condições que favorecem a antibioticoterapia empírica na diarreia aguda
Sangramento nas fezes
Diarreia do viajante
Duração do quadro maior que uma semana
Evidências de síndrome da resposta inflamatória sistêmica (SIRS)
Pacientes com desidratação moderada a grave
Pacientes imunocomprometidos
Pacientes com necessidade de internação hospitalar

alternativas seriam outras quinolonas, como o norfloxacino e o levofloxacino, assim como macrolídeos.

PROGNÓSTICO

A doença é autolimitada e tem duração média < 1 semana. A gravidade depende da etiologia e principalmente da presença e da intensidade de desidratação, principal causa de óbito nesses pacientes.

Na consulta

- Sempre investigar história epidemiológica e histórico alimentar.
- Rever lista de medicamentos utilizados pelo paciente.
- Priorizar no tratamento medidas de suporte para evitar desidratação.
- Solicitar avaliação do especialista para os casos sem resposta às medidas iniciais.

BIBLIOGRAFIA

Dupont HL. Clinical practice: bacterial diarrhea. N Eng J Med 2009; 361(16):1560-9.

Farthing M, Salam MA, Lindberg G, Dite P, Khalif I, Salazar-Lindo E, et al. Acute diarrhea in adults and children: a global perspective. J Clin Gastroenterol 2013;47(1):12-20.

Guerrant RL, van Gilder T, Steiner TS; Infectious Diseases Society of America. Practice guidelines for the management of infectious diarrhea. Clin Infect Dis 2001;32:331-50.

Riddle MS, DuPont HL, Connor BA. ACG Clinical guideline: diagnosis, treatment, and prevention of acute diarrheal infections in adults. Am J Gastroenterol 2016;111(5):602-22.

108 DIARREIA CRÔNICA

Guilherme Marques Andrade, Matheus Freitas Cardoso de Azevedo

DEFINIÇÃO E ETIOLOGIA

A definição formal de diarreia é alteração do hábito intestinal implicando ≥ 3 evacuações diárias amolecidas a líquidas, com ou sem evidência de peso fecal > 200 g/dia. Na prática, no entanto, a definição corresponde à experiência universal em que se observa notável redução da consistência fecal, associada ou não ao aumento do número de evacuações diárias (em geral ≥ 3). É considerada crônica quando ocorre por período > 4 semanas.

Independentemente da etiologia, a diarreia decorre de alteração da absorção ou secreção de água no intestino, podendo representar desde sintoma de doença extraintestinal até doença primária grave, com impacto clínico e socioeconômico relevantes.

EPIDEMIOLOGIA

Tem prevalência global de 3-5% na população mundial, sendo que pode variar de acordo com sua etiologia específica.

CLASSIFICAÇÃO

Sua classificação é importante para estreitar as possibilidades diagnósticas e impedir testes diagnósticos e terapêuticos múltiplos e desnecessários, podendo haver sobreposição de mecanismos fisiopatológicos associados:

- diarreia inflamatória: lesões da mucosa por processos inflamatórios diversos (infecciosos ou não). Geralmente, de pequeno volume e frequência elevada, podendo apresentar muco, pus ou sangue (quando houver comprometimento retal), associada a dor abdominal mais proeminente, tenesmo, além de sintomas sistêmicos (ex.: doença de Crohn, retocolite ulcerativa, colite microscópica, colite pseudomembranosa, infecções bacterianas invasivas, infecções virais ulcerativas, colite isquêmica, colite actínica);
- diarreia disabsortiva: associada a deficiência no processo de digestão dos alimentos e/ou lesões parietais do intestino delgado com redução da capacidade absortiva. Geralmente, são fezes de grande volume, explosivas, com odor fétido, amareladas a pálidas, podendo "boiar" no vaso sanitário. Acompanhada de flatulência, distensão abdominal e emagrecimento (ex.: intolerância à lactose, doença celíaca, doença de Whipple, síndrome do intestino curto, síndrome do supercrescimento bacteriano, infecções parasitárias não invasivas, pós-operatório de *bypass* gástrico, diarreia colerética, medicamentos – como acarbose, orlistat, olmesartana);
- diarreia aquosa:
  – secretora: hipersecreção de água e eletrólitos pelo enterócito secundária a estímulos diversos, além de déficits variáveis de absorção. Os volumes em geral são > 1 L/dia, com permanência da diarreia mesmo em jejum (ex.: tumores neuroendócrinos – principalmente VIPoma, hipertireoidismo, abuso de álcool, medica-

mentos como metformina, colchicina, cafeína, AINEs, laxativos irritativos, sinvastatina, teofilina, calcitonina, antiarrítmicos);

– osmótica: retenção de água no lúmen intestinal secundária a substâncias não absorvidas com alto poder osmótico. Pode ser aliviada pelo jejum e piorada pela alimentação (ex.: intolerância a lactose e frutose, açúcares como manitol, sorbitol e xilitol, doença celíaca, medicamentos como acarbose, hormônio tireoidiano, alguns IECA, metildopa (alfametildopa), hidralazina, alguns antibióticos como ampicilina e clindamicina);

– hipermotilidade: secundária a trânsito acelerado (característica das doenças funcionais, como diarreia funcional e síndrome do intestino irritável do tipo diarreico).

DIAGNÓSTICO

Os objetivos básicos da anamnese são:

- confirmar que o paciente tenha diarreia crônica verdadeira, diferenciando de diarreia aguda e incontinência fecal com impactação (resultando em diarreia paradoxal ou *soiling*, do inglês);
- realizar boa anamnese quanto à caracterização das fezes com intuito de fenotipar a diarreia. O uso da escala visual de Bristol (amplamente disponível na internet) para definir o padrão determinante das fezes pode ser de grande auxílio, principalmente para facilitar a comunicação com o paciente.
- determinar a possibilidade de os sintomas serem secundários a doença orgânica (sintomas < 3 meses, predominantemente noturnos ou contínuos, e emagrecimento com perda ≥ 10% do peso basal);
- obter dados relevantes que possam estabelecer etiologia específica;
- colher histórico dietético detalhado.

A caracterização do quadro é feita a partir dos parâmetros volume, consistência, aspecto e frequência de evacuações, assim como sinais e sintomas associados.

Os dados relevantes da história e do exame físico são:

- idade, nível socioeconômico, profissão, naturalidade e procedência;
- comorbidades: doenças pancreáticas, doenças tireoidianas, DM, doenças do colágeno, deficiência de imunoglobulinas, úlceras pépticas de repetição, radioterapia ou quimioterapia;
- medicações: especial atenção deve ser dada à relação temporal que pode não ser óbvia. Cada vez mais se observa associação de medicamentos com diarreia crônica (Tabela 1);
- história familiar: particularmente, neoplasia, doença inflamatória intestinal e doença celíaca;
- cirurgias prévias (ressecções intestinais extensas podem causar quadro clássico de má absorção):
  – ressecções ileais podem levar a déficit na absorção de ácidos biliares e nutrientes;
  – cirurgias com *bypass* (p. ex., cirurgias bariátricas) associam-se com supercrescimento bacteriano;
  – colecistecomia: diarreia colerética (ocorre em < 10% dos casos – aumento do trânsito intestinal, má absorção de ácidos biliares);
  – gastrectomias parciais com anastomose gastroentérica: diferentes mecanismos (p. ex., síndrome *dumping*, supercrescimento bacteriano);
- viagens recentes, abuso de álcool, comportamentos de risco, transfusões sanguíneas, hábitos alimentares (p. ex., dieta rica em açúcares não absorvíveis, como sorbitol, em decorrência de efeito osmótico), associação com ingestão de leite ou derivados (deficiência de lactase);
- manifestações extraintestinais e/ou sistêmicas: lesões dermatológicas (p. ex., pioderma gangrenoso, eritema nodoso, dermatite herpetiforme), febre, artralgia, artrite, lesões oftalmológicas, sinais indiretos de anemia ou desnutrição;
- doenças psiquiátricas: diarreia factícia, abuso de laxativos;
- fatores de risco para infecção por *Clostridioides difficile*: suspeitar em idosos, múltiplas comorbidades, uso de antibioticoterapia nos últimos 3 meses (especialmente quinolonas, penicilinas, cefalosporinas e clindamicina), internação recente, imunossuprimidos, uso de quimioterápicos. Até 5% dos doentes da comunidade e 40% dos internados são carreadores assintomáticos do *Clostridioides difficile.*

EXAMES COMPLEMENTARES

Não há consenso sobre quais exames devem ser solicitados inicialmente. Sugere-se nortear a investigação a partir dos dados obtidos na história clínica e no exame físico (Figura 1).

Os seguintes cenários merecem especial atenção:

- presença de sinais de alarme, como sangramento gastrointestinal, febre e perda de peso significativa;
- quando diagnóstico diferencial pode ser efetivamente distinto com base nos resultados;
- quando o diagnóstico diferencial se mantém amplo e testes iniciais podem limitar testes adicionais, sugere-se medir eletrólitos fecais, gordura, sangue oculto e/ou leucócitos de modo a caracterizar esteatorreia, inflamação ou aquosa.

No caso de forte suspeita para gatilho alimentar (ex.: açúcares, lactose ou frutose), pode-se considerar elimi-

Tabela 1 Principais características de alguns tipos comuns de diarreia crônica

Diagnóstico	Características	Observações
Colites microscópicas ▪ colagênica ▪ linfocítica	Diarreia aquosa secretora acometendo principalmente idosos, ausência de sintomas sistêmicos, associação com algumas drogas (i. e., AINH, antidepressivos, antibióticos)	Diagnóstico: colonoscopia com biópsias seriadas do cólon Terapia de escolha: budesonida, 9 mg/dia, VO por 2 meses, seguida por 6 mg/dia por 1 mês
Diarreia de causas endócrinas: ▪ tumores neuroendócrinos ▪ DM ▪ hipertireoidismo ▪ doença de Addison	Característica secretora ou por dismotilidade Supercrescimento bacteriano secundário (diabetes)	Glicemia, TSH, FT4, cortisol, peptídeos séricos, ácido 5-hidróxi-indolacético urinário Avaliar neuropatia autonômica
Diarreia por drogas	Osmótica (magnésio, fosfatos, sorbitol, lactose, frutose, acarbose) Hipermotilidade (laxativos, metoclopramida, hormônio tireoidiano) Disabsorção (acarbose, orlistate, olmesartana) Secretora (antibióticos, AINH, metformina, quimioterápicos, colchicina, cafeína, carbamazepina, levodopa) Imunossupressores	Eliminar ou trocar o agente causador Considerar abuso de laxativos (diarreia factícia)
Giardíase	Dor abdominal, flatulência, esteatorreia	Pesquisa de antígeno fecal Terapia: metronidazol/secnidazol
Colite isquêmica	Diarreia inflamatória Presença de fatores de risco para aterosclerose	Colonoscopia com biópsias (úlceras colônicas, edema e friabilidade de mucosa): predileção pela região de transição retossigmoidiana e ângulo esplênico, com tendência a poupar o reto Terapia: suporte e antibióticos nos casos graves
Supercrescimento bacteriano	Diarreia disabsortiva Fatores de risco: diabetes, dismotilidade intestinal, acloridria, cirurgias abdominais que propiciam estase do conteúdo luminal	Teste respiratório (baixa acurácia) Terapia: antibioticoterapia Em casos recorrentes, está indicado rodízio de antibióticos (1 semana/mês)
Intolerância a lactose	Diarreia osmótica Dor e distensão abdominal, flatulência Melhora com o jejum	Teste respiratório ou sanguíneo para avaliar tolerância a lactose, sendo o 1º de maior acurácia Pesquisa de genótipo para hipolactasia Terapia: dieta isenta de lactose e ingestão de lactase nas refeições
Colite pseudomembranosa	Capítulo 109	
Doença celíaca	Capítulo 111	
Doença inflamatória intestinal	Capítulo 110	
Pancreatite crônica	Capítulo 116	

nação temporária com diário alimentar como prova terapêutica.

▪ Exames laboratoriais:

– iniciais: hemograma, glicemia, albumina, função renal, eletrólitos, TSH e T4 livre, velocidade de hemossedimentação, proteína C-reativa, enzimas hepáticas e pancreáticas, sorologia para HIV, IgA, antitransglutaminase tecidual, parasitológico de fezes (mínimo de 3 amostras), dosagem de calprotectina fecal (uma das principais proteínas constituintes do citosol dos neutrófilos, sendo um marcador de atividade inflamatória útil para o diagnóstico das diarreias inflamatórias – sua utilização pode reduzir a necessidade de colonoscopia em até 67% dos pacientes);

– conforme quadro clínico e/ou resultado dos exames iniciais: perfil do ferro, vitamina B12, ácido fólico (vitamina B9), dosagem de imunoglobulinas (IgA, IgG, IgM e IgE), pesquisa de toxina A e B para *Clostridioides difficile*; coprocultura, pesquisa e/ou quantificação de gordura fecal, pesquisa de antígeno para *Giardia e Cryptosporidium*, dosagem de peptídeo C, cromogranina A, gastrina, somatostatina, peptídeo vasoativo intestinal, serotonina, calcitonina, dosagem urinária de metanefrinas e ácido 5-hidróxi-indolacético, rastreio de laxativos (raramente disponível).

▪ Testes respiratórios:

– teste para supercrescimento bacteriano com hidrogênio expirado;

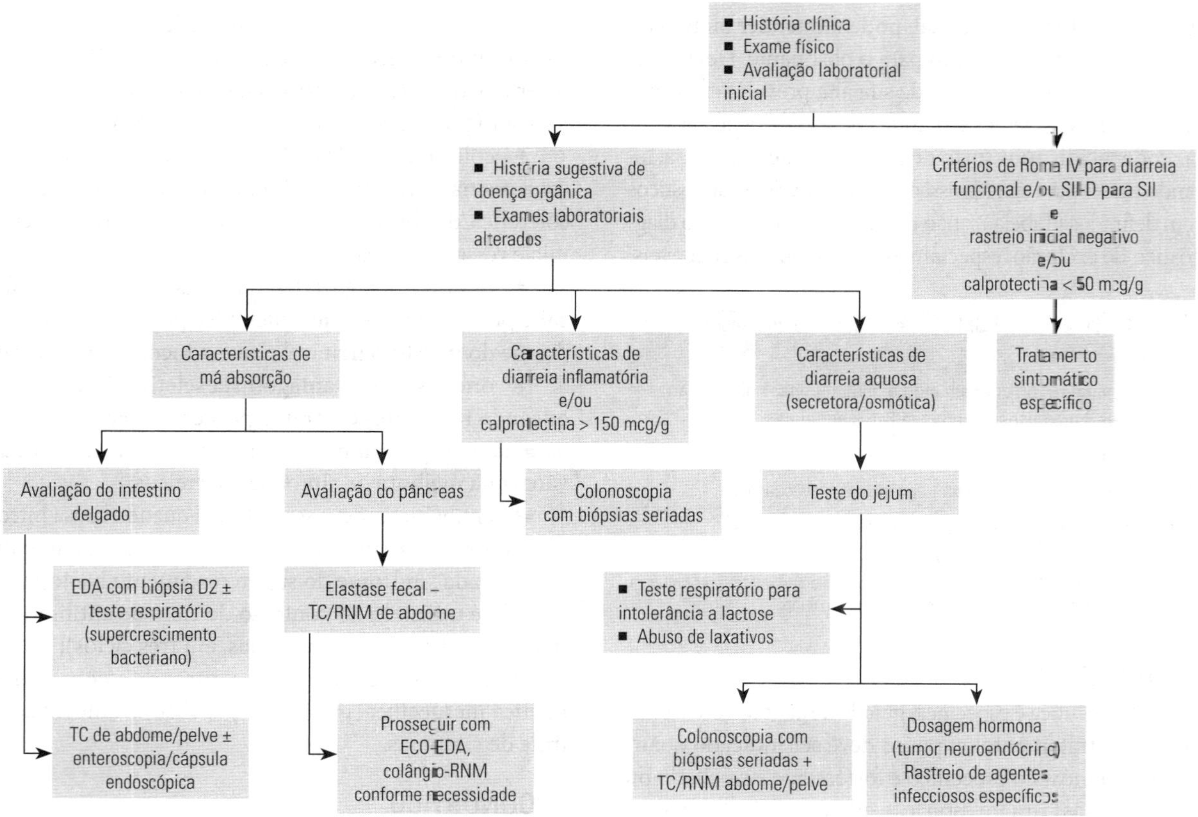

Figura 1 Investigação de diarreia crônica. ECO-EDA: ecoendoscopia; EDA: endoscopia digestiva alta; D2: segunda porção duodenal; TC: tomografia computadorizada; RNM: ressonância magnética; SII-D: síndrome do intestino irritável do tipo diarreica.

– teste de intolerância a lactose com hidrogênio expirado.

■ Endoscopia digestiva alta (EDA): importância para avaliação da mucosa gastroduodenal e, principalmente, coleta de biópsias da 2ª porção duodenal (giardíase, doença celíaca, doença de Whipple, enterite eosinofílica, amiloidose intestinal, entre outras).

■ Colonoscopia: valor no diagnóstico diferencial das colites. Possibilita a avaliação da mucosa e a realização de biópsias seriadas com o intuito de exclusão de causas infecciosas (bactérias, fungos, parasitas, citomegalovírus, tuberculose), neoplásicas (adenocarcinoma, linfoma e tumor neuroendócrino), amiloidose, colites (microscópica, isquêmica, eosinofílica e mastocítica).

■ Biópsias seriadas: têm papel diagnóstico para doença celíaca; exclusão de causas infecciosas (bactérias, fungos, parasitas, citomegalovírus, tuberculose), neoplásicas (adenocarcinoma, linfoma e tumor neuroendócrino), amiloidose, colites (microscópica, isquêmica, eosinofílica e mastocítica), bem como causas mais raras.

■ Enteroscopia: deve ser realizada quando houver lesão focal evidenciada por outros métodos e que necessita de biópsia diagnóstica, ou em caso de alta suspeição de doença do intestino delgado, tendo os exames radiológicos e endoscópicos resultados inconclusivos. Neste último caso, pode-se considerar solicitar exame de cápsula endoscópica inicialmente, com a desvantagem de não permitir biópsias, e a vantagem de não ser invasivo.

■ TC/RNM de abdome total: útil na avaliação do intestino delgado (lesões mucosas, sinais inflamatórios, estenoses, divertículos); em tumores abdominais de pâncreas e das vias biliares; no estadiamento da doença de Crohn; e na avaliação de possíveis complicações (abscessos, perfuração, fístulas).

DIAGNÓSTICOS DIFERENCIAIS

Conforme mencionado acima, em especial na Tabela 1, o diagnóstico diferencial pode ser amplo.

As doenças funcionais (síndrome do intestino irritável e diarreia funcional) são as causas mais comuns de diarreia crônica em países industrializados, afetando cerca de 10-20% da população mundial. É um distúrbio funcional mais comum entre mulheres, cujo complexo sintomatológico envolve dor abdominal e alteração do hábito intestinal, podendo tender tanto para o espectro diarreico quanto para o obstipante. Deve sempre ser lembrada por conta de sua alta prevalência, especialmente nos pacientes sem indicadores de doença orgânica. Pode incidir após surto de gastroenterite infecciosa, levando meses para sua remissão. Possui critérios diagnósticos bem definidos (Tabela 2), não devendo ser considerado diagnóstico de exclusão, especialmente entre jovens saudáveis.

Tabela 2 Critérios de ROMA IV para síndrome do intestino irritável

Dor abdominal recorrente em média, pelo menos, 1 dia/semana nos últimos 3 meses associada a ≥ 2 dos seguintes:
Relação com a defecação
Associada com uma mudança na frequência das evacuações
Associada com uma mudança na forma/aparência das fezes

*Critérios preenchidos nos últimos 3 meses com início dos sintomas ≤ 6 meses antes do diagnóstico; o polo diarreico é definido quando um doente relata fezes soltas ou aquosas > 25% do tempo e duras ou grumosas < 25% do tempo.

TRATAMENTO

A terapêutica é específica, guiada de acordo com a etiologia. Um tratamento empírico deve ser indicado quando um diagnóstico específico é fortemente suspeitado ou se os recursos para investigação etiológica são limitados.

Em geral, a terapêutica envolve:

- hidratação/manejo de eletrólitos/suporte nutricional;
- eliminação temporária ou definitiva de alimentos (no contexto de gatilho alimentar nas intolerâncias), ou mesmo como parte de controle de sintomas;
- loperamida (2 mg, após cada evacuação, com limite de 16 mg/dia), um derivado opioide sem ação central, com ação principal na motilidade intestinal e na secreção de água e eletrólitos no lúmen intestinal: atentar para os quadros com diarreia inflamatória pelo risco de perfuração e megacólon tóxico;
- codeína (5-30 mg, até cada 6 horas): opiode potente, com ação central, com os mesmos efeitos colaterais da loperamida;
- racecadotrila (100 mg, até cada 8 horas): um inibidor da encefalinase, com efeito antissecretor, é mais usada na diarreia aguda, com poucos efeitos colaterais;
- clonidina (0,1-0,3 mg, até cada 8 horas): agonista adrenérgico, é um agente pró-absortivo, que diminui o trânsito intestinal e inibe o tônus colinérgico, indicado em casos refratários de diarreia no diabético; tem como principais efeitos colaterais hipotensão, tonturas, boca seca e sedação;
- octreotida (50-250 mcg, até cada 8 horas, SC): análogo da somatostatina, é indicado para tumor tumor neuroendócrino, síndrome *dumping*, diarreia induzida por quimioterápicos, diarreia associada à HIV/AIDS e síndrome do intestino curto, seu uso deve ser cuidadoso, indicado por especialista, e apresenta alto custo;
- colestiramina (sachê com 4 g, até 3 vezes/dia): é uma resina quelante de sal biliar, indicada na diarreia colerética/disabsorção de sais biliares (pós-colecistectomia e ressecções ileais);
- fibras (20-30 g/dia): são formadores de massa fecal e podem ser úteis nos pacientes portadores de síndrome do intestino irritável e/ou na incontinência fecal;
- ondansetrona: antagonista seletivo 5-HT3, bloqueando receptores centrais e periférico. Mais utilizado para náuseas pós-quimioterapia, tem evidência de adjuvância na melhora de sintomas diarreicos;
- antibióticos: deve ser utilizada quando causa infecciosa específica é suspeita, ou como parte de tratamento empírico da síndrome do supercrescimento bacteriano, quando é utilizado no contexto de ciclo de antibióticos (uso por 7 dias, folgando 21 dias, em três ciclos);
- probióticos: evidência controversa como terapêutica inespecífica, podem ter papel adjuvante no controle de sintomas.

PROGNÓSTICO

O prognóstico é extremamente variável, de acordo com a etiologia.

Na consulta

- Anamnese detalhada, buscando distinguir o fenótipo da diarreia (secretora, aquosa, disabsortiva, inflamatória) ajuda no direcionamento de exames.
- Atentar para o tempo de início dos sintomas, sinais de alarme e diferenciação com incontinência fecal.
- Obter história medicamentosa com precisão.
- Entender que em jovens sem comorbidades e sem sinais de alarme a causa mais comum é a diarreia funcional.
- Direcionar o tratamento para a causa específica da diarreia.

BIBLIOGRAFIA

AGA clinical practice guideline on laboratory evaluation of functional diarrhea and diarrhea-predominant irritable bowel syndrome in adults (IBS-D). Gastroenterology 2019;157(3):851.

ASGE Standards of Practice Committee; Shen B, Khan K, Ikenberry SO, Anderson MA, Banerjee S, Baron T, et al. The role of endoscopy in the management of patients with diarrhea. Gastrointest Endosc 2010;71:887-92.

Camillei M, Sellin JH, Barrett KE. Pathophysiology, evaluation, an management of chronic watery diarrhea. Gastroenterology. 2017 Feb; 152(3):515-532.e2full-text

Drossman DA, Hasler WL. Rome IV-Functional GI Disorders: disorders of gut-brain interaction. Gastroenterology 2016;150(6):1257-61.

Fine KD, Schiller LR. AGA technical review on the evaluation and management of chronic diarrhea. Gastroenterology 1999;116:1464-86.

Juckett G, Trivedi R. Evaluation of chronic diarrhea. Am Fam Physician 2011;84:1119-26.
Tack J. Functional diarrhea. Gastroenterol Clin North Am 2012;41:629-37.
Thomas PD, Forbes A, Green J, Howdle P, Long R, Playford R, et al. Guidelines for the investigation of chronic diarrhoea. 2.ed. Gut 2003;52(Suppl5):v1-15.

109 COLITE PSEUDOMEMBRANOSA

Munique Kurtz de Mello, Matheus Freitas Cardoso de Azevedo, Maira Andrade Nacimbem Marzinotto

DEFINIÇÃO E ETIOLOGIA

A infecção pelo *Clostridioides difficile* (anaeróbio Gram-positivo) é a principal causa de diarreia infecciosa nosocomial. Caracteriza-se por diarreia (≥ 3 evacuações de consistência amolecida nas últimas 24 horas), associada a presença da bactéria ou toxinas nas fezes, ou evidência de pseudomembranas em exame endoscópico.

Nos últimos anos, observa-se aumento progressivo da incidência, da refratariedade e do número de casos graves com a emergência de cepas hipervirulentas como NAP1/BI/027.

O fator de risco principal é o uso de antibióticos que alterem a microbiota intestinal e permitam a proliferação do *Clostridioides difficile* (em geral, < 8 semanas após término do tratamento). Outros fatores de risco são: idade avançada, hospitalização recente e prolongada, especialmente em UTI, uso de inibidores de bomba de prótons, quimioterapia, comorbidades graves, doença inflamatória intestinal e imunossupressão.

Os antibióticos mais envolvidos na sua etiologia são: quinolonas, clindamicina, penicilinas e cefalosporinas.

QUADRO CLÍNICO

Tem amplo espectro de manifestações clínicas, desde diarreia leve, com dor abdominal, náuseas e vômitos, até megacólon tóxico e perfuração intestinal, nos casos mais graves.

À endoscopia, podem ser encontradas pseudomembranas (placas amareladas), em todo o cólon (51-55% dos casos), além de erosões, ulcerações, friabilidade e edema da mucosa. Exame endoscópico normal não exclui o diagnóstico.

DIAGNÓSTICO

Os algoritmos para pesquisa do *C. diffile* devem incluir uma modalidade de teste altamente sensível e uma modalidade de teste altamente específica para ajudar a distinguir a colonização da infecção ativa. Dessa forma, só devemos solicitar a pesquisa da infecção em pacientes com quadro clínico compatível.

- A glutamato desidrogenase (GDH) é uma enzima produzida em grandes quantidades por cepas toxigênicas e não toxigênicas de *C. difficile* e outras espécies de clostrídios. O teste que detecta o antígeno GDH é extremamente sensível e funciona bem como uma ferramenta de triagem, com alto valor preditivo negativo. Os testes GDH positivos requerem a confirmação diagnóstica com exames mais específicos (descritos no próximo parágrafo). Falsos negativos ocasionalmente ocorrem; então, testes adicionais são necessários apenas quando a suspeita clínica for muito alta.
- padrão-ouro: cultura anaeróbica das cepas toxigênicas (tem como desvantagem o tempo de execução prolongado);
- mais utilizado e amplamente disponível: pesquisa das toxinas A e B (imunoensaio enzimático) em amostra de fezes diarreicas (sensibilidade de cerca de 57-83% e especificidade de até 99%);
- outros métodos: reação em cadeia da polimerase (melhor performance do que pesquisa de toxinas por imunoensaio enzimático) e teste de neutralização citotóxica para identificação das toxinas (excelente performance, porém tem baixa disponibilidade nos centros nacionais).

TRATAMENTO

O passo inicial do tratamento é a interrupção da terapia antibiótica implicada no quadro (sempre que possível) ou sua substituição por antibióticos com menor proprensão, como aminoglicosídeos, vancomicina, tetraciclina ou macrolídeos.

O paciente deve permanecer em isolamento com precauções de contato, sendo mantida a dieta conforme tolerabilidade e realizando-se hidratação e correção dos distúrbios hidroeletrolíticos. Os profissionais de saúde e pessoas próximas aos pacientes devem realizar higienização das mãos com água e sabão, já que o uso de álcool gel não elimina a bactéria.

O tratamento deve levar em consideração a gravidade da infecção (Figura 1). O principal tratamento para o *Clostridioides difficile* é a vancomicina na dose de 125 mg, VO, 4 vezes ao dia, tanto para casos leves quanto graves. Nos casos fulminantes, a dosagem recomendada é de 500 mg, via oral ou enema. O metronidazol na dose de 500 mg, VO, 3 vezes ao dia, pode ser utilizado em quadros leves, apenas na indisponibilidade da vancomicina. Caso haja intolerância oral ao metronidazol, este pode ser empregado EV, na mesma dose.

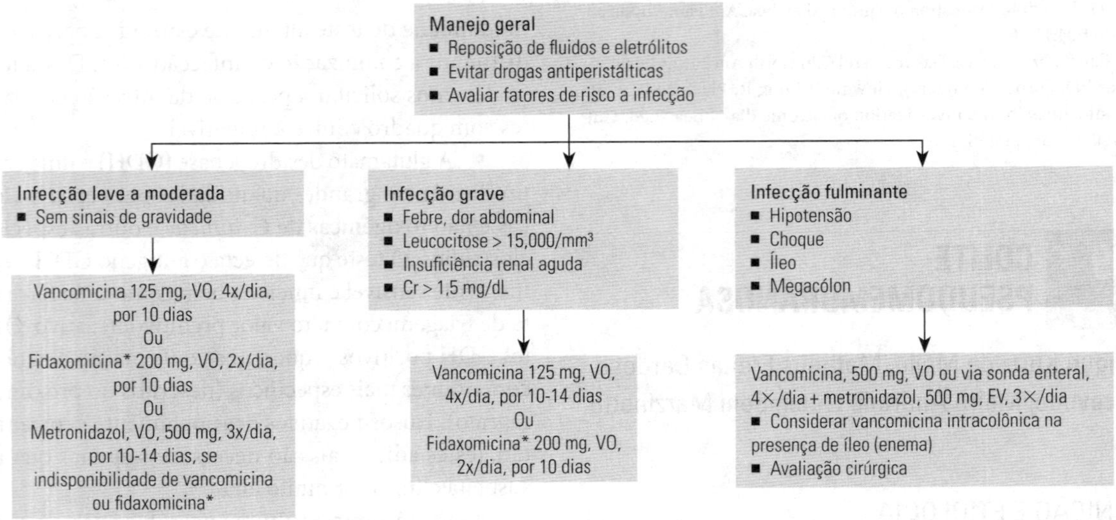

Figura 1 Tratamento da infecção por *Clostridioides difficile*.* A fidaxomicina não está disponível no Brasil.

O tempo de antibioticoterapia deve ser de 10-14 dias. A fidaxocimina 200 mg, VO, 2 vezes ao dia, é uma boa opção para casos leves e graves, porém indisponível no Brasil.

Cerca de 20% dos casos são recorrentes.

Diante da recorrência da infecção, indica-se a vancomicina com desmame progressivo ao longo das semanas ou a utilização de fidaxomicina (sem registro vigente na Anvisa). Após duas ou mais recorrências, o transplante de microbiota fecal é uma excelente opção terapêutica, com elevadas taxas de sucesso. Não há evidência para utilização de probióticos para tratamento ou na prevenção da recorrência da infecção por *Clostridoides difficile*.

Não é recomentado repetir a pesquisa da toxina após o tratamento nos pacientes que apresentaram remissão dos sintomas.

▪ BIBLIOGRAFIA

Cohen S, Gerding DN, Johnson S, Kelly CP, Loo VG, McDonald LC, et al; Society for Healthcare Epidemiology of America; Infectious Diseases Society of America. Clinical practice guidelines for *Clostridium difficile* infection in adults: 2010 update by the Society for Healthcare Epidemiology of America (SHEA) and the Infectious Diseases Society of America (IDSA). Infect Control Hosp Epidemiol 2010;31:431-55.

Johnson S, Lavergne V, Skinner AM, et al. Clinical Practice Guideline by the Infectious Diseases Society of America (IDSA) and Society for Healthcare Epidemiology of America (SHEA): 2021 Focused Update Guidelines on Management of Clostridioides difficile Infection in Adults. Clinical Infectious Diseases 2021.

Kelly CR, Fischer M, Allegretti JR, et al. ACG Clinical guidelines: prevention, diagnosis, and treatment of Clostridioides difficile infections. Am J Gastroenterol 2021;116:1124-1147.

O'Donoghue C, Kyne L. Update in Clostridium difficile infection. Curr Opin Gastroenterol 2011;27:38-47.

Surawicz CM, Alexandre J. Treatment of refractory and recurrent Clostridium difficile infection. Nature 2011;8:330-9.

110 DOENÇA INFLAMATÓRIA INTESTINAL

Matheus Freitas Cardoso de Azevedo, Guilherme Marques Andrade

DEFINIÇÃO E ETIOLOGIA

Compreende essencialmente a doença de Crohn (DC) e a retocolite ulcerativa (RCU). Trata-se de doenças multifatoriais, em que interagem fatores genéticos, ambientais, microbiota intestinal e regulação imunológica da mucosa.

São entidades inflamatórias crônicas do trato gastrointestinal, com surtos de remissão e exacerbação, que compartilham uma diversidade de manifestações clínicas. A retocolite ulcerativa acomete essencialmente a mucosa do reto e/ou submucosa e dos cólons, com distribuição simétrica e contínua, enquanto a doença de Crohn se caracteriza por processo inflamatório transmural, podendo acometer desde a boca ao ânus, com predileção pela região ileal ou ileocolônica, com característica descontínua, podendo assumir formas estenosantes e fistulizantes.

Ocorrem alterações na função da barreira epitelial intestinal, facilitando a colonização e o constante estímulo de produtos bacterianos e citocinas pró-inflamatórias, com disfunção da imunidade inata e perda do sistema de tolerância. Há, então, uma amplificação do processo imunoinflamatório, gerando inflamação crônica, lesão tecidual e fibrose.

Sabe-se que há um papel genético significativo, porém com penetrância altamente variável.

EPIDEMIOLOGIA

A retocolite ulcerativa e a doença de Crohn são doenças da era moderna, com maior prevalência entre caucasianos, em sociedades desenvolvidas, urbanizadas e industrializadas (EUA, Canadá e Europa), evidenciando-se aumento da incidência em países em desenvolvimento, como o Brasil.

Alguns possíveis fatores de risco são:

- estilo de vida ocidental;
- dieta rica em gordura e açúcar, e pobre em frutas;
- exposição a toxinas e xenobióticos;
- uso de medicamentos (antibióticos e AINH);
- alto nível econômico;
- tabagismo (maior risco na doença de Crohn, aparente protetor na retocolite ulcerativa);
- história familiar (positiva em 10-20% dos casos).

A retocolite ulcerativa tem incidência de 1,2-20,3 casos/100.000 pessoas/ano e a doença de Crohn, de 0,03-15,6 casos/100.000 pessoas/ano.

Apresentam pico de incidência por idade. Seu padrão bimodal clássico (15-25 anos e 50-70 anos) vem sofrendo modificações, com diminuição do 2º pico.

Apresentam distribuição semelhante entre os sexos.

QUADRO CLÍNICO

Altamente dependente do local e extensão da doença, bem como a forma e intensidade do processo inflamatório (no caso da doença de Crohn, se apenas inflamatório, estenosante ou fistulizante). A Tabela 1 compara aspectos da retocolite ulcerativa e da doença de Crohn.

Manifestações extraintestinais

As manifestações extraintestinais da doença são diversas e acometem diferentes órgãos e sistemas, podendo ou não estar associadas à atividade da doença. Ocorrem em até 30% dos casos (Tabela 2).

CLASSIFICAÇÃO (Tabela 3)

Os principais sítios de acometimento da DC são: íleo e cólon (40%), íleo isoladamente (30%) e cólon isoladamente (20%). Cerca de 5-15% dos pacientes apresentam lesões associadas de trato gastrointestinal superior.

A doença pode apresentar comportamentos inflamatório, estenosante e/ou fistulizante.

DIAGNÓSTICO

O diagnóstico envolve forte suspeita clínica, associada essencialmente a achados endoscópicos, radiológicos e histológicos.

Tabela 1 Comparativo das manifestações clínicas entre retocolite ulcerativa e doença de Crohn

	Retocolite ulcerativa	Doença de Crohn
Dor abdominal	Frequente, em cólica, em geral no quadrante inferior esquerdo	Queixa proeminente, especialmente no quadrante inferior direito
Vômitos	Raros	Frequentes
Diarreia	Frequente	Frequente
Sangue nas fezes	Comum	Incomum (20-30%)
Tenesmo	Muito comum (proctite)	Incomum
Desnutrição	Ocasional	Frequente
Massa abdominal	Rara	Frequente (doença ileocecal)
Distensão abdominal	Apenas na doença grave	Frequente
Estenoses/sintomas obstrutivos	Raras: obrigatório investigar neoplasia	Frequentes
Doença fistulizante	Rara	> 30%

Tabela 2 Manifestações extraintestinais e sua relação com atividade de doença intestinal

Manifestações	Retocolite ulcerativa	Doença de Crohn	Relação com atividade
Reumatológicas			
Artralgia/artrites	6-30%	15-35%	+ ou –
Pauciarticular			+
Poliarticular			–
Sacroileíte	5-15%		–
Espondilite anquilosante	1-6%		–
Dermatológicas	< 20%		
Eritema nodoso	2-5%	< 15%	+
Pioderma gangrenoso	1-5%	1-2%	+ ou –
Aftas orais	4-25%	10-30%	+
Oftalmológicas	2-29%		
Episclerite	2-4%		+
Uveíte	0,5-3,5%		+ ou –
Hepatobiliar			
Colangite esclerosante primária (CEP)	2-8%	1-2%	+ ou –
Colelitíase	–	15-30%	–
Nefrológicas			
Nefrolitíase	2-5%	5-20%	–
Amiloidose	Raro (1%)		–

Tabela 3 Classificação da retocolite ulcerativa de acordo com a extensão do acometimento à colonoscopia

	Segmento colônico acometido	
Colite distal (34-70%)	Proctite	Inflamação da mucosa retal em até 15 cm da linha pectínea
	Proctossigmoidite	Inflamação da mucosa retossigmoidiana a 25-30 cm da linha pectínea
Colite esquerda (8-40%)	Inflamação da mucosa até flexura esplênica (pode acometer até o transverso distal)	
Pancolite (14-56%)	Inflamação da mucosa até o transverso proximal e adiante	

EXAMES COMPLEMENTARES

- Gerais: hemograma completo, ureia, creatinina, eletrólitos.
- Provas de atividade inflamatória (velocidade de hemossedimentação, proteína C-reativa e alfa-1-glicoproteína ácida): podem ser úteis na fase aguda e no acompanhamento dos pacientes em remissão clínica como preditor de reativações.
- Exames com material fecal:
  - protoparasitológico de fezes, coprocultura e pesquisa de toxina para *Clostridium/ Clostridioides*: diagnóstico diferencial e possíveis fatores relacionados à exacerbação da doença;
  - marcadores fecais: lactoferrina (pouco disponível no Brasil) e calprotectina fecal estão significativamente correlacionadas com a inflamação endoscópica e histológica e são úteis no diagnóstico e acompanhamento de pacientes com DII, permitindo distinguir doença ativa de inativa, prever possíveis recaídas e também monitorar a resposta ao tratamento.
- Enzimas hepáticas (AST, ALT, fosfatase alcalina, gamaglutamiltransferase e bilirrubinas): para diagnóstico de sobreposição com CEP e, mais raramente, hepatite autoimune, além de avaliação de hepatotoxicidade das drogas utilizadas para tratamento da doença.
- Avaliação nutricional: proteínas totais e frações, ácido fólico (vitamina B9) e vitamina B12, zinco, perfil do ferro (ferro sérico, ferritina, saturação de transferrina).
- Marcadores sorológicos: isoladamente, apresentam baixa sensibilidade para distinção entre retocolite ulcerativa e doença de Crohn. Podem ajudar no diagnóstico das colites não classificadas, entretanto não devem ser solicitados rotineiramente para o diagnóstico:
  - anticorpo anti-*Saccharomyciscereviriae* (ASCA): presentes em 39-70% dos casos de doença de Crohn e em 5-15% dos casos de retocolite ulcerativa;
  - anticorpo anticitoplasma de neutrófilo perinuclear (p-ANCA): presentes em 20-75% dos casos de retocolite ulcerativa e em 2-28% dos casos de doença de Crohn.
- Colonoscopia: importante para diagnóstico e estadiamento da doença (coleta de biópsias, avaliação da extensão e do padrão de acometimento), assim como auxílio no diagnóstico diferencial e acompanhamento evolutivo.
- Trânsito intestinal: vem sendo gradativamente substituído pela TC e pela RNM, por conta de sua menor acurácia.
- Enterografia por TC ou RNM: sempre realizar na suspeita de doença inflamatória intestinal, especialmente na DC, para avaliação primariamente de comprometimento de intestino delgado, além de ser útil na suspeita de complicações da doença (abscessos, fístulas, estenoses, tumores).
- RNM pélvica: utilizada essencialmente para a doença de Crohn com manifestação perianal para estadiamento e estudo das fístulas e suas possíveis complicações (abscesso).
- Enteroscopia/cápsula endoscópica: utilizadas para diagnóstico e avaliação de doença de delgado, quando o diagnóstico diferencial não foi possível por outros meios. A cápsula tem como vantagem a baixa invasividade, enquanto a enteroscopia permite coleta de biópsias e possível realização de procedimentos terapêuticos (p. ex., dilatação endoscópica de estenoses).

Tabela 4 Classificação de gravidade para o surto agudo da retocolite ulcerativa

	Leve	Moderada	Grave	Fulminante
Número de evacuações/dia	< 4	4-5	≥ 6	≥ 10
Sangue vivo nas fezes	Pouco/intermitente	Intermitente	Frequente	Contínuo
Temperatura (°C)	Normal	Intermediária	> 37,5	> 37,5
Pulso (bpm)	< 90	Intermediário	> 90	> 90
Hb (g/dL)	> 10,5	Intermediária	≤ 10,5	Necessidade de hemotransfusão
Velocidade de hemossedimentação (mm/h)	≤ 30	Intermediária	> 30	> 30

Na colite grave, pelo menos 1 dos critérios de acometimento sistêmico deve estar presente. Na colite fulminante, todos os critérios de resposta inflamatória sistêmica devem estar presentes. Megacólon tóxico: colite grave/fulminante + distensão colônica ≥ 6 cm (alto risco de perfuração). Outros escores de gravidade, que fogem do cerne deste capítulo são o Índice de atividade da doença de Crohn (CDAI).
Adaptada de Truelove SC, Witts LJ. Cortisone in ulcerative colitis: final report on a therapeutic trial. Br Med J 1955;2:1041-8.

- Biópsias devem sempre ser realizadas, entretanto avaliadas com cautela, pois a histopatologia pode não ser conclusiva. Apresenta maior relevância no diagnóstico diferencial com outras doenças inflamatórias (colite amebiana, pseudomembranosa, por citomegalovírus, linfomatosa, por tuberculose, isquêmica, eosinofílica, microscópica, secundária a AINH). Microabscessos de cripta são neutrófilos na parede ou dentro das criptas, correlacionando-se com a intensidade da inflamação. Não são específicos da doença inflamatória intestinal. Um achado clássico e extremamente sugestivo da doença de Crohn é o granuloma não caseoso (presente em até 30% dos casos); no entanto, costumam ser encontrados nas camadas mais profundas do intestino, que na maioria das vezes não podem ser acessadas por meio de biópsias endoscópicas convencionais.

Tabela 5 Comparação dos achados endoscópicos e anatomopatológicos

	Retocolite ulcerativa	Doença de Crohn
Achados macroscópicos		
▪ Segmento envolvido		
– Cólon distal	Comum	Incomum
– Cólon proximal	Incomum	Comum
– Reto poupado	Raro (5%)	Comum
– Ileíte	Incomum (10%)	Comum
▪ Distribuição das lesões	Contínuas/transição abrupta com mucosa normal*	Salteadas (entremeadas à mucosa normal)
▪ Úlceras aftoides	Incomum	Comum
▪ Úlceras profundas	Incomuns	Comuns, podendo confluir e assumir aspecto linear
▪ Aspecto mucoso	Friável, granular, perda do padrão vascular, erosões	Mosaico (*cobblestone*)/ ulcerações serpiginosas
▪ Pseudopólipos	Comuns	Incomuns
▪ Fístulas e estenoses	Raras	Comuns
Achados microscópicos		
▪ Inflamação	Difusa, restrita à mucosa	Segmentar, focal, transmural
▪ Abscessos de criptas	Frequentes	Ocasionais
▪ Atrofia de mucosa	Comum	Rara
▪ Depleção de células caliciformes	Pronunciada	Discreta
▪ Granulomas epitelioides**	Ausentes	30% dos casos

* Pacientes em longo tempo de tratamento podem apresentar acometimento salteado do cólon, assim como ausência de evidente comprometimento retal

** Formados na submucosa, dificilmente atingidos pela biópsia endoscópica.

TRATAMENTO

Para a escolha apropriada da melhor abordagem terapêutica, é necessário considerar grau de atividade clínica e endoscópica da doença, localização, extensão, comportamento, eficácia da droga e seus potenciais efeitos colaterais, resposta prévia a algum tipo de tratamento, presença de manifestações extraintestinais ou complicações relacionadas à doença.

O tratamento das doenças inflamatórias intestinais vem evoluindo nos últimos anos. Historicamente, os pacientes eram tratados com base apenas nos sintomas clínicos. Hoje, entende-se que os sintomas clínicos não apresentam boa correlacão com o grau de inflamação subjacente da mucosa entérica, como demonstrado por endoscopia, histologia, enterografia por TC ou RNM e biomarcadores inflamatórios. Além disso, os objetivos do tratamento antes aceitos, como resposta sintomática e remissão clínica, são considerados insuficientes, já que não garantem que o processo inflamatório esteja controlado e, portanto, não impedem a progressão da doença.

Os objetivos atuais do tratamento englobam principalmente o controle sustentado da inflamação por meio da cicatrização da mucosa e da prevenção de lesões estruturais irreversíveis e complicações (fístulas, abscessos, estenoses, fibrose, dismotilidade, neoplasia), que por sua vez levam a hospitalização e cirurgia.

Em abril de 2015, um grupo de especialistas internacionais em DII, estabelecido pela Organização Internacional para o Estudo das Doenças Inflamatórias Intestinais (IOIBD), elaboraram recomendações definidas por alvos terapêuticos, no intuito de facilitar a tomada de decisões na prática clínica diária (estratégia "*treat-to-target*"), orientando a necessidade do monitoramento regular e otimização ou mudança da terapia até o objetivo ser alcançado (STRIDE-I). De acordo com a estratégia "*treat-to-target*", os objetivos do tratamento vão além do simples controle dos sintomas, mas principalmente, deve-se buscar o controle sustentado da inflamação, por meio da cicatrização da mucosa.

Em 2021, o mesmo grupo publicou 13 recomendações atualizadas para o monitoramento e tratamento da DII, tanto em adultos quanto em pediatria (STRIDE-II).O STRIDE-II adicionou resposta e remissão clínica, bem como normalização da proteína C reativa (PCR), como alvos terapêuticos a serem atingidos a curto prazo. A redução da calprotectina fecal para uma faixa aceitável (entre 100 a 250 mcg/g) foi também definido como objetivo de tratamento a médio prazo. A restauração da qualidade de vida e a ausência de incapacidade foram adicionadas à cicatrização endoscópica como metas a serem alcançadas a longo prazo. Nos pacientes pediátricos, a restauração do crescimento normal deve ser alvo terapêutico. Além disso, remissão transmural na DC e a histológica na RCU foram reconhecidas como medidas adjuvantes importantes, mas não foram endossados como novos alvos formais de tratamento.

A avaliação do prognóstico na fase inicial do curso da doença é essencial para o desenvolvimento de um plano terapêutico adequado às possíveis necessidades e gravidade do paciente. A doença de Crohn e a retocolite ulcerativa são doenças heterogêneas, com alguns pacientes apresentando um curso leve e outros, doença grave e incapacitante desde o seu princípio. Assim, é de suma importância identificar os pacientes que apresentem fatores como potenciais preditores de um curso mais grave desde a sua apresentação (critérios de mau prognóstico). Na DC, alguns fatores parecem associar-se com maior gravidade e mau prognóstico, tais como: pacientes jovens no momento do diagnóstico, tabagismo, presença de lesões anais/perianais complexas, necessidade inicial de corticosteroides, envolvimento extenso do intestino delgado e lesões endoscópicas graves (úlceras profundas).

Assim como na DC, existem fatores associados a prognóstico desfavorável na RCU: pacientes jovens, envolvimento pancolônico, atividade endoscópica intensa (ulcerações), necessidade de hospitalização, hipoalbuminemia, proteína C-reativa elevada.

O arsenal terapêutico atual da DII está divido entre as terapias convencionais (corticosteroides, imunossupressores orais e aminossalicilatos orais e tópicos), terapias biológicas (antifator de necrose tumoral, anti-integrinas, anti-interleucinas) e pequenas moléculas para uso oral (inibidores da Janus quinase).

De forma geral, para tratamento da DII leve a moderada, recomenda-se a terapia convencional. No caso da terapia convencional falhar ou o paciente apresentar alguma contraindicação ou efeito colateral com essa terapia, ou naqueles que apresentem fatores relacionados com prognóstico mais grave, a terapia biológica ou pequenas moléculas estão indicadas.

Corticosteroides são indicados para indução de remissão clínica na doença em atividade. Não estão indicados para manutenção da remissão, pois têm baixos índices de cicatrização da mucosa e elevada incidência de efeitos colaterais. O mais utilizado é a prednisona, 0,75-1 mg/kg/dia. Ao introduzir o corticosteroide, deve-se já ter em plano o momento exato de desmame (não exceder 8-12 semanas); caso haja previsão de uso prolongado e/ou doença moderada a grave, introduzir imunossupressor concomitantemente. O desmame deve ser realizado de forma gradual, em geral, com redução de 10 mg/semana até a dose de 20 mg/dia; em seguida, reduzir 5 mg/semana até a suspensão. Nos casos de doença de Crohn leve a moderada da região ileocecal e do cólon direito, uma boa alternativa é a budesonida, 9 mg/dia, VO. Apresenta boa resposta clínica e baixos índices de efeitos colaterais (efeito local, apenas 10% de ação sistêmica).

Tratamento da doença leve a moderada

Os aminossalicilatos (mesalazina e sulfassalazina) são as drogas de escolha para o tratamento da fase aguda e na manutenção da retocolite ulcerativa leve a moderada. Na doença de Crohn, têm papel limitado.

- Mesalazina pode ser administrada na fase aguda (2,4-4,8 g/dia) e na manutenção (1,6-2 g/dia). O supositório ou enema de mesalazina (1 g/dia) deve ser utilizado como monoterapia na fase aguda da doença restrita ao reto e, em seguida, na manutenção (3 vezes por semana). Na retocolite ulcerativa extensa (colite esqueda ou pancolite) leve a moderada, deve-se utilizar a terapia combinada de mesalazina (VO e tópica). O uso combinado, em geral, é mais efetivo do que a terapia isolada.
- Sulfassalazina pode ser administrada na fase aguda (3-4 g/dia) e na manutenção (2 g/dia). Sua ação é dependente das bactérias colônicas. Apresenta efeito terapêutico nos casos de acometimento articular periférico associado. Na retocolite ulcerativa, tem eficácia semelhante à mesalazina, porém com maior incidência de efeitos adversos. Seu efeitos colaterais são dose-dependentes e relacionados à sulfapiridina (principais: dor abdominal, náuseas e vômitos, cefaleia, hemólise e infertilidade masculina). A maioria dos indivíduos com intolerância gastrointestinal à sulfassalazina tolera bem a mesalazina.

Imunossupressores (azatioprina e metotrexato) também podem ser utilizados.

- Azatioprina, 2-2,5 mg/kg/dia, deve ser iniciada com 50 mg/dia e aumentada progressivamente (cerca de 50 mg a cada 2 semanas), na ausência de mielo, hepato ou pancreatotoxicidade. É o imunossupressor de escolha. Tem início de ação lento (2-3 meses), sendo indicada como droga de manutenção da remissão da doença, permitindo o desmame do corticoide. Deve-se fazer uso precoce nos pacientes com doença grave e critérios de mau prognóstico (em geral associado aos imunobiológicos) e na doença não responsiva a aminossalicilatos (retocolite ulcerativa), além de infecções, principalmente virais. Como ponto negativo, apresenta risco de linfoma (até 5 vezes), neoplasia renal e câncer de pele não melanoma (deve-se orientar o uso de protetor solar e exame dermatológico anual). Além disso, aumento o risco de infecções, especialmente virais.Apresenta como alternativa a mercaptopurina, 1-1,5 mg/kg/dia principalmente nos casos de sintomas dispépticos comumente associados a azatioprina.

- Metotrexato, 25 mg/semana, IM ou SC, por 16 semanas, e, em seguida, 15 mg/semana é uma alternativa à azatioprina. Deve ser utilizado com cautela em mulheres em idade fértil (teratogenicidade). Apresenta mielotoxicidade e hepatotoxicidade. Está associado a menores índices de cicatrização de mucosa quando comparado à azatioprina. Apresenta papel limitado na RCU, estando reservada para casos específicos de DC.

Tratamento da doença moderada a grave

A introdução da terapia biológica no tratamento da DII modificou a história natural da doença, reduziu cirurgias e hospitalizações. O tratamento convencional, embora eficaz nos casos leves e moderados, não o é convincentemente nos casos moderados e graves. Os anticorpos contra o fator de necrose tumoral (antiTNF) foram os primeiros biológicos desenvolvidos e passaram a ser utilizados tanto na doença de Crohn (DC) quanto na retocolite ulcerativa (RCU) com resultados favoráveis. Entretanto, sabe-se que alguns pacientes não respondem à indução (não respondedores primários, 10 a 30% dos casos) e outros perdem a resposta após sucesso terapêutico inicial (não respondedores secundários). Enquanto a perda de resposta primária pode relacionar-se com diferentes mecanismos de ação, sem envolvimento substancial do TNF, a perda de resposta secundária relaciona-se com a imunogenicidade e consequente formação de anticorpos contra a medicação. Os anticorpos reduzem o nível sérico da medicação com consequente perda da eficácia. Estratégias como a associação com um imunossupressor (ex., tiopurina, metotrexato) reduz a formação de anticorpos e podem prolongar o efeito dos antiTNF, em especial no caso do infliximabe. Os antiTNF são indicados para: doença inflamatória intestinal refratária aos imunossupressores, uso precoce nos pacientes com doença grave e critérios de mau prognóstico (associado ou não aos imunossupressores), doença de Crohn fistulizante (principalmente fístulas complexas), presença de manifestações extraintestinais (sacroileíte, espondilite anquilosante, uveíte, pioderma gangrenoso) e na colite grave/fulminante não responsiva a corticosteroides. Podem reativar a hepatite B e focos latentes de tuberculose, e aumentar o risco de infecções (inclusive oportunistas), principalmente quando associados aos imunossupressores e corticosteroides. Apresentam risco de lesões dermatológicas (principalmente psoriásicas), neurológicas (esclerose múltipla, neurite óptica, convulsões) e reações reumatológicas (*lupus-like*).

- Infliximabe: indução de 5 mg/kg, EV, nas semanas 0, 2 e 6, seguida de manutenção a cada 8 semanas.
- Adalimumabe: dose de indução de 160 mg, SC, na semana 0; 80 mg, na semana 2; 40 mg, na semana 4; seguida de manutenção de 40 mg a cada 2 semanas.
- Certolizumabe (aprovado apenas para DC): dose de indução 400 mg, SC, semanas 0, 2 e 4, seguido de manutenção com 400 mg, SC, a cada 4 semanas.
- Golimumabe (aprovado apenas para RCU): dose de indução 200 mg, SC, semanas 0, 100 mg, SC, semana 2, seguido de manutenção com 50 ou 100 mg (conforme peso), SC, a cada 4 semanas.

Em 2016, foi aprovado o uso de vedolizumabe (anti-integrina alfa-4-beta-7), na dose de 300 mg, nas semanas 0, 2 e 6, e dose de manutenção a cada 8 semanas. Indicado para pacientes com doença moderada a grave, ou que perderam a resposta ao anti-TNF. O vedolizumabe apresenta ação seletiva no trato gastrintestinal, baixa imunogenicidade e bom perfil de segurança. Está indicado para o tratamento de pacientes adultos, com RCU ou DC ativa, moderada à grave, que tiveram uma resposta inadequada, perda de resposta ou que são intolerantes à terapia convencional, ou a um antiTNF.

Em 2018, foi aprovado o ustequinumabe, que bloqueia a subunidade p40 compartilhada pela IL-12 e IL-23. A dose de indução é endovenosa 6 mg/kg, seguido de manutenção com 90 mg, SC, a cada 8 ou 12 semanas. Assim como o vedolizumabe, apresenta baixa imunogenicidade e bom perfil de segurança, estando indicado para pacientes adultos, com RCU ou DC ativa, moderada à grave, que tiveram uma resposta inadequada, perda de resposta ou que são intolerantes à terapia convencional, ou a um antiTNF.

Mais recentemente, foi aprovado para RCU moderada a grave, o tofacitinibe, pequena molécula de uso oral, inibidor da JAK não seletivo, com dose de indução 10 mg, 2x/dia, por 8 semanas, seguido de manutenção com 5 mg, 2x/dia. Apresenta início de ação rápido, porém algumas preocupações com segurança foram descritas, como aumento do risco de infecções, especialmente herpes-zóster, e eventos tromboembólicos. Está indicado para o tratamento de pacientes adultos, com RCU ativa, moderada à grave, que tiveram uma resposta inadequada, perda de resposta ou que são intolerantes à terapia convencional, ou a um antiTNF.

A escolha da terapia biológica na DII, atualmente, não é uma tarefa simples, na maioria da vezes, e deve envolver uma série de fatores: idade, comorbidades, manifestações extraintestinais, segurança, imunogenicidade, gestação, acesso (público × privado), via de administração, preferência do paciente e experiência do médico.

Pacientes portadores de colite grave/fulminante (Tabela 4) devem ser prontamente internados para tratamento com corticosteroide EV (hidrocortisona, 100 mg, 3-4 vezes ao dia; ou metilprednisolona, 40-60 mg/dia), além de hidratação adequada, correção de distúrbios hidroeletrolíticos, hemotransfusão quando necessário, heparina profilática e dieta, preferencialmente VO. Nesses casos, deve ser investigada infecção por *Clostridioides difficile*, citomegalovírus (principalmente nos imunossuprimidos), realizando-se RX de abdome (avaliação do diâmetro do cólon transverso) e, se possível, retossigmoidoscopia com biópsias para avaliação do processo inflamatório e descartar diagnósticos diferenciais. A resposta ao corticosteroide deve ser avaliada após 3-5 dias e a terapia de resgate pode ser realizada com ciclosporina ou infliximabe na ausência de resposta ao corticosteroide. É indicada colectomia nos casos de falha de resposta a essas drogas de resgaste ou, mais precocemente, em pacientes graves que não toleram aguardar o tempo de resposta às drogas. Em todas essas situações mais graves ou não responsivas, o tratamento cirúrgico deve ser avaliado como uma opção terapêutica.

Os antibióticos são indicados para:

- prevenção de recidiva pós-operatória nos pacientes submetidos à anastomose ileocolônica (metronidazol, por 3 meses);
- adjuvância em doença perianal (fístulas e/ou abscessos);
- complicações infecciosas em geral;
- supercrescimento bacteriano na doença estenosante.

Antes do início dos imunossupressores e da terapia biológica, deve-se checar e atualizar o calendário vacinal (papilomavírus humano, varicela, influenza, pneumococo, hepatite B), solicitar sorologias para hepatite B, hepatite C, HIV, realização de teste tuberculínico (PPD) ou ensaio de liberação do interferon-gama (IGRA) e radiografia de tórax pré-terapia biológica. Após o início do tratamento, contraindicam-se vacinas que contenham microrganismo vivo ou atenuado.

Deve-se evitar o uso de opioides, loperamida e antiespasmódicos, principalmente nos casos de colite grave ou fulminante (risco de perfuração).

Cerca de 30% dos pacientes apresentarão doença perianal ao longo da doença de Crohn. É importante avaliar a complexidade das fístulas e possíveis complicações com o auxílio de RNM de pelve e exame sob narcose por proctologista com inserção de sedenhos nos orifícios fistulosos. Na presença de coleções, estas deverão ser abordadas cirurgicamente com drenagem antes do início do tratamento farmacológico.

Esses pacientes devem receber antibióticos (os mais utilizados são ciprofloxacino e metronidazol), e a doença luminal deve ser tratada. Terapia com imunossupressor e antiTNF (biológico de escolha na doença perianal fistulizante) precoce deve ser considerado. Fístulas enterovesicais, enterocutâneas e retovaginais não apresentam boa resposta à terapia farmacológica e, na maioria dos casos, necessitarão de procedimento cirúrgico.

Na consulta

- Explicar a doença em termos simples: herança genética, caráter crônico e recidivante, possibilidades cirúrgicas, risco de neoplasias, risco-benefício dos medicamentos.
- O diagnóstico envolve quadro clínico compatível, associado a exames laboratoriais, radiológicos, endoscópicos e histológicos, bem como exclusão de outras causas.
- A distinção entre retocolite ulcerativa idiopática e doença de Crohn tem impacto no tratamento e no prognóstico dos pacientes.
- Interrogar ativamente acerca de manifestações extraintestinais.
- Interrogar sobre queixas proctológicas e examinar região perianal.
- Avaliar déficit nutricional e metabolismo ósseo, principalmente nos usuários crônicos de corticosteroides (> 12 semanas).
- Discutir proposta terapêutica em conjunto, explicando riscos e benefícios, além dos potenciais efeitos colaterais.
- Corticosteroides não devem ser utilizados como terapêutica de manutenção.

Tabela 6 Terapias para DII moderada a grave

Medicamentos	RCU	Crohn	Mecanismo de ação
Infliximabe (Remicade®) (+ biossimilar)	Sim	Sim	Anti-NF
Adalimumabe (Humira®) (+ biossimilar)	Sim	Sim	AntiTNF
Certolizumabe (Cimzia®)	Não	Sim	AntiTNF
Golimumabe (Simponi®)	Sim	Não	AntiTNF
Vedolizumabe (Entyvio®)	Sim	Sim	Anti-integrina
Ustequinumabe (Stelara®)	Sim	Sim	Anti-IL-12 e IL-23
Tofacitinibe (Xeljanz®)	Sim	Não	Inibidor da JAK

- Aminossalicilatos têm papel limitado na terapêutica da doença de Crohn.
- Atualizar a vacinação, principalmente nos pacientes com indicação de terapia imunossupressora (pneumococo, influenza, hepatite B, papilomavírus).
- Considerar falsas reativações: *Clostridioides difficile*, citomegalovírus, síndrome do intestino irritável, AINH, supercrescimento bacteriano.

BIBLIOGRAFIA

Best WR, et al., Gastroenterology 70:439-444, 1976; e o escore da Clínica MAYO para Retocolite Ulcerativa - N Engl J Med 2005: 353 (23):2462-2476.

Damião AOMC, De Azevedo MFC, De Sousa Carlos A, Wada MY, Silva TVM, et al. Conventional therapy for moderate to severe inflammatory bowel disease: A systematic literature review. World J Gastroenterol 2019.

Lamb CA, et al. British Society of Gastroenterology consensus guidelines on the management of inflammatory bowel disease in adults. Gut 2019;0:1-106.

Maaser C, Sturm A, Vavricka SR, Kucharzik T, Fiorino G, Annese V, et al. ECCO-ESGAR Guideline for Diagnostic Assessment in IBD Part 1: Initial diagnosis, monitoring of known IBD, detection of complications. J Crohn's Colitis 2019;13(2):144-64.

Peyrin-Biroulet L, Sandborn W, Sands BE, Reinisch W, Bemelman W, Bryant RV, et al. Selecting Therapeutic Targets in Inflammatory Bowel Disease (STRIDE): determining therapeutic goals for treat-to-target. Am J Gastroenterol 2015;110(9):1324–38.

Rubin DT, Ananthakrishnan AN, Siegel CA, Sauer BG, Long MD. ACG Clinical Guideline: Ulcerative Colitis in Adults. Am J Gastroenterol 2019;114(3):384-413.

Torres J, Bonovas S, Doherty G, Kucharzik T, Gisbert JP, Raine T, et al. ECCO guidelines on therapeutics in Crohn's disease: Medical treatment. J Crohn's Colitis 2020;14(1):4-22.

Turner D, Ricciuto A, Lewis A, D'Amico F, Dhaliwal J, Griffiths AM, et al. STRIDE-II: An Update on the Selecting Therapeutic Targets in Inflammatory Bowel Disease (STRIDE) Initiative of the International Organization for the Study of IBD (IOIBD): Determining Therapeutic Goals for Treat-to-Target strategies in IBD. Gastroenterology 2021;160(5):1570-83.

111 DOENÇA CELÍACA

Thales Simões Nobre Pires, Matheus Freitas Cardoso de Azevedo

DEFINIÇÃO E ETIOLOGIA

A doença celíaca (DC) é uma desordem sistêmica imunomediada crônica induzida pela ingestão de glúten em indivíduos geneticamente suscetíveis. O glúten é um complexo proteico presente no trigo, na cevada e no centeio.

É caracterizada por uma variedade de apresentações clínicas, autoanticorpos específicos e uma diversidade de alterações endoscópicas e histológicas na mucosa duodenal.

EPIDEMIOLOGIA

Estima-se que a prevalência da doença seja de 0,6-1,4% da população mundial, com grande variação geográfica.

Em estudo realizado em indivíduos assintomáticos, doadores de sangue em São Paulo, estimou-se a prevalência da DC em 1:286 indivíduos.

A incidência nos países em desenvolvimento encontra-se em ascensão em decorrência da ocidentalização da dieta, de mudanças na preparação e na produção do trigo, além do avanço no conhecimento e no diagnóstico da doença. Apesar disso, estudos de rastreio sorológico têm demonstrado que grande parte dos casos é subdiagnosticada.

Apresenta discreta predileção pelo sexo feminino (1,5-2:1) e pode acometer qualquer idade, sendo importante ressaltar o aumento do diagnóstico em idosos.

Os grupos de maior risco de desenvolver DC são: familiares de 1º grau de portador de DC; diabetes tipo 1; tireoidite autoimune; síndrome de Down, deficiência seletiva de IgA, síndrome de Sjögren, síndrome de Turner, doença de Adisson e síndrome de Wiliams.

Quase a totalidade dos pacientes apresenta genótipo HLA-DQ2 e/ou DQ8.

QUADRO CLÍNICO

Pode apresentar-se de diversas formas clínicas:

- forma clássica: predomínio de sintomas gastrointestinais, principalmente relacionados à má absorção de macro e micronutrientes, como diarreia (esteatorreia), perda ponderal, deficiência vitamínica (ferro, ácido fólico (vitamina B9), vitamina D, vitamina B12, cálcio) e anemia. Os marcadores sorológicos são positivos na maioria dos casos, e, à histologia, observa-se atrofia de vilosidades;
- forma atípica: apresentação mais frequente da doença. Os pacientes apresentam-se oligossintomáticos, com predomínio de manifestações extraintestinais. Os achados mais frequentes são fadiga, anemia, flatulência, ferropenia, alteração de aminotransferases, osteoporose e infertilidade. A maioria dos pacientes apresenta marcadores sorológicos positivos e alterações histológicas compatíveis;
- forma assintomática/silenciosa: pacientes assintomáticos e diagnosticados, geralmente, por rastreio com marcadores sorológicos. Podem apresentar alterações histológicas, como hiperplasia de criptas e até mesmo atrofia de vilosidades, porém sem repercussão clínica ou laboratorial;
- forma latente: indivíduos com marcadores sorológicos positivos, porém sem alterações histológicas mes-

mo com dieta com glúten, e que potencialmente desenvolverão a doença;

- doença celíaca refratária: caracteriza-se pela persistência dos sintomas de má absorção e das alterações histológicas (atrofia vilositária) após 12 meses de dieta estritamente sem glúten e exclusão de outras causas. Pode ser dividida em 2 tipos por meio de imunofenotipagem dos linfócitos intraepiteliais, tipo 1 (linfócitos intraepiteliais normais) e tipo 2 (linfócitos intraepiteliais aberrantes). Essa diferenciação tem grande importância, pois a de tipo 1 apresenta boa resposta à terapia imunossupressora e melhor prognóstico, enquanto a de tipo 2 apresenta maior risco de evolução para linfoma de células T.

DIAGNÓSTICO

Algumas condições que podem estar associadas à doença celíaca são apresentadas na Tabela 1.

O diagnóstico é feito com a análise dos seguintes marcadores sorológicos (Tabela 2):

- anticorpo antitransglutaminase tecidual (anti-tTG) IgA: é o teste inicial recomendado em decorrência de suas altas sensibilidade e especificidade, além de não ser operador-dependente. O anti-tTG IgG pode ser realizado nos indivíduos com deficiência de IgA;
- anticorpo antiendomísio (anti-EMA) IgA: também apresenta altas sensibilidade e especificidade, podendo ser utilizado para o diagnóstico; no entanto, apresenta como desvantagens possuir menor sensibilidade que o anti-tTG, maior custo e ser operador-dependente;
- antigliadina: não deve ser utilizado para diagnóstico de doença celíaca por conta de suas baixas sensibilidade e especificidade. No entanto, o anticorpo antigliadina deaminada IgG, que pode ser utilizado para rastreio em pacientes com deficiência de IgA.

Tabela 1 Principais condições associadas à doença celíaca

Gastrointestinais	Hipoplasia do esmalte dentário, glossite atrófica, estomatite aftosa recorrente – boa resposta à dieta isenta de glúten Doença do refluxo gastroesofágico refratária, esofagite eosinofílica, pancreatite recorrente, esteato-hepatite, hiperplasia nodular regenerativa, hepatite autoimune, cirrose biliar primária, colangite esclerosante primária, doença inflamatória intestinal, colite microscópica
Dermatológicas	Dermatite herpetiforme – boa resposta à dieta isenta de glúten
Endocrinológicas	Tireoidite de Hashimoto Osteoporose (deficiência de cálcio e vitamina D) DM tipo 1
Ginecológicas	Infertilidade, aborto espontâneo ou recorrente, endometriose
Cardíacas	Miocardite, cardiomiopatia dilatada idiopática, aumento do risco de doença isquêmica coronariana
Imunológicas	Deficiência de IgA
Neuropsiquiátricas	Depressão, migrânea, neuropatia periférica, calcificações occipitais, epilepsia e ataxia
Reumatológicas	Síndrome de Sjögren, artrite reumatoide
Hematológicas	Deficiência de ferro, vitamina B12, folato e hipoesplenismo
Pulmonares	Hemossiderose pulmonar idiopática (síndrome de Lane-Hamilton)
Genéticas	Síndrome de Down, síndrome de Turner
Renais	Nefropatia por IgA

Tabela 2 Marcadores sorológicos da doença celíaca

	Sensibilidade (%)	Especificidade (%)	Comentários
Anti-tTG IgA	> 95 (73,9-100)	> 95 (77,8-100)	Recomendado como 1° teste
Anti-EMA IgA	> 90 (82,6-100)	> 98,2 (94,7-100)	Útil como teste inicial
Antigliadina deaminada IgG	> 90 (80,1-98,6)	> 90 (86-96,9)	Útil quando houver deficiência de IgA
Antigliadina	Baixa	Baixa	Não recomendada em adultos

Anti-EMA: anticorpo antiendomísio; anti-tTG: anticorpo antitransglutaminase tecidual.

Aproximadamente 10% dos casos de doença celíaca apresentam marcadores sorológicos negativos.

Pacientes em uso de terapia imunossupressora ou portadores de alterações histológicas leves (Marsh 1 ou 2 – Tabela 3) podem apresentar marcadores sorológicos falso-negativos.

É importante ressaltar que a sensibilidade dos testes sorológicos reduz-se acentuadamente com a dieta isenta de glúten, devendo sempre orientar a coleta antes da sua restrição.

Recomenda-se dosagem de rotina de IgA, visto que sua deficiência é frequente em pacientes com doença celíaca (3%).

A endoscopia digestiva alta deve ser realizada em pacientes com quadro clínico sugestivo e/ou marcadores sorológicos positivos. Pode evidenciar alterações sugestivas na mucosa duodenal, como diminuição do padrão vascular, serrilhamento, atrofia das pregas, aspecto calcetado ou em mosaico da mucosa (esses achados não são específicos da doença celíaca). Com o advento da endoscopia de alta resolução e da cromoscopia, é possível realizar biópsias guiadas em áreas suspeitas de atrofia.

As alterações de mucosa podem ser focais, por isso, as biópsias devem ser realização no bulbo e segunda porção duodenal com, no mínimo, 6 fragmentos. Os achados característicos da doença celíaca são linfocitose intraepitelial (> 25-40:100 enterócitos), infiltrado inflamatório da lâmina própria, hiperplasia de criptas e atrofia vilositária. Essas alterações são frequentes, porém não são patognomônicas da doença celíaca. As alterações histológicas são classificadas e graduadas pelo sistema de Marsh modificado (Tabela 3).

Os genótipos HLA-DQ2 e HLA-DQ8 estão presentes em até 30-40% da população geral, porém a minoria desenvolverá a doença celíaca. Dos pacientes diagnosticados, > 95% apresentam haplótipos DQ2 e/ou DQ8, apresentando, portanto, alto valor preditivo negativo.

Diagnóstico diferencial

A sensibilidade ao glúten não celíaca é uma entidade clínica associada a sintomas gastrointestinais relacionados à ingestão do glúten, porém sem marcadores sorológicos ou achados histológicos compatíveis com doença celíaca. O tratamento consiste, assim como na DC, na restrição ao glúten.

Outras causas de atrofia duodenal que fazem diagnóstico diferencial com DC são:

- medicamentos;
- alergia ao leite de vaca;
- duodenite péptica;
- doença de Crohn;
- giardíase;
- supercrescimento bacteriano;
- gastroenterite eosinofílica;
- radioterapia e quimioterapia;
- espru tropical;
- enterite autoimune;
- hipogamaglobulinemia;
- doença enxerto × hospedeiro.

TRATAMENTO

A base do tratamento da doença celíaca é a dieta com restrição ao glúten (trigo, centeio e cevada). Recomenda-se acompanhamento com nutricionista experiente.

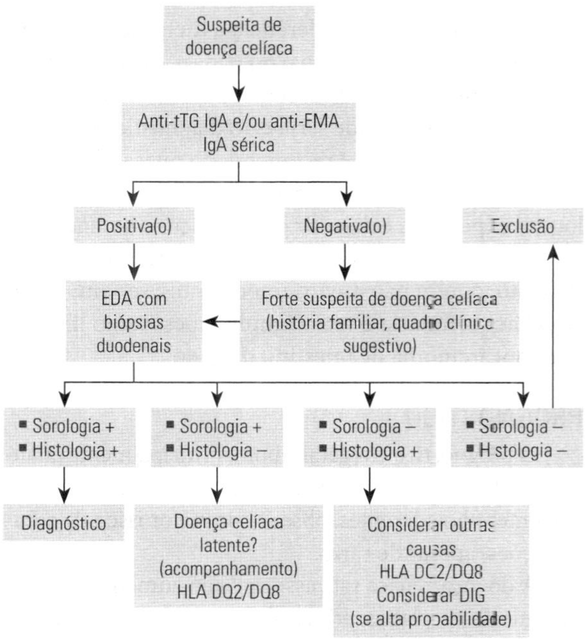

Figura 1 Investigação de doença celíaca. Anti-EMA: anticorpo antiendomísio; anti-tTG: anticorpo antitransglutaminase tecidual.

Nos primeiros 3 meses, deve-se evitar ingestão concomitante de leite e derivados pela intolerância a lactose secundária.

Os pacientes devem ser orientados quanto à contaminação cruzada na preparação ou na produção de alimentos, medicamentos e, até mesmo, cosméticos.

Os pacientes assintomáticos, sem alterações endoscópicas e histológicas, apenas com marcadores sorológicos positivos, não devem ser orientados quanto à dieta isenta de glúten. Eles devem ser acompanhados periodicamente e repetir biópsias caso se tornem sintomáticos.

Pode ser necessária a reposição de micronutrientes (ferro, ácido fólico (vitamina B9), tiamina (vitamina B1 – benfotiamina), vitamina B12, vitamina B6, cálcio, vitamina D).

Deve-se realizar densitometria óssea periodicamente.

Por conta do risco de hipoesplenismo, recomenda-se vacinação antipneumocócica ao diagnóstico.

Estima-se que ≤ 1/3 dos pacientes portadores de doença celíaca apresentem persistência dos sintomas. A

Tabela 3 Classificação de Marsh modificada

Grau	Marsh 0	Marsh 1	Marsh 2	Marsh 3a	Marsh 3b	Marsh 3c	Marsh 4
Linfócitos intraepiteliais/100 enterócitos	–	> 25-40	> 25-40	> 25-40	> 25-40	> 25-40	< 40
Hiperplasia de criptas	–	–	+	+	+	+	–
Atrofia vilositária	–	–	–	Leve	Moderada	Total	Total

principal causa é a não aderência à dieta isenta de glúten, seja de forma consensual ou não (p. ex., contaminação de alimentos e medicamentos).

Outra possibilidade seria erro diagnóstico de doença celíaca. Nesse caso, é recomendado revisar os marcadores sorológicos, as alterações histológicas por patologista experiente e discutir diagnósticos diferenciais.

As causas mais raras de ausência de resposta ao tratamento, porém não menos importantes, seriam: doença celíaca refratária e suas complicações, como linfoma e adenocarcinoma de intestino delgado.

PROGNÓSTICO

O prognóstico em geral é bom, principalmente quando há aderência à dieta isenta de glúten, entretanto, nos pacientes não aderentes, observa-se maior risco de complicações, apesar de raras.

A doença celíaca está associada ao aumento do risco de algumas neoplasias, principalmente linfoma de células T de intestino delgado (associado à doença celíaca refratária tipo 2) e adenocarcinoma de delgado. Também há maior risco de carcinoma escamoso de cabeça e pescoço, linfoma não Hodgkin, câncer colorretal e hepatocarcinoma.

Na consulta

- Suspeitar do diagnóstico nos casos de sintomas típicos ou atípicos da doença.
- Após o diagnóstico, reforçar a necessidade da dieta isenta de glúten.
- Em pacientes com sorologia positiva, espera-se que os anticorpos negativem caso estejam seguindo corretamente a dieta.
- Nos casos refratários, em que se confirmou aderência à dieta isenta de glúten, faz-se necessária a exclusão de malignidades, como linfomas de células T e adenocarcinomas de intestino delgado.

BIBLIOGRAFIA

Alencar ML, Ortis-Agostinho CL, Nishitokukado L, Damião AO, Abrantes-Lemos CP, Leite AZ, et al. Prevalence of celiac disease among blood donor in São Paulo: the most populated city in Brazil. Clinics (São Paulo) 2012;67:1013-8.

Evans KE, Sanders DS. Celiac disease. Gastroenterol Clin North Am 2012;41:639-50.

Fasano A, Catassi C. Celiac disease. N Engl J Med 2012;367:2419-26.

Harris LA, Park JY, Voltaggio L, Lam-Himlim D. Celiac disease: clinical, endoscopic, and histopathologic review. Gastrointest Endosc 2012; 76:625-40.

Husby S, Murray JA, Katzka DA. AGA Clinical Practice Update on Diagnosis and Monitoring of Celiac Disease-Changing Utility of Serology and Histologic Measures: Expert Review. Gastroenterology 2019;156(4):885-889.

Kivelä L, Caminero A, Leffler DA, Pinto-Sanchez MI, Tye-Din JA, Lindfors K. Current and emerging therapies for coeliac disease. Nat Rev Gastroenterol Hepatol 2021;18(3):181-195.

Lindfors K, Ciacci C, Kurppa K, Lundin KEA, Makharia GK, Mearin ML, et al. Coeliac disease. Nat Rev Dis Primers 2019;10;5(1):3.

112 OBSTIPAÇÃO

Rodrigo Vieira Costa Lima, Natália Sousa Freitas Queiroz

DEFINIÇÃO E ETIOLOGIA

A constipação intestinal caracteriza-se por sensação de evacuação insatisfatória decorrente da redução no número de evacuações (< 3 episódios por semana) ou da dificuldade na passagem das fezes, manifestada como necessidade de esforço evacuatório excessivo, sensação de evacuação incompleta, presença de fezes ressecadas ou necessidade de auxílio manual para a evacuação.

Pode ser classificada como primária (funcional), sem etiologia conhecida, ou secundária, quando associada a doenças orgânicas ou uso de medicações (Tabela 1).

EPIDEMIOLOGIA

A obstipação é uma das queixas mais frequentes em consultas ambulatoriais de gastroenterologia.

Ocorre em cerca de 16% dos adultos, sendo mais frequente em mulheres, na proporção de 1,5:1, e tende a aumentar com a idade.

Tabela 1 Causas secundárias de constipação intestinal

Drogas	Analgésicos (opioides, ibuprofeno), anticonvulsivantes (carbamazepina), antidepressivos (tricíclicos), anticolinérgicos, antiparkinsonianos, diuréticos (furosemida), sulfato ferroso, antiácidos, anestésicos (agentes paralíticos), anti-hipertensivos (verapamil, clonidina, atenolol), colestiramina, bisfosfonatos (alendronato, pamidronato)
Obstrução mecânica	Câncer colorretal, retocele, estenoses, compressão extrínseca por neoplasias malignas, complicações pós-operatórias
Doenças neurológicas	Doença de Parkinson, AVC, esclerose múltipla, lesões medulares (meningocele, *tabes dorsalis*, traumas), neuropatia autonômica, tumores do SNC
Doenças endocrinometabólicas	DM, hipotireoidismo, hipopituitarismo, hiperparatireoidismo, uremia, hipopotassemia, hipomagnesemia, hipercalcemia
Doenças funcionais	Constipação funcional, sindrome do intestino irritavel polo constipante
Desordens defecatórias ou disfunção do assoalho pélvico	Contração paradoxal do músculo puborretal, hipertonia do canal anal, realxamento incompleto, etc.
Outros	Amiloidose, esclerodermia, porfiria, doença de Chagas, doença de Hirschsprung, depressão

Atinge mais frequentemente indivíduos de pior condição socioeconômica, sedentários, institucionalizados e aqueles com baixa ingestão de fibras na dieta.

Antecedente de depressão e de abuso sexual também são fatores de risco reconhecidos.

EXAMES COMPLEMENTARES

- Tempo de trânsito colônico: possibilita a análise de como os resíduos fecais se movem ao longo do cólon. É mais comumente realizado utilizando-se marcadores radiopacos, ingeridos dentro de cápsulas, com RX simples de abdome em dias sequenciais para avaliar a progressão desses marcadores no cólon. Permite classificar os indivíduos em 3 grupos: tempo de trânsito normal (eliminação > 80% dos marcadores no 5º dia de estudo); tempo de trânsito lento (retenção dos marcadores no cólon direito ou distribuídos por todo o cólon); disfunção do assoalho pélvico ou desordens defecatórias (retenção dos marcadores na região de retossigmoide).
- Manometria anorretal: pode ser utilizada na avaliação inicial, mesmo antes do tratamento com fibras e medicamentos laxativos, nos pacientes cuja história e exame físico sejam altamente sugestivos de disfunção do assoalho pélvico. Nos pacientes com constipação, pode detectar hipertonia esfincteriana, hipossensibilidade retal e déficit de relaxamento anal ou contração paradoxal do esfíncter após simulação de evacuação, caracterizando o anismo.
- Defecografia: é útil na investigação de anormalidades anatômicas causadoras de obstrução da via de saída, como intussuscepção, sigmoidocele, retocele e prolapso retal. Pode ser realizada com fluoroscopia por RX ou RNM. Permite estudar a mobilidade da região anorretal no ato da defecação, possibilitando o diagnóstico de disfunções do assoalho pélvico, como síndrome do descenso perineal e contração paradoxal do músculo puborretal, assim como a análise do ângulo anorretal.
- Teste de expulsão do balão: avalia a habilidade do paciente em evacuar um balão preenchido com água destilada. Pode ser realizado isoladamente ou em conjunto com a manometria anorretal. Permite identificar pacientes com obstrução da via de saída.
- Eletromiografia anal: permite o diagnóstico de contração paradoxal do músculo puborretal por meio do registro da atividade elétrica das fibras musculares estriadas do esfíncter anal externo.
- USG tridimensional dinâmica (ecodefecografia): alternativa à defecografia, possibilita a identificação de anormalidades anatômicas da região anorretal, assim como avaliação dos distúrbios funcionais do assoalho pélvico, com a vantagem de não utilizar radiação.

DIAGNÓSTICO

A abordagem diagnóstica consiste na tentativa de identificação da etiologia da constipação. O uso de testes rotineiros na avaliação inicial do paciente constipado não é obrigatório. A probabilidade pré-teste dos exames utilizados para investigação de causas secundárias é semelhante nos pacientes constipados sem sinais de alerta e nos controles com hábito intestinal normal.

São considerados sinais de alerta:

- anemia;
- sangramento retal;
- perda de peso não intencional;
- presença de sangue oculto nas fezes;
- suspeita de doença orgânica sistêmica;
- história familiar de câncer de cólon;
- história familiar de doença inflamatória intestinal;
- constipação grave não responsiva ao tratamento inicial;
- início dos sintomas de maneira abrupta em pacientes idosos sem um fator claro determinante.

Pacientes com sinais de alerta devem ser investigados na 1ª consulta. A anamnese e o exame físico são essenciais para identificação de condições que podem estar associadas à obstipação, possibilitando investigação direcionada caso a caso. Devem ser investigados os medicamentos utilizados pelo paciente e retirados ou substituídos os potenciais causadores de constipação, desde que a condição clínica o permita.

O exame físico da região perianal deve ser realizado em todos os pacientes, incluindo o toque retal e a avaliação da motilidade do assoalho pélvico durante simulação do esforço de defecação.

O manejo diagnóstico é resumido conforme mostra a Figura 1.

TRATAMENTO

Tratamento não medicamentoso

Todo paciente deve ser orientado a fazer uma dieta rica em frutas e verduras, com consumo diário de 20-35 g de fibras, além de pobre em gorduras.

Devem ser recomendadas a prática de atividade física e a ingestão de uma quantidade adequada de líquidos (cerca de 2 L/dia). Além disso, deve-se recomendar aos pacientes que evitem a inibição do reflexo de defecação, procurando tentar a evacuação sempre que ocorrer vontade. Medidas educacionais são consideradas por muitos autores como a 1ª linha de tratamento.

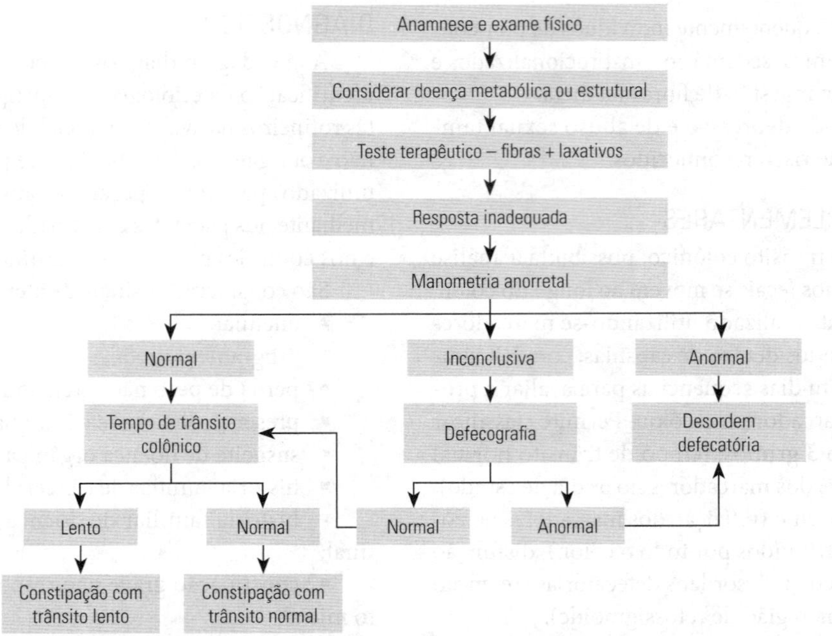

Figura 1 Manejo de constipação crônica. Adaptada de Barucha AE, Pemberton JH, Locke GR. American Gastroenterological Association technical review on constipation. Gastroenterology 2013;144:218-38.

Tratamento medicamentoso

- Agentes formadores do bolo fecal: podem ser usados como tratamento inicial. Levam à retenção de água nas fezes e facilitam a formação do bolo fecal. Têm como exemplo as fibras solúveis (*psyllium*, metilcelulose), o farelo de trigo (fibra insolúvel) e a policarbofila cálcica (substância hidrofílica não absorvível, polietilenoglicol – sem registro vigente na Anvisa). As fibras podem levar ao aumento da formação de gases no colón por fermentação bacteriana, tendo como um dos principais efeitos colaterais a distensão abdominal.
- Agentes lubrificantes: permitem o amolecimento do bolo fecal e têm como principal exemplo o docusato (de sódio ou de cálcio), um agente de superfície, com ação surfactante aniônica, que age como um detergente, possibilitando maior interação entre a água e o conteúdo sólido das fezes, permitindo seu amolecimento. Pode ser utilizado na dose de 60-120 mg ao deitar, porém tem eficácia bastante questionável. O óleo mineral tem mecanismo de ação semelhante, com efeito comprovado em crianças, mas não em adultos.
- Laxantes osmóticos: consistem em íons ou moléculas pobremente absorvíveis que criam um gradiente osmótico no lúmen intestinal, levando à retenção de água. São seguros e efetivos e devem ser utilizados como 1ª linha no tratamento da constipação. Os mais utilizados são o hidróxido de magnésio, o polietilenoglicol, a lactulona e o sorbitol. Como o polietilenoglicol é inerte, não degradado pela microbiota, está associado a menor distensão abdominal e flatulência que a lactulona.
- Laxantes irritativos ou estimulantes: os principais fármacos são o bisacodil, a *senna* e a cáscara sagrada. Os efeitos adversos mais relatados são diarreia e desconforto abdominal. No passado, os laxantes irritativos tiveram seu uso questionado, mas atualmente são considerados seguros e podem ser utilizados por tempo prolongado com acompanhamento médico adequado.
- Enterocinéticos: os mais utilizados são os agonistas do receptor 4 da serotonina (5-HT4), que agem no sistema nervoso entérico estimulando o reflexo peristáltico, a motilidade e a secreção colônica, aumentando assim o número de evacuações espontâneas. São disponíveis comercialmente no Brasil o tegaserode e a prucaloprida. A prucaloprida, em função da alta seletividade ao receptor 5-HT4, parece ter menos efeitos adversos cardiovasculares quando comparada ao tegaserode, porém estudos de longo prazo são necessários para atestar sua real segurança. Parece ser uma boa opção para mulheres com constipação crônica, particularmente para aquelas que não responderam aos laxativos convencionais, na dose de 2 mg/dia. Não há relatos de efeitos adversos graves.
- Secretagogos: os principais exemplos são a linaclotida, a plecanatida (estas sem registro vigente na Anvisa) e o lubiprostone. Atuam nos canais de cloro e na guanilato ciclase dos enterócitos estimulando a secreção de fluidos para o lúmen intestinal. A diarreia é o efeito colateral mais associado, geralmente leve e prontamente reversivel com a suspensão da medicação..

- *Biofeedback*: é uma técnica de modificação comportamental que pode ajudar a corrigir as contrações inapropriadas da musculatura do assoalho pélvico e do esfíncter anal externo durante a defecação, com benefício sustentado de até 2 anos após o término da terapia, sem necessidade de treinamento adicional. Não há evidências de benefício em pacientes constipados com trânsito intestinal lento sem sinais de discinesia.
- PAMORAs (*peripherally acting m-opioid receptor antagonists*) são medicações criadas para os casos de constipação relacionada ao uso de opioides, ainda pouco disponíveis no Brasil. São exemplos: naldemedine, metilnaltrexona e nalexogol (todos estes sem registro vigente na Anvisa).

Tratamento cirúrgico

Deve ser restrito aos casos de constipação refratária ao tratamento clínico. Para os pacientes com constipação de trânsito lento, a cirurgia mais indicada é a colectomia subtotal com ileorretoanastomose.

Existem vários procedimentos cirúrgicos discutidos para pacientes com obstrução da via de saída. A escolha do tratamento cirúrgico deve ser discutida de forma individualizada no âmbito da especialidade.

PROGNÓSTICO

A obstipação intestinal costuma ter curso crônico e implica significativa piora na qualidade de vida dos indivíduos afetados, comparável a doenças como depressão, doença do refluxo gastroesofágico e diabetes.

Na consulta

- A maioria dos pacientes obstipados não precisará de investigação clínica.
- A investigação de causa secundária não é obrigatória em todos os pacientes, devendo ser individualizada.
- Medidas dietético-comportamentais devem ser orientadas como tratamento clínico inicial.
- Nos pacientes com idade > 50 anos, é recomendável a realização de colonoscopia.
- Sugere-se investigar os pacientes com sinais de alarme ou que não responderam ao tratamento clínico inicial.

BIBLIOGRAFIA

Barucha AE, Pemberton JH, Locke GR. American Gastroenterological Association technical review on constipation. Gastroenterology 2013;144:218-38.

Bharucha AE, Wald A. Chronic Constipation. Mayo Clin Proc. 2019;94(11):2340-2357.

Corsetti M, Brown S, Chiarioni G, Dimidi E, Dudding T, Emmanuel A, et al. Chronic constipation in adults: Contemporary perspectives and clinical challenges. 2: Conservative, behavioural, medical and surgical treatment. Neurogastroenterol Motil. 2021;33(7):e14070.

Crockett SD, Greer KB, Heidelbaugh JJ, Falck-Ytter Y, Hanson BJ, Sultan S; American Gastroenterological Association Institute Clinical Guidelines Committee. American Gastroenterological Association Institute guideline on the medical management of opioid-induced constipation. Gastroenterology. 2019;156(1):218-226.

Ford A, Suares N. Effect of laxatives and pharmacological therapies in chronic idiopathic constipation: systematic review and meta-analysis. Gut 2011;60:209-18.

Rao SC, Ozturk R, Loren Laine L. Clinical utility of diagnostic tests for constipation in adults: a systematic review. Am J Gastroenterol 2005;100:1605-15.

113 COLESTASES

Ana Elisa Rabe Caon, Jéssica Calheiros da Silva, Débora Raquel Benedita Terrabuio

Definição

Colestase refere-se ao comprometimento da produção ou do fluxo biliar. Ocorre por obstrução da árvore biliar intra ou extra-hepática, ou por doença funcional do hepatócito, evoluindo com fibrose progressiva, cirrose e insuficiência hepática.

Classificação e etiologia

As colestases podem ser classificadas em extra-hepática ou intra-hepática. A colestase extra-hepática (CEH) deve-se à obstrução dos ductos biliares principais fora do fígado ou no nível do seu hilo e pode ter origem intrínseca ou extrínseca à árvore biliar. Já a colestase intra-hepática (CIH) engloba disfunções do hepatócito (CIH hepatocelular) e a interrupção do fluxo da bile desde a árvore biliar intra-hepática até os colangíolos (CIH colangiocelular).

Tabela 1 Classificação das colestases e etiologia

Causas de colestase intra-hepática (CIH) no adulto
Hepatocelular
Sepse
Hepatites virais
Esteato-hepatite alcoólica e não alcoólica
Nutrição parenteral total
Colestase induzida por drogas
Colestases genéticas (BRIC, PFIC, deficiência de ABCB4, protoporfiria eritropoiética)
Colestase intra-hepática da gestação (CIHG)
Malformações da placa ductal (fibrose hepática congênita)
Hiperplasia nodular regenerativa

(continua)

Tabela 1 Classificação das colestases e etiologia (*continuação*)
Causas de colestase intra-hepática (CIH) no adulto
Hepatocelular
Doenças vasculares: síndrome de Budd-Chiari, doença veno-oclusiva, hepatopatia congestiva
Doenças infiltrativas malignas (neoplasias hematológicas, metástases hepáticas)
Doenças infiltrativas benignas (amiloidose, doenças de depósito, sarcoidose e outras doenças granulomatosas)
Síndromes paraneoplásicas (linfoma de Hodgkin, síndrome de Stauffer)
Colangiocelular
Colangite biliar primária
Colangite esclerosante primária
Colangite esclerosante secundária (colangiolitíase, colangiopatias isquêmicas, infecciosas, colangiopatia pós-Covid)
Colangite associada a IgG4
Ductopenia idiopática do adulto
Colangite por Cryptosporidium, CMV, HIV, HTLV
Malformações da placa ductal (hamartoma, síndrome de Caroli)
Fibrose cística
Colangite induzida por drogas
Histiocitose de Langerhans
Doença do enxerto versus hospedeiro
Fibrose cística
Causas de colangite extra-hepática (CEH) no adulto
Intrínsecas
Coledocolitíase
Litíase intra-hepática (LPAC)
Estenoses: congênitas, iatrogênicas (pós-operatórias), CEP, colangite esclerosante secundária, colangite associada a IgG4, disfunção do esfíncter de Oddi
Neoplasias
Cistos de colédoco
Parasitoses (áscaris, hidatidose, fascíola hepática)
Infecções
Extrínsecas
Neoplasias
Pancreatite aguda ou crônica
Adenopatias
Linfoma
Sarcoidose
Biliopatia portal (cavernoma da veia porta)
Divertículos duodenais
Úlcera péptica penetrante

QUADRO CLÍNICO

- Tríade clássica: icterícia, colúria e acolia fecal.
- Fadiga.
- Prurido.
- Pode ser assintomática, nestes casos os pacientes são diagnosticados por meio de alterações laboratoriais isoladas.

DIAGNÓSTICO

- Fosfatase alcalina (FA) > 1,5 vezes o limite superior da normalidade (LSN) e gamaglutamil transferase (GGT) > 3 vezes LSN.
- Anamnese: histórico de cirurgias abdominais, doenças extra-hepáticas, histórico familiar de colestases e uso de medicações nas 6 semanas antes do início do quadro (incluindo fitoterápicos, vitaminas e outras substâncias). A história de febre e dor no quadrante superior direito sugere colangite por doenças obstrutivas, mas pode estar presente também no abuso de álcool e hepatites virais.
- A FA pode estar presente no fígado, na placenta e nos ossos, e sua elevação isolada deve ser interpretada com cautela (dosar fração óssea da FA para excluir doença óssea). Mulheres no terceiro trimestre de gestação também podem apresentar níveis circulantes de FA aumentados.
- A elevação isolada de GGT tem pouca especificidade para a colestase, já que está presente em diversos órgãos e pode aumentar com exposição a drogas e álcool.
- A colestase é considerada crônica se tiver duração superior a 6 meses e mais comumente tem etiologia intra-hepática nestes casos.

EXAMES COMPLEMENTARES

O exame complementar inicial é a ultrassonografia abdominal. Seu objetivo é avaliar a dilatação da árvore biliar, que sugere CEH. As alterações vistas na colangite esclerosante, entretanto, podem não ser identificadas ao método, e a visualização do pâncreas e da porção distal do ducto colédoco é pouco detalhada. A investigação pode ser complementada com a realização da colangiorressonância magnética (CPRM).

A ecoendoscopia pode ser útil na detecção de litíase biliar distal e lesões extrínsecas causando compressão biliar.

A colangiopancreatografia retrógrada (CPRE) é um exame invasivo, com risco de pancreatite, colangite e sangramentos, devendo ser reservado para casos duvidosos ou com necessidade de intervenção terapêutica.

Quando os métodos de imagem não demonstram colangite extra-hepática, causas intra-hepáticas precisam ser pesquisadas. Como a etiologia mais comum de colestase crônica é a colangite biliar primária (CBP), devemos solicitar a pesquisa de anticorpo antinúcleo (AAN)

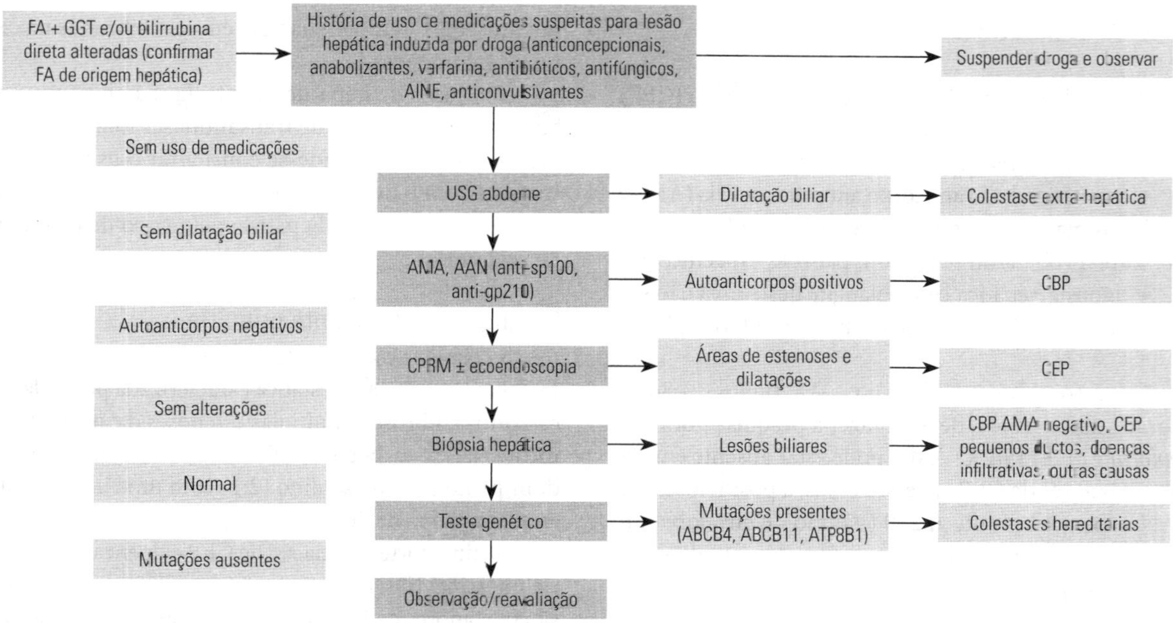

Figura 1 Abordagem diagnóstica das colestases. Adaptada de Couto et al., 2019 e EASL, 2017.

e de anticorpo antimitocôndria (AMA). Caso estes exames resultem negativos, a CPRM é indicada para a investigação de CEP e se não forem identificadas alterações, procede-se à realização da biópsia hepática. A histologia tem papel importante na avaliação de CBP AMA negativa, CEP de pequenos ductos, doenças infiltrativas, colestase induzida por drogas e causas mais raras de colestase. Se a biópsia for inconclusiva, podemos lançar mão de exame genético de mutações para colestase, se houver suspeita de colestase hereditária.

COMPLICAÇÕES

As complicações mais comumente associadas às colestases incluem prurido, fadiga, dislipidemia, alterações do metabolismo ósseo e deficiência de vitaminas lipossolúveis. Cerca de 80% dos pacientes com colestase apresentam prurido em algum momento da doença, com grande impacto na qualidade de vida. O prurido tem predileção por palmas e plantas, sua intensidade é variável durante o dia, sendo mais intenso no período noturno e podendo diminuir de intensidade/desaparecer com a progressão da doença hepática. Alguns pacientes desenvolvem prurido refratário ao tratamento clínico, o que pode ser considerado uma das indicações de transplante hepático, mesmo na ausência de falência hepática.

TRATAMENTO E PROGNÓSTICO

Dependem da etiologia da colestase (ver seções a seguir).

Colangite biliar primária

A colangite biliar primária (CBP) é a doença colestática autoimune mais comum, marcada pela presença de um autoanticorpo específico (AMA) e inflamação granulomatosa de ductos biliares intra-hepáticos que levam à destruição das suas células epiteliais, colestase crônica, fibrose e cirrose.

A CBP afeta todas as etnias, com predomínio no sexo feminino (relação mulher-homem próxima de 9:1) e maior prevalência em mulheres acima de 40 anos. Há associação com outras doenças autoimunes, sendo as mais frequentes a síndrome de Sjögren (até 50% dos casos), doença de Raynaud e esclerose sistêmica forma limitada.

Atualmente, a maioria dos casos é diagnosticada em fase precoce, sendo que mais de 50% dos pacientes são assintomáticos ao diagnóstico. Os sintomas mais comuns são fadiga e prurido, presentes em mais de 70% dos casos. Icterícia e má absorção intestinal ocorrem apenas na fase avançada da doença.

O exame físico destes pacientes pode ser inocente ou demonstrar manifestações cutâneas (hiperpigmentação, xantomas, xantelasmas, escoriações, icterícia), hepatoesplenomegalia e sinais de cirrose descompensada.

Devemos suspeitar de CBP no seguinte cenário:

- Colestase crônica intra-hepática, especialmente em mulheres de meia-idade com outras doenças autoimunes.
- IgM aumentada, eosinofilia, dislipidemia, deficiências de vitaminas lipossolúveis e elevação de ceruloplasmina e de ácidos biliares.

- AAN positivo (30-50%).

Para o diagnóstico de colangite biliar primária (CBP) são necessários 2 de 3 critérios:

- evidência bioquímica de colestase;
- positividade do anticorpo antimitocôndria (AMA) em títulos maiores ou iguais a 1:80 na imunofluorescência indireta (IFI) e/ou AAN com padrões específicos;
- biópsia hepática com colangite destrutiva não supurativa e destruição dos ductos biliares interlobulares.

Nos casos de negatividade do AMA, títulos < 1:80 ou padrão atípico na IFI, deve-se fazer a pesquisa por *imunoblotting* ou ELISA. O AMA pode estar ausente em 5% dos portadores de CBP e, nesses casos, a positividade do AAN nos padrões anti-gp210 (padrão de envelope nuclear) e anti-sp100 (padrão de nuclear dots) podem auxiliar no diagnóstico.

A biópsia hepática é desnecessária nos casos de colestase com positividade do AMA e está indicada quando o AMA e padrões específicos do AAN forem negativos e/ou houver suspeita de doença hepática associada, particularmente sobreposição com HAI, com elevação de aminotransferases acima de 5 vezes o limite superior da normalidade.

O achado isolado de AMA fracamente positivo deve ser interpretado com cautela, visto que pode ser um achado incidental em outras doenças extra-hepáticas.

O ácido ursodesoxicólico (AUDC) na dose de 13-15 mg/kg é o pilar do tratamento da CBP. O benefício do uso é maior quanto mais precoce o diagnóstico e início do tratamento; na fase avançada, com complicações da hipertensão portal, o benefício do tratamento é menor e deve ser feita avaliação para transplante hepático.

Até 40% dos pacientes não apresentam resposta terapêutica ao AUDC. Aderência ao tratamento, superposição com outras doenças hepáticas (p. ex., NAFLD e HAI) e uso de colestiramina devem ser considerados na avaliação da falha terapêutica.

Entre as drogas de segunda linha, está indicado o ácido obeticólico (OCA, sem registro vigente na Anvisa) em associação ao AUDC ou em monoterapia aos intolerantes ao AUDC. A dose inicial é de 5 mg, podendo ser titulada até 10 mg após 6 meses de uso. O OCA é contraindicado em pacientes com cirrose avançada (descompensação prévia ou atual) ou hipertensão portal. Ainda não está disponível no Brasil.

Os fibratos (p. ex., bezafibrato, ciprofibrato) podem ser considerados tratamento alternativo para pacientes com resposta inadequada para AUDC, devendo-se monitorar as possíveis elevações de enzimas hepáticas e lesão muscular. Também não devem ser utilizados na cirrose descompensada.

Nos casos de hepatite de interface significativa na biópsia, com elevação de transaminases mais que 5 vezes o valor normal, pode-se considerar o uso de budesonida em caso de não resposta. Está contraindicada em pacientes com cirrose hepática, pelo risco de trombose de veia porta.

Colangite esclerosante primária

A colangite esclerosante primária (CEP) é uma doença hepática crônica colestática caracterizada por inflamação difusa, fibrose e múltiplas estenoses da árvore biliar intra e/ou extra-hepática. É uma doença rara que predomina no sexo masculino (2:1) com uma idade média ao diagnóstico de 40 anos.

Há uma forte correlação de CEP e doença inflamatória intestinal (DII). Estima-se que até 70% dos pacientes são portadores de DII, sendo a retocolite ulcerativa a associação mais comum. Pela frequência dessa associação está recomendada a realização de colonoscopia ao diagnóstico da CEP mesmo em pacientes assintomáticos e, sendo normal, repetir a cada 3 a 5 anos.

As manifestações clínicas são muito variáveis; atualmente a apresentação mais comum é de um paciente do sexo masculino portador de DII com elevação assintomática de enzimas canaliculares. Outra forma de apresentação é de prurido, dor em hipocôndrio direito, fadiga, febre e calafrios, levantando a suspeita de colangite, complicação comum da CEP. Alterações ao exame físico incluem hepatoesplenomegalia e escoriações. Laboratorialmente, há elevação de enzimas canaliculares, com elevação discreta de transaminases, menos que 2-3 vezes o limite superior da normalidade. Hiperbilirrubinemia é incomum ao diagnóstico. Pode haver positividade de autoanticorpos, em baixos títulos, que habitualmente não devem ser valorizados. O pANCA atípico pode estar presente, mas é inespecífico tanto para o diagnóstico de CEP quanto para o da DII.

O diagnóstico é confirmado com o achado de estenoses difusas das vias biliares intra/extra hepáticas, intercalando com segmentos normais ou dilatados na colangiorressonância (CPRM). Cerca de 20% dos pacientes apresentam envolvimento restrito aos ductos biliares intra-hepáticos e 5% deles, dos ductos biliares interlobulares e septais, caracterizando a CEP de pequenos ductos. A colangiopancreatografia endoscópica retrógrada (CPRE) hoje não é mais utilizada para diagnóstico, devendo ser reservada para pacientes que não podem ser submetidos à CPRM ou para tratamento de algumas das complicações da CEP, como colangite ou estenoses dominantes e sintomáticas das vias biliares.

A biópsia hepática é desnecessária para o diagnóstico, devendo ser indicada nos casos de CPRM normal em que se suspeita de CEP de pequenos ductos ou nos casos de elevações de transaminases acima de 5 vezes o valor normal, pela suspeita de sobreposição com hepatite autoimune. O achado mais característico é a fibrose concêntrica periductal com aspecto em "casca de cebola", porém só é encontrado em menos de 25% dos casos.

É importante o diagnóstico diferencial com causas secundárias de colangite esclerosante, particularmente colangite por IgG4, trauma cirúrgico, colangiopatia isquêmica, coledocolitíase, infecção pelo HIV e colangiocarcinoma. Atualmente, devemos considerar também a possibilidade de colangiopatia pós-Covid-19.

Além da progressão para hipertensão portal e insuficiência hepática, a doença também está associada a outras complicações, como deficiências de vitaminas lipossolúveis, litíase biliar, colangite e um aumento do risco de neoplasias 2 vezes maior que a população geral e 40 vezes maior quando se considera apenas as neoplasias hepatobiliares, particularmente colangiocarcinoma, carcinoma de vesícula biliar e carcinoma colorretal.

Não há nenhum tratamento farmacológico eficaz para evitar a progressão da doença. A droga mais utilizada na prática clínica é o ácido ursodesoxicólico (AUDC) na dose de 17-23 mg/kg. Alguns estudos mostram uma resposta bioquímica e histológica, porém sem benefício em sobrevida. O uso de altas doses de AUDC é proscrito, porque se associou à maior evolução para óbito e transplante hepático e a um aumento significativo de carcinoma colorretal em pacientes com DII. O tratamento endoscópico, feito preferencialmente com dilatação, está reservado para pacientes com estenoses dominantes sintomáticas (estreitamento < 1,5 mm no ducto biliar comum ou < 1,0 mm nos ductos biliares intra-hepáticos D ou E), coledocolitíase e colangites agudas. O tratamento definitivo é o transplante hepático, indicado em casos de doença hepática terminal, colangites de repetição ou prurido intratável.

BIBLIOGRAFIA

Couto CA, Terrabuio DRB, Cançado ELR, Porta G, Levy C, Silva AEB, et al. Update of the Brazilian Society of Hepatology recommendations for diagnosis and management of autoimmune diseases of the liver. Arq Gastroenterol 2019;56(2):232-241.

European Association for the Study of the Liver. European Association for the Study of the Liver. EASL Clinical Practice Guidelines: the diagnosis and management of patients with primary biliary cholangitis. J Hepatol 2017;67(1):145-172.

Lindor et al. Primary Biliary Cholangitis: 2018 Practice Guidance from the American Association for the Study of Liver Diseases. Hepatology 2019;69(1):394-419.

Lindor KD, Bowlus CL, Boyer J, Levy C, Mayo M. Primary biliary cholangitis: 2021 practice guidance update from the American Association for the Study of Liver Diseases. Hepatology 2022;75(4):1012-1013.

Louie JS, Grandhe S, Matsukuma K, Bowlus CL. Primary biliary cholangitis: a brief overview. Clin Liver Dis 2020;15(3):100-104.

Pedersen MR, Mayo MJ. Managing the symptoms and complications of cholestasis. Clin Liver Dis 2020;15(3):120-124

114 ABDOME AGUDO INFLAMATÓRIO

Guilherme Marques Andrade, Natália Sousa Freitas Queiroz

A dor abdominal aguda representa 5-10% das queixas principais em serviços de urgência. Abdome agudo não é sinônimo de abdome cirúrgico. Representa uma emergência abdominal, tendo como princípio básico diagnóstico sério e precoce.

São necessários dados de história (início e duração da dor, sintomas associados, uso de medicações), exame físico (sinais vitais para avaliação do estado hemodinâmico, exame abdominal bem realizado para avaliar sinais de peritonite) e exames laboratoriais para formulação de um possível diagnóstico. A partir daí, serão necessários exames mais específicos. Na Tabela 1, são apresentados os principais diagnósticos diferenciais do abdome agudo inflamatório.

APENDICITE AGUDA

DEFINIÇÃO E ETIOLOGIA

Condição inflamatória aguda do apêndice cecal (ou vermiforme), com via final infecciosa.

Classicamente, postula-se que ocorra obstrução do lúmem do órgão (por fecalito, corpo estranho, parasitas, hiperplasia linfonodal ou tumor), que provoque aumento na secreção de muco e elevação da pressão intraluminal, resultando em estase venosa, compressão arterial e isquemia. Perde-se o mecanismo protetor de barreira, o que leva à invasão bacteriana da parede do apêndice, favorecendo o infarto e sua perfuração.

As bactérias geralmente relacionadas são: *Escherichia coli*, grupo *Bacteroides fragillis*, *Peptostreptococcus* e *Pseudomonas*. Entre os parasitas, a prevalência de helmintos nas peças cirúrgicas é de cerca de 3%.

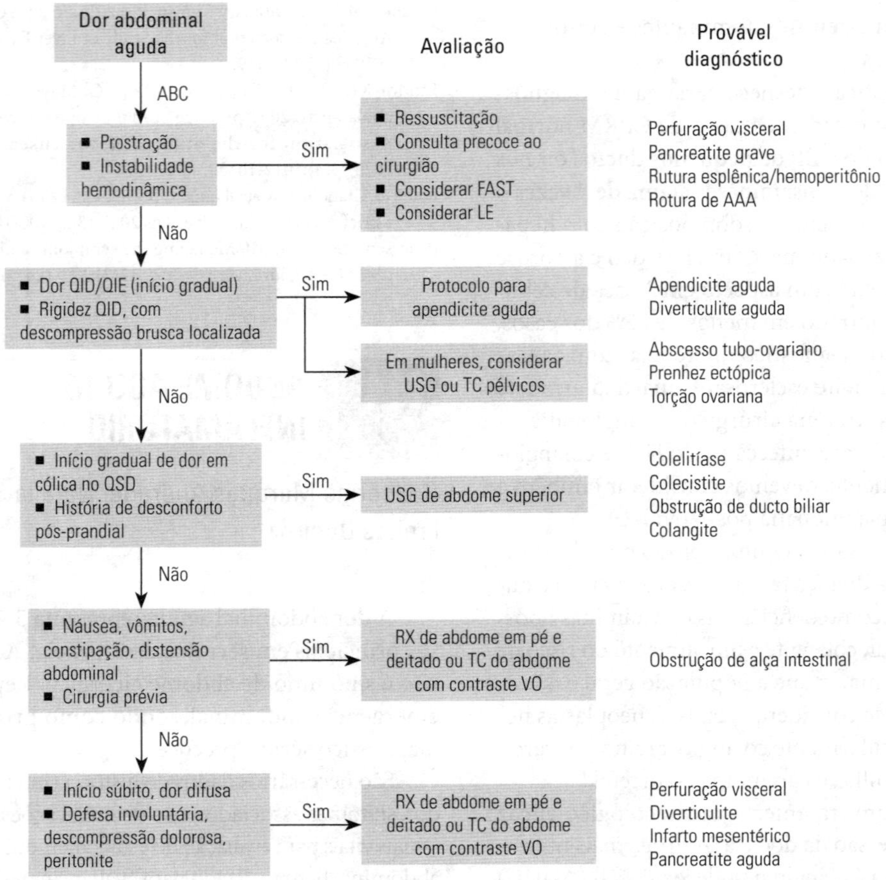

Figura 1 Abordagem da dor abdominal aguda. AAA: aneurisma de aorta abdominal; ABC: do inglês *airway, breathing, circulation*; FAST: do inglês *focused abdominal sonogram for trauma*; LE: laparotomia exploratória; QID: quadrante inferior direito; QIE: quadrante inferior esquerdo; QSD: quadrante superior direito.

Tabela 1 Diagnósticos diferenciais de abdome agudo inflamatório

Cólica nefrética	Dor irradiada para região inguinal/coxa súbita, náuseas e vômitos, hematúria, agitação
Colite fulminante	Dor abdominal, distensão, sangramento nas fezes, sintomas sistêmicos, cólon dilatado
Doença inflamatória pélvica	Sintomas subagudos, corrimento vaginal, dor iniciada em hipogástrio, história de DST, dor à mobilização de colo uterino
Diverticulite de Meckel	Diagnóstico geralmente intraoperatório
Gastroenterite aguda	Náuseas, vômitos, diarreia; eventual dor pós-vômito
Ileíte/doença inflamatória intestinal	Sintomas recorrentes, eventual diarreia, sinais sistêmicos, massa em fossa ilíaca direita
Linfadenite mesentérica	Infecção de vias aéreas superiores ou outras infecções recentes, febre baixa (incomum), leucograma normal, subaguda
Obstrução intestinal	História de cirurgia prévia, dor em cólica, vômitos e distensão abdominal significativa
Pancreatite	Dor em andar superior em faixa, vômitos, menos localizada, posição maometana
Pielonefrite	Febre alta com calafrios, piúria, sintomas urinários, sinal de Giordano
Gravidez ectópica	Beta-hCG positivo, irregularidade menstrual, síncope
Ruptura de folículo ovariano	Meio do ciclo menstrual, leucograma normal, náuseas e vômitos menos comuns, dor súbita
Torção de cisto ovariano	Vômitos mais marcados concomitantes à dor, massa abdominal frequentemente palpável
Úlcera péptica perfurada	Dor súbita, sinais de irritação peritoneal difusos e proeminentes

EPIDEMIOLOGIA

Incidência geral de 1,5-2%, com predominância na população branca (12-17%). Apresenta relação homem:mulher de 1,5:1.

O pico de incidência é na 3ª década de vida.

QUADRO CLÍNICO

- Sequência de Murphy (dor epigástrica ou periumbilical, tipo visceral; seguida por anorexia, náuseas e vômitos, com posterior localização em fossa ilíaca direita): pode ocorrer constipação e parada de eliminação de flatos, assim como febre baixa.
- Retrocecal: dor menos intensa, podendo localizar-se em hipocôndrio direito ou hipogástrio, até mesmo com hematúria e piúria. Pode mimetizar colecistite aguda (apêndice ascendente).

Ao exame físico, observam-se:

- dor à palpação de fossa ilíaca direita (maior sensibilidade);
- sinal do psoas (maior especificidade);
- sinal do obturador: apresenta fáscia espessa, com irritação apenas se houver inflamação extensa, abscessos;
- descompressão brusca presente.

EXAMES COMPLEMENTARES

- RX de abdome: achado de acúmulo de fezes no ceco/presença de alça sentinela.
- USG de abdome: diâmetro apendicular total > 6 mm ou parede > 3 mm; estrutura hipoecoica com conteúdo líquido, aspecto tubular (longitudinal) ou em alvo (transversa) na fossa ilíaca direita; aumento da ecoicidade do tecido gorduroso periapendicular; apêndice aperistáltico, não compressível; líquido livre circunscrito; coleção gasosa; fecalito. O apêndice frequentemente não é visualizado – quando visualizado, apenas 5% são normais. Não deve ser usada para descartar o diagnóstico. Trata-se de um método facilmente disponível e de custo relativamente baixo, que pode ser realizado por médico assistente não radiologista, não emite radiações ionizantes e pode ser realizado repetidas vezes e em gestantes. Permite análise em tempo real, possibilitando interação com o paciente, que identifica o ponto de maior sensibilidade dolorosa no abdome. Possibilita, ainda, maior mobilidade (emergência, UTI, centro cirúrgico).
- TC de abdome com contraste EV: achados de apêndice espessado, aumento da vascularização local, delimitação da estrutura pós-contraste, borramento da gordura periapendicular, presença de apendicolito, massa ou abscesso pericecal. É o método de escolha.

DIAGNÓSTICO

O diagnóstico da apendicite aguda baseia-se na obtenção de história clínica e exame físico. A evolução clássica da dor, descrita por Murphy, é um forte preditor do diagnóstico clínico; no entanto, está presente somente em 50-60% dos pacientes.

TRATAMENTO

O uso de antibioticoterapia profilática é controverso, porém parece prevenir complicações pós-cirúrgicas menores (p. ex., infecção de ferida operatória). Os antibióticos utilizados são: ceftriaxona, ciprofloxacino, cefotaxima + metronidazol, ou tinidazol/amoxicilina + clavulanato/ampicilina + sulbactam.

- Apendicite não complicada: os pacientes são tratados com antibiótico exclusivo, com recorrência de 5-14%, a maioria em 6 meses, de forma mais branda. Os fatores de falha do tratamento clínico são: proteína C-reativa > 4 mg/dL, bastonetose > 10%, presença de fecalitos retidos/apendicolitos, suboclusão intestinal à admissão. O tratamento de escolha nesses casos é a apendicectomia nas primeiras 24 horas do início do quadro.
- Apendicite com peritonite difusa e perfuração livre e/ou presença de sepse grave/choque séptico com ou sem disfunção de outros órgãos: cirurgia de urgência.
- Apendicite com apresentação tardia (4-5 dias), com flegmão/abscesso em FID, resultado de perfuração bloqueada: tratamento conservador de eleição com antibioticoterapia ± drenagem guiada. A cirurgia na fase aguda apresenta 3 vezes mais complicações (reoperações, abscesso pélvico, íleo prolongado, obstrução, fístulas, aderências, pneumonia, sepse, tromboembolismo venoso):
  - abscessos: 20% necessitarão de drenagem guiada; apresentam 97% de resolutividade com antibioticoterapia;
  - considerar apendicectomia de intervalo (6-8 semanas) nos casos com sintomas recorrentes, apesar de ser desnecessária em 75-90% dos casos;
  - pacientes > 40 anos de idade: considerar colonoscopia ± nova TC de abdome com contraste duplo após resolução do quadro agudo (diagnóstico diferencial com doença de Crohn, tumor carcinoide etc.)
- Apendicectomia: mortalidade de 0,07-0,7% (hígidos) e 0,5-2,4% (comorbidades prévias). Apresenta taxa de cirurgias negativas de 15-25%. Os resultados das opções aberta ou laparoscópica são similares, devendo esta ser escolha em mulheres e obesos.

PROGNÓSTICO

- Mortalidade geral < 1%; em idosos, 5-15%.
- Perfuração, em geral, 17-40%; em idosos, 60-70%.

- Risco de complicação aumentado: idosos, atraso na procura do serviço, sintomas iniciais inespecíficos, febre baixa ou ausente, exames laboratoriais normais.

COLECISTITE AGUDA

DEFINIÇÃO E ETIOLOGIA

Trata-se de condição inflamatória aguda da vesícula biliar. É classificada em litiásica (90-95%) e alitiásica.

O elemento-chave é a obstrução do ducto cístico na presença de bile supersaturada com colesterol. Caso a obstrução seja prolongada, inicia-se inflamação da parede cística, com tensão, espessamento e exsudato pericolecístico, inicialmente estéril, sobrevindo infecção por enterobactérias, enterococos e/ou anaeróbios. Pode ser complicada, como a gangrenosa (com necrose e gangrena da parede cística) e a enfisematosa (superinfecção por bactérias anaeróbias formadoras de gás na parede ou lúmen da vesícula).

EPIDEMIOLOGIA

Causa 3-10% das dores abdominais agudas.

Entre 1-4% dos portadores assintomáticos de colelitíase desenvolvem cólica biliar, sendo que destes, 20% apresentarão colecistite aguda franca.

São fatores de risco: colelitíase (mulheres, 37-60 anos de idade, férteis, IMC $\geq$ 34 kg/m^2), drogas (progesterona, fibratos, estrógeno, tiazídicos, ceftriaxona, eritromicina, ampicilina, octreotida, opioides, anticolinérgicos, dapsona), Aids, ascaridíase e gravidez.

Cerca de 60% dos pacientes são mulheres. Os homens e os diabéticos portadores de colelitíase têm maior propensão a desenvolver colecistite aguda e de maior gravidade. Tem pico de incidência entre 55-62 anos.

QUADRO CLÍNICO

Dor inicialmente epigástrica, visceral, episódica, acompanhada de náuseas e vômitos, pós-alimentar e noturna, tornando-se progressivamente mais intensa e localizada em hipocôndrio direito, podendo irradiar-se para regiões lombar e escapular direitas. Febre baixa é comum.

Identifica-se massa palpável em 25% dos pacientes em 24 horas.

Observa-se sinal de Murphy (interrupção brusca da inspiração profunda enquanto se palpa a vesícula).

EXAMES COMPLEMENTARES

- Laboratoriais: hemograma completo, proteína C-reativa, hemoculturas, AST, ALT, fosfatase alcalina, gamaglutamil-transferase, bilirrubinas, amilase. Os resultados mais comuns são de: leucocitose moderada (15.000/mm^3), enzimas hepáticas até 2-3 vezes o limite superior de normalidade, PCR aumentada (> 3 mg/dL). Se a amilase estiver aumentada, pode sugerir cálculo pancreático ou perfuração da vesícula. Bilirrubinas totais > 4 ou franca icterícia devem levantar suspeita de complicações, como coledocolitíase com ou sem colangite, síndrome de Mirizzi (obstrução do ducto biliar decorrente de compressão extrínseca por cálculo biliar ou no ducto cístico) ou perfuração.
- USG de abdome superior: boa acurácia para colelitíase. Observam-se: parede espessada (> 5 mm), cálculos ou lama (debris) biliar, sinal de Murphy ultrassonográfico, evidência de empiema, fluido perivesicular ou vesícula hidrópica (comprimento > 80 mm, largura > 40 mm).
- Cintilografia hepatobiliar com Tc-99 m marcado com análogos do ácido iminodiacético (Hida ou Disida), um marcador de excreção biliar: quando patente, visualiza-se a vesícula aos 30 minutos. Ausência de preenchimento da vesícula aos 40-60 minutos indica obstrução do cístico (sensibilidade de 90% para colecistite aguda), com captação e excreção normais. Observa-se o sinal do aro (captação na fossa vesicular). É o método mais sensível e de maior acurácia, porém de menor disponibilidade, podendo ser alternativa para os 20% em quem o diagnóstico ultrassonográfico é incerto.
- RNM de abdome superior: achados de hipersinal pericolecístico e vesícula aumentada com ou sem espessamento da parede.

DIAGNÓSTICO

O diagnóstico da colecistite aguda é descrito na Tabela 2.

Tabela 2 Diagnóstico de colecistite aguda

Sinais de inflamação local
Sinal de Murphy
Dor/massa/desconforto em quadrante superior direito do abdome
Sinais de inflamação sistêmica
Febre
Elevação da proteína C-reativa
Leucocitose
Imagem sugestiva
Exames de imagem com achados compatíveis

Diagnóstico definitivo: 1 sinal de inflamação local + 1 sinal de inflamação sistêmica; imagem sugestiva confirma o diagnóstico quando se suspeita clinicamente de colecistite aguda.

CLASSIFICAÇÃO

- Anatomopatológica: edematosa (2-4 dias), necrotizante (3-5 dias), supurativa (7-10 dias).

- Formas específicas: xantogranulomatosa; enfisematosa (anaeróbios, incluindo *Clostridium perfrigens*), com maior chance de sepse; por torção/traumática.
- Gravidade (Tabela 3).

Tabela 3 Graus de gravidade conforme as diretrizes de Tóquio

Grau	Critérios
Leve (grau 1)	Colecistite aguda que não preenche critério de maior grau Inflamação leve da vesícula, sem disfunção orgânica
Moderado (grau 2)	Presença de ≥ 1 dos seguintes: ▪ leucocitose (> 18.000 células/mm³) ▪ massa palpável no quadrante superior direito ▪ duração dos sintomas > 72 horas ▪ inflamação local exuberante: peritonite biliar, abscesso pericolecístico, abscesso hepático, colecistite gangrenosa ou enfisematosa
Grave (grau 3)	Presença de ≥ 1 dos seguintes: ▪ disfunção cardiovascular (necessidade de droga vasoativa) ▪ disfunção neurológica (diminuição do nível de consciência) ▪ disfunção respiratória (PaO_2/FiO_2 < 300) ▪ disfunção renal (oligúria, creatinina > 2 mg/dL) ▪ disfunção hepática (INR > 1,5) ▪ disfunção hematológica (plaquetas < 100.000/mm³)

TRATAMENTO

- Dieta: jejum até decisão terapêutica definitiva.
- Manejo da dor: opioides e AINH.
- Antibioticoterapia:
  - profilática: controversa, parece reduzir o risco de sepse; deve-se administrar 1 hora antes da colecistectomia, com manutenção por 3-7 dias;
  - terapêutica: indicada se leucócitos > 12.500/mm³, temperatura > 38,5°C, ar no interior ou na parede da vesícula, idosos, diabéticos e imunodeficientes. Deve-se seguir indicação da Comissão de Controle de Infecção Hospitalar conforme população local. A indicação de consenso é: quinolonas VO (ciprofloxacino), cefalosporinas de 1ª geração, amoxicilina + clavulanato, ampicilina + sulbactam para casos leves; piperacilina + tazobactam, ampicilina + sulbactam para casos moderados; cefalosporinas de 3ª e 4ª geração + metronidazol, carbapenêmicos para casos graves. Desescalonar por culturas.
- Colecistectomia:
  - pode ser classificada conforme o tempo até realização em:

a. precoce (24 horas-7 dias): mais custo-efetiva, com menor tempo de recuperação e internação; porém, se realizada após o 5º dia de internação, eleva as taxas de conversão para aberta, as complicações pós-operatórias, as reoperações e o tempo de internação;

b. tardia (2-3 meses): realizada em vesícula desinflamada, cirurgia eletiva; 15-20% dos pacientes apresentam sintomas recorrentes e persistentes, levando à antecipação do procedimento;

– pode ser classificada conforme o acesso:

a. laparoscopia: segura e eficaz, promove menor tempo de internação;

b. aberta: reservada para os casos complicados e inabilidade do cirurgião;

– doentes críticos (Apache ≥ 12) e aqueles com alto risco cirúrgico podem ser inicialmente tratados com colecistostomia percutânea (sob anestesia local) com sucesso, porém preferencialmente seguida de colecistectomia laparoscópica;

– idosos também podem se beneficiar dessa estratégia, porém com resultados controversos.

PROGNÓSTICO

O prognóstico é altamente dependente da gravidade à apresentação.

As complicações possíveis (7,2-26%) incluem: perfuração (resultado de necrose e isquemia), peritonite biliar, abscesso pericolecístico, fístula biliar (em geral, para o duodeno, em decorrência de cálculo grande erodindo a parede, podendo, inclusive, causar íleo biliar), e colangite bacteriana aguda (migração de cálculo).

Pode haver recorrência em caso de tratamento clínico (< 22% de recorrência enquanto se aguarda cirurgia)

Apresenta taxa de mortalidade geral de 0-10%. Na colecistite aguda pós-operatória ou alitiásica, essa taxa chega a 23-40%.

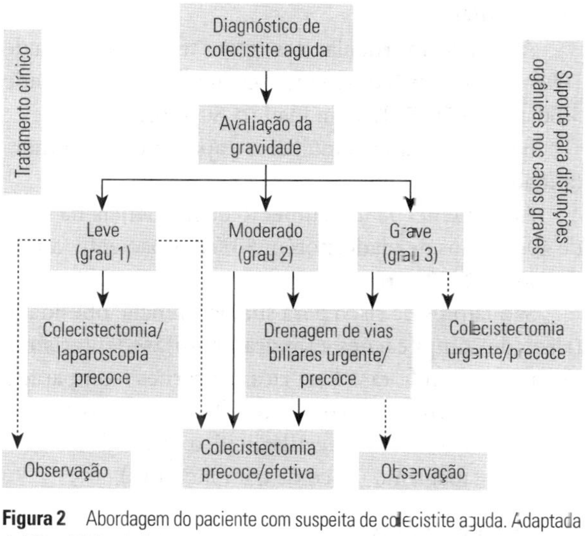

Figura 2 Abordagem do paciente com suspeita de colecistite aguda. Adaptada de Miura F, Takada T, Kawarada Y, Nimura Y, Wada K, Hirota M, et al. Flowcharts for the diagnosis and treatment of acute cholangitis and cholecystitis: Tokyo guidelines. J Hepatobiliary Pancreat Surg 2007;14(1):27-34.

A prevenção do evento agudo deve ser feita em:

- portadores assintomáticos de colecistolitíase: não há indicação formal de colecistectomia profilática ou outra medida medicamentosa;
- pacientes com colecistolitíase sintomática e/ou complicações prévias (colangite, pancreatite, coledocolitíase, íleo biliar ou Mirizzi): indicar colecistectomia.

DIVERTICULITE AGUDA

DEFINIÇÃO E ETIOLOGIA

Diverticulose é uma anormalidade estrutural colônica assintomática. A formação de pseudodivertículos envolve aumento da pressão luminal intracolônica, provocando protrusão de mucosa e submucosa em áreas de fragilidade potencial, como o sítio de penetração da vasculatura na parede do cólon. A estase ou obstrução dos divertículos de óstio estreito levam a proliferação bacteriana e isquemia tecidual local. Acomete mais cólon esquerdo/sigmoide.

A doença diverticular dos cólons é uma diverticulose com sintomas.

Diverticulite, por sua vez, é uma condição inflamatória dos divertículos colônicos, geralmente acompanhada de micro ou macroperfurações, com ou sem infecção. A diverticulite complicada apresenta abscesso, macroperfurações, estenoses, fístulas e sangramentos.

As bactérias mais comumente envolvidas em infecções de diverticulite são os anaeróbios, porém também podem ser isolados Gram-negativos (como *Escherichia coli*) e Gram-positivos facultativos (como *Streptococci*).

EPIDEMIOLOGIA

A doença diverticular dos cólons tem prevalência de 10% em pacientes com idade < 40 anos; 35%, com idade > 60 anos; e 50-70%, com idade > 80 anos.

É mais comum em mulheres e apresenta maior mortalidade neste grupo.

Atualmente, há um aumento da incidência na faixa de 40-60 anos de idade, porém 80% dos pacientes ainda têm idade ≥ 50 anos.

São fatores de risco para sua ocorrência: obesidade (risco de complicações e sangramento), sedentarismo, dieta pobre em fibras, dieta rica em carnes (comparado com vegetarianos), uso de corticosteroide (risco de perfuração), uso de ácido acetilsalicílico (risco de sangramento) e tabagismo (risco de complicações).

QUADRO CLÍNICO

Observa-se dor em fossa ilíaca esquerda com ou sem alteração do hábito intestinal (em geral, mais obstipação que diarreia), sensação de peso no reto, e febre baixa. Nos casos em que há sigmoide redundante, a dor pode ser hipogástrica ou mesmo à direita.

Há sinais de irritação peritoneal, iniciando-se subitamente e espalhando rapidamente por todo o abdome (relacionada a perfuração livre).

EXAMES COMPLEMENTARES

- Laboratoriais: hemograma, função renal e eletrólitos, além de proteína C-reativa por sua correlação com complicações.
- TC de abdome com contraste EV (com ou sem contraste via retal): é o exame de escolha por seu papel diagnóstico e de estadiamento. Apresenta boa acurácia, importante para o diagnóstico diferencial. Os achados típicos são: presença de divertículos, borramento da gordura pericolônica, espessamento parietal > 4 mm, abscessos peridiverticulares de tamanhos variados, perfuração livre ou bloqueada (Tabela 4).
- Colonoscopia: contraindicada na fase aguda por causa do risco de perfuração.

DIAGNÓSTICO

O diagnóstico clínico apresenta baixa sensibilidade.

Deve-se fazer o diagnóstico diferencial com: doença inflamatória intestinal, doença inflamatória pélvica, gravidez ectópica, cistite, neoplasia avançada de cólon e colites infecciosas.

CLASSIFICAÇÃO

Para sua classificação, utilizam-se os estágios de gravidade de Hinchey (Tabela 4).

TRATAMENTO

- Ambulatorial: para estágios 0 e 1 de Hinchey, antibióticos VO, durante 7-10 dias, com cobertura anaeróbia. Deve-se orientar dieta líquida com pouco resíduo por esse período, com retorno para reavaliação dentro de 72 horas ou mais precoce em caso de dor refratária, náuseas/vômitos ou incapacidade de ingerir medicamentos.
- Internação: para estágio de Hinchey ≥ 2 ou com complicações, pacientes intolerantes a medicamentos VO, dor que necessita de opioides e sintomas que não melhoram após 72 horas de tratamento ambulatorial. O tratamento é feito com jejum inicial, com sonda nasogástrica em caso de evidência de obstrução, suporte volêmico/hemodinâmico e antibiótico EV. Deve-se solicitar avaliação da equipe cirúrgica.
- Drenagem guiada por TC: indicada para os abscessos > 4 cm (estágio 2 de Hinchey). Complementar

Tabela 4 Classificação de gravidade de Hinchey original e modificada (baseada essencialmente em exame de imagem)

Estágios de Hinchey		Classificação de Hinchey modificada	
		Estágio 0	Diverticulite clínica leve, não complicada
Estágio 1	Abscessos pequenos ou flegmão, pericólicos ou mesentéricos, localizados	Estágio 1a	Inflamação pericólica confinada, sem abscessos
		Estágio 1b	Inflamação pericólica confinada com abscessos pequenos (≤ 2 cm)
Estágio 2	Abscessos maiores, estendendo-se à pelve ou retroperitoneais	Estágio 2	Abscessos grandes, estendendo-se a pelve, retroperitônio ou distantes
Estágio 3	Peritonite purulenta, geralmente decorrente de abscesso perfurado	Estágio 3	Diverticulite perfurada, com ruptura de abscesso e saída de material líquido e gasoso para cavidade, causando peritonite purulenta, sem comunicação com a luz colônica
Estágio 4	Peritonite fecal, com perfuração livre/não bloqueada	Estágio 4	Rutura livre de divertículo não inflamado e não obstruído para a cavidade, com contaminação por fezes
		Fístula	Colovesical, colovaginal, colentérica ou colocutânea
		Obstrução	Intestino delgado e/ou grosso

Mortalidade: estágios 1 e 2: 5%; estágio 3: 13%; estágio 4: 43%.

com colectomia secundária semieletiva (mesma internação) ou eletiva.

- Cirurgia de emergência: em casos de peritonite difusa (estágios 3 e 4 de Hinchey), abscesso não drenável e falha do tratamento conservador após 3 dias.

PROGNÓSTICO

Apresenta mortalidade de 1% nos pacientes internados e 4% nos pacientes cirúrgicos.

A colonoscopia eletiva (6 semanas após resolução do processo agudo) é indicada aos pacientes com primodiagnóstico ou com exame realizado > 10 anos.

Recorrência de diverticulite tem chance de 15-20% em 10 anos, geralmente no 1º ano e na forma não complicada. Apenas 5% dos casos recorrem com doença na forma complicada.

A indicação de colectomia eletiva deve ser individualizada. Sugere-se considerá-la nos seguintes casos:

- pacientes com idade < 50 anos com ≥ 2 episódios;
- presença de múltiplas comorbidades (incluindo obesidade);
- episódio prévio de diverticulite complicada;
- pacientes com complicações crônicas, como fístulas e subestenoses.

Na consulta e na alta hospitalar, deve-se passar ao paciente orientações gerais, como realização de atividade física regular, perda de peso (para os obesos), abstenção do tabagismo e ingestão de maior quantidade de fibras (≥ 25 g/dia para mulheres e ≥ 26,1 g/dia para homens).

Alguns pacientes podem se beneficiar do uso de mesalazina no tratamento sintomático ambulatorial, especialmente quando se evidenciam sinais de colite segmentar/peridiverticular à colonoscopia.

A prevenção da recorrência do surto agudo utilizando-se mesalazina ± rifaximina parece não ser eficaz.

BIBLIOGRAFIA

Hirano ES, Pereira BM, Bustorff-Silva JM, Rizoli S, Nascimento B, Fraga GP. Not complicated acute appendicitis in adults: clinical or surgical treatment? Rev Col Bras Cir 2012;39(2):159-64.

Humes DJ. Changing epidemiology: does it increase our understanding? Dig Dis 2012;30(1):6-11.

Humes DJ. Diagnosing and managing acute diverticulitis. Practitioner 2012;256(1753):21-3.

Jacobs DO. Clinical practice: diverticulitis. N Engl J Med 2007;357:2057-66.

McNamara R, Dean AJ. Approach to acute abdominal pain. Emerg Med Clin North Am 2011;29:159-73, vii.

Miura F, Takada T, Kawarada Y, Nimura Y, Wada K, Hirota M, et al. Flowcharts for the diagnosis and treatment of acute cholangitis and cholecystitis: Tokyo guidelines. J Hepatobiliary Pancreat Surg 2007;14(1):27-34.

Sartelli M, Viale P, Catena F, Ansaloni L, Moore E, Malangoni M, et al. 2013 WSES guidelines for management of intra-abdominal infections. World J Emerg Surg 2013;8(1):3.

Strasberg SM. Clinical practice: acute calculous cholecystitis. N Engl J Med 2008;358(26):2804-11.

115 PANCREATITE AGUDA

Fernando Gomes de Barros Costa, Renata dos Santos Lugão, Maira Andrade Nacimbem Marzinotto

DEFINIÇÃO

Pancreatite aguda é uma inflamação aguda com ou sem envolvimento de tecidos peripancreáticos e/ou órgãos a distância, com evolução marcada por 2 fases distintas:

- precoce (1ª semana): a cascata de citocinas é ativada, dando-se início à síndrome da resposta inflamatória sistêmica (SIRS), a qual poderá evoluir para falência orgânica e, em seguida, disfunção de múltiplos órgãos;
- tardia (semanas a meses): ocorre persistência da inflamação sistêmica ou surgimento de complicações locais.

EPIDEMIOLOGIA

A pancreatite aguda foi responsável por cerca de 28 mil internações, em 2012, no Brasil, com taxa de mortalidade global de 5,95%. Acomete homens e mulheres em uma proporção de 3:1.

A mortalidade pode chegar a 30% nos casos de necrose infectada.

Litíase biliar e álcool são as causas de aproximadamente 70% dos casos.

ETIOLOGIA

A principal causa de pancreatite aguda é litíase biliar, correspondendo a aproximadamente 47% dos casos, seguida pelo uso de álcool, que é a causa em aproximadamente 32% dos casos (Tabela 1).

CLASSIFICAÇÃO

Com base na gravidade, diversos sistemas de estratificação foram criados para graduar a pancreatite aguda.

Alguns dos critérios mais utilizados são Apache-II e de Ranson (Tabela 2), que avaliam parâmetros clínicos. Os critérios de Balthazar (Tabela 3) avaliam alterações tomográficas.

De acordo com o consenso de Atlanta, a pancreatite aguda pode ser classificada quanto às formas clínicas, complicações e gravidade:

- formas clínicas:

– pancreatite edematosa intersticial: inflamação aguda do parênquima pancreático e dos tecidos adjacentes sem necrose tecidual identificada. À TC de abdome com contraste, observa-se aumento localizado ou difuso e realce relativamente homogêneo do pâncreas, com alterações inflamatórias da gordura peripancreática, podendo também haver líquido peripancreático. Ocorre melhora clínica, habitualmente, em 1 semana;

– pancreatite necrotizante: necrose que envolve o pâncreas e/ou tecidos peripancreáticos, ocorrendo em cerca de 5-10% dos pacientes. Os sinais tomográficos desenvolvem-se ao longo dos dias, podendo a TC de abdome precoce subestimar a real extensão da necrose. O padrão de perfusão pancreática é irregular, com atenuação variável, e evolui com áreas demarcadas e/ou confluentes de alteração do realce do contraste, que após 1 semana da doença devem ser consideradas como necrose

Tabela 1 Principais causas de pancreatite aguda

Metabólicas	Hipertrigliceridemia Hipercalcemia
Mecânicas	Cálculos biliares Lama biliar Ascaridíase Neoplasias pancreáticas e periampulares Disfunção do esfíncter de Oddi
Tóxicas	Etanol Metanol Veneno de escorpião Inseticidas Organofosforados
Infecções	Caxumba Hepatite B Varicela HIV Citomegalovírus Micobactérias
Iatrogênicas	Pós-colangiopancreatografia retrógrada endoscópica Pós-cirurgia
Congênitas	*Pancreas divisum*
Vasculares	Isquêmica: circulação extracorpórea Vasculites – poliarticular nodosa e lúpus eritematoso sistêmico
Outras	Gravidez Trauma no abdome superior Hipotermia Doença de Crohn
Medicamentosa	A maioria das drogas é potencialmente causadora de pancreatite aguda

Tabela 2 Critérios de Ranson

	Pancreatite aguda alcoólica	Pancreatite aguda biliar
À admissão		
▪ Idade (anos)	> 50	> 77
▪ Leucócitos (células/mm^3)	> 16.000	> 18.000
▪ Glicemia (mg/dL)	> 200	> 220
▪ DHL (UI/L)	> 350	> 400
▪ AST (UI/L)	> 250	> 250
Após 48 horas		
▪ Queda do Ht	> 10%	> 10%
▪ PaO_2 (mmHg)	< 60	-
▪ Ca^{2+} sérico (mg/dL)	< 8	< 8
▪ Déficit de bases (mEq/L)	> 4	> 5
▪ Sequestro líquido (L)	> 6	> 4
▪ Aumento da ureia (mg/dL)	> 5	> 2

Tabela 3	Critérios tomográficos de Balthazar
Grau	Achado tomográfico
A	Pâncreas normal
B	Aumento do volume pancreático
C	Inflamação pancreática ou peripancreática
D	Coleção peripancreática única
E	≥ 2 coleções ou presença de ar no retroperitônio

de parênquima pancreático. Em aproximadamente 33% desses pacientes, ocorre infecção da necrose, geralmente após 10 dias da doença;

- complicações:
  - locais: compreendem coleção aguda de fluidos peripancreáticos, pseudocisto pancreático, coleção necrótica aguda, necrose encapsulada, além de disfunção do esvaziamento gástrico, trombose venosa portal e necrose colônica. Elas devem ser suspeitadas quando houver persistência ou recorrência de dor abdominal, novo aumento das enzimas pancreáticas, piora da disfunção orgânica ou desenvolvimento de sepse. Nesses casos, um exame de imagem abdominal deverá ser feito assim que possível, preferencialmente TC contrastada de abdome;
  - sistêmicas: trata-se da exacerbação de comorbidades preexistentes (doença arterial coronariana ou doença pulmonar crônica) ou precipitadas pela própria pancreatite aguda;
- gravidade:
  - leve: ausência de falência orgânica ou de complicações locais ou sistêmicas. Os pacientes geralmente apresentam baixa mortalidade;
  - moderadamente grave: há falência orgânica transitória ou complicação local ou sistêmica na ausência de falência orgânica persistente. A evolução pode ser favorável sem nenhuma intervenção ou necessitar de acompanhamento prolongado de especialista (p. ex., necrose estéril extensa sem falência orgânica). A mortalidade é bem menor que a da pancreatite aguda grave;
  - grave: marcada por critérios de Ranson ≥ 3, escore Apache II ≥ 8, falência orgânica, associados ou não a complicações locais (necrose, abscesso e pseudocisto). A mortalidade atinge 36-50%.

QUADRO CLÍNICO

Dor abdominal é a principal queixa, com intensidade variável, e habitualmente contínua. Costuma ser mal definida, localizada em epigástrio ou andar superior abdominal, com irradiação para dorso ou flancos; melhora com a posição genupeitoral e piora com a posição supina ou aos esforços. Pode ser desencadeada pela cólica biliar ou 1-3 dias após libação alcoólica.

É incomum que a pancreatite aguda ocorra sem dor abdominal (5% dos casos) e, comumente, isso ocorre em pacientes em pós-operatório de transplante renal, em diálise peritoneal ou na doença dos legionários.

Naúseas e vômitos acompanham a dor abdominal em 90% das vezes. Hematêmese pode ocorrer secundária a úlceras gástricas de estresse ou síndrome de Mallory-Weiss, causada por vômitos repetitivos.

O exame físico tem resultados variáveis de acordo com a gravidade do quadro:

- pancreatite aguda leve: desconforto abdominal à palpação ou plastrão palpável, porém sem sinais de distensão abdominal ou instabilidade hemodinâmica;
- pancreatite aguda grave: abdome doloroso e distendido com sinais de irritação peritoneal, podendo apresentar íleo adinâmico; respiração superficial por irritação do nervo frênico, sinais de síndrome da resposta inflamatória sistêmica, alteração do nível de consciência (encefalopatia pancreática);
- sinais de Grey-Turner (equimose nos flancos) e Cullen (equimose periumbilical): refletem hemorragia intra-abdominal (1% dos casos) e estão associados a pior prognóstico.

DIAGNÓSTICO

Conforme o Consenso de Atlanta de 2012, define-se pancreatite aguda como presença de 2 dos seguintes critérios:

- dor abdominal característica (aguda, epigástrica, de forte intensidade, persistente e geralmente com irradiação dorsal);
- aumento de amilase ou lipase 3 vezes o limite superior da normalidade;
- achados radiológicos característicos de pancreatite aguda.

EXAMES COMPLEMENTARES

Laboratoriais

- Amilase sérica: aumenta nas primeiras 6-12 horas do início da dor, tem meia-vida de 10 horas e é detectada até 3-5 dias nos casos de pancreatite aguda não complicada. Seu valor para o diagnóstico de pancreatite aguda é > 3 vezes o limite superior da normalidade. Não há correlação entre seus níveis e a gravidade da doença.
- Lipase: sua sensibilidade para diagnóstico varia em 85-100%, e sua especificidade é melhor que a da amilase sérica e urinária.
- Amilase total urinária: serve para diagnóstico diferencial com macroamilasemia.

- Proteína C-reativa: níveis > 150 mg/dL após 48 horas de doença indicam doença mais grave.

Radiológicos

- RX de abdome em ortostase e decúbito: útil para excluir obstrução ou perfuração intestinal como diagnósticos diferenciais.
- RX de tórax: cerca de 1/3 dos pacientes apresentarão algum tipo de alteração, como elevação de cúpula diafragmática, atelectasia de bases ou infiltrado pulmonar. O derrame pleural esquerdo ou bilateral está associado a maior risco de complicações e pior prognóstico.
- USG de abdome: em cerca de 25-35% dos pacientes, o pâncreas não pode ser corretamente avaliado pela distensão das alças intestinais, tornando a USG de abdome ideal para avaliação de vesícula e vias biliares.
- TC de abdome com contraste: principal teste de imagem para o diagnóstico de pancreatite aguda, suas complicações e avaliação da gravidade da doença. Deverá ser solicitada na ausência de melhora clínica com terapia conservadora ou na suspeita de complicação. Idealmente, deverá ser realizada com contraste VO, seguida por contraste EV (lembrar da profilaxia para contraste nos pacientes com disfunção renal).

Na suspeita de infecção, punção guiada por TC ou USG deverá ser realizada para diferenciar necrose estéril, necrose infectada e pseudocisto.

TRATAMENTO

Não existe nenhuma droga específica comprovadamente eficaz para tratamento de pancreatite aguda.

O tratamento é iniciado com o suporte clínico, buscando estabilização dos sinais vitais, incluindo saturação de oxigênio, a cada 4 horas, nas primeiras 24 horas da admissão hospitalar, e oxigênio suplementar quando necessário (manter $SatO_2$ > 95%).

A ressuscitação volêmica adequada e precoce é importante para manter um volume intravascular adequado, mantendo diurese de 0,5 mL/kg/h.

Podem ser usados analgésicos comuns (dipirona), AINH e opioides como esquema analgésico para controle da dor, principal sintoma nos pacientes com pancreatite aguda. A contraindicação dos análogos de morfina, por conta da hipótese de piorar a progressão da doença, por interferir na pressão do esfíncter de Oddi, não foi confirmada em estudos controlados. A analgesia epidural pode ser uma alternativa em casos de dor refratária.

Na pancreatite leve, a dieta oral hipogordurosa geralmente é restabelecida em aproximadamente 3 dias ou após melhora da dor abdominal, sem necessidade de suporte nutricional adicional. Sempre que houver necessidade (impossibilidade de permanecer com alimentação oral por semanas a meses), a nutrição enteral é preferível à nutrição parenteral total, visando evitar translocação bacteriana, infecções sistêmicas por microrganismos entéricos e reduzir as complicações inerentes à nutrição parenteral.

Recomenda-se reposição de enzimas pancreáticas quando houver necrose pancreática maciça ou sintomas de insuficiência pancreática.

Inibidores de bomba de prótons são recomendados em casos de necrose pancreática total ou subtotal, pois há redução da secreção pancreática de bicarbonato, predispondo à formação de úlcera duodenal.

O uso de antibiótico profilático nos casos de pancreatite aguda necrotizante não está atualmente recomendado na rotina. Quando houver suspeita de necrose pancreática infectada, indica-se uma punção guiada por TC, com bacterioscopia e cultura, e o tratamento de escolha nesses casos é antibioticoterapia com carbapenêmicos, fluoroquinolona associada a metronidazol ou cefalosporina de 3ª geração associada a metronidazol, associado ou não ao debridamento cirúrgico.

Cirurgia está indicada em casos de necrose infectada, necrose estéril ou pseudocisto quando sintomáticos, com náuseas, vômitos, persistência de dor abdominal que impeça realimentação e sinais de compressão extrínseca das vias biliares. A colecistectomia é indicada nos casos de pancreatite aguda biliar após resolução do processo inflamatório local, preferencialmente na mesma internação hospitalar.

Colangiopancreatografia retrógrada endoscópica deverá ser realizada nas primeiras 72 horas, nos casos suspeitos ou confirmados de coledocolitíase, colangite, pacientes sem condições clínicas para colecistectomia ou pacientes colecistectomizados.

Pacientes com indícios de pancreatite aguda grave, com disfunção orgânica, necessidade de ventilação mecânica ou drogas vasoativas, múltiplas comorbidades, sinais de comprometimento renal (creatinina sérica > 2 mg/dL; oligúria < 50 mL/h) ou sinais de encefalopatia devem ser transferidos para a UTI.

PROGNÓSTICO

A pancreatite aguda leve tem ótimo prognóstico. Apenas 10% dos pacientes terão alguma disfunção orgânica, e os índices de mortalidade variam de 1-7%.

Por sua vez, a pancreatite aguda grave se apresenta com disfunção orgânica na admissão e tem prognóstico mais sombrio, com mortalidade que pode chegar a 50%.

À beira do leito

- A pancreatite aguda pode ser um quadro grave e sempre necessita de internação hospitalar, no entanto, 80% dos casos são leves e evoluem bem em 48 horas.
- Os casos graves necessitam de internação em UTI e monitorização
- As principais causas são litíase biliar e abuso de álcool.
- O tratamento inclui medidas de suporte, reposição volêmica, analgesia e antibioticoterapia em casos selecionados. Não há terapia específica.

BIBLIOGRAFIA

Apodaca-Torrez FR, Lobo EJ, Monteiro LMC, Melo GR, Goldenberg A, Herani Filho B, et al. Severe acute pancreatitis: results of treatment. Rev Col Bras Cir 2012;39(5):385-8.

Banks PA, Bollen TL, Dervenis C, Gooszen HG, Johnson CD, Sarr MG, et al. Classification of acute pancreatitis - 2012: revision of the Atlanta classification and definitions by international consensus. Gut 2013; 62:102-11.

Banks PA, Freeman ML; Practice Parameters Committee of the American College of Gastroenterology. Practice guidelines in acute pancreatitis. Am J Gastroenterol 2006;101:2379-400.

Cruz-Santamaría DM, Taxonera C, Giner M. Update on pathogenesis and clinical management of acute pancreatitis. World J Gastrointest Pathophysiol 2012;3(3):60-70.

De Campos T, Braga CF, Kuryura L, Hebara D, Assef JC, Rasslan S. Changes in the management of patients with severe acute pancreatitis. Arq Gastroenterol 2008;45(3):181-5.

Felga GEG, Costa MZG, Guarita DR. In: Zaterka S, Eisig JN. Tratado de gastroenterologia: da graduação à pós-graduação. São Paulo: Atheneu; 2011. p.821-31.

116 PANCREATITE CRÔNICA

Ivanna Beserra Santos, Maira Andrade Nacimbem Marzinotto

DEFINIÇÃO

Pancreatite crônica é um processo inflamatório que promove a destruição progressiva e irreversível do parênquima pancreático, provocando perda das funções exócrina e endócrina do órgão.

EPIDEMIOLOGIA

Dados epidemiológicos disponíveis exibem uma incidência na Europa e países ocidentais de 6 casos/100.000 habitantes, com pico entre a 4ª e a 6ª décadas de vida.

Em estudo do HC-FMUSP, observou-se relação de homens e mulheres de 9:1. Estudo multicêntrico americano apontou como principais etiologias de pancreatite crônica: alcoolismo (42%), idiopática (28%) e causa genética (10%).

Pancreatite crônica por alcoolismo é geralmente observada em pacientes entre 40 e 60 anos e do sexo masculino. Os quadros com etiologia genética são diagnosticados entre 10 e 40 anos de idade e aqueles idiopáticos têm apresentação bimodal, com picos aos 19 e 56 anos.

As hospitalizações decorrem dos episódios de agudização, emagrecimento provocado pela má digestão, complicações e para tratamento clínico ou cirúrgico da dor.

ETIOLOGIA

A etiologia mais comum é o consumo de álcool, responsável por 70-80% dos casos de pancreatite nos países ocidentais, e por 90,7% no Brasil, segundo pesquisa com 2.199 pacientes. Considera-se o parâmetro de consumo correspondente a 80 mL/dia de etanol puro para o sexo feminino e 100 mL/dia para o sexo masculino, por um período > 5 anos. Porém, na presença de outros fatores de risco, um consumo inferior pode determinar lesão pancreática.

As classificações disponíveis atualmente consideram os fatores de risco para desenvolvimento da doença, sendo a Tigar-O (Tabela 1) uma das mais utilizadas.

Tabela 1 Classificação de Tigar-O

Tóxico-metabólico	Alcoolismo Tabagismo Hipercalcemia (hiperparatireoidismo) Hipertrigliceridemia Doença renal crônica Medicamentos (inibidores da enzima conversora da angiotensina, didanosina, valproato, tiazídicos, azatioprina, estrogênios, esteroides, lamivudina, interferona)
Idiopático	
Genético	CFTR, PRSS1, SPINK1
Autoimune	Pancreatite crônica isolada Síndrome autoimune (pancreatite crônica, doença de Sjögren, doença inflamatória intestinal, cirrose biliar primária)
Recorrente (pancreatite aguda recorrente e grave)	Pós-necrótica (pancreatite aguda grave) Pancreatite aguda recorrente Doença vascular ou isquemia Pós-irradiação
Obstrutiva	Pâncreas *divisum* Distúrbios do esfíncter de Oddi (controversa) Obstrução do ducto pancreático (p. ex., tumor) Cistos duodenais pré-ampulares Cicatrizes pós-traumáticas do ducto pancreático

QUADRO CLÍNICO

Observa-se dor abdominal de manifestação precoce, localizada em epigástrio, em faixa e de intensidade variável, podendo irradiar-se para o dorso. Ocorre piora com a ingestão alimentar e/ou alcoólica e melhora com inclinação do tronco para a frente (posição de "prece maometana"). Pode estar ausente ou desaparecer em fases avançadas da doença, quando o parênquima pancreático é totalmente substituído por fibrose.

Pacientes podem apresentar náuseas e vômitos associados a dor ou durante os episódios de pancreatite aguda. Cerca de 70% dos adultos terão pelo menos 1 episódio de pancreatite aguda e 50% deles terão pancreatite aguda recorrente. A dor abdominal é mais prevalente nos pacientes com pancreatite de etiologia alcoólica e naqueles com diagnóstico precoce (antes dos 35 anos).

Observa-se, em decorrência da insuficiência exócrina, má digestão de gorduras causando esteatorreia, perda de peso e deficiência de vitaminas lipossolúveis.

Diabetes ocorre quando mais de 80% da glândula é lesada. O desenvolvimento de cetoacidose e nefropatia é raro, porém a ocorrência de neuropatia e retinopatia é semelhante à da DM por outras causas.

Outras manifestações clínicas relatadas em menor incidência são:

- icterícia causada por compressão extrínseca do pâncreas por pseudocisto, edema de cabeça pancreática ou estenose de colédoco;
- hemorragia digestiva alta decorrente de ruptura de varizes esofágicas causada por hipertensão portal segmentar devido a trombose de veia esplênica;
- ascite pancreática ou derrame pleural, devido à ruptura de pseudocisto ou de ducto pancreático. Quando presente, o derrame pleural ocorre com maior frequência em hemitórax esquerdo (80%).

EXAMES COMPLEMENTARES

Exames laboratoriais

- Glicemia em jejum e Hb glicada: para avaliar disfunção endócrina da glândula.
- Amilase e lipase sérica: aumentam em episódios de agudização.
- Perfil nutricional: as vitaminas lipossolúveis (A, D, E e K) podem ter prejuízo de absorção; logo, pode haver deficiências dessas vitaminas.
- Dosagem de vitamina B12: as enzimas pancreáticas são necessárias para que ocorra quebra da ligação B12-fator intrínseco e consequente absorção desta.
- Marcadores tumorais periódicos (CEA, CA 19.9): para avaliar o desenvolvimento de neoplasia de pâncreas, cuja incidência aumenta em pacientes com pancreatite crônica.
- Mutações PRSS1, CFTR, SPINK-1 e CTRC: devem ser pesquisadas quando a etiologia é desconhecida e associada a história familiar positiva ou crianças com episódios inexplicados de pancreatites.

Testes funcionais indiretos

Testes funcionais indiretos detectam a consequência clínica do déficit ou da ausência das enzimas pancreáticas. Não existe teste considerado ideal que teria como características baixo custo, fácil execução e precisão na detecção de alterações precoces ou avançadas.

- Dosagem de gordura fecal de 72 horas: é o padrão-ouro para quantificação de esteatorreia, porém não é específico, podendo apresentar-se positiva em casos de supercrescimento bacteriano, síndrome do intestino curto e outras doenças, como doença celíaca e de Crohn. A desvantagem do exame é a baixa aderência dos pacientes, pois é necessário refrigeração das fezes no período da coleta, ingestão de dieta hiperlipídica (100 g de gordura em 24 horas) por 5 dias (nos 2 dias que precedem o teste e nos 3 dias de coleta) e suspensão das enzimas pancreáticas na semana anterior ao teste, fatores que pioram a dor abdominal e o desconforto dos pacientes. Resultados > 7 g/dia são considerados anormais, porém na pancreatite crônica são observados valores > 20 g em 24 horas. Possui a vantagem de avaliar resposta terapêutica em pacientes já em uso de enzimas pancreáticas.
- Pesquisa de gordura fecal Sudam III: tem baixa sensibilidade, pois só detecta esteatorreia quando > 25 g/dia. O uso de medicamentos como orlistate (Xenical®) e ezetimibe pode provocar falso-positivos, assim como gordura sintética alimentar (olestra).
- Dosagem de elastase fecal, quimiotripsina fecal e teste respiratório com TG com carbono marcado também são testes funcionais indiretos, porém são pouco utilizados na prática clínica e têm baixa sensibilidade no diagnóstico de insuficiência pancreática precoce.

Testes funcionais diretos

Os testes funcionais diretos analisam o volume e a composição do suco pancreático após estímulo (secretina ou colecistoquinina), porém são invasivos, pouco disponíveis e de alto custo.

Exames de imagem

- RX de abdome: calcificações em topografia de epigástrio são vistas em 30-70% dos pacientes. Estas devem ser diferenciadas de cistos calcificados e calcificações vasculares.
- USG abdominal: avaliação operador-dependente, limitada pela interposição de alças intestinais contendo

gás e pelo biótipo do paciente. As calcificações pancreáticas apresentam-se como focos puntiformes ou hiperecoicos, de distribuição focal ou difusa e, dependendo do tamanho, exibem sombra acústica. O exame também permite a visualização de alterações em ducto pancreático principal, como dilatações e estenoses, além de complicações como pseudocistos e, quando aliado à doppler-fluxometria, diagnostica trombose de veia porta, esplênica e pseudoaneurisma de artéria esplênica.

- TC de abdome: considerado exame de 1ª linha, tem sensibilidade de 75-80% e especificidade de 90%. Os achados patognomônicos são calcificações (sendo a cabeça pancreática mais comumente acometida), dilatação ductal e atrofia parenquimatosa. Esse exame permite o diagnóstico de complicações como formações de coleções líquidas (p. ex., pseudocistos, trombose venosa e pseudoaneurismas arteriais) e exclui outras causas de dor abdominal como câncer.
- Colângio-RNM: tem sensibilidade de 75% para doença avançada e 25% para alterações de pequenos ductos; geralmente, detecta as mesmas alterações da TC. Tem a vantagem de caracterizar melhor as estenoses biliares, porém depende do volume do fluxo no ducto pancreático, que geralmente se encontra baixo nas pancreatites crônicas.
- Colangiopancreatografia retrógrada endoscópica (CPRE): é considerada padrão-ouro para alterações de ductos pancreáticos; permite exame diagnóstico e terapêutico como colocação de próteses e tratamento de complicações. Tem sensibilidade de 66% em detectar alterações precoces em pequenos ductos e de 90% em quadros avançados. A incidência de complicações varia de 1,8-6,4%, com taxa de mortalidade de 0,05%. Pancreatite aguda, colangite e formação de abscessos são as complicações mais frequentes.
- Ecoendoscopia: método sensível para alterações precoces, permite a coleta de amostras. Trata-se de exame de alto custo, invasivo e operador-dependente.

No âmbito dos exames de imagem, ainda não disponível no Brasil (somente em protocolos de pesquisa), existe a RNM com estímulo de secretina, que permite visualizar o pâncreas antes e após o estímulo do secretagogo, evidenciando, assim, alterações de ductos principal e secundários. Tem sensibilidade semelhante à ecoendoscopia para alterações precoces e é exame não invasivo. A desvantagem é o alto custo da secretina.

Para detecção de alterações precoces, os exames de escolha são a colângio-RNM e a ecoendoscopia, que permitem a coleta de amostras teciduais. Em casos com diagnóstico bem firmado, o acompanhamento é feito com USG e TC (na suspeita de complicações).

DIAGNÓSTICO

O diagnóstico é feito com base no quadro clínico (dor típica, esteatorreia, diabetes + fatores de risco, p. ex., história de etilismo) associado a exame de imagem compatível.

O exame de imagem pode ser TC, colângio-RNM ou ecoendoscopia, conforme a disponibilidade do serviço. Deve-se sempre levar em consideração que alguns exames são muito invasivos e muitas vezes desnecessários para o diagnóstico.

TRATAMENTO

Após confirmação do diagnóstico, a causa da pancreatite crônica deve ser estabelecida, para melhor acompanhamento, por meio de história e duração de consumo de álcool e tabaco, bem como história familiar de pancreatite, câncer de pâncreas, hipertrigliceridemia, fibrose cística e doença celíaca. Em pacientes jovens, sem causa determinada, os testes genéticos devem ser considerados.

O tratamento é baseado no controle da dor, suporte nutricional, reposição de enzimas pancreáticas quando há insuficiência exócrina e controle glicêmico quando há insuficiência endócrina.

Todos os pacientes devem ser orientados quanto à abstinência alcoólica e cessação do tabagismo.

Deve-se adotar uma dieta frequente, balanceada, em pequenos volumes, sem sobrecarga de gorduras mas não hipolipídica, pois isto a torna pouco palatável e aumenta o risco de déficit de ácidos graxos essenciais e de vitaminas lipossolúveis.

Dor abdominal

Diante de um paciente com diagnóstico de pancreatite crônica e queixa de dor abdominal, deve-se excluir outras etiologias como pseudocistos, neoplasia gástrica ou pancreática, úlcera péptica e litíase biliar.

A dor tem grande impacto na qualidade de vida, contribuindo para a desnutrição por redução da ingesta alimentar.

A terapia é iniciada após caracterização da dor (contínua *versus* episódica) com drogas analgésicas em doses efetivas e intervalos apropriados com monitoração de função renal, hepática e respiratória.

A analgesia deve ser iniciada com analgésicos simples (dipirona ou paracetamol) associados ou não a AINH. Se não houver resposta, progride-se para opioides fracos (tramal ou codeína) e, posteriormente, opioides fortes (morfina ou fentanil). Em caso de ausência de resposta clínica, efeitos colaterais de drogas ou necessidade de altas doses de opioides fortes por tempo > 3 meses, deve-se considerar tratamento invasivo.

Ao se confirmar a refratariedade da dor, deve-se excluir complicações locais como pseudocistos, estenoses ductais e neoplasias pancreáticas.

Os tratamentos endoscópicos disponíveis são: dilatação de estenose biliar com colocação de *stents*, litotripsia extracorpórea para remoção de cálculos intraductais e bloqueio do plexo celíaco guiado por ecoendoscopia.

Cirurgia é realizada em caso de dor não responsiva a outras terapias, suspeita de câncer pancreático e para tratamento de complicações. As técnicas utilizadas são descompressão do ducto pancreático, ressecção de massas inflamatórias ou pancreatectomias parciais.

Insuficiência exócrina

O tratamento é feito com reposição de enzimas pancreáticas que são chamadas de pancrealipase ou pancreatinas. A maioria das apresentações é de liberação entérica, o que evita a inativação das enzimas no estômago. A dose geralmente recomendada é de 25.000-75.000 UI de lipase durante as refeições principais.

Apesar do uso de enzimas pancreáticas de liberação entérica, cerca de 40% dos pacientes não normalizam a digestão de gorduras. Nesses casos, deve-se avaliar: aderência terapêutica, pH intestinal ácido (sendo necessária associação de inibidor de bomba de prótons) e outras doenças, como doença celíaca e supercrescimento bacteriano, que devem ser tratadas adequadamente.

A resposta terapêutica é avaliada pela melhora dos parâmetros nutricionais e da esteatorreia.

Insuficiência endócrina

A DM apresentada por esses pacientes difere dos tipos 1 e 2 por causa do elevado risco de hipoglicemia decorrente da secreção alterada de glucagon.

O manejo é feito de forma semelhante à DM tipo 2 com o uso inicial de metformina seguido de secretagogos (sulfonilureia ou glinida), entretanto deve ser individualizada de acordo com duração da DM, IMC e presença de comorbidades. Hiperglicemia sintomática, nível basal de peptídeo-C < 1 ng/mL, intolerância ou falência do hipoglicemiante oral determinam a necessidade de insulina.

A insulinoterapia preferida nesses casos é com análogo de insulina basal (detemir, glargina) em monoterapia ou em associação com insulina ultrarrápida (aspart, lispro). O alvo terapêutico é HbA1c < 7%.

As complicações tardias do diabetes 3c relacionadas à microangiopatias são menos frequentes e os quadros de retinopatia e glomerulopatia são descritas com menor gravidade.

MANEJO DE COMPLICAÇÕES

- Pseudocisto: é uma coleção com alto teor de amilase envolta por tecido fibrótico. O tratamento é indicado na presença de sintomas como compressão vascular, gástrica ou duodenal, estenoses biliares, infecção, sangramento, fístula pancreaticopleural e síndrome pancreatite-paniculite-poliartrite. Em caso de pseudocistos assintomáticos em crescimento ou de tamanho > 4 cm, a terapêutica é considerada por causa do risco de sua ruptura. O tratamento é realizado por meio de drenagem percutânea, endoscópica ou cirúrgica. Esta é indicada em cistos grandes e/ou múltiplos, presença de necrose e naqueles acompanhados por estenose, cálculos e ruptura de ductos pancreáticos.
- Estenose biliar: cirurgia é a terapia de escolha para casos sintomáticos; porém, em pacientes com alto risco cirúrgico e naqueles que não aceitam cirurgia, a terapia endoscópica com colocação de prótese é uma opção.
- Fístula/ascite: são diagnosticadas pela alta dosagem de amilase no líquido examinado (> 1.000 UI/L). Recomenda-se tratamento conservador com dieta enteral pós-papila ou parenteral, que pode ser associada a análogos da somatostatina. Em caso de ausência de resposta terapêutica, abordagem cirúgica ou endoscópica são indicadas.
- Hipertensão portal segmentar: em caso de hemorragia digestiva alta, está indicado tratamento endoscópico seguido de esplenectomia. Se o paciente tem indicação de cirurgia de pâncreas por outro motivo, esplenectomia pode ser realizada de forma profilática.

ACOMPANHAMENTO E PROGNÓSTICO

Se a doença estiver estável, o acompanhamento deve ser a cada 6-12 meses com perfil hepático, enzimas pancreáticas, perfil nutricional, glicemia em jejum e marcadores tumorais, pois portadores de pancreatite crônica têm 5-10 vezes mais chance de desenvolver câncer de pâncreas e esse risco aumenta para 50 vezes quando a etiologia é hereditária.

Um exame de imagem anual deve ser feito para avaliar complicações.

No início do quadro e caso se verifique uma mudança no padrão da dor, deverá ser realizado um exame de imagem acurado para exclusão de diagnósticos diferenciais.

Na presença de insuficiência exócrina, densitometria óssea deve ser feita periodicamente em decorrência do aumento do risco de osteopenia e osteoporose.

BIBLIOGRAFIA

Cunha RM, Mott CB, Guarita DR, Pedroso MR, Jukemura J, Bacchela T, et al. Complications of chronic pancreatitis in São Paulo (Brazil). Rev Hosp Clin Fac Med São Paulo 1997;52(6):306-15.
de-Madaria E, Abad-González A, Aparicio JR, Aparisi L, Boadas J, Boix E, et al. The Spanish Pancreatic Club's recommendations for the diagnosis and treatment of chronic pancreatitis: part 2 (treatment). Pancreatology 2013;13:18-28.
Galvão-Alves J, et al. II Diretriz Brasileira em Pancreatite crônica GED 2017;36(supl1):1-66.
Lieb II JG, Draganov P. Pancreatic function testing: here to stay for the 21st century. World J Gastroenterol 2008;14(20):3149-58.
Martínez J, Abad-González A, Aparicio JR, Aparisi L, Boadas J, Boix E, et al. The Spanish Pancreatic Club recommendations for the diagnosis and treatment of chronic pancreatitis: part 1 (diagnosis). Pancreatology 2013;36:326-39.
Ouyang G, Pan G, Liu Q, Wu Y, Liu Z, Lu W, et al. The global, regional, and national burden of pancreatitis in 195 countries and territories, 1990-2017: a systematic analysis for the Global Burden of Disease Study 2017. BMC Med 2020;18(1):388.
Singh VK, Yadav D, Garg PK. Diagnosis and management of chronic pancreatitis: a review. JAMA 2019;322(24):2422-2434.

117 DISPEPSIA E DOENÇA ULCEROSA PÉPTICA

Jamile Rosário Kalil, Natália Sousa Freitas Queiroz

DEFINIÇÃO E ETIOLOGIA

Dispepsia é um termo médico utilizado para caracterizar dificuldades na digestão. Corresponde à presença de ≥ 1 dos 4 sintomas cardinais: empachamento pós-prandial, saciedade precoce, dor epigástrica e queimação epigástrica. Pode ser causada por uma série de doenças, sendo a dispepsia funcional (idiopática) a causa mais comum (Tabela 1).

Tabela 1 Causas de dispepsia
Digestivas pépticas
Dispepsia funcional (> 60% dos casos)
Doença ulcerosa péptica
Doença do refluxo gastroesofágico
Digestivas não pépticas
Colelitíase
Neoplasias
Gastropatias específicas (tuberculose, citomegalovírus, sarcoidose, doença de Crohn)
Gastroparesia
Pancreatite
Síndrome da má-absorção
Parasitoses intestinais (giárdia, estrongiloides)
Não digestivas
Medicações (incluindo suplementos com potássio, digitálicos, ferro, teofilina, antibióticos VO, AINH, corticosteroides, niacina, genfibrozila, narcóticos, colchicina, quinidina, estrógenos, levodopa, alendronato)
Doenças metabólicas (DM, doenças da tireoide e paratireoides, distúrbios hidroeletrolíticos)
Doença coronariana
Colagenoses

EPIDEMIOLOGIA

A prevalência de dispepsia não investigada na população geral é estimada em 5-15%. No mundo ocidental, a prevalência é de 10-30%. Apresenta taxa de incidência anual de 1-6%.

Há discreto predomínio em mulheres.

QUADRO CLÍNICO

Após o Consenso de Roma IV, a dispepsia foi redefinida como a presença de ≥ 1 dos 4 seguintes sintomas durante os últimos 3 meses, com o início dos sintomas, pelo menos, 6 meses antes do diagnóstico:

- empachamento pós-prandial;
- saciedade precoce;
- dor epigástrica;
- queimação epigástrica.

Outros sintomas também podem ser relatados pelos pacientes, como:

- distensão abdominal;
- eructações frequentes;
- náuseas e/ou vômitos.

De forma acadêmica separamos a dispepsia funcional em síndrome dolorosa epigástrica (predomínio de epigastralgia e queimação, sem necessidade de relação com alimentação, com frequência de 1x/semana por 3 meses) e síndrome do desconforto pós-prandial (empachamento pós-prandial ou saciedade precoce, 3x/semana por 3 meses).

A pirose retroesternal, como sintoma predominante, tem sido considerada para caracterizar pacientes com doença do refluxo gastroesofágico e não com dispepsia, apesar da grande frequência de sobreposição com sintomas dispépticos.

Deve-se dar atenção aos sinais e sintomas de alarme (aumentam a suspeita de neoplasias), como:

- perda de peso não intencional;
- vômitos persistentes;
- odinofagia;

- disfagia progressiva;
- hematêmese;
- anemia ou deficiência de ferro;
- massa abdominal palpável ou linfadenopatia;
- história familiar de câncer do trato gastrointestinal alto;
- cirurgia gástrica prévia;
- icterícia.

De acordo com o Consenso de Roma IV, os critérios diagnósticos para dispepsia funcional são os mesmos da dispepsia, desde que se excluam doenças estruturais que expliquem os sintomas, o que implica necessidade de realização de endoscopia digestiva alta e erradicação do *Helicobacter pylori*. Além disso, os consensos brasileiros mais recentes recomendam a realização de pesquisa de ovos e larvas de parasitas nas fezes ou tratamento antiparasitário empírico, antes de estabelecido o diagnóstico de dispepsia funcional.

EXAMES COMPLEMENTARES

Exames laboratoriais são desnecessários para pacientes jovens e sem sinais de alarme. Deve-se avaliar a necessidade de exames de rotina em pacientes com idade > 40 anos. Dosagem de amilase sérica, anticorpos para doença celíaca, pesquisa de ovos e parasitas nas fezes e testes de gravidez podem ser considerados em casos selecionados.

A estratégia de pesquisar e tratar o *Helicobacter pylori* em pacientes com dispepsia por meio de testes não invasivos (*test and treat*) é considerada no último consenso brasileiro de *Helicobacter pylori* em pacientes com idade < 35 anos, sem sinais de alarme e sem história familiar de câncer gástrico. Os testes não invasivos são:

- teste respiratório com ureia marcada com carbono 13 (sensibilidade de 88-95% e especificidade de 95%): exame de escolha para a pesquisa do *Helicobacter pylori*. Apesar de ser um exame simples e com elevada acurácia, seu uso tem sido limitado aos grandes centros urbanos e estudos epidemiológicos em decorrência de dificuldades na importação do material utilizado e do baixo custo da endoscopia e do exame histopatológico no Brasil, quando comparado com países da América do Norte e Europa;
- pesquisa do antígeno fecal (sensibilidade de 94% e especificidade de 92%): é considerado o teste de escolha na ausência do teste respiratório. Seu custo e a aceitabilidade entre os pacientes são fatores limitantes;
- teste sorológico (sensibilidade de 60-90% e especificadade > 90%): a acurácia apresenta variabilidade entre os *kits*, ficando em torno de 80-90% (pode manter-se positivo por meses a anos após a erradicação). Seu uso deve ser limitado a estudos epidemiológicos.

A endoscopia digestiva alta pode identificar causas orgânicas para a dispepsia (doença ulcerosa péptica, esofagite erosiva ou malignidades).

Além desses exames, a biópsia da mucosa gástrica permite o diagnóstico da infecção pelo *Helicobacter pylori*, direcionando assim o tratamento posterior.

O teste da urease associado ao estudo histopatológico apresenta sensibilidade de até 95%, a depender da qualidade do material e da experiência do examinador.

DIAGNÓSTICO DIFERENCIAL

A dispepsia pode ser relatada como sintoma de uma série de doenças, sendo as principais causas a dispepsia funcional e a doença ulcerosa péptica:

- dispepsia funcional: responsável por > 60% das causas de dispepsia. Para o diagnóstico, é necessária a presença de história clínica compatível, além da exclusão de outras causas de dispepsia – com a endoscopia digestiva alta evidenciando mucosa gastroduodenal normal ou com lesões mínimas (gastrite). Sua fisiopatologia ainda é pouco compreendida, no entanto, parece envolver fatores como distúrbios de motilidade, hipersensibilidade visceral, infecção pelo *Helicobacter pylori* e fatores psicossociais. O tratamento dos pacientes com dispepsia funcional é controverso e, frequentemente, desapontador. Os aspectos mais importantes da terapêutica envolvem explicação sobre o caráter crônico da doença, acompanhamento e manejo dos fatores psicossociais relevantes e orientação para um estilo de vida saudável. A resposta ao tratamento medicamentoso é variável;
- doença ulcerosa péptica: a presença de úlcera péptica é uma causa bem estabelecida de sintomas dispépticos, no entanto, a prevalência desse achado em pacientes com dispepsia é de apenas 5-10%. A úlcera péptica, na maioria dos casos, é causada pela infecção do *Helicobacter pylori* ou pelo uso de AINH. Com base apenas nos sintomas clínicos, não é possível diferenciar adequadamente a doença ulcerosa péptica da dispepsia funcional; contudo, melhora significativa dos sintomas após o uso de antagonistas do receptor H2 ou de inibidores da bomba de prótons sugere uma causa relacionada à produção de ácido para os sintomas dispépticos (doença ulcerosa péptica ou doença do refluxo gastroesofágico).

ABORDAGEM

História e exame físico podem ajudar na diferenciação entre dispepsia e sintomas que são mais sugestivos de doenças esofágicas, pancreáticas ou biliares; no entanto, na maioria das vezes, não permitem distinguir entre dispepsia funcional e de causa orgânica.

As estratégias para a dispepsia são:

- realização de endoscopia digestiva alta: tem sido indicada, na maioria das diretrizes, em pacientes com dispepsia e em uso de AINH, idade > 45-55 anos ou com presença dos sinais ou sintomas de alarme. Caso essa estratégia tenha sido escolhida, a pesquisa do *Helicobacter pylori* deve sempre ser realizada;
- pesquisa e tratamento do *Helicobacter pylori* (*test and treat*): alguns consensos recomendam a realização de testes não invasivos, como o teste respiratório, para a detecção do *Helicobacter pylori* em pacientes jovens (idade < 40 anos) e com dispepsia não complicada. Pacientes com teste positivo devem receber a terapia de erradicação (Tabela 2), enquanto aqueles com teste negativo podem ser tratados de forma empírica, frequentemente com inibidores da bomba de prótons. O *Helicobacter pylori* é uma das principais causas da doença ulcerosa péptica e é o fator de risco mais consistente para o câncer gástrico. O benefício dessa estratégia seria, principalmente, a cura da doença ulcerosa péptica ou a prevenção de futuras úlceras, além de eliminar um fator de risco consistente para o câncer gástrico. Essa conduta tem maior benefício em áreas com altas taxas de infecção pelo *Helicobacter pylori*, como no Brasil, onde a prevalência supera 50% na maioria das regiões estudadas;

Tabela 2 Tratamento para erradicação do *Helicobacter pylori*

Medicamento	Frequência	Duração
1º tratamento		
IBP	2x/dia	14 dias
Amoxicilina 1.000 mg	2x/dia	14 dias
Claritromicina 500 mg	2x/dia	14 dias
Tratamento alternativo		
IBP	2x/dia	10-14 dias
Subcitrato de bismuto 120 mg	6/6h	10-14 dias
Tetraciclina 500 mg	6/6h	10-14 dias
Metronidazol 400 mg	8/8h	10-14 dias
2º tratamento		
IBP	2x/dia	10-14 dias
Amoxicilina 1000 mg	2x/dia	14 dias
Levofloxacino 500 mg	1x/dia	10-14 dias

* o inibidor da bomba de prótons (IBP) deve ter dose equivalente de 20 mg de omeprazol em cada dose. Alguns consensos indicam o uso de IBPs de segunda geração como o esomeprazol e rabeprazol como escolha preferencial. O uso do vonoprazan já é possível no Brasil, porém carece de estudos nacionais.

- terapia empírica com antissecretores: opção para pacientes jovens (idade < 40 anos), sem sinais ou sintomas de alarme, sobretudo em regiões com baixa prevalência de infecção pelo *Helicobacter pylori*, sendo uma estratégia amplamente utilizada na atenção primária. Sua escolha é atraente porque consegue controlar os sintomas e eliminar as lesões da maioria dos pacientes com doença do refluxo gastroesofágico, cicatrizar as úlceras da doença ulcerosa péptica, além de poder ser benéfico para > 1/3 dos pacientes com dispepsia funcional. As desvantagens dessa estratégia são o rápido retorno dos sintomas após a cessação da terapia e a possibilidade da ocorrência de hipersecreção ácida de rebote. Além disso, muitos pacientes tornam-se usuários crônicos dessas medicações. Os inibidores da bomba de prótons são mais efetivos na melhora dos sintomas quando comparados com os bloqueadores dos receptores H2, e a resposta geralmente ocorre com 2 semanas de uso. A ausência de resposta ao tratamento e a recidiva dos sintomas indicam a necessidade de realização de endoscopia (Figura 1).

Nos pacientes submetidos à endoscopia digestiva alta como abordagem inicial, o manejo terapêutico vai depender dos achados endoscópicos. Caso a endoscopia se apresente normal ou evidencie lesões mínimas, o paciente pode receber tratamento para dispepsia funcional de acordo com seu sintoma predominante:

- dor epigástrica: terapia antissecretora com inibidores de bomba de prótons (p. ex., omeprazol, 20 mg/dia, por 4-8 semanas, sem evidência de acréscimo na melhora dos sintomas com doses maiores);
- empachamento pós-prandial: procinéticos (p. ex., domperidona e bromoprida).

O *Helicobacter pylori* sempre deve ser erradicado nos casos de dispepsia funcional. Essa recomendação tem sido sugerida em consensos nacionais e internacionais recentes e justifica-se pelo benefício sintomático no mínimo similar ao uso crônico da terapia antissecretora, além das vantagens adicionais da redução da transmissão da infecção e de suas possíveis consequências, como úlcera péptica e câncer gástrico.

Psicoterapia e antidepressivos tricíclicos podem ser considerados na dispepsia refratária. É importante compreender a limitação do uso de medicamentos, dar suporte psicológico ao paciente, conscientizando-o de que a doença é benigna, e aguardar o surgimento de medicamentos mais eficazes.

Em caso de úlcera péptica, o tratamento consiste na suspensão do uso de anti-inflamatórios, na supressão

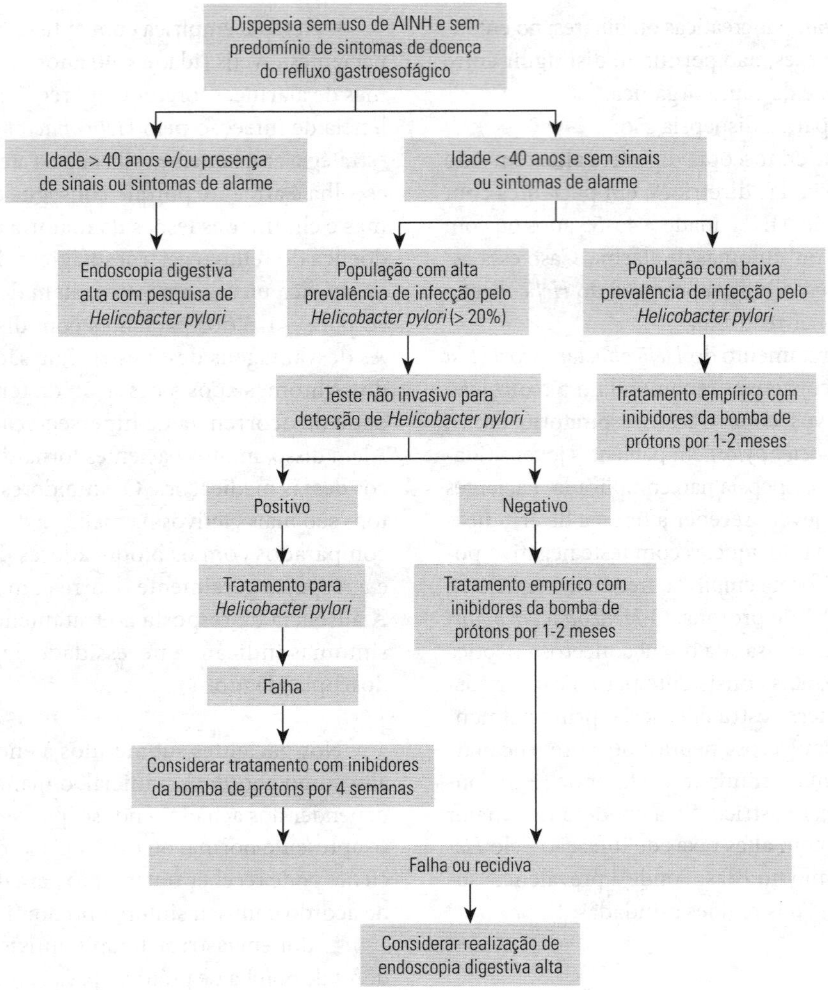

Figura 1 Abordagem da dispepsia.

ácida e na erradicação do *Helicobacter pylori*. A supressão ácida isolada determina apenas a cicatrização temporária das úlceras.

O controle de erradicação após o tratamento farmacológico deve ser realizado, idealmente, em todos os pacientes, sobretudo naqueles com úlcera gastroduodenal, linfoma MALT e persistência dos sintomas após a estratégia *test and treat*. Esse controle deve ser feito após 4 semanas do final do tratamento, sendo o teste respiratório o método de escolha caso não haja indicação de endoscopia (úlcera gástrica, linfoma MALT etc.).

Na consulta

- Dar atenção aos sinais e sintomas de alarme.
- Realizar endoscopia digestiva alta como abordagem inicial em pacientes com idade > 40 anos ou com presença dos sinais ou sintomas de alarme.
- Realizar pesquisa e tratamento do *Helicobacter pylori* em pacientes com dispepsia não complicada.
- Se houver dispepsia funcional, informar sobre a benignidade do quadro e o caráter crônico da doença, além da importância da abordagem psicossocial.

BIBLIOGRAFIA

Coelho LGV, Marinho JR, Genta R, Ribeiro LT, Passos MDCF, Zaterka S, et al. IVth Brazilian Consensus Conference on Helicobacter pylori infection. Arq Gastroenterol 2018;55(2):97-121.

Drossman DA, Hasler WL. Rome IV-Functional GI Disorders: disorders of gut-brain interaction. Gastroenterology 2016;150(6):1257-61.

Malfertheiner P, Megraud F, O'Morain C, Atherton J, Axon ATR, Bazzoli F, et al. Management of *Helicobacter pylori* infection: the Maastricht IV/Florence Consensus Report. Gut 2012;61:646-64.

Oustamanolakis P, Tack J. Dyspepsia organic versus functional. J Clin Gastroenterol 2012;46:175-90.

118 DOENÇAS DO ESÔFAGO

Rodrigo Oliveira Ximenes, Rafael Oliveira Ximenes

▪ DOENÇA DO REFLUXO GASTROESOFÁGICO

DEFINIÇÃO E ETIOLOGIA

A doença do refluxo gastroesofágico (DRGE) é a condição que se desenvolve quando ocorre o retorno do conteúdo gástrico para o esôfago provocando sintomas e/ou complicações.

Ocorre principalmente em decorrência dos relaxamentos transitórios do esfíncter inferior do esôfago não associados à deglutição. Outros fatores que podem contribuir para a DRGE são a hipotonia deste esfíncter e a hérnia de hiato.

EPIDEMIOLOGIA

No Brasil, a prevalência com manifestações típicas é de aproximadamente 12%. Sabe-se que sua prevalência aumenta com a idade, durante a gestação e em indivíduos obesos, sendo aparentemente mais prevalente nas mulheres.

A presença de hérnia de hiato está relacionada às formas mais graves da doença.

QUADRO CLÍNICO

As manifestações da DRGE podem ser divididas em típicas, como pirose e regurgitação, e atípicas, como dor torácica não cardíaca, *globus faringeus*, tosse crônica, rouquidão, pigarro, laringite, asma, fibrose pulmonar idiopática, pneumonias de repetição, otite média, sinusite crônica, desgaste do esmalte dentário e apneia do sono.

Sintomas como disfagia, odinofagia, eructações e sialorreia são possíveis apresentações da doença.

Deve-se dar atenção para os sinais e sintomas de alarme, frequentemente associados a complicações, como anemia, hemorragia digestiva, emagrecimento, disfagia e odinofagia, sintomas de grande intensidade e de início recente em idosos, além de história familiar de câncer.

EXAMES COMPLEMENTARES

- Endoscopia digestiva alta permite classificar a DRGE em erosiva e não erosiva. É o método de escolha para o diagnóstico das lesões causadas pelo refluxo gastroesofágico. Pode, ainda, identificar complicações como esôfago de Barrett, úlceras, estenoses e neoplasias de esôfago, permitindo a realização de biópsias quando necessário. Alterações inespecíficas da mucosa esofágica observadas à endoscopia digestiva alta, como edema e enantema, não são características da DRGE.
- RX contrastado de esôfago tem indicação restrita, podendo auxiliar na investigação de disfagia e odinofagia, caracterizando estenoses.
- Cintilografia, apesar de seu alto custo e baixa disponibilidade, pode demonstrar o refluxo do conteúdo gástrico após a ingestão de contraste marcado com tecnécio. Por ser não invasiva, tem sido utilizada no diagnóstico de DRGE em crianças.
- Manometria esofágica convencional está indicada antes da realização da pHmetria para precisar o local do esfíncter inferior do esôfago no pré-operatório da doença, visando afastar acalasia e outras condições que levam a alterações de motilidade esofágica e na investigação complementar de disfagia, quando existe suspeita de alterações motoras de esôfago, como espasmo esofágico difuso.
- pHmetria esofágica de 24 horas é indicada em pacientes sem esofagite erosiva à endoscopia digestiva alta antes de intervenção cirúrgica e em pacientes com sintomas refratários ao tratamento.
- pHmetria sem fio tem custo elevado e dispensa o uso de sondas, sendo a cápsula afixada por endoscopia na mucosa do esôfago distal. Permite o registro prolongado do pH esofágico por até 96 horas, melhorando a acurácia da pHmetria convencional.
- Impedância esofágica permite diferenciar o trânsito esofágico de sólidos ou líquidos, tanto no sentido craniocaudal como vice-versa. Indicada na suspeita de refluxo fracamente ácido ou não ácido.

DIAGNÓSTICO

A história clínica com avaliação dos sintomas possui baixa acurácia para o diagnóstico de DRGE (sensibilidade de 70% e especificidade de 67%).

No entanto, a abordagem do diagnóstico inicial sem investigação complementar, baseada apenas na anamnese e no exame físico, é aceita para pacientes com idade < 45 anos, manifestações típicas e sem sinais de alerta.

Nos demais casos, o diagnóstico pode ser feito pela presença de esofagite erosiva grau C ou D de Los Angeles, esôfago de Barrett ou estenose péptica à endoscopia digestiva alta ou refluxo ácido patológico à pHmetria.

TRATAMENTO

O tratamento tem como objetivo controlar os sintomas, cicatrizar as lesões e prevenir as complicações.

Modificações comportamentais incluem elevação da cabeceira da cama, diminuição da ingestão de alimentos gordurosos, cítricos, café, chocolate, álcool, líquidos gaseificados, hortelã e tomate; evitar refeições copiosas e deitar-se após as refeições; reduzir ou cessar o tabagismo; e redução do peso corporal.

Medicamentos como anticolinérgicos, teofilina, tricíclicos, bloqueadores do canal de cálcio, agonistas beta-adrenérgicos e alendronato devem ser evitados.

Antiácidos, alginatos e sucralfato podem ser usados no alívio sintomático de indivíduos com sintomas esporádicos. Um exemplo seria a administração de hidróxido de alumínio e magnésio na dose de 10 mL até 3 vezes ao dia, se necessário.

Bloqueadores H2 da histamina (cimetidina, ranitidina – sem registro vigente na Anvisa, famotidina e nizatidina) têm uso restrito aos casos de esofagite erosiva leve. Além disso, pela descoberta de contaminação por substâncias cancerígenas (nitrosaminas), o uso da ranitidina (sem registro vigente na Anvisa) passou a ser ainda mais limitado.

Inibidores de bomba de prótons (omeprazol, lansoprazol, pantoprazol, rabeprazol, esomeprazol) são os medicamentos de escolha, com elevados índices de cicatrização e eficazes para o tratamento prolongado. Devem ser prescritos por 4-8 semanas na fase aguda da doença. Cefaleia, diarreia, constipação intestinal e dor abdominal são os efeitos adversos mais comuns. A dose de omeprazol no tratamento inicial da forma não complicada é de 20-40 mg/dia (em 1 ou 2 tomadas diárias) ou 40-80 mg/dia na forma complicada (estenose, úlcera ou esôfago de Barrett) e nos casos com manifestações atípicas (por período de até 6 meses de tratamento). Também são os medicamentos indicados no tratamento de manutenção da DRGE, sendo que as doses costumam ser inferiores às usadas na fase aguda, sem superioridade entre os diferentes inibidores.

Uma nova classe de medicamentos recém-aprovada para o tratamento da DRGE são os bloqueadores de ácido competitivo do potássio (P-CAB), que inibem seletivamente a bomba de prótons gástrica (H^+, K^+ ATPase) por meio de um mecanismo reversível de competição específica de potássio. O fumarato de vonoprazana, representante dessa classe, tem rápido início de ação e pode ser utilizado independente das refeições. Seu efeito de supressão completa de ácido gástrico são mais duradouros e potentes do que o dos inibidores de bomba de prótons. A dose de fumarato de vonoprazona é de 10 mg/dia na forma não complicada ou 20 mg/dia na forma complicada.

A correção cirúrgica está indicada nos casos de esofagites recidivantes após tratamentos bem conduzidos de no mínimo 6 meses; pacientes que apresentam complicações da doença, inclusive as extraesofágicas; uso prolongado de inibidores de bomba de prótons em pacientes jovens; hérnias de grande volume; e sintomas que afetam a qualidade de vida do paciente apesar do tratamento clínico. Os procedimentos cirúrgicos mais utilizados são fundoplicaturas totais e parciais feitas por via laparoscópica.

Recentemente foram ainda desenvolvidas técnicas endoscópicas de fundoplicatura, cujas indicações ainda não estão bem estabelecidas.

PROGNÓSTICO

Os pacientes com DRGE não tratados podem evoluir com úlceras, fibrose, estenoses e esôfago de Barrett, com potencial de malignização. O índice de complicações é de 2-20%.

Os medicamentos controlam a doença, mas não têm efeitos na inativação do refluxato não ácido (pepsina, bile, suco pancreático) e não corrigem causas subjacentes como a hipotensão do esfíncter inferior do esôfago e o alargamento do hiato esofágico. Muitos pacientes são mantidos em tratamento por toda a vida, já que os sintomas e a esofagite podem retornar em caso de se interromper a medicação.

Na presença de esôfago de Barrett, deve-se solicitar endoscopia digestiva alta a cada 1-3 anos a fim de identificar possível transformação maligna.

▪ ACALASIA

DEFINIÇÃO E ETIOLOGIA

Acalasia é um distúrbio motor decorrente de alterações na inervação do esôfago que se caracteriza por anomalias na peristalse do corpo esofágico e alteração no comportamento do esfíncter inferior do esôfago.

Destacam-se a acalasia idiopática e a esofagopatia chagásica:

- na acalasia idiopática, causas autoimunes (achado de anticorpos antineurônios), infecciosas (herpes-zóster e sarampo), degenerativas e genéticas (síndrome de Allgrove – acalasia, alacrimia e insuficiência adrenal) levam à destruição da inervação intrínseca do esôfago com a diminuição de neurônios e infiltrado inflamatório crônico na região dos plexos mioentéricos. A inervação inibitória (produtora de óxido nítrico) é a mais comprometida, resultando em maior atividade da inervação excitatória colinérgica;
- na esofagopatia chagásica, ocorre degeneração dos plexos mioentéricos do trato digestivo. A destruição neuronal pelo *Trypanossoma cruzi* decorre de processos imunológicos e autoimunes.

EPIDEMIOLOGIA

A incidência de acalasia nos diversos continentes varia em 0,03-1,63, sendo menos frequente na África e na Ásia.

No Brasil, a doença de Chagas representa a causa mais comum de distúrbio motor por denervação esofágica (90% dos casos), com 100 mil casos novos por ano.

Sua frequência aumenta com a idade, sendo os pacientes com idade > 70 os que têm maior risco.

Acomete ambos os sexos em proporção semelhante, porém com leve predominância no sexo masculino.

QUADRO CLÍNICO

Disfagia acomete 70-90% dos pacientes, sendo lentamente progressiva (sólidos, pastosos e líquidos) e de longa duração.

Outros sintomas incluem regurgitação (60-90%), emagrecimento e desnutrição (70%), dor torácica (30-50%), broncoaspiração e tosse (10%), e ansiedade e depressão (9%).

EXAMES COMPLEMENTARES

A endoscopia digestiva alta permite a exclusão de outras doenças e detecção de carcinoma espinocelular (CEC), que é uma complicação tardia. Os achados endoscópicos são dilatação do corpo do esôfago, friabilidade e ulcerações da mucosa, restos alimentares e cárdia fechado.

RX contrastada de esôfago tem baixa sensibilidade (positiva em aproximadamente 74% dos casos) e pode evidenciar dilatação do corpo do esôfago, retardo de esvaziamento, ondas não propulsivas (terciárias) e esôfago distal em bico de pássaro. Permite o estadiamento radiológico em grupos (classificação de Rezende):

- grupo I: diâmetro normal com pequena retenção de contraste;
- grupo II: pequena a moderada dilatação com apreciável retenção de contraste, ondas terciárias frequentes, associada ao não afilamento em esôfago distal (bico de pássaro);
- grupo III: grande aumento do diâmetro com grande retenção de contraste e atividade motora reduzida;
- grupo IV: dolicomegaesôfago com grande capacidade de retenção, atônico, dobrando-se sobre a cúpula diafragmática.

Manometria esofágica convencional é o método de escolha e mostra 100% de ondas aperistálticas ou simultâneas, relaxamento ausente ou incompleto do esfíncter inferior do esôfago em resposta às deglutições, hipertonia do esfíncter (> 45 mmHg), pressão intraesofágica maior que a pressão intragástrica, amplitude de ondas de corpo esofágico < 40 mmHg e atonia (amplitude < 10 mmHg) em esôfagos muito dilatados (grupo IV de Rezende).

Há hoje a disponibilidade da manometria esofágica de alta resolução (MAR), que apresenta avanços em comparação à manometria convencional (maior acurácia e menor tempo de duração do exame). A MAR possibilitou a identificação de subtipos da doença, com impacto no tratamento e prognóstico. São eles: tipo I – ausência de contratilidade esofágica; tipo II – panpressurização esofágica; tipo III – fragmentos preservados de peristalse distal ou contrações prematuras.

DIAGNÓSTICO

Os critérios manométricos para o diagnóstico da acalasia são aperistalse (critério essencial) e outros associados, como relaxamento incompleto do esfíncter inferior do esôfago (pressão residual > 8 mmHg), pressão de repouso elevada do esfíncter (> 45 mmHg), pressão intraesofágica positiva, contrações repetitivas e amplitude das contrações > 37 mmHg na acalasia vigorosa.

TRATAMENTO

O tratamento medicamentoso pode incluir o uso de nitratos (isossorbida, 5-10 mg, por via sublingual), bloqueadores dos canais de cálcio (nifedipino, 10 mg) e doadores de óxido nítrico (sildenafila, 25-50 mg). A administração deve ser feita 30-60 minutos antes das refeições.

Deve-se administrar injeção de toxina botulínica nos casos de acalasia vigorosa, com idade > 50 anos e boa resposta inicial, com queda do tônus basal do esfíncter inferior do esôfago. Deve ser evitada nos casos de tônus basal do esfíncter > 50% do limite superior da normalidade e pressão residual > 18 mmHg. A resposta é temporária (média de 6 meses).

Dilatação pneumática pode ser realizada em pacientes idosos com redução do tônus basal do esfíncter > 50% após a dilatação. Apresenta pior resultado no sexo masculino, em pacientes com sintomas pulmonares, diâmetro do lúmen do corpo do esôfago > 3 cm e tônus basal do esfíncter inferior do esôfago > 30-50 mmHg.

Cardiomiotomia extramucosa com fundoplicatura (Heller-Pinotti) em pacientes com idade < 40 anos apresenta piores resultados na disfagia pré-operatória grave, com tratamento endoscópico prévio, tônus basal do esfíncter inferior do esôfago < 30-35 mmHg e dilatação esofágica significativa.

O tipo de acalasia determinado pela MAR também pode ser usado para decidir o melhor tratamento. Os tipo I e II apresentam maior chance de resposta ao tratamento conservador, como dilatação pneumática e miotomia cirúrgica (56% e 96% de taxa de resposta, respectivamente). Já a tipo III tem a menor taxa de resposta aos tratamentos habituais (29%), podendo ser abordada pela técnica desenvolvida mais recentemente de miotomia endoscópica per oral, que permite miotomias mais amplas.

Esofagectomia é indicada nos casos de megaesôfago muito avançado.

PROGNÓSTICO

O risco de carcinoma espinocelular é 33 vezes maior que na população geral (5-10% em 10-15 anos de evolução).

Diminuição da pressão do esfíncter inferior do esôfago a 17 mmHg ou > 40% do nível pré-tratamento está associada a um bom prognóstico.

▪ ESPASMO DIFUSO DO ESÔFAGO

DEFINIÇÃO E ETIOLOGIA

O espasmo difuso do esôfago é uma anormalidade da motilidade esofágica caracterizada clinicamente por dor retroesternal e disfagia. Tem papel significativo nas dores torácicas não coronarianas.

Pode estar associado a DRGE em 20-50% dos casos.

Sua etiopatogenia é pouco conhecida, podendo estar relacionada a falhas do reflexo inibitório pós-deglutição.

Trata-se de uma condição em que prevalece o componente funcional sem a correspondente alteração anatômica claramente estabelecida.

EPIDEMIOLOGIA

É relativamente infrequente, com prevalência em séries clínicas de 2-13%.

Está documentado acometimento de todas as idades, com maior frequência na 5ª década de vida.

Observa-se maior incidência em mulheres.

QUADRO CLÍNICO

Dor torácica retroesternal que pode irradiar para as costas, pescoço, escápula e membros superiores em pacientes com faixa etária ao redor de 50 anos.

A dor é agravada pela ingestão de líquidos quentes ou gelados e frequentemente melhora com o uso de nitratos. Pode ser de longa duração, acordar o paciente à noite e piorar em caso de estresse.

Ocorre disfagia para sólidos e líquidos.

Observa-se perda de peso por medo de se alimentar.

EXAMES COMPLEMENTARES

- Manometria do esôfago convencional evidencia contrações simultâneas de grande amplitude com peristalse normal intermitente.
- RX contrastada do esôfago é normal na maioria dos casos, podendo evidenciar ondas terciárias (imagem em "saca-rolhas" ou "esôfago em contas de rosário").
- Cintilografia evidencia ondas incoordenadas, repetitivas, retrógradas, não peristálticas, além de tempo de trânsito retardado.

DIAGNÓSTICO

- Critérios manométricos essenciais: contrações simultâneas em > 20% das deglutições com amplitude > 30 mmHg e peristalse normal intermitente.
- Critérios associados: contrações repetitivas (≥ 2 picos), duração prolongada das contrações (> 6 segundos), contrações espontâneas frequentes, relaxamento incompleto do esfíncter inferior do esôfago e contrações de alta amplitude.

TRATAMENTO

Podem ser usados os mesmos medicamentos descritos para a acalasia.

Para a redução da hipersensibilidade visceral em quadros de dor, pode-se associar doses baixas de antidepressivos tricíclicos (amitriptilina, 25 mg/dia).

A injeção endoscópica de toxina botulínica tem conseguido alívio parcial da dor em 70% dos casos e total em 48%, além de ter papel na redução da amplitude de contração.

PROGNÓSTICO

Alguns estudos sugerem que o espasmo difuso do esôfago pode progredir para a acalasia, porém ainda não se sabe claramente qual seria o mecanismo etiopatogênico dessa progressão.

▪ BIBLIOGRAFIA

Francis DL, Katzka DA. Achalasia: update on the disease and its treatment. Gastroenterology 2010;139:369-74.

Gyawali CP, Kahrilas PJ, Savarino E, Zerbib F, Mion F, Smout AJPM, et al. Modern diagnosis of GERD: the Lyon Consensus. Gut 2018;67: 1351-62.

Laurino-Neto RM, Herbella F, Schlottmann F, Patti M. Avaliação diagnóstica da acalásia do esôfago: dos sintomas à classificação de Chicago. ABCD Arq Bras Cir Dig 2018;31:e1376.

Moraes-Filho JP, Navarro-Rodriguez T, Barbuti R, Eisig J, Chinzon D, Bernardo W; Brazilian Gerd Consensus Group. Guideline for the diagnosis and management of gastroesophageal reflux disease: an evidence-based consensus. Arq Gastroenterol 2010;47:99-115.

Savarino E, Martinucci I, Furnari M, Romana C, Pellegatta G, Moscatelli A, et al. Vonoprazan for treatment of gastroesophageal reflux: pharmacodynamic and pharmacokinetic considerations. Expert Opin Drug Metab Toxicol 2016;12:1333-41.

119 HEPATITES AGUDAS

Marcela Paes Rosado Terra, Rafael Oliveira Ximenes, Priscilla Souza de Faria

DEFINIÇÃO E ETIOLOGIA

As hepatites agudas são processos inflamatórios que acometem o parênquima hepático de forma difusa, causando variáveis graus de necrose hepatocitária com elevação das aminotransferases. Podem cursar com aumento das bilirrubinas, com predomínio da fração direta. O processo inflamatório costuma ter duração < 3 meses, sendo o diagnóstico de cronicidade estabelecido caso persista por tempo > 6 meses. Alteração do TP ocorre mais comumente nas formas graves ou fulminantes.

Na Tabela 1, são apresentadas as principais etiologias das hepatites agudas. Neste capítulo, serão abordadas as hepatites virais (A, B e C), hepatite alcoólica e lesão hepática induzida por drogas, ervas ou suplementos.

EPIDEMIOLOGIA

No Brasil, de 1999 a 2019, foram notificados 673.389 casos confirmados de hepatites virais. Destes, 168.036 (25,0%) são referentes aos casos de hepatite A, 247.890 (36,8%) aos de hepatite B, 253.307 (37,6%) aos de hepatite C e 4.156 (0,6%) aos de hepatite D.

Tabela 1 Etiologias das hepatites agudas

Categoria	Condições específicas
Hepatites virais	Hepatites A, B, C, D e E
Vírus sistêmicos	Herpes simples, varicela-zóster, vírus da dengue, citomegalovírus, Epstein-Barr, vírus da febre amarela
Agentes infecciosos não virais	Leptospirose, malária, colangite, abscessos piogênicos, toxoplasmose, salmonelose, sífilis secundária, tuberculose, hanseníase
Drogas/toxinas	Álcool, paracetamol, antibióticos, drogas antituberculose, antifúngicos, anti-inflamatórios não hormonais, ervas e suplementos
Imunológica	Hepatite autoimune
Vascular/isquêmica	Hepatite isquêmica, hepatopatia congestiva, síndrome de Budd-Chiari, trombose ou ligadura da artéria hepática, doença veno-oclusiva
Metabólica	Doença de Wilson
Relacionada à gravidez	Síndrome HELLP, esteatose maligna da gestação

De acordo com dados de 2018 da OMS, o uso prejudicial de álcool causou cerca de 3 milhões de morte/ano, correspondendo a uma a cada 20 mortes.

A incidência de hepatite fulminante é de 1 a 6 casos/1.000.000 de habitantes por ano.

Dados norte-americanos e europeus indicam prevalência de 10-35% de hepatite alcoólica em pacientes alcoolistas hospitalizados e incidência de hepatite fulminante de 1-6 casos/1.000.000 de habitantes por ano.

QUADRO CLÍNICO

O paciente pode apresentar um amplo espectro de manifestações clínicas que variam de formas assintomáticas e anictéricas até formas graves e fulminantes.

Sintomas prodrômicos como náuseas, vômitos, fadiga, febre baixa, artralgias e cefaleia podem estar presentes, com duração habitual de 1-14 dias. Com o aparecimento da icterícia, em geral há diminuição dos sintomas prodrômicos. Pode ocorrer hepatomegalia dolorosa, com ocasional esplenomegalia.

A hepatite alcoólica surge, em geral, após aumento recente da ingestão etílica, muitas vezes seguida por dias a semanas de abstinência devido aos pródromos. Os pacientes podem apresentar febre, dor abdominal e icterícia.

Hipertensão portal e encefalopatia hepática, mesmo na ausência de cirrose, são indicativos de mau prognóstico.

A hepatite fulminante (ou insuficiência hepática aguda grave) ocorre quando há lesão hepática significativa, levando a coagulopatia e encefalopatia hepática.

As hepatites fulminantes podem apresentar 3 evoluções distintas, com tempos diferentes até o desenvolvimento da encefalopatia:

- hiperaguda (1-7 dias): marcada por coagulopatia grave e menor aumento de bilirrubinas; é mais comum em pacientes jovens e em casos de hepatite A e lesão hepática por paracetamol. Tem melhor prognóstico;
- aguda (7-28 dias): com aumento moderado de bilirrubinas e alteração proporcional do coagulograma. A causa típica é a hepatite B;
- subaguda (> 28 dias): com aumento mais importante de bilirrubinas e com coagulopatia leve ou ausente. É mais comum em idosos, principalmente em lesões induzidas por drogas que não o paracetamol. Tem o pior prognóstico.

As hepatites virais são caracterizadas na Tabela 2.

DIAGNÓSTICO

O diagnóstico das hepatites agudas depende dos achados da anamnese e do exame físico em conjunto com as alterações laboratoriais.

Tabela 2 Características clínicas das hepatites virais mais comuns

	Hepatite A	Hepatite B	Hepatite C	Hepatite D	Hepatite E	Características gerais para todas as hepatites
Epidemiologia	▪ Transmissão fecal-oral ▪ Raramente fulminante ▪ Não cronifica ▪ Em crianças, geralmente assintomática/ sublínica	▪ Transmissão sexual, parenteral (transfusões, drogas injetáveis) e vertical	▪ Transmissão parenteral e, menos frequentemente, vertical ▪ Maioria assintomática	▪ Transmissão parenteral (drogas injetáveis) ▪ Apenas em associação com hepatite B (precisa do AgHBs para sua replicação) ▪ Prevalente na Amazônia	▪ Transmissão fecal-oral (mais comum na Ásia, na África e na Índia)	
Incubação	▪ 15-45 dias	▪ 45-120 dias ▪ AgHBs é o 1º marcador sorológico detectável; aparece 2-6 semanas antes do quadro clínico e torna-se indetectável em até 24 semanas ▪ Janela Imunológica: 30-60 dias para testes sorológicos	▪ 30-180 dias ▪ Janela imunológica: 33-129 dias para Elisa de 2ª geração, 49-70 dias para Elisa de 3ª geração	▪ 30-50 dias, podendo ser mais curto na superinfecção (14 dias) e mais longo na coinfecção (180 dias)	▪ 2-8 semanas	▪ 2 semanas-6 meses ▪ O vírus começa a ser detectável no sangue ▪ AST, ALT, bilirrubinas e anticorpos costumam ser normais
Fase pré-ictérica	▪ 7 dias ▪ Manifestações clínicas inespecíficas (fadiga, mal-estar, náusea, vômitos, febre, dor em quadrante superior direito)	▪ 28 dias ▪ Manifestações clínicas inespecíficas ▪ Anti-HBc IgM +, mantém-se positivo até 32 semanas após infecção ▪ Aminotransferases elevadas	▪ Manifestações clínicas inespecíficas	▪ Manifestações clínicas inespecíficas	▪ 1-5 dias ▪ Manifestações clínicas inespecíficas	▪ Manifestações clínicas inespecíficas: náuseas, vômitos, fadiga, febre baixa, cefaleia e artralgias ▪ Duração de 7-14 dias ▪ Pico dos títulos virais ▪ Aminotransferases elevadas ▪ Duração de 1-14 dias
Fase ictérica	▪ 4-6 semanas (icterícia, colúria, acolia fecal)	▪ 1-3 meses ▪ Ocorre em 30% dos pacientes ▪ Começam a cair DNA-VHB e AgHBe	▪ Variável, com melhora após as primeiras 2 semanas ▪ Dor abdominal, icterícia, prurido, colúria, acolia e artralgias ▪ RNA-VHC é detectável	▪ Poucas semanas ▪ Queda do RNA-VHD	▪ Poucas semanas, raramente 2-6 meses	▪ Colúria, acolia fecal, icterícia, prurido e artralgias ▪ Pico de aminotransferases ▪ Começa a cair nível viral ▪ Começam a aparecer os anticorpos ▪ Casos mais graves podem apresentar alargamento de INR e encefalopatia hepática

(continua)

(continuação)

Tabela 2 Características clínicas das hepatites virais mais comuns

	Hepatite A	Hepatite B	Hepatite C	Hepatite D	Hepatite E	Características gerais para todas as hepatites
Fase convalescente	▪ Queda gradual dos títulos de anti-VHA IgM e aparecimento do IgG	▪ Podem ocorrer desaparecimento de DNA-VHB, soroconversão AgHBe para anti-HBe, soroconversão AgHBs para anti-HBs e anti-HBc IgM para IgG ▪ Aminotransferases normalizam em 1-4 meses ▪ ALT persistentemente elevada por mais de 6 meses pode indicar cronificação	▪ Aparecimento do anti-VHC ▪ Pode ocorrer desaparecimento do RNA-VHC	▪ Aparecimento do anti-VHD IgG, podendo o IgM persistir positivo nas infecções que cronificam	▪ Desaparecimento do anti-VHE IgM e aparecimento do IgG	▪ Marcada por melhora do apetite ▪ Desaparecimento gradual da icterícia ▪ Queda de bilirrubinas, AST e ALT
História natural	▪ Não ocorre cronificação ▪ Infectividade: desde a incubação por até cerca de 1 semana após o aparecimento da icterícia	▪ Transmissão perinatal: 90% de cronificação ▪ Cronificação em adultos: 5-10% ▪ Pode ocorrer carcinoma hepatocelular mesmo em não cirróticos	▪ Quadro clínico pouco sintomático e inespecífico ▪ Cronificação ocorre em 60-85% dos casos; destes, 20% evoluem para cirrose e suas complicações	▪ Coinfecção geralmente evolui com clareamento de ambos os vírus ▪ Superinfecção leva a maior chance de fulminar, além de cronificação em 70% dos casos	▪ Pode, raramente, cronificar em pacientes imunossupri-midos	
Diagnóstico	▪ Anti-VHA IgM: positividade no início dos sintomas até cerca de 4-6 meses ▪ IgG aparece na fase convalescente e permanece por décadas	▪ Capítulo 119	▪ PCR RNA-VHC (presente cerca de 2 semanas após exposição) ▪ Anti-VHC (anticorpo tardio após 8-12 semanas)	▪ Anti-VHD IgM ▪ RNA-VHD ▪ Marcadores de infecção pelo VHB (agudo na coinfecção e crônico na superinfecção)	▪ Anti-VHE IgM ▪ PCR RNA-VHE no soro ou fezes	
Notificar	▪ Suspeitos e confirmados	▪ Suspeitos e confirmados	▪ Suspeitos e confirmados	▪ Suspeitos e confirmados	▪ Suspeitos e confirmados	▪ As hepatites virais são doenças de notificação compulsória
Diagnóstico diferencial						▪ Leptospirose, hepatite transinfecciosa, febre amarela, malária, colangite, hepatite autoimune

AgHBe: antígeno e do vírus da hepatite B, AgHBs: antígeno s do vírus da hepatite B; anti-HBc: anticorpo contra as proteínas do *core* do vírus da hepatite B; anti-HBe: anticorpo contra o antígeno e do vírus da hepatite B; anti-HBs: anticorpo contra o antígeno s do vírus da hepatite B; anti-VHA: anticorpo contra o vírus da hepatite A; anti-VHC: anticorpo contra o vírus da hepatite C; anti-VHD: anticorpo contra o vírus da hepatite D; anti-VHE: anticorpo contra o vírus da hepatite E; Elisa: ensaio imunoenzimático; VHB: vírus da hepatite B; VHC: vírus da hepatite C; VHD: vírus da hepatite D; VHE: vírus da hepatite E.

Anamnese

Fatores de risco como relação sexual desprotegida, uso de drogas EV, tatuagens, hemotransfusões e hemodiálise devem levantar a suspeita de hepatites virais. Pacientes procedentes da região Amazônica têm maior risco de malária, febre amarela e hepatite D.

Deve-se questionar, ainda, uso de medicamentos, chás e fitoterápicos; quadros de hipotensão, choque e arritmias (hepatite isquêmica); e quadros infecciosos como pielonefrite e abscesso hepático (hepatite transinfecciosa).

Vale a pena lembrar que coledocolitíase ou outros fatores obstrutivos das vias biliares e períodos de agudização de hepatopatias crônicas podem mimetizar quadros de hepatites agudas.

Exame físico

No exame físico, deve-se avaliar o estado mental (evolução para formas fulminantes) e estigmas de hepatopatias crônicas. Icterícia, acolia fecal, colúria, hepatomegalia dolorosa e esplenomegalia podem estar presentes.

Laboratório

O diagnóstico da hepatite A é confirmado pela presença do anti-VHA IgM, cuja positividade coincide com o início do quadro clínico. A negativação do anticorpo ocorre por volta do 4º mês, podendo este permanecer elevado por mais tempo sem significar cronicidade.

Na hepatite B, o antígeno de superfície (AgHBs) é o 1º marcador a aparecer no soro; entretanto, não é capaz de diferenciar formas agudas e crônicas. O quadro agudo é diagnosticado pela detecção do anti-HBc IgM, que também pode reativar nas hepatites crônicas agudizadas. O anti-HBc IgM tende a negativar 6 meses após o quadro agudo.

Na hepatite C aguda, o RNA do vírus pode ser detectado pela técnica de PCR cerca de 2 semanas após a exposição, e sua presença indica infecção ativa. O anti-VHC não diferencia infecção aguda e crônica, e seu aparecimento é tardio no curso da doença (8-12 semanas após o início dos sintomas). A documentação da soroconversão também auxilia no diagnóstico da forma aguda, devendo o anti-VHC ser colhido no início do quadro infeccioso e após 1-2 meses. A infecção aguda pelo vírus da hepatite C pode ser grave, mas a falência hepática fulminante é rara.

Na hepatite alcoólica, encontramos bilirrubina > 3-5 mg/dL e os níveis de aminotransferases estão aumentados, porém geralmente < 300 UI/mL (níveis > 500 UI/mL devem sugerir outra etiologia). A relação AST/ALT é > 1,5, com relação > 2-3, favorecendo ainda mais o diagnóstico. Outras alterações laboratoriais que podem ser vistas são: aumento da gama-glutamiltransferase (4-6 vezes o limite superior da normalidade), macrocitose e leucocitose com neutrofilia.

Nos casos de hepatite por drogas, podem ser observados 3 padrões de lesão hepática:

- hepatocelular: ALT > 3 vezes o limite superior de normalidade com razão ALT/fosfatase alcalina ≥ 5;
- mista: ALT > 3 vezes o limite superior de normalidade e fosfatase alcalina > 2 vezes o limite superior de normalidade e ALT/fosfatase alcalina > 2 ou < 5;
- colestática: fosfatase alcalina > 3 vezes o limite superior de normalidade e ALT/fosfatase alcalina < 2.

O diagnóstico de hepatite por drogas requer exclusão de outras causas de lesão hepática e a pesquisa do padrão de lesão mencionado. O período entre a exposição à droga e o aparecimento das manifestações clínicas é variável. A toxicidade pode ser dose-dependente, como no caso do paracetamol (ingestões > 10 g/dia, porém com relatos de toxicidade com doses de 3-4 g/dia) ou idiossincrásica, geralmente por 6 meses.

Antibióticos, anticonvulsivantes e AINH são classes de drogas comumente relacionadas a hepatotoxicidade. Chás e fitoterápicos como chá verde, erva de São João, Valeriana, Cavalinha, espinheira santa e garcínia cambogia também podem ser hepatotóxicos.

EXAMES COMPLEMENTARES

Os exames laboratoriais são úteis para avaliar a etiologia e o prognóstico. Deve-se solicitar AST, ALT, fosfatase alcalina, gamaglutamil-transferase, bilirrubina total e frações, TP, albumina, creatinina, sódio, hemograma e sorologias para hepatites A, B e C. Deve-se considerar ainda sorologia para hepatite D, hepatite E, citomegalovirus, Epstein-Barr e HIV, VDRL, PCR febre amarela, ceruloplasmina, dosagem de cobre urinário de 24 horas, eletroforese de proteínas, autoanticorpos (FAN, antimúsculo liso, antiLKM1, anticitosol hepático) e beta HCG (para mulheres) de acordo com a suspeita clínica. É importante ressaltar que os valores das aminotransferases não têm relação com o prognóstico da doença.

A biópsia hepática é indicada em condições como hepatite autoimune, doença metastática, linfoma e hepatite por herpes e nos casos de etiologia não determinada pelos exames não invasivos.

Exames de imagem podem ser úteis em casos de tumores e síndrome de Budd-Chiari.

TRATAMENTO

Além dos tratamentos específicos descritos a seguir, nos casos de hepatite fulminante, deve-se considerar transplante hepático (Capítulo 123):

- hepatite A: não existe tratamento específico. O uso de medicações sintomáticas deve ser realizado quando necessário e os pacientes devem ser orientados a evitar o emprego de drogas hepatotóxicas e álcool. O repouso relativo não tem duração ou intensidade recomendadas, dependendo da própria condição do paciente, assim como a dieta, que será definida pelo seu apetite e aceitação alimentar. Pode haver eliminação do vírus nas fezes de 2 semanas antes do início dos sintomas até a 1ª semana de doença, devendo neste período haver observação rigorosa dos cuidados de higiene pessoal para se evitar a transmissão do vírus (fecal-oral);
- hepatite B: o tratamento com drogas antivirais é recomendado nos casos de doença grave, em especial com encefalopatia hepática e com coagulopatia ou icterícia prolongada (INR > 1,5 e/ou bilirrubinas totais > 10 mg/dL por mais de 14 dias). O tratamento pode ser interrompido após pelo menos 3 meses do clareamento do AgHBs; após pelo menos 6 meses da negativação do AgHBe na ausência de clareamento do AgHBs; ou indefinido naqueles submetidos a transplante. As drogas recomendadas são o entecavir, 0,5 mg/dia, ou tenofovir, 300 mg/dia, não havendo evidência de superioridade de um ou outro nesta situação;
- hepatite C: com o surgimento de novas drogas mais eficazes e seguras, é recomendado o tratamento para todas as pessoas infectadas pelo vírus da hepatite C, exceto aquelas com expectativa de vida limitada. O tratamento precoce visa evitar progressão de fibrose e desenvolvimento de complicações, além de reduzir o risco de transmissão. As medicações disponíveis atualmente são antivirais de ação direta (sofosbuvir + daclatasvir – sem registro vigente na Anvisa, elbasvir/grazoprevir, ledipasvir/sofosbuvir, glecaprevir/pibrentasvir e sofosbuvir/velpatasvir) associados ou não à ribavirina. A escolha do tratamento é baseada no genótipo do vírus, tratamentos prévios e função renal. O tempo de tratamento é de 8 a 16 semanas nos casos de hepatite C aguda;
- hepatite alcoólica: o tratamento classicamente se baseia na função discriminante de Maddrey, um escore prognóstico que estratifica a gravidade da doença:

$$4{,}6 \times [\text{TP do paciente} - \text{TP controle} + \text{bilirrubina total (mg/dL)}]$$

  – pacientes com escore > 32 deverão receber tratamento medicamentoso. Recentemente estudos que compararam o Maddrey com outros escores (MELD, Glasgow e ABIC) encontraram superioridade destes últimos, levando à recomendação de que o Maddrey deva ser substituído, sendo o MELD uma boa alternativa. Pacientes com MELD >20-25 devem receber tratamento medicamentoso. A única opção farmacológica recomendada atualmente são os corticoides (prednisolona 40 mg/dia por 28 dias seguido por desmame gradual em 2 a 4 semanas). São contraindicações ao uso do corticoide infecções bacterianas não controladas e hemorragia digestiva;

  – nos pacientes tratados com prednisolona, deve-se calcular o escore de Lille após 7 dias e se > 0,45, deve-se considerar a suspensão do tratamento pela ausência de resposta;

  – outro ponto fundamental é a abstinência alcoólica total, além do suporte nutricional com base na pesquisa de déficits de vitaminas e minerais e, se necessário, uso de terapia enteral. A abstinência alcoólica e a terapia nutricional estão indicadas em todos os casos, independentemente da gravidade;
- hepatite por drogas: o tratamento baseia-se em suspensão da medicação agressora e observação da reação após sua retirada. Na lesão induzida pelo paracetamol, pode-se administrar carvão ativado até 4 horas após a ingestão, antes da administração da N-acetilcisteína, cuja dose de ataque é de 140 mg/kg, VO ou SNG, e, posteriormente, 70 mg/kg, a cada 4 horas, em um total de 17 doses. Outra opção é o ataque de 150 mg/kg, EV, diluídos em SG5%, por 15 minutos, com dose de manutenção de 50 mg/kg infundida em 4 horas, seguida de 100 mg/kg em 16 horas ou 6 mg/kg/h. A terapia deve ser mantida por 72 horas ou até a melhora das enzimas hepáticas. A N-acetilcisteína também pode ser administrada em casos com insuficiência hepática aguda, com encefalopatia grau 1 ou 2, não relacionada a paracetamol.

PROGNÓSTICO

Entre os casos de hepatite B aguda em adultos, 90% têm cura espontânea, com evolução para hepatopatia crônica nos demais 10%. Em crianças, a taxa de cronificação é de 20-90% (Capítulo 119).

Nos casos de hepatite C aguda, 60-90% evoluem para forma crônica (Capítulo 119).

Em pacientes com hepatite por drogas, 5-15% podem evoluir com hepatopatia crônica.

Hepatite alcoólica aguda com Maddrey > 32 tem mortalidade em 30 dias de 30-50%.

À beira do leito

- Questionar sobre ingestão de bebidas alcoólicas e uso de medicações potencialmente hepatotóxicas, com especial atenção a AINH e paracetamol, chás e fitoterápicos.
- Perguntar sobre fatores de risco para hepatites virais, incluindo relações sexuais desprotegidas, uso de drogas injetáveis, tatuagens e transfusões sanguíneas prévias.
- No exame clínico, pesquisar a presença de icterícia, fenômenos hemorrágicos e encefalopatia hepática.

- Deve-se atentar para a possibilidade de evolução para quadros fulminantes.
- Hepatite alcoólica aguda grave pode ser tratada com prednisolona.
- Hepatite aguda por paracetamol deve ser tratada com N-acetilcisteína.
- Não há relação entre os valores de aminotransferases e o prognóstico.

BIBLIOGRAFIA

American Association for the study of liver diseases. AASLD recommendations for testing, managing and treating adults infected with hepatites C virus. Hepatology 2015;62(3).

Brasil. Ministério da Saúde. Boletim epidemiologico de hepatites virais. Brasília: Ministério da Saúde; 2020.

Brasil. Ministério da Saúde. Protocolo clinico e diretrizes terapêuticas para hepatite B e coinfecções. Brasília: Ministério da Saúde; 2017.

Brasil. Ministério da Saúde. Protocolo clínico e diretrizes terapêuticas para hepatite C e coinfeccções. Brasília: Ministério da Saúde; 2018.

Brasil. Sociedade de Hepatologia e Sociedade de Infectologia. Guideline para diagnóstico e tratamento de hepatite B. J Bras Doenças Infecc 2020.

European Association for the Study of the Liver. EASL clinical practical guidelines: drug induced liver injury. J Hepatol 2019.

European Association for the Study of the Liver. EASL clinical practical guidelines : management of alcohol-related liver disease. J Hepatol 2018.

European Association for the Study of the Liver. EASL clinical practical guidelines on the management of acute (fulminant) liver failure. J Hepatol 2017;66(5):1047-1081.

Forrest EH, Atkinson SR, Richardson P, Masson S, Ryder S, Thursz MR, et al. Application of prognostic scores in the STOPAH trial: discriminant function is no longer the optimal scoring system in alcoholic hepatitis. J Hepatology 2018;68:511-518.

Sociedade Brasileira de Hepatologia e Associação de Medicina Intensiva Brasileira. Manual de cuidados intensivos em hepatologia, 2 ed. Barueri: Manole; 2017.

120 HEPATOPATIAS CRÔNICAS

Rafael Oliveira Ximenes, Diogo Egídio Silva e Sousa, Isadora Abrãq Silva

HEPATOPATIA ALCOÓLICA

DEFINIÇÃO E ETIOLOGIA

Trata-se de uma hepatite crônica associada à fibrose hepática causada pelo consumo excessivo de álcool. Tem espectro variável, podendo ir desde esteatose simples até cirrose complicada.

Ingestão diária de álcool > 40 g para homens e > 20 g para mulheres durante ≥ 10 anos está associada ao desenvolvimento de cirrose.

Além da quantidade de álcool ingerida, fatores genéticos, desnutrição e a coexistência de outros agressores hepáticos têm influência na evolução para cirrose.

EPIDEMIOLOGIA

O uso abusivo de álcool causa aproximadamente 3,3 milhões de mortes anuais em todo o mundo.

A prevalência da dependência de álcool no Brasil é de 12,3%, sendo maior na região Nordeste (13,8%) e menor na região Norte (8,7%). Estima-se que até 30% dos dependentes de álcool evoluirão para cirrose.

Apesar do aumento da prevalência de cirrose alcoólica entre as mulheres, ainda há predominância no sexo masculino (proporção 2:1).

Em até 1/3 dos casos, há outra etiologia associada (principalmente hepatites virais).

QUADRO CLÍNICO

A maioria dos pacientes permanece assintomática até a fase de cirrose descompensada.

Sintomas inespecíficos como anorexia, febre, emagrecimento, náuseas, vômitos e dor abdominal podem ocorrer. Nas fases iniciais, a hepatomegalia é encontrada em mais de 75% dos casos. Com a evolução da doença para cirrose, o fígado tende a reduzir de tamanho.

Aumento de volume das glândulas salivares e lacrimais, diminuição do fluxo salivar e contratura de Dupuytren podem ser observados.

Pacientes mais graves podem apresentar unhas com linhas de Muehrcke (linhas brancas transversais paralelas à lúnula).

EXAMES COMPLEMENTARES

- Elevação discreta de aminotransferases (geralmente, < 5 vezes o limite superior da normalidade) é observada.
- Relação AST/ALT > 2 é sugestiva de hepatopatia alcoólica.
- Macrocitose discreta pode ser observada, bem como leucocitose.
- Aumento sérico de gama-glutamiltransferase (gama-GT) sugere etilismo ativo (não é específico).
- Exames de imagem abdominal (USG, TC, RNM) podem mostrar esteatose e alterações de forma, contorno e dimensões do fígado.

DIAGNÓSTICO

O diagnóstico baseia-se nos achados clínicos, laboratoriais e de imagem de hepatopatia crônica associados a história de ingestão excessiva de álcool.

É frequente o paciente não revelar no 1º contato a quantidade real de álcool ingerida.

Apesar de desnecessária na maioria dos casos, a biópsia hepática pode ajudar nos casos duvidosos. Os achados histopatológicos típicos incluem balonização de hepatócitos, corpúsculos de Mallory e infiltrado leucocitário polimorfonuclear.

Ao diagnóstico, deve-se rastrear a presença de complicações da cirrose (ascite, varizes esofágicas, nódulos hepáticos, encefalopatia hepática).

TRATAMENTO

O principal objetivo do tratamento é a abstinência alcoólica.

Além de aconselhamento, nos casos de dependência alcoólica significativa, pode ser necessário tratamento medicamentoso com baclofeno, dissulfiram, naltrexone e/ou acamprosato (sem registro vigente na Anvisa). Essas medicações porém não estão indicadas em pacientes com sinais de insuficiência hepática devido à sua hepatotoxicidade (exceto o baclofeno). Em alguns casos, é necessária internação hospitalar pelo risco de síndrome de abstinência.

Suporte nutricional é recomendado por causa da alta prevalência de desnutrição entre etilistas, incluindo deficiência de folato, vitamina B6, tiamina (vitamina B1 – benfotiamina), vitamina A, magnésio, selênio e zinco.

PROGNÓSTICO

Pacientes que mantêm a ingestão de álcool têm 30% de chance de evoluir para cirrose. Nos casos com ingestão > 200 g/dia de álcool por período > 20 anos, esta chance pode atingir 50%.

Há risco de carcinoma hepatocelular, particularmente em homens com idade > 50 anos com cirrose.

A sobrevida em 5 anos é de 70-80% nos casos de esteatose; 50-75% nos casos de cirrose; e 30-50% nos casos de cirrose associada a hepatite alcoólica.

HEPATITE C

DEFINIÇÃO E ETIOLOGIA

Trata-se de infecção por um vírus RNA. São conhecidos, atualmente, 6 genótipos, sendo que o genótipo 1 é o mais frequente.

Cerca de 60-85% dos casos de hepatite C aguda sem tratamento evoluem para infecção crônica.

A transmissão via transfusão sanguínea foi praticamente erradicada como consequência do rastreio do vírus da hepatite C em hemoderivados. Atualmente, destaca-se a transmissão pelo compartilhamento de materiais entre usuários de drogas injetáveis, tatuagens, *piercings*, acupuntura, além de objetos de uso pessoal (lâminas de barbear, escovas de dente e instrumentos para pedicure/manicure). A transmissão sexual é possível, ainda que rara.

EPIDEMIOLOGIA

Estima-se que cerca de 70 milhões de pessoas estejam infectadas pelo VHC no mundo. Cerca de 400 mil pacientes vão a óbito anualmente por complicações relacionadas à hepatite C.

A prevalência de hepatite C no Brasil é de aproximadamente 0,7%. O genótipo 1 corresponde a cerca de 46% dos casos, seguido do genótipo 3 (30% dos casos). O genótipo 2 é mais comum no centro-oeste (11% dos casos).

QUADRO CLÍNICO

Nas primeiras 2 décadas, os pacientes costumam ser assintomáticos ou apresentar sintomas inespecíficos, como fadiga e desconforto abdominal. Com a evolução da doença e desenvolvimento da cirrose, o paciente apresentará o quadro clínico típico da insuficiência hepática.

As manifestações extra-hepáticas incluem crioglobulinemia, líquen plano, porfiria cutânea tardia, síndrome de Sjögren, tireoidite autoimune, glomerulonefrite membranosa, linfoma de células B, fibrose pulmonar idiopática, poliarterite nodosa e anemia aplásica.

DIAGNÓSTICO

O diagnóstico é baseado na detecção do anti-VHC, um teste de triagem, e confirmado pela detecção do RNA vírus da hepatite C (RNA-VHC).

A hepatite C aguda é diagnosticada por: soroconversão recente (há menos de seis meses) e com documentação de anti-HCV não reagente no início dos sintomas ou no momento da exposição e anti-HCV reagente na segunda dosagem, realizada com intervalo de 90 dias; ou anti-HCV não reagente e detecção do HCV-RNA em até 90 dias após o início dos sintomas ou a partir da data de exposição, quando esta for conhecida.

Já a hepatite C crônica é diagnosticada com anti-HCV reagente por mais de 6 meses; E confirmação diagnóstica com HCV-RNA detectável por mais de 6 meses.

Em imunossuprimidos, o anti-VHC pode não ser detectável (RNA-VHC positivo isoladamente).

EXAMES COMPLEMENTARES

Os níveis séricos de ALT apresentam elevações intermitentes em cerca de 60-70% daqueles que têm infecção crônica.

A genotipagem do vírus da hepatite C deve ser realizada em todos os paciente antes do tratamento, pois auxilia no planejamento da dose, da duração e da probabilidade de resposta ao tratamento.

Deve-se realizar a quantificação do RNA-VHC por um método molecular sensível, idealmente a reação em cadeia da polimerase.

O estadiamento da fibrose hepática pode ser feito com testes não invasivos como a elastografia hepática e escores como o APRI e FIB4. A biópsia hepática fica reservada para casos de dúvida diagnóstica, quando há suspeita da presença de outras etiologias.

USG abdominal e endoscopia digestiva alta devem ser realizadas se houver suspeita de cirrose.

TRATAMENTO

Atualmente recomenda-se o tratamento para todos os pacientes com diagnóstico confirmado de hepatite C crônica, independente do grau de fibrose hepática. No caso da hepatite C aguda, o tratamento é recomendado se não houver queda de pelo menos 2 log no HCV RNA na 4ª semana e/ou se ele ainda for detectável na 12ª semana após o diagnóstico.

Os novos tratamentos com antivirais de ação direta (DAAs) possibilitaram a meta de erradicação da hepatite C do Brasil até 2030.

Os esquemas pangenotípicos disponíveis atualmente facilitaram o tratamento, todos eles possuindo alta eficácia (geralmente > 90% de chance de resposta virológica sustentada), quando utilizados no tempo adequado. O tratamento é realizado por 12 a 24 semanas, a depender das características clínicas, genótipo e medicação utilizada. Pacientes cirróticos Child B ou C, sem disfunção renal devem receber tratamento por 24 semanas.

A ribavirina pode ser acrescentada ao tratamento com DAA, geralmente indicada para pacientes cirróticos Child B ou C, porém devendo ser avaliada a tolerância do paciente e chance de efeitos colaterais, especialmente a anemia.

Pacientes com doença renal crônica, porém com *clearance* de creatinina superior a 30 mL/min não possuem restrição ao uso de DAAs. Aqueles com *clearance* menor que 30 mL/min devem ter a estratégia individualizada especialmente para o uso de sofosbuvir, que tem maior risco para estes pacientes.

Gestação em curso é uma contraindicação ao tratamento. A paciente que for receber tratamento deverá ser orientada a não engravidar durante o mesmo.

PROGNÓSTICO

A progressão da lesão hepática geralmente é silenciosa, com 20% dos pacientes evoluindo para cirrose em 20-30 anos.

Os fatores associados a uma progressão mais acelerada da fibrose são: infecção em idade mais avançada, sexo masculino, esteatose hepática, resistência insulínica, imunodeprimidos (p. ex., coinfectados pelo HIV) e consumo excessivo de álcool.

▪ HEPATITE B

DEFINIÇÃO E ETIOLOGIA

O vírus da hepatite B é um DNA vírus pertencente à família *Hepadnaviridae.*

Cerca de 10% dos adultos expostos ao vírus evoluem para formas crônicas. A hepatite B crônica é definida pela persistência do vírus ou presença do AgHBs durante período > 6 meses.

A transmissão do vírus pode ocorrer por via parenteral, sexual, vertical – sobretudo durante o parto ou, raramente, via transplacentária – e por meio de solução de continuidade (pele e mucosa).

A hepatite B crônica é uma infecção dinâmica, que pode mudar o seu comportamento com o tempo ou situações clínicas. A interação entre a replicação viral e a resposta imune do hospedeiro vão caracterizar o estado da infecção.

EPIDEMIOLOGIA

Cerca de 2 bilhões de pessoas no mundo já tiveram contato com o vírus da hepatite B e aproximadamente 240 milhões de pessoas tem a infecção crônica.

A prevalência de hepatite B no Brasil varia em 0,19-0,6% (regiões Nordeste e Centro-Oeste) até 3-4% (regiões Norte e Sudeste).

QUADRO CLÍNICO

Os sintomas inespecíficos incluem fadiga, inapetência e dor em hipocôndrio direito.

Períodos de reativação viral são observados, com aparecimento de icterícia e insuficiência hepática. O uso de corticosteroides e imunossupressores pode desencadear a reativação.

Manifestações extra-hepáticas incluem artrite, dermatite, glomerulonefrite, poliarterite nodosa e polimialgia reumática.

EXAMES COMPLEMENTARES

As Tabelas 4 e 5 apresentam a interpretação dos resultados sorológicos e fases da hepatite B crônica. O diagnóstico inicial é sorológico e não exige a dosagem do vírus.

Outras causas de doença hepática crônica devem ser pesquisadas, incluindo coinfecções com vírus das hepatites D e C, e HIV.

Tabela 1 Tratamento da hepatite C crônica para pacientes com mais de 18 anos, não submetidos a tratamento prévio

Indicação do tempo de tratamento por medicamento e condição clínica

		Pacientes não submetidos a tratamento prévio com DAA			Pacientes renais com depuração de creatinina inferior a 30 mL/min não submetidos a tratamento prévio com DAA	
		Pacientes iniciais sem cirrose	Pacientes iniciais com cirrose Child-A	Pacientes iniciais com cirrose Child-B ou C	Pacientes renais sem cirrose	Pacientes renais com cirrose Child-A
Genótipo 1a	Sofosbuvir+daclatasvir* ± ribavirina OU	12 semanas	12 semanas	24 semanas	x	x
	Elbasvir/grazoprevir OU	16 semanas	16 semanas	x	16 semanas	16 semanas
	Ledipasvir/sofosbuvir ± ribavirina OU	12 semanas	12 semanas	24 semanas	x	x
	Glecaprevir/pibrentasvir OU	8 semanas	12 semanas	x	8 semanas	12 semanas
	Sofosbuvir/velpatasvir ± ribavirina	12 semanas	12 semanas	24 semanas	x	x
Genótipo 1b	Sofosbuvir+daclatasvir* ± ribavirina OU	12 semanas	12 semanas	24 semanas	x	x
	Elbasvir/grazoprevir OU	12 semanas	12 semanas	x	12 semanas	12 semanas
	Ledipasvir/sofosbuvir ± ribavirina OU	12 semanas	12 semanas	24 semanas	x	x
	Glecaprevir/pibrentasvir OU	8 semanas	12 semanas	x	8 semanas	12 semanas
	Sofosbuvir/velpatasvir ± ribavirina	12 semanas	12 semanas	24 semanas	x	x
Genótipo 2	Sofosbuvir+daclatasvir* ± ribavirina OU	12 semanas	12 semanas	24 semanas	x	x
	Glecaprevir/pibrentasvir OU	8 semanas	12 semanas	x	8 semanas	12 semanas
	Velpatasvir/sofosbuvir ± ribavirina	12 semanas	12 semanas	24 semanas	x	x
Genótipo 3	Sofosbuvir+daclatasvir* ± ribavirina1 OU	12 semanas	24 semanas	24 semanas	x	x
	Glecaprevir/pibrentasvir OU	8 semanas	12 semanas	x	8 semanas	12 semanas
	Velpatasvir/sofosbuvir ± ribavirina	12 semanas	12 semanas	24 semanas	x	x
Genótipo 4	Sofosbuvir+daclatasvir* ± ribavirina OU	12 semanas	12 semanas	24 semanas	x	x
	Glecaprevir/pibrentasvir OU	8 semanas	12 semanas	x	8 semanas	12 semanas
	Velpatasvir/sofosbuvir ± ribavirina OU	12 semanas	12 semanas	24 semanas	x	x
	Elbasvir/grazoprevir	12 semanas	12 semanas	x	12 semanas	12 semanas
Genótipo 5	Sofosbuvir+daclatasvir* ± ribavirina OU	12 semanas	12 semanas	24 semanas	x	x
	Glecaprevir/pibrentasvir OU	8 semanas	12 semanas	x	8 semanas	12 semanas
	Velpatasvir/sofosbuvir ± ribavirina	12 semanas	12 semanas	24 semanas	x	x
Genótipo 6	Sofosbuvir+daclatasvir* ± ribavirina OU	12 semanas	12 semanas	24 semanas	x	x
	Glecaprevir/pibrentasvir OU	8 semanas	12 semanas	x	8 semanas	12 semanas
	Velpatasvir/sofosbuvir ± ribavirina	12 semanas	12 semanas	24 semanas	x	x

* Sem registro vigente na Anvisa. Fonte: DIAHV/SVS/MS.

Tabela 2 Tratamento da hepatite C crônica para pacientes com mais de 18 anos submetidos a tratamento prévio

		Pacientes submetidos a tratamento prévio com medicamentos de ação direta (DAA)			
		Pacientes sem cirrose ou com cirrose Child-A sem tratamento prévio com NS5A, mas tratados com esquemas com simeprevir (genótipo 1), SOF+RBV* (genótipo 2) ou PR+SOF** (genótipo 3)	Pacientes com cirrose Child-B ou C sem tratamento prévio com NS5A, mas tratados com esquemas com simeprevir (genótipo 1), SOF+RBV* (genótipo 2) ou PR+SOF** (genótipo 3)	Pacientes sem cirrose ou com cirrose Child-A não respondedores a tratamento prévio com NS5A ou ombitasvir/veruprevir/ritonavir + dasabuvir	Pacientes com cirrose Child-B ou C não respondedores a tratamento prévio com NS5A
Genótipo 1a	Sofosbuvir+daclatasvir* OU	24 semanas	24 semanas	x	x
	Ledipasvir/sofosbuvir OU	24 semanas	24 semanas	x	x
	Glecaprevir/pibrentasvir OU	12 semanas ± sofosbuvir	x	12 semanas + sofosbuvir	x
	Sofosbuvir/velpatasvir	24 semanas	24 semanas	x	24 semanas
Genótipo 1b	Sofosbuvir+daclatasvir* OU	24 semanas	24 semanas	x	x
	Ledipasvir/sofosbuvir OU	24 semanas	24 semanas	x	x
	Glecaprevir/pibrentasvir OU	12 semanas ± sofosbuvir	x	12 semanas + sofosbuvir	x
	Velpatasvir/sofosbuvir	24 semanas	24 semanas	x	24 semanas
Genótipo 2	Sofosbuvir+daclatasvir* OU	24 semanas	24 semanas	x	x
	Glecaprevir/pibrentasvir OU	12 semanas	x	12 semanas + sofosbuvir	x
	Velpatasvir/sofosbuvir	24 semanas	24 semanas	x	24 semanas
Genótipo 3	Sofosbuvir+daclatasvir* OU	24 semanas	24 semanas	x	x
	Glecaprevir/pibrentasvir OU	16 semanas	x	12 semanas + sofosbuvir + ribavirina	x
	Velpatasvir/sofosbuvir	24 semanas	24 semanas	x	24 semanas
Genótipo 4	Sofosbuvir+daclatasvir* OU	x	x	x	x
	Glecaprevir/pibrentasvir OU	x	x	12 semanas + sofosbuvir	x
	Velpatasvir/sofosbuvir OU	x	x	x	24 semanas
Genótipo 5	Sofosbuvir+daclatasvir* OU	x	x	x	x
	Glecaprevir/pibrentasvir OU	x	x	12 semanas + sofosbuvir	x
	Velpatasvir/sofosbuvir	x	x	x	24 semanas
Genótipo 6	Sofosbuvir+daclatasvir* OU	x	x	x	x
	Glecaprevir/pibrentasvir OU	x	x	12 semanas + sofosbuvir	x
	Velpatasvir/sofosbuvir	x	x	x	24 semanas

* Sem registro vigente na Anvisa. Fonte: DIAHV/SVS/MS.

Tabela 3 Posologia habitual das medicações para hepatite C

Medicamento	Posologia
Daclatasvir 60 mg	1 cp ao dia, VO
Sofosbuvir 400 mg	1 cp ao dia, VO
Glecaprevir 100 mg/pibrentasvir 40 mg	3 cp uma vez ao dia, VO
Velpatasvir 100 mg/sofosbuvir 400 mg	1 cp ao dia, VO
Ledipasvir 90 mg/sofosbuvir 400 mg	1 cp ao dia, VO
Elbasvir 50 mg/grazoprevir 100 mg	1 cp ao dia, VO
Ribavirina 250 mg	11 mg/kg/d a ou 1 g (< 75 kg) e 1,25 g (> 75 kg), VO

Tabela 4 Sorologia para hepatite B

AgHBs	Principal marcador, indica a presença de hepatite B (aguda ou crônica) 1° marcador sorológico a surgir antes do aparecimento dos sintomas
Anti-HBc IgM	Diagnostica hepatite B aguda
Anti-HBc IgG	Indica uma cicatriz sorológica pelo contato prévio com o vírus ou indica a presença de hepatite B crônica
AgHBe	Representa replicação viral ativa
Anti-HBe	Representa baixa replicação viral
Anti-HBs	Anticorpo que neutraliza o AgHBs e marca a evolução para cura

AgHBe: antígeno e do vírus da hepatite B; AgHBs: antígeno s do vírus da hepatite B anti-HBc: anticorpo contra as proteínas do *core* do vírus da hepatite B; anti-HBe: anticorpo contra o antígeno e do vírus da hepatite B; anti-HBs: anticorpo contra o antígeno s do vírus da hepatite B.

Tabela 5 Interpretação da sorologia para hepatite B

AgHBs	Anti-HBc IgM	Anti-HBc IgG	AgHBe	Anti-HBe	Anti-HBs	Diagnósticos
+	+	–	+	–	–	Hepatite B aguda (fase inicial)
+	+	+	–	–	–	Hepatite B aguda (fase tardia)
+	–	+	+	–	–	Infecção ou hepatite B crônica HBeAg+*
+	–	+	–	+	–	Infecção ou hepatite B crônica HBeA-* ou fase replicativa do vírus mutante pré-*core*)
–	–	+	–	+	+	Hepatite B curada (cicatriz sorológica)
–	–	–	–	–	+	Vacinação prévia

AgHBe: antígeno e do vírus da hepatite B; AgHBs: antígeno s do vírus da hepatite B; anti-HBc: anticorpo contra as proteínas do *core* do vírus da hepatite B; anti-HBe: anticorpo contra o antígeno e do vírus da hepatite B; anti-HBs: anticorpo contra o antígeno s do vírus da hepatite B; VHB: vírus da hepatite B. * O que diferencia as fases de infecção e hepatite B crônica são a presença de inflamação hepática (vista na biópsia e no aumento de aminotransferases), presente na hepatite crônica e ausente na infecção crônica.

A biópsia hepática é dispensável em pacientes com evidência clínica de cirrose ou naqueles que possuem indicação de tratamento, independentemente do grau de atividade histológica.

TRATAMENTO

As indicações de tratamento baseiam-se principalmente na combinação de 3 critérios: níveis séricos de DNA vírus da hepatite B (DNA-VHB), níveis séricos de ALT e gravidade da doença hepática. Uma vez que a hepatite B crônica tem um curso flutuante e a correlação entre os níveis de ALT e DNA-VHB e o grau de doença hepática não é fidedigna, a biópsia hepática pode ser útil na decisão terapêutica.

Os principais objetivos do tratamento são impedir progressão e descompensação da cirrose e o surgimento de carcinoma hepatocelular, além de aumentar a sobrevida. O resultado final desejado após o tratamento é a negativação sustentada do AgHBs, com ou sem soroconversão para anti-HBs; porém, esse resultado raramente é possível com os agentes atualmente disponíveis. Por isso, a supressão do DNA-VHB (negativação da carga viral) é um desfecho alternativo aceitável e passível de ser atingido na maioria dos casos.

As principais indicações de tratamento atuais no Brasil são:

- Paciente com HBeAg reagente e ALT > 2× limite superior da normalidade (LSN)
- Adulto maior de 30 anos com HBeAg–
- Paciente com HBeAg-, HBV-DNA >2.000 UI/mL e ALT > 2× LSN
- Cirrose
- Historia familiar de carcinoma hepatocelular
- Manifestacões extra-hepáticas com acometimento motor incapacitante, artrite, vasculites, glomerulonefrite e poliarterite nodosa
- Coinfecção com HIV ou hepatite C
- Reativação de hepatite B cronica
- Fibrose significativa ou avançada (biópsia hepática METAVIR ≥ A2F2 e/ou elastografia hepatica > 7,0 kPa)
- Prevenção de reativação viral em pacientes que irão receber terapia imunossupressora quimioterapia

Entre os medicamentos utilizados, os principais são o entecavir na dose de 0,5 (cirrose compensada) ou 1 mg/dia (cirrose descompensada) e o tenofovir desoproxila 300 mg/dia (paciente sem cirrose). São administrados por via oral e tem excelente perfil de segurança e alta eficácia, porém devem ser usados por tempo indefinido na maioria dos casos (alto risco de reativação se forem suspensos). Recentemente passou a ser disponível no Brasil o tenofovir alafenamida, que apresenta menor risco de toxicidade renal e óssea que o tenofovir desoproxila. Sua indicação principal seria em pacientes não cirróticos ou com cirrose compensada em que o tenofovir desoproxila é contraindicado e que já fizeram uso prévio de lamivudina (contraindicação ao uso do entecavir).

PROGNÓSTICO

A evolução para cirrose ocorre em 15-40% dos casos. Os fatores que aumentam o risco de cirrose e carcinoma hepatocelular na hepatite B crônica incluem etilismo, tabagismo, extremos de idade, ingestão de alfatoxinas e coinfecção com HIV e vírus da hepatite C.

Mesmo os pacientes sem cirrose estabelecida podem evoluir com carcinoma hepatocelular.

A redução nos níveis de DNA-VHB sérico está associada a uma redução de 6 vezes no risco de carcinoma hepatocelular.

▪ DOENÇA HEPÁTICA GORDUROSA ASSOCIADA A DISFUNÇÃO METABÓLICA

DEFINIÇÃO

A doença hepática gordurosa associada a disfunção metabólica (DHGADM) é definida pela presença de esteatose hepática associada a alterações metabólicas como diabetes, obesidade e outros fatores da chamada síndrome metabólica. Antigamente chamada de doença hepática gordurosa não alcoólica, sua nomenclatura foi abandonada para refletir melhora o conhecimento atual da doença. Quando acompanhada de inflamação e balonização hepatocitária, é definida com esteato-hepatite não alcoólica (NASH), que é considerada a forma mais grave da doença.

EPIDEMIOLOGIA

A DHGADM é considerada epidemia mundial e representa a forma mais comum de doença hepática, acometendo cerca de 25% (17 a 46%) da população mundial.

Em obesos submetidos a cirurgia bariátrica, > 90% apresentam DHGADM.

Pacientes magros também podem ser afetados. Calcula-se que entre 6 e 20% dos pacientes com DHGADM não tem nem sobrepeso nem obesidade.

Cerca de 30% dos pacientes com doença hepática gordurosa não alcoólica apresentam NASH.

A prevalência de esteato-hepatite não alcoólica é estimada em 1,2-4,8% na população geral.

QUADRO CLÍNICO

A DHGADM é usualmente assintomática.

Sintomas como fadiga, desconforto no quadrante superior direito do abdome, perda de peso e astenia podem ocorrer quando a doença já está mais avançada ou quando há presença de cirrose.

Sinais e sintomas de insuficiência hepática, como aranhas vasculares, ginecomastia e eritema palmar, ocorrem menos frequentemente que em outras hepatopatias crônicas.

EXAMES COMPLEMENTARES

Elevação leve a moderada de ALT e AST, geralmente < 4 vezes o limite superior da normalidade, é a anormalidade laboratorial mais comum, embora alguns pacientes possam apresentar enzimas hepáticas normais mesmo com atividade inflamatória evidenciada por biópsia. Diferindo da doença hepática alcoólica, a AST apresenta valores inferiores aos da ALT.

Hiperbilirrubinemia, hipoalbuminemia e TP prolongado são infrequentes e costumam ser observados quando a falência hepática está bem estabelecida.

É importante que o grau de fibrose seja estimado por meio de escores que envolvem dados clínicos (idade, diabetes, IMC) e laboratoriais (aminotransferases, plaquetas, albumina), como *NAFLD Fibrosis Score* e FIB4, bem como através de elastografia hepática.

A biópsia hepática deve ser indicada naqueles pacientes com maior risco de evolução para cirrose, em especial aqueles em que os exames não invasivos indicam a possibilidade de fibrose avançada.

O rastreio de possíveis anormalidades de risco metabólico, com solicitação de lipidograma, glicemia de jejum e pós prandial, HbA1c, insulina e PCR faz-se necessário.

DIAGNÓSTICO

A DHGADM é diagnosticada a partir dos seguintes critérios:

- Presença de esteatose hepática (evidenciada por imagem, biópsia ou marcadores sorológicos) associada a um dos três seguintes parâmetros:
  - Sobrepeso ou obesidade.
  - *Diabetes mellitus* tipo 2.
  - Presença de pelo menos duas anormalidades de risco metabólico (Tabela 6).

Tabela 6 Anormalidades de risco metabólico
Circunferência abdominal maior ou igual a 102/88 cm para homens/mulheres caucasianos ou maior ou igual a 90/88 cm para homens/mulheres asiáticos
Pressão arterial maior ou igual a 130 × 85 mmHg ou sob tratamento medicamentoso específico
Trigliceridemia maior ou igual a 150 mg/dL ou sob tratamento medicamentoso específico
HDL sérico menor que 40 mg/dL para homens e menor que 50 mg/dL para mulheres ou sob tratamento medicamento específico
Pré-diabetes (glicemia de jejum entre 100 e 125 mg/dL, glicemia pós-prandial entre 140 e 199 mg/dL ou HbA1c entre 5,7 e 6,4%)
HOMA-IR maior ou igual a 2,5
PCR sérico de alta sensibilidade acima de 2 mg/L

Outras causas secundárias de esteatose hepática também deve ser pesquisadas, mas sua presença não é fator de exclusão para o diagnóstico de DHGADM (Tabela 7).

Tabela 7 Principais causas secundárias de esteatose hepática
Álcool
Hepatite C
Doença de Wilson
Nutrição parenteral
Esteatose hepática aguda da gravidez
Medicamentos (amiodarona, metotrexato, tamoxifeno, corticoides, valproato, antirretrovirais)

A biópsia hepática é importante para a confirmação de NASH, caracterizada por esteatose macrovesicular, balonização dos hepatócitos e inflamação lobular, já que o tratamento medicamentoso específico é indicado apenas para estes pacientes.

TRATAMENTO

As mudanças de estilo de vida baseadas em redução da ingesta calórica com dieta saudável e realização de atividades físicas para perda de peso são consideradas o principal pilar do tratamento da DHGADM. O alvo de perda de peso deve ser de 5 a 10% em 6 a 12 meses.

A dieta deve evitar carboidratos, em especial simples, e o consumo de alimentos ricos frutose e comidas processadas. A dieta mediterrânea pode ser uma opção. O consumo diário de café (3 a 4 xícaras/dia) pode ter atividade protetora.

A atividade física deve incluir treinos aeróbios e de resistência, com duração de 150-200 minutos por semana (dividido entre 3 a 5 sessões).

O bom tratamento e controle das comorbidades metabólicas, especialmente o diabetes e a dislipidemia é importante.

Em relação ao tratamento de NASH confirmado por biópsia, a vitamina E na dose de 800 UI/dia demonstrou melhora da esteatose, inflamação e balonização dos hepatócitos em pacientes não diabéticos, podendo estar indicada nesses casos. O uso a longo prazo, porém, traz preocupações quanto ao aumento do risco de complicações como AVC hemorrágico e câncer de próstata.

A pioglitazona também é uma opção terapêutica para pacientes com NASH, já que demonstrou melhora dos parâmetros histológicos (incluindo fibrose). Porém seus efeitos colaterais, especialmente o ganho de peso, alterações de retina, alterações ósseas e insuficiência cardíaca, limitam seu uso.

Os análogos do GLP-1, ácido obeticólico (sem registro vigente na Anvisa) e cirurgia metabólica são atualmente alvo de estudos para avaliação da sua eficácia.

PROGNÓSTICO

A maior parte dos pacientes apresenta curso clínico estável e de evolução lenta, porém até 20% dos casos podem ter progressão rápida. O principal determinante de progressão para cirrose, câncer de fígado e mortalidade hepática é o grau de fibrose hepática.

Pacientes com DHGADM sem sinais de inflamação hepática aumentam em média um grau de fibrose a cada 14 anos, enquanto aqueles com NASH evoluem um grau de fibrose a cada 7 anos.

A mortalidade em pacientes com DHGADM é maior que na população geral. Naqueles sem fibrose significativa/avançada, principalmente devido a maior ocorrência de eventos cardiovasculares e aparecimento de tumores. Naqueles com fibrose significativa, fibrose avançada ou cirrose, também há maior mortalidade relacionada a complicações hepáticas.

Nos casos de cirrose, há risco aumentado de carcinoma hepatocelular.

▪ HEPATITE AUTOIMUNE

DEFINIÇÃO

A hepatite autoimune é uma hepatite crônica progressiva desencadeada por fatores ambientais ainda não completamente elucidados (p. ex., vírus, medicamentos, ervas) que levam a um processo inflamatório mediado por linfócitos T contra antígenos hepáticos em indivíduos geneticamente suscetíveis.

EPIDEMIOLOGIA

Apresenta ocorrência rara e universal, afetando mais mulheres do que homens (proporção 4:1 na tipo 1 e 10:1 na tipo 2).

É responsável por 5-19% das doenças hepáticas em centros de referência brasileiros e por < 5% dos pacientes em lista de transplante.

Pode manifestar-se em qualquer época da vida; no entanto, incidência bimodal é observada, com picos na puberdade e da 4ª à 6ª décadas de vida.

QUADRO CLÍNICO

O quadro geralmente é inespecífico, sendo considerada um diagnóstico diferencial para pacientes com testes bioquímicos hepáticos anormais, hepatite aguda, cirrose ou insuficiência hepática aguda. Os sintomas mais frequentes são fadiga, icterícia, náusea, dor abdominal e dores articulares, mas o paciente pode apresentar-se desde completamente assintomático (25 a 34% dos casos) até com sinais de insuficiência hepática aguda grave.

Cerca de metade dos pacientes apresentam curso insidioso, que pode durar de semanas a meses.

A forma aguda, que ocorre em cerca de 1/3 dos casos, pode ser indistinguível de uma hepatite viral ou toxicomedicamentosa.

Um terço dos pacientes apresentam sinais de doença crônica ao exame físico, como aranhas vasculares, eritema palmar e esplenomegalia, o que confirma o caráter de evolução prolongada.

Doenças autoimunes extra-hepáticas concomitantes ocorrem em 14-44% dos pacientes. Distúrbios comuns associados incluem tireoidite autoimune (8-23%), artrite reumatoide (2-4%) e *diabetes mellitus* tipo 1 (1-10%).

EXAMES COMPLEMENTARES

Ocorre aumento de ALT e AST, que pode atingir valores > 50 vezes o limite superior da normalidade, podendo ter curso flutuante.

Observa-se hipergamaglobulinemia policlonal, com aumento mais pronunciado de IgG.

Autoanticorpos estão presentes em cerca de 90% dos casos, mas não são patognomônicos. Incluem fator antinuclear, antimúsculo liso (AML), antiantígeno hepático solúvel (anti-SLA), antimicrossoma de fígado e rim tipo 1 (anti-LKM1) e anticitosol hepático.

A biópsia hepática apresenta alguns aspectos bastante característicos (embora não patognomônicos) da doença, ganhando importância máxima nos casos de apresentação atípica. A hepatite de interface é presença obrigatória, com predomínio de plasmócitos. As rosetas hepatocitárias também são características.

Colangiografia por ressonância deve ser solicitada para crianças e adultos com colestase para avaliar presença de colangite esclerosante associada.

A elastografia hepática pode ser usada para avaliar os estágios de fibrose hepática de forma não invasiva.

DIAGNÓSTICO

O diagnóstico de HAI se baseia na presença de autoanticorpos, hipergamaglobulinemia e histologia típica ou compatível, após a exclusão de doenças com apresentação semelhante (Tabela 8).

Tabela 8 Escore simplificado para diagnóstico de hepatite autoimune

Parâmetros	Resultados	Escore
FAN ou AML*	≥ 1/40	+1
FAN ou AML*	≥ 1/80	+2
ou anti-LKM1*	≥ 1/40	
ou anti-SLA*	Positivo	
IgG	> LSN	+1
	> 1,1 × LSN	+2
Histologia	Compatível	+1
	Típica	+2
Vírus	Negativos	+2

* A soma máxima dos pontos dos autoanticorpos é 2. Diagnóstico provável quando a soma for 6 e definitivo quando > 7.

AML: antimúsculo liso; anti-LKM1: antimicrossoma de fígado e rim tipo 1; anti-SLA: antiantígeno hepático solúvel; FAN: fator antinúcleo; IgG: imunoglobulina G; LSN: limite superior de normalidade.

Adaptada de Hennes EM, Zeniya M, Czaja AJ, Parés A, Dalekos GN, Krawitt EL, et al. Simplified criteria for the diagnosis of autoimmune hepatitis. Hepatology 2008; 48:169-76.

CLASSIFICAÇÃO

Pode ser dividida em tipos 1 e 2:

- hepatite autoimune tipo 1: corresponde a quase 90% dos casos e pode ocorrer em qualquer idade. É o tipo mais frequente entre adultos. Tem gravidade variável e apresenta melhor resposta ao tratamento. Os principais autoanticorpos encontrados são FAN e AML;
- hepatite autoimune tipo 2: ocorre predominantemente em crianças e adultos jovens, sendo 95% dos casos do sexo feminino. Tem curso clínico mais grave e a falha terapêutica é frequente. Os principais autoanticorpos encontrados são o anti-LKM1 e o anticitosol hepático tipo 1.

TRATAMENTO

O tratamento imunossupressor demonstrou melhora significativa na sobrevida. O objetivo do tratamento é a obtenção de remissão completa da doença prevenindo a progressão da doença hepática.

A terapêutica padrão, inicialmente, consiste em prednisona, monoterapia, na dose de 40-60 mg/dia, ou na dose 20-40 mg/dia, associada a azatioprina, 1-2 mg/kg/dia. Para pacientes sem cirrose e com alto risco de efeitos colaterais de glicocorticoides, o uso de budesonida 9 mg/dia em combinação com azatioprina é uma alternativa a prednisona.

A manutenção pode ser feita com prednisona, 5-10 mg/dia, associada a azatioprina, 50-150 mg/dia.

Após 18 meses da normalização de aminotransferases, deverá ser realizada biopsia hepática para avaliar a remissão histológica. Micofenolato de mofetila ou tacrolimus podem ser usados como tratamento de segunda linha em pacientes que não responderam à primeira linha de tratamento.

PROGNÓSTICO

A hepatite autoimune não tratada apresenta prognóstico ruim, com taxas de sobrevida que chegam a 10% em 10 anos. Até 40% dos pacientes com doença grave não tratada evoluem para óbito dentro de 6 meses do diagnóstico e, entre os sobreviventes, há evolução para cirrose em 40% dos casos. Aproximadamente 10 a 20% dos pacientes necessitarão de transplante hepático.

A taxa de resposta completa (remissão bioquímica e histológica) é de 80% após 3 anos de tratamento, com taxas de recidiva após suspensão do tratamento, também elevadas, variando de 50-86%.

▪ SÍNDROME DE BUDD-CHIARI

DEFINIÇÃO E ETIOLOGIA

A síndrome de Budd-Chiari é caracterizada pela obstrução ao fluxo venoso hepático, na maioria das vezes ocasionada pela trombose dos ramos das veias hepáticas ou da veia cava inferior. Como consequência, o paciente pode desenvolver hipertensão portal e suas complicações.

Após a trombose, pode haver evolução para fibrose e estenose venosa, por vezes com aspecto de membrana.

Em alguns casos, a obstrução ao fluxo venoso hepático é secundária a invasão ou compressão tumoral.

Um distúrbio pró-trombótico subjacente pode ser encontrado em aproximadamente 75% dos pacientes, e mais de uma condição protrombótica pode ser identificada em pelo menos 35% dos casos.

A mutação do gene JAK-2 está presente em 50% dos casos. Tal gene está associado a doenças mieloproliferativas como policitemia vera, trombocitemia essencial e mielofibrose.

Trata-se de uma doença rara que afeta principalmente adultos jovens (idade média de 46 anos), com uma incidência relatada abaixo de 1 caso/1.000.000 habitantes e prevalência estimada em 2 casos/1.000.000 habitantes.

QUADRO CLÍNICO

A evolução costuma ser crônica, com raros casos evoluindo de forma fulminante.

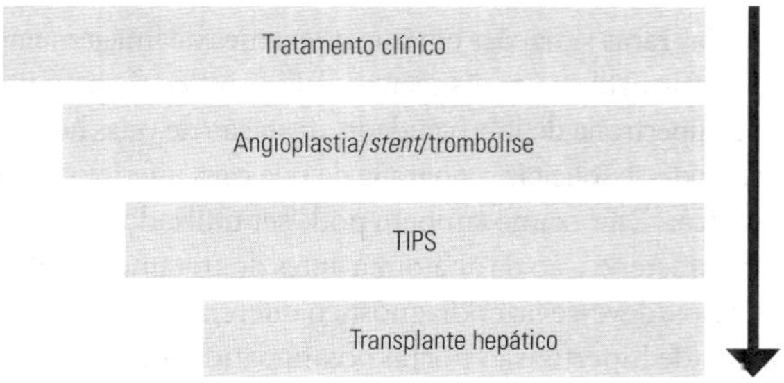

Figura 1 Fluxograma de tratamento da síndrome de Budd-Chiari.

Quinze a 20% dos pacientes podem ser assintomáticos, particularmente quando a trombose é de um único ramo das veias hepáticas.

Os achados clínicos mais frequentes são dor abdominal (61%), ascite (83%), hepatoesplenomegalia (67%) e varizes de esôfago (50%).

O tempo de início dos sintomas não tem relação com o momento da trombose, sendo que apenas 10% dos pacientes que iniciam um quadro sintomático agudo têm um trombo recente. A maioria já apresenta fibrose extensa e cirrose.

EXAMES COMPLEMENTARES

Geralmente, há elevação discreta de fosfatase alcalina decorrente do desenvolvimento de hepatopatia congestiva.

Pode-se observar elevações da bilirrubina e aminotransferase com aumento do tempo de atividade da protrombina (TAP) em casos graves.

A análise do líquido ascítico mostra um gradiente de albumina soro-ascite > 1,1 mg/dL com proteínas totais aumentadas (comumente > 2,5 mg/dL).

Deve-se investigar trombofilias (dosagem de proteínas C e S, antitrombina III, homocisteína, pesquisa de fator V de Leiden, mutação do gene da protrombina, anticardiolipina).

Além disso, deve-se pesquisar a mutação V617F do gene JAK-2 e investigar a presença de doenças mieloproliferativas.

É característica da doença uma hipertrofia significativa do lobo caudado do fígado, já que a drenagem deste lobo é feita diretamente para a veia cava inferior e sua perfusão portal é preservada.

DIAGNÓSTICO

O diagnóstico é confirmado pela documentação da obstrução ao fluxo venoso hepático com o uso de exames de imagem. A ecografia com Doppler tem uma sensibilidade diagnóstica superior a 75% e é o primeiro exame de investigação. Também pode-se utilizar a tomografia computadorizada e ressonância magnética.

Nas raras situações em que os exames de imagem não são confirmatórios, mas sugerem o diagnóstico (hepatomegalia, hipertrofia do lobo caudado, dilatação de veias hepáticas), pode-se solicitar venografia de veia cava inferior e veias hepáticas. Este exame também pode ser utilizado para melhor caracterização da anatomia antes do tratamento. Nesses casos, deve-se fazer diagnóstico diferencial com outras causas de hipertensão portal pós-hepática (insuficiência cardíaca, pericardite constritiva, cardiomiopatia restritiva).

TRATAMENTO

Quando possível, deve-se tratar a doença de base relacionada à síndrome de Budd-Chiari. O tratamento de complicações da hipertensão portal deve ser feito da mesma forma recomendada em pacientes com cirrose.

Se for identificada a presença de estenose venosa curta, pode-se proceder à angioplastia percutânea.

Recomenda-se iniciar a anticoagulação de forma precoce, preferencialmente com heparina de baixo peso molecular seguida de antagonistas de vitamina K (varfarina). A anticoagulação deve ser mantida por tempo indeterminado em casos de maior gravidade, bem como naqueles em que é encontrada trombofilia subjacente.

Quando há deterioração da função hepática apesar da anticoagulação, indica-se a colocação de *shunt* portossistêmico intra-hepático transjugular (TIPS). Caso se utilize TIPS revestido farmacologicamente, o resultado é satisfatório em 60% dos casos. Na falha do TIPS, deve ser considerado o transplante hepático.

Deve-se rastrear todos os pacientes com síndrome de Budd-Chiari para carcinoma hepatocelular. A distinção entre nódulos hepáticos benignos e malignos é difícil e pode necessitar de referenciamento para centros especializados.

PROGNÓSTICO

Sem tratamento, a síndrome de Budd-Chiari tem mortalidade de 90% em 3 anos, sendo relacionada às complicações da hipertensão portal e da insuficiência hepática. Os fatores associados a um pior prognóstico incluem: idade avançada, doença crônica ao diagnóstico, insuficiência hepática grave e ascite refratária.

Com as opções terapêuticas atuais, a sobrevida em 5 anos pode chegar a 70-90%.

▪ HEMOCROMATOSE

DEFINIÇÃO E ETIOLOGIA

A hemocromatose é uma doença causada pela sobrecarga de ferro no organismo, com seu consequente depósito nos tecidos levando a disfunção em vários órgãos, incluindo fígado, pâncreas, coração, articulações e glândula pituitária.

Pode ser hereditária, na maioria dos casos relacionada à mutação autossômica recessiva do gene HFE, que participa da regulação da absorção e do metabolismo do ferro. As mutações do HFE mais observadas são a C282Y e H63D.

Outras mutações incluem as dos genes da hepcidina (Hamp), hemojuvelina (HJV), TfR2 e ferroportina.

A hemocromatose pode ser secundária a transfusões de repetição e anemias hemolíticas crônicas.

EPIDEMIOLOGIA

A mutação clássica do gene HFE originou-se há cerca de 2 mil anos no noroeste europeu. Hoje, tal mutação está presente em homozigose em 5:1.000 descendentes daquela região. É considerada um dos distúrbios genéticos mais comuns em indivíduos com descendência europeia, sendo pouco prevalente entre afrodescendentes e indivíduos de origem oriental ou mediterrânea.

É um distúrbio de baixa penetrância e os homens são mais comumente afetados com sobrecarga de ferro grave do que as mulheres.

QUADRO CLÍNICO

Os sintomas mais frequentes são artralgia, astenia e hepatomegalia, que se iniciam com 4-5 décadas de vida. O quadro clássico inclui alteração da cor da pele para o bronze, diabetes e cirrose inexplicada (diabetes bronzeado).

O fígado é o órgão mais comumente afetado. O acometimento hepático vai desde quadros assintomáticos de elevação de aminotransferases até cirrose e carcinoma hepatocelular.

O acometimento cardíaco leva a arritmias e insuficiência cardíaca.

O acometimento articular pode levar a artrite destrutiva. A artropatia é geralmente simétrica e pode ser mono ou poliarticular, ocorrendo predominantemente nas segunda e terceira articulações metacarpofalangianas.

Outras alterações endocrinológicas são hipogonadismo hipogonadotrófico, impotência sexual e hipotireoidismo.

Há casos de hemocromatose juvenil (relacionada à mutação dos genes HJV e Hamp) com quadro clínico mais grave, que se iniciam na 2ª década de vida e comumente levam a morte por insuficiência cardíaca antes dos 30 anos de idade.

EXAMES COMPLEMENTARES

O perfil de ferro é o principal exame inicial e costuma revelar ferro sérico, saturação de ferro e ferritina elevados, com transferrina normal.

Quando a transferrina é diminuída (o que ocorre comumente em pacientes com cirrose), a saturação de ferro pode ser falsamente aumentada, não configurando suspeita para hemocromatose.

Deve-se solicitar, ainda, dosagem de aminotransferases, hormônios sexuais, TSH, T4 livre e glicemia.

A RNM pode ser utilizada para quantificar o ferro hepático. Na suspeita de hemocromatose hereditária, o teste genético (em especial pesquisa das mutações do HFE) deve ser solicitado.

DIAGNÓSTICO

O diagnóstico de hemocromatose hereditária deve ser feito conforme apresentado na Figura 2.

Outras causas de hepatopatias crônicas como álcool, hepatite C e doença hepática gordurosa associada a disfunção metabólica podem cursar com sobrecarga de ferro e devem ser excluídas.

Em pacientes com sobrecarga de ferro e história de transfusões de repetição e/ou hemólise crônica, o diagnóstico é de hemocromatose secundária.

TRATAMENTO

O tratamento da hemocromatose hereditária é feito com flebotomia periódica.

Inicialmente, retiram-se 200-500 mL/semana de sangue até a saturação de ferro ficar < 30% e a ferritina < 50 ng/mL. Geralmente, isso ocorre após 1-2 anos.

Após esse período, o tratamento de manutenção visa manter a ferritina em 50-100 ng/mL, o que normalmente exige a retirada de 800-2.000 mL por ano.

Na hemocromatose secundária, podem ser utilizados quelantes de ferro (deferiprona, deferasirox).

PROGNÓSTICO

Cerca de 25% dos casos de homozigose para C282Y evoluirão para cirrose se não tratados. No cenário de cirrose, os pacientes correm o risco de desenvolver carcinoma hepatocelular, que é responsável por 45% das mortes nesta população. A cardiomiopatia é a segunda principal causa de mortalidade.

Com o tratamento, pode não haver progressão do dano tecidual, sendo que em 13-50% dos casos ocorre inclusive regressão da fibrose hepática, mais frequentemente quando é incipiente.

Hipogonadismo, cirrose, artrite destrutiva e diabetes insulino-dependente costumam ser irreversíveis, mas alguns aspectos melhoram com o tratamento (dose de insulina, aminotransferases, fadiga).

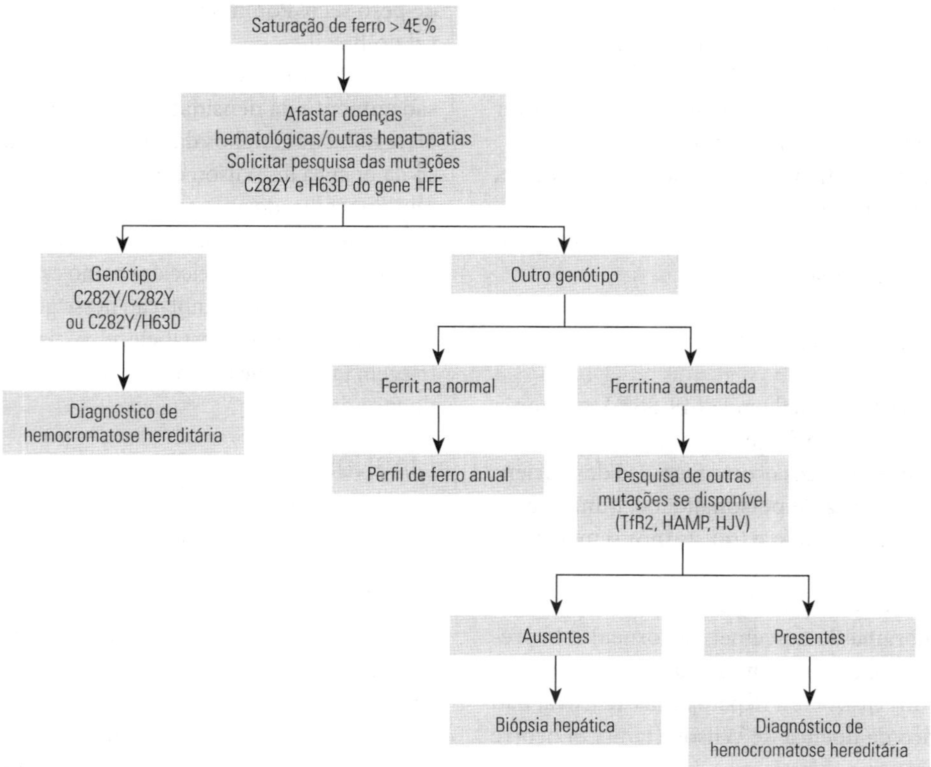

Figura 2 Diagnóstico da hemocromatose hereditária.

DOENÇA DE WILSON

DEFINIÇÃO E ETIOLOGIA

A doença de Wilson é uma doença hereditária autossômica recessiva decorrente de mutações do gene ATP7B, que codifica a proteína transportadora ATPase tipo P. Defeito nessa enzima prejudica a excreção biliar de cobre e promove seu acúmulo tecidual, particularmente no fígado e no cérebro.

EPIDEMIOLOGIA

A prevalência mundial é de 30 casos/1.000.000 de habitantes. A maioria dos casos aparece entre 5-35 anos de idade (apenas 3% após a 4ª década de vida).

Cerca de 6-12% dos casos de insuficiência hepática aguda encaminhados para transplante de emergência são decorrentes da doença de Wilson.

QUADRO CLÍNICO

Podem ocorrer manifestações hepáticas, neurológicas, hematológicas, oftalmológicas, osteomusculares, renais e neuropsiquiátricas, porém, alguns casos são assintomáticos. Manifestações hepáticas variam desde anormalidades bioquímicas assintomáticas até quadros de hepatite aguda, insuficiência hepática aguda, hepatite crônica e cirrose.

Distúrbios neuropsiquiátricos podem surgir isoladamente ou concomitantemente à doença hepática, mas geralmente são precedidos por alterações hepáticas assintomáticas.

Os distúrbios neurológicos incluem (pode ocorrer mais de um tipo concomitantemente):

- síndrome acinético-rígida semelhante à doença de Parkinson (parkinsonismo juvenil);
- pseudoesclerose com predomínio de tremor grosseiro, proximal e irregular;
- ataxia;
- síndrome distônica focal ou difusa.

Disartria (85-97%), sialorréia (48-86%) e distonia orofaríngea (11-69%) são frequentes.

Distúrbios psiquiátricos ocorrem em 1/3 dos pacientes, incluindo mudança de personalidade, humor lábil, comportamento inadequado e transtornos semelhantes a esquizofrenia e depressão.

Anel de Kayser-Fleischer (formado pelo depósito de cobre na membrama de descemet na córnea) está presente em 95% dos pacientes com sintomas neurológicos e em 44-66% dos casos com hepatopatia exclusiva, não sendo específico da doença de Wilson (também ocorre em doenças crônicas colestáticas). É mais bem visualizado no exame com lâmpada de fenda.

Manifestações menos comuns da doença incluem anemia hemolítica, gigantismo, nefrolitíase, cardiomiopatia, miopatia, osteoartrite e infertilidade.

EXAMES COMPLEMENTARES

A combinação de relação fosfatase alcalina/bilirrubina total < 4 e relação AST/ALT > 2,2 exibe sensibilidade e especificidade elevadas para o diagnóstico do quadro agudo.

A ceruloplasmina sérica geralmente é < 0,1 g/L na doença de Wilson; no entanto, sua dosagem isolada não é suficiente para diagnosticar ou excluir a doença de Wilson, pois outras situações podem causar elevação (inflamação aguda, hiperestrogenismo, gestação) ou diminuição (perda de proteína renal ou entérica, hepatopatia avançada) dos seus níveis.

Cobre urinário de 24 horas reflete a quantidade de cobre na circulação não ligado à ceruloplasmina. O nível considerado diagnóstico é 100 g/24 horas em pacientes sintomáticos.

A biópsia hepática é necessária somente se o sinais clínicos e exames não permitirem um diagnóstico definitivo ou se houver suspeita de outras doenças hepáticas. Permite a quantificação da concentração hepática de cobre e o diagnóstico de doença de Wilson é estabelecido se a concentração hepática de cobre for ≥ 250 mcg/g de peso seco. Porém tal quantificação é pouco disponível no Brasil.

Em TC/RNM de crânio, os achados mais frequentes são aumento da densidade ou hiperintensidade em T2 na região dos gânglios da base. Um achado característico da doença de Wilson é o sinal do "panda gigante", porém é encontrado apenas em uma minoria de pacientes.

Existem mais de 300 mutações no gene ATP7B, mas nem todas foram estabelecidas como causadoras da doença. Deve-se pesquisar mutação nesse gene em indivíduos nos quais é difícil de estabelecer o diagnóstico e para a triagem familiar de parentes de 1º grau de pacientes com doença de Wilson.

DIAGNÓSTICO

O diagnóstico da doença de Wilson pode ser feito conforme apresentado na Figura 3.

TRATAMENTO

O tratamento inicial para pacientes sintomáticos deve incluir um agente quelante (D-penicilamina ou trientina).

A dose inicial recomendada de D-penicilamina, que é considerada a droga de primeira linha, é de 1 a 1,5 g/dia, dividida em duas a três tomadas, seguida na fase de manutenção por 0,75 a 1 g/dia.

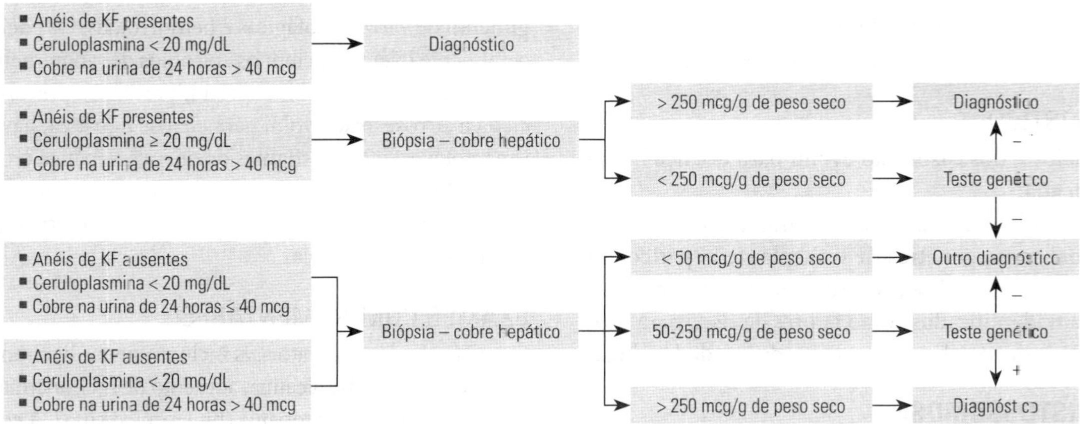

Figura 3 Teste molecular significa homozigose confirmada para 1 ou 2 mutações que constituem a definição de heterozigose composta. KF: Kayser-Fleischer.

A dose inicial recomendada da trientina é de 20 mg/kg/dia, administrada em duas ou três tomadas, seguida de 15 mg/kg na fase de manutenção.

O zinco como monoterapia pode ser usado como terapia de primeira linha em pacientes com formas neurológicas leves, sendo melhor tolerado do que os quelantes.

Pacientes assintomáticos ou em terapia de manutenção podem ser tratados com um agente quelante ou zinco.

Deve-se evitar a ingestão de alimentos ricos em cobre, especialmente durante o 1º ano de tratamento (frutos do mar, chocolate, castanhas, vísceras, feijão).

Pacientes com insuficiência hepática aguda devem ser avaliados para transplante hepático.

PROGNÓSTICO

Doença de Wilson não tratada é fatal. A maioria dos pacientes morrem em decorrência da doença hepática e uma minoria por complicações da doença neurológica progressiva.

Após 1-2 anos de tratamento, a função hepática torna-se normal na maioria dos pacientes sem cirrose ou com cirrose compensada. Já os sintomas neurológicos parecem ser apenas parcialmente reversíveis e podem, ainda, agravar-se no início do tratamento.

■ DEFICIÊNCIA DE ALFA-1-ANTITRIPSINA

DEFINIÇÃO

É uma doença metabólica de herança autossômica codominante que se caracteriza pela redução dos níveis de alfa-1-antitripsina e maior predisposição para enfisema pulmonar e hepatopatia.

EPIDEMIOLOGIA

É considerada uma das doenças genéticas mais comuns afetando um a cada 2.000-5.000 indivíduos.

No Brasil, calcula-se que mais de 900 mil indivíduos tenham os 2 alelos afetados.

QUADRO CLÍNICO

Nos adultos, prevalece quadro de hepatopatia crônica com início na 5ª década de vida.

As manifestações clínicas variam desde quadros assintomáticos a cirróticos com hepatocarcinoma.

A manifestação pulmonar clássica é o enfisema, cursando com dispneia, tosse crônica e, por vezes, broncoespasmo. Em geral, surge mais precocemente que a hepatopatia, por volta de 25-40 anos de idade.

DIAGNÓSTICO

O teste de triagem dos casos suspeitos é a dosagem sérica da alfa-1-antitripsina.

Por se tratar de uma proteína de fase aguda, seus níveis podem elevar-se em processos inflamatórios, levando a diagnósticos falso-negativos. Daí a importância do diagnóstico fenotípico.

A fenotipagem da proteína alfa-1-antitripsina é considerada o exame padrão de referência, com o fenótipo ZZ indicando deficiência de alfa-1-antitripsina.

O gene que sintetiza a alfa-1-antitripsina é um inibidor de protease (Pi), e o alelo associado à doença é o PiZ. Apesar de não ser realizado de rotina, o sequenciamento genético (exon SERPINA1) pode ser solicitado em casos inconclusivos.

TRATAMENTO

Recomenda-se vacinar contra hepatite A e B, pneumococo e influenza.

Alfa-1-antitripsina purificada de plasma humano é indicada para portadores da deficiência com doença pulmonar obstrutiva crônica que possuam níveis séricos < 55 mg/dL.

O transplante hepático é uma alternativa para os casos com cirrose hepática avançada ou hepatocarcinoma.

PROGNÓSTICO

A maioria dos casos não evolui para doença hepática avançada.

Apesar disso, a deficiência de alfa-1-antitripsina é a principal causa genética de transplante hepático em crianças. Sexo masculino, síndrome metabólica e obesidade foram identificados como fatores de risco para progressão para doença hepática avançada na idade adulta.

▪ ESQUISTOSSOMOSE

DEFINIÇÃO E ETIOLOGIA

A esquistossomose é causada por vermes trematódeos sanguíneos do gênero *Schistosoma* (*Schistosoma haematobium*, *Schistosoma mansoni*, *Schistosoma japonicum*, *Schistosoma intercalaturn* e *Schistosoma mekongi*). Todas as espécies de *Schistosoma*, com exceção de *Schistosoma haematobiun*, estão associadas a morbidade e mortalidade significativas, pois podem causar a formação de granulomas no intestino e no fígado. De todas as espécies de *Schistosoma* que parasitam o homem, somente o *S. mansoni* existe nas Américas do Sul e Central.

EPIDEMIOLOGIA

Esquistossomose é a 2ª infecção parasitária mais comum no mundo, após a malária.

É responsável por aproximadamente 200 milhões de infecções e 200 mil mortes a cada ano.

No Brasil, estima-se que existem 5-10 milhões de pessoas infectadas e 30 milhões expostas ao risco de infecção. Cerca de 5-7% dos infectados desenvolvem a forma hepatoesplênica da doença. As maiores prevalências da esquistossomose são encontradas nas regiões Nordeste e Sudeste do país.

QUADRO CLÍNICO

Logo após a penetração da cercária, alguns indivíduos exibem manifestações na pele, caracterizadas por micropápulas eritematosas e pruriginosas semelhantes a picadas de inseto e eczema de contato.

- Esquistossomose aguda: início dos sintomas 4-6 semanas após a penetração de cercárias em indivíduos que tiveram contato com água de lagoas contaminadas ("lagoas de coceira"). Os sintomas incluem hepatoesplenomegalia, febre, artralgias, mialgias, tosse seca e diarreia. Desaparecem espontaneamente após várias semanas na maioria dos pacientes.
- Esquistossomose hepatoesplênica crônica: manifesta-se por hepatomegalia, fibrose hepática e hipertensão portal, com risco de progressão para esplenomegalia, surgimento de varizes esofágicas e hemorroidas. Os pacientes geralmente toleram melhor os episódios de sangramento de varizes do que os pacientes com hipertensão portal associada a cirrose. Não evolui para cirrose hepática, havendo uma notável falta de estigmas de doença hepática crônica.
- Outras formas: existem, ainda, as formas intestinal, pulmonar, neurológica, renal e pancreática da esquistossomose crônica.

EXAMES COMPLEMENTARES

Os achados laboratoriais incluem níveis ligeiramente elevados de fosfatase alcalina, aumento de IgG, anemia leve, leucopenia e trombocitopenia (hiperesplenismo). A eosinofilia é observada em 30 a 60% dos pacientes, sendo comum entre pacientes com a infecção aguda por esquistossomose.

USG abdominal revela aumento predominantemente do lobo hepático esquerdo e esplenomegalia moderada.

DIAGNÓSTICO

O encontro de ovos do parasita em amostras de fezes é o padrão-ouro para o diagnóstico da esquistossomose. A técnica de análise quantitativa clássica de fezes (Kato-Katz) é utilizada para estimar a gravidade da infecção e avaliar o parasita. Deve-se realizar coletas repetidas de fezes em dias diferentes para aumento de sensibilidade.

Múltiplas biópsias de mucosa retal são um método diagnóstico ainda mais sensível. Os métodos indiretos utilizados para diagnóstico da esquistossomose são: ensaio imunoenzimático (ELISA), imunofluorescência (IF) e reação periovular (RPOV). Quando positivos, não indicam obrigatoriamente infecção ativa, pois a positividade pode permanecer por anos, mesmo após a cura da infecção.

USG abdominal pode revelar hiperecoicidade da veia porta principal até seus ramos intra-hepáticos pequenos e da vesícula biliar.

TRATAMENTO

O tratamento é realizado com praziquantel ou oxamniquine. Deve-se controlar o tratamento com exame de fezes 4-6 semanas depois. O momento do tratamento é importante, pois o praziquantel é mais eficaz contra o verme adulto. Administrar a medicação dentro de 6 a 8 semanas de exposição.

A dose do praziquantel é 40 a 60 mg/kg em dose única (pode ser dividido em 2 a 3 tomadas). A dose do oxamniquine é de 15 mg/kg, em dose única, cerca de uma hora após a refeição.

▪ BIBLIOGRAFIA

Bica I, Hamer DH, Stadecker MJ. Hepatic schistosomiasis. Infect Dis Clin N Am 2000;14:583-604, viii.

Brasil. Ministério da Saúde. Protocolo clinico e diretrizes terapêuticas para hepatite viral C e coinfecções. Brasília: Ministério da Saúde; 2019.

Brasil. Ministério da Saúde. Protocolo clínico e diretrizes terapêuticas para o tratamento da hepatite viral crônica B e coinfecções. Brasília: Ministério da Saúde; 2017.
Couto CA, Terrabuio DRB, Cançado ELR, et al. Update of the brazilian society of hepatology recommendations for diagnosis and management of autoimmune diseases of the liver. Arch Gastroenterol 2019;56:232–241.
European Association for the Study of Liver. EASL clinical practical guidelines: management of alcohol-related liver disease. J Hepatol 2018;69:154-181.
European Association for the Study of Liver. EASL clinical practice guidelines on the management of hepatitis B virus infection. J Hepatol 2017;67:370-398.
European Association for the Study of Liver. EASL clinical practice guidelines: Vascular diseases of the liver. J Hepatol. 2016;64:179-204
Gryseels B. Schistosomiasis. Infect Dis Clin N Am 2012;26:383-97.
Kowdley K V., Brown KE, Ahn J, et al. ACG Clinical guideline: hereditary hemochromatosis. Clin Liver Dis. 2020;16:177
Liver EA for the S of the. EASL Clinical practice guidelines: autoimmune hepatitis. J Hepatol. 2015;63:971-1004.
Mack CL, Adams D, Assis DN, et al. Diagnosis and management of autoimmune hepatitis in adults and children: 2019 practice guidance and guidelines from the American Association for the Study of Liver Diseases. Hepatology. 2020;72:671-722.
Ministério da Saúde. Protocolo Clínico e Diretrizes Terapêuticas para Hepatite C e Coinfecções. Brasília: Secretaria de Vigilância em Saúde, Departamento de Vigilância, Prevenção e Controle das Infecções Sexualmente Transmissíveis, do HIV/Aids e das Hepatites Virais, 2019.
Montgomery S. Schistosomiasis. Centers for Disease Control and Prevention: travel - related infectious diseases 2019;4:78.
Northup PG, Garcia-Pagan JC, Garcia-Tsao G, et al. Vascular liver disorders, portal vein thrombosis, and procedural bleeding in patients with liver disease: 2020 Practice Guidance by the American Association for the Study of Liver Diseases. 2021.
O'Shea RS, Dasarathy S, McCullough AJ. Alcoholic liver disease. Hepatol 2010;51:307-28.
Pietrangelo A. Hereditary hemochromatosis: a new look at an old disease. N Engl J Med 2004;350:2383-97.
Pietrangelo A. Hereditary hemochromatosis: pathogenesis, diagnosis, and treatment. Gastroenterol 2010;139:393-408.
Poujois A, Woimant F. Wilson's disease: A 2017 update. Clin Res Hepatol Gastroenterol. 2018;42:512–520.
Stoller JK, Aboussouan LS. Alpha1-antitrypsin deficiency. Lancet 2005;365:2225-36.
Strnad P, McElvaney NG, Lomas DA. Alpha 1-Antitrypsin deficiency. N Engl J Med 2020;382:1443-1455.

121 COMPLICAÇÕES DA CIRROSE HEPÁTICA

Thales Simões Nobre Pires,
Rafael Oliveira Ximenes

▪ ASCITE

DEFINIÇÃO E ETIOLOGIA

Ascite é o acúmulo de líquido na cavidade peritoneal, sendo a cirrose sua causa mais comum. Ocorre em 60% dos pacientes com cirrose compensada dentro de 10 anos.

A mortalidade em 1 ano em cirróticos com ascite é de 20-40%.

QUADRO CLÍNICO

A principal queixa é o aumento de volume abdominal, podendo ser acompanhado por edema de membros inferiores, saciedade precoce e dispneia, quando volumosa.

Os principais sinais encontrados no exame físico são macicez móvel, semicírculo de Skoda e sinal do Piparote.

EXAMES COMPLEMENTARES

- USG abdominal: pode confirmar a presença de ascite, bem como guiar o local de punção.
- Análise do líquido ascítico: solicitar minimamente dosagem de albumina, proteínas totais e celularidade. Deve-se calcular o gradiente de albumina soro-ascítico (GASA = albumina sérica – albumina do líquido ascítico), sendo que GASA ≥ 1,1 mg/dL sugere hipertensão portal (acurácia de 97%), enquanto GASA < 1,1 mg/dL sugere doenças peritoneais. Nos casos com GASA ≥ 1,1 mg/dL e proteínas totais > 2,5 mg/dL, deve-se considerar causas pós-hepáticas, como insuficiência cardíaca e síndrome de Budd-Chiari.
- Contagem de neutrófilos: quando ≥ 250/mm^3, o diagnóstico é de peritonite bacteriana espontânea.

TRATAMENTO

Recomenda-se restrição moderada de sódio (4,6-6,9 g de sal/dia). Restrição hídrica só é recomendada em casos de hiponatremia grave (< 125 mmol/L).

Nas ascites moderadas a volumosas, recomenda-se diureticoterapia. A escolha inicial é espironolactona, 100 mg/dia, com incremento de 100 mg a cada 7 dias, se necessário. Caso não haja resposta até a dose máxima de 400 mg/dia (redução de peso < 2 kg/semana) ou desenvolvimento de hiperpotassemia, associar furosemida, 40 mg/dia, até 160 mg/dia. Outra estratégia possível é iniciar o tratamento com a combinação de espironolactona e furosemida na proporção 100mg/40mg.

O alvo da diureticoterapia é a perda de peso de até 0,5 kg/dia ou, se houver edema de membros inferiores, até 1 kg/dia. Deve-se monitorar a possibilidade de efeitos colaterais, que incluem piora de função renal; distúrbios de sódio, potássio e magnésio; hipotensão; encefalopatia hepática; e ginecomastia (espironolactona).

Pacientes que atingem dose máxima de diuréticos sem resposta ou que desenvolvem efeitos colaterais que impedem o tratamento adequado são classificados como ascite refratária.

Nesses casos, as opções disponíveis são paracentese de repetição, *stent* intra-hepático portossistêmico transjugular (TIPS) e transplante hepático.

Nas ascites volumosas, é recomendada a paracentese de alívio como tratamento inicial associado à diureticoterapia. Quando retirado > 5 litros, deve-se administrar albumina venosa, 8 g/L retirado para prevenção de disfunção circulatória. Em paracenteses com < 5 L, também pode ser considerada a reposição de albumina, em especial naqueles pacientes com hipotensão, hiponatremia e ou lesão renal aguda.

O uso de AINH é contraindicado em pacientes com ascite. Inibidor de enzima conversora de angiotensina, antagonista de angiotensina II, bloqueadores alfa-1-adrenérgico e aminoglicosídeos também devem ser evitados.

▪ PERITONITE BACTERIANA ESPONTÂNEA (PBE)

DEFINIÇÃO E ETIOLOGIA

O diagnóstico de peritonite bacteriana espontânea é definido na presença de ≥ 250 polimorfonucleares/mm^3 de líquido ascítico, na ausência de foco primário de infecção intra-abdominal.

Mesmo com diagnóstico e tratamento precoces, a mortalidade é de aproximadamente 20%.

Os agentes etiológicos mais frequentes são bacilos Gram-negativos (*Escherichia coli*), seguidos por cocos Gram-positivos (estreptococos e enterococos). A peritonite fúngica é rara, mas dados observacionais sugerem um pior prognóstico.

QUADRO CLÍNICO

Os sintomas mais comuns são dor ou desconforto abdominal, febre, náuseas, vômitos, diarreia, íleo e sinais de resposta inflamatória sistêmica; entretanto, alguns pacientes encontram-se assintomáticos ou, ainda, apenas com deterioração da função hepática ou da função renal.

EXAMES COMPLEMENTARES

O diagnóstico de PBE é realizado com contagem de polimorfonucleares ≥ 250/mm^3 no líquido ascítico. É recomendada a coleta de cultura do líquido ascítico à beira-leito em frascos de hemocultura para aumento da sensibilidade, porém só é positiva em 20-40% dos casos.

Recomenda-se também coleta de hemoculturas.

DHL alta, glicose baixa, fosfatase alcalina e antígeno carcinoembrionário elevados e/ou cultura polimicrobiana no líquido ascítico sugerem peritonite bacteriana secundária, indicando a necessidade de realização de exame de imagem.

TRATAMENTO

O tratamento empírico é recomendado imediatamente após o resultado dos exames.

Os antibióticos de escolha são as cefalosporinas de 3ª geração por 5-7 dias (cefotaxima, 2 g, a cada 8 horas, ou ceftriaxona, 2 g/dia).

Esquemas alternativos incluem amoxicilina + clavulanato, ciprofloxacino ou ofloxacino. Em pacientes com fatores de risco para Gram-positivos e/ou bactérias multirresistentes (infecção noscomial ou associada a cuidados de saúde, insuficiência hepática crônica agudizada, choque séptico e/ou uso recente de antibióticos), deve-se considerar antibioticoterapia de amplo espectro até o resultado das culturas (ex.: piperaciclina/tazobactan 4,5g, a cada 6 a 8 horas + vancomicina 1g, a cada 12 horas, ou meropenem 1 g, a cada 8 horas, + daptomicina, 4 a 6 mg/kg, a cada 24 horas).

Albumina, EV, 1,5 g/kg no 1º dia e 1 g/kg no 3º dia, reduz o risco de síndrome hepatorrenal e melhora a sobrevida, principalmente nos casos com creatinina > 1 mg/dL e/ou bilirrubinas > 4 mg/dL.

Paracentese de controle em 48 horas é opcional, mas pode ser útil para avaliar o tratamento.

Falha no tratamento deve ser suspeitada quando houver queda < 25% dos polimorfonucleares no líquido ascítico em 48 horas, podendo ocorrer por resistência bacteriana à antibioticoterapia ou em casos de peritonite bacteriana secundária.

O risco de recorrência em 1 ano após o 1º episódio de PBE é de 70%. Por isso, é recomendada a profilaxia secundária com norfloxacino, 400 mg/dia, até resolução da ascite.

Recomenda-se, ainda, profilaxia primária em pacientes com hemorragia digestiva (ceftriaxona, 1 g/dia, por 5-7 dias) e considera-se em pacientes com proteína do líquido ascítico < 1,5 g/dL e doença hepática avançada ou piora da função renal (norfloxacino 400 mg/dia) (norfloxacino, 400 mg/dia, até resolução da ascite).

▪ SÍNDROME HEPATORRENAL

DEFINIÇÃO E ETIOLOGIA

A lesão renal aguda (LRA) ocorre em cerca de 20% dos cirróticos internados. Segundo classificação do Clube Internacional de Ascite (ICA-AKI), a LRA é definida quando ocorre aumento da creatinina ≥ 0,3 mg/dL em relação ao seu valor basal em 48 horas ou aumento ≥ 50% do valor da creatinina basal em 1 semana (documentada ou presumida).

A LRA é ainda classificada em:

- Estádio 1: aumento da creatinina ≥ 0,3 mg/dL ou aumento entre 1,5 e 2,0 vezes o seu valor basal. Subdivide-se em:

1A: creatinina < 1,5 mg/dL;

1B: creatinina ≥ 1,5 mg/dL.

- Estádio 2: aumento da creatinina 2 a 3 vezes o seu valor basal.
- Estádio 3: aumento da creatinina > 3 vezes o seu valor basal ou creatinina ≥ 4,0 mg/dL com aumento agudo ≥ 0,3 mg/dL ou indicação de diálise.

A SHR é uma das causas de LRA, com incidência anual de 18% nos cirróticos. Ocorre por alterações hemodinâmicas secundárias a hipertensão portal, com vasodilatação esplâncnica e sistêmica, ativação de sistema de vasoconstritores e vasoconstrição renal. Também são importantes na fisiopatologia a queda do débito cardíaco, inflamação sistêmica e perda da capacidade de autorregulação renal.

DIAGNÓSTICO

O diagnóstico de SHR é realizado por meio da exclusão de outras causas de alteração da função renal, conforme os seguintes critérios:

- cirrose com ascite;
- LRA segundo os critérios ICA-AKI;
- ausência de choque;
- ausência de hipovolemia: definida por não melhora da função renal após 2 dias sem diuréticos e expansão volêmica com albumina na dose de 1 g/kg/dia (máximo de 100 g/dia);
- sem uso atual ou recente de drogas nefrotóxicas;
- ausência de doença parenquimatosa renal: definida por proteinúria < 0,5 g/dia, ausência de micro-hematúria (< 50 hemácias/campo de grande aumento) e USG renal normal.

CLASSIFICAÇÃO

A SHR pode ser classificada em:

- SHR tipo LRA: preenche critérios para LRA (aumento da creatinina ≥ 0,3 mg/dL em relação ao seu valor basal em 48 horas ou aumento ≥ 50% do valor da creatinina basal em 1 semana). Chamada anteriormente de SHR tipo 1.
- SHR tipo não LRA: não preenche critérios para LRA. Chamada anteriormente de SHR tipo 2.

TRATAMENTO

Deve-se rastrear e tratar o fator precipitante, principalmente as infecções bacterianas.

O uso de diurético deve ser interrompido em pacientes com diagnóstico de SHR tipo LRA.

O tratamento de escolha da SHR > 1A é a terlipressina, 2 mg/dia, diluída em soro glicosado 5% 100 mL em bomba de infusão contínua, associada a albumina, 20-40 g/dia. A cada 2 dias, caso não haja redução ≥ 25% da creatinina sérica, a dose da terlipressina pode ser aumentada, em 1 mg/dia, até a dose máxima de 12 mg/dia. O tratamento deve ser interrompido quando creatinina retornar para até 0,3 mg/dL acima do basal, ou após o tempo máximo de 14 dias.

No caso de recorrência da síndrome hepatorrenal tipo 1, o tratamento pode ser reintroduzido.

A terlipressina leva a efeitos colaterais graves em 20% dos casos, incluindo congestão pulmonar e eventos isquêmicos, devendo ser evitada em pacientes com doença arterial coronariana ou periférica.

Norepinefrina associada à albumina é um esquema alternativo.

A terapia de substituição renal deve ser realizada em pacientes que não respondem ao vasoconstritor e que são candidatos a transplante hepático.

O transplante hepático é o tratamento de escolha na SHR, independentemente da resposta ao vasoconstritor. Nos casos de terapia de substituição renal prolongada (> 4 a 12 semanas), deve-se considerar transplante duplo (fígado e rim).

ENCEFALOPATIA HEPÁTICA

DEFINIÇÃO E ETIOLOGIA

A encefalopatia hepática é uma síndrome caracterizada por manifestações neuropsiquiátricas em pacientes com disfunção hepática ou *shunt* portossistêmico, após exclusão de outras causas. Estima-se um risco anual de 20% de ocorrência em cirróticos.

FATORES PRECIPITANTES

Os principais fatores precipitantes da encefalopatia hepática são: constipação intestinal, infecções, dieta com grande quantidade de proteínas, uremia, distúrbios hidroeletrolíticos (hipo ou hiperpotassemia, hiponatremia, alcalose), desidratação, uremia, uso de sedativos ou opiáceos ou cirurgias.

QUADRO CLÍNICO

As manifestações clínicas da encefalopatia hepática são variadas, desde alteração do ciclo sono-vigília até coma hepático. Uma das classificações mais utilizadas é a escala de West Haven (Tabela 1).

DIAGNÓSTICO

O diagnóstico é estabelecido, na maioria das vezes, com anamnese e exame físico, sendo importantes a exclusão de outras causas e a identificação dos fatores precipitantes.

TRATAMENTO

Deve-se identificar e tratar os fatores precipitantes, principalmente as infecções bacterianas.

Tabela 1 Critérios de West Haven para os estágios da encefalopatia hepática

Estágio	Consciência	Intelecto e comportamento	Achados neurológicos
Mínimo	Normal	Normal	Exame normal; testes psicométricos prejudicados
I	Leve perda de atenção	Redução na atenção; adição e subtração prejudicadas	Tremor ou *flapping* leve
II	Letárgico	Desorientado; comportamento inadequado	*Flapping* evidente; fala arrastada
III	Sonolento, mas responsivo	Desorientação grave; agitação	Rigidez muscular e clônus; hiper-reflexia
IV	Coma	Coma	Postura de descerebração

A ingestão proteica recomendada é de 1-1,5 g/kg/dia, sendo preferível proteína de origem vegetal.

A lactulose é o tratamento de escolha na dose inicial de 40-60 mL/dia, VO, sendo ajustada para manter 2-3 evacuações diárias. Pode, ainda, ser utilizada por SNG e via retal. Os efeitos colaterais incluem desconforto abdominal, flatulência, desidratação e hipernatremia.

Antibioticoterapia é utilizada nos casos refratários, sendo a rifaximina a de escolha por ser minimamente absorvível, reduzindo a resistência bacteriana. Ela pode ser associada à terapia com lactulose para tratamento e prevenção de recorrência da encefalopatia

No entanto em nosso meio, os antibióticos mais utilizados são neomicina (1-4 g a cada 4-6 horas) e metronidazol (250 a 500 mg a cada 8 a 12 horas) com limitações por seus efeitos adversos em uso prolongado.

Os probióticos, polietilenoglicol, aminoácidos de cadeia ramificada e L-ornitina L-aspartato podem ser utilizados para auxiliar o tratamento da EH, porém com mínimo impacto na mortalidade.

A embolização de *shunt* pode ser uma alternativa em casos selecionados.

HEMORRAGIA DIGESTIVA ALTA VARICOSA

DEFINIÇÃO E ETIOLOGIA

A hemorragia digestiva alta varicosa pode ser decorrente de varizes esofágicas ou gástricas.

Varizes esofágicas estão presentes em 50% dos cirróticos.

A hemorragia digestiva alta varicosa está associada a mortalidade de 20-80%, dependendo das complicações associadas.

QUADRO CLÍNICO

As apresentações clínicas mais comuns são hematêmese, melena e, em alguns casos, enterorragia.

Deve-se suspeitar também de hemorragia digestiva alta varicosa em paciente com anemia, desenvolvimento ou piora de encefalopatia hepática e síncope.

EXAMES COMPLEMENTARES

A endoscopia digestiva alta é o melhor exame para adequada avaliação das varizes e deve ser realizada em até 12 horas da admissão, após estabilização clínica.

TRATAMENTO

Na chegada de um paciente com suspeita de hemorragia digestiva alta varicosa, deve-se realizar monitorização hemodinâmica, suplementação de oxigênio, se necessário, e puncionar acesso venoso calibroso.

Em seguida, deve-se avaliar as condições de vias aéreas, considerando IOT (hematêmese volumosa e encefalopatia hepática grave oferecem risco de aspiração).

Deve-se realizar reposição volêmica (com cristaloides) para manter adequada perfusão tecidual e hemotransfusão (alvo de Hb de 7-8 g/dL, individualizando de acordo com idade, comorbidades, *status* hemodinâmico e manutenção de sangramento).

Em relação à transfusão de fatores de coagulação, os dados ainda são controversos, não sendo indicada reposição guiada por alteração do INR (não reflete risco de sangramento em cirróticos).

Terlipressina, 2 mg, EV, em *bolus*, seguido de 1 a 2 mg 4/4 horas por 2-5 dias, deve ser iniciada precocemente na suspeita de hemorragia digestiva alta varicosa. Somatostatina e octreotida são terapêuticas alternativas.

Recomenda-se o uso de antibiótico profilático em todos os pacientes com hemorragia digestiva alta (ceftriaxona 1 g/dia por 7 dias. Quinolonas são opção oral para pacientes que não fazem uso de norfloxacino).

O tratamento endoscópico deve ser realizado prontamente, sendo preferível a ligadura elástica em relação à escleroterapia.

Em pacientes com alto risco de ressangramento (Child C < 14 e Child B com sangramento ativo) deve-se considerar TIPS precoce (até 72 horas).

O balão de Sengstaken Blakemore, *stent* esofágico e *spray* hemostáticos podem ser utilizados como ponto para outro tratamento definitivo.

Varizes de fundo gástrico devem ser tratadas com TIPS ou BRTO, ou em caso de impossibilidade do tratamento por radiointervenção, pode-se realizar tratamento endoscópico com cianocrilato.

Como profilaxia secundária da hemorragia digestiva alta varicosa, recomenda-se o tratamento combinado com betabloqueadores não seletivos e ligadura elástica para todos os pacientes que não possuam contraindicações a essas medidas.

Pacientes com contraindicação à ligadura elástica podem ser tratados com a combinação entre betabloqueadores não seletivos e mononitrato de isossorbida, 20 mg, VO, a cada 12 horas.

A dose inicial do carvedilol preconizada é de 3,125 mg, VO, a cada 12 horas, que pode ser aumentada caso não haja intolerância (em especial hipotensão com PA sistólica < 90mmHg) para 6,25 mg, VO, a cada 12 horas.

No caso de profilaxia primária, a indicação seria a presença de varizes esofágicas de médio ou grosso calibre ou varizes de fino calibre com alto risco de sangramento (presença de sinais da cor vermelha ou em pacientes Child C).

A profilaxia primária deve ser feita com betabloqueadores não seletivos ou ligadura elástica, sem evidência de benefício ao se combinar esses métodos.

ACOMPANHAMENTO AMBULATORIAL

Durante o acompanhamento ambulatorial da cirrose hepática, devemos estar atentos a algumas complicações associadas à doença, particularmente a ocorrência de carcinoma hepatocelular e presença de varizes esofágicas/gástricas, nos quais o diagnóstico precoce permite que atuemos de forma efetiva para minimizar as consequências clínicas para o paciente.

A incidência de carcinoma hepatocelular (CHC) em cirróticos excede 1,5% ao ano, o que justifica programas de rastreamento para diagnóstico precoce nesta população. No Brasil foram diagnosticados 28.822 casos de CHC no período de 07/2011 a 06/2016, sendo que cerca de 76% foram diagnosticados em estágio avançado e apenas 11% em estágio precoce. 86,5% dos pacientes com diagnóstico avançado não sabiam ser portadores de doença hepática crônica. Por outro lado, 58% dos pacientes com diagnóstico prévio de doença hepática crônica tiveram diagnóstico precoce do CHC. O diagnóstico precoce é fundamental para a oferta de tratamentos curativos e que melhorem a sobrevida dos cirróticos e por isso recomenda-se a realização periódica de ultrassonografia (USG) de abdome a cada 6 meses, pois esse exame tem uma sensibilidade de até 78% para detectar CHC em qualquer estágio. A alfafetoproteína (AFP) deve ser realizada em associação ao USG, mas não como único exame de rastreio devido à sua baixa sensibilidade e especificidade. A tomografia ou ressonância de abdome não estão recomendados como exames de primeira escolha para o rastreio, devendo ser reservadas para melhor caracterização de lesões encontradas ao USG.

Outro importante aspecto no acompanhamento desses pacientes, é a prevenção de hemorragia digestiva alta. De acordo com o novo consenso de hipertensão portal (BAVENO VII), pode-se considerar o uso de betabloqueadores não seletivos (BBNS) para prevenção de descompensação em pacientes com hipertensão portal clinicamente significativa. Nesses casos, não é necessária a realização de endoscopia para estadiamento das varizes, já que não haverá impacto no manejo terapêutico. Nos casos de intolerâcia ou contraindicação ao uso de BBNS, recomenda-se EDA para *screening* de varizes se a rigidez hepática na elastografia for maior ou igual a 20 ou a contagem de plaquetas for menor ou igual a 150.000. Em pacientes Child A sem varizes, nova EDA deverá ser realizada a cada 2-3 anos. Se detectado varizes de fino calibre, o exame deve ser repetido a cada 1-2 anos. Pacientes com varizes de fino calibre com sinais da cor vermelha, Child C ou aqueles com varizes de médio ou grosso calibre devem iniciar o uso de BBNS para diminuir o risco do primeiro sangramento. Entre os betabloqueadores deve-se dar preferência ao carvedilol como escolha, uma vez que essa medicação tem um efeito antialfa-adrenérgico, maior eficácia em reduzir a pressão portal, com boa tolerância. No caso de intolerância ou contraindicação ao uso de BBNS, deve-se indicar a realização de ligadura elástica. Em pacientes com ascite, deve-se reduzir a dose ou suspender o uso de BBNS/carvedilol se a pressão sistólica estiver abaixo de 90mmHg, pressão arterial média abaixo de 65mmHg ou em vigência de injúria renal aguda.

Para a profilaxia secundária de sangramento, está indicada a associação de BBNS (incluindo carvedilol) e ligadura elástica e, para aqueles que ressangram em vigência dessa terapia, deve-se indicar a realização de TIPS.

▪ BIBLIOGRAFIA

Aithal GP, Palaniyappan N, China L, Härmälä S, Macken L, Ryan JM, et al. Guidelines on the management of ascites in cirrhosis. Gut 2021;70(1):9-29.

Bajaj JS. Review article: the modern management of hepatic encephalopathy. Aliment Pharmacol Ther 2010;31:537-47.

Biggins SW, Angeli P, Garcia-Tsao G, Ginès P, Ling S, Nadim MK, et al. Diagnosis, evaluation, and management of ascites and hepatorenal syndrome. Hepatology 2021; 3.

de Franchis R. Expanding consensus in portal hypertension: Report of the Baveno VI Consensus Workshop: Stratifying risk and individualizing care for portal hypertension. J Hepatol 2015;63(3):743-52.

European Association for the Study of the Liver. EASL Clinical Practice Guidelines for the management of patients with decompensated cirrhosis. J Hepatol 2018;69(2):406-460.

Jakab SS, Garcia-Tsao G. Evaluation and Management of Esophageal and Gastric Varices in Patients with Cirrhosis. Clin Liver Dis 2020;24(3):335-350.

Mahpour NY, Pioppo-Phelan L, Reja M, Tawadros A, Rustgi VK. Pharmacologic management of hepatic encephalopathy. Clin Liver Dis 2020;24(2):231-242.

Rose CF, Amodio P, Bajaj JS, Dhiman RK, Montagnese S, Taylor-Robinson SD, et al. Hepatic encephalopathy: novel insights into classification, pathophysiology and therapy. J Hepatol 2020;73(6):1526-1547.

122 ABSCESSO HEPÁTICO

Ivanna Beserra Santos, Rafael Oliveira Ximenes

EPIDEMIOLOGIA

Abscessos hepáticos são raros na população geral (2-20:100.000 casos/habitantes). Fatores predisponentes incluem *diabetes mellitus*, cirurgia abdominal, doença cardiopulmonar, cirrose, insuficiência renal crônica, imunossupressão e malignidade.

A prevalência é maior na população com idade > 60 anos e no gênero masculino (relação homem:mulher de 3:1). São raros entre crianças e adolescentes, nestes geralmente está associada a trauma ou deficiência imunológica.

Cerca de 80% dos abscessos hepáticos são bacterianos, na maioria das vezes polimicrobianos. Abscessos fúngicos e amebianos são raros e ocorrem predominantemente no Sudeste Asiático e na África.

ETIOLOGIA

A causa mais comum é infecção do trato biliar causada por obstrução maligna, colangites ou coledocolitíase. Pode ocorrer também nas anomalias congênitas da árvore biliar e após manipulação da mesma para colocação de stents, prótese ou drenagem cirúrgica.

Abscessos piogênicos secundários a infecções intra-abdominais como apendicite, pancreatite e diverticulite são cada vez mais raros por causa do diagnóstico e da antibioticoterapia precoces.

Abscessos múltiplos sugerem disseminação hematogênica (endocardite, osteomielite, usuários de drogas), pielonefrite ou biliar.

Os abscessos relacionados a neoplasias malignas podem ser divididos em 3 categorias: infecção secundária a tumor primário de fígado, como nos hepatocarcinomas (HCC) ; infecção secundária a lesões metastáticas de fígado; infecção de necrose espontânea que pode ser observada após procedimentos como radiofrequência e quimioembolização para tratamento de HCC, com incidência de 0,1-0,7% e 1,4%, respectivamente, que aumenta nos casos de anastomose enterobiliar prévia. Quando os abscessos são < 2 cm, podem ter padrão miliar (associado a *Staphylococcus*) ou em cachos coalescentes (organismos coliformes).

Os agentes etiológicos mais comuns são os Gram-negativos (Tabela 1). Cerca de 20% dos casos permanecem sem etiologia definida, apesar de investigação extensa, sendo especialmente observados em paciente diabéticos, cirróticos e imunocomprometidos.

Tabela 1 Agentes etiológicos de abscessos hepáticos

Aeróbios Gram-negativos	*Escherichia coli* *Klebsiella pneumoniae* *Proteus* spp. *Enterocabter cloacae* *Citrobacter freudii*
Aeróbios Gram-positivos	*Streptococcus milleri* *Staphylococcus aureaus* *Enterococcus* spp.
Anaeróbios	*Bacterioides* spp. *Fusobacterium* spp. *Clostridium/Clostridioides* spp. *Peptostreptococcus* spp.
Fungos	*Candida* spp. *Apergillus* *Actinomycosis*
Parasitas	*Entamoeba histolytica* *Fasciola hepatica* *Ascaris lumbricoides* *Toxocara canis*

QUADRO CLÍNICO

O quadro tem início insidioso (exceto abscessos múltiplos, que geralmente têm apresentação mais aguda), com sintomas inespecíficos como náuseas, vômitos, anorexia, mal-estar, fadiga, perda de peso. As queixas principais são febre (89%), dor abdominal (55-72%) e calafrios (49-69%).

Podem ocorrer tosse, dor pleurítica, dispneia e soluços em abscessos adjacentes ao diafragma.

Os sinais de exame físico mais frequentes são dor à palpação abdominal, icterícia e hepatomegalia (15-55%).

DIAGNÓSTICO

Nos exames laboratoriais, observam-se elevação de proteína C-reativa (~ 100%), aumento de fosfatase alcalina (90%), elevação de bilirrubina e aminotransferases (50%) e leucocitose.

Eosinofilia sugere etiologia parasitária (amebíase ou outra). Em caso de suspeita de abscesso amebiano, deve-se solicitar sorologia por meio dos métodos de Elisa e hemaglutinação indireta (pode ser negativa nos primeiros 7 dias de infecção). O aspecto da secreção, quando aspirada, é de molho de anchovas, constituído por hepatócitos necróticos.

O diagnóstico definitivo requer evidência de radiológica de abscesso em parênquima hepático. Nos exames de imagem, observa-se predominância de abscessos no lobo direito (68,7%), na maior parte das vezes solitários (67-95%) e de aspecto sólido (58%). Podem ser utilizados:

- USG de abdome: observa-se lesão inicialmente hiperecoica, evoluindo com delimitação de margens (sensibilidade de 86%, melhor para lesões > 2 cm);
- TC de abdome (sensibilidade de 95% para abscessos > 0,5 cm): diagnostica a causa dos abscessos em cerca de 70% dos casos;
- RNM: não possui vantagens sobre a TC.

TRATAMENTO E PROGNÓSTICO

Deve-se administrar antibioticoterapia parenteral de acordo com o agente etiológico potencial durante 2 semanas, seguida de 4-6 semanas de terapia VO.

A terapia deve ser iniciada na ocasião do diagnóstico com cobertura para Gram-positivos, Gram-negativos e anaeróbios e, depois, ajustada de acordo com o resultado das culturas:

- terapia empírica: ampicilina + sulbactam, 3 g, EV, a cada 6 horas, ou piperacilina + tazobactam, 4,5 mg, EV, a cada 6 horas, ou ceftriaxona, 1 g, EV, a cada 12 horas + metronidazol, 500 mg, EV, a cada 8 horas;
- esquemas alternativos: ciprofloxacino, 400 mg, EV, a cada 12 horas + metronidazol, 500 mg, EV, a cada 8 horas ou carbapenêmicos (imipeném, meropeném);
- para abscesso amebiano: metronidazol, 750 mg, EV, a cada 8 horas, por 10-14 dias.

Drenagem percutânea guiada por USG ou TC deve ser realizada em casos de febre após 48-72 horas do início da antibioticoterapia, abscessos com diâmetro > 3 cm e quando USG apresentar sinais de perfuração iminente. Presença de ascite contraindica a drenagem percutânea.

A inserção de um cateter de drenagem demonstrou ser mais eficaz do que a aspiração por agulha, particularmente para abscessos maiores que 5 cm.

A drenagem cirúrgica é indicada quando a secreção viscosa não pode ser aspirada, na presença de múltiplos abscessos ou abscessos multiloculados, acometimento de lobo esquerdo, ausência de melhora clínica após 7 dias de drenagem, ruptura de abscesso e patologia intra-abdominal cirúrgica concomitante.

A condição clínica associada à formação do abscesso deve ser pesquisada e, se possível, tratada. Em caso de obstrução da árvore biliar, deve-se proceder à sua drenagem.

Complicações foram relatadas em 15,7% dos pacientes que incluem êmbolos sépticos extra-hepáticos levando a quadros de infecção de olhos e sistema nervoso central, além de quadros de pneumonia, derrame pleural, pericardite, fístula broncopleural, broncoduodenal e falência de múltiplos órgãos. Ruptura do abscesso pode ocorrer em 6,1% dos casos, com incidência maior naqueles causados por *Klebsiella*.

São fatores de mau prognóstico: choque séptico, icterícia, coagulopatia, leucocitose, diabetes, malignidade, múltiplos abscessos e hipoalbuminemia.

Nos últimos anos observou-se queda da mortalidade para 0,9-5,6% devido aos avanços no diagnóstico associado a terapia antimicrobiana direcionada para o agente etiológico e técnicas de drenagem percutânea. Porém, pacientes com idade avançada e/ou 3 ou mais comorbidades têm mortalidade maior.

Existe risco de recorrência, principalmente em pacientes com albumina sérica < 3 g/dL, etiologia polimicrobiana ou por bactéria multirresistente e presença de múltiplos abscesso com acometimento de ambos os lobos hepáticos.

Em resumo, para um manejo adequado do abscesso hepático deve-se:

- Iniciar precocemente antibioticoterapia empírica de amplo espectro.
- Realizar exame de imagem (USG ou TC de abdome) para confirmação diagnóstica e realização de punção guiada nos abscesso maiores de 3cm.
- Solicitar análise microbiológica do aspirado do abscesso e hemocultura para ajuste de antibioticoterapia.
- Reconhecimento precoce de piora clínica para tratamento.
- Considerar intervenção cirúrgica em casos selecionados.
- Repetir exame de imagem para confirmar resolução do abscesso.

▪ BIBLIOGRAFIA

Czerwonko ME, Huespe P, Bertone S, Pellegrini P, Mazza O, Pekol J, et al. Pyogenic liver abscess: current status and predictive factors for recurrence and mortality of first episodes. HPB 2016;18 1023-30.

Heneghan HM, Healy NA, Martin ST, Ryan RS, Nolan N, Traynor O, et al. Modern management of pyogenic hepatic abscess: a case series and review of the literature. BMC Research Notes 2011;4:80.

Mavilia MG, Molina M, Wu GY. The Evolving Nature of Hepatic Abscess: A Review. J Clin Transl Hepatol 2016;4:158-168.

McClure MB, Patel K, Cabrera G, Kalivoda EJ. Point-of-care ultrasound diagnosis of a pyogenic liver abscess in the emergency department. JACEP Open 2021;2:e12412.

123 INDICAÇÕES DE TRANSPLANTE HEPÁTICO

Ivanna Beserra Santos, Rafael Oliveira Ximenes

O transplante hepático tem um grande impacto atualmente no manejo de pacientes em estágio terminal de hepatopatias agudas e crônicas, configurando o tratamento mais efetivo.

O 1º transplante ocorreu em 1963, nos EUA, porém apenas na década de 1980 se tornou um procedimento bem-sucedido por causa dos avanços na técnica cirúrgica e nas soluções de preservação, bem como na identificação e no tratamento precoces de infecções. As taxas de sobrevida melhoraram significativamente nos últimos 25 anos, alcançando 96% em 1 ano e 71% em 10 anos.

Em 2019, foram realizados 2.245 transplantes hepáticos no Brasil. Apesar disso, 1.178 pacientes permaneciam ativos em lista de espera para este procedimento.

INDICAÇÕES

O transplante hepático é indicado para falência hepática de causa aguda ou crônica (Tabela 1).

O aparecimento de complicações de hepatopatias crônicas (ascite, encefalopatia hepática, hemorragia digestiva alta, síndrome hepatorrenal etc.) indica a necessidade de transplante (Capítulo 120).

Em 2018, ficou instituída no Brasil, no âmbito do Sistema Único de Saúde (SUS), a realização do transplante de fígado de doador falecido em casos de insuficiência hepática hiperaguda relacionada à febre amarela. Portanto estarão aptos à inscrição para transplante de fígado os pacientes que:

- estejam criticamente enfermos, com confirmação ou forte suspeita clínica e epidemiológica de infecção pelo vírus da febre amarela;
- enquadrem-se nos Critérios de Clichy modificados – presença de fator V da coagulação < 50% para qualquer idade e encefalopatia (critérios de West Haven) de qualquer grau;
- apresentem as seguintes alterações laboratoriais: ALT/TGP ou AST/TGO maior do que 3.000 U/L e creatinina maior do que 2.0 mg/dL.

São consideradas contraindicações para transplante hepático neste cenário: pancreatite necro-hemorrágica; choque refratário ao uso de drogas vasoativas em altas doses; hemorragia digestiva maciça ou hemorragia no sistema nervoso central.

Tabela 1 Indicações de transplante hepático

Categorias	Condições específicas
Hepatites virais	Hepatite B Hepatite C
Hepatite alcoólica	Etanol
Hepatite autoimune	Hepatite autoimune tipo 1 Hepatite autoimune tipo 2
Doenças metabólicas que causam cirrose	Doença de Wilson Deficiência de alfa-1-antitripsina Esteato-hepatite não alcoólica Cirrose criptogênica Hemocromatose hereditária e neonatal Tirosinemia Glicogenose tipos I e IV
Doenças metabólicas com grave morbidade extra-hepática	Hiperoxalúria Defeitos no ciclo da ureia Desordem nos aminoácidos de cadeia curta
Doenças hepáticas colestáticas	Colangite biliar primária Colangite esclerosante primária Atresia biliar Síndrome de Alagille Ductopenia não sindrômica Fibrose cística Colestase intra-hepática familiar progressiva
Malignidade primária de fígado	Carcinoma hepatocelular Hepatoblastoma Carcinoma hepatocelular fibrolamelar Hemangioendotelioma
Hepatite fulminante	Qualquer etiologia
Miscelânea	Síndrome de Budd-Chiari Tumores neuroendócrinos metastáticos Doença policística
Retransplante	Trombose de artéria hepática Disfunção primária do enxerto Complicações biliares

A ordem na lista de transplante é determinada pelo *Model for End-stage Liver Disease* (MELD), calculado por meio da fórmula:

$$\text{Meld} = \frac{10\,[0{,}957\log(\text{creatinina}) + 0{,}378\log(\text{bilirrubina total})}{+\,1{,}12\log(\text{INR}) + 0{,}643]}$$

O valor de MELD mínimo aceito para inscrição em lista será de 11 (onze). Os exames para cálculo do MELD têm prazo de validade e devem ser renovados, no mínimo, na frequência a seguir:

I – MELD de 11 a 18 – validade de 3 meses, exames colhidos nos últimos 14 dias;

II – MELD de 19 a 25 – validade de 1 mês, exames colhidos nos últimos 7 dias;

III – MELD maior que 25 – validade de 7 dias, colhidos nas últimas 48 horas.

A fila para o transplante leva em consideração, ainda, a compatibilidade ABO e anatômica.

Exames necessários para inscrição de receptor em lista de transplante: dosagem de sódio, dosagem de potássio, glicemia, dosagem de creatinina, tipagem sanguínea ABO, hemograma completo, sorologia para HIV, HTLV I e II, HbsAg, anti-HBc total, anti-HCV, imunofluorescência para doença de Chagas, imunofluorescência para citomegalovírus IgG e IgM, VDRL, imunofluorescência para lues, dosagem de alfafetoproteína, ultrassonografia com Doppler colorido de vasos, radiografia de tórax, ultrasonografia de abdome superior (fígado, vesícula, vias biliares), esofagogastroduodenoscopia.

Situações como ascite refratária, encefalopatia hepática persistente e prurido intratável devem ser avaliadas pela câmara técnica para que o transplante seja autorizado mesmo com MELD baixo.

PRIORIDADES

- Insuficiência hepática aguda grave, segundo critérios de Kings College (Tabela 2) ou Clichy (presença de encefalopatia, independentemente do grau e fator V < 30% em pacientes com idade > 30 anos e < 20% em pacientes com idade < 30 anos).
- Não funcionamento primário do enxerto transplantado até o 7º dia pós-transplante, que pode ser prorrogado por mais 7 dias (caso não ocorra o procedimento, o paciente permanecerá com o último valor do MELD).
- Trombose de artéria hepática em < 7 dias do transplante, que pode ser prorrogado por mais 7 dias (caso não ocorra o transplante, o paciente assume MELD 40).
- Anepáticos por trauma.

A priorização permanece por 30 dias.

Tabela 2 Critérios de Kings College

Indivíduos que ingeriram acetaminofeno	Sem ingestão de acetaminofeno
pH < 7,3 (independente do grau de encefalopatia)	TP > 100 segundos ou INR > 6,5 (independente do grau de encefalopatia)
Ou todos os seguintes	**Ou 3 das seguintes variáveis**
TP > 100 segundos ou INR > 6,5 Creatinina sérica > 3,4 mg/dL Encefalopatia III ou IV	Idade < 10 ou > 40 anos Causas: hepatite não A e não B, halotano (sem registro vigente na Anvisa), reações farmacológicas idiossincrásicas Duração da icterícia > 7 dias antes do início da encefalopatia TP > 50 segundos ou INR > 3,5 Bilirrubina sérica > 17,5 mg/dL

SITUAÇÕES ESPECIAIS

Para algumas situações, o valor mínimo do MELD será considerado 20; caso o paciente não seja transplantado em 3 meses, sua pontuação passa automaticamente para 24 e, em 6 meses, para 29. São elas:

- tumor neuroendócrino metastático, irressecável, com tumor primário ressecado e sem doença extra-hepática detectável;
- hepatocarcinoma ≥ 2 cm desde que: a) dentro dos critérios de Milão (nódulo único de até 5 cm ou 3 nódulos de até 3 cm cada, na ausência de trombose neoplásica da veia porta ou metástases); b) possua diagnóstico baseado nos critérios de Barcelona; c) tenha sido diagnosticado na classificação LIRADS como LIRADS IV e V;
- polineuropatia amiloidótica familiar graus I, II e III;
- síndrome hepatopulmonar com pressão parcial de oxigênio (PaO_2) < 60 mmHg em ar ambiente;
- hemangioma gigante irressecável, hemangiomatose ou doença policística, com síndrome compartimental;
- carcinoma fibrolamelar irressecável e sem doença extra-hepática;
- hemangioendotelioma epitelioide primário irressecável e sem doença extra-hepática;
- adenomatose múltipla, bilobar, extensa e irressecável;
- doenças metabólicas com indicação de transplante (fibrose cística, glicogenose tipos I e IV, oxalose primária).

CONTRAINDICAÇÕES

- Absolutas: doença cardiopulmonar grave, comorbidade significativa, hepatocarcinoma com invasão vascular, malignidade extra-hepática (exceto tumores primários de sistema nervoso central e carcinoma in situ de útero e de pele), infecção ativa, uso ativo de substância ilegais ou álcool, Aids, falta de suporte psicológico ou inabilidade de seguir tratamento imunossupressor após procedimento.
- Relativas: idade > 70 anos, obesidade, infecção por HIV, doença psiquiátrica, alterações anatômicas que dificultam técnica cirúrgica (cirurgias abdominais prévias, trombose vascular extensa).

BIBLIOGRAFIA

Associação Brasileira de Transplante de Órgãos (ABTO). Dimensionamento dos Transplantes no Brasil e em cada estado (2012-2019). Registro Brasileiro de Transplantes, Ano XXV, nº 4.

Brasil. Ministério da Saúde. Portaria de consolidação n. 4, de 28 de setembro de 2017. Consolidação das normas sobre os sistemas e os subsistemas do Sistema Único de Saúde. Disponível em: https://bvsms.saude.gov.br/bvs/saudelegis/gm/2017/prc0004_03_10_2017.html.

Brasil. Ministério da Saúde. Portaria n. 2.117 de 11 de julho de 2018. Institui, no âmbito do Sistema Único de Saúde - SUS, a estratégia para assistência emergencial em casos de Insuficiência Hepática Hiperaguda relacionada à Febre Amarela - IHHFA, por meio da análise e acompanhamento específicos dos transplantes de fígado. Disponível em https://www.in.gov.br/materia/-/asset_publisher/Kujrw0TZC2Mb/content/id/31548007/imprensanacional.

European Association for the Study of the Liver (EASL). EASL Clinical Practice Guidelines: Liver transplantation. J Hepatol 2016;64:433-485.

124 HEMORRAGIA DIGESTIVA ALTA NÃO VARICOSA

Marcela Paes Rosado Terra, Natália Sousa Freitas Queiroz

DEFINIÇÃO E ETIOLOGIA

Hemorragia digestiva alta não varicosa é definida como sangramento digestivo localizado proximalmente ao ângulo de Treitz (alguns autores consideram a papila duodenal maior), proveniente de erosões ou úlceras. A doença ulcerosa péptica é responsável por cerca de 50% dos casos de hemorragia digestiva alta. Outras etiologias estão descritas na Tabela 1.

Tabela 1 Etiologias da hemorragia digestiva alta não varicosa

Diagnóstico	Incidência (%)
Úlcera péptica	35-50
Erosões gastroduodenais	6-15
Esofagites/úlceras	5-15
Varizes	5-10
Síndrome de Mallory-Weiss	15
Câncer	1
Malformações vasculares	5
Outras	5

EPIDEMIOLOGIA

Tem incidência estimada de 48-160 casos/100.000 adultos/ano, com mortalidade de 10-15%.

Houve redução da incidência e da mortalidade entre as décadas de 1990 e 2000 em decorrência do uso dos inibidores da bomba de prótons, do reconhecimento e da erradicação do *Helicobacter pylori* e do avanço das técnicas de hemostasia endoscópica. A melhora da sobrevida é minimizada pela mudança do perfil dos pacientes acometidos, que são mais idosos e com mais comorbidades.

Cerca de 68% dos pacientes com hemorragia digestiva alta por úlcera péptica têm idade > 60 anos e > 50% têm ≥ 1 comorbidade associada.

QUADRO CLÍNICO

Manifesta-se como hematêmese, com sangue vivo ou em borra de café, melena, e em menor frequência, como hematoquezia/enterorragia (sangramentos mais vultosos, associados a choque e instabilidade hemodinâmica). A depender da perda volêmica, o paciente pode se apresentar com palidez mucocutânea, taquicardia, hipotensão e choque circulatório.

EXAMES COMPLEMENTARES

Devem ser solicitados: hemograma, plaquetas, tipagem sanguínea, coagulograma, ureia e creatinina.

Endoscopia digestiva alta precoce (realizada em 24 horas) é o padrão-ouro no manejo da hemorragia digestiva alta, cujos objetivos são: determinar a causa do sangramento, identificar o risco de ressangramento e permitir a realização de terapia endoscópica, quando indicada. Sua realização está associada a menor tempo de hospitalização e menos transfusões, além de permitir a alta hospitalar dos pacientes com baixo risco de forma rápida e segura. Está contraindicada em casos com suspeita de perfuração e síndrome coronariana aguda.

DIAGNÓSTICO

A anamnese deve investigar dados que possam auxiliar na etiologia e no prognóstico (uso de AINH, antiplaquetários, anticoagulantes e comorbidades), e o exame físico deve dar especial atenção ao estado hemodinâmico do paciente.

Entre os fatores clínicos e laboratoriais preditores de ressangramento e mortalidade estão: idade > 65 anos; choque (PA sistólica < 100 mmHg e frequência cardíaca > 100 bpm); comorbidades; Hb < 10 g/dL; melena; necessidade de hemotransfusão; sangue vivo no toque retal, vômito ou aspirado da SNG; sepse; e valores elevados de ureia, creatinina ou enzimas hepáticas.

Também há fatores endoscópicos preditores de ressangramento e mortalidade, como: sangramento ativo, vaso visível em leito de úlcera, coágulo aderido em leito de úlcera, úlcera(s) > 2 cm e úlcera localizada na parede posterior do bulbo duodenal.

A estratificação dos pacientes em grupos de baixo e alto risco é fundamental para a conduta terapêutica e pode ser realizada por meio de escores baseados em dados clínicos, laboratoriais e endoscópicos:

- escores clínicos pré-endoscópicos: o escore clínico de Rockall (Tabela 2) identifica pacientes de alto risco para necessidade de transfusão e intervenção para controle do sangramento (endoscópica ou cirúrgica) e de baixo risco que podem ter alta hospitalar precoce;

Tabela 2 Escore de Rockall pré-endoscopia

Parâmetro	Pontuação
Idade	
▪ < 60 anos	0
▪ 60-79 anos	1
▪ ≥ 80 anos	2
Choque	
▪ Não	0
▪ Frequência cardíaca > 100 bpm e PA sistólica ≥ 100 mmHg	1
▪ PA sistólica < 100 mmHg	2
Comorbidade	
▪ Nenhuma	0
▪ Insuficiência cardíaca ou outra grave comorbidade	2
▪ Câncer metastático, insuficiência renal ou hepática	3

Escore: 0 ponto – mortalidade de 0,2%
1 ponto – mortalidade de 2,4%
2 pontos – mortalidade de 5,6%
3 pontos – mortalidade de 11%
4 pontos – mortalidade de 24,6%
5 pontos – mortalidade de 39,6%
6 pontos – mortalidade de 48,9%
7 pontos – mortalidade de 50%.

▪ escore após endoscopia digestiva alta: o escore clássico de Rockall (Tabela 3) permite a estratificação dos pacientes em baixo (0-2), médio (3-5) e alto risco (> 6 pontos) para ressangramento e mortalidade. Pacientes com baixo risco têm < 5% de chance de ressangramento e < 1% de mortalidade e podem receber alta precoce e tratamento ambulatorial. Outra classificação endoscópica conhecida é a de Forrest (Tabela 4), que avalia sinais de sangramento recente e estima o risco de recidiva do sangramento.

TRATAMENTO

▪ Ressuscitação volêmica: são prioridades no tratamento a restauração da volemia e o restabelecimento da estabilidade hemodinâmica do paciente.

▪ SNG: passagem de SNG tem valor prognóstico, pois a presença de sangue vivo no aspirado é fator de risco independente de ressangramento. Entretanto, a ausência de sangue vivo ou em "borra de café" no aspirado da SNG não exclui o diagnóstico de hemorragia digestiva alta, uma vez que 15% dos pacientes com aspirado claro apresentam lesões de alto risco na endoscopia digestiva alta.

▪ Hemotransfusão: é recomendada em pacientes com nível de Hb < 7 g/dL, com níveis-alvo de Hb de 7-9 g/dL. A necessidade de transfusão sanguínea, no entanto, deve ser individualizada, principalmente em indivíduos idosos e com doenças cardiovasculares que toleram mal anemia. Nesses casos, hemotransfusão pode ser necessária com manutenção de Hb em torno de 10 g/dL.

Tabela 3 Escore de Rockall pós-endoscopia

Diagnóstico diferencial	Pontuação
Síndrome de Mallory-Weiss ou nenhum sinal de sangramento	0
Outros diagnósticos	1
Câncer do trato gastrointestinal superior	2
Estigmas de sangramento recente	
▪ Nenhum ou manchas escuras	0
▪ Sangue do trato gastrointestinal superior, coágulo aderente, visível ou vaso sangrante	2

O escore é obtido com a soma de todos os pontos, antes e após endoscopia.
Escore: 2 pontos – mortalidade de 0,2%
3 pontos – mortalidade de 2,9%
4 pontos – mortalidade de 5,3%
5 pontos – mortalidade de 10,8%
6 pontos – mortalidade de 17,3%
7 pontos – mortalidade de 27%
≥ 8 pontos – mortalidade de 41,1%.

Tabela 4 Classificação de Forrest

Classificação	Incidência	Recidiva
I – hemorragia ativa		
▪ I A – sangramento vivo de alto débito	8-15%	> 90%
▪ I B – sangramento lento	10-20%	20-30%
II – hemorragia recente		
▪ II A – vaso visível (vermelho) não sangrante	26-55%	30-51%
▪ II B – coágulo aderido na base da lesão	10-18%	25-41%
▪ II C – pontos pigmentados planos	12%	0-5%
III – sem evidência de sangramento (base limpa)	36%	0-2%

▪ Correção de coagulopatias: é recomendada em pacientes recebendo anticoagulantes, mas não deve atrasar a endoscopia, a não ser que os valores de INR ou TP estejam acima dos níveis terapêuticos recomendados, pois nessa situação a correção do distúrbio pode facilitar o tratamento endoscópico.

▪ Tratamento endoscópico: pacientes com lesões com estigmas de baixo risco (Forrest IIC e III) não necessitam receber tratamento endoscópico. As lesões consideradas de alto risco para ressangramento (Forrest IA, IB, IIA) devem ser tratadas. O tratamento endoscópico das lesões IIB é controverso. Segunda endoscopia programada (*second look*) não é recomendada de rotina, a não ser em casos em que o 1º exame foi incompleto ou inconclusivo.

- Tratamento farmacológico: inibidores da bomba de prótons em altas doses deve ser utilizado em pacientes considerados de alto risco ou com estigmas de alto risco (Forrest IA, IB, IIA e IIB). O tratamento farmacológico com esses medicamentos antes da realização da endoscopia digestiva alta reduz os estigmas endoscópicos de sangramento recente e a necessidade de tratamento hemostático endoscópico. O seu uso, entretanto, não deve atrasar a realização da endoscopia. Recomenda-se a administração de omeprazol/pantoprazol, 80 mg, em *bolus* EV, seguida de infusão contínua de 8 mg/h até a realização da endoscopia. Após tratamento endoscópico das lesões de alto risco, a infusão contínua deve ser mantida por mais 72 horas. Inibidores da bomba de prótons em *bolus* EV em altas doses (40 mg, a cada 12 horas) também podem ser utilizados. A transição para VO deve ser realizada após o término da terapia EV.
- Erradicação de *Helicobacter pylori*: na presença da doença ulcerosa péptica associada ao quadro do sangramento digestivo, a pesquisa do *Helicobacter pylori* deve ser realizada e, caso o resultado seja positivo, este deve ser erradicado imediatamente ou durante o acompanhamento, com confirmação da erradicação. Se a pesquisa do *Helicobacter pylori* no contexto do sangramento for negativa, esta deverá ser repetida posteriormente.
- Ressangramento: na maioria dos casos de recidiva hemorrágica, os pacientes devem ser submetidos a nova tentativa de tratamento endoscópico. Pacientes com episódios de ressangramentos repetidos associados a hipotensão e pacientes com úlceras (> 2 cm) têm maior risco para falha do retratamento endoscópico e devem ser avaliados para tratamento cirúrgico. Pacientes com falha do tratamento endoscópio e com alto risco cirúrgico podem ser avaliados para realização de arteriografia e embolização.
- Alta precoce: pacientes com estabilidade hemodinâmica, sem comorbidades significativas (insuficiência cardíaca, evento cardiovascular ou cerebrovascular recente, neoplasia ou alcoolismo) e com lesões com estigmas de baixo risco para ressangramento na endoscopia digestiva alta podem receber dieta líquida VO dentro de 24 horas após o exame e a alta hospitalar precoce. O paciente deve receber alta com inibidor da bomba de prótons VO, cujas dose e duração dependerão da etiologia do sangramento.
- Uso de AINH e ácido acetilsalicílico: com relação aos usuários de ácido acetilsalicílico em baixas doses para proteção cardiovascular, não existe tempo total recomendado para suspensão da droga em vigência do sangramento, e essa deve ser reiniciada assim que os riscos cardiovasculares se tornarem relevantes, devendo-se lembrar que a ação antiplaquetária desse medicamento tem duração em torno de 7-10 dias. Antes da alta hospitalar, os pacientes que fazem uso de AINH devem ser orientados sobre a suspensão da medicação e, caso essa medida não seja possível, deve-se dar preferência para o uso dos inibidores da cicloxigenase-2 associados ao inibidor da bomba de prótons.

BIBLIOGRAFIA

Barkun AN, Bardou M, Kuipers EJ, Sung J, Hunt RH, Martel M, et al. International consensus recommendations on the management of patients with nonvariceal upper gastrointestinal bleeding. Ann Intern Med 2010;152:101-13.

Gralnek IM, Barkun AN, Bardou M. Management of acute bleeding from peptic ulcer. N Engl J Med 2008;359:928-37.

Souza CDC, Parente JML, Lima MM, Santos OF. Hemorragia digestiva alta não varicosa. In: Sociedade Brasileira de Endoscopia Digestiva. Projeto diretrizes, 2006-2008. Disponível em: http://www.sobed.org.br.

125 HEMORRAGIA DIGESTIVA BAIXA

Marcela Paes Rosado Terra, Natália Sousa Freitas Queiroz

DEFINIÇÃO E ETIOLOGIA

Hemorragia digestiva baixa é definida como perda sanguínea cuja origem localiza-se no cólon e reto. O sangramento pode ser agudo (duração menor que 3 dias) ou crônico.

De acordo com a intensidade, pode ser maciço, moderado ou oculto, quando evolui respectivamente com e sem instabilidade hemodinâmica e com anemia decorrente da perda crônica.

As causas de hemorragia digestiva baixa aguda (Tabela 1) são:

- doença diverticular: é a etiologia mais comum. A hemorragia digestiva baixa ocorre em 3-5% dos portadores de divertículos. Em 87% dos casos, o diagnóstico é presuntivo, com os divertículos sendo apontados como causa da hemorragia digestiva baixa por falta de evidência de outras possíveis fontes. O sangramento geralmente é volumoso, autolimitado, cessando espontaneamente em 80% dos casos, porém com taxas de ressangramento de 25-30%. Após um 2º episódio, a chance de ressangramento sobe para 50%;
- angioectasias: geralmente, ocorrem no cólon direito e são múltiplas, com aumento do número das le-

Tabela 1 Causas de hemorragia digestiva baixa e suas frequências

Causa	Frequência (%)
Divertículos	17-44
Angioectasias	3-30
Colites (isquêmica, infecciosa, doença inflamatória intestinal, colite actínica)	2-30
Neoplasia	4-14
Doenças anorretais (incluindo varizes retais)	4-11
Pós-polipectomia	6
Desconhecida	8-12

Adaptada de Bernert J, Messman H. Diagnosis and management of lower gastrointestinal bleeding. Nat Rev Gastroenterol Hepatol 2009;6:637-46.

sões com a idade. Costumam ser encontradas durante a colonoscopia, não necessitando de tratamento. O uso de AINH, ácido acetilsalicílico e anticoagulantes tem papel significativo na incidência de sangramento. A lesão encontrada deve ser considerada como causa da hemorragia quando houver estigmas como vaso visível, coágulo aderido e hemorragia submucosa;

- colite isquêmica: acomete mais pacientes idosos com arterioesclerose ou doenças cardíacas. Ocorre em decorrência de episódio de baixo fluxo mesentérico secundário a baixo débito cardíaco ou vasoespasmo. Os locais mais acometidos são o ângulo esplênico e a junção retossigmoideana. O evento precipitante na maioria das vezes não é encontrado. Dor abdominal, diarreia sanguinolenta e hematoquezia são os principais sintomas;
- tumores: geralmente, sangram por erosão, ulceração ou necrose da superfície. Nos tumores do cólon esquerdo e reto, o sangramento é mais volumoso e precoce, já as lesões de cólon direito e ceco costumam apresentar-se com anemia ferropriva;
- doenças anorretais: hemorroidas são a causa orificial mais comum de hemorradia digestiva baixa. A maioria dos sangramentos cessa espontaneamente. Outras causas são: fissura anal, úlceras isquêmicas e proctite actínica. Em pacientes que realizaram radioterapia para câncer prostático, cerca de 39,6% apresentaram sangramento intestinal baixo causado pela proctite actínica;
- pós-polipectomia: o sangramento pode ser precoce, como consequência da hemostasia inadequada, ou tardio, geralmente em até 2 semanas, em decorrência de deslocamento de coágulo ou de escara.

EPIDEMIOLOGIA

A hemorragia digestiva baixa é responsável por cerca de 20% de todos os casos de hemorragia digestiva com incidência de 20,5-27 casos/100.000 adultos nos EUA.

A idade média de incidência é de 63-77 anos, observando-se aumento da incidência com a idade (aumento da prevalência da doença diverticular e das angioectasias). Ocorre um aumento de cerca de 200 vezes na incidência na 2ª-8ª décadas de vida. A doença é mais prevalente em homens.

Em relação à hemorragia digestiva alta, os pacientes com hemorragia digestiva baixa evoluem com menor necessidade de hemotransfusões e choque, com a maioria dos sangramentos cessando espontaneamente (80-85%). A mortalidade global é < 5% para pacientes admitidos com hemorragia digestiva baixa, podendo ser > 20% quando a hemorragia ocorre após a internação hospitalar por outras doenças.

QUADRO CLÍNICO

- Sangramento visível: episódios de hematoquezia, sangue escuro/vermelho com coágulos e, mais raramente, melena em sangramentos com origem no ceco e no cólon direito.
- Sangramento oculto: anemia ferropriva e pesquisa de sangue oculto positiva nas fezes.

DIAGNÓSTICO

A anamnese deve investigar: idade; uso de AINH, antiagregantes plaquetários e anticoagulantes; história de radioterapia pélvica; história de doença inflamatória intestinal; doença vascular; realização de colonoscopia com polipectomia/biópsias; HIV; cirrose hepática; coagulopatia; e história sugestiva de neoplasia (alteração do hábito intestinal, perda ponderal, história familiar); além de duração e frequência do sangramento, e aspecto das fezes.

O exame físico inclui: avaliação dos sinais vitais e estado hemodinâmico (PA, frequência cardíaca), exame abdominal e anuscopia associada ao toque retal para excluir doenças orificiais e confimar o aspecto do sangramento.

Alguns fatores clínicos independentes podem ser utilizados para se prever a gravidade na hemorragia digestiva baixa aguda:

- frequência cardíaca ≥ 100 bpm;
- pressão sistólica ≤ 115 mmHg;
- síncope;
- ausência de dor abdominal;
- sangramento retal nas primeiras 4 horas da avaliação;
- uso de ácido acetilsalicílico;
- presença de ≥ 2 comorbidades clínicas.

Utilizando esses fatores clínicos, os pacientes podem ser estratificados em 3 grupos de risco para sangramento grave: baixo (nenhum fator), moderado (1-3 fatores de risco) e alto (> 3 fatores de risco).

As variáveis associadas a maior mortalidade são: idade (idade > 70 anos *versus* idade < 50 anos), gênero masculino, isquemia intestinal, ≥ 2 comorbidades clínicas, sangramento durante internação por outra condição clínica, coagulopatia ou uso de anticoagulante, hipovolemia e necessidade de hemotransfusão.

Em muitas situações, torna-se difícil determinar se as lesões encontradas durante a avaliação são realmente fonte do sangramento ou apenas fontes potenciais, como nos casos com achado de divertículos e angioectasias, associados a quadros de hematoquezia. Os critérios utilizados para auxiliar na definição diagnóstica e, consequentemente, na conduta terapêutica são apresentados na Tabela 2.

EXAMES COMPLEMENTARES

- Laboratório: hemograma, plaquetas, tipagem sanguínea, coagulograma, ureia, creatinina e provas de função hepática.
- Endoscopia digestiva alta: deve-se considerar realizar EDA em casos de hematoquezia associada à instabilidade hemodinâmica , principalmente em pacientes com história de doença ulcerosa péptica, hipertensão portal e angioectasias. Em 10-15% dos casos de hematoquezia aguda grave e hipovolemia, a origem do sangramento situa-se acima do ligamento de Treitz.
- Colonoscopia: procedimento inicial na HDB. Deve ser realizada após estabilização hemodinâmica. Apesar do efeito catártico do sangue na luz intestinal, deve-se, idealmente, realizar o preparo anterógrado com soluções laxativas (manitol, polietilenoglicol). Caso o paciente não tolere o preparo oral pode-se tentar usar medicações procinéticas ou realizar o preparo por sonda nasogástrica ou ainda administrar o preparo oral em menor volume – preparo expresso (1.000 mL de manitol 10% em 1 hora). O uso retrógrado de clister glicerinado pode ser feito concomitantemente ao preparo anterógrado. Quando realizada entre 12 e 24 horas da apresentação, a colonoscopia tem maior acurácia diagnóstica ou seja, maior chance de se localizar o sítio do sangramento, com redução do tempo de hospitalização. Acurácia diagnóstica na HDB aguda é de 72-86%.
- Retossigmoidoscopia: está indicada em pacientes com quadros estáveis e idade < 40 anos. Caso não seja encontrada a origem do sangramento (sangramento ativo, vaso visível ou coágulo aderido), deve-se complementar a investigação.
- TC: associada ao uso de contraste EV e sem contraste VO pode ser usada para detectar o sítio da hemorragia digestiva baixa aguda, cujo diagnóstico é dado quando é detectada a presença de contraste na luz intestinal. Tem acurácia de 54-79% na identificação de sangramentos colônicos.
- Cintilografia com hemácias marcadas com tecnécio-99 m: permite a detecção de sangramentos arteriais ou venosos, ativos, de menor intensidade (0,1-0,5 mL/min). É indicada com 2 objetivos: como guia para cirurgia ou como exame útil para identificar pacientes que se beneficiariam com a angiografia. Deve ser realizada em pacientes com sangramentos graves, porém com estabilidade hemodinâmica. A maior desvantagem é a localização imprecisa do sangramento.
- Arteriografia: é indicada em pacientes com sangramento maciço, recorrente ou contínuo, mesmo após exame endoscópico, ou quando este não pode ser realizado ou não consegue localizar a fonte da hemorragia, e em pacientes com elevado risco cirúrgico. A localização do sangramento é mais precisa, mas nem sempre possível, pois geralmente o sangramento é autolimitado e é necessário um fluxo de perda ≥ 0,5 mL/min para identificação do foco.
- Enteroscopia e cápsula endoscópica: o intestino delgado deve ser investigado nos casos em que a endoscopia e a colonoscopia forem negativas.

Tabela 2 Avaliação pré-terapêutica: escalonamento da acurácia diagnóstica da fonte de sangramento

Nível I	Diagnóstico definitivo
A	Lesão com sangramento ativo encontrada na endoscopia (anuscopia, sigmoidoscopia ou colonoscopia) ou angiografia
B	Estigmas de sangramento recente na endoscopia (vaso visível, coágulo aderido)
C	Cintilografia com hemácias marcadas positiva para achados IA e IB
Nível II	**Diagnóstico presuntivo ou evidências circunstanciais**
A	Sangue fresco em um segmento do cólon, sem fontes potenciais de sangramento
B	Cintilografia com hemácias marcadas positiva para a topografia do cólon e colonoscopia mostrando área potencial como fonte de sangramento, coincidente com a localizada pela cintilografia
C	Evacuações de sangue vermelho-vivo confirmadas e colonoscopia demonstrando fonte potencial de sangramento no cólon, associada a endoscopia digestiva alta negativa
Nível III	**Diagnóstico ambíguo**
A	Hematoquezia ou sangramento pelo ânus, sem especificação de cor, e colonoscopia demonstrando ≥ 1 fonte potencial de sangramento

Fonte: Campos et al., 2012.

TRATAMENTO

A escolha do tratamento baseia-se na fonte do sangramento. Exames como a colonoscopia e a arteriografia podem ser ao mesmo tempo diagnósticos e terapêuticos.

Estabilização hemodinâmica: ressuscitação com cristaloides e hemotransfusão com Hb alvo > 7 g/dL e naqueles pacientes com comorbidades (isquemia miocárdica por exemplo) Hb alvo em torno de 9 g/dL. Recomenda-se internação em unidade de terapia intensiva para pacientes com hemorragia volumosa e doenças graves associadas.

- Correção das coagulopatias: manter plaquetas > 50.000 em pacientes com sangramento ativo e com necessidade de hemostasia endoscópica. Em pacientes em uso de anticoagulantes orais, a decisão sobre a suspensão e reversão da anticoagulação deve ser individualizada a depender do risco do sangramento e do risco tromboembólico.
- AINES e antiagregantes plaquetários: AINES devem ser evitados em pacientes com HDB, principalmente se história de diverticulose ou angioectasias. AAS como profilaxia primária deve ser evitado na vigência do sangramento e pode ser mantido no contexto de profilaxia secundária em pacientes de alto risco cardiovascular. Em casos de dupla antiagregação, deve-se suspender o segundo antiagregante (não AAS) e retornar assim que possível a depender do risco cardiovascular e do risco de sangramento. Em casos de IAM < 90 dias e stents < 30 dias não aconselha-se suspender a antiagregação dupla.

Enemas de sulcralfato e formalina são utilizados para tratamento da proctite actínica.

A terapia endoscópica é realizada em pacientes com lesões com sangramento ativo ou estigmas de sangramento recente. A hemostasia pode ser obtida com agentes térmicos (eletrocoagulação mono ou bipolar, termocoagulação, plasma de argônio, pinças diatérmicas e *laser*), métodos mecânicos (hemoclipes, ligaduras com alças e elásticas) e métodos químicos (epinefrina, álcool e etanolamina). No sangramento diverticular, podem ser usadas medidas como cauterização mono ou bipolar, injeção de vasconstritores e colocação de clipe hemostático. No casos das angioectasias e retite actínica, o tratamento de eleição é o plasma de argônio.

A arteriografia intervencionista inclui infusão de vasopressina e embolização transarterial. A embolização superseletiva de ramos da *vasa recta* diminui a incidência de isquemia e infarto intestinal, com melhor controle do sangramento e menores taxas de ressangramento. A localização e a etiologia do sangramento têm importantes implicações terapêuticas: lesões no ceco e no cólon direito e angioectasias (comparadas aos sangra-

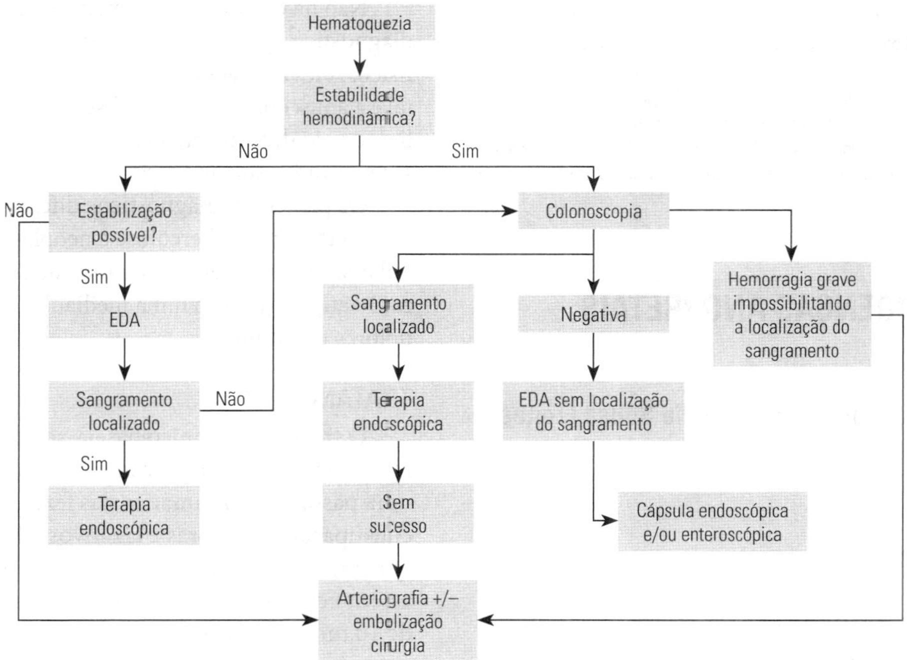

Figura 1 Abordagem inicial recomendada para pacientes com hemorragia digestiva baixa aguda. Pacientes com instabilidade hemodinâmica devem realizar, inicialmente, endoscopia digestiva alta (EDA) para afastar etiologia alta. Pacientes com sangramento crônico devem ser investigados com anuscopia e colonoscopia. Adaptada de Bernert J, Messman H. Diagnosis and management of lower gastrointestinal bleeding. Nat Rev Gastroenterol Hepatol 2009;6:637-46.

mentos diverticulares) são lesões mais difíceis de tratar usando a embolização.

Cirurgia é indicada nos pacientes com instabilidade hemodinâmica, apesar de reposição volêmica agressiva; naqueles com sangramento persistente ou recorrente que receberam ≥ 6 UI de concentrado de hemácias em 24 horas ou > 10 UI no total; nos casos em que o foco do sangramento foi identificado, mas houve falha dos tratamentos conservadores; nos sangramentos ativos e recorrentes sem localização definida; e nos sangramentos relacionados a neoplasia.

É importante a tentativa pré e intraoperatória da localização do sítio do sangramento, o que permite ressecções segmentares direcionadas, com menores taxas de morbidade, mortalidade e ressangramento. Em pacientes que necessitam de hemotransfusão durante a internação, uma cirurgia de urgência pode ser indicada em 18-25% dos casos. A mortalidade geral situa-se em torno de 10% nos pacientes submetidos a cirurgia de emergência.

▪ BIBLIOGRAFIA

Bernert J, Messman H. Diagnosis and management of lower gastrointestinal bleeding. Nat Rev Gastroenterol Hepatol 2009;6:637-46.

Campos FGCM, Regadas FSP, Pinho M. Tratado de coloproctologia. São Paulo: Atheneu; 2012.

Cardoso Filho CAM, Marques Jr OW, Popoutchi P, Averbach M. Hemorragia digestiva baixa. In: Sociedade Brasileira de Endoscopia Digestiva. Projeto diretrizes, 2009-2010. Disponível em: http://www.sobed.org.br.

Farrell JJ, Friedman LS. Review article: the management of lower gastrointestinal bleeding. Aliment Pharmacol Ther 2005;21:1281-98.

Strate LL, Gralnek IM. ACG Clinical guideline: management of patients with acute lower gastrointestinal bleeding. Am J Gastroenterol 2016;111(4):459-74. Erratum in: Am J Gastroenterol 2016;111(5):755.

Zuckerman GR, Prakash C. Acute lower intestinal bleeding: part II – etiology, therapy, and outcomes. Gastrointest Endosc 1999;49:228-38.

126 DOENÇAS ANORRETAIS

Rodrigo Vieira Costa Lima, Natália Sousa Freitas Queiroz

▪ FISSURA ANAL

DEFINIÇÃO E ETIOLOGIA

A fissura anal é uma fenda ou lesão ulcerada, em geral de formato linear, localizada no canal anal anatômico, ou seja, da borda anal à linha pectínea. Tem etiologia incerta, provavelmente secundária à redução do fluxo sanguíneo local. A grande maioria ocorre na linha mediana posterior, região menos vascularizada, e, em menor percentual, na linha mediana anterior.

EPIDEMIOLOGIA

Atinge predominantemente adultos jovens, podendo ocorrer em qualquer faixa etária. A incidência entre os sexos é semelhante.

CLASSIFICAÇÃO

- Aguda: de cicatrização rápida, muitas vezes espontânea, em média em 2-3 semanas. A lesão é superficial, com bordas não salientes e assoalho avermelhado.
- Crônica: corresponde àquelas que não cicatrizam em 6-8 semanas, sendo a cicatrização espontânea incomum. A tríade clássica é definida por lesão ulcerada, plicoma sentinela (na margem externa, ou borda anal) e papila hipertrófica (na margem interna, ou linha pectínea).

QUADRO CLÍNICO

Dor anorretal é o sintoma mais comum, muitas vezes associada a hematoquezia. Costuma ocorrer no momento da evacuação, podendo persistir por horas no caso das fissuras crônicas. A hipertonia do esfíncter interno em geral está presente.

DIAGNÓSTICO

Não há exames complementares necessários para o diagnóstico, que é feito por meio de anamnese e exame físico. A lesão é facilmente vista à inspeção. O toque retal e a anuscopia podem ser dispensáveis em uma 1ª avaliação pelo desconforto gerado. Caso necessário, podem ser realizados sob anestesia.

Os principais diagnósticos diferenciais são doença de Crohn, sífilis, tuberculose e neoplasia maligna do canal anal. Devem ser suspeitados nos casos com localização atípica (fora da linha mediana), nas ulcerações indolores e múltiplas.

TRATAMENTO

O tratamento clínico baseia-se no alívio da dor, no relaxamento do esfíncter interno e na manutenção de uma passagem atraumática das fezes. O tratamento da constipação com fibras e laxativos é fundamental para quebrar o ciclo de dor, espasmo e isquemia. Banhos de assento com água morna são recomendados, por cerca de 10 minutos, pelo menos 2 vezes ao dia, de preferência após as evacuações.

O tratamento medicamentoso tópico é a abordagem de 1ª linha e pode ser feito com nitroglicerina a 0,2% ou diltiazem a 2%, com o intuito de reduzir a pressão do esfíncter e melhorar o fluxo sanguíneo, facilitando a cicatrização. Pode ser aplicado 2-4 vezes ao dia. Ambos têm eficácia semelhante, tendo o diltiazem menor incidência de efeitos colaterais em relação à nitroglicerina, como cefaleia e sintomas gastrointestinais inespecíficos. A injeção de toxina botulínica pode ser tentada como terapia de 2ª linha.

As fissuras crônicas refratárias ao tratamento clínico devem ser abordadas cirurgicamente, sendo a esfincterotomia lateral interna a técnica de escolha. A principal complicação no pós-operatório é a incontinência fecal.

DOENÇA HEMORROIDÁRIA

DEFINIÇÃO E ETIOLOGIA

As hemorroidas são dilatações venosas da região anorretal, com frequência associadas a condições que aumentam a pressão abdominal e, consequentemente, a pressão venosa da região pélvica, como gravidez, obesidade, ascite e esforço evacuatório excessivo em pacientes constipados.

EPIDEMIOLOGIA

A doença hemorroidária atinge ambos os sexos igualmente. Brancos e indivíduos com melhor nível socioeconômico são afetados com maior frequência. Ocorre em todas as idades, sendo raras antes dos 20 anos e com pico de incidência de 45-65 anos de idade.

CLASSIFICAÇÃO

- Hemorroidas externas: ocorrem no canal anal (abaixo da linha pectínea), recobertas por tecido epitelial escamoso, ricamente inervado.
- Hemorroidas internas: ocorrem no reto (acima da linha pectínea), recobertas por mucosa. Podem ser classificadas em:
  - grau I: não prolapsam através do ânus;
  - grau II: prolapsam durante o esforço evacuatório, mas reduzem-se espontaneamente;
  - grau III: prolapsam e retornam para dentro do canal anal com ajuda manual;
  - grau IV: prolapsadas e não redutíveis com manobras manuais.

QUADRO CLÍNICO

Alguns pacientes são assintomáticos. As hemorroidas externas costumam causar dor e podem levar a sangramento e tumefação na região anal. Os sintomas mais comuns das hemorroidas internas são sangramento retal, prolapso e exsudação perineal. A dor retal nestes casos deve levantar suspeita de outra doença associada, pois as hemorroidas internas costumam ser indolores, exceto na ocorrência de trombose ou estrangulamento.

DIAGNÓSTICO

O diagnóstico é eminentemente clínico, baseado na história e no exame físico, incluindo o toque retal e a anuscopia. Esta permite a avaliação do tamanho, da localização, do número e da gravidade do quadro. É importante ressaltar que em um paciente com sangue oculto positivo nas fezes ou anemia ferropriva de origem desconhecida, o sangramento por hemorroidas só deve ser atribuído como causa após avaliação completa de todo o cólon com colonoscopia e exclusão de causas associadas.

TRATAMENTO

- Medidas dietéticas e comportamentais: são indicadas para todos os pacientes. Consistem em: tratamento da constipação, se presente, permitindo uma evacuação atraumática; dieta rica em líquidos e fibras, em torno de 25-35 g/dia; banhos de assento com água morna, principalmente para os pacientes que se queixam de dor; e evitar tempo excessivo e leitura durante evacuação.
- Medidas farmacológicas: são usadas para pacientes com hemorroidas graus I e II, associadas ou não às medidas de intervenção conservadoras. São alternativas por VO o dobesilato de cálcio e os flavonoides (diosmina/hesperidina). Medicações tópicas podem ser adjuvantes para o controle dos sintomas, como anestésicos locais, vasoconstritores, nitratos, bloqueadores dos canais de cálcio e corticosteroides.
- Medidas de intervenção conservadoras: são indicadas principalmente para as hemorroidas graus I e II que não responderam ao tratamento clínico. São também uma alternativa para pacientes com hemorroidas grau III com elevado risco cirúrgico. Essas medidas englobam escleroterapia, ligadura elástica, ablação por radiofrequência, coagulação com raios infravermelhos e crioterapia.
- Cirurgia: é reservada para os casos não responsivos aos demais tratamentos e como 1ª linha para as hemorroidas graus III e IV e para as complicações (trombose ou estrangulamento), sendo a hemorroidectomia excisional o tratamento mais efetivo e com as menores taxas de recorrência.
- Outras opções de tratamento cirúrgico disponíveis são procedimento para correção de prolapso (PPH) e dearterialização hemorroidária trans-anal (THD). O PPH e o THD apresentam menos dor pós-operatória, menor taxa de complicações, porém têm maior recidiva pós-operatória.

BIBLIOGRAFIA

Lohsiriwat V. Hemorrhoids: from basic pathophysiology to clinical management. World J Gastroenterol 2012;18(17):2009-17.

Madoff RD, Fleshman JW. AGA technical review on the diagnosis and care of patients with anal fissure. Gastronterology 2003;124:235-45.

Schubert MC, Sridhar S, Schade RR, Wexner SD. What every gastroenterologist needs to know about commom anorectal disorders. World J Gastroenterol 2009;15(26):3201-9.

Sneider EB, Maykel JA. Diagnosis and management of symptomatic hemorrhoids. Surg Clin Nort Am 2010;90:17-32.

Song Y, Chen H, Yang F, Zeng Y, He Y, Huang H. Transanal hemorrhoidal dearterialization versus stapled hemorrhoidectomy in the treatment of hemorrhoids: a PRISMA-compliant updated meta-analysis of randomized control trials. Medicine (Baltimore) 2018;97(29):e11502.

SEÇÃO 14

DOENÇAS RENAIS

BRUNO CALDIN DA SILVA

127 INJÚRIA RENAL AGUDA

Camila Eleutério Rodrigues

DEFINIÇÃO

Chamamos de injúria renal aguda (IRA) as alterações renais que levam à lesão ou perda da função dos rins em curto período de tempo. Define-se IRA por qualquer um dos critérios abaixo:

- elevação na creatinina sérica em 0,3 mg/dL em até 48 horas.
- elevação na creatinina sérica em 1,5 vezes o valor basal, com ocorrência em até 7 dias.
- redução no débito urinário (diurese < 0,5 mL/kg/h em período de 6 horas).

EPIDEMIOLOGIA

Apesar dos avanços do tratamento médico, nos últimos 50 anos a mortalidade da IRA não tem se alterado, principalmente em ambiente de terapia intensiva. A maior complexidade clínica dos pacientes atualmente justifica em parte tal mortalidade.

No passado, as principais causas de IRA eram nefrotoxicidade por drogas e venenos animais que são, em geral, associadas à baixa mortalidade. Atualmente, a principal causa de IRA é a sepse, doença de alta morbi-mortalidade. Além disso, grande parcela dos pacientes que evoluem com IRA corresponde a indivíduos mais idosos e que detém comorbidades crônicas associadas.

Entre todos os pacientes internados por todas as causas em UTI, cerca de 5% desenvolvem IRA, sendo que 50% delas são causadas por sepse. A lesão renal aguda ocorre em cerca de 23% dos pacientes com sepse grave e em 51% dos pacientes com choque séptico e bacteriemia. A mortalidade de pacientes sem sepse e com IRA é de cerca de 45%. Pacientes com sepse e sem IRA podem ter mortalidade de até 15%. A associação de IRA e sepse eleva a mortalidade para índices maiores que 75%.

Os principais fatores de risco associados à IRA estão descritos na Tabela 1.

Tabela 1 Fatores de risco associados à IRA

Fatores modificáveis
Desidratação
Uso de contraste iodado
Inibidores do SRAA
Outras drogas nefrotóxicas
Má perfusão orgânica
Fatores não modificáveis
Idade avançada
Sexo feminino
Raça negra
Comorbidades (doença renal crônica, doenças cardiovasculares, hematológicas ou hepáticas prévias)
IRA prévia

IRA: injúria renal aguda; SRAA: sistema renina-angiotensina-aldosterona.

Em pacientes com alto risco para desenvolvimento de IRA, o débito urinário e a creatinina sérica devem ser frequentemente monitorizados. Nessas pessoas, as drogas nefrotóxicas devem ser descontinuadas, evitando o uso de contraste iodado sempre que possível, e deve-se garantir a euvolemia e a adequada pressão de perfusão dos órgãos. Para isso, monitorização hemodinâmica intensiva pode ser necessária em alguns casos.

ETIOLOGIA

Os pacientes com IRA devem sempre ser avaliados quanto às possíveis causas de disfunção renal, com especial atenção às causas potencialmente reversíveis.

Classicamente, as causas de IRA eram divididas em pré-renal, renal e pós-renal. O termo IRA pré-renal atualmente vem sendo evitado, pois é comumente associado a situações de depleção volêmica e demanda de fluidos, o que nem sempre é verdadeiro. Desta forma, o termo IRA pré-renal foi substituído por IRA por baixa perfusão renal.

IRA por baixa perfusão renal

A redução do fluxo arterial renal leva à IRA isquêmica, sendo que essa redução do fluxo pode acontecer por hipovolemia ou má distribuição de fluxo para os rins (Tabela 2).

Tabela 2 Causas de redução do fluxo arterial renal

Hipovolemia
Choque hemorrágico
Desidratação (por uso de diuréticos, vômitos, diarreia etc.)
Hipofluxo arterial renal
Insuficiência cardíaca descompensada
Estenose bilateral de artérias renais (ou estenose de artéria renal em rim único)
Síndrome hepatorrenal
Síndrome compartimental abdominal
Síndrome nefrótica grave
Hipotensão arterial/outros choques não hipovolêmicos

Classicamente, na IRA por baixa perfusão renal há aumento na absorção proximal de ureia, além do aumento de absorção tubular de sódio. Dessa forma, para diferenciar a IRA por baixa perfusão renal de causas intrínsecas renais, como a necrose tubular aguda (NTA), por muito tempo utilizam-se parâmetros relacionados à excreção destes solutos (Tabela 3). Entretanto, elevação desproporcional de ureia em relação à creatinina plasmática pode ocorrer em situações de estresse catabólico, como em infecções, cirurgias, uso de corticosteroides em altas doses ou sangramentos de trato digestivo. Além disso, sabe-se que outras situações podem alterar a excreção tubular de solutos, como a sepse, por exemplo.

Tabela 3 Características laboratoriais de IRA por baixa perfusão renal e NTA

	FENa	FEU	Ureia/creatinina (plasma)
IRA por baixa perfusão renal	< 1%	< 35%	> 20 (principalmente se > 40)
NTA	> 1%	> 35%	< 20

$$FENa = \frac{Na_{urina} \times Creatinina_{plasma}}{Na_{plasma} \times Creatinina_{urina}} \qquad FEU = \frac{Ureia_{urina} \times Creatinina_{plasma}}{Ureia_{plasma} \times Creatinina_{urina}}$$

FENa: fração de excreção de sódio; FEU: fração de excreção de ureia; IRA: injúria renal aguda; NTA: necrose tubular aguda.

IRA renal

IRA renal acontece por lesões que acometem diretamente as células dos compartimentos glomerulares, túbulo-intersticiais ou vasculares dos rins. Além da sepse, uma das principais causas de IRA renal é a necrose tubular aguda (NTA), que é um diagnóstico histológico e pode ter origem isquêmica ou nefrotóxica. Pode durar até 4 semanas. Causas inflamatórias também podem participar deste contexto de injúria renal.

Tabela 4 Tipos de lesão renal

Tipo de lesão	Características
Isquêmica	Geralmente inicia-se como IRA por baixa perfusão renal e, com a ausência de tratamento em tempo adequado, evoluiu para NTA e IRA instalada, de origem renal
Nefrotóxica	Por agentes exógenos: uso de drogas nefrotóxicas, contraste iodado Por agentes endógenos: mioglobinúria, hemoglobinúria, deposição de proteínas ou cristais intratubulares
Inflamatória	NIA, sepse, glomerulonefrites rapidamente progressivas, vasculites (Capítulo 132)

IRA: injúria renal aguda; NIA: nefrite intersticial aguda; NTA: necrose tubular aguda.

A NIA é uma doença de natureza inflamatória em que há infiltração renal por leucócitos, e que usualmente acontece secundariamente a um quadro de infecção sistêmica ou ao uso de algumas medicações. Leva à IRA, sendo que pode estar associada também a sinais e sintomas de acometimento sistêmico. A principal causa de NIA (podendo chegar a 90% dos casos) é o uso de medicações, sendo que os mais frequentes causadores dessa lesão são os antimicrobianos e os anti-inflamatórios não hormonais.

Principais drogas associadas à NIA:

- ampicilina;
- cefalosporinas;
- ciprofloxacina;
- penicilina;
- sulfonamidas;
- aciclovir;
- vancomicina;
- alopurinol;
- omeprazol.

IRA pós-renal

A IRA pós-renal acontece quando há obstrução ao fluxo urinário e aumento de pressão em sistema excretor, levando a aumento da pressão em túbulos renais e redução da capacidade de filtração glomerular. Para que a obstrução urinária leve à perda de função renal, a lesão deve acontecer de forma que a pressão se eleve em todo o sistema filtrante, ou seja, deve ser bilateral (ou unilateral em pacientes com rim único), ou em próstata ou uretra. A obstrução que acontece unilateralmente em um paciente com dois rins previamente íntegros não deve levar, por si só, à IRA.

Principais etiologias de IRA pós-renal:

- litíase renal bilateral;
- hiperplasia prostática benigna;
- tumores pélvicos;
- bexiga neurogênica;
- fibrose retroperitoneal.

IRA em sepse

A sepse é uma causa particular de IRA, pois envolve diversos mecanismos de lesão. A IRA da sepse é basicamente inflamatória, com infiltração de células imunes nos compartimentos renais e alteração na microvasculatura do néfron. Pode estar associada à histologia de NTA ocasionalmente, mas tal achado não é muito frequente. Ocasionalmente associa-se a componente de baixa perfusão renal, quando há choque séptico e má perfusão orgânica. Entretanto, não é necessária a situação de choque e hipotensão para que a sepse leve à situação de IRA grave.

QUADRO CLÍNICO E LABORATORIAL

A IRA é frequentemente uma doença assintomática, em que os principais achados são laboratoriais, principalmente no quadro inicial. Quando a lesão já se torna avançada, principalmente se sua instalação for rápida, os pacientes podem apresentar alguns sintomas sugestivos de complicações da IRA, como oligoanúria, congestão pulmonar ou edema periférico, arritmias decorrentes dos distúrbios eletrolíticos e ácido-base que acontecem em consequência da doença, ou ainda náuseas, vômitos, rebaixamento do nível de consciência e diátese hemorrágica, em pacientes urêmicos.

A redução do ritmo de filtração glomerular (RFG) é a definição de IRA e pode ser percebida pelo ritmo de diurese ou pela dosagem de creatinina sérica.

A estimativa do RFG por meio de fórmulas desenvolvidas para pacientes com doença renal crônica (DRC) não são adequadas para situações de IRA. Pacientes com DRC possuem estado metabólico equilibrado, sem grandes variações ao longo dos dias. Para pacientes com IRA, o mesmo não ocorre, pois a creatinina sérica não tem valor estável durante a IRA, podendo ser normal mesmo quando há queda significativa do RFG em indivíduos com pouca massa corpórea, ou pode ter sua dosagem alterada por interferentes. Além disso, é necessário que haja redução no funcionamento de ao menos 50% dos néfrons para que o valor da creatinina sérica se altere, o que faz com que sua ascensão esteja ao menos 2 a 3 dias atrasada em relação ao dano renal. Sabemos ainda que em pacientes com balanço hídrico positivo pode haver acúmulo de volume e diluição das escórias dosadas no sangue, subestimando o real valor da creatinina sérica. Por isso, o valor da creatinina sérica deve ser ajustado de acordo com o balanço hídrico diário, usando a fórmula:

$$\text{Cr ajustada} = \text{Cr sérica} \times \text{fator de correção}$$

$$\text{Fator de correção} = \frac{\left[\left(\text{peso de admissão hospitalar (kg)} \times 0{,}6\right) + \text{somatória do balanço hídrico acumulado (L)}\right]}{\text{peso de admissão hospitalar (kg)} \times 0{,}6}$$

Ainda assim, apesar de todas essas limitações, a creatinina é o parâmetro mais utilizado para o acompanhamento da função renal, sendo que pequenas variações em seus valores já equivalem a mudanças na classificação de gravidade da IRA, e mesmo reduções moderadas na função renal podem ter grande impacto na mortalidade de pacientes críticos.

Existem fórmulas recentemente propostas para a estimativa do RFG em pacientes com IRA, conhecidas como estimativas cinéticas do RFG. Uma das mais utilizadas necessita de dois valores de creatinina sérica (para estimar o RFG entre as duas coletas) e do tempo entre as coletas, além de um valor de creatinina sérica basal e do RFG basal estimado (por fórmulas como CKD-EPI, por exemplo, utilizando o valor da creatinina sérica basal). A estimativa cinética do RFG ainda não foi validada para uso clínico de rotina, como por exemplo para a correção de doses de medicações. Entretanto, vem sendo utilizada para acrescentar informação na avaliação dos pacientes com IRA. A fórmula a seguir escreve o cálculo da estimativa cinética do RFG (KeRFG) utilizando a creatinina sérica em mg/dL.

$$\text{KeRFG} = \frac{\text{creatinina sérica basal} \times \text{RFG basal estimado (por CKD-EPI)}}{\text{média aritmética das creatininas em tempo 1 e tempo 2}} \times \left(1 - \frac{24 \times \text{diferença entre as creatininas em tempos 1 e 2}}{(\text{tempo entre as creatininas em tempo 1 e tempo 2}) \times 1{,}5}\right)$$

Quando é feito o diagnóstico de IRA, atenção especial deve ser dada às possíveis complicações e às possíveis causas que levaram à lesão.

As principais complicações decorrentes da IRA encontram-se na Tabela 5.

Dessa forma, em um paciente com diagnóstico de IRA faz-se necessária a monitorização de creatinina, ureia, eletrólitos e gasometria venosa, além do controle de diurese, peso e balanço hídrico, de forma regular.

Tabela 5 Principais complicações decorrentes da IRA

Complicação da IRA	Quadro clínico
Hipervolemia	Ganho de peso progressivo
	Edema (notamos o edema periférico quando o paciente já está com o balanço acumulado em pelo menos 4 a 5 litros)
	Congestão pulmonar e insuficiência respiratória aguda
	Hipertensão arterial
Uremia	Encefalopatia urêmica (alterações sensoriais, tremores, mioclonias, rebaixamento do nível de consciência, convulsões, coma)
	Pericardite, com risco de tamponamento (raro)
	Diátese hemorrágica (redução da função plaquetária)
	Náuseas e vômitos
Distúrbios eletrolíticos	Hipercalemia: arritmias cardíacas
	Hiponatremia: alterações neurológicas
	Hiperfosfatemia: sem grandes repercussões a curto prazo
	Hipocalcemia: hiperexcitabilidade neuromuscular
Acidose metabólica	Respiração de Kusmaull (frequentemente confundida com congestão pulmonar)
	Piora da hipercalemia e subvalorização da hipocalcemia

IRA: injúria renal aguda.

Os seguintes exames são fundamentais na avaliação de um paciente com IRA:

- urina tipo 1 (U1): permite avaliar a presença de glomerulopatias quando há suspeita (pela presença de sedimento urinário rico em proteínas, leucócitos ou hemácias), de leucocitúria (que pode indicar infecção urinária ou nefrite intersticial, por exemplo), de alterações tubulares. Sempre que houver proteinúria presente na U1, esta deve ser quantificada, seja em forma de proteinúria de 24 horas, seja na forma da relação proteína/creatinina em amostra isolada urinária. A avaliação de glomerulopatias deve incluir, além de proteinúria, a pesquisa específica de albuminúria.
- ultrassonografia de rins e vias urinárias: para avaliação de tamanho de rins e corticais, além de diferenciação córtico-medular (para tentar diferenciar se uma lesão é aguda ou crônica). Além disso, avaliam-se possíveis causas de lesão pós-renal.

A abordagem inicial do paciente com IRA pode ser resumida na Figura 1 e na Tabela 6.

Existem causas específicas de IRA que são acompanhadas por um quadro clínico mais rico, com sinais além daqueles apresentados pela própria lesão renal.

CLASSIFICAÇÃO

A IRA pode ser classificada de acordo com sua gravidade, sendo que os 3 critérios principais de classificação encontram-se na Tabela 8.

Atualmente, sabemos que existem algumas moléculas liberadas pelas células dos túbulos renais em situações de lesão renal, conhecidas como biomarcadores. Algumas delas são NGAl, KIM-1, IGFBP7 e TIMP2, por exemplo. A presença desses marcadores na urina, mesmo sem critério diagnóstico de IRA, já está associada a piores desfechos clínicos. Por isso, existe atualmente uma proposta de incluir a presença de biomarcadores de lesão como critério de gravidade de IRA, além dos já utilizados marcadores funcionais (diurese e creatinina). Entretanto, os biomarcadores de lesão ainda não estão disponíveis para uso clínico de rotina na maior parte dos serviços.

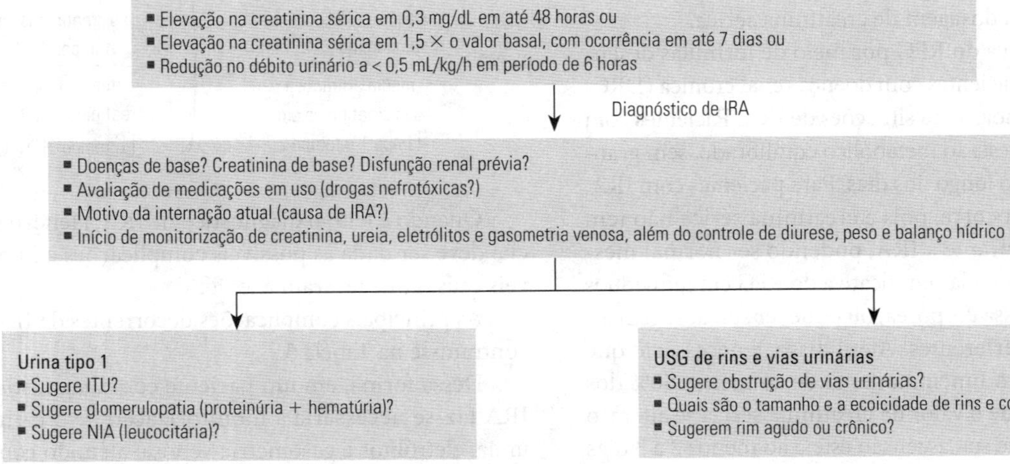

Figura 1 Diagnóstico de IRA. IRA: injúria renal aguda; NIA: nefrite intersticial aguda.

Tabela 6 Abordagem inicial da IRA

Há na história do paciente algum fator que justifique a IRA?	Sepse, choque de qualquer causa, leptospirose, insuficiência hepática descompensada, insuficiência cardíaca descompensada, rabdomiólise, tumor com possibilidade de lise, entre outros
Há na prescrição do paciente drogas nefrotóxicas ou que possam levar a nefrite intersticial aguda?	As mais comuns são contraste iodado endovenoso, AINH, anfotericina B, vancomicina, inibidores do SRAA, antibióticos, omeprazol, alopurinol
O paciente usa SVD? Pode estar obstruída? O paciente pode ter hipertensão intra-abdominal?	Interrupção abrupta de débito urinário é o melhor indício de obstrução infravesical. Passagem ou desobstrução da SVD pode corrigir o problema
O paciente tem USG de rins e vias urinárias?	Importante para avaliar causas obstrutivas pós-renais e para avaliar grau de cronicidade de lesão renal (tamanho e ecogenicidade de rins e de córtex renal)
Há chance de glomerulopatias? O paciente tem U1?	A urina 1 informa quanto à possibilidade de infecção urinária, além de demonstrar a possibilidade de uma doença glomerular, com proteinúria ou hematúria

AINH: anti-inflamatórios não hormonais; IRA: injúria renal aguda; SRAA: sistema renina-angiotensina aldosterona; SVD: sonda vesical de demora; U1: urina tipo 1; USG: ultrassonografia.

Tabela 7 Etiologia da IRA

Sinais e sintomas	Diagnóstico etiológico sugerido
Uso de medicações associado a febre, exantema cutâneo, artralgias e eosinofilia periférica (sinais e sintomas de reação de hipersensibilidade), além das alterações renais.	NIA, mas grande proporção de pacientes com NIA não apresenta as manifestações extrarrenais de forma exuberante. A IRA acontece em 100% dos casos de NIA, sendo que 40% deles necessitam inclusive de diálise. A eosinofilia (> 500 eosinófilos/mm3) acontece em apenas 35% dos casos
Desidratação e má perfusão periférica	IRA por baixa perfusão renal
Pressão arterial extremamente elevada	Glomerulopatias Hipertensão maligna e acelerada DRC e hipertensão secundária à doença renal
Edema sistêmico e congestão pulmonar	Síndromes proteinúricas Insuficiência cardíaca congestiva descompensada (principalmente na presença de outros sinais, como turgência jugular, ritmo de galope) Hipertensão portal
Hepatopatia, com ou sem insuficiência hepática	Síndrome hepatorrenal Sangramentos digestivos, com IRA por baixa perfusão renal Glomerulopatias associadas à doença de base (Capítulo 132)
Ascite	Síndrome compartimental abdominal Paracenteses de grande volume, com IRA por baixa perfusão renal.
Anemia importante	Sangramento e IRA por baixa perfusão renal Mieloma múltiplo ou outras neoplasias hematológicas Vasculites DRC avançada
Sinais e sintomas de infecção	Sepse (mesmo que não curse com choque séptico)
Trauma, convulsões, uso de estatina ou fibrato, hipotireoidismo, uso de cocaína	Rabdomiólise
Neoplasia de base	Invasão tumoral dos rins Compressão extrínseca de vias urinárias (com IRA pós-renal) Síndrome de lise tumoral, principalmente em tumores hematológicos e com grande massa, ou ainda durante quimioterapia para tratamento do tumor.
História de doenças sistêmicas, hemorragia alveolar, artrites, lesões cutâneas	Doenças autoimunes, como LES ou vasculites
Doença valvar, prótese valvar ou novo sopro cardíaco	Endocardite, que pode cursar com glomerulopatia ou sepse.
Dores ósseas, principalmente em idosos	Mieloma múltiplo Metástase ósseas de tumores, com possibilidade de hipercalcemia como causa de IRA IRA pós-renal (por exemplo por tumor de próstata metastático)
Rebaixamento do nível de consciência, sedação ou doença neurológica	Bexiga neurogênica, devendo ser submetidos a sondagem vesical para tratamento da obstrução funcional

DRC: doença renal crônica; RA: injúria renal aguda; LES: lúpus eritematoso sistêmico; NIA: nefrite intersticial aguda.

Tabela 8 Classificação da lesão renal aguda

RIFLE			AKIN			KDIGO		
	Filtração glomerular	Débito urinário		Filtração glomerular	Débito urinário		Filtração glomerular	Débito urinário
Risk	Aumento de Cr em 1,5× ou queda de RFG > 25%	< 0,5 mL/kg/h por 6 horas	1	Aumento de Cr em 1,5× ou 0,3 mg/dL	< 0,5 mL/kg/h por 6 horas	1	Aumento de Cr em 1,5-1,9× a basal ou aumento de 0,3 mg/dL	< 0,5 mL/kg/h por 6-12 horas
Injury	Aumento de Cr em 2× ou queda de RFG > 50%	< 0,5 mL/kg/h por 12 horas	2	Aumento de Cr em 2×	< 0,5 mL/hg/h por 12 horas	2	Aumento de Cr em 2-2,9× a basal	< 0,5 mL/kg/h por ≥ 12 horas
Failure	Aumento de Cr em 3× ou queda de RFG > 50% ou Cr ≥ 4 mg/dL com aumento ≥ 0,5 mg/dL	< 0,3 mL/kg/h por 24 horas ou anúria por 12 horas	3	Aumento de Cr em 3× ou Cr ≥ 4 mg/dL com aumento ≥ 0,5 mg/dL ou em TSR	< 0,3 mL/kg/h por 24 horas ou anúria por 12 horas	3	Aumento de Cr em 3× a basal ou aumento da Cr ≥ 4 mg/dL ou em TSR ou RFG < 35 mL/min/1,73 m² em pacientes < 18 anos	< 0,3 mL/kg/h por ≥ 24 horas ou anúria por ≥ 12 horas
Loss	IRA persistente: perda de função renal por > 4 semanas							
End stage renal disease	Doença renal avançada							

AKIN: Acute Kidney Injury Network; Cr: creatinina; IRA: injúria renal aguda; KDIGO: Kidney Disease Improving Global Outcomes; RFG: ritmo de filtração glomerular; RIFLE: *risk, injury, failure, loss* e *end stage renal disease*; TSR: terapia de substituição renal.

EXAMES COMPLEMENTARES E DIAGNÓSTICO

Para determinação da causa da IRA, além da história e do exame físico, frequentemente são necessários exames complementares, que devem ser dirigidos para cada suspeita etiológica. A seguir, destacam-se algumas situações especiais.

Síndrome hepatorrenal-IRA

A definição de síndrome hepatorrenal-IRA abrange a avaliação de urina tipo 1, ultrassonografia de rins e vias urinárias e um teste terapêutico com albumina endovenosa, já que os critérios diagnósticos para definição desta síndrome são:

- presença de cirrose, insuficiência hepática aguda ou insuficiência hepática crônica agudizada;
- elevação na creatinina sérica ≥ 0,3 mg/dL em até 48 horas ou ≥ 50% em relação à basal, e/ou redução no débito urinário ≤ 0,5 mL/kg/h em período de 6 horas;
- ausência de melhora da creatinina sérica após 2 dias de retirada de medicações diuréticas e expansão volêmica com albumina 1 g/kg/dia (dose máxima 100 g/dia);
- ausência de choque;
- ausência de uso de drogas nefrotóxicas;
- ausência de doença parenquimatosa renal (representada por proteinúria > 500 mg/dia, hematúria > 50 eritrócitos por campo, ultrassonografia renal alterada ou presença de biomarcadores de lesão renal quando disponíveis). A presença de fração de excreção de sódio < 0,2% sugere este diagnóstico (e valores < 0,1% são altamente preditores).

Nefrotoxicidade por vancomicina

A definição de nefrotoxicidade induzida por vancomicina inclui:

- mínimo de 2 ou 3 aumentos consecutivos documentados de creatinina sérica (aumento de 0,5 mg/dL ou ≥ 50% de aumento em relação à basal) após alguns dias de tratamento com vancomicina.

A recomendação para a dosagem do nível sérico de vale de vancomicina é feita para os seguintes grupos de pacientes:

- pacientes que, mesmo com função renal ainda normal, estejam recebendo doses altas da medicação;
- pacientes sob alto risco de nefrotoxicidade (como o uso concomitante de outras drogas nefrotóxicas);
- pacientes com função renal instável (em melhora ou piora);
- pacientes que recebem o tratamento por tempo prolongado (mais que 3 a 5 dias).

A monitorização deve ser realizada uma vez por semana em pacientes estáveis. Em pacientes hemodinamicamente instáveis recomenda-se que a dosagem seja feita mais frequentemente, preferencialmente de forma diária.

Os níveis de vale recomendados de vancomicina são:

- no mínimo > 10 mg/L, para evitar o desenvolvimento de resistência bacteriana à droga;
- para patógenos com MIC de 1 mg/L, a concentração mínima de vale deve ser > 15 mg/L;
- para infecções complicadas, como bacteriemia, endocardite, osteomielite, meningite e pneumonia nosocomial, os níveis de vancomicina devem ser mantidos entre 15 e 20 mg/L no vale.

Síndrome compartimental abdominal

A síndrome compartimental abdominal (SCA) é uma causa de IRA relativamente frequente em pacientes internados em UTI ou submetidos a cirurgias abdominais. Para diagnóstico de SCA, faz-se obrigatória a aferição da pressão intra-abdominal (PIA) do paciente. Se a PIA for maior que 16 cmH_2O (ou 12 mmHg), considera-se hipertensão intra-abdominal. Caso a PIA seja maior que 27 cmH_2O (ou 20 mmHg), associado a disfunção orgânica (como IRA), considera-se síndrome compartimental abdominal.

Na Tabela 9 encontram-se diversas causas de IRA, com os exames necessários para sua investigação.

Tabela 9 Investigação da IRA

Causas	Como investigar
Desidratação	História, avaliação de sede, sinais indiretos, como hipernatremia, ocasionalmente ureia plasmática/creatinina plasmática > 20 (principalmente se > 40), FENa < 1% FEU < 35%
Sangramento/choque hemorrágico	História, queda de hemoglobina, foco de sangramento diagnosticado
Sepse	História sugestiva e sinais de infecção, febre, elevação de proteína C-reativa, leucocitose
Necrose tubular aguda isquêmica	História de IRA por baixa perfusão renal prévia sem tratamento em tempo adequado
Necrose tubular aguda nefrotóxica	Pesquisar uso de drogas nefrotóxicas em geral, rabdomiólise, mioglobinúria, dosagem de drogas em que é possível pesquisar nível sérico (vancomicina, aminoglicosídeos, tacrolimo, ciclosporina, entre outros)
Nefrite intersticial aguda	História, biópsia renal. Pesquisa de eosinofilia, eosinofilúria e cintilografia com gálio 67 têm utilidade diagnóstica limitada
Glomerulopatias	História, sedimento urinário (proteinúria, leucocitúria e hematúria) à urina tipo 1, quantificação de albuminúria pela relação albumina/creatinina urinária, pesquisa de albumina sérica, autoanticorpos, frações do complemento (C3/C4), presença de hipertensão e edema ao exame físico, biópsia renal
Hipertensão maligna e acelerada	Hipertensão de difícil controle, principalmente se paciente jovem, fundo de olho
Síndrome cardiorrenal	História, exame físico, ecocardiograma, NT-pro-BNP
Síndrome hepatorrenal	História, US rins e vias urinárias, urina tipo 1, retirada de diuréticos e drogas nefrotóxicas e expansão com albumina 1 g/kg/dia por pelo menos 2 dias
Síndrome compartimental abdominal	História, aferição da pressão intra-abdominal. Síndrome compartimental se PIA > 27 cmH_2O ou 20 mmHg
Leptospirose	História, febre, hiperbilirrubinemia, plaquetopenia, sorologia
Hipercalcemia	Dosagem de cálcio sérico (preferencialmente iônico)
Rabdomiólise	História e dosagem de CPK. Em geral o risco de IRA é maior quando valores de CPK >15.000 a 20.000 U/L. Se outras condições associadas (sepse, desidratação, acidose), a IRA pode acontecer com valores menores, como 5.000 U/L
Síndrome de lise tumoral	História, dosagem de ácido úrico > 8 mg/dL, fósforo > 4,5 mg/dL, potássio > 6 mEq/L, cálcio total corrigido < 7 mg/dL ou Cai < 1,12 mmol/L + IRA
Obstrução urinária	História, exame de imagem de rins e vias urinárias (ultrassonografia ou tomografia, preferencialmente sem contraste)
Infiltração tumoral dos rins	História, exame de imagem de rins e vias urinárias (ultrassonografia ou tomografia, preferencialmente sem contraste)
Trombose de vasos renais	História, exame de imagem de rins, vias e vasos urinários (ultrassonografia com Doppler ou angiotomografia
Embolia por colesterol	Pode ser espontânea ou após procedimento arterial. Manifestações clínicas (febre, livedo reticular e sintomas constitucionais), sinais de inflamação sistêmica (anemia, plaquetopenia, leucocitose, elevação de PCR, hipocomplementemia), eosinofilia, eosinofilúria, fundo de olho, biópsia de órgãos-alvo (pele, rim)
Necrose cortical	História, elevação de DHL, tomografia renal com contraste
Microangiopatia trombótica	História, pesquisa de hemólise intravascular (DHL, reticulócitos, haptoglobina, bilirrubina indireta, pesquisa de esquizócitos), plaquetopenia

FENa: fração de excreção de sódio; FEU: fração de excreção de ureia; IRA: injúria renal aguda; PIA: pressão intra-abdominal.

TRATAMENTO

Quando já há alteração na taxa de filtração glomerular, as doses das medicações devem ser checadas e ajustadas. A estimativa da TFG utilizando fórmulas para DRC não é adequada na IRA, e a estimativa cinética da TFG com o intuito de ajuste de medicações ainda não é validada. Entretanto, usualmente calcula-se ambas as estimativas para uma ideia geral de como provavelmente está a TFG do paciente, e ajusta-se conforme a tendência da curva de creatinina sérica do paciente. Por exemplo, um paciente em IRA com creatinina sérica atual de 1,8 mg/dL, TFG estimada por CKD-EPI de 23 mL/min e KeRGF de 20 mL/min. Se a função renal estiver em melhora (queda de creatinina sérica), talvez seja bom utilizar doses de medicações equivalentes a RFG 10 a 30 mL/min, ou até mesmo RFG > 30 mL/min, em alguns casos (como doses de antibióticos após as primeiras 48 horas de tratamento). Se a função renal estiver em piora (ascensão de creatinina sérica), o melhor talvez seja utilizar doses de medicações equivalentes a RFG 10 a 30 mL/min, ou até mesmo RFG < 10 mL/min. Não há ainda consenso em relação à melhor forma de fazer tais correções. Em geral, doses de antibióticos não são corrigidas nas primeiras 48 horas de tratamento.

Medicações nefrotóxicas devem ser descontinuadas sempre que possível. As medicações inibidoras do SRAA devem ser suspensas na vigência de IRA, pois levam a distúrbio da autorregulação renal e impedem perfusão adequada num momento de lesão renal.

Os diuréticos não devem ser usados como forma de prevenção de IRA, mas podem ser uma ferramenta útil no manejo volêmico em pacientes responsivos.

Os distúrbios eletrolíticos e ácido-básicos, além da desidratação, são componentes que potencializam a IRA, devendo ser corrigidos sempre que possível.

Na Tabela 10 encontram-se diversas causas de IRA, com o tratamento específico para cada uma.

O manejo inicial para expansão volêmica em pacientes com IRA ou sob risco de desenvolvimento de IRA deve ser feita com soluções cristaloides, e não com coloides. As soluções pobres em cloro são preferidas em pacientes com DRC ou maior risco de IRA ou acidose. Além de volume, em caso de alterações vasomotoras com hipotensão, é recomendado o uso de vasopressores para manutenção da perfusão dos órgãos.

Na sepse, a IRA é inflamatória e, em geral, o componente de hipovolemia e a necrose tubular aguda são pouco importantes. Dessa forma, o tratamento com expansão volêmica deve ser evitado após a fase aguda, uma vez já instalada a lesão renal.

Pacientes críticos com IRA em qualquer estágio devem receber um aporte calórico de 20 a 30 kcal/kg/dia, e não devem ser submetidos à restrição proteica com o intuito de prevenir ou atrasar a necessidade de diálise. Em pacientes com IRA sem indicação de diálise e que não estejam em situação de hipercatabolismo, recomenda-se a administração diária de 0,8 a 1 g/kg de proteínas. No caso de pacientes que estejam em diálise, o aporte proteico pode ser elevado a 1-1,5 g/kg/dia, sendo de 1,7 g/kg/dia em pacientes em terapia de substituição renal contínua e hipercatabolismo.

Se houver necessidade, pode ser indicada terapia de substituição renal (Capítulo 129). Para o início de hemodiálise ou hemofiltração em pacientes com IRA, recomenda-se a passagem de cateter não tunelizado, temporário. Nesse caso, procura-se evitar cateteres subclávios, que frequentemente levam à estenose de vasos e prejudicam a possibilidade de acessos vasculares definitivos futuros. A veia de escolha para passagem de cateteres de duplo lúmen (CDL) para hemodiálise é a jugular direita. As outras opções são as veias femorais, jugular esquerda e, em caso de necessidade de passagem subclávia, a veia do lado dominante do paciente. Além disso, sempre que possível, a passagem de CDL deve ser guiada por ultrassonografia. Após passagem de CDL em veias jugulares ou subclávias, radiografia de tórax deve sempre ser realizada antes do uso do cateter. Em geral, CDL em veia jugular interna direita devem ter de 15 a 16 cm de comprimento, CDL em veias femorais devem ter aproximadamente 25 cm de comprimento, enquanto os outros sítios costumam comportar cateteres de 20 cm de comprimento.

Em casos em que a terapia de substituição renal tem previsão de duração por mais de 1 semana, idealmente deve-se providenciar um cateter tunelizado de longa permanência para o paciente. Entretanto, em grande parte dos serviços essa recomendação não é possível por motivos logísticos e econômicos.

A terapia de substituição renal deve ser mantida até que a função renal do paciente tenha se recuperado a ponto de atingir as necessidades do paciente, ou caso a substituição renal não seja mais consistente com os objetivos de tratamento, como em casos de pacientes que entram em cuidados exclusivamente paliativos.

PREVENÇÃO

Em todos os pacientes com risco de desenvolvimento de IRA, alguns fatores devem ser considerados, como, por exemplo, a descontinuação de nefrotoxinas sempre que possível, a adequação de *status* volêmico e pressão de perfusão dos órgãos, com monitorização hemodinâmica adequada quando indicado. Deve haver monitorização frequente de creatinina sérica e de débito urinário.

Tabela 10 Tratamento da IRA

Causas	Como tratar
Desidratação	Hidratação, preferindo cristaloides com baixa concentração de cloro
Sangramento/choque hemorrágico	Hemotransfusão
Sepse	Antibioticoterapia e suporte clínico
NTA isquêmica	Suporte clínico
NTA nefrotóxica	Retirada de drogas nefrotóxicas e suporte clínico
Nefrite intersticial aguda	Retirada da droga causadora, pulso de metilprednisolona 250-500 mg/dia por 3-4 dias, preferencialmente em até 7 dias do diagnóstico. Após, prednisona 1 mg/kg/dia com desmame em 8 a 12 semanas. As manifestações de NIA acontecem de forma dose-independente e de forma recorrente à reexposição à droga. Dessa forma, a medicação suspeita idealmente não deve ser reintroduzida, mesmo se em menores doses
Glomerulopatias	Vide Capítulo 132
Hipertensão maligna e acelerada	Internação em terapia intensiva, nitroprusseto de sódio endovenoso para redução de 25% da pressão arterial nas horas iniciais, anti-hipertensivos orais após (Capítulo 82)
Síndrome cardiorrenal	Uso de diuréticos, anti-hipertensivos, inotrópicos se necessário (controle da doença cardíaca)
Síndrome hepatorrenal	Albumina 1 g/kg nos dois primeiros dias (para diagnóstico) Após, albumina 20-40 g/dia Associar terlipressina 0,5 mg, 4/4 h. Se a Cr sérica não cair > 30% em 3 dias, a dose deve ser dobrada (dose máxima 12 mg/dia) Manter até reversão do quadro ou 15 dias de tratamento
Síndrome compartimental abdominal	Redução da PIA (sedação, analgesia, bloqueio neuromuscular, evitar hidratação em excesso, paracentese, descompressão nasogástrica e retal, diuréticos, agentes pró-cinéticos, cirurgia quando necessário)
Leptospirose	Antibioticoterapia, reposição eletrolítica quando necessário, suporte clínico
Hipercalcemia	Hidratação, furosemida após obtida hidratação adequada, pamidronato endovenoso em dose única (ajustar dose em situações de IRA)
Rabdomiólise	Infusão de volume imediata (de 200 a 1.000 mL/h dependendo da gravidade), com monitorização clínica e de PVC, para débito urinário alvo: 3 mL/kg/h Correção de hipercalemia associada; tratar hipocalcemia apenas se sintomática Checar pH urinário para ≥ 6,5 (alcalinizar se não estiver, alternando cada litro de solução fisiológica com um litro de SG5% 900 mL + bicarbonato de sódio 8,4% 100 mL)
Síndrome de lise tumoral	Hidratação durante e após a realização da quimioterapia para manter o fluxo urinário alto Redução da hiperuricemia com alopurinol ou rasburicase, a depender da disponibilidade das medicações e da gravidade da lise tumoral Alcalinização da urina apenas quando não houver hiperfosfatemia
Obstrução urinária	Desobstrução urinária
Infiltração tumoral dos rins	Tratamento da neoplasia de base
Trombose de vasos renais	Suporte clínico e anticoagulação
Embolia por colesterol	Suporte clínico
Necrose cortical	Suporte clínico
Microangiopatia trombótica	Plasmaférese, evitar transfusões de plaquetas, suporte intensivo ocasionalmente

IRA: injúria renal aguda; NIA: nefrite intersticial aguda; NTA: necrose tubular aguda; PIA: pressão intra-abdominal; PVC: pressão venosa central.

Tabela 11 Medidas para a prevenção da IRA em geral

Evitar drogas nefrotóxicas sempre que possível
Corrigir as doses das medicações para o RFG estimado do paciente
Monitorizar nível sérico de drogas quando possível (como vancomicina, aminoglicosídeos ou inibidores da calcineurina)
Se necessidade de uso de aminoglicosídeos, utilizar dose única diária
Corrigir distúrbios eletrolíticos e ácido-base sempre que possível
Otimizar débito cardíaco e fluxo sanguíneo renal
Monitorizar peso, balanço hídrico e diurese dos pacientes em risco de IRA
Tratar infecções
Evitar desidratação

A depleção de volume é o principal fator potencializador da nefrotoxicidade. A hidratação adequada dos pacientes e a correção dos eventuais distúrbios eletrolíticos previnem em parte a toxicidade por drogas. Na Tabela 12, são apresentadas medidas preventivas específicas em diversos cenários da prática clínica.

Algumas medidas previamente utilizadas na tentativa de prevenção de IRA já se mostraram ineficazes, devendo, portanto, ser evitadas como profilaxia de lesão renal. São elas: o uso de dopamina em baixas doses, de fenoldopam, de peptídeo natriurético atrial ou IGF recombinante humano.

Tabela 12 Profilaxia para IRA

Situação clínica	Medida preventiva
Uso de contraste iodado	Suspensão de diuréticos, inibidores do SRAA e metformina de 24 a 48 horas antes a 24 a 48 horas após o procedimento contrastado Uso de contraste de baixa osmolaridade, na menor dose possível Para pacientes de alto risco de IRA, as seguintes medidas provavelmente são benéficas: ▪ Expansão volêmica com solução isotônica (SG 5% 860 mL + BicNa 8,4% 140 mL ou solução fisiológica 1 mL/kg/h, 12 horas antes a 12 horas após o procedimento) ▪ Para pacientes que não toleram altos volumes de expansão (como cardiopatas ou pacientes com doença renal crônica avançada): bicarbonato de sódio isotônico infundido 3 mL/kg/h, 1 hora antes do procedimento, mantendo sua infusão durante o procedimento e por 6 horas após, numa velocidade de 1 mL/kg/h ▪ Administração de n-acetil-cisteína 1.200 mg, via oral, de 12 em 12 horas, de 24 horas antes do procedimento até 24 horas após
Peritonite bacteriana espontânea	Antibioticoterapia adequada Administração de albumina 20% endovenosa 1,5 g/kg durante as primeiras 6 horas de tratamento e 1 g/kg no terceiro dia de tratamento Se houver necessidade de paracenteses com retirada de mais de 5 litros de ascite do paciente, deve-se repor 6 a 8 g de albumina para cada litro do total retirado
Síndrome de lise tumoral	Hidratação durante e após a realização da quimioterapia para manter o fluxo urinário alto Redução da hiperuricemia com alopurinol ou rasburicase, a depender da disponibilidade das medicações e da gravidade da lise tumoral Alcalinização da urina apenas quando não houver hiperfosfatemia
Rabdomiólise	Infusão de volume imediata (de 200 a 1.000 mL/h dependendo da gravidade), com monitorização clínica e de PVC, para débito urinário alvo: 3 mL/kg/h Correção de hipercalemia associada Tratar hipocalcemia apenas se sintomática Manter pH urinário ≥ 6,5 (alcalinizar se necessário, alternando cada litro de solução fisiológica com um litro de SG5% 900 mL + bicarbonato de sódio 8,4% 100 mL)
Anfotericina B	Para pacientes em IRA ou risco de disfunção renal, as formulações lipídicas devem ser preferidas. Quando não for possível, a droga poderá ser diluída em 250 mL de solução lipídica (de nutrição parenteral) e infundida em 6 horas Hidratação com solução fisiológica 500 mL antes da infusão da medicação e após Infusão contínua da medicação em período superior a 4 horas Corrigir hipocalemia e hipomagnesemia associadas
Aminoglicosídeos	Evitar o uso sempre que houver alternativas menos nefrotóxicas Corrigir a dose para a função renal Monitorizar nível plasmático, quando possível Infusão em dose única diária
Aciclovir	Hidratação Correção da dose para a função renal Infusão venosa lenta, durante aproximadamente 6 horas
Sulfonamidas	Correção da dose para a função renal Hidratação Alcalinização da urina, mantendo pH urinário acima de 7,0 (em geral deve-se administrar bicarbonato via oral (0,5-1 g de 4 a 6 vezes por dia) ou endovenoso (1-2 mEq/kg/dia dividido em 4 doses ou contínuo)

IRA: injúria renal aguda; PVC: pressão venosa central; SRAA: sistema renina-angiotensina-aldosterona.

Após uma situação de IRA, o paciente deve ser reavaliado ambulatorialmente em até 3 meses para checar se houve resolução completa da IRA ou se houve o desenvolvimento ou agravamento de doença renal crônica. Mesmo se houver resolução completa do episódio de IRA, esse paciente apresenta risco maior de desenvolvimento de DRC a longo prazo quando comparado a pacientes sem IRA prévia.

BIBLIOGRAFIA

Bellomo R, et al. Acute renal failure - definition, outcome measures, animal models, fluid therapy and information technology needs: the Second International Consensus Conference of the Acute Dialysis Quality Initiative (ADQI) Group. Crit Care 2004;8(4):R204-12.

KDIGO Clinical Practice Guideline for Acute Kidney Injury. Kidney inter., Suppl. 2: 1-138 p. 2012.

Macedo E, et al. Fluid accumulation, recognition and staging of acute kidney injury in critically-ill patients. Crit Care 2010;14(3):R82.

Mehta RL, et al. Acute Kidney Injury Network: report of an initiative to improve outcomes in acute kidney injury. Crit Care 2007;11(2):R31.

Praga M, González E. Acute interstitial nephritis. Kidney Int 2010;77(11):956-61.

Uchino S, et al. Acute renal failure in critically ill patients: a multinational, multicenter study. JAMA 2005;294(7):813-8.

128 DOENÇA RENAL CRÔNICA

Bruno Caldin da Silva, Rosilene Motta Elias

DEFINIÇÃO

A doença renal crônica (DRC) é uma entidade que se caracteriza por perda progressiva e irreversível da função dos rins e que decorre tanto de doenças primárias renais quanto como consequência de doenças sistêmicas, acarretando redução de suas capacidades de equilíbrio volêmico, hidroeletrolítico e endócrino. Um ritmo de filtração glomerular (RFG) < 60 mL/min/1,73 m^2 por > 3 meses, mesmo sem lesão renal, também é considerado DRC.

EPIDEMIOLOGIA

Estima-se que, no Brasil, cerca de 15 milhões de pessoas apresentem RFG < 60 mL/min/1,73 m^2.

Dados do Censo Brasileiro de Diálise (2020) demonstram que há cerca de 133 mil pacientes em diálise, sendo que destes, 92,3% estão em hemodiálise e 7,7% em diálise peritoneal.

Cerca de 50% dos pacientes em diálise no Brasil concentram-se na região sudeste. Nas regiões norte e nordeste, em média, o índice de pacientes em diálise por milhão de habitantes encontra-se abaixo de 500, inferior à média nacional (640 pacientes/milhão de habitantes). Em países desenvolvidos, tais valores atingem 1.000 a 1.500 pacientes/milhão de habitantes, o que reflete o baixo acesso da população a essa modalidade de tratamento.

As taxas de mortalidade anual de pacientes dialíticos são elevadas (ao redor de 19% no Brasil).

Cerca de 5.300 transplantes renais são realizados anualmente no Brasil.

ETIOLOGIA

Segundo dados nacionais, entre as principais causas que levam ao desenvolvimento da DRC, destacam-se HAS, DM, doenças glomerulares e a doença renal policística autossômica do adulto (Tabela 1).

Tabela 1 Principais causas de DRC

Doença	Prevalência de pacientes em diálise
HAS	34%
DM	31%
Doenças glomerulares	9%
Doença renal policística autossômica do adulto	4%

DRC: doença renal crônica.

Cerca de 31% dos pacientes com DRC apresentam idade > 65 anos.

Diversas outras doenças cursam com DRC. As principais são descritas na Tabela 2.

Tabela 2 Etiologia da DRC

Etiologias	Doenças
Doenças vasculares	Além de HAS maligna, figuram: nefropatia isquêmica, esclerodermia e SHU
Doenças metabólicas	Litíase renal e nefrocalcinose
Doenças tubulointersticiais	Nefrite intersticial crônica, doença de refluxo e rim do mieloma
Vasculites	Poliangiite microscópica, granulomatose com poliangiite (Wegener) e arterite de Takayasu
Tumores	Tumor de Wilms e linfoma renal
Doenças hereditárias	Síndrome de Alport e doença de Fabry

DRC: doença renal crônica; SHU: síndrome hemolítico-urêmica.

Com base nas informações sobre as mais importantes etiologias de DRC, as principais sociedades internacionais de nefrologia recomendam *screening* para DRC nas seguintes situações:

- idosos (> 65 anos);
- DM;
- doenças urológicas (p. ex., litíase e doenças de refluxo urinário, predispondo a pielonefrites);
- uso frequente de drogas nefrotóxicas;
- tabagismo;
- HAS;
- doença cardiovascular/aterosclerótica;
- doenças autoimunes;
- raça negra;
- antecedente familiar de DRC.

O *screening* para DRC deve incluir um exame de urina simples (com atenção especial para a presença de proteinúria) e exames de imagem como a USG, que não é invasiva e traz informações como tamanho renal, tamanho do córtex e ecoicidade, que podem apresentar alterações na presença de DRC.

CLASSIFICAÇÃO

A classificação da DRC depende de duas variáveis: a taxa de filtração glomerular e a intensidade de albuminúria, conforme demonstrado nas Tabelas 3 e 4.

Tabela 3 Classificação da DRC conforme o RFG

Categoria de RFG	RFG (mL/min/1,73 m²)	Denominação
G1	≥ 90	Normal
G2	60-89	Discretamente reduzida
G3a	45-59	Discreta a moderadamente reduzida
G3b	30-44	Moderada a gravemente reduzida
G4	15-29	Gravemente reduzida
G5	< 15	Falência renal

DRC: doença renal crônica; RFG: ritmo de filtração glomerular.
Adaptada de Kidney Disease: Improving Global Outcomes (KDIGO) CKD Work Group. KDIGO 2012 clinical practice guideline for the evaluation and management of chronic kidney disease. Kidney Inter Suppl 2013;3:1-150.

Tabela 4 Classificação de albuminúria na DRC

Categoria de albuminúria	TEA (mg/24 horas)	RAC (aproximado) (mg/g)	Denominação
A1	< 30	< 30	Normal a discretamente aumentada
A2	30-300	30-300	Moderadamente aumentada
A3	> 300	> 300	Muito aumentada

DRC: doença renal crônica; RAC: relação albumina/creatinina urinária; TEA: taxa de excreção de albumina.
Adaptada de Kidney Disease: Improving Global Outcomes (KDIGO) CKD Work Group. KDIGO 2012 clinical practice guideline for the evaluation and management of chronic kidney disease. Kidney Inter Suppl 2013;3:1-150.

AVALIAÇÃO DA FUNÇÃO GLOMERULAR

A filtração glomerular pode ser medida por exames de medicina nuclear, pela relação entre creatinina sérica e urinária (em urina de 24 horas) ou estimada a partir de fórmulas. Vale ressaltar que, já que a creatinina, além de ser filtrada nos glomérulos, também é secretada pelos túbulos renais, a filtração glomerular é geralmente superestimada quando se utilizam tais equações.

As principais fórmulas utilizadas para determinação da filtração glomerular são apresentadas na Tabela 5.

Tabela 5 Fórmulas para estimar o RFG

Equações	Fórmula
Cockroft-Gault (1976)	$\text{RFG} = \dfrac{(140 - \text{idade})}{\text{creatinina sérica} \times 72} \times 0{,}85 \text{ (se mulher)}$
MDRD (simplificado) (1999)	$\text{RFG} = (175 \times \text{creatinina sérica}^{-1{,}154} \times \text{idade}^{-0{,}203}) \times 1{,}212 \text{ (se negro) ou} \times 0{,}742 \text{ (se mulher)}$

RFG: ritmo de filtração glomerular.

A equação do estudo MDRD é mais adequada para estimar a função renal em pacientes com RFG < 60 mL/min/1,73 m² por ter sido derivada de um estudo que envolveu, na maioria, pacientes com essas características e que tiveram sua função renal medida a partir do *clearance* de iotalamato. Em indivíduos com função renal normal, ela tende a subestimar a função renal. Mais recentemente, novas equações permitem estimativa mais acurada da função renal. A fórmula CKD-EPI é superior à do estudo MDRD especialmente nos pacientes com DRC estádios 2 e 3. Já a equação BIS permite estimativa mais precisa da função renal em idosos. Por serem mais recentes, tanto as equações CKD-EPI quanto BIS incorporam o uso de creatinina sérica ou cistatina C. Em razão da complexidades dessas últimas equações, sugere-se acessar ferramentas disponíveis na internet para seu uso adequado.

Pode-se medir a função renal com auxílio da medicina nuclear pela depuração de marcadores exógenos em determinado período de tempo. Os principais marcadores utilizados são o ácido etilenodiaminopenta-acético-Cr (EDTA-Cr) (atualmente, considerado padrão-ouro para determinação da função glomerular, pois apresenta cinética similar à da inulina), o TC-DTPA e o iotalamato.

É possível, ainda, aferir a função renal diretamente com a coleta de creatinina em urina de 24 horas e correlacioná-la com a creatinina sérica, conforme demonstrado a seguir:

$$\text{RFG} = \frac{\left(\text{creatinina urinária} \times \text{volume urinário em 24 horas (mL)}\right)}{\text{creatinina plasmática} \times 1.440 \text{ (minutos)}}$$

O maior problema relacionado a esse método corresponde à dificuldade de o paciente armazenar a urina ao longo de um dia inteiro. Qualquer perda ao longo desse período invalida o exame.

Sempre que se obtiver um valor de RFG, este deve ser corrigido para a superfície corpórea do paciente, conforme segue:

$$\text{depuração corrigida} = \frac{\left(\text{depuração não corrigida} \times 1{,}73\right)}{\text{superfície corpórea}} \text{ mL/min/1,73 m}^2$$

Dessa forma, pode-se fazer a correlação adequada aos valores de referência de estadiamento da DRC previamente mostrados, pois tais valores foram obtidos após normalização para uma superfície corpórea de 1,73 m^2.

QUADRO CLÍNICO E LABORATORIAL

Os rins apresentam função de controle volêmico, hidroeletrolítico e hormonal. A perda progressiva da função renal acarreta, portanto, alterações sistêmicas decorrentes da menor capacidade de concentrar e diluir urina e da menor excreção de eletrólitos, como potássio e fósforo, e também de ácidos. Os principais sinais e sintomas são descritos na Tabela 6.

Tabela 6 Principais sinais e sintomas da DRC

Alterações	Causa
HAS	Sobrecarga volêmica e retenção de sódio
Desnutrição	Acúmulo de escórias nitrogenadas e ácidos acarreta inflamação sistêmica e anorexia Perda de proteínas
Anemia	Redução da produção do hormônio eritropoetina
Edema	Retenção de sódio e líquidos Perda de proteínas
Doença mineral óssea	Redução da excreção de fósforo Maior produção óssea de fosfatoninas (como FGF-23) Menor produção da forma ativa da vitamina D pelos rins, com consequente elevação do paratormônio
Acidose metabólica	Menor excreção de amônia e ácidos tituláveis Perda renal de bicarbonato
Hiperpotassemia	Acidose e redução da excreção de potássio
Imunodeficiência	Alterações da imunidade celular e humoral
Alterações endócrinas	Menor sensibilidade periférica à insulina, porém contrabalançada por menor *clearance* renal de insulina

DRC: doença renal crônica; FGF-23: fator de crescimento de fibroblastos 23.

PROGRESSÃO DA DRC

Fatores de risco modificáveis e não modificáveis estão presentes no curso da DRC. Indivíduos idosos e negros tendem a apresentar perda mais intensa de néfrons (unidades funcionais dos rins). Na Tabela 7, são apresentados os valores de perda de função renal média nos principais grupos de pacientes sujeitos à DRC.

Tabela 7 Valores de perda de função renal média

População	Perda média de filtração glomerular/ano
Idade > 40 anos (saudáveis)	0,4-1,2 mL/min
Nefroesclerose hipertensiva	1-2 mL/min
Nefropatia diabética	2-8 mL/min

Indivíduos com idade > 40 anos, mesmo que não apresentem comorbidades relevantes, tendem a perder os néfrons por processo de nefroesclerose crônica. Portanto, deve-se ter em mente que um paciente idoso, mesmo que saudável, apresenta algum grau de DRC, e tal fato deve ser levado em consideração no momento da prescrição de qualquer medicamento ou realização de qualquer exame ou procedimento médico.

No caso da nefropatia diabética, a progressão da doença é muito variável, dependendo do nível de proteinúria e do controle glicêmico. Em pacientes não tratados, pode ocorrer progressão ainda mais rápida do que a descrita anteriormente. De modo geral, pode-se considerar que a progressão da DRC depende fundamentalmente de dois fatores: a função renal atual e a taxa de albuminúria. A Figura 1 representa o prognóstico de progressão da DRC segundo essas variáveis.

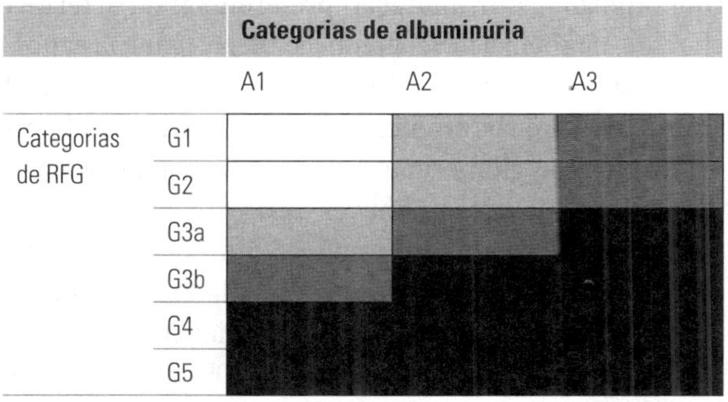

Figura 1 Prognóstico de progressão da doença renal crônica (DRC) segundo o ritmo de filtração glomerular (RFG) e a categoria de albuminúria: branco: baixo risco; cinza claro: risco moderado; cinza escuro: alto risco; preto: muito alto risco. Adaptada de Kidney Disease: Improving Global Outcomes (KDIGO) CKD Work Group. KDIGO 2012 clinical practice guideline for the evaluation and management of chronic kidney disease. Kidney Inter Suppl 2013;3:1-150.

Prevenção da progressão da DRC

As principais variáveis envolvidas na progressão da DRC e seus respectivos alvos terapêuticos estão descritos na Tabela 8.

Tabela 8 Principais variáveis envolvidas na progressão da DRC

Variáveis clínicas/ laboratoriais	Alvo terapêutico
Pressão arterial	PAS < 120 mmHg (se tolerada)
Ingestão de cloreto de sódio	< 5 g/dia
Proteinúria	< 1 g/24 horas
Ingestão proteica	0,8 g/kg/dia
DM (nível de HbA1C)	≤ 7%
DLP (LDL-colesterol)	< 100 mg/dL

DM: *diabetes mellitus*, DLP: dislipidemia.

Além de buscar atingir os alvos terapêuticos, diversos cuidados devem ser tomados para retardar a progressão da DRC, como cessar o tabagismo, evitar o uso de drogas nefrotóxicas e contraste iodado, reduzir o peso (por causa do impacto na redução da proteinúria) e praticar exercício físico (que pode reduzir a proteinúria mesmo sem mudança no IMC).

Ingestão proteica elevada acarreta elevação de ureia e fósforo séricos, além de promover acidose metabólica pelo metabolismo de proteínas. Recomenda-se que ao menos 50% das proteínas ingeridas sejam de elevado valor biológico (proveniente de carnes, laticínios e ovos). Desse modo, objetiva-se evitar o catabolismo muscular acentuado e, consequentemente, uma desnutrição proteicocalórica, além de retardar o curso da DRC, conforme mostrado no estudo MDRD.

O uso de inibidores da enzima conversora da angiotensina (iECA) ou de bloqueadores do receptor de angiotensina (BRA), ao promover a redução da pressão intraglomerular por dilatação preferencial da arteríola eferente, também acarreta redução da proteinúria e, portanto, da progressão da DRC. Seu uso deve ser universal em pacientes renais crônicos, independentemente do nível de filtração glomerular. Esses medicamentos só não devem ser utilizados se houver desenvolvimento de hiperpotassemia (potássio sérico > 5,5 mEq/L) refratária a medidas dietéticas ou em estenose bilateral significativa de artérias renais ou estenose arterial em rim único (situações nas quais ocorre perda > 30% do RFG ao se introduzir a medicação). Estudos que avaliaram a progressão da DRC associada à proteinúria mostraram que, nessa população, a taxa de perda do RFG pode atingir valores entre 4 e 10 mL/min/ano e cada 1 g de redução da proteinúria em 24 horas permitia redução da perda de função renal de 1-2 mL/min/ano.

Albuminúria e proteinúria são alterações que surgem pela quebra da integridade da barreira de filtração glomerular. De modo geral, utiliza-se pesquisa de albuminúria para *screening* de doença renal e cardiovascular, especialmente em pacientes hipertensos, diabéticos e idosos. Porém, quando já há diagnóstico de lesão renal, dá-se preferência para dosagem de proteinúria.

O exame considerado padrão-ouro para aferição da albuminúria corresponde à dosagem total de albumina em urina de 24 horas. No entanto, devido à complexidade desse procedimento, pode-se recorrer à coleta de urina isolada, obtendo-se a concentração de albumina na urina. Idealmente, deve-se corrigir o valor da albumina pela creatinina urinária, conforme descrito na Tabela 4.

Com relação ao controle pressórico, um recente estudo envolvendo pacientes com nefroesclerose hipertensiva (estudo AASK) revelou que, em pacientes com proteinúria (representada como relação proteína/creatinina urinária > 0,22), o controle estrito da PA (130 × 80 mmHg) retardou a progressão da DRC em relação ao controle pressórico mais liberal (140 × 90 mmHg). Em pacientes diabéticos, o estudo ACCORD-BP demonstrou que o controle mais estrito da PA (sistólica < 120 mmHg) não acarretou redução de eventos cardiovasculares. Além disso, os riscos de sintomas relacionados à hipotensão foram muito relevantes nesse grupo em comparação com o controle mais liberal. Dessa forma, as diretrizes atuais recomendam que a pressão arterial sistólica permaneça abaixo de 120 mmHg, desde que tolerada.

EXAMES COMPLEMENTARES

Na Tabela 9, são apresentados os exames que devem ser solicitados na avaliação de um paciente com DRC.

Tabela 9 Exames complementares para avaliação de paciente com DRC

Avaliação clínica global	PA Peso Colesterol total e frações* Glicemia de jejum/HbA1c*
Avaliação renal	Ureia Creatinina U1 Proteína/creatinina urinária ou proteinúria de 24 horas USG de rins e vias urinárias**
Distúrbios hidroeletrolíticos e acidobásicos	Sódio Potássio Gasometria

(continua)

Tabela 9 Exames complementares para avaliação de paciente com DRC (*continuação*)	
Distúrbios do metabolismo mineral ósseo	Cálcio iônico/total Fósforo Vitamina D* PTH* Fosfatase alcalina*
Avaliação hematológica	Hemograma completo Contagem de reticulócitos Perfil de ferro completo*

* Podem ser repetidos entre 3-6 meses.
** Pedido no início do acompanhamento. Deve ser repetido a critério do médico assistente.
DRC: doença renal crônica; PTH: paratormônio; U1: urina tipo 1.

Com a progressão da DRC, os pacientes desenvolvem as complicações relacionadas a ela de modo mais intenso e, portanto, devem ser reavaliados mais frequentemente. Na Tabela 10, está descrita uma sugestão de periodicidade dos retornos.

Tabela 10 Periodicidade dos retornos ambulatoriais

Estádio da DRC	Periodicidade dos retornos
I e II	6 a 12 meses
IIIa e IIIb	3 a 6 meses
IV	3 meses
V	Mensal

DRC: doença renal crônica.

TRATAMENTO

O tratamento de um paciente com DRC deve ser multidisciplinar, sendo importante o acompanhamento com nutricionistas, psicólogos e enfermeiros com conhecimentos específicos acerca das características e das necessidades dessa população. Como a DRC é uma doença multissistêmica, fracionar as diversas alteracões clínicas e laboratoriais facilita seu manejo.

Anemia

O paciente com DRC é considerado anêmico quando apresenta valores de Hb < 13 g/dL (homens) ou < 12 g/dL (mulheres). O quadro inflamatório sistêmico associado à redução da produção do hormônio eritropoetina explica a maioria dos casos de anemia nessa população. O manejo da anemia é de extrema importância nesses pacientes, tanto por evitar a transfusão de hemoderivados (que pode levar a uma maior sensibilização imunológica diante de antígenos da população, limitando a possibilidade de um futuro transplante renal – Capítulo 135), quanto por evitar o desenvolvimento de complicações cardiovasculares, notadamente hipertrofia ventricular esquerda. Os níveis de Hb devem ser monitorizados a cada 3-6 meses nos pacientes com DRC estádios II a IV e mensalmente nos pacientes com DRC estádio V.

Reposição de ferro

A deficiência de ferro é marcante em pacientes com DRC. Segundo as diretrizes da Sociedade Brasileira de Nefrologia (SBN), pacientes com DRC estádios I e II devem receber suplementação de ferro VO para manter os níveis de ferritina sérica e saturação da transferrina dentro dos limites da normalidade para a população geral. Em pacientes com DRC estádios III a V, dá-se preferência para a administração de ferro EV, pois o quadro inflamatório sistêmico dificulta a absorção de ferro administrado VO. Preconiza-se saturação de transferrina > 20% e ferritina sérica entre 200-500 ng/mL (ou 100-500 ng/mL se estádios III e IV com Hb > 11 g/dL). Nesses pacientes, a dose de hidróxido de ferro (sem registro vigente na Anvisa) parenteral é estimada de acordo com a saturação de tranferrina e ferritina, conforme segue:

- saturação de transferrina < 20% e ferritina < 200 ng/mL: 1.000 mg (divididos em 5 ou 10 doses);
- saturação de transferrina de 20-40% e ferritina entre 200 e 500 ng/mL: 200 mg (divididos em 2 ou 4 doses).

Medicamentos estimuladores da eritropoese

Os medicamentos estimuladores da eritropoese devem ser iniciados somente nos pacientes com estoques de ferro já restabelecidos. Em pacientes com DRC em tratamento conservador, o uso dessas medicações somente é preconizado se os valores de Hb caírem < 10 g/dL. Em pacientes com DRC estádio V em hemodiálise, pode-se iniciar o uso de tais medicamentos antes, objetivando Hb > 11,5 g/dL. Deve-se evitar elevar a Hb sérica > 13 g/dL, pois complicações cardiovasculares maiores, como AVC, são mais prevalentes nessa situação.

O alvo de elevação dos valores de Hb deve ser entre 1 e 2 g/dL/mês (eritropoetina – dose inicial: 50-100 UI/kg/semana, fracionadas em 1 a 3 doses semanais; dose de manutenção: 20-30% menor que a dose usada na fase de correção da anemia).

Doença mineral óssea

As principais alterações decorrentes da DRC sobre o metabolismo mineral ósseo são: sobrecarga de fósforo, redução da produção de calcitriol (ambas decorrentes da menor massa renal), aumento da produção de fosfatoninas (como FGF-23), alterações intrínsecas nas glândulas paratireoides (que passam a produzir o paratormônio – PTH – de maneira exacerbada, independentemente do nível sérico de cálcio) e resistência óssea ao PTH. Os valores de referência apresentados na Tabela 11 devem ser levados em consideração para o manejo do paciente com DRC, conforme as diretrizes KDIGO.

Tabela 11 Alvos de fósforo, cálcio total e iPTH segundo estadiamento da DRC

Estádio DRC	Fósforo	Cálcio total	iPTH (pg/mL)
III	Manter dentro dos limites da normalidade		Valores ideais desconhecidos
IV			Valores ideais desconhecidos
V			Manter entre 2-9× o limite superior da normalidade

DRC: doença renal crônica; iPTH: paratormônio.

Dessa forma, o tratamento deve ser baseado nas seguintes medidas:

- restrição da ingestão de fósforo: em DRC estádios III e IV, limitar a ingestão de fósforo a 700 mg/dia. Em diálise, pode ser mais liberal (até 1.000 mg/dia). O acompanhamento com nutricionista é fundamental, pois deve-se preconizar restrição de fósforo sem restringir em demasia a ingestão proteica, evitando-se, assim, desnutrição. Os alimentos que apresentam maior teor de fósforo são os seguintes: carnes em geral, ovos, leite e derivados, grãos (ervilha, feijão, amendoim, nozes, soja), refrigerantes (principalmente à base de cola), corantes e conservantes presentes em produtos industrializados. Essa restrição alimentar é importante mesmo para pacientes em tratamento conservador da DRC e com valores de fósforo dentro dos limites de normalidade. A sobrecarga de fósforo nessa população acarreta aumento da produção de hormônios fosfatúricos, como FGF-23 e PTH, que elevam a fração de excreção de fósforo, trazendo-o de volta à normalidade no sangue, mas à custa da ativação de mecanismos que culminam com doença óssea associada à DRC;
- quelantes de fósforo: seu uso corresponde a uma estratégia que permite reduzir a carga total de fósforo ofertada ao organismo. Devem ser utilizados impreterivelmente antes das refeições, por promover menor absorção intestinal de fósforo. Sempre devem ser associados à restrição de fósforo na alimentação (sevelamer - 800 mg/comprimido, até 3 comprimidos, 3 vezes ao dia; carbonato de cálcio - 500 mg/comprimido de cálcio elementar, máximo de 1 comprimido, 3 vezes ao dia). Em pacientes dialíticos, evita-se o uso de carbonato de cálcio como quelante, por causa dos riscos de desenvolvimento de calcificações extraósseas, notadamente as artérias coronárias. Pode ser utilizado se houver hipocalcemia. Cloridrato de sevelâmer deve ser usado com cautela no tratamento conservador da DRC, por induzir piora da acidose metabólica (por sobrecarga de cloro);
- vitamina D: os rins apresentam papel fundamental no metabolismo da vitamina D, por meio da enzima 1-alfa-hidroxilase, transformando-a em um metabólito ativo. Em suma, existem 2 tipos de vitamina D: colecalciferol (vitamina D3) e ergocalciferol (vitamina D2), sendo a 1ª resultante essencialmente da conversão do 7-deidrocolesterol na pele estimulada pela exposição solar. Ambas sofrem um 1° processo de hidroxilação no fígado, sendo convertidas, genericamente, em 25(OH)-vitamina D e, nos rins, sofrem a 2ª hidroxilação, transformando-se em $1,25(OH)_2$-vitamina D. A dosagem de vitamina D no sangue refere-se à quantificação de 25(OH)-vitamina D, e seus valores de referência encontram-se na Tabela 12. Recomenda-se que os pacientes com DRC, independentemente de seu estádio, tenham a dosagem de vitamina D > 30 ng/mL. Segundo as diretrizes brasileiras de distúrbios minerais ósseos da SBN, pode ser realizada reposição com colecalciferol ou ergocalciferol da seguinte forma:
  - níveis séricos < 5 ng/mL: reposição de 50.000 UI/semana por 3 meses; após, 50.000 UI/mês; reavaliar em 6 meses;
  - entre 5 e 15 ng/mL: 50.000 UI/semana por 4 semanas; após, 50.000 UI/mês; reavaliar em 6 meses;
  - entre 16 e 30 ng/mL: 50.000 UI/mês; reavaliar em 6 meses;

Tabela 12 Classificação de gravidade de hipovitaminose

Vitamina D – 25(OH)-vitamina D (ng/mL)	Classificação
< 10	Insuficiência
10-30	Deficiência
> 30	Normal

- análogos da vitamina D: com a perda progressiva da função renal, há menor conversão de 25(OH)-vitamina D em $1,25(OH)_2$-vitamina D, por causa da menor produção de 1-alfa-hidroxilase. Tal enzima inibe a liberação de PTH pelas glândulas paratireoides, sendo um dos motivos do desenvolvimento de hiperparatireoidismo secundário. O $1,25(OH)_2$-vitamina D promove maior absorção de cálcio e fósforo intestinal e, portanto, o uso de análogos de vitamina D somente deve ser empregado quando as demais medidas nutricionais (uso de quelantes de fósforo e vitamina D) estiverem plenamente implementadas e se não houver hiperfosfatemia ou hipercalcemia (calcitriol - em DRC conservador ou diálise peritoneal: 0,25 mcg/cap, 1 cap a cada 48 horas até 4 caps, 1 vez ao dia; em hemodiálise: amp 1 mcg, 1 mL, 1-3 amp, 3 vezes por semana). Uma opção ao calcitriol é o uso de um ativador seletivo do receptor de vitamina D, que tende a elevar menos o fósforo sérico (paricalcitol – 0,04-0,1 mcg/kg, EV). O racional para o controle do hiperparatireoidismo secundário é que a elevação de PTH > 400-600 pg/mL acarreta aumento de mortalidade, principalmente por promover calcificações vasculares e, consequentemente, doença cardiovascular. Deve-se ter em mente que a supressão excessiva da glândula paratireoide (com níveis de PTH abaixo dos valores de referência) pode levar ao outro polo da doença óssea, caracterizada por baixo remodelamento, conhecida como doença óssea adinâmica, o que traz riscos elevados de fraturas e calcificações extraósseas;

- calcimiméticos: são ativadores alostéricos do receptor de cálcio das glândulas paratireoides que aumentam a sensibilidade dessas glândulas ao cálcio extracelular. Devem ser usados somente em pacientes dialíticos, quando os níveis de cálcio e fósforo estiverem elevados (ou seja, quando o uso de análogos de vitamina D deve ser evitado). Devido ao elevado custo, têm uso restrito no Brasil (cinacalcete – 30-180 mg/dia);
- paratireoidectomia: está indicada em pacientes com DRC nas seguintes situações (recomendações extraídas das diretrizes brasileiras de distúrbios minerais ósseos na DRC):
  - hiperparatireoidismo secundário, com PTH > 800 pg/mL associado a:
    a. hipercalcemia ou hiperfosfatemia refratárias ao tratamento clínico;
    b. calcificações extraósseas ou arteriolopatia urêmica calcificante (calcifilaxia);
    c. doença óssea avançada e progressiva que não responde ao tratamento clínico;
    d. glândulas paratireoides volumosas à USG (> 1 cm^3);
  - hiperparatireoidismo terciário (produção autônoma de PTH) associado a:
    a. hipercalcemia maligna (cálcio total > 14 mg/dL);
    b. hipercalcemia persistente após transplante renal associada à disfunção do enxerto ou mantida após 1 ano do transplante.

Hipertensão arterial

A gênese da HAS em pacientes com DRC é multifatorial, resultante da menor capacidade dos rins de eliminar água livre e excretar sódio, da ativação neuro-hormonal sistêmica e da redução da complacência vascular. A manutenção de valores pressóricos elevados resulta em progressão mais acelerada da DRC, representada por perda mais acentuada de filtração glomerular e proteinúria, além de lesões cardíacas, cerebrovasculares e retinianas. O manejo da HAS deve ser baseado em medidas comportamentais, controle volêmico e uso de medicações anti-hipertensivas:

- restrição de sódio: limitar a ingestão de sódio, conforme preconizado pela dieta Dash, é fundamental para o controle pressórico nessa população. Uma forma de se aferir a ingestão de sódio, além do inquérito alimentar, é por meio da dosagem de sódio em urina de 24 horas. Como o balanço de sódio é neutro – em um paciente com dieta estável –, a ingestão e a excreção de sódio são equivalentes. A ingestão recomendada de cloreto de sódio e sua respectiva representação em urina de 24 horas encontram-se na Tabela 13;

Tabela 13 Ingestão de sódio e excreção urinária correspondente

Cloreto de sódio (g/dia)	Sódio elementar (g/dia)	Sódio em urina de 24 horas (mEq/24 horas)
6	2,4	104

- restrição hídrica: avaliação clínica é fundamental para se avaliar o *status* volêmico do paciente. Presença de edema de membros inferiores, turgência de veias jugulares, crepitações à ausculta pulmonar, queixa de dispneia, ortopneia e dispneia paroxística noturna são sinais e sintomas sugestivos de sobrecarga volêmica. A presença de edema de membros inferiores, um dos sinais mais clássicos de hipervolemia, só ocorre quando há sobrecarga de, ao menos 3 kg de água, devido à complacência do leito venoso e à drenagem linfática;
- diuréticos: a classe dos medicamentos diuréticos é essencial em pacientes com DRC, por ajudar no restabelecimento do balanço hídrico. Os mais utilizados são os diuréticos de alça, os diuréticos tiazídicos (que podem ser empregados mesmo quando RFG < 30 mL/min/1,73 m^2, porém geralmente em doses mais elevadas) e os antagonistas da aldosterona;
- anti-hipertensivos: qualquer classe de anti-hipertensivos pode ser utilizada em pacientes com DRC. Preferencialmente, deve-se utilizar um IECA ou BRA (especialmente se houver proteinúria), por haver evidências de retardo de progressão da DRC tanto em diabéticos quanto em não diabéticos. O uso combinado dessas medicações é contraindicado em pacientes com fatores de risco cardiovascular adicionais. A combinação com inibidores da renina (alisquireno) também não é recomendada.

Vacinação

Pacientes com DRC devem receber:

- vacinas do esquema básico (Capítulo 26);

- influenza anual;
- vacina antipneumocócica: para pacientes nunca vacinados previamente, idealmente deve-se administrar 1 dose da vacina 13-valente; após 8 semanas, 1 dose da vacina 23-valente; e repetição desta após 5 anos. Para pacientes que já completaram o esquema vacinal com a vacina 23-valente, deve-se administrar 1 dose da vacina 13-valente;
- vacina contra hepatite B;
- vacina contra papilomavírus (para mulheres até 26 anos de idade);
- vacina contra Covid-19.

Pela menor atividade imunológica celular, a resposta à vacinação tende a ser menor, e a perda da memória imunológica, mais rápida nesses indivíduos. Desse modo, a vacinação para hepatite B geralmente é realizada com o dobro da dose usual, em 3 ou 4 tomadas. Deve-se repetir anualmente os títulos de anticorpos anti-HBs após imunização adequada para avaliar se há necessidade de revacinação.

Distúrbios hidroeletrolíticos e acidobásicos

A fisiopatologia e a conduta em distúrbios hidroeletrolíticos e acidobásicos serão abordadas com mais detalhes, respectivamente, nos Capítulos 131 e 130.

O papel nutricional, principalmente quanto à ingestão de potássio e proteína (cujo metabolismo gera ácidos), é essencial. À medida que o RFG progressivamente reduz, menor é a capacidade dos néfrons residuais de manejar o excesso de potássio e íons H^+. Nesse contexto, diuréticos e alcalinizantes são de grande importância para a correção dos distúrbios. A reposição de bicarbonato de sódio deve ser preconizada com o intuito de atingir um nível sérico > 22 mmol/L.

Dentre as populações que podem apresentar alterações hidroeletrolíticas desproporcionais à queda de filtração glomerular (notadamente hiperpotassemia), destacam-se os pacientes com DM e doença falciforme. Na 1ª, pode ocorrer uma lesão específica da nefropatia diabética, que corresponde à lesão do aparelho justaglomerular, com redução da produção de renina. Dessa forma, ocorre menor produção de aldosterona (hipoaldosteronismo hiporreninêmico) e consequentes acidose e hiperpotassemia, mesmo com RFG preservado ou pouco diminuído. Na doença falciforme, por sua vez, as principais alterações encontradas são microinfartos na região medular, levando a hipostenúria (redução da capacidade de concentração urinária) e redução da excreção de potássio, por lesão de túbulos distais e coletores, em que ocorre a maior parte da secreção de potássio.

Preparo do paciente para terapia de substituição renal

Indicações

Não existe um valor específico de taxa de filtração glomerular mandatório para início de terapia de substituição renal (TSR), seja ela hemodiálise, diálise peritoneal ou transplante renal preemptivo. A indicação de TSR baseia-se em parâmetros clínicos e laboratoriais:

- hipervolemia refratária à restrição de sódio e água e ao uso de diuréticos;
- anorexia ou sintomas gastrointestinais (náuseas, vômitos);
- hiperpotassemia/acidose refratárias ao tratamento clínico;
- pericardite, sangramento ou encefalopatia atribuíveis à uremia (geralmente, indicações de urgência dialítica).

Dessa forma, um paciente pode tolerar um RFG tão baixo quanto 7 mL/min/1,73 m² e permanecer fora de programa de diálise crônico, ao passo que pacientes cardiopatas ou que não tolerem volume podem necessitar de TSR antes mesmo de atingir RFG < 10 mL/min/1,73 m². Ou seja, a indicação para início de uma modalidade dialítica é absolutamente individualizada. O objetivo é iniciar TSR com o mínimo de sintomas relacionados à uremia ou quando as comorbidades relacionadas à DRC (p. ex., doença óssea, desnutrição) possam ser mais bem controladas com TSR. Com isso, pretende-se evitar o início não planejado (urgente) da diálise.

Acesso para diálise

Uma etapa importante antes de conduzir um paciente ao centro de diálise é a confecção de acesso para hemodiálise ou diálise peritoneal. As opções de acesso são:

- fístula arteriovenosa em membros superiores;
- prótese vascular (do tipo politetrafluoretileno) em membros superiores;
- cateteres venosos para hemodiálise de longa permanência;
- cateteres venosos para hemodiálise de curta permanência;
- cateteres peritoneais.

Idealmente, indica-se ao paciente um cirurgião vascular para confecção de fístula arteriovenosa de modo programado, ou seja, durante acompanhamento ambulatorial. A depender da agilidade do serviço vascular e da velocidade de progressão da DRC, pode-se encaminhar o paciente enquanto apresentar taxas de filtração glomerular entre 10 e 20 mL/min/1,73 m^2, desde que o acesso já esteja pronto para uso no momento em que o paciente o necessitar. Deve-se levar em consideração que uma fístula arteriovenosa leva de 1-2 meses para sua maturação (arterialização da veia). Próteses somente devem ser enxertadas quando o cirurgião julgar impossível a confecção de uma fístula arteriovenosa.

Como recomendação geral, é importante evitar aferir a PA e efetuar punções venosas no braço que será submetido ao procedimento vascular, de forma a preservar o território venoso para se obter maior sucesso na cirurgia.

O uso de cateteres deve ser relegado somente para casos em que não houver tempo hábil para o preparo do acesso vascular. Nesse caso, priorizam-se os cateteres tunelizados (ou de longa permanência), cujo risco de infecção é substancialmente menor em comparação com os não tunelizados. Desse modo, pode-se programar a confecção de fístula arteriovenosa posteriormente, com o paciente já em programa de hemodiálise.

Com relação a cateteres peritoneais tunelizados, idealmente, deve-se aguardar ao menos 2 semanas antes de seu uso para completa cicatrização do túnel, evitando infecções e extravasamento de líquido peritoneal.

Paliação

Para pacientes que desenvolvem DRC terminal com indicação de TSR que, no entanto, possuam expectativa de vida < 1 ano devido a outras comorbidades (p. ex., doenças crônicas avançadas, acamados, demenciados), pode-se optar por não iniciar diálise. Nesses casos, possivelmente, a TSR traria somente piora da qualidade de vida, sem acréscimo substancial à sobrevida dos pacientes. Tal decisão deve ser tomada em conjunto com a família e os cuidadores do paciente.

Considerações finais

O período que antecede o início da TSR e o início da diálise propriamente dita é de extrema importância, por corresponder a uma fase de intensa modificação nos hábitos e estilo de vida do paciente. Para alguns, a nova realidade é encarada com naturalidade, porém, para outros, a concepção de "depender de uma máquina para sobreviver" é absolutamente incompatível com sua mentalidade. Para estes, entrar previamente em contato com a rotina de uma clínica de diálise e ver como os pacientes dialíticos podem levar uma vida praticamente normal, sem grandes restrições ao seu estilo de vida, e que existem profissionais capacitados para ajudá-los a enfrentar toda e qualquer dificuldade que possa surgir ao longo de seu tratamento pode ser uma estratégia interessante para adaptação.

Em todas as fases do tratamento, o atendimento multidisciplinar é fundamental, em especial o acompanhamento psicológico no período anterior ao início da TSR. Se este ainda não tiver sido iniciado, será de extrema importância para a adaptação do paciente à sua nova condição e para o sucesso do tratamento.

BIBLIOGRAFIA

ACCORD Study Group; Cushman WC, Evans GW, Byington RP, Goff Jr DC, Grimm Jr RH, Cutler JA, et al. Effects of intensive blood-pressure control in type 2 diabetes mellitus. N Engl J Med 2010;362(17):1575-85.

Appel LJ, Wright Jr JT, Greene T, Agodoa LY, Astor BC, Bakris GL, et al.; AASK Collaborative Research Group. Intensive blood-pressure control in hypertensive chronic kidney disease. N Engl J Med 2010;363(10):918-29.

Abensur H. Deficiência de ferro na doença renal crônica. Rev Bras Hematol Hemoter 2010;32(suppl 2):95-8.

Kidney Disease: Improving Global Outcomes (KDIGO) CKD-MBD Work Group. KDIGO clinical practice guideline for the diagnosis, evaluation, prevention and treatment of chronic kidney disease-mineral and bone disorder (CKD-MBD). Kidney Int Suppl 2009;(113):S1-130.

Kidney Disease: Improving Global Outcomes (KDIGO) Blood Pressure Work Group. KDIGO 2021 Clinical practice guideline for the management of blood pressure in chronic kidney disease. Kidney Int 2021;99(3S):S1–S87.

Lima EM, Gesteira MFC, Bandeira MFS. Diretrizes do distúrbio do metabolismo mineral e ósseo na doença renal crônica da criança. J Bras Nefrol 2011;3(2).

Neves PDMM, Sesso RCC, Thomé FS, Lugon JR, Nascimento MM. Brazilian Dialysis Census: analysis of data from the 2009-2018 decade. Braz J Nephrol 2020; 42(2):191-200.

Peterson JC, Adler S, Burkart JM, Greene T, Hebert LA, Hunsicker LG, et al. Blood pressure control, proteinuria, and the progression of renal disease. The Modification of Diet in Renal Disease Study. Ann Intern Med 1995;123(10):754-62.

129 TERAPIAS DE SUBSTITUIÇÃO RENAL

Bruno Caldin da Silva, Etienne Macedo

DEFINIÇÃO

O termo diálise é proveniente do grego *dialysis* e significa separar. O princípio geral das terapias dialíticas consiste em remover do plasma substâncias que normalmente são depuradas pelos rins, notadamente sódio, potássio, fósforo, ácidos e água. Tais terapias podem ser utilizadas tanto em pacientes com injúria renal aguda (IRA) quanto doença renal crônica (DRC) dialítica. Apesar de os princípios fisiológicos e até mesmo os aparelhos utilizados em ambas as situações poderem ser os mesmos, há diferenças marcantes entre as 2 que devem ser levadas em consideração ao se prescrever uma modalidade dialítica.

MÉTODOS DIALÍTICOS

Existem 2 maneiras de acessar substâncias plasmáticas: diretamente pelo sangue ou através da membrana peritoneal. Na 1ª modalidade, o sangue pode ser obtido por meio de cateteres inseridos em veias profundas ou pela canulação de próteses ou fístulas arteriovenosas para posterior passagem no dialisador (composto de uma membrana semipermeável), no qual ocorre a depuração dos componentes do plasma. No caso da diálise peritoneal (DP), a própria membrana peritoneal é a responsável pelas trocas existentes entre o plasma e o líquido infundido no espaço peritoneal. Nessa membrana, existem inúmeros poros, de tamanho variável, permeáveis a solutos e à água.

PROCESSOS DE *CLEARANCE* DE SOLUTOS

Existem 2 processos de interação entre o sangue e a membrana semipermeável:

- difusão: caracteriza-se pela troca de solutos por diferença de concentração nos 2 lados da membrana do dialisador (sangue e solução de diálise). Nesse caso, os solutos em excesso no plasma passam para o banho de diálise, e vice-versa. Portanto, solutos como ureia, potássio e fósforo tendem a passar para a solução de diálise, e o bicarbonato tende a fazer o caminho inverso, reequilibrando o fluido extracelular do paciente do ponto de vista hidroeletrolítico;
- convecção: processo pelo qual o sangue é submetido a uma pressão hidrostática contra a membrana do dialisador, o que gera um ultrafiltrado do plasma, permitindo a remoção de solutos por arraste (*solvent drag*). Pode haver remoção de moléculas também por adsorção à membrana. Este fenômeno é similar ao que ocorre nos capilares glomerulares, em que é gerado um ultrafiltrado do plasma para o espaço de Bowman. Nesse método, não existe solução de diálise no outro lado da membrana. O ultrafiltrado removido (rico em ureia, potássio, fósforo etc.) é reposto diretamente ao paciente através de solução cujo tampão geralmente é o bicarbonato.

HEMODIÁLISE E HEMOFILTRAÇÃO

A escolha da terapia dialítica depende basicamente do processo de *clearance* de solutos escolhido, conforme apresentado na Tabela 1.

Tabela 1 Processos de *clearance* de solutos

Modalidade	Processo de *clearance*
Hemodiálise	Difusivo
Hemofiltração	Convectivo
Hemodiafiltração	Difusivo e convectivo

Existem algumas peculiaridades referentes às modalidades de terapia dialítica:

- hemodiálise: o processo difusivo que caracteriza este método é mais eficiente para remoção de partículas pequenas do plasma (até 500 Da). Nessa faixa molecular, encontram-se eletrólitos e ureia, sendo esta um marcador classicamente empregado para avaliação da eficiência da diálise. A passagem do banho de diálise é realizada em contracorrente em relação ao fluxo de sangue, com o objetivo de aumentar a eficiência do processo difusivo;
- hemofiltração: nesta modalidade, o ultrafiltrado plasmático gerado pela pressão transmembrana é eliminado do paciente e substituído por uma solução eletrolítica, denominada reposição, que pode ser feita antes e/ou após a passagem pelo dialisador (Tabela 2). Ao se utilizar a reposição pré-capilar, dilui-se o sangue antes da entrada no dialisador. Com isso, tende-se a perder eficiência da hemofiltração (por causa da redução da concentração dos solutos plasmáticos), mas aumenta-se a sobrevida do hemofiltro (por causa da redução da massa de glóbulos vermelhos no volume sanguíneo – Ht). Ao se utilizar um método convectivo, devem-se empregar membranas de alta eficiência (que possuem poros maiores), com o intuito de remover moléculas médias (500-60.000 Da). Geralmente, tais membranas são eficazes na remoção de moléculas com peso de até 12.000 Da. Vantagens potenciais desses métodos em relação ao processo difusivo e evidências em literatura acerca dessa característica serão abordadas mais adiante.

Tabela 2 Modos de reposição e denominação

Modo de reposição	Denominação
Antes do dialisador	Reposição pré-capilar
Após o dialisador	Reposição pós-capilar

Há, ainda, a possibilidade de se dividir a reposição (p. ex., 2/3 pré-capilar e 1/3 pós-capilar).

MODALIDADES DE DIÁLISE E NOMENCLATURA

Existem diversas modalidades de diálise, classificadas com base no método de depuração de solutos utilizado e no tempo de duração do procedimento. Há uma nomenclatura universal empregada em literatura médica para caracterizar cada uma dessa modalidades, tanto em IRA quando em DRC dialítica.

IRA

Os métodos dialíticos empregados em IRA podem ser divididos de acordo com os seguintes aspectos:

- terapias intermitentes ou contínuas: por definição, terapias contínuas são aquelas cujo tempo de duração planejado é de, no mínimo, 24 horas;

- tipos de acesso: referentes ao local de onde o sangue é retirado e para onde é devolvido para o paciente (A, para artéria; e V, para veia);
- processos de *clearance* de solutos: se hemofiltração, usa-se apenas a letra H; se hemodiálise, utiliza-se a sigla HD; se hemodiafiltração, HDF.

Dessa forma, é possível classificar as terapias conforme a Tabela 3.

DRC

Conforme descrito no Capítulo 128, a escolha da terapia de substituição renal (TSR) para um paciente com DRC dialítica depende fundamentalmente da avaliação médica e, principalmente, da opção do paciente. O método mais difundido e amplamente empregado continua sendo a hemodiálise clássica, 3 vezes por semana e com 3-4 horas de duração, nos centros de diálise. Na Tabela 4, são descritos os principais métodos dialíticos possíveis para essa população.

A hemodiálise noturna pode ser realizada tanto no centro de diálise quanto na residência do paciente. Hemofiltração e hemodiafiltração podem ser empregadas no lugar da hemodiálise em qualquer uma das categorias descritas.

DP (pacientes crônicos)

A DP também pode ser prescrita de diversos modos, sendo a principal diferença o modo como são feitas as trocas:

- manual: caracteriza a modalidade *continuous ambulatory peritoneal dialysis* (CAPD), que é o método mais simples, geralmente empregado na admissão do paciente no programa de DP. O paciente infunde e retira o líquido peritoneal da cavidade manualmente;
- automatizado através de cicladora: a cicladora é responsável pela infusão e pela drenagem do líquido de DP. As principais modalidades são:
  – *nocturnal intermittent peritoneal dialysis* (NIPD): consiste em infusão de drenagem de líquido exclusiva-

Tabela 3 Classificação das terapias dialíticas

Métodos	Modalidades	Variações	Observações
Intermitentes	Hemodiálise intermitente (clássica)	*Intermittent hemodialysis* (IHD)	Método empregado em pacientes com IRA e cuja duração prescrita é de até 5 horas
	Estendida	*Prolongued intermittent renal replacement therapy* (PIRRT)*: hemodiálise estendida (*extended dialysis* – ED) hemofiltração estendida (*extended filtration* – EF) hemodiafiltração estendida (*extended diafiltration* – EDF)	Método cujo tempo de duração e eficiência estão entre hemodiálise clássica e métodos contínuos; sua duração usual é de 6-12 horas
Contínuos	DP	*Intermittent peritoneal dialysis* (IPD)	Mais bem conhecida como DPI, caracteriza-se por ser o método de DP em ambiente hospitalar, com uso de máquina cicladora
		Continuous equilibration peritoneal dialysis (CEPD)	Similar à tecnica de CAPD, porém realizada em ambiente hospitalar
		High volume peritoneal dialysis (HVPD)	Modalidade em que se utiliza elevado volume de dialisato na cavidade peritoneal
	Continuous renal replacement therapy (CRRT)	*Slow continuous ultrafiltration* (SCUF)	Método em que ocorre apenas ultrafiltração, ou seja, não há solução de diálise envolvida. O objetivo deste método é a remoção de fluidos, sem alteração da parte metabólica, sendo empregado em pacientes com sobrecarga de volume, notadamente cardiopatas
		Continuous arteriovenous hemofiltration (CAVH), *continuous venovenous hemofiltration* (CVVH)	A sequência CAV é utilizada quando se retira o sangue de uma artéria e o devolve em veia – técnica raramente empregada; por sua vez, a sigla CVV é aplicada quando a retirada e a devolução do sangue ocorrem somente em território venoso, seja fístula ou cateter
		Continuous arteriovenous hemodialysis (CAVHD), *continuous venovenous hemodialysis* (CVVHD)	
		Continuous arteriovenous hemodiafiltration (CAVHDF), *continuous venovenous hemodiafiltration* (CVVHDF)	

* Nomenclatura corrente em substituição ao termo anterior, *sustained low-efficiency dialysis* (SLED).
CAPD: *continuous ambulatory peritoneal dialysis*; CVV: *continuous venovenous*; DP: diálise peritoneal; DPI: diálise peritoneal intermitente; IRA: injúria renal aguda.

mente à noite, mantendo a cavidade peritoneal seca durante o dia;

– *continuous cyclic peritoneal dialysis* (CCPD): é o método em que se deixa líquido na cavidade peritoneal durante o dia além do uso da cicladora à noite.

ESCOLHA DA MODALIDADE DIALÍTICA

Tabela 4 Tempo e frequência de métodos dialíticos

Modalidade	Duração	Frequência
Hemodiálise clássica	3-5 horas	3×/semana
Hemodiálise diária	1,5-3 horas	6×/semana
Hemodiálise estendida	> 5 horas	3-6×/semana
Hemodiálise noturna	6-8 horas	3-6×/semana

IRA

A análise dos critérios seguintes é fundamental antes de se indicar uma terapia dialítica:

- condições clínicas e hemodinâmicas do paciente;
- equipamentos disponíveis;
- conhecimento técnico e disponibilidade das equipes médica e de enfermagem.

De modo diferente do que ocorre nas síndromes coronárias agudas, para as quais se sabe precisamente quando o insulto ocorreu e há biomarcadores que as definem, em IRA, por vezes, tal avaliação é imprecisa. A injúria renal pode decorrer de diversos insultos ao longo do tempo de permanência em UTI (p. ex., nefrotoxicidade por drogas, hipotensão, estados inflamatórios). Soma-se a isso o fato de a creatinina, biomarcador mais frequentemente utilizado, somente apresentar elevação quando se perde cerca de 50% da filtração glomerular. Portanto, o diagnóstico de IRA pode ser tardio (Capítulo 127).

Além disso, não existem critérios definidos que indiquem o momento de início da TSR. Há muito debate sobre esse tema, porém se sabe que o início tardio da diálise pode acarretar aumento da mortalidade, especialmente nos casos em que o balanço hídrico acumulado for muito significativo – ou seja, em pacientes oligúricos, mesmo sem alterações eletrolíticas relevantes ou aumento substancial de creatinina e ureia, pode-se indicar TSR para evitar sobrecarga volêmica –; contudo, indicações precoces de diálise podem culminar em procedimentos desnecessários, aumentando os custos da internação e, principalmente, trazendo riscos aos pacientes.

Sabe-se que a IRA é um fator independente de mortalidade em pacientes em UTI. Pacientes que necessitam de TSR podem apresentar mortalidade ainda mais elevada (50-80% em algumas séries). Mesmo com o desenvolvimento de novas técnicas de diálise e o aperfeiçoamento de máquinas e capilares, a mortalidade de pacientes com IRA não sofreu alteração significativa nos últimos 40 anos. Naturalmente, a complexidade clínica dos pacientes aumentou nas últimas décadas, fato que pode explicar parcialmente tal fenômeno. No entanto, a TSR pode modificar a mortalidade em situações com risco de morte, como hiperpotassemia, sobrecarga volêmica e algumas intoxicações exógenas. Nesse contexto, o conceito de diálise em pacientes com IRA deve ser o de suporte renal, ou seja, de promover controle volêmico e hidroeletrolítico, enquanto as medidas que realmente impactam na sobrevida do paciente, como uso de antibióticos em sepse, procedimentos cirúrgicos nos casos em que há indicação, imunossupressão nos pacientes com doenças autoimunes etc., tomam parte como pilar do tratamento desses pacientes.

Quanto à modalidade de diálise a ser utilizada, não há nenhuma evidência que mostre diferença do impacto sobre a mortalidade ou a recuperação de função renal com o uso de terapias contínuas em comparação com intermitentes ou hemofiltração com hemodiálise. O benefício teórico e experimental de remoção de moléculas médias dos processos convectivos sobre os difusivos, com consequente remoção de citocinas, não foi demonstrado na prática clínica. Deve-se ter em mente que a remoção de citocinas não é um processo seletivo (pois tanto as citocinas pró quanto anti-inflamatórias são removidas), e o que de fato reduzirá o quadro inflamatório sistêmico é o emprego das medidas clínicas e/ou cirúrgicas citadas anteriormente.

Um princípio fundamental a ser seguido ao se eleger uma ou outra terapia dialítica é que ela deve adaptar-se ao paciente – e nunca o contrário. De modo geral, a escolha entre um método intermitente ou contínuo deve se basear nas necessidades do paciente e em suas condições hemodinâmicas. Métodos contínuos são de baixa eficiência, ou seja, apresentam menor *clearance* de solutos em relação a um método intermitente se considerado o mesmo intervalo de tempo; no entanto, permitem maior estabilidade hemodinâmica, tanto por promoverem ultrafiltração em um período mais prolongado, quanto por reduzirem o poder osmótico do plasma mais lentamente (pela menor remoção de ureia no tempo).

Métodos intermitentes podem ser empregados em pacientes em uso de drogas vasoativas, desde que o volume de ultrafiltração prescrito seja tolerável no tempo programado de terapia. Uma opção interessante ao se utilizar a *prolongued intermittent renal replacement therapy* (PIRRT) é aumentar o tempo de duração da terapia e reduzir sua eficiência (se a máquina utilizada o permitir). Caso se julgue que o paciente não pode tolerar este método, deve-se iniciar terapia contínua. Ao longo da internação, pode-se alternar entre os métodos, dependendo das condições clínicas do paciente. Uma indicação formal de terapia contínua consiste na presenca de hipertensão intracraniana. A menor eficiência do método permite redução mais lenta da ureia e, portanto, da osmolaridade plasmática, acarretando menor edema cerebral. Sintomas e sinais neurológicos decorrentes do edema cerebral durante um procedimento dialítico são conhecidos pelo termo síndrome do desequilíbrio.

O emprego da DP em pacientes com IRA ganhou novo impulso após a descrição da técnica *high volume peritoneal dialysis* (HVPD). Até recentemente, acreditava-se que hemodiálise ou hemofiltração eram superiores à DP (principalmente em comparação com a técnica de DP intermitente – DPI). A HVPD, no entanto, apresenta mortalidade similar à hemodiálise diária em pacientes críticos. Contraindicações a essa técnica são hipervolemia grave (especialmente se houver congestão pulmonar importante), hipercatabolismo e cirurgia abdominal recente.

Dose de diálise

Uma vez indicada TSR, esta deve ser fornecida de modo a promover um adequado controle hidroeletrolítico e volêmico. Doses muito baixas de diálise podem não ser suficientes para se atingir tal objetivo. Em pacientes com IRA em uso de terapias contínuas, a dose de diálise é quantificada em volume de efluente gerado (reposição/banho de diálise + ultrafiltração) durante 1 hora e normalizada pelo peso do paciente. O valor obtido deve estar entre 20 e 25 mL/kg/h, pois estudos mostram que valores inferiores a esses estão associados a aumento de mortalidade (subdiálise). Costuma-se prescrever valores mais elevados (cerca de 30-35 mL/kg/h), pois frequentemente o procedimento é interrompido pela necessidade de o paciente ser submetido a exames ou outros procedimentos, ou, ainda, por coagulação do sistema.

Anticoagulação

A patência do capilar durante um procedimento de hemodiálise ou hemofiltração depende do emprego de algum método de anticoagulação. Os métodos empregados são: anticoagulação regional com citrato, anticoagulação com heparina não fracionada e diálise sem anticoagulação.

▪ Anticoagulação regional com citrato

O citrato é um quelante do cálcio, cátion indispensável na cascata de coagulação. O princípio deste método de anticoagulação consiste em infundir o citrato antes da passagem do sangue pelo capilar, com reposição de cálcio após o dialisador. Dessa forma, reduz-se a concentração de cálcio nos capilares, evitando a coagulação do sangue no local. A grande vantagem desse método é que a anticoagulação é, portanto, apenas regional. O paciente não é anticoagulado de forma sistêmica. Deve-se monitorizar o cálcio iônico conforme apresentado na Tabela 5.

Tabela 5 Monitorização do cálcio iônico

Nomenclatura	Definição	Valores de normalidade
Cálcio pré-capilar	Concentração de cálcio iônico antes da passagem pelo dialisador	4,4-5,2 mg/dL
Cálcio pós-capilar	Concentração de cálcio iônico após passagem pelo dialisador	1-1,4 mg/dL

Assim, o cálcio iônico pré-capilar corresponde ao valor do cálcio sistêmico do paciente e pode ser colhido de um acesso vascular ou na própria máquina, em local anterior ao de infusão do citrato. O cálcio pós-capilar, por sua vez, é colhido na linha venosa (ou de retorno ao paciente), após infusão do citrato. Ajustes na velocidade de infusão do citrato e do cloreto de cálcio devem ser realizados conforme protocolo anexado na prescrição da *continuous renal replacement therapy* (CRRT). Recomenda-se a coleta de eletrólitos a cada 6 horas até ajuste ideal da anticoagulação.

O excesso de citrato que volta ao paciente é metabolizado no fígado. Cada molécula de citrato é convertida em 3 moléculas de bicarbonato. Pacientes com insuficiência hepática podem não conseguir metabolizar o citrato adequadamente, acumulando ácido cítrico no plasma, o que pode acarretar acidose e hipocalcemia. Portanto, deve-se suspeitar de intoxicação por citrato nas seguintes situações: hipocalcemia, relação cálcio total/cálcio iônico > 2,5 e acidose metabólica com *anion-gap* alargado. Nessas circunstâncias, recomenda-se reduzir a infusão do citrato ou, dependendo da gravidade do quadro, trocar o método de anticoagulação. Mesmo em hepatopatas, o método de anticoagulação de eleição é o citrato. Dependendo da gravidade da lesão hepática, pode-se iniciar a infusão de citrato a uma velocidade inferior em relação à habitualmente utilizada e coletar controles de eletrólitos séricos mais frequentemente.

▪ Anticoagulação com heparina não fracionada

Diferente do que ocorre na anticoagulação com citrato, a anticoagulação com heparina não fracionada

(HNF) não é regional e, sim, sistêmica. Anticoagula-se, portanto, o paciente, e não somente o circuito da diálise. Isso geralmente não é desejável em UTI, pois tais pacientes já apresentam risco aumentado de sangramento. Costuma-se empregar tal método quando já há necessidade de anticoagulação sistêmica por algum outro motivo (p. ex., síndromes coronárias agudas, tromboembolismo pulmonar etc.).

De modo geral, a anticoagulação com heparina para terapias contínuas tem perdido espaço para a anticoagulação regional com citrato em todo o mundo, por causa da maior segurança desta última estratégia, além da maior patência do sistema. Já em terapias intermitentes, prefere-se a administração de HNF em *bolus* no início da sessão e, se necessário, com repetição da dose no meio da sessão, ou mesmo em infusão contínua durante o procedimento. Por algumas questões técnicas, não se usa anticoagulação com citrato em terapias intermitentes.

Diálise sem anticoagulação

Nos casos em que há contraindicação ao citrato e à heparinização plena, pode-se utilizar somente *flushes* com solução salina antes da entrada do sangue no capilar a cada 20 ou 30 minutos. O racional desta técnica consiste em "lavar" o capilar para reduzir os riscos de coagulação do sistema. Este método geralmente é pouco eficaz e somente deve ser usado em último caso. Deve-se lembrar de se adicionar o volume de solução salina infundida à ultrafiltração total, de modo a evitar que o paciente acumule o fluido administrado.

DRC

Diferente da TSR em pacientes agudos, uma diálise de boa qualidade é capaz de alterar a mortalidade dos pacientes com DRC dialítica. Uma abordagem ampla e completa do tratamento desses indivíduos, incluindo acompanhamento nutricional, correção de anemia, correção dos distúrbios hidroeletrolíticos, e prevenção e tratamento de doenças cardiovasculares e da doença óssea, pode reduzir drasticamente a mortalidade desses pacientes (Capítulo 128).

A dose de diálise em pacientes crônicos é avaliada segundo o modelo de cinética de ureia, que é dependente, basicamente, de 3 variáveis:

- *performance* do dialisador, avaliada quanto ao *clearance* de ureia (K, em mL/min);
- tempo de diálise (t, em minutos);
- volume de distribuição da ureia, ou água corporal do paciente (V, em mL).

A fórmula empregada nesse modelo é:

$$\frac{K \times t}{V}$$

O valor obtido a partir dessa equação é adimensional. Grandes estudos populacionais demonstraram, em hemodiálise, que valores < 1,2 acarretam aumento de mortalidade. Assim, devem ser usados valores superiores a esse como dose de diálise (em DP, preconiza-se que o valor semanal seja > 1,7). Apesar de este ser um padrão mundial de recomendação, a mortalidade de pacientes dialíticos não é uniforme no mundo. Observa-se que, nos locais onde se utiliza um melhor dialisador em detrimento do tempo de diálise, a mortalidade aumenta. Portanto, objetivar somente valores > 1,2 não é suficiente para promover uma dose adequada de diálise. Deve-se preconizar, no mínimo, 4 horas de hemodiálise por sessão para se obter algum impacto na redução da mortalidade ou aumentar a frequência das sessões. O uso de dialisadores adequados também tem impacto na mortalidade. Membranas de alto fluxo, que permitem um *clearance* convectivo mesmo em hemodiálise, acarretam redução de mortalidade em pacientes diabéticos, hipoalbuminêmicos ou que estavam em hemodiálise havia > 3,7 anos. A escolha de um dialisador adequado para o paciente (com superfície compatível com seu tamanho e, eventualmente, de alto fluxo) pode ser benéfica, desde que não seja reduzido o tempo de diálise.

COMPLICAÇÕES DURANTE PROCEDIMENTOS DIALÍTICOS

A diálise é um procedimento invasivo e que cursa com alterações significativas do meio interno do paciente. As principais complicações observadas são: hipotensão, arritmias, hipoglicemia, câibras, cefaleia e hipofosfatemia.

Hipotensão e câibras geralmente resultam de inadequação do volume de ultrafiltração prescrito no tempo determinado para o procedimento. Rápidas alterações hidroeletrolíticas, notadamente variações do potássio, podem desencadear arritmias, especialmente em pacientes suscetíveis. Cefaleia, náuseas e vômitos podem ser decorrentes de hipertensão intracraniana, sendo geralmente associadas à síndrome de desequilíbrio (por alteração rápida da osmolaridade plasmática). Cuidados quanto ao valor de sódio sérico do paciente e do dialisato são especialmente importantes, pois variações rápidas desse cátion podem desencadear aumento do edema cerebral. A maioria dos banhos de diálise não contém glicose ou fósforo e, dependendo da duração do procedimento e dos valores basais desses elementos no sangue, hipoglicemia e hipofosfatemia podem ocorrer.

CONSIDERAÇÕES FINAIS

As TSR são técnicas ainda muito recentes na história da medicina e estão em evolução constante. Há muitas dúvidas acerca de quando devem ser iniciadas (principalmente em IRA), qual a melhor modalidade para cada tipo de paciente e quais os potenciais benefícios (e potenciais malefícios) que podem causar. A mortalidade de pacientes, tanto na DRC quanto na IRA, ainda é inaceitavelmente elevada. Portanto, atenção especial deve ser dispensada a essa população, não somente no aspecto da TSR em si, mas também quanto às doenças que levam à lesão renal.

BIBLIOGRAFIA

Bagshaw SM, Uchino S, Bellomo R, Morimatsu H, Morgera S, Schetz M, et al.; Beginning and Ending Supportive Therapy for the Kidney (BEST Kidney) Investigators. Timing of renal replacement therapy and clinical outcomes in critically ill patients with severe acute kidney injury. J Crit Care 2009;24(1):129-40.

Eknoyan G, Beck GJ, Cheung AK, Daugirdas JT, Greene T, Kusek JW, et al.; Hemodialysis (HEMO) Study Group. Effect of dialysis dose and membrane flux in maintenance hemodialysis. N Engl J Med 2002; 347(25):2010-9.

Friedrich JO, Wald R, Bagshaw SM, Burns KE, Adhikari NK. Hemofiltration compared to hemodialysis for acute kidney injury: systematic review and meta-analysis. Crit Care 2012;16(4):R146.

Gabriel DP, Caramori JT, Martim LC, Barretti P, Balbi AL. High volume peritoneal dialysis vs daily hemodialysis: a randomized, controlled trial in patients with acute kidney injury. Kidney Int Suppl 2008;(108):S87-93.

Kellum JA, Bellomo R, Ronco C. Continuous renal replacement therapy. Nova York: Oxford University Press; 2010.

Paniagua R, Amato D, Vonesh E, Correa-Rotter R, Ramos A, Moran J, et al.; Mexican Nephrology Collaborative Study Group. Effects of increased peritoneal clearances on mortality rates in peritoneal dialysis: ADEMEX, a prospective, randomized, controlled trial. J Am Soc Nephrol 2002;13(5):1307-20.

130 DISTÚRBIOS DO EQUILÍBRIO ÁCIDO-BÁSICO

Paulo Roberto Corrêa Hernandes, Liliany Pinhel Repizo

CONCEITOS GERAIS

Na prática clínica, o conhecimento dos distúrbios do equilíbrio ácido-básico permite: saber indicar a realização de uma gasometria, interpretá-la como distúrbio simples ou misto, detectar se o resultado é de uma emergência médica, definir o diagnóstico etiológico e o plano terapêutico.

Para efeito prático a equação mais importante é:

Polo respiratório $[CO_2 + H_2O \leftrightarrow H_2CO_3 \leftrightarrow H + HCO_3]$ Polo metabólico

Para a caracterização do estado ácido-básico são necessários três parâmetros: pH, pCO_2 e HCO_3^- (bicarbonato).

A equação de Henderson-Hasselbach demonstra como o bicarbonato e o CO_2 se correlacionam:

$$pH = 6,1 + \log (HCO_3^- / 0,03\ pCO_2)$$

Para que o pH seja o mais estável possível, as mudanças de bicarbonato e pCO_2 devem ocorrer no mesmo sentido (ambos aumentam ou ambos diminuem). Caso isto não ocorra, trata-se de um distúrbio misto.

Distúrbios do bicarbonato (metabólicos) ocasionarão compensação de pCO_2 (respiratórios) e vice-versa.

O sufixo "ose" refere-se a bicarbonato e pCO_2:

- bicarbonato diminuído = acidose metabólica;
- bicarbonato aumentado = alcalose metabólica;
- pCO_2 diminuído = alcalose respiratória;
- pCO_2 aumentado = acidose respiratória.

O sufixo "emia" refere-se ao pH:

- pH diminuído = acidemia;
- pH aumentado = alcalemia.

Os pulmões são rápidos (levam minutos a horas) em compensar distúrbios metabólicos.

Os rins são lentos (levam vários dias) em compensar distúrbios respiratórios.

As compensações via de regra não são perfeitas (são parciais). Exemplificando: numa cetoacidose diabética o distúrbio primário é bicarbonato diminuído (acidose metabólica) que ocasiona hiperventilação (alcalose respiratória). Graças a isto o pH não será tão diminuído, mas estará reduzido (acidemia), pois o evento primário é a acidose metabólica.

Se numa gasometria são encontrados bicarbonato e pCO_2 diminuídos e pH normal trata-se de dois distúrbios concomitantes (distúrbio misto): acidose metabólica + alcalose respiratória.

Os valores de referência na gasometria arterial são:

- pH: 7,35 a 7,45;
- bicarbonato: 22 a 26 mEq/L;
- pCO_2: 35 a 45 mmHg.

Na gasometria venosa (suficiente em grande parte dos casos), comparando com a arterial observa-se:

- pH diminuído em 0,03 a 0,04;
- bicarbonato diminuído em 2 a 3 mEq/L;
- pCO_2 aumentado em 3 a 8 mmHg.

▪ ACIDOSE METABÓLICA

O evento primário é redução do bicarbonato. A compensação é hiperventilação, gerando pCO_2 diminuído (alcalose respiratória). O pH acompanha o evento primário, ficando diminuído (acidemia).

Calcula-se o pCO_2 esperado para tal acidose metabólica, pela fórmula seguinte:

$$PaCO_2 = 1{,}5[HCO_3^-] + 8 \pm 2$$

Por exemplo: pacientes em cetoacidose diabética com bicarbonato = 6 mEq/L. Pela fórmula o pCO_2 atingiria valor entre 15 e 19 mmHg. Se o pCO_2 for 12 mmHg será inapropriadamente baixo, indicando uma alcalose respiratória independente (distúrbio misto: acidose metabólica + alcalose respiratória). Se pCO_2 for 23 mmHg será inapropriadamente alto, indicando uma acidose respiratória independente (distúrbio misto: acidose metabólica + acidose respiratória).

No diagnóstico diferencial é muito útil e prático o cálculo do ânion *gap* (AG).

É importante lembrar que o total de cátions (sódio + potássio + cálcio + magnésio) = total de ânions (cloreto + bicarbonato + fosfato + sulfato + proteinato).

Levando-se em conta apenas os principais íons (sódio, cloreto e bicarbonato) tem-se:

AG (ânion *gap*) = sódio – (cloreto + bicarbonato).
Valor de referência: 9 a 13 mEq/L.

Quando há hipoalbuminemia deve-se corrigir o AG: subtrair 2,5 mEq/L para cada redução de albumina de 1 g/dL abaixo de 4,5 g/dL. Na Tabela 1 estão os valores de referência da gasometria arterial.

Tabela 1 Valores de normalidade para os parâmetros gasométricos

pH	7,35-7,45
pO_2	80 a 100 mmHg
pCO_2	40 ± 5 mmHg
HCO_3^-	24 ± 2 mEq/L
BE	0 ± 2,5
Sat O_2	≥ 95 mmHg

ETIOLOGIAS

Baseando-se no AG, tem-se as principais causas de acidose metabólica (Tabela 2).

AVALIAÇÃO DAS ACIDOSES TUBULARES RENAIS

Para diferenciar as acidoses de AG normal/hiperclorêmicas de causas renais ou extrarrenais, deve-se medir o AG urinário, que funciona como estimativa da excreção renal de $NH4^+$, por meio da avaliação dos seguintes eletrólitos urinários:

$$\text{AG urinário} = U_{Na} + U_K - U_{Cl}$$

Em casos de acidose metabólica hiperclorêmica por causa extrarrenal, como por exemplo diarreia, são encontrados o AG urinário negativo (-20 a -50 mEq/L). Ou seja, o rim, quando não é a causa primária da acidose, consegue acidificar a urina.

Nas acidoses tubulares renais, o AG urinário é fracamente positivo no caso da ATR tipo 2 ou realmente positivo nas ATR tipo 1 e tipo 4. Na Tabela 3 há a esquematização dos tipos de acidose tubular renal e na Tabela 4, as etiologias.

Tabela 2 Causas de acidose metabólica

Mecanismos da acidose	AG aumentado	AG normal/hiperclorêmica
Produção ácida aumentada	Acidose lática Cetoacidose diabética Cetoacidose alcoólica Intoxicação por salicilatos, etilenoglicol ou metanol	
Perda de bicarbonato ou precursores		Diarreia Acidose tubular renal tipo 2 Uso de inibidores da anidrase carbônica Pós-tratamento da cetoacidose Derivação ureteral
Diminuição da excreção renal de H^+	Doença renal crônica	Doença renal crônica e disfunção tubular (com relativa preservação da filtração glomerular) Acidose tubular renal tipo 1 Acidose tubular renal tipo 4

Tabela 3 Diagnóstico diferencial das acidoses tubulares renais

	ATR tipo 1 (distal)	ATR tipo 2 (proximal)	ATR tipo 4
Defeito primário	Prejuízo na acidificação distal	Redução da reabsorção de bicarbonato no túbulo proximal	Diminuição da produção ou ação da aldosterona
Bicarbonato sérico	Variável, podendo chegar < 10 mEq/L	Comumente, 12-20 mEq/L	Comumente > 17 mEq/L
pH urinário	> 5,5	< 5,5 (mas pode ser > 5,5 com suplementação de bicarbonato)	< 5,5 (mais comumente)
K^+ sérico	Normalmente reduzido	Reduzido	Aumentado

Tabela 4 Causas das acidoses tubulares renais

ATR tipo 1 (distal)	ATR tipo 2 (proximal)	ATR tipo 4
Primárias: ▪ Idiopática ▪ Familiar (autossômica dominante ou recessiva) Secundárias: 1) Doença autoimunes: ▪ Síndrome Sjogren ▪ Hepatite autoimune/cirrose biliar primária ▪ LES ▪ Artrite reumatoide 2) Drogas ▪ Anfotericina ▪ Lítio ▪ Ifosfamida 3) Condições hipercalciúricas: ▪ Hiperparatireoidismo primário ▪ Intoxicação por vitamina D ▪ Hipercalciúria Idiopática ▪ Sarcoidose 4) Outras: ▪ Doença de Wilson ▪ Uropatia obstrutiva ▪ Rim esponjo-medular	Primárias: 1) Idiopática 2) Familiares: ▪ Cistinose ▪ Doença de Wilson ▪ Síndrome de Lowe ▪ Galactosemia Secundárias: 1) Drogas: ▪ Ifosfamida ▪ Tenofovir ▪ Inibidores da anidrase carbônica ▪ Aminoglicosídeo 2) Paraproteínas ▪ Mieloma múltiplo/doença de cadeia leve ▪ Amiloidose 3) Toxicidade por metais pesados ▪ Chumbo, mercúrio, cádmio, cobre 4) Deficiência de vitamina D 5) Transplante renal 6) Hemoglobinúria Paroxística noturna	1) Deficiência mineralocorticoide: ▪ Hipoaldoteronismo hiporreninêmico ▪ Diabetes ▪ AINEs, inibidores da calcineurina, betabloqueadores 2) Hipoaldosteronismo hiper-reninêmico ▪ IECA, BRA, heparina, cetoconazol 3) Alteração no ducto coletor ▪ Drogas: espironolactona, eplerenona, triantereno (sem registro vigente na Anvisa), amiloride, trimetropim ▪ Doença túbulo-intersticial crônica

DADOS CLÍNICOS E LABORATORIAIS

O estado de acidose metabólica provoca: hiperventilação (respiração de Kussmaul), náusea, vômito. Quando intensa, pode ocasionar depressão miocárdica, arritmia cardíaca e hipotensão (dados mais evidentes em estudos experimentais). Laboratorialmente são habituais a presença de leucocitose transitória que pode chegar a reação leucemoide e hipercalemia. Obviamente, há também os achados específicos de cada etiologia. Por exemplo:

- Cetoacidose diabética: polidipsia, poliúria, hálito cetônico.
- Uremia: edema, oligúria, atrito pericárdico.
- Metanol: hemorragia retiniana, *gap* osmolar.
- Acidose lática: febre, hipoxemia, hipotensão etc.

TRATAMENTO

O importante é sempre tentar corrigir o distúrbio de base, mas deve-se ter em mente que há dois grandes grupos de acidoses: as que se caracterizam por acúmulo de ácidos e as que se caracterizam por perda de bicarbonato. Diferenciá-las, como foi descrito acima, é um passo importante para instituir o tratamento.

Acidoses agudas

A acidose lática e a cetoacidose são as principais causas de acidoses agudas. Já foi demonstrado que a reposição externa de bicarbonato de sódio, nestas situações, não traz benefício na morbidade, mortalidade e disfunção cardíaca.

Geralmente, a reposição de base nestes casos se faz quando a acidemia é grave (pH < 7,1).

A reposição de base é mais imperativa nas acidoses hiperclorêmicas.

A administração de bicarbonato se faz de 1-2 mEq/kg de bicarbonato de sódio. Se o *status* volêmico permitir, o ideal seria administrar esta reposição de forma isotônica, por meio do soro bicarbonatado:

SG5% 850 mL + Bicarbonato de sódio 8,4% 150 mL → soro com 150 mEq/L de Na^+ e 150 mEq/L de $HCO3^-$.

Na injúria renal aguda, como causador da acidose metabólica, a presença de hipervolemia e/ou hipernatremia, a indicação de terapia renal substitutiva se fortalece.

Há tratamentos específicos para cada etiologia: insulina na cetoacidose diabética, etanol na intoxicação por metanol, antibioticoterapia + oxigenioterapia + drogas vasoativas na acidose lática, etc.

Acidoses crônicas

Nos casos de acidoses metabólicas crônicas, com ou sem disfunção renal, tem se demonstrado que a reposição de base melhora ou reduz a progressão da doença óssea, normaliza o crescimento, reduz a lise muscular, melhora a síntese de albumina e retarda a progressão da doença renal crônica. Recomenda-se que o HCO_3^- sérico mantenha-se entre 22-23 mEq/L.

Nos casos de acidoses metabólicas com hipocalemia, como nas acidoses tubulares renais tipo 1 e 2, a reposição da base pode ser acompanhada de potássio, com a reposição de citrato de potássio. Na Tabela 5, estão os preparados de bicarbonato e cloreto de potássio.

ALCALOSE METABÓLICA

O evento primário é elevação do bicarbonato. A compensação é elevação do pCO_2 (hipoventilação). O pH acompanha o evento primário, ficando elevado (alcalemia).

O pCO_2 aumenta 0,7 mmHg para cada aumento de 1 mEq/L no bicarbonato, ou simplificando: pCO_2 = bicarbonato + 10 (até o limite de 55 mmHg).

ETIOLOGIAS

Na prática clínica, as duas principais causas são:

- Vômitos (ou sonda nasogástrica aberta).
- Diuréticos: de alça (furosemida) ou tiazídicos (hidroclorotiazida e clortalidona).

Outras causas menos frequentes:

- Diarreia (com maior frequência causa acidose metabólica).
- Hipocalemia grave (adenoma viloso, abuso de laxantes).
- Síndrome cálcio-álcali (antiga álcali–leite).
- Hiperaldosteronismo/síndrome de Cushing.
- Síndrome de Bartter.

A dosagem de cloro urinário (U_{Cl}) ajuda a diferenciar perda extrarrenal (U_{Cl} < 10 mEq/L) da perda renal (U_{Cl} > 10 mEq/L) de ácido como causador da alcalose metabólica.

DADOS CLÍNICOS E LABORATORIAIS

Como as etiologias mais frequentes são vômitos e diuréticos, é frequente haver sinais de depleção de volume, com hipotensão postural e sinais de desidratação.

Alcalose pode ocasionar dois distúrbios eletrolíticos com suas respectivas repercussões clínicas:

- Hipocalemia: fraqueza, paralisia, íleo, rabdomiólise, poliúria, onda U no eletrocardiograma, aumento de CPK, TGO, DHL, aldolase, mioglobinúria.
- Hipocalcemia: parestesias, tetania, sinais de Chvostek e Trousseau, convulsões, alargamento do QTc no eletrocardiograma.

TRATAMENTO

Na acidose metabólica, o tratamento inespecífico é com administração de bicarbonato. Na alcalose metabólica é com a administração de cloreto. Como é frequente haver hipovolemia a conduta natural é infundir cloreto de sódio 0,9% ($[Na^+] = [Cl^-]$ = 154 mEq/L). Outras opções:

- Acrescentar acetazolamida 250 mg a 500 mg, 1x ou 2x/dia (ocasiona bicarbonatúria).
- Repor potássio e cálcio (detalhes em capítulos específicos).
- Espironolactona nos casos de hiperaldosteronismo.

Tabela 5 Preparados de bicarbonato e cloreto de potássio

Bicarbonato de sódio pó/comprimido	Fígado	Rins	Gestação	Amamentação
VO – 5 g = 60 mEq de HCO_3^- (1 colher de chá) 1cp = 500 mg de $NaHCO_3$ = 6 mEq HCO_3^-	Não	Não	C	👎?
Posologia – dose inicial: 2-5 g 1-2x dia, sendo a dose ajustada conforme gasometria				
Citrato de potássio **Litocit®**	**Fígado**	**Rins**	**Gestação**	**Amamentação**
Comprimido 5 mEq (540 mg) e 10 mEq (1080 mg)	Não	Não	C	👎?
Posologia – dose inicial: 10 mEq de citrato de potássio, VO, 2x ao dia. Fazer ajuste da dose conforme gasometria				

- Suspensão de diuréticos de alça e tiazídicos/antieméticos quando necessários.

Na Figura 1 há o esquema de raciocínio para definir a etiologia da alcalose metabólica.

ALCALOSE RESPIRATÓRIA

O evento primário é diminuição do pCO_2 (hiperventilação). A compensação é diminuição do bicarbonato, mas o pH acompanha o evento primário ficando elevado (alcalemia). Nos quadros agudos, para cada 10 mmHg de redução do pCO_2 ocorre como compensação redução de 2 mEq/L no bicarbonato. Nos quadros crônicos a redução é de 4 a 5 mEq/L.

ETIOLOGIAS

A hiperventilação pode ter mecanismo:

- Respiratório (hipoxemia): pneumonia, asma, tromboembolismo pulmonar, insuficiência cardíaca, mal das montanhas.
- Central: ansiedade/síndrome do pânico, gravidez, hipertireoidismo, tumor em sistema nervoso central, encefalopatia hepática (amônia provocando hiperventilação).

DADOS CLÍNICOS E LABORATORIAIS

A hipocapnia (pCO_2 diminuído pela hiperventilação) ocasiona vasoconstrição cerebral com quadro de parestesias, cefaleia, tontura.

A alcalemia (pH aumentado) ocasiona diminuição do cálcio ionizável, gerando tetania, espasmo carpal, sinais de Chvostek e Trousseau.

Com a hipoxemia concomitante: dispneia, dor torácica, palpitação.

TRATAMENTO

Nos casos de mecanismo respiratório oxigenioterapia por cateter ou máscara, além de tratamento específico como antibiótico (pneumonia), broncodilatação (asma), diurético e vasodilatador (insuficiência cardíaca) etc.

Nos casos de ansiedade/síndrome do pânico: benzodiazepínicos ou reinalação do ar expirado.

ACIDOSE RESPIRATÓRIA

O evento primário é pCO_2 elevado (hipoventilação). A compensação é aumento do bicarbonato, mas o pH acompanha o evento primário, ficando aumentado (acidemia).

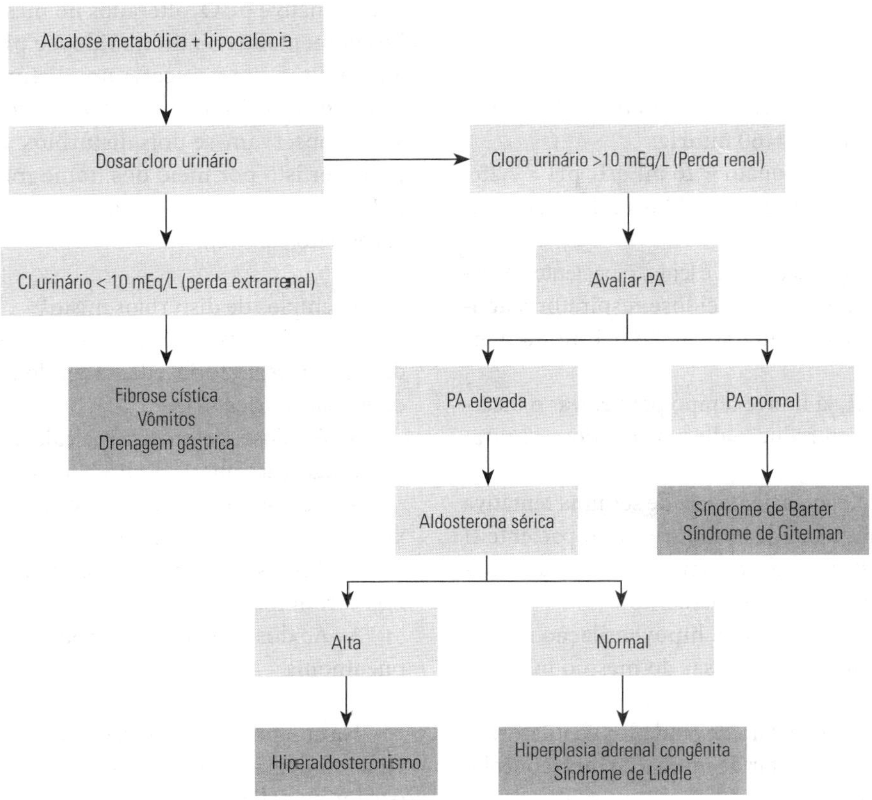

Figura 1 Organograma para definir a causa da alcalose metabólica.

Nos quadros agudos, para cada aumento de 10 mmHg do pCO_2 ocorre como compensação aumento de 1 mEq/L no bicarbonato. Nos quadros crônicos, a elevação do bicarbonato é de 3,5 a 4,0 mEq/L.

ETIOLOGIAS

A ventilação depende de uma sequência:

Sistema nervoso central → sistema nervoso periférico → placa neuromuscular → musculatura respiratória → parede torácica/pleura → vias aéreas → pulmões.

Assim as etiologias equivalentes são:

- Acidente vascular cerebral/overdose de narcóticos/apneia obstrutiva do sono/obesidade.
- Síndrome de Guillain-Barré.
- Miastenia *gravis.*
- Polimiosite.
- Fratura de arcos costais/cifoescoliose.
- Derrame pleural/hemotórax.
- Doença pulmonar obstrutiva crônica (DPOC).

DADOS CLÍNICOS E LABORATORIAIS

A hipercapnia (aumento do pCO_2) ocasionada pelo hipoventilação gera vasodilatação no sistema nervoso central com consequente edema cerebral, confusão mental (narcose), papiledema com risco de herniação, apneia e óbito.

TRATAMENTO

Considerando dois pacientes com o mesmo índice de hipoventilação pCO_2 = 60 mmHg:

- Paciente I: bicarbonato = 26 mEq/L, pH = 7,25.
- Paciente II: bicarbonato = 32 mEq/L, pH = 7,32.

Como a compensação renal é lenta, o paciente I apresenta hipoventilação aguda (acidose respiratória aguda) com bicarbonato ainda normal e pH nitidamente reduzido.

No paciente II, já houve tempo para elevar o bicarbonato e ter pH com redução discreta (acidose respiratória crônica).

Como exemplo, o paciente I pode ser uma tentativa de suicídio por ingestão de barbitúricos e o paciente II um caso de DPOC (tabagista com tosse crônica, dedos baqueteados e aumento de hematócrito).

Logo, o tratamento para a hipoventilação é muito diferente nos dois casos apesar do mesmo pCO_2 de 60 mmHg.

- Paciente I: necessitará de cuidados ventilatórios, podendo chegar a necessitar de intubação orotraqueal + ventilação mecânica.
- Paciente II: provavelmente vigil, contactuando, adaptado à hipercapnia crônica; na realidade ventilando devido à hipoxemia concomitante. Conduta conservadora: cateter de O_2 em baixo fluxo (se o fluxo for alto pode ocasionar piora da ventilação com narcose e apneia), broncodilatação, corticoide, fisioterapia respiratória.

Nos diversos quadros de hipoventilação também há opções como: ventilação por ambu, máscaras de ventilação não invasiva (CPAP e BIPAP) com indicações específicas.

DISTÚRBIOS ÁCIDO-BÁSICOS MISTOS

São sugestivos de distúrbios mistos:

- Bicarbonato e pCO_2 em sentidos contrários. Por exemplo: bicarbonato = 35 mEq/L (aumentado) e pCO_2 = 30 mmHg (diminuído). Aqui se observa um caso de alcalose mista.
- Como as compensações, via de regra, não são perfeitas, o achado de bicarbonato e pCO_2 alterados, porém com pH na faixa da normalidade, sugere fortemente dois distúrbios independentes. A exceção é para alguns casos de alcalose respiratória crônica em que o pH pode atingir a normalidade.
- Aqui são os casos que requerem mais atenção: bicarbonato e pCO_2 alterados no mesmo sentido (ambos aumentados ou diminuídos) e pH alterado, o que à primeira vista pareceria um distúrbio simples. Entretanto, se utilizadas equações ou regras de compensação, observam-se dois distúrbios. Pode-se também perceber isto por meio dos nomogramas (curvas que definem os distúrbios cruzando os valores de pH, bicarbonato e pCO_2).

Exemplos de distúrbios mistos:

- Acidose metabólica + acidose respiratória: parada cardiorrespiratória, edema agudo de pulmão, intoxicação barbitúrica.
- Alcalose metabólica + alcalose respiratória: sonda nasogástrica aberta + encefalopatia hepática.
- Acidose metabólica + alcalose respiratória: intoxicação por salicilato, sepse.
- Acidose metabólica + alcalose metabólica: uremia + vômito.
- Acidose respiratória crônica + aguda: DPOC + pneumonia.

Na conduta, frente a distúrbios mistos, deve-se tratar as etiologias. Tratamento inespecífico emergencial se o valor do pH exigir.

BIBLIOGRAFIA

Adrogué HJ, Madias NE. Secondary responses to altered acid -base status: the rules of engagement. J Am Soc Nephrol 2010;21:920.
Bagga A, Bajpai A, Menon S. Approach to renal tubular disorders. Indian J Pediatr. 2005;72(9):771-6.
Emmett M. Anion-gap interpretation: the old and the new. Nat Clin Pract Nephrol 2006;2:4.
Kraut JA, Nicolaos E. Madias. Nat Rev Nephrol 2010;6:274-285.
Palmer BF, Clegg DJ. Salicilate toxicity. N Engl J Med 2020;382:2544.
Rodriguez-Soriano J. Tubular disorders of electrolyte regulation. In Avner ED, Harmon WE, Niaudet P, eds. Pediatric nephrology, 5th ed. Baltimore: Lippincot Williams & Wilkins; 2004. p. 729-756.

131 DISTÚRBIOS HIDROELETROLÍTICOS

Paulo Roberto Corrêa Hernandes

HIPONATREMIA

CONSIDERAÇÕES INICIAIS

Hiponatremia é definida como concentração de sódio sérico menor que 135 mEq/L.

O sódio é o principal íon extracelular, sendo o principal fator determinante de osmolaridade plasmática. Na prática a osmolaridade efetiva = 2 × [sódio], mEq/L + [glicose], mg/dL / 18. E não havendo descompensação diabética, observa-se aproximadamente: osmolaridade = 2 × [sódio], mEq/L + 10 (valor de referência: 275 a 295 mOsm/kg). Mesmo que na maioria dos casos não seja necessário realizar osmometria, é útil diante das disnatremias (distúrbios de sódio) raciocinar em termos de osmolaridade.

ETIOLOGIAS

A maior parte das hiponatremias ocasiona queda de osmolaridade, mas vale ressaltar que pode-se detectar quadros associados à osmolaridade normal ou elevada.

A pseudo-hiponatremia (sódio baixo com osmolaridade normal) atualmente quase inexiste, pois os aparelhos com eletrodos íon-específicos dosam o sódio sem interferências. Mas se for dosagem por espectrofotometria, no caso de haver hipertrigliceridemia/hiperproteinemia (mieloma múltiplo) poderá gerar um falso resultado de sódio diminuído.

Hiponatremia com osmolaridade elevada: na prática ocorre nos casos de glicemia muito elevada.

Consequentemente, no cotidiano médico, os casos de hiponatremia (Na < 135 mEq/L) geram osmolaridade diminuída. Para facilitar o diagnóstico diferencial e conduta terapêutica é fundamental diante de uma hiponatremia hipo-osmolar (hipotônica) definir se o paciente apresenta a quantidade de água corporal diminuída, aumentada ou normal.

- Água corporal diminuída: sinais de hipovolemia, desidratação, hipotensão postural:
  - perda extrarrenal ([Na$^+$] urinário < 20 mEq/L);
  - vômitos, diarreia, sudorese excessiva, aumento terceiro espaço (peritonite);
  - perda renal ([Na$^+$] urinário > 20 mEq/L);
  - excesso de diuréticos, nefropatia perdedora de sal, poliúria do *diabetes mellitus*, acidose tubular renal.
- Água corporal aumentada: síndromes edematosas:
  - sódio urinário < 20mEq/L: insuficiência cardíaca, síndrome nefrótica, insuficiência hepática;
  - sódio urinário > 20 mEq/L: insuficiência renal aguda e crônica.
- Água corporal normal: euvolemia (sódio urinário > 20 mEq/L): síndrome da secreção inapropriada do hormônio antidiurético (SSIHAD) associada geralmente a:
  - lesões orgânicas em sistema nervoso central (neoplasias, abscessos);
  - lesões orgânicas em pulmões (infecções, neoplasias);
  - drogas, em particular neuropsiquiátricas.

Para definir-se com clareza a presença de síndrome de secreção inapropriada de hormônio antidiurético (SSIHAD) é necessário excluir a presença de insuficiência adrenal, hipotireoidismo e uso crônico de tiazídicos.

As Tabelas 1 a 4 sintetizam todos estes dados clínico-laboratoriais.

Tabela 1 Causas de hiponatremia

Euvolêmica	
SSIADH, hipotireoidismo, insuficiência adrenal, drogas	
Hipovolêmica	
Na$^+$ urinário > 20 mEq/L	Na$^+$ urinário < 20 mEq/L
Perdas renais	Perdas extrarrenais
Excesso de diuréticos	Perdas gastrintestinais
▪ Nefropatia perdedora de sal	Perdas para o terceiro espaço
▪ Síndrome cerebral perdedora de sal	(pancreatite, queimaduras)
Acidose tubular renal	
▪ Deficiência de mineralocorticoide	
▪ Diurese osmótica	
Hipervolêmica	
Na$^+$ urinário > 20 mEq/L	Na$^+$ urinário < 20 mEq/L
Insuficiência renal	ICC, cirrose, síndrome nefrótica

SSIADH: síndrome de secreção inapropriada de hormônio antidiurético.

Tabela 2 Causas mais comuns de SSIADH
Carcinoma broncogênico
Meningite
Pneumonia viral e bacteriana
Trauma craniano
Abscesso pulmonar
Abscesso cerebral
Tuberculose
Tumores cerebrais
Encefalite viral ou bacteriana
SIDA-HIV
Drogas
Idiopática

SIDA: síndrome da imunodeficiência adquirida; SSIADH: síndrome de secreção inapropriada de hormônio antidiurético.

Tabela 3 Características gerais da SSIADH
Osmolalidade sérica diminuída (< 270 mOsm/kg H_2O)
Osmolalidade urinária inapropriadamente elevada (> 100 mOsm/kg H_2O)
Euvolemia
Concentração de sódio na urina elevada (usualmente acima de 40 mEq/L)
Ausência de insuficiência adrenal, hipotireoidismo, insuficiência renal ou uso de diurético
Concentração de ácido úrico sérico baixa

SSIADH: síndrome de secreção inapropriada de hormônio antidiurético.

Tabela 4 Principais drogas associadas à hiponatremia
Tiazídicos
Clorpropamida
Desmopressina (DDAVP), ocitocina
Clofibrato
Inibidores seletivos da recaptação de serotonina
Carbamazepina
Tricíclicos
Vincristina
Opioides
Ciclofosfamida
Fenotiazinas
Metanfetaminas
Anti-inflamatórios não esteroidais
Nicotina

QUADRO CLÍNICO

As hiponatremias podem ser divididas em:

- Leves: [Na^+] entre 130 e 134 mEq/L.
- Moderadas: [Na^+] entre 120 e 129 mEq/L.
- Graves: [Na^+] inferior a 120 mEq/L.
- Agudas: < 48 horas.
- Crônicas: > 48 horas.

Reduções do sódio leves/moderadas e crônicas ocasionam cefaleia, letargia, náusea, vômito, câimbras.

Reduções graves e agudas ocasionam rebaixamento de nível de consciência, coma, convulsão, parada respiratória.

Havendo hiponatremia hipotônica, ocorre migração de água para o intracelular, gerando edema cerebral. Grupos de risco são: crianças, mulheres em idade fértil, concomitância de etilismo, hipocalemia, hipoxemia, estado pós-operatório.

CUIDADOS NA PROGRAMAÇÃO TERAPÊUTICA

Antes de orientar as medidas de tratamento é importante frisar que a correção intempestiva da hiponatremia, em especial nas formas graves, pode gerar danos neurológicos severos devido à síndrome de desmielinização osmótica (SDO). Correção rápida se sódio < 120 mEq/L nos primeiros 2 a 3 dias pode ocasionar desmielinização no sistema nervoso central, com as seguintes consequências que podem surgir entre o segundo e o sexto dias: disartria, disfagia, paraparesias, distúrbios comportamentais, convulsão, coma. A ressonância magnética pode mostrar alterações características, porém isto pode ser tardio (até 1 mês do início dos sintomas e sinais neurológicos).

A prevenção da SDO é feita pela correção lenta da hiponatremia.

São critérios de alto risco para desenvolvimento de SDO:

- [Na^+] < 105 mEq/L.
- Hipocalemia/hipofosfatemia.
- Alcoolismo/desnutrição/hepatopatia.

Baixo risco para SDO

- Na > 120 mEq/L, hiponatremia aguda ocorrida em poucas horas (ex.: maratonistas), polidipsia primária.
- Mesmo sintomas graves podem melhorar com aumento de 4 a 6 mEq/L nas 24 horas iniciais. Em casos muito graves, aumento de 4 a 6 mEq/L em 6 horas pode ser necessário, porém mantendo o aumento total em 24 horas na faixa de 8 mEq/L (alguns estudos chegam a 10-12 mEq/L em 24 horas).

TRATAMENTO

Nos pacientes com hiponatremia leve/moderada ([Na^+] > 120 mEq/L) e sem sintomas neurológicos, o tratamento é mais empírico nos 3 grupos discutidos:

- Água diminuída (hipovolêmicos): expansão com cloreto de sódio 0,9% (= 154 mEq/L).
- Água aumentada (edemaciados): restrição hídrica + furosemida.
- Água normal (euvolêmicos/SSIHAD): restrição hídrica, sal por via oral (9 gramas equivalem a 1 litro de cloreto de sódio 0,9% e 1 grama equivale a 35 mL cloreto de sódio 3%). Caso o mecanismo causador da SSIHAD seja medicamentoso, a suspensão da droga causadora tende a corrigir o distúrbio.

Nos pacientes com hiponatremia grave ($[Na^+] < 120$ mEq/L) e com sintomas neurológicos, o tratamento é mais cauteloso para evitar a síndrome de desmielinização osmótica. Para tanto, é preciso estimar a água corporal do paciente e escolher a concentração da solução de sódio a ser usada. Com estes dados estima-se a variação do sódio sérico por meio da fórmula de Adrogué-Madias (Tabela 5).

Na prática, as hiponatremias sintomáticas ou graves devem ser tratadas com infusão cautelosa de NaCl 3% (513 mEq/L). O preparo do soro hipertônico (NaCl 3%) pode ser feito da seguinte maneira:

NaCl 3% (513 mEq/L de sódio) = soro fisiológico (SF) 890 mL + NaCl 20% 110 mL

Tabela 5 Cálculo de variação estimada do sódio sérico

Variação estimada no sódio sérico com 1 L de qualquer solução (apenas sódio)	
$Na^+ = \dfrac{Na^+ \text{ infusão} - Na^+ \text{ paciente}}{\text{Água corporal total} + 1}$	
Variação estimada no sódio sérico com 1 L de qualquer solução (contendo sódio e potássio)	
$Na^+ = \dfrac{(Na^+ + K^+) \text{ infusão} - Na^+ \text{ paciente}}{\text{Água corporal total} + 1}$	
Estimativa da água corporal total	
Homem jovem	Peso (kg) × 0,6
Mulher jovem	Peso (kg) × 0,5
Homem idoso	Peso (kg) × 0,5
Mulher idosa	Peso (kg) × 0,45
Concentração de sódio nas soluções	
Soro glicosado 5%	Zero
NaCl 0,45% (soro ao meio)	77 mEq/L
NaCl 0,9% (SF)	154 mEq/L
Ringer lactato*	130 mEq/L
NaCl 3% (soro hipertônico)	513 mEq/L

* $[K^+] = 4$ mEq/L

-O exemplo com um caso clínico sintetizará estes conceitos:

- Mulher de 30 anos, 46 kg de peso e Na = 112 mEq/L, com convulsão; há grande risco de SDO numa correção rápida do sódio. Pode-se optar por usar cloreto de sódio 3% para não utilizar grandes volumes. Mulher jovem: 50% do peso é água (= 23 litros).
- Cloreto de sódio 3% = 513 mEq/L.
- Logo: variação com 1 L de solução = 513 – 112 / 23 + 1 = 17 meq/L, aproximadamente.
- Ou seja, 1 litro de cloreto de sódio 3% elevará o sódio sérico nesta paciente em 17 mEq/L.
- Se para diminuir o risco de SDO num caso com tal gravidade, optar-se por elevar o sódio em 8 mEq/L em 24 horas, seria necessário aproximadamente 500 mL da solução 3%.

Alguns autores recomendam como velocidade máxima de correção do sódio em hiponatremias graves nas primeiras 48 horas: 0,5 mEq/L/ hora, o que daria aumento de até 12 mEq/L em 24 horas.

HIPERNATREMIA

DEFINIÇÃO

Hipernatremia é definida com sódio sérico maior que 145 mEq/L e invariavelmente denota hiperosmolaridade sérica.

ETIOLOGIAS

Na prática, hipernatremias graves (Na > 165 mEq/L) são vistas com maior frequência em pacientes idosos com distúrbios neurológicos que dificultam acesso à água e sua ingestão: sequelas de acidente vascular encefálico com disfagia, quadros demenciais, doença de Parkinson, hipodipsia.

Assim como as hiponatremias, a hipernatremia deve ser classificada em euvolêmica, hipovolêmica ou hipervolêmica. As Tabelas 6 e 7 sintetizam estas informações.

- Pacientes com hipernatremia hipovolêmica têm perdas renais ou gastrintestinais de fluidos hipotônicos.
- A hipernatremia hipervolêmica é a menos comum. Frequentemente, resulta da administração de soluções salinas hipertônicas para tratamento de hipertensão intracraniana ou de bicarbonato de sódio para acidose, hipercalemia ou parada cardiorrespiratória.
- A maioria dos pacientes com hipernatremia por perda de água apresenta-se euvolêmica porque a perda de água sem sódio não leva à contração de volume importante. As perdas podem ser extrarrenais (perdas pela

Tabela 6 Causas de hipernatremia

Euvolêmica	
Diabetes insipidus central e nefrogênico	
Perdas insensíveis pela pele e trato respiratório	
Hipovolêmica	
Na^+ urinário > 20 mEq/L	Na^+ urinário < 20 mEq/L
Perdas renais	Perdas extrarrenais
Diurese osmótica	Sudorese excessiva
Diuréticos de alça	Diarreia
Pós-desobstrução do trato urinário	Queimaduras
Doença renal intrínseca	
Fase poliúrica da necrose tubular aguda	
Hipervolêmica	
Hiperaldosteronismo primário	
Síndrome de Cushing	
Infusão de $NaHCO_3$ hipertônico	
Infusão de salina hipertônica	
Diálise com sódio elevado no banho	

Tabela 7 Causas de *diabetes insipidus* (DI)

DI central	DI nefrogênico
Congênito ▪ Autossômico dominante ou recessivo	Congênito
Adquirido ▪ Pós-trauma ▪ Pós-cirúrgico ▪ Tumores ▪ Granulomas ▪ Infecções (meningite, encefalite) ▪ Idiopático	Adquirido ▪ Doença renal crônica ▪ Hipocalemia ▪ Hipercalcemia ▪ Anemia falciforme ▪ Gestação ▪ Drogas (lítio – causa mais comum de DI nefrogênico, demeclociclina, anfotericina, foscarnet – sem registro vigente na Anvisa)

pele ou trato respiratório não compensadas pelo aumento de ingesta hídrica, por falta de acesso a água ou por percepção da sede prejudicada) ou renais (por defeito na produção ou liberação da vasopressina – *diabetes insipidus* central ou na resposta do túbulo coletor renal a esse hormônio – *diabetes insipidus* nefrogênico).

A distinção entre DI central e nefrogênico pode ser feita por meio do teste de privação de água seguido da administração de vasopressina, que leva a aumento na osmolaridade urinária no DI central, mas não no DI nefrogênico.

QUADRO CLÍNICO

Serão vistos sinais de desidratação e de acordo com a osmolaridade: letargia, fraqueza, irritabilidade, convulsão, coma. Quando Na > 180 mEq/L há grande aumento de mortalidade.

- 320 mOsm/kg → confusão mental.
- 340 mOsm/kg → coma.
- 360 mOsm/kg → apneia.

O quadro neurológico decorre da migração de água do encéfalo para o extracelular, ocasionando redução do volume cerebral, hemorragias focais intracerebrais, subaracnóideas além de desmielinização. Formam-se osmóis idiogênicos no cérebro para diminuir a saída de água para o extracelular.

TRATAMENTO

A água corporal está assim distribuída:

- 10% intravascular.
- 30% intersticial.
- 60% intracelular.

Quando se avalia clinicamente o estado de hidratação de um paciente, pode-se cometer grandes erros, como ao se ater ao compartimento intravascular que, apesar de muito importante, é muito pequeno frente ao interstício e intracelular. Logo, hipernatremia denota significativo déficit de água, nem sempre percebido ao exame clínico. Assim, diante de um sódio sérico muito elevado pode-se pensar, empiricamente, num déficit de água na faixa de 10% do peso do paciente, o que significa num adulto 5 a 8 litros. Pode-se também utilizar a fórmula a seguir:

Fórmula para estimativa do déficit de água
Déficit de água = água corporal total × [(Na sérico/140) – 1]

Inicialmente, se o paciente estiver hipovolêmico, hipotenso, deve ser estabilizado com cloreto de sódio 0,9%, mesmo estando hipernatrêmico, já que a ideia é expandir o intravascular rapidamente para evitar por exemplo que uma insuficiência renal pré-renal evolua para necrose tubular aguda.

À exceção dos hipovolêmicos, pacientes com hipernatremia devem ser tratados com soluções hipotônicas – água por via oral ou por sonda, soro glicosado 5% ou NaCl 0,45% por via endovenosa (ver concentrações de sódio nessas soluções na seção de hiponatremia).

Correção rápida do sódio pode levar a edema cerebral, pois a queda da osmolaridade sérica leva à entrada de água nas células cerebrais que acumularam solutos como adaptação à hipernatremia. O risco de edema é maior nas hipernatremias de duração prolongada.

A queda do sódio deve ser de 1 mEq/L por hora na correção das hipernatremias de instalação aguda e não mais do que 0,5 mEq/L por hora nos casos de duração prolongada ou desconhecida. A variação de sódio não deve ser maior que 10 mEq em 24 horas. O volume de determinado fluido necessário para tal correção deve ser calculado a partir da fórmula de Adrogué-Madias (vide seção de hiponatremia).

O tratamento a longo prazo do DI central é feito geralmente com desmopressina (DDAVP) intranasal.

DI nefrogênico é tratado com diuréticos tiazídicos. Nos casos induzidos por lítio, deve-se introduzir amiloride (bloqueio de canais epiteliais de sódio no túbulo coletor que servem como via de entrada do lítio na célula). Descontinuação de drogas e correção de distúrbios eletrolíticos associados a DI nefrogênico restaura a capacidade de concentração urinária.

▪ HIPOCALEMIA

O potássio é um íon eminentemente intracelular. Um adulto tem cerca de 3.000 mEq de potássio em seu corpo, sendo 98% dentro das células. Porém, nos distúrbios do potássio raciocina-se na maior parte do tempo com o nível sérico de potássio: 3,5 a 5,0 mEq/L.

Há potássio em vários alimentos e este cátion é excretado via tubo digestivo, mas principalmente via excreção renal, fato este dependente principalmente do ritmo de filtração glomerular e da ação do hormônio aldosterona secretado pelas adrenais.

Ocorre quando potássio sérico < 3,5 mEq/L.

ETIOLOGIAS

Tipicamente resulta de uma entre quatro causas: ingesta de potássio diminuída, redistribuição, perdas extrarrenais e perdas renais de potássio. Medida de potássio urinário > 20 mEq/24 horas é indicativa de perda urinária de potássio. Na Tabela 8 são resumidas as etiologias.

QUADRO CLÍNICO

Entre hipocalemia de 3,0 a 3,5 mEq/L não há sintomas. Entre 2,5 e 3,0 mEq/L ocorre fraqueza muscular. Quando K < 2,5 mEq/L surgem formas mais graves: paralisia, rabdomiólise (com mioglobinúria, elevação de CPK, AST, DHL, aldolase, insuficiência renal).

Pode ocorrer íleo adinâmico, síndrome de Ogilvie (pseudo-obstrução colônica). Há risco de arritmias cardíacas: extrassistolia, bradicardia sinusal, bloqueio atrioventricular, taquicardia ventricular, depressão do ST, redução da amplitude de T, onda U (V4-V6), alargamento do QTc. O risco de arritmias é maior se houver concomitância de coronariopatia, uso de digital e hipomagnesemia. A presença de hipocalemia + hipomagnesemia aumenta o risco de *torsade de pointes*.

Tabela 8 Causas de hipocalemia
Ingestão diminuída (raramente causa hipocalemia isoladamente)
Redistribuição
Excesso de insulina
Atividade beta-adrenérgica aumentada (ex.: uso de beta2-agonistas, abstinência de álcool)
Paralisia periódica hipocalêmica (hereditária ou adquirida – pacientes com hipertireoidismo)
Alcalose metabólica ou respiratória
Perdas extrarrenais
Vômitos (apesar do baixo conteúdo de K^+ na secreção gástrica, alcalose metabólica e contração de volume levam a hiperaldosteronismo secundário e perda de K^+ também na urina)
Diarreia
Sudorese excessiva (raro; pode ocorrer por exemplo em pacientes com fibrose cística)
Perdas renais
Diuréticos
Hiperaldosteronismo primário ou secundário, síndrome de Cushing
Acidose tubular renal tipo proximal (tipo 2) e distal (tipo 1)
Hipomagnesemia
Uso de anfotericina, aminoglicosídeos
Síndromes de Bartter, Gitelman e Liddle

Pode haver poliúria devido a redução da capacidade renal de concentrar urina associada à hipocalemia.

Em suma, hipocalemia pode levar a quadros gravíssimos de arritmia + paralisia + rabdomiólise + fraqueza diafragmática. A Tabela 9 sintetiza estas informações.

Tabela 9 Manifestações clínicas da hipocalemia
Fraqueza muscular, incluindo fraqueza da musculatura respiratória
Íleo adinâmico e seus sintomas associados de náuseas, vômitos e distensão abdominal
Alterações eletrocardiográficas ▪ Depressão do segmento ST, diminuição da amplitude da onda T ▪ Aumento da amplitude da onda U, prolongamento do intervalo QT
Arritmias cardíacas, sobretudo em idosos e pacientes com doença cardíaca, em uso de digoxina ou antiarrítmicos
Poliúria por prejudicar os mecanismos de concentração da urina
Rabdomiólise

TRATAMENTO

Inicialmente avaliar se há concomitância de hipomagnesemia, o que pode ocasionar refratariedade na correção do potássio.

Como não é possível avaliar com precisão o déficit de potássio corporal total, algumas regras práticas são usadas. Para cada 1 mEq/L abaixo de 4,0, estima-se um déficit de 200 a 400 mEq de potássio. Por exemplo: K = 1,0 mEq/L. Está 3 mEq/L abaixo de 4,0 o que gera um déficit total de 3 × 200 a 3 × 400, ou seja, há a necessidade de repor 600 a 1.200 mEq de potássio. Na Tabela 10 são detalhadas as preparações de potássio.

Tabela 10 Preparações para reposição de potássio

Cloreto de potássio 6%, solução oral	8 mEq/10 mL
Cloreto de potássio 10%, solução oral	13 mEq/10 mL
Cloreto de potássio 600 mg	8 mEq/drágea
Cloreto de potássio 19,1%	25 mEq/10 mL
Cloreto de potássio 10%	13 mEq/10 mL

A Tabela 11 sintetiza a essência do tratamento da hipocalemia

Tabela 11 Tratamento da hipocalemia

Deve-se obter a correção do K^+ sérico para um nível seguro, seguida da reposição do déficit restante em dias a semanas
Como regra geral, estima-se um déficit de 200-400 mEq de K^+ para redução de 1 mEq/L na concentração sérica
A via oral (VO) deve ser preferida para reposição, por ser mais segura; a via endovenosa (EV) pode ser associada na hipocalemia grave sintomática
Nos pacientes com K^+ 3,0-3,4 mEq/L, pode-se iniciar reposição VO de 20 a 80 mEq de K^+ por dia divididos em 2 a 4 doses
Para perdas renais, muitas vezes é necessário associar um diurético poupador de K^+ (amiloride, espironolactona, eplerenone)
Velocidade ideal para reposição EV de K^+ = 10 mEq/h
Velocidade máxima para reposição EV de K^+ = 20 mEq/h
Concentração máxima de K^+ solução a ser infundida em veia periférica = 40 mEq/L
Concentração máxima de K^+ solução a ser infundida em veia central = 60 mEq/L
Evitar reposição de K^+ em soluções contendo glicose (há estímulo à liberação de insulina, que leva à entrada de K^+ nas células)
Cuidadosa monitorização é essencial, sobretudo naqueles recebendo reposição de K^+ para hiponatremia por redistribuição (risco de hipercalemia rebote)

HIPERCALEMIA

Ocorre hipercalemia quando potássio sérico > 5,0 mEq/L. Na prática clínica a principal etiologia é a insuficiência renal aguda ou a forma crônica avançada (*clearance* de creatinina < 15 mL/minuto).

ETIOLOGIAS

- Pseudo-hipercalemia: coleta inadequada (garroteamento prolongado, hemólise) ou sangue com grande quantidade de células (plaquetose ou grandes leucocitoses como nas leucemias).
- Translocação (*shift*) do intracelular para extracelular: acidose metabólica, deficiência de insulina, paralisia periódica, betabloqueador, trauma com lesão muscular, transfusão de hemácias.
- Diminuição de excreção: insuficiência renal (aguda e crônica), hipoaldosteronismo (doença de Addison, forma hiporreninêmica, efeito de medicamentos como IECA (captopril), bloqueador de receptor de angiotensina (losartana), trimetoprim em dose elevada.

A Tabela 12 sintetiza as informações sobre etiologias de hipercalemia e a Tabela 13, as etiologias do hipoaldosteronismo.

Tabela 12 Causas de hipercalemia

Ingestão excessiva
Geralmente não leva à hipercalemia a menos que fatores contribuintes estejam presentes
Liberação de K^+ das células
Acidose metabólica
Deficiência de insulina
Hiperosmolaridade (saída de água da célula, acompanhada da saída de K^+)
Uso de betabloqueadores
Rabdomiólise, síndrome de lise tumoral, hemólise
Paralisia periódica hipercalêmica
Excreção renal prejudicada
Hipoaldosteronismo (prejuízo da secreção da aldosterona ou resistência à sua ação)
Doença renal crônica e injúria renal aguda

Tabela 13 Principais causas de hipoaldosteronismo

Secreção de aldosterona diminuída
Insuficiência adrenal
Hipoaldosteronismo hiporreninêmico (ex.: nefropatia diabética, AINE, inibidores de calcineurina)
Uso de inibidores da ECA e bloqueadores do receptor de angiotensina
Uso de heparina
Resistência à ação da aldosterona
Uso de diuréticos poupadores de K^+ (espironolactona, amiloride, triantereno – sem registro vigente na Anvisa)
Uso de sulfametoxazol-trimetropim e pentamidina (sem registro vigente na Anvisa)
Uropatia obstrutiva
Anemia falciforme
Pseudo-hipoaldosteronismo tipo 1

QUADRO CLÍNICO

Fraqueza que mimetiza a síndrome de Guillain-Barré, paralisias e arritmias cardíacas.

Diante de uma hipercalemia mais intensa é fundamental a realização de eletrocardiograma para definir se há urgência no tratamento. Os achados são: onda T pontiaguda, alargamento do intervalo PR, desaparecimento da onda P, alargamento do QRS atingindo forma sinusoidal, arritmias ventriculares, assistolia. Em geral, a correspondência de nível sérico de potássio e alteração no ECG é:

- K de 5,5 a 6,5 mEq/L: T pontiagudo.
- K de 6,5 a 7,5 mEq/L: perda de P.
- K de 7,0 a 8,0 mEq/L: alargamento de QRS.
- K de 8,0 a 10 mEq/L: QRS sinusoidal, arritmias ventriculares, assistolia.

A Tabela 14 sintetiza os achados clínicos e eletrocardiográficos da hipercalemia.

Tabela 14 Características clínicas e laboratoriais da hipercalemia

Fraqueza ou paralisia muscular
Alterações eletrocardiográficas ▪ Ondas T apiculadas (ondas T em tenda) ▪ Alargamento do intervalo PR ▪ Achatamento ou ausência de onda P ▪ Alargamento do QRS ▪ Ritmo senoidal (superposição do QRS alargado com a onda T)
Distúrbios de condução e arritmias (incluindo bradicardia sinusal, ritmos idioventriculares, fibrilação ventricular e assistolia)

TRATAMENTO

Há três níveis de tratamento:

- Antagonizar a ação do potássio – cálcio.
- Deslocar potássio para o intracelular – insulina/bicarbonato/agonista beta-adrenérgico.
- Remover potássio do corpo: furosemida/resina trocadora de íons/diálise.

A Tabela 15 detalha as condutas frente a quadros de hipercalemia.

Ressalta-se que há condutas especiais como: suspender medicações que elevem potássio, restringir potássio na dieta, introduzir corticoide nos casos de doença de Addison.

Tabela 15 Tratamento da hipercalemia

Estabilização da membrana elétrica da célula miocárdica
Gluconato de cálcio 10%, 10 mL + SF ou SG 5% 100 mL, EV, em 2-3 minutos, ou cloreto de cálcio 10%, 5-10 mL + SF ou SG 5% 100 mL, EV, em 2-3 minutos ▪ Indicado quando houver alteração eletrocardiográfica, independente do nível de potássio ▪ A duração de ação é de 30-60 minutos ▪ Deve ser repetido em 5 minutos se persistirem as alterações eletrocardiográficas ▪ O cloreto de cálcio deve ser administrado preferencialmente em veia central pelo risco de flebite
Translocação de potássio para o meio intracelular
Inalação com agonista beta-2 adrenérgico: fenoterol ou salbutamol (albuterol) 10 gotas até 4/4 horas
Solução polarizante: insulina regular 10 U + 50 g de glicose (ex.: 500 mL de SG 10%) EV em 60 minutos até 4/4 horas ▪ Indicados quando $K^+ > 6,0$ mEq/L ou em níveis menores se há ascensão rápida do K^+ ▪ Bicarbonato de sódio EV também leva a translocação de K^+ para o meio intracelular; geralmente não está indicado porque tem eficácia limitada e pode causar sobrecarga de volume e hipernatremia; pode ser usado em casos com acidose associada
Remoção de potássio
Diuréticos de alça ou tiazídicos
Resina de troca: sorcal 30 g + manitol 10% ou 20% 100 mL 4/4h ou 6/6h, VO (preferencialmente) ou via retal (dobra-se a dose; manter no cólon por pelo menos 30-60 minutos) Diálise

▪ HIPOCALCEMIA

DEFINIÇÃO

A hipocalcemia é definida como concentração sérica de cálcio total menor que 8,5 mg/dL (2,2 mmol/L) ou de cálcio iônico menor que 4,6 mg/dL (1,12 mmol/L).

Em situações de hipoalbuminemia, a medida do cálcio total pode estar diminuída (com a medida do cálcio iônico normal). O cálcio total deve ser corrigido para a concentração de albumina conforme a fórmula:

$$Ca^{2+} \text{ total corrigido} = Ca^{2+} \text{ total medido} + [(4,0 - \text{albumina}) \times 0,8]$$

ETIOLOGIAS

As causas de hipocalcemia podem ser divididas de acordo com sua associação com hipofosfatemia ou hiperfosfatemia (Tabela 16).

Tabela 16 Causas de hipocalcemia
Associadas a fósforo sérico normal ou baixo
Deficiência de vitamina D ▪ Ingestão, absorção ou exposição solar reduzidas
Deficiência de calcitriol ▪ Insuficiência renal, raquitismo dependente de vitamina D tipo 1
Resistência ao calcitriol ▪ Raquitismo dependente de vitamina D tipo 2
Pancreatite aguda
Deficiência de magnésio
Síndrome da fome óssea (após paratireoidectomia)
Associadas a fósforo sérico elevado
Hipoparatireoidismo ▪ Desenvolvimento glandular anormal ▪ Pós-operatório ▪ Autoimune ▪ Associado a irradiação ou doenças infiltrativas (hemocromatose, amiloidose, granulomas, câncer metastático) ▪ Regulação do PTH alterada (ex.: mutações no receptor sensor de cálcio
Pseudo-hipoparatireoidismo (resistência ao PTH)
Doença renal crônica em estágio avançado
Injúria renal aguda
Administração de elevada carga de fósforo

Na presença de alcalose, o aumento da fração de cálcio ligado à albumina também pode levar a hipocalcemia sintomática por reduzir o cálcio iônico (ou fração livre, que é fisiologicamente importante).

QUADRO CLÍNICO

- Agudo: tetania, irritação neuromuscular, parestesias, convulsão, sinais de Chvostek (contração dos músculos faciais ipsilaterais ao percutir o nervo facial anteriormente à orelha) e Trousseau (espasmo carpopedal induzido ao inflar o esfigmomanômetro acima da pressão sistólica por 3 minutos), hipotensão, arritmias, QTc alargado, insuficiência cardíaca.
- Crônico: calcificações gânglios da base, sinais extrapiramidais (parkinsonismo), demência, catarata, dentição anormal.

TRATAMENTO

O tratamento depende da gravidade e velocidade de instalação da hipocalcemia.

Nos casos sintomáticos ou nos assintomáticos com hipocalcemia aguda grave (Ca^{2+} sérico ≤ 7,5 mg/dL (1,9 mmol/L) está indicada reposição de cálcio EV, detalhada na Tabela 17.

Tabela 17 Tratamento intravenoso da hipocalcemia	
Reposição EV de cálcio	
Iniciar com *bolus* de 1-2 g de gluconato de cálcio 10% (90-180 mg de cálcio elementar) em 100 mL SG 5% ou soro fisiológico em 10-20 minutos, seguido de infusão contínua de 0,5-1,5 mg/kg/h. Essa infusão será reduzida de acordo com novos níveis de cálcio e com a introdução do tratamento VO	
Solução para infusão contínua com 1 mg/mL de cálcio pode ser preparada com 11 g de gluconato de cálcio 10% (990 mg de cálcio elementar) + 890 mL de SG 5% ou SF	
Cloreto de cálcio 10% pode também ser utilizado, mas está associado a maior risco de necrose tecidual em caso de extravasamento	
Não repor cálcio em soluções com fosfato ou bicarbonato (precipitação de sais de cálcio insolúveis)	
Concentração de cálcio elementar nas soluções para reposição EV	
Gluconato de cálcio 10% (1 g/10 mL)	93 mg/10 mL
Cloreto de cálcio 10% (1 g/10 mL)	273 mg/10 mL

Nos casos agudos assintomáticos (ou com sintomas leves) com Ca^{2+} sérico > 7,5 mg/dL ou na hipocalcemia crônica a terapia baseia-se na reposição oral de cálcio e suplementos de vitamina D (Tabela 18).

Tabela 18 Tratamento oral da hipocalcemia
Reposição VO de cálcio e vitamina D
Administrar 1.500-2.000 mg de cálcio elementar por dia em doses divididas
Além do cálcio, pacientes com deficiência de vitamina D ou hipoparatireoidismo requerem suplementação de vitamina D
Como o PTH é requerido para a conversão de calcidiol (25-OH-vitamina D) em calcitriol (1,25-$(OH)_2$-vitamina D), pacientes com hipoparatireoidismo são preferencialmente tratados com calcitriol: 1 a 8 comprimidos de 0,25 mcg/dia

Pacientes com hipocalcemia relacionada à doença renal crônica (DRC) raramente são sintomáticos. O objetivo do tratamento é prevenir o distúrbio mineral e ósseo da DRC.

Deve-se corrigir o nível sérico de magnésio quando este estiver baixo (hipomagnesemia pode induzir resistência ao PTH e diminuir sua secreção).

▪ HIPERCALCEMIA

Há hipercalcemia quando cálcio total > 10,2 mg/dL ou cálcio ionizável > 5,3 mg/dL.

As hipercalcemias, em 90% dos casos, decorrem de hiperparatireoidismo (cálcio inferior a 11 mg/dL) e de malignidade (cálcio superior a 13 mg /dL).

Em geral, quando < 12 mg/dL são assintomáticas e sintomáticas acima de 12-14 mg/dL.

ETIOLOGIAS

As causas de hipercalcemia podem ser divididas de acordo com o nível de PTH (aumentado ou diminuído). Dessa forma, a avaliação da causa da hipercalcemia se inicia com a dosagem do PTH intacto (Tabela 19).

Nos casos associados a neoplasias, o mecanismo mais comum é a produção de peptídeo relacionado ao PTH (PTH-rp), mas a hipercalcemia pode ainda resultar de metástases ósseas osteolíticas ou da produção 1,25-$(OH)_2$-vitamina D pelas células neoplásicas.

Tabela 19 Etiologia da hipercalcemia
PTH elevado/normal-alto
Hiperparatireoidismo primário (mais comum; calciúria de 24 horas > 200 mg)
Hipercalcemia hipocalciúrica familar (calciúria de 24 horas < 100 mg)
PTH reduzido
PTHrp elevado ou neoplasia evidente ▪ Hipercalcemia das malignidades
Aumento de 25-OH-vitamina D ▪ Ingestão excessiva de vitamina D
Aumento de 1,25-$(OH)_2$-vitamina D ▪ Linfoma ou doenças granulomatosas (produção extrarrenal de 1,25-$(OH)_2$-vitamina D) ▪ Excesso de calcitriol exógeno
Metabólitos da vitamina D normais ▪ Tireotoxicose ▪ Imobilização ▪ Metástases ósseas osteolíticas ▪ Excesso de vitamina ▪ Tiazídicos ▪ Síndrome leite-álcali

QUADRO CLÍNICO

Os sintomas dependem do nível de cálcio e da velocidade de sua ascensão. Pacientes com hipercalcemia da malignidade, por exemplo, usualmente têm níveis de cálcio mais altos e com ascensão mais rápida e são mais sintomáticos do que pacientes com hiperparatireoidismo primário (Tabela 20).

Tabela 20 Manifestações clínicas da hipercalcemia	
Neuropsiquiátricas	Ansiedade, depressão, disfunção cognitiva, letargia, confusão, estupor, coma
Gastrointestinais	Anorexia, náuseas, constipação; menos frequentemente doença ulcerosa péptica e pancreatite
Renais	*Diabetes insipidus* nefrogênico, nefrolitíase, nefrocalcinose, acidose tubular renal distal, injúria renal aguda (por contração de volume e vasoconstrição renal)
Cardiovasculares	Calcificação valvar, coronariana e miocárdica, hipertensão, miocardiopatia
Musculoesqueléticas	Fraqueza muscular

TRATAMENTO

Os níveis de cálcio e a velocidade de sua ascensão determinam os sintomas e a urgência da terapia. Pacientes com cálcio total > 14 mg/dL requerem tratamento independente dos sintomas. Tratamento também deve ser instituído nos pacientes sintomáticos com cálcio total 12-14 mg/dL (Tabela 21).

Tabela 21 Tratamento da hipercalcemia
Hidratação venosa: iniciar soro fisiológico 200-300 mL/h com ajuste para obter débito urinário de 100-150 mL/h. A infusão deve ser ajustada de acordo com as comorbidades (por exemplo, menor infusão nos casos de ICC ou insuficiência renal)
Furosemida 20-40 mg, EV, cada 6-12 horas após adequada repleção de volume
Bisfosfonados: pamidronato 90 mg, EV, em 2-4 horas (controle do cálcio por 2-4 semanas; não repetir a dose em menos de 7 dias) ou ácido zoledrônico 4 mg, EV, em 15 minutos. Efeito máximo em 2-4 dias. Sugere-se cautela e redução da dose/velocidade de infusão em pacientes com função renal prejudicada para reduzir risco de nefrotoxicidade (pamidronato 30-45 mg em 4 horas e ácido zoledrônico 4 mg em 30-60 minutos)
Calcitonina 4-8 U/kg IM ou SC 12/12 horas nos casos de hipercalcemia grave (cálcio total > 14 mg/dL), em associação às medidas anteriores; vantagem de início rápido de ação (4-6 horas), podendo ser usada do início do tratamento até o início do efeito do bifosfonato; eficácia limitada às primeiras 48 horas devido ao desenvolvimento de taquifilaxia
Glicocorticoides: prednisona 20-40 mg/dia pode ser utilizada nos casos associados à produção extrarrenal de 1,2-$(OH)_2$-vitamina D, como em doenças granulomatosas e linfomas. O corticoide leva à redução da produção de calcitriol por células mononucleares ativadas

Denosumabe (se não estiver em uso de bifosfonato): na malignidade aplicar 120 mg, SC, a cada 4 semanas.

▪ HIPOFOSFATEMIA

DEFINIÇÃO

A hipofosfatemia é geralmente definida com uma concentração de fósforo sérico menor que 2,5 mg/dL (0,8 mmol/L).

ETIOLOGIAS

As causas da hipofosfatemia são detalhadas na Tabela 22.

Tabela 22 Causas de hipofosfatemia
Redistribuição (do meio intracelular para o extracelular)
Fome óssea (após paratireoidectomia)
Alcalose respiratória aguda
Aumento de secreção de insulina (ex.: síndrome de realimentação e tratamento de cetoacidose diabética ou estado hiperosmolar não cetótico)
Absorção intestinal reduzida
Ingestão diminuída
Diarreia crônica
Deficiência ou resistência à vitamina D
Antiácidos contendo alumínio ou magnésio (formação de sais insolúveis com o fosfato ingerido)
Fosfatúria aumentada
Hiperparatireoidismo primário ou secundário à deficiência de vitamina D
Raquitismo hipofosfatêmico hereditário
Osteomalácia oncogênica
Síndrome de Fanconi (disfunção tubular proximal generalizada)

QUADRO CLÍNICO

As manifestações dependem da gravidade e cronicidade da hipofosfatemia (Tabela 23).

TRATAMENTO

Como os sintomas raramente ocorrem a menos que o fósforo sérico seja menor que 2 mg/dL (0,64 mmol/L), a maioria não requer tratamento além daquele destinado à doença de base (ex.: reposição de vitamina D). Detalhes do tratamento estão na Tabela 24.

Tabela 23 Manifestações clínicas da hipofosfatemia
Raquitismo ou osteomalácia por prejuízo da mineralização óssea
Irritabilidade, parestesias, delirium, convulsões, coma
Prejuízo da contratilidade miocárdica e sintomas de insuficiência cardíaca
Fraqueza muscular diafragmática com insuficiência respiratória
Fraqueza muscular proximal, disfagia e íleo adinâmico (efeito sobre músculo liso)
Rabdomiólise (que pode então mascarar hipofosfatemia prévia)

▪ HIPERFOSFATEMIA

DEFINIÇÃO

A hiperfosfatemia é geralmente definida como concentração sérica de fósforo maior que 4,8 mg/dL (1,47 mmol/L)

ETIOLOGIAS

- Sobrecarga aguda: endógena (lise tumoral, rabdomiólise, hemólise maciça) ou exógena (laxativos com fosfato, intoxicação por vitamina D).
- Translocação (*shift*): acidose lática, cetoacidose.
- Diminuição do *clearance* renal: diminuição da filtração glomerular (insuficiência renal aguda e crônica)

Tabela 24 Tratamento da hipofosfatemia	
Reposição de fosfato	
A via oral é preferencialmente utilizada quando possível pelo menor risco de hiperfosfatemia aguda e suas consequências (hipocalcemia, insuficiência renal por precipitação de fosfato de cálcio)	
Assintomáticos devem receber reposição oral quando o fósforo for < 2 mg/dL (0,64 mmol/L)	
Sintomáticos devem receber reposição oral quando o fósforo for 1,0-1,9 mg/dL (0,32-0,63 mmol/L) e reposição endovenosa se fósforo < 1 mg/dL (0,32 mmol/L) até que se atinja nível de 1,5 mg/dL (0,48 mmol/L)	
Interrompe-se a reposição quando o fósforo for ≥ 2 mg/dL, exceto se houver indicação de reposição crônica (nos casos de perdas urinárias)	
Monitorização frequente do fósforo sérico é necessária durante o tratamento	
Para tratamento VO, administrar 30-80 mmol/dia de fósforo em 3-4 doses	
Para tratamento EV, uma sugestão é repor 0,25-0,5 mmol/kg em 8 horas	
Deve-se sempre ter atenção para o conteúdo de fosfato e de outros eletrólitos nas preparações utilizadas para reposição	
Opções para reposição de fósforo	
Fosfato de K^+ mono e dibásico solução injetável (fosfato de K^+ dibásico 0,1567 g, fosfato de K^+ monobásico 0,03 g, água qsp 1 mL)	1 mmol/mL de fosfato e 2 mEq/mL de potássio
Glicerofosfato de Na^+ solução injetável (glicerofosfato de $Na^+ \times 5H_2O$ 306,1 mg, água qsp 1 mL)	1 mmol/mL de fósforo e 2 mEq/mL de sódio
Fosfato de sódio e potássio (sem registro vigente na Anvisa) comprimido (fosfato de Na^+ bibásico anidro 825 mg, fosfato de K^+ monobásico mono-hidratado 155 mg, fosfato de Na^+ monobásico mono-hidratado 130 mg)	250 mg (8 mmol) de fósforo; 12,6 mEq de sódio e 1,15 mEq de potássio por comprimido

ou aumento da reabsorção tubular (hipoparatireoidismo, acromegalia, bifosfonatos).

A Tabela 25 sintetiza as etiologias.

Tabela 25 Causas de hiperfosfatemia
Saída de fosfato do meio intracelular para o meio extracelular ▪ Rabdomiólise, síndrome de lise tumoral, acidose láctica, hemólise maciça
Administração exógena de fosfato
Injúria renal aguda ou doença renal crônica
Reabsorção tubular de fosfato aumentada ▪ Hipoparatireoidismo ou pseudo-hipoparatireoidismo ▪ Acromegalia ▪ Calcinose tumoral familar (distúrbio tubular hereditário)

QUADRO CLÍNICO

A hiperfosfatemia aguda grave pode levar a hipocalcemia grave e suas manifestações. Pode também ocasionar injúria renal aguda possivelmente por depósitos de fosfato de cálcio. Depósito de fosfato de cálcio em diversos tecidos pode ser manifestação de hiperfosfatemia crônica.

TRATAMENTO

Na hiperfosfatemia aguda, a infusão de salina pode aumentar a excreção de fosfato (embora possa levar também à redução adicional de cálcio). A hemodiálise pode ser necessária em casos com insuficiência renal associada.

Na hiperfosfatemia crônica (doença renal crônica e calcinose tumoral familiar), deve-se instituir restrição de fósforo na dieta e prescrever quelantes de fósforo (cálcio ou sevelamer).

▪ HIPOMAGNESEMIA

DEFINIÇÃO

A hipomagnesemia é definida como concentração sérica de magnésio menor que 1,7 mg/dL (0,7 mmol/L).

ETIOLOGIAS

As causas da hipomagnesemia estão expostas na Tabela 26.

Tabela 26 Principais causas de hipomagnesemia
Ingestão diminuída
Desnutrição proteico-calórica; jejum prolongado; nutrição parenteral
Perdas gastrointestinais
Síndromes de má absorção intestinal
Ressecção maciça de intestino delgado
Uso excessivo de laxativos
Uso de inibidores de bomba de prótons
Perdas urinárias
Drogas (tiazídicos, diuréticos de alça, anfotericina, aminoglicosídeos, cisplatina, inibidores de calcineurina – ciclosporina e tacrolimus, pentamidina – sem registro vigente na Anvisa)
Expansão de volume com soluções com alto conteúdo de sódio
Poliúria (fase poliúrica da IRA, poliúria pós-desobstrução do trato urinário)
Hipercalcemia, hipofosfatemia
Distúrbios tubulares genéticos (síndrome de Bartter, síndrome de Gitelman, hipomagnesemia com hipercalciúria e nefrocalcinose familiar)
Hiperaldosteronismo primário
Acidose metabólica
Hipertireoidismo
Diabetes (estados de cetoacidose e glicosúria)

A distinção entre perdas renais e extrarrenais pode ser feita por meio do cálculo da fração de excreção de magnésio ($FeMg^{2+}$). $FeMg^{2+}$ maior que 2% em paciente com hipomagnesemia e função renal normal indica perda renal de Mg^{2+}.

$$FeMg^{2+} = \frac{[Mg^{2+}]\text{ urinário} \times [\text{creatinina}]\text{ sérica}}{[Mg^{2+}]\text{ sérico} \times 0{,}7 \times [\text{creatinina}]\text{ urinária}} \times 100\ (\text{normal } 2-4\%)$$

QUADRO CLÍNICO

Os principais achados clínicos e laboratoriais estão expostos na Tabela 27.

Tabela 27 Manifestações clínicas da hipomagnesemia
Hiperexcitabilidade neuromuscular e hiper-reflexia, espasmo carpopedal, convulsões e, raramente, tetania
Depressão do segmento ST e prolongamento do intevalo QT, com predisposição a arritmias ventriculares e intoxicação digitálica
Hipocalcemia (liberação e responsividade ao PTH diminuída) e hipocalemia (por perda urinária)

TRATAMENTO

O tratamento depende da gravidade e da presença de sintomas.

- Se magnésio < 1 mg/dL: 4-8 g (32 a 64 mEq) em 12 a 24 horas.
- Se magnésio de 1,0 a 1,5 mg/dL: 2-4 g em 4 a 12 horas.
- Se magnésio de 1,6 a 1,9 mg/dL: 1-2 g em 1 a 2 horas.

Na Tabela 28 está sintetizado o tratamento da hipomagnesemia.

Tabela 28 Tratamento da hipomagnesemia

A captação de Mg^{2+} pelas células é lenta e a correção do déficit corporal de Mg^{2+} requer reposição sustentada por diversos dias	
Pacientes sintomáticos devem receber reposição EV. Administra-se 1-2 g de sulfato de Mg^{2+} em 100 mL SG 5% em 5-60 minutos, seguido da infusão de 4-8 g em 12-24 horas	
Com a reposição EV há elevação transitória do Mg^{2+} sérico, o que inibe a reabsorção tubular de Mg^{2+} e limita a eficiência da reposição. Desse modo, a reposição oral é preferida nos assintomáticos. Muitos pacientes apresentam desconforto gastrointestinal ou diarreia com as preparações VO	
A dose diária habitual para reposição VO é 240-1.000 mg de Mg^{2+} elementar em doses divididas	
As doses devem ser reduzidas em pacientes com insuficiência renal pelo risco de hipermagnesemia	
Conteúdo de Mg^{2+} elementar nos sais mais utilizados	
Ampola de sulfato de magnésio 10% (1 g/10 mL)	98,6 mg/10 mL
Comprimidos de sulfato de magnésio (500 mg)	49,3 mg
Comprimidos de óxido de magnésio (400 mg)	240 mg
Comprimidos de carbonato de magnésio (250 mg)	72 mg
Flaconetes de pidolato de magnésio (1.500 mg/10mL)	130 mg
Conversão entre unidades	
1 mmol = 2 mEq = 24 mg de cálcio elementar = 240 mg de sulfato de Mg^{2+}	

HIPERMAGNESEMIA

DEFINIÇÃO

Hipermagnesemia é definida como concentração sérica acima de 2,6 mg/dL (1,1 mmol/L).

ETIOLOGIAS

- Insuficiência renal (causa mais importante).
- Hiperparatireoidismo.
- Cetoacidose diabética.
- Síndrome de lise tumoral.
- Doença de Addison.

Pode ocorrer em pacientes com função renal diminuída, após administração de doses farmacológicas de magnésio ou com o uso de laxantes orais ou enemas retais contendo magnésio.

QUADRO CLÍNICO

De acordo com o nível sérico:

- 4 a 6 mEq/L: náusea, cefaleia, letargia.
- 6 a 10 mEq/L: sonolência, hipocalcemia, hipotensão, bradicardia, alterações no ECG (PRi alargado, alargamento de QRS, alargamento de QTc).
- > 10 mEq/L: paralisia muscular, apneia, parada cardiorrespiratória.

A maioria das manifestações decorre do antagonismo do cálcio no sistema cardiovascular. Os sintomas dependem da gravidade da hipermagnesemia. Incluem hiporreflexia (Mg^{2+} > 7,2 mg/dL), anormalidades de condução cardíaca, hipotensão, paralisia respiratória, perda de consciência (Mg^{2+} > 12 mg/dL).

TRATAMENTO

O tratamento consiste na interrupção da administração exógena de magnésio. Gluconato de cálcio 10% 1 g, EV, em 5-10 minutos pode ser administrado nos casos sintomáticos. Pode ser necessária realização de diálise.

BIBLIOGRAFIA

Burton DR, et al. Hypoosmolal states – hyponatremia. In: Burton DR, et al. Clinical physiology of acid-base and electrolyte disorders, 5. ed. New York: McGraw-Hill; 2001. p 696-745.

Guise TA, Wysolmerski JJ. Cancer associated hypercalcemia. N Engl J Med 2022;386:1443.

Kestenbaum B, et al. Disorders of calcium, phosphate, and magnesium metabolism. In: Floege J, et al. Comprehensive clinical nephrology, 4. ed. Philadelphia: Elsevier Saunders; 2010. p 130-148.

Parikh C, et al. Disorders of water metabolism. In: Floege J, et al. Comprehensive clinical nephrology, 4. ed. Philadelphia: Elsevier Saunders; 2010. p 100-117.

Sterns RH. Treatment of severe hyponatremia. Clin J Am Soc Nephrol 2018;13:641.

Weiner D, et al. Disorders of Potassium Metabolism. In: Jürgen Floege, et al. Comprehensive clinical nephrology, 4. ed. Philadelphia: Elsevier Saunders; 2010. p 118-129.

132 SÍNDROME NEFRÍTICA E GLOMERULONEFRITES RAPIDAMENTE PROGRESSIVAS

Lectícia Barbosa Jorge, Sabrina de Castro Lorena

SÍNDROME NEFRÍTICA

DEFINIÇÃO

A síndrome nefrítica é um conjunto de sinais e sintomas que surgem quando há evidência de "inflamação" dos glomérulos (glomerulonefrite aguda). Os sinais e sintomas que a caracterizam são: edema, hipertensão arterial (secundária à retenção de sódio), hematúria dismórfica e presença de cilindros hemáticos.

A glomerulonefrite aguda usualmente corresponde a um processo inflamatório que causa disfunção renal em dias a semanas e que pode ou não se resolver. Se o processo inflamatório for grave e conduzir a uma queda da função glomerular em > 50% em semanas ou meses, o processo é chamado de glomerulonefrite rapidamente progressiva (GNRP).

ETIOLOGIA

As doenças glomerulares que classicamente se apresentam com síndrome nefrítica são apresentadas na Tabela 1.

Tabela 1 Doenças glomerulares que se manifestam com síndrome nefrítica

Doença	Associação	Teste sorológico que auxilia o diagnóstico
Glomerulonefrite pós-estreptocócica	Faringite e impetigo	
Outras doenças pós-infecciosas		
▪ Endocardite	Sopro cardíaco	Hemoculturas e C3 ↓
▪ Abscesso	–	Hemoculturas e C3 e C4 ↑
▪ *Shunt*	Hidrocefalia tratada	Hemoculturas e C3 ↓
Nefropatia da imunoglobulina A	Infecção do trato respiratório superior ou gastrointestinal	Imunoglobulina A sérica aumentada
Lúpus sistêmico	Outras características multissistêmicas do LES (artrite, lesões cutâneas)	Anticorpo antinuclear, anti-DNA, C3 ↓, C4 ↓
Glomerulonefrite membranoproliferativa	Capítulo 132	C3 ↓

LES: lúpus eritematoso sistêmico.

QUADRO CLÍNICO E INVESTIGAÇÃO DIAGNÓSTICA

A investigação diagnóstica da síndrome nefrítica se inicia com a história clínica e a pesquisa de antecedentes pessoais e familiares e se completa com o exame físico.

A síndrome nefrítica é caracterizada por um início súbito de suas manifestações. Os achados clínicos estão listados na Tabela 2.

Para caracterização da síndrome, além dos dados clínicos, faz-se necessária a avaliação laboratorial com a realização dos exames apresentados na Tabela 3.

Tabela 2 Características clínicas da síndrome nefrítica

Sinais e sintomas	Características
Edema	Inicialmente periorbitário, mas pode progredir até um edema generalizado
HAS	Em geral, relacionada à sobrecarga de volume (hipervolemia) e à retenção primária de sódio
Oligúria	Diminuição do volume urinário e, eventualmente, urina escurecida e avermelhada

Tabela 3 Investigação da síndrome nefrítica

Exames	Características
U1	A hematúria macro ou microscópica sempre deve estar presente. Dismorfismo eritrocitário, embora seja uma característica clássica da síndrome, não é obrigatório. Podem estar presentes cilindros hemáticos e proteinúria
Proteinúria de 24 horas	Geralmente < 3 g/dia
Creatinina sérica	Pode ou não estar aumentada
Complemento	Avaliação dos níveis de C3 e C4. A presença de hipocomplementemia sugere causas secundárias
Pesquisa de doenças de base	Provas de atividade inflamatória (VHS e PCR), FAN, antiestreptolisina O, pesquisa de ANCA, sorologias para hepatites virais e HIV
USG renal	Para avaliação de causas urológicas de hematúria e determinar se há sinais de nefropatia crônica em caso de disfunção renal
Biópsia renal	Indicada em casos selecionados, quando permanece dúvida diagnóstica após avaliação clínica e laboratorial (Capítulo 134)

ANCA: anticorpo anticitoplasma de neutrófilo; FAN: fator antinúcleo; PCR: proteína C-reativa; VHS: velocidade de hemossedimentação; U1: urina tipo 1.

GLOMERULONEFRITE DIFUSA AGUDA PÓS-ESTREPTOCÓCICA E OUTRAS PÓS-INFECCIOSAS

A glomerulonefrite pós-infecciosa costuma ser mais associada às infecções estreptocócicas beta-hemolíticas do grupo A por causa de suas cepas nefritogênicas (especialmente, tipo 12). Essa doença ocorre mais frequentemente de forma esporádica, porém sua história natural foi mais estudada com as formas endêmicas. No Brasil, a última endemia de glomerulonefrite difusa aguda, com 253 casos identificados (de dezembro de 1997 a julho de 1998), ocorreu em Nova Serrana (Minas Gerais).

Nos últimos anos, ocorreram mudanças na epidemiologia das glomerulonefrites pós-infecciosas. Outras bactérias, como o *Staphylococcus aureus*, têm sido descritas como agentes associados, e a população sob risco passou a incluir etilistas, usuários de drogas EV e idosos com diabetes. A glomerulonefrite pós-estreptocócica

(GNPE), no entanto, permanece como protótipo do grupo, sendo a mais estudada e documentada e mais prevalente em países em desenvolvimento.

Dados clínicos e investigação diagnóstica

O grupo mais afetado pela GNPE é o de crianças, com pico de incidência na faixa de 6-10 anos de idade, embora possa incidir em qualquer faixa etária. A doença é rara abaixo dos 2 anos de idade, e apenas 10% dos indivíduos acometidos têm idade > 40 anos.

A manifestação clínica é de uma síndrome nefrítica clássica e "pura".

O diagnóstico da GNPE deve ser realizado de acordo com o passo a passo mostrado na Tabela 4. A biópsia renal só está indicada quando existe uma apresentação atípica da GNPE e, com isso, uma dúvida diagnóstica.

Tabela 4 Diagnóstico da GNPE

Passos para diagnóstico	Descrição
1. Trata-se de um caso de síndrome nefrítica clássica?	Hematúria + edema + hipertensão + oligúria? Se sim, passa-se adiante
2. Há história de infecção?	Faringite? Piodermite? Impetigo? Se sim, passa-se adiante
3. Houve período de incubação?	Houve faringite precedente em mais ou menos 10 dias? Via cutânea precedeu em média 14-21 dias? Se sim, passa-se adiante
4. Há marcadores de infecção estreptocócica?	ASLO > 200 TODD (ocorre em 90% dos pacientes após faringite) ou anti-DNAse B + (marcador mais sensível para infecções cutâneas)? Se sim, passa-se adiante
5. Houve queda transitória da via alternativa do complemento (4-8 semanas)?	C3 e CH50 consumidos? Se sim, o diagnóstico de GNPE pode ser confirmado

ASLO: antiestreptolisina O; GNPE: glomerulonefrite pós-estreptocócica.

Biópsia renal

A biópsia renal está indicada quando existe uma manifestação clínica não clássica e que deixa dúvidas no diagnóstico. Na Tabela 5, há um resumo das indicações de biópsia e suas justificativas.

Tabela 5 Indicações de biópsia renal na GNPE

Anúria ou insuficiência renal acelerada	A GNPE é uma doença de curso benigno na maioria dos casos. Essas manifestações indicam um curso rapidamente progressivo que deve exigir tratamento imunossupressor de urgência e para o qual a biópsia é mandatória
Oligúria > 1 semana	A GNPE que inicia recuperação em 1 semana e a persistência de oligúria podem indicar que se trata de outra doença
Hipocomplementemia > 8 semanas ou consumo de C4	O consumo de complemento na GNPE é de via alternativa e obrigatoriamente transitório. Logo, se o complemento persistir consumido ou consumir C4, o paciente deve ser biopsiado, pois pode tratar-se de outro diagnóstico
Proteinúria nefrótica	A GNPE é uma doença que se apresenta com uma síndrome nefrítica clássica e "pura". A proteinúria está presente, mas usualmente é subnefrótica. A presença de proteinúria nefrótica levanta a suspeita de outros diagnósticos diferenciais, incluindo nefrite lúpica e glomerulonefrite membranoproliferativa
Evidência clínica ou laboratorial de doença sistêmica	A GNPE classicamente possui manifestação apenas renal. A presença de manifestação sistêmica, como artralgia, deve levantar suspeitas de doenças sistêmicas no diagnóstico diferencial

GNPE: glomerulonefrite pós-estreptocócica.

Os achados na biópsia renal da GNPE são, na microscopia óptica: hipercelularidade por infiltração neutrofílica e proliferação endocapilar e mesangial. Hipercelularidade mesangial isolada pode ser observada em pacientes com resolução da fase nefrítica, mas que persistem com proteinúria isolada. A imunofluorescência revela um padrão granular e difuso de C3 intenso e vários graus de imunoglobulina G no mesângio e na parede dos capilares glomerulares. Depósitos subendoteliais, mesangiais e os típicos *humps* (depósitos subepiteliais) são identificados pela microscopia eletrônica.

Tratamento

O tratamento é de suporte. Alguns pacientes requerem diuréticos EV para controle da hipervolemia. Habitualmente, há recuperação espontânea da diurese em 7-10 dias após o início da doença. Não existe evidência de que o tratamento precoce da infecção altere o risco do desenvolvimento de glomerulonefrite.

Prognóstico

Crianças quase sempre se recuperam totalmente do episódio inicial. O prognóstico é um pouco pior nos adultos. Apesar de alguns pacientes desenvolverem hipertensão, proteinúria e insuficiência renal 10-40 anos após a doença, é mais comum que a evolução de longo prazo seja marcada somente por hipertensão leve.

O prognóstico da glomerulonefrite pós-infecciosa associada ao *Staphylococcus aureus* é pior quando comparado com GNPE.

NEFROPATIA DA IMUNOGLOBULINA A

A nefropatia da imunoglobulina A (NIgA) é definida pela deposição predominante de imunoglobulina A no mesângio glomerular. Sua prevalência varia conforme a localização geográfica e o limiar para indicação de biópsias renais. No Registro paulista de glomerulopatias, a NIgA é a 3ª glomerulopatia primária, respondendo por 17% dos casos biopsiados.

O evento inicial da patogênese da NIgA é a síntese de uma IgA anormalmente glicosilada, que favorece a deposição mesangial. Dependendo do componente genético do indivíduo, o mesângio pode desencadear resposta pró-inflamatória, resultando em uma glomerulopatia clinicamente significativa em graus variados.

Dados clínicos e investigação diagnóstica

A NIgA ocorre, na maioria dos casos, como doença primária, mas pode fazer parte do quadro clínico de doenças hepáticas, doença celíaca, espondilite anquilosante e HIV. É mais frequente em homens entre 20-30 anos de idade. Classicamente, apresenta-se como hematúria macroscópica recorrente concomitante a infecção de vias aéreas superiores. Há casos assintomáticos que aparecem com hematúria microscópica em exames de urina tipo 1 (U1) de rotina. A apresentação com síndrome nefrítica responde por cerca de 10% dos casos e com síndrome nefrótica, por 5% dos casos. A presença de proteinúria sem hematúria microscópica é extremamente rara. Em < 5% dos casos, pode haver IRA secundária à obstrução por coágulos ou por glomerulonefrite crescêntica.

O diagnóstico de certeza da NIgA depende da biópsia renal; no entanto, ela nem sempre deve ser feita. Sua realização é reservada para pacientes que apresentem hipertensão arterial e/ou proteinúria e/ou alteração da filtração glomerular, tendo em vista que os casos apenas com hematúria isolada costumam ter bom prognóstico e, muitas vezes, o risco do procedimento invasivo não traz benefício para esses casos. A lesão histológica característica é a glomerulonefrite proliferativa mesangial segmentar, com vários graus de expansão da matriz mesangial e de proliferação celular, podendo se superpor a outras lesões, como glomeruloesclerose segmentar e focal, infiltrado inflamatório intersticial e crescentes epiteliais. A definição diagnóstica é dada pela microscopia de imunofluorescência, que mostra a presença dominante ou codominante de depósitos da IgA no mesângio glomerular.

Tratamento

O tratamento deve ser individualizado, considerando-se o quadro clínico, a lesão histológica e a presença de fatores de risco para progressão. O esquema terapêutico a ser adotado depende, principalmente, da apresentação clínica do paciente:

- pacientes com hematúria microscópica isolada e/ou com proteinúria < 1 g/dia, normotensos e com função renal normal devem ser avaliados periodicamente, a fim de se verificar qualquer mudança de comportamento durante a evolução. Deve-se considerar antiproteinúricos;
- pacientes com proteinúria > 1 g/dia e com função renal normal podem ser tratados inicialmente com inibidores da enzima conversora da angiotensina (iECA) e/ou bloqueadores do receptor da angiotensina (BRA). A associação de iECA e BRA é mais efetiva. Busca-se reduzir a PA para 125 × 75 mmHg e a proteinúria para níveis < 0,5 g/dia. O uso dessas medicações está indicado independentemente da presença de hipertensão;
- pacientes com proteinúria ≥ 1 g/dia persistente por 3-6 meses a despeito do controle pressórico com uso de iECA/BRA e taxa de filtração glomerular estimada > 50 mL/min/1,73 m² são candidatos a um curso de tratamento com corticosteroide. Em uma metanálise de estudos controlados, demonstrou-se associação do uso de corticosteroides com redução de proteinúria e redução da taxa de perda de função renal. Um dos esquemas utilizados consiste em pulsoterapia com metilprednisolona, 1 g/dia, EV, por 3 dias no 1°, 3° e 5° meses; mantendo prednisona, 0,5 mg/kg, VO, em dias alternados, até 6 meses de tratamento serem completados;
- os quadros de síndrome nefrótica com lesões histológicas mínimas e depósitos imunes de IgA no mesângio apresentam boa resposta aos corticosteroides (80% de remissão) e devem ser tratados conforme as recomendações para doença de lesões mínimas (DLM);
- NIgA, na forma crescêntica, é definida pela evidência histológica de crescentes em > 50% dos glomérulos com deterioração da função renal rapidamente progressiva. Nesses casos, com base em estudos não controlados, sugere-se, inicialmente, a pulsoterapia com metilprednisolona associada à ciclofosfamida (ciclofosfamida – EV, 0,5-0,75 g/m² de área corporal, conforme função renal, por 6 meses, ou alternativamente, via oral, 2 mg/kg/dia, durante 8-12 semanas). O tempo de duração da terapia varia, de maneira geral, em 3-6 meses, a depender da intensidade da fibrose tubulointersticial renal e da resposta ao tratamento.

Excetuando-se os pacientes que se apresentam com a forma crescêntica da NIgA, aqueles com taxa de filtração glomerular estimada < 30 mL/min/1,73 m² ou com atrofia tubular/fibrose intersticial moderada a difusa na biópsia renal não devem ser tratados com corticosteroides ou outros imunossupressores.

Prognóstico

A evolução clínica é extremamente variável, sendo benigna na maioria dos casos, embora insuficiência renal terminal possa desenvolver-se lentamente em 20-30% dos pacientes em um período de 10-20 anos. É importante identificar possíveis fatores de risco para progressão, uma vez que a evolução é lenta. Creatinina elevada, intensidade e duração da proteinúria, hipertensão arterial e sexo masculino são os principais fatores clínicos determinantes do prognóstico.

Em 2009, foi publicado um escore prognóstico (escore Oxford-MEST) baseado nas características histológicas capazes de predizer o declínio da taxa de filtração glomerular independentemente de dados clínicos. 4 variáveis compõem esse escore: hipercelularidade mesangial, hipercelularidade endocapilar, glomeruloesclerose segmentar e atrofia tubular/fibrose intersticial.

PÚRPURA DE HENOCH-SCHÖNLEIN

A púrpura de Henoch-Schönlein é a vasculite sistêmica mais comum na criança e também pode ocorrer em adultos. As características clínicas são: púrpura não trombocitopênica, dor abdominal, artrite (joelhos e cotovelos mais comumente envolvidos) e hematúria (síndrome nefrítica). O quadro abdominal costuma ser mais exuberante e grave nas crianças, e os adultos sofrem mais da doença renal. As características patológicas incluem vasculite leucocitoclástica com depósito de IgA, e a biópsia renal é semelhante à encontrada na NIgA com proliferação mesangial e depósitos de IgA no mesângio. A causa não é conhecida.

A manifestação renal é, em geral, reversível e autolimitada a 1-6 semanas, mas alguns casos podem progredir para insuficiência renal.

O tratamento da nefropatia é similar ao da NIgA: na presença de proteinúria persistente, 0,5-1 g/dia, utilizar antiproteinúricos. Se houver persistência de proteinúria > 1 g/dia, apesar do uso de antiproteinúricos e se houver função renal preservada (ritmo de filtração glomerular > 50 mL/min/1,73 m^2), recomenda-se o uso de corticosteroides por 6 meses. Formas crescênticas devem ser tratadas de modo análogo à NIgA crescêntica.

NEFRITE LÚPICA

A nefrite lúpica é uma das manifestações mais importantes do lúpus eritematoso sistêmico (LES), sendo ainda a maior causa de morbimortalidade da doença. A maioria dos quadros renais apresenta-se nos primeiros 5 anos de LES, mas podem ser detectados em qualquer momento de seu curso, o que demanda uma monitorização cuidadosa e regular no acompanhamento desses pacientes. A identificação precoce do acometimento renal é extremamente importante para adequação e antecipação do tratamento. Deve-se ter sempre em mente que os sintomas e sinais específicos de nefrite só ocorrem quando há avançado grau de síndrome nefrótica ou insuficiência renal, portanto, o acompanhamento dos pacientes com U1 e proteinúria de 24 horas é mandatório.

Tabela 6 Classificação das glomerulonefrites lúpicas

I	Mesangial mínima	Encontradas em aproximadamente 10-20% dos casos renais, sendo caracterizadas por hematúria e proteinúria discretas (raramente excedem 1-1,5 g/24 horas), com função renal preservada e ausência de hipertensão arterial
II	Mesangial proliferativa	
III	Proliferativa focal	Encontrada em 10-20% dos casos, caracteriza-se por sedimento nefrítico acompanhado de proteinúria por vezes nefrótica (20-30%), com hematúria, cilindrúria, hipertensão e discreta perda de função renal
IV	Proliferativa difusa	Mais grave e mais frequente, corresponde a 40-60% dos casos e é caracterizada por uma combinação de sedimento nefrítico e nefrótico, com proteinúria e hematúria mais significativas; a hipertensão arterial está invariavelmente presente e a insuficiência renal é marcante
V	Membranosa	Identificada por síndrome nefrótica, ocorre em 10-20% dos casos
VI	Esclerose glomerular	Chamada também de nefrite esclerosante, engloba achados clínicos sugestivos de cronicidade com hipertensão e aumento nas escórias nitrogenadas; na biópsia renal, observa-se glomeruloesclerose em ≥ 90% dos glomérulos, sem evidência de lesão ativa. Pode ser a evolução das formas crônicas das classes III, IV ou V

O envolvimento renal é caracterizado pela presença de proteinúria > 0,5 g/24 horas, cilindrúria anormal ou aumento dos níveis séricos de creatinina sem outra causa. Alteração do sedimento urinário e/ou proteinúria ocorrem em cerca de 50% dos pacientes ao longo da evolução da doença. A proteinúria é, entretanto, a manifestação universal, ocorrendo em quase 100% dos pacientes com atividade renal. Cerca de 10% dos pacientes com nefrite lúpica evoluem para doença renal crônica (DRC) terminal em 5 anos. O diagnóstico é definido pela biópsia renal, de acordo com a classificação histológica proposta pelas sociedades internacionais de nefrologia e patologia renal.

A biópsia renal é útil para adequação do tratamento específico, avaliação prognóstica e exclusão de outros achados não relacionados ao LES.

Tabela 7 Características e tratamento da nefrite lúpica

Classe	Nomenclatura	Achados clínicos	Laboratório	Tratamento
I	Mesangial mínima	–	–	–
II	Mesangial proliferativa	Pode não ter nenhum sintoma; ocasionalmente, hipertensão	▪ Proteinúria discreta ▪ Hematúria discreta ▪ Creatinina normal	Depende dos outros órgãos acometidos; eventualmente, pode necessitar de corticosteroide VO
III	Proliferativa focal	Pode haver hipertensão, síndrome nefrítica ou mesmo nefrótica	▪ Proteinúria elevada ▪ Hematúria presente ▪ Creatinina normal ou ↑ ▪ Pode evoluir para tipo IV ▪ Complemento baixo e DNA de dupla fita +	Necessita de pulso de corticosteroide com ciclofosfamida; outra opção recentemente estudada com sucesso é o micofenolato de mofetila
IV	Proliferativa difusa	Presença de hipertensão, edema; pode haver oligúria, síndrome nefrítica, nefrótica ou GNRP	▪ Proteinúria elevada ▪ Hematúria intensa ▪ Creatinina normal ou ↑ ▪ Complemento consumido e DNA de dupla fita +	Tratamento igual ao da classe III
V	Membranosa	Síndrome nefrótica	▪ Proteinúria nefrótica ▪ Pode evoluir com inflamação glomerular e hematúria	Corticosteroides

GNRP: glomerulonefrite rapidamente progressiva.

▪ GLOMERULONEFRITE RAPIDAMENTE PROGRESSIVA

DEFINIÇÃO

A GNRP é uma síndrome caracterizada por declínio rápido da função renal ao longo de dias ou semanas, geralmente em associação com manifestações de síndrome nefrítica aguda (hematúria glomerular e proteinúria). Histologicamente, caracteriza-se pela presença de crescentes em > 50% dos glomérulos.

EPIDEMIOLOGIA E PROGNÓSTICO

É uma doença pouco frequente. Conforme uma análise publicada em 2006 pelo Registro paulista de glomerulopatias, a GNRP foi indicação de biópsia em 7,1% dos pacientes, e em 4,1% das glomerulopatias primárias havia presença de crescentes em > 50% das amostras analisadas.

Trata-se de uma doença agressiva. O tratamento deve ser instituído prontamente na suspeita clínica de GNRP, para evitar a deterioração da função renal e a evolução para DRC terminal.

FISIOPATOLOGIA

A crescente glomerular é uma lesão que pode ser observada em várias doenças glomerulares, principalmente nas doenças proliferativas, e forma-se a partir de uma lesão na parede glomerular desencadeada por uma resposta inflamatória inespecífica. Há passagem de células circulantes (macrófagos e linfócitos), mediadores inflamatórios (citocinas e interleucinas) e proteínas plasmáticas para o espaço de Bowman. A contribuição de podócitos no processo tem sido cada vez mais reconhecida.

Seu aspecto anatômico se assemelha a uma lua na fase crescente, e a lesão glomerular ocorre por obstrução parcial ou total do restante do tufo glomerular pela crescente.

O número de glomérulos acometidos por crescentes é variável, podendo chegar a 100% nos casos mais graves, e o percentual de acometimento se correlaciona com a gravidade da lesão renal, sendo pior o prognóstico quanto maior for o número de glomérulos acometidos.

ETIOLOGIA E CLASSIFICAÇÃO

A GNRP possui diversas causas, que são classificadas em 3 tipos, de acordo com os achados de depósitos na imunofluorescência da biópsia renal (Tabela 8).

Tabela 8 Classificação das glomerulonefrites rapidamente progressivas

Imunofluorescência	Etiologia
Presença de depósitos lineares	▪ Glomerulonefrite por anticorpos antimembrana basal glomerular
Presença de depósitos granulares de imunocomplexos	▪ Glomerulonefrites pós-infecciosas ▪ NIgA ▪ Glomerulonefrite lúpica ▪ Glomerulonefrite da crioglobulinemia mista ▪ Glomerulonefrites idiopáticas
Ausência de depósitos significativos (pauci-imune)	▪ Glomerulonefrite da poliangiite microscópica ▪ Granulomatose com poliangiite (Wegener) ▪ Glomerulonefrites com crescentes e/ou necrotizantes, sem evidências clínicas de vasculite sistêmica

NIgA: nefropatia de imunoglobulina A.

QUADRO CLÍNICO

As manifestações clínicas nas 3 formas de GNRP compartilham hematúria, proteinúria, diminuição do volume urinário, edema e hipertensão arterial, associados, muitas vezes, aos sintomas da doença de base.

Os pacientes com doença por anticorpo antimembrana basal glomerular podem apresentar também hemorragia pulmonar com hemoptise por causa dos anticorpos dirigidos contra a membrana basal alveolar. Achados clínicos similares podem também ser observados em poliangiite microscópica, granulomatose com poliangiite (Wegener) e LES, em decorrência do envolvimento dos vasos por processo de vasculite.

A investigação básica envolve exame de U1, proteinúria de 24 horas, creatinina sérica e USG renal. A escolha dos outros exames a serem realizados depende da suspeita diagnóstica:

- anticorpo antimembrana basal glomerular: pesquisa de anticorpo antimembrana basal glomerular;
- imunocomplexos: pesquisa de fator antinúcleo (FAN), anti-DNA, crioglobulinas, antiestreptolisina O (ASLO), determinação do perfil de complemento, sorologias para hepatites B e C, anti-HIV, hemoculturas e, por vezes, ecocardiografia, conforme as suspeitas clínicas mais relevantes em cada caso;
- pauci-imune: pesquisa de anticorpo anticitoplasma de neutrófilo (ANCA).

TRATAMENTO

O tratamento da GNRP deve ser direcionado de acordo com sua etiologia, entretanto, muitas vezes, deve ser iniciado antes do resultado da biópsia renal, por causa da possibilidade de rápida evolução para cronicidade da lesão renal. O tratamento envolve 2 fases:

- fase 1 – indução:
  – pulsos EV de metilprednisolona, 500-1.000 mg, por 3 dias, seguidos de prednisona, 60 mg/dia, durante 8 semanas;
  – ciclofosfamida, EV, 0,5 a 0,75 g/m^2 de área corporal, conforme função renal, por 6 meses, ou alternativamente, 2 mg/kg/dia, VO, durante 8-12 semanas, seguindo-se prednisona, 20-30 mg/dia;
  – plasmaférese é indicada nos casos de hemorragia pulmonar (síndrome de Goodpasture, vasculites com ANCA positivo, LES), com 6-10 sessões em 2 semanas. Estudos recentes do grupo europeu EUVAS sugerem fortemente a indicação de plasmaférese na presença de glomerulonefrites crescênticas graves, que habitualmente respondem mal aos imunossupressores convencionais;

Tabela 9 Características clínicas, laboratoriais e de biópsia renal das diversas glomerulonefrites rapidamente progressivas

Principais causas de GNRP	Características clinicolaboratoriais	Imunofluorescência
Síndrome de Goodpasture	▪ Anticorpo antimembrana basal glomerular positivo ▪ Complemento normal ▪ Síndrome pulmão-rim (hemorragia alveolar)	▪ Padrão linear
Vasculites de pequenos vasos	▪ ANCA positivo (80%) ▪ Complemento normal ▪ Provas de atividade inflamatória positivas ▪ Acometimento de vias aéreas superiores (granulomatose com poliangiite/Wegener)	▪ Negativa (pauci-imune)
Doença por imunocomplexos	▪ Associado a doenças infecciosas ou sistêmicas ▪ Complemento consumido (exceto NIgA)	▪ Padrão granular

ANCA: anticorpo anticitoplasma de neutrófilo; NIgA: nefropatia de imunoglobulina A.

- fase 2 – manutenção:
  – ciclofosfamida, VO ou EV;
  – azatioprina, 2 mg/kg/dia, por 6-12 meses;
  – micofenolato de mofetila, 1-1,5 g/dia.

Na glomerulonefrite difusa aguda crescêntica, adota-se um esquema mais agressivo de imunossupressão apenas na fase aguda. Nas vasculites, é obrigatória imunossupressão por tempo mais longo (24-36 meses).

▪ BIBLIOGRAFIA

Appel G, D'Agati V, Pollak M. Focal and segmental glomerulosclerosis: genetic and spontaneous causes. In: Feehally J, Floege J, Johnson RJ. Comprehensive clinical nephrology. 3.ed. St. Louis: Elsevier Saunders; 2007. p.243-71.

Barros RT, Alves MAVFR, Dantas M, Mastroianni-Kirsztajn G, Sens YAS. Glomerulopatias: patogenia, clínica e tratamento. 3.ed. São Paulo: Sarvier; 2012.

Jennette JC. Rapidly progressive crescentic glomerulonephritis. Kidney Int 2005;63(3):1164-77.

Kidney Disease: Improving Global Outcomes (KDIGO) Glomerulonephritis Work Group. KDIGO clinical practice guideline for glomerulonephritis. Kidney Inter Suppls 2012;2:139-274.

Malafronte P, Mastroianni-Kirsztajn G, Betônico GN, Romão Jr JE, Alves MA, Carvalho MF, et al. Paulista registry of glomerulonephritis: 5-year data report. Nephrol Dial Transplant 2006;21(11): 3098-105.

Mastroianni-Kirsztajn G, Vieira Neto OM, Abreu PF, Woronick V, Sens YAS. Investigação e tratamento das doenças glomerulares em adultos: recomendações da Sociedade Brasileira de Nefrologia. J Bras Nefrol 2005;28(2):S1-38.

133 SÍNDROME NEFRÓTICA E DOENÇAS ESPECÍFICAS COM MANIFESTAÇÕES RENAIS

Lectícia Barbosa Jorge, Elerson Carlos Costalonga

SÍNDROME NEFRÓTICA

DEFINIÇÃO

É um conjunto de sinais e sintomas que surgem quando existe excreção urinária de proteína > 3,5 g/dia ou 50 mg/kg/dia. A síndrome é composta por uma tríade clássica que define seu diagnóstico:

- proteinúria nefrótica (> 3,5 g/dia ou > 50 g/kg/dia em crianças);
- hipoalbuminemia (< 3 g/dL);
- edema.

ETIOLOGIA

As doenças glomerulares que classicamente se apresentam com síndrome nefrótica são apresentadas na Tabela 1. As principais etiologias terão seus aspectos clínicos e terapêuticos discutidos em separado.

Tabela 1 Doenças que cursam com síndrome nefrótica

Doença	Característica nefrótica	Característica nefrítica
Glomerulopatia de lesões mínimas	++++	–
Glomeruloesclerose segmentar e focal	+++	+
Glomerulopatia membranosa	++++	+
Glomerulonefrite membranoproliferativa	++	++
Glomeruloesclerose diabética	+++	–
Amiloidose	++++	–
Glomerulonefrite fibrilar	+++	+–

EPIDEMIOLOGIA

A incidência das diferentes etiologias das glomerulopatias primárias em São Paulo foi avaliada em um trabalho publicado em 2006, baseado no Registro paulista de glomerulopatias, no qual diferentes centros do Estado de São Paulo registram suas biópsias. Esses dados estão resumidos na Tabela 2.

Tabela 2 Epidemiologia das síndrome nefróticas

Glomerulopatia primária (biópsias renais = 1.131)	Incidência (Registro paulista)
Glomerulopatia de lesões mínimas	9,1%
Glomeruloesclerose segmentar e focal	29,7%
Glomerulopatia membranosa	20,7%
Glomerulonefrite membranoproliferativa	7%
NIgA	17,8%
Outras	7,8%

NIgA: nefropatia de imunoglobulina A.

QUADRO CLÍNICO

A síndrome é caracterizada pela presença de edema consequente à hipoalbuminemia secundária à proteinúria. A albumina sérica costuma ser < 3 g/dL, e a proteinúria, > 3,5 g/dia. Não são constituintes essenciais da definição hiperlipidemia (aumento de colesterol e TG) e lipidúria, embora em geral também estejam presentes. Tendências a fenômenos trombóticos e hipogamaglobulinemia também são observadas.

Além da apresentação clínica com edema significativo e anasarca, muitos pacientes podem se apresentar no momento do diagnóstico com complicações da síndrome nefrótica. As complicações mais importantes são resumidas a seguir.

Estado de hipercoagulabilidade – eventos tromboembólicos

A síndrome nefrótica aumenta a chance de trombose venosa profunda, particularmente trombose de veias renais. As veias profundas dos membros inferiores e da pelve também são comumente afetadas e, em muitos casos, podem evoluir para embolia pulmonar. O mecanismo é multifatorial e inclui perdas renais de anticoagulantes endógenos (antitrombina III, proteínas C e S), aumento de fibrinogênio, fator VIII, alterações no sistema fibrinolítico etc. A perda de antitrombina III parece ser o fator mais importante para o estado de hipercoagubilidade da síndrome nefrótica.

O risco de eventos tromboembólicos é particularmente aumentado em pacientes que apresentam glomerulonefrite membranosa. Proteinúria > 10 g e albumina sérica < 2,5 g/L parecem ser os fatores de maior risco para eventos tromboembólicos associados à síndrome nefrótica. Um estudo sugeriu que níveis de albumina < 2,5 mg/dL representariam indicação de anticoagulação com varfarínicos, mas essa indicação não é universalmente aceita e usualmente pacientes com síndrome nefrótica só são anticoagulados após um episódio tromboembólico, sendo que a anticoagulação deve ser mantida por 6 meses no mínimo e não deve ser suspensa até que o estado nefrótico seja resolvido.

Infecções

Os pacientes com síndrome nefrótica estão mais sujeitos a infecções pelos germes encapsulados, principalmente pela deficiência de IgG e opsoninas perdidas pelos glomérulos. O pneumococo é a bactéria mais envolvida. A peritonite bacteriana espontânea é uma infecção que pode ser encontrada em pacientes nefróticos com ascite, tendo, nesses casos, o pneumococo como principal agente etiológico, seguido pela *Escherichia coli*.

Aterosclerose

A aterosclerose acelerada tem sido encontrada em pacientes com síndrome nefrótica. As causas são variadas e incluem aumento do colesterol total, do LDL-colesterol e da lipoproteína, e redução do HDL-colesterol. O uso crônico de corticosteroide também contribui. A maior causa é o aumento da produção de lipoproteínas pelo fígado, induzido pela diminuição da pressão oncótica que ocorre nesses pacientes.

Alterações endócrinas

Em 50% dos casos de síndrome nefrótica, ocorre perda urinária de T4, porém sem repercussão clínica, de modo que os pacientes permanecem em situação de eutireoidismo e com hormônio estimulante da tireoide (TSH) normal. Na síndrome nefrótica, é comum ocorrer perda de 25(OH)-vitamina D.

INVESTIGAÇÃO DIAGNÓSTICA

Uma vez feito o diagnóstico sindrômico, deve-se proceder à investigação etiológica, que terá implicações na conduta terapêutica. Os exames a serem realizados são apresentados na Tabela 3.

Tabela 3 Investigação diagnóstica segundo etiologia

Exame	Doença associada
Glicemia em jejum	Nefropatia diabética
Sorologias	HIV, hepatites B e C
Pesquisa de ovos de *Schistosoma mansoni*	Esquistossomose
Eletroforese de proteínas	Investigação de paraproteínas
Complemento sérico, FAN e provas de atividade inflamatória	Doenças autoimunes

FAN: fator antinúcleo.

Pacientes adultos com síndrome nefrótica devem sempre ser submetidos à biópsia renal. Apenas dados clínicos não são capazes de precisar o diagnóstico etiológico, e isso implica em diferença nas decisões terapêuticas.

▪ DOENÇAS GLOMERULARES ASSOCIADAS À SÍNDROME NEFRÓTICA

LESÕES MÍNIMAS

Doença de lesões mínimas (DLM) é a causa mais frequente de síndrome nefrótica em crianças, responsável por cerca de 90% dos casos em menores de 10 anos de idade. A partir dessa alta prevalência, é possível assumir um diagnóstico de DLM para toda criança que apresente síndrome nefrótica sem realização de biópsia renal, que fica reservada para casos de resistência ao tratamento.

Essa doença é o protótipo das podocitopatias que levam à característica fusão dos podócitos e à perda da *slit-pore membrane* sem alterações da arquitetura glomerular, o que acarreta aumento de permeabilidade da barreira de filtração glomerular.

Dados clínicos e diagnósticos

Habitualmente, apresenta-se como síndrome nefrótica de início súbito sem outros sintomas. Adultos podem apresentar hipertensão arterial essencial associada. Em pacientes idosos com história de hipertensão e aterosclerose, é comum ocorrer disfunção renal no início do quadro, que tende a normalizar com a remissão.

Hipoalbuminemia, proteinúria nefrótica e hiperlipidemia estão invariavelmente presentes. Hematúria discreta pode estar presente em até 10% dos casos. Histologicamente, caracteriza-se por microscopia óptica e imunofluorescência normais com fusão dos processos podocitários somente detectados por meio da microscopia eletrônica.

Tratamento

Corticosteroides são as drogas de escolha para o tratamento da DLM. O esquema de tratamento inicial sugerido consiste em prednisona, VO, 1 mg/kg/dia (máximo 80 mg) ou 2 mg/kg em dias alternados. Se tolerada, a dose máxima deve ser mantida por um período mínimo de 4-16 semanas, a depender da resposta terapêutica. A redução gradual do corticosteroide deve ser realizada durante um período de 6 meses após a remissão completa. Cerca de 70% dos pacientes apresentam remissão completa, que ocorre por volta da 13ª semana da terapia. De acordo com a resposta ao tratamento inicial e a evolução, os pacientes podem ser classificados como cortico-dependentes, resistentes aos corticosteroides e com recidivas frequentes.

Esquemas alternativos com ciclosporina e ciclofosfamida podem ser utilizados para pacientes com contraindicações ou intolerância aos corticosteroides (p. ex., diabetes não controlado, osteoporose grave etc.) e nos casos com recidivas frequentes, de cortico-dependentes ou resistentes aos corticosteroides.

Não há indicação para tratamento da hiperlipidemia com estatinas, nem para o uso dos inibidores da enzima conversora da engiotensina (iECA) e/ou de bloqueadores do receptor de angiotensina (BRA) como antiproteinúricos durante a fase inicial do tratamento da síndrome nefrótica associada à DLM.

Prognóstico

O risco de insuficiência renal na DLM é extremamente baixo, exceto nos pacientes com necrose tubular aguda, normalmente observada em idosos com doenças preexistentes.

GLOMERULOESCLEROSE SEGMENTAR E FOCAL

A glomeruloesclerose segmentar e focal (GESF) não diz respeito a somente uma doença, mas sim a uma síndrome clinicopatológica com múltiplas etiologias e mecanismos patogênicos. Atualmente, é a glomerulopatia primária mais comum no Brasil. Nos últimos 20 anos, a incidência anual de GESF aumentou de menos de 10% para aproximadamente 25% das nefropatias em adultos.

Dados clínicos e diagnóstico

Mais frequente entre os 30 e os 50 anos de idade, tem como principal característica a proteinúria, que pode ser subnefrótica (< 3,5 g/dia) ou nefrótica (> 3,5 g/dia). Síndrome nefrótica está presente na apresentação em cerca de 60% dos casos. Hematúria microscópica e hipertensão arterial podem ocorrer em cerca de 40% dos pacientes. O diagnóstico de GESF é dado pela biópsia renal. Na Tabela 4, estão resumidas as causas secundárias de GESF que devem ser investigadas uma a uma visando ao diagnóstico diferencial entre formas primárias e secundárias.

O achado histológico típico é de GESF na microscopia óptica. GESF é, por definição, um processo focal, e uma biópsia renal não representativa (com menos de 9 glomérulos) pode não incluir os glomérulos afetados; esses casos acabam por ser diagnosticados como DLM. A presença de fibrose tubulointersticial em pacientes com síndrome nefrótica e sem lesões glomerulares pode ser indicativa de GESF. A imunofluorescência é caracteristicamente negativa.

Tratamento

O tratamento da GESF é, de maneira geral, baseado em estudos não randomizados com diferentes protocolos de tratamentos e definições de remissão. A taxa de remissão completa varia entre 15 e 40%. Em pacientes sem síndrome nefrótica, o tratamento conservador com base no controle pressórico com medicações bloqueadoras do sistema renina-angiotensina-aldosterona é a opção inicial. Em pacientes com síndrome nefrótica, prednisona VO é a terapia de escolha e os pacientes devem ser informados sobre os riscos e os potenciais benefícios. Em pacientes resistentes aos corticosteroides, o uso de ciclosporina pode levar a remissões em 70% dos casos. Em todos esses pacientes, o uso isolado ou em combinação de iECA e BRA pode reduzir a proteinúria, com potencial benefício em longo prazo.

Tabela 4 Causas secundárias de GESF

Causas virais	HIV (classicamente a forma colapsante), CMV, EBV
Drogas	Heroína, pamidronato, interferon, esteroides anabolizantes
Causas adaptativas com diminuição de néfrons	Nefrectomia, agenesia renal, baixo peso ao nascer, nefropatia por refluxo
Causas adaptativas por hiperfluxo	Obesidade, HAS, anemia falciforme, fisiculturismo extremo

CMV: citomegalovírus; EBV: Epstein-Barr vírus; GESF: glomeruloesclerose segmentar e focal.

O tratamento com prednisona deve ser feito na dose de 1 mg/kg/dia durante 16 semanas, em dose plena, com desmame gradual. O esquema proposto para tratamento com ciclosporina tem sido de 4-5 mg/kg/dia (adultos), em 2 tomadas. Em não responsivos, é aconselhável suspender com 6 meses; nos responsivos, uma possibilidade é retirar 25% da dose a cada 2 meses, com suspensão em 12 meses. Recidiva após redução da dose ou suspensão da ciclosporina é comum, e o uso prolongado dessa medicação pode ser necessário para manter a remissão. A ciclosporina é nefrotóxica e também pode levar ao desenvolvimento de hipertensão arterial. Diante disso, ao indicar seu uso em glomerulopatias, é importante considerar a lesão tubulointersticial preexistente e monitorizar a função renal do paciente, os níveis séricos da medicação e seus efeitos colaterais.

Finalmente, em casos de GESF secundária a condições associadas com hiperfiltração e/ou massa reduzida de néfrons, a abordagem terapêutica para todos os pacientes com proteinúria inclui controle da PA por meio de drogas que bloqueiam o sistema renina-angiotensina-aldosterona, em decorrência de sua ação no sentido de redução da proteinúria e diminuição da velocidade de progressão para insuficiência renal.

Prognóstico

O nível de proteinúria é um importante fator prognóstico. Pacientes com proteinúria não nefrótica apresentam evolução favorável com sobrevida renal > 80%

em 10 anos, enquanto pacientes com proteinúria > 10 g/dia alcançam a doença renal terminal em 3 anos. Além da proteinúria inicial, a remissão da síndrome nefrótica é um dos indicadores prognósticos mais úteis. Mais de 50% dos pacientes que não remitem com o tratamento progridem para doença renal terminal em 6 anos.

GLOMERULOPATIA MEMBRANOSA

A glomerulopatia membranosa (GNM) idiopática é considerada a principal causa de síndrome nefrótica no adulto no mundo. Atualmente reconhece-se que a maioria dos casos da GNM primária é mediada pelo anticorpo contrarreceptor de fosfolipase A2 do tipo M (anti-PLA12R) (~70%) e outros anticorpos já vem sendo reconhecidos como o domínio de trombospondina tipo 1 contendo 7A (THSD7A) (3 a 5%), ainda ficando com mecanismos não identificados em pelo menos 10%.

Formas secundárias ocorrem em 30% dos casos e são associadas a doenças autoimunes (p. ex., lúpus eritematoso sistêmico – LES –, artrite reumatoide), infecções (p. ex., hepatites virais), neoplasias e drogas (p. ex., captopril, ouro, penicilamina). Como consequência da associação entre GNM e neoplasias, a literatura recomenda que, após diagnóstico de GNM no adulto, um *screening* de neoplasia recomendado para a idade do paciente seja realizado. A designação de idiopática, portanto, deve ser feita após exclusão de causas secundárias.

Dados clínicos e diagnósticos

A doença afeta todas as faixa etárias, sendo mais prevalente entre a 4ª e a 5ª décadas de vida. Síndrome nefrótica é a apresentação inicial em 60% dos casos, e um número significativo dos pacientes com proteinúria subnefrótica desenvolverá a síndrome no prazo de 1-2 anos. Hematúria microscópica é comum (30-40%). A maioria dos pacientes é normotensa e não possui disfunção renal. Por ser uma doença de evolução lenta, um rápido aumento da creatinina ou da proteinúria deve levantar a suspeita para uma condição sobreposta, como trombose de veia renal.

Histologicamente, caracteriza-se pelo espessamento da membrana basal glomerular, na qual, em alguns casos, surgem espículas. Os depósitos subepiteliais de complexos imunes detectados na microscopia eletrônica e o padrão granular em alça capilar de imunoglobulina G da imunofluorescência corroboram o diagnóstico.

Tratamento

O tratamento da GNM primária será abordado neste capítulo, já que as causas secundárias passam pelo tratamento da doença que foi sua causa.

A GNM possui altas taxas de remissão espontânea. Dados sobre o benefício de preservar a função renal em longo prazo e os efeitos colaterais da terapia são controversos, sendo que a relação risco-benefício deve ser avaliada individualmente. Pacientes com baixo risco de progressão para doença renal crônica (DRC) e aqueles que apresentam disfunção renal avançada ou fibrose intersticial difusa podem não se beneficiar da terapia imunossupressora.

Para definição de tratamento é fundamental realizar uma estratificação de risco que dá suporte à decisão de indicar ou não imunossupressão. Essa estratificação divide pacientes em baixo, intermediário, alto e altíssimo risco como apresentado na tabela.

Para pacientes com baixo e intermediário risco apenas um tratamento conservador está indicado. Vale ressaltar que esse tratamento deve ser adotado para todos os pacientes, mesmo os que posteriormente terão critérios para terapia imunossupressora. O tratamento conservador inclui controle pressórico rigoroso (PA < 125 × 75 mmHg) com iECA e/ou BRA. A associação entre iECA e BRA pode ser utilizada na tentativa de reduzir a proteinúria. Controle da DLP, cessação do tabagismo, perda de peso e restrição de sal na dieta (2-3 g de sódio/dia) são outras medidas recomendadas. Os diuréticos de alça devem ser utilizados para manejo do edema.

Recomenda-se que a terapia inicial com imunossupressores seja iniciada apenas em pacientes com síndrome nefrótica associada a pelo menos uma das seguintes condições:

- Grupo 1 – risco baixo:
  - filtração glomerular normal, proteinúria < 3,5 g/dia e albumina sérica > 3 g/dL.
- Grupo 2 – risco intermediário:
  - filtração glomerular normal, proteinúria > 4 g/dia e não houve redução >50% após 6 meses tratamento conservador;
  - anti-pla2r < 50 RU/mL;
  - IgG urinária < 250 mg/dL.
- Grupo 3 – risco alto:
  - Filtração glomerular < 60 mL/min/1,73 m2;
  - Proteinúria > 8 g/dia;
  - Anti-Pla2R > 150 RU/mL;
  - IgG urinária > 250 mg/dia.
- Grupo 4 – risco altíssimo:
  - síndrome nefrótica com situações que ameacem a vida (ex., embolia pulmonar);
  - rápida deterioração da função não explicada outras causas;
  - alta proteinúria de baixo peso molecular em 2 amostras coletadas em intervalos de 6-12 meses.

A maioria dos estudos controlados utilizou a combinação de corticosteroides com agentes alquilantes (ciclofosfamida e clorambucil) e, por isso, recomenda-se o uso conjunto de tais drogas. Não é indicado o uso isolado de corticosteroides para tratamento dessa glomerulopatia.

Um dos esquemas terapêuticos mais utilizados corresponde ao uso de pulsoterapia com metilprednisolona e manutenção com prednisona, 0,5 mg/kg/dia, VO, no 1°, 3° e 5° meses de tratamento alternado com a droga citotóxica escolhida (ciclofosfamida VO é a droga de escolha) no 2°, 4° e 6° meses.

Ciclosporina ou tacrolimo podem ser utilizados por um período de pelo menos 6 meses em pacientes que preencham os critérios para a terapia inicial, mas que prefiram não receber o regime cíclico de agente alquilante/corticosteroide, que têm contraindicações para este regime ou nos casos de falha terapêutica. O esquema de ciclosporina preferencialmente utilizado nessa condição é o de 3-5 mg/kg/dia, por 12 meses. A dose deve ser ajustada de acordo com o nível sanguíneo e a presença de efeitos colaterais. Sugere-se que o inibidor de calcineurina seja descontinuado em pacientes que não obtiverem remissão completa ou parcial após 6 meses de tratamento. O rituximab também se mostrou uma opção segura e eficaz que apresenta menos chance de recidivas.

Não se deve utilizar terapia imunossupressora em pacientes com creatinina sérica persistentemente > 3,5 mg/dL ou com taxa de filtração glomerular estimada < 30 mL/min/1,73 m^2 e redução do tamanho dos rins na USG ou naqueles criticamente enfermos e com infecções não controladas.

Prognóstico

A GNM é uma doença crônica com remissões espontâneas e recidivas. Remissões espontâneas ocorrem em 30% dos casos, normalmente nos primeiros 2 anos. O restante dos pacientes divide-se entre evolução para doença renal terminal ao longo de anos e persistência da síndrome nefrótica sem disfunção renal. Essa proporção, no entanto, pode variar de acordo com o perfil de pacientes da população estudada. Pacientes com proteinúria de 4-8 g/dia que não remitem em um período de 6 meses de observação têm probabilidade de 55% de desenvolver DRC, enquanto a excreção urinária proteica > 8 g/dia persistente impõe um risco de 70-80% de DRC em 10 anos. Outro preditor importante de boa evolução é a obtenção de remissões parciais ou remissões completas com o tratamento. Alguns autores relatam sobrevida de 10 anos em torno de 100% para remissão completa e 90% para remissão parcial. Os pacientes que remitem apresentam taxa de declínio da filtração glomerular da ordem de 1,5-2 mL/min/ano, enquanto os refratários ao tratamento têm redução média de 10 mL/min/ano.

GLOMERULONEFRITE MEMBRANOPROLIFERATIVA

O termo glomerulonefrite membranoproliferativa (GNMP) descreve um grupo de doenças que têm em comum a presença de hipercelularidade mesangial, acompanhada de aumento da matriz e aspecto de duplo contorno da parede capilar glomerular causado por alterações da estrutura da membrana basal glomerular. A classificação mais recente proposta para GNMP baseia-se na divisão pelo perfil da imunofluorescência da biópsia renal (Tabela 5).

Dados clínicos e diagnóstico

A maioria dos pacientes com GNMP idiopática é de crianças de 8-16 anos de idade. Manifesta-se como sobreposição das síndromes nefrótica e nefrítica, sendo a hematúria com graus variados de proteinúria a marca da apresentação.

As etiologias secundárias devem ser intensivamente investigadas, principalmente no grupo de GNMP por imunocomplexos. Infecções e nefrite lúpica precisam ser ativamente descartadas. A presença de níveis baixos de C4 e fator reumatoide pode levantar a suspeita de crioglobulinemia. Nas GNMP por complemento, a presença de hipocomplementemia persistente diferencia esse grupo de glomerulopatias primárias das outras. Os níveis de C3 são persistentemente baixos em 75% dos doentes, em contraste com a glomerulonefrite difusa aguda pós-estreptocócica, em que o C3 sérico retorna ao normal em aproximadamente 2 meses.

Tratamento

Os estudos de tratamento em GNMP são heterogêneos, variando em relação aos tipos de GNMP incluídos, à idade dos pacientes e aos protocolos de tratamento.

Adultos com GNMP idiopática que apresentem síndrome nefrótica e declínio progressivo da função renal podem receber tratamento com ciclofosfamida ou micofenolato de mofetila associado a corticosteroides orais por um período < 6 meses. Pacientes que se apresentem com GNRP, após exclusão de causas secundárias de GNMP, podem se beneficiar de pulsoterapia de metilprednisolona combinada com ciclofosfamida.

O regime terapêutico mais utilizado e baseado em evidências a partir de estudos randomizados (não específicos para GNMP) é o controle pressórico estrito, preferencialmente com iECA, e está indicado para pacientes com proteinúria > 500 mg/dia e PA sistólica > 130

Tabela 5 Classificação da GNMP de acordo com imunofluorescência renal

	GNMP por imunoglobulinas	GNMP por complemento
Perfil da imunofluorescência	▪ Presença de depósitos de imunoglobulinas com ou sem complemento (60-80% dos casos)	▪ Presença de depósitos com complemento, sem imunoglobulinas ou com imunoglobulinas fracamente positivas (predominantemente C3)
Causas mais prováveis	▪ Doenças autoimunes (LES) ▪ Infecções (hepatites B e C, HIV, esquistossomose) ▪ Crioglobulinemia (por estar associada ao vírus da hepatite C) ▪ Paraproteinemias	▪ Distúrbios relacionados às proteínas reguladoras do complemento

GNMP: glomerulonefrite membranoproliferativa; LES: lúpus eritematoso sistêmico.

mmHg. Um dos alvos do tratamento deve ser a redução da proteinúria para o nível mais baixo possível.

Prognóstico

A sobrevida renal da GNMP em 10 anos é de 40-60%, a depender da proteinúria.

▪ DOENÇAS ESPECÍFICAS COM MANIFESTAÇÕES RENAIS

DOENÇAS RENAIS ASSOCIADAS ÀS PARAPROTEINEMIAS (AMILOIDOSE RENAL E GLOMERULONEFRITES FIBRILAR E IMUNOTACTOIDE)

A prevalência das doenças renais associadas às paraproteinemias é baixa (0,5-3%), mas são doenças graves e de má evolução. O diagnóstico dessas doenças deve ser considerado em idosos com síndrome nefrótica ou insuficiência renal de causa desconhecida, devendo-se pesquisar a presença de proteínas monoclonais no soro e/ou na urina. A amiloidose, em geral, apresenta-se clinicamente como uma síndrome nefrótica com hipotensão arterial. A glomerulonefrite fibrilar, por sua vez, é uma doença ainda mais rara, que tende a se apresentar como uma síndrome nefrítica-nefrótica. A biópsia renal, na microscopia óptica, apresenta achados inespecíficos, como a presença de material amorfo sugestivo de amiloide. Para o diagnóstico diferencial dessas doenças, é importante a utilização da coloração vermelho Congo, que é positiva nos casos de amiloidose. Nas formas fibrilares, as fibrilas são maiores e, por isso, não coram com essa coloração específica. Assim, o diagnóstico das formas fibrilares e imunotactoides é dado pela microscopia eletrônica, que evidencia fibrilas no mesângio e na parede de capilar, claramente distintas da amiloidose.

DOENÇA POR CADEIAS LEVES E/OU PESADAS

São doenças em que os depósitos glomerulares são de cadeias leves e/ou pesadas. São mais frequentes os depósitos de cadeias leves e que não assumem a estrutura fibrilar, como ocorre na amiloidose, sendo por isso vermelho Congo-negativo. O quadro clínico inclui proteinúria, síndrome nefrótica, hematúria (pode estar presente em 44% dos casos) e frequente evolução para insuficiência renal. A suspeita diagnóstica baseia-se no quadro clínico e na presença de cadeias leves e/ou pesadas monoclonais no soro e na urina, porém é confirmado com a biópsia renal, que deve apresentar os achados já descritos.

Tratamento

O tratamento dessas doenças consiste em reduzir a produção de imunoglobulinas monoclonais com quimioterapia ou transplante, sendo que cada caso deve ser avaliado e tratado pelo hematologista.

MICROANGIOPATIA TROMBÓTICA

A microangiopatia trombótica (MAT) é uma desordem microvascular oclusiva caracterizada por uma síndrome aguda de anemia hemolítica microangiopática, trombocitopenia e lesão de órgão ocasionada por agregação plaquetária na microcirculação.

A púrpura trombocitopênica trombótica (PTT) e a síndrome hemolítico-urêmica (SHU) são 2 formas descritas de apresentação da MAT. Essas formas são patologicamente idênticas, mas com apresentações clínicas e etiologias distintas:

- PTT clássica: as anormalidades neurológicas são dominantes, e a lesão renal aguda é variável, classicamente sendo menos grave que na forma SHU;
- SHU: a falência renal aguda é dominante, e as anormalidades neurológicas são mínimas ou ausentes.

Em alguns pacientes, as características clínicas da PTT e da SHU podem coexistir:

- anemia hemolíticia microangiopática (100% dos pacientes apresentam essa manifestação na apresentação da síndrome);
- trombocitopenia (PTT > SHU);
- sintomas neurológicos (PTT > SHU);
- febre (PTT > SHU);

Tabela 6 Classificação da PTT e da SHU quanto à etiologia
Parte 1
Induzida por infecção ▪ shiga ou verocitotoxina produzidas por enterobactérias (*Escherichia coli*, *Shigella*) ▪ *Streptococcus pneumoniae* – neuraminidase e exposição ao antígeno T
Desordens da regulação do complemento ▪ desordens genéticas da regulação do complemento ▪ desordens adquiridas (p. ex., anticorpo anti-FH)
von Willebrand proteinase, deficiência de ADAMTS13 ▪ desordens genéticas do ADAMTS13 ▪ deficiência adquirida da von Willebrand proteinase: autoimune ou induzida por drogas
Defeito do metabolismo da cobalamina
Induzida por quinina
Parte 2 Associações clínicas/etiologias não conhecidas
HIV
Malignidade, quimioterapia e radiação ionizante
Inibidores de calcineurina e transplante
Gestação, síndrome HELLP e uso de contraceptivos VO
LES e SAAF
Glomerulopatia
Familial (não incluídos na parte 1)
Não classificados

LES: lúpus eritematoso sistêmico; PTT: púrpura trombocitopênica trombótica; SAAF: síndrome do anticorpo antifosfolípide; SHU: síndrome hemolítico-urêmica.

- diarreia (SHU típica);
- reticulocitose;
- leucocitose com desvio (espicialmente associada à toxina shiga) ou contagem de células brancas normal;
- presença de esquizócitos no sangue periférico;
- estudos de coagulação (TP/TTPa/produtos de degradação da fibrina – PDF/fibrinogênio) normais;
- Coombs negativo (com exceção da MAT associada à neuraminidase);
- marcadores de hemólise intravascular: DHL aumentado/haptoglobina baixa/bilirrubina indireta aumentada;
- aumento da creatinina sérica geralmente associado a proteinúria leve e sedimento urinário pouco ativo;
- falência renal aguda (SHU > PTT).

Níveis de DHL e contagem plaquetária são usados como marcadores de resposta à terapia utilizada.

Tratamento

O tratamento da MAT varia com a etiologia e o mecanismo fisiopatológico implicado. Na Tabela 7, o tratamento proposto com terapia de suporte, plasma fresco congelado ou plasmaférese e terapia com imunossupressores é apresentado.

Tabela 7 Tratamento da microangiopatia trombótica

Doença	Causa	Tratamento
SHU típica	Toxina shiga – *Escherichia coli* O157:H7 e disenteria *Shigella* tipo 1	Suporte Suporte + antibiótico
	Bactéria (*Streptococcus pneumoniae*)	Antibiótico
	Viroses (HIV)	Plasma
	Drogas (antineoplásicos, antiplaquetários, imunossupressores)	Suspensão de drogas e plasma
	Associada à gestação	Interromper gestação e plasma
	Pós-parto	Plasma
	Lúpus	Esteroides e plasma
	Esclerodermia	Controle da PA
SHU atípica/PTT	SAAF	Anticoagulação VO
	Idiopática	Plasma
Familiar	Genética (fator H, MCP, fator I)	Plasma
	Deficiência genética ADAMTS13	Plasma

MCP: proteína cofator de membrana; PTT: púrpura trombocitopênica trombótica; SAAF: síndrome do anticorpo antifosfolípide; SHU: síndrome hemolítico-urêmica.

▪ BIBLIOGRAFIA

Barros RT, Alves MAVFR, Dantas M, Mastroianni-Kirsztajn G, Sens YAS. Glomerulopatias: patogenia, clínica e tratamento. 3.ed. São Paulo: Sarvier; 2012.

Cameron JS. Focal segmental glomerulosclerosis in adults. Nephrol Dial Transplant 2003;18 suppl 6:vi45-51.

Cattran D. Management of membranous nephropathy: when and what for treatment. J Am Soc Nephrol 2005;16(5):1188-94.

Kidney Disease: Improving Global Outcomes (KDIGO) Glomerulonephritis Work Group. KDIGO clinical practice guideline for glomerulonephritis. Kidney Inter Suppls 2012;2:139-274.

Mastroianni-Kirsztajn G. Tratamento das glomerulopatias primárias. J Bras Nefrol 2005;2(suppl 1):10-8.

Wolf G. Antiproteinuric response to dual blockade of the renin-angiotensin system in primary glomerulonephritis. Nat Clin Pract Nephrol 2008; 4(9):474-5.

134 BIÓPSIA RENAL

Liliany Pinhel Repizo

INDICAÇÕES DE BIÓPSIA RENAL

Como a biópsia renal é um exame invasivo e que possui seus riscos, mesmo que sejam pequenos, é importante saber indicar o exame para os casos em que o resultado histológico é imprescindível. A biópsia pode apresentar diagnóstico preciso, ajudar a instituir tratamento específico e/ou definir prognóstico renal. As indicações estão resumidas na Tabela 1.

Tabela 1 Indicações clássicas de biópsia renal

Indicações clássicas de biópsia renal
Síndrome nefrótica em adultos (sem dosagem do anti-PLAR)
Injúria renal aguda de etiologia não esclarecida e prolongada
Hematúria glomerular associada a proteinúria ou aumento dos níveis de creatinina
Glomerulonefrite rapidamente progressiva
Proteinúria > 1 g/24 h persistente, associada ou não à hematúria, sem evidência de comorbidades
Doença renal crônica de etiologia não esclarecida
Disfunção do rim transplantado, excluídas toxicidade e causas obstrutivas

Segundo o novo KDIGO de Doenças Glomerulares de 2021, em algumas situações o tratamento pode ser considerado sem a confirmação de biópsia renal (Tabela 2).

Tabela 2 Situações que podemos tratar sem biópsia renal

Lúpus eritematoso sistêmico	Vasculites ANCA + (MPO ou PR3)
Doença de Alport	Anticorpo antimembrana basal glomerular +
Doença de Fabry	GESF familiar com mutações bem caracterizadas
Anti-PLAR + (membranosa) especialmente TFG > 60 mL/min	Se houver contraindicação à biópsia renal

PREPARAÇÃO PRÉ-BIÓPSIA E CONTRAINDICAÇÕES

A preparação para a realização da biópsia renal deve começar com o reconhecimento dos fatores que sejam contraindicações para o procedimento. Esses fatores devem ser corrigidos antes da biópsia percutânea, ou alternativas devem ser pensadas. As contraindicações estão resumidas na Tabela 3.

Para pacientes com rim único e malformações renais, em geral, recomenda-se biópsia cirúrgica. Em pacientes com distúrbios de coagulação, a biópsia por via transjugular tem-se mostrado segura e eficiente. Existem situações em que as alterações na coagulação podem ser corrigidas e a biópsia pode ser realizada, porém com risco maior de sangramento.

Na Tabela 4, consta o protocolo de preparação pré-biópsia utilizado pelo Hospital das Clínicas da Faculdade de Medicina da Universidade de São Paulo (HCFMUSP). Esse protocolo está de acordo com recomendações gerais e visam melhorar a segurança do procedimento.

Tabela 3 Contraindicações

Condições renais	Condições do paciente
Múltiplos cistos	Distúrbios de coagulação
Rim único	HAS grave não controlada com medicações
Pielonefrite aguda ou abscesso perinefrético ou infecção de pele sobre o local da biópsia	Uremia
Neoplasia renal	Obesidade
Hidronefrose ou malformações renais que dificultam o procedimento	Paciente não colaborativo

Tabela 4 Preparo do paciente para biópsia renal

Condições para realização da biópsia
Controle da pressão arterial – manter níveis < 140/90 mm/Hg
Descartar infecções (principalmente infecção urinária) – se leucocitúria recomenda-se ter urocultura negativa
Exames laboratoriais
Hemoglobina > 10g/dL/ hematócrito > 30%
TP/TTPa ≤ 1,2
Ureia ≤ 140 mg/dL
Plaquetas ≥ 100 mil/mm³
Rever na prescrição
Não utilizar heparina não fracionada e de baixo peso molecular, mesmo em dose profilática por 6 e 12 horas, respectivamente, antes da realização da biópsia
Ausência de anticoagulante oral
Ausência de uso de AAS por pelo menos 7 dias
Checar data da última diálise – idealmente realizar a biópsia pelo menos 12 horas após o procedimento

AAs: ácido acetilsalicílico.

Na literatura, existem relatos de diversos protocolos para realização da biópsia renal percutânea e as recomendações gerais são muito semelhantes. Variações pequenas nos valores de pressão arterial (tolerados limites até 160/90 mmHg) e nos limites do TP e TTPA (tolerados valores até 1,4) são encontradas. Quanto o uso de AAS, existe um estudo que demonstrou não haver aumento na incidência de complicações maiores (sangramento com necessidade de transfusão, cirurgia ou intervenção radiológica), apesar de complicações menores (queda de hemoglobina ≥ 1 sem necessidade de transfusão, cirurgia ou intervenção radiológica) terem sido mais frequentes.

TÉCNICA DA BIÓPSIA

No HCFMUSP, a biópsia é guiada em tempo real por ultrassonografia, sendo ambos os procedimentos (o disparo e a ultrassonografia realizados pelo nefrologista). O paciente se encontra internado e permanece em observação por pelo menos 24 horas após a realização da biópsia. Em muitos outros serviços, a realização do procedimento é feita de forma ambulatorial e os pacientes permanecem em observação por apenas 8 horas, sendo essa uma opção segura e já recomendada pela literatura.

O paciente é posicionado em decúbito ventral. Antes de iniciar o procedimento e limpar a pele do paciente, é recomendado visualizar ambos os rins com ultrassonografia para confirmar a presença dos órgãos e descartar possíveis contraindicações ao procedimento (múltiplos cistos, dilatação ureter bilateral). Após esse passo, deve-se recobrir o transdutor com capa. Então, após a visualização, inicia-se a anestesia guiada e a injeção do anestésico deve ser feita por todo o trajeto da agulha até a cápsula renal. Após realização da anestesia, deve-se introduzir a agulha da biópsia que será guiada até o rim. Após a passagem pela cápsula renal, com a agulha dentro do rim e visualizada pelo ultrassom, deve-se solicitar que o paciente segure a respiração, e então a pistola é disparada.

Em geral, são realizados 3 disparos e 3 fragmentos são obtidos. O material deve ser encaminhado para microscopia óptica (maior e melhor fragmento), para imunofluorescência e para microscopia eletrônica (pequeno fragmento), este nem sempre realizado de rotina.

CUIDADOS PÓS-BIÓPSIA

Os cuidados pós-biópsia visam o reconhecimento precoce de possíveis complicações. Em nosso serviço, mantemos o paciente em observação por 24 horas e após esse período recebe alta se não apresentar evidências de complicações.

O período de observação é variável em diversos serviços pelo mundo e alguns estudos demonstram que uma observação por 8 horas após o procedimento é suficiente e segura.

COMPLICAÇÕES PÓS-BIÓPSIA

Sangramento pós-biópsia renal é a complicação mais temida, podendo ocorrer em três sítios:

- sistema coletor: ocasionando hematúria microscópica ou macroscópica, com saída de coágulos e até risco de obstrução da via excretora;
- subcapsular: promovendo distensão da cápsula renal e dor;

Tabela 5 Protocolo de cuidados pós-biópsia renal

Internação na enfermaria para monitorização por pelo menos 24 horas
Manter repouso absoluto no leito em decúbito dorsal horizontal por 6 horas após o procedimento
Aferir PA de 15/15 minutos na primeira hora
Aferir PA de 30/30 minutos na segunda hora
Aferir PA de 1/1 hora até a quarta hora
Aferir PA na sexta hora pós-biópsia
Observar hematúria
Manter PA sob controle (inferior a 135/85 mmHg)
Colher Hb e Ht após 6, 12 e 24 horas da biópsia renal

- perirrenal: formando hematoma e podendo cursar com queda de Hb> 2g/dL.

A maioria dos sangramentos com significância clínica é reconhecido em 12-24 horas após biópsia renal.

A incidência de diferentes complicações de sangramento em biópsia de rim nativo guiado por ultrassom em tempo real é estimada:

- hematúria macroscópica transitória: 3,5%;
- necessidade de transfusão sanguínea de concentrado de hemácias: 0,9%;
- necessidade de intervenção por angiografia (embolização arterial) para controle de sangramento: 0,6%;
- necessidade de nefrectomia para controle de sangramento: 0,01%;
- morte: 0,02%.

Alguns fatores de risco parecem associados a maior taxa de transfusão de concentrado de hemácias:

- PA sistólica ≥ 130 mmHg;
- creatinina sérica ≥ 2 mg/dL;
- Hb < 12 g/dL;
- idade > 40 anos.

Outras complicações:

- dor prolongada por mais 12-24 horas em 4% dos casos, geralmente por obstrução da via excretora por coágulos em paciente com hematúria macroscópica ou estiramento da cápsula renal por hematoma subcapsular;
- fístulas arteriovenosas formam em mais de 18% dos casos por lesão em artéria e veia adjacentes. Geralmente, são clinicamente silenciosas e apresentam resolução espontânea em 1 ou 2 anos. O diagnóstico pode ser feito por ultrassonografia com doppler ou arteriografia;
- infecção do tecido perirrenal pode ocorrer em 0,2% dos casos, mas frequentemente em pacientes com infecção do parênquima renal.

Portanto, a morbidade da biópsia renal percutânea guiada por ultrassom em tempo real é baixa e sua importância na prática clínica a torna importante e segura ferramenta diagnóstica. Os cuidados pré e pós-biópsia minimizam os riscos e as complicações relacionadas ao procedimento.

▪ BIBLIOGRAFIA

Corapi KM, Chen JL, Balk EM, Gordon CE. Bleeding complications of native kidney biopsy: a systematic review and meta-analysis. Am J Kidney Dis 2012;60(1):62-73.

Fuiano G, Mazza G, Comi N, Caglioti A, De Nicola L, Iodice C, et al. Current indications for renal biopsy: a questionnaire-based survey. Am J Kidney Dis 2000;35:448-457.

KDIGO 2021: Clinical practice guideline of management of glomerular diseases. Update on the Native Kidney Biopsy: Core Curriculum 2019. AJKD.

Maya ID, Allon M. Percutaneous renal biopsy: outpatient observation without hospitalization is safe. Semin Dial 2009;22(4):458-61.

Whittier WL, Korbet SM. Timing of complications in percutaneous renal biopsy. J Am Soc Nephrol 2004;15:142-147.

135 TRANSPLANTE RENAL

Igor Denizarde Bacelar Marques

DEFINIÇÕES E TIPOS DE TRANSPLANTE RENAL

O transplante renal é uma das formas de tratamento para pacientes com doença renal crônica (DRC) terminal, assim como a hemodiálise e a diálise peritoneal. Há 2 tipos possíveis de doadores de rim: vivos ou falecidos.

Rins provenientes de doadores falecidos são extraídos após o diagnóstico de morte encefálica e o consentimento dos familiares, sendo os órgãos conservados em soluções de preservação específicas (isquemia fria) por até 24-36 horas (idealmente, o tempo de isquemia fria deve ser menor do que 12-18 horas), até que o procedimento cirúrgico do transplante seja realizado. Há, também, a possibilidade da utilização de órgãos de doadores após a parada cardíaca, entretanto, esse tipo de transplante ainda não é realizado no Brasil.

A doação de um rim de doador vivo juridicamente capaz é permitida se atendidos os preceitos legais quanto à doação intervivos, desde que o doador tenha sido submetido a rigorosa investigação clínica, laboratorial e de imagem e que esteja em condições satisfatórias de saúde, possibilitando que a doação seja realizada dentro de um limite de risco aceitável. Doadores vivos, segundo a legislação brasileira, podem ser parentes de até 4° grau de consanguinidade ou cônjuges. Para a realização de transplante renal com doadores não aparentados, há a necessidade da avaliação por uma comissão de ética hospitalar e autorização judicial. Para que um paciente seja aceito como doador de rim, além de demonstrada relação afetiva, motivação e/ou altruísmo, ele deve ter mais do que 18 anos (no HC-FMUSP, mais do que 25 anos), passar por uma detalhada avaliação médica que ateste ausência de comorbidades e boa função renal (taxa de filtração glomerular > 80 mL/min/1,73 m^2) e realizar um exame de imagem – em geral, TC com contraste – para avaliar eventuais variações anatômicas e programar a nefrectomia unilateral para doação renal, que pode ser por via aberta ou videolaparoscópica. As principais contraindicações para a doação renal estão detalhadas na Tabela 1, podendo variar entre os centros transplantadores.

EPIDEMIOLOGIA

Os números de doadores e de transplantes renais realizados no Brasil vêm crescendo. Em 2015, foram realizados 5.556 transplantes renais no país, sendo 4.384 com doador falecido. Em números absolutos, o Brasil fica atrás apenas dos EUA. No Estado de São Paulo, foram realiza-

Tabela 1 Contraindicações para a doação renal

Doadores falecidos
Sorologia positiva para HIV, HTLV 1 e 2, HBsAg e doença de Chagas
Tuberculose em atividade
Infecção bacteriana não controlada
Infecção viral ou fúngica invasiva
Neoplasias (exceto tumores primários do SNC e carcinoma *in situ* de útero e pele)
Idade < 2 ou > 75 anos
Doadores vivos
Evidência de nefropatia (filtração glomerular < 80 mL/min, microalbuminúria ou proteinúria manifestada)
Anomalias urológicas significativas
Doenças infecciosas transmissíveis
Neoplasia ativa
HAS não controlada ou com múltiplas medicações
Déficit cognitivo, dependência de drogas ou doença psiquiátrica não controlada
DM
Nefrolitíase recorrente ou bilateral
Gravidez atual
Comorbidades que aumentem o risco cirúrgico
Obesidade (IMC > 35 kg/m^2)

HBsAg: antígeno de superfície do vírus da hepatite B; HTLV: vírus T-linfotrófico humano.

dos 1.983 transplantes renais em 2015, sendo 209 no HC-FMUSP. Apesar desse quadro, a demanda por órgãos para transplante supera em muito a oferta. A grande escassez de órgãos é um problema mundial no transplante renal. Em dezembro de 2015, havia 19.440 pacientes ativos na lista de espera no Brasil, sendo 9.465 somente em São Paulo.

A seleção do receptor para doadores falecidos baseia-se em compatibilidade ABO e HLA, além da ausência de anticorpos linfocitotóxicos, evidenciada pela prova cruzada contra linfócitos totais negativa. Outros critérios levados em consideração, caso haja empate na pontuacão por compatibilidade HLA, são o tempo de espera, a idade, a presença de diabetes e a sensibilização prévia com anticorpos anti-HLA. Transplantes com melhor compatibilidade HLA nos *loci* A, B e DR apresentam melhor sobrevida do enxerto. Outros fatores que impactam a sobrevida do enxerto são o tipo de doador (vivo ou falecido), a idade do doador e do receptor, o número de transplantes prévios, o tempo de isquemia fria e o tempo de diálise antes do transplante. Transplantes com doadores irmãos com identidade nos 2 haplótipos (HLA idênticos) apresentam as melhores sobrevidas, com meia-vida de aproximadamente 25 anos, em comparação com cerca de 15 e 10-12 anos para transplantes com doadores que apresentam identidade em um haplótipo (HLA haplo-idênticos) e com doador falecido, respectivamente. Atualmente, as taxas de sobrevida do enxerto e do paciente em 1 ano estão > 90% para transplantes com doadores vivos e > 85% para transplantes com doadores falecidos. A principal causa de perda do enxerto é a morte com o rim funcionante, principalmente por causas cardiovasculares e infecciosas, mais frequentes no Brasil. A 2ª principal causa de perda do enxerto é a disfunção crônica do aloenxerto ou nefropatia crônica do enxerto, uma entidade multifatorial com causas imunológicas e não imunológicas.

CRITÉRIOS PARA INDICAÇÃO

Para inscrição em lista de espera para transplantes renais com doadores falecidos, são aceitos potenciais receptores com diagnóstico de DRC, que:

- estejam realizando alguma das modalidades de terapia de substituição renal (TSR);
- apresentem depuração da creatinina endógena < 10 mL/min/m²;
- sejam diabéticos ou com idade < 18 anos e que apresentem depuração da creatinina endógena < 15 mL/min/m².

Há pacientes que recebem prioridade na lista de espera para transplante, desde que preencham alguma das 4 situações citadas e se enquadrem em uma das seguintes situações:

- impossibilidade total de acessos para diálise: impossibilidade permanente de acesso peritoneal e vascular superior de longa duração;
- após o transplante de outro órgão;
- após a doação renal.

Na Tabela 2, estão apresentadas as contraindicações absolutas e relativas para a realização do transplante renal.

Tabela 2 Contraindicações absolutas e relativas para a realização do transplante renal

Contraindicações absolutas
Neoplasias ativas
Infecções em atividade
Doença extrarrenal grave e irreversível
Expectativa de vida < 2 anos
Cirrose hepática (a menos que seja feito um transplante duplo de fígado e rim)
Oxalose primária (a menos que seja feito um transplante duplo de fígado e rim)
Capacidade de reabilitação limitada e difícil
Doença psiquiátrica mal controlada
Dependência de drogas
Contraindicações relativas
Úlcera péptica ativa (deve ser tratada antes do transplante)
Má aderência ao tratamento
Hepatite crônica ativa pelo VHB (biópsia hepática e tratamento antiviral recomendados, sob supervisão de um hepatologista)
Obesidade mórbida
Considerações especiais
Incompatibilidade ABO (protocolos específicos de dessensibilização podem tornar viável o transplante contra esta barreira imunológica)
Prova cruzada positiva contra linfócitos T (protocolos específicos de dessensibilização podem tornar viável o transplante contra esta barreira imunológica)

VHB: vírus da hepatite B.

TSR: TRANSPLANTE × DIÁLISE

O transplante renal apresenta vantagens sobre as outras formas de TSR no que diz respeito ao custo, à qualidade de vida e à sobrevida dos pacientes. Em comparação com pacientes dialíticos em lista de espera, os receptores de um transplante renal de doador falecido apresentam uma importante e precoce redução no risco de óbito. Mesmo sendo levados em consideração o risco cirúrgico, complicações precoces, infecções e eventos cardiovasculares, o risco relativo de óbito iguala-se ao de permanecer em diálise após apenas 100 dias. Em longo prazo, há uma redução da mortalidade de cerca de 70%, e este benefício é observado em todos os subgrupos de pacientes, incluindo idosos > 70 anos de idade e diabéticos, que podem aumentar em até 11 anos sua expectativa de vida. Alguns doadores de rim são considerados limítrofes ou de critério expandido, seja por alteração da função renal (creatinina sérica > 1,5 mg/dL), idade avançada (≥ 60 anos) ou óbito por eventos cerebrovasculares. Ainda assim, pacientes que recebem esses rins apresentam melhor sobrevida do que os que permanecem em diálise.

ESQUEMAS IMUNOSSUPRESSORES HABITUAIS

Os esquemas imunossupressores clássicos consistem em um inibidor da calcineurina, um agente adjuvante e corticosteroides, com a possível adição de anticorpos para indução da imunossupressão. Há 2 inibidores da calcineurina aprovados para o uso clínico, a ciclosporina e o tacrolimo. Os agentes adjuvantes ou antiproliferativos podem ser:

- um derivado do ácido micofenólico: o micofenolato de mofetila ou micofenolato de sódio;
- azatioprina;
- um inibidor da *mammalian target of rapamycin* (m-TOR): sirolimo ou everolimo.

A indução da imunossupressão (utilizada na indução anestésica) pode ser feita com:

- anticorpos depletores de linfócitos: timoglobulina, muronomab-CD3 ou alentuzumabe;
- não depletores de linfócitos: basiliximabe ou daclizumabe (sem registro vigente na Anvisa).

Com esses esquemas imunossupressores clássicos, a maioria dos centros de transplante atingem taxas de sobrevida do enxerto de 90-95% em 1 ano, com apenas 10-20% de rejeições agudas. Atualmente, cerca de 80% dos pacientes usam um esquema contendo prednisona, tacrolimo e um dos derivados do ácido micofenólico (micofenolato de mofetila ou micofenolato de sódio). Uma comparação entre o perfil de efeitos adversos dos principais medicamentos imunossupressores comercializados no Brasil é mostrada na Tabela 3.

COMPLICAÇÕES

As principais complicações clínicas e cirúrgicas após o transplante renal estão resumidas na Tabela 4, assim como considerações sobre o diagnóstico e o tratamento.

Na abordagem da disfunção aguda do enxerto renal, após história e exame físico, incluindo o exame da loja renal, o exame de imagem inicial a ser solicitado é a ultrassonografia (USG) com Doppler do rim transplantado. Complicações urológicas, como obstrução e fístula urinárias e linfoceles, são inicialmente avaliadas por meio da USG, e as tromboses e estenoses vasculares, por meio do Doppler arterial e venoso. Caso a USG com Doppler seja normal e não haja nenhuma outra razão que justifique a disfunção aguda do enxerto, como desidratação, infecções ou elevados níveis séricos de inibidores de calcineurina (ciclosporina e tacrolimo), deve-se prosseguir a investigação com uma biópsia renal, único método para o diagnóstico definitivo de imunoativação, rejeições celulares ou humorais, agudas ou crônicas.

Das complicações infecciosas, destaca-se a infecção por citomegalovírus (CMV), encontrada em cerca de 15%

Tabela 3 Efeitos adversos dos principais medicamentos imunossupressores utilizados em transplante renal

Efeito adverso	Corticosteroides	Ciclosporina	Tacrolimo	Inibidor da m-TOR	Derivados do ácido micofenólico	Azatioprina
Diabetes pós-transplante	+	+	++	+		
DLP	+	+		++		
Hipertensão	++	++	+			
Osteopenia	++	+	(+)			
Anemia e leucopenia				+	+	+
Dificuldade de cicatrização				+		
Diarreia e náuseas/vômitos			+		++	
Proteinúria				++		
Perda de filtração glomerular		+	+			

m-TOR: *mammalian target of rapamycin*; +: efeito leve a moderado; ++: efeito moderado a grave; (+): efeito possível, mas não confirmado.
Adaptada de Kidney Disease: Improving Global Outcomes (KDIGO) Transplant Work Group. KDIGO clinical practice guideline for the care of kidney transplant recipients. Am J Transplant 2009;9(Suppl 3):S1-157.

Tabela 4 Diagnóstico diferencial da disfunção do enxerto renal

1ª semana pós-transplante
Função retardada do enxerto*/necrose tubular aguda
Rejeição hiperaguda
Complicações urológicas ▪ obstrução urinária ▪ fístula urinária
Complicações vasculares ▪ trombose de artéria renal ▪ trombose de veia renal
Primeiros 3 meses pós-transplante
Rejeição aguda
Nefrotoxicidade por inibidores de calcineurina
Desidratação
Obstrução urinária
Infecções ▪ pielonefrite aguda ▪ infecções virais, especialmente por citomegalovírus
Após 3 meses de transplante
Rejeição aguda
Desidratação
Nefrotoxicidade por inibidores de calcineurina
Desidratação
Obstrução urinária
Infecções ▪ pielonefrite aguda ▪ infecções virais, especialmente por citomegalovírus ▪ pneumocistose
Disfunção crônica do aloenxerto
Recidivas de doenças de base
Estenose de artéria renal
Doença linfoproliferativa pós-transplante

* Decorre de características do doador e do receptor. No HC-FMUSP, cerca de 50-60% dos pacientes realizam diálise na 1ª semana pós-transplante.

dos pacientes transplantados renais de baixo risco. Os principais fatores de risco para a infecção por CMV, que pode apresentar-se como síndrome mono-*like* ou infecção invasiva (principalmente do trato gastrointestinal), são o uso de drogas depletoras de linfócitos (timoglobulina) ou incompatibilidade sorológica (doador imunoglobulina G positivo e receptor imunoglobulina G negativo para CMV). Pacientes com essas características devem receber profilaxia antiviral (valganciclovir ou ganciclovir, EV) por 3-6 meses pós-transplante. O diagnóstico da infecção por CMV se dá por detecção do vírus no sangue periférico (antigenemia ou reação em cadeia da polimerase – PCR – para CMV) ou em amostras histológicas (alterações citopáticas e imuno-histoquímicas positivas para CMV).

▪ BIBLIOGRAFIA

Associação Brasileira de Transplante de Órgãos. Registro brasileiro de transplantes. Disponível em: http://www.abto.org.br.

Brasil. Ministério da Saúde. Portaria n. 666, de 17 de julho de 2012. Aprova o protocolo clínico e diretrizes terapêuticas – imunossupressão no transplante renal. Disponível em: http://portal.saude.gov.br/portal/arquivos/pdf/pt_sas_666_transplante_renal_2012_.pdf.

Brasil. Ministério da Saúde. Portaria n. 2.600, de 21 de outubro de 2009. Aprova o regulamento técnico do Sistema Nacional de Transplantes. Disponível em: http://bvsms.saude.gov.br/bvs/saudelegis/gm/2009/prt2600_21_10_2009.html.

Kidney Disease: Improving Global Outcomes (KDIGO) Transplant Work Group. KDIGO clinical practice guideline for the care of kidney transplant recipients. Am J Transplant 2009;9(Suppl 3):S1-157.

SEÇÃO **15**

DOENÇAS UROLÓGICAS

MAURÍCIO DENER CORDEIRO, WILLIAM NAHAS

136 HEMATÚRIA

Valter Dell'Acqua Cassão, Maurício Dener Cordeiro

DEFINIÇÃO E ETIOLOGIA

Hematúria é a presença anormal de eritrócitos na urina. Suas causas podem ser urológicas ou não urológicas, benignas ou malignas.

Trata-se de hematúria macroscópica (visível) quando há sangue suficiente na urina para ficar com coloração vermelha ou marrom. Ocorre a partir de 1 mL de sangue em 1 L de urina.

A hematúria microscópica é apenas identificada por exames de urina. O método mais simples para seu diagnóstico é o exame direto com fita urinária (*dipstick*), que é bastante sensível, mas pouco específico e pouco usado no HC-FMUSP. O exame que confirma a presença da hematúria microscópia é o exame do sedimento urinário centrifugado (urina tipo 1). É definida pela presença de ≥ 3 eritrócitos/campo no sedimento urinário, em pelo menos 2 de 3 amostras de urina corretamente coletadas.

EPIDEMIOLOGIA

Hematúria microscópica é mais comumente associada a causa clínica/nefrológica, e não urológica.

Cerca de 10% dos indivíduos podem apresentar hematúria microscópica assintomática em determinado momento da vida, porém cerca de 5-20% dos casos ocorre em decorrência de doença urológica relevante.

QUADRO CLÍNICO

A hematúria pode ocorrer isoladamente (hematúria assintomática) ou estar associada a algum sintoma, especialmente dor, relacionada a inflamação ou obstrução (hematúria sintomática). Os sintomas associados ou mesmo a ausência de sintomas pode sugerir o sítio da hematúria no trato urinário:

- quando assintomática, pode sugerir, p. ex., carcinoma urotelial (bexiga, ureter, pelve);
- associada a dor lombar, sugere presença de inflamação, infecção, cálculo, tumor renal ou obstrução ureteral por coágulo;
- a presença de sintomas do trato urinário inferior associados sugere causa prostática ou vesical (tumor vesical, carcinoma *in situ*, hiperplasia prostática benigna, tumor de próstata, prostatite, cistite, cálculo vesical).

Pode ser contínua, episódica ou intermitente e deve ser sempre investigada, mesmo que desapareça espontaneamente. Em 5-10% de todas as hematúrias, mesmo após exaustivas investigações, não é possível identificar uma causa, constituindo hematúria essencial.

O uso de anticoagulantes ou de antiagregantes plaquetários também demanda investigação urológica completa. Esses agentes podem facilitar o sangramento se houver doença urológica associada.

DIAGNÓSTICO

Deve-se diferenciar a hematúria macroscópica da uretrorragia, que é a saída de sangue pelo meato uretral, independente da micção, e que está associada a lesões de uretra peniana e bulbar.

A hematúria macroscópica é a mais preocupante e está associada a causa urológica identificável em 90% dos casos, tendo maior chance de relação com causa neoplásica (até 20%). Cerca de 5-10% das hematúrias macroscópicas podem ser idiopáticas (essencial).

A presença de coágulos denota hematúria mais intensa, com maior associação ainda com causa urológica. Os coágulos podem precipitar retenção urinária e, quando têm formato alongado, sugerem que a origem do sangramento seja no trato alto (adquirem o formato alongado no ureter).

Assim, a hematúria macroscópica pode ser dividida em inicial, terminal ou total, de acordo com a fase da micção que é identificada. Trata-se de uma divisão propedêutica que visa uma localização aproximada do sítio do sangramento: quando inicial, sugere localização na uretra (uretrite, estenose); quando terminal, sugere causa na uretra posterior, na próstata ou no colo/trígono vesical; e quando total, sugere origem na bexiga, rins ou ureteres.

Na história clínica, devem ser investigados: tabagismo, idade, exposição ocupacinal a agentes químicos ou corantes, sintomas urinários do trato inferior (sintomas obstrutivos: jato fraco, hesitância, intermitência; sintomas de armazenamento: disúria, urgência, aumento da frequência urinária), presença de cólica ou dor lombar, febre, procedimento urológico prévio, passagem de sonda uretral, antecedente de radioterapia pélvica, hematúria prévia, infecção de vias aéreas superiores ou infecção de pele prévia, abuso de AINH/analgésicos, prática de exercício físico antes da coleta e trauma, contaminação da urina pela menstruação ou sangramento vaginal.

Algumas situações podem simular hematúria na clínica e nos exames de fita urinária, como hemoglobinúria, mioglobinúria, colúria (bile), uso de medicamentos (p. ex., rifampicina, cloroquina, fenacetina (sem registro vigente na Anvisa), ciclofosfamida, fenazopiridina, riboflavina, nitrofurantoína, metronidazol, ibuprofeno, sulfassalazina, entre outros), ingestão de beterraba, *blackberry*, sobrecarga de ferro, menstruação, sangramento uterino/vaginal ou proctológico.

No exame clínico, devem ser identificados: hipertensão arterial; edema de membros; massa abdominal palpável; alteração no toque digital da próstata (aumentada ou nódulo), no exame do meato uretral e no exame ginecológico; sinal de Giordano; perda ponderal; presença de petéquias; e arritmias.

Devem ser considerados fatores de alerta: tabagismo ou exposição a derivados do benzeno ou de aminas aromáticas; idade > 40 anos (especialmente em homens); antecedente urológico (hematúria prévia, cálculo, tumores); hematúria sintomática, principalmente na presença de sintomas de armazenamento; antecedente de irradiação pélvica; hematúria macroscópica; uso prévio de ciclofosfamida e abuso de AINH.

São possíveis causas de hematúria:

- infecção do trato urinário: cistite, prostatite, pielonefrite, uretrite;
- tuberculose renal;
- cálculo urinário;
- tumor do trato urinário: bexiga, pelve ou ureter; rim; próstata; uretra;
- hiperplasia prostática benigna;
- cistite ou nefrite actínicas;
- cistite intersticial;
- cistite hemorrágica;
- endometriose;
- rim esponjoso medular;
- doença renal policística;
- anomalias anatômicas: malformação arteriovenosa, fístula arteriovenosa; hemangioma de via excretora – hematúria unilateral crônica; estenose de ureter ou uretra; estenose de junção uretepiélica; refluxo vesicoureteral; síndrome do "quebra-nozes"; divertículo de uretra;
- doenças sistêmicas ou renais: glomerulonefrites, síndrome nefrítica; nefropatia por IgA (Berger); doença da membrana basal; nefrite intersticial; síndrome de Alport; vasculites; necrose papilar; infarto renal; estenose de artéria renal (aterosclerose, displasia fibromuscular); embolia de artéria renal (valvopatia, fibrilação atrial); trombose da veia renal (doenças pró-trombóticas);
- causas metabólicas: hipercalciúria, hiperuricosúria;
- distúrbios de coagulação, uso de anticoagulantes ou antiagregantes plaquetários: anemia falciforme;
- outras causas: trauma (renal, bexiga, uretra), aneurisma de aorta abdominal, hematúria induzida pelo exercício, hematúria microscópica benigna (inexplicável), pré-eclâmpsia, diverticulite, fístula, hematúria essencial (idiopática);
- pós-procedimento urológico: ressecção transuretral, passagem de cateter ureteral (duplo J), biópsia renal, litotripsia extracorpórea;
- iatrogênico: pós-passagem de sonda uretral.

EXAMES COMPLEMENTARES

Devem ser realizados os seguintes exames:

- urina tipo 1 com pesquisa de dismorfismo eritrocitário, urocultura;
- citologia oncótica urinária (idade > 40 anos);
- hemograma, plaquetas, coagulograma, creatinina, sódio, potássio;
- urina de 24 horas (com pesquisa de: proteinúria, hipercalciúria, hiperuricosúria);
- cistoscopia (idade > 40 anos, principalmente no sexo masculino ou com fatores de risco para tumor de bexiga);
- antígeno prostático específico (PSA).

Além desses exames, são indicados, ainda, para todos os pacientes com fatores de alerta:

- citologia oncótica urinária;
- exame de imagem (UroTC – TC com contraste IV + fase excretora);
- cistoscopia.

Se houver hematúria pelo meato ureteral, deve-se complementar os exames com ureteroscopia.

No caso de hematúria macroscópica pós-trauma, é necessário apenas exame de imagem direcionado para identificar o local da lesão.

Os exames sugerem causas nefrológicas quando se observa:

- presença, na análise de sedimento urinário, de: dismorfismo eritrocitário, cilindros hemáticos, proteinúria (> 40 mg/dL ou > 500 mg na urina de 24 horas);
- afecção urológica não identificada na investigação, idade < 40 anos, presença de sintomas clínicos, hipertensão, DM ou edema;
- sabe-se que causa glomerular está associada a sintomas sistêmicos e fadiga/artralgia. No sedimento urinário, há dismorfismo eritrocitário, cilindros hemáticos e proteinúria. A investigação deve ser completada com: fator antinúcleo, anti-dsDNA, complementos C3/C4, antimembrana basal, anticorpo anticitoplasma de neutrófilos, antiestreptolisina O, crioglobulinas, eletroforese de proteínas, sorologias (HIV, hepatite B, hepatite C); e biópsia renal pode ser considerada;
- suspeita-se de causa tubulointersticial quando não há dismorfismo eritrocitário, mas, em geral, verifica-se presença de proteinúria e cilindros hemáticos.

Os exames sugerem causas urológicas quando se observa ausênica de dismorfismo eritrocitário, proteinúria ou cilindros hemáticos. Quanto mais intensa for a hematúria, maior a chance de estar associada com alguma afecção urológica relevante. As causas clínicas e nefrológicas menos frequentemente geram hematúria macroscópica.

HEMATÚRIA MACROSCÓPICA NA EMERGÊNCIA

Inicialmente, deve-se avaliar a estabilidade hemodinâmica e a necessidade de expansão volêmica e hemotransfusão. Anticoagulantes e antiagregantes plaquetários devem ser suspensos.

É importante realizar UroTC. Se não houver disponibilidade, pode ser feita USG como bom exame inicial de *screening*, porém com menor sensibilidade.

Na hematúria macroscópica significativa (principais causas: vesical ou prostática), deve ser passada uma sonda vesical de 3 vias (Owens) de grosso calibre e realizada irrigação vesical contínua com SF com o intuito de evitar a formação de coágulos e retenção urinária.

Em caso de retenção urinária por coágulos, devem ser feitam lavagem e evacuação de coágulos com sonda uretral calibrosa seguida de irrigação vesical. O paciente deve ser encaminhado ao centro cirúrgico para realização de cistoscopia com evacuação de coágulos e tratamento endoscópico da lesão sangrante, geralmente com ressecção e cauterização.

Caso a UroTC não identifique lesão e a cistoscopia mostre hematúria lateralizada pelo meato ureteral, deve-se proceder à pielografia e à ureteroscopia para tratamento de lesão ureteral ou pielocalicinal.

Assim que possível e identificável, a causa da hematúria deve ser tratada. Nos casos de cistite hemorrágica incoercível, geralmente causada por radioterapia, ciclofosfamida, vírus (adenovírus, influenza) ou casos extremos de tumor vesical avançado, persistentes após tratamento endoscópico seguido de irrigação vesical, podem ser necessários o uso de drogas antifibrinolíticas EV, como o ácido épsilon aminocaproico (Ipsilon®), ou a instilação vesical com agentes hemostáticos com solução de alúmen a 1%. Se a hematúria persistir, indica-se formolização da bexiga (desde que em bexiga íntegra e sem de refluxo vesicoureteral). Outras medidas a serem consideradas são embolização das artérias hipogástricas, cistectomia ou, ainda, radioterapia paliativa hemostática no caso de tumores avançados de bexiga. Caso a hematúria ainda assim persista podemos considerar a derivação urinária por meio de nefrostomia percutânea bilateral ou ainda a realização de conduto ileal com ou sem cistectomia.

BIBLIOGRAFIA

Cohen RA, Brown RS. Clinical practice: microscopic hematuria. N Engl J Med 2003;348(23):2330-8.

Khadra MH, Pickard RS, Charlton M, Powell PH, Neal DE. A prospective analysis of 1,930 patients with hematuria to evaluate current diagnostic practice. J Urol 2000;163(2):524-7.

Margulis V, Sagalowsky AI. Assessment of hematuria. Med Clin N Am 2011;95:153-9.

Mazhari R, Kimmel PL. Hematuria: an algorithmic approach to finding the cause. Cleve Clin J Med 2002;69:870-84.

O'Connor OJ, McSweeney SE, Maher MM. Imaging of hematuria. Radiol Clin North Am 2008;46(1):113-32, vii.

Sokolowsky MC. Hematuria. Emerg Med Clin North Am 2001;19(3):621-32, review.

Wein AJ, Kavoussi LR, Novick AC, Partin AW, Peters CA. Campbell-Walsh urology. 10.ed. Philadelphia: Elsevier; 2012.

Yoeh M, Lai NK, Anderson D, Appadurai V. Macroscopic haematuria: a urological approach. Aust Family Physician 2013;42(3):123-6.

137 LITÍASE URINÁRIA

Giovanni Scala Marchini, Eduardo Mazzucchi

DEFINIÇÃO E ETIOLOGIA

Litíase renal é a formação de cálculos nas vias urinárias. Os cálculos consistem em agregados de cristais.

Algumas doenças costumam estar associadas à litíase urinária:

- sistêmicas:
  - hiperparatireoidismo;
  - doença de Crohn;
  - acidose tubular renal;
  - obesidade;
  - DM tipo II;
  - gota;
- genéticas:
  - cistinúria;
  - oxalose/oxalúria primária.

EPIDEMIOLOGIA

O risco de desenvolver litíase renal ao longo da vida varia de 7% (sexo feminino) a 13% (sexo masculino). Seu pico de incidência ocorre entre a 4ª-6ª décadas de vida. O risco também varia com a raça: brancos > hispânicos > negros > asiáticos.

Alguns fatores estão associados ao aumento da incidência e da prevalência:

- dieta/hábitos;
- sobrepeso (1,29×)/obesidade (1,55×);
- DM (1,59×);
- gota (1,92×);
- geografia/clima.

Observa-se taxa elevada de recorrência: 5% ao ano; 50% em 10 anos; e 75% em 20 anos. Trata-se de doença que gera elevado custo econômico e na qualidade de vida.

TIPOS DE CÁLCULO

A composição fisicoquímica dos cálculos é variável:

- cálcio: oxalato e fosfato (70-80%);
- ácido úrico (5-10%);
- estruvita (fosfato amoníaco magnesiano) (5-15%);
- cistina (1-3%);
- outros (< 1%): indinavir, xantinas etc.

A formação do cálculo ocorre em decorrência de:

- supersaturação de cristais (condição principal);
- solução instável; inibidores ineficazes (p. ex., citrato baixo na urina);
- outros fatores, como corpo estranho (fios, sondas, cateteres); e estase urinária.

DIAGNÓSTICO

O diagnóstico de cálculo renal é feito com base na anamnese (quadro clínico e exame físico) e em exames de imagem. É cada vez mais frequente o diagnóstico de calculose renal assintomática.

QUADRO CLÍNICO

O paciente geralmente se apresenta com:

- dor lombar em cólica de forte intensidade;
- náuseas e vômitos concomitantes à dor;
- dor irradiada para hipocôndrio e fossa ilíaca ipsilateral;
- outros sintomas, como disúria, polaciúria, dor irradiada para testículo/grande lábio, febre.

EXAME FÍSICO

Ao exame físico, observam-se:

- fácies de dor, taquicardia, hipertensão; pode haver febre associada;
- abdome flácido, porém doloroso, no hipocôndrio, com descompressão brusca negativa;
- teste de Giordano (punho-percussão da região lombar) positivo.

EXAMES DE IMAGEM

O exame padrão-ouro no diagnóstico de cálculo renal é TC de abdome e pelve sem contraste, pois é modalidade com alta sensibilidade e especficidade, permitindo não somente a identificação e a caracterização do cálculo (número, local, tamanho, densidade, distância até a pele), mas também auxiliando na avaliação dos órgãos adjacentes para diagnóstico diferencial (Tabela 1). Há uma preocupação crescente com o risco de radiação associado aos exames de imagem desse tipo, mas considera-se aceitável a realização de até 3 TC de abdome e pelve por ano.

Tabela 1 Diagnóstico por imagem na litíase de via urinária

Exame	Sensibilidade	Especificidade	Radiação	Dados adicionais
RX simples	50-75%	50-60%	X	+
Urografia excretora	80-87%	90-94%	80-100X	+ +
USG	19-91%	80-97%	–	+
TC sem contraste	91-98%	95-100%	100X	+ + + +

O acompanhamento do paciente portador de litíase pode ser feito com outras modalidades, como USG e RX simples de abdome, a depender da situação.

TRATAMENTO

O tratamento do paciente portador de litíase renal depende basicamente dos sintomas, das características do cálculo, e das particularidades e preferências do paciente (Figura 1).

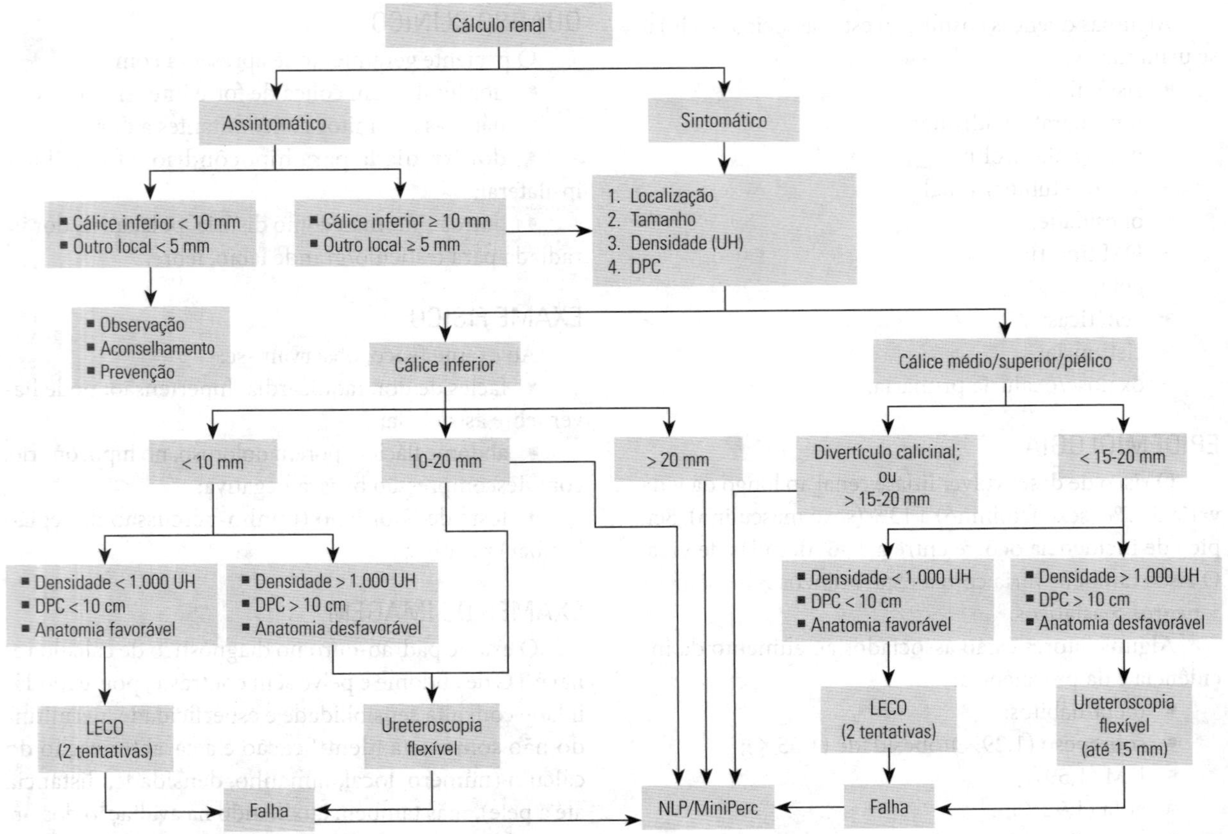

Figura 1 Tratamento de cálculo renal. DPC: distância pele-cálculo; LECO: litotripsia extracorpórea; NLP: nefrolitotripsia percutânea; UH: unidades Hounsfield.

Observação

Indica-se observação para cálculos assintomáticos < 5 mm ou de cálice inferior < 10 mm.

Nesses casos, a probabilidade de o cálculo causar problema clínico é de 80% em 5 anos (dor, hematúria etc.). Há risco de eliminação com dor em 20%. Cerca de 46% apresentarão crescimento, e cirurgia será indicada em 7% dos casos.

Tratamento clínico

Todo paciente portador de litíase deve receber orientações gerais para prevenção.

Se o cálculo for de ácido úrico (antecedente pessoal, baixa densidade e pH urinário baixo < 5), indicam-se:

- alcalinização urinária (citrato de potássio);
- reavaliação com exame de imagem em 4-8 semanas.

Se o cálculo for de infecção (antecedente pessoal, média densidade, infecção urinária de repetição e pH urinário alto > 7,5, indicam-se:

- antibioticoprofilaxia (1/2 dose, diariamente; 3-6 meses controverso na literatura);
- erradicação de todos os cálculos com tratamento mais agressivo.

TRATAMENTOS INTERVENCIONISTAS

Litotripsia extracorpórea por ondas de choque (LECO)

Indicações

- Cálculos piélicos, caliciais superiores ou médios de até 20 mm:
  - realizar procedimento sob anestesia;
  - em casos sem resposta, aplicar 2ª vez;
  - em casos com resposta parcial, aplicar até ficar livre de cálculo;
  - realizar controle inicial (1º retorno) com RX e USG;
  - se não houver resposta, realizar TC com ou sem contraste (conforme o caso) e reconstrução coronal com densidade do cálculo.
- Casos especiais:
  - assintomáticos < 5 mm (ou 10 mm para cálice inferior): acompanhar;

– cálculo de cálice inferior: seguir protocolo específico;

– rim único: passar duplo J antes e proceder conforme o protocolo; discutir ureteroscopia flexível.

Contraindicações absolutas

- Gestantes.
- Infecção urinária não tratada.
- Obstrução ureteral distal.
- Coagulopatia não controlada.
- Hipertensos descontrolados.
- Aneurisma de aorta abdominal.

Prognóstico

Os principais critérios prognósticos são:

- localização: pior se o cálculo estiver no cálice inferior;
- tamanho: bom se < 15 mm;
- densidade: bom se < 500 UH; e ruim se > 1.000 UH;
- distância pele-cálculo: bom se < 12 cm; e ruim se > 16 cm.

A taxa de pacientes livres de cálculo varia entre 35 e 90% conforme o caso.

Complicações

Ocorrem em 1-5% dos casos:

- dor, rua de cálculos (obstrução ureteral por múltiplos fragmentos, "*stein strasse*");
- hematoma, sepse etc.

Nefrolitotripsia transureteroscópica (ureteroscopia flexível)

Indicações

- Cálculos renais ≤ 20 mm (primário, adjuvante, contraindicação à LECO): ideal.
- Falha da LECO, coagulopatia, obesidade, rins anômalos.

Fatores prognósticos

- Tamanho: melhor resultado se for ≤ 15 mm.
- Localização: ruim se o cálculo estiver no cálice inferior.
- Anatomia: ruim se houver infundíbulo estreito, longo, ângulo infundíbulo-pélvico < 40-50 graus.
- Independe de composição, densidade e distância pele-cálculo.

A taxa livre de cálculo é de 70-95% (≥ 1 procedimento).

Complicações

Ocorrem em 0,1-1%. Englobam: infecção/sepse; e perfuração/avulsão ureteral.

Nefrolitotripsia percutânea

Indicações

- Cálculos renais > 20 mm.
- Falha de outras técnicas.

Ao final, pode implicar nefrostomia com ou sem cateter de duplo J.

O método tem alta eficácia, com taxa livre de cálculos > 90%. A minipercutânea (MiniPerc), que consiste na mesma técnica da NLP mas com material de menor calibre, pode ser empregada em casos selecionados.

Complicações

Apresenta risco de 1-5% de complicações, entre elas:

- infecção/sepse;
- perfuração da via excretora;
- sangramento/necessidade de transfusão sanguínea;
- fístula arteriovenosa/pseudoaneurismas: necessidade de embolização (radiologia intervencionista).

Outras modalidades de tratamento

Há outras modalidades possíveis para o tratamento, mas atualmente são menos empregadas. Podem ser citadas:

- pielolitotomia aberta/videolaparoscópica;
- pielolitotomia ampliada aberta/videolaparoscópica;
- nefrolitotomia anatrófica;
- nefrectomia total.

PREVENÇÃO

Devem ser realizadas as seguintes medidas gerais para prevenção da litíase renal:

- aumento da ingestão hídrica (ideal: volume urinário > 2 L/dia): baixo volume urinário causa aumento na concentração de solutos e estase. Os sucos podem ser pobres em potássio (limão – 120 mL/dia) ou ricos em potássio (laranja – 350 mL/dia);
- aumento do citrato urinário: citrato de potássio se necessário (posologia – 30-60 mEq/dia; 10 mEq = 1 comp);
- restrição de sódio (ideal: limitar sódio a 2-3 g/dia): diminui o cálcio urinário e a saturação de urato de sódio, e aumenta o citrato urinário;
- restrição proteica (ideal: até 2 porções do tamanho de 1 maço de cartas/dia = 0,8 g/kg/dia): diminui o

cálcio e aumenta o citrato urinário, e aumenta o pH urinário. A restrição de proteína animal é mais importante que a vegetal.

Indica-se avaliação metabólica em:

- crianças;
- litíase de repetição (≥ 2 episódios em até 3 anos);
- múltiplos cálculos;
- rim único ou anormalidade anatômica;
- antecedente familiar relevante;
- DM, gota, osteoporose, arteriopatia, dislipidemias (síndrome metabólica);
- cálculos de cistina, ácido úrico ou estruvita.

ACOMPANHAMENTO

O paciente portador de cálculo renal deve periodicamente ser reavaliado do ponto de vista radiológico para acompanhamento de seus cálculos. A TC de abdome e pelve sem contraste ainda é o exame padrão-ouro nessa situação. Advoga-se TC após nefrolitotripsia transnefroscópica percutânea e ureteroscopia flexível.

Nos demais casos, mesmo nesses pacientes, se já houver número excessivo de exames tomográficos, opta-se por associação de USG e RX de abdome. Caso persistam dúvidas, recorre-se à TC.

BIBLIOGRAFIA

Abdel-Khalek M, Sheir KZ, Mokhtar AA, Eraky I, Kenawy M, Bazeed M. Prediction of success rate after extracorporeal shock-wave lithotripsy of renal stones – a multivariate analysis model. Scand J Urol Nephrol 2004;38(2):161-7.

American Urological Association. Report on the management of Staghorn calculi. 2005. Disponível em: https://www.auanet.org/common/pdf/education/clinical-guidance/Staghorn-Calculi.pdf.

Coe FL, Keck J, Norton ER. The natural history of calcium urolithiasis. JAMA 1977;238(14):1519-23.

Danilovic A, Rocha BA, Torricelli FCM, Marchini GS, Batagello C, Vicentini FC, et al. Size is not everything that matters: preoperative CT predictors of stone free after RIRS. Urology 2019;132:63-68.

Fielding JR, Steele G, Fox LA, Heller H, Loughlin KR. Spiral computerized tomography in the evaluation of acute flank pain: a replacement for excretory urography. J Urol 1997;157(6):2071-3.

Kartha G, Calle JC, Marchini GS, Monga M. Impact of stone disease: chronic kidney disease and quality of life. Urol Clin North Am 2013; 40(1):135-47.

Koh LT, Ng FC, Ng KK. Outcomes of long-term follow-up of patients with conservative management of asymptomatic renal calculi. BJU Int 2012;109(4):622-5.

Krambeck AE, LeRoy AJ, Patterson DE, Gettman MT. Long-term outcomes of percutaneous nephrolithotomy compared to shock wave lithotripsy and conservative management. J Urol 2008;179(6):2233-7.

Lotan Y. Economics and cost of care of stone disease. Adv Chronic Kidney Dis 2009;16(1):5-10.

Marchini GS, Ortiz-Alvarado O, Miyaoka R, Kriedberg C, Moeding A, Stessman M, et al. Patient-centered medical therapy for nephrolithiasis. Urology 2013;81(3):511-6.

Moe OW. Kidney stones: pathophysiology and medical management. Lancet 2006;367(9507):333-44.

Pak CY. Medical stone management: 35 years of advances. J Urol. 2008; 180(3):813-9

Romero V, Akpinar H, Assimos DG. Kidney stones: a global picture of prevalence, incidence, and associated risk factors. Rev Urol 2010;12(2-3):e86-96.

Saigal CS, Joyce G, Timilsina AR; Urologic Diseases in America Project. Direct and indirect costs of nephrolithiasis in an employed population: opportunity for disease management? Kidney Int 2005;68(4):1808-14.

Taylor EN, Stampfer MJ, Curhan GC. Obesity, weight gain, and the risk of kidney stones. JAMA 2005;293(4):455-62.

Williams RE. Long-term survey of 538 patients with upper urinary tract stone. Br J Urol 1963;35:416-37.

138 SINTOMAS URINÁRIOS BAIXOS

Elcio Tadashi Nakano, Alberto Azoubel Antunes, Maurício Dener Cordeiro

Os sintomas urinários são indicadores subjetivos de alterações na urina ou do trato urinário, percebidas pelo paciente, cuidador ou parceiro, e podem levar o indivíduo a procurar ajuda de profissionais da saúde. Em geral, são decorrentes de disfunção do mecanismo normal da micção, por consequência de processos inflamatórios, neurológicos ou neoplásicos, ou por alterações na capacidade de concentração da urina ou produção excessiva.

SINTOMAS RELACIONADOS AO MECANISMO DE MICÇÃO

O trato urinário inferior agrupa um conjunto de estruturas inter-relacionadas que tem como função: o acúmulo de urina, por meio do enchimento da bexiga, mantendo perfeita continência durante esta fase; e a realização do esvaziamento periódico voluntário. Os sintomas urinários relacionados à micção decorrem de anormalidades na fase de enchimento/armazenamento e esvaziamento/micção. Para o armazenamento vesical é necessária a capacidade de acomodação da urina a baixas pressões durante o enchimento (complacência), sensibilidade normal para percepção de desejo miccional, função esfincteriana preservada para continência e ausência de contrações vesicais não inibidas (hiperatividade detrusora). A fase miccional requer musculatura lisa vesical (músculo detrusor) com contração coordenada com adequada intensidade e duração com concomitante relaxamento esfincteriano e ausência de obstrução anatômica.

Sintomas da fase de enchimento vesical

Os sintomas do enchimento vesical incluem o aumento da frequência miccional, urgência, urge incontinência, incontinência, e dor vesical. A bexiga do adulto possui capacidade normal de cerca de 400 a 500 mL. A capacidade vesical pode estar reduzida por déficit de complacência vesical (ex., tuberculose, cistite por irradiação, cistite intersticial ou obstrução infravesical crônica) ou funcional por resíduo pós-vesical elevado (ex., prostatismo, estenose de uretra, cálculo vesical). A capacidade está aumentada nos casos de déficit de sensibilidade vesical ou falência vesical (ex. *diabetes mellitus* e bexiga neurogênica).

Durante o enchimento vesical podem ocorrer contrações não inibidas do detrusor (hiperatividade detrusora) com sintomas de necessidade súbita e iminente de micção, caracterizando a urgência miccional. Tem como causa a obstrução infravesical, inflamação vesical, doenças neurológicas e envelhecimento vesical. Caso apresente contrações de altas amplitudes, com pressões superiores à contração esfincteriana pode ocorrer urgência seguida de perda urinária, caracterizando a urge incontinência. O aumento da frequência miccional é o sintoma resultante da perda de capacidade vesical, por urgência ou excesso de produção de urina, reduzindo o intervalo entre as micções. A dor vesical por aumento da sensibilidade vesical no enchimento decorre de inflamação em casos de cistite infecciosa, actínica e intersticial. Alguns casos crônicos evoluem com contracão vesical e perda da complacência.

A incontinência urinária é a perda urinária involuntária de urina que pode ser periódica ou constante, congênita ou adquirida. As causas congênitas incluem extrofia de bexiga, epispádias, ureter ectópico. As causas adquiridas são por lesão esfincteriana após procedimentos como prostatectomia radical e trabalho de parto normal. Perdas constantes ocorrem após fístulas urinárias e lesão esfincteriana grave. A incontinência urinária de esforço é a perda urinária associada ao esforço físico, decorrente de fraqueza esfincteriana de algum grau ou mesmo fraqueza da musculatura pélvica, mais comum em mulheres idosas e multíparas.

SINTOMAS DE ESVAZIAMENTO VESICAL/ MICÇÃO

Os sintomas do esvaziamento vesical são decorrentes da obstrução infravesical que pode ser ao nível do colo vesical, esfíncter externo, próstata, uretra e meato uretral; ou devido à ausência de contração vesical eficiente. Na infância, as principais causas são congênitas, entre elas a válvula de uretra posterior, mielomeningocele e ureteroceles. Na idade adulta, as estenoses de uretra traumáticas e pós-infecciosas, mielopatias, cálculos vesicais e doenças neurológicas. Em indivíduos idosos, a hiperplasia prostática benigna (HPB) e hipocontratilidade vesical.

Os sintomas mais comuns são a hesitância, o jato fraco, o esforço miccional, o jato intermitente, a sensação de esvaziamento incompleto, o gotejamento terminal e a retenção urinária. A hesitação em iniciar o jato urinário é um dos sintomas precoces da obstrução infravesical. À medida que a obstrução aumenta, o tempo de hesitação aumenta. Geralmente associado ao esforço muscular para iniciar, melhorar ou manter o fluxo urinário. O jato fraco é a percepção de redução do calibre do jato urinário e do fluxo, comparada a jatos prévios ou a outros indivíduos. O jato intermitente e entrecortado pode ser devido a micção com necessidade de esforço miccional ou obstruções bruscas por cálculo vesical ou adenoma prostático. A sensação de urina residual é a manutenção do desejo vesical mesmo após ter completado a micção que pode ser decorrente de inflamação vesical ou resíduo pós-miccional elevado. Outro sintoma é o gotejamento pós-miccional, que á a perda involuntária logo após o término da micção.

A retenção urinária aguda é a incapacidade súbita de urinar associada à dor agonizante decorrente de obstrução infravesical e globo vesical palpável. É mais comum em homens com sintomas prévios de HPB. A retenção pode também ser crônica, caracterizada por elevado resíduo pós-miccional, acompanhado de bexigoma e perdas urinárias por transbordamento (incontinência paradoxal). Geralmente indolor, associado a sintomas de frequência, urgência e jato fraco.

Inflamatórios

Sintomas de "cistite"

Infecções de bexiga, inflamação vesical devido a reações químicas ou actínicas, cistite intersticial, prostatite, psiconeurose, torção ou ruptura de cisto ovariano e corpos estranhos na bexiga.

Disúria

É descrita como queimação ao urinar localizada na uretra. A dor apenas se manifesta com a micção e desaparece após. Com frequência a disúria é o primeiro sintoma sugestivo de infecção urinária. A micção dolorosa geralmente está associada à inflamação aguda da bexiga, próstata ou uretra.

Noctúria

A noctúria é a queixa de acordar uma ou mais vezes para urinar, é precedida por sono e seguida pelo retorno ao sono após a micção. Pode ser decorrente de doença urológica miccional como o déficit de complacência ou hiperatividade detrusora, ou pela poliúria noturna.

A poliúria noturna é caracterizada pelo aumento do volume urinário noturno superior a um terço do volume urinário diário. Está relacionada a doenças renais com perda de capacidade de concentração urinária, uso de diuréticos, elevada ingesta hídrica antes da hora de dormir, retenção hídrica por causa de insuficiência cardíaca ou de apneia obstrutiva do sono.

Diagnóstico e tratamento

O diagnóstico da causa dos sintomas urinários baixos é baseado na suspeita clínica de acordo com sexo, idade do paciente, comorbidades e exames subsidiários. A seguir, citamos exemplos mais comuns de queixas associadas a doenças.

- Homem idoso com sintomas de enchimento e esvaziamento. Suspeita de HPB. Investigação com exame físico, de urina tipo I, PSA, creatinina exame de imagem do trato urinário e, em alguns casos, o exame urodinâmico. Tratamento de acordo com o grau dos sintomas com medicação oral (alfabloqueadores e inibidores da 5 redutase) ou cirurgia.
- Idosos com predomínio de sintomas de urgência e frequência aumentada. Suspeita de bexiga hiperativa. Investigação com exame físico, de urina tipo I, PSA, creatinina, exame de imagem do trato urinário e, em alguns casos, exame urodinâmico. Tratamento de acordo com o grau dos sintomas com medicação (anticolinérgicos) ou cirurgia (aplicação de toxina botulínica).
- Mulher jovem com queixa de disúria. Investigação de infecção urinária. Investigação em casos selecionados com urina tipo I e urocultura com antibiograma. Tratamento com antibiótico.
- Indivíduo com queixa predominante de noctúria. Investigação para HPB, bexiga hiperativa e poliúria noturna. Tratamento da poliúria com controle clínico da doença de base como insuficiência cardíaca, síndrome nefrótica, insuficiência hepática, apneia obstrutiva noturna, redução de ingesta hídrica noturna, regularização do horário do uso de diuréticos, medicação (desmopressina - DDAVP).
- Indivíduo com incontinência urinária pós-procedimentos urológicos ou pélvicos. Investigação com urodinâmica e exames de imagem contrastados. Tratamento com medicação anticolinérgica, antidepressivo tricíclico ou cirúrgico.
- Mulher com perdas urinárias aos esforços. Suspeita de incontinência urinária de esforço. Investigação clínica e, em alguns casos, exame urodinâmico. Tratamento com fisioterapia pélvica, medicação ou cirurgia.
- Homem com sintomas de esvaziamento e história de trauma perineal, procedimento urológico uretral ou uretrite. Suspeita de estenose de uretra. Investigação com uretrocistografia. Tratamento cirúrgico.

BIBLIOGRAFIA

Abrams P, Cardozo L, Fall M, Griffiths D, Rosier P, Ulmsten U. The stardardisation of terminology of lower urinary tract: report of stardardisation sub- committee of the International Continence Society. Neurourology e Urodynamics 2002;21:167-178.

Cornu JN, Abrams P, Chapple CR, Dmochowski RR, Lemack GE, Michel MC, et al. A contemporary assessment of nocturia: definition, epidemiology, pathophysiology, and management--a systematic review and meta-analysis. Eur Urol 2012;62(5):877-90.

McAninch JW. Sintomas dos distúrbios do trato genitourinário. Capítulo 3. In: Tanagho EA, McAninch JW. Urologia geral de Smith, 17.ed. São Paulo: Mc Graw Hill; 2010.

Wein Aj. Pathophysiology and classification of lower urinary tract dysfunction: overview. Chapter 61. Campbell Walsh urology. 10.ed.; 2012.

139 INCONTINÊNCIA URINÁRIA

Júlia Duarte de Souza, Cristiano Mendes Gomes

INTRODUÇÃO

A incontinência urinária (IU) consiste na perda involuntária de urina. Pode ocorrer em crianças e adultos de ambos os sexos e sua prevalência aumenta com a idade, chegando a acometer 25 a 45% da população mundial. A IU pode ter significativo impacto na qualidade de vida, afetando a vida social e sexual dos indivíduos, além de atrapalhar o desempenho no trabalho e acarretar gastos financeiros com o tratamento e com uso de protetores (como fraldas e absorventes). Em decorrência de sua alta prevalência e de seus impactos na vida de cada paciente, é importante que o clínico geral tenha conhecimento sobre suas principais causas e tratamentos.

Em condições normais, o trato urinário inferior (TUI) deve ser capaz de armazenar urina sob baixas pressões (fase de armazenamento) e eliminá-la completamente quando desejado, durante a micção (fase de esvaziamento). Problemas nas duas fases do ciclo miccional podem levar à incontinência. Os principais tipos de IU são a de esforço (IUE), de urgência (IUU), mista e por transbordamento. Outras causas menos comuns são as fístulas urinárias e a ectopia ureteral. Para facilitar o raciocínio clínico, abordaremos cada tipo separadamente.

INCONTINÊNCIA URINÁRIA DE ESFORÇO (IUE)

DEFINIÇÃO E ETIOLOGIA

A IUE consiste na perda involuntária de urina aos esforços, exercícios físicos, tosse/espirros ou outras atividades que levem ao aumento súbito da pressão intra-abdominal. Em condições normais, a contração dos esfíncteres interno e externo promove o fechamento uretral, evitando perdas involuntárias de urina. Problemas no funcionamento desse mecanismo levam aos quadros de IUE.

Nas mulheres, a IUE pode se dever a perda dos mecanismos de sustentação uretral (levando a hipermobilidade uretral) ou a deficiência intrínseca do esfíncter urinário. Entre os fatores de risco, destacam-se obesidade, tabagismo, multiparidade e partos vaginais. Esses fatores também aumentam o risco de prolapso vaginal; desse modo, em 40-50% das mulheres com IUE, coexiste prolapso vaginal anterior.

A incidência e prevalência da IUE variam de acordo com idade, população estudada e metodologia aplicada, sendo difícil estimá-las com precisão. A maioria dos estudos indicam uma prevalência de 25 a 40%, sendo maior em idades mais avançadas.

Nos homens, a IUE geralmente ocorre após procedimentos cirúrgicos. Em cirurgias pélvicas extensas (como exenterações pélvicas e proctocolectomias), pode ocorrer lesão direta do esfíncter estriado ou de sua inervação. Procedimentos urológicos para tratamento da hiperplasia prostática benigna, como a ressecção transuretral da próstata, as prostatectomias "a céu aberto" e as enucleações prostáticas a *laser* são causas pouco frequentes de IU por deficiência esfincteriana, ocorrendo em aproximadamente 2% dos pacientes. A grande maioria dos casos de IUE nos homens decorre da prostatectomia radical. Grande estudo epidemiológico recente mostrou prevalência variável de 10 a 20% após a cirurgia. Geralmente ocorre melhora progressiva da continência, principalmente no primeiro ano pós-operatório.

DIAGNÓSTICO

O diagnóstico da IUE é essencialmente clínico. Deve-se realizar anamnese completa, incluindo antecedentes patológicos e obstétricos (no caso das mulheres), com atenção para a caracterização das perdas: tempo de início do sintoma, se as perdas são contínuas ou intermitentes, fatores desencadeantes, uso de proteções etc. É importante, ainda, caracterizar o esvaziamento vesical. Questionários de sintomas e diário miccional (registro dos volumes e horários das micções e perdas, além da ingesta hídrica, feito preferencialmente por no mínimo 3 dias) podem ser utilizados.

O exame físico deve incluir palpação abdominal e toque vaginal e retal. O toque retal permite investigar se há impactação fecal e, em homens não prostatectomizados, possibilita avaliação da próstata. O exame uroginecológico permite investigar se há sinais de hipoestrogenismo, função muscular do assoalho pélvico, presença de prolapso de órgãos pélvicos e mobilidade uretral. Exame neurourológico direcionado pode ser útil para avaliar a integridade da inervação sacral, incluindo sensibilidade perineal, tônus esfincteriano anal e reflexo bulbocavernoso.

Durante o exame físico é possível, muitas vezes, visualizar a perda urinária aos esforços. Nas mulheres, em geral, observa-se se ocorrem perdas à manobra de Valsalva e/ou à tosse, em posição supina e em ortostatismo. Nos homens, geralmente realiza-se o teste de esforço da tosse ("*standing cough test*"), que permite a classificação da IU de forma simples e não invasiva. O teste consiste na observação direta de perda urinária após tosse forçada, em ortostatismo, com a bexiga confortavelmente cheia, e permite classificação imediata das perdas:

0: Perda não demonstrável ao exame.
1: Perda tardia em gotas.
2: Perda imediata em gotas, sem jato.
3: Perda imediata em gotas e posteriormente em jato.
4: Perda imediata e persistente em jato.

Em relação a exames complementares, deve-se realizar urinálise e urocultura. A infecção urinária não desencadeia IUE, porém ela pode piorar IU já estabelecida. Deve-se realizar medida de resíduo pós-miccional (geralmente por ultrassonografia), especialmente antes de procedimentos que possam comprometer o esvaziamento vesical, aumentando o resíduo urinário.

Em mulheres, a avaliação urodinâmica é dispensável na maioria dos casos de IUE não complicada. Suas principais indicações são: presença de sintomas de armazenamento associados, casos em que o tipo de incontinência não ficou bem esclarecido pela avaliação clínica, suspeita de disfunção de esvaziamento vesical, casos com prolapso de órgãos pélvicos ou histórico de cirurgia prévia para tratamento de IUE. Nos homens, o estudo urodinâmico é importante, pois permite diagnosticar a deficiência esfincteriana, além de fornecer informações adicionais quando a história e a sintomatologia deixam dúvidas em relação a diagnósticos diferenciais. Geralmente, o exame é realizado quando se está planejando tratamento cirúrgico para a IUE.

Em homens com IUE após cirurgia prostática, deve-se realizar uretrocistografia e/ou uretrocistoscopia, especialmente quando há sintomas de esvaziamento e suspeita clínica de estenose uretral ou da anastomose vesicouretral. Se houver estenose, esta deve ser corrigida antes que se realize tratamento cirúrgico para a incontinência.

TRATAMENTO

O tratamento conservador deve ser oferecido para todos os pacientes como medida de primeira linha, consistindo principalmente na realização de fisioterapia do assoalho pélvico. No caso da IU pós-prostatectomia, o principal benefício é o retorno mais precoce da continência. Doze meses após a cirurgia, a maioria dos estudos mostra taxas de continência semelhantes entre quem fez ou não a fisioterapia.

Em mulheres obesas, a perda ponderal pode promover melhora da IUE, devendo ser encorajada. Em mulheres pós-menopausa com sinais de atrofia vaginal, o uso de estrogênio tópico pode melhorar a IUE.

A duloxetina pode melhorar a IUE em mulheres, apesar de dificilmente curá-la. Ela frequentemente causa efeitos colaterais significativos, incluindo intolerância gastrointestinal e sintomas do sistema nervoso central, como tonteira e sonolência. Desse modo, seu uso deve ser feito com cautela. No caso de homens com IU pós-prostatectomia, não há tratamentos medicamentosos com eficácia comprovada. Medicamentos como imipramina e duloxetina potencialmente podem aumentar o tônus esfincteriano, mas não há, até o momento, estudos que comprovem sua eficácia.

Nos casos de falha do tratamento conservador, optamos pelo tratamento cirúrgico.

Nas mulheres, as principais cirurgias para IUE são os *slings* de uretra média, que podem ser realizados com material autólogo (aponeurose) ou sintético. Em geral, são procedimentos eficazes, com taxa de sucesso acima de 90%, e com baixa morbidade. Outra opção cirúrgica é a colpossuspensão de Burch. Há, ainda, a opção de injeções periuretrais de substâncias biocompatíveis ("*bulking agents*"), que promovem coaptação uretral; entretanto, devido ao seu alto custo e baixo índice de cura, esses procedimentos não são realizados rotineiramente, sendo reservados para casos selecionados. Nos casos em que há prolapso de órgãos pélvicos concomitante à IUE, pode ser realizado tratamento dos dois problemas no mesmo tempo cirúrgico.

Nos homens, as principais opções para tratamento da IUE são os *slings* suburetrais e o esfíncter artificial masculino. Os *slings* são faixas suburetrais posicionadas ao nível da uretra bulbar, que promovem suporte e compressão da uretra. Em geral, são utilizados nos casos de incontinência leve a moderada, desde que não haja histórico de radioterapia pélvica. Apresentam taxas de sucesso de até 70-85% em curto e médio prazo. Suas complicações incluem infecção, extrusão, retenção urinária e dor pélvica. O esfíncter artificial é um dispositivo composto por três partes, cuja manipulação exige certa destreza manual e capacidade cognitiva do paciente. É bastante eficaz, sendo utilizado nos casos de incontinência moderada a severa. Suas principais complicações são infecção, extrusão e atrofia uretral. Como opção menos invasiva, de forma análoga à IUE feminina, podemos utilizar os "*bulking agents*" para injeção periuretral, porém com resultados geralmente piores do que nas mulheres.

▪ INCONTINÊNCIA URINÁRIA DE URGÊNCIA (IUU)

DEFINIÇÃO E ETIOLOGIA

A IUU corresponde à perda involuntária de urina associada à sensação de urgência, que é definida como desejo súbito e incontrolável de urinar, difícil de adiar. Pacientes que apresentam urgência urinária, com ou sem incontinência, podem ser diagnosticados com a síndrome da bexiga hiperativa (BH). A urgência ocorre quando há contrações involuntárias da musculatura detrusora. Doenças neurológicas (como Parkinson e acidente vascular encefálico), diabetes, hiperplasia prostática benigna e o próprio envelhecimento podem levar à BH. Há, ainda, casos de BH idiopática, nos quais nenhuma causa pode ser encontrada.

DIAGNÓSTICO

O diagnóstico de BH e da IUU é essencialmente clínico. Deve-se fazer anamnese completa, investigando se a presença de urgência precede as perdas, além de caracterizar a intensidade e frequência das perdas e uso de proteções. O diário miccional pode auxiliar na compreensão do quadro. O exame físico da região pélvica deve ser realizado, conforme descrito no tópico anterior. Deve ser feita urinálise e urocultura para excluir infecção do trato urinário. Em casos complexos (presença de prolapso, doenças neurológicas ou falha de tratamentos prévios), deve-se realizar o estudo urodinâmico. Exames de imagem não fazem parte da avaliação inicial de rotina, mas devem ser realizados no caso de sintomas de início súbito (na ausência de infecção), para descartar neoplasias, cálculos ou outras alterações que possam levar aos sintomas descritos.

TRATAMENTO

O tratamento de primeira linha consiste em medidas comportamentais: adequação da ingesta hídrica, perda de peso (se o(a) paciente tiver obesidade ou sobrepeso), prática de atividades físicas, cessação de tabagismo. A redução da ingestão de cafeína pode reduzir o número de episódios de urgência. O tratamento da constipação intestinal, se houver, pode contribuir para melhora da hiperatividade vesical.

A fisioterapia do assoalho pélvico deve ser oferecida a todos os pacientes como opção de tratamento não invasivo e sem efeitos colaterais, com potencial de melhorar a urgência e a incontinência associada. Seu sucesso depende da disponibilidade e aderência por parte do paciente.

Para o tratamento farmacológico (2ª linha) da BH, existem duas classes medicamentosas: a dos antimuscarínicos (ou anticolinérgicos) e a dos beta-3 agonistas. Entre os antimuscarínicos, destacam-se a oxibutinina, solifenacina, darifenacina, trospium e tolterodina. Atuam por meio do bloqueio dos receptores muscarínicos e têm eficácia comprovada na melhora dos sintomas de urgência e IUU. Entretanto, efeitos adversos relacionados à sua ação em receptores muscarínicos em outros órgãos são comuns, como constipação intestinal e xerostomia. Formulações de liberação prolongada apresentam melhor tolerabilidade. Medicamentos desta classe devem ser usados com cuidado na população idosa, devido ao risco de declínio da função cognitiva. Os agonistas dos receptores beta-3 são representados pela mirabegrona, que é eficaz em reduzir os sintomas de urgência e apresenta bom perfil de tolerabilidade e segurança, inclusive em idosos. É, portanto, boa alternativa ao uso de antimuscarínicos nesta população.

O tratamento pode ser iniciado com antimuscarínicos e, em caso de falha, trocado para beta-3 agonista, ou vice-versa. Em caso de falha do tratamento com ambas as classes, pode ser feita associação entre as duas.

No caso de mulheres pós menopausa com sinais de hipoestrogenismo, o uso de estrogênio via vaginal pode contribuir para melhora dos sintomas de BH e IUU.

Quando há falha dos tratamentos conservadores, o tratamento de 3ª linha inclui a injeção de toxina botulínica na musculatura detrusora. Trata-se de procedimento endoscópico, geralmente feito sob sedação e com alta hospitalar no mesmo dia. Os efeitos perduram, em média, por seis meses, sendo necessária reaplicação quando o paciente volta a ficar incomodado pelos sintomas. O principal inconveniente é o risco de retenção urinária, que ocorre em até 5% dos casos, fato que deve ser discutido com o paciente previamente. Quando ela ocorre, é necessário realizar cateterismo vesical intermitente até que o esvaziamento vesical adequado seja restabelecido.

Outra opção de tratamento de 3ª linha é a neuromodulação sacral, que consiste no implante de eletrodos adjacentes à raiz S3, os quais são ligados a uma bateria implantada na região glútea. O dispositivo emite estímulos elétricos de baixa amplitude, levando à modulação da atividade neural aferente da bexiga e consequente melhora dos sintomas de hiperatividade. Este tratamento pode trazer melhora também da continência fecal, sendo opção interessante quando há tal demanda.

▪ INCONTINÊNCIA URINÁRIA MISTA (IUM)

DEFINIÇÃO E ETIOLOGIA

A incontinência urinária mista consiste na presença concomitante de incontinência de urgência e associada aos esforços. Corresponde a 7,5% a 25% dos casos de IU.

DIAGNÓSTICO

A avaliação diagnóstica inicial deve se basear na anamnese detalhada e no exame físico, conforme descrito anteriormente. É importante investigar qual componente (urgência ou esforço) causa mais incômodo ao(à) paciente, o que determinará a sequência de tratamento.

TRATAMENTO

Uma vez que se trata de uma doença que afeta essencialmente a qualidade de vida, o tratamento deve ser feito com base nas prioridades do(a) paciente. Podem-se tratar as duas condições de maneira concomitante ou tratar primeiro uma e depois, se necessário, a outra. Por exemplo, se uma paciente está muito incomodada com sintomas de urgência e urge-incontinência e tem perdas leves e esporádicas aos esforços, devemos priorizar o tratamento da BH, e posteriormente avaliar se há necessidade de tratar a IUE.

▪ INCONTINÊNCIA URINÁRIA POR TRANSBORDAMENTO

DEFINIÇÃO E ETIOLOGIA

Também chamada de IU paradoxal, ocorre em paciente que não consegue esvaziar adequadamente a bexiga, atingindo grande repleção vesical, até que ocorra transbordamento da urina. A causa da retenção urinária pode ser obstrução infravesical (estenoses uretrais, hiperplasia prostática benigna etc.) ou incapacidade da bexiga de apresentar contração detrusora suficiente para esvaziamento vesical (devido a lesões neurológicas, por exemplo).

DIAGNÓSTICO

Devemos suspeitar de incontinência paradoxal quando o paciente apresenta incontinência contínua, muitas vezes insensível, associada a retenção urinária (globo vesical palpável, incapacidade de apresentar micção espontânea). Alguns pacientes relatam micção muito frequente e em pequenas quantidades, pois, devido ao resíduo pós-miccional elevado, rapidamente atingem a repleção vesical, às vezes minutos após urinarem.

Exames de imagem podem mostrar grande repleção vesical, o que também pode ser demonstrado por cateterismo vesical.

TRATAMENTO

O tratamento se baseia no adequado esvaziamento vesical, por meio de cateterismo intermitente ou sondagem vesical de demora. Nos casos de obstrução infravesical, deve-se tratar a causa da obstrução sempre que possível, e então avaliar se há restabelecimento do esvaziamento vesical espontâneo.

▪ INCONTINÊNCIA URINÁRIA NEUROGÊNICA

A IU neurogênica é aquela presente em pacientes com algum tipo de lesão neurológica. O tipo de incontinência apresentada depende do nível da lesão.

Paciente com lesões suprapontinas geralmente apresentam padrão de hiperatividade detrusora com sinergismo vesicoesfincteriano, podendo apresentar IUU. Nas lesões infrapontinas e suprassacrais, podem coexistir hiperatividade detrusora e dissinergismo vesicoesfincteriano, impedindo o adequado esvaziamento vesical. Nesses casos, pode haver ou não incontinência, a depender da pressão detrusora em que ocorre perda urinária. Esses pacientes podem apresentar incontinência por transbordamento, pois não conseguem esvaziar espontaneamente a bexiga. Devemos colocá-los em programa de cateterismo intermitente limpo, além de tratar a BH, conforme já descrito na sessão sobre IUU. Especialmente nos casos em que há dissinergismo, é importante atentar-nos ao risco de lesão do trato urinário superior, pois altas pressões intravesicais podem levar à deterioração progressiva da função renal. O acompanhamento e o tratamento têm como prioridade evitar tal desfecho.

Nos pacientes que apresentam lesões ao nível ou abaixo das raízes sacrais, geralmente há hipocontratilidade detrusora e hipotonia do esfíncter urinário, sendo comum haver perdas aos mínimos esforços. O tratamento consiste no esvaziamento vesical por meio de cateterismo vesical intermitente e, em alguns casos, pode ser necessário aumentar a pressão uretral (com uso de *slings* ou esfíncter artificial).

Outros procedimentos cirúrgicos, como ampliação vesical ou derivações urinárias, podem ser indicados para estes pacientes. Contudo, seu detalhamento foge ao escopo deste capítulo.

▪ OUTRAS CAUSAS

FÍSTULAS URINÁRIAS

As fístulas urinárias mais comuns em mulheres são as vesicovaginais, que geralmente ocorrem após procedimentos cirúrgicos ou radioterapia pélvica. Também podem ocorrer fístulas vesicouretrais, uretrovaginais, ureterovaginais, ureterouretrais e uretrocutâneas. Nos homens, podem ocorrer fístulas retovesicais, retouretrais, ou uretrocutâneas, especialmente após procedimentos cirúrgicos ou radioterapia pélvica.

Outros tipos de fístulas, como as vesicocutâneas ou vesicointestinais, podem ocorrer em decorrência de anomalias congênitas, tumores, inflamações, infecções, radioterapia, traumas, isquemia e partos complicados.

A queixa geralmente é de perda contínua e insensível de urina, não associada a esforços ou urgência. Os sintomas apresentados dependerão do tipo de fístula, assim como os exames diagnósticos mais adequados.

Em casos selecionados, pode ser tentado tratamento conservador por meio da sondagem vesical de demora. No entanto, o tratamento das fístulas é essencialmente cirúrgico. O melhor momento para abordagem, a técnica cirúrgica e a via de acesso dependerão das características da fístula e da experiência do cirurgião.

URETERES ECTÓPICOS

Pacientes com duplicação ureteral podem apresentar implante anômalo (ectópico) de um dos ureteres, levando a perdas contínuas de urina, a depender do sítio de implantação. O diagnóstico é feito por meio de exames de imagem e o tratamento é cirúrgico.

BIBLIOGRAFIA

Abbou C, Dubernard J-M. Fístulas vesicais. In: Cirurgia urológica. Porto Alegre: Artmed; 2004. p. 279-87.

Bauer RM, Bastian PJ, Gozzi C, Stief CG. Postprostatectomy incontinence: all about diagnosis and management. EuropeanUrology 2009;55(2):322-333.

Biehl C, Plotsker O, Mirkin S. A systematic review of the efficacy and safety of vaginal estrogen products for the treatment of genitourinary syndrome of menopause. Menopause 2019;26(4):431-453.

D'Ancona CD, Haylen BT, Oelke M, Herschorn S, Abranches-Monteiro L, Arnold EP, et al. An International Continence Society (ICS) report on the terminology for adult male lower urinary tract and pelvic floor symptoms and dysfunction. Neurourol Urodyn 2019.
De Ridder, Dirk J.M.K. MD, PhD, FEBU, Greenwell, Tamsin MD P. Urinary tract fistulae. In: Campbell's 12th ed.
Gravas S, Cornu JN, Drake MJ, Gacci M, Gratzke C, Herrmann TRW, et al. EAU guidelines on management of non-neurogenic Male LUTS. In: EAU Annual Congress Milan; 2021.
Harding CK, Arlandis KB, Costantini E, Groen J, Nambiar AK, Omar MI, et al. EAU guidelines on non-neurogenic female LUTS. In: EAU Annual Congress Milan 2021. EAU Guidelines Office; 2021.
Herschorn S, Bruschini H, Comiter C, Grise P, Hanus T, Kirschner-Hermanns R, et al. Surgical treatment of stress incontinence in men. Neurourol Urodyn 2010;29(1):179-90.
Jura YH, Comiter CV. Urodynamics for postprostatectomy incontinence: when are they helpful and how do we use them? Urol Clin North Am 2014;41(3):419-27, viii.
Kao TC, Cruess DF, Garner D, Foley J, Seay T, Friedrichs P, et al. Multicenter patient self-reporting questionnaire on impotence, incontinence and stricture after radical prostatectomy. J Urol 2000;163(3):858-64.
Kim PH, Pinheiro LC, Atoria CL, Eastham JA, Sandhu JS, Elkin EB. Trends in the use of incontinence procedures after radical prostatectomy: a population based analysis. J Urol 2013;189(2):602-8.
Kretschmer A, Nitti V. Surgical treatment of male postprostatectomy incontinence: current concepts. Eur Urol Focus 2017;3(4-5):364-76.
Lucioni A, Nitti VW, Stoffel JT. AUA Guideline Incontinence after PCa Rx. AUA Clin Guidel 2019;1-38.
McGuire EJ, Lytton B. Pubovaginal sling procedure for stress incontinence. J Urol 1978;119(1):82-4.
Milson I, Altman D, Lapitan M, Nelson R, Sillen U, et al. Epidemiology of urinary incontinence (UI) and other lower urinary tract symptoms (LUTS), pelvic organ prolapse (POP) and anal incontinence (AI). In: Abrams P, Cardozo L, Khoury S, Wein A, orgs. Incontinence. 5.ed ICUD-EAU; 2013. p.15-108.
Minassian VA, Steward WF, Wood GC. Urinary incontinence in women variation in prevalence estimates and risk factors. ObstetGynecol 2008;111:324-331.
Monga AK, Robinson D, Stanton SL. Periurethral collagen injections for genuine stress incontinence: a 2-year follow-up Br J Urol 1995;76(2):156-60.
Morey AF, Singla N, Carmel M, Klein A, Tausch TJ, Siegel J, et al. Standing cough test for evaluation of post-prostatectomy incontinence: a pilot study. Can J Urol 2017;24(1):8664-8669.
Petrou SP, Baracat F. Experiência da Clínica Mayo com o sling pubovaginal. J Bras Urol 1995;21(4).
Sandhu JS, Breyer B, Comiter C, Eastham JA, Gomez C, Kirages DJ, et al. Incontinence after prostate treatment: AUA/SUFU Guideline. J Urol 2019;202(2):369-378.
Soler R, Gomes CM, Averbeck MA, Koyama M. The prevalence of lower urinary tract symptoms (LUTS) in Brazil: Results from the epidemiology of LUTS (Brazil LUTS) study. Neurourol Urodyn 2018;37(4):1356-64.
Trigo Rocha F, Gomes CM, Mitre AI, Arap S, Srougi M. A prospective study evaluating the efficacy of the artificial sphincter AMS 800 for the treatment of postradical prostatectomy urinary incontinence and the correlation between preoperative urodynamic and surgical outcomes. Urology 2008;71(1):85-9.
Welk B, Richardson K, Panicker JN. The cognitive effect of anticholinergics for patients with overactive bladder. Nat Rev Urol 2021;18(11):686-700.
White WM, et al. Short-term efficacy of botulinum toxin for refractory overactive bladder in the elderly population. J Urol 2008;180(6):2522-6.

140 DISFUNÇÃO ERÉTIL

Bruno Chiesa Gouveia Nascimento, Jorge Hallak, José Cury (*in memoriam*)

DEFINIÇÃO E PREVALÊNCIA

A disfunção erétil (DE) é definida como a incapacidade persistente e/ou recorrente de se obter ou manter ereções suficientes para relação sexual satisfatória. Dados nacionais extraídos de mais de 70.000 homens > 18 anos e sexualmente ativos revelaram que mais da metade (53,5%) apresentam algum grau de DE, sendo 20,8% em grau mínimo, 26,3% moderado e 6,4% severo ou completo. Em escala mundial, se em 1995 estimava-se que cerca de 150 milhões de homens eram acometidos por DE, a expectativa é que em 2025 este número ultrapasse os 320 milhões, provavelmente refletindo o envelhecimento populacional e o aumento da relevância de fatores de risco cardiovascular como diabetes, obesidade, hipertensão.

FISIOLOGIA/ETIOLOGIA

A ereção é um processo complexo e que reflete a interação de questões psicológicas/emocionais e orgânicas, incluindo fatores neurológicos, vasculares, estruturais/musculares (musculatura lisa dos corpos cavernosos) e endócrinos. Embora exista uma classificação tradicional em DE orgânica e psicogênica, estes processos são dinâmicos e interconectados, sendo impossível muitas vezes discernir sua origem de maneira taxativa. A forma mais comum de DE é a mista, com fatores de ambos os lados contribuindo para o problema.

A função erétil sofre, ainda, interferência direta de fatores externos como o uso de certos medicamentos (tiazídicos, betabloqueadores, dentre outros) e sua manifestação pode, portanto, ser comum a diversos processos patológicos. De grande relevância, a presença de DE pode indicar um sinal precoce de deterioração da saúde cardiovascular do homem, sendo muito importante uma avaliação deste aspecto além do manejo da saúde global do paciente, incluindo discussão quanto ao estilo de vida (tabagismo, sedentarismo, alimentação, dentre outros).

DIAGNÓSTICO

A DE é uma doença de diagnóstico eminentemente clínico, bastando uma anamnese criteriosa que confirme a persistência ou recorrência da dificuldade erétil para sua caracterização. Esta anamnese também deve incluir a investigação de fatores médicos, do histórico sexual e psicossocial. Diversos questionários validados em português estão disponíveis, como o IIEF-5 e o IIEF-6, que permitem uma documentação e graduação da intensidade do quadro. Embora sejam recomendados para mensurar a eficácia do tratamento escolhido, estes questionários são mais habitualmente ferramentas de pesquisa, não sendo utilizados rotineiramente na prática clínica.

Do ponto de vista clínico, espera-se em quadros psicogênicos ou com grande fator psicogênico um cenário que inclua homens mais jovens, sem doenças prévias relevantes (fatores de risco cardiovascular, doenças neurológicas, traumas, cirurgias pélvicas ou alterações hormonais), que relatem ereções masturbatórias, noturnas e/ou matinais preservadas. É comum, ainda, relatos situacionais (que variam entre parcerias ou ambientes) e mais comumente envolvem a dificuldade de manter a ereção durante a relação, e não a obter.

Quadros de etiologia orgânica ou mistos com grande peso deste fator, por outro lado, são esperados em homens mais maduros, com múltiplas comorbidades e em uso de diversas medicações, com histórico relevante de cirurgias pélvicas radicais ou traumas e/ou com disfunções hormonais. Clinicamente, estes homens costumam relatar piora ou até desaparecimento de ereções noturnas e/ou matinais, com ereções ruins mesmo nas masturbações e durante toda a relação sexual, sendo difícil obter a primeira ereção.

A investigação complementar com testes especializados pode ser solicitada, mas são mais importantes em cenários específicos e/ou complexos como em homens jovens, com histórico familiar importante de doença cardiovascular, histórico de trauma pélvico, que não tiveram uma boa resposta ao tratamento inicial, que tem histórico de DE desde o início da vida ou com outras alterações penianas como a doença de Peyronie. O ideal é solicitar exames cujos resultados irão afetar o tratamento. Dentre os exames neste armamentário, destacam-se: exames séricos (testosterona total, lípides, glicemia, dentre outros), testes de tumescência peniana noturna, teste de ereção com injeção intracavernosa em consultório e o ultrassom Doppler peniano com ereção fármaco induzida. Destes, o Doppler peniano é considerado o *gold-standad* para avaliação vascular e pode ser útil por auxiliar na identificação de casos psicogênicos, na avaliação arterial e necessidade de avaliação cardiológica, na identificação de casos com disfunção veno-oclusiva severa e baixa chance de resposta à terapia medicamentosa e, embora raro, de homens jovens que possam se beneficiar de revascularização peniana.

TRATAMENTO

De grande importância, é preciso ressaltar que antes de iniciar o tratamento uma avaliação cardiológica pode ser necessária, independentemente da terapia escolhida. Paciente com risco cardiológico baixo segundo o 2º e 3º consenso de Princeton podem iniciar o tratamento e se envolver em relações sexuais sem avaliação cardiológica especializada. Pacientes com risco moderado exigem testes complementares (teste de esforço ou outros) para definir se são de baixo ou alto risco, enquanto pacientes sabidamente de alto risco demandam liberação cardiológica antes de iniciar o tratamento.

A Tabela 1 resume as principais recomendações sobre tratamentos para DE. A avaliação e o acompanhamento psicoterápico, associado ou não a tratamento medicamentoso, são indicados para homens com DE psicogênica ou mista, idealmente comandada por equipes multiprofissionais e especializadas. Quanto ao tratamento medicamentoso, embora mais recentemente algumas associações médicas tenham se afastado da noção de tratamento estagiado (1ª, 2ª e 3ª linha) e considerado a possibilidade de escolha segundo preferência do paciente após discussão ampla das vantagens e desvantagens de cada uma, este ainda segue sendo um racional globalmente aceito. Nele, os tratamentos são hierarquizados segundo seu custo, invasibilidade e irreversibilidade, sendo o tratamento terciário (cirúrgico) reservado para casos que não responderam ou não se adaptaram aos tratamentos primários e secundários.

Tabela 1 Recomendações de tratamento para disfunção erétil

Recomendações	GR
Recomendar mudanças de estilo de vida e controlar fatores de risco antes e/ou durante o tratamento da DE	Forte
Tratar causas curáveis de DE antes, quando presente e possível	Fraco
Utilizar os inibidores da PDE-5 como tratamentos de 1ª linha	Forte
Utilizar injeções intracavernosas (IIC) como tratamentos de 2ª linha	Forte
Utilizar tratamento tópico/intrauretral como alternativa às IIC, se preferência do paciente	Fraco
Utilizar próteses penianas como tratamentos de 3ª linha	Forte

DE: disfunção erétil; PDE-5: fosfodiesterase tipo 5. Fonte: adaptada do *guideline* da Sociedade Europeia de Urologia.

Tratamento de 1ª linha

Os inibidores da fosfodiesterase tipo 5 (IPDE-5) são o principal tratamento de primeira linha. Eles atuam reduzindo a degradação de GMP cíclico, aumentando sua concentração e consequentemente melhorando o relaxamento da musculatura lisa intracavernosa, evento fundamental para o influxo arterial e ativação do sistema veno-oclusivo. São, portanto, potencializadores de ereção e não indutores, exigindo estímulo sexual para seu funcionamento apropriado.

Diversos compostos estão disponíveis no mercado, cada um com especificidades em sua farmacocinética e farmacodinâmica e consequentes vantagens e desvantagens. Suas formas de uso, por exemplo, diferem expressivamente quanto ao tempo necessário para início dos seus efeitos, interação ou não com alimentos, potência, entre outros. Não à toa, pacientes com resposta inadequada a I5PDE devem ter sua forma de uso recapitulada, sendo uma causa comum de má resposta. Também nestes homens, vale ressaltar a importância de avaliar o nível de testosterona. Em homens comprovadamente com deficiência de testosterona, a terapia de reposição hormonal melhora a resposta aos I5PDE.

Quanto a efeitos colaterais, globalmente falando, os mais comuns são cefaleia (10-16%), rubor facial (10-12%), dispepsia (4-12%) e congestão nasal (1-10%). Apesar do grande estigma social, já está claro na literatura médica que o uso de substâncias desta classe não aumenta o risco de eventos cardiovasculares. Ainda assim, o uso concomitante com nitratos é contraindicado, pelo risco de hipotensão significativa.

Ainda como tratamento de primeira linha o uso de dispositivo a vácuo com anel de constrição em base pode ser tentado. É notável, no entanto, que seu uso na prática clínica é muito mais restrito, pelas altas taxas de insatisfação e abandono.

Tratamento de 2ª linha

A aplicação intracavernosa de agentes que promovem relaxamento da musculatura lisa constitui a principal forma de tratamento secundário. O agente mais comumente utilizado é a prostaglandina (PGE1), podendo ser utilizado isoladamente ou combinado com outros agentes como a papaverina, a fentolamina e a atropina. Diferentes combinações destes agentes, com diferentes concentrações em mg ou mcg/mL, geram líquidos com potências distintas, mas que se assemelham na sua forma de aplicação.

Após instrução apropriada e idealmente um teste em consultório, os pacientes podem se autoaplicar sob demanda, 15 minutos antes da relação. A dose deve ser titulada individualmente até que se obtenha uma resposta erétil com tempo de duração e rigidez apropriados. Ereções prolongadas ou priapismo (ereções contínuas por mais de 4 horas) são complicações temidas, com possíveis consequências extremamente incapacitantes caso não manejada prontamente e apresentam taxas de ocorrência muito variável na literatura, entre 0 e 15,2%. Felizmente, no entanto, tem baixo índice (0,5%) quando as injeções intracavernosas (IIC) são introduzidas e acompanhadas dentro de um programa cuidadoso.

Além disso, de maneira geral, outros efeitos colaterais descritos são dor no local da injeção (0-78%), hematoma ou inflamação no local da aplicação (0-38%) e fibrose peniana/nódulo (0-57%). Como fica claro, é notável a grande variação destas taxas entre estudos, com alguns mostrando a ausência destes eventos e outros reportando números que aparentam ser proibitivos, como o de 57% de fibrose peniana. Sobre este aspecto, discute-se a heterogeneidade na metodologia destes estudos e a baixa significância clínica da maioria destes eventos descritos, sendo limitados a pequenas porções do corpo cavernoso e não levando a deformidades penianas limitantes.

Outra alternativa de tratamento de segunda linha consiste na administração intrauretral de prostaglandina em altas doses. Esta forma de administração pode ser preferida por alguns pacientes, mas tem resposta menos consistente do que a IIC.

Tratamento de 3ª linha

O tratamento cirúrgico para DE consiste no implante de próteses penianas, estruturas totalmente internas que irão garantir a sustentação da haste para a penetração. Por ocupar o espaço intracavernoso, este é considerado um procedimento irreversível, pois compromete definitivamente a estrutura sinusoidal que não mais deve responder à terapia oral ou injetável em uma eventual remoção do implante. Ainda assim, são ótimos tratamentos, com satisfação dos pacientes e parcerias acima de 90% em diversos estudos.

Os implantes podem ser maleáveis, também chamados semirrígidos, ou infláveis. Dentre as suas diferenças mais importantes devemos listar seu custo, facilidade de uso, calibre máximo de haste, ocultabilidade quando fora de um momento sexual e, por fim, satisfação geral. As próteses infláveis têm uma maior satisfação global, mas seguem pouco realizadas no Brasil pelo seu alto custo.

Ao professor José Cury (*in memorian*).

▪ BIBLIOGRAFIA

Burnett AL, Nehra A, Breau RH, Culkin DJ, Faraday MM, Hakim LS, et al. Erectile dysfunction: AUA guideline. J Urol 2018;200(3):633-641.

Carneiro F, Saito OC, Miranda EP. Standardization of penile hemodynamic evaluation through color duplex-doppler ultrasound. Rev Assoc Med Bras 1992. 2020;66(9):1180-1186.

Coombs PG, Heck M, Guhring P, Narus J, Mulhall JP. A review of outcomes of an intracavernosal injection therapy programme. BJU Int 2012;110(11):1787-91.

Corona G, Rastrelli G, Monami M, Guay A, Buvat J, Sforza A, et al. Hypogonadism as a risk factor for cardiovascular mortality in men: a meta-analytic study. Eur J Endocrinol 2011;165(5):687-701.

Hatzimouratidis K, Amar E, Eardley I, Giuliano F, Hatzichristou D, Montorsi F, et al.; European Association of Urology. Guidelines on male sexual dysfunction: erectile dysfunction and premature ejaculation. Eur Urol 2010;57(5):804-14.

Kessler A, Sollie S, Challacombe B, Briggs K, Van Hemelrijck M. The global prevalence of erectile dysfunction: a review. BJU Int 2019.

Levine GN, Steinke EE, Bakaeen FG, Bozkurt B, Cheitlin MD, Conti JB, et al.; American Heart Association Council on Clinical Cardiology; Council on Cardiovascular Nursing; Council on Cardiovascular Surgery and Anesthesia; Council on Quality of Care and Outcomes Research. Sexual activity and cardiovascular disease: a scientific statement from the American Heart Association. Circulation. 2012;125(8):1058-72.

Montorsi P, Ravagnani PM, Galli S, Salonia A, Briganti A, Werba JP, et al. Association between erectile dysfunction and coronary artery disease: matching the right target with the right test in the right patient. Eur Urol 2006;50(4):721-31.

Tal R, Mulhall JP. Intracavernosal injections and fibrosis: myth or reality? BJU Int 2008;102(5):525-6.

SEÇÃO 16

DOENÇAS REUMATOLÓGICAS

MARIA HELENA SAMPAIO FAVARATO

141 ROTEIRO BÁSICO DE EXAME REUMATOLÓGICO

Maria Helena Sampaio Favarato, Evelyn Feitoza

Para uma avaliação ideal do sistema musculoesquelético, é fundamental o levantamento da história clínica completa e direcionada. Na anamnese, ressaltam-se idade, gênero, profissão, atividade física recreacional ou competitiva, lado dominante, comorbidades, antecedentes reumatológicos e ortopédicos, irradiação, fatores de melhora e piora, bem como tempo da queixa, duração e velocidade de evolução e sintomas comemorativos. Após a realização de exame clínico geral completo, sugere-se seguir as etapas do exame geral ortopédico:

- inspeção estática: observar assimetrias, deformidades, lesões como abscessos, tumorações, manchas de neurofibromatose, vesículas, descolorações ou cicatrizes, bem como o trofismo muscular;
- inspeção dinâmica: amplitude de movimento de cada articulação e acompanhamento da coluna vertebral sob interesse;
- palpação de partes moles;
- palpação de estruturas ósseas;
- manobras específicas;
- exame neurológico;
- exame de áreas associadas à irradiação da dor.

COLUNA CERVICAL

A manobra de Adson é um método para examinar a síndrome do desfiladeiro torácico que consiste em compressão nervosa ou escapular ao nível cervical (p. ex., costela acessória, tumorações) ou pela contratura dos músculos escalenos. Este exame testa a permeabilidade da artéria subclávia: palpando o pulso radial, abduzir e rodar externamente o membro superior do paciente, que deve, então, prender a respiração e mover a cabeça em direção ao membro examinado. Caso haja compressão da artéria, haverá diminuição do pulso e reprodução dos sintomas.

COLUNA TORÁCICA

O teste da inclinação anterior é uma medida para observar desalinhamento e é o mais sensível para detecção de escoliose. O examinador deve sentar-se na frente do paciente ou abaixar para ficar com os olhos no mesmo nível da coluna do paciente, que deve se inclinar com o objetivo de ficar com a coluna paralela ao solo, com os braços pendentes. A escoliose caracteriza-se pela rotação do eixo, com assimetria das escápulas.

COLUNA LOMBAR

O roteiro para avaliação da coluna lombar é explicado detalhadamente no Capítulo 142.

MARCHA

A observação da marcha é importante, dado que a sustentação do peso e a deambulação são funções vitais, bem como fonte de alterações biomecânicas que geram dor e incapacidade. Além disso, doenças musculoesqueléticas e neurológicas podem manifestar-se por meio de alterações de marcha.

A marcha normal ocorre em 2 fases: fase de apoio, em que o pé toca o solo, e fase de oscilação, quando o peso do corpo está apoiado sobre o membro oposto. A fase de apoio deve iniciar-se com o apoio do calcanhar no solo, com o joelho em extensão total. Em seguida, o peso corporal vai sendo transferido para a frente, pela borda externa do pé, ocorrendo o aplanamento do pé. Após o período de acomodação intermediária, em que a pessoa está equilibrada sobre a perna de apoio, o calcâneo se desprende, e todo o peso é transferido para as cabeças dos metatarsos. O desprendimento do calcâneo é acompanhado por flexão do joelho e quadril, em preparação para a fase de balanço. Na última parte da fase de apoio, desprendem-se os dedos. A fase de oscilação continua com o pé sendo elevado do solo acompanhado de flexão do joelho e do quadril, movendo-se para a frente. Depois, o joelho começa a estender, até que as forças da gravidade e da musculatura travam suavemente o movimento, e o calcâneo volta, então, a tocar o solo, completando o ciclo da marcha.

Fraqueza muscular pode causar alterações da marcha, principalmente quando envolve os seguintes músculos:

- glúteo médio: eleva a pelve do lado oposto ao membro que está apoiado, equilibrando o tronco sobre o quadril. Na insuficiência do glúteo médio, a pelve do lado oposto ao membro apoiado "cai" (sinal de Trendelenburg – Figura 1);

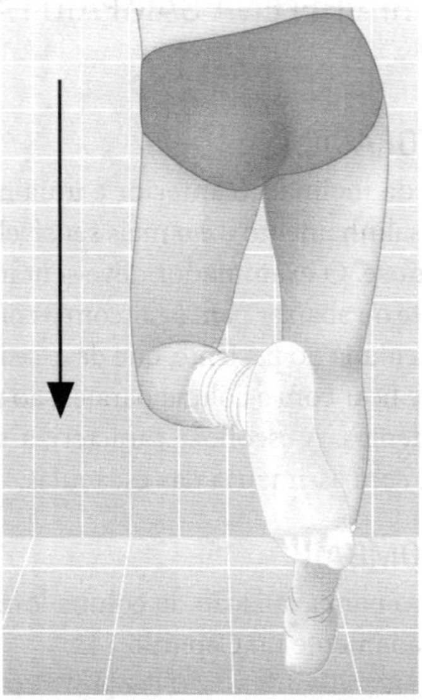

Figura 1 Teste de Trendelenburg. Adaptada de Barros-Filho T, Lich O. Exame físico em ortopedia. 2.ed. São Paulo: Sarvier; 2001.

- glúteo máximo: principal extensor do quadril; portanto, quando insuficiente, há hiperextensão do tronco para trás quando o indivíduo põe o peso do corpo no membro afetado ("guinada do glúteo máximo");
- quadríceps: como extensor do joelho, é importante sobretudo para subida de escadas e estabilização do joelho. O paciente pode andar quase normalmente em solo nivelado, tendendo a usar a mão para segurar a parte anterior da coxa durante subidas;
- tríceps sural: musculatura responsável pela propulsão final para a frente no desprendimento dos dedos na fase de apoio. Se insuficiente, o paciente apresenta marcha com o pé plano ou com os calcâneos, sem o impulso dos pododáctilos;
- pré-tibiais: na sua insuficiência, o paciente não consegue manter a dorsiflexão do pé durante a marcha, com "queda" do pé. Para não arrastar a ponta do pé, o paciente exagera na flexão do joelho e do quadril, produzindo padrão de marcha conhecido como "escarvante".

Diferença no comprimento dos membros inferiores pode ser causa de alterações de marcha. Para a medida do membro inferior, mede-se a distância entre as espinhas ilíacas e os maléolos mediais, com a fita métrica passando pela face medial da patela à altura do joelho.

OMBRO

As queixas clínicas relacionadas aos ombros dividem-se em 2 categorias: as essencialmente ligadas a dor e limitação da amplitude de movimento e associadas aos tendões e mecanismos de deslizamento; e aquelas ligadas à estabilidade, as quais se relacionam com mecanismos de estabilização estática e dinâmica.

Manobras para avaliação de impacto

Devem ser realizadas as 3 manobras sistematicamente, a fim de se elevar a sensibilidade do exame clínico:

- teste do impacto de Neer (arco doloroso de Neer): elevação passiva rápida do membro superior no plano da escápula, fazendo o tubérculo maior do úmero se projetar contra a face anteroinferior do acrômio (Figura 2);

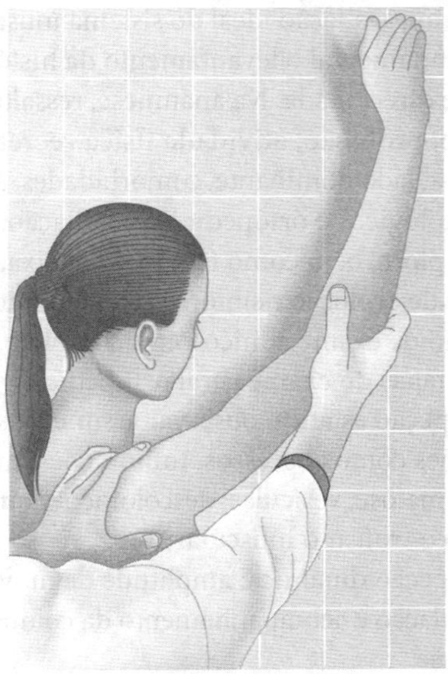

Figura 2 Teste do impacto de Neer. Adaptada de Barros-Filho T, Lich O. Exame físico em ortopedia. 2.ed. São Paulo: Sarvier; 2001.

- teste do impacto de Hawkins-Kennedy: o membro superior é colocado em 90° de elevação, em rotação neutra com o cotovelo flexionado a 90°. Então, o membro superior é passivamente rodado rapidamente para dentro pelo examinador (Figura 3);
- teste do impacto de Yokum: o paciente coloca a mão sobre o ombro oposto e flexiona o braço, elevando ativamente o cotovelo (Figura 4).

Manobras para avaliação dos músculos do manguito rotador

- Teste de Jobe: elevação ativa do membro superior contra resistência, em rotação medial (polegares apontados para baixo) (Figura 5). É positivo quando há dor ou perda de força no membro superior.

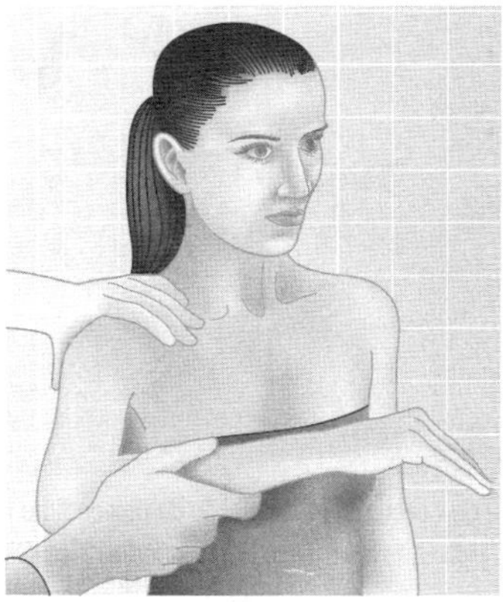

Figura 3 Teste do impacto de Hawkins-Kennedy. Adaptada de Barros-Filho T, Lich O. Exame físico em ortopedia. 2.ed. São Paulo: Sarvier; 2001.

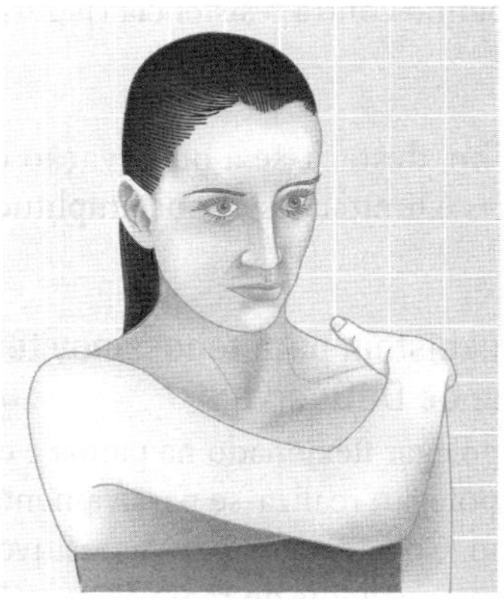

Figura 4 Teste do impacto de Yokum. Adaptada de Barros-Filho T, Lich O. Exame físico em ortopedia. 2.ed. São Paulo: Sarvier; 2001.

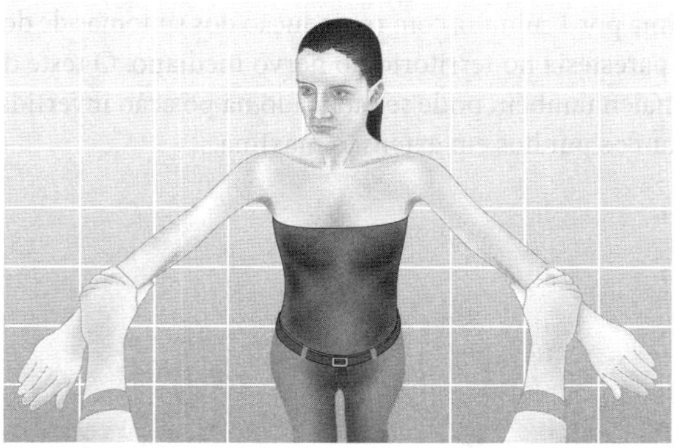

Figura 5 Teste de Jobe. Adaptada de Barros-Filho T, Lich O. Exame físico em ortopedia. 2.ed. São Paulo: Sarvier; 2001.

- Teste da cabeça longa do bíceps (*speed* ou *palm-up*): flexão ativa do membro superior em extensão e rotação lateral, contra resistência do examinador (Figura 6).
- Teste do infraespinal: com o cotovelo em 90° de flexão e membro ao lado do tórax, o paciente realiza ativamente rotação lateral contra resistência (Figura 7).

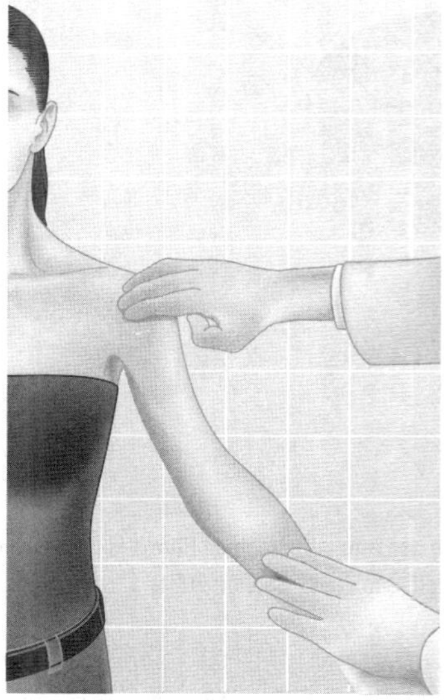

Figura 6 Teste de *speed* (ou *palm-up test* ou teste da cabeça longa do bíceps). Adaptada de Barros-Filho T, Lich O. Exame físico em ortopedia. 2.ed. São Paulo: Sarvier; 2001.

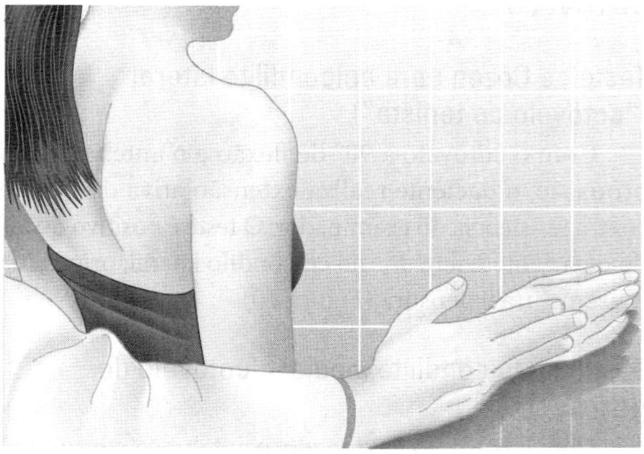

Figura 7 Teste do infraespinal. Adaptada de Barros-Filho T, Lich O. Exame físico em ortopedia. 2.ed. São Paulo: Sarvier; 2001.

- Teste do infraespinal de Patte: com o membro superior em abdução de 90° com cotovelo flexionado a 90°, realiza-se rotação lateral contra resistência (Figura 8).
- Teste da rotação lateral não mantida ("teste da cancela"): o membro superior é posicionado como no teste do infraespinal. É, então, rodado passivamente pelo examinador, e esta posição deve ser mantida ativamente pela atuação conjunta do redondo menor e do infraespinal. A falha de um desses músculos provoca a perda da manutenção da posição, como uma cancela que se fecha, com os braços em direção ao tórax. Observe que não há outro teste que avalie o redondo menor isoladamente.
- Teste do subescapular (teste de Gerber ou *lift off test*): o paciente coloca o dorso da mão nas costas, sendo o normal atingir o nível de L5. Níveis abaixo ou in-

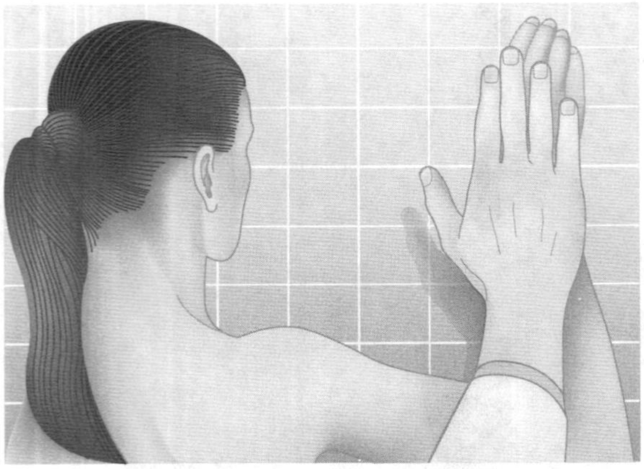

Figura 8 Teste de Patte. Adaptada de Barros-Filho T, Lich O. Exame físico em ortopedia. 2.ed. São Paulo: Sarvier; 2001.

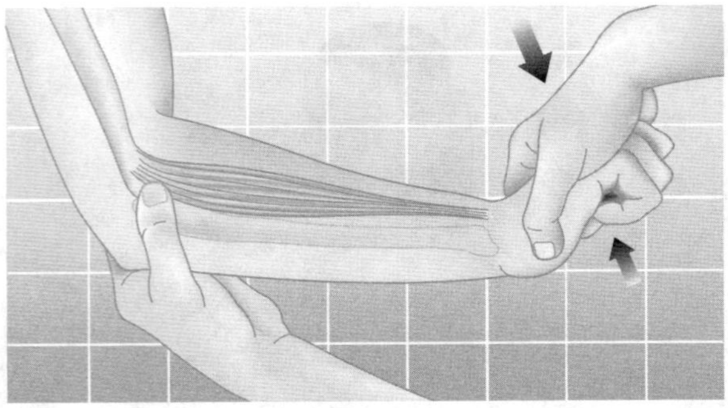

Figura 10 Teste de Cozen para a avaliação da epicondilite lateral. Adaptada de Barros-Filho T, Lich O. Exame físico em ortopedia. 2.ed. São Paulo: Sarvier; 2001.

capacidade de encostar a mão indicam provável lesão. Nesse teste, o paciente deve fazer rotação medial ativa contra resistência do examinador (Figura 9).

COTOVELO

Teste de Cozen para epicondilite lateral ("cotovelo do tenista")

Com o cotovelo a 90° de flexão e o antebraço em pronação, o paciente realiza extensão ativa do punho contra resistência do examinador. O teste é positivo quando o paciente refere dor no epicôndilo lateral, origem da musculatura extensora (Figura 10).

Teste da epicondilite medial ("cotovelo do golfista")

Com o cotovelo flexionado, o antebraço em supinação e o punho em extensão, o cotovelo é estendido vagarosamente, e verifica-se se o paciente apresenta dor no epicôndilo medial. Outra manobra que pode ser feita é a flexão do punho contra resistência (Figura 11).

PUNHO

No punho, destaca-se a observação de sinovite, deformidades e limitações de sua amplitude de movimento.

Teste de Finkelstein para tenossinovite estenosante de DeQuervain

Com o polegar flexionado na palma e os dedos envolvendo o polegar, realiza-se passivamente desvio ulnar do punho. Considera-se o teste positivo quando há dor no processo estiloide do rádio (Figura 12).

Testes para síndrome do túnel do carpo

- Teste de Phalen: manter o punho em flexão máxima por 1 minuto, com reprodução dos sintomas de dor e parestesia no território do nervo mediano. O teste de Phalen também pode ser aplicado na posição invertida, com os punhos em extensão máxima.

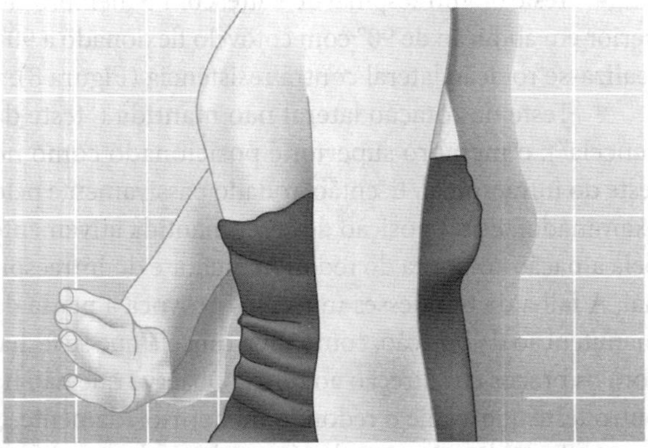

Figura 9 Teste do subescapular de Gerber (*lift off test*). Adaptada de Barros-Filho T, Lich O. Exame físico em ortopedia. 2.ed. São Paulo: Sarvier; 2001.

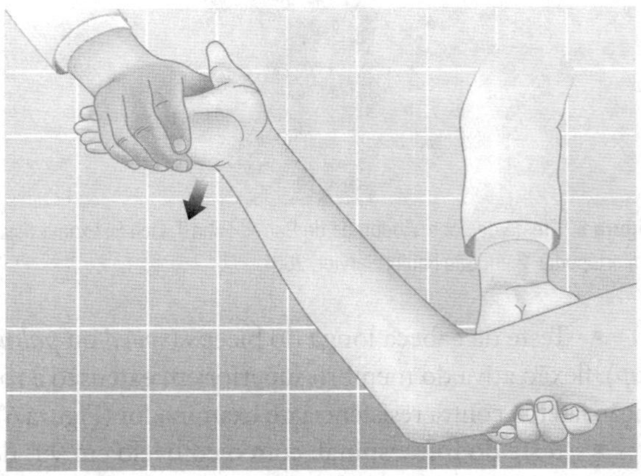

Figura 11 Avaliação da epicondilite medial. Adaptada de Barros-Filho T, Lich O. Exame físico em ortopedia. 2.ed. São Paulo: Sarvier; 2001.

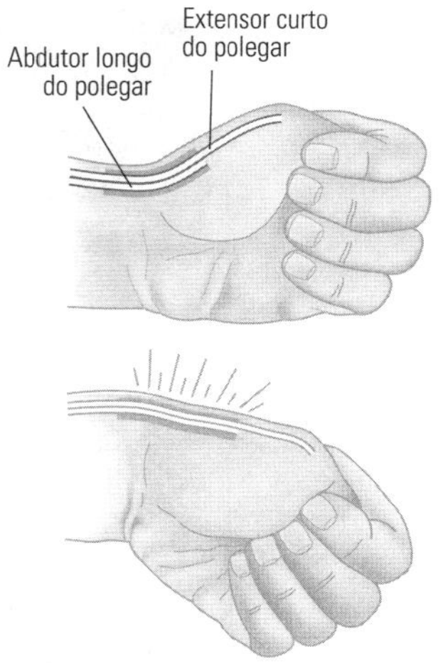

Figura 12 Teste de Finkelstein. Adaptada de Barros-Filho T, Lich O. Exame físico em ortopedia. 2.ed. São Paulo: Sarvier; 2001.

- Teste de Tinel: percussão suave no trajeto do nervo mediano, gerando dor e sensação de choque no trajeto do nervo. Pode ser usado também para outros territórios, sendo positivo na síndrome do túnel do tarso, em que o nervo tibial posterior é comprimido na altura do tornozelo.

QUADRIL

Inicia-se a inspeção com o paciente, descalço e desnudo, caminhando. Analisam-se desvios posturais, alterações da marcha, cicatrizes, assimetrias, tônus muscular e contraturas. A mobilidade articular é avaliada pela observação dos movimentos de flexão, extensão, rotação medial e lateral, abdução e circundação, que consiste nos demais movimentos combinados. Os testes para avaliação das articulações sacroilíacas são discutidos no Capítulo 149.

Síndrome do piriforme

O nervo isquiático corre superficialmente sobre os rotadores laterais e profundamente sob o piriforme. Na contratura deste, há dor localizada na região glútea, exacerbada por abdução e rotação medial, que aumentam tensão sobre o músculo.

JOELHO

O ideal é aplicar os testes dos 2 lados, para comparação.

Inspeção

Presença de valgo ou varo, flexões fixas ou joelho recurvado, alinhamento patelar, aumento de volume, comprimento de membros inferiores. Observar e palpar o tônus muscular da coxa e da perna.

Palpação

- Palpação à flexoextensão pode permitir ao examinador sentir a presença de crepitações.
- Com a palpação da patela, avalia-se também sua mobilidade lateral e medial.
- Com o paciente sentado, palpam-se os tendões da pata anserina, na porção medial.
- Na região posterior do joelho, procuram-se cistos, como o cisto de Baker, que corresponde ao espessamento da bolsa comum do gastrocnêmio e do semimembranáceo.

Manobras específicas

Teste da banda iliotibial

A síndrome da banda iliotibial é comum em corredores de longa distância e manifesta-se com dor em região lateral do epicôndilo femoral. Para testá-la, recorremos ao chamado teste de Ober, no qual o paciente se deita sobre o lado não doloroso, enquanto o examinador estabiliza a pelve. Inicialmente, abduz-se e estende-se o quadril e, em seguida, realiza-se sua adução. Quando há retração da banda iliotibial, o quadril permanece passivamente abduzido.

Testes meniscais

- Teste de Smillie: palpação dolorosa da interlinha articular.
- Marcha de pato: paciente dá alguns passos agachado no chão. Evidencia lesões do corno posterior do menisco medial.
- Teste de McMurray: paciente deitado, quadril a 90° e joelhos em flexão máxima; o examinador segura o calcanhar do paciente e realiza rotação medial e lateral. Como em outros testes de menisco, o calcanhar aponta a lesão (Figura 13).
- Teste de Appley: paciente em decúbito ventral, compressão axial junto ao pé e rotação medial e lateral da perna até o paciente sentir dor (Figura 14). A contraprova do teste é feita com a distração da perna a partir da cama (para diferencial com condições que geram dor na face anterior do joelho, com dor desencadeada somente pelo toque do joelho na maca).
- Teste de Steinmann: paciente sentado sobre a mesa, com as pernas pendentes; realiza-se rotação medial e lateral da perna, segurando pelo pé (Figura 15).

Testes de função ligamentar

- Teste de Lachman: paciente em decúbito horizontal, com o joelho flexionado a 30°; o examinador segura com uma das mãos o fêmur supracondilar e com a outra a região superior da tíbia, tentando realizar desli-

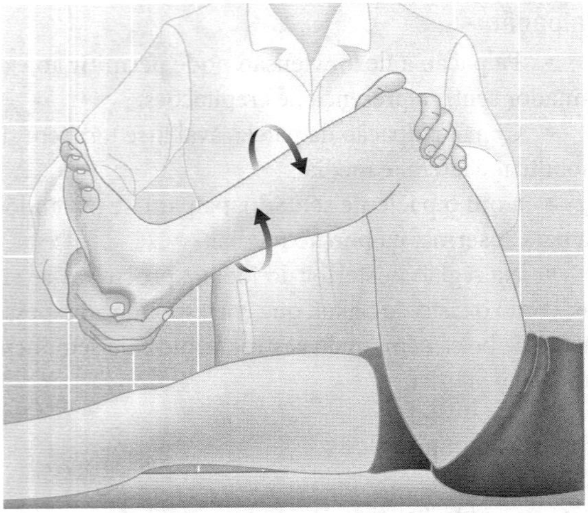

Figura 13 Teste de McMurray. Adaptada de Barros-Filho T, Lich O. Exame físico em ortopedia. 2.ed. São Paulo: Sarvier; 2001.

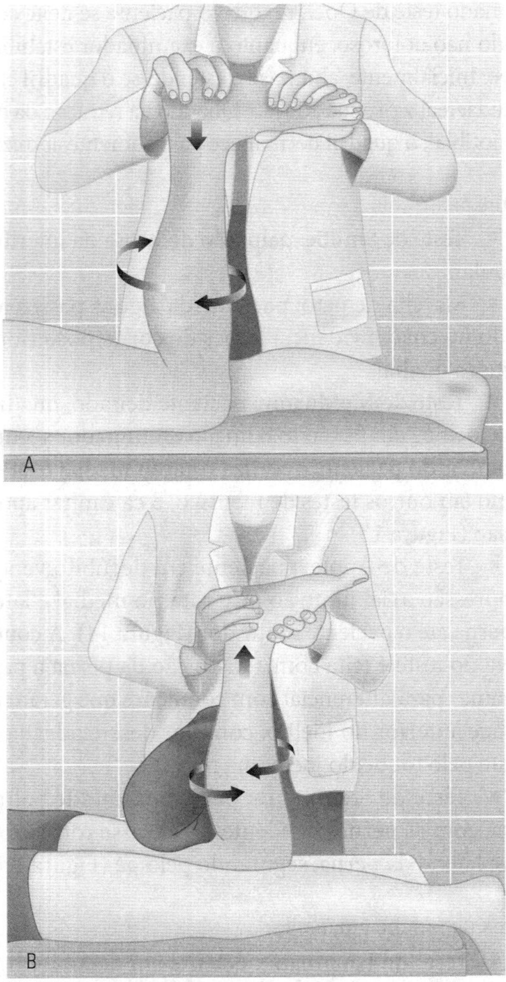

Figura 14 Teste de Appley. A: em compressão; B: em tração. Adaptada de Barros-Filho T, Lich O. Exame físico em ortopedia. 2.ed. São Paulo: Sarvier; 2001.

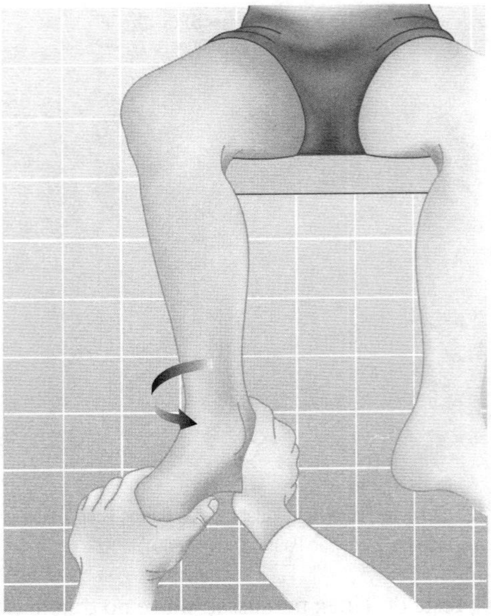

Figura 15 Teste de Steinmann. Adaptada de Barros-Filho T, Lich O. Exame físico em ortopedia. 2.ed. São Paulo: Sarvier; 2001.

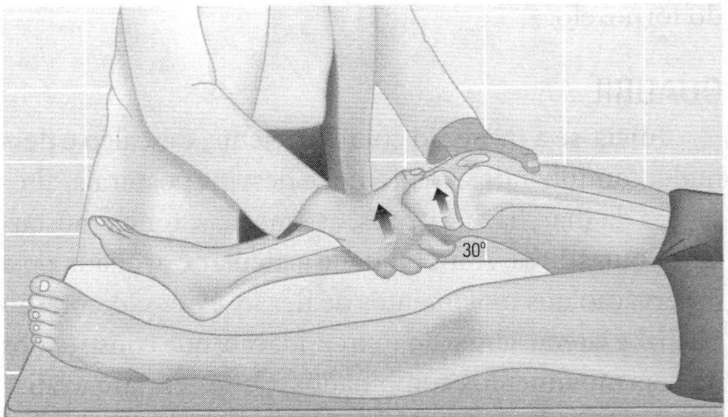

Figura 16 Teste de Lachman. Adaptada de Barros-Filho T, Lich O. Exame físico em ortopedia. 2.ed. São Paulo: Sarvier; 2001.

zamento anterior ou posterior dessas estruturas. Caso a tíbia se desloque para a frente, sugere-se lesão do ligamento cruzado anterior, e caso se desloque para trás, do ligamento cruzado posterior (Figura 16).

- Teste da gaveta anterior e posterior: mesmo mecanismo do teste de Lachman, porém com joelho flexionado a 90°. Indica lesão do cruzado anterior e posterior, respectivamente (Figura 17).

TORNOZELO E PÉ

Observar dor e restrição à mobilidade à rotação do tornozelo, bem como à circundação da articulação.

- Sinal dos "muitos dedos" (*too many toes*): relaciona-se com insuficiência da musculatura tibial posterior,

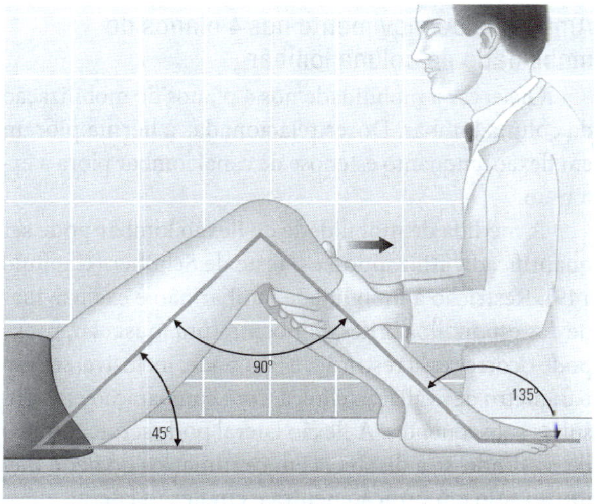

Figura 17 Teste de gaveta anterior. Adaptada de Barros-Filho T, Lich O. Exame físico em ortopedia. 2.ed. São Paulo: Sarvier; 2001.

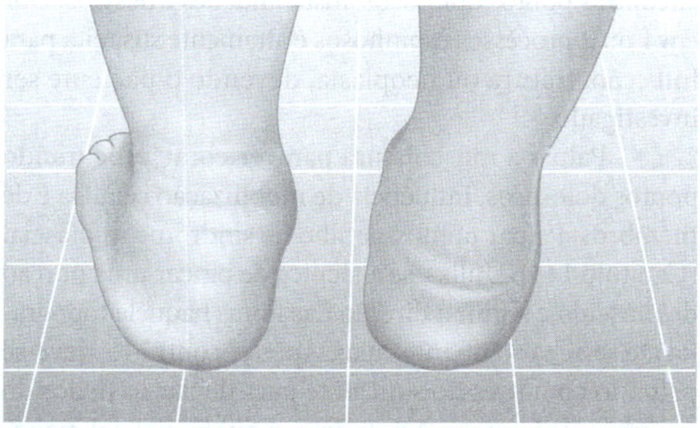

Figura 18 Sinal de *too many toes* à esquerda. São visíveis o 3°, o 4° e o 5° dedos, enquanto no lado oposto nem mesmo o 5° dedo pode ser observado. Adaptada de Barros-Filho T, Lich O. Exame físico em ortopedia. 2.ed. São Paulo: Sarvier; 2001.

gerando o pé plano adquirido do adulto. Em indivíduos normais, quando se olham tornozelo e pé por trás, aparece lateralmente apenas um artelho. Caso haja insuficiência do tendão do tibial posterior, aparecem mais dedos lateralmente (Figura 18).

- Teste da compressão látero-lateral do antepé (*squeeze*): detecta processos inflamatórios e neoplásicos na região.
- Sinal de Mulder: é positivo no neuroma de Mortondor quando há palpação da região das cabeças metatársicas com clique doloroso na região acometida, geralmente entre o 3° e o 4° artelhos. Relaciona-se com o uso de calçados de salto alto.

BIBLIOGRAFIA

Barros-Filho T, Lich O. Exame físico em ortopedia. 2.ed. São Paulo: Sarvier; 2001.

142 LOMBALGIA

Maria Helena Sampaio Favarato

Segundo motivo mais frequente de visita ao sistema médico, a lombalgia perde apenas para cefaleia. 90% dos indivíduos terão pelo menos um episódio de lombalgia durante a vida. É a causa mais comum de incapacidade em pessoas com idade < 45 anos.

Muitos pacientes terão episódio autolimitado e mesmo aqueles que procuram atendimento médico terão, em sua maioria, resolução completa do quadro em cerca de 1 mês; no entanto, até 1/3 dos pacientes terão queixas após 1 ano do episódio inicial, muitos deles com limitação de sua atividade laboral.

Eventualmente, a lombalgia representa manifestação de doença grave sistêmica ou de malignidade. Deve-se manter alto grau de suspeição para essas entidades, sendo preconizado rastrear todos os indivíduos com sinais de alarme, mesmo sabendo que a maioria deles terá uma causa mecânica benigna como responsável pela dor (95%).

ETIOLOGIA

Na minoria dos pacientes em atendimento primário, é encontrada uma causa específica, considerada como etiologia biomecânica. Entre elas, citam-se neoplasia (0,7%), fratura compressiva (4%), infecção (0,01%), hérnia (4%) e estenose de canal lombar (3%). A síndrome da cauda equina é mais frequentemente causada por grandes herniações discais e corresponde a 0,04% dos pacientes com lombalgia. A prevalência de espondilite anquilosante varia em 0,3-5%, mas é condição com grande atraso diagnóstico, evolutiva e incapacitante, devendo-se manter alto grau de suspeição, especialmente para pacientes jovens com dor lombar de características inflamatórias.

HISTÓRIA

Três perguntas devem ser feitas inicialmente:

1. Existe evidência de doença sistêmica grave (infecção, neoplasia)? – Usar os sinais de alarme.
2. Existe comprometimento neurológico?
3. Existe substrato psicossocial que favoreça a cronificação do quadro?

Sinais de alarme

A presença de 1 deles indica solicitação de exames:

- história de neoplasia;
- idade > 50 anos;
- perda de peso;
- febre;
- dor de características inflamatórias – piora à noite, rigidez matinal, melhora com atividade;
- uso de corticosteroides, outros imunossupressores ou drogas EV, presença de cateteres e invasões;
- história de trauma recente;
- história de osteoporose;
- duração prolongada da dor (> 1 mês, pois essa é a duração da maioria dos quadros de lombalgia) ou sem melhora com medicação habitual;
- alteração gastrointestinal ou geniturinária. Se houver presença de síndrome de cauda equina, sempre investigar, de preferência com o paciente internado.

Histórias típicas

- Estenose de canal lombar: a clínica é a claudicação neurogênica, na qual o paciente apresenta perímetro de marcha, ou seja, distância percorrida determinada a partir da qual passa a apresentar sintomas. Repouso de poucos minutos melhora a dor. Tipicamente, melhora com flexão e piora com extensão da coluna lombar. Principal diferencial é com claudicação vascular. Como os pacientes apresentam características epidemiológicas comuns, para diferenciar as 2 condições, usa-se a palpação de pulsos periféricos e teste ergométrico em bicicleta: a dor piora na claudicação vascular e não se modifica na neurogênica.
- Síndrome de cauda equina: hipoestesia em sela em região perineal e porções proximais das coxas; disfunção esfincteriana anal ou vesical; dor radicular com irradiação abaixo dos joelhos. Decorre de causa grave, pois não há elementos mecânicos que levem à compressão na topografia da cauda equina. Causas possíveis incluem tumores, hérnias extrusas, fraturas, infecções, traumatismos e sangramentos. Dessa maneira, os pacientes que apresentam a síndrome devem ser imediatamente encaminhados para avaliação neurocirúrgica.

EXAME CLÍNICO

Inspeção da coluna e postura

Observar simetria, trofismo muscular, ocorrência de lesões como hematomas, tumorações, cicatrizes. Observar se há simetria no ângulo do talhe, figura geométrica formada entre o contorno da cintura e o braço.

Amplitude de movimento nos 4 planos de mobilidade da coluna lombar

Observar a mobilidade nos 4 planos de mobilização da coluna lombar. Dores relacionadas à hérnia pioram em flexão, enquanto estenose de canal lombar piora à extensão.

A medida de mobilidade da flexão lombar pode ser quantificada utilizando-se o teste de Schöber (Capítulo 149). Restrição à mobilidade lombar não é exclusividade das espondiloartrites. Por contratura muscular, p. ex., pode ocorrer essa restrição, e isso pode, inclusive, ser um parâmetro de avaliação clínica, com comparação em consultas subsequentes. A flexão lateral pode ser quantificada medindo-se a distância em centímetros do dedo médio ao solo em posição neutra e em flexão lateral.

Palpação da coluna e musculatura

- Palpar todos os processos espinhosos, buscando encontrar pontos dolorosos, instabilidades e desvios. Dor em 1 ou 2 processos espinhosos é altamente suspeita para infecção, fratura ou neoplasia, devendo o paciente ser investigado.
- Palpar a musculatura paravertebral, procurando pontos dolorosos, influência de mobilização cefálica e de membros. Palpar pontos-gatilho de síndrome miofascial (Capítulo 144). Utiliza-se a técnica de pinçar uma porção de músculo e seguir a direção das fibras naquela topografia até se achar o nó muscular. Após encontrá-lo, deve-se palpá-lo com pressão suficiente para deixar os dedos do examinador brancos. Na síndrome miofascial, tal manobra gera dor com irradiação locorregional e miofibrilação do ponto palpado, perceptível pelo examinador.

Exame neurológico (Capítulo 47)

- Pesquisar força, sensibilidade e reflexos. Deve-se concentrar na pesquisa das raízes de L3 a S2, sendo os sítios mais comuns de herniação de disco lombar entre L4 e L5 e L5 e S1.
- Raiz L5: dorsiflexão do pé. Sensibilidade da face medial do pé e o espaço entre o 1° e o 2° artelhos.
- Raiz S1: reflexo aquileu. Sensibilidade na parte posterior da perna e na face lateral do pé. Flexão plantar.
- Realiza-se o teste de elevação de membros inferiores, considerado positivo se houver reprodução da dor e dos sintomas neurológicos como parestesias no território do dermátomo afetado, entre 30-70°. A positividade do teste com a elevação do membro contralateral aumenta a especificidade para hérnia (90% de especificidade). O teste pode ser feito também com o paciente

em posição sentada, elevando-se o membro inferior até a perna fazer ângulo de 90° com o quadril. Essa manobra pode funcionar como distração do paciente em casos em que há suspeita de simulação.

Exame clínico geral

Deve-se dar especial atenção à pesquisa de massas e à palpação de pulsos.

Pesquisa de sinais não orgânicos (Waddell)

A influência de fatores psicossociais e amplificadores de dor podem levar à cronificação da lombalgia. Alguns sinais de dor não orgânica são relacionados à falência de uma explicação anatômica ou fisiológica para a dor. Alguns deles são a hipersensibilidade aos estímulos táteis, dor não explicada anatomicamente, déficit neurológico não dermatomérico; inconsistência do déficit (o paciente apresenta déficit às manobras, mas não ao andar ou ao se vestir; observa-se melhora do déficit com distração do paciente). Quanto mais sinais de Waddell, maior o componente comportamental da dor e maior o risco de dor crônica.

IMAGEM

Imagem da coluna lombar é solicitada na presença de sinais de alarme e déficit neurológico progressivo.

RX de coluna lombar pode mostrar lesões líticas, blásticas, infecção, instabilidades, espondiloartrites e espondilolisteses. Assim, deve ser realizada em posições anteroposterior e perfil em posição neutra, flexão e extensão máximas.

RNM e TC podem mostrar com maior sensibilidade infecção e neoplasia, bem como herniações e estenose de canal. Como são achados frequentes não relacionados à etiologia da dor, deve-se evitar sua solicitação rotineira, reservando a indicação para pacientes com dor persistente ou alta suspeição de neoplasia ou infecção e para pacientes com sinais clínicos de compressão radicular que possam ser candidatos a cirurgia ou infiltração.

Eventualmente, podem ser solicitados eletroneuromiografia e cintilografia óssea para complementar a investigação.

LABORATÓRIO

Para todos os pacientes com sinais de alarme, devem ser solicitados, inicialmente, os seguintes exames:

- provas de atividade inflamatória: aumentadas, sobretudo, em infecções e neoplasias;
- hemograma: observar anemia (infecções, doenças crônicas, neoplasias) e leucocitose;
- função renal: pode ser causa de alterações ósseas e pode acontecer na vigência de mieloma múltiplo;
- cálcio e fósforo: se normais, exclui-se a necessidade de solicitação de PTH;
- fosfatase alcalina: marcador de lise óssea;
- eletroforese de proteínas: mieloma múltiplo e a neoplasia primária óssea mais comum.

TRATAMENTO

O tratamento deve ser iniciado sempre com discussão com o paciente acerca de seus objetivos e limitações. Deve ficar claro o que ele pode esperar da equipe médica e do tratamento proposto. O objetivo deve ser aliviar a dor e melhorar a funcionalidade. Existem diversos esquemas terapêuticos, e não há diretriz clara de tratamento. Preferencialmente, a abordagem deve ser multidisciplinar.

Tratamento da lombalgia aguda

Em uma avaliação inicial, devem ser considerados, para planejamento terapêutico, os fatores de risco para cronificação. São chamados de sinais "amarelos", em complementação aos sinais "vermelhos" de alerta discutidos previamente. Para os indivíduos em que se encontrem os sinais amarelos, deve ser feito esforço para que retomem o mais rápido possível suas atividades habituais.

Sinais amarelos de risco para cronificação da lombalgia:

- culpar os outros por sua situação;
- situação negativa no trabalho ou social.
- sensibilidade superficial em território não dermatomérico;
- reprodução da dor com palpação cervical ou escapular;
- melhora com distração do paciente;
- queixa não explicada anatomicamente;
- reação exagerada a dor.

Deste modo, são fatores associados à cronificação da lombalgia: fatores psíquicos preexistentes, somatização, comportamento de evitação ou catastrofização, prejuízo funcional importante, presença de outros tipos de dor crônica, possibilidade de ganhos secundários.

Tratamento não farmacológico

Calor local pode ser orientado. Massoterapia, acupuntura, manipulação espinhal são alternativas a serem consideradas de acordo com preferências do paciente, custos e disponibilidade.

Repouso e exercícios

Minimizar tempo de repouso a no máximo 72 horas, com retorno o mais precoce possível às atividades habituais. Tempo de repouso prolongado associa-se com cronificação da dor e retardo no retorno ao trabalho. Não existe protocolo de exercícios preconizado. Os esquemas propostos devem ser individualizados, feitos sob supervisão e envolver exercícios de alongamento e fortalecimento tanto da musculatura paravertebral quanto da abdominal. Devem ser ensinados exercícios de correção da postura e das atividades ocupacionais e diárias. Intervenções ergonômicas são bem-vindas.

Tratamento farmacológico

Analgésicos simples

- Paracetamol: até 3,5 g/dia.
- Dipirona: até 4 g/dia.

AINH

Ensaios clínicos sugerem eficácia dos AINH em comparação com placebo. Tal eficácia é semelhante à dos analgésicos comuns, porém o uso de AINH associa-se com maior ocorrência de efeitos colaterais, como nefrotoxicidade e alterações gastrointestinais.

Tabela 1 Principais AINH

Medicação	Dose diária
Diclofenaco	100-150 mg
Ibuprofeno	1.600-2.400 mg
Naproxeno	500-1.000 mg

Miorrelaxantes

Há evidências do benefício do uso de miorrelaxantes não benzodiazepínicos, especialmente ciclobenzaprina e carisoprodol no tratamento da lombalgia aguda. Efeitos adversos comuns são sedação excessiva e tonturas em razão da ação central dessas drogas. Uma boa opção terapêutica seria o uso associado de um miorrelaxante com um AINH.

Tabela 2 Miorrelaxantes

Medicação	Dose diária
Ciclobenzaprina	10-60 mg
Carisoprodol	250-350 mg, 3×/dia

Opioides

Evidências limitadas para uso em lombalgia aguda. Seu uso deve ser reservado para pacientes que não obtiveram melhora com os outros agentes e recomenda-se seu uso na menor dose e pelo menor tempo possíveis.

Corticosteroides

Não há evidências de que o uso de corticosteroides sistêmicos seja benéfico na lombalgia aguda. Podem ser utilizados na forma de corticosteroides injetáveis de depósito, com benefício especialmente se houver sintomas radiculares. Também podem ser utilizados sob a forma de infiltrações: subdural ou facetária no caso de estenose de canal lombar, infiltração de bursite trocantérica.

Infiltração de pontos-gatilho (Capítulo 144)

Utilizada para síndrome miofascial. Identificam-se os pontos-gatilho e infiltra-se toda a cadeia de pontos afetados.

Tratamento da lombalgia crônica

Os objetivos do tratamento dos quadros crônicos devem ser aliviar a dor, manter a funcionalidade e prevenir incapacidade. Além disso, devem ser enfocados, de preferência com ajuda de equipe multidisciplinar, aspectos psicossociais envolvidos no processo de cronificação e amplificação da dor (Capítulos 40 e 42).

Tratamento não farmacológico

- Coletes não devem ser utilizados em longo prazo, pois não contribuem para fortalecimento de musculatura paravertebral.
- Na fase de tratamento de lombalgia crônica, devem ser estimulados exercícios de alongamento e fortalecimento (paravertebral e abdominal), bem como atividades aeróbicas visando à perda de peso e ao bem-estar.
- Podem ser realizados programas de reabilitação e funcionalidade. Deve-se sempre incentivar a manutenção contínua dos programas de reabilitação.
- Acupuntura pode promover melhora da dor e da funcionalidade. Como existem várias técnicas, não há estudos controlados de boa qualidade disponíveis.
- Técnicas de terapia cognitivo-comportamental são indicadas.
- Modalidades físicas: calor local, USG, ondas curtas, estimulação elétrica transcutânea.

Tratamento farmacológico

- Analgésicos simples e anti-inflamatórios

Ajudam no controle das exacerbações agudas da lombalgia crônica, sendo utilizados em cursos curtos. Embora os analgésicos simples possam ser prescritos cronicamente em adjuvância com outras medicações, os anti-inflamatórios devem ser utilizados na menor dose e pelo menor tempo possível.

- Opioides

Não são tão efetivos no tratamento da lombalgia crônica e estão associados a perfil desfavorável de efeitos adversos.

- Antidepressivos (Tabela 3)

Assim como em outras síndromes dolorosas (Capítulo 40), antidepressivos podem ser utilizados no tratamento da lombalgia crônica. Com maior nível de evidência, podem ser indicados antidepressivos tricíclicos e duloxetina.

Tabela 3 Antidepressivos indicados para lombalgia crônica

Medicação	Dose
Amitriptilina	25-150 mg
Duloxetina	60-120 mg/dia*

* Meia-vida mais longa em mulheres idosas.

- Miorrelaxantes (Tabela 2)

Os estudos clínicos mostram que o uso de longo prazo de miorrelaxantes para o tratamento de lombalgia crônica se associa a maior ocorrência de efeitos adversos, sem benefício comprovado.

- Anticonvulsivantes (Tabela 4)

Foram estudados gabapentina, topiramato e pregabalina. São úteis especialmente se houver sintomas radiculares ou dor neuropática associada.

Tabela 4 Anticonvulsivantes indicados para lombalgia crônica

Medicação	Dose
Gabapentina	900-3.600 mg/dia, em 3 doses diárias
Topiramato	25-200 mg/dia
Pregabalina	150-600 mg em 2 doses diárias

Tratamento cirúrgico

As indicações cirúrgicas dependem da etiologia, duração e resposta ao tratamento. Indica-se principalmente para os casos de lombalgia crônica sem resposta adequada ao tratamento conservador otimizado. Embora o tratamento cirúrgico deva ser indicado para uma minoria de pacientes, sempre é necessário encaminhar para avaliação de cirurgião de coluna, ortopedista ou neurocirurgião, em caso de sintomas neurológicos progressivos ou graves ou síndrome de cauda equina. Não se recomenda tratamento cirúrgico para lombalgia inespecífica ou de características mecânicas.

BIBLIOGRAFIA

Brazil AV, Ximenes AC, Radu AS, Fernades AR, Appel C, Maçaneiro CH, et al. Diagnóstico e tratamento das lombalgias e lombociatalgias. *Rev Bras Reumatol.* 2004;44(6):419-25.

Dahm KT, Brurberg KG, Jamtvedt G, Hagen KB. Advice to rest in bed versus advice to stay active for acute low-back pain and sciatica. Cochrane Database Syst Rev 2010;(6):CD007612.

Qaseem A, Wilt TJ, McLean RM, Forciea MA; Clinical Guidelines Committee of the American College of Physicians, Denberg TD, et al. Noninvasive treatments for acute, subacute, and chronic low back pain: a clinical practice guideline from the American College of Physicians. Ann Intern Med 2017;166(7):514-530.

143 TENDINOPATIAS E BURSITES

Ana Lucia de Sá Pinto, Fernanda Rodrigues Lima

DEFINIÇÃO E ETIOLOGIA

O tendão é um tecido extremamente especializado que estoca a energia produzida pelo músculo e a libera usando o osso como alavanca. É o real produtor de movimento e, ao mesmo tempo, é o responsável pela estabilização das estruturas no sistema locomotor.

Portanto, é comum que ao longo da vida essa estrutura seja sobrecarregada e sofra lesões, que são conhecidas como "tendinites". Embora o termo "tendinite" seja amplamente utilizado na prática clínica para definir o sintoma doloroso dos tendões, na maioria dos casos, é pouco comum o processo inflamatório. O achado histopatológico, em geral, é de uma degeneração tecidual, com ou sem neovascularização. Esse tipo de degeneração tecidual é chamado de "tendinose" e engloba a grande maioria das queixas álgicas nessa estrutura.

Contudo, a inflamação com edema e infiltrado de células inflamatórias acontece em situações agudas mais específicas. O tecido afetado não é o corpo do tendão propriamente dito, mas sua bainha tendínea, o que caracteriza uma real "paratendinite". Portanto, a terminologia atual que vem sendo adotada clinicamente e que independe das alterações histopatológicas é de "tendinopatias".

As bursites, por sua vez, decorrem da inflamação ou da degeneração das estruturas saculares, que protegem os tecidos moles das proeminências ósseas adjacentes. Em geral, as bursites são resultantes de uma lesão por um movimento repetitivo; elas coexistem com as tendinopatias adjacentes e são unilaterais.

Normalmente, as estruturas do aparelho locomotor adaptam-se à carga mecânica recebida. O tendão normal, mediante uma carga de estímulo adequado, adapta-se e se fortalece para receber cargas mais altas. O tenócito responde produzindo mais matriz saudável e resistente. Existe um limiar fisiológico para que essa adaptação ocorra; se a carga aplicada ultrapassar esse limiar, a consequência será o comprometimento dessas estruturas com uma possível evolução para lesão. A carga pode ser de tensão (que é aquela em geral que ocorre nos movimentos explosivos) ou por compressão, em que os tendões são comprimidos entre estruturas ósseas e bursas. A etiologia obedece a um padrão para todas as lesões e decorre da sobreposição de ≥ 2 fatores de risco. Didaticamente, eles são divididos em fatores de risco intrínsecos e extrínsecos. Fatores de risco intrínsecos incluem idade (o envelhecimento ou as crianças em fase de crescimento), obesidade, circunferência de cintura aumentada, dislipidemia e diabetes. Além disso, também são fatores de risco a serem considerados: predisposição genética – já descrita em diversos estudos –; baixa capacidade física, com força muscular reduzida, condicionamento aeróbio e flexibilidade insuficientes; e alterações na mecânica do aparelho locomotor e na postura.

Já os fatores chamados extrínsecos são determinados por erros de volume e técnica no treinamento, no caso de atletas, uso de equipamentos de trabalho ou esportivos inadequados, que geram atrito e pressão inadequados, e tarefas ou gestos esportivos com movimentos repetitivos, que podem provocar tendinopatias e bursopatias. O tabagismo já foi descrito como fator de risco para algumas tendinopatias. Algumas medicações, como quinolonas, corticosteroides, anticoncepcionais e terapia de reposição hormonal também estão associados a um risco aumentado de tendinopatias.

Alguns fatores de risco transitam entre intrínsecos e extrínsecos como o erro alimentar que é um fator de predisposição de lesão. Entre os erros alimentares o mais comum é a baixa ingestão calórica, a baixa ingestão de macronutrientes (principalmente carboidrato) e de micronutrientes essenciais (ferro, zinco, magnésio e cálcio). A carência desses elementos gera queda de rendimento e das respostas imune e inflamatória. Outros fatores conhecidos são relacionados a saúde mental, falta de sono, overtraining e uso de esteroides anabolizantes.

As crianças e os adolescentes que iniciam treinamento esportivo em um único esporte e antes dos 12 anos de idade também têm um risco aumentado para as lesões osteomioarticulares.

EPIDEMIOLOGIA

São condições extremamente frequentes na população. Nos EUA, representam cerca de 7% das consultas aos médicos generalistas e > 60% das consultas de novos pacientes nos consultórios de reumatologistas. Mais de 30% das lesões esportivas apresentam um componente de tendinopatia.

Muitas dessas doenças ocorrem sem associação com doenças sistêmicas, e vários são os mecanismos relacionados com o seu desencadeamento.

A maioria delas é autolimitada e responde bem ao tratamento clínico.

QUADRO CLÍNICO

Tendinopatias

As tendinopatias mais comuns na prática clínica são tendinopatia do manguito rotador, epicondilite, síndrome da banda iliotibial, tendinopatia patelar, tendinopatia calcânea, fasciite plantar e apofisite, descritas com mais detalhes a seguir.

Tendinopatia do manguito rotador

Termo utilizado para descrever a compressão dos tendões do manguito rotador – composto pelos músculos supraespinal, infraespinal, subescapular e redondo menor – e da bursa subacromial, contra o tubérculo maior do úmero e o acrômio.

Os sintomas caracterizam-se por dor nos movimentos do braço acima da linha do ombro que interferem na execução do gesto. Esse impacto crônico pode gerar bursite subacromial e tendinopatia do manguito rotador (Capítulo 141). A tendinopatia, se não tratada, pode evoluir com degeneração e ruptura dos tendões.

Têm maior predisposição para desenvolver essa síndrome os pacientes que apresentam a musculatura do ombro desproporcionalmente fortalecida ou fadigada, o acrômio com ângulo mais acentuado, os praticantes de modalidades esportivas que impliquem arremessos e braçadas e as pessoas que estão inseridas em atividades laborais com elevação do braço acima da linha do ombro.

Epicondilite

As epicondilites do cotovelo envolvem um processo de sobrecarga que se origina na inserção dos músculos extensores do punho (face lateral) ou dos músculos flexores do punho (face medial). As epicondilites são comumente diagnosticadas em pacientes que executam movimentos repetidos de força em flexão e/ou extensão (lançamento), mas também naqueles que utilizam equipamentos (esportivos ou laborais) para executar os movimentos. A dor é bem localizada nos epicôndilos, é desencadeada pela palpação do local ou pelo uso da musculatura correspondente (Capítulo 141). O quadro é mais comum no membro dominante.

Síndrome da banda iliotibial

A banda iliotibial é uma porção espessada do músculo tensor da fáscia lata, que se estende do ílio por toda a face lateral da coxa e se insere na fíbula. O sintoma típico é uma dor que aparece durante a atividade física no terço inferior da face lateral da coxa; essa é a região em que a banda cruza o côndilo femoral (Capítulo 141). Em geral, aparece em decorrência do aumento de tensão na banda durante a deambulação. Os pacientes com o trato iliotibial encurtado, com a musculatura abdutora enfraquecida e uma hiperpronação à marcha têm uma maior predisposição para desenvolver essa síndrome.

Tendinopatia patelar

Essa tendinopatia é também chamada de "joelho dos saltadores". Ela se caracteriza mais frequentemente por uma dor à palpação no tendão entre a patela e a tuberosidade tibial. Geralmente, a dor piora com os agachamentos e os saltos. Essa doença decorre de uma desproporção na força de contração excêntrica do mecanismo extensor do joelho, gerando sobrecarga no tendão. Outro mecanismo envolvido é a diminuição do alongamento da musculatura do quadríceps e do isquiotibial.

Tendinopatia calcânea

A tendinopatia calcânea é a tendinopatia mais comum em corredores. Em geral, ocorre na inserção do tendão do calcâneo ou, mais comumente, 2-6 cm da inserção, local onde a irrigação sanguínea é mais deficiente. O paciente se queixa de dor no calcanhar durante a deambulação e a corrida. A dorsiflexão do tornozelo também exacerba a dor, assim como a palpação do tendão, que pode apresentar área de edema adjacente. Os pacientes com os pés cavos, com o complexo gastrocnêmio-sóleo encurtado, e com hiperpronação à marcha, são os mais predispostos a essa lesão.

Fasciite plantar

A fáscia plantar é a banda de tecido conjuntivo na superfície plantar do pé, que se estende da tuberosidade do calcâneo às cabeças dos metatarsais. Essa estrutura é um importante suporte para o arco longitudinal e para a estabilização do mediopé e do antepé durante a marcha. Sua inflamação é a principal causa de dor nos pés de indivíduos adultos. A dor da fasciite caracteriza-se por queimação na planta dos pés logo pela manhã, quando se colocam os pés no chão e durante a deambulação.

Apofisite

A apófise é o local de inserção dos tendões no osso em crescimento. O processo inflamatório dessa região, ou apofisite, leva ao quadro de dor local, que é intensificada com a contração do músculo do tendão correspondente. Esse padrão de dor na infância e na adolescência, em geral, é imputado às dores de crescimento, diagnóstico errôneo nesses casos. A dor de crescimento é uma dor que, nos membros inferiores de forma difusa, geralmente à noite, melhora com massagem e é mais comum em crianças entre 5 e 6 anos.

As apofisites são lesões por *overuse* e devem ser tratadas o mais precocemente possível, em vista do risco de avulsão do tendão e de lesão na cartilagem de crescimento adjacente. As 2 doenças mais frequentes são as síndromes de Osggod-Schlatter e de Sever, que são, respectivamente, a apofisite da tuberosidade anterior da tíbia e a do calcâneo. No entanto, podem acometer qualquer apófise como cotovelo, ombro e quadril.

Bursites

O diagnóstico da bursite é clínico. Os estudos laboratoriais e por imagem devem ser realizados para afastar infecção e doenças sistêmicas. A bursite se manifesta tipicamente por dor durante o movimento e à palpação do local. Em geral, as bursites são unilaterais. Quando bilaterais, chamam a atenção para doenças sistêmicas, como artrite reumatoide ou gota.

O aumento de volume ocorre nas bursas mais superficiais, como na bursite pré-patelar. As bursites mais frequentes são: bursite subacromial, bursite olecraniana, bursite isquiática, bursite trocantérica, bursite pre-patelar, bursite anserina, bursite retrocalcânea e bursite intermetatarsal.

Bursite subacromial

Em geral, a bursite subacromial precede a tendinopatia do tendão do músculo supraespinal. A dor é referida na inserção do músculo deltoide e é intensa, impede a movimentação do braço e pode interromper o sono.

Bursite olecraniana

A bursa olecraniana se localiza na parte posterior do cotovelo. Como essa bursa possui uma membrana sinovial, ela pode inflamar não só em situações traumáticas ou em movimentos repetitivos, como também em quadros sistêmicos como a gota, a artrite reumatoide e as infecções.

A bursite é facilmente visível e palpável por ser superficial e por provocar eritema e edema da pele da região.

Bursite isquiática

Das mais de 18 bursas na região do quadril, a bursa isquiática é a mais importante clinicamente, causando a "bursite do alfaiate". Essa bursite caracteriza-se por uma dor na região glútea próximo à proeminência do ísquio. O paciente se queixa de dor ao se deitar e principalmente ao se sentar. É descrita a coexistência de uma ciatalgia quando há uma irradiação da dor para a face posterior da coxa.

Bursite trocantérica

A bursa trocantérica repousa entre o tendão do músculo glúteo máximo e a proeminência lateral do grande trocanter. Essa bursite se manifesta tipicamente por dor noturna, que piora ao se deitar de lado, e é muito comum a associação com a osteoartrose de quadril e a hipotrofia da musculatura glútea. É importante fazer o diagnóstico diferencial com a artrite e a fratura por estresse. Essas 2 doenças em geral pioram com a deambulação, o que as diferenciam da bursite que não altera o quadro álgico com a deambulação.

Bursite pré-patelar

A bursite pré-patelar é uma condição comumente relacionada a trauma recorrente na região anterior do joelho e em pessoas que se ajoelham com frequência. A inflamação é facilmente detectada na região patelar. Entretanto, apesar de ser um quadro que é associado a trauma de repetição, em algumas situações, é necessário realizar o diagnóstico diferencial com uma infecção ou uma doença microcristalina.

Bursite anserina

A bursite anserina deve ser suspeitada quando a dor é noturna na região medial do joelho. Geralmente, a dor ocorre em ambos os joelhos e está associada a obesidade e alterações de alinhamento da articulação do joelho. É comum a osteoartrose estar presente, e é outro fator predisponente. Outro fator associado à dor é a flexão repetitiva do joelho ao subir as escadas.

Bursite retrocalcânea

A dor provocada pelo acometimento da bursa retrocalcânea, na maioria das vezes, é crônica e incapacitante. É uma das poucas bursites em que há indicação cirúrgica para o controle definitivo dos sintomas.

Bursite intermetatarsal

Com a idade, o arco transverso do pé tende a desabar. Com isso, as cabeças dos ossos metatarsais promovem uma compressão na bursa intermetatarsal. Os calçados apertados contribuem para esse quadro. Os sintomas consistem em dor plantar e, eventualmente, parestesia nos dedos dos pés, em função da compressão secundária dos nervos interdigitais. O diagnóstico é feito por meio da compressão lateral na região da cabeça dos metatarsais.

EXAMES COMPLEMENTARES

- RX: deve ser solicitada para investigar calcificação, exostose ou afastar fratura.
- USG: é importante para avaliar as bursas e estadiar a lesão tendínea, podendo detectar ruptura.
- RNM: também avalia bursas, apófises e faz estadiamento das lesões tendíneas e, ainda, realiza diagnóstico diferencial de fratura por estresse e síndromes compressivas neurológicas.

TRATAMENTO

O sucesso do tratamento depende do diagnóstico preciso da lesão e do entendimento do mecanismo que a gerou. É importante alinhar a expectativa do paciente de acordo com a gravidade do quadro e estabelecer previamente uma escala de progressão e retorno às atividades esportivas e laborais. O tratamento consiste em:

- restrição da atividade ou do gesto esportivo que desencadeou e perpetuou a lesão, até que o processo inflamatório esteja controlado;
- controle da dor e da inflamação feito por meio de analgésicos, AINH e corticosteroides por curta duração. É fundamental o início precoce das medidas fisioterápicas. A infiltração com corticosteroides é indicada nas bursites e, quando guiada por USG, é mais segura e reduz os riscos;
- programa de reabilitação com treinamento excêntrico, que consiste em exercícios em que a carga é aplicada com a unidade musculotendínea em alongamento; a meta da reabilitação deve ser a remissão da dor e a reversão da disfunção;
- manutenção do condicionamento aeróbio, da flexibilidade, da força e da propriocepção por meio de exercícios alternativos;
- detecção e correção de qualquer fator de risco para atenuar a chance de recidiva da lesão;
- avaliação do gesto esportivo, marcha e posicionamento articular do dia a dia e atividades laborais para iniciar a redução funcional;
- estudos recentes mostraram bons resultados com a terapia por onda de choque e infiltração de ácido hialurônico como alternativa para o tratamento de tendinopatias crônicas e pouco responsivas a tratamentos convencionais.

A indicação cirúrgica só deve ocorrer quando o quadro não responde por > 6 meses com o protocolo preconizado executado de forma adequada.

PROGNÓSTICO

As tendinopatias e bursites são queixas musculoesqueléticas comuns e, na maioria das vezes, de etiologia mecânica. O prognóstico é dependente do diagnóstico precoce e, em especial, da detecção e retirada dos fatores desencadeantes do quadro. O tratamento é demorado, e a resposta é lenta. Deve-se reforçar para o paciente a importância da aderência ao tratamento.

▪ BIBLIOGRAFIA

Aaron DL, Patel A, Kayiaros S, Calfee R. Four common types of bursitis: diagnosis and management. J Am Acad Orthop Surg 2011;19(6):359.

Adirin TA, Cheng TC. Overview of injuries in the young athlete. Sports Med 2003;33:75-81.

Brukner P, Khan K. Clinical sports medicine. 4.ed. Sydney: McGraw-Hill; 2011.

Cardoso TB, Pizzari T, Kinsella R, Hope D, Cook JL. Current trends in tendinopathy management. Best Pract Res Clin Rheumatol 2019;33(1):1-19.

Flynn JM, Lou JE, Ganley TJ. Prevention sports injuries in children. Curr Opin Pediatr. 2002;14:719-22.

Girgis B, Duarte JA. Physical therapy for tendinopathy: an umbrella review of systematic reviews and meta-analyses. Physical Therapy in Sport 2020;46:1-39.

Kane SF, Olewinski LH, Tamminga KS. Management of chronic tendon injuries. American Family Physician 2019;100:147-157.

Murtaugh BM, Ihm J. Eccentric training for the treatment of tendinopathies. Current Sports Medicine Report 2013;12(3):175-82.

Scott A, Docking S, Vicenzino B, Alfredson H, Zwerver J, Lundgreen K, et al. Sports and exercise-related tendinopathies: a review of selected topical issues by participants of the second International Scientific Tendinopathy Symposium (ISTS). Vancouver, 2012. Br J Sports Med 2013;47:536-44.

Seto CK, Statuta SM, Solari IL. Pediatric running injuries. Clin Sports Med 2010;29(3):499-511.

Skjong, CC, Meininger AK, Ho SS. Tendinopathy treatment: where is the evidence? Clin Sports Med 2012;31(2):329-50.

Walker-Bone K, Palmer KT, Reading I, Coggon D, Cooper C. Prevalence and impact of musculoskeletal disorders of the upper limb in the general population. Arthritis Rheum 2004;51:642.

Woodley BL, Newsham-West RJ, Baxter GD. Chronic tendinopathy: effectiveness of eccentric exercise. Br J Sports Med 2007;41:188.

144 FIBROMIALGIA E SÍNDROME MIOFASCIAL

Karina Rossi Bonfiglioli

▪ FIBROMIALGIA

EPIDEMIOLOGIA

A prevalência da fibromialgia é maior em mulheres (9 mulheres:1 homem).

Acomete cerca de 2,5% da população brasileira, sendo que 40,8% dos pacientes têm idade de 35-44 anos.

As consultas geradas pela doença correspondem a 20-30% das consultas com reumatologistas.

QUADRO CLÍNICO

O sintoma central é dor crônica generalizada, incaracterística, constante, percebida como originária do músculo, que se agrava com hiperatividade muscular. Pode estar associada a rigidez e artralgias (sem evidência objetiva de artrite). Observam-se fadiga contínua e fatigabilidade aumentada ante estresse físico e psicológico.

O padrão de sono desses pacientes é considerado "não reparador", que não alcança estágios restaurativos 3 e 4 do sono *non-rapid eye movement* (NREM) – pode ser demonstrado pelo padrão eletroencefalográfico alfa-delta. O paciente apresenta queixas cognitivas, como alteração de memória e distúrbios de concentração. As alterações psicológicas mais comuns são depressão e ansiedade. Observa-se, ainda, associação com outras síndromes dolorosas e funcionais.

EXAMES COMPLEMENTARES

O diagnóstico é clínico. Os exames devem ser solicitados apenas para afastar doenças associadas.

Os diagnósticos diferenciais envolvem outras doenças reumáticas e distúrbios metabólicos, hidroeletrolíticos, endocrinológicos, infecciosos e psiquiátricos.

DIAGNÓSTICO

O diagnóstico, de maneira tradicional, era feito a partir dos critérios diagnósticos do American College of Rheumatology, de 1990, os quais são:

- história de pelo menos 3 meses de dor difusa (incluindo os 4 quadrantes do corpo mais o esqueleto axial);
- exame físico: 11 de 18 pontos dolorosos, pesquisados nas topografias descritas a seguir, exercendo-se pressão de 4 kg/cm^2 com o polegar:

1. occipital: bilateralmente, nas inserções do músculo suboccipital;
2. cervical baixa: bilateralmente, nos aspectos inferiores dos espaços intertransversos C5-C7;
3. trapézio: bilateralmente, no ponto médio da borda superior;
4. supraespinal: bilateralmente, na origem, acima da crista escapular, próximo à borda medial;
5. 2ª costela: bilateralmente, na 2ª articulação costocondral, em um ponto imediatamente lateral às junções das superfícies superiores;
6. epicôndilo lateral: bilateralmente, 2 cm distalmente aos epicôndilos;

Tabela 1 Critérios diagnósticos de fibromialgia – 2010

IDD ≥ 7 e valor da escala SS ≥ 5 ou IDD 3-6 e valor da escala SS ≥ 9
IDD – quantifica o número de áreas em que o paciente sentiu dor na última semana (0-19): ▪ cintura escapular esquerda ▪ cintura escapular direita ▪ braço esquerdo ▪ braço direito ▪ antebraço esquerdo ▪ antebraço direito ▪ quadril (trocanter) esquerdo ▪ quadril (trocanter) direito ▪ coxa esquerda ▪ coxa direita ▪ perna esquerda ▪ perna direita ▪ mandíbula esquerda ▪ mandíbula direita ▪ tórax ▪ abdome ▪ dorso superior ▪ dorso inferior ▪ pescoço
Escala SS – soma da gravidade dos 3 sintomas (fadiga, sono não restaurador e sintomas cognitivos) mais a extensão (gravidade) dos sintomas somáticos em geral. O valor final será de 0-12: ▪ fadiga, sono não restaurador e sintomas cognitivos: para cada um dos 3 sintomas, indica-se o grau de gravidade de acordo com a escala: – 0 = sem alteração; – 1 = alterações brandas ou leves, geralmente brandas e intermitentes; – 2 = moderado, com alterações consideráveis, frequentemente presentes e/ou em nível moderado; – 3 = grave, difuso, contínuo, com problemas que atrapalham a vida diária ▪ sintomas somáticos gerais (dor muscular, síndrome do cólon irritável, fadiga ou cansaço, alterações de pensamento ou memória, fraqueza muscular, cefaleia, dor/cólicas abdominais, dormência/formigamento, tontura, insônia, depressão, constipação, dor na parte superior do abdome, náusea, nervosismo, dor torácica, visão borrada, febre, diarreia, boca seca, prurido, sibilância, fenômeno de Raynaud, urticária, zumbido, vômito, azia, úlceras orais, perda/alteração no paladar, convulsões, olhos secos, respiração curta, perda de apetite, eritema, fotossensibilidade, problemas de audição, maior sensibilidade a ferimentos, perda de cabelos, polaciúria, disúria e espasmos vesicais): indica-se se o paciente tem: – 0 = nenhum sintoma; – 1 = poucos sintomas; – 2 = número moderado de sintomas; – 3 = grande quantidade de sintomas
Sintomas presentes por pelo menos 3 meses
Ausência de outra condição que justifique o quadro

Um paciente satisfaz os critérios diagnósticos para fibromialgia se as 3 condições forem encontradas.
Anti-inflamatórios e corticosteroides são proscritos.
IDD: índice de dor difusa; SS; escala de gravidade dos sintomas somáticos.
Adaptada de Wolfe F, Clauw DJ, Fitzcharles MA, Goldenberg DL, Katz RS, Mease P, et al. The American College of Rheumatology preliminary diagnostic criteria for fibromyalgia and measurement of symptom severity. Arthritis Care Res 2010;62:600-10.

7. glútea: bilateralmente, no quadrante superoexterno do glúteo;
8. trocanter maior: bilateralmente, posteriormente à proeminência trocantérica;
9. joelho: bilateralmente, no coxim adiposo medial, proximalmente à linha articular.

Esses critérios não contemplam os "sintomas-satélite" da fibromialgia, que também são importantes para o dignóstico da síndrome. Dessa forma, foram propostos novos critérios em 2010, que contemplam a presença e a gravidade dos sintomas somáticos associados, como fadiga, sono não reparador, alterações cognitivas, entre outros (Tabela 1).

Embora os pontos dolorosos não tenham sido incluídos nos novos critérios diagnósticos para fibromialgia, eles continuam sendo utilizados na prática clínica, pois fornecem um referencial importante quanto a hiperalgesia e distribuição da dor.

TRATAMENTO

Tratamento não medicamentoso

A fibromialgia é uma síndrome primariamente tratada por reumatologistas, sobretudo por envolver um quadro crônico de dor musculoesquelética, mas esses pacientes frequentemente requerem um acompanhamento multidisciplinar, com o objetivo de alcançar uma abordagem ampla e mais completa de seus sintomas e comorbidades.

Profissionais fisioterapeutas, psicólogos, psiquiatras, terapeutas ocupacionais e educadores físicos, entre outros, frequentemente desempenham um papel importante na abordagem desses pacientes.

A educação sobre a fisiopatologia e a evolução da doença, seu caráter não inflamatório e não incapacitante e o controle dos fatores psíquicos e sociais envolvidos tem importância fundamental no impacto sobre a qualidade de vida.

A terapia cognitivo-comportamental apresenta eficácia no controle da dor, diminui a demanda por medicamentos analgésicos e melhora questões psicológicas associadas.

Exercícios físicos aeróbicos com limiar anaeróbico (70-85% da frequência cardíaca máxima) são altamente recomendados no tratamento da fibromialgia, com impacto positivo sobre o bem-estar global, a função física e a dor.

Exercícios de resistência muscular também parecem mostrar algum benefício, embora com menor nível de evidência na literatura médica quando comparado às atividades aeróbicas.

Os exercícios de alongamento, embora sem impacto direto na dor, são indicados como adjuvantes.

Tratamento medicamentoso

A escolha da droga deve ser compartilhada com o paciente, levando-se em conta os sintomas mais relevantes no quadro clínico e o potencial da droga escolhida em amenizá-los.

Os antidepressivos são os medicamentos mais prescritos para o tratamento da fibromialgia. Dentre eles, os que apresentam estudos mais consistentes até o momento são a amitriptilina, a duloxetina e o milnaciprana (esse último não disponível no Brasil). A venlafaxina apresenta resultados controversos, e os inibidores seletivos da receptação da serotonina (ISRS) parecem ter eficácia inferior à dos inibidores duais de serotonina e norepinefrina (IDSN).

Entre os anticonvulsivantes, as medicações recomendadas como 1ª linha são a pregabalina e a gabapentina.

A titulação da dose dessas medicações depende da tolerabilidade, resposta dos sintomas e existência de comorbidades psiquiátricas como depressão e ansiedade. Nesses casos, é importante o acompanhamento conjunto com psiquiatra, para correto ajuste medicamentoso.

Anti-inflamatórios e corticosteroides são proscritos.

Tricíclicos

- Amitriptilina: 25-75 mg/dia (doses maiores devem ser administradas se houver depressão associada).
- Ciclobenzaprina: 5-60 mg/dia, antes de deitar.

Inibidores seletivos da receptação da serotonina

- Fluoxetina: iniciar com 40 mg/dia (doses inferiores são ineficazes na fibromialgia).
- Sertralina, citalopram e paroxetina: não são tão eficazes, mas podem ser usados em situações específicas ou em casos de intolerância à fluoxetina.

Inibidores duais de serotonina e norepinefrina

- Duloxetina: 60-120 mg/dia.

Anticonvulsivantes

- Pregabalina: 75-600 mg/dia.
- Gabapentina: 900-3.600 mg/dia.

Analgésicos

- Paracetamol.
- Opioides:
  - tramadol (associado ou não a paracetamol);
  - opioides mais potentes (sem evidência de benefício).

PROGNÓSTICO

A fibromialgia é uma condição crônica, porém não leva a sequelas funcionais ou quadro degenerativo grave.

A recidiva dos sintomas ao longo da vida é bastante frequente. O paciente deve reconhecer os estressores físicos, ambientais e emocionais que desencadeiam a crise álgica, para um melhor controle dos sintomas.

SÍNDROME MIOFASCIAL

QUADRO CLÍNICO

Um ponto-gatilho desenvolve-se em geral após uma lesão inicial em uma banda de fibras musculares. Essa lesão pode incluir um evento traumático evidenciado ou traumas de repetição no músculo acometido.

O ponto-gatilho causa dor e estresse no músculo ou nas fibras musculares. À medida que o estresse aumenta, o músculo vai se tornando fatigado e mais suscetível à ativação de novos pontos-gatilho adicionais.

Quando o ponto-gatilho é pressionado, a dor causada produz um efeito no alvo ou na zona de referência.

Os fatores predisponentes à formação de pontos-gatilho incluem mau condicionamento, postura incorreta, estresse mecânico repetido, desequilíbrio mecânico (p. ex., desigualdade no comprimento das pernas), transtornos articulares e sono não restaurador.

Localmente, ocorrem alterações bioquímicas, metabólicas, neurogênicas e isquêmicas, indicando que alterações locais e o SNC atuariam juntos, criando um ciclo "dor-espasmo-dor".

EXAMES COMPLEMENTARES/DIAGNÓSTICO

O diagnóstico é essencialmente clínico e depende da anamnese e do exame físico executados de forma detalhada. Não existe nenhum exame laboratorial ou anatomopatológico que contribua no diagnóstico.

Há 9 aspectos clínicos principais da síndrome miofascial, conforme descrição de 1998. Os 3 primeiros são considerados critérios diagnósticos mínimos:

- presença de banda tensa palpável em músculo esquelético;
- presença de área de hipersensibilidade dentro de uma banda tensa muscular;
- reprodução da sensação de dor referida com estimulação do nódulo doloroso;
- evocação de reação contrátil visualmente ou à palpação da banda tensa;
- presença de "sinal do pulo", ou seja, reação de retirada à palpação dos nódulos;
- paciente reconhece a dor que sente ao exame de palpação muscular;

- previsão de padrões de dor referida;
- fraqueza muscular e músculo em aperto;
- dor com alongamento ou contração do músculo afetado.

TRATAMENTO

O tratamento deve envolver algumas etapas básicas, como a terapia local, a administração de medicamentos de ação sistêmica, medidas físicas e, principalmente, a busca e a correção de fatores perpetuantes.

É importante identificar e tratar comorbidades no aparelho locomotor, como osteoartrose sintomática, tendinopatias e bursopatias que possam contribuir com a manutenção da síndrome miofascial.

Tratamento local

Deve-se prescrever exercícios de alongamento e fortalecimento visando à melhora da função muscular.

Os procedimentos devem ser feitos diretamente sobre os pontos-gatilho, como técnicas de termoterapia, agulhamento seco, acupuntura, infiltração com lidocaína, toxina botulínica e massoterapia. A técnica de agulhamento constitui o tratamento com mais evidência científica na literatura. Várias técnicas foram avaliadas, com eficácia semelhante no controle da dor: agulhamento seco, com anestésico local, solução salina e água estéril.

Terapêutica medicamentosa

A terapêutica medicamentosa inclui a administração de analgésicos e anti-inflamatórios, relaxantes musculares, antidepressivos tricíclicos e inibidores da recaptação da serotonina, conforme a gravidade e a cronicidade do caso (conforme apresentado no tratamento da fibromialgia).

Terapêutica não medicamentosa

Nas fases mais agudas, a crioterapia (imersão em água fria, compressas de gelo e *sprays*) é indicada. A cinesioterapia deve ser iniciada o mais precocemente possível, visando manter a amplitude articular.

Nas fases subagudas e crônicas, deve-se aplicar calor superficial (compressas quentes, banhos de parafinas, raios infravermelhos) ou profundo (ultrassom, ondas curtas e micro-ondas).

PROGNÓSTICO

A adequação para as atividades profissionais, posturais e esportivas é fator fundamental para a prevenção de novas lesões.

Em geral, a resposta ao tratamento nos casos agudos é favorável. Cronificação e recidivas ocorrem em pacientes nos quais as citadas adequações não foram instituídas de maneira apropriada.

A abordagem terapêutica deve buscar o restabelecimento do equilíbrio fisiológico e biomecânico, pois somente a normalização funcional é equivalente à cura.

BIBLIOGRAFIA

Busch AJ, Barber KA, Overend TJ, Peloso PM, Schachter CL. Exercise for treating fibromyalgia syndrome. Cochrane Database Syst Rev 2007; 17(4).

Chen J, Chung K, Hou C, Kuan TS, Chen SM, Hong CZ. Inhibitory effect of dry needling on the spontaneous electrical activity recorded from myofascial trigger points of rabbit skeletal muscle. Am J Phys Med Rehabil 2001;80:729-35.

Haüser W, Wolfe F, Tölle T, Uçeyler N, Sommer C. The role of antidepressants in the management of fibromyalgia syndrome: a systematic review and meta-analysis. CNS Drugs 2012;26(4).

Heymann RE, Paiva ES, Helfenstein Jr M, Pollak DF, Martinez JE, Provenza JR, et al. Consenso brasileiro do tratamento da fibromialgia. Rev Bras Reumatol 2010;50(1):56-66.

Long S, Kephart W. Myofascial pain syndrome. In: Ashburn M, Rice L (eds.). The management of pain. New York: Churchill Livingstone; 1998. p.299-321.

Simons DG, Travell JG, Simons LS. Travell and Simon's myofascial pain and dysfunction: the trigger point manual. 2.ed. Baltimore: Williams and Wilkins; 1998.

Tough EA. Acupuncture and dry needling in the management of myofascial trigger point pain: a systematic review and meta-analysis of randomised controlled trials. Eur J Pain 2009;13(1):3-10.

Wolfe F, Clauw DJ, Fitzcharles MA, Goldenberg DL, Katz RS, Mease P, et al. The American College of Rheumatology preliminary diagnostic criteria for fibromyalgia and measurement of symptom severity. Arthritis Care Res 2010;62:600-10.

Yunus MB. The role of gender in fibromyalgia syndrome. Curr Rheumatol Rep 2001;3(2):128-34.

145 OSTEOARTRITE

Nilton Salles Rosa Neto, Ricardo Fuller

INTRODUÇÃO

A osteoartrite (OA), forma mais comum de artropatia, é uma condição na qual se constatam danos qualitativo e quantitativo progressivos da cartilagem articular, determinando remodelação óssea hipertrófica local associada à modificação da composição da matriz cartilaginosa. Há ativação de condrócitos, resposta inflamatória com proliferação sinovial e subsequente perda progressiva da cartilagem, verificando-se predomínio de degradação sobre síntese do colágeno.

As manifestações clínicas e radiográficas decorrem da interação entre fatores biológicos (p. ex., genéticos, inflamatórios, metabólicos, hormonais, envelhecimento) e mecânicos (p. ex., trauma, displasia óssea, obesidade, desalinhamentos, perda de propriocepção) e costumam ser mais prevalentes após a idade de 50 anos.

A OA clinicamente manifesta pode ser verificada em 3,5% da população geral e sua prevalência aumenta com a idade, aproximando-se de 100% em indivíduos acima dos 85 anos. A distribuição da OA assemelha-se entre os sexos até os 40 anos de idade. A partir de então mulheres tendem a manifestar mais OA de mãos, quadris e joelhos.

MANIFESTAÇÕES CLÍNICAS

O principal sintoma da OA é a dor articular. Inicialmente, é leve, mas com a progressão da doença torna-se persistente e de maior intensidade. Sua característica é ser protocinética, quer dizer, piora com o movimento e melhora ao repouso. No entanto, com a progressão da doença podem surgir dor noturna, dor ao repouso e rigidez usualmente de curta duração. A perda de estabilidade articular favorece aceleração da lesão e a consequência é mais dor e limitação funcional.

O exame físico identifica dor à palpação articular, presença de crepitação ao movimento ativo e passivo, e aumento de volume articular por proeminência óssea, espessamento sinovial e/ou derrame articular. Deve-se verificar também instabilidade articular, insuficiência miotendínea e a limitação de amplitude de movimento articular. Qualquer articulação pode ser acometida, mas as principais em termos de prevalência são: as interfalangeanas das mãos, primeiras carpometacárpicas (rizartrose) e acromioclaviculares nos membros superiores; joelhos, quadris e as primeiras metatarsofalangeanas nos membros inferiores; e no esqueleto axial, as articulações intervertebrais e interapofisárias, lombares e cervicais. Na mão, é característico o alargamento ósseo determinando os nódulos de Heberden e Bouchard, respectivamente nas interfalangeanas distais e proximais.

EXAMES COMPLEMENTARES

A radiografia simples é o teste mais comumente solicitado. As alterações características da OA são estreitamento do espaço articular (que reflete perda de cartilagem articular), esclerose óssea subcondral e o desenvolvimento de osteófitos. Erosões ósseas e cistos subcondrais aparecem nos casos mais avançados.

O exame do líquido sinovial revela um aspecto amarelo citrino, com escassa celularidade (inferior a 3.000 leucócitos/mm^3), geralmente menor que 25% de células polimorfonucleares. Sua análise é útil para quadros em que é necessário afastar artrite microcristalina.

Tratamento

Os objetivos do tratamento da OA são aliviar sintomas, reduzir a incapacidade funcional e tentar retardar a progressão da doença. Todos os profissionais de saúde devem participar do tratamento dos pacientes com OA, que pode incluir medidas não farmacológicas, farmacológicas e cirúrgicas.

Terapia não farmacológica

Medidas não farmacológicas incluem a educação do paciente sobre a doença, o encaminhamento a grupos de apoio, proteção articular, um programa individualizado de exercícios, uso de órteses e apoio à marcha, medidas físicas e práticas de atividades corpo-mente. Proteção articular refere-se às técnicas de realizar atividades cotidianas e ocupacionais reduzindo a sobrecarga articular. Os exercícios devem abranger fortalecimento muscular, alongamento e atividades aeróbicas, buscando estabilização da articulação, alívio da dor e manutenção do equilíbrio, além de controle de peso. A prática de exercícios físicos na população de maior idade deve ser incentivada uma vez que não haja restrições por comorbidades ou limitação por dor. Recomendam-se tai-chi para OA de joelhos e quadris, e ioga para OA de joelhos. Não são recomendados exercícios de impacto ou competitivos por risco de aceleração da doença.

O uso de órteses para mãos (principalmente as imobilizadoras de punho e polegar para rizartrose) ou para apoiar a deambulação, calçados apropriados, palmilhas de amortecimento, modeladoras ou em cunha para corrigir desvios, joelheiras, adesivo patelar, entre outras podem ser aconselhados como um complemento ao tratamento, porém selecionando-se caso a caso. No ambiente doméstico a instalação de dispositivos de assistência à deambulação ajuda a evitar quedas e proporciona maior estabilidade e segurança aos pacientes.

Acupuntura e terapia cognitivo-comportamental são também alternativas para auxílio na modulação da dor. O uso de ablação por radiofrequência dos nervos geniculares para OA de joelho pode ser discutido em casos selecionados.

Terapia farmacológica

Não há concordância em todos os pontos nas recomendações das diferentes sociedades médicas acerca das indicações de tratamento para OA. É sabido que ensaios clínicos são considerados padrão-ouro de avaliação, porém a complexidade da fisiopatologia da OA junto a questões como dificuldade de cegamento, diferentes comparadores ativos, viés de publicação, evolução lenta e multiplicidade de fenótipos da doença, entre outros, fazem com que a qualidade da evidência seja muitas vezes fraca para incluir uma intervenção como recomendação.

Em linhas gerais, o tratamento farmacológico inclui fármacos de ação rápida e os de ação lenta. No primeiro grupo, incluem-se os analgésicos, anti-inflamatórios não esteroidais (AINE) e os corticosteroides intra-articulares. No segundo grupo estão os fármacos sintomáticos (ou também chamados de antiartrósicos) e, em tese, os modificadores de doença (dado que até o presente nenhum medicamento reconhecidamente cumpre esse quesito).

O uso de paracetamol como primeira opção de tratamento para OA não é mais recomendado por falta de eficácia significativa e risco de toxicidade. A dipirona, como opção, foi recomendada no primeiro consenso brasileiro de OA, na dose de até 30 mg/kg/dose ou até 3 doses/dia.

Para pacientes ainda sintomáticos, mais especificamente para OA de mãos e joelhos, recomenda-se o uso de AINE tópicos antes de passar para os de via oral. A capsaicina tópica pode ser indicada para OA de joelhos.

Os pacientes refratários ao esquema prescrito podem receber ciclos curtos de AINE, ou ciclos mais longos em caso de tolerância e ausência de comorbidades que contraindiquem o uso prolongado desta classe. O uso oral de corticosteroides pode ser indicado em crises inflamatórias acometendo interfalangeanas proximais e/ou distais por até 6 semanas.

Em casos sem risco de complicações gastrintestinais (GI) prefere-se AINE não seletivo com inibidor de bombas de próton (IBP), ou AINE inibidor seletivo de ciclo-oxigenase (COX)-2 (preferencialmente associado à IBP). Para aqueles com elevado risco de complicações GI recomenda-se AINE inibidor seletivo de COX-2 com IBP.

Quando há risco cardiovascular elevado, deve-se limitar o uso de AINE, com maior rigor para os AINE não seletivos em relação aos seletivos de COX-2. Para pacientes com elevado risco de complicações renais deve-se evitar o uso de AINE.

Nos casos de piora da dor e sinais inflamatórios, com resposta insuficiente aos AINE pode-se considerar o uso de infiltração intra-articular com corticosteroide para OA de joelhos ou quadris (neste caso preferencialmente guiado por ultrassom), ou com ácido hialurônico (viscossuplementação) para pacientes com OA de joelhos e contraindicação ou refratariedade a AINE. As infiltrações de hexacetonido de triancinolona promovem respostas rápidas e eficazes, porém não duradouras.

Pacientes com pouca resposta ao tratamento anterior podem receber analgésicos como o tramadol por curta duração. Tramadol é uma medicação com dupla ação: opioide fraca e inibidor de recaptação de serotonina e noradrenalina, auxiliando na inibição da via descendente de dor. Neste mesmo raciocínio, a cronicidade da dor correlaciona-se à sensibilização central, e o uso de duloxetina em longo prazo como modulador de dor é uma opção para evitar o uso de opioides.

A viscossuplementação tem um efeito estimulador sobre a síntese de ácido hialurônico. O efeito é mais lento do que o dos corticosteroides intra-articulares, mas tende a ser mais duradouro. Podem ser realizadas 1 a 5 aplicações em cada articulação de acordo com o peso molecular do produto, que varia de 500.000 a 6.000.000 Da, sem diferença em termos de eficácia.

Os fármacos de ação lenta sintomáticos podem ser utilizados em casos leves a moderados. Entretanto apresentam baixo tamanho de efeito e custo considerável para o uso em longo prazo. Assim, existe controvérsia em relação à prescrição destas drogas, que são desaconselhadas ou apresentam indicação secundária dentre as recomendações internacionais sobre osteoartrite de joelhos, quadris e mãos. Dentre as alternativas desta classe estão o sulfato de glicosamina, o sulfato de condroitina, a diacereína e os extratos insaponificáveis de soja e abacate.

Pacientes com quadro avançado de OA de joelho ou quadril podem ser candidatos ao tratamento cirúrgico. Para aqueles sem condições de cirurgia e com esgotamento de opções terapêuticas, alternativas farmacológicas incluem opioide oral ou transdérmico. Os efeitos adversos dos opioides compreendem alterações cognitivas, de humor, alucinações, depressão respiratória, aumento do risco de quedas, obstipação, retenção urinária entre outros. Tolerância e sintomas de abstinência devem ser lembrados durante o manejo destas drogas.

Terapia cirúrgica

A indicação deve basear-se em três aspectos: alterações avançadas verificadas nos métodos de imagem, persistência de sintomas álgicos e/ou funcionais importantes após pelo menos 3 a 6 meses de otimização de tratamento, e vontade pessoal do paciente, visto que se trata de um procedimento eletivo. Além disso, outros dois aspectos devem ser considerados: a situação da articulação pode se deteriorar com o passar do tempo a ponto de comprometer o resultado cirúrgico, e as condições gerais de saúde do paciente podem interferir no momento da indicação cirúrgica. São opções: osteotomias corretivas e artroplastias totais ou parciais.

BIBLIOGRAFIA

Bannuru RR, et al. OARSI guidelines for the non-surgical management of knee, hip, and polyarticular osteoarthritis. Osteoarthritis Cartilage 2019;27(11):1578-1589.

Bruyère O, et al. An updated algorithm recommendation for the management of knee osteoarthritis from the European Society for Clinical and Economic Aspects of Osteoporosis, Osteoarthritis and Musculoskeletal Diseases (ESCEO). Semin Arthritis Rheum 2019;49(3):337-350.

Kloppenburg M, et al. 2018 update of the EULAR recommendations for the management of hand osteoarthritis. Ann Rheum Dis 2019;78(1):16-24.

Kolasinski SL, et al. 2019 American College of Rheumatology/Arthritis Foundation Guideline for the Management of Osteoarthritis of the Hand, Hip, and Knee. Arthritis Rheumatol 2020;72(2):220-233.

Uson J, et al. EULAR recommendations for intra-articular therapies. Ann Rheum Dis 2021;80(10):1299-1305.

146 DOENÇAS POR DEPÓSITO DE CRISTAIS

Tadeu Gonçalves de Lima, Kristopherson Lustosa

GOTA

A gota é a artropatia inflamatória mais comum em homens de meia-idade. É caracterizada pela deposição de cristais nas articulações, no tecido subcutâneo, nos rins e nos tecidos periarticulares, levando a sinovite neutrofílica, fagocitose de partículas dos cristais, recrutamento de citocinas, em especial IL-1, IL-8 e fator de necrose tumoral alfa (TNF-alfa), além da formação do inflamassoma mediado via NALP-3, com a produção de mais interleucinas inflamatórias, gerando dor e edema.

A doença tem prevalência em torno de 2,7% em homens e em mulheres pós-menopausa. Sua incidência dobrou nos últimos 20 anos em ambos os sexos, no entanto, mulheres pré-menopausa têm baixa prevalência de gota em razão de interações estrogênicas com o metabolismo do ácido úrico. A relação da gota entre homens e mulheres é de cerca de 7:1.

A deposição de cristais nas articulações ocorre por consequência do estado de desequilíbrio entre o aumento do *pool* de ácido úrico e a diminuição da capacidade de excreção renal, que, em conjunto, fazem com que haja uma quebra do ponto de solubilidade desse sal, ocasionando seu depósito nas articulações e posterior crise álgica.

Aproximadamente 90% dos casos de gota decorrem de hipoexcreção de ácido úrico, sendo assim, somente 10% se deve a aumento da síntese isoladamente. Há, ainda, em geral, um fator precipitante necessário para o desenvolvimento desse quadro articular (Tabela 1).

Tabela 1 Fatores desencadeantes de gota

Produção excessiva
Doenças mieloproliferativas
Síndrome de lise tumoral
Psoríase
Anemia hemolítica
Aumento da atividade da fosforibosil-pirofosfato sintetase (PRPP)
Deficiência da hipoguaninal-fosforibosil-transferase (HPRT)
Obesidade
Hemorragias ou transfusões
Início de alopurinol
Deficiência de G6PD
Dieta rica em purinas
Trauma
Álcool
Varfarina
Rápida perda de peso
Idiopática
Excreção diminuída
Insuficiência renal crônica
Desidratação
Doença renal policística
Obesidade
Hipotireoidismo
Diuréticos
Levodopa
Hipertensão
Hiperparatireoidismo
Álcool
Drogas (ciclosporina; pirazinamida; etambutol; baixas doses de salicilatos)
Deficiência de G6PD
Cetoacidose diabética

G6PD: glicose-6-fosfato desidrogenase.

MANIFESTAÇÕES CLÍNICAS

Hiperuricemia assintomática

Sabe-se que pacientes com níveis de ácido úrico > 9 mg/dL têm um risco acumulado em 5 anos de 22% de desenvolver uma crise aguda de gota, enquanto indivíduos com níveis entre 7-8 mg/dL tiveram incidência cumulativa de somente 3%, segundo o Normative Study Group. Logo, percebe-se que nem todos os hiperuricêmicos desenvolverão gota, apesar de haver uma clara relação linear com os níveis séricos e o tempo de excesso de ácido úrico na circulação. Recomenda-se, atualmente, tratar homens com níveis > 13 mg/dL e mulheres com níveis > 9 mg/dL pelo risco de desenvolvimento de insuficiência renal e demais complicações, como veremos adiante.

Crise aguda de gota e período intercrítico

Em homens, em geral, a crise ocorre entre a 4ª e 5ª décadas de vida, sendo em mulheres um pouco mais tardiamente a depender da idade de menopausa e outros fatores desencadeantes como uso de tiazídicos.

O acometimento inicial é caracterizado por uma monoartrite de rápida evolução, que na metade dos casos ocorre na 1ª articulação metatarsofalângica, podagra, mas também pode ocorrer em outros metatarsais, tornozelos, calcanhares e joelhos, podendo, em 15% dos casos, apresentar-se como uma oligoartrite das articulações citadas. Evolutivamente, o envolvimento do hálux surgirá em 90% dos casos ao longo da história natural da doença.

Sintomas associados como febre, calafrios e adinamia podem ocorrer, mimetizando artrite séptica. Nesse contexto, faz-se importante a análise de líquido sinovial, através da punção articular com pesquisa de Gram, cultura e pesquisa de cristais com birrefringência negativa, ou seja, amarelos quando paralelos ao compensador vermelho na microscopia de luz polarizada. A celularidade do líquido sinovial na gota tem características claramente inflamatórias, tipicamente entre 20.000-100.000 leucócitos/mm^3 com predomínio de polimorfonucleares. É importante lembrar que no líquido sinovial da artrite séptica pode haver presença de cristais de monourato concomitantemente, daí a importância do Gram e culturas para o diagnóstico diferencial dessas doenças.

Para a vasta maioria dos pacientes, a tríade monoartrite aguda em topografia compatível, hiperuricemia (pode estar ausente em até 25% dos casos na crise aguda) e uma resposta dramática ao tratamento sela um diagnóstico presuntivo aceitável, definida como resolução do quadro clínico em 48 horas e não recorrência em 1 semana. Também podem ser usados os critérios propostos pelo American College of Rheumatology. São eles:

- presença de cristais de monourato de sódio nas articulações;
- tofo com prova de presença de cristal de ácido úrico por método químico ou luz polarizada;
- presença de 6 das 12 características clínicas, laboratoriais e radiográficas a seguir:
  - > 1 crise de artrite aguda;
  - pico de inflamação desenvolvido em 24 horas;
  - 1 evento de monoartrite aguda;
  - rubor articular presente;
  - 1ª metatarsofalângica acometida por dor ou edema;
  - podagra unilateral;
  - envolvimento unilateral de qualquer metatarsal;
  - tofo suspeito;
  - hiperuricemia;
  - edema doloroso de uma articulação sem erosão ou cisto em RX;
  - cistos subcorticais sem erosões;
  - cultura negativa no líquido sinovial durante a crise articular.

Após a 1ª crise, o paciente pode experimentar períodos assintomáticos, o que não significa, no entanto, remissão da doença, pois o processo de deposição de ácido úrico nos tecidos continua se fazendo de forma silenciosa.

Se não houver tratamento adequado, crises intermitentes de gota ocorrem a intervalos variáveis, sendo que podem ter apresentação oligoarticular mais comumente, além de envolvimento de articulações não comuns nas fases iniciais da doença, como punhos, mãos e cotovelos. A duração das crises também se torna maior com a evolução da doença não controlada. Avaliação radiográfica nessa fase já pode evidenciar cistos e erosões.

Gota tofácea crônica e complicações

Um sinal clínico característico de pacientes com gota não tratada são as nodulações chamadas de tofos, que acometem principalmente joelhos, cotovelos e dedos, além da clássica apresentação em pavilhão auricular.

A apresentação radiográfica da gota vai desde cistos ósseos e edema de subcutâneo até a sua concomitância com erosões com margens escleróticas, "imagens em mordida de rato". No entanto, em geral, há preservação do espaço articular e ausência de osteopenia justa-articular.

Alguns órgãos podem sofrer agressão pela deposição de cristais, sendo o rim o mais frequentemente afetado, em torno de 25%, com formação de cálculos de ácido úrico, podendo ocorrer ainda deposição no interstício, ocasionando a nefropatia intersticial por urato.

TRATAMENTO

O tratamento do paciente com gota distingue-se em 2 momentos, o do crise aguda e o do período intercrítico.

Na crise aguda, pode-se lançar mão de AINH em dose plena e manter por 5-7 dias. Colchicina, um alcaloide da família *Colchicum autumnale* que regula proliferação celular, é usado com sucesso no tratamento da crise aguda há séculos, sendo seu principal fator limitante o surgimento de náusea, vômitos e diarreia com doses crescentes. A dose inicial segundo o consenso de 2012 do American College of Rheumatology é de 1,0 mg na hora zero, depois 0,5 mg de 2 a 3x dia por 7 dias. A partir de então, 2 a 3x dia por 7 dias.

Para indivíduos com função renal diminuída, corticosteroides passam a ser a droga de 1ª linha. Prednisona até 0,5 mg/kg/dia por 7 dias é uma medida bastante eficaz nesses casos.

Após a resolução da crise aguda se faz necessário um tratamento de longo prazo para que as complicações citadas anteriormente sejam evitadas. Para isso, pelo menos 2 dosagens de ácido úrico sérico e em urina de 24 horas são necessárias para definir se o paciente é um hipoexcretor (90% dos casos), hiperprodutor ou uma associação desses 2 mecanismos.

Para indivíduos eminentemente hipoexcretores, pode-se iniciar a administração de benzbromarona com dose inicial de 25 mg, podendo chegar a 200 mg/dia, em dose única; no entanto, doses > 100 mg/dia são raramente necessárias. Esta medicação é efetiva para pacientes com *clearance* de creatinina acima de 20 mL/min. Pacientes hiperprodutores ou com duplo mecanismo de acúmulo de ácido úrico devem ser tratados com inibidores de xantina-oxidase. O alopurinol tem dose que varia de 100 a 600 mg/dia em tomada única. Iniciar preferencialmente com 100 mg/dia e ir aumentando paulatinamente até atingir meta de ácido úrico < 6,0 mg/dL para não gotosos e ácido úrico < 5,0 mg/dL para gotosos. No início do tratamento de longa duração podem ocorrer crises, sendo, por vezes, necessária colchicina 0,5 mg, 1 a 2x por dia nos primeiros 6 meses.

Uma opção terapêutica promissora é o lesinurade com dose de 200 mg/dia, devendo este medicamento ser utilizado sempre junto com o alopurinol. É contraindicado em *clearance* de creatinina < 45 mL/min.

Indivíduos com história de litíase renal prévia devem ser monitorados com USG periódicas, encorajados a tomar bastante líquido e, se necessário, realizar alcalinização da urina com citrato de potássio ou ácido cítrico anidro. Além disso, prioriza-se o uso de inibidores da xantina-oxidase.

As últimas recomendações do American College of Rheumatology para a abordagem desses pacientes são:

- educação do paciente, mudança de estilo de vida, dieta pobre em purinas, tratamento medicamentoso e manejo de comorbidades são a base terapêutica;
- inibidores da xantina-oxidase, alopurinol ou febuxostate (sem registro vigente na Anvisa) devem ser usados como medicamentos de 1ª linha;
- o nível sérico de ácido úrico a ser atingido deve ser < 6 mg/dL no mínimo, mas, de preferência, < 5 mg/dL;
- a dose inicial de alopurinol deve ser de 100 mg/dia, seguida de gradual aumento até obtenção de 300 mg/dia; dose máxima tolerada de 800 mg/dia. Em pacientes renais crônicos, deve-se ter mais cautela no aumento da dose;
- a associação de um uricosúrico, benzbromarona ou probenecida (sem registro vigente na Anvisa) deve ser realizada quando o alvo de ácido úrico sérico não for alcançado somente com um inibidor de xantina-oxidase;
- pegloticase (sem registro vigente na Anvisa) deve ser usada para os casos refratários.

DOENÇA POR DEPÓSITO DE PIROFOSFATO DE CÁLCIO DI-HIDRATADO

O depósito de pirofosfato de cálcio no espaço articular leva a uma ampla variedade de apresentações clínicas, desde quadros assintomáticos a quadros agudos e crônicos. Estudos de prevalência mostram alguma variação, mas estima-se que 4-7% da população tenha esta doença, grande parte assintomática. É uma doenca mais comum na população acima dos 60 anos, e com forte associação com a idade avançada.

Em 2011, a European League Against Rheumatism (EULAR) propôs nova nomenclatura, dessa forma estabelecendo a importância das síndromes relacionadas à deposição de pirofosfato:

- doença assintomática;
- osteoartrite com doença de pirofosfato de cálcio;
- artrite aguda por cristais de pirofosfato de cálcio;
- artrite inflamatória crônica por cristais de pirofosfato de cálcio.

Apesar da atenção recente que a doença vem recebendo e do aumento esperado de sua prevalência com o envelhecimento da população, muitos aspectos relacionados à fisiopatologia, diagnóstico e tratamento necessitam ser otimizados.

Diversas condições clínicas têm relação com a DDPC, logo, em pacientes com qualquer das apresentações clínicas faz-se necessária uma investigação para tentar encontrar uma associação passível de tratamento (Tabela 2).

MANIFESTAÇÕES CLÍNICAS

Utilizando a nova nomenclatura proposta pela EULAR, podemos subdividir a apresentação da doença por depósito de pirofosfato de cálcio di-hidratado (DDPC) de acordo com suas manifestações clínicas, como se discute a seguir.

Tabela 2 Condições associadas ao depósito de pirofosfato de cálcio di-hidratado

Idade	Idade > 50 anos (risco dobra a cada década dos 45-85 anos)
Trauma	Lesão articular prévia, incluindo cirurgia
Endocrinológicas	Hiperparatireoidismo, acromegalia, hipotireoidismo, DM
Metabólicas	Hemocromatose, hipomagnesemia (uso de diuréticos, disabsorção intestinal e alterações renais como a síndrome de Barter e a síndrome de Gitelmann), hipercalcemia hipocalciúrica, hipofosfatasia, doença de Wilson, ocronose, amiloidose, doença de Paget, terapia pós-radiação
Genéticas	Depósito de pirofosfato de cálcio autossômico dominante, hipermobilidade benigna

Doença assintomática

Geralmente identificada de modo acidental por exames de imagem com calcificações nas cartilagens articulares, a doença por depósito de pirofosfato corresponde a cerca de 95% dos casos de condrocalcinose. Embora assintomáticos, esses paciente têm maior risco de ataques de artrite aguda e maior frequência de queixas articulares relacionadas a joelhos e punhos.

Osteoartrite com doença de pirofosfato de cálcio

A deposição de cristais de pirofosfato de cálcio no espaço articular pode ocasionar alterações degenerativas que diferem do padrão habitual de osteoartrite por sua distribuição, acometendo preferencialmente os joelhos, punhos, articulações metacarpofalângicas, quadril, ombros, cotovelos e tornozelos. Apresentam ainda mais sinais inflamatórios e maior incidência de formação de osteófitos.

Alguns achados, como a presença de contraturas e a presença de deformidade em valgo nos joelhos, também podem sugerir osteoartrite com doença de pirofosfato de cálcio.

Artrite aguda por cristais de pirofosfato de cálcio

Crises de artrite aguda acometem em torno de 25% dos pacientes com depósito de pirofosfato de cálcio, sendo mais comuns em homens. Os ataques manifestam-se como mono/oligoartrite com episódios de dor articular grave, edema e eritema que alcançam sua intensidade máxima em torno de 6-24 horas e que acometem principalmente joelhos, punhos, tornozelos, cotovelos, pododáctilos, ombros e quadril. Geralmente, têm duração de 1-3 semanas, podendo estender-se a 3 meses. Podem ser desencadeados por quadros traumáticos, cirurgias, especialmente paratireoidectomias, infecções sistêmicas e pelo uso de diversas medicações, incluindo levotiroxina e pamidronato.

Artrite inflamatória crônica por cristais de pirofosfato de cálcio

A artrite crônica é mais comum em mulheres, apresentando-se na forma de mono/oligoartrite, embora uma minoria dos casos possa ser poliartricular. As articulações mais comumente acometidas são os joelhos, os punhos, os ombros, os cotovelos, o quadril e o tornozelo, mas pode simular quadros de artrite reumatoide. Vale ainda ressaltar que o envolvimento de articulações como glenoumeral, metacarpos e punhos nos levam a pesquisar DDPC.

DIAGNÓSTICO

Nos casos de dúvida diagnóstica, os exames de imagem podem ser úteis ao demonstrar a presença de condrocalcinose, mas o diagnóstico definitivo se dá pela demonstração da presença de cristais por meio da análise do líquido sinovial.

Exames de imagem

RX é o exame mais utilizado para a detecção de depósito de cristais de pirofosfato de cálcio, apesar de estudos já contestarem seu poder diagnóstico. Para a avaliação de pacientes com suspeita de DDPC, recomenda-se RX de joelhos sem carga (calcificação meniscal), panorâmica de pelve (avaliação de calcificação na sínfise púbica) e em projeção posteroanterior das mãos, em busca de calcificações nos ligamentos triangulares do carpo. Outros achados que podem indicar o diagnóstico de depósito de pirofosfato de cálcio são cistos subcondrais e osteófitos com aspecto de gancho nas articulações metacarpofalângicas. A presença de osteofitos aberrantes em qualquer articulação também deve chamar atenção para este diagnóstico.

A USG articular vem ganhando espaço no diagnostico não invasivo de depósitos de pirofosfato de cálcio, sendo capaz de identificar calcificações articulares principalmente nos joelhos, nos punhos e nos ombros, com diversos estudos mostrando acurácia diagnóstica maior que a radiografia. Seu poder diagnóstico é consideravelmente reduzido em articulações profundas, como a coluna.

Análise do líquido sinovial

A análise do líquido sinovial sob luz polarizada ou por microscopia de fase é o padrão-ouro para o diagnóstico de deposição de pirofosfato de cálcio, que aparece como cristais romboides e com birrefringência fracamente positiva. É recomendada em todos os casos de artrite inflamatória não diagnosticada, com qualquer depósito de pirofosfato de cálcio sendo considerado clinicamente relevante. Não é incomum a coexistência com outros cristais ou processos infecciosos.

TRATAMENTO

O tratamento da DDPC depende da apresentação clínica e do perfil de comorbidades do paciente. O tratamento das condições predisponentes associadas é fundamental.

Assintomáticos

Diferentemente do que se dá nos casos de gota, ainda não existem medicações capazes de dissolver os cristais de pirofosfato de cálcio já formados ou impedir sua formação. Não há, atualmente, indicação terapêutica nos casos assintomáticos. Diversos estudos de novas drogas com capacidade de impedir a formação dos cristais encontram-se em progresso.

Osteoartrite com doença de pirofosfato de cálcio

As recomendações para o tratamento de osteoartrite associada a depósito de pirofosfato de cálcio devem seguir as mesmas recomendações terapêuticas e objetivos do tratamento da osteoartrite não relacionada ao depósito de pirofosfato.

Artrite aguda por cristais de pirofosfato de cálcio

O principal objetivo do tratamento dos episódios da artrite aguda é o rápido controle da dor. Esse objetivo pode ser alcançado com o uso de medidas farmacológicas e não farmacológicas.

Dentre as medidas não farmacológicas, pode-se exemplificar a aplicação de compressas geladas, repouso articular temporário e aspiração articular.

Os principais agentes farmacológicos são os AINH ou colchicina em baixas doses (0,5 mg, 3-4 vezes ao dia) até a resolução dos sintomas. Mas, apesar de tradicionalmente indicados, em razão de seus efeitos colaterais, muitos dos pacientes apresentam contraindicações ao uso dessas medicações.

Naqueles pacientes com contraindicação ao uso de AINH e colchicina, podem ser utilizados corticosteroides. Casos mono ou oligoarticulares podem ser manejados com injeção intra-articular de corticosteroides de longa duração. Casos refratários ou com manifestação poliarticular podem se beneficiar de uso de corticosteroides sistêmicos em doses anti-inflamatórias (< 0,5 kg/dia de prednisona ou equivalente).

O tratamento profilático com baixas doses de colchicina (0,6 mg a cada 12 horas) está indicado naqueles pacientes com episódios recorrentes de artrite aguda, apesar dos poucos trabalhos realizados para avaliar os benefícios dessa modalidade de tratamento.

Artrite inflamatória crônica por cristais de pirofosfato de cálcio

O tratamento da artrite inflamatória crônica baseia-se principalmente em diretrizes de tratamento de gota e osteoartrite. Os agentes de 1ª linha são AINH associados com protetores gástricos ou colchicina em doses baixas (0,5 mg, 2 vezes ao dia, por 8 semanas). Corticosteroides em baixas doses podem ser utilizados como alternativa em pacientes com contraindicações ou efeitos colaterais ao uso de AINH ou colchicina.

Entre as drogas de 2ª linha, existem estudos com o uso de metotrexato em baixa dose (5-10 mg/semana), hidroxicloroquina, agentes anti-TNF1 e radiosinovectomia, mas esses agentes necessitam de mais estudos.

▪ BIBLIOGRAFIA

Andrés M, Sivera F, Pascual E. Therapy for CPPD: options and evidence. Curr Rheumatol Rep 2018;20(6):31.

Campion EW, Glynn RJ, DeLabry LO. Asymptomatic hyperuricemia: risks and consequences in the normative aging study. Am J Med 1987;82:421-6.

Choi HK, Mount DB, Reginato AM. Pathogenesis of gout. Ann Intern Med 2005;143:499-516.

Edwards NL. The role of hyperuricemia and gout in kidney and cardiovascular disease. Cleve Clin J Med 2008;75:S13-6.

Filippou G, Filippucci E, Mandl P, Abhishek A. A critical review of the available evidence on the diagnosis and clinical features of CPPD: do we really need imaging? Clin Rheumatol 2021;40(7):2581-92.

FitzGerald JD, Dalbeth N, Mikuls T, Brignardello-Petersen R, Guyatt G, Abeles AM, et al. 2020 American College of Rheumatology guideline for the management of gout. Arthritis Care Res (Hoboken) 2020;72(6):744-760. Erratum in: Arthritis Care Res (Hoboken) 2020;72(8):1187. Erratum in: Arthritis Care Res (Hoboken). 202173(3):458.

Khanna D, Fitzgerald JD, Khanna PP, Bae SS, Singh MK, Neogi T, et al. 2012 American College of Rheumatology guidelines for management of gout – part 1: systematic nonpharmacologic and pharmacologic therapeutic approaches to hyperuricemia. Arthritis Care Res 2012;64(10):1431-6.

Rosenthal AK, Ryan LM. Calcium pyrophosphate deposition disease. N Engl J Med 2016;374 (26):2575-84.

Sidari A, Hill E. Diagnosis and treatment of gout and pseudogout for everyday practice. Primary Care: Clinics in Office Practice 2018;45(2):2130-36.

Tedeschi SK. Issues in CPPD Nomenclature and classification. Curr Rheumatol Rep 2019;21(9):49.

Terkeltaub R, Furst D, Bennett K, Kook K, Davis M. Low dose (1.8 mg) vs high dose (4.8 mg) oral colchicine regimens in patients with acute gout flare in a large, multicenter, randomized, double-blind, placebo-controlled, parallel group study [Abstract]. Arthritis Rheum 2008;S879.

Wortmann RL, Schumacher Jr HR. Monosodium urate deposition arthropathy part I: review of the stages and diagnosis of gout. Adv Stud Med 2005;5:183.

Wortmann RL, Schumacher Jr HR. Monosodium urate deposition arthropathy part II: treatment and long term management of patients with gout. Adv Stud Med 2005;5:183.

Zhang W, Doherty M, Bardin T, Barskova V, Guerne PA, Jansen TL, et al. European League Against Rheumatism recommendations for calcium pyrophosphate deposition: part I - terminology and diagnosis. Ann Rheum Dis 2011;70:563-70.

Zhang W, Doherty M, Bardin T, Pascual E, Barskova V, Conaghan P, et al. EULAR evidence based recommendations for gout: II. Management. Report of a task force of the EULAR Standing Committee for International Clinical Studies Including Therapeutics (ESCISIT). Ann Rheum Dis 2006;65:1312-24.

Zhang W, Doherty M, Pascual E, Barskova V, Guerne PA, Jansen TL, et al. EULAR recommendations for calcium pyrophosphate deposition: part II - management. Ann Rheum Dis 2011;70:571-5.

147 ARTRITE REUMATOIDE

Maria Helena Sampaio Favarato

OBJETIVOS DA ABORDAGEM

- Realizar diagnóstico precoce.
- Iniciar terapêutica modificadora de doença o mais rápido possível (primeiros 3-6 meses), reavaliando ao menos mensalmente para otimizar doses e realizar associações caso seja necessário.
- Concentrar esforços para obter remissão clínica em todos os pacientes.
- Utilizar ferramentas padronizadas de avaliação e auxílio de métodos de imagem, como RNM e USG para aumentar a acurácia da avaliação clínica.
- Reconhecer e tratar comorbidades.

EPIDEMIOLOGIA E FATORES DE RISCO

Incidência de 0,5-1%. Em mulheres, manifesta-se na 4ª ou na 5ª década de vida (3:1), enquanto os homens apresentam acometimento mais tardio (6ª a 8ª décadas de vida).

Os fatores predisponentes incluem aspectos genéticos (HLA/epítopo compartilhado), hormonais e ambientais (tabagismo e infecções).

O risco de desenvolvimento da doença com história familiar positiva pode aumentar 3-5 vezes.

O risco genético é conferido principalmente pelos alelos do complexo maior de histocompatibilidade (MHC ou HLA). A associação maior se dá com os subgrupos de alelo DR4 e DR1, conforme a população estudada. A decodificação mostra que em pacientes com artrite reumatoide há uma repetição constante de nucleotídeos nas cadeias DR, o que levaria a maior suscetibilidade e gravidade da doença. Essa sequência que se repete é chamada de epítopo compartilhado.

A maneira como a presença do epítopo compartilhado influi na suscetibilidade à artrite reumatoide pode ser explicada por diversas teorias:

- os alelos de suscetibilidade poderiam ligar-se com facilidade a peptídeos artritogênicos derivados do próprio indivíduo ou de microrganismos;
- os alelos poderiam levar à seleção de células T autorreativas no timo;
- os alelos poderiam levar a número inadequado de células T regulatórias;
- os alelos poderiam tornar-se alvo de autoimunidade por mimetismo molecular com patógenos implicados na artrite reumatoide, como *Escherichia coli* e vírus Epstein-Barr;
- os alelos podem estar relacionados ao processo de geração de autoanticorpos, especialmente anticorpo antipeptídeo citrulinado (anti-CCP);
- estrógeno pode ter influência, pois diminui a apoptose de células B, potencialmente permitindo a seleção de clones autorreativos. Os hormônios também influenciam o equilíbrio de citocinas e da população Th1/Th2;
- durante a gestação, 75% das pacientes com artrite reumatoide apresentam remissão espontânea, com 90% apresentando recidiva da doença nos primeiros 6 meses após o parto. Nuliparidade é sugerida como fator de risco para a doença. O risco de uma 1ª crise aumenta nos primeiros 12 meses após a gestação;
- fatores inerentes à imunidade do indivíduo também têm influência no desenvolvimento da artrite reumatoide. Há associação com outras doenças autoimunes como doença tireóidea e DM;
- influência de infecções, p. ex., por vírus Epstein-Barr, parvovírus B19, Proteus, citomegalovírus, retrovírus;
- em estudos de caso-controle, a obesidade parece ser fator predisponente;
- o tabagismo cada vez mais vem sendo encarado como fator de risco, estando relacionado ao processo de citrulinação proteica.

QUADRO CLÍNICO

Sua instalação é insidiosa, com duração de semanas a meses. Frequentemente, observam-se sintomas sistêmicos como febre baixa, perda de peso e fadiga.

Inicia-se, geralmente, em pequenas articulações, com dor, aumento de volume, rigidez prolongada e piora pela manhã. A mão é o local mais frequente, fato que está diretamente relacionado à grande incapacidade gerada pela doença.

HISTÓRIA CLÍNICA

- Poliartrite de pequenas articulações, mas pode haver início monoarticular.
- Rigidez matinal prolongada.
- Edema e diminuição de força em membros.
- Fadiga, hiporexia, perda de peso.

São fatores de pior prognóstico: fator reumatoide positivo e em altos títulos, baixo *status* socioeconômico e educacional, baixa capacidade funcional, sexo feminino, história familiar fortemente positiva, grande número de articulações acometidas, persistência de alta atividade de doença e presença de erosões nas RX precocemente na evolução da doença.

Geralmente, as articulações interfalângicas distais são poupadas. Em casos mais avançados, há acometimento de articulações temporomandibulares. Quanto ao esqueleto axial, pode acometer as articulações cricoaritenoides, esternoclaviculares e a articulação C1-C2.

O ligamento transverso do atlas circunda a porção posterior do odontoide, prevenindo a subluxação de C1 sobre C2. Tenossinovite nessa região pode diminuir o espaço disponível para a medula. Inflamação continuada pode levar a lassidão do ligamento transverso e erosão do odontoide, permitindo, assim, a projeção do anel da C1 para a frente na flexão cervical, com compressão medular. Pode haver também invaginação do odontoide através do forame magno. Se houver risco à medula, há indicação cirúrgica. Inicialmente, há rigidez do pescoço em razão da tenossinovite do ligamento transverso da C1, o qual estabiliza o processo odontoide de C2. Com a persistência da inflamação, pode ocorrer erosão do odontoide e/ou ruptura do ligamento transverso, levando a mielopatia cervical. É necessário exame neurológico minucioso, uma vez que C1-C2 não é uma articulação palpável. Por esse motivo, estão indicadas RX anuais da região cervical, que devem ser tiradas em posição anteroposterior e de perfil em posição neutra, flexão e extensão máximas.

Manifestações extra-articulares

Mau controle da doença é fator de risco. Ocorrem em 50% dos pacientes, sendo que os sintomas sistêmicos e a síndrome de Sjögren são as mais comuns:

- síndrome de Sjögren: ocorre em 35% dos pacientes com artrite reumatoide (Capítulo 148);
- nódulos reumatoides: acometem 25% dos pacientes com artrite reumatoide, e com mais frequência nos soropositivos. Os nódulos são subcutâneos, firmes, indolores e ocorrem em superfícies extensoras e pontos de pressão. Quando surgem nos pulmões, podem cavitar e infectar. São causados por vasculite de pequenos vasos. O uso de metotrexato pode exacerbar o quadro de nódulos reumatoides, mesmo com controle adequado da doença;
- vasculite de pequenos vasos: caracterizada por lesões digitais isquêmicas, vasculite leucocitoclástica e pioderma gangrenoso;
- doença arterial coronária: possui a maior taxa de morbimortalidade associada à doença. Ocorre um processo de aterosclerose acelerada, de etiologia multifatorial. Pode ser decorrente de inflamação crônica, sedentarismo ou uso de medicações;
- pericardite: acomete até 50% dos pacientes;
- sintomas pulmonares:
  - pleurite: mais frequente em homens; a análise do líquido pleural mostra exsudato com glicose e pH baixos;
  - doença pulmonar intersticial;
  - bronquiolite obliterante: ocorre raramente;
  - nódulos pulmonares: geralmente periféricos, podem atingir até 6-8 cm;
  - síndrome de Caplan: associação de artrite reumatoide com nódulos pulmonares e pneumoconiose;
- sintomas oftalmológicos:
  - ceratoconjuntivite *sicca*: decorrente de síndrome de Sjögren secundária (Capítulo 148);
  - esclerite dolorosa: azulada, pode perfurar a órbita (*scleromalacia perforans*);
- sintomas neurológicos: encarceramento de nervos periféricos (p. ex., síndrome do túnel do carpo e do túnel do tarso), mononeurite múltipla (diferencial com neurite periférica pelo uso de leflunomida), mielopatia por subluxação de C1-C2;
- síndrome de Felty: tríade constituída por artrite reumatoide, esplenomegalia e neutropenia; ocorre em pacientes com fator reumatoide positivo; pode envolver hepatomegalia, trombocitopenia, linfadenopatia e febre. O tratamento deve ser o bom controle da artrite reumatoide. Associa-se com doença grave de longa duração ou uso de medicações. Há risco aumentado de infecções bacterianas;
- sintomas renais: é raro haver alteração renal, mas eventualmente pode ocorrer nefrite membranosa, vasculite ou acometimento renal por amiloidose secundária.

Exame clínico

- Identificar proliferação sinovial: *pannus* palpável entre a pele e a cartilagem ou o osso, com consistência emborrachada. Pode ou não haver sinais flogísticos. Deve-se tentar palpar as articulações em suas faces anterior, posterior e laterolaterais.

- Cistos sinoviais: podem aparecer próximo às articulações acometidas; na região poplítea, pode aparecer o cisto de Baker, capaz de gerar sintomas compressivos ou romper, gerando sintomas inflamatórios intensos, que podem ser confundidos com tromboflebite.
- Nódulos reumatoides: descritos no item "Manifestações extra-articulares".
- Doença tardia: observam-se deformidades e limitação da amplitude de movimentos, como:
  - dedo em pescoço de cisne (hiperextensão interfalângica proximal e flexão das distais);
  - dedo em botoeira (flexão das interfalângicas proximais e hiperextensão das distais) – tanto pescoço de cisne quanto botoeira são inicialmente redutíveis, depois passam a contratura fixa;
  - subluxação das metacarpofalângicas com desvio ulnar;
  - atrofia da musculatura extrínseca;
  - desabamento do arco plantar medial;
  - síndrome do túnel do carpo e do túnel do tarso.
- Rupturas tendíneas.

ACHADOS LABORATORIAIS

- Anemia de doença crônica.
- Trombocitose: como marcador de inflamação.
- Velocidade de hemossedimentação e proteína C-reativa: geralmente, mas não obrigatoriamente, estão elevadas na artrite reumatoide; diminuem com tratamento adequado.
- Fator reumatoide: autoanticorpo de qualquer classe (IgM, IgG ou IgA – mais comumente IgM) contra região constante (Fc) da IgG. No início do quadro, 50% dos pacientes têm fator reumatoide positivo, e mais 20-35% positivam na evolução, em geral nos próximos 2 anos. O exame é positivo em muitas condições, tanto naquelas em que há estimulação crônica do sistema imune, quanto em indivíduos normais, como em associação ao envelhecimento. Alguns exemplos de condições que cursam com positividade desse exame são: síndrome de Sjögren, lúpus eritematoso sistêmico, infecções (tuberculose, osteomielite, endocardite, hepatites), doença hepática, crioglobulinemia, cirrose biliar primária, doença inflamatória intestinal. Na artrite reumatoide, a positividade e os títulos do fator reumatoide relacionam-se com maior gravidade do acometimento articular e achados extra-articulares. O exame tem sensibilidade de 66% e especificidade, de 82%.
- Anticorpos antiproteínas citrulinares (ACPA): podem ligar resíduos citrulinados em diversas proteínas, podendo formar imunocomplexos capazes de ativar vias do complemento e outras vias inflamatórias. Acredita-se que o tabagismo favoreça tais reações, favorecendo a artrite reumatoide. Estão positivos em 60-70% dos pacientes no momento do diagnóstico, com positividade de até 85% na evolução. O exame tem 90-98% de especificidade para artrite reumatoide e correlaciona-se com doença erosiva e manifestações extra-articulares, com sensibilidade de 70%. Cerca de 35% dos pacientes com artrite reumatoide e fator reumatoide negativo terão anti-CCP positivo – fator reumatoide e anti-CCP podem ser demonstrados no soro de pacientes até 10 anos após o início das manifestações clínicas.
- FAN: 30% dos pacientes podem ter FAN positivo; frequentemente positivo em pacientes com altos títulos de fator reumatoide e manifestações extra-articulares da doença.
- Função renal e hepática: geralmente, estão normais, mas deve-se monitorizar a terapêutica.
- Albumina e imunoglobulinas: em alguns indivíduos com atividade inflamatória persistentemente elevada, pode haver alteração na produção proteica, no sentido de diminuição da produção de albumina e elevação da produção de imunoglobulinas, o que pode ser observado na eletroforese de proteínas. O aumento de imunoglobulina pode levar à deposição tecidual, como um tipo de amiloidose secundária. Dessa maneira, pode haver acometimento renal, e estão indicadas eletroforese de proteínas periódica e urina tipo 1 anual para avaliação de proteinúria. Todo paciente com artrite reumatoide ativa de longa data que de repente apresenta proteinúria ou diarreia persistente deve ser investigado para amiloidose secundária.

ACHADOS RADIOLÓGICOS

O achado mais precoce é a osteopenia periarticular, mas é inespecífica. Os achados mais típicos são redução do espaço articular, principalmente em articulações metacarpofalângicas e interfalângicas proximais e erosões ósseas. Tais alterações podem estar presentes já nos primeiros 6-12 meses de evolução.

Alterações tardias incluem subluxação e perda do alinhamento articular, com fusão dos ossos do carpo e desvio dos dedos decorrentes de alteração óssea, destruição da cartilagem e perda da integridade ligamentar. Na evolução, também podem começar a aparecer alterações degenerativas secundárias ao acometimento inflamatório crônico.

Deve-se repetir RX de mãos, punhos, pés e antepés a cada 6-12 meses para se assegurar de que não há lesão estrutural, mesmo com aparente controle clínico. Existem escores estruturados para avaliar progressão radiológica, mas são mais utilizados em ensaios clínicos do que na prática clínica.

RNM e USG são métodos mais sensíveis para detecção precoce de erosões. Com esses métodos, pode-se também visualizar, com acurácia maior que o exame clínico, a presença de sinovite. Podem, ainda, detectar alterações de partes moles e tendíneas. O volume da cartilagem pode ser estimado pela RNM.

DIAGNÓSTICO

Para o diagnóstico, utilizam-se os critérios diagnósticos do American College of Rheumatology e da European League Against Rheumatism publicados em 2010 e apresentados na Tabela 1.

Tabela 1 Critérios classificatórios

Envolvimento articular	
Uma grande articulação	0
2-10 grandes articulações	1
1-3 pequenas articulações (com ou sem envolvimento de grandes)	2
4-10 pequenas articulações (com ou sem envolvimento de grandes)	3
≥ 10 articulações, ao menos 1 pequena	5
Sorologia (necessário pelo menos 1 resultado laboratorial para a classificação)	
Fator reumatoide e anti-CCP negativos	0
Fator reumatoide e/ou anti-CCP positivos em baixos títulos	2
Fator reumatoide e/ou anti-CCP positivos em altos títulos	3
Provas de atividade inflamatória	
PCR e VHS normais	0
PCR e/ou VHS elevados	1
Duração dos sintomas	
< 6 semanas	0
≥ 6 semanas	1

Escore ≥ 6 define artrite reumatoide.
PCR: proteína C-reativa; VHS: velocidade de hemossedimentação.

Segundo os critérios adotados, devem ser testados os indivíduos que apresentem edema/sinovite em pelo menos 1 articulação no momento da visita, não havendo outra situação clínica que explique melhor esse edema.

Todos os pacientes com alterações radiográficas compatíveis com artrite reumatoide têm diagnóstico de artrite reumatoide. Todos os pacientes que já tinham hipótese de artrite reumatoide a partir de critérios anteriores e cuja história e dados prévios preencheram os critérios anteriormente apresentados em determinado momento continuam com diagnóstico de artrite reumatoide.

DIAGNÓSTICO DIFERENCIAL

- Síndromes virais: hepatites virais, HIV, rubéola, parvovírus B19 em adultos, vírus Epstein-Barr.
- Artrite psoriásica, artrite reativa.
- Gota tofácea e doença por depósito de pirofosfato de cálcio.
- Lúpus eritematoso sistêmico e outras doenças do tecido conjuntivo.
- Polimialgia reumática.
- Doença de Still do adulto.
- *Remitting seronegative symetric synovitis with pitting edema* (RS3PE): forma de sinovite inflamatória que acomete pacientes com idade > 60 anos, especialmente homens. Tem início abrupto, com instalação em 24-48 horas. Os sintomas incluem edema bilateral, com Godet, de mãos e pés e porção distal dos membros. Acompanha-se de poliartrite simétrica com envolvimento de pequenas articulações das mãos, febre baixa e fadiga. Apresenta boa resposta a corticosteroides em doses baixas. O paciente que apresenta tal síndrome deve ser acompanhado, pois pode manifestar quadro de artrite inflamatória ou neoplasia maligna.
- Síndromes paraneoplásicas.
- Osteoartrite, especialmente a do tipo erosivo de mãos.
- Sarcoidose, febre reumática etc.

ACOMPANHAMENTO

A avaliação deve ser frequente (a cada 1 a 3 meses) e incluir múltiplos parâmetros, com variáveis clínicas, funcionais, laboratoriais, bioquímicas e imagem, pois a doença não é só articular e pode afetar a vida do indivíduo de diversas maneiras:

- levantamento do histórico: dor, rigidez, sintomas constitucionais e extra-articulares (p. ex., síndrome *sicca*, fenômeno de Raynaud, lesões cutâneas);
- verificação da existência de limitações para atividade física, atividades cotidianas e recreacionais;
- realização de exame clínico: palpar cada articulação em busca de edema, avaliar amplitude de movimento e realizar a contagem de articulações dolorosas e edemaciadas;
- realização de exames laboratoriais: provas de atividade inflamatória;
- realização de RX anual de mãos e punhos, pés e antepés e cervical;
- verificação dos índices de atividade de doença: avaliação composta por medidas clínicas, subjetivas, laboratoriais e radiológicas, com pesos diferentes, de modo que se tenha índice objetivo para comparação entre as consultas.

Considerando-se que o objetivo do tratamento deve ser remissão (especialmente para início recente) ou baixa atividade da doença (especialmente para doença de longa evolução), algumas ferramentas de avaliação simples e úteis são:

- DAS 28: de fácil utilização, é uma fórmula que inclui o número de articulações dolorosas (máximo de 28 articulações: ombros, cotovelos, punhos, metacarpofalângicas, interfalângicas proximais e joelhos; não inclui tornozelos e pés, uma limitação da ferramenta); número de articulações edemaciadas (as mesmas 28 articulações); avaliação global do paciente (este deve marcar em uma linha de 100 mm como ele se sente em relação à doença, considerando todas as maneiras que a doença pode afetar a sua vida (nota 0 corresponde a nenhum comprometimento e 100 corresponde a dor e limitação máximas); e valor do VHS, preferencialmente, ou PCR, caso o VHS esteja indisponível. Esta fórmula é aplicada na prática clínica para decisão terapêutica. Existem calculadoras disponíveis na internet. O objetivo do tratamento deve ser a remissão clínica, correspondente a DAS 28 < 2,6.
- CDAI: leva em consideração a soma do número de articulações dolorosas (mesmas articulações do DAS 28) com o número de articulações edemaciadas, a avaliação global do paciente e a avaliação global do médico. Considera-se: remissão < 2,8; baixa atividade de doença = 2,8-10; moderada atividade = 10-22; alta atividade > 22.
- SDAI: leva em consideração a soma do número de articulações dolorosas (mesmas articulações do DAS 28) com o número de articulações edemaciadas, a avaliação global do paciente, a avaliação global do médico e a proteína C reativa (mg/dL). Considera-se: remissão < 3,3; baixa atividade de doença = 3,3-11; moderada atividade = 11-26; alta atividade > 26.

Lesões ósseas irreversíveis podem aparecer precocemente, bem antes de se apresentarem deformidades. O tratamento deve ser voltado para se evitarem lesões irreversíveis e incapacidade. O uso de exames complementares como USG e RNM pode ser útil para identificar sinais subclínicos de atividade, e a terapêutica deve ser guiada por alvos, sendo fundamental o conceito de remissão da doença como objetivo a ser atingido.

Em cada visita, avaliam-se a resposta e a segurança do tratamento em vigência, tendo sempre em mente que o objetivo do acompanhamento deve ser a obtenção de baixa atividade de doença ou remissão, com o auxílio de ferramentas estruturadas.

TRATAMENTO

Protocolo de tratamento de artrite inicial

Alguns pacientes se apresentam com pouco tempo de sintomas ou sintomáticos, mas sem diagnóstico fechado de artrite reumatoide ou com sintomas atípicos. É necessário instituir tratamento precoce, mas não se pode deixar de descartar causas infecciosas, paraneoplásicas ou procurar diagnóstico alternativo. Segundo as diretrizes de tratamento de artrite reumatoide do American College of Rheumatology de 2015, deve ser iniciado tratamento com drogas modificadoras do curso de doença, de preferência metotrexato assim que realizado o diagnóstico de artrite reumatoide. Caso haja atividade persistente apesar do uso de metotrexato com ou sem corticosteroides, deve-se combinar drogas modificadoras do curso de doença ou trocar por anti-TNF ou biológico não anti-TNF. Em todas as alternativas, metotrexato pode ou não ser associado. Se houver flutuação de atividade de doença, adicionar corticosteroides em baixas doses pelo menor tempo possível.

Tratamento da artrite reumatoide estabelecida

O objetivo do tratamento é alcançar a remissão ou baixa atividade da doença e mantê-la com a continuidade da terapia. A terapia deve avançar rapidamente, com reavaliações frequentes, com o objetivo de otimizar o tratamento (Figura 1).

Lesões irreversíveis podem acontecer nos primeiros anos de doença.

Todos os pacientes devem receber ao menos uma droga modificadora do curso da doença, sintéticas ou biológicas. Outras drogas que podem ser utilizadas são AINHE e corticosteroides. O conceito de drogas modificadoras do curso de doença refere-se a agentes que promovam melhora dos sinais e sintomas, melhora na capacidade funcional e laboral, melhora da qualidade de vida e, caracteristicamente, inibição da progressão do dano estrutural ao osso e à cartilagem. Esta última característica distingue as drogas modificadoras de curso de medicações meramente sintomáticas. As decisões quanto ao tratamento devem levar em consideração o grau de atividade da doença e outros fatores individualizados, como a presença de comorbidades e a progressão do dano estrutural.

O tratamento inclui a educação do paciente e de seus familiares, medicações, terapia física e reabilitação, com fisioterapia e terapia ocupacional, psicoterapia, uso de órteses e abordagens cirúrgicas. Deve-se evitar o tabagismo, o uso de álcool e o sedentarismo.

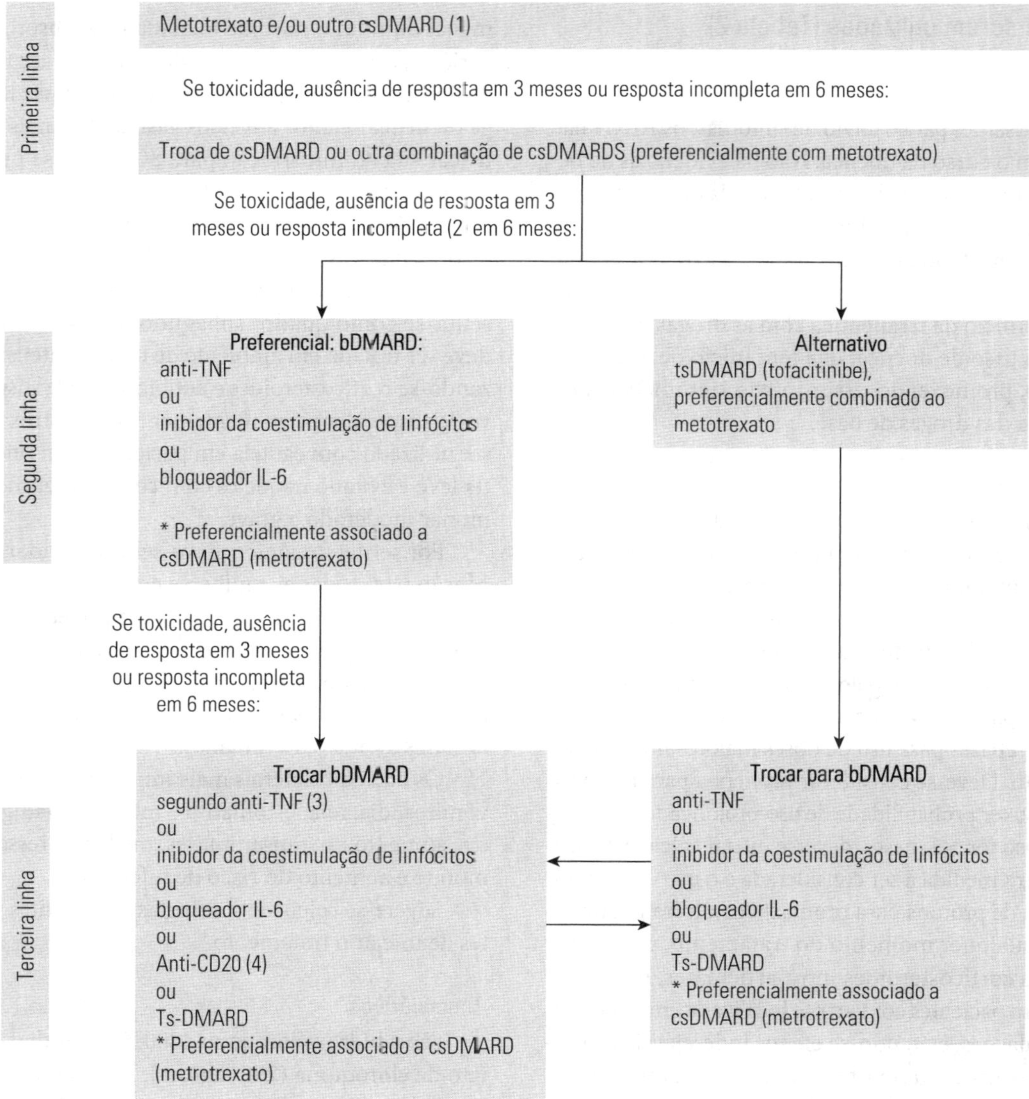

Figura 1 Resumo das recomendações de 2017 da Sociedade Brasileira de Reumatologia para o tratamento farmacológico da artrite reumatoide. csDMARD: DMARD convencional sintético: metotrexato, leflunomida, sulfassalazina, antimaláricos; bDMARD: DMARD biológico: anti-TNF (adalimumabe, certolizumabe, etarnecept, golimumabe, infliximabe); inibidor da coestimulação de linfócitos T (abatacepte); anti-CD20 (rituximabe); bloqueador IL-6 (tocilizumabe); tsDMARD: DMARD sintético alvo-específico: tofacitinibe. (1): Sulfassalazina ou leflunomida podem ser utilizadas caso contraindicação ao metotrexato; (2): o objetivo do tratamento é obter remissão de acordo com os critérios EULAE/ACR, ou, se não for possível, baixa atividade de doença por um dos índices compostos de atividade (DAS28, SDAI, CDAI); (3): o uso de um terceiro anti-TNF, caso falência de dois anteriormente, não é recomendado. No Brasil, o rituximabe é recomendado em combinação com o metotrexato para pacientes com resposta ruim ou intolerância a um ou mais anti-TNF. Fonte: adaptada de: Mota et al., 2018.

Devem ser ensinadas técnicas de proteção articular. Algumas orientações que podem ser fornecidas aos pacientes são:

- não mobilizar a articulação na vigência de artrite ativa;
- exercitar a amplitude de movimento das articulações todos os dias (a amplitude pode variar dia a dia);
- evitar fazer força com o punho e com a mão em direção ulnar (preferir abrir torneiras e portas, p. ex., com a mão trocada, e evitar torcer roupa);
- evitar segurar objetos entre o polegar e os dedos (o paciente deve tentar apoiar o objeto na mão, usar a palma da mão para abrir potes, usar as 2 mãos para segurar objetos pesados e, se necessário, apoiar no braço e na cintura);
- para cozinhar, preferir colheres de cabo longo.

Atenção e busca ativa de comorbidades como hipertensão arterial sistêmica, diabetes, dislipidema e osteoporose fazem parte do tratamento da artrite reumatoide.

Drogas a serem utilizadas (Tabela 2)

AINH

Interessantes para o alívio de sintomas, os AINH não modificam o curso da doença. Não há evidências de benefício de uma droga sobre a outra da classe. Deve-se tomar cuidado com comorbidades cardiovasculares e renais, hipersensibilidade e intolerância gástrica (Capítulo 40). AINH e corticosteroides podem ser úteis principalmente no início da terapêutica com as drogas modificadoras do curso de doença, que têm início de ação mais retardado, promovendo, assim, alívio sintomático até a ação plena das drogas de base.

Corticosteroides

Promovem rápida melhora sintomática, e há evidências de que podem retardar a progressão radiográfica da artrite reumatoide. Devem ser sempre utilizados como adjuvantes no tratamento, em conjunto com outras drogas. A dose utilizada deve ser baixa, até 15 mg/dia, adotando-se a menor dose pelo menor tempo possível (Capítulo 150 para equivalência de drogas corticosteroides). Não há diretrizes para uso de doses maiores no início do tratamento. Deve-se considerar profilaxia para osteoporose se houver probabilidade de uso prolongado. Se a previsão de uso for > 3 meses, deve-se iniciar cálcio e vitamina D. Outra medida a ser considerada é o uso de inibidor de bomba de prótons para profilaxia de úlcera péptica.

Em qualquer momento do tratamento, podem ser utilizados corticosteroides intra-articulares, principalmente para pacientes com artrite localizada em 1 ou poucas articulações, evitando-se efeitos indesejáveis de modificações no esquema terapêutico sistêmico. Uma mesma articulação pode ser infiltrada até 3 vezes por ano com segurança.

Metotrexato

O metotrexato é a droga de escolha, pois melhora sintomas e sinais de atividade, melhora o estado funcional e é efetivo contra retardo da progressão radiológica da doença. Inibe a di-hidrofolato redutase, enzima implicada na síntese de DNA. Seu efeito exato no controle da artrite reumatoide ainda não foi bem determinado; está relacionado à regulação de mecanismos inflamatórios. Metotrexato deve ser a droga "âncora" do tratamento, tanto por sua eficácia por si próprio, como também em terapia combinada, com corticosteroides, e com todos os tipos de drogas modificadoras do curso de doença.

Recomenda-se dose única semanal entre 7,5-25 mg, iniciando em 7,5-15 mg e aumentando a cada 2-4 semanas até a remissão clínica ser atingida. O uso em dose semanal diminui o risco de toxicidade. A absorção oral é variável, e a biodisponibilidade VO pode ser reduzida. Assim, uma estratégia para aumentar a eficácia da droga ou driblar efeitos adversos gastrointestinais pode ser trocar sua administração para SC. Deve-se prescrever ácido fólico (vitamina B9) (5 mg/semana, não no mesmo dia do metotrexato) para evitar o risco de toxicidade oral, náuseas, hepatotoxicidade e mielossupressão. A pneumonite, embora rara, é evento adverso grave. Apresenta-se como quadro subagudo de tosse e dispneia e deve ser tratada em ambiente de terapia intensiva, utilizando-se corticosteroides e antibióticos. Na suspeita, deve-se suspender permanentemente o metotrexato. Deve ser utilizado com cautela em pacientes com pneumopatia leve e evitado naqueles com comprometimento pulmonar moderado a grave.

Por ser teratogênico, deve-se recomendar anticoncepção para todas as mulheres em idade fértil. É eliminado pelos rins. Deve ser evitado em pacientes com creatinina > 2 mg/dL por ter depuração renal.

Monitorizar enzimas hepáticas e hemograma a cada 2 meses. Além disso, monitorizar função renal e transaminases a cada 8-12 semanas.

Os efeitos colaterais mais importantes são náuseas, vômitos, diarreia, estomatite e mucosite, fadiga, alopecia, aumento de transaminases, mielossupressão, pneumonite e aumento do risco de infecção.

Sugere-se coleta de sorologias de hepatites virais antes de iniciar o tratamento.

Antimaláricos

São a hidroxicloroquina (200-400 mg/dia) e o difosfato de cloroquina (250 mg/dia). Apresentam baixa toxicidade, sendo esta principalmente oftalmológica. Deve-se fazer fundoscopia a cada 6-12 meses, com suspensão da droga caso haja deposição retiniana desta. Em monoterapia, devem ser utilizados apenas para formas mais leves de doença. Os fatores de risco para retinopatia são pacientes com disfunção renal ou hepática, maculopatia prévia, idosos, dose cumulativa > 1.000 g de hidroxicloroquina e 460 g para difosfato.

Ambos são contraindicados para pacientes com retinopatia e alterações de campo visual.

Os efeitos colaterais mais importantes são náusea, *rash*, pigmentação da pele e retinopatia.

Outras precauções a serem tomadas são quanto a insuficiência renal e possibilidade de cardiotoxicidade.

Sulfassalazina

A sulfassalazina deve ser usada em monoterapia apenas para formas mais leves de doença. Seu metabólito

Tabela 2 Drogas modificadoras do curso de doenças – sintéticas

Droga	Apresentação	Dose	Monitorização	Riscos	Renal	Hepático	Gestação e lactação	Reações adversas importantes
Metotrexato	Comprimidos de 2,5 mg Solução injetável de 50 mg/2 mL	10-25 mg/semana, VO, IM ou SC	Hemograma e transaminases a cada 8-12 semanas	Teratogênese Hepatotoxicidade Intolerância gastrointestinal Mielotoxicidade Pneumonite Aumento do risco de infecção	Não indicar se creatinina > 2 mg/dL	Sorologias de hepatites virais antes de iniciar Risco de lesão hepatocelular	Contraindicado	Náuseas, vômitos, diarreia, estomatite e mucosite; fadiga; alopecia
Sulfassalazina	Comprimidos de 500 mg	1-3 g/dia	Hemograma e transaminases a cada 8-12 semanas	Hipersensibilidade Infertilidade Granulocitopenia Não usar se houver deficiência de G6PD ou porfiria			Uso poderá ser considerado se benefícios superarem riscos. Há risco de defeitos de tubo neural e agranulocitose	Náuseas, borborigmo, exantema cutâneo, úlceras orais
Leflunomida	Comprimidos de 20 mg	20 mg/dia ou em dias alternados	Hemograma, creatinina e transaminases a cada 4-12 semanas	Hepatotoxicidade Mielotoxicidade Teratogênese		Sorologias de hepatites virais antes de iniciar Risco de lesão hepatocelular	Contraindicado	Náusea, diarreia, exantema cutâneo, alopecia, hipertensão
Hidroxicloroquina	Comprimidos de 400 mg	Até 6 mg/kg/dia	Fundoscopia a cada 6-12 meses	Maculopatia				
Difosfato de cloroquina	Comprimidos ou cápsulas de 150 e 250 mg	Até 4 mg/kg/dia						
Sais de ouro: aurotioglicose e aurotiomalato (ambos sem registro vigente na Anvisa)	Solução injetável de 50 mg/0,5 mL	50 mg/semana, IM profundo	Hemograma, transaminases e urina tipo 1 mensal	Nefropatia/síndrome nefrótica				

(continua)

Tabela 2 Drogas modificadoras do curso de doenças – biológicas (***continuação***)

Droga	Apresentação	Dose	Monitorização	Riscos	Renal	Hepático	Gestação e lactação	Reações adversas importantes
Imunobiológicos								
▪ Anti-TNF								
– Adalimumabe	Seringas preenchidas com 40 mg	40 mg a cada 15 dias, SC	Antes de iniciar: histórico, PPD e RX de tórax Sorologias Hemograma e enzimas hepáticas a cada 4-8 semanas Vigilância infecciosa, em especial no 1° ano	Não indicar para insuficiência cardíaca (classes funcionais III e IV), antecedente de neoplasia < 5 anos, síndrome desmielinizante, síndrome lúpus-*like*			Contraindicados	Reações no sítio de injeção (SC), reações infusionais com EV (febre, calafrios, alterações abruptas de PA, dispneia, prurido, urticária), reativação de tuberculose latente, aumento do risco de infecções bacterianas e oportunísticas, especialmente durante o 1° ano de sua utilização, possibilidade de aumento do risco de linfoma. Raramente, observa-se a ocorrência de síndromes desmielinizantes, síndrome lúpus-*like* e outros fenômenos autoimunes pela produção de anticorpos, disfunção cardíaca, vasculites e doença pulmonar intersticial
– Certolizumabe	Seringas preenchidas com 200 mg	400 mg nas semanas 0, 2 e 4; depois, 200 mg a cada 15 dias, ou 400 mg/mês, SC						
– Etanercepte	Frascos de 25 e 50 mg para reconstituição Seringas preenchidas com 50 mg	50 mg/semana, SC						
– Infliximabe	Frascos de 100 mg	3-5 mg/kg nas semanas 0, 2 e 6; depois, a cada 6-8 semanas, EV						
– Golimumabe	Caneta aplicadora preenchida com 50 mg	50 mg/mês, SC						

(continua)

Tabela 2 Drogas modificadoras do curso de doenças – biológicas (***continuação***)

Droga	Apresentação	Dose	Monitorização	Riscos	Renal	Hepático	Gestação e lactação	Reações adversas importantes
Inibidor da coestimulação de linfócitos T								
Abatacepte	Frascos de 250 mg	500 mg se peso < 60 kg 750 mg se peso de 60-100 kg 1.000 mg se peso > 100 kg a cada 4 semanas, EV	Hemograma e enzimas hepáticas a cada 4-8 semanas Vigilância infecciosa	Infecções pulmonares complicadas em portadores de doença pulmonar obstrutiva crônica (não utilizar) Reação infusional			Contraindicado	
Depletor de linfócitos B								
Rituximabe	Frascos de 500 mg	500 mg-1 g em 2 doses, EV	Hemograma a cada 4 12 semanas Repetir ciclo caso haja indicação clínica após no mínimo 6 meses	Reação infusional Prescrever infusão lenta (4 horas), com metilprednisolona, 100 mg; paracetamol, 1 g; e anti-histamínico Aumento do risco de infecções			Contraindicado	
Bloqueador do receptor de Il-6								
Tocilizumabe	Frascos de 80 e 200 mg	8 mg/kg, EV, a cada 4 semanas	Hemograma, transaminases e perfil lipídico a cada infusão				Contraindicado	
Imunossupressores (não são bons para controle articular; indicados para o tratamento de manifestação extra-articular grave)								
Azatioprina	Comprimidos de 50 mg	1-3 mg/kg/dia	Hemograma e enzimas hepáticas a cada 4-8 semanas	Mielotoxicidade (especialmente linfócitos) Hepatotoxicidade		Hepatotóxica	Pode ser utilizada	Diarreia, intolerância gastrointestinal

(continua)

Tabela 2 Drogas modificadoras do curso de doenças – biológicas (***continuação***)

Droga	Apresentação	Dose	Monitorização	Riscos	Renal	Hepático	Gestação e lactação	Reações adversas importantes
Ciclofosfamida	Comprimidos de 50 mg Frascos de 200 ou 1.000 mg	2-2,5 mg/kg/dia, VO, ou pulsoterapia, 0,75-1 g/m^2 a cada 4 semanas	Hemograma, enzimas hepáticas e urina tipo 1 a cada 4 semanas	Indicado somente se houver manifestações extra-articulares graves Risco de cistite hemorrágica e mielotoxicidade (série branca)			Não	
Ciclosporina	Comprimidos de 50 e 100 mg	3,5 mg/kg/dia	PA e função renal a cada 2-4 semanas	Hipertensão e doença renal	Não usar se houver doença renal crônica ou hipertensão não controlada			Hipertricose
DMARD sintético alvo-específico								
Tofacitinibe	Comprimidos revestidos de 5 mg	5 mg, 2×/dia	Hemograma, enzimas hepáticas, ECG	Tuberculose, infecções e malignidade, distúrbios de ritmo e condução cardíaca		A dose deverá ser reduzida para 5 mg ao dia em pacientes com comprometimento renal moderado a grave, comprometimento hepático moderado, em uso de potentes inibidores do citocromo P450.	Efeitos adversos reportados. Contraindicado	Contraindicações: hipersensibilidade conhecida ao medicamento, classe ou componentes. Tuberculose sem tratamento. Infecção bacteriana com indicação de uso de antibiótico. Infecção fúngica ameaçadora à vida. Infecção por herpes-zóster ativa. Hepatites B ou C agudas.

(continua)

Tabela 2 Drogas modificadoras do curso de doenças – biológicas (***continuação***)

Droga	Apresentação	Dose	Monitorização	Riscos	Renal	Hepático	Gestação e lactação	Reações adversas importantes
Baracitinib	Comprimidos revestidos por película 2 e 4 mg	A dose recomendada é 4 mg de baricitinibe uma vez ao dia, por via oral. Recomenda-se redução de dose para 2 mg por dia para pacientes com idade acima de 75 anos, com insuficiência renal (taxa de filtração glomerular (TFG) estimada entre 30 e 60 mL/min/1,73 m^2) ou em pacientes com controle prolongado da atividade da doença e elegíveis para redução de dose		Hipersensibilidade. Deve ser usado com cautela em pacientes com infecção ativa, recorrente ou crônica clinicamente importante. Os pacientes devem ser examinados para detectar tuberculose (TB) antes de iniciar o tratamento. Pacientes com TB ativa não devem receber baricitinibe e pacientes com TB latente não tratada anteriormente devem receber terapia anti-TB antes do início do tratamento com baricitinibe. Risco de ocorrência de infecções de vias aéreas e aumento do LDL-colesterol	Redução da dose para 2 mg ao dia		Contraindicado	

G6PD: glicose-6-fosfato desidrogenase; PPD: derivado proteico purificado.

após passagem intestinal, a sulfapiridina, tem diversos efeitos imunomoduladores, influenciando produção de prostaglandinas, funções neutrofílicas e linfocitárias. Recomenda-se dose de 1-3 g/dia, com necessidade de monitorização de leucograma e hemograma.

Os efeitos adversos mais importantes são náuseas, borborigmo, exantema cutâneo, granulocitopenia e úlceras orais, além de alterações na fertilidade masculina (alterações na quantidade e na mobilidade dos espermatozoides).

Deve-se monitorizar hemograma e enzimas hepáticas a cada 8-12 semanas. Também deve-se dosar G6PD antes de começar o tratamento.

A droga é contraindicada em pacientes com hipersensibilidade e porfiria.

Leflunomida

Administrada em dose de 10-20 mg/dia. Pode ser feita dose de ataque de 100 mg/dia por 3 dias. A toxicidade mais comum é a diarreia, mas também é hepato e mielotóxica, devendo-se monitorizar regularmente. A leflunomida é teratogênica e, caso a paciente engravide na vigência de uso da medicação ou quando há toxicidade grave, como hepatotoxicidade proeminente ou neuropatia periférica, pode-se utilizar a colestiramina (8 g, 3 vezes ao dia, por 11 dias), pois sua meia-vida é bastante longa (15-18 dias). É considerada segura a gestação após 2 anos de suspensão da droga, dada sua longa meia-vida.

Os efeitos colaterais mais importantes são náusea, diarreia, exantema cutâneo, alopecia, aumento de transaminases e hipertensão.

Deve-se monitorizar hemograma, função renal e enzimas hepáticas a cada 8-12 semanas. Deve-se realizar também sorologias para hepatites virais antes de iniciar o tratamento.

As combinações possíveis com leflunomida são hidroxicloroquina ou sulfassalazina, ou as 3 drogas em associação. Também é possível associar metotrexato à leflunomida com ressalva de se potencializarem eventuais toxicidades.

Drogas modificadoras do curso de doenças biológicas

As drogas biológicas foram especialmente desenhadas para atingir alvos fisiopatológicos nos processos de inflamação e lesão articular. Promoveram impacto significativo no tratamento da artrite reumatoide. Seu desenvolvimento baseou-se no conhecimento de que citocinas pró-inflamatórias como fator de necrose tumoral alfa (TNF-alfa) e interleucinas 1 e 6, bem como linfócitos B e T, desempenham papel central na fisiopatologia da artrite reumatoide.

Seu uso pode ser concomitante ao de uma droga de base, geralmente o metotrexato. Podem ser prescritos mais precocemente, em casos selecionados, que apresentem características clínicas de pior prognóstico, como elevado número de articulações acometidas, erosões radiográficas na fase inicial da doença, fator reumatoide e/ou anti-CCP em altos títulos.

Recomenda-se triagem infecciosa para pacientes candidatos ao uso de drogas biológicas, solicitando-se: sorologias para HIV, hepatite B, hepatite C e rubéola. Caso haja positividade de HIV e hepatite B, deve-se evitar o uso de biológicos. Caso haja infecção por vírus da hepatite C, o biológico pode ser iniciado em associação ao tratamento antiviral. Pesquisa de Chagas deve ser feita em regiões endêmicas.

A administração de biológicos pode facilitar a ocorrências de infecções oportunísticas, especialmente reativação de tuberculose latente. Por isso, é obrigatório realizar o levantamento do histórico clínico de contato, RX de tórax e derivado proteico purificado (PPD) ou ensaio de liberação de interferona gama (*interferon gama release assay* – Igra) para todos os candidatos ao uso, prescrevendo-se isoniazida profilática por 6 meses (300 mg/dia) para aqueles com contato, PPD ≥ 5 mm ou alterações radiológicas compatíveis com tuberculose prévia. A partir do 1° mês de uso da quimioprofilaxia, pode-se iniciar o uso do biológico. O rastreamento está indicado para todos os agentes mesmo não anti-TNF, e para o tofacitinibe.

Avaliação odontológica deve ser feita antes e periodicamente.

▪ Situações de risco

São conhecidas as seguintes situações de alto risco:

- gestação: durante este período, deve-se suspender medicações como metotrexato e leflunomida. O uso de drogas modificadoras do curso de doenças biológicas ainda é controverso, mas estudos recentes sugerem que os anti-TNF não estão associados a teratogênese. Dados similares vêm sendo publicados em respeito ao abatacepte e ao tocilizumabe;
- insuficiência cardíaca: deve-se evitar o uso de anti-TNF;
- hepatite B ou C ativa, recebendo tratamento antiviral: realizar tratamento igual ao que seria dado na ausência da hepatite, com monitorização da carga viral;
- hepatite C sem tratamento antiviral: minimizar a imunossupressão e considerar DMARD;
- neoplasia sólida tratada ou câncer de pele: considerar DMARD, e evitar drogas modificadoras do curso de doenças biológicas e tofacitinibe;

- doença linfoproliferativa tratada: preferência pelo rituximabe. Não há evidência de que abatacepte ou tocilizumabe aumentem o risco de doença linfoproliferativa.

Agentes anti-TNF-alfa

O TNF-alfa é uma citocina-chave pró-inflamatória que regula a produção de outras citocinas pró-inflamatórias, como IL-1, IL-6 e IL-8. Também ativa o endotélio, levando à expressão de moléculas de adesão e à liberação de metaloproteases da matriz, estimulando, assim, a osteoclastogênese e relacionando-se com a formação de erosões.

Esses agentes apresentam rápido início de ação (dias a semanas). Devem ser utilizados em conjunto com o metotrexato.

Para avaliar risco de síndrome lúpus-*like*, deve-se identificar pacientes com FAN positivo.

São contraindicados se o paciente apresentou tumor sólido < 5 anos ou infecção ativa, insuficiência cardíaca (classes funcionais III e IV) e síndromes desmielinizantes.

Sua administração pode facilitar infecções oportunísticas, especialmente reativação de tuberculose latente. Assim, deve-se fazer triagem epidemiológica, RX e PPD ou Igra, com quimioprofilaxia para os casos indicados. A partir do 1° mês de uso da quimioprofilaxia, pode-se iniciar o uso da droga modificadora do curso da doença biológica.

Sua utilização pode facilitar o aparecimento de doenças linfoproliferativas, particularmente linfoma. A dimensão desse risco é difícil de ser determinada, uma vez que a própria artrite reumatoide já é relacionada com aumento do risco desse tipo de neoplasia.

São efeitos colaterais importantes: reações no sítio de injeção (subcutâneas), reações infusionais com EV (febre, calafrios, alterações abruptas de PA, dispneia, prurido, urticária), reativação de tuberculose latente, aumento do risco de infecções bacterianas e oportunísticas, especialmente durante o 1° ano de sua utilização, possibilidade de aumento do risco de linfoma. Raramente, há ocorrência de síndromes desmielinizantes e síndrome lúpus-*like* e outros fenômenos autoimunes pela produção de anticorpos, disfunção cardíaca, vasculites e doença pulmonar intersticial.

Deve-se monitorizar o hemograma (a periodicidade da monitorização é determinada de acordo com a droga que estiver sendo utilizada).

▪ Etanercepte

Trata-se de uma proteína de fusão do receptor de TNF-alfa recombinante. Liga-se ao TNF-alfa solúvel, neutralizando suas ações biológicas – dose de 50 mg/semana, SC.

▪ Infliximabe

Anticorpo monoclonal quimérico humano/murino contra TNF-alfa tanto solúvel quanto ligado a membranas. Após a 1ª dose EV, deve-se fazer mais uma em 2 semanas e outra, 4 semanas após essa 2ª; a partir de então, a cada 6-8 semanas, na dose de 3-5 mg/kg/dose. Se a resposta for insuficiente, deve-se aumentar a dose ou diminuir o tempo entre elas.

Os indivíduos tratados podem produzir anticorpos contra o infliximabe, com redução da eficácia de longo prazo.

▪ Adalimumabe

É um anticorpo monoclonal humano recombinante direcionado contra o TNF-alfa, com propriedades de ligação semelhantes ao infliximabe. Administrado na dose de 40 mg, SC, a cada 15 dias.

▪ Certolizumabe

Fragmento de um anticorpo anti-TNF humanizado, com alta afinidade pelo TNF, acrescido de 2 moléculas de polietilenoglicol (sem registro vigente na Anvisa). Dose inicial de 400 mg, SC, a cada 2 semanas, por 3 aplicações (0, 2 e 4 semanas) e então, 200 mg a cada 2 semanas ou 400 mg a cada 4 semanas.

▪ Golimumabe

Trata-se de um anticorpo monoclonal humano anti-TNF. Deve ser utilizado com 1 aplicação mensal de 50 mg, SC.

Bloqueador do receptor de IL-6

O tocilizumabe é um anticorpo monoclonal humanizado que se liga ao receptor de IL-6, impedindo os efeitos biológicos deste. Pode ser utilizado em monoterapia ou em conjunto com metotrexato e/ou outras drogas. A dose é de 8 mg/kg, EV, a cada 4 semanas. Seu uso pode levar a neutropenia, plaquetopenia e elevação de transaminases. Nos estudos clínicos, houve aumento de LDL e colesterol total. Indica-se precaução extra para pacientes com maior risco de perfuração intestinal, como aqueles com doença diverticular grave.

Modulador da coestimulação de linfócitos

O abatacepte, proteína de fusão recombinante, funciona como modulador seletivo da célula T e bloqueia o sinal coestimulador, necessário para a ativação completa das células T, que é iniciado pela interação da molécula CD28 da célula T com ligantes presentes nas células apresentadoras de antígenos (CD80 e CD86). Indica-se infusão EV mensal, 10 mg/kg/dose, com efeito de ação de início mais lento que anti-TNF-alfa. A infusão inicial é seguida de doses 2-4 semanas depois dela e, então, são administradas doses mensais. A administração deve ser feita em 30 minutos.

Os efeitos colaterais importantes são reação infusional e aumento do risco de infecção bacteriana grave.

Deve-se monitorizar o paciente realizando hemograma periódico. Além disso, realizam-se rastreamento com sorologias e levantamento de histórico, teste tuberculínico (PPD) ou Igra e RX de tórax. Evita-se seu uso em pacientes com doença pulmonar obstrutiva crônica, em razão do risco aumentado de doença pulmonar grave nesse subgrupo. Devem ser evitadas vacinas vivas.

Depletor de linfócitos B

O rituximabe é um anticorpo monoclonal murino/humano contra a molécula CD20 da superfície dos linfócitos B. Leva à depleção prolongada das células B no sangue periférico. Os níveis totais de imunoglobulina não caem drasticamente, porque provavelmente são mantidos por células de vida longa que não expressam CD20. Está aprovado para tratamento de linfomas e artrite reumatoide, mas há estudos com sua utilização em lúpus eritematoso sistêmico, vasculites e síndrome de Sjögren. Pacientes com fator reumatoide e/ou anticorpos antinucleotídeos citrulinados (anti-CCP) positivos tendem a apresentar melhor resposta clínica. É administrado EV em 2 doses de 1.000 mg separadas por 2 semanas, repetindo-se o tratamento quando necessário, quando do retorno das manifestações clínicas. Para tanto, deve-se esperar pelo menos 6 meses antes de repetir o tratamento. Para reduzir o risco de reações durante a infusão, que ocorrem em 35% dos pacientes durante a 1ª e 10% durante a 2ª infusão, deve-se administrar 100 mg de metilprednisolona, seguida de doses subsequentemente menores de prednisona, VO, até o desmame, antes da medicação. Antes da infusão também devem ser administrados 1 g de paracetamol e anti-histamínico.

São efeitos colaterais importantes: reação infusional e aumento do risco de infecções.

Deve-se fazer o rastreamento com sorologias e história, teste tuberculínico e RX de tórax.

Tofacitinibe

O tofacitinibe não é um agente biológico. Trata-se de um inibidor da sinalização intracelular, com alvo específico (*target-kinase inhibitor*). Atua inibindo enzimas específicas da família da Janus quinase (JAK). Citocinas interagem com receptores na superfície celular e, por meio de um sistema enzimático, envolvendo principalmente fosforilação de enzimas, ocorre a integração com o sistema de resposta celular. Uma dessas famílias de enzimas é JAK, que integra os sinais a partir de várias citocinas. Quatro proteínas JAK (JAK1, JAK2, JAK3 e tirosina quinase 2 – Tyk2) integram esta família e suas combinações conferem especificidade de resposta. Assim, JAK1/JAK3 estão associadas a algumas citocinas derivadas de células T, JAK1/JAK2 para IL-6, e JAK1/Tyk2 para interferonas. Tofacitinibe é uma pequena molécula inibidora de várias isoformas JAK.

Pode ser usado em monoterapia ou em combinação com outros DMARD não biológicos. Sua dose recomendada é de 5 mg, 2 vezes ao dia.

Imunossupressores

Os imunossupressores são de uso restrito para formas mais graves, como manifestações extra-articulares graves e vasculite.

- Azatioprina (dose de 1-3 mg/kg/dia): não há comprovação de redução da progressão radiológica; é indicada para controle de manifestações extra-articulares graves e vasculite (Capítulo 151);
- ciclosporina (dose de 3-5 mg/kg/dia, VO): embora seu efeito seja inferior ao das drogas modificadoras de atividade de doença clássicas, controla sinais e sintomas e pode retardar a progressão da doença articular; é indicada para pacientes refratários, com manifestações extra-articulares significativas, pacientes com hepatopatia e doença pulmonar. Deve-se monitorizar a PA e a função renal. É contraindicada para hipertensos sem controle, doença renal crônica e suspeita de neoplasia.

O tratamento das formas extra-articulares utiliza corticosteroides sistêmicos e imunossupressores, como ciclofosfamida, ciclosporina e azatioprina (Capítulo 151).

AVALIAÇÃO E TRATAMENTO DE COMORBIDADES

- Anticoncepção: a artrite reumatoide não está relacionada, em geral, com redução da fertilidade. Durante a gestação, 75% das pacientes apresentam melhora clínica, seguida comumente de recidiva nos primeiros 6 meses após o parto. Entretanto, existe indicação de anticoncepção devido ao potencial teratogênico de medicações como metotrexato e leflunomida. Assim, estratégias contraceptivas devem ser discutidas e o planejamento familiar deve ser feito de modo que, se houver desejo reprodutivo, as medicações devem ser suspensas com antecedência.
- Cessação do tabagismo: o tabagismo leva à inflamação das vias aéreas, processo que induz a citrulinação

proteica. A exposição crônica a peptídeos citrulinados levaria à formação dos anticorpos anti-CCP.

- Osteoporose (Capítulo 68): é decorrente tanto da doença quanto da terapêutica, em especial com corticosteroides. Se a previsão de uso de corticosteroides for > 3 meses, deve-se iniciar a administração de cálcio e vitamina D e realizar densitometria óssea para avaliar a necessidade de uso de bisfofonados.
- Comorbidades cardiovasculares: deve-se considerar a administração de ácido acetilsalicílico para pacientes com idade > 50 anos, uma vez que a artrite reumatoide pode ser considerada fator de risco cardiovascular independente. Recomenda-se diagnosticar e tratar adequadamente hipertensão, diabetes, obesidade e dislipidemia.
- Infecções: deve-se realizar vacinação pneumocóccica com reforço após 5 anos e anual contra influenza. Antes de se iniciar a administração de drogas modificadoras do curso de doenças sintéticas ou biológicas recomenda-se atualizar o cartão vacinal do paciente. Vacinas sem vírus vivos podem ser seguramente administradas até 14 dias antes de se iniciar a administração da medicação. Vacinas de vírus vivos não devem ser administradas durante o tratamento imunossupressor.
- Linfoma: os pacientes apresentam risco aumentado de linfoma, geralmente linfoma B de células gigantes.

DOENÇA DE STILL DO ADULTO

Tem pico de incidência entre 16-35 anos, com prevalência equivalente entre homens e mulheres.

QUADRO CLÍNICO

- Febre: temperatura > 39°C, em pico diário, geralmente no final da tarde (a temperatura volta ao normal até o próximo pico).
- Lesões mucocutâneas: *rash* maculopapular salmão, geralmente durante o pico febril, pruriginoso, distribuídas no tronco e na porção proximal dos membros, com dermografismo positivo.
- Perda de cabelo: relatada por 24% dos pacientes.
- Artralgia: principalmente poliarticular, 18% têm acometimento de interfalângicas distais.
- Mialgia: com fraqueza proximal; ocorre aumento discreto das enzimas musculares.
- Linfadenomegalia, com linfonodos móveis e discretamente dolorosos.
- Hepatomegalia e esplenomegalia discretas.
- Dor pleurítica, derrame pleural e pneumonite asséptica.
- Síndrome *sicca* associada (Capítulo 149).
- Meningite asséptica.
- Neuropatia periférica ou de nervos cranianos.
- Associação com nefrite.

LABORATÓRIO

- Aumento de provas de atividade inflamatória.
- Plaquetose.
- Hipoalbuminemia.
- Leucocitose e aumento de formas jovens de neutrófilos.
- Aumento de transaminases e DHL.
- Ferritina elevada.
- Fator antinuclear (FAN), fator reumatoide e autoanticorpos negativos.
- RX: diminuição de espaço articular em metacarpofalângicas e intercarpais, podendo haver ou não erosões.

CRITÉRIOS CLASSIFICATÓRIOS

Há diversos critérios classificatórios, dentre os quais os de Yamaguchi apresentam maior sensibilidade. De acordo com essa classificação, são necessários 5 critérios, sendo pelo menos 2 maiores:

- maiores: febre > 39°C, intermitente há pelo menos 1 semana; artralgia por > 2 semanas; *rash* salmão; leucocitose > 10 mil, com pelo menos 80% de segmentados;
- menores: fator reumatoide e FAN negativos; dor de garganta; linfadenopatia, hepatomegalia ou esplenomegalia; alteração de transaminases.

São critérios de exclusão do diagnóstico: infecção, malignidade e outras doenças reumatológicas.

TRATAMENTO

- AINH.
- Corticosteroides (resposta rápida: 0,5-1 mg/kg/dia).
- Se a doença for crônica, utiliza-se metotrexato.

Outra alternativa para doença refratária é imunoglobulina (0,4-2 g/kg/dia, EV, por 2-5 dias). Há ensaios clínicos não controlados com uso de anti-TNF-alfa.

Na consulta

- Contagem de articulações dolorosas e edemaciadas.
- Avaliação de tolerância e adesão à terapia medicamentosa.
- Terapêutica ajustada por alvos: agressividade na progressão das drogas modificadoras do curso de doença para atingir remissão.
- RX anual de mãos e punhos, e pés e antepés.
- RX cervical em projeção anteroposterior e de perfil em posições neutra, flexão e extensão máximas.
- Hemograma, provas de atividade inflamatória, eletroforese de proteínas periódica e urina tipo 1 anual.
- Abordar a saúde reprodutiva e reavaliar as estratégias contraceptivas.

▪ BIBLIOGRAFIA

Aletaha D, Neogi T, Silman AJ, Funovits J, Felson DT, Bingham CO, et al. 2010 Rheumatoid arthritis classification criteria: an American College of Rheumatology/European League Against Rheumatism collaborative initiative. Arth Rheumatism 2010;62:2569-81.

Efthimiou P, Paik PK, Bielory L. Diagnosis and management of adult-onset Still's disease. Ann Rheum Dis 2006;65:564-72.

Mota LM, Kakehasi AM, Gomides AP, Duarte AL, Cruz BA, Brenol CV, et al. 2017 recommendations of the Brazilian society of rheumatology for the pharmacological treatment of rheumatoid arthritits. Adv Rheumatol. 2018;58:2.

Singh JA, Saag KG, Bridges Jr L, Akl EA, Bannuru RR, Sullivan MC, et al. 2015 American College of Rheumatology guideline for the treatment of rheumatoid arthritis. Arthr Care Res. 2016;68(1):1-25.

Smolen JS, Aletaha D, McInnes IB. Rheumatoid arthritis. Lancet. 2016. [no prelo]

Smolen JS, Landewé RB, Bijlsma JW, Burmester GR, Dougados M, Kerschbaumer A, et al. EULAR recommendations for the management of rheumatoid arthritis with synthetic and biological disease-modifying antirheumatic drugs: 2019 update. Ann Rheum Dis 2020;79:685-99.

148 SÍNDROME DE SJÖGREN

Maria Helena Sampaio Favarato

A síndrome de Sjögren tem prevalência de 60,82 casos por 100 mil habitantes.

Acomete principalmente mulheres entre a 4ª e a 6ª décadas de vida (14-24 mulheres:1 homem).

Sua forma secundária é mais comum em pacientes com artrite reumatoide, lúpus eritematoso sistêmico e esclerose sistêmica.

Trata-se de doença inflamatória sistêmica crônica causada por infiltração linfocítica nos órgãos exócrinos.

MANIFESTAÇÕES CLÍNICAS

- Síndrome *sicca*: xerostomia é encontrada em > 95% dos pacientes. Também podem ocorrer disfagia e odinofagia, aumento das cáries dentárias, doença periodontal e queilite angular. Pode haver irregularidades na superfície da língua, com despapilação e aumento da incidência de candidíase. Xeroftalmia pode manifestar-se como sensação de ressecamento ocular, prurido, sensação de corpo estranho, fotossensibilidade ou redução da acuidade visual. Pode haver ceratoconjuntivite *sicca* e úlceras de córnea.
- Edema episódico ou crônico das glândulas salivares, uni ou bilateral: pode ser marcador de risco de linfoma.
- Sintomas constitucionais: febre, mialgias, fadiga, astenia.
- Artralgia: ocorre em 25-75% dos pacientes; com artrite simétrica de pequenas articulações, não erosiva.

Tabela 1 Critérios classificatórios ACR/EULAR para síndrome de Sjögren primária

Critério de entrada: os critérios abaixo aplicam-se para pacientes com sintomas de secura ocular e/ou oral, definidos pela resposta positiva a pelo menos uma das seguintes questões:

1. Você já tece de maneira diária, persistente e incômoda, olhos secos por mais de 3 meses?
2. Você tem de maneira recorrente sensação de areia ou cascalho nos olhos?
3. Você usa substitutos de lágrima mais de três vezes ao dia?
4. Você tem sensação de boca seca diariamente há mais de 3 meses?
5. Você frequentemente ingere líquidos para auxílio a engolir comida seca?

Outra possibilidade é a presença de sinais e sintomas sugestivos de síndrome de Sjögren presentes no *EULAR SS Disease Activity Index*, correspondentes aos domínios constitucional, de linfadenopatia, glandular, articular, cutâneo, respiratório, renal, muscular, do sistema nervoso periférico e central, hematológico, biológico.

Item	Peso
Glândula salivar labial com sialoadenite linfocítica focal e *focus score* ≥ 1/4 mm²	3
Anti-Ro/SSA	3
Pontuação de tingimento ocular ≥ 5 (ou escore de van Bijsterveld ≥ 4)	1
Schirmer ≤ 5 mm/5 min em pelo menos um olho	1
Fluxo de saliva não estimulado ≤ 0,1 mL/min	1

A classificação de síndrome de Sjögren primária se dá quando a soma dos pesos dos cinco itens é maior ou igual a 4 na ausência de critérios de exclusão

- Na pele, observa-se vasculite de pequenos vasos, com púrpura, urticária, pápulas ou máculas, além de *rash* malar e lesões de lúpus subagudo.
- Nos pulmões, observa-se acometimento bronquiolar ou intersticial, com padrão espirométrico obstrutivo ou restritivo, respectivamente. Doença pulmonar é manifestação precoce, que ocorre logo no início da doença.
- No sistema cardiovascular, observa-se síndrome de Raynaud.
- Disfunção renal: 28% dos pacientes apresenta proteinúria; 16%, perda de função; e 13%, acidose tubular renal.
- Neuropatia periférica (principalmente neuropatia sensitiva isolada).
- Apresenta alta associação com doença tireoidiana autoimune (10-24%).

AVALIAÇÃO LABORATORIAL E EXAMES DE IMAGEM

- Hemograma: demonstra anemia normo/normo; leucopenia e trombocitopenia leves.

- Provas de atividade inflamatória: os pacientes apresentam velocidade de hemossedimentação elevada e proteína C-reativa (PCR) geralmente normal.
- Eletroforese de proteínas: solicitada com o objetivo de observar a proliferação gama.
- Função hepática: visa observar as alterações em casos de síndrome de Sjögren associada a hepatite C, hepatite autoimune ou cirrose biliar primária.
- Eletrólitos, gasometria e urina: avalia sedimento ativo e acidose (geralmente, acidose tubular renal).
- Fator antinuclear (FAN): em > 80% dos casos, é positivo.
- Anti-SSA/Ro e anti-SSB/La: apresentam positividade em 30-60% e 15-40%, respectivamente. Geralmente estão associados com manifestações extraglandulares. Esses anticorpos, quando presentes na mãe, podem levar a bloqueio cardíaco congênito, independentemente do diagnóstico materno de síndrome de Sjögren.
- Fator reumatoide: presente em 38% dos pacientes.
- Complemento: hipocomplementemia é comum.
- Crioglobulinemia: pode estar positiva e é marcador de gravidade.
- Outros autoanticorpos: devem ser avaliados na suspeita de síndrome de Sjögren secundária.
- Biópsia de glândula salivar menor: utilizada para pesquisar sialoadenite crônica focal.
- Mensuração do fluxo salivar, sialografia ou cintilografia devem ser realizadas; no entanto, evidência de baixo fluxo salivar ou hipoprodução podem ser vistas em outras situações.
- Exames oculares: deve-se avaliar a falta do menisco lacrimal por meio do teste de Schirmer (mede quantitativamente a formação de lágrimas ao mensurar a distância atingida pelo fluxo lacrimal com papel filtro colocado no saco conjuntival inferior – considera-se positivo quando molha menos de 5 mm em 5 minutos); testes de rosa-bengala e verde de lissamina identificam áreas conjuntivais não coradas por falhas no epitélio; e o teste de *break-up time* mede o tempo de quebra do filme lacrimal ao piscar (é considerado teste precoce, pois, antes de haver diminuição da quantidade, há modificação na qualidade do filme lacrimal, que se torna mais aquoso, com menos proteínas protetoras para a superfície ocular e encurtando o tempo de quebra).
- USG de glândulas salivares: tem sido proposta como ferramenta para auxílio diagnóstico e acompanhamento da doença.
- Avaliação de potencial acometimento pulmonar: avaliar ativamente os sintomas; radiografia de tórax; considerar prova de função pulmonar completa com DLCO e TC de alta resolução de tórax.

DIAGNÓSTICO E DIAGNÓSTICO DIFERENCIAL

Em 2016, o Colégio Americano de Reumatologia (ACR) e a Liga Europeia de combate ao reumatismo (EULAR) endossaram os seguintes critérios diagnósticos, derivados de consenso internacional. Os critérios baseiam-se em pesos diferentes para diferentes características clínicas, com caráter somatório. Os critérios podem ser aplicados para pacientes com secura oral e/ou ocular ou em pessoas com suspeita clínica de síndrome de Sjögren por características como aumento glandular ou outros envolvimentos.

Foram excluídos dos estudos os pacientes com história de radioterapia de cabeça e pescoço, infecção por hepatite C, Aids, sarcoidose, amiloidose, doença do enxerto × hospedeiro e doença relacionada à IgG4.

Diagnóstico diferencial de boca seca

- Uso de fármacos anti-hipertensivos, antidepressivos, anti-histamínicos e neurolépticos.
- Diabetes descompensado.
- Radiação em cabeça e pescoço.
- Infiltração não linfocítica por granulomas (tuberculose, sarcoidose), proteína amiloide (amiloidose) ou células malignas (neoplasia hematológica).
- Hepatite C e HIV (o infiltrado causado pelo HIV é histologicamente indistinguível, sendo que a única diferença é que o infiltrado é predominantemente CD8 no HIV e CD4 e T na síndrome de Sjögren).

Diagnóstico diferencial de olho seco

- Cicatrização ocular (síndrome de Stevens-Johnsons, penfigoide ocular, tracoma).
- Uso de drogas anticolinérgicas.
- Ceratoconjuntivite *sicca* da Aids.
- Paralisia dos nervos trigêmeo ou facial.
- Deficiência de vitamina A.

Diagnóstico diferencial de aumento das glândulas salivares (Capítulo 264)

- Infecção viral (caxumba, citomelovírus, HIV e coxsackie vírus).
- Doenças granulomatosas (sarcoidose).
- Sialoadenose (associada a diabetes, acromegalia, hipogonadismo, hiperlipoproteinemia, cirrose, anorexia/bulimia e pancreatite).
- Parotidite recorrente da infância;
- Doença relacionada a IgG4.

COMPLICAÇÕES

- Deterioração da função salivar.
- Alta incidência de linfoma (5%): geralmente, tecido linfoide associado à mucosa (MALT); os marcado-

res clínicos de sua ocorrência são linfadenopatia, vasculite cutânea, neuropatia periférica, anemia, linfopenia, parotidites de repetição, queda de complemento e alteração do fator reumatoide.

- Infecções secundárias em glândulas salivares.
- Lúpus neonatal e bloqueio cardíaco congênito.

TRATAMENTO

Para todos os pacientes deve-se indicar:

- Imunizações: antes de iniciar imunossupressão. Evitar vacinas de vírus vivos.
- Cessação do tabagismo: pois este piora a boca e os olhos secos, aumenta o risco de complicações orais e ainda existe risco cardiovascular aumentado na síndrome de Sjögren, a exemplo do que ocorre com o LES e a artrite reumatoide.
- Dieta e nutrição: consumo e suplementação de ômega-3 podem ser considerados.
- Aconselhamento obstétrico: pelo risco de bloqueio cardíaco congênito e lúpus neonatal com os anticorpos anti-Ro e La positivos. Pode haver também outras complicações obstétricas.

O tratamento visa principalmente reduzir sintomas e compreende:

- saliva artificial, evitar anticolinérgico, álcool e tabagismo: pode-se administrar agonistas muscarínicos (pilocarpina, 15-20 mg/dia, e cevimelina, 30 mg, 3 vezes ao dia) ou, se os sintomas forem muito leves, pode-se recomendar pastilhas mastigáveis sem açúcar. A ingestão muito frequente de água pode lavar o fluxo mucoso da boca e terminar aumentando os sintomas;
- lágrima artificial sem conservantes e pomadas ou implantes com metilcelulose para uso noturno: a oclusão dos pontos lacrimais bloqueia a drenagem de lágrimas e, assim, retém as lágrimas existentes;
- hidroxicloroquina: para pacientes com fadiga, artralgias e mialgias e lesões cutâneas simples;
- corticosteroides e imunossupressores (ciclofosfamida, azatioprina, micofenolato de mofetila, metotrexato): para casos mais graves de acometimento extraglandular;
- rituximabe: anti-CD20, inibe atividade dos linfócitos B, que estão envolvidos na fisiopatogenia da doença.

Em 2015, foram publicadas as recomendações para o tratamento da síndrome de Sjögren, da Sociedade Brasileira de Reumatologia. Nessa diretriz, sugere-se para o tratamento sintomático dos quadros de secura ocular, como primeira linha, educação do paciente e uso de colírios lubrificantes, passando para ciclosporina tópica ou ômega-3 em casos moderados até oclusão do ponto lacrimal e uso de agonistas muscarínicos para os casos graves. Para xerostomia leve, indicam-se substitutos de saliva e estimulantes gustatórios e, em casos refratários, agonistas muscarínicos.

O documento indica para artrite e miopatia não inflamatórias ou fadiga exercícios aeróbicos e, em caso de falha, administração de rituximabe. Para artrite e miosite, corticosteroides e hidroxicloroquina podem ser inicialmente utilizados, seguidos de metotrexato, em caso de falha, e rituximabe, em casos refratários. Para outras manifestações sistêmicas de maior gravidade, a diretriz propõe outros esquemas de tratamento imunossupressor.

▪ BIBLIOGRAFIA

Ferro F, Vagelli R, Bruni C, Cafaro G, Mercucci E, Bartolomi E, et al. One year in review 2016: Sjögren's syndrome. Clin Exp Rheumatol 2016; 34(2):161-71.

Valim V, Trevisani VM, Pasoto SG, Serrano EV, Ribeiro SL, Fiidelix TS, et al. Recomendações para o tratamento da síndrome de Sjögren. Rev Bras Reumatol 2015;55(5):446-57.

Vitali C, Bombardieri S, Jonsson R, Moutsopoulos H, Alexander E, Carsons S, et al. Classification criteria for Sjögren's syndrome: a revised version of the European criteria proposed by the American-European Consensus Group. Ann Rheum Dis 2002;61:554-8.

149 ESPONDILOARTRITES

Maria Helena Sampaio Favarato

O grupo das espondiloartrites inclui a espondilite anquilosante, a artrite reativa, a artrite psoriásica, a artrite associada a doença intestinal inflamatória, a uveíte anterior aguda com HLA-B27 positivo, a espondiloartrite indiferenciada, a espondiloartrite axial radiográfica, a espondiloartrite periférica e a forma juvenil da espondiloartrite. Cada um desses diagnósticos não é entidade completa e única e os achados clínicos, laboratoriais e de imagem se sobrepõem entre eles. Em conjunto, sua prevalência estimada é de 1,9%. Compartilham diversas manifestações comuns, sendo um ou outro aspecto clínico e epidemiológico mais pronunciado em cada uma das entidades diferentes. Suas manifestações clínicas comuns incluem: acometimento do esqueleto axial (coluna e articulações sacroilíacas), promovendo lombalgia de característica inflamatória, oligoartrite periférica, entesite (inflamação dos sítios de inserção de tendões, ligamentos e cápsula articular no osso), dactilite, manifestações cutâneas, inflamação ocular, sintomas intestinais e *background* genético, com importância de história familiar e positividade do alelo HLA-B27.

Existe grande atraso diagnóstico, com múltiplas avaliações e encaminhamentos no período. Grupos de estudo vêm sendo estabelecidos para identificação de quadros precoces a fim de melhorar o prognóstico em longo prazo. É importante manter alto grau de suspeição em pacientes jovens com lombalgia, especialmente se apresentarem características inflamatórias e rigidez.

No processo fisiopatológico, a inflamação leva a destruição óssea erosiva. Quando o processo inflamatório esfria, há substituição por tecido de reparo, com osteoproliferação, levando às anormalidades estruturais típicas em esqueleto axial. Assim, o diagnóstico precoce é fundamental para modificar o curso da doença.

O papel do HLA-B27 ainda não foi claramente elucidado, mas há diversas hipóteses acerca de sua influência na suscetibilidade às espondiloartrites: seria relacionado a determinados antígenos, desencadeando a doença; seria menos efetivo no combate a infecções, levando a estimulação imunológica constante; poderia funcionar como autoantígeno, desencadeando o processo de doença; ou, ainda, modificaria a resposta imune no sentido de aumentar os mediadores pró-inflamatórios.

MANIFESTAÇÕES CLÍNICAS CARACTERÍSTICAS DO GRUPO

- Dor lombar inflamatória: caracterizada por 4 dos 5 seguintes:
  1. início com idade < 40 anos;
  2. progressão insidiosa;
  3. melhora com exercício;
  4. ausência de melhora com repouso;
  5. dor à noite, que melhora após se levantar.
- Artrite periférica: sinovite atual ou pregressa. O padrão mais típico é a oligoartrite assimétrica com predomínio de membros inferiores
- História familiar: parentes de 1° ou 2° graus com diagnóstico de:
  - espondilite anquilosante;
  - psoríase cutânea ou artrite psoriásica;
  - uveíte;
  - artrite reativa;
  - doença intestinal inflamatória.
- Doença inflamatória intestinal: diagnóstico estabelecido de doença de Crohn ou retocolite ulcerativa.
- Dactilite atual ou pregressa.
- Entesite: as mais comuns são a inserção do Aquileu e a fasciite plantar.
- Uveíte anterior e outras manifestações oculares como conjuntivite.
- Boa resposta a AINH: o uso por 24-48 horas alivia dor lombar inflamatória.
- HLA-B27.
- Aumento de provas de atividade inflamatória.
- Sacroileíte à RX bilateral classe 2-4 ou unilateral classe 3-4 (classificação de New York).
- Sacroileíte à RNM: lesões inflamatórias na articulação sacroilíaca com edema ósseo ou osteíte.
- Uveíte anterior (Capítulo 266): início agudo, dor e baixa de acuidade unilateral; curso com remissões e recorrências; associação com HLA-B27. Também outras manifestações oculares como conjuntivite.
- Anormalidades cutâneas: destaque para psoríase, pioderma gangrenoso, eritema nodoso e queratoderma blenorrágico. Também manifestações genitais.
- Manifestações gastrointestinais: incluem ulcerações por todo o tubo digestivo.
- Anormalidades em pulmões, coração e nervos: são raras (1%); geralmente, associadas a doença avançada e, muitas vezes, subclínicas.

Espondilite anquilosante (Tabela 1)

É preponderante o acometimento do esqueleto axial na espondilite anquilosante, que invariavelmente acomete as articulações sacroilíacas. Caracteriza-se por quadro clínico de lombalgia inflamatória em paciente com idade < 40 anos; dor lombar e dor alternante em nádegas, que acorda o paciente à noite e apresenta piora pela manhã (a dor melhora com a atividade, observando-se rigidez matinal de pelo menos 30 minutos).

É característica na doença a perda de mobilidade da coluna, que é decorrente tanto de processo inflamatório

Tabela 1 Caracterização da espondilite anquilosante

Prevalência	0,1%
Proporção homem:mulher	3:1
Artrite axial	
Frequência	100%
Características radiográficas	Bilateral, simétrica, sindesmófitos marginais
Artrite periférica	
Frequência	25%
Distribuição típica	Monoarticular, oligoarticular
Articulações típicas	Quadril, joelho e tornozelo
Uveíte	30%
Dactilite	Incomum
Achados cutâneos	Nenhum específico

ativo com dor e espasmo muscular concomitantes como, também, de alterações crônicas e fusão espinal. Pacientes com doença avançada desenvolvem postura característica à medida que há perda da lordose lombar, aumento da cifose torácica, dificuldade de extensão do pescoço e deformidades compensatórias por causa da lesão no quadril. O acometimento das articulações costovertebrais e costocondrais prejudica a expansão torácica.

Entesites são comuns, especialmente ao redor da pelve (tuberosidades isquiáticas, cristas ilíacas e trocânteres maiores) e na região do tornozelo, com tendinite do Aquileu e fasciite plantar.

A manifestação extra-articular mais comum da espondilite anquilosante é a uveíte anterior aguda, que ocorre em cerca de 1/3 dos pacientes. Evolui com dor ocular unilateral de início agudo ou subagudo, fotofobia, turvação visual e lacrimejamento. O diagnóstico é estabelecido com exame oftalmológico em lâmpada de fenda.

Artrite psoriásica (Tabelas 2 e 3)

Acomete 10% dos pacientes com psoríase cutânea.

A idade média de início da doença é de 30-55 anos.

Trata-se de doença heterogênea e potencialmente grave. É oligoarticular e assimétrica, com envolvimento proeminente de interfalângicas distais. As manifestações articulares são muito variáveis, incluindo de monoartrite a poliartrite destrutiva (artrite *mutilans*). O acometimento axial é menos comum.

Todas as formas de psoríase podem evoluir com artrite psoriásica; mas a mais frequentemente observada é a psoríase vulgar. As lesões podem ser discretas, e existe, portanto, necessidade de procurá-las ativamente durante o exame clínico, especialmente em locais de difícil acesso como couro cabeludo e nádegas. As alterações ungueais são onicólise, hiperqueratose e pequenas escavações conhecidas como *pitting nails*. Úlceras orais, uretrite e inflamação ocular ocorrem na artrite psoriásica em frequência menor do que nas outras espondiloartrites.

A psoríase cutânea e a artrite psoriásica vêm sendo recentemente encaradas como fator de risco independente para doença cardiovascular. Deve-se fazer *screening* de comorbidades associadas.

Nos exames de imagem, observam-se diminuição do espaço articular e erosões nas interfalângicas distais e proximais, assimétricas. Em geral, metacarpofalângicas e punhos são poupados, bem como há pouca ou nenhuma osteopenia justa-articular, em contraste com a artrite reumatoide. Podem acontecer lesões destrutivas graves, com osteólise e perda da arquitetura articular, descrita como a forma mutilante. Nesta, há reabsorção da parte distal da falange média e alterações ósseas proliferativas da porção proximal da distal, formando a deformidade conhecida como "lápis na xícara". Subluxação completa de uma articulação está relacionada com o fenômeno de telescopagem.

Tabela 2 Critérios de Caspar para artrite psoriásica

Obrigatório: inflamação articular ou entesite	
Presença de pelo menos 3 dos seguintes	
Critério	**Definição**
1. Evidência de psoríase	Psoríase atual História pregressa de psoríase História familiar de psoríase (parentes de 1° ou 2° graus)
2. Distrofia ungueal	Onicólise, *pitting* ou hiperqueratose
3. Fator reumatoide negativo	
4. Dactilite	Atual ou pregressa
5. Evidência radiológica de neoformação óssea periarticular	Ossificações grosseiras nas margens articulares

Tabela 3 Caracterização da artrite psoriásica

Prevalência	0,1%
Proporção homem:mulher	1:1
Artrite axial	
Frequência	20%
Características radiográficas	Unilateral, assimétrica, sindesmófitos volumosos
Artrite periférica	
Frequência	60-90%
Distribuição típica	Oligoarticular, poliarticular
Articulações típicas	Joelho, tornozelo e articulações interfalângicas distais
Uveíte	15%
Dactilite	~ 25%
Achados cutâneos	Psoríase, onicólise, *pitting nails*, mancha de óleo

Artrite reativa (Tabela 4)

A artrite reativa é uma doença inflamatória sistêmica desencadeada por infecções bacterianas intestinais ou geniturinárias. Apesar da associação com infecções, o líquido recuperado das articulações acometidas é estéril, e não há papel definido quanto ao uso de antibióticos.

Acomete adultos jovens, com idade de 20-40 anos.

Observa-se uma tríade de sintomas, com artrite, uretrite e conjuntivite.

Tabela 4 Caracterização da artrite reativa	
Prevalência	0,05%
Proporção homem:mulher	9:1
Artrite axial	
Frequência	20%
Características radiográficas	Unilateral, assimétrica, sindesmófitos volumosos
Artrite periférica	
Frequência	90%
Distribuição típica	Monoarticular, oligoarticular
Articulações típicas	Joelho e tornozelo
Uveíte	15-20%
Dactilite	30-50%
Achados cutâneos	Úlceras orais, ceratoderma blenorrágica

Tabela 5 Caracterização das enteroartropatias	
Prevalência	0,05%
Proporção homem:mulher	1:1
Artrite axial	
Frequência	15%
Características radiográficas	Bilateral, simétrica, sindesmófitos marginais
Artrite periférica	
Frequência	20%
Distribuição típica	Monoarticular, oligoarticular
Articulações típicas	Joelho e tornozelo
Uveíte	5%
Dactilite	Incomum
Achados cutâneos	Eritema nodoso, pioderma gangrenoso

A doença tem início 1-4 semanas após a infecção intestinal por *Shigella, Salmonella, Campylobacter* ou *Yersinia* ou infecção genital, principalmente por *Chlamydia*.

O prognóstico é variável, apresentando-se desde como surto único até como doença crônica progressiva.

O quadro clínico inclui: oligoartrite, preferencialmente de membros inferiores; sacrolite, geralmente unilateral e assimétrica quando bilateral; entesite proeminente; dactilite característica, mais comum em pododáctilos que nas mãos. Dentre as lesões mucocutâneas, observam-se balanite circinada, lesão inflamatória da glande ou do corpo do pênis. Apresenta-se com placas secas, hiperqueratóticas, ou úlceras rasas com bordas elevadas. Outra lesão típica é a ceratoderma blenorrágica, que acomete mãos e pés e lembra lesões psoriásicas. Úlceras orais e genitais indolores também são comuns. Observa-se, ainda, uveíte de câmara anterior e com tendência à recorrência.

Enteroartropatias (Tabela 5)

Manifestações articulares de doença inflamatória intestinal acontecem em cerca de 20% dos pacientes com doença de Crohn e retocolite ulcerativa e podem apresentar-se como artrite periférica, cuja atividade geralmente se relaciona com a atividade intestinal e com artrite axial, com curso independente da atividade intestinal da doença de base.

EXAME CLÍNICO

Teste de Schöber

1. O paciente fica em pé.
2. Traça-se uma linha imaginária entre as 2 espinhas ilíacas posterossuperiores (próximo às chamadas "covinhas de Vênus"). O ponto é marcado.
3. Marca-se um 2° ponto 10 cm acima do 1° ponto.
4. O paciente pende o corpo para a frente, sem dobrar os joelhos.
5. Mede-se a diferença.
6. A melhor de 2 tentativas é registrada.

Flexão lateral

Medida da variação da altura do dedo do meio em relação ao chão em posição neutra e em flexão lateral.

Distância occipício-parede

O paciente encosta os tornozelos na parede e tenta encostar a cabeça na parede.

Rotação cervical

Medida com goniômetro.

Distância intermaleolar

O paciente separa as pernas o máximo que conseguir, e a distância entre os maléolos é medida.

Expansibilidade torácica

O paciente deixa os braços acima da cabeça, e a expansão torácica na região do 4° espaço intercostal é medida. Registra-se a diferença de medida entre inspiração e expiração.

ACHADOS LABORATORIAIS

Não há achados laboratoriais específicos. Geralmente, encontra-se anemia de doença crônica e aumento das provas de atividade inflamatória. Há evidências de que os pacientes com artrite psoriásica estejam sob maior risco cardiovascular global, com alterações em lipídeos e maior risco de DM.

O exame de HLA-B27 pode ser útil principalmente em quadros duvidosos e iniciais. Pode ser solicitado quando da investigação de lombalgia inflamatória com exames clínico e radiográfico inconclusivos, aumentando ou diminuindo a probabilidade da doença, mas não determinando ou afastando o diagnóstico de espondiloartrite (Tabela 6).

Tabela 6 Prevalência do alelo HLA-B27	
Espondilite anquilosante	~90%
Artrite reativa	40-80%
Espondiloartropatia juvenil	~70%
Espondiloartropatia enteropática	35-75%
Artrite psoriásica	40-50%
Espondiloartropatia indiferenciada	~70%
Uveíte anterior aguda	~50%
População geral saudável	~8%

IMAGEM

RX

Tem a limitação de detectar apenas lesões crônicas, consequências da inflamação, e não a inflamação em si.

RNM

Estudos da coluna lombar e das articulações sacroilíacas têm permitido diagnóstico mais precoce e preciso de espondiloartrite. As alterações inflamatórias são mais bem vistas nas sequências T2 e STIR com grande resolução para observação de edema ósseo. O uso de contraste paramagnético em T1 com saturação de gordura detecta o aumento da perfusão óssea, caracterizando osteíte. Também é possível avaliar lesões crônicas como erosões e substituição gordurosa.

Considera-se positiva RNM que mostra espondilite anterior ou posterior em pelo menos 3 sítios. É sugestivo de espondiloartrite o achado de deposição gordurosa nos cantos das vértebras, especialmente em adultos jovens.

CRITÉRIOS CLASSIFICATÓRIOS (ASAS)

Existem diversos critérios classificatórios. O ideal seria fazer diagnóstico antes de alterações radiológicas irreversíveis. Os critérios propostos pelo grupo Assessment of Spondyloarthritis International Society (ASAS) têm sensibilidade de 82,9% e especificidade de 84,4%. Se somente o braço da imagem for considerado: sensibilidade de 66,2%, especificidade de 97,3%; se somente o braço clínico for considerado: sensibilidade e especificidade de 56,6% e 83,3%, respectivamente.

Tabela 7 Critérios de New York modificados	
Sacroileíte grau 2 bilateral ou 3 ou 4 unilateral	
Gradação	
0	Normal
1	Alterações suspeitas
2	Anormalidades mínimas: pequenas áreas localizadas de erosões ou esclerose, espaço articular preservado
3	Anormalidade inequívoca: presença de pelo menos 1 entre: erosões, esclerose, estreitamento do espaço, anquilose parcial
4	Anormalidade grave: anquilose total

Tabela 8 Classificação mSASSS para acometimento radiológico em coluna	
Avaliação dos cantos das vértebras	
0	Normal
1	Erosões, quadratura ou esclerose
2	Sindesmófitos
3	Pontes ósseas

mSASSS: *modified stoke ankylosing spondylitis spinal score.*

Tabela 9 Lesões vistas na RNM de sacroilíacas (STIR/T1) pós-gadolínio	
Lesões ativas	
Edema medular ósseo (osteíte)	
Capsulite	
Sinovite	
Entesite	
Lesões crônicas (T1)	
Esclerose	
Erosões	
Substituição gordurosa	
Pontes ósseas/anquilose	
Lesões vistas na RNM de coluna	
Espondilite – envolvimento dos corpos vertebrais	Inflamação na medula óssea em ≥ 1 canto da vértebra, definindo espondilite anterior (sinal de Romanus) ou posterior
Espondilodiscite – envolvimento do disco intervertebral	Inflamação na medula óssea adjacente à cortical da placa intervertebral (sinal de Anderson)
Artrite facetária	Qualquer faceta, de C2 a S1; geralmente associada com edema dos pedículos
Artrite das articulações costovertebrais	Edema medular próximo à articulação, estendendo-se aos pedículos, à parte posterior do corpo vertebral e à costela adjacente
Entesite dos ligamentos espinais	
Sindesmófitos/anquilose	Pontes entre os cantos das vértebras ou fusão, indicativos de doença crônica

Tabela 10 Critérios classificatórios ASAS para espondiloartrite axial
Dor lombar inflamatória ≥ 3 meses
Imagem de sacroileíte + ≥ 1 característica de espondiloartrite
Paciente < 45 anos de idade
HLA-B27 + ≥ 2 características de espondiloartrite

Imagem de sacroileíte: inflamação ativa em RNM sugestiva de espondiloartrite, sacro leíte à RX.
Características de espondiloartrite: dor lombar inflamatória, artrite, entesite, dactilite, psoríase, doença de Crohn/RCU, boa resposta a AINH, HLA-B27, história familiar, aumento de PCR.
ASAS: Assessment of Spondyloarthritis International Society; PCR: proteína C-reativa; RCU: retocolite ulcerativa.

Tabela 11 Critérios classificatórios ASAS para espondiloartrite periférica	
Artrite, entesite ou dactilite atual +	
≥ 1 de: OU	≥ 2 de:
Uveíte	Artrite atual ou história
Psoríase	Entesite atual ou história
Doença de Crohn/retocolite	Dactilite atual ou história
Infecção precedente	História de dor lombar inflamatória
HLA-B27	História familiar de espondiloartrite
Sacroileíte na imagem	

Sensibilidade: 77,8%; especificidade: 82,2%.
ASAS: Assessment of Spondyloarthritis International Society.

INSTRUMENTOS DE AVALIAÇÃO CLÍNICA/PROGNÓSTICO

Uma vez que o tratamento deve ser multidisciplinar, incluindo medidas farmacológicas e não farmacológicas, e deve visar à qualidade de vida, ao controle de dor, à prevenção de lesões estruturais, à normalização da função e à inserção social, há instrumentos estruturados para avaliação de função, mobilidade, entesite, acometimento articular periférico e axial:

- BASFI: avalia a funcionalidade por meio de perguntas sobre capacidade de vestir as meias sem ajuda, pegar uma caneta no chão, pegar algo em uma prateleira alta, levantar-se de uma cadeia sem apoio, levantar-se do chão sem ajuda, ficar em pé 10 minutos sem desconforto;
- índices de mobilidade: índices métricos como expansibilidade torácica, teste de Schöber, teste de flexão lateral, teste de flexão cervical, distância intermaleolar, distância trago-parede;
- entesite: escores específicos para avaliação de entesite, p. ex., Maastricht, São Francisco;
- BASDAI: índice de atividade, calculado pela média aritmética das questões 5 e 6 com a soma das questões 1-4, dividido por 5:

1. avaliação em escala visual do nível de fadiga;
2. avaliação em escala visual do nível de dor em pescoço, lombar e quadril;
3. avaliação em escala visual do nível de dor e edema em articulações que não o quadril, pescoço e lombar;
4. avaliação em escala visual do nível de desconforto e dor ao toque em áreas sensíveis;
5. avaliação em escala visual da rigidez matinal;
6. duração da rigidez matinal (0-120 minutos).

O índice de avaliação proposto pelo grupo ASAS é o ASDAS, que leva em conta para fórmula matemática específica:

1. avaliação em escala visual do nível de dor em pescoço, lombar e quadril;
2. avaliação global do paciente;
3. avaliação em escala visual do nível de dor e edema em articulações que não o quadril, pescoço e lombar;
4. duração da rigidez matinal;
5. proteína C-reativa (PCR) ou velocidade de hemossedimentação.

MANEJO

Para guiar a terapêutica, deve-se levar em consideração: atividade da doença, dor, rigidez matinal e fadiga. Quanto à função, deve-se observar: mobilidade espinal, atividades e produtividade. Em relação ao dano estrutural, verificam-se: lesões osteoproliferativas e destrutivas no esqueleto axial, periférico e enteses. Consideram-se também a qualidade de vida e os fatores socioeconômicos.

A observação de que o TNF é altamente expresso localmente em locais de inflamação em pacientes com espondiloartrite racionaliza o uso de agentes anti-TNF nesse grupo de doenças. O efeito de drogas modificadoras do curso de doença nesse grupo parece não ser tão significativo em comparação com outras doenças reumatológicas. Dessa maneira, deve-se iniciar o tratamento com AINH, pelo menos 2 agentes, em proposta de 3 meses de uso. Pacientes com alta atividade de doença (BASDAI ≥ 4) devem receber terapêutica adicional. Para pacientes com sintomas periféricos, pode ser feita tentativa com sulfassalazina ou metotrexato. Para pacientes com doença axial pura, deve-se iniciar anti-TNF (cuidados para início – Capítulo 147). Atualmente existem outras possibilidades de imunobiológicos, como o secuquinumabe, inibidor de IL-17A, ustequimumabe e ixequizumabe. O tofacitinibe também vem sendo estudado.

A rotina de exames laboratoriais vai depender dos medicamentos em uso, pois há necessidade de avaliação de hemograma e transaminases para a maioria dos agentes de maneira rotineira, por exemplo.

TRATAMENTO

O tratamento deve ser direcionado de acordo com:

- manifestações atuais da doença (axial, periférica, entesite, extra-articulares);
- nível de sintomas, achados clínicos e prognóstico:
  - atividade da doença/inflamação;
  - dor;
  - incapacidade;
  - lesões estruturais, deformidades, envolvimento do quadril;
  - estado clínico geral (idade, sexo, comorbidades);
  - desejos e expectativas do paciente.

É importante monitorizar a história, os instrumentos de avaliação e os parâmetros clínicos, de imagem e de laboratório.

O tratamento engloba medidas farmacológicas e não farmacológicas. O tratamento não farmacológico deve incluir reabilitação e exercícios físicos como alongamento, educação postural, atividades recreacionais ou hidroterapia. Os medicamentos de 1ª linha são os AINH. Analgésicos comuns e opioides podem ser utilizados para um controle ideal da dor. Utilizam-se, ainda, glicocorticoides intra-articulares para o controle de oligoartrites. Não há evidências quanto ao benefício do uso de corticosteroide sistêmico para doença axial, nem com relação ao uso de drogas modificadoras do curso de doença, como sulfassalazina e metotrexato, para doença axial, podendo ser considerados para doença periférica. Agentes anti-TNF devem ser considerados. Não há recomendação de uso obrigatório de drogas modificadoras do curso de doença antes ou concomitantemente ao anti-TNF.

Considera-se a possibilidade de procedimentos cirúrgicos para melhora da funcionalidade e da qualidade de vida em pacientes selecionados.

AINH

Reduzem a dor e a rigidez. Para adultos com doença ativa, considerar seu uso contínuo em detrimento do uso sob demanda. Comorbidades e tolerância devem ser avaliadas.

Glicocorticoides

Podem ser usados como injeções intra-articulares para monoartrite ou oligoartrite e, eventualmente, VO em doses baixas. Observa-se piora da psoríase cutânea quando a droga é retirada.

Tabela 12 Doses máximas diárias de AINH

Aceclofenaco	200 mg
Celecoxibe	400 mg
Diclofenaco	150 mg
Etoricoxibe	90 mg
Ibuprofeno	2.400 a 2.700 mg
Indometacina	150-200 mg
Cetoprofeno	200-300 mg
Meloxicam	15 mg
Naproxeno	1.000 mg
Piroxicam	20 mg

Drogas modificadoras do curso de doenças biológicas

Os agentes anti-TNF mostraram, em estudos randomizados, melhora significativa de sintomas, função e marcadores inflamatórios. Existe a possibilidade desses agentes inibirem a progressão radiológica. Outros agentes que também podem ser considerados são secuquinumabe ou ixequizumabe.

Não há protocolos claros de retirada de anti-TNF.

Uso de anti-TNF em espondiloartrite

Os pacientes são selecionados a partir dos seguintes parâmetros:

- diagnóstico definido;
- doença ativa há pelo menos 4 semanas; BASDAI ≥ 4 (0-10);
- falência de tratamento;
- falta de resposta ou intolerância para ao menos 2 AINH em dose máxima (Tabela 12) por um mês, ou resposta incompleta a ao menos 2 AINH por 2 meses;
- pacientes com quadro axial puro não precisam fazer uso de droga modificadora do curso da doença antes do anti-TNF;
- se houver oligoartrite periférica, resposta inadequada mesmo com infiltração local de corticosteroide;
- se houver artrite periférica persistente, utilizar sulfassalazina;
- não há um agente de preferência para início do tratamento com agentes anti-TNF.

São critérios de exclusão para uso de imunobiológicos: tuberculose sem tratamento; infecção bacteriana com indicação de uso de antibiótico; infecção fúngica ameaçadora à vida; infecção por herpes-zóster ativa; hepatites B ou C agudas; doença linfoproliferativa nos últimos

Tabela 13 Agentes anti-TNF usados em espondilite anquilosante

Agente	Descrição	Dose
Etanercepte	Proteína de fusão do receptor de TNF ligado à porção Fc da IgG1 humana	50 mg, 1×/semana, SC
Infliximabe	Anticorpo monoclonal anti-TNF com porção murina	5 mg/kg nas semanas 0, 2 e 6 e, então, a cada 6-8 semanas, EV
Adalimumabe	Anticorpo monoclonal anti-TNF humanizado	40 mg, SC, a cada 15 dias
Certolizumabe pegol	Fragmento Fab de anticorpo recombinante humanizado contra o TNF e conjugado com polietilenoglicol (sem registro vigente na Anvisa)	Dose de indução 400 mg nas semanas 0, 2 e 4 e depois 200 mg de 2 em 2 ou 400 mg a cada 4 semanas, SC
Golimumabe	Anticorpo IgG1 kappa monoclonal específico para o TNF-alfa humano que neutraliza atividade TNF-alfa	50 mg uma vez ao mês, SC

Fc: fração constante; IgG1: imunoglobulina G1; TNF: fator de necrose tumoral.

cinco anos; insuficiência cardíaca congestiva classes III ou IV; doença neurológica desmielinizante.

O secuquinumabe é um anticorpo anti-interleucina-17A e mostrou benefício para pacientes com espondilite anquilosante que já tinham utilizado anti-TNF previamente ou que nunca utilizaram tratamento biológico antes.

Drogas modificadoras do curso de doenças sintéticas

Têm ação prioritariamente sobre o quadro articular periférico, com pouca ou nenhuma ação sobre o quadro axial. As mais utilizadas são: sulfassalazina (30-40 mg/kg/dia, em 2 tomadas diárias) e metotrexato (7,5-25 mg, 1 vez por semana – realizar reposição de ácido fólico (vitamina B9) e indicar anticoncepção).

Para artrite reativa, deve-se administrar antibioticoterapia adequada se houver infecção ativa por clamídia. Não há evidências sobre o uso de antimicrobianos em longo prazo. Os AINH são o tratamento de 1ª linha. Na maioria dos casos, promovem controle adequado da sinovite e da entesite agudas. Se houver sinovite persistente, podem ser utilizados sulfassalazina ou metotrexato. Os estudos com uso de antibióticos sugerem que apenas artrite reativa relacionada a infecção por *Chlamydia* é responsiva, levantando questões sobre diferenças fisiopatológicas na artrite reativa causada por esse agente e por microrganismos entéricos.

Para artrite psoriásica, a escolha do tratamento depende das manifestações predominantes.

Para espondiloartrite associada a doença inflamatória intestinal, o esquema pode incluir salicilatos, glicocorticoides, imunossupressores e imunobiológicos (Capítulo 117). O quadro intestinal em geral guia o tratamento.

COMPLICAÇÕES

- Fraturas em coluna.
- Riscos durante intubação.
- Uveíte anterior: a maioria dos casos pode ser tratada com glicocorticoides tópicos e midriáticos.
- Risco cardiovascular em artrite psoriásica.

Na consulta

- Avaliação de sintomas, exame clínico e ferramentas de avaliação de funcionalidade, mobilidade, acometimento axial, periférico e entesítico.
- Pesquisa de acometimento ocular, gastrointestinal e cutâneo.
- Exames laboratoriais periódicos para avaliação de toxicidade das medicações em uso.
- Encaminhamento para vacinação e planejamento familiar.

BIBLIOGRAFIA

Brasil, Ministério da Saúde. Protocolo clínico e diretrizes terapêuticas: espondilite ancilosante. Relatório de recomendação. Agosto/2018. Disponível em http://conitec.gov.br/images/Consultas/Relatorios/2018/Relatorio_PCDT_EA.pdf [consultado em 28/07/2021].

Sieper J, Rudwaleit M, Baraliakos S, Brandt J, Braun J, Burgos-Vargas R, et al. The Assessment of SpondyloArthritis International Society (ASAS) handbook: a guide to assess spondyloarthritis. Ann Rheum Dis 2009;68;ii1-ii44.

Ward MM, Deodhar A, Gensler LS, Dubreuil M, Yu D, Khan MA, et al. 2019 Update of the American College of Rheumatology/Spondylitis Association of America/ Spondyloarthritis research and treatment network recommendations for the treatment of ankylosing spondylitis and nonradiographic axial spondyloartrhitis. Arthritis Rheumatol 2019;71(10):1599-1613.

150 LÚPUS ERITEMATOSO SISTÊMICO

Ana Luisa Calich

O lúpus eritematoso sistêmico (LES) é uma doença autoimune sistêmica que geralmente acomete mulheres jovens. Caracteriza-se pelo acometimento de múltiplos órgãos e sistemas e pela produção de autoanticorpos. As manifestações clínicas podem ser muito variáveis e podem ter um amplo espectro de gravidade, o que dificulta a criação de protocolos para tratamento. Além disso, é uma doença que cursa com fases de remissões e exacerbações. Assim, o tratamento de um paciente com LES deve ser personalizado, conforme as manifestações que este apresenta.

DIAGNÓSTICO

O diagnóstico do LES é baseado em sintomas clínicos e exames laboratoriais sugestivos. O teste de rastreamento feito quando há a suspeita clínica é o fator antinúcleo (FAN), pois a técnica adotada atualmente (imunofluorescência indireta em células Hep2 que são de carcinoma de laringe) apresenta alta sensibilidade e positividade de > 95% nos pacientes com LES, tendo, portanto, alto valor preditivo negativo. Contudo, é preciso lembrar que este exame é positivo em 10% dos indivíduos saudáveis e sua positividade aumenta muito em outras doenças como as infeciosas, neoplásicas e autoimunes órgão-específicas (p. ex., tireoidite de Hashimoto). O padrão encontrado no FAN sugere qual anticorpo pode estar presente (Tabela 1).

Diferente do que ocorre com o FAN, alguns autoanticorpos apresentam alta especificidade para LES (Tabela 1), e alguns estão associados com manifestações clínicas e seus títulos oscilam conforme a atividade da doença (anticorpo anti-DNA de dupla fita – anti-dsDNA e anticorpo antiproteína P ribossomal – anti-P); entretanto, é importante saber que a especificidade depende muito do método utilizado para a detecção desses anticorpos, e deve-se atentar a isso ao se interpretar os resultados. A maioria dos laboratórios utiliza a técnica de imunoensaio enzimático (ELISA) para o *screening* dos anticorpos, pois é uma técnica simples e barata de realização, e depois utiliza testes mais específicos para a confirmação. Por exemplo, o *screening* do anticorpo anti-dsDNA é geralmente feito por ELISA, mas sua confirmação deve ser feita pela técnica de imunofluorescência indireta em *Crithidia luciliae* (flagelado que apresenta DNA em uma estrutura facilmente visível à microscopia). Quando feitos pela técnica adequada, o anti-dsDNA, anti-Sm e o anti-P são considerados bastante específicos para o LES e, portanto, sua presença corrobora bastante para o diagnóstico dessa doença. Os critérios classificatórios para a doença são apresentados na Figura 1.

TRATAMENTO

É importante explicar para os pacientes que apesar de o LES ser uma doença crônica, seu tratamento adequado, na maioria das pacientes, permite uma vida longa e com boa qualidade. A escolha dos medicamentos e dose depende muito de qual órgão ou sistema está sendo acometido. Para todos os pacientes, se não houver contraindicação, deve-se iniciar o uso de antimalárico (cloroquina ou hidroxicloroquina), pois eles evitam a reativação da doença, permitem a redução do uso de corticosteroide, apresentam um efeito benéfico no perfil lipídico e diminuem o estado de hipercoagulabilidade.

Tabela 1 Autoanticorpos presentes no lúpus eritematoso sistêmico

Anticorpo	Frequência	Métodos de detecção recomendados	Padrão no FAN	Especificidade	Manifestações clínicas
Anti-dsDNA	59-90%	IFI em *Crithidia luciliae*	Nuclear homogêneo	++	Nefrite
Antinucleossomo	> 80%	ELISA	Nuclear homogêneo	+	LES e lúpus induzido por droga
Anti-Ro (SS-A)	20-60%	Imunodifusão dupla	Nuclear pontilhado fino	+	Lúpus subagudo, lúpus neonatal
Anti-La (SS-B)	15-40%	Imunodifusão dupla	Nuclear pontilhado fino	+	Lúpus neonatal
Anti-Sm	3-30%	Imunodifusão dupla	Nuclear pontilhado grosso	++	
Anti-RNP	10-30%	Imunodifusão dupla	Nuclear pontilhado grosso	+	Fenômeno de Raynaud
Anti-P	10-20%	ELISA, *imunoblotting*	Citoplasmático nucleolar	++	Hepatite, nefrite, psicose
Anticardiolipina	10-30%	ELISA	-	-	Síndrome antifosfolípide

Anti-dsDNA: anticorpo anti-DNA de dupla fita; anti-P: anticorpo antiproteína P ribossomal; ELISA: imunoensaio enzimático; IFI: imunofluorescência indireta; LES: lúpus eritematoso sistêmico.

CRITÉRIO DE ENTRADA OBRIGATÓRIO

Fator antinuclear (FAN) com título ≥ 1:80 nas células HEp-2 ou teste equivalente positivo.

↓

Se ausente, não classifique como LES.
Se presente, aplique os critérios adicionais.

↓

CRITÉRIOS ADICIONAIS

Dentro de cada domínio, apenas o critério de maior escore é contado para a pontuação total.
A ocorrência de um critério em apenas uma ocasião é suficiente.
Os critérios não precisam ocorrer simultaneamente.
Não considerar um critério se houver uma explicação mais provável que o LES.

Domínios e critérios clínicos	Escore	Domínios e critérios imunológicos	Escore
Constitucional		**Anticorpos antifosfolípides**	
Febre	2	Anticardiolipina ou anti-BGP1 Ou anticoagulante lúpico	2
Hematológico		**Complemento**	
Leucopenia	3	C3 ou C4 baixo	3
Trombocitopenia	4	C3 e C4 baixos	4
Hemólise autoimune	4		
Neuropsiquiátrico		**Anticorpos específicos para LES**	
Delirium	2	Anti-dsDNA ou anti-Sm	6
Psicose	3		
Crise epiléptica	5		
Mucocutâneo			
Alopécia não cicatricial	2		
Úlceras orais	2		
Lúpus cutâneo subagudo ou discoide	4		
Lúpus cutâneo agudo	6		
Serosite			
Derrame pleural ou pericárdico	5		
Pericardite aguda	6		
Musculoesquelético			
Envolvimento articular	6		
Renal			
Proteinúria > 0,5 g/24 h	4		
Nefrite lúpica classe II ou V	8		
Nefrite lúpica classe III ou IV	10		

PONTUAÇÃO TOTAL

↓

Classifique como lúpus eritematoso sistêmico se pontuação ≥ 10

Figura 1 Critérios de classificação do lúpus eritematoso sistêmico (LES) segundo o EULAR/ACR de 2019. Fonte: adaptada de Aringer et al.; 2019.

Os corticosteroides (Tabela 2) apresentam um potente efeito anti-inflamatório e imunomodulatório no LES e têm, portanto, um papel importante no tratamento dessa doença. Entretanto, o uso principalmente em altas dosagens e por longo prazo acarreta efeitos colaterais importantes como hipertensão, diabetes e osteoporose. Portanto, deve-se utilizar doses adequadas para o tipo de manifestação (Tabela 3) e tentar retirar assim que possível.

Tabela 2 Equivalência e características dos corticosteroides

Corticosteroide	Dose equivalente (mg)	Atividade mineralocorticoide	Meia-vida (horas)
Ação curta			
▪ Hidrocortisona	20	Média	8-12
Ação média			
▪ Prednisona	5	Baixa	12-36
▪ Prednisolona	5	Baixa	12-36
▪ Metilprednisolona	4	Nula	12-36
▪ Deflazacorte	6,5	Nula	12-36
Ação prolongada			
▪ Dexametasona	0,75	Nula	36-72
Mineralocorticosteroide			
▪ Fludrocortisona	0,02	Alta	18-36

Tabela 3 Dose de corticosteroide indicada para as manifestações do lúpus eritematoso sistêmico

Prednisona (dose)	Dose diária	Indicação (manifestações)
Baixa	< 7,5 mg	Musculoesqueléticas
Média	7,5-30 mg	Gerais, pele, serosite
Alta	30-100 mg	Hematológicas, renais, neuropsiquiátricas, gastrointestinais
Muito alta	> 100 mg	Renais, neuropsiquiátricas

A pulsoterapia pode ser utilizada quando se deseja obter efeitos mais rápidos e imunossupressores. A medicação mais frequentemente utilizada é a metilprednisolona EV, na dose de 1.000 mg/dia por 3 dias. Seu uso causa menos supressão do eixo hipotalâmico-pituitário-adrenal do que o uso prolongado de prednisona VO. A pesquisa de *Strongyloides stercoralis* deve ser feita antes do uso de doses elevadas de corticosteroides e, se positiva, deve ser tratada com ivermectina.

A retirada de corticosteroide é feita de forma gradual e baseada em experiência clínica; orienta-se iniciar a redução da dose após 4-6 semanas da introdução e, a cada 2-4 semanas, reduzir 5-10 mg de prednisona até uma dose diária de 20 mg. Depois, a redução deve ser feita de forma mais lenta, de 2,5-5 mg a cada 2-4 semanas. A retirada completa do corticosteroide deve sempre ser tentada; contudo, alguns pacientes necessitam de uma dose baixa continuamente.

O uso de imunossupressor está indicado em diversas manifestações do LES. A Tabela 4 mostra as principais medicações utilizadas e o cuidado no seu uso. O tratamento do LES, descrito a seguir, é baseado no tipo de manifestação clínica.

Sintomas sistêmicos

Fadiga, mialgia, febre, perda de peso e linfadenomegalias podem ser manifestações do LES. É importante lembrar que, na presença dessas manifestações, por serem bastante inespecíficas, deve-se excluir outras causas como infecções e neoplasias. O tratamento é geralmente feito com AINH e, se não houver resposta, pode ser feito com corticosteroides em baixas doses.

Acometimento cutâneo

A proteção solar é fundamental para o tratamento das lesões cutâneas; além disso, a exposição solar excessiva pode desencadear atividade sistêmica do LES por causar apoptose celular e aumentar a exposição a autoantígenos. Pacientes devem ser orientados a evitar exposição solar excessiva e aplicar protetor solar contra radiação UVB e UVA (no mínimo FPS 30) a cada 4-6 horas.

A escolha do corticosteroide tópico deve se basear na área afetada e no tipo de lesão. Em geral, os de baixa potência (p. ex., hidrocortisona) são a 1ª escolha, principalmente em lesões faciais, pois os de média/alta potência podem causar atrofia cutânea. Os de alta potência (clobetasol) são reservados para lesões graves e hipertróficas. O pimecrolimo e o tacrolimo tópicos são medicações de 2ª linha para o tratamento das lesões cutâneas.

Quanto à terapia sistêmica, indica-se o uso da hidroxicloroquina ou da cloroquina associada a corticosteroide na fase aguda. Pacientes que persistirem com lesões ou forem dependentes de corticosteroide podem necessitar de outros imunossupressores, como metotrexato, azatioprina ou micofenolato de mofetila. A talidomida é uma medicação bastante eficaz principalmente em lesões hipertróficas, entretanto, a grande incidência de neuropatia como evento adverso e seu temido efeito teratogênico limitam seu uso. A dapsona (25-200 mg/dia) parece ser efetiva, principalmente nas lesões bolhosas.

Acometimento articular

Os antimaláricos (hidroxicloroquina ou cloroquina) devem ser utilizados para o tratamento de artralgia/ar-

Tabela 4 Medicações comumente utilizadas no tratamento do lúpus eritematoso sistêmico

Medicamento	Dose-alvo	Toxicidade potencial	Acompanhamento	Comentários
Cloroquina; hidroxicloroquina	250 mg/dia (máximo de 3 mg/kg); 400 mg/dia (máximo de 6,5 mg/kg)	Ocular (dificuldade de focar, depósito corneal), prurido, hiperpigmentação, miopatia, náusea	Avaliação oftalmológica no início do uso e anual após 5 anos de uso*	Maior risco de retinopatia: idoso, uso > 5 anos, disfunção renal ou hepática, retinopatia prévia
Metotrexato	15-25 mg/semana (iniciar com 10-12,5 mg/semana)	Mielossupressão, hepatotoxicidade, pneumonite	Hemograma completo, função hepática, creatinina a cada 8 semanas ou a cada 2 semanas após aumentar a dose	Associar ácido fólico (vitamina B9) 5 mg/semana. Não usar em caso de insuficiência renal
Azatioprina	2 mg/kg/dia	Mielossupressão, hepatotoxicidade	Hemograma completo, função hepática a cada 8 semanas ou a cada 2 semanas após aumentar a dose	Reduzir dose em caso de insuficiência renal
Micofenolato de mofetila	2-3 g/dia, aumentar dose gradualmente e fracionar administração para diminuir sintomas no trato gastrointestinal	Diarreia, náusea, mielossupressão	Hemograma completo a cada 8 semanas ou a cada 2 semanas após aumentar a dose	Reduzir dose em caso de insuficiência renal
Ciclofosfamida	EV: 0,5-1 g/m^2 de superfície corpórea mensalmente	Mielossupressão, náusea, cistite hemorrágica, câncer de bexiga, falência gonadal	Hemograma completo após 7-14 dias da infusão (nadir)	Reduzir dose em caso de insuficiência renal. Na infusão: hidratação, antieméticos e mesna se disponível

*A avaliação oftalmológica deve ser feita com exame de fundo de olho, campo visual automatizado 10-2 e se possível com um dos exames objetivos (eletrorretinograma multifocal, TC de coerência óptica espectral ou autofluorescência de fundo). Pacientes com risco aumentado de retinopatia devem ser avaliados regularmente mais precocemente.

trite no LES. Muitas vezes, é necessário o uso concomitante de AINH ou doses baixas de corticosteroide para o controle dos sintomas até o início da ação dos antimaláricos. Para casos refratários ou dependentes de corticosteroide, adicionar-se o metotrexato. Azatioprina ou micofenolato de mofetila podem ser efetivos nos pacientes refratários ou intolerantes ao metotrexato.

Acometimento de serosas

Pleurite e pericardite geralmente respondem a tratamento com AINH ou doses baixas/moderadas de corticosteroide. Em pacientes com serosite grave, deve-se usar dose alta de corticosteroide (prednisona, 0,5-1 mg/kg) e fazer punção de alívio se necessário. Para casos recorrentes, pode ser eficaz o uso de imunossupressores como o metotrexato, azatioprina ou micofenolato de mofetila. Além disso, os pacientes podem beneficiar-se do uso contínuo de colchicina (0,5-1 mg/dia) para evitar recidivas.

Acometimento hematológico

Antes de iniciar o tratamento da alteração hematológica, devem ser afastadas outras causas das alterações, como drogas, pois muitas das medicações usadas no tratamento do LES podem causar alterações hematológicas. Podem ser acometidas todas as séries celulares, embora a alteração mais encontrada seja a linfopenia. A maioria das linfopenias no LES são leves e não necessitam de tratamento, apenas monitoramento. É importante considerar as indicações de profilaxia infecciosa. Em pacientes cuja leucopenia é associada a infecções de repetição, deve-se fazer uso de corticosteroide.

Para plaquetopenia ou anemia hemolítica grave, o tratamento indicado é pulsoterapia com metilprednisolona (1 g/dia por 3 dias no total). Em pacientes com plaquetopenia que apresentem risco de sangramento grave ou necessidade de algum procedimento invasivo, deve-se associar metilprednisolona e imunoglobulina EV (dose total: 2 g/kg dividida em 5 dias). Não há estudo que avalie o melhor imunossupressor para as alterações hematológicas do LES. O uso de danazol (andrógenio de baixa potência, dose: 800-1.200 mg/dia) é uma opção para as plaquetopenias crônicas.

Acometimento renal

O tratamento indicado para a atividade renal depende da classe histológica encontrada na biópsia (Tabela

5). Na impossibilidade de realização de biópsia por dificuldades práticas ou contraindicação clínica, é possível basear-se em alguns exames que ajudam a inferir a classe da nefrite. A presença de proteinúria e hematúria significativa, associada ou não ao aumento de PA ou ao aumento de creatinina, é bastante sugestiva de glomerulonefrite proliferativa (classes III ou IV). Por sua vez, a presença de proteinúria nefrótica na ausência de hematúria é mais sugestiva de glomerulonefrite membranosa (classe V). Na glomerulonefrite mesangial (classes I e II) geralmente são encontradas alterações discretas no sedimento urinário (proteinúria e/ou hematúria) e ausência de perda de função renal.

Tabela 5 Classificação de nefrite lúpica de 2003 segundo a Sociedade de Nefrologia Internacional/Sociedade de Patologia Renal

Classe I	Mesangial mínima	Depósitos imunes mesangiais na microscopia eletrônica
Classe II	Mesangial proliferativa	Hipercelularidade apenas no mesângio
Classe III	Focal	Depósitos imunes subendoteliais em < 50% dos glomérulos
Classe IV	Difusa	Depósitos imunes subendoteliais em > 50% dos glomérulos
Classe V	Membranosa	Depósitos imunes subepiteliais
Classe VI	Esclerosante avançada	≥ 90% glomérulos globalmente esclerosados

O tratamento apresenta fases de indução (6 meses) e manutenção (apesar de não haver trabalhos randomizados para se determinar o tempo ideal da terapêutica, é consenso mantê-la por aproximadamente 3 anos). O tratamento deve ser individualizado, e a retirada do corticosteroide deve ser feita antes da retirada do imunossupressor.

É importante manter um bom controle pressórico (PA ≤ 130 x 80 mmHg) em todos os pacientes e utilizar drogas que reduzam a proteinúria, como os inibidores da enzima conversora de angiotensina (iECA) ou os bloqueadores do receptor de angiotensina (BRA) em doses plenas. Além disso, os antimaláricos também devem ser utilizados por todos os pacientes que não apresentarem contraindicação ao seu uso.

Classes I e II

Raramente, os pacientes com essas alterações necessitam de tratamento agressivo para o acometimento renal, e o tratamento é geralmente guiado pelas manifestações extrarrenais. Entretanto, é fundamental o uso de iECA ou BRA, pois estes evitam a progressão do acometimento renal. Apesar de poucos estudos na literatura, para pacientes que persistem com proteinúria > 1 g/24 horas, em especial se apresentarem hematúria, é recomendado o uso de prednisona em baixa/moderada dose (0,25-0,5 mg/kg/dia) associado a azatioprina (2 mg/kg/dia).

Classes III ou IV (membranoproliferativa)

- Indução (Figura 2): pulso de metilprednisolona, 1 g/dia, por 3 dias consecutivos, e manter prednisona, VO, 0,5-1 mg/kg. A retirada gradual do corticosteroide deve ser iniciada após 4 semanas de tratamento. Logo no início do tratamento, associar ao corticosteroide o imunossupressor: micofenolato de mofetila, 3 g/dia, ou ciclofosfamida EV, em pulso mensal de 0,5-1 g/m² de superfície corpórea, e manter o tratamento por 6 meses. A dose de ciclofosfamida deve ser reduzida em 25% se os leucócitos no nadir (7-10 dias após a infusão) estiverem < 3.500 células/mcL. A eficácia dessas 2 drogas varia entre as raças; em negros e hispânicos, o micofenolato de mofetila parece ser superior à ciclofosfamida, ao contrário do que ocorre com os pacientes com ancestrais asiáticos ou europeus. A terapêutica deve ser mudada se o paciente evoluir com piora ou não apresentar melhora parcial em 6 meses de tratamento. Se o tratamento inicial instituído foi o micofenolato de mofetila, este deve ser trocado para a ciclofosfamida EV, ou vice-versa. O tratamento com imunobiológico (rituximabe) ou ciclosporina deve ser considerado.
- Manutenção: pacientes que responderam à fase de indução devem manter a imunossupressão com micofenolato de mofetila, 2 g/dia, ou azatioprina, 2 mg/kg/dia, em combinação, se necessário, com dose baixa de prednisona (5-7,5 mg/dia). Pacientes que fizeram a indução com micofenolato de mofetila e tiveram boa resposta devem manter essa medicação na fase de manutenção.

Classe V (membranosa)

- Quando associada à classe III ou IV, o tratamento deve ser feito conforme orientado previamente. Quando isolado, o tratamento dessa classe é baseado nas glomerulonefrites membranosas primárias, pois há poucos estudos em lúpus (Figura 3). É muito importante a utilização de iECA ou BRA, pois estes podem reduzir a proteinúria em até 30%. Para proteinúria significativa e, principalmente, síndrome nefrótica, utilizam-se corticosteroides e imunossupressores. O American College of Rheumatology recomenda prednisona (dose inicial: 0,5 mg/kg; retirada gradual conforme resposta) associada ao micofenolato de mofetila (2-3 g/dia) por pelo menos 6 meses. Ciclofosfa-

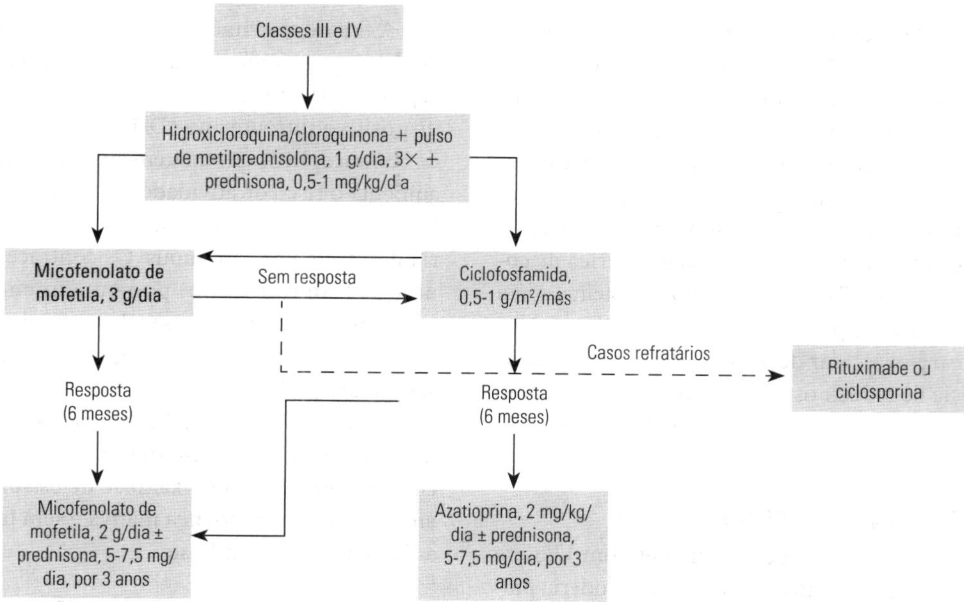

Figura 2 Tratamento de nefrite lúpica classes III e IV.

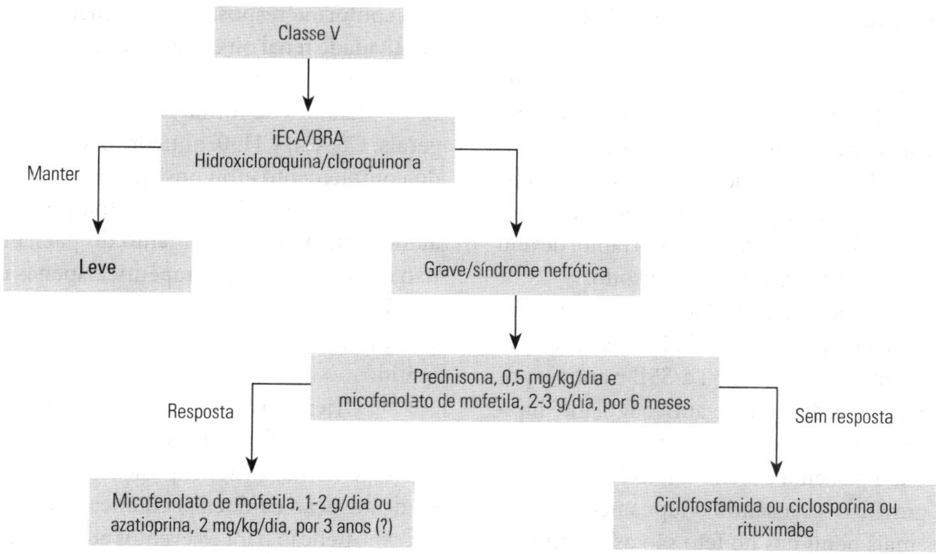

Figura 3 Tratamento de nefrite lúpica classe V. BRA: bloqueadores do receptor de angiotensina; iECA: inibidores da enzima conversora de angiotensina.

mida, ciclosporina ou rituximabe podem ser utilizados em casos refratários.

Acometimento de SNC

As manifestações de SNC devem ser sempre avaliadas por um especialista para se afastarem diagnósticos diferenciais e se ter certeza de que o sintoma está sendo causado por atividade do LES. Quando confirmado, o tratamento instituído deve ser feito com corticosteroide em altas doses geralmente associado à ciclofosfamida

PROGNÓSTICO E RISCO CARDIOVASCULAR

A mortalidade em curto prazo de pacientes com LES que era causada principalmente por atividade de doença e infecção diminuiu bastante nas últimas décadas. Com o aumento da longevidade, foi possível demonstrar por estudos de coortes longitudinais a maior incidência de doença arterial coronária (DAC) prematura em pacientes com LES, em comparação com indivíduos saudáveis.

A associação de LES e DAC prematura já está bem estabelecida na literatura, e a própria doença é considerada um fator de risco. A prevalência estimada de doença aterosclerótica é de 10-35% em pacientes com LES. Os médicos devem ficar atentos para sintomas cardiovasculares mesmo em mulheres com LES na pré-menopausa e devem regularmente fazer um controle dos outros fatores de risco cardiovascular. É necessário fazer uma anamnese completa com histórico de tabagismo, peso do paciente, medida de PA, dosagem sérica de colesterol total e frações, TG, glicemia e homocisteína. Além disso, é importante explicar ao paciente seu maior risco de doença cardiovascular decorrente do LES e enfatizar a importância de reduzir os outros fatores de risco, como perda de peso, cessação de tabagismo e prática de atividade física.

GRAVIDEZ E CONTRACEPÇÃO

No passado, a gravidez em pacientes com LES era desencorajada em razão do conceito de que poderia piorar a atividade da doença. Este conceito mudou, e a gravidez pode ser aconselhada desde que bem programada pelo médico para ocorrer em fases adequadas da doença e em uso de medicações corretas e não prejudiciais ao feto.

O aumento de risco de atividade de doença durante a gravidez é atualmente questionável em razão de trabalhos conflitantes na literatura. Entretanto, é consenso que pacientes com doença ativa nos 6-12 meses pré-concepção e glomerulonefrite no período da concepção apresentam maior morbidade gestacional e, portanto, devem ser desencorajadas a engravidar nesse período.

Além de avaliar a atividade da doença antes de aconselhar a gestação, o médico deve solicitar os seguintes autoanticorpos: anti-Ro/SSA, anti-La/SSB e anticorpos antifosfolípides (anticardiolipina e anticoagulante lúpico). Os anticorpos maternos anti-Ro/SSA, anti-La/SSB podem atravessar a placenta e afetar o feto com diferentes formas de gravidade, causando o lúpus neonatal. As manifestações mais benignas no feto são as manifestações cutâneas ao nascer e que duram de 6-8 meses, que é o tempo necessário para esses anticorpos serem eliminados da criança. A manifestação mais grave e temida do lúpus neonatal é o bloqueio cardíaco fetal, que pode ocorrer intraútero. Essa manifestação acontece em apenas 2% dos fetos expostos ao anti-Ro/SSA ou anti-La/SSB, mas a recorrência em gestações subsequentes aumenta para 17%, sendo importante o aconselhamento da mulher. Os anticorpos antifosfolípides devem ser solicitados também, pois aumentam a morbidade gestacional e, portanto, as gestantes devem ser tratadas da forma correta na presença desses anticorpos.

A fim de se evitar gravidez em períodos de atividade de doença, o médico deve orientar o uso de contraceptivos. Os 3 principais métodos são: o de barreira, o dispositivo intrauterino (DIU) e os hormonais. O uso de contraceptivos que contêm apenas progestágenos não aumenta o risco de atividade de doença nem o de trombose, podendo, portanto ser aconselhado para a maioria das pacientes com lúpus. Os contraceptivos combinados (com estrógeno) podem aumentar o risco de trombose, e seu uso deve ser desencorajado em pacientes com maior risco dessa complicação (tabagistas, obesas, presença de anticorpos antifosfolípides e histórico de trombose prévia). Na literatura, há 2 trabalhos randomizados e controlados que mostraram que o uso de contraceptivos com baixa dose de estrógeno é seguro em pacientes com doença inativa e sem fatores de risco adicionais para trombose.

CUIDADOS NO ACOMPANHAMENTO

- Consultas médicas devem ser feitas a cada 2-4 semanas no início do tratamento ou após atividade de doença e conforme resposta ao tratamento. Monitoramento de atividade renal ou extrarrenal deve ser feito a cada 3-6 meses para sempre.
- Exames de rotina para avaliar atividade: exames gerais, C3, C4, CH50, anticorpo anti-dsDNA. A queda do complemento e/ou positivação de anti-dsDNA deve servir como um alerta para uma possível atividade e atenção no acompanhamento do paciente, entretanto, não se deve mudar a terapêutica apenas em razão dessas alterações se o paciente não apresentar manifestação clínica ou laboratorial que evidencie algum órgão acometido.
- Orientar vacinação de influenza anual e de pneumococo com reforço após 5 anos.
- Orientar evitar exposição solar excessiva por risco de ativação de doença cutânea e sistêmica.
- Atenção para os eventos adversos das medicações em uso. Solicitar avaliação oftalmológica recomendada para pacientes em uso de antimaláricos. Tentar sempre que possível reduzir a dose de corticosteroide.
- Atenção para o tratamento de outros fatores de risco cardiovasculares como hipertensão, diabetes, dislipidemia, obesidade e tabagismo. Orientar atividade física.
- Fazer avaliação da densidade mineral óssea, exames do metabolismo ósseo e 25-di-hidroxivitamina D. Prescrever reposição sérica de colecalciferol se hipovitaminose ou dose de manutenção (1.000 unidades/dia) se o nível sérico estiver normal e houver uso de corticosteroide. Orientar ingesta de cálcio de 1.500 mg/dia.

BIBLIOGRAFIA

Aringer M, Costenbader K, Daikh D, et al. 2019 European League Against Rheumatism/American College of Rheumatology classification criteria for systemic lupus erythematosus. Ann Rheum Dis 2019;78(9):1151-9.
Borchers AT, Leibushor N, Naguwa SM, Cheema GS, Shoenfeld Y, Gershwin ME. Lupus nephritis: a critical review. Autoimmun Rev 2012;12:174-94.
Klippel JH. Treatment and assessment. In: Primer on the rheumatic diseases. 13.ed. New York: Springer; 2008. p.327-39.
Luijten RK, Fritsch-Stork RD, Bijlsma JW, Derksen RH. The use of glucocorticoids in Systemic Lupus Erythematosus. After 60 years still more an art than science. Autoimmun Rev 2013;1:617-28
Schairer D, Friedman A. Manifestations and treatment of cutaneous lupus erythematosus (part I of II). J Drugs Dermatol 2011;10:1212-4.
Schairer D, Friedman A. Manifestations and treatment of cutaneous lupus erythematosus (part II of II). J Drugs Dermatol 2011;10:1474-6.
Wallace DJ, Hahn BH. Management of SLE. In: Dubois' lupus erythematosus and related syndrome. 8.ed. Philadelphia: Elsevier Saunders; 2013. p.582-648.

151 VASCULITES SISTÊMICAS

Maria Helena Sampaio Favarato

Vasculites são definidas pela presença de células inflamatórias na parede vascular, geralmente associadas a lesão imunológica decorrente. Podem ser primárias ou associadas a outras doenças, infecções ou uso de medicações. As manifestações clínicas decorrem de lesão vascular com sangramentos, bem como comprometimento do lúmen vascular com sintomas isquêmicos no território acometido. Podem ser divididas em:

- vasculites de grandes vasos (predominantemente): arterite de Takayasu, arterite de células gigantes, doença de Behçet;
- vasculites de médios vasos (predominantemente): poliarterite nodosa, tromboangeíte obliterante;
- vasculites de pequenos vasos (predominantemente): vasculites de hipersensibilidade, ANCA-associadas (granulomatose com poliangiite; granulomatose eosinofílica com poliangiite (Churg-Strauss), poliangiite microscópica); vasculite crioglobulinêmica; púrpura de Henoch-Schönlein; vasculite secundária a doenças do tecido conjuntivo; vasculite associada a neoplasias; vasculite reumatoide.

Após o consenso de Chapell-Hill em 2012, algumas vasculites tiveram sua nomenclatura modificada.

Há dificuldade diagnóstica, pois muitas vezes têm início insidioso. Deve-se afastar sempre causas infecciosas e reação a drogas. Algumas manifestações comuns no contexto das vasculites são:

- sintomas constitucionais, como febre, astenia, perda de peso – mialgias e artralgias também fazem parte do quadro clínico da maioria das doenças;
- neuropatia periférica: em geral, com padrão de mononeurite múltipla, admite diagnóstico diferencial com outras causas de neuropatia periférica;
- púrpura palpável: presente em vasculite leucocitoclástica, vasculite de hipersensibilidade e vasculite por IgA;
- síndrome pulmão-rim (Capítulo 133): combinação de hemoptise, hemorragia alveolar, nódulos e infiltrados pulmonares com hematúria, cilindrúria e perda de função renal; admite diagnóstico diferencial com síndrome antimembrana basal glomerular (síndrome de Goodpasture) e lúpus eritematoso sistêmico;
- artralgias e mialgias.

Para um diagnóstico mais acurado, é importante um levantamento de histórico detalhado, incluindo o uso recente de medicações, infecções recentes e histórico de infecções crônicas (como hepatites B e C), bem como outros diagnósticos prévios, especialmente de doenças do colágeno e autoimunes, como lúpus eritematoso sistêmico e artrite reumatoide. Muitos dos sintomas descritos acima também podem estar presentes em neoplasias e, especialmente em indivíduos mais velhos, estas devem ser suspeitadas e pesquisadas.

Os exames laboratoriais são úteis para a detecção de outras lesões orgânicas. A avaliação laboratorial básica deve incluir:

- hemograma;
- função renal e urina tipo 1;
- enzimas hepáticas e sorologia para hepatites virais;
- velocidade de hemossedimentação;
- enzimas musculares;
- RX de tórax;
- ECG;
- fator antinuclear (FAN);
- complemento;
- anticorpo anticitoplasma de neutrófilo (ANCA): inicialmente, solicita-se a imunofluorescência, na qual o padrão citoplasmático (c-ANCA) é sugestivo de granulomatose com poliangiite, enquanto o padrão perinuclear (p-ANCA) está presente nas outras vasculites associadas ao ANCA e a outras condições clínicas. O padrão à imunofluorescência pode ser confirmado com a solicitação de ELISA para os antígenos específicos, sendo o padrão c-ANCA correspondente a anticorpos anti-protease 3 (PR3-ANCA), e o padrão perinuclear, a anticorpos antimieloperoxidase (MPO-ANCA);

- biópsia: essencial para o diagnóstico; o tecido a ser biopsiado deve estar envolvido pela doença.

Deve-se considerar, ainda:

- eletroneuromiografia: avaliação de sintomas musculares, bem como de sintomas neuropáticos periféricos;
- imagem vascular, como angiotomografia, ângio-RNM ou arteriografia;
- PET-CT.

Outros exames podem ser necessários para excluir outras causas, sendo o diagnóstico diferencial extenso. Citam-se:

- displasia fibromuscular;
- êmbolos de colesterol;
- mixoma atrial com embolia;
- endocardite infecciosa;
- neoplasias;
- aneurisma micótico com embolização;
- bacteriemia;
- infecção por riquétsias;
- ergotismo (afeta vasos de pequeno e médio calibres);
- púrpura trombocitopênica;
- vasculopatia induzida por radiação;
- neurofibromatose;
- coarctação de aorta;
- vasculite livedoide (livedo reticular);
- acidente com aracnídeos (*Loxosceles* sp.);
- drogas ilícitas;
- doenças congênitas do colágeno, como síndrome de Marfan, síndrome de Ehlers-Danlos;
- aterosclerose;
- vasoespasmo;
- infecções virais: algumas podem causar vasculite de pequenos e médios vasos (p. ex., hepatites B e C, HIV, citomegalovírus, vírus Epstein-Barr, parvovírus B19).

Em muitos casos, retardo no tratamento pode levar a lesões orgânicas irreversíveis. Geralmente, são necessários corticosteroides e imunossupressores, o que pode gerar morbidade e mortalidade tardias relacionadas à terapêutica, bem como deve se dar atenção à saúde óssea.

VASCULITES DE GRANDES VASOS

POLIMIALGIA REUMÁTICA E ARTERITE DE CÉLULAS GIGANTES

São sintomas da doença a dor e a rigidez nas cinturas pélvica e escapular e na região cervical, com aumento das provas de atividade inflamatória, especialmente velocidade de hemossedimentação.

A polimialgia reumática pode estar associada à arterite de células gigantes, mas é 2-3 vezes mais comum. Ocorre em 50% dos pacientes com arterite de células gigantes, mas apenas 15-30% dos pacientes com polimialgia reumática têm essa doença.

Acomete adultos com idade > 50 anos, sendo a média de idade ao início da doença de 70 anos. É mais comum em descendentes de europeus.

Definição

Vasculites granulomatosas de grandes vasos que acometem indivíduos com idade > 50 anos.

Quadro clínico

Tem prevalência de 2 mulheres para cada homem.

Polimialgia reumática

- Sintomas constitucionais: astenia, depressão, mal-estar, anorexia, perda de peso, sudorese e febre (deve ser incluída no diagnóstico diferencial das febres de origem indeterminada e síndromes consumptivas no idoso).
- Rigidez em quadril e ombros, com duração > 30 minutos.
- Dor: 70-95% dos pacientes apresentam dor nos ombros, características mistas inflamatórias e mecânicas e interferência no sono; mialgias são comuns e proeminentes.
- Sinovite não erosiva de joelhos, punhos, metacarpofalângicas: há limitação à amplitude de movimento relacionada com sinovite, edema e tenossinovite.

Arterite de células gigantes

- Polimialgia reumática (40%).
- Arterite de grandes vasos (10-15%), com quadro clínico dependendo do vaso acometido: subclávia, com claudicação de membro superior; ilíaca/femoral, com claudicação de membro inferior; arco aórtico, com parestesias, claudicação, Raynaud; artéria pulmonar, com tosse, hemoptise, dor torácica; artéria renal, com hipertensão.
- Arterite craniana (70%): cefaleia com dor à palpação da artéria temporal enrijecida e claudicação de mandíbula; diplopia; neurite óptica com amaurose fugaz/permanente em 15-20%.
- Febre de origem indeterminada.

Sinais de alarme

- Pesquisar sintomas oculares e cerebrovasculares.
- Examinar todos os pulsos.
- Pode tratar-se de síndrome paraneoplásica.

Diagnóstico diferencial

- Artrite reumatoide.
- Tendinite.
- Bursite.
- Fibromialgia.
- Hipotireoidismo.
- Doença de Parkinson.
- Arterite de células gigantes.
- Endocardite infecciosa.
- Outras vasculites.
- Miopatias inflamatórias.
- Neoplasias e síndromes paraneoplásicas.
- Hiperparatireoidismo.
- Depressão.

Critérios classificatórios

Polimialgia reumática (American College of Rheumatology)

Os critérios diagnósticos (Tabela 1) devem ser aplicados nos pacientes com idade ≤ 50 anos, com dor em ombros bilateral de início < 12 semanas e aumento das provas de atividade inflamatória.

Tabela 1 Critérios diagnósticos de polimialgia reumática do American College of Rheumatology, de 2012

Características	Pontos sem USG (0-6)	Pontos com USG (0-8)
Rigidez matinal > 45 minutos	2	2
Dor no quadril ou limitação de movimentação	1	1
Fator reumatoide ou anti-CCP negativos	2	2
Ausência de outra articulação envolvida	1	1
Pelo menos 1 ombro com bursite subdeltóidea e/ou tenossinovite bicipital e/ou sinovite glenoumeral (tanto axilar quanto posterior) e pelo menos 1 quadril com sinovite e/ou bursite trocantérica	NA	1
Ambos os ombros com bursite subdeltóidea, tenossinovite biciptal ou sinovite glenoumeral	NA	1

Diagnóstico sugerido se: pontuação ≥ 4 sem USG ou pontuação ≥ 5 com USG.

Arterite de células gigantes

O diagnóstico baseia-se na presença de 3 dos 5 critérios do American College of Rheumatology a seguir:

- idade ≥ 50 anos;
- cefaleia de início recente;
- sensibilidade ou pulso diminuído em território de artéria temporal;
- velocidade de hemossedimentação > 50 mm/h;
- biópsia demonstrando arterite necrotizante com predomínio de mononucleares ou processo granulomatoso com células gigantes multinucleadas.

Laboratório

- Anemia normo/normo e trombocitose reativa.
- Enzimas hepáticas podem estar elevadas na polimialgia.
- Velocidade de hemossedimentação normalmente > 50 mm (80-100 mm), mas pode ser normal em 25% dos casos.
- Proteína C-reativa (PCR) alta, pode ser mais sensível que a velocidade de hemossedimentação.
- Hematúria microscópica.
- C3 e C4 podem estar elevados.
- FAN pode ser positivo, bem como anticardiolopina.
- Fator reumatoide e anticorpo citrulinado cíclico (anti-CCP) tipicamente negativos.
- USG da artéria temporal alterada em 93% dos pacientes com biópsia sugestiva de arterite de células gigantes.
- Sinal do halo com alta especificidade.

Biópsia

Biopsiar segmento de 3-5 cm da artéria temporal, pois o padrão de acometimento costuma ser salteado (a positividade chega a 60-80%). A biópsia deve ser feita até 2 semanas após o início do corticosteroide. Infiltração granulomatosa na artéria média vascular, com destruição da lâmina elástica.

Tratamento

Polimialgia reumática

Iniciar com prednisona, 12,5-25 mg, e mantendo até remissão dos sintomas. Inicia-se redução lenta e gradual da dose de corticosteroide, mas pode ser necessário manter doses baixas por longos períodos. Metotrexato pode ser utilizado como agente poupador de corticosteroides. Como a previsão de uso de corticosteroides é longa, deve-se estimular medidas de osteoproteção, suplementar cálcio e vitamina D e considerar uso de bisfosfonatos.

Arterite de células gigantes

Se houver perda visual, utilizar pulso de metilprednisolona; caso contrário, iniciar prednisona, 1 mg/kg/dia, em 2 doses; manter até a melhora clínica e a normalização dos marcadores de atividade inflamatória; então, iniciar o desmame.

Metotrexato pode ser utilizado como agente poupador de corticosteroides. Juntamente com os corticosteroides, outros agentes imunossupressores estão sendo estudados, como imunobiológicos inibidores de IL-6.

Prognóstico

Polimialgia reumática

Entre 29 e 45% dos pacientes com polimialgia reumática não respondem adequadamente aos corticosteroides em 3-4 semanas. Recidivas e dependência de corticosteroides são comuns.

Arterite de células gigantes

Progride até o tratamento. Conhecida como doença de surto único, que pode demorar meses a anos, a doença persistente também pode ser comum.

ARTERITE DE TAKAYASU

Definição

Vasculite granulomatosa da aorta e grandes vasos que acomete indivíduos jovens.

Epidemiologia

Acomete 8-9 mulheres para cada homem.

A média de idade ao aparecimento da doença é de 10-40 anos.

É mais comum em asiáticos (1-3 casos/1 milhão).

Quadro clínico

- Sintomas inicialmente constitucionais inespecíficos, com mal-estar, fadiga, febre, sudorese noturna, hiporexia, perda de peso e mialgias. Pode ser confundido com quadro infeccioso, retardando o diagnóstico.
- Pele apresenta eritema nodoso e pioderma gangrenoso.
- Aparecimento de sintomas vasculares, seja de estenose e oclusão, ou de dilatação.
- Observam-se pulsos assimétricos, com diferença de PA > 10 mmHg entre os membros superiores.
- Presença de artralgias e mialgias em 50% dos casos.
- Estão presentes os seguintes sintomas vasculares:
  - carótida comum: AVC e acidente isquêmico transitório (AIT), alterações visuais, cefaleia, convulsões e demência;
  - artéria vertebral: vertigem, diplopia, disfagia, disartria;
  - subclávia (85-95%): claudicação em membros superiores, ausência de pulsos, sopros subclávios;
  - arco aórtico: regurgitação aórtica;
  - artéria pulmonar: hipertensão pulmonar, hemoptise;
  - coronárias: angina;
  - artéria mesentérica: dor abdominal, diarreia, sangramentos;
  - artéria renal: hipertensão renovascular (30-80%);
  - artéria ilíaca: claudicação em membros inferiores, ausência de pulsos.

Diagnóstico diferencial

- Arterite de células gigantes.
- Arterite de Kawasaki.
- Aortite relacionada a infecção, outras doenças autoimunes.
- Síndromes de Marfan e Ehlers-Danlos.
- Coarctação de aorta.
- Displasia fibromuscular.

Critérios classificatórios

Devem ser preenchidos 3 dos 6 critérios (American College of Rheumatology) a seguir:

- idade de início ≤ 40 anos;
- claudicação de extremidades;
- diminuição do pulso braquial;
- diferença de PA entre os membros > 10 mmHg;
- sopro na subclávia ou no ramo da aorta;
- anormalidade na arteriografia.

Laboratório

Anemia normo/normo e trombocitose reativa; albumina baixa; velocidade de hemossedimentação e PCR geralmente altos.

Exames de imagem

- RX: ectasias vasculares, alargamento do mediastino.
- USG com Doppler: vem sendo estudada para qualificar atividade de doença.
- Angiografia: é o padrão-ouro, observam-se estenoses segmentares, com ou sem ponto de oclusão.
- Ângio-TC/RNM: complementam informações sobre a luz com informações sobre o acometimento da parede do vaso, principalmente com a RNM; úteis para acompanhamento clínico. Deve-se considerar repetir o exame quando o paciente estiver estável clinicamente, pois pode haver atividade da doença mesmo com provas de atividade inflamatória normais.
- Ecocardiograma: para observar valva aórtica e aorta proximal.
- PET-*scan*: áreas de aumento da captação do radiofármaco têm correlação com áreas acometidas na RNM,

podendo ser mais sensível que esta para detectar a inflamação segmentar das artérias. Não tem papel definido nos pacientes já em tratamento.

Biópsia

Na fase inflamatória, observam-se panarterite focal salteada, inflamação na adventícia e na parte de fora da média e infiltração da média por linfócitos e células gigantes, com espessamento da íntima.

Em uma fase tardia, observa-se fibrose com destruição da lâmina elástica.

Tratamento

A monitorização do tratamento não segue padrões definidos, devendo ser considerados fatores clínicos, laboratoriais e dados de imagem.

Cerca de 50% dos casos remitem apenas com corticosteroides (prednisona, 1 mg/kg/dia).

Metotrexato geralmente é usado para poupar o uso de corticosteroides, na dose de 15-25 mg/semana. Também podem ser utilizados azatioprina, 2 mg/kg/dia, leflunomida e micofenolato de mofetila.

- Dentre os imunobiológicos, podem ser considerados agentes anti-TNF e tocilizumabe.
- Estatinas e controle da hipertensão.
- Medidas de osteoproteção; suplementação de cálcio e vitamina D; e considerar bisfosfonatos.

Prognóstico

Sobrevida de 80-95% em 5 anos. O prognóstico depende das complicações e pode cursar com recidivas e remissões. É difícil obter sucesso no tratamento sem protocolo de acompanhamento clínico/imagem bem definido.

DOENÇA DE BEHÇET

Definição

- Vasculite caracterizada por úlceras mucocutâneas recorrentes, inflamação ocular e manifestações sistêmicas.

Quadro clínico

Acomete principalmente jovens, com média de idade de 25-30 anos. No Ocidente, é mais comum em mulheres.

Costuma ser mais frequente em países do Mediterrâneo e do Oriente Médio, e em descendentes desses países.

Apresenta-se com úlceras aftosas dolorosas. As úlceras genitais deixam cicatrizes.

Na pele, observam-se eritema nodoso, pseudofoliculite, lesões pústulo-papulosas e nódulos acneiformes; em casos de patergia/hiperirritabilidade da pele, deve-se aplicar uma agulha de 20 G perpendicularmente à pele em profundidade de 5 mm. O teste é considerado positivo quando, após 24-48 horas, verifica-se pápula ou pústula > 2 mm de diâmetro.

Apresenta como sintomas oculares: hipópio, uveíte (posterior, anterior ou panuveíte com vasculite retiniana).

Fadiga, hiporexia, perda de peso e febre também são observados.

Mono ou oligoartrite não erosiva de grandes articulações também são observadas.

No sistema vascular, observam-se aneurismas decorrentes de vasculite dos *vasa vasorum*, vasculite da artéria pulmonar com hemoptise por fístula arteriobrônquica, tromboflebites, síndrome de Budd-Chiari, tromboembolismo pulmonar e trombose venosa central. A doença pode envolver vasos de qualquer tamanho, bem como os sistemas venoso e arterial.

Os sintomas neurológicos são meningite asséptica e lesões parenquimatosas semelhantes ao AVC, lesões vasculares de SNC, incluindo trombose venosa central, hipertensão intracraniana.

As lesões do sistema nervoso central são detectáveis à RNM, com padrão de lesões parenquimatosas agudas e subagudas e crônicas. O LCR pode mostrar aumento da celularidade e da proteinorraquia.

No sistema gastrointestinal, observam-se úlceras em ceco e íleo, com risco de sangramento e perfuração, além de dor abdominal.

No sistema geniturinário, observa-se epididimite.

Diagnóstico diferencial

- HIV.
- Medicações.
- Doença inflamatória intestinal.
- Lúpus eritematoso sistêmico.
- Doença celíaca.
- Deficiências vitamínicas (B1, B2, B6, B12).
- Síndrome MAGIC.
- Doenças hematológicas (neutropenia cíclica, neutropenia familiar benigna, síndrome Sweet).

Critérios classificatórios

São considerados critérios necessários, baseados no International Study Group: úlceras orais recorrentes e úlceras aftoides idiopáticas observadas pelo médico ou pelo paciente, recorrentes por pelo menos 3 episódios nos últimos 12 meses, acrescido de 2 dos seguintes fatores:

- úlceras genitais recorrentes;
- lesões oculares: uveíte anterior ou posterior ou vasculite retiniana;
- lesões cutâneas: eritema nodoso, lesões pápulo-pustulosas, pseudofoliculite, lesões acneiformes;

- teste da patergia positivo em 24-48 horas.

Laboratório

- Anemia normo/normo e trombocitose reacional.
- Velocidade de hemossedimentação e proteína C--reativa elevadas.
- Creatinina pode estar um pouco elevada.

Biópsia

- Vasculite leucocitoclástica.
- Infiltrado linfocítico perivascular.
- Necrose fibrinoide da parede vascular.
- Infiltrado neutrofílico em lesões agudas e no teste de patergia.

Tratamento

Para úlceras, recomenda-se corticosteroide e/ou tópico (colchicina, 0,5-1,5 mg/dia). Para úlceras orais isoladas, corticosteroides tópicos como triancinolona em orabase. Azatioprina, 2,5 mg/kg/dia, ou ciclosporina podem ser utilizadas para manifestações oculares, articulares ou mucocutâneas. Ciclofosfamida pode ser considerada para fenômenos vasculares e neurológicos. Estudos observacionais sugerem que agentes anti-TNF podem ser úteis.

Deve-se fazer a anticoagulação se houver eventos tromboembólicos.

Prognóstico

Curso variável com exacerbações e remissão; o prognóstico é pior em mais jovens, homens e orientais.

VASCULITES DE MÉDIOS VASOS

POLIARTERITE NODOSA SISTÊMICA

Definição

Vasculite necrotizante sistêmica de pequenos e médios vasos.

Epidemiologia

Apresenta sintomas sistêmicos com envolvimento renal, articular, na pele, nos músculos, nos nervos e no trato gastrointestinal. Tende a poupar os pulmões.

A doença pode ser limitada à pele, principalmente em crianças (poliarterite nodosa cutânea).

Tem prevalência de 2-33 casos/1 milhão, sendo maior em áreas endêmicas para infecção por hepatite B.

Acomete 1,5 homem:1 mulher.

Observa-se associação com hepatite B, hepatite C, HIV e leucemia de células pilosas.

Quadro clínico

Tem início inespecífico, com mal-estar, astenia, hiporexia, perda de peso e febre.

Observam-se mialgias e artralgias, com artrite assimétrica de predomínio em membros inferiores.

Neuropatia periférica com padrão de mononeurite múltipla, mais frequente em membros inferiores, sensitiva e motora.

Na pele, observam-se nódulos eritematosos, púrpura, livedo, úlceras e bolhas.

No trato gastrointestinal, manifestam-se dor abdominal, vasculite mesentérica com dilatações aneurismáticas e isquemia levando a angina mesentérica, má absorção e perda de peso.

Nos olhos, encontra-se vasculite retiniana, com infiltrados algodonosos e descolamento.

Vasculite coronária pode ocorrer; infarto, por sua vez, é raro.

Nos rins, pode ocorrer isquemia renal, sem inflamação ou necrose; há perda de função renal e hipertensão por ativação do sistema renina-angiotensina-aldosterona. A análise urinária é normal, podendo haver proteinúria mínima, sem cilindros.

Nos músculos, observam-se mialgias e fraqueza.

No sistema geniturinário, ocorre orquite/dor testicular em 10% dos pacientes (o testículo pode ser bom alvo para biópsia).

Diagnóstico diferencial

Doenças infecciosas: endocardite infecciosa e outras bacteriemias, aneurisma micótico com embolização distal, hepatite B, hepatite C e HIV.

Outras condições que mimetizam vasculite de médios vasos, como aterosclerose, doenças embólicas ou trombóticas, displasia fibromuscular, ergotismo, fibrose por radiação e outras causas de hipertensão secundária.

Outras vasculites sistêmicas: granulomatose com poliangiite, poliangiite microscópica, granulomatose eosinofílica, vasculite por IgA, vasculite crioglobulinêmica, vasculite induzida por drogas, outras doenças do tecido conjuntivo.

Critérios classificatórios

Deem ser preenchidos 3 dos 10 critérios (American College of Rheumatology) a seguir:

- perda de peso inexplicada > 4 kg;
- livedo reticular;
- dor ou sensibilidade testicular;
- mialgias (excluir cintura pélvica e escapular) ou fraqueza muscular;
- mono ou polineuropatia;

- hipertensão recente com pressão diastólica > 90 mmHg;
- aumento dos níveis de ureia (> 40 mg/dL) ou creatinina (> 1,5 mg/dL);
- evidência de infecção pelo vírus da hepatite B;
- anormalidades arteriográficas não justificáveis por doença não inflamatória;
- biópsia de artéria de médio ou pequeno calibre com células polimorfonucleares.

Laboratório

- Anemia normo/normo, leucocitose com eosinofilia ocasional e trombocitose.
- Albumina baixa.
- Velocidade de hemossedimentação e proteína C-reativa elevadas.
- Sorologia para hepatite B positiva em > 10% dos casos.
- Creatinina pode estar elevada.
- p-ANCA em 20-25% (MPO).
- Na angiografia: observam-se estenoses e dilatações aneurismáticas, especialmente em rins, fígado e mesentério.

Biópsia

A doença caracteriza-se pela inflamação (polimorfonucleares e mononucleares) transmural de artérias musculares, e não envolve veias. Deve-se solicitar a biópsia do órgão afetado, guiando o sítio por sintomas (pele, músculo, nervo e testículo). A biópsia deve ser profunda, incluindo epiderme, derme, gordura subcutânea e músculo.

Tratamento

Poliarterite nodosa sem hepatite B (idiopática)

- Leve:
  - remissão em 50% dos casos com corticosteroides isolados;
  - iniciar prednisona, 1 mg/kg/dia, por 4 semanas, com desmame lento, até suspender em cerca de 9 meses;
  - podem ser utilizados metotrexato, azatioprina e micofenolato de mofetila.
- Moderada a grave:
  - corticosteroides em altas doses: pulso de 1 g de metilprednisolona, por 3-5 dias, se houver neuropatia progressiva, seguido de prednisona, 1 mg/kg/dia. Podem ser utilizados metotrexato, azatioprina e micofenolato de mofetila;
  - ciclofosfamida se houver sinais de gravidade ou má resposta aos corticosteroides: utilizar 600-750 mg/m²/mês por 6-9 meses, trocando para azatioprina ou metotrexato até tratamento total de 18 meses;
  - tratar hipertensão com inibidores da enzima conversora de angiotensina (iECA);
  - considerar profilaxia de osteoporose induzida por corticosteroides caso o tratamento seja prolongado;
  - profilaxia *Pneumocystis jirovecii*;
  - informar o paciente acerca do risco de falência ovariana com ciclofosfamida.

Poliarterite nodosa com hepatite B (Capítulos 119 e 120)

Deve-se tratar a infecção conforme as diretrizes atuais, com possibilidade de uso de corticosteroides e/ou plasmaférese nas primeiras semanas para controle das manifestações da PAN.

Prognóstico

A sobrevida em 5 anos é de 80%, sendo que a maioria dos casos de morte acontece nos primeiros 18 meses.

Diferentemente da poliarterite nodosa cutânea, tende a ser doença de surto único, de duração de até 2 anos, com indicação de se suspender a terapêutica após 18 meses de tratamento total.

POLICONDRITE RECIDIVANTE

Definição e epidemiologia

Inflamação episódica recidivante imunomediada das estruturas cartilaginosas, levando a destruição tecidual imunomediada.

Acomete igualmente homens e mulheres com média de idade de 40-50 anos.

Quadro clínico

Condrite auricular é o sintoma inicial mais comum, poupando o lobo da orelha; nas recorrências, pode produzir deformidades (p. ex., orelha em "couve-flor")

A inflamação ocular pode manifestar-se como esclerite, episclerite, conjuntivite, irite e ceratite ulcerativa.

Os sintomas nasais são obstrução, rinorreia e epistaxe; além de condrite nasal, que pode levar a nariz em sela.

Ocorrem, também, alterações cartilaginosas na árvore respiratória, com acometimento da laringe com roquidão e envolvimento traqueobrônquico com estridores, sibilância, estenoses e colapso das vias aéreas.

Cerca de 70% dos pacientes apresenta poliartrite migratória assimétrica não erosiva; com envolvimento típico de articulações paraesternais (esternoclavicular, costocondral e manubrioesternal).

Fadiga e astenia são proeminentes, podendo ser causa de febre de origem indeterminada.

Pode haver mielodisplasia.

Na pele, observam-se manifestações inespecíficas, como eritema nodoso, pioderma gangrenoso e vasculite leucocitoclástica.

As manifestações cardíacas podem englobar insuficiência aórtica ou mitral, bloqueios atrioventriculares, pericardite, roturas valvares e aneurisma de aorta.

Diagnóstico diferencial

- Granulomatose com poliangiite.
- Sífilis.
- Síndrome MAGIC (sobreposição de doença de Behçet e policondrite recidivante).
- Outras doenças autoimunes.
- Síndrome mielodisplásica e neoplasias.

Critérios classificatórios

Devem estar presentes ao menos 3 dos 6 critérios (critérios de McAdam modificados) a seguir:

- condrite auricular bilateral;
- poliartrite não erosiva soronegativa;
- condrite nasal;
- inflamação ocular (conjuntivite, ceratite, esclerite/episclerite, uveíte);
- condrite da árvore brônquica (laringe ou traqueia);
- disfunção coclear ou vestibular (perda auditiva neurossensorial, zumbido ou vertigem).

Se estiver presente ao menos 1 critério com confirmação histológica ou condrite de ≥ 2 sítios anatômicos com resposta a corticosteroides ou dapsona também estará estabelecido o diagnóstico.

Laboratório

- Anemia normo/normo, leucocitose ou trombocitose.
- Velocidade de hemossedimentação: elevada.
- Hipergamaglobulinemia.
- Fator antinuclear (FAN): positivo em 15-25% dos pacientes, homogêneo ou pontilhado fino.
- Anticorpo anticolágeno tipo II: está presente em outras doenças imunomediadas como artrite reumatoide e pode estar presente na policondrite recidivante.
- Fator reumatoide: positivo em 20% dos casos.
- ANCA – embora possa estar presente, sua relevância e associação com vasculite ainda são controversas.
- Prova de função pulmonar: apresenta padrão obstrutivo quando há acometimento respiratório.
- TC: observam-se estenoses ou malácia das estruturas (deve-se pedir uma de base para o diagnóstico).
- RNM de traqueia/laringe.
- Broncoscopia.
- Ecocardiografia: deve ser rotina para buscar alterações cardíacas.

Tratamento

Não há evidências de alta qualidade para guiar o tratamento da policondrite recidivante. O objetivo do tratamento é diminuir a sintomatologia e preservar a integridade das estruturas cartilaginosas. Caso não haja envolvimento orgânico mais grave, podem ser utilizados AINH e podem ser tentados inicialmente por períodos curtos. Na sua falha, indicam-se coricosteroides. O tratamento padrão é corticoterapia sistêmica com prednisona, 20-60 mg/dia na fase aguda, mantendo 5-25 mg/dia na fase de manutenção. Exacerbações graves podem requerer doses maiores ou pulsoterapia. Outras medicações já utilizadas para o controle de sintomas e progressão da doença incluem dapsona, 25-200 mg/dia; azatioprina; metotrexato, 7,5-22,5 mg/semana; ciclofosfamida; e ciclosporina. Existem relatos de caso com uso de imunobiológicos.

Alguns procedimentos cirúrgicos podem ser considerados, de acordo com a presença de manifestações de vias aéreas e cardíacas.

Imunizações devem ser indicadas.

Prognóstico

A mortalidade está relacionada a obstrução de vias aéreas, acometimento cardíaco ou problemas decorrentes da imunossupressão. Encontra-se sobrevida de 74% em 5 anos e de 55% em 10 anos. Os marcadores de mau prognóstico são envolvimento valvar e diagnóstico em idade precoce.

▪ VASCULITES DE PEQUENOS VASOS

VASCULITES ASSOCIADAS AO ANCA

Categoria distinta de doenças que afetam vasos de médio e pequeno calibres e são caracterizadas pela presença de ANCA, acometendo 50-80% desses pacientes. São elas: granulomatose com poliangiite, poliangiite microscópica e granulomatose eosinofílica com poliangiíte. Apesar das diferenças em relação ao quadro clínico dessas doenças, seu tratamento é realizado de maneira semelhante. Para indução da remissão em quadros graves, ameaçadores à vida, ciclofosfamida e rituximabe têm eficácia semelhante e plasmaférese está indicada em falência renal progressiva ou hemorragia alveolar difusa. Para quadros menos dramáticos, utilizam-se corticosteroides combinados com micofenolato de mofetila ou azatioprina. O tratamento de manutenção pode ser feito com corticosteroides em baixas doses associados a azatioprina, micofenolato de mofetila ou rituximabe, devendo ser mantido por pelo menos 24 meses após a remissão ter sido atingida. O tratamento sugerido é descrito na Figura 1.

Granulomatose eosinofílica com poliangiite (síndrome de Churg-Strauss)

Definição

- Vasculite granulomatosa de pequenos e médios vasos com granulomas extravasculares e eosinofilia.
- Associação com p-ANCA.
- Rinossinusite crônica.

Fases clínicas

Desenvolve-se em fases sequenciais, nem sempre distintas com clareza:

- fase prodrômica, da 2ª à 3ª décadas de vida: doença atópica, rinite alérgica, pólipos nasais, asma;
- fase eosinofílica: eosinofilia no sangue periférico e infiltrados em múltiplos tecidos; pode haver opacidades pulmonares e asma ou gastroenterite eosinofílica;
- fase vasculítica, da 3ª à 4ª décadas de vida: geralmente, inicia-se 8-10 anos após o início da fase prodrômica, com sintomas constitucionais que precedem a instalação de vasculite sistêmica grave.

Quadro clínico

Observam-se fadiga, hiporexia, perda de peso, febre, sudorese noturna.

Poliartralgia migratória, mialgia, artrite, fraqueza muscular também podem ocorrer.

Na pele, observam-se púrpura palpável, nódulos subcutâneos e livedo reticular.

Entre os sintomas neurológicos, há neuropatia periférica, geralmente mononeurite múltipla, em 75% dos pacientes.

Cerca de 50% das mortes relacionadas à doença são devidas ao acometimento cardíaco, com miocardite e vasculite coronária; também pode haver derrame pericárdico com pericardite constritiva.

Observa-se asma em > 95% dos casos, que piora após o aparecimento da vasculite; além de infiltrados pulmonares transitórios em 30-70%, especialmente durante a fase eosinofílica; e também derrame pleural eosinofílico (30%), nódulos e hemorragia alveolar.

Em vias aéreas superiores e orelhas, observam-se otite, rinite alérgica, obstrução nasal, sinusite recorrente e polipose nasal.

Há risco aumentado de fenômenos tromboembólicos.

No sistema gastrointestinal, pode haver gastroenterite eosinofílica, com dor abdominal, diarreia e sangramentos; além de vasculite mesentérica.

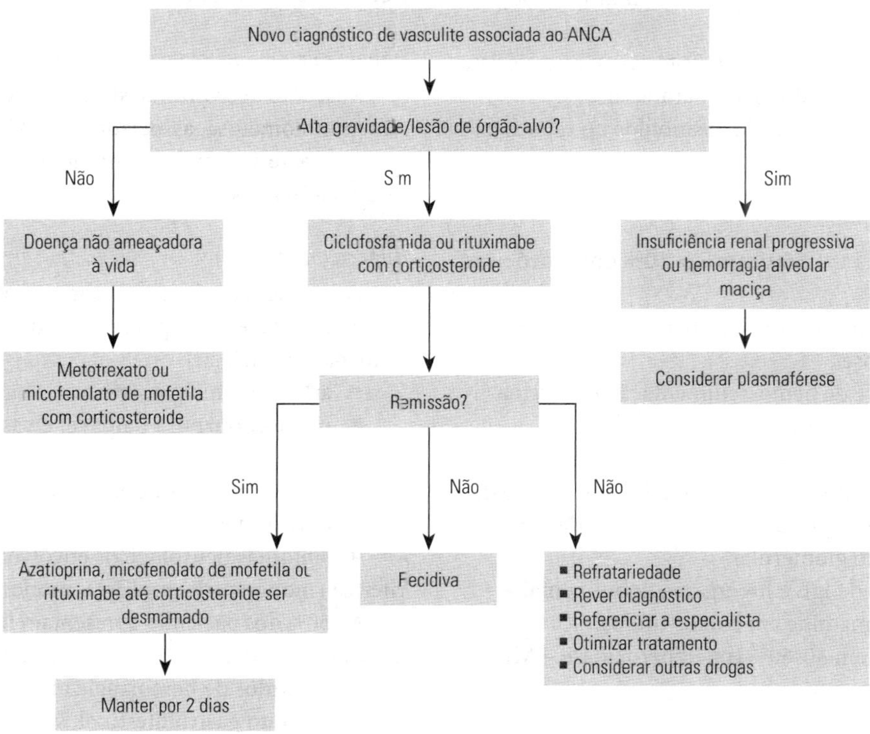

Figura 1 Algoritmo de tratamento das vasculites associadas ao ANCA. Adaptada de Yates M, Watts RA, Bajema IM, Cid MC, Crestani B, Hauser T. et al. EULAR/ERA-EDTA recommendations for the management of ANCA-associated vasculitis. Ann Rheum Dis. 2016;0:1-12.

Observam-se glomerulonefrite segmentar e focal, necrotizante, com crescentes, em 5% dos pacientes; insuficiência renal aguda, proteinúria e hematúria; e hipertensão em 10-30% dos casos.

Linfadenopatia acomete 30-40% dos doentes.

Diagnóstico diferencial

- Hipereosinofilia: infecções, especialmente helmínticas; fungos; HIV; anormalidades hematológicas, como síndrome hipereosinofílica, mastocitose sistêmica, leucemia eosinofílica e linfoma; alergias; e insuficiência adrenal.
- Asma.
- Pneumonia eosinofílica (não afeta outros órgãos que não o pulmão).
- Aspergilose broncopulmonar.
- Vasculites de pequenos vasos relacionadas ao ANCA: granulomatose com poliangiite, granulomatose eosinofílica com poliangiite (Churg-Strauss), vasculite crioglobulinêmica, púrpura de Henoch-Schönlein, doença de Behçet e doença inflamatória intestinal.

Critérios classificatórios

Devem ser preenchidos 4 dos 6 critérios (American College of Rheumatology) a seguir:

- asma: histórico de sibilância ou ausculta compatível;
- eosinofilia > 10% do total de leucócitos;
- mono (incluindo mononeurite múltipla) ou polineuropatia;
- opacidades pulmonares transitórias ou migratórias;
- anormalidades dos seios paranasais;
- biópsia demonstrando eosinófilos no espaço extravascular.

Laboratório

- Eosinofilia > 1.500/mm^3 (> 10% dos leucócitos totais).
- Anemia normo/normo, leucocitose com eosinofilia e trombocitose.
- Velocidade de hemossedimentação e proteína C-reativa (PCR) elevadas.
- C3 e C4 normais a altos.
- Creatinina pode estar elevada (85% dos casos).
- Hematúria e proteinúria são observadas se houver acometimento glomerular.
- Aumento de IgE e hipergamaglobulinema.
- Fator reumatoide em baixos títulos.
- p-ANCA em 40-60% (mieloperoxidase – MPO).

Outros exames

- RX do tórax: observam-se anormalidades transitórias segmentares em 75% dos casos, opacidades variadas, hemorragia alveolar, nódulos e cavitações e derrame pleural.
- Prova de função pulmonar: apresenta padrão obstrutivo.
- Lavado broncoalveolar: objetiva descartar neoplasia e infecções e avaliar a presença de eosinófilos; biópsias transbrônquicas geralmente não são úteis.
- ECG e ecocardiograma: para avaliar a presença de sinais de miocardite, pericardite e valvopatias.
- RNM miocárdica com gadolínio: objetiva avaliar o acometimento endomiocárdico.

Biópsia

Observam-se infiltrado eosinofílico, eosinófilos fora do vaso, granulomas necrotizantes.

O tratamento sistêmico deve ser acrescido de agentes inalatórios, conforme manejo habitual para asma (Capítulo 99). O grau de evidência para o tratamento da granulomatose eosinofílica com poliangiite é menor e atualmente a possibilidade de uso de agentes anti-Il-5 (mepolizumabe, reslizumabe) vem sendo estudada e considerada.

Prognóstico

A mortalidade está relacionada principalmente a causas cardíacas.

Poliangiite microscópica

Definição e epidemiologia

Vasculite necrotizante sistêmica de pequenos vasos, não granulomatosa, associada ao p-ANCA.

Acomete 1,8 mulher:1 homem; com média de idade de 30-50 anos.

Quadro clínico

A apresentação pode ser abrupta ou insidiosa, com:

- fadiga, febre, hiporexia, perda de peso, sudorese noturna e calafrios;
- artralgia, mialgia, artrite;
- na pele, púrpura palpável e vasculite leucocitoclástica;
- úlceras orais, dor de garganta e sinusite;
- episclerite;
- sintomas neurológicos envolvem neuropatia periférica (mononeurite múltipla, mononeuropatia);
- 50% dos pacientes apresentam hemorragia alveolar; e pode ocorrer fibrose intersticial decorrente de episódios repetidos de hemorragia alveolar;
- no trato gastrointestinal, são relatadas dor, diarreia e hepatomegalia;

- como manifestação renal, pode ocorrer glomerulonefrite rapidamente progressiva.

Diagnóstico diferencial

- Síndrome pulmão-rim: síndrome de Goodpasture, granulomatose com poliangiite, lúpus eritematoso sistêmico, púrpura de Henoch-Schönlein e vasculite urticariforme.
- Vasculites de pequenos vasos relacionadas ao ANCA: granulomatose com poliangiite, granulomatose eosinofílica com poliangiite (Churg-Strauss), vasculite crioglobulinêmica, púrpura de Henoch-Schönlein, doença de Behçet e doença inflamatória intestinal.

Critérios classificatórios

Devem estar presentes 3 dos 6 critérios a seguir:

- púrpura palpável;
- angina abdominal;
- sangramento gastrointestinal;
- hematúria;
- idade ≤ 20 anos;
- excluir introdução recente de medicamentos.

Laboratório

- Anemia normo/normo, leucocitose com eosinofilia em até 14% e trombocitose.
- Albumina baixa.
- Velocidade de hemossedimentação e PCR elevadas.
- C3 e C4 normais a altos.
- Creatinina quase sempre elevada (85% dos casos).
- Hematúria e proteinúria em > 90% dos pacientes.
- p-ANCA em 60% (MPO) e c-ANCA (PR3) em 15-30%.

Biópsia

É realizada para procurar glomerulonefrite segmentar e focal com crescentes sem depósitos imunes.

Prognóstico

- Até 40% necessitam de diálise.
- Até 1/3 dos pacientes apresenta recidivas.
- A sobrevida em 5 anos é de 65-80%.

Granulomatose com poliangiite (granulomatose de Wegener)

Definição e epidemiologia

- Vasculite granulomatosa multissistêmica de pequenos vasos.
- Acomete igualmente homens e mulheres, com prevalência de 1:20.000-30.000 pessoas.

Quadro clínico

Nas vias aéreas superiores, provoca inflamação crônica, com vasculite e necrose tecidual; 50% dos pacientes apresentam-se com sinusite crônica, podendo haver rinorreia purulenta; epistaxe; inflamação e ulceração nasal e oral; otite média por inflamação da mucosa nasofaríngea e obstrução do canal auditivo; inflamação laríngea levando a rouquidão; e inflamação traqueal levando a estenose subglótica com dispneia e estridor.

Nas vias aéreas inferiores, observam-se inflamação granulomatosa crônica; tosse crônica; dispneia com pneumonite; hemoptise e hemorragia alveolar.

Há acometimento renal em 15-50% dos casos, observando-se glomerulonefrite rapidamente progressiva, lesão típica paucimune e glomerulonefrite segmentar e focal.

As manifestações musculoesqueléticas incluem artralgias, mialgias e artrite.

Febre, sudorese noturna, mal-estar, hiporexia e perda de peso também são observados.

Na pele, manifesta-se com púrpura palpável, nódulos subcutâneos e úlceras.

Nos olhos, podem ocorrer conjuntivite, dacrocistite, proptose por pseudotumor retro-orbitário, uveíte, esclerite, episclerite, neurite óptica e úlceras córneas.

Mononeurite múltipla é sua manifestação neurológica.

Diagnóstico diferencial

- Granulomatose eosinofílica com poliangiite (Churg-Strauss).
- Poliangiite microscópica.
- Infecções crônicas (tuberculose e fungos).

Critérios classificatórios

Devem ser preenchidos 2 dos 4 critérios (American College of Rheumatology) a seguir:

- inflamação nasal ou oral: úlceras nasais dolorosas ou não, descarga nasal purulenta;
- anormalidades radiográficas: nódulos, infiltrados fixos ou cavitações;
- sedimento urinário anormal: hematúria microscópica ou cilindros hemáticos;
- biópsia de artéria ou perivascular com inflamação granulomatosa.

Esses critérios foram estabelecidos antes da disponibilidade dos testes para ANCA.

Laboratório

- Anemia normo/normo, leucocitose e trombocitose reativa.

- C3 e C4 normais a altos.
- Albumina baixa.
- Velocidade de hemossedimentação e PCR elevadas.
- Creatinina elevada.
- Hematúria e proteinúria.
- c-ANCA (PR3): especificidade de 98% e sensibilidade de 30-90%.
- p-ANCA (MPO): em 10%.

Biópsia

Deve-se realizar biópsia renal ou pulmonar, que permite observar inflamação granulomatosa com infiltrado celular misto.

Prognóstico

Curso clínico com recidivas frequentes.

VASCULITE POR IGA (PÚRPURA DE HENOCH-SCHÖNLEIN)

Definição

Vasculite de pequenos vasos associada à deposição de IgA.

Epidemiologia

É a vasculite sistêmica mais comum da infância, sendo que 90% dos casos ocorrem na faixa etária pediátrica (3-15 anos).

Em adultos, não ocorre intussuscepção e há maior risco de doença renal.

É autolimitada na maioria dos casos.

Quadro clínico

Tétrade clínica: púrpura palpável sem plaquetopenia ou coagulopatia, artrite/artralgias, dor abdominal e doença renal.

Na pele, manifesta-se com vesículas eritematosas, maculares ou urticariformes que coalescem para formar equimose, petéquias e púrpura palpável.

Podem ocorrer artralgias ou artrite não erosiva de quadril, joelhos e tornozelos.

No trato gastrointestinal, há dor associada a hemorragia submucosa e edema; íleo transitório, e sangramentos.

Pode estar presente escroto agudo.

No SNC, podem ocorrer, raramente, cefaleia, convulsões, déficit ou ataxia.

Patogenia

- Vasculite leucocitoclástica imunomediada associada à deposição de imunocomplexos de IgA.
- Acometimento de pequenas veias, especialmente vênulas pós-capilares.
- À imunofluorescência, identifica-se deposição de C3, IgA e fibrina.

Diagnóstico diferencial

- Púrpuras associadas a endocardite infecciosa.
- Sepse.
- Púrpura trombocitopênica trombótica e síndrome hemolítico-urêmica.
- Leucemia.
- Coagulopatias.

Critérios classificatórios

Obrigatória presença de púrpuras palpáveis em membros inferiores + 1 entre os 4 critérios a seguir:

- dor abdominal;
- histopatologia com deposição de IgA;
- artrite ou artralgia;
- envolvimento renal.

Biópsia

Na pele, observam-se vasculite leucocitoclástica com depósito de IgA em vênulas pós-capilares, além de glomerulonefrite segmentar com crescentes e deposição mesangial de IgA.

Tratamento

O suporte clínico deve incluir hidratação, repouso, analgésicos e sintomáticos.

Deve-se considerar também terapia de substituição renal.

Os pacientes que devem ser internados são aqueles:

- com dificuldade de ingestão oral;
- com dor abdominal de forte intensidade;
- com sangramento gastrointestinal significativo;
- com alteração mental;
- com envolvimento articular com limitação à deambulação e à realização de autocuidados;
- com insuficiência renal, hipertensão ou síndrome nefrótica.

AINH devem ser administrados visando ao controle da dor articular e abdominal. Não há estudos que mostrem aumento de sangramento gastrointestinal com seu uso. São contraindicados se houver plaquetopenia ou insuficiência renal.

Corticosteroides diminuem o tempo de dor abdominal e o risco de doença renal grave. Devem ser administrados EV caso haja dificuldade de ingestão oral.

Prognóstico

Em crianças, o prognóstico é bom, com possibilidade de resolução espontânea. Para adultos, o prognóstico depende da gravidade da lesão renal.

CRIOGLOBULINEMIA

Definição

Vasculite de pequenos vasos, com 90% dos casos associados a hepatite C.

Crioglobulinemia

Crioglobulinas são imunoglobulinas que precipitam ao frio e dissolvem ao reaquecimento. Sua presença não é patognomônica de doença, podendo estar associada a diversas condições clínicas. Na vasculite crioglobulinêmica, há ativação imune relacionada à circulação das crioglobulinas, com precipitação de imunocomplexos e ativação endotelial.

- Crioglobulinemia tipo I: associada a doenças linfoproliferativas (p. ex., mieloma múltiplo, macroglobulinemia de Waldenström), quadro clínico de hiperviscosidade; observa-se IgG ou IgM monoclonal.
- Crioglobulimenia tipos II e III: associadas a vasculite:
  - tipo II: observa-se IgG policlonal e IgM monoclonal; geralmente associa-se a infecções virais crônicas (HCV principalmente; também HBV e HIV), doenças autoimunes e linfoproliferativas. 10% sem causa associada ("essencial");
  - tipo III: observa-se IgG e IgM policlonais; geralmente, associa-se a outras doenças, como lúpus eritematoso sistêmico e síndrome de Sjögren.

Quadro clínico

Observa-se púrpura palpável em 90-95% dos casos. Há livedo reticular e acrocianose.

Cerca de 10-30% dos casos exacerbam o quadro cutâneo com exposição solar.

Artrite, artralgias e mialgias também são observadas.

Neuropatia periférica é a manifestação neurológica.

Há acometimento renal em 20-30% dos casos, com glomerulonefrite proliferativa, glomerulonefrite por trombos de crioglobulinas precipitadas ou deposição de imunocomplexos. Geralmente são observadas 2,5 anos após o início da doença. O quadro clínico inclui desde hematúria microscópica com proteinúria não nefrótica até hipertensão e insuficiência renal.

Nos pulmões, pode haver hemorragia alveolar, pneumonite organizante e vasculite pulmonar.

Podem ser observadas síndrome de Raynaud e síndrome *sicca*.

Como descrito acima, as manifestações relacionadas à crioglobulinemia tipo I estão relacionadas à oclusão vascular pelos crioprecipitados, gerando isquemia digital, livedo e necrose da pele; além de sintomas relacionados a hiperviscosidade.

Diagnóstico

É feito com a presença de crioglobulinas em tubos de coleta pré-aquecidos a 37°C, sem anticoagulantes.

Em biópsia de pele, observa-se vasculite leucocitoclástica; e, às vezes, são visualizadas as crioglobulinas no interior dos vasos.

Diagnóstico diferencial

- Granulomatose eosinofílica com poliangiite (Churg-Strauss).
- Poliangiite microscópica.
- Infecções.

Laboratório

- Sorologias para hepatites B e C e HIV.
- Anemia normo/normo, leucocitose e trombocitose.
- Podem estar positivos FAN, fator reumatoide, anticorpo antirribonucleoproteína, anti-Sm, anti-Ro, anti-La e anticorpos antifosfolípides.
- Laboratório geral com função renal e urina tipo 1.
- Dosagem de complemento.

Tratamento

A infecção pelo vírus da hepatite C deve ser tratada de acordo com os protocolos atuais. Imunossupressores aumentam o risco de replicação viral, portanto a doença de base deve estar sendo tratada.

Rituximabe pode ser considerado para pacientes graves, permitindo desmame rápido de corticosteroides.

Ciclofosfamida aumenta o risco de replicação viral.

Corticosteroides devem ser iniciados com dose alta e baixar rapidamente. Indica-se pulso de metilprednisolona nos casos graves. Há posibilidade de redução relacionada com resposta do paciente ao tratamento.

BIBLIOGRAFIA

Dasgupta B, Cimmino MA, Kremers HM, Schmidt WA, Schirmer M, Salvarini C, et al. 2012 provisional classification criteria for polymialgia rheumatica: a European League Against Rheumatism/American College of Rheumatology collaborative initiative. Arthitis Rheum 2012;64(4):943-54.

Okazaki T, Shinagawa S, Mikage H. Vasculitis syndrome-diagnosis and therapy. J Gen Fam Med 2017;18(2):72-78.
Yates M, Watts RA, Bajema IM, Cid MC, Crestani B, Hauser T, et al. EULAR/ERA-EDTA recommendations for the management of ANCA-associated vasculitis. Ann Rheum Dis. 2016;0:1-12.

152 VASCULITES MEDICAMENTOSAS

Maria Helena Sampaio Favarato

LÚPUS INDUZIDO POR DROGAS

Tem prevalência semelhante entre homens e mulheres, sendo mais comum em idosos.

O risco de ocorrência dessa doença é de 15-20% dos pacientes em uso de procainamida (sem registro vigente na Anvisa), 7-13% daqueles em uso de hidralazina, e 2:1.000 pacientes que fazem uso de anti-TNF.

Cerca de 95% dos pacientes apresentam anticorpo anti-histona; não se encontram, geralmente, anticorpos mais específicos como anti-dsDNA.

O quadro clínico inclui febre, mialgias, *rash* e fotossensibilidade, além de artralgias, artrite e serosites; são incomuns acometimento renal, neurológico ou manifestações hematológicas graves.

Para o tratamento, deve-se retirar a droga desencadeante; anti-inflamatórios, corticosteroides e antimaláricos podem ser necessários por curtos períodos para resolução dos sintomas.

As drogas definitivamente associadas à doença são:

- procainamida (sem registro vigente na Anvisa);
- hidralazina;
- minociclina;
- diltiazem;
- penicilamina;
- isoniazida;
- quinidina;
- anti-TNF.

Algumas drogas são consideradas provavelmente associadas à doença:

- anticonvulsivantes;
- antitireoidianos;
- rifampicina;
- betabloqueadores;
- lítio;
- captopril;
- interferona;
- hidroclorotiazida;
- sulfassalazina;
- terbinafina;
- ticlopidina.

E as drogas a seguir são possivelmente associadas ao quadro:

- sais de ouro;
- penicilina;
- tetraciclina;
- valproato;
- estatinas;
- timolol oftálmico.

VASCULITE MEDICAMENTOSA ASSOCIADA AO ANCA

Caracteriza-se por ANCA contra mieloperoxidase (MPO), geralmente em títulos muito altos.

O quadro clínico inclui fadiga, mal-estar, artralgias, artrites, mialgias e púrpuras. As apresentações mais comuns são as cutâneas, como púrpura palpável ou exantema maculopapular – especialmente em membros inferiores.

Pode haver regressão com a retirada da droga desencadeante ou pode ser necessário tratamento imunossupressor (corticosteroides, terapia citotóxica com ciclofosfamida).

Os fármacos suspeitos são:

- propiltiouracila;
- sulfassalazina;
- D-penicilamina;
- fenitoína;
- alopurinol;
- hidralazina;
- minociclina;
- ciprofloxacino;
- clozapina;
- pantoprazol.

153 MIOPATIAS AUTOIMUNES SISTÊMICAS

Leandro Lara do Prado, Kristopherson Lustosa

As miopatias autoimunes sistêmicas (MAS) são um grupo heterogêneo de distúrbios sistêmicos que acometem primariamente a musculatura esquelética. São caracterizados por fraqueza muscular proximal e simétrica, aumento dos níveis de enzimas musculares, como CPK, aldolase, AST, ALT e DHL. Envolvimento de outros órgãos e sistemas podem ocorrer, como pulmonar, cutâneo, cardíaco e gastrointestinal.

A classificação clínica das MAS é composta pelos seguintes itens:

- polimiosite;
- dermatomiosite;
- dermatomiosite juvenil;
- miopatia associada a neoplasia;
- miopatia associada a doença autoimune;
- miopatia por corpúsculo de inclusão;
- síndrome antissintetase;
- miopatia necrotizante imunomediada.

As MAS autoimunes sistêmicas incluem, entre outras doenças, a polimiosite (PM) e a dermatomiosite (DM). Estas costumam preencher os critérios diagnósticos clássicos de Bohan e Peter (1975), sendo que o termo dermatomiosite é usado quando são observadas alterações cutâneas típicas. Quando ocorre em crianças, utiliza-se o termo dermatomiosite juvenil. Existe um subgrupo de pacientes que apresenta apenas manifestações cutâneas típicas da DM, mas com força muscular, ENMG, histologia e enzimas musculares normais, condição chamada DM amiopática.

Novos critérios classificatórios do EULAR/ACR de 2017 foram propostos para avaliar a probabilidade de um paciente ser classificado como portador de uma miopatia autoimune, por meio de um sistema de pontuações (disponível no site www.imm.ki.se/biostatistics/calculators/iim), além de classificá-lo nos subtipos de miopatia autoimune.

Achados de PM e DM também podem ser encontrados em pacientes com outras doenças do colágeno (p. ex., esclerodermia e lúpus eritematoso sistêmico) ou associados a malignidades. Essa associação é mais comum na DM e na DM amiopática do que na polimiosite. A miopatia por corpúsculo de inclusão é uma variante que geralmente acomete pacientes com idade > 50 anos, com manifestações clínicas e histológicas características. Outra entidade reconhecida é a miopatia necrotizante imunomediada, com evolução mais rápida e grave que a PM, níveis mais elevados de CPK, apresentando pouco ou nenhum infiltrado inflamatório na análise histológica e podendo ser induzida pelo uso de estatinas em indivíduos predispostos.

Embora as MAS sejam doenças raras, com incidência aproximada de 10 para cada 1 milhão de casos ao ano, elas são associadas a alta morbimortalidade. Ocorrem em todas as faixas etárias, porém com distribuição bimodal, com picos entre 10-15 anos de idade nas crianças e entre 45-60 anos nos adultos. As mulheres são 2 vezes mais acometidas que os homens, com exceção da miopatia por corpúsculo de inclusão, com predominância do sexo masculino.

MANIFESTAÇÕES CLÍNICAS

Sinais e sintomas

Tipicamente, ocorre fraqueza muscular bilateral e simétrica, com predomínio de musculatura proximal, sem dor ou sensibilidade associadas. Exceção ocorre na miopatia por corpúsculo de inclusão, na qual se observa fraqueza assimétrica e distal, associada ou não a atrofia e fraqueza proximal. Geralmente, a fraqueza em membros inferiores (cintura pélvica) manifesta-se antes, com dificuldade para levantar-se de uma cadeira ou subir escadas. Incapacidade em levantar os braços acima da cabeça, pentear o cabelo ou alcançar prateleiras denota fraqueza proximal em membros superiores (cintura escapular). A musculatura cervical flexora também pode ser acometida.

A PM tem início insidioso (3-6 meses), sem fator precipitante identificável. Sintomas constitucionais como fadiga, febre e perda ponderal ocorrem com frequência. Pode-se desenvolver disfunção cricofaríngea e esofágica, evoluindo com disfonia, disfagia, regurgitação e broncoaspiração. Poliartralgias são frequentes, entretanto sinovite franca é mais comum nas síndromes de superposição. Dispneia pode resultar tanto de acometimento pulmonar intersticial como de fraqueza de musculatura respiratória (diafragmática e intercostal). Crepitações em velcro podem ser observadas à ausculta pulmonar. O envolvimento cardíaco é limitado a anormalidades eletrocardiográficas assintomáticas e, raramente, a insuficiência cardíaca e cardiomiopatia.

A associação de manifestações cutâneas ocorre caracteristicamente na DM, sendo variável e de curso mais rápido que na PM (semanas a dias). O exantema pode preceder, acompanhar ou suceder os sintomas de miopatia. Lesões consideradas patognomônicas são as pápulas de Gottron (lesões elevadas, róseas ou violáceas, simétricas, tipicamente nas faces dorsal e lateral de articulações interfalângicas e metacarpofalângicas, mas também processos do olécrano, patela e maléolos), o sinal de Gottron (eritema macular violáceo com a mesma distribuição) e o heliotropo (eritema violáceo das pálpebras). Outros achados característicos incluem eritema macular em face, região posterior de ombros e pescoço (sinal do xale), região anterior do pescoço e tórax (sinal do V do decote), distrofia cuticular, telangectasias periungueais e alterações capilares da prega ungueal, especialmente nos pacientes com fenômeno de Raynaud. As "mãos de mecânico" são fissuras lineares horizontais escurecidas em face lateral e palmar dos dedos, ocorrendo tanto na DM quanto na síndrome antissintetase. Na DM juvenil, podem coexistir vasculite, calcificação ectópica de tecidos subcutâneos ou musculares e lipodistrofia.

ACHADOS LABORATORIAIS

Entre as enzimas musculares que se alteram após uma lesão muscular, a CPK parece ser a mais sensível nas MAS. O nível de CPK eleva-se durante a evolução e correlaciona-se com atividade da doença na maioria dos casos. Níveis normais ou discretamente elevados de CPK podem ser encontrados nos casos avançados, com atrofia muscular significativa, na miopatia por corpúsculo de inclusão ou na miopatia associada à malignidade. Outras enzimas musculares também elevadas são a aldolase, a AST, a ALT, a DHL e a mioglobina.

Provas de atividade inflamatória, como velocidade de hemossedimentação (VHS) e proteína C-reativa (PCR), podem estar elevadas em alguns pacientes, não sendo específicas das MAS.

Autoanticorpos podem ser encontrados em pacientes com MAS. Eles não são essenciais para o tratamento, mas são úteis em casos duvidosos, para trazer informações prognósticas e manifestações associadas. Alguns autoanticorpos são associados à miosite, como os anti-PMscl, anti-U, anti-U2, anti-U3, anti-RNP e anti-Ku. Anticorpos antinucleares (ANA) podem ser encontrados em > 50% dos casos de MAS. Pacientes com outras doenças autoimunes associadas podem apresentar autoanticorpos específicos dessas doenças. Existem determinados autoanticorpos encontrados apenas em pacientes com MAS – são chamados anticorpos miosite-específicos (Tabela 1) e identificam grupos de pacientes com características clínicas e prognósticas comuns. O mais encontrado é o anti-histidil-tRNA sintetase (Jo-1), pertencente a um grupo de autoanticorpos com aspectos clínicos semelhantes, que incluem, além da miopatia, doença pulmonar intersticial, artrite, "mãos de mecânico" e fenômeno de Raynaud. Esse grupo de manifestações caracteriza a síndrome antissintetase, cujos pacientes tendem a apresentar múltiplas exacerbações, com resposta variável à terapia.

EXAMES COMPLEMENTARES

A ENMG é um método sensitivo, mas não específico para pesquisa de inflamação muscular. É valiosa, pois pode diferenciar entre lesões neurológicas e miopáticas, além de localizar uma lesão neurológica existente e, ainda, orientar a escolha do local de biópsia muscular. Os achados clássicos de inflamação (potenciais de fibrilação, ondas agudas positivas, descargas repetitivas complexas, potenciais de unidade motora de baixa amplitude e curta duração) são encontrados em 40% dos pacientes, enquanto 10-15% podem ter uma ENMG normal.

A RNM é importante na abordagem diagnóstica das miopatias inflamatórias idiopáticas, pois, além de ser não invasiva, oferece imagens detalhadas de grandes áreas musculares. Imagens ponderadas em T2 com supressão de gordura ou *short tau inversion recovery* (STIR) identificam edema, que é característico de inflamação muscular. Por isso, é superior à ENMG na determinação de local de biópsia muscular e pode também ser usada para monitorar a resposta à terapia.

A análise histológica muscular continua sendo o padrão-ouro para diagnóstico das MAS. A biópsia muscular pode auxiliar no diagnóstico dos subtipos de miopatias inflamatórias e diferenciar das miopatias não inflamatórias e distrofias musculares. Achados característicos na PM incluem estágios variados de degeneração e regeneração das fibras musculares, com um infiltrado linfocítico no qual predominam células T CD8+ circundando e invadindo fibras não necrosadas. Na DM, células

Tabela 1 Autoanticorpos miosite-específicos

Autoanticorpo	Alvo antigênico	Frequência	Associação clínica
Jo-1	Histidil-tRNA-sintetase	20%	Síndrome antissintetase
Mi-2	Helicase nuclear	5-10%	DM (boa resposta ao tratamento)
SRP	Partícula de reconhecimento de sinal	5%	PM (cardiomiopatia e má resposta ao tratamento)
Anti-MDA5	RNA helicase	22%	DM amiopática, doença intersticial pulmonar rapidamente progressiva, artrite, alopecia
Anti-NXP-2	Proteína-2 da matriz nuclear	11-24%	DM juvenil, calcinose, malignidades
Anti-TIF-1-gama	*transcriptional intermediary factor 1*	9-41%	DM juvenil, malignidades, pápulas palmares, lesões psoríase-*like*
Anti-HMGCR	3-hydroxy-3-metillglutaril coenzima-A-redutase	5-10%	Miopatia necrotizante imunomediada
Anti-SAE	*Small ubiquitin-like modifier activating enzyme*	8-10%	DM, lesões cutâneas, boa resposta a glicocorticoide

T CD4+ e células B predominam em áreas perivasculares, com atrofia perifascicular e destruição de capilares. Semelhante à PM, na miopatia por corpúsculo de inclusão pode-se encontrar formação de vacúolos intracitoplasmáticos, contendo grânulos basofílicos e deposição de proteínas amiloides, não sendo específicos de miopatia por corpúsculo de inclusão, mas podendo ajudar no diagnóstico em quadro clínico compatível.

DIAGNÓSTICO DIFERENCIAL

A exclusão de outras causas de miopatias é parte essencial da abordagem diagnóstica, pois várias patologias podem apresentar manifestações semelhantes. Entre as causas mais comuns em adultos, estão as doenças da tireoide (hipo ou hipertireoidismo) e a miotoxicidade por drogas (álcool, cocaína, estatinas, fibratos, glicocorticoides, zidovudina, fenitoína, ácido valproico, entre outros). Síndromes paraneoplásicas também devem ser afastadas, pois podem manifestar-se com fadiga, fraqueza generalizada e alterações neuromusculares. Inúmeras infecções podem causar miopatia, principalmente as virais, como a influenza (especialmente em crianças) e o HIV. Também devem ser consideradas as miopatias metabólicas, como distúrbios do armazenamento do glicogênio e lipídeos, além de miopatias mitocondriais e distrofias musculares. Outras causas reconhecidas de elevação de CPK são o trauma muscular e a atividade física excessiva.

TRATAMENTO

Os principais objetivos do tratamento são eliminar a inflamação e restaurar o desempenho muscular, além de prevenir sequelas musculares e envolvimento sistêmico pela doença, visando à melhora na qualidade de vida do paciente. Isso envolve abordagem multidisciplinar, incluindo reumatologista, dermatologista, pneumologista, fisioterapeuta, educador físico, fonoaudiólogo e terapeuta ocupacional.

A base do tratamento farmacológico é a imunossupressão. Poucos estudos controlados trazem evidência da melhor droga para início de tratamento, entretanto, é consenso o uso de glicocorticoides, iniciando-se com prednisona 0,5 a 1 mg/kg/dia nas primeiras semanas. A dose de prednisona deve ser reduzida gradualmente até uma dose mínima efetiva. Nos casos de fraqueza grave, pneumopatia intersticial, disfagia ou cardiomiopatia, deve-se usar metilprednisolona EV em esquema de pulsoterapia.

Caso não ocorra resposta à terapia com glicocorticoides, está indicado início de imunossupressores; em geral, usa-se metotrexato (15-25 mg/semana) ou azatioprina (2-3 mg/kg), podendo também ser utilizado micofenolato de mofetila (1-2 g/dia), especialmente em casos de doença pulmonar interesticial associada. Casos graves e refratários, além de pacientes com infecção associada, podem beneficiar-se de imunoglobulina EV, porém com efeito curto (6-8 semanas) e custo elevado. Alternativas para casos graves e refratários são a ciclofosfamida, a ciclosporina, o tacrolimo, o abatacepte, o tocilizumabe e o rituximabe. Agentes anti-TNF não são recomendados.

Ainda não há um prazo estabelecido que determine o tempo de tratamento com imunossupressores após a interrupção do glicocorticoide. O acompanhamento ambulatorial deve ser guiado pelas manifestações clínicas e monitoramento de eventos adversos do tratamento.

Além do tratamento farmacológico, a educação do paciente e cuidadores e um programa de reabilitação são pontos-chave do tratamento. A prática de exercícios físicos parece ser segura e benéfica em pacientes adultos com miopatias inflamatórias e deve ser utilizada como complemento aos tratamentos farmacológicos em todas as fases da doença, para maximizar a musculatura, o desempenho e a capacidade aeróbia, além de minimizar o risco de efeitos colaterais causados pelo tratamento.

PROGNÓSTICO

A resposta ao tratamento das MAS costuma ser favorável, com melhores resultados na DM. Indicadores de pior prognóstico incluem a miopatia por corpúsculo de inclusão, a miopatia associada a malignidades, presença de anticorpos antissintetases, anti-HMGCR, anti-SRP e anti-MDA5, presença de pneumopatia interstiscial, disfagia, idade avançada, vasculite ou úlceras cutâneas, calcinose e demora no início de tratamento com glicocorticoides. As principais causas de morte são infecções como pneumonia por broncoaspiração, neoplasias e pneumopatia intersticial e miocardite. É necessário também levar em conta os efeitos deletérios causados pelo uso crônico de glicocorticoides e imunossupressores.

▪ BIBLIOGRAFIA

Amato AA, Barohn RJ. Idiopathic inflammatory myopathies. Neurol Clin 1997;15(3):615-48.

Amato AA, Barohn RJ. Inclusion body myositis: old and new concepts. J Neurol Neurosurg Psychiatry 2009;80(11):1186-93.

Bohan A, Peter JB. Polymyositis and dermatomyositis. N Engl J Med 1975;292:344-47, 403-7.

Bronner IM, van der Meulen MF, de Visser M, et al. Long-term outcome in polymyositis and dermatomyositis. Ann Rheum Dis 2006;65(11): 1456-61.

Chen Y-J, Wu C-Y, Shen J-L. Predicting factors of malignancy in dermatomyositis and polymyositis: a case-control study. Br J Dermatol 2001;144:825-31.

Dalakas MC, Hohlfeld R. Polymyositis and dermatomyositis. Lancet 2003; 362(9388):971-82.

de Souza FHC, de Araújo DB, Vilela VS, Bezerra MC, Simões RS, Bernardo WM, et al. Guidelines of the Brazilian Society of Rheumatology for the treatment of systemic autoimmune myopathies. Adv Rheumatol 2019;59(1):6.

de Souza FHC, de Araújo DB, Vilela VS, Simões RS, Bernardo WM, Frank TA, et al. The Brazilian Society of Rheumatology recommendations on investigation and diagnosis of systemic autoimmune myopathies. Adv Rheumatol 2019;59(1):42.

Dimachkie MM, Barohn RJ. Idiopathic inflammatory myopathies. Front Neurol Neurosci 2009;26:126-46.

Hochberg MC, Feldman D, Stevens MB, Arnett FC, Reichlin M. Antibody to Jo-1 in polymyositis/dermatomyositis: association with interstitial pulmonary disease. J Rheumatol 1984;11(5):663-5.

Lundberg IE, Tjärnlund A, Bottai M, Werth VP, Pilkington C, Visser M, et al.; International Myositis Classification Criteria Project Consortium, The Euromyositis register and The Juvenile Dermatomyositis Cohort Biomarker Study and Repository (JDRG) (UK and Ireland). 2017 European League Against Rheumatism/ American College of Rheumatology classification criteria for adult and juvenile idiopathic inflammatory myopathies and their major subgroups. Ann Rheum Dis 2017;76(12):1955-1964.

Marie I, Hachulla E, Hatron PY, et al. Polymyositis and dermatomyositis: shortterm and longterm outcome, and predictive factors of prognosis. J Rheumatol 2001;28(10):2230-7.

Santmyire-Rosenberger B, Dugan EM. Skin involvement in dermatomyositis. Curr Opin Rheumatol 2003;15:714-22.

Satoh M, Tanaka S, Ceribelli A, Calise SJ, Chan EKL. A comprehensive overview on myositis-specific antibodies: new and old biomarkers in idiopathic inflammatory myopathy. Clin Rev Allergy Immunol 2017;52(1):1-19.

Targoff IN. Myositis specific autoantibodies. Curr Opin Rheumatol 2006; 8:196-206.

Targoff IN, Miller FW, Medsger Jr TA, Oddis CV. Classification criteria for the idiopathic inflammatory myopathies. Curr Opin Rheumatol 1997;9(6):527-35.

154 ESCLEROSE SISTÊMICA

Percival Degrava Sampaio-Barros

A esclerose sistêmica é uma doença difusa do tecido conjuntivo que tem como características principais a fibrose (que causa o endurecimento da pele, principal marcador clínico da doença, e provoca a fibrose de órgãos específicos, como esôfago, pulmões e coração), as alterações vasculares (a ativação do endotélio vascular causa as frequentes úlceras isquêmicas e manifestações vasculares específicas, com a crise renal esclerodérmica e a hipertensão pulmonar) e as alterações imunológicas (mediante ativação linfocitária que promoverá a formação de inúmeros autoanticorpos específicos e manterá a complexa rede geradora da fibrose e da ativação endotelial).

Sua prevalência pode variar em 30-300:1.000.000 casos/habitante, e vem crescendo nas 2 últimas décadas. Apresenta predomínio no sexo feminino (em média, 3-5:1), não existindo uma predileção por raça; costuma iniciar-se a partir da 3ª década na mulher e a partir da 5ª década de vida no sexo masculino, no qual costuma ter curso clínico mais agressivo. É pouco frequente em crianças e adolescentes; a casuística juvenil representa, em média, 1-3% do total de pacientes.

Em 1988, foi proposto o modelo de classificação da esclerose sistêmica em 2 formas clínicas: limitada e difusa. A forma limitada apresenta envolvimento cutâneo restrito às extremidades (até cotovelos e joelhos, e face), ritmo lento de acometimento cutâneo, presença de calcinose, incidência tardia de manifestações viscerais, podendo cursar com anticorpo anticentrômero. A forma difusa cursa com envolvimento cutâneo generalizado afetando tronco, face e membros, com tendência à rápida progressão das alterações cutâneas, contraturas articulares, crepitação tendínea e comprometimento visceral precoce (fibrose pulmonar, miocardiosclerose e crise renal), podendo cursar com anticorpo antitopoisomerase I (anti-Scl 70) e anticorpo anti-RNA polimerase III.

A partir do início do século XXI, foram propostos critérios para o diagnóstico da esclerose sistêmica *sine scleroderma* e da esclerose sistêmica precoce. Em 2000, foram propostos critérios para o diagnóstico da esclerose sistêmica *sine scleroderma*, uma situação pouco frequente, na qual o acometimento visceral específico está presente antes do acometimento da pele; esta seria caracterizada pela presença de fenômeno de Raynaud objetivo, associado à positividade do fator antinuclear (FAN) e à ocorrência de um acometimento visceral específico da esclerose sistêmica, como a hipomotilidade esofágica distal, a hipomotilidade do intestino delgado, a fibrose intersticial pulmonar, a hipertensão pulmonar, a miocardiosclerose e a crise renal esclerodérmica. LeRoy e Medsger propuseram, em 2001, os critérios para a esclerose sistêmica precoce: seria necessária a presença de fenômeno de Raynaud objetivo (confirmado pelo médico) associado à capilaroscopia periungueal com o característico "padrão esclerodérmico" ou à positividade de um autoanticorpo específico para a esclerose sistêmica (anticentrômero, anti-Scl 70, anti-RNA polimerase III); na presença de um fenômeno de Raynaud subjetivo (referido pelo paciente, mas não observado pelo médico), seria necessária a presença simultânea da alteração capilaroscópica e do autoanticorpo específico. Em muitos casos, os conceitos de esclerose sistêmica precoce e esclerose sistêmica *sine scleroderma* são superponíveis. O conhecimento desses conceitos permitirá o diagnóstico precoce de pacientes que desenvolverão esclerose sistêmica em um futuro próximo, podendo-se otimizar a investigação clínica e o tratamento desses pacientes.

Nos últimos anos, com o intuito de identificar os pacientes esclerodérmicos mais precocemente, em fases iniciais da doença, antes que ocorram danos irreversíveis aos órgãos internos, foram propostos os novos critérios de classificação do ACR/EULAR para a esclerose sistêmica, visando aumentar a sensibilidade, incluindo além das manifestações clínicas, os achados da capilaroscopia periungueal e a presença de autoanticorpos específicos. Nos pacientes sem esclerodermia proximal às metacarpofalangianas, é necessário preencher pelo menos 9 pontos dentre os critérios clínicos e laboratoriais.

DIAGNÓSTICO

O diagnóstico da esclerose sistêmica é clínico, baseado no espessamento da pele, que permite a classificação em uma forma clínica da doença. Em qualquer paciente esclerodérmico, devem-se investigar sempre 2 acometimentos viscerais: o esofágico e o pulmonar. O esôfago pode ser avaliado pelo exame radiológico contrastado (hipomotilidade, hérnia hiatal), pela esofagomanometria (investigação da motilidade e do esfíncter esofágico inferior) e pela endoscopia (investigação da presença de esofagite no paciente com azia). Os pulmões devem ser investigados com relação à pneumopatia intersticial (monitorização com TC de alta resolução de tórax, para avaliar a presença de "vidro-fosco" e provas de função pulmonar seriadas, para se avaliar defeito ventilatório restritivo) e à hipertensão pulmonar (ecocardiograma com Doppler anual, para *screening* de hipertensão pulmonar); se a pressão sistólica estimada de artéria pulmonar estiver > 40 mmHg, pode-se indicar cateterismo cardíaco para confirmação de hipertensão pulmonar. O acometimento cardíaco, mais característico da forma clínica limitada, pode ser monitorado por ecocardiograma, que avalia a função contrátil ventricular e o derrame pericárdico. Crise renal esclerodérmica, caracterizada por hipertensão arterial grave associada a injúria renal aguda, pode ocorrer predominantemente em pacientes com esclerose sistêmica de forma clínica difusa nos 5 primeiros anos de doença; nesse período, deve-se monitorar a PA e a creatinina sérica dos pacientes. O quadro intestinal, atualmente pouco frequente nos pacientes esclerodérmicos, pode ser avaliado pelo trânsito intestinal, que revela lentidão da motilidade intestinal.

Com relação aos autoanticorpos, o FAN costuma estar presente em > 90% dos pacientes esclerodérmicos. Dentre os vários autoanticorpos específicos para a esclerose sistêmica, é importante que seja solicitado o anticentrômero (marcador de esclerose sistêmica limitada e hipertensão pulmonar) e o anti-Scl 70 (marcador de pneumopatia intersticial), marcadores prognósticos da doença.

TRATAMENTO

As estratégias de tratamento da esclerose sistêmica são órgão-específicas, dependendo da manifestação apresentada pelo paciente.

Pele

O espessamento cutâneo é a principal manifestação clínica da esclerose sistêmica. A principal droga antifibrótica utilizada no tratamento da dessa doença é o metotrexato; costuma ser prescrito na dose inicial de 15 mg/semana, podendo ser aumentada até 25 mg/semana. Também tem boa ação no comprometimento articular (artrite, poliartralgia inflamatória) e muscular (miosite) da esclerose sistêmica, devendo ser utilizado enquanto houver atividade de doença. Em casos de esclerose sistêmica difusa não responsiva ao uso do metotrexato, pode-se utilizar o micofenolato de mofetila, VO, ou a ciclofosfamida, EV.

Com relação à calcinose, presente em > 30% dos pacientes esclerodérmicos, ainda não existe um tratamento definitivo. Diversas medicações têm sido utilizadas em estudos abertos, com resultados controversos.

Fenômeno de Raynaud

O fenômeno trifásico (palidez, cianose e rubor), caracterizado pela mudança na coloração das extremidades (mãos e pés) em resposta a baixas temperaturas ou ao estresse, ocorre em 95-98% dos pacientes com esclerose sistêmica, e em cerca de 70% dos casos pode surgir meses ou anos antes das outras manifestações clínicas. O paciente pode sentir as extremidades frias, formigamento e dor. O uso de bloqueadores de canais do cálcio (nifedipino, 20-60 mg/dia, e diltiazem, 60-180 mg/dia) é indicado. Em casos nos quais os bloqueadores dos canais de cálcio levam à hipotensão ou pioram o refluxo gastroesofágico, podem ser prescritos o captopril (25-75 mg/dia) ou a pentoxifilina (800 mg/dia).

Úlceras cutâneas

O aparecimento de microulcerações de polpas digitais costuma ser referido por aproximadamente 75% dos pacientes, sendo um fator que, cronicamente, predispõe às úlceras isquêmicas, bastante dolorosas e incapacitantes. Nesses casos, as diretrizes internacionais sugerem o uso de prostaciclina, EV, em regime de internação hospitalar; como não existe o iloprost de uso EV no Brasil, utiliza-se, muitas vezes, o alprostadil, em regime hospitalar, por 3-5 dias.

Para a prevenção da recorrência dessas úlceras isquêmicas, é preconizado o uso do sildenafila (um inibidor da 5-fosfodiesterase), na dose de 40-80 mg/dia, e da bosentana (um antagonista dos receptores da endotelina), na dose de 125-250 mg/dia, por tempo prolongado, principalmente nos meses mais frios.

Esôfago

Como o acometimento esofágico na esclerose sistêmica está presente em cerca de 80% dos casos, o uso de medicações pró-cinéticas, como a metoclopramida (10 mg, antes do almoço e do jantar) e a domperidona, é preconizado em conjunto com a medicação antifibrótica. O uso crônico de inibidores da bomba protônica, como o omeprazol, é eficiente na prevenção do esôfago de Barrett, que pode evoluir para um adenocarcinoma a longo prazo, se não for adequadamente monitorado e tratado.

Estômago

Empachamento pós-prandial é referido por cerca de 5-10% dos pacientes esclerodérmicos. O uso de drogas pró-cinéticas é útil no controle desses sintomas, que pode acompanhar os sintomas esofágicos.

Intestinos

Diarreia significativa, com > 10 evacuações diárias, pode afetar cerca de 10% dos pacientes; a lentidão de motilidade do intestino delgado pode levar a supercrescimento bacteriano, com consequente síndrome de má absorção. Nesses casos, o uso de antibióticos (metronidazol, ciprofloxacino, amoxicilina, tetraciclina) deve ser realizado, em esquema de rodízio, por cerca de 4 semanas. Nos casos de constipação intestinal crônica por hipomotilidade significativa do intestino grosso, não existe ainda medicação antifibrótica específica.

Pneumopatia intersticial

Aproximadamente 2/3 dos pacientes esclerodérmicos apresentam graus variados de presença de "vidro fosco" à TC de alta resolução de tórax; destes, aproximadamente 40% são sintomáticos e necessitam de tratamento. Atualmente, o micofenolato, na dose de 2 a 3 g/dia, por via oral, é a medicação de primeira escolha. A ciclofosfamida, em pulsos EV mensais, por 12 meses, numa dose que varia de 0,5-0,75 g/m2, tem sido reservada aos casos em que o micofenolato não apresenta resposta adequada. Nos pacientes refratários ao uso de imunossupressores, atualmente têm sido indicados agentes biológicos, como o rituximabe e o tocilizumabe, bem como a nova classe de antifibróticos, como o nintedanibe.

Hipertensão pulmonar

A hipertensão pulmonar costuma ocorrer em 5-15% dos pacientes esclerodérmicos; quando associada à pneumopatia intersticial, costuma ser a manifestação mais precoce na esclerose sistêmica, enquanto os casos de hipertensão pulmonar isolada, em geral aparecem tardiamente em pacientes com esclerose sistêmica de forma clínica limitada. Após comprovação pelo cateterismo cardíaco, além do tratamento convencional para a hipertensão pulmonar (digitálicos, diuréticos, anticoagulantes, oxigenoterapia), costumam ser indicadas 3 classes de drogas: os análogos da prostaciclina, como a iloprosta, EV ou múltiplas inalações diárias, ou o epoprostenol (sem registro vigente na Anvisa) (que requer um complexo esquema de infusão EV contínua), utilizados nos casos mais graves, não disponíveis no Brasil; os inibidores dos receptores da endotelina, como a bosentana, VO, na dose de 250 mg/dia, e a ambrisentana, indicados nos casos leves a moderados; os inibidores da 5-fosfodiesterase, como a sildenafila (60-120 mg/dia) e a tadalafila, também são indicados nos casos leves a moderados. Nos casos mais graves, a combinação de drogas com diferentes mecanismos de ação tem sido cada vez mais utilizada. Casos não responsivos ao tratamento podem se beneficiar com o transplante de pulmões.

Coração

O acometimento cardíaco pode afetar > 25% dos pacientes esclerodérmicos. A miocardioesclerose, manifestação de rápida progressão em pacientes com esclerose sistêmica difusa grave, necessita de tratamento imunossupressor agressivo e tem prognóstico bastante reservado. A doença miocárdica, coronária e arrítmica em pacientes com esclerose sistêmica tem indicação de tratamento específico, como bloqueador de canal de cálcio (nifedipina, nicardipina – sem registro vigente na Anvisa), inibidores da enzima conversora de angiotensina (captopril), amiodarona, carvedilol e revascularização do miocárdio.

Crise renal esclerodérmica

A crise renal esclerodérmica é bem menos frequente do que era no século passado, quando representava a principal causa de óbito na esclerose sistêmica; afeta, geralmente, 2-7% dos pacientes, preferencialmente com esclerose sistêmica difusa. Uma vez diagnosticada a crise renal esclerodérmica, deve-se entrar com uso de captopril, em uma dose que pode chegar a 300 mg/dia, para se obter rápido controle da PA e tentar manter os níveis de creatinina sérica < 3 mg/dL. Pacientes que não obtêm controle rápido da pressão e função renal evoluem para diálise em pouco tempo.

PROGNÓSTICO

O diagnóstico e o tratamento precoces da esclerose sistêmica têm contribuído para uma melhora significativa da sobrevida nos pacientes esclerodérmicos. Estudo nacional recente, avaliando 947 pacientes, revelou que a sobrevida de 5 anos foi de 90% e a sobrevida de 10 anos foi de 84%; pacientes do sexo masculino com acometimento extenso de pele e com esclerose sistêmica de forma clínica difusa apresentaram pior prognóstico. É imprescindível que os pacientes mais graves sejam diagnosticados nos primeiros 2-5 anos de doença, com instituição mais agressiva de tratamento órgão-específico, a fim de que tenham melhor prognóstico e melhor qualidade de vida.

▪ BIBLIOGRAFIA

Kowal-Bielecka O, Landewé R, Avouac J, Chwiesko S, Miniatti I, Czirjak L, et al. EULAR recommendations for the treatment of systemic sclerosis: a report from the EULAR Scleroderma Trials And Research group. Ann Rheum Dis 2009;68:620-8.

LeRoy EC, Black C, Fleischmajer R, Jablonska S, Krieg T, Medsger Jr TA, et al. Scleroderma (systemic sclerosis): classification, subsets and pathogenesis. J Rheumatol 1988;15:202-5.

LeRoy EC, Medsger Jr TA. Criteria for the classification of early systemic sclerosis. J Rheumatol 2001;28:1573-6.

Marangoni RG, Rocha LF, Del Rio AP, Yoshinari NH, Marques-Neto JF, Sampaio-Barros PD. Systemic sclerosis sine scleroderma: distinct features in a large Brazilian cohort. Rheumatology (Oxford) 2013; E-pub 8 maio.

Sampaio-Barros PD, Bortoluzzo AB, Marangoni RG, Rocha LF, Del Rio AP, Samara AM, et al. Survival, causes of death, and prognostic factors in systemic sclerosis: analysis of 947 Brazilian patients. J Rheumatol 2012;39:1971-8.

Sampaio-Barros PD, Zimmermann AF, Muller CS, Borges CTL, Freire EA, Maretti GB, et al. Recomendações para o diagnóstico e tratamento da esclerose sistêmica. Rev Bras Reumatol 2013.

Van den Hoogen F, Khanna D, Fransen J et al. 2013 Classification criteria for systemic sclerosis: an American College of Rheumatology/European League against Rheumatism collaborative initiative. Ann Rheum Dis 2013;72:1747-1755.

Walker JG, Fritzler MJ. Update on autoantibodies on systemic sclerosis. Curr Opin Rheumatol 2007;19:580-91.

Walker UA, Tyndall A, Czirjak L, Denton C, Farge-Bancel D, KowalBielecka O, et al. Clinical risk assessment of organ manifestations in systemic sclerosis — a report from the EULAR Scleroderma Trials And Research (EUSTAR) group data base. Ann Rheum Dis 2007;66: 754-63.

155 DOENÇA MISTA DO TECIDO CONJUNTIVO

Maria Helena Sampaio Favarato

MANIFESTAÇÕES CLÍNICAS

- Fenômeno de Raynaud.
- Edema de mãos.
- Artrites e artralgias, sem padrão específico.
- Miosite.
- Intersticiopatia, alveolite e hipertensão pulmonar.
- Esclerodactilia, calcinose, teleangectasias, fotossensibilidade, *rash* malar e *rash* de dermatomiosite.
- Pleurite e pericardite.
- Disfagia, queimação.

CRITÉRIOS DIAGNÓSTICOS

Existem diferentes critérios diagnósticos para a doença. Para sua definição, deve haver manifestações relacionadas a lúpus eritematoso sistêmico, esclerose sistêmica e miopatias inflamatórias – dermato e polimiosite – em associação com altos títulos do anticorpo U1-RNP. A doença se define desta maneira, a partir de diferentes critérios diagnósticos, mas que são bem definidos. Isso posto, deve-se esclarecer que pacientes que não têm critérios definidos para nenhuma doença podem ser classificados como portadores de conectivopatia não diferenciada e pacientes que preenchem critérios para mais de uma doença podem ter sobreposição de doenças autoimunes.

Utilizando-se os critérios de Kasukawa, o diagnóstico é feito por meio da identificação de um sintoma comum acompanhado de pelo menos outro sintoma em pelo menos duas categorias correspondentes a outras doenças (Tabela 1). Tais critérios foram revisados em 2019 por painel de especialistas do Japão e o critério imunológico foi individualizado, sendo definido por positividade para o anticorpo U1-RNP. Foi incluída categoria de manifestações clínicas comuns, que são: hipertensão pulmonar, meningite asséptica e neuropatia trigeminal. As manifestações relacionadas com cada doença permanecem e o diagnóstico é sugerido quando da presença de pelo menos uma manifestação comum, manifestação imunológica e pelo menos um envolvimento orgânico potencialmente relacionado a outros espectros de doença.

Segundo os critérios de Alarcón-Segovia, para o diagnóstico de doença mista do tecido conjuntivo é necessário o critério sorológico (título de RNP $\geq$ 1/1.600 à hemaglutinação) associado a pelo menos 3 critérios clínicos, incluindo miosite ou sinovite: edema de mãos, sinovite, miosite, Raynaud, acroesclerose.

AVALIAÇÃO LABORATORIAL E EXAMES DE IMAGEM

O anticorpo U1-RNP caracteriza a doença e é condição *sine qua non* para seu diagnóstico. A capilaroscopia mostra padrão semelhante ao da esclerose sistêmica. Regularmente, deve-se solicitar hemograma, enzimas musculares e urina tipo 1 para avaliação de complicações.

Tabela 1 Sintomas de doença mista do tecido conjuntivo
Sintomas comuns
Fenômeno de Raynaud
Edema de mãos/*puffy hands*
RNP > 1/1.000, com anti-Sm negativo
Sintomas específicos
Lúpus-símile
▪ poliartrite
▪ pericardite/pleurite
▪ linfadenopatia
▪ eritema malar
▪ leucopenia/trombocitopenia
Esclerose sistêmica-símile
▪ esclerodactilia
▪ fibrose pulmonar
▪ dismotilidade esofágica
Polimiosite-símile
▪ fraqueza muscular
▪ aumento de enzimas musculares
▪ eletroneuromiografia compatível

RNP: anticorpo anti-ribonucleoproteína.

Para o diagnóstico precoce de complicações como intersticiopatia e hipertensão pulmonar, sugere-se solicitação anual de ecocardiograma e TC de tórax de alta resolução. O quadro clínico completo da doença pode se desenvolver ao longo de anos, dificultando o diagnóstico.

TRATAMENTO

O tratamento depende das manifestações clínicas. As manifestações características de cada doença podem ser tratadas de maneira semelhante à própria doença, sugerindo-se, então, a consulta aos capítulos específicos caso necessário. A doença é tipicamente considerada como responsiva a corticosteroides em baixas doses.

- fenômeno de Raynaud: bloqueadores de canal de cálcio e medidas locais;
- artrite e manifestações cutâneas: hidroxicloroquina;
- edema, artrite e pleurite: controlados com corticosteroides em doses baixas;
- vasculite, miosite ou alveolite: altas doses de corticosteroides;
- manifestações graves: ciclofosfamida e azatioprina.

▪ BIBLIOGRAFIA

Ortega-Hernandez OD, Shoenfeld Y. Mixed connective tissue disease: an overview of clinical manifestations, diagnosis and treatment. Best Pr Res Rheumatol 2012;26:61-72.

Tanaka Y, Kuwana M, Fujii T, Kameda H, Muro Y, Fujio K, et al. 2019 Diagnostic criteria for mixed connective tissue disease (MCTD): from the Japan research committee of the ministry of health, labor, and welfare for systemic autoimmune diseases. Mod Rheumatol 2021;31(1):29-33.

Tani C, Carli L, Vagnani S, Talarico R, Baldini C, Mosca M, Bombardieri S. The diagnosis and classification of mixed connective tissue disease. J Autoimmunity 2014;48-9:46-9.

156 SÍNDROME ANTIFOSFOLÍPIDE

Tadeu Gonçalves de Lima, Kristopherson Lustosa

A síndrome antifosfolípide (SAF) é caracterizada como episódios de tromboses, arteriais ou venosas, e/ou abortos de origem autoimune decorrentes da presença de autoanticorpos circulantes contra fosfolipídeos de carga negativa ou proteínas associadas a estes. Os 3 anticorpos contra fosfolipídeos mais importantes são antibeta-2-glicoproteína I, anticoagulante lúpico (LAC) e anticardiolipina (aCL).

A síndrome pode ocorrer isoladamente, ser primária ou associada a outras doenças imunológicas, principalmente o lúpus eritematoso sistêmico (LES), sendo, assim, chamada de secundária. Há uma aparente maior predominância da síndrome no sexo feminino, mas isso parece dever-se ao fato de os estudos iniciais terem sido confinados a pacientes com lúpus. A presença de autoanticorpos antifosfolipídeos na população em geral gira em torno de 1-6%, no entanto, a prevalência de positividade desses testes associados a doença clínica manifesta é incerta.

SAF é a causa mais comum de trombofilia adquirida e está relacionada a aproximadamente 1/3 das tromboses venosas profundas (TVP), 30% dos acidentes vasculares cerebrais em pacientes < 50 anos e de 10-15% das mulheres com perdas fetais recorrentes. É interessante notar, ainda, que cerca de 8% dos pacientes com SAF desenvolverão LES posteriormente. Em contraste, pacientes LES podem desenvolver SAF e positivar autoanticorpo ao longo do tempo.

MANIFESTAÇÕES CLÍNICAS

Dentre as manifestações clínicas mais encontradas, há o livedo reticular nas extremidades e a TVP em membros inferiores, sendo que, das tromboses arteriais na SAF, a consequência mais comum é o AVC.

Outros locais comuns de trombose arterial são coronárias, artéria renal, capilares glomerulares e gangrena digital. Já as tromboses venosas comuns são tromboembolismo pulmonar secundário ou não a TVP, síndrome de Budd-Chiari e as tromboses de seio venoso.

Virtualmente, qualquer território, quer venoso, quer arterial, pode ser acometido, sendo que tromboses em locais incomuns sempre devem ser motivo para investigação de SAF. As principais manifestações clínicas da SAF são citadas na Tabela 1.

Tabela 1 Principais manifestações clínicas da síndrome antifosfolípide

Mais vistas	Livedo reticular Trombose venosa profunda em membros inferiores AVC Plaquetopenia Tromboembolismo pulmonar Endocardite asséptica de Libman-Sacks (principalmente mitral seguida por aórtica) Microangiopatia trombótica renal (DRC subnefrótica) Úlceras cutâneas em membros inferiores
Menos vistas	Demência Trombose do seio venoso cerebral IAM Vasculite livedoide Anemia hemolítica Síndrome de Evans Hipertensão renovascular (trombose da artéria renal) Síndrome de Sneddon (livedo reticular associado a AVC) Isquemia de pododáctilos

DRC: doença renal crônica.

Aproximadamente 20% dos pacientes com SAF apresentam trombocitopenia, em geral de pequena monta, com plaquetas em torno de 50-140.000/mm^3, mas podendo ser mais intensa. Vale ressaltar que trombose pode ocorrer na presença de trombocitopenia.

Na investigação da síndrome antifosfolípide, é fundamental que sejam excluídas outras causas adquiridas e genéticas de trombofilia, no entanto, se o paciente está anticoagulado, somente a pesquisa de mutação pode ser feita, sendo as outras dosagens não válidas para a investigação (Tabela 2). Quanto à presença de autoanticorpos, pode-se definir quais pacientes são de alto risco de trombose nos casos de presença de anticoagulante lúpico positivo isolada, tripla positividade de anticorpos (anticoagulante lúpico + anticardiolipina + beta-2-glicoproteína-1) ou anticardiolipina persistentemente em moderados/altos títulos. Os pacientes de baixo risco apresentam anticardiolipina persistentemente em baixos/moderados títulos isoladamente.

Tabela 2 Principais causas de origem genética e adquirida de trombofilia

Genéticas
Mutação do fator V de Leiden
Mutação G20210A do gene da protrombina
Deficiência de antitrombina III
Deficiência de proteína C
Deficiência de proteína S
Hiper-homocisteinemia
Adquiridas
Síndrome nefrótica
CIVD
Fibrilação atrial crônica
Vasculites sistêmicas
Endocardite infecciosa
Cardiopatias congênitas
Aterosclerose
Pós-operatório
Estados de imobilidade

CIVD: coagulação intravascular disseminada.

Os critérios diagnósticos para SAF foram revisados em 2006 e estão listados na Tabela 3.

TRATAMENTO

Pacientes que apresentam anticorpos positivos, mas sem qualquer evidência prévia de trombose, devem ser aconselhados a não usar medicações que possam estar relacionadas a estado de hipercoagulabilidade, como terapia de reposição hormonal ou contraceptivos. Ácido acetilsalicílico tem sido usado em doses baixas.

Indivíduos com episódios agudos de trombose devem ser tratados com anticoagulação plena por período indeterminado, dado o alto risco de recorrência, 20% em 6 meses após a suspensão de anticoagulação. Os níveis de INR devem ser mantidos em 2-3. Pacientes com níveis de plaqueta > 50.000/mm^3 podem também ser anticoagulados para manter os mesmos níveis de INR anteriormente descritos. Rivaroxabana não deve ser usada em pacientes com tripla positividade (anticoagulante lúpico + anticardiolipina + antibeta-2-glicoproteína-1) pelo alto risco de eventos recorrentes. Os anticoagulantes orais diretos podem ser considerados em pacientes que não conseguem atingir um INR alvo, apesar da boa adesão à varfarina ou aqueles com contraindicações à varfarina. O tratamento de escolha para a plaquetopenia na SAF é o glicocorticoide, no entanto, há relatos esporádicos de uso de dapsona, danazol, cloroquina, entre outros medicamentos sem muito respaldo na literatura. De acor-

Tabela 3 Critérios classificatórios para síndrome antifosfolípide

Critério clínico	Presença de pelo menos 1 evento clínico caracterizado como venoso, arterial ou vascular confirmado por imagem, Doppler ou por exame histopatológico, exceto trombose venosa superficial (Observação: o exame histopatológico deve ser pobre em inflamação no vaso acometido)
Perdas fetais e/ou morbidade fetal	▪ ≥ 1 morte fetal não explicada em feto com ≥ 10 semanas de gestação morfologicamente normal **ou** ▪ ≥ 1 perda de feto prematuro < 34 semanas secundária a: pré-eclâmpsia grave, eclâmpsia ou insuficiência placentária **ou** ▪ ≥ 3 abortos espontâneos consecutivos sem explicação plausível com < 10 semanas, excluindo-se alterações hormonais e/ou anatômicas maternas e, ainda, alterações cromossômicas dos pais
Critério laboratorial (2 amostras separadas por 12 semanas)	▪ Presença de anticoagulante lúpico positivo por teste seguindo padrões internacionais **ou** ▪ Presença de anticardiolipina IgG ou IgM no plasma com níveis moderados a altos (> 40 GPL ou MPL) por imunoensaio enzimático **ou** ▪ Presença de antibeta2-glicoproteína I (IgM ou IgG) no plasma com títulos > percentil 99 a depender do *kit* do teste padronizado por imunoensaio enzimático

Síndrome antifosfolípide confirmada: presença de pelo menos 1 critério laboratorial + 1 critério clínico ou perda(s) fetal(is)/morbidade fetal.

do com a última recomendação do European League Against Rheumatism (EULAR) de 2019, pacientes com alto risco de desenvolvimento de SAF devem usar AAS na dose de 75 a 100 mg/dia. Nesses pacientes observa-se: presença (em 2 ou mais ocasiões com pelo menos 12 semanas de intervalo) de anticoagulante lúpico, ou duplo (qualquer combinação de anticoagulante lúpico, anticorpos anticrdiolipina ou glicoproteína I antibeta2 anticorpos ou tripla (todos os três subtipos), positividade de aPL, ou presença de títulos de antifosfolipídeos persistentemente muito elevados.

Em pacientes com história obstétrica de SAF gestacional, profilaxia com baixa dose de AAS pode ser recomendada. Em pacientes com SAF secundária a LES, hidroxicloroquina pode ser usada, de acordo com alguns estudos de coorte.

Pacientes devem manter anticoagulação por longo período mesmo somente com um evento de trombose não provocado de acordo com o EULAR. Para pacientes que continuam tendo eventos a despeito do INR estar entre 2-3, pode-se adicionar AAS em dose baixa ou aumentar alvo para 3-4, também de acordo com este *guideline*.

Para evento arterial ou recorrência de trombose venosa em vigência de anticoagulação, manter níveis mais altos de INR (3-4). No entanto, ainda há diversas opções para se tratar eventos arteriais únicos, existindo discordância entre autores. Assim, há quem advogue somente por terapia antiplaquetária ou associação de antiplaquetários e INR-alvo de 2-3.

As recomendações de tratamento de SAF são:

- profilaxia primária com baixas doses de ácido acetilsalicílico em pacientes com SAF primário e anticorpos antifosfolipídeos positivos deve ser considerada para pacientes com alto risco de trombose, como usuários de reposição hormonal, entre outros;
- pacientes com LES e anticorpos antifosfolipídeos positivos devem fazer uso de ácido acetilsalicílico e hidroxicloroquina;
- INR de 2-3 como profilaxia secundária deve ser a meta para pacientes com trombose venosa prévia;
- profilaxia secundária para evento arterial deve ser feita com manutenção de INR de 3-4 ou 2-3 associado a ácido acetilsalicílico;
- pacientes intolerantes ao cumarínico devem ser tratados com heparina de baixo peso molecular, hidroxicloroquina e estatinas, além do uso de anticoagulantes orais diretos serem uma possibilidade;
- pacientes com trombose prévia e SAF devem receber anticoagulação indefinidamente.

SAF GESTACIONAL

A presença de anticorpos antifosfolipídeos pode ser detectada em 1-5% das mulheres saudáveis e está relacionada a maior risco de complicações obstétricas. A complicação mais comum são as perdas fetais recorrentes, definidas como ≥ 3 perdas de fetos morfologicamente normais com idade gestacional de até 10 semanas; nessas mulheres, a prevalência do anticoagulante lúpico pode alcançar 5-20%.

Outras complicações comuns na SAF gestacional são a morte de fetos > 10 semanas de idade gestacional, a insuficiência placentária com risco de restrição de crescimento intrauterino e de parto prematuro e a doença hipertensiva específica da gestação (DHEG). Podem ocorrer, ainda, pré-eclâmpsia grave e síndrome HELLP.

A fisiopatologia das complicações obstétricas da SAF era descrita como secundária a episódios de trombose na vasculatura placentária, levando a infartos placentários. Estudos recentes, no entanto, têm mostrado que um número considerável de pacientes não apresenta sinais de trombose placentária, e sim sinais inflamatórios. Esse novo conhecimento tem levado a uma redefinição fisiopatológica para além da trombose, o que pode mudar o alvo de terapias futuras.

Entre os perfis sorológicos diferentes, há indícios de padrão de risco diferentes. A presença do anticoagulante lúpico teria maior correlação com perdas fetais antes da 24ª semana de gestação, principalmente naquelas mulheres que apresentam tripla positividade. A presença de anticardiolipina IgG e IgM em altos títulos também foi correlacionada com perdas fetais. Outros fatores de risco para um pior desfecho obstétrico foram a presença de lúpus concomitante, histórico de trombose anterior, tabagismo e fatores-gatilho, como sepse e cirurgias.

Com o manejo correto, a probabilidade de sucesso gestacional gira em torno de 70-80% contra 15% sem tratamento. Para tanto, são necessários cuidados desde a pré-concepção, com avaliação de perfis imunológicos e a pesquisa de contraindicações à gestação. Acompanhamento pré-natal mais frequente, controle rigoroso do surgimento de hipertensão e proteinúria são necessários. Avaliação Dopplerfluxométrica das artérias uterinas e umbilicais também tem sido recomendada.

As contraindicações à gestação para essas pacientes são:

- hipertensão pulmonar;
- insuficiência cardíaca;
- doença renal crônica (creatinina ≥ 3 mg/dL);
- complicações obstétricas anteriores graves a despeito do tratamento adequado;
- evento cerebrovascular nos últimos 6 meses;
- reagudização grave de LES nos últimos 6 meses.

Para o correto manejo da gestação, é necessária a subdivisão de acordo com a manifestação clínica. Naquelas pacientes com presença de antifosfolípides, mas sem complicações tromboembólicas ou obstétricas anteriores, não são recomendadas terapêuticas além dos cuidados citados anteriormente.

Nas pacientes com complicações obstétricas prévias, mas sem fenômenos tromboembólicos, a recomendação é utilizar aspirina em baixas doses associada com heparina não fracionada (5.000 UI, SC, a cada 12 horas) ou com doses profiláticas de heparinas de baixo peso molecular. No período pós-parto, há recomendação de se manter a anticoagulação profilática por pelo menos 4-6 semanas.

Nas pacientes com histórico de eventos tromboembólicos, a recomendação é de se manter anticoagulação plena com heparina não fracionada ou heparina de baixo peso molecular mais aspirina em baixa dose. Alguns estudos demonstram a possibilidade da permuta da heparina para varfarina após o 1° trimestre, com sua manutenção por até 36 semanas ou 2 semanas antes da data prevista para o parto. A anticoagulação deve ser reiniciada assim que possível no pós-parto e mantida por toda a vida.

SAF CATASTRÓFICA

Por tratar-se de condição rara, muitos dos dados obtidos com relação ao quadro clínico e o tratamento são retrospectivos, oriundos principalmente do CAPS registry, banco de dados internacional formado pelo Fórum Europeu em anticorpos antifosfolípides

Caracteriza-se por eventos predominantemente microvasculares que acometem ≥ 3 órgãos em um período curto. Os critérios classificatórios para SAF catastrófica são:

1. evidência de envolvimento de 3 órgãos, aparelhos ou tecidos;
2. surgimento das manifestações em um período < 1 semana;
3. confirmação histopatológica de trombose de pequenos vasos em pelo menos 1 órgão ou tecido acometido;
4. confirmação laboratorial da presença de anticorpos antifosfolipídeos (LAC, aCL ou anti-B2GP1).

Assim, classifica-se a doença como:

- SAF catastrófica definida:
  - presença dos 4 critérios;
- SAF catastrófica provável:
  - presença dos critérios 1, 2 e 4;
  - presença dos critérios 1, 3 e 4, com acometimento de um 3° sistema em > 1 semana e em < 1 mês, apesar da anticoagulação;
  - presença dos 4 critérios, exceto pela não confirmação da presença dos anticorpos em testes subsequentes por morte do paciente;
  - todos os 4 critérios, exceto pelo envolvimento apenas de 2 órgãos ou aparelhos.

A SAF catastrófica geralmente se manifesta após exposição a um fator-gatilho, sendo os mais comuns: infecções, retirada do anticoagulante, anticoagulação subterapêutica, uso de medicações com efeito pró-trombótico, trauma, cirurgias, reagudizações renais do lúpus, neoplasias e complicações obstétricas. Essa exposição leva à ativação de células endoteliais, com produção de citocinas pró-inflamatórias, iniciando um processo descrito como "tempestade trombótica". Os trombos já formados perpetuariam a formação de trombina e a inibição da fibrinólise por ativação do PAI-1 com consumo dos anticoagulantes naturais como a proteína C.

Esse processo levaria a um quadro de lesão tecidual com manifestações diversas, associado a um quadro de síndrome de resposta inflamatória sistêmica (SIRS), indistinguível da sepse grave. Nos pacientes com SAF catastrófica, as manifestações mais comuns são as intra-abdominais, torácicas e cerebrovasculares, decorrentes principalmente de oclusões microvasculares, sendo as manifestações em grandes vasos mais raras, o que diferencia esta condição da SAF clássica. Devem ser incluídas no diagnóstico diferencial de SAF catastrófica as microangiopatias trombóticas (púrpura trombocitopênica trombótica (PTT); síndrome hemolítico-urêmica (SHU); microangiopatia associada ao complemento, antigamente chamada de SHU atípica, crise renal esclerodérmica e trombocitopenia induzida por heparina).

Tratamento

O manejo da SAF catastrófica deve ser agressivo, a fim de se evitar o desfecho fatal. Atualmente, o manejo indicado pelo força-tarefa em SAF catastrófica do 16º Congresso Internacional em Anticorpos Antifosfolípides de 2020 baseia-se na terapia tripla com anticoagulação parenteral (normalmente com heparina de baixo peso molecular) para conter a cascata da coagulação, pulsoterapia com corticosteroide para controle da resposta inflamatória sistêmica e uso de plasmaférese e/ou administração de imunoglobulina EV a fim de bloquear a resposta imunológica. Casos refratários podem se beneficiar da administração de rituximabe, eculizumabe, ciclofosfamida (quando em associação a LES).

Outras drogas como o defibrotide (composto de oligonucleotídeos com atividade anti-inflamatória), sirolimus (um inibidor do mTOR), prostaciclina (um potente vasodilatador e inibidor da agregação plaquetária) e trombolíticos ainda se encontram em estudo.

Em razão da gravidade desses pacientes, é necessário suporte de terapia intensiva, com manutenção de vias aéreas, controle hemodinâmico, hemodiálise, controle dos fatores-gatilho com tratamento agressivo de infecções e cuidados com instrumentação intravascular, na tentativa de evitar a formação de novos coágulos.

A taxa de mortalidade da SAF catastrófica sofreu grande redução nas últimas décadas, com o tratamento agressivo e suporte de terapia intensiva, mas ainda gira em torno de 30-40%. Fatores de pior prognóstico são idade > 36 anos, envolvimento pulmonar e renal, concomitância com LES ou fator antinuclear (FAN) positivo.

▪ BIBLIOGRAFIA

Carmi O, Berla M, Shoenfeld Y, Levy Y. Diagnosis and management of catastrophic antiphospholipid syndrome. Expert Rev Hematol 2017;10(4):365-74.

Cervera R, Rodríguez-Pintó I, Espinosa G. The diagnosis and clinical management of the catastrophic antiphospholipid syndrome: A comprehensive review. J Autoimmun 2018;92:1-11.

Cervera R, Rodríguez-Pintó I, Legault K, Erkan D. 16th International Congress on Antiphospholipid Antibodies Task Force Report on Catastrophic Antiphospholipid Syndrome. Lupus 2014;23(12):1283-5.

Chighizola CB, Moia M, Meroni PL. New oral anticoagulants in thrombotic antiphospolipid syndrome. Lupus 2014;23:1279-82.

Cohen H, Hunt BJ, Efthymiou M, et al. Rivaroxaban versus warfarin to treat patients with thrombotic antiphospholipid syndrome, with or without systemic lupus erythematosus (RAPS): a randomised, controlled, open-label, phase 2/3, non-inferiority trial. Lancet Haematol 2016;3:e426-36.

Danowski A, Rego J, Kakehashi AM, et al. Diretrizes para o tratamento da síndrome do anticorpo antifosfolipídeo. Rev Bras Rheumatol 2013;53(2).

Danza A, Ruiz-Irastorza G, Khamashta M. Antiphospholipid syndrome in obstetrics. Best Pract Res Clin Obstet Gynaecol 2012;26:65-76.

Erkan D, Harrison MJ, Levy R, Peterson M, Petri M, Sammaritano L, et al. Aspirin for primary thrombosis prevention in the antiphospholipid syndrome: a randomized, double-blind, placebo-controlled trial in asymptomatic antiphospholipid antibody-positive individuals. Arthritis Rheum 2007;56:2382-91.

Galarza-Maldonado C, Kourilovitch MR, Pérez-Fernández OM, Gaybor M, Cordero C, Cabrera S, et al. Obstetric antiphospholipid syndrome. Autoimmun Rev 2012;11:288-95.

Goldhaber SZ, Eriksson H, Kakkar A, et al. Efficacy of dabigatran versus warfarin in patients with acute venous thromboembolism in the presence of thrombophilia: findings from RE-COVER®, RE-COVER™ II, and RE-MEDY™. Vasc Med 2016;21:506–14.

Gómez-Puerta JA, Martín H, Amigo MC, Aguirre MA, Camps MT, Cuadrado MJ, et al. Long-term follow-up in 128 patients with primary antiphospholipid syndrome: do they develop lupus? Medicine (Baltimore) 2005;84:225-30.

Hochberg MC, Silman AJ, Smolen JS, Weinblatt ME, Weisman MH. Rheumatology. 5.ed. Philadelphia: Elsevier; 2011. p. 1351-9.

Jesus GR, Santos FC, Oliveira CS, Mendes-Silva W, Jesus NR, Levy RA. Management of obstetric antiphospholipid syndrome. Curr Rheumatol Rep 2012;14:79-86.

Khamashta M, Taraborelli M, Sciascia S, Tincani A. Antiphospholipid syndrome. Best Pract Res Clin Rheumatol 2016;30(1):138-48.

Levine JS, Branch DW, Rauch J. The antiphospholipid syndrome. N Engl J Med 2002;346:752-63.

Levine SR, Brey RL, Tiley BC, Thompson JL, Sacco RL, Sciacca RR, et al. APASS Investigators. Antiphospholipid antibodies and subsequent thrombo-occlusive events in patients with ischemic stroke. JAMA 2004;291(5):576-84.

Levine SR, Salowich-Palm L, Sawaya KL, Perry M, Spencer HJ, Winkler HJ, et al. IgG anticardiolipin antibody titer > 40 GPL and the risk of subsequent thrombo-occlusive events and death. A prospective cohort study. Stroke 1997;28:1660-5.

Lim W, Crowther MA, Eikelboom JW. Management of antiphospholipid antibody syndrome: a systematic review. JAMA 2006;295:1050-7.

Martinuzzo ME, Forastiero RR, Carreras LO. Anti-β2glycoprotein antibodies: detection and association with thrombosis. Br J Haematol 1995;89:397-402.

Miyakis S, Lockshin MD, Atsumi T, Branch DW, Brey RL, Cervera R, et al. International consensus statement on an update of the classification criteria for definite antiphospholipid syndrome (APS). J Thromb Haemost 2006;4:295-306.

Ortega-Hernandez OD, Agmon-Levin N, Blank M, Asherson RA, Shoenfeld Y. The physiopathology of the catastrophic antiphospholipid (Asherson's) syndrome: compelling evidence. J Autoimmun 2009;32(1):1-6.

Özgür G, Beyan C. Therapeutic apheresis in the treatment of catastrophic antiphospholipid syndrome. Transfusion and Apheresis Science. 2018;57(1):13-5.

Rand JH. The antiphospholipid syndrome. Ann Rev Med 2003;54:409-24.

Ruiz-Irastorza G, Crowther M, Branch W, Khamashta MA. Antiphospholipid syndrome. Lancet 2010;376(9751):1498-509.

Ruiz-Irastorza G, Cuadrado MJ, Ruiz-Arruza I, Brey R, Crowther M, Derksen R, et al. Evidence-based recommendations for the prevention and long-term management of thrombosis in antiphospholipid antibody-positive patients: report of a task force at the 13th International Congress on Antiphospholipid Antibodies. Lupus 2011;20:206-18.

Tektonidou MG, Andreoli L, Limper M, Amoura Z, Cervera R, Costedoat-Chalumeau N, et al. EULAR recommendations for the management of antiphospholipid syndrome in adults. Ann Rheum Dis 2019;78(10):1296-1304.

SEÇÃO 17

DOENÇAS HEMATOLÓGICAS

ELISABETTA SACHSIDA COLOMBO

157 ANEMIAS

Lívia Mariano, Liliana Mitie Suganuma

DEFINIÇÃO

A anemia é uma situação clínica em que há redução da capacidade de oxigenação dos tecidos causada pela redução da massa de glóbulos vermelhos. Pode ser identificada pela mensuração de 3 variáveis: hemoglobina (Hb, em g/dL), hematócrito (Ht, em %) e número de glóbulos vermelhos (em quantidade/mm^3). Todas as variáveis utilizadas têm fatores que interferem potencialmente em sua acurácia, sendo a Hb a medida mais utilizada.

A OMS define anemia pelo nível de Hb a depender de sexo, idade e altitude (Tabela 1).

Tabela 1 Níveis de Hb que definem anemia, no nível do mar

Grupo	Hb (g/dL)
Nascimento	< 14
6 meses-1 ano	< 11
6-14 anos	< 12
Homens adultos	< 13
Mulheres adultas	< 12
Mulheres grávidas	< 11

QUADRO CLÍNICO

Os sintomas estão relacionados à adaptação dos sistemas cardiovascular e respiratório à redução da oferta de oxigênio. A intensidade do quadro clínico depende da velocidade de instalação da anemia, assim como da presença de comorbidades e da própria reserva funcional orgânica do paciente.

Nas anemias agudas, é frequente a presença de dispneia, palpitações, taquicardia, tontura e fadiga extrema. Quedas abruptas dos níveis de Hb e/ou do volume sanguíneo podem levar a angina e insuficiência cardíaca de alto débito (cor anêmico). Nas anemias crônicas, por sua vez, mesmo com níveis mais baixos de Hb, os pacientes podem apresentar-se assintomáticos ou oligossintomáticos.

Palidez é um sinal clássico de sua ocorrência, sendo mais bem avaliado nas mucosas da boca, conjuntiva, lábios e leito ungueal, embora vários fatores possam interferir na sua detecção.

Outros sinais e sintomas que auxiliam na suspeita etiológica da anemia são:

- anemias hemolíticas (p. ex., icterícia, esplenomegalia): urina avermelhada/escura em casos de destruição intravascular de glóbulos vermelhos (hemoglobinúria);
- anemias hemolíticas genéticas: úlceras de membros inferiores;
- anemias carenciais: glossite, despapilação da língua, queilite angular, unhas quebradiças, neuropatia periférica.

CLASSIFICAÇÃO DAS ANEMIAS

Para a abordagem diagnóstica das anemias, empregam-se 2 sistemas de classificação que são baseados em fisiopatologia e morfologia.

Classificação fisiopatológica

A classificação fisiopatológica baseia-se na contagem de reticulócitos, considerado um marcador da produção de eritrócitos. Os reticulócitos são hemácias mais jovens que ainda possuem restos de RNA que são evidenciados por coloração supravital. Essa contagem não é rotineiramente realizada junto com o hemograma, por isso deve ser solicitada especificamente.

A contagem de reticulócitos pode ser expressa como porcentagem ou como contagem absoluta (em mm^3). Se expressa em porcentagem, e na presença de anemia, deve ser corrigida pelo número total de eritrócitos presentes, o que é feito pela multiplicação da contagem de reticulócitos pelo Ht dividido pelo Ht ajustado para idade e sexo (utiliza-se Ht = 40%, para fins práticos):

$$\text{reticulócitos em contagem corrigida (\%)} = \frac{\text{reticulócitos (\%)} \times \text{Ht do paciente (\%)}}{40}$$

A baixa contagem de reticulócitos ou reticulocitopenia (< 50.000/mm³ ou < 1%) indica falta de produção, que pode ser decorrente de acometimento medular (primário ou secundário), de ausência de fator estimulante (eritropoetina) ou de elementos essenciais para a eritropoese. Doenças inflamatórias, infecciosas e neoplásicas também podem reduzir a produção de eritrócitos.

O aumento da contagem de reticulócitos (reticulocitose, > 100.000/mm³ ou > 1,5%), por sua vez, indica excesso de destruição dos glóbulos vermelhos, com aumento compensatório da produção medular de reticulócitos. Trata-se de uma condição clássica das anemias hemolíticas, embora possa estar presente também na perda aguda de sangue.

Anemias hipoproliferativas (reticulócitos baixos)

- Anemia ferropriva.
- Anemia de doença crônica.
- Deficiência de vitamina B12.
- Deficiência de folato.
- Anemia da doença renal.
- Efeito de drogas e toxinas.
- Anemias diseritropoéticas congênitas.
- Anemia sideroblástica.
- Insuficiência medular (aplasia de medula, aplasia pura de série vermelha, síndromes mielodisplásicas, infiltração de medula óssea).

Anemias hiperproliferativas (reticulócitos altos)

- Doença falciforme.
- Talassemias.
- Anemia hemolítica autoimune.
- Defeitos da membrana eritrocitária.
- Eritroenzimopatias.
- Hemólise mecânica (microangiopática).
- Hemólise por drogas/toxinas/infecções.
- Hemoglobinúria paroxística noturna.

Classificação morfológica

A classificação morfológica baseia-se na avaliação dos índices hematimétricos fornecidos no hemograma: volume corpuscular médio (VCM), Hb corpuscular média (HCM), concentração de Hb corpuscular média (CHCM) e *red cell distribution width* (RDW) – que mede o grau de variação no tamanho dos eritrócitos.

De acordo com o VCM, as anemias podem ser classificadas em macrocíticas, microcíticas ou normocíticas:

- anemia macrocítica: definida como anemia com VCM > 100 fl, é dividida em 2 grandes grupos etiológicos: anemias megaloblásticas, causadas por deficiência de vitamina B12 e/ou ácido fólico (vitamina B9), e não megaloblásticas, decorrentes de reticulocitose (reticulócitos têm tamanho maior que as hemácias maduras), como se observa nas anemias hemolíticas, ou de doenças medulares primárias, como síndromes mielodisplásicas, aplasia de medula óssea e aplasia pura de série vermelha. Macrocitose isolada (sem anemia) pode preceder anemia perniciosa ou, ainda, ser secundária a alcoolismo, quimioterapia, hipotireoidismo e hepatopatias;
- anemia microcítica: definida como anemia com VCM < 80 fl, geralmente é secundária a um defeito de síntese de Hb. A deficiência de ferro é a causa mais comum de anemia microcítica e hipocrômica. As talassemias, doenças genéticas em que há diminuição de síntese de uma das cadeias globínicas da Hb, são o principal diagnóstico diferencial nesse grupo. Outras condições com tais características são alguns casos de anemia de doença crônica e as anemias sideroblásticas, que são defeitos na síntese do grupo heme;
- anemia normocítica: definida como anemia com VCM dentro dos limites da normalidade, entre 80-100 fl, não apresenta uma linha etiológica única e deve ser abordada avaliando-se se a resposta medular é adequada. Desse modo, o raciocínio deve partir das condições de hipo ou hiperproliferação medular, por meio da determinação dos reticulócitos e da exclusão de doenças sistêmicas que podem cursar com anemia normocítica (anemia de doença crônica, hipotireoidismo, insuficiência renal, hepatopatias). A avaliação de medula óssea pode ser necessária (mielograma) se essa avaliação inicial não definir a causa da anemia.

DIAGNÓSTICO

Dados de anamnese e exame físico são importantes para direcionar a investigação. A avaliação laboratorial inicia-se com hemograma completo (Hb e índices hematimétricos), contagem de reticulócitos e avaliação da lâmina de sangue periférico (morfologia das células). Os exames seguintes direcionam a investigação da etiologia a depender da hipótese levantada a partir da anamnese, do exame físico e da avaliação laboratorial iniciais.

Se a anemia não for isolada e estiver associada com anormalidades nas outras séries (leucócitos e plaquetas), de modo geral, indica-se avaliação da medula óssea mais precoce (mielograma e/ou biópsia de medula óssea), pois a probabilidade de se tratar de doença primária de medula é maior. Na suspeita de hemólise, deve-se avaliar DHL, bilirrubina indireta e haptoglobina. Na suspeita de ferropenia, avaliam-se os níveis séricos de ferro, ferritina, transferrina e saturação de transferrina, e a capacidade total de ligação ao ferro. A realização de mielograma com coloração pelo azul da Prússia (coloração de Perls) é o padrão-ouro para avaliação da ferropenia, mas é infrequentemente realizada.

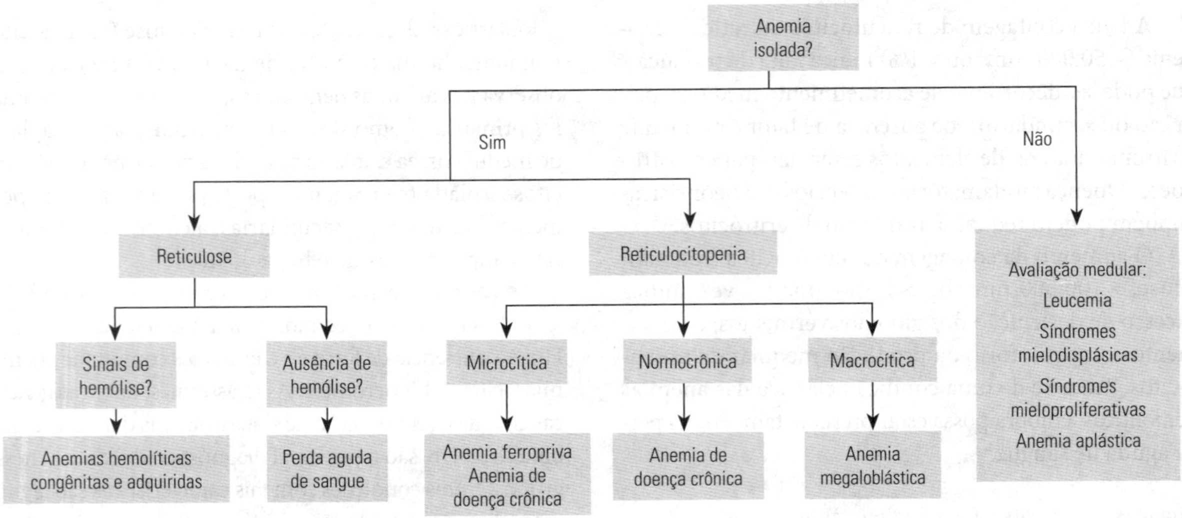

Figura 1 Algoritmo de investigação de anemia.

ANEMIAS CARENCIAIS

ANEMIA FERROPRIVA

A anemia ferropriva – ou ferropenia – é a deficiência nutricional mais comum no planeta. Ocorre principalmente em mulheres na 3ª e na 4ª décadas de vida. Um período longo de balanço negativo de ferro é o mecanismo fisiopatológico mais frequente.

A deficiência de ferro pode ser decorrente do aumento das necessidades de ferro, como nos casos de:

- gestação;
- lactação;
- hemorragia (tratos gastrointestinal e geniturinário e sistema respiratório).

Pode, ainda, ser decorrente de um suprimento inadequado de ferro, p. ex., quando houver:

- déficit de dieta;
- alterações de absorção;
- má absorção intestinal;
- gastrectomia;
- gastrite atrófica;
- distúrbios do transporte de ferro;
- doença celíaca.

A sintomatologia da doença é insidiosa, gerando uma grande tolerância do indivíduo à anemia. Fadiga é um sinal inespecífico, mas presente mesmo nos casos de ferropenia sem anemia. Irritabilidade, palpitações, cefaleia, dispneia e tontura também podem estar presentes. A perversão do apetite, também chamada de pica (vontade de mastigar gelo, arroz/macarrão crus, farinhas/terra) é um sintoma característico.

Dentre os sinais presentes, são mais sugestivos a presença de papilas filiformes, queilite angular e alterações ungueais como estrias longitudinais e unha em colher.

A identificação de anemia microcítica e hipocrômica com reticulocitócitos baixos sugerem o diagnóstico.

A ferropenia inicia-se com a depleção dos estoques de ferro (diminuição da ferritina), levando a aumento da capacidade total de ligação do ferro, seguido por redução da saturação de transferrina, aumentos dos receptores de transferrina, microcitose por eritropoese deficiente de ferro e, por fim, presença de anemia com redução da taxa de Hb.

É de extrema importância a investigação da causa de perdas de sangue ou de diminuição de suprimento de ferro após o diagnóstico de anemia ferropriva.

O tratamento baseia-se na reposição de ferro e na reversão da causa de base.

A reposição de ferro VO é a forma preferível de tratamento na maioria das situações pois apresenta menor custo e menor risco de efeitos adversos graves. O principal composto disponível é o sulfato ferroso, que contém 40 mg de ferro elementar por drágea. A reposição deve ser iniciada na dose de 120-180 mg de ferro elementar por dia dividido em 2-3 tomadas. Também é possível a posologia de uma vez ao dia ou a ingestão em dias alternados, esquemas sugeridos em estudos mais recentes. A ingestão com vitamina C aumenta a absorção enquanto antiácidos, chá, alimentos ricos em cálcio e café são considerados inibidores da absorção. Os principais efeitos colaterais ocorrem no trato gastrointestinal, p. ex., constipação, fezes escurecidas, náusea, diarreia, pirose e dor epigástrica. A tomada durante ou após as refeições, apesar de diminuir sua absorção, pode ser vantajosa por melhorar a tolerância e a aderência do paciente. Outros sais de ferro disponíveis para reposição VO são ferro polimaltose e ferro aminoquelado (não disponíveis na rede pública de saúde) e apresentam diferentes quantidades de ferro elementar.

Com reposição adequada, a cada 3 semanas, espera-se aumento de 2 g/dL de Hb. Após correção da Hb, deve-se manter a reposição por 3-6 meses, a depender da causa de base, para adequada correção dos estoques de ferro.

A utilização de outras vias de administração, como EV e IM, deve ser considerada em situações específicas, como intolerância à medicação oral, necessidade de reposição rápida por perda intensa, doenças do trato gastrointestinal, cujos sintomas podem ser agravados pela administração VO, e a doença renal crônica dialítica.

A dose parenteral é calculada com base no nível de anemia e no peso corporal:

$$(\text{Hb desejada} - \text{Hb do paciente}) \times \text{peso do paciente (em kg)} \times 2{,}4 + 500$$

Atualmente, temos disponíveis as formulações parenterais de sacarato de hidróxido de ferro, desiromaltose férrica (sem registro vigente na Anvisa) e carboximaltose férrica, com diferentes quantidades de ferro elementar por ampola. A escolha da formulação deve levar em consideração a disponibilidade, acessibilidade e a população a ser tratada.

ANEMIAS MEGALOBLÁSTICAS

As anemias megaloblásticas são caracterizadas por alterações morfológicas peculiares na medula óssea decorrentes de retardo na síntese de DNA, como células de grande tamanho e com cromatina fragmentada.

As principais causas são deficiências de vitamina B12 (cobalamina) e de ácido fólico (vitamina B9) – ambos participam em vias metabólicas de síntese de nucleotídeos e de metilação do DNA.

A deficiência de vitamina B12 pode ser secundária a:

- deficiência nutricional: causa mais rara, ocorre principalmente em vegetarianos estritos e em casos de extrema pobreza;
- diminuição de secreção ácida gástrica: nos casos de cirurgia gástrica prévia e gastrite atrófica, há menor liberação de cobalamina dos alimentos;
- deficiência de fator intrínseco: pode ocorrer por gastrectomia prévia, gastrite crônica imune (anemia perniciosa) ou pela ingestão de substâncias cáusticas;
- insuficiência pancreática: enzimas pancreáticas e pH alcalino são responsáveis pela dissociação da cobalamina da haptocorrina (proteína R) no duodeno, para posterior ligação com o fator intrínseco;
- síndrome de Zollinger-Ellison: o pH mais ácido leva à inibição da protease pancreática e disfunção na formação do complexo cobalamina-fator intrínseco;
- disfunções/ressecções do íleo distal, onde ocorre absorção do complexo cobalamina-fator intrínseco;
- medicações como metformina, cloreto de potássio de liberação lenta, colestiramina, colchicina e neomicina podem alterar o transporte de cobalamina.

A deficiência de ácido fólico (vitamina B9), por sua vez, pode ser secundária a:

- deficiência nutricional: quantidades insuficientes de fontes de ácido fólico (vitamina B9);
- aumento da demanda fisiológica: gestação e lactação, anemias hemolíticas crônicas;
- aumento das perdas: doenças esfoliativas de pele e diálise crônica;
- doenças do intestino delgado e menor absorção: doença celíaca e espru tropical;
- abuso de álcool;
- medicamentos: trimetoprima, pirimetamina, metotrexato, contraceptivos orais, anticonvulsivantes, sulfassalazina.

O quadro clínico caracteriza-se por sintomas de anemia crônica. Na deficiência de vitamina B12, pode haver comprometimento do estado geral com perda de peso, atrofia de papilas linguais e sintomas neurológicos. A presença de sintomas neurológicos pode ocorrer na ausência de quadro hematológico, sendo as alterações sensoriais as mais comuns e precoces. Alterações de marcha, fraqueza muscular e até alterações psiquiátricas podem ocorrer.

A presença de distúrbios imunes (p. ex., vitiligo, hipotireoidismo) pode estar associada aos quadros de anemia perniciosa. Além disso, pode haver deficiência de ferro secundária ao déficit de secreção de ácido clorídrico nos casos de gastrite atrófica.

A suspeita diagnóstica inicia-se com a presença de anemia macrocítica com reticulócitos baixos, acompanhada ou não de alterações nas outras séries do hemograma, como leucopenia e plaquetopenia, porque o defeito de síntese de DNA não se restringe à série vermelha.

A avaliação do sangue periférico permite a identificação de alterações morfológicas características como a hipersegmentação de neutrófilos e macro-ovalócitos (hemácias de grande tamanho).

Ocorre aumento dos níveis de bilirrubina indireta e DHL como consequência da eritropoese ineficaz, decorrente do defeito de síntese de DNA e morte precoce dos precursores vermelhos ainda na medula óssea. A elevação de DHL é marcante na doença. A presenca de reticulócitos baixos diferencia essa condição de anemias hemolíticas.

Dosagens séricas de vitamina B12 e ácido fólico (vitamina B9) reduzidas confirmam o diagnóstico na maioria dos casos. Deve-se lembrar da existência de condições que interferem na mensuração de vitamina B12, como:

- situações que cursam com níveis falsamente diminuídos: deficiência de folato, mieloma múltiplo, esclerose múltipla, HIV, gestação, uso de anticoncepcional oral e medicações com ação antifolato;
- situações que cursam com níveis falsamente elevados: insuficiência renal, leucemia mieloide crônica, leucemia promielocítica aguda, reação leucemoide e câncer metastático.

As altas dosagens dos metabólitos homocisteína e ácido metilmalônico (MMA) são consideradas padrão de referência, mas pelo alto custo não são muito utilizadas na prática clínica. Estão elevadas nas anemias megaloblásticas, sendo o MMA específico para a deficiência de cobalamina. A dosagem de homocisteína é mais acessível, mas alguns fatores interferem em sua realização e devem ser considerados, como insuficiência renal, abuso de álcool, deficiência de vitamina B6 e hipotireoidismo.

As altas dosagens de autoanticorpos como antifator intrínseco e anticélulas parietais são encontradas em 50-90% dos pacientes.

Endoscopia digestiva alta com biópsia da mucosa gástrica pode definir o diagnóstico de gastrite atrófica e deve ser realizada periodicamente para exclusão/*screening* de neoplasia nesses pacientes.

O tratamento das anemias megaloblásticas baseia-se na correção da deficiência e no tratamento, quando possível, do distúrbio de base. A reposição de vitamina B12, por causa da limitação de estudos, é feita por via parenteral (IM) na posologia de 1.000 mcg/semana, por 4 semanas, seguida de reposição mensal. É possível espaçar as doses de acordo com as dosagens séricas. A reposição VO é mantida como exceção, pois depende de difusão passiva independente da ligação com fator intrínseco, e é após repleção do estoque via IM. A dose recomendada varia de 500-2.000 mcg/dia. A reposição de ácido fólico (vitamina B9), por sua vez, é realizada VO na dose de 1 mg/dia, com a duração a depender da doença de base.

ANEMIAS HEMOLÍTICAS

As anemias hemolíticas caracterizam-se por situações de destruição periférica de eritrócitos acompanhadas de compensação medular (aumento de reticulócitos). Tais características são evidenciadas por alterações laboratoriais que provocam variações do quadro clínico de acordo com a etiologia e as condições associadas.

A destruição dos eritrócitos é observada pelo aumento dos níveis de bilirrubina indireta, pela elevação da DHL (enzima liberada pelo eritrócito) e pela redução da haptoglobina (proteína que se liga à Hb livre no plasma).

Os achados de hemoglobinemia (Hb livre no plasma), hemoglobinúria (Hb livre na urina) e hemossiderinúria (hemossiderina nas células tubulares renais presentes no centrifugado de amostra de urina) estão presentes quando há destruição intravascular dos eritrócitos.

Existem diversas formas de classificação das anemias hemolíticas, sendo a divisão mais útil aquela que as diferencia entre defeitos intrínsecos dos eritrócitos – em sua maioria, hereditários –, e defeitos extrínsecos dos eritrócitos – em sua maioria, adquiridos. A exceção a essa classificação é a hemoglobinúria paroxística noturna, um defeito intrínseco adquirido do eritrócito.

A Figura 2 mostra as causas das anemias hemolíticas.

Anemias hemolíticas hereditárias

As anemias hemolíticas hereditárias são classificadas de acordo com o defeito intrínseco do eritrócito. Podem ser:

- defeitos da membrana eritrocitária: esferocitose hereditária, eliptocitose hereditária e estomatocitose hereditária;
- eritroenzimopatias: deficiência de glicose-6-fosfato-desidrogenase (G6PD), deficiência de piruvatoquinase (PK);
- defeitos da Hb: doenças falciformes e síndromes talassêmicas.

O quadro clínico dessas doenças apresenta-se com grau variável de anemia, a depender da doença de base. A icterícia pode ser crônica ou agudizada nas crises de hemólise. Estão presentes esplenomegalia (à exceção da anemia falciforme, que cursa com autoesplenectomia por infartos esplênicos), colelitíase e complicações associadas, como úlceras de membros inferiores e anormalidades esqueléticas.

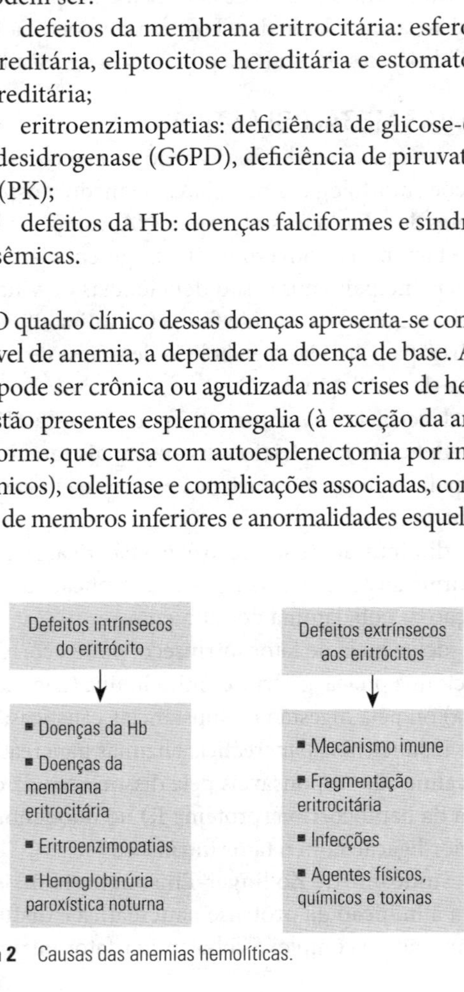

Figura 2 Causas das anemias hemolíticas.

Defeitos da membrana eritrocitária

Os defeitos da membrana eritrocitária são decorrentes de anormalidades nas interações entre as proteínas de citoesqueleto (esferocitose e eliptocitose) e de anormalidades nos mecanismos de regulação de volume celular (estomatocitose):

- a esferocitose hereditária é uma doença caracterizada por anemia leve a moderada, icterícia intermitente e esplenomegalia. A herança é autossômica dominante em 75% dos casos. A anormalidade é encontrada nas interações verticais das proteínas da membrana eritrocitária. A instabilidade arquitetural leva à perda de porções da membrana, o que ocorre principalmente no baço, levando à formação dos esferócitos (hemácias que perdem o formato discoide e adquirem formato esférico). Na avaliação laboratorial, graus variáveis de anemia com aumento da concentração de Hb corpuscular média, reticulocitose, hiperbilirrubinemia e aumento de DHL estão presentes. A fragilidade osmótica está aumentada. A suplementação de folato está indicada em todos os casos. A esplenectomia está indicada nos casos de anemia significativa, assim como na presença de litíase biliar, que denota componente hemolítico marcante. O diagnóstico diferencial mais importante é com a anemia hemolítica autoimune, que pode apresentar esferócitos; no caso da esferocitose hereditária, o teste de Coombs direto será negativo;
- a eliptocitose hereditária representa um grupo de doenças caracterizadas pela presença de eliptócitos no sangue periférico, causada por anormalidades nas interações horizontais da membrana eritrocitária. A avaliação do esfregaço de sangue periférico é essencial para suspeita diagnóstica. O tratamento não é necessário na maioria dos casos, sendo indicada a suplementação de ácido fólico (vitamina B9) e a esplenectomia, que deve ser realizada nos casos de anemia com hemólise crônica;
- a estomatocitose hereditária representa um grupo de doenças raras com alterações nos mecanismos de regulação do volume celular. A avaliação laboratorial é caracterizada por anemia leve, macrocitose, reticulocitose e sobrecarga de ferro. O estudo de deformabilidade de acordo com o gradiente osmótico é uma das avaliações possíveis para o diagnóstico. A anemia, muitas vezes, não precisa de tratamento específico, sendo necessário, em alguns casos, tratar somente a sobrecarga de ferro com quelantes.

Eritroenzimopatias

Os eritrócitos são células anucleadas que possuem diversas enzimas para produção de energia e proteção contra danos oxidativos.

Entre os defeitos enzimáticos de relevância clínica, os mais importantes são:

- a deficiência de G6PD é a doença metabólica eritrocitária mais comum e causa perda dos mecanismos de proteção aos danos oxidativos. A herança é ligada ao X. O quadro clínico é uma anemia hemolítica ocasional, aguda, precipitada por infecções ou drogas. Entre as drogas desencadeantes, encontram-se: sulfas, antibióticos, antimaláricos e analgésicos. O curso é autolimitado, devendo-se tratar os quadros infecciosos e suspender as drogas desencadeantes;
- a deficiência de PK causa menor produção de energia pela célula, levando ao encurtamento da vida média dos eritrócitos. O quadro clínico varia de hemólise neonatal grave a quadro de hemólise compensada. O tratamento é baseado em suporte transfusional na infância com posterior quelação de ferro, esplenectomia e suplementação com ácido fólico (vitamina B9).

Hemoglobinopatias

As hemoglobinopatias podem ser decorrentes de alterações estruturais na molécula da Hb, no caso da doença falciforme, ou de defeito de síntese das cadeias globínicas, na talassemia.

▪ Doença falciforme

Engloba um grupo de doenças caracterizadas clinicamente por anemia hemolítica crônica com fenômenos vaso-oclusivos, vasculopatia e lesão orgânica. Representa uma das doenças genéticas graves mais comuns e deve-se à presença da Hb S em homozigose ou dupla heterozigose.

A Hb S é formada a partir de uma mutação que leva à troca do 6° aminoácido da cadeia de globina beta de ácido glutâmico por valina. A Hb S tem solubilidade diminuída nos estados desoxigenados, o que leva à sua polimerização. Diversos fatores modulam esse evento, como a concentração de Hb S, hipóxia, acidose e a quantidade de Hb fetal.

A polimerização altera profundamente as propriedades da membrana das hemácias, levando aos fenômenos de obstrução microvascular (vaso-oclusivos), assim como a sua destruição precoce (hemólise).

A vaso-oclusão causa infartos no baço precocemente, sendo que a grande maioria dos pacientes se torna autoesplenectomizada (asplênica) na 1ª década de vida. Isso os torna mais suscetíveis às infecções por bactérias encapsuladas.

A anemia falciforme é a presença da Hb S em homozigose. A existência de Hb S com outros defeitos da Hb (p. ex., Hb C, betatalassemia) compõe o grupo das doenças falciformes (dupla heterozigose). O traço S (heterozigose simples) não é considerado doença falciforme.

As manifestações clínicas são compostas por graus variáveis de anemia hemolítica e fenômenos vaso-oclusivos. As complicações secundárias a esses 2 tipos de manifestações clínicas são divididas em agudas e crônicas:

- agudas: crises dolorosas, síndrome torácica aguda, sequestro esplênico, AVC, crise aplástica e priapismo;
- crônicas: úlceras de perna, colecistopatia crônica calculosa, doença renal crônica, hipertensão pulmonar, retinopatia proliferativa, insuficiência cardíaca congestiva, necrose isquêmica da cabeça do fêmur, sobrecarga de ferro e osteomielite.

Na avaliação laboratorial, encontra-se anemia moderada, que pode ser normocítica ou microcítica (a depender do subtipo), associada a reticulocitose. Pode haver leucocitose e plaquetose. Sinais de hemólise como aumento de DHL e bilirrubina indireta e redução de haptoglobina estão presentes.

O esfregaço de sangue periférico traz informações importantes na suspeita diagnóstica, podendo identificar os seus subtipos pelas alterações morfológicas: hemácias falcizadas, hemácias em alvo (hemoglobinopatia SC) e hemácias microcíticas (S-betatalassemia).

O diagnóstico é confirmado com a eletroforese de Hb.

A principal manifestação da doença é a crise dolorosa, causada pela isquemia tecidual decorrente do fenômeno vaso-oclusivo. Além do tratamento com analgésicos, inclusive opioides, a depender da intensidade da dor, a abordagem envolve identificação e tratamento precoces de possíveis deflagradores (p. ex., infecções), hidratação parenteral cuidadosa (a fim de evitar sobrecarga volêmica), fisioterapia respiratória e monitorização rigorosa, a fim de evitar sedação excessiva com a medicação opioide e consequente hipóxia.

Profilaxia antitrombótica farmacológica é indicada nos pacientes internados. A hidroxiureia é utilizada na profilaxia de crises dolorosas e em situações como síndrome torácica aguda grave prévia e hipertensão pulmonar.

O suporte transfusional é realizado nas crises associadas à piora da anemia com sintomas, e como profilaxia de complicações em situações como AVC e síndrome torácica aguda. Deve-se evitar atingir níveis > 10-11 g/dL por causa da hiperviscosidade sanguínea desses pacientes. Em alguns casos, pode ser necessária conduta transfusional específica (como eritrocitaférese/transfusões de troca), sendo indicado acompanhamento conjunto com a equipe de hematologia e hemoterapia.

O limiar para início de antibioticoterapia deve ser menor do que o da população geral, pois se trata de pacientes imunodeprimidos pela asplenia.

O tratamento da doença falciforme é composto por suporte clínico e específico para as complicações agudas e crônicas. O único tratamento curativo é o transplante de medula óssea, porém este procedimento está associado a alta morbimortalidade. Na infância, preconiza-se a vacinação contra pneumococo e *Haemophilus*, além da profilaxia com penicilina. A vacinação anual para influenza também é indicada.

■ Talassemias

As talassemias são doenças caracterizadas pela diminuição ou pela ausência da síntese de ≥ 1 cadeias globínicas da Hb. São consideradas as doenças genéticas mais comuns do mundo, e sua distribuição correlaciona-se com seu subtipo.

Há 3 modos de se classificar esse grupo de doença:

- classificação clínica: de acordo com a gravidade das manifestações, elas podem ser classificadas em *major*, intermédia, *minor* e portador assintomático;
- genética: de acordo com os genes alterados e o grau de produção da cadeia globínica;
- molecular: de acordo com o tipo de defeito, p. ex., mutação ou deleção.

O desequilíbrio da produção das cadeias globínicas (a cadeia excedente acumula-se e lesa a membrana celular) e a síntese diminuída de Hb geram as características da doença: anemia microcítica e hipocrômica, reticulocitose, sinais de hemólise e eritropoese ineficaz, expansão medular com hematopoese extramedular (massas constituídas de medula óssea habitualmente em localização paravertebral) e sobrecarga de ferro nos casos mais graves.

Nas alfatalassemias, a maioria dos indivíduos é portadora das formas mais brandas da doença. Apresentam 4 formas clínicas:

- hidropsia fetal por Hb Bart's: a ausência de produção de cadeias alfa leva à formação do tetrâmetro de globina gama (Hb Bart's), que gera um quadro de hidropsia fetal com óbito intraútero ou logo após o nascimento; raras crianças sobrevivem com transfusões intrauterinas. Trata-se de um espectro da doença mais visto no Sudeste Asiático;
- doença da Hb H: caracterizada por anemia e esplenomegalia, apresenta grande variabilidade clínica. O diagnóstico é feito por análise do sangue periférico, em que é possível a identificação da Hb H (tetrâmero de cadeia beta) pela coloração azul cresil brilhante e pela eletroforese de Hb. O tratamento baseia-se na suplementação de ácido fólico (vitamina B9) e, mais raramente, em esplenectomia, reservada para os casos de hiperesplenismo;

- traço alfatalassêmico: a redução da síntese de cadeias alfa gera quadro com anemia leve ou ausente, marcada por microcitose. O diagnóstico só é confirmado por biologia molecular, uma vez que a quantidade de Hb H é pequena para sua identificação na eletroforese de Hb;
- portador silencioso: a deleção de um único gene alfa não gera alterações clínicas e hematológicas.

As betatalassemias, por sua vez, são classificadas de acordo com as manifestações clínicas:

- betatalassemia *major*: forma mais grave da doença que se manifesta desde o nascimento com anemia microcítica e hipocrômica com eritroblastos circulantes. Na ausência do tratamento, a criança desenvolve anemia, esplenomegalia, alterações esqueléticas relacionadas à expansão medular e sobrecarga de ferro. O tratamento baseia-se em terapia transfusional e quelação de ferro agressiva. O transplante de medula óssea é o único tratamento curativo, e a doença tem sido alvo de estudos para terapia gênica;
- betatalassemia intermédia: anemia hemolítica de graus variáveis com amplo espectro de manifestações clínicas, que variam de quadros semelhantes à betatalassemia *major* a achados estritamente laboratoriais. Não há necessidade de terapia transfusional contínua, podendo ser necessária em algumas situações. A terapêutica com hidroxiureia tem beneficiado alguns pacientes;
- betatalassemia *minor*: condição assintomática da doença, apresenta níveis leves de anemia (Hb > 10 g/dL). Há presença de diversas alterações morfológicas no esfregaço de sangue periférico, como anisocitose, hipocromia, microcitose, poiquilocitose e hemácias em alvo. O diagnóstico é feito com aumento de HbA2 na eletroforese de Hb. Não necessita de tratamento.

Anemias hemolíticas adquiridas

As anemias hemolíticas adquiridas são situações importantes e que requerem uma avaliação global do paciente.

Anemias hemolíticas autoimunes

As anemias hemolíticas autoimunes (AHAI) são doenças incomuns, caracterizadas pela presença de sinais de destruição de eritrócitos causada por autoanticorpos dirigidos aos antígenos eritrocitários. Os anticorpos podem ser das classes IgG, IgM e IgA (mais raramente).

São classificadas de acordo com a sensibilidade térmica do anticorpo em: anemias hemolíticas a quente (reagem mais fortemente a 37°C), anemias hemolíticas a frio ou doença das crioaglutininas (reagem mais fortemente a 4°C) e anemias hemolíticas do tipo misto, que apresentam os 2 tipos de anticorpos.

O diagnóstico é realizado pela evidência laboratorial de anemia com sinais de hemólise e pelo teste de antiglobulina humana direto positivo – também chamado de Coombs direto –, que identifica a existência de anticorpos ligados à membrana do eritrócito. Uma 2ª etapa do exame, a eluição, identifica os anticorpos ao expô-los a um painel de hemácias conhecidas.

Um teste de antiglobulina humana direto positivo na ausência de sinais de anemia hemolítica não costuma ter significado clínico.

São subclassificadas em primária ou secundária, uma vez que diversas condições clínicas podem estar associadas ao quadro hemolítico.

Anemias hemolíticas a quente

Correspondem a 70% dos casos, sendo a presença de causas secundárias observada em 55% dos casos. Entre essas causas secundárias, estão doenças autoimunes, doenças linfoproliferativas, imunodeficiências, hepatite C e neoplasias.

A apresentação clínica pode ser súbita ou insidiosa, com sintomas de anemia e, por vezes, também da causa de base. Pode-se encontrar hepatoesplenomegalia em 30-50% dos casos. Plaquetopenia imune pode ocorrer antes, durante ou após o quadro hemolítico, caracterizando a síndrome de Evans.

O diagnóstico é feito com a evidência de anemia normo ou macrocítica, com reticulocitose, elevação de bilirrubina indireta e DHL, redução de haptoglobina e teste de antiglobulina direta que identifica IgG. A avaliação do esfregaço de sangue periférico mostra macrocitose, esferócitos e policromasia.

O tratamento de 1ª escolha é com corticosteroides. Podem ser administrados VO (prednisona, 40 mg/m^2) ou EV (em pulso de 3 dias) seguida de dose VO. Atingem resposta em 80-90% dos casos. A terapia de 2ª linha pode ser a esplenectomia ou outros agentes imunossupressores como azatioprina e ciclofosfamida. Os casos refratários podem ser responsivos a imunoglobulina em altas doses, ciclofosfamida EV, micofenolato de mofetila e rituximabe.

Deve-se evitar a transfusão sanguínea se o quadro clínico permitir, por causa da dificuldade de realização dos testes imuno-hematológicos para encontro de bolsas compatíveis pela presença dos anticorpos. No entanto, em casos de franca ou iminente instabilidade clínica, a transfusão não deve ser protelada.

Anemias hemolíticas a frio

As anemias hemolíticas a frio possuem 2 formas de apresentação:

- doença primária das crioaglutininas: caracteriza-se pela presença de anticorpo IgM com especificidade para antígenos eritrocitários de alta frequência. O quadro clínico é variável de acordo com a amplitude térmica. Os casos agudos estão associados à infecção por *Mycoplasma pneumoniae*. São causas secundárias: macroglobulinemia de Waldenström, leucemia linfoide crônica, mieloma múltiplo, HIV, endocardite e doenças autoimunes. O tratamento tem por base evitar a exposição ao frio. Há pouca resposta com corticosteroides e não há indicação de esplenectomia. Drogas como clorambucil e ciclofosfamida podem ser utilizadas. Rituximabe tem mostrado excelentes resultados;
- hemoglobinúria paroxística ao frio: caracteriza-se por hemólise aguda após exposição ao frio com hemoglobinúria. É causada por anticorpo IgG que se liga ao eritrócito a 4°C e o lisa por ativação do complemento a 37°C (anticorpo Donath-Landsteiner). O diagnóstico laboratorial pode ser difícil, e o quadro é classicamente associado à sífilis e às infecções virais da infância. O tratamento restringe-se a evitar a exposição ao frio nos casos de infecções virais e no tratamento da sífilis.

▪ Anemias hemolíticas autoimunes por drogas

As anemias hemolíticas autoimunes por drogas decorrem de 3 mecanismos:

- adsorção: ocorre por anticorpos contra o medicamento quando este está ligado ao eritrócito. É o caso da penicilina, da cefalotina e da cefotaxima;
- neoantígenos: ocorre a formação de neoantígenos pela ação do fármaco nos componentes da membrana eritrocitária, pode levar a um quadro agudo e grave;
- modificação fármaco-induzida: ocorre modificação da membrana dos eritrócitos, que pode levar a formação de autoanticorpos e causar um quadro indistinguível de anemia hemolítica autoimune por anticorpos quentes. Pode ocorrer com alfametildopa, diclofenaco, ibuprofeno e procainamida (sem registro vigente na Anvisa).

O tratamento inicial é a suspensão da droga. Por vezes, imunossupressores são necessários.

Anemias hemolíticas não imunes

Anemia hemolítica não imune pode ocorrer por dano ao eritrócito causado por agentes infecciosos, substâncias químicas, estresse mecânico e alterações metabólicas:

- são exemplos de doenças infecciosas que causam hemólise com mecanismo não imune: malária, babesiose, leishmaniose visceral, tripanossomíase, bartonelose, sepse por *Clostridium perfringens* e outras infecções bacterianas;
- as substâncias químicas que, por sua vez, podem desencadear hemólise são divididas em drogas oxidativas ou não. Dentre as drogas oxidativas estão: sulfonamidas, sulfonas, nitrofurantoína, fenazopiridina, cisplatina, fenol, cresol, nitratos e cloratos. Cobre e arsina podem causar hemólise não oxidativa;
- venenos de aranhas e cobras, assim como picadas de algumas espécies de abelhas, também podem cursar com quadro de anemia hemolítica;
- queimaduras extensas também podem causar hemólise por efeitos diretos do calor nos eritrócitos.
- traumas sofridos pelos eritrócitos na circulação podem gerar um padrão de hemólise caracterizado por fragmentação celular e hemólise intravascular. Pode ocorrer por anormalidades vasculares, coagulação intravascular disseminada, doenças de pequenos vasos e hipertensão maligna. São caracterizadas por plaquetopenia, reticulocitose e aumento de DHL; na avaliação do esfregaço de sangue periférico, encontram-se esquizócitos (fragmentos de eritrócitos);
- anormalidades cardíacas e de grandes vasos podem cursar com hemólise decorrente da fragmentação por turbilhonamento. São elas: doenças da valva aórtica, válvulas sintéticas, reparos intracardíacos e coarctação de aorta. Até 25% dos casos podem evoluir com hemólise clinicamente significativa;
- a doença de pequenos vasos que cursa com hemólise intravascular é conhecida como anemia hemolítica microangiopática. Nessa categoria estão as microangiopatias trombóticas que apresentam uma síndrome clínica similar: púrpura trombocitopênica trombótica, síndrome hemolítico-urêmica, síndrome HELLP e quadros associados às neoplasias e aos transplantes.

Hemoglobinúria paroxística noturna

A hemoglobinúria paroxística noturna é uma doença rara causada por alteração clonal adquirida da célula precursora hematopoética que cursa com graus variáveis de hemólise intravascular, fenômenos trombóticos e de falência medular.

A mutação do gene PIG-A causa a ausência da proteína glicosilfosfatidilglicana (GPI), uma âncora que liga diversas moléculas à membrana celular. As manifestações clínicas estão relacionadas à falta das moléculas presas pela GPI na superfície dos eritrócitos, dentre elas os inibidores de lise pelo complemento, CD55 e CD59.

O diagnóstico deve ser suspeitado diante de anemias hemolíticas com sinais de hemólise intravascular (DHL muito elevado, hemoglobinúria), de tromboses venosas atípicas (principalmente abdominais) e de insuficiência medular. A confirmação diagnóstica é realizada, hoje em dia, por citometria de fluxo, que avalia a ausência da expressão das moléculas CD55 e CD59 na membrana de eritrócitos, granulócitos e monócitos.

O tratamento inicial é sintomático com terapia transfusional nos casos de hemólise, anticoagulação nos casos de trombose, e reposição de ferro e folato quando necessário. Atualmente, novas terapêuticas têm sido desenvolvidas, como a eculizumabe, anticorpo monoclonal anti-C5a, que atua evitando a hemólise desencadeada pelo complemento.

ANEMIA DE DOENÇA CRÔNICA

A anemia de doença crônica também chamada de "anemia da inflamação" pode ser associada a diversas condições como doenças inflamatórias, neoplasias e doenças infecciosas.

O mecanismo fisiopatológico é multifatorial, sendo composto por desregulação da absorção e do transporte de ferro, diminuição da vida média das hemácias, inibição medular e deficiência relativa de eritropoetina.

As manifestações clínicas muitas vezes estão relacionadas à doença de base, podendo os níveis da anemia, em alguns casos, agravar tais condições, como no caso das doenças cardíacas.

O nível de anemia tende a ser leve a moderado, com valores de Hb > 8 g/dL. A avaliação laboratorial identifica anemia hipoproliferativa, normocítica e normocrômica, com níveis de ferro e saturação de transferrina baixos, associados a níveis elevados de ferritina. A capacidade total de ligação do ferro (e transferrina) tipicamente está baixa. Trata-se de um diagnóstico de exclusão, devendo ser pesquisada a doença subjacente. A avaliação medular não auxilia no diagnóstico, mas pode ser necessária para excluir doenças como neoplasias hematológicas, infecções com infiltração da medula óssea e deficiência de ferro.

O tratamento da anemia não é necessário na maioria das vezes, devendo-se focar no tratamento da doença de base. Nos pacientes idosos e com níveis mais pronunciados de anemia, o tratamento deve ser considerado. Alguns pacientes podem se beneficiar da suplementação de eritropoetina e da reposição de ferro em caso de ferropenia associada.

APLASIA PURA DE SÉRIE VERMELHA

Aplasia pura de série vermelha é uma síndrome caracterizada por anemia secundária à ausência de precursores eritroides na medula óssea. Pode ser classificada como congênita ou adquirida (primária ou secundária). A forma congênita é rara e é chamada também anemia de Blackfan-Diamond. Entre as causas da forma adquirida, estão neoplasias como timoma e linfoproliferacões, doenças infecciosas como a infecção pelo parvovírus B19 (crise aplástica em paciente com anemias hemolíticas crônicas e aplasia pura de série vermelha crônica em pacientes imunocomprometidos), hepatite viral e mononucleose infecciosa, além de doenças autoimunes, como lúpus eritematoso sistêmico.

Drogas também estão associadas às causas de aplasias puras de série vermelha agudas e potencialmente reversíveis. São exemplos de drogas envolvidas: isoniazida, azatioprina, clopropramida, alopurinol e ribavirina.

A avaliação laboratorial revela anemia normocítica com reticulocitopenia acentuada. Geralmente, os leucócitos e plaquetas estão normais. O diagnóstico é confirmado com a avaliação medular, que evidencia uma medula normocelular com ausência de precursores eritroides (< 5% das células nucleadas da medula óssea). Avaliação morfológica do sangue periférico, TC de tórax e imunofenotipagem de linfócitos podem ser necessárias para a identificação de doenças associadas.

Nas causas secundárias, o tratamento tem início com o controle da condição associada. Suspensão de drogas, tratamento de infecções, terapêutica para neoplasias e reposição vitamínica devem ser realizados. Nos casos de infecção por parvovírus B19, tratamento com imunoglobulina humana pode recuperar a eritropoese. Nos casos de timoma, ressecção cirúrgica pode levar a recuperação da eritropoese em até 1/3 dos casos. A terapia imunossupressora deve ser iniciada após a timectomia e nos casos primários, e os corticosteroides são as drogas de 1ª escolha. Nos pacientes refratários (ausência de resposta após 3 meses de tratamento com glicocorticoides), outros imunossupressores como azatioprina, ciclofosfamida, ciclosporina e timoglobulina antilinfócito devem ser considerados.

DISTÚRBIOS DA SÍNTESE DO HEME

Anemias sideroblásticas

As anemias sideroblásticas formam um conjunto de doenças raras caracterizadas por depósito de ferro nas mitocôndrias dos eritroblastos.

Esse depósito errôneo pode ser decorrente de defeitos enzimáticos que levam a uma insuficiente geração de heme ou a alterações de funções das mitocôndrias.

São caracterizadas por anemias hipocrômicas e microcíticas na maioria dos casos, anisocitose e presença de corpúsculos de Pappenheimer (grânulos sideróticos no interior dos eritrócitos). A coloração do esfregaço da medula óssea com azul da Prússia evidencia os eritrócitos com grânulos que contêm ferro nas mitocôndrias, chamados de sideroblastos em anel.

As anemias sideroblásticas são classificadas em anemias congênitas, clonais adquiridas e reversíveis.

Dentre as causas associadas às anemias sideroblásticas potencialmente reversíveis estão alcoolismo, deficiência de cobre, drogas (isoniazida e cloranfenicol) e hipotermia.

As anemias sideroblásticas clonais são estudadas nos capítulos de síndromes mielodisplásicas e síndromes mieloproliferativas (Capítulo 162). Nesses casos, o VCM geralmente está aumentado.

Porfirias (Capítulo 158)

As porfirias são um grupo de doenças causadas por defeitos enzimáticos na via de biossíntese do heme. Alguns tipos de porfiria podem cursar com anemia.

O quadro clínico varia de acordo com a enzima alterada e com o modo de herança, sendo modulado por fatores metabólicos e do ambiente. A fotossensibilidade cutânea e as manifestações neurológicas são os 2 grandes polos da doença.

Na consulta

- Atenção ao início dos sintomas.
- Sempre buscar a determinação da causa.
- Corrigir a anemia e a causa de base.

BIBLIOGRAFIA

Andrews NC. Iron deficiency and related disorders. In: Greer JP, Foerster J, Lukens JN, Rodgers GM, Paraskevas F, Glader B (eds.). Wintrobe's clinical hematology. Philadelphia: Lippincott Williams & Wilkins; 2004. p.979-1009.

Gualandro SM, Silveira PAA, Fonseca GHH. Anemias hereditárias. In: Martins MA, Carrilho FJ, Alves VAF, Cerri GG, Wen CL (eds.). Clínica médica, volume 3: doenças hematológicas, oncologia, doenças renais e genitourinárias. Barueri: Manole; 2009.

Marks PW, Glader B. Aproach to anemia in the adult and child. In: Hoffman R, Bens JB, Shattil SF, Furie B, Silberstein LE, McGlave P, et al. (eds.). Hematology basic principles and practice. Philadelphia: Churchill Livingstone Elsevier; 2008.

Rees DC, Williams TN, Gladwin MT. Sickle-cell disease. Lancet 2010;376: 2018-31.

Weiss G, Goodnough LT. Anemia of chronic disease. N Eng J Med 2005; 352:1011-23.

158 PORFIRIAS

Lívia Mariano, Liliana Mitie Suganuma

DEFINIÇÃO E ETIOLOGIA

- Porfirias agudas: manifestam-se como crises neuroviscerais (neuropatia periférica, disautonomia, dor abdominal) potencialmente fatais.
- Prevenção dos ataques agudos: prescrever drogas seguras/não porfirinogênicas; evitar jejum prolongado e álcool; pacientes diagnosticados devem portar "alertas" (como cartões) e informar familiares acerca do diagnóstico.
- Porfirias cutâneas: o tipo mais comum de porfiria é a porfiria cutânea tarda.
- Grupo de doenças hereditárias ou adquiridas caracterizadas pela produção e excreção excessivas de porfirinas e/ou de seus precursores, causadas por anormalidades enzimáticas na via de biossíntese do grupo heme.
- O grupo heme, produto final da via, é biologicamente importante pois é componente da hemoglobina, mioglobina e citocromos; já os metabólitos intermediários (porfirinas) e seus precursores não têm função metabólica e ainda são tóxicos se presentes em grandes quantidades.
- Existem oito tipos principais de porfiria, correspondentes às deficiências de cada etapa enzimática da via (Figura 1), exceto a protoporfiria ligada ao X, causada por "ganho de função" da enzima ALA-sintase 2.

EPIDEMIOLOGIA

- Doença rara e panétnica.
- A maioria das formas hereditárias tem padrão autossômico dominante, mas com penetrância variável, de forma que a maioria dos portadores não apresentará manifestação clínica.
- A porfiria cutânea tarda é a mais comum (prevalência de 1 caso para 10.000 pessoas) e em segundo lugar a porfiria aguda intermitente (prevalência de 5 casos para 100.000 pessoas). Neste capítulo serão enfatizados esses dois tipos de porfiria.
- A maioria dos casos de porfiria cutânea tarda tem caráter adquirido e é mais prevalente em homens adultos; em contrapartida, a porfiria aguda intermitente tem caráter hereditário e se manifesta de forma mais prevalente nas mulheres, após a puberdade.

QUADRO CLÍNICO

- Em uma abordagem prática, as manifestações clínicas das porfirias podem ser divididas em dois grupos principais: alterações neurológicas (ou neuroviscerais) e fotossensibilidade cutânea.

Manifestações neurológicas

São causadas pelo acúmulo dos precursores das porfirinas ALA (ácido δ-aminolevulínico) e PBG (porfobilinogênio), que têm propriedades neurotóxicas. A porfiria aguda intermitente é o exemplo clássico deste quadro clínico.

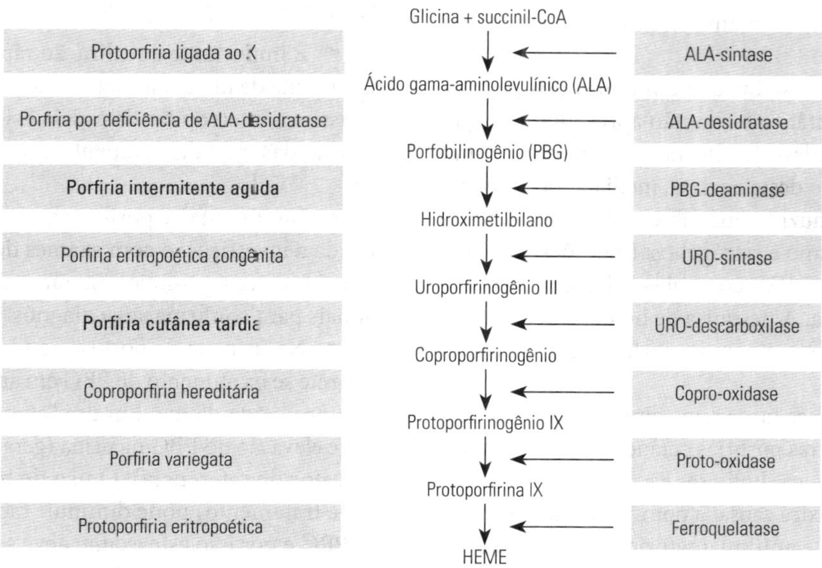

Figura 1 Tipos de porfiria correspondentes às deficiências de cada etapa enzimática da via.

O "ataque agudo" é causado pela produção maciça de precursores de porfirinas pelo fígado, por aumento de atividade da ALA-sintase (a primeira etapa da biossíntese do grupo heme) induzida por certas drogas (chamadas drogas porfirinogênicas, vide Tabela 1), hormônios (progesterona), jejum prolongado, infecções, álcool ou ainda estresse. Como há uma deficiência enzimática mais "distal", ocorrerá o acúmulo dos metabólitos à montante da alteração.

O sintoma mais frequente (em 90% dos pacientes sintomáticos) no "ataque agudo" é a dor abdominal intensa, geralmente contínua e de difícil delimitação (mais comumente em andar inferior), podendo ser em cólica, que dura de horas a dias, e sem sinais de peritonismo, febre ou leucocitose, pois tem natureza neuropática e não inflamatória. Pode ser acompanhada de náuseas/vômitos e obstipação, mimetizando quadro de abdome agudo. Retenção urinária também é possível, assim como dor lombar e nas coxas. É comum o paciente referir episódios recorrentes de dor abdominal, previamente e intensamente investigados, com antecedente de laparotomia "branca". Urina vermelho-escura (urina "vinho do porto") pode acompanhar o ataque agudo e é decorrente da presença de grandes quantidades de porfobilina (produto da oxidação do porfobilinogênio).

O quadro neurológico engloba também manifestações neuropsiquiátricas, como agitação, ansiedade, insônia, confusão mental e alucinações, manifestações motoras por polineuropatia (paresia de musculatura proximal, predominantemente de membros superiores, que pode progredir para paralisia de musculatura respiratória, paralisia bulbar), dor muscular e ainda convulsões. A combinação de polineuropatia e envolvimento focal de sistema nervoso central é incomum para outras polineuropatias, e deve ser um alerta para o diagnóstico de porfiria. Neuropatia autonômica com hiperatividade simpática se expressa clinicamente com taquicardia e hipertensão arterial, além de arritmias.

O achado de hiponatremia é frequente no ataque agudo (40%) e pode ser uma pista diagnóstica; é causada pelos vômitos intensos e em alguns casos, por secreção inapropriada de hormônio antidiurético.

Fotossensibilidade cutânea

É causada pelo acúmulo de porfirinas fotoativas que absorvem luz e causam lesão celular pela liberação de espécies reativas de oxigênio.

As manifestações cutâneas podem ser bolhosas e não bolhosas. A fotossensibilidade não bolhosa (dor, eritema e edema) geralmente se manifesta na infância e são características da protoporfiria eritropoética e da ligada ao X. A fotossensibilidade bolhosa crônica é a manifestação das outras porfirias cutâneas (porfiria cutânea tarda, coproporfiria hereditária, porfiria variegata, porfiria eritropoética congênita).

A porfiria cutânea tarda é o exemplo clássico e a mais comum das porfirias cutâneas.

As manifestações cutâneas da porfiria cutânea tarda englobam fragilidade cutânea e lesões bolhosas no dorso das mãos, que evoluem para crostas e lesões atróficas. Pode haver acometimento de outras regiões expostas ao sol (face, pescoço), assim como hipertricose e hiperpigmentação facial. Não há manifestação neurológica neste tipo de porfiria.

É importante ressaltar que a maioria dos pacientes com porfiria cutânea tarda não apresenta mutação da URO-descarboxilase, justificado por um mecanismo "inibidor" adquirido desta enzima, mediado por uroporfometeno, que é induzido por sobrecarga de ferro hepático, álcool, tabagismo e estrógenos. Infecções por vírus da hepatite C e pelo HIV são também deflagradores conhecidos da doença. A pesquisa de hemocromatose hereditária associada é também importante por ter implicação terapêutica.

A porfiria cutânea tarda tem como diagnóstico diferencial além das outras porfirias cutâneas bolhosas, outras doenças dermatológicas bolhosas e a pseudoporfiria, que é uma reação fototóxica causada por medicamentos como alguns antibióticos e antiinflamatórios não esteroidais.

Tabela 1 Lista de drogas pofirinogênicas e drogas seguras para pacientes com porfiria intermitente aguda

Drogas não seguras/não usar	Drogas seguras
Dipirona	Paracetamol
Dimenidrinato	Ácido acetilsalicílico
Barbitúricos	Aminoglicosídeos
Carbamazepina	Imipenem
Oxcarbazepina	Aciclovir
Fenitoína	Atropina
Sulfametoxazol-trimetoprima, sulfonamidas	Azitromicina
Dapsona	Enoxaparina
Danazol	Enalapril, losartana
Derivados do Ergot	Gabapentina
Cloranfenicol	Eritropoetina
Rifampicina	Corticosteroides
Eritromicina	Cefalosporinas
Efavirenz	Insulina
Pirazinamida	Omeprazol
Cetoconazol sistêmico	Penicilinas
Griseofulvina	Opioides
Hidralazina	Vigabatrina
Metildopa	Vancomicina
Progestágenos	Salbutamol (albuterol)
Tamoxifeno	Fenotiazinas
Carisoprodol	Propiltiouracil
Espironolactona	Ondansetrona
Topiramato	Metformina
Ácido valproico	Levetiracetam

Para consulta de outras medicações, consultar www.drugs-porphyria.org.

EXAMES COMPLEMENTARES

- É importante a realização rápida do diagnóstico na suspeita de um ataque agudo de porfiria, possibilitando assim a interrupção da cadeia fisiopatológica e a instituição das medidas terapêuticas de suporte e específicas.
- Na suspeita de porfiria aguda ou cutânea, está indicada a investigação com exames de triagem e somente se estes forem positivos estarão indicados exames adicionais para confirmação e diagnóstico final.
- Na suspeita de porfiria aguda: determinar prontamente se há aumento de PBG em amostra de urina isolada protegida da luz. Em um "ataque agudo", há marcante elevação do PBG na urina (geralmente 3 a 5x acima do valor de referência). O uso de hematina (hemina) (vide tratamento) pode diminuir rapidamente os níveis de PBG e por isso este exame deve ser feito antes da administração desta droga. Não há necessidade de se esperar o diagnóstico diferencial entre os tipos principais de porfiria aguda (porfiria aguda intermitente, coproporfiria hereditária e porfiria variegata) para iniciar as medidas terapêuticas, pois a conduta será a mesma para todas. Se o teste para PBG for negativo em paciente com alta suspeita de porfiria aguda deve-se realizar mensuração de ALA urinário. Esta situação pode ocorrer na rara porfiria por deficiência de ALA desidratase.
- Na suspeita de porfiria cutânea bolhosa: determinar se há elevação marcante de porfirinas totais na urina e no plasma. As amostras idealmente devem ser enviadas para análise protegidas da luz.

DIAGNÓSTICO

O diagnóstico de porfiria aguda pode ser confirmado pela determinação dos níveis de porfirinas em amostras de urina, fezes e plasma (Tabela 2) coletadas antes de administração de hematina (hemina), pela análise da atividade enzimática da PBG deaminase eritrocitária ou por meio da pesquisa das mutações das enzimas. Se houver elevação dos níveis de porfirinas totais nas amostras, elas deverão ter suas frações quantificadas. Os ensaios enzimáticos são tecnicamente difíceis e de baixa disponibilidade. A análise de mutações deve ser solicitada somente após diagnóstico bioquímico da porfiria aguda. A utilidade do diagnóstico molecular é a possibilidade de identificação de familiares portadores assintomáticos, que podem ser aconselhados a tomar medidas para prevenção de um primeiro "ataque agudo".

- Na porfiria cutânea tarda, observa-se aumento urinário de uroporfirina e hepta carboxilporfirina. Nas fezes, a presença de isocoproporfirina é característica da doença.

Tabela 2 Achados bioquímicos das porfirias				
	Porfirinas e precursores aumentados			
Tipo de porfiria	Hemácias	Urina	Fezes	Plasma
Hepáticas agudas				
Defic. de ALA desidratase	Zn-protoporfirina	ALA Coproporfirina III	–	ALA
Porfiria aguda intermitente	↓ Atividade de PBG deaminase	ALA, PBG Uroporfirina	–	ALA, PBG *Pico de 619 nm
Coproporfiria hereditária	–	ALA, PBG Coproporfirina III	Coproporfirina III	– Pico de 619 nm
Porfiria variegata	–	ALA, PBG Coproporfirina III	Coproporfirina III Protoporfirina IX	Pico de 626 nm
Hepáticas cutâneas				
Porfiria cutânea tarda	–	Uroporfirina 7-Carboxilporfirina	Isocoproporfirina	Uroporfirina 7-Carboxilporfirina Pico de 619 nm
Cutâneas eritropoéticas				
Porfiria eritropoética congênita	Uroporfirina Coproporfirina I	Uroporfirina I Coproporfirina I	Coproporfirina I	Uroporfirina I Coproporfirina I Pico de 619 nm
Protoporfiria eritropoética Protoporfiria ligada ao X	Protoporfirina livre de metal	–	Protoporfirina IX	Protoporfirina IX Pico de 634 nm

* Pico de emissão de fluorescência do plasma em pH neutro.

CLASSIFICAÇÃO

De acordo com a apresentação clínica (aguda neurovisceral × fotossensibilidade cutânea) ou de acordo com o local de maior acúmulo dos metabólitos da biossíntese do grupo heme (precursores eritroides fígado), conforme a Tabela 3.

Tabela 3 Classificação das porfirias		
Porfiria	Classificações	
Protoporfiria ligada ao X	Cutânea	Eritropoética
Porfiria por defic. de ALA desidratase	Aguda	Hepática
Porfiria intermitente aguda	Aguda	Hepática
Porfiria eritropoética congênita	Cutânea	Eritropoética
Porfiria cutânea tarda	Cutânea	Hepática
Coproporfiria hereditária	Aguda, cutânea	Hepática
Porfiria variegata	Aguda, cutânea	Hepática
Protoporfiria eritropoética	Cutânea	Eritropoética

TRATAMENTO

Porfiria aguda intermitente

- Prevenção do ataque agudo: educar paciente e familiares; evitar álcool, tabagismo, jejum prolongado e exposição a drogas deflagradoras.
- Identificar e interromper deflagradores/drogas porfirinogênicas (Tabela 1).
- Suplementação de glicose: pelo menos 300 g de glicose por dia (soro glicosado 10%, 3 L/dia) devem ser suplementados, pois a sobrecarga calórica pode ter um papel supressor sobre a ALA sintase, o que levaria a menor produção de porfirinas. Esta medida pode ser suficiente para "ataques agudos" leves (baixa necessidade de medicação opioide, sem hiponatremia e sem déficit motor importante).
- Repressão da biossíntese do heme com hematina (hemina): medida reservada para os casos de maior gravidade. A hematina (hemina) teria papel supressor sobre a ALA sintase 1 (*feedback* negativo).
- Analgesia: opioides, ácido acetilsalicílico, gabapentina.
- Monitorização frequente de sintomas ou sinais neurológicos.
- Monitorização de hipoventilação.
- Monitorizar distúrbios eletrolíticos e tratar hiponatremia, hipomagnesemia.
- Tratamento de náuseas/vômitos: clorpromazina, ondansetrona.
- Lactulose para pacientes com constipação.
- Tratamento da hiperatividade adrenérgica e hipertensão: betabloqueadores (propranolol, metoprolol),

inibidores da ECA, antagonistas do receptor de angiotensina.

- Se convulsões: gabapentina e levetiracetam são as drogas de escolha. Vigabatrina e benzodiazepínicos podem ser utilizados.
- Considerar análogo de GnRH em mulheres com crises recorrentes no período pré-menstrual.
- Pacientes com ataques agudos recorrentes:
  - profilaxia com hematina (hemina);
  - givosirana: RNA de interferência (RNAi) contra o RNA mensageiro da ALA sintase 1 para prevenção de ataques agudos;
  - transplante hepático: tratamento curativo, mas de alto risco reservado para pacientes refratários a tratamento e/ou profilaxia.

Porfiria cutânea tarda

- Fotoproteção.
- Interromper deflagradores, como álcool, estrógenos e tabaco. Tratamento de hepatite C crônica e HIV.
- Flebotomias terapêuticas para reduzir o ferro hepático: uma unidade (350 a 500 mL) a cada 1 a 2 semanas, com o objetivo de atingir os limites inferiores da normalidade da ferritina (< 25 ng/mL). Monitorizar com hemograma e interromper ou diminuir a frequência das flebotomias caso Hb < 11 g/dL. Após atingir a remissão, o programa de flebotomias poderá ser espaçado e até interrompido. A sangria terapêutica estará particularmente indicada nos pacientes com sobrecarga de ferro e/ou hemocromatose hereditária.
- Outra opção de tratamento é a administração de cloroquina ou hidroxicloroquina em baixas doses (125 mg ou 100 mg respectivamente, 2 vezes por semana, pois doses maiores podem levar a porfirinúria maciça e/ou hepatite), que têm a propriedade de mobilizar as porfirinas hepáticas e facilitar sua excreção.

Tabela 4 Hemina (hematina)

Panhematin®

EV: F/A 350 mg de hemina liofilizada

	Risco de lesão hepática	Risco de lesão renal	Risco do medicamento na gravidez	Risco do medicamento durante amamentação
	Não	Não	Não informado, mas aparentemente seguro	Não há estudos

Posologia: 3 a 4 mg/kg/dia, por 3 a 5 dias consecutivos

Correção pela função renal/hepática: não é necessária

Prep/adm.: reconstituição imediata antes do uso com 48 mL de AD no próprio frasco de vidro da medicação; especialistas recomendam reconstituição com albumina humana para aumentar a estabilidade da solução e diminuir o risco de coagulopatia e flebite. Infusão em veia de grande calibre ou cateter central, seguida de flush com SF. **Tempo adm.:** pelo menos 30 minutos se reconstituição com AD e pelo menos 60 minutos se com albumina.

Observação: não disponível no âmbito do SUS.

Tabela 5 Heme-arginato (sem registro vigente na Anvisa)

Normosang®

EV: F/A 25 mg/mL, ampola de 10 mL (250 mg)

	Risco de lesão hepática	Risco de lesão renal	Risco do medicamento na gravidez	Risco do medicamento durante amamentação
	Não	Não	Não informado, mas aparentemente seguro	Não há estudos

Posologia: 3 mg/kg/dia, dose máxima de 250 mg/dia, por 4 dias consecutivos

Correção pela função renal/hepática: não é necessária

Prep/adm.: reconstituir imediatamente antes do uso, em 100 mL de SF ou de albumina humana, em frasco de vidro. Infusão em veia de grande calibre ou cateter central. **Tempo adm.:** pelo menos 30 minutos.

Observação: não disponível no âmbito do SUS.

Tabela 6 Givosirana

Givlaari® SC: F/A 189 mg/1 mL	Risco de lesão hepática	Risco de lesão renal	Risco do medicamento na gravidez	Risco do medicamento durante amamentação
	Sim	Sim	Sem estudos suficientes	Não há estudos

Posologia: 2,5 mg/kg, a cada 30 dias

Correção pela função renal/hepática: não informada. Em caso de hepatotoxicidade e melhora dos níveis de transaminases, reiniciar com 1,25 mg/kg a cada 30 dias e aumentar a dose para 2,5 mg/kg se a toxicidade não recorrer.

Prep/adm.: administração em ambiente hospitalar, na região de abdome, coxas ou porções lateral ou posterior dos braços. Recomenda-se rotação do local de aplicação.

Observação: não disponível no âmbito do SUS.

PROGNÓSTICO

- Diminuição da consciência, fraqueza muscular, hiponatremia (por secreção inapropriada de hormônio antidiurético), necessidade de ventilação mecânica e paralisia bulbar indicam pior prognóstico. Dor, disfunção autonômica e sintomas mentais não afetam adversamente o prognóstico do paciente.
- A reversão da neuropatia pode ser lenta e dependerá do grau de lesão axonal, que será mais acentuado se o diagnóstico e tratamento forem tardios. Ataques agudos recorrentes e/ou graves podem levar a fraqueza muscular fixa e atrofia.
- Gestação: em geral tem bom prognóstico desde que a paciente tenha o diagnóstico previamente e evite deflagradores, como diminuição de aporte calórico e uso de drogas porfirinogênicas. A infusão de hematina (hemina) parece ser segura.
- A porfiria cutânea tarda tem bom prognóstico com o tratamento e acompanhamento.

NA CONSULTA

- Monitorização para hepatocarcinoma (dosagens de alfa-fetoproteína e exames de imagem).
- Atenção para hipertensão arterial sistêmica e insuficiência renal crônica, mais prevalentes em pacientes com porfirias agudas.

BIBLIOGRAFIA

Anderson KE, Bloomer JR, Bonkovsky HL, Kushner JP, Pierach CA, Pimstone NR, et al. Recommendations for the diagnosis and treatment of the acute porphyrias. Ann Intern Med 2005;142:439-450.

Balwani M, Desnick RJ. The porphyrias: advances in diagnosis and treatment. Blood 2012;120:4496-4504.

Balwani M, et al. Phase 3 trial of RNAi therapeutic Givosiran for acute intermittent porphyria. N Engl J Med 2020;382:2289-301.

Kauppinen R. Porphyrias. Lancet 2005;365:241-252.

O'Malley R, Rao G, Stein P, Bandmann O. Porphyria: often discussed but too often missed. Pract Neurol 2018;18:352-358.

Stölzel U, Doss MO, Schuppan D. Clinical guide and update on porphyrias. Gastroenterology 2019;157:365-381.

159 CITOPENIAS

Amanda Bruder Rassi, Marcela Cavalcante de Andrade Silva

A diminuição dos elementos celulares do sangue pode decorrer de inúmeros fatores amplamente presentes na prática clínica, como uso de medicações, infecções, processos autoimunes e doenças medulares. Em casos de suspeição de doença medular, deve-se encaminhar o paciente rapidamente para o especialista, haja vista a rápida evolução fatal de algumas afecções hematológicas.

Este capítulo abordará com maior detalhe a diminuição da contagem de plaquetas e leucócitos (sobretudo neutrófilos). Também será discutida a diminuição global das 3 séries hematopoéticas, a chamada pancitopenia, com enfoque especial em 2 doenças: a anemia aplástica e a síndrome mielodisplásica.

▪ PLAQUETOPENIA

DEFINIÇÃO

A plaquetopenia é caracterizada por contagem plaquetária < 150.000/mm³. Plaquetometria estável entre 100.000-150.000/mm³ por um período > 6 meses não necessariamente significa doença, e esses pacientes podem ser apenas observados. Um limite de 100.000/mm³ é mais seguro para indicar a presença de alguma alteração subjacente.

Tabela 1 Causas de plaquetopenia
Destruição plaquetária
Púrpura trombocitopênica imunológica
Drogas
Anemias microangiopáticas (coagulação intravascular disseminada/ púrpura trombocitopênica trombótica/síndrome hemolítico-urêmica/ síndrome HELLP)
Lúpus eritematoso sistêmico
HIV
Doença de von Willebrand tipo 2B
Púrpura pós-transfusional
Imunodeficiência comum variável
Infecções
Diminuição da produção medular
Anemia aplástica (congênita/adquirida)*
Leucemia*
Invasão medular por neoplasia sólida*
Síndrome mielodisplásica*
Trombocitopenias hereditárias e familiares
Toxicidade medular pós-quimioterapia*
Toxicidade medular pós-radioterapia*
Outros
Sequestro esplênico
Hemotransfusão maciça
Circulação extracorpórea
Pseudoplaquetopenia

* Não costumam causar plaquetopenia isolada. Normalmente associadas com anemia e/ou neutropenia.
Adaptada de Michelson AD (ed.). Platelets. 2.ed. San Diego: Elsevier; 2007.

ETIOLOGIA

Ao deparar-se com plaquetopenia, deve-se afastar a possibilidade de plaquetopenia artefactual (ou pseudoplaquetopenia). A plaquetopenia artefactual é decorrente de aglutinação plaquetária causada por anticorpos desenvolvidos contra o anticoagulante ácido etilenodiaminotetracético (EDTA), presente nos tubos onde usualmente são colhidos exames de hemograma. Em paciente sem manifestação clínica de sangramento, é sempre prudente confirmar a trombocitopenia colhendo amostra em tubo de citrato (onde se cotumam colher os coagulogramas), procedendo-se a contagem manual de plaquetas.

O diagnóstico etiológico das plaquetopenias deve considerar 4 grandes grupos (Tabela 1):

- decorrentes de destruição plaquetária periférica;
- secundárias à produção medular diminuída;
- secundárias ao sequestro esplênico;
- por hemodiluição (estas normalmente decorrentes de hemotransfusão maciça).

As 2 causas mais comuns de plaquetopenia isolada são trombocitopenia imune (PTI), antes denominada púrpura trombocitopênica imunológica, e o uso de medicações. Pacientes internados podem ter múltiplas causas concomitantes. A seguir, são apresentadas as causas específicas dessas doenças:

- PTI: não há exame definitivo para o diagnóstico de PTI, trata-se de diagnóstico de exclusão. O quadro clássico é de plaquetopenia aguda em paciente com Hb e contagem leucocitária normais, seguindo um quadro infeccioso ou não. Exceto durante quadros infecciosos, esses pacientes não apresentam linfonodos ou baço palpáveis, sendo que a presença dessas alterações pode significar plaquetopenia imune secundária a linfoproliferações subjacentes;
- uso de medicações: está entre as causas mais comuns de plaquetopenia. O diagnóstico é empírico e está baseado em uma história de plaquetopenia moderada a grave, que ocorre geralmente 2-3 dias após início de tratamento com droga já usada previamente (às vezes, apenas horas após sua reintrodução) ou 1-3 semanas após a administração de droga nunca antes usada. Os níveis basais das plaquetas geralmente demoram 5-10 dias para retornar à normalidade. Drogas que são usadas esporadicamente, como AINH, podem causar plaquetopenia de caráter recidivante, com períodos de melhora espontânea. Também exibem caráter recidivante as plaquetopenias secundárias à ingestão de alimentos, como leite de vaca e bebidas contendo quinino (p. ex., água tônica). Algumas drogas com potencial de desencadear plaquetopenia são heparina, tirofibana, abciximabe, eptifibatide (sem registro vigente na Anvisa), carbamazepina, hidroclorotiazida, cimetidina, rifampicina, interferona, quinidina, quinina, ácido valproico, ganciclovir, sulfas, AINH, procainamida (sem registro vigente na Anvisa), linezolida e ácido acetilsalicílico;
- plaquetopenia induzida por heparina: apesar de ser uma plaquetopenia induzida por drogas, merece ser citada separadamente devido à sua importância clínica (Capítulo 164);
- pacientes internados: normalmente, a plaquetopenia nesses pacientes é multifatorial, sendo sua principal causa o uso de drogas (20% dos casos). Os antibióticos são as principais medicações envolvidas. O clínico também deve atentar para a possibilidade de coagulação intravascular disseminada e plaquetopenia secundária a sepse;
- pós-operatório de *bypass* cardíaco: também pode cursar com plaquetopenia;

- circulação extracorpórea: causa plaquetopenia por destruição periférica e hemodiluição, além de acarretar importante disfunção plaquetária;
- gestação: plaquetopenia ocorre em 6-15% das gestantes, e as causas mais comuns incluem plaquetopenia gestacional, PTI e pré-eclâmpsia:
  - plaquetopenia gestacional: condição benigna, que costuma aparecer entre o fim do 2° trimestre e o início do 3°. Geralmente, a plaquetopenia é leve (> 100.000/mm^3) e não costuma ultrapassar o limite de 70.000/mm^3;
  - PTI: em geral, ocorre no 1° e no 2° trimestres de gestação. Pacientes com PTI prévia podem ter a doença exacerbada pela gravidez, mas a doença pode também ocorrer em pacientes sem diagnóstico prévio. Pode oferecer risco para o feto, uma vez que anticorpos maternos podem causar plaquetopenia grave no recém-nascido;
  - pré-eclâmpsia: doença sistêmica da gravidez que causa hipertensão, edema e proteinúria. Quando associada a convulsões, caracteriza eclâmpsia. Pode ser complicada por anemia microangiopática, plaquetopenia e elevação de enzima hepática, definindo a síndrome HELLP.

QUADRO CLÍNICO

Os sintomas de plaquetopenia incluem aqueles decorrentes de defeitos na hemostasia primária: petéquias, equimoses, epistaxe, gengivorragia, sangramento imediato após traumas e metrorragia. Sangramento espontâneo e grave geralmente não ocorre com plaquetas > 10.000-20.000/mm^3.

A presença de história familiar positiva e início dos sintomas durante a infância faz atentar para a possibilidade de alterações congênitas. O tempo de aparecimento também deve ser questionado, diferenciando processos agudos (p. ex., PTI, púrpura trombocitopênica trombótica) de crônicos (p. ex., síndrome mielodisplásica, sequestro esplênico). Um comportamento de recrudescência da plaquetopenia, com períodos de rápido retorno aos valores normais, geralmente é causado por plaquetopenia induzida por drogas. Nesses casos, deve-se questionar ativamente sobre o uso de medicamentos e sua correlação temporal com o início da plaquetopenia. Quadros de febre, *rash* cutâneo e linfonodomegalias levantam a hipótese de evento secundário a infecção, principalmente viral. História de etilismo é relevante por causa da possibilidade de cirrose hepática e consequente hipertensão portal, levando a esplenomegalia e hiperesplenismo. Por último, deve-se indagar sobre história prévia de transfusão de hemocomponentes, drogadição e comportamento sexual, pelo risco inerente de infecções virais.

Ao exame físico, o paciente costuma apresentar alterações típicas de defeitos da hemostasia primária. Pacientes com sangramentos articulares ou de tecidos moles devem ser investigados para a presença de distúrbios associados da hemostasia secundária, como coagulação intravascular disseminada. Esplenomegalia deve ser pesquisada. No caso de paciente sob uso de heparina, um dado que deve chamar a atenção durante o exame físico é a presença de isquemia de membros ou necrose cutânea nos sítios de infusão da droga. Essas alterações sugerem a possibilidade de trombocitopenia induzida por heparina.

EXAMES COMPLEMENTARES

A avaliação da lâmina de sangue periférico é fundamental. Na revisão microscópica do hemograma, deve-se atentar para a presença de blastos, que sugerem o diagnóstico de leucemias, e para a presença de linfócitos atípicos, sugestivos de infecção viral. A presença de outras citopenias associadas sugere a possibilidade de doença primária medular (p. ex., síndrome mielodisplásica, leucemias, anemia aplástica), assim como a possibilidade de esplenomegalia com consequente sequestro proporcional das 3 séries. Plaquetopenia e anemia na presença de contagem de esquizócitos elevada sugerem anemia microangiopática (p. ex., púrpura trombocitopênica trombótica, coagulação intravascular disseminada, síndrome HELLP).

A avaliação laboratorial deve incluir funções hepática e renal, DHL, coagulograma completo, fibrinogênio, D-dímero e sorologias virais (HIV, citomegalovírus, hepatites B e C). Sorologia de dengue também deve ser solicitada em quadros com epidemiologia positiva. Fator antinuclear (FAN) e fator reumatoide devem ser solicitados para investigar plaquetopenia secundária às colagenoses. A pesquisa de anticorpos antifosfolípides é útil para descartar síndrome antifosfolípide em casos de plaquetopenia leve associada a tromboses e abortamentos.

CLASSIFICAÇÃO (Tabela 2)

Tabela 2 Classificação da plaquetopenia

Contagem	Gravidade
100.000-150.000	Leve
50.000-100.000	Moderada
< 50.000	Grave

NEUTROPENIA

DEFINIÇÃO

Neutropenia é definida como contagem de neutrófilos < 1.500/mm^3. Em crianças com menos de 12 meses de idade, negros e para pessoas nascidas no Oriente Médio, o ponto de corte é mais baixo, considerando-se anormalidade quando o número de neutrófilos for < $1.000/mm^3$.

ETIOLOGIA

A causa mais comum de neutropenia é infecção (viral, bacteriana ou fúngica). Drogas e medicações são a segunda causa mais frequente. Outras incluem:

- desnutrição grave;
- deficiências nutricionais (vitamina B12, ácido fólico – vitamina B9, cobre);
- sequestro esplênico;
- choque anafilático;
- diálise;
- neutropenia imune primária;
- neutropenia imune secundária a doenças sistêmicas (doença de Graves, artrite reumatoide, doença de Wegener, lúpus, hepatite crônica, paraneoplásica);
- doença medular (anemia aplástica, síndrome mielodisplásica, leucemias);
- neutropenia cíclica;
- neutropenia congênita grave;
- neutropenias congênitas associadas a síndromes (de Shwachman-Diamond, disqueratose congênita, de Chediak-Higashi, de Barth).

Situações específicas

- Uso de medicações: a neutropenia induzida por drogas torna-se mais comum com o avançar da idade. Pode ocorrer neutropenia grave (< $500/mm^3$) com risco significativo de infecções e óbito. As drogas frequentemente relacionadas com neutropenia são: ganciclovir, antitireoidianos, ticlopidina, sulfassalazina, sulfametoxazol-trimetropina, dipirona, rituximabe (pode causar neutropenia tardia após uso), ácido valproico, carbamazepina, clorpromazina, espironolactona, captopril, penicilina, betalactâmicos.
- Infecções: representam a causa mais comum de neutropenia, sendo os quadros virais responsáveis pela maioria dos casos. A diminuição da contagem de neutrófilos surge 1-2 dias após o pico da viremia e pode persistir por 3-7 dias, desencadeando quadros leves a graves. A fisiopatologia envolve desde destruição periférica por imunocomplexos e anticorpos até a diminuição da produção medular. Alguns vírus estão mais comumente envolvidos com neutropenia, como HIV, da hepatite B, vírus Epstein-Barr, citomegalovírus e o vírus da dengue. O HIV pode causar neutropenia grave e prolongada, tanto por destruição periférica mediada por anticorpos quanto pela inibição de precursores medulares. Além disso, a infecção pelo HIV pode acarretar alterações displásicas. Deve-se considerar que as infecções bacterianas também são causas frequentes de neutropenia, principalmente quando os microrganismos envolvidos são Gram-negativos. Infecções por *Micobacterium tuberculosis*, fungos e rickéttsias podem acarretar situações semelhantes.
- Processos autoimunes: podem acarretar a neutropenia isolada ou pancitopenia. Pacientes politransfundidos podem ser sensibilizados por leucócitos presentes nos concentrados de hemácias e de plaquetas, desenvolvendo quadro de neutropenia imune pós-transfusional.
- Síndrome de Felty: tríade constituída por neutropenia, esplenomegalia e artrite reumatoide. O mecanismo da neutropenia é imune. Quando associado à linfocitose, pode estar relacionado à leucemia de linfócitos grandes granulares (LGL).
- Sequestro esplênico: nesses casos, a neutropenia é proporcional ao tamanho do baço e geralmente está acompanhada de plaquetopenia e anemia.
- Neutropenia cíclica: é caracterizada por períodos que oscilam entre a neutropenia grave (< $200/mm^3$) e a normalidade, com quadros sintomáticos de febre, lesões aftosas orais e infecções. Os ciclos geralmente duram 21-36 dias e, por isso, para o diagnóstico é necessário realizar hemogramas 3 vezes/semana por 4-6 semanas.

QUADRO CLÍNICO

A abordagem inicial do paciente com neutropenia deve contemplar:

- tempo de aparecimento do quadro (agudo ou crônico);
- classificação do grau de neutropenia (leve, moderada ou grave);
- pesquisa de relação com infecções graves recorrentes (infecções podem ser causa ou consequência das neutropenias);
- uso de medicações;
- associação com outras citopenias (há risco potencial de associação com doença medular grave como anemia aplástica, síndrome mielodisplásica e leucemias).

É de fundamental importância avaliar se o quadro de neutropenia é ou não associado a infecções de repetição. Quadros de neutropenia leve e sem história de infecção podem estar relacionados, p. ex., apenas à etnia do paciente e dificilmente implicam investigação da medula óssea ou tratamento específico.

Quanto maiores forem o tempo e a intensidade da neutropenia, maior será o risco de o paciente evoluir com quadro infeccioso. Úlceras orais, gengivite e infecções de pele ou de região anal são as manifestações infecciosas mais comuns em um paciente neutropênico. Pneumonias e sepse também podem ocorrer. Infecções bacterianas tipicamente envolvem *Staphylococcus aureus* provenientes da pele e os Gram-negativos do trato gastrointestinal. Caso o paciente faça uso de antibióticos e permaneça com neutropenia prolongada (> 3 semanas), o risco de infecção por fungos aumenta substancialmente. Pacientes neutropênicos sem outras leucopenias associadas não apresentam risco aumentado de infecções virais ou parasitárias.

O exame físico deve incluir inspeção da mucosa oral à procura de lesões aftosas, da pele e da região perianal. A presença de sinais infecciosos clássicos como pus, calor e rubor pode ser mais discreta do que o esperado. Nesse contexto, a febre assume papel primordial, visto que os sintomas nesses pacientes podem ser frustros. Alterações esqueléticas sugerem síndromes congênitas que podem estar relacionadas à neutropenia. A presença de esplenomegalia concomitante levanta os seguintes diagnósticos diferenciais principais: neutropenia secundária ao sequestro esplênico, neoplasias mieloproliferativas (p. ex., mielofibrose) e linfoproliferações (p. ex., leucemia *large* granular).

EXAMES COMPLEMENTARES

Exames laboratoriais mínimos devem incluir sorologias virais (HIV, hepatites B e C), pesquisa de autoanticorpos (FAN, fator reumatoide), dosagem de vitamina B12 e ácido fólico (vitamina B9). A pesquisa de anticorpos antineutrófilos pode ser útil, embora não seja amplamente disponível.

Mielograma, citogenética (cariótipo para neoplasia hematológica), testes de biologia molecular específicos e biópsia de medula devem ser solicitados na suspeita de doença primária da medula óssea, como nos casos de leucemias, síndrome mielodisplásica e aplasias.

CLASSIFICAÇÃO (Tabela 3)

Tabela 3 Classificação da neutropenia

Contagem absoluta de neutrófilos	Classificação
1.000-1.500/mm³	Leve
500-1.000/mm³	Moderada
< 500/mm³	Grave

▪ PANCITOPENIA

DEFINIÇÃO

Pancitopenia é a diminuição das 3 séries hematológicas, com queda de Hb, neutrófilos e plaquetas. A linfopenia não deve entrar nessa classificação.

ETIOLOGIA

As causas de pancitopenia são inúmeras:

- leucemias agudas: o bloqueio de maturação e a vantagem proliferativa das células leucêmicas podem levar a pancitopenia. A presença de células blásticas em sangue periférico pode ser um indicativo. Quando há suspeita de leucemia aguda, investigação medular imediata é essencial (Capítulo 160);
- síndromes mielodisplásicas;
- anemia aplástica;
- sequestro esplênico: esplenomegalia decorrente de doenças hepáticas pode levar ao sequestro de hemácias, plaquetas e neutrófilos;
- infecções: pacientes com história súbita de pancitopenia que se segue a um quadro de febre, linfonodomegalia e *rash* cutâneo podem apresentar quadros virais como de hepatites B e C, HIV, vírus Epstein-Barr e citomegalovírus. O vírus Epstein-Barr está frequentemente relacionado a quadros de pancitopenia. Pacientes internados com sepse bacteriana grave também podem apresentar quadros semelhantes, comumente desencadeados por Gram-negativos;
- leishmaniose visceral: os pacientes apresentam hiperplasia significativa do sistema reticuloendotelial (baço, fígado, linfonodos e medula óssea). A pancitopenia é consequente ao sequestro esplênico e à diminuição da produção medular, porque há ocupação da medula por células reticuloendoteliais parasitadas. O quadro de pancitopenias pode variar de intensidade, manifestando-se de forma grave em alguns pacientes;
- uso de medicações: ao contrário da neutropenia e da plaquetopenia induzidas por drogas, interromper o uso da medicação envolvida com o quadro nem sempre implica recuperação medular. Há possibilidade de evolução para aplasia, e isso ocorre devido à reação autoimune idiossincrática desencadeada pela droga. As drogas com potencial para desencadear pancitopenia são ganciclovir, anticonvulsivantes, AINH, antibióticos (p. ex., cloranfenicol), sulfas, antitireoidianos, quimioterápicos e cloroquina;
- desnutrição grave: há quadros que cursam com produção medular insuficiente por deficiências de proteínas, vitamina B12, ácido fólico (vitamina B9), ferro e cobre;
- deficiência de vitamina B12 e ácido fólico (vitamina B9) (Capítulo 157);
- invasão medular: neoplasias gástricas, de pulmão, mama e próstata, assim como as neoplasias hematológicas, podem ocupar a medula, cursando com diminuição da hematopoese normal. Os pacientes costumam se apresentar com pancitopenia acompanhada de eritroblastos circulantes e desvio à esquerda. O diagnóstico é confirmado por mielograma e biópsia de medula óssea;

- síndrome hemofagocítica: doença inflamatória grave, de difícil diagnóstico e frequentemente fatal, decorrente de ativação de células *natural killer* e consequente fagocitose descontrolada de células precursoras hematopoéticas na medula óssea. Os pacientes apresentam-se com pancitopenia moderada a grave, febre, hepatoesplenomegalia, linfonodomegalias e coagulopatia. Os exames laboratoriais mostram hiperferritinemia e hipertrigliceridemia. Pode ser hereditária ou secundária a quadros virais (vírus Epstein-Barr, citomegalovírus, HIV, vírus das hepatites), colangenoses, linfomas e leucemias;
- mielofibrose: esse diagnóstico deve ser considerado em pacientes com idade avançada e hepatoesplenomegalia marcante ao exame físico. Os sintomas são inespecíficos: fadiga, emagrecimento e desconforto abdominal pelo aumento do baço. Os exames laboratoriais podem mostrar DHL elevada, presença de hemácias em lágrimas e reação leucoeritroblástica (eritroblastos circulantes em sangue periférico e intenso desvio à esquerda). A biópsia de medula óssea é essencial para o diagnóstico;
- hemoglobinúria paroxística noturna (HPN – Capítulo 157): é uma doença clonal, rara, que se apresenta principalmente por anemia hemolítica intravascular e risco aumentado de trombose. Está associada a graus variáveis de falência medular;
- exposição à radiação: quadros de pancitopenia costumam surgir 2-4 semanas após o início do tratamento. Sua gravidade depende do campo envolvido. Transfusões e antibióticos devem ser instituídos como medida de suporte até que a função da medula se recupere.

QUADRO CLÍNICO

Pacientes pancitopênicos geralmente apresentam sintomas correspondentes a anemia (astenia, dispneia, tontura), plaquetopenia (sangramentos, equimoses, petéquias) e neutropenia (febre, infecções). O tempo de surgimento dos sintomas é importante para fazer o diagnóstico diferencial entre as possíveis doenças subjacentes. Quadros decorrentes de infecções e leucemias agudas costumam ter curso súbito, enquanto síndrome mielodisplásica e mielofibrose seguem um padrão mais insidioso. É importante lembrar que pacientes pancitopênicos com história de alterações neurológicas e psiquiátricas podem apresentar deficiência de vitamina B12.

O exame físico deve excluir a presença de linfonodomegalias, hepatoesplenomegalia e alterações esqueléticas, comuns em síndromes congênitas associadas à falência medular.

EXAMES COMPLEMENTARES

Deve-se solicitar hemograma com reticulócitos, sorologias para vírus comumente associados às citopenias (hepatites B e C, HIV, vírus Epstein-Barr, citomegalovírus), painel de autoanticorpos (FAN, fator reumatoide), eletroforese de proteínas, dosagem de vitamina B12 e ácido fólico (vitamina B9).

Hemograma com presença de eritroblastos circulantes (precursores nucleados da série eritroide), hemácias em lágrima (dacriócitos) e neutrófilos com desvio à esquerda correspondem à chamada reação leucoeritroblástica. Essa alteração sugere ocupação medular (mieloftise) ou mielofibrose. Pancitopenia associada a anemia macrocítica e reticulócitos baixos sugere síndrome mielodisplásica, anemia aplástica ou deficiência de vitamina B12 e ácido fólico (vitamina B9). Laboratórios experientes podem descrever neutrófilos hipersegmentados, que sugerem anemia megaloblástica. Hipossegmentação de neutrófilos com hipogranulação (alteração de pseudo-Pelger-Hüet) sugere síndrome mielodisplásica. Deve-se sempre atentar para a descrição de blastos.

RX de tórax pode evidenciar alargamento do mediastino, alteração que pode estar associada a linfoproliferações ou sítios de hematopoese extramedular. USG e/ou TC podem revelar hepatoesplenomegalia e linfonodomegalias.

ANEMIA APLÁSTICA

Anemia aplástica é uma doença que cursa com falência global da produção medular, com consequente diminuição das 3 séries hematológicas (anemia, neutropenia e plaquetopenia) na ausência de infiltração medular ou fibrose. É mais comum aos 15-25 anos de idade, mas existe também um pequeno pico de incidência após os 60 anos.

O quadro de aplasia pode ter início abrupto ou manifestar evolução insidiosa por semanas ou meses. Os sintomas refletem o grau das citopenias, sendo aqueles relacionados à anemia e à hemostasia mais comuns que os infecciosos. O diagnóstico deve ser considerado na presença de hemograma mostrando pancitopenia (com anemia normo/macrocítica e contagem baixa de reticulócitos) e deve ser confirmado por mielograma, exame de citogenética e biópsia de medula. A medula óssea mostra-se intensamente hipocelular para a idade do paciente.

Faz-se necessário diferenciar as aplasias medulares adquiridas das congênitas, como anemia de Fanconi e disqueratose congênita. As últimas normalmente se apresentam na 1ª década de vida, apesar de algumas vezes só evoluírem para falência medular na idade adulta. A presença de anormalidades físicas e fenótipo característico (p. ex., baixa estatura, anormalidades ósseas, hipogonadismo, lesões de pele café com leite) favorece o diagnóstico, mas não é obrigatória. O teste de fragilidade cromossômica induzido por agentes como diepoxibutano (DEB *test*) é necessário nesses casos em pacientes com idade < 50 anos, com intuito de afastar anemia de Fanconi.

A fisiopatologia das anemias aplásticas adquiridas é autoimune e, apesar de já ter sido correlacionada com diversos agentes deflagradores (benzeno, pesticidas, infecção por vírus, drogas), um fator desencadeante claro não consegue ser definido na maioria dos casos. A gravidez pode se associar à aplasia medular, apesar de ser evento raro, ocorrendo tanto em pacientes sem história prévia, quanto agindo como desencadeante de recaídas de pacientes que estavam em remissão. Em alguns casos, existe resolução do quadro após o término da gestação.

Pacientes com anemia aplástica associada à hemoglobinúria paroxística noturna correspondem a 40-50% dos casos. Esses pacientes exibem componente muito pequeno de clone HPN-positivo e geralmente cursam sem incidência aumentada de trombose e hemólise.

O tratamento da anemia aplástica depende muito da gravidade da doença, o que pode ser medido pelo grau de citopenias do paciente (Tabela 4). De uma forma geral, o tratamento baseia-se em suporte transfusional, imunossupressores e transplante de medula óssea.

Transfusões desnecessárias devem ser evitadas, visto que pacientes oligotransfundidos apresentam melhor evolução durante o transplante de medula. A plaquetometria-alvo deve ser > 10.000 (algumas vezes, são tolerados níveis inferiores em alguns pacientes). Os hemocomponentes transfundidos devem ser irradiados, principalmente para os pacientes candidatos ou que estão sendo submetidos a transplante de medula óssea. Fatores de crescimento como a eritropoetina e o G-CSF não costumam trazer benefícios aos pacientes e não estão indicados de forma rotineira.

Pacientes assintomáticos, com citopenias leves, podem ser apenas acompanhados. Alguns pacientes mantêm níveis de citopenias estáveis por anos. Por sua vez, pacientes com anemia aplástica grave (neutrófilos < 500/mm^3) evoluem muito rapidamente com sérias complicações, como infecções graves, sepse ou manifestações hemorrágicas potencialmente fatais, como sangramentos no SNC. Esses pacientes devem ser rapidamente encaminhados para o transplante de medula óssea caso haja doador aparentado compatível e caso tenham idade < 40 anos. Paciente sem doadores aparentados devem ser inscritos em um registro nacional de receptores de medula óssea. Para os pacientes com mais de 40 anos, o tratamento baseia-se na associação de 3 drogas: ciclosporina, soro antitimocíitico (de origem equina) e eltrombopague (agonista do receptor de trombopoetina). O uso de soro antitimocítico obtido de coelhos apresentou menor taxa de resposta em comparação ao de origem equina.

SÍNDROMES MIELODISPLÁSICAS

As síndromes mielodisplásicas são doenças clonais das células progenitoras hematopoéticas caracterizada pela presença de citopenias e displasia de ≥ 1 linhagens mieloides. Há risco significativo de evolução para leucemia mieloide aguda. Bastante heterogênea e de espectro clínico variável, pode acontecer, em pacientes previamente expostos a quimioterápicos e radioterapia, a chamada síndrome mielodisplásica secundária (atualmente classificada pela OMS como neoplasia mieloide associada à terapêutica), ou surgir em pacientes sem história prévia de exposição (síndrome mielodisplásica primária ou de novo).

A incidência de síndrome mielodisplásica primária é maior em homens e aumenta substancialmente com a idade, com mediana de 70 anos. Sua incidência não corrigida para a faixa etária é de 5:100.000 casos/pessoas/ano, podendo chegar a 20-40:100.000 casos/pessoas/ano entre a população com idade > 70 anos. Menos de 7% dos pacientes têm idade < 50 anos.

Tabela 4 Classificação de gravidade em anemia aplástica

Medula óssea com celularidade < 25% associada a sangue periférico			
Gravidade da aplasia	Não grave	Grave*	Muito grave
Reticulócitos (mm³/mL)	> 1% ou > 60.000	< 1% ou < 60.000	
Neutrófilos (mm³/mL)	> 500	200-500	< 200
Plaquetas (mm³/mL)	> 20.000	< 20.000	

*Para ser classificada como aplasia grave, o paciente apresenta ≥ 2 dos fatores citados.
Adaptada de Brodsky RA. Acquired aplastic anemia. In: Greer JP, Arber DA, Glader B, List AF, Means Jr JT, Paraskevas F, Rodgers GM. Wintrobe's clinical hematology. 12.ed. Philadelphia: Lippincott Williams and Wilkins; 2009.

Tabela 5 Classificação de síndromes mielodisplásicas (SMD) pela Organização Mundial da Saúde

	Blastos	Citogenética	Mutações
SMD com anormalidades genéticas definidoras			
SMD com baixa contagem de blastos e del isolada 5q (SMD- 5q)	< 5% em MO < 2% em SP	Apenas deleção 5q ou com 1 outra anormalidade que não seja monossomia 7 ou del7q	
SMD com baixa contagem de blastos e mutação *SF3B1** (SMD – *SF3B1*)		Ausência de deleção 5q, monossomia 7 ou cariótipo complexo	SF3B1
SMD com inativação bialélica do *TP53*	< 20% de em MO e SP	Cariótipo complexo é comum	Duas ou mais mutações, ou uma mutação com perda de número de cópias do *TP53*
SMD, definida morfologicamente			
SMD com baixa contagem de blastos (SMD-LB)	<5% em MO <2% em SP		
SMD hipoplástica** (SMD-h)			
SMD com excesso de blastos (SMD-EB)			
SMD -EB1	5-9% em MO ou 2-4% em SP		
SMD- EB2	10-19% em MO ou 5-19% em SP ou bastonete de Auer		
SMD com fibrose (SMD-f)	5-19% em MO; 2-19% em SP		

* Detecção de ≥ 15% de sideroblastos em anel pode ser substituta para presença de mutação *SF3B1*; ** por definição celularidade menor que 25% em medula óssea. SMD: síndrome mielodisplásica; MO: medula óssea; SP: sangue periférico. Fonte: adaptada de Khoury et al., 2022.

A síndrome mielodisplásica associada à terapêutica corresponde a aproximadamente 20% das neoplasias mieloides. Tipicamente associada aos inibidores de topoisomerase e agentes alquilantes, atinge seu pico de incidência 5 anos após o uso das medicações, sendo que após 10 anos do tratamento há uma queda significativa do risco de aparecimento da doença. Observa-se que a evolução dessa doença é tipicamente mais agressiva do que a síndrome mielodisplásica primária.

O diagnóstico de síndrome mielodisplásica deve ser suspeitado em qualquer paciente com citopenia inexplicável ou monocitose, principalmente naqueles com idade > 60 anos. Trata-se de diagnóstico de exclusão, logo, é obrigatório afastar as demais causas de citopenias discutidas neste capítulo. Assim, um importante desafio no diagnóstico é distinguir a displasia de etiologia clonal daquela secundária a outras causas (infecções, drogas, deficiências nutricionais).

O quadro clínico é de sintomas inespecíficos como fadiga, astenia, tontura e mal-estar, usualmente secundários a anemia. Infecções e equimoses podem ocorrer, mas em menor proporção. A maior causa de morte, entretanto, ainda é resultante de infecções e suas complicações. Esplenomegalia e adenomegalias são pouco comuns. Cerca de 15% dos pacientes também apresentam manifestações autoimunes, como monoartrites e vasculites cutâneas; 50% são pancitopênicos, e apenas 5% dos pacientes têm outras citopenias isoladas na ausência de anemia. Duas variantes da doença podem também apresentar trombocitose.

O hemograma quase universalmente apresenta anemia normo ou macrocítica, com reticulócitos baixos. Outras citopenias podem estar associadas e pode haver a descrição de neutrófilos displásicos, com hipossegmentação com hipossegmentação (anomalia pseudo-Pelger-Huet) e hipogranulação. O diagnóstico deve ser confirmado pelo mielograma, que avaliará a celularidade, a presença de displasia (em mais de 10% de pelo menos uma das linhagens mieloides) e o números de blastos. A coloração de Perls (azul da Prússia) é utilizada para a detecção e a quantificação de sideroblastos em anel. O diagnóstico ainda compreende a realização de estudo citogenético (cariótipo) de material de medula óssea, visto que as alterações sugestivas de síndrome mielodisplásica têm importância diagnóstica e prognóstica. A biópsia de medula óssea complementa a avaliação. É típico o achado de uma medula óssea hipercelular (80% dos casos) paradoxalmente a um sangue periférico com citopenias, refletindo a hematopoese ineficaz característica da síndrome mielodisplásica.

A doença tem uma história natural de transformação leucêmica, e o tempo decorrente entre o diagnóstico de síndrome mielodisplásica e a evolução para leucemia depende de diversos fatores. Vale ressaltar que a presença de blastos > 20% da celularidade da medula já indica o diagnóstico de leucemia mieloide aguda de acordo com a OMS.

A diferença de sobrevida baseia-se principalmente na quantidade e na intensidade de citopenias (e sua consequente necessidade transfusional), na quantidade de blastos e no cariótipo do paciente. Essas informações foram agrupadas em um índice prognóstico chamado *international prognostic scoring system revised* (IPSS-R) (Tabela 6). A mediana de sobrevida pode variar entre 9 meses e 9 anos, de acordo com o grupo de risco, o que comprova a heterogeneidade da doença.

A busca do melhor tratamento para cada paciente deve considerar faixa etária, condição clínica, presença de comorbidades e classificação de risco por índices prognósticos. Alguns pacientes com citopenias leves podem ser apenas acompanhados com a observação do hemograma; porém suporte transfusional é necessário para a grande maioria dos pacientes. Observa-se sobrecarga de ferro geralmente após 20-30 unidades de concentrado de hemácias transfundidas, aumentando substancialmente a morbidade desses pacientes.

Em pacientes de riscos muito baixos, baixos e intermediário (até 3,5 pontos), o tratamento é de suporte e se faz mediante o uso de fatores de crescimento e imunossupressores. O uso de eritropoetina pode reduzir a necessidade transfusional e melhorar a qualidade de vida dos pacientes. O G-CSF ou filgastrim está reservado para potencializar o efeito da eritropoetina e pode ser usado em pacientes neutropênicos graves com infecções bacterianas recorrentes. Droga mais recente, o luspatercept (agente de maturação eritroide) é capaz de reduzir a gravidade da anemia em pacientes com SMD de baixo risco e intermediário que apresentem sideroblastos em anel. Imunossupressores como ciclosporina e timoglobulina podem ser considerados, principalmente em pacientes com medula óssea hipocelular, concomitância de fenômenos autoimunes e HLA-DR15-positivos. Não é recomendado o uso de antibióticos profiláticos.

Para os pacientes classificados como risco intermediário (até 3,5 pontos) alto e muito alto riscos, as drogas hipometilantes (5-azacitidina e decitabina) estão indicadas. O uso desse grupo de medicações foi associado a redução de necessidades transfusionais e aumento de qualidade de vida. Observou-se aumento da sobrevida com o uso de 5-azacitidina. A lenalidomida é uma droga empregada com sucesso principalmente para o tratamento de pacientes com síndrome mielodisplásica associada à deleção do braço longo do cromossomo 5, reduzindo as necessidades transfusionais e induzindo remissão hematológica.

O transplante de medula óssea permanece como único tratamento potencialmente curativo e mantém-se como o tratamento de escolha para pacientes com boas condições clínicas, doença de alto risco e que possuam doador de medula aparentado. Apesar de curativo, esse tratamento implica alta morbimortalidade.

BIBLIOGRAFIA

Aksoy M, Erdem S. Follow-up study on the mortality and the development of leukemia in 44 pancytopenic patients with chronic exposure to benzene. Blood 1978;52:285-92.

Arber DA, Orazi A, Hasserjian R, Thiele J, Borowitz MJ, Le Beau MM, et al. The 2016 revision to the World Health Organization classification of myeloid neoplasms and acute leukemia. Blood 2016;127(20):2391-405.

Bhasin A, Tolan Jr RW. Hemophagocytic lymphohistiocytosis: a diagnostic dilemma – two cases and review. Clinical Pediatrics 2013;52(4):297--301.

Boehlen F, Hohlfeld P, Extermann P, Perneger TV, de Moerloose P. Platelet count at term pregnancy: a reappraisal of thethreshold. Obstet Gynecol 2000;95(1):29-33.

Bottiger LE. Epidemiology and etiology of aplastic anemia. Haematol Blood Transfus 1979;24:27-37.

Boxer AL. How to approach neutropenia. Hematology Am Soc Hematol Educ Program 2012;174-82.

Brodsky RA. Acquired aplastic anemia. In: Greer JP, Foerster J, Rodgers GM, Paraskevas F, Glader B (eds.). Wintrobe's clinical hematology. 12.ed. Philadelphia: Lippincott Williams and Wilkins; 2009.

Brunning RD, Germing U, Le Beau MM, Porwit A, Bauman I, et al. Myelodysplastic syndromes/neoplasms, overview. In: WHO Tumors of Hematopoietic and Lymphoid Tissue. 4.ed. International Agency for Research for Cancer, France; 2008.

Cartwringht GE, Chung, HL, Chang A. Studies on the pancytopenia of Kala-azar. Blood 1948;3:249-75.

Cheng CK, Chan J, Cembrowski GS, van Assendelft OW. Complete blood count reference interval diagrams derived from NHANES III: stratification by age, sex, and race. Lab Hematol 2004;10:(1)42-53.

Dale DC, Cottle TE, Fier CJ, Bolyard AA, Bonilla MA, Boxer LA, et al. Severe chronic neutropenia: treatment and follow-up of patients in the Severe Chronic Neutropenia International Registry. Am J Hematol 2003;72(2):82-93.

Davies SM, Walker DJ. Aplastic anemia in the Northern Region 1971-1978 and follow-up of long term survivors. Clin Lab Haematol 1986;8:307-13.

Fenaux P, Platzbekcer U, Mufti GJ, Garcia-Manero G, Buckstein R, Santini V, et al. Luspatercept in patients with lower-risk myelodysplastic syndromes. N Engl J Med 2020;382:140-151.

Germing U, Strupp C, Kündgen A, Bowen D, Aul C, Haas R, et al. No increase in age specific incidence of myelodysplastic syndromes. Haematologica 2004;89:905-10.

Greenberg P, Cox C, LeBeau MM, Fenaux P, Morel P, Sanz G, et al. International scoring system for evaluating prognosis in myelodysplastic syndromes. Blood 1997;89:2079-88.

Greenberg P, Tuechler H, Schanz J, Sanz G, Garcia-Manero G, Solé F, et al. Revised international prognostic scoring system (IPSS-R) for myelodysplastic syndrome. Blood 2012;120:2454-65.

Khoury JD, Solary E, Abla O, Akkari Y, Alaggio R, et al. The 5th edition of the World Health Organization classification of haematolymphoid

Tabela 6 *Revised international prognostic scoring system*

Valor prognóstico	0	0,5	1	1,5	2	3	4
Citogenética*	Muito boa		Boa		Intermediária	Ruim	Muito ruim
Blastos em medula (%)	≤ 2		2-5		5-10	> 10	
Hb (g/dL)	≥ 10		8-10	< 8			
Plaquetas (× 10^3/mm^3)	≥ 100	50-100	≤ 50				
Contagem de neutrófilos (× 10^3/mm^3)	≥ 0,8	< 0,8					

Risco da categoria	Pontuação
Muito baixo	≤ 1,5
Baixo	1,5-3
Intermediário	3-4,5
Alto	4,5-6
Muito alto	> 6

* Classificação de citogenética – muito boa: -Y e -11q (se isoladas); boa: cariótipos normais, -5q (isolada ou associada a mais 1 alteração), -12q, -20q; intermediária: +8, -7q, +19, i(17q), e outras; ruim: -7, -3q, inv(3), t(3q); muito ruim: cariótipo complexo.
Adaptada de Greenberg PL, Tuechler H, Schanz J, Garcia-Manero G, Solé F, Bennett JM, et al. Revised international prognostic scoring system for myelodysplastic syndromes. Blood 2012;120(12)2454-65.

tumours: myeloid and histiocytic/dendritic neoplasms. Leukemia 2022;36(7):1703-1719.

List AF, Sandberg AA, Dolle DC. Myelodysplastic syndromes. In: Greer JP, Foerster J, Rodgers GM, Paraskevas F, Glader B (eds.). Wintrobe's clinical hematology. 12.ed. Philadelphia: Lippincott Williams and Wilkins; 2009.

Manero GG. Myelodysplastic syndromes: 2012 update on diagnosis, risk--stratification and management. Am J Hematol 2012;87:692-701.

Marsh JC, Ball SE, Cavenagh J, Darbyshire P, Dokal I, Gordon-Smith EC, et al. Guidelines for the management of aplastic anemia. Br J Haematol 2009;147:43-70.

Michelson AD (ed.). Platelets. 2.ed. San Diego: Elsevier; 2007.

Rinsky RA, Young RJ, Smith AB. Leukemia in benzene workers. Am J Int Med 1981;2:217-45.

Rollison DE, Howlader N, Smith MT, Strom SS, Merritt WD, Ries LA, et al. Epidemiology of myelodysplastic syndromes and chronic myeloproliferative disorders in the United States, 2001-2004, using data from the NAACCR and SEER programs. Blood 2008;112:45-52.

Rousan TA, Aldoss IT, Cowley Jr BD, Curtis BR, Bougie DW, Aster RH, et al. Recurrent acute thrombocytopenia in the hospitalized patient: sepsis, DIC, HIT or antibiotic-induced thrombocytopenia. Am J Hematol 2010;85(1):71-4.

Scheinberg P, Young NS. How I treat acquired aplastic anemia. Blood 2012;120:1185-96.

Sickles EA, Greene WH, Wiernik PH. Clinical presentation of infection in granulocytopenic patients. Arch Intern Med 1975;135:715-9.

Stasi R. How to approach thrombocytopenia. Hematology Am Soc Hematol Educ Program 2012;2012:191-7.

Stasi R, Amadori S, Osborn J, Newland AC, Provan D. Long-term outcome of otherwise healthy individuals with incidentally discovered borderline thrombocytopenia. PLoS Med 2006;3(3):e24.

Stone RM. How I treat patients with myelodysplastic syndromes. Blood 2009;113:6296-303.

Tefferi A. Primary myelofibrosis. In: Greer JP, Foerster J, Rodgers GM, Paraskevas F, Glader B (eds.). Wintrobe's clinical hematology. 12.ed. Philadelphia: Lippincott Williams and Wilkins; 2009.

Von Drygalsky A, Curtis BR, Bougie DW, McFarland JG, Ahl S, Limbu I, et al. Vancomycin-induced immune thrombocytopenia. N Eng J Med 2007;356(9):904-10.

Watts RG. Neutroepenia. In: Greer JP, Foerster J, Rodgers GM, Paraskevas F, Glader B (eds.). Wintrobe's clinical hematology. 12.ed. Philadelphia: Lippincott Williams and Wilkins; 2009.

160 ALTERAÇÕES NEOPLÁSICAS DOS LEUCÓCITOS

André Neder Ramires Abdo, Luís Alberto de Pádua Covas Lage

As neoplasias hematológicas constituem um grupo heterogêneo de doenças marcadas por proliferação clonal de células linfoides ou mieloides, associadas ou não a um bloqueio de maturação dessas linhagens. Quando a maturação dessas linhagens celulares está bloqueada, classifica-se a doença como aguda (p. ex., leucemia aguda); e quando a maturação está preservada, lança-se mão do termo crônica (p. ex., linfoproliferações maduras).

Fazem parte desse grupo de doenças as leucemias agudas (mieloides ou linfoides), as síndromes mielodisplásicas, as neoplasias mieloproliferativas crônicas (Filadélfia-positivas – leucemia mieloide crônica – LMC, e Filadélfia-negativas – policitemia *vera*, mielofibrose primária e trombocitemia essencial), bem como as doenças linfoproliferativas maduras (linfoma de Hodgkin, linfomas não Hodgkin, leucemia linfoide crônica – LLC e mieloma múltiplo). Neste capítulo, serão abordadas as leucoses agudas e as linfoproliferações maduras.

▪ LEUCEMIAS AGUDAS

DEFINIÇÃO

As leucemias agudas são neoplasias leucocitárias caracterizadas por curso agudo e rapidamente fatal quando não tratadas. Há um bloqueio maturativo em estágios precoces da diferenciação celular (mieloblasto ou linfoblasto), supressão da hematopoese fisiológica (não clonal) e infiltração orgânica tecidual pelas células clonais imaturas.

EPIDEMIOLOGIA

A incidência anual global dessas doenças na população geral é de 4:100.000 casos/habitantes, sendo aproximadamente 70% deles classificados como leucemia mieloide aguda (LMA). Não há predileção por gênero.

A leucemia linfoide aguda (LLA) é primariamente uma doença da infância, com pico de incidência ocorrendo entre 2-3 anos de idade e diminuindo de frequência até atingir um nadir aos 25-50 anos de idade. A LMA predomina em indivíduos adultos (cerca de 70% das leucemias em pacientes com idade > 18 anos), com média de idade ao diagnóstico entre a 6ª e a 7ª décadas de vida.

ETIOLOGIA

A etiologia da maioria dos casos é desconhecida (idiopática), no entanto, pequena parcela dos pacientes tem histórico de exposição prévia a radiação ionizante, agentes quimioterápicos citotóxicos ou benzeno. Doenças congênitas que cursam com fenômenos de instabilidade genética (p. ex., síndrome de Down, síndrome de Bloom e anemia de Fanconi) predispõem ao desenvolvimento das leucoses agudas. As leucemias podem se originar também a partir de progressão clonal de doenças hematológicas preexistentes, como neoplasias mieloproliferativas crônicas e mielodisplasias.

QUADRO CLÍNICO

Nas leucoses agudas, os sintomas decorrem da supressão da hematopoese não clonal, gerando uma síndrome de insuficiência medular. Cursam com sintomas decorrentes da expansão da medula óssea, como o aumento da viscosidade sanguínea ocasionado pela proliferação de blastos (síndrome de leucoestase), alterações atribuíveis ao hipermetabolismo celular decorrente da alta atividade proliferativa das células blásticas (p. ex., síndrome de lise tumoral) e sintomas decorrentes de infiltração orgânica pelas células imaturas.

Os sintomas causados pela insuficiência da medula óssea são caracterizados por: comprometimento da eritropoese, ocasionando anemia; supressão da granulocitopoese, levando a predisposição para intercorrências infecciosas graves e rapidamente fatais; e exaustão da trombocitopoese, ocasionando manifestações hemorrágicas.

Como consequência da anemia, os pacientes manifestam sintomas e sinais atribuíveis a hipoxemia tecidual, como palidez cutaneomucosa, sonolência excessiva, redução da capacidade de concentração, fadiga, intolerância aos esforços físicos, palpitações, dispneia, edema de membros inferiores e, em casos graves, quadro de insuficiência cardíaca congestiva (ICC) de alto débito cardíaco. A gravidade dos sintomas depende da velocidade de sua instalação e da capacidade adaptativa do paciente.

A neutropenia grave pode ocasionar quadro febril sem foco infeccioso determinado (neutropenia febril), que se não prontamente identificada e tratada pode progredir rapidamente para sepse grave e choque séptico. Os pacientes neutropênicos portadores de leucemias agudas estão predispostos à ocorrência de infecções características relacionadas à intensa imunossupressão, como o ectima gangrenoso, a colite neutropênica (tiflite) e infecções fúngicas invasivas (aspergilose pulmonar angioinvasiva e candidíase hepatoesplênica)

Manifestações trombo-hemorrágicas decorrem da plaquetopenia intensa, gerando sintomas compatíveis com o comprometimento da hemostasia primária (sangramentos cutaneomucosos, petéquias, equimoses, gengivorragia, epistaxe ou sangramento geniturinário e do trato gastrointestinal) e também de hiperativação dos mecanismos de hemostasia secundária, levando a consumo de fatores de coagulação e atividade fibrinolítica exacerbada (coagulação intravascular disseminada). Nesses últimos casos, manifesta-se com sangramentos musculares profundos e maior tendência a eventos tromboembólicos. A coagulação intravascular disseminada é muito frequente em portadores de leucemia promielocítica aguda (LMA FAB M3).

Dores ósseas generalizadas decorrem da expansão medular acentuada por proliferação das células blásticas e são evidentes particularmente na LLA.

A síndrome de leucoestase é caracterizada por sinais e sintomas decorrentes de hiperviscosidade sanguínea atribuíveis a hiperleucocitose (elevação de leucócitos > 50.000-100.000 células/mm^3). Os pacientes nessa situação apresentam cefaleia, turvação visual, vertigem, zumbido, epistaxe, dispneia e alterações da fundoscopia decorrentes de dano à microcirculação retiniana (ensalsichamento venoso, hemorragias em chama de vela, edema de papila óptica etc.).

Alterações clínicas ocasionadas pelo hipermetabolismo celular dos blastos compreendem crises artríticas gotosas e nefrolitíase por cristais de urato, bem como alterações decorrentes de distúrbios eletrolíticos (hipocalcemia, hiperfosfatemia, hipermagnesemia e hiperpotassemia) e injúria renal aguda, consequentes a síndrome de lise tumoral (espontânea ou precipitada pelo tratamento quimioterápico).

Um quadro clínico variado pode decorrer de infiltração orgânica pelas células blásticas, habitualmente encontrada na LLA e nas LMA com diferenciação monocítica (LMA FAB M4 e M5). Os pacientes podem apresentar hiperplasia gengival, lesões cutâneas polimórficas (leucemia cútis), hepatoesplenomegalia e alterações relativas à infiltração do SNC (confusão mental, cefaleia, crises convulsivas, rebaixamento sensorial ou, mais raramente, manifestações deficitárias). Sintomas relacionados à infiltração do SNC devem ser investigados prontamente, uma vez que os pacientes portadores de leucemias agudas não raramente evoluem com AVC hemorrágico decorrente da plaquetopenia grave.

EXAMES COMPLEMENTARES

O hemograma habitualmente revela graus variados de anemia de padrão hipoproliferativo (baixa contagem reticulocitária), normocítica e normocrômica, e plaquetopenia. A leucometria pode estar reduzida, dentro da faixa de normalidade ou elevada, muitas vezes com contagem leucocitária > 100.000 células/mm³. O diferencial leucocitário costuma evidenciar granulocitopenia, geralmente grave (contagem de neutrófilos < 500 células/mm³), e presença de células imaturas (blastos). Caso o número de blastos ultrapasse 20% da contagem diferencial de leucócitos, o diagnóstico de leucemia aguda já pode ser firmado pelo próprio hemograma independentemente do resultado do mielograma. Não é incomum a apresentação aleucêmica (ausência de blastos em sangue periférico), particularmente no contexto de LMA. Nesses casos, o diagnóstico somente será firmado após avaliação medular.

O esfregaço de sangue periférico permite, na maioria das vezes, adequada caracterização das células imaturas com base em parâmetros morfológicos (se de linhagem mieloide ou linfoide), como também pode evidenciar alterações significativas nos elementos maduros (p. ex., neutrófilos pseudo-Pelger-Hüet nas LMA secundárias a mielodisplasia).

Hiperuricemia e elevação de DHL são achados habituais nessas doenças e traduzem o alto *turnover* celular decorrente de intensa atividade proliferativa. Como afirmado anteriormente, os pacientes costumam evoluir com síndrome de lise tumoral, portanto, dosagens de ácido úrico, eletrólitos (cálcio, fósforo, potássio e magnésio) e escórias nitrogenadas são necessárias.

Nos casos complicados com coagulação intravascular disseminada aguda, particularmente na LMA FAB M3, o laboratório evidencia alargamento de todos os tempos de coagulação (tempo de atividade de protrombina, tempo de trombina e TTPa), elevação do dímero-D, hipofibrinogenemia, plaquetopenia grave (< 50.000 células/mm³) e presença de esquizócitos no esfregaço de sangue periférico.

Diante de suspeita de leucose aguda, exames específicos serão necessários, incluindo avaliação morfológica da medula óssea (mielograma ou biópsia de medula óssea), reações citoquímicas, imunofenotipagem, citogenética e testes de biologia molecular, que terão utilidade para firmar o diagnóstico, definir o subtipo da leucemia e estratificar o grupo de risco dos pacientes, direcionando a melhor estratégia terapêutica a ser empregada.

Com a realização da análise morfológica celular do mielograma, o diagnóstico de leucemia aguda será firmado quando constatada presença de ≥ 20% de blastos entre os elementos nucleares medulares. Morfologicamente, pode-se estabelecer distinção entre blastos linfoides (células de pequeno a moderado tamanho, alta relação núcleo-citoplasma, cromatina frouxa, sombra nucleolar nem sempre evidente e citoplasma escasso agranular) e mieloides (células de moderado a grande tamanho, moderada relação núcleo-citoplasma, cromatina francamente frouxa, ≥ 1 sombras nucleolares evidentes e citoplasma amplo com presença de grânulos azurófilos, que em algumas situações podem coalescer formando estruturas alongadas no citoplasma da célula, denominadas bastonetes de Auer e definidores de linhagem mieloide).

Caso o mielograma seja inaspirável ou não representativo de medula óssea, uma biópsia de medula se faz necessária. Se forem identificadas ≥ 20% de células com aspecto imaturo ou com expressão de antígenos associados à imaturidade por técnica imuno-histoquímica, o diagnóstico será efetuado. A biópsia medular tem, ainda, utilidade para melhor avaliação de reserva, da celularidade e da fibrose medular.

Reações citoquímicas são técnicas de coloração em lâmina que evidenciam a presença de enzimas ou substratos específicos presentes nos blastos. Sua positividade auxilia na definição do subtipo de leucemia (p. ex., mieloperoxidase e Sudan Black B nas LMA, estearase nas leucemias com diferenciação monocitária e PAS nas leucoses com diferenciação eritroide e algumas LLA).

O cariótipo ou exame de citogenética baseia-se na análise morfológica dos cromossomos da célula clonal. Por meio desse exame, é possível caracterizar alterações cromossômicas numéricas ou estruturais específicas de determinadas entidades – p. ex., t (15;17) na LMA M3 – e com significado prognóstico. Isoladamente, as alterações citogenéticas compreendem o principal fator prognóstico de portadores de leucoses agudas, sendo fundamentais para definição do plano terapêutico. Vale ressaltar que determinadas alterações cariotípicas são recorrentes em LMA e definem a doença mesmo se o paciente apresentar contagem de blastos < 20% (leucemias oligoblásticas).

A imunofenotipagem evidencia presença de antígenos celulares de membrana e citoplasma dos blastos leucêmicos por intermédio da utilização de anticorpos monoclonais específicos ligados a fluorocromos. Caso o antígeno seja expresso pelo blasto, ocorre reação antígeno-anticorpo com emissão de sinal luminoso captado pelo citômetro de fluxo. De acordo com o padrão e a intensidade de expressão dos antígenos pesquisados, define-se a linhagem à qual o blasto pertence e classifica-se a leucose aguda. A imunofenotipagem tem utilidade também na monitorização terapêutica da doença pela detecção de doença residual mínima (presença de quantidades pequenas de clone não identificadas por análise morfológica).

Testes de biologia molecular, fundamentados em técnica de reação em cadeia da polimerase, podem identificar mutações de determinados genes que auxiliarão no diagnóstico (p. ex., leucemina promielocítica/receptor alfa do ácido retinoico na LMA M3) e na estratificação de risco, particularmente em casos de cariótipo normal.

DIAGNÓSTICO

Critérios diagnósticos para leucemia aguda

- Blastos > 20% em sangue periférico ou amostra de medula óssea.
- Blastos < 20% em medula óssea na presença de alteração citogenética específica – presença de t(8;21), t(15;17), inv(16) ou t(16;16) e alterações de 11q23.

Diagnóstico diferencial de leucemias agudas

- Anemia megaloblástica.
- Síndromes mielodisplásicas.
- Anemia aplástica.
- Mielofibrose primária.
- Infiltração de medula óssea por tumores sólidos (mieloftise).
- Reação leucemoide: quadros infecciosos graves e disseminados.
- Síndrome hemofagocítica: secundária a infecções virais, neoplasias sólidas e colagenoses.

TRATAMENTO

O tratamento de portadores de leucemias agudas é dividido em tratamento clínico geral de suporte e tratamento hematológico específico (quimioterápico).

O tratamento de suporte é baseado na necessidade transfusional do paciente. Recomenda-se transfusão de concentrados de hemácias filtradas e irradiadas em portadores de anemia sintomática, transfusão de concentrados de plaquetas leucodepletadas e irradiadas caso o paciente apresente manifestações hemorrágicas associadas a plaquetometria < 50.000/mm³ (transfusão terapêutica) ou se plaquetometria < 10.000/mm³ ou entre 10.000-20.000/mm³ em caso de febre ou pequenas manifestações hemorrágicas (transfusão profilática). Casos associados a coagulação intravascular disseminada aguda devem ser manejados de acordo com o espectro clínico predominante: transfusão de plasma fresco congelado e/ou crioprecipitado quando predominarem manifestações hemorrágicas e anticoagulação com baixas doses de heparina caso predominem alterações trombóticas.

Os pacientes, particularmente no contexto de hiperleucocitose, devem receber tratamento profilático para síndrome de lise tumoral: hidratação vigorosa e criteriosa (no máximo 3.000 mL/m²), diureticoterapia de alça com furosemida (até 20 mg a cada 6 horas), terapia uricorredutora (alopurinol ou rasburicase) e alcalinização urinária com solução bicarbonatada, bem como suporte dialítico quando necessário.

Portadores de síndrome de leucoestase devem ser submetidos a pronta citorredução por causa do alto risco de óbito associado à complicação. Esta pode ser feita por meio de leucocitoaférese ou, ainda, do uso de hidroxiureia (até 3 g/dia nos casos de LMA) ou corticosteroides (dexametasona até 40 mg/dia nos casos de LLA).

Neutropenia febril deve ser prontamente identificada e tratada. Todos os pacientes devem ser submetidos a culturas e amplo *screening* infeccioso. Inicialmente, emprega-se cobertura para agentes Gram-negativos (cefepima, 2 g, EV, a cada 8 horas, ou piperacilina + tazobactam, 4,5 g, EV, a cada 6 horas). Caso após 48-72 horas o paciente permaneça febril, deve-se ampliar a cobertura antimicrobiana para cocos Gram-positivos com vancomicina, 1 g, EV, a cada 12 horas. Após 96 horas de febre, a cobertura para bacilos Gram-negativos deve ser ampliada com carbapenêmicos (imipeném, 500 mg, EV, a cada 6 horas, ou meropeném, 1-2 g, EV, a cada 8 horas). Após 120 horas de febre, deve-se introduzir cobertura antifúngica (anfotericina B lipossomal ou complexo lipídico, 3-5 mg/kg/dia), bem como realizar rastreamento de foco infeccioso profundo utilizando exames de imagem. A cobertura para cocos Gram-positivos deve ser prontamente iniciada em casos associados a instabilidade hemodinâmica, mucosite, suspeita de infecção de cateter venoso central ou pacientes que foram tratados profilaticamente com quinolonas.

O tratamento quimioterápico deve basear-se no tipo de leucemia aguda (se linfoide, mieloide ou promielocítica/FAB M3), na idade do paciente, no seu *performance status*, no seu perfil de comorbidades e na estratificação de risco.

Portadores de LMA com idade < 60 anos e bom estado geral devem ser submetidos a indução quimioterápica com esquema 3 + 7: D3A7 (daunorrubicina, 60-90 mg/m², nos dias 1-3; e citarabina, 200 mg/m², nos dias 1-7, em infusão contínua) ou I3A7 (idarrubicina, 12 mg/m², nos dias 1-3; e citarabina, 200 mg/m², nos dias 1-7, em infusão contínua). Atualmente, dado o melhor conhecimento das alterações genéticas, alguns estudos já trazem a possibilidade em primeira linha da associação da quimioterapia convencional já descrita com inibidores de vias específicas como FLT3 e IDH.

Pacientes com bom *performance status* e idade entre 60-74 anos e pacientes com idade > 75 anos ou aqueles sem condições clínicas que possibilitam indução devem ser abordados com agentes hipometilantes (azacitidina ou decitabina) em associação com inibidor de BCL-2 (venetoclax), atualmente sendo esses o esquema menos tóxico e com melhores resultados em relação à sobrevida global e à qualidade de vida.

De acordo com a estratificação de risco, após a fase de indução, o paciente pode ser submetido ao tratamento de consolidação, que envolve o uso de esquemas quimioterápicos em altas doses. Pacientes de alto risco e bom *status performance* devem ser encaminhados para intensificação com transplante de medula óssea alogênico.

Na leucemia promielocítica (LMA M3) o tratamento de indução deverá ser feito, a depender da estratificação de risco, com ácido all-transretinoico (ATRA) associado à quimioterapia ou ao trióxido de arsênio (ATO), sendo este cada vez mais a associação de escolha, seguidos com a consolidação (também geralmente a base de ATRA e ATO) por aproximadamente 2 anos (a depender do risco inicial e do protocolo utilizado).

Pacientes com bom *performance status* e idade entre 60-74 anos devem ser submetidos a indução atenuada com esquema M3A7 (mitoxantrona, 12 mg/m^2, nos dias 1-3; e citarabina, 100 mg/m^2, nos dias 1-7). Pacientes com idade > 75 anos ou aqueles sem condições clínicas que possibilitem indução devem ser abordados de forma paliativa com agentes hipometilantes (azacitidina ou decitabina), citarabina em baixas doses ou hidroxiureia (até 3 g/dia para controle de leucocitose). De acordo com a estratificação de risco, após a fase de indução, o paciente é submetido ao tratamento de consolidação, que envolve o uso de esquemas quimioterápicos específicos. Pacientes de alto risco devem ser encaminhados para intensificação com transplante de medula óssea alogênico. Após a fase de consolidação, deve-se iniciar a terapia de manutenção, que consiste no uso de agentes quimioterápicos em baixas doses, reservada para pacientes de baixo risco citogenético, particularmente para leucemia promielocítica aguda. Portadores de LMA M3 devem receber terapia diferenciadora com ácido all-trans-retinoico (ATRA) como parte do esquema terapêutico.

Portadores de LLA devem receber quimioterapia prolongada com esquema multidroga baseado em 4 agentes básicos (antraciclinas, asparaginase, alcaloides de vinca e corticosteroides). Quimioterapia almejando penetração em SNC deve ser efetuada sempre nesses pacientes com o emprego de citarabina ou metotrexato via sistêmica ou intratecal. Pacientes de risco alto ou muito alto (cromossomo Ph-positivos) devem ser intensificados com transplante de medula óssea alogênico, assim como os pacientes de baixo risco com doença residual mínima persistentemente positiva (no mínimo, após 4 semanas do início do tratamento). O uso de inibidores de tirosina quinase são indicados nos pacientes com presença do gene de fusão *BCR ABL* (cromossomo Philadelphia), tanto nos esquemas de indução e manutenção quanto nos pacientes com essa alteração que foram submetidos ao transplante alogênico. Os pacientes refratários podem ser resgatados com uma nova classe de droga chamada de biespecíficos, como o blinatumumab (um anticorpo antiCD19 e antiCD3), com resultados bons, porém ainda com elevada toxicidade.

PROGNÓSTICO

É dependente de diversos fatores clínicos e biológicos, como idade, estado geral do paciente, presença de comorbidades, carga de blastos, alterações citogenético-moleculares, resposta inicial ao tratamento, disponibilidade de doador se indicado transplante de medula óssea, entre outros.

Pacientes adultos portadores de LMA têm sobrevida estimada global em 5 anos variando de 5-10% para aqueles de alto risco citogenético, até 60-70% para os de baixo risco citogenético. Quanto aos pacientes adultos portadores de LLA, 30-40% sobrevivem por ≥ 5 anos quando a terapia empregada é bem-sucedida.

DOENÇAS LINFOPROLIFERATIVAS MADURAS

LINFOMAS: LINFOMAS DE HODGKIN E LINFOMAS NÃO HODGKIN

Definição e classificação

Os linfomas constituem um grupo muito amplo e heterogêneo de neoplasias do sistema imune, originados, em sua maioria, a partir da proliferação de células linfoides maduras. São separados em 2 grandes grupos: o linfoma de Hodgkin, caracterizado histopatologicamente pela presença de células de Reed-Sternberg ou suas variantes em meio aos elementos celulares polimórficos predominantemente inflamatórios, e os linfomas não Hodgkin, que compreendem dezenas de entidades distintas do ponto de vista clinicobiológico e nos quais histopatologicamente não são identificadas as células de Reed-Sternberg. Os linfomas não Hodgkin são, ainda, subclassificados de acordo com o fenótipo da célula comprometida (B, T ou *natural killer*) e com o comportamento biológico (indolentes, agressivos e altamente agressivos).

Tabela 1 Classificação histopatológica dos linfomas	
Linfoma de Hodgkin	
Predomínio linfocitário nodular	5%
Clássico	95%
▪ Esclerose nodular	▪ 70%
▪ Celularidade mista	▪ 20-25%
▪ Rico em linfócitos	▪ 5%
▪ Depleção linfocitária	▪ < 1%
Linfoma não Hodgkin	
Indolentes	
▪ B: folicular, zona marginal (nodal, esplênico ou MALT), linfoplasmocítico, linfocítico	
▪ T: micose fungoide e variantes	
Agressivos	
▪ B: difuso de grandes células, de células do manto	
▪ T: periférico não especificado, angioimunoblástico, anaplásico e outros	
Altamente agressivos	
▪ B: Burkitt, linfoblástico B	
▪ T: linfoblástico T, leucemia/linfoma de células T do adulto	

MALT: tecido linfoide associado à mucosa.

Epidemiologia

O linfoma de Hodgkin e os linfomas não Hodgkin B perfazem cerca de 90% das neoplasias linfoides, representando, anualmente, 4% dos casos novos de câncer no mundo, o que os coloca como a 5ª neoplasia mais incidente. Entre os linfomas não Hodgkin, o difuso de grandes células B (DGCB) é o subtipo mais frequente, correspondendo a cerca de metade dos casos de linfoma não Hodgkin, seguido pelo linfoma folicular, que representa 20-25% dos casos dessas neoplasias. De uma forma geral, os linfomas não Hodgkin são tumores que podem acometer qualquer faixa etária, porém, predominam em torno da 6ª e da 7ª décadas de vida, com discreta predileção por indivíduos do sexo masculino. O linfoma de Hodgkin, por sua vez, apresenta uma distribuição etária bimodal, com um 1° pico de incidência ocorrendo entre 15-35 anos e um 2° pico, de menor frequência, após a 5ª década de vida, com predileção pelo sexo masculino (exceção feita à variante esclerose nodular, mais prevalente em mulheres jovens).

Etiologia

A fisiopatogenia dos linfomas é marcada por eventos multifatoriais, incluindo predisposição genética, alterações cromossômicas balanceadas específicas e exposição a determinados agentes oncogênicos, como vírus, bactérias, agentes químicos ou físicos (radiação ionizante), entretanto, a maioria dos casos não apresenta evento deflagrador identificado.

O papel de determinados microrganismos encontra-se bem fundamentado na gênese de determinados subtipos de linfomas. Alguns agentes infecciosos contribuem para a oncogênese, interferindo nos mecanismos de resposta imune, atuando como estimuladores antigênicos crônicos ou induzindo mutações e falha de reparo no DNA das células linfoides.

Destacam-se a associação entre infecção por vírus Epstein-Barr e determinadas doenças (linfoma de Hodgkin clássico, linfoma de Burkitt endêmico, linfoma primário de SNC, doença linfoproliferativa após transplante de órgãos); a infecção crônica pelo vírus da hepatite C e linfomas não Hodgkin indolentes (linfoplasmocítico e zona marginal esplênica); vírus herpes simples tipo 8 e primário de efusões; infecção pelo retrovírus HTLV-1 e desenvolvimento de leucemia/linfoma de células T do adulto. Entre os agentes bacterianos, as associações mais marcantes se fazem entre linfoma não Hodgkin MALT (tecido linfoide associado à mucosa) gástrico e infecção por *H. pylori*; linfoma não Hodgkin MALT de anexos oculares e infecção por *Chlamidya psitacci*; linfoma não Hodgkin MALT cutâneo e infecção por *Borrelia burgdorferi*; e exposição a *Campylobacter jejuni* e desenvolvimento de doença imunoproliferativa intestinal.

Apresentação clínica

Clinicamente, o linfoma de Hodgkin manifesta-se como uma doença predominantemente linfonodal (o comprometimento extranodal é raro e encontrado apenas em 10-15% dos casos). Tais pacientes são, em geral, adultos jovens, que apresentam linfonodomegalia indolor e sem sinais flogísticos, comprometendo predominantemente as cadeias ganglionares supradiafragmáticas (cervicais, supraclaviculares e axilares).

Apresenta um padrão de disseminação por contiguidade. O comprometimento mediastinal correspondente a conglomerados linfonodais é um achado comum, particularmente em mulheres jovens com o subtipo histológico esclerose nodular, sendo que essas pacientes frequentemente apresentam sintomas compressivos como insuficiência respiratória e síndrome de veia cava superior. Caracteristicamente, os portadores de linfoma de

Hodgkin apresentam prurido em boa parte dos casos, e a adenomegalia pode tornar-se dolorosa após consumo de bebidas alcoólicas. Sintomas B (febre, sudorese noturna e perda ponderal > 10% do peso corporal em um período de 6 meses) são encontrados em até 40% dos pacientes e geralmente têm significado prognóstico adverso. O padrão clássico da febre no linfoma de Hodgkin é conhecido com febre de Pel Ebstein, em que se alternam alguns dias de febre alta seguidos por período de defervescência, com posterior recrudescimento do quadro febril. Envolvimento esplênico manifesta-se habitualmente com lesões nodulares no parênquima do baço, e o envolvimento de medula óssea não costuma associar-se a citopenias significativas.

Os linfomas não Hodgkin constituem um grupo heterogêneo de entidades clinicopatológicas distintas que têm como característica comum o fato de serem derivados de linfócitos maduros (B, T ou *natural killer*) em diferentes estágios de maturação. Por conta da complexidade e da extensão de sua classificação atual, podem didaticamente ser separados quanto ao comportamento clínico em doenças indolentes, agressivas e altamente agressivas.

Os linfomas não Hodgkin indolentes constituem neoplasias linfoides marcadas por baixo índice proliferativo, incurabilidade clínica e sobrevida estimada em anos quando não for empregada qualquer medida terapêutica específica. O curso clínico é insidioso, e habitualmente estão em estádio avançado (III ou IV) no momento do diagnóstico. O principal representante desse grupo de doenças é o linfoma folicular, doença frequentemente assintomática, com comprometimento linfonodal preferencial e envolvimento de medula óssea detectado em 40-70% dos casos. Os linfomas da zona marginal também integram esse grupo de doenças e habitualmente exibem comprometimento extralinfonodal de tecidos linfoides associados à mucosa (MALT) gastrointestinal, conjuntival, cutâneo, tireoidiano e parotídeo. É importante destacar a associação entre o desenvolvimento dessas neoplasias e situações clínicas de agressão inflamatória crônica, como a tireoidite de Hashimoto, a síndrome de Sjögren e infecções bacterianas, destacando-se a infecção pelo *H. pylori*. Entre os linfomas indolentes de fenótipo T, destaca-se a micose fungoide, um linfoma caracterizado pelo comprometimento cutâneo primário. Sua apresentação clínica é polimórfica, podendo ser encontrados ao exame físico máculas, placas, nódulos, tumores, ulcerações e eritrodermia. As lesões constumam evoluir insidiosamente e são negligenciadas pelos pacientes durante muitos anos. A forma disseminada dessa doença em que existe comprometimento associado do sangue periférico por linfócitos de aspecto cerebriforme é conhecida com síndrome de Sèzary e está associada a alta mortalidade.

Entre os linfomas agressivos de fenótipo B, destacam-se o difuso de grandes células B, os linfomas de alto grau de células B (linfoma *double hit, triple hit* que possuem translocação obrigatoriamente envolvendo o oncogene cMyc) e o linfoma de células do manto. Essas doenças são caracterizadas por envolvimento extralinfonodal frequente, e o quadro clínico é muito variado e dependente dos órgãos comprometidos (trato gastrointestinal, SNC, medula óssea etc.). Tais doenças apresentam alto índice proliferativo e, se não tratadas prontamente são letais em poucos meses. Apesar de serem linfomas clinicamente agressivos, a abordagem terapêutica pode resultar em sobrevida prolongada, com intuito curativo. O volume tumoral costuma ser alto, sendo frequente a presença de grandes massas nodais (*bulky*), e sintomas B são encontrados em parte considerável dos casos. Os linfomas agressivos de fenótipo T estão associados a maior agressividade clínica, fenômenos paraneoplásicos, envolvimento extralinfonodal mais frequente e maior resistência a poliquimioterapia, determinando, portanto, prognóstico muito mais adverso em relação aos linfomas B.

Os linfomas altamente agressivos são caracterizados por intensa atividade proliferativa (muitas vezes, expressa por tempo de duplicação tumoral < 24 horas) e desfecho fatal em dias ou semanas caso a terapia não seja prontamente instituída. Destacam-se o linfoma de Burkitt, o linfoblástico e a leucemia/linfoma de células T do adulto (ATLL). O linfoma de Burkitt, em suas diferentes formas (endêmico, esporádico e associado a imunossupressão), é marcado por alto volume tumoral, comprometimento extralinfonodal habitual (SNC e medula óssea) e, não raramente, complicações advindas do alto *turnover* celular, com síndrome de lise tumoral espontânea ou desencadeada pelo tratamento. Entre os representantes T, destaca-se a leucemia/linfoma de células T do adulto, marcada por evolução clínica agressiva, associada a comprometimento de sangue periférico por linfócitos tipo *flower-cells*, elevação marcante de DHL, hipercalcemia, *rash* cutâneo e intensa imunossupressão celular associada com predisposição a infecções oportunistas.

Diagnóstico e estadiamento

O exame histopatológico de amostra do órgão comprometido (preferencialmente uma biópsia linfonodal excisional) é fundamental para o estabelecimento do diagnóstico de linfoma. Por meio dessa amostra, serão analisados o padrão de infiltração tecidual, o comprometimento da arquitetura local (difuso ou nodular) e o padrão de expressão antigênico das células neoplásicas, identificado por meio de um estudo imuno-histoquímico. A correlação com história clínica, achados de exame físico, exames laboratoriais e de imagem é fundamental para o estabelecimento diagnóstico e a correta subclassificação desse grupo de entidades.

Para avaliar a extensão da doença, todos os pacientes devem ser submetidos a exames de estadiamento que compreendem: hemograma completo com reticulócitos, exames de bioquímica, dosagem de DHL, beta-2-microglobulina e eletroforese de proteínas séricas. Deve sempre ser solicitado perfil sorológico para HIV, hepatite B, hepatite C e HTLV-1 e 2. Sempre se deve prosseguir a documentação de possível comprometimento medular realizando uma biópsia de medula óssea (unilateral para linfoma não Hodgkin e bilateral para linfoma de Hodgkin).

Os exames de imagem são imprescindíveis para o diagnóstico, a avaliação da extensão da doença e a determinação de zonas nodais e extralinfonodais envolvidas. Esses exames são a base para o estadiamento, a definição terapêutica e a avaliação da resposta ao tratamento empregado. Assim, devem ser solicitadas no diagnóstico TC de pescoço, tórax, abdome e pelve. O PET-CT tornou-se a modalidade de escolha para os linfomas agressivos, bem como nos linfomas de acometimento predominantemente extralinfonodal. Para os linfomas indolentes, a tomografia computadorizada de pescoço, tórax, abdome e pelve pode ser utilizada, fazendo-se quase que sempre necessária a avaliação do envolvimento de medula óssea por biópsia. Em caso de suspeição de invasão de SNC ou mediante critérios específicos (histologia altamente agressiva, associação com HIV, mais de 2 áreas extralinfonodais comprometidas e envolvimento de anel de Waldeyer, seios paranasais, massa paravertebral, gônadas, mama, rim ou adrenal), a avaliação por meio de exames de neuroimagem e liquor é imperativa. Exames dirigidos podem ser solicitados de acordo com o local acometido pela neoplasia, como endoscopia digestiva alta, colonoscopia e USG de testículos. Ecocardiograma transtorácico deve ser realizado para avaliação da função miocárdica em todo paciente candidato a regime quimioterápico contendo antraciclina, por conta do potencial miocardiotóxico desse grupo de agentes antineoplásicos. Se disponível, no caso de linfomas agressivos, a tomografia por emissão de pósitrons (PET-TC) mostra-se recurso importante para estadiamento e na avaliação de resposta terapêutica desses indivíduos.

O estadiamento segundo o sistema de Ann Arbor (Tabela 2) deve ser utilizado para os linfomas de Hodgkin e para grande parte dos linfomas não Hodgkin. Como esse estadiamento foi desenvolvido para doenças com comprometimento predominantemente ganglionar, alguns subtipos de linfomas não Hodgkin que possuem envolvimento primariamente extralinfonodal possuem sistemas de estadiamento próprio (como o sistema de Lugano para o MALT gástrico, e o *tumor-node-methatasis-blood* – TNMB – para micose fungoide). Foram desenvolvidos também vários escores prognósticos que combinam diferentes fatores clinicolaboratoriais para estimar a sobrevida desses pacientes mediante tratamento adequado, sendo o principal deles o índice prognóstico internacional (IPI) para o linfoma não Hodgkin DGCB, que se baseia em 5 parâmetros (idade, DHL, *performance status*, estádio clínico e número de sítios extranodais envolvidos).

Tabela 2 Sistema de estadiamento de Ann Arbor

A	Ausência de sintomas B
B	Sintomas B presentes (febre, sudorese noturna e perda ponderal > 10%)
I	1 região linfonodal ou uma estrutura linfoide (timo, baço, anel de Waldeyer) acometida
II	≥ 2 regiões linfonodais acometidas que se dispõem do mesmo lado do diafragma
III	Comprometimento de áreas nodais em lados opostos do diafragma
IV	Acometimento de estruturas/órgãos extralinfonodais que não por contiguidade
E	Acometimento de estruturas extralinfonodais por contiguidade ou envolvimento extralinfonodal isolado e localizado
X	Presença de doença *bulky* (> 0,33 da razão massa/diâmetro mediastinal ou > 10 cm)

Tratamento

As variáveis determinantes para definição de tratamento em portadores de linfomas devem envolver o subtipo histológico da doença, o estadiamento, o *performance status*, as condições clínicas gerais, as comorbidades apresentadas pelo paciente, bem como o cálculo de índices prognósticos estabelecidos pela literatura (p. ex., IPI no linfoma não Hodgkin DGCB).

Os portadores de linfoma de Hodgkin devem ser inicialmente classificados em 2 grupos: pacientes que apresentam doença em estádio precoce (I e II) e pacientes que apresentam doença avançada (IIXE, III e IV). Indivíduos com doença precoce devem ser avaliados quanto à presença de fatores que conferem prognóstico reservado (idade > 45 anos, mais de 4 áreas nodais comprometidas, presença de *bulky*, envolvimento extralinfonadal e velocidade de hemossedimentação > 30 mm/h sem sintomas B ou > 50 mm/h com sintomas E). Essas informações norteiam o número de ciclos do protocolo de poliquimioterapia ABVD (adriblastina, 25 mg/m^2; bleomicina, 10 UI/m^2; vimblastina, 6 mg/m^2; e dacarbazina, 375 mg/m^2 nos dias 1 e 15), bem como possível; incorporação em primeira linha do brentuximabe vedotina (anticorpo antiCD30 conjugado ao agente antimicrotúbulo monometilauristatina E) no lugar da bleomicina nos pacientes com estádio clínico IV, e também para a melhor estratégia para tratamento radioterápico quando indicado.

Os linfomas não Hodgkin indolentes, cujo protótipo é o linfoma folicular, por serem doenças incuráveis, de curso protraído e de longa sobrevida mesmo sem terapia, devem ser tratados mediante a presença de critérios específicos que indiquem comprometimento da qualidade de vida do doente (presença de sintomas B, adenomegalia volumosa, hepatoesplenomegalia de grande monta, citopenias decorrentes de infiltração de medula óssea, comprometimento de órgãos vitais, serosite neoplásica e sintomas obstrutivos). Caso o paciente não apresente algum desses critérios, deve receber acompanhamento clínico exclusivo, pois não existe benefício comprovado em literatura em termos de sobrevida global para aqueles expostos a tratamento precoce. Pacientes sintomáticos devem receber combinação de poliquimioimunoterapia em regime de indução com 6-8 ciclos dos esquemas R-CVP (rituximabe, 375 mg/m^2, no dia 1; ciclofosfamida, 750 mg/m^2, no dia 1; vincristina, 1,4 mg/m^2, no dia 1; e prednisona, 60 mg/m^2, nos dias 1-5), RCHOP (rituximabe, 375 mg/m^2, no dia 1; ciclofosfamida, 750 mg/m^2, no dia 1; doxorrubicina (adriamicina e adriblastina), 50 mg/m^2, no dia 1; vincristina, 1,4 mg/m^2, no dia 1; e prednisona, 60 mg/m^2, nos dias 1-5) ou R-bendamustina (rituximabe 375 mg/m^2 no dia 1 e bendamustina 90 mg/m^2 no dia 1 e 2) – todos estes com intervalo de 21 dias entre os ciclos – ou equivalente e, caso apresentem remissão completa da doença ou resposta parcial, devem experimentar terapia de manutenção com rituximabe (anticorpo monoclonal anti-CD20) a cada 2 meses por período de 2 anos. Portadores de linfoma folicular em estádio localizado (I ou II sem X) podem receber tratamento com intuito curativo, mesmo se assintomáticos, com aplicação de radioterapia como modalidade terapêutica única, resultando em cura em cerca de 40-50% dos casos.

Pacientes que apresentam linfomas agressivos, cujo protótipo é o DGCB, devem ser subcategorizados em doença precoce (I ou II) ou avançada (III ou IV). Portadores de doença precoce sem envolvimento extralinfonodal, sem massa *bulky*, e sem fatores no IPI podem ser adequadamente manejados com 4 ciclos de protocolo RCHOP e radioterapia, enquanto aqueles com doença precoce com *bulky*, comprometimento extralinfonodal ou > 1 fator no IPI devem receber no mínimo 6 ciclos de RCHOP podendo ou não ser acrescida radioterapia, quando se fizer necessária. Portadores de doença avançada devem ser tratados com 6-8 ciclos do já referido esquema R-CHOP. A profilaxia do sistema nervoso central deverá ser realizada com quimioterapia intratecal com metotrexato e dexametasona a cada ciclo (por 4 ciclos) seguido nos pacientes com bom status performance de metotrexato em altas doses ao final do esquema de indução com RCHOP, nos paciente que apresentarem CNS-IPI maior ou igual a 4 pontos (alto risco de infiltração de sistema nervoso central).

Portadores de linfoma de Hodgkin e linfoma não Hodgkin B agressivo recidivados ou refratários primários que apresentem quimiossensibilidade ao tratamento de resgate (protocolos ICE, DHAP, ESHAP) devem ser encaminhados à consolidação com transplante de medula óssea autólogo, terapia que demonstrou maiores taxas de resposta global, remissão completa, sobrevida livre de doença e sobrevida global. O transplante alogênico de medula óssea será reservado para doentes com linfoma quimiorrefratário em contexto experimental/estudo clínico. Ainda não disponível de forma comercial no Brasil, a terapia com células T ou NK quiméricas (CAR-T ou CAR-NK) vem mostrando resultados bastante animadores no cenário dos pacientes altamente refratários, sendo muito possivelmente incorporada num futuro próximo.

LEUCEMIA LINFOIDE CRÔNICA

A leucemia linfocítica crônica é uma neoplasia oriunda da proliferação de pequenas células linfoides B maduras infiltrando o sangue periférico, a medula óssea e demais órgãos reticuloendoteliais (baço, fígado e linfonodos).

Epidemiologia

Trata-se da forma mais comum de leucemia em adultos no mundo ocidental. Sua taxa de incidência é de cerca de 2-6:100.000 casos/habitantes/ano. Sua incidência aumenta com o envelhecimento, atingindo média etária de diagnóstico aos 65 anos. A doença apresenta uma razão homem:mulher de 1,5-2:1.

Etiologia

A etiologia da doença é desconhecida, embora se acredite que uma mínima parcela dos casos esteja associada a componentes hereditários em consequência do encontro de portadores da neoplasia entre indivíduos da mesma família.

Quadro clínico

A maioria dos pacientes é assintomática ao diagnóstico, frequentemente deflagrado a partir de investigação de linfocitose evidenciada em hemograma de rotina. Quando sintomáticos, os pacientes exibem astenia, fadiga e palidez da mucosa cutânea. Anemia pode decorrer da infiltração linfocitária da medula óssea com supressão da hematopoese não clonal ou pode advir de processo imunomediado, o que ocorre em até 10-25% dos pacientes em algum momento do curso da doença. A anemia hemolítica em geral é causada por autoanticorpos policlonais do tipo IgG (anemia hemolítica autoimune a quente).

Sintomas B (febre, sudorese profusa e perda ponderal) constituem achados frequentes, bem como predisposição a intercorrências infecciosas advindas da neutropenia (relacionada ao tratamento) ou da hipogamaglobulinemia associada à própria neoplasia.

Trombocitopenia pode ser observada em estágios avançados da doença ou decorrer da produção de autoanticorpos antiplaquetários, porém manifestações hemorrágicas não são frequentes.

O exame físico dos pacientes pode revelar hepatoesplenomegalia e aumento firme e indolor de linfonodos em cadeias cervicais, axilares ou inguinais.

Manifestações paraneoplásicas, como vasculite ou pênfigo, raramente ocorrem. Cerca de 5% dos pacientes podem experimentar transformação da doenca para linfoma não Hodgkin agressivo (habitualmente, difuso de grandes células B), situação conhecida como síndrome de Richter. Essa situação é marcada por elevação do DHL, piora dos sintomas B e surgimento de grandes massas habitualmente em topografia de retroperitônio.

Exames complementares

O hemograma deve sempre demonstrar linfocitose > 5.000 células/mm^3. O grau de linfocitose é muito variável, podendo, em alguns casos, atingir cerca 200.000-300.000 células/mm^3. Nos casos caracterizados por infiltração maciça medular, graus variáveis de anemia hipoproliferativa normocítica e normocrômica e trombocitopenia podem ser evidenciados. Anemia hemolítica autoimune (AHAI) e trombocitopenia autoimune ou as 2 manifestações associadas (síndrome de Evans) podem ocorrer nesses pacientes. Nesses casos, as citopenias costumam ser intensas e sintomáticas, e as provas de hemólise são caracteristicamente positivas (reticulocitose, hiperbilirrubinemia indireta, elevação da DHL, consumo de haptoglobina e teste de antiglobulina direta – Coombs direto – positivo à custa de fração C3 do complemento ou autoanticorpos IgG).

O esfregaço de sangue periférico demonstra pequenos linfócitos maduros, com alta relação núcleo-citoplasmática e cromatina condensada em blocos (aspecto de "terra rachada"). Exocitose linfocitária pode ser evidenciada, caracterizando as chamadas sombras nucleares, células fantasmas ou manchas de Gumprecht. Nos casos em que ocorre AHAI, o esfregaço de sangue periférico pode demonstrar presença de microesferócitos, pontilhado basofílico e policromatofilia.

Marcadores de alto *turnover* celular constumam estar elevados, o que pode ser demonstrado pelo aumento de DHL e da beta-2-microglobulina. Como já salientado, esses pacientes podem apresentar hipogamaglobulinemia marcante, não sendo incomum dosagens de IgG < 600 mg/dL.

A imunofenotipagem linfocitária revela fenótipo característico da doença e auxilia para a confirmação do diagnóstico. Alterações citogenéticas não são infrequentes, e a mais comum delas é del13q-, a mais típica é a trissomia do cromossomo 12, e aquelas associadas a prognóstico reservado incluem a del11p- e del17p-(TP 53).

A biópsia de medula óssea revele infiltração medular por pequenos linfócitos B maduros em mais de 30% dos elementos celulares nucleados, podendo ocorrer em padrão difuso, nodular ou intersticial.

Diagnóstico

Os critérios diagnósticos para leucemia linfocítica crônica segundo o *International Working Group on Chronic Lymphocytic Leukemia* são:

- linfocitose em sangue periférico > 5.000 células/mm^3;
- morfologia característica: pequenos linfócitos maduros com cromatina em blocos;
- imunofenótipo clássico: CD19+, CD20–dim, CD5+, CD23+, CD200+, FMC7-, CD79b-, sIgM-;
- biópsia medular composta por infiltrado linfocitário clonal > 30%.

O diagnóstico diferencial deve ser estabelecido com outras linfoproliferações crônicas em fase circulante que podem expressar o antígeno CD5, como o linfoma de células do manto, o linfoma linfoplasmocítico e o linfoma de pequenos linfócitos vilosos.

Tratamento

Por tratar-se de doença crônica, de curso indolente e frequentemente assintomática, somente pacientes selecionados devem receber tratamento específico:

- os que apresentarem sintomas B;
- portadores de adenomegalia ou visceromegalia de grande monta;
- pacientes com citopenias decorrentes de infiltração medular (Hb < 10 g/dL e < 100.000 plaquetas/mm^3);
- portadores de citopenias autoimunes corticorrefratários;
- presença de envolvimento extranodal;
- pacientes que apresentam infecções de repetição não responsivos à terapia com imunoglobulina;

- pacientes que apresentam taxa de duplicação linfocitária elevada em curto período.

Pacientes que não preenchem esses critérios são conduzidos de forma expectante em regime de observação. Pacientes sintomáticos podem ser tratados, independentemente do status mutacional da região variável da cadeia pesada da imunoglobulina ou do status dos outros marcadores da mal prognóstico (TP53, del17p, del11q), com inibidor de bruton quinase (ibrutinib ou acalabrutinib) por tempo indeterminado ou com terapia finita com obinutuzumabe (antiCd20) e venetoclax (inibir da BLC-2) a depender das condições clínicas e comorbidades. Nos pacientes extremamente frágeis pode-se usar obinutuzumabe com clorambucila e a quimioterapia com intenção curativa ainda pode ser feita em um grupo extremamente seleto que é representado pelos pacientes muito jovens e com a doença mutada (em relação à região variável da cadeia pesada da imunoglobulina). Nos pacientes refratários e recidivados, deve-se usar terapia que ainda não havia sido utilizada na primeira linha; neste caso pode ser usado rituximabe (antiCD20) em caso de já ter sido usado obinutuzumabe em combinação com a terapia que não foi utilizada previamente (venetoclax ou inibidor de bruton quinase). O transplante alogênico de medula óssea fica reservado para casos altamente refratários com alterações de mal prognóstico ou em caso da transformação para um linfoma de alto grau (síndrome de Richter).

Prognóstico

Vários fatores são determinantes de prognóstico e incluem o estadiamento da doença segundo os sistemas de Binet e RAI, níveis elevados de beta-2-microglobulina, atividade da timidinoquinase elevada, expressão imunofenotípica de CD38 e ZAP-70 em mais de 20% das células clonais, alterações cariotípicas como del11p- e del17p-, *status* molecular não mutado no gene da região variável da cadeia pesada de imunoglobulinas (IgVH), entre outros. Na dependência de tais achados, a sobrevida média dos pacientes pode variar de 2-12 anos.

MIELOMA MÚLTIPLO

O mieloma múltiplo é uma proliferação clonal de células linfoides B terminalmente diferenciadas (plasmócitos) capazes de produzir uma imunoglobulina monoclonal de forma íntegra ou parcial (cadeia leve).

Epidemiologia

O mieloma múltiplo compreende aproximadamente 1% de todas as neoplasias malignas e 10-15% das neoplasias hematológicas. É responsável por 20% dos óbitos ocasionados por malignidades hematológicas. Segundo dados demográficos norte-americanos, cerca de 20 mil novos casos são diagnosticados anualmente e 10 mil pacientes falecem em decorrência dessa neoplasia todos os anos.

Ocorre com mais frequência em homens negros (relação de 1,4 homem:1 mulher). Sua incidência aumenta progressivamente com a idade, com cerca de 90% dos casos ocorrendo em idade > 50 anos e com média etária ao diagnóstico em torno de 70 anos.

Etiologia

A etiologia do mieloma múltiplo é desconhecida. Estudos recentes demonstram haver predisposição genética para sua ocorrência, com risco de desenvolvimento cerca de 2-3 vezes maior entre indivíduos que possuem parentes de 1° grau com a neoplasia. Exposição ambiental a agentes químicos e radiação também parecem estar associadas a um risco aumentado de desenvolvimento da doença.

Quadro clínico

Os achados clínicos são relacionados a infiltração medular e de outros órgãos por plasmócitos clonais; detecção de proteína monoclonal no sangue ou na urina, a qual ocorre em 99% dos pacientes; e imunodeficiência decorrente de produção inadequada de imunoglobulinas pelos plasmócitos normais.

Sintomas advindos de anemia hipoproliferativa normocrômica e normocítica de intensidade variável ocorrem na maioria dos pacientes. A anemia decorre tanto da supressão da hematopoese não clonal ocasionada pela expansão plasmocitária medular, quanto pela liberação de citocinas pró-inflamatórias associadas ao desenvolvimento do tumor, levando a desregulação da homeostasia do ferro, ocasionando anemia de doença crônica.

O clone plasmocitário sintetiza fator ativador de osteoclastos, células responsáveis por reabsorção de matriz óssea. Dessa forma, o quadro clínico desses pacientes é marcado pela presença de dores ósseas de característica mecânica (habitualmente, configurando quadros de lombalgia crônica resistente a uso de anti-inflamatórios), bem como perda de massa óssea e lesões osteolíticas, predispondo à ocorrência de fraturas patológicas espontâneas ou desencadeadas por traumas de baixo impacto. Como consequência do envolvimento ósseo disseminado e da reabsorção aumentada, hipercalcemia ocorre em uma grande parcela dos pacientes. Quando sintomática, pode levar ao desenvolvimento de sintomas como letargia, confusão mental, constipação intestinal, náuseas, vômitos e poliúria, que pode precipitar injúria renal aguda.

O prejuízo da função renal pode advir de vários mecanismos, sendo a principal etiologia dos quadros de injúria renal aguda relacionada à ocorrência de hipercalcemia. A doença renal crônica advém do efeito tóxico tubular ocasionado pelas paraproteínas anômalas sintetizadas pelo clone plasmocitário. Cerca de 80% dos pacientes excretam cadeias leves (proteínas de Bence-Jones) na urina, e sua precipitação no interior dos túbulos renais leva a uma condição denominada rim do mieloma. Desidratação e uso de drogas nefrotóxicas para controle das dores ósseas, como AINH, são causas contribuintes para a elevação de escórias nitrogenadas. Em até 35% dos pacientes, as cadeias leves da imunoglobulina sintetizadas podem adquirir alterações em sua configuração ultraestrutural, predispondo à formação de fibrilas proteicas insolúveis que se depositam na membrana basal glomerular. Esse fenômeno leva a albuminúria persistente e consequente perda de função renal, condição conhecida como amiloidose AL (*light chain*).

A síntese de paraproteínas anômalas pelo clone plasmocitário pode atingir níveis críticos, predispondo à elevação da viscosidade sanguínea – condição denominada síndrome de hiperviscosidade. Caracteriza-se por cefaleia, turvação visual, vertigem, zumbido, epistaxe e dispneia.

A produção reduzida de imunoglobulinas normais aumenta o risco de infecções bacterianas, especialmente por microrganismos encapsulados, como *Streptococcus pneumoniae* e *Haemophylus influenzae*. Infecções por bacilos Gram-negativos também são comuns, tipicamente se desenvolvendo como complicação de neutropenia atribuível à progressão da doença ou à terapia citotóxica à qual esses pacientes são submetidos.

Algumas vezes, agregados de plasmócitos extramedulares (plasmocitomas) desenvolvem-se especialmente na pele, linfonodos, baço e fígado, podendo gerar sintomatologia específica.

Alterações neurológicas também são comumente encontradas em portadores dessa neoplasia e podem advir de hipercalcemia, síndrome de hiperviscosidade (alteração do nível de consciência), do efeito tóxico-imune da paraproteína sintetizada sobre a bainha de mielina (neuropatia periférica sensitivomotora) ou da compressão radicular ou da medula espinal ocasionada por fraturas vertebrais compressivas decorrentes das lesões osteolíticas (síndrome de compressão medular).

Exames complementares

Na maioria das vezes, o hemograma evidencia anemia hipoproliferativa normocrômica e normocítica de intensidade variável, associada ou não a outras citopenias (neutropenia e trombocitopenia). Em algumas situações, leucoeritroblastose é aparente, particularmente em situações de infiltração maciça da medula óssea pelos plasmócitos clonais. Quando a contagem de plasmócitos excede 20% do diferencial de leucócitos no hemograma, ou é > 2.000 células/mm^3, caracteriza-se leucemia de células plasmocitárias.

É comum esfregaço de sangue periférico demonstrar presença de hemácias empilhadas (*rouleaux* eritrocitário), alteração advinda da interferência ocasionada pela paraproteína clonal na carga elétrica negativa da superfície das hemácias, comprometendo o potencial destas células em se manterem repelidas (potencial zeta). Tal alteração pode ser evidenciada também pelos níveis elevados de velocidade de hemossedimentação frequentemente encontrados nesses pacientes.

Todos os pacientes devem ter os níveis de cálcio ionizado e as dosagens de ureia e creatinina rigorosamente monitorizados, visto que insuficiência renal e hipercalcemia são achados corriqueiros nessa entidade.

O componente proteico monoclonal (componente M) pode ser evidenciado por intermédio de eletroforese de proteínas séricas ou urinárias, manifestando-se como uma banda de base estreita e pico elevado (pico monoclonal), habitualmente presente nas regiões de beta ou gamaglobulina. Para a identificação do componente M, pode-se utilizar a imunoeletroforese ou a imunofixação no soro ou na urina (caracterização das cadeias pesada e leve que compõem a imunoglobulina monoclonal). Testes mais sensíveis para detecção de pequenos componentes monoclonais também podem ser utilizados, em especial nos casos de síntese exclusiva de cadeias leves da imunoglobulina, como a nefelometria sérica ou urinária para pesquisa de cadeias leves livres (*free light chain*).

Proteinúria de 24 horas deve ser realizada em todos os casos. Quando a proteinúria constitui-se basicamente por albuminúria, deve-se atentar para a possibilidade de amiloidose renal associada. Mas quando a proteinúria for constituída basicamente pelo componente monoclonal (proteínas de Bence-Jones), deve-se levantar a suspeita em rim do mieloma.

As lesões ósseas são preferencialmente diagnosticadas por estudos radiográficos simples, como RX de crânio e ossos longos. Podem ser evidenciadas lesões osteolíticas em saca-bocado acometendo o crânio, bem como lesões ósseas disseminadas, associadas ou não a fraturas, comprometendo gradil costal, coluna vertebral, pelve e fêmur. Essas lesões podem, ainda, ser caracterizadas com estudos funcionais como cintilografia óssea com Mibi, RNM e o PET-Scan, embora nem sempre sejam necessários.

A avaliação medular é fundamental e pode ser efetuada por aspirado de medula óssea ou, preferencialmente, por biópsia. A presença de plasmocitose medular monoclonal > 10% dos elementos celulares nucleados é um dos critérios diagnósticos do mieloma múltiplo. O padrão de infiltração evidenciado pela biópsia de medula pode ser intersticial, nodular ou difuso. O cariótipo convencional ou por técnica de hibridização *in situ* (Fish) pode ser efetuado e é de fundamental importância prognóstica. Anormalidades cariotípicas associadas a um prognóstico reservado incluem del13q-, del17p- (TP53), t(4;14), t(14;16) e t(14;20) e cariótipo hiperdiploide.

Diagnóstico

Os critérios diagnósticos para mieloma múltiplo, segundo a OMS são:

- ≥ 10% de plasmócitos clonais na medula óssea;
- proteína M no soro > 3 g/dL (IgG), > 2,5 g/dL (IgA) ou proteína M > 1 g/L em urina de 24 horas.

Os critérios diagnósticos para mieloma múltiplo sintomático segundo a OMS são denominados CRAB, conforme segue:

- C: hipercalcemia;
- R: insuficiência renal;
- A: anemia;
- B: lesões ósseas (*bone lesions*).

Pacientes que preenchem os critérios para mieloma múltiplo sem lesões de órgão-alvo são considerados portadores de mieloma múltiplo assintomático ou *smoldering myeloma*.

Diagnóstico diferencial

O diagnóstico diferencial de discrasias plasmocitárias inclui:

- gamopatia monoclonal de significado indeterminado: < 10% dos plasmócitos monoclonais e componente M < 3 g/dL;
- mieloma múltiplo assintomático (*smoldering*): > 10% dos plasmócitos monoclonais ou componente M > 3 g/dL sem lesão de órgão-alvo (CRAB);
- mieloma múltiplo sintomático: com lesão orgânica (CRAB);
- leucemia de células plasmáticas: > 20% dos plasmócitos ou > 2.000 plasmócitos/mm^3 no hemograma;
- mieloma osteosclerótico ou síndrome de POEMS: componente monoclonal associado a polineuropatia, organomegalia, endocrinopatia e lesões cutâneas;
- amiloidose primária: associação de proteína amiloide (vermelho Congo positivo) e componente monoclonal sérico ou urinário;
- plasmocitomas isolados medular ou extramedular.

Tratamento

Portadores de gamopatia monoclonal de significado indeterminado e mieloma múltiplo *smoldering* não apresentam recomendação atual para terapêutica específica, porém esses pacientes devem ser monitorizados estritamente por conta da elevada probabilidade de evolução para mieloma múltiplo sintomático.

De forma sucinta, os portadores de mieloma múltiplo sintomático devem sempre ser submetidos a tratamento e são considerados em 2 contextos:

- candidatos a intensificação com transplante de medula óssea autólogo: pacientes com idade < 65 anos e bom estado geral;
- não candidatos a consolidação com transplante de medula óssea autólogo: idade > 65 anos, pobre *performance status* ou perfil de comorbidades graves associadas.

Pacientes candidatos a transplante de medula óssea autólogo devem experimentar quimioterapia com pelo menos 3 agentes, sendo 1 imunomodulador e um inibidor de proteassoma por 4-6 ciclos (CyBorDex – ciclofosfamida, bortezomibe e dexametasona; VTD – bortezomib, talidomida e dexametasona; RVD – lenalidomida, bortezomibe e dexametasona; ou outras associações) seguida por transplante de medula óssea autólogo com condicionamento baseado em melfalano em altas doses. Os pacientes idosos não candidatos ao transplante autólogo, por sua vez, devem ser tratados com 8-12 ciclos de quimioterapia (MPT – melfalano, prednisona e talidomida; VMP – bortezomibe, melfalano e prednisona; ou LD – lenalidomida e dexametasona) com associação se possível ao anticorpo antiCD138 (daratumumab). Em ambos os casos, os pacientes podem seguir terapia de manutenção baseada em agentes imunomoduladores (talidomida ou lena lidomida) ou inibidores de proteassoma (bortezomibe). Nos pacientes refratários ou recidivados, a utilização do anticorpo monoclonal antiCD138 (daratumumab) e/ou uso de inibidor de proteassoma de segunda geração (carfilzomib, ixazomib) e/ou novos imunomoduladores (pomalidomida) em associações diversas têm mostrado importantes taxas de resposta e controle de doença.

Prognóstico

O mieloma múltiplo é considerado uma doença incurável, com sobrevida média de 3-4 anos, podendo variar de < 6 meses a > 10 anos. Fatores prognósticos clássicos incluem o estadiamento clínico pelo sistema Durie-Salmon, dosagem de albumina e beta-2-microglobulina pelo *International Scoring System* (ISS), níveis elevados de DHL e proteína C-reativa, morfologia plasmablástica e anormalidades cariotípicas desfavoráveis.

BIBLIOGRAFIA

Döhner H, Estey E, Amadori S, Appelbaum FR, Büchner T, Burnett AK, et al. Diagnosis and management of acute myeloid leukemia in adults: recommendations from an international expert panel, on behalf of the European LeukemiaNet. Blood 2010;115(3):453-74.

Gribben J. How I treat CLL up front. Blood 2010;115(3):187-97.

Jaffe E, Pittaluga S. Aggressive B-cell lymphomas: a review of new and old entities in WHO classification. Hematology Am Soc Hematol Educ Program 2011;2011:506-14.

Luminari S, Bellei M, Biasoli I, Federico M. Follicular lymphoma: treatment and prognostic factors. Rev Bras Hematol Hemoter 2012;34(1):54-9.

Stewart AK, Richardson PG, San-Miguel JF. How I treat multiple myeloma in younger patients. Blood 2009;114(27):5436-43.

161 AMILOIDOSE PRIMÁRIA

Patricia Eiko Yamakawa, Priscila dos Reis Carvalho, Marcela Cavalcante de Andrade Silva

DEFINIÇÃO

Amiloidose é um grupo heterogêneo de doenças caracterizadas pela deposição de fibrilas amiloides nos tecidos. A proteína amiloide gera birrefringência verde-maçã quando exposta à luz polarizada na coloração vermelho Congo.

Há mais de 30 proteínas identificadas como amiloidogênicas e diversos subtipos de amiloidose, incluindo amiloidose primária (também conhecida como de cadeia leve), amiloidose secundária e amiloidose familiar.

A amiloidose de imunoglobulina de cadeia leve (AL) é uma desordem em que uma população clonal de células plasmáticas da medula óssea produz imunoglobulinas de cadeia leve monoclonal kappa ou lambda, formando proteínas insolúveis que se depositarão em órgãos e comprometerão a sua função. A doença pode se manifestar isolada ou em associação com outras discrasias de células plasmocitárias, sendo que o componente monoclonal pode ser encontrado pelo menos 4 anos antes do diagnóstico. A Tabela 1 apresenta alguns subtipos de amiloidose

Tabela 1 Subtipos de amiloidose

Proteína amiloide	Abreviação	Clínica
Imunoglobulina	AL	Amiloidose de cadeia leve de imunoglobulina: primária ou associada a gamopatia monoclonal de significado indeterminado, mieloma múltiplo ou macroglobulinemia de Waldestron
	AH	Amiloidose de cadeia pesada
Proteína A amiloide	AA	Secundária a infecção crônica, doenças inflamatórias autoimunes, neoplasias
Transtirretina	ATTR	Amiloidose sistêmica senil e amiloidose sistêmica familiar
Fibrinogênio Aα	AFib	Amiloidose hereditária renal
Apolipoproteína A	A Apo I	Cardiomiopatia, neuropatia
Beta-2-microglobulina	Aβ2 M	Amiloidose relacionada à hemodiálise

EPIDEMIOLOGIA

Amiloidose AL é a forma mais comum de amiloidose sistêmica, com incidência de 9,7 a 14 casos/milhão de pessoas/ano nos Estados Unidos. Cerca de 10-15% dos pacientes com mieloma múltiplo têm amiloidose AL concomitante.

A amiloidose afeta mais homens que mulheres, com média de idade de 67 anos.

QUADRO CLÍNICO

A amiloidose tem apresentação muito variável, o que pode dificultar seu diagnóstico. Os pacientes podem apresentar sintomas limitados a um órgão ou acometimento de múltiplos sistemas. A amiloidose AL é frequentemente sistêmica, mas há também uma variante de acometimento localizado, sendo que os órgãos mais comumente envolvidos são rins, coração, fígado e nervos periféricos:

- acometimento renal: os rins são os órgãos mais frequentemente acometidos na amiloidose AL. Proteinúria está presente em 73% dos pacientes e 30% apresentam-se com síndrome nefrótica. Ocorre insuficiência renal em 50% dos casos;
- acometimento cardíaco: é a 2ª manifestação mais comum, embora possa ser frequentemente subdiagnosticada, já que os pacientes geralmente apresentam fração de ejeção e área cardíaca dentro da normalidade. A apresentação clínica varia desde pacientes assintomáticos até sintomas aos esforços, fadiga, dispneia, edema de membros inferiores, angina, síncope e anasarca nos casos de doença mais avançada. Insuficiência cardíaca ocorre em 24% dos casos e costuma ser diastólica com septo

interventricular espessado. Sinais clássicos de acometimento cardíaco na amiloidose incluem baixa voltagem no ECG e aumento concêntrico dos ventrículos no ecocardiograma;

- acometimento do SNC ou periférico: a neuropatia periférica pode ser tanto de padrão axonal quanto desmielinizante e com comprometimento sensorial maior que motor. Pode ser caracterizada por parestesia distal progressiva bilateral ou síndrome do túnel do carpo. O envolvimento do sistema nervoso autônomo manifesta-se por meio de hipotensão ortostática, síncope, disfunção erétil, gastroparesia e diarreia;
- acometimento hepático: hepatomegalia pode ocorrer em 24% dos casos;
- acometimento gastrointestinal: não é comum e usualmente está caracterizado por macroglossia, náuseas, vômitos e pseudo-obstrução intestinal, ocorrendo em menos de 10% dos pacientes com amiloidose AL;
- acometimento reumatológico: artropatia e miopatia/pseudo-hipertrofia. O *shoulder pad* ocorre em decorrência da intensa infiltração amiloide em ombros e é sinal sugestivo para o diagnóstico;
- sintomas constitucionais: fadiga e perda de peso, relatados por mais de 50% dos pacientes;
- equimoses são comuns após trauma ou procedimentos, especialmente periorbital.

EXAMES COMPLEMENTARES

A investigação diagnóstica para amiloidose sistêmica deve ser realizada em todos os pacientes com insuficiência cardíaca diastólica, síndrome nefrótica ou neuropatia inexplicadas. A avaliação inicial deve confirmar o diagnóstico e estabelecer a extensão da doença e de outras comorbidades do paciente, que podem implicar as opções terapêuticas.

O diagnóstico da amiloidose é feito por demonstração histológica do depósito tecidual de amiloide por meio de coloração com vermelho Congo. É essencial identificar o tipo de proteína amiloide encontrada (por imuno-histoquímica ou espectometria de massa) para diferenciar os tipos de amiloidose. Todos os órgãos envolvidos pela doença têm biópsia positiva, porém o risco de sangramento é alto em biópsias cardíacas ou hepáticas. Portanto, são sítios preferenciais para biópsia a gordura subcutânea (sensibilidade aproximada de 80%), a medula óssea (sensibilidade de 56%) ou o reto (sensibilidade de 75%). Caso esses tecidos sejam negativos e o índice de suspeição seja alto, deve-se realizar biópsia de outros órgãos acometidos.

Como na amiloidose primária os depósitos de amiloide são compostos por cadeias leves de imunoglobulina monoclonais, boa parte dos pacientes tem anormalidade detectável na pesquisa de imunoglobulinas:

- eletroforese sérica e urinária: pode não ter pico em cerca de 50% dos pacientes;
- imunofixação sérica/urinária e pesquisa de cadeia leve livre: presente em cerca de 90%. Geralmente, na amiloidose AL, o subtipo de cadeia leve lambda é o mais comum.

Os exames iniciais incluem:

- hemograma, proteína C-reativa e velocidade de hemossedimentação;
- função renal e eletrólitos, proteinúria de 24 horas (> 0,5 g/dia, predomínio de albumina) e *clearance* de creatinina;
- função hepática, bilirrubinas, fosfatase alcalina (> 1,5 vez o valor de referência) e USG abdominal caso haja suspeita de envolvimento (fígado > 15 cm);
- TP, TTPa e nível de fator X se houver sangramento anormal ou alteração no coagulograma (pode haver deficiência de fator X adquirida pela ligação do fator às proteínas amiloides);
- aspirado de medula óssea e biópsia de medula óssea unilateral com imuno-histoquímica para avaliação de cadeia kappa e lambda e vermelho congo. A realização de FISH (*fluorescence in situ hybridization*) pode ser feita para avaliação prognóstica;
- se houver cardiomiopatia, avaliação com ECG, ecocardiograma (espessura de septo > 12 mm) e RX de tórax, além de ressonância magnética cardiovascular, exame útil para avaliação detalhada da estrutura cardíaca, podendo detectar precocemente a amiloidose cardíaca. *N terminal pro brain natriuretic peptide* (NT-pró-BNP) e troponina T são úteis para avaliação de prognóstico.

Diversos estudos demonstraram a capacidade da cintilografia com DPD99mTc (2,3-dicarboxypropano-1,1-difosfonado marcado com tecnécio 99 meta-estável) e pirofosfato 99mTc (pirofosfato marcado com tecnécio 99 meta-estável) em discriminar o subtipo de amiloide, diferenciando o tipo AL do TTR, já que este último costuma ter maior captação miocárdica.

- hormônio tireoestimulante e nível de cortisol se houver acometimento do sistema endócrino;
- sintomas neurológicos devem ser avaliados com eletroneuromiografia;
- envolvimento pulmonar deve ser avaliado com provas de função pulmonar.

DIAGNÓSTICO

Os critérios para diagnóstico desenvolvidos pela Mayo Clinic e International Myeloma Working Group incluem a presença de todos os seguintes itens:

- síndrome sistêmica amiloide relacionada (p. ex., renal, hepática, cardíaca, gastrointestinal);
- presença de proteína amiloide detectada pelo vermelho Congo em qualquer tecido;
- evidência de que a proteína amiloide é de cadeia leve;
- evidência de doença proliferativa de células plasmocitárias monoclonais (p. ex., presença de proteína M sérica ou urinária, dosagens anormais de cadeia leve livre, células plasmáticas clonais na medula óssea).

A Figura 1 esquematiza o algoritmo para investigação de pacientes com suspeita de amiloidose.

TRATAMENTO

O tratamento dos diversos tipos de amiloidose deve ser diferenciado de acordo com a etiologia. Por exemplo, amiloidose AA requer terapia direcionada para a desordem inflamatória ou a infecção subjacente, formas hereditárias de amiloidose podem se beneficiar de transplante de órgãos sólidos (p. ex., fígado), e a amiloidose AL requer terapia direcionada à discrasia de células plasmocitárias. Portanto, o tratamento efetivo depende não apenas do diagnóstico precoce, mas também da identificação correta.

Uma vez que o diagnóstico de amiloidose AL tenha sido estabelecido, a escolha da terapia empregada leva em conta o balanço entre a eficácia do tratamento escolhido e a toxicidade terapêutica.

O tratamento da amiloidose AL deve ser adaptado ao risco, considerar a gravidade do órgão cometido e as comorbidades do paciente, a fim de determinar a melhor terapêutica com o resultado mais rápido e efetivo e a melhor tolerabilidade.

Pacientes elegíveis para transplante podem realizar terapia quimioterápica de indução baseada em bortezomib (em geral 2-4 ciclos) e serem encaminhados para transplante autólogo de células progenitoras hematopoiéticas com melfalan em altas doses. Recentemente mostrou-se aumento de taxa de resposta hematológica completa com o acréscimo de daratumumab ao regime contendo bortezomibe, ciclofosfamida e dexametasona.

Os critérios para eligibilidade ao transplante incluem:

- idade < 70 anos;

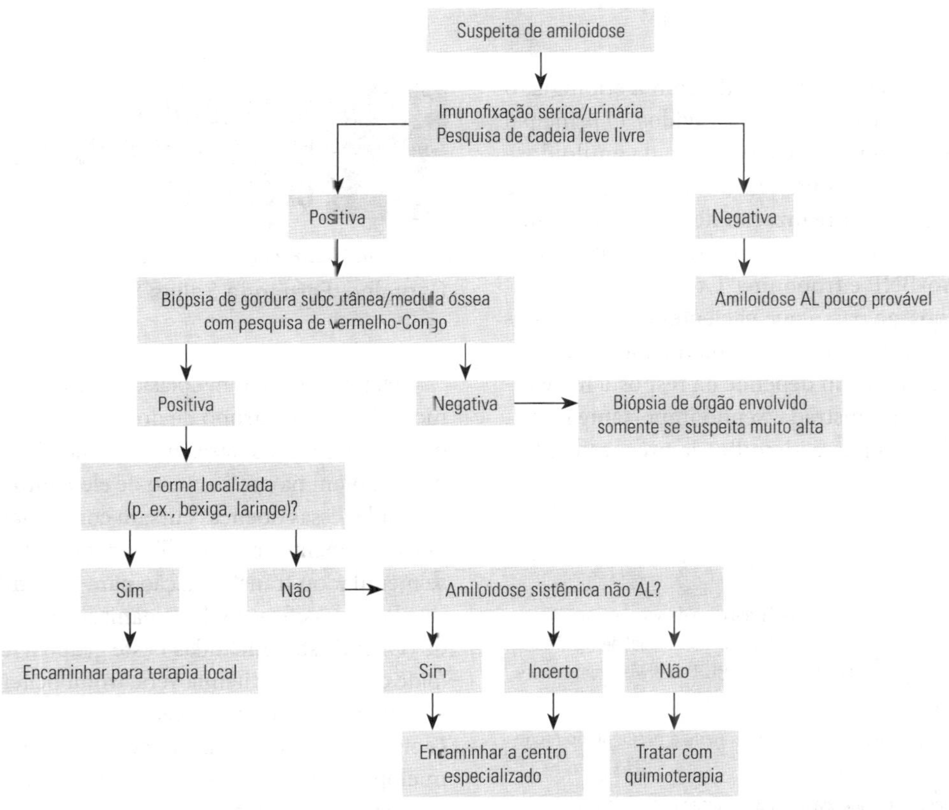

Figura 1 Algoritmo para investigação de pacientes com suspeita de amiloidose. AL: amiloidose de imunoglobulina de cadeia leve. Adaptada de Gertz MA. Immunoglobulin light chain amyloidosis: 2011 update on diagnosis, risk-stratification, and management. Am J Hematol 2011;86:186-6.

- ECOG (Eastern Cooperative Oncology Group) < 2;
- NT-proBNP < 5.000 ng/L;
- fração de ejeção ventricular > 45%;
- *status* funcional NYHA (New York Heart Association) < III;
- pressão arterial sistólica > 100 mmHg;
- *clearance* de creatinina > 50 mL/min/1,73 m^2;
- Bilirrubina < 2 mg/dL;
- DLCO > 50%.

Pacientes não elegíveis para transplante se beneficiam de esquemas contendo daratumumabe, se disponível (ciclofosfamida, bortezomibe, dexametasona e daratumumabe). Caso esta medicação não seja acessível, combinações com ciclofosfamida, bortezomibe, dexametasona ou bortezomibe, melfalan e dexametasona ou combinações com lenalidomida também podem ser realizadas.

Deve-se avaliar a resposta terapêutica 3 meses após o término do tratamento, observando-se sintomas, exame físico e exames laboratoriais (pesquisa de cadeia leve livre, imunoeletroforese sérica e urinária, proteinúria e *clearance* de creatinina, peptídeo natriurético cerebral (BNP) e outros exames direcionados ao órgão acometido).

PROGNÓSTICO

O prognóstico varia de acordo com a etiologia, o número e a extensão de órgãos envolvidos. O principal fator prognóstico que afeta a evolução da amiloidose AL é a presença de envolvimento cardíaco grave, que pode ser avaliada pela realização de ecocardiograma, BNP e troponina. Pacientes que apresentam valores baixos de NT-pró-BNP e troponina T têm sobrevida média de até 2 anos, ao passo que pacientes com ambos os marcadores elevados têm sobrevida média de 3,5 meses. A sobrevida também depende da resposta hematológica à terapia administrada, sendo importante ressaltar que se a doença não é identificada precocemente e prontamente tratada, há disfunção progressiva do órgão levando a óbito. A principal causa de mortalidade nos pacientes com diagnóstico de amiloidose é falência cardíaca, seguida de falência hepática e infecções. Entre os pacientes com acometimento cardíaco a principal causa de óbito é cardiomiopatia congestiva ou morte súbita por fibrilação ventricular.

> **Na consulta**
>
> - Considerar diagnóstico de amiloidose AL em caso de sintomas sistêmicos e proteína monoclonal. Em caso de gamopatia monoclonal de significado indeterminado, a cada visita checar NT-pro-BNP ou BNP, albuminúria e fosfatase alcalina.
> - Realizar biópsia de gordura subcutânea, medula óssea ou do órgão acometido.
> - Determinar extensão da doença e otimizar tratamento de suporte.
> - Avaliar resposta orgânica e hematológica ao tratamento.

BIBLIOGRAFIA

Cohen OC, Wechalekar AD. Systemic amyloidosis: moving into the spotlight. Leukemia. 2020;34(5):1215-1228.

Dispenzieri A, Gertz MA, Buadi F. What do I need to know about immunoglobulin light chain (AL) amyloidosis? Blood Review 2012;26:137-54.

Gertz MA. Immunoglobulin light chain amyloidosis: 2011 update on diagnosis, risk-stratification, and management. Am J Hematol 2011;86:181-6.

Gertz MA, Merlini G, Treon SP. Amyloidosis and Waldenström's macroglobulinemia. Hematology Am Soc Hematol Educ Program 2004;257-82.

Leung N, Nasr SH, Sethi S. How I treat amyloidosis: the importance of accurate diagnosis and amyloid typing. Blood 2012;120(16):3206-13.

Palladini G, Milani P, Merlini G. Management of AL amyloidosis in 2020. Blood. 2020;136(23):2620-2627.

Palladini G, Merlini G. How I treat AL amyloidosis. Blood 2022;139(19):2918-2930.

Vaxman I, Dispenzieri A, Muchtar E, Gertz M. New developments in diagnosis, risk assessment and management in systemic amyloidosis. Blood Rev 2020;40:100636.

162 SÍNDROMES MIELOPROLIFERATIVAS CRÔNICAS

Fernanda Queiroz Bastos, Priscila dos Reis Carvalho, Fernanda Salles Seguro

Define-se como neoplasias mieloproliferativas crônicas (NMPC) o grupo de doenças clonais caracterizadas por desordens das células-tronco hematopoiéticas que resultam na proliferação de elementos da linhagem mieloide. Essas doenças cursam com a maturação eficaz desses elementos celulares e podem culminar em fibrose medular ou transformação para leucemia aguda.

Pela classificação da Organização Mundial da Saúde (OMS), estão incluídas neste grupo a leucemia mieloide crônica, policitemia vera, trombocitemia essencial, mielofibrose primária, leucemia neutrofílica crônica, leucemia eosinofílica crônica não especificada e neoplasia mieloproliferativas crônica não especificada. Este capítulo tem como objetivo caracterizar o diagnóstico e tratamento das NMPC mais frequentes na prática médica.

▪ POLICITEMIA VERA

DEFINIÇÃO E ETIOLOGIA

A policitemia vera (PV) é uma neoplasia mieloproliferativa crônica clonal caracterizada pelo aumento da produção de glóbulos vermelhos que independe dos mecanismos que normalmente regulam a eritropoiese: hipóxia e produção de eritropoetina. A ativação da via de sinalização JAK-STAT, que na maioria dos casos ocorre por uma mutação adquirida no gene *JAK2*, leva a um aumento da proliferação celular. Em 95% dos casos, a mutação ocorre no éxon 14 (*JAK2 V617F*), e menos frequente (<5%) no éxon 12. Em cerca de 1-2% dos casos, não é detectada mutação. Algumas famílias apresentam predisposição genética e acredita-se que radiação ionizante e exposição ocupacional a toxinas são possíveis fatores de risco.

EPIDEMIOLOGIA

Sua incidência anual varia entre 0,7 e 2,6 por 100.000 habitantes nas Américas e na Europa, sendo menos no continente asiático. Há uma leve predominância no sexo masculino, com razão homem: mulher variando em 1-2:1. A média de idade ao diagnóstico é de 60 anos, e raramente é vista em pacientes jovens, com menos de 20 anos.

QUADRO CLÍNICO

Os maiores sintomas da PV são associados a hipertensão e anormalidades vasculares, por conta do aumento de eritrócitos.

Cefaleia, tontura, vertigem, zumbido, distúrbios visuais e parestesias são as principais queixas, prurido, principalmente após o banho (aquagênico), eritromelalgia (dor em queimação nas mãos ou pés, associada com eritema, palidez e/ou cianose), hiperuricemia, nefropatia por ácido úrico e gota (causada pelo alto *turnover* celular) e úlcera péptica (decorrente do aumento de mediadores inflamatórios) são comuns. Pletora e esplenomegalia palpável são vistas em 70% dos pacientes, e hepatomegalia, em 40%.

Trombose venosa e arterial são as complicações mais comuns da PV e pode ser a primeira manifestação clínica da doença. Hemorragias podem afetar até 25% dos pacientes. Até 10% dos casos podem evoluir para mielofibrose e, mais raramente, para leucemia aguda.

EXAMES COMPLEMENTARES

- Hemograma completo.
- Biópsia de medula óssea.
- Cariótipo de medula óssea.
- Nível sérico de eritropoetina.
- Pesquisa de mutação do *JAK2*: *JAK2-V617F* (presente em 95% dos casos) ou éxon 12 (2-3%).
- Gasometria arterial.
- Eletroforese de hemoglobina.
- Ultrassonografia de abdome.
- Prova de função pulmonar.
- Polissonografia.

DIAGNÓSTICO

Os critérios para diagnóstico são expostos na Tabela 1, e a Figura 1 apresenta a abordagem diagnóstica sugerida.

Tabela 1 Critérios diagnósticos da OMS para PV*

Critérios maiores
1. Hemoglobina > 16,5 g/dL em homens > 16 g/dL em mulheres, hematócrito > 49% em homens > 48% em mulheres ou evidência de aumento da massa eritrocitária
2. Biópsia de medula óssea hipercelular para a idade com aumento das três linhagens (panmielose) com séries eritroides, granulocítica e megacariocíticas proeminentes, megacariócitos pleomórficos e maduros
3. Presença da mutação *JAK2-V617F* ou *JAK2* éxon 12
Critério menor
1. Nível de eritropoetina sérica subnormal

*Para o diagnóstico de policitemia vera são necessários os três critérios maiores ou os dois primeiros critérios maiores mais o critério menor.

CLASSIFICAÇÃO

Os pacientes são classificados conforme o risco para evento trombótico, considerando idade e trombose prévia (Tabela 2).

Tabela 2 Classificação de risco para trombose

Risco de trombose	Características clínicas
Baixo	Idade < 60 anos + ausência de trombose prévia
Alto	Idade ≥ 60 anos e/ou trombose prévia

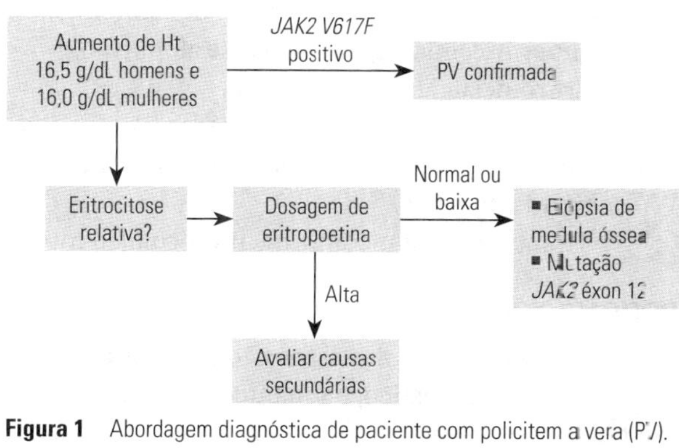

Figura 1 Abordagem diagnóstica de paciente com policitemia vera (PV).

TRATAMENTO

O objetivo do tratamento de pacientes com PV é reduzir a ocorrência ou recorrência de eventos trombóticos e hemorrágicos, minimizar o risco de transformação para leucemia mieloide aguda e mielofibrose. Além disso, controlar sintomas constitucionais, tratamento de complicações e atuar em situações de risco (p. ex., gravidez, cirurgia). Todos os pacientes devem receber antiagregantes plaquetários e deve ser instituída terapêutica para redução da massa eritrocitária, com o objetivo de manter hematócrito abaixo de 45%. Também é importante controlar outros fatores que estão associados ao aumento de risco trombótico como hipertensão, diabetes, dislipidemia, tabagismo e obesidade.

- Para pacientes de baixo risco, recomenda-se flebotomia (7 mL/kg, no máximo 550 mL, até 2 vezes por semana) conforme tolerância. O objetivo da flebotomia é induzir um estado de deficiência de ferro, gerando queda do hematócrito, por isso a suplementação de ferro não deve ser feita;
- Para pacientes de alto risco, recomenda-se citorredução com hidroxiureia (15-20 mg/kg) Outros agentes citorredutores, como alfainterferona (iniciar com 3 milhões UI SC, 3 vezes por semana, até 5 milhões/m^2 por dia) podem ser usados em casos de gestação.
- Para pacientes com resistência ou intolerância à primeira linha de tratamento citorredutor, podem ser utilizados inibidores de JAK2. No Brasil, está disponível o ruxolitinibe (dose inicial de 10 mg oral, duas vezes ao dia).

Ácido acetil salicílico (AAS), 100 mg/dia, é indicado para pacientes sem contraindicação, intolerância ou história de sangramento maior.

O tratamento de suporte é baseado em:

- Controle do prurido:
  - não farmacológico: tomar banho de morno a frio, enxugar a pele suavemente sem friccionar, hidratar bem a pele;
  - farmacológico: anti-histamínicos, bloqueadores de receptor H2m inibidores de recaptação de serotonina.
- Hiperuricemia e gota: indica-se alopurino.
- Eritromelalgia: indica-se AAS.
- Sangramento: suspender fármacos (AAS e anticoagulantes) e avaliar possibilidade de doença de von Willenbrand adquirida.
- Tromboses: tratar conforme protocolo de rotina.

PROGNÓSTICO

A sobrevida média dos casos não tratados é de 6-18 meses após o diagnóstico, enquanto nos pacientes que são tratados é superior a 10 anos. A taxa de mortalidade em 1,6 vez maior que na população geral de mesma faixa etária e sexo.

Na consulta

- Excluir causas secundárias de eritrocitose.
- Atentar para eventos trombóticos.
- Classificar e tratar o paciente pelo risco trombótico.
- Oferecer terapêutica adequada para manter hematócrito abaixo de 45%.

TROMBOCITEMIA ESSENCIAL

DEFINIÇÃO E ETIOLOGIA

Trombocitemia essencial (TE) é uma neoplasia mieloproliferativa crônica que envolve principalmente a linhagem megacariocítica. Há uma ativação da via de sinalização intracelular JAK-STAT desencadeada por mutações iniciadoras (*driver mutations*). Estas mutações são: mutação do *JAK2 V617F* (50% dos casos), mutações da calreticulina (10-20% dos casos), mutação do receptor da trombopoetina ou *MPL* (10% dos casos). Os pacientes apresentam uma das mutações iniciadoras e cerca de 10-20% não apresentam estas mutações, classificados como triplo-negativos. A TE se caracteriza por trombocitose sustentada (acima de 450 × 10^9/L) no sangue periférico, aumento de megacariócitos maduros na medula óssea e, clinicamente, trombose e/ou hemorragia. Para o diagnóstico, é necessário, além de excluir causas reacionais, afastar também outras neoplasias mieloides.

EPIDEMIOLOGIA

A incidência estimada é de 0,6-2,5:100.000 habitantes por ano. Não há predominância entre os sexos e a média de idade ao diagnóstico é de 50-60 anos.

QUADRO CLÍNICO

A maioria dos pacientes é assintomática, e a doença costuma ser descoberta por meio de exames de rotina. Os demais apresentam sintomas de oclusão vascular ou hemorragia.

Observam-se sintomas vasomotores: cefaleia, escotomas, síncopes, dor precordial atípica, livedo reticular, eritromelalgia e distúrbios visuais. Oclusões microvasculares podem levar a ataques isquêmicos transitórios, isquemia digital com parestesia e gangrena. Alguns pacientes podem abrir o quadro com trombose em sítio atípico, como síndrome de Budd-Chiari ou trombose venosa cerebral. Os sangramentos são geralmente em mucosas, como trato gastrointestinal e vias aéreas superiores; nestas situações deve-se suspeitar de doença de von Willebrand adquirida.

EXAMES COMPLEMENTARES

- Hemograma completo.
- Biópsia de medula óssea.
- Mielograma.
- Cariótipo de medula óssea.
- Pesquisa das mutações iniciadoras: mutação do *JAK2 V617F* (50% dos casos), mutações da calreticulina (10-20% dos casos), mutação do receptor da trombopoetina ou *MPL* (10% dos casos).
- Pesquisa da proteína de fusão BCR-ABL, para excluir leucemia mieloide crônica.
- Perfil de ferro e provas de atividade inflamatória (proteína C-reativa, velocidade de hemossedimentação).

Em casos de sangramento e/ou plaquetas acima de 1.000 450 × 10^9/L, deve-se solicitar coagulograma completo, tempo de sangramento, dosagem de fator de von Willebrand e atividade do cofator de ristocetina, para exclusão de doença de von Willebrand adquirida.

DIAGNÓSTICO

Inicialmente, devem-se afastar causas de trombocitose reacional:

- Anemia por deficiência de ferro.
- Hipoesplenismo.
- Pós-esplenectomia.
- Neoplasias.
- Colagenoses.
- Doenças inflamatórias intestinais.
- Infecção.
- Hemólise.
- Hemorragia.
- Pós-cirurgia.
- Rebote: descontinuação da ingestão de etanol ou após correção de deficiência de vitamina B12 e ácido fólico (vitamina B9).

Também é importante excluir outras neoplasias hematológicas como policitemia vera, mielofibrose primária, mielodisplasias e leucemia mieloide crônica. Para tal, é necessário realizar avaliação medular.

Os critérios para diagnóstico são expostos na Tabela 3. Para o diagnóstico, são necessários todos os critérios maiores ou os três primeiros e os menores.

CLASSIFICAÇÃO

A avaliação de risco trombótico dos pacientes com TE considera três variáveis: idade acima de 60 anos, evento trombótico prévio e ausência de mutação do *JAK2*. Os grupos de risco estão expostos na Tabela 4.

Tabela 3 Critérios diagnósticos de trombocitemia essencial pela OMS

Critérios maiores
1. Contagem de plaquetas acima de 450 × 109/L
2. Biópsia de medula óssea hipercelular com proliferação da linhagem megacariocítica, com aumento em números de megacariócitos grandes, maduros com núcleos hiperlobulados; sem aumento significativo ou desvio à esquerda na granulopoiese e eritropoiese.
3. Sem critérios pela OMS para leucemia mieloide crônica, policitemia vera, mielofibrose primária ou outras neoplasias mieloides.
4. Mutação *JAK2*, calreticulina ou *MPL*
Critério menor
5. Presença de marcador de clonalidade ou
6. Ausência de causa de trombocitose reacional

Tabela 4 Grupos de risco para trombocitemia essencial

Grupo de risco	Variáveis
Muito baixo	Sem história de trombose Idade ≤ 60 anos *JAK2* não mutado
Baixo	Sem história de trombose Idade ≤ 60 anos *JAK2* mutado
Intermediário	Sem história de trombose Idade > 60 anos *JAK2* não mutado
Alto	História de trombose ou Idade > 60 anos com *JAK2* mutado

TRATAMENTO

O principal objetivo do tratamento da TE é prevenção de complicações trombóticas e hemorrágicas, considerando a classificação de risco. O controle de fatores de risco cardiovasculares (hipertensão, obesidade, tabagismo, dislipidemia e diabetes) também é recomendado para todos os pacientes.

- Muito baixo risco: observação clínica e considerar uso de ácido acetilsalicílico (AAS) em pacientes com fatores de risco cardiovascular.
- Baixo risco: sem indicação de citorredução, associar AAS.
- Risco intermediário: em pacientes com risco cardiovascular iniciar terapia citorredutora, além de AAS. Nos pacientes sem fator de risco cardiovascular, a citorredução pode ser considerada.
- Alto risco: iniciar tratamento citorredutor para todos, além do AAS.

Em pacientes com trombocitose extrema (acima de 1.000 × 10^9/L), principalmente na presença de sangramento, deve ser feita a suspeita de doença de von Willebrand adquirida. Nestes casos, o uso de AAS deve ser evitado. Para o diagnóstico é necessário avaliar a função do fator de von Willebrand (cofator de ristocetina).

Para o tratamento citorredutor, a hidroxiureia é considerada a opção de primeira linha. Como segunda linha, podem ser utilizados interferon-alfa, anagrelide ou bussulfano. O uso de anticoagulante para pacientes que apresentaram trombose deve seguir os protocolos vigentes.

Na consulta

- Excluir causas secundárias de plaquetose.
- Atentar para eventos trombóticos e hemorrágicos.
- Excluir doença de von Willebrand adquirida.
- Oferecer terapêutica adequada para manter plaquetas < 400.000/mm^3 em pacientes de risco intermediário e alto.

MIELOFIBROSE PRIMÁRIA

DEFINIÇÃO E ETIOLOGIA

Mielofibrose primária é uma neoplasia clonal mieloproliferativa caracterizada pela proliferação predominantemente de megacariócitos e granulócitos associada a fibrose medular reativa e hematopoiese extramedular. A etiologia é desconhecida. Há relatos de exposição à radiação e benzeno como fatores de risco. Há raros casos de fibrose medular familiar, sugerindo predisposição genética.

EPIDEMIOLOGIA

A incidência anual é estimada em 0,5-1,5:100.000 pessoas. Atinge ambos os sexos de maneira igual.

Ocorre mais comumente entre a 6ª e a 7ª décadas de vida e raramente afeta crianças.

QUADRO CLÍNICO

Cerca de 15-30% dos pacientes são assintomáticos ao diagnóstico, e a doença é descoberta pelo achado de esplenomegalia em exame físico de rotina ou por alterações de hemograma.

Na fase inicial, pré-fibrótica, o único achado pode ser trombocitose, simulando trombocitemia essencial.

Sintomas constitucionais podem incluir fadiga, dispneia, perda de peso, sudorese noturna, febre e manifestações hemorrágicas.

Artrite gotosa e cálculos renais podem ocorrer por hiperuricemia.

Mais de 90% dos pacientes apresentam esplenomegalia, que pode ser maciça. Hepatomegalia ocorre em aproximadamente 50% dos casos.

EXAMES COMPLEMENTARES

- Hemograma completo e avaliação da lâmina de sangue periférico.
- DHL.
- Biópsia de medula óssea e citogenética.
- Pesquisa de BCR-ABL para excluir leucemia mieloide crônica.
- Pesquisa da mutação no *JAK2V617F*, presente em 50% dos pacientes.
- USG de abdome.
- Considerar pesquisa de mutação CALR, MPL e NGS para neoplasia mieloproliferativa.

DIAGNÓSTICO

O diagnóstico é feito conforme os critérios apresentados na Tabela 5.

Tabela 5 Critérios diagnósticos para mielofibrose primária

Critérios maiores
Presença de proliferação megacariocítica e atipia, acompanhada por reticulina e/ou fibrose colágena grau 2 ou 3
Ausência de critérios da OMS para trombocitemia essencial, policitemia vera, leucemia mieloide crônica, síndrome mielodisplásica ou outras neoplasias mieloides
Presença de mutação *jak2*, *CALR* ou *MPL* ou na ausência destas mutações, presença de outros marcadores clonais ou ausência de fibrose reativa
Critérios menores
Leucoeritroblastose em sangue periférico
Aumento de DHL
Anemia
Esplenomegalia
Leucocitose ≥ 11 × 10^9/L
O diagnóstico é confirmado na presença dos 3 critérios maiores e pelo menos 1 critério menor.

CLASSIFICAÇÃO

As ferramentas prognósticas que utilizam características citogenéticas e moleculares são mais efetivas para estratificar risco. Não há consenso sobre a melhor ferramenta para avaliação prognóstica.

Sugerimos a utilização das seguintes ferramentas para estratificação de risco.

GIPSS

Requer dados citogenéticos e moleculares. Estratifica os pacientes em 4 grupos prognósticos distintos.

- Citogenética:
  - muito alto risco: 2 pontos;
  - desfavorável: 1 ponto.
- Citogenética de muito alto risco: anormalidades única ou múltiplas de -7, i(17q), inv(3)/3q21, 12p-

-/12p11.2, 11q-/11q23 ou outras trissomias autossômicas exceto +8/+9.

- Citogenética favorável: cariótipo normal ou anormalidades de +9, 13q-, 20q-, translocação/duplicação do cromossomo 1 ou anormalidades do cromossomo sexual incluindo -Y.
- Citogenética desfavorável: todas as outras anormalidades.
- Mutações *driver*:
  - ausência de tipo 1 *like* CALR- 1 ponto.
- Mutações de alto risco molecular:
  - mutação ASXL1: 1 ponto;
  - mutação SRSF2: 1 ponto;
  - mutação U2AF1Q157: 1 ponto.
- Baixo risco: 0 ponto.
- Intermediário 1: 1 ponto.
- Intermediário 2: 2 pontos.
- Alto risco: ≥ 3 pontos.

Para pacientes classificados na categoria GIPSS intermediário 1 ou 2, sugere-se avaliação adicional com MIPSS70+v2.0.

MIPSS70+v2.0 incorpora características clínicas, citogenética e molecular:

- Fatores de risco clínicos:
  - anemia grave (homem: Hb < 9 g/dL e mulher: Hb < 8 g/dL): 2 pontos;
  - anemia moderada (homem: Hb = 9 a 10,9 g/dL e mulher: Hb = 8-9,9 g/dL): 1 ponto;
  - blastos em sangue periférico ≥ 2%: 1 ponto;
  - sintomas constitucionais: 2 pontos.
- Citogenética:
  - muito alto risco: 4 pontos;
  - desfavorável: 3 pontos.
- Mutações:
  - ≥ 2 mutações de alto risco (ASXL1, SRSF2 e U2AF1Q157): 3 pontos;
  - 1 mutação de alto risco: 2 pontos;
  - ausência de tipo 1 CALR like: 2 pontos.
- Muito baixo risco: 0 ponto.
- Baixo risco: 1 a 2 pontos.
- Risco intermediário: 3 a 4 pontos.
- Alto risco: 5 a 8 pontos.
- Muito alto risco: ≥ 9 pontos.

Se não for possível acessar os dados sobre análise molecular, utilizar o DIPSS *plus* para estratificação prognóstica.

DIPSS *Score*

- Idade > 65 anos: 1 ponto
- Leucócitos > 25 × 10(9)/L: 1 ponto.
- Hemoglobina < 10 g/dL: 2 pontos.
- Blastos em sangue periférico ≥ 1%: 1 ponto.
- Sintomas constitucionais: 1 ponto.
- Baixo risco: 0 ponto.
- Intermediário 1: 1 a 2 pontos.
- Intermediário 2: 3 a 4 pontos.
- Alto risco: 5 a 6 pontos.

DIPSS *plus Score*

- DIPSS baixo risco: 0 ponto.
- DIPSS intermediário 1: 1 ponto.
- DIPSS intermediário 2: 2 pontos.
- DIPSS alto risco: 3 pontos.
- Cariótipo desfavorável (cariótipo complexo ou 1 ou 2 anormalidades que incluem +8, -7/7q-, i(17q), -5/5q-, 12p-, inv(3) ou 11q23): 1 ponto.
- Plaquetas < 100 x 10(9)/L: 1 ponto.
- Anemia com necessidade transfusional: 1 ponto.
- Baixo risco: 0 ponto.
- Intermediário 1: 1 ponto.
- Intermediário 2: 2 a 3 pontos.
- Alto risco: 4 a 6 pontos.

TRATAMENTO

O transplante de medula óssea alogênico é o único tratamento potencialmente curativo, porém não está indicado na maioria dos casos, em razão da idade avançada dos pacientes e da indisponibilidade de doador compatível. O tratamento medicamentoso visa ao controle dos sintomas e à melhora da qualidade de vida, no entanto, sem aumento de sobrevida desses pacientes. Para o grupo de pacientes com baixo risco ou risco intermediário 1, não costuma ser necessário tratamento específico; pacientes com risco intermediário 2 ou alto risco podem ser tratados com terapia convencional, esplenectomia, radioterapia ou transplante de medula óssea alogênico, ou com drogas experimentais. Essas terapias, com exceção do transplante, têm como objetivo a paliação de anemia, dos sintomas decorrentes de esplenomegalia, dos sintomas constitucionais e das complicações resultantes da hematopoese extramedular.

A terapia convencional consiste em estimuladores de eritropoiese nos pacientes com anemia sintomática e sem esplenomegalia importante. Nos pacientes com anemia sintomática podem ser usados andrógenos, corticoide, talidomida e lenalidomida. O uso de estimuladores de eritropoiese não parece ser eficaz.

A hidroxiureia é a medicação de 1ª escolha para tratamento da esplenomegalia sintomática decorrente de mielofibrose primária. Se houver refratariedade à hidroxiureia, podem ser usados inibidores de *JAK2*, como ruxolitinibe, talidomida, lenalidomida ou cladribina.

Para pacientes não elegíveis a transplante de células-tronco hematopoiéticas, podem ser usados ruxolitinib e hidroxiureia.

Ruxolitinib é inibidor de *jak2* e pode ser usado para tratamento de sintomas e esplenomegalia. A hidroxiureia também pode ser usada para tratamento de esplenomegalia, plaquetose e leucoitose.

A esplenectomia pode ser usada para pacientes com esplenomegalia maciça não responsiva a tratamento medicamentoso e que leva a desconforto importante ou dor, com alta necessidade de transfusão, plaquetopenia grave, hipertensão portal sintomática ou caquexia.

A radioterapia é útil para controle da hematopoese extramedular não hepatoesplênica, hipertensão pulmonar ou dor em extremidades superiores e inferiores. Também pode ser usada em pacientes com hepatoesplenomegalia não responsiva a outros tratamentos. Tem eficácia transitória e pode piorar citopenias.

O transplante de medula óssea alogênico é a única opção de tratamento capaz de oferecer remissão hematológica, citogenética e molecular; entretanto, deve-se considerar os riscos associados a essa modalidade terapêutica, que deve ser reservada para pacientes com risco alto ou intermediário 2.

PROGNÓSTICO

A sobrevida em pacientes com mielofibrose primária depende do estágio no qual a doença foi diagnosticada. A sobrevida média é de aproximadamente 3-7 anos em pacientes diagnosticados na fase fibrótica, em contraste com 10-15 anos quando o diagnóstico ocorre na fase pré-fibrótica.

As maiores causas de morbidade e mortalidade são falência medular com infecção ou hemorragia, eventos tromboembólicos, hipertensão portal, insuficiência cardíaca e evolução para leucemia mieloide aguda. A frequência relatada de evolução para leucemia mieloide aguda varia de 5-30%.

Na consulta

- Atentar para sintomas constitucionais e relacionados à esplenomegalia.
- Atentar para evolução para leucemia mieloide aguda.
- Classificar o paciente em relação ao risco para decisão de tratamento.
- O transplante de células-tronco hematopoéticas é indicado para pacientes jovens com doador compatível.

LEUCEMIA MIELOIDE CRÔNICA

DEFINIÇÃO E ETIOLOGIA

A leucemia mieloide crônica (LMC) é uma neoplasia mieloide que se origina da expansão clonal de células-tronco pluripotentes da medula óssea e está associada ao cromossomo Philadelphia (Ph), que é resultado da fusão genética do BCR (braço longo do cromossomo 22) com o ABL (braço longo do cromossomo 9), devido à translocação t(9;22) (q34; p11). Essa fusão gera um gene hí- brido que produz uma proteína com elevada atividade de tirosinaquinase, cujo papel central se relaciona à patogenia da leucemia mieloide crônica. A ocorrência dessa fusão é necessária e suficiente para a atividade oncogênica da fase inicial da doença levando à produção não controlada de granulócitos maduros e em maturação, predominantemente neutrófilos, mas também basófilos e eosinófilos.

EPIDEMIOLOGIA

A incidência anual é de 1-2:100.000 habitantes.

A idade média do diagnóstico é entre a 5ª e a 6ª décadas de vida.

Tem discreta prevalência no sexo masculino (1,4:1 em relação ao sexo feminino).

CLASSIFICAÇÃO

Presente em 85% dos pacientes ao diagnóstico, a história natural da leucemia mieloide crônica, se não tratada, é bi ou trifásica: uma fase inicial, chamada fase crônica, que é indolente e facilmente controlada com quimioterapia convencional; após 2-6 anos, a doença evolui para a fase acelerada, em que a leucocitose e a esplenomegalia são mais difíceis de serem controladas, com duração de 12-18 meses; em seguida, segue-se a fase chamada de crise blástica, na qual o quadro é semelhante ao da leucemia aguda *de novo*, que é, em geral, refratária ao tratamento e resulta em morte do paciente em 3-6 meses.

QUADRO CLÍNICO

25 a 50% dos casos são assintomáticos, com achados em exames de rotina de leucocitose. Nos demais, as manifestações clínicas da leucemia mieloide crônica dependem da fase e do volume da doença:

- fase crônica: os sintomas mais frequentes incluem sintomas constitucionais vagos e inespecíficos, com evolução insidiosa, de semanas a meses. Os mais comuns são fadiga, mal-estar geral, intolerância ao exercício, anorexia, desconforto abdominal, saciedade precoce (decorrente da esplenomegalia), perda de peso e sudorese intensa. Os sinais observados são palidez e esplenomegalia;

- fase acelerada: mais agressiva e sintomática. É menos responsiva à terapia que controla a fase crônica. Os principais parâmetros que evidenciam a aceleração da doença são perda do controle dos níveis eritrocitários, leucocitários, plaquetários, da esplenomegalia, e do número de blastos e basófilos; além de piora dos sintomas clínicos;
- crise blástica: marcada por citopenias, febre, perda de peso, hemorragias e sintomas de leucemia aguda.

EXAMES COMPLEMENTARES

- Hemograma completo.
- Aspirado de medula óssea e citogenética. Biópsia de medula óssea se aspirado seco e FISH quando citogenética não apresentar alterações, mas a suspeita de LMC continua.
- Pesquisa da proteína de fusão BCR-ABL por técnica de reação em cadeia da polimerase (PCR para BCR/ABL). Qualitativo para diagnóstico e quantitativo para acompanhamento. O PCR qualitativo quando positivo identifica a variante de fusão de mRNA específica presente (P210,P230,P190) para orientar a seleção de um ensaio de monitoramento apropriado. O teste quantitativo deve ser pedido para determinar o valor basal (não obrigatório), e então para monitorar a resposta ao tratamento, e se a pessoa estiver em remissão, monitorar recorrência.
- Pesquisa de mutação do gene *ABl*: para pacientes com resposta inadequada ou perda de resposta.
- Outros exames: ácido úrico, AST, ALT, FA, GGT, bilirubina total e frações, ureia e creatinina, Na, K, Ca, DHL, sorologias para hepatite A, B, C, HIV, radiografia de tórax e ECG.

DIAGNÓSTICO

Cada fase apresenta suas características, mas para o diagnóstico é necessária a presença do marcador clonal BCR-ABL.

Fase crônica

- Leucocitose (12.000-1.000.000/mm³), com média de 100.000/mm³, à custa de neutrófilos em diferentes estágios de maturação com picos em mielócitos e segmentados.
- Mielograma hipercelular à custa da série granulocítica, sem displasia significativa.
- Blastos: representam < 2% da série granulocítica no sangue periférico e < 5% das células nucleadas da medula óssea.
- Monocitose absoluta (> 1.500/mm³) pode estar presente, mas a fração de monócitos usualmente é < 3%.
- Basofilia é um achado comum, e a eosinofilia também pode estar presente.
- Anemia normocrômica e normocítica discreta também são observadas.
- A contagem plaquetária geralmente fica entre a faixa normal até > 1.000.000/mm³.
- A biópsia de medula óssea evidencia hipercelularidade para a idade à custa da série granulocítica.

Fase acelerada

A presença de qualquer 1 dos fatores a seguir é suficiente para caracterização da fase acelerada:

- trombocitopenia < 100.000/mm³, não relacionada à quimioterapia;
- trombocitose > 1.000.000/mm³ não controlada pelo tratamento;
- esplenomegalia progressiva, ou aumento de leucócitos, não responsiva à terapia;
- basófilos > 20% no sangue periférico;
- mieloblastos entre 10-19% no sangue periférico ou na medula óssea;
- anormalidade citogenética clonal adicional à presença do cromossomo Ph.

Crise blástica

Os fatores que caracterizam a crise blástica da leucemia mieloide crônica são:

- blastos > 20% no sangue periférico ou na medula óssea;
- proliferações blásticas extramedulares;
- grandes focos ou grupos de blastos na biópsia da medula óssea.

TRATAMENTO

A escolha do tratamento para paciente com LMC é complexa em decorrência da variedade de opções disponíveis:

- inibidor de tirosina kinase (TKI);
- transplante alogênico de medula óssea (AloTMO).

Fatores que influenciam a escolha da terapia são: fase da doença; disponibilidade de doador compatível; idade e comorbidades do paciente; e resposta ao tratamento com TKI.

TKI

Com exceção de pacientes que descobrem LMC na gestação, todos os pacientes serão candidatos ao uso de TKI na primeira linha de tratamento. Um curto curso de hidroxiureia (HU) pode ser dado a pacientes sintomáticos, com elevadas taxas de leucócitos ou plaquetas, que

Tabela 6 Recomendações de tratamento

Tipo da doença		Recomendações
Fase crônica		
1ª linha (todos os pacientes) * HLA do paciente e irmãos em caso de paciente de alto risco e/ou presença de ACA		TKI 1ª geração: imatinibe (Glivec®, Novartis ou genérico) 400 mg/dia ou TKI 2ª geração: Dasatinibe (Sprycel®, Bristol-Myers Squibb) 100 mg/dia ou Nilotinibe (Tasigna®, Novartis) 300 mg, 2x/dia ou Bosutinibe* (Bosulif®, Pfizer) 400 mg/dia
2ª linha	Intolerantes ao imatinibe	Dasatinibe, 100 mg/dia, ou nilotinibe, 400 mg, 2x/dia, ou bosutinibe* 500 mg/dia
	Resposta subótima ao imatinibe	Continuar imatinibe na mesma dose, aumentar dose ou usar inibidores da tirosinaquinase de 2ª geração
	Falência ao imatinibe[1] * HLA do paciente e dos irmãos	Dasatinibe, 100 mg/dia, ou nilotinibe, 400 mg, 2x/dia ou bosutinibe* 500 mg/dia; transplante de medula óssea alogênico para pacientes que progrediram durante o uso ou têm mutação T315i
	Falência aos TKIs de 2ª geração de 1ª linha * HLA do paciente e dos irmãos; buscar doador não aparentado	Outro TKI 2ª geração (dasatinibe, 100 mg/dia, ou nilotinibe, 400 mg, 2x/dia ou bosutinibe* 500 mg/dia); transplante de medula óssea alogênico para pacientes que progrediram durante o uso ou ponatinibe 45 mg/dia para os que têm mutação T315i
3ª linha	Resposta subótima aos inibidores da tirosinaquinase de 2ª geração	Inibidor de 3ª geração, ponatinibe 30-15 mg/dia, ou na falta deste, continuar inibidores da tirosinaquinase de acordo com perfil de mutação, com opção de transplante de medula óssea em pacientes de alto risco e sem comorbidades
	Falência aos inibidores da tirosinaquinase de 2ª geração[2] * HLA do paciente e dos irmãos; buscar doador não aparentado	Inibidor de 3ª geração, ponatinibe 15-30 mg/dia ou 45 mg/dia no paciente com mutação T315i, mutações compostas ou progressão para fase acelerada; transplante de medula óssea
Fase acelerada		
1ª linha – paciente virgem de inibidores de tirosinaquinase		Tratar como paciente de alto risco. Imatinibe, 600-800 mg/dia, ou Dasatinibe 70 mg, 2x/dia ou nilotinibe 400 mg, 2x/dia, ou bosutinibe* mg/dia ou ponatinibe. Escolher TKI conforme mutações do gene ABL1. Considerar AloTMO se não alcançar resposta ótima
2ª linha – paciente em uso prévio de imatinibe		Transplante
Crise blástica		
Crise blástica primária		Tratar como paciente de alto risco. Imatinibe, 600-800 mg/dia, ou inibidores de tirosinaquinase de 2ª ou 3ª geração em casos de mutações pouco sensíveis ao imatinibe
Progressão para crise blástica		Objetivo é voltar para 2ª fase crônica (FC2) Respostas com TKIs atuais são ruins; Adição de quimioterapia baseada em esquema de LMA para crises blástica mieloide (ex., dasatinibe ou ponatinibe + FLAG-IDA) ou LLA para crise blástica linfoide (ex., imatinibe ou dasatinibe + hyperCVAD). Após atingir FC2 proceder AloTMO em atraso.

[1] Todo paciente que for falha/resistência ao imatinibe, deve ser submetido a pesquisa de mutação do gene *ABL1*. 2 Padrão de resposta ao TKI de 2ª geração será o mesmo par ao de 1ª geração.
* Sem registro vigente na Anvisa.

Tabela 7 Recomendações de TKI conforme padrão de resistência de mutação do BCR-ABL1

T315I	Ponatinibe
F317L/V/I/C, T315A	Nilotinibe, bosutinibe*, ou ponatinibe
V299L	Nilotinibe ou ponatinibe
Y253H, E255V/K, F359V/I/C	Dasatinibe, bosutinibe*, ou ponatinibe

* Sem registro vigente na Anvisa.

Tabela 8 Avaliação de resposta

	Ótima	"Atenção"	Falha
Basal	NA	ACA de alto risco; ELTS alto risco	NA
3 meses	≤ 10%	> 10%	> 10% se confirmado entre 1-3 meses
6 meses	≤ 1%	> 1-10%	> 10%
12 meses	≤ 0,1%	> 0,1-1%	> 1%
Qualquer momento	≤ 0,1%	> 0,1-1%, Perda de ≤ 0,1% (MMR)[1]	> 1%, mutações resistentes, alto-risco ACA

Para pacientes almejando TFR, a resposta ótima (a qualquer momento) é BCR-ABL1 ≤ 0,01% (MR4). Mudança de tratamento deve ser considerada se MR não for alcançada até 36-48 meses. NA: não aplicado, ACA: anormalidade cromossômicas adicionais nas célu as Ph+, ELTS EUTOS *long term survival score*. 1 A perda da resposta MMR (BCR-ABL1 > 0,1%) indica falha após TFR. BCR-ABL1 ≤ 1% é equivalente a resposta citogenética completa (CCyRR).

estão aguardando resultado molecular e citogenético para confirmação diagnóstica.

Transplante de células-tronco hematopoiéticas

O AloTMO é uma opção curativa de tratamento, porém com taxas de morbi/mortalidade relacionadas a terapia relativamente alta. Por isso, é escolhido conforme resposta ao tratamento, fase da doença.

- Em fase crônica primária, o aloTMO ainda tem seu lugar no manejo de uma pequena proporção de pacientes com doença resistente ou intolerante a múltiplos TKI, ou nos raros casos de recuperação inadequada da hematopoiese normal.
- Se em fase acelerada na apresentação, o paciente deve ser tratado como paciente de alto risco, ficando candidato ao AloTMO se não apresenta resposta ótima ao tratamento. Se o paciente progredir para fase acelerada durante tratamento deve ser imediatamente considerado para AloTMO.
- Para pacientes que se apresentam em, ou progridem para, crise blástica, o desfecho a longo prazo não é bom com nenhum dos TKI disponíveis, por isso todo esforço deve ser feito para encaminhar o paciente ao AloTMO, assim que obtiver o controle inicial da doença. O ideal é que o paciente entre em 2ª fase crônica antes do AloTMO para melhorar o desfecho. Em geral, para isso, é utilizada a adição de TKI ao tratamento com base em quimioterapia para MA ou LLA. A escolha do TKI deve ser feita com base no *status* de mutação do BCR-ABL1. Transplante em franca crise blástica não é recomendado.

Remissão fora de tratamento (TFR)

O TKI é continuado indefinidamente enquanto for tolerado e os marcos do tratamento forem cumpridos. Em pacientes com uma resposta molecular profunda sustentada, a descontinuação dos TKI pode ser considerada. Se um TKI for descontinuado, cerca de metade dos pacientes recae, pois as células tumorais podem permanecer em um estado quiescente apesar da terapia. Nestes, a reintrodução do tratamento, com a mesma droga, gera nova resposta em 90 a 95% dos casos. Critérios para descontinuação do tratamento estão na Tabela 9.

Gravidez

Para homens que tomam imatinibe, bosutinibe (sem registro vigente na Anvisa), dasatinibe ou nilotinibe, não há risco aumentado de anomalias congênitas em sua prole. Os dados são esparsos/ausentes para ponatinibe. Portanto, os homens planejando a paternidade não precisam interromper o tratamento com imatinibe ou TKI 2ª geração.

Para as mulheres, o manejo da LMC que ocorre durante a gravidez deve ser individualizada. O tratamento com TKI deve ser interrompido no primeiro trimestre, assim que a gravidez é confirmada. A ultrassonografia

Tabela 9 Requerimentos para descontinuação dos inibidores de tirosina kinase

Mandatório
▪ LMA em primeira fase crônica apenas
▪ Paciente motivado e bom acesso e comunicação
▪ Acesso a coleta de PCR BCR/ABL em laboratórios de alta qualidade usando escala internacional (IS) com liberação de resultado rápido
▪ Concordância do paciente em fazer monitoramento mais frequente (mensalmente pelos primeiro 6 meses, depois a cada 2 meses por 6-12 meses, e então trimestral)
Mínimo (permitida parada do tratamento com TKI)
▪ Terapia de primeira linha, ou de segunda linha se apenas intolerância for o motivo para troca de terapia.
▪ Transcritos típicos de BCR-ABL (e13a2 ou e14a2)
▪ Duração do tratamento com TKI > 5 anos (> 4 anos se TKI 2ª geração)
▪ Duração doença residual mínima – DMR (MR4 ou melhor) > 2 anos
▪ Sem falha de tratamento prévio
Ótimo (recomendado considerar parada do tratamento com TKI)
▪ Duração de TKI >5 anos
▪ Duração da DMR > 3 anos se MR4
▪ Duração da DMR > 2 anos se MR4.5

fetal deve ser realizada imediatamente. As opções de continuar ou interromper o tratamento e a continuação ou não da gravidez devem ser discutidas exaustivamente.

A interrupção da gravidez deve ser considerada em doenças mais avançadas. Se a contagem dos leucócitos estiver baixa, o TKI pode ser interrompido, e manter sem até depois do parto. Ácido acetilsalicílico e/ou baixas doses de heparina de baixo peso molecular são indicadas para trombocitose. Leucoaférese e/ou IFNα são seguros durante a gestação. A excreção em baixas doses no leite materno contraindica a amamentação.

Mulheres elegíveis a TFR: pode ser descontinuado com segurança para concepção. O manejo depois da concepção depende na manutenção ou perda da MMR.

BIBLIOGRAFIA

Baccarani M, Cortes J, Pane F, Niederwieser D, Saglio G, Apperley J, et al. Chronic myeloid leukemia: an update of concepts and management recommendations of European LeukemiaNet. J Clin Oncol 2009;27(35):6041-51.

Barbui T, Barosi G, Birgegard G, Cervantes F, Finazzi G, Griesshammer M, et al. Philadelphia-negative classical myeloproliferative neoplasms: critical concepts and management recommendations from European LeukemiaNet. J Clin Oncol 2011;29(6):761-70.

Chauffaille MLF. Neoplasias mieloproliferativas: revisão dos critérios diagnósticos e dos aspectos clínicos. Rev Bras Hematol Hemoter 2010;32(4).

Gangat N, Szuber N, Pardanani A, Tefferi A. JAK2 unmutated erythrocytosis: current diagnostic approach and therapeutic views. Leukemia.

Geyer HL, Mesa RA. Therapy for myeloproliferative neoplasma: when, which agent, and how? Blood 2014;124:3529-37.

Hochhaus A, Baccarani M, Silver RT, et al. European LeukemiaNet 2020 recommendations for treating chronic myeloid leukemia. Leukemia 2020;34:966-984.

Swerdlow SH, Campo E, Harris N, Jaffe ES, Pileri SA, Stein H, et al. WHO Classification of tumors of haematopoietic and lymphoid, 4th ed. International Agency for Research on Cancer (IARC); 2017.

Tefferi A, Barbui T. Polycythemia vera and essential thrombocythemia: 2021 update on diagnosis, risk-stratification and management. Am J Hematol 2020;95(12):1599-1613.

Tefferi A. How I treat myelofibrosis. Blood 2011;117:3494-504.

163 DISTÚRBIOS DA HEMOSTASIA

Elisabetta Sachsida Colombo, Erica de Mello Oliveira, Erica Okazaki

DEFINIÇÃO

Define-se como hemostasia o conjunto de mecanismos fisiológicos que têm por objetivo o controle de eventos hemorrágicos diante de algum tipo de dano tecidual, restabelecendo o fluxo sanguíneo e evitando a ocorrência concomitante de trombose.

A hemostasia está dividida, didaticamente, em:

- hemostasia primária: relacionada aos mecanismos de vasoconstrição, adesão e função plaquetária;
- hemostasia secundária: relacionada à ativação da cascata de coagulação;
- fibrinólise: relacionada aos mecanismos de resolução dos trombos.

Existem inúmeras alterações hereditárias ou adquiridas desses mecanismos. As condições que culminam em maior propensão aos eventos hemorrágicos são denominadas coagulopatias, ao passo que as condições que cursam com tendência a eventos tromboembolíticos são denominadas trombofilias. As situações mais comuns serão detalhadas neste capítulo.

EXAMES COMPLEMENTARES

Alguns dos principais testes que podem auxiliar no diagnóstico desses pacientes são apresentados a seguir.

Testes de triagem: TP, TTPa e tempo de trombina

TP, TTPa e tempo de trombina são considerados testes de triagem. O TP avalia as vias extrínseca e comum da coagulação, enquanto o TTPa avalia as vias intrínseca e comum da coagulação. O tempo de trombina avalia a conversão de fibrinogênio em fibrina.

Esses exames auxiliam no *screening* das coagulopatias mais comuns. A Tabela 1 resume os principais fatores cujas alterações podem influenciar o resultado de cada teste.

Tabela 1 Alteração laboratorial e fator de coagulação associado

Prolongamento de TP isolado	Fator VII
Prolongamento de TTPa isolado	Fatores VIII, IX, XI, XII, pré-calicreína e cininogênio de alto peso molecular
Prolongamento de tempo de trombina isolado	Fibrinogênio
Prolongamento de TP e TTPA	Fatores V, II, X e fibrinogênio

Contagem manual de plaquetas

A contagem manual de plaquetas, diferentemente do método automatizado, baseia-se na revisão da lâmina de sangue periférico. Esse exame deve ser realizado em amostra de sangue colhida em citrato e ácido etilenodiaminotetra-acético (EDTA), uma vez que o EDTA pode levar a aglutinação plaquetária e, consequentemente, a um resultado espúrio em até 0,1-0,2% dos casos. Existem 2 métodos diferentes para sua realização:

- fônio: consiste em estimar o número de plaquetas com base na proporção entre hemácias e plaquetas visualizadas em 5 campos de maior aumento;
- câmara de Neubauer: consiste na contagem de plaquetas visualizadas em uma lâmina especialmente projetada para isso, denominada câmara de Neubauer.

Cálculo do incremento plaquetário

O cálculo do incremento plaquetário é uma ferramenta diagnóstica que se baseia no emprego de uma fórmula matemática para o cálculo do número de plaquetas após transfusão:

$$\text{Incremento plaquetário} = \text{Aumento na contagem de plaquetas (plaquetas/uL)} \times \frac{\text{Área de superfície corpórea (m}^2\text{)}}{\text{Número de plaquetas transfundidas } (\times 10^{11})}$$

Deve-se, preferencialmente, infundir plaquetas ABO isogrupo doadas por aférese há ≤ 48 horas. Deve-se colher uma amostra para nova contagem de plaquetas 10-60 minutos após o término da infusão. Quando se usa anfotericina, deve-se aguardar 2 horas após o término da administração da droga para a coleta da amostra de controle.

Cada unidade de plaquetas randômicas contém cerca de 55.000.000.000 plaquetas, enquanto 1 unidade de plaquetas doadas por aférese de 1 único doador contém cerca de 300.000.000.000 plaquetas. Define-se como refratariedade plaquetária um incremento < 7.500 plaquetas/L em 2 transfusões consecutivas.

Teste de agregação plaquetária

Trata-se de um teste cuja finalidade é observar a função das plaquetas. Pode ser utilizado no diagnóstico de plaquetopatias ou para o controle de drogas antiagregantes. O teste consiste em verificar a agregação plaquetária espontânea e mediante a adição de agentes agonistas como colágeno, difosfato de adenosina, ácido araquidônico, epinefrina e ristocetina. A escolha de cada agente agonista a ser testado depende da suspeita clínica. Pelo método de sistema óptico, o resultado observado em cada ensaio é convertido em um gráfico denominado curva de agregação plaquetária. O perfil de cada curva auxilia o diagnóstico do paciente: considera-se como resposta normal quando se observa a 1ª onda (resposta primária, que reflete a presença do complexo GPIIb-IIIa da plaqueta) e a 2ª onda (resposta secundária, que traduz a liberação do conteúdo intragranular plaquetário) de agregação plaquetária ante diferentes doses dos agentes agonistas. Idealmente esse teste deverá ser realizado com contagem plaquetária superior a 200.000.

Teste de secreção plaquetária

Trata-se de um teste que também auxilia no diagnóstico das plaquetopatias. O exame avalia a secreção dos grânulos densos. Está indicado principalmente para pacientes que exibem sintomas hemorrágicos mucocutâneos e cujo teste de agregação plaquetária mostrou ausência de 2ª onda de agregação.

Dosagem de fibrinogênio

O fibrinogênio é uma molécula que, mediante a ação estabilizadora do fator XIII e da trombina, gera fibrina, substância fundamental para a formação do coágulo. A diminuição dos níveis séricos de fibrinogênio tornam o TP e, principalmente, o tempo de trombina prolongados ou incoaguláveis. A dosagem de fibrinogênio deve ser solicitada sobretudo nos casos de suspeita de afibrinogenemia ou hipofibrogenia familiar, e nos casos de coagulação intravascular disseminada.

Tromboelastografia

Trata-se de um teste que avalia globalmente a hemostasia. O aparelho processa o sangue total do paciente e elabora um gráfico à medida que a amostra coagula. As características desse gráfico fornecem informações desde a hemostasia primária até a fibrinólise. O exame pode ser útil especialmente para pacientes hepatopatas, inclusive no contexto de transplante hepático. Esse exame também é bastante útil para o manejo da coagulopatia do trauma e de diversos procedimentos cirúrgicos, contribuindo para a otimização do suporte transfusional. A geração de trombina nessa população pode ser normal, e os testes convencionais (TP, TTPa e tempo de trombina) utilizados para avaliar o risco hemorrágico muitas vezes não refletem o balanço hemostático *in vivo*. A Figura 1 ilustra o traçado gráfico de um exame normal.

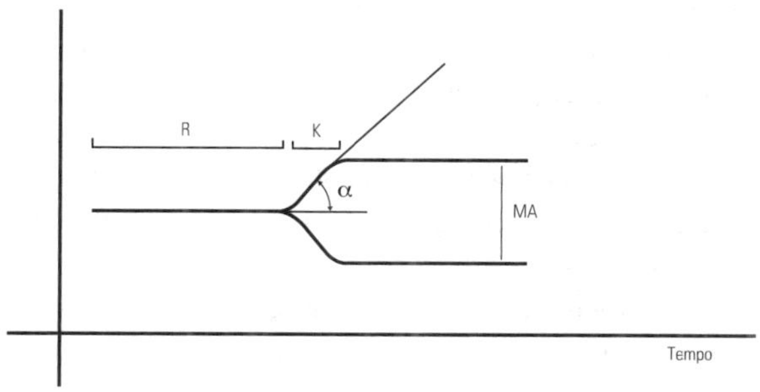

Figura 1 Gráfico de um exame de tromboelastografia normal. R: intervalo de tempo até geração de fibrina; K: intervalo de tempo até o coágulo atingir resistência; MA (amplitude máxima): representa a resistência final máxima do coágulo; α: ângulo que traduz a velocidade do aumento de consistência do coágulo.

ALTERAÇÕES DA HEMOSTASIA PRIMÁRIA

Deve-se suspeitar de alterações da hemostasia primária em pacientes que exibem sintomas como sangramento mucocutâneo, petéquias e equimoses. Esses pacientes devem ser investigados inicialmente com contagem de plaquetas. Em caso de número em níveis normais, deve-se investigar a função plaquetária.

Alterações da contagem plaquetária

Trombocitopenia imune

Antes denominada púrpura trombocitopênica imune, a trombocitopenia imune (PTI) é uma doença caracterizada por trombocitopenia de causa autoimune. Acredita-se que existam mecanismos de imunomodulação que também interfiram na produção de plaquetas pelos megacariócitos da medula óssea. Em alguns casos, identifica-se pródromo infeccioso viral relacionado ao deflagramento dos sintomas da púrpura trombocitopênica imune.

O diagnóstico dessa condição é de exclusão. Para tanto, é necessário avaliar a contagem plaquetária, observar o esfregaço de sangue periférico e investigar outras possíveis causas de plaquetopenia, como hiperesplenismo, mielodisplasia, leucemias, câncer metastático, alterações da função tireoidiana, coagulação intravascular disseminada, síndrome HELLP, púrpura trombocitopênica trombótica, síndrome hemolítico-urêmica, colagenoses, efeito adverso de drogas e infecções como hepatites B e C, HIV, por *Helicobacter pylori* e sepse.

Seu curso pode ser autolimitado, no entanto, na maioria dos casos em adultos tende a cronificar e demanda tratamento, que consiste na administração de medicamentos imunossupressores (corticosteroides, imunoglobulina humana EV, imunoglobulina anti-D, azatioprina, ciclosporina, micofenolato, vincristina, rituximabe), agentes androgênicos (danazol) ou agonistas da trombopoetina (eltrombopag). O objetivo do tratamento é manter um nível plaquetário seguro e que evite sangramentos graves. O tratamento de pacientes com plaquetopenia leve a moderada é desnecessário, assim, preconiza-se uma contagem plaquetária > 20.000-30.000/mm^3, se não houver manifestações hemorrágicas, para se iniciar o tratamento farmacológico.

A terapêutica de 1ª linha envolve corticosteroides (prednisona, 1 mg/kg/dia), até que a contagem plaquetária atinja um nível seguro mínimo, quando o desmame deve ser iniciado e completado em aproximadamente 4-6 semanas. Para o controle de quadros de maior gravidade, pode-se realizar pulsoterapia com metilprednisolona, 1 mg/kg, por 3 dias, dexametasona, 40 mg/dia por 4 dias ou imunoglobulina humana, 1 g/kg, por 2 dias. Em caso de hemorragia grave, pode-se transfundir concentrado de plaquetas apenas como terapia de suporte adicional às medidas medicamentosas citadas previamente. A esplenectomia é considerada uma terapêutica de 2ª linha e pode ser efetiva em até 2/3 dos casos. Para os casos persistentes ou crônicos refratários, não existe consenso sobre a melhor terapia a ser instituída, mas geralmente se indica a associação de imunossupressores. Agonistas da trombopoietina eltrombopag, romiplostim) e rituximabe podem ser associados à terapia de segunda linha e também para o tratamento de casos refratários.

Púrpura trombocitopênica trombótica

A púrpura trombocitopênica trombótica (PTT) é uma doença caracterizada por uma microangiopatia trombótica disseminada. A oclusão da microcirculação por trombos plaquetários leva a isquemia tecidual e anemia hemolítica microangiopática, que culmina com alterações do nível de consciência e disfunção de múltiplos órgãos. Observa-se, portanto, trombocitopenia de consumo, que não raramente cursa com fenômenos hemorrágicos. Caso o seu tratamento não seja instituído de prontidão, seu curso é fatal. A púrpura trombocitopênica trombótica pode ser classificada em congênita ou adquirida.

Sua fisiopatogenia está relacionada à deficiência da enzima ADAMTS-13. Essa proteína é responsável pela clivagem do fator de von Willebrand (FVW) em multímeros menores. Com a deficiência dessa enzima, multímeros de fator de von Willebrand de alto peso molecular são liberados pelo endotélio, levando à formação de agregados plaquetários em condições de alta tensão de cisalhamento, como na microvasculatura do cérebro, rins e coração. Nas formas congênitas, a deficiência dessa enzima se dá por mutações no gene que codifica a ADAMTS-13. Nas adquiridas, ocorre em decorrência da presença de anticorpos contra essa enzima.

Para os casos de púrpura trombocitopênica trombótica adquirida, devem ser rastreados focos infecciosos, neoplasias, gestação, bem como o uso de fármacos que podem atuar como potenciais deflagradores. Devem ser solicitados exames como TP, TTPa, tempo de trombina, dosagem de fibrinogênio, hemograma completo e lâmina de sangue periférico com contagem de esquizócitos, além de provas de hemólise e teste da antiglobulina direta. Alguns centros dispõem da dosagem da ADAMTS-13, mas esta não é imprescindível para o diagnóstico e o início do tratamento.

O manejo do paciente demanda suporte intensivo. A transfusão de plaquetas está proscrita, salvo no caso de eventos hemorrágicos que comprometam a vida do paciente, uma vez que esta medica contribuiria para a perpetuação do processo de microangiopatia trombótica. O tratamento baseia-se na realização de plasmaférese terapêutica, que promove a reposição da ADAMTS-13 e a retirada dos anticorpos além de promover também a retirada de multímeros de fator von Willebrand de altíssimo peso molecular. Após a instituição desse procedimento terapêutico, a mortalidade relacionada à doença não tratada foi reduzida de 90% para aproximadamente 10%. Deve-se iniciar a plasmaférese o mais rápido possível, em um período de 4-8 horas do diagnóstico. Preconiza-se a troca de 1-1,5 volemia plasmática diariamente, até que os níveis plaquetários se mantenham acima de 150.000/mm^3. A transfusão de plasma fresco congelado, 10-20 mL/kg, em dose de ataque, seguida da mesma dose fracionada a cada 8 horas, pode ser útil como medida de suporte até que a troca plasmática possa ser instituída. Pode-se também associar corticoterapia. Para pacientes refratários, pode-se associar, ainda, rituximabe.

Mais recentemente, uma nova opção terapêutica tem sido proposta em associação com o tratamento de troca plasmática por aférese e imunosssupressão. Trata-se do caplacizumabe, um novo anticorpo específico para o domínio A1 do FVW, que promove a inibição da ligação do FVW às plaquetas. Estudo de fase 3 placebo controlado, em 145 pacientes com PTT, mostrou que o tratamento com caplacizumabe foi associado a uma normalização da contagem plaquetária mais rápida, uma menor incidência dos desfechos compostos (morte relacionada à PTT/recorrência da PTT/evento tromboembólico) durante o período de tratamento, e uma menor taxa de recorrência de PTT em comparação com o grupo placebo. No entanto, o grupo que recebeu a medicação apresentou mais sangramentos do que o grupo placebo (65% x 48%). É importante reforçar que essa medicação somente deve ser considerada no contexto em que existe acesso rápido à quantificação da atividade da ADAMTS-13 e de anticorpos contra a ADAMTS-13.

Síndrome hemolítico-urêmica

A síndrome hemolítico-urêmica forma típica é um dos diagnósticos diferenciais da púrpura trombocitopênica trombótica. Observa-se quadro de anemia microangiopática e trombocitopenia, com injúria renal aguda e uremia predominantes. Sua fisiopatogenia está relacionada às infecções por *Shigella* sp. e *Escherichia coli*, cujas endotoxinas são as deflagradoras do processo de microangiopatia. O tratamento envolve terapia de suporte, incluindo diálise quando necessário. A plasmaférese terapêutica não está indicada nesses casos.

Coagulação intravascular disseminada

A coagulação intravascular disseminada é um fenômeno caracterizado pela ativação sistêmica da coagulação, com a formação de trombos microvasculares. Caracteriza-se pelo consumo de plaquetas, fatores da coagulação e fibrina. Assim, paradoxalmente, observa-se a ocorrência concomitante de fenômenos trombóticos e fenômenos hemorrágicos.

A coagulação intravascular disseminada aguda é uma manifestação secundária a inúmeras condições patológicas graves como sepse, neoplasias metastáticas, embolia amniótica, acidentes ofídicos, transfusões incompatíveis e trauma. Sua fisiopatogenia baseia-se em maciças lesões do endotélio com liberação de grandes quantidades de tromboplastina tecidual, levando à ativação da via extrínseca da coagulação. Pacientes portadores de coagulação intravascular disseminada crônica podem evoluir assintomáticos (forma compensada) ou cursar com eventos trombóticos e hemorragicos. Essa condição pode existir no contexto de neoplasias, aneurismas de aorta e algumas outras situações.

O paciente deve receber suporte intensivo para o tratamento da causa desencadeante. É indispensável monitorar TP, TTPa e tempo de trombina, além dos níveis de fibrinogênio e contagem de plaquetas. Suporte transfusional (hemácias, plaquetas, plasma ou crioprecipitado) deve ser oferecido conforme as necessidades do paciente, e não de forma profilática. O uso de heparina em baixas doses pode ser benéfico, salvo contraindicações, como a presença de sangramentos ativos.

Plaquetopenia relacionada ao uso de drogas

Alguns fármacos podem induzir plaquetopenia. Os mecanismos de destruição das plaquetas são geralmente de natureza imune. O tratamento mais apropriado é a retirada da droga suspeita. O uso de corticosteroides não se mostrou benéfico.

- Trombocitopenia

  As drogas relacionadas à trombocitopenia são:
  - diuréticos tiazídicos;
  - quinidinas;
  - sais de ouro;
  - ácido valproico;
  - sulfas;
  - sirolimo;
  - tirofibana;
  - abciximabe;
  - eptifibatide (sem registro vigente na Anvisa);
  - carbamazepina;
  - cimetidina;

- rifampicina;
- interferona;
- heparina.

A trombocitemia induzida por heparina (*heparin induced thrombocytopenia* - HIT) é uma síndrome clinicopatológica caracterizada por uma resposta imune iniciada após exposição à heparina, que leva à formação de anticorpos da classe IgG contra o fator plaquetário 4 ligado à heparina (H-PF4). Essa interação resulta em ativação e agregação plaquetária e na liberação de micropartículas procoagulantes, resultando em trombocitopenia e complicações tromboembólicas.

Sua frequência é 10 vezes maior com o uso de heparina não fracionada comparada a heparina de baixo peso molecular ou fondaparinux sódico. Sua incidência é maior em pacientes cirúrgicos, principalmente naqueles submetidos a cirurgias ortopédicas, e aumenta proporcionalmente com o tempo de exposição à heparina, sendo que a administração EV é mais imunogênica que a SC. A incidência também aumenta com a idade do paciente e a presença de comorbidades, sendo rara na gestação.

A apresentação clínica caracteriza-se por trombocitopenia ou queda de 30-50% do valor basal de plaquetas após 5-10 dias da introdução da heparina. Raramente, cursa com um nadir < 20.000 plaquetas/mm^3. Apesar da plaquetopenia, são raros os sangramentos, e, paradoxalmente, existe um risco de eventos trombóticos como trombose venosa profunda, embolia pulmonar, isquemia de extremidades, AVC, IAM ou necrose de pele em locais de administração de heparina. Reação sistêmica aguda após o *bolus* de heparina sugere trombocitemia induzida por heparina. Pacientes que fizeram uso de heparina nos últimos 100 dias podem desenvolver trombocitemia induzida por heparina em < 24 horas após a reintrodução da heparina.

O diagnóstico é baseado no quadro clínico do paciente, a depender da detecção dos anticorpos pelos testes imunológicos e funcionais. Existe um escore (4 "T") pré-teste de probabilidade de trombocitemia induzida por heparina (Tabela 2) que apresenta alta sensibilidade e alto valor preditivo negativo.

A detecção de anticorpos é feita por vários ensaios imunoenzimáticos (Elisa) (teste padrão-ouro) e imunoturbidimétrico com partículas de látex que detectam o anticorpo contra o complexo H-PF4. O teste possui alta sensibilidade e deve ser utilizado para triagem: muitos pacientes podem apresentar esses anticorpos sem manifestarem HIT. Situação semelhante se observa em pacientes submetidos a cirurgia cardíaca (50% possuem anticorpos, porém apenas 2% desenvolvem HIT). Esses

Tabela 2 Escore pré-teste de probabilidade de HIT (4 "T")

	2	1	0
Trombocitopenia	▪ Queda > 50% e nadir > 20.000/mm^3, sem cirurgia nos 3 dias prévios	▪ Queda > 50% com cirurgia nos 3 dias prévios ▪ Queda de plaquetas e nadir que não preenchem critérios para escore 2 e 0	▪ Queda < 30% e nadir < 10.000/mm^3
Tempo	▪ Queda da contagem de plaquetas 5-10 dias após introdução de heparina ▪ Queda após 1 dia com exposição prévia nos 5-30 dias anteriores	▪ Queda em 5-10 dias não consistente ▪ Queda após 1 dia com exposição prévia entre 31-100 dias anteriores ▪ Queda após 10 dias	▪ Queda em menos de 4 dias sem exposição prévia nos últimos 100 dias
Trombose	▪ Confirmada ▪ Necrose de pele em locais de injeção de heparina ▪ Reação anafilactoide a aplicação EV ▪ Hemorragia adrenal	▪ Trombose venosa recorrente com anticoagulação ▪ Suspeita de trombose ▪ Lesões eritematosas em locais de injeção de heparina	▪ Suspeita de trombose
Outras causas de plaquetopenia	▪ Sem outras explicações para a queda do nível de plaquetas	▪ Sepse ▪ Sem comprovação do microrganismo ▪ Ventilação mecânica ▪ Outras	▪ Após 72 horas de cirurgia ▪ Bacteriemia confirmada ▪ Nos últimos 20 dias, quimioterapia ou radioterapia ▪ CIVD ▪ Púrpura pós-transfusional ▪ Droga associada ▪ Lesões não necrotizantes de pele em locais de injeção de heparina

Pontos: 0-3 – baixa probabilidade; 4-5 – intermediária; 6-8 – alta.
CIVD: coagulação intravascular disseminada; HIT: trombocitopenia induzida por heparina.
Adaptada de Lo GK, Juhl D, Warkentin TE, Sigouin CS, Eichler P, Greinacher A. Evaluation of pretest clinical score (4 T's) for the diagnosis of heparin-induced thrombocytopenia in two clinical settings. J Thromb Haemost 2006;4:759-65.

ensaios podem ser poliespecíficos (detectam IgG, IgM e IgA) ou IgG-específicos. Pacientes com probabilidade pré-teste baixa e com teste imunológico negativo têm o diagnóstico de HIT excluído.

Os testes funcionais são testes confirmatórios para HIT. Esses testes avaliam a ativação plaquetária na presença de heparina. O teste padrão-ouro é o ensaio liberador de serotonina, entretanto, o teste de ativação plaquetária induzida pela heparina possui especificidade semelhante ao ensaio liberador de serotonina, é menos complexo e não depende de radioisótopos. Esses testes estão disponíveis somente em grandes centros.

O tratamento está fundamentado se o paciente apresenta ou não trombose. A partir da suspeita clínica, deve-se suspender a heparina administrada, inclusive a heparinização de cateteres, e iniciar um anticoagulante alternativo, que pode ser um inibidor direto de trombina (lepirudina, argatrobana e bivalirudina – estes sem registro vigente na Anvisa) ou antifator Xa (fondaparinux e danaparoide). DOACS como a rivaroxabana e a apixabana podem ser cogitados, no entanto, existem poucas evidências na literatura para o momento. A transfusão de plaquetas só está indicada em caso de sangramento ativo ou em procedimentos invasivos com alto risco de sangramento. Após a fase aguda e mediante recuperação da contagem de plaquetas, inicia-se uso de antagonistas da vitamina K. O anticoagulante alternativo deve ser mantido até que o INR atinja a faixa terapêutica (2-3). Nos casos de HIT com trombose, a anticoagulação deve ser mantida por 3 meses, e nos casos de HIT sem trombose, este tempo deve ser pelo menos de 4 semanas.

Síndrome antifosfolípide

A síndrome antifosfolípide é uma condição que também pode se manifestar com trombocitopenia (será pormenorizada no tópico "Trombofilias adquiridas").

Síndromes mielodisplásicas

Plaquetopenia isolada ou coexistente com outras citopenias pode estar relacionada ao diagnóstico de síndrome mielodisplásica. Para tanto, faz-se necessária a investigação completa com mielograma, cariótipo e testes de biologia molecular. Deve-se atentar para a possibilidade de leucemias (Capítulo 159).

Hiperesplenismo

Pacientes portadores de esplenomegalia podem ter hiperesplenismo como causa principal de plaquetopenia. A avaliação do volume esplênico, bem como a pesquisa de baço acessório, podem contribuir para a investigação desses pacientes. Em geral, a plaquetopenia relacionada a essa condição é leve, não < 50.000/mm³. Quando inferior a esse valor, devem ser investigadas outras causas associadas, como infecções, coagulação intravascular disseminada e drogas.

Plaquetopenias familiares

Trata-se de um diagnóstico de exclusão. A avaliação da lâmina de sangue periférico e dos antecedentes familiares é necessária nesses casos (outras causas de plaquetopenia são abordadas no Capítulo 159).

ALTERAÇÕES DA FUNÇÃO PLAQUETÁRIA

Adquiridas

Existem inúmeras causas adquiridas de alterações da função plaquetária. Dentre elas, destacam-se o uso de drogas antiagregantes e AINH, a presença de insuficiência renal e a existência de paraproteinemias (como no mieloma múltiplo e na macroglobulinemia de Waldenström). As 2 últimas condições estão relacionadas a mecanismos que interferem na fisiologia da agregação.

Existe uma condição especial denominada doença de von Willebrand adquirida. Essa situação está presente quando a contagem de plaquetas for > 1.000.000/mm³, como ocorre na trombocitemia essencial. Nesses casos, o paciente apresenta sintomas de sangramento mucocutâneo decorrente de uma alteração do metabolismo fisiológico dos multímeros de alto peso molecular do fator de von Willebrand. É importante ressaltar que o uso de drogas antiagregantes, como o ácido acetilsalicílico, está proscrito nessas situações até que haja uma redução da contagem plaquetária.

As principais causas de alterações adquiridas da função plaquetária são:

- uso de drogas antiagregantes e AINH;
- insuficiência renal e uremia;
- cirrose hepática;
- lúpus eritematoso sistêmico;
- síndromes mielodisplásicas;
- síndromes mieloproliferativas;
- mieloma múltiplo;
- macroglobulinemia de Waldenströmm;
- circulação extracorpórea.

Hereditárias

Doença de von Willebrand

É a coagulopatia hereditária mais prevalente no meio clínico, com 1:100 caso/habitantes. Essa condição se deve a uma disfunção qualitativa ou quantitativa do fator de von Willebrand, uma proteína multimérica produzida pelas células endoteliais e pelos megacariócitos que está presente no plasma e nos grânulos alfa das plaquetas.

O fator de von Willebrand é uma molécula que se liga ao colágeno subendotelial e ao complexo GP Ib-IX-V das plaquetas. Além disso, em locais de alta tensão de cisalhamento permite a ligação entre as plaquetas por meio dos receptores GP IIb-IIIa, contribuindo para a formação do trombo. Por fim, o fator de von Willebrand tem por função transportar o fator VIII no plasma, evitando sua proteólise. Por conta desse envolvimento com o metabolismo do fator VIII, a doença de von Willebrand também pode ser considerada uma alteração da hemostasia secundária.

Quadro clínico

Os pacientes apresentam um espectro de manifestações clínicas. Há pacientes que cursam assintomáticos ou que exibem hemorragias graves, a depender do subtipo da doença de que são portadores. As manifestações incluem sangramentos mucocutâneos como epistaxe, equimoses, gengivorragia e menorragia. Nos casos de doença de von Willebrand tipo 3, os pacientes podem apresentar sangramentos em articulações e músculos, decorrentes da gravidade da deficiência do fator. A Tabela 3 mostra a classificação da doença de von Willebrand, suas respectivas manifestações clínicas e tratamento.

Exames complementares

O *screening* para o diagnóstico da doença de von Willebrand deve ser realizado mediante avaliação do tempo de sangramento, contagem de plaquetas e TTPa. Os testes confirmatórios incluem determinação da atividade do fator VIII, determinação plasmática do fator de von Willebrand-antígeno, determinação da atividade do fator de von Willebrand (FvW:RCo) e ligação do fator de von Willebrand ao colágeno (FvW:CB). Vale ressaltar que indivíduos do grupo sanguíneo O possuem níveis inferiores de fator de von Willebrand se comparados ao restante da população. A *ristocetin induced platelet agregation* (Ripa), a capacidade de ligação do fator de von Willebrand ao fator VIII e a análise multimérica do fator de von Willebrand podem contribuir para a determinação do subtipo da doença.

Tabela 3 Classificação, manifestações clínicas e tratamento da doença de von Willebrand

Classificação	Fisiopatologia	Manifestações clínicas	Exames	Tratamento de escolha
Tipo 1	▪ Redução leve a moderada de todos os multímeros do fator de von Willebrand	▪ Hemorragias mucocutâneas de leve a moderada intensidade	▪ FvW:Ag e FVIII:C proporcionalmente reduzidos (FvW:Ag/FVIII:C ≥ 0,7)	▪ DDAVP (se paciente responde a essa medicação)
Tipo 2A	▪ Redução dos multímeros de alto peso molecular do fator de von Willebrand	▪ Hemorragias mucocutâneas de espectro variado	▪ FvW:RCo e FvW:CB baixos, Ripa reduzida ▪ FvW:Ag e FVIII:C pouco reduzidos	▪ Concentrado de fator VIII/fator de von Willebrand
Tipo 2B	▪ Aumento de afinidade pela glicoproteína Ib, levando à remoção dos multímeros de alto peso molecular do fator de von Willebrand da circulação	▪ Hemorragias mucocutâneas de espectro variado	▪ Resposta exageradamente alta da agregação plaquetária com baixas doses de ristocetina (Ripa)	▪ Concentrado de fator VIII/fator de von Willebrand
Tipo 2M	▪ Diminuição da ligação à glicoproteína Ib	▪ Hemorragias mucocutâneas de espectro variado	▪ FvW:RCo é particularmente ▪ baixo	▪ DDAVP (se paciente responde a essa medicação)
Tipo 2N	▪ Não há ligação do fator de von Willebrand ao fator VIII	▪ Menor incidência de hemorragias mucocutâneas ▪ Propensão a sangramentos após procedimentos invasivos	▪ Baixos níveis de fator VIII e níveis normais ou limítrofes de FvW:Ag ▪ e FvW:RCo ▪ O teste de ligação do fator de von Willebrand ao fator VIII é diagnóstico	▪ DDAVP (se paciente responde a essa medicação)
Tipo 3	▪ Níveis extremamente reduzidos ou indetectáveis de todos os multímeros do fator de von Willebrand no plasma	▪ Manifestações hemorrágicas de grande intensidade, hemartroses e hematomas intramusculares	▪ Fator de von Willebrand < 1% ou indetectável ▪ FVIII:C reduzido (1-10%)	▪ Concentrado de fator VIII/fator de von Willebrand

DDAVP: desmopressina; FVIII:C: antígeno do fator VIII; FvW:Ag: antígeno do fator de von Willebrand; FvW:CB: ligação do fator de von Willebrand ao colágeno; FvW:RCo: atividade do fator de von Willebrand; Ripa: *ristocetin induced platelet agregation*.

- Tratamento

O tratamento dos eventos hemorrágicos relacionados à doença de von Willebrand consiste em:

- medidas locais: comprimir o local de sangramento pode minimizar as perdas e contribuir de forma eficiente para a hemostasia;
- agentes antifibrinolíticos como o ácido tranexâmico (12-20 mg/kg/dose, 3-4 vezes/dia, VO) e o ácido épsilon aminocaproico (50 mg/kg/dose, 4 vezes/dia, VO) são medicamentos adjuvantes muito utilizados nos sangramentos de mucosa. Podem ser utilizados de forma sistêmica ou tópica. No entanto, estão proscritos em casos de hematúria por conta do risco de obstrução das vias urinárias. Selantes de fibrina e antifibrinolíticos tópicos podem ser utilizados em pequenos procedimentos cirúrgicos, como os odontológicos;
- desmopressina (DDAVP): pode ser administrada SC, EV ou intranasal. No Brasil, a apresentação intranasal utilizada nos casos de *diabetes insipidus* contém uma concentração muito baixa de DDAVP, não sendo possível o seu uso na doença de von Willebrand. Sua ação leva a um aumento dos níveis de fator VIII e fator de von Willebrand em 3-5 vezes mais do que valores basais. Contudo, nem todos os pacientes são responsivos à droga. Faz-se necessário, portanto, um teste terapêutico antes da sua prescrição. É importante ressaltar que alguns pacientes desenvolvem taquifilaxia ao fármaco. A natremia dos pacientes após procedimentos cirúrgicos ou após procedimentos que envolvam grandes trocas de volume deve ser cuidadosamente monitorizada quando do uso do DDAVP, por causa do risco de hiponatremia e de suas consequências neurológicas. O DDAVP está contraindicado para pacientes hipertensos não controlados e com história de convulsões;
- concentrado de fator VIII e fator de von Willebrand: empregado para pacientes não responsivos ao DDAVP. É importante lembrar que nas cirurgias o fator VIII deve ser monitorizado a cada 12 horas no dia da cirurgia, e a cada 24 horas a partir do 1° dia de pós-operatório, com o objetivo de manter níveis < 100%, uma vez que o aumento do fator VIII acima do calculado e em valores superiores ao normal pode levar à ocorrência de eventos trombóticos;
- estrógenos: elevam os níveis fisiológicos do fator de von Willebrand. A administração de estrógenos exógenos pode ser útil para alguns pacientes, em especial para mulheres com menorragia.

A pseudodoença de von Willebrand é uma alteração das plaquetas – e não da molécula do fator de von Willebrand – na qual se observa um aumento da afinidade da GP Ib pelos multímeros de alto peso molecular do fator de von Willebrand. Pode ser confundida com a doença de von Willebrand tipo 2B. As manifestações hemorrágicas nesses casos devem ser abordadas com transfusão de plaquetas.

A condição conhecida como doença de von Willebrand adquirida é detalhada no tópico "Alterações adquiridas da função plaquetária".

Síndrome de Bernard-Soulier

Trata-se de uma doença rara, de herança autossômica recessiva, caracterizada por trombocitopenia, presença de plaquetas gigantes e sangramento mucocutâneo. Sua fisiopatologia está baseada na ausência ou na diminuição da expressão do complexo GP Ib-IX-V na superfície das plaquetas. Seu diagnóstico deve ser realizado mediante contagem de plaquetas (pode ser normal ou até < 30.000/mm³), avaliação do esfregaço de sangue periférico (presença de plaquetas gigantes) e teste de agregação plaquetária, que será ausente com ristocetina. Essa alteração no teste de agregação plaquetária não é corrigida após adição de plasma normal, como ocorre na doença de von Willebrand. O diagnóstico de certeza é realizado por intermédio de citometria de fluxo, utilizando-se anticorpos para a GP Ib.

Trombastenia de Glanzmann

É uma doença rara de herança autossômica recessiva na qual ocorre alteração qualitativa ou quantitativa da GP IIb-IIIa, o que leva a uma hipoagregação plaquetária e, consequentemente, a quadros de sangramento mucocutâneo. A agregação plaquetária está deficiente com o uso de difosfato de adenosina (ADP), epinefrina e colágeno, e normal com ristocetina. A deficiência da GP IIb-IIIa deve ser confirmada por técnicas de citometria de fluxo.

ALTERAÇÕES DA HEMOSTASIA SECUNDÁRIA

Deve-se suspeitar de alterações da hemostasia secundária em pacientes que exibem sintomas como hemartroses, hematomas superficiais e profundos (p. ex., os intramusculares) ou hemorragias mais tardias após procedimentos cirúrgicos ou traumas.

Esses pacientes devem ser investigados inicialmente com a solicitaçãoo dos testes de triagem (tempos de coagulação) TP, TTPa e tempo de trombina. Se os tempos estiverem prolongados, após coleta e tempo de análise adequados, recomenda-se a realização de um estudo das misturas a 50% (mistura de 1 parte de plasma a ser testada com 1 parte igual em volume de 1 *pool* de plasmas normais). Existirá a possibilidade de 2 situações distintas: deficiência de fator da coagulação (observa-se normalização dos testes coagulométricos no estudo das misturas) ou presença de um inibidor do fator da coagulação (anticorpo que interfere na normalização dos tempos de coagulação).

Nesses casos, a anamnese pode, muitas vezes, auxiliar e direcionar a suspeita clínica. Os inibidores podem ser específicos ou inespecíficos. A dosagem de fatores da coagulação também deve ser considerada, a depender dos resultados dos exames e da suspeita clínica.

Anticoagulante lúpico

O anticoagulante lúpico é considerado um inibidor inespecífico da via intrínseca da coagulação. Sua presença pode prolongar o TTPa, de forma que, nos testes de mistura a 50%, não se observa correção dos tempos. Sua presença não implica sangramentos, mas, pelo contrário, predispõe a risco trombótico (Capítulo 156).

Deficiência de vitamina K

A deficiência da vitamina K pode ser uma causa bastante comum e reversível de TP prolongado em pacientes internados. Dentre os fatores desencadeantes mais comuns, destacam-se as alterações da absorção entérica. Essa condição está usualmente relacionada a quadros de desnutrição grave, modificações da flora intestinal, uso de alguns antimicrobianos, alterações do hábito intestinal ou do ciclo êntero-hepático.

A administração de vitamina K pode ser realizada VO ou por via parenteral. Em casos de necessidade de correção da deficiência de forma rápida, p. ex., em sangramentos ou situações de urgência, recomenda-se o uso de vitamina K1 – sem registro vigente na Anvisa) parenteral na dose de 10-20 mg, o que corrige as alterações dos tempos de coagulação em 12-24 horas. Em casos eletivos, recomenda-se a reposição de 10 mg VO de vitamina K1/dia por 3 dias para reversão do quadro. Em seguida, pode-se repetir a avaliação do TP. Se não houver correção do exame, outras causas para sua alteração devem ser aventadas.

Inibidores adquiridos

A presença de inibidores adquiridos de fatores da coagulação é uma condição a ser considerada quando se observa prolongamento dos tempos dos testes de triagem. Os testes de mistura a 50% não mostram correção na presença de inibidor, ao contrário do que se observa nas deficiências de fatores.

Essa condição pode estar relacionada a quadros de sensibilização induzida por alguns fármacos, neoplasias, sepse, gestação e doenças autoimunes, mas em 50% dos casos não se encontra uma causa associada. Os inibidores adquiridos são autoanticorpos específicos contra fatores de coagulação. Podem ser direcionados a qualquer fator da coagulação, entretanto é mais comum o inibidor de fator VIII (hemofilia adquirida). Outros inibidores descritos, mas muito raros, são os de fator IX, fator V e fator XI.

Pacientes portadores de hemofilia A ou B que recebem reposição de fator de rotina devem ser pesquisados quanto à presença de inibidores adquiridos periodicamente. Nesse caso, os inibidores são aloanticorpos e possuem uma cinética diferente dos inibidores adquiridos.

O tratamento de hemorragias em pacientes portadores de inibidores adquiridos contempla o uso de medicamentos de *bypass*, como o fator VII ativado recombinante ou o complexo protrombínico parcialmente ativado (que contém fatores II, VII, IX e X). Essas drogas têm por objetivo ativar a cascata da coagulação a partir da via comum, a despeito da presença dos inibidores. O tratamento da erradicação do inibidor consiste em imunossupressão, com vários esquemas relatados na literatura, dentre eles, uso de prednisona, ciclofosfamida, azatioprina e rituximabe.

Deficiências de fatores

As deficiências de fatores da coagulação também são uma condição a ser considerada quando se observa prolongamento dos tempos dos testes de triagem. Nesses casos, os testes de mistura a 50% mostram correção dos valores. A partir desses resultados, devem ser solicitadas as dosagens dos respectivos fatores envolvidos com cada via da cascata da coagulação para o diagnóstico final:

- TP: fatores VII, V, II e X;
- TTPa: fatores VIII, IX, XI, XII, pré-calicreína e cininogênio de alto peso molecular;
- tempo de trombina: fibrinogênio.

As deficiências de fatores são divididas em causas adquiridas e congênitas.

Adquiridas

Entre as causas adquiridas de deficiência de fatores, deve-se considerar principalmente as coagulopatias que cursam com o consumo de fatores, como a coagulação intravascular disseminada. Neoplasias e doenças autoimunes podem gerar consumo de determinados fatores, como o fator VIII. Deficiência de vitamina K, como já abordado, também é uma causa possível.

Congênitas

■ Hemofilias A e B

As hemofilias são distúrbios hereditários da hemostasia de herança ligada ao sexo. Hemofilia A é o nome dado à deficiência hereditária do fator VIII, enquanto hemofilia B é a deficiência hereditária do fator IX. A hemofilia A é mais prevalente do que a hemofilia B na população. Classificam-se as hemofilias de acordo com a gravidade da deficiência de fator em leves (5-40% de fator), moderadas (1-5% de fator) e graves (< 1% de fator). O espectro de manifestações clínicas é inversamente proporcional aos níveis de fator de cada paciente. A hemofilia A e a hemofilia B são indistinguíveis na sua apresentação clínica. Portadores de hemofilia grave comumente apresentam sangramentos profundos como hemartroses e hematomas intramusculares. Esses pacientes podem evoluir com deformidades esqueléticas significativas caso não façam reposição adequada de fator ou não recebam suporte adequado, como tratamento ortopédico e fisioterapia.

As medidas não medicamentosas, como elevação de membro, repouso e compressas geladas, são importantes no tratamento dos sangramentos musculoesqueléticos.

A terapia medicamentosa consiste na administração de concentrado de fator VIII ou IX profilático ou sob demanda. Cada situação (ocorrência de sangramento intra-articular, programação de cirurgia ou história de trauma) requer uma correção específica dos níveis percentuais de fator segundo as fórmulas seguintes:

- cálculo da dose necessária de fator para hemofilia A:

$$\text{Número de unidades de fator VIII (UI)} = \frac{\text{Peso do paciente (kg)} \times \text{(Nível plasmático de fator VIII desejado – Nível plasmático de fator VIII basal do paciente)}}{2}$$

- cálculo da dose necessária de fator para hemofilia B:

$$\text{Número de unidades de fator IX (UI)} = \text{Peso do paciente (kg)} \times \text{(Nível plasmático de fator IX desejado – Nível plasmático de fator IX basal do paciente)}$$

O manejo desses pacientes requer uma abordagem multidisciplinar, que envolve a participação de médico hematologista, odontologista, psicólogo, assistente social, equipe de enfermagem e equipe profissional capacitada para acompanhar as alterações musculoesqueléticas (ortopedista, fisiatra ou fisioterapeuta). Todos os pacientes devem receber treinamento para evitar situações de risco e reconhecer os episódios de hemorragias relacionados à doença de base.

ALTERAÇÕES RARAS DA HEMOSTASIA

Algumas alterações da hemostasia, de herança autossômica recessiva, são bastante raras. Dentre elas, destacam-se deficiência do fator XI (hemofilia C), deficiência de fator X, deficiência do fator VII, deficiência de protrombina (fator II), deficiência de fator V, deficiência combinada de fatores V e VIII, afibrinogenemia/hipofibrinogenemia e deficiência do fator XIII.

As manifestações hemorrágicas são bastante variáveis e podem estar presentes também em pacientes heterozigotos. Pacientes portadores de quadros clínicos graves apresentam-se com sangramento do coto umbilical ao nascimento, como nos casos de afibrinogenemia, deficiência de fator X, deficiência de fator II e deficiência de fator XIII. Muitas mulheres exibem manifestações hemorrágicas graves na menarca ou no parto.

Sangramentos tardios após procedimentos cirúrgicos, perdas fetais ou alterações da cicatrização de feridas podem refletir deficiência de fator XIII.

O manejo desses pacientes inclui o uso de concentrados específicos de fator, exceto para a deficiência de fator V e a deficiência de fator XI que, no Brasil, são tratadas com administração de plasma fresco congelado.

TROMBOFILIAS

Define-se trombofilia como o conjunto de alterações hereditárias ou adquiridas da coagulação que leva a um estado protrombótico.

Hereditárias

Geralmente, as trombofilias hereditárias se manifestam com evento trombótico recorrente em indivíduos jovens e com história familiar positiva para tromboembolismos. Especial atenção deve ser dada à história gestacional das pacientes. As trombofilias hereditárias, somadas aos fatores ambientais, levam a uma predisposição a esses eventos, que podem-se apresentar de forma desproporcionalmente grave nesses pacientes.

As trombofilias hereditárias decorrem principalmente de deficiências dos inibidores fisiológicos da coagulação, como proteína S, proteína C e antitrombina, ou decorrem de mutações como as do gene da protrombina ou fator V de Leiden. Níveis elevados de homocisteína também estão relacionados a eventos trombóticos, principalmente arteriais. Alguns casos de hiper-homocisteinemia estão relacionados com a mutação da enzima metilenotetra-hidrofolato redutase (MTHFR).

A investigação das trombofilias hereditárias geralmente não modifica a conduta diante de um evento agudo, contudo, sua pesquisa pode nortear as medidas de profilaxia secundária na presença de outros fatores de risco de natureza ambiental, ou mesmo para a orientação de familiares quanto ao risco trombótico. A literatura médica não aponta uma forte correlação entre a presença de trombofilias hereditárias e a recorrência de eventos trombóticos.

As situações que merecem consideração para investigação de trombofilias são:

- trombose idiopática;
- ocorrência antes dos 45 anos;
- tromboses recorrentes;
- tromboses em sítios atípicos;
- trombose em pacientes com antecedente familiar positivo;
- episódio trombótico desproporcionalmente grave em relação ao estímulo desencadeante;
- abortamentos recorrentes não explicáveis.

Adquiridas

As trombofilias adquiridas são condições que decorrem de condições clínicas independentes, como imobilidade, cirurgia de grande porte, presença de doença autoimune, existência de neoplasia ou uso de hormônios exógenos (anticoncepcionais ou terapia de reposição hormonal). A síndrome antifosfolípide é um exemplo dessas trombofilias.

Síndrome antifosfolípide

A síndrome antifosfolípide é definida pela associação de trombose (arterial ou venosa) e/ou complicações obstétricas com a positividade de pelo menos um anticorpo antifosfolípide. Pode ser classificada como primária ou secundária, sendo esta última associada a doenças autoimunes como o lúpus eritematoso sistêmico.

De acordo com os critérios de Sydney modificados em 2006, o diagnóstico de síndrome antifosfolípide baseia-se na presença de pelo menos 1 critério clínico e 1 laboratorial:

- critérios clínicos: presença de ≥ 1 tromboses arteriais e/ou venosas ou complicações obstétricas (3 abortos antes de 10 semanas de gestação, > 1 perda fetal após 10 semanas de gestação, ou > 1 parto prematuro);
- critérios laboratoriais: positividade dos anticorpos anticoagulante lúpico, anticardiolipina IgG ou IgM ou antibeta-2-glicoproteína I IgG ou IgM. Para anticardiolipina, os títulos devem ser moderados a altos (> 40 GPL ou MPL). Não existe um calibrador universal para os anticorpos antibeta-2-glicoproteína I, devendo, portanto, estar > percentil 99. A positividade deve ser confirmada em uma 2ª ocasião com intervalo de no mínimo 12 semanas e no máximo 5 anos do evento trombótico ou gestacional. Essa repetição é necessária para detectar possíveis elevações transitórias dos anticorpos, observadas, p. ex., em processos infecciosos. É importante ressaltar que tais pesquisas não devem ser realizadas na vigência de evento trombótico agudo, gestação ou puerpério.

Estudos mostram que pacientes com positividade para o anticoagulante lúpico e aqueles que são triplo-positivos (possuem os 3 anticorpos) apresentam maior risco para eventos tromboembólicos.

Manejo dos pacientes

O diagnóstico da síndrome antifosfolípide é importante para individualizar a extensão do tempo da anticoagulação dos pacientes. Em geral, em decorrência do alto risco de recorrência de eventos tromboembólicos, os pacientes com síndrome antifosfolípide são anticoagulados por tempo indefinido, sobretudo se apresentam tripla positividade nos testes laboratoriais.

O tratamento do evento agudo é com heparina, seguida da associação com varfarina (antagonistas da vitamina K), objetivando uma faixa terapêutica de INR, de 2-3. Nos casos de trombose arterial, pode-se associar ácido acetilsalicílico ou aumentar a faixa terapêutica do INR para 3-4.

Pacientes que apresentam recorrência de trombose e que estão em anticoagulação devem ter seu INR verificado no momento do evento. Se o INR estiver em níveis terapêuticos, pode-se associar antiplaquetário, trocar a varfarina por heparina, ou aumentar a faixa terapêutica do INR para 2,5-3,5 ou 3-4. A utilização de DOACS não está indicada no contexto da SAF triplo positiva.

Para gestantes com diagnóstico de síndrome antifosfolípide portadoras apenas de complicações obstétricas prévias, deve-se associar heparina profilática e ácido acetilsalicílico. Em caso de trombose prévia ou tripla positividade, alguns autores recomendam que se associe heparina em dose terapêutica ao ácido acetilsalicílico.

Para portadores de anticorpos antifosfolípides sem eventos trombóticos prévios, está indicada a tromboprofilaxia em situações de risco como cirurgias e imobilizações prolongadas, bem como o controle de fatores de risco como tabagismo e obesidade.

Finalmente, pacientes com síndrome antifosfolípide que tenham positividade para anticoagulante lúpico e plaquetopenia associada podem se beneficiar do uso de cloroquina.

- Síndrome antifosfolípide catastrófica

Denomina-se síndrome antifosfolípide catastrófica a ocorrência de trombose em ≥ 3 órgãos, sistemas ou tecidos simultaneamente ou com até 1 semana de diferença, associada à presença de anticorpos antifosfolípides. Estima-se que menos de 1% dos pacientes desenvolvam esta apresentação clínica. Muitas vezes, seu diagnóstico é difícil, pois os anticorpos podem estar negativos na fase aguda do evento. Não há consenso na literatura a respeito do seu tratamento, por conta de sua raridade, porém, recomendam-se: anticoagulação, corticosteroides, administração de imunoglobulina ou plasmaférese. O prognóstico da síndrome antifosfolípide catastrófica é reservado, com mortalidade de 50%.

BIBLIOGRAFIA

Brasil. Ministério da Saúde. Manual de diagnóstico e tratamento da doença de von Wilebrand. Brasília: Ministério da Saúde; 2006.

Brasil. Ministério da Saúde. Manual de diagnóstico laboratorial das coagulopatias hereditárias e plaquetopenias. Brasília: Ministério da Saúde; 2012.

Cuker A. Recent advances in heparin-induced thrombocytopenia. Curr Opin Hematol 2011;18:315-22.

D'Amico E. Trombofilia: quando suspeitar e como investigar? Rev Assoc Med Bras 2003;319-38.

Favaloro E, Wong RCW. The antiphospholipid syndrome: diagnosis, pathogenesis, laboratory testing and management. Semin Thromb Hemost 2012;38:299-304.

Galli M. Interpretation and recommended testing for antiphospholipid antibodies. Semin Thromb Hemost 2012;38:348-52.

Galli M. Phospholipid inibitors. Hämostaseologie 2011;31:243-50.

Galli M, Luciani D, Bertolini G, Barbui T. Lupus anticoagulants are stronger risk factors for thrombosis than anticardiolipin antibodies in the antiphospholipid syndrome: a sistematic review of the literature. Blood 2003;101:1827-32.

Linkins LA, Dans AL, Moores LK, Bona R, Davidson BL, Schulman S, et al. Treatment and prevention of heparin-induced thrombocytopenia. Chest 2012;141(2):e495S-e530S.

Lo GK, Juhl D, Warkentin TE, Sigouin CS, Eichler P, Greinacher A. Evaluation of pretest clinical score (4 T's) for the diagnosis of heparin-induced thrombocytopenia in two clinical settings. J Thromb Haemost 2006;4:759-65.

Ortel TL. Antiphospholipid syndrome: laboratory testing and diagnostic strategies. Am J Hematol 2012;87:S75-S81.

Pengo V, Ruffatti A, Legnani C, Testa S, Fierro T, Marongiu F, et al. Incidence of a first thromboembolic event in asymptomatic carriers of high risk antiphospholipid antibody profile: a multicenter prospective study. Blood 2011;118(17):4714-8.

Prechel M, Walenga JM. Heparin-induced thrombocytopenia: an update. Semin Thromb Hemost 2012;38:483-96.

Rocha TRF, D'Amico EA, Chamone DAF. Diagnóstico laboratorial das alterações da hemostasia. In: Martins MA, Carrilho FJ, Alves VAF, Castilho EA, Cerri GG, Wen CL. Clínica médica, volume 3, Clínica médica: doenças hematológicas, oncologia, doenças renais e genitourinárias. Barueri: Manole; 2009. p.319-38.

Tan CW, Ward CM, Morel-Kopp MC. Evaluating heparin-induced thrombocytopenia: the old and the new. Semin Thromb Hemost 2012;38:135-43.

Tonaco LC, Rios DRA, Vieira LM, Carvalho MG, Dusse LMS. Púrpura trombocitopênica trombótica: o papel do fator von Willebrand e daADAMTS13. Rev Bras Hematol Hemoter 2010;32(2):155-61.

Tripodi A, de Groot PG, Pengo V. Antiphospholipid syndrome laboratory detection, mechanisms of action and treatment. J Int Med 2011; 270:110-22.

Warkentin T. How I diagnose and manage HIT. Hematology 2011;143-9.

Zheng XL, Vesely SK, Cataland SR, et al. ISTH guidelines for treatment of thrombotic thrombocytopenic purpura. J Thromb Haemost 2020;18:2496–2502.

164 INDICAÇÕES E MANEJO DA ANTICOAGULAÇÃO

Elisabetta Sachsida Colombo, Erica de Mello Oliveira, Erica Okazaki

DEFINIÇÃO

Define-se como anticoagulação o conjunto de medidas farmacológicas que objetivam interferir de forma controlada sobre os mecanismos fisiológicos da hemostasia. Inúmeras situações da prática clínica indicam a instituição desse tipo de tratamento.

A literatura médica aponta inúmeras evidências favoráveis que sustentam o uso de drogas por VO e parenteral com essa finalidade. Este capítulo abordará as situações que indicam o tratamento de anticoagulação e o manejo desses pacientes.

INDICAÇÕES

Tromboembolismo venoso (TEV) e arterial são causas frequentes de óbito que requerem pronta intervenção terapêutica. Essas condições potencialmente preveníveis são complicações comumente observadas na internação de pacientes clínicos e cirúrgicos, de modo que sua profilaxia com anticoagulação deve ser sempre considerada. Também pode ser indicada em casos de fibrilação atrial crônica, para prevenção de AVC isquêmico dentre outras situações.

ANTICOAGULAÇÃO NO CONTEXTO DE TROMBOEMBOLISMOS

Na ocorrência de eventos tromboembólicos, a instituição de anticoagulação deve ser prontamente considerada, salvo contraindicações.

A terapia de anticoagulação de longo prazo tem por objetivo diminuir a recorrência ou a progressão de tromboembolismos, além de evitar a ocorrência de tromboembolismo pulmonar fatal.

Fatores de risco para TEV

- Mobilidade reduzida.

- Idade > 55 anos.
- História prévia de TEV.
- Varizes e insuficiência venosa crônica.
- Obesidade.
- Síndrome antifosfolípide.
- Trombofilias hereditárias e adquiridas.
- Gestação e puerpério.
- Doença inflamatória ativa.
- Doenças respiratórias graves.
- Infecções.
- Neoplasia ativa.
- Quimioterapia.
- Hormonioterapia.
- Internação em UTI.
- Uso de cateter venoso central.

Candidatos à anticoagulação

Profilática

O objetivo do uso da heparina em dose profilática é minimizar a ocorrência de TEV. O uso de heparina profilática durante a internação hospitalar deve ser cogitado se o paciente permanecer a maior parte do tempo acamado ou se houver fatores de risco associados, salvo contraindicações. Costuma-se suspender a anticoagulação profilática com heparina se a contagem de plaquetas estiver < 20-30.000/mm³. Pode-se considerar manter a profilaxia se plaquetas até 20.000-30.000/mm³, de acordo com as características clínicas do paciente. Nesses casos, os cuidados devem ser redobrados no que diz respeito à monitorização de intercorrências hemorrágicas.

Terapêutica

A anticoagulação terapêutica baseia-se mais no uso de heparina, EV ou SC, ou de antagonistas da vitamina K, VO e anticoagulantes orais diretos (DOACS). No Brasil estão disponíveis a dabigatrana (inibidor direto da trombina), a rivaroxabana, apixabana e a edoxabana (inibidores diretor do fator X). O fondaparinux é um inibidor direto do fator X de uso subcutâneo. A anticoagulação é indicada para pacientes com diagnóstico de trombose venosa profunda ou tromboembolismo pulmonar, salvo contraindicações.

Contraindicações ao uso de terapia anticoagulante plena

- Sangramento ativo.
- Úlcera péptica ativa.
- HAS não controlada.
- Contagem de plaquetas < 50.000/mm³.
- Reação adversa ao uso de heparina.
- Neurocirurgia ou cirurgia oftalmológica (exceto facectomia) há menos de 2 semanas.
- Coleta de liquor há menos de 24 horas.

Situações especiais

- Tromboflebite: trata-se da trombose de veias superficiais acompanhada de reação inflamatória local. Pode complicar-se com extensão para o leito venoso profundo ou com tromboembolismo pulmonar. Estudos apontam que o tratamento de escolha inclui o uso de drogas anti-inflamatórias e heparina. A terapia anticoagulante deve ser mantida por 10-15 dias, ou estendida para 3-6 meses, caso haja progressão ou acometimento de veias profundas. A terapia anticoagulante pode ser suprimida se for observado acometimento de apenas um segmento venoso distal, com acometimento < 5 cm de extensão, e na ausência de maiores fatores de risco para tromboembolismos. Nesse caso, devem ser mantidos cuidados locais e drogas anti-inflamatórias. Recomenda-se que a lesão seja reavaliada em 1 semana e, caso haja piora clínica, a terapia anticoagulante deve ser reconsiderada.
- Trombose relacionada ao uso de cateter venoso central (CVC): remover prontamente o CVC se de curta permanência. Em caso de CVC de longa permanência, iniciar anticoagulação e manter de forma profilática enquanto estiver com o cateter. Caso haja complicações relacionadas à trombose, este deverá ser removido após início de anticoagulação.

Manejo do paciente

Os pacientes em anticoagulação devem ser cuidadosamente instruídos sobre os efeitos adversos do tratamento. Atenção especial deve ser dada à ocorrência de hemorragias espontâneas e pós-traumáticas. O paciente deve ser orientado a procurar o serviço médico de referência diante dessas situações.

Para os pacientes em uso de antagonistas da vitamina K, mudanças na dieta ou nas medicações de uso habitual, que podem interferir no controle do INR, devem ser observadas pelo paciente. A introdução de novas medicações deve ser compartilhada com o médico prescritor da terapia anticoagulante.

Vale ressaltar que, para pacientes portadores de neoplasia, dá-se preferência ao tratamento com heparina de baixo peso molecular e anticoagulantes orais diretos (DOACS) como rivaroxabana, apixabana e edoxabana, em relação a antagonistas da vitamina K (AVK). Deve-se ter o cuidado de avaliar os riscos e benefícios dos DOACS para os pacientes portadores de insuficiência renal e hepática graves, assim como para os pacientes portadores de tumores com risco de sangramento (p.

ex., tumores do trato gastrintestinal – nesses casos deve-se considerar evitar rivaroxabana e edoxabana). Durante a anticoagulação com os DOACS deve-se atentar especialmente para possíveis interações desses fármacos com os quimioterápicos, que podem acarretar alterações no metabolismo e nível terapêutico dessas drogas. Deve-se observar, também, a ocorrência de possíveis quedas da contagem plaquetária durante a quimioterapia que inviabilizariam a anticoagulação com segurança. Nesses casos os anticoagulantes deverão ser interrompidos, mesmo que momentaneamente.

Se a droga escolhida for a heparina de baixo peso molecular, a anticoagulação poderá ser executada da seguinte forma: droga de escolha para a anticoagulação e a heparina de baixo peso molecular: no 1° mês após o TEV, a dose recomendada de enoxaparina e de 1 mg/kg, a cada 12 horas, SC; do 2° ao 6° mês após o evento, recomenda-se administrar 75% da dose usada no 1° mês, no caso da enoxaparina, 1,5 mg/kg/dia; e, após o 6° mês, pode-se manter dose profilática de heparina caso o paciente ainda apresente doenca neoplásica ativa, ou se houver maiores fatores de risco associados.

É importante lembrar que, em caso de insuficiência renal, a dose de heparina de baixo peso molecular assim como a dose dos DOACS deve ser ajustada (seção farmacoterapêutica).

Como iniciar a anticoagulação com antagonistas da vitamina K

Pacientes com diagnóstico de trombose aguda e candidatos ao uso de antagonistas da vitamina K devem receber concomitantemente heparina em dose plena, SC, até que o INR atinja a faixa terapêutica. Essa ponte deve ser realizada para evitar complicações trombóticas relacionadas ao bloqueio da produção da proteína C, bem como da proteína S, que são fatores anticoagulantes naturais de meia-vida curta que dependem da vitamina K para sua produção. Para pacientes portadores de fibrilação atrial crônica, essa estratégia não costuma ser necessária.

Geralmente, objetiva-se INR de 2-3. Pacientes portadores de prótese mecânica mitral ou múltiplas próteses mecânicas ou com histórico de eventos recorrentes podem se beneficiar de um alvo terapêutico de 2,5-3,5. O INR deve ser dosado após 3 dias do início do tratamento. Recomenda-se, então, que esse exame seja repetido a cada 3 dias até que seja atingida a meta preconizada.

A dose inicial de varfarina deve ser de 5 mg/dia, VO. Essa dose deve ser < 5 mg/dia para pacientes idosos, portadores de hepatopatia, desnutrição ou pacientes em uso de drogas capazes de interferir diretamente no metabolismo desse antagonista da vitamina K.

Pacientes que se mantêm com o INR abaixo do alvo podem ter sua dose total semanal de varfarina aumentada em 20%, com monitorização mais frequente até sua estabilização. Do mesmo modo, pacientes sem complicações hemorrágicas e com INR > 5 devem ter sua dose total semanal reduzida em 20%, com monitorização cuidadosa dos sintomas e do TP.

Em caso de intoxicação varfarínica, os pacientes em uso de antagonistas da vitamina K com INR fora da faixa terapêutica demandam manejo cuidadoso. A conduta deve ser individualizada a depender dos valores do INR ou da ocorrência de eventos hemorrágicos. A Tabela 1 é uma adaptação das principais recomendações do American College of Chest Physicians a respeito dessas situações.

Tempo da anticoagulação

Recomenda-se manter a terapia anticoagulante quando do diagnóstico de trombose venosa profunda ou de tromboembolismo pulmonar por pelo menos 3-6 meses, se controlados os fatores de risco. A terapia perene pode ser considerada em caso de TEV idiopático (sem fatores de risco associados) ou se for exclusivamente relacionado ao diagnóstico de algumas trombofilias ou no caso de síndrome pós-trombótica. A conduta deve ser individualizada no caso de eventos recorrentes ou de acometimento de territórios com alto risco de complicações, como SNC ou circulação esplâncnica. Nesses casos, a tendência é manter o tratamento por tempo indeterminado.

Anticoagulantes orais diretos (Tabela 2)

Novas drogas foram desenvolvidas com o intuito de facilitar a anticoagulação. Trata-se de medicamentos de administração VO que não demandam monitorização laboratorial frequente pois possuem alvos específicos no processo hemostático (diferentemente dos antagonistas da vitamina K, que agem sobre diversas vias metabólicas e diferentes substratos). Até o presente momento, os exames laboratoriais empregados para a monitorização da anticoagulação por esses novos fármacos não estão amplamente difundidos. Os testes de triagem como TP, TTPa e tempo de trombina não refletem a atividade biológica desses novos anticoagulantes de forma fidedigna.

Acredita-se que ocorram menos interações desses fármacos com a dieta e com outras medicações em uso pelos pacientes. Apesar dos novos anticoagulantes orais terem uma meia-vida curta, o que leva a maior segurança em caso de sangramentos. Seu uso está contraindicado em pacientes com insuficiência renal grave, insuficiência hepática avançada, gravidez e lactação. O uso concomi-

Tabela 1 Alterações do INR e conduta sugerida

Situação	Conduta
INR < 5 sem evidência de hemorragia	Diminuir ou omitir dose e monitorizar INR frequentemente Se o INR estiver ligeiramente acima do alvo terapêutico, apenas observar (nível de evidência 1C)
INR ≥ 5 e < 9 sem evidência de hemorragia	Omitir as próximas doses (até 2 dias consecutivos) e monitorizar INR frequentemente Ajustar a dose total quando o INR atingir a meta Pode-se administrar vitamina K1 (1-2,5 mg, VO), sobretudo se houver maior risco de sangramento (nível de evidência 1C) Se for necessária correção mais rápida do INR, pode-se administrar vitamina K1 até 5 mg, VO; neste caso, espera-se correção do INR em até 24 horas (nível de evidência 2C)
INR ≥ 9 sem evidência de hemorragia	Suspender varfarina e administrar vitamina K1 (2,5-5 mg, VO) Espera-se que o INR normalize em 24-48 horas (nível de evidência 1B) Doses adicionais de vitamina K1 podem ser oferecidas se necessário Uma vez atingido o alvo do INR, deve-se reduzir a dose total da varfarina
Evento hemorrágico significativo em qualquer INR	Suspender varfarina e administrar vitamina K1, 10 mg, EV Administrar plasma, 10-20 mL/kg, e monitorizar INR Pode-se repetir a dose de vitamina K em até 12 horas (nível de evidência 1C)
Hemorragia com risco de morte	Suspender varfarina, administrar plasma, 10-20 mL/kg, em *bolus* (pode ser necessário suplementar 1/3 dessa mesma dose de plasma a cada 8 horas para controle dos sintomas) e suplementar vitamina K1, 10 mg, EV Monitorizar INR (nível de evidência 1C)

Adaptada de Ansell J, Hirsh Jr, Poller L, Bussey H, Jacobson A, Hylek E.The pharmacology and management of the vitamin K antagonists: the Seventh ACCP Conference on Antithrombotic and Thrombolytic Therapy. Chest 2004;126(3 Suppl):204S-33S.

Tabela 2 Novos anticoagulantes e suas características farmacológicas

Droga	Ação	Meia-vida
Apixabana	Inibidor direto do fator Xa	10-14 horas
Dabigatrana	Inibidor direto da trombina	14-17 horas
Rivaroxabana	Inibidor direto do fator Xa	4-9 horas
Edoxabana	Inibidor direto do fator Xa	10-14 horas

tante dos DOACS e drogas antirretrovirais está proscrito. Alguns agentes neutralizadores específicos para essas drogas foram desenvolvidos pela indústria farmacêutica. O idarucizumab, antagonista da dabigatrana, está disponível no Brasil enquanto o andexanet-alpha (sem registro vigente na Anvisa), antagonista dos inibidores diretos do fator X, ainda não. Em casos de intoxicação geralmente se opta por descontinuar a droga, adotar medidas locais e adotar suporte transfusional se necessário. O uso de agentes de *bypass*, como o concentrado de complexo protrombínico, pode ser indicado. Seu uso deve ser criterioso e com adequada monitorização pelo aumento do risco trombótico relacionado à droga.

No Brasil, a rivaroxabana, a apixabana e a edoxabana estão aprovadas para uso em pacientes com fibrilação ou *flutter* atrial não valvulares (prevenção de AVC), para prevenção de trombose venosa profunda em pacientes cirúrgicos ortopédicos (artroplastia de joelho e quadril) e para o tratamento de tromboembolismo agudo. A edoxabana está aprovada para uso em pacientes com fibrilação ou *flutter* atrial não valvulares (prevenção de AVC), para o tratamento de tromboembolismo agudo.

A dabigatrana, bem como a edoxabana, foram aprovadas pela Anvisa para fibrilação ou *flutter* atrial não valvulares (prevenção de AVC) e para prevenção de trombose venosa profunda em pacientes cirúrgicos ortopédicos (artroplastia de joelho e quadril) e para também para o tratamento de tromboembolismos agudos.

Para o tratamento de TEV, a dabigatrana e a edoxabana foram aprovadas para uso concomitante a anticoagulante parenteral nos primeiros 5-10 dias do evento agudo..

FILTRO DE VEIA CAVA

Os filtros de veia cava são empregados na prevenção de tromboembolismo pulmonar em pacientes com contraindicação à anticoagulação. Existem dispositivos temporários ou de implantação permanente, que podem ser uma estratégia interessante inclusive para pacientes com diagnóstico de TEV que devem ser submetidos a cirurgia iminente.

Deve-se atentar para o fato de que esses dispositivos não protegem contra a progressão da extensão da trombose e que não protegem contra a ocorrência de novos eventos. Mais ainda, esses dispositivos não protegem contra embolização de eventos trombóticos a montante da sua localização. Idealmente, quando se indica a passagem do filtro de veia cava, deve-se considerar a passagem de filtros removíveis, e que se programe com a equipe de cirurgia vascular a retirada do dispositivo tão logo os riscos hemorrágicos reduzam e permitam o uso de anticoagulante sistêmico.

▪ BIBLIOGRAFIA

Ageno W, Gallus AS, Wittokwsky A, Crowther M, Hylek EM, Palareti G. Antithrombotic therapy and prevention of thrombosis. American College of Chest Physicians evidence-based clinical practice guidelines. 9.ed. Chest 2012;141(2 Suppl):e44S-88S.

Ansell J, Hirsh J, Hylek E, Jacobson A, Crowther M, Palareti G. Pharmacology and management of the vitamin K antagonists. American

College of Chest Physicians evidence-based clinical practice guidelines. 8.ed. Chest 2008;133(Suppl. 6):160-98.
Ansell J, Hirsh Jr, Poller L, Bussey H, Jacobson A, Hylek E.The pharmacology and management of the vitamin K antagonists: the Seventh ACCP Conference on Antithrombotic and Thrombolytic Therapy. Chest 2004;126(3 Suppl):204S-33S.
British Committee for Standards in Haematology Writing Group, Baglin TP, Brush JM, Streiff M. Guidelines on use of vena cava filters. Br J Haematology 2006;134:590-5.
Clé DV, Garcia AA, Brunetta DM, Schwartzmann PV, Moriguti J. Anticoagulação em pacientes hospitalizados. Medicina (Ribeirão Preto) 2010;43(2):107-17.
Garcia D, Edward Libby E, Mark A. The new oral anticoagulants. Crowther Blood 2010;115:15-20.
Pollack Jr CV, Reilly PA, Eikelboom J, Glund S, Verhamme P, Bernstein RA, et al. Idarucizumab for dabigatran reversal. N Engl J Med 2015;373:511-20.
Rojas-Hernandez CM, Garcia DA. The novel oral anticoagulants. Semin Thromb Hemost 2013;39:117-26.
Siegal DM, Curnutte JT, Connolly SJ, Lu G, Conley PB, Wiens BL, et al. Andexanet alfa for the reversal of factor Xa inhibitor activity. N Engl J Med 2015;373:2413-24.
Tromboembolismo venoso: profilaxia em pacientes clínicos. Projeto Diretrizes; 2005.
You JJ, Singer DE, Howard PA, Lane DA, Eckman MH, Fang MC, et al. Antithrombotic therapy for atrial fibrilation. American College of Chest Physicians Evidence-Based Clinical Practice Guidelines. 9.ed. Chest 2012;141(2):e531S-75S.

165 PRINCÍPIOS DE HEMOTERAPIA

Elisabetta Sachsida Colombo, Carla Luana Dinardo

DEFINIÇÃO

Define-se por hemoterapia o conjunto de procedimentos que compreendem a transfusão de hemocomponentes e hemoderivados como terapia de suporte aos pacientes. O uso racional desses recursos contribui para o tratamento de inúmeras doenças. Sua indicação deve ser criteriosa, e seus potenciais efeitos adversos devem ser sempre levados em consideração.

Algumas observações devem ser feitas quando da indicação de transfusões:

- antecedentes transfusionais dos pacientes;
- preenchimento adequado das requisições de hemocomponentes e hemoderivados;
- adequada monitorização do paciente ao receber um hemocomponente ou hemoderivado.

HEMOCOMPONENTES *VS.* HEMODERIVADOS

Hemocomponentes e hemoderivados são produtos distintos. Denominam-se hemocomponentes os produtos originados do processamento do sangue total, e hemoderivados, os produtos obtidos pelo fracionamento do plasma, produzidos em escala industrial. Os hemocomponentes ainda podem sofrer outros tipos de processamento, de acordo com a necessidade de cada paciente:

- concentrado de hemácias: obtido a partir de doadores voluntários hígidos. Seu armazenamento adequado é em 2-6°C. A infusão de cada bolsa deve ser realizada em 1-4 horas. Cada bolsa possui um volume aproximado de 250 mL. Cada unidade pode aumentar em 1 g/dL os níveis de Hb em um adulto de aproximadamente 70 kg. São indicados em quadros de anemia aguda ou crônica sintomática. O objetivo é proporcionar adequada perfusão tecidual, assim, a conduta deve ser individualizada, e os riscos e benefícios aos pacientes, ponderados;
- concentrado de plaquetas: obtido a partir de doadores voluntários hígidos. Seu armazenamento adequado é em temperatura ambiente (22-24°C) e em agitação constante. Em condições adequadas de armazenamento, sua validade é de 5 dias. Fora de agitação, o concentrado de plaquetas estará viável por até 24 horas, enquanto persistir a opalescência da bolsa, denominada *swirling*, que denota as boas condições do hemocomponente. É indicado para paciente plaquetopênico exibindo quadro hemorrágico ou para profilaxia desses eventos. Indica-se 1 UI de concentrado de plaquetas randômicas (obtidas de diversos doadores) para cada 7-10 kg de peso ou 1 unidade de plaquetas obtidas por aférese. A transfusão de plaquetas está proscrita em casos de púrpura tropocitopênica trombótica ou trombocitopenia induzida por heparina (HIT), salvo exceções que demandem conduta individualizada e supervisionada por médico hematologista. Sabe-se que pacientes com contagem < 10.000 plaquetas/mm^3 são mais propensos a hemorragia espontânea. A Tabela 1 mostra a contagem mínima de plaquetas necessária para alguns procedimentos invasivos. Existem 2 tipos de concentrados de plaquetas: concentrado de plaquetas por aférese e concentrado de plaquetas randômicas. Seu rendimento é teoricamente equivalente: 1 UI de concentrado de plaquetas por aférese, obtida de um único doador, corresponde a uma média de 6-8 UI de concentrado de plaquetas randômicas ABO isocompatíveis, ou seja, obtidas de diversos doadores portadores do mesmo grupo sanguíneo ABO. Cada unidade de plaquetas randômicas contém aproximadamente 55.000.000.000 plaquetas em 50-60 mL de plasma. As unidades coletadas por aférese ofertam, em média, 300.000.000.000 plaquetas em 200-300 mL de plasma. É importante ressaltar que, em caso de indisponibilidade de hemocomponente isogrupo, a compatibilidade ABO não é condição obrigatória para sua transfusão;
- plasma fresco congelado: produto obtido pela centrifugação do sangue total e armazenado a −20°C a

Tabela 1 Contagem mínima plaquetária para procedimentos invasivos

Procedimento	Número mínimo de plaquetas
Biópsia de medula óssea	20.000/mm^3
Endoscopia digestiva alta	20.000/mm^3 (se biópsia, 50.000/mm^3)
Broncoscopia	20.000/mm^3 (se biópsia, 50.000/mm^3)
Cirurgias de médio e grande porte	50.000/mm^3
Cirurgias oftalmológicas	100.000/mm^3
Neurocirurgia	100.000/mm^3
Punção de liquor	30.000/mm^3
Exodontia	50.000/mm^3
Passagem de cateter venoso central	20.000/mm^3 (eletiva)
Paciente onco-hematológico estável	10.000/mm^3

Adaptada de Brasil. Ministério da Saúde. Guia para o uso de hemocomponentes. Brasília: Ministério da Saúde; 2010. p. 35-36.

–30°C. Este hemoderivado é rico em albumina, fibrinogênio e todos os fatores de coagulação. Cada mL de plasma fresco congelado possui 1 UI de atividade de fatores de coagulação. Deve ser preferencialmente ABO compatível. É indicado para paciente portador de coagulopatias, púrpura trombocitopênica trombótica, intoxicação varfarínica com evento hemorrágico associado e em caso de transfusão maciça. Em geral, administram-se 10-20 mL/kg em dose de ataque, seguida da mesma dose fracionada a cada 8 horas;

- crioprecipitado: é uma fração do plasma fresco congelado rica em fator VIII, fator XIII, fibrinogênio e fator de von Willebrand. Cada 15 mL contêm 80-150 UI de fator VIII e 150 mg de fibrinogênio. É indicado em caso de hipofibrinogenemia, transfusão maciça e coagulação intravascular disseminada;
- granulócitos: obtidos por meio de voluntários sadios mediante doação por aférese. Indica-se como recurso de exceção para pacientes neutropênicos portadores de quadros infecciosos graves;
- hemocomponentes irradiados: são hemocomponentes que recebem irradiação de 25 Gy com o intuito de inativar linfócitos do doador, que podem ser responsáveis por doença do enxerto *versus* hospedeiro transfusional. São indicados para pacientes imunossuprimidos, neutropênicos ou submetidos a transplante de medula óssea;
- hemocomponentes filtrados: a filtragem tem por objetivo remover leucócitos dos hemocomponentes e, consequentemente, reduzir a produção de citocinas na bolsa, que pode acarretar reações febris não hemolíticas. O processo de filtragem ainda minimiza o risco de transmissão de citomegalovírus, *transfusion-related lung injury* (TRALI) e aloimunização HLA. Os hemocomponentes podem ser filtrados pré-estocagem ou pós-estocagem, com instalação de filtros à beira do leito. O processo de filtragem pré-estocagem é mais eficaz no que diz respeito à prevenção de reações febris não hemolíticas;
- hemocomponentes lavados: sofrem processo de lavagem em SF seguida de centrifugação, de modo a reduzir a quantidade de proteínas exógenas potencialmente alergênicas ao paciente. Após o processo de lavagem, o hemocomponente deve ser usado em até 24 horas. São indicados para pacientes com antecedente de reações alérgicas ou anafilactoides em transfusões prévias;
- hemocomponentes fenotipados: minimizam a possibilidade de aloimunização. São indicados para pacientes sob regime transfusional crônico (p. ex., portadores de anemia falciforme ou talassemia maior);

REAÇÕES TRANSFUSIONAIS

As reações transfusionais podem ser classificadas em:

- agudas: ocorrem em < 24 horas após a infusão. São exemplos: reação febril não hemolítica, reações alérgicas ou anafilactoides, reações anafiláticas, TRALI, reação hemolítica por incompatibilidade ABO;
- tardias: ocorrem em > 24 horas após a infusão. São exemplos: reações hemolíticas tardias, doença do enxerto *versus* hospedeiro transfusional, transmissão de infecções virais, hemossiderose.

Deve-se suspeitar de sua ocorrência quando houver evidência de alterações dos sinais vitais, como hipertermia e hipotensão. *Rash*, dor abdominal e desconforto respiratório devem ser cuidadosamente monitorizados.

Na suspeita de uma reação transfusional aguda, algumas medidas devem ser prontamente tomadas:

- interromper imediatamente a transfusão;
- manter o acesso venoso e hidratar paciente com SF;
- checar as etiquetas de identificação da bolsa;
- recomenda-se não descartar a bolsa para que sejam feitas as análises pertinentes;
- checar sinais vitais e proceder à estabilização do paciente;
- notificar o banco de sangue ou a agência transfusional do serviço de saúde;
- colher amostras de sangue e urina para provas de hemólise, culturas e testes de compatibilidade;
- registrar a ocorrência detalhadamente em prontuário.

Reação febril não hemolítica

Trata-se de uma reação aguda imunomediada, observada na infusão de hemocomponentes e hemoderivados. Ocorre em decorrência da infusão de citocinas presentes na bolsa ou de resposta aos leucócitos presentes na bolsa. Também podem ser resultantes de reações alérgicas às proteínas exógenas presentes nesses produtos. Em geral, é momentânea e não oferece maiores riscos ao paciente. A suspeita ocorre quando há elevação da temperatura acima de 38°C entre o início da transfusão e até 4 horas após o término e taquicardia.

Deve-se interromper a transfusão e observar atentamente o paciente. Indica-se o uso de medicações de alívio sintomático como dipirona.

Reações hemolíticas agudas

São quadros graves e súbitos que se manifestam poucos minutos após a administração de um concentrado de hemácias. Eventuais falhas como trocas de amostras, identificações equivocadas ou trocas de bolsas podem culminar nesse evento potencialmente fatal.

Sinais como dor abdominal intensa, débito urinário escuro, hipotensão e sinais de má perfusão tecidual devem ser prontamente identificados.

Deve-se interromper imediatamente a transfusão, oferecer expansão com SF para manter débito urinário adequado, oferecer analgesia e proceder à estabilização do paciente, preferencialmente em UTI. O banco de sangue deve ser notificado assim que possível, e a bolsa e amostras do paciente, encaminhadas para análise.

Reações hemolíticas tardias

Podem ocorrer dias ou até meses após o procedimento transfusional. Observa-se hemólise extravascular IgG-mediada por aloimunização. Deve-se realizar pesquisa de anticorpos irregulares para seu diagnóstico.

CONTAMINAÇÃO DE HEMOCOMPONENTES

Bactérias criofílicas Gram-negativas, como *Yersinia*, podem ser responsáveis pela contaminação de concentrados de hemácias. Os concentrados de plaquetas, por sua vez, são mais comumente contaminados com bactérias Gram-positivas como *Staphylococcus aureus*, *Staphylococcus epidermidis* e *Streptococcus* sp. Sinais como elevação da temperatura, taquicardia, hipotensão, tremores e desconforto respiratório podem sugerir o quadro.

Deve-se interromper a transfusão, colher amostras do paciente para hemocultura e análises adicionais, iniciar antibioticoterapia empírica conforme a necessidade, notificar o banco de sangue assim que possível e encaminhar bolsa para análise.

TRALI

Trata-se de quadro de desconforto respiratório associado a infiltrado pulmonar intersticial que pode surgir até 6 horas após a transfusão. Acredita-se que sua fisiopatologia esteja relacionada à infusão de anticorpos anti-HLA ou anti-HNA presentes na bolsa que levam à ativação de leucócitos e ao aumento da permeabilidade vascular pulmonar. A maioria dos doadores implicados com a ocorrência de TRALI são mulheres multíparas.

Caracteriza-se por quadro de insuficiência respiratória e hipoxemia. Pode estar associado a quadro febril e hipotensão. É diagnóstico diferencial de síndrome da angústia respiratória aguda e de edema agudo pulmonar.

Para o tratamento, indica-se o uso de suporte ventilatório. A utilização de corticosteroides é controversa.

DOENÇA DO ENXERTO *VERSUS* HOSPEDEIRO TRANSFUSIONAL

Trata-se de condição rara e potencialmente fatal. Pode manifestar-se a partir do 2° dia até 1 mês após a transfusão. Sua fisiopatologia consiste na enxertia de linfócitos T viáveis do doador no organismo do paciente imunossuprimido, gerando resposta imune. Observam-se insuficiência hepática, hemorragias e infecções associadas ao quadro. A irradiação de hemocomponentes previne a condição.

TRANSFUSÃO MACIÇA

Definida pela transfusão de mais de 8 UI de concentrados de hemácias em 24 horas ou uma volemia em 24 horas. O paciente pode exibir complicações como hipocalcemia, hiperpotassemia, hipomagnesemia, hipotermia e coagulopatias.

Deve-se corrigir os distúrbios hidroeletrolíticos e ofertar concentrados de plaquetas e plasma fresco congelado ao paciente, além de atentar para a manutenção de temperatura corpórea adequada.

A fórmula 1 concentrado de hemácias: 1 unidade de plasma : 1 unidade de plaquetas é comumente utilizada para facilitar o cálculo de hemocomponentes e o manejo dessas situações.

AFÉRESE TERAPÊUTICA

Trata-se de procedimento que consiste na centrifugação do sangue total do paciente *in vivo* a fim de separá-lo em suas fases e proceder à coleta ou à retirada de um produto de interesse. Concomitantemente ao seu processamento, o sangue é devolvido ao paciente.

Esse procedimento pode ser empregado na coleta de plaquetas, granulócitos e células CD34+ para transplante de medula óssea. Alguns pacientes portadores de anemia falciforme se beneficiam da eritrocitoaférese, que consiste na substituição parcial da sua massa eritrocitária por sangue de doador hígido, reduzindo-se assim os níveis de Hb S. O procedimento de aférese também pode ser utilizado para realização de trocas plasmáticas (plasmaférese), procedimento fundamental no tratamento da púrpura trombocitopênica trombótica e de algumas doenças autoimunes.

BIBLIOGRAFIA

Bordin JO, Langhi Jr DM, Covas DT. Hemoterapia: fundamentos e prática. São Paulo: Atheneu; 2007.

Brasil. Ministério da Saúde. Guia para o uso de hemocomponentes. Brasília: Ministério da Saúde; 2010.

Brasil. Ministério da Saúde. Portaria n. 2.712, de 12 de novembro de 2013. Regulamento técnico de procedimentos hemoterápicos. DOU, 13 de novembro de 2013. Disponível em: http://bvsms.saude.gov.br/bvs/saudelegis/gm/2013/prt2712_12_11_2013.html.

Delaney M, Wendel S, Bercovitz RS, Cid J, Cohn C, Dunbar NM, et al. Transfusion reactions: preventions, diagnosis, and treatment. Lancet 2016;S0140-6736:01313-6.

Roback JD, Combs MR, Grossman BJ, Hillyer CD. American Association of Blood Banks technical manual. 16.ed. Bethesda: AABB; 2008.

166 TRANSPLANTE DE MEDULA ÓSSEA

Diogo Klöppel Cardoso, José Ulysses Amigo Filho, Patricia Eiko Yamakawa

O transplante de células progenitoras hematopoiéticas (TCPH) foi desenvolvido pelos trabalhos do Dr. E. Donnall Thomas et al. por volta da década de 1960, sendo hoje utilizado principalmente no tratamento de doenças hematológicas: benignas ou malignas, hereditárias ou adquiridas.

MODALIDADES E INDICAÇÕES

- A indicação para TCPH leva em consideração fatores como tipo e estádio da doença, resposta ao tratamento inicial, idade, comorbidades do paciente e grau de compatibilidade do doador (Tabela 1).

ASPECTOS TÉCNICOS

- Cronologia: Por convenção, o dia da infusão das células tronco hematopoiéticas é considerado D0. Todos os dias que antecedem o D0 são precedidos com o símbolo de subtração (–) em ordem decrescente (D-2, D-1, etc.). Já os dias que sucedem o D0 são precedidos com o símbolo de adição (+) em ordem crescente (D+1, D+2, etc.).
- Mobilização: é o preparo do receptor e/ou doador para a coleta de células progenitoras hematopoiéticas para o transplante. Consiste em estimular a medula a produzir grandes quantidades de células imaturas (CD34+) através de fatores de crescimento (G-CSF ou GM-CSF) ou por meio da associação de ciclofosfamida.
- Fonte de células progenitoras hematopoiéticas: no transplante autólogo, praticamente em todos os casos a fonte é sangue periférico (aférese), já no alogênico, a fonte pode ser de sangue periférico, medula óssea (coleta em crista ilíaca posterior 10-20 mL/kg do receptor) ou cordão umbilical (receptores de até 50 kg por cordão).
- Condicionamento: no transplante autólogo, seu objetivo é intensificar as doses de quimioterápicos que seriam limitados pela toxicidade hematológica. No alogênico, o objetivo é a destruição das células doentes e da própria medula óssea do receptor, além da imunossupressão do recipiente que seja suficiente para prevenir a rejeição das células tronco do doador. São constituintes de regimes de condicionamento comuns, a irradiação corporal total (ICT), ciclofosfamida, busulfan, globulina antitimocítica, anticorpos monoclonais, melfalan, carmustina, etoposide, fludarabina entre outros.
- Enxertia medular: consiste no primeiro dos três dias consecutivos com contagem absoluta de neutrófilos $\geq 500 \times 10^6$/L após a fase de aplasia do transplante de medula óssea.

INFECÇÕES

- Uma das maiores causas de mortalidade não relacionada à doença de base em pacientes pós-transplante. Deficiências imunes que ocorrem no período pós-transplante podem ser divididas em fases previsíveis baseadas no período da enxertia com infecções características em cada fase (Figura 1). A antibioticoprofilaxia recomendada para pacientes que se submetem a transplante de medula é descrita na Tabela 2. As principais infecções que ocorrem após o transplante de medula são descritas na Tabela 3. Os diagnósticos diferenciais entre as principais síndromes infecciosas e não infecciosas pós-transplante são explicitados na Tabela 4.

NEUTROPENIA FEBRIL

- Febre (temperatura ≥ 38°C por uma hora ou pico único de temperatura ≥38,3°C) e neutropenia (neutrófilos < 500×10^6/L). Devem ser coletados dois pares de hemocultura (de cateter central e veia periférica) e introduzida antibioticoterapia empírica de amplo espectro em até uma hora da detecção do quadro (Tabela 5). Se o paciente permanece febril por 3 a 5 dias sem identificação de foco infeccioso, deve-se realizar intensa investi-

Tabela 1 Conceitos e indicações das principais modalidades de transplante de medula óssea

Tipos de TCPH	Indicações usuais
Autólogo ▪ CPH coletadas do próprio paciente previamente à administração de quimioterápicos em alta dose (condicionamento), cujo objetivo é erradicar doença subjacente ▪ Utilizado como terapia de consolidação ▪ Não causa doença do enxerto *versus* hospedeiro (DECH)	Leucemia promielocítica aguda recaída Linfoma de células do manto, linfomas de células T em primeira remissão Linfoma não Hodgkin (LNH) em primeira recidiva quimiossensível Linfoma de Hodgkin refratário ou recaído, quimiosensível Mieloma múltiplo Tumores germinativos em recidiva, sensíveis aos tratamentos convencionais
Alogênico ▪ CPH de doador selecionado por testes de compatibilidade (HLA) realizados em familiares do paciente ou em bancos de medula óssea ▪ O enxerto é livre de malignidade: efeito benéfico enxerto versus tumor, porém maior risco de DECH. O período de pancitopenia pós-transplante é maior comparado ao autólogo e geralmente utilizam-se imunossupressores como profilaxia de DECH. Esses dois fatores aumentam o risco de complicações, especialmente infecções ▪ HLA *fullmatch*: 100% compatível com o receptor. Melhores taxas de sobrevida global e livre de progressão. O não aparentado compatível tem resultados próximos ao aparentado, porém tem como empecilho a disponibilidade ▪ Parcialmente compatível: HLA do doador apresenta lócus diferentes do paciente, podendo ter um ou mais antígenos diferentes (*mismatch*) ▪ Haploidêntico: 50% compatível com o receptor, usualmente doador familiar em pacientes sem os doadores citados anteriormente. Procedimento complexo exige condicionamento específico e cuidados pelo maior risco de DECH e infecções	Doenças não neoplásicas ▪ Anemia aplástica grave/muito grave ▪ Anemia de Fanconi ▪ Imunodeficiências (Chediaki Higashi, Wiskott-Aldrich) ▪ Talassemia maior ▪ Anemia falciforme com manifestações graves, e com doador aparentado disponível Doenças neoplásicas ▪ LMA em primeira remissão com fatores de mau prognóstico ou em segunda remissão ▪ Leucemia linfocítica aguda (LLA) em primeira remissão com fatores de mau prognóstico/remissões subsequentes ▪ Leucemia mieloide crônica fase acelerada ou blástica, ou refratária ao tratamento ▪ Síndromes mielodisplásticas de risco intermediário ou alto, incluindo leucemia mielomonocítica crônica ▪ Mielofibrose primária em evolução ▪ LNH em segunda ou terceira remissão
Outros: ▪ Singênico: células progenitoras hematopoiéticas provenientes de um gêmeo idêntico. Risco mínimo de causar DECH, porém menor efeito enxerto versus tumor ▪ Minialogênico: uso de condicionamento de intensidade reduzida (não mieloablativo) ▪ Tandem: duplo transplante autólogo programado ▪ Cordão: apesar de ter disponibilidade imediata, estar relacionado a menor contaminação viral (ex.: citomegalovírus e Epstein-Barr) e menor taxa de DECH, tem como desvantagem o número limitado de células progenitoras hematopoéticas, podendo contribuir para atraso e falha de enxertia, restringindo seu uso em adultos. A utilização do sangue de cordão também não disponibiliza o doador para nova doação se necessário	

TCPH: transplante de células progenitoras hematopoiéticas.

Tabela 2 Antibioticoprofilaxia recomendada durante transplante de medula óssea

Antibiótico	Modo de uso
Ivermectina	12 mg (VO) em dose única no dia da internação
Levofloxacina	500 mg (VO ou EV) ao dia durante todo o período de neutropenia
Aciclovir	400 mg (VO ou EV) de 12 em 12 horas do início do condicionamento até 6 meses após o término da imunossupressão
Valaciclovir*	500 mg (VO) de 12 em 12 horas do início do condicionamento até 6 meses do término da imunossupressão
Fluconazol**	400 mg (VO ou EV) uma vez ao dia do início do condicionamento ao D+30
Voriconazol***	200 mg (VO) de 12 em 12 horas do início do condicionamento ao D+30
Posaconazol***	200 mg (VO) de 8 em 8 horas do início do condicionamento ao D+30
Sulfametoxazol + trimetropim	400/80 mg (VO) uma vez ao dia do D+30 ao D+100

* Alternativa ao aciclovir. Em pacientes com histórico de infecção por citomegalovírus, considerar ganciclovir profilático. ** Em pacientes com contraindicação ao uso de azólicos utilizar como agentes alternativos equinocandinas (micafungina, anidulafungina, caspofungina). *** Alternativas ao fluconazol em pacientes submetidos a transplante por leucemia mieloide aguda e/ou histórico de infecção por fungos filamentosos. Também em pacientes com DECH e necessidade de corticoides em doses altas por períodos prolongados.

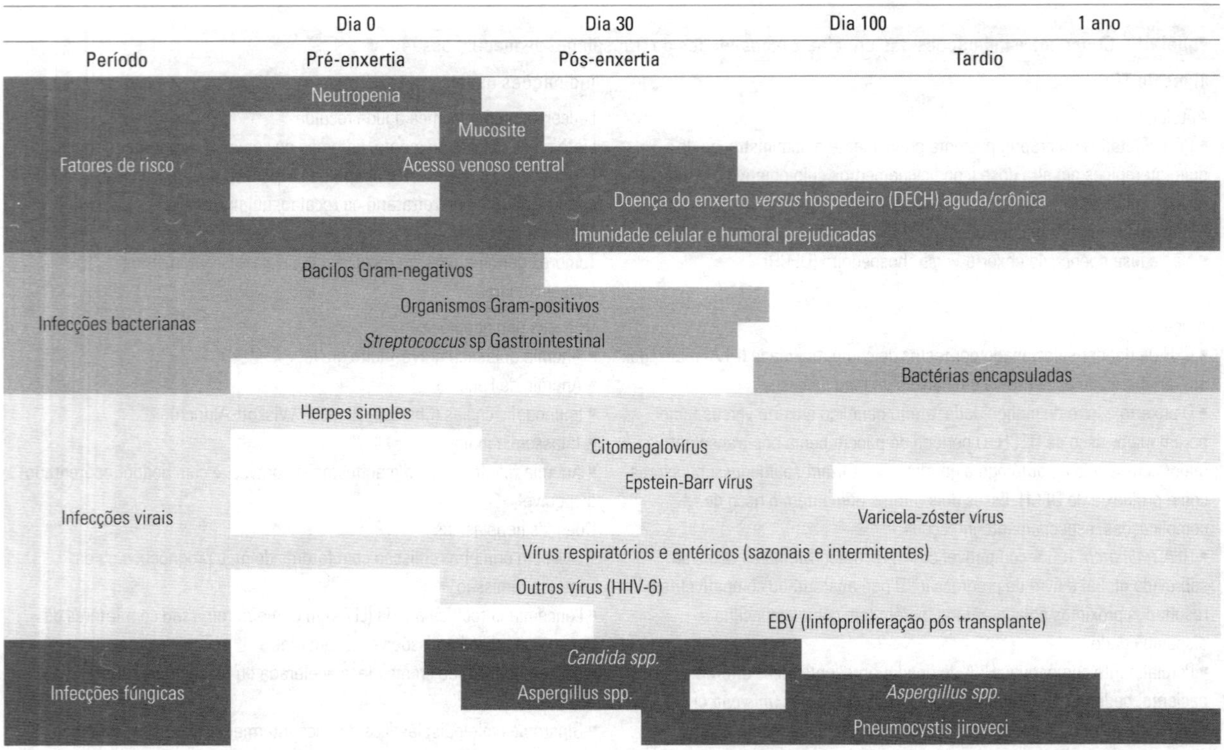

Figura 1 Principais infecções em receptores de transplante de medula óssea.

Tabela 3 Principais agentes infecciosos implicados nas infecções pós-transplante de medula óssea

Patógeno	Período de risco (semanas)	Fatores de risco	Síndrome clínica	Tratamento*
Cocos Gram-positivos	1-4	Neutropenia, mucosite, acesso central e quebra de barreira cutânea	Bacteremia	Antibioticoterapia baseada em testes de suscetibilidade
Enterobacteriaceae spp.	1-4	Neutropenia, quebra de barreira cutânea e/ou mucosa.	Bacteremia	Antibioticoterapia baseada em testes de suscetibilidade
Clostridioides difficile	1-8	Antibioticoterapia	Colite	Metronidazol Vancomicina oral
Bactérias encapsuladas**	> 12	GVHD crônico, imunossupressão crônica	Sinusite e pneumonia	Antibioticoterapia baseada em testes de suscetibilidade
Candida spp.	1-4	Neutropenia, quebra de barreira cutânea e/ou mucosa	Candidemia mucocutânea e/ou hepato-esplênica	Azóis Equinocandinas Anfotericina
Aspergillus spp.	1-4 > 8	Incompatibilidade HLA, infecção por CMV, GVHD agudo ou crônico, imunossupressão e altas doses de corticoides.	Sinusite, nódulos e/ou infiltrados pulmonares	Azóis específicos para fungos filamentosos Anfotericina
Pneumocystis jiroveci	> 4	GVHD crônico, imunossupressão	Pneumonia	Sulfametoxazol+ Trimetropim Dapsona Pentamidina (sem registro vigente na Anvisa)
Citomegalovírus	> 4	Soropositividade do recipiente e/ou doador, incompatibilidade HLA, GVHD agudo ou crônico e imunossupressão	Viremia, enterite, pneumonite intersticial	Aciclovir Valaciclovir Foscarnet****

(continua)

Tabela 3 Principais agentes infecciosos implicados nas infecções pós-transplante de medula óssea (*continuação*)

Patógeno	Período de risco (semanas)	Fatores de risco	Síndrome clínica	Tratamento*
Herpes simplex vírus	1-4	Soropositividade do recipiente, histórico de varicela, incompatibilidade HLA, GVHD agudo ou crônico, imunossupressão	Herpes cutâneo, pneumonite intersticial, hepatite	Aciclovir Valaciclovir Foscarnet****
Epstein-Barr vírus	> 4	Incompatibilidade HLA, depleção de células T	Viremia, linfoproliferação pós-transplante	Rituximab Redução da imunossupressão Quimioterapia citotóxica
Vírus respiratórios***	0-52	GVHD agudo ou crônico, imunossupressão, depleção de células T	Viremia, infecção de vias aéreas superiores e inferiores	Oseltamivir Ribavirina inalatória
Poliomavírus	>2	GVHD agudo ou crônico, incompatibilidade HLA, imunossupressão, depleção de células T	Cistite hemorrágica	Cidofovir**** (intravesical ou endovenoso)

* Dados objetivos sobre dose, tempo de tratamento e via de administração nos capítulos específicos. ** *Streptococcus pneumoniae, Haemophilus influenzae* e *Neisseria meningitidis*. *** *Influenza, Parainfluenza* e vírus sincicial respiratório. **** Sem registro vigente na Anvisa.

Tabela 4 Diagnóstico diferencial de síndromes clínicas específicas após transplante de medula óssea

Síndrome	Pré-enxertia (< 3 semanas)	Pós-enxertia imediata (entre 3 semanas e 3 meses)	Pós-enxertia tardia (> 3 meses)
Manifestações em sistema nervoso central			
Localizadas	Bactérias, fungos, *Candida* spp, AVC, toxicidade relacionada a drogas	Bactérias, toxoplasmose, fungos, recaída de doença, toxicidade relacionada a drogas	Bactérias, leucoencefalopatia multifocal progressiva (LEMP), recaída de doença, toxicidade relacionada a drogas, síndrome da encefalopatia posterior reversível (PRES)
Difusas	Bactérias, herpes simples, *Candida* spp, toxicidade relacionada a drogas	HHV-6, citomegalovírus, *Cryptococcus* spp, toxicidade relacionada a drogas	Varicela-zóster, toxicidade relacionada a drogas
Manifestações oculares	*Candida* spp, fungos	Citomegalovírus, *Pneumocystis jirovecii*, toxoplasmose	Varicela-zóster, citomegalovírus
Sinusite	Bactérias, fungos, vírus respiratórios	Bactérias, fungos, vírus respiratórios	Bactérias, fungos, vírus respiratórios
Mucosite, ulcerações mucosas			
Infeciosas	Herpes simples, *Candida* spp, agentes da mucormicose	Herpes simples, *Candida* spp, agentes da mucormicose, citomegalovírus (esofagite), Aspergillus spp (intestino delgado ou grosso)	Herpes simples, *Candida* spp, agentes da mucormicose, citomegalovírus (esofagite), *Aspergillus* spp (intestino delgado ou grosso)
Outras	DECH, toxicidade relacionada a drogas	DECH, toxicidade relacionada a drogas	DECH, toxicidade relacionada a drogas
Pneumonia			
Localizada	Bactérias, *Aspergillus* spp, outros fungos, embolia pulmonar, hemorragia	Bactérias, *Aspergillus* spp, outros fungos, *Nocardia* spp, tuberculose, micobactérias não tuberculose, recaída de doença	Bactérias, *Aspergillus* spp, outros fungos, *Nocardia* spp, varicela-zóster, linfoproliferação pós-transplante relacinada ao vírus Epstein-Barr, carcinomatose pulmonar
Difusa	Vírus respiratórios, herpes simples, regimes de condicionamento, DECH aguda, pneumonite actínica, hemorragia alveolar, SARS, reação de hipersensibilidade a drogas, pneumonite intersticial idiopática, reação de leucoaglutinina, sobrecarga volêmica, insuficiência cardíaca congestiva	Citomegalovírus, *P. jirovecii*, vírus respiratórios, *Legionella* spp, *Mycoplasma pneumoniae*, *Cryptococcus* spp, adenovírus, tuberculose, micobactérias não tuberculose, DECH aguda, pneumonite actínica, pneumonite intersticial idiopática, SARS, reação de hipersensibilidade a drogas, VOD pulmonar e insuficiência cardíaca congestiva	DECH crônica, linfoma associado ao Epstein-Barr, SARS, reação de hipersensibilidade a drogas, proteinose pulmonar, pneumonite actínica, pneumonite intersticial idiopática, bronquiolite obliterante e insuficiência cardíaca congestiva

(continua)

Tabela 4 Diagnóstico diferencial de síndromes clínicas específicas após transplante de medula óssea (*continuação*)

Síndrome	Pré-enxertia (< 3 semanas)	Pós-enxertia imediata (entre 3 semanas e 3 meses)	Pós-enxertia tardia (> 3 meses)
Esofagite	*Candida* spp, herpes simples, toxicidade relacionada a drogas	*Candida* spp, herpes simples, toxicidade relacionada a drogas	Toxicidade relacionada a drogas
Diarreia/colite	Bactérias (*Clostridioides difficile, Clostridium septicum*), enterocolite neutropênica (tiflite), toxicidade relacionada a drogas, hemorragia, infarto, enterovírus	Bactérias (*Clostridioides difficile, Clostridium septicum*), citomegalovírus, enterovírus, toxicidade relacionada a drogas, DECH aguda, sangramento, infarto	Citomegalovírus, bactérias (*Clostridioides difficile, Clostridium septicum*), enterovírus, toxicidade relacionada a drogas, DECH aguda e crônica, sangramento, infarto
Hepatite	Bactérias, herpes simples, candidíase disseminada crônica, síndrome de obstrução sinusoidal (SOS) hepática, toxicidade relacionada a drogas, DECH aguda, regime de condicionamento	Hepatite B, hepatite C, HEV, EBV, CMV, HHV-6, *P. jirovecii*, candidíase hepatoesplênica, SOS, toxicidade relacionada a drogas, DECH aguda, regime de condicionamento	Hepatite B, hepatite C, HEV, EBV, VZV, toxicidade relacionada a drogas, DECH crônica
Cistite hemorrágica	Adenovírus (raro), toxicidade da ciclofosfamida	Vírus BK, adenovírus, toxicidade da ciclofosfamida	Vírus BK
Nefrite	Bactérias	Vírus BK, CMV, adenovírus	Vírus BK e vírus JC.
Lesões cutâneas	Bactérias, herpes simples, *Candida* spp, fungos, DECH aguda, toxicidade relacionada a drogas	Bactérias, *Candida* spp, fungos, varicela-zóster, HHV-6, micobactérias não tuberculose, DECH aguda, toxicidade relacionada a drogas	Varicela-zóster, fungos, DECH crônico, toxicidade relacionada a drogas
Supressão medular	Citomegalovírus, HHV-6, falha de enxertia, toxicidade relacionada a drogas, DECH aguda	Citomegalovírus, HHV-6, falha de enxertia, toxicidade relacionada a drogas, DECH aguda	Parvovírus, citomegalovírus, HHV-6, falha de enxertia, toxicidade relacionada a drogas, DECH crônica
Infecção de corrente sanguínea	Bactérias, *Candida* spp	Bactérias (especialmente *Staphylococcus* coagulase-negativo), *Candida* spp	*Streptococcus pneumoniae, Neisseria meningitidis*
Choque (incluindo séptico)	Bactérias (*Streptococcus* alfa-hemolíticos, *Pseudomonas aeruginosa*), anafilaxia, insuficiência adrenal, complicações cardiovasculares	Bactérias (*Streptococcus* alfa-hemolíticos, *Pseudomonas aeruginosa*), anafilaxia, insuficiência adrenal, complicações cardiovasculares	Bactérias (*Streptococcus* alfa-hemolíticos, *Pseudomonas aeruginosa, Streptococcus pneumoniae, Neisseria meningitidis*), anafilaxia, insuficiência adrenal, complicações cardiovasculares
Febre sem foco aparente	Sepse bacteriana, herpes simples, vírus respiratórios, fungos, candidíase crônica disseminada, febre de origem tumoral, insuficiência adrenal, DECH aguda, infecção de cateter	Sepse bacteriana, sinusite, citomegalovírus, Epstein-Barr, HHV-6, vírus respiratórios, fungos, candidíase crônica disseminada, febre de origem tumoral, febre por droga, DECH aguda, infecção de cateter	Sepse bacteriana, sinusite, citomegalovírus, Epstein-Barr, HHV-6, vírus respiratórios, fungos, candidíase crônica disseminada, febre de origem tumoral, febre por droga, DECH crônica, pulmonar, cardíaca, infecção de cateter

Tabela 5 Tratamento antibiótico empírico da neutropenia febril

Antibioticoterapia empírica inicial em pacientes com neutropenia febril*:	
Piperacilina/tazobactan ou carbapenêmico ou ceftazidima ou cefepime EV	
Condição associada	**Associação terapêutica**
Celulite ou pneumonia	Vancomicina ou linezolida
Pneumonia ou bactéria Gram-negativa	Utilizar carbapenêmico e associar aminoglicosídeo
Sintomas abdominais/suspeita de *C. difficile*	Metronidazol ou vancomicina oral
Febre > 4 dias apesar de antibioticoterapia	Anfotericina B ou voriconazol ou equinocandina

*Baseado nos *guidelines* da ISDA 2010. Dados objetivos sobre dose, tempo de tratamento e via de administração nos capítulos específicos.

gação com procura de focos (tomografia computadorizada de tórax e seios da face e culturas seriadas, de preferência durante os picos febris).

COMPLICAÇÕES AGUDAS NÃO INFECCIOSAS

▪ As principais complicações agudas não infecciosas em TMO são descritas na Tabela 6.

COMPLICAÇÕES AGUDAS

DOENÇA DO ENXERTO *VERSUS* HOSPEDEIRO AGUDA

▪ A DECH aguda trata-se de uma síndrome sistêmica caracterizada por manifestações cutâneas (erupção cutânea dolorosa e pruriginosa), hepáticas (alterações laboratoriais semelhantes à icterícia colestática, com predomínio

Tabela 6 Principais complicações agudas não infecciosas do transplante de medula óssea

Complicação	Descrição	Tratamento
Mucosite	Lesões orais eritematosas e ulcerativas da mucosa oral pós-quimioterapia e/ou radioterapia em altas doses As lesões são dolorosas e comprometem a nutrição e aumentam o risco de infecção Além da boca, pode comprometer qualquer outra área mucosa do trato gastrointestinal podendo manifestar-se como diarreia	Controle da dor (tópico com gelo ou soluções com lidocaína e difenidramina para bochecho e terapia sistêmica incluindo opioides) Suporte nutricional (dieta pastosa ou líquida e, em casos graves, nutrição parenteral total). Manejo da xerostomia (água, saliva artificial e agentes colinérgicos) Laserterapia profilática ou terapêutica Acompanhamento odontológico é fundamental
Falha de enxertia	Falha em estabelecer enxertia hematológica Maiores riscos de infecção e mortalidade	Segunda infusão de células tronco, fatores de crescimento mieloide (filgrastim) e eritropoietina Uso de agonistas de receptores da trombopoietina (eltrombopague)
Síndrome da pega	Ocorrência nas primeiras 72 horas do início da recuperação de neutrófilos de febre alta de origem não infecciosa, "rash" cutâneo afetando > 25% da superfície corpórea (não atribuível a uma reação alérgica) e infiltrados pulmonares ou hipóxia não atribuíveis a sobrecarga hídrica, embolia pulmonar ou insuficiência cardíaca	Metilprednisolona 1 mg/kg de 12 em 12 horas por 3 dias seguido de desmame por uma semana Sempre devem ser utilizados antibióticos pela dificuldade de descartar infecções oportunistas
Síndrome da obstrução sinusoidal (SOS)	Hepatopatia causada por obstrução secundária dos sinusoides hepáticos devido a TBI e altas doses de quimioterápicos. Critérios diagnósticos: ▪ Seattle: nos primeiros 21 dias pós-transplante presença de ao menos dois critérios. Bilirrubinas ≥ 2 mg/dL; hepatomegalia dolorosa e ganho de peso > 2% do peso de base. ▪ Baltimore: nos primeiros 21 dias pós-transplante, bilirrubinas ≥ 2 mg/dL e ao menos dois critérios. Hepatomegalia dolorosa, ganho de peso > 5% e/ou ascite ▪ EBMT: dividida em duas entidades principais ▪ Clássica: nos primeiros 21 dias pós-transplante, bilirrubinas ≥ 2 mg/dL e ao menos dois critérios. Hepatomegalia dolorosa, ganho de peso > 5% e/ou ascite ▪ Tardia: SOS clássica após 21 dias, ou diagnóstico histológico ou dois ou mais critérios (com evidências de US), bilirrubinas ≥ 2 mg/dL, hepatomegalia dolorosa, ganho de peso >5% e ascite	70% dos pacientes recuperam-se espontaneamente (suporte). Para casos graves podem ser usados: ▪ Defibrotide ▪ Ácido ursodeoxicólico ▪ Heparina em altas doses ▪ Ativador do plasminogênio tecidual ▪ Antitrombina III ▪ TIPS e transplante hepático
Pneumonite intersticial	Inflamação pulmonar intersticial não bacteriana acompanhada de hipoxemia, dispneia, tosse não produtiva e, ocasionalmente, febre. Fatores de risco incluem transplante alogênico, uso de metotrexato, idade avançada, GVHD grave, intervalo > 6 meses entre o diagnóstico hematológico e o transplante, *status performance* ruim e uso de altas doses de TBI. Causas infecciosas: CMV, VSR, aspergilose e pneumocistose. Causas não infecciosas: idiopática (exclusão), hemorragia alveolar difusa	Suporte intensivo precoce e tratamento agressivo da causa de base – antibióticos para causas infecciosas, corticoides em altas doses, ventilação mecânica

Tabela 7 Estadiamento clínico da doença do enxerto *versus* hospedeiro aguda

Estágio	Achados cutâneos/*rash*	Fígado (bilirrubina)	Gastrointestinal/diarreia
+	> 25% da superfície corporal	2-3 mg/dL	> 500 mL
++	25-50% da superfície corporal	3-6 mg/dL	> 1.000 mL
+++	Eritrodermia generalizada	6-15 mg/dL	> 1.500 mL
++++	Eritrodermia generalizada com formação de bolhas e descamação	> 15 mg/dL	Dor abdominal grave com ou sem íleo

de hiperbilirrubinemia e aumento de enzimas canaliculares com discreto aumento de transaminases) e gastrointestinais (diarreia aquosa, com ou sem sangramento intestinal, pode persistir mesmo após suspensão de dieta oral). Surge em até 100 dias do transplante de células-tronco hematopoéticas alogênicas, geralmente após a enxertia.

- Tem amplo espectro de manifestação, desde as formas mais leves até a forma grave da doença, sendo relacionada a altas taxas de mortalidade nas formas mais graves e que não apresentam resposta ao tratamento imunossupressor. É associada também a complicações clínicas como reativação de infecção por citomegalovírus e herpes vírus 6, cistite hemorrágica por agentes infecciosos e pneumonia.
- A fisiopatogenia, inicialmente descrita por Billingham em 1966, inclui os seguintes pressupostos:
  - administração de células imunologicamente competentes;
  - histoincompatibilidade entre o doador e o receptor;
  - o receptor deve ser incapaz de destruir ou inativar as células transplantadas.

Os fatores de risco envolvem aspectos relacionados ao doador e receptor, citados na Tabela 8.

Tabela 8 Fatores de risco para desenvolvimento de doença do enxerto *versus* hospedeiro

Doador	Receptor
Compatibilidade HLA	Idade
Sexo (feminino → masculino)	Regime de condicionamento
Aloimunização (gestações, transfusões prévias)	Regime de prevenção de doença do enxerto *versus* hospedeiro
Fonte de células progenitoras (periférico > medula > cordão)	

Os exames complementares incluem:

- hemograma completo;
- avaliação de função hepática (bilirrubinas, AST, ALT, FAL, GGT, albumina e provas de coagulação);
- eletrólitos e função renal (podem estar seriamente alterados se diarreia volumosa);
- ultrassonografia hepática com Doppler pode ser útil para distinguir DECH de outras causas, por exemplo colecistopatia e doença veno-oclusiva do fígado;
- procedimentos endoscópicos;
- confirmação diagnóstica por meio de exame histológico.

A prevenção da doença é feita pelo uso de imunossupressores pós-transplante. Habitualmente utiliza-se combinação de ciclosporina e metotrexato, podendo ser utilizados também em associação ciclofosfamida, sirolimus, tacrolimus, micofenolato de mofetil, globulina antitimocítica.

O tratamento de DECH agudo grau 1 pode ser feito com terapia tópica (como corticoide tópico para DECH de pele leve). O tratamento de escolha para DECH agudo grau 2 ou maior é metilprednisolona 2 mg/kg/dia, sendo administrado por 7 a 14 dias e após com redução em doses graduais se resposta completa. A falha da terapia é definida por:

- progressão após 3 dias ou;
- nenhuma melhora após 7 dias ou;
- resposta incompleta após 14 dias.

A terapia de segunda linha para pacientes córtico-refratários inclui:

- ruxolitinibe;
- drogas imunossupressoras: tacrolimus, sirolimus, micofenolato de mofetil;
- globulina antitimocítica;
- anticorpos monoclonais;
- fotoaférese extracorpórea.

COMPLICAÇÕES CRÔNICAS NÃO INFECCIOSAS

DOENÇA DO ENXERTO *VERSUS* HOSPEDEIRO CRÔNICA

A DECH crônica é a principal causa de morbidade e mortalidade tardia em pacientes que se submeteram ao TCPH. Os fatores de risco são semelhantes ao DECH agudo. Usualmente manifesta-se de 100 dias a 3 anos após o transplante alogênico e costuma ser precedido por DECH agudo. Suas manifestações lembram doenças autoimunes e pode levar a sintomas debilitantes.

O diagnóstico requer pelo menos uma característica diagnóstica ou uma manifestação distintiva, com confirmação por biópsia, se pertinente. A classificação vai de DECH crônica leve a grave de acordo com o número de órgãos envolvidos e a gravidade das manifestações.

A prevenção da DECH crônica ainda é incerta. Em consequência da fisiopatogenia da DECH crônica não ser bem compreendida, o uso de regimes profiláticos é bastante limitado. Embora relacionada à DECH aguda, estudos que estenderam o tempo de uso de ciclosporina ou associaram micofenolato de mofetila ou tacrolimus na profilaxia primária não mostraram resultados significativos. Regimes de condicionamento de intensidade reduzida, apesar de levar a uma menor incidência de DECH aguda, não teve o mesmo efeito com a doença crônica.

Tabela 9 Principais complicações crônicas não infecciosas pós-TMO

Complicação	Fator de risco	Monitoramento/prevenção
Endócrinas		
Hipotireoidismo	TBI/radiação	Avaliação periódica da função da tireoide (TSH e T4 livre)
Hipogonadismo	GVHD crônico	Avaliação periódica da função gonadal (LH, FSH, testosterona)
Ocular		
Catarata	TBI/radiação	Exame ocular periódico
Ceratoconjuntivite seca	Corticosteroides/GVHD	
Oral		
Cáries	TBI/radiação	Avaliação odontológica periódica
Xerostomia	GHVD crônico	
Cardiovascular		
Doença coronariana	TBI/radiação	Avaliação clínica periódica
Doença cerebrovascular	Quimioterapia	Modificação de fatores de risco
Respiratório		
Bronquiolite obliterante	TBI / Radiação	Avaliação pulmonar periódica
Pneumonite intersticial	GVHD crônico	Interrupção do tabagismo
Hepático		
Cirrose	Hepatite B ou C	Avaliação periódica da função hepática
Sobrecarga de ferro	Transfusões	Ferritina sérica
Renal		
Nefropatia	TBI/radiação, quimioterapia, ciclosporina	Ureia e creatinina periódicas, controle de hipertensão
Esqueléticas		
Osteoporose	TBI/irradiação	Densitometria óssea periódica
Necrose avascular	Corticosteroides	
Segunda neoplasia	TBI/radiação, quimioterapia, GVHD crônico	Avaliação clínica e pesquisa periódica

O tratamento da doença é realizado desde com agentes tópicos nas formas leves até imunossupressores sistêmicos nas formas moderada e grave. O esquema mais comumente utilizado é a combinação de ciclosporina e prednisona (1-1,5 mg/kg/dia). Este é administrado por 2 semanas e então há redução gradual e lenta da medicação, de acordo com a resposta clínica. A duração da terapia costuma ser prolongada, habitualmente até 12 meses, mesmo naqueles que obtiveram a remissão da DECH crônica. Consequentemente, efeitos adversos associados a corticoterapia são comumente observados, implicando em piora da qualidade de vida.

Pacientes que não respondem de maneira adequada podem se beneficiar do uso de ruxolitinibe. Outras drogas que podem ser utilizadas são: ibrutinibe, metotrexato, rituximabe, micofenolato de mofetil, tacrolimus, talidomida.

O tratamento de suporte inclui agentes para prevenção de osteoporose (corticoterapia a longo prazo), lágrimas e saliva artificiais, analgésicos e acompanhamento multidisciplinar com fisioterapia, nutrição, odontologia, psicologia. É importante também o acompanhamento conjunto com outras áreas, por exemplo ginecologia, oftalmologia e dermatologia. Infecções oportunistas são frequentes, assim pacientes com imunossupressão prolongada devem receber profilaxia para pneumocistose. A mortalidade em pacientes com DECH crônica grave é alta e relacionada a infecções oportunistas e aumento do risco de neoplasias secundárias.

CONCLUSÃO

- Apesar do TCTH ser uma modalidade terapêutica com inúmeros avanços ao longo dos últimos anos e ter proposta curativa em muitas doenças, é ainda um procedimento complexo e relacionado a diversas complicações que requerem conhecimento e manejo clínico adequado. Seu uso deve ser bem indicado e levar em conta características clínicas tanto do receptor quanto do doador.

Tabela 10 Sinais e sintomas de DECH crônico

Órgão	Diagnóstico (suficiente para estabelecer o diagnóstico)	Distintivo (não encontrado na aguda, mas sozinho não estabelece diagnóstico)	Outros (não específico)	Ambos (crônico e agudo)
Pele	Poiquilodermia Líquen plano *like* Esclerodermia *like*	Despigmentação	Hipo/hiperpigmentação	Eritema, *rash* maculo papular, prurido
Unha		Distrofia		
Couro cabeludo		Alopecia		
Boca	Líquen plano	Xerostomia		Mucosite
Olhos		Ceratoconjuntivite seca	Fotofobia, blefarite	
Genital	Líquen plano	Erosões, fissuras		
Gastrointestinal	Constrição esofageana		Insuficiência pancreática exócrina	Anorexia, perda ponderal, diarreia
Fígado				Bilirrubina/fosfatase alcalina > 2x limite
Pulmão	Bronquiolite obliterante			
Músculo esquelético	Fasciíte, contratura articular	Miosite	Câimbras musculares, artralgia	
Hematopoiético			Trombocitopenia, eosinofilia, linfopenia	
Outros			Derrame pericárdico, pleural ou ascite	

▪ BIBLIOGRAFIA

Bouzas, Luis Fernando, et al. Consensus Guidelines for hematopoietic stem cell transplantation from the Brazilian Society for Blood and Marrow Transplantation and Cellular Therapy. J Bone Marrow Transpl Cellular Ther São Paulo 2021;4(1):9-250.

Carreras E, et al. The EBMT Handbook: hematopoietic stem cell transplantation and cellular therapies, 1. ed. atual. Cham: Springer; 2019. 702 p.

Freifeld AG, et al. Clinical practice guideline for the use of antimicrobial agents in neutropenic patients with cancer: 2010 update by the Infectious Disease Society of America. Clin Infect Dis 2011;52(4):427-431.

Hoffman R, et al. Hematology: basic principles and practice, 7. ed. London: Elsevier; 2017. 2408 p.

Taplitz RA, et al. Antimicrobial prophylaxis for adult patients with cancer-related immunosuppression: ASCO and IDSA Clinical Practice Guideline Update. J Clin Oncol 2018;14(11):692-696.

SEÇÃO 18

DOENÇAS ONCOLÓGICAS

TIAGO KENJI TAKAHASHI, MILENA PEREZ MAK

167 PRINCÍPIOS DO TRATAMENTO ONCOLÓGICO

Henrique Faria Braga, Milena Perez Mak, Tiago Kenji Takahashi

As neoplasias são a 2ª causa de mortalidade no Brasil. O tratamento oncológico sistêmico alia estratégias para permitir ganho de sobrevida e paliação de sintomas.

O conhecimento de mecanismos moleculares de carcinogênese permitiu o desenvolvimento de drogas de alvo molecular.

Radioterapia pode ser empregada como modalidade de tratamento curativo, adjuvante ou paliativo.

CONCEITOS

- Diagnóstico histopatológico: imprescindível para o tratamento sistêmico, com exceções raras como hepatocarcinomas e tumores germinativos.
- Mecanismos moleculares: são complexos, diversos e há vias de ativação celular redundantes.
- Modalidades de tratamento: cirurgia, quimioterapia (drogas citotóxicas), agentes de alvo molecular, radioterapia e imunoterapia. Todo tratamento antineoplásico pode apresentar efeitos adversos, em caráter precoce ou tardio, que podem ser clinicamente sintomáticos ou indetectáveis por meses ou anos.
- Tipos de tratamento:
  - exclusivo: modalidade única;
  - neoadjuvante: realizado antes do tratamento principal, para citorredução tumoral ou eliminação de micrometástases;
  - concomitante: quimioterapia ou hormonioterapia juntamente à radioterapia;
  - adjuvante: associação de quimioterapia após tratamento principal (cirurgia ou radioterapia) para aumentar o controle da doença por meio da eliminação de células residuais e controle de micrometástases.
- Propostas de tratamento:
  - definitiva ou curativa: exclusivamente com intenção de cura (inclui cirurgia, radioterapia isolada ou combinada a quimioterapia ou quimioterapia);
  - paliativa: controle de sintomas, em alguns casos com aumento de sobrevida.
- Estadiamento: avalia o grau de comprometimento de uma neoplasia, permitindo definir prognóstico e tratamento e uniformizar a comunicação.
- Toxicidade relacionada ao tratamento: tem graduação específica segundo o Common Toxicity Criteria National Cancer Institute, variando em 1-5 conforme a gravidade (grau 1 – efeito leve; grau 4 – necessidade de hospitalização; e grau 5 – óbito). Embora mais comumente empregada em estudos clínicos, essa classificação pode ser utilizada no dia a dia para facilitar a comunicação.
- *Performance status*: as escalas mais utilizadas são do Eastern Cooperative Oncology Group (Ecog) e de Karnofsky (Tabela 1). Sua definição é fundamental para determinar a factibilidade de um tratamento sistêmico e prognóstico do paciente.
- Resposta ao tratamento oncológico: a resposta ao tratamento oncológico das neoplasias sólidas é avaliada por parâmetros clínicos e radiológicos. O critério radiológico comumente empregado em estudos clínicos, *Response Evaluation Criteria in Solid Tumors* (Recist), também pode ser utilizado na prática clínica. O cálculo baseia-se na soma dos maiores diâmetros de até 5 lesões-alvo.

PRINCÍPIOS DE QUIMIOTERAPIA

Os agentes citotóxicos agem por destruição de células em fase de replicação celular. A medida de efeito utilizada é a taxa de resposta.

Maior intensidade é fundamental para destruir a maior quantidade de clones celulares a cada aplicação e evitar resistência.

A combinação de agentes (poliquimioterapia) visa ao aumento de taxa de resposta, não necessariamente influindo em aumento de sobrevida no caso da doença metastática.

As classes de quimioterápicos compreendem:

- antimetabólitos:
  - citarabina, gencitabina, azacitidina;

Tabela 1 Escalas do Eastern Cooperative Oncology Group e de Karnofsky

Eastern Cooperative Oncology Group	
0	Completamente ativo; capaz de realizar todas as suas atividades sem restrição
1	Restrição a atividades físicas extenuantes; é capaz de trabalhos leves e de natureza sedentária
2	Deambulante por > 50% das horas em vigília; é capaz de realizar todos os autocuidados, mas incapaz de realizar atividades profissionais
3	Capaz de realizar somente autocuidados limitados; acamado ou sentado por > 50% das horas em vigília
4	Completamente incapaz de realizar autocuidados básicos; acamado ou sentado todo o tempo
5	Óbito
Karnofsky	
100%	Normal; sem queixas ou sinais da doença
90%	É capaz de realizar suas atividades normais; há sinais ou sintomas mínimos de doença
80%	Realiza as atividades com algum esforço; há alguns sinais e sintomas de doença
70%	Cuida de si mesmo, mas é incapaz de trabalhar
60%	Requer assistência ocasional, mas é capacitado para realizar a maioria de suas necessidades pessoais
50%	Requer assistência considerável e cuidados médicos frequentes
40%	Incapacitado; necessita de assistência e cuidados médicos especiais
30%	Extremamente incapacitado; necessita de hospitalização, mas sem iminência de morte
20%	Muito doente; necessita suporte ativo
10%	Moribundo; morte iminente

Tabela 2 Avaliação de resposta por RECIST

Classificação	Definição
Resposta completa	Sem evidência de doença residual
Resposta parcial	Diminuição > 30% em relação ao basal
Doença estável	Redução < 30% ou aumento < 20%
Progressão de doença*	Aumento > 20% em relação ao nadir ou surgimento de novas lesões

* Progressão clínica, independentemente dos achados radiológicos, constitui progressão.

- fluoropirimidinas: 5-fluorouracila, capecitabina;
- antagonistas do folato: metotrexato, pemetrexede;
- análogos de purinas: fludarabina, cladrabina;
- tiopurinas: 6-mercaptopurina, 6-tioguanina;

- alquilantes: ciclofosfamida, ifosfamida, carmustina (sem registro vigente na Anvisa), procarbazina, temozolomida, entre outros;
- antraciclinas: doxorrubicina (adriamicina e adriblastina), actinomicina-d (sem registro vigente na Anvisa), entre outros;
- derivados da platina: cisplatina, carboplatina, oxaliplatina;
- inibidores da topoisomerase: irinotecano, etoposídeo;
- alcaloides da vinca: vincristina, vimblastina, vinorelbine;
- inibidores de microtúbulos/taxanos: paclitaxel, docetaxel, cabazitaxel, entre outros.

Os efeitos colaterais são dependentes de cada agente, com reações como neurotoxicidade (platinas, alcaloides da vinca e taxanos), cardiotoxicidade dose-dependente (doxorrubicina – adriamicina e adriblastina) e nefrotoxicidade (metotrexato, cisplatina e carboplatina).

A mielotoxicidade depende do emprego de poliquimioterapia e de fatores associados ao paciente, como idade e *performance status*. Em geral, o nadir da ação mielotóxica ocorre 14 dias após a administração do medicamento. Em alguns casos extremos, como no caso da carmustina, empregada para o tratamento de neoplasias do SNC, a mielotoxicidade pode ser tardia (até 4 semanas após a administração da droga).

Recentes avanços incluem o uso de anticorpos droga-conjugados em que há associação de quimioterápicos a anticorpos monoclonais, permitindo assim um tratamento alvo-dirigido com ação citotóxica.

PRINCÍPIOS DE HORMONIOTERAPIA

A hormonioterapia é empregada em pacientes com tumores cujo crescimento celular depende do estímulo de hormônios, como é o caso do câncer de mama e do câncer de próstata (Capítulos 170 e 171).

No câncer de mama, o emprego de hormonioterapia com inibidores seletivos do receptor de estrógeno (tamoxifeno), inibidores da aromatase (anastrozol, letrozol e exemestano) e antagonistas do receptor de estrógeno (fulvestranto) é reservado a casos que há expressão de receptores de estrógeno, que pode ser detectada pela imuno-histoquímica. No cenário adjuvante, essas medicações reduzem em 40% a chance de recidiva, tendo revolucionado o tratamento desse câncer nos dias de hoje.

Por sua vez, a deprivação androgênica é fundamental no controle do câncer de próstata. O 1° passo no tratamento da doença metastática consiste em castração, seja química (por meio do emprego de análogos do fator liberador do hormônio luteinizante – LHRH) ou cirúrgica. Isso leva a controle da doença em até 90% dos pacientes, em geral com duração de cerca de 18 meses.

Na progressão, outros agentes antiandrógenos, como a bicalutamida, podem ser utilizados (Capítulo 171).

Os tumores neuroendócrinos metastáticos podem levar à ocorrência de síndrome carcinoide. Análogos da somatostatina, como a octreotida, não apenas controlam os sintomas, mas também implicam ganho de sobrevida.

Em pacientes submetidos à tireoidectomia por carcinoma papilífero de tireoide, a supressão do TSH previne progressão ou recidiva de doença.

PRINCÍPIOS DO USO DE PEQUENAS MOLÉCULAS E ANTICORPOS MONOCLONAIS

Postula-se que a célula tumoral tenha as seguintes características que permitem a sua sobrevivência e geração de metástases: manutenção de sinais de proliferação celular, evasão de supressores de crescimento, mecanismos de escape a destruição imune, habilidade de imortalização replicativa, promoção de inflamação pelo tumor, ativação de invasão e metástases, indução de angiogênese, instabilidade genômica e mutação, resistência a morte celular e desregulação de vias de energia celular.

Com base nessas características, drogas precisas foram desenvolvidas, buscando interromper vias específicas das quais a célula tumoral é dependente. Essas drogas podem ser tanto:

- anticorpos monoclonais: p. ex., rituximabe, direcionado para o antígeno de superfície CD20, presente em células de linfoma;
- inibidores de tirosinaquinase: p. ex., erlotinibe, que inibe a fosforilação do receptor de crescimento epidérmico (EGFR).

Em pacientes com câncer de pulmão com mutação do EGFR, essa via encontra-se ativada, promovendo o crescimento e a proliferação celular. Com a utilização do erlotinibe, essa via é bloqueada, na prática levando a um ganho significativo de sobrevida livre de progressão.

Os anticorpos monoclonais podem ser quiméricos, humanizados ou humanos, determinando seu potencial alergênico durante a administração da medicação. Além da inibição da via, parte da ação antitumoral se dá pela reação de citotoxicidade mediada por célula dependentes de anticorpo. Os efeitos colaterais dependem do efeito da inibição de uma determinada via no tecido são. Como exemplo, a inibição da via do EGFR, tem, como efeito de classe, o surgimento de *rash* acneiforme e xerodermia. A ocorrência de mielotoxicidade com agentes dessa classe é desprezível.

Os inibidores de tirosinaquinase em geral apresentam afinidades diferentes para múltiplos alvos, tendo uma via em que apresentam uma maior atuação. Como exemplo, o sunitinibe apresenta ação antifator de crescimento vascular de epitélio (VEGF) como ação predominante, contudo, tem efeitos também em fator receptor de células-tronco (KIT) e fatores de crescimento derivados de plaquetas (PDGFR) alfa e beta, p. ex. Os efeitos colaterais são variados nessa classe de drogas, dependendo da presença do alvo em tecido são. Na classe de inibidores da via do VEGF, observam-se mielotoxicidade, hipotireoidismo e até depressão miocárdica decorrentes da presenca de fator de crescimento vascular de epitélio nesses tecidos.

PRINCÍPIOS DE IMUNOTERAPIA

Mecanismos de evasão ao sistema imune conferem maior sobrevivência às células tumorais. Recentemente, a inibição de algumas vias reguladoras negativas de imunidade tumoral mostrou resultados promissores em neoplasias sabidamente imunogênicas, como melanoma e tumores de rim, bem como em neoplasias de pulmão, nas quais o papel da imunoterapia era desconhecido.

O emprego de anticorpos monoclonais anti-CTLA4 (antígeno 4 de linfócitos T citotóxicos) mostrou ganho em sobrevida global para pacientes com melanoma e o ipilimumabe (agente dessa classe) já é utilizado clinicamente. A inibição de outros pontos de regulação imune, como as proteínas de morte celular programada 1 e ligante de PD1 (PD1 e PD-L1), leva a ganho de sobrevida global em melanoma, tumores de rim e neoplasias de pulmão, não apenas com taxas de resposta aparentemente similares ou maiores que o tratamento padrão, mas também com respostas duradouras inéditas em pacientes metastáticos.

Em câncer de próstata metastático, uma vacina de células dendríticas (sipuleucel-T, sem registro vigente na Anvisa), levou a um incremento na sobrevida de pacientes resistentes à castração quando comparada a placebo.

Estudos sobre estratégias de combinação de terapia imune e tratamento convencional (quimioterapia, radioterapia) encontram-se em andamento.

PRINCÍPIOS DA RADIOTERAPIA

Utiliza radiações ionizantes para o tratamento local e regional de doenças, em sua maioria, de causa neoplásica. Estima-se que aproximadamente 70% dos pacientes oncológicos irão necessitar de radioterapia em algum momento de seu tratamento.

A ação da radiação no tecido decorre da transferência de grandes quantidades de energia com o objetivo primário de morte das células mutadas. A ação direta e a ionização de moléculas de água no interior do núcleo celular geram lesões irreparáveis no DNA, desencadeando processos de apoptose ou perda da capacidade de replicação celular. A soma desses efeitos leva ao controle tumoral.

A técnica de administração da dose é feita em 2 modalidades:

- teleterapia: tratamento à distância, em que não há contato da fonte de radiação com o paciente. Os equipamentos mais comumente utilizados incluem o acelerador linear, cuja produção de fótons ou elétrons de alta energia (megavoltagem) ocorre por telecobaltoterapia (liberação conhecida de radiação gama por uma fonte radioativa de cobalto-60) ou, mais comumente, com aceleração de partículas;
- braquiterapia: tratamento cuja fonte de radiação é posicionada diretamente no interior do paciente próximo ao local a ser tratado, por meio de cateteres: intersticiais, endoluminais ou em aplicadores adaptados para cavidades naturais. A aplicação mais comum é no tratamento de tumores ginecológicos, e o isótopo mais utilizado atualmente é o irídio-192, por dispor de liberação de altas taxas de dose e assim proporcionar tratamentos mais rápidos e confortáveis para os pacientes.

A radiocirurgia é uma modalidade da teleterapia de função ablativa. A dose é depositada em fração única ou em até 5 frações, em pequenos volumes. A resposta tumoral está diretamente relacionada à dose total absorvida no tecido (descrita em Gy). É essencial a correta imobilização do paciente para possibilitar a reprodução diária do posicionamento e garantir a precisão do tratamento. Essa posição é simulada previamente e realiza-se uma TC para o planejamento dosimétrico.

Os recursos tecnológicos têm avançado nos últimos anos, de modalidades convencionais planares, passando pela tridimensional conformada, até a atual radioterapia de intensidade modulada para obter a melhor distribuição da dose no volume-alvo e a menor irradiação de estruturas saudáveis adjacentes.

O tratamento é, geralmente, realizado em regime fracionado até a maior dose possível chegar ao alvo. As aplicações são diárias, com duração de alguns minutos. Possibilita-se, assim, o reparo do dano subletal no tecido saudável adjacente, o controle da repopulação tumoral, a reoxigenação de células hipóxicas e a redistribuição das células tumorais no ciclo celular (sincronia à fase mais radiossensível).

Toxicidades agudas da radioterapia

Efeitos agudos dependem do volume irradiado, da dose acumulada e da sensibilidade do tecido. Possuem caráter temporário e normalmente são revertidos após a suspensão do fracionamento. Os sintomas decorrem de inflamação local com sintomas correlacionados ao órgão irradiado, sendo os principais:

- radiodermite e mucosite: toxicidades mais comuns em radioterapia. Aproximadamente 16% dos pacientes necessitam de pausas para controle das lesões. A prevenção com boa higiene tópica e bucal é primordial, além do acompanhamento conjunto com odontologista especializado. O controle é feito com hidratação local e corticosteroide tópico nos casos de radiodermite; e anestésico tópico, gel umectante, antisséptico enzimático e laserterapia nos casos de mucosite. Infecções por *Candida* são frequentes e tratadas com antifúngicos tópicos e sistêmicos;
- cistite e retite: ocorrem em casos de irradiação de tumores pélvicos. Seu manejo é feito com analgésicos, AINH, corticosteroides sistêmicos ou mesalazina via supositório (no caso de retites);
- náuseas, vômitos e diarreia: são frequentes em tratamento de tumores gastrointestinais. A conduta é sintomática, com antieméticos (ondansetrona, metoclopramida), pró-cinéticos (bromoprida, domperidona) e antidiarreicos (loperamida);
- tosse e dispneia: são secundárias a graus variáveis de pneumonite, em casos de irradiação pulmonar. Corticosteroides sistêmicos e inalatórios possuem boa eficácia;
- alopecia: queda de pelos é comum mesmo em baixas doses. Reversão total do quadro é mais provável em pacientes jovens;
- pancitopenia: quando há inclusão de grande quantidade de ossos longos ou vértebras no campo de tratamento. O monitoramento laboratorial é imprescindível e eventuais pausas no fracionamento devem ser consideradas, com especial atenção se houver uso de quimioterapia concomitante;
- sonolência e prostração: efeitos sistêmicos da radioterapia, decorrentes da lesão tumoral e da liberação de componentes intracelulares como interleucinas, fatores de necrose tumoral e eletrólitos.

Toxicidades tardias da radioterapia

Efeitos de toxicidade tardios secundários à radioterapia podem, em alguns casos, ser observados meses ou anos após o tratamento. Decorrem da substituição de células normais funcionais por tecido de natureza fibrótica (actínica).

Os sinais e sintomas devem ser sempre correlacionados à região de tratamento.

Consideram-se toxicidades ocasionais fibrose intersticial (p. ex., pneumonite), atrofia cutânea e muscular, mucosites actínicas (p. ex., gastrite, retite e cistite), xerostomia, hipoacusia, esterilidade, alterações neurocognitivas e endocrinopatias.

Déficits de crescimento, cardiopatias, nefrites e mielopatias apresentam-se com menor frequência, principalmente pela possibilidade da conformação de dose em razão do avanço tecnológico.

A ocorrência de 2ª neoplasia radioinduzida é rara e pode ocorrer tardiamente (geralmente, após 10 anos), sendo que os pacientes com elevada expectativa de vida necessitam de atenção a esse risco no acompanhamento.

A radioterapia pode ser empregada como tratamento definitivo (intenção curativa) de diversas neoplasias:

- câncer de próstata: cirurgia e radioterapia são opções de tratamento para todos os casos localizados. Apresentam as mesmas taxas de sobrevida, controle bioquímico e complicações de disfunção erétil. Há diferenças nos casos de toxicidades como retite (mais comum na radioterapia) e incontinência urinária (mais comum na abordagem cirúrgica). As modalidades utilizadas incluem: radioterapia externa isolada, combinada à hormonioterapia ou braquiterapia;
- câncer de cabeça e pescoço: em tumores de glote iniciais (restritos à corda vocal), o tratamento padrão é a radioterapia externa hipofracionada isolada, com 92% de controle em 5 anos e a vantagem da possibilidade de cirurgia de resgate caso haja recidiva local. Para preservação de laringe em tumores localmente avançados, emprega-se quimiorradioterapia concomitante. Nos quadros de doença irressecável sem metástase a distância, a quimiorradioterapia oferece chance de cura de 20-30%;
- câncer de pulmão: em tumores pequenos (< 5 cm) em pacientes com função pulmonar comprometida ou clinicamente inoperáveis, a terapêutica radiocirúrgica pulmonar ablativa é a alternativa à cirurgia, aparentemente atingindo taxas de resposta semelhantes. Em casos de doença localmente avançada, a quimiorradioterapia é empregada como modalidade curativa;
- câncer de colo uterino: tumores irressecáveis são tratados com quimioterapia baseada em platina, concomitante a radioterapia externa e braquiterapia;
- esôfago: lesões invasivas são tratadas preferencialmente com a combinação de quimiorradioterapia em esquemas neoadjuvantes ou definitivos;
- canal anal: a 1ª opção de tratamento é a quimiorradioterapia, em razão da elevada incidência de cura, controle local e possibilidade de preservação anatômica e funcional do esfíncter anal.

Emprega-se a radioterapia em caráter adjuvante nas seguintes neoplasias, a depender do risco de recidiva locorregional, com ou sem quimioterapia combinada: câncer de mama, câncer de próstata, gliomas de alto grau, sarcomas, câncer de cabeça e pescoço, câncer de estômago, câncer de reto (neo ou adjuvante), câncer de endométrio, câncer de colo uterino e melanoma, entre outros menos incidentes.

Urgências em radioterapia

No pronto-atendimento de paciente com suspeita de doença neoplásica, é fundamental saber reconhecer as situações em que há indicação de radioterapia de urgência, identificando-se os sinais de gravidade:

- síndrome de compressão medular: surgimento recente de déficit motor e/ou sensitivo em nível de raiz nervosa, dor localizada em esqueleto axial, disfunção autonômica ou incontinência esfincteriana. A melhor opção de tratamento é o uso de corticosteroides sistêmicos em altas doses de ataque e manutenção, seguido de cirurgia e radioterapia adjuvante (84 × 57% em capacidade de deambulação, quando comparado com radioterapia isolada). Em casos não operáveis, deve-se iniciar corticosteroides e radioterapia com urgência;
- síndrome de veia cava superior: edema de face, pescoço e membros superiores, dispneia, pletora e ingurgitamento venoso cervical. Há maior gravidade na presença de estridor laríngeo, insuficiência respiratória, edema cerebral (cefaleia, sonolência) ou instabilidade hemodinâmica por baixa pré-carga (hipotensão, síncopes, insuficiência renal). A resposta à radioterapia tem início em torno de 72 horas e o melhor resultado, em 7-15 dias. As taxas de alívio sintomático são de cerca de 63-90%, a depender da radiossensibilidade da neoplasia;
- síndrome de obstrução brônquica: desconforto torácico, dispneia progressiva com taquipneia, sibilos (uni ou bilaterais) e uso de musculatura acessória. Há maior gravidade se houver insuficiência respiratória, arresponsividade ao uso de broncodilatadores, diaforese, hipoxemia, necessidade de ventilação mecânica com elevadas pressões ou via aérea avançada transtumoral. A paliação com radioterapia gera alívio sintomático e melhora da qualidade de vida em 70% dos pacientes. Possíveis toxicidades incluem tosse, dispneia e hemoptise em aproximadamente 7% dos pacientes;
- sangramento tumoral: instabilidade hematológica por perdas e consumo (necessidade de sucessivas transfusões) ou repercussão hemodinâmica. A redução do sangramento após a radiação ocorre por meio da indução de trombose e esclerose microvascular; seu início varia em 24-48 horas e a resposta frequentemente é apenas temporária;
- metástase óssea dolorosa: quando há falha do controle álgico por medidas clínicas, radioterapia é indica-

da para paliação dos sintomas. A radioterapia é eficaz, podendo ser realizada em regimes de hipofracionamento, inclusive em doses únicas e com possibilidade de reirradiação na recorrência dos sintomas;

- metástases para SNC: sonolência, convulsões, déficits neurológicos focais, edema cerebral ou sinais de hipertensão intracraniana. O tratamento radioterápico nesses casos é reservado para pacientes sem propostas cirúrgicas (p. ex., áreas eloquentes, múltiplas lesões). As opções incluem a radioterapia de crânio total ou a radiocirurgia ablativa.

Para todos os quadros, o tratamento multidisciplinar deve ser iniciado o mais precocemente possível, de preferência dentro das primeiras 24 horas, incluindo avaliação do radioterapeuta.

BIBLIOGRAFIA

Chi E, DeVita Jr VT. Physicians' cancer chemotherapy drug manual – 2012. 12.ed. Burlington: Jones & Bartlett Learning; 2011.

Hanahan D, Weinberg RA. Hallmarks of cancer: the next generation. Cell 2011;144(5):646-74.

Hoff P. Tratado de oncologia clínica. São Paulo: Atheneu; 2013.

Salvajoli JV. Radioterapia em oncologia. 2.ed. São Paulo: Atheneu; 2013.

168 NEOPLASIA DE SÍTIO PRIMÁRIO INDETERMINADO

Milena Perez Mak, Tiago Kenji Takahashi, Daniel Fernandes Saragiotto

EPIDEMIOLOGIA

- Representa cerca de 2-5% de todas as neoplasias, mas sua incidência exata não é conhecida.
- A mediana de idade dos pacientes é de 65-90 anos. Sua ocorrência é rara em crianças.
- É mais comum em homens.

PATOLOGIA E CLASSIFICAÇÃO

Definem-se as neoplasias de sítio primário indeterminado como aquelas com sítio primário não definido após investigação inicial. Em cerca de 75% dos casos, trata-se de tumor primário muito pequeno para ser detectado clinicamente.

São eventos biológicos pouco elucidados, em que se pesa apresentação atípica × catástrofe genética.

Classificam-se em:

- neoplasias pouco diferenciadas (5%): podem corresponder a carcinoma (20-50%), linfoma (35-65%), sarcoma e melanoma (15%);
- carcinoma pouco diferenciado, com ou sem características de adenocarcinoma (29%);
- carcinoma neuroendócrino (1%);
- adenocarcinoma bem ou moderadamente diferenciado (60%): ocorre tipicamente em idosos e com múltiplos sítios de metástases. Em 15-20% dos casos, o sítio primário se torna evidente em vida – mais comumente pulmão (superior ao diafragma) e pâncreas (inferior ao diafragma), podendo também corresponder ao trato gastrointestinal;
- carcinoma de células escamosas (5%).

QUADRO CLÍNICO

Trata-se de neoplasia cujo sítio primário não é identificado após adequada avaliação clínica (história e exame físico) e realização de imuno-histoquímica e exames de estadiamento.

É importante atentar para antecedentes de neoplasias prévias e cirurgias.

EXAMES COMPLEMENTARES E ESTADIAMENTO

Deve-se buscar uma abordagem baseada em evidências para evitar exames desnecessários e que atrasem o tratamento do paciente.

Ao exame clínico em mulheres, é importante atentar para exame pélvico e de mamas, e em homens, para avaliação de próstata e testículo (especialmente em homens jovens com tumores de linha média).

Deve-se realizar adequada avaliação imuno-histoquímica. Recomenda-se buscar informações com um patologista se a amostra foi adequada e, caso seja negativa, considerar nova biópsia.

Exames de imagem podem direcionar o foco primário, sumariamente TC de tórax, abdome e pelve (incluir face e pescoço se houver linfonodomegalia cervical). Em mulheres, considera-se mamografia.

Marcadores tumorais em geral não são diagnósticos e não devem ser solicitados de forma sistemática. Em homens, deve-se considerar dosagem de antígeno prostático específico (PSA – uma vez que a neoplasia de próstata é altamente tratável) e se em homens jovens com tumor de linha média (linfonodomegalia retroperitoneal, massa mediastinal), além de palpação de testículo, marcadores como alfafetoproteína e beta-hCG podem firmar o diagnóstico de tumor germinativo (mesmo metastático, tem alta taxa de resposta e possibilidade de cura).

Se os exames mencionados forem inconclusivos, a tomografia por emissão de pósitrons com fluorodesoxiglicose (FDG-PET) pode detectar o sítio primário em até 40% dos casos e inclusive mudar o manejo do paciente.

Escopias devem ser solicitadas conforme os sintomas do paciente ou em casos de adenocarcinoma primário indeterminado com histologia sugestiva de possível trato gastrointestinal.

Testes moleculares direcionados podem auxiliar na determinação do sítio primário, desde pesquisa de mutações sabidamente conhecidas em determinados primários (p. ex., mutação do receptor do fator de crescimento epidérmico – EGFR em câncer de pulmão), até um perfil molecular mais extenso. Isso permite um tratamento direcionado ao sítio primário em até 55% dos casos.

TRATAMENTO

Se a doença localizada for passível de tratamento locorregional, deve-se considerar tratamento local (cirurgia, radioterapia ou quimiorradioterapia).

Em caso de doença metastática, o conjunto de achados clínicos, radiológicos e de patologia deve direcionar o tratamento ao sítio primário mais provável. Se a imuno-histoquímica for favorável a um determinado primário que é compatível com a apresentação clínica, realiza-se o tratamento direcionado para este provável sítio primário.

As apresentações mais favoráveis são:

- mulheres com adenocarcinoma papilífero peritoneal: considerar tratamento para câncer de ovário;
- mulheres com linfonodomegalia axilar: considerar tratamento para câncer de mama (RNM de mamas pode auxiliar na identificação do sítio primário);
- carcinoma de linha média: excluir diagnóstico de tumor germinativo;
- carcinoma neuroendócrino indiferenciado: realizar tratamento para tumor neuroendócrino;
- carcinoma escamocelular em linfonodos cervicais: dar preferência a cirurgia/radioterapia, com quimioterapia concomitante em casos selecionados;
- adenocarcinoma com perfil de câncer colorretal (CK20+, CK7-, CDX2+);
- homens com metástases blásticas ósseas e aumento de PSA: considerar tratamento para adenocarcinoma de próstata;
- carcinoma escamocelular em região inguinal: considerar tratamento local cirúrgico ou com radioterapia, avaliar região genital e canal anal em busca do sítio primário.

Caso não seja identificado um sítio primário após adequada avaliação clínica e patológica, existem protocolos de combinação de quimioterápicos para tratamento primário indeterminado. Em geral, as drogas empregadas são platina e taxanos, ocasionalmente com associação de outras drogas como etoposídeo e gencitabina. Quando há presença de alterações moleculares alvo, a terapia direcionada com uso de pequenas moléculas ou anticorpos monoclonais deve ser considerada.

PROGNÓSTICO

Quando se identifica o sítio primário, o prognóstico é similar a este.

No caso de apresentações favoráveis (descritas no item anterior), a evolução se assemelha à dos sítios primários prováveis correspondentes.

Os casos desfavoráveis incluem:

- adenocarcinoma metastático para fígado ou outros órgãos;
- ascite neoplásica por adenocarcinoma não papilífero;
- múltiplas metástases cerebrais;
- múltiplas metástases pulmonares e pleurais;
- múltiplas metástases ósseas líticas;
- carcinoma escamocelular intra-abdominal.

Habitualmente, a sobrevida mediana nesse subgrupo é em torno de 9 meses.

BIBLIOGRAFIA

DeVita Jr VT, Lawrence TS, Rosenberg SA. DeVita, Hellman, and Rosenberg;'s cancer: principles & practice of oncology. 9.ed. Philadelphia: Lippincott Williams & Wilkins; 2011.

Pavlidis N, Briasoulis E, Hainsworth J, Greco FA. Diagnostic and therapeutic management of cancer of an unknown primary. Eur J Cancer 2003;39(14):1990-2005.

Pavlidis N, Pentheroudakis G. Cancer of unknown primary site. Lancet 2012;379(9824):1428-35.

Rusthoven KE, Koshy M, Paulino AC. The role of fluorodeoxyglucose positron emission tomography in cervical lymph node metastases from an unknown primary tumor. Cancer 2004;101(11):2641-9.

Sève P, Billotey C, Broussolle C, Dumontet C, Mackey JR. The role of 2-deoxy-2-[F-18]fluoro-D-glucose positron emission tomography in disseminated carcinoma of unknown primary site. Cancer 2007;109(2):292-9.

Varadhachary GR, Talantov D, Raber MN, Meng C, Hess KR, Jatkoe T, et al. Molecular profiling of carcinoma of unknown primary and correlation with clinical evaluation. J Clin Oncol 2008;26(27):4442-8.

169 CÂNCER DE PULMÃO

Angelo Bezerra de Souza Fêde, Tiago Kenji Takahashi, Milena Perez Mak, Gilberto de Castro Junior

EPIDEMIOLOGIA

O câncer de pulmão é a 1ª causa de óbito por câncer no mundo. No Brasil, no ano de 2020 foram registrados

30.200 novos casos, sendo a 2ª causa de óbito por câncer entre homens e mulheres. A idade mediana do diagnóstico é 70 anos. O principal fator de risco é o hábito tabágico da população. Outros fatores de risco incluem: radioterapia torácica (p. ex., tratamento prévio para câncer de mama), asbestos, metais pesados, radiação ionizante, hidrocarbonetos aromáticos e fibrose pulmonar. Há risco familiar, embora síndromes hereditárias não tenham sido bem caracterizadas. Incentivos para a redução do tabagismo implicam necessariamente menor prevalência do câncer de pulmão. Exames de rastreamento com RX simples de tórax não demonstraram redução de mortalidade, porém recente estudo publicado com a realização de TC de tórax em baixa dose em pacientes tabagistas selecionados demonstrou queda na taxa de mortalidade por câncer de pulmão da ordem de 20%.

PATOLOGIA

As neoplasias de pulmão (Tabela 1) se referem aos tumores malignos originários do tecido das vias aéreas pulmonares e se dividem em neoplasias de pulmão de pequenas células e não pequenas células. Tal diferenciação histológica é de fundamental importância visto que a evolução clínica e as modalidades terapêuticas disponíveis são individualizadas.

Tabela 1 Neoplasias do pulmão

	Subtipo	Frequência
Neoplasia de pulmão não pequenas células	Adenocarcinoma	38%
	Carcinoma de células escamosas	20%
	Carcinoma de grandes células	5%
	Carcinoma não pequenas células, não classificável	18%
Neoplasia de pulmão de pequenas células		13%
Outras histologias		6%

Os adenocarcinomas de pulmão devem ser testados para detecção de alterações moleculares tais como mutações do receptor do crescimento epidermal (EGFR), translocações do *anaplatsic lymphoma kinases* (ALK) e do receptor de tirosina quinase c-ros oncogene 1 (ROS1), entre outros. Pacientes portadores dessas mutações são candidatos a terapia-alvo molecular, sendo um tratamento mais eficaz e menos tóxico e com melhores desfechos de sobrevida. A implementação de biomarcadores de resposta a imunoterapia (PD-L1) é hoje adotada para a classificação desses tumores, bem como para o planejamento terapêutico do câncer de pulmão.

A associação entre tabagismo e câncer é maior nos tumores de pequenas células, seguidos pelos carcinomas de células escamosas e adenocarcinomas. Os tumores de pequenas células de pulmão constituem neoplasia altamente agressiva, em geral com doença metastática. Têm alta taxa de resposta à quimioterapia, porém recidivam com maior frequência, perfazendo pior prognóstico do que os tumores não pequenas células. Envolvimento extrapulmonar dos tumores de pulmão pode acontecer para qualquer local, mas os principais sítios de metástases são ossos, SNC, adrenal e fígado.

QUADRO CLÍNICO

Os principais sintomas descritos pelos pacientes estão representados na Tabela 2, em geral presentes na doença avançada.

Tabela 2 Sintomas relacionados ao câncer de pulmão

Sintoma	Frequência
Tosse	45-74%
Perda de peso	46-68%
Dispneia	37-58%
Dor torácica	27-49%
Hemoptise	27-29%
Dor óssea	20-21%
Rouquidão	8-18%

Adaptada de Hyde L et al. Chest 1974.

Alguns sintomas podem ser consequentes a complicações da doença ou fenômenos paraneoplásicos, como:

- síndrome de veia cava superior: sintomas relacionados com a obstrução da veia cava superior pela massa tumoral ou trombose. Em caso de tumores de pequenas células de pulmão, altamente quimiossensíveis, prioriza-se a realização de quimioterapia;
- tumor de Pancoast: sintomas secundários à localização tumoral no sulco superior com quadro clínico de dor significativa em ombro homolateral à lesão tumoral, síndrome de Horner (miose, ptose palpebral e anidrose), dores ósseas e atrofia dos músculos do membro superior;
- hipercalcemia da malignidade: mais frequente em carcinomas escamosos e em tumores de pequenas células de pulmão;
- osteoartropatia hipertrófica: artropatia dolorosa simétrica de extremidades associada a baqueteamento digital.

Em tumores de pequenas células de pulmão, são mais frequentes:

- secreção inapropriada de hormônio antidiurético (SIADH): caracterizada pelo quadro de hiponatremia grave com manifestações neurológicas em consequência de edema cerebral em sua fase mais avançada;

- manifestações neurológicas: sintomas relacionados a fenômenos imunológicos relacionados à presença de autoanticorpos, com destaque para a síndrome miastênica de Lambert-Eaton, ataxia cerebelar, neuropatia sensorial, encefalite límbica ou, ainda, encefalomielite.

DIAGNÓSTICO

Engloba história clínica do paciente, com antecedentes pessoais (exposição a carcinógenos, tabagismo); além de avaliação do *performance status* e de sintomas associados. TC de tórax é o exame de escolha para avaliar o tórax de pacientes com suspeita.

A confirmação histopatológica é fundamental. Tumores peribrônquicos podem ser abordáveis por broncoscopia, enquanto tumores mais periféricos podem ser acessados por técnicas de biópsia guiada por métodos de imagem ou videotoracoscopia.

ESTADIAMENTO E EXAMES COMPLEMENTARES

Neoplasias de pulmão não pequenas células

O estadiamento de neoplasias de pulmão não pequenas células envolve:

- TC de tórax e abdome total;
- RNM de encéfalo e cintilografia óssea se houver sintomas;
- tomografia computadorizada por emissão de pósitrons (PET-TC) para pacientes candidatos a tratamento locorregional (cirurgia ou radioterapia definitiva).

Prova de função pulmonar completa, embora não seja parte do estadiamento, definirá operabilidade e factibilidade de radioterapia pulmonar.

Recomenda-se realização de mediastinoscopia para candidatos a cirurgia ou a radioterapia estereotáxica.

Neoplasias de pulmão de pequenas células

O estadiamento de neoplasia de pulmão de pequenas células envolve:

- TC de tórax e abdome total;
- RNM de encéfalo e cintilografia óssea.

Dosagens de DHL e cálcio iônico, além de exames usuais, podem ser úteis para avaliar o risco de lise tumoral.

Estadiamento TNM

O estadiamento TNM classifica os pacientes segundo o prognóstico e define as modalidades terapêuticas a serem empregadas.

T: descrição do tumor primário

- T1: tumor ≤ 3 cm circundado por pulmão ou pleura visceral e sem evidência broncoscópica de invasão mais proximal que o brônquio lobar.
- T1mi: adenocarcinoma minimamente invasivo.
- T1a: tumor ≤ 1 cm de diâmetro.
- T1b: tumor > 1 e ≤ 2 cm de diâmetro.
- T1c: tumor > 2 e ≤ 3 cm de diâmetro.
- T2: tumor > 3 cm e ≤ 5 cm de diâmetro ou com qualquer tamanho com uma das seguintes características:
  - Envolvimento do brônquio principal 2 cm ou mais distal à carina.
  - Invasão da pleura visceral.
  - Atelectasia ou pneumonite obstrutiva que se estende à região hilar ou envolve todo o pulmão.
- T2a: tumor > 3 e ≤ 4cm de diâmetro.
- T2b: tumor > 4 e ≤ 5cm de diâmetro.
- T3: tumor > 5 e ≤ 7 cm ou tumor de qualquer tamanho que diretamente invade parede torácica (incluindo tumor de sulco superior), diafragma, nervo frênico, pleura mediastinal ou pericárdio parietal, nódulos tumorais separados no mesmo lobo.
- T4: tumor de qualquer tamanho que invade mediastino, coração, grandes vasos, traqueia, nervo laríngeo recorrente, esôfago, carina ou corpo vertebral (chamado de T4 invasivo), ou nódulos tumorais separados em diferentes lobos ipsilaterais.

N: envolvimento linfonodal

- N0: sem metástase em linfonodos regionais.
- N1: metástases em linfonodos peribrônquicos e/ou hilares ipsilaterais e linfonodos intrapulmonares.
- N2: metástases em mediastino ipsilateral e/ou linfonodos subcarinais.
- N3: metástases em mediastino contralateral, hilo contralateral, escaleno ipsilateral ou contralateral ou linfonodos supraclaviculares.

M: metástases

- M0: ausência de metástases à distância.
- M1a: nódulos tumorais separados em lobos contralaterais, nódulos pleurais, ou derrame pleural ou pericárdico maligno.
- M1b: metástase à distância.
- M1c: múltiplas metástases a distância.

TRATAMENTO

Neoplasias de pulmão não pequenas células

Para tumores não pequenas células, o tratamento, em linhas gerais, baseia-se no estadiamento TNM (Tabela 3).

Tabela 3 Tratamento de tumores não pequenas células conforme estadiamento TNM

Estádio	Tratamento
IA: T1N0M0	Cirurgia Radioterapia esterotáxica em pacientes não candidatos à cirurgia
IB: T2aN0M0	Cirurgia seguida de quimioterapia adjuvante
IIA: T2bN0M0, T2aN1M0	
IIB: T2bN1M0, T3N0M0	
IIIA: T3N1M0, T1-3N2M0, T4N0-1M0	Cirurgia seguida de quimioterapia adjuvante Quimiorradioterapia concomitante definitiva
IIIB: qqTN3M0, T4N2M0	Quimiorradioterapia definitiva
IV: qqTqqNM1	Quimioterapia paliativa, se *performance status* ECOG = 0-2 Terapia-alvo molecular se houver alteração molecular preditora de resposta (p. ex., mutação de EGFR, translocação de ALK)

Pacientes com *performance status* ruim (ECOG = 3-4) são candidatos a cuidados paliativos exclusivos, salvo se forem portadores de alteração molecular favorável (mutação de EGFR, translocação de ALK). Metastasectomia (SNC ou adrenal) pode ser indicada se houver metástase única e o tumor primário for passível de tratamento locorregional. A radioterapia paliativa é frequentemente empregada para controle de metástases em SNC, síndrome de veia cava superior, dor e síndrome de compressão medular. A quimioterapia é baseada em platina combinada a taxano, vinerolbina, pemetrexede e gencitabina. Quimioterapia paliativa apresenta taxa de resposta modesta, em torno de 30%. Em pacientes com mutações de EGFR, o uso de erlotinibe (inibidor de tirosina quinase do EGFR) pode atingir taxa de resposta de cerca de 60%. O tratamento de 2ª linha é a utilização de imunoterapia na ausência de uso em linhas prévias ou quimioterapia como taxanos.

Neoplasias de pulmão de pequenas células

Na histologia de neoplasia de pequenas células, o tratamento é dividido em:

- doença limitada: totalidade do tumor passível de ser englobado em um campo de radioterapia. O tratamento é feito com quimiorradioterapia baseada em cisplatina e etoposídeo;
- doença extensa: o tratamento é baseado em quimioterapia paliativa com platina e etoposídeo. Mesmo em pacientes com metástases cerebrais, se pouco sintomáticos, indica-se inicialmente a quimioterapia em razão da alta responsividade inicial a esse tratamento.

Em caso de resposta clínica satisfatória, deve-se indicar a radioterapia de crânio profilática de modo a evitar progressões no SNC e piora da qualidade de vida.

PROGNÓSTICO

O prognóstico é apresentado na Tabela 4.

Há diferenças de sobrevida com base no tipo histológico e estadiamento inicial, bem como Na presença de mutações ativadoras.

Tabela 4 Prognóstico de câncer de pulmão conforme estadiamento

Estadiamento (8ª edição)	Sobrevida em 2 anos	Sobrevida em 5 anos
IA1	97%	92%
IA2	94%	83%
IA3	90%	77%
IB	87%	68%
IIA	79%	60%
IIB	72%	53%
IIIA	55%	36%
IIIB	44%	26%
IIIC	24%	13%
IVA	23%	10%
IVB	10%	0%

Fonte: The IASLC Lung Cancer Staging Project: Proposals for Revision of the TNM Stage Groupings in the Forthcoming (Eighth) Edition of the TNM Classification for Lung Cancer. J Thorac Oncol 2016; 11:3.

BIBLIOGRAFIA

American College of Chest Physicians evidence-based clinical practice guidelines. Chest 2013;143(5 Suppl):7S-37S.

American Society of Clinical Oncology (ASCO) and Ontario Health (OH) (Cancer Care Ontario [CCO]). Joint guideline on therapy for stage IV non-small-cell lung cancer with driver alterations, update; 2021.

ASCO and OH (CCO). Joint guideline on therapy for stage IV non-small-cell lung cancer without driver alterations, update; 2020.

Detterbeck FC, Lewis SZ, Diekemper R, Addrizzo-Harris D, Alberts WM. Executive summary: diagnosis and management of lung cancer, 3.ed.

Edge S, Byrd DR, Compton CC, Fritz AG, Greene FL, Trotti A (eds.). In: Amin MB, Edge SB, Greene FL, et al. (eds). American Joint Committee on Cancer (AJCC) Cancer staging manual, 8th ed. Chicago: Springer; 2017.

Eren S, Karaman A, Okur A. The superior vena cava syndrome caused by malignant disease. Imaging with multi-detector row CT. Eur J Radiol 2006;59(1):93-103.

European Society for Medical Oncology (ESMO). Small-cell lung cancer. Clinical practice guidelines for diagnosis, treatment, and follow-up; 2021.

Hanna NH, Schneider BJ, Temin S, Baker S Jr, Brahmer J, Ellis PM, et al. Therapy for stage IV non-small-cell lung cancer without driver alterations: ASCO and OH (CCO) Joint Guideline Update. J Clin Oncol 2020;38(14):1608.

Hiraki A, Ueoka H, Takata I, Gemba K, Bessho A, Segawa Y, et al. Hypercalcemia-leukocytosis syndrome associated with lung cancer. Lung Cancer 2004;43(3):301-7.

List AF, Hainsworth JD, Davis BW, Hande KR, Greco FA, Johnson DH. The syndrome of inappropriate secretion of antidiuretic hormone (SIADH) in small-cell lung cancer. J Clin Oncol 1986;4(8):1191-8.
Ministério da Saúde. Instituto Nacional de Câncer. Estimativa 2020. Disponível em: https://www.inca.gov.br/sites/ufu.sti.inca.local/files//media/document//estimativa-2020-incidencia-de-cancer-no-brasil.pdf. Acessado em 20.08.2021.
Siegel R, Naishadham D, Jemal A. Cancer statistics, 2013. CA Cancer J Clin 2013;63(1):11-30.
Travis WD, Brambilla E, Muller-Hermelink HK. Pathology and genetics: tumours of the lung, pleura, thymus and heart. Lyon: IARC; 2004.

170 CÂNCER DE MAMA

Gabriel Yoshiyuki Watarai, Laura Testa

EPIDEMIOLOGIA

Desde 2020, o câncer de mama é o câncer mais incidente globalmente, sendo a principal causa de morte por câncer em mulheres. No Brasil estima-se uma incidência de 66.280 novos casos e 18.068 mortes por ano

Após o início dos programas de rastreamento houve um aumento na incidência do câncer de mama, seguido por um pico de prevalência, levando à queda da mortalidade. Entretanto, nos últimos anos tem-se observado um aumento na incidência potencialmente associado às mudanças nos hábitos de vida.

FATORES DE RISCO

- Predisposição genética, antecedente pessoal e antecedente familiar são fatores de risco para a doença.
- Aumento da exposição a estrógeno: menarca precoce, menopausa tardia, nuliparidade, uso de contraceptivos hormonais, terapia de reposição hormonal estão associados com risco aumentado de câncer de mama.
- Obesidade e sedentarismo também estão associados a um risco maior de câncer de mama.
- Amamentação é um fator protetor.

RASTREAMENTO

O objetivo do rastreamento é identificar o tumor em uma fase pré-clínica, sendo assim possível um tratamento precoce, com maiores chances de cura. O método de rastreamento de escolha para mulheres sem fatores de alto risco, de acordo com a força tarefa americana é iniciar exame de mamografia a cada 2 anos para mulheres de 50 a 74 anos.

Conforme o resultado, recomenda-se seguir a rotina (BIRADS 1 ou 2), realizar um novo exame com intervalo mais curto (BIRADS 3) ou retirar uma amostra de tecido (BIRADS 4 ou 5).

PATOLOGIA E CLASSIFICAÇÃO

O tipo histológico mais comum é o carcinoma invasivo do tipo não especial, antigamente classificado como carcinoma ductal invasivo. Corresponde a cerca de 76% dos casos. As histologias especiais incluem carcinoma lobular invasivo (8%), carcinoma misto (7%), mucinoso (2,4%), tubular (1,5%), medular (1,2%), papilífero, metaplásico (< 1%). Pode apresentar também outras histologias como sarcomas ou linfomas.

A classificação dos receptores é fundamental para definir tratamento, fatores preditivos e avaliação de desfechos, fatores prognósticos. Câncer de mama pode expressar receptores de estrogênio e progesterona, e HER-2, uma proteína transmembrana responsável pela proliferação celular. Na ausência desses três receptores o tumor é classificado como triplo-negativo

QUADRO CLÍNICO

Na maioria dos casos, o câncer de mama é assintomático, sendo habitualmente diagnosticado como um achado de exame de rastreamento. Nos casos sintomáticos, pode-se perceber uma nodulação na mama e o surgimento de linfonodos axilares. Alterações na pele como eritema, espessamento, inversão do complexo aréolo-papilar e descarga papilar podem ocorrer.

Na doença metastática os sintomas variam conforme o sítio de localização; no osso, com dor lombar ou nas pernas; no fígado, com dor abdominal, náuseas e icterícia, ou pulmão com falta de ar ou tosse.

EXAMES COMPLEMENTARES

- Avaliação diagnóstica após mamografia pode ser complementada com ressonância magnética de mama ou ultrassonografia.
- Exames de tomografia de tórax, abdome e pelve, e cintilografia óssea complementam a avaliação inicial, principalmente das pacientes com tumor grande e/ou linfonodo axilar acometido.

ESTADIAMENTO

Com base em três fatores: tamanho do tumor, acometimento linfonodal e presença de metástase a distância. O estadiamento é importante para definição do tratamento, com o objetivo de diferenciar a doença localizada, doença localmente avançada e doença metastática.

TRATAMENTO

Doença localizada

O tratamento local tem importância fundamental. A cirurgia conservadora associada a dissecção linfonodal axilar é o tratamento padrão para pacientes em estádios precoces.

A pesquisa de linfonodo-sentinela em pacientes com linfonodo axilar negativo é uma opção para poupar essas pacientes de esvaziamento axilar.

Radioterapia adjuvante é indicada nos casos de cirurgia conservadora, nos casos com ≥ 4 linfonodos acometidos, tumores > 5 cm ou quando as margens cirúrgicas são positivas.

A quimioterapia adjuvante depende de características da paciente (idade, menopausa e comorbidades) e do tumor (estadiamento, grau de diferenciação, expressão de receptores hormonais e de HER-2). Além disso, novas ferramentas de análise molecular auxiliam na decisão de quimioterapia adjuvante (Oncotype e Mammaprint).

A hormonioterapia adjuvante deve ser oferecida a pacientes com tumores que expressam receptores hormonais. As drogas mais usadas são tamoxifeno para pacientes pré ou pós-menopausadas e inibidores da aromatase (p. ex., anastrozol e letrozol) em pacientes pós-menopausa. A duração da hormonioterapia adjuvante é de 5-10 anos.

Quimioterapia adjuvante reduz o risco de recidiva e morte. Os esquemas mais usados são compostos por ciclofosfamida, metotrexato e fluorouracila, que reduzem o risco de recidiva em 34%; e por antraciclinas, como o esquema composto por doxorrubicina (adriamicina e adriblastina) e ciclofosfamida, que demonstrou redução do risco de recidiva em 11% em comparação a ciclofosfamida, metotrexato e fluorouracila. A adição de taxanos ao esquema com doxorrubicina e ciclofosfamida confere maior eficácia ao tratamento adjuvante. Outro esquema utilizado é composto por docetaxel e ciclofosfamida para pacientes de baixo risco.

O uso adjuvante de trastuzumabe, um anticorpo monoclonal anti-HER 2, reduz o risco de recidiva e morte em pacientes com tumores que hiperexpressam HER-2.

A quimioterapia neoadjuvante é uma opção em pacientes com doença localmente avançada, com desfechos de eficácia semelhante à quimioterapia adjuvante.

Outras opções de tratamento adjuvante estão em investigação como olaparibe, um inibidor de PARP para pacientes com mutação de BRCA, ou abemaciclibe, um inibidor de ciclina para pacientes que expressam receptores hormonais de alto risco.

Doença avançada

No Brasil, cerca de 15% das pacientes têm doença metastática ao diagnóstico.

Os objetivos do tratamento são controle de sintomas e aumento de sobrevida com a menor toxicidade possível. Para pacientes com doença indolente, de crescimento lento, sem risco de morte imediato e com receptores hormonais positivos, o tratamento ideal é a hormonioterapia em associação com inibidores de ciclina (palbociclibe, ribociclibe ou abemaciclibe). Para pacientes com doença agressiva, com risco de morte iminente ou sem expressão de receptores hormonais, o tratamento ideal é a quimioterapia em monoterapia sequencial. O uso de combinação de poliquimioterapia é uma opção para pacientes com alto volume de doença com necessidade de taxa de resposta.

A adição de drogas anti-HER-2 (trastuzumabe com pertuzumabe, trastuzumabe entansina ou lapatinibe) no tratamento de tumores que hiperexpressam HER-2 implica maior benefício clínico.

O suporte paliativo, que envolve pontos como controle dos sintomas e apoio psicológico, deve estar presente durante todo o acompanhamento e o tratamento das pacientes.

Complicações do tratamento

- Metástases em SNC: podem ocorrer como lesão sólida intraparenquimatosa ou como carcinomatose meníngea. É importante realizar avaliação prognóstica nesses casos. As opções terapêuticas incluem radioterapia, radiocirurgia, quimioterapia intratecal e ressecção cirúrgica. Corticosteroides e anticonvulsivantes são empregados para controle de sintomas.
- Hipercalcemia da malignidade: ocorre principalmente pela produção tumoral de proteína relacionada ao paratormônio (PTHrP) e pela osteólise causada por metástases ósseas. O tratamento envolve hidratação, uso de calcitonina e bisfosfonatos.
- Síndrome de compressão medular: compressão do saco dural e seus componentes por lesão tumoral. Os objetivos do tratamento são alívio da dor e preservação ou restabelecimento da função neurológica. O tratamento se baseia em uso de corticosteroides, radioterapia ou tratamento cirúrgico.
- Complicações do tratamento: podem ocorrer linfedema (como sequela de cirurgia ou radioterapia), cardiotoxicidade (radioterapia, antraciclinas e trastuzumabe) e 2° tumor primário (ação mutagênica da quimio e radioterapia e ação agonista do tamoxifeno no endométrio).

PROGNÓSTICO

Dados americanos mostram sobrevida em 5 anos de 98, 84 e 27% para doença localizada, localmente avançada e metastática, respectivamente.

As taxas de mortalidade por câncer da mama continuam elevadas no Brasil, provavelmente porque a doença ainda é diagnosticada em estádios avançados.

A sobrevida média após 5 anos em países desenvolvidos é de cerca de 85%; entretanto, nos países em desenvolvimento, fica em torno de 60%.

▪ BIBLIOGRAFIA

Baselga J, Cortés J, Kim, S, Seock-Ah IM, Hegg R, Im Y, et al. Pertuzumab plus trastuzumab plus docetaxel for metastatic breast cancer. N Engl J Med 2012;366(2):109-19.

Boyd NF, Stone J, Vogt KN, Connelly BS, Martin LJ, Minkin S. Dietary fat and breast cancer risk revisited: a meta-analysis of the published literature. Br J Cancer 2003;89:1672-85.

Collaborative Group on Hormonal Factors in Breast Cancer. Breast cancer and breastfeeding: collaborative reanalysis of individual data from 47 epidemiological studies in 30 countries, including 50302 women with breast cancer and 96973 women without the disease. Lancet 2002;360(9328):187-95.

Collaborative Group on Hormonal Factors in Breast Cancer. Familial breast cancer: collaborative reanalysis of individual data from 52 epidemiological studies including 58,209 women with breast cancer and 101,986 women without the disease. Lancet 2001;358(9291):1389-99.

Davies C, Pan H, Godwin J, Gray R, Arriagada R, Raina V, et al. Long-term effects of continuing adjuvant tamoxifen to 10 years versus stopping at 5 years after diagnosis of oestrogen receptor-positive breast cancer: ATLAS, a randomised trial. Lancet 2013;381:805-16.

Dupont WD, Page DL. Risk factors for breast cancer in women with proliferative breast disease. N Engl J Med 1985;312:146-51.

Early Breast Cancer Trialists' Collaborative Group (EBCTCG). Effects of chemotherapy and hormonal therapy for early breast cancer on recurrence and 15-year survival: an overview of the randomised trials. Lancet 2005;365(9472):1687-717.

Hamilton AS, Mack TM. Puberty and genetic susceptibility to breast cancer in a case-control study in twins. N Engl J Med 2003;348(23):2313-22.

Instituto Nacional de Câncer "José Alencar Gomes da Silva". Coordenação Geral de Ações Estratégicas. Coordenação de Prevenção e Vigilância. Estimativa 2016: incidência de câncer no Brasil. Rio de Janeiro: Inca; 2016.

Jemal A, Siegel R, Xu J, Ward E. Cancer statistics, 2010. CA Cancer J Clin 2010;60:277-300.

Kohler BA, Ward E, McCarthy BJ, Schymura MJ, Ries LA, Eheman C, et al. Annual report to the nation on the status of cancer, 1975-2007, featuring tumors of the brain and other nervous system. J Natl Cancer Inst 2011;103(9):714-36.

Lichtenstein P, Holm NV, Verkasalo PK, Iliadou A, Kaprio J, Koskenvuo M, et al. Environmental and heritable factors in the causation of cancer-analyses of cohorts of twins from Sweden, Denmark, and Finland. N Engl J Med 2000;343(2):78-85.

McTiernan A, Kooperberg C, White E, Wilcox S, Coates R, Adams-Campbell LL, et al. Women's Health Initiative Cohort Study. Recreational physical activity and the risk of breast cancer in postmenopausal women: the Women's Health Initiative Cohort Study. JAMA 2003;290(10):1331-6.

Mitri Z, Constantine T, O'Regan R. The HER2 receptor in breast cancer: pathophysiology, clinical use, and new advances in therapy. Chemother Res Pract 2012;2012:743193.

Siegel R, Naishadham D, Jemal A. Cancer statistics, 2012. CA Cancer J Clin 2012;62:10.

Slamon DJ, Leyland-Jones B, Shak S, Fuchs H, Paton V, Bajamonde A, et al. Use of chemotherapy plus a monoclonal antibody against HER2 for metastatic breast cancer that overexpresses HER2. N Engl J Med 2001;344(11):783-92.

Smith I, Procter M, Gelber RD, Guillaume S, Feyereislova A, Dowsett M, et al. HERA study team: 2-year follow-up of trastuzumab after adjuvant chemotherapy in HER2-positive breast cancer - a randomised controlled trial. Lancet 2007;369(9555):29-36.

Smith I. Goals of treatment for patients with metastatic breast cancer. Semin Oncol 2006;33(1Suppl2):S2-5.

Swain SM, Jeong J, Geyer CE, Constantino JP, Pajon EE, Fehrenbacher L, et al. NSABP B-30: Definitive analysis of patient outcome from a randomized trial evaluating different schedules and combinations of adjuvant therapy containing doxorubicin, docetaxel and cyclophosphamide in women with operable, node-positive breast cancer. Cancer Res 2009;69(2):suppl 1.

Tutt ANJ, Garber JE, Kaufman B, Viale G, Fumagalli D, Rastogi P, et al.; OlympiA Clinical Trial Steering Committee and Investigators. Adjuvant Olaparib for Patients with *BRCA1*- or *BRCA2*-Mutated Breast Cancer. N Engl J Med 2021;384(25):2394-2405.

US Preventive Task Force. Screening for breast cancer: recommendations and rationale. Ann Intern Med 2002;137(5 Part 1):344-6.

van den Brandt PA, Spiegelman D, Yaun SS, Adami HO, Beeson L, Folsom AR, et al. Pooled analysis of prospective cohort studies on height, weight, and breast cancer risk. Am J Epidemiol 2000;152(6):514-27.

171 CÂNCER DE PRÓSTATA

José Mauricio Mota, David Queiroz Borges Muniz, Nathalia Crusoé, Guilherme Fialho de Freitas

O Instituto Nacional de Câncer (INCA) estimou 65.840 casos novos no ano de 2020 e 15.983 mortes por câncer de próstata no ano de 2019, fazendo dessa a neoplasia maligna mais comum entre homens (exceto o câncer de pele não melanoma) e a segunda mais letal. Estima-se que 1 a cada 8 homens serão diagnosticados com câncer de próstata ao longo da vida.

Os principais fatores de risco são idade, história familiar e obesidade. A idade média ao diagnóstico é de 66 anos, mas tem sido observado aumento do número de casos entre homens mais jovens, possivelmente por causa do maior acesso ao rastreamento. Algumas síndromes hereditárias podem aumentar o risco para câncer de próstata, incluindo mutações em *HOXB13* e genes da via de reparo de DNA (ex., *BRCA2*, *BRCA1* e *ATM*).

PATOLOGIA

A próstata é uma glândula localizada abaixo da bexiga em indivíduos do sexo masculino. É responsável pela produção do fluido prostático, o qual contribui para a nutrição dos espermatozoides e maior fluidez do fluido seminal. Pode ser dividida em zonas: anterior, periférica, central e de transição. A maior parte dos tumores de próstata (70%) surge da zona periférica.

O tipo histológico mais comum é o adenocarcinoma (95% dos casos). Outros subtipos histológicos incluem o carcinoma neuroendócrino de pequenas células, carcinoma ductal, carcinoma espinocelular e tumores mesenquimais.

O adenocarcinoma de próstata pode ser classificado de acordo com características arquiteturais morfológicas, por meio de um sistema conhecido como escore de Gleason. Nesse sistema, o grau primário representa o padrão predominante e o grau secundário, o segundo padrão mais comum. O resultado final é a soma do grau primário e secundário. O adenocarcinoma de próstata pode ter um escore de Gleason de 6 (3+3), representando tumores mais bem diferenciados e com melhor prognóstico, até o escore máximo de 10 (5+5), representando tumores mais desdiferenciados e com pior prognóstico.

Tabela 1 Sistema de classificação do câncer de próstata da Sociedade Internacional de Patologia (ISUP)

Grau 1	Gleason 3 + 3 = 6
Grau 2	Gleason 3 + 4 = 7
Grau 3	Gleason 4 + 3 = 7
Grau 4	Gleason 4 + 4 = 8, 3 + 5 = 8, 5 + 3 = 8
Grau 5	Gleason 4 + 5 = 9, 5 + 4 = 9, 5 + 5 = 10

QUADRO CLÍNICO

A maior parte dos indivíduos são diagnosticados assintomáticos quando da realização de exames de rastreamento, ou seja, toque retal e dosagem sérica do antígeno específico da próstata (PSA). A presença de sintomas sugere doença avançada ou metastática. Do ponto de vista local, podem ocorrer hematúria, sintomas irritativos urinários, dor ao urinar, hematospermia ou dificuldade para evacuar.

Em alguns casos, o câncer de próstata pode evoluir para metástases à distância, sendo os sítios mais comuns os linfonodos e os ossos, principalmente os ossos chatos da pelve e coluna vertebral. Entre os casos metastáticos, 20% podem ter metástases viscerais (ex., pulmão, fígado, adrenais). Em pacientes metastáticos, os sintomas variam de acordo com o sítio de acometimento, mas pode haver sinais e sintomas constitucionais como náusea e perda de peso. Discrasia sanguínea pode ocorrer em casos graves. Em pacientes com metástases ósseas, pode ocorrer dor óssea, compressão de raízes nervosas ou síndrome de compressão medular. Em pacientes com acometimento linfonodal pode haver surgimento de linfonodomegalias, dor e obstrução urinária.

RASTREAMENTO

Não existe um consenso quanto ao rastreamento do câncer de próstata, havendo divergência entre as recomendações das sociedades médicas. Em geral, recomenda-se que seja realizada uma discussão com os pacientes a partir de determinada idade. Por exemplo, a American Cancer Society sugere que essa avaliação seja realizada em homens a partir de 50 anos com risco médio, homens a partir de 45 anos com risco alto (ex., afro-americanos ou pelo menos um parente de primeiro grau com câncer de próstata em idade inferior a 65 anos) e a partir de 40 anos em homens com risco mais alto (ex., mais de um parente de primeiro grau com câncer de próstata em idade inferior a 65 anos). A mesma sociedade não recomenda a triagem em homens com expectativa de vida inferior a 10 anos. A *US Preventive Services Task Force* (USPSTF) recomenda que homens entre 55 e 69 anos discutam de forma individualizada com o médico a respeito dos potenciais riscos e benefícios do rastreamento e contraindica o rastreamento em homens com mais de 70 anos.

DIAGNÓSTICO E EXAMES COMPLEMENTARES

A suspeita inicial é realizada a partir de um toque retal alterado (presença de nódulo endurecido ou irregularidades) ou elevação do PSA. O PSA é uma glicoproteína produzida exclusivamente pela próstata, mas não é específica para câncer de próstata, podendo estar elevada em infecções ou traumas da próstata. Em caso de elevações não consistentes ou dúvidas, podem ser utilizados refinamentos do PSA, como a densidade do PSA, relação PSA livre/PSA total, velocidade de elevação do PSA e PSA corrigido pela idade.

A ressonância multiparamétrica da próstata auxilia na identificação de possíveis lesões prostáticas, classificadas em um sistema chamado PI-RADS (*Prostate Imaging Reporting & Data System*). O escore máximo é o PI-RADS 5, no qual existe uma alta suspeita para câncer de próstata. Em casos de suspeita consistente, deve-se indicar a biópsia de próstata que pode ser realizada de forma transretal ou transperineal. A biópsia guiada por ressonância magnética através de fusão real ou cognitiva resulta em melhor aproveitamento e representatividade da doença significante. Em pacientes sabidamente metastáticos, pode ser realizada a biópsia de metástases, como linfonodos ou lesões ósseas. A imuno-histoquímica pode ajudar em caso de dúvida diagnóstica, através da identificação de marcadores como PSA, PSAP e NKX3.1.

Tradicionalmente, os exames complementares mais utilizados para o estadiamento são a cintilografia óssea com tecnécio-99-MDP e a tomografia computadorizada de abdome e pelve. Atualmente, a imagem molecular tem demonstrado superioridade em detectar metástases através da tomografia por emissão de pósitrons (PET), na qual é utilizado um radiotraçador para identificar o antígeno prostático específico de membrana (PSMA).

Estratificação de risco e estadiamento da doença

A probabilidade de disseminação local e à distância do câncer de próstata está relacionada com o estadiamento T do tumor, escore de Gleason e o valor de PSA inicial. Portanto, deve ser realizada uma avaliação inicial do risco de cada paciente evoluir com metástases à distância de modo a planejar melhor a abordagem inicial (Tabela 2).

O estadiamento T clínico é definido de acordo com a 8ª edição do American Joint Committee on Cancer (AJCC), a saber:

- Tx: impossibilidade de avaliar o tumor primário.
- T0: sem evidência de tumor primário.
- T1: tumor clinicamente não aparente.
  - T1a: tumor incidental achado em ≤5% do material ressecado.
  - T1b: tumor incidental achado em > 5% do material ressecado.
  - T1c: tumor identificado em biópsia por agulha, não palpável.
- T2: tumor palpável, mas confinado à próstata
  - T2a: tumor envolve até metade de um lobo da próstata.

Tabela 2 Estratificação de risco do câncer de próstata localizado e exames de estadiamento recomendados

	Características			Exames de estadiamento recomendados
Muito baixo	Todos abaixo: ▪ cT1c ▪ Grau ISUP 1 ▪ PSA < 10 ng/mL ▪ < 3 fragmentos de biópsia positivos, ≤ 50% de envolvimento em cada fragmento ▪ Densidade de PSA < 0,15 ng/mL/g			Considerar ressonância multiparamétrica de próstata se não realizada previamente
Baixo	Todos abaixo, mas não qualifica para muito baixo risco ▪ cT1-cT2a ▪ Grau ISUP 1 ▪ PSA < 10 ng/mL			Considerar ressonância multiparamétrica de próstata se não realizada previamente
Intermediário	Todos abaixo: ▪ Ausência de critérios de alto risco ou muito alto risco ▪ Pelo menos um critério de risco intermediário: cT2b-cT2c Grau ISUP 2 ou 3 PSA 10-20 ng/mL	Intermediário favorável	Todos abaixo: ▪ 1 critério de risco intermediário ▪ Grau ISUP 1 ou 2 ▪ < 50% de fragmentos positivos na biópsia	Considerar ressonância multiparamétrica de próstata se não realizada previamente
		Intermediário desfavorável	Um ou mais abaixo: ▪ 2 ou 3 critérios de risco intermediário ▪ Grau ISUP 3 ▪ ≥ 50% fragmentos positivos na biópsia	Imagem óssea e de partes moles *
Alto	Nenhum critério de muito alto risco e um critério de alto risco: ▪ cT3a ou ▪ Grau ISUP 4 ou 5 ▪ PSA > 20 ng/mL			Imagem óssea e de partes moles *
Muito alto	Pelo menos um dos critérios abaixo: ▪ cT3b-cT4 ▪ Gleason primário 5 ▪ 2 ou 3 critérios de alto risco ▪ > 4 fragmentos com Grau ISUP 4 ou 5			Imagem óssea e de partes moles *

* A imagem óssea mais tradicionalmente utilizada é a cintilografia óssea com tecnécio-99m-MDP. Para imagem de partes moles, é possível realizar tomografia computadorizada ou ressonância magnética de abdome e pelve. O melhor método para estadiamento da pelve é a ressonância magnética multiparamétrica da próstata. O PET PSMA tem maior sensibilidade e especificidade para detecção de doença metastática e é considerado hoje padrão-ouro para estadiamento de pacientes de risco mais elevado.

- T2b: tumor envolve mais da metade de um lobo da próstata.
- T2c: tumor envolve dois lobos da próstata.

- T3: tumor extraprostático, mas não invasivo de estruturas adjacentes.
  - T3a: extensão extraprostática.
  - T3b: invasão de vesículas seminais.
- T4: tumor fixo ou invade estruturas adjacentes, como esfíncter externo, reto, bexiga, músculos elevadores do ânus ou parede pélvica.

TRATAMENTO DA DOENÇA LOCALIZADA

O tratamento da doença localizada deve levar em consideração a estratificação de risco, além de fatores como expectativa de vida, comorbidades, idade e vontade pessoal do paciente. Em geral, indivíduos com doença de muito baixo risco, baixo risco e que tenham baixa expectativa de vida podem ser apenas acompanhados. Pacientes com doença de muito baixo risco ou baixo risco com maior expectativa de vida podem ser submetidos a protocolos de vigilância ativa como opção preferencial, radioterapia ou prostatectomia radical. Vigilância ativa é um termo utilizado para designar protocolos específicos de acompanhamento incluindo PSA e toque retal seriado, ressonância multiparamétrica da próstata e repetição de biópsias para escolha do melhor tempo do tratamento local, em caso de mudança na estratificação de risco, de forma a não abrir mão do tratamento curativo quando ele for indicado, mas postergar o início de possíveis eventos adversos relacionados ao tratamento local. Em pacientes de risco mais elevado, habitualmente discute-se o tratamento local, através da prostatectomia radical ou radioterapia. A terapia de privação androgênica pode ser utilizada de forma adjuvante à radioterapia em casos de doença de risco intermediário (6 meses) ou alto (24 a 36 meses).

Cerca de 15 a 30% dos pacientes com doença de alto risco podem apresentar recidiva bioquímica após o tratamento local, definida pela elevação persistente do PSA a partir de determinados níveis pré-estabelecidos. Pacientes com recidiva bioquímica previamente tratados com prostatectomia podem ser submetidos à radioterapia de salvamento no leito prostático, com ou sem inclusão da drenagem pélvica, com ou sem uso concomitante de terapia de privação androgênica, a depender de fatores de risco. Para pacientes com recidiva bioquímica pós-radioterapia inicial, é possível considerar a prostatectomia de resgate.

Indivíduos não candidatos a terapia local adicional e com recidiva bioquímica podem ser acompanhados ou tratados com terapia de privação androgênica intermitente ou contínua, de acordo com os níveis de PSA e preferências do paciente. O uso de terapia de privação androgênica nesse cenário pode levar o paciente a um cenário clínico chamado doença não metastática resistente à castração, no qual o PSA segue aumentando em vigência da castração, mas sem doença metastática visível nos exames de imagem convencionais. Esses pacientes têm risco mais elevado de evoluir com doença metastática caso o tempo de duplicação de PSA seja menor que 10 meses. Para esses pacientes, é aprovado o uso de agentes antiandrógenos de segunda geração, como a enzalutamida, apalutamida e darolutamida.

Tratamento da doença metastática sensível à hormonioterapia

A doença metastática sensível à hormonioterapia é tratada com a terapia de privação androgênica cirúrgica (orquiectomia subcapsular) ou química (agonistas ou antagonistas LHRH), com altas taxas de resposta. A supressão dos níveis de testosterona pode levar a efeitos colaterais de curto prazo (ex., fogachos, perda de libido e sudorese) ou de longo prazo (ex., osteoporose, aumento do risco cardiovascular, obesidade, sarcopenia, acúmulo de gordura central, dislipidemia e síndrome demencial). O uso de agonistas LHRH pode levar ao chamado *flare*, um fenômeno em que há aumento transitório da testosterona, podendo haver piora de sintomas. Antagonistas andrógenos periféricos, como a bicalutamida, previnem esse efeito.

A terapia de intensificação com quimioterapia (docetaxel) ou antiandrógenos de segunda geração (abiraterona, enzalutamida, apalutamida) foi associada a ganho de sobrevida global em pacientes metastáticos sensíveis à castração em comparação ao uso da terapia de privação androgênica isolada.

Tratamento da doença metastática resistente à hormonioterapia

A mediana de tempo de duração de resposta em pacientes em terapia de privação androgênica é de 18 a 24 meses, com os pacientes evoluindo para o cenário de doença resistente à hormonioterapia após esse período. Nessa fase de resistência à hormonioterapia, a doença pode evoluir de forma mais agressiva, podendo levar o paciente ao óbito. Algumas modalidades de tratamento determinaram ganho de sobrevida global nesse estágio, entre eles: quimioterapia (docetaxel ou cabazitaxel), agentes antiandrógenos de segunda geração (abiraterona ou enzalutamida), radiofármacos (rádio-223 e 177-lutécio-PSMA-617). O sipuleucel-T (sem registro vigente na Anvisa), uma terapia de células dendríticas expostas *ex vivo* à proteína de fusão GM-CSF/

fosfatase ácida prostática, demonstrou ganho discreto em sobrevida global entre pacientes assintomáticos. Adicionalmente, o olaparibe, um inibidor da poli (ADP-ribose) polimerase, demonstrou melhores desfechos incluindo ganho de sobrevida global em pacientes com câncer de próstata metastático resistente à castração e com alterações em genes de reparo de DNA da via da recombinação homóloga, incluindo *BRCA2*. Outras modalidades de tratamento podem trazer ganho em qualidade de vida ou respostas radiológica ou bioquímica, como os antiandrógenos de primeira geração (ex., bicalutamida, flutamida, nilutamida – sem registro vigente na Anvisa) e os estrógenos exógenos (ex., dietilestilbestrol). O uso de bisfosfonatos (ex.: ácido zoledrônico) ou agentes anti-RANKL (ex. denosumabe) está indicado para pacientes com câncer de próstata metastático resistente à castração com metástases ósseas, no intuito de prevenir eventos esqueléticos sintomáticos.

BIBLIOGRAFIA

Hoff PM. Tratado de Oncologia. São Paulo: Atheneu; 2012.

Instituto Nacional de Câncer. Câncer de próstata. Disponível em https://www.inca.gov.br/tipos-de-cancer/cancer-de-prostata. Acessado em 20/1/2022.

NCCN guidelines. Prostate Cancer version 3.2022. Disponível em https://www.nccn.org/guidelines/guidelines-detail?category=1&id=1459. Acessado em 20/1/2022.

Sartor O, de Bono JS. N Eng J Med 2018;378:645-657.

172 CÂNCER DE OVÁRIO

Vanessa da Costa Miranda, Maria Del Pilar Estevez Diz, Elias Abdo Filho

EPIDEMIOLOGIA

Acomete mulheres principalmente na 6ª década de vida, com histologia mais comum de adenocarcinoma seroso. É a 2ª segunda neoplasia ginecológica mais comum com estimativa de 6.650 casos novos em 2020. As neoplasias ovarianas são os tumores ginecológicos que mais causam mortalidade, sendo responsáveis por 4.123 mortes em 2019.

Cerca de 95% dos tumores são epiteliais (adenocarcinoma), enquanto 5% correspondem aos tumores germinativos e do cordão sexual. Os tumores não epiteliais são mais comuns em mulheres jovens, em idade reprodutiva. Em tumores bilaterais, com apresentação atípica, deve-se atentar para a possibilidade de outro sítio primário com metástases ovarianas (ex.: cólon, mama, estomago e apêndice).

São fatores de risco para sua ocorrência: idade avançada, infertilidade, endometriose, tabagismo, síndrome de ovários policísticos; endometriose (carcinoma de células claras); mutações nos genes *BRCA1* e *BRCA2* (idade de diagnóstico mais precoce), história familiar ou pessoal de câncer de mama e, mais raramente, síndrome de Lynch.

Considera-se que há alguns fatores protetores, como: amamentação; maternidade precoce (< 20 anos); uso de anticoncepcionais orais e ligação tubária.

Tabela 1 Histologias mais frequentes de câncer de ovário

Adenocarcinoma de ovário	Frequência
Seroso	60-70%
Endometrioide	10-20%
Mucinoso	< 10%
Células claras	< 10%
Indiferenciado	< 10%

QUADRO CLÍNICO

O quadro clínico é variável geralmente agudo ou subagudo, podendo ser: assintomático; dor abdominal e presença de massa anexial; quadro suboclusivo e obstrutivo abdominal; ascite; derrame pleural.

DIAGNÓSTICO

Os principais exames utilizados no diagnóstico destas pacientes são:

- USG pélvica ou endovaginal.
- TC de tórax, abdome e pelve.
- Investigação histológica: se a paciente possuir doença em estádio precoce restrito ao ovário, recomenda-se investigação histológica por meio de abordagem cirúrgica diagnóstica e terapêutica sem ruptura da cápsula tumoral (não fazer biópsia do ovário). Caso a paciente possua ascite com implantes peritoneais, derrame pleural e metástases a distância, pode-se realizar citologia oncótica das efusões e biópsia peritoneal ou ovariana, já que a doença já se encontra disseminada.
- Dosagem sérica de CA125: marcador de acometimento peritoneal que se encontra elevado em mais de 80% das mulheres portadoras de neoplasia maligna de ovário com doença avançada. Tem utilidade também na monitorização da resposta à quimioterapia durante o acompanhamento. Como pode estar acima do nível superior da normalidade em outras doenças (p. ex., cirrose hepática com ou sem ascite, doença inflamatória pélvica, endometriose, tuberculose peritoneal, leiomiomatoses uterinas, câncer de endométrio), não deve ser utilizado como único critério para o diagnóstico.

- Citologia oncótica do líquido pleural ou biópsia pleural: deve ser realizada diante da presença de derrame pleural para realização do estadiamento.

ESTADIAMENTO

O estadiamento do câncer de ovário é apresentado na Tabela 2.

Tabela 2 Estadiamento FIGO/AJCC, 8ª edição

Categoria TNM*	Estádio FIGO*	Definições
Tumor primário		
TX		Tumor primário não pode ser avaliado
T0		Não há evidência de tumor primário
T1	I	Tumor limitado aos ovários (um ou ambos)
T1a	IA	Tumor limitado a um ovário; cápsula intacta, ausência de tumor na superfície ovariana. Ausência de células malignas em líquido ascítico ou lavados peritoneais
T1b	IB	Tumor limitado a ambos os ovários; cápsula intacta, ausência de tumor na superfície ovariana. Ausência de células malignas em líquido ascítico ou em lavados peritoneais
T1c	IC	Tumor limitado a um ou ambos ovários com qualquer um dos seguintes achados: cápsula rompida (IC1), tumor na superfície ovariana (IC2), células malignas em líquido ascítico ou em lavados peritoneais (1C3).
T2	II	Tumor que envolve um ou ambos os ovários, com extensão pélvica
T2a	IIA	Extensão e/ou implantes no útero e/ou em trompa(s)
T2b	IIB	Extensão para outros tecidos pélvicos intraperitoneais
T3 e/ou N1	III	Tumor que envolve um ou ambos os ovários com metástase peritoneal fora da pelve, confirmada microscopicamente e/ou metástase em linfonodo retroperitoneal (pélvico ou para-aórtico)
T3a	IIIA	Metástase peritoneal microscópica, além da pelve. Com ou sem envolvimento linfonodal retroperitoneal
T3b	IIIB	Metástase peritoneal macroscópica, além da pelve, com 2 cm ou menos em sua maior dimensão. Com ou sem envolvimento linfonodal retroperitoneal
T3c e/ou N1	IIIC	Metástase peritoneal, além da pelve, com mais de 2 cm em sua maior dimensão (incluindo tumor na cápsula hepática ou esplênica). Com ou sem envolvimento linfonodal retroperitoneal

(continua)

Tabela 2 Estadiamento FIGO/AJCC, 8ª edição (*continuação*)

Categoria TNM*	Estádio FIGO*	Definições
M1	IV	Metástase à distância, exclui metástase peritoneal
Linfonodos regionais		
NX		Linfonodos regionais não podem ser avaliados
N0		Ausência de metástase em linfonodos regionais
N0 (1+)		Células tumorais isoladas em linfonodos menores que 0,2 mm
N1a	(IIIA1i)	Presença de metástase em linfonodos retroperitoneais com até 1 cm
N1b	(IIIA1ii)	Presença de metástase em linfonodos retroperitoneais com mais de 1 cm
Metástases à distância		
MX		Metástases à distância não podem ser avaliadas
M0		Ausência de metástases à distância
M1	IV	Presença de metástases à distância (exclui metástases peritoneais)
M1a	IVA	Metástase pleural com citologia oncótica positiva
M1b	IVB	Metástase em parênquima hepático e esplênico, metástase em órgão extra-abdominal (incluindo linfonodo extra-abdominal) e envolvimento transmural do intestino

TRATAMENTO

É realizado com histerectomia total e salpingo-ooforectomia bilateral com linfadenectomia pélvica e para-aórtica. Deve-se realizar citologia oncótica do líquido ascítico ou do lavado peritoneal e citorredução peritoneal de regiões suspeitas para malignidade. Deve ser feita biópsia da superfície diafragmática e das goteiras paracólicas mesmo se não houver lesões visíveis. A citorredução é considerada ótima quando a doença residual é ≤ 1 cm e subótima se houver lesões não ressecadas > 1 cm.

Em alguns casos, pacientes jovens com doença em estádio I, que desejem preservar a fertilidade, podem ser candidatas à ooforectomia unilateral, após discussão com equipe multidisciplinar.

Quimioterapia adjuvante é indicada para os tumores com estadiamentos I-III baseada em platina e taxano, exceto o estádio IA/IB grau 1. Não existe um padrão de paciente para se indicar o uso de quimioterapia neoadjuvante, sendo habitualmente administrada para pacientes com estadiamentos IIIC e IV e derrame pleural neoplásico, *performance status* limítrofe ou múltiplas comorbidades. Até o momento, não foi observado ganho em sobrevida global, contudo observam-se menores morbidade e mortalidade cirúrgica e menor número de ostomias com a realização do tratamento neoadjuvante. A quimioterapia é baseada em platina e taxanos, sendo a combinação de carboplatina e paclitaxel a mais utilizada.

O tratamento paliativo quimioterápico baseado em carboplatina e paclitaxel aumenta a sobrevida dessas pacientes. O uso de terapia de manutenção com inibidores de PARP após o tratamento inicial e recidiva platino sensível tem sido cada vez mais utilizado, principalmente nas pacientes com mutação de BRCA ou deficiência de recombinação homóloga. Outra terapia de manutenção frequentemente utilizada é o bevacizumabe, que pode ser usado em combinação com inibidores de PARP, após tratamento de primeira linha, ou isoladamente na manutenção na doença platino sensível e platino resistente. Quando há recorrência após 6 meses do término da quimioterapia, a doença é considerada platina-sensível e pode haver reexposição ao mesmo esquema ou troca para esquemas com platina associada a doxorrubicina lipossomal ou gencitabina.

Quando a doença recorre em menos de 6 meses após o término da quimioterapia, é chamada de platina-resistente, o que configura pior prognóstico. Nesses casos, deve-se fazer uso de esquemas monodroga com doxorrubicina lipossomal, gencitabina, topotecano, pemetrexed ou vinorelbine.

TESTE PARA SÍNDROME HEREDITÁRIA

Todas as pacientes com câncer de ovário devem ser submetidas a avaliação quanto a risco de síndromes hereditárias independentemente de sua história familiar. A presença de síndromes hereditárias pode impactar no tratamento e no acompanhamento clínico destas pacientes.

PROGNÓSTICO E ACOMPANHAMENTO

Trata-se de doença bastante responsiva ao tratamento quimioterápico, porém cerca de 60% das pacientes apresentam recorrência da doença após o tratamento inicial. Estádios localmente avançados (IIIC e IV) têm sobrevida de cerca de 30% em 5 anos. O acompanhamento pode ser realizado com exame físico e monitorização do marcador CA125 a cada 3 meses nos primeiros 2 anos e semestralmente do 3° ao 5° ano. O tratamento deve ser iniciado com base na sintomatologia e não apenas na elevação do marcador. A realização de exames de imagem é discutível, uma vez que não há ganho de sobrevida global no tratamento de pacientes assintomáticas na recidiva. Se for esta a opção, deve-se realizar TC de tórax, abdome e pelve a cada 6 meses nos 2 primeiros anos. Do 3° ao 5° ano, são realizados anualmente.

▪ BIBLIOGRAFIA

Aghajanian C, et al. OCEANS: a randomized, double-blind, placebo-controlled phase III trial of chemotherapy with or without bevacizumab in patients with platinum-sensitive recurrent epithelial ovarian, primary peritoneal, or fallopian tube cancer. J Clin Oncol 2012;30(17):2039-2045.

Amin MB, Edge S, Greene F, Byrd DR, Brookland RK, Washington MK, et al. (eds.). AJCC cancer staging manual, 8th ed. Philadelphia: Springer/American Joint Commission on Cancer; 2017.

Chen L, Berek JS. Epithelial carcinoma of the ovary, fallopian tube, and peritoneum: clinical features and diagnosis. UpToDate. Disponível em: http://www.uptodate.com. Acesso em 23/10/2021.

Chen L, Berek JS. Overview of epithelial carcinoma of the ovary fallopian tube, and peritoneum. UpToDate. Disponível em: http://www.uptodate.com. Acesso em 23/10/2021.

Clamp AR, et al. Weekly dose-dense chemotherapy in first-line epithelial ovarian, fallopian tube, or primary peritoneal carcinoma treatment (ICON8): primary progression free survival analysis results from a GCIG phase 3 randomised controlled trial. Lancet 2019;394(10214):2084-2095.

González-Martín A, et al. Niraparib in patients with newly diagnosed advanced ovarian cancer. N Engl J Med 2019;381:2391-2402.

Katsumata N, Yasuda M, Takahashi F, Isonishi S, Jobo T, Aoki D, et al.; Japanese Gynecologic Oncology Group. Dose-dense paclitaxel once a week in combination with carboplatin every 3 weeks for advanced ovarian cancer: a phase 3, open-label, randomised controlled trial. Lancet 2009;374:1331.

Ministério da Saúde. Instituto Nacional de Câncer. Disponível em: https://www.inca.gov.br/. Acesso em 23/10/21.

Mirza MR, et al. Niraparib maintenance therapy in platinum-sensitive, recurrent ovarian cancer. N Engl J Med 2016;375:2154-2164.

Moore K, et al. Maintenance olaparib in patients with newly diagnosed advanced ovarian cancer. N Engl J Med 2018;379:2495-2505.

Perren TJ, et al. A phase 3 trial of bevacizumab in ovarian cancer. N Engl J Med 2011;365:2484-2496.

Poveda A, Floquet A, Ledermann JA, et al. Final overall survival results from SOLO2/ENGOT-ov21: A phase III trial assessing maintenance olaparib in patients with platinum-sensitive, relapsed ovarian cancer and a BRCA mutation. ASCO20 Virtual Scientific Program. Abstract 6002.

Pujade-Lauraine E, et al. Bevacizumab combined with chemotherapy for platinum-resistant recurrent ovarian cancer: The AURELIA open-label randomized phase III trial. J Clin Oncol. 2014;32(13):1302-8.

Vergote I, Tropé CG, Amant F, Kristensen GB, Ehlen T, Johnson N, et al.; European Organization for Research and Treatment of Cancer Gynaecological Cancer Group; NCIC Clinical Trials Group. Neoadjuvant chemotherapy or primary surgery in stage IIIC or IV ovarian cancer. N Engl J Med 2010;363:943-53.

173 TUMORES DO TRATO GASTROINTESTINAL

Carolina Ribeiro Victor, Daniel Fernandes Saragiotto, Leonardo Gomes da Fonseca, Milena Perez Mak, Tiago Kenji Takahashi

▪ CÂNCER DE ESÔFAGO

EPIDEMIOLOGIA

- É o oitavo tipo de câncer mais comum no mundo e a sexta maior causa de mortalidade relacionada a câncer no mundo. A incidência em homens é cerca de duas vezes maior do que em mulheres.
- No Brasil é o sexto câncer em incidência e a quinta causa de morte por câncer entre os homens.
- O pico de incidência ocorre na sexta década de vida, e a incidência em homens é cerca de duas vezes maior do que em mulheres.
- 95% dos tumores de esôfago são constituídos pelos adenocarcinomas e carcinoma espinocelulares (CEC), distintos em termos de epidemiologia e resposta ao tratamento
- O prognóstico fica progressivamente pior quanto mais tardiamente é feito o diagnóstico da doença, em estágios já localmente avançados e/ou metastáticos.
- Outros subtipos menos comuns de câncer de esôfago incluem os melanomas, linfomas, leiomiossarcomas e tumores neuroendócrinos.

ETIOLOGIA

Adenocarcinoma de esôfago – fatores de risco

- Obesidade.
- Doença do refluxo gastroduodenal.
- Esôfago de Barrett (é a substituição da mucosa escamosa pelo epitélio colunar, induzida pela agressão constante do refluxo ácido do estômago para o esôfago).
- Tabagismo.
- Dieta pobre em vegetais e frutas.

CEC de esôfago – fatores de risco

- Tabagismo.
- Etilismo.
- Acalasia.
- Injúria cáustica.
- Bebidas quentes.
- Má higiene oral.
- Desnutrição.

QUADRO CLÍNICO

- Tanto o adenocarcinoma quanto o CEC têm apresentações clínicas semelhantes. Entretanto, o adenocarcinoma costuma acometer o terço distal do esôfago/junção esofagogástrica, enquanto o CEC costuma ser mais proximal.
- Disfagia progressiva é o sintoma de apresentação mais comum da doença, associada a perda de peso.
- Outros sintomas são mais inespecíficos, como odinofagia e desconforto retroesternal. Hemorragia digestiva alta (HDA) é uma ocorrência rara.
- Fístulas esôfago-traqueais e esôfago-brônquicas constituem uma complicação que, em geral, ocorre em fase mais tardia da doença e o paciente pode apresentar tosse crônica e pneumonias de repetição como consequência.

DIAGNÓSTICO E ESTADIAMENTO

- O paciente pode apresentar anemia em decorrência de doença crônica e/ou por sangramento tumoral crônico. Não há marcadores tumorais específicos.
- EDA e biópsia: exame fundamental para o diagnóstico, pois somente o anatomopatológico confirma a neoplasia.
- Exames de imagem:
  - Tomografias computadorizadas (TC) de tórax, abdome, pescoço.
  - PET-CT.
- USG endoscópico: para avaliar a extensão local do tumor, com avaliação da profundidade de acometimento tumoral, além de avaliação dos linfonodos regionais acometidos.
- Broncoscopia: recomenda-se a realização de broncoscopia para pacientes com tumor no mesmo nível ou acima da carina, para excluir comprometimento das vias aéreas pela neoplasia.

ESTADIAMENTO TNM (AMERICAN JOINT COMMITTEE ON CANCER – AJCC, 8ª EDIÇÃO)

Usamos a classificação TNM para estadiar o câncer de esôfago, que leva em consideração a invasão tumoral na parede do esôfago (T), o *status* nodal (N) e a presença ou ausência de metástase a distância (M).

- T1 – tumor invade lâmina própria, muscular da mucosa ou submucosa.
- T2 – tumor invade muscular própria.
- T3 – tumor invade adventícia.
- T4 – tumor invade estruturas adjacentes.
  - T4a – pleura, pericárdio, peritônio ou diafragma.
  - T4b – outras estruturas (aorta, corpo vertebral, traqueia).

- N0 – não há acometimento de linfonodo regional.
- N1 – acometimento de 1 a 2 linfonodos regionais.
- N2 – acometimento de 3 a 6 linfonodos regionais.
- N3 – acometimento de 7 ou mais linfonodos regionais.
- M0 – ausência de metástase a distância.
- M1 – presença de metástase a distância.

Para o carcinoma espinocelular, levamos em conta o grau histológico no estadiamento:

- G1 – bem diferenciado.
- G2 – moderadamente diferenciado.
- G3 – indiferenciado.

TRATAMENTO

- Pacientes com doença muito precoce (carcinoma *in situ* e alguns T1), podem ser submetidos a ressecção endoscópica local (mucossectomia).
- Os tumores esofágicos cervicais não são passíveis de ressecção cirúrgica (esofagectomia) e são tratados exclusivamente com radioterapia (RDT) ou com associação de RDT e quimioterapia (QT).
- As opções cirúrgicas incluem esofagectomia trans-hiatal ou esofagectomia através de acesso torácico e abdominal.
- Pacientes com doença localmente avançada (> T2 e/ou linfonodos regionais comprometidos), podem ser submetidos a tratamento potencialmente curativo, baseado em quimiorradioterapia neoadjuvante seguido de cirurgia (tratamento trimodal) ou quimiorradioterapia definitiva.
- Aporte nutricional adequado com nutrição enteral e/ou suplementos alimentares deve ser utilizado sempre que indicado.
- Na doença metastática/recorrente, o objetivo do tratamento é paliativo, objetivando uma melhor qualidade de vida e, se possível, ganho em sobrevida global. Para tanto, para os pacientes com boa *performance*, o uso de quimioterapia associado a inibidores de *checkpoint* imunológico demonstrou resultados superiores a quimioterapia isolada.
- Radioterapia exclusiva é uma opção como tratamento paliativo para disfagia, porém não oferece ganho em sobrevida e é reservada para pacientes metastáticos ou com *performance status* ruim.
- Dentro do contexto paliativo, é fundamental o manejo adequado da dor do paciente, em geral alcançado com o uso de opioides e tratamento locais, como RDT para metástases ósseas, por exemplo.
- Terapias endoscópicas para paliação da disfagia incluem dilatação esofágica, *stents*, terapia fotodinâmica, *laser* e braquiterapia.

PROGNÓSTICO

- Câncer de esôfago tem prognóstico reservado, principalmente em casos com estádio mais avançados e pacientes evoluindo com fragilidade e desnutrição, com taxas de sobrevida global em 5 anos em torno de 25% em caso de doença localmente avançada.

CÂNCER DE ESTÔMAGO

EPIDEMIOLOGIA

- No mundo, estima-se que sejam afetadas cerca de um milhão de pessoas por ano, sendo a quarta causa mais comum de morte por câncer.
- No Brasil, é a quarta causa de mortalidade por câncer em homens e a sexta em mulheres.
- A incidência em homens é maior que em mulheres (2:1), ocorrendo mais frequentemente após os 50 anos de idade.
- A incidência varia geograficamente, com maiores taxas de incidência na Ásia, e menores na América do Norte, África e Oceania. Acredita-se que essa diferença se deva aos hábitos alimentares, sendo mais comum o câncer gástrico nas regiões em que se consome alimentos com alto teor de sal, principalmente as conservas, além de baixa ingestão de vegetais frescos.
- A grande maioria dos tumores desta localização é representada pelo adenocarcinoma. Outros subtipos menos comuns incluem tumores neuroendócrinos, linfomas e tumor estromal gastrointestinal (GIST).

ETIOLOGIA E PATOLOGIA

- Existem dois tipos histológicos principais de câncer gástrico: o tipo intestinal e o tipo difuso (classificação de Lauren).
  - Tipo intestinal: em geral bem/moderadamente diferenciado, composto por células grandes, com estruturas ductais bem definidas e estroma com infiltrado inflamatório. Na maior parte das vezes é esporádico, podendo ser associado a lesões precursoras induzidas pelo *H. pylori*.
  - Tipo difuso: tumor mais agressivo, indiferenciado, sem formação de estruturas glandulares, caracteristicamente com células em anel de sinete (ricas em mucina que rechaçam o núcleo para a periferia da célula). Podem estar associados a fatores hereditários
- Fatores de risco:
  - Infecção por *Helicobacter pylori*: aumenta o risco de câncer gástrico em 6 vezes. Leva a alterações precursoras de patogênese bem definida: gastrite crônica → atrofia de mucosa → metaplasia intestinal → displasia → carcinoma do tipo intestinal.

– o Alta ingestão de sal na dieta, além de outros compostos nitrosos, dieta pobre em frutas cítricas.

– Etilismo.

– Tabagismo.

– Obesidade.

– Doença do refluxo gastresofágico (fator de risco principalmente para câncer gástrico proximal).

– Síndromes hereditárias:

- Síndrome do câncer gástrico difuso hereditário: mutação germinativa de CDH1, que codifica gene da E-caderina, molécula de adesão. Síndrome autossômico-dominante e cursa com o câncer do tipo difuso agressivo, além de associação com câncer de mama do tipo lobular.
- Síndrome de Lynch: mutação nos genes do *mismatch repair* do DNA. Em geral associado a câncer do tipo intestinal, com melhor prognóstico.
- Síndrome de Peutz-Jeghers (mutação no gene *STK11*).

QUADRO CLÍNICO

- Emagrecimento, fadiga, dor e desconforto gástrico, sensação de plenitude gástrica, disfagia e melena.
- Exames laboratoriais: anemia é um achado inespecífico comum. Podem ocorrer alterações nas enzimas canaliculares e bilirrubinas se houver comprometimento hepático pelo tumor. Os marcadores tumorais CEA e CA 19.9 não são úteis para o diagnóstico. Podem ser utilizados na monitorização de resposta ao tratamento.

DIAGNÓSTICO

- Endoscopia digestiva alta (EDA) e biópsia. Algumas vezes a EDA não apresenta alterações superficiais e a biópsia superficial é negativa. Nestes casos, em que o paciente apresenta pouca distensibilidade gástrica, deve-se pensar na hipótese de linite plástica e deve-se solicitar biópsia endoscópica profunda.
- Exames de estadiamento:

– TC de tórax, abdome e pelve.

– USG endoscópico: nos casos em que não houver evidência de doença metastática, para avaliação dos linfonodos regionais.

– Laparoscopia e citologia oncótica: avaliar doença peritoneal oculta por exames de tomografias.

ESTADIAMENTO TNM (AJCC, 8ª EDIÇÃO)

- Tis – carcinoma *in situ* (sem invasão da lâmina própria).
- T1 – invasão até submucosa.
- T2 – invasão até muscular própria.
- T3 – invasão até subserosa.
- T4 – invasão até serosa ou estruturas adjacentes.

– T4a – invasão de serosa.

– T4b – invasão de estruturas adjacentes.

- N0 – ausência de metástases em linfonodos regionais.
- N1 – 1-2 linfonodos regionais acometidos.
- N2 – 3-6 linfonodos regionais acometidos.
- N3 – 7 ou mais linfonodos regionais acometidos.
- M0 – ausência de metástases a distância.
- M1 – presença de metástases a distância.

TRATAMENTO

- Na prática, os pacientes são classificados em potencialmente ressecáveis, quando não metastáticos, ou irressecáveis/metastáticos. Os pacientes potencialmente ressecáveis podem ser classificados como de baixo risco (T1-2 e N0) ou alto risco (T > 2 e/ou N+).
- O único tratamento potencialmente curativo é a cirurgia (gastrectomia total ou subtotal associada a linfadenectomia locorregional).
- Câncer gástrico precoce é definido como adenocarcinoma limitado a mucosa ou submucosa (T1) independentemente do comprometimento linfonodal e, no cenário em que o risco de comprometimento linfomal é baixo, pode ser considerada ressecção endoscópica em centros especializados.
- Pacientes com tumores potencialmente ressecáveis e de alto risco (T > 2 e/ou N+) têm indicação da opção de tratamento quimioterápico perioperatório, com início de quimioterapia seguido por cirurgia e quimioterapia adjuvante adicional. As drogas mais utilizadas nesses casos são as fluoropirimidinas, oxaliplatina e docetaxel. Outra opção de tratamento, para pacientes que não receberam QT perioperatório, é a utilização do tratamento adjuvante com quimioterapia (baseada em fluoropirimidinas e oxaliplatina). Para casos em que não foi realizada a linfadenectomia apropriada pode-se considerar radioterapia adjuvante associada a quimioterapia.
- Pacientes com doença aparentemente irressecável, porém sem metástase a distância, podem iniciar o tratamento com quimioterapia como tentativa de diminuição do tumor para conversão em doença operável. Em geral, até 50% desses pacientes considerados inicialmente irressecáveis podem se tornar ressecáveis após a quimioterapia.
- Pacientes com doença metastática não apresentam possibilidade de cura. Porém, a realização de quimioterapia com intenção paliativa, mesmo em pacientes assintomáticos, pode aumentar a sobrevida global e o uso de inibidores de *checkpoint* imunológico associado à quimioterapia demonstrou resultados superiores à quimioterapia isolada.

- O HER-2 (*human epidermal growth factor receptor 2*) é um receptor tirosina quinase que pode estar hiperexpresso no câncer gástrico (em até 20% dos casos). Em pacientes com doença avançada/metastática que apresenta hiperexpressão de HER-2 constatada pela imuno-histoquímica ou por FISH, o tratamento com trastuzumabe associado à QT aumenta significativamente a taxa de resposta e a sobrevida global quando comparado ao realizado com QT isolada.

PROGNÓSTICO

- O prognóstico é ruim, pois a única terapêutica curativa é a ressecção cirúrgica para os tumores em estádio precoce.
- A sobrevida global em 5 anos de todos os estádios é de 32%, variando entre aproximadamente 70% para os casos de doença localizada e 6% para pacientes com doença metastática.

CARCINOMA COLORRETAL

INTRODUÇÃO E EPIDEMIOLOGIA

- O câncer colorretal (CCR) é a terceira principal causa de câncer nos homens e a segunda nas mulheres, no mundo.
- No Brasil é o segundo câncer mais incidente entre homens e mulheres, sendo a terceira causa de óbito por câncer (tanto entre os homens quanto mulheres).
- O risco de CCR aumenta com a idade, sendo mais prevalente em maiores de 60 anos. A incidência é semelhante entre homens e mulheres.
- A taxa de mortalidade vem caindo nos Estados Unidos e no restante do Ocidente desde a década de 1980, provavelmente devido à detecção e remoção de pólipos colônicos, ao diagnóstico em estágios mais precoces e a tratamentos mais eficazes.
- Pacientes com tumores do cólon apresentam chance de tumor sincrônico em 3 a 5% dos casos.
- Na população geral, recomenda-se rastreamento, sendo uma das táticas mais comuns o uso da colonoscopia de rastreamento a cada 10 anos a partir dos 50 anos de idade (com diretriz americana recente sugerindo iniciar aos 45 anos).
- Outras alternativas de rastreamento, como uso da pesquisa de sangue oculto nas fezes anualmente, associando-se ou não a retossigmoidoscopia, podem ser empregadas a depender do caso e do acesso dos pacientes aos exames.
- 80% dos CCR não apresentam metástases ao diagnóstico e, portanto, são passíveis de tratamento potencialmente curativos.
- Os sítios metastáticos mais frequentes são fígado, pulmões e peritônio.

ETIOLOGIA

- A grande maioria ocorre de forma esporádica, mas sua ocorrência pode estar associada a síndromes genéticas, com polipose adenomatosa familiar (PAF) ou síndrome de Lynch.
- Os principais fatores de risco para o CCR esporádico são: idade avançada, obesidade, tabagismo, etilismo, antecedente de pólipo adenomatoso, doença inflamatória intestinal, além de antecedente familiar de CCR.
- Fatores protetores contra o CCR: atividade física, dieta rica em fibras e uso de ácido acetilsalicílico (controverso).
- Síndrome de Lynch: síndrome hereditária autossômica dominante, responsável por 3 a 5% dos CCR, mutação nos genes que codificam as proteínas de reparo do DNA (*mismatch repair*). Esses pacientes desenvolvem CCR em idades precoces (< 50 anos), predominantemente em cólon direito, sendo 10% com tumores sincrônicos ou metacrônicos. Está associada a outros cânceres como endométrio, delgado, urotelial e estômago.
- PAF: responsável por menos de 1% dos CCR. Síndrome hereditária autossômica dominante causada pela mutação no gene *APC* que se relacionada com aumento de número de pólipos (chegando a centenas). Cerca de 90% dos pacientes não tratados evoluem com CCR por volta dos 45 anos de idade.

QUADRO CLÍNICO

- Mais comum: hematoquezia ou melena, dor abdominal, alteração do hábito intestinal, anemia ferropriva e emagrecimento.
- Incomuns: abdome agudo obstrutivo, abdome agudo perfurativo, abscesso de parede abdominal e bacteriemia por *Streptococcus bovis* e *Clostridium septicus*.

EXAMES COMPLEMENTARES

- O antígeno carcinoembrionário (CEA), embora específico e sensível, não é recomendado para diagnóstico ou rastreamento. É útil na monitorização de resposta ao tratamento. Recomenda-se colher CEA de todos os pacientes com diagnóstico de câncer colorretal. Quando o CEA persiste elevado após a ressecção cirúrgica tumoral, recomenda-se investigação subsequente, pois há alta chance de ainda existir doença, tanto local quanto sistêmica.

DIAGNÓSTICO E ESTADIAMENTO

- O diagnóstico definitivo do adenocarcinoma colorretal é realizado com a colonoscopia e biópsia da lesão. A colonoscopia deve ser realizada até a porção mais distal do cólon com o objetivo de pesquisar tumores sincrônicos e remover pólipos.

- Além da realização de exames laboratoriais como hemograma, CEA, função renal e função hepática, deve-se realizar o estadiamento com exames de imagens – tomografia de tórax, abdome e pelve. Quando persiste dúvida sobre a existência ou não de metástase hepática, deve-se realizar ressonância nuclear magnética (RNM) de abdome.
- O PET-CT está indicado quando há elevação de CEA com tomografias sem indícios de recidiva e, em casos selecionados, antes de avaliar possibilidade de ressecção metástases.
- O sistema de estadiamento TNM da AJCC (8ª edição), que leva em conta principalmente as características anatomopatológicas e distingue grupos prognósticos, encontra-se na Tabela 1 de forma esquemática.

TRATAMENTO

- Paciente com tumor no cólon não metastático e passível de ressecção (EC I a III) devem ser tratados com ressecção cirúrgica do segmento acometido, com potencial curativo.
- Em pacientes com estádio III (linfonodo positivo), a quimioterapia adjuvante com fluoropirimidina (capecitabina ou 5-fluorouracil) e oxaliplatina diminui a chance de recidiva e morte pela doença em cerca de 30%.
- Já para os pacientes com estágio clínico II não há evidências tão claras de benefício da quimioterapia adjuvante, que deve ser prescrita apenas para pacientes com maior risco de recidiva. São considerados de maior risco os pacientes portadores de tumores T4, os que foram operados na vigência de quadro obstrutivo, os que apresentavam tumores com invasão angiolinfática ou perineural e aqueles nos quais o número de linfonodos dissecados na cirurgia foi menor que 12 (nesses pacientes o tumor é considerado subestadiado).
- Idealmente, a quimioterapia adjuvante deve ser iniciada nas primeiras 8 semanas após a cirurgia, uma vez que após este período há diminuição de eficácia da quimioterapia.
- Os pacientes com tumores de reto localizados abaixo da flexura peritoneal que apresentam EC II ou III se beneficiam quimioterapia associada a radioterapia (QRT) neoadjuvante. Em caso de doença de grande volume, pode-se considerar após a QRT, realização de quimioterapia e após a cirurgia.
- Pacientes com câncer colorretal metastático devem ser avaliados quanto ao volume de metástases, comorbidades, idade, pois em pacientes com doença metastática em sítio único (por exemplo, fígado), podem ser submetidos a metastassectomia, permitindo uma chance de sobrevida em cinco anos em média de 40%.
- Já em pacientes com doença metastática de grande volume, o tratamento tem caráter paliativo com quimioterapia – baseada em fluoropirimidinas, oxaliplatina e irinotecano, associadas ou não a drogas de alvo molecular, como o cetuximabe e panitumumabe (indicados somente para os tumores que não tenham mutação no gene K-RAS) e inibidores da angiogênese como bevacizumabe, regorafenibe e aflibercept.
- A cirurgia do tumor primário (no contexto do tumor metastático) só é indicada se houver complicações como obstrução, hemorragias ou iminência de obstrução.

PROGNÓSTICO

- O principal fator prognóstico no câncer colorretal é o estádio patológico ao diagnóstico da doença. A sobrevida global em 5 anos, de acordo com o estádio diagnóstico é de 91% para ECI; 55 a 90% para ECII; 40% para ECIII e cerca de 10% para pacientes com ECIV.
- O câncer colorretal vem melhorando seu prognóstico com o passar dos anos, em função da maior possibilidade do diagnóstico precoce, da maior acessibilidade dos pacientes à quimioterapia adjuvante e da melhor atividade dos esquemas de quimioterapia paliativa e tratamentos locais.

Tabela 1 Sistema de estadiamento TNM da American Joint Committee on Cancer (AJCC), 8ª edição

<table>
<tr><th></th><th>N0: Nenhum LN</th><th>N1: até 3 LNs</th><th>N2: >3 LNs</th><th>M1: metástase à distância</th></tr>
<tr><td>T1: invade submucosa</td><td rowspan="2">Estádio I</td><td rowspan="4" colspan="2">Estádio III</td><td rowspan="4">Estádio IV</td></tr>
<tr><td>T2: invade muscular própria</td></tr>
<tr><td>T3: invade tecidos pericólicos</td><td rowspan="2">Estádio II</td></tr>
<tr><td>T4: invade peritônio visceral e órgãos ou estruturas adjacentes</td></tr>
<tr><td></td><td colspan="3">M0: sem metástase à distância</td><td></td></tr>
</table>

LN: linfonodo locorregional

CARCINOMA HEPATOCELULAR

ETIOLOGIA E EPIDEMIOLOGIA

- O câncer primário do fígado mais comum em adultos é o carcinoma hepatocelular (CHC), sendo o quinto câncer mais frequente no mundo nos homens e o nono entre mulheres, com mais de 800.000 casos novos por ano. Esse carcinoma é cerca de 2 a 4 vezes mais frequente nos homens do que nas mulheres, com o pico de incidência é por volta dos 70 anos de idade.
- São considerados fatores de risco:
  - Infecção pelos vírus da hepatite B e C: mundialmente, o vírus da hepatite B (VHB) é responsável por 50% dos casos de CHC e a infecção por VHC aumenta o risco desse carcinoma em 15 a 20 vezes.
  - Cirrose alcoólica.
  - Esteatose hepática não alcoólica: com incidência crescente sobretudo em países ocidentais, associado a obesidade e diabetes.
  - Outras causas menos comuns: hemocromatose hereditária, deficiência de alfa-1-antitripsina, hepatite autoimune, porfiria e doença de Wilson.
- A incidência acumulada de CHC em 5 anos em pacientes com cirrose de qualquer etiologia varia de 5 a 30%, dependendo da etiologia (o risco é maior em infecção por VHC) e do estágio da cirrose (mais comum em cirrose descompensada).

QUADRO CLÍNICO

- Muitas vezes o CHC é achado incidental no rastreamento de pacientes cirróticos de alto risco. Outras vezes o paciente pode apresentar grandes massas dolorosas, perda de peso, anorexia e mal-estar.
- Pacientes cirróticos podem apresentar sintomas de descompensação da cirrose, como ascite, icterícia, encefalopatia hepática e sangramentos.

EXAMES COMPLEMENTARES

- Exames laboratoriais: os pacientes com CHC podem apresentar alterações laboratoriais decorrentes da hepatopatia de base, como alteração em enzimas canaliculares, transaminases hepáticas, bilirrubinas, provas de coagulação e albumina. Além disso, pode haver outros achados inespecíficos como anemia, hipoglicemia e hipercalcemia.
- Alfafetoproteína (AFP): marcador com muitas limitações, pois nem todos os tumores a produzem e, além disso, seu nível de elevação não se correlaciona bem com a extensão do tumor, estágio da doença e prognóstico. Pacientes com hepatopatias crônicas sem CHC também podem apresentar AFP elevada. A sensibilidade e a especificidade para o diagnóstico são de 41-65% e 80-94%, respectivamente.
- Sorologias para hepatite B e C: auxiliam na definição da etiologia da hepatopatia de base.
- TC e RNM de abdome: o CHC apresenta características típicas nos exames de imagem devido à sua alta vascularização. Em geral, as massas evidenciam um enchimento arterial precoce com rápido desaparecimento do contraste (*washout*) na fase venosa.

DIAGNÓSTICO

- Pacientes cirróticos com nódulo hepático maior que 2,0 cm no maior eixo e TC ou RNM com os achados típicos de CHC (acima) já tem o diagnóstico de CHC estabelecido, não precisando de biópsia.
- Já os pacientes cirróticos com nódulo hepático entre 1,0 e 2,0 cm devem realizar tanto TC quanto RNM e, caso os achados característicos de cirrose sejam vistos nos dois exames, pode-se presumir que se trata de CHC e tratar o paciente como tal. Nesses pacientes, a elevação de AFP maior que 400 ng/mL apresenta alto valor preditivo positivo para CHC.
- Pacientes com nódulos menores que 1,0 cm devem repetir o exame de imagem em 3 meses.
- A biópsia de fígado fica reservada para nódulos ou massas hepáticas com achados atípicos no exame de imagem ou para achados discrepantes entre TC e RNM ou para suspeita de CHC em pacientes que não apresentam cirrose ou hepatopatia de base.

ESTADIAMENTO

- Há diversos sistemas de estadiamento para CHC. Na prática, o que utilizamos mais é o sistema proposto pela Barcelona Clinic Liver Cancer (BCLC), baseado na extensão da lesão primária, presença ou ausência de invasão vascular ou extra-hepática, presença de sintomas constitucionais e *performance status* do paciente.
  - Barcelona 0 (estágio muito precoce): nódulo único menor que 2,0 cm e paciente assintomático (ECOG 0), Child-Pugh A.
  - Barcelona A (estágio precoce): paciente com tumor ressecável (nódulo único de até 5 cm ou até 3 nódulos menores que 3 cm), assintomático (ECOG 0), Child A.
  - Barcelona B (estágio intermediário): paciente com tumor irressecável multinodular (> 3 nódulos), assintomático, ECOG 0, Child-Pugh A ou B.
  - Barcelona C (estágio avançado): paciente sintomático (ECOG 1ou 2) e/ou invasão vascular ou extra-hepática, com Child-Pugh A ou B.
  - Barcelona D (estágio terminal): paciente com baixo *performance status* (ECOG 3 ou 4) e/ou Child-Pugh C.

TRATAMENTO

- Os pacientes com Barcelona 0 e A são candidatos a tratamento potencialmente curativos; pacientes Barcelona B e C são candidatos a tratamentos paliativos e pacientes Barcelona D são candidatos a cuidados de suporte clínico exclusivo (Figura 1).
- Ressecção cirúrgica: tratamento de escolha em pacientes não cirróticos com doença em estágio muito precoce. Para pacientes cirróticos, os melhores resultados com a ressecção são obtidos quando o tumor é pequeno (< 3 cm), sem hipertensão portal e sem hiperbilirrubinemia. O risco de recorrência em cinco anos após a ressecção tumoral é de cerca de 70%, pois a hepatopatia de base faz com que o fator de risco persista.
- Transplante hepático: é o método de escolha para pacientes cirróticos com tumor potencialmente ressecável, com a menor taxa de recorrência. Pacientes com nódulo solitário menor que 5,0 cm ou até 3 nódulos menores que 3,0 cm submetidos a transplante hepático apresentam sobrevida global em 4 anos de 85% e chance de 92% de não apresentarem recorrência nesse período.
- Ablação local: ablação por radiofrequência é a técnica de escolha para pacientes em estágios iniciais não candidatos a cirurgia curativa. A taxa de recorrência local em 5 anos, no entanto, chega a 70%.
- Quimioembolização transarterial (TACE): leva a um aumento de sobrevida em pacientes com função hepática preservada (preferencialmente Child A), sem metástases a distância, invasão vascular ou sintomas proeminentes do tumor. Pode ser utilizado também como ponte para o transplante hepático.
- Tratamento sistêmico: a quimioterapia tradicional tem eficácia limitada no tratamento do carcinoma hepatocelular. O uso de terapias alvo-molecular inibidores de quinases (RAF e VEGFR, entre outras) tem ação antiproliferativa e antiangiogênica e são opções de tratamento sistêmico. Inibidores de *checkpoint* imunológico em combinação demonstraram resultados superiores a terapias alvo.
- Pacientes no estágio terminal se beneficiam de manejo sintomático e priorização de controles de sintomas.

Barcelona 0/A	Ressecção cirúrgica Transplante hepático Radiofrequência de ablação (RFA)
Barcelona B	Quimioembolização (TACE)
Barcelona C	Tratamento sistêmico
Barcelona D	Suporte clínico exclusivo

Figura 1 Tratamento conforme estratificação clínica.

PROGNÓSTICO

- O prognóstico é desfavorável, principalmente em função da hepatopatia crônica de base determinante da sobrevida destes doentes. Estratégias preventivas (vacinação contra hepatite B e terapia antiviral do vírus da hepatite C) e detecção precoce podem melhorar esse cenário.

ADENOCARCINOMA DE PÂNCREAS

DEFINIÇÃO E ETIOLOGIA

- O tipo histológico mais comum nos tumores do pâncreas é o adenocarcinoma. É altamente letal, sendo a sétima causa de morte por câncer entre os homens e a quinta entre mulheres no Brasil. Cerca de 80% já apresentam doença avançada ao diagnóstico.
- Cirurgia e o único tratamento potencialmente curativo.
- O acúmulo sucessivo de mutações genéticas, levam a diversas lesões precursoras com displasias leves a severas, que evoluem para o carcinoma invasivo. Outras lesões precursoras menos comuns são a neoplasia mucinosa intrapancreática e a neoplasia cística mucinosa.
- Fatores de risco incluem pancreatite crônica, diabetes e tabagismo.
- Algumas das síndromes hereditárias que levam a um maior risco são: mutações em BRCA1e BRCA2, síndrome de Lynch e Peutz-Jeghers.
- Outro tipo histológico que ocorre no pâncreas endócrino (ilhotas pancreáticas) é o tumor neuroendócrino.

EPIDEMIOLOGIA

- Mais comum após os 45 anos de idade.
- Observa-se maior prevalência em homens do que em mulheres (1,3:1,0).

QUADRO CLÍNICO E EXAMES COMPLEMENTARES

- A maioria dos adenocarcinomas de pâncreas localizam-se na cabeça do pâncreas e o paciente pode evoluir com icterícia obstrutiva.

- Outros sintomas comuns incluem dor abdominal, náuseas, emagrecimento e anorexia. Raro: obstrução intestinal e sangramento gastrointestinal.
- Ao exame físico podemos encontrar icterícia, linfadenopatia periférica, hepatomegalia e ascite.
- O CA19.9 pode ser utilizado para monitorizar a resposta terapêutica, embora inespecífico e não deve ser utilizado para diagnóstico ou rastreamento. Cerca de 10% dos pacientes com câncer de pâncreas não o expressam.

DIAGNÓSTICO E ESTADIAMENTO

- TC de abdome com contraste, prediz a ressecabilidade com 80 a 90% de acurácia.
- USG endoscópico: exame útil quando existe a suspeita de adenocarcinoma pancreático, porém a TC não visualiza massa no pâncreas. Também é utilizado para obter amostras de tecido para biópsia.
- A confirmação histológica é essencial antes de iniciar quimioterapia ou radioterapia.
- Colangiopancreatografia retrógrada endoscópica (CPRE): exame útil quando coledocolitíase permanece como diagnóstico diferencial e para descompressão biliar, quando necessário.
- Estadiamento TNM (AJCC, 8ª edição):
  - T1 – tumor limitado ao pâncreas e menor ou igual a 2,0 cm.
  - T2 – tumor limitado ao pâncreas e maior que 2,0 cm.
  - T3 – tumor se estende além do pâncreas, porém não invade tronco/plexo celíaco e artéria mesentérica superior.
  - T4 – tumor invade plexo celíaco ou artéria mesentérica superior.
  - N0 – não há acometimento linfonodal.
  - N1 – há acometimento de linfonodos regionais.
  - M0 – sem metástase a distância.
  - M1 – com metástase a distância.

Considera-se:

- Estádio I – T1-2 N0 M0.
- Estádio II – T3 N0 M0 ou T1-3 N1 M0.
- Estádio III – T4 N0-1 M0.
- Estádio IV – T1-4 N1-2 M1.

TRATAMENTO

- Para pacientes com doença ressecável, a cirurgia é o tratamento de escolha. A ressecção completa e com margens livres associa-se a um melhor prognóstico.
- Recomenda-se em geral tratamento adjuvante (com regime quimioterápico contendo oxaliplatina, 5-fluorouracil e irinotecano- mFOLFIRINOX) para todos os pacientes submetidos a cirurgia, em razão da alta taxa de recidiva.
- Pacientes com tumores avançados/metastáticos não são passíveis de cura e são candidatos a quimioterapia paliativa. Pacientes jovens e com bom *performance status* podem ser submetidos a poliquimioterapia que, embora mais tóxica, resulta em maior sobrevida global (esquemas FOLFIRINOX ou gencitabina associada a nab-paclitaxel). Pacientes mais idosos e/ou como *performance* mais reduzido podem se beneficiar de monoterapia (em geral, com gencitabina). Pacientes com baixo *performance* não se beneficiam de quimioterapia, devendo receber apenas cuidados paliativos exclusivos.

PROGNÓSTICO

- A sobrevida global em 5 anos após a duodenopancreatectomia é de cerca de 25% para pacientes com linfonodos negativos e cerca de 10% para pacientes com linfonodos positivos.
- Pacientes com adenocarcinoma de pâncreas avançado tem sobrevida média de 6 meses (sem o emprego da quimioterapia, mas podendo atingir 11 meses de mediana com esta).

TUMORES DE VIAS BILIARES

DEFINIÇÃO E EPIDEMIOLOGIA

- Também chamados de colangiocarcinomas, incluem os cânceres de vesícula biliar, ducto cístico e ampola de Vater. São tumores raros e agressivos, com sobrevida menor que 24 meses.
- A grande maioria são esporádicos e poucos fatores de risco são conhecidos, como a colangite esclerosante primária e doenças fibropolicísticas congênitas da árvore biliar, além de doenças crônicas do fígado, como hepatite alcoólica, cirrose, hepatolitíase e coledocolitíase.
- Para o tumor de vesícula biliar, o principal fator de risco é a colelitíase.

QUADRO CLÍNICO

- Os sintomas denotam fase mais avançada, sendo os mais comuns icterícia, prurido, emagrecimento, anorexia e febre. Dor é característica em geral dos colangiocarcinomas intra-hepáticos.
- Não há marcador sérico característico, embora CA19.9 e CEA possam estar elevados.

DIAGNÓSTICO

- O exame de imagem de escolha para avaliar as vias biliares é a colangiorressonância, que pode avaliar a presença de massas intra e extra-hepáticas.

- Recomenda-se a realização de colangiopancreatografia retrógrada endoscópica para obtenção de material para confirmação diagnóstica, além de desobstrução biliar, se necessário. A biópsia também pode ser realizada por USG endoscópico.
- Para estadiamento, sugere-se realizar a colangiorressonância, TC de tórax, provas de função hepática, CEA e CA19.9.

TRATAMENTO

- Para doenças localizadas e passíveis de ressecção, a cirurgia é o tratamento preconizado.
- Para pacientes com tumores irressecáveis, a quimioterapia sistêmica paliativa com derivados da platina e gencitabina leva a uma sobrevida mediana de 1 ano. O uso de terapias-alvo contra alterações gênicas específicas (como mutação IDH-1 e fusão do gene *FGFR2*) é opção em colangiocarcinomas que possuem perfil molecular específico. A imunoterapia pode ser utilizada em casos que apresentam deficiência em enzimas de reparo do DNA.

TUMORES NEUROENDÓCRINOS

- Os tumores neuroendócrinos constituem um complexo grupo de neoplasias epiteliais com diferenciação predominantemente neuroendócrina derivadas das células enterocromafins, com o potencial de secretar peptídeos que causem síndromes hormonais características.
- Por ser uma doença rara, e as estatísticas brasileiras não separarem os tumores com base no tipo histológico, não temos estimativas do INCA. Dados norte-americanos de 2017 mostram uma incidência anual de 6,99 casos/100.000 habitantes, mais alta do que no ano de 1973, quando era de 1,09 casos/100.000 habitantes.
- Os tumores neuroendócrinos são classificados de acordo com a sua origem embriológica, como:
  - Células do intestino anterior (*foregut*): incluem pulmão, timo, estômago e duodeno. Podem secretar triptofano, histamina e múltiplos polipeptídios. Raramente causam síndrome carcinoide.
  - Células do intestino médio (*midgut*): incluem íleo, apêndice e cólon ascendente. Secretam serotonina, prostaglandinas e polipeptídios. Classicamente associados à síndrome carcinoide.
  - Intestino posterior (*hindgut*): incluem cólon descendente, reto e trato genitourinário. Podem secretar variáveis tipos de hormônios e peptídeos. Raramente associados à síndrome carcinoide.
  - Pâncreas.
- Outra classificação utilizada é a classificação da World Health Organization (WHO) de 2019, que avalia a diferenciação celular (quanto o tecido tumoral se assemelha ao seu correspondente não neoplásico) e o grau, que corresponde à proliferação celular. Dessa forma, divide-se em tumor neuroendócrino (TNE), tumores bem diferenciados, mais indolentes em tumores de baixo grau e relacionados a melhores prognóstico e em carcinoma neuroendócrino (CNE), indiferenciados, mais agressivos e de pior prognóstico – conforme a Tabela 2.
- Os tumores neuroendócrinos também podem ser funcionantes, ou seja, secretar diversos tipos de substâncias bioativas, resultando em quadro clínico característico, ou podem ser não funcionantes. Tumores que secretam serotonina e seus análogos podem desenvolver a síndrome carcinoide, além de outras substâncias como insulina, gastrina, glucagon, VIP ou somatostatina.
- Síndrome carcinoide ocorre em menos de 10% dos pacientes. Os sintomas clássicos da síndrome carcinoide são rubor cutâneo, diarreia, broncoespasmo, telangiectasias venosas e lesão valvar característica, causadora da chamada cardiopatia carcinoide.
- O tratamento dos tumores neuroendócrinos bem diferenciados é cirúrgico sempre que possível. Quando o tumor é irressecável ou metastático, costuma-se utilizar análogos da somatostatina, como o octreotide (na apresentação de curta ou longa ação) ou lanreotide para o controle dos sintomas da síndrome carcinoide. Recentes estudos demonstram que essas medicações podem também diminuir a velocidade de progressão da doença. Esses tumores não respondem à quimioterapia, por serem indolentes e com baixa taxa de proliferação celular.
- Outra opção de tratamento em tumores de baixo grau é a terapia radionuclínica com ^{177}lutécio-dotatate.

Tabela 2 Classificação da World Health Organization, 2019

Nome	Diferenciação	Grau	Índice mitótico	Índice de Ki-67
TNE G1	Bem diferenciado	Baixo	< 2	< 3%
TNE G2	Bem diferenciado	Intermediário	2-20	3-20%
TNE G3	Bem diferenciado	Alto	> 20	> 20%
CNE, pequenas células	Pouco diferenciado	Alto	> 20	> 20%
CNE, grandes células	Pouco diferenciado	Alto	> 20	> 20%

- Os tumores de grau intermediário e alto grau apresentam comportamento agressivo, com alta taxa de proliferação celular. Quando não ressecáveis cirurgicamente, são candidatos a quimioterapia citotóxica. Mais recentemente, sabe-se também que esses tumores podem apresentar resposta a algumas drogas de alvo molecular que inibem VEGFR e mTOR, como everolimus, sunitinibe e lenvatinibe.

BIBLIOGRAFIA

Hoff PM, Diz MDP, Pereira J, Testa L. Manual de condutas em oncologia, 3.ed. São Paulo: Atheneu; 2019.

Hoff PM. Tratado de oncologia clínica, 1.ed. São Paulo: Atheneu; 2012.

Instituto Nacional de Câncer José Alencar Gomes da Silva. Coordenação Geral de Ações Estratégicas. Coordenação de Prevenção e Vigilância. Estimativa 2020: Incidência de câncer no Brasil/Instituto Nacional de Câncer José Alencar Gomes da Silva, Coordenação Geral de Ações Estratégicas, Coordenação de Prevenção e Vigilância; 2020.

National Comprehensive Cancer Network. Disponível em https://www.nccn.org/.

Sung H, Ferlay J, et al. Global Cancer Statistics 2020: GLOBOCAN Estimates of Incidence and Mortality Worldwide for 36 Cancers in 185 Countries. CA Cancer J Clin 2021;71(3):209-249.

174 CÂNCER DE TIREOIDE

Fernanda Antonacio, Gilberto de Castro Junior, Ana Amélia O. Hoff

EPIDEMIOLOGIA

Nos últimos anos, a incidência de câncer de tireoide está aumentando significativamente. No Brasil, o número de casos novos estimados é de 13.780 para cada ano do triênio 2020-2022. A média de idade ao diagnóstico é entre a 4ª e a 5ª décadas de vida.

Nas mulheres, o câncer de tireoide representa a quinta neoplasia mais frequente representando 5,4% dos casos, sendo 2-4 vezes mais frequente do que em homens.

Em 2018 o câncer de tireoide representou 3% de todos os cânceres diagnosticados ocupando a nona posição no mundo. Por outro lado, as taxas de mortalidade são baixas (0,5 a 0,7 casos por 100.000 pessoas-ano).

Alguns autores sugerem que a incidência crescente se deve ao fenômeno chamado superdiagnóstico, particularmente por meio do uso difundido de USG e punção aspirativa de nódulos tireoidianos. A consequência dessa estratégia invariavelmente resulta em tratamento excessivo.

São fatores de risco para sua ocorrência:

- Exposição à radiação ionizante da região cervical, seja por radioterapia ou acidental (acidentes ou armas nucleares) principalmente na infância.
- História familiar em parente de 1° grau ou síndromes associadas a câncer de tireoide (neoplasia endócrina múltipla tipo 2, síndrome de Cowden e polipose adenomatosa familiar).
- Dieta pobre em iodo.
- Outros fatores de risco menores de desenvolver a doença são: obesidade, tabagismo, exposições hormonais e poluentes ambientais.

PATOLOGIA E CLASSIFICAÇÃO

De acordo com os achados histológicos, os carcinomas da tireoide podem ser classificados como bem diferenciados (papilífero, folicular e variantes), medulares, indiferenciados e anaplásicos:

- Carcinoma papeleiro: é o mais frequente, responsável por 75-85% dos casos. Tem origem nas células foliculares produtoras de hormônios tireoidianos. Tem melhor prognóstico e apresenta padrão de disseminação principalmente linfonodal.
- Carcinoma folicular: representa 10-15% dos casos. É proveniente de células foliculares e apresenta padrão de disseminação hematogênico. Ossos e pulmão são sítios predominantes de metástases a distância.
- Carcinoma medular: responsável por 5% dos casos. Tem origem em células parafoliculares produtoras de calcitonina. A principal via de disseminação é linfática. Em 70% dos casos, ocorre de forma esporádica, mas pode fazer parte de síndromes genéticas como neoplasia neuroendócrina múltipla tipos 2A e 2B ou carcinoma medular de tireoide familial. Essas síndromes estão associadas a uma mutação germinativas ativadora do proto-oncogene RET em mais de 95% dos casos, ao passo que são identificadas em 6-10% dos doentes com apresentação aparentemente esporádica.
- Carcinoma indiferenciado: considerado intermediário no espectro entre carcinoma bem diferenciado de tireoide e carcinoma anaplásico, com incidência geralmente entre 2 e 3% dos casos. derivado de células foliculares, metástases para os linfonodos regionais são frequentes. Esse espectro se reflete nas características clínico-patológicas da doença.
- Carcinoma anaplásico: representa 1-2% dos tumores malignos da tireoide e atinge a população idosa. Apresenta-se, em geral, como massa de crescimento rápido e com grande potencial de originar metástases a distância. Sendo o tumor de tireoide mais agressivo e com menor sobrevida.

QUADRO CLÍNICO

Com o advento dos exames de imagem, sobretudo a ultrassonografia, o achado incidental de nódulos tireoidianos não palpáveis tem se tornado mais frequente. Consequentemente, o câncer de tireoide pode ser diagnosticado na ausência de sintomas.

Nódulos tireoidianos palpáveis ou que apresentam crescimento rápido são mais suspeitos de serem malignos.

Nódulo tireoidiano, associado à linfonodomegalia cervical e/ou à rouquidão, pode estar presente na doença localmente avançada já com disseminação para linfonodos regionais.

Em alguns casos mais avançados, além da rouquidão, sintomas compressivos como disfagia e dispneia podem fazer parte do quadro clínico.

EXAMES COMPLEMENTARES

Nódulos tireoidianos podem ser detectados por meio da palpação ao exame físico ou por meio de exames de imagens. A avaliação inicial de um nódulo de tireoide inclui dosagem de hormônio estimulante da tireoide (TSH) e ultrassom com punção aspirativa por agulha fina (PAAF). De maneira geral, nódulos > 1 cm ou associados a aspectos ultrassonográficos suspeitos devem ser puncionados. A ultrassonografia é importante na avaliação da extensão do acometimento tireoidiano e de disseminação linfonodal. Em alguns casos, ressonância (RM) e/ou tomografia (TC) de pescoço podem fornecer informações sobre o acometimento de órgãos adjacentes.

No carcinoma medular da tireoide, o nível sérico de calcitonina e de antígeno carcinoembrionário (CEA) pode estar elevado. A tireoglobulina é um marcador sérico para tumores bem diferenciados (papilífero e folicular). Em carcinomas indiferenciados e anaplásicos a tomografia de tórax e a tomografia por emissão de pósitrons (PET-TC) são usadas para avaliação de metástase a distância.

PATOLOGIA E BIOLOGIA MOLECULAR

O diagnóstico dos carcinomas de tireoide compreende avaliações patológicas e moleculares. A maioria dos tumores malignos da tireoide são identificados por meio da citologia obtida por PAAF. Existe algumas exceções como carcinoma folicular e carcinomas indiferenciados que representam um desafio diagnóstico.

Alterações moleculares especificamente associadas à malignidade podem ser úteis quando as amostras de citologia são morfologicamente indeterminadas (ex. mutação no gene *BRAF*, fusão do gene *RET*, mutações em *TERT* ou *TP53*, dentre outros).

Todos os pacientes com carcinoma medular de tireoide devem receber aconselhamento genético e realizar rastreamento de mutações germinativas do *RET* pela alta prevalência.

ESTADIAMENTO E RISCO DE RECORRÊNCIA

O estadiamento do câncer de tireoide leva em consideração o tamanho do tumor, relação com estruturas adjacentes, acometimento linfonodal e presença de metástases a distância.

Para tumores bem diferenciados, recomenda-se ultrassonografia cervical e, em casos de grande volume tumoral, recomenda-se TC ou RM de pescoço, além radiografia de tórax. Considerar TC de tórax, abdome e pelve ou PET-CT para os casos de carcinoma indiferenciado e anaplásico.

Para tumores bem diferenciados, pacientes com idade < 55 anos são classificados apenas em estádios I e II (ausência ou presença de metástases, respectivamente), enquanto pacientes com idade > 55 anos representam grupo de pior prognóstico e são classificados em estádios I-IV, de acordo com o tamanho do tumor, o acometimento linfonodal e a presença de metástase a distância.

A American Thyroid Association propõe um sistema de estadiamento para estratificar pacientes com carcinoma diferenciado de tireoide conforme o risco de recidiva.

A probabilidade de recidiva após uma ressecção aparentemente completa depende de vários fatores. O risco geral estimado de recorrência varia de < 1% a 55% e é classificado como baixo (5%), intermediário (6-20%) ou alto (> 20%). Um relatório de patologia de alta qualidade é crucial para a estratificação de risco adequada.

Tumores papilíferos confinados à tireoide ou com até 5 linfonodos regionais com micrometástases são classificados como baixo risco; tumores com metástases cervicais, histologias agressivas (carcinoma de células altas, carcinoma insular, carcinoma de células colunares etc.), invasão vascular e extensão extratireoidiana microscópica têm risco intermediário; e tumores com invasão tumoral macroscópica e metástases a distância têm risco alto.

TRATAMENTO

Cirurgia

Na doença localizada, o tratamento é cirúrgico (tireoidectomia total), sendo que a lobectomia pode ser considerada em tumores < 1 cm. O esvaziamento cervical central e/ou lateral deve ser realizado quando há evidência clínica ou radiológica de acometimento linfonodal ou quando o tumor primário é > 4 cm ou lesões com extensão extratireóidea grosseira (T4). A correta abordagem cirúrgica está associada a menores taxas de recorrência locorregional e mortalidade. No carcinoma medular da tireoide, recomenda-se realizar a tireoidectomia total com esvaziamento cervical do compartimento central em todos os pacientes e esvaziamento lateral caso haja evidência clínica ou radiológica de doença

Iodoterapia

O tratamento com iodo radioativo não é recomendado de rotina para pacientes com carcinoma de tireoide. A iodoterapia adjuvante após a cirurgia (ablativa) tem o objetivo de destruição de focos residuais da doença, seja no leito cirúrgico, em linfonodos ou na doença a distância. O mecanismo de ação se baseia no efeito citotóxico da radiação beta emitida pelo isótopo iodo-131.

É indicada para carcinomas bem diferenciados de tireoide com fatores de risco para recidiva como tumores > 4 cm, com extensão extratireoidiana e presença de metástases a distância.

É importante mencionar que o paciente em planejamento para iodoterapia deve evitar medicações, contraste iodado e alimentos que contenham iodo por pelo menos 2 semanas antes da terapia.

Após o tratamento inicial, deve-se manter o TSH em supressão por meio do uso de hormônios tireoidianos. O objetivo é evitar o estímulo de crescimento tumoral do TSH em células tumorais de origem tireoidiana. Para pacientes com tumores de risco baixo, recomenda-se manter o TSH em 0,1-0,5 uIU/mL e em tumores intermediários e de risco alto, o TSH deve ser mantido < 0,1 uIU/mL. A iodoterapia não é recomendada para pacientes com carcinoma medular da tireoide, já que este não se origina nas células foliculares da tireoide.

RECORRÊNCIA/DOENÇA METASTÁTICA

Recorrência local/cervical é tratada com esvaziamento cervical seguido de iodoterapia.

Metástases a distância ávidas por iodo também podem ser tratadas com iodoterapia. No carcinoma diferenciado da tireoide iodo-refratário, as opções incluem radioterapia, observação, lenvatinibe ou sorafenibe, inibidores tirosinaquinase com ação antiangiogênica. Deve-se manter terapia de supressão do TSH, com níveis tanto mais baixos quanto tolerados, não necessariamente indetectáveis.

Na doença metastática recomenda-se a pesquisa possíveis alvos moleculares terapêuticos. Em pacientes com mutação V600E do gene *BRAF* há a opção de uso de inibidores tirosinaquinase seletivos como dabrafenibe e vemurafenibe, em geral usados após exposição a lenvatinibe. Para pacientes com fusão do gene *NTRK*, recomenda-se o uso de larotrectinibe ou entrectinibe (sem registro vigente na Anvisa). Para aqueles com fusão do gene *RET* encontra-se em estudo o uso dos inibidores de RET selpercatinibe (sem registro vigente na Anvisa) ou pralsetinibe.

No carcinoma medular da tireoide metastático sintomático e/ou em progressão recomenda-se a pesquisa de fusões no gene *RET* para todos os pacientes visto sua relação com de síndromes genéticas endocrinológicas. Para aqueles com fusão do gene *RET* recomenda-se uso de inibidores de tirosina quinase com inibição do RET.

A quimioterapia sistêmica com regime baseado em antraciclinas e 5-fluorouracil são opções terapêuticas em caso de indisponibilidade ou refratariedade ao uso de pequenas moléculas inibidoras da via do RET.

Em relação ao carcinoma anaplásico, o tratamento local deve ser agressivo, em virtude do risco de invasão e compressão de estruturas ao redor. As modalidades incluem cirurgia, nos casos de doença predominantemente locorregional, seguida ou precedida de radioterapia concomitante à quimioterapia com carboplatina e paclitaxel. Esse subtipo tem evolução rápida e prognóstico reservado.

ACOMPANHAMENTO

No acompanhamento pós-tratamento, deve-se realizar, a cada 6-12 meses, dosagens de tireoglobulina, anticorpo antitireoglobulina, TSH e T4 livre, além de ultrassonografia cervical. Após 1 ano da iodoterapia ablativa, deve-se realizar dosagem de tireoglobulina após estímulo com TSH recombinante ou retirada da supressão. Se a tireoglobina estiver detectável, são necessários exames de imagem para detectar a presença de neoplasia. No carcinoma medular da tireoide, o acompanhamento deve ser realizado a cada 6 meses. Nos pacientes com doença localizada e calcitonina < 150 pg/mL, realizam-se ultrassonografia cervical, dosagem de calcitonina e CEA. E nos pacientes com calcitonina > 150 pg/mL, o acompanhamento deve incluir exames radiológicos que avaliem sítios frequentes de metástases, como fígado, pulmão e ossos.

COMPLICAÇÕES MAIS COMUNS

Entre as complicações relacionadas à doença, podem ser citadas aquelas decorrentes do avanço local da doença, com lesão em órgãos adjacentes (esôfago e traqueia), e da presença de metástases ósseas (fraturas, compressão medular e dor) e metástases pulmonares (dispneia, hemoptise, dor torácica).

Em relação às complicações associadas ao tratamento, sobretudo ao tratamento cirúrgico, podem ser citados a lesão inadvertida do nervo laríngeo recorrente e o hipoparatireoidismo consequente à retirada das paratireoides no procedimento cirúrgico.

RASTREAMENTO

Não há testes validados para rastreamento do câncer de tireoide.

PROGNÓSTICO

O carcinoma papilífero, em geral, tem bom prognóstico e a maioria dos pacientes não falece em decorrência da doença. Alguns fatores de pior prognóstico incluem idade ao diagnóstico, tamanho do tumor primário e metástases a distância. O carcinoma folicular ocorre em pacientes com idade mais avançada e está associado a maior mortalidade em relação ao carcinoma papilífero.

Os fatores prognósticos mais importantes no carcinoma medular da tireoide incluem tamanho do tumor primário, extensão extratireoidiana e metástases a distância, chegando à sobrevida de 81% vivos em 10 anos. O carcinoma anaplásico é extremamente agressivo, com sobrevida mediana de 3-6 meses.

▪ BIBLIOGRAFIA

American Thyroid Association Guidelines Taskforce on Thyroid Nodules and Differentiated Thyroid Cancer; Cooper DS, Doherty GM, Haugen BR, Kloos RT, Lee SL, Mandel SJ, et al. Revised American Thyroid Association management guidelines for patients with thyroid nodules and differentiated thyroid cancer. Thyroid 2009;19:1167-214.

Elisei R, Schlumberger MJ, Muller SP, Schoffski P, Brose MS, Shah MH, et al. Cabozantinib in progressive medullary thyroid cancer. J Clin Oncol 2013;31(29):3639-46.

Enewold L, Zhu K, Ron E, Marrogi AJ, Stojadinovic A, Peoples GE, et al. Rising thyroid cancer incidence in the United States by demographic and tumor characteristics, 1980-2005. Cancer Epidemiol Biomarkers Prev 2009;18(3):784-91.

Filetti S, Durante C, Hartl D, Leboulleux S, Locati LD, Newbold K et al. Thyroid cancer: ESMO Clinical Practice Guidelines for diagnosis, treatment and follow-up. Ann Oncol 2019;30(12):1856-1883.

Higashiyama T, Ito Y, Hirokawa M, Fukushima M, Uruno T, Miya A, et al. Induction chemotherapy with weekly paclitaxel administration for anaplastic thyroid carcinoma. Thyroid 2010;20(1):7-14.

Instituto Nacional de Câncer José Alencar Gomes da Silva. Coordenação Geral de Ações Estratégicas. Coordenação de Prevenção e Vigilância. Estimativa 2020: incidência de câncer no Brasil. Rio de Janeiro: Inca; 2016.

Pal T, Vogl FD, Chappuis PO, Tsang R, Brierley J, Renard H, et al. Increased risk for nonmedullary thyroid cancer in the first degree relatives of prevalent cases of nonmedullary thyroid cancer: a hospital-based study. J Clin Endocrinol Metab 2001;86:5307-12.

Pujol P, Daures JP, Nsakala N, Baldet L, Bringer J, Jaffiol C. Degree of thyrotropin suppression as a prognostic determinant in differentiated thyroid cancer. J Clin Endocrinol Metab 1996;81:4318-23.

Reese RW, Balentine CJ, Leverson GE, Havlena JA, Sippel RS, Schneider DF, Pitt SC. Trends in the presentation, treatment, and survival of patients with medullary thyroid cancer over the past 30 years. Surgery. 2017;161(1):137-146.

Schneider AB, Sarne DH. Long-term risks for thyroid cancer and other neoplasms after exposure to radiation. Nat Clin Pract Endocrinol Metab 2005;1:82.

Sherman SI, Angelos P, Ball DW, Byrd D, Clark OH, Daniels GH, et al.; National Comprehensive Cancer Network Thyroid Carcinoma Panel. Thyroid carcinoma. J Natl Compr Canc Netw 2007;5(6):568-621.

Sherman SI, Brierley JD, Sperling M, Ain KB, Bigos ST, Cooper DS, et al. Prospective multicenter study of thyroiscarcinoma treatment: initial analysis of staging and outcome. National Thyroid Cancer Treatment Cooperative Study Registry Group. Cancer 1998;83:1012-21.

Vaccarella S, Franceschi S, Freddie Bray F, Wild CP, Plummer M, Dal Maso L. Worldwide Thyroid-Cancer Epidemic? The Increasing Impact of Overdiagnosis. N Engl J Med 2016;375(7):614-7.

Wells SA Jr, Robinson BG, Gagel RF, Dralle H, Fagin JA, Santoro M, et al. Vandetanib in patients with locally advanced or metastatic medullary thyroid cancer: a randomized, double-blind phase III trial. J Clin Oncol 2012;30(2):134-41.

175 CÂNCER DE COLO UTERINO

Renata Colombo Bonadio, Pedro Exman, Milena Perez Mak, Maria Del Pilar Estevez Diz, Elias Abdo Filho

EPIDEMIOLOGIA

O câncer de colo de útero é a 4a causa de câncer em mulheres e a 4a causa de morte por câncer no sexo feminino no mundo. No mundo, estimaram-se 604 mil casos e 342 mil mortes em 2020.

Cerca de 85% dos casos ocorrem em países em desenvolvimento.

No Brasil, é o 3° tipo de câncer mais frequente em mulheres, com destaque para jovens de 20-49 anos.

Dados do Instituto Nacional do Câncer estimam 16.590 novos casos por ano entre 2020-2022, sendo a 4a causa de óbito por câncer entre as mulheres.

A incidência apresenta caráter regional, maior nas regiões Norte, Nordeste e Centro-Oeste.

O principal fator de risco é a infecção pelo papilomavírus humano (HPV), com > 99% da presença do DNA de HPV em casos de câncer de colo uterino. Os principais subtipos do vírus são HPV16 e HPV18.

Outros fatores de risco são tabagismo, início precoce de vida sexual, múltiplos parceiros, multiparidade, baixo nível socioeconômico e imunossupressão.

FISIOPATOLOGIA

Inicialmente, ocorrem infecção celular e incorporação do DNA viral ao genoma humano.

Desencadeia-se, assim, a expressão desregulada dos genes virais E6 e E7, que interagem com proteínas regulatórias p53 e Rb, respectivamente. As proteínas p54 e Rb atuam como supressoras tumorais e a sua inibição desencadeia o processo de carcinogênese, principalmente na junção escamocolunar.

RASTREAMENTO E PREVENÇÃO DE COLO UTERINO

As medidas de prevenção primária e secundária são as mais eficazes para o controle populacional do câncer de colo uterino e a redução de mortalidade.

Medidas de prevenção primária incluem a vacinação contra o HPV e o uso de preservativo. Há vacinas contra o HPV disponíveis no Brasil desde 2007. A tetravalente confere proteção contra HPV6, HPV11, HPV16 e HPV18; e a bivalente, contra HPV16 e HPV18. Estão indicadas antes do início da atividade sexual. No Brasil, a vacina quadrivalente está incorporada ao calendário de vacinação, sendo indicada para mulheres dos 9-14 anos e para homens dos 11-14 anos, com realização de duas doses com intervalo de 6 meses.

Como rastreamento, o exame de colpocitologia oncótica deve ser realizado anualmente em mulheres sexualmente ativas dos 25 aos 64 anos de idade, de acordo com recomendação do Ministério da Saúde. Caso 2 exames subsequentes sejam normais, o exame pode ser feito a cada 3 anos.

QUADRO CLÍNICO

As lesões pré-invasivas são assintomáticas e são detectadas em exames de rastreamento.

O carcinoma microinvasor também é assintomático e é detectado na grande maioria das vezes em exames de rastreamento. Quando sintomático, apresenta secreção vaginal espessa e levemente sanguinolenta (rosada), podendo passar despercebida pela paciente.

O sintoma mais comum da doença avançada é sangramento vaginal que pode ser intermenstrual ou póscoito.

Outros sintomas relacionados à doença localmente avançada são dor pélvica, dor lombar, sintomas irritativos urinários e alteração do hábito intestinal.

Pelo acometimento pélvico, podem ocorrer hidronefrose e fístulas vesico ou retovaginais em estágios mais avançados.

DIAGNÓSTICO

O diagnóstico é feito com exame físico geral e exame ginecológico completo, incluindo exame especular, toque vaginal e colpocitologia oncótica (Papanicolaou).

Recomendam-se a realização de colposcopia e a aplicação de lugol (teste de Schiller) com o objetivo de visualizar áreas esbranquiçadas que representam maior consumo de glicose celular, sugerindo neoplasia.

Deve-se fazer a biópsia da lesão visualizada e das lesões suspeitas. Caso a colposcopia não visualize adequadamente a junção escamocolunar, a paciente deve ser submetida a um procedimento excisional, como a conização.

EXAMES COMPLEMENTARES E ESTADIAMENTO

Devem ser solicitados hemograma completo, função renal e hepática, sorologia para HIV, hepatite B e C, sífilis e DHL.

Para todas as pacientes, recomenda-se RX simples de tórax.

Para pacientes com estadiamento acima de IB, recomenda-se:

- TC de abdome superior para avaliar o acometimento de linfonodos para-aórticos;
- RNM de pelve (caso não esteja disponível, realizar TC de pelve).

Em casos em que haja suspeita de invasão de cólon ou de bexiga, deve-se solicitar colonoscopia e cistoscopia, respectivamente.

CLASSIFICAÇÃO

Lesões pré-malignas, também chamadas de lesões intraepiteliais, devem ser classificadas em baixo grau (antigo NIC I) e alto grau (antigos NIC II, III ou carcinoma *in situ*), de acordo com a classificação de Bethesda.

O carcinoma microinvasor, segundo a International Federation of Gynecology and Obstetrics, inclui invasão estromal de 3-5 mm, independentemente de acometimento angiolinfático. O carcinoma espinocelular representa 70-80% dos carcinomas macroinvasores.

Outras histologias incluem adenocarcinoma (15-25%), carcinoma adenoescamoso (3-5%) e carcinoma neuroendócrino (0,5-1%).

TRATAMENTO

Tratamento da doença precoce

A grande maioria das lesões intraepiteliais de baixo grau (NIC I) apresenta regressão espontânea, com chance de evolução para neoplasia invasiva de apenas 1%.

O tratamento dessas lesões consiste em acompanhamento semestral com colpocitologia oncótica e colposcopia. Caso as alterações persistam ou não haja aderência do paciente ao acompanhamento, a excisão da lesão está indicada.

As lesões intraepiteliais de alto grau (NIC II ou III) devem ser tratadas com tratamento destrutivo local, utilizando técnicas como crioterapia, *laser*, eletrocauterização, cirurgia de alta frequência ou conização fria. A conização permite a avaliação de todas as margens e a identificação de focos de invasão que podem permear as lesões *in situ*.

A histerectomia pode ser indicada em pacientes com baixa aderência ou que não desejam mais engravidar.

O tratamento do câncer de colo uterino precoce é baseado em cirurgia e/ou radioterapia (RT), e a vontade da paciente de preservar a fertilidade deve ser sempre considerada.

Em pacientes com estádio IA1, o tratamento padrão é a histerectomia total. Em pacientes que desejam preservar a fertilidade, a conização seguida de traquelectomia com linfadenectomia é a escolha.

Em estádios IA2 a IB2, o tratamento proposto é a histerectomia radical com linfadenectomia pélvica bilateral. Tratamento adjuvante poderá ser indicado caso sejam identificados fatores de risco para recidiva. A radioterapia adjuvante (com ou sem cisplatina concomitante) está indicada em pacientes com risco intermediário, caracterizados pela presença de tumores > 4 cm, invasão angiolinfática ou invasão estromal.

Pacientes com linfonodos pélvicos acometidos, margens cirúrgicas positivas ou acometimento de paramétrio são considerados de alto risco e devem receber quimiorradioterapia adjuvante (com cisplatina concomitante).

Tratamento da doença localmente avançada

Tratamento combinado de radioterapia com quimioterapia baseada em cisplatina com duração de 6 semanas seguidas de 4 aplicações de braquiterapia é a escolha para pacientes entre estádio IB2 e IVA.

Tratamento da doença recorrente ou metastática

Pacientes com persistência de doença ou recorrência pélvica ainda podem ser consideradas potencialmente

Tabela 1 Estadiamento da International Federation of Gynecology and Obstetrics (Figo) e abordagem clínica

Estadiamento Figo	Definição	Tratamento padrão	Observações
I	Tumor confinado ao colo do útero		
IAl	Diagnóstico microscópico com invasão do estroma < 3 mm	Histerectomia total	Tratamento conservador para preservar fertilidade > conização com margens livres
IA2	Diagnóstico microscópico com invasão do estroma de 3-5 mm	Histerectomia radical com linfadenectomia pélvica bilateral	Avaliar fatores de risco para indicação de radioterapia ou quimiorradioterapia adjuvantes
IB1	Lesão clínica ≤ 2 cm de diâmetro		
IB2	Lesão clínica de > 2 e ≤ 4 cm de diâmetro		
IB3	Lesão clínica > 4 cm de diâmetro	Quimiorradioterapia	
II	Estende-se além do colo uterino, não atingindo 1/3 inferior da vagina ou parede pélvica		
IIA1	Lesão ≤ 4 cm	Histerectomia radical com linfadenectomia pélvica bilateral	Avaliar fatores de risco para indicação de radioterapia ou quimiorradioterapia adjuvantes
IIA2	Lesão > 4 cm	Quimiorradioterapia	
IIB	Invasão do paramétrio		
III	Estende-se até parede pélvica e/ou acomete 1/3 inferior da vagina e/ou linfonodos regionais		
IIIA	Atinge 1/3 inferior da vagina		
IIIB	Estende-se para parede pélvica e/ou causa hidronefrose		
IIIC1	Metástase para linfonodo pélvico		
IIIC2	Metástase para linfonodo para-aórtico		
IV	Estende-se além da pelve ou atinge mucosa de bexiga e/ou reto		
IVA	Estende-se a órgãos adjacentes		
IVB	Metástase a distância	Quimioterapia paliativa	Considerar radioterapia paliativa para controle local

curáveis e reabordadas cirurgicamente por meio de histerectomia radical ou exenteração pélvica em casos selecionados.

O tratamento de 1ª para doença irressecável ou metastática consiste em quimioterapia sistêmica baseada em platina combinada a paclitaxel. Em adição à quimioterapia de 1ª linha, pode ser considerado o uso do antiangiogênico bevacizumabe e/ou do imunoterápico pembrolizumabe, a depender da disponibilidade deles.

Há poucas evidências para o tratamento em 2ª linha, que deve ser individualizado de acordo com o *performance status* da paciente.

A radioterapia paliativa poderá ser indicada para controle de doença local.

Em casos de pacientes com doença localmente avançada/metastática não candidatas a tratamento oncológico, derivações urinárias são condutas de exceção.

PROGNÓSTICO

O prognóstico varia conforme o estadiamento do câncer. Estádio I apresenta bom prognóstico, com taxa de sobrevida em 5 anos de 85,6%. Já os estádios II, III e IVB apresentam sobrevida em 5 anos de 56,1, 39,3 e 14,7%, respectivamente.

▪ BIBLIOGRAFIA

Bhatla N, Aoki D, Sharma DN, Sankaranarayanan R. Cancer of the cervix uteri. Int J Gynecol Obstetrics 2018;143:22-36.

Hoff PM, Diz MDP, Testa L. Manual de condutas em oncologia, 3.ed. São Paulo: Atheneu; 2018.

Instituto Nacional de Câncer "José Alencar Gomes da Silva". Coordenação Geral de Ações Estratégicas. Coordenação de Prevenção e Vigilância. Estimativa 2020: incidência de câncer no Brasil. Rio de Janeiro: Inca; 2020.

Sung H, Ferlay J, Siegel RL, Laversanne M, Soerjomataram I, Jemal A, et al. Global cancer statistics 2020: GLOBOCAN estimates of incidence and mortality worldwide for 36 cancers in 185 countries. CA 2020;71(3):209-249.

176 CÂNCER DE PELE NÃO MELANOMA

Paulo Siqueira do Amaral, Caio Lamunier de Abreu Camargo, Milena Perez Mak

Os tumores de pele não melanoma, compostos por carcinomas basocelulares (CBC) e carcinomas espinocelulares (CEC), agrupam as neoplasias mais prevalentes na população. Segundo o Instituto Nacional de Câncer (INCA), no ano de 2020 houve uma estimativa de 17.930 novos casos. No entanto, com baixa letalidade, sendo estimadas 2.616 mortes no mesmo período.

Dentre os dois tipos citados, o CBC representa 80% dos casos enquanto os CEC são responsáveis por 20% destes. Esses tumores compartilham alguns fatores de riscos em comuns como exposição a radiação ultravioleta, pele e olhos claros, exposição ao arsênio e à radiação ionizante. Alguns têm maior influência no desenvolvimento de CEC, por exemplo: imunossupressão (ex.: transplantados de órgãos sólidos), exposição a inibidores de BRAF e a infecção por HPV (papilomavírus humano).

QUADRO CLÍNICO

Devido ao seu principal fator de risco, o CBC predomina em face (70%), principalmente na porção superior, e tronco (15%), raramente acomete regiões pouco expostas a radiação solar. A evolução é muito variável, podendo apresentar crescimento indolente e com pouca capacidade de invasão de tecidos adjacentes até um crescimento mais rápido com invasão local mais agressiva. O quadro clínico típico é uma lesão papulonodular cor da pele ou vermelha clara, perlada e que acaba evoluindo para uma lesão tumoral ulcerada.

Os CBC são divididos de acordo com características histopatológicas, sendo o tipo mais comum nodular, seguido do superficial e do infiltrativo, respectivamente.

Por sua vez, o CEC também tem uma maior incidência em regiões expostas ao sol como tronco, face, pescoço, principalmente em indivíduos de pele clara. Enquanto na população negra podem ser encontrados em regiões não expostas a luz solar ou áreas de cicatrização.

Caracterizam-se por lesões hiperqueratóticas que se apresentam como pápulas, nódulos, placas e cornos cutâneos. Outra manifestação que merece destaque é o surgimento de carcinoma espinocelulares em áreas de cicatrização ou feridas crônicas, conhecidas como "úlcera de Marjolin".

DIAGNÓSTICO E EXAMES COMPLEMENTARES

O exame dermatológico de todo corpo e a palpação de linfonodos regionais fazem parte da avaliação inicial e acompanhamento de todos os doentes com câncer de pele.

A dermatoscopia é um exame complementar útil no diagnóstico de lesões precoce, no entanto a biópsia é fundamental para confirmação histológica.

Após o diagnóstico os pacientes, principalmente com CEC, devem realizar um exame dermatológico de corpo inteiro e palpação dos linfonodos regionais, sendo que, de acordo com os achados, estarão indicadas punções de agulha fina ou biópsia cirúrgica.

Em caso de pacientes com doença linfonodal suspeita ou confirmada ou lesões com características que conferem maior risco (lesões > 2cm, região cervical ou face, crescimento rápido, invasão de estruturas profundas), exames de imagem como tomografias computadorizadas, ressonância magnética, PET-CT ou USG podem ser considerados para complementar o estadiamento.

TRATAMENTO

O tratamento padrão de carcinomas basocelulares e espinocelulares consiste na excisão cirúrgica da lesão com margens livres. Outras modalidades de tratamento como imiquimode, 5-fluoruracil tópicos e criocirurgia que devem ser individualizados.

Radioterapia é reservada para pacientes com condição clínica limitante as intervenções cirúrgicas e em algumas situações pode ser indicada como tratamento adjuvante.

No CBC, o uso de inibidores da via do gene *hedgehog* (vismodegibe, sonidegibe – sem registro vigente na Anvisa) mostraram-se ativos com taxas de reposta satisfatórias em estudos fase II.

Uma opção para pacientes inelegíveis aos inidores de *hedgehog* ou com progressão de doença, o uso de imunoterapia com agentes anti-PD1(cemiplimabe) demonstrou atividade também em estudo fase II.

Na abordagem do CEC, os pacientes elegíveis à imunoterapia podem receber drogas anti-PD1 (cemiplimabe ou pembrolizumabe).

A quimioterapia pode ser utilizada para tratamento de pacientes com CBC e CEC inelegíveis ou com progressão às terapias previamente descritas, porém com eficácia bastante limitada.

MELANOMA CUTÂNEO

Epidemiologia

No Brasil, segundo o INCA, foram estimados 8.450 novos casos de melanoma e 1.978 óbitos. Em comparação aos tumores de pele não-melanoma nota-se uma incidência inferior, porém com uma letalidade superior.

Assim como nos tumores descritos anteriormente, a exposição à radiação ultravioleta tem uma forte associação com o melanoma – o perfil de exposição tende a ser intenso, intermitente e com queimaduras solares prévias em regiões de exposição esporádica.

Outros fatores de risco são indivíduos com pele clara, ruivos ou loiros, com olhos claros, com múltiplas pintas. e com sensibilidade a exposição solar, história pessoal prévia de melanoma ou de outro tumor de pele não melanoma e imunossupressão.

Casos associados a síndromes hereditárias compõem cerca de 10% dos casos com destaque para a síndrome FAMMM (*Familial atypical multiple mole and melanoma)* com mutações no gene CDKN2A e para o BRCA.

QUADRO CLÍNICO

O melanoma, normalmente, apresenta-se como uma lesão pigmentada, porém, apesar de raros, são descritos os melanomas amelanóticos. Por isso, os principais diagnósticos diferenciais do melanoma cutâneo são os nevos e as queratoses seborreicas.

Uma das ferramentas mais utilizadas para avaliar um nevo suspeito é o ABCDE:

- Assimetria da lesão.
- Bordas irregulares.
- Coloração não uniforme.
- Diâmetro > 5-6mm.
- Evolução.

Outra ferramenta útil para auxiliar clínicos a identificarem lesões suspeitas é a "regra do patinho feio", caracterizada pela presença de um nevo fora do padrão dos demais.

Entretanto, esses dois métodos citados não são bons na diferenciação da queratose seborreica e melanoma. Para isso, é necessário observarmos as características clínicas da queratose seborreica: lesão antiga que aumenta e diminui de tamanho, costuma descamar e apresenta aspecto graxento (que lhe dá o nome de seborreica).

DIAGNÓSTICO E EXAMES COMPLEMENTARES

A dermatoscopia é um exame complementar útil no diagnóstico do melanoma, ela é capaz de diferenciar lesões melanocíticas de lesões não melanocíticas, facilitando o diagnóstico diferencial com queratose seborreica. Para diferenciar nevos benignos e melanoma, a dermatoscopia também é útil e há diversos critérios dermatoscópicos descritos para este fim.

A biópsia excisional é o exame preferível para o diagnóstico do melanoma, pois além do diagnóstico histológico, fornece dados prognósticos referentes ao estadiamento da doença. Um procedimento incisional está indicado em casos que o estadiamento histológico não é essencial ou em casos em que o procedimento excisional seja mórbido.

Os melanomas podem ser divididos de acordo com suas características morfológicas em quatro subgrupos principais: extensivo superficial (mais comum), nodular, lentiginoso e acral.

Além da biópsia excisional, um procedimento que tem papel prognóstico e na definição terapêutica é a realização da biópsia de linfonodo sentinela indicada em pacientes com tumores com Breslow > 0,8 mm ou de menor profundidade com ulceração.

O estadiamento é realizado de acordo com estadiamento da 8ª edição da AJCC, sendo que em pacientes com tumores a partir do estádio IIB deve-se considerar a realização de TC de tórax e abdome e adição de outros cortes conforme a topografia da lesão primária. Além disso, pacientes com confirmação de doença avançada devem realizar RNM de crânio, assim como dosagem de desidrogenase lática (DHL). O PET-CT pode ser uma alternativa a tomografia, em algumas situações, principalmente pacientes com doença estádio III de alto risco ou estádio IV.

Atualmente, em todo paciente com doença avançada ou irressecável deve-se pesquisar mutações no gene do BRAF em decorrência de sua implicação terapêutica (40-60% dos pacientes).

TRATAMENTO

Doença inicial

A excisão completa da lesão (biópsia excisional) é a abordagem inicial recomendada, com ampliação de margens de acordo com o Breslow, sendo que:

- Breslow ≤ 1 mm – 1 cm de margem.
- Breslow 1,1-2 mm – 1 a 2 cm de margem.
- Breslow > 2 mm – 2 cm de margem.

O papel da linfadenectomia regional é controverso e, atualmente, não é recomendado rotineiramente.

Ultimamente, os avanços no tratamento do melanoma com a incorporação da imunoterapia e da terapia alvo ganharam papel no tratamento da doença localizada. Estudos fase III demonstraram benefício da adjuvância em pacientes com acometimento linfonodal com drogas anti-PD1 (pembrolizumabe ou nivolumabe), e com a combinação de inibidor de BRAF com um inibidor de MEK (dabrafenibe e vemurafebine – sem registro vigente na Anvisa, respectivamente) em pacientes que apresentem mutações de BRAF.

Doença avançada

Nos últimos anos, o panorama do tratamento do melanoma avançado mudou drasticamente uma vez que são tumores pouco responsivos a quimioterapia e, na maioria dos casos, a sobrevida mediana era inferior a um ano (aproximadamente 10 meses).

No entanto, com a incorporação da imunoterapia (anti-PD1 e anti-CTLA4) e da terapia alvo (inibidores de BRAF e MEK) houve uma melhora expressiva dos resultados, com alguns estudos demonstrando 35 a 40% dos pacientes vivos em um intervalo de 5 anos.

De uma maneira geral, o pilar do tratamento do melanoma baseia-se na imunoterapia com a utilização de drogas anti-PD1 (nivolumabe ou pembrolizumabe) ou a combinação destes agentes (nivolumabe) com uma outra classe, os anti-CTLA4 (ipilimumabe)

Em pacientes que possuem mutações no gene *BRAF*, a utilização de inibidores de BRAF combinados inibidores da MEK é uma opção eficaz e com alta taxa de resposta.

A escolha do esquema deve levar em consideração, perfil de toxicidade, as comorbidades, o volume de doença e a utilização de corticoesteroides.

▪ BIBLIOGRAFIA

Grob JJ, Gonzalez R, Basset-Seguin N, et al. pembrolizumab monotherapy for recurrent or metastatic cutaneous squamous cell carcinoma: a single-arm phase II trial. J Clin Oncol 2020;38:2916.

Melo AC, et al. Diretrizes de tratamentos oncológicos melanoma cutâneo. Sociedade Brasileira de Oncologia Clínica. 2021.

Migden MR, Guminski A, Gutzmer R, et al. Treatment with two different doses of sonidegib in patients with locally advanced or metastatic basal cell carcinoma (BOLT): a multicentre, randomised, double-blind phase 2 trial. Lancet Oncol 2015;16:716.

Migden MR, Rischin D, Schmults CD, et al. PD-1 Blockade with Cemiplimab in Advanced Cutaneous Squamous-Cell Carcinoma. N Engl J Med 2018;379:341.

Ministério da Saúde. Instituto Nacional de Câncer José Alencar Gomes da Silva. Estimativa 2020. Incidência de câncer no Brasil. Rio de Janeiro: INCA; 2019.

Rivitti, E. Manual de dermatologia clínica de Sampaio e Rivitti, 4aed. São Paulo. Artes Médicas; 2018.

Sekulic A, Migden MR, Oro AE, et al. Efficacy and safety of vismodegib in advanced basal-cell carcinoma. N Engl J Med 2012;366:2171.

Stratigos AJ, Sekulic A, Peris K, et al. Cemiplimab in locally advanced basal cell carcinoma after hedgehog inhibitor therapy: an open-label, multi-centre, single-arm, phase 2 trial. Lancet Oncol 2021;22:848.

177 LESÕES NEOPLÁSICAS DO SISTEMA NERVOSO CENTRAL (SNC)

Rodrigo Santa Cruz Guindalini, Tiago Kenji Takahashi, Olavo Feher

DEFINIÇÃO E ETIOLOGIA

Metástases cerebrais são os tumores intracranianos mais comuns no adulto (> 50%). Entre 10-30% dos adultos com tumores primários fora do SNC desenvolvem essas metástases no decorrer da doença. Os sítios primários mais comuns são pulmão, mama, rim, melanoma e colorretal

Entre os tumores primários do SNC, gliomas são mais comuns (~30%). Glioblastoma corresponde a aproximadamente 50% dos gliomas.

EPIDEMIOLOGIA

A incidência de metástases cerebrais vem aumentando provavelmente em razão da detecção precoce por meio de RNM e do melhor controle da doença extracraniana decorrente dos avanços na terapia sistêmica.

Foram estimados 11.100 casos novos de tumores primários de SNC no ano de 2020 no Brasil. A idade mediana de diagnóstico de gliobastoma é de 64 anos.

QUADRO CLÍNICO

Sinais e sintomas neurológicos gerais ou focais variam conforme local, tamanho e número dos tumores. São decorrentes de invasão cerebral local, compressão de estruturas adjacentes e aumento da pressão intracraniana.

Entre os sintomas gerais, estão:

- cefaleia (~50% dos pacientes);
- convulsões: focais ou generalizadas, mais comuns em tumores primários de SNC;
- náusea e vômito: geralmente decorrentes do aumento da pressão intracraniana por efeito de massa ou obstrução do fluxo liquórico (mais comum em tumores envolvendo a fossa posterior);
- síncope: geralmente decorrente do aumento súbito da pressão intracraniana; deve ser diferenciada da crise convulsiva generalizada.

Os sintomas focais que podem ocorrer são: fraqueza (geralmente gradativa e reversível com o uso de corticosteroide), parestesia, afasia e deficiência visual.

Sinais ou sintomas sistêmicos suspeitos para neoplasias primárias extracranianas devem ser explorados, como nódulos mamários, linfonodomegalias, hematoquezia, hematúria, dispneia, tosse, hemoptise, lesões cutâneas, dor óssea etc.

EXAMES COMPLEMENTARES

RNM com contraste é o exame de escolha para diferenciar condições neoplásicas de não neoplásicas no SNC. O exame é superior à TC em diversos aspectos:

- visualização do tumor e sua relação com parênquima cerebral;
- avaliação de meninges, espaço subaracnoide e fossa posterior;
- definição da distribuição vascular da lesão.

A TC, no entanto, pode ser útil em situações de emergência (mais rápida) e para avaliar comprometimento ósseo.

Algumas características radiológicas podem ajudar a diferenciar metástases cerebrais de outras lesões primárias do SNC:

- presença de lesões múltiplas;
- localização na junção da substância cinzenta e branca;
- margens circunscritas;
- grande quantidade de edema vasogênico em comparação com o tamanho da lesão.

Na suspeita de tumores primários extracranianos, exames complementares direcionados para elucidação diagnóstica devem ser solicitados.

DIAGNÓSTICO

O diagnóstico é feito com biópsia estereotáxica ou cirurgia aberta, principalmente em casos de lesões primárias do SNC. Na suspeita de lesões metastáticas, deve-se considerar biópsia da lesão de SNC somente se houver dúvida diagnóstica.

TRATAMENTO

Metástases cerebrais

Considerar *performance status*, idade, extensão e prognóstico da doença intra e extracraniana para definir a abordagem.

Radioterapia (crânio-total ou radiocirurgia estereotáxica) é o tratamento padrão.

Cirurgia pode ser considerada, principalmente em casos de metástase única e doença neoplásica extracraniana controlada.

Glioblastoma

A ressecção cirúrgica é de suma importância, sendo necessária a remoção total ou da máxima quantidade de tumor possível.

Tratamento adjuvante com quimioterapia (temozolomida) e radioterapia é recomendado.

Manejo dos sintomas com uso de corticosteroides

O edema peritumoral pode ser tratado de forma adequada com corticosteroides, levando a redução da pressão intracraniana e melhora dos sintomas neurológicos dentro de horas. Caso se trate de linfoma primário do SNC ou o processo infeccioso seja parte do diagnóstico diferencial, o uso de corticosteroides deve ser evitado antes da biópsia ou cirurgia.

Recomendam-se esquemas de dexametasona para pacientes com:

- sintomas graves: 4 mg, EV, a cada 6 horas;
- sintomas leves: 1-2 mg, EV, a cada 6 horas;
- sem sintomas: não indicado.

Deve-se utilizar altas doses por curto e limitado período de tempo, preferencialmente reduzindo-se a dose lentamente ao longo do período de 2 semanas até a menor dose possível capaz de manter o edema peritumoral controlado.

Uso profilático de anticonvulsivantes não é indicado. Durante radioterapia, associa-se a maior incidência de síndrome de Stevens-Johnson e necrose epidérmica tóxica.

PROGNÓSTICO

Metástases cerebrais

O prognóstico é variável, pois depende do tipo de tumor primário, da idade do paciente, da presença ou ausência de metástases extracranianas e do número de metástases no cérebro. Em geral, a sobrevida mediana é < 6 meses.

Glioblastoma

Pacientes tratados com a terapia ideal, incluindo ressecção cirúrgica, quimio e radioterapia adjuvantes, têm sobrevida mediana de aproximadamente 14 meses.

> **Na consulta**
>
> - Pacientes com lesões múltiplas em SNC: investigar sinais ou sintomas sugestivos de tumor primário extracraniano.

BIBLIOGRAFIA

Ryken TC, McDermott M, Robinson PD, Ammirati M, Andrews DW, Asher AL, et al. The role of steroids in the management of brain metastases: a systematic review and evidence-based clinical practice guideline. J Neurooncol 2010;96(1):103.

Shah U, Morrison T. A review of the symptomatic management of malignant gliomas in adults. J Natl Compr Canc Netw 2013;11(4):424-9.

178 TUMORES DE RIM E BEXIGA

Guilherme Fialho de Freitas, David Queiroz Borges Muniz, José Mauricio Mota

CÂNCER DE RIM

EPIDEMIOLOGIA

Dados do GLOBOCAN estimam 11.971 casos novos de câncer renal e 4.753 mortes por câncer renal no Brasil no ano de 2020. A idade mediana ao diagnóstico é 64 anos e a doença ocorre de forma mais comum em homens (relação 2:1). A incidência desse câncer encontra-se em elevação, enquanto a mortalidade está em queda. Os fatores de risco mais bem estabelecidos são o tabagismo, a obesidade, a hipertensão arterial sistêmica e a história familiar. Existe risco ocupacional para trabalhadores expostos a produtos derivados de petróleo, cádmio e asbestos. Síndromes hereditárias como a doença de von Hippel-Lindau podem aumentar o risco de câncer renal.

QUADRO CLÍNICO

A maioria dos pacientes é diagnosticada de forma incidental quando da realização de exames de imagem do abdômen por motivos diversos. Quando presentes, os sintomas são relacionados à invasão de estruturas adjacentes e/ou metástases à distância. Os sintomas mais comuns são dor lombar ou abdominal em flanco, hematúria e perda de peso. A tríade clássica (dor abdominal em flanco /dor lombar, hematúria e massa abdominal palpável) está presente em menos de 10% dos pacientes. Frequentemente, os pacientes apresentam quadros paraneoplásicos, como anemia, hipercalcemia, caquexia, febre e, mais raramente, disfunção hepática (síndrome de Stauffer), policitemia e trombocitose.

Cerca de 25-30% dos pacientes apresentam doença localmente avançada ou metastática ao diagnóstico. Destes, uma parcela apresenta trombose da veia renal e/ou da veia cava inferior, comumente desenvolvendo outras condições clínicas e sintomas relacionados, como edema de membros inferiores, ascite ou eventos tromboembólicos, como a embolia pulmonar. Os sítios de metástases à distância mais frequentes são: pulmão, linfonodos não regionais (abdominais e mediastinais), fígado e ossos, mas o câncer renal pode metastatizar para locais atípicos, como subcutâneo, globo ocular e mucosa do trato gastrintestinal.

EXAMES COMPLEMENTARES

A investigação de tumores renais deve incluir uma imagem dedicada ao abdome e à pelve, como a tomografia computadorizada (idealmente com contraste endovenoso), a fim de permitir uma avaliação adequada da extensão locorregional, incluindo avaliação nodal, detecção de invasão da veia renal e invasão de estruturas e órgãos adjacentes. Uma ressonância magnética de abdome e pelve com gadolínio também pode ser realizada, sendo especialmente útil quando se suspeita de acometimento da veia cava inferior ou extensão para o átrio direito.

A complementação com outros exames de imagem é necessária quando há confirmação de malignidade, com o intuito principal de avaliar a presença de doença à distância. Deve ser realizada uma tomografia de tórax e, em caso de dor óssea e/ou elevação de fosfatase alcalina, uma cintilografia óssea. Em pacientes com sintomas neurológicos ou naqueles candidatos à terapia sistêmica com inibidores de tirosina-quinase, a realização de uma neuroimagem (tomografia ou ressonância de crânio) também é recomendada. Devem ser solicitados exames laboratoriais gerais, incluindo hemograma completo, função renal, cálcio sérico, lactato desidrogenase, fosfatase alcalina, transaminases e bilirrubinas.

DIAGNÓSTICO

O diagnóstico adequado por imagem de uma lesão renal cística comumente considera a classificação de Bosniak, sumarizada abaixo:

- Bosniak I: cisto simples, de paredes finas (< 2 mm) e bem delimitadas, sem septos ou calcificações.
- Bosniak II: poucos septos com espessura fina; calcificações finas limitadas à parede ou ao septo; ou lesões < 3 cm (sem realce ao contraste).
- Bosniak IIF: múltiplos septos ou septos mais espessos; presença de calcificações espessas ou nodulares; lesões totalmente intrarrenais hiperatenuantes > 3 cm, sem realce ao contraste.
- Bosniak III: paredes espessadas ou irregulares; com realce ao contraste. Cerca de 40-60% das lesões são malignas.
- Bosniak IV: presença de elementos sólidos e/ou componentes de tecidos moles, com realce ao contraste. Em geral, mais de 80% das lesões são malignas.

O diagnóstico definitivo de uma neoplasia renal se baseia na avaliação histológica de uma biópsia (renal ou de um sítio metastático) ou na peça da nefrectomia. De maneira geral, lesões altamente suspeitas para malignidade (como massas sólidas ou lesões císticas Bosniak III e IV) podem ser submetidas à ressecção cirúrgica direta. No entanto, a biópsia renal pode ser indicada quando se planeja tratamento primário com ablação percutânea ou no diagnóstico de lesões indeterminadas pelos métodos de imagem e potencialmente candidatas à vigilância ativa (que não requeiram ressecção cirúrgica imediata).

Quanto ao diagnóstico histológico, cerca de 85% das neoplasias renais têm origem cortical, representando os carcinomas de células renais. O subtipo histológico mais frequente é o carcinoma renal de células claras. Outras histologias menos comuns são os carcinomas papilíferos, o subtipo cromófobo, o oncocitoma e outros subtipos ainda mais raros, como os carcinomas medulares, os carcinomas de ductos coletores e os carcinomas associados a translocações da família MiT. Os tumores originados na pelve renal têm origem no urotélio e, por este motivo, assemelham-se histologicamente aos carcinomas uroteliais da bexiga e dos ureteres e são estudados em conjunto com essas neoplasias.

ESTADIAMENTO (TNM)

- T1: tumor limitado ao rim ≤ 7 cm.
  - T1a: ≤ 4 cm.
  - T1b: > 4 cm e ≤ 7 cm.
- T2: tumor limitado ao rim > 7 cm.
  - T2a: > 7 cm e ≤ 10 cm.
  - T2b: > 10 cm.
- T3: tumor com extensão para a veia renal ou veia cava ou tecidos perirrenais.
  - T3a: extensão para a veia renal ou ramos segmentares, ou invasão do sistema pielocalicinal, ou invasão do seio renal e/ou da gordura perirrenal.
  - T3b: extensão para veia cava abaixo do diafragma.
  - T3c: extensão para veia cava acima do diafragma ou invasão da parede da veia cava.
- T4: tumor ultrapassa a fáscia de Gerota (incluindo invasão por contiguidade da adrenal ipsilateral).
- N1: acometimento de linfonodos regionais.
- M1: presença de metástases à distância.

TRATAMENTO

Doença localizada

O tratamento padrão da doença localizada é a nefrectomia (radical ou parcial em pacientes selecionados). Os procedimentos ablativos (como a crioablação ou a ablação por radiofrequência) são uma alternativa para lesões pequenas em pacientes não candidatos à ressecção cirúrgica. Pequenas lesões renais (< 3 cm) ou lesões em pacientes idosos ou com graves comorbidades clínicas podem ser submetidas à vigilância ativa. Nos pacientes com carcinoma renal de células claras localizado de risco intermediário alto ou alto risco, o uso de imunoterapia com pembrolizumabe por 1 ano demonstrou ganho de sobrevida livre de doença, mas ainda não dispomos de dados de sobrevida global.

Doença avançada (irressecável ou metastática)

Nos pacientes com doença irressecável ou metastática, a avaliação histológica é importante para a definição do tratamento sistêmico. A maioria dos estudos incluiu pacientes com histologia de células claras. A estratificação de risco realizada de acordo com os critérios do IMDC (International Metastatic RCC Database Consortium) pode auxiliar na avaliação prognóstica e decisão terapêutica:

- *Karnofsky performance status* < 80%.
- Tempo do diagnóstico ao tratamento < 1 ano.
- Hemoglobina < limite inferior de normalidade.
- Cálcio sérico > limite superior de normalidade.
- Neutrófilos > limite superior de normalidade.
- Plaquetas > limite superior de normalidade.

O paciente é classificado de acordo com o número de critérios presentes. Na presença de 1 ou 2 critérios, consideramos risco intermediário. Se 3 ou mais critérios, consideramos risco desfavorável. Pacientes oligossintomáticos podem ser submetidos à vigilância ativa ou tratamento direcionado às metástases. O tratamento sistêmico quando utilizado pode incluir drogas antiangiogênicas (inibidores de tirosinoquinase anti-VEGFR), imunoterapia (anticorpos anti-PD-1, anti-PD-L1 e anti-CTLA4) ou inibidores de mTOR, de forma isolada ou em combinação. A nefrectomia citorredutora pode ser uma opção em pacientes metastáticos em que o tumor primário está presente.

CÂNCER DE BEXIGA

EPIDEMIOLOGIA

Dados do Instituto Nacional de Câncer estimam 10.640 casos novos de câncer de bexiga para o ano de 2020. A mediana de idade ao diagnóstico é 73 anos, sendo a maior parte diagnosticada após os 65 anos de idade. Homens são 3 a 4 vezes mais propensos a ter câncer de bexiga em comparação às mulheres. A incidência e mortalidade desse tipo de câncer vem apresentando queda nos últimos anos. Os principais fatores de risco incluem o tabagismo, uso prévio de ciclofosfamida, radioterapia prévia, cistite crônica, refluxo vesicoureteral, bexiga neurogênica, sondagem vesical crônica e infecção por *Schistosoma haematobium*. A maior parte desses tumores são esporádicos, mas pode haver predisposição familiar. A síndrome de Lynch aumenta o risco de câncer de bexiga e do trato urotelial alto, especialmente tumores de pelve renal.

QUADRO CLÍNICO

O sintoma mais comum é a hematúria, que geralmente é intermitente, macroscópica, indolor e durante as micções. A incidência aproximada de câncer de bexiga é de 10-20% em pacientes com hematúria macroscópica e de 2-5% naqueles com hematúria microscópica. Muitos pacientes também apresentam sintomas miccionais (irritativos ou obstrutivos), seja pelo comprometimento da musculatura detrusora, invasão do trígono da bexiga ou obstrução do colo da bexiga ou uretra. A dor lombar ou pélvica geralmente está presente nos pacientes com doença localmente avançada ou metastática, seja por obstrução ureteral, invasão de tecidos perivesicais e órgãos adjacentes ou metástases linfonodais. Os pacientes metastáticos com alto volume de doença comumente evoluem com sintomas constitucionais (fadiga, perda de peso, anorexia). Os sítios mais comuns de metástases são os linfonodos abdominais não regionais (como retroperitoneais), pulmão, fígado e ossos.

EXAMES COMPLEMENTARES

A avaliação propedêutica inicial de um paciente com hematúria deve incluir a cistoscopia, permitindo visualização direta da bexiga. A urinálise com exame de urina tipo 1 pode evidenciar hematúria sem dismorfismo eritrocitário e leucocitúria asséptica. É possível realizar a pesquisa de citologia oncótica urinária, como exame complementar à cistoscopia para diagnóstico dos carcinomas *in situ* e de tumores do trato urinário alto. Quando positiva, apresenta especificidade maior que 98% para tumores uroteliais.

A realização de uma imagem do trato urinário é importante para definir a localização e extensão do tumor primário. A tomografia computadorizada ou a ressonância magnética do abdome superior e da pelve são os exames mais recomendados, possibilitando ainda o estadiamento locorregional e avaliação de linfonodos pélvicos e retroperitoneais.

Na doença músculo-invasiva, é recomendável complementar o estadiamento para avaliar possíveis metástases à distância. Exames laboratoriais gerais, incluindo hemograma, função renal, lactato desidrogenase e fosfatase alcalina devem ser solicitados. Recomenda-se a realização de uma tomografia do tórax; cintilografia óssea, em caso de sintomas ósseos ou fosfatase alcalina elevada; e demais exames conforme sintomatologia.

DIAGNÓSTICO

O diagnóstico definitivo se baseia na avaliação histológica da lesão primária ou de um sítio de doença metastática. No caso de doença localizada, o diagnóstico é dado pela ressecção transuretral. É recomendável a avaliação da camada muscular (músculo detrusor), já que o comprometimento desta é o principal fator prognóstico e determinante do tratamento. A histologia predominante (90% dos casos) é o carcinoma urotelial. Podem ser encontradas variantes mistas ou puras, incluindo carcinoma epidermoide, adenocarcinoma, variante em ninhos, micropapilífera, plasmacitoide, sarcomatoide, entre outras.

ESTADIAMENTO (TNM)

- Ta: tumor papilífero, não invasivo.
- Tis: carcinoma *in situ* (tumor plano).
- T1: tumor invade a submucosa ou lâmina própria.
- T2: tumor invade a camada muscular própria (T2a: < 50% da camada muscular; T2b > 50% da camada muscular).
- T3: tumor com invasão de tecido perivesical.
- T4: invasão de outros órgãos pélvicos.
- N1: acometimento de apenas 1 linfonodo pélvico.
- N2: acometimento ≥ 2 linfonodos pélvicos.
- N3: acometimento de linfonodos ilíacos comuns.
- M1: presença de metástase à distância.
- M1a: linfonodos além dos ilíacos comuns.
- M1b: metástases não linfonodais.

TRATAMENTO

Doença localizada superficial (não músculo invasiva) – Ta; Tis; T1

Constituem 70% dos casos de doença localizada. Os principais fatores utilizados na definição do risco de recorrência incluem o grau do tumor, invasão da lâmina própria, tamanho da lesão, multifocalidade e presença de componente *in situ*. Apesar de geralmente apresentarem evolução favorável, a recorrência é comum e até cerca de 25% dos pacientes de mais alto risco progridem para doença músculo-invasiva.

O tratamento inicial é realizado com a ressecção transuretral de bexiga, a qual deve ser repetida em 2 a 6 semanas em caso de não representatividade da camada muscular ou em pacientes considerados de mais alto risco. O tratamento intravesical com BCG ou quimioterapia pode ser utilizado para redução do risco de recorrência. A escolha do tratamento e o tempo de tratamento dependem da estratificação de risco. A imunoterapia sistêmica com pembrolizumabe pode ser uma opção para pacientes com recidiva de doença local com componente *in situ*. A cistectomia radical pode ser empregada em casos de recorrência, doença de mais alto risco ou sintomas incoercíveis.

Doença localizada/localmente avançada músculo invasiva – T2; T3; T4 e/ou N positivo

Correspondem a cerca de 30% dos casos de doença localizada. O tratamento padrão é a quimioterapia neoadjuvante baseada em cisplatina, seguida de cistectomia radical com linfadenectomia pélvica. Vários esquemas de quimioterapia foram estudados, incluindo MVAC, MVAC dose densa, CG e CG dose densa. Entretanto, apenas 50% dos pacientes são considerados elegíveis à cisplatina. Os critérios de inelegibilidade à cisplatina incluem *performance status* ruim (ECOG-PS 2 ou acima), função renal comprometida (*clearance* de creatinina < 60 mL/min), cardiopatia (NYHA III ou IV), neuropatia e deficiência auditiva graus 2 ou acima. Quimioterapia adjuvante foi menos estudada, mas é possível recomendá-la em casos de maior risco (pT3; pT4 e/ou com acometimento linfonodal patológico). Imunoterapia adjuvante por 1 ano com nivolumabe pode ser uma opção em pacientes com maior risco de recorrência. Em pacientes que recusem ou que não sejam candidatos à cistectomia radical, o tratamento trimodal de preservação vesical é uma opção, consistindo na realização de uma ressecção transuretral máxima, seguida de radioterapia e quimioterapia (radiossensibilizante) concomitantes.

Doença avançada (irressecável ou metastática/recidivada)

O tratamento em primeira linha consiste em quimioterapia baseada em platina, preferencialmente com cisplatina, seguida de manutenção com avelumabe, uma imunoterapia anti-PD-L1. Pacientes inelegíveis às platinas podem receber imunoterapia inicialmente. Em linhas posteriores, tratamentos potencialmente eficazes incluem imunoterapia, quimioterapia com taxanos ou vinflunina, e erdafitinibe, um inibidor de FGFR, em pacientes com mutações ou fusões ativadoras de FGFR2/3.

▪ BIBLIOGRAFIA

Bochner BH, Hansel DE, Efstathiou JA, et al. Urinary bladder. In: Amin MB (ed). AJCC Cancer staging manual, 8th ed. New York: Springer; 2017. p.757.

Burger M, et al. Epidemiology and risk factors of urothelial bladder cancer. European Urology 2013;63(2):234-241.

Capitanio U, Montorsi F. Renal cancer. Lancet 2016;387(10021):894-906.

Chang SS, et al. Treatment of non-metastatic muscle-invasive bladder cancer: AUA/ASCO/ASTRO/SUO guideline. J Urology 2017;198(3):552-559.

Choueiri TK, et al. Adjuvant pembrolizumab after nephrectomy in renal-cell carcinoma. N Engl J Med 2021;385(8):683-694.

Heng DYC, et al. External validation and comparison with other models of the International Metastatic Renal-Cell Carcinoma Database Consortium prognostic model: a population-based study. Lancet Oncol 2013;14(2):141-148.

Kirkali Z, et al. Bladder cancer: epidemiology, staging and grading, and diagnosis. Urology 2005;66(6):4-34.

Lenis AT, Lec PM, Chamie K. Bladder cancer: a review. JAMA 2020;324(19):1980-1991.

Ministério da Saúde. Instituto Nacional de Câncer José Alencar Gomes da Silva. Estimativa 2020. Incidência de câncer no Brasil. Rio de Janeiro: INCA; 2019.

Motzer RJ, Jonasch E, Agarwal N. NCCN Guidelines Kidney Cancer. 2021.

Rini BI, McKiernan JM, Chang SS, et al. Kidney. In: Amin MB (ed). AJCC cancer staging manual, 8th. New York: Springer; 2017. p.739.

Ritch CR, et al. Use and validation of the AUA/SUO risk grouping for nonmuscle invasive bladder cancer in a contemporary cohort. J Urology 2020;203(3):505-511.

Shuch B, et al. Understanding pathologic variants of renal cell carcinoma: distilling therapeutic opportunities from biologic complexity. Eur Urol 2015;67(1):85-97.
Silverman SG, et al. Bosniak classification of cystic renal masses, version 2019: an update proposal and needs assessment. Radiology 2019;292(2):475-488.
Sternberg CN, et al. Chemotherapy for bladder cancer: treatment guidelines for neoadjuvant chemotherapy, bladder preservation, adjuvant chemotherapy, and metastatic cancer. Urology 2007;69(1):62-79.
Sung H, et al. Global cancer statistics 2020: GLOBOCAN estimates of incidence and mortality worldwide for 36 cancers in 185 countries. CA: a Cancer Journal for Clinicians 2021;71(3):209-249.

179 CÂNCER DE CABEÇA E PESCOÇO

Rafael Caires Alvino de Lima, Milena Perez Mak, Gilberto de Castro Junior

DEFINIÇÃO E ETIOLOGIA

Compreende os tumores em cavidade oral, faringe, laringe, cavidade nasal, seios paranasais e glândulas salivares.

A histologia mais comum é carcinoma epidermoide.

São fatores de risco para sua ocorrência: tabagismo, etilismo, infecção pelo papilomavírus humano para tumores de orofaringe, infecção pelo vírus Epstein-Barr para os carcinomas pouco diferenciados ou indiferenciados de nasofaringe, exposição à radiação e exposição ocupacional.

EPIDEMIOLOGIA

Acomete 2-4 homens:1 mulher. Embora seja mais comum em homens mais velhos, a incidência vem aumentando em mulheres (relacionada ao aumento do tabagismo na população feminina) e adultos jovens (relacionada à infecção pelo papilomavírus humano).

Sua prevalência mundial é de cerca de 7%. No Brasil, estima-se que sejam diagnosticados em torno de 15 mil novos casos por ano.

Entre 75-80% dos casos são diagnosticados em estádios localmente avançados.

QUADRO CLÍNICO

O quadro clínico varia de acordo com o sítio primário:

- nasofaringe: massa cervical em torno de 90% dos pacientes. Outros sintomas incluem obstrução nasal, dor, disfagia, perda da acuidade auditiva, zumbido, otalgia e alterações decorrentes do acometimento de pares cranianos, como diplopia;
- cavidade oral: úlceras orais que não cicatrizam, perda dentária, próteses dentárias mal ajustadas, disfagia, odinofagia, perda de peso, sangramento, otalgia referida e massa cervical;
- orofaringe: dor, odinofagia, apneia obstrutiva do sono, sangramento e massa cervical;
- hipofaringe: pacientes podem permanecer assintomáticos por longos períodos, levando ao diagnóstico em estádios mais avançados. À apresentação, os sintomas mais comuns são disfagia, odinofagia, perda de peso, rouquidão e massa cervical;
- laringe: rouquidão persistente, disfagia, otalgia referida, tosse crônica, hemoptise, estridor, obstrução de vias aéreas superiores e massa cervical;
- seios nasais: epistaxe, obstrução nasal unilateral e dor facial.

EXAME FÍSICO E EXAMES COMPLEMENTARES

O exame físico deve incluir inspeção da cavidade nasal e oral; palpação da mucosa oral, do assoalho da boca, dos 2/3 anteriores da língua, do palato, das tonsilas e da parede posterior da faringe; laringoscopia indireta com espelho; e palpação cervical à procura de linfonodomegalias. Recomendam-se:

- nasofibrolaringoscopia direta;
- TC ou RNM de face e pescoço;
- RX ou TC de tórax;
- considerar tomografia por emissão de pósitrons (PET-TC) especialmente em pacientes com linfonodos cervicais acometidos e candidatos a tratamentos locorregionais radicais;
- endoscopia digestiva alta para pesquisa de tumor de esôfago sincrônico;
- biópsia para diagnóstico histopatológico;
- estadiamento TNM variável de acordo com o sítio primário.

TRATAMENTO

O tratamento é complexo em razão da variedade dos sítios primários, das limitações anatômicas da região e da importância de se manter a funcionalidade do órgão acometido.

A abordagem deve ser multidisciplinar e multiprofissional sempre, incluindo cirurgião de cabeça e pescoço, oncologista, radioterapeuta, dentista, nutricionista e fonoaudiólogo.

O tratamento de escolha depende do estadiamento e do *performance status* do paciente:

- doença passível de ressecção sem perda de função: cirurgia seguida ou não de radioterapia ou quimiorradioterapia adjuvante a depender do risco de recidiva;

- doença passível de ressecção com perda de função (laringe e orofaringe): quimiorradioterapia baseada em cisplatina ou biorradioterapia com cetuximabe com intenção curativa pode ser oferecida para preservação do órgão;
- doença irressecável, não metastática: quimiorradioterapia com intenção curativa baseada em cisplatina. Radioterapia isolada é alternativa para pacientes idosos ou com baixo *performance status*;
- doença metastática à distância: tratamento sistêmico, incluindo quimioterapia, imunoterapia e terapia alvo-direcionada.

Os principais agentes quimioterápicos utilizados são: cisplatina, carboplatina, taxanos (paclitaxel, docetaxel), 5-fluouracila e cetuximabe. O uso de imunoterapia, inibidores de PD-1, pode ser feito de forma isolada em primeira linha ou combinado à quimioterapia. Em pacientes não previamente expostos a imunoterapia, o uso destes agentes em segunda linha está associado a ganho de sobrevida global.

ACOMPANHAMENTO E PROGNÓSTICO

A sobrevida varia com o estadiamento inicial e a associação com HPV para pacientes com tumores de orofaringe, que representa um melhor prognóstico. Sobrevida em 5 anos de carcinoma epidermoide de cabeça e pescoço (excluindo nasofaringe e seios da face) localmente avançado com tratamento definitivo com quimiorradioterapia baseada em cisplatina é de cerca de 36 meses.

Recomenda-se acompanhamento com exame clínico e de imagem para os pacientes tratados com intenção curativa, principalmente nos primeiros 2 anos, quando ocorre a maior taxa de recorrência.

É importante atentar para o alto risco de 2° tumor primário do trato aerodigestivo alto.

Deve-se reforçar a importância da cessação do tabagismo e do etilismo.

A função tireoidiana deve ser vigiada.

▪ BIBLIOGRAFIA

Ang KK, Harris J, Wheeler R, Weber R, Rosenthal DI, Nguyen-Tân PF, et al. Human papillomavirus and survival of patients with oropharyngeal cancer. N Engl J Med 2010;363(1):24-35.

Barnes L, Eveson JW, Reichart P, Sidransky D (eds.). World Health Organization classification of tumors: pathology and genetics of head and neck tumours. Lyon: IARC Press; 2005.

Curado MP, Edwards B, Shin HR, Storm H, Ferlay J, Heanue M, et al. Cancer incidence in five continents, vol. IX. Lyon: IARC Press; 2007.

Pignon JP, le Maître A, Maillard E, Bourhis J; MAC-NC Collaborative Group. Meta-analysis of chemotherapy in head and neck cancer (MACH-NC): an update on 93 randomised trials and 17,346 patients. Radiother Oncol 2009;92:4-14.

180 CÂNCER DE TESTÍCULO

Nathalia Crusoé, Denyei Nakazato, David Queiroz Borges Muniz

EPIDEMIOLOGIA

Câncer de testículo é incomum e corresponde a cerca de 1% dos tumores em homens, entretanto, é a neoplasia sólida mais comum dos 15 aos 35 anos de idade. Tumores de células germinativas (TCG) são os mais frequentes, cerca de 95% dos casos, e são subdivididos em seminomas puros e não seminomas (presença de coriocarcinoma, carcinoma embrionário, tumor de seio endodérmico e/ou teratoma). A incidência vem aumentando em todo o mundo nos últimos 30 anos, porém a mortalidade mantém-se estável.

Dentre os fatores de risco conhecidos destacam-se criptorquidia, antecedente pessoal ou história familiar de câncer de testículo, infertilidade, infecção por HIV e síndrome de Down.

QUADRO CLÍNICO

A maior parte dos casos é diagnosticada com doença localizada no testículo e a sintomatologia mais comum é aumento indolor do volume testicular. Quando associada a dor leve a moderada, sensação de pressão ou peso, o diagnóstico diferencial inclui orquite e epididimite. Dor aguda e intensa é rara e mais associada a torção testicular.

Em menor frequência a doença metastática é detectada na apresentação inicial, sendo linfonodos retroperitoneais e de pulmão os sítios de acometimento secundário mais comuns. Sintomas como dor lombar (relacionada a acometimento de linfonodos retroperitoneais), dispneia, tosse e hemoptise (por acometimento pulmonar), ginecomastia e hipertireoidismo (por elevação de beta-HCG) e perda de peso podem ser observados. Outros sítios de metástase menos comuns e de pior prognóstico são fígado, osso e sistema nervoso central. Tumores de linha média em pacientes jovens do sexo masculino (retroperitônio, mediastino e hipófise) devem levantar suspeita de tumor de células germinativas.

AVALIAÇÃO INICIAL E ESTADIAMENTO

Exame físico cauteloso do testículo afetado e contralateral deve ser realizado. A palpação de massa testicular fixa de consistência firme favorece o diagnóstico de malignidade. Massas abdominais, linfonodomegalias supraclaviculares e ginecomastia podem ser detectadas.

Na ultrassonografia testicular, a presença de uma ou mais lesões hipoecoicas (sólidas) intratesticulares corroboram o diagnóstico. A dosagem dos marcadores tumorais séricos alfafetoproteína, beta-HCG e desidrogenase lática (DHL) deve ser realizada para confirmação diagnóstica e planejamento terapêutico.

Radiografia de tórax e tomografia computadorizada (TC) de abdome e pelve devem ser realizadas para estadiamento. Se nódulos pulmonares ou massa retroperitoneal forem detectados, a TC de tórax deve ser solicitada. Em caso de sintomas neurológicos, níveis elevados de beta-HCG ou diagnóstico de coriocarcinoma, é recomendada a realização de imagem do crânio.

DIAGNÓSTICO E TRATAMENTO

O tratamento inicial de pacientes com suspeita de TCG de testículo é a orquiectomia radical por via inguinal. Biópsia ou orquiectomia transescrotal não devem ser realizadas, pois a violação escrotal pode resultar em alteração da drenagem linfática e vascular e disseminação tumoral.

Estratificação de risco com base no resultado anatomopatológico, exames complementares de estadiamento e marcadores tumorais pós-orquiectomia deverá ser realizada.

Nos pacientes com doença restrita ao testículo, vigilância com acompanhamento de marcadores tumorais e exames de imagem é uma opção. Linfadenectomia retroperitoneal profilática ou quimioterapia adjuvante baseada em cisplatina podem ser consideradas em tumores não seminomatosos de alto risco de recidiva (e.g. invasão vascular).

Em pacientes com doença de baixo volume (< 3 cm) em retroperitônio e marcadores tumorais normais após a orquiectomia, radioterapia é indicada para tumores seminomatosos e linfadenectomia retroperitoneal para tumores não seminomatosos.

A quimioterapia baseada em cisplatina é indicada para doença avançada e cerca de 80% dos pacientes podem ser curados nesse cenário.

BIBLIOGRAFIA

Bosl GJ, Motzer RJ. Testicular germ-cell cancer. N Engl J Med 1997;337(4):242-53.

Devita VT, Lawrence TS, Rosenberg SA. DeVita, Hellman, and Rosenbergs cancer: principles & practice of oncology, 11.ed. Philadelphia: Wolters Kluwer; 2019.

Einhorn LH. Treatment of testicular cancer: a new and improved model. J Clin Oncol 1990;8(11):1777-81.

Nasser HH, Einhorn LH. Testicular cancer: discoveries and updates. N Eng J Med 2014;371:2005-2016.

National Cancer Institute. Cancer stat facts: testicular cancer. Disponível em: https://seer.cancer.gov/statfacts/html/testis html

181 SARCOMAS

Pedro Henrique Shimiti Hashizume, Milena Perez Mak, Veridiana Pires de Camargo

DEFINIÇÃO E EPIDEMIOLOGIA

Os sarcomas são neoplasias originárias dos tecidos mesenquimais provenientes embrionariamente da mesoderme, agrupando doença heterogêneas, com mais de 100 subtipos descritos, e divididos, didaticamente, em sarcomas de partes moles e sarcomas ósseos, cuja caracterização se dá pela semelhança ao tecido normal, e não ao de origem.

Os principais tipos de sarcomas de partes moles são: lipossarcoma, sarcoma pleomórfico indiferenciado, leiomiossarcoma, tumor estromal gastrointestinal (GIST) e mixofibrossarcoma.

Em cerca de 60% dos casos a doença é diagnosticada em sua forma localizada, 20% localmente avançada e 15% metastática. Quando localizada, a estimativa de sobrevida em 5 anos aproxima-se de 80%; quando metastática, de 15%. A distribuição anatômica comporta 50% com origem em extremidades, 40% em tronco e retroperitônio e 10% em cabeça e pescoço.

Os principais tipos de sarcomas ósseos são: osteossarcoma, condrossarcoma e sarcoma de Ewing.

Apresentam dois picos de incidência, sendo no início da adolescência e após os 60 anos de idade. Na juventude, incidem principalmente nas metáfises e diáfises de ossos longos, como o fêmur. Nos adultos, ocorrem principalmente no esqueleto axial. Pacientes com doença localizada apresentam sobrevida em 5 anos por volta de 74% e quando metastática apenas de 27%.

Ambos representam doenças raras, responsáveis por cerca de 1% das neoplasias do adulto, e cerca de 15% das neoplasias em crianças e adolescentes.

A maioria tem origem esporádica, porém até 10% dos casos possuem alguma síndrome hereditária associada (p. ex., síndrome de Li-Fraumeni, neurofibromatose, retinoblastoma, síndrome de Gardner e síndrome de McCune-Albright).

QUADRO CLÍNICO

Os sinais e sintomas são variáveis e dependem do subtipo da doença, grau de diferenciação e local de crescimento. No geral, constitui-se em massa de crescimento progressivo, em alguns casos notada após trauma, e sintomas associados a compressão das estruturas adjacentes.

Dor e edema podem ocorrer no acometimento de periósteo, fraturas patológicas e estruturas nervosas. Sintomas constitucionais, como febre, perda de peso, sudorese noturna, são menos comuns e mais relacionados à doença sistêmica disseminada. No caso dos GIST, a apresentação como lesões subepiteliais no trato gastrointestinal pode iniciar a sintomatologia com sangramento digestivo.

EXAMES COMPLEMENTARES

Exames de bioquímica como hemograma completo, função renal, função hepática, fosfatase alcalina e DHL auxiliam na condução do caso e programação terapêutica.

Os exames de imagem são os mais relevantes na investigação e definição da extensão da doença, e consequentemente, no plano terapêutico.

A radiografia dos membros acometidos pode evidenciar lesões ósseas e alterações periosteais, como o triângulo de Codman, que representa o soerguimento do periósteo pelo crescimento do osteossarcoma.

A tomografia computadorizada de tórax é essencial para avaliação de metástases pulmonares, principal sítio de acometimento secundário dessa doença neoplásica.

Ressonância magnética do membro ou região acometida é o exame que melhor avalia a extensão tumoral locorregional, implicando o consequente planejamento cirúrgico, se indicado.

Tomografia de abdome e pelve pode ser útil nos tumores intra-abdominais e cintilografia óssea pode auxiliar no diagnóstico de *skip metastasis* no osteossarcoma.

DIAGNÓSTICO

O diagnóstico definitivo da neoplasia requer análise anatomopatológica do tumor, por meio de biópsia, preferencialmente guiada por USG ou TC, ou peça cirúrgica. O trajeto da biópsia deve ser considerado no planejamento cirúrgico e incluído na ressecção pelo risco de disseminação tumoral neste.

É importante ressaltar que para os sarcomas, a avaliação por equipe de patologia experiente e habituada nesse tipo de doença é fundamental para a caracterização exata. Assim como a caracterização molecular por meio de técnicas de sequenciamento, PCR e hibridização *in situ*, os quais cada vez mais contribuem para a definição do subtipo tumoral em questão.

TRATAMENTO

O tratamento dos sarcomas é complexo e sempre deve envolver equipe multidisciplinar (cirurgião, oncologista, radio-oncologista), de preferência em centro de referência com experiência na condução desses casos. Isso garante melhores resultados em termos de sobrevida e preservação de funcionalidade, ao evitar amputação e propiciar reconstruções adequadas, contribuindo para reabilitação dos pacientes e menor morbidade.

A base do tratamento da doença localizada consiste em cirurgia oncológica, de ressecção radical, preservando a cápsula, se possível, e margens livres amplas. É seguida ou precedida por quimioterapia e/ou radioterapia neoadjuvante.

A utilização de tratamento neoadjuvante é favorecida na intenção de preservação de membro e em grandes massas tumorais, nos casos de tumores biologicamente sensíveis à quimioterapia e/ou radioterapia, por isso a importância da melhor caracterização possível do subtipo da doença a ser tratada.

A recidiva da doença não é incomum, ocorrendo em quase 25% dos casos de sarcoma de partes moles tratados com intenção curativa. Caso seja localizada, ou oligometastática pulmonar, o resgate cirúrgico com nova ressecção radical e margens amplas é a opção principal.

Em caso de doença metastática ao diagnóstico, o tratamento é paliativo, com intuito de controle de sintomas e ganho de sobrevida. A base da terapia é composta por tratamento sistêmico com monoquimioterapia sequencial. Cirurgia pode ser considerada em casos selecionados de volume tumoral mórbido em pacientes com boa condição clínica, mas não é prática padrão.

Vale-se destacar que, cada vez mais no campo da oncologia, a caracterização do perfil molecular das neoplasias tem avançado, com implicações prognósticas e, por vezes, preditivas de resposta a terapias-alvo direcionadas. Nos sarcomas, esses marcadores têm ganhado mais importância e deverão se tornar possíveis alvos terapêuticos no futuro.

Como exemplo atual estão os GIST em que o imatinibe, inibidor de tirosina quinase, possui elevadas taxas de resposta tumoral e controle de doença, sendo empregado como terapia adjuvante ou paliativa, no cenário metastático, modificando a história natural da doença.

CONCLUSÕES

Os sarcomas são um grupo de doenças heterogêneas e raras, com prognóstico ruim e alta morbidade associada em muitos casos. A condução adequada do caso consiste em suspeição diagnóstica, avaliação e caracterização patológica-molecular apropriada, e encaminhamento a centro de referência para planejamento terapêutico por equipe especializada e multidisciplinar.

▪ BIBLIOGRAFIA

American Cancer Society. Survival Rates for Soft Tissue Sarcoma. Disponível em: https://www.cancer.org/cancer/soft-tissue-sarcoma/detection-diagnosis-staging/survival-rates.html.

American Cancer Society. Survival rates for osteosarcoma. Disponível em: https://www.cancer.org/cancer/osteosarcoma/detection-diagnosis-staging/survival-rates.html (acessado em 11/10/2021).

Gronchi A, et al. Soft tissue and visceral sarcomas: ESMO e EURACAN e GENTURIS Clinical Practice Guidelines for diagnosis, treatment and follow-up. Ann Oncol 2021.

Strauss JS, et al. Bone sarcomas: ESMO e EURACAN e GENTURIS e ERN PaedCan Clinical Practice Guideline for diagnosis, treatment and follow-up. Ann Oncol 2021.

182 SÍNDROMES PARANEOPLÁSICAS

Maria Cecília Mathias Machado, Pedro Henrique Shimiti Hashizume

As síndromes paraneoplásicas representam um conjunto de apresentações clínicas heterogêneas, acometendo diversos sistemas orgânicos, decorrentes de doença neoplásica subjacente. As causas e mecanismos de desenvolvimento são, em alguns casos, não bem descritos, mas em sua maioria se deve a produção de fatores solúveis (peptídeos, hormônios, citocinas) tumorais ou reações imunológicas cruzadas.

Sua prevalência é variada, estimando-se estarem presentes em cerca de 10 a 15% dos casos de neoplasias malignas. As apresentações mais comumente descritas são: neurológicas, endocrinológicas, hematológicas, reumatológicas, dermatológicas, renais e cardiovasculares.

O diagnóstico se faz por meio do quadro clínico em conjunto com condição onco-hematológica maligna coexistente. Embora em alguns casos seja possível a detecção de peptídeos e/ou autoanticorpos específicos, em grande parte dos casos não há etiologia totalmente bem definida ou esses testes não estarão disponíveis. Sua manifestação ocorre em momentos variáveis da doença, seja precocemente, inclusive como apresentação inicial do quadro, sendo que um grau de suspeição inicial pode auxiliar na abordagem e condução diagnóstica, seja mais tardiamente, acrescendo ao conjunto de cuidados do paciente com câncer.

A despeito de medidas sintomáticas e direcionadas para a determinada apresentação clínica, o tratamento das síndromes paraneoplásicas consiste na terapia específica para doença oncológica. Entretanto, mesmo com tratamento eficaz, algumas das manifestações podem cronificar e não regredir totalmente, deixando sequelas.

NEUROLÓGICAS

As manifestações neurológicas paraneoplásicas são representadas no geral por autoanticorpos contra antígenos presentes ao longo do sistema nervoso central, ou periférico.

- Encefalite límbica: quadro rapidamente progressivo de piora cognitiva, associada a irritabilidade, labilidade do humor, perda de memória de curto prazo e sintomas depressivos. Assemelha-se a demência de curso rápido. Associada a câncer de pulmão de pequenas células.
- Encefalite antiNMDA: acometimento de receptores NMDA do hipocampo leva a quadro de sintomas gripais prodrômicos seguidos de alterações psiquiátricas, distúrbios de movimento, disfunção autonômica e respiratória, e até coma. Associada a teratomas ovarianos e tumores germinativos.
- Degeneração cerebelar: alterações cerebelares compostas por distúrbios de marcha, tontura, náuseas e diplopia, prosseguindo a ataxia, disartria e disfagia severas. Associada a linfoma de Hodgkin, câncer de mama, câncer de pulmão de pequenas células e câncer de ovário.
- *Miastenia gravis*: disfunção da placa pós-sináptica da junção neuromuscular decorrente de acometimento por autoanticorpos contra receptores de acetilcolina. Curso flutuante de fraqueza muscular, com piora ao esforço repetido e sensação de piora da força contrátil muscular. Associada com timoma, sendo que esse tumor é causa de 10-15% dos quadros de *miastenia gravis*.
- Síndrome miastênica de Eaton Lambert: autoanticorpos dirigidos a canais de cálcio pré-sinápticos da junção neuromuscular interferem na liberação de acetilcolina. Quadro de fraqueza muscular proximal, especialmente das cinturas escapular e pélvica, com depressão dos reflexos tendíneos. Uma característica chamativa é a de facilitação pós-exercício, em que a recuperação de reflexos ou melhora da força muscular ocorre após ativação muscular vigorosa breve. Associada a câncer de pulmão de pequenas células.
- Outras manifestações mais raras consistem em encefalomielites, neuropatias sensoriais, síndrome opsoclônus-mioclônus, encefalopatias e retinopatias.

ENDOCRINOLÓGICAS

A produção tumoral de peptídeos hormonais ectópicos pode levar a uma série de manifestações paraneoplásicas endocrinológicas.

- Síndrome de secreção inapropriada de hormônio antidiurético (SIADH): secreção tumoral de ADH leva a hiponatremia hipo-osmolar, com urina concentrada e sódio urinário elevado. Tem associação com câncer de pulmão de pequenas células, sendo a síndrome paraneoplásica mais comum dessa doença, sendo constatada em até 40% dos casos.

- Síndrome de Cushing: produção ectópica de ACTH ou peptídeos ACTH-*like* levam a produção endógena aumentada de glicocorticoides. Associada a tumores neuroendócrinos, corticoadrenais e câncer de pulmão de pequenas células.
- Hipercalcemia da malignidade: em sua grande maioria causada por produção de proteína relacionada ao PTH (PTH-rp) e em outros casos por lesões líticas ósseas e produção endógena do próprio PTH. Associada a carcinomas de células escamosas (CECs), câncer de pulmão de pequenas células, câncer de mama, linfomas, mieloma múltiplo.
- Síndrome carcinoide: decorrente da produção endógena tumoral de vasopetídeos ativos como triptofano, histamina, calicreína, prostaglandinas e taquicininas, promovendo quadro de *flushing*, diarreia, palpitações, calor, broncoespasmo e até mesmo lesões valvares cardíacas. A detecção indireta pode ser realizada por dosagem de ácido 5-hidroxiindolacético (5-HIAA) – metabólito do triptofano e serotonina – em urina 24 h. Associado a tumores neuroendócrinos.
- Outros tumores de origem neuroendócrina podem causar sinais e sintomas decorrentes da produção de determinado neuropeptídeo e respectiva manifestação hormonal e clínica. Como feocromocitomas e paragangliomas com sintomas catecolaminérgicos; insulinomas com hipoglicemias de repetição; gastrinomas com ulcerações pépticas e diarreia; glucagonomas com diarreia, intolerância a glicose, perda de peso e eritema necrolítico migratório; VIPoma com diarreia secretória de alto volume mesmo em jejum; e somatostinoma com diarreia, intolerância a glicose e colelitíase.

DERMATOLÓGICAS

- Dermatomiosite: trata-se de uma condição com diversas manifestações mucocutâneas com associação com miopatia inflamatória. A dermatomiosite paraneoplásica está mais associada a neoplasias de ovário, pulmão, pâncreas, estômago, colorretal e mama. O diagnóstico da neoplasia pode ocorrer antes, simultaneamente ou depois da instalação da miopatia. O heliótropo geralmente antecede os sintomas musculares e pode cursar com artralgia, miocardite e insuficiência cardíaca e doença intersticial pulmonar. A eletromiografia evidencia miopatia e a CPK sérica encontra-se elevada. O distúrbio de miosite associada ao câncer em adultos tem mostrado relação com anticorpos TIF-1gama (anti-p155, anti-p155/140) e também com anticorpos NXP-2 (anti-MJ ou anti-p140).
- Eritema necrolítico migratório: trata-se de uma erupção cutânea transitória eczematosa ou semelhante a lesões psoriásicas que ocorrem em cerca de 70% dos pacientes com glucagonomas.
- Síndrome de Sweet: também chamada de dermatose neutrofílica febril aguda, consiste de manifestação cutânea de erupções dolorosas com infiltração neutrofílica associada a febre e neutrofilia sistêmica. Cerca de 20% dos pacientes que apresentam síndrome de Sweet tem neoplasia associada, mais comumente neoplasias hematológicas.
- Acantose nigricans: apresenta-se como hiperpigmentação cutânea de aspecto aveludado ou placas verrucosas em intertriginosas. Maior relação com câncer gástrico, porém há relatos de associação com outros tumores sólidos.
- Osteoartropatia hipertrófica: caracterizada por hiperproliferação celular em falanges distais bem como periostite de ossos longos e artrite. Este achado é mais comum em pacientes com diagnóstico de câncer de pulmão e sintomas podem apresentar melhora com o tratamento da neoplasia.
- Pênfigo: pênfigo paraneoplásico se apresenta mais comumente com estomatite dolorosa e pode apresentar também conjuntivite pseudomembranosa grave entre outras manifestações. Está mais associado a neoplasias hematológicas e linfoproliferativas, sendo os linfomas não-Hodgkin.

REUMATOLÓGICAS

- Vasculites: dentre as possíveis manifestações paraneoplásicas reumatológicas, destacam-se as vasculites. Mais associadas a doenças linfoproliferativas, vasculites necrotizantes podem ser apresentar de maneira crônica e quadros de poliarterite nodosa e crioglobulinemia apresentam associação com leucemias de células pilosas e linfoma não Hodgkin respectivamente. Além disso, existe associação de surgimento de fenômeno de Raynaud após os 50 anos com necrose digital e tumores de pulmão e do trato gastrointestinal.
- Amiloidose: associação com doenças linfoproliferativas em que 25% dos casos de amiloidose de cadeias leves são associados a mieloma múltiplo.
- Poliartria paraneoplásica: geralmente, oligo ou poliartrite são confundidas com espondiloartropatias soronegativas ou artrite reumatoide apresentando dor, edema e rigidez articular assimétrica, em pacientes mais velhos e envolvendo predominantemente de articulações de membros inferiores associados a um nível de comprometimento álgico que destoa dos achados em exame físico. Cerca de um terço dos casos ocorria em pacientes

com neoplasia hematológica e dentre os tumores sólidos mais frequentes os adenocarcinomas de pulmão e mama.

- RS3PE (*remitting symmetrical seronegative synovitis with pitting edema*): a síndrome clínica da RS3PE se caracteriza por poliartrite simétrica de pequenas articulações associado a importante edema compressível em dorso de mãos e pés, tipicamente acometendo idosos e com um quadro inflamatório agudo, fator reumatoide negativo e mais comum em neoplasias hematológicas.

HEMATOLÓGICAS

- Estado de hipercoagulabilidade associado ao câncer: quadro de eventos trombóticos venosos ou arteriais associados a alguma neoplasia. Há diversas variáveis envolvidas na patogênese como atividade pró-coagulante de algumas células tumorais. Episódios trombóticos quando relacionados a neoplasias podem ser apresentar de diversas maneiras como tromboflebite migratória superficial (síndrome de Trousseau), trombose venosa profunda idiopática, endocardite trombótica não bacteriana (endocardite marântica), coagulação intravascular disseminada (CIVD), microangiopatia trombótica ou trombose arterial. Alguns tumores têm maior relação com trombose venosa profunda como tumores de pâncreas e primários de sistema nervoso central.
- Eritrocitose: mais observada nos carcinomas hepatocelular e renal.
- Eosinofilia: pode estar presente em neoplasias hematológicas.
- Aplasia pura de série vermelha: de causa secundária, pode estar relacionada a timoma (em cerca de 5% dos casos) e pode coexistir com *miastenia gravis*. Além disso, aplasia pura de células vermelhas também pode apresentar relação com doenças linfoproliferativas.

BIBLIOGRAFIA

Manger B, Schett G. Paraneoplastic syndromes in rheumatology. Nat Rev Rheumatol 2014;10:662-670.

Santacroce L, et al. Paraneoplastic syndromes clinical presentation. Disponível em: https://emedicine.medscape.com/article/280744-clinical.

Owen C, Callen J, Ofori AO. Cutaneous manifestations of internal malignancy. Disponível em: https://www.uptodate.com/contents/cutaneous-manifestations-of-internal-malignancy

Dalmau J, Rosenfeld R, et al. Overview of paraneoplastic syndromes of the nervous system. Disponível em: https://www.uptodate.com/contents/overview-of-paraneoplastic-syndromes-of-the-nervous-system.

Dimitriadis GK, Angelousi A, Weickert MO, Randeva HS, Kaltsas G, Grossman A. Paraneoplastic endocrine syndromes. Endocrine-Related Cancer 2017;24(6), R173-R190.

Machado MCM, Harada G, Castro G Jr. Autoimunidade como manifestação paraneoplásica. Rev Paul Reumatol. 2020;19(1):7-12.

Bauer KA, Leung LLK, Tirnauer JS. Pathogenesis of the hypercoagulable state associated with malignancy. Disponível em: https://www.uptodate.com/contents/pathogenesis-of-the-hypercoagulable-state-associated-with-malignancy.

Means RT, Mentzer WC, Tirnauer JS. Acquired pure red cell aplasia in adults. Disponível em: https://www.uptodate.com/contents/acquired-pure-red-cell-aplasia-in-adults.

Thapa B, Ramphul K. Paraneoplastic syndromes. [updated 2021 Oct 12]. In: StatPearls. Treasure Island: StatPearls Publishing; 2021.

183 NEUTROPENIA FEBRIL

Jessica Kipper Martinez, Milena Perez Mak, Tiago Kenji Takahashi

DEFINIÇÃO

Define-se neutropenia como valor absoluto ≤ 500 neutrófilos/mm³ ou ≤ 1.000 neutrófilos/mm³ com expectativa de queda para < 500 nos próximos 2 dias.

Febre no neutropênico é definida como qualquer medida de temperatura axilar isolada ≥ 38,3°C ou temperatura ≥ 38°C sustentada por pelo menos 1 hora.

ETIOLOGIA

Entre 50-84% dos neutropênicos febris têm infecção oculta. Episódios de bacteriemia ocorrem em 10-25% dos casos e infecção clinicamente documentada em 20-30%.

Infecções bacterianas são a causa mais frequente. Décadas atrás, havia predomínio de infecção por Gram-negativos, porém, recentemente, infecções por Gram-positivos têm sido mais comuns devido ao aumento no uso de cateteres venosos centrais e de antibióticos profiláticos, com espectro voltado para Gram-negativos.

Infecções fúngicas, em geral, ocorrem em neutropenia persistente e raramente constituem o agente causador do início do quadro.

Se houver, é de fundamental importância identificar o sítio de origem da infecção associada à neutropenia. Por exemplo, uma pneumonia em um paciente neutropênico deve ser tratada como pneumonia, e não seguindo diretrizes de neutropenia febril. Os principais focos infecciosos são: respiratório (o mais comum), urinário, cateter, pele e mucosas.

EPIDEMIOLOGIA E FATORES DE RISCO

Considera-se de maior risco os pacientes com quebra de barreira (mucosite), com neoplasias hematológicas (que também apresentam quadro mais prolongado) e os submetidos a quimioterapia em altas doses.

A mielotoxicidade é maior em poliquimioterapia e, em geral, ocorre após 10-14 dias da administração da medicação.

A presença de cateteres de longa permanência aumenta a chance de infecção por Gram-positivos.

DIAGNÓSTICO

Toda avaliação clínica deve ser voltada para definir o foco infeccioso/agente causador e para determinar o risco de evolução para infecção grave e necessidade de hospitalização.

A avaliação inicial inclui:

- Anamnese completa.
- Tempo decorrido da administração do quimioterápico e uso de antibiótico profilático (quinolonas).
- Avaliação de comorbidades, desnutrição e histórico de infecções prévias.
- Uso de dispositivos invasivos (cateteres e sondas).
- Avaliar presença de mucosite e/ou rompimento de barreira cutânea.
- Hemograma, bioquímica, hemoculturas (periférica e central), urina tipo 1 e urocultura.
- Radiografia de tórax (solicitar tomografia de tórax se houver alteração na radiografia).
- Se houver diarreia, parasitológico de fezes, coprocultura e pesquisa de toxinas de *Clostridioides difficile*.
- Investigação direcionada se houver foco suspeito (p. ex., liquor se suspeita de meningite).

CLASSIFICAÇÃO DE RISCO

Classificam-se os pacientes conforme o risco de desenvolver complicações:

- Baixo risco:
  - índice de gravidade MASCC (*Multinational Association for Supportive Care in Cancer*) ≥ 21;
  - previsão de duração de neutropenia profunda (≤ 1.000 neutrófilos/mm^3) menor que 7 dias;
  - doença oncológica controlada (sem progressão);
  - sem comorbidades significativas;
  - bom *performance status*;
  - ausência de uso de antibioticoterapia profilática com quinolona;
  - presença de mucosite grau < 2;
  - ausência de critérios de alto risco.
- Risco intermediário:
  - MASCC ≥ 21 não classificados como baixo risco.
- Alto risco:
  - MASCC < 21;
  - neutropenia profunda e prolongada (neutrófilos < 100 células/mm^3 por > 7 dias);
  - comorbidades significativas;
  - instabilidade hemodinâmica;
  - disfunções orgânicas (insuficiência hepática ou renal, alteração do nível de consciência, hipotensão);
  - presença de mucosite grau ≥ 2;
  - presença de colite.

Tabela 1 Escore de MASCC

Característica	Pontuação
Intensidade dos sintomas (considerando todas as comorbidades)	
Sintomas leves ou ausentes	5
Sintomas moderados	3
Sem hipotensão	5
Sem doença pulmonar obstrutiva crônica (DPOC)	4
Tumor sólido ou hematológico sem infecção fúngica	4
Sem desidratação	3
Paciente ambulatorial (não internado no início da NF)	3
Idade < 60 anos	2
Escore < 21 (máximo 26) – prediz risco maior que 5% de complicações graves (alto risco)	

MASCC: Multinational Association for Supportive Care in Cancer.

TRATAMENTO

Neutropenia febril é considerada uma urgência oncológica. O atraso no início da antibioticoterapia aumenta a mortalidade para taxas acima de 70%. Tão logo coletadas as culturas, deve-se iniciar antibioticoterapia empírica em até 60 minutos da admissão do paciente.

Para tratamento VO, não se deve utilizar monoterapia.

A cobertura para Gram-positivos deve ser realizada em casos de: infecção associada a cateter, hemocultura com Gram-positivo, choque séptico e/ou disfunções orgânicas, pneumonia, infecção de pele ou partes moles, mucosite grau ≥ 2 em paciente com uso de quinolona profilática, colonização por MRSA (*Staphylococcus aureus* resistente à oxacilina) ou VRE (*Enterococcus* resistente à vancomicina).

É importante ajustar o antibiótico conforme o foco e o isolamento de microrganismos em culturas.

O uso rotineiro de fator estimulador de colônia de granulócitos (GCSF) não é recomendado. É possível a indicação (categoria 2B) em pacientes com sepse e/ou disfunções orgânicas que não estão respondendo à antibioticoterapia.

O tratamento ambulatorial com droga VO requer atendimento institucional protocolar em hospital-dia para reavaliação clínica do paciente (Figura 1).

Reavaliação após 72 horas do início do tratamento:

- Afebril, sem complicações: manter o mesmo antibiótico após checar culturas.

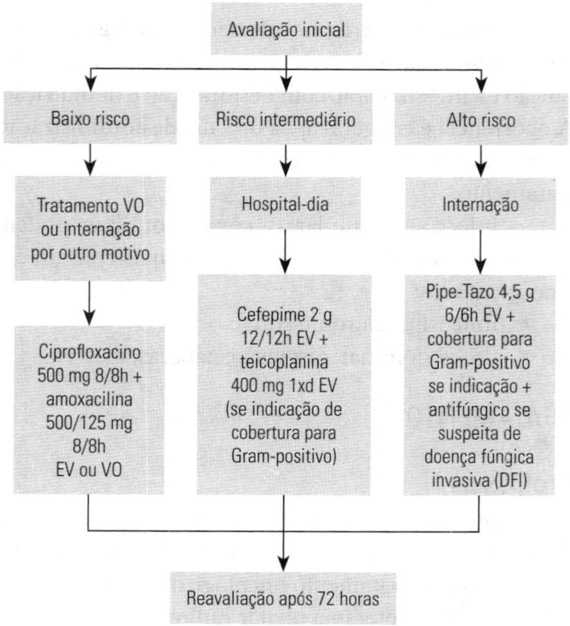

Figura 1 Tratamento inicial de neutropenia febril.

Tabela 2 Tempo de antimicrobiano recomendado

Contexto	Tempo de tratamento
Afebril, sem foco, boa resposta ao esquema ATB inicial	48 horas afebril se neutrófilos > 500 células/m³ 7 dias afebril se neutrófilos ≤ 500 células/m³
Afebril, sem foco, com resposta ao ATB escalonado	Individualizar decisão, suspensão possível se neutrófilos > 500 células/m³
Afebril, com foco definido	Tratar pelo tempo sugerido para o sítio de infecção
Infecção de pele e partes moles	7-14 dias
Infecção de corrente sanguínea	Gram-negativos: 7-14 dias Gram-positivos: 7 dias S. *aureus*: 14 dias com ECO transesofágico (ECO TE) negativo *Candida* sp: 14 dias após 1ª hemocultura negativa com ECO TE negativo
Pneumonia	7-14 dias
Diarreia por *Clostridioides difficile*/ colite	14 dias

- Persistência de febre (T ≥ 37,8°C nas últimas 24 horas):
  - sem piora clínica: considerar manter o mesmo antibiótico;
  - com piora e/ou sepse e/ou disfunção orgânica: internação com escalonamento de antibioticoterapia (Pipe-Tazo/carbapenêmico/cobertura para Gram-positivo e fungos, se indicação).

Reavaliação após 96 horas do início do tratamento, se febre mantida:

- Coleta de hemoculturas, inclusive para fungos.
- Pesquisa de foco fechado (TC de seios da face e tórax).
- Outros exames de imagem direcionados para foco suspeito.
- Terapia antifúngica empírica com anfotericina B se neutropenia > 4 dias e padrão radiológico sugestivo de DFI ou neutropenia > 7 dias ou galactomanana positiva.

Tempo de terapia antimicrobiana: ver Tabela 2.

PROGNÓSTICO

A mortalidade, por bacteriemia, é de 20-36% em contexto de neutropenia febril.

Pacientes de baixo risco têm sucesso com o tratamento empírico em 81-98% dos casos, com resolução sem complicações; ao passo que pacientes de risco mais elevado têm somente 14% de resolução sem complicações.

PREVENÇÃO

A profilaxia primária com uso de fator estimulador de colônia de granulócitos (GCSF) é indicada em esquemas de quimioterapia com alto risco de neutropenia febril (> 20%).

A profilaxia secundária é recomendada após um episódio de neutropenia febril, principalmente em esquemas de quimioterapia adjuvante em tumores sólidos, por exemplo.

A dose de filgrastim é de 300 mcg, SC, 1x ao dia, por 3 a 7 dias conforme o esquema de quimioterapia.

Evitar o uso de fator estimulador de colônia de granulócitos na doença metastática, em neutropenias assintomáticas ou para corrigir a neutropenia para permitir a administração de quimioterapia.

BIBLIOGRAFIA

Freifeld AG, et al. Clinical practice guideline for the use of antimicrobial agents in neutropenic patients with cancer: 2010 update by the Infectious Diseases Society of America. Clin Infect Dis 2011;52:e56.

Hoff PM, et al. Manual de condutas em oncologia, 3ª ed. Rio de Janeiro: Atheneu; 2019.

Klastersky J, Paesmans M, Rubenstein EB, et al. The Multinational Association for Supportive Care in Cancer risk index: a multinational scoring system for identifying low-risk febrile neutropenic cancer patients. J Clin Oncol 2000;18(16):3038-51.

Taplitz RA, et al. Outpatient management of fever and neutropenia in adults treated for malignancy: American Society of Clinical Oncology and Infectious Diseases Society of America Clinical Practice Guideline Update. J Clin Oncol 2018;36:1443.

184 MUCOSITES

Milena Perez Mak

DEFINIÇÃO E ETIOLOGIA

Mucosite é a inflamação da mucosa gastrointestinal caracterizada por edema, eritema, atrofia e progressiva ulceração.

Pode ser decorrente do emprego de quimioterapia, inibidores de tirosinaquinase e radioterapia.

Os agentes mais comumente implicados são fluoropirimidinas (5-fluorouracila, capecitabina), metotrexato, doxorrubicina (adriamicina e adriblastina), sunitinibe, sorafenibe, inibidores de *epidermal growth factor receptor* (EGFR – cetuximabe e erlotinibe), além de inibidores da via mTOR (everolimo e tensirolimo).

O manejo é fundamental para evitar complicações metabólicas e interrupções no tratamento.

EPIDEMIOLOGIA E FATORES DE RISCO

A mucosite oral pode atingir 35-40% dos pacientes sob terapia citotóxica e é mais comum naqueles submetidos a tratamento em altas doses (p. ex., para transplante hematopoético).

Os fatores de risco incluem má higiene oral, idade mais jovem (maior taxa de mitose em células epiteliais), quimiorradioterapia e deficiências enzimáticas (no caso de fluoropirimidinas, a deficiência de di-hidropirimidina desidrogenase total ou parcial leva a graves enterotoxicidades).

QUADRO CLÍNICO

O diagnóstico é clínico, sendo que os sintomas dependem da gravidade do quadro:

- mucosite oral:
  - dor, edema, eritema, ulcerações, disfagia, odinofagia e disguesia. Subsequentemente, pode haver diminuição da ingestão oral, com desidratação e desnutrição. A ocorrência é em geral após o 7º dia de administração do quimioterápico, autolimitada e cessa após o efeito do tratamento;
  - infecções secundárias, como monilíase, podem estar presentes. Mucosite herpética é mais comum em transplantados;
- mucosite gastrointestinal:
- dor abdominal, distensão, náuseas, diarreia.

TRATAMENTO

Profilaxias

É importante realizar tratamento odontológico (de doença periodontal, extração, entre outros) preferencialmente antes do tratamento oncológico sistêmico e sempre antes da radioterapia (evitar radionecrose).

Alimentos secos ou ácidos devem ser evitados e ingestão hídrica abundante deve ser mantida.

Na higienização oral, recomenda-se o uso de escova macia.

O uso de nistatina profilática não é recomendado, mas o agente deve ser empregado quando está estabelecida infecção secundária.

Laserterapia em baixa dose durante a radioterapia tem impacto na profilaxia de mucosite oral.

Tratamento da complicação estabelecida

O paciente deve realizar bochechos com água bicarbonatada ou colutórios antissépticos.

Recomenda-se analgesia tópica (lidocaína) e sistêmica com emprego de opioides sistêmicos caso necessário.

Indica-se saliva artificial para xerostomia.

Para mucosite gastrointestinal, após ocorrência de diarreia, deve-se:

Tabela 1 Classificação de mucosites

Grau	Exame clínico	Mucosite oral	Mucosite gastrointestinal
1	Eritema	Assintomático ou oligossintomático, sem necessidade de intervenção	Assintomático ou oligossintomático, sem necessidade de intervenção
2	Ulcerações/pseudomembranas	Dor moderada, sem interferência na ingestão oral, dieta modificada indicada	Sintomático, necessita de intervenção médica, limitação a atividades de vida diária instrumentais
3	Ulcerações/pseudomembranas confluentes ou sangramento ao menor trauma	Dor intensa, interferência na ingestão oral	Sintomas graves, interferência na ingestão oral, alimentação enteral ou hospitalização, autocuidado limitado
4	Necrose/sangramento espontâneo	Ameaça a vida, intervenção urgente requerida	Ameaça a vida, intervenção urgente requerida
5		Morte	Morte

- evitar excesso de lactose (intolerância transitória);
- instituir dieta obstipante;
- administrar loperamida até 16 mg/dia;
- administrar antieméticos se necessário;
- tratar os distúrbios hidroeletrolíticos;
- tratar retite actínica com sulfassalazina, 500 mg, VO, 2 vezes ao dia.

BIBLIOGRAFIA

Gouvêa de Lima A, Villar RC, de Castro G Jr, Antequera R, Gil E, Rosalmeida MC, et al. Oral mucositis prevention by low-level laser therapy in head-and-neck cancer patients undergoing concurrent chemoradiotherapy: a phase III randomized study. Int J Radiat Oncol Biol Phys 2012;82(1):270-5.

Keefe DM, Schubert MM, Elting LS, Sonis ST, Epstein JB, Raber-Durlacher JE, et al.; Mucositis Study Section of the Multinational Association of Supportive Care in Cancer and the International Society for Oral Oncology. Updated clinical practice guidelines for the prevention and treatment of mucositis. Cancer 2007;109(5):820-31.

185 SÍNDROME DE COMPRESSÃO MEDULAR

Francesco Bermejo Samsone, Milena Perez Mak

DEFINIÇÃO

Inicialmente descrita em 1925, a síndrome de compressão medular (SCM) pode ser definida como uma endentação compressiva, deslocamento ou envolvimento do saco dural (que envolve a medula espinhal e a cauda equina) por metástases na coluna vertebral ou por neoplasia localmente avançada.

Trata-se de uma emergência oncológica e, como tal, deve ser prontamente diagnosticada e tratada a fim de minimizar os danos.

EPIDEMIOLOGIA E ETIOLOGIA

Em torno de 2,5 a 5,0% dos pacientes com neoplasias avançadas desenvolvem a síndrome nos últimos 2 anos de evolução da doença (tal incidência pode variar de acordo com o sítio primário do tumor, chegando a até 7,9% em casos de mieloma).

A SCM pode surgir como manifestação inicial de neoplasias avançadas em até 35% dos casos (principalmente em metástases de câncer de pulmão).

As neoplasias mais frequentemente associadas a SCM são próstata, mama, pulmão, linfoma não-Hodgkin, mieloma múltiplo e carcinoma renal.

A localização do sítio de compressão na coluna vertebral tem correlação com o volume ósseo relativo e o fluxo sanguíneo de cada porção da mesma. Sendo assim, cerca de 15% dos casos ocorrem na coluna cervical, 60% na coluna torácica e 25% na coluna lombossacra. Acometimento em mais de um sítio na coluna pode ocorrer em, até, 20-35% dos casos.

FISIOPATOLOGIA

Existem duas principais vias através das quais se desenvolve a SCM. Na primeira (mais rara e associada, principalmente, a linfomas), há o crescimento de uma massa tumoral paravertebral diretamente em direção ao canal espinhal, invadindo o mesmo e comprimindo a medula.

O mecanismo mais comum (85% dos casos) é por meio da disseminação hematogênica de células do tumor primário para os corpos vertebrais, com o crescimento da metástase óssea para o interior do canal vertebral e a consequente compressão medular.

A compressão do plexo venoso epidural leva a estase venosa local, com liberação de interleucinas e prostaglandinas e consequente edema vasogênico, resultando em isquemia e piora dos déficits neurológicos.

A compressão pode se desenvolver de maneira gradual ou aguda (quando há rotura da cortical óssea e subsequente colapso do corpo vertebral, com deslocamento de fragmentos ósseos para o interior do canal medular.

QUADRO CLÍNICO

As manifestações clínicas características da SCM incluem dor, déficit motor, déficit neurológico, disfunção intestinal e vesical. A sintomatologia depende do nível de compressão medular.

Sintoma mais precoce e comum, a dor pode estar presente em até 95% dos casos. Sua apresentação pode ser na forma de dor localizada (na região da metástase que distende o periósteo ou invade partes moles), neuropática e mecânica (esta pode estar associada a instabilidade da coluna). Seu aparecimento pode preceder o diagnóstico de SCM em até 2 meses.

Fraqueza muscular está presente em 35-75% dos casos e muitas vezes é relatada pelos pacientes como sensação de peso nos membros e dificuldade para deambular. Déficits sensitivos geralmente precedem o acometimento motor e iniciam-se mais distalmente (1 a 5 segmentos abaixo da topografia anatômica da lesão). Disfunção esfincteriana ocorre mais tardiamente e é marcador de mau prognóstico.

DIAGNÓSTICO

A suspeita clínica para SCM deve ser elevada em pacientes com doença avançada e o diagnóstico deve ser confirmado por meio de um método de imagem da coluna vertebral.

O exame de escolha é a ressonância nuclear magnética (RNM) com e sem contraste de toda a coluna (uma vez que podem coexistir lesões em topografias distintas gerando múltiplos níveis de compressão). A RNM tem sensibilidade de 93% e especificidade de 97% e, também, ajuda a melhor definir o tratamento.

Tomografia computadorizada com mielografia era a modalidade de escolha antes da introdução da RNM. Ainda tem papel nos pacientes que apresentam contraindicações à RNM. Exames menos utilizados na prática atual são a radiografia de coluna e a cintilografia óssea.

TRATAMENTO

O tratamento da SCM deve ser instituído o quanto antes para garantir melhor desfecho neurológico. Pacientes com déficit motor grave ou aqueles que perderam a capacidade de deambular há mais de 48 horas são menos propensos a retornarem à funcionalidade prévia.

Diversos aspectos devem ser avaliados previamente à rápida adoção do tratamento, tais como: grau de compressão, estabilidade da coluna, tempo de déficit neurológico, rádio e quimiossensibilidade do tumor, prognóstico e performance do paciente. Avaliação multidisciplinar (oncologia, radioterapia, ortopedia) é essencial.

Medidas de suporte englobam repouso absoluto (principalmente se suspeita de lesão instável), analgesia adequada, profilaxia de tromboembolismo venoso e medidas para disfunções esfincterianas.

Quadros de SCM com instabilidade da coluna ou causados por fragmentos ósseos devem, preferencialmente, ser manejados com descompressão cirúrgica após a avaliação de um cirurgião especializado. Tais intervenções estão reservadas para pacientes com boa expectativa de vida e déficit neurológico < 48 horas Após a cirurgia, é fundamental complementar o tratamento com radioterapia.

Glucocorticoides são parte do tratamento padrão da SCM; doses muito elevadas não se mostraram claramente superiores e podem levar a eventos adversos. Habitualmente, administra-se dexametasona 10 mg IV em bolus (dose de ataque) seguido de 4 mg, IV ou VO, a cada 6 horas.

Pacientes com tumores radiossensíveis (e, em especial, aqueles que estão deambulando ao início do tratamento) podem se beneficiar de radioterapia, não havendo consenso quanto à dose e fracionamento ideais da RT.

Entre os pacientes com tumores altamente quimiossensíveis, tratamento sistêmico com quimioterapia pode ser uma alternativa.

PROGNÓSTICO

Séries históricas evidenciam sobrevidas medianas em torno de 6 meses para os pacientes com diagnóstico de SCM. O diagnóstico mais precoce e preciso com RNM, associado a melhores técnicas de radioterapia e cirurgia, busca promover uma melhora nesses números.

▪ BIBLIOGRAFIA

Cole JS, Patchell RA. Metastatic epidural spinal cord compression. Lancet Neurol 2008;7(5):459-66.

George R, Jeba J, Ramkumar G, Chacko AG, Tharyan P. Interventions for the treatment of metastatic extradural spinal cord compression in adults. Cochrane Database Syst Rev. 2015;2015(9):CD006716.

Graham PH, Capp A, Delaney G, Goozee G, Hickey B, Turner S, et al. A pilot randomised comparison of dexamethasone 96 mg vs 16 mg per day for malignant spinal-cord compression treated by radiotherapy: TROG 01.05 Superdex study. Clin Oncol (R Coll Radiol) 2006;18(1):70-6.

Lawton AJ, Lee KA, Cheville AL, Ferrone ML, Rades D, Balboni TA, et al. Assessment and management of patients with metastatic spinal cord compression: a multidisciplinary review. J Clin Oncol. 2019;37(1): 61-71.

Loblaw DA, Laperriere NJ. Emergency treatment of malignant extradural spinal cord compression: an evidence-based guideline. J Clin Oncol 1998;16(4):1613-24.

Prasad D, Schiff D. Malignant spinal-cord compression. Lancet Oncol. 2005;6(1):15-24.

Sørensen S, Helweg-Larsen S, Mouridsen H, Hansen HH. Effect of high-dose dexamethasone in carcinomatous metastatic spinal cord compression treated with radiotherapy: a randomised trial. Eur J Cancer 1994;30A(1):22-7.

186 SÍNDROME DA VEIA CAVA SUPERIOR

Milena Perez Mak

DEFINIÇÃO E ETIOLOGIA

A síndrome da veia cava superior engloba sintomas decorrentes da compressão da veia cava superior ou trombose.

Em geral, nota-se um aumento pressórico de 20-40 mmHg (normal: 2-8 mmHg).

EPIDEMIOLOGIA E FATORES DE RISCO

Considerando-se somente as neoplasias, a maior ocorrência se dá em câncer de pulmão não pequenas células (50%), seguido de câncer de pulmão de pequenas células (22%) e linfoma (22%). Contudo, a síndrome pode ocorrer virtualmente com qualquer subtipo histológico.

QUADRO CLÍNICO

Os sintomas se instalam em 2 semanas em 1/3 dos pacientes.

A gravidade dos sintomas depende do grau de obstrução e da velocidade de instalação.

Os sintomas mais comuns compreendem:

- edema facial (82%) e de membros superiores (46%);
- estase jugular (63%) e circulação colateral (53%);
- dispneia (54%) e tosse (54%);
- rouquidão (17%).

Alguns sintomas incomuns implicam maior gravidade: sintomas visuais, síncope, estridor laríngeo, síncope, cefaleia, confusão e obnubilação.

O diagnóstico é clínico. A TC de tórax pode auxiliar o planejamento terapêutico (escolha do tratamento) e descartar a presença de trombose.

TRATAMENTO

O tratamento principal consiste em tratar a neoplasia, tornando-se fundamental a obtenção de diagnóstico histológico.

Cerca de 84% dos pacientes melhoram independentemente das medidas empregadas.

Medidas clínicas podem ser eficazes para controlar os sintomas, entre as quais pode-se destacar:

- elevação de cabeceira;
- administração de dexametasona, 4 mg, VO, a cada 6 horas (evitar uso imediato se houver diagnóstico de linfoma, buscando-se primariamente o diagnóstico histológico);
- administração de diuréticos e evitar hipervolemia;
- anticoagulação profilática na ausência de trombose.

A radioterapia leva a melhora de sintomas em cerca de 72% dos casos, não necessariamente representando maior patência de veia cava (85% de melhora clínica, com 14% de patência total e 10%, parcial).

A quimioterapia é o tratamento de escolha em tumores quimiossensíveis como linfoma, carcinoma de pulmão de pequenas células e tumores de células germinativas.

Em casos extremos, com instabilidade clínica, o emprego de *stents* endovasculares de veia cava leva a alívio imediato dos sintomas, tornando-se o tratamento de escolha. Deve-se atentar para a presença de trombose, não sendo recomendada a colocação de *stent* nesse cenário.

PROGNÓSTICO

A expectativa de vida média de pacientes com a síndrome é de cerca de 6 meses, contudo a mortalidade para a neoplasia não muda quando comparada a pacientes do mesmo estádio e sem a síndrome.

BIBLIOGRAFIA

Rowell NP, Gleeson FV. Steroids, radiotherapy, chemotherapy and stents for superior vena caval obstruction in carcinoma of the bronchus: a systematic review. Clin Oncol (R Coll Radiol) 2002;14(5):338-51.

Uberoi R. Quality assurance guidelines for superior vena cava stenting in malignant disease. Cardiovasc Intervent Radiol 2006;29(3):319-22.

Wilson LD, Detterbeck FC, Yahalom J. Clinical practice. Superior vena cava syndrome with malignant causes. N Engl J Med 2007;356(18):1862-9.

187 SÍNDROME DE LISE TUMORAL

Milena Perez Mak

DEFINIÇÃO E ETIOLOGIA

A síndrome de lise tumoral representa um conjunto de distúrbios metabólicos causados por destruição maciça e abrupta de componentes celulares no sangue após lise de células neoplásicas.

Pode ser espontânea ou secundária ao tratamento.

A melhor conduta nesses casos é a prevenção.

EPIDEMIOLOGIA E FATORES DE RISCO

É observada principalmente em neoplasias hematológicas. Em neoplasias sólidas, ocorre se houver alta carga tumoral, alta taxa de proliferação ou grande sensibilidade à quimioterapia.

Os pacientes apresentam alteração da função renal, da DHL (> 2 vezes o limite superior da normalidade) ou leucocitose (> 25.000/mcL). Ácido úrico basal cursa > 7,5 mg/dL.

QUADRO CLÍNICO E DIAGNÓSTICO

O diagnóstico da síndrome é feito conforme mostrado na Tabela 1.

Tabela 1 Critérios diagnósticos de síndrome de lise tumoral

Alteração	Valor	Mudança em relação ao basal
Hiperuricemia	≥ 8 mg/dL	Aumento de 25%
Hiperpotassemia	≥ 6 mg/dL	Aumento de 25%
Hiperfosfatemia	≥ 4,5 mg/dL	Aumento de 25%
Hipocalcemia	≤ 7 mg/dL	Redução de 25%

Ao menos 2 distúrbios principais, 3 anteriores a 7 dias após a quimioterapia com ou sem uremia associada.
Adaptada de Cairo MS, Bishop M. Tumour lysis syndrome: new therapeutic strategies and classification. Br J Haematol 2004;127(1):3-11.

Tabela 2 Risco de desenvolvimento de síndrome de lise tumoral

	Risco alto	Risco intermediário	Risco baixo
Linfoma não Hodgkin	Burkitt, linfoblástico, B-LLA	Difuso de grandes células B	Linfoma não Hodgkin indolente
Leucemia linfoide aguda	Leucometria ≥ 100.000 células/mm³	Leucometria = 50.000-100.000 células/mm³	Leucometria ≤ 50.000 células/mm³
Leucemia mieloide aguda	Leucometria ≥ 50.000 células/mm³, monoblástico	Leucometria = 10.000-50.000 células/mm³	Leucometria ≤ 10.000 células/mm³
Leucemia linfoide crônica		Leucometria = 10.000-100.000 células/mm³ com fludarabina	Leucometria ≤ 10.000 células/mm³
Outras neoplasias hematológicas e tumores sólidos		Rápida proliferação e com alta quimiossensibilidade*	Demais pacientes

* Tumores germinativos, neoplasias de pequenas células.

Considera-se síndrome de lise tumoral clínica quando houver associação de: insuficiência renal, letargia/coma, tetania, arritimias, convulsões ou morte súbita.

Outros sintomas que podem estar associados são: náuseas, vômitos, diarreia, anorexia, edema, hipervolemia, cãibras e insuficiência cardíaca.

É importante realizar ECG por conta do risco de arritmias.

PROFILAXIA

A profilaxia depende do risco do paciente, conforme mostrado na Tabela 2.

Pacientes de alto risco devem ficar em observação em UTI com monitorização.

Para pacientes de risco alto ou intermediário, recomenda-se:

- realizar hidratação cautelosa com 2-3 L/m²/dia para manter diurese de 80-100 mL/m²/h. Deve-se atentar para pacientes com insuficiência renal ou cardíaca e idosos, nos quais a infusão deve ser baseada no débito urinário. A hidratação é mantida até diminuição do risco de lise observada pelos exames laboratoriais (p. ex., queda de DHL, diminuição de leucócitos) e diminuição da carga tumoral. O paciente deve manter ingestão hídrica oral com bom débito urinário;
- manter dieta pobre em potássio, fósforo e cálcio;
- evitar diuréticos e manitol (contraindicados), uma vez que podem levar a hipovolemia e uropatia obstrutiva;
- evitar alcalinização de urina, exceto em acidose metabólica e de acordo com protocolo da instituição;
- administrar alopurinol, 50-100 mg/m², a cada 8 horas (máximo: 800 mg/dia ou 300 mg/m²). Reduzir a dose em 50% se houver insuficiência renal. A administração deve ser iniciada 24-48 horas antes da quimioterapia e mantida por 3-7 dias (idealmente, até os exames normalizarem a ponto de diminuir o risco de lise tumoral);
- administrar rasburicase (0,1-0,2 mg/kg/dia, SF 50 mL, EV, por 30 minutos, 1-2 vezes por dia, por 1-7 dias), se disponível, em casos de alto risco ou síndrome de lise tumoral instalada. É contraindicado em casos de deficiência de glicose-6-fosfato desidrogenase e em gestantes.

TRATAMENTO

A despeito da profilaxia, alguns pacientes podem evoluir para síndrome instalada. Nesses casos, recomenda-se:

- monitorizar o paciente em UTI;
- monitorizar glicemia e atentar para o risco de hemorragia digestiva (uremia);
- controlar a diurese;
- realizar dosagem seriada de eletrólitos e correção adequada;
- considerar diálise precoce.

PROGNÓSTICO

Se não for adequadamente prevenida, a síndrome de lise tumoral leva a aumento de mortalidade e mais complicações do tratamento oncológico.

■ BIBLIOGRAFIA

Coiffier B, Altman A, Pui CH, Younes A, Cairo MS. Guidelines for the management of pediatric and adult tumor lysis syndrome: an evidence-based review. J Clin Oncol 2008;26(16):2767-78.

188 OBSTRUÇÃO MALIGNA INTESTINAL

Milena Perez Mak

DEFINIÇÃO E ETIOLOGIA

Define-se obstrução maligna como um processo que impede o movimento peristáltico secundário a doença neoplásica.

Suas causas podem ser: carcinomatose peritoneal (mais comum) ou metástase peritoneal ou intestinal única.

Pode se tratar de um fenômeno funcional em casos de acometimento peritoneal difuso.

É importante atentar para o diagnóstico diferencial de bridas e aderências, especialmente em pacientes sem comprovação de doença metastática e com abordagem cirúrgica prévia.

EPIDEMIOLOGIA E FATORES DE RISCO

Trata-se de complicação frequente em pacientes com neoplasias colorretais (10-28%) e de ovário (20-50%) ao longo do curso da doença. Em geral, ocorre como evento final da doença neoplásica.

QUADRO CLÍNICO E DIAGNÓSTICO

Os sintomas mais comuns são dor, distensão abdominal, náuseas, vômitos, desidratação e emagrecimento. Distúrbios hidroeletrolíticos subsequentes a este quadro são comuns.

Ascite pode estar presente em graus variados.

Diagnóstico clínico e TC de abdome auxiliam o planejamento terapêutico para se definir a possibilidade de abordagem cirúrgica.

TRATAMENTO

O tratamento depende do *performance status* do paciente e do volume tumoral. Pacientes com *performance status* comprometido e múltiplos pontos de obstrução são candidatos a cuidados paliativos exclusivos.

Medidas clínicas iniciais incluem jejum e passagem de SNG aberta para descompressão gastrointestinal.

O uso de antieméticos exclui medicações com ação procinética (p. ex., metoclopramida) se o paciente tiver uma obstrução completa. Corticosteroides, em particular a dexametasona, podem promover alívio das náuseas, bem como auxiliar na reversão da obstrução.

Escopolamina auxilia não somente no manejo da dor, mas também na diminuição da secreção gastrointestinal. Em casos de refratariedade a essas medidas iniciais, o emprego de octreotida em baixas doses (50-100 mcg, SC, 3 vezes ao dia) mostrou alguma eficácia.

Paracentese de alívio pode promover uma melhora temporária dos sintomas.

No caso de obstruções altas, próteses endoscópicas podem promover alívio.

Abordagens cirúrgicas (*bypass*, colostomia/ileostomia) são indicadas quando tecnicamente factíveis. No caso de refratariedade às medidas clínicas descritas, deve-se considerar gastrostomia descompressiva (endoscópica ou cirúrgica) que permite o manejo ambulatorial do paciente e a possibilidade de ingestão de alimentos para maior conforto.

A quimioterapia deve ser reservada para pacientes com bom *performance status* e histologia quimiossensível.

A hidratação deve ser cautelosa, uma vez que muitos pacientes encontram-se desnutridos e com hipoalbuminemia.

A nutrição parenteral não deve ser usada de rotina, já que incorre em complicações e seu emprego em pacientes nessas condições não apresenta claro benefício, especialmente naqueles candidatos a cuidados paliativos exclusivos.

PROGNÓSTICO

Em geral, trata-se de evento final no curso da neoplasia, apresentando sobrevida global em torno de 1-3 meses.

Episódios repetidos incorrem em menores taxas de sucesso das medidas clínicas.

BIBLIOGRAFIA

Laval G, Arvieux C, Stefani L, Villard ML, Mestrallet JP, Cardin N. Protocol for the treatment of malignant inoperable bowel obstruction: a prospective study of 80 cases at Grenoble University Hospital Center. J Pain Symptom Manage 2006;31(6):502-12.

O'Connor B, Creedon B. Pharmacological treatment of bowel obstruction in cancer patients. Expert Opin Pharmacother 2011;12(14):2205-14.

Oliveira RA. Cuidado paliativo. São Paulo: Conselho Regional de Medicina do Estado de São Paulo; 2008.

Ripamonti CI, Easson AM, Gerdes H. Management of malignant bowel obstruction. Eur J Cancer 2008;44(8):1105-15.

189 HIPERCALCEMIA ASSOCIADA A MALIGNIDADE

Milena Perez Mak

DEFINIÇÃO E ETIOLOGIA

Define-se hipercalcemia como medida de cálcio ionizado > 5,5 mg/dL ou cálcio sérico total > 10,5 mg/dL.

Pode ser causada por:

- síndrome paraneoplásica mediada pela produção de proteína relacionada ao paratormônio (PTHrP), independentemente da presença de metástases ósseas (80%);
- destruição óssea focal secundária a metástases ósseas (20%);
- secreção de 1,25-$(OH)_2$-vitamina D (< 1%, em geral em linfomas).

EPIDEMIOLOGIA E FATORES DE RISCO

Mais comumente, é associada à síndrome paraneoplásica (10-20% de todas neoplasias avançadas). Está relacionada, geralmente, a mieloma múltiplo, câncer de mama, tumores de rim, câncer de pulmão, e câncer de cabeça e pescoço.

Em tumores sólidos, a histologia mais frequente é o carcinoma espinocelular.

QUADRO CLÍNICO E DIAGNÓSTICO

Após a suspeita diagnóstica clínica, a medida de cálcio iônico ou cálcio sérico total corrigido deve ser realizada para confirmação. Preconiza-se também medida de paratormônio para diagnóstico diferencial da hipercalcemia.

Os sinais e sintomas mais comuns incluem vômitos, constipação, poliúria e confusão mental, geralmente com evidência clínica de desidratação. Insuficiência renal e alterações eletrocardiográficas também podem estar presentes.

TRATAMENTO

Medidas clínicas isoladamente oferecem controle temporário e muitas vezes insuficiente.

O único tratamento que oferece controle da síndrome em longo prazo é o tratamento da neoplasia; contudo, deve-se levar em consideração o *performance status* do paciente e o estágio em que este se encontra/tratamentos prévios para definir a elegibilidade ao tratamento sistêmico oncológico.

Medidas iniciais incluem hidratação vigorosa para manter débito urinário de 100-150 mL/h. Após estabelecida a hidratação, diurético de alça (furosemida) deve ser iniciado para promover calciurese.

Deve-se evitar sobrecarga de cálcio e repor fósforo, VO, se < 3 mg/dL.

Em linfomas com elevação de 1,25-$(OH)_2$-vitamina D, recomenda-se prednisona, 20-40 mg/dia.

Em pacientes muito sintomáticos não candidatos a hidratação adequada, deve-se considerar o emprego de diálise.

Bisfosfonatos são eficazes para o controle da hipercalcemia, com pico de ação em 2-4 dias; contudo, não apresentam impacto no prognóstico da doença de base. Os agentes de escolha são pamidronato ou ácido zoledrônico.

PROGNÓSTICO

Trata-se de ocorrência relacionada a um mau prognóstico, com sobrevida mediana estimada na ordem de 40 dias.

▪ BIBLIOGRAFIA

DeVita Jr VT, Lawrence TS, Rosenberg SA. DeVita, Hellman, and Rosenberg;'s cancer: principles & practice of oncology. 9.ed. Philadelphia: Lippincott Williams & Wilkins; 2011.

Esbrit P. Hypercalcemia of malignancy: new insights into an old syndrome. Clin Lab 2001;47(1-2):67-71.

190 TOXICIDADES DO TRATAMENTO E SEU MANEJO

Gabriella Fernandes Soares, Haniel Alves Araujo, Milena Perez Mak

INTRODUÇÃO

As toxicidades do tratamento oncológico são frequentes e dependem do tipo de tratamento oncológico administrado. Neste capítulo abordaremos as toxicidades mais comuns que ocorrem com agentes quimioterápicos, bem como os agentes biológicos. Tais ocorrências são classificadas segundo o grau de gravidade, sendo o critério mais comumente utilizado o CTCAE (*Common Terminology Criteria for Adverse Events*), o qual é amplamente empregado em estudos clínicos e foi incorporado na prática clínica, sendo sua versão mais recente a 5.0 de 2017. Trata-se de uma escala de 1 a 5 conforme a gravidade; sumariamente:

- Toxicidade grau 1: efeito adverso leve.
- Toxicidade grau 2: evento moderado.
- Toxicidade grau 3: evento grave, geralmente com necessidade de internação não urgente.
- Toxicidade grau 4: risco iminente à vida com necessidade de intervenção urgente em ambiente hospitalar.
- Toxicidade grau 5: óbito atribuível a toxicidade pelo tratamento.

A depender do intuito do tratamento (curativo/definitivo, adjuvante, neoadjuvante ou paliativo) e o grau da toxicidade, determina-se a necessidade de ajuste de dose do tratamento, suspensão temporária ou definitiva. Neste capítulo abordaremos as toxicidades mais comuns relacionadas aos tratamentos oncológicos sistêmicos, seu diagnóstico e manejo inicial. As emergências oncológicas são abordadas em capítulo específico.

▪ NÁUSEAS E VÔMITOS

DEFINIÇÃO E ETIOLOGIA

Trata-se de um dos sintomas mais frequentes e com alto impacto na qualidade de vida dos pacientes sob tratamento oncológico; porém houve melhora significativa no controle destes sintomas a partir do uso adequado de profilaxias. São divididos em eventos agudos (até 24 horas pós-quimioterapia, mediado sobretudo por ativação periférica vagal via receptores 5-HT3 no trato gastrointestinal) e eventos tardios (2 a 5 dias pós-quimioterapia, por meio da ativação central na área postrema mediados por receptores NK-1).

EPIDEMIOLOGIA E FATORES DE RISCO

Na década de 1980, antes do desenvolvimento de antieméticos modernos, até 80% dos pacientes apresentavam náuseas ou vômitos durante o tratamento oncológico. Atualmente, por volta de 35% apresentam náuseas e 13% vômitos.

Os principais fatores de risco são:

- Intrínsecos ao paciente: sexo feminino, idade < 55 anos, história prévia de êmese associada ao tratamento, ansiedade. Etilismo prévio é um fator protetor.
- Intrínsecos ao tratamento: potencial emetogênico da quimioterapia, número de ciclos, combinação de drogas, concomitância com radioterapia.

Destes, o fator de risco mais importante é o potencial emetogênico, sendo os quimioterápicos classificados como baixo, moderado e alto potencial emetogênico.

PREVENÇÃO E TRATAMENTO

Conforme o potencial emetogênico de cada quimioterápico deve-se utilizar a quimioprofilaxia adequada, envolvendo de forma geral combinações entre dexametasona, antagonistas de 5-HT3 (palonosetrona, ondansetrona) e antagonistas de NK-1 (aprepitanto, netupitanto, fosaprepitanto) e olanzapina:

- Alto potencial emetogênico: dexametasona 16 mg, antagonista de 5-HT3, antagonista de receptor de NK-1 e olanzapina no dia da quimioterapia; continuar dexametasona e olanzapina por 3 dias pós quimioterapia.
- Moderado potencial emetogênico: dexametasona 8 mg (dia da quimioterapia, seguir por 2 dias após) e antagonista de 5-HT3. Considerar antagonista de NK-1 para carboplatina AUC > 4.
- Baixo potencial emetogênico: antagonista de 5-HT3 de resgate.

Para resgate, independentemente do potencial emetogênico, as drogas preferidas são os antagonistas de 5-HT3 de rápida ação, sendo a mais utilizada a ondansetrona. Metoclopramida pode ser utilizada como adjuvante, sobretudo quando não houver disponibilidade de antagonista de NK-1.

DIARREIA E COLITE

DEFINIÇÃO E ETIOLOGIA

Diarreia é definida como a passagem de fezes amolecidas/líquidas com urgência ou com frequência maior que o normal (≥ 3 fezes não formadas em 24 horas). Pode ser desencadeada por mecanismo citotóxico direto (fluoropirimidinas, taxanos), ativação colinérgica (irinotecano), imunomediada (inibidores de *checkpoint* imunológico) ou dificuldade no reparo do epitélio intestinal (inibidores de tirosina quinase, agentes anti-EGFR).

EPIDEMIOLOGIA E FATORES DE RISCO

Aproximadamente 65% dos pacientes oncológicos apresentam diarreia ao longo do tratamento, sendo mais frequente a ocorrência destes sintomas em pacientes em tratamento com:

- Fluoropirimidinas (5-fluorouracil, capecitabina).
- Irinotecano.
- Inibidores de tirosina-kinase (osimertinibe, lapatinibe, sorafenibe, sunitinibe, ceritinibe).
- Inibidores de *checkpoint* imunológico (pembrolizumabe, nivolumabe, ipilimumabe).

QUADRO CLÍNICO E DIAGNÓSTICO

Em geral, a maioria dos pacientes apresentam diarreia aquosa. Sintomas de colite como presença de muco e sangue nas fezes são mais comuns em quadros imunomediados em pacientes recebendo imunoterapia.

O quadro de diarreia pode ser categorizado conforme a frequência de evacuações:

- Grau 1: aumento < 4 evacuações por dia em relação ao basal.
- Grau 2: 4-6 evacuações por dia em relação ao basal.
- Grau 3: ≥ 7 por dia ou indicação de hospitalização/desidratação importante.
- Grau 4: quadros graves com risco iminente à vida.

A colite neutropênica, definida como presença de sintomas (febre, diarreia, dor abdominal, SIRS) e sinais radiográficos (pneumatose intestinal, espessamento colônico > 4 mm) em pacientes neutropênicos (< 500 neutrófilos), deve ser prontamente identificada devido à alta mortalidade desta condição com manejo do paciente em terapia intensiva e acompanhamento conjunto com equipe cirúrgica.

PREVENÇÃO

Pacientes recebendo irinotecano, pelo mecanismo de ativação colinérgica desencadeando a diarreia podem receber pré-medicação com atropina 0,5 mg, SC, antes da infusão da quimioterapia de forma profilática.

No que tange aos outros quimioterápicos, o uso de medicações profiláticas não está bem estabelecido na literatura.

Os pacientes devem permanecer bem hidratados e manter ingesta hídrica adequada, além de dieta balanceada. O uso de probióticos é controverso, com dados conflitantes na literatura.

TRATAMENTO

O tratamento consiste em suporte clínico e sintomático na maioria dos casos. A loperamida é a principal medicação neste cenário, com dose inicial de 4 mg seguida de 2 mg a cada 2-4 horas ou após cada diarreia líquida (máximo de 24 mg/dia, porém pouco/nenhum benefício após 16 mg). Octreotide 100 mcg, subcutâneo, 3x ao dia pode ser considerado em pacientes refratários a loperamida ou em associação nos graus 3 e 4.

Pacientes com colite neutropênica devem receber antibioticoterapia de amplo espectro, jejum, hidratação parenteral e cuidados intensivos além de acompanhamento conjunto com equipe cirúrgica.

Pacientes recebendo inibidores de *checkpoint* imunológico são manejados de forma individualizada:

- Grau 1: manter imunoterapia, loperamida se necessário.
- Grau 2: interromper imunoterapia, prednisona, VO, 0,5-1 mg/kg.
- Grau 3/4: interromper definitivamente imunoterapia. Considerar internação, hidratação e corticoide, EV (metilprednisolona 1-2 mg/kg). Infliximabe se não houver melhora em 2-3 dias. Considerar vedolizumabe em casos refratários.

▪ MIELOTOXICIDADE

DEFINIÇÃO E ETIOLOGIA

A maioria dos tratamentos sistêmicos utilizados na oncologia são mielotóxicos e causam anemia, plaquetopenia e leucopenia, sendo a neutropenia a mais grave. Os mecanismos fisiopatológicos associados com a toxicidade medular são citotoxicidade direta contra células-tronco hematopoiéticas, destruição imunomediada, hiperesplenismo e sangramento.

ANEMIA

As manifestações clínicas de anemia estão descritas no capítulo "Anemia".

O tratamento de anemia relacionada ao tratamento oncológico é principalmente com suporte transfusional e com redução de dose dos medicamentos utilizados quando apropriado. O uso de eritropoietina profilaticamente não é recomendado dada a sua associação com maiores taxas de eventos tromboembólicos e de maior mortalidade em relação a pacientes que não receberam essa medicação.

Após o término do tratamento oncológico, os pacientes apresentam maior risco em relação à população geral de toxicidades medulares tardias, tais como síndromes mielodisplásicas e leucemias. O risco é de cerca de 0,21-1% com agentes como antraciclinas (comumente utilizadas no tratamento do câncer de mama, sarcomas e linfomas), podendo estar associado também a outros quimioterápicos.

PLAQUETOPENIA

A plaquetopenia oncológica pode ser grave em algumas ocasiões, mas na maioria dos casos trata-se de alteração laboratorial sem repercussão clínica.

A conduta na maioria dos casos é expectante, dado que se trata de toxicidade reversível e com melhora espontânea entre 1 e 2 semanas. Suporte transfusional pode ser necessário. Nestes casos, o ciclo seguinte de tratamento deve ser atrasado até normalização das contagens de plaquetas e recomenda-se a redução de dose do esquema de tratamento empregado.

NEUTROPENIA

A neutropenia é ocorrência comum no período de nadir da quimioterapia (em geral, entre 10 e 14 dias de sua administração) e em caso de pacientes assintomáticos não há necessidade de intervenção. Caso ela esteja presente no dia da administração da quimioterapia, atraso/ajuste de dose faz-se necessário. Em pacientes febris na vigência de neutropenia, faz necessário diferencial de neutropenia febril, abordada em capítulo específico.

▪ NEUROTOXICIDADE

DEFINIÇÃO E ETIOLOGIA

O evento adverso neurológico mais frequente em pacientes submetidos a tratamento oncológico é neuropatia periférica, decorrente de lesão neuronal direta por parte dos agentes antineoplásicos.

Outros eventos menos comuns incluem encefalopatia (ifosfamida, metotrexato) e meningite asséptica (metotrexato intratecal).

EPIDEMIOLOGIA E FATORES DE RISCO

A incidência de neuropatia induzida por quimioterapia é estimada em 38%. As drogas mais frequentemente associadas com neuropatia são platinas, taxanos, alcaloides da vinca, inibidores de proteassoma e talidomida

QUADRO CLÍNICO E DIAGNÓSTICO

O diagnóstico de neuropatia induzida por tratamento antineoplásico é clínico. Na maioria dos casos, trata-se de uma polineuropatia simétrica sensitiva distal descrita como em padrão de bota e luva. Os pacientes referem parestesia e hipoestesia das extremidades acometidas. O quadro é dose-dependente e, a depender do agente etiológico, pode continuar a se agravar mesmo após a suspensão do agente.

Acometimento motor é incomum e está associado com uso de talidomida. Os principais sintomas são tremores e paresia de extremidades. No caso dos alcaloides da vinca, é comum o desenvolvimento de neuropatia autonômica, principalmente com uso de vincristina, que se manifesta como constipação.

PREVENÇÃO

Não existe evidência comprovando a eficácia da prevenção farmacológica para neuropatia periférica induzida por quimioterapia. Pacientes em tratamento com oxaliplatina devem ser orientados a evitar exposição excessiva ao frio (evitar bebidas e alimentos gelados, agasalhar-se bem e evitar exposição desnecessária a ambientes de baixas temperaturas). Pacientes em tratamento com alcaloides da vinca devem receber receita de laxativos preferencialmente do tipo irritativo (ex.: picossulfato e bisacodil). Sempre que possível, deve-se evitar expor pacientes com diagnósticos neurológicos de outras etiologias (ex.: neuropatia diabética, neuralgia pós-herpética) a agentes conhecidamente neurotóxicos.

TRATAMENTO

Para pacientes com neuropatia já estabelecida não há medicações capazes de reverter o dano neurológico já instaurado. A intervenção mais importante é a monitorização clínica frequente destes sintomas antes de cada ciclo de tratamento, sendo que se deve considerar redução de dose, troca de agente e, em casos de toxicidade acentuada, suspensão do tratamento sistêmico empregado.

Para a paliação de dor associada à neuropatia periférica, a medicação melhor estudada foi a duloxetina (30 mg/dia por 1 semana seguida de 60 mg/dia por 4 semanas) com benefício clínico em alívio de dor neuropática. Anticonvulsivantes, antidepressivos tricíclicos e opioides, embora algumas vezes utilizados na prática, têm efeitos apenas modestos.

PROGNÓSTICO

A maioria dos pacientes apresenta melhora dos sintomas após a suspensão do agente causador. No entanto, a melhora é lenta e gradual e pode ocorrer ao longo de 4 a 12 meses. Além disso, uma parcela dos pacientes não apresenta melhora completa dos sintomas, principalmente aqueles tratados com paclitaxel, os quais podem referir sintomas residuais por até 5 anos após cessação do tratamento.

▪ PNEUMONITE

DEFINIÇÃO E ETIOLOGIA

Cerca de 10 a 20% dos pacientes que recebem tratamento sistêmico contra o câncer apresentam algum grau de toxicidade pulmonar. Essa porcentagem pode ser ainda maior se considerarmos pacientes tratados com radioterapia. A maioria desses pacientes é assintomática e não apresenta repercussão clínica do quadro. A principal hipótese quanto a fisiopatologia da toxicidade pulmonar é a citotoxicidade direta por estes agentes antineoplásicos e dano alveolar imunomediado por linfócitos T no caso de pacientes tratados com imunoterapia.

EPIDEMIOLOGIA E FATORES DE RISCO

As drogas mais frequentemente associadas a pneumonite química são gencitabina, paclitaxel, doxorrubicina(adriamicina e adriblastina), bleomicina, mitomicina C (sem registro vigente na Anvisa), metotrexato e ciclofosfamida. Além de agentes citotóxicos, inibidores de tirosina quinase anti-EGFR (*epidermal growth factor receptor*, receptor do fator de crescimento epidérmico) (erlotinibe, geftinibe sem registro vigente na Anvisa), e inibidores de *checkpoint* imune (ipilimumabe, nivolumabe, pembrolizumabe) também podem levar a pneumonite medicamentosa. Com exceção da bleomicina e da mitomicina C que apresentam toxicidade pulmonar dose-dependente, as demais drogas apresentam toxicidade idiossincrática e são imprevisíveis.

QUADRO CLÍNICO E DIAGNÓSTICO

O início dos sintomas geralmente ocorre entre 8 e 12 semanas do término do tratamento no caso da radioterapia e nas primeiras semanas de uso da medicação no caso do tratamento sistêmico. Tosse, dispneia e febre baixa são os principais sintomas, mas perda ponderal, astenia e dor torácica pleurítica também podem estar presentes. O exame físico pulmonar pode ser normal, mas pode haver presença de estertores na ausculta.

O diagnóstico depende de um quadro clínico sugestivo, de exposição a um agente associado a toxicidade pulmonar e de exclusão dos diagnósticos diferencias. Os principais diagnósticos diferenciais são infecção (viral, fúngica, bacteriana), congestão pulmonar (cardiogênica ou não cardiogênica), tromboembolismo venoso, progressão de doença oncológica de base (metástases pulmonares, linfangite carcinomatosa) e hemorragia alveolar.

Na tomografia, os principais achados são infiltrado reticulonodular uni ou bilateral, opacidades em vidro fosco e nódulos centro-lobulares. Dentre os exames complementares, broncoscopia com lavado broncoalveolar pode ser útil para a exclusão de causas infecciosas, sobretudo na pneumonite imunomediada graus 3 e 4.

PREVENÇÃO

Não existem métodos de prevenção ou de rastreamento comprovados em estudos prospectivos randomizados. Assim, recomenda-se interrogar ativamente o paciente com relação a sintomas respiratórios em todas as consultas médicas.

TRATAMENTO

O tratamento pauta-se sobretudo na suspensão do agente causador, oxigenioterapia/suporte ventilatório e investigação/tratamento de diagnósticos diferenciais, incluindo antibioticoterapia empírica em casos graves até resultado final de culturas.

No manejo da pneumonite imunomediada, recomenda-se a introdução precoce de corticoesteroides e manejo conforme a gravidade:

- Grau 1 (assintomático, apenas alteração radiológica): observação.
- Grau 2 (sintomas leves): prednisona 1 mg/kg e suspensão temporária do imunoterápico.
- Graus 3 e 4 (sintomas graves, necessidade de O_2 e hospitalização): metilprednisolona 2-4 mg/kg/dia, suspensão definitiva do tratamento, antibioticoterapia empírica, considerar infliximabe, micofenolato ou ciclofosfamida se ausência de melhora em 48 horas.

PROGNÓSTICO

A evolução na maioria dos casos é favorável, havendo resolução do quadro após suspensão temporária da droga. No entanto, pacientes que apresentam quadros graves podem apresentar sequelas pulmonares definitivas mesmo após descontinuação do tratamento. Por isso, no caso de pneumonite imunomediada o uso de corticoides e o manejo adequado devem ser instituídos o mais breve possível.

CARDIOTOXICIDADE

DEFINIÇÃO E ETIOLOGIA

Agentes citotóxicos e agentes em terapia-alvo aumentam o risco do desenvolvimento de cardiotoxicidade por diversos mecanismos, sendo o principal deles as alterações em função cardíaca por desenvolvimento de insuficiência ventricular, mas também manifesto por arritmias ou fenômenos vaso-oclusivos por vasoespasmo. Nas últimas duas décadas, as definições de cardiotoxicidade dos ensaios clínicos de oncologia são baseadas nas medidas da fração de ejeção do ventrículo esquerdo (FEVE). O Instituto Nacional de Saúde (NIH) define cardiotoxicidade segundo a FEVE:

- Grau I: redução assintomática da FEVE entre 10 e 20%.
- Grau II: redução da FEVE abaixo de 20% ou abaixo do normal.
- Grau III: insuficiência cardíaca sintomática.

EPIDEMIOLOGIA E FATORES DE RISCO

A ocorrência da disfunção ventricular sistólica e diastólica assintomática ou sintomática varia nas séries clínicas entre 5 e 30%, sendo mais frequente em pacientes que se apresentam com os clássicos fatores de risco como: extremos de idade, disfunção ventricular prévia, hipertensão arterial, diabetes, uso de associação de quimioterápicos, radioterapia mediastinal e suscetibilidade genética.

QUADRO CLÍNICO E DIAGNÓSTICO

Os sinais e sintomas de insuficiência cardíaca são importantes para o diagnóstico. O eletrocardiograma é realizado rotineiramente na avaliação do paciente com fatores de risco para cardiotoxicidade. É utilizado, também, para excluir distúrbios de condução, prolongamento do QT, anormalidades de repolarização ventricular. A detecção de arritmias ventriculares e supraventriculares, como a fibrilação atrial, deve alertar o clínico para a presença de lesão estrutural cardíaca. A utilização de biomarcadores cardioespecíficos vem sendo apontada como ferramenta útil na identificação precoce de lesão cardíaca por quimioterápicos e acompanhamento dos pacientes oncológicos (troponina e pró-BNP). Como método de imagem, o ecocardiograma tem sido a opção mais utilizada pelo baixo custo, fácil acesso e caráter não invasivo.

Seguem abaixo as principais drogas cardiotóxicas utilizadas na oncologia:

- Antracíclicos: o uso das antraciclinas, como a doxorrubicina (adriamicina e adriblastina), aumenta o risco de destruição dos miócitos e de insuficiência cardíaca clinicamente manifesta, com danos em geral irreversíveis que podem surgir tanto na fase aguda em vigência do tratamento quanto por período indefinido após o término do tratamento.
- Agentes antirreceptores do fator de crescimento epidermal humano 2 (Her2): comumente, o uso dos agentes anti-Her2, sendo o principal deles o trastuzumabe, provoca quedas na fração de ejeção do ventrículo esquerdo assintomáticas, detectadas em exame de rotina durante o tratamento, e são causadas por perda da contratilidade miocárdica possivelmente por hibernação do miócito, e não por sua destruição. Por isso, os quadros

de disfunção cardíaca associada a essas drogas são potencialmente reversíveis.

PREVENÇÃO

Como estratégia preventiva, a avaliação clínica rotineira com atenção a sinais e sintomas é essencial, bem como a atenção às doses acumuladas da quimioterapia, particularmente com a antraciclina, que tem dose máxima preestabelecida. Ainda, o rastreio com ecocardiogramas prévias ao uso das antraciclinas e agentes anti-Her2, e subsequentemente em frequência trimestral nas pacientes em uso do bloqueio anti-Her2 são essenciais para a detecção de quedas na fração de ejeção e outros achados, com o intuito de evitarmos a manutenção do uso da droga e piora funcional cardiovascular. Estudos em andamento sugerem que estratégias preventivas medicamentosas com desrazoxano têm papel neste cenário.

TRATAMENTO

A disfunção ventricular após quimioterapia tem sido alvo de recentes estudos e de novas pesquisas. Esse fato reflete melhora no tratamento do câncer, proporcionando aos pacientes uma longevidade maior, e consequentemente aumentando as potenciais complicações da exposição aos quimioterápicos. As drogas utilizadas para o tratamento são as mesmas utilizadas nos casos de insuficiência cardíaca de outras etiologias.

Já em pacientes em vigência do uso do trastuzumabe, a avaliação do quadro clínico e do comportamento da fração de ejeção determinará quando a droga pode ser mantida, quando devemos associar estratégias conjuntas (betabloqueadores e inibidores da enzima de conversão da angiotensina), quando devemos interromper temporariamente a medicação ou suspendê-la em definitivo.

PROGNÓSTICO

A cardiotoxicidade é uma das complicações mais significativas do tratamento do câncer, responsável por considerável morbimortalidade. Consequentemente, as estratégias preventivas e terapêuticas são essenciais.

▪ NEFROTOXICIDADE

DEFINIÇÃO E ETIOLOGIA

Muitos agentes utilizados no tratamento do câncer são excretados por via renal através de filtração glomerular ou de secreção tubular. Por conta disso, essas drogas são nefrotóxicas e podem levar à disfunção renal por lesão glomerular ou tubular direta.

EPIDEMIOLOGIA E FATORES DE RISCO

Os quimioterápicos mais associados à nefrotoxicidade são platinas, alquilantes, nitrosureias, antimetabólitos, alcaloides da vinca, anticorpos monoclonais (bevacizumabe, cetuximabe), inibidores de tirosina quinase anti-VEGFR (sunitinibe, pazopanibe, sorafenibe) e inibidores de *checkpoint* imunológico.

Entre os fatores de risco para o desenvolvimento de toxicidade renal relacionadas ao tratamento oncológico estão: redução do volume intravascular (perdas externas, derrames cavitários, edema), uso concomitante de outras medicações nefrotóxicas, obstrução tumoral da via urinária e lesão renal prévia por outras comorbidades (ex.: nefropatia diabética e/ou hipertensiva).

QUADRO CLÍNICO E DIAGNÓSTICO

O quadro clínico varia de acordo com a classe dos medicamentos sendo utilizada.

A maioria dos agentes citotóxicos, como as platinas, alquilantes, nitrosureias, antimetabólitos e antibióticos, promovem dano renal intrínseco, seja ele tubular ou glomerular. Assim, os pacientes apresentam elevação de creatinina e podem apresentar alterações eletrolíticas, como hipomagnesemia e/ou hipocalemia. Mitomicina C (sem registro vigente na Anvisa) e gencitabina podem causar síndrome hemolítico-urêmica em uma pequena parcela dos casos.

Ciclofosfamida em altas doses e ifosfamida podem ocasionar cistite hemorrágica por dano direto à mucosa vesical. O quadro clínico pode variar de disúria e hematúria microscópica até hematúria macroscópica com eliminação de coágulos e insuficiência renal pós-renal.

Alcaloides da vinca e ciclofosfamida são associados à síndrome da secreção inapropriada do hormônio antidiurético (SSIHAD) e podem ocasionar hiponatremia grave.

Cetuximabe e panitumumabe frequentemente causam distúrbios hidroeletrolíticos, como hipomagnesemia, hipocalcemia e hipocalemia.

O uso de agentes com ação antiangiogênica como os inibidores de tirosina quinase sorafenibe, sunitinibe, pazopanibe e o anticorpo monoclonal bevacizumabe está associado à ocorrência frequente de proteinúria e hipertensão arterial.

PREVENÇÃO

Antes de cada ciclo de quimioterapia, deve-se monitorizar a função renal e os eletrólitos de pacientes tratados com regimes nefrotóxicos. Pacientes com insuficiência renal não dialítica ou com comorbidades que possam aumentar o risco de lesão renal (ex.: hipertensão arterial sistêmica, *diabetes mellitus*) devem ser tratados sempre que possível com agentes de menor potencial nefrotóxico.

Os pacientes devem permanecer bem hidratados e manter ingesta hídrica adequada nos dias que antecedem e que sucedem a realização da quimioterapia. Hidratação intravenosa com cristaloide antes da infusão de quimioterapia pode reduzir o risco de toxicidade de regimes de alto potencial nefrotóxico, sobretudo com cisplatina.

TRATAMENTO

O tratamento consiste em suporte clínico na maioria dos casos que, a depender da gravidade, pode ser realizado com hidratação endovenosa com cristaloide e reposição hidroeletrolítica ou terapia de substituição renal. A investigação de diagnósticos diferenciais é importante para excluir as demais causas de lesão renal.

Além disso, sempre deve ser observado o ajuste de dose pela função renal a cada ciclo com quimioterápicos de metabolização predominante renal (ex.: carboplatina).

Em casos de proteinúria com antiangiogênicos e imunoterapia devem ter sua dose reduzida ou o tratamento deve ser suspenso temporária ou permanentemente. Sugere-se que não se deve retomar o tratamento oncológico nesses pacientes a menos que a proteinúria de 24 horas esteja menor que 2 g. A indicação de biópsia renal nessa população é idêntica à da população geral, o que inclui proteinúria significativa, evidência de doença renal progressiva, síndrome nefrítica ou insuficiência renal aguda ou subaguda inexplicadas.

Após resolução do quadro agudo, a depender da gravidade da disfunção renal deve-se discutir a suspensão do agente causador do insulto renal e priorizar o uso de esquemas de baixo potencial nefrotóxico em linhas subsequentes de tratamento.

▪ HEPATOTOXICIDADE

DEFINIÇÃO E ETIOLOGIA

Drogas no tratamento oncológico, sozinhas ou em combinação, podem causar danos hepáticos diretos ou indiretos. Alguns agentes causam danos hepatocelulares, inflamação e/ou colestase, enquanto outros agentes causam dano endotelial ou trombose, levando a complicações vasculares como doença veno-oclusiva, também chamada de síndrome de obstrução sinusoidal.

EPIDEMIOLOGIA, QUADRO CLÍNICO E DIAGNÓSTICO

O desenvolvimento de hepatotoxicidade depende sobretudo do quimioterápico utilizado. Em pacientes com doenças hepáticas de base, particularmente infecções virais por vírus das hepatites B e C, o metabolismo dos agentes antineoplásicos pode ser reduzido, com maior persistência dos níveis de droga circulantes e exaltação das demais toxicidades sistêmicas da droga.

A maioria dos pacientes é assintomática, com alterações laboratoriais vistas em exames de rastreio de toxicidades (aumento de transaminases e enzimas canaliculares). Entretanto, alguns pacientes apresentam-se com sinais clínicos de colestase intra-hepática pela hepatite droga-induzida, com aumento de bilirrubinas e desenvolvimento de icterícia, acolia fecal e colúria, ou com sintomas de doença veno-oclusiva, com hepatomegalia e dor em hipocôndrio direito ou ombro direito por distensão da cápsula hepática. Casos de insuficiência hepática franca com aumento de INR, queda de albumina e aumento de bilirrubinas, associados a sinais e sintomas de falência hepática, como encefalopatia, são raramente observados.

PREVENÇÃO

Diversos quimioterápicos possuem contraindicações de uso ou demandam ajuste de dose específicos a depender de nível sérico de transaminases e/ou bilirrubinas. Existem diretrizes específicas e recomendações em bula para cada agente para correção de dose na presença de alterações hepáticas preexistentes como forma de minimizar possíveis danos.

TRATAMENTO

O tratamento principal da hepatotoxicidade induzida pela quimioterapia é a suspensão do agente causador de dano hepático, principalmente nos casos de lesões hepatocelulares e na colestase intra-hepática.

No caso específico de pacientes tratados com imunoterapia, o uso de corticoesteroides está indicado no tratamento, sobretudo em doentes com toxicidades graus 3 e 4 (TGO/TGP > 5 vezes limite superior de normalidade e/ou bilirrubinas > 3 vezes limite superior da normalidade), com indicação metilprednisolona 1-2 mg/kg/dia. Em caso de persistência de hepatotoxicidade imunomediada infliximabe é contraindicado, podendo ser indicado micofenolato nestes casos refratários.

PROGNÓSTICO

A toxicidade hepática é em geral reversível pela precocidade da suspensão da medicação, visto que a monitorização laboratorial é mandatória ciclo a ciclo na utilização de drogas com potencial hepatotóxico.

▪ TOXICIDADE CUTÂNEA

DEFINIÇÃO E ETIOLOGIA

Tratamentos locais e sistêmicos podem provocar diversas lesões em pele, mucosas, cabelos e unhas. As alterações provocadas pelo tratamento variam desde alterações imunomediadas até alterações pigmentares, ungueais e predisposição a fotossensibilidade.

EPIDEMIOLOGIA E FATORES DE RISCO

A maioria dos eventos dermatológicos ocorrem sem fatores de risco prévio, porém a exacerbação de condições preexistentes, como infecções, síndromes paraneoplásicas ou desordens nutricionais são condições de risco mais comumente observadas.

QUADRO CLÍNICO E DIAGNÓSTICO

As alterações dermatológicas mais frequentes na prática clínica são exantemas, erupções cutâneas, descamação e síndrome mão-pé:

- Exantema (*rash* cutâneo): alteração mais comum com imunoterapia e desencadeada por terapias-alvo, consiste em lesões maculopapulares e eritematosas no tronco e nas extremidades, sendo elas pruriginosas ou não.
- Erupções cutâneas acneiformes: comumente associadas aos agentes anti-EGFR, como os anticorpos monoclonais (cetuximabe e panitumumabe) e aos inibidores de tirosina-quinase (erlotinibe e gefitinibe). Apresentam padrão papulopustular, em geral são dose-dependentes e podem ter início precoce, a partir da primeira semana do uso da medicação. Ocorrem em geral em face, tronco e extremidades, poupando palmas e plantas. Alguns estudos sugerem que a intensidade da manifestação cutânea se correlaciona com maior benefício antitumoral.
- Síndrome mão-pé: frequentemente vista em pacientes recebendo capecitabina ou 5-fluorouracil (5-FU), além de inibidores de tirosina-quinase, como o sunitinibe. A síndrome se manifesta por queixas iniciais de parestesias em mãos e pés, seguidas do surgimento de edema e eritema, mais proeminentes em plantas dos pés e em falanges distais. Áreas poupadas podem existir, bem como extensão das lesões para o dorso das mãos e dos pés. A síndrome mão-pé é uma condição dolorosa e que limita a funcionalidade do paciente, como a deambulação e a manipulação de objetos do uso diário, sendo o impacto funcional o método de escolha principal na graduação da gravidade do acometimento.

PREVENÇÃO

As principais estratégias preventivas incluem o uso de protetor solar pela fotossensibilidade desencadeada pelo tratamento (sobretudo com uso de agentes anti-EGFR) e hidratação da pele com cremes hidratantes e emolientes.

TRATAMENTO

Suspensões temporárias e/ou definitivas das medicações são necessárias até a melhora dos sintomas quando manifestações prejudicarem a qualidade de vida dos pacientes. Nos casos de erupções acneiformes por agentes anti-EGFR, é recomendado o uso de corticoterapia e antibioticoterapia tópica, em casos com exacerbação leve, ou o uso de tratamento sistêmico com doxiciclina oral em casos mais graves. Nos casos da síndrome mão-pé, são orientados a hidratação da pele, sobretudo com loção de ureia 10% e o uso de proteção com luvas e calçados adequados.

Para o manejo de toxicidades cutâneas imunomediadas o manejo depende da extensão acometida:

- Grau 1 (< 10% da superfície corpórea): corticoide tópico de baixa potência e anti-histamínico se prurido.
- Grau 2 (10 a 30% da superfície corpórea): corticoide tópico de alta potência e anti-histamínico se prurido. Suspensão temporária do tratamento.
- Grau 3 (> 30% da superfície corpórea): corticoide sistêmico (prednisona 1 mg/kg/dia). Suspensão do tratamento e retorno apenas se resolução após desmame lento de corticoide.
- Grau 4 (pápulas e/ou pústulas, NET, Stevens-Johnson): corticoide sistêmico (metilprednisolona EV 1-2 mg/kg/dia). Suspensão definitiva da droga.

PROGNÓSTICO

As toxicidades cutâneas têm potencial para prejuízo em qualidade de vida e, portanto, devem ser bem prevenidas e manejadas, sendo raros os casos de complicações graves ou fatais.

▪ MUCOSITE

DEFINIÇÃO E ETIOLOGIA

O tratamento oncológico com agentes citotóxicos, terapia-alvo ou radioterapia podem levar a dano tecidual direto das células da camada basal do epitélio e da submucosa por injúria celular direta, sofrendo dano associado à quebra da cadeia de DNA. Além disso, a geração de radicais livres de oxigênio provoca redução da renovação celular, alteração do epitélio e vasos sanguíneos culminando com dificuldade de regeneração e perda da integridade da mucosa, resultando em mucosite ou estomatite, definidas por lesões inflamatórias da mucosa. O pico de incidência ocorre cerca de 7 dias após o tratamento e nos casos de quimiorradioterapia concomitante pode persistir por até 5-7 semanas após.

EPIDEMIOLOGIA E FATORES DE RISCO

O surgimento de mucosite em pacientes que fazem uso de quimioterapia convencional ocorre em cerca de 20-40% dos pacientes; de terapia-alvo com inibidores de tirosina quinase, inibidores de CDK 4/6 e inibidores de PARP ocorre em cerca de 30% e quando usados inibidores da mTOR, esses números são maiores que 70%. No caso da radioterapia todos os pacientes apresentarão algum grau e cerca de 85% terão toxicidade maior que grau 3 quando for realizado tratamento de tumores de cabeça e pescoço

Os principais fatores de risco relacionados ao paciente são *status* nutricional com IMC > 18,5, abuso de álcool e tabaco, extremos de idade e má higiene oral com doença periodontal.

QUADRO CLÍNICO E DIAGNÓSTICO

O diagnóstico é clínico com a visualização de lesões, desde eritema até ulcerações, pseudomembranas, sangramento ou necrose, em cavidade oral. Os sintomas variam a depender do grau da mucosite, mas são relacionados principalmente a dificuldade para nutrição por dor. Complicações infeciosas como candidíase oral e esofágica, bacteriemia sistêmica ou herpes simples também podem acontecer.

PREVENÇÃO

Antes de iniciar o tratamento deve-se manter um suporte nutricional adequado; avaliação odontológica com recomendação de rotina oral de higiene bucal, hidratação labial e eliminação de fontes de trauma (dentaduras mal acopladas, dentes quebrados); evitar álcool, tabaco e comidas ácidas ou muito aquecidas. Para pacientes que serão submetidos a tratamento de alto risco, como quimiorradioterapia concomitante em região de cabeça e pescoço ou condicionamento para transplante de medula óssea com quimioterapia em altas doses, é recomendada a realização de fotobiomodulação.

TRATAMENTO

Avaliação multiprofissional é recomendada para todos os pacientes.

Garantir uma via alimentar, com passagem de sonda nasoenteral, quando necessário; uso de enxaguante bucal com anti-inflamatório (benzidamina); analgesia com solução de morfina 0,2% para redução da duração e intensidade da dor mesmo na ausência de absorção sistêmica. Para os casos de estomatite pode ser necessário uso de esteroides tópicos ou sistêmicos no caso de úlceras muito sintomáticas e recorrentes ou lesões esofagianas. Na presença de complicações secundárias (candidíase, herpes, bacteriemia), estas devem ser tratadas.

▪ TOXICIDADES IMUNOMEDIADAS

DEFINIÇÃO E ETIOLOGIA

A imunoterapia é cada vez mais importante no arsenal terapêutico no tratamento oncológico. As principais drogas atuam no bloqueio de *checkpoints* imunes como o CTLA-4 (*cytotoxic T-lymphocyte-associated protein* 4, proteína 4 associada a linfócito T citotóxico) e PD-1 (*programmed cell death protein* 1, proteína 1 de morte celular programada), por meio de anticorpos monoclonais. Os principais exemplos são ipilimumabe, nivolumabe e pembrolizumabe. Apesar de sua eficácia no tratamento do câncer, esses medicamentos são capazes de ativar o sistema imune contra o próprio hospedeiro, desencadeando toxicidades imunomediadas.

As principais toxicidades por manifestações autoimunes incluem erupções cutâneas/*rash* maculopapular, colite/diarreia, pneumonite, hepatite, tireoidite, hipofisite, pancreatite, nefrite e miocardite.

De maneira geral, toxicidades leves a moderadas exigem a pausa da medicação em uso apenas até resolução dos sintomas. Caso isso não ocorra em até uma semana, pode-se associar prednisona 0,5 mg/kg/dia ou dose equivalente de outro corticosteroide. Toxicidades graves exigem a pausa da medicação e a introdução de corticoides sistêmicos – em geral prednisona 1 a 2 mg/kg/dia ou metilprednisolona 1-2 mg/kg/dia nos casos que requerem internação hospitalar. Devem ser realizadas reavaliações rápidas com adição de outros imunossupressores (infliximabe, micofenolato, ciclofosfamida) se não houver melhora entre 48 e 72 horas após início de corticoterapia. Nestes casos a imunoterapia deve ser suspensa de forma definitiva.

As particularidades do tratamento e manejo de toxicidades cutâneas, pneumonite, diarreia/colite e hepatite imunomediadas foram especificadas nas seções correspondentes previamente neste capítulo.

▪ TOXICIDADES DOS AGENTES ANTIANGIOGÊNICOS

DEFINIÇÃO E ETIOLOGIA

A microvasculatura tumoral é responsável pelo fornecimento de oxigênio e nutrientes às células neoplásicas, e, portanto, diversas estratégias vêm sendo desenvolvidas no intuito de bloquear a ação do fator de crescimento do endotélio vascular (VEGF) na angiogênese tumoral. As drogas mais comumente utilizadas incluem anticorpos neutralizantes do VEGF ou do seu receptor (VEGFR) e inibidores tirosina-quinase ao VEGFR, como por exemplo o bevacizumabe, o sunitinibe e o sorafenibe.

EPIDEMIOLOGIA E FATORES DE RISCO

Os eventos adversos associados aos antiangiogênicos são frequentes com seu uso, com alguns deles ocorrendo em mais de 50% dos casos, mas clinicamente manejáveis e não graves em sua maioria, não contraindicando o uso das drogas. Os principais fatores de risco associado são os antecedentes de doenças cardiovasculares ou renais e a proximidade tumoral a grandes vasos sanguíneos, que são levados em conta previamente ao início das medicações.

QUADRO CLÍNICO, DIAGNÓSTICO E TRATAMENTO

Os seus efeitos colaterais mais comuns são:

- Hipertensão: é o efeito adverso mais proeminente dos inibidores da angiogênese. Deve-se manter o acompanhamento da tensão arterial do paciente a cada 2 a 3 semanas. Em geral não levam a descontinuação do tratamento e a hipertensão pode ser manejada com mudanças de hábito de vida e anti-hipertensivos convencionais. Em caso de hipertensão refratária com lesão de órgão-alvo, o tratamento com antiangiogênicos deve ser interrompido ou sua dose deve ser reduzida.
- Eventos tromboembólicos: apesar de raros, está descrito aumento de incidência de tromboembolismos venosos e arteriais com uso destas medicações. No caso de tromboembolismo venoso, o uso de anticoagulantes está indicado e o tratamento pode ser continuado se seus benefícios superarem o risco de complicações. No caso de eventos arteriais tromboembólicos a suspensão deve ser definitiva.
- Proteinúria: o acompanhamento estrito da proteinúria nesses pacientes é mandatório. Isso pode ser facilmente feito com a realização de coletas de amostras de urina regulares, seguidas de dosagem de proteinúria de 24 horas naqueles pacientes com proteinúria em aumento progressivo. Sugere-se não administrar antiangiogênicos nesses pacientes a menos que a proteinúria de 24 horas esteja menor que 2 g.
- Sangramentos e cicatrização inadequada: o tratamento com antiangiogênicos resulta em aumento da tendência ao sangramento e cicatrização tecidual inadequada, demandando atenção especial em pacientes com necessidade de intervenções cirúrgicas com necessidade de suspensão do tratamento previamente a procedimentos de médio/grande porte.
- Perfuração do trato gastrointestinal: o tratamento com antiangiogênicos está associado a taxas aumentadas de perfuração gastrointestinal tanto em região gástrica quanto no intestino delgado e cólon, que podem complicar com abscesso intra-abdominal e formação de fístulas.

PREVENÇÃO E TRATAMENTO

Não há estratégias medicamentosas preventivas para evitarmos as complicações mais comuns dos antiangiogênicos e, por isso, o monitoramento adequado com correções de dose, interrupções da medicação e manejo terapêutico são essenciais.

PROGNÓSTICO

A maioria desses efeitos é claramente atribuível à inibição da atividade do VEGF, e a observação e o reconhecimento desses eventos aumentaram bastante o conhecimento sobre a extensiva atividade fisiológica do VEGF. Embora efeitos adversos fatais tenham ocorrido, nos próximos anos novos dados de toxicidade emergirão. Entretanto, pode-se considerar os antiangiogênicos como drogas manejáveis, eficazes, seguras e com boa atividade antineoplásica, expandindo as opções de tratamento para largos grupos de pacientes.

▪ TOXICIDADES DO TRATAMENTO DE BLOQUEIO HORMONAL

DEFINIÇÃO E ETIOLOGIA

A neoplasia de mama e a neoplasia de próstata são as doenças oncológicas mais frequentes em mulheres e homens, excluindo-se neoplasias cutâneas não melanoma, respectivamente. Ambas têm em sua fisiopatologia a ativação da via hormonal por estrógenos e andrógenos, respectivamente, como principais mecanismos de carcinogênese. Por isso, foram desenvolvidas estratégias que usam o bloqueio hormonal como linha de tratamento e prevenção de recorrência de tumores hormônio-dependentes, com toxicidades clínicas atribuíveis a supressão hormonal.

EPIDEMIOLOGIA E FATORES DE RISCO

A incidência de eventos adversos com o uso de bloqueadores hormonais é frequente na prática ambulatorial, com sintomas leves associados à supressão hormonal em geral semelhantes aos sintomas de climatério e andropausa, e pacientes que já apresentam alguns desses sintomas previamente ao início da terapia podem ter seu quadro clínico agravado.

QUADRO CLÍNICO E DIAGNÓSTICO

As principais drogas com ação de bloqueio hormonal e seus efeitos colaterais são:

- Tamoxifeno: o tamoxifeno é um modulador seletivo do receptor de estrógeno que tem como efeitos colaterais mais comuns os fogachos, a secura vaginal e a redução da libido (sintomas que mimetizam o climatério), além de sangramento uterino anormal, com risco de desenvolvimento de malignidade no endométrio, e eventos tromboembólicos arteriais e venosos.

- Inibidores de aromatase: os inibidores da aromatase (ex.: anastrozol, letrozol, exemestano) inibem a conversão periférica do androgênio em estrógeno que tem como eventos adversos mais comuns também os sintomas de climatério, semelhantes ao tamoxifeno, além de dores osteoarticulares e musculares difusas, aumento do risco de eventos cardiovasculares e aumento da perda de densidade mineral óssea, com risco de osteoporose e fraturas.
- Agonista do GnRH (hormônio liberador de gonadotrofina): no câncer de próstata e em alguns casos de câncer de mama, faz-se necessário o bloqueio hormonal central via agonistas do GnRH para redução dos níveis séricos de androgênios e para a supressão ovariana, respectivamente, sendo a goserelina o agente mais comumente utilizado. Os efeitos colaterais comumente observados com a medicação são sintomas vasomotores, como fogachos, os eventos cardiovasculares, a perda de densidade mineral óssea, a perda de libido e a disfunção erétil.

PREVENÇÃO

Há evidências de que a atividade física regular seja a melhor forma de prevenção e tratamento das dores osteoarticulares e musculares frequentemente observadas com inibidores da aromatase. Não há evidências para o rastreio ultrassonográfico em pacientes usando tamoxifeno, com investigação subsequente somente na existência de sangramento uterino anormal. A perda mineral óssea deve ser monitorada com densitometrias ósseas a cada 1 a 2 anos, com uso de reposição preventiva de cálcio e vitamina D em pacientes em uso de inibidores da aromatase ou agonistas do GnRH.

TRATAMENTO

O tratamento dos eventos adversos com o uso dos bloqueadores hormonais é voltado a cada tipo de manifestação. O controle local com lubrificantes vaginais não hormonais é amplamente utilizado para melhora da dispareunia e os fogachos podem ser manejados com medicações, como a gabapentina, ou com acupuntura. O sangramento uterino anormal deve ser prontamente investigado com exame ginecológico e estudos ultrassonográfico e histeroscópico complementares para afastarmos malignidades secundárias, que são infrequentes. Os eventos tromboembólicos são tratados farmacologicamente com anticoagulantes e, em geral, contraindicam a manutenção da droga envolvida. Os tratamentos para osteopenia, com reposição de cálcio e vitamina D, e para osteoporose, acrescendo às reposições de cálcio e vitamina D o uso de bisfosfonatos, deverão ser implementados quando necessários.

PROGNÓSTICO

A evolução da maioria dos casos é favorável, visto que as complicações graves são infrequentes.

CONSIDERAÇÕES FINAIS

As toxicidades relacionadas ao tratamento oncológico são diversas e, na administração de qualquer agente antineoplásico, o paciente deve ser alertado sobre os eventos adversos mais comuns, bem como os mais graves. A rápida identificação da ocorrência de toxicidade ao tratamento permite que medidas precoces sejam iniciadas – manejo clínico, farmacológico ou mesmo suspensão do tratamento, permitindo assim a recuperação do paciente e continuidade do tratamento oncológico.

BIBLIOGRAFIA

Andreyev J, Ross P, Donnellan C, et al. Guidance on the management of diarrhoea during cancer chemotherapy. Lancet Oncol 2014;15(10).

Bloechl-Daum B, Deuson RR, Mavros P, Hansen M, Herrstedt J. Delayed nausea and vomiting continue to reduce patients' quality of life after highly and moderately emetogenic chemotherapy despite antiemetic treatment. J Clin Oncol 2006;24(27).

Bosco D. Osteoporosis and aromatase inhibitors: experience and future prospects. Clin Cases Miner Bone Metab 2012;9(2):89-91.

Bowen J, Al-Dasooqi N, Bossi P, et al. The pathogenesis of mucositis: updated perspectives and emerging targets. Support Care Cancer 2019;27(10).

Cancer Therapy Evaluation Program (CTEP). Common Terminology Criteria for Adverse Events (CTCAE).v.5.0 [5x7]. Cancer Ther Eval Progr 2017.

Cheung AM, Heisey R, Srighanthan J. Breast cancer and osteoporosis. Curr Opin Endocrinol Diabetes Obes 2013;20(6):532-538.

Chlebowski RT, Schottinger JE, Shi J, Chung J, Haque R. Aromatase inhibitors, tamoxifen, and endometrial cancer in breast cancer survivors. Cancer 2015;121(13):2147-2155.

Crawford ED MJ. ADT risks and side effects in advanced prostate cancer: cardiovascular and acute renal injury. Oncol (Williston Park) 2015;(29):55-58, 65-6.

DeVita Jr, Vincent T, Lawrence Theodore S RSA. Cancer: principles & practice of oncology, 9th ed. Lippincott Williams & Wilkins; 2011.

Eskens FALM, Verweij J. The clinical toxicity profile of vascular endothelial growth factor (VEGF) and vascular endothelial growth factor receptor (VEGFR) targeting angiogenesis inhibitors: a review. Eur J Cancer 2006;42(18):3127-3139.

Ewer MS, Vooletich MT, Durand J-B, et al. Reversibility of trastuzumab-related cardiotoxicity: new insights based on clinical course and response to medical treatment. J Clin Oncol 2005;23(31):7820-7826.

Floyd J, Mirza I, Sachs B, Perry MC. Hepatotoxicity of chemotherapy. Semin Oncol. 2006;33(1):50-67.

G, Koren, Beatty K, Seto A, Einarson TR LM. The effects of impaired liver function on the elimination of antineoplastic agents. Ann Pharmacother 1992;(26):363-371.

Hajjar LA, Costa IBS da S da, Lopes MACQ, et al. Diretriz Brasileira de Cardio-oncologia – 2020. Arq Bras Cardiol 2020;115(5).

Hershman DL, Lacchetti C, Dworkin RH, et al. Prevention and management of chemotherapy-induced peripheral neuropathy in survivors of adult cancers: american society of clinical oncology clinical practice guideline. J Clin Oncol 2014;32(18):1941-1967.

Hesketh PJ, Kris MG, Basch E, et al. Antiemetics: ASCO guideline update. J Clin Oncol. 2020;38(24).

Ingle JN. Postmenopausal women with hormone receptor-positive breast cancer: Balancing benefit and toxicity from aromatase inhibitors. Breast 2013;22(S2).

Jones ME, van Leeuwen FE, Hoogendoorn WE, et al. Endometrial cancer survival after breast cancer in relation to tamoxifen treatment: pooled results from three countries. Breast Cancer Res 2012;14(3):R91.

Kalil Filho R, Hajjar LA, Bacal F, Hoff PM, Diz M del P, Galas F. I Diretriz Brasileira de Cardio-Oncologia da Sociedade Brasileira de Cardiologia . Arq Bras Cardiol 2011;96:1-52.

Keating NL, O'Malley AJ, Freedland SJ, Smith MR. Diabetes and cardiovascular disease during androgen deprivation therapy: Observational study of veterans with prostate cancer. J Natl Cancer Inst 2010;102(1):39-46.

Keefe DL. Trastuzumab-associated cardiotoxicity. Cancer 2002;95(7):1592-1600.

Krämer I, Lipp H-P. Bevacizumab, a humanized anti-angiogenic monoclonal antibody for the treatment of colorectal cancer. J Clin Pharm Ther 2007;32(1):1-14.

Lalla R V., Bowen J, Barasch A, et al. MASCC/ISOO clinical practice guidelines for the management of mucositis secondary to cancer therapy. Cancer 2014;120(10).

Launay-Vacher V, Aapro M, De Castro G, et al. Renal effects of molecular targeted therapies in oncology: a review by the Cancer and the Kidney International Network (C-KIN). Ann Oncol 2015 26(8):1677-1684.

Launay-Vacher V, Oudard S, Janus N, et al. Prevalence of renal insufficiency in cancer patients and implications for anticancer drug management: The renal insufficiency and anticancer medications (IRMA) study. Cancer 2007;110(6):1376-1384.

Ménard DB, Gisselbrecht C, Marty M, Reyes F DD. Antineoplastic agents and the liver. Gastroenterology. 1980;(78):142-164.

Nguyen PL, Alibhai SMH, Basaria S, et al. Adverse effects of androgen deprivation therapy and strategies to mitigate them. Eur Urol 2015;67(5):825-836.

Perez EA, Rodeheffer R. Clinical cardiac tolerability of trastuzumab. J Clin Oncol 2004;22(2):322-329.

Pinkerton J V., Thomas S. Use of SERMs for treatment in postmenopausal women. J Steroid Biochem Mol Biol 2014;142:142-154.

Postow MA, Sidlow R, Hellmann MD. Immune-related adverse events associated with immune checkpoint blockade. N Engl J Med 2018;378(2).

Saigal CS, Gore JL, Krupski TL, Hanley J, Schonlau M, Litwin MS. Androgen deprivation therapy increases cardiovascular morbidity in men with prostate cancer. Cancer 2007;110(7):1493-1500.

Shahinian VB, Kuo YF, Freeman JL, Goodwin JS. Risk of fracture after androgen deprivation for prostate cancer. N Engl J Med 2005;352(2):154-164.

Shameem R, Lacouture M, Wu S. Incidence and risk of high-grade stomatitis with mTOR inhibitors in cancer patients. Cancer Invest 2015;33(3).

Smith RE, Bryant J, DeCillis A, Anderson S. Acute myeloid leukemia and myelodysplastic syndrome after doxorubicin-cyclophosphamide adjuvant therapy for operable breast cancer: the National Surgical Adjuvant Breast and Bowel Project Experience. J Clin Oncol 2003;21(7):1195-1204.

Susser WS, Whitaker-Worth DL, Grant-Kels JM. Mucocutaneous reactions to chemotherapy. J Am Acad Dermatol 1999;40(3):367-398; quiz 399-400.

Tsai HK, D'Amico A V, Sadetsky N, Chen MH, Carroll PR. Androgen deprivation therapy for localized prostate cancer and the risk of cardiovascular mortality. J Natl Cancer Inst 2007;99(20):1516-1524.

Vahid B, Marik PE. Pulmonary complications of novel antineoplastic agents for solid tumors. Chest 2008;133(2):528-538.

Vogelzang NJ. Nephrotoxicity from chemotherapy: prevention and management. Oncol (Williston Park) 1991;5(10):97-102, 105; disc. 105, 109-111.

Wainstein AJ, A C, AC M, AC B, A K, CA A. Brazilian guidelines for the management of immune-related adverse events associated with checkpoint inhibitors. Braz J Oncol 2017;13(43).

Wilke DR, Parker C, Andonowski A, et al. Testosterone and erectile function recovery after radiotherapy and long-term androgen deprivation with luteinizing hormone-releasing hormone agonists. BJU Int 2006;97(5):963-968.

William M. Lee MD. Drug-induced hepatotoxicity. N Engl J Med 2003;349474-485.

Yang G, Nowsheen S, Aziz K, Georgakilas AG. Toxicity and adverse effects of tamoxifen and other anti-estrogen drugs. Pharmacol Ther 2013;139(3):392-404.

CUIDADOS PALIATIVOS

MARIA PEREZ SOARES D'ALESSANDRO

191 INDICAÇÕES DE CUIDADOS PALIATIVOS E MODALIDADES DE ATENDIMENTO

Milena dos Reis Bezerra de Souza, Fernanda de Souza Lopes, Toshio Chiba

Com o avanço científico-tecnológico das últimas décadas, a medicina pôde desenvolver-se de forma inigualável. Atualmente, os métodos diagnósticos e o arsenal terapêutico disponíveis para várias doenças são surpreendentes. As UTI são equipadas com sofisticados recursos que permitem qualificar, quantificar e controlar uma grande variedade de fenômenos biológicos, além de amplas possibilidades de tratamento, como as intervenções neurocirúrgicas, cardíacas e os transplantes de órgãos. Dessa forma, ocorreram um aumento da expectativa de vida e uma diminuição dos índices de mortalidade hospitalar. Contudo, tornou-se comum o prolongamento do processo de morrer, denominado distanásia, posto que a manutenção da vida a todo custo permite a alocação de recursos inadequados, além de potencialmente prejudiciais, destinados a pacientes sem possibilidades terapêuticas de cura. Tendo em vista os dilemas éticos que envolvem a terminalidade e esse paradigma de manutenção da vida a qualquer custo, os princípios bioéticos de não maleficência, beneficência, autonomia e justiça são fundamentais para qualificar o debate, bem como nortear as decisões que paciente, equipe e familiares tomarão ao longo do processo.

A singularidade da situação de terminalidade aflora nitidamente dilemas éticos; contudo, na situação-limite vivida pelo indivíduo, devem ser vistos como básicos e incontornáveis os direitos de saber a verdade, dialogar, decidir e não sofrer inutilmente. É nesse contexto que os cuidados paliativos se estruturam.

DEFINIÇÃO

A OMS definiu cuidados paliativos como uma abordagem que melhora a qualidade de vida de pacientes (adultos e crianças) e famílias que enfrentam problemas associados a doenças que ameaçam a vida. Previne e alivia sofrimento por meio da identificação precoce, da avaliação correta e do tratamento da dor e de outros problemas físicos, psicossociais e espirituais (última revisão de 2017). Os seguintes princípios norteadores para essa prática foram estabelecidos pela OMS:

- afirmar a vida e resguardar a morte como um processo natural;
- não abreviar ou prorrogar a morte;
- proporcionar alívio da dor e de outros sintomas;
- integrar os aspectos psicológicos e espirituais dos cuidados ao paciente;
- oferecer sistema de apoio para ajudar os pacientes a viver tão ativamente quanto possível até a morte;
- oferecer sistema de apoio para ajudar a família a lidar com a doença do paciente e com o seu próprio luto;
- iniciar os cuidados paliativos o mais precocemente possível, junto a outras medidas de prolongamento de vida, como a quimioterapia e a radioterapia, e incluir todas as investigações necessárias para melhor compreensão e manejo dos sintomas.

A OMS pontua que, idealmente, o acesso ao serviço de cuidados paliativos deveria ocorrer no momento do diagnóstico de uma doença ameaçadora da vida, ganhando importância à medida que a doença progride e o paciente evolui para fase terminal (Figura 1). Reforça, ainda, que os cuidados paliativos são particularmente necessários em regiões onde há uma grande proporção de pacientes diagnosticados em estágios avançados com pouca chance de cura, situação na qual, infelizmente, o Brasil se encontra.

Os cuidados paliativos constituem a 4ª diretriz estabelecida pela OMS para o tratamento do câncer, além de prevenção, diagnóstico e tratamento. É importante lembrar, no entanto, que a abordagem de cuidados paliativos não se aplica apenas a pacientes oncológicos. Ela é válida para todas as doenças ameaçadoras da vida e pode beneficiar pacientes com doenças neurodegenerativas, insuficiência cardíaca avançada, insuficiência renal dialítica e doença pulmonar obstrutiva crônica dependente de oxigênio, entre outras.

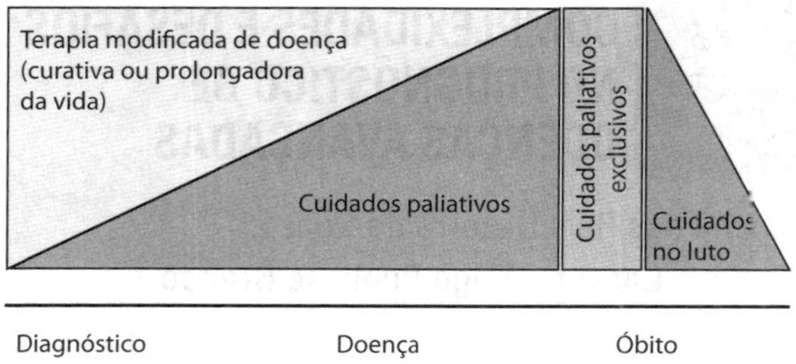

Figura 1 Modelo integrado de tratamento curativo e paliativo para doenças progressivas crônicas. Adaptada de American Thoracic Society 2008.

A equipe de cuidados paliativos pode ser formada por diversos profissionais, dentre eles assistente social, capelão, enfermeiro, farmacêutico, fisioterapeuta, fonoaudiólogo, médico, nutricionista, psicólogo e odontólogo, além de funcionários técnico-administrativos. O recrutamento de cada profissional depende das demandas provindas de pacientes e familiares.

O local para atuação dessa equipe depende da disponibilidade dos serviços assistenciais e da funcionalidade do paciente.

MODALIDADES DE ATENDIMENTO

- Ambulatorial (Tabela 1): o paciente ainda é capaz de se locomover até a clínica/consultório para atendimento médico. Os familiares ou cuidadores são responsáveis pelo auxílio, caso necessário, nas atividades de higiene e cuidado do paciente, além do transporte.

Tabela 1 Indicações e desafios no atendimento ambulatorial

Indicações
Sintomas minimamente compensados
Performance funcional preservada
Realização de pequenos procedimentos
Desafios
Retornos frequentes (comprometimento da aderência ao tratamento)
Recursos limitados

- Domiciliar (*home care*) (Tabela 2): as limitações decorrentes da evolução da doença ou do próprio indivíduo impedem-no de se locomover adequadamente, porém não é necessário ambiente hospitalar ou institucional. Assim como no atendimento ambulatorial, os familiares ou cuidadores são responsáveis pelo auxílio total ou parcial nas atividades de higiene e cuidado do paciente, além do transporte (Capítulo 319).
- Hospitalar (Tabela 3): indicada em eventos agudos como infecções, sangramentos ou necessidade de tratamento profissional diário.

Tabela 2 Indicações e desafios no atendimento domiciliar

Indicações
Baixa *performance* funcional
Presença de cuidador
Estabilidade do quadro clínico
Desafios
Prontuário domiciliar
Estrutura para atestar óbito no domicílio
Necessidade de retaguarda hospitalar

Tabela 3 Indicações e desafios no atendimento hospitalar

Indicações
Sintomas descompensados
Intercorrências agudas
Fase final de vida
Desafios
Risco de infecção hospitalar
Mudança na rotina familiar

- *Hospice*: na Europa, o termo "*hospice*" é utilizado de 2 maneiras, a 1ª, "*hospice care*", é sinônimo de cuidados paliativos; a 2ª, "*hospice*", designa uma unidade de saúde não hospitalar voltada para cuidados paliativos e refere-se à estrutura física em si. Já nos EUA, o termo "*hospice*" refere-se a um programa de cobertura de saúde governamental desenvolvido para pacientes com expectativa de vida < 6 meses que estão em cuidados paliativos exclusivos. No Brasil, o termo "*hospice*" está sendo utilizado de acordo com a escola europeia para designar a unidade de saúde especializada em cuidados paliativos. Entendida dessa forma, a modalidade de atendimento em *hospice* é indicada para pacientes debilitados, dependentes para atividades de vida diária e atividades instrumentais de vida diária, em fase avançada de doenças cronicodegenerativas. Foram desenvolvidos critérios específicos para diferentes doenças e suas indicações para *hospice* (Capítulo 192). Nessa modalidade, há 2 situações possíveis:
  - *respite care*: comumente utilizada em outros países, trata-se de uma internação programada visando diminuir o estresse do cuidador diante dos desafios diários do cuidado; em geral, tem duração de 7-10 dias;
  - institucionalização: o cuidado diário do paciente é realizado pela equipe de cuidados paliativos local; os familiares são incentivados a permanecer o maior tempo possível com o paciente.

Tabela 4 Indicações e desafios no planejamento do cuidado

Indicações
Dificuldade para manutenção dos cuidados em domicílio
Alternativa para evitar a fadiga do cuidador
Fase final de vida
Ambiente propício e familiar para oferecer conforto
Desafios
Recusa por parte dos familiares, por sensação de "abandono"
Suporte para equipe por causa do elevado número de óbitos

Os paradigmas da filosofia *hospice* são:

- controle da dor e de outros sintomas;
- comunicação franca e honesta;
- qualidade de vida;
- autonomia;
- equipe multiprofissional;
- princípios bioéticos e ortotanásia;
- morte como evento natural da vida.

Diversas ferramentas para triagem de demandas de cuidados paliativos foram desenvolvidas e podem apoiar na identificação de pacientes com indicação desta abordagem. Destacam-se o SPICT/BR e o NECPAL-BR, pois já têm adaptação e validação transcultural para a população brasileira.

BIBLIOGRAFIA

Kipper DJ, Martin L, Fabbro L. Decisões médicas envolvendo o final de vida: o desafio de adequar as leis vigentes às exigências éticas. J Bras Pediatria 2000;76(6):403-6.

Mota JAC. Quando um tratamento torna-se fútil? Bioética 1999;7(1):35-9.

Paker-Ollive D. Redefining hope for the terminally ill. Am J Hospice Palliative Care 2002;19:115-20.

Santana MTEA, Gómez-Batiste X, Silva LMG, Gutiérrez MGR. Adaptação transcultural e validação semântica de instrumento para identificação de necessidades paliativas em língua portuguesa. Einstein (São Paulo). 2020;18:eAO5539.

Santos FS, Incontri D. A arte de morrer: visões plurais. Bragança Paulista: Comenius; 2007.

Silva LF. Direitos e deveres do paciente terminal. Bioética 1993;1(1):2-7.

Souza MRB, Bifulco VA. Planejando o futuro: como os cuidados paliativos podem ajudar o paciente com câncer. In: Bifulco VA, Fernandes Jr. HJ, Barboza AB. Câncer: uma visão multiprofissional. Barueri: Manole; 2012.

Supportive and Palliative Care Indicators Tool (Brazilian version) (SPICT-BR). Disponível em: https://www.spict.org.uk/the-spict/spict-br/.

Teno JM, Gozalo PL, Bynum JP, Leland NE, Miller SC, Morden NE. Change in end-of-life care for medicare beneficiaries site of death, place of care, and health care transitions in 2000, 2005, and 2009. JAMA 2013;309(5):470-7.

Watson M, Lucas C, Hoy A, Wells J. Oxford handbook of palliative care. Oxford: Oxford University Press; 2005.

Yamaguchi AM, Higa-Taniguchi KT, Andrade L, Bricola SAPC. Assistência domiciliar: uma proposta interdisciplinar. Barueri: Manole; 2010.

192 COMPLEXIDADES E DESAFIOS NO PROGNÓSTICO DE DOENÇAS AVANÇADAS

Milena dos Reis Bezerra de Souza,
Gustavo Cassefo, Tiago Pugliese Branco

A prática da medicina baseia-se em três pilares: diagnóstico, tratamento e prognóstico. Vários estudos mostram, no entanto, que a habilidade de prognosticar tem sido relegada em relação aos outros dois pilares ao longo dos anos.

Em um estudo, observou-se que desde o final do século XIX as doenças são apresentadas por meio das seções: etiologia, manifestações clínicas, diagnóstico e terapia; havendo pouco ou quase nada sobre o prognóstico (Figura 1).

Assim, médicos relatam sensação de insegurança e capacitação insuficiente diante de questionamentos de pacientes e familiares quanto ao prognóstico de doenças crônicas e incuráveis.

Investigadores do primeiro grande estudo multicêntrico norte-americano (SUPPORT -*Study to understand prognoses and preferences for outcomes and risks of treatments*) que avaliou o entendimento de médicos, pacientes e familiares quanto a prognóstico e preferências no acompanhamento e no tratamento constataram que pacientes críticos hospitalizados desejavam discutir com seus médicos o seu prognóstico e opinar na tomada de decisões terapêuticas. Desde então, inúmeras publicações reiteram que a comunicação sobre o prognóstico é importante na tomada de decisões pessoais e relacionadas ao tratamento.

Apesar dessa tendência, um estudo norte-americano envolvendo pacientes de 4 centros de referência em onco-hematologia identificou comunicação ambígua sobre prognóstico em 81% dos casos.

Os médicos tendem a superestimar o prognóstico em até 5,3 vezes, e a relação médico-paciente estabelecida está associada a uma menor acurácia nesta estimativa.

A habilidade de prognosticar e a capacidade de comunicar o prognóstico ao paciente e seus familiares é fundamental, para que ambos entendam melhor a sobrevida esperada. Isso permitirá uma tomada de decisão médica informada e a escolha apropriada por tratamentos em um momento em que o prolongamento da sobrevida não se relacionará, necessariamente, a uma melhor qualidade de vida.

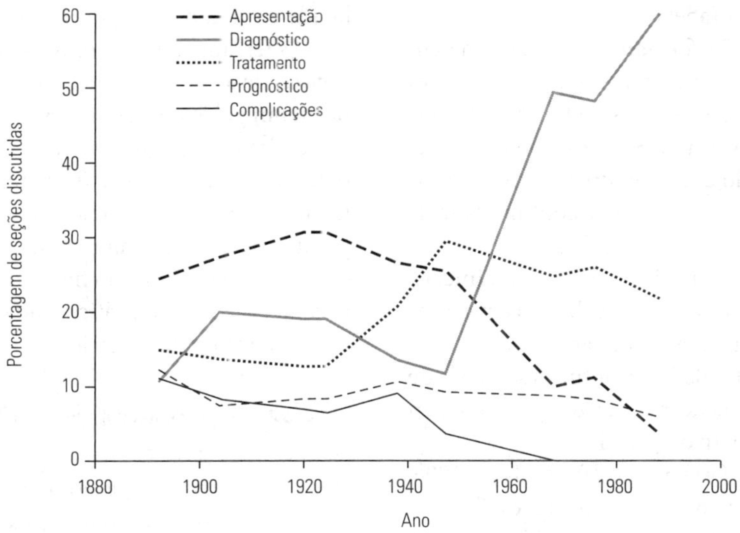

Figura 1 Gráfico da porcentagem de seções discutidas em relação aos anos. Fonte: Christakis, 1997.

DETERMINANTES DO PROGNÓSTICO

O reconhecimento da incurabilidade de uma doença crônico-degenerativa, sobretudo do câncer, é baseado no processo de adoecimento do indivíduo, levando-se em consideração fatores como idade, comorbidades, tratamentos já utilizados e escalas de funcionalidade, além da experiência dos profissionais responsáveis pela condução do paciente.

Tendo em vista a dificuldade do julgamento clínico para estabelecimento do prognóstico, escalas prognósticas podem auxiliar o médico na predição de mortalidade e na tomada de decisão.

Escalas de prognóstico

O conhecimento dos instrumentos e da população na qual as escalas foram validadas é importante para o médico, visto que as características dos pacientes estudados e os critérios de inclusão e exclusão podem se assemelhar ou não à situação real. Características como idade, presença de síndromes geriátricas, *status* cognitivo, comorbidades e sítio de neoplasia podem determinar resultados diferentes de evolução na prática clínica em relação às estimativas de escalas.

Além disso, nos últimos anos, com o advento de terapias-alvo e imunoterapias no tratamento do câncer, características imuno-histoquímicas e moleculares podem alterar consideravelmente a evolução e prognóstico dos pacientes. Todos estes aspectos ainda não foram integrados em um modelo preditor para uso na prática clínica.

Há também que se considerar, em nosso meio, que a maior parte destes avanços terapêuticos no tratamento do câncer não são amplamente disponíveis aos pacientes, levando-se em conta os diferentes cenários da assistência à saúde.

O *site* www.cancersurvivalrates.com oferece calculadoras para análise de sobrevida de acordo com a sítio primário do câncer e variáveis clínico-patológicas baseadas em dados epidemiológicos governamentais norte-americanos (*Surveillance, Epidemiology and End Results Program*, National Cancer Institute, disponível no *site* www.seer.cancer.gov).

Outro desafio imposto aos clínicos no dia a dia são pacientes idosos portadores não de uma doença grave, mas de múltiplas comorbidades, para as quais uma ferramenta de escore baseada em uma doença específica não considera a variáveis como acúmulo de comorbidades, funcionalidade e outras características demográficas. Para isso, recomenda-se o *site* www.eprognosis.ucsf.edu, que efetua revisão sistemática das principais ferramentas disponíveis na literatura, indicando seu uso de acordo com a situação clínica enfrentada. Deve-se tomar o cuidado de considerar que a maioria destas ferramentas não tem validação em população brasileira.

A funcionalidade tem demonstrado ser parte importante na trajetória da doença e na definição do tempo de sobrevida, fazendo parte de diversas escalas de avaliação prognóstica tanto para câncer como para outras doenças, como as neurodegenerativas.

A literatura científica propõe diversos instrumentos para avaliação de funcionalidade:

- ECOG (*Eastern Cooperative Oncology Group*): escala amplamente usada em oncologia, criada em 1982 e utilizada até hoje, na rotina de avaliação do paciente com doença oncológica (Tabela 1).

- KPS (*Karnofsky Performance Scale*): criada em 1984 para avaliar a funcionalidade de pacientes com doença oncológica. Vários estudos ao longo dos anos demonstram associação entre o KPS e a expectativa de vida, sendo seu resultado considerado pelos oncologistas para avaliar condições para início e continuidade de terapia modificadora de doença (Tabela 2).
- PPI (*Palliative Prognostic Index*): criado inicialmente por Morita e colaboradores, e validado em outras populações. É uma ferramenta de fácil aplicabilidade, capaz de discriminar mortalidade nas últimas semanas de vida, para pacientes com câncer avançado que já estejam recebendo cuidados paliativos (Tabela 3).
- PPS (*Palliative Performance Scale*): criada em 1996, revisada em 2001 e traduzida para o português. Essa escala leva em consideração fatores como atividades de autocuidado, ingesta oral, sinais de evidência de doença e nível de consciência, e tem se mostrado tão eficaz quanto a escala de funcionalidade de Karnofsky na avaliação prognóstica entre pacientes com doenças oncológicas. Este instrumento auxilia a tomada de decisão de tratamentos específicos visto que pacientes com PPS menor que 50% possuem uma estimativa de vida menor que 6 meses (Tabela 4).

O envelhecimento populacional e o consequente aumento de comorbidades faz com que cresça um grupo de pacientes com doenças avançadas e graves. Este é um grupo vulnerável e frágil de pacientes, em que a avaliação prognóstica se torna importante ferramenta para estabelecimento de planejamento de cuidados futuros. O índice de Comorbidades de Charlson (Tabela 5), validada no Brasil para idosos acima de 65 anos, estima a mortalidade em 1 ano deste perfil de pacientes.

As ferramentas disponíveis até o momento não são capazes de identificar a maioria dos pacientes que falecerá em um prazo de alguns meses. Com isso, muitas oportunidades de planejamento antecipado de cuidados são perdidas. A aplicação de ferramentas de inteligência artificial é promissora e começa a ser estudada em algumas populações. A sua maior vantagem é o uso de modelos de interação linear e não linear de muitas variáveis. Entretanto, a aplicação prática ainda não é possível por haver validação muito restrita.

Tabela 1 Escala de funcionalidade ECOG (Eastern Cooperative Oncology Group)

Escala	Funcionalidade
0	Completamente ativo. Capaz de realizar todas as suas atividades diárias.
1	Restrição a atividades físicas rigorosas. Capaz de trabalhos leves e de natureza sedentária.
2	Capaz de realizar todo o autocuidado, mas incapaz de realizar atividades de trabalho. Em pé pelo menos por 50% das horas em que permanece acordado.
3	Capaz de realizar somente autocuidados limitados. Confinado ao leito ou cadeira mais de 50% das horas em que está acordado.
4	Completamente incapaz de realizar autocuidados básicos. Totalmente confinado ao leito ou cadeira.

Fonte: Oken et al., 1982.

Tabela 2 Escala de funcionalidade de Karnofsky

Escala	Significado
100	Normal, nenhuma queixa; nenhuma evidência de doença.
90	Capaz para atividades normais; poucos sintomas da doença.
80	Atividades normais com esforço; alguns sintomas da doença.
70	Capaz de autocuidados, porém incapaz para atividades normais.
60	Requer auxílio ocasional para autocuidado; cuidados para a maioria das necessidades.
50	Requer auxílio considerável e cuidado frequente.
40	Incapacitado; requer cuidado especial e auxílio.
30	Severamente incapacitado; necessidade de hospitalização, porém não está em morte iminente.
20	Muito doente; requer cuidados contínuos e avaliação médica frequente.
10	Moribundo; processo de morte progredindo rapidamente.

Fonte: Karnofsky e Burchenal, 1949, p. 196.

Tabela 3 *Palliative Prognostic Index*

Domínios prognósticos	Pontuação
Escala de Funcionalidade de Karnofsky	
Menor ou igual a 20	4
Entre 30 e 50	2,5
Maior ou igual a 60	0
Sintomas ou sinais clínicos	**Pontuação**
Edema	1
Ingesta Oral	
Muito reduzida	2,5
Moderadamente reduzida	1
Dispneia	3,5
Delirium	4
Pontuação de 0 a 2 pontos: sobrevida média de 90 dias; Pontuação de 2,1 a 4 pontos: sobrevida média de 60 dias; Pontuação maior que 4,1: sobrevida média de 12 dias.	

Fonte: Morita et al., 1999.

Tabela 4 *Palliative Performance Scale*

PPS	Deambulação	Atividade e evidência de doença	Autocuidado	Ingesta	Nível de consciência
100%	Completa	Atividade normal e trabalho; sem evidência de doença	Completo	Normal	Completa
90%	Completa	Atividade normal e trabalho; alguma evidência de doença	Completo	Normal	Completa
80%	Completa	Atividade normal com esforço; alguma evidência de doença	Completo	Normal ou reduzida	Completa
70%	Reduzida	Incapaz para o trabalho; doença significativa	Completo	Normal ou reduzida	Completa
60%	Reduzida	Incapaz para hobbies/trabalho doméstico; doença significativa	Assistência ocasional	Normal ou reduzida	Completa ou períodos de confusão
50%	Maior parte do tempo sentado ou deitado	Incapacitado para qualquer trabalho; doença extensa	Assistência considerável	Normal ou reduzida	Completa ou períodos de confusão
40%	Maior parte do tempo deitado	Incapaz para a maioria das atividades; doença extensa	Assistência quase completa	Normal ou reduzida	Completa ou sonolência ± confusão
30%	Totalmente acamado	Incapaz para qualquer atividade; doença extensa	Dependência completa	Normal ou reduzida	Completa ou sonolência ± confusão
20%	Totalmente acamado	Incapaz para qualquer atividade; doença extensa	Dependência completa	Mínima a pequenos goles	Completa ou sonolência ± confusão
10%	Totalmente acamado	Incapaz para qualquer atividade; doença extensa	Dependência completa	Cuidados com a boca	Sonolento ou coma ± confusão
0	Morte	-	-	-	-

Fonte: traduzido por Maria Goretti Sales Maciel e Ricardo Tavares de Carvalho, São Paulo, Brasil. Palliative Performance Scale (PPSv2); Victoria Hospice Society, 2009. Disponível em: https://victoriahospice.org/wp-content/uploads/2019/07/pps_-_portuguese_brazilian_-_sample.pdf. Acesso em: 26 de maio de 2022.

Tabela 5 Índice de comorbidades de Charlson

Peso atribuído a doença	Condições de saúde
1	Infarto agudo do miocárdio[a] Insuficiência cardíaca congestiva[b] Doença vascular periférica[c] Doença cerebrovascular[d] Demencia[e] Doença pulmonar crônica Doença do tecido conectivo[f] Doença ulcerosa[g] Doença hepática leve[h] Diabetes
2	Hemiplegia Doença renal moderada a grave[i] Diabetes com lesão de órgão alvo[j] Tumor[k] Leucemia[l] Linfoma[m]
3	Doença hepática grave[n] Tumor sólido metastático AIDS

(continua)

Tabela 5 Índice de comorbidades de Charlson (*continuação*)

Pontos: 0; mortalidade em 1 ano: 7%
Pontos: 1-2; mortalidade: 21%
Pontos: 3-4; mortalidade: 43%
Pontos: ≥ 5; mortalidade: 78%

Fonte: Charlson et al., 1987.
[a] Pacientes com um ou mais infartos do miocárdio definidos. [b] Pacientes com dispneia aos esforços ou dispneia paroxística noturna e que responderam com melhora de sintomas com medicações (digitálicos, diuréticos etc.). [c] Pacientes com claudicação intermitente, com gangrena, insuficiência arterial aguda, aneurisma torácico ou de aorta abdominal (maior que 6 cm) não tratados, ou submetidos a revascularização por insuficiência arterial. [d] Pacientes com histórico de acidente isquêmico transitório ou acidente vascular cerebral com sequela leve ou sem sequela. [e] Paciente com déficit cognitivo crônico. [f] Pacientes com lúpus eritematoso sistêmico, polimiosite, doença mista do tecido conectivo, polimialgia reumática, artrite reumatoide moderada a grave. [g] Pacientes tratados de úlcera péptica. [h] Cirrose sem hipertensão portal ou hepatite crônica. [i] Insuficiência renal moderada (creatinina maior que 3,0 mg/dL) e grave (pacientes em terapia de substituição renal, transplante renal ou uremia). [j] Pacientes com nefropatia, retinopatia ou neuropatia. [k] Tumor sólido sem metástase documentada. [l] Pacientes com leucemia mieloide aguda ou crônica, leucemia linfoide aguda ou crônica, ou policitemia vera. [m] Linfoma de Hodgkin, mieloma múltiplo, macroglobulinemia de Waldenstrom e outros linfomas. [n] Cirrose com hipertensão portal sem (moderada) ou com (grave) sangramento.

Utilização das escalas na prática

É possível abordar o assunto a partir de casos comuns do cotidiano, como o ilustrado a seguir: paciente de 68 anos, do gênero masculino, portador de adenocarcinoma de cólon metastático para fígado e peritônio, já submetido a 2 linhas de quimioterapia sem resposta sustentada. Apresenta antecedente de diabetes e infarto agudo do miocárdio há 5 anos. No último mês apresentou maior dificuldade para tomar banho sozinho e ficando a maior parte do tempo sentado. Foi trazido ao pronto socorro com queixas urinárias e desorientação temporoespacial. Está internado há 72 horas, com tratamento para infecção urinária guiado por cultura, sem melhora clínica. Desde a internação, o paciente segue acamado, totalmente dependente para o autocuidado, ingerindo pequenas quantidades de alimentos quando mais acordado.

Conforme as escalas apresentadas, pode-se objetivamente obter uma avaliação prognóstica:

- ECOG: prévio a internação de 3 e durante a internação ECOG de 4.
- KPS: prévio a internação de 50 e durante a internação KPS de 20.
- *Palliative Prognostic Index*: por estar acamado e dependente para todas as atividades de vida e instrumentais diárias (escala de performance de Karnofsky: 20), soma 4 pontos; o delirium (mantido apesar de tratamento otimizado e adequado para a infecção inicialmente desencadeadora da intercorrência aguda), mais 4 pontos; por ingesta muito reduzida, mais 2,5 pontos. Sem apresentar edema ou dispneia. Somatória de 10,5 pontos, com estimativa de vida média de 12 dias.
- *Palliative Performance Scale*: no último mês, o paciente apresentava PPS de 50% (maior parte do tempo acamado, incapacitado para qualquer trabalho e auxílio para autocuidado). Já durante a internação evolui para PPS de 20% (totalmente acamado, incapaz para atividades, totalmente dependente, baixa ingesta oral e sonolência).
- Índice de comorbidades de Charlson: o paciente recebe 2 pontos por apresentar infarto prévio e diabetes; somam-se a esses mais 3 pontos pelo tumor sólido metastático; totaliza 5 pontos, o que representa mortalidade estimada de 78% em 1 ano.

Através das escalas, conseguimos objetivamente avaliar a perda funcional progressiva que leva até o momento do evento final de vida do paciente. Assim, tão importante quanto "tirar uma fotografia" de um determinado momento da vida, é avaliar a progressão da perda funcional em relação ao tempo. Neste momento, conforme a literatura médico-científica, as estimativas de sobrevida e escalas de funcionalidade devem, aliadas ao julgamento clínico, auxiliar o médico na tomada de decisões terapêuticas, bem como, durante a comunicação com paciente e familiares.

CONSIDERAÇÕES FINAIS

Apesar dos avanços na medicina, principalmente em relação ao diagnóstico e ao tratamento das doenças, ainda há muitas perguntas a serem respondidas em relação à arte de prognosticar nas mais diversas situações, com o agravante de que, em muitos casos, o paciente não tem apenas uma doença isolada. Levando-se em consideração o que se conhece atualmente sobre a evolução de cada doença e a avaliação funcional, e avaliando o paciente em todas as suas dimensões, biopsicossocial e religiosa/espiritual, além de sua expectativa em relação à doença e ao tratamento proposto, é possível determinar seu prognóstico com maior eficiência e comunicar-se com mais empatia e segurança.

BIBLIOGRAFIA

Charlson ME, Pompei P, Ales KL, MacKenzie CR. A new method of classifying prognostic comorbidity in longitudinal studies: development and validation. J Chron Dis 1987;40:373-83.

Christakis NA, Iwashyna TJ. Attitude and self-reported practice regarding prognostication in a national sample of internists. Arch Intern Med 1998;158:2389-95.

Christakis NA. The ellipsis of prognosis in modern medical thought. Soc Sci Medical 1997;44(3):301-15.

Edge SB, Byrd DR, Compton CC; American Joint Committee on Cancer. In: Cancer staging manual. New York: Springer; 2010.

Goldestein NE, Morrison SR. Evidence-based practice of palliative medicine. New York: Elsevier Saunders; 2013.

Inouye SK, Bogardus Jr. ST, Vitagliano G, Desai MM, Williams CS, Grady JN, et al. Burden of illness score for elderly persons: risk adjustment incorporating the cumulative impact of diseases, physiologic abnormalities, and functional impairments. Med Care 2003;41(1): 70-83.

Karnofsky DA, Burchenal JH. The clinical evaluation of chemotherapeutic agents in cancer. In: Evaluation of chemotherapeutic agents. Oxford: Columbia University Press; 1949. p.196.

Manz CR, Chen J, Liu M, Chivers C e cols. Validation of a machine learning algorithm to predict 180-day mortality for outpatients with cancer. JAMA Oncol. 2020;6(11):1723.

Morita T, Tsunoda J, Inoue S, Chiara S. The Palliative Prognostic Index: a scoring system for survival prediction of terminally ill cancer patients. Support Care Cancer 1999;7:128-33. Oken MM, Creech RH, Tormey DC, Horton J, Davis TE, McFadden ET, et al. Toxicity and response criteria of the Eastern Oncology Group Scale. Am J Clin Oncol 1982;5(6):649-55.

Myers J, Kim A, Flanagan J, Selby D. Palliative Performance Scale and survival among outpatients with advanced cancer. Support Care Cancer 2015;23:913-18.

Prompantakorn P, Angkurawaranon C, et al. Palliative Performance Scale and survival in patients with cancer and non-cancer diagnoses needing a palliative care consultation: a retrospective cohort study. BMC Palliat Care 2021;20:74-81.

The SUPPORT principal investigators. A controlled trial to improve care for seriously ill hospitalized patients. The Study to Understand Prognoses and Preferences for Outcomes and Risks of Treatments (SUPPORT). JAMA 1995;274(20):1591-8.

193 CUIDADOS NAS ÚLTIMAS 48 HORAS DE VIDA E SEDAÇÃO PALIATIVA

Gustavo Cassefo, Ana Paula Mirarchi Vieira Maiello, Toshio Chiba

As últimas 48 horas de vida são a continuidade da evolução de sinais e sintomas associados a uma doença avançada e progressiva, apresentando disfunções orgânicas irreversíveis em paciente com rápido declínio funcional.

Os cuidados paliativos das últimas horas de vida visam preservar a vida, sem tornar o tratamento mais sofrido que a própria doença, e atender prioritariamente as necessidades do paciente em termos de alívio de sintomas físicos, psíquicos e religiosos/espirituais, prevenir os agravos relacionados as últimas horas, diminuir a agonia final e evitar tratamentos e procedimentos desproporcionais que não tenham benefício no alívio do sofrimento.

Adicionado aos cuidados do paciente, são imprescindíveis a abordagem e o acolhimento familiar. Reconhecer o processo de morte é muito importante para o planejamento de cuidados e para a abordagem multiprofissional do paciente e seus familiares.

Nas últimas 48 horas de vida, os pacientes podem apresentar sintomas como:

- fraqueza e fadiga intensa com diminuição das atividades sociais;
- diminuição de ingesta oral;
- imobilidade e maior dependência, com necessidade de maior assistência;
- alteração do nível de consciência (sonolência e ou *delirium*);
- exacerbação de sintomas físicos (como dor, náuseas/vômitos, dispneia, agitação psicomotora, entre outros);
- diminuição de eliminações fisiológicas (retenção urinária, oligúria, obstipação ou incontinências);
- Alterações respiratórias (dispneia com ou sem respiração de Cheynne-Stokes, respiração agônica e ronco da morte ou "sororoca");
- colapso hemodinâmico periférico (pele fria e cinzenta, cianose de extremidades, perfusão periférica diminuída, hipotensão arterial e bradicardia).

INVESTIGAÇÃO DIAGNÓSTICA

Frente a um paciente com declínio funcional, agudo e ou progressivo, e apresentando sintomas descompensados, recomenda-se a investigação e tratamento de causas potencialmente reversíveis como, por exemplo, infecções, distúrbios metabólicos, reações adversas a drogas e intoxicações medicamentosas, entre outras.

Após a identificação do processo de fase final de vida (últimas 48 horas de vida), sugere-se suspender medicamentos e procedimentos considerados fúteis que promovam desconforto e/ou prolongamento do sofrimento.

COMUNICAÇÃO COM PACIENTE E SEUS FAMILIARES (CAPÍTULO 317)

- Encorajar visitas e despedidas.
- Informar a possível evolução de sintomas no processo de fase final de vida.
- Orientar a programação do tratamento, garantindo a continuidade de cuidados de conforto.
- Respeitar a vontade e autonomia do paciente durante a comunicação.

CONTROLE DE SINTOMAS

Nesse momento, é importante reconhecer precocemente sintomas de natureza física, psíquica, social e religiosa/espiritual, atuando no controle impecável das diversas dimensões do sofrimento.

Os princípios do controle de sintomas são:

- diagnóstico e tratamento de causas potencialmente reversíveis dos sintomas descompensados;
- busca ativa de sintomas;
- adoção de estratégias terapêuticas mistas (medicamentosas ou não) e individualizadas;
- monitorização adequada e periódica de sintomas;

CUIDADOS PARA O CONFORTO

Devem ser mantidas medidas ambientais e cuidados com o corpo, mantendo a dignidade do paciente e proporcionando conforto físico.

Cuidados gerais na fase final de vida:

- mudança de decúbito conforme tolerância do paciente;
- cuidados com a boca e olhos (higiene e hidratação local);
- sondagem vesical de alívio se retenção urinária;
- preferência pelo decúbito lateral;
- controle de sinais vitais (o principal sinal nesta fase é o conforto do paciente, não sendo prioridade o controle rigoroso de sinais vitais);
- definição da melhor via de administração de medicamentos (via oral, hipodermóclise ou intravenosa);
- liberação de visitas, mantendo ambiente calmo e acolhedor.

SINAIS E SINTOMAS MAIS PREVALENTES NA FASE FINAL DE VIDA

Os sintomas e a sua intensidade variam individualmente na fase final de vida, dependendo também da doença de base e comorbidades do paciente.

A dor (Seção 4) e a dispneia (Capítulo 197) são sintomas muito frequentes neste processo e muitas vezes angustiantes para os pacientes e familiares.

Entre outros sintomas mais prevalentes estão: anorexia e diminuição de ingesta oral; *delirium*; convulsão e mioclonia; e o "ronco da morte".

Anorexia e diminuição de ingesta oral

Nas últimas 48 horas, há uma diminuição nas atividades metabólicas, com progressiva diminuição de ingesta oral e hídrica, até a perda de capacidade de deglutir. Trata-se de uma condição bem tolerada pelo paciente, porém de difícil aceitação pelos familiares.

O controle da anorexia e da desidratação são feitos com:

- alívio de boca seca: hidratação e higienização de cavidade oral com gaze molhada ou saliva artificial (a cada 4 horas ou em intervalos menores se necessário);
- hidratação artificial é controversa e deve ser cautelosa pelo risco de aumento de edema periférico, congestão pulmonar e desconforto respiratório;
- nutrição artificial (enteral ou parenteral) pode aumentar o risco de sofrimento – agitação psicomotora, aumento de náuseas e vômitos, distúrbios metabólicos e infecções, sem contribuir para o alívio de sintomas ou reversão do quadro clínico. Considerar o uso de dieta de conforto;
- orientação familiar sobre evolução de sintomas devido ao processo natural de fase final de vida (Capítulo 317).

Delirium

O *delirium*, seja hipoativo ou hiperativo, pode estar presente e associado a hipoxemia, distúrbios metabólicos (uremia, encefalopatia hepática), desidratação, infecções, entre outros.

É importante evitar a racionalização de alucinações visuais com conteúdo religioso e espiritual. Assim como evitar o uso de restrição mecânica no leito que pode intensificar a agitação psicomotora.

No manejo do *delirium*, sugere-se:

- correção de causas potencialmente reversíveis;
- medidas ambientais: ambiente calmo, iluminação adequada, evitar restrições físicas;
- uso de neurolépticos quando o *delirium* for hiperativo: haloperidol 1 mg, VO ou HDC (hipodermóclise), a cada 6 a 8 horas, uso de *bolus* de 2 a 3 mg HDC se agitação; clorpromazina 12,5 mg, VO/IV, a cada 6 a 12 horas;
- ajuste das doses conforme o controle de sintomas.

Convulsão e mioclonias

Convulsões e mioclonias podem ocorrer por infecções, hipoxemia, distúrbios metabólicos, secundários ao uso de medicamentos (metoclopramida, neurolépticos e opioides), abstinência a outras drogas, edema cerebral secundário a doenças neoplásicas em sistema nervoso central (SNC), entre outras causas.

O controle de convulsões e mioclonias pode ser feito com as seguintes medidas:

- correção de causas potencialmente reversíveis;
- se tumor em SNC, considerar uso de dexametasona (4 mg, IV/HDC a cada 6 horas);
- uso de Anticonvulsivantes: fenitoína (100 mg, IV/VO, a cada 12 a 8 horas); fenobarbital (50 mg, IV/HDC, a cada 12 horas);
- uso de benzodiazepínicos na presença de mioclonias ou persistência de crises convulsivas: midazolam (5-10 mg, HDC, a cada 1 hora até cessar mioclonia e após dose de manutenção de 1 mg/h com ajuste de dose de infusão conforme controle de sintomas); clonazepam (1-3 mg, VO, a cada 12 a 8 horas).

Ronco da morte

Também conhecido como "sororoca", caracteriza-se por uma respiração ruidosa, por aumento de secreções em vias aéreas superiores, causada pela incapacidade de deglutir.

É um dos sintomas que mais incomodam os acompanhantes e a família, provocando sensação de sofrimento.

O controle e a prevenção podem ser feitos com as seguintes medidas:

- evitar repetidas aspirações de vias aéreas superiores devido ao desconforto provocado;
- posicionar o paciente adequadamente no leito (preferencialmente em decúbito lateral);
- evitar a hiper-hidratação;
- tratamento medicamentoso: ipratrópio (inalação com 40 gotas em 5 mL de soro fisiológico a cada 4 a 6 horas), escopolamina (20 mg, IV/HDC, a cada 6 horas – dose máxima de 100 mg/dia) ou gel de escopolamina aplicando em região cervical; hioscina (escopolamina) (1 ampola, HDC, a cada 4 a 6 horas) e atropina colírio 1% (1 a 3 gotas, sublingual, a cada 6 a 8 horas, com atenção para risco de taquicardia).

SEDAÇÃO PALIATIVA

Definição

Sedação paliativa ou sedação de conforto é o uso de medicamentos que reduzem o nível de consciência para aliviar adequadamente um ou mais sintomas refratários em pacientes com doença avançada terminal, sendo considerados "sintomas refratários" todos os sintomas intoleráveis e intratáveis que não podem ser adequadamente controlados após o esgotamento dos recursos disponíveis.

Diferenças entre sedação e eutanásia

A sedação paliativa diferencia-se da eutanásia quanto a sua intenção, tipo de ação e resultados esperados com a sua utilização (Tabela 1).

Tabela 1 Diferenças entre sedação e eutanásia

	Sedação paliativa	Eutanásia
Intenção	Alívio do sofrimento e controle de sintomas refratários	Provocar a morte do paciente para cessar o sofrimento
Ação	Uso de drogas sedativas em dose necessária para o controle adequado dos sintomas	Uso de drogas letais em altas doses
Resultado esperado	Alívio do sofrimento	Morte imediata

Antes do início da sedação paliativa, algumas questões devem ser respondidas:

- Foram identificadas e tratadas todas as causas potencialmente reversíveis?
- Foram utilizados todos os recursos farmacológicos e não farmacológicos para o controle de sintomas?
- Foi solicitada avaliação de equipe de cuidados paliativos e/ou outros especialistas? Sugere-se que a indicação de sedação paliativa seja feita por dois ou mais membros da equipe assistencial.
- Os objetivos e efeitos da sedação paliativa foram explicados para o paciente e seus familiares, sendo a sedação paliativa consensual?
- Foi realizado registro adequado em prontuário?

Medicamentos

Preconiza-se utilizar a medicação que a equipe tem maior habilidade de manejo e controle de efeitos colaterais.

Na Tabela 2 são apresentadas algumas drogas que podem ser utilizadas na sedação paliativa. O midazolam é a medicação mais utilizada mundialmente na sedação paliativa, porém a clorpromazina pode ser a primeira escolha em casos de *delirium* refratário ou o fenobarbital em casos de estado de mal convulsivo.

Tabela 2

Droga	*Bolus* inicial	Dose de manutenção
Midazolam	2-5 mg IV ou HDC – repetir dose a cada 1 hora conforme controle de sintomas	0,5 a 1,5 mg/h, com ajuste de velocidade de infusão conforme o controle de sintomas a cada 1-2 horas. Se dose > 20 mg/h, considerar associação com a clorpromazina
Clorpromazina	12,5 mg a cada 4-12 horas, IV ou em infusão contínua a 3-5 mg/h	Dose máx.: 37,5-150 mg/dia
Fenobarbital	2-3 mg/kg lento, IV ou HDC (não realizar mais que 50 mg por minuto)	Iniciar com 1-2 mg/kg/h – se necessário aumentar conforme controle de sintomas
Propofol	2-3 mg/kg, IV	1-2 mg/kg/h IV – se necessário aumentar infusão em 10 mg/h conforme controle de sintomas. Sugere-se o acompanhamento com equipe de anestesiologia

HDC: hipodermóclise

Deve-se considerar o uso de doses menores para idosos, pacientes com disfunção renal e/ou desnutridos. Por sua vez, usuários crônicos de benzodiazepínicos, bebidas alcoólicas e/ou outras drogas ilícitas podem demandar doses maiores para atingir o conforto do paciente.

Opioides não são medicamentos sedativos e não devem ser utilizados com tal objetivo. Devem ser utilizados para controle da dor e nos casos de dispneia refratária. No entanto, devem ser mantidos mesmo com o início da sedação paliativa.

Cuidados após início da sedação

- Reavaliar os sintomas a cada 1 a 2 horas até seu controle satisfatório.
- Se houver falha de sedação, avaliar: acesso de infusão que deve ser de preferência exclusivo; medicamento e dose utilizados são adequados; interrupções na bomba de infusão; suspensão de corticosteroides ou nicotina com risco de síndrome de abstinência. Se após a correção desses itens o paciente ainda apresentar sintomas descompensados, realizar nova dose em *bolus* da medicação e aumentar a dose de infusão contínua lenta e gradualmente.
- Suspender tratamentos e medicamentos considerados desproporcionais.
- Manter jejum por via oral nos casos de sedação profunda e dieta de conforto VO se sedação superficial.
- Manter o uso de opioides para controle álgico.
- Instituir cateterização vesical de alívio se necessário.
- Fornecer suporte psicológico e espiritual à família

CONSIDERAÇÕES FINAIS

Além do controle rigoroso de sintomas físicos na fase final de vida, devemos incentivar visitas e despedidas, acolher angústias, facilitar o acesso a ritos e visitas religiosas, favorecer a retomada de relações pessoais, havendo a necessidade de acompanhamento de equipe multiprofissional para uma abordagem multidimensional do indivíduo e sua família.

Considerando que a fase final de vida é um momento único da vida, algumas vezes acompanhada de muito sofrimento, devemos levar em consideração a autobiografia da pessoa para entender melhor o processo de morte individualmente e assim, melhor assistir ao paciente e sua família.

BIBLIOGRAFIA

Américo AFQ. As últimas quarenta e oito horas de vida. In: Carvalho RT, Parsons HA, org. Manual de cuidados paliativos ANCP. Porto Alegre: Sulina; 2012. p.533-543.

Cherny NI, Radbruch L. European Association for Palliative Care (EAPC) recommended framework for the use of sedation in palliative care. Palliative Med 2009;23(7):581-93.

Ellershaw J, Ward C. Care of the dying patient: the last hours or days of life. BMJ 2003;326:30-4.

Kira CM. As últimas 48 horas. In: Conselho Regional de Medicina do Estado de São Paulo. Cuidados Paliativos. São Paulo: CREMESP; 2008. p.337-353.

Leboul D, Aubry R, Peter JM, Royer V, Richard JF et al. Palliative sedation challenging the professional competency of health care providers and staff: a qualitative focus group and personal written narrative study. BMC Palliative Care 2017;16:25.

National Hospice and Palliative Care Organization (NHPCO) Position Statement and Comentary on the use of palliative sedation in imminently dying terminally ill patient. J Pain Sympt Manag 2010;39(5):914-23.

Shen HS, Chen SY, Cheung DST, Wang SY, Lee JJ, Lin CC. Differencial family experience of palliative sedation therapy in specialized palliative or critical care units. J Pain Symptom Manage 2018;55(6):1531-39.

Won YW, Chun HS, Seo M, Kim RB, Kim JH, Kang JH. Clinical patterns of continuous and intermittent palliative sedation in patients with terminal cancer: a descriptive, observational study. J Pain Symptom Manage 2019;58(1):65-70.

194 HIPODERMÓCLISE

Gabriela Ferri Carone, Maria Perez Soares D'Alessandro, Ana Paula Mirarchi Vieira Maiello

DEFINIÇÃO

Hipodermóclise é um método de administração de fluidos, medicamentos e eletrólitos por via SC. Ver também Capítulo 306.

INDICAÇÕES

Trata-se de uma via alternativa para o controle de sintomas em pacientes crônicos, idosos e em cuidados paliativos que apresentem indisponibilidade VO (p. ex., náuseas e vômitos graves, obstrução do trato gastrointestinal por neoplasias) e/ou impossibilidade de acesso venoso (p. ex., dificuldade de acesso venoso ou sofrimento por constantes tentativas de punção).

CONTRAINDICAÇÕES

A utilização desse método é contraindicada em casos de: infusões rápidas, grandes volumes de fluidos (> 3.000 mL/dia), desidratação grave, soluções hipertônicas, anasarca, coagulopatia e situações de emergência.

VANTAGENS

É segura, eficaz, menos invasiva e mais tolerada que a EV. Além disso, apresenta risco mínimo de desconforto e complicações, fácil acesso e manejo, e baixos custos.

PUNÇÃO

A punção é feita na face lateral e anterior da coxa, região escapular, região subclavicular, região abdominal ou região do deltoide (com menor capacidade de absorção). É contraindicada a punção de tecidos próximos de cicatrizes cirúrgicas, áreas de ressecção ganglionar e/ou irradiadas, por conta do comprometimento da circulação linfática, que dificulta a capacidade de absorção de medicamentos ou soluções administradas.

A validade da punção é de até 7 dias, de preferência com cateter de Teflon (não metálico).

O tecido subcutâneo possui vascularização similar ao tecido muscular, o que permite taxa de absorção dos fármacos semelhante à da administração IM, porém de forma mais lenta e gradual, com menos desconforto local associado.

Complicações locais são raras e podem incluir: prurido, déficit de absorção, endurecimento, dor, inflamação e edema.

Os materiais necessários para sua realização são:

- solução antisséptica;
- gaze;
- luva de procedimento;
- *butterfly* ou cateter de Teflon (preferencialmente de menor calibre);
- seringa de 5 mL com SF;
- filme transparente para fixar;
- medicamento a ser administrado.

Técnica

1. Explicar ao paciente e/ou familiar sobre o procedimento.

2. Escolher o local da punção.
3. Fazer antissepsia do local.
4. Fazer a prega cutânea.
5. Introduzir o cateter na prega cutânea em um ângulo de 45°, com o bisel para cima.
6. Conectar a seringa no cateter e aspirar para certificar-se de que não há retorno venoso (se houver refluxo de sangue, a agulha deve ser retirada, e nova punção em outro sítio deve ser feita).
7. Fixar o dispositivo com película transparente.
8. Datar e identificar a fixação.
9. Administrar medicamento preparado.

Orientações

Não é recomendada a administração de mais de 3 medicamentos de uma só vez, para evitar incômodo pelo acúmulo de líquido e para não comprometer a absorção e a eficácia terapêutica.

Depois da administração via hipodermóclise, é aconselhado injetar cerca de 2 mL de SF para garantir que todo medicamento tenha sido introduzido no local puncionado.

Deve-se atentar para a compatibilidade dos medicamentos a serem administrados concomitantemente

A diluição dos medicamentos utilizados por hipodermóclise deve ser de pelo menos 100% do volume da ampola e tem o intuito de minimizar a chance de irritação local. O diluente mais indicado é o SF.

Cada sítio permite a introdução de 1.000-1.500 mL/dia, podendo ser puncionados até 2 sítios (total de 3.000 mL/dia) para administração de fluidos.

Os medicamentos contraindicados para administração por hipodermóclise são: clorpromazina, diazepam, fenitoína e a maioria dos antibióticos, por suas características e pH se relacionarem a risco de inflamação local e necrose.

A Tabela 1 apresenta uma série de medicamentos a serem administrados por hipodermóclise.

Tabela 1 Medicamentos administrados por hipodermóclise

Classificação	Medicamentos
Analgésicos	Dipirona Fentanila Metadona Morfina Tramadol
Antibióticos	Cefepima Ceftriaxona

(coninua)

Tabela 1 Medicamentos administrados por hipodermóclise (*continuação*)

Classificação	Medicamentos
Anticolinérgico	Escopolamina
Anticonvulsivante	Fenobarbital
Antieméticos e neurolépticos	Haloperidol Metoclopramida Ondansetrona
Anti-inflamatórios	Dexametasona Diclofenaco
Benzodiazepínico	Midazolam
Diurético	Furosemida
Outros	Octreotida Prometazina Ranitidina

A Tabela 2 apresenta soluções e eletrólitos administrados por este método.

Tabela 2 Soluções e eletrólitos administrados por hipodermóclise

Soluções	Volume
SF	Máximo de 1.500 mL por local de infusão
Soro glicofisiológico	
SG5%	Máximo de 1.500 mL por local de infusão (não ultrapassar 2 L/dia)
Eletrólitos	**Volume**
NaCl a 20%	10-20 mL/L de solução
KCl a 19,1%	10-15 mL/L de solução

BIBLIOGRAFIA

Dardaine-Giraud V, Lamandé M, Constans T. L'hypodermoclyse: intérêts et indications en gériatrie. Rev Med Interne 2005;26:643-50.

Dugas R. Conseils pratiques: la voie sous-cutanée. Le Méd Famille Canadien 2001;47:266-7.

Fonzo-Christe C, Vukasovic C, Wasilewski-Rasca A-F, Bonnabry P. Subcutaneous administration of drugs in the elderly: survey of practice and systematic literature review. Palliat Med 2005;19:208-19.

Instituto Nacional de Câncer. Terapia subcutânea no câncer avançado, Série Cuidados Paliativos. Rio de Janeiro: INCA; 2009.

Lybarger EH. Hypodermoclysis in the home and long-term care settings. J Infus Nurs 2009;32(1):40-4.

Micromedex. Ann Arbor (MI): truven health analytics. Atualizada em março/2013. Disponível em: http://www.micromedexsolutions.com. Acessado em: 15 mar. 2013.

Neto IG. Utilização da via subcutânea na prática clínica. Rev Soc Port Med Interna 2008;15(4):277-83.

195 CIRURGIA PALIATIVA

Rodrigo Ambar Pinto, Isaac José Felippe Corrêa Neto

Cirurgias paliativas são procedimentos realizados para proporcionar melhora da qualidade de vida. Podem ser feitas em doenças benignas, mas, na maioria das vezes, são indicadas para pacientes oncológicos – foco principal deste capítulo.

INDICAÇÕES DE CIRURGIA PALIATIVA

- Controle de sintomas presentes ou futuros.
- Manutenção da independência ou da função.
- Melhora da imagem corporal.
- Facilitação dos cuidados ao paciente.
- Melhora da qualidade de vida.
- Auxílio a outros tipos de tratamentos, como quimioterapia ou radioterapia.

A paliação cirúrgica pode ser realizada para manejar sintomas obstrutivos ou restritivos e complicações como a própria obstrução, sangramento, perfuração ou dor. No entanto, o benefício obtido pelo paciente com os diferentes procedimentos dependerá em grande parte da escolha do momento, do tipo e da amplitude do procedimento.

O grande determinante na escolha do procedimento cirúrgico é a condição clínica do paciente, que deve ser avaliada por dados como *status* funcional, comorbidades e cognição. No paciente com estádio clínico desfavorável, as condutas devem ser mais limitadas, enquanto pacientes com melhores condições clínicas podem se beneficiar de uma maior gama de procedimentos de variados portes.

O benefício esperado com a cirurgia deve sempre ser comparado com o risco oferecido por ela. Considera-se não apenas o risco inerente ao ato cirúrgico, mas também as possíveis complicações relacionadas, o tempo de recuperação pós-operatório, o tempo de internação e a sobrevida estimada.

Casos de fratura de fêmur são bons exemplos de como deve ser tomada essa decisão. Inicialmente, a realização de artroplastia de quadril pode parecer um procedimento desproporcional em pacientes paliativos, porém, ao se considerar que a não realização desse procedimento acarreta uma grande dificuldade de cuidados e de controle álgico – o paciente ficará acamado, necessitará de mobilização em bloco e sentirá dor incidental para a qual não existem alternativas medicamentosas realmente satisfatórias –, a artroplastia torna-se uma opção a ser considerada.

Idealmente, a decisão pela realização ou não do procedimento deve ser compartilhada com o paciente e familiares responsáveis. As explicações dos riscos, das possíveis complicações e dos benefícios esperados minimizam a ansiedade de todos, favorecem a autonomia e criam um ambiente de atuação ético e harmônico.

Além disso, deve-se ter em mente que, não incomumente, esses casos necessitam de cirurgia de urgência/emergência, onde até 72% dos pacientes com doença ativa encontra-se em estádio IV, os quais ainda apresentam maior incidência de hipoalbuminemia ($p = 0{,}002$) e risco anestésico mais elevado ($p = 0{,}0012$).

Deve-se levar em consideração na tomada de decisão de conduta paliativa o impacto do procedimento cirúrgico/invasivo na qualidade de vida relacionada à saúde, a qual refere-se ao valor atribuído à vida, influenciado pelas deteriorações funcionais, percepções e condições sociais induzidas pela doença, agravos e tratamentos. Além disso, pode ser definida como o valor atribuído à duração da vida quando modificada pela percepção de limitações físicas, psicológicas, sociais e às oportunidades influenciadas pela doença ou seu tratamento, tanto ao paciente quanto à sua família.

CIRURGIAS PALIATIVAS DESOBSTRUTIVAS DO APARELHO DIGESTIVO

A desnutrição é apontada como um fator de pior prognóstico e pode decorrer de síndromes neoplásicas obstrutivas no trato gastrintestinal (TGI) e a melhora do estado nutricional pode favorecer a funcionalidade, aumentar a sobrevida, promover maior tolerância ao tratamento oncológico, reduzir o tempo de internação e, consequentemente, impactar na qualidade de vida do paciente e seus familiares.

Dentre as causas de síndromes neoplásicas obstrutivas no trato gastrintestinal (TGI) pode-se citar:

- Neoplasia primária: compressão intrínseca ou extrínseca do lúmen.
- Carcinomatose peritoneal.
- Impactação fecal (fecaloma).
- Volvo intestinal: rotação da alça em um eixo de meso.
- Bridas pós-radioterapia ou pós-cirúrgicas.
- Infecção intra-abdominal.

As medidas invasivas paliativas que podem ser consideradas nesses casos são:

- Ressecções (de parte do intestino acometido).
- Estomias: gastrostomia, jejunostomias, ileostomias ou colostomias.

- Derivações internas: anastomoses enteroentéricas e/ou enterocólicas.
- Colocação de próteses autoexpansíveis no ponto obstrutivo (geralmente, utilizadas em esôfago, duodeno, cólon e reto).

Paliação no câncer de esôfago

Segundo dados do Instituto Nacional do Câncer (INCA), em 2020 o câncer de esôfago acometeu 8.690 brasileiros do sexo masculino e, desses, aproximadamente 50% apresentaram lesão irressecável. Essa localização é, sem dúvidas, uma das que mais acometem o estado nutricional do paciente com câncer no trato gastrintestinal, estando a desnutrição presente em cerca de 50-55% dos casos.

Dessa maneira, é fundamental essa avaliação para a adoção futura de terapia paliativa, quando indicado. Sabe-se que a síndrome da caquexia no câncer apresenta três fases: pré-caquexia, caquexia e caquexia refratária, as quais se relacionam à resposta aos tratamentos paliativos, qualidade de vida e sobrevida.

Nos casos de neoplasia de esôfago avançadas e irressecáveis, portanto, a principal meta do tratamento é obter alívio da disfagia com mínimas morbidade e mortalidade e, para isso as principais abordagens paliativas de desobstrução propiciando a manutenção do estado nutricional são:

- Ablação térmica.
- Radioterapia.
- Próteses transtumorais autoexpansíveis: locadas via endoscopia, têm como vantagem o alívio da disfagia. Sua viabilidade técnica depende da localização e da extensão do tumor. As complicações associadas compreendem sangramento, perfuração, migração da prótese, reestenose por invasão tumoral e dor associada à sua presença no lúmen esofágico.
- Passagem de SNE: garante via de alimentação, mas não traz qualquer alívio da disfagia, além de não impedir a aspiração. Pacientes costumam relatar desconforto físico e de alteração de imagem corporal com seu uso. São frequentes os casos de perda (voluntária ou acidental) e de obstrução pelo seu pequeno calibre. Complicações locais como infecção de sinus e necrose de cartilagem nasal são menos frequentes, porém possíveis.
- Gastrostomia ou jejunostomia (endoscópica ou cirúrgica): consideradas mais confortáveis pelos pacientes e cuidadores, garante via de alimentação, mas não traz qualquer alívio da disfagia, além de não impedir a aspiração. São de fácil execução, porém não isentas de complicações. A sonda fixa pode causar desconforto à parede abdominal e, com certa frequência, apresenta extravasamento do conteúdo ao redor.
- Tubo gástrico retroesternal: procedimento cirúrgico de grande complexidade em que o estômago ou o cólon pode ser transformado em um tubo e anastomosado ao esôfago cervical. Requer melhores condições clínicas do paciente e a morbi-mortalidade dos procedimentos não são desprezíveis.

Paliação no câncer de estômago

O câncer gástrico é o quinto mais frequente em todo o mundo e o terceiro em causa de óbito relacionado a neoplasias. Nos Estados Unidos, 33% se apresentam no estádio IV ao diagnóstico, com uma média de sobrevida de 9-10 meses, sendo as principais complicações potencialmente cirúrgicas nesses casos a obstrução, sangramento e perfuração.

Nos pacientes com sintomas obstrutivos, com náusea, plenitude, vômitos, dificuldade em se alimentar ou dor, o exame de endoscopia é mandatório a fim de avaliar a localização da estenose e a possibilidade de tratamento por essa via de acesso. Nesses casos as possibilidades de paliação são:

- Próteses autoexpansíveis: em lesões da transição esofagogástrica ou piloroduodenais.
- Derivação gastrojejunal: nos casos de tumores de antro e piloroduodenais. Proporciona melhor esvaziamento gástrico e maior possibilidade de alimentação via oral quando comparado às próteses.
- Jejunostomias para alimentação: indicado em situações de carcinomatose peritoneal, somente como via alimentar.
- Ressecções cirúrgicas paliativas ou gastrectomias parciais sem linfadenectomia: em casos de neoplasias gástricas não avançadas localmente, mas metastáticas a distância e sem carcinomatose peritoneal. Essa conduta apresenta resultados conflitantes de aumento de sobrevida quando comparado à quimioterapia isolada em situações eletivas.
- Radioterapia: apresenta pouca eficácia na abordagem paliativa com intuito de redução e perviedade das neoplasias obstrutivas gástricas.

Em situações de complicações por sangramento, por outro lado, pode-se tentar o controle por tratamento endoscópico com hemostasia, embolização arterial, radioterapia e, por fim, gastrectomia paliativa.

Paliação nos tumores periampulares e pancreáticos

Geralmente de diagnóstico tardio e tratamento paliativo, essas neoplasias apresentam grande impacto sintomatológico com importante prejuízo na qualidade de vida dos pacientes e seus familiares, notadamente com o surgimento de icterícia colestática, com todas as suas consequências, hiporexia, plenitude gástrica, obstrução duodenal e dor, além de desnutrição e perda ponderal.

Sabe-se que cerca de 80% dos casos de câncer de pâncreas são irressecáveis no momento do diagnóstico, o que faz com que o reconhecimento das principais alternativas de paliação se torne primordial.

Em pacientes com neoplasia de pâncreas avançada, a coexistência de *diabetes mellitus* no pré-operatório, metástases hepáticas, nível de Ca = 19,9, *status performance* e risco anestésico são variáveis que de forma independente influenciam de forma estatisticamente significativa a mortalidade pós-operatória em cirurgias paliativas. Devem, portanto, ser valorizadas já que a ressecção cirúrgica, nesses casos de doença avançada locorregional ou à distância, não altera a sobrevida

As abordagens terapêuticas paliativas têm como propostas a desobstrução da via biliar, a fim de minimizar os efeitos colestáticos, e a desobstrução do trato alimentar visando a possibilidade de ingestão via oral. Assim podem-se dividir esses objetivos em:

a. Derivações da árvore biliar:

a1. Derivação interna por colangiopancreatografia retrógrada endoscópica (CPRE): drenagem com prótese plástica (menor durabilidade e mais facilidade de obstrução, com a vantagem de poder ser trocada) ou metálica (tende a durar mais – cerca de 6 meses – com menor taxa de obstrução; no entanto, em geral, não pode ser trocada), a depender da sobrevida do paciente.

a2. Derivação interna e/ou externa transparieto-hepática: drenagem realizada por radiologia intervencionista através da parede abdominal no hipocôndio direito, localização do fígado do paciente, sendo uma opção nos casos de impossibilidade de derivação interna via CPRE, principalmente em neoplasias de via biliar intra-hepática ou via biliar alta.

a3. Derivação cirúrgica: derivação biliodigestiva por meio de anastomose da via biliar principal (colédoco) com uma alça jejunal em Y de Roux, através de secção da alça cerca de 30 cm após o ângulo de Treitz, anastomose da mesma à árvore biliar tornando-a exclusivamente biliopancreática e enteroenteroanastomose no jejuno distal término-lateral. Tal procedimento permite com que a alça biliopancreática permaneça exclusa do trânsito alimentar. Indicada naqueles pacientes com bom status performance e expectativa de vida superior a 6 meses.

b. Derivações alimentares:

b1. Prótese metálica transtumoral autoexpansível: utilizada para casos bastante avançados sem condições cirúrgicas.

b2. Gastroenteroanastomose laterolateral: opção para casos menos avançados sem carcinomatose peritoneal. Pode ser realizada preventivamente na ocasião da derivação biliodigestiva acima descrita. Nos pacientes submetidos a dupla derivação (biliar e alimentar) 2,3% podem apresentar recorrência da obstrução biliar e 3,1% da alimentar.

Para fins de organograma, embora o tratamento com intuito paliativo de câncer periampular e de pâncreas deva ser sempre individualizado, pode-se fazer a análise de conduta da seguinte forma: caso se opte por videolaparoscopia antes da decisão final e se evidencie metástase hepática ou peritoneal ou tumor irressecável, aconselha-se a drenagem da via biliar com prótese por CPRE da mesma forma quando essas situações são conhecidas durante o estadiamento. Entretanto, quando a abordagem cirúrgica for laparotômica ou com sinais de obstrução tanto biliar quanto alimentar e o *status performance* do paciente permitir, sugere-se a dupla derivação.

Paliação no câncer colorretal

O câncer colorretal (CCR) representa, no Brasil, a 2ª causa de neoplasia em ambos os sexos (excetuando os casos de câncer de pele não melanomas) com 40.010 casos registrados no ano de 2020, correspondendo a 3º causa de morte por doença maligna. Cerca de 20% dos casos são de doença avançada no momento do diagnóstico com metástase a distância e, destes, 75-90% são irressecáveis.

Nesses casos, a decisão de realizar a ressecção do tumor primário colorretal pode não ser simples e objetiva aumentar um pouco a sobrevida, aliviar sintomas, melhorar a qualidade de vida e tentar evitar as principais complicações dos CCR, ou seja, a obstrução, perfuração, sangramento e dor.

Alguns trabalhos demonstram que, em casos de CCR estádio IV, a cirurgia paliativa intestinal aumenta a sobrevida média para 118 dias, comparado com 61 dias naqueles com tratamento clínico medicamentoso exclusivo, embora as novas terapias quimioterápicas tendam a quase equiparar esses dados.

Nessas condições, as possibilidades cirúrgicas paliativas intestinais são as seguintes:

Ressecção paliativa: colectomias parciais realizadas por videolaparoscopia ou pela via convencional para alívio sintomático. Esses procedimentos podem ou não ser seguidos de quimioterapia paliativa, a depender da decisão clínica do oncologista.

Estoma em alça: colostomias ou ileostomias são aventadas quando há uma neoplasia obstrutiva irressecável a montante.

Derivações paliativas:

- Prótese metálica não revestida: passada geralmente com auxílio de fluoroscopia para guiar a abertura da prótese transtumoral e garantir a perviedade do cólon ou reto acometidos. A prótese não deve ser uma opção em casos de neoplasia de reto muito próximo ao canal anal, por não haver espaço distal suficiente para sua ancoragem, maior incidência de dor, tenesmo e migração. Além disso, obstrução extraluminal, tumores em cólon proximal e carcinomatose são condições que reduzem a eficácia das próteses; e as complicações são mais comuns em procedimentos no reto que no cólon esquerdo, sendo representadas principalmente pela reobstrução;
- Derivação cirúrgica (*bypass*): as anastomoses enterocólicas ou colocólicas laterolaterais são opções cirúrgicas para evitar a confecção de um estoma. São contraindicadas nos casos de obstrução do reto por invasão local ou carcinomatose com pelve congelada, nos quais persistirá uma obstrução distal mesmo após a realização de um *bypass*.

Deve ser lembrado ainda que, em casos de carcinomatose ou tumores pélvicos, notadamente de ovários, não é incomum a ocorrência de obstrução maligna dos cólons. Nessas ocasiões, além dos sintomas obstrutivos, sabe-se que o tempo de sobrevida é bastante curto, principalmente naqueles casos de ascite e massa palpável.

Entretanto, após a derivação intestinal, seja interna ou externa, 45-75% dos pacientes consegue se alimentar e 34-87% têm alta para seus domicílios, com taxa de mortalidade em 30 dias de 6-32% e readmissão após 60 dias de 74%.

Pacientes com mais de 70 anos, operados em caráter de urgência ou emergência, desenvolvimento de complicações clínicas, doença avançada locorregional e doença extra-hepática têm maior taxa de mortalidade com percentagens estatisticamente significativas. Nesses casos, 25% evoluem a óbito nos primeiros 30 dias e as complicações clínicas no pós-operatório relacionam-se aos procedimentos de emergência, reoperações e níveis elevados de ureia.

CIRURGIAS PALIATIVAS NA OBSTRUÇÃO DE VIA AÉREA

A obstrução de via aérea pode ocorrer na história natural do câncer de cabeça e pescoço e o ideal é que essa possível complicação seja explicada e discutida com o paciente precocemente. Deve-se esclarecer ao paciente e sua família que a realização de traqueostomia tem grande impacto na qualidade de vida, pois grande parte deles não conseguirá realizar reabilitação a ponto de voltar a falar, a saída de secreção pela traqueostomia é relativamente frequente e, em muitos casos, bastante desconfortável, inclusive com formação de rolhas ou tampão ocasionados pelo acúmulo de secreção.

Idealmente, a traqueostomia deve ser realizada de maneira eletiva, pois a obtenção da via aérea no paciente crítico pode ser uma tarefa árdua em situações de urgência e emergência. A maior dificuldade está justamente naqueles portadores de neoplasias de cabeça e pescoço que obstruem diretamente a região cervical. A insuficiência respiratória nesses casos exige abordagem imediata e resolutiva. Caso as medidas clínicas de reversão, como oxigenoterapia, corticoterapia e até epinefrina subcutânea, não sejam resolutivas, torna-se necessária a obtenção direta da via aérea.

Alguns pacientes em cuidados paliativos exclusivos com doença avançada e funcionalidade ruim podem optar pela não realização da traqueostomia, ou mesmo a equipe pode considerar esse procedimento desproporcional. Nesses casos, há a opção de sedação paliativa (ver capítulo específico) para alívio dos sintomas de obstrução respiratória, sendo importante a adequada comunicação entre equipe, paciente e familiares.

Deve ser lembrado ainda que o cuidado com a alimentação nos cuidados paliativos para tumores de cabeça e pescoço é parte da assistência, uma vez que cerca de 40% desses pacientes apresentam disfagia. Nas situações de impossibilidade de ingestão alimentar por via oral e quando a expectativa de vida é maior que três meses se recomenda a realização de gastrostomia.

CIRURGIAS PALIATIVAS TORÁCICAS

O derrame pleural no portador de neoplasias avançadas do tórax, ou mesmo metástases pulmonares, é deletério para sua qualidade de vida, pois habitualmente coexistem com insuficiência respiratória e restrição pulmonar. A paliação nesses casos pode ser feita com:

Toracocentese de alívio: nos derrames pleurais agudos, nas primeiras vezes em que o paciente vai ao atendimento de emergência é um procedimento recomendado. Realizado com anestesia local, a partir da punção no 5° espaço intercostal posterior no lado acometido.

Pleurodese: opção nos casos de derrames crônicos, com necessidade de paracenteses repetidas. Consiste em procedimento cirúrgico realizado sob anestesia geral, por meio de videocirurgia do tórax (toracoscopia). Realiza-se abrasão local mecânica da pleura ou introdução de substâncias (químicas ou talco). Esse procedimento permite que a pleura inflamada fique aderida completamente à parede torácica, prevenindo ou reduzindo, a nova formação de derrames pleurais.

Além dessas complicações, a obstrução das vias aéreas é outra possível intercorrência em portadores de neoplasias torácicas avançadas e, nesses casos, o uso de uma prótese de silicone tubular ou em Y pode ser uma opção.

CIRURGIA PALIATIVA DESOBSTRUTIVA DAS VIAS URINÁRIAS

A principal complicação em casos avançados de tumores do trato urinário em que já se estabeleceu conduta paliativa é a obstrução urinária. Nas situações de obstrução distal ao trígono vesical, como na uretra prostática, o paciente terá sintomas de retenção urinária aguda e a sondagem vesical transuretral é resolutiva na maioria dos casos. Na impossibilidade dessa via, procede-se a confecção de cistostomia, por via aberta ou, preferencialmente, por punção suprapúbica.

Nos casos de obstrução do ureter por neoplasias, torna-se necessária a permeabilização ureteral endoscópica da via urinária por meio do cateter de duplo J. Em situações em que essa medida é ineficaz, considera-se a nefrostomia, embora se saiba que essa conduta afeta sobremaneira a qualidade de vida e, ainda, com uma incerteza da possibilidade de tratamento sistêmico futuro.

Nos portadores de tumores avançados com baixa expectativa de vida, cuja função renal se encontra normal ou pouco alterada e não há sinais e sintomas de infecção urinária, essa forma de tratamento deve ser desencorajada. Além disso, sabe-se que a sobrevida média desse grupo de pacientes pode variar entre 14 e 87 dias, a depender fundamentalmente dos locais e órgãos afetados pela doença locorregional ou metastática com uma sobrevida 4 vezes maior naqueles pacientes com doença avançada de origem ginecológica quando comparados à decorrente de câncer de bexiga.

CONSIDERAÇÕES FINAIS

O benefício obtido pelo paciente com os diferentes procedimentos cirúrgicos paliativos dependerá, em grande parte, da escolha do melhor momento, do tipo e da magnitude do procedimento em relação ao avanço da patologia de base. Além disso, a decisão deve ser compartilhada com o paciente e familiares responsáveis onde o esclarecimento dos riscos, das possíveis complicações e dos benefícios esperados com o procedimento minimizam a ansiedade dos familiares, favorecem a autonomia em um ambiente de atuação ético e harmônico visando primordialmente a qualidade de vida do paciente e a melhor compreensão do problema a ser abordado, por todos os envolvidos.

BIBLIOGRAFIA

Bakkevold KE, Kambestad. Morbidity and mortality after radical and palliative pancreatic câncer surgery: risk factors influencing the short-term results. Annals Surg 1993;217(4):356-68.

Bjerring OS, Pless T, Fristrup C, Mortensen MB. Acceptable results after self-expanding metallic stent treatment for dysphagia in nonresectable esophageal cancer. Dan Med J 2012;59(6):A4459.

Bornman PC, Beckingham IJ. Pancreatic tumors. BMJ 2001;322(24):721-3.

Folkard SS, Banerjee S, Menzies-Wilson R, Reason J, Psallidas E, Clissold Elliot, et al. Percutaneous nephrostomy in obstructing pelvic malignancy does not facilitate further oncological treatment. Int Urol Nephrol 2020;52(9):1625-8.

Gannayarapu BS, Lau SKM, Carter K, Cannon NA, Gao A, Ahn C, et al. Prevalence and survival impact of pretreatment cancer-associated weight loss: a tool for guiding early palliative care. J Oncol Practice 2018;14(4):240-50.

Gianchello AL. Health outcomes research in Hispaniccs/Latinos. J Med Systems 1996;21(5):235-254.

Harada K, Zhao M, Shanbhag N, Baba H, Ajani JÁ. Palliative care for advanced gastric cancer. Expert Rev Anticancer Ther 2020;20(7): 575-80.

Henriques AC, Pezzolo S, Faure MG, Luz LT, Godinho CA, Speranzini MB. Tubo gástrico isoperistáltico no tratamento paliativo do carcinoma irressecável do esôfago. Rev Col Bras Cir 2001;28(6):408-13.

Instituto Nacional de Câncer. Controle de sintomas do câncer avançado em adultos. Rev Bras Cancerol 2000;46(3):243-56.

Instituto Nacional de Câncer. Estimativa 2020: incidência do câncer no Brasil. Rio de Janeiro: INCA; 2020.

Kim SK, Lee CH, Lee MR, Kim JH. Multivariate analysis of the survival rate for treatment modalities in incurable stage IV colorectal cancer. J Korean Soc Coloproctol 2012;28(1):35-41.

Kim TH, Kim SH, Oh HJ, Sonh YW, Lee SO. Endoscopic ultrasound-guided biliary drainage with placement of a fully covered metal stent for malignant biliary obstruction. World J Gastroenterol 2012;18(20):2526-32.

Kneuertz PJ, Cunningham SC, Cameron JL, Torrez S, Tapazoglou N, Herman JM. Palliative surgical management of patients with unresectable pancreatic adenocarcinoma: trends and lessons learned from a large, single institution experience. J Gastrointest Surg 2011;15(11):1917-27.

Lee HJ, Hong SP, Cheon JH, Kim TI, Kim WH, Park SJ. Clinical outcomes of self-expandable metal stents for malignant rectal obstruction. Dis Colon Rectum. 2018;61:43-50.

Morikawa S, Suzuki A, Nakase K, Yasuda K. Palliation of malignant upper gastrointestinal obstruction with self-expandable metal stent. Korean J Radiol 2012;13(S1):S98-103.

Olson TJP, Pinkerton C, Brasel KJ, Schwarze ML. Palliative Surgery for Malignant Bowel Obstruction from Carcinomatosis: A Systematic Review. JAMA Surg. 2014;149(4):383-92.

Oya H, Matoba M, Murakami S, Ohshiro T, Kishino T, Satoh Y, et al. Mandatory palliative care education for surgical residents: initial focus on teaching pain management. Jpn J Clin Oncol 2012;43(2):170-5.

Perez EM, Dominguez-Munoz JE, Botella-Romero F, Cerezo L, Teresa M, Serrano T, et al. Multidisciplinary consensus statement on the clinical management of patients with pancreatic cancer. Clin Translational Oncol 2020;22:1963-75.

Ptok H, Marusch F, Steinert R, Meyer L, Lippert H, Gastinger I. Incurable stenosing colorectal carcinoma: endoscopic stent implantation or palliative surgery? World J Surg 2006;30(8):1481-7.

Ronnekileiv SM, Kennedy GD. Management of stage IV rectal cancer: palliative options. World J Gastroenterol 2011;17(7):835-47.

Roses RE, Tzeng CWD, Ross MI, Fournier KF, Abbott DE, You N. The Palliative Index: predicting outcomes of emergent surgery in patients with cancer. J Palliatlive Med. 2014;17(1):37-42.
Sabath B, Casal RF. The (hour)glass half-full: modified silicone hourglass stents for the treatment of central airway obstruction. Cureus. 2021;13(6):1-5.
Saidi RF, ReMine SG, Dudrick PS, Hanna NN. Is there a role for palliative gastrectomy in patients with stage IV gastric cancer? World J Surg. 2006;30(1):21-7.
Scally CP, Robinson K, Blumenthaler NA, Bruera E, Badgwell BD. Identifying core principles of palliative care consultation in surgical patients and potential knowledge gaps for surgeons. J Am Coll Surg. 2020;231(1):179-85.
Souza FO, Antunes LCM, Santos LHR. Tratamento paliativo do adenocarcinoma gástrico. Arq Bras Cir Dig 2011;24(1):74-80.
Stein R, Hohenfellner M, Pahernik S, Roth S, Thuroff JW, Rubben H. Urinary diversion: approaches and consequences. Dtsch Arztebl Int 2012;109(38):617-22.
Stillwell AP, Buettner PG, Siu SK, Stitz RW, Stevenson ARL. Predictors of postoperative mortality, morbidity, and long-term survival after palliative resection in patients with colorectal cancer. Dis Colon Rectum. 2011;54:535-44.
Wilson JR, Urwin GH, Stower MJ. The role of percutaneous nephrostomy in malignant ureteric obstruction. Ann R Coll Surg Engl 2005;87(1):21-4.
Winner M, Mooney SJ, Hershman DL, Feingold DL, Allendorf JD, Wright JD, et al. Management and outcomes of bowel obstruction in patients with stage IV colon cancer: a population-based cohort study. Dis Colon Rectum. 2013;56:834-43..

196 RADIOTERAPIA PALIATIVA

André Tsin Chih Chen, Helena Espindola Baraldi

A radioterapia tem papel significativo na paliação de sintomas causados pelo câncer, promovendo melhora na qualidade de vida e, em algumas situações, aumento da sobrevida. Aproximadamente 50% dos pacientes com câncer recebem algum tipo de radioterapia paliativa ao longo do curso de sua doença.

Está indicada em situações nas quais é potencialmente capaz de melhorar a qualidade de vida do paciente. Um ponto interessante em relação à radioterapia é que a sua toxicidade costuma ser limitada à região abordada, a depender da dose administrada, e boa parte dos efeitos colaterais costumam se resolver em dias a semanas.

A radioterapia é realizada em sessões diárias e de curta duração (alguns minutos). De maneira geral, é realizada em 1 a 10 sessões. A avaliação prognóstica é fundamental para definir a indicação e duração do tratamento. No Instituto do Câncer do Estado de São Paulo (ICESP) validamos o *Palliative Prognostic Index* (PPI) em pacientes internados avaliados para radioterapia paliativa (Tabela 1).

No momento da irradiação, não se deve aplicar óleos ou medicação tópica na região a ser tratada.

Em casos em que o tumor é volumoso e/ou possui histologia extremamente radiossensível, considerar profilaxia de síndrome de lise tumoral.

Tabela 1 Sobrevida de pacientes internados avaliados para radioterapia paliativa com base no *Palliative Prognostic Index* (PPI) (n = 333)

PPI	Sobrevida mediana	HR (IC 95%)
≤ 2	120 dias	Referência
2,5-4	55 dias	1,84 (1,07-3,16)
> 4	39 dias	3,45 (2,0-5,74)

PRINCIPAIS INDICAÇÕES

Serão discutidas aqui as principais indicações de radioterapia paliativa e também as circunstâncias em que ela não se mostra tão adequada.

Metástases cerebrais

As metástases cerebrais são o tipo de tumor intracraniano mais comum, sendo que 20-40% dos pacientes com câncer irão desenvolvê-las.

A radioterapia de SNC está associada a aumento de sobrevida e melhora/prevenção de déficits neurológicos. Não deve ser utilizada quando o *performance status* do paciente é tão ruim que o tratamento se mostra fútil.

A radioterapia de crânio total é indicada como tratamento adjuvante pós-ressecção cirúrgica ou como tratamento definitivo. Em casos em que há 1-3 metástases cerebrais, a radiocirurgia deve ser considerada.

Em casos com edema cerebral sintomático, deve-se prescrever dexametasona, 8 mg, em dose de ataque, seguida de 4 mg a cada 6 horas. Recomenda-se reavaliação precoce e redução do corticoide para a menor dose capaz de controlar sintomas. Em casos com edema assintomático não é necessária corticoterapia.

Metástases ósseas

O uso da radioterapia em metástases ósseas tem intuito antiálgico e/ou de prevenção de fraturas em osso de carga.

Com o uso da radioterapia, o alívio da dor ocorre em 73% dos casos, sendo que em 14% há resposta completa da dor.

O hipofracionamento é preferível em pacientes com baixo *performance status* ou quando o objetivo é o controle álgico. O retratamento do mesmo sítio é possível, sendo habitualmente respeitado um intervalo mínimo de 3 a 6 meses.

Sangramento tumoral

A radioterapia tem eficácia máxima com Hb > 10 (a lesão ao DNA tumoral é mediada pela presença de oxigênio tecidual). À luz do uso racional de hemoderivados, recomenda-se discutir com a equipe da radioterapia a necessidade de transfusão sanguínea. A radioterapia tem atividade hemostática em sangramento tumoral de vasos de pequeno calibre. Sangramentos de vasos de médio e grande calibre devem receber hemostasia por outro método.

Em câncer gástrico, a taxa de resposta é de 50-75%.

Em câncer de colo de útero, deve-se considerar, ainda, realizar braquiterapia.

Metástases hepáticas

O sítio primário mais frequente é o câncer colorretal. A distensão da cápsula hepática pode causar dor.

Em pacientes oligometastáticos não candidatos a cirurgia e com bom *Karnofsky performance scale* (KPS) (Capítulo 192), o tratamento focal com radioterapia estereotática corpórea é uma alternativa a ser considerada. As lesões devem estar a mais de 1 cm das alças intestinais; não há restrição quanto a proximidade de grandes vasos ou cúpula diafragmática; lesões centrais podem ser tratadas com fracionamento mais estendido.

Em casos com múltiplas lesões sintomáticas, a radioterapia paliativa de fígado total pode ser uma opção.

Síndrome de veia cava superior e compressão medular

Os casos de síndrome de veia cava superior e compressão medular são abordados nos Capítulos 185 e 186.

MOMENTOS EM QUE A RADIOTERAPIA PODE NÃO SER BENÉFICA

A radioterapia paliativa não deve ser indicada em:

- pacientes em fase final de vida. Considerar não indicar tratamento em pacientes com PPI > 4;
- contexto de múltiplos sintomas associados descompensados para a paliação de apenas um sintoma.

▪ BIBLIOGRAFIA

Andrews DW, Scott CB, Sperduto PW, Flanders AE, Gaspar LE, Schell MC, et al. Whole brain radiation therapy with or without stereotactic radiosurgery boost for patients with one to three brain metastases: phase III results of the RTOG 9508 randomised trial. Lancet 2004; 363(9422):1665-72.

Bush R, Jenkin R, Allt W, Beale FA, Bean H, Dembo AJ, et al. Definitive evidence for hypoxic cells influencing cure in cancer therapy. Br J Cancer Suppl 1978;3:302-6.

Chen ATC, Mauro GP, Gabrielli F, et al. PROGRAD: an observational study of the prognosis of inpatients evaluated for palliative radiotherapy. Radiother Oncol 2018;127(2):299-303.

Chow E, Harris K, Fan G, Tsao M, Sze WM. Palliative radiotherapy trials for bone metastases: a systematic review. J Clin Oncol 2007;25(11): 1423-36.

Chow E, van der Linden YM, Roos D, et al. Single versus multiple fractions of repeat radiation for painful bone metastases: a randomised, controlled, non-inferiority trial. Lancet Oncol 2014;15(2):164-171.

Hansen E, Roach M. Handbook of evidence-based radiation oncology. 2.ed. New York: Springer; 2010.

Hartsell WF, Scott CB, Bruner DW, Scarantino CW, Ivker RA, Roach M, et al. Randomized trial of short- versus long-course radiotherapy for palliation of painful bone metastases. J Natl Cancer Inst 2005;97(11):798-804.

Hoff CM, Hansen HS, Overgaard M, Grau C, Johansen J, Bentzen J, et al. The importance of haemoglobin level and effect of transfusion in HNSCC patients treated with radiotherapy: results from the randomized DAHANCA 5 study. Radiother Oncol 2011;98(1):28-33.

Kocher M, Soffietti R, Abacioglu U, Villà S, Fauchon F, Baumert BG, et al. Adjuvant whole-brain radiotherapy versus observation after radiosurgery or surgical resection of one to three cerebral metastases: results of the EORTC 22952-26001 study. J Clin Oncol 2011;29(2):134-41.

Lutz S, Korytko T, Nguyen J, Khan L, Chow E, Corn B. Palliative radiotherapy: when is it worth it and when is it not? Cancer J 2010;16(5):473-82.

Patchell R, Tibbs PA, Regine WF, Dempsey RJ, Mohiuddin M, Kryscio RJ, et al. Postoperative radiotherapy in the treatment of single metastases to the brain. JAMA 1998;280(17):1485-9.

Rusthoven KE, Kavanagh BD, Cardenes H, Stieber VM, Burri SH, Feigenberg SJ, et al. Multi-institutional phase I/II trial of stereotactic body radiation therapy for liver metastases. J Clin Oncol 2009;27(10): 1572-8.

Tey J, Back MF, Shakespeare TP, Mukherjee RK, Lu JJ, Lee KM, et al. The role of palliative radiation therapy in symptomatic locally advanced gastric cancer. Int J Radiat Oncol Bio Phys 2007;67(2):385-8.

van der Linden YM, Lok JJ, Steenland E, Martijn H, van Houwelingen H, Marijnen CA, et al; Dutch Bone Metastasis Study. Single fraction radiotherapy is efficacious: a further analysis of the Dutch Bone Metastasis Study controlling for the influence of retreatment. Int J Radiat Oncol Biol Phys 2004;59(2):528-37.

197 SINTOMAS RESPIRATÓRIOS

Tatiane Coelho Pinto

▪ DISPNEIA

DEFINIÇÃO E ETIOLOGIA

A palavra dispneia é derivada das raízes gregas *dys*, que significa dificuldade, e *pneuma*, que significa respirar. A American Thoracic Society define dispneia como "uma experiência subjetiva de desconforto respiratório que consiste em sensações qualitativamente distintas que variam na intensidade". Em termos mais coloquiais, dispneia é uma percepção desconfortável da respiração, a qual é subjetiva e difícil de ser definida por quem a sente. Neste capítulo discorreremos sobre a abordagem e tratamento da dispneia em cuidados paliativos, ou seja, nos pacientes que apresentam uma doença crônica ameaçadora da vida, como por exemplo câncer, doença pulmonar obstrutiva crônica, insuficiência cardíaca, insuficiência renal, neuropatias degenerativas, entre outras. Do ponto de vista fisiopatológico, os mecanismos envolvidos que levam à dispneia são múltiplos e complexos, mas é possível elencar 3 mecanismos principais responsáveis por sua ocorrência:

- aumento no esforço respiratório para vencer causas mecânicas (p. ex., doença pulmonar obstrutiva ou restritiva, derrame pleural, obstrução de via aérea);
- aumento na proporção do uso da musculatura para manter o funcionamento normal (p. ex., fraqueza neuromuscular, caquexia);
- aumento na demanda ventilatória (p. ex., hipóxia, hipercapnia, anemia, acidose metabólica).

A dispneia pode estar relacionada à doença de base, às comorbidades ou ao tratamento dessas doenças, mas frequentemente está associada a uma combinação de todos esses fatores, sendo multifatorial (Capítulo 10).

EPIDEMIOLOGIA

Sintomas respiratórios podem ocorrer nos diversos estágios da doença, porém tendem a tornar-se mais comuns durante a progressão e na fase final de vida.

- A dispneia é encontrada em mais de 50% dos pacientes com neoplasias avançadas, SIDA, doenças cardíacas, doença pulmonar obstrutiva crônica (DPOC) e doença renal. É prevalente em 10-70% dos pacientes com câncer, 90-95% dos pacientes com doença pulmonar obstrutiva crônica, 60-88% dos pacientes com doenças cardíacas, 11-62% dos pacientes com Aids e 11-62% dos pacientes com doença renal.
- Apresenta incidência semelhante à dor nos pacientes oncológicos: 85% sentem dor e 78% dispneia no último ano de vida. Em pacientes que morreram por DPOC, dispneia de forte intensidade foi uma queixa mais comum (66%) do que dor de forte intensidade (25%).
- 94% dos pacientes com doença pulmonar crônica apresentam dispneia no último ano de vida.
- A incidência aumenta por volta de 50% nos 3 meses que antecedem a morte e 65% nos últimos dias de vida, estando entre as maiores causas de necessidade de sedação do paciente em fase final de vida.
- É a quarta causa mais comum de procura a serviços de emergência por pacientes em cuidados paliativos
- Acima de 10% dos pacientes em cuidados paliativos marcam consulta ambulatorial por dispneia.
- Apesar da alta prevalência, este sintoma ainda é subtratado e há estudos que mostram que apenas 3% dos pacientes foram considerados respirando confortavelmente pelos familiares na fase final de vida

QUADRO CLÍNICO

Deve-se avaliar:

- intensidade: é difícil de se avaliar por causa da subjetividade dos sintomas. Mais comumente, é inferida com o uso de escalas como a numérica (pede-se para o paciente dar uma nota de 0-10 para o sintoma, sendo 0 a ausência de dispneia e 10, a mais intensa) e a visual analógica (consiste em uma régua de 100 mm marcando no 0 ausência de dispneia e no 100, a pior dispneia da vida, com o paciente tendo que fazer uma marca onde acredita que se encontra no momento). Essas escalas são úteis para quantificar a resposta a intervenções, porém nem sempre o paciente consegue respondê-las, seja por baixa compreensão ou baixa funcionalidade;
- características associadas:
  - fatores desencadeantes;
  - ritmo de evolução;
  - fatores de melhora e piora;
  - presença de componente emocional;
  - resposta a intervenções;
  - impacto na qualidade de vida do paciente;
  - presença de comorbidades, história de tabagismo, história ocupacional, radioterapia ou quimioterapias prévias.

Deve-se ter em mente que a dispneia é subjetiva e que frequência respiratória, $SatO_2$ e gasometria arterial não se correlacionam com o sintoma – ou seja, o paciente pode estar hipoxêmico, mas não dispneico, ou dispneico, mas não hipoxêmico.

Também é importante nessa avaliação realizar um exame físico detalhado, que possa ajudar a elucidar a causa da dispneia. Deve-se atentar para frequência respiratória, cianose, presença de edemas, uso de musculatura acessória, ausculta pulmonar e presença de ascite.

AVALIAÇÃO DIAGNÓSTICA

O diagnóstico da dispneia é clínico. Os exames apenas ajudam a revelar possíveis causas e possibilidades terapêuticas.

A avaliação diagnóstica deve ser individualizada. É importante saber em que fase da doença o paciente se encontra para que os exames pedidos sejam condizentes com o diagnóstico e o prognóstico. No contexto de cuidados paliativos, devem ser solicitados apenas exames que tenham impacto terapêutico, isto é, que auxiliem na tomada de decisões. Todas as causas potencialmente reversíveis para a dispneia devem ser investigadas.

As principais causas de dispneia são:

- envolvimento primário ou secundário de parênquima pulmonar por neoplasia;
- obstrução tumoral intrínseca ou extrínseca de vias aéreas;
- linfangite carcinomatosa;
- neoplasia pleural;
- derrame pleural;
- derrame pericárdico;
- síndrome de veia cava superior;
- embolia tumoral;
- paralisia de nervo frênico;
- atelectasias;
- fístula traqueoesofágica;
- infiltração tumoral de parede torácica;
- fraturas patológicas em costelas;
- pneumonia;
- caquexia;
- anemia;
- distúrbios hidroeletrolíticos;
- tromboembolismo pulmonar (TEP);
- síndromes paraneoplásicas;
- ascite;
- cirurgias (lobectomias/pneumectomias);
- pneumonite pós-radioterapia;
- fibrose pulmonar induzida por quimioterápicos;
- cardiomiopatia induzida por quimioterápicos;
- DPOC;
- asma;
- ICC;
- arritimias;
- síndrome coronariana aguda;
- doença vascular pulmonar;
- obesidade;
- distúrbios neuromusculares;
- aspiração;
- pneumotórax;
- doença intersticial pulmonar;
- ansiedade/componentes espirituais e psicossociais.

A dispneia que ocorre após esforço físico geralmente denota uma fase mais inicial da doença, permitindo a correção de uma série de distúrbios causadores.

É importante lembrar que a dispneia pode estar associada com quadros de ansiedade, pois tanto a dispneia pode levar à ansiedade quanto a ansiedade pode levar à dispneia, sendo que muitos pacientes não conseguem distinguir a dispneia da ansiedade.

Tosse, broncorreia (ou hipersecretividade brônquica) e hemoptise (Capítulo 11) têm grande associação com dispneia.

Alguns exames que podem ser úteis são:

- RX de tórax;
- ECG;
- hemograma;
- proteína C-reativa, sódio, potássio, ureia, creatinina, coagulograma, enzimas cardíacas, transaminases;
- TC de tórax.

TRATAMENTO

Tratar a causa da dispneia (pode ser a própria doença de base, como ICC e DPOC, ou secundária a elas, como uma pneumonia ou derrame pleural) é o ideal. Sempre que possível, é a conduta a ser seguida.

Simultaneamente, deve-se iniciar o tratamento sintomático, que pode ser medicamentoso e não medicamentoso. Na Figura 1, é apresentado o tratamento conforme a evolução temporal da doença.

Tratamento das causas

Entre as causas de dispneia, estão listadas a seguir algumas que são corrigíveis mediante adoção das condutas apresentadas:

- derrame pleural: toracocentese, drenagem e pleurodese;
- broncoespasmo: corticosteroides, broncodilatadores;
- obstrução de vias aéreas: radioterapia, *laser*, *stents*;
- síndrome de veia cava superior: radioterapia, corticosteroides;
- pneumonite pós-radioterapia: corticosteroides;
- linfangite carcinomatosa: corticosteroides (preferência por dexametasona, 8-12 mg/dia);
- TEP: anticoagulação;
- pneumonia: antibióticos;
- edema pulmonar: diuréticos;
- anemia: transfusão de concentrado de hemácias (trata-se de tratamento controverso no âmbito de cuidados paliativos, por isso o benefício de sua adoção deve ser avaliado individualmente; eritropoetina é contraindicada).

Destaca-se que o tratamento de pacientes dispneicos com broncodilatadores deve ser evitado, a não ser que haja evidência de broncoespasmo.

Tratamento sintomático

Tratamento medicamentoso

- Opioides

Trata-se da classe mais efetiva para o controle sintomático da dispneia, podendo ser usados VO e via parenteral. Apesar da presença de receptores de opioides nos pulmões, estes parecem ter um papel menor na sensação de dispneia, uma vez que os estudos não demonstram que os opioides inalatórios sejam efetivos no tratamento da dispneia.

Seu mecanismo de ação é relativamente desconhecido, mas acredita-se que possa ser decorrente de seus efeitos na resposta ventilatória a dióxido de carbono, hipóxia, aumento na resistência de fluxo inspiratório e diminuição na demanda por oxigênio no exercício e no repouso, observados em indivíduos saudáveis. Também foi observado efeito vasodilatador na vasculatura pulmonar em animais com seu uso.

Em resumo, os opioides causam redução na percepção central da dispneia, redução na sensibilidade à hipercapnia, redução no consumo de oxigênio e aumento da função cardiovascular.

Quando se titula sua dose de maneira adequada, aliviam a dispneia sem evidência de depressão respiratória. Não provocam mudanças na frequência respiratória, na gasometria arterial e na $SatO_2$, podendo ser usados com segurança. É importante atentar para um maior risco de intoxicação em pacientes com insuficiência renal, uma vez que quase todos os opioides validados para o controle de dispneia apresentam metabolisação renal.

O medo dos efeitos colaterais não deve impedir a utilização dessa classe de drogas. Os efeitos colaterais mais comuns são: constipação, letargia e náusea/vômitos. Os pacientes tornam-se farmacologicamente tolerantes a todos os efeitos colaterais causados pelos opioides em 1-2 semanas, excetuando-se a constipação. Nesses casos, é possível antecipar-se ao efeitos e prescrever laxativos e antieméticos junto com a prescrição do opioide, uma vez que os efeitos colaterais não tratados afetam a qualidade de vida do paciente.

Os opioides mais usados e suas doses habituais são apresentados na Tabela 1.

Não esquecer que o benefício dos opioides no tratamento da dispneia são demonstrados com baixas doses, menores que as usadas no controle de dor. Deste modo, aumentos repetitivos na dose de opioides podem trazer benefício nos quadros álgicos, mas não na dispneia.

- Caso o paciente com dispneia grave permaneça sintomático com opioide intermitente, a dose total em utilização poderá ser convertida para infusão contínua endovenosa e ser titulada até a dose teto de 2 mg/h. No caso de pacientes que já estejam em uso prévio de opioides, a dose na conversão poderá ser superior a 2 mg/h, devendo ser titulada com parcimônia. Nestes casos, com paciente necessitando de altas doses de opioide para controle de dispneia, considerar sedação paliativa, abordada em maiores detalhes em capítulo específico do tema.

▪ Ansiolíticos

Os ansiolíticos não são efetivos isoladamente no tratamento da dispneia, não devendo ser usados como 1ª escolha. Têm papel importante, contudo, no tratamento da ansiedade, que frequentemente está relacionada com a dispneia.

A principal classe utilizada são os benzodiazepínicos, mas também podem ser usadas clorpromazina e buspirona.

Frequentemente, são prescritos em associação com o opioide.

As medicações mais utilizadas são:

- lorazepam: 0,5-1 mg, VO, a cada 1 hora até o controle da dispneia e, então, doses de manutenção a cada 4-6 horas;
- diazepam: 5-10 mg, VO, a cada 1 hora até o controle da dispneia e, então, doses de manutenção a cada 6-8 horas;
- clonazepam: 0,25-2 mg, VO, a cada 12 horas;
- midazolam: 0,5 mg, EV, a cada 15 minutos até o controle da dispneia, e, então, manter infusão contínua SC ou EV (dose total de 5-10 mg em 24 horas). Também pode ser usado VO na mesma dosagem da manutenção.

▪ Furosemida inalatória

Poucos estudos disponíveis, com tendência de piora da dispneia se comparada com o placebo, não sendo indicado o uso.

▪ *Cannabis*

Benefício incerto, há poucos estudos que mostram efeito positivo ou negativo na dispneia.

Tratamento não medicamentoso

▪ Princípios gerais

- Fornecer explicações necessárias a fim de propiciar segurança ao paciente e familiares.
- Respeitar a autonomia do paciente.
- Encorajar e orientar adaptações nas atividades da vida diária, no estilo de vida e nas expectativas.
- Sugerir atividades de relaxamento/lazer.
- Proporcionar ambiente ventilado.
- Orientar melhor posicionamento no leito.

▪ Oxigenoterapia

Nos pacientes com neoplasia, a oxigenoterapia está indicada apenas em casos de hipoxemia.

Nos pacientes oncológicos, mais do que a correção da hipoxemia, parte do efeito positivo do oxigênio no controle da dispneia deve-se à estimulação sensória (por estimulação do nervo trigêmeo pelo fluxo de ar) e pelo efeito placebo. Deste modo, em alguns casos, observa-se melhora da dispneia apenas com o fato de se manter o ambiente arejado, ou com uma janela aberta, ou até mesmo com o uso de um ventilador. Não há estudos comprovando o benefício de tal técnica em pacientes com doenças pulmonares ou cardíacas.

Nos pacientes com DPOC, a oxigenoterapia contínua é indicada nas seguintes situações:

- pressão parcial arterial de oxigênio (PaO_2) ≤ 55 mmHg ou $SatO_2$ ≤ 88%;
- PaO_2 = 56-59 mmHg ou $SatO_2$ = 89%, associada a:
  - edema por insuficiência cardíaca;
  - evidência de *cor pulmonale*;
  - Ht > 56%.

Outra indicação para oxigenoterapia nos pacientes com DPOC são as agudizações da doença que não respondem a outros tratamentos e nas quais $SatO_2$ < 90%.

Não há estudos que mostrem indicação absoluta do uso de oxigênio para paliar dispneia em pacientes com ICC.

- VNI

Polêmica no contexto paliativo: alívio de sintoma x prolongamento desconfortável do sofrimento e processo de morte.

- Embora possa trazer algum controle efetivo da dispneia em situações clínicas bem definidas, como em pacientes com DPOC ou congestão pulmonar/ edema agudo de pulmão, também pode levar ao prolongamento desconfortável do sofrimento e do processo de morte.

É importante lembrar que, com o uso de VNI, o paciente em fase terminal pode ficar privado de expressão e de contato com entes queridos, sem que haja evidência clara de real benefício em tal situação, podendo até ocorrer agravamento da dispneia.

Seu uso deve ser feito apenas em situações individualizadas, como naqueles pacientes com dispneia refratária a todas as medidas adotadas e que não querem ser sedados no momento porque aguardam resolver alguma pendência (aguardam a chegada de um filho para se despedir ou algum papel para assinar). Nesses casos, se o paciente relatar qualquer desconforto com a máscara, não se deve estimular a sua permanência.

- Fisioterapia

- Posicionamento para manter vias aéreas pérvias e evitar restrição mecânica.
- Relaxamento de musculatura acessória (diminui trabalho respiratório).
- Exercícios para combater a imobilidade.
- Uso de técnicas de contenção de energia.
- Aspiração de vias aéreas (procedimento doloroso que deve ser usado apenas em situações específicas, sempre com uso de analgesia prévia).

- Outros

Podem ser utilizadas, ainda, acupuntura, pressoacupuntura, terapias psicológicas e comportamentais, massagem, musicoterapia, hipnose e psicanálise, sempre se respeitando a opinião do paciente e de seus familiares.

Em resumo, deve-se dar importância a um tratamento multidisciplinar, envolvendo as equipes médica, de enfermagem, de serviço social, de fisioterapia e de psicologia.

Em casos de dispneia refratária a todas as medidas possíveis de serem adotadas, pode-se considerar sedação paliativa (Capítulo 193).

PROGNÓSTICO

- Aumenta risco de hospitalização e de morte hospitalar.
- Frequentemente incluída como fator de pior prognóstico em escalas prognósticas, como por exemplo no Índice Prognóstico Paliativo (PPI), usado para pacientes oncológicos.

TOSSE

EPIDEMIOLOGIA

Está presente em 29-83% dos pacientes em cuidados paliativos.

Atinge 37% dos pacientes com câncer, sendo que 38% destes são afetados de forma moderada a intensa.

Em 2/3 dos pacientes, ocorre mais de 10 vezes ao dia, interferindo no sono, na respiração e na fala, e causando desconforto na garganta, dor torácica e abdominal. Também pode causar vômitos, síncope e fraturas de costela.

FISIOPATOLOGIA

A tosse pode ser transitória ou persistente.

Ocorre por transmissão de impulsos nervosos aos centros integradores da tosse no cérebro, a partir de estímulos mecânicos, químicos, inflamatórios e imunológicos na árvore brônquica.

A Tabela 2 lista possíveis causas de tosse.

TRATAMENTO

O tratamento é feito com drogas que atuam nos receptores da tosse espalhados na via aérea superior, na árvore brônquica, no diafragma, na membrana timpânica, nos seios paranasais, nos vasos pulmonares, nas pleuras etc.

Na presença de doença cardíaca ou pulmonar, estas sempre devem ser tratadas antes.

Os opioides são a droga de escolha, sendo mais usada a codeína, na dose de 10-20 mg, VO, 4/4 horas. A morfina também pode ser utilizada, na dose de 5 mg, 4/4 horas.

- Para pacientes com contraindicação aos opioides, pode ser utilizada a gabapentina 300 mg/dia, com titulação até 300 mg 3x/dia. Outra droga que pode ser utilizada como alternativa é a pregabalina, de 75 a 300 mg/dia. Deve-se lembrar que a gabapentina e a pregabalina tem baixo nível de evidência para uso.

Anestésicos locais inalatórios também podem ser usados, porém com risco de broncoespasmo e broncoaspiração. Alguns exemplos são a bupivacaína a 0,25% (inalar 5 mL a cada 8 horas) e a xilocaína a 2% (inalar 5 mL a cada 6 horas).

BRONCORREIA (HIPERSECREÇÃO DE VIAS AÉREAS)

DEFINIÇÃO

É a produção de grande quantidade de expectoração.

Pode causar tosse, insônia, desidratação, distúrbios hidroeletrolíticos e obstrução de vias aéreas, sendo esta última muito angustiante para os pacientes e familiares ("sororoca", respiração ruidosa ou ronco da morte).

TRATAMENTO

O tratamento visa ao conforto.

Os benefícios das medidas não farmacológicas devem ser avaliados. Englobam aspiração e posicionamento de cabeça e via aérea de modo a facilitar drenagem de secreções.

As medidas farmacológicas são:

- inalação com ipratrópio;
- anticolinérgicos: hioscina (escopolamina) (Buscopan®), 10 mg, VO, EV ou SC, a cada 4 ou 6 horas; colírio de atropina na cavidade oral, 2 gotas a cada 6-12 horas;
- corticosteroides: podem ser usados em pacientes com asma, mas sem benefício em pacientes oncológicos;
- antibióticos macrolídeos: eritromicina (diminuição de secreção mediada por macrófagos);
- octreotida pode causar redução temporária na broncorreia, porém é uma medicação cara e nem sempre disponível;
- sedação paliativa em caso de sintoma persistente apesar das medidas adotadas (Capítulo 193).

BIBLIOGRAFIA

Academia Nacional de Cuidados Paliativos. Manual de cuidados paliativos. Rio de Janeiro; 2012.

Ben-Aharon I, et al. Interventions for alleviating cancer – related dyspnea: a systematic review. J Clin Oncol 2008;26:2396-2404.

Curtis JR, et al. Noninvasive positive pressure ventilation in critical and palliative care settings: Understanding the goals of therapy Crit Care Med 2007;35:932-939.

Jennings AL, Davies AN, Higgins JTP, et al. A systematic review of the use of opioids in the management of dyspnoea. Thorax 2002;57:939-944.

Kamal AH, et al. Dyspnea review for the palliative care professional: assessment, burbens, and etiologies. J Palliative Med 2011;14: 1167-1172.

Kamal AH, et al. Dyspnea review for the palliative care professional: treatment goals and therapeutic options. J Palliative Med 2012;15: 106-114.

Lanken PN, et al. An Official American Thoracic Society Clinical Policy Statement: Palliative care for patients with respiratory diseases and critical illnesses. Am J Respir Crit Care Med 2008;177 912-927.

Mahler DA, et al. American College of Chest Physicians consensus statement on the management of dyspnea in patients with advanced lung or heart disease. Chest 2010;137;674-691.

NHS. Pain & symptom control guidelines: palliative care 5.ed. 2022.

Oliveira RA. Cuidado paliativo. São Paulo: Conselho Regional de Medicina do Estado de São Paulo; 2008.

Sinuff T, et al. Noninvasive ventilation for acute respiratory failure near the end of life. Crit Care Med 2008;36:789-794.

Sociedade Brasileira de Pneumologia e Tisiologia. Oxigenoterapia domiciliar prolongada (ODP). J Pneumologia 2000;26(6).

Thomas JR, von Gunten CF. Management of dyspnea. J Support Oncol 2003;1:23-34.

Twycross R, Wilcock A, Toller CS. Palliative care formulary, 5th ed., Nothingham: Palliative Drugs; 2009.

Twycross R, Wilcock A, Toller CS. Symptom management in advanced cancer, 4th.ed. Nothingham: Palliative Drugs; 2009.

Viola R, et al. The management of dyspnea in cancer patients: a systematic review. Support Care Cancer 2008;16:329-337.

Watson M, Lucas C, Hoy A, Wells J. Oxford handbook of palliative care, 2.ed. Oxford: Oxford University Press; 2009.

Yorke J, Brettle A, Molassiotis A. Nonpharmacological interventions for managing respiratory symptons in lung cancer. Chronic Respir Dis 2012;9:117-129.

198 SINTOMAS DIGESTIVOS

Carolina Rebouças Clara, Katia Emi Nakaema, Vitor Modesto Rosa

Sabe-se que os sintomas digestivos são muito frequentes em pacientes com doença oncológica e principalmente com doença oncológica avançada. Podem desencadear piora da qualidade de vida, piora da funcionalidade e progressão para a síndrome da anorexia-caquexia.

Deve-se investigar ativamente a presença de sintomas digestivos. Para quantificar os sintomas, utilizam-se escalas, como a escala verbal numérica.

Sempre que possível, deve-se investigar e tratar a causa do sintoma, se esta for reversível.

▪ SINTOMAS DE CAVIDADE ORAL

Sintomas orais são muito frequentes em pacientes com câncer. Cerca de 2/3 dos pacientes em cuidados paliativos relatam desconforto oral. Esses sintomas, no entanto, são pouco reportados pelos pacientes e pouco investigados nas avaliações médicas.

Podem ser decorrentes da própria doença ou de seu tratamento e implicam perda da qualidade de vida e desnutrição.

A abordagem multidisciplinar, incluindo médicos, dentistas, fonoaudiólogos, nutricionistas e psicólogos, é a melhor alternativa para o adequado cuidado dos pacientes com sintomas orais. Os principais sintomas e seu tratamento encontram-se na Tabela 1.

▪ NÁUSEAS E VÔMITOS

QUADRO CLÍNICO E ETIOLOGIA

Náusea é a sensação desagradável da necessidade de vomitar. Vômito ou êmese é a expulsão rápida e forçada do conteúdo gástrico através da boca, causada por uma contração forte e sustentada da musculatura da parede torácica e abdominal (Capítulo 13).

Náuseas e vômitos acometem cerca de 30% dos pacientes com câncer avançado. Muitas causas podem estar envolvidas em sua etiologia, como: gastroparesia, constipação e obstrução intestinal, medicamentos quimioterápicos, radioterapia, hipercalcemia, insuficiência renal, hipertensão intracraniana, ansiedade, medo e alterações vestibulares. A constipação intestinal é uma das principais causas e, sempre que presente, seu tratamento deve ser otimizado. Pode acometer 70-80% dos pacientes em quimioterapia se não houver profilaxia antiemética.

EXAMES COMPLEMENTARES

O diagnóstico é clínico e, por isso, é importante questionar o paciente a respeito de seu desejo de se alimentar, sensação de fraqueza, eventual dificuldade mecânica para deglutir, presença de sede e/ou fome, reação a determinados alimentos e odores, e fatores desencadeantes do sintoma. Exames complementares podem auxiliar na definição da etiologia.

TRATAMENTO

Não medicamentoso

Orienta-se o paciente a preferir alimentos gelados ou em temperatura ambiente, realizar as refeições em local arejado, realizar pequenas refeições em menor intervalo de tempo, mastigar devagar os alimentos e beber sucos ou chupar gelo ou picolés de frutas cítricas (se o paciente não apresentar mucosite) nos intervalos das refeições.

Deve-se evitar ingerir líquidos durante o almoço e o jantar, frituras e alimentos gordurosos, doces concentrados e condimentos fortes.

Outras orientações importantes são: não se deitar após as refeições e não permanecer próximo à cozinha durante o preparo das refeições.

Medicamentoso

Agentes procinéticos como metoclopramida, domperidona, cisaprida (sem registro vigente na Anvisa) e bromoprida podem ser utilizados, exceto em casos de obstrução intestinal, sangramento ou perfuração gastrointestinal.

Antagonistas dos receptores dopaminérgicos como haloperidol, clorpromazina e olanzapina são frequentemente utilizados, apesar de as evidências a respeito de seu uso serem escassas.

Agentes anti-histamínicos como meclizina e prometazina têm sido utilizados em casos de náuseas associadas a aumento de pressão intracraniana e distúrbios vestibulares. Deve-se atentar a efeitos colaterais como sedação e confusão mental, principalmente em idosos, devendo-se iniciar com doses baixas.

Antagonistas dos receptores seletivos 5HT3 como a ondansetrona têm eficiência no controle de náuseas e vômitos associados à quimioterapia. Agentes corticosteroides, benzodiazepínicos e octreotida também são utilizados. O tratamento profilático é fundamental em determinados esquemas quimioterápicos, e os agentes mais efetivos são corticosteroides, antagonistas dos receptores seletivos 5HT3 e antagonistas do receptor seletivo neurocinina 1 (aprepitante).

▪ CONSTIPAÇÃO INTESTINAL

QUADRO CLÍNICO E ETIOLOGIA

A constipação intestinal está presente em 30-90% dos pacientes em cuidados paliativos e em cerca de 40-70% dos pacientes em uso de opioide. Apesar da alta prevalência, não existe definição exata de constipação em pacientes em cuidados paliativos. Consideram-se os critérios de Roma IV, porém nem sempre estes são aplicáveis para essa população. Sintomas mensuráveis (frequência das evacuações e aspecto das fezes) e a percepção individual de constipação e do nível de desconforto devem ser considerados.

Sua ocorrência deve ser considerada mesmo em pacientes com anorexia e baixa ingestão alimentar. Dentre

Tabela 1 Principais sintomas de cavidade oral e tratamento

Sintoma	Definição e etiologia	Tratamento não medicamentoso	Tratamento medicamentoso
Sialorreia	▪ Inabilidade para controlar secreções orais, levando a acúmulo excessivo de saliva na orofaringe ▪ Resulta de múltiplas causas, como disfunção neuromuscular, anormalidades anatômicas, hipersecreção, disfunção sensorial, disfagia, postura anormal e ausência de dentição	▪ Evitar alimentos azedos e/ou ácidos, assim como balas e chicletes de menta ▪ Realizar exercícios oromotores	▪ Agentes anticolinérgicos como escopolamina, atropina, propantelina* e glicopirrolato* (apresentam efeitos colaterais principalmente em idosos) ▪ Glicopirrolato* é o mais seletivo e apresenta menos efeitos colaterais neurológicos
Xerostomia	▪ Sensação subjetiva de boca seca, consequente ou não à diminuição da função das glândulas salivares ▪ Gera dificuldade para falar, deglutir e dor ▪ Pode ser causada por medicamentos, fatores que afetam o centro salivar como doença de Parkinson e menopausa e alterações na própria glândula ▪ Afeta 30-77% dos pacientes com câncer em cuidados paliativos	▪ Ingerir alimentos com caldos ou molhos, chupar balas azedas e/ou ácidas, chicletes de menta sem açúcar, picolés ou gelo, ingerir líquidos em abundância e evitar ingestão de alimentos secos ▪ Controlar/evitar cáries dentárias ▪ Realizar higiene oral e de próteses ▪ Acupuntura tem resultado de 70% de melhora	▪ Rever prescrição e substituir ou suspender medicamentos xerogênicos, quando possível, como opioides, anti-histamínicos, anticonvulsivantes, anticolinérgicos, antidepressivos e ansiolíticos ▪ Pilocarpina pode aumentar a produção de saliva ▪ Saliva artificial
Disfagia	▪ Dificuldade para deglutir ▪ Pode ser causada por alterações anatômicas, neurológicas e motivacionais	▪ Ingerir dieta pastosa batida sem líquidos, até orientação de fonoaudiólogo e nutricionista ▪ Modificar a postura: fletir o pescoço para deglutir, deglutir 3 vezes antes da próxima colheirada	▪ Avaliar individualmente o benefício de via alternativa de nutrição como sonda nasoenteral ou gastrostomia ▪ Colocação de prótese esofágica tem demonstrado melhora na qualidade de vida de pacientes com neoplasia de esôfago
Odinofagia	▪ Dor à deglutição ▪ Pode ser causada por infecções como candidíase, mucosite e lesões neoplásicas ▪ Candidíase oral está presente em 34% dos pacientes com câncer avançado	▪ Consumir alimentos na consistência que for mais bem tolerada e que ofereça menos dificuldade para mastigar ou engolir, podendo variar entre branda, pastosa ou líquida (conforme avaliação do fonoaudiólogo) ▪ Ingerir pequenos goles de água ou suco durante as refeições também pode ajudar a deglutir, além de fazer as refeições em pequenas quantidades, várias vezes ao dia	▪ Tratar infecções fúngicas ou bacterianas associadas ▪ Analgesia sistêmica, se necessário, ou tópica com lidocaína gel ou *spray*
Disgeusia	▪ Alteração de paladar ▪ Acomete cerca de 25-50% dos pacientes com câncer avançado	▪ Enxaguar a boca antes das refeições, utilizar balas ou sucos azedos e/ou ácidos (se o paciente não apresentar mucosite) e temperos naturais em maior quantidade ▪ Substituir os talheres de metal por plásticos (caso sinta sabor residual metálico) ▪ Fazer bochechos com chá de camomila antes das refeições ▪ Evitar extremos de temperatura	▪ Avaliar possibilidade de suspender medicações que causem a alteração de apetite (betabloqueadores, bisfosfonatos, antidepressivos) ▪ Avaliar e tratar infecções associadas
Mucosite	▪ Lesão inflamatória ou ulcerativa da mucosa oral relacionada ao tratamento quimioterápico ou radioterápico ▪ Causa dor, desnutrição e aumenta o risco de infecções locais e sistêmicas ▪ É mais frequente em pacientes com neoplasia de cabeça e pescoço, radioterapia com dose > 5.000 cGy e com quimioterapia associada	▪ Encaminhar ao odontologista ▪ Orientar boa higiene oral com escovação de dentes e língua ▪ Orientar a preferir alimentos macios e pastosos, em temperatura ambiente ▪ Evitar alimentos ácidos, picantes ou muito salgados e alimentos em extremos de temperatura	▪ Controlar a dor (opioides e soluções de lidocaína a 2%, sucralfato) ▪ Controlar xerostomia e sangramento oral ▪ Utilizar enxaguantes bucais sem álcool como solução de bicarbonato de sódio para higiene oral ▪ Suspensões orais de L-glutamina, hidroclorito benzidamina e palifermin* (fator de crescimento) têm sido estudadas, mas ainda não são aprovadas para este uso

*Sem registro vigente na Anvisa.

as principais causas, encontram-se: medicamentos (opioides e anticolinérgicos), distúrbios hidroeletrolíticos (desidratação, hipercalcemia, uremia e hipopotassemia), hipotireoidismo, distúrbios neurológicos e de mobilidade, anormalidades estruturais (massas pélvicas), dor à evacuação, falta de privacidade ou necessidade de assistência para transferências ao vaso sanitário. Exame abdominal e retal cauteloso devem ser realizados em ambiente privativo.

EXAMES COMPLEMENTARES

Exames laboratoriais podem ajudar a identificar possíveis causas (eletrólitos, TSH, função renal), e RX de abdome pode auxiliar a mensurar o grau de constipação e avaliar a impactação fecal.

TRATAMENTO

Não medicamentoso

Orienta-se o paciente a ingerir frutas laxativas, líquidos em abundância, legumes e verduras preferencialmente crus, frutas com casca e bagaço, alimentos/produtos integrais, leguminosas, leite e derivados. Devem ser evitados alimentos constipantes.

Se possível, deve-se estimular a mobilidade. Ambiente tranquilo e privativo e idas ao vaso sanitário principalmente no período matutino são outras orientações possíveis.

Medicamentoso

Estimulantes como senne, bisacodil e picossulfato podem ser utilizados e são medicamentos de 1ª escolha em casos de constipação induzida por opioides.

Laxativos osmóticos como lactulose e polietilenoglicol (sem registro vigente na Anvisa) são recomendados para constipação em geral. Em caso de constipação induzida por opioides sem resposta ao tratamento com laxativos estimulantes, os osmóticos devem ser associados.

Uso de docusato e óleo mineral não é recomendado.

Enemas ou supositórios podem ser necessários.

A metilnaltrexona (sem registro vigente na Anvisa), um antagonista receptor opioide periférico, é recomendada em pacientes com constipação relacionada a opioides e que não responderam ao tratamento laxativo otimizado. Pode ser utilizada como alternativa ao enema, mantendo-se doses de laxativos.

Outra classe de medicamentos promissora para tratamento da constipação induzida por opioides são as PAMORA (antagonista receptor *mu* periférico no trato gastrointestinal). Naldemedine e naloxegol (ambos sem registro vigente na Anvisa) têm demonstrado eficácia no controle da constipação, com poucos efeitos colaterais e sem prejudicar a analgesia e com a vantagem da via oral. Essas medicações ainda não estão disponíveis no Brasil.

▪ OBSTRUÇÃO INTESTINAL MALIGNA

QUADRO CLÍNICO E ETIOLOGIA

A obstrução intestinal maligna é uma situação na qual o trânsito pelo trato gastrointestinal é retardado ou obstruído, levando a quadro de náuseas, vômitos, dor abdominal e incapacidade para ingerir líquidos ou alimentos. Ocorre frequentemente em pacientes com neoplasia pélvica e abdominal e resulta de crescimento tumoral intra ou extraintestinal, tumores extra-abdominais, mas com carcinomatose peritoneal, bridas, fibrose pós-radiação ou alterações da motilidade intestinal. A obstrução pode ser completa ou parcial.

EXAMES COMPLEMENTARES

TC é o padrão-ouro para diagnóstico e avaliação da gravidade da obstrução e também para definir possíveis causas associadas.

RX simples de abdome poderá mostrar distensão de alças e nível hidroaéreo em ≥ 1 nível de obstrução.

DIAGNÓSTICO

O diagnóstico baseia-se no quadro clínico e no exame de imagem abdominal.

TRATAMENTO

O tratamento visa reverter a obstrução, quando possível, e aliviar os sintomas. A decisão de correção cirúrgica deve ser avaliada individualmente, levando-se em consideração a possibilidade de tratamento oncológico e os objetivos dos cuidados, bem como a expectativa de vida, o estado nutricional e comorbidades.

A cirurgia pode ser benéfica para um grupo selecionado, como pacientes com boa funcionalidade, com expectativa de vida > 6 meses e com câncer de lenta progressão.

Procedimentos invasivos podem ser indicados avaliando-se o risco-benefício para cada paciente, como colocação de prótese intraluminal e passagem de SNG ou gastrostomia para descompressão.

Não medicamentoso

Realiza-se a passagem de SNG em casos de vômitos incoercíveis até o controle dos sintomas, com dieta líquida conforme aceitação.

Medicamentoso

A dor deve ser controlada com opioides fortes. Utilizam-se também medicações para reduzir a secreção gástrica, como escopolamina e octreotida.

Corticosteroides são administrados para redução de edema e inflamação intestinal, e têm também efeito antiemético.

Quando são indicadas medicações antieméticas, utiliza-se o haloperidol (Figura 1).

Não se deve utilizar procinéticos, com risco de piora de cólica abdominal e distensão.

▪ DIARREIA

QUADRO CLÍNICO E ETIOLOGIA

Evacuação líquida de ≥ 3 episódios/dia. Deve-se excluir a falsa diarreia causada por fecaloma, obstrução intestinal parcial, intolerância alimentar, cólon irritável, ansiedade ou medo.

Pode levar a desidratação, distúrbio hidroeletrolítico, desnutrição, declínio da imunidade e formação de úlceras de pressão.

A diarreia relacionada ao tratamento oncológico pode ser grave e ameaçadora à vida. Pode ser induzida por agentes quimioterápicos, como 5-fluoruracila, irinotecano e capecitabina, e em geral é dose-dependente; agentes de terapia-alvo, como erlotinibe, sorafenibe, sunitinibe, imatinibe e bortezomibe; e por radioterapia de abdome e pelve, que pode lesar a mucosa intestinal, levando à diarreia.

Em decorrência de sua gravidade clínica, é importante identificar e tratar adequadamente a enterocolite neutropênica.

Outra causa comum é o uso abusivo de laxativos ou medicações contendo magnésio, como antiácidos. A alimentação enteral também é causa frequente de diarreia, sendo que cerca de 10-60% dos pacientes com dieta enteral podem apresentar diarreia.

Em pacientes com câncer avançado, a diarreia pode ocorrer por suboclusão intestinal, má absorção (insuficiência pancreática, obstrução biliar, ressecção de longa porção de intestino) ou crescimento bacteriano em alça intestinal (reconstrução em Y de Roux).

EXAMES COMPLEMENTARES

Dosagem de eletrólitos e função renal são importantes para avaliar as consequências da diarreia. RX e TC abdominal auxiliam na avaliação de distensões, pneumoperitônio (pode sugerir perfurações) e edema de alças (sugerem quadro de colite pseudomembranosa ou enterocolite neutropênica). Análise de fezes e coprocultura auxiliam na identificação de patógenos causadores da diarreia.

TRATAMENTO

Não medicamentoso

Deve-se orientar o paciente a ingerir líquidos em abundância, alimentos constipantes, sucos de frutas coados e sem açúcar. Devem ser evitados leite de vaca e derivados, gorduras em geral, frutas cruas em geral, sementes oleaginosas, condimentos picantes, conservas em geral, açúcar e doces concentrados, embutidos, cereais integrais, leguminosas (consumir apenas o caldo), hortaliças e verduras folhosas cruas, e alimentos que causam flatulência.

Medicamentoso

Em caso de diarreia de causa infecciosa, deve-se usar antibioticoterapia adequada. Se necessário, administra-se hidratação EV e faz-se reposição de eletrólitos.

Em casos de diarreia relacionada a quimioterapia ou radioterapia, os agentes antidiarreicos podem ser utili-

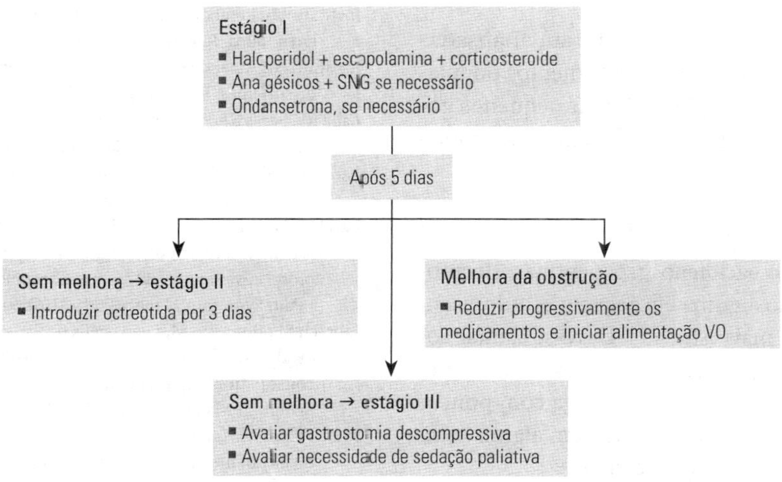

Figura 1 Tratamento medicamentoso da obstrução intestinal maligna.

zados. Os principais são loperamida e octreotida. A loperamida é o agente opioide de escolha por causa de sua ação predominantemente local, sem reações sistêmicas. Octreotida deve ser considerada em casos graves e persistentes.

SOLUÇO

DEFINIÇÃO E ETIOLOGIA

O soluço é o espasmo do músculo intercostal ou diafragma, involuntário, sincrônico, que produz súbita inspiração seguida por fechamento abrupto da glote que resulta em som característico. Está presente em 1-9% dos pacientes com câncer avançado. Pode ser classificado como persistente, quando apresenta duração > 48 horas, ou intratável, quando a duração ultrapassar 1 mês.

A etiologia mais comum é do trato gastrointestinal (distensão gástrica, refluxo gastroesofágico), órgãos intratorácicos e SNC. Outras etiologias possíveis são: insuficiência renal, distúrbios metabólicos, drogas como os corticosteroides e infecções. Em pacientes com câncer avançado, é comum o soluço ser mutifatorial.

EXAMES COMPLEMENTARES

Os exames complementares são necessários para investigar causas reversíveis, como triagem laboratorial para excluir distúrbios hidroeletrolíticos (de sódio, potássio e cálcio), função renal e triagem infecciosa. Exames de imagem de SNC, tórax e abdome também podem ajudar a definir a etiologia, mas sua indicação deve ser analisada individualmente.

TRATAMENTO

Não medicamentoso

Acupuntura e inalação com SF foram analisadas em alguns estudos retrospectivos. Tratamentos populares como prender a respiração ou tomar pequenos goles de água não têm evidência científica, mas são amplamente utilizados.

Medicamentoso

Medicações como baclofeno, gabapentina e clorpromazina têm mostrado alguma eficácia em estudos, sendo a clorpromazina a mais estudada. Deve-se atentar aos efeitos colaterais, principalmente em idosos. Metoclopramida foi pouco descrita, mas é uma droga com poucos efeitos colaterais. Midazolam foi usado em alguns estudos com pacientes em fase final de vida.

BIBLIOGRAFIA

Alt-Epping B, Nejad RK, Jung K, Gross U, Nauck F. Symptoms of the oral cavity and their association with local microbiological and clinical findings: a prospective survey in palliative care. Support Care Cancer 2012;20(3):531-7.

Argoff CE. Opioid-induced Constipation and QOL. Clin J Pain, 2020; 36 (9): 716-22.

Associação Brasileira de Cuidados Paliativos. Consenso brasileiro de constipação intestinal induzida por opioides. Rev Bras Cuid Paliat 2009;2(1):1-34.

Associação Brasileira de Cuidados Paliativos. Consenso brasileiro de náuseas e vômitos. Rev Bras Cuidados Paliativos 2011;3(3):supl 2.

Calsina-Berna A, García-Gómez G, González-Barboteo J, Porta-Sales J. Treatment of chronic hiccups in cancer patients: a systematic review. J Palliat Med 2012;15(10):1142-50.

Cherny NI. Evaluation and management of treatment-related diarrhea in patients with advanced cancer: a review. J Pain Symptom Manage 2008;36(4):413-23.

Clark K, Currow DC. Constipation in palliative care: what do we use as definitions and outcome measures? J Pain Symptom Manage 2013; 45(4):753-62.

Davies A, Leach C, Caponero R, Dickman A, Fuchs D, PAice J, Emmanuel A. MASCC recommendations on the management of constipation in patients with advanced cancer. Support Care Cancer 2020;28: 23-33.

De Simone GG, Eisenchlas JHm Junin M, Pereyra F, Brizuela R. Atropine drops for drooling: a randomized controlled trial. Palliat Med 2006;20(7):665-71.

Diamantis G, Scarpa M, Bocus P, Realdon S, Castoro C, Ancona E, et al. Quality of life in patients with esophageal stenting for the palliation of malignant dysphagia. World J Gastroenterol 2011;17(2):144-50.

Dolan EA. Malignant bowel obstruction: a review of current treatment strategies. Am J Hosp Palliat Med 2011;28(8):576-82.

Feio M, Sapeta P. Xerostomia em cuidados paliativos. Acta Med Port 2005;18;459-66.

Feyer P, Jordan K. Update and new trends in antiemetic therapy: the continuing need for novel therapies. Ann Oncol 2001;22:30-8.

Gatti A, Sabato AF. Management of opioid-induced constipation in cancer patients: focus on methylnaltexone. Clin Drug Investig 2012;32:293-301.

Glare P, Miller J, Nikolova T, Tickoo R. Treating nausea and vomiting in palliative care: a review. Clin Interv Aging 2011;6:243-59.

Glore RJ, Spiteri-Staines K, Paleri V. A patient with dry mouth. Clin Otolaryngol 2009;34(4):358-63.

Instituto Nacional de Câncer. Controle de sintomas do câncer avançado em adultos. Rev Bras Cancerol 2000;46(3):243-56.

Instituto Nacional de Câncer. Cuidados paliativos oncológicos: controle de sintomas. Rio de Janeiro: INCA; 2001.

Lalla RV, Sonis ST, Peterson DE. Management of oral mucositis in patients who have cancer. Dent Clin North Am 2008;52;61-77.

Langmore SE, Grillone G, Elackattu A, Walsh M. Disorders of swallowing: palliative care. Otolaryngol Clin North Am 2009;42(1):87-105.

Laval G, Arvieux C, Stefani L, Villard ML, Mestrallet JP, Cardin N. Protocol for the treatment of malignant inoperable bowel obstruction: a prospective study of 80 cases at Grenoble University Hospital Center. J Pain Symptom Manage 2006;31(6):502-12.

Librach SL, Bouvette M, De Angelis C, Farley J, Oneschuk D, Pereira JL, et al. Consensus recommendations for the management of constipation in patients with advanced, progressive illness. J Pain Symptom Manage 2010;40(5):761-73.

Marín Caro MM, Lavianno A, Pichard C. Nutritional intervention and quality of life in adult oncology patients. Clin Nutr 2007;26:289-301.

Mercadante S, Porzio G. Octreotide for malignant bowel obstruction: twenty years after. Crit Rev Oncol Hematol 2012;83(3):388-92.
Merello M. Sialorrhoea and drooling in patients with Parkinson's disease: epidemiology and management. Drugs Aging 2008;25(12):1007-19.
Muscaritoli M, Arends J, Bachmann P, et al. ESPEN practical guideline: Clinical nutrition in cancer. Clin Nutr. 2021;40(5):2898-2913.
Ripamonti CI, Easson AM, Gerdes H. Management of malignant bowel obstruction. Eur J Cancer 2008;44(8):1105-15.
Soriano A, Davis MP. Malignant bowel obstruction: individualized treatment near the end of life. Cleve Clin J Med 2011;78(3):197-206.
Tolentino ES, Centurion BS, Ferreira LH, Souza AP, Damante JH, Rubira-Bullen IR. Oral adverse effects of head and neck radiotherapy: literature review and suggestion of a clinical oral care guideline for irradiated patients. J Appl Oral Sci 2011;19(5):448-54.
Twycross R, Sykes N, Mihalyo M, Wilcock A. Therapeutic reviews: stimulant laxatives and opioid-induced constipation. J Pain Symptom Manage 2012;43(2):306-13.
Wilberg P, Hjermstad MJ, Ottesen S, Herlofson BB. Oral health is an important issue in end-of-life cancer care. Support Care Cancer 2012;20(12):3115-22.

199 FADIGA EM CUIDADOS PALIATIVOS

Tiago Pugliese Branco, Tatiane Coelho Pinto

DEFINIÇÃO E ETIOLOGIA

Fadiga é definida como sensação subjetiva e persistente de cansaço, exaustão física, emocional e/ou cognitiva, desproporcional à atividade recente, que não melhora com repouso e sono e que interfere nas atividades de vida cotidiana.

EPIDEMIOLOGIA

Estudos específicos de câncer e cuidados paliativos relatam prevalência de 57-90%. É o sintoma mais comum nessa população, porém é pouco identificado e tratado pelos médicos. Também é frequente em outras doenças avançadas, como insuficiência cardíaca congestiva, doença pulmonar obstrutiva crônica e Aids.

QUADRO CLÍNICO

É descrita pelos pacientes como fraqueza, sonolência, cansaço, exaustão, necessidade de descanso, falta de energia, peso no peito, perda de motivação e aborrecimento.

Pode englobar, também: diminuição de autocuidado, de capacidade física, de memória e de concentração; falta de interesse e motivação nas atividades; fraqueza; irritabilidade; frustração; tristeza; e angústia espiritual.

Afeta, portanto, dimensões física, cognitiva e afetiva. É condição que ocorre quase diariamente e persiste > 1 mês, sendo sintoma crônico.

EXAMES COMPLEMENTARES

Exames complementares são úteis na identificação de causas reversíveis. Sugere-se a solicitação dos seguintes: Hb, cálcio, magnésio, fosfato, bilirrubina, creatinina, TSH, T4 livre, contagem de leucócitos, proteína C-reativa e vitamina B12. Na suspeita de infecção, deve-se investigar com exames específicos.

DIAGNÓSTICO

É importante que haja busca ativa pelo sintoma, pois os pacientes podem não reportá-lo por acharem parte normal da doença. São sugeridas as seguintes perguntas nessa busca ativa:

1. Você se sente cansado?
2. Este cansaço melhora quando descansa ou dorme?
3. Este cansaço o impede de fazer o que você costuma fazer?

Deve-se perguntar também sobre início, duração, evolução, interferência nas atividades diárias, associação com problemas psíquicos e sociais e relevância do problema para o paciente. A avaliação da intensidade pode ser feita através da escala numérica de 0-10.

CLASSIFICAÇÃO

- Primária: decorrente da própria doença de base.
- Secundária: decorrente de condições concomitantes ou do tratamento da doença de base.

Devem ser consideradas causas relacionadas: sintomas do câncer (dor, ansiedade, depressão, dispneia, náusea, anorexia, caquexia e insônia), sintomas do tratamento oncológico, anemia, transtornos de humor, infecção, falta de condicionamento, hipóxia, desidratação, alterações neuroendócrinas (p. ex., hipogonadismo em homens, hipotireoidismo), polifarmácia, comorbidades e disfunção autonômica.

TRATAMENTO

A intervenção pode diminuir a intensidade do sintoma, permitindo melhora de funcionalidade com menor nível de fadiga. O sintoma pode não ser eliminado totalmente, mas amenizado a ponto de não ser a principal fonte de desconforto do paciente.

Por ser comumente multifatorial, a intervenção necessita de avaliação de intensidade do sintoma antes e depois para determinação de eficácia.

Educar pacientes e familiares para lidar com a situação pode ajudar. Entre as orientações, citam-se: adaptar atividades e eleger outras pessoas para atividades mais intensas, permanecer maior tempo em descanso ou realizar exercício para evitar perda de condicionamento (dependendo do estágio da doença), alterar programação das atividades conforme período de maior fadiga, solicitar mudança de medicação que pode ser relacionada à piora do sintoma e evitar gasto de energia com atividades desnecessárias.

Causas reversíveis (fadiga secundária)

- Tratar caquexia, depressão, desidratação, distúrbios hidroeletrolíticos, infecções, hipotireoidismo etc.
- Corrigir a anemia:
  - avaliar causas (perda de sangue, hemólise e carências de ferro, vitamina B12 e ácido fólico – vitamina B9);
  - hemotransfusão: necessários estudos para avaliar quais pacientes terão maior benefício e duração da resposta. Alguns autores sugerem potencial benefício com nível de Hb = 8 para pacientes fora de tratamento oncológico ativo;
  - fatores estimuladores de eritropoese: indicados na doença renal crônica, concomitante ao tratamento de infecção pelo HIV e em quimioterapia com supressão de medula. O mais utilizado é a eritropoetina em doses de 3.000-4.000 UI, 1-3 vezes por semana. Como desvantagens, citam-se custo elevado, risco de trombose e tempo de até 12 semanas para se observar efeito.

Sintomático

- Glucocorticoides: reduzem sintomas como fadiga, dor e náuseas, melhoram apetite e qualidade de vida em geral em pacientes com câncer avançado. Não há evidência de diferenciação entre tipos de corticosteroides, mas a dexametasona é a mais bem estudada (único estudo randomizado placebo-controlado com dose de 8 mg/dia, por 14 dias, com melhora significativa do sintoma). Seus efeitos colaterais incluem infecção, monilíase oral, insônia, alteração de humor, mialgia e hiperglicemia. Uso por período > 1 mês pode gerar gastrite, soluços, edema, fraqueza muscular, equimoses, tontura, crescimento anormal de pelos, perda óssea e redução de cicatrização. É mais bem indicado para fases mais avançadas da doença.
- Acetato de megestrol: estudo randomizado placebo-controlado em pacientes com câncer avançado mostrou significativa melhora do apetite, fadiga e bem-estar geral com seu uso. O melhor equilíbrio entre eficácia e toxicidade ocorre em doses de 480-800 mg/dia. Seus efeitos colaterais incluem eventos tromboembólicos, supressão adrenal e insuficiência com descontinuidade abrupta, hipertensão, hiperglicemia, sangramento uterino e fotossensibilidade cutânea.
- Psicoestimulantes (resultados apenas em casos de fadiga intensa relacionada ao câncer):
  - metilfenidato: estudos mostram benefício em fadiga, sedação induzida por opioide, disfunção cognitiva induzida por tumores do SNC e depressão. Tomado 2 vezes ao dia, no café da manhã e no almoço, para minimizar insônia, em doses de 5-10 mg/dia. Seu efeitos colaterais incluem nervosismo, agitação, arritmia e taquicardia;
  - modafinila: é mais estudada nos casos de fadiga em doenças neurológicas avançadas como Parkinson, esclerose múltipla e esclerose lateral amiotrófica, usada em dose de 200 mg/dia.
- Reposição de testosterona em homens com hipogonadismo e câncer avançado: sem resultados significativos até o momento.

Não medicamentoso

- Exercícios físicos: melhoram a *performance* física em pacientes com câncer avançado, mas melhora de fadiga não está comprovada no contexto de cuidados paliativos.
- Medidas de higiene do sono.
- Intervenções comportamentais e psicossociais: estudos randomizados comprovam eficácia de intervenções educacionais, grupos de manejo de estresse, treinamento de estratégias de enfrentamento e intervenções comportamentais.
- Intervenções combinadas para fadiga refratária: por ser de natureza multidimensional, é provável o benefício da terapia combinada, sendo um tratamento mais individualizado.

BIBLIOGRAFIA

Associação Brasileira de Cuidados Paliativos. Consenso brasileiro de fadiga. Rev Bras Cuidados Paliat 2010;3(2):supl 1.

Hanks G, Cherny NI, Christakis NA, Fallon M, Kaasa S, Portenoy RK. Oxford textbook of palliative medicine. 4.ed. Oxford: Oxford University Press; 2010.

Radbruch L, Strasser F, Elsner F, Gonçalves JF, Loge J, Kaasa S, et al; Research Steering Committee of the European Association for Palliative Care. Fatigue in palliative care patients an EAPC approach. Palliat Med 2008;22(1):13-32.

UpToDate. Palliative care: overview of fatigue, weakness, and asthenia. Disponível em: http://www.uptodate.com/contents/overview-of-fatigue-weakness-and-asthenia-in-palliative-care?source=search_result&search=fatigue+palliative+care&selectedTitle=1%7E150#H29611129. Acesso em: 30/08/2021.

200 CAQUEXIA E ANOREXIA

Katia Emi Nakaema, Carolina Rebouças Clara, Vitor Modesto Rosa

DEFINIÇÃO E ETIOLOGIA

Caquexia e anorexia caracterizam uma síndrome multifatorial na qual há perda contínua de massa muscular (com perda ou ausência de perda de massa gorda) que não pode ser totalmente revertida pela terapia nutricional convencional, conduzindo ao progressivo comprometimento funcional do organismo (Seção 9).

QUADRO CLÍNICO

Os pacientes apresentam inapetência, astenia, fadiga, perda de peso involuntária (massa gorda e magra), perda da imunocompetência, perda de habilidades motoras e físicas, apatia, desequilíbrio iônico, anemia e grandes alterações no metabolismo de proteínas, carboidratos e lipídios. Os pacientes com caquexia refratária apresentam sintomas mais graves de impacto nutricional e seus familiares apresentam maior sofrimento relacionado à alimentação do que aqueles sem caquexia.

EXAMES COMPLEMENTARES

- Marcadores bioquímicos de estado nutricional hemograma completo, proteína C-reativa, alfa-1-glicoproteína ácida, transferrina, albumina e pré-albumina.
- Marcador de reação inflamatória sistêmica: proteína C-reativa é a principal.
- Avaliação de massa muscular: TC ou RNM, DEXA, medidas antropométricas e bioimpedância.
- Avaliação de força muscular: dinamometria de membro superior ou inferior.
- Avaliação funcional: relato do paciente, escalas funcionais (p. ex., Karnofsky, ECOG).

DIAGNÓSTICO E CLASSIFICAÇÃO

- Precaquexia: perda de peso ≤ 5%, anorexia e alterações metabólicas.
- Caquexia:
- perda de peso > 5%;
- IMC < 20 kg/m² e perda de peso > 2%;
- sarcopenia e perda de peso > 2%;
- redução da ingestão alimentar e inflamação sistêmica.
- Caquexia refratária: catabolismo não responsivo ao tratamento anticâncer, baixo escore de desempenho e expectativa de vida < 3 meses.

TRATAMENTO

Até o momento, nenhuma intervenção medica reverte completamente a caquexia. O suporte nutricional adequado continua sendo um dos pilares da terapia da caquexia.

Inicialmente, deve-se identificar as causas secundárias de baixa ingestão alimentar. Sintomas que interferem no apetite e na ingestão alimentar e causam impacto nutricional nos pacientes devem ser tratados (p. ex., náuseas, vômitos, odinofagia, xerostomia, plenitude pós-prandial) (Capítulo 198).

Precaquexia/caquexia

- Prevenir a perda de peso.
- Atingir e manter o peso normal.
- Repor as perdas de efeitos colaterais do tratamento.
- Proporcionar quantidades adequadas de proteínas, carboidratos, gorduras, vitaminas e minerais.
- Promover a qualidade de vida.

Terapia nutricional

A terapia nutricional adequada deve ser instituída, com o uso de complementos alimentares caloricoproteicos com densidade de 1,5 kcal/mL VO ou via enteral e, de preferência, com adição de 2 g de ácido eicosapentaenoico e ácido docosa-hexaenoico, que auxiliam na redução das citocinas inflamatórias e da anorexia.

Estudos apontam que a suplementação alimentar de vitaminas, minerais, proteínas e/ou outros suplementos alimentares no câncer não tem evidências para indicação na caquexia ou caquexia refratária, mas, se indicados, apresentam pouco ou nenhum efeito adverso.

Caquexia refratária

- Promover sensação de bem-estar, conforto e qualidade de vida.
- Prevenir ou aliviar sofrimento, dor ou sintomas que causam estresse.
- Nunca tentar impor dieta.
- Nunca tentar atingir o peso ideal.
- Prevenir perda de peso.

A terapia nutricional deve seguir o diagrama *SPIKES* (*setting* – "definições", *perception* – "percepção", *invitation or information* – "convite ou informação", *knowledge*

– "conhecimento", *empathy* – "empatia" e *summarize or strategize* – "resumo ou estratégia") para entendermos o momento de cada paciente e família com objetivo de proporcionar conforto.

Tratamento psicológico das angústias psicossociais e discussão ética sobre terapia nutricional

A nutrição tem um significado próprio relacionado ao afeto e ao cuidado. A alteração na imagem corporal vivida pelos pacientes com a síndrome de caquexia, a sensação de impotência, o medo da separação precoce e do aparecimento de sintomas, a incapacidade de cumprir certas obrigações sociais ou familiares, e a dependência de terceiros para a compra e o preparo de alimentos fazem parte do rol de causas a serem compreendidas para oferecer melhor suporte a paciente e familiares. A atuação de profissionais da psicologia é imprescindível, principalmente quando há sofrimento psíquico e conflitos.

Atividade física

O exercício físico eleva os níveis sistêmicos de citocinas com propriedades anti-inflamatórias. Na caquexia, o treinamento de contrarresistência tem o objetivo de inibir/atenuar a perda de massa e força muscular. A maioria dos estudos foi realizada em modelos experimentais, e deve-se levar em consideração em qual fase da síndrome de caquexia o paciente se encontra para avaliar o ganho em qualidade de vida e o conforto que pode ter com a atividade física.

Terapia farmacológica

Apesar do surgimento de vários medicamentos para o tratamento da síndrome de caquexia e anorexia (Tabela 1), apenas os glicocorticoides e os agentes progestacionais têm demonstrado benefício no tratamento paliativo.

Algumas drogas têm mostrado alguns benefícios, mas ainda estão sob investigação clínica, como talidomida, inibidores seletivos da cicloxigenase-2, análogos da grelina, insulina, aminoácidos de cadeia ramificada, oxandrolona (sem registro vigente na Anvisa) e olanzapina.

PROGNÓSTICO

Melhorar a caquexia pode não ser possível. A meta é prevenir ou retardar sua progressão, e a estratégia multimodal demonstra-se eficaz na melhoria da sobrevida e da qualidade de vida.

Na consulta

- Dar atenção à perda de peso e aos sintomas sistêmicos.
- Prevenir e avaliar lesões decorrentes do tratamento (imunossupressão, corticosteroides).
- Encaminhar paciente para acompanhamento em ambulatório de origem, além de nutrição, serviço social, psicologia e fisiatria.

BIBLIOGRAFIA

Associação Brasileira de Cuidados Paliativos. Consenso brasileiro de caquexia/anorexia em cuidados paliativos. Rev Bras Cuidados Paliat 2011;3(3):supl1.

Fearon K, Strasser F, Anker SD, Bosaeus I, Bruera E, Faisinger RL, et al. Definition and classification of cancer cachexia: an international consensus. Lancet Oncol 2011;12(5):489-95.

Mantovani G, Madeddu C. Cancer cachexia: medical management. Supp Care Cancer 2010;18:1-9.

Prevost V, Grach MC. Nutritional support and quality of life in cancer patients undergoing palliative care. Eur J Cancer Care 2012;21:581-90.

Mochamat M, Cuhls H, Marinova M, Kaasa S, Stieber C, Conrad R, et al. A systematic review on the role of vitamins, minerals, proteins, and

Tabela 1 Medicamentos para o tratamento da síndrome de anorexia/caquexia

Medicamento	Apresentação	Doses	Efeitos colaterais	Comentários
Acetato de megestrol	Comp 160 mg Sol. oral 40 mg/mL	Iniciar com 160 mg e progredir até 400-1.200 mg/dia, conforme resposta clínica	Fenômenos tromboembólicos, hiperglicemia, hipertensão, sangramento uterino, supressão e insuficiência adrenal, impotência, ansiedade, insônia	1ª para tratamento da caquexia tumoral 1ª escolha no tratamento em médio prazo
Acetato de medroxiprogesterona	Susp injetável (IM) 150 mg/mL ou 400 mg/mL	1.000 mg/dia	Cefaleia, irritabilidade, irregularidades de ciclo menstrual, dor abdominal	Droga menos estudada que o acetato de megestrol para a síndrome de caquexia
Dexametasona	Comp 2 mg e 4 mg Amp 4 mg e 10 mg	2-8 mg/dia	Imunossupressão, hiperglicemia, osteoporose, delírios, insônia, irritabilidade, fraqueza muscular	Ação limitada a período de 4 semanas Evitar dose noturna
Prednisolona	Comp 5 mg e 20 mg Sol oral 3 mg/mL	5 mg, a cada 8 horas	Imunossupressão, hiperglicemia, osteoporose, delírios, insônia, irritabilidade, fraqueza muscular	Ação limitada a período de 4 semanas Evitar dose noturna

other supplements for the treatment of cachexia in cancer: a European Palliative Care Research Centre cachexia project: Supplementation of vitamins, minerals, proteins in cachexia. J Cachexia Sarcopenia Muscle 2017;8(1):25-39.

Amano K, Morita T, Koshimoto S, Uno T, Katayama H, Tatara R. Eating-related distress in advanced cancer patients with cachexia and family members: a survey in palliative and supportive care settings. Support Care Cancer 2019;27(8):2869-2876.

Swami M, Case AA. Effective palliative care: what is involved? Oncology (Williston Park) 2018;32(4):180-4.

Martin L, et al. Diagnostic criteria for the classification of cancer-associated weight loss. J Clin Oncol 2014; 33:90-99.

Baracos VE, et al. Caquexia associada ao câncer. Nat Rev Dis Primers 2018;4:17105.

GERIATRIA

LUIZ ANTONIO GIL JUNIOR

201 AVALIAÇÃO FUNCIONAL DO IDOSO

Marcos Daniel Cabral Saraiva, Marcel Hiratsuka

Capacidade funcional é definida como a eficiência do idoso em corresponder às demandas físicas e cognitivas do cotidiano, abrangendo desde atividades básicas até ações mais complexas. É parte fundamental da avaliação geriátrica ampla.

Durante a avaliação e o tratamento de um idoso, a funcionalidade é um indicador significativo da interação de seu estado físico, cognitivo, psíquico e social e do comprometimento em sua saúde como um todo. Em um tratamento eficaz, não só a redução de mortaliade importa, mas também o impacto na funcionalidade para reintegrar o indivíduo ao seu cotidiano. A avaliação funcional é fundamental para a individualização e o planejamento da terapêutica, da reabilitação e da alocação de recursos necessários, além de ser preditor de quedas, institucionalização, morbidade e mortalidade.

Segundo a OMS, o comprometimento funcional pode ser classificado como:

- deficiência (*impairment*): perda ou anormalidade de estrutura ou função psicológica, fisiológica ou anatômica, temporária ou permanente;
- incapacidade (*disability*): restrição da habilidade para desempenhar uma atividade considerada normal para o ser humano ocasionada por uma deficiência;
- desvantagem (*handicap*): prejuízo para o indivíduo resultante de uma deficiência ou incapacidade que o limita ou impede no desempenho de papéis de acordo com idade, gênero, fatores sociais e culturais.

ESCALAS DE FUNCIONALIDADE

Existem diversas escalas de avaliação de funcionalidade, como a de Barthel, o *health assessment questionnaire* (HAQ), o *functional independence measure* (FIM) e a classificação internacional de funcionalidades (CIF). As mais utilizadas em idosos no Brasil e de utilização mais simples são:

- *index of independence in activities of daily living* (IADL) ou índice de atividades básicas de vida diária (ABVD) de Katz: avalia as ABVD que envolvem atividades de autocuidado, continência e automobilização. A incapacidade da realização de uma dessas atividades implica perda da independência e necessidade de ajuda externa (Tabela 1);

Tabela 1 Índice de atividades básicas de vida diária de Katz

Atividade	Pontuação
I – Banho (de esponja, chuveiro ou banheira)	
Não recebe assistência (entra e sai do box/banheira sozinho), recebe auxílio em até uma parte do corpo	1
Recebe assistência no banho em mais de uma parte do corpo ou não realiza	0
II – Vestir-se (pega as roupas no armário ou cômoda, incluindo roupas de baixo, abotoadores e acessórios)	
Pega as roupas e veste-se completamente sem assistência, exceto para amarrar sapatos	1
Recebe assistência para pegar as roupas ou se vestir e fica parcial ou completamente desnudo	0
III – Toalete (ir ao banheiro, limpar-se, arrumar as roupas após as eliminações)	
Vai ao banheiro, limpa-se e arruma as roupas sem assistência (pode usar algum auxílio para ajuda como bengala, andador, cadeira de rodas, sabe manejar fraldas ou comadre, esvaziando-a pela manhã caso a utilize durante a noite)	1
Incapaz ou recebe assistência para ir ao banheiro, limpar-se, arrumar as roupas, bem como para usar fraldas, comadre/papagaio	0
IV – Transferência	
Entra e sai da cama, assim como se senta e levanta da cadeira sem ajuda (pode usar suporte para ajuda, como bengala e andador)	1
Necessita de auxílio ou é incapaz de entrar ou sair da cama	0

(continua)

Tabela 1 Índice de atividades básicas de vida diária de Katz (*continuação*)

Atividade	Pontuação
V – Continência	
Controla a urina completamente por conta própria	1
Necessita de supervisão para controlar a urina, utiliza qualquer tipo de cateter ou é incontinente	0
VI – Comer	
Alimenta-se sem assistência, pode necessitar de auxílio para cortar carnes e/ou passar manteiga no pão	1
Recebe assistência para comer, é alimentado parcialmente, completamente ou através de sondas	0

0: totalmente dependente; 6: independente.

- índice de atividades instrumentais de vida diária (AIVD) de Lawton: avalia as AIVD que envolvem a capacidade de administração do ambiente dentro e fora do lar. A incapacidade de uma dessas atividades também implica necessidade de ajuda externa, porém não tão intensa ou pessoal quando comparada às ABVD:
  - preparar as refeições;
  - realizar tarefas domésticas;
  - realizar trabalhos manuais e pequenos reparos na casa;
  - lavar e passar a roupa;
  - tomar medicações sem auxílio;
  - usar o telefone – discar os números e falar;
  - manusear dinheiro;
  - realizar compras;
  - usar meios de transporte sem auxílio.

AVALIAÇÃO DE APTIDÃO FÍSICA

A avaliação funcional do idoso também pode conter testes de aptidão física de equilíbrio, velocidade e força muscular. A integração dessas habilidades é determinante para o desempenho nas atividades do cotidiano de forma independente. A avaliação da aptidão física por instrumentos específicos auxilia na estimativa do estado de saúde geral do idoso, do risco de perda de funcionalidade e independência, bem como do risco de quedas, além de auxiliar na avaliação de resultados de intervenções terapêuticas e/ou reabilitação.

Existem várias escalas de avaliação de aptidão física. A seguir, são citadas as que mais se adequam à população idosa e são de simples realização, sem necessidade de maior treinamento do avaliador:

- *Timed Up and Go:* paciente posiciona-se incidentalmente sentado em uma cadeira com braços e vestindo seu calçado usual e, se já faz uso prévio, com seu dispositivo auxiliar de marcha. Solicita-se para que se levante da cadeira, ande por um percurso linear de 3 m, gire 180°, retorne em direção à cadeira, e sente-se novamente. Todo processo é cronometrado. Pode utilizar-se do valor de corte de 13 segundos, entretanto, as metanálises mais recentes indicam seu baixo poder preditivo para quedas. Apesar de muito difundido, recomenda-se não utilizar este teste isoladamente para avaliar risco de quedas.
- teste de velocidade de marcha: a velocidade de marcha correlaciona-se fortemente com funcionalidade e mortalidade. Cada decréscimo de 0,10 m/s está associado com uma redução de 10% do potencial para realização de AIVD. Há várias formas de avaliação de velocidade de marcha de curta distância. As distâncias descritas variam em 3-30 m. A literatura recomenda que sejam utilizadas distâncias > 4 m para melhor acurácia do teste. A velocidade de marcha aferida em testes de 3 m e de 15 m não varia, segundo um estudo comparativo. Atualmente, propõe-se que uma velocidade de marcha < 0,8 m/s se correlaciona com um pior prognóstico clínico e < 0,6 m/s prediz um maior risco de perda funcional futura;
- teste de caminhada dos 6 minutos: é padronizado pela American Thoracic Society e possui boa correlação com a resistência aeróbica e a medida de consumo de oxigênio (VO_2) máximo pelo teste de ergoespirometria. Nesse teste, avalia-se quantos metros o indivíduo caminha por 6 minutos em passo de caminhada normal. Esse teste é associado à dificuldade para realização de AIVD e à potência dos membros inferiores.
- *short physical performance balance* (SPPB) de Guralnik: bateria de testes que avalia separadamente o equilíbrio, a velocidade de marcha e a potência muscular, sendo a pontuação final dada pela somatória dos 3 testes (Tabela 2);
- teste de preensão palmar (*hand grip*): teste de fácil aplicação utilizado para avaliação exclusiva de força muscular com a utilização de um dinamômetro. Há várias técnicas para sua aplicação nos diversos trabalhos publicados. A American Society of Hand Therapists recomenda a utilização do dinamômetro Jamar® na 2ª posição para medir o tamanho da empunhadura. O paciente deve permanecer sentado em uma cadeira sem braços com a coluna ereta, mantendo o ângulo de flexão do joelho em 90°, o ombro posicionado em adução e rotação neutra, o cotovelo flexionado a 90°, com antebraço em meia pronação e punho neutro, podendo movimentá-lo até 30° de extensão. Utiliza-se o valor obtido com pico de força alcançado em um intervalo de 3-10 segundos. A aferição pode ser realizada na mão

Tabela 2 *Short physical performance balance*

Função	Descrição do teste	Pontuação
Equilíbrio	Testar equilíbrio em 3 posições por 10 segundos em cada: 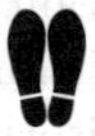 Pés juntos 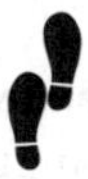 Um pé parcialmente à frente (semi--Tandem) 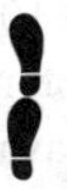 Um pé à frente (Tandem)	▪ 0 – não conseguiu ou não tentou manter os pés juntos por 10 segundos ▪ 1 – manteve os pés juntos por somente 10 segundos ▪ 2 – manteve um pé parcialmente à frente por 10 segundos ▪ 3 – manteve um pé à frente por 3-9,99 segundos ▪ 4 – manteve um pé à frente por 10 segundos
Velocidade de marcha	Andar um trecho de 3 ou 4 m em linha reta. Repete-se 2× e pontua-se a melhor	Caminhada de 3 m: ▪ 0 – não conseguiu ▪ 1 – > 6,52 segundos ▪ 2 – 4,66-6,52 segundos ▪ 3 – 3,62-4,65 segundos ▪ 4 – < 3,62 segundos Caminhada de 4 m: ▪ 0 – não conseguiu ▪ 1 – > 8,7 segundos ▪ 2 – 6,21-8,7 segundos ▪ 3 – 4,82-6,2 segundos ▪ 4 – < 4,82 segundos
Potência	Sentar-se e levantar-se da cadeira 5×, sem a ajuda dos braços (inicia-se sentado e termina em pé)	▪ 0 – não conseguiu ▪ 1 – > 16,7 segundos ▪ 2 – 16,6-13,7 segundos ▪ 3 – 13,6-11,2 segundos ▪ 4 – < 11,1 segundos

4-6 pontos: aumento do risco de perda de funcionalidade em 4,5× em 4 anos quando comparado àqueles que pontuam em 10-12. Quando comparadas pontuações de 7-9 com pontuações de 10-12, a chance de diminuição de funcionalidade é de 1,6-1,8× maior.
Adaptada de Guralnik JM, Seeman TE, Tinetti ME, Nevitt MC, Berkman LF. Validation and use of performance measures of functioning in a non-disabled older population: MacArthur studies of successful aging. Agin Clin Exp Res 1994;6(6):410-9.

dominante ou em ambas. Pode ser utilizado o maior valor ou a média das 3 medidas. Esse teste apresenta boa correlação com a força muscular corporal. Os valores de referência de força de preensão palmar para idosos brasileiros estão representados na Tabela 3.

CONSIDERAÇÕES FINAIS

O estado funcional é uma dimensão-base para a avaliação geriátrica. A avaliação funcional é parte da avaliação geriátrica ampla e deve ser agregada a testes que avaliem cognição, nutrição e outros aspectos para compor o panorama integral de saúde do idoso. A avaliação geriátrica ampla resume-se na avaliação da integração e da interação dos fatores físicos, psicológicos, cognitivos e sociais que afetam a saúde, principalmente nos mais idosos e frágeis. A avaliação funcional fornece evidências importantes de previsibilidade de institucionalização, mau prognóstico e mortalidade.

Tabela 3

Gênero	Altura (m)	Força de Preensão Palmar (Kgf)	
		65 anos	90 anos
Homens	>1,70	38,87	27,18
	>1,60-1,70	36,40	25,97
	≤1,60	31,71	23,43
Mulheres	>1,60	25,02	16,73
	>1,50-1,60	22,09	15,80
	≤1,50	19,45	15,97

As ferramentas expostas tendem a uma avaliação funcional geral e curta. Instrumentos longos tornariam a avaliação geriátrica ampla extensa e pouco reprodutível, mas escalas mais longas ou específicas podem ser aplicadas conforme os objetivos.

Não se pode perder de vista que instrumentos de avaliação como escalas ou testes de desempenho têm inserções e finalidades bem definidas e não substituem avaliações não padronizadas, como a anamnese e o exame físico. Essas avaliações permitem maior individualização da consulta clínica. Por sua vez, as medidas padronizadas possuem a vantagem de serem menos suscetíveis a vieses e mais acuradas, mesmo quando utilizadas por equipes com diferentes níveis de treinamento. O uso de um teste padronizado permite ao profissional de saúde estabelecer uma linha de base bem definida para futuras decisões terapêuticas e preventivas.

▪ BIBLIOGRAFIA

Barry E, Galvin R, Keogh C, Horgan F, Fahey T. Is the Timed Up and Go test a useful predictor of risk of falls in community dwelling older adults: a systematic review and meta-analysis. BMC Geriatr 2014;14:14.

Camara FM, Gerez AG, Miranda MLJ, Velardi M. Capacidade funcional do idoso: formas de avaliação e tendências. Acta Fisiatr 2008;15(4): 249-56.

Dias JA, Ovando AC, Külkamp W, Borges Jr NG. Força de preensão palmar: métodos de avaliação e fatores que influenciam a medida. Rev Bras Cineantropom Desempenho Hum 2010;12(3):209-16. Fess EE. Grip strength. In: Casanova JS (ed.). Clinical assessment recommendations. 2.ed. Chicago: American Society of Hand Therapists; 1992. p.41-5.

Guralnik JM, Seeman TE, Tinetti ME, Nevitt MC, Berkman LF. Validation and use of performance measures of functioning in a non-disabled olderpopulation: MacArthur studies of successful aging. Agin Clin Exp Res 1994;6(6):410-9.

Guralnik JM, Winograd CH. Physical performance measures in the assessment of older persons. Aging Clin Exp Res 1994;6(6):303-5.

Katz S, Ford AB, Moskowitz RW, Jackson BA, Jaffe MW. Studies of illness in the aged. The index of ADL: a standardized measure of biological and psychosocial function. JAMA 1963;185:914-9.

Lawton MP, Brody EM. Assessment of older people: self-maintaining and instrumental activities of daily living. Gerontologist 1969;9:179-86.

Nakano MM, Diogo MJD, Jacob Filho W. Brazilian version of the short physical performance battery (SPPB): cross-cultural adaptation and reliability study. Dissertação (Mestrado). Campinas, 2007. Faculdade de Educação, Unicamp.

Paixão Jr CM, Reichenheim ME. Uma revisão sobre instrumentos de avaliação do estado funcional do idoso. Cad Saúde Pública 2005; 21(1):7-19.

Peel NM, Kuys SS, Klein K. Gait speed as a measure in geriatric assessment in clinical settings: a systematic review. J Gerontol A Biol Sci Med Sci 2012;68(1):39-46.

Reichenheim ME, Lourenço RA, Nascimetno JS, Moreira VG, Neri AL, Ribeiro RM, et al. Normative reference values of handgrip strength for Brazilian older people aged 65 to 90 years: Evidence from the multicenter Fibra-BR study. PLoS ONE 16(5):e0250925.

202 DECISÃO TERAPÊUTICA BASEADA EM COMORBIDADES E FUNCIONALIDADE

Wilson Jacob-Filho, Luiz Antonio Gil Junior

O envelhecimento populacional não é mais uma novidade. De acordo com a OMS, a prevalência de brasileiros com idade > 65 anos aumentará de modo expressivo, passando dos 7,4% atuais para 20% no ano de 2030 e 26,7% em 2060.

Conforme a população envelhece, os médicos se deparam com diversos desafios relativos ao cuidado da saúde desse grupo etário, como aumento das doenças crônico-degenerativas, incapacidade funcional e consequente aumento dos custos em saúde. A idade é o principal fator de risco para o desenvolvimento de diversas doenças e de incapacidade. Dados do Instituto de Pesquisa Econômica Aplicada de 2010 apontam que 4 milhões de idosos têm comprometimento de atividades de vida diária. Estudo coordenado pela Opas/OMS em 2000 encontrou, em uma amostra de 2.143 idosos no município de São Paulo, dificuldade para realização de atividades básicas de vida diária próximo a 20%, além de prevalência de alteração cognitiva de 6,9%.

As decisões clínicas, incluindo diagnóstico, tratamento e desfechos, diferem entre o paciente adulto jovem e o idoso. Isso decorre principalmente do fato de uma doença influenciar a outra – o tratamento de uma condição pode aumentar a gravidade de outra. Esse grande diferencial é conceituado como multimorbidade, que, mais do que a ocorrência concomitante de uma doença com outra, considera a influência de uma doença na outra. Multimorbidade, portanto, define a presença de ≥ 2 doenças crônicas e representa um desafio no cuidado à população idosa, uma vez que está associada a uma série de desfechos negativos como morte, incapacidade, institucionalização, maiores gastos com saúde, pior qualidade de vida e maiores índices de eventos adversos relacionados aos cuidados de saúde. Além disso, as alterações de saúde que se apresentam nos idosos diferem daquelas mais jovens, incluindo não só as morbidades, mas também as síndromes geriátricas, como alterações cognitivas e incapacidades físicas.

Há alguns anos, diversos estudos demonstraram que a idade, em muitos casos, não deve ser utilizada como critério para decisão acerca de terapêuticas. As avaliações da capacidade funcional e de multimorbidade dos indivíduos devem ser consideradas na determinação da expectativa de vida e devem nortear a adequação das decisões terapêuticas.

Na Figura 1, a diferença de sobrevida claramente demonstrada de acordo com o estado de saúde deve ser considerada na decisão de rastreio do câncer. Este exemplo pode servir de pauta na decisão de tratamento de outras morbidades.

Na maioria das evidências disponíveis atualmente, os pacientes com multimorbidades e aqueles com mais idade invariavelmente não foram incluídos, ou, melhor dizendo, usualmente foram excluídos dos grandes estudos para avaliação dos desfechos relacionados a alguma terapêutica específica. Tratando-se particularmente da terapêutica para insuficiência cardíaca, em 2 ensaios principais, mais de 40% dos pacientes foram excluídos por terem idade > 80 anos. Em outro ensaio, sem limites de idade, apenas 16% das mulheres e 24% dos homens com idade > 85 anos teriam sido elegíveis, e critérios gerais de exclusão incluíam demência, câncer, insuficiência hepática ou doença potencialmente fatal. Além disso, pacientes de ensaios clínicos de insuficiência cardíaca de modo geral têm menos comorbidades e em determinados estudos pacientes com dificuldades

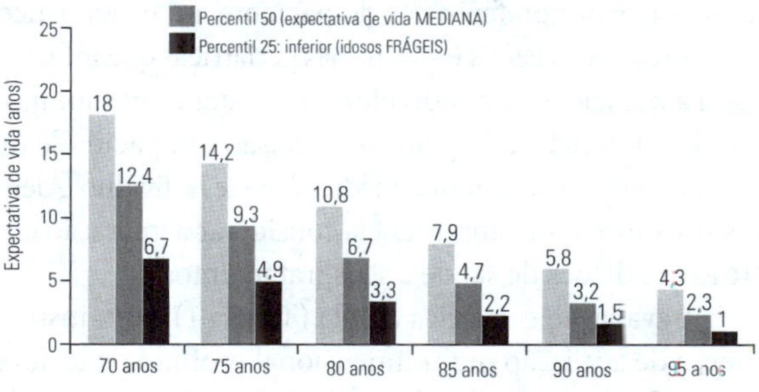

Figura 1 Expectativa de vida agrupada segundo o estado de saúde. Adaptada de Walter LC, Covinsky KE. Cancer screening in elderly patients a framework for individualized decision making. JAMA 2001;285(21):2750-6.

mobilidade, dificuldades de transporte e saúde mental precária foram descartados, o que certamente exigiu inúmeros paciente da prática clínica do dia a dia.

O revolucionário estudo *Randomized aldalactone evaluation study* (RALES), publicado no ano de 1999, demonstrou uma redução expressiva da mortalidade (30%) com o uso de 25 mg/dia de espironolactona em pacientes com insuficiência cardíaca classes III e IV – os pacientes do estudo tinham média de idade de 65 anos e foram excluídos aqueles que tinham doença renal grave (creatinina = 2,5 mg/dL).

Quando se trata de câncer, outra condição de saúde que é frequente entre os idosos, os *guidelines* para pacientes idosos com muitas morbidades são praticamente inexistentes. Na neoplasia de cólon avançada, p. ex., a despeito da mediana de diagnóstico ser de 70 anos de idade, a mediana de inclusão nos estudos é mais próxima dos 60 anos e entre os principais motivos de exclusão nesses estudos estão as comorbidades cardiovasculares, renais, doença de Alzheimer e depressão – doenças de alta incidência entre a população idosa.

Os idosos ainda são subtratados, exclusivamente por sua idade, ou são sobretratados quando não têm condições em razão de seu grau de multimorbidade e incapacidade.

No caso da depressão, a maioria dos trabalhos tem critérios de exclusão que retiram 90% de todos os pacientes idosos da comunidade dos estudos.

Até mesmo em doenças de acometimento iminentemente geriátrico essa distorção acontece. Nesses estudos, as pessoas que participam usualmente têm idade média de 75 anos e maior nível de escolaridade, e aqueles que se recusam a participar são os que têm maior comprometimento funcional.

Mais de 50% dos pacientes idosos tem ≥ 3 doenças crônicas. As morbidades podem variar em sua gravidade e no impacto que causam naquele indivíduo especificamente. Em vez de basear as decisões médicas apenas nos estudos disponíveis – que têm diversas limitações, conforme demonstrado anteriormente –, é necessário basear as decisões nas preferências do paciente, no prognóstico e nos problemas gerais e síndromes geriátricas que influenciam a capacidade do indivíduo de manter a autonomia e a independência, adequando a decisão à capacidade de implementação da conduta médica àquele indivíduo. Além disso, é de extrema importância considerar a interação entre as condições de saúde e seus tratamentos.

A avaliação geriátrica ampla (Tabela 1) é um instrumento de avaliação multidimensional profunda que deve ser usado como auxiliador na decisão da expectativa de vida do paciente, no risco de comorbidades e na condição de saúde geral (a avaliação funcional está mais bem descrita no Capítulo 201). Na década de 2000, diversos trabalhos passaram a usar a avaliação geriátrica ampla para observação detalhada de comorbidades e, principalmente, da funcionalidade do paciente para decisão terapêutica.

Tabela 1 Avaliação geriátrica ampla

Domínio	Escalas de uso potencial e sua função
Estado funcional	Escala de Katz – avalia atividade básica de independência em domicílio Escala de Lawton – avalia atividades complexas da vida diária Velocidade de marcha – avalia o tempo em m/s para percorrer determinado espaço ECOG – avalia a *performance* global do paciente KPS – avalia capacidade de realizar atividades da vida diária e estado de saúde
Comorbidades	Escalas específicas para avaliação das comorbidades e sua gravidade (escala de Charlson, Cirs-G)
Avaliação socioeconômica	Renda Suporte familiar Presença/necessidade de cuidador Facilidade de transporte
Síndromes geriátricas	Depressão (*geriatric depression scale*) Fragilidade (*hand grip*) Quedas, fadiga, maus-tratos, incontinência Alterações dos órgãos do sentido
Polifarmácia	Número de medicações (≥ 5) Uso de medicações inapropriadas
Estado nutricional	Risco nutricional (miniavaliação nutricional) IMC História de perda de peso Nível sérico de albumina
Função cognitiva	Miniexame do estado mental Avaliação cognitiva Montreal (MoCA)
Desejo do paciente	Premissa básica médica segundo a qual saber o desejo do paciente é fundamental para o tratamento

Muitas são as sociedades de especialidades e grupos que levam em consideração a funcionalidade na indicação e na contraindicação de alguma estratégia preventiva e/ou terapêutica.

Entretanto, muitas das diretrizes continuam utilizando a idade como base nas decisões de rastreamento. Algumas iniciativas na última década já propõem utilizar, além da idade, a expectativa de vida e funcionalidade para beneficiar a decisão de rastreio ou não, em idade e funcionalidade de uma pessoa, para beneficiar a decisão de rastreio ou não.

Em 2012, a American Diabetes Association e a American Geriatrics Society publicaram, em conjunto, uma diretriz de manejo do diabetes em pessoas idosas na qual fazem uma análise da epidemiologia e das evidências que permeiam o rastreio e o tratamento do diabetes no ido-

Saudável (robusto)	Intermediário	Frágil
▪ Considerar extrapolação de dados com estudo com pacientes mais jovens	▪ Avaliação geriátrica ampla para avaliação funcional de morbidades para auxílio na decisão	▪ É provável que dano > benefício nas estratégias diagnósticas e terapêuticas agressivas
▪ Atentar às alterações relacionadas ao envelhecimento normal	▪ Considerar compensação clínica/ melhora funcional para tratamento pleno	▪ Avaliação geriátrica ampla para avaliação funcional e de morbidades para auxílio na decisão
	▪ Avaliação conjunta de especialistas para decisão da terapêutica mais adequada (benefício > dano)	▪ Considerar acompanhamento geriátrico

Figura 2 Decisão terapêutica nos idosos baseada em funcionalidade e comorbidades.

so. No que tange ao tratamento, as recomendações preveem diferentes níveis de controle de glicemia, lipídeos e PA com base na funcionalidade e nas multimorbidades. Nos pacientes muito complexos ou com condições de saúde precárias, o controle da glicemia deve ser mais permissivo (Hb glicada < 8,5%, glicemia ao deitar até 200 mg/dL) assim como o da PA (< 150 × 90 mmHg), a fim de evitar complicações decorrentes do tratamento. Em 2016, uma diretriz específica para manejo de diabetes em idosos em instituições de longa permanência foi divulgada.

Em publicação recente em que a American Heart Association faz menção exclusiva à hipertensão arterial no idoso, o consenso de especialistas relata que o tratamento farmacológico não está bem estabelecido indiscriminadamente para todos os idosos – sua prescrição deve ser avaliada considerando-se a condição de saúde geral do paciente e que naqueles mais frágeis deve haver criteriosa avaliação do real benefício da medicação. Por sua vez, a prescrição de anti-hipertensivos em idosos mais saudáveis tem claro benefício de mortalidade e eventos cardiovasculares.

Ainda no rol de doenças cardiovasculares, sabe-se que a avaliação geriátrica multidimensional é capaz de predizer desfecho de mortalidade e eventos maiores cardiovasculares e cerebrais em 1 ano nos idosos octagenários de alto risco submetidos a troca transcateter de valva aórtica.

No paciente oncológico, alguns estudos relacionaram a funcionalidade a desfechos negativos como mortalidade e toxicidade de quimioterapia. Pacientes com velocidade de marcha alterada apresentaram risco 2,55 vezes maior de mortalidade do que aqueles com boa capacidade. A presença de síndromes geriátricas e alterações funcionais aumentou o risco de toxicidade à quimioterapia. Idosos considerados frágeis pela avaliação geriátrica ampla apresentaram menor sobrevida de câncer de pulmão (18,5 × 9,1 meses). Em outro estudo, a avaliação geriátrica realizada em conjunto com o oncologista modificou o tratamento de pacientes com idade > 70 anos em 82% dos casos.

Na avaliação pré-operatória do paciente idoso com câncer, a presença de multimorbidade avaliada por escalas da *cumulative illness rating score* (CIRS) e baixa capacidade funcional avaliada pelo ECOG e Lawton relacionaram-se a complicações no pós-operatório.

CONSIDERAÇÕES FINAIS

Diante do envelhecimento heterogêneo da população e de evidências escassas na população mais idosa e com maior número de morbidades, faz-se necessária a avaliação aprofundada funcional e de comorbidades, além do uso racional de evidências a fim de adequar os tratamentos a esses pacientes – evitando o *overtreatment* e o *undertreatment*. Ferramentas diagnósticas disponíveis atualmente utilizadas com correta interpretação clínica na avaliação das comorbidades e funcionalidades do idoso podem colaborar com as decisões terapêuticas como a disponível no *site* http://eprognosis.ucsf.edu. A avaliação geriátrica ampla é muito sensível para detectar reserva fisiológica diminuída e consequente redução da possibilidade adaptativa a estressores e pode ser usada na ponderação do uso das estratégias de prevenção ou tratamento desses pacientes.

Sobretudo entre os idosos, a prescrição de medicamentos e intervenções deve ser sempre criticamente analisada. A avaliação funcional e de comorbidades é ponto fundamental na correta avaliação de quais são os pacientes que mais se beneficiarão de determinada intervenção.

Na consulta

- Avaliar funcionalidade e comorbidades.
- Considerar estimativa de expectativa de vida na decisão terapêutica
- Realizar anamnese detalhada, exame clínico completo e avaliação funcional.
- Promover intervenções diagnósticas e terapêuticas proporcionais à funcionalidade e às comorbidades.

BIBLIOGRAFIA

Aronow WS, Fleg JL, Pepine CJ, Artinian NT, Bakris G, Brown AS, et al. ACCF/AHA 2011 expert consensus document on hypertension in the elderly: a report of the American College of Cardiology Foundation Task Force on Clinical Expert Consensus Documents developed in collaboration with the American Academy of Neurology, American Geriatrics Society, American Society for Preventive Cardiology, American Society of Hypertension, American Society of Nephrology, Association of Black Cardiologists, and European Society of Hypertension. J Am Coll Cardiol 2011;57(20):2037-114.

Boyd CM, McNabney MK, Brandt N, Correa-de-Araujo R, Daniel M, Epplin J. Guiding principles for the care of older adults with multimorbidity: an approach for clinicians: American Geriatrics Society expert panel on the care of older adults with multimorbidity. J Am Geriatr Soc 2012;60(10):E1-E25.

Chaibi P, Magné N, Breton S, Chebib A, Watson S, Duron JJ, et al. Influence of geriatric consultation with comprehensive geriatric assessment on final therapeutic decision in elderly cancer patients. Crit Rev Oncol Hematol 2011;79(3):302-7.

Crome P, Lally F, Cherubini A, Oristell J, Beswick AD, Carfield AM, et al. Exclusion of older people from clinical trials: professional views from nine European countries participating in the PREDICT study. Drugs Aging 2011;28(8):667-77.

ePrognosis. Disponível em: http://eprognosis.ucsf.edu/.

Munshi MN, Florez H, Huang ES, Kalyani RR, Mupanomunda M, Pandya N, et al. Management of diabetes in long-term care and skilled nursing facilities: a position statement of the American Diabetes Association. Diabetes Care 2016; 39(2):308-18.

Pitt B, Zannad F, Remme WJ, Cody R, Castaigne A, Perez A, et al. The effect of spironolactone on morbidity and mortality in patients with severe heart failure. Randomized Aldactone Evaluation Study Investigators. N Engl J Med 1999;341(10):709-17.

Ramjaun A, Nassif MO, Kortneva S, Huang AR, Meguerdichian AN. Improved targeting of cancer care for older patients: a systematic review of the utility of comprehensive geriatric assessment. J Geriatr Oncol 2013;4(3):271-81.

Walter LC, Covinsky KE. Cancer screening in elderly patients: a framework for individualized decision making. JAMA 2001;285(21):2750-6.

WHO. Life expectancy: Life tables by country: Brazil. Disponível em: http://apps.who.int/gho/data/view.main.60220?lang=en. Acessado em: 19 out 2013.

203 IDOSO FRÁGIL

Fabio Padoan Medeiros da Silva, Sumika Mori Lin, Luiz Antonio Gil Junior

DEFINIÇÃO E ETIOLOGIA

A sarcopenia consiste na redução da massa muscular associada a comprometimento concomitante da função muscular (força e desempenho físico). O European Working Group on Sarcopenia in Older People (EWGSOP2), força-tarefa que estuda definição, causas e tratamento da sarcopenia, foi atualizado em 2018 e indicou que o esforço principal dos profissionais que trabalham com idosos deverá ser direcionado para avaliação da força e do desempenho muscular.

Síndrome clínica caracterizada por declínio dos sistemas musculoesquelético, neuroendócrino e imunológico, associada com sarcopenia e elevação de marcadores de atividade inflamatória. Como consequência, ocorrem reduções da reserva orgânica e da resistência a potenciais estressores, tornando o indivíduo mais vulnerável a condições adversas como afecções agudas, quedas e hospitalização prolongada. Também está associada com maior dependência funcional e aumento da probabilidade de morrer.

Os principais fatores de risco são: idade avançada (pode ser o único fator causal), evolução de doenças sistêmicas crônicas (cardiovasculares, pulmonares, renais, hepáticas), neoplasias, depressão, demências em fases avançadas, obesidade ou baixo peso, problemas com a dentição e déficits sensoriais (visão e audição). Indivíduos que tiveram afecção aguda e passaram por internação prolongada também podem desenvolver essa síndrome.

EPIDEMIOLOGIA

No Brasil, foi desenvolvido, em 2008 e 2009, um projeto multicêntrico em 17 cidades para avaliar a fragilidade entre idosos, denominado Rede de Pesquisa sobre Estudos de Fragilidade em Idosos Brasileiros (Rede FIBRA). Um estudo utilizou os dados das populações de 6 dessas cidades, totalizando 3.075 indivíduos. Verificou-se que, entre aqueles que tinham 60-69 anos de idade, 47% eram não frágeis; 49%, pré-frágeis; e 4%, frágeis. Ao analisar apenas os que tinham idade ≥ 80 anos, 22,7% eram não frágeis; 56,6%, pré-frágeis; e 20,6%, frágeis.

QUADRO CLÍNICO

Os pacientes são classificados conforme os critérios de fragilidade de Fried:

- baixa atividade física (< percentil 20 da população, em kcal/semana – *Minnesota leisure time activity questionnaire*, versão curta);
- redução da força de preensão palmar (< percentil 20 da população, corrigido por gênero e IMC, realizado por meio de um dinamômetro manual);
- sensação de exaustão (autorrelatada – questionário de depressão do Center for Edpidemiologic Studies – CES-D);
- redução da velocidade de marcha (< percentil 20 da população, em teste de caminhada de 4,6 m, corrigido por gênero e estatura);

- perda de peso não intencional (> 4,5 kg relatados ou 5% do peso corporal, se medido no último ano).

A presença de 3 desses critérios caracteriza idoso frágil, enquanto a presença de 1 ou 2 critérios determina um idoso pré-frágil.

Dessa forma, a avaliação poderá ser feita de modo simplificado questionando o paciente ou o familiar responsável sobre a percepção a respeito de: baixa atividade física, fraqueza muscular, fadiga aos esforços, redução da velocidade de marcha e perda de peso não intencional.

A redução da velocidade de marcha foi o critério que isoladamente teve maior contribuição para o desenvolvimento da fragilidade e seus consequentes desfechos adversos. Uma forma simples de avaliação prática seria o teste de 4,6 metros. Nesse teste o indivíduo caminha 8,6 metros, sendo o cronômetro acionado após caminhar 2 metros e finalizado faltando 2 metros para completar o percurso. Dessa forma, são eliminados os tempos de aceleração e desaceleração. Após, divide-se o valor 4,6 pelo tempo gasto em segundos. Velocidade de marcha menor do que 0,8 m/s é considerada fraco desempenho físico.

A sarcopenia poderá ser avaliada de forma simples e rápida com o teste de sentar e levantar da cadeira, sendo considerado positivo se o tempo para a realização de 5 levantadas for maior do que 15 segundos.

Dessa forma, a avaliação poderá ser feita de modo simplificado questionando o paciente ou o familiar responsável sobre a percepção a respeito de: baixa atividade física, fraqueza muscular, fadiga aos esforços, redução da velocidade de marcha e perda de peso não intencional.

A redução da velocidade de marcha foi o critério que isoladamente teve maior contribuição para o desenvolvimento da fragilidade e seus consequentes desfechos adversos. Uma forma simples de avaliação prática seria o teste de 4,6 metros. Nesse teste o indivíduo caminha 8,6 metros, sendo o cronômetro acionado após caminhar 2 metros e finalizado faltando 2 metros para completar o percurso. Dessa forma, são eliminados os tempos de aceleração e desaceleração. Após, divide-se o valor 4,6 pelo tempo gasto em segundos. Velocidade de marcha menor do que 0,8 m/s é considerada fraco desempenho físico.

A sarcopenia poderá ser avaliada de forma simples e rápida com o teste de sentar e levantar da cadeira, sendo considerado positivo se o tempo para a realização de 5 levantadas for maior do que 15 segundos.

TRATAMENTO

A principal intervenção deve sempre estar direcionada à prevenção, para evitar que idosos não frágeis ou pré-frágeis progridam ao estágio da fragilidade. As medidas de prevenção nos indivíduos não frágeis e terapêuticas nos pré-frágeis e frágeis são:

- atividade física: é a principal medida e apresenta melhor resposta quando associada a exercícios resistidos, aeróbicos, de flexibilidade e de equilíbrio. O ideal é que seja orientada por fisioterapeuta e/ou educador físico;
- alimentação: deve ser adequada às necessidades calóricas de cada indivíduo. Se for insuficiente em decorrência de uma baixa ingestão alimentar ou se o indivíduo já estiver desnutrido, podem ser indicados suplementos alimentares;
- reposição hormonal: em homens, existe alguma evidência de benefício se for utilizada em indivíduos com deficiência confirmada de testosterona, associada a outras medidas, como atividade física;
- anabolizantes: não há dados que demonstrem benefício do seu uso em indivíduos frágeis;
- tratamento adequado das doenças crônicas: reduz o catabolismo e a evolução da sarcopenia;
- rápido controle de doenças agudas: associado à reabilitação física e nutricional durante internação hospitalar e mantido após a alta no acompanhamento ambulatorial;
- controle de déficits sensoriais (visão e audição);
- correção de problemas com a dentição ou a deglutição;
- instituição de medidas de prevenção de quedas (Capítulo 206);
- tratamento adequado de depressão e demência, se presentes;
- revisão de medicações potencialmente inapropriadas (Capítulo 208);
- otimização do suporte social;
- equipe multidisciplinar: atuação conjunta de fisioterapeuta, nutricionista, educador físico, psicólogo, terapeuta ocupacional e/ou assistente social.

PROGNÓSTICO

A síndrome de fragilidade está associada a incapacidade (3,15× maior), maior ocorrência de doenças agudas, quedas recorrentes (1,38× maior), fratura de quadril (1,57× maior), institucionalização, hospitalização (1,95× maior) e mortalidade (1,71× maior), se comparada a idosos não frágeis.

A atuação adequada na prevenção e no tratamento é de grande importância para evitar ou desacelerar essa evolução.

BIBLIOGRAFIA

Cruz-Jentoft AJ, Bahat G, Bauer J, Boirie Y, Bruyère O, Cederholm T, et al. Sarcopenia: revised European consensus on definition and diagnosis. Writing Group for the European Working Group on Sarcopenia in Older People 2 (EWGSOP2), and the Extended Group for EWGSOP2. Age Ageing. 2019;48(4):601.

Ensrud KE, Ewing SK, Taylor BC, Fink HA, Stone KL, Cauley JA, et al. Frailty and risk of falls, fracture, and mortality in older women: the study of osteoporotic fractures. J Gerontol A Biol Sci Med Sci 2007;62(7):744-51.

Fairhall N, Langron C, Sherington C, Lord SR, Kurrle SE, Lockwood K, et al. Treating frailty: a practical guide. BMC Med 2011;9:83.

Ferriolli E, Moriguti JC, Formighieri PF. O idoso frágil. In: Freitas EV. Tratado de geriatria e gerontologia. 3.ed. Rio de Janeiro: Guanabara Koogan; 2011. p.1014-8.

Fried LP, Tangen CM, Walston J, Newman AB, Hirsch C, Gottdiener J, et al. Frailty in older adults: evidence for a phenotype. J Gerontol A Biol Sci Med Sci 2001;56(3):M146-56.

Guedes CR, Dias RC, Neri AL, Ferriolli E, Lourenço RA, Lustosa LP. Declínio da velocidade de marcha e desfechos de saúde em idosos: dados da Rede Fibra. Fisioter. Pesqui 29019;26(3).

Hubbard RE, O'Mahony MS, Savva GM, Calver BL, Woodhouse KW. Inflammation and frailty measures in older people. J Cell Mol Med 2009;13(9B):3103-9.

Lourenço RA, Moreira VG, Mello RGB, Santos IS, Lin SM, Pinto ALF, et al. Consenso brasileiro de fragilidade em idosos: conceitos, epidemiologia e instrumentos de avaliação. Geriatr Gerontol Aging 2018;12(2):121-35.

Silva LAS, Neri AL, Ferrioli E, Lourenço RA, Dias RC. Fenótipo de fragilidade: influência de cada item na determinação da fragilidade em idosos comunitários – Rede Fibra. Ciênc. Saúde Colet 2016;21(11).

Moretto MC, Alves RMA, Neri AL, Guariento ME. Relação entre estado nutricional e fragilidade em idosos brasileiros. Rev Bras Clin Med São Paulo 2012;10(4):267-71.

Rothman MD, Leo-Summers L, Gill TM. Prognostic significance of potential frailty criteria. J Am Geriatr Soc 2008;56(12):2211-6.

Woods NF, LaCroix AZ, Gray SL, Aragaki A, Cochrane BB, Brunner RL, et al. Frailty: emergence and consequences in women aged 65 and older in the Women's Health Initiative Observational Study. J Am Geriatr Soc 2005;53(8):1321-30.

204 DEMÊNCIAS

Rafael Lyra Rodrigues Alves, Daniel Apolinário

DEFINIÇÃO E ETIOLOGIA

A síndrome demencial pode ser causada por um grupo heterogêneo de doenças que têm em comum o declínio cognitivo associado à perda de capacidade funcional. Os distúrbios de comportamento, embora não sejam necessários para a definição da síndrome, geralmente acompanham seu curso, com manifestações diversas de acordo a fase e a etiologia.

As demências geralmente apresentam evolução insidiosa e progressiva, mas podem também ser causadas por lesão única que determina início agudo e déficit estável. Na maioria dos casos, os déficits são irreversíveis, mas uma pequena parcela dos pacientes apresenta fatores potencialmente reversíveis, como deficiências vitamínicas, distúrbios metabólicos, doenças inflamatórias, processos infecciosos e lesões intracranianas expansivas. Embora seja mais comum na população geriátrica, a síndrome demencial pode ocorrer também em indivíduos mais jovens, sendo denominada demência pré-senil quando tem seu início antes dos 65 anos de idade. A Tabela 1 lista algumas etiologias possíveis.

EPIDEMIOLOGIA

O principal fator de risco para ocorrência de demências é a idade. A partir dos 65 anos de idade, sua prevalência dobra a cada 5 anos. Estudos epidemiológicos brasileiros têm encontrado prevalência de cerca de 3% na faixa dos 65-69 anos e 30% na faixa dos 85-89 anos. Ainda é uma questão indefinida se a prevalência é maior em homens ou mulheres.

Analfabetismo, baixa escolaridade e participação reduzida em atividades intelectuais também têm sido associadas a maior prevalência de demência. Esses achados sustentam a hipótese da reserva cognitiva, indicando que a atividade intelectual pode ser um fator protetor importante contra o desenvolvimento das demências.

Em um estudo populacional brasileiro que investigou a etiologia das demências, 55,1% dos pacientes apresentavam doença de Alzheimer, 14,4% apresentavam doença de Alzheimer associada a doença cerebrovascu-

Tabela 1 Etiologias das demências e diagnósticos diferenciais

Neurodegenerativa	Alzheimer Corpúsculos de Lewy Frontotemporal Demência da doença de Parkinson
Cerebrovascular	Infarto único estratégico Múltiplos infartos ou isquemia subcortical por doença de pequenos vasos
Causas potencialmente reversíveis	Hidrocefalia de pressão normal Alterações eletrolíticas Disfunção tireoidiana Deficiência de vitaminas Infecções Relacionada com fármacos
Outras causas	Doença priônica (Creutzfeldt-Jakob), induzida por radioterapia

lar (demência mista) e 9,3% apresentavam demência vascular. Apenas 1 caso (0,8%) de demência potencialmente reversível foi encontrado (deficiência de vitamina B12).

QUADRO CLÍNICO

O quadro clínico típico da doença de Alzheimer é dividido em fases:

- fase leve: o comprometimento da memória episódica é o sintoma mais proeminente. O indivíduo passa a ter dificuldade de memorizar uma pequena lista de compras, lembrar-se de compromissos, lembrar detalhes de conversas e acontecimentos. Dificuldades de orientação temporal já são observadas. As atividades instrumentais complexas estão comprometidas, como administração de finanças, tomada de medicamentos, compras e deslocamentos para fora da vizinhança. As alterações de comportamento mais comuns nessa fase são apatia, irritabilidade e depressão;
- fase moderada: nessa fase, há grande dificuldade de armazenar novas informações. O indivíduo torna-se lento, tem dificuldade de encontrar palavras, orientar-se no espaço, resolver problemas e planejar. A capacidade de julgamento geralmente está comprometida. Pode necessitar de lembretes para tomar banho e de auxílio em algumas atividades básicas. A apatia se agrava. Alguns indivíduos passam a ter distúrbios de sono, sintomas psicóticos e agitação psicomotora;
- fase grave: caracterizada por comprometimento grave de todas as funções cognitivas. A capacidade de se comunicar é restrita a cumprimentos e conversas triviais. Observa-se dificuldade progressiva de marcha, dependência total ou quase total nas atividades básicas, incontinência urinária e fecal. O indivíduo passa a necessitar de um cuidador em tempo integral. Os sintomas comportamentais geralmente persistem, com agravamento importante da apatia. Intercorrências clínicas como perda ponderal, infecções de repetição, desidratação e *delirium* são comuns.

A Tabela 2 mostra as características específicas dos principais subtipos de demência.

EXAMES COMPLEMENTARES

O diagnóstico de demência é fundamentalmente clínico, baseado na história e na avaliação objetiva das funções cognitivas. Os exames complementares são solicitados apenas para rastrear causas potencialmente reversíveis e auxiliar na definição da etiologia:

Tabela 2 Características dos principais subtipos de demência

	Perfil neuropsicológico	História e neuroimagem
Doença de Alzheimer	Nos testes de memória, observam-se dificuldade leve ou moderada de aprendizado, déficit grave de evocação tardia, pouco benefício com pistas. Com a evolução do quadro, ocorre um comprometimento progressivo das funções executivas	Evolução insidiosa e lentamente progressiva. Exames de neuroimagem estrutural podem mostrar atrofia das estruturas mediais do lobo temporal, enquanto exames de neuroimagem funcional podem mostrar hipocaptação temporal posterior e parieta
Demência vascular	Varia conforme a localização das lesões. Há predomínio de déficit em funções executivas e velocidade psicomotora. O déficit de evocação tardia não é tão grave quanto na doença de Alzheimer e há benefício com pistas. Depressão e apatia são comuns	Caracteriza-se por início súbito ou evolução em degraus. Déficits motores focais e parkinsonismo assimétrico podem estar presentes. Exames de neuroimagem estrutural são fundamentais para caracterizar as lesões e confirmar a hipótese
Demência por corpos de Lewy	Inespecífico e pode existir flutuação cognitiva. As funções visuoespaciais podem ser comprometidas precocemente	Caracteriza-se por alucinações, parkinsonismo rígido-acinético, falência autonômica (síncope, hipotensão postural, quedas, incontinência urinária, constipação intestinal) e hipersensibilidade aos neurolépticos. Os exames de neuroimagem estrutural não são característicos. Exames de neuroimagem funcional podem revelar hipocaptação occipital
Demência frontotemporal	Funções cognitivas preservadas no início do quadro. Ocorrem alterações de comportamento significativas, com desinibição, impulsividade, apatia, erros de julgamento, aumento da ingestão alimentar, negligência da higiene. Com a evolução, surgem déficits de linguagem e funções executivas	Início precoce, geralmente na 6ª década de vida. A funcionalidade é preservada no início do quadro. Exames de neuroimagem estrutura podem revelar atrofia focal nos lobos frontal e temporal. Exames de neuroimagem funcional podem revelar hipocaptação em lobos frontais

- neuroimagem estrutural: um exame de neuroimagem estrutural, TC ou RNM, deve ser realizado na avaliação inicial de todos os pacientes com diagnóstico de demência a fim de afastar causas potencialmente reversíveis, como hematoma subdural, hidrocefalia de pressão normal e tumores;
- exames laboratoriais: não há consenso sobre quais exames laboratoriais devem ser realizados de rotina na avaliação inicial do paciente com demência. A Tabela 3 apresenta comentários sobre os principais exames e suas indicações.

Tabela 3 Exames laboratoriais para investigação inicial das demências

Obrigatórios	
Vitamina B12	É a causa mais comum de demência potencialmente reversível entre os idosos. O perfil e o curso clínico são muito semelhantes aos encontrados na doença de Alzheimer. A reposição geralmente reverte o quadro em algumas semanas
Hormônio estimulante da tireoide (TSH)	Não é comum encontrar demência causada exclusivamente por hipotireoidismo, mas este é um fator adicional que frequentemente atua em conjunto com outras etiologias
Considerar	
Ácido fólico (vitamina B9)	Atualmente, a demência por ácido fólico é muito rara no Brasil. Por força de lei, no Brasil, o folato é adicionado às farinhas desde 2002. A dosagem de ácido fólico deve ser considerada em indivíduos com desnutrição, alcoolismo e má-absorção
Sorologia para sífilis	A neurossífilis já foi uma das principais causas de demência, mas atualmente é uma etiologia rara. Alguns autores ainda indicam sorologia para sífilis como rotina, mas os resultados duvidosos são frequentes, implicando um grande número de pacientes enviados para coleta de líquido cefalorraquidiano. A sorologia deve ser realizada em pacientes com incidência pré-senil, evolução rapidamente progressiva, sintomas comportamentais proeminentes, déficits focais e convulsão
Outros	Alguns exames laboratoriais devem ser considerados de acordo com o perfil de risco e os sintomas associados: hemograma, função renal, marcadores hepáticos, glicemia, eletrólitos (p. ex., sódio e cálcio), dosagem de testosterona e sorologia para HIV
Situações especiais	
Líquido cefalorraquidiano	Indicado em casos de início pré-senil, apresentação atípica, evolução rapidamente progressiva, suspeita de doença inflamatória, infecciosa ou priônica
Marcadores genéticos	O alelo ε4 da apolipoproteína E (APOE) está associado a maior risco de doença de Alzheimer. A genotipagem de APOE tem função preditiva, mas não auxilia no diagnóstico. O mesmo é válido para outros polimorfismos de suscetibilidade descritos
Biomarcadores	A diminuição da proteína beta-amiloide 1-42 e o aumento das proteínas τ no líquido cefalorraquidiano estão associados à doença de Alzheimer. Embora tenham papel promissor no ambiente de pesquisa, o uso desses e outros biomarcadores ainda não está definido na prática clínica

AVALIAÇÃO INICIAL E DIAGNÓSTICO

Abordagem do paciente com queixas cognitivas

A presença de queixas cognitivas não está associada de forma consistente a um maior risco de demência. De modo geral, essas queixas estão fortemente associadas a sintomas depressivos e ansiosos. Assim, diante do paciente que procura atendimento por queixa cognitiva, a investigação de sintomas psiquiátricos é obrigatória.

Queixas cognitivas numerosas e detalhadas, em que predominam dificuldades de atenção e linguagem, estão associadas a um menor risco de comprometimento. Queixas vagas, em que predominam dificuldades de memória episódica (esquecer acontecimentos ou conversas), estão associadas a um maior risco.

O paciente que procura atendimento sozinho e apresenta testes cognitivos normais pode ser tranquilizado quanto à benignidade do quadro. O paciente com testes limítrofes ou alterados deve ter um familiar de convívio próximo convocado para a entrevista. Pacientes trazidos por familiares preocupados com um possível declínio devem ser avaliados com muita atenção, pois quase sempre apresentam comprometimento.

Testes cognitivos breves

A escolha do instrumento a ser utilizado varia de acordo as características do serviço (nível de especialização, tempo disponível) e do paciente (escolaridade, perfil de risco). A Tabela 4 descreve alguns dos testes cognitivos mais utilizados na avaliação inicial do paciente com suspeita de demência.

Tabela 4 Testes cognitivos para avaliação inicial do paciente com suspeita de demência

Instrumento	Descrição	Comentários
Miniexame do estado mental	Composto por um somatório de pequenas tarefas: orientação temporal, orientação espacial, registro de palavras, subtrações seriadas, evocação das palavras, nomeação de 2 objetos, repetição de 1 frase, execução de 1 comando verbal e de 1 comando escrito, formulação de 1 frase, cópia de 1 desenho. O escore varia de 0-30, servindo como medida global de cognição (tempo de aplicação: 5-10 minutos)	Toma tempo excessivo, apresenta efeito-teto, efeito-solo e baixa acurácia. Inadequado para detecção de casos leves, pois não avalia domínios comprometidos precocemente na demência, como memória e funções executivas. Introduzido em 1975, ainda hoje é muito conhecido e utilizado, mas vem aos poucos sendo substituído por alternativas mais rápidas e/ou mais acuradas
Avaliação cognitiva Montreal	Composto por um somatório de tarefas: conexão alternada de números e letras, cópia de 1 cubo, desenho de 1 relógio, nomeação de 3 figuras, repetir dígitos na ordem direta e indireta, vigilância auditiva, subtração seriada, repetir frases, fluência verbal, abstração, evocação de 5 palavras, orientação. A soma dos itens fornece um escore que varia de 0-30, servido como medida global de cognição (tempo de aplicação: 7-15 minutos)	Vem aos poucos substituindo o miniexame do estado mental, pois apresenta menor efeito-teto e maior acurácia, e avalia memória e função executiva. Toma tempo excessivo e, ainda, apresenta critérios de normalidade limitados. Os parâmetros de normalidade sugeridos para idosos (por escolaridade) são: 1-4 anos: ≥ 18 pontos; 5-8 anos: ≥ 22 pontos; 9-12 anos: ≥ 24 pontos; ≥ 12 anos: ≥ 25 pontos (formulário de aplicação e instruções disponíveis no site: http://www.mocatest.org)
Lista de palavras *"consortium to establish a registry for Alzheimer's disease"* (CERAD)	O teste é composto por 10 palavras impressas em cartões: manteiga, carta, poste, motor, braço, rainha, bilhete, praia, cabana, erva. O indivíduo é orientado a ler as palavras em voz alta e memorizá-las (como alternativa, o examinador pode ler as palavras). Logo após, deve repetir as palavras que conseguir. O procedimento é repetido por 3 vezes. Após intervalo de 3-5 minutos, o indivíduo tenta lembrar-se das palavras. O número de palavras evocado após o intervalo dá uma medida de memória episódica (tempo de aplicação: 6-8 minutos)	Os testes de memorização de palavras (ou de figuras) avaliam memória episódica, domínio comprometido precocemente nas demências. Apresentam acurácia superior aos testes descritos anteriormente e são extremamente úteis para detecção dos casos leves. Apesar de serem simples, esses testes ainda são pouco utilizados, por falta de conhecimento. Critérios de normalidade (por escolaridade): 0-3 anos: ≥ 3 palavras; 4-6 anos: ≥ 4 palavras; ≥ 7 anos: ≥ 5 palavras

Questionários para o informante

Sugere-se entrevista com um familiar ou amigo de convívio próximo realizada separadamente – a presença do paciente pode fazer com que o informante minimize os relatos e pode, ainda, causar atritos, já que o indivíduo com comprometimento muitas vezes não percebe os seus próprios déficits. A Tabela 5 descreve os questionários mais utilizados no Brasil.

Formulação do diagnóstico

O diagnóstico de demência deve ser firmado ante um paciente com:

- história consistente de declínio cognitivo (apresentou piora em relação a um nível anterior), preferencialmente confirmada por um informante de convívio próximo;
- déficit cognitivo demonstrado objetivamente por meio de testes específicos;

Tabela 5 Questionários para o informante utilizados na investigação inicial do paciente com suspeita de demência

Instrumento	Descrição	Comentários
Questionário de atividades funcionais (questionário de Pfeffer)	O informante deve relatar o grau de independência do paciente em 10 tarefas do dia a dia, como cuidar do próprio dinheiro, fazer compras, manter-se a par dos acontecimentos, lembrar-se de compromissos, tomar remédios. As alternativas são: 0 – sim, é capaz; 1 – com alguma dificuldade, mas faz sozinho; 2 – necessita de ajuda; 3 – não é capaz	Sua estrutura mais simples facilita o autopreenchimento na sala de espera. O escore varia de 0-30, e um escore > 5 indica comprometimento
Questionário do informante sobre o declínio cognitivo do idoso (IQCODE)	O informante deve comparar as habilidades atuais do indivíduo com as de 10 anos atrás: 1 – muito melhor; 2 – um pouco melhor; 3 – pouca mudança; 4 – um pouco pior; 5 – muito pior. O escore é obtido pela média dos itens e varia de 1-5. O questionário tem versões com 26 e 16 itens, sendo a versão curta a mais utilizada	Sua estrutura complexa dificulta o autopreenchimento. Sugere-se que seja utilizado no formato de entrevista. Um escore > 3,5 indica comprometimento

- déficits cognitivos que afetam a independência, ou seja, o indivíduo passa a necessitar de auxílio significativo para realizar atividades de vida diária.

Deve-se descartar a presença de *delirium*, e a demência não pode ser atribuída primariamente a transtornos psiquiátricos como depressão maior, transtorno afetivo bipolar e esquizofrenia.

Indivíduos com história consistente de declínio e testes cognitivos alterados, mas sem comprometimento funcional, apresentam comprometimento cognitivo leve. Essa condição determina aumento do risco de evolução para demência (cerca de 30-50% dos indivíduos com comprometimento cognitivo leve evoluem para demência em um período de 4 anos).

TRATAMENTO

Anticolinesterásicos

Os anticolinesterásicos melhoram a transmissão colinérgica por meio da inibição da enzima responsável pela degradação da acetilcolina na fenda sináptica. Existem evidências que justificam o uso dessas drogas nas fases leve, moderada e grave das demências com as seguintes etiologias: doença de Alzheimer, demência vascular, demência de Lewy e demência por doença de Parkinson.

Na maioria dos casos, não é observada melhora significativa com a introdução da medicação, mas ao longo do tempo os pacientes apresentam menor progressão do comprometimento cognitivo e funcional. Estima-se que a preservação proporcionada pelos anticolinesterásicos seja equivalente a 6-12 meses de evolução da doença.

Os principais efeitos colaterais observados relacionam-se ao trato gastrointestinal: náusea, vômito, anorexia e diarreia. Perda ponderal de até 4 kg é comum no início do tratamento, mas o peso tende a estabilizar após alguns meses. Uma minoria de paciente pode apresentar câibras e distúrbios do sono. Devem ser utilizados com cautela em indivíduos com bradicardia e distúrbios de condução elétrica cardíaca.

Atualmente, existem 3 anticolinesterásicos disponíveis: donepezil, rivastigmina e galantamina. O donepezil é o mais utilizado, pois apresenta maior número de estudos comprovando eficácia e segurança, melhor tolerabilidade quando comparado à rivastigmina, maior facilidade de ajuste posológico inicial quando comparado à galantamina e maior disponibilidade de similares no mercado. Para todos os anticolinesterásicos, deve-se aumentar a dose a cada 4-6 semanas, sendo que o alvo é atingir a dose máxima. Deve-se sempre dar atenção aos efeitos colaterais.

Memantina

A memantina é um antagonista de baixa afinidade para os receptores N-metil-D-aspartato (NMDA) que impede a neurotoxicidade do glutamato sem interferir nas ações fisiológicas do aminoácido excitatório. Apresenta perfil de segurança extremamente favorável e confere benefício adicional em pacientes que já estão utilizando anticolinesterásicos. As evidências atuais justificam seu uso apenas nas fases moderada e grave da doença. Recomenda-se que a introdução seja feita de forma gradual (dose inicial de 5 mg/dia e dose máxima de 10 mg/dia).

Sintomas comportamentais

A abordagem inicial dos sintomas comportamentais deve ser baseada em estratégias não farmacológicas, consistindo em contato social, engajamento em atividades produtivas, exercícios físicos e recreação. Além disso, é importante que os cuidadores aprendam técnicas específicas para lidar com esses comportamentos.

Nos casos refratários, especialmente na presença de sintomas psicóticos e agressividade, os antipsicóticos podem ser utilizados, mas apresentam eficácia limitada e determinam maior risco de eventos cardiovasculares. Os agentes atípicos têm sido mais utilizados por apresentarem menor efeito extrapiramidal. As drogas com maior evidência de benefício são risperidona, olanzapina e aripiprazol. A quetiapina possui elevado efeito sedativo, porém pouco efeito extrapiramidal e, portanto, é uma opção para pacientes com parkinsonismo.

A risperidona tem sido a droga mais utilizada, pois apresenta o maior número de estudos comprovando a sua eficácia, pouco efeito sedativo, baixo custo, disponibilidade em comprimidos e solução VO. A dose diária utilizada varia de 0,25-1 mg.

PROGNÓSTICO

As demências geralmente evoluem de forma lentamente progressiva, com sobrevida média de 9 anos após o diagnóstico. Em alguns indivíduos, observam-se períodos longos de relativa estabilidade, que podem ser intercalados por períodos de progressão mais rápida.

A institucionalização é um desfecho frequente, geralmente desencadeada por distúrbios de comportamento, incontinência e dependência para atividades básicas como banho. A fase final é caracterizada por imobilidade, distúrbio de deglutição e incapacidade de interagir. Nesse contexto, a morte é frequentemente determinada por pneumonia aspirativa.

Na fase final da demência, intervenções como anticolinesterásicos, nutrição enteral, hemodiálise e internação em UTI costumam ser fúteis. Nesse contexto, a atenção geriátrica com foco em cuidados paliativos é essencial.

Na consulta

- Aplicar testes cognitivos e avaliação da funcionalidade.
- Atentar-se para informações colhidas do familiar de convívio próximo ou cuidador.
- Excluir *delirium* e sintomas psiquiátricos (p. ex., depressão maior).
- Solicitar exames de neuroimagem e laboratoriais, e, se necessário, algum outro exame específico.
- Instituir tratamento de acordo com a etiologia e a fase da demência.

BIBLIOGRAFIA

Caramelli P, Teixeira AL, Buchpiguel CA, Lee HW, Livramento JA, Fernandez LL, et al. Diagnóstico de doença de Alzheimer no Brasil: exames complementares. Dement Neuropsychol 2011;5 supl. 1:11-20.

Chaves ML, Godinho CC, Porto CS, Mansur L, Carthery-Goulart MT, Yassuda MS, et al. Doença de Alzheimer: avaliação cognitiva, comportamental e funcional. Dement Neuropsychol 2011;5 supl. 1:21-33.

Frota NAF, Nitrini R, Damasceno BP, Forlenza O, Dias-Tosta E, Silva AB, et al. Critérios para o diagnóstico de doença de Alzheimer. Dement Neuropsychol 2011;5 supl. 1:5-10.

Herrera Jr E, Caramelli P, Silveira AS, Nitrini R. Epidemiologic survey of dementia in a community-dwelling Brazilian population. Alzheimer Dis Assoc Disord 2002;16(2):103-8.

Vale FAC, Corrêa Neto Y, Bertolucci PHF, Machado JCB, Silva DJ, Allam N, et al. Tratamento da doença de Alzheimer. Dement Neuropsychol 2011;5 supl. 1:34-48.

205 *DELIRIUM*

Thiago Junqueira Avelino da Silva, Sileno de Queiroz Fortes Filho

DEFINIÇÃO E ETIOLOGIA

Síndrome cerebral orgânica potencialmente reversível caracterizada por um estado confusional agudo, com alteração da consciência, atenção e cognição. Secundária a condições agudas, não possui etiologia específica e com frequência é multifatorial.

EPIDEMIOLOGIA

Intercorrência frequente em unidade de cuidados agudos que afeta mais comumente os idosos. Na enfermaria do Serviço de Geriatria do HCFMUSP, a ocorrência de *delirium* atinge mais de 50% dos pacientes. Sabe-se também que até 25% dos idosos atendidos em unidades de emergência são diagnosticados com *delirium*, e que é alto o número de casos diagnosticados em unidades de terapia intensiva (UTI) e durante o período perioperatório.

Durante a pandemia de Covid-19, um estudo realizado no HCFMUSP em pacientes acima de 50 anos revelou que 33% tiveram *delirium* durante a internação.

Pacientes com fatores predisponentes são os mais suscetíveis. Destacam-se: idade avançada; demência; dependência funcional e imobilidade; déficits sensoriais; desnutrição; uso de medicamentos psicotrópicos e multimorbidades.

QUADRO CLÍNICO

- Início agudo: normalmente em horas ou dias. Depende de informante confiável para relato adequado.
- Curso flutuante: nível de consciência e intensidade dos demais sintomas oscilam ao longo do tempo. Podem se alternar momentos de torpor, obnubilacão e coma, com outros de agitação e hipervigilância. Podem ainda ocorrer períodos nos quais o paciente aparenta normalidade.
- Desatenção: dificuldade em focar, sustentar e redirecionar a atenção. Por vezes, não consegue manter uma conversa ou obedecer a comandos.
- Déficit cognitivo: pode acontecer déficit em múltiplos domínios da cognição incluindo orientação, memória e linguagem.
- Pensamento desorganizado: discurso incoerente ou desorganizado; conversa sem relevância, lógica ou clareza nas ideias.
- Distúrbios perceptivos: ilusões e alucinações.
- Alteração do ciclo sono-vigília: a inversão do ciclo é a mais típica. Também pode se manifestar com sonolência diurna, insônia ou sono fragmentado
- Distúrbios emocionais: manifestações comuns, incluem sintomas de medo, paranoia, depressão, irritabilidade, apatia, raiva ou euforia.

Por se tratar de uma síndrome potencialmente desencadeada por múltiplas condições, é fundamental para o manejo do *delirium* que sejam identificados os possíveis fatores precipitantes. Estes devem ser ativamente pesquisados na avaliação clínica, destacando-se entre eles:

- Doenças sistêmicas: infecções; distúrbios metabólicos e hidroeletrolíticos; desidratação; doença coronariana aguda; hipóxia; hipotensão; febre ou hipotermia; anemia aguda.
- Doenças neurológicas: acidente vascular encefálico; hemorragias e hematomas intracranianos.
- Cirurgias: especialmente as envolvendo o sistema cardiovascular, ou com período intraoperatório prolongado.

- Reações adversas: uso ou alterações no uso de medicamentos psicotrópicas; abstinência de álcool e/ou drogas ilícitas.
- Ambientais: hospitalização, especialmente em UTI; uso de restrição mecânica no leito; uso de sondas e cateteres; e múltiplos procedimentos.
- Outros: dor; estresse emocional; privação de sono.

EXAMES COMPLEMENTARES

Direcionados para identificar a causa do *delirium*, os exames devem ser solicitados de maneira racional conforme as hipóteses diagnósticas de cada caso.

- Gerais: hemograma completo; eletrólitos; ureia; creatinina; glicemia; transaminases; enzimas cardíacas; radiografia de tórax; eletrocardiograma de repouso; urina tipo I; proteína C reativa; culturas de sangue e urina.
- Em casos selecionados: gasometria arterial; enzimas canaliculares e bilirrubinas; d-dímero; tomografia computadorizada de crânio; exames toxicológicos; análise de líquido cefalorraquidiano; função tireoidiana; dosagem de vitamina B12, amônia e cortisol; eletroencefalograma.

DIAGNÓSTICO

Quadro 1 Critérios diagnósticos pelo DSM-5
A – Alteração da atenção (isto é, redução da capacidade de direcionar, focar, manter ou deslocar a atenção) e da consciência (isto é, redução da clareza da consciência em relação ao ambiente).
B – O distúrbio desenvolve-se ao longo de um curto período de tempo (em geral de horas a dias), caracterizando uma mudança em relação aos níveis de atenção e consciência habituais, e tendendo a flutuar em intensidade no decorrer do dia.
C – Presença de alteração adicional da cognição (tal como déficit de memória, desorientação, distúrbio da linguagem, habilidades viso-espaciais ou percepção).
D – Os distúrbios descritos em A e C não são melhor explicados por um transtorno neurocognitivo prévio, estabelecido ou em evolução, e não acontecem no contexto de um nível de consciência acentuadamente reduzido, como no coma.
E – Existem evidências, a partir da história clínica, do exame clínico ou dos achados laboratoriais, de que o distúrbio é causado por outra condição médica, como intoxicação ou abstinência a drogas, infecções, ou, ainda, é causado por múltiplas etiologias.

O principal instrumento utilizado para tornar o diagnóstico de *delirium* mais objetivo é o *Confusion Assessment Method* (CAM). Validado para a língua portuguesa possui sensibilidade de 94-100% e especificidade de 90-95%. É considerado positivo quando os itens 1 e 2 estão presentes, somados aos itens 3 ou 4.

Quadro 2 Confusion Assessment Method (CAM)
1. Início agudo. Há evidência de mudança aguda ou flutuante do estado mental de base do paciente?
2. Distúrbio de atenção. O paciente teve dificuldade em focalizar sua atenção, por exemplo, distraiu-se facilmente ou teve dificuldade em acompanhar o que estava sendo dito? Se presente ou anormal, este comportamento variou durante a entrevista, isto é, tendeu a surgir e desaparecer ou aumentar e diminuir de gravidade?
3. Pensamento desorganizado. O pensamento do paciente era desorganizado ou incoerente, com a conversão dispersiva ou irrelevante, fluxo de ideias pouco claro ou ilógico, ou mudança imprevisível do assunto?
4. Alteração do nível de consciência. Em geral, como você classificaria o nível de consciência do paciente? (alerta/hipervigilante/letárgico/estupor/coma) – positivo para qualquer resposta a não ser alerta

CLASSIFICAÇÃO

- Hipoativo: paciente letárgico com diminuição acentuada da atividade motora.
- Hiperativo: paciente agitado, agressivo e hipervigilante.
- Misto: alternância entre os dois quadros acima.

TRATAMENTO

São fundamentais a identificação e a correção da causa (ou causas) responsável pelo quadro confusional.

Deve-se destacar que medidas não farmacológicas são essenciais tanto para prevenção quanto para o tratamento do *delirium*. São elas:

- Orientar e solicitar a presença de familiares ou cuidadores durante a hospitalização.
- Evitar a privação sensorial: manter o uso de óculos e próteses auditivas.
- Evitar ambientes com iluminação excessiva ou precária e com poluição sonora.
- Auxiliar na manutenção da orientação temporal e espacial com uso de relógios e calendários no ambiente.
- Realizar medidas para higiene do sono.
- Evitar contenção mecânica e restrição no leito.
- Evitar e/ou retirar, assim que possível, uso de sondas e cateteres.
- Evitar imobilização prolongada no leito.
- Evitar o uso ou alterações súbitas de medicamentos psicotrópicas.

O tratamento farmacológico é reservado para pacientes com agitação intensa. No idoso, os antipsicóticos típicos e atípicos são os medicamentos de escolha e na maioria dos casos doses baixas são suficientes para o controle dos sintomas. Dá-se preferência, em uma abordagem inicial, ao uso de haloperidol endovenoso titulado em aplicações de 1 mg a cada 20 mi-

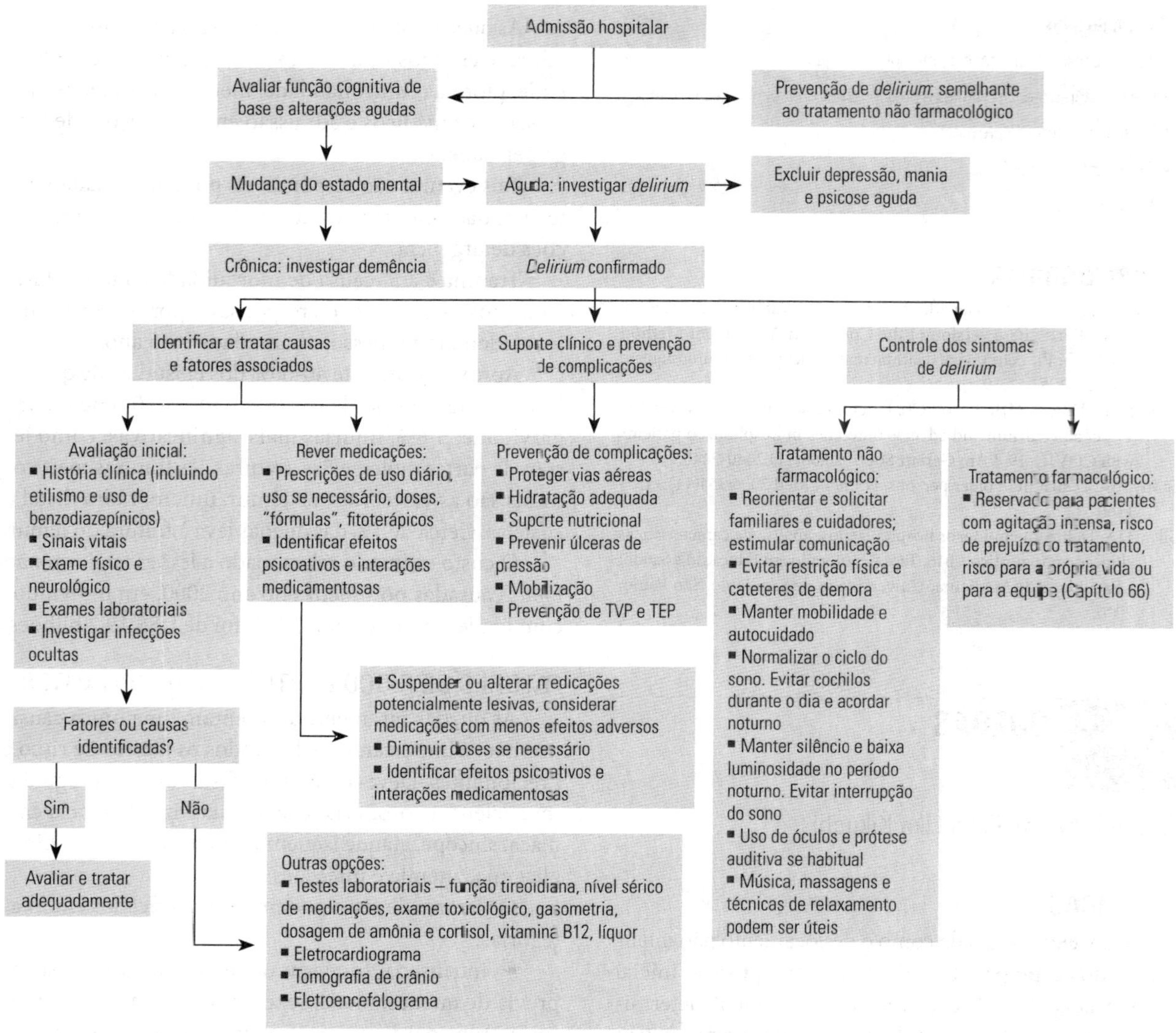

Figura 1 Algoritmo para o manejo de *delirium*. TEP: tromboembolismo pulmonar; TVP: trombose venosa profunda.

nutos. Benzodiazepínicos estão associados à piora do estado confusional e são indicados exclusivamente para casos de abstinência ao álcool ou ao próprio medicamento. O tratamento farmacológico do *delirium* será abordado com mais detalhes no capítulo de agitação psicomotora.

PROGNÓSTICO

É um dos principais fatores associados a desfechos desfavoráveis nos diferentes níveis de atenção à saúde. Prolonga hospitalização, aumenta o tempo de reabilitação, leva a declínio cognitivo e funcional, e aumenta mortalidade. Pacientes com delirium hipoativo têm pior prognóstico.

Em estudos realizados na enfermaria do Serviço de Geriatria do HCFMUSP, a ocorrência de *delirium* foi o principal preditor de mortalidade intra-hospitalar (35%) e ainda esteve associado a alta taxa de mortalidade após 12 meses da alta hospitalar (40%).

Durante a pandemia de Covid-19, um estudo realizado no HCFMUSP em adultos acima de 50 anos, a mortalidade intra-hospitalar foi maior naqueles que tiveram delirium durante a internação, 55% *versus* 30% daqueles que não apresentaram *delirium*.

Representa um frequente e evitável evento adverso da internação, podendo inclusive ser considerado como indicador de qualidade de cuidados hospitalares. Estratégias de intervenção direcionadas para alguns de seus fatores de risco (déficit cognitivo; privação de sono; imobilidade; déficits visual e auditivo; desidratação) mostraram uma redução de cerca de 34% na incidência de *delirium*, além de reduzir o número total de dias com o problema

À beira do leito

- Avaliar consciência, atenção, memória e linguagem
- Buscar fatores predisponentes e preci pitantes com familiar ou cuidador
- Realizar medidas de prevenção
- Evitar restrição mecânica
- Tratar a causa de base

BIBLIOGRAFIA

Fabbri RM, Moreira MA, Garrido R, Almeida OP. Validity and reliability of the Portuguese version of the Confusion Assessment Method (CAM) for the detection of delirium in the elderly. Arq Neuropsiquiatr. 2001;59(2-A):175-9.

Garcez FB, Aliberti MJR, Poco PCE, Hiratsuka M, Takahashi SF, Coelho VA, et al. Delirium and adverse outcomes in hospitalized patients with COVID-19. J Am Geriatr Soc 2020;68(11):2440-2446.

Inouye SK. Delirium in older persons. N Engl J Med 2006;354(11):1157-1165

Silva TJA. Delirium em idosos hospitalizados: análise de características clínicas e prognóstico. 2016. Tese (Doutorado em Educação e Saúde) - Faculdade de Medicina, Universidade de São Paulo, São Paulo; 2016.

206 QUEDAS

Gabriel Utzumi, Elina Lika Kikuchi

DEFINIÇÃO

Conceitua-se queda como o deslocamento não intencional do corpo para um nível inferior à posição inicial com incapacidade de correção em tempo hábil, determinado por circunstâncias multifatoriais que comprometem a estabilidade.

EPIDEMIOLOGIA

Cerca de 1/3 da população mundial com idade ≥ 65 anos cai a cada ano, e em metade dos casos as quedas são recorrentes. Idosos que já sofreram uma queda apresentam risco mais elevado para cair, em comparação aos demais, de 60-70% no ano subsequente. Os idosos mais saudáveis caem menos, cerca de 15% em 1 ano, comparativamente aos institucionalizados. O risco de quedas e de lesões decorrentes delas aumenta com o avançar da idade como consequência da presença de múltiplas comorbidades e do declínio fisiológico próprio do envelhecimento.

No Brasil, dados do DataSUS mostraram mais de 840 mil internações por quedas entre os anos de 2008 e 2012, sendo mais de 166 mil em indivíduos com idade ≥ 60 anos. Destes, 41% eram homens e 59%, mulheres.

As quedas estão associadas não só a aumento de mortalidade em idosos, mas também a restrição de mobilidade, piora da funcionalidade, medo de cair, maior uso de serviços médicos e admissão em instituições de longa permanência.

Tais eventos são responsáveis por aproximadamente 10% das emergências hospitalares e 6% das internações de urgência.

Trauma é a 5ª causa de mortalidade na faixa etária > 65 anos, sendo a queda responsável por 70% das mortes acidentais em pessoas com idade > 75 anos.

Aproximadamente 40-60% dos episódios de quedas levam a algum tipo de lesão, sendo 30-50% de menor gravidade; 5-6%, injúrias mais significativas, como lesões de partes moles; e 5%, fraturas. As fraturas mais comuns são as vertebrais, de fêmur, úmero, rádio distal e costelas. Cerca de 1% das quedas leva à fratura do fêmur.

O custo estimado relacionado a lesões fatais ou não fatais causadas por quedas no ano 2000, em indivíduos com idade ≥ 65 anos, nos EUA, foi de US$ 19,2 bilhões.

FATORES DE RISCO E FATORES PRECIPITANTES

As quedas raramente apresentam uma única causa, por isso, é importante avaliar todos os fatores de risco e precipitantes. Deve-se sempre afastar as causas agudas: insuficiência coronariana, arritmias, insuficiência cardíaca, síncope, ataque isquêmico transitório, AVC, hipoglicemia, anemia e infecções.

Os fatores de risco podem ser classificados em 2 categorias:

- intrínsecos (doenças ou medicamentos): história prévia de quedas, idade, sexo feminino, medicamentos (psicotrópicos, diuréticos, antiarrítmicos, vasodilatadores, sedativos, polifarmácia), condição clínica (HAS, DM, doenças neurológicas ou osteomusculares, hipotensão ortostática), distúrbio de marcha ou equilíbrio, sedentarismo, deficiência nutricional, declínio cognitivo, deficiência visual e auditiva e prejuízo do estado funcional;
- extrínsecos (ambientais): iluminação inadequada, superfícies escorregadias, tapetes soltos ou com dobras, degraus altos ou estreitos, obstáculos no caminho (móveis baixos, pequenos objetos, fios), ausência de corrimãos em corredores e banheiros, prateleiras excessivamente baixas ou elevadas, sapatos inadequados, superfícies com buracos ou irregularidades, e uso inapropriado de órteses.

AVALIAÇÃO

Deve-se perguntar a todos os pacientes idosos sobre quedas e dificuldades de marcha e equilíbrio (pois muitos não relatam espontaneamente) e realizar o teste *timed get-up and go* (detalhado no Capítulo 201):

a. Nenhuma ou uma queda no último ano, sem dificuldade de marcha/ equilíbrio: reavaliar periodicamente.

b. Duas quedas ou dificuldade de marcha/equilíbrio: investigação de fatores de risco, seguida de intervenção sugerida pela avaliação detalhada do caso.

Para realizar uma avaliação detalhada, são utilizadas as seguintes ferramentas:

- anamnese detalhada:
  - circunstâncias da queda, frequência, sintomas no momento da queda e lesões;
  - revisão das medicações em uso e suas doses;
  - história de fatores de risco relevantes: comorbidades agudas (pneumonia, infecção urinária, IAM, AVC) ou crônicas;
- exame clínico:
  - marcha, equilíbrio, níveis de mobilidade e das articulações e deformidades dos membros inferiores;
  - exame neurológico, força muscular; avaliação cognitiva;
  - cardiovascular: ritmo cardíaco, frequência cardíaca, PA (medir em 3 posições);
  - acuidade visual;
- avaliação funcional:
  - atividades básicas e instrumentais de vida diária;
  - avaliação da percepção do indivíduo quanto à funcionalidade e ao medo relacionado à queda.

INTERVENÇÃO

- Intervenções direcionadas para os fatores de risco detectados na avaliação do paciente são o primeiro passo para a prevenção de quedas.
- Programas de exercícios físicos que incluam treino de equilíbrio, marcha e força (p. ex., *tai chi*): a atividade física pode ser mais efetiva quando combinada a outras intervenções. Foi associada a menor taxa de quedas em estudos multifatoriais.
- Mudanças ambientais: atentar para tapetes ou objetos soltos no chão, piso escorregadio ou mal conservado, degraus isolados entre ambientes, orientar iluminação adequada, inclusive ao acordar durante à noite e uso de sapatos adequados, com solado antiderrapante e que não saiam do pé.
- Hipotensão postural (avaliar e tratar): modificar restrição de sódio, orientar hidratação adequada, elevar cabeceira da cama, levantar cautelosamente, utilizar meias elásticas compressivas e terapia farmacológica (fludrocortisona) se necessário.
- Medicações: revisar e desprescrever para todos os idosos sempre que possível, principalmente em uso de psicotrópicos (benzodiazepínicos, neurolépticos e outros sedativos) e na ocorrência de polifarmácia.
- A reposição de vitamina D (800-1000 UI/dia) para idosos com deficiência de vitamina D (< 10 ng/mL) pode melhorar a densidade mineral óssea e a função muscular, porém o seu efeito sobre a prevenção de quedas é controverso. Não é recomendada suplementação de vitamina D para prevenção de quedas em idosos da comunidade sem deficiência de vitamina D. Evitar altas doses, pois estão associadas a aumento do risco de quedas.
- Marca-passo de dupla câmara: considerar em pacientes com hipersensibilidade do seio carotídeo que apresentem quedas repetitivas.

Na consulta

- Questionar sobre quedas ou dificuldades de marcha e/ou equilíbrio.
- Realizar anamnese detalhada, exame clínico completo e avaliação funcional.
- Promover intervenção direcionada aos fatores de risco precipitantes identificados.
- Proporcionar reabilitação aos idosos com quedas frequentes.

BIBLIOGRAFIA

American Geriatrics Society, British Geriatrics Society, and American Academy of Orthopaedic. Guideline for the prevention of falls in older persons. American Geriatrics Society, British Geriatrics Society, and American Academy of Orthopaedic Surgeons panel on falls prevention. J Am Geriatr Soc 2001;49:664-72.

Associação Médica Brasileira/Conselho Federal de Medicina. Projeto Diretrizes. Diretriz "Quedas em idosos". Diponível em: http://projetodiretrizes.org.br. Acessado em: 10 mar 2014.

Summary of the updated American Geriatrics Society/British Geriatrics Society clinical practice guideline for prevention of falls in older persons. J Am Geriatr Soc 2011;59:148-57.

Tinetti ME. Preventing falls in enderly persons. N Engl J Med 2003; 348:42-9.

US Preventive Services Task Force. Interventions to Prevent Falls in Community-Dwelling Older Adults: US Preventive Services Task Force Recommendation Statement. JAMA 2018;319(16):1696–1704.

207 AVALIAÇÃO INTERDISCIPLINAR

Flávia Campora, Gisele Sayuri Suzuki

A heterogeneidade é uma característica do envelhecimento. Encontraremos idosos com a mesma faixa etária, desde totalmente saudáveis até aqueles que se apresentam extremamente comprometidos. Mesmo nos idosos mais saudáveis o processo normal do envelhecimento cursa com diminuição da reserva funcional que promove maior susceptibilidade a problemas de saúde. Compreendendo esse processo, idosos são mais propensos à fragilidade e multimorbidade.

O conceito global de saúde não exclui a presença de doenças, sendo mais importante que isso a preservação da autonomia e da independência. Essas capacidades dependem de funcionamento integrado e harmonioso de vários sistemas: cognição, humor, mobilidade e comunicação.

A avaliação e reabilitação abrangente necessitam de multiplicidade de ações que exige a participação integrada de profissionais e atua nas dimensões da funcionalidade apresentadas na Tabela 1.

Tabela 1 Dimensões da funcionalidade abrangidas na reabilitação

Reabilitação física	Mobilidade, comunicação, nutrição e saúde bucal
Reabilitação cognitivo comportamental	Cognição, humor, estado mental, sono e lazer
Reabilitação sociofamiliar	Suporte social e familiar
Reabilitação ambiental	Ambiente físico onde o indivíduo está inserido

Por todas essas características a equipe multidisciplinar pode ser considerada a engrenagem da geriatria, pela qual a abordagem e discussões facilitam o planejamento coordenado do cuidado desse tipo de paciente complexo.

A característica da interdisciplinaridade é ter profissionais de várias áreas da saúde atuando de forma colaborativa e integrada para reconhecer as alterações que o idoso apresenta e traçar um plano de intervenção que visa à melhora global do indivíduo.

Cada área faz sua abordagem, mas isso isoladamente seria chamado de multidisciplinar simplesmente, e pouco acrescentaria. O benefício real é visto quando a equipe se torna verdadeiramente interdisciplinar, o que acontece nas discussões/visitas conjuntas onde os profissionais envolvidos no cuidado expõem o resultado da sua avaliação e juntos estabelecem os problemas e a melhor abordagem para cada um, visando a melhora global do idoso, não só o tratamento de uma doença. É importante que a partir dessas visitas interdisciplinares sejam elaboradas metas do cuidado a curto e médio prazo, de forma que esse processo possa ser revisado e monitorado continuamente.

Estudos mostram que o impacto positivo dessas reuniões interdisciplinares depende de algumas características organizacionais também. Temos três pilares: um

Tabela 2 Princípios da visita interdisciplinar

Objetivo claro centrado no paciente
Abranger os domínios: problemas médicos, capacidade funcional, saúde cognitiva e psiquiátrica e suporte social
Representação das áreas importantes
Opinar de forma clara e aberta
Concordar no objetivo central
Concordar nos próximos passos e determinar tempo para as ações
decidir responsabilidades
Rediscutir com periodicidade
Comunicar resultados da reunião

Fonte: Graham e Sevdalis, 2019.

líder para dar o direcionamento; documentação do plano de ação e metas; valores e foco nas necessidades do paciente com respeito às diferenças. A falta de qualquer um desses três compromete a eficácia do processo.

A seguir, discute-se sucintamente o papel de alguns profissionais nessa atenção integrada ao idoso.

- Fisioterapia: desempenha papel fundamental na avaliação e recuperação da funcionalidade e prevenção da piora da condição física e perda funcional. A abrangência do tratamento fisioterápico em alterações respiratórias e motoras é até bem conhecida, mas a atuação desse profissional pode ter ainda impacto em outras áreas. Programas de reabilitação física demonstraram impacto em idosos frágeis; recuperação de marcha e coordenação pós acidente vascular encefálico; comprometimento cognitivo leve; transtornos depressivos; reabilitação cardíaca. Programas de reabilitação de incontinência urinária são eficazes no tratamento desta doença que afeta muitos idosos com impacto negativo na qualidade de vida.
- Enfemagem: tem papel fundamental quando o idoso é internado. No ambiente hospitalar a equipe de enfermagem é a mais presente nos cuidados. A avaliação de riscos por meio de escalas (quedas, *delirium*, grau de mobilidade), cuidados com aplicação de medicamentos até higiene pessoal passam pela atenção da enfermagem. Ambulatorialmente e em domicílio podem auxiliar na realização de avaliações na pré-consulta e em recomendações e orientações na pós-consulta, tendo papel fundamental na reorientação das medicações e dos cuidados relativos a idosos dependentes. Na avaliação da integridade pele, cuidados para prevenção e tratamento de úlceras de pressão também têm papel essencial. A enfermagem faz orientações sobre ostomias, como funcionam, como cuidar, trocas.
- Terapia ocupacional: auxilia o paciente a alcançar a independência em todas as áreas do cotidiano – física e mental. Esse profissional tem amplo espectro de

atuação como treinamento de habilidades para adaptar e melhorar desempenho em atividades de vida diária, avaliações domiciliares para recomendação de modificações que desenvolvam a funcionalidade do idoso e mesmo a atuação de familiares e cuidadores. Como exemplo, podemos citar o uso de calcadeiras alongadas que permitem que mesmo um idoso com restrição de movimentação possa calçar suas meias e sapatos.

- Psicologia: atuação importante na identificação e tratamento de transtornos neuropsiquiátricos como depressão, ansiedade e demências. Os aspectos psicológicos têm impacto negativo na autonomia e independência e devem ser abordados amplamente num tratamento interdisciplinar. O psicólogo pode interagir diretamente com a família, reconhecendo problemas de relacionamento, pontos de estresse durante o tratamento proposto e trabalhando o fortalecimento psicológico do indivíduo e seus familiares durante o processo terapêutico. A intervenção psicológica tem impacto positivo na prevenção de declínio funcional, sendo os idosos com medo de cair, um dos grupos que mais se beneficia. Nos pacientes com doenças específicas tem papel fundamental junto a família, como por exemplo entre os familiares de pacientes demenciados, realizando orientações relativas à perda cognitiva. Nos últimos anos a neuropsicologia, especialidade da psicologia, tem ganhado destaque entre os neurologistas, psiquiatras e geriatras na avaliação de quadros cognitivos e na reabilitação cognitiva que tem sido oferecida com maior frequência aos pacientes com quadros demenciais.
- Fonoaudiologia: atuação ampla em avaliação e reabilitação: (1) avaliação e terapêutica da voz; (2) linguagem, fala e comunicação que podem estar comprometidas por doenças locais ou neurológicas; (3) deglutição – o processo de envelhecimento também atua favorecendo distúrbios relacionados a doenças neurológicas, do trato gastrointestinal, atuação medicamentosa, entre outras; (4) avaliação da audição e adaptação de próteses auditivas em casos indicados.
- Nutrição: os distúrbios nutricionais são comuns entre idosos e estão relacionados a preferências pessoais, alterações normais do envelhecimento como alteração do paladar e doenças que afetem o interesse pela comida (depressão, demência, por exemplo), alterações de deglutição, medicamentos, estados onde o consumo energético está aumentado (neoplasias, hipertireoidismo, por exemplo). A avaliação da condição nutricional e proposta de adaptações alimentares que se encaixem nas necessidades de cada indivíduo devem ser realizadas pelo profissional especializado.
- Assistência social: avaliação das condições familiares para o cuidado da saúde do paciente. Avaliação da rede de suporte social e rede de atendimento para onde o idoso possa ser encaminhado e acompanhado. Orientação sobre benefícios, direitos e deveres de todos os envolvidos no acompanhamento geriátrico.
- Farmacêutico: atuação principalmente em ambiente hospitalar no Brasil – a possibilidade de discussão de efeitos colaterais, interações medicamentosas e opções terapêuticas traz benefício direto na prescrição medicamentosa dos idosos que em geral é extensa. Atua também na orientação sobre medicações como horários preferenciais a serem tomados, cuidados no armazenamento, preocupação com automedicação.

Na Tabela 3, é apresentado um resumo do momento adequado de solicitar avaliação e intervenção de outro profissional da saúde.

Tabela 3 Indicações habituais de avaliação interdisciplinar

Fisioterapeuta	Dores osteomusculares; déficits motores; risco de quedas, fraqueza muscular; imobilidade transitória ou definitiva
	Alterações respiratórias: doenças crônicas como DPOC; infecções agudas com hipersecretividade ou dificuldade respiratória; congestão pulmonar; imobilidade, risco de atelectasia
	Incontinência urinária
	Atividade física programada e supervisionada
Enfermagem	Orientação sobre autocuidado, orientação de cuidadores, cuidados com a pele, higiene
	Prevenção de úlceras por pressão
Pscicologia	Alterações psicológicas do idoso como depressão, ansiedade, processo de luto.
	Orientação de familiares
	Avaliação e reabilitação cognitiva
Fonoaudiologia	Alterações de deglutição
	Alterações de fala e linguagem – comunicação
	Avaliação auditiva e adaptação de prótese auditiva
Nutrição	Avaliação e acompanhamento nutricional de idosos internados
	Orientação nutricional quando há restrições alimentares
	Suplementos
Assistente social	Avaliação de suporte social possibilidade de inserção social
	Identificação de conflitos entre o idoso e a família ou cuidadores
	Orientação sobre direitos de benefícios, possibilidades de locais de moradia
	Possibilidade de inserção social

(continua)

Tabela 3 Indicações habituais de avaliação interdisciplinar (*continuação*)

Farmacêutico	Dúvida sobre interações medicamentosas e possibilidade de substituição
	Orientação sobre armazenamento medicamentoso e automedicação
Terapia ocupacional	Adaptações para melhora de atividades da vida diária
Órteses e próteses	Avaliação ambiental com propostas de adaptações que facilitem mobilidade e funcionalidade

DPOC: doença pulmonar obstrutiva crônica.

É importante poder contar com o *expertise* de cada profissional. Ainda, é dever de todos os profissionais ter conhecimento mínimo das outras áreas a fim de realizar algumas orientações básicas e principalmente saber o momento ideal de solicitar auxílio especializado.

Conforme os dias passam o espectro de abrangência da atenção à saúde do idoso se torna grande e complexo, sendo impossível a um único profissional conhecer, avaliar e tratar da melhor maneira possível todos os problemas encontrados. A interdisciplinaridade é o caminho para aumentar a probabilidade de sucesso. Cabe ressaltar ainda que a atuação interdisciplinar se refere também à atuação conjunta dos médicos de diferentes especialidades, que devem atuar de forma a mesclar seu conhecimento da melhor forma possível para a evolução mais favorável do paciente.

BIBLIOGRAFIA

American Occupational Therapy Association. Disponível em: www.aota.org

Brasil. Ministério da Saúde. Portaria n. 2528, de 19 de outubro de 2006. Disponível em: https://bvsms.saude.gov.br/bvs/saudelegis/gm/2006/prt2528_19_10_2006.html.

Farber JI, Korc-Grodzicki B, Du Q, et al. Operational and quality outcomes os a mobile acute care for the elderly service. J Hosp Med 2011;6:358.

Graham E, Sevdalis N. Understanding and improving multidisciplinary team working in geriatric medicine. Age Ageing 2019;48(4):498-505.

Inouye SK, Bogardus STJr, Baker DI, et al. Tha Hospital Elder Life Program: a model of care to prevent cognitive and functional decline in older hospitalized patients. Hospital Elder Life Program. J Am Geriatr Soc 2000;48:1697.

Moraes EN. Atenção à saúde do idoso: aspectos conceituais. Organização Panamericanda da Saúde; 2012, 98 p.

NHS National Cancer Action Team. The characteristics of an effective multidisciplinary team (MDT). 2010. Disponível em: www.ncin.org.uk; acesso em 29/01/2019.

Richardas S, Cristian A. A role of the physical therapist in the care of the older adult. Clin Geriatr Med. 2006;22(2):269-79.

Wald HL, Glasheen JJ, Guerasio J, et al. Evaluation of a hospitalist-run acute care for the elderly service. J Hosp Med 2011;6:313.

208 POLIFARMÁCIA E MEDICAÇÕES POTENCIALMENTE INAPROPRIADAS

Jonas Gordilho Souza, Luciana Louzada Farias

DEFINIÇÃO

A polifarmácia é definida de diversas formas na literatura. Um conceito prático e amplamente utilizado consiste no uso ≥ 5 fármacos. Outros autores definem polifarmácia como a prescrição de um número de medicamentos maior do que o clinicamente indicado.

Sabe-se que quanto maior o número de medicações utilizadas, maior o risco de prescrição de medicações inapropriadas, de interação medicamentosa e de reação adversa relacionada a medicações (RAM). O termo medicação inapropriada é usado para designar fármacos:

- utilizados com indicação clínica errada ou ainda utilizados sem indicação;
- que possuem risco alto de RAM;
- prescritos em doses inadequadas;
- usados por período maior ou menor que o necessário.

Os idosos constituem um grupo que, com grande frequência, sofre de doenças crônico-degenerativas e, por isso, tende a utilizar um maior número de medicações que a população geral e ser mais suscetível à polifarmácia. Estudos revelam que mais de 1/3 dos pacientes com idade > 75 anos usam pelo menos 5 medicações. Além disso, quase metade desses pacientes utilizam medicamentos que não estão na prescrição médica, muitas vezes sem que o médico que os assiste tenha conhecimento disso.

Outra situação comumente observada é o efeito em cascata, que ocorre quando um evento adverso à medicação é interpretado como um novo problema, levando à prescrição de outros medicamentos.

Com a senescência, ocorrem mudanças no organismo e na homeostase que interferem nos processos de farmacocinética e farmacodinâmica, tornando os pacientes idosos vulneráveis aos efeitos adversos de medicações. Tal vulnerabilidade pode, ainda, ser agravada com o aparecimento de comorbidades e com a polifarmácia.

Entre as alterações farmacocinéticas, destacam-se mudanças na distribuição, na metabolização e na excreção de medicamentos. Como exemplo, em virtude da maior porcentagem de gordura corporal total, drogas lipossolúveis como benzodiazepínicos têm maior volume de distribuição em idosos, podendo permanecer em circulação por um período maior. Por sua vez, drogas hidrossolúveis têm menor volume de distribuição e podem atingir concentração sérica com doses menores, como no caso da digoxina. Da mesma forma, a redução da excreção renal pode levar à necessidade de ajuste de doses de antibióticos.

Entre as alterações farmacodinâmicas destaca-se alteração no número e/ou função de receptores, modificando a intensidade de sua resposta. Como exemplo, as alterações farmacodinâmicas dos receptores colinérgicos e dopaminérgicos do SNC aumentam a suscetibilidade aos efeitos adversos de medicamentos anticolinérgicos e antidopaminérgicos, com maior risco de sedação e de aparecimento de sintomas extrapiramidais, respectivamente.

EPIDEMIOLOGIA

Na maioria dos estudos, a prevalência de polifarmácia em idosos varia entre 20 e 50%. Uma análise de pacientes ambulatoriais nos Estados Unidos indicou que cerca de 40% dos indivíduos com idade ≥ 65 anos usavam mais de 5 medicações e que 12% usavam mais de 10.

Dados obtidos no estudo Saúde, Bem-estar e Envelhecimento (SABE), que avaliou 2.143 idosos em áreas urbanas de países latino-americanos, demonstrou que 86,7% faziam uso de alguma medicação, sendo que, destes, 86% tinham prescrição médica e 10,1% se automedicavam. No mesmo estudo foi observada uma prevalência de 36% de polifarmácia entre os idosos.

Passareli et al. demonstraram que reação adversa à medicação foi o evento responsável por 11% das internações hospitalares de idosos e ocorreu em mais de 2/3 dos idosos hospitalizados. Em mais de 25% dos casos de evento adverso, havia uma medicação inapropriada prescrita e foram considerados como risco de reação adversa o número de diagnósticos, de medicações e o uso de medicação inapropriada.

AVALIAÇÃO CLÍNICA E DIAGNÓSTICO

A avaliação da polifarmácia e do uso de medicações inapropriadas representa um desafio para o médico no cuidado ao paciente.

Dentre os instrumentos indicados para a avaliação de polifarmácia, destaca-se o *Medical Approriateness Index* (MAI), que consiste em uma série de perguntas que auxiliam no diagnóstico. (Tabela 1).

Tabela 1 *Medical Approriateness Index*
Há indicação para o medicamento?
O medicamento é efetivo para a doença?
A dose está correta?
A orientação ao paciente está correta?
A orientação ao paciente e prática?
Há interação com outros medicamentos?
Há duplicidade terapêutica?
A duração proposta da terapia é adequada?
Há alguma opção terapêutica de menor custo?

Fonte: adaptado de Hanlon et al., 1992.

Outra ferramenta que tem sido amplamente utilizada e servido de base para o manejo farmacológico apropriado de idosos em diferentes contextos são os critérios de Beers. Ela foi desenvolvida pela *American Geriatrics Society* em 1991, e inicialmente contemplava medicamentos a serem evitados em idosos de instituições de longa permanência. Posteriormente, passou também a abranger idosos de comunidade.

Atualmente os critérios de Beers revisados contemplam os seguintes grupos:

- Drogas potencialmente inapropriadas e classes que devem ser evitadas em idosos.
- Drogas potencialmente inapropriadas e classes que devem ser evitadas em idosos com determinadas doenças e sintomas que possam ser exacerbados pela droga.
- Drogas que devem ser usadas com cuidado em idosos (Tabelas 2, 3 e 4).

Os critérios de Beers também destacam ainda medicamentos que devem ser usados com cautela em indivíduos com alteração da função de renal, assim como aqueles com efeito anticolinérgico que podem estar associados a um maior risco de delirium, déficit, cognitivo, xerostomia, constipação e retenção urinária (Tabelas 5 e 6).

No ano de 2008 foram publicados os critérios de STOPP (*Screening Tool of Older Person's Prescriptions*) e START (*Screening Tool to Alert Doctors to Right Treatment*), posteriormente revisados em 2015. Os critérios de STOPP avaliam medicações que devem ser evitadas em idosos, enquanto, os critérios de START referem-se a medicações que não podem deixar de ser prescritas em determinadas condições clínicas. Um exemplo comum é a não prescrição de um anticoagulante oral no paciente portador de fibrilação atrial, caso não haja contraindicações.

Os critérios de STOPP dividem as medicações de acordo com os diversos sistemas do organismo e têm se

Tabela 2 Critérios de Beers para medicações potencialmente inapropriadas em idosos

Categorias e fármacos	Racional teórico	Recomendação
Anticolinérgicos		
Anti-histamínicos de primeira geração ▪ Dexclorfeniramina ▪ Difenidramina ▪ Meclizina ▪ Hidroxizina ▪ Prometazina	Forte efeito anticolinérgico, *clearance* reduzido em idades mais avançadas, risco de confusão mental, boca seca, constipação	Evitar uso
Antiparkinsonianos ▪ Triexifenidil ▪ Benzotropina*	Existem tratamentos mais eficazes para doença de Parkinson com menos efeitos anticolinérgicos	Evitar uso
Antiespasmódicos ▪ Escopolamina ▪ Atropina ▪ Propantelina*	Forte efeito anticolinérgico	Evitar uso
Antitrombóticos		
Dipiridamol de curta duração	Risco de hipotensão postural com alternativas mais seguras	Evitar uso
Ticlodipina	Existem alternativas mais seguras	Evitar uso
Antibióticos		
Nitrofurantoína	Risco de toxicidade pulmonar, hepatotoxicidade, neuropatia periférica, principalmente com uso prolongado	Evitar uso em indivíduos com *clearance* < 30 mL/min
Cardiovascular		
Bloqueadores alfa-1 periféricos para tratamento de hipertensão arteria ▪ Doxazosina ▪ Prazosina*	Risco de hipotensão postural, não é recomendado como anti-hipertensivo, uma vez que existem melhores alternativas	Evitar como anti-hipertensivo
Alfa-agonistas de ação central ▪ Clonidina ▪ Metildopa (alfametildopa) ▪ Reserpina > 0,1 mg/dia	Risco de eventos adversos em sistema nervoso central, hipotensão postural, bradicardia. Não deve ser usado de rotina como tratamento de hipertensão	Evitar como anti-hipertensivo de primeira linha
Disopiramida*	Potente inotrópico negativo, podendo induzir insuficiência cardíaca, forte efeito anticolinérgico. Melhores alternativas disponíveis	Evitar uso
Dronedarona*	Piores desfechos relatados em indivíduos com fibrilação atrial ou insuficiência cardíaca severa	Evitar em indivíduos com fibrilação atrial permanente, insuficiência cardíaca severa com descompensação recente
Digoxina	Não deve ser usado como primeira linha em fibrilação atrial, uma vez que existem melhores alternativas, podendo estar associado com maior mortalidade. Efeitos questionáveis na insuficiência cardíaca, podendo levar a aumento de mortalidade em idosos, principalmente quando usado em doses elevadas na presença de insuficiência renal	Evitar como primeira linha em fibrilação atrial e insuficiência cardíaca Evitar doses maiores que 0,125 mg/dia
Nifedipino de liberação rápida	Risco de hipotensão e miocardiopatia isquêmica	Evitar uso
Amiodarona	Maior toxicidade do que outras medicações utilizadas na fibrilação atrial	Evitar uso como primeira linha na fibrilação atrial crônica, exceto no indivíduo com insuficiência cardíaca ou hipertrofia de ventrículo esquerdo

(continua)

Tabela 2 Critérios de Beers para medicações potencialmente inapropriadas em idosos (*continuação*)

Categorias e fármacos	Racional teórico	Recomendação
Drogas com ação em sistema nervoso central		
Antidepressivos de primeira geração, tricíclicos e outros ■ Amitriptilina ■ Clomipramina ■ Imitriptilina ■ Nortriptilina ■ Paroxetina	Forte efeito anticolinérgico, sedação, hipotensão postural	Evitar uso
Antipsicóticos de primeira geração e atípicos	Risco de acidente vascular encefálico, declínio cognitivo e mortalidade em indivíduos com demência	Evitar uso, exceto em esquizofrenia, transtorno bipolar e como anti-heméticos durante quimioterapia. Evitar uso em transtorno comportamental associado a demência, exceto quando houver falha com tratamento não farmacológico e o paciente trazer risco para ele ou terceiros
Barbitúricos	Risco de dependência, intoxicação mesmo em doses baixas	Evitar uso
Benzodiazepínicos de ação curta e intermediária ■ Alprazolam ■ Lorazepam Benzodiazepínicos de ação longa ■ Clonazepam ■ Clordiazepóxido ■ Diazepam ■ Flurazepam	Idosos têm maior sensibilidade com redução do metabolismo. Aumenta o risco de disfunção cognitiva, quedas, fraturas, delirum, acidentes automobilísticos em idosos	Evitar uso Pode ser apropriado em indivíduos com crises convulsivas, uso como medicação pré-anestésica, distúrbios de ansiedade generalizados, crises de abstinência associadas ao uso de benzodiazepínicos e etanol
Hipnóticos não benzodiazepínicos ■ Zolpidem	Efeitos colaterais semelhantes aos benzodiazepínicos em idosos: delirium, déficit cognitivo, quedas. Maior risco de idas à emergência, hospitalização, acidentes automobilísticos	Evitar uso
Hormônios		
Testosterona	Riscos cardíacos, contraindicados em indivíduos com patologias prostáticas	Evitar uso, exceto em casos de hipogonadismo confirmado com sintomas clínicos
Estrógenos com ou sem progestágenos	Potencial carcinogênico para mama e endométrio. Ausência de efeito cardioprotetor e proteção cognitiva em mulheres idosas	Evitar uso de reposição oral e adesivo. Uso tópico vaginal é aceitável para tratamento de dispareunia, infecção urinária baixa e secura vaginal
Hormônio de crescimento	Efeito sobre a composição corporal é pequeno e está associado a efeitos colaterais como: edema, artralgia, síndrome do túnel do carpo, ginecomastia e alteração glicêmica	Evitar uso, exceto em casos de reposição hormonal após ressecção da pituitária
Insulina em doses variáveis e contendo apenas insulinas de ação rápida ou ultrarrápida de acordo com níveis glicêmicos sem o uso de insulina basal	Alto risco de hipoglicemia	Evitar uso, principalmente a utilização isolada de insulina de ação rápida para corrigir hiperglicemia, na ausência de insulina basal
Megestrol	Efeito mínimo no peso, com maior risco de eventos trombóticos e morte em idosos	Evitar uso
Sulfonilureias de longa duração ■ Clorpropamida ■ Glibenclamida ■ Glimeperida	Risco de hipoglicemia em idoso Risco de secreção inapropriada do hormônio antidiurético com clorpropamida	Evitar uso

(continua)

Tabela 2 Critérios de Beers para medicações potencialmente inapropriadas em idosos (*continuação*)

Categorias e fármacos	Racional teórico	Recomendação
Sistema gastrointestinal		
Metoclopramida	Risco de efeitos extrapiramidais, discinesia tardia. Risco pode ser maior em idosos frágeis com exposição prolongada	Evitar uso, exceto em casos de gastroparesia, com uso menor que 12 semanas (exceto em casos individualizados)
Óleo mineral	Risco de pneumonite aspirativa. Existem outras alternativas mais seguras	Evitar uso
Inibidor de bomba de prótons	Risco de infecção por *Clostridioides difficile*, perda de massa óssea e risco de fraturas	Evitar uso por mais de 8 semanas, exceto em paciente de alto riso: uso crônico de corticoides, anti-inflamatórios não hormonais, esofagite erosiva, esófago de *Barret*, hipersecreção gástrica, falha do controle de sintomas após descontinuação
Analgésicos		
Meperidina*	Baixa eficácia em doses comumente usadas para uso oral, alto risco de neurotoxicidade e *delirium*. Existem alternativas mais eficazes e seguras	Evitar uso, especialmente em indivíduos com doença renal crônica
Anti-inflamatórios não hormonais ▪ Aspirina > 325 mg/dia ▪ Diclofenaco ▪ Ibuprofeno ▪ Ácido mefenâmico ▪ Meloxicam ▪ Naproxeno ▪ Piroxicam ▪ Indometacina	Sangramento digestivo e úlcera péptica, com maior risco nos seguintes indivíduos: idade acima 75 anos, uso de corticoide, antiagregantes plaquetários e anticoagulantes. O uso de inibidor de bomba de prótons e misoprostol de prótons reduz o risco, porém não elimina. Indometacina tem maior risco de efeitos adversos no sistema nervoso central, lesão renal, sangramento digestivo e úlcera péptica	Evitar uso, exceto quando outras alternativas forem ineficazes e se o paciente fizer uso de protetor gástrico
Relaxantes musculares ▪ Carisoprodol ▪ Ciclobenzaprina	Baixa tolerância em idosos por conta dos efeitos anticolinérgicos, sedação e risco de fraturas	Evitar uso

* Sem registro vigente na Anvisa. Adaptado de Fick et al, 2019.

Tabela 3 Critérios de Beers para medicações potencialmente inapropriadas em idosos, de acordo com cada doença ou síndrome, adaptado da Sociedade Americana de Geriatria, 2019

Doença ou síndrome	Medicações ou classes de fármacos	Racional	Recomendação
Cardiovascular			
Insuficiência cardíaca	Anti-inflamatórios não hormonais e inibidores da COX-2 Bloqueadores do canal de cálcio não diidropiridínicos (verapamil e diltiazem). Evitar apenas se fração de ejeção baixa Tiazolidinedionas (pioglitazona, rosiglitazona*) Cilostazol Dronedarona*	Risco de retenção hídrica e piora clínica	Evitar uso
Síncope	Inibidores da acetilcolinesterase Bloqueadores alfa-1 periféricos (doxazosina, prazosina*) Antidepressivos tricíclicos Clorpromazina Tioridazina Olanzapina	Risco de hipotensão postural e bradicardia	Evitar uso

(continua)

Tabela 3 Critérios de Beers para medicações potencialmente inapropriadas em idosos, de acordo com cada doença ou síndrome, adaptado da Sociedade Americana de Geriatria, 2019 (*continuação*)

Doença ou síndrome	Medicações ou classes de fármacos	Racional	Recomendação
Sistema nervoso central			
Delirium	Medicamentos com efeito anticolinérgico Antipsicóticos Benzodiazepínicos Corticoesteroides Antagonistas H2 (ranitidina*, cimetidina, famotidina) Meperidina* Hipnóticos sedativos	Maior risco de *delirium* em idosos com fatores predisponentes. Antipsicóticos estão associados com maior risco de doença cerebrovascular em idosos com demência	Evitar uso Os antipsicóticos atípicos só devem ser usados no transtorno comportamental associado à demência quando houver falha com tratamento não farmacológico e o paciente trazer risco para ele ou terceiros
Demência e disfunção cognitiva	Anticolinérgicos Benzodiazepínicos Hipnóticos não benzodiazepínicos Antipsicóticos	Podem levar a uma piora cognitiva Antipsicóticos estão associados com maior risco de doença cerebrovascular em idosos com demência	Evitar uso Os antipsicóticos atípicos só devem ser usados no transtorno comportamental associado à demência quando houver falha com tratamento não farmacológico e o paciente trazer risco para ele ou terceiros
Quedas e fraturas	Anticonvulsivantes Antipsicóticos Benzodiazepínicos Hipnóticos não benzodiazepínicos Antidepressivos tricíclico, inibidores de recaptação da serotonina e duais Opioides	Risco de ataxia, piora locomotora, síncope, quedas (benzodiazepínicos de ação curta não são mais seguros que os de ação longa)	Evitar uso, exceto em casos de alternativas mais seguras não disponíveis Evitar anticonvulsivantes, exceto em casos de convulsão ou alteração de humor
Parkinson	Todos antipsicóticos exceto quetiapina e clozapina Metoclopramida Prometazina	Risco de ataxia, piora locomotora, síncope, quedas (benzodiazepínicos de ação curta não são mais seguros que os de ação longa)	Evitar uso
Sistema gastrintestinal			
História de úlcera gástrica ou duodenal	AAS > 325 mg/dia Anti-inflamatórios não hormonais (COX 1)	Risco de piora da úlcera ou aparecimento de novas	Evitar uso, exceto quando outras alternativas forem ineficazes e se o paciente fizer uso de protetor gástrico
Sistema genitourinário			
Doença renal crônico estágio 4 ou clearance < 30 mL/min	Anti-inflamatórios não hormonais	Risco de piora da função renal	Evitar uso
Incontinência urinária em mulheres	Estrógenos orais e transdérmicos (exceto de uso vaginal) Bloqueadores alfa-1 periféricos (doxazosina, prazosina*)	Risco de eventos adversos	Evitar uso
Sintomas urinários ligados a prostatismo	Drogas com forte efeito anticolinérgico forte, exceto antimuscarínicos para incontinência urinária	Risco de piora do fluxo urinário	Evitar uso em homens

* Sem registro vigente na Anvisa. Adaptado de Fick et al, 2019.

Tabela 4 Drogas que devem ser usadas com cuidado em idosos, de acordo como os critérios de Beers 2019

Fármacos	Racional teórico	Recomendação
Aspirina para prevenção primária de doença cardiovascular e câncer colorretal	Maior risco de sangramento em idosos. Evidências inconclusivas quanto aos benefícios para prevenção primária	Usar com cuidado em pacientes com idade maior ou igual a 70 anos
Dabigatrana Rivaroxabana	Risco de sangramento gastrointestinal comparado a varfarina, em uso prolongado em idosos acima de 75 anos	Usar com cuidado no tratamento de fibrilação atrial e tromboembolismo venoso em pacientes com idade maior ou igual a 75 anos
Prasugrel	Risco de sangramento em idosos	Usar com cuidado em pacientes com idade maior ou igual a 75 anos
Antipsicóticos Carbamazepina Diuréticos Mirtazapina Oxacarbamazepina Antidepressivos tricíclicos-Inibidores de recaptação da serotonina Inibidores de recaptação de serotonina e noradrenalina Tramadol	Risco de síndrome da secreção inapropriada do hormônio antidiurético, com hiponatremia	Usar com cuidado em pacientes com idade maior ou igual a 75 anos
Sulfametoxazol e trimetoprima	Risco de hipercalemia quando usado em associação com inibidor da ECA e antagonistas do receptor da angiotensina 2	Usar com cuidado a associação em pacientes com redução da taxa de filtração glomerular

Tabela 5 Drogas com forte efeito anticolinérgico, de acordo como os critérios de Beers 2019

Antiarrítmico – disopiramida*
Antidepressivos – amitriptilina, clomipramina, imipramina, nortriptilina, paroxetina
Antieméticos – prometazina
Antihistamínicos de primeira geração: ciprieptadina, bronfeniramina, carbinoxamina clemastina (agasten), dexbronfeniramina*, dexclorfeniramina, dimenidrinato, difenidramina, doxilamina, hidroxizine, meclizina
Clordiazepóxido
Escopolamina
Propantelina*
Antimuscarínicos: darifenacina, solifenacina, oxibutinina, tolterodina
Antiparkinsonianos
Antipisicóticos: clorpromazina (amplictil), clozapina, olanzapina, tioridazina (melleril), trifluoperfenazina (stelazine)
Antiespasmódicos: atropina (excluindo oftalmológico), Belladonna, escopolamina
Relaxantes musculares: ciclobenzaprina

* Sem registro vigente na Anvisa. Adaptado de Fick et al, 2019.

Tabela 6 Critérios de Beers para medicações que devem ser evitadas ou ter doses corrigidas em idosos com alteração da função renal, adaptados da Sociedade Americana de Geriatria, 2019

Medicação ou classe	*Clearance* de creatinina (mL/min)	Racional	Recomendação
Antibióticos			
Ciprofloxacino	< 30	Risco de confusão mental, confusão e rotura de tendão	Corrigir dose quando *clearance* < 30 mL/min
Sulfametoxazol e trimetoprima	< 30	Risco de piora da função renal e hipercalemia	Corrigir dose quando *clearance* < 30 mL/min Evitar uso quando *clearance* < 30 mL/min
Anticoagulantes			
Rivaroxabam	< 15 a 30	Risco de sangramento	Evitar uso
Apixaban	< 25	Risco de sangramento	Evitar uso

(continua)

Tabela 6 Critérios de Beers para medicações que devem ser evitadas ou ter doses corrigidas em idosos com alteração da função renal, adaptados da Sociedade Americana de Geriatria, 2019 (*continuação*)

Medicação ou classe	*Clearance* de creatinina (mL/min)	Racional	Recomendação
Dabigatrana	< 30	Risco de sangramento	Evitar uso
Edoxabana	< 15	Risco de sangramento	Evitar uso
Enoxaparina	< 30	Risco de sangramento	Reduzir dose
Fundaparinux	< 30	Risco de sangramento	Evitar uso
Cardiovascular			
Amilorida	< 30	> potássio, < sódio	Evitar uso
Espironolactona	< 30	> potássio	Evitar uso
Triantereno*	< 30	> potássio, < sódio	Evitar uso
Sistema nervoso central			
Duloxetina	< 30	Efeitos gastrointestinais (náusea e diarreia)	Evitar uso
Gabapentina	< 60	Efeitos em sistema nervoso central	Reduzir dose
Levetiracetam	≤ 80	Efeitos em sistema nervoso central	Reduzir dose
Pregabalina	< 60	Efeitos em sistema nervoso central	Reduzir dose
Tramadol	< 30	Efeitos em sistema nervoso central	Reduzir dose em liberação rápida. Evitar uso em liberação prolongada
Gastrointestinal			
Ranitidina*	< 50	Confusão mental	Reduzir dose
Cimetidina	< 50	Confusão mental	Reduzir dose
Famotidina	< 50	Confusão mental	Reduzir dose
Hiperuricemia			
Colchicina	< 30	Toxicidade gastrointestinal, neuromuscular e de medula óssea	Reduzir dose
Probenecida	< 30	Perda de eficácia	Evitar uso

* Sem registro vigente na Anvisa. Adaptado de Fick et al, 2019.

mostrado mais eficazes em identificar eventos adversos, quando comparados aos critérios de Beers.

CONDUTA

Existem diversas estratégias que podem ser utilizadas a fim de se realizar uma desprescrição adequada, reduzindo o número de medicações potencialmente inapropriadas e, consequentemente, a incidência de eventos adversos. A seguir estão descritas medidas que podem ser aplicadas no dia a dia pelo profissional de saúde:

- Perguntar se o paciente trouxe todas as medicações na consulta.
- Identificar todas as medicações pelo nome genérico e classe.
- Certificar-se de que a medicação usada tem uma indicação clínica formal.
- Conhecer os efeitos adversos de cada medicação prescrita.
- Entender as alterações farmacocinéticas e farmacodinâmicas ligadas à idade.
- Interromper as medicações que não tragam benefício conhecido.
- Interromper as medicações sem indicação clínica.
- Procurar usar drogas menos tóxicas.
- Identificar possíveis cascatas de prescrição.
- Tentar utilizar uma medicação para cada doença com preferência nas posologias mais simplificadas.

No contexto do atendimento ao idoso é fundamental que seja realizada uma abordagem multidimensional e, preferencia lmente, interdisciplinar, uma vez que estudos têm demonstrado que a avaliação geriátrica ampla está associada a uma melhora nos desfechos maléficos associados à farmacoterapia em idosos.

PROGNÓSTICO

Dados de literatura revelam que a prescrição de medicações inapropriadas é uma causa importante de morbimortalidade. Passareli et al. identificaram uma alta frequência de reações adversas associadas ao uso de medicamentos inapropriados em idosos hospitalizados, sendo que elas são responsáveis por 20% das causas de internação em idosos, constituindo a quinta causa mais prevalente de óbito nesse grupo. Sabemos também que cerca de 25% dos idosos em atendimento ambulatorial apresentam algum tipo de reação adversa.

Em decorrência da elevada prevalência de polifarmácia, do potencial de complicações e da possibilidade de prevenção das reações adversas é fundamental o entendimento das peculiaridades do idoso e uma abordagem individualizada focando no uso criterioso de medicações.

▪ BIBLIOGRAFIA

Carlson JE. Perils of polypharmacy: 10 steps to prudent prescribing. Geriatrics 1996;51:26-30,35.

Carvalho MF, Romano-Lieber NS, Bergsten-Mendes G et al. Polypharmacy among the elderly in the city of São Paulo, Brazil – SABE Study. Rev Bras Epidemiol 2012;15(4):817-27.

Crotty M, Halbert J, Rowett D. An outreach geriatric medication advisory service in residential aged care: a randomised controlled trial of case conferencing. Age Ageing 2004;33:612-7.

Fick DM, Semla TP, Steinman M, et al. American Geriatrics Society 2019 Updated AGS Beers Criteria® for Potentially Inappropriate Medication Use in Older Adults. J Am Geriatr Soc 2019;67(4):674-94.

Gallagher P, Ryan C, Byrne S, Kennedy J, et al. D. STOPP (screening tool of older person's prescriptions) and START (screening tool to alert doctors to right treatment). Consensus validation. Int J Clin Pharmacol Ther 2008;46(2):72-83.

Hanlon JT, Schmader KE, Koronkowski MJ, Weinberger M, Landsman PB, Samsa GP, et al. Adverse drug events in high risk older outpatients. J Am Geriatr Soc 1997;45:945-8.

Hanlon JT, Schmader KE, Ruby CM, et al. Suboptimal prescribing in older inpatients and outpatients. J Am Geriatr Soc 2001;49(2):200-9.

Hanlon JT, Schmader KE, Samsa GP, et al. A method for assessing drug therapy appropriateness. J Clin Epidemiol 1992;45(10):1045-51.

Kaufman DW, Kelly JP, Rosenberg L, et al. Recent patterns of medication use in the ambulatory adult population of the United States: The Slone Survey. JAMA 2002;287(3):337-44.

Kennerfalk A, Ruigomez A, Wallander MA, et al. Geriatric drug therapy and health careutilization in the United Kingdom. Ann Pharmacother 2002;36(5):797-803.

Khon LT, Corrigan JM, Donaldson MS (eds.). To err is human: building a safer health system. Institute of Medicine Report. Washington: National Academic Press; 1999.

Lazarou J, Pomeranz BH, Corey PN. Incidence of adverse drug reactions in hospitalised patients: a meta-analysis of prospective studies. JAMA 1998;279:1200-5.

Lebrao ML, Laurenti R. Saúde, bem-estar e envelhecimento: o estudo SABE no município de São Paulo. Rev Bras Epidemiol 2005;8(2):127-41.

Michocki RJ. Polypharmacy and principles of drug therapy. In: Daly MP, Weiss BD, Adelman AM (eds.). 20 common problems in geriatrics. New York: McGraw-Hill; 2001. p.69-81.

O`Mahony D, Sullivan DO, Byrne S, et al. STOPP/START criteria for potentially inappropriate prescribing in older people: version 2. Age and Ageing 2015;44:213-218.

Passarelli MCG, Jacob-Filho W, Figueras A. Adverse drug reactions in an elderly hospitalised population inappropriate prescription is a leading cause. Drugs Aging 2005;22(9):767-77.

Qato DM, Alexander GC, Conti RM, et al. Use of prescription and over-the-counter medications and dietary supplements among older adults in the United States. JAMA 2008;300(24):2867-78.

Rochon PA, Gurwitz JH. Optimizing drug treatment for elderly people: the prescribing cascade. BMJ 1997;315:1096-9.

Rochon PA, Tjia J, Gil SS, et al. Appropriate approach to prescribing. In: Halter J, Ouslander J, Tinetti M, Studenski S, High K, Asthana S (eds.). Hazzard's geriatric medicine and gerontology. 6.ed. New York: McGraw-Hill; 2009. p.289-302.

Strandberg TE, Pitkala K, Berglind S, et al. Multifactorial intervention to prevent recurrent cardiovascular events in patients 75 years or older: the Drugs and Evidence-Based Medicine in the Elderly (DEBATE) study: a randomized controlled trial. Am Heart J 2006;152(3):585-92

ALERGIA E IMUNOLOGIA

MARCELO VIVOLO AUN

209 RINITE ALÉRGICA

Carla Bisaccioni

DEFINIÇÃO E ETIOLOGIA

A rinite alérgica é um problema de saúde global que afeta diversas idades, etnias e níveis socioeconômicos. É definida como uma inflamação da mucosa do nariz e é caracterizada por sintomas nasais, incluindo rinorreia anterior ou posterior, espirros, obstrução nasal e/ou prurido.

Trata-se da forma mais comum de rinite não infecciosa e está associada com resposta imunológica mediada por IgE após exposição a alérgenos. Sintomas oculares como prurido, lacrimejamento, fotofobia, sensação de corpo estranho e enantema conjuntival estão frequentemente associados ao quadro nasal.

Os principais alérgenos responsáveis pelo desencadeamento dos sintomas IgE-mediados são os aeroalérgenos: ácaros da poeira doméstica, epitélios de animais, fungos, barata e pólens.

QUADRO CLÍNICO

O quadro clínico é composto pela presença de ≥ 1 dos sintomas cardinais descritos, com intensidade e frequência bastante variáveis. A rinite alérgica leva à piora da qualidade de vida, do sono e de trabalho.

Além dos sintomas nasais e oculares, a rinite também é um fator de risco para o desenvolvimento de asma. Sintomas de rinite foram identificados em até 98% dos asmáticos alérgicos e cerca de 30% dos pacientes com rinite sem asma apresentam hiper-reatividade brônquica a metacolina (sem registro vigente na Anvisa) ou histamina.

DIAGNÓSTICO

O diagnóstico baseia-se na concordância entre história típica de sintomas de rinite alérgica e exames complementares que comprovem a participação da IgE no processo. A comprovação da presença da IgE específica pode ser feita por teste cutâneo de leitura imediata de puntura (*prick test*), pela dosagem sérica dessa IgE específica, ou por provocação nasal específica. Demais exames, como hemograma para avaliar eosinofilia e IgE total, podem auxiliar, mas não são essenciais e não costumam apresentar alteração. Exames de imagem, como TC de seios da face ou nasofibroscopia, ficam restritos a casos refratários ou complicados. RX de seios da face não é indicado.

Várias outras condições podem causar sintomas semelhantes, p. ex., infecções, alterações hormonais, agentes físicos ou ocupacionais, alterações anatômicas e o uso de certos medicamentos, como AINH, principalmente se associado à polipose nasal.

CLASSIFICAÇÃO

Pelas características clínicas, a rinite pode ser subdividida em intermitente e persistente:

- intermitente: sintomas presentes < 4 dias na semana;
- persistente: sintomas presentes > 4 dias na semana e > 4 semanas consecutivas.

Sua gravidade pode ser classificada em leve ou moderada/grave:

- leve: sintomas presentes, mas não incomodam;
- moderada/grave: sintomas incomodam. Observa-se a presença de ≥ 1 dos itens:
  - alteração do sono;
  - comprometimento das atividades da vida diária, de lazer ou de esporte;
  - interferência na escola ou no trabalho.

TRATAMENTO

A escolha do tratamento depende da classificação da rinite de acordo com a duração e a gravidade dos sintomas (Tabela 1). O controle ambiental, ou seja, cuidados de higiene e com a exposição aos desencadeantes, está indicado para todos os casos, conforme a sensibilização.

Corticosteroide intranasal é a 1ª escolha para o tratamento de rinite intermitente moderada/grave e de todas as rinites persistentes, sobretudo quando congestão nasal é o principal sintoma. É a medicação disponível mais eficaz para o tratamento das rinites crônicas, tanto alérgica como não alérgica. Pode ser indicado como monoterapia, e sabe-se que com seu uso há melhora de todos os sintomas da rinite, bem como dos sintomas oculares associados. Estão disponíveis no mercado: beclometasona, triancinolona, budesonida, fluticasona, mometasona e ciclesonida.

Anti-histamínicos de 2ª geração (não sedantes) VO ou por via intranasal são recomendados para o tratamento de resgate. Os principais disponíveis no Brasil são: cetirizina, loratadina, desloratadina, fexofenadina, levocetirizina, rupatadina, ebastina e bilastina. Intranasal está disponível azelastina, em monoterapia ou em associação com corticosteroide fluticasona.

Antileucotrienos são recomendados como adjuvantes e são associados à melhora da rinite alérgica, porém não são mais preconizados no tratamento das rinites persistentes em adultos, por serem inferiores aos corticosteroides e aos anti-histamínicos. O único medicamento disponível no mercado é o montelucaste.

Descongestionantes administrados por via intranasal podem ser usados por curtos períodos em pacientes com obstrução nasal grave. Descongestionantes VO combinados com anti-histamínicos podem ser usados também por curto período. Estão disponíveis as associações: fexofenadina + pseudoefedrina, desloratadina + pseudoefedrina, loratadina + pseudoefedrina, ebastina + pseudoefedrina e cetirizina + pseudoefedrina (sem registro vigente na Anvisa).

As cromonas vêm caindo em desuso por ter eficácia inferior às demais medicações citadas.

Imunoterapia alergenoespecífica pode ser indicada nos casos de rinite alérgica e pode alterar o curso natural da doença, diminuindo tanto sintomas quanto novas sensibilizações e o desenvolvimento de asma, mas só deve ser indicada e realizada por especialistas em alergia, por conta dos riscos de reações adversas.

Tabela 1 Orientação do tratamento da rinite alérgica com base na classificação

<table>
<tr><th>Intermitente leve</th><th>Intermitente moderada/grave</th><th>Persistente leve</th><th>Persistente moderada/grave</th></tr>
<tr><td></td><td colspan="3">Costicosteroide intranasal</td></tr>
<tr><td></td><td colspan="3">Corticosteroide intranasal + anti-histamínico intranasal</td></tr>
<tr><td></td><td colspan="3">Cromona local</td></tr>
<tr><td></td><td colspan="3">Antileucotrienos</td></tr>
<tr><td colspan="4">Anti-histamínicos de 2ª geração</td></tr>
<tr><td colspan="4">Descongestionante por via intranasal (< 10 dias) ou VO</td></tr>
<tr><td colspan="4">Evitar alérgenos e irritantes</td></tr>
<tr><td></td><td></td><td colspan="2">Imunoterapia</td></tr>
</table>

BIBLIOGRAFIA

Bousquet J, Khaltaev N, Cruz AA, Fokkens NB, Togias A, Zubebier T, et al. Allergic rhinitis and its impacto on asthma (ARIA). Allergy 2008;63(86):8-160.

Dykewicz MS, Hamilos DL. Rhinits and sinusits. J Allergy Clin Immunol 2010;125:S103-15.

Dykewicz MS, Wallace DV, Amrol DJ, Baroody FM, Bernstein JA, Craig TJ, et al. Rhinits 2020: A practice parameter update. J Allergy Clin Immunol 2020;146:721-67.

Giavina-Bianchi P, Aun MV, Takejima P, Kalil J, Agondi RC. United airway diseaase: current perspectives. J Asthma Allergy 2016;9:93-100.

210 ANAFILAXIA E CHOQUE ANAFILÁTICO

Carla Bisaccioni

DEFINIÇÃO E ETIOLOGIA

A anafilaxia pode ser caracterizada como uma reação sistêmica aguda grave que acomete vários órgãos e sistemas simultaneamente e é determinada pela atividade de mediadores farmacológicos liberados por mastócitos e basófilos ativados.

Pode ocorrer tanto por mecanismos imunológicos (alérgicos), como também por mecanismos não imunológicos (não alérgicos). Atualmente, todas as reações são denominadas anafilaxia, imunológica ou não imunológica, e o antigo termo "anafilactoide" não deve ser mais utilizado.

FATORES DE RISCO

Os fatores que aumentam o risco de anafilaxia grave ou fatal incluem: doenças concomitantes como asma e outras doenças respiratórias graves, doenças cardiovasculares, fatores relacionados à idade e mastocitose. O uso de betabloqueadores ou inibidores da enzima conversora da angiotensina (iECA) também é associado a maiores morbidade e mortalidade da anafilaxia.

FATORES DESENCADEANTES

Nos doentes internados, os principais desencadeantes são medicamentos, contrastes radiológicos e látex da borracha. É importante salientar que os fármacos são apontados como a maior causa de óbito por anafilaxia.

Os alimentos são os principais desencadeantes nas crianças, adolescentes e adultos jovens, podendo ocorrer uma variação regional, dependendo dos hábitos populacionais.

Venenos de insetos (principalmente abelhas, vespas e formigas) e medicamentos são frequentemente associados à anafilaxia em adultos e idosos.

Os principais medicamentos responsáveis pela anafilaxia em todo o mundo são os antimicrobianos e AINH. Outras causas de anafilaxia ligadas à prestação de serviço médico são: quimioterápicos, imunobiológicos, contraste iodado, testes cutâneos ou imunoterapia com alérgenos, e provocação ou dessensibilização com alimentos ou drogas. Nas anafilaxias intraoperatórias, destacam-se: látex, bloqueadores neuromusculares, antibióticos, hipnóticos e opioides. Agentes menos comumente implicados são plasma seminal e alérgenos ocupacionais, mas há casos nos quais há repetição do quadro anafilático sem identificação do agente, classificados como anafilaxia idiopática.

QUADRO CLÍNICO

Os sinais cutâneos estão presentes em 80-90% dos casos de anafilaxia e, quando ausentes, dificultam o diagnóstico. Os principais sinais e sintomas de anafilaxia são:

- pele, tecido subcutâneo e mucosas: prurido cutâneo; urticária; angioedema; exantema morbiliforme; prurido ocular; hiperemia conjuntival; edema palpebral; prurido em lábios, língua, palato e ouvido; edema de língua, lábios e úvula; prurido de genitais, palmas e plantas;
- sistema respiratório: prurido nasal; congestão; coriza; espirros; prurido em orofaringe; disfonia; rouquidão; sensação de aperto; estridor; tosse seca; aumento da frequência respiratória; dispneia; opressão torácica; sibilos; broncoespasmo; diminuição do pico de fluxo; cianose; falência respiratória;
- sistema gastrointestinal: dor abdominal; náuseas; vômitos; diarreia; disfagia;
- sistema cardiovascular: dor torácica; taquicardia, bradicardia, palpitações e outras arritmias; hipotensão; choque; falência cardíaca;
- SNC: alteração de comportamento; irritabilidade; cefaleia; fraqueza; confusão; alteração visual.

Aproximadamente 30% dos casos de anafilaxia podem recidivar entre 4-72 horas após a fase hiperaguda (média de 6-12 horas) em decorrência do recrutamento de eosinófilos. Essa 2ª reação pode ser mais grave que a reação inicial, o que demanda mudança no tratamento. São preditores para essa segunda fase: necessidade de mais de 1 dose de adrenalina para melhora dos sintomas e presença de quadro inicial grave, com hipotensão.

DIAGNÓSTICO

O diagnóstico de anafilaxia baseia-se nos achados clínicos (Tabela 1).

Os principais diagnósticos diferenciais da anafilaxia são: asma aguda, urticária aguda generalizada, angioedema, disfunção das cordas vocais, doenças cardiovasculares, eventos neurológicos, choque hipovolêmico/cardiogênico/séptico, angioedema hereditário, angioedema por iECA, feocromocitoma, transtorno de ansiedade, mastocitose, síndromes do homem vermelho (vancomicina).

Tabela 1 Critérios clínicos para o diagnóstico de anafilaxia

Doença de início agudo (minutos a várias horas) com envolvimento de pele, tecido mucoso ou ambos (p. ex., urticária generalizada, prurido ou rubor facial, edema de lábios, língua e úvula) e pelo menos um dos seguintes
Comprometimento respiratório (p. ex., dispneia, sibilos, broncoespasmo, estridor, redução do pico de fluxo expiratório, hipoxemia)
Redução da PA ou sintomas associados de disfunção terminal de órgão (p. ex., hipotonia, síncope, incontinência)
≥ 2 dos seguintes que ocorrem rapidamente após a exposição a provável alérgeno para um determinado paciente (minutos ou várias horas):
Envolvimento de pele e mucosa (urticária generalizada, prurido e rubor, edema de lábio-língua-úvula)
Comprometimento respiratório
Redução da PA ou sintomas associados
Sintomas gastrointestinais persistentes (p. ex., cólicas abdominais, vômitos)
Redução da PA após exposição a alérgeno conhecido para determinado paciente (minutos ou várias horas):
Lactentes e crianças: pressão sistólica baixa (idade-específica) ou queda > 30% na pressão sistólica
Adultos: pressão sistólica < 90 mmHg ou queda > 30% do seu basal

A anafilaxia é altamente provável quando qualquer um dos 3 critérios for preenchido.

EXAMES COMPLEMENTARES

Algumas vezes, o diagnóstico da anafilaxia pode ser difícil. Como há vários diagnósticos diferenciais, pode-se realizar a dosagem da triptase sérica, que é liberada pelos mastócitos ativados e se encontra elevada até 6 horas após o evento. As amostras de sangue devem ser colhidas em 15 minutos-3 horas após o início dos sintomas, de forma seriada. Níveis aumentados sustentam a hipótese de anafilaxia por ferroada de insetos ou por medicamentos e em pacientes hipotensos. Na anafilaxia por alimentos e em normotensos, no entanto, a triptase pode manter-se normal. É recomendada, ainda, a dosagem em momento distante da crise, pois pacientes portadores de mastocitose podem ter níveis persistentemente elevados. Trata-se, contudo, de exame ainda pouco disponível na prática clínica.

TRATAMENTO

A base para o sucesso no tratamento é a rapidez das ações, seguindo o ABCD primário e secundário do doente grave. O algoritmo de tratamento é apresentado na Figura 1.

A epinefrina aquosa (concentração 1:1.000) deve ser administrada na dose de 0,3-0,5 mg (0,01 mg/kg em crianças, máximo de 0,3 mg), IM (preferencial, por apresentar nível sérico mais elevado e em maior rapidez que a aplicação SC), no músculo vasto lateral da coxa. Trata-se da 1ª medicação a ser administrada ao paciente e também a mais importante, podendo ser repetida a cada 5-10 minutos. A epinefrina não somente trata os sintomas associados à anafilaxia mas também previne o agravamento desses sintomas. Não há contraindicação absoluta para o uso da epinefrina na anafilaxia.

Os anti-histamínicos (antagonistas H1 e H2) são considerados 2ª linha e não devem ser utilizados isoladamente e nem antes ou em substituição à epinefrina. A ação dos anti-H1 está muito bem estabelecida no controle das reações cutâneas. A difenidramina, nas doses de 25-50 mg para adultos e 1 mg/kg para as crianças, EV, é a droga de escolha. A prometazina pode ser usada a partir dos 2 anos de idade na dose de 0,25 mg/kg. O uso de anti-H2 associado ao anti-H1 pode contribuir para a redução de eritema, cefaleia e outros sintomas da anafilaxia. Pode-se prescrever a infusão IV de ranitidina, 50 mg, no adulto (1 mg/kg na criança).

Os corticosteroides também são drogas de 2ª linha, mas têm ação anti-inflamatória possível na prevenção de sintomas tardios da anafilaxia (reação bifásica). Também não devem ser feitos antes ou em substituição à epinefrina. Devem ser utilizados EV, em dose equivalente a 1-2 mg/kg de metilprednisolona, a cada 6 horas. Em pacientes estáveis e conscientes, pode-se usar prednisona VO.

Os agonistas beta-2-adrenérgicos podem ser administrados como tratamento adicional para alívio dos quadros de broncoespasmo. Sugere-se a administração de salbutamol (albuterol) por nebulização na dose de 2,5 mg/3 mL na criança e 5 mg/3 mL no adulto. O fenoterol é outra opção eficaz.

O suporte ventilatório é primordial, devendo-se sempre priorizar as vias aéreas pérvias, bem como realizar suplementação de oxigênio guiada por oximetria de pulso. Em casos de insuficiência respiratória, deve-se instituir via aérea definitiva, se possível IOT, mas pode ser

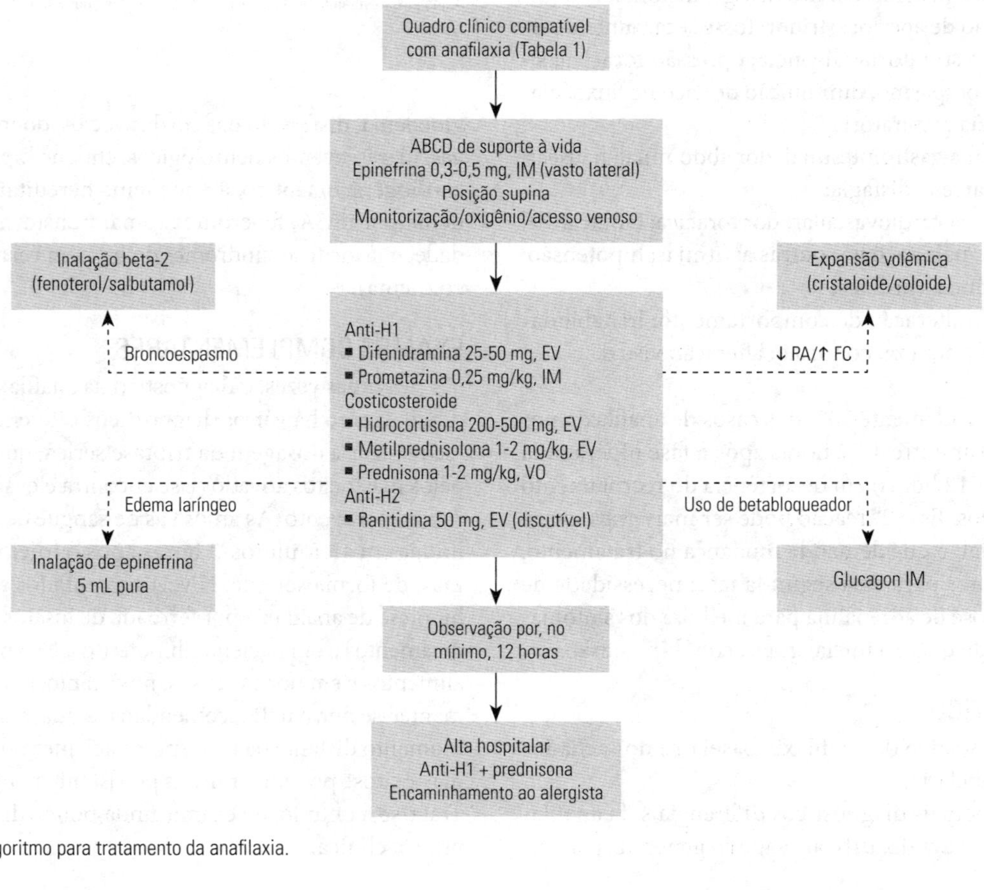

Figura 1 Algoritmo para tratamento da anafilaxia.

necessária cricotireostomia em casos de edema laríngeo grave. Nos pacientes com broncoespasmo, os agonistas beta-2-adrenérgicos estão indicados.

Nos casos de estridor laríngeo por edema de glote, além da epinefrina IM, pode ser utilizada epinefrina por via inalatória (5 mL por cada nebulização, pura), uma vez que, além da ação beta-agonista (broncodilatadora), tem ação alfa-agonista (vasoconstritora).

Expansores de volume (soluções cristaloides ou coloides) são necessários nos casos de hipotensão persistente a despeito da utilização de injeções de epinefrina, e agentes vasopressores podem ser indicados. Pode-se lançar mão da posição de Tredelenburg (elevação dos membros inferiores) para aumentar o retorno venoso.

Em caso de choque refratário, especialmente em pacientes em uso de betabloqueadores, glucagon IM pode ser utilizado, na dose de 0,1 mg/kg (máximo de 1 mg) a cada 15 ou 20 minutos, acompanhado de controle glicêmico. Os pacientes devem ser mantidos em observação até melhora completa dos sintomas, principalmente os casos mais graves, pela possível apresentação bifásica da anafilaxia.

Além do suporte clínico e do tratamento medicamentoso da anafilaxia, o médico deve tentar encontrar o possível desencadeante ainda durante a internação, de modo a evitar a reexposição. Fatores associados à má evolução são comorbidades cardiovasculares, asma preexistente e o atraso no uso da epinefrina IM. Assim, na suspeita diagnóstica da anafilaxia, independentemente da etiologia, não se deve postergar a aplicação da epinefrina, pois são altas a morbidade e a mortalidade desses quadros.

Para alta hospitalar, todo paciente deve manter uso de corticosteroide e anti-H1 VO por 5-7 dias e ser encaminhado ao alergista/imunologista para elucidação diagnóstica e orientação. Alguns pacientes podem necessitar de epinefrina autoinjetável, principalmente os casos em que o desencadeante não foi identificado, exigindo orientação do especialista.

BIBLIOGRAFIA

Bernd LAG, Sá AB, Watanabe AS, Castro APM, Solé D, Castro FM, et al. Guia prático para o manejo da anafilaxia - 2012. Rev Bras Alerg Imunopatol 2012;35:53-70.

Koplin JJ, Martin PA, Allen KJ. An update on epidemiology of anaphylaxis in children and adults. Curr Opin Allergy Clin Immunol 2011;11:492-6.

Shaker MS, Wallace DV, et al. Anaphylaxis-a 2020 practice parameter update, systematic review, and Grading of Recommendations, Assessment, Development and Evaluation (GRADE) analysis. J Allergy Clin Imunnol 2020;145:1082-123.

Simons FER, Ardusso LRF, Bilo MB, Dimov V, Ebisawa M, El-Gamal YM, et al. 2012 update: World Allergy Organization Guidelines for the assessment and management of anaphylaxis. Curr Opin Allergy Clin Immunol 2012;12:389-99.

211 URTICÁRIA E ANGIOEDEMA

Marisa Rosimeire Ribeiro

DEFINIÇÃO E ETIOLOGIA

A urticária é uma síndrome caracterizada por lesões cutâneas formando pápulas e placas eritematoedematosas, geralmente pruriginosas, que atingem epiderme e derme superficial, com tamanho variável e que podem ter o centro pálido. A lesão de urticária tem 3 características típicas: edema central de tamanho variável, quase sempre com eritema reflexo ao redor, sensação de prurido ou às vezes queimação, natureza fugaz, com desaparecimento das lesões entre 30 minutos e 24 horas (as lesões podem ser migratórias), sem sequelas.

O angioedema é caracterizado por: início súbito (minutos a horas) e pronunciado edema em derme profunda e tecido subcutâneo ou membranas mucosas, pode ter dor ou prurido, resolução mais lenta do que a das pápulas (pode demorar até 72 horas). As áreas mais acometidas são a face (principalmente regiões periocular, labial e perioral), os dorsos de mãos e pés e os genitais. A urticária e o angioedema podem ocorrer de modo isolado ou simultâneo.

Quanto aos agentes causais, as urticárias crônicas podem ser espontâneas (UCE): sem agentes desencadeantes específicos, embora possa piorar com alguns tipos de estímulos (ex.: urticária crônica espontânea exacerbada por AINE; ou induzida: com fator elicitante específico (ex.: urticária ao frio, de pressão tardia, solar, calor, colinérgica, de contato (ex.: ao látex), aquagênica, por AINE (nesse caso, as lesões só aparecem com a ingestão, diferente da exacerbada, em que há urticária de base independentemente da ingestão) (Tabela 1).

Tabela 1 Classificação das urticárias (com ou sem angioedema)

Aguda	Duração < 6 semanas
Crônica	Duração > 6 semanas
Espontânea	**Induzida**
Aparecimento de urticas, angioedema ou ambos por causas conhecidas ou desconhecidas	Dermografismo sintomático Urticária ao frio Urticária de pressão tardia Urticária solar Urticária ao calor Urticária vibratória Urticária colinérgica Urticária de contato Urticária aquagênica

A resposta ao tratamento com anti-histamínicos divide os angioedemas isolados em histaminérgicos ou não histaminérgicos (Figura 1). Quando se avaliam pacientes com angioedema isolado (sem urticária), além dos angioedemas ditos alérgicos (IgE-mediados), deve-se aventar como principais causas: uso de AINE ou IECA, angioedema hereditário e angioedema adquirido. O angioedema hereditário é uma doença autossômica dominante com penetrância variável e decorre da deficiência do inibidor de C1-esterase (C1INH), enquanto a forma adquirida é aquela na qual ocorre a deficiência do C1INH secundária a uma doença sistêmica autoimune ou hematológica, principalmente).

EPIDEMIOLOGIA

A urticária e o angioedema atingem até 15-20% da população em alguma época da vida, sendo que a incidência é maior em mulheres e adultos jovens. Até 1% da população pode ter urticária crônica e 2/3 dessas são UCE. A cada 3 UCE, 2 são mulheres. Entre 0,1-1% dos pacientes que usam iECA apresentam angioedema isolado que acomete tipicamente face e pescoço. O angioedema hereditário acomete 1:10.000-50.000 pessoas e é uma doença altamente subdiagnosticada. Até 25% dos pacientes não apresentam história familiar. Já o angioedema adquirido é mais raro e sua prevalência é desconhecida.

QUADRO CLÍNICO

Cerca de 40% dos pacientes apresentam urticária isolada; 11%, apenas angioedema; e 49%, associação de ambos. O prurido pode ser intenso, e a localização e o número de lesões são variáveis, desde pequenas placas até urticária gigante.

A urticária aguda surge logo após o fator desencadeante e dura até 6 semanas. Na forma crônica, as lesões ocorrem em surtos que duram > 6 semanas e podem estar presentes diariamente durante meses ou vários anos (em média, 5 anos).

O espectro clínico das urticárias é muito variável, e ≥ 2 subtipos podem coexistir.

O angioedema hereditário é caracterizado por crises de edemas dolorosos que não são acompanhados de urticária. No entanto, até 1/3 dos pacientes pode ter como pródromo o eritema marginado, que consiste em lesões eritematosas circulares, não pruriginosas, planas, geralmente na região anterior do tórax. Os edemas podem durar até 7 dias e não respondem ao tratamento habitual com corticosteroides e anti-histamínicos. Os pacientes

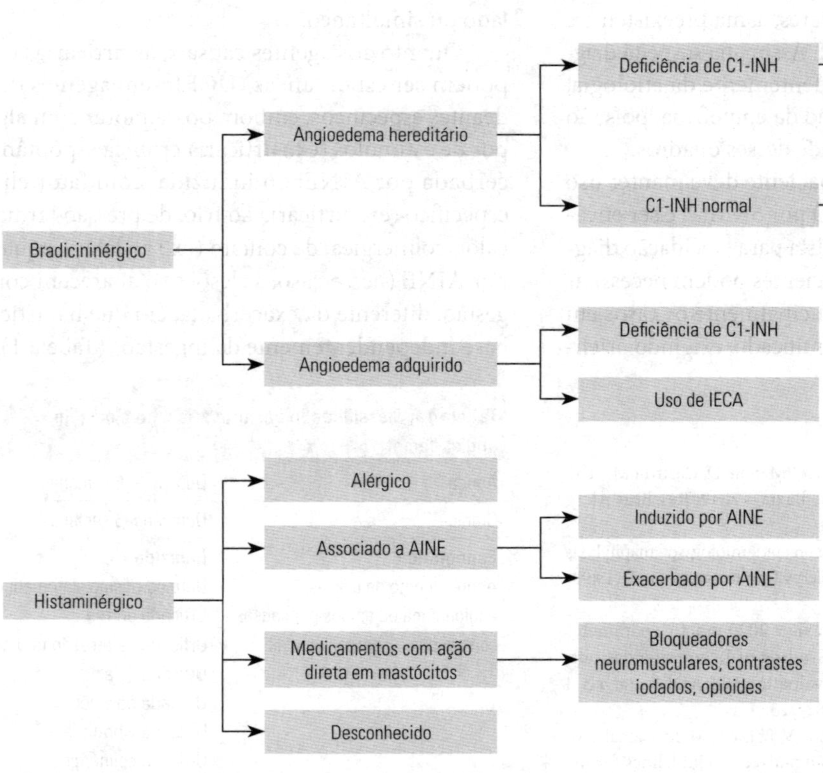

Figura 1 Classificação dos angioedemas por endótipos.
PLG: plasminogênio, CNG: cininogênio, ANGPT1: angiopoetina 1. Fonte: adapatada de Giavina-Bianchi, et al., 2016[2].

também apresentam quadros de dor abdominal em cólica recorrente, que simulam abdome agudo e não são diagnosticados. Por vezes, esses quadros levam a cirurgias não terapêuticas ("laparotomias brancas"). Outro achado característico do angioedema hereditário é o edema laríngeo (edema de glote) recorrente, que pode levar a morte por asfixia. Pode ser desencadeado por trauma físico, uso de anticoncepcionais estrogênicos, uso de iECA, estresse, variações bruscas de temperatura ou pode aparecer espontaneamente.

A suspeita clínica de AHE pode ser feita por meio de sinais de alerta que podem ser lembrados por meio de método mnemônico: HAAAAE (**h**ereditariedade, **a**ngioedema recorrente, dor **a**bdominal recorrente, **a**usência de urticária, **a**usência de resposta a **a**nti-histamínicos e associação com **e**strogênios).

EXAMES COMPLEMENTARES

Na avaliação de uma urticária aguda, a história clínica pode direcionar para o desencadeante, exames complementares podem ser desnecessários.

Na UCE, apenas hemograma e prova de atividade inflamatória (VHS, PCR) são recomendados.

A depender da suspeita clínica, outros exames podem ser úteis, como enzimas hepáticas, sorologia para hepatites virais e HIV, função tireoidiana, complemento e autoanticorpos.

Pesquisas de IgE específicas para alimentos, insetos e látex estão disponíveis, mas só devem ser solicitadas se a história for sugestiva de desencadeamento por um determinado agente e não como rotina. Biópsia de pele para anatomopatológico fica reservada para diagnóstico diferencial e para os quadros sugestivos de vasculite.

Na suspeita de angioedema hereditário, a dosagem de componentes do complemento como CH50 e C4 pode ser pedida como triagem e costuma estar reduzida, mesmo fora de crise. As dosagens de C1INH quantitativo e funcional podem estar reduzidas nesses casos, à exceção do angioedema hereditário com inibidor de C1 normal que, apesar de não ter alteração das dosagens, pode ser diagnosticado com história clínica compatível e pesquisa de mutações.

DIAGNÓSTICO

O diagnóstico é feito mediante a presença dos seguintes aspectos:

- história clínica compatível com a descrição e/ou a visualização das lesões;
- desaparecimento das lesões em até 24 horas;
- presença de dermografismo no exame físico, aplicando pequena pressão sobre a pele para observar o surgimento de edema e eritema local;
- melhora parcial ou total com anti-histamínicos;
- melhora após suspensão dos desencadeantes (p. ex., AINH).

O diagnóstico da urticária se baseia na história clínica e característica das lesões ao exame físico e os exames são complementares. Sempre considerar diagnóstico diferencial em UCE. Sintomas sistêmicos como perda de peso, febre e dor sugerem presença de outras doenças associadas, como neoplasias, infecções, doenças autoimunes ou autoinflamatórias.

O diagnóstico do AHE tipo I e II é clínico e laboratorial. Os critérios estão descritos na Tabela 2. Para o angioedema hereditário com C1INH normal, o estudo genético com identificação de mutações associadas à doença é a forma de confirmação.

Tabela 2 Critérios diagnósticos para o angioedema hereditário

Critérios clínicos
Critérios principais ▪ angioedema autolimitado, não inflamatório, sem urticária, recorrente, com duração > 12 horas ▪ dor abdominal recorrente, sem causa orgânica, > 6 horas ▪ edema laríngeo recorrente
Critério secundário ▪ história familiar de angioedema hereditário
Critérios laboratoriais
C1INH quantitativo < 50% em 2 amostras
C1INH funcional < 50% em 2 amostras
Mutação no gene do C1INH

Para o diagnóstico de angioedema hereditário, deve haver 1 critério clínico principal + 1 laboratorial.
C1INH: inibidor de C1-esterase.

Diagnóstico diferencial

Deve-se fazer o diagnóstico diferencial com

- urticária vasculítica;
- eritema multiforme;
- mastocitose cutânea maculopapular (urticária pigmentosa);
- exantema maculopapular;
- eritema anular;
- sífilis secundária;
- síndrome de Sweet;
- lúpus cutâneo;
- síndrome de Schnitzler;
- penfigoide bolhoso (estágio pré-bolhoso);
- síndromes autoinflamatórias: CAPS, FCAS, Muckle-Wells, NOMID;
- síndrome de Schnitzler;

- síndrome de Gleich;
- síndrome de Well.

CLASSIFICAÇÃO

As classificações da urticária e do angioedema isolado são apresentadas na Tabela 1 e Figura 1.

TRATAMENTO

Urticárias

É mandatório afastar agentes que possam estar implicados (p. ex., AINH e iECA). Deve-se evitar também os fatores físicos relacionados.

As urticárias agudas devem ser tratadas com anti-histamínicos, preferencialmente não sedantes, por até 14 dias. Pode-se usar corticosteroides dependendo da extensão das lesões e da gravidade dos sintomas.

Caso haja sinais de evolução para anafilaxia (como broncoespasmo, vômitos e hipotensão), deve-se fazer tratamento-padrão (Capítulo 210). O tratamento das urticárias crônicas deve seguir o algoritmo apresentado na Figura 2.

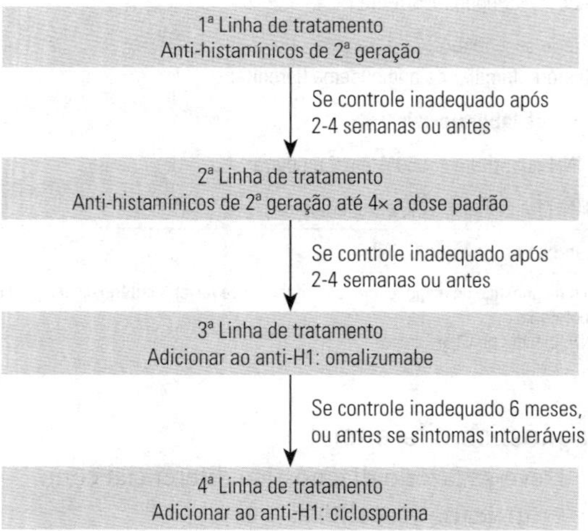

Figura 2 Algoritmo de tratamento das urticárias crônicas.

Deve-se considerar encaminhar ao especialista na primeira e segunda linha e o encaminhamento é mandatório a partir da terceira linha de tratamento.

Angioedema hereditário

O tratamento do angioedema hereditário envolve profilaxia e tratamento das crises.

A profilaxia inclui evitar esportes de contato ou impacto e contraindicação ao uso de IECA, gliptinas e medicamentos à base de estrógenos

Na profilaxia em longo prazo, a terapia de escolha são o concentrado do C1 inibidor derivado do plasma ou o anticorpo monoclonal anticalicreína. Embora sejam segunda opção, os andrógenos atenuados (danazol, estanozolol e oxandrolona) (estes dois últimos sem registro vigente na Anvisa) são muito utilizados devido à facilidade de custo/acesso e disponibilidade. No entanto, podem ser associados a diversas reações adversas, principalmente em mulheres, e não podem ser utilizados em crianças. Estão disponíveis também os antifbrinolíticos (ácido tranexâmico e ácido aminocaproico), mas com eficácia limitada. A prescrição e a monitorização dessas drogas deve ser feita por especialistas.

Nas crises, está indicado suporte geral, como hidratação, analgesia, intubação e cricotireostomia/traqueostomia se necessário. A dose dos medicamentos da profilaxia deve ser aumentada (indica-se desde dobrar a dose até utilizar a dose máxima). Os medicamentos de tratamento da fase aguda são: reposição do próprio inibidor de C1, inibidor de calicreína (ecalantide – sem registro vigente na Anvisa) e antagonista do receptor de bradicinina (icatibanto), sendo que o inibidor de C1 e o icatibanto já estão disponíveis no Brasil. Se esses fármacos não estiverem disponíveis, pode-se utilizar plasma fresco (10 mL/kg), com eficácia discutível (recomendação D).

PROGNÓSTICO

A urticária crônica afeta muito a qualidade de vida do paciente, mas é controlável com medicação na maioria dos casos. O paciente deve ser acompanhado, pois, na evolução, podem surgir doenças sistêmicas, como as autoimunes.

Na consulta, a adesão ao tratamento e o controle das lesões pode ser verificada por meio de questionários disponíveis para avaliar atividade da doença: UAS7 (urticária) e AAS (angioedema); impacto na qualidade de vida (CU-Q2oL, AE-QoL) e controle da doença UCT (urticária e angioedema) a cada visita. Do ponto de vista prático, ter a urticária sob controle (UCT < 12 e/ou UAS7 < 6) significa ausência de sintomas.

O angioedema hereditário tem alta morbidade e mortalidade, especialmente em pacientes não tratados ou com crises abdominais e laríngeas, sendo que até 30% dos pacientes não tratados morrem por asfixia em uma crise laríngea.

Na consulta

- Avaliar adesão ao tratamento e controle das lesões.
- Verificar todas as medicações em uso, especialmente as que podem agravar o quadro.
- Atentar para sintomas sistêmicos.
- Orientar para procedimentos traumáticos em angioedema hereditário.

BIBLIOGRAFIA

Busse PJ, Christiansen SC, Riedl MA, Banerji A, Bernstein JA, Castaldo AJ, et al. US HAEA Medical Advisory Board 2020 Guidelines for the Management of Hereditary Angioedema. J Allergy Clin Immunol Pract. 2021;9(1):132-150.e3.

Ensina LF, Valle SOR, Campos RA, Agondi R, Criado P, Bedrikow RB et al. Guia prático da Associação Brasileira de Alergia e Imunologia para o diagnóstico e tratamento das urticárias baseado em diretrizes internacionais. Arq Asma Alerg Imunol 2019;3(4):382-392.

Giavina-Bianchi P, Arruda LK, Aun MV, Campos RA, Chong-Neto HJ, Constantino-Silva RN, et al. Diretrizes brasileiras para o diagnóstico e tratamento do angioedema hereditário – 2017. Arq Asma Alerg Imunol 2017;1(1):23-48

Giavina-Bianchi P, Aun MV, Jares EJ, Kalil J. Angioedema associated with nonsteroidal anti-inflammatory drugs. Curr Opin Allergy Clin Immunol 2016;16(4):323-32.

212 ERROS INATOS DA IMUNIDADE

Ana Karolina Barreto Berselli Marinho

DEFINIÇÃO E ETIOLOGIA

As imunodeficiências primárias ou os erros inatos da imunidade (EII), nomenclatura adotada recentemente, caracterizam-se por um grupo heterogêneo de doenças de caráter genético em que a maior suscetibilidade a infecções é o ponto comum. Podem estar associadas a doenças autoimunes, neoplasias e atopia.

EPIDEMIOLOGIA

Os erros inato da imunidade são doenças consideradas raras, porém têm uma prevalência que varia de 1:333 (deficiência de IgA) até 1:100.000 (doença granulomatosa crônica). Sua frequência é semelhante entre homens e mulheres. Alguns estudos apontam para 700.000 novos casos/ano no mundo.

Em 2013, foram publicados 1.008 casos de imunodeficiência primária no complexo do HC-FMUSP, sendo que 61% dos pacientes apresentavam deficiência de anticorpos.

CLASSIFICAÇÃO

As imunodeficiências primárias são classificadas, de acordo com a International Union of Immunological Societies, em:

- deficiências combinadas de linfócitos T e B;
- deficiências predominantes de anticorpos;
- outras imunodeficiências bem definidas;
- doenças de desregulação imunológica;
- defeitos congênitos de número e/ou função de fagócitos;
- defeitos da imunidade inata;
- doenças autoinflamatórias;
- deficiências do sistema complemento;
- fenocópias.

QUADRO CLÍNICO

A anamnese dos pacientes com EII deve ser focada na idade de início das infecções, na localização, na gravidade, no número de hospitalizações, nos antecedentes familiares e na história de consanguinidade. A Cruz Vermelha e a Fundação Jeffrey Modell desenvolveram uma lista com os 10 sinais de alerta para imunodeficiência primária com o objetivo de facilitar a suspeita diagnóstica para o médico generalista (Tabela 1). Pode-se dizer, contudo, que as infecções e sua evolução são a base para se aventar a hipótese de haver uma imunodeficiência, seja primária ou secundária a uma condição ou doença de base, como HIV, uso de medicamentos imunossupressores etc. Infecções com comportamento não habitual devem levar à suspeita. Deve-se pensar em imunodeficiência sempre que houver 1 das 3 condições a seguir:

- aumento da frequência de infecções;
- evolução tortuosa de infecções (gravidade aumentada ou refratariedade ao tratamento convencional);
- infecção por agentes atípicos ou oportunistas.

Na Tabela 2, são apresentadas as características de algumas imunodeficiências primárias de acordo o compartimento do sistema imunológico acometido.

As imunodeficiências predominantemente de anticorpos são as mais prevalentes em adultos e caracterizam-se por infecções de repetição por germes encapsu-

Tabela 1 10 sinais de alerta para as imunodeficiências primárias

1	≥ 2 pneumonias no último ano
2	≥ 4 otites no último ano
3	Estomatites de repetição ou monilíase > 2 meses
4	Abscessos de repetição ou ectima
5	1 episódio de infecção sistêmica grave (meningite, osteoartrite, sepse)
6	Infecções intestinais de repetição ou diarreia crônica
7	Asma grave, doença do colágeno ou doença autoimune
8	Efeito adverso à vacina BCG e/ou infecção por micobactérias
9	Fenótipo clínico sugestivo de síndrome associada a imunodeficiência
10	História familiar de imunodeficiência

Tabela 2 Características das principais imunodeficiências primárias em relação aos sítios acometidos pelas infecções e aos patógenos envolvidos

Componente do sistema imunológico	Principal sítio de infecção	Principais patógenos	Doenças
Linfócitos B (humorais)	Vias aéreas superiores e inferiores, articulações, trato gastrointestinal e SNC	Bactérias piogênicas: *Streptococcus, Staphylococcus, Haemophylus* Enterovírus: echo e polio *Mycoplasma* *Giardia lamblia*	Agamaglobulinemia ligada ao X Imunodeficiência comum variável Deficiência de IgA Síndrome de hiper-IgM Deficiência de anticorpos específicos Deficiência de subclasses de Ig
Linfócitos T (celulares)	Sepse em pulmão, trato gastrointestinal e pele	Vírus: citomegalovírus, adenovírus, herpes Fungos: *Candida, Aspergillus, Pneumocystis jiroveci* Bactérias piogênicas Protozoários: *Cryptosporidium*	Imunodeficiência combinada grave Deficiência de PNP Deficiências de MHC classes I e II Deficiência de CD25 Linfopenia idiopática do CD4
Fagócitos	Infecções cutâneas, linfadenite, infecções de fígado, pulmão, ossos, trato gastrointestinal e gengivas	Bactérias: *Staphylococcus, Serratia marcercens, Klebsiella, Escherichia coli, Salmonella, Proteus* Fungos: *Candida, Nocardia, Aspergillus*	Doença granulomatosa crônica Deficiência de G6PD Deficiência de adesão leucocitária Neutropenias Deficiência de IL-12/IL-23R Deficiência de IFN-gR
Complemento	Infecções sistêmicas e meningite	Bactérias piogênicas: *Streptococcus, Haemophilus influenzae, Neisseria*	Deficiência de C5-C9 Deficiência de C3 Deficiência de MBL

G6PD: glicose-6-fosfato-desidrogenase; IL: interleucina; IFN: interferon; MBL: lectina ligadora de manose; MHC: complexo principal de histocompatibilidade; PNP: purina-nucleosídeo fosforilase.
Adaptada de Kokron CM, Barros MT. Imunodeficiências primárias. In: Martins MA, Carrilho FJ, Alves VAF, Castilho EA, Cerri GG, Wen CL. Clínica médica. Barueri: Manole; 2009. p.145-63.

lados sobretudo em vias aéreas inferiores e superiores. A mais prevalente é a deficiência de IgA, e a sintomática mais comum é a da imunodeficiência comum variável. Podem estar associadas a doenças autoimunes, neoplasias e atopia.

Os defeitos da imunidade celular são mais prevalentes na infância e cursam com maior gravidade. As manifestações clínicas podem ser infecções graves de início precoce (diarreia, candidíase persistente e pneumonia por germes oportunistas), reações adversas a vacinas (BCG e polio oral) e até retardo no desenvolvimento ponderoestatural.

Na deficiência de fagócitos, encontram-se infecções por fungos, bactérias comuns (porém com evolução mais grave) e germes oportunistas. Os abscessos profundos de repetição são bem característicos da doença granulomatosa crônica em decorrência do defeito na lise intracelular de fungos e bactérias.

Entre as síndromes bem definidas, podem ser citadas:

- síndrome de Wiskott-Aldrich: as características principais são início na infância, trombocitopenia, infecções de repetição e eczema;
- ataxia-telangiectasia: doença que ocorre em decorrência de defeitos no reparo do DNA. Apresenta-se na infância com um quadro neurológico degenerativo progressivo, aparecimento de telangiectasias em pele e mucosas, imunodeficiência e predisposição ao desenvolvimento de tumores malignos;
- síndrome de Digeorge ou síndrome velocardiofacial: caracteriza-se por defeitos no timo e na paratireoide, defeitos cardíacos e dismorfismos faciais. Os defeitos no timo levam ao comprometimento dos linfócitos T e consequentemente a maior risco de infecções por germes oportunistas;
- síndrome de hiper-IgE: caracteriza-se por abscessos recorrentes, pneumonias de repetição e níveis de IgE > 2.000 UI/mL.

O angioedema hereditário é uma doença de herança autossômica dominante decorrente da deficiência funcional ou quantitativa do inibidor da fração C1 do sistema complemento (C1INH), que cursa com crises recorrentes de angioedema e dor abdominal (Capítulo 211).

EXAMES COMPLEMENTARES

O diagnóstico definitivo dos erros inatos da imunidade muitas vezes é limitado pela necessidade de técnicas laboratoriais que estão disponíveis apenas em grandes centros; no entanto, é possível estabelecer um diagnóstico presuntivo e iniciar o tratamento para o paciente com a suspeita clínica.

Para facilitar o raciocínio na solicitação de exames laboratoriais, é preciso estabelecer qual compartimento do sistema imunológico (humoral, celular, fagócitos, complemento ou outros) pode estar acometido de acordo com o quadro clínico. Trata-se de uma divisão didática que ajuda a sistematizar a avaliação.

TRATAMENTO

O tratamento engloba tanto as medidas gerais e o uso de antimicrobianos quanto medidas específicas, como a reposição de imunoglobulina humana e interferon ou o transplante de medula óssea.

- medidas gerais:
  - dieta estruturada de acordo com o gasto energético, evitar ingestão de alimentos crus ou mal cozidos;
  - medidas de higiene;
  - atividade física supervisionada;
  - acompanhamento fisioterápico e psicológico;
- antibióticos:
  - antibioticoprofilaxia: sulfametoxazol + trimetoprima, amoxicilina ou azitromicina nos casos de bronquiectasias e difícil controle das infecções;
  - uso precoce de antibióticos de amplo espectro nas infecções, por período mais prolongado;
- reposição de imunoglobulina humana: indicada sempre que há diminuição do nível sérico de IgG abaixo de 200 mg/dL ou entre 200 e 500 mg/dL associado a infecções). A dose inicial padrão da imunoglobulina humana recomendada é de 400 a 600 mg/kg/dose, por via intravenosa a cada 21 dias. A via de administração subcutânea também poderá ser utilizada;
- interferon-gama humano recombinante: pode ser utilizado na doença granulomatosa crônica e em doenças que levam a defeito no eixo IL-12/IL-23/IFN-g;

Tabela 3 Exames de triagem para investigação de imunodeficiências

Laboratório	Doenças
Hemograma ▪ contagem de neutrófilos ▪ grânulos dos neutrófilos ▪ contagem de linfócitos ▪ tamanho de plaquetas	Neutropenia congênita Deficiência de adesão de leucócitos Síndrome de Chediaki-Higashi Deficiências combinadas de células T e B Síndrome de Wiskott-Aldrich
Imunoglobulinas ▪ IgG ▪ IgA ▪ IgM ▪ IgE Dosagem de anticorpos pós-vacinais	Agamaglobulinemia ligada ao X (após os 6 meses de idade) Imunodeficiência comum variável Deficiência de IgA Síndrome de hiper-IgM Síndrome de hiper-IgE
CD3, CD4, CD8, CD16/56, CD19 (testes intradérmicos de leitura tardia)	Deficiências combinadas de células T e B
NBT ou teste da di-hidrorodamina	Doença granulomatosa crônica Deficiência de G6PD
CH50, C3, C4	Deficiência do complemento
Elisa para HIV, *western blot*	Infecção pelo HIV

Adaptada de Ouricuri A, Grumach AS. Imunodeficiências: diagnóstico. In: Solé D, Bernd LAG, Rosário Filho NA. Tratado de alergia e imunologia clínica. São Paulo: Atheneu; 2011. p.463-74.
G6PD: glicose-6-fosfato desidrogenase; NBT: nitroazul de tetrazólio.

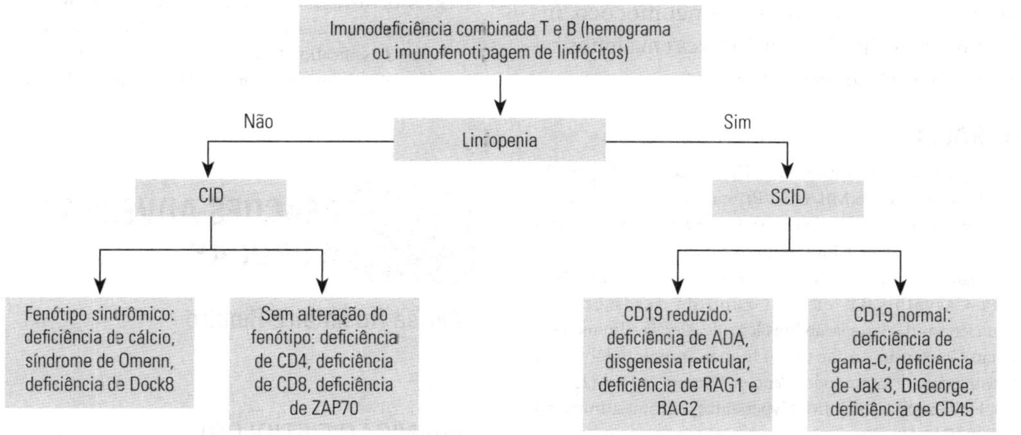

Figura 1 Fluxograma auxiliar no diagnóstico das imunodeficiências celulares. ADA: adenosina deaminase; CID: imunodeficiência combinada; SCID: imunodeficiência combinada grave; RAG: gene ativador recombinase; Jak 3: janus quinase 3. Adaptada de Bousfiha AA, Jeddane L, Ailal F, Al Herz W, Conley ME, Cunningham-Rundles C, et al. A phenotypic approach for IUIS PID classification and diagnosis: guidelines for clinicians at the bedside. J Clin Immunol 2013.

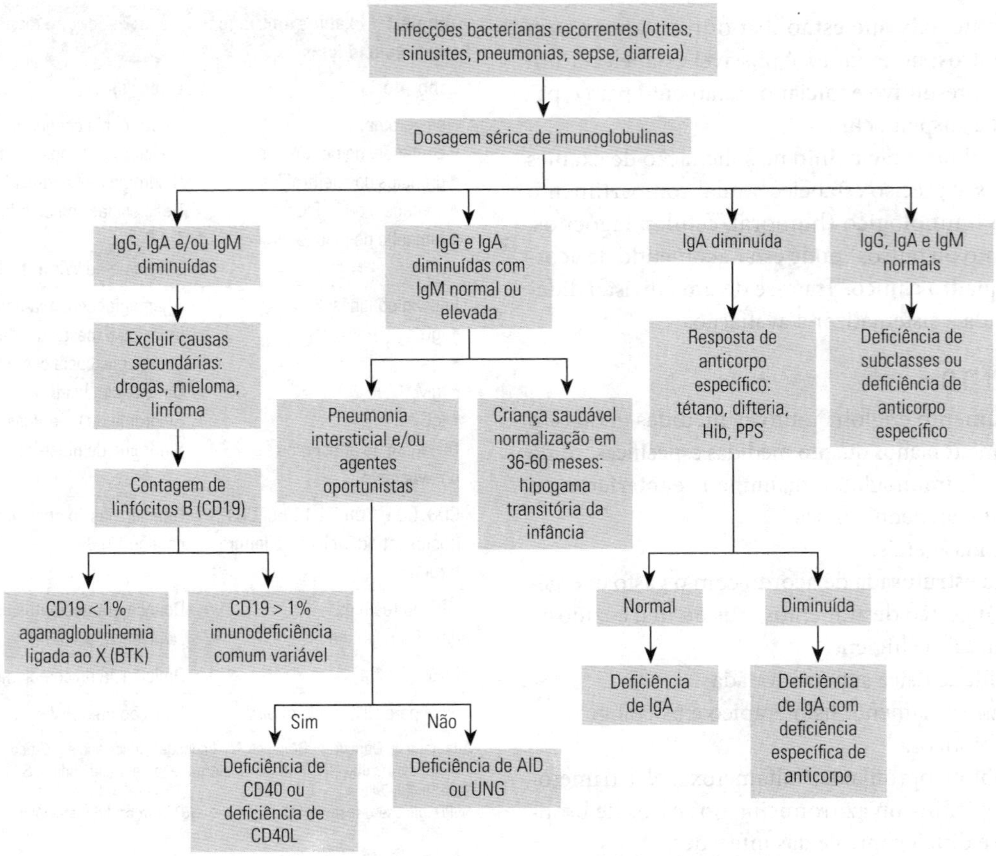

Figura 2 Fluxograma auxiliar no diagnóstico das imunodeficiências predominantemente de anticorpos. AID e UNG: genes relacionados a hiper-IgM; BTK: bruton tirosinoquinase; Hib: *Haemophilus influenzae* sorotipo b; PPS: polissacarídeos. Adaptada de Bousfiha AA, Jeddane L, Ailal F, Al Herz W, Conley ME, Cunningham-Rundles C, et al. A phenotypic approach for IUIS PID classification and diagnosis: guidelines for clinicians at the bedside. J Clin Immunol 2013.

- transplante de células tronco hematopoéticas: tratamento curativo recomendado principalmente na imunodeficiência combinada grave;
- vacinação: deve-se evitar vacinas de microrganismos vivos em pacientes, como as vacinas polio oral, BCG e febre amarela. As vacinas contra o pneumococo, influenza e meningococo podem ser eficazes em alguns casos e estão especialmente recomendadas.

BIBLIOGRAFIA

Carneiro-Sampaio M, Moraes-Vasconcelos D, Kokron CM, Jacob CM, Toledo-Barros M, Dorna MB, et al. Primary immunodeficiency diseases in different age groups: a report on 1,008 cases from a single Brazilian reference center. Clin Immunol 2013;33:716-24.

Goudouris ES, Rego Silva AM, Ouricuri AL, Grumach AS, Condino-Neto A, Costa-Carvalho BT, et al.; Grupo de Assessoria em Imunodeficiências da Associação Brasileira de Alergia e Imunologia. II Brazilian Consensus on the use of human immunoglobulin in patients with primary immunodeficiencies. Einstein 2017;15(1):1-16.

Grimbacher B, Holland SM, Puck JM. Hyper-IgE syndromes. Immunol Rev 2005;203:244-50.

Kokron CM, Barros MT. Imunodeficiências primárias. In: Martins MA, Carrilho FJ, Alves VAF, Castilho EA, Cerri GG, Wen CL. Clínica médica. Barueri: Manole; 2009. p.145-63.

Motta AA, Oliveira AKB. Urticária e angioedema. In: Martins MA, Carrilho FJ, Alves VAF, Castilho EA, Cerri GG, Wen CL. Clínica médica. Barueri: Manole; 2009. p.57-69.

Ouricuri A, Grumach AS. Imunodeficiências: diagnóstico. In: Solé D, Bernd LAG, Rosário Filho NA. Tratado de alergia e imunologia clínica. São Paulo: Atheneu; 2011. p.463-74.

Tangye SG, Al-Herz W, Bousfiha A, Chatila T, Cunningham-Rundles C, Etzioni A, et al. Human inborn errors of immunity: 2019 Update on the Classification from the International Union of Immunological Societies Expert Committee. J Clin Immunol 2020;40:24-64.

213 REAÇÕES ADVERSAS A DROGAS

Marisa Rosimeire Ribeiro

DEFINIÇÃO E ETIOLOGIA

As reações adversas a drogas são reações indesejáveis, relacionadas ao uso de uma medicação em doses farmacológicas. Qualquer medicação é um potencial desencadeante de reações adversas a drogas e a mesma medicação pode causar diferentes tipos de reação. As reações de hipersensibilidade a drogas são as mais importantes desse grupo e são definidas como reações reprodutíveis, que se assemelham clinicamente a alergias e dependem de predisposição individual, apresentam melhora após certo tempo da suspensão da medicação (usualmente dias) e podem ter reatividade cruzada com compostos do mesmo grupo.

As reações de hipersensibilidade podem ser:

- imunomediadas: quando apresentam um mecanismo imunológico envolvido (tipos I-IV de Gell e Coombs);
- não imunomediadas: quando ocorrem por outros mecanismos.

Assim, há urticárias decorrentes de hipersensibilidade a penicilinas do tipo I (ou IgE-mediada), citopenias por AINH (hipersensibilidade tipo II), além de angioedema por iECA (hipersensibilidade não imunomediada, já que ocorre por aumento de bradicinina), angioedema e urticária por AINH (também não imunomediada, já que o mecanismo envolve acúmulo de leucotrienos) (Figura 1).

As reações de hipersensibilidade são consideradas imediatas se ocorrem até 1 a 6 horas da última dose da medicação, dependendo da manifestação clínica, sendo que para AINH esse tempo pode ser de até 24 horas; ou não imediatas, quando ocorrem após esse intervalo

No Brasil, os AINH são os mais envolvidos nas reações de hipersensibilidade a drogas imediatas, e os antibióticos e anticonvulsivantes, nas não imediatas (ou tardias).

EPIDEMIOLOGIA

Estima-se que as reações adversas a drogas ocorram em 10-20% dos pacientes internados e até 10% da população geral. Cerca de 15-30% de todas as reações adversas correspondem a reações de hipersensibilidade a drogas.

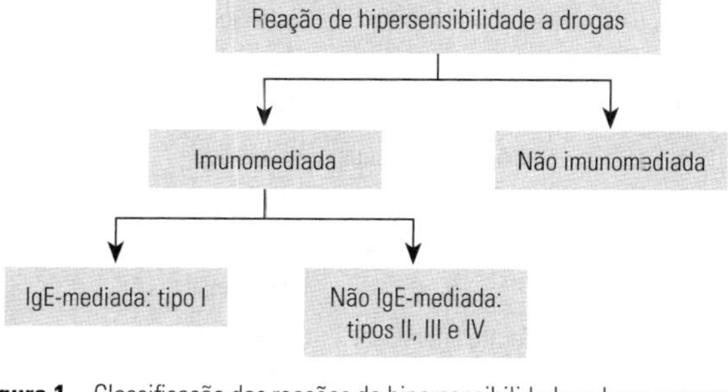

Figura 1 Classificação das reações de hipersensibilidade a drogas segundo o mecanismo fisiopatológico envolvido.

QUADRO CLÍNICO

As manifestações são variáveis e podem envolver qualquer sistema, sendo a pele o órgão mais acometido (Tabela 1).

Tabela 1 Principais fenótipos de reações com manifestações cutâneas e principais medicamentos envolvidos

Tipo de reações	Medicações mais relacionadas
Disseminadas	
Urticária, angioedema e anafilaxia	AINH, betalactâmicos, IECA (angioedema isolado)
Exantemas maculopapulares	AINH, betalactâmicos, anticonvulsivantes, tiazídicos, barbitúricos, isoniazida, fenotiazinas, quinolonas, sulfonamidas
PEGA	Antibióticos, diltiazem, anticonvulsivantes, AINH, IECA
SSJ/NET	Sulfonamidas, tetraciclinas, barbitúricos, fenitoína, piroxicam, carbamazepina, fenilbutazona, alopurinol, aminopenicilinas
Vasculites	Alopurinol, cimetidina, sais de ouro, fenitoína, quinolonas, propiltiouracil, metimazol, tiazídicos, AINH
DRESS	Anticonvulsivantes, sulfonamidas, dapsona, minociclina, ciclosporina, captopril, diltiazem, terbinafina, azathioprina, vancomicina, alopurinol
SDRIFE	Aminopenicilinas, sulfamídicos, anti-inflamatórios, barbitúricos, tetraciclinas, carbamazepina
Localizadas	
Erupção fixa a drogas	Dipirona, acetaminofeno, penicilina, barbitúricos, metronidazol Anticonvulsivantes, anticoncepcionais orais, fenolftaleína, gingko biloba
Reações fotoalérgicas	Amiodarona, tiazídicos, piroxicam, clorpromazina, tetraciclina, furosemida, quinolonas, sulfonamidas, prometazina
Dermatite de contato	Neomicina, benzocaína, etilenodiamina (sem registro vigente na Anvisa)

IECA: inibidores da enzima conversora de angiotensina; NET: necrólise epidérmica tóxica; SSJ: síndrome de Stevens-Johnson.

As urticárias e os angioedemas são as reações imediatas mais comuns e podem aparecer isolados ou como parte de reação generalizada, como a anafilaxia. O mecanismo pode ser diferente conforme a medicação (AINH estão envolvidos por mecanismo não imunomediado, e betalactâmicos e relaxantes musculares, por mecanismo IgE-mediado).

Angioedema isolado pode ser induzido por inibidores da enzima conversora de angiotensina (iECA), característico em face e independente do tempo de uso.

Nas reações anafiláticas, além das manifestações cutâneas, ocorre comprometimento cardiorrespiratório e/ou gastrointestinal. No Brasil, a causa mais frequente são os analgésicos, AINH e antibióticos. O látex é um diferencial em reações anafiláticas durante procedimentos diagnósticos e cirúrgicos.

Os exantemas maculopapulares são as reações tardias mais comuns (em geral, com início entre o 4° e o 14° dias de tratamento). São frequentes em pacientes com Aids em uso de sulfas e em pacientes com mononucleose em uso de antibióticos betalactâmicos.

Dermatite (eczema) de contato pode ocorrer com uso de medicamentos tópicos e geralmente são autolimitadas e melhoram em alguns dias após retirada do agente.

Reações fotoalérgicas e fototóxicas podem ocorrer após a ingestão de medicação sensibilizante, em que a luz inicia uma resposta imunológica ou fototóxica. A fotoalergia induz dermatite (eczema) que afeta predominantemente as áreas expostas ao sol, mas pode se espalhar para áreas cobertas, enquanto as reações fototóxicas são semelhantes a queimaduras solares, com eritema nitidamente demarcado, com ou sem vesículas e bolhas e hiperpigmentação subsequente. A fotoalergia ocorre de alguns dias a 3 anos de ingestão diária do medicamento, dependendo do grau de exposição dos indivíduos à radiação. A diferenciação entre reações fotoalérgicas e fototóxicas pode ser difícil e geralmente requer avaliação do alergista. No caso de reações fotoalérgicas, as bordas das áreas envolvidas são geralmente menos bem demarcadas, com eritema, edema e pápulas que frequentemente se espalham para áreas cobertas. A erupção muitas vezes demonstra padrão crescente que dura alguns dias mesmo após a interrupção das exposições, enquanto as reações fototóxicas geralmente diminuem imediatamente após a retirada de qualquer fator de provocação (luz/medicação).

A pustulose exantemática generalizada aguda (PEGA) apresenta pústulas estéreis em áreas intertriginosas, face, dorso, tronco, axilas e/ou região cervical, até 2 dias após o início da medicação. Frequentemente, há febre alta, e pode haver insuficiência renal transitória, leucocitose com neutrofilia e leve eosinofilia e hipopotassemia associadas, mas, em geral tem curso benigno.

Um tipo de exantema maculopapular com distribuição característica em áreas flexurais e intertriginosas é denominado SDRIFE. Ocorre eritema bem delineado na área perigenital e perianal, axilas e outras áreas intertriginosas, pode haver poucas pústulas, mas geralmente não há sinais e sintomas sistêmicos e há descamação após melhora. Os principais indutores são as aminopenicilinas.

As erupções fixas são placas bem delimitadas, eritematosas e podem ter bolha no centro; ocorre hiperpigmentação residual após resolução e a lesão recidiva no mesmo local após novas exposições ao agente causal, embora lesões múltiplas possam ocorrer. Podem ocorrer em qualquer parte do corpo e envolver mucosas.

Outras formas de reações sistêmicas tardias podem levar ao acometimento de membranas mucosas, linfonodos, rins, fígado e articulações, com maior gravidade (Tabela 2).

Na síndrome de Stevens-Johnson (SSJ), as lesões cutâneas e mucosas são múltiplas, em especial na boca

Tabela 2 Principais manifestações com sintomas extracutâneos e medicamentos relacionados

Manifestações extracutâneas	Reação	Medicações
Sistêmicas	Anafilaxia	Penicilina, AINH, hormônios, relaxantes musculares, quimioterápicos
	Doença do soro	Penicilina, soro heterólogo
	Febre	Alopurinol, penicilina
	Vasculite	Penicilina, sulfonamidas
	Síndrome lúpus-*like*	Hidralazina, procainamida (sem registro vigente na Anvisa)
	Poliarterite	Hidralazina
	DRESS	Fenitoína, fenobarbital, carbamazepina, primidona, penicilinas, sulfonamidas, minociclina, alopurinol, diltiazem e ranitidina
Hematológicas	Anemia hemolítica	Metildopa (alfametildopa), cefalosporinas
	Trombocitopenia	Tiazídicos
	Agranulocitose	Dipirona, fenilbutazona
	Eosinofilia	Hidantoína
Pulmonares	Asma/rinite	Ácido acetilsalicílico
	Infiltrados eosinofílicos	Ácido paraminossalicílico
	Vasculite	Sulfonamidas
	Fibrose intersticial	Amiodarona, sulfassalazina, minociclina, betabloqueadores, metotrexato
Hepáticas	Colestase	Fenotiazidas, AINH
	Lesão hepatocelular	Isoniazida
Renais	Glomerulonefrite	Penicilina, sulfonamidas
	Síndrome nefrótica	Penicilamina, sais de ouro, alopurinol
	Nefrite intersticial	Meticilina (sem registro vigente na Anvisa), rifampicina, sulfonamidas, anfotericina B

DRESS: reação a drogas com eosinofilia e sintomas sistêmicos.

e nos olhos. É grave e potencialmente fatal, e a maioria dos casos surge como reação adversa a drogas. Pode ter sinais prodrômicos como febre, mialgia e artralgia em geral 1-3 dias antes das lesões. A pele torna-se pruriginosa ou dolorosa, principalmente no dorso e na palma das mãos, na planta dos pés, face, cotovelos e joelhos. Erosões com membrana de fibrina podem aparecer em lábios, orofaringe, rinofaringe e genitália. Em 90% dos casos, surgem bolhas com conteúdo hemorrágico ou purulento que se rompem, deixando áreas erosivas recobertas por crostas vermelho-escuro. O descolamento cutâneo após o rompimento das bolhas não ultrapassa 10% da superfície corporal. Pode haver também traqueobronquite e fibrose pulmonar. Tem taxa de mortalidade em torno de 5% e pode evoluir para necrólise epidérmica tóxica (NET) se a droga não for suspensa.

A NET tem mais de 80% dos casos associados a drogas, com lesões papuloeritematosas disseminadas seguidas de necrose da pele e desprendimento > 30% de superfície corporal, com aspecto de um grande queimado. O sinal de Nikolski está presente apenas nas áreas envolvidas, onde a compressão digital próximo às bolhas leva ao destacamento cutâneo. A reepitelização começa logo após a suspensão da droga e dura cerca de 3 semanas. Também há lesões em mucosas, febre alta e toxemia, podendo acometer outros órgãos e levar a necrose tubular renal, insuficiência renal aguda e pneumonite. Podem ocorrer complicações como distúrbios metabólicos, infecção cutânea secundária, estado hipermetabólico, citopenias e síndrome ductopênica (neste caso, o prognóstico é pior). A taxa de mortalidade é > 30%, e a principal causa de óbito é a sepse. Por conta do alto risco de complicações, o paciente deve ser mantido em UTI ou unidade de queimados.

As lesões da SSJ/NET surgem 1-3 semanas após o início do uso da droga. O desprendimento cutâneo de 10-30% caracteriza uma síndrome de transição.

A reação a drogas com eosinofilia e sintomas sistêmicos (*drug reaction with eosinophilia and systemic symptoms* – DRESS), também chamada síndrome de hipersensibilidade sistêmica a droga (SHD), é potencialmente fatal, com taxa de mortalidade aproximada de 10%. Tem início em 2 semanas a 2 meses após a introdução da medicação, geralmente anticonvulsivantes aromáticos, e caracteriza-se por acometimento multivisceral e eosinofilia. Inicia-se com febre e exantema morbiliforme com progressão cefalocaudal, evoluindo para lesões infiltrativas, purpúricas e descamativas. As possíveis vesículas e bolhas não necrosam. Ocorre envolvimento sistêmico caracterizado por hepatite (mais comum), cardite, nefrite, pneumonite e serosite. A insuficiência hepática ocorre entre 10-38% dos casos e é a principal causa de morte. Artralgia, linfadenopatia ou anormalidades hematológicas (eosinofilia e linfocitose com atipia) também podem ocorrer. A incidência de DRESS entre familiares de 1° grau é elevada e pode haver associação com herpes vírus humano tipo 6.

Há evidências do papel da genética em reações tardias graves a medicamentos. Certos genótipos HLA foram associados a aumento de risco para desenvolver DRESS, SJS e NET.

O eritema multiforme é uma manifestação cutânea similar à SSJ; no entanto, é caracterizada por lesões em alvo restritas às extremidades, com ou sem envolvimento de mucosas. As lesões não são confluentes e destacamento cutâneo, caso ocorra, é limitado ao centro do alvo. É causado por infecções, especialmente virais respiratórias, herpes ou *Mycoplasma pneumoniae* e costuma estar associado a sintomas gripais.

EXAMES COMPLEMENTARES

O hemograma pode mostrar eosinofilia (p. ex., reações por imunocomplexos, DRESS).

A análise de taxas de sedimentação, proteína C-reativa, fator antinuclear, dosagens de complemento ou a identificação de autoanticorpos podem indicar a presença de reações inflamatórias compatíveis com as vasculites por medicamentos.

Função hepática e renal e a análise de urina podem ser realizadas na suspeita de possível hepatite ou nefrite medicamentosa.

Há testes específicos para reações imediatas e não imediatas por medicamentos, mas devem ser realizados por especialista e somente após resolução do quadro clínico.

DIAGNÓSTICO

A história e o exame do paciente constituem a base para o diagnóstico.

A "linha do tempo" é um recurso que pode auxiliar na identificação da relação temporal entre o uso do medicamento e o surgimento de sinais e sintomas sugestivos de uma reação. Além disso, a melhora após suspensão favorece o diagnóstico.

É importante lembrar que, em geral, a reação não ocorre no 1° contato com a droga.

São comuns reações cruzadas entre fármacos com estruturas similares.

Em pacientes que estão usando vários medicamentos, a avaliação pode ser feita com a retirada escalonada iniciando pelos medicamentos não essenciais ou, no caso de reações graves, pelos principais suspeitos, seguida pela avaliação clínica.

Embora as manifestações cutâneas sejam as reações de hipersensibilidade a drogas mais comuns, outros órgãos podem ser acometidos.

Os critérios diagnósticos de DRESS incluem: erupção cutânea, eosinofilia (> $1.500/mm^3$) e/ou linfócitos atípicos e acometimento sistêmico como adenopatias, nefrite intersticial, alterações em transaminases hepáticas, pneumonite intersticial e/ou cardite.

PROGNÓSTICO

Os sinais de alerta para maior gravidade em reações de hipersensibilidade a drogas são:

- presença de erupção cutânea com extensão > 60% da superfície cutânea;
- presença de edema facial, de úvula ou de língua;
- lesões em alvo, purpúricas, vesiculares ou com necrose;
- presença do sinal de Nikolski;
- acometimento de mucosas;
- sintomas sistêmicos como febre, taquipneia, hipotensão;
- presença de adenomegalia, artralgia ou hematúria;
- alterações laboratoriais como eosinofilia (> 1.000 eosinófilos/mm^3), linfocitose com atipia, alterações da função hepática.

A Tabela 3 apresenta o escore de gravidade e risco de mortalidade em pacientes com SSJ e NET (SCORTEN).

Na DRESS, a mortalidade fica em torno de 2 a 10% e se deve a hepatite fulminante na maioria dos casos. Os pacientes podem apresentar doenças autoimunes como sequela a logo prazo.

TRATAMENTO

Deve-se retirar todas as drogas suspeitas e as que tenham estrutura farmacológica semelhante, a fim de evitar reações cruzadas.

Tabela 3 Estadiamento e risco de morte segundo a escala SCORTEN (*score of toxic epidermal necrosis*)

NET	1
Acometimento cutâneo > 10%	1
Presença de malignidade	1
Frequência cardíaca > 120 bpm	1
Ureia > 28 mg/dL	1
Glicose > 252 mg/dL	1
Bicarbonato < 20 mEq/L	1

Risco de morte: SCORTEN = 0-1: 3%; SCORTEN = 2: 12%; SCORTEN = 3: 35%; SCORTEN = 4: 58%; SCORTEN = 5-7: 90%.
NET: necrólise epidérmica tóxica.

No caso de uso de vários medicamentos, são retirados os menos necessários e os mais prováveis, avaliando-se a relação risco-benefício.

O tratamento é feito conforme o quadro clínico: urticária não extensa ou angioedema palpebral geralmente respondem bem apenas com anti-histamínicos, sendo recomendados os de segunda geração, enquanto reações mais graves como a anafilaxia requerem tratamento de urgência (Capítulo 210).

Para o tratamento das reações tardias, como os exantemas e as dermatites de contato, a droga de escolha é sempre o corticosteroide, podendo ser de uso tópico ou sistêmico, de acordo com a extensão das lesões. Anti-histamínicos são indicados para o alívio do prurido, mas não interferem na fisiopatologia da reação.

As vasculites e outras reações por imunocomplexos geralmente resolvem após o *clearance* dos antígenos, embora corticosteroides e anti-histamínicos sistêmicos sejam necessários algumas vezes para o controle do quadro.

Os corticosteroides também são necessários nas reações de citotoxicidade (p. ex., anemia hemolítica).

Na SSJ/NET, o paciente deve permanecer em UTI, com proteção gástrica e anticoagulação para prevenir fenômenos tromboembólicos. Além disso, deve ser considerado como um grande queimado e, portanto, a manutenção do equilíbrio hidroeletrolítico e do aporte nutricional adequado constitui medida de suporte importante para a recuperação. Os cuidados locais com a pele, debridamentos de tecidos desvitalizados e cobertura antibiótica quando necessário também são fundamentais.

Hidratação é de extrema importância pois hipovolemia é frequente. As áreas de destacamento devem ser cobertas com curativos não aderentes e evitar, na medida do possível, a colocação de acessos e cânulas em áreas de bolhas ativas ou expostas. Enxertos de pele podem ser necessários. Se houver envolvimento extenso da mucosa orofaríngea, pode ser indicada nutrição por sonda nasogástrica.

A prevenção e o tratamento imediato da infecção são de grande importância, mas antibióticos profiláticos não são recomendados. Avaliação da Oftalmologia é fundamental para prevenção de sequelas oculares a longo prazo, como úlceras de córnea. Em pacientes com envolvimento vulvovaginal, deve ser feita avaliação precoce do ginecologista para prevenir aderências.

A principal medida depois da imediata suspensão da droga suspeita é o suporte clínico. A terapia sistêmica adjuvante é considerada nas primeiras 24 a 48 horas após início do quadro, principalmente com corticosteroides sistêmicos, por seu efeito anti-inflamatório e imunossupressor, mas seu uso é controverso na NET, pois há estudos mostrando aumento da mortalidade por sepse. Não há dose padrão, sendo recomendado 0,5 a 2 mg/kg/dia de metilprednisolona endonvenosa, com redução gradual após melhora das lesões.

A utilização de gamaglobulina EV em altas doses no início da NET pode diminuir a evolução do descolamento cutâneo e a taxa de mortalidade. A dose deve ser ≥ 2 g/kg/dia, por, pelo menos, 3 dias.

Plasmaférese é controversa e são necessários estudos controlados para recomendação em reações tardias graves por medicamentos.

Há estudos com ciclosporina, administrada em 3 a 5 mg/kg por dia, com resultados favoráveis na mortalidade, reepitelização e redução de tempo de internação, mas é importante lembrar que pode agravar danos hepáticos e renais e não é recomendado uso isolado na fase aguda. Talidomida está contraindicada pelo aumento de mortalidade comprovada.

O uso de corticosteroide sistêmico é eficaz na DRESS e deve ser mantido por algumas semanas a meses, com desmame gradual para evitar recidivas. É importante pesquisar EBV e CMV e tratar caso sejam detectados, pois acredita-se que estejam associados ao desenvolvimento de doenças autoimunes relacionadas a DRESS.

A dessensibilização é o método para induzir tolerância clínica a um fármaco, com indicações muito específicas em reações imediatas, como na ausência de alternativas terapêuticas à droga que provocou a reação. Um exemplo clássico é o da gestante com sífilis, quando o único tratamento efetivo para mãe e feto é a penicilina. A dessensibilização também pode ser indicada em reações tardias leves, como exantemas por sulfa em pacientes HIV-positivos ou por antibióticos em pacientes com fibrose cística. Os protocolos variam de acordo com o fármaco envolvido na reação.

BIBLIOGRAFIA

Brockow K, Ardern-Jones MR, Mockenhaupt M, Aberer W, Barbaud A, Caubet JC, et al. EAACI position paper on how to classify cutaneous manifestations of drug hypersensitivity. Allergy 2019 74(1):14-27.

Demoly P, Adkinson NF, Brockow K, Castells M, Chiriac AM, Greenberger PA, et al. International Consensus on drug allergy. Allergy 2014;69:420-37.

Ensina LF, Fernandes FR, Di Gesu G, Malaman MF, Chavarria ML, Bernd LAG. Reações de hipersensibilidade a medicamentos. Rev Bras Alerg Imunopatol 2009;32:42-7, 74-83, 178-83.

Romano A, Torres MJ, Castells M, Sanz ML, Blanca M. Diagnosis and management of drug hypersensitivity reactions. J Allergy Clin Immunol 2011;127:67-73.

Zhang J, Lei Z, Xu C, Zhao J, Kang X. Current perspectives on severe drug eruption. Clin Rev Allergy Immunol 2021;61(3):282-298.

214 REAÇÕES A CONTRASTES RADIOLÓGICOS

Laila Sabino Garro

DEFINIÇÃO E QUADRO CLÍNICO

As reações adversas a contrastes radiológicos (CR) podem resultar em uma grande variedade de manifestações clínicas. As reações adversas podem ser divididas em dois grandes grupos: reações tóxicas ou reações de hipersensibilidade (RH).

As reações tóxicas estão associadas às propriedades químicas dos contrastes e são dependentes da dose e da velocidade de infusão. Estas incluem reação vasovagal, convulsões, arritmias e toxicidade de alguns órgãos (principalmente renal).

As RH independem da dose e da velocidade de infusão. Estas reações podem ocorrer em resposta a pequenas quantidades do CR e são subdivididas em imediatas e tardias dependendo do tipo de sintoma e do tempo de aparecimento após a exposição ao contraste (Figura 1).

Qualquer paciente que relatar "alergia" a CR deve ser cuidadosamente interrogado para determinar se a reação foi compatível com uma RH ou outro tipo, ressaltando-se o tempo de início da reação após a infusão e a gravidade dos sintomas.

CARACTERÍSTICAS QUÍMICAS DOS CONTRASTES IODADOS

Os contrastes radiológicos iodados (CRI) atualmente em uso são baseados em moléculas de ácido benzoico totalmente substituídos por três átomos de iodo que substituem os átomos de hidrogênio nas posições 2, 4 e 6 do anel de benzeno.

Os diferentes CRI podem ser classificados com base em três propriedades: a carga da molécula de iodo (iônico ou não iônico), a estrutura molecular (monomérica ou dimérica) e a osmolaridade da solução do contraste (hiperosmolar, hiposmolar ou iso-osmolar com osmolaridade equivalente à osmolaridade sérica) (Figura 2).

EPIDEMIOLOGIA

As reações adversas aos CRI não são incomuns, entretanto, na sua maioria são leves e subnotificadas.

A prevalência de RH é estimada em 1:170.000, isto é, 0,05-0,1% dos pacientes que são submetidos a CRI. Esta porcentagem geralmente é mais alta para os contrastes iônicos (0,16-12,66%) comparados aos não iônicos (0,03-3%). A mortalidade é cerca de 1-3 por 100.000 administrações.

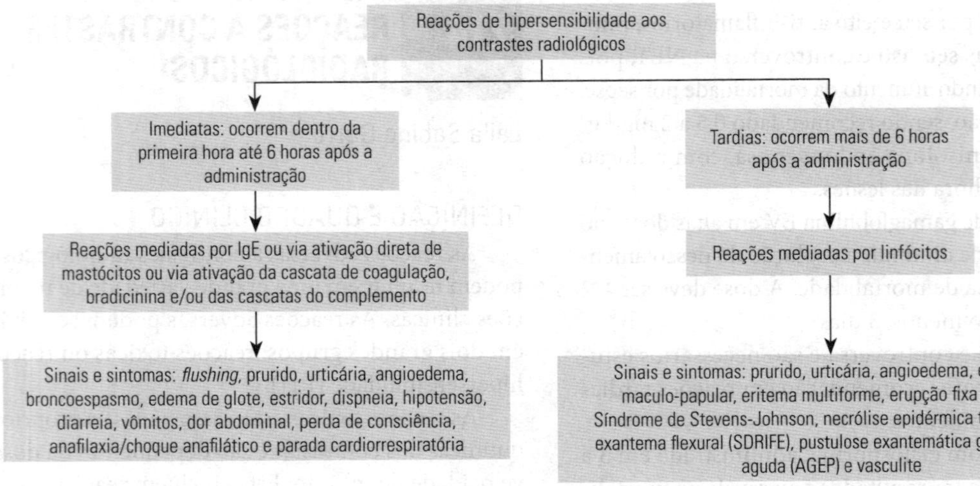

Figura 1 Classificação das reações de hipersensibilidade aos contrastes radiológicos.

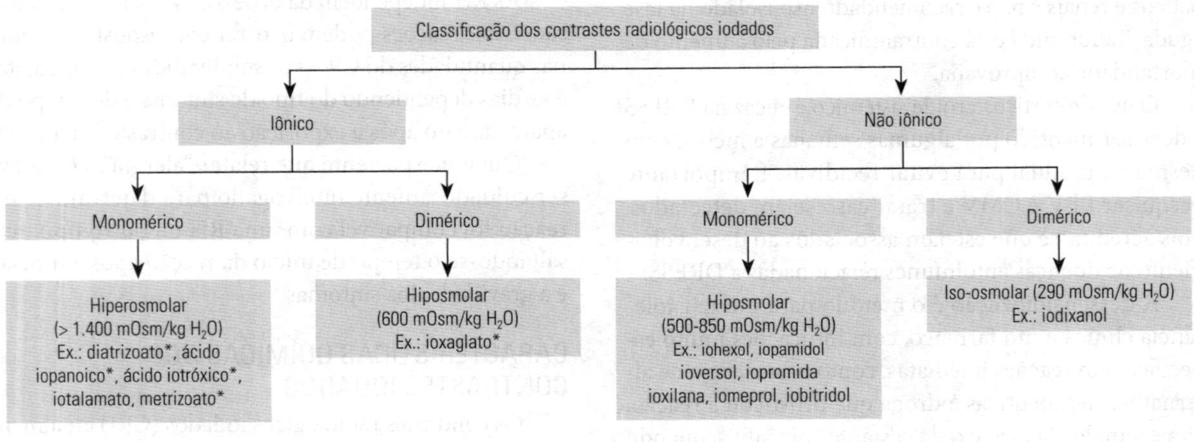

Figura 2 Classificação dos contrastes radiológicos iodados. * Sem registro vigente na Anvisa.

A prevalência de RH não imediatas aumentou significativamente na última década No passado, os CRI de alta osmolaridade eram associados à alta incidência de RH imediatas (devido à liberação direta de histamina sem mecanismo imunológico envolvido). Após a introdução dos CRI de baixa osmolaridade houve um decréscimo nesta incidência, mas vem crescendo as evidências de reações induzidas por mecanismo imunológico, principalmente para as reações não imediatas. Esta informação é destacada porque ao contrário das reações imediatas, as reações não imediatas não podem ser bem controladas pela pré-medicação com corticosteroides e anti-histamínicos.

FATORES DE RISCO

Os fatores de risco para hipersensibilidade aos CRI não estão totalmente estabelecidos. Entretanto, os mais frequentemente descritos para as RH imediatas e não imediatas são: uso repetido do CRI, reação anterior ao CRI, insuficiência hepática aguda ou crônica, níveis de creatinina > 2 mg/dL, doenças com comprometimento vascular (ex.: diabetes, mieloma, desidratação), doença cardiopulmonar, câncer avançado, atopia (principalmente asma mal controlada), sexo feminino, tratamento com IL-2. Em crianças o risco de reações a CRI é menor.

O uso de betabloqueadores, IECA e/ou inibidores da bomba de prótons ou a rápida administração do contraste são fatores de risco para reações imediatas.

Os fatores que podem influenciar na gravidade de uma reação ao CRI incluem pacientes idosos, mastocitose, infecção viral no tempo de exposição ao CRI e doenças autoimunes.

Alergia a moluscos, crustáceos ou peixes não é um fator de risco para o desenvolvimento de RH a CRI, embora isso seja um equívoco comum.

Outra fonte de confusão é a dermatite de contato pelo antisséptico iodopovidona (Povidine®). Pacientes com essa história também não têm maior risco de reações aos CR e vice-versa.

PREVENÇÃO E TRATAMENTO

Nos casos com história prévia de reação adversa a contraste não se deve repetir o uso do contraste que causou a reação. Em locais onde o uso de CRI de baixa osmolaridade não iônico para procedimentos intravenosos não é rotina, sugere-se que este ou contrastes iso-osmolares sejam escolhidos para as pessoas que tenham fatores de risco ou pacientes cujos fatores de risco não podem ser bem estabelecidos, além de indivíduos que estão muito preocupados com uma possível reação.

Em pacientes sem história prévia de reação adversa a contraste, desde que um CRI de baixa osmolaridade não iônico seja utilizado, o uso de pré-medicação não se justifica. No entanto, pode haver casos em que a pré-medicação é administrada, com base no julgamento do clínico.

O uso prévio da associação de anti-histamínico e corticosteroide não é chamado de dessenssibilização, devemos nos referir como pré-medicação. Em casos com história prévia de RH a contraste o uso de pré-medicação é controverso porque tem sido demonstrado benefício da pré-medicação apenas para reduzir a ocorrência de RH imediatas leves. Contudo, como a pré-medicação não se mostrou benéfica em RH imediatas moderadas a grave e corticosteroides podem induzir efeitos colaterais substanciais, seu uso está se tornando cada vez mais controverso, também não há evidências bem estabelecidas na literatura que comprovem o benefício do uso de pré-medicação em RH tardias, especialmente nas graves. Além disso, não há consenso na literatura sobre o protocolo a ser usado. A realização de testes cutâneos com resultados negativos como uma opção de contraste a ser escolhido sem o uso de pré-medicação pode ser uma opção válida e pode talvez se tornar o padrão no futuro.

Entretanto, se não se conhece qual o CRI que causou reação no passado e a RH imediata foi limitada a pele, ou seja, urticária com ou sem angioedema o CRI de menor osmolaridade (não iônicos ou iso-osmolar) disponível pode ser administrado após a pré-medicação. Se no passado houve RH imediata moderada a grave (anafilaxia), avaliar a suspensão do uso de CRI, ou indicação de ressonância magnética com contraste à base de gadolínio. Se o uso de CRI for indispensável, administrar o CRI de menor osmolaridade (não iônicos ou iso-osmolar) disponível com pré-medicação sob monitorização do anestesista (Tabela 1).

Tabela 1 Esquema de pré-medicação para exames eletivos em pacientes com história prévia de reações a contrastes radiológicos

Adultos	Prednisona 50 mg, por dose VO, 13 horas, 7 horas e 1 hora antes do procedimento. Se a administração oral não é viável, metilprednisolona 40 mg por dose IV, nos mesmos intervalos de tempo e Difenidramina 50 mg, VO ou IV administrado 1 hora antes
Crianças	Prednisona 0,5 a 0,7 mg/kg por dose até 50 mg por dose VO, 13 horas, 7 horas e 1 hora antes do procedimento. Se a administração oral não é viável, metilprednisolona 0,5 mg/g, até o máximo de 40 mg por dose IV. e Difenidramina 1,25 mg/kg, até 50 mg, VO ou IV administrado 1 hora antes

IV: intravenoso; VO: via oral.

O uso de pré-medicação em procedimentos de emergência que exijam uso de contrastes pode ser feito com um protocolo rápido: metilprednisolona, 40 mg IV ou hidrocortisona 200 mg IV imediatamente e a cada quatro horas até a conclusão do procedimento e difenidramina, 50 mg VO, IV ou IM, uma hora antes da administração do CRI.

Na maioria das vezes não se conhece qual o CRI que causou a reação no passado, mas em casos nos quais se conhece qual o CRI que causou a reação, a escolha do CRI alternativo pode ser realizada da seguinte forma:

Pacientes que desenvolveram RH a um agente hiperosmolar no passado, recomenda-se um de baixa osmolaridade não iônico ou iso-osmolar ou indicar ressonância magnética com contraste à base de gadolínio.

Para os pacientes que experimentaram uma RH a um agente de baixa osmolaridade no passado, sugere-se que seja usado um agente iso-osmolar ou indicar ressonância magnética com contraste à base de gadolínio.

A terapia de emergência para uma possível reação também deve estar disponível. A infusão do CR deve ser imediatamente interrompida caso uma RH seja reconhecida. O tratamento da reação dependerá da sua gravidade.

Os CRI mais envolvidos com RH imediatas e não imediatas são iomeprol e iodixanol. Pacientes com histórico de RH imediata para contraste iodado podem reagir novamente após a nova administração de contraste iodado, mas nos casos que relatam uma RH imediata leve induzida por CRI limitado à pele, o risco de desenvolver anafilaxia moderada a grave após a re-administração de CRI é inferior a 1%.

A reatividade cruzada entre os CRI pode ocorrer. É frequentemente detectada entre iodixanol, iohexol, iopentol, ioversol e iomeprol, sendo mais relevante entre iodixanol e iohexol. É limitada entre ioxaglato (sem registro vigente na Anvisa), iopamidol, iobitridol e iopromida.

É importante a avaliação do alergologista para os casos com história recente de reação adversa a contrastes pela possibilidade de investigação por meio de testes cutâneos tanto do agente causal quanto de alternativas mais seguras para casos com necessidade futura de uso de CR.

OUTROS CONTRASTES RADIOLÓGICOS

Bário

As reações adversas mais comuns são leves e não alérgicas; incluem diarreia, constipação, náuseas. Aditivos presentes em formulações de bário (carboximetilcelulose e metilparabeno) podem ser responsáveis por reações adversas.

Gadolínio

Grupo de contrastes representados por dois tipos: os lineares e os macrocíclicos. Embora raras, as RH mediadas por IgE têm sido relatadas. Os fatores de risco e manifestações clínicas imediatas são muito semelhantes aos descritos para o CRI. Pacientes com RH a CRI não têm a mesma chance de reação com contraste gadolínio, sendo uma opção de uso caso o exame esteja indicado.

O uso de pré-medicação com anti-histamínicos e corticosteroides não foi sistematicamente estudado para pacientes com história prévia de reação a gadolínio, mas não foi eficaz em uma pequena coorte de pacientes, e as ocorrências de reações apesar da pré-medicação foram documentadas. A decisão de administrar um agente alternativo é facilitada por testes cutâneos se o agente responsável mostra um resultado positivo e a alternativa mostra um teste negativo. A reatividade cruzada entre os compostos macrocíclicos e lineares é possível.

Uma nova entidade de doença relacionada ao uso de contraste gadolínio para pacientes com função renal normal é a deposição de gadolínio em tecidos (doença por deposição de gadolínio). Paciente afetados são geralmente descendentes de europeus e do sexo feminino. As características clínicas incluem dor óssea e nas articulações, espessamento da pele de extremidades, sensação de queimação intensa em luva e bota, bem como confusão mental.

Fluoresceína (sem registro vigente na Anvisa)

É relativamente segura quando comparada a outros CR. Predominam as reações leves a moderadas, principalmente náuseas e vômitos, mas também pode haver mecanismo imunológico envolvido na fisiopatologia das reações.

DESSENSIBILIZAÇÃO

A dessensibilização para contrastes pode ocorrer em casos muito específicos, por exemplo, quando não há opção de substituição do contraste, como é o caso da fluoresceína. Entretanto, a dessensibilização para contrastes é pouco habitual pelo sucesso que se tem ao trocar o CR por outro mais seguro associado ao uso de pré-medicação.

▪ BIBLIOGRAFIA

Anthony SL, Barry C, McAllister IL, Constable I. Fluorescein angiography and adverse drug reactions revisited: the Lions Eye experience. Clin Exper Ophthalmol. 2006;34:33-8

Brockow K, et al. Skin testing in patients with hypersensitivity reactions to iodinated contrast media: a European multicenter study. Allergy 2009;64:234-41.

Bumbăcea RS, Petruţescu B, Bumbăcea D, Strâmbu I. Immediate and delayed hypersensitivity reactions to intravascular iodine based radiocontrast media: an update. Pneumologia 2013;62(1):47-51.

Cochran ST. Anaphylactoid reactions to radiocontrast media. Curr Allergy Asthma Rep. 2005;5:28-31.

Fok JS, Smith WB. Hypersensitivity reactions to gadolinium-based contrast agents. Curr Opin Allergy Clin Immunol 2017;17(4):241-46.

Gomez E, Ariza A, Blanca-Lopez N, Torres MJ. Nonimmediate hypersensitivity reactions to iodinated contrast media. Curr Opin Allergy Clin Immunol 2013;13:345-53.

International Collaborative Study of Severe Anaphylaxis. Risk of anaphylaxis in a hospital population in relation to the use of various drugs: an international study. Pharmacoepidemiol Drug Saf. 2003;12:195-202.

Jung JW, Kang HR, Kim MH, et al. Immediate hypersensitivity reaction to gadolinium-based MR contrast media. Radiology 2012;264: 414-22.

Newmark JL, Mehra A, Singla AK. Radiocontrast media allergic reactions and interventional pain practice-a review. Pain Physician. 2012;15: 665-75.

Rosado Ingelmo A, et al. Clinical practice guidelines for diagnosis and management of hypersensitivity reactions to contrast media. J Investig Allergol Clin Immunol. 2016;26(3):144-55.

Schopp JG, et al. Allergic reactions to iodinated contrast media: premedication considerations for patients at risk. Emerg Radiol 2013;299-36.

Tasker F, Fleming H, McNeill G, Creamer D, Walsh S. Contrast media and cutaneous reactions. Part 1. Immediate hypersensitivity reactions to contrast media and gadolinium deposition. Clin Exp Dermatol 2019;44(8):839-43.

Torres MJ, et al. Practice parameters for diagnosing and managing iodinated contrast media hypersensitivity. EAACI Position Paper. Allergy 2021;76(5):1325-39.

DOENÇAS INFECCIOSAS

RALCYON FRANCIS AZEVEDO TEIXEIRA

215 SÍNDROME DE MONONUCLEOSE E MONO-*LIKE*

Ralcyon Francis Azevedo Teixeira, Carlos Oswaldo Teixeira

DEFINIÇÃO E ETIOLOGIA

A síndrome de mononucleose ou mononucleose infecciosa é causada pela infecção aguda pelo vírus Epstein-Barr. Apresenta, nas formas sintomáticas, a tríade clássica de febre, faringite e linfonodomegalia. A febre, quando presente, costuma ser prolongada (> 5 a 7 dias).

Outros agentes infecciosos podem se manifestar com sintomas semelhantes a esses, caracterizando a síndrome de mononucleose-*like*. Os mais comuns são as infecções agudas por citomegalovírus, toxoplasmose, rubéola, HIV e a sífilis secundária.

EPIDEMIOLOGIA

Tanto a mononucleose quanto a citomegalovirose e a rubéola são mais comuns em crianças e são transmitidas pelo contato com secreções de pacientes contaminados (saliva). Estima-se que 1/3 da população seja infectada pelo *Toxoplasma gondii* por meio da ingestão de oocistos (fezes gato, água, verduras, frutas ou solo contaminado), cistos teciduais (carne crua de animais previamente contaminados) e por via transplacentária. Essas doenças são globalmente distribuídas e não apresentam preferência de acometimento entre os sexos.

QUADRO CLÍNICO

Uma grande parcela dos pacientes apresenta formas assintomáticas das doenças, principalmente durante a infância. A infecção pelo vírus Epstein-Barr costuma apresentar faringite e, em alguns casos, exsudatos e petéquias em palato com linfonodomegalias cervicais simétricas, sendo a febre o sintoma predominante. Hepatoesplenomegalia e icterícia podem ser notadas, principalmente em adultos. *Rash* cutâneo pode ocorrer ou piorar com a administração de betalactâmicos.

Na citomegalovirose, o quadro clínico é semelhante, mas os sintomas são mais leves. Quase sempre ocorre aumento de transaminases, o que permite um diagnóstico diferencial com hepatites; no entanto, esse aumento não costuma exceder 5 vezes o valor de referência.

Em imunocompetentes, a toxoplasmose apresenta-se, na maioria dos casos, assintomática. Nas formas com apresentação mononucleose-*like*, a linfonodomegalia é mais evidente. Mialgias, exantemas e hepatoesplenomegalia ocorrem, mas com menor frequência.

DIAGNÓSTICO

- Mononucleose infecciosa: achados inespecíficos como linfocitose (70%) com atipia linfocitária, neutropenia (60-90%) e plaquetopenia (50%) são comuns. O diagnóstico específico é feito na fase aguda com a pesquisa de anticorpos IgM contra o capsídeo viral (anti-VCA).
- Citomegalovirose: linfocitose com atipia celular também é encontrada. Alteração de transaminases com valores até 5 vezes o normal está presente. O diagnóstico específico é feito na fase aguda com a pesquisa de anticorpos IgM, com boa especificidade.
- Toxoplasmose: o diagnóstico específico baseia-se na pesquisa de IgG e IgM; contudo, deve-se ressaltar que os títulos de IgM podem permanecer positivos por até 2 anos e que os de IgG já estão detectáveis a partir da 2ª semana. Nesse contexto, é necessária a realização do teste de avidez de IgG para diferenciar quadros agudos ou infecção remota.

TRATAMENTO

Na grande maioria dos casos, a síndrome mononucleose-*like*, indiferentemente de sua etiologia, cursa com formas benignas, sem necessidade de tratamento específico. Medicamentos sintomáticos são utilizados para amenizar o quadro clínico. Estudos realizados até o momento não mostraram benefício significativo de antivirais nos quadros de mononucleose infecciosa. Antivirais como ganciclovir, valganciclovir e foscarnet (sem registro vigente na Anvisa) podem ser utilizados em casos de infecção por citomegalovírus que evoluem com complicações, principalmente em imunodeprimidos, mas não são comumente prescritos para os imunocompetentes sem complicações.

O tratamento da toxoplasmose em imunocompetentes sem complicações não é necessário. Inicia-se o tratamento para casos de gestação ou de comprometimento de órgãos, como coriorretinite e miocardite pelo *Toxoplasma gondii*. Nesses casos, administra-se esquema com sulfadiazina, pirimetamina e ácido folínico ou, como 2ª escolha, sulfametoxazol + trimetoprima. Gestantes devem realizar o tratamento com espiramicina de < 15 semanas de gestação. Na forma ocular, preconiza-se o uso de prednisona em doses altas associado ao tratamento específico.

PROGNÓSTICO

Em geral, o prognóstico é bom, com melhora dos sintomas em semanas. Alguns pacientes podem apresentar adnamia/prostração prolongados, por meses, principalmente nas formas de mononucleose infecciosa e citomegalovirose.

Alterações hematológicas (p. ex., anemia hemolítica, plaquetopenia e neutropenia) e alterações neurológicas (p. ex., meningoencefalite, neurite ótica e retrobulbar, mielite transversa e síndrome de Guillain-Barré) podem ocorrer nas infecções pelo vírus Epstein-Barr. Embora rara, ruptura atraumática do baço pode ocorrer como complicação. Outras complicações mais raras da infecção pregressa pelo vírus Epstein-Barr são: infecção crônica, síndrome linfoproliferativa ligada ao X (síndrome de Duncan), linfoma de Burkitt, carcinoma de nasofaringe, linfoma de Hodgkin, linfomas de células B (em pacientes com HIV) e doença linfoproliferativa pós-transplante.

Nas infecções pelo citomegalovírus, complicações são mais raras no paciente imunocompetente. Podem estar presentes: pneumonias intersticiais, hepatite grave, síndrome de Guillain-Barré, miocardite, plaquetopenia, anemia hemolítica, coriorretinite, úlceras no TGI. No imunodeprimido, principalmente nos pacientes com aids e pós-transplantes, aumenta o risco de complicações por reativação do vírus, causa importante de morbidade e mortalidade. Infecção congênita com graves sequelas no recém-nascido também pode ocorrer.

Tabela 1 Comparativo dos sinais e sintomas das mono-*like*

Doença	Dado diferencial
Linfadenite reacional viral (faringoamigdalite viral)	Geralmente – febre baixa, adenopatia, dor de garganta e exsudato faríngeo discretos
Infecção pelo vírus Epstein-Barr	Período prodrômico de cefaleia, mialgia e fadiga por 7-14 dias Quadro clássico cursa com febre (90%), linfadenopatia (90%), faringoamigdalite (80%), esplenomegalia (50%), hepatomegalia (10%), exantema (5% – aumenta com o uso de betalactâmico) Fase aguda autolimitada que dura 2-4 semanas Diagnóstico com sorologia específica IgM na fase aguda (anti-VCA: anticorpo contra capsídeo viral IgM)
Infecção pelo citomegalovírus	Infecção aguda é uma mononucleose-símile clinicamente indistinguível, podendo causar febre prolongada (> 7 dias) Diagnóstico com sorologia específica: IgM positivo e IgG 4 vezes maior em sorologias pareadas (intervalo de 2 semanas) Costuma háver elevação de enzimas hepáticas
Toxoplasmose	Incubação por 1-4 semanas Assintomática em > 80% dos casos Casos sintomáticos > 80% de mononucleose-símile Diagnóstico com sorologia específica: IgM positivo e/ou IgG 4 vezes maior em sorologias pareadas (intervalo de 2 semanas) Se necessário, realizar teste de avidez de IgG para inferir se infecção recente ou tardia (principalmente em gestantes com IgM positivos)
Rubéola	No quadro, predomina o exantema Pode haver febre baixa e linfonomegalias occipitais Diagnóstico com sorologia específica IgM-positivo
HIV	Infecção aguda é uma mononucleose-símile Sintomática em 50-90% dos casos Sintomas como diarreia, emagrecimento e náusea/vômito podem ocorrer Diagnóstico por positividade de carga viral do HIV no sangue Acima de 28 dias da infecção o teste Elisa de 4ª geração costuma estar positivo
Sífilis	Quadros de mono-like ocorrem nos quadros secundários. Predomina o exantema, com acometimento de palma das mãos e planta dos pés Pode haver febre baixa e linfonomegalias (como os supratrocleares) e pequena esplenomegalia Diagnóstico é feito com teste treponêmico e não treponêmico (solicitar sorologia para sífilis para o laboratório)

Na toxoplasmose, as complicações mais temidas no imunocompetente são as alterações oculares por coriorretinite. Dessa forma, diante de um quadro de infecção aguda por toxoplasmose, recomenda-se a realização de fundo de olho no paciente. Raramente, podem ocorrer casos de pneumonite, miocardite e a forma disseminada da doença. No imunodeprimido, principalmente no paciente com aids e CD4 < 100 células/mm³, pode ocorrer comprometimento cerebral (meningoencefalite por toxoplasmose) pela reativação da doença. Infecção congênita também pode existir.

BIBLIOGRAFIA

Brasil. Ministério da Saúde. Guia de bolso: doenças infecciosas e parasitárias. Brasília: Ministério da Saúde; 2010.

Crumpacker CS, Zhang JL.Cytomegalovirus. In: Mandell GL, Bennett JE, Dolin R. Mandell, Douglas, and Bennett's principles and practice of infectious diseases. 7.ed. Philadelphia: Elsevier; 2010. p.1971-88.

Friel TJ. Epidemiology, clinical manifestations, and treatment of cytomegalovirus infection in immunocompetent hosts. 2013. Disponível em: http://www.uptodate.com.

Hurt C, Tammaro D. Diagnostic evaluation of mononucleosis-like illnesses. Am J Med 2007;120(10):911.e1-8.

Johannsen EC, Kaye KM.Epstein-Barr virus (infectious mononucleosis, Epstein-Barr virus-associated malignant diseases, and other diseases). In: Mandell GL, Bennett JE, Dolin R. Mandell, Douglas, and Bennett's principles and practice of infectious diseases. 7.ed. Philadelphia: Elsevier; 2010. p.1989-2010.

Montoya JG, Boothroyd JC, Kovacs JA. *Toxoplasma gondii* In: Mandell GL, Bennett JE, Dolin R. Mandell, Douglas, and Bennett's principles and practice of infectious diseases. 7.ed. Philadelphia: Elsevier; 2010. p.3495-596.

216 SARAMPO E RUBÉOLA

José Alfredo de Sousa Moreira, André Machado de Siqueira

Doenças exantemáticas são síndromes clínicas nas quais o exantema é o sintoma mais proeminente. São diversas as etiologias, sendo necessária caracterização mais acurada do tipo de exantema, dos sintomas associados e, principalmente, da epidemiologia envolvida no caso. Neste capítulo, serão abordados o sarampo e a rubéola, duas doenças exantemáticas, geralmente de curso benigno. Elas partilham vários aspectos como a evolução aguda da doença, a etiologia viral, a alta contagiosidade, a transmissão por meio de secreções nasofaríngeas, o homem como reservatório único, e a disponibilidade de vacinas como método eficiente para a prevenção dos casos.

SARAMPO

O sarampo é uma das principais causas de morbimortalidade entre crianças menores de 5 anos de idade, sobretudo as desnutridas. A incidência, a evolução clínica e a letalidade são influenciadas pelas condições socioeconômicas, nutricionais, imunitárias e aquelas que favorecem a aglomeração. Nos países que conseguem manter altos níveis de cobertura vacinal, a incidência da doença é reduzida, ocorrendo em períodos cíclicos que variam entre 5 e 7 anos. Quando indivíduos susceptíveis se acumulam e chegam a um quantitativo suficiente para sustentar uma transmissão ampla, podem ocorrer surtos explosivos, capazes de afetar todas as faixas etárias. Nos últimos anos, tais surtos explosivos têm sido verificados nas Américas e na Europa com maior frequência dado ao crescimento do movimento antivacina dos pais e encarregados de educação, justificado por argumentos não baseados em evidência, que a vacina está associada ao autismo.

O sarampo é uma doença viral, infecciosa aguda, potencialmente grave, transmissível, extremamente contagiosa (i. e., cada indivíduo infectado pode transmitir para mais de 20 contatos). Ela é causada por RNA vírus pertencente ao gênero *Morbillivirus*, família *Paramyxoviridae*. O período de incubação varia de 7-21 dias da data de exposição ao início do quadro exantemático. Estima-se que o período de contágio varia desde 5 dias antes do aparecimento do exantema até 4 dias após seu aparecimento; contudo o pico de transmissão ocorre 2 dias antes e 2 dias depois do início do exantema. A transmissão ocorre por meio de gotículas respiratórias expelidas ao tossir, espirrar, falar ou respirar. Também tem sido relatada transmissão em espaços públicos sem contato direto pessoa-pessoa, por meio da dispersão de aerossóis com partículas virais suspensas no ar.

SITUAÇÃO EPIDEMIOLÓGICA DO SARAMPO NO BRASIL

No Brasil, o sarampo é uma doença de notificação compulsória desde 1968, ano da introdução da vacina no país. Após os últimos casos da doença no ano de 2015, o Brasil recebeu em 2016 a certificação da eliminação do vírus. Consequentemente, nos anos de 2016 e 2017 não foram confirmados casos de sarampo no país. Contudo, em 2018 houve uma reemergência da doença no país com confirmação de 10.346 casos da doença. No ano de 2019, após um ano de franca circulação do vírus, o Brasil perdeu a certificação de país livre do vírus do sarampo, dando início a novos surtos, com a confirmação de 20.901 casos da doença. Em 2020 foram confirmados 8.448 casos e em 2021, 668 casos de sarampo foram confirmados. Os seis estados com maior número de casos confirmados em 2021 foram: o Amapá, Pará, Alagoas, São Paulo, Ceará, e o Rio de Janeiro. Crianças menores de um ano de idade representaram o maior número de casos confirmados, e ainda nesta faixa etária a maior ocorrência se deu no sexo feminino.

CLÍNICA

Classicamente podemos dividir a infecção por sarampo em três fases distintas: o período prodrômico, fase exantemática, e a remissão. No período prodrômico ocorre febre alta (> 38,5°C), prostração, anorexia, tosse inicialmente seca, coriza, conjuntivite não purulenta, fotofobia, e na região da orofaringe é possível observar um enantema – as manchas de Koplik: definidas como lesões puntiformes pequenas, brancas-amareladas na mucosa bucal, palato ou labial, adjacente aos molares inferiores, precedendo o exantema, patognomônicas do sarampo. A ausência dessas lesões não descarta a doença. Essas lesões podem coalescer e geralmente persistem por 12-72 horas. A resolução das manchas marca o aparecimento do exantema. Esse último ocorre 2-4 dias após o início da febre, tem padrão eritematoso, maculopapular com áreas de pele livres de lesão entre as lesões. A progressão do exantema é cefalocaudal, iniciando na região retro auricular para o pescoço, face, tronco e extremidades. Esse padrão de progressão é característico do sarampo, mas não patognomônico, como abordado na Tabela 1. Interessantemente, em crianças existe uma associação entre a extensão do exantema e o grau de confluência das lesões com a gravidade da doença. Geralmente a pele plantar e solar é poupada. Nessa fase exantemática é possível observar a presença de linfonodos aumentados de volume e a persistência dos sinais respiratórios. Após três a quatro dias do aparecimento do exantema, este diminui, tornando-se escurecido (difícil de observar na pele negra), e começando a descamação fina, por vezes, denominada de descamação furfurácea (ou seja, fina que lembra a farinha). O desaparecimento do exantema costuma coincidir com a ordem do seu aparecimento. A fase de remissão caracteriza-se pela diminuição dos sintomas, com declínio da febre. A tosse pode persistir por 1-2 semanas após o início dos sintomas, enquanto a febre por mais de 3-4 dias após o início do exantema é um sinal de alerta, sugerindo fortemente a presença de complicações derivadas da doença.

DIAGNÓSTICO LABORATORIAL

De modo geral o diagnóstico é clínico, mas todos os casos suspeitos de sarampo devem ser submetidos a exames sorológicos, por meio da técnica de ensaio imunoenzimático (ELISA), para identificação de IgM e IgG do vírus em amostras de soro, e a detecção viral, por meio da reação em cadeia da polimerase (PCR), em amostras de urina e *swabs* combinados da orofaringe e da nasofaringe. Um resultado de sorologia IgM reagente para sarampo em amostras de soro confirma o caso; enquanto um resultado de IgG reagente para sarampo deve ser continuada a investigação coletando nova amostra de soro 15-25 dias após a data da primeira coleta (i. e., fase de convalescença) de modo a avaliar o aumento de títulos de IgG por pareamento das amostras.

Em situação específica de municípios em surto de sarampo com grande volume de solicitação de exames, onde não se possa confirmar laboratorialmente todos os casos, recomenda-se enviar três novas amostras de casos para identificar e monitorar a circulação dos genótipos e linhagens circulantes do vírus, com o objetivo de otimizar o uso de insumos e manter a capacidade de resposta laboratorial oportuna.

COMPLICAÇÕES

O sarampo pode evoluir para complicações em ~ 30% dos casos. As principais complicações reportadas em ordem de frequência são a diarreia (8%) e a otite média (5%). Por sua vez, os pacientes em maior risco para evoluir para complicações são os imunossuprimidos (especialmente aqueles com deficiência na imunidade celular como HIV/AIDS, câncer, e usuários de medicamentos imunobiológicos) e as mulheres grávidas. Infecção na gravidez está associada a aumento do risco de baixo peso do recém-nascido, aborto espontâneo, morte fetal intrauterina, parto prematuro e morte materna.

A principal causa de morte nos pacientes com sarampo é a pneumonia, que ocorre mais frequentemente naqueles com < 5 anos e > 20 anos de idade. A superinfecção bacteriana não é rara, e os principais patógenos frequentemente detectados nesse contexto são o *Streptococcus pneumoniae, S. pyogenes, Haemophilus influenzae*, e o *Staphylococcus aureus*.

Em relação às complicações neurológicas associadas ao sarampo destacam-se a encefalite, encefalomielite disseminada aguda (EDA) e a panencefalite esclerosante subaguda (PEES). A encefalite ocorre em 1 a cada 1.000 casos, e geralmente ocorre alguns dias após o início do exantema (5-14 dias), mediado por um fator imunológico. Tipicamente os sintomas são a febre, cefaleia, vômitos, rigidez da nuca, irritação meníngeas, convulsões e coma. A análise do líquido cerebrorraquidiano (LCR) revela pleocitose com predomínio de linfócitos, elevação das proteínas e glicose normal. A EDA é uma complicação desmielinizante que ocorre em 1 a cada 1000

Tabela 1 Diagnósticos diferenciais das principais doenças exantemáticas agudas de acordo com a sua frequência no Brasil

Doença	Faixa etária + comum	Pródromo	Padrão do exantema	Distribuição do exantema	Sinais/sintomas associados
Virais					
Dengue	Pré-escolares, escolares e adultos jovens	Na fase febril: febre alta (≥ 38.5° C), cefaleia retro-orbitária, mialgia, vômitos, artralgia	Ocorre em ~ 50% dos casos durante a infecção primária; padrão macular ou maculopapular, pruriginoso, seguido de descamação	Face, tórax, abdome e extremidades (não segue sequência específica)	Prova do laço positiva; sinais de alarme após a defervescência, plaquetopenia, leucopenia, transaminases elevadas, ou choque por perda de líquidos para o terceiro espaço
Covid-19	Adultos; crianças são menos acometidas	Febre alta, tosse, anosmia, disgeusia, odinofagia, coriza, rinorreia	Polimórfico, mas predomina o morbiliforme	Extremidades, tronco; pode surgir na fase inicial da doença ou na de recuperação	Linfopenia elevação das transaminases, elevação dos marcadores inflamatórios, SARA ou complicações tromboembólicas
Eritema infeccioso ou a quinta doença	Pré-escolares e escolares. Pode acometer adultos jovens, mas sem o padrão clássico de apresentação	Coriza, febre, mialgia, náusea, diarreia e cefaleia	Róseo em região malar ("face esbofeteada") e em membros tem aspecto rendilhado	Face e depois de 4 dias evolui para membros; recorrência se mudanças na temperatura, exposição ao sol, exercícios ou estresse emocional	Sinal de Filatov: palidez perioral; artralgia, alterações hematológicas
Exantema súbito ou a Sexta doença	Lactentes	Febre alta (> 40 °C) durando em média 3 dias, conjuntivite, manchas de Nagayama, rinorreia, tosse	Quando a febre desaparece, surge o exantema macular ou maculopapular, não pruriginoso que persiste por até 2 dias	Inicia no pescoço seguido do tronco e alastra para a face e extremidades	Neutropenia. Linfocitose atípica, trombocitopenia, piúria estéril
Varicela	Escolares, adultos jovens	Febre baixa, cefaleia, mialgia, faringite, anorexia	Polimórfico pruriginosos em diferentes estágios de evolução (máculas, pápulas, vesículas, pústulas e crostas ao mesmo tempo)	Locais pouco expostos (couro cabeludo, axilas, cavidade oral), em seguida para o tronco e extremidades	Não característico
Bacterianas					
Escarlatina	Pré-escolares e escolares	O exantema pode preceder ou ocorrer simultaneamente com a faringoamigdalite	Micropapular áspero (em lixa), difuso, eritematoso; ocorre descamação após a resolução da erupção cutânea	Peitoral-tronco-membros-extremidades (poupa mãos e pés)	Sinal de Pastia: petéquias confluentes em dobras cutâneas; língua em framboesa; Sinal de Filatov
Não infecciosas					
Kawasaki	Lactentes	Febre alta que não cessa com antipiréticos há mais de 5 dias	Maculopapular polimórfico	Não característico	Descamação laminar em região periungueal, língua em framboesa, linfadenopatia cervical e edema das extremidades

Covid-19: doença causada por novo coronavírus 2019; disgeusia: qualquer alteração do paladar; manchas de Nagayama: mácula ou úlceras na junção uvulopalatoglóssica; SARA: síndrome de angústia respiratória do adulto.

casos da doença. Geralmente é atribuída a um processo autoimune pós-infeccioso. Ela se desenvolve na fase de remissão da doença dentro de 2 semanas após o exantema, contrastando com a PEES que se desenvolve em 7-10 anos após a infecção natural. Manifestações clínicas da EDA incluem febre, cefaleia, rigidez da nuca, convulsões e alteração do estado mental. Outras manifestações neurológicas também têm sido reportadas como a ataxia, mioclônus, coreoatetose, e a disfunção autonômica. A análise do LCR revela pleocitose as custas de linfócitos e elevação das proteínas. Por fim, a PEES é a complicada neurológica mais tímida e fatal. Ela é progressiva, degenerativa e a sua patogênese provavelmente está associada a persistência viral no sistema nervoso central. Felizmente sua incidência tem vindo a reduzir com o avanço das campanhas de vacinação e situa-se em 200 por 1.000.000 indivíduos infectados. Contrair o sarampo antes dos dois anos de idade tem sido destacado como um fator de risco importante para o desenvolvimento da PEES. O perfil do LCR revela elevada concentração de proteínas e anticorpos contra o sarampo.

TRATAMENTO

O tratamento do sarampo é de suporte; não existe antivirais específicos aprovados para o tratamento até ao momento. Contudo, alguns especialistas sugerem a utilização da ribavirina em certos grupos de risco com formas graves da doença de modo a reduzir a letalidade. A dose sugerida consiste em 15-20 mg/kg/dia, via oral, fracionado em duas tomadas, por 5-7 dias.

Discuta a necessidade de isolamento social do paciente até 4 dias após o início do exantema, para quebrar a cadeia de transmissão secundária. Os contactantes são aconselhados a tomar precaução respiratória com o uso de máscara N95/PFF-2. As gestantes suscetíveis e as crianças menores de 6 meses de idade devem ser afastadas do convívio com casos suspeitos ou confirmados e seus contatos, durante o período de transmissibilidade e incubação da doença.

A reidratação oral é eficaz na maioria dos casos, mas se houver desidratação grave pode ser necessária hidratação com cristaloides endovenosos. Não está indicada profilaxia com antimicrobianos para prevenir infecção bacteriana, ao menos que uma superinfecção bacteriana ocorra. Sugerimos o controle dos sintomas com a prescrição de analgésicos comuns e antitérmicos, como por exemplo o paracetamol e a dipirona. Evite a utilização da aspirina em crianças devido ao risco da síndrome de Reye, forma rara de encefalopatia aguda e infiltração gordurosa no fígado que ocorre após algumas infecções virais agudas quando salicilatos são administrados.

A administração da vitamina A (palmitato de retinol) está associada à redução da morbi-mortalidade, especialmente em países de baixa-média renda. A deficiência desta vitamina contribui para o atraso na recuperação e aumenta a taxa de complicações pós-sarampo.

A vitamina A (150.000 unidades/mL) é recomendada de acordo com a Organização Mundial da Saúde (OMS) para administração diária por 2 dias na seguinte dosagem:

- Lactente <6 meses: 10 gotas (50.000 unidades internacionais) via oral.
- Lactentes de 6-11 meses de idade: 20 gotas (100.000 unidades internacionais) via oral.
- Lactentes ≥ 12 meses: 40 gotas (200.000 unidades internacionais) via oral.

Recomenda-se repetir a dose da vitamina A em duas semanas, com dose única, se existir desnutrição grave ou evidência clínica de carência de vitamina A (i. e., manchas de Bitot: correspondem a manchas espumosas superficiais compostas por secreções e células epiteliais na conjuntiva exposta, associada a xeroftalmia e espessamento das conjuntivas e córneas, sugerindo a deficiência de vitamina A).

PREVENÇÃO E BLOQUEIO DE SURTO

A vacinação dos indivíduos suscetíveis de rotina na rede básica de saúde e o bloqueio vacinal são as medidas mais eficazes de controle e prevenção do sarampo. A vacinação de acordo com o Programa Nacional de Imunizações (PNI) é extremamente importante e é feita aos 12 meses de idade, na forma de tríplice viral (sarampo, caxumba e rubéola), e aos 15 meses com uma dose da vacina tetraviral (sarampo, caxumba, rubéola e varicela), que corresponde à segunda dose da vacina triplica viral e a uma dose da varicela. A vacinação para crianças, adolescentes e adultos não vacinados e que não tiveram sarampo deve ser realizada a qualquer momento, com intervalo mínimo de 30 dias com as vacinas tríplice viral ou, nos suscetíveis à varicela com até 12 anos, com a tetraviral.

A vacinação de bloqueio consiste em imunizar toda a comunidade suscetível à doença em casos de surtos, a fim de interromper a cadeia de transmissão e, consequentemente, eliminar os suscetíveis no menor tempo possível. Somente são consideradas adequadamente vacinadas as pessoas que têm registro de duas doses aplicadas a partir de 1 ano de idade. São contraindicações para a tríplice viral: gestantes, imunossuprimidos, HIV/AIDS com quadro grave/CD4 < 200 cels/mm^3, e história de alergia grave após aplicação de dose anterior da vacina.

A vacinação de bloqueio deve ser feita, preferencialmente, até 72 horas após o contato com pessoa infectada e, nessas situações, lactentes a partir de 6 meses devem ser vacinados (dose zero), mas essa dose não será contatada depois, logo precisará receber as doses dos 12° e 15° meses. Nos casos com contraindicação a vacina (conforme citado acima), recomenda-se a utilização da imunoglobulina humana (até seis dias da exposição) para conter o surto, com administração intramuscular (dose: 0,25-0,5 mL/kg (máximo de 15 mL).

Por fim, as medidas de prevenção de doenças de transmissão respiratória também são válidas aqui e os profissionais de saúde devem orientar a população sobre: (I) a limpeza regular de superfícies, (II) isolamento domiciliar para a pessoa que estiver com suspeita ou em período de transmissão de doença exantemática, (III) medidas de distanciamento social em locais de atendimento de pessoas com suspeita de doença exantemática, (IV) cobrir a boca ao tossir ou espirrar, (V) uso de lenços descartáveis, e (VI) higiene das mãos com água e sabão e/ou álcool etílico a 70%.

RUBÉOLA

A rubéola é uma doença exantemática aguda, de alta contagiosidade, transmitida por vírus RNA, do gênero *Rubivirus* e da família *Matonaviridae*. Tem distribuição universal, e segundo estimativas da OMS, em 2018 foram reportados globalmente 14.621 casos. As maiores incidências concentram-se no continente africano e no sudeste asiático. Surtos intermitentes da rubéola ocorrem em países com baixa cobertura vacinal onde existe uma proporção substancial da população suscetível à doença. Felizmente, graças à implementação dos Planos Nacionais de Erradicação do Sarampo e da Rubéola nas Américas, este continente foi certificado livre da rubéola e da síndrome da rubéola congênita (SRC) em 2015.

Com o advento das campanhas de vacinação da rubéola, registrou-se uma queda expressiva dos casos reportados globalmente. O principal objetivo da vacina contra a rubéola é prevenir a SRC, dado que a infecção pós-natal geralmente é autolimitada e confere imunidade duradoura. Contudo, casos de reinfecção estão descritos, mas raramente resultam em viremia sustentada ou risco para o feto. A importância epidemiológica da rubéola está relacionada ao risco de abortos, natimortos e à SRC.

A transmissão se dá principalmente pela inalação de gotículas respiratórias por meio do contato próximo de indivíduos infectados. A transmissão materno-fetal ocorre via hematogênica e varia conforme a idade gestacional. A taxa de infecção congênita é elevada chegando a 81% durante o primeiro trimestre, caindo para 25% no segundo trimestre e incrementado novamente no último trimestre (35-100%). Contudo, os defeitos congênitos são limitados na infecção materna que ocorra nas primeiras 16 semanas de gestação. A tríade clássica de sinais clínicos que caracteriza a SRC são: surdez, cardiopatias congênitas e catarata.

O período de incubação é de 14-18 dias, variando de 12-23 dias. Indivíduos infectados são potencialmente contaminantes por 1-2 semanas antes da infecção clinicamente aparente.

SITUAÇÃO EPIDEMIOLÓGICA DA RUBÉOLA NO BRASIL

A rubéola é uma doença de notificação compulsória desde 1996. No Brasil, a vacina dupla viral ou a tríplice viral estão disponíveis no Sistema Único de Saúde (SUS) desde 1992, quando foi introduzida no PNI.

O último caso confirmado de rubéola ocorreu no mês de dezembro de 2008 no estado de São Paulo. No mesmo ano ocorreu no Brasil, a maior campanha de vacinação contra rubéola do mundo, na qual foram vacinados 67.9 milhões de brasileiros, homens e mulheres de 20-39 anos de todo o país nos estados de Minas Gerais, Maranhão, Rio de Janeiro, Rio Grande do Norte, e Mato Grosso. A cobertura vacinal alcançada nesta campanha foi de 97%. No ano seguinte (2009), o país registra o último caso de SRC.

Entre 2011-2017, foram notificados 18.640 casos suspeitos de rubéola, todos encerrados pelo critério laboratorial ou vínculo epidemiológico. Somente em 2014, foi confirmado um caso importado de rubéola no estado do Rio de Janeiro, em um tripulante de navio proveniente das Filipinas, tendo sido identificado o genótipo 2B, sem nenhum caso secundário.

Em 23 de abril de 2015 o país recebeu do Comitê Internacional de Experts da Organização Pan-Americana da Saúde (OPAS) a certificação de eliminação da rubéola e da SRC, marcando um novo capítulo na estratégia de controle da doença pelo Ministério da Saúde (MS).

CLÍNICA

As manifestações clínicas da rubéola adquirida pós-natal são autolimitadas, muitas vezes subclínicas ou mesmo assintomáticas. A doença em crianças tende a ser mais leve comparado com os adultos, com poucos sintomas na fase prodrômica e poucas complicações.

Em crianças, as manifestações tipicamente se caracterizam pelo início súbito do exantema maculopapular, por vezes pruriginoso e não doloroso, com pouca sintomatologia sistêmica associada. Febre de baixo grau e linfonodos aumentados de volume podem ocorrer junto ao exantema ou 1-5 dias antes do exantema. A cadeia de linfonodos predominantemente acometida é a cervical posterior, auricular posterior, e a suboccipital. O padrão do exantema é puntiforme difuso, maculopapular, com início na face, couro cabeludo e pescoço, espalhando-se posteriormente para o tronco e os membros. O exantema poupa as plantas e as solas, e torna-se difuso dentro de 24 horas após o seu início. Conforme o exantema progride para novo local, as manchas presentes no local anterior vão desaparecendo. A duração do exantema é curta (3 dias ou menos), embora possa durar de 1-8 dias. Em alguns casos, observa-se petéquias no palato mole conhecidas como sinal de Forschemeir (que não é patognomônico), conjuntivite não purulenta e tireoidite aguda.

Nos adultos, a infecção primária ocorre geralmente nos adolescentes e nos adultos jovens e tende a ser de duração mais prolongada do que nas crianças. Os adultos tendem a reportarem mais frequentemente sintomas e manifestações sistemáticas da doença. O padrão do exantema é semelhante ao observado nas crianças. As manifestações articulares (i. e., artrite, artralgia) ocorrem em até 70% dos adolescentes e das mulheres jovens, mas são incomuns em crianças e nos homens adultos. Esses sintomas articulares ocorrem simultaneamente com o exantema e tendem a persistir por meses após a infecção primária. As articulações mais acometidas são os joelhos, punhos, e as pequenas articulações dos metacarpos. Se a artrite se deve a persistência viral ou a um fenômeno imunológico secundário ao vírus ainda é uma questão para se investigar. Sintomas que também costumam ser reportados nessa faixa etária incluem a conjuntivite não purulenta, dor nos testículos, e a orquite.

A infecção congênita da rubéola (ICR) deve ser distinguida da SRC, dado que a primeira representa o espectro mais completo da infecção intrauterina por rubéola indo desde o aborto, natimorto, até os defeitos congênitos ou a infecção assintomática. A SRC tem que ser entendida como parte do espectro da ICR, onde uma constelação de defeitos congênitos pode ser observada (i. e., catarata, glaucoma, defeitos cardíacos, surdez neurossensorial, retinopatia pigmentada, ou a microcefalia).

A ICR é um processo crônico, com manifestações clínicas polimórficas que vão se manifestar ao longo da vida da criança. As manifestações da ICR geralmente deixam sequelas comprometendo a qualidade de vida da criança. Os neonatos podem apresentar com sintomas nos primeiros meses após a infecção ou podem permanecer assintomáticos e expressar sintomas nos primeiros 5 anos de vida, daí a necessidade de acompanhamento a longo prazo dos lactentes com ICR.

Manifestações precoces incluem a restrição do crescimento fetal intrauterino, surdez neurossensorial bilateral, alterações do sistema nervoso central, defeitos cardíacos, e alterações oftalmológicas. Por outro lado, as manifestações tardias podem ocorrer em até 20% dos casos com ICR, e incluem o retardo mental, *diabetes mellitus*, disfunção tiroidiana, panencefalite progressiva e surdez. Essas manifestações não são específicas para a rubéola, e muitas infecções transmitidas via intrauterina (i. e., TORCH) cursam com quadro clínico semelhante.

DIAGNÓSTICO LABORATORIAL

O diagnóstico é clínico, mas devido a semelhança do quadro com outras condições exantemáticas agudas, recomenda-se a testagem sorológica de todos os pacientes para a detecção de IgM e IgG. A fração IgM pode ser detectada a partir do 4° dia após o exantema e estende-se até a 6-8 semana. A solicitação precoce (< 3 dias do exantema), resultará em falsos-negativos, e recomenda-se repetir a amostra dentro de 2-4 semanas. Outras causas de falsos-positivos incluem o fator reumatoide, o IgM de parvovírus, ou a detecção de anticorpos heterófilos. A coleta de amostra de soro na fase de convalescência também permitirá o pareamento das amostras e demonstrará o aumento dos títulos de anticorpos (≥ 4x) ou a soro-reativação.

Pode-se também fazer a identificação viral por meio da PCR e coletar secreção oro-nasofaríngea ou de urina, até o 7° dia após o aparecimento do exantema.

COMPLICAÇÕES

Em geral, curso benigno e com prognóstico positivo quando pós-natal. Complicações hemorrágicas (i. e., púrpura trombocitopênica, cerebral, gastrointestinal, intrarrenal) estima-se que ocorram em ~ 1 a cada 3000 casos e mais frequente nas crianças do que nos adultos. A encefalite pós-infecciosa ocorre em 1 a cada 6.000 casos, geralmente na primeira semana após o exantema, e o prognóstico é geralmente favorável. A panencefalite progressiva é rara, mas apresenta um prognostico reservado. Pode ocorrer artralgia crônica, mais comumente em mulheres.

TRATAMENTO

O tratamento é de suporte e objetiva aliviar os sintomas, e quebrar a cadeia de transmissão, por meio do isolamento dos indivíduos infectados por 7 dias após o exantema. Os anti-histamínicos podem ser realizados para controle de prurido relacionado ao exantema, se houver. Algumas das opções sugeridas são a desloratadina, fexofenadina, hidroxizina, ou a dexclorfeniramina.

Os anti-inflamatórios não esteroides podem ser utilizados nos casos de artralgia ou artrite associada. Algumas das opções sugeridas são o ibuprofeno, cetrofeno, ou a nimesulida. Os analgésicos e antitérmicos podem ser administrados, se presença de dor ou febre ≥ 37,5°C). O paracetamol e a dipirona são as drogas de eleição, sempre evitando a dupla terapia ou a alternância das duas, dado que não existe evidência de benefício nessa prática.

DIAGNÓSTICO DIFERENCIAL DO SARAMPO E DA RUBÉOLA NO CONTEXTO DAS DOENÇAS EXANTEMÁTICAS

Apesar das similaridades de alguns quadros nas doenças exantemáticas, outros possuem quadro clínico típico ou alguma peculiaridade que já permite um direcionamento diagnóstico. Para identificar os quadros clínicos típicos e peculiaridades é preciso realizar uma boa anamnese que englobe: faixa etária, histórico vacinal, tempo de início e progressão do exantema, presença de sinais/sintomas prodrômicos e manifestações clínicas associadas. Além disso, um bom exame físico deve ser capaz de caracterizar bem o exantema e outras lesões em pele e mucosas associadas, bem como outros sinais clínicos que ajudam a fechar o diagnóstico. A investigação dependerá da situação epidemiológica local, da ocorrência de surtos conhecidos no local, da taxa de cobertura vacinal, e da disponibilidade de insumos de laboratório para diagnosticar outros agentes associados à síndrome exantemática aguda.

Resumindo, na avaliação do paciente com exantema investigue sempre na história clínica:

- Sintomas prodrômicos.
- Localização e data do início do exantema.
- Padrão de progressão anatômica do exantema.
- Sintomas associados ao exantema.
- Mudança do padrão do exantema.
- Uso de fármaco prévio.

No exame físico é essencial caracterizar adequadamente as lesões de acordo com a morfologia primária (i. e., mácula, pápula, maculopapular, púrpura, petéquias, placas, nódulo, vesícula, bolha, etc.), morfologia secundária (i. e., lesões lineares, anulares, numulares, em alvo, serpiginosas, reticuladas, herpetiformes ou zosteriformes),

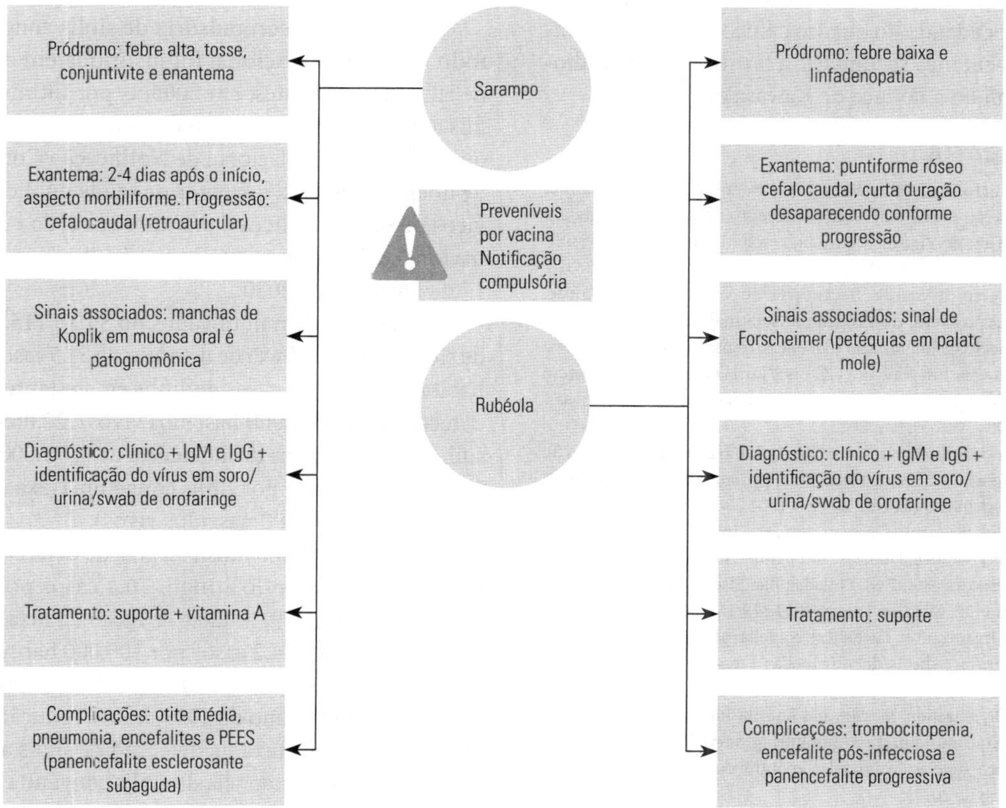

Figura 1 Abordagem diagnóstica-laboratorial frente a casos de sarampo e rubéola. IgG: Imunoglobulina G; IgM: Imunoglobulina M.

textura (i. e., lesões verrucosas, liquenificação, induração, umbilicação, ou xantomas), distribuição (generalizado *vs.* isolado, bilateral *vs.* unilateral, simétrica *vs.* assimétrica, lesão em áreas expostas ao sol *vs.* lesão na pele protegida), e evolução (centrífuga *vs.* centrípeta). Avalie também os sinais vitais, sinais de alarme/gravidade, presença de enatemas, alterações no sistema reticulograndular, disfunção neurológica, e disfunção osteoarticular.

No nosso meio, as principais infecções virais associadas ao exantema incluem o eritema infeccioso (causado por parvovírus humano B19), o exantema súbito (causado por herpes vírus humano do tipo 6/7), a mononucleose infecciosa (causada por vírus Epstein-Barr), a síndrome da infecção retroviral aguda (causada por vírus da imunodeficiência humana), enteroviroses (causada por coxsachievírus e echovírus), a dengue (causada por vírus da dengue sorotipo 1-4), a zika (causada por vírus da zika), e a chikungunya (causada por vírus da chikungunya).

As principais infecções bacterianas associadas a exantema incluem a febre escarlatina (causada por *Streptococcus* do grupo A), meningococcemia (causada por *Neiseria meningitidis*), Riquetsiose (causada por *Rickettsia spp.)*, Sífilis secundária (causada por *Treponema pallidum*), e a infecção por *Mycoplasma*. Outras condições de origem não infecciosas sempre devem entrar no diagnóstico diferencial dependendo do quadro clínico, como por exemplo erupção cutânea secundária a fármacos, artrite idiopática juvenil ou a doença de Kawasaki.

▪ BIBLIOGRAFIA

Brasil. Ministério da Saúde. Secretaria de Vigilância em Saúde. Coordenação-Geral de Desenvolvimento da Epidemiologia em Serviços. Guia de Vigilância em Saúde: volume único. 3a ed. Brasília. 2019.

Brasil. Ministério da Saúde. Secretaria de Vigilância em Saúde. Coordenação-Geral do Programa Nacional de Imunizações do Departamento de Imunização e Doenças Transmissíveis da Secretaria de Vigilância em Saúde (CGPNI/DEIDT/SVS). Vigilância epidemiológica do sarampo no brasil – semanas epidemiológicas 1 a 52 de 2021. Vol. 53. jan. 2022.

Cherry J, Baker A. Rubella virus. In: Cherry JD, Harrison GJ, Kaplan SL (eds). Feigin and Cherry's textbook of pediatric infectious diseases, 8.ed. Philadelphia: Elsevier; 2019. p.1601.

Gershon AA. Rubella virus (German measles). In: Mandell GL, Bennett JE, Dolin R. Mandell, Douglas, and Bennett's principles and practice of infectious diseases. 7.ed. Philadelphia: Elsevier; 2010. p.2127-32.

Moss WJ, Griffin DE. Measles. Lancet 2012;379:153-64.

World Health Organization. Fact sheet. Rubella. http://www.who.int/en/news-room/fact-sheets/detail/rubella (Acessado em 3 de fevereiro de 2022).

World Health Organization. Measles and Rubella Surveillance Data. http://www.who.int/immunization/monitoring_surveillance/burden/vpd/surveillance_type/active/measles_monthlydata/en/ (Acessado em 3 de fevereiro de 2022).

217 SÍFILIS

Nadielle Queiroz da Silva Menezes

DEFINIÇÃO E ETIOLOGIA

A sífilis é uma doença infectocontagiosa sistêmica de evolução crônica que pode apresentar manifestações cutaneomucosas e acometer o SNC e o sistema cardiovascular, sujeita a períodos de agudização e latência quando não tratada.

Sua transmissão ocorre predominantemente por via sexual, mas também por contato íntimo de outras naturezas com lesões ativas, principalmente com cancro duro e condiloma plano.

Existem também as formas congênitas transmitidas por via transplacentária ou, mais raramente, por contaminação do recém-nascido no canal de parto.

O agente etiológico é a espiroqueta *Treponema pallidum.*

EPIDEMIOLOGIA

É mais frequente na faixa etária sexualmente ativa.

A notificação compulsória de sífilis congênita em todo o território nacional foi instituída em de 1986; a de sífilis em gestantes, em 2005; e, por último, a de sífilis adquirida, em 2010. Atualmente, a portaria vigente que define a Lista Nacional de Notificação Compulsória de doenças, agravos e eventos de saúde pública nos serviços de saúde públicos e privados em todo o território nacional e dá outras providências é a Portaria nº 264, de 17 de fevereiro de 2020.

Em 2020, foram notificados no Sinan 115.371 casos de sífilis adquirida (taxa de detecção de 54,5 casos/100.000 habitantes); 61.441 casos de sífilis em gestantes (taxa de detecção de 21,6/1.000 nascidos vivos); 22.065 casos de sífilis congênita (taxa de incidência de 7,7/1.000 nascidos vivos); e 186 óbitos por sífilis congênita (taxa de mortalidade de 6,5/100.000 nascidos vivos).

A sífilis adquirida mostrou taxa de detecção aumentada até 2018, quando atingiu 76,4 casos por 100.000 habitantes. Em 2019, nota-se redução da taxa de detecção, que chegou a 74,2 casos por 100.000 hab. e em 2020 caiu para 54,5 casos por 100.000 hab. No ano de 2020, comparado com o ano de 2019, houve redução de todas as taxas: 26,6% na taxa de detecção de sífilis adquirida, 9,4% na taxa de incidência de sífilis congênita e 0,9% na taxa de detecção em gestantes. Embora se observe uma diminuição dos casos de sífilis em praticamente todo o Brasil, que parte desta pode estar relacionada à identificação de problemas de transferência de dados. O declínio no número de casos também pode decorrer de uma subnotificação dos casos no Sinan, devido à mobilização local dos profissionais de saúde ocasionada pela pandemia de Covid-19.

CLASSIFICAÇÃO

Sua classificação é confusa por conta da repetição de termos para momentos diferentes da doença: em sua forma adquirida, pode ser classificada quanto às manifestações clínicas (primária, secundária, terciária ou tardia) e quanto ao tempo de evolução (recente ou tardia, < 1 ou > 1 ano de evolução, respectivamente). Os períodos de latência são considerados nas 2 classificações, com algumas diferenças entre autores.

Para correlacioná-las, pode-se utilizar o seguinte:

- sífilis adquirida recente: evolução < 1 ano, dividida em primária, secundária e latente recente;
- sífilis adquirida tardia: evolução > 1 ano, dividida em latente tardia e terciária.

QUADRO CLÍNICO

As manifestações clínicas dependem do estágio de evolução da doença.

Período de incubação

Geralmente, é descrito entre 10-90 dias, em média de 21 dias. Em 2/3 dos pacientes, há cura espontânea; e 1/3 progredirá para sífilis tardia em 5-30 anos ou mais, se não houver intervenção.

Sífilis primária

A apresentação depende do número de treponemas inoculados, do estado imunológico do paciente, da antibioticoterapia utilizada na ocasião e da infecção secundária da lesão.

No local da inoculação, surge uma pápula única (ocasionalmente múltipla), indolor, que evolui rapidamente para úlcera de fundo limpo, com bordas elevadas e endurecidas – chamada cancro duro – acompanhada de adenopatia regional não supurativa, móvel, indolor e múltipla. No homem, a lesão aparece com maior frequência na glande e no sulco balanoprepucial; na mulher, na região dos pequenos lábios, no períneo, nas paredes vaginais e no colo uterino. Dependendo da localização, e pelo fato de não ser dolorosa, essa lesão pode passar despercebida. Pode ser vista também na mucosa oral, na região perianal e no canal anal.

Se não tratado, o cancro pode persistir por 3-6 semanas e desaparece sem deixar vestígio ou pode resultar em uma cicatriz atrófica.

Sífilis secundária

As manifestações secundárias ocorrem em 2-8 semanas a partir do aparecimento do cancro, com relatos bastante variáveis. A lesão primária ainda pode estar presente no momento do surgimento do secundarismo, especialmente em imunocomprometidos.

Apresenta como lesões iniciais máculas cutâneas eritematosas, não pruriginosas, disseminadas, chamadas de roséolas sifilíticas. Surgem inicialmente no tronco e nas extremidades proximais, mas qualquer área do corpo pode estar envolvida, incluindo regiões palmares e plantares, o que sugere fortemente o diagnóstico. Descamação é comumente observada ao redor de cada uma das lesões (colarete de Biet). Por conta disso, a sífilis secundária é diagnóstico diferencial em pacientes com síndrome mononucleose-símile em que predomine o exantema no quadro clínico.

A erupção macular muitas vezes evolui para lesões papulosas, papuloescamosas, placas ou nódulos. O grau de endarterite e de infiltração perivascular mononuclear evolui da mesma maneira. Essas lesões podem ulcerar e necrosar, sobretudo em pacientes imunocomprometidos (sífilis maligna precoce).

Pode ser observada alopecia no couro cabeludo (em clareira) e nas porções distais das sobrancelhas.

Em regiões úmidas, quentes e áreas intertriginosas (p. ex., região anogenital), as pápulas ampliam-se e podem erodir, produzindo lesões chamadas de condiloma plano. Este, bem como as lesões mucosas (placas mucosas) e a faringite, é extremamente contagioso.

Manifestações oftalmológicas, auditivas, musculoesqueléticas, renais, hepáticas, gástricas e cardiopulmonares podem ser observadas na fase secundária. Linfadenopatia generalizada é observada em 90% dos pacientes, e adenopatia epitroclear deve sempre sugerir o diagnóstico de sífilis.

Outros sintomas constitucionais, como febre baixa, mal-estar, faringite, laringite, artralgia, anorexia e perda ponderal podem estar presentes em 70% dos casos. Deve-se dar atenção especial ao acometimento do SNC na sífilis (40% dos casos), que pode ocorrer em qualquer fase da doença. Cefaleia e meningismo são comumente descritos, podendo ocorrer alteração de pares cranianos, especialmente VII e VIII, e raramente paraplegia (paralisia de Erb) e meningomielite amiotrófica. Alterações liquóricas como hiperproteinorraquia, pleocitose, hipoglicorraquia e aumento da fração gama na eletroforese de proteínas podem ser encontradas. Entre os pacientes com envolvimento de SNC não tratados, 8-10% evoluirão para sífilis tardia.

Latência

Trata-se do período em que há evolução assintomática da doença (sem manifestações clínicas, radiológicas ou liquóricas), mas há provas imunológicas séricas positivas. A história pregressa deve ser investigada, bem como a possibilidade de resultado falso-positivo da sorologia.

Seu curso pode ser interrompido por aparecimento de sinais e sintomas da forma secundária ou terciária. Raramente, na latência tardia, a infecção é transmitida por transfusão de sangue ou de gestantes para seus conceptos.

Sífilis terciária

Trata-se da progressão da doença não tratada ou inadequadamente tratada, de caráter destrutivo e inflamatório. Afeta qualquer órgão, produzindo doença clínica em 5-30 anos a partir da infecção inicial.

As apresentações clínicas mais descritas são neurossífilis, sífilis cardiovascular, manifestações cutâneas características dessa fase (gomas sifilíticas) e osteíte luética. A neurossífilis pode ser assintomática (apresentação mais comum) ou sintomática. Quando sintomática, pode ser meningovascular ou parenquimatosa, com sobreposição clínica frequente. Na forma meningovascular, há endarterite obliterante de pequenos vasos das meninges, do cérebro e da medula espinal, que promove múltiplas áreas de infarto, com amplo espectro de manifestações, desde aquelas sugestivas de isquemia focal até déficits neurológicos progressivos, afasia e convulsões. Na forma parenquimatosa, há destruição das células nervosas, principalmente do córtex, levando a paralisia geral progressiva que evolui de alterações de personalidade e confusão mental até perda completa de funções cognitivas (por isso, é doença pesquisada na triagem inicial dos casos de demência). Classicamente, descreve-se o *tabes dorsalis* (desmielinização do cordão dorsal posterior, raízes e gânglios das raízes dorsais), que ocasiona marcha atáxica com alargamento da base, parestesias, dores súbitas, incontinência fecal/urinária, disfunção erétil, distúrbios proprioceptivos, palestésicos, perda de sensibilidade dolorosa e de temperatura. Pode ocorrer doença articular degenerativa (Charcot), além de distúrbios oculares, como a pupila de Argyll Robertson (miótica, discórica, que acomoda visão de perto e não reage à luz ou ao estímulo doloroso), dentre outras alterações oftalmológicas e otológicas.

As lesões cardiovasculares são caracterizadas por uma endarterite obliterante envolvendo o *vasa vasorum* da aorta, com acometimento principal em aorta ascendente, o que ocasiona necrose medial e destruição do tecido elástico, levando a um aneurisma sacular ou fusiforme, além de fraqueza do anel da valva aórtica com distorção de sua estrutura, o que resulta em regurgitação aórtica e possível estenose proximal das artérias coronárias. O segmento transversal do arco aórtico é o mais envolvido, e a aorta abaixo das artérias renais, o menos acometido. Deve-se suspeitar de aortite sintomática (10% dos casos não tratados) se houver calcificações lineares da aorta ascendente em RX de tórax.

Lesões gomosas são raramente vistas na atualidade. Afetam qualquer órgão, principalmente sistema musculoesquelético, pele e mucosas. Resultam de amolecimento, necrose, fistulização e ulceração de nódulos. São destrutivas e devem ser distinguidas de outras lesões de aspecto granulomatoso. Raramente, são observadas espiroquetas nessas lesões.

EXAMES COMPLEMENTARES

- Visualização do agente: pode ser realizada microscopia ótica em campo escuro com pesquisa de espiroquetas em exsudato da lesão (cancro duro ou outras com alta quantidade de treponemas) ou biópsia, observados a fresco. Esse exame requer treinamento adequado. A espiroqueta pode, ainda, ser demonstrada em materiais de biópsia corados pela prata, mas ocorre prejuízo da leitura por também corar tecidos elásticos. Imuno-histoquímica, imunofluorescência ou reação em cadeia da polimerase são técnicas que permitem diagnóstico mais preciso, mas são pouco utilizadas na rotina.
- Testes sorológicos treponêmicos: incluem imunofluorescência como o *fluorescent Treponema antibody-absorvent test* (FTA-Abs), *immunoblotting*, *Treponema pallidum hemaglutination assay* (TPHA) e *micro-hemaglutination for Treponema pallidum* (MHA-TP), e ensaios imunoenzimáticos, como o Elisa e os testes rápidos (imunocromatográficos). São testes específicos e qualitativos, importantes para confirmar a infecção. Em geral, tornam-se reativos a partir do 15° dia da infecção. Em 90% dos pacientes, esses testes permanecem positivos por toda a vida, mesmo naqueles que receberam tratamento com sucesso, em especial os tratados tardiamente – situação a que costumeiramente se refere como cicatriz sorológica.
- Testes sorológicos não treponêmicos: *veneral disease research laboratory* (VDRL), *rapid plasma reagin test* (RPR) são reações de floculação não específicas – utilizam como antígenos cardiolipina, colesterol e lecitina – e quantitativas, importantes para auxiliar o diagnóstico de doença ativa e acompanhamento pós-terapêutico.

Tabela 1 Interpretação dos resultados dos exames laboratoriais

Treponêmico 1	Não treponêmico	Treponêmico 2	Resultado	Interpretação
Não reagente	Não realizado	Não realizado	Não reagente	Exame negativo para sífilis
Reagente	Reagente	Não realizado	Reagente	Exame positivo para sífilis, com evidência de atividade da doença se o título do teste não treponêmico for ≥ 1:16
Reagente	Não reagente	Reagente	Reagente	Exame positivo para sífilis apenas nas técnicas treponêmicas, podendo corresponder às seguintes situações, em ordem decrescente de probabilidade: infecção pregressa tratada ou não tratada – cicatriz sorológica; infecção primária inicial; reação cruzada
Reagente	Não reagente	Não reagente	Inconclusivo	Positividade em apenas uma das técnicas treponêmicas, podendo indicar exame falso-positivo Deve-se considerar repetir a sorologia em 15 dias e/ou investigar outras etiologias, conforme história clínica do paciente

Em pacientes com coinfecção pelo HIV ou imunodeficiências de outra etiologia, as sorologias requerem interpretação individualizada, uma vez que podem apresentar comportamento particular.

Tendem a se tornar reativos a partir da 2ª semana após o aparecimento do cancro e estão mais elevados na fase secundária da doença. Os títulos sofrem redução natural no 1° ano de evolução. Quando se institui o tratamento correto, a tendência é que se tornem negativos em 6-12 meses, podendo, no entanto, permanecer com títulos baixos (< 1:4) por longos períodos ou até por toda a vida. Títulos baixos também podem representar falsa-positividade da reação ou, ainda, sífilis muito recente (em ascensão) ou muito antiga, tratada ou não. Se as provas de sorologia treponêmicas qualitativas forem negativas, excluem-se sífilis atual ou prévia e o diagnóstico é de reação falso-positiva que pode ocorrer quando há hanseníase, malária, mononucleose, leptospirose, lúpus eritematoso sistêmico, tuberculose, entre outras doenças. O efeito pró-zona, resultado falso-negativo por excesso de anticorpos anticardiolipina, pode ocorrer em menos de 2% dos infectados, e devem ser feitas prosseguidas diluições se houver forte suspeição diagnóstica.

DIAGNÓSTICO

Sífilis adquirida

Se há suspeita clínica após anamnese e exame físico, utilizam-se exames complementares. Se for possível a coleta de material das lesões (cancro ou lesões com alta carga do agente – p. ex., condiloma plano, placas mucosas), o diagnóstico é dado pela visualização direta do agente (microscopia em campo escuro, técnicas de imunomarcação ou PCR em exsudato de lesão ou biópsia).

A sequência de exames sorológicos para investigação da sífilis é variável conforme a diretriz adotada. No Estado de São Paulo, são adotadas as orientações da Coordenadoria de Controle de Doenças da Secretaria Estadual de Saúde. A amostra deve inicialmente ser submetida a um teste treponêmico, a fim de identificar aquelas não reagentes. As reagentes nessa etapa são submetidas a uma reação não treponêmica. Se os resultados forem concordantes, o resultado final é liberado como reagente. Caso haja discordância, a confirmação precisa ser feita por meio de um 2° imunoensaiotreponêmico, distinto do 1°.

Se apenas os testes não treponêmicos forem positivos, devem ser considerados diagnósticos diferenciais de reações falso-positivas, principalmente quando os títulos são baixos. Contudo, quando não há manifestações clínicas e testes não treponêmicos positivos em baixos títulos e treponêmicos positivos, devem ser consideradas as hipóteses de:

- latência, com títulos em ascensão: questionar sobre fatores de risco para exposição;
- doença antiga tratada com títulos em queda (se persistir a dúvida, repetir o tratamento; se não houver dúvida, o paciente poderá receber alta e ser esclarecido para o fato de que por muito tempo, ou até por toda a vida, apresentará sorologia treponêmica e não treponêmica reativa).

Testes treponêmicos reagentes (p. ex., um teste rápido para sífilis positivo, em paciente sem resultado de testes não treponêmicos) devem ser analisados considerando o quadro clínico e a história pregressa de diagnóstico/tratamento anterior. É obrigatória a realização de teste não treponêmico para auxílio diagnóstico.

Neurossífilis

O diagnóstico de neurossífilis continua sendo um desafio, pois não há teste padrão-ouro. Consequentemente, o diagnóstico é baseado em uma combinação de achados clínicos, alterações do LCR e ao resultado do VDRL no LCR. A punção lombar para análise do LCR está indicada em caso de sintomas neurológicos ou oftalmológicos, em pacientes com sinais de sífilis terciária ativa, ou em casos de falha terapêutica sem reexposição sexual(em paciente vivendo com HIV é considerada a punção lombar nas falhas terapêuticas independente da exposição sexual).

Em um paciente com diagnóstico de sífilis em que se investiga o acometimento do SNC, o diagnóstico de neurossífilis assintomática é realizado com base em alterações liquóricas inespecíficas para sífilis, mas que diante do diagnóstico sorológico devem ser consideradas, como a presença de pleocitose, proteinorraquia elevada, aumento de fração gama na eletroforese de proteína e hipoglicorraquia. Na análise do liquor, VDRL ou RPR são pouco sensíveis, mas altamente específicos; na ausência de contaminação com sangue e em um cenário clínico apropriado, estabelecem o diagnóstico. O VDRL pode não ser positivo e uma avaliação adicional com FTA-Abs/TPHA no liquor deve ser considerada; apesar de menos específica (pode haver difusão do soro), é altamente sensível, e o diagnóstico é altamente improvável se este teste estiver negativo.

A positividade das provas treponêmicas ou não treponêmicas em liquor sem anormalidades deve ser interpretada com cautela e de maneira individualizada, pois, embora possa significar doença no SNC, pode também se relacionar à passagem de anticorpos séricos pela barreira hematoencefálica ou mesmo a contaminação com sangue no momento da coleta. É importante ressaltar que, durante o secundarismo, é muito frequente que essas provas estejam positivas no liquor, por conta do tropismo da espiroqueta pelo SNC, o que não indica necessariamente que se estabelecerá doença ativa nesse sítio, sendo recomendada investigação posterior. Alguns autores sugerem utilizar cálculos de índices de IgG para analisar produção intratecal de anticorpos.

PCR para *Treponema pallidum* no liquor e *immunoblotting* IgM têm especificidade e sensibilidade significativas. A detecção de imunoglobulinas específicas oligoclonais pela imunofixação por eletroforese também pode ser usada para avaliar anticorpos produzidos localmente. Contudo, essas técnicas não têm sido utilizadas rotineiramente.

No paciente infectado por HIV, o diagnóstico de neurossífilis é extremamente complexo, e alguns autores utilizam pontos de corte mais elevados para pleocitose (> 20 leucócitos/mm^3) e proteinorraquia, para melhorar a especificidade. Estudos experimentais demonstram sensibilidade e especificidade aparentes da quimiocina CXCL 13 no liquor para diagnóstico de neurossífilis nesses pacientes. No Brasil, o Ministério da Saúde, recomenda a punção lombar dos pacientes vivendo com HIV também somente em casos de sintomas neurológicos ou oftalmológicos, sífilis terciária ativa ou falha terapêutica, pois refere que a realização rotineira da punção lombar, sem sinais ou sintomas neurológicos, não foi associada a melhores desfechos clínicos.

Se o paciente apresentar clinicamente alterações neurológicas, diante de qualquer das situações supracitadas, o diagnóstico é corroborado. Deve-se lembrar que a neurite ótica por sífilis deve ser encarada e tratada como neurossífilis. Em caso de grande dúvida diagnóstica sobre a presença ou não de neurossífilis, sugere-se considerar o diagnóstico e tratar como tal, pelo potencial risco das complicações neurológicas em caso de não tratamento.

TRATAMENTO

Conforme as recomendações do Ministério da Saúde, define-se para o tratamento de adultos e gestantes:

- Sífilis primária, secundária e latente recente (< 1 ano de duração):
  - penicilina G benzatina, 2,4 milhões UI, IM, em dose única (1,2 milhão UI em cada glúteo);
  - alternativa: doxiciclina, 100 mg, VO, 2 vezes ao dia, por 15 dias (exceto para gestantes);
- Sífilis latente tardia (> 1 ano de duração) ou latente com duração ignorada e sífilis terciária:
  - penicilina G benzatina, 2,4 milhões UI, IM, (1,2 milhão UI em cada glúteo), semanal, por 3 semanas; dose total de 7,2 milhões UI;
  - alternativa: doxiciclina, 100 mg, VO, 2 vezes ao dia, por 30 dias (exceto para gestantes).

Para o acompanhamento do paciente, os testes não treponêmicos (ex.: VDRL/RPR) devem ser realizados mensalmente nas gestantes e, no restante da população (incluindo PVHIV), a cada 3 meses até o 12º mês do acompanhamento do paciente (3, 6, 9 e 12 meses).

Após a dose terapêutica inicial, na fase primária e, principalmente, na secundária, poderá surgir a reação febril de Jarisch-Herxheimer, por liberação maciça de antígenos lipoproteicos da parede do *Treponema pallidum* após sua morte, com exacerbação das lesões cutâneas e involução espontânea em menos de 12-48 horas. Esse quadro exige apenas cuidado sintomático e não se justifica a interrupção do esquema terapêutico; no entanto, como pode ser confundida com reação alérgica à penicilina, é importante fazer essa distinção para que não se incorra em substituição desnecessária da droga, visto que os tratamentos alternativos são menos efetivos.

Pacientes com neurossífilis ou sífilis cardiovascular devem receber penicilina G cristalina, EV, 18-24 milhões UI/dia, administradas como 3-4 milhões UI, a cada 4 horas, ou infusão contínua, por 14 dias.

Os pacientes com história comprovada de alergia à penicilina devem ser dessensibilizados sempre que possível ou receber tratamento com eritromicina na forma de estearato ou estolato, 500 mg, VO, a cada 6 horas, por 15 dias para a sífilis recente, e por 30 dias para a sífilis tardia – tetraciclina é indicada na mesma dosagem. Também pode ser usada a doxiciclina, 100 mg, VO, a cada 12 horas, por 15 dias, na sífilis recente, e por 30 dias na sífilis tardia; porém esses medicamentos, com exceção da eritromicina (estearato), são contraindicados em gestantes e nutrizes. Nos casos de neurossífilis, dados limitados sugerem ceftriaxona, 2 g/dia, IV, por 10-14 dias. Todas essas drogas exigem estreita vigilância no acompanhamento do paciente, por apresentarem menor eficácia.

Após o tratamento da sífilis, recomenda-se o acompanhamento sorológico por teste não treponêmico quantitativo a cada 3 meses durante o 1° ano e, se ainda houver reatividade em titulações decrescentes, manter o acompanhamento a cada 6 meses até que os títulos estejam estáveis. Se for observado título baixo e estável em 2 oportunidades, após 1 ano, pode ser dada alta. Elevação de 2 diluições (p. ex., de 1:8 para 1:32) em relação ao último título justifica novo tratamento, mesmo na ausência de sintomas. Estabilização sem queda pode ser sinal de neurossífilis assintomática, devendo ser realizada punção liquórica para avaliar celularidade e sorologia. As gestantes tratadas requerem acompanhamento sorológico quantitativo mensal durante a gestação, devendo ser novamente tratadas se não houver resposta ou se houver aumento de pelo menos 2 diluições na titulação.

No acompanhamento de pacientes com neurossífilis, se a pleocitose estava presente inicialmente, a punção lombar deve ser repetida a cada 6 meses até que a contagem de células se normalize. Também podem ser verificadas alterações de VDRL e de proteinorraquia após a terapia, no entanto, a evolução desses 2 parâmetros ocorre mais lentamente e as anormalidades persistentes podem ser menos relevantes.

O número de leucócitos é uma medida sensível da eficácia terapêutica. Se a contagem de células não tiver diminuído após 6 meses, ou se a contagem de leucócitos no liquor ou proteína não for normal após 2 anos, deve ser considerado novo tratamento.

Alguns dados sugerem que, em pessoas imunocompetentes e naquelas infectadas pelo HIV em terapia antirretroviral adequada, a negativação dos títulos sorológicos de VDRL e RPR prevê a normalização de parâmetros liquóricos.

▪ BIBLIOGRAFIA

Brasil. Ministério da Saúde. Boletim epidemiológico. Sífilis. Número especial Brasília: Ministério da Saúde; 2021.

Brasil. Ministério da Saúde. Protocolo clínico e diretrizes terapêuticas para atenção integral às pessoas com infecções sexualmente transmissíveis (IST). 1.ed. Brasília: Ministério da Saúde; 2020.

Marra CM, Tantalo LC, Sahi SK, Maxwell CL, Lukehart AS. CXCL 13 as a cerebrospinal fluid marker for neurosyphilis in HIV-infected patients with syphilis. Sexually Transmitted Diseases 2010;37(5):283-7.

Talhari S, Cortez CCT. Sífilis. In: Focaccia R, Diament D, Ferreira MS, Siciliano RF, (eds.). Foccacia R, Veronesi R. Tratado de infectologia. 4.ed. São Paulo: Atheneu; 2010. p.1405-11.

Tramont EC. Treponema pallidum (syphilis). In: Mandell GL, Bennett JE, Dolin R. Mandell, Douglas and Bennett's principles and practice of infectious diseases. 7.ed. Philadelphia: Elsevier; 2010. p.3035-53.

Workowski KA, et al. Sexually transmitted infections treatment guidelines, 2021. MMWR Recomm Rep 2021;70(No. RR-4):1–187.

218 DENGUE, ZIKA, CHIKUNGUNYA, FEBRE AMARELA E MALÁRIA

José Alfredo de Sousa Moreira, André Machado de Siqueira

DEFINIÇÃO E ETIOLOGIA

Dengue, zika, chikungunya, febre amarela e malária são definidas como síndromes febris agudas.

Dengue, zika, febre amarela e chikungunya são causadas por arbovírus. Os primeiros são RNA-vírus pertencentes ao gênero Flavivírus e à família *Flaviviridae*. O vírus da chikungunya pertence ao gênero alfavírus, da família *Togaviridae*. O vírus da dengue apresenta 4 sorotipos: DENV1, DENV2, DENV3 e DENV4.

A malária, por sua vez, é causada por protozoários do gênero *Plasmodium*, sendo as espécies mais encontradas no Brasil, *Plasmodium vivax, Plasmodium falciparum* e *Plasmodium malariae*.

As 5 doenças são transmitidas por um vetor, geralmente a fêmea de um mosquito. No caso da malária, esse vetor pertence ao gênero *Anopheles*, sendo o *Anopheles darlingi* o principal transmissor no território brasileiro. Na dengue, zika e chikungunya, o *Aedes aegypti* é o responsável pela disseminação. Já a febre amarela, em seu modo silvestre, é transmitida pelo mosquito da espécie *Haemagogus janthinomys*; no entanto, o *Aedes aegypti* apresenta importância na disseminação da forma urbana da doença – destaque-se que tal modo de transmissão não é registrado no Brasil desde a década de 1940.

▪ DENGUE

EPIDEMIOLOGIA

Estima-se que 50 milhões de pessoas sejam infectadas anualmente em mais de 100 países.

A transmissão da doença coincide com os períodos de maior intensidade de chuvas, especialmente durante o verão, levando a aumento da densidade dos vetores, quando podem ocorrer surtos de grandes proporções.

No Brasil, há circulação dos 4 sorotipos virais, com transmissão já registrada em todos os Estados.

Associa-se com condições ambientais e habitacionais precárias que favoreçam o acúmulo de água da chuva. Não apresenta predileção por cor, sexo ou idade.

QUADRO CLÍNICO

A dengue tem apresentação clínica diversa, variando de casos assintomáticos a casos fatais.

O período de incubação pode estender-se de 3-15 dias (média de 5-6 dias). A febre é o principal sintoma associado a intensa mialgia, cefaleia, adinamia, artralgias, dor retro-orbitária e *rash* (geralmente, maculopapular, sem poupar plantas de pés e palmas das mãos).

Pode ocorrer defervescência da febre, geralmente entre o 3° e o 7° dia do início da doença, e há a possibilidade de início de sinais de alarme, como vômitos intensos e frequentes, dor abdominal intensa e contínua, hepatomegalia dolorosa, desconforto respiratório, sonolência ou irritabilidade excessiva, hipotermia, sangramento de mucosas, diminuição da sudorese e derrames cavitários (pleural, pericárdico, ascite). Esses podem predizer a gravidade, sendo sinais clínicos da evolução para o choque da dengue.

Disfunção orgânica em rins, fígado, coração, pulmão e SNC podem ocorrer nas formas graves da doença.

A partir de janeiro de 2014, o Ministério da Saúde mudou a classificação da dengue no Brasil (passando a ser adotada a classificação da OMS), dividindo os pacientes suspeitos em 3 grupos:

- dengue;
- dengue com sinais de alarme;
- dengue grave.

NOVA CLASSIFICAÇÃO DE CASOS DE DENGUE

Caso suspeito

Identificado em pessoa que viva ou tenha viajado nos últimos 14 dias para área onde esteja ocorrendo transmissão de dengue ou tenha a presença de *Aedes aegypti*, e que apresente febre, usualmente entre 2-7 dias, e ≥ 2 das seguintes manifestações:

- náusea/vômitos;
- exantema;
- mialgias e artralgia;
- cefaleia e dor retro-orbital;
- petéquias ou prova do laço positiva;
- leucopenia.

Também pode ser considerado caso suspeito toda criança proveniente ou residente em área com transmissão de dengue, com quadro febril agudo (usualmente, entre 2-7 dias), e sem foco de infecção aparente.

Caso suspeito de dengue com sinais de alarme

É todo caso de dengue que, no período de defervescência da febre, apresenta ≥ 1 dos seguintes sinais de alarme:

- dor abdominal intensa e contínua, ou dor à palpação do abdome;
- vômitos persistentes;
- acumulação de líquidos (ascites, derrame pleural, pericárdico);
- sangramento de mucosas;
- letargia ou irritabilidade;
- hipotensão postural (lipotímia);
- hepatomegalia > 2 cm;
- aumento progressivo do Ht.

Caso suspeito de dengue grave

É todo caso de dengue que apresenta ≥ 1 dos seguintes resultados:

- choque decorrente do extravasamento grave de plasma evidenciado por taquicardia, extremidades frias e tempo de enchimento capilar ≥ 3 segundos, pulso débil ou indetectável, pressão diferencial convergente ≤ 20 mmHg, hipotensão arterial em fase tardia e acumulação de líquidos com insuficiência respiratória;
- sangramento grave, segundo a avaliação do médico (p. ex., hematêmese, melena, metrorragia volumosa, sangramento do SNC);
- comprometimento grave de órgãos, como dano hepático significativo (AST ou ALT > 1.000 U/L), no

SNC (alteração da consciência), no coração (miocardite) ou em outros órgãos.

Caso confirmado

É todo caso suspeito de dengue confirmado laboratorialmente por sorologia IgM, NS1 teste rápido ou Elisa, isolamento viral, reação em cadeia da polimerase, ou imuno-histoquímica.

EXAMES COMPLEMENTARES

- Hemograma: útil para avaliação de plaquetopenia, que não constitui fator de risco para sangramento, mas é preditora de possíveis complicações quando em queda. Avalia também a presença de hemoconcentração por extravasamento plasmático (aumento do Ht) ou hemorragias (diminuição do Ht e da Hb). Podem ser achados iniciais neutropenia, linfopenia ou linfocitose com atipia.
- Albumina: geralmente diminuída na ocorrência de aumento da permeabilidade capilar e dengue grave.
- Bioquímica, podendo evidenciar aumento de transaminases hepáticas em casos de hepatite.
- Exames de imagem: RX, USG etc., na tentativa de evidenciar derrames intracavitários.

Prova do laço

É um teste para tentar detectar aumento de permeabilidade vascular e risco de sangramento. Embora venha sendo utilizada há muito tempo, deve-se atentar para sua baixa sensibilidade e especificidade, exigindo a correlação com outros dados clínicos e laboratoriais.

É realizada conforme o seguinte procedimento:

- desenhar um quadrado de 2,5 cm de cada lado (ou uma área ao redor da falange distal do polegar) no antebraço da pessoa e verificar a PA (deitada ou sentada);
- calcular a PA média (PA diastólica × 2 + PA sistólica/3): para facilitar, o Ministério da Saúde sugere o cálculo da PA média como (PA sistólica + PA diastólica)/2;
- insuflar novamente o manguito até o valor médio e manter por 5 minutos em adultos (3 minutos em crianças) ou até o aparecimento de petéquias ou equimoses;
- contar o número de petéquias no quadrado: a prova será positiva se houver ≥ 20 petéquias em adultos e ≥ 10 em crianças (idade < 13 anos).

DIAGNÓSTICO

Em grandes epidemias, o diagnóstico é clínico-epidemiológico, sendo realizada confirmação laboratorial (sorologia ou pesquisa viral) apenas para pacientes graves ou com dúvida diagnóstica.

A sorologia é coletada após o 6° dia da doença, sendo que IgG pode ser detectada desde o início, caso o paciente apresente infecção prévia. Nessa situação, é preciso observar após 2 semanas se há aumento de 4 vezes o título para caracterizar infecção aguda. O teste rápido permite identificar IgM e IgG em curto espaço de tempo. Em casos de reinfecção pode não ser evidenciado aumento de IgM.

Também pode ser realizada a detecção de vírus e antígenos virais até o 5° dia de doença, preferencialmente nos primeiros 3 dias. A detecção do antígeno NS1 tem alta especificidade (82-100%), mas apresenta baixa sensibilidade (34-72%), sendo que o resultado negativo não exclui infecção.

Além disso, pode-se fazer isolamento viral por meio de cultura viral ou, mais recentemente, por métodos moleculares (PCR) até o 5° dia da doença, com altas sensibilidade e especificidade, além de poder determinar o subtipo viral da dengue.

TRATAMENTO

O tratamento é baseado em sintomáticos e hidratação, já que não há tratamento específico. Os pacientes devem ser classificados em grupos (A, B, C e D) e separados de acordo com os achados clínicos e laboratoriais (Figura 1). A partir daí, estabelece-se a conduta apropriada. É importante lembrar que o paciente pode evoluir de um grupo para o outro em horas e dias, em razão da dinâmica da doença.

▪ ZIKA

EPIDEMIOLOGIA

Até recentemente vista como uma infecção benigna, a doença causada pelo vírus zika tem recebido mais atenção desde o segundo semestre de 2015, quando se estabeleceu sua associação com doenças do SNC, principalmente microcefalia em fetos de mulheres infectadas durante a gestação e o risco de desenvolvimento de síndrome de Guillain-Barré. O vírus foi identificado pela primeira vez em Uganda e sua transmissão era bem conhecida nos continentes africano e asiático, com surtos bem documentados na Polinésia Francesa. Sua introdução no continente americano deu-se entre os anos de 2013 e 2014, com ocorrência de grande epidemia e alastramento durante o ano de 2015.

Sua transmissão dá-se principalmente pelas picadas do *Aedes aegypti*, embora a transmissão por fluidos corporais, especialmente por meio de relações sexuais, também esteja bem estabelecida. Não se sabe, porém, em situações de transmissão vetorial, qual a contribuição relativa das formas alternativas para a transmissão e estudos epidemiológicos são dificultados pela existência de

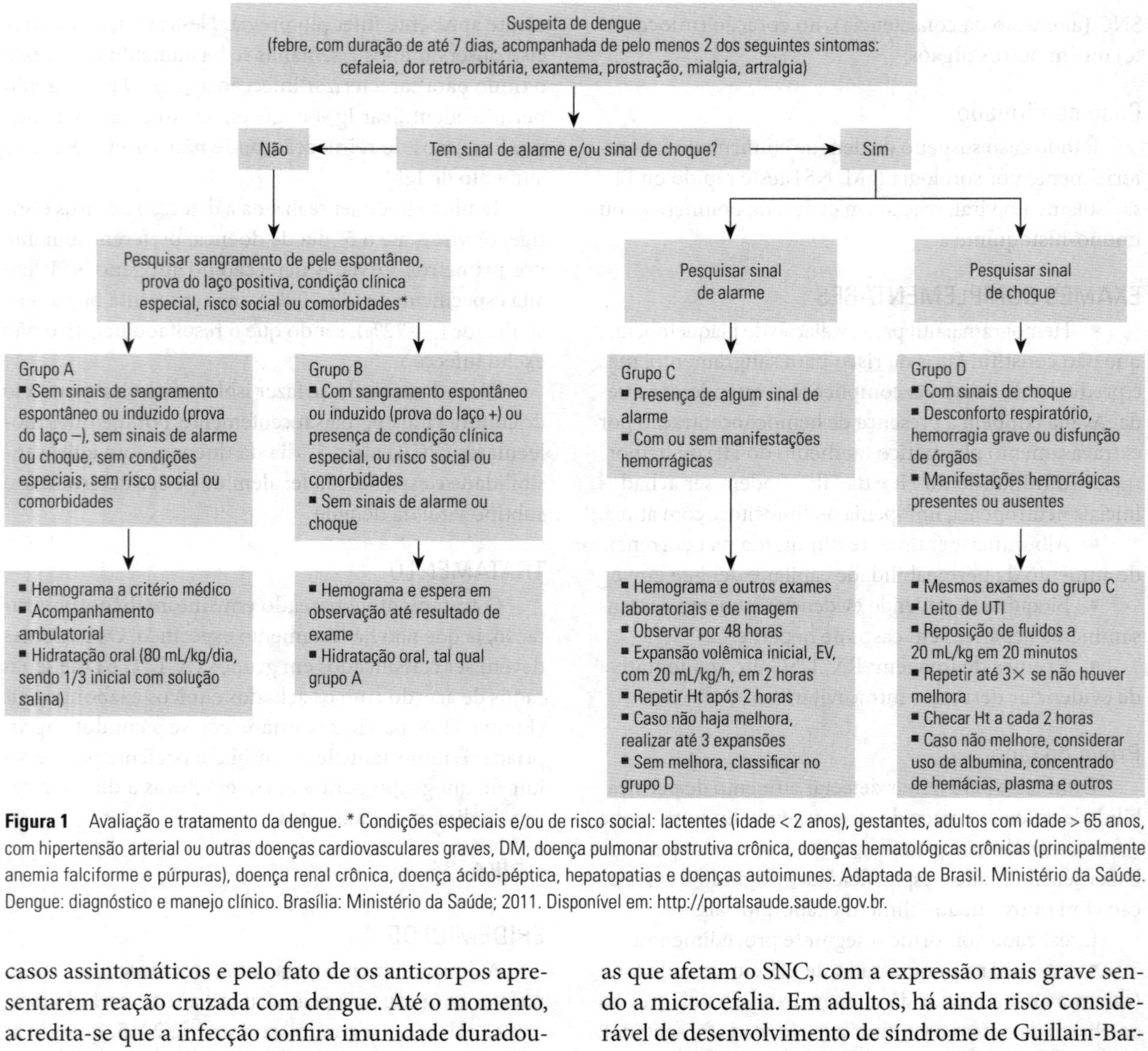

Figura 1 Avaliação e tratamento da dengue. * Condições especiais e/ou de risco social: lactentes (idade < 2 anos), gestantes, adultos com idade > 65 anos, com hipertensão arterial ou outras doenças cardiovasculares graves, DM, doença pulmonar obstrutiva crônica, doenças hematológicas crônicas (principalmente anemia falciforme e púrpuras), doença renal crônica, doença ácido-péptica, hepatopatias e doenças autoimunes. Adaptada de Brasil. Ministério da Saúde. Dengue: diagnóstico e manejo clínico. Brasília: Ministério da Saúde; 2011. Disponível em: http://portalsaude.saude.gov.br.

casos assintomáticos e pelo fato de os anticorpos apresentarem reação cruzada com dengue. Até o momento, acredita-se que a infecção confira imunidade duradoura, não havendo relatos de reinfecção.

QUADRO CLÍNICO

A doença aguda causada pelo vírus zika caracteriza-se por febre baixa (até 38°C) ou ausente e pela presença de exantema maculopapular pruriginoso, hiperemia conjuntival e artralgia com ou sem edema. Os sintomas são em geral autolimitados, durando entre 1 e 4 dias. Alguns pacientes podem apresentar febre mais alta e outros sintomas constitucionais, como cefaleia, mialgia, astenia e hiporexia. Na fase aguda, não é comum acontecerem complicações. Estima-se que até 80% dos indivíduos infectados apresentem sintomas mínimos, porém isso ainda deve ser mais bem caracterizado.

Mulheres infectadas durante a gestação têm risco elevado de seus fetos apresentarem malformação ou mesmo de sofrerem aborto. Entre as malformações, destacam-se as que afetam o SNC, com a expressão mais grave sendo a microcefalia. Em adultos, há ainda risco considerável de desenvolvimento de síndrome de Guillain-Barré, manifestando-se geralmente entre 7-21 dias após a infecção inicial. O acompanhamento clínico de pacientes com zika e suas consequências só agora tem recebido maior atenção e pode eventualmente revelar outras expressões até então desconhecidas.

EXAMES COMPLEMENTARES

Classicamente, a infecção por zika não leva a alterações laboratoriais significativas. Relata-se a possibilidade de redução da plaquetometria, geralmente não abaixo do limite inferior de normalidade, e pode-se observar hematúria ou hematospermia.

DIAGNÓSTICO

O diagnóstico de zika é confirmado pela detecção do RNA viral por meio de PCR. Deve-se destacar que a janela de detecção no sangue é curta, geralmente obtendo melhores resultados até o 3° dia de doença. Há melhores resultados com o exame da urina, no qual o RNA pode ser detectado em média até o 20° dia de doença. No momento, a sorologia tem baixo valor diagnóstico pela reação cruzada com dengue, dificultada pela alta prevalência de exposição da população em áreas afetadas.

TRATAMENTO

O tratamento é realizado pelo tratamento dos sintomas e hidratação, devendo ser conduzido como o feito para dengue (Figura 1), em razão da dificuldade de diagnóstico diferencial na ponta. Em relação ao prurido, tem sido recomendado o uso de anti-histamínicos, porém inexistem ensaios clínicos avaliando sua eficácia.

CHIKUNGUNYA

EPIDEMIOLOGIA

A infecção pelo chikungunya, alfavírus transmitido por mosquitos do gênero *Aedes*, estende-se por regiões tropicais e subtropicais. Sua transmissão é conhecida desde a década de 1950 na África, onde é considerada endêmica, estendendo-se por todo o continente, Ásia e Oceania. Destaca-se a ocorrência de surtos, principalmente em ilhas como ocorridos no Caribe e no Oceano Pacífico.

A transmissão no Brasil é documentada desde 2014, iniciada de forma independente no extremo Norte do Amapá e no litoral sul da Bahia. Em cada um destes locais ocorreram surtos de grandes proporções, afetando parcelas significativas da população local. Enquanto no Amapá foi implicado o vírus de origem asiática, circulando naquela época na região do Caribe, na Bahia, foi implicado o vírus com origem na África Ocidental. Desde então o vírus alastrou-se pelo país e resto do continente, estimando-se ter causado mais de 300 mil casos em 2016. Sua importância advém das consequências duradouras em uma proporção considerável dos indivíduos afetados, muitas vezes impedindo-os de realizar suas atividades rotineiras.

QUADRO CLÍNICO

A infecção aguda é semelhante à da dengue, com o diferencial de acometer com maior intensidade as articulações, que muitas vezes apresentam artrite, com edema, calor e rubor local. Costuma-se observar o acometimento de múltiplas articulações, sendo especialmente afetados mãos e pés, havendo, ainda, acometimento, simétrico ou não, de grandes articulações e coluna vertebral, causando nesses casos a postura encurvada de onde surge o nome do vírus. Além do proeminente acometimento das articulações, febre, mialgia, astenia, cefaleia e outros sintomas são também evidentes nos primeiros 5 dias de doença, com *rash* semelhante ao da dengue, observado geralmente após a defervescência.

Depois da fase aguda (7° dia), alguns pacientes permanecem com importante acometimento articular, com ou sem sinais flogísticos, que podem persistir por semanas a anos. Tal proporção é variada e não bem estabelecida, com relatos entre 10-50% dos indivíduos acometidos. Este acometimento é categorizado com critérios temporais entre acometimento subagudo (7 dias a 3 meses) e crônico (quando persiste além de 3 meses). Pacientes podem permanecer com sintomas debilitantes que os impedem de realizar tarefas simples, ao que costumam associar-se sintomas depressivos e risco de eventos adversos do uso excessivo de medicações para controle da dor. Entre os fatores de risco para o agravamento dos sintomas articulares encontram-se idade avançada, sexo feminino e intensidade do acometimento articular na fase aguda. Entre os pacientes com persistência dos sintomas articulares, é minoria a que mantém padrão inflamatório ativo de acometimento, com muitos pacientes apresentando dor de padrão mecânico ou mesmo neuromuscular, o que precisa ser bem avaliado para escolha do melhor manejo e encaminhamento.

Além dos sintomas articulares, destaca-se a possibilidade de agravamento do quadro agudo, com quadros hemorrágicos, rabdomiólise e acometimento neurológico.

EXAMES COMPLEMENTARES

O hemograma na chikungunya pode apresentar leucopenia e plaquetopenia, semelhantemente ao da dengue. Entre as demais alterações, destaca-se a elevação de marcadores inflamatórios como VHS e proteína C-reativa e de enzimas musculares como AST e CPK. Pelo risco de abuso de esteroides e anti-inflamatórios, as provas renais também devem ser solicitadas e monitoradas. A USG de articulações é um instrumento valioso para caracterização mais precisa de acometimento articular.

Na fase crônica, mesmo com a persistência dos sintomas articulares, os pacientes podem não apresentar alterações nos marcadores inflamatórios.

DIAGNÓSTICO

Pode ser feito por via direta pela detecção do RNA viral por PCR, com boa taxa de recuperação quando realizado com até 8 dias de doença, ou pela detecção de anticorpos das classes IgM e IgG, possível a partir do 6° dia de doença.

Na fase crônica, recomenda-se a avaliação do diagnóstico diferencial com doenças reumatológicas, como lúpus e artrite reumatoide.

TRATAMENTO

A abordagem da infecção aguda por chikungunya deve seguir a mesma orientação de manejo de casos suspeitos de dengue (Figura 1). No entanto, dependendo da intensidade de dores em articulações, necessita do uso de doses mais altas e de horário de analgésicos (como dipirona e paracetamol) ou mesmo da adição de opioides (tramadol ou codeína). O controle da dor é importante e deve ser otimizado, destacando-se a necessidade do repouso na fase inicial, o que parece interferir no risco do desenvolvimento de sintomas crônicos.

Nas fases subaguda e crônica, orienta-se o manejo escalonado, sendo muitas vezes necessário o uso de AINH e corticosteroides. Em casos avançados, é relatado o uso de medicamentos modificadores de doenças reumatológicas, como metotrexato e sulfassalazina. Inexistem, no entanto, ensaios clínicos controlados, ao que se deve avaliar criticamente os relatos de efetividade de tais medidas. A depender da avaliação clínica, determinando-se o padrão de acometimento neuromuscular ou mesmo neuropática, orienta-se o uso de outras classes de medicamentos, como opioides, antidepressivos e anticonvulsivantes.

O manejo do acometimento crônico após a doença tem mudado o paradigma da abordagem tradicional de arboviroses, sendo que há benefícios quando da atuação multidisciplinar envolvendo infectologistas, reumatologistas, especialistas em dor e fisioterapeutas.

▪ FEBRE AMARELA

EPIDEMIOLOGIA

A febre amarela manifesta-se especialmente nas zonas tropicais do continente africano e da América do Sul. Sua forma silvestre ocorre raramente na região amazônica e no Planalto Central, mas entre 2000 e 2009 observou-se expansão da circulação do vírus para leste e sul do Brasil.

A última epidemia da forma urbana ocorreu em 1942, sendo a vacinação nas regiões de risco a principal medida de controle.

Entre 1980 e 2009, foram registrados 772 casos confirmados; destes, 339 evoluíram para óbito.

Apresenta maior número de casos entre os 15-40 anos de idade e no sexo masculino, o que pode ser explicado pela maior exposição ocupacional e recreativa nesta população.

QUADRO CLÍNICO

O período de incubação é de 3-6 dias, mas pode chegar a até 10 dias em alguns casos. Quase 90% das infecções se apresentam assintomáticas ou oligossintomáticas, com a presença de febre moderada de início abrupto acompanhada de cefaleia, mal-estar e tontura.

Nos quadros benignos, os sintomas duram de horas a poucos dias e, em geral, evoluem com cura espontânea.

Nas formas moderadas, os sintomas são mais proeminentes, com presença de cefaleia intensa, mialgias, náuseas, vômitos, bradicardia (ainda que na presença de febre, o que caracteriza o sinal de Faget) e icterícia leve. A duração dessa forma costuma ser de 2-4 dias. Após a 1ª fase, são comuns o recrudescimento da febre e a melhora dos sintomas, assim como na dengue. A partir de então, ocorrem a cura espontânea ou a evolução para as formas mais graves.

Com duração de 3-8 dias, as formas graves apresentam sinais de disfunção orgânica. Icterícia, hemorragias e albuminúria predizem falência hepática. Pode ocorrer insuficiência renal, alterações cardíacas, distúrbios hidroeletrolíticos e comprometimento do SNC com alteração do nível de consciência.

EXAMES COMPLEMENTARES

- Hemograma: geralmente, encontra-se leucocitose com neutrofilia no início do quadro, evoluindo com leucopenia, linfocitose e desvio à esquerda, posteriormente. A plaquetopenia é um achado importante nos casos graves.
- Transaminases: apresentam aumento significativo (> 20 vezes o valor normal), com predomínio de AST sobre ALT.
- Bilirrubinas: apresentam aumento, com predomínio da fração direta.
- Coagulograma: ocorrem aumento de TP, TTPa e da coagulação e diminuição dos fatores de coagulação II, V, VII, IX e X, que traduzem disfunção hepática e são comuns nas formas graves. Coagulação intravascular disseminada (CIVD) pode ocorrer e cursa com diminuição do fator VIII e do fibrinogênio, além de trombocitopenia.

DIAGNÓSTICO

O teste sorológico mais utilizado na rotina é o MAC-Elisa para detecção de anticorpo IgM específico, que deve ser colhido após o 5° dia de doença. Possui sensibilidade de 43-99% entre o 6° e o 10° dias. Outros testes são inibição de aglutinação, teste de neutralização e fixação do complemento. No caso desses últimos, devem ser colhidas 2 amostras com intervalo de 14-21 dias entre elas.

Pode-se realizar, ainda, a detecção de antígenos virais e/ou ácido nucleico viral. RT-PCR, imunofluorescência imuno-histoquímica e hibridização *in situ* não são realizados de rotina, mas podem ser úteis no diagnóstico.

Além disso, pode-se fazer isolamento viral em sangue ou tecido hepático, coletado nos primeiros 5 dias após o início da febre.

TRATAMENTO

Assim como na dengue, não existe tratamento específico para o vírus amarílico. Medidas de suporte como hidratação, sintomáticos (evitando uso de AINH e outras medicações que podem aumentar o risco de sangramento) e garantia de proteção de vias aéreas são a chave do manejo da febre amarela.

Formas graves devem ser tratadas com o paciente internado em UTI. Corticosteroides não são recomendados. Transfusão de concentrado de hemácias e plasma fresco podem ser necessários. Durante as epidemias recentes o Brasil adquiriu experiência com o transplante hepático, que pode ser necessário em casos de falência selecionados.

PROGNÓSTICO

A maioria dos casos apresenta curso favorável e responde às medidas terapêuticas, sendo acompanhados ambulatorialmente. Diagnóstico precoce e atenção para a evolução para formas graves estão diretamente relacionados a boa evolução, com adoção de medidas de cuidado intensivo quando necessário. Além disso, é importante enfatizar a prevenção da febre amarela por meio de vacinação para habitantes e viajantes que se dirijam a áreas de risco.

Deve-se suspeitar de malária de todo paciente oriundo de área endêmica e que apresente febre. É importante atentar para as formas graves das doenças, com necessidade de tratamento em UTI. O caso deve ser notificado à vigilância epidemiológica.

▪ MALÁRIA

EPIDEMIOLOGIA

É transmitida em 109 países, ocorrendo principalmente em regiões tropicais da África, Ásia, Oceania e América Latina. Cerca de 99% da transmissão no Brasil ocorre na região amazônica.

Tem ocorrido diminuição da incidência no Brasil, com cerca de 145 mil casos em 2020. O *Plasmodium vivax* é responsável por mais de 85% dos casos.

QUADRO CLÍNICO

O período de incubação pode estender-se por 7-14 dias até vários meses, em condições especiais. O principal sintoma é a febre diária, geralmente adquirindo caráter intermitente se não houver tratamento oportuno. Tem duração característica de 6-12 horas e geralmente atinge valores altos (> 40°C), acompanhada de calafrios e sudorese. Sintomas como cefaleia, mialgia, lombalgia, náuseas e vômitos são frequentes. Ao exame físico, é comum encontrar palidez cutaneomucosa e hepatoesplenomegalia.

As manifestações clínicas podem sofrer influência de fatores ligados ao hospedeiro (imunidade prévia e comorbidades) e do parasito (espécie infectante e densidade parasitária), com maior gravidade nos extremos de idade e retardo no diagnóstico. No Brasil, a maioria dos casos graves e complicados é causada por *Plasmodium vivax*, já que esse agente é o principal responsável pelos casos de malária no país.

Entre as manifestações de malária grave, deve-se atentar para: prostração, alteração do nível de consciência, dispneia ou taquipneia, convulsões, hipotensão arterial ou choque, edema pulmonar, hemorragias, hemoglobinúria, hiperpirexia (> 41°C) e oligúria. Dor aguda em hipocôndrio esquerdo acompanhada de palidez e anemia devem levar à suspeita de hematoma ou rotura esplênicos.

EXAMES COMPLEMENTARES

Pode cursar com alterações hematológicas, hidroeletrolíticas e metabólicas, sendo necessária a realização de exames como hemograma, ureia, creatinina, glicemia, transaminases, lactato, eletrólitos e coagulograma para identificar um acometimento dos demais sistemas e possibilitar o correto estadiamento da doença.

No hemograma, é comum encontrar anemia e plaquetopenia, com a série branca podendo se apresentar com leucocitose ou leucopenia. É comum observar-se aumento das transaminases, geralmente < 4-5 vezes o valor de referência.

DIAGNÓSTICO

O diagnóstico baseia-se no encontro do *Plasmodium* no sangue. O padrão-ouro atualmente é o exame de gota espessa, que permite identificação da espécie e quantificação da parasitemia. Sua eficácia, no entanto, é examinador-dependente e pode ser alterada pela qualidade dos reagentes.

O teste rápido utiliza o método imunocromatográfico e permite resultados em 15-20 minutos. Em comparação com a gota espessa, apresenta sensibilidade de 90% para *Plasmodium falciparum*, porém não quantifica parasitemia e tem sensibilidade menor para *Plasmodium vivax*. O TR não deve ser usado no seguimento de tratamento por poder persistir positivo por até um mês após o início da terapia.

TRATAMENTO

O tratamento ambulatorial é guiado de acordo com a espécie infectante e as características do paciente, como idade, peso e gestação. Casos com critérios de gravidade devem ser internados e receber tratamento parenteral com artesunato.

A malária não complicada, causada por *Plasmodium vivax* e *Plasmodium ovale*, é tratada com cloroquina para a forma sanguínea, e primaquina, para a forma dormente hepática. A primaquina pode ser prescrita em 2 esquemas recomendados pelo Ministério da Saúde, ambos atingindo a mesma dose total em 7 dias (esquema curto) ou 14 dias (esquema longo), sendo necessário reforçar a adesão para eficácia da cura radical. A dose da primaquina deve ser corrigida para o peso, não devendo, porém, ser prescrita para crianças com idade < 6 meses, gestantes e mulheres amamentando por conta do risco de hemólise, sendo nestes casos recomendada a profilaxia semanal com cloroquina.

Deve-se atentar para risco de hemólise com o uso de primaquina em portadores de deficiência da enzima glicose-6-fosfato-desidrogenase (G6PD), com consequências possivelmente fatais decorrentes de anemia grave e injúria renal aguda. Idealmente, deve ser dosada a atividade da enzima antes da prescrição de primaquina. Em caso de deficiência detectada, como não há alternativa à primaquina para a forma hepática, o paciente deve ser acompanhado em serviço de referência, com opções de manejo por meio da prescrição de cloroquina profilática semanal ou, no caso de deficiência leve, doses baixas de primaquina semanal em curso de 8 semanas.

Apesar de a prevalência de resistência a cloroquina pelo *Plasmodium vivax* ser relativamente baixa no Brasil, há relatos de que esteja aumentando, por isso os casos suspeitos devem ser encaminhados para serviços de referências e tratados com terapia combinada com derivados de artemisinina (ACT).

No tratamento de infecção por *Plasmodium falciparum*, são propostos 2 esquemas ideais, ambos contendo derivados de artemisinina combinados com drogas de meia-vida longa: arteméter + lumefantrina ou artesunato + mefloquina, ambos por 3 dias. O tratamento de 2ª escolha é feito com quinina em 3 dias, doxiciclina em 5 dias e primaquina no 6° dia, reservado apenas para contraindicações para o uso de ACT. Há uma recomendação recente da OMS, como medida de controle da transmissão, para se administrar dose única de primaquina (0,75 mg/kg) para tratamento das formas transmissíveis ao mosquito, os gametócitos, mesmo sem a detecção à microscopia.

Infecções mistas por *Plasmodium falciparum e Plasmodium vivax* ou *Plasmodium ovale* são tratadas com arteméter + lumefantrina ou artesunato + mefloquina (ambas no esquema de 3 dias), associados à primaquina por 7 ou 14 dias. Caso a infecção mista seja por *Plasmodium falciparum* e *Plasmodium malariae*, deve-se introduzir apenas esquema para *Plasmodium falciparum.*

Na presença de critérios de gravidade, deve-se administrar os antimaláricos por via parenteral com os seguintes esquemas propostos: artesunato + clindamicina, arteméter + clindamicina ou quinina + clindamicina (para gestantes no 1° trimestre).

Esquemas recomendados para malária não complicada

As recomendações completas constam do *Guia prático de tratamento da malária*, do Ministério da Saúde como constam nas Tabelas 1 a 4.

Eventos adversos mais frequentes

- Cloroquina. Prurido neurogênico e retinite são os eventos adversos mais comuns.
- Primaquina O evento adverso mais preocupante é hemólise em indivíduos portadores de deficiência de G6PD. Meta-hemoglobinemia e dor epigástrica também podem ocorrer.
- Com exceção de arteméter + lumefantrina (administrado 2 vezes ao dia), todos os medicamentos devem ser administrados em dose única diária, preferencialmente durante as refeições. Sempre se deve dar preferência ao peso para a escolha da dose. Não se deve administrar primaquina para gestantes ou crianças com idade < 6 meses.
- Nos casos em que a primaquina é contraindicada, como na gravidez e deficiência de G6PD, recomenda-se a prevenção de recaídas com cloroquina semanal (300 mg/semana). Ao utilizar este esquema, deve-se ter certeza de que o paciente aderiu corretamente ao tratamento convencional.

Infecções mistas pelo *Plasmodium falciparum* e *Plasmodium vivax* ou *Plasmodium ovale* (> 50 kg)

O esquema deve ser (não administrar em gestantes):

- 1°-3° dias: administrar arteméter + lumefantrina ou artesunato + mefloquina conforme esquemas citados.
- 4°-7° dias: primaquina, 2 comp/dia (é necessário ajuste de dose se > 70 kg).

Infecção mista por *Plasmodium malariae*

Deve-se administrar apenas o esquema de *Plasmodium falciparum.*

Tabela 1 Tratamento de malária por *P. falciparum* (opção 1)

	Dia 1 ☀	Dia 1 ☾		Dia 2 ☀	Dia 2 ☾	Dia 3 ☀	Dia 3 ☾
< 6 meses < 5 kg	■	■		■	■	■	■
6-11 meses 5-9 kg 1-3 anos 10-14 kg	■	■	▲	■	■	■	■
4-8 anos 15-24 kg	■ ■	■ ■	★	■ ■	■ ■	■ ■	■ ■
9-11 anos 23-34 kg	■ ■ ■	■ ■ ■	★	■ ■ ■	■ ■ ■	■ ■ ■	■ ■ ■
12-14 anos 35-49 kg	■ ■ ■ ■	■ ■ ■ ■	★ ★	■ ■ ■ ■	■ ■ ■ ■	■ ■ ■ ■	■ ■ ■ ■
> 15 anos 50-69 kg	■ ■ ■ ■	■ ■ ■ ■	★ ★	■ ■ ■ ■	■ ■ ■ ■	■ ■ ■ ■	■ ■ ■ ■
70-89 kg	■ ■ ■ ■	■ ■ ■ ■	★ ★ ★	■ ■ ■ ■	■ ■ ■ ■	■ ■ ■ ■	■ ■ ■ ■
90-120 kg	■ ■ ■ ■	■ ■ ■ ■	★ ★ ★ ★	■ ■ ■ ■	■ ■ ■ ■	■ ■ ■ ■	■ ■ ■ ■

Legenda das medicações antimaláricas disponíveis no Brasil

● Cloroquina 150 mg ■ Arteméter 20 mg + Lumefantrina 120 mg ★ Primaquina 15 mg ▲ Primaquina 5 mg

◆ Artesunato 25 mg + Mefloquina 50 mg ✚ Artesunato 100 mg + Mefloquina 200 mg

Tabela 2 Tratamento de malária por *P. falciparum* (opção 2)

	Dia 1		Dia 2	Dia 3
< 6 meses < 5 kg	◆		◆	◆
6-11 meses 5-9 kg	◆	▲	◆	◆
1-6 anos 10-18 kg	◆ ◆	★	◆ ◆	◆ ◆
7-11 anos 18-29 kg	✚	★	✚	✚
12-14 anos 30-49 kg	✚ ✚	★ ★	✚ ✚	✚ ✚
> 15 anos 50-69 kg	✚ ✚	★ ★	✚ ✚	✚ ✚
70-89 kg	✚ ✚	★ ★ ★	✚ ✚	✚ ✚
90-120 kg	✚ ✚	★ ★ ★ ★	✚ ✚	✚ ✚

Legenda das medicações antimaláricas disponíveis no Brasil

● Cloroquina 150 mg ■ Arteméter 20 mg + Lumefantrina 120 mg ★ Primaquina 15 mg ▲ Primaquina 5 mg

◆ Artesunato 25 mg + Mefloquina 50 mg ✚ Artesunato 100 mg + Mefloquina 200 mg

Tabela 3 Tratamento de malária por *P. vivax* (opção 1)

	Dia 1		Dia 2		Dia 3		Dia 4	Dia 5	Dia 6	Dia 7
	☀	☾	☀	☾	☀	☾				
< 6 meses < 5 kg	■	■	■	■	■	■				
6-11 meses 5-9 kg	■	■ ▲	■	■ ▲	■	■ ▲	▲	▲	▲	▲
1-3 anos 10-14 kg	●	▲ ▲	●	▲ ▲	●	▲ ▲	▲ ▲	▲ ▲	▲ ▲	▲ ▲
4-8 anos 15-24 kg	● ●	★	● ●	★	● ●	★	★	★	★	★
9-11 anos 23-34 kg	● ●	★	● ●	★	● ●	★	★	★	★	★
12-14 anos 35-49 kg	● ● ●	★ ★	● ● ●	★ ★	● ● ●	★ ★	★ ★	★ ★	★ ★	★ ★
> 15 anos 50-69 kg	● ● ● ●	★ ★	● ● ● ●	★ ★	● ● ● ●	★ ★	★ ★	★ ★	★ ★	★ ★
70-89 kg	● ● ● ●	★ ★ ★	● ● ● ●	★ ★ ★	● ● ● ●	★ ★ ★	★ ★ ★	★ ★ ★	★ ★ ★	★ ★ ★
90-120 kg	● ● ● ●	★ ★ ★ ★	● ● ● ●	★ ★ ★ ★	● ● ● ●	★ ★ ★ ★	★ ★ ★ ★	★ ★ ★ ★	★ ★ ★ ★	★ ★ ★ ★

Legenda das medicações antimaláricas disponíveis no Brasil
● Cloroquina 150 mg ■ Arteméter 20 mg + Lumefantrina 120 mg ★ Primaquina 15 mg ▲ Primaquina 5 mg
◆ Artesunato 25 mg + Mefloquina 50 mg ✚ Artesunato 100 mg + Mefloquina 200 mg

Tabela 4 Tratamento de malária por *P. vivax* (opção 2)

	Dia 1		Dia 2		Dia 3		Dia 4 até Dia 14
	☀	☾	☀	☾	☀	☾	
< 6 meses < 5 kg	■	■	■	■	■	■	
6-11 meses 5-9 kg	■	■ ▲	■	■ ▲	■	■ ▲	▲
1-3 anos 10-14 kg	■	■ ▲ ▲	■	■ ▲ ▲	■	■ ▲ ▲	▲ ▲
4-8 anos 15-24 kg	■ ■	■ ★ ■	■ ■	■ ★ ■	■ ■	■ ★ ■	★
9-11 anos 23-34 kg	■ ■ ■	■ ■ ★ ■	■ ■ ■	■ ■ ★ ■	■ ■ ■	■ ■ ★ ■	★
12-14 anos 35-49 kg	■ ■ ■ ■	■ ■ ★ ■ ■ ★	■ ■ ■ ■	■ ■ ★ ■ ■ ★	■ ■ ■ ■	■ ■ ★ ■ ■ ★	★ ★
> 15 anos 50-69 kg	■ ■ ■ ■	■ ■ ★ ■ ■ ★	■ ■ ■ ■	■ ■ ★ ■ ■ ★	■ ■ ■ ■	■ ■ ★ ■ ■ ★	★ ★
70-89 kg	■ ■ ■ ■	■ ■ ★ ★ ■ ■ ★	■ ■ ■ ■	■ ■ ★ ★ ■ ■ ★	■ ■ ■ ■	■ ■ ★ ★ ■ ■ ★	★ ★ ★
90-120 kg	■ ■ ■ ■	■ ■ ★ ★ ■ ■ ★ ★	■ ■ ■ ■	■ ■ ★ ★ ■ ■ ★ ★	■ ■ ■ ■	■ ■ ★ ★ ■ ■ ★ ★	★ ★ ★ ★

Legenda das medicações antimaláricas disponíveis no Brasil
● Cloroquina 150 mg ■ Arteméter 20 mg + Lumefantrina 120 mg ★ Primaquina 15 mg ▲ Primaquina 5 mg
◆ Artesunato 25 mg + Mefloquina 50 mg ✚ Artesunato 100 mg + Mefloquina 200 mg

Infecções não complicadas pelo *Plasmodium falciparum* no 1° trimestre da gestação

O tratamento é feito com quinina (3 dias) e clindamicina (5 dias) (> 50 kg):

- 1°-3° dias: quinina, 2 comp, manhã e noite (2 vezes ao dia), e clindamicina, 1 comp, a cada 6 horas;
- 4° e 5° dias: clindamicina, 1 comp., a cada 6 horas.

Malária grave

Malária grave deve ser considerada emergência medica. Deve ser utilizado um antimalárico potente de ação rápida como o artesunato na formulação IV ou IM (preferência por IV) até melhora clínica do paciente e transição para o esquema oral correspondente para cada tipo *Plasmodium*.

PREVENÇÃO EM VIAJANTES

Aconselha-se avaliação cuidadosa a todos que pretendem viajar a áreas de transmissão de malária, devendo cada caso ser avaliado particularmente quanto a:

- local de viagem;
- duração da estadia;
- sazonalidade da transmissão;
- tipos de atividade que serão desenvolvidas e tipo de acomodação;
- acesso a diagnóstico e tratamento no local;
- perfil de resistência a antimaláricos.

Deve ser reforçada ao viajante a necessidade primordial de medidas que evitem contato com o mosquito transmissor, como uso de repelentes efetivos a serem reaplicados a cada 2 horas e uso de mosquiteiros e telas impregnadas com inseticidas.

É importante, ainda, informar e educar o viajante quanto aos sintomas compatíveis com malária e orientá-lo a procurar serviço adequado, prontamente informando o risco de malária até 3 meses depois da saída da área endêmica, pois há diversos relatos de tempo de incubação prolongado. Em casos específicos, podem ser recomendados, adicionalmente ao uso de repelentes e mosquiteiros, o tratamento presuntivo e a quimioprofilaxia. A 1ª opção consiste em fornecer ao viajante curso de tratamento medicamentoso que deve ser utilizado no caso de surgimento de sintomas e, preferencialmente, após realização de teste rápido, caso este esteja disponível, sendo reservado a indivíduos com compreensão e segurança na sua utilização. Já a quimioprofilaxia consiste na prescrição de antimalárico que deve ser ingerido por pelo menos 1 semana antecedendo a viagem, perdurando até 4 semanas após a saída da área endêmica, a depender da droga utilizada (opções: doxiciclina, mefloquina e atovaquone-proguanil (sem registro vigente na Anvisa); devendo ser prescrita primaquina caso a viagem seja a área de transmissão de *Plasmodium vivax* ou *Plasmodium ovale*, de preferência após exclusão de deficiência de G6PD). A quimioprofilaxia, se utilizada corretamente, é efetiva na prevenção da doença, porém deve ser prescrita e recomendada por especialistas, com reforço da necessidade de adesão ao esquema completo, sob o risco de apenas suprimir parcialmente a parasitemia, retardando o surgimento dos sintomas, o que está associado a demora no diagnóstico e maior incidência de complicações.

BIBLIOGRAFIA

Brasil. Ministério da Saúde. Boletim epidemiológico. 2021 Disponível em: https://www.gov.br/saude/pt-br/centrais-de-conteudo/publicacoes/boletins/boletins-epidemiologicos/especiais/2021/boletim_epidemiologico_especial_malaria_2021 pdf.

Brasil. Ministério da Saúde. Dengue: diagnóstico e manejo clínico. 2011. Disponível em: http://portalsaude.saude.gov.br.

Brasil. Ministério da Saúde. Guia para profissionais de saúde sobre prevenção da malária em viajantes. Brasília: Ministério da Saúde; 2020.

Brasil. Ministério da Saúde. Guia prático de tratamento da malária no Brasil. 2010. Disponível em: http://portalsaude.saude.gov.br.

Brasil. Ministério da Saúde. Manual de vigilância epidemiológica de febre amarela. 2004. Disponível em: http://portalsaude.saude.gov.br.

Brasil. Ministério da Saúde. Nota informativa – Assunto: procedimentos a serem adotados para a vigilância da febre do vírus zika no Brasil. Brasília: Ministério da Saúde; 2016.

Brasil. Ministério da Saúde. Nova classificação de caso de dengue – OMS. 2014. Disponível em: http://dtr2004.saude.gov.br/sinanweb/novo/Download/Nova_classificacao_de_caso_de_dengue_OMS.pdf.

Brasil. Ministério da Saúde. Secretaria de Vigilância em Saúde. Departamento de Vigilância das Doenças Transmissíveis. Febre de chikungunya: manejo clínico. Brasília: Ministério da Saúde, 2015.

Pedro RS, Guaraldo L, Campos DP, Costa AP, Daniel-Ribeiro CT, Brasil P. Plasmodium vivax malaria relapses at a travel medicine centre in Rio de Janeiro, a non-endemic area in Brazil. Malar J 2012;11:245.

Ramos Jr WM, Sardinha JF, Costa MR, Santana MS, Alecrim MG, et al. Clinical aspects of hemolysis in patients with P. vivax malaria treated with primaquine, in the Brazilian Amazon. Braz J Infect Dis 2010; 14:410-2.

Simmons CP, Farrar JJ, Chau NV, Wills B. Dengue. N Engl J Med 2012;366: 1423-32.

Vaugh DW, Barrett A, Solomon T. Flaviviruses (yellow fever, dengue, dengue hemorrhagic fever, Japanese encephalitis, West Nile encephalitis, St. Louis encephalitis, Tick-Borne encephalitis). In: Mandell GL, Bennett JE, Dolin R. Mandell, Douglas and Bennett's principles and practice of infectious diseases. 7.ed. Philadelphia: Elsevier; 2010. p.2133-56.

219 INFECÇÕES SEXUALMENTE TRANSMISSÍVEIS (IST)

Nadielle Queiroz da Silva Menezes

A terminologia infecções sexualmente transmissíveis (IST) passou a ser adotada em substituição à expressão doenças sexualmente transmissíveis (DST) porque destaca a possibilidade de uma pessoa ter e transmitir uma infecção, mesmo sem apresentar sinais e sintomas.

CANCROIDE

- Agente etiológico: *Haemophilus ducreyi*.
- Período de incubação: 2-5 dias até 2 semanas.
- Apresentação: pápula ou vesícula que progride para úlcera única ou múltipla, em espelho (autoinoculação), dolorosa, de base amolecida, fundo purulento e fétido.
- Adenopatia: aparecimento de gânglios (bubão) unilaterias em até 2/3 dos casos, principalmente em homens. É doloroso, podendo haver liquefação e fistulização com saída de material purulento.
- Diagnóstico: coloração Gram em esfregaços de material da base da úlcera ou aspirado do bubão, com bacilos curtos Gram-negativos intracelulares. PCR é o padrão-ouro, mas cultura é o método mais sensível.
- Tratamento:
  - 1ª opção: azitromicina, 1 g, VO, em dose única.
  - Alternativa: ceftriaxona, 250 mg, IM, em dose única, ou ciprofloxacino, 500 mg, VO, a cada 12 horas, por 3 dias (contraindicada a gestantes ou lactantes).
- Observações: o bubão não deve ser drenado/excisado, apenas puncionado. O tratamento sistêmico deve ser acompanhado de orientações de medidas locais de higiene. O tratamento das parcerias sexuais é recomendado, mesmo se assintomáticas.

LINFOGRANULOMA VENÉREO

- Agente etiológico: *Chlamydia tracomatis* sorotipos L1, L2 e L3.
- Período de incubação: 7-21 dias.
- Apresentação: a lesão de inoculação é uma pápula, pústula ou exulceração indolor, fugaz.
- Adenopatia: disseminação regional em 1-6 semanas após a lesão. No homem, é inguinal, unilateral (70% dos casos), evoluindo para supuração e fistulização múltipla. Na mulher, frequentemente é perirretal (drenagem da mucosa vaginal e cérvice).
- Diagnóstico: na maioria dos casos, é clínico; utilizando-se coloração Giemsa ou ácido periódico de Schiff e lugol de tecido, ou aspirado de bubão (observam-se corpúsculos de inclusão), além de cultura (p. ex., em células de McCoy), reação em cadeia da polimerase e Elisa. Sorologias como microimunofluorescência (IgM) ou fixação de complemento (≥ 1:64 ou > 4 vezes em 2 semanas) podem auxiliar no diagnóstico, mas detectam anticorpos contra todas as infecções por clamídia.
- Tratamento:
  - 1ª opção: doxiciclina, 100 mg, VO, a cada 12 horas, por 21 dias (contraindicada a gestantes e lactantes);
  - Alternativas: azitromicina 1 g, VO, 1x/semana, por 21dias (preferencial nas gestantes).
- Sequelas: lesões hipertróficas, necróticas, obstrução linfática crônica, elefantíase genital, fístulas e estenoses retal e uretral.
- Observações: o bubão não deve ser drenado/excisado. As parcerias sexuais devem ser tratadas.
- Se for sintomática, o tratamento deve ser realizado o mesmo esquema terapêutico do caso-índice.
- Se for assintomática, recomenda-se azitromicina 1 g, VO, dose única ou doxiciclina 100 mg, 1 comprimido, VO, 2x/dia, por 7 dias (contraindicada para gestantes ou lactantes). A antibioticoterapia não tem efeito significativo na duração da linfadenopatia inguinal, mas os sintomas agudos têm boa resposta ao tratamento. Os antibióticos não revertem as sequelas.

DONOVANOSE

- Agente etiológico: *Calymmatobacterium granulomatis* (antiga *Klebsiella granulomatis*).
- Período de incubação: 30 dias-6 meses.
- Apresentação: nódulo SC que pode formar ulceração de borda plana ou hipertrófica, bem delimitada, fundo granuloso, vermelho-vivo, friável. Lentamente, pode tornar-se vegetante ou úlcero-vegetante. As lesões podem ser múltiplas, em espelho. Apresenta predileção por regiões de dobras e região perianal.
- Adenopatias: raras.
- Pseudobubões (granulações SC): em região inguinal, quase sempre unilaterais. Em mulheres, há predomínio de obstrução linfática na forma elefantiásica.
- Diagnóstico: identificação dos corpúsculos de Donovan em material de biópsia ou esfregaço de lesão suspeita; pode ser feita pelas colorações de Wright, Giemsa ou Leishman.
- Tratamento:
  - 1ª opção: azitromicina 1 g, VO, 1x/ semana, por no mínimo 3 semanas, ou até a cicatrização das lesões.
  - Alternativa: doxiciclina 100 mg, 1 comprimido, VO, 2x/dia, por pelo menos 21 dias, ou até o desaparecimento completo das lesões (contraindicada para gestantes e lactantes); ciprofloxacino 500 mg, 1 e ½ comprimido, VO, 2x/dia, por pelo menos 21 dias, ou até a cicatrização das lesões (dose total: 750 mg) – também contraindicada para gestantes ou lactantes; sulfametoxazol-trimetoprima (400/80 mg), 2 comprimidos, VO, 2x/dia, por no mínimo 3 semanas, ou até a cicatrização das lesões.
- Observações: o critério de cura é o desaparecimento da lesão. Sequelas de destruição tecidual ou obstrução linfática podem exigir correção cirúrgica. Em razão da baixa infectividade, não é necessário fazer tra-

tamento dos parceiros sexuais. A localização extragenital é rara e quase sempre ocorre a partir de autoinoculação. Não havendo resposta na aparência da lesão nos primeiros dias de tratamento com ciprofloxacino, recomenda-se adicionar um aminoglicosídeo, como a gentamicina, 1 mg/kg/dia, intravenoso, 3x/dia, por pelo menos 3 semanas, ou até cicatrização das lesões. Em pessoas vivendo com HIV, sugerem-se os mesmos esquemas terapêuticos; o uso de terapia parenteral com a gentamicina deve ser considerado nos casos mais graves.

GONORREIA

- Agente etiológico: *Neisseria gonorrhoeae.*
- Período de incubação: 2-5 dias (ocasionalmente, 24 horas).
- Apresentação: no homem, o prurido inicia-se na fossa navicular que se estende pela uretra, e 1-3 dias depois, observa-se disúria, descarga uretral mucoide que se torna abundante e purulenta; na mulher, é assintomática em 60-80% dos casos, porém pode ser encontrada secreção endocervical mucopurulenta, dor pélvica, dispareunia, sangramento irregular, hiperemia vaginal, disúria, polaciúria e sinais e sintomas de acordo com o estágio de doença inflamatória pélvica.
- Diagnóstico: pode ser feito por pela detecção do material genético do agente por biologia molecular (pode ser solicitado em urina com boa sensibilidade). Esse método é o de escolha para todos os casos, sintomáticos e assintomáticos. Para os casos sintomáticos, a cervicite gonocócica também pode ser diagnosticada pela identificação do gonococo após cultura em meio seletivo (Thayer-Martin modificado), a partir de amostras endocervicais. Também é de auxílio a coloração pelo Gram de amostras de secreção uretral ou *swab* (coletar após saída de descarga inicial) endocervical ou mesmo cervical, com visualização de diplococos Gram-negativos intracelulares. A sensibilidade é de ± 98% no homem e 30-60% na mulher, sendo necessário associar a cultura.
- Tratamento:
  - Infecção gonocócica não complicada (uretra, colo do útero, reto e faringe): ceftriaxona 500 mg, IM, dose única.
  - Infecção gonocócica disseminada: ceftriaxona 1 g, IM ou IV ao dia, completando ao menos 7 dias de tratamento.
  - Conjuntivite gonocócica no adulto: ceftriaxona 1 g, IM, dose única.
- Observações: o risco de transmissão é de 50% por ato sexual. Pode haver manifestações sistêmicas como artrite (geralmente monoarticular), meningite, faringite, pielonefrite, miocardite, pericardite, peri-hepatite, conjuntivite (autoinoculação); lesão ulcerada e infecção faríngea surgem de acordo com o local de inoculação do agente. No homem sem tratamento adequado, o processo propaga-se pela uretra, com o aparecimento de polaciúria, sensação de peso no períneo, hematúria ao final da micção, balanopostite, prostatite, epididimite e estenose uretral. Na mulher, se não houver tratamento, pode evoluir para doença inflamatória pélvica, infertilidade de causa tubária, gestação ectópica e dor pélvica crônica. A infecção gonocócica disseminada é uma bacteriemia gonocócica. Na síndrome dermatite-artrite, o paciente apresenta febre, calafrios, lesões cutâneas caracterizadas como máculas ou pústulas com centro necrótico ou hemorrágico em face extensora dos membros e região inguinocrural e artralgia acometendo mãos, pés, tornozelos e cotovelos durante alguns dias. O tratamento da doença disseminada deve ser com antibioticoterapia parenteral prolongada. Devido ao aumento da resistência bacteriana às quinolonas, não se recomenda mais como 1ª escolha (como por ex. ciprofloxacino) – ou caso seja tratado com essa medicação – avaliar melhora clínica ou sinais de recaída.

URETRITES NÃO GONOCÓCICAS

- Agente etiológico mais comum: *Chlamydia tracomatis.*
- Período de incubação: 14-21 dias, no homem.
- Apresentação: presença de descarga mucoide, discreta, com disúria leve e intermitente, subaguda em cerca de 50%. Pode simular gonorreia.
- Diagnóstico: detecção do material genético do agente por biologia molecular (pode ser solicitado em urina com boa sensibilidade). Esse método é o de escolha para todos os casos, sintomáticos e assintomáticos. Testes rápidos imunocromatográficos que detectam antígenos do agente também estão disponíveis para serem realizados em amostras de esfregaço coletado de meato uretral/endocérvice.
- Em caso de análises de biologia molecular não estarem disponíveis, pode ser lançada mão da cultura celular, imunofluorescência direta, Elisa. O achado de ≥ 5 piócitos por campo em esfregaços uretrais corados pelo Gram, ou de ≥ 10 piócitos por campo em grande aumento no sedimento do 1° jato urinário, somados à ausência de gonococos e aos sinais clínicos, justificam o tratamento como uretrite não gonocócica.
- Tratamento:
  - Azitromicina 1 g, VO, dose única ou doxiciclina 100 mg, VO, 2x/dia, por 7 dias (exceto gestantes). No retorno (7-10 dias), em caso de persistência ou recidiva, se o tratamento do paciente e de seus parceiros foi adequado, deverá ser oferecido tratamento para os outros agentes (clamídia, micoplasma, ureaplasma, *Trichomo-*

nasvaginalis) – porém é muito importante tratar os todos os parceiros e investigar reinfecção.

▪ Observações: as uretrites causadas por *Chlamydia trachomatis* podem evoluir para prostatite, epididimite, balanites, conjuntivites (por autoinoculação) e síndrome uretro-conjuntivo-sinovial, ou síndrome de Fiessinger-Leroy-Reiter. Estima-se que 2/3 das parceiras estáveis de homens com uretrite não gonocócica hospedem a *Chlamydia trachomatis* na endocérvice, e podem reinfectar seu parceiro sexual. *Ureaplasma urealyticum* e *Mycoplasma hominis* são outros agentes menos frequentes de uretrite não gonocócica. Testes rápidos (similares aos de clamídia), imunofluorescência direta, Elisa e cultura em meios específicos podem ser realizados para auxílio diagnóstico.

TRICOMONÍASE

▪ Agente etiológico: *Trichomonas vaginalis.*

▪ Apresentação: excepcionalmente, causa descarga uretral masculina, disúria, polaciúria e estrangúria. Na mulher, observa-se secreção abundante, amarelada ou amarelo-esverdeada, bolhosa, prurido, hiperemia de pele e mucosa genital, dor pélvica (ocasionalmente), sintomas urinários e mucosa com placas avermelhadas (colpite difusa e/ou focal, com aspecto de framboesa).

▪ Diagnóstico: em exame direto (a fresco) de conteúdo vaginal ou esfregaço de material uretral (gota de material em gota de SF), observa-se parasita flagelado em movimento. O pH vaginal frequentemente tem valores > 5,0. À bacterioscopia com coloração pelo método de Gram, observa-se o parasita Gram-negativo, de morfologia característica. A cultura pode ser requisitada nos casos de difícil diagnóstico. Os meios de cultura são vários e incluem o de Diamond, Trichosel e In Pouch TV. PCR é o padrão-ouro para diagnóstico.

▪ Tratamento:

– 1ª opção (incluindo gestantes e lactantes): metronidazol 400 mg, 5 comprimidos, VO, dose única (dose total de tratamento 2 g); ou metronidazol 250 mg, 2 comprimidos, VO, 2x/dia, por 7 dias.

▪ Observações: pode permanecer assintomática no homem e na mulher, principalmente na pós-menopausa. O risco de transmissão por cada ato sexual é de 60-80%. As parcerias sexuais devem ser tratadas com o mesmo esquema terapêutico. O tratamento pode aliviar os sintomas de corrimento vaginal em gestantes, além de prevenir infecção respiratória ou genital em RN. Para as puérperas, recomenda-se o mesmo tratamento das gestantes.

INFECÇÃO PELO HPV

▪ Agente etiológico: papilomavírus humano (HPV).

▪ Período de incubação: não é possível estabelecer, variando de semanas a décadas.

▪ Apresentação: a maioria das infecções é assintomática ou inaparente. As lesões exofíticas podem ser únicas ou múltiplas, restritas ou difusas, de tamanho variável, chamadas também de condilomas, frequentemente em glande, sulco balanoprepucial, períneo, região perianal, vagina e colo, ou até em áreas extragenitais, como conjuntivas, mucosa nasal, oral e laríngea. Dependendo do tamanho e da localização anatômica, podem ser dolorosas, friáveis e/ou pruriginosas. Os tipos 6, 11, 40, 42, 43, 44, 54, 61, 70, 72 e 81 são de baixo risco oncogênico. Já os tipos 16, 18, 31, 33, 35, 39, 45, 51, 52, 56, 58, 59, 68, 73 e 82 são de alto risco oncogênico. Os tipos 26, 53 e 66 provavelmente são de alto risco oncogênico, enquanto os tipos 34, 57 e 83, de risco indeterminado.

▪ As lesões podem apresentar-se de maneira subclínica, apenas detectadas pelo exame especular ginecológico com visualização do colo do útero, por meio de lupas, corantes e colposcopia, acompanhada ou não de biópsia. Os tipos virais de baixo risco oncogênico são geralmente associados a padrão de lesões escamosas de baixo grau), com quadro histopatológico de displasia leve ou neoplasia intraepitelial cervical grau 1 (NIC 1). Os tipos de alto potencial oncogênico são em geral associados a lesões intraepiteliais escamosas de alto grau, correspondendo à histopatologia aos quadros de displasia moderada, grave ou carcinoma *in situ* – também denominadas neoplasias intraepiteliais cervicais grau 2 (NIC 2) ou grau 3 (NIC 3). Esta última é considerada carcinoma *in situ*. Outros epitélios podem sofrer a ação oncogênica do vírus, originando neoplasias intraepiteliais vaginais (NIVA), vulvares (NIV), perineais (NIPE), penianas (NIP) e anais (NIA).

▪ Diagnóstico: basicamente clínico. A biópsia está indicada quando existir dúvida diagnóstica/suspeita de neoplasia (lesões pigmentadas, endurecidas, fixas ou ulceradas), ausência de resposta ao tratamento convencional, aumento de tamanho durante ou após o tratamento, e em pessoas com imunodeficiência. Lesões cervicais são geralmente detectadas por citologia oncótica; as mulheres devem ser avaliadas por colposcopia, teste de Schiller (iodo) e, se necessário, biópsias dirigidas. Exame proctológico é extremamente importante para detecção de lesões anais e perianais.

▪ Tratamento: tamanho, número e local de lesões, morfologia, custos, disponibilidade de recursos, conveniência, efeitos adversos e a experiência do profissional podem influenciar a escolha do tratamento. Deve-se mudar de opção terapêutica quando um paciente não melhorar substancialmente após 3 aplicações ou se as verrugas

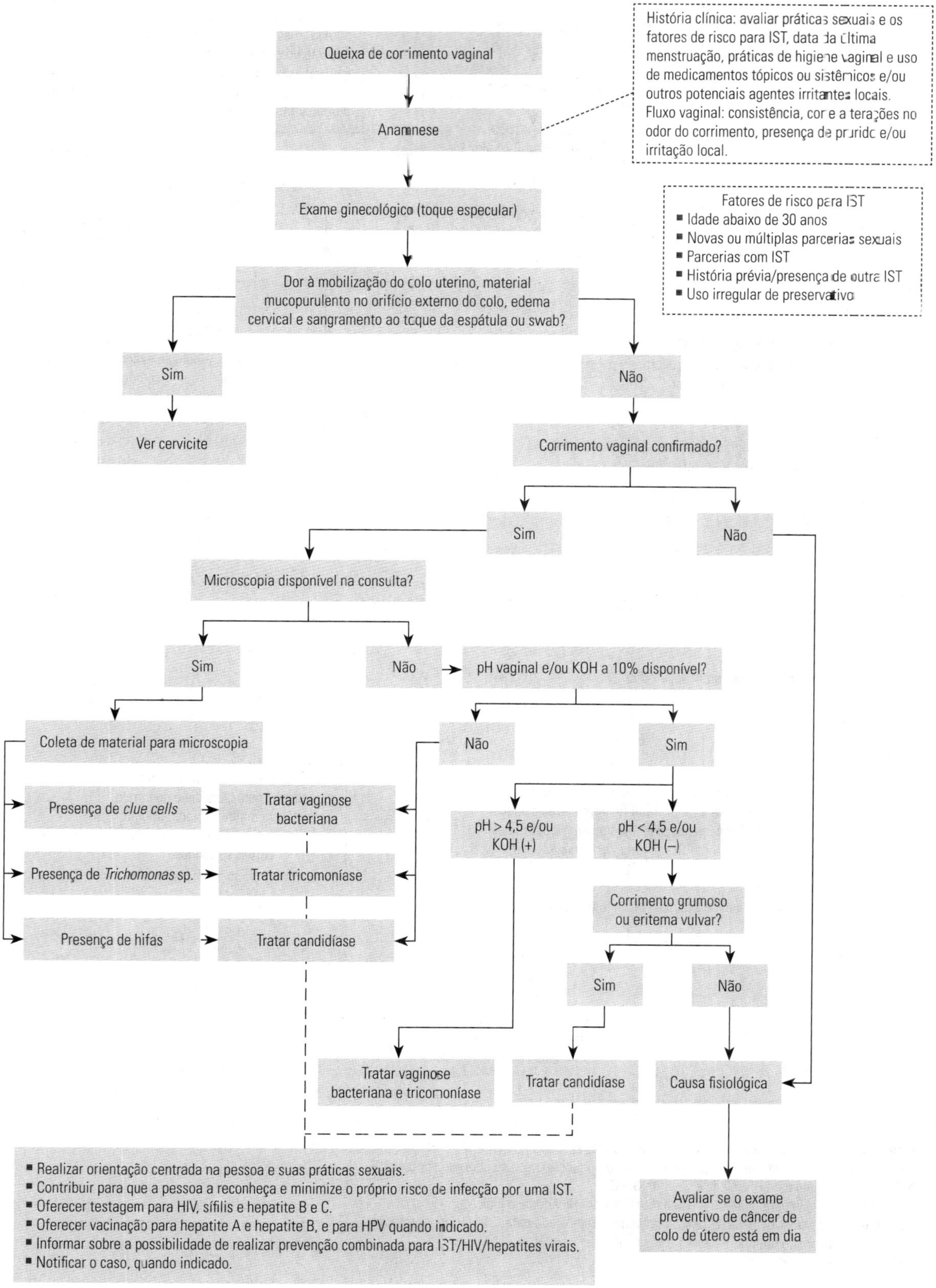

Figura 1 Manejo de corrimento vaginal e cervicite. Fonte: Brasil. Ministério Saúde. Protocolo clínico e diretrizes terapêuticas para atenção integral às pessoas com infecções sexualmente transmissíveis.

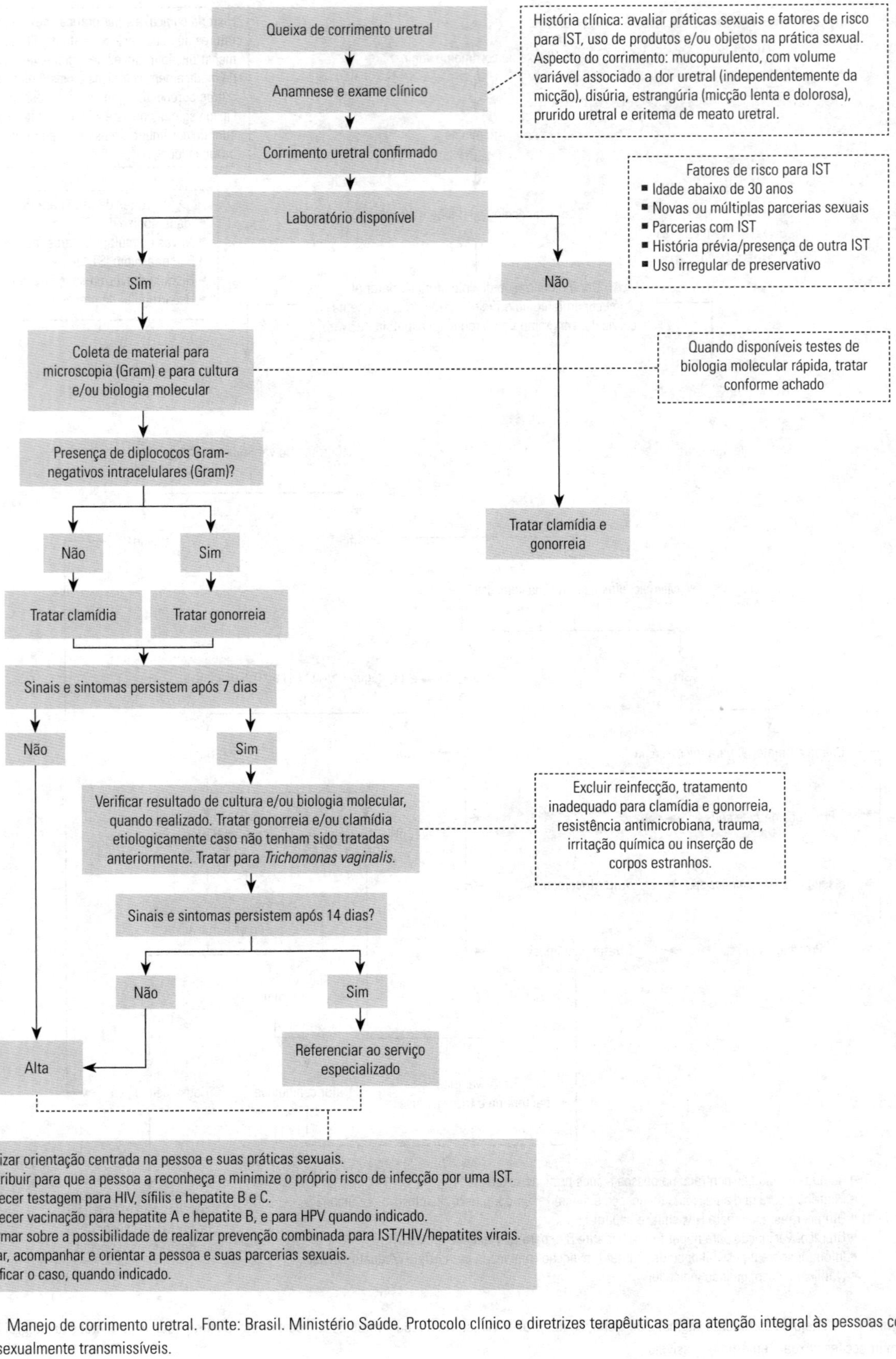

Figura 2 Manejo de corrimento uretral. Fonte: Brasil. Ministério Saúde. Protocolo clínico e diretrizes terapêuticas para atenção integral às pessoas com infecções sexualmente transmissíveis.

não desaparecerem após 6 sessões. São opções podofilina a 10-25%; ácido tricloroacético (ATA) a 80-90%; podofilotoxina (sem registro vigente na Anvisa) a 0,15%; imiquimode a 5%, creme; eletrocauterização; crioterapia; vaporização a *laser*; e exérese cirúrgica.

- A partir de 2014, o Ministério da Saúde ampliou o Calendário Nacional de Vacinação, com a introdução da vacina quadrivalente contra HPV tipos 6 e 11 (de baixo risco oncogênico, responsáveis por lesões verrucosas) e 16 e 18 (de alto risco oncogênico).
- Observações: apresenta transmissão sexual, auto ou heteroinoculação de vírions de HPV das verrugas comuns da pele e de verrugas genitais ou, raramente, por fômites. Não são conhecidos os fatores responsáveis pelo desenvolvimento de lesões. A recidiva das lesões do HPV está mais provavelmente relacionada à ativação de reservatórios de vírus do que à reinfecção pelo parceiro sexual. Os fatores que determinam a persistência da infecção e sua progressão para neoplasias intraepiteliais de alto grau são os tipos virais presentes e cofatores como o estado imunológico e tabagismo.

PEDICULOSE PUBIANA (FTIRÍASE)

- Agente etiológico: *Phtiruspubis*.
- Apresentação: prurido e consequentes escoriações e crostas, eczematização e impetiginização com infartamento ganglionar regional. Manchas azuladas ou acinzentadas, com 0,5-1 cm de diâmetro, e que não desaparecem à vitropressão podem estar presentes (substância da saliva do parasita), preferencialmente em pessoas de pele clara.
- Diagnóstico: é clínico; o ectoparasita e seus ovos podem ser vistos a olho nu.
- Tratamento: lindano a 1% aplicado à noite na região afetada e removido na manhã seguinte, por 3 dias, repetindo-se o processo após 1 semana; ou ivermectina, 200 mcg/kg, VO, em dose única, repetindo-se após 1 semana. O uso de anti-histamínicos fica a critério clínico para o controle do prurido.
- Observações: o parasita tem o corpo achatado com o tórax mais largo que o abdome (denominação popular de "chato"), e mede 1-1,5 mm. Há 3 estágios ninfais que duram cerca de 2 semanas, e a duração da vida adulta é de aproximadamente 1 mês. Localiza-se, quase exclusivamente, nos pelos pubianos e perianais, podendo atingir pelos axilares, do tronco, coxas e sobrancelhas.

OBSERVAÇÕES GERAIS

Sífilis, HIV, HTLV e herpes são abordadas nos Capítulos 217, 219, 221 e 222.

Candidíase vulvovaginal e vaginose bacteriana não são descritas neste capítulo pelo fato de a relação sexual não ser a principal forma de transmissão e por serem apenas preceptadas pelo ato sexual.

Deve-se adequar as opções de tratamento para gestantes, nutrizes e < 18 anos de idade. Nas 3 categorias, evita-se o uso de quinolonas. Em gestantes, nunca se deve utilizar podofilina e imiquimode. Nesses casos, deve-se utilizar ATA se não houver áreas extensas acometidas.

Uma única consulta deve priorizar evitar as complicações advindas de IST e interromper a cadeia de transmissão; prover diagnóstico, tratamento e aconselhamento, que inclui orientações sobre contágio e convocação de parceiros; além do acesso aos insumos de prevenção; oferta e realização da triagem sorológica para sífilis, HIV, além de hepatite B e C se possível; considerar vacinação se disponível; e oferecer acompanhamento ambulatorial. A educação sexual é importante nesses casos e sempre deve ser realizada quando houver oportunidade.

BIBLIOGRAFIA

Brasil. Ministério da Saúde. Protocolo clínico e diretrizes terapêuticas para atenção integral às pessoas com infecções sexualmente transmissíveis (IST). 1.ed. Brasília: Ministério da Saúde; 2020.

Workowski KA, et al. Sexually transmitted infections treatment guidelines, 2021. MMWR Recomm Rep 2021;70(RR-4):1-187.

220 HERPES SIMPLES E VARICELA-ZÓSTER

Ralcyon Francis Azevedo Teixeira, Karina Rodrigues Romanini Subi

HERPES SIMPLES

DEFINIÇÃO E ETIOLOGIA

O vírus herpes simples (HSV) é um DNA-vírus muito comum em humanos, pertencente à família dos herpes vírus humanos (*Herpesviridae*). São conhecidos 2 tipos de vírus herpes simples que se assemelham na estrutura, mas diferem na antigenicidade (HSV-1 e HSV-2).

EPIDEMIOLOGIA

O herpes simples possui distribuição universal, sendo uma das doenças mais prevalentes do mundo. Estudos epidemiológicos de soroprevalência mostram que até 90% dos adultos têm anticorpos circulantes contra o HSV-1 e 20-30% contra o HSV-2. No Brasil, estima-se que mais de 600 mil novos casos de herpes genital sejam diagnosticados anualmente.

TRANSMISSÃO

A transmissão ocorre por contato com indivíduo transmissor do vírus a partir da lesão infectante, sendo raras outras formas de contágio. O vírus infecta por meio de escoriações na pele ou por contato direto com cérvix uterina, uretra, orofaringe ou conjuntiva. Pessoas assintomáticas também podem transmitir o vírus, sendo mais comum nos primeiros 3 meses após a doença primária.

O HSV-1 é disseminado principalmente pela saliva infectada e por lesões periorais ativas, enquanto o HSV-2 é disseminado por lesões genitais; no entanto, os 2 tipos podem acometer qualquer parte da pele e da mucosa. Tipicamente, o HSV-1 é contraído na infância e no início da adolescência, e o HSV-2, em adolescentes e adultos sexualmente ativos. Pode haver infecção neonatal como consequência da forma genital da infecção materna por HSV-2 e, mais raramente, pelo HSV-1.

QUADRO CLÍNICO

O quadro clínico é variável, dependendo do local acometido e da imunidade do paciente. Classicamente, observa-se na pele uma placa eritematosa, seguida de vesículas umbilicadas e agrupadas, que podem evoluir para pústulas e ulceração do local. As lesões podem ficar úmidas ou evoluir com crostas, formando uma cicatriz após 2-4 semanas que não costuma deixar marcas.

As principais manifestações clínicas são:

- primoinfecção herpética: geralmente subclínica, fazendo do indivíduo um portador assintomático do vírus. Casos de acometimento mucocutâneo mais graves, extensos e de maior duração podem ocorrer. Após essa 1ª infecção, o vírus fica em estado de latência nos gânglios nervosos, podendo reativar pelo nervo periférico até a pele ou mucosas. É comum haver episódios de recorrência da doença, principalmente no 1° ano após a primoinfecção;
- gengivoestomatite herpética primária: mais observada em crianças, apresenta comprometimento significativo da gengiva, com lesões vesicoerosivas. Pode ser acompanhada de febre, adenopatia regional, odinofagia e hipersalivação. As lesões podem estender-se e acometer até a faringe;
- herpes genital: no homem, localiza-se com mais frequência na glande e no prepúcio; e, na mulher, nos pequenos lábios, clitóris, grandes lábios, fúrcula e colo do útero. Adenopatia inguinal dolorosa bilateral pode estar presente em 50% dos casos. Nos homens, também pode haver relato de secreção uretral hialina e ardência miccional. A presença do herpes genital aumenta o risco de infecção pelo HIV e, por isso, o tratamento precoce e a orientação de práticas sexuais seguras são importantes;
- ceratoconjuntivite herpética: a primoinfecção pode acontecer no olho, com vesículas e até erosões na conjuntiva e na córnea. Eventualmente, pode causar cegueira;
- paranício herpético: infecção herpética que atinge os dedos das mãos e pés, geralmente apresentando recidivas;
- acometimento do SNC: por ser um vírus neurotrópico, pode causar meningite, encefalite, radiculopatia e mielite transversa;
- herpes simples no imunodeprimido: o vírus herpes simples recidiva com grande frequência em pacientes com imunossupressão, sendo uma das complicações mais comuns na aids. Podem ser vistos quadros extensos e graves e até formas hipertróficas, que necessitam de internação para tratamento com medicação EV.

DIAGNÓSTICO

A história do paciente e o exame clínico são determinantes para o diagnóstico. Outros exames complementares que auxiliam no diagnóstico são:

- esfregaço de Tzank: o teste é positivo em até 75% dos casos iniciais da lesão (vesícula);
- dermatopatologia (Papanicolau): possui baixa sensibilidade;
- isolamento do vírus por cultura: técnica mais específica feita a partir do líquido das vesículas, porém é pouco disponível na prática clínica;
- visualização por microscopia eletrônica: feita a partir da coleta de material da base da lesão. É pouco usada na prática médica, pois só está disponível em laboratórios de pesquisa clínica;
- biologia molecular usando o método de reação em cadeia da polimerase (PCR): é altamente sensível e seu uso tem ficado cada vez mais acessível nos laboratórios clínicos;
- sorologia: a infecção primária pelo vírus herpes simples pode ser demonstrada pela conversão sorológica, mas é um método pouco aplicado na rotina diagnóstica;
- anatomopatológico: realizado a partir da visualização das alterações citopáticas no tecido, com possibilidade de realização de imuno-histoquímica.

Alguns diagnósticos diferenciais devem ser realizados:

- gengivoestomatite herpética: estomatite aftosa, candidose, doença mão-pé-boca, herpangina, eritema multiforme, infecção bacteriana, síndrome de Stevens-Johnson;
- úlceras genitais: outras DST e lesões traumáticas;

- lesão recorrente: erupção farmacogênica fixa;
- outras meningoencefalites.

TRATAMENTO

Diversos esquemas de tratamento podem ser aplicados – seguem algumas sugestões:

- herpes orolabial: deve-se iniciar o tratamento o mais precocemente possível com valaciclovir, 2 g, VO, a cada 12 horas, por 1 dia; fanciclovir 500 mg, VO, a cada 12 horas, por 7 dias; aciclovir, 400 mg, VO, 5 vezes por dia, durante 5 dias;
- 1° episódio de herpes genital: iniciar o tratamento o mais precocemente possível com aciclovir 400 mg, VO, a cada 8 horas, por 7-10 dias; ou valaciclovir, 1 g, VO, a cada 12 horas, por 7-10 dias; ou fanciclovir, 250 mg, VO, a cada 8 horas, por 7-10 dias;
- recorrências do herpes genital: o tratamento deve ser iniciado de preferência ao aparecimento dos primeiros sintomas (aumento de sensibilidade, ardor, dor, prurido) com aciclovir, 400 mg, VO, a cada 8 horas, por 5 dias; 800 mg, VO, a cada 8 horas, durante 2 dias; ou valaciclovir, 500 mg, VO, a cada 12 horas, ou 1 g, em dose única diária, por 5 dias; ou fanciclovir, 125 mg, VO, a cada 12 horas, por 5 dias, ou 1.000 mg, VO, em dose única (esses esquemas podem ser usados também para o herpes orolabial ou repetir o mais precocemente possível o tratamento preconizado para o herpes orolabial);
- casos recidivantes de ≥ 6 episódios/ano, recorrência com lesões graves ou para minimizar distúrbios psicossexuais: a terapia supressiva pode ser benéfica com redução média de 70-80% do aparecimento do herpes; administra-se aciclovir, 400 mg, a cada 12 horas; ou valaciclovir, 500 mg/dia; ou fanciclovir, 250 mg, a cada 12 horas. O tratamento é feito durante 6 meses-1 ano de medicação, sendo recomendado parar o tratamento após esse período para reavaliar a recorrência da doença. O aumento do aciclovir para 800 mg a cada 12 h ou o valaciclovir para 1g/dia pode ser feito caso não atinja o bom controle da doença com as doses iniciais das medicações. Em pessoas que apresentem quadro de herpes orolabial/genital eventual, mas cuja manifestação da doença atrapalharia atividade social já programada, pode-se realizar profilaxia medicamentosa somente durante o período envolvido;
- herpes e imunossupressão: no caso de manifestações graves com lesões mais extensas, recomenda-se tratamento com medicação injetável; administra-se aciclovir, 5-12,5 mg/kg, EV, divididos a cada 8 horas (o mais comum na prática médica é 10 mg/kg), por 5-7 dias ou até o bom controle das lesões (resolução clínica) – atentar para a função renal durante o tratamento. A alta deve acontecer somente após o bom controle da doença – pode-se realizar a transição para esquemas VO após melhora clínica com tratamento EV em alguns casos.

VARICELA E HERPES-ZÓSTER

DEFINIÇÃO

Varicela (catapora)

Trata-se da infecção que ocorre após o 1° contato com o vírus varicela-zóster. É altamente contagiosa e ocorre mais no final do inverno e no começo da primavera. Apresenta como característica exantemas maculopapulares de distribuição centrípeta que se tornam vesiculares e evoluem rapidamente para pústulas e crostas. Esse ciclo dura em torno de 3-4 dias.

A principal característica clínica da varicela é a presença do polimorfismo das lesões cutâneas nas diversas formas evolutivas (paciente apresenta pápulas, vesículas, pústulas e crostas ao mesmo tempo), acompanhadas de prurido, podendo também ocorrer febre e sintomas sistêmicos. Em crianças, geralmente é uma doença benigna e autolimitada, mas em adolescentes e adultos pode ser mais grave.

O período de incubação geralmente é de 14-16 dias (variando de 10-20 dias após contato), podendo ser mais curto em imunodeprimidos e mais longo após imunização passiva. O período de transmissão varia de 1-2 dias antes da erupção e dura até enquanto existirem vesículas.

Herpes-zóster

Geralmente, é uma doença de reativação do vírus da varicela que permanece em latência. A doença é autolimitada, com ciclo evolutivo de aproximadamente 15 dias, que atinge homens e mulheres, mais frequentemente na idade adulta, idosos e pacientes imunodeprimidos. Antes do surgimento das lesões cutâneas, a maioria dos doentes relata dores nevrálgicas, parestesias, ardor e prurido locais, acompanhados de febre, cefaleia e mal-estar. A lesão elementar se constitui de vesículas sobre base eritematosa que surgem de modo gradual e levam 2-4 dias para se estabelecer. Essas vesículas podem confluir formando bolhas contendo líquido transparente ou ligeiramente amarelado, seguindo o trajeto de um dermátomo centrifugamente. Quando não ocorre infecção secundária, em alguns dias as lesões secam e formam crostas que serão liberadas gradativamente, deixando discretas manchas que tendem a desaparecer.

Em pacientes imunodeprimidos, as lesões surgem em localizações atípicas e até de forma disseminada. Em geral, o quadro evolui para a cura em 2-4 semanas. Os nervos atingidos, com maior frequência, são os intercostais, provocando manifestações no tronco, mas outros nervos também podem ser afetados. Quando os nervos cranianos são acometidos, podem ocorrer sintomas como úlceras da córnea, vertigem ou surdez. O envolvimento do VII par craniano leva a uma combinação de paralisia facial periférica e *rash* no pavilhão auditivo, denominada síndrome de Hawsay-Hurt. Lesões na ponta e na asa do nariz sugerem envolvimento do ramo oftálmico do trigêmeo, com possível comprometimento ocular. Nos pacientes com herpes-zóster disseminado e/ou recidivante, é aconselhável fazer sorologia para HIV, além de pesquisar imunossupressão e neoplasias malignas.

AGENTE ETIOLÓGICO

Ambas as doenças são causadas pelo vírus varicela-zóster, da família *Herpetoviridae.* É um vírus RNA cujo reservatório é o homem. Sua transmissão ocorre de pessoa a pessoa, pelo contato direto ou com secreções respiratórias (disseminação aérea de partículas virais/aerossóis) e, raramente, por meio de contato com lesões de pele. Indiretamente, é transmitida por objetos contaminados com secreções de vesículas e membranas mucosas de pacientes infectados.

DIAGNÓSTICO

O diagnóstico é feito principalmente por meio de avaliação clinicoepidemiológica.

Diagnóstico laboratorial

Em geral, não são utilizados exames laboratoriais para se confirmar os casos de varicela ou herpes-zóster, exceto em diagnósticos diferenciais de casos graves.

Pode ser feito o isolamento viral das lesões vesiculares durante os primeiros 3-4 dias da doença, assim como técnicas de biologia molecular (padrão-ouro), imunofluorescência ou cultura em tecido, porém são técnicas de alto custo e limitada disponibilidade.

Em casos de dúvida de infecção pregressa, testes sorológicos podem ser realizados para verificar se o indivíduo já entrou em contato ou não com o vírus, a fim de indicar profilaxia.

Diagnóstico diferencial

Deve-se fazer o diagnóstico diferencial com varíola (erradicada), *monkeypox*, coxsackioses, infecções cutâneas, dermatite herpetiforme de DuhringBrocq, impetigo e riquetsioses.

COMPLICAÇÕES

As complicações são causadas pelo próprio vírus, que pode causar encefalite, meningite e glomerulonefrite. Podem ocorrer infecções bacterianas secundárias de pele causadas principalmente por *Staphylococcus aureus* e *Streptococcuspyogenes*, que podem levar a quadros sistêmicos de sepse grave, artrite séptica, pneumonia e endocardite.

A síndrome de Reye pode ocorrer principalmente em crianças, sendo caracterizada por quadro neurológico de rápida progressão e disfunção hepática, associada ao uso de ácido acetilsalicílico. Outras complicações possíveis são: infecção neonatal, varicela disseminada, varicela hemorrágica e a neuralgia pós-herpética, principalmente no caso de indivíduos com idade > 50 anos com herpes-zóster.

TRATAMENTO

Varicela

O tratamento específico raramente é usado nos casos de crianças saudáveis. Em crianças com risco de complicação (principalmente pneumopatas ou pacientes com dermatoses crônicas), recomenda-se o uso nas primeiras 24 horas de aciclovir, 20 mg/kg/dose, VO, 4 vezes por dia, na dose máxima de 800 mg/dia, durante 5 dias. Em adolescentes e adultos, só há real efetividade do tratamento quando iniciado nas primeiras 24 horas da doença, ficando a indicação a critério médico. Deve-se usar doses altas de medicação: aciclovir, 800 mg, VO, 5 vezes por dia, durante 5-7 dias; valaciclovir, 1.000 mg, VO, a cada 8 horas, por 5 dias; fanciclovir, 500 mg, VO, a cada 5 horas, por 5 dias. Em gestantes, principalmente durante o 3° trimestre de gestação, é recomendado o tratamento com aciclovir, VO ou EV. Pacientes imunodeprimidos devem realizar o tratamento com aciclovir, 10-12 mg/kg, EV, a cada 8 horas, durante 7-14 dias.

O tratamento adjuvante deve incluir anti-histamínicos VO para diminuir o prurido. Medicamentos tópicos que aliviam o prurido também podem ser usados. É questionada a eficácia do banho de permanganato de potássio (sem registro vigente na Anvisa). Deve-se orientar o corte bem curto das unhas para diminuir o risco de traumatizar as lesões, deixando marcas na pele ou infecções secundárias.

Herpes-zóster

O tratamento do herpes-zóster deve começar o mais precocemente possível, de preferência até 72 horas após o início do quadro. O objetivo principal do tratamento consiste em evitar a neuralgia pós-herpética, sendo que a precocidade do tratamento aumenta as chances. É claro que com a medicação se consegue diminuir a extensão da doença e uma resolução mais rápida. A medicação recomendada é aciclovir, 800 mg, VO, 5 vezes por dia, durante 7-10 dias; ou valaciclovir, 1.000 mg, VO, 3 vezes por dia, por 7 dias; ou fanciclovir, 500 mg, VO, 3 vezes por dia, por 7 dias. Quadros extensos, principalmente na região da face e em imunodeprimidos, ou que piorem em vigência de medicação VO, requerem internação para tratamento EV. O principal engano no tratamento ambulatorial do herpes-zóster é o tratamento com doses baixas de antiviral.

Em pacientes com idade > 50 anos, discute-se associar prednisona VO para diminuir o desconforto durante a fase aguda da doença (diminuição da dor, melhora do sono e retorno mais rápido às atividades diárias), porém essa medida não diminui a incidência de neuralgia pós-herpética. A prednisona deve ser administrada na dose de 0,5 mg/kg na 1ª semana, reduzindo-se metade da dose na 2ª semana e 1/4 na 3ª semana (p. ex., 30 mg, VO, 2 vezes por dia, nos dias 1-7; 15 mg, VO, 2 vezes por dia, nos dias 8-14; e 7,5 mg, VO, 2 vezes por dia, nos dias 15-21).

Neuralgia pós-herpética

A patogênese da neuralgia pós-herpética é complexa. É geralmente aceita como sensibilização central causada por inflamação do nervo, aumento da excitabilidade e alteração da plasticidade neural.

O tratamento da dor nos casos de herpes-zóster tem por objetivo diminuir a gravidade e a duração do desconforto na fase aguda e prevenir a neuralgia pós-herpética, geralmente definida como dor em dermátomo unilateral que persiste por 3 ou mais meses após o início de um surto. A incidência pode ser > 10-50%, sendo que os principais fatores de risco são a idade avançada do paciente e a intensidade da dor na fase aguda do zóster.

A qualidade de vida é bastante afetada, não só diretamente pela dor, mas também indiretamente, por fadiga, diminuição da mobilidade e isolamento social.

O objetivo do tratamento da dor deve ser deixar o paciente assintomático, sem dor alguma, desde a fase aguda da doença. Quanto mais crônicos são os casos, mais difícil é o controle dos sintomas. Mesmo dores leves podem tornar-se permanentes caso deixem de ser tratadas, ainda que apenas por algum tempo. Portanto, a abordagem da dor deve começar logo no início da queixa.

Para tratamento farmacológico, os antidepressivos tricíclicos e anticonvulsivantes são a 1ª escolha (amitriptilina, nortriptilina, gabapentina e pregabalina). Antidepressivos duais, considerados 1ª linha em dor neuropática, podem ser alternativas a serem consideradas. O uso de opioides também pode ser benéfico, podendo-se optar por opioides fracos (tramadol) ou fortes (oxicodona, metadona) (Capítulo 41)

As doses devem ser tituladas conforme a tolerância do paciente, iniciando-se com doses baixas e aumentando gradualmente em alguns dias conforme permitirem os efeitos colaterais. A analgesia multimodal (uso concomitante de mais de uma classe de analgésicos) é mais indicada, uma vez que os efeitos sinérgicos possibilitam o uso de doses menores e, consequentemente, apresentam menos efeitos colaterais quando comparados à monoterapia. Dipirona ou paracetamol devem vir somados à prescrição, devido ao potencial de potencialização da analgesia, com baixo perfil de efeitos colaterais. Lidocaína e capsaicina tópica podem ser indicadas.

O tratamento intervencionista deve ser uma alternativa considerada e tem sido cada vez mais indicados, principalmente nos pacientes > 50 anos de idade, em razão da alta incidência de neuralgia pós-herpética. Os procedimentos já devem ser indicados após 1 semana de tratamento conservador mal-sucedido. Bloqueios peridurais e simpáticos são a 1ª linha. Aplicação de toxina botulínica, bloqueios seletivos de raiz, bloqueios intratecais, radiofrequência e eletroestimuladores são outras possibilidades no arsenal intervencionista. Atualmente, o aperfeiçoamento das técnicas guiadas por imagem torna essas opções seguras e atrativas tanto nos casos agudos de zóster, quanto no tratamento da neuralgia pós-herpética. Com isso, a avaliação do especialista em dor com experiência em procedimentos intervencionistas deve ser precoce, ao contrário do que ocorre na prática, visando melhores resultados no tratamento.

PROFILAXIA

Vacina para varicela

O Programa Nacional de Imunizações do Brasil conta, desde 2014, com início de vacinação para varicela aos 15 meses de vida, com recomendação de dose de reforço desde 2018 para ser realizada dos 4 aos 6 anos de vida. A vacina pode ser feita em clínicas particulares ou, em determinados casos, nos centros de referência de imunobiológicos especiais (CRIE), onde os casos são categorizados conforme a seguir.

Vacina pós-exposição

A vacina é indicada para controle de surto em ambiente hospitalar, creches e escolas que atendam crianças menores de sete anos, comunicantes suscetíveis imunocompetentes a partir de 9 meses de idade, até 120 horas (5 dias) após o contato.

Imunoglobulina humana antivaricela

Deve ser utilizada até 96 horas após o contato, desde que atendidas as três condições seguintes: suscetibilidade, contato significativo e condição especial de risco, conforme definidas abaixo:

1. O comunicante deve ser suscetível:

a) Pessoas imunocompetentes e imunodeprimidos sem história bem definida da doença e/ou de vacinação anterior.

b) Pessoas com imunodepressão celular grave, independentemente de história anterior de varicela.

2. Deve ter havido contato significativo com o vírus varicela-zóster (VVZ):

a) Contato domiciliar contínuo: permanência junto com o doente durante pelo menos uma hora em ambiente fechado.

b) Contato hospitalar: pessoas internadas no mesmo quarto do doente ou que tenham mantido com ele contato direto prolongado, de pelo menos uma hora.

3. O suscetível deve ser pessoa com risco especial de varicela grave:

a) Crianças ou adultos imunodeprimidos.

b) Menores de um ano em contato hospitalar com VVZ.

c) Gestantes.

d) RN de mães nas quais o início da varicela ocorreu nos cinco últimos dias de gestação ou até 48 horas depois do parto.

e) RN prematuros, com 28 ou mais semanas de gestação, cuja mãe nunca teve varicela.

f) RN prematuros, com menos de 28 semanas de gestação (ou com menos de 1.000 g ao nascimento), independentemente de história materna de varicela.

A dose de imunoglobulina pós-exposição para varicela recomendada é de 125 UI/10 kg de peso (dose mínima de 125 UI e dose máxima de 625 UI), administrada nas primeiras 96 horas após ocorrido o con-

Tabela 1 Terapia farmacológica para neuralgia pós-herpética

Agente	Dosagem (adultos)	Eventos adversos	Observações
Tratamento tópico			
Capsaicina 0,075%	4 vezes ao dia	Eritema, dor na aplicação, erupção na pele	Evitar contato com olhos e mucosas; adesivo 8% disponível para aplicação por médicos treinados a cada 3 meses
Adesivo de lidocaína 5%	Até três adesivos por dia	Bolhas, eritema local, erupção cutânea	Evitar em pacientes com alergia a anestésicos locais
Tratamentos sistêmicos			
Amitriptilina	Dose inicial de 10 a 25 mg por via oral à noite, aumentando em 10 a 25 mg por semana até 75 a 150 mg por dia	Visão turva, constipação, boca seca, sedação, retenção urinária, ganho de peso	Reduzir gradualmente ao interromper a terapia; cautela em idosos; evitar em pacientes com arritmias cardíacas, glaucoma, distúrbios convulsivos ou risco de suicídio; evitar o uso concomitante de tramadol, inibidores seletivos da recaptação da serotonina e inibidores da recaptação da serotonina-norepinefrina (risco de síndrome da serotonina)
Duloxetina	Dose inicial de 30 mg por via oral à noite, aumentando 30 mg cada 7-14 dias. Dosagem máxima 120 mg.	Náusea, hiponatremia	Reduzir gradualmente ao interromper a terapia; cautela em idosos; evitar em pacientes com arritmias cardíacas, glaucoma, distúrbios convulsivos ou risco de suicídio; evitar o uso concomitante de tramadol, inibidores seletivos da recaptação da serotonina e inibidores da recaptação da serotonina-norepinefrina (risco de síndrome da serotonina)
Gabapentina	300 a 600 mg por via oral 3 vezes ao dia	Tontura, edema periférico, sedação, ganho de peso	Reduzir a dose ao longo de 7 dias ao interromper a terapia; ajuste de dosagem necessário para pacientes com depuração de creatinina ≤ 60 mL por minuto por 1,73 m^2 (1,00 mL por segundo por m^2)
Pregabalina	150 a 300 mg por via oral por dia, divididas em 2 doses. Dose máxima 600 mg/dia	Tontura, edema periférico, sedação, ganho de peso	Reduzir a dose ao longo de sete dias ao interromper a terapia; ajuste de dosagem necessário para pacientes com depuração de creatinina ≤ 60 mL por minuto por 1,73 m^2
Dipirona	6-8 g por via oral por dia, divididas em 3 ou 4 doses	Aplasia Medular (raro e reversível com a suspensão da terapia)	
Paracetamol	750 mg por via oral por dia divididas em 3 doses. Dose máxima recomedada 3 g	Hepatotoxicidade	Cautela em hepatopatas e desnutridos

Adaptada de Saguil A, Kane S, Mercado M, Lauters R. Herpes zoster and postherpetic neuralgia: prevention and management. Am Fam Physician 2017;96(10):656-663.

tato. Seu uso tem finalidade exclusivamente profilática e não terapêutica.

Vacina para herpes-zóster

Existem dois tipos de vacinas contra o herpes-zóster:

- Vacina de vírus vivo atenuado – licenciada para pessoas com 50 anos ou mais e é recomendada como rotina para maiores de 60 anos de idade. Por ser de vírus vivo atenuado e tem limitação de indicação, como contraindicação em imunodeprimidos.
- Vacina de vírus inativado – além de ter resultados clínicos melhores que a de vírus vivo atenuado, pode ser aplicada em pacientes imunodeprimidos, mantendo bons níveis de proteção. Tem previsão para ser comercializada no Brasil em 2022, já sendo comercializada em outros países como nos Estados Unidos.

BIBLIOGRAFIA

Antimicrobial Therapy, Inc. The Sanford guide to antimicrobialtherapy. 2021.

Brasil. Ministério da Saúde. Doenças infecciosas e parasitárias: guia de bolso, 8.ed. Brasília: Ministério da Saúde; 82010.

Brasil. Ministério da Saúde. Manual dos centros de referência para imunobiológicos especiais. Brasília: Ministério da Saúde; 2019.

Clemens SAC, Farhat CK. Soroprevalência de anticorpos contra vírus herpes simples 1 e 2 no Brasil. Rev Saúde Pública 2010;44(4):726-34

Mohamed YM, Yasser MA, Youssef EB. Effect of early stellate ganglion blockade for facial pain from acute herpes zoster and incidence of postherpetic neuralgia. Pain Physician 2012;15:467-74.

van Wijc AJM, Wallace M, Mekhail N, van Kleef M. Herpes zoster and post-herpetic neuralgia. PainPractice 2011;11(1):88-97..

221 INFECÇÃO POR HIV E AIDS

Ralcyon Francis Azevedo Teixeira, Carolina dos Santos Lázari, Bernardo Porto Maia

DEFINIÇÕES E ETIOLOGIA

Após 40 anos dos primeiros relatos de caso de Aids, a infecção pelo vírus HIV permanece um importante desafio em saúde pública na atualidade. Hoje, com a evolução da terapia antirretroviral de alta potência, sabe-se, por exemplo, que pessoas vivendo com o vírus HIV (PVHIV), quando apresentam carga viral abaixo do limite de detecção laboratorial, não transmitem o vírus. O avanço do tratamento, amplamente disponível, no sistema público de saúde, no Brasil, permitiu queda expressiva na evolução para a Aids e redução da taxa de mortalidade pela doença. No entanto, ainda não há cura ou vacina para contribuir com o enfrentamento a esta pandemia.

O HIV é um retrovírus com genoma constituído por RNA. Pertence ao grupo dos retrovírus citopáticos e não oncogênicos que, para se multiplicarem, necessitam de uma enzima denominada transcriptase reversa, responsável pela transcrição do RNA viral em DNA. Esse DNA viral (pró-vírus) incorpora-se ao genoma da célula, a partir do qual inicia a produção de novas partículas virais (vírions) que são processadas por outra enzima específica (protease viral), cuja ação permite sua maturação e posterior liberação no citoplasma.

Foi isolado pela 1ª vez em 1983 por 2 grupos independentes de pesquisadores, quase simultaneamente, nos Estados Unidos e na França. Além do clássico HIV-1, descoberto naquele ano, outro grupo de retrovírus foi descrito na África, denominado HIV-2. Os tipos são semelhantes, embora haja alguma diversificação genética nas glicoproteínas de membrana.

A principal via de transmissão é a sexual e, por isso, o foco em prevenção combinada deve ser o ponto chave para evitar o surgimento de novos casos. Métodos de barreira, como os preservativos, quando associados a testagem rápida, acesso expandido a profilaxias pré e pós-exposição, imunização contra infecções sexualmente transmissíveis (IST) imunopreveníveis, tratamento das PVHIV, dentre outras estratégias de prevenção demonstram maior eficácia em evitar a transmissão do vírus pelo sexo.

A transmissão parenteral, hoje, ainda é relevante, entre usuários de drogas injetáveis, por meio do compartilhamento do uso de agulhas. Para tanto, faz-se necessário investir em políticas de redução de danos, direcionadas especificamente a esta população. A transmissão transfusional não mais tem sido uma realidade, dado o avanço no arsenal diagnóstico e o aprimoramento da triagem em bancos de sangue.

A transmissão vertical é uma terceira via possível de propagação do HIV, neste caso, de mãe para filho, durante a gestação ou no momento do parto. Porém, há importante impacto da estratégia de pré-natal, com diagnóstico precoce e tratamento adequado da infecção por HIV em gestantes, de forma, em algumas cidades, no país, ter-se conseguido erradicar esta via de transmissão.

A história natural da infecção pelo HIV se dá pela disfunção do sistema imunológico, a partir do acometimento das células-alvo do vírus: os linfócitos T CD4+. Uma vez reduzida a população de linfócitos T CD4+, há importante comprometimento da resposta imunológica humoral e celular, vulnerabilizando o organismo a infecções oportunistas.

A sigla Aids faz menção à síndrome da imunodeficiência adquirida, doença causada pelo HIV. Considera-se, que, uma PVHIV se encontra em fase aids, quando a contagem de linfócitos T CD4+ é inferior a 350 células e/ou a presença de alguma doença definidora, como infecções oportunistas e algumas neoplasias.

EPIDEMIOLOGIA

Segundo a UnAids, estima-se, que, até 2020, existiam 37,6 milhões de pessoas vivendo com HIV no mundo. O número de novos casos é de 1,5 milhões. A mortalidade por agravos relacionados à Aids apresenta progressiva redução, porém ainda representou 690.000 óbitos, em 2020.

A distribuição destes números se dá de maneira bastante heterogênea, territorialmente. No continente africano, a transmissão do HIV predomina em mulheres cisgênero e heterossexuais. Na África subsaariana, as mulheres representam 63% das novas infecções. Seis em cada sete novos casos, entre jovens de 15 a 19 anos, concentram-se em meninas.

Já na Europa e nas Américas a população-chave constitui-se de homens que fazem sexo com outros homens, pessoas trans, profissionais do sexo e pessoas privadas de liberdade. Faixas etárias mais jovens também predominam, nestes continentes, porém sem ignorar o relevante aumento no diagnóstico de novos casos de infecção pelo HIV em pessoas com idade igual ou superior a 60 anos, o que representa um alerta para a necessidade de novas políticas de prevenção, voltadas para este grupo.

No Brasil, hoje, 920.000 pessoas vivem com o vírus. Destes, apenas 86% receberam diagnóstico e 77% fazem tratamento regular, não alcançando, portanto, a meta 90-90-90, pactuada em 2016, na Declaração Política da Assembleia geral das Nações Unidas. Esta meta visava, até 2020, alcançar 90% das PVHIV diagnosticadas, 90% em tratamento antirretroviral e 90% com carga viral indetectável. Destas, a única meta atingida pelo Brasil, hoje, é os 94% de PVHIV em supressão viral.

QUADRO CLÍNICO

O quadro clínico clássico da infecção é variável e depende do tempo decorrido entre a aquisição da infecção e o surgimento de suas manifestações, bem como da quantidade de linfócitos T CD4+. Ademais, a evolução natural pode ser modificada pelo uso de medicação específica para o combate ao vírus.

A infecção aguda é caracterizada pelos fenômenos que ocorrem nas primeiras semanas após a aquisição do HIV, até o aparecimento dos anticorpos anti-HIV (soroconversão), que costuma ocorrer em torno da 4ª semana após a exposição. Como toda infecção viral aguda, pode ser acompanhada por um conjunto de manifestações clínicas denominado síndrome retroviral aguda, que geralmente se apresenta entre a 1ª-3ª semanas da infecção. Uma parte significativa dos indivíduos infectados apresenta esta síndrome (50-90%). Os principais achados clínicos da síndrome retroviral aguda incluem febre, adenopatia, faringite, exantema, mialgia e cefaleia.

Essa síndrome classicamente cursa com febre alta, sudorese e linfadenomegalia comprometendo principalmente as cadeias cervicais anteriores e posteriores, submandibulares, occipitais e axilares. Podem ocorrer, ainda, esplenomegalia, letargia, astenia, anorexia e depressão. Alguns pacientes desenvolvem exantema de curta duração após o início da febre (frequentemente, < 3 dias), afetando geralmente a face, o pescoço e/ou o tórax superior, mas podendo se disseminar para braços, pernas, regiões palmares e plantares.

Sintomas digestivos, como náuseas, vômitos, diarreia, perda de peso e úlceras orais, podem estar presentes. O comprometimento do fígado e do pâncreas é raro na síndrome retroviral aguda. Cefaleia e dor ocular são as manifestações neurológicas mais comuns, mas podem cursar também com quadro de meningite asséptica, neurite periférica sensitiva ou motora, paralisia do nervo facial ou síndrome de Guillain-Barré. A síndrome retroviral aguda é autolimitada, de modo que a maioria dos sinais e sintomas desaparece em 3-4 semanas. Linfadenopatia, letargia e astenia podem persistir por vários meses. A presença de manifestações clínicas mais intensas e prolongadas (> 14 dias) associa-se à progressão mais rápida da doença.

Raramente, podem acontecer doenças oportunistas, como pneumocistose e candidíase esofágica, ainda durante a fase aguda da infecção, relacionadas à intensa replicação viral característica desse momento, com consequente imunossupressão temporária. Laboratorialmente, pode-se encontrar leucopenia transitória, linfopenia ou linfocitose atípica, trombocitopenia e aumento das enzimas hepáticas. A contagem de linfócitos T CD4+ geralmente se apresenta baixa, com aumento relativo dos linfócitos T CD8+. Ao término desse período, o indivíduo apresenta recuperação imunológica, com aumento do número de linfócitos T CD4+ (que, contudo, dificilmente atinge o patamar anterior à infecção), entrando na fase crônica assintomática da infecção.

Em virtude da inespecificidade dos sinais e sintomas característicos da síndrome retroviral aguda, que comumente estão presentes em outras síndromes agudas de etiologia viral (p. ex., aquelas relacionadas ao vírus Epstein-Barr, ao citomegalovírus e até mesmo ao influenza), é frequente que a infecção pelo HIV não seja diagnosticada na fase aguda. Desse modo, é muito importante que o médico, diante de um quadro agudo sugestivo de infecção viral, considere a infecção pelo HIV entre os diagnósticos possíveis e investigue potenciais fontes de exposição ao vírus.

Após a resolução do quadro relacionado à infecção aguda pelo HIV, o paciente ingressa em um período de estabilidade clínica, no qual não apresenta sinais ou sintomas referentes à infecção viral, denominado fase assintomática ou de latência clínica, com duração média de 8-10 anos. Pode haver linfadenopatia generalizada persistente como único achado nesse período. Tal fase se caracteriza por aumento progressivo da carga viral e queda contínua do número de linfócitos T CD4+ no sangue periférico.

Em determinado momento, o portador do HIV adentra a fase sintomática inicial, na qual apresenta sinais e sintomas inespecíficos e de intensidade variável. As principais manifestações observadas são: sudorese noturna, fadiga, emagrecimento, diarreia, sinusopatias e pneumonias bacterianas de repetição, candidíase oral e/ou vaginal, leucoplasia pilosa oral (espessamento epitelial benigno mais frequente nas margens laterais da língua), gengivite, úlceras aftosas (extensas e de caráter recidivante), herpes simples recorrente (habitualmente, com duração mais prolongada do que a observada em indivíduos imunocompetentes), herpes-zóster e plaquetopenia. Tais manifestações são mais prováveis em indivíduos que apresentem contagem de linfócitos T CD4+ < 500 células/mm^3. É desejável que o diagnóstico da infecção pelo HIV ocorra, preferencialmente, nessa fase, com o intuito de evitar a evolução para imunodepressão acentuada, com risco de doenças oportunistas e óbito.

A fase de imunodeficiência avançada ou Aids caracteriza-se pela baixa contagem de linfócitos T CD4+ e pelo desenvolvimento de infecções oportunistas, determinadas neoplasias, síndrome consumptiva e complicações neurológicas, consideradas indicativas de Aids. É a fase mais tardia da imunodeficiência.

DIAGNÓSTICO SOROLÓGICO DA INFECÇÃO PELO HIV

A fim de maximizar o grau de confiabilidade na emissão dos laudos, bem como minimizar a ocorrência dos resultados falso-negativos ou falso-positivos, o Ministério da Saúde estabelece a obrigatoriedade de um conjunto de procedimentos sequenciados para o diagnóstico da infecção pelo HIV.

Recomenda-se a oferta de testagem para HIV, bem como para as demais IST, a todos os pacientes sexualmente ativos, principalmente após exposições de risco. Salienta-se, no entanto, que, em nenhuma situação deverá haver qualquer tipo de coerção para a realização dos testes.

A triagem é feita com imunoensaios, dos quais destacam-se, na prática atual, os testes rápidos e os imunoensaios de 4ª geração. Os testes rápidos são imunoensaios simples, cujo resultado encontra-se disponível em até 30 minutos, através de imunocromatografia. Além de apresentarem excelente sensibilidade e especificidade, o principal objetivo deste tipo de testes foi tornar possível o diagnóstico da infecção do HIV para além dos ambientes hospitalares, ambulatoriais e laboratoriais.

Por esta razão, a utilização de testes rápidos deve-se direcionar prioritariamente a situações especiais, enumeradas pelo Ministério da Saúde como:

- Rede de serviços de saúde sem infraestrutura laboratorial ou localizada em regiões de difícil acesso.
- Programas do Ministério da Saúde, como Rede Cegonha, Programa de Saúde da Família, Consultório na Rua, Quero Fazer, entre outros.
- Centro de Testagem e Aconselhamento (CTA) e Unidade de Testagem Móvel.
- Segmentos populacionais flutuantes.
- Segmentos populacionais mais vulneráveis.
- Parceiros(as) de pessoas vivendo com HIV/Aids.
- Acidentes biológicos ocupacionais.
- Gestantes no pré-natal e que não tenham sido testadas durante o pré-natal ou cuja idade gestacional não assegure o recebimento do resultado do teste antes do parto.
- Parturientes e puérperas que não tenham sido testadas no pré-natal ou quando não é conhecido o resultado do teste no momento do parto.
- Abortamento espontâneo, independentemente da idade gestacional.
- Laboratórios que realizam pequenas rotinas (rotinas com até 5 amostras diárias para diagnóstico da infecção pelo HIV).
- Pessoas em situação de violência sexual, como prevenção das IST/Aids.
- Pacientes atendidos em pronto-socorro.
- Outras situações especiais definidas pelo Departamento de IST, Aids e Hepatites Virais para ações de vigilância, prevenção e controle das IST e da Aids.

Teste rápido negativo é suficiente para que a amostra seja considerada não reagente. Contudo, se o 1° teste rápido for positivo, um 2° teste rápido baseado em outra metodologia deve ser realizado.

Os imunoensaios de 4ª geração têm como principal diferencial a capacidade de identificar, além dos anticorpos específicos anti-HIV, o antígeno p24, permitindo, assim, boa sensibilidade e especificidade a este método, em menor tempo de janela imunológica (até 4 semanas da exposição de risco). Trata-se de um exame realizado apenas em ambiente laboratorial, através de ensaios imunoenzimáticos ou imunométricos do tipo ELISA.

Em situação de resultado positivo, ou seja, reagente para o HIV, faz-se necessário novo exame. A estes, denomina-se exames complementares. Embora os imunoensaios sejam altamente confiáveis, ainda assim pode haver resultados falso-positivo. Para isso, testes como *imunoblot*, *imunoblot* rápido e *western blot* foram desenvolvidos. Eles utilizam diferentes formatos e princípios, mas se assemelham quanto ao alto valor preditivo-positivo.

Em sua maioria, por detectarem apenas IgG e, portanto, não identificarem anticorpos IgM HIV específicos ou o antígeno p24, os exames complementares não são indicados como métodos de triagem para o diagnóstico da infecção pelo HIV. Além disso, apresentam custo elevado e requerem interpretação subjetiva para estabelecer um diagnóstico, com base em um padrão de reatividade, definido pelo fabricante.

A Portaria n. 29, de 17 de dezembro de 2013 define, dentre outros aspectos sobre o diagnóstico da infecção pelo HIV, que resultados reagentes devem ser confirmados com coleta de uma segunda amostra, que, por sua vez, deve seguir o mesmo algoritmo de testagens (imunoensaio). Caso o resultado seja indeterminado, o laudo deve ser liberado como amostra indeterminada para o HIV, com a ressalva de que nova coleta é recomendada, em 30 dias, se persistir a hipótese de infecção.

A infecção pelo HIV pode ser diagnosticada também por detecção direta de componentes do vírus, como o RNA, antígeno p24 ou DNA pró-viral, por meio de técnicas moleculares. Reserva-se este tipo de abordagem diagnóstica para as suspeitas de infecção aguda pelo vírus HIV, quando ainda não é esperada a detecção de anticorpos específicos, porém já há elevada carga viral sérica.

Observações importantes

Para o diagnóstico de infecção pelo HIV em crianças com idade < 18 meses, é necessário seguir outro fluxograma específico para esse grupo de pacientes.

Para os casos suspeitos de infecção aguda pelo HIV, os testes de triagem sorológica podem apresentar resultado falso-negativo, pois os títulos de anticorpos podem estar muito baixos, podendo ser necessária, para o diagnóstico, a utilização de testes moleculares para detecção do RNA do vírus HIV.

Atualmente, os testes imunoenzimáticos de 4ª geração usados na etapa de triagem avaliam a presença de anticorpos anti-HIV e do antígeno viral p24, o que torna sua positividade mais precoce a partir do momento da infecção. Ainda assim, resultados negativos devem motivar nova coleta em 30 dias quando tiver ocorrido uma possível exposição ao HIV. Os testes rápidos de sangue ou saliva apresentam janela imunológica maior – entre 60 e 90 dias.

DEFINIÇÃO DE CASOS DE AIDS NO BRASIL PARA FINS DE VIGILÂNCIA EPIDEMIOLÓGICA

Os critérios apresentados na Tabela 1 são adotados para definição de casos de Aids no Brasil. Os casos que se enquadram nessas definições devem ser notificados por meio do Sistema Nacional de Agravos de Notificação.

Para algumas doenças indicativas de Aids, é requerido o diagnóstico definitivo:

- candidose de traqueia, brônquios ou pulmões;
- câncer cervical invasivo;
- criptococose extrapulmonar;

Tabela 1 Critérios de definição de casos de Aids em indivíduos com idade ≥ 13 anos

Critério CDC adaptado
Existência de 2 testes* de triagem reagentes ou 1 confirmatório** para detecção de anticorpos anti-HIV
+
Evidência de imunodeficiência: diagnóstico de pelo menos 1 doença indicativa de Aids (doenças de diagnóstico definitivo e/ou presuntivo)
e/ou
Contagem de linfócitos T CD4+ < 350 células/mm³
e/ou
Critério Rio de Janeiro/Caracas
Existência de 2 testes de triagem reagentes ou 1 confirmatório para detecção de anticorpos anti-HIV
+
Somatório de, pelo menos, 10 pontos, de acordo com uma escala de sinais, sintomas ou doenças (Tabela 2)
ou
Critério excepcional – óbito
Menção de Aids (ou termos equivalentes) em algum campo da declaração de óbito
+
Investigação epidemiológica inconclusiva
ou
Menção de infecção pelo HIV (ou termos equivalentes) em algum campo da declaração de óbito, além de doença associada à infecção pelo HIV
+
Investigação epidemiológica inconclusiva

* Testes de triagem: várias gerações de ensaio por imunoabsorbância ligada à enzima (Elisa), ensaio imunoenzimático, ensaio imunoenzimático com micropartículas e ensaio imunoenzimático com quimioluminescência.
** Testes confirmatórios: imunofluorescência indireta, *imunoblot*, *western blot*, testes de amplificação de ácidos nucleicos (PCR) e amplificação sequencial de ácidos nucleicos (NASBA).
Adaptada de Brasil. Ministério da Saúde. Critérios de definição de casos de Aids em adultos. Brasília: Ministério da Saúde; 2004.

Tabela 2 Escala com a pontuação para cada sinal, sintoma ou doença (critério Rio de Janeiro/Caracas)

Sarcoma de Kaposi	10 pontos
Tuberculose disseminada/extrapulmonar/pulmonar não cavitária	10 pontos
Candidose oral ou leucoplasia pilosa	5 pontos
Tuberculose pulmonar cavitária ou não especificada	5 pontos
Herpes-zóster em indivíduo com até 60 anos de idade	5 pontos
Disfunção do SNC	5 pontos
Diarreia por período ≥ 1 mês	2 pontos
Febre ≥ 38°C por período ≥ 1 mês	2 pontos
Caquexia ou perda de peso corporal > 10%	2 pontos
Dermatite persistente	2 pontos
Anemia e/ou linfopenia e/ou trombocitopenia	2 pontos
Tosse persistente ou qualquer pneumonia (exceto tuberculose)	2 pontos
Linfadenopatia ≥ 1 cm, ≥ 2 sítios extrainguinais, por período ≥ 1 mês	2 pontos

- criptosporidiose intestinal crônica (período > 1 mês);
- histoplasmose disseminada (localizado em quaisquer órgãos e não exclusivamente nos pulmões ou linfonodos cervicais ou hilares; ou em 1 desses órgãos, associado a qualquer outra localização);
- isosporidiose intestinal crônica (período > 1 mês);
- linfoma primário do cérebro (em qualquer idade);
- linfoma não Hodgkin de células B (fenótipo imunológico desconhecido) e outros linfomas dos seguintes tipos histológicos: linfoma maligno de células grandes ou pequenas não clivadas (tipo Burkitt ou não Burkitt) e linfoma maligno imunoblástico – sem outra especificação (termos análogos: sarcoma imunoblástico, linfoma maligno de células grandes ou linfoma imunoblástico);
- sepse recorrente por *Salmonella* (não tifoide);
- reativação de doença de Chagas (meningoencefalite e/ou miocardite).

Para outras doenças indicativas de Aids, também é aceito o diagnóstico presuntivo:

- candidose do esôfago;
- citomegalovirose (em qualquer outro local que não seja fígado, baço e linfonodos);
- herpes simples mucocutâneo (período > 1 mês);
- leucoencefalopatia multifocal progressiva;
- pneumonia por *Pneumocystis jirovecii*;
- toxoplasmose cerebral;
- micobacteriose disseminada (exceto tuberculose ou hanseníase – em órgãos outros que não pulmões, pele ou linfonodos cervicais ou hilares; ou em um desses órgãos associado a qualquer outra localização).

Na 1ª consulta de pessoas vivendo com HIV/Aids (PVHA), devem ser solicitados os seguintes exames:

- hemograma;
- contagem de linfócitos T CD4+ e carga viral do HIV;
- avaliação hepática e renal (AST, ALT, creatinina, ureia, sódio, potássio, exame básico de urina);
- exame parasitológico de fezes;
- sorologia para sífilis;
- testes para hepatites virais (anti-VHA, anti-VHC, AgHBs, anti-HBcT e anti-HBs para verificação de imunização);
- IgG para toxoplasma;
- sorologia para HTLV I e II e Chagas (considerar triagem na rotina para indivíduos oriundos de áreas endêmicas);
- dosagem de lipídios;
- glicemia em jejum;
- prova tuberculínica;
- RX de tórax.

TRATAMENTO ESPECÍFICO DA INFECÇÃO PELO HIV: TERAPIA ANTIRRETROVIRAL

A abordagem clínica da infecção pelo HIV e de suas complicações é bastante complexa. Com o advento da terapia antirretroviral de alta potência, as manifestações clínicas decorrentes da imunodepressão tornaram-se menos frequentes, e houve melhora substancial do prognóstico e da qualidade de vida dos indivíduos que vivem com esse vírus.

Recomenda-se que o tratamento, sempre que possível, seja conduzido por médico infectologista, experiente no manejo de pacientes infectados pelo HIV, de preferência integrado em equipe multidisciplinar. Hoje, além do controle viral, trabalha-se muito para a prevenção e o tratamento das comorbidades, corroborado ao perfil de doença crônica que essa infecção tem adquirido.

O principal objetivo da terapia antirretroviral é, por meio da inibição da replicação do vírus, retardar a progressão da imunodeficiência e restaurar, tanto quanto possível, a imunidade, aumentando a expectativa e a qualidade de vida da pessoa vivendo com HIV/Aids.

Desde o surgimento dos primeiros medicamentos antirretrovirais, busca-se definir critérios para o início do tratamento com base nas estimativas de risco de infecções oportunistas, evolução para Aids e óbito. Entretanto, já existem evidências de que, mesmo em indivíduos assintomáticos com contagens elevadas de linfócitos T

CD4+, a replicação viral e a ativação imune crônica são associadas ao desenvolvimento de doenças não tradicionalmente relacionadas à infecção pelo HIV, como eventos cardiovasculares.

Com relação à contagem de linfócitos T CD4+, desde dezembro de 2013, o Brasil adotou a posição de tratar todas as PVHIV, independentemente do número de células de defesa.

Em fevereiro de 2017, o Brasil modificou o esquema de tratamento para HIV, incorporando o dolutegravir, um inibidor de integrase, como 1ª linha ao tratamento dos pacientes. A Tabela 3 resume as recomendações de tratamento de HIV do Ministério da Saúde.

Muito tem-se discutido sobre simplificação da terapia antirretroviral, cujo principais benefícios perpassam desde maior adesão aos esquemas de tratamento até a troca de classes de medicações, em virtude de resistência ou intolerância.

Tabela 3 Tratamento antirretroviral inicial para adultos vivendo com HIV/Aids

Preferencial	
TDF[a]/3TC/DTG	Esquema preferencial
TDF[a]/3TC/EFZ	Esquema para início de tratamento em coinfecção TB-HIV[b] sem critério de gravidade (conforme critérios elencados a seguir)
TDF[a]/3TC/RAL[c]	Esquema para tratamento na coinfecção TB-HIV com um ou mais dos critérios de gravidade a seguir[b]: ▪ CD4 < 100 células/mm³ ▪ presença de outra infecção oportunista ▪ necessidade de internação hospitalar/doença grave ▪ TB disseminada
Alternativo	
TDF[a]/3TC/EFZ	Esquema alternativo para início de tratamento em caso de intolerância ou contraindicação ao DTG[d]
TDF[a]/3TC/RAL	Esquema alternativo de tratamento em caso de intolerância ao EFZ, em casos de coinfecção TB-HIV
ABC[e]/3TC/DTG	Esquema para início de tratamento em caso de contraindicação ao TDF em PVHA com teste negativo para HLA-B 5701

[a] O AZT permanece como alternativa em casos de intolerância ao TDF e ABC.
[b] Realizar exame de genotipagem pré-tratamento e iniciar TARV (não postergar início da TARV pela indisponibilidade imediata do resultado do exame).
[c] Concluída a situação (tratamento completo de TB ou parto), deverá ser feita a mudança para TDF/3TC/DTG.
[d] Contraindicações ao uso do DTG: PVHA em uso de fenitoína, fenobarbital, oxicarbamazepina.
[e] O ABC é alternativa de tratamento em caso de contraindicação ao TDF em PVHA com teste negativo para HLA-B*5701 e CV < 100.000 cópias/mL, quando associado ao EFZ.
3TC: lamivudina; ABC: abacavir; AZT: zidovudina; DTG: dolutegravir; EFZ: efavirenz; PVHA: pessoas vivendo com HIV/Aids; RAL: raltegravir; TB: tuberculose; TDF: tenofovir.
Adaptada de Brasil. Ministério da Saúde. Secretaria de Vigilância em Saúde. Nota informativa n. 007/2017. Departamento de vigilância, prevenção e controle das IST, do HIV/Aids e das Hepatites Virais. Brasília: Ministério da Saúde; 2017. Disponível em: http://www.aids.gov.br/sites/default/files/anexos/legislacao/2017/59412/nota_informativa_007_protocolo_de_uso_arv_2017_29907.pdf.

Tabela 4 Escolha da terapia antirretroviral em situações especiais

Condição clínica	Recomendação	Comentários
Hepatite B	A dupla de ITRN/ITRNt preferencial é TDF + 3TC	Essa dupla tem ação contra o vírus da hepatite B
Nefropatia	A dupla de ITRN/ITRNt preferencial é AZT + 3TC	Evitar uso de TDF em razão da nefrotoxicidade
Gestação	O esquema preferencial deve ser TDF + 3TC + RAL	AZT + 3TC + RAL ou AZT + 3TC + RAL

Adaptada de Brasil. Ministério da Saúde. Protocolo clínico e diretrizes terapêuticas para manejo da infecção pelo HIV em adultos. Brasília: Ministério da Saúde; 2018.

Em 18 de dezembro de 2019, o MS emitiu documento com recomendações para o uso de terapia dupla para tratamento das PVHIV. A terapia dupla (3TC + um segundo ARV) deve ser utilizada apenas quando houver contraindicação clara ao uso de ITRN (tenofovir, abacavir e zidovudina).

Além disso, para indicação da terapia dupla, todas as seguintes condições devem ser respeitadas: ausência de qualquer falha virológica prévia, adesão regular à TARV, carga viral indetectável nos últimos 12 meses, sendo a última realizada há menos de 6 meses; exclusão de coinfecções com HBV e tuberculose; idade maior ou igual a 18 anos e não estar gestante.

O esquema preferencial é 3TC associado ao DTG, dada a alta potência e elevada barreira genética do inibidor de integrase. Em caso de contraindicação ao uso de dolutegravir, recomenda-se esquema alternativo, com substituição do inibidor de integrase por um inibidor de protease, preferencialmente darunavir associado ao ritonavir (DRV/r).

DOENÇAS OPORTUNISTAS

As doenças oportunistas são importantes causas de morbidade e mortalidade em pacientes com Aids. Geralmente, ocorrem com contagens de linfócitos T CD4+ < 200 células/mm³, embora possam ser relacionadas a graus variáveis de imunodepressão. Essas doenças tiveram sua incidência reduzida após a introdução da terapia antirretroviral de alta potência no manejo da infecção pelo HIV, o que acarretou o aumento da sobrevida e a redução da mortalidade global, porém ainda persiste alta incidência em pacientes com diagnóstico tardio da infecção, com adesão inadequada à terapia antirretroviral, ou mesmo com falência desta.

As doenças oportunistas mais comuns, como candidíase esofágica, neurocriptococose, pneumocistose, tuberculose e pneumonia adquirida na comunidade, são discutidas em capítulos específicos deste livro. Na Tabela 5, as principais doenças infecciosas são relacionadas às faixas de contagem de linfócitos T CD4+ em que são mais prevalentes.

Essas doenças ocorrem mais frequentemente em pacientes que desconhecem sua condição de infecção pelo HIV ou que não fazem acompanhamento ou tratamento adequado. Ressalta-se, assim, a importância do diagnóstico precoce e do acompanhamento ambulatorial adequado.

Atualmente, outras complicações relacionadas à infecção pelo HIV, ao seu curso crônico e ao seu tratamento com terapia antirretroviral tornaram-se relevantes no manejo desses pacientes, como as complicações metabólicas e cardiovasculares.

NEUROTOXOPLASMOSE

A toxoplasmose é uma doença causada pelo protozoário *Toxoplasma gondii*. Em pacientes com Aids, mais comumente aqueles com contagem de linfócitos T CD4+ < 100 células/mm³, pode ocorrer a reativação dos cistos presentes no SNC, que se instalaram previamente nessa localização no decorrer da fase aguda da infecção.

A toxoplasmose cerebral é a principal causa de lesão neurológica focal em pacientes com Aids. Quadros de déficit motor, crises convulsivas, alterações psicomotoras e alguns tipos de cefaleia são sugestivos dessa doença oportunista. Na TC de crânio, as alterações clássicas são: múltiplas lesões, localizadas preferencialmente nos núcleos da base, expansivas e com efeito de massa, com realce anelar pelo contraste EV e edema perilesional significativo. Embora sejam bastante típicos, esses aspectos nem sempre podem ser observados à TC, que frequentemente demonstra apenas áreas localizadas de hipoatenuação.

A realização de RNM de crânio pode auxiliar no diagnóstico, uma vez que este método apresenta maior sensibilidade para a visualização das lesões e de suas características. O diagnóstico baseia-se principalmente no quadro clínico associado aos achados radiológicos e à resposta ao tratamento específico. A pesquisa do DNA do protozoário no sangue periférico ou no liquor por meio de biologia molecular (reação em cadeia da polimerase) em até 72 horas após o início do tratamento pode auxiliar no diagnóstico, com alta especificidade e sensibilidade variável de acordo com a tecnologia empregada. Os esquemas terapêuticos recomendados são:

- sulfadiazina + pirimetamina + ácido folínico;
- sulfametoxazol + trimetoprima;
- clindamicina + pirimetamina (em casos de alergia à sulfa).

O tratamento específico dura 4-6 semanas em dose de ataque, seguidas de redução da dose para profilaxia secundária até que ocorra recuperação imunológica. Recomenda-se a realização de exame radiológico de controle durante o tratamento, habitualmente ao término da 2ª semana, para verificar se há resposta adequada ou necessidade de prosseguir a investigação com biópsia estereotáxica. Pode ser associado a corticosteroide EV em alta dose no início do tratamento para redução do edema perilesional envolvido.

Tabela 5 Principais doenças infecciosas relacionadas à contagem de linfócitos T CD4+ em pessoas vivendo com HIV/Aids

Contagem de linfócitos T CD4+/mm³	Doenças infecciosas
200-500 células/mm³	Pneumonia bacteriana (Capítulo 238) Tuberculose pulmonar (Capítulo 239) Herpes simples recorrente (Capítulo 220) Herpes-zóster (Capítulo 220) Candidíase orofaríngea (Capítulo 224) Criptosporidiose (autolimitada) (Capítulo 226) Leucoplasia pilosa oral
< 200 células/mm³	Pneumonia por *Pneumocystis jirovecii* (Capítulo 224) Coccidioidomicose ou histoplasmose disseminada (Capítulo 224) Leucoencefalopatia multifocal progressiva Tuberculose extrapulmonar ou disseminada (Capítulo 239)
< 100 células/mm³	Herpes simples crônico ou disseminado (Capítulo 220) Toxoplasmose de SNC ou disseminada Criptococose (Capítulo 224) Criptosporidiose crônica (Capítulo 226) Microsporidiose (Capítulo 226) Candidíase esofágica (Capítulo 224)
< 50 células/mm³	Citomegalovirose disseminada Micobacteriose atípica disseminada

BIBLIOGRAFIA

Brasil. Ministério da Saúde. Secretaria de Vigilância em Saúde. Boletim epidemiológico de HIV/Aids. Número especial. Brasil: 2020

Brasil. Ministério da Saúde. Secretaria de Vigilância em Saúde. Departamento de Doenças de Condições Crônicas e Infecções Sexualmente Transmissíveis. Protocolo Clínico e Diretrizes Terapêuticas para Atenção Integral às Pessoas com Infecções Sexualmente Transmissíveis (IST). Brasília: 2020.

Brasil. Ministério da Saúde. Secretaria de Vigilância em Saúde. Departamento de Doenças de Condições Crônicas e Infecções Sexualmente Transmissíveis. Protocolo Clínico e Diretrizes Terapêuticas para Prevenção da Transmissão Vertical de HIV, Sífilis e Hepatites Virais. Brasília: 2019.

Brasil. Ministério da Saúde. Secretaria de Vigilância em Saúde. Departamento de Vigilância, Prevenção e Controle das Infecções Sexualmente Transmissíveis do HIV/Aids e das Hepatites Virais. Manual Técnico para o Diagnóstico da Infecção pelo HIV em Adultos e Crianças. Brasília: 2018.

Tabela 6 Esquemas de profilaxia de infecções oportunistas

Agente	Infecção	1ª escolha	Alternativas	Critérios de suspensão
Pneumocystis jirovecii	Linfócitos T CD4+ < 200 células/mm³ (ou < 14%) ou presença de candidíase oral ou febre indeterminada com duração > 2 semanas ou doença definidora de Aids	Sulfametoxazol + trimetoprima (800/160 mg), 3×/semana	Dapsona, 100 mg/dia, ou pentamidina (sem registro vigente na Anvisa), 300 mg, aerossol, 1×/mês (respirador)	Boa resposta à terapia antirretroviral com manutenção de linfócitos T CD4+ > 200 células/mm³ por > 3 meses. Reintroduzir profilaxia se linfócitos T CD4+ < 200 células/mm³
Toxoplasma gondii	Pacientes com IgG positiva para toxoplasmose e linfócitos T CD4+ < 100 células/mm³	Sulfametoxazol + trimetoprima (800/160 mg), 1×/dia	Dapsona, 50 mg/dia + pirimetamina, 50 mg/semana + ácido folínico, 10 mg, 3×/semana ou clindamicina, 600 mg, 3×/dia + pirimetamina, 25-50 mg/dia + ácido folínico, 10 mg, 3×/semana	Boa resposta à terapia antirretroviral com manutenção de linfócitos T CD4+ > 200 células/mm³ por > 3 meses. Reintroduzir profilaxia se linfócitos T CD4+ < 100 células/mm³
Mycobacterium tuberculosis (tuberculose latente)	Prova tuberculínica > 5 mm ou história de contato com paciente bacilífero ou RX de tórax com cicatriz de tuberculose sem tratamento prévio	Isoniazida, 5 mg/kg/dia (dose máxima: 300 mg/dia). A associação com piridoxina, 50 mg/dia, pode reduzir o risco de neuropatia		Duração de no mínimo 6 meses
Complexo *Mycobacterium avium*	Linfócitos T CD4+ < 50 células/mm³	Azitromicina, 1.200 mg/semana	Claritromicina, 500 mg, 2×/dia	Boa resposta à terapia antirretroviral com manutenção de linfócitos T CD4+ > 100 células/mm³ por > 3 meses. Reintroduzir profilaxia se linfócitos T CD4+ < 50 células/mm³
Cryptococcus sp./ *Histoplasma capsulatum*	Não se indica profilaxia primária para criptococose e histoplasmose. Evitar situações de risco, como entrar em cavernas ou se expor a fezes de pássaros e morcegos			
Citomegalovírus	Não se indica profilaxia primária. Recomenda-se diagnóstico precoce de retinopatia mediante fundoscopia rotineira em pessoas vivendo com HIV/Aids com linfócitos T CD4+ < 50 células/mm³			
Herpes simples	Não se indica profilaxia primária			

Adaptada de Brasil. Ministério da Saúde. Protocolo clínico e diretrizes terapêuticas para manejo da infecção pelo HIV em adultos. Brasília: Ministério da Saúde; 2018.

Tabela 7 Profilaxias secundárias (para evitar a recidiva da infecção oportunista)

Agente	1ª escolha	Alternativas	Critérios de suspensão
Pneumocystis jirovecii	Sulfametoxazol + trimetoprima (800/160 mg), 3×/semana	Dapsona, 100 mg/dia, ou pentamidina, 300 mg, aerossol, 1×/mês (respirador)	Boa resposta à terapia antirretroviral com manutenção de linfócitos T CD4+ > 200 células/mm³ por > 3 meses
Toxoplasma gondii	Peso < 60 kg: sulfadiazina, 500 mg, 4×/dia + pirimetamina, 25 mg, 1×/dia + ácido folínico, 10 mg, 1×/dia Peso > 60 kg: sulfadiazina, 1.000 mg, 4×/dia + pirimetamina, 50 mg/dia + ácido folínico, 10 mg, 1×/dia	Clindamicina, 600 mg, 3×/dia + pirimetamina, 25-50 mg/dia, 1×/dia + ácido folínico, 10 mg, 1×/dia Acrescentar cobertura profilática para pneumocistose	Boa resposta à terapia antirretroviral com manutenção de linfócitos T CD4+ > 200 células/mm³ por > 6 meses
Complexo *Mycobacterium avium*	Claritromicina, 500 mg, 2×/dia + etambutol, 15 mg/kg/dia (dose máxima: 1.200 mg/dia)	Azitromicina, 500 mg, 1×/dia + etambutol, 15 mg/kg/dia (dose máxima: 1.200 mg/dia)	Após 1 ano de tratamento, na ausência de sintomas e com linfócitos T CD4+ > 100 células/mm³, estável por > 6 meses

(continua)

Tabela 7 Profilaxias secundárias (para evitar a recidiva da infecção oportunista) (*continuação*)

Agente	1ª escolha	Alternativas	Critérios de suspensão
Cryptococcus sp.	Fluconazol, 200-400 mg, 1×/dia	Itraconazol, 200 mg, 2×/dia ou anfotericina B desoxicolato, 1 mg/kg, 1×/semana	Término do tratamento da criptococose e boa resposta à terapia antirretroviral com manutenção de linfócitos T CD4+ > 200 células/mm³ por > 6 meses
Isospora belli	Sulfametoxazol + trimetoprima (800/160 mg), 3×/semana	Pirimetamina, 25 mg, 1×/dia + ácido folínico, 10 mg, 3×/semana	Não há recomendação específica, no entanto, indica-se a suspensão da profilaxia com linfócitos T CD4+ estável > 200 células/mm³ por > 3 meses
Citomegalovírus	Ganciclovir, EV, 5 mg/kg, 5×/semana	Foscarnet (sem registro vigente na Anvisa), 90-120 mg/kg, 1×/dia	Boa resposta à terapia antirretroviral com manutenção de linfócitos T CD4+ > 100-150 células/mm³ por > 3-6 meses
Histoplasmose (doença disseminada ou infecção do SNC)	Itraconazol, 200 mg, 1×/dia		Manutenção por tempo indeterminado, pois não há evidência suficiente para recomendar a interrupção do itraconazol. Considerar suspender após mínimo de 1 ano de tratamento de manutenção, na ausência de sintomas e com linfócitos T CD4+ > 150 células/mm³, estável por > 6 meses. Reintroduzir se linfócitos T CD4+ < 150 células/mm³
Candidíase esofágica	Não se indica a profilaxia secundária para candidíase esofágica		
Herpes simples (infecção recorrente > 6×/ano)	Aciclovir, 400 mg, 2×/dia	Fanciclovir, 500 mg, 2×/dia, ou valaciclovir, 500 mg, 2×/dia	

Adaptada de Brasil. Ministério da Saúde. Protocolo clínico e diretrizes terapêuticas para manejo da infecção pelo HIV em adultos. Brasília: Ministério da Saúde; 2018.

Brasil. Ministério da Saúde. Secretaria de Vigilância em Saúde. Departamento de Vigilância, Prevenção e Controle das Infecções Sexualmente Transmissíveis do HIV/Aids e das Hepatites Virais. Protocolo Clínico e Diretrizes Terapêuticas para Manejo da Infecção pelo HIV em adultos. Brasília: 2018.

Panel on Opportunistic Infections in Adults and Adolescents with HIV. Guidelines for the prevention and treatment of opportunistic infections in adults and adolescents with HIV: recommendations from the Centers for Disease Control and Prevention, the National Institutes of Health, and the HIV Medicine Association of the Infectious Diseases Society of America. Disponível em: <http://aidsinfo.nih.gov/contentfiles/lvguidelines/adult_oi.pdf>. Acesso em 2021.

222 HTLV

Juliana Yamashiro

DEFINIÇÃO E ETIOLOGIA

O vírus linfotrópico de células T humanas do tipo 1 (HTLV-1) foi descrito em 1980 como o 1° retrovírus conhecido como agente etiológico de câncer humano.

Há 4 variantes genômicas do HTLV:

- HTLV-1: tem sete subtipos (a, b, c, d, e, f, g) e a maioria dos infectados permanecerá assintomática ao longo da vida;
- HTLV-2: tem quatro subtipos (a, b, c, d) e a infecção é menos patogênica que o HTLV-1, com poucos relatos de manifestações clínicas associadas a essa retrovirose;
- HTLV-3: não há descrição de doenças em humanos;
- HTLV-4: não há descrição de doenças em humanos.

EPIDEMIOLOGIA

No mundo, são estimadas 10-20 milhões de pessoas infectadas pelo HTLV-1. É endêmica no sudoeste do Japão, Caribe, África subsaariana, Melanésia e América do Sul. A soroprevalência da infecção pelo HTLV-1 foi de até 37% no sudoeste do Japão.

No Brasil, há aproximadamente 2,5 milhões de pessoas infectadas, sendo provavelmente o país com maior número absoluto de casos. A soroprevalência nos doadores de sangue de 1995 a 2000 foi de 0,04% em Santa Catarina, 0,32% em São Paulo, 0,94% na Bahia e 1% no Maranhão.

A prevalência de HTLV-1 foi de 5,1% em uma população de imigrantes okinawanos residentes no Estado de São Paulo; e de 6,8% em uma população de imigrantes okinawanos residentes em Campo Grande, Estado do Mato Grosso do Sul.

O HTLV-2 é endêmico entre populações indígenas nativas das Américas e tem sido encontrado em usuários de drogas endovenosas na Europa e na América do Norte.

O HTLV-3 e o HTLV-4 foram descobertos em 2005 em nativos na África Central.

TRANSMISSÃO

A transmissão pode ser vertical, via contato sexual ou sanguínea.

O HTLV-1 é um vírus pouco replicativo e acredita-se que o aumento da carga proviral *in vivo* ocorre principalmente em decorrência da expansão policlonal das células infectadas, via mitose, em comparação à replicação viral via transcrição reversa.

Estudos em populações endêmicas revelam taxa média de soroconversão com aleitamento materno de 15-25%, sendo esta a principal via de transmissão vertical do HTLV-1. A soroconversão via transmissão intrauterina e periparto foi < 5%.

Os linfócitos infectados pelo HTLV-1 estão presentes no sêmen e em secreções cervicovaginais e podem ser transmitidos em relações sexuais. A incidência de infecção do parceiro soronegativo é estimada em 0,9:100 pessoas/ano (intervalo de confiança de 95% e 0,1-3,3 pessoas/ano) e é mais comum ocorrer a partir do homem infectado para a parceira suscetível.

O risco de adquirir o vírus em um acidente com material perfurocortante é baixo, restrito principalmente à exposição percutânea com agulhas contaminadas, em razão da baixa carga proviral habitualmente encontrada em sangue periférico de portadores de infecção pelo HTLV-1 e pelo fato de o mecanismo de infecção ser dependente do contato célula a célula. A transmissão por transfusão de sangue ocorre com transfusão de hemocomponentes celulares, e a soroconversão foi de 44-63% nos receptores de áreas endêmicas que receberam esses componentes contaminados. Desde a aprovação da Portaria n. 1.376/93 e da Portaria n. 2.600/2009 do Ministério da Saúde, a testagem sorológica para HTLV-1 e HTLV-2 é obrigatória no Brasil para os doadores de sangue e hemoderivados e doadores ou receptores de órgãos, tecidos, células ou partes do corpo humano, respectivamente.

DIAGNÓSTICO SOROLÓGICO

O período para soroconversão do HTLV pode variar de acordo com a via de transmissão e com a carga proviral recebida no momento da transmissão da infecção. A janela imunológica do HTLV-1 adquirido por via transfusional é de 51 dias (36 a 72 dias), pelo transplante de órgãos sólidos é entre 16 e 39 dias e a do HTLV-2, HTLV-3 e HTLV-4 é desconhecida.

A similaridade entre o HTLV-1 e o HTLV-2 é de aproximadamente 65% na sequência de nucleotídeos, podendo ocorrer reatividade cruzada nos testes sorológicos.

- Testes de triagem: detecção de anticorpos anti-HTLV-1 e anti-HTLV-2 por meio de testes como Elisa ou aglutinação. Usualmente, não diferenciam o tipo 1 do tipo 2.
- Testes confirmatórios: *Western blot*, *imunoblot*, imunofluorescência indireta ou reação em cadeia por polimerase (PCR). Permitem a diferenciação entre os vírus HTLV-1 e HTLV-2.

QUADRO CLÍNICO

O desenvolvimento de manifestações clínicas dependerá da interação entre o vírus e fatores genéticos e imunológicos do hospedeiro.

Entre 2-5% dos infectados evoluirão com quadro de mielopatia associada ao HTLV-1/paraparesia espástica tropical (HAM/TSP), manifestação neurológica mais descrita. Trata-se de doença neurodegenerativa com acometimento das substâncias cinzenta e branca na medula espinal, desmielinização e degeneração axonal. É lentamente progressiva e caracteriza-se, principalmente, por paraparesia espástica crônica, fraqueza dos membros inferiores (predomínio proximal), bexiga neurogênica, constipação intestinal, hiper-reflexia dos membros inferiores (com clônus e sinal de Babinski), associadas ou não a outras manifestações neurológicas e não neurológicas. O pico de incidência geralmente é na 3ª ou 4ª década de vida, com predomínio em mulheres. Os achados liquóricos mais frequentes são leve pleocitose linfomonocitária, discreta hiperproteinorraquia, com distribuição oligoclonal de gamaglobulinas e presença de anticorpos anti-HTLV-1. Diagnóstico diferencial deve ser realizado com esclerose múltipla, mielopatia vascular da Aids, paraparesia espástica familiar, esclerose lateral primária, compressão da medula espinal, deficiência de vitamina B12, neuroesquistossomose, neurolatirismo, doença de Lyme e neurossífilis.

Outro grupo, de 1-3% dos infectados, evoluirá com leucemia/linfoma de células T do adulto (ATLL) pelo menos 20-30 anos após a infecção viral. Trata-se de uma neoplasia de linfócitos T periféricos associada à infecção pelo HTLV-1, com predomínio em homens, lesões de pele persistentes (principalmente a eritrodermia), linfadenopatia generalizada, hepatoesplenomegalia, infiltração pulmonar intersticial, artropatia persistente e lesões osteolíticas. No sangue periférico, podem ser encontrados linfócitos com morfologia atípica (incluindo *flowers cells*); alteração de perfil imunofenotípico de linfócitos T circulantes (aumento de células CD4+/CD25+ e diminuição de CD8+/CD56+); células malignas de origem linfoide (também nos linfonodos); linfocitose persistente; hipercalcemia e elevação das dosagens bioquímicas de beta-2-microglobulina e DHL; presença de células malignas de linhagem T (CD2+, CD3+, CD4+/CD25+ demonstradas por citometria de fluxo); e integração do DNA proviral do HTLV-1 em padrão monoclonal. As formas clínicas são caracterizadas em 4 subtipos: aguda, linfomatosa, crônica e *smoldering* (indolente). Os 2 primeiros subtipos representam 85% dos casos, e os 2 últimos, 15%. Esses pacientes são considerados imunossuprimidos, sobretudo pela alteração da imunidade celular, com infecções oportunistas por *Pneumocystis jirovecii*, citomegalovírus, *Strongyloides stercoralis*, *Cryptococcus*, herpes e *Mycobacterium*.

As manifestações oculares podem ser principalmente classificadas em 3 grupos: uveítes, infecções oportunistas/infiltração de células neoplásicas no olho em pacientes com ATLL e ceratoconjuntivite *sicca*. A uveíte associada à infecção pelo HTLV-1 é a 3ª principal entidade clínica da infecção pelo HTLV-1, seguida de HAM/TSP e ATLL, e a mais comum é a intermediária, de início súbito, recorrente e 2 vezes mais frequente em mulheres e adultos. Caracteriza-se por visão embaçada, dor, queimação, coceira, sensação de corpo estranho e opacidade vítrea. O diagnóstico é estabelecido após exclusão de causas mais comuns de uveítes.

A dermatite infecciosa é uma síndrome caracterizada por eczemas repetidos com erupção papular generalizada, com exsudato e crostas no couro cabeludo, orelha, margens das pálpebras, seios paranasais, pele, pescoço, axila e virilha; rinorreia crônica e infecção cutânea causada por *Staphylococcus aureus* e *Streptococcus pyogenes*, de curso crônico e recidivante. É mais comum na infância e pode evoluir ao longo dos anos para a forma linfomatosa da ATLL.

Outras doenças também estão associadas ao HTLV-1, como infecção urinária de repetição, síndrome de Sjögren, tireoidite, artropatia, poliomiosite, polineuropatia e alveolite. A infecção por esse retrovírus humano é, ainda, considerada fator de risco para o desenvolvimento de outras infecções, como a causada por *Strongyloides stercoralis*, escabiose, hanseníase e tuberculose.

Nos indivíduos com coinfecção HIV/HTLV, o número de células CD4+ tende ser mais elevado, com maior mortalidade, maior incidência de mielopatia, maior associação com formas graves de escabiose e maior risco de infestação por *Strongyloides stercoralis*.

TRATAMENTO

Até o momento, não há evidências de qualquer intervenção terapêutica que propicie a cura da infecção pelo HTLV. O tratamento consiste em suporte clínico e sintomático com equipe multidisciplinar e rastreamento de complicações.

Em alguns casos de HAM/TSP, considera-se a pulsoterapia com corticosteroide na tentativa de controle da evolução sintomática e relaxantes musculares, laxantes, antiespasmódicos urinários e analgésicos, por exemplo, que visam o alívio dos sinais e sintomas de espasticidade, constipação intestinal, bexiga neurogênica e dores, respectivamente.

As lesões dermatológicas e a uveíte também podem ser tratadas com corticosteroide.

Para as gestantes com a infecção pelo HTLV, é contraindicada a amamentação, a decisão da escolha da via de parto seja conforme indicação obstétrica e realização da testagem do recém-nascido para HTLV posteriormente.

▪ BIBLIOGRAFIA

Araujo A, Bangham CRM, Casseb J, Gotuzzo E, Jacobson S, Martin F, et al. Management of HAM/TSP: systematic review and consensus-based recommendations 2019. Neurol Clin Pract 2021;11(1):49-56.

Araujo AQ, Silva MT. The HTLV-1 neurological complex. Lancet Neurol 2006;5(12):1068-76.

Bandeira LM, et al. Human T-cell leukemia virus type 1 infection among Japanese immigrants and their descendants living in Southeast Brazil: a call for preventive and control responses. PLoS Negl Trop Dis 2021;15(2):e0009066.

Brasil. Ministério da Saúde. Guia de Manejo Clínico do Paciente com HTLV. Brasília: Ministério da Saúde; 2013.

Itabashi K, Miyazawa T. Mother-to-child transmission of human T-cell leukemia virus type 1: mechanisms and nutritional strategies for prevention. Cancers (Basel). 2021 Aug 14;13(16).

Kamoi K, Mochizuki M. HTLV infection and the eye. Curr Opin Ophthalmol 2012;23(6):557-61.

Kress AK, Grassmann R, Fleckenstein B. Cell surface markers in HTLV-1 pathogenesis. Viruses 2011;3(8):1439-59.

Mahieux R, Gessain A. HTLV-3/STLV-3 and HTLV-4 viruses: discovery, epidemiology, serology and molecular aspects. Viruses 2011;3:1074-90.

Nejmeddine M, Bangham CR. The HTLV-1 virological synapse. Viruses 2010;2(7):1427-47.

Proietti FA, Carneiro-Proietti AB, Catalan-Soares BC, Murphy EL. Global epidemiology of HTLV-I infection and associated diseases. Oncogene 2005;24(39):6058-68.

Rosadas C, et. al. Protocolo brasileiro para infecções sexualmente transmissíveis 2020: infecção pelo vírus linfotrópico de células T humanas (HTLV). Epidemiol Serv Saude Brasília. 2021; 30(Esp.1):e2020605.

Rosadas C, Taylor GP. Mother-to-Child HTLV-1 Transmission: unmet research needs. Front Microbiol. 2019;10:999.

Verdonck K, González E, Van Dooren S, Vandamme AM, Vanham G, Gotuzzo E. Human T-lymphotropic virus 1: recent knowledge about an ancient infection. Lancet Infect Dis 2007;7(4):266-81.

223 RAIVA HUMANA

Cinthya M. Ozawa

DEFINIÇÃO E ETIOLOGIA

Doença infecciosa aguda transmitida ao homem pela inoculação do vírus presente na saliva e em secreções dos animais infectados, principalmente por mordedura, mas também por arranhadura ou lambedura.

Essa antropozoonose é causada por um vírus neurotrópico pertencente à família *Rhabdoviridae,* gênero *Lyssavirus* e espécie *Rabiesvirus*, com genoma constituído por RNA de fita simples.

EPIDEMIOLOGIA

Trata-se de doença conhecida desde a Antiguidade, de distribuição mundial, que pode acometer todas as espécies de mamíferos, incluindo o homem, com prognóstico fatal em praticamente todos os casos.

Entre 1990 e 2009, no Brasil, foram registrados 574 casos de raiva humana, sendo que até 2003 a principal espécie transmissora era o cão, e a partir de 2004 passou a ser o morcego. Em 2010, foram confirmados 2 casos de raiva humana no Brasil, ambos no Nordeste.

A maioria dos casos de raiva humana notificados no Brasil entre 2000 e 2010 ocorreu nas regiões Norte e Nordeste.

Apesar da redução no número de casos, essa doença ainda se encontra presente em animais, como cachorros, gatos, vacas, bois, cavalos, porcos, ovelhas e morcegos, com 286 casos confirmados em 2020 no Estado de São Paulo.

TRANSMISSÃO

A raiva possui diferentes ciclos de transmissão: urbano, rural, silvestre terrestre e aéreo.

A transmissão se dá principalmente por mordedura, arranhadura ou lambedura de um animal rábico, porém também pode ocorrer por transplante de órgãos de receptor infectado, inalação de vírus aerossolizados em cavernas habitadas por morcegos, acidentes em laboratórios, zoofilia e manipulação de carcaças.

Ocorre em 32-61% das pessoas expostas ao vírus sem profilaxia, pois depende da espécie agressora, da gravidade da exposição, do local de lesão, da carga viral e da conduta após exposição (p. ex., lavagem dos ferimentos).

A presença do vírus rábico na saliva é intermitente, mas importante para a transmissão, e pode ocorrer antes mesmo do surgimento das manifestações clínicas da raiva. Nos cães, o período de transmissão é de 2-5 dias antes do início dos sintomas até a morte, e o óbito do animal ocorre em cerca de 5 dias após o aparecimento do quadro.

PERÍODO DE INCUBAÇÃO

No homem, o período de incubação é bastante variável. Há casos em que dura poucos dias (4 dias) ou até 6 anos, mas, em geral, costuma ser de 2-8 semanas (20-90 dias). Para cada espécie animal, o período de incubação é diferente, mas em geral varia de 15 dias-4 meses. Para os morcegos, esse período costuma ser maior, o que gera a crença de serem portadores sãos da doença.

QUADRO CLÍNICO

- Fase prodrômica: com duração de 2-10 dias, é caracterizada principalmente pelo surgimento de sintomas inespecíficos, como cefaleia, mal-estar, mialgia, tontura, linfadenopatia, inapetência, disfagia, odinofagia, vômitos, diarreia, dor abdominal, sialorreia, visão turva, diplopia, perda auditiva, parestesia próxima ao ferimento, entre outros.
- Fase neurológica aguda: com duração de 2-7 dias, é caracterizada por manifestações como paresia até paralisia do membro ferido, irritabilidade, nervosismo, insônia, agitação, depressão, agressividade, hidrofobia, aerofobia, fotofobia, convulsões, hiperventilação, hipersensibilização, afasia, incoordenação motora, rigidez de nuca, hiperacusia, hiperosmia, confusão, delírio e espasmos involuntários que podem acometer até a musculatura respiratória.
- Coma: ocorre com a progressão da doença; pode ser induzido ou não e ter duração variável.
- Óbito: no curso normal da doença, ocorre em cerca de 5-7 dias após o surgimento do quadro clínico, por miocardite ou edema cerebral. Existem raros relatos em literatura de cura com sequelas neurológicas.

EXAMES COMPLEMENTARES

Suspeita-se do quadro a partir de epidemiologia (exposição a locais com morcegos ou contato com animal rábico ou com suspeita) e quadro clínico sugestivo.

Exames de imagem, como TC ou RNM, podem ser normais, com apenas edema cerebral, e o eletroencefalograma pode apresentar alterações inespecíficas.

Devem ser realizados os seguintes exames laboratoriais *ante-mortem*:

- saliva: 3 amostras devem ser coletadas para análise e podem ser submetidas a detecção do RNA viral por *reverse transcriptase-polymerase chain reaction* (RT-PCR) ou isolamento viral por cultura celular;
- biópsia de pele: deve ser coletado fragmento da região da nuca na linha capilar de 5-6 mm de diâmetro,

com pelo menos 10 folículos capilares e nervos da base do folículo, que pode ser submetido a RT-PCR e imunofluorescência direta;

- sangue e liquor: podem ser feitas reações de imunologia (imufluorescência indireta/soroneutralização) nesses fluidos, lembrando que os anticorpos podem estar ausentes nas fases iniciais da doença e que, caso o paciente tenha recebido vacina, deverá ser coletada nova amostra após alguns dias para avaliar aumento dos títulos de anticorpos. No liquor, pode-se verificar classicamente pleocitose discreta (5-30 células/mcL), com predomínio linfocitário, glicorraquia normal e aumento modesto de proteinorraquia (< 100 mg/dL). Também pode ser realizado RT-PCR no liquor;
- biópsia cerebral: é realizada raramente. O fragmento pode ser submetido a técnicas de imuno-histoquímica, isolamento viral por cultura celular, RT-PCR e imunofluorescência direta, além de exame anatomopatológico, com verificação da presença dos corpúsculos de Negri (inclusões intracitoplasmáticas, acidófilas e com granulações basófilas, que podem ser encontradas nos axônios e dendritos das células nervosas).

TRATAMENTO E PROGNÓSTICO DA RAIVA HUMANA

A raiva humana atinge mortalidade de quase 100%, com raros relatos literários de sobrevida.

Classicamente, são realizadas medidas de suporte clínico e para conforto do paciente, sedação e analgesia. Existem alguns tratamentos experimentais (p. ex., protocolo de Milwaukee) que se baseiam na indução de coma e no uso de medicações antivirais.

PROFILAXIA

Pré-exposição

O esquema pré-exposicional deve ser feito em:

- pessoas com risco de exposição permanente ao vírus da raiva; profissionais durante atividades ocupacionais, como médicos veterinários, biólogos, auxiliares e demais funcionários de laboratório de virologia e anatomopatologia para raiva; estudantes de veterinária, biologia e agrotécnica; pessoas que atuam no campo na captura, vacinação, identificação e classificação de mamíferos passíveis de portarem o vírus; funcionários de zoológicos; espeleólogos; viajantes a depender do risco e outros profissionais que trabalham em áreas de risco;

O esquema dessa profilaxia consiste em 2 doses aplicadas nos dias 0 e 7, via IM profunda, utilizando dose completa, nos músculos deltoide ou vasto lateral da coxa (não aplicar no glúteo) ou por via intradérmica, 0,1 mL em cada antebraço. Para pessoas com imunodeficiência realizar esquema com 3 doses, nos dias 0, 7 e 28, via intramuscular. Deve-se realizar controle sorológico a partir do 14° dia após a última dose do esquema. Consideram-se satisfatórios títulos de anticorpos ≥ 0,5 UI/mL.

Pós-exposição

É imprescindível a limpeza do ferimento com água corrente abundante e sabão. Deve ser realizada o mais rapidamente possível após a agressão e repetida na unidade de saúde, independentemente do tempo transcorrido. A seguir, utilizar antissépticos que inativem o vírus da raiva, como digluconato de clorexidina ou álcool iodado. Não é recomendável suturar as lesões. No entanto, caso haja necessidade desta e a infiltração do soro antirrábico for recomendada, esta deve anteceder a sutura em 30 a 60 minutos.

Os ferimentos devem ser avaliados e classificados em acidentes leves ou graves. Os acidentes leves são: superficiais, pouco extensos, geralmente únicos, em tronco e membros (exceto mãos e polpas digitais e plantas dos pés); podem ocorrer em decorrência de mordeduras ou arranhaduras causadas por unha ou dente; lambedura de pele com lesões superficiais. Os acidentes graves são: ferimentos na cabeça, face, pescoço, mão, polpa digital e/ou planta do pé; ferimentos profundos, múltiplos ou extensos, em qualquer região do corpo; lambedura de mucosas; lambedura de pele onde já existe lesão grave; ferimento profundo causado por unha de animal.

Deve-se verificar as características do animal agressor, como estado de saúde e procedência do animal (domiciliado ou silvestre), se a agressão foi provocada ou espontânea, e se é possível observar o animal por 10 dias. Se for possível a observação, caso o animal se mantenha sadio durante todo o período, não há risco de transmissão.

O esquema vacinal na pós-exposição consiste em 4 doses: nos dias 0, 3, 7 e 14. Caso o paciente não tenha imunodeficiência, a via de administração poderá ser intradérmica, 0,1 mL em cada antebraço.

SORO ANTIRRÁBICO HETERÓLOGO (SAR)

O soro deve ser infiltrado na(s) porta(s) de entrada. Quando não for possível infiltrar toda a dose, deve-se aplicar o máximo possível e a quantidade restante – a menor possível – deve ser aplicada IM, podendo ser utilizada a região glútea. Sempre se deve aplicar em local anatômico diferente do que foi aplicada a vacina. Quando as lesões forem muito extensas ou múltiplas, a dose pode ser diluída, o mínimo possível, em SF, para que todas as lesões sejam infiltradas. O soro deverá ser realiza-

Tabela 1 Esquema para profilaxia de raiva humana com vacina de cultivo celular

Tipo de exposição	Condições do animal agressor		
	Cão ou gato sem suspeita de raiva no momento da agressão e observável	Cão ou gato clinicamente suspeito de raiva no momento da agressão	Cão ou gato raivoso, desaparecido ou morto; animais silvestres (inclusive os domiciliados), animais domésticos de interesse econômico ou de produção
Contato indireto	Não tratar	Não tratar	Não tratar
Acidentes leves	Observar o animal durante 10 dias após a exposição*: se o animal permanecer sadio no período de observação, encerrar o caso; se o animal morrer, desaparecer ou se tornar raivoso, administrar 4 doses de vacina (dias 0, 3, 7 e 14)	Iniciar esquema com 2 doses (dias 0 e 3) Observar o animal durante 10 dias após a exposição*: se a suspeita de raiva for descartada após o 10° dia de observação, suspender o esquema e encerrar o caso; se o animal morrer, desaparecer ou se tornar raivoso, completar o esquema com 4 doses	Iniciar o esquema com soro e 4 doses de vacina nos dias 0, 3, 7 e 14
Acidentes graves	Observar o animal durante 10 dias após exposição*: se o animal permanecer sadio no período de observação, encerrar o caso; se o animal morrer, desaparecer ou se tornar raivoso, dar continuidade ao esquema, administrando o soro e o esquema com 4 doses nos dias 0, 3, 7 e 14	Iniciar o esquema com soro e 4 doses de vacina nos dias 0, 3, 7 e 14 Observar o animal durante 10 dias após a exposição: se a suspeita de raiva for descartada após o 10° dia de observação, suspender o esquema e encerrar o caso	▪ Iniciar imediatamente o esquema com soro e 4 doses de vacina administradas nos dias 0, 3, 7 e 14

* É necessário orientar o paciente para que ele notifique imediatamente a unidade de saúde se o animal morrer, desaparecer ou se tornar raivoso, uma vez que podem ser necessárias novas intervenções de forma rápida, como a aplicação do soro ou o prosseguimento do esquema de vacinação.
Adaptada de Brasil. Ministério da Saúde. Normas técnicas de profilaxia de raiva humana. Disponível em: http://bvsms.saude.gov.br/bvs/publicacoes/normas_tecnicas_profilaxia_raiva.pdf. Brasília: Ministério da Saúde; 2011.

do o quanto antes, com a data limite até 7 dias da primeira dose da vacina antirrábica. Após esse prazo, o soro não terá mais indicação.

Antes da administração do soro é recomendável garantir bom acesso venoso e avaliar uso de pré-medicação como drogas bloqueadoras dos receptores H1 e H2 da histamina e/ou corticosteroide. Além disso, o paciente deverá ser observado pelo prazo de 2 horas.

Nos acidentes por morcegos ou animais silvestres, deve-se indicar a sorovacinação independentemente da gravidade da lesão ou indicar reexposição, se houver antecedente de pré ou pós-exposição prévia.

Dose: 40 UI/kg de peso.

IMUNOGLOBULINA HUMANA ANTIRRÁBICA (IGHAR)

Nos casos de hipersensibilidade prévia, uso de imunoglobulina de origem equina prévia e contato frequente com cavalos, realizar imunoglobulina humana antirrábica.

Dose: 20 UI/kg de peso

REEXPOSIÇÃO

Em casos de acidentes em pacientes imunizados previamente, com pelo menos 2 doses de vacina antirrábica de cultivo celular, realizar 2 doses da vacina antirrábica nos dias 0 e 3.

De acordo com a classificação dos ferimentos e características do animal agressor, será decidida a profilaxia mais adequada (Tabela 1).

▪ BIBLIOGRAFIA

Brasil. Ministério da Saúde. Normas técnicas de profilaxia de raiva humana. Disponível em:http://bvsms.saude.gov.br/bvs/publicacoes/normas_tecnicas_profilaxia_raiva.pdf. Brasília: Ministério da Saúde; 2011.

IP/CCD/SES-SP. Nota técnica 3 – Profilaxia da raiva humana 2020; 30/11/2020.

Prefeitura da cidade de São Paulo. Raiva humana. Protocolo de atendimento em casos de acidentes com animais potencialmente transmissores de raiva no município de São Paulo. Protocolo de Esquema de Pré-Exposição; 2021.

224 INFECÇÕES FÚNGICAS INVASIVAS

Daniel Wagner de Castro Lima Santos

CANDIDÍASE

DEFINIÇÃO E ETIOLOGIA

Candidíase é uma micose causada por leveduras do gênero *Candida*. A lesão pode ser aguda ou crônica, superficial ou profunda, e de espectro clínico bem variável. As formas clínicas podem ser divididas em cutaneomucosas, sistêmicas e alérgicas.

EPIDEMIOLOGIA

Candida spp. é clássica comensal, fazendo parte da microbiota normal; no entanto, quando há quebra do balanço normal da microbiota ou do sistema imunológico, as espécies do gênero *Candida* tendem a evoluir com manifestações agressivas.

É encontrada no tubo digestivo em até 80% da população. Mulheres apresentam colonização por *Candida* na vagina em 30% dos casos e, nos hospitais, o agente responde por 90% das infecções fúngicas, sendo um grande desafio para os clínicos por conta das dificuldades do diagnóstico e do tratamento. A candidemia é responsável pelo 4° agente de infecção nosocomial de corrente sanguínea em UTI, com mortalidade próxima de 50%.

QUADRO CLÍNICO

As principais formas de candidíase encontradas em unidades de emergência são:

- candidíase mucosa: os tecidos mais atingidos são do trato digestivo (mucosa oral e esofágica) e genital. A forma de pseudomembrana é a apresentação mais comum, sendo caracterizada por coloração do branco ao creme que, quando removida por espátula, apresenta fundo avermelhado. Outras formas clínicas, como a eritematosa e a queilite angular, também são frequentes. O envolvimento esofágico em geral é caracterizado por odinofagia e dor retroesternal. Aproximadamente 30-50% dos pacientes com candidíase esofágica não apresenta lesões em cavidade oral. É uma doença comum em imunodeprimidos, como portadores de HIV, transplantados, diabéticos, usuários de corticosteroides etc.;
- candidúria: evento que não necessariamente envolve a presença de sinais e/ou sintomas de infecção urinária, podendo ser definido como o crescimento de *Candida* spp. em culturas de urina coletadas por técnicas apropriadas. Pode refletir contaminação da coleta de urina, candidúria assintomática, cistite ou pielonefrite, candidíase renal primária, bola fúngica ureteropélvica ou candidíase disseminada com manifestação renal. Os fatores de risco associados são idade avançada, sexo feminino, antibioticoterapia de amplo espectro, uso de corticosteroides e imunossupressores, presença de anormalidades do trato urinário, diabetes, SVD, pós-operatório de cirurgias de grande porte e doenças malignas. Os sintomas são escassos, sendo disúria, dor suprapúbica e febre sem foco aparente em portadores de SVD os mais observados;
- balanite e vulvovaginite: as vaginites resultam em intensa coceira, odor, prurido, corrimento, ardor ao urinar, eritemas, dispareunia e desconforto vaginal. A balanite pode se manifestar com apenas leve prurido ou, em casos intensos, com placas pseudomembranosas, eritema, prurido intenso, dor, fissuras, erosões, pústulas superficiais na glande e no sulco balanoprepucial;
- candidemia: resulta da disseminação do agente pela corrente sanguínea. É observada em pacientes hospitalizados expostos a antibióticos, terapias imunossupressoras, nutrição parenteral, cirurgia abdominal, diálise e com cateteres vasculares centrais. A infecção pode atingir diversos órgãos, causando endocardite, endoftalmite, candidíase hepatoesplênica, osteomielite.

EXAMES COMPLEMENTARES

O diagnóstico de balanite, vulvovaginite e candidíase oral costuma ser baseado em achados clínicos sem exames específicos (micológico direto ou cultura). As outras formas clínicas requerem exames diferenciados, a depender do sítio envolvido. Sempre que necessário, deve-se proceder à coleta de:

- material de mucosa oral para pesquisa de fungos com hidróxido de potássio a 10-20%;
- material de mucosa esofágica para cultura e anatomopatológico pela possibilidade de outras doenças envolvidas, como citomegalovirose e herpes simples;
- urina com pesquisa direta e cultura para fungos;
- hemoculturas em frascos de bactérias aeróbias, uma vez que ocorre crescimento rápido nesses meios. Os frascos específicos para fungos podem ser úteis pela maior precocidade de positividade na detecção de leveduras com potencial de fermentação menor, como *Candida glabrata*.

DIAGNÓSTICO

O diagnóstico depende da suspeita clínica. Conforme descrito, formas mucosas e superficiais são de fácil diagnóstico clínico, porém necessitam, algumas vezes, de coleta de material para pesquisa de fungos e cultura com identificação, além de possível teste de sensibilidade nos casos refratários à terapia antifúngica.

Para as formas invasivas, o diagnóstico pode ser realizado com cultura de líquidos orgânicos estéreis (sangue, liquor, líquido pleural e ascite etc.) ou por biópsia com envio de material para anatomopatologia e cultura. É válido salientar que a cultura é importante, pois existem outras leveduras patogênicas (*Trichosporon*, *Pichia*, *Rhodotorula*, Saccharomyces etc.) que podem causar doenças superficiais e invasivas, em especial nos imunodeprimidos.

TRATAMENTO

A Tabela 1 apresenta as possíveis condições clínicas e o tratamento indicado.

Tabela 1 Condições clínicas da candidíase e tratamento

Condição clínica	Tratamento (droga e posologia)
Candidemia	1ª escolha: queinocandinas ▪ Micafungina (Mycamine®), 100 mg, EV, 1x/dia (sem dose de ataque) ▪ Anidulafungina (Ecalta®), 200 mg, EV, no 1° dia, seguido por 100 mg nos dias subsequentes ▪ Caspofungina (Cancidas®), 70 mg, EV, no 1° dia, seguido por 50 mg nos dias subsequentes 2ª escolha ou alternativa para casos refratários ou escape ao tratamento com queinocandinas ▪ Anfotericina B lipossomal (Ambisome®), 3 mg/kg/dia, EV O tratamento deve ser mantido por 14 dias após 1ª hemocultura negativa na doença sem complicações
Candidúria assintomática	Não tratar Retirar SVD se presente
Candidúria, cistite	Fluconazol (Zoltec®), 200 mg 1×/dia, VO ou EV, por 10 a 14 dias
Pielonefrite	Fluconazol (Zoltec®), 200-400 mg, EV, 1×/dia, por 14 dias. A depender do quadro clínico e da presença de complicações, considerar prolongar terapia.
Candidíase vulvovaginal	Fluconazol (Zoltec®), 150 mg, VO, em dose única
Candidíase orofaríngea	Fluconazol (Zoltec®), 100-200 mg, VO ou EV, 1×/dia, por 7-14 dias

▪ CRIPTOCOCOSE

DEFINIÇÃO E ETIOLOGIA

A criptococose é uma micose sistêmica causada por uma levedura encapsulada de *Cryptococcus* spp. É adquirida possivelmente pela inalação de leveduras desidratadas ou basidiósporos, que vão se depositar nos alvéolos pulmonares. Atinge principalmente os pacientes com algum tipo de imunossupressão, porém também é descrita em pacientes aparentemente imunocompetentes.

A criptococose oportunista é cosmopolita, estando associada a condições de imunodeficiência celular causada predominantemente pelo *Cryptococcus neoformans*, e a criptococose primária do hospedeiro aparentemente imunocompetente é endêmica em áreas tropicais e subtropicais, sendo causada predominantemente pelo *Cryptococcus gatti.*

EPIDEMIOLOGIA

O *Cryptococcus neoformans* é um fungo ubíquo, com isolamento na poeira doméstica, em madeiras em decomposição, espaços ocos de árvores (cássia rosa e amarela, eucalipto, ficus, oiti, jambolão, cacaueiro, cabori) e hábitat de pássaros, principalmente quando contaminado por fezes de pombos, papagaio e outros pássaros de cativeiro.

Cryptococcus gattii era primariamente encontrado em regiões tropicais e subtropicais associado a espécies de eucaliptos, mas mais recentemente vem sendo isolado em madeiras em decomposição e ocos de outras árvores. Esta última espécie é causadora de uma ampla variedade de manifestações clínicas em crianças nas regiões Norte e Nordeste do país.

QUADRO CLÍNICO

Os principais órgãos acometidos na criptococose são SNC, pulmões e pele. O quadro neurológico geralmente se manifesta como uma meningite ou meningoencefalite aguda, subaguda ou crônica, caracterizada por cefaleia de forte intensidade que pouco cede com analgésicos, febre, alteração do nível de consciência, confusão mental, perda da memória, convulsão e coma.

O 2° órgão mais acometido é o pulmão, quadro que se caracteriza por febre, tosse seca, emagrecimento e, ocasionalmente, febre, dor pleural e hemoptise.

O comprometimento cutâneo pleomórfico ocorre em 5-10% dos casos, podendo ser manifestado por lesões acneiformes, herpetiformes, púrpuras, pápulas umbilicadas semelhantes ao molusco contagioso, granulomas, fístulas, nódulos, lesões tumorais ou celulites. Esta última é típica dos pacientes transplantados ou usuários de bloqueadores de TNF-alfa.

EXAMES COMPLEMENTARES

O isolamento em cultura de amostras clínicas é importante para identificação, sorotipagem e realização de teste de sensibilidade. A cultura do liquor é a que apresenta maior sensibilidade, dependendo da doença de base;

no entanto, hemocultura, urocultura e cultura de biópsias e lavado broncoalveolar podem ser úteis.

Exame microscópico direto é útil e rápido para o diagnóstico da meningite criptocócica, podendo ser realizado em qualquer fluido orgânico após coloração com tinta da China. No liquor, a positividade desse exame ocorre em 80% dos casos de comprometimento do SNC em pacientes com Aids e em 30-50% dos pacientes não infectados por HIV.

A pesquisa de antígeno específico capsular pelo método de aglutinação em látex apresenta alta sensibilidade (93-100%) e especificidade de 93-98%. A presença desse antígeno pode ser detectada em líquido cefalorraquidiano, lavado broncoalveolar, líquido sinovial e sangue. É importante ressaltar que existem relatos de falso-positivo com fator reumatoide, infecção sistêmica por *Trichosporon* spp. e na ocorrência de erro de técnica, porém são raros, com titulação ≥ 1:8.

Exame anatomopatológico é útil para fragmentos pulmonares, ósseos e cutâneos. A realização da coloração específica de mucicarmim é útil para diferenciar a criptococose de outras infecções causadas por leveduras.

DIAGNÓSTICO

Os pacientes apresentam história clínica de quadro neurológico com cefaleia ou sinais focais, tosse, perda de peso ou lesões cutâneas associadas às alterações de imagem por RX ou TC de tórax e/ou crânio. Para melhor investigação e estadiamento da doença, deve-se solicitar sempre:

- hemoculturas periféricas;
- látex sérico para *Cryptococcus* spp.;
- coleta de liquor com tinta da China, cultura para fungos e látex para *Cryptococcus* spp. com titulação.

No caso de lesão pulmonar isolada, deve-se realizar lavado broncoalveolar com pesquisa de fungos por tinta da China e cultura para fungos, além de biópsia transbrônquica com cultura e anatomopatológico com realização de coloração pelo Mucicarmin ou equivalente (Alcian blue).

TRATAMENTO

A Tabela 2 apresenta as possíveis condições clínicas e o tratamento a ser realizado em cada caso.

Tabela 2 Condições clínicas da criptococose e tratamento

Condição clínica	Tratamento (droga e posologia)
Pacientes com Aids	▪ Anfotericina B desoxicolato (Fungizon®), 0,7-1 mg/kg/dia, EV, + 5-fluorocitosina (flucitosina) (Ancotil® ou Ancobon®), 100 mg/kg/dia, VO, dividido em 4 doses, por pelo menos 2 semanas, seguida por fluconazol (Zoltec®), 400-800 mg, VO ou EV, por no mínimo 8 semanas ▪ Formulações lipídicas de anfotericina B (Ambisome®, 3-4 mg/kg/dia, EV; ou Abelcet®, 5 mg/kg/dia, EV), por pelo menos 2 semanas, podem substituir anfotericina B desoxicolato em pacientes com predisposição a disfunção renal ou com insuficiência renal instalada ▪ Na ausência de 5-fluorocitosina (flucitosina), a terapia combinada poderá ser feita com anfotericina B e fluconazol (Zoltec®), 800 a 1.200 mg/dia
Pacientes transplantados	▪ Para doença do SNC, administrar formulação lipídica de anfotericina (Ambisome®, 3-4 mg/kg/dia, EV; ou Abelcet®, 5 mg/kg/dia, EV) + 5-fluorocitosina (flucitosina) (Ancotil® ou Ancobon®), 100 mg/kg/dia, VO, divididos em 4 doses, por pelo menos 2 semanas, seguida por fluconazol (Zoltec®), 400-800 mg, VO ou EV, por no mínimo 8 semanas ▪ Fazer terapia de supressão com fluconazol (Zoltec®), 200-400 mg/dia, VO, por 6-12 meses ▪ Na ausência de 5-fluorocitosina (flucitosina), a terapia combinada poderá ser feita com anfotericina B e fluconazol (Zoltec®), 800 mg/dia ▪ Para doença leve a moderada sem comprometimento de SNC, considerar fluconazol (Zoltec®), 400 mg/dia, por 6-12 meses

▪ HISTOPLASMOSE

DEFINIÇÃO E ETIOLOGIA

O *Histoplasma capsulatum* é um fungo estritamente relacionado a outros fungos dimórficos que causam doença pulmonar ou disseminada. O *Histoplasma capsulatum* var. *duboisii* existe no continente africano e casos dessa doença são relatados tanto nesse continente, quanto na Europa, quando os pacientes procuram serviços de saúde com maiores recursos diagnósticos; o *Histoplasma capsulatum* var. *capsulatum* ocorre frequentemente na América do Norte e Central, porém o microrganismo pode ser encontrado em várias partes do mundo.

EPIDEMIOLOGIA

A histoplasmose comporta-se como infecção endêmica em muitas regiões das Américas, Ásia e África. Sua prevalência é estimada pela intradermorreação com uso de histoplasmina, revelando que os resultados reatores são encontrados com maior frequência nas áreas centrais dos EUA.

No Brasil, os testes positivos levam a uma prevalência que varia em 2,6-93,2%, dependendo da região geográfica. Embora o fungo esteja distribuído em todo o território, áreas do Sudeste e do Sul comportam-se como endêmicas ou hiperendêmicas.

QUADRO CLÍNICO

Apresenta manifestações clínicas distintas que decorrem do tipo de hospedeiro (imunocompetente ou imunodeprimido) e do tamanho do inóculo. Dessa forma, a histoplasmose pode ser classificada didaticamente em:

- histoplasmose pulmonar aguda: apresenta curso autolimitado que se manifesta principalmente em crianças e adultos jovens com histórico de exposição em cavernas e galinheiros. Os sintomas incluem febre, mialgias, cefaleia, tosse seca e dor retroesternal. Por vezes, é acompanhada de manifestações reumatológicas e dermatológicas como eritema nodoso, eritema multiforme, artralgia e artrite simétrica;
- histoplasmose pulmonar cavitária crônica: representa a única das doenças fúngicas com predileção por pessoas com idade mais avançada. Pode estar associada ao enfisema, sendo encontrada em pacientes com doença pulmonar preexistente. É facilmente confundida com a tuberculose, em especial no Brasil, onde esta doença se comporta como endemia. Febre, perda de peso e tosse crônica com expectoração são achados clínicos comuns;
- mediastinite granulomatosa: trata-se de uma complicação do comprometimento dos linfonodos mediastinais na infecção pulmonar. Leveduras de *Histoplasma capsulatum* podem ser vistas no material obtido do aspirado dos respectivos linfonodos. Muitos pacientes são assintomáticos e os linfonodos são descobertos em uma simples RX de tórax; no entanto, os linfonodos podem produzir sintomas relacionados a compressão da veia cava superior, brônquios, esôfago e pericárdio;
- mediastinite fibrosante: manifestação pouco comum, mas frequentemente letal. Fibrose excessiva e progressiva envolve as estruturas mediastinais. Compromete o paciente com idade de 20-40 anos, principalmente do sexo feminino. A fibrose parece ocorrer em um grupo específico de pacientes que, por razões desconhecidas, desenvolve uma cascata de produção de material fibrótico mediastinal;
- histoplasmose disseminada: observada nos indivíduos com comprometimento imunológico, com disseminação do fungo para os diversos órgãos do sistema reticuloendotelial. Costuma se manifestar em casos de Aids, malignidades hematológicas, transplantados de órgãos sólidos, uso de agentes imunossupressores (corticoterapia crônica e antagonistas do fator de necrose tumoral) e na deficiência congênita de células T. O comprometimento pulmonar é frequente, acompanhado de hepatomegalia, esplenomegalia, adenopatias periféricas ou profundas, lesões cutâneas polimórficas que incluem celulites em pacientes transplantados e infiltração de medula óssea que se manifesta como bicitopenia ou pancitopenia.

EXAMES COMPLEMENTARES

O isolamento do fungo em meio de cultura é o padrão-ouro, porém apresenta limitações. As culturas são negativas nas formas mais leves da doença, porém costumam ser positivas nas formas disseminadas e na histoplasmose pulmonar crônica, todavia ainda há resultados falso-negativos elevados (20% e 50%, respectivamente).

Procedimentos invasivos podem ser necessários para obtenção de material biológico adequado, nem sempre estando disponíveis na maioria dos serviços. Os materiais biológicos para seu isolamento são os mais diversos, variando entre pele, escarro, lavado broncoalveolar, gânglio, liquor, sangue e medula óssea. Esses materiais devem ser semeados em meios de Mycosel, BHI e frascos de hemoculturas específicos para fungos (MYCO/F LYTIC). A hipótese diagnóstica de histoplasmose deve sempre ser lembrada para o laboratório com finalidade de semeadura em meios apropriados e nas temperaturas adequadas.

A histopatologia dos tecidos permite um diagnóstico mais rápido. Técnicas específicas para fungos são necessárias, como coloração pela prata (Gomori-Grocott) e ácido periódico de Schiff. Os patologistas devem ser experientes em reconhecer o fungo, evitando perder um pequeno número de microrganismos em pacientes paucinfectados.

Os testes sorológicos, baseados na detecção de anticorpos anti-histoplasma, são úteis nos pacientes imunocompetentes, que apresentam as formas pulmonares agudas, subagudas, crônicas e mediastinais. Baseiam-se na detecção de anticorpos contra antígenos H e/ou M, podendo ser realizados por meio de fixação do complemento, imunodifusão dupla, contraimunoeletroforese e, mais recentemente, pelo *western-blot*. Sua utilidade nos indivíduos imunossuprimidos pelo HIV e transplantados parece ser limitada.

Outros métodos baseados na detecção de antígenos do agente em sangue, urina, liquor e lavado broncoalveolar não estão disponíveis no Brasil, porém permitem diagnóstico rápido e acompanhamento do tratamento a partir da queda de seus títulos. Atualmente há aprovação e registro na Anvisa para o teste Clarus Histoplasma Galactomannan EIA. As técnicas de biologia molecular, com o uso da reação em cadeia da polimerase (PCR), são inovadoras e não apresentam, ainda, validação quando comparadas à detecção de antígenos.

DIAGNÓSTICO

A suspeita diagnóstica de histoplasmose depende da forma clínica descrita, levando-se em consideração o hospedeiro (imunocompetente ou imunodeprimido pelo HIV, transplantes ou pelo uso de drogas imunobiológicas). Como o isolamento do agente é difícil, deve-se lançar mão sempre de todos os recursos diagnósticos descritos. Dessa forma, é importante solicitar sempre, na suspeita de histoplasmose:

- hemoculturas para fungos em frascos específicos (MYCO/F LYTIC);
- sorologia (imunodifusão dupla, contraimunoeletroforese, fixação pelo complemento);
- antígeno urinário ou sérico caso disponível;
- coleta de material biológico (fragmentos de lesões cutâneas, gânglios, lavado broncoalveolar, escarro, medula óssea etc.) com realização do micológico direto pelo Giemsa, cultura em meio BHI e Mycosel e, quando possível, enviar material para anatomopatologia para coloração por PAS e Grocott.

TRATAMENTO

A Tabela 3 evidencia as possíveis condições clínicas e os tratamentos adequados.

Tabela 3 Condições clínicas na histoplasmose e tratamento

Condição clínica	Tratamento (droga e posologia)
Aguda leve/ moderada	Em geral, não é necessário tratamento Para pacientes com sintomas que persistem por mais de 1 mês, considerar uso de itraconazol, 200 mg, 1×/dia, por 3 dias, seguidos por 200 mg, 1×/dia, por 6-12 semanas
Aguda grave	Anfotericina B de formulação lipídica (Ambisome® ou Abelcet®), 3-5 mg/kg/dia, EV, 1×/dia, por 1-2 semanas, seguida por itraconazol, 200 mg, 1×/dia, por 3 dias, seguidos por 200 mg, 1×/dia, por 12 semanas Metilprednisolona, 0,5-1 mg/kg/dia, EV, 1×/dia, por 1-2 semanas
Pulmonar cavitária crônica	Itraconazol, 200 mg, 1×/dia, por 3 dias, seguido por 200 mg, 1×/dia, por pelo menos 1 ano Alguns especialistas preferem o uso por 18-24 meses
Disseminada progressiva	Anfotericina lipossomal (Ambisome®), 3 mg/kg/dia, por 1-2 semanas, seguida por itraconazol, 200 mg, VO, 1×/dia, por 3 dias, seguido por 200 mg, 1×/dia, por pelo menos 12 meses

▪ PARACOCCIDIOIDOMICOSE

DEFINIÇÃO E ETIOLOGIA

A paracoccidioidomicose é uma micose sistêmica endêmica causada pelo fungo termo-dimórfico *Paracoccidioides brasiliensis* que apresenta ampla distribuição na América Latina. Recentemente, foi descrita uma nova espécie, denominada *Paracoccidioides lutzii*, responsável por casos encontrados na região Centro-Oeste do país.

EPIDEMIOLOGIA

A paracoccidioidomicose ocorre na maioria dos países da América Latina e é considerada a infecção fúngica sistêmica mais significativa. Entre os países da América do Sul, tem maior incidência no Brasil (80% dos casos), Colômbia e Venezuela, seguidos por Argentina, Peru, Equador, Uruguai e Paraguai.

As profissões ou atividades relacionadas a manejo do solo, plantação de café e cana-de-açúcar são fatores de risco para aquisição da doença. A razão de acometimento da paracoccidioidomicose em adultos varia de 10-20:1 homens/mulher, exceto na infância, quando a doença se distribui uniformemente entre os gêneros. Tabagismo e etilismo estão associados à doença. Trata-se, ainda, de doença tipicamente dos imunocompetentes, embora sejam relatadas séries de casos em pacientes com Aids e raros casos em pacientes transplantados.

QUADRO CLÍNICO

Didaticamente, a paracoccidioidomicose pode ser classificada nas formas aguda/subaguda, crônica, unifocal, multifocal e forma residual ou sequelar. As formas agudas e crônicas são as mais importantes e são caracterizadas a seguir:

- forma aguda: predomínio em crianças e adolescentes, eventualmente ocorrendo em indivíduos até 35 anos de idade. Febre, linfadenomegalia com ou sem supuração, manifestações digestivas, hepatoesplenomegalia, dor óssea e lesões cutâneas são as principais manifestações clínicas;
- forma crônica: insônia, inapetência, disfagia, dispneia, rouquidão, tosse, hemoptise e perda de peso são frequentes. Linfadenopatia cervical pode estar presente, e a febre costuma ser esporádica. Os pulmões estão comprometidos em até 90% dos casos, além de as lesões bucais serem frequentes e ocorrerem simultaneamente em vários sítios anatômicos. Em geral, têm aspecto granular, eritematoso e ulcerado com um fino pontilhado hemorrágico, geralmente denominadas estomatite moriforme.

EXAMES COMPLEMENTARES

Exames inespecíficos como hemograma, velocidade de hemossedimentação, ALT, AST, gamaglutamiltransferase, fosfatase alcalina e eletroforese de proteínas são úteis para avaliação da atividade inflamatória e da resposta do hospedeiro. A avaliação renal e metabólica com sódio, potássio e glicemia pode ser útil na suspeita de insuficiência de adrenais.

RX simples de tórax (posteroanterior e perfil) pode evidenciar imagens de infiltrado nodular ou intersticial com fibrose dos lobos pulmonares médio e inferior. Pode ser observada a clássica lesão em asa de borboleta, em que os ápices e bases são poupados da doença. USG abdominal é útil na avaliação do comprometimento do sistema reticuloendotelial (fígado, baço e gânglios).

As prova sorológicas são de grande importância no diagnóstico e no acompanhamento terapêutico. Imunodifusão dupla, contraimunoeletroforese, imunofluorescência indireta, ensaio imunoenzimático (Elisa) e *imunoblot* podem estar disponíveis, a depender do serviço. Sua sensibilidade e especificidade variam em 85-100%. Reações falso-positivas podem ocorrer com soros de pacientes com histoplasmose e aspergilose.

A biópsia (pulmonar, gânglios, mucosa oral ou pele) é recomendada para o diagnóstico definitivo, mostrando um granuloma supurativo com células gigantes e estruturas leveduriformes com múltiplos brotamentos (roda de leme). As colorações pela prata (Groccott-Gomori) e ácido periódico de Schiff são empregadas para evidenciar o microrganismo. O exame micológico direto com hidróxido de potássio a 10-20% pode ser extremamente útil na visualização das estruturas leveduriformes em escarro ou outros fluidos biológicos, permitindo rápida realização do diagnóstico. Embora a cultura possa ser realizada, há o inconveniente de o agente apresentar crescimento lento.

DIAGNÓSTICO

Para o diagnóstico, deve-se levar em consideração os aspectos clínicos para diferenciação entre as formas aguda e crônica. É importante solicitar para o diagnóstico e o acompanhamento/estadiamento:

- RX de tórax e USG de abdome;
- sorologia para *Paracoccidioides* spp.;
- coleta de escarro e/ou lavado broncoalveolar com pesquisa direta de fungos por hidróxido de potássio e cultura de fungos em meios de Mycosel e BH;
- biópsia de qualquer lesão de pele, mucosa oral, gânglio ou pulmão com realização de anatomopatológico com colorações pela prata ou ácido periódico de Schiff;
- TC de crânio, hemoculturas e liquor apenas em casos de doença disseminada ou quando há quadro clínico neurológico que requer investigação;
- pesquisa de bacilos álcool-acidorresistentes (BAAR) em 3 amostras de escarro em pacientes com quadro de paracoccidioidomicose pulmonar, principalmente quando há febre e sudorese noturna;
- investigar possível infecção por HIV em pacientes com epidemiologia sugestiva ou nos casos com formas disseminadas graves.

TRATAMENTO

Na Tabela 4, são apresentadas as possíveis condições clínicas e seus respectivos tratamentos.

Tabela 4 Condições clínicas da paracoccidioidomicose e tratamento

Condição clínica	Tratamento (droga e posologia)
Crônica leve a moderada	1ª escolha Itraconazol, 200 mg, VO, 1×/dia, por 9-12 meses nas formas leves Itraconazol, 200 mg, VO, 1×/dia, por 12-18 meses nas formas moderadas 2ª escolha Sulfametoxazol + trimetoprima (Bactrim®), 800-1.200 mg de sulfametoxazol, VO, a cada 12 horas em adultos: tratar por 12 meses nas formas leves e 18-24 meses nas formas moderadas ou graves. Em geral, esse tratamento é mais prolongado, evitando-se o seu uso por menos de 12 meses
Crônica grave	Anfotericina B desoxicolato (Fungizon®), 1 mg/kg/dia, ou sulfametoxazol + trimetoprima (Bactrim®), 800/160 mg, EV, a cada 8 horas, até melhora clínica do paciente que permita a introdução da medicação antifúngica oral

FUNGOS FILAMENTOSOS

DEFINIÇÃO E ETIOLOGIA

Infecções causadas por fungos filamentosos são originadas a partir de fontes ambientais exógenas e são adquiridas principalmente a partir de inalação, ingestão ou implantação traumática de propágulos fúngicos. Após o contato com o fungo, diversos aspectos inerentes ao hospedeiro (*status* imunológico, uso de antimicrobianos, doença de base etc.) e ao agente fúngico (virulência, produção de micotoxinas e tamanho do inóculo) determinarão se haverá infecção ou não.

Aspergillus spp., *Fusarium* spp. e agentes da mucormicose são os fungos filamentosos mais prevalentes tanto em populações de pacientes imunocompetentes, quanto imunodeprimidos.

EPIDEMIOLOGIA

A aspergilose compreende um espectro de doenças que variam desde as manifestações alérgicas até as formas mais graves, com angioinvasão no cenário da neutropenia. Todas as formas possuem ampla distribuição mundial, sendo a forma clínica dependente do *status* imunológico do hospedeiro. *Aspergillus* spp. representa o principal agente de hialo-hifomicose invasor no país.

A fusariose também está amplamente distribuída, com manifestações que variam desde lesões superficiais (onicomicoses, ceratites) até formas invasivas com disseminação hematogênica. Este último agente representa o 2° principal fungo filamentoso no cenário das doenças onco-hematológicas.

Finalmente, a mucormicose configura-se como doença grave, comprometendo populações de diabéticos, usuários de drogas EV e neutropênicos. Representa a 3ª causa de doença invasiva por fungos filamentosos em imunodeprimidos no Brasil.

QUADRO CLÍNICO

Aspergilose

- Aspergilose broncopulmonar alérgica: caracteriza-se por episódios repetidos de obstrução brônquica, inflamação e impactação mucoide, podendo levar a bronquiectasias, fibrose e comprometimento respiratório irreversível. Observam-se, em geral, episódios de asma aguda responsiva a corticosteroide ou asma corticosteroide-dependente, raramente com febre e hemoptise.
- Doença pulmonar cavitada com bola fúngica: o principal fator relacionado à doença é a presença de cavidade preexistente no pulmão secundária a tuberculose, bronquiectasias, bolhas e cistos brônquicos, neoplasias, entre outros. O sintoma mais comum é hemoptise, além de tosse, expectoração mucopurulenta, perda de peso, astenia, dor torácica e dispneia. Febre é rara, sendo vista apenas nas infecções bacterianas associadas.
- Aspergilose invasiva crônica ou doença semi-invasiva: é uma nova modalidade da doença observada nos últimos anos. Trata-se de uma forma granulomatosa crônica, caracterizada por um processo destrutivo crônico durante meses, com invasão lenta dos tecidos possibilitada por resposta imune incompleta. É observada em doentes com imunossupressão ligeira, como doenças debilitantes crônicas, desnutrição, alcoolismo, diabetes ou doença pulmonar obstrutiva crônica, terapêutica prolongada com corticosteroides. Não invade os vasos nem se dissemina para outros órgãos. Os sintomas são arrastados e inespecíficos, como tosse e perda de peso.
- Aspergilose pulmonar invasiva: resulta da angioinvasão dos tecidos, às vezes com disseminação hematogênica em doentes imunodeprimidos. Os principais grupos comprometidos são aqueles com doença hematológica maligna, transplante de medula óssea alogênica, imunossupressão por transplante de órgão sólido (pulmão, coração e fígado), corticoterapia crônica em dose elevada. Os sintomas são inespecíficos e podem ser representados apenas por febre ou tosse nos pacientes com fatores de risco. Nesse grupo, é importante valorizar queixas de vias aéreas superiores, pois a sinusopatia pode estar associada.

Fusariose

A doença invasiva é observada em pacientes com neutropenia prolongada que foram submetidos ao transplante de células-tronco e hematopoéticas ou naqueles que fazem uso de corticoterapia em altas doses para o tratamento da doença do enxerto contra o hospedeiro. As manifestações clínicas são febre, mialgias, tosse e lesões cutâneas que inicialmente são maculares e evoluem com necrose central.

As lesões cutâneas podem ser observadas em até 70--80% dos pacientes com a doença disseminada. Deve-se observar, nesse grupo de pacientes, se há porta de entrada representada por onicomicoses ou intertrigo.

Mucormicose

Trata-se de uma doença de manifestação clínica variada. Nos diabéticos com cetoacidose, as formas rino-orbitocerebrais são mais prevalentes, caracterizadas por lesões necróticas (escurecidas) do palato com invasão para seios da face (edema, dor à palpação) e formação de lesão cerebral. Pacientes transplantados podem evoluir com as mesmas características citadas, além de lesões pulmonares nodulares e, às vezes, derrame pleural. Transplantados de órgãos sólidos ou pacientes que sofreram traumas podem apresentar formas cutâneas que se caracterizam por grande área necrótica, escurecida e invasora.

EXAMES COMPLEMENTARES

Os exames a serem solicitados dependem do cenário estudado e das manifestações clínicas observadas. Em geral, exames de imagem como TC de tórax e seios da face são importantes para melhor definição das lesões e categorização da doença em um de seus espectros. Devem ser considerados:

- sorologia para *Aspergillus* por imunodifusão dupla: útil nas formas crônicas da doença, como na bola fúngica ou na aspergilose invasiva crônica (semi-invasiva);
- dosagem de IgE total e específica para *Aspergillus* (*radioallergosorbent test* – RAST): utilizada no diagnóstico da aspergilose broncopulmonar alérgica;
- pesquisa direta de fungos com hidróxido de potássio a 10-20% e cultura para fungos: utiliza material biológico como escarro, lavado broncoalveolar, líquido pleural, secreção de seios da face ou de tecido resultante de biópsia (pulmão, seios da face, pele etc.);
- galactomanana: antígeno de parede celular útil no diagnóstico da aspergilose invasiva. São necessárias 2 coletas consecutivas em dias distintos para o diagnóstico;
- hemoculturas em frascos específicos: úteis na fusariose disseminada. Aproximadamente 50-70% dos casos apresentam hemoculturas positivas.

TRATAMENTO

A Tabela 5 mostra as condições clínicas nas infecções por fungos filamentosos e o tratamento a ser seguido.

Tabela 5 Condições clínicas associadas a infecções por fungos filamentosos e tratamento

Condição clínica	Tratamento (droga e posologia)
Aspergilose broncopulmonar alérgica	Itraconazol, 400 mg, 1×/dia, VO, por 16 semanas + corticoterapia
Bola fúngica por *Aspergillus*	Itraconazol ou voriconazol (Vfend®), por tempo prolongado Sempre que possível, avaliar possibilidade de cirurgia
Aspergilose invasiva crônica ou semi-invasiva	Itraconazol ou voriconazol (Vfend®)
Aspergilose invasiva	Voriconazol (Vfend®)
Fusariose	Voriconazol (Vfend®) Anfotericina B lipossomal (Ambisome®)
Mucormicose	Anfotericina B lipossomal (Ambisome®)

▪ PNEUMOCISTOSE

DEFINIÇÃO E ETIOLOGIA

Pneumocystis jirovecii é um fungo que causa infecções oportunistas, particularmente pneumonia, em pacientes com disfunção na imunidade celular. O principal local de acometimento é representado pelos pulmões, embora existam relatos de casos de pneumocistose extrapulmonar (p. ex., tireoide, fígado).

EPIDEMIOLOGIA

Embora o *Pneumocystis* ainda possa ser considerado um agente causador de pneumonia intersticial em crianças imunocompetentes, trata-se, classicamente, de uma doença de pacientes com distúrbios da imunidade, em especial das células T CD4.

A pneumocistose continua a ser uma devastadora doença definidora de Aids, podendo ocorrer também em pacientes que recebem terapia imunossupressora no contexto das malignidades, doenças hematológicas como leucemias e linfomas, transplantes de órgãos sólidos e de células-tronco e hematopoéticas e doenças reumatológicas.

QUADRO CLÍNICO

A pneumocistose clássica apresenta início subagudo de dispneia progressiva, febre baixa, tosse seca ou com expectoração esbranquiçada e desconforto torácico que evolui com piora progressiva durante os dias ou semanas. Em geral, os pacientes portadores do HIV apresentam evolução de maior duração dos sintomas (21-28 dias) que outros imunocomprometidos (5-7 dias). Contudo, o comprometimento pulmonar geralmente é mais grave nos pacientes não infectados pelo HIV, como nos transplantados de células-tronco e hematopoiéticas.

O exame físico é inespecífico, sendo a ausculta pulmonar normal em grande parte dos casos, mesmo na vigência de doença grave com hipoxemia expressiva. As crepitações durante a inspiração torácica, quando presentes, são discretas. Dispneia aguda com dor torácica pode indicar o desenvolvimento de pneumotórax, sendo esta uma complicação observada em 2-4% dos pacientes.

EXAMES COMPLEMENTARES

Gasometria arterial deve ser realizada em qualquer paciente com suspeita de pneumocistose. A hipoxemia é a principal alteração laboratorial. Casos leves cursam com PaO_2 > 70 mmHg e gradiente alveoloarterial de oxigênio < 35 mmHg (em casos moderados, entre 35-45 mmHg e, finalmente, nos casos graves, > 45 mmHg, com PaO_2 < 70 mmHg).

Elevações séricas dos níveis de DHL (> 500 mg/dL) são comuns, porém inespecíficas, sendo seu grau de elevação diretamente correlacionado ao prognóstico da doença.

RX de tórax pode não evidenciar alterações parenquimatosas pulmonares em até 50% dos casos. Os achados clássicos são infiltrado bilateral peri-hilar ou difuso simétrico, com padrão intersticial, podendo ser finamente granular, reticular ou em vidro fosco. TC de tórax de alta resolução é mais sensível no diagnóstico de pneumocistose, evidenciando infiltrado em vidro fosco (*ground-glass*) com distribuição difusa, porém mais importantes na região peri-hilar.

A identificação de *Pneumocystis jirovecii* em amostras biológicas clinicamente relevantes ou em cortes anatomopatológicos de tecidos é necessária para um diagnóstico correto e definitivo. Amostras biológicas devem ser coradas com prata, Giemsa ou submetidas à imunofluorescência direta com anticorpos monoclonais. A PCR tem sido útil para o diagnóstico, porém não consegue diferenciar os casos de colonização. As formas tróficas de *Pneumocystis spp.* podem ser detectadas por certos corantes como Papanicolaou, Giemsa e Gram-Wright. Estruturas císticas podem ser observadas com colorações com prata (Gomori), violeta de cresil, O-toluidina ou calcoflúor.

DIAGNÓSTICO

Os pacientes apresentam história clínica de tosse seca ou com expectoração esbranquiçada de caráter subagudo, febre baixa e dispneia progressiva. Nenhuma combinação de achados clínicos, bioquímicos e radiológicos é diagnóstica de pneumocistose, porém a combinação desses achados permite muitas vezes o tratamento empírico. Para a identificação de *Pneumocystis jirovecii* em amostras biológicas, deve-se solicitar:

- lavado broncoalveolar ou escarro induzido com salina hipertônica com pesquisa do agente nas formas tróficas por Papanicolaou, Giemsa e Gram-Wright e nas formas císticas por prata (Gomori), violeta de cresil, O-toluidina ou calcoflúor. Se disponível, realizar imunofluorescência com anticorpos monoclonais anti-*Pneumocystis* ou PCR;
- biópsia transbrônquica ou a céu aberto com envio para anatomopatologia e coloração pela prata (Grocott).

TRATAMENTO

A Tabela 6 mostra o tratamento indicado para pneumocistose. O tempo recomendado de tratamento é de 21 dias. Para os pacientes com hipoxemia (PaO2 < 70 mmHg em ar ambiente) e/ou gradiente alvéolo-arterial ≥ 35 mmHg é recomendado o uso de corticoide (prednisona 40 mg a cada 12 horas por 5 dias, seguido de 40 mg uma vez ao dia por 5 dias e 20 mg uma vez ao dia por mais 10 dias). Lembrar das profilaxias primária e secundária (após tratamento da pneumocistose) no paciente com Aids (Capítulo 221).

BIBLIOGRAFIA

Catherinot E, Lanternier F, Bougnoux ME, Lecuit M, Couderc LJ, Lortholary O. Pneumocystis jirovecii pneumonia. Infect Dis Clin North Am 2010;24(1):107-38.

Cornely OA, Bassetti M, Calandra T, Garbino J, Kullberg BJ, Lortholary O, et al. ESCMID guideline for the diagnosis and management of Candida diseases 2012: non-neutropenic adult patients. Clin Microbiol Infect 2012;18(Suppl 7):19-37.

Ferreira MS, Borges AS. Histoplasmosis. Rev Soc Bras Med Trop 2009;42(2):192-8.

Fortún J, Meije Y, Fresco G, Moreno S. Aspergillosis: clinical forms and treatment. Enferm Infecc Microbiol Clin 2012;30(4):201-8.

Jarvis JN, Dromer F, Harrison TS, Lortholary O. Managing cryptococcosis in the immunocompromised host. Curr Opin Infect Dis 2008;21:596-603.

Krajicek BJ, Thomas CF Jr, Limper AH. Pneumocystis pneumonia: current concepts in pathogenesis, diagnosis, and treatment. Clin Chest Med 2009;30(2):265-78.

Nucci M, Queiroz-Telles F, Tobón AM, Restrepo A, Colombo AL. Epidemiology of opportunistic fungal infections in Latin America. Clin Infect Dis 2010;51(5):561-70.

Pappas PG, Kauffman CA, Andes D, Benjamin DK Jr, Calandra TF, Edwards JE Jr, et al. Clinical practice guidelines for the management of candidiasis: 2009 update by the Infectious Diseases Society of America. Clin Infect Dis 2009;48(5):503-35.

Perfect JR, Dismukes WE, Dromer F, Goldman DL, Graybill JR, Hamill RJ, et al. Clinical practice guidelines for the management of cryptococcal disease: 2010 update by the Infectious Diseases Society of America. Clin Infect Dis 2010;50(3):291-322.

Restrepo A, Benard G, de Castro CC, Agudelo CA, Tobón AM. Pulmonary paracoccidioidomycosis. Semin Respir Crit Care Med 2008;29:182-97.

Walsh TJ, Anaissie EJ, Denning DW, Herbrecht R, Kontoyiannis DP, Marr KA, et al. Infectious Diseases Society of America. Treatment of aspergillosis: clinical practice guidelines of the Infectious Diseases Society of America. Clin Infect Dis 2008;46(3):327-60.

Wheat LJ, Freifeld AG, Kleiman MB, Baddley JW, McKinsey DS, Loyd JE, et al. Clinical practice guidelines for the management of patients with histoplasmosis: 2007 update by the Infectious Diseases Society of America. Clin Infect Dis 2007;45(7):807-25.

Tabela 6 Tratamento para pneumocistose

Medicação	Dose	Via	Comentários
1ª escolha: sulfametoxazol + trimetoprima	Sulfametoxazol, 75-100 mg/kg/dia Trimetoprima, 15-20 mg/kg/dia Dividir em 3-4 doses	EV	Esquema de 1ª escolha Contraindicado nos casos de alergia grave às sulfonamicas
Esquema alternativo, pneumocistose leve a moderada	Clindamicina, 600 mg, 4×/dia + primaquina, 30 mg/dia	EV/VO	Diarreia, *rash* cutâneo, neutropenia e meta-hemoglobinemia Contraindicado em casos de deficiência de G6PD
	Dapsona, 100 mg/dia + trimetoprima, 15 mg/kg/dia, 3×/dia	VO	Possível reação alérgica cruzada com outras sulfonamidas (sulfametoxazol + trimetoprima) Contraindicado em casos de deficiência de G6PD *Rash* cutâneo, febre e meta-hemoglobinemia Esquema não disponível no Brasil, pela falta de trimetoprima isolada
	Atovaquona, 750 mg, 2-3×/dia	VO	Febre, *rash* cutâneo, hepatite e distúrbio gastrointestinal Droga não disponível no Brasil
Esquema alternativo, pneumocistose moderada a grave	Pentamidina (sem registro vigente na Anvisa), 4 mg/kg/dia	EV	Hipotensão, arritmias cardíacas, disglicemias, hiperpotassemia, hipomagnesemia, pancreatite, insuficiência renal Droga não disponível no Brasil, necessitando de importação
	Clindamicina, 600 mg, 4×/dia – primaquina, 30 mg/dia	EV/VO	Diarreia, *rash* cutâneo, neutropenia e meta-hemoglobinemia Contraindicado em casos de deficiência de G6PD Esquema não aprovado para formas graves, porém utilizado nas situações de impossibilidade de uso de sulfametoxazol + trimetoprima ou pentamidina (sem registro vigente na Anvisa)

G6PD: glicose-6-fosfato-desidrogenase.

225 ACIDENTES POR ANIMAIS PEÇONHENTOS

Pasesa Pascuala Quispe Torrez, Marcelo Ribeiro Duarte, Renato do Carmo Said, Rogério Bertani, Vidal Haddad Junior, Francisco Oscar de Siqueira França

▪ ACIDENTES OFÍDICOS

DEFINIÇÃO E ETIOLOGIA

Acidente ofídico ou ofidismo é o quadro de envenenamento decorrente da inoculação de toxinas através do aparelho inoculador (presas) das serpentes. No Brasil, no ano de 2020, foram notificados pelo Ministério da Saúde 29.925 acidentes, com 126 mortes.

No Brasil, são registradas 412 espécies de serpentes, das quais 16,2% são consideradas peçonhentas. As serpentes de relevância clínica apresentam as seguintes características:

- família *Viperidae*: fosseta loreal, dentição solenóglifa, escamas quilhadas. Engloba 5 gêneros:
  - complexo *Bothrops*: o nome popular mais conhecido é jararaca. Esse grupo apresenta fosseta loreal e cauda lisa. Engloba espécies distribuídas por todo o território nacional. Atualmente, são descritos 2 gêneros: *Bothrops* (28 espécies) e *Bothrocophias* (2 espécies);
  - *Crotalus*: o nome popular mais conhecido é cascavel (1 espécie): *Crotalus durissus*;
  - *Lachesis*: o nome popular mais conhecido é surucucu (1 espécie): *Lachesis muta*;
- família *Elapidae*: dentição proteróglifa, anéis pelo corpo e, na grande maioria das espécies, coloração avermelhada. Engloba 2 gêneros: *Micrurus* coral verdadeira (32 espécies) e *Leptomicrurus* (3 espécies).

ACIDENTE BOTRÓPICO

No Brasil no ano de 2020, o acidente botrópico correspondeu a aproximadamente 86,2% do total de envenenamentos por serpentes peçonhentas notificados pelo Ministério da Saúde, sendo notificados 20.833 casos, com 87 óbitos. Didaticamente, são descritas 3 atividades fisiopatológicas do veneno botrópico: inflamatória aguda local, coagulante e hemorrágica.

Quadro clínico

Local

Após a picada, a região atingida pode evoluir com edema, que é caracteristicamente tenso, doloroso, apresentando, em geral, após poucas horas tonalidade violácea em decorrência de sangramento subcutâneo. Posteriormente, quase sempre após 12 horas, podem surgir bolhas de conteúdo variado, com material seroso, hemorrágico, necrótico ou purulento. É usual a progressão do edema mesmo que o paciente receba tratamento específico adequado (Figura 1).

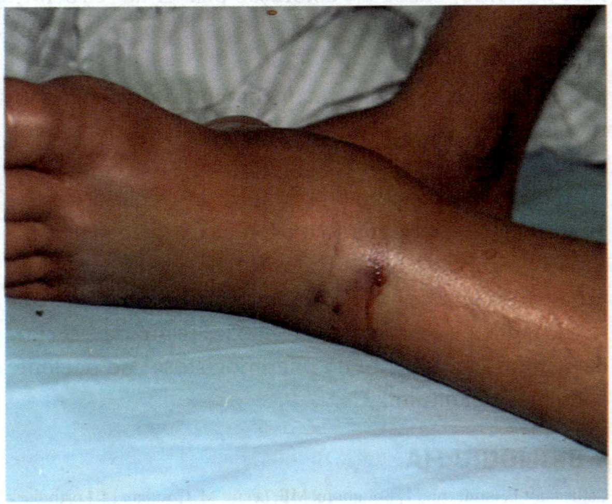

Figura 1 Acidente por *Bothrops*: edema, sangramento e equimose no local da picada, no membro inferior esquerdo. (Foto: Marcelo Ribeiro Duarte.)

Sistêmico

Na maioria dos envenenamentos botrópicos, ocorre uma "coagulopatia de consumo", que isoladamente não tem associação com a gravidade. Este quadro pode se associar a manifestações hemorrágicas (gengivorragia, epistaxe, hematúria microscópica e equimose) (Figura 2).

Complicações

Locais

As principais complicações locais descritas são: infecção secundária (celulite, erisipela, abscesso), necrose (Figura 3), síndrome compartimental, déficit funcional e amputação, estando, muitas vezes, associadas a intervenções inadequadas como torniquete, sucção, incisão local e uso de substâncias tópicas contaminadas no local da picada.

Uma das mais frequentes complicações dos acidentes botrópicos são as infecções de partes moles. São isoladas com maior frequência nessas infecções as bactérias encontradas na cavidade oral das serpentes, como bacilos Gram-negativos, com predomínio de *Morganella morganii* e anaeróbios.

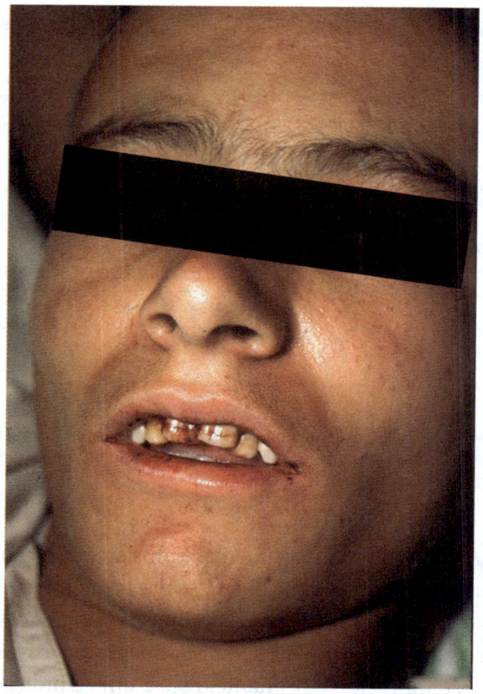

Figura 2 Acidente por *Bothrops* leve com gengivorragia. (Foto: Marcelo Ribeiro Duarte.)

Sistêmicas

A maioria dos casos graves está relacionada a fenômenos sistêmicos como: hemorragia grave, hipotensão acentuada/choque e injúria renal aguda.

- Hemorragia grave: caracteriza-se pela presença de sangramento extenso em órgão nobre, como sangramento pulmonar (hemoptise), digestivo (hematêmese, enterorragia e melena) e urinário (hematúria). A hemorragia no SNC (encefálico) é menos comum.
- Hipotensão e choque: a presença de hipotensão e choque caracteriza o caso como grave, cujas manifestações são observadas, em geral, nas primeiras horas após o acidente.

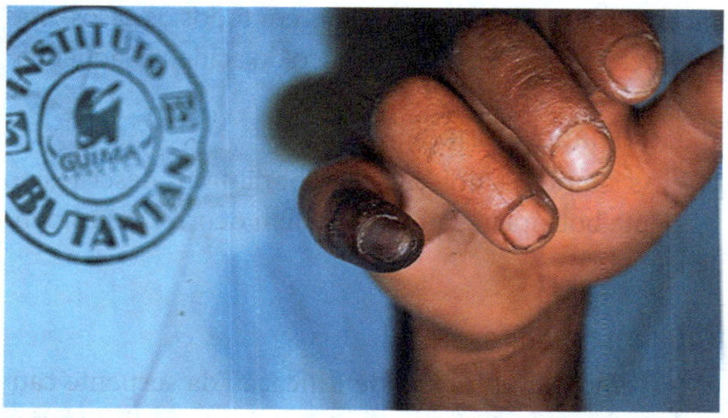

Figura 3 Acidente por *Bothrops*. Necrose no local da picada. (Foto: Marcelo Ribeiro Duarte.)

- Injúria renal aguda (IRA): é infrequente e instala-se, em geral, nas primeiras 24 horas após a picada. Em geral há presença de hematúria. A maioria dos pacientes tem como substrato anatomopatológico a necrose tubular aguda.

A evolução para o óbito está relacionada a uma (ou mais) complicação sistêmica grave como choque hipovolêmico, hemorragia grave, injúria renal aguda e infecção local com evolução para choque séptico.

Exames complementares

Exames que avaliem a coagulabilidade sanguínea são indicados em todos os acidentes botrópicos. Pode ser realizado o tempo de coagulação, o coagulograma ou a dosagem dos níveis de fibrinogênio sérico.

- Tempo de coagulação (TC): deve ser solicitado sempre que possível. Para este método, os valores são tempo de coagulação normal (≤ 9 minutos); prolongado (10-20 minutos); e incoagulável (> 20 minutos).
- Tempo de coagulação simplificado: colher 1 mL de sangue e deixar em tubo de ensaio na temperatura de 37 °C. Nessa situação, o tempo de coagulação deve ser considerado normal se houver formação de coágulo até 10 minutos após a coleta da amostra. Ainda é muito utilizado em locais onde não há laboratório.
- Alteração do coagulograma: alargamento de TP, TTPa e tempo de trombina. Há queda dos níveis séricos de fibrinogênio.
- Hemograma: pode-se observar anemia discreta, leucocitose com neutrofilia e trombocitopenia intensa, principalmente na fase inicial.
- Ureia, creatinina e eletrólitos: encontram-se alterados nos pacientes que evoluem com comprometimento da função renal. Creatinofosfoquinase, DHL e AST podem estar elevadas em pacientes com processo inflamatório local acentuado em que há rabdomiólise no local da picada.
- Urina tipo 1: pode-se observar hematúria, proteinúria e, mais raramente, hemoglobinúria e mioglobinúria.

Classificação quanto à gravidade e tratamento (Tabela 1)

A avaliação da gravidade deve ser feita imediatamente após a admissão do paciente no serviço de saúde, uma vez que determinará a quantidade de antiveneno que deverá ser administrada ao paciente. Destaca-se que pacientes admitidos no serviço de saúde com edema em todo o membro picado devem receber 12 ampolas de soro antibotrópico. Após a administração da soroterapia específica, não se recomenda dose adicional

Tabela 1 Classificação quanto à gravidade e tratamento do acidente botrópico

	Classificação		
	Leve	Moderado	Grave
Quadro clínico	Edema local de até 1 segmento* e/ou Hemorragia sistêmica ausente ou discreta e/ou Tempo de coagulação[&] normal ou alterado	Edema de 2 segmentos* e/ou Hemorragia sistêmica ausente ou discreta Tempo de coagulação normal ou alterado	Edema de 3 segmentos (todo o membro)* e/ou Hemorragia grave e/ou Hipotensão/choque e/ou Injúria renal aguda Tempo de coagulação normal ou alterado
Soroterapia (número de ampolas) (SAB/SABC/SABL)	3	6	12
Via de administração	IV	IV	IV

SAB: soro antibotrópico; SABC: soro antibotrópico-crotálico; SABL: soro antibotrópico-laquético. * O membro picado é dividido didaticamente em 3 segmentos: no membro superior, mão/punho, antebraço/cotovelo e braço; no membro inferior, pé/tornozelo, perna/joelho e coxa. & O tempo de coagulação não está relacionado com a gravidade. Adaptada de Brasil. Ministério da Saúde. Manual de diagnóstico e tratamento dos acidentes por animais peçonhentos. Brasília: Ministério da Saúde; 2001.

de soro se houver progressão do edema, uma vez que o soro não atua sobre moléculas e células inflamatórias liberadas pelo veneno.

São chamadas picadas secas ou "*dry bite*" quando o paciente relata ter sido picado, mas não apresenta evidência de envenenamento, seja clínico ou laboratorial.

O controle da eficácia do soro antibotrópico deve ser realizado pela determinação do tempo de coagulação, 12 e 24 horas após o término da soroterapia. Se após 12 horas o TC permanecer incoagulável ou se após 24 horas não estiver normalizado, recomenda-se dose adicional de 2 ampolas de soro antibotrópico.

Caso um paciente admitido com quadro definido como leve ou moderado evolua para quadro com manifestações sistêmicas graves (hipotensão, sangramento grave, injúria renal aguda), deverá ser administrada doses adicionais de soro compatíveis com a reclassificação do paciente.

Atentar para a importância da hidratação (oral e venosa) de modo a permitir diurese satisfatória (30-40 mL/h em adultos e 1,0 a 2,0 mL/kg/h em crianças) com soluções isotônicas (SF ou RL), se necessário.

Recomenda-se também a profilaxia do tétano em todos os acidentes botrópicos após normalização do tempo de coagulação.

Não está recomendado o uso profilático de antibióticos, e considerar como sinal de infecção (celulite ou abscesso) a presença de febre, a ausência de regressão do edema após 72 horas de observação clínica, ou se houver piora das manifestações locais (piora da dor, aparecimento de flutuação). Em caso de início de antibioticoterapia para tratamento de abscessos, deve-se utilizar antibióticos com atividade, particularmente, para bacilos Gram-negativos e conforme a evolução, considerar a cobertura para flora polimicrobiana.

A síndrome compartimental é uma complicação muito rara e quando presente, inicia-se nas primeiras 48 horas após o acidente. Considerar esta complicação nos casos de dor refratária a analgésicos, especialmente nos casos com edema endurecido e brilhante. Esta é uma condição que exige intervenção cirúrgica imediata, visando prevenir lesões permanentes de feixes vasculonervosos e teciduais.

ACIDENTE LAQUÉTICO

No Brasil, o acidente laquético correspondeu a 1,5% (463 notificações) do total de envenenamentos por serpentes notificados pelo Ministério da Saúde em 2020, com 5 óbitos. Na literatura geral, somente 21 registros foram publicados até o ano 2000.

Mecanismo de ação do veneno

Semelhante ao descrito no acidente botrópico.

Quadro clínico

Semelhante ao descrito no acidente botrópico. Nos poucos casos descritos na literatura, há relato de uma síndrome clínica com manifestações vagais: náusea, vômitos, dor abdominal, diarreia, bradicardia, hipotensão. Essas características não foram relatadas em todos os casos, mas sua presença sugere o diagnóstico do acidente laquético.

Exames laboratoriais

As alterações nos exames laboratoriais descritas no acidente botrópico, também podem ocorrer no acidente laquético.

Diagnóstico diferencial

Como a captura e a identificação da serpente causadora de acidente é raramente realizada, o diagnóstico definitivo é raramente obtido.

Tratamento

A gravidade do acidente laquético é avaliada de acordo com as manifestações locais e sistêmicas, já descritas no acidente botrópico, além das "manifestações vagais". O acidente pode ser classificado como moderado ou grave. No entanto, há relatos de acidentes leves (não publicados). O Ministério da Saúde preconiza a administração de 10 ampolas nos casos moderados e de 20 ampolas nos casos graves, e o soro a ser utilizado é o antibotrópico-antilaquético.

ACIDENTE CROTÁLICO

No Brasil, o acidente crotálico correspondeu a 9,1% (2.737 notificações) do total de envenenamentos por serpentes peçonhentas notificados pelo Ministério da Saúde em 2020, sendo notificados 23 óbitos. Didaticamente, são descritas 3 atividades fisiopatológicas do veneno crotálico: neurotóxica, miotóxica e coagulante.

Quadro clínico

Local

O quadro local é discreto, podendo ocorrer edema leve e parestesia na região da picada.

Sistêmico

Os fenômenos neuroparalíticos decorrentes da ação neurotóxica do veneno crotálico são de aparecimento precoce. Ptose palpebral associada a flacidez da musculatura da face caracterizam a fácies neurotóxica ou miastênica e podem ser acompanhadas de distúrbios de acomodação visual, anisocoria e oftalmoplegia, que comumente se instalam nas primeiras 3-6 horas após a picada (Figura 4). Já foi descrita, embora extremamente rara, a insuficiência respiratória aguda.

A atividade miotóxica é traduzida por mialgia generalizada e escurecimento da cor da urina decorrente da mioglobinúria. Pode evoluir com rabdomiólise intensa e injúria renal aguda, complicação frequente e maior causa de óbito no acidente crotálico na América do Sul. Atribui-se à miotoxicidade papel significativo no desencadeamento da injúria renal aguda.

Exames laboratoriais

Do ponto de vista laboratorial, são observadas elevações dos níveis séricos de enzimas musculares: creatinoquinase (CK), DHL, AST e aldolase, cuja detecção pode ser útil ao diagnóstico. O aumento dos níveis séricos de CK é muito precoce, podendo atingir intensidade máxima 24 horas após a picada. Na presença de comprometimento da função renal, há elevação dos níveis séricos de ureia, creatinina, potássio e ácido úrico.

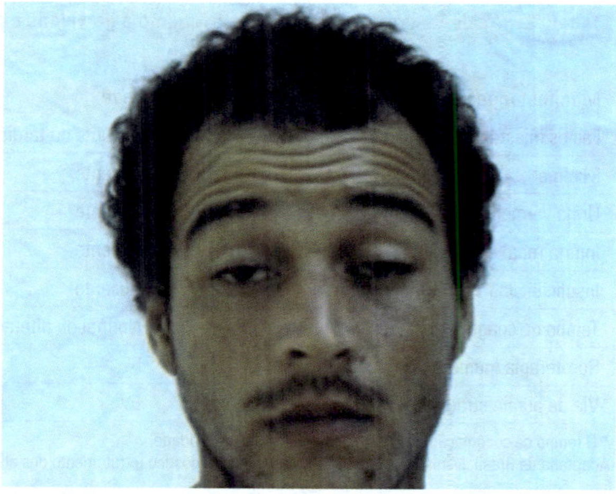

Figura 4 Acidente crotálico: fácies miastênica com ptose palpebral bilateral. (Foto: Marcelo Ribeiro Duarte.)

Aproximadamente 40% dos pacientes apresentam TC incoagulável ou prolongado, devido a hipofibrinogenemia. O hemograma é caracterizado por leucocitose com neutrofilia e desvio à esquerda.

Classificação quanto à gravidade e tratamento

Na Tabela 2, é apresentada a classificação dos acidentes crotálicos quanto à gravidade e seus respectivos tratamentos.

No tratamento geral é fundamental a hidratação vigorosa com o objetivo de se tentar manter a função renal, pois a maioria dos óbitos decorre de complicações da IRA. Manter o paciente hidratado (SF ou RL) de forma a garantir diurese adequada (30-40 mL/h no adulto e 1,0-2,0 mL/kg/h na criança). Oligúria e anúria são, geralmente, de aparecimento tardio. Em casos de rabdomiólise intensa, a hidratação criteriosa por via endovenosa é recomendada. Em casos de IRA não responsiva, o uso de furosemide pode ser realizado. Instalada a injúria renal aguda há necessidade de se avaliar precocemente a indicação de diálise.

ACIDENTE ELAPÍDICO

No Brasil, o acidente elapídico correspondeu a 0,9% (279 notificações) do total de envenenamentos por serpentes notificados pelo Ministério da Saúde em 2020, sendo relatado um único óbito.

Quadro clínico

Local

No local da picada, o paciente pode relatar dor e parestesia. Edema leve pode ser observado, mas não há equimose.

Tabela 2 Acidente crotálico: classificação quanto à gravidade e soroterapia recomendada

	Gravidade (avaliação inicial)		
Manifestações e tratamento	Leve	Moderada	Grave
Fácies miastênica/visão turva	Ausente ou tardia	Moderada ou evidente	Moderada ou evidente
Mialgia	Ausente	Moderada ou intensa	Moderada ou intensa
Urina vermelha ou marrom	Ausente	Pouco evidente ou ausente	Presente
Injúria renal aguda	Ausente	Ausente	Presente
Insuficiência respiratória aguda	Ausente	Ausente	Presente
Tempo de coagulação*	Normal ou alterado	Normal ou alterado	Normal ou alterado
Soroterapia (número de ampolas)	5	10	20
Via de administração	EV	EV	EV

* O tempo de coagulação não está relacionado com a gravidade.
Adaptada de Brasil. Ministério da Saúde. Manual de diagnóstico e tratamento dos acidentes por animais peçonhentos. Brasília: Ministério da Saúde; 2001.

Sistêmico

O surgimento da sintomatologia geralmente é precoce, em virtude da rápida absorção do veneno, mas eventualmente, pode ocorrer horas após o acidente, já tendo sido relatados casos de início das manifestações 18-20 horas após a picada.

Ptose palpebral, em geral bilateral, é o primeiro sinal de neurotoxicidade, associada ou não a turvação visual que pode evoluir para diplopia. Oftalmoplegia, anisocoria, paralisia da musculatura velopalatina, da mastigação e da deglutição, sialorreia e diminuição do reflexo do vômito também podem ser observados, com frequência variável.

Em raros casos, tem-se observado diminuição generalizada da força muscular, que pode progressivamente acometer a musculatura intercostal e diafragmática, com consequente comprometimento da mecânica respiratória, evoluindo para insuficiência respiratória aguda.

Tratamento

O esquema proposto é baseado na classificação do acidente, sendo necessária a observação de pacientes inicialmente assintomáticos por um período de 24 horas.

Nos pacientes com insuficiência respiratória aguda, tem sido recomendada a utilização de anticolinesterásicos, do tipo neostigmina, na tentativa de reverter os fenômenos neuroparalíticos, na dose de 0,05 mg/kg em crianças e 1 ampola (0,5 mg) no adulto, por via intravenosa (IV). Deve ser precedida da injeção de 0,6 mg de atropina, IV, para prevenir os efeitos muscarínicos da acetilcolina, principalmente bradicardia e hipersecreção. Em geral, a resposta é rápida, com melhora evidente do quadro em poucos minutos. Nesse caso, recomenda-se dose de manutenção de 0,05-0,1 mg/kg, IV, a cada 4 horas, sempre precedida da administração de atropina. Dependendo da resposta do paciente, pode haver distanciamento maior entre as doses até que ocorra a recuperação do quadro. Nos casos de insuficiência respiratória, caso necessária, também deve ser instituída a ventilação mecânica.

SOROTERAPIA

Os antivenenos ofídicos brasileiros são apresentados na forma líquida, em ampolas com 10 mL, contendo imunoglobulinas heterólogas de equinos. Mantidos em geladeira, a 4°C-8°C, têm validade de 3 anos. Não devem ser congelados.

Recomenda-se a administração preferencial do soro específico (antibotrópico, anticrotálico, antibotrópico-laquético, antielapídico), pois propicia neutralização mais rápida do veneno inoculado e tem menor risco potencial de causar reações de hipersensibilidade imediata. Usa-se o antiveneno puro ou diluído na proporção de até 1:5 (soro antiofídico/solução salina ou glicosada), infundido em 30-60 minutos.

Deve ser aplicada em dose única, sempre por via intravenosa. A dose de soro a ser administrada é definida pela avaliação da gravidade na admissão no serviço de saúde e não depende nem da idade nem do peso do paciente. Nos raros casos em que o paciente foi classificado como leve ou moderado à admissão e evoluiu, posteriormente, com manifestação sistêmica definidora de quadro grave, o paciente deverá receber dose adicional de soro, compatível com esse quadro.

O teste de sensibilidade é prática abolida, pois apresenta baixo valor preditivo para a ocorrência de reações imediatas. O uso de pré-medicações para prevenir a ocorrência de reações alérgicas (anti-histamínicos e corticoides) ao soro não é consenso. Dá-se preferência ao uso de anti-histamínicos bloqueadores de receptores

Tabela 3 Classificação clínica de gravidade dos acidentes causados por serpentes do gênero Micrurus e tratamentos propostos

Classificação	Manifestações clínicas	Tratamento
Leve	Presença de manifestações locais como parestesia e dor de intensidade variável com ou sem irradiação.	Analgesia dependendo da intensidade da dor. Observação clínica por pelo menos 24 horas. Considerar a soroterapia caso o paciente evolua com sinais de miastenia (vide abaixo).
Moderado	Além das manifestações locais, que podem estar ausentes, manifestações indicativas de uma miastenia aguda como ptose palpebral; diminuição objetiva da força muscular, porém sem sinais de paralisia.	SAEla IV: 5 ampolas Analgesia dependendo da intensidade da dor.
Grave	Sinais de fraqueza muscular intensa e paralisia evidentes, como dificuldade para se levantar da cama e para deambular; disfagia e salivação; respiração superficial até paralisia respiratória.	SAEla IV: 10 ampolas Medidas de suporte vital Assistência ventilatória nos casos de insuficiência respiratória; considerar teste terapêutico com neostigmina IV, precedido de atropina IV.

SAEla IV: soro antielapídico intravenoso.

H1 de uso intravenoso como a clorfeniramina. Deve-se ter precaução com o uso da prometazina, de uso exclusivamente intramuscular, pelo risco de hipotensão, sonolência e lesão local (hematoma) particularmente em pacientes com coagulopatia.

As reações adversas precoces decorrem da presença de proteínas heterólogas, de natureza equina, e devem ser tratadas como qualquer reação de hipersensibilidade imediata. Se o paciente apresentar reação de hipersensibilidade imediata ("alérgica"), recomenda-se parar a administração do soro, tratar a reação, sendo a adrenalina a medicação essencial. Pode-se também administrar anti-histamínicos. Após o controle do quadro, a soroterapia poderá ser reiniciada, se necessário, em ambiente monitorizado. O soro antiofídico deve ser administrado mesmo com história prévia de reações, pois trata-se do único tratamento disponível eficaz em neutralizar a ação dos venenos.

RECOMENDAÇÕES GERAIS

- Em relação aos cuidados com a região picada, deve-se providenciar a limpeza do local afetado (SF e sabão ou antissépticos), e medidas não farmacológicas para alívio do edema (elevação de MMII ou uso de tipoias nos casos de picadas em MMSS).
- É importante o controle da dor, e indica-se o uso de analgésicos (dipirona), que em casos de dor intensa deverão ser utilizados por via intravenosa e eventualmente também pode-se utilizar opioides fracos (como o tramadol). Evitar uso de AINES e evitar uso de medicação intramuscular (pois há risco de formação de hematoma no local).
- Limpar cuidadosamente o local com água e sabão. Posteriormente, realizar limpeza local com antissépticos (p. ex., clorexidina a 2%).
- Tratar a dor (dipirona e como alternativa paracetamol), evitando o uso de anti-inflamatórios não hormonais, pois aumenta o risco de lesão renal, e de aspirina por aumentar o risco de sangramento e também drogas com ação depressora do SNC.
- Após a admissão do paciente, mantê-lo em jejum até o término da soroterapia antiofídica.
- Monitorar sinais vitais e volume urinário.
- Realizar hidratação vigorosa dos pacientes vítimas de acidente botrópico, crotálico e laquético com o intuito de permitir um fluxo renal adequado. Recomenda-se, inicialmente, hidratação parenteral. Pode-se oferecer líquidos (água, chá, suco de frutas) se o paciente não apresentar náuseas e/ou vômitos.
- Avaliar o estado de imunização para tétano e oferecer complementação se necessário.

ACIDENTES POR ESCORPIÕES

No Brasil, os acidentes escorpiônicos são notificados com frequência crescente. Atualmente, já são responsáveis pelo maior número de acidentes por animais peçonhentos no país. No ano de 2020, foram notificados pelo Ministério da Saúde 143.955 casos, com 178 óbitos. A grande maioria dos acidentes escorpiônicos é classificada como leve (88,9% em 2020), não havendo necessidade de uso de antiveneno para o tratamento, sendo suficiente somente o tratamento da dor local.

DEFINIÇÃO E ETIOLOGIA

O acidente escorpiônico ou escorpionismo é um envenenamento decorrente da picada de um escorpião. Notadamente, no Brasil, têm importância médica os acidentes causados pelo gênero *Tityus*. Espécies desse gênero habitam tanto regiões quentes quanto temperadas, algumas em florestas úmidas e outras em ambientes mais secos. Têm hábitos noturnos, escondendo-se durante o dia sob pedras e troncos ou enterrando-se na areia e no solo. As principais espécies de relevância clínica no Brasil são: *Tityus bahiensis* (escorpião-marrom), *Tityus obscurus* (escorpião-preto-da amazônia), *Tityus serrulatus* (escorpião-amarelo) e *Tityus stigmurus* (escorpião-amarelo-do-nordeste). *Tityus obscurus* é espécie típica de floresta, ocorrendo nos estados do Pará e Amapá. As outras espécies ocorrem principalmente no Nordeste (*T. stigmurus*), Sudeste, Centro-Oeste e Sul (*T. bahiensis* e *T. serrulatus*). *Tityus serrulatus* e *T. stigmurus* tem se espalhado por muitos estados do país, vivendo principalmente em áreas urbanas.

EPIDEMIOLOGIA

A importância do escorpionismo como problema de saúde pública foi relatada inicialmente em Minas Gerais, onde há predomínio de acidentes causados por *Tityus serrulatus* (Figura 5). Ao longo dos anos, tem sido constatada a presença crescente de acidentes causados por esta espécie em outras regiões do país.

Apresenta sazonalidade semelhante à dos acidentes ofídicos, com a maioria dos casos nos meses quentes e chuvosos, correspondentes ao período de setembro a março.

A letalidade, apesar de baixa (0,12%), mostra-se muito mais significativa na faixa etária pediátrica, sendo que a taxa de letalidade para menores de 14 anos foi duas vezes maior (0,22%) que a taxa para maiores de 14 anos (0,10%).

QUADRO CLÍNICO

O veneno escorpiônico constitui uma mistura complexa de proteínas básicas de baixo peso molecular com atividade sobre canais iônicos. Sua ação sobre canais de sódio voltagem-dependentes leva à despolarização de membranas de músculos e nervos (sensitivos e do sistema nervoso autônomo). A liberação maciça de neurotransmissores (epinefrina e acetilcolina) determina o quadro clínico sistêmico, dependente da predominância dos efeitos adrenérgicos e/ou colinérgicos. Também têm sido descritas toxinas que atuam em canais de potássio e cloro de membranas celulares.

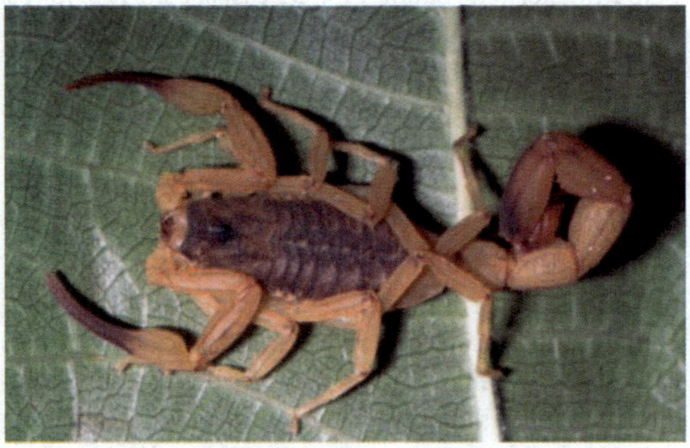

Figura 5 *Tityus serrulatus*.Foto: Rogério Bertani.

A patogênese da miocardiopatia e do edema agudo de pulmão no acidente escorpiônico grave é complexa e tem sido atribuída a vários fatores, como estimulação adrenérgica e aumento da permeabilidade dos capilares pulmonares com a participação de mediadores da resposta inflamatória. Em alguns acidentes, também têm sido observadas manifestações neuromusculares.

No escorpionismo também são liberados vários mediadores inflamatórios que tem acentuado papel na evolução semelhante à descrita na síndrome da resposta inflamatória sistêmica observada nas manifestações clínicas dos acidentes moderados e graves.

Local

A dor no local da picada está presente e instala-se imediatamente, podendo ser intensa já nos primeiros minutos após a picada, com sensação de ardor, queimação ou agulhada. Frequentemente, há irradiação para a raiz do membro acometido, podendo este quadro permanecer por horas e até mais de um dia após o acidente. Outras manifestações locais podem estar presentes, como hiperestesia, parestesia, hiperemia, edema, sudorese e piloereção.

Sistêmico

Mais frequente em crianças, o quadro sistêmico ocorre após intervalo de minutos até as primeiras horas após o acidente. Classicamente, a evolução inicial é compatível com quadro de intoxicação adrenérgica, observando-se manifestações de aumento da resistência vascular periférica, com taquicardia e hipertensão arterial. Nessa fase, pode haver náuseas, vômitos, dor abdominal, cólica e diarreia, febre, sudorese e palidez cutânea.

Com a progressão do quadro, podem ocorrer manifestações decorrentes de insuficiência cardíaca congestiva de instalação aguda, decorrente da crescente resistência vascular arterial e venosa e, em uma fase subsequente, evidência de hipóxia. Nos acidentes muito graves, observam-se, ainda, hipotensão, arritmia cardíaca, bradicardia e choque, em razão do aumento da pressão capilar pulmonar e do extravasamento de líquido para os alvéolos, traduzidos clinicamente por taquipneia e dispneia. Manifestações neurológicas como agitação psicomotora, sonolência, tremores, confusão mental, contrações musculares, convulsões, hemiplegia, priapismo, lacrimejamento e sialorreia também têm sido descritas.

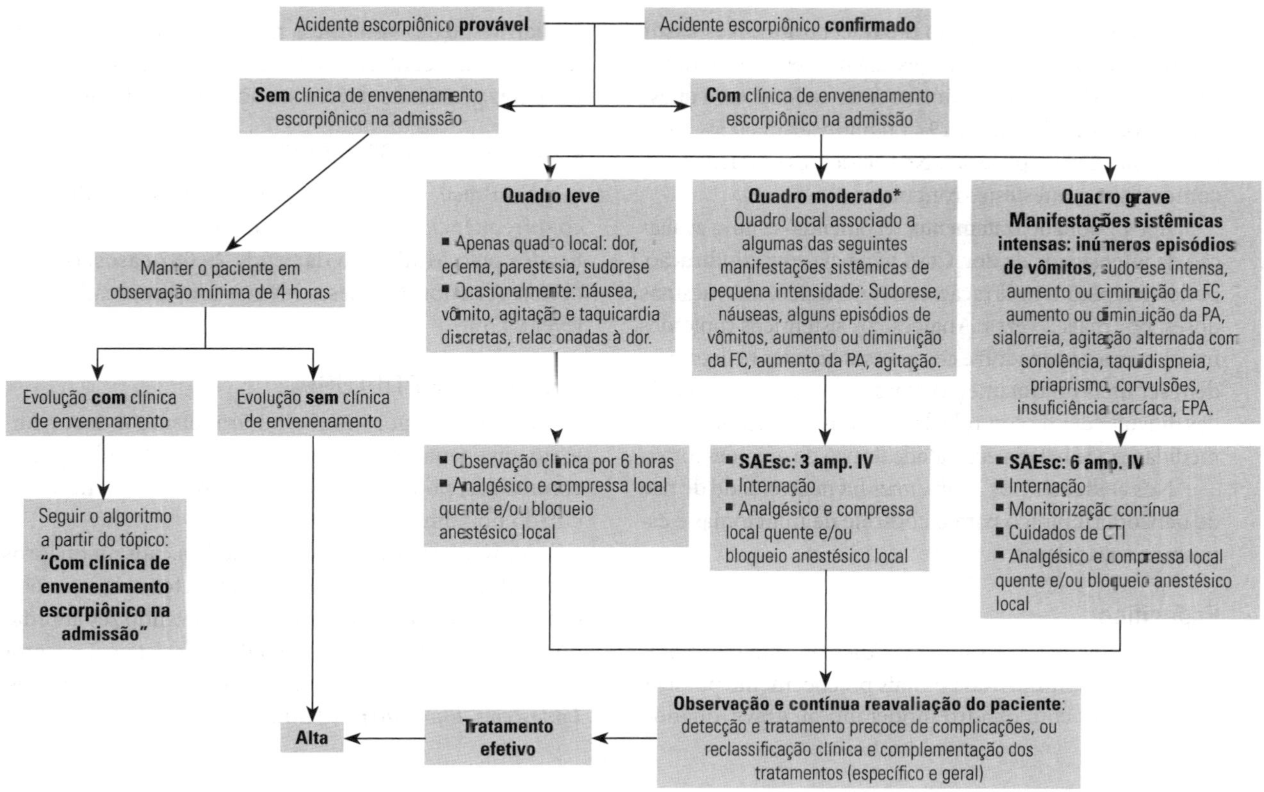

Figura 6 Ministério da Saúde: Fluxograma da classificação quanto à gravidade e tratamento dos acidentes escorpiônicos.
* Acidente moderado: soroterapia formalmente indicada em crianças de até 7 anos. Nas crianças acima dos 7 anos e nos adultos com quadro moderado de escorpionismo, tratar inicialmente a dor e avaliar o paciente. Se persistirem as manifestações sistêmicas, mesmo após a analgesia, iniciar soroterapia.
Importante: todo paciente submetido a tratamento soroterápico deve ficar em observação por, no mínimo, 24h.
SAEsc: soro antiescorpiônico; IV: intravenoso; PA: pressão arterial; FC: frequência cardíaca; EPA: edema pulmonar agudo; CTI: centro de terapia intensiva. Obs.: Na falta do SAEsc, utilizar o SAAR [soro antiaracnídico (*Loxosceles*, *Phoneutria* e *Thityus*)]

Na região amazônica em acidentes por *Tityus obscurus*, *T. strandi* e *T. apiacas* tem sido constatada a presença de "sensação de choque elétrico". Este sintoma pode ser relatado não só no local da picada, mas também pode ser regional e sistêmico. Na região oeste do Pará, a espécie *Tityus obscurus* provoca um quadro clínico peculiar, com predomínio de manifestações reversíveis, compatíveis com disfunção cerebelar aguda, com ataxia, disartria e mioclonias. As mioclonias, a hipertonia e espasmos musculares podem ser intensos e frequentes, tendo sido constatada evolução para rabdomiólise e injúria renal aguda. Também foi observada, nesta região, ataxia cerebelar em um caso de acidente por *Tityus strandi*.

EXAMES LABORATORIAIS

As alterações laboratoriais, encontradas principalmente nos casos graves, são as seguintes:

- Hemograma: leucocitose com neutrofilia.
- Bioquímica: hiperglicemia, hiperamilasemia, acidose metabólica, elevação de CKMB e troponina; CPK total pode estar elevada nos envenenamentos por *Tityus obscurus*.
- ECG: taquicardia sinusal, alterações da onda T e do segmento ST, onda U proeminente, marca-passo atrial mutável, extrassístoles e outras arritmias.
- RX de tórax: aumento da área cardíaca e infiltrado pulmonar intersticial bilateral.
- Ecocardiograma: diminuição do desempenho sistólico do ventrículo esquerdo e da região septal, com graus variáveis de hipocinesia e regurgitação mitral.

Na maioria dos casos, são revertidas em cerca de 24-48 horas após tratamento adequado do acidente.

TRATAMENTO

Sintomático

Nos casos leves, que representam aproximadamente 90% dos casos, recomenda-se somente o tratamento da dor local com compressas quentes e analgesia VO (dipirona e como segunda opção o paracetamol). Nos casos de dor moderada ou intensa (escala numérica com dor ≥ 7), recomenda-se infiltração subcutânea local com anestésico, como a lidocaína a 2%, ou bupivacaína 0,5%, sem epinefrina, 4 mL/aplicação. Nos acidentes em dedos, recomenda-se a anestesia troncular.

Após 1 hora do tratamento, recomenda-se nova avaliação da intensidade da dor. Caso não haja contraindicação, pode-se repetir a infiltração com anestésico, nas mesmas doses, por mais 2 vezes. Analgésicos sistêmicos (opioides fracos como o tramadol) e compressas quentes no local podem ser úteis no tratamento. Raramente, em decorrência das dificuldades de controle da dor após a execução dessas medidas, pode haver necessidade de uso de opioides fortes.

Nos acidentes por *T. obscurus* há necessidade de uso de benzodiazepínico para o controle de mioclonias e espasmos musculares.

Específico

A soroterapia (soro antiaracnídico ou antiescorpiônico) deve ser administrada o mais precocemente possível nos pacientes com quadro moderado ou grave, quando as manifestações sistêmicas não regridem após a abordagem da dor, conforme a gravidade (Tabela 4). Os casos de maior gravidade devem ser acompanhados em UTI.

▪ ACIDENTES POR ARANHAS

No Brasil, os acidentes por aranhas são notificados com frequência crescente. No ano de 2020, foram notificados pelo Ministério da Saúde 29.087 casos, com 32 óbitos. A maioria desses acidentes foi classificada como leve (84,5%).

DEFINIÇÃO E ETIOLOGIA

O acidente por aranha ou araneísmo é decorrente do envenenamento por aranhas. Das 30 mil espécies conhecidas, poucas possuem veneno ativo quando inoculado no homem.

As aranhas de importância médica causam quadros que se diferenciam tanto nos seus aspectos epidemiológicos como nos mecanismos de ação, devendo ser abordados como agravos distintos. No Brasil, existem 3 gêneros de aranhas responsáveis por envenenamentos humanos: *Loxosceles*, *Phoneutria* e *Latrodectus*.

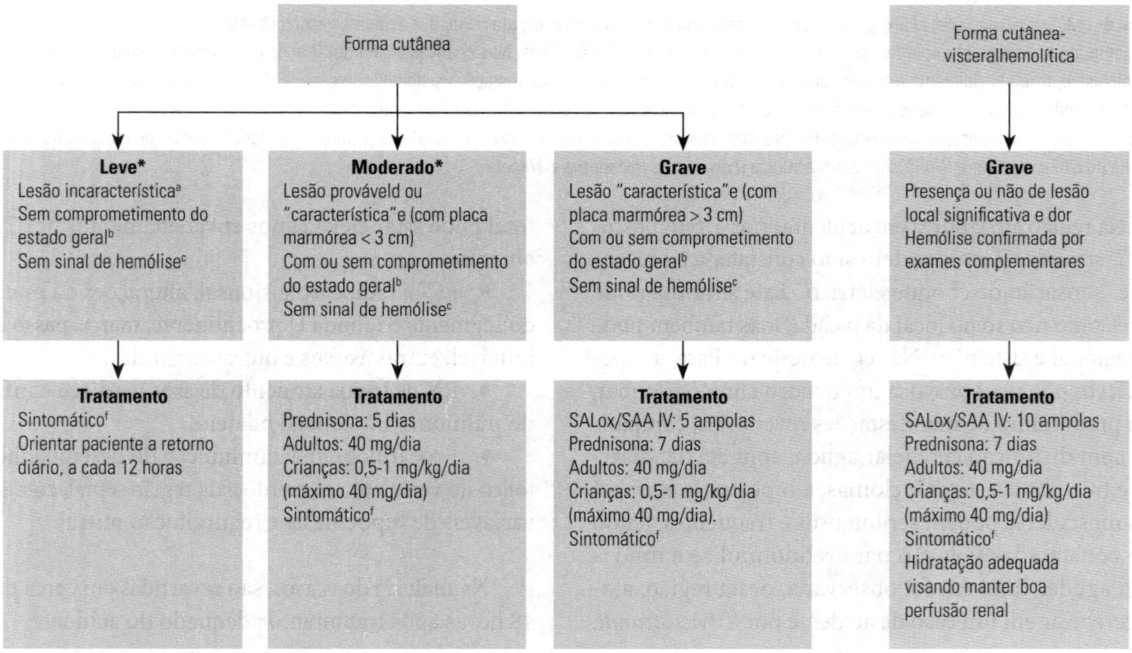

Figura 7 Ministério da Saúde: Classificação quanto à gravidade e tratamento dos acidentes por aranhas *Loxosceles*. SALox/SAA IV: soro antiloxoscélico OU soro antiaracnídico, intravenoso. [a]: Lesão incaracterística: eritema, prurido, bolha de conteúdo seroso com ou sem enduração e dor de pequena intensidade. [b]: Alteração do estado geral: cefaleia, febre nas primeiras 24 h, mialgia, náusea, vômito, exantema (*rash*). [c]: Sinal de hemólise (anemia aguda): palidez cutâneo-mucosa decorrente da anemia, icterícia, urina escura (hemoglobinúria), confirmada na análise laboratorial (no hemograma diminuição da séria vermelha, aumento dos reticulócitos, aumento da bilirrubina indireta, DHL, diminuição da haptoglobina). [d]: Lesão provável: presença de eritema, equimose com ou sem enduração, exantema. [e]: Lesão característica: eritema, enduração, palidez ou placa marmórea, bolha, necrose. [f]: Sintomático: analgésico, anti-histamínico, corticoide tópico.

GÊNERO LOXOSCELES

De dimensões reduzidas, a aranha *Loxosceles* (Figura 8) atinge 1,5 cm de corpo e até 4 cm na distância entre as patas. Apresenta coloração marrom, que é uniforme entre as espécies, daí o nome popular de aranha-marrom. É um animal de hábito noturno e sedentário, que constrói teia irregular e algodonosa e não é considerado agressivo.

Essa espécie é encontrada no interior dos domicílios atrás de móveis e outros locais pouco iluminados; à noite, para se alimentar, pode refugiar-se dentro do vestuário ou de roupas de cama, provocando, respectivamente, acidentes relacionados ao ato de se vestir ou no leito.

Quadro clínico

O componente mais importante do veneno loxoscélico é a esfingomielinase-D, que, ao ativar mecanismos moleculares e celulares, causa a obstrução do fluxo arterial em capilares e pequenos vasos no local da inoculação do veneno, gerando comprometimento da oxigenação tecidual com consequentes hipóxia e necrose local. Raramente, também se observa hemólise. O loxoscelismo pode apresentar-se nas formas cutânea e na cutaneovisceral

- Forma cutânea: o quadro local é de instalação lenta e progressiva. Dor, edema e eritema no local da picada são inicialmente pouco valorizados pelo paciente. Após as primeiras horas do acidente, surgem áreas de equimose, mescladas com palidez (placa marmórea). Geralmente, o diagnóstico é feito nesta oportunidade. A lesão cutânea evolui, no decorrer da 1ª semana, para necrose seca, podendo ulcerar e ter bordas elevadas. Manifestações gerais inespecíficas, como febre, cefaleia, exantema e mal-estar, podem aparecer com variável frequência na fase aguda do envenenamento;
- Forma cutânea-visceral: apresenta, além do comprometimento cutâneo, manifestações clínicas decorrentes da hemólise intravascular. Anemia, icterícia e hemoglobinúria manifestam-se, em geral, nas primeiras 72 horas após o acidente. Pode haver evolução para injúria renal aguda e já foi descrita coagulação intravascular disseminada.

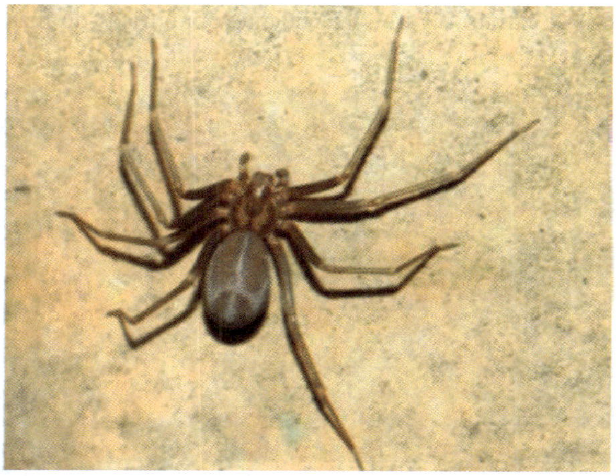

Figura 8 Aranha *Loxosceles*. Foto: Rogério Bertani.

Exames laboratoriais

Na forma cutânea, as alterações dos exames laboratoriais são pouco expressivas e inespecíficas. Porém, na apresentação cutânea-visceral, têm sido descrita anemia aguda, diminuição de haptoglobina livre, elevação de bilirrubina indireta, hemoglobinemia, hemoglobinúria, elevação da ureia e da creatinina e outros exames compatíveis com a injúria renal aguda.

GÊNERO PHONEUTRIA

É conhecida popularmente como aranha-armadeira ou aranha-da-banana. Coberta por pequenos pelos acinzentados ou marrons, o corpo atinge 3 cm de comprimento, e a largura entre as patas pode atingir até 10 cm. A fêmea costuma ser mais agressiva e, quando ameaçada, assume posição característica de defesa armada. Trata-se de um animal errático, que não constrói teia e vive próximo aos domicílios. O acidente é comumente observado no ato de calçar sapatos.

Quadro clínico

O veneno de *Phoneutria* atua sobre os canais iônicos de membranas de diversos neurônios periféricos e centrais de vários animais. Nos acidentes humanos destacam-se as atividades sobre terminações nervosas sensitivas, desencadeando dor no local da picada. Nos raros acidentes moderados e graves pode haver intensa liberação de neurotransmissores (catecolaminas e acetilcolina), responsáveis por manifestações sistêmicas.

O quadro local é de instalação imediata, sendo que a dor está presente na quase totalidade dos casos, é de intensidade crescente e variável e pode irradiar-se até a raiz do membro afetado. Edema, eritema e sudorese podem ocorrer no local da picada. As manifestações sistêmicas são raras e semelhantes às descritas nos acidentes escorpiônicos.

Exames laboratoriais

Na grande maioria dos casos, ocorrem alterações laboratoriais discretas, como leucocitose com neutrofilia, hiperglicemia e raramente acidose metabólica.

Tratamento

Recomenda-se a avaliação do fenômeno doloroso e o tratamento da dor conforme descrito no tratamento do acidente escorpiônico.

A soroterapia (soro antiaracnídico) deve ser administrada o mais precocemente possível nos pacientes moderados e graves (que são extremamente raros), o que ocorre quando as manifestações sistêmicas não regridem após a abordagem da dor, com a dose de soro variando conforme a gravidade (Tabela 4).

Tabela 4 Classificação clínica de gravidade dos acidentes causados por aranhas do gênero *Phoneutria* e tratamentos propostos

Classificação	Manifestações clínicas	Tratamento
Leve	Essencialmente, manifestações locais: dor, edema, eritema, irradiação, sudorese, parestesia. Eventualmente, taquicardia e agitação secundárias à dor	Observação clínica Anestesia local e/ou analgesia VO ou parenteral
Moderado	Quadro local podendo se associar à sudorese, taquicardia, vômitos ocasionais, agitação, hipertensão arterial	SAA IV: 3 ampolas para crianças (em geral < 7 anos de idade) Anestesia local e/ou analgesia VO ou parenteral Internação hospitalar
Grave	Além das manifestações acima: prostração, sudorese profusa, hipotensão, priapismo, diarreia, bradicardia, arritmias cardíacas, arritmias respiratórias, contraturas, convulsões, cianose, edema pulmonar, choque	SAA IV: 6 ampolas Medidas de suporte vital, cuidados intensivos, Anestesia local e/ou analgesia VO ou parenteral

SAA IV: soro antiaracnídico intravenoso; VO: via oral.

ACIDENTES POR ANIMAIS AQUÁTICOS PEÇONHENTOS E VENENOSOS

EPIDEMIOLOGIA

Os relatos das ocorrências de acidentes por animais aquáticos no mundo são esporádicos e sem sequência, tanto nos ambientes marinhos como nos fluviais. Os principais animais causadores destes acidentes e as características clínicas destes agravos só recentemente vêm recebendo maior atenção das equipes de saúde, o que traz maior possibilidade de se estabelecerem medidas terapêuticas mais efetivas.

O Brasil é o único país que tem alguns dados estatísticos sobre os animais causadores e a frequência sazonal dos acidentes causados por animais aquáticos. Em acidentes registrados em Ubatuba, no Estado de São Paulo, os principais animais causadores foram os ouriços-do-mar (50%), os cnidários (25%) e os peixes peçonhentos de várias espécies (25%). Conjuntamente, em cerca de 1000 acidentes provocados por animais fluviais registrados e relatados nos rios Tietê, Paraná, Paraguai, Araguaia e Negro, os peixes peçonhentos foram os principais causadores de agravos, destacando-se as arraias e os bagres.

QUADRO CLÍNICO E TRATAMENTO

Os cnidários são animais de estrutura radial e tentáculos urticantes. As principais espécies associadas a acidentes no Brasil são as caravelas (*Physalia physalis*) (Figura 9), as cubomedusas (*Tamoya haplonemae*, *Chiropsalmus quadrumanus*), as relojinhos (*Olindias sambaquiensis*) e as *Chrysaora lactea*, estas últimas pequenas medusas que causam acidentes menores, mas dolorosos, em grandes surtos durante o verão nas regiões Sudeste e Sul.

Esses animais apresentam células de defesa portadoras de toxinas neurotóxicas e cardiotóxicas, além de substâncias alergênicas. O envenenamento causa dor intensa instantânea e uma dermatite eritematosa linear de aspecto urticariforme que reproduz o formato dos tentáculos ou do corpo de cnidários menores.

No Brasil, a maioria dos acidentes é controlada por analgesia por meio de compressas de água marinha gelada ou cubos de gelo recobertos aplicados na pele e compressas de vinagre, podendo haver necessidade de administração, p. ex., de dipirona parenteral para controle da dor. É importante não usar água doce (dispara nematocistos ainda íntegros aderidos à pele), refrigerantes ou urina. Muito raramente pode haver comprometimento cardíaco (acidentes graves, por ocasião do contato com inúmeros animais) que têm indicação de atendimento de urgência, pois a ação das toxinas pode causar choque cardiovascular e arritmias cardíacas.

Os ouriços-do-mar pretos (*Echinometra lucunter*) são os mais comuns no litoral brasileiro. Causam acidentes traumáticos, não havendo inoculação de peçonha. As espículas penetram profundamente na pele, sendo difíceis de extrair (Figura 10). Acidentes por ouriços-do-mar

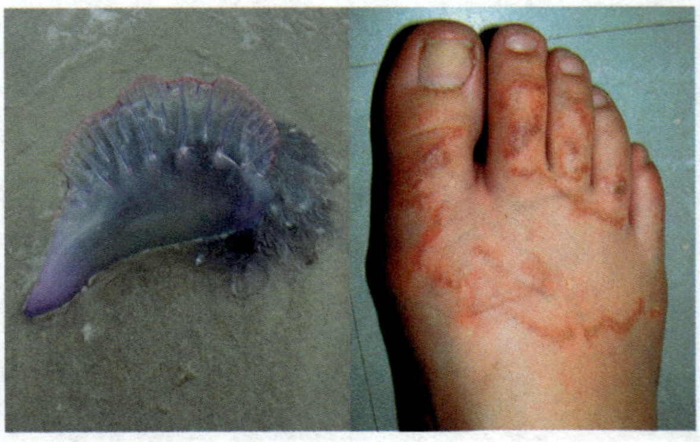

Figura 9 Caravela (*Physalia physalis*) e acidente em banhista. Fotos: Vidal Haddad Jr.

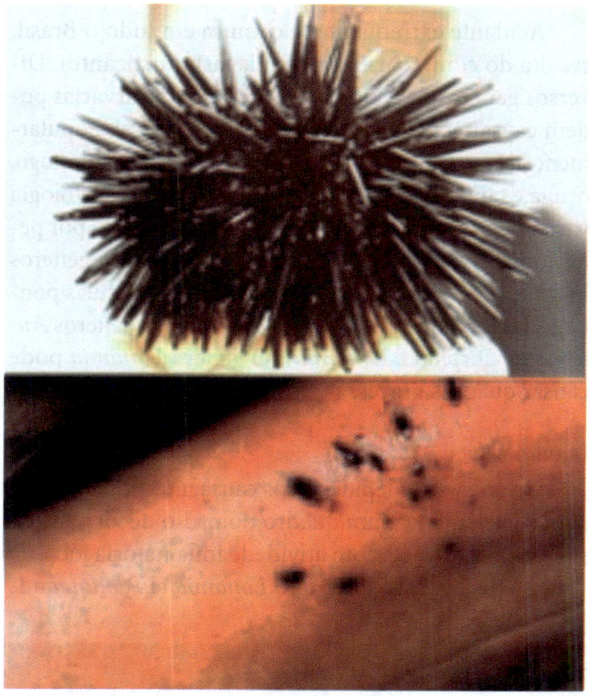

Figura 10 *Echinometra lucunter* causadora de acidente em banhista. Foto: Vidal Haddad Jr.

peçonhentos são muito raros e causam processos de irritação cutânea, mas estes animais habitam águas profundas, não tendo contato com banhistas. Nos acidentes traumáticos, a retirada imediata das espículas deve ser feita sob anestesia local, pois há risco de infecções secundárias e formação tardia de granulomas de corpo estranho. Deve-se escarificar superficialmente o ponto de entrada com agulha hipodérmica de grosso calibre e utilizar a própria agulha para retirada das espículas. É importante atentar para a profilaxia de tétano nesses casos.

Existem diversas espécies de peixes marinhos peçonhentos no Brasil. Os acidentes são provocados por bagres (família *Ariidae*), arraias (vários gêneros), peixes-escorpião (família *Scorpaenidae*), peixes-sapo (*Thalassophryne* sp.), moreias (*Gymnothorax* sp.) e outros, por meio de ferrões e espículas com peçonha (Figura 11). A maioria absoluta dos acidentes nos ambientes marinhos e fluviais é causada por bagres/mandis, peixes sem escamas extremamente comuns. Na sequência, observam-se acidentes por arraias (também marinhas e fluviais) e, por fim, por peixes-escorpião. Todos causam dor violenta e possível necrose cutânea, que é mais comum nos acidentes por arraias de água doce.

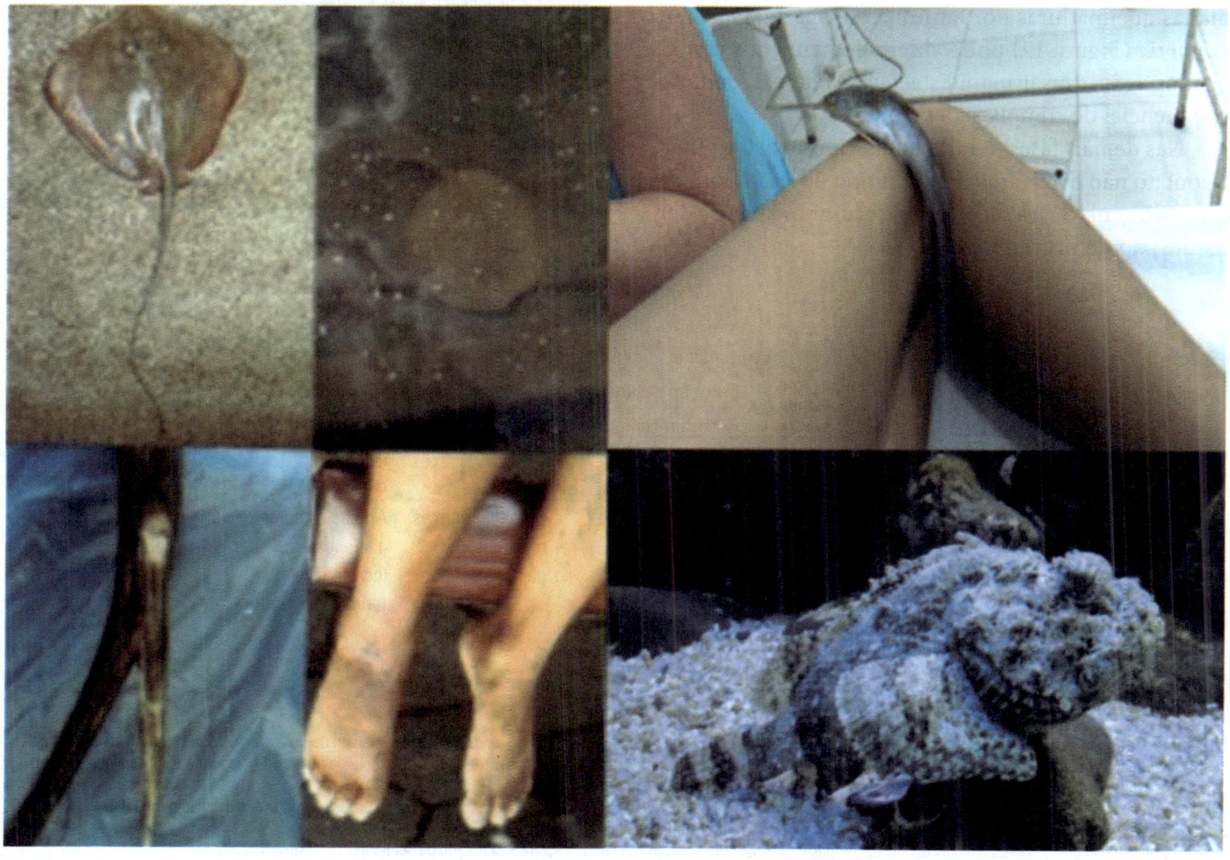

Figura 11 Peixes peçonhentos brasileiros: à esquerda, arraia fluvial e marinha e acidentado. À direita, acima: acidente por bagre e abaixo, peixe-escorpião.

Não existe tratamento específico para esses envenenamentos. É indicada a imersão do ponto comprometido em água quente, mas tolerável, por 30-90 minutos (a água quente interfere na atividade dos venenos de peixes, que são termolábeis e, principalmente, promove vasodilatação nas áreas isquemiadas). Deve-se atentar para a possibilidade de retenção de fragmentos de espículas ou ferrões e para a infecção bacteriana.

▪ ACIDENTES POR INSETOS VENENOSOS

ACIDENTES POR LEPIDÓPTEROS: TATURANA (LAGARTA) E MARIPOSA

Acidentes com taturanas (lagartas)

No ano de 2020, foram notificados pelo Ministério da Saúde 4.045 acidentes por taturanas, com 4 óbitos.

Definição e etiologia

São os acidentes provocados por insetos da ordem *Lepidoptera*. Quase todos os casos ocorrem na fase larval, decorrentes da penetração de cerdas ou espículas na pele e da consequente inoculação de toxinas. A maioria tem evolução benigna, sendo bastante comuns as chamadas queimaduras por taturana ou lagarta. O gênero *Lonomia* (Figura 12) pode, diferentemente dos demais lepidópteros, causar manifestações sistêmicas, com risco potencial de complicações e óbitos.

Nas demais fases (adulto ou mariposa, ovo e pupa), o contato não determina nenhum tipo de lesão, com exceção do gênero *Hylesia* que pode causar quadro de dermatite papulo pruriginosa.

Acidente extremamente comum em todo o Brasil, resulta do contato da pele com lagartas urticantes. Diversos gêneros de lepidópteros nas formas larvárias podem causar acidentes com gravidade variável. Popularmente, são conhecidos como taturanas, lagartas-de-fogo, oruga e tapuru-de-seringueira e apresentam morfologia variada, seja com o corpo densamente recoberto por pelos longos e finíssimos (família *Megalopygidae*, gêneros *Megalopyge* e *Podalia*), ou com cerdas ou espículas pontiagudas e ramificadas (família *Saturniidae*, gêneros *Automeris*, *Dirphia* e *Lonomia*). O gênero *Lonomia* pode causar quadros graves.

Quadro clínico

O veneno dos lepidópteros causa, no contato com a superfície cutânea, um quadro doloroso decorrente da presença de toxinas com atividade inflamatória local. O veneno de lagartas do gênero *Lonomia* (*L. obliqua* e *L.*

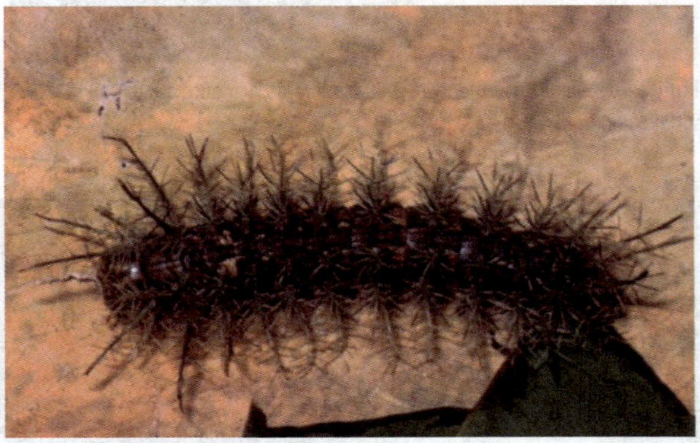

Figura 12 *Lonomia* sp. Foto: Rogério Bertani.

Tabela 5 Identificação e tratamento de acidentados por animais aquáticos brasileiros

Ferimentos puntiformes			Erupção cutânea		Ferimentos lacerados#	
Ferrão pode estar presente**	Espículas presentes no local*	Espículas raramente presentes**	Placas urticariformes, edema, eritema, vesículas, necrose**	Eczema*	Bordas cianóticas ou pálidas Fragmentos de ferrão**	Lacerações simples*
Bagres, mandis, arraias	Ouriços-do-mar	Peixes-escorpião (mangangá), peixes-sapo (niquim)	Águas-vivas, caravelas, corais, anêmonas	Esponjas, vermes marinhos, pepinos-do-mar	Arraias e bagres marinhos e fluviais (ocasionalmente, ferimentos puntiformes)	Cações, barracudas, moreias, piranhas, peixes-cachorro, traíras e outros peixes vulnerantes
1	1	1	2	2	1	3

* Dor moderada.
** Dor intensa.
\# Em todos os casos de ferimentos lacerados, avaliar antibioticoterapia: cefalexina, 2 g/dia, por 10 dias; ou amoxicilina e clavulanato de potássio, 1,5 g/dia, por 10 dias.
1: Imersão em água quente (cerca de 50°C, testar com a mão) por 30-90 minutos. Retirar espículas ou fragmentos de ferrão ou epitélio glandular e infiltrar anestésico local. Se houver persistência de sintomas em fases tardias, realizar exame radiológico. Fazer profilaxia de tétano.
2: Lavar o local ou fazer compressas com água do mar gelada (não usar água doce). Aplicar vinagre (lavar o local ou fazer compressas). Realizar analgesia (dipirona, 1 amp, IM ou EV).
3: Lavar intensivamente e realizar exploração cirúrgica. Fazer antibioticoterapia e prevenção de tétano.
Adaptada de Haddad Jr V. Atlas de animais aquáticos perigosos do Brasil: guia médico de identificação e tratamento de acidentes. São Paulo: Roca; 2000.

aquelous) pode causar coagulopatia e sangramentos, sendo observada ativação de fator X e protrombina.

- Local: as manifestações ocorrem predominantemente no local do contato com as espículas. Inicialmente, há dor local intensa, edema, eritema e, eventualmente, prurido local. Ocorre infartamento ganglionar regional característico e doloroso. Nas primeiras 24 horas, a lesão pode evoluir com vesiculação e, mais raramente, com formação de bolhas e necrose superficial na área do contato.
- Sistêmico: é decorrente do contato com saturnídeos do gênero *Lonomia* sp. Além do quadro local, presente imediatamente após o contato, manifestações sistêmicas de envenenamento podem surgir, entre elas mal-estar, cefaleia, náuseas/vômitos e, nos casos mais graves, coagulopatia acompanhada ou não de sangramentos diversos, como púrpuras (equimoses, petéquias), gengivorragia, epistaxe, sangramento pós-traumático, hematúria, hematêmese, melena, hemorragias pulmonar e intracraniana. Injúria renal aguda pode estar presente nos casos graves e contribuir para o óbito. O distúrbio na coagulação sanguínea costuma anteceder o aparecimento do sangramento. Dessa forma, considera-se a presença de envenenamento sistêmico quando se detecta a incoagulabilidade sanguínea, mesmo na ausência de manifestações hemorrágicas. Têm influência no prognóstico a quantidade de lagartas, a profundidade do contato, o tempo decorrido entre o acidente e o tratamento, a idade do paciente e a presença de doenças prévias.

Exames laboratoriais

- Tempo de coagulação: frequentemente alterado. A reversão da incoagulabilidade sanguínea costuma ocorrer 24 horas após a administração do antiveneno específico, podendo o controle ser realizado pelas provas de coagulação, como tempo de coagulação ou o coagulograma.
- Hemograma: pode ser normal.
- Ureia e creatinina: encontram-se alteradas em casos que evoluem para IRA.

Tratamento

Nos acidentes por taturana, em geral, recomenda-se o tratamento sintomático para a remissão da dor. O tratamento de rotina consiste na lavagem da região com água fria ou o uso de compressas frias. Corticosteroides tópicos podem ser utilizados. A infiltração local com anestésico tipo lidocaína a 2% poderá ser realizada se não houver controle da dor com água fria.

Nos casos em que a lagarta não for trazida e houver dor intensa, suspeitar de acidente por *Lonomia*. Solicitar coagulograma e se normal, repetir em 6 horas e 12 horas. Nos casos com exames alterados ou com manifestação hemorrágica estará indicado o soro antilonomia.

Para o quadro sistêmico por *Lonomia*, nos acidentes com coagulopatia e/ou manifestações hemorrágicas, o paciente deve ser mantido em repouso, evitando-se intervenções traumáticas, como injeções IM, punções e manipulações cirúrgicas, até a normalização da coagulopatia. O soro antilonômico (SALon) está indicado conforme a gravidade do envenenamento (Tabela 6).

Acidentes com mariposas

Mariposas que causam acidentes de importância médica são raras e usualmente representadas pelo gênero *Hylesia*.

Podem causar quadros de dermatite. Lesões papulopruriginosas acometendo áreas expostas da pele, observadas cerca de poucas horas após o contato com as cerdas. Acompanhadas de intenso prurido, as lesões evoluem para cura em períodos variáveis de 7-14 dias após o início dos primeiros sintomas. O uso de anti-histamínicos, por via oral, está indicado para o controle do prurido, além de tratamento tópico com compressas frias, banhos de amido e, eventualmente, cremes a base de corticosteroides.

ACIDENTES POR HIMENÓPTEROS (ABELHAS, VESPAS, MARIMBONDOS, FORMIGAS)

No Brasil, foram notificados, no ano de 2020, 17.439 acidentes por abelhas, com 73 óbitos.

Tabela 6 Acidentes com *Lonomia*: classificação de gravidade e propostas de tratamento

Gravidade	Quadro local	Tempo de coagulação	Sangramento	Tratamento
Leve	Presente	Normal	Ausente	–
Moderado	Presente ou ausente	Alterado	Presente somente em pele/mucosas	Sintomático Soroterapia: 5 amp de SALon EV
Grave	Presente ou ausente	Alterado	Presente em vísceras Há risco de morte	Sintomático Soroterapia: 10 amp de SALon EV

SALon: soro antilonômico.
Adaptada de Brasil. Ministério da Saúde. Tratamento de acidentes por animais peçonhentos. Brasília: Ministério da Saúde; 2001.

Definição e etiologia

São acidentes causados por insetos venenosos que pertencem à ordem dos himenópteros.

Esses insetos são divididos em 3 famílias: *Apidae* (abelhas, zangões, mamangavas), *Vespidae* (vespas, vespões, marimbondos, caçunungas) e *Formicidae* (formigas de fogo). Os acidentes são bastante comuns e, na maioria absoluta das vezes, não têm maior gravidade. Destacam-se os acidentes por abelhas, pois, ocasionalmente, podem ocorrer incidentes causando picadas por centenas desses insetos.

A presença, nas fêmeas, de ovipositor modificado, transformado em ferrão ou aguilhão, é uma característica das abelhas. Nesse caso, os ferrões com as glândulas produtoras de veneno permanecem na pele após a picada, o que não ocorre com marimbondos e vespas.

Quadro clínico

O veneno de abelha é o melhor estudado dentre os venenos de himenópteros. O veneno de *Apis mellifera* é uma mistura complexa de substâncias químicas, destacando-se entre eles a melitina e a fosfolipase A-2, que possuem atividades sobre diversas membranas celulares, causando hemólise e rabdomiólise nos acidentes por centenas de picadas.

O quadro clínico pode ser dividido didaticamente em:

- alérgico: pode ser provocado por ≥ 1 picadas, quando o paciente apresenta reação de hipersensibilidade imediata ao veneno;
- tóxico: quando ocorre o envenenamento após centenas de picadas.

Manifestações alérgicas

As reações alérgicas podem ser locais ou sistêmicas. As locais (manifestações inflamatórias e prurido) ocorrem poucos minutos após a picada.

As reações sistêmicas, quando presentes, surgem poucos minutos após a picada e variam em relação à intensidade, podendo ser observadas desde urticária, passando por broncoespasmo, edema de glote e até choque anafilático com risco de óbito.

Outras manifestações são: angioedema, exantema, náuseas, vômitos, cólicas abdominais, diarreia, arritmia cardíaca e hipotensão.

Manifestações tóxicas

O quadro clínico tóxico ocorre nos acidentes por múltiplas picadas, em geral > 100, mesmo em indivíduos não previamente sensibilizados. A rabdomiólise instala-se precocemente, é intensa e provoca dores musculares generalizadas. Hemólise de intensidade variável está presente, acompanhada ou não de anemia e icterícia. A excreção renal de pigmentos (mioglobina e hemoglobina) é responsável pela coloração escura da urina e pode contribuir para o desenvolvimento da IRA. Outros fatores, como hipotensão e ação nefrotóxica direta do veneno, podem estar envolvidos.

Exames laboratoriais

Não existem alterações laboratoriais específicas.

Na presença de manifestações tóxicas, podem ocorrer: elevação de CK e outras enzimas musculares; hiperbilirrubinemia, à custa de bilirrubina indireta; diminuição de haptoglobina sérica livre; elevação de enzimas hepáticas; e alteração discreta no coagulograma.

Outras alterações podem advir em consequência de complicações específicas (IRA, coagulação intravascular disseminada).

Tratamento

Os ferrões devem ser removidos imediatamente (minutos iniciais após a picada), com cuidado para que não haja compressão das glândulas contidas nos aguilhões, evitando-se uma eventual inoculação adicional de veneno no paciente. A remoção tardia também deve ser realizada, mas traz pouco benefício em relação à quantidade de veneno injetada.

Uso de analgésicos, anti-histamínicos e compressa fria local. Manter pacientes em observação por pelo menos 6 horas a 12 horas.

Considerar todo paciente com mais de 100 picadas como potencialmente grave, mesmo que não tenha sinais sistêmicos.

O tratamento das reações alérgicas depende da gravidade dos sintomas clínicos e não difere do recomendado para as reações de hipersensibilidade imediata.

Manifestações tóxicas

Não existe antiveneno específico, portanto, no tratamento das manifestações tóxicas é recomendável a administração de anti-histamínico, corticosteroide e hidratação adequada (para facilitar a excreção de mio e hemoglobina), bem como o tratamento das complicações clínicas observadas. Nos casos de IRA, pode haver necessidade de diálise.

▪ BIBLIOGRAFIA

Amaral CF, Magalhães RA, Rezende NA. Comprometimento respiratório secundário a acidente ofídico crotálico (*Crotalus durissus*). Rev Inst Med Trop São Paulo1991;33(4):251-5.

Antunes E, Málaque CMS. Mecanismo de ação do veneno de *Phoneutria* e aspectos clínicos do foneutrismo. In: Wen FH, França FOS, Cardoso JLC. Animais peçonhentos no Brasil. São Paulo: Sarvier; 2009. p.166-9.

Barbaro KC, Costa CJL. Mecanismo de ação do veneno de *Loxosceles* e aspectos clínicos do loxocelismo. In: Cardoso JLC, França FOS, Wen FH, Málaque CMS, Haddad Jr V (eds.). Animais peçonhentos no Brasil: biologia, clínica e terapêutica dos acidentes. 2.ed. São Paulo: Sarvier/Fapesp; 2009. p.176-90.

Brasil. Ministério da Saúde. Acidentes por animais peçonhentos: notificações registradas no Sistema de Informação de Agravos de Notificação – Sinan Net.

Brasil. Ministério da Saúde. Manual de diagnóstico e tratamento dos acidentes por animais peçonhentos. Brasília: Ministério da Saúde; 2001.

Brasil. Ministério da Saúde. Nota informativa número 25 de 2016. GDT/DEVIT/SVS/MS.

Cardoso JLC, França FOS, Wen FH, Málaque CMS, Haddad Jr V (eds.). Animais peçonhentos no Brasil: biologia, clínica e terapêutica dos acidentes. 2.ed. São Paulo: Sarvier/Fapesp; 2009.

Cupo P, Azevedo-Marques MM, Hering SE. Escorpionismo. In: Cardoso JLC, França FOS, Wen FH, Málaque CMS, Haddad Jr V (eds.). Animais peçonhentos no Brasil: biologia, clínica e terapêutica dos acidentes. 2.ed. São Paulo: Sarvier/Fapesp; 2009. p.214-24.

Cupo P. Clinical update on scorpion envenoming. Rev Soc Bras Med Trop 2015;48(6):642-9.

Cury Y, Picolo G. Venenos animais, dor e analgesia. In: Wen FH, França FOS, Cardoso JLC. Animais peçonhentos no Brasil. São Paulo: Sarvier; 2009. p.399-406.

De Medeiros CR, França FOS. Acidente por abelhas e vespas. In: Cardoso JLC, França FOS Wen FH, Málaque CMS, Haddad Jr V (eds.). Animais peçonhentos no Brasil: biologia, clínica e terapêutica dos acidentes. 2.ed. São Paulo: Sarvier/Fapesp; 2009. p.259-67.

De Medeiros CR. Himenópteros de importância médica. In: Cardoso JLC, França FOS, Wen FH, Málaque CMS, Haddad Jr V (eds.). Animais peçonhentos no Brasil: biologia, clínica e terapêutica dos acidentes. 2.ed. São Paulo: Sarvier/Fapesp; 2009. p.253-8.

Fan HW, Candida DA. Acidente por *Lonomia*. In: Cardoso JLC, França FOS, Wen FH, Málaque CMS, Haddad Jr V (eds.). Animais peçonhentos no Brasil: biologia, clínica e terapêutica dos acidentes. 2.ed. São Paulo: Sarvier/Fapesp; 2009. p. 240-8.

França FOS, Málaque CMS. Acidente botrópico. In: Cardoso JLC, França FOS, Wen FH, Málaque CMS, Haddad Jr V (eds.). Animais peçonhentos no Brasil: biologia, clínica e terapêutica dos acidentes. 2.ed. São Paulo: Sarvier/Fapesp; 2009. p.81-95.

França FOS, Medeiros CR, Málaque CMS, Duarte MR, Chudzinski-Tavassi AM, Zannin M, et al. Acidentes por animais peçonhentos. In: Miltor A, Martins Flair JC, Venâncio AFA, Euclides AC, Giovanni GC, Chac LW (orgs.). Clínica médica, vol. 2. Barueri: Manole; 2009. p.553-613.

Gomes JV, Fé NF, Santos HLR, Jung B, Bisneto PF, Sachett A, et al. Clinical profile of confirmed scorpion stings in a referral center in Manaus, Western Brazilian Amazon. Toxicon 2020;187:245-254.

Haddad Jr V, Cardoso JLC. Eurismo e lepidopteros. In: Cardoso JLC, França FOS, Wen FH, Málaque CMS, Haddad Jr V (eds.). Animais peçonhentos no Brasil: biologia, clínica e terapêutica dos acidentes. 2.ed. São Paulo: Sarvier/Fapesp; 2009. p.236-9.

Haddad Jr V. Animais aquáticos de importância médica. Rev Soc Bras Med Trop 2003;36:591-7.

Haddad Jr V. Animais aquáticos potencialmente perigosos do Brasil: guia médico e terapêutico. São Paulo: Roca; 2008.

Haddad Jr V. Atlas de animais aquáticos perigosos do Brasil: guia médico de identificação e tratamento de acidentes. São Paulo: Roca; 2000.

http://tabnet.datasus.gov.br/cgi/tabcgi.exe?sinannet/animaisp/bases/animaisbrnet.def

https://www.saude.pr.gov.br/sites/default/arquivos_restritos/files/documento/2020-04/notainformativa_25_ms.pdf

Jorge MT, Malaque C, et al. Failure of chloramphenicol prophylaxis to reduce the frequency of abscess formation as a complication of envenoming by *Bothrops* snakes in Brazil: a double-blind randomized controlled trial. Trans R Soc Trop Med Hyg 2004;98(9): 529-534.

Málaque CMS, Antunes E. Mecanismo de ação do veneno de *Phoneutria* e aspectos clínicos do foneutrismo. In: Cardoso JLC, Franca FOS, Wen FH, Málaque CMS, Haddad Jr V (eds.). Animais peçonhentos no Brasil: biologia, clínica e terapêutica dos acidentes. 2.ed. São Paulo: Sarvier/Fapesp; 2009. p.166-75.

Nicoleti AF, De Medeiros CR, Duarte MR, França FOS. Comparison of *Bothropoides jararaca* bites with and without envenoming treated at the Vital Brazil Hospital of the Butantan Institute, States of Sao Paulo, Brazil. Rev Soc Bras Med Trop 2010;43(6):657-661.

Nogueira CC, Argôlo AJS, Arzamendia V, Azevedo JA, Barbo FE, Bérnils RS, et al. Atlas of Brazilian snakes: verified point-locality maps to mitigate the Wallacean shortfall in a megadiverse snake fauna. South American J Herp 2019;14(Special Issue 1):1-274.

Pinto RHP. Lepidópteros de importância médica. In: Cardoso JLC, França FOS, Wen FH, Málaque CMS, Haddad Jr V (eds.). Animais peçonhentos no Brasil: biologia, clínica e terapêutica dos acidentes. 2.ed. São Paulo: Sarvier/Fapesp; 2009. p.227-35.

Reckziegel GC, Dourado FS, Garrone Neto D, Haddad Jr V. Injuries caused by aquatic animals in Brazil: an analysis of the data present in the information system for notifiable diseases. Rev Soc Bras Med Trop 2015;48(4):460-467.

Reis MB, Zoccal KF, Gardinassi LG, Faccioli LH. Scorpion envenomation and inflammation: Beyond neurotoxic effects. Toxicon 2019;167:174-179.

Silva de Oliveira SM, Bertani R, Quispe Torrez PP, Lopes de Sousa PR, Martinez Quiroga MM, Bertolozzi MR, Oscar de Siqueira Franca F. Electric shock sensation in the first reports of envenomations by *Tityus strandi* in the Brazilian Amazon. Toxicon 2020;178:8-12.

Torrez PP, Quiroga MM, Abati PA, Mascheretti M, Costa WS, Campos LP, França FO. Acute cerebellar dysfunction with neuromuscular manifestations after scorpionism presumably caused by *Tityus obscurus* in Santarém, Pará/Brazil. Toxicon 2015;96:68-73.

Torrez PPQ, Dourado FS, Bertani R, Cupo P, França FOS. Scorpionism in Brazil: exponential growth of accidents and deaths from scorpion stings. Rev Soc Bras Med Trop 2019;52:e20180350.

Uetz P, Hosek, J. The reptile database; 2021. Acesso em 30/9/2021. http://www.reptile-database.org

226 PARASITOSES INTESTINAIS

Ariane Melaré Ramos dos Santos, Ralcyon Francis Azevedo Teixeira e Sergio Cimerman

Trata-se da presença de parasitos na luz intestinal. Estão entre as mais comuns no gênero humano e encontram-se distribuídas por todos os países, registrando elevadas taxas de prevalência. As parasitoses podem ser causadas por protozoários e helmintos. Apresentam-se em manifestações extraintestinais em seus ciclos evolutivos, podendo acometer pulmão, fígado e SNC.

Na Tabela 1, são apresentadas as etiologias e a forma de transmissão das principais parasitoses intestinais.

Tabela 1 Principais parasitoses intestinais e via de transmissão

Parasitose	Etiologia	Transmissão
Amebíase	*Entamoeba histolytica/dispar*	Ingestão de água e alimentos contaminados
Ancilostomíase	*Ancylostoma duodenale, Necator americanus*	Penetração na pele de larvas infectantes contidas em solo contaminado
Ascaridíase	*Ascaris lumbricoides*	Ingestão de água e alimentos contaminados
Cisticercose/teníase	Larva da *Taenia solium*/forma adulta da *Taenia solium* e da *Taenia saginata*	Ingestão de água e alimentos contaminados com os ovos/ingestão de carne mal cozida de boi ou de porco contendo a larva
Criptosporidíase	*Cryptosporidium ssp*	Ingestão de água e alimentos contaminados
Estrongiloidíase	*Strongyloides stercoralis*	Penetração na pele de larvas infectantes contidas em solo contaminado
Giardíase	*Giardia lamblia*	Ingestão de água e alimentos contaminados
Isosporíase	*Isospora belli*	Ingestão de água e alimentos contaminados
Microsporidiose	*Encephalithozoon intestinalis, Encephalithozoon bieneusi*	Ingestão de água e alimentos contaminados

A grande maioria das parasitoses intestinais apresenta bom prognóstico, com resultados favoráveis após o estabelecimento de tratamento adequado. Exceção é feita às formas complicadas ou que acometem imunocomprometidos.

AMEBÍASE

QUADRO CLÍNICO

A amebíase intestinal em sua grande maioria é representada por quadros assintomáticos. Quando se apresenta clínica é caracterizada por quadros que podem variar de dor ou desconforto abdominal leve até diarreia aguda fulminante, com sangue e muco nas fezes. Pode ser acompanhada de mal-estar generalizado, febre e calafrios. Nas formas extraintestinais, podem surgir abscessos hepáticos, pulmonares ou cerebrais, granulomas em intestino grosso e colite fulminante, inclusive com perfuração de alças.

DIAGNÓSTICO

O diagnóstico é determinado pelo achado de trofozoítos ou cistos em exame parasitológico de fezes (PPF), devendo ser examinadas 30 minutos após a coleta ou serem coletadas com conservante; aspirados de abscessos ou cortes de tecidos. Anticorpos séricos e exames de imagem, como USG e TC, podem ser úteis, principalmente em formas extraintestinais.

TRATAMENTO

O tratamento da forma intestinal assintomática pode ser feito com etofamida, 500 mg, VO, 2 vezes ao dia, por 3 dias; ou teclosan, 100 mg, VO, 3 vezes ao dia, por 5 dias. Deve-se realizar controle de cura com 7, 14 e 21 dias.

Na forma sintomática ou extraintestinal, pode-se administrar metronidazol, 750 mg, VO, 3 vezes por dia, durante 7-10 dias (nas formas extraintestinais graves, EV); tinidazol, 2 g, VO, em dose única; nimorazol – sem registro vigente na Anvisa, 2 g, VO, em dose única; ou secnidazol, 2 g, VO, em dose única. O controle de cura nas formas intestinais sintomáticas com PPF é realizado com 7, 14 e 21 dias.

ANCILOSTOMÍASE

QUADRO CLÍNICO

Pode apresentar-se assintomática ou com quadros de diarreia, dor abdominal, náuseas e vômitos, além de anemia ferropênica e atraso do desenvolvimento neuropsicomotor em crianças, nos quadros mais graves ou arrastados.

DIAGNÓSTICO

O diagnóstico é baseado no quadro clínico sugestivo, além da presença de ovos no exame parasitológico de fezes, por meio dos métodos de Lutz, Willis, Faust e Kato-Katz, para contagem dos ovos.

TRATAMENTO

O tratamento é feito com mebendazol, 100 mg, VO, 2 vezes por dia, durante 3 dias; albendazol, 400 mg, em dose única. Deve ser realizado controle de cura com PPF com 7, 14 e 21 dias.

ASCARIDÍASE

QUADRO CLÍNICO E DIAGNÓSTICO

Helmintíase intestinal mais frequente em nosso meio, geralmente, é assintomática, mas dor abdominal, diarreia, náuseas e vômitos são sintomas possíveis. Em decorrência do ciclo evolutivo do parasita, que apresenta passagem pelo pulmão, podem ocorrer também dispneia, tosse, hemoptise e broncoespasmos (síndrome de Löefler). Como complicação do grande número de parasitas, pode ocorrer obstrução intestinal. Achado de ovos no PPF é o meio de diagnóstico mais utilizado.

TRATAMENTO

O tratamento é realizado com albendazol, 400 mg, VO, em dose única; mebendazol, 100 mg, VO, 2 vezes por dia, durante 3 dias consecutivos ou 500 mg em dose única; ou levamizol (sem registro vigente na Anvisa), 150 mg, VO, em dose única. Casos com obstrução devem ser manejados com mebendazol, acrescido de piperazina (sem registro vigente na Anvisa), óleo mineral, antiespasmódicos, jejum e uso de SNG. Conduta cirúrgica pode ser necessária em casos graves. Deve ser realizado controle de cura com PPF com 7, 14 e 21 dias.

▪ CISTICERCOSE/TENÍASE

QUADRO CLÍNICO

A teníase, por ser causada pela presença da forma adulta de *Taenia solium* ou *T. saginata* no intestino, pode apresentar sintomas como dor abdominal, diarreia, flatulência, perda de peso, náuseas e constipação.

Na cisticercose, por sua vez, o quadro clínico depende do local de implantação da larva. A forma mais grave ocorre com implantação no SNC, podendo ocorrer sintomas neurológicos como paralisias, convulsões, distúrbios de comportamento etc.

DIAGNÓSTICO

O diagnóstico da teníase, em geral, é realizado com a identificação de proglotes nas fezes. Exames sorológicos são utilizados para confirmação da suspeita de cisticercose após investigação por imagem (RX, TC e RNM). Pode-se realizar identificação da larva após biópsia de lesão sugestiva.

TRATAMENTO

Vários esquemas de antiparasitários podem ser utilizados, sendo os mais comuns na teníase o uso de mebendazol, 200 mg, VO, a cada 12 horas, por 3 dias; niclosamida (clorossalicilamida) ou clorossalicilamida, 2 g, VO, em dose única; praziquantel, 10 mg/kg, VO, em dose única; ou albendazol, 400 mg/dia, VO, por 3 dias.

O controle de cura da forma intestinal é feito com a tamização das fezes de 24 horas após o tratamento (procura-se por escólex) ou em 90 dias (procura-se por proglotes).

▪ CRIPTOSPORIDÍASE

QUADRO CLÍNICO

Em imunocompetentes, apresenta-se com quadros diarreicos, autolimitados, com duração média de 10 dias. Podem ocorrer dor abdominal, anorexia e mal-estar generalizado. A infecção costuma ser mais grave em imunodeprimidos, com quadros de diarreia aquosa, dor abdominal significativa, febre, náuseas e vômitos. Nesses pacientes, pode ocorrer a forma crônica, responsável por desnutrição, desidratação e até óbito. A forma grave da doença pode apresentar disseminação para outros órgãos, mais comumente pulmões e vias biliares.

DIAGNÓSTICO

O diagnóstico é basicamente realizado pela presença de oocistos no PPF com técnicas especiais de coloração (kynioun) ou em biópsia de intestino. Pode ser realizada pesquisa de antígenos nas fezes (Elisa ou imunofluorescência direta).

TRATAMENTO

O tratamento é direcionado basicamente à hidratação e à correção de distúrbios hidroeletrolíticos e nutricionais. A doença é autolimitada em imunocompetentes, mas com baixos índices de cura parasitológica em imunodeprimidos. Pode haver melhora transitória com o tratamento, mas o fator principal é o aumento do linfócito T CD4+ por meio da terapia antirretroviral nos pacientes que vivem com HIV/aids.

Nos pacientes HIV-positivos adotamos preferencialmente a nitazoxanida na dose de 500 mg a 1 g de 12/12 horas por 14 dias. Em indivíduos com imunossupressão abaixo de 50 células de LT-CD4+ inicia-se com 1 g a 1,5 g de 12/12 horas por 8 semanas com boa resposta clínica.

▪ ESTRONGILOIDÍASE

QUADRO CLÍNICO

Geralmente, não apresenta sintomas. O mais comum é o aparecimendo de alterações dermatológicas, como prurido e lesões maculopapulares ou serpiginosas nos locais de penetração da larva. Pode ocorrer síndrome de Löefler, em decorrência da passagem pelo pulmão em sua migração até o trato digestivo. Formas disseminadas podem ocorrer e normalmente são graves, com a presença de dores abdominais intensas, anorexia, náuseas, vômitos, diarreias, febre e sintomas pulmonares.

DIAGNÓSTICO

O diagnóstico se dá pela presença do agente no PPF, no escarro ou no lavado gástrico. A técnica de eleição é Baerman-Moraes que pesquisa larvas no conteúdo fecal.

TRATAMENTO

Vários esquemas terapêuticos são propostos, entre eles o uso de tiabendazol, 25 mg/kg/dose, 2 vezes por dia, durante 2 dias (máximo de 3 g/dia); ivermectina, 20 mcg/kg, VO, em dose única; e cambendazol, 5 mg/

kg, VO, em dose única. O tratamento é repetido após 2 semanas. Deve ser realizado controle de cura com PPF com 7, 14 e 21 dias. Nas hiperinfecções, o tempo de tratamento pode ser maior.

GIARDÍASE

QUADRO CLÍNICO

Na maioria dos casos, a infecção apresenta-se assintomática. No entanto, quando sintomática, é comum a presença de diarreia acompanhada de dor abdominal. Quadros crônicos são caracterizados por síndrome de má absorção, com anorexia e perda de peso, além de fezes amolecidas com aspecto gorduroso.

DIAGNÓSTICO

O diagnóstico é realizado por PPF ou pela obtenção de fluido duodenal. A presença de cistos ou trofozoítos confirma a infecção. Testes sorológicos, como o Elisa, são utilizados para fins epidemiológicos. Antígeno fecal pode ser um bom método de diagnóstico não sendo usado de rotina pelo custo quando comparado ao método clássico do PPF.

TRATAMENTO

O tratamento pode ser realizado com secnidazol ou tinidazol, 2 g, VO, em dose única; metronidazol, 250 mg, VO, a cada 8 horas, por 7-10 dias; albendazol, 400 mg/dia, VO, por 5 dias; nitazoxanida, 500 mg, VO, 2 vezes por dia, durante 3 dias. Deve ser realizado controle de cura com PPF com 7, 14 e 21 dias.

ISOSPORÍASE

QUADRO CLÍNICO

Apresenta-se com formas assintomáticas ou de diarreia aquosa, sem sangue, autolimitada, em imunocompetentes. Pode ser acompanhada de mal-estar generalizado, náuseas, perda de peso e febre (geralmente baixa). Em imunocomprometidos, podem ocorrer quadros mais graves de diarreia crônica, havendo relatos, inclusive, de colites hemorrágicas e até mesmo acometimento extraintestinal, como em vias biliares.

DIAGNÓSTICO

O diagnóstico é realizado por meio da pesquisa de oocistos nas fezes com técnicas específicas de coloração, sendo preconizada a realização de exames seguidos, uma vez que os oocistos são liberados em pequeno número durante as evacuações.

TRATAMENTO

Em pacientes imunocompetentes, pode-se administrar sulfametoxazol, 800 mg + trimetoprima, 160 mg, VO, 2 vezes por dia, por 7-10 dias. O tratamento em pacientes imunodeprimidos necessita de dose mais alta e de maior tempo de medicação. Um dos tratamentos é o uso de sulfametoxazol, 800 mg + trimetoprima + 160 mg, VO, a cada 6 horas, por 10 dias. Em razão do risco de recidiva de 50% em 6-8 semanas, deve-se utilizar dose de manutenção de 800 mg + 160 mg, diariamente ou 3 vezes por semana. Também pode-se utilizar sulfadiazina + pirimetamina associadas ao ácido folínico.

Pacientes alérgicos à sulfa podem utilizar pirimetamina 75 mg + ácido folínico 10-25 mg/dia, VO; ciprofloxacino, 500 mg, VO, a cada 12 horas, por 7 dias, seguidos de mesma dose 3 vezes por semana; ou nitazoxanida, 7,5 mg/kg, VO, a cada 12 horas, por 3 dias. Este agente pode promover melhora transitória com o tratamento, mas nos pacientes vivem com HIV/aids, porém o fator principal da melhora é o aumento do LT-CD4+ pela terapia antirretroviral. Deve ser realizado controle de cura com PPF com 7, 14 e 21 dias.

Outras orientações:

Na consulta

- Avaliar comprometimento imunológico e nutricional dos pacientes.
- Reforçar hábitos de higiene, de modo a evitar reinfecção ou infecção de indivíduos que convivem com o doente.
- É importante realizar o controle de cura, fato quase sempre esquecido na prática clínica. Isso é mais importante no tratamento das múltiplas infecções, quando a eficácia da medicação pode ser menor.
- Se possível, utilizar antiparasitário polivalente para tratar múltiplas infecções no mesmo paciente.
- Em geral, não é necessário realizar o tratamento dos seguintes agentes: *Entamoeba coli, Iodamoeba bütschlii, Endolimax nana, Chilomastix mesnili* e *Trichomonas hominis*.
- Em grávidas, deve-se evitar o uso de antiparasitário, principalmente no 1° trimestre e com imidazólicos. Deve-se tratar somente se a sintomatologia for grave ou colocar em risco a gestação. A exceção é a infecção por *Taenia solium*.

BIBLIOGRAFIA

Brasil. Ministério da Saúde. Doenças infecciosas e parasitárias: guia de bolso. 8 ed. Brasília: Ministério da Saúde; 2010.

Cimerman S,Cimerman B. Condutas em infectologia. 1 ed. São Paulo: Atheneu; 2004.

King CH, Fairley JK. Cestodes (tapeworms). In: Mandell GL, Bennett JE, Dolin R. Mandell, Douglas, and Bennett's principles and practice of infectious diseases. 7.ed. Philadelphia: Elsevier; 2010. p.3607-16.

McSorley HJ, Maizels RM. Helminth infections and host immune regulation. Clin Microbiol Reviews 2012;25(4):585-608.

Suh K, Kozarsky P, Keystone JS. Cyclospora cayetanensis, Isosporabelli, Sarcocystis Species, Balantidium coli, and Blastocystis hominis. In:

Mandell GL, Bennett JE, Dolin R. Mandell, Douglas, and Bennett's principles and practice of infectious diseases. 7.ed. Philadelphia: Elsevier; 2010. p.3561-8.
Weiss LM. Microsporidiosis. In: Mandell GL, Bennett JE, Dolin R. Mandell, Douglas, and Bennett's principles and practice of infectious diseases. 7.ed. Philadelphia: Elsevier; 2010. p.3391-408.

227 DOENÇA DE CHAGAS

Nadielle Queiroz da Silva Menezes

AGENTE ETIOLÓGICO

O agente etiológico da doença de Chagas é o *Trypanosoma cruzi*, protozoário flagelado da classe *Mastigophora*, ordem *Kinetoplatida* e família *Trypanosomatida*, que, no sangue dos vertebrados, apresenta-se sob a forma de tripomastigota e, nos tecidos, como amastigota (sem flagelo). Na forma tripomastigota, apresenta um flagelo terminal ou subterminal e uma organela autorreplicável que contém DNA – o cinetoplasto.

TRANSMISSÃO

Apresenta diversas formas de transmissão:

- Vetorial: passagem do protozoário das excretas dos triatomíneos através da pele lesada ou mucosas do ser humano, durante ou logo após o repasto sanguíneo;
- Oral: ingestão de alimentos contaminados com *Trypanosoma cruzi*; também pode ocorrer por meio da ingestão de carne crua ou mal cozida de caça ou alimentos contaminados pela secreção das glândulas anais de marsupiais infectados. É o tipo de transmissão que geralmente está associada aos surtos de doença de Chagas aguda.
- Transfusional: hemoderivados ou transplante de órgãos ou tecidos provenientes de doadores contaminados;
- Vertical: passagem do *Trypanosoma cruzi* de mulheres infectadas para seus conceptos, durante a gestação ou o parto;
- Acidental: contato de material contaminado com a pele lesada ou com mucosas, geralmente durante manipulação laboratorial sem equipamento de biossegurança.

VETORES

Os vetores do *Trypanosoma cruzi* são triatomíneos hematófagos de meios silvestre, peri ou intradomiciliar Há várias espécies envolvidas, como *Triatoma brasiliensis, Pastrongylus megistus, Triatoma pseudomaculata, Triatoma sordida*. A mais importante era a transmissão pelo *Triatoma infestans*, mas é considerada controlada desde 2006 no Brasil.

Outras espécies, por sua distribuição regional, são: *Triatoma rubrovaria* (Rio Grande do Sul), e *Rhodnius neglectus* (Goiás), *Triatoma vitticeps* (Rio de Janeiro e Espírito Santo), *Panstrongylus lutzi* (Ceará e Pernambuco), *Rhodnius nasutus* (Ceará e Rio Grande do Norte).

RESERVATÓRIOS

São reservatórios da doença o homem, mamíferos domésticos e silvestres. Os mais importantes são os que coabitam ou estão próximos do homem (gatos, cães, porcos, ratos), além de tatus, gambás, primatas não humanos e morcegos. A infecção é mais benigna em animais silvestres, mamíferos idosos ou de grande porte, como bovídeos e equinos.

PERÍODO DE INCUBAÇÃO

O período de incubação varia conforme a forma de transmissão:

- Vetorial: 4-15 dias;
- Oral: 3-22 dias;
- Transfusional: 30-40 dias;
- Vertical: durante a gestação, em qualquer período, ou durante o parto;
- Acidental: até aproximadamente 20 dias.

PERÍODO DE TRANSMISSIBILIDADE

O homem pode albergar o protozoário durante toda a vida, sendo um reservatório para os vetores com os quais tiver contato.

QUADRO CLÍNICO

O quadro clínico é dependente da fase ou da forma de apresentação, que pode ser aguda ou crônica.

DOENÇA DE CHAGAS AGUDA

As manifestações clínicas mais frequentes são febre prolongada e recorrente, cefaleia, mialgias, astenia, edema de face ou membros inferiores, *rash* cutâneo, linfonodomegalia, hepatoesplenomegalia e ascite.

Acometimento do sistema cardiovascular pode ocorrer sob as formas de miocardite, pericardite, derrame pericárdico, tamponamento cardíaco, cardiomegalia, insuficiência cardíaca congestiva, derrame pleural ou até mesmo alterações eletrocardiográficas e ecocardiográficas assintomáticas.

Manifestações digestivas (p. ex., diarreia, vômitos, epigastralgia significativa, sinais de enterite e abdome agudo, além de sangramento digestivo, hepatite e icterícia) são mais comuns em casos de transmissão oral, e devem ser sempre investigados e monitorados. Esse tipo de transmissão tem maior morbimortalidade do que a vetorial. Nela, os surtos estudados parecem indicar diferenças na evolução clínica, incluindo fase de exantema cutâneo, além de quadros mais frequentes e mais graves de insuficiência cardíaca.

Na transmissão vetorial, podem ser observados sinais de porta de entrada, bem menos frequentes. São eles: o sinal de Romaña ou complexo oftalmolinfonodal (edema bipalpebral unilateral), chagoma de inoculação ou complexo cutâneo linfonodal (lesão de aparência furunculoide de não supurativa), que são róseo-violáceos, indolores, com edema adjacente e linfadenite-satélite.

Em lactentes ou imudeprimidos (por reativação), há maior possibilidade de ocorrer meningoencefalite.

Alterações laboratoriais incluem anemia, leucocitose, linfocitose, elevação de enzimas hepáticas, aumento de marcadores de atividade inflamatória, como proteína C-reativa e velocidade de hemossedimentação, plaquetopenia e alterações de coagulação.

▪ DOENÇA DE CHAGAS CRÔNICA

Ocorre redução espontânea da parasitemia, que pode ser precedida ou não por sinais/sintomas clínicos de fase aguda. Pode manifestar-se de diversas maneiras:

- indeterminada: forma crônica mais frequente, em que há sorologia positiva sem nenhuma outra alteração detectável por exames específicos de aparelhos cardiovascular ou digestivo. Pode permanecer dessa forma ao longo da vida, ou evoluir para demais formas após cerca de 10 anos;
- cardíaca: podem ocorrer desde alterações eletrocardiográficas assintomáticas até insuficiência cardíaca de diversos graus, progressiva ou fulminante, arritmias, acidentes tromboembólicos, aneurisma de ponta e morte súbita. Ao exame físico, pode-se constatar desdobramento de bulhas, sopro sistólico e hipofonese de 2ª bulha; ao ECG, pode-se observar bloqueio completo de ramo direito, hemibloqueio anterior esquerdo, bloqueios atrioventriculares (de 1°, 2° e 3° graus), extrassístoles ventriculares, sobrecarga de câmaras e alterações de repolarização;
- digestiva: em razão das lesões nos plexos nervosos ao longo do sistema digestivo (destruição neuronal simpática), há prejuízo da motilidade e da morfologia dos órgãos, sendo megaesôfago e megacólon as apresentações mais comuns. Disfagia de condução, regurgitação, epigastralgia, odinofagia, soluços, salivação excessiva e hipertrofia de parótidas são os sintomas mais comuns no megaesôfago; em casos mais graves, pode ocorrer esofagite, fístulas esofágicas e alterações pulmonares decorrentes de doença do refluxo gastroesofágico. No megacólon, geralmente ocorre constipação intestinal insidiosa, meteorismo e distensão abdominal; volvos e torções, além de fecalomas, podem complicar o quadro. Exames radiológicos contrastados são importantes no diagnóstico;
- cardiodigestiva: associação da doença cardíaca e da digestiva;
- congênita: a doença pode passar despercebida em 60% dos casos, e nos sintomáticos pode haver baixo peso ao nascer, hepatoesplenomegalia, prematuridade e febre, além de icterícia, equimoses, convulsões por hipoglicemia e meningoencefalite.

Imunodeprimidos (portadores de neoplasias hematológicas, usuários de drogas imunodepressoras, ou coinfectados pelo HIV) podem apresentar reativação/forma com exacerbações da doença de Chagas, com repercussões orgânicas graves, especialmente encefálicas e cardíacas. É necessária confirmação por exames parasitológicos diretos no sangue periférico, outros fluidos orgânicos ou tecidos. A forma mais grave em pacientes com Aids é uma encefalite multifocal grave, necro-hemorrágica, com intenso parasitismo tecidual, descrita em cerca de 80% dos casos fatais.

Miocardite aguda também é frequente nesses pacientes, entre os quais > 50% dos pacientes apresentam *Trypanosoma cruzi* no sangue circulante e no liquor.

DIAGNÓSTICO

A fase aguda é determinada pela presença de *Trypanosoma cruzi* circulantes em exames parasitológicos diretos de sangue periférico (exame a fresco, esfregaço, gota espessa). Quando houver presença de sintomas por período > 30 dias, são recomendados métodos de concentração em razão do declínio da parasitemia (teste de Strout, micro-Ht, *quantitative buffy coat* – QBC); se não forem encontrados parasitos em pelo menos 2 tentativas diferentes, a presença, no sangue, de anticorpos IgM anti-*Trypanosoma cruzi* por imunofluorescência indireta, em títulos ≥ 1:10, indica doença aguda quando associada a fatores clínicos e epidemiológicos. Essa pesquisa está sujeita a reações falso-positivas pela presença de fator reumatoide e problemas de reatividade cruzada; assim, para corroborar a sorologia, podem ser empregadas técnicas de multiplicação do parasita (xenodiagnóstico, hemocultivo ou PCR).

Na fase crônica, detectam-se anticorpos IgG anti-*Trypanosoma cruzi* em 2 testes sorológicos de princípios distintos, sendo a imunofluorescência indireta (IFI), a hemoaglutinação (HE) e o ensaio imunoenzimático (Elisa) os métodos recomendados. Por serem de baixa sensibilidade, os métodos parasitológicos são desnecessários para o manejo clínico, no entanto, testes de multiplicação do parasita podem indicar a doença crônica.

TRATAMENTO

Deve ser precoce. É indicado em fase aguda ou crônica recente (crianças < 12 anos) ou doença congênita, e discutido nas reativações. É feito com benznidazol (comp 100 mg), na dose de 5 mg/kg/dia em adultos, e 5-10 mg/kg/dia em crianças, divididos em 2-3 tomadas, por 60 dias. É contraindicado em gestantes. O nifurtimox (sem registro vigente na Anvisa) pode ser utilizado como alternativa em casos de intolerância ou que não respondam ao tratamento com benznidazol O tratamento sintomático é realizado conforme as manifestações clínicas (insuficiência cardíaca congestiva, arritmias, dietas, laxativos ou, até, intervenção cirúrgica nas formas digestivas graves).

A doença de Chagas aguda deve ser notificada imediatamente, mediante a suspeita, ao sistema de saúde pública.

▪ BIBLIOGRAFIA

Brasil. Ministério da Saúde. Boletim epidemiológico. Doença de Chagas. Número especial. Brasília: Ministério da Saúde; 2020.

Brasil. Ministério da Saúde. Guia de vigilância em saúde. Doença de Chagas. 3 ed. Brasília: Ministério da Saúde; 2019. P 465-87.

Organización Panamericana de la Salud. Guía para el diagnóstico y el tratamiento de la enfermedad de Chagas. Washington, D.C. 2018.

Ferreira MS, Lopes ER, Silva AM, Andrade ZA, Dias JCP, Ostermayer AL. Doença de Chagas. In: Focaccia R, Diament D, Ferreira MS, Siciliano RF (eds.). Veronesi-Foccacia: tratado de infectologia. 4.ed. São Paulo: Atheneu; 2010. p.1633-79.

228 ESQUISTOSSOMOSE MANSÔNICA

Nadielle Queiroz da Silva Menezes

DEFINIÇÃO E ETIOLOGIA

A esquistossomose mansônica é uma doença parasitária causada pelo trematódeo *Schistosoma mansoni* cujas formas adultas habitam os vasos mesentéricos do hospedeiro definitivo (humanos) e as formas intermediárias se desenvolvem em caramujos gastrópodes aquáticos do gênero *Biomphalaria*.

Seu agente etiológico, o *Schistosoma mansoni*, é um helminto pertencente à classe Trematoda, família *Schistosomatidae* e gênero *Schistosoma*.

TRANSMISSÃO

Os ovos do *Schistosoma mansoni* são eliminados pelas fezes do hospedeiro infectado (homem) e eclodem em contato com a água doce, liberando larvas ciliadas (miracídios) que penetram no caramujo, onde se multiplicam. Após 4-6 semanas, as larvas abandonam o caramujo, principalmente quando estão sob ação de calor e luminosidade, na forma de cercárias. As cercárias penetram ativamente no homem por meio da pele e/ou das mucosas, frequentemente pelos membros inferiores (áreas do corpo que ficam em maior contato com águas contaminadas).

O homem é o principal hospedeiro definitivo do parasita. Primatas, marsupiais (gambá), ruminantes, roedores e lagomorfos (lebres e coelhos) são considerados hospedeiros permissivos ou reservatórios, porém não está clara a participação desses animais na transmissão.

No Brasil, o hospedeiro intermediário são os caramujos gastrópodes aquáticos pertencentes à família *Planorbidae* e ao gênero *Biomphalaria*. São caramujos pulmonados e hermafroditas que habitam coleções de água doce com pouca correnteza ou parada. Três espécies são hospedeiros naturais: *Biomphalaria glabrata*, *Biomphalaria tenagophila* e *Biomphalaria straminea*. Esses organismos possibilitam a reprodução assexuada do helminto.

O período de incubação médio é de 2-6 semanas após a infecção (período entre a fase de penetração das cercárias e a instalação dos vermes adultos no interior do hospedeiro definitivo).

O homem pode eliminar ovos viáveis de *Schistosoma mansoni* nas fezes a partir de 5 semanas após a infecção e por um período de 6-10 anos (pode ser > 20 anos). Os hospedeiros intermediários começam a eliminar cercárias 4-7 semanas após a infecção pelos miracídios, e, a partir daí, durante toda a sua vida, que é de aproximadamente 1 ano. O período de vida das cercárias é de cerca de 2 dias, porém sua infectividade diminui progressivamente durante o tempo em que permanecem livres a partir do momento da eliminação.

EPIDEMIOLOGIA

A esquistossomose mansônica é uma doença de ocorrência tropical registrada vários continentes, principalmente na África, leste do Mediterrâneo e América. Na América do Sul, destacam-se a região do Caribe, Venezuela e Brasil. Na África e no leste do Mediterrâneo, atinge as regiões do Delta do Nilo e países como Egito e Sudão. No Brasil, é considerada uma endemia que atinge 19 unidades federadas e está presente, de forma endêmica, em Alagoas, Bahia, Pernambuco, Rio Grande do Norte, Paraíba, Sergipe, Espírito Santo e Minas Gerais, com predominância no norte e nordeste deste estado. No Pará, Maranhão, Piauí, Ceará, Rio de Janeiro, São Paulo, Santa Catarina, Paraná, Rio Grande do Sul, Goiás e no Distrito Federal, a transmissão é focal, não atingindo grandes áreas.

Possui baixa letalidade, e as principais causas de óbito estão relacionadas às formas clinicamente graves. Estima-se que cerca de 25 milhões de pessoas vivem em áreas sob o risco de contrair a doença.

É considerada doença de notificação compulsória nas áreas não endêmicas, segundo o Ministério da Saúde; entretanto, recomenda-se que todas as formas graves na área endêmica sejam notificadas.

CARACTERÍSTICAS CLÍNICAS

A sintomatologia clínica depende do estágio de evolução no homem.

Na fase inicial, as manifestações alérgicas predominam, sendo mais intensas nos indivíduos hipersensíveis e nas reinfecções. As formas agudas podem ser assintomáticas ou sintomáticas (dermatite cercariana e febre de Katayama).

Em geral, o 1° contato com os hospedeiros intermediários da esquistossomose ocorre na infância. Na maioria dos portadores, a doença é assintomática. Geralmente, é diagnosticada nas alterações encontradas nos exames laboratoriais de rotina (eosinofilia e ovos viáveis de *Schistosoma mansoni* nas fezes).

Nas formas sintomáticas, a dermatite cercariana corresponde à fase de penetração das larvas através da pele. Pode ocorrer prurido imediato, além de surgimento de micropápulas eritematosas e pruriginosas, semelhantes a picadas de inseto e eczema de contato, com duração descrita de até 5-15 dias após a infecção, mas que em geral permanecem durante as primeiras horas (12-72 horas).

Pode ocorrer a febre de Katayama em um período variável de 3-7 semanas depois da exposição. Acredita-se que esteja relacionada à migração das formas imaturas do parasita, à hipersensibilidade aos antígenos do esquistossoma e aos complexos imunes circulantes, e coincide com as primeiras 2 semanas de produção de ovos, momento em que a carga de antígeno aumenta dramaticamente. É caracterizada por alterações gerais que compreendem: linfadenopatia, febre, calafrios, cefaleia, artralgia, anorexia, dor abdominal e, com menor frequência, queixas de diarreia, náuseas, vômitos e tosse seca. Ao exame físico, pode ser encontrada hepatoesplenomegalia, e podem ser observadas opacidades irregulares em RX de tórax. O achado laboratorial de eosinofilia elevada é bastante sugestivo, especialmente quando associado aos dados epidemiológicos; os ovos são raramente excretados em quantidades detectáveis nessa fase, e os testes de anticorpos são geralmente negativos.

A fase tardia da doença desenvolve-se 6 meses após a infecção e pode durar muitos anos. Podem surgir sinais de progressão da doença para diversos órgãos, chegando a atingir graus extremos de gravidade, ou o indivíduo pode permanecer assintomático. As manifestações clínicas dependem da localização e da intensidade da carga parasitária, da capacidade de resposta do indivíduo ou do tratamento instituído.

As formas crônicas podem ser descritas como:

- hepatointestinal: sintomas inespecíficos como desânimo, apatia, tonturas, cefaleia e sintomas distônicos. Os sintomas digestivos podem predominar (sensação de plenitude, flatulência, dor epigástrica e hiporexia). Observam-se surtos diarreicos e, por vezes, disenteriformes intercalados com constipação intestinal crônica. Ao exame físico, o paciente pode apresentar fígado palpável, com nodulações que, nas fases mais avançadas, correspondem a áreas de fibrose decorrentes de granulomatose periportal ou fibrose de Symmers. Na USG, verifica-se a presença de fibrose hepática moderada ou intensa;
- hepática: a apresentação clínica é similar à forma hepatointestinal. Ao exame físico, também se encontra um fígado palpável e endurecido;
- hepatoesplênica compensada: presença de hipertensão portal levando a esplenomegalia e ao aparecimento de varizes de esôfago. Sinais e sintomas podem ser inespecíficos, como dores abdominais atípicas, alterações do hábito intestinal e sensação de peso ou desconforto no hipocôndrio esquerdo, em decorrência do crescimento do baço. Às vezes, o 1° sinal de descompensação da doença é a hemorragia digestiva, como hematêmese e/ou melena. Ao exame físico, o fígado encontra-se aumentado. O baço aumentado pode estar endurecido e indolor à palpação;
- hepatoesplênica descompensada: é considerada uma das formas mais graves da doença. Caracteriza-se por progressão da insuficiência hepática e possibilidade de hemorragia digestiva. O fígado apresenta-se volumoso ou pequeno (contraído por causa da fibrose); o baço é em geral palpável até ou além da cicatriz umbilical. É comum observar-se ascite e circulação colateral. Podem ser encontradas, também, sérias perturbações respiratórias, desnutrição acentuada e até mesmo caquexia. Evidencia quadro terminal do paciente;
- pseudoneoplásica: a esquistossomose pode provocar tumores similares a neoplasias.
- neurológica: a mielorradiculopatia esquistossomótica (esquistossomose medular) é a forma ectópica mais comum e causa grandes incapacidades, caracterizada pela presença de ovos e de granulomas esquistossomóticos no SNC. O diagnóstico correto depende do alto

nível de suspeição clínica de esquistossomose em pacientes com história epidemiológica compatível associada a dor lombar, distúrbios esfincterianos e alterações sensitivas dos membros inferiores;

- vasculopulmonar (hipertensiva e cianótica): apresenta-se com hipertensão pulmonar e obstrução dos vasos provocada por ovos e vermes mortos e/ou vasculite pulmonar por imunocomplexos. Os sintomas clínicos manifestam-se como a síndrome de *cor pulmonale*, entre os quais estão a síncope aos esforços e sinais de insuficiência cardíaca. A forma cianótica é de pior prognóstico e está associada à forma hepatoesplênica;
- renal: acometimento renal manifesta-se em 10-15% dos doentes com a forma hepatoesplênica, geralmente como glomerulonefrite por imunocomplexos;
- outras formas ectópicas: presença de vermes e/ou ovos nos tecidos fora do sistema portal, menos frequente. As mais importantes localizações são órgãos genitais femininos, testículos, pele, retina, tireoide e coração.

Algumas doenças associadas podem modificar o curso da esquistossomose, como salmonelose prolongada (salmonelose septicêmica prolongada), abscesso hepático em imunossuprimidos (Aids, infecção pelo HTLV), pessoas em uso de imunossupressores e outras hepatopatias (virais, alcoólica).

DIAGNÓSTICO

Além do quadro clinicoepidemiológico, achados inespecíficos de eosinofilia e alteração de função hepática em algumas formas, deve ser realizado exame parasitológico de fezes (3-6 amostras), preferencialmente com o uso de técnicas quantitativas de sedimentação, destacando-se a técnica de Kato-Katz, que permite a visualização e a contagem dos ovos por grama de fezes. A USG auxilia o diagnóstico de fibrose e nos casos de hepatoesplenomegalia. Biópsia retal ou hepática não são recomendadas de rotina, mas podem ser úteis nos casos suspeitos e na presença de exame parasitológico negativo. Testes sorológicos podem ser úteis em complementação aos exames parasitológicos nas áreas de baixa prevalência e com cargas parasitárias pequenas. No SUS, estão disponíveis a imunofluorescência indireta (IFI) com pesquisa de IgM e o ensaio imunoenzimático (ELISA).

TRATAMENTO

Administra-se praziquantel (comp 600 mg), VO, em dose única de 50 mg/kg de peso para adultos e 60 mg/kg de peso para crianças.

Os casos graves geralmente requerem internação hospitalar e intervenção cirúrgica/endoscópica. Não se recomenda a administração de medicação durante a gestação e a amamentação, em crianças < 2 anos de idade, e em portadores de insuficiência hepática grave, insuficiência renal ou outras situações graves de descompensação clínica.

No caso de tratamento da nutriz, a amamentação deverá ocorrer 72 horas após o tratamento. O risco/benefício do tratamento deve ser avaliado pelo médico.

O acompanhamento do paciente é feito por meio do exame parasitológico de fezes a partir do 4º mês pós-tratamento e as complicações clínicas devem ser seguidas e tratadas conforme o acometimento clínico.

■ BIBLIOGRAFIA

Brasil. Ministério da Saúde. Esquistossomose mansoni. In: Guia de vigilância em saúde. 3.ed. Brasília: Ministério da Saúde; 2019. p.553-62.

Brasil. Ministério da Saúde. Educação em saúde para controle da esquistossomose. 1.ed. Brasília: Ministério da Saúde; 2018.

Brasil. Ministério da Saúde. Vigilância da esquistossomose mansoni: diretrizes técnicas. Brasília: Ministério da Saúde; 2014.

Brasil. Ministério da Saúde. Esquistossomose mansônica. In: Doenças infecciosas e parasitárias: guia de bolso. 8.ed. Brasília: Ministério da Saúde; 2010.

Souza FPC, Vitorino RR, Costa AP, Faria Jr FC, Santana LA, Gomes AP. Esquistossomose mansônica: aspectos gerais, imunologia, patogênese e história natural. Rev Bras Clin Med 2011;9(4):300-7.

229 LEISHMANIOSE VISCERAL

Nadielle Queiroz da Silva Menezes

DEFINIÇÃO E ETIOLOGIA

A leishmaniose visceral é uma doença crônica sistêmica de caráter insidioso que causa febre, síndrome consumptiva e visceromegalias. Deixou de ser uma doença com predomínio em áreas rurais para alcançar as áreas urbanas, caracterizando uma endemia em expansão. Apresenta altas taxas de letalidade se não tratada.

Seu agente etiológico é o protozoário da família *Trypanosomatidae*, do gênero *Leishmania*, parasita intracelular obrigatório das células do sistema fagocítico mononuclear, com 2 formas evolutivas, uma flagelada ou promastigota, encontrada no tubo digestivo do inseto vetor, e outra aflagelada ou amastigosta, vista nos tecidos dos hospedeiros vertebrados. Nas Américas, *Leishmania (Leishmania) chagasi* (ou também chamada de *Leishmania infantum*) é a espécie isolada na maioria dos casos dos pacientes com leishmaniose visceral.

No Brasil, sabe-se que a transmissão para humanos é feita pela picada das fêmeas de insetos flebotomíneos infectadas (vetores). Duas espécies, até o momento, estão relacionadas com a transmissão da doença: *Lutzomyia longipalpis* e *Lutzomyia cruzi*. É possível que uma terceira espécie, *Lutzomyia migonei*, também participe da transmissão, uma vez que foi verificada alta densidade deste vetor em áreas com ausência dos outros dois vetores mais comuns, com registro de casos autóctones da doença; porém, são necessários mais estudos para conclusão.

A principal fonte de infecção (reservatório) na área urbana são os cães. No ambiente silvestre, os reservatórios são as raposas (*Dusicyonvetuluse cerdocyonthous*) e os marsupiais (*Didelphis albiventris*). Questiona-se a possibilidade de o homem ser fonte de infecção.

No homem, o período de incubação pode variar de 10 dias a 24 meses, sendo o mais comum de 2 a 6 meses.

EPIDEMIOLOGIA

O Ministério da Saúde determina, desde 2011, que todo caso de leishmaniose visceral é de notificação compulsória às autoridades locais de saúde. A unidade de saúde notificadora deve utilizar a ficha de notificação/investigação do Sistema de Informação de Agravos de Notificação (Sinan) e encaminhá-la para ser processada conforme o fluxo estabelecido pela Secretaria Municipal de Saúde.

Dados de doença autóctone foram confirmados em 24 unidades federativas, distribuídas nas cinco regiões brasileiras, sendo a região Nordeste responsável pelo maior registro de casos do país (49,1%). É mais frequente em adultos jovens, na faixa etária de 20 a 49 anos (36,7% dos casos em 2019), do sexo masculino (65,4% dos casos em 2019). As crianças menores de cinco anos também representam um elevado registro de casos, sendo responsáveis por 26,8% do total em 2019.

Em 2019 foram confirmados 2.529 casos novos no Brasil, com uma taxa de incidência de 1,2 casos a cada 100 mil habitantes e letalidade de 9%, a mais elevada nos últimos 10 anos, tendo se destacado o aumento da letalidade em menores de um ano.

A meta atual do Ministério da Saúde é reduzir a taxa de letalidade da leishmaniose visceral em 50%, além de reduzir a incidência de leishmaniose visceral em estados com expansão da transmissão em áreas de transmissão intensa em 50%; em estados com transmissão controlável/estável em 50% e, em estados com transmissão esporádica, não aumentar a incidência. Para isso, estratégias foram organizadas em 2020 junto à incorporação de diretrizes técnicas para orientações a gestores e profissionais da saúde, e em 2021, o Ministério da Saúde do Brasil iniciou a distribuição de coleiras para uso em cães impregnadas com deltametrina 4%, as quais, em um primeiro momento, serão disponibilizadas aos municípios prioritários de acordo com a estratificação de risco da doença. A distribuição prevista para o ano corrente contemplará 16 estados, como ferramenta de controle da leishmaniose visceral em municípios prioritários do país. A ferramenta será incorporada às demais medidas de controle, já preconizadas pela vigilância da doença.

QUADRO CLÍNICO

Do ponto de vista didático e considerando a evolução clínica da doença, pode-se dividi-la em períodos: inicial, de estado e final (Figura 1).

De uma forma geral, a hepatomegalia é menos pronunciada que a esplenomegalia, que na fase aguda dificilmente ultrapassa 5 cm do rebordo costal esquerdo. À

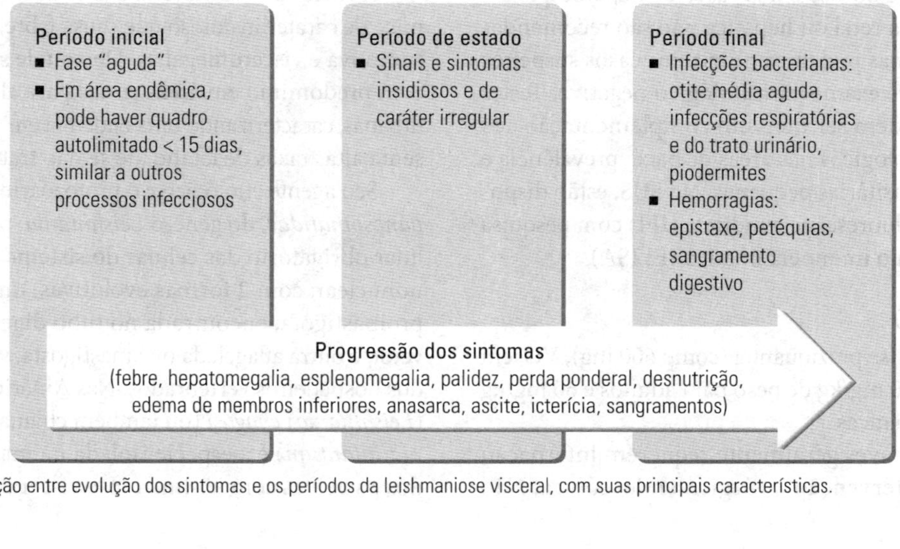

Figura 1 Associação entre evolução dos sintomas e os períodos da leishmaniose visceral, com suas principais características.

palpação, o baço tem consistência firme e pode ser doloroso, pela distensão de sua cápsula em decorrência do crescimento significativo em tempo relativamente curto.

Complicações

As complicações mais frequentes são bacterianas. Os sangramentos são frequentemente decorrentes da plaquetopenia. Hemorragia digestiva e icterícia indicam gravidade do caso.

Os doentes coinfectados com leishmaniose visceral e HIV, na grande maioria dos casos, apresentam essas manifestações clínicas. Entre aqueles com imunodepressão acentuada (p. ex., CD4 < 50/mm³), infecção parasitária em locais menos comuns pode ser vista, incluindo trato gastrointestinal (envolvimento do esôfago, com disfagia e odinofagia, motivo pelo qual deve ser feito diagnóstico diferencial com outras doenças oportunistas), cavidade peritoneal, pulmão, pleura, pele e mucosas (as lesões podem simular sarcoma de Kaposi ou estar sobrepostas a estas, ou sobre lesões de herpes simplex e herpes-zóster).

EXAMES COMPLEMENTARES

- Histopatologia e cultura: a visualização de parasitas requer coleta de material por punção aspirativa por agulha ou biópsia dos órgãos afetados – em ordem de sensibilidade, aspirado esplênico, aspirado ou biópsia de medula óssea, biópsia hepática e punção aspirativa ou biópsia de linfonodos. O aspirado de medula óssea ou o esplênico são realizados, com descrição de sensibilidade, respectivamente, de 70% e 96% em uma análise comparativa. Aspirado esplênico é associado a risco de hemorragia e perfuração intestinal, sendo tais riscos reportados como baixos em mãos experientes e com as novas técnicas de radiodiagnóstico, devendo ser realizado apenas na ausência de coagulopatias. O aspirado de medula óssea costuma ser mais seguro e também apresenta ótima sensibilidade. O material aspirado pode ser inoculado em cultura, e o restante deve ser usado para preparar esfregaço corado com Giemsa, Wright, Leishman ou Panóptico. Recomenda-se a preparação de pelo menos 4 lâminas, e 200 campos devem ser observados antes de considerar lâmina negativa. Formas amastigotas do parasita, inoculadas em meios especiais, contendo ágar e sangue de coelho, transformam-se em promastigotas. A cultura pode ser realizada no meio de Novy-McNeal-Nicolle (NNN) ou em outro meio que permita crescimento parasitário, sendo o material inoculado no meio e a cultura verificada semanalmente por microscopia para detectar a presença de promastigotas até 4 semanas após a inoculação. A utilização de meio líquido sobre o NNN, como o meio LIT ou de Schneider, aumenta e acelera a positividade da cultura. O crescimento geralmente ocorre dentro de 2 semanas, mas pode levar mais tempo se o material utilizado contiver poucos parasitas. A sensibilidade da cultura varia em 60-85%.
- Sorologias: imunoflorescência indireta (IFI) e Elisa são úteis como ferramentas diagnósticas. O resultado da IFI é normalmente expresso em diluições. São consideradas positivas diluições a partir de 1:80. Títulos de 1:40 são duvidosos e recomenda-se a solicitação de nova amostra em 30 dias. O teste Elisa tem resultado expresso em unidades de absorvância a um raio de luz e pode ser determinado em diluições ou apenas como reagente ou não reagente. O teste de aglutinação direta pode ser lido a olho nu, portanto, é de execução mais fácil. A sensibilidade e a especificidade dos testes sorológicos variam, dependendo do antígeno e do teste utilizado. Em geral, os ensaios que utilizam os antígenos de parasitas inteiros possuem alta sensibilidade e especificidade relativamente baixa em decorrência de reação cruzada com doença de Chagas, malária e outras infecções, bem como reatividade cruzada não específica. O antígeno recombinante de cinesina (rK39) é de grande valor em Elisa, com boa sensibilidade e elevada especificidade em pacientes imunocompetentes (variam em 61,5% e 91 a > 93-95%, respectivamente). Esse antígeno também foi adaptado para a realização de testes imunocromatográficos. A precisão do uso de rK39 é comparável ao teste de aglutinação.
- Testes rápidos imunocromatográficos são considerados positivos quando a linha de controle e a linha de teste aparecem na fita ou plataforma, tendo sensibilidade e especificidade variáveis de acordo com o fabricante, mas atualmente de maneira geral superiores a 90% para ambas, mas com maiores taxas de especificidade. Os testes baseiam-se na detecção dos antígenos rK39. Estes testes, por si só, não devem ser utilizados isoladamente para decisão de tratamento clínico e precisam ser analisados em conjunto com critérios clínicos e demais análises complementares. São recomendados para auxílio no diagnóstico precoce e devem estar disponíveis em todos os níveis de atenção em saúde, estando em validação testes para pesquisa em sangue total ou saliva.
- Testes antigênicos urinários: o mais difundido para pesquisa de antígenos de *Leishmania* é o teste de aglutinação em látex. Tem alta especificidade, mas sensibilidade < 70%, limitando sua utilidade diagnóstica. Ao contrário dos testes sorológicos, torna-se negativo rapidamente após tratamento adequado. Ainda não é empregado no Brasil.
- Técnicas moleculares: a reação em cadeia da polimerase (PCR) tem sensibilidade mais elevada que esfre-

gaço ou cultura, mas é variável, dependendo do material coletado, sendo mais elevada nos tecidos (p. ex., baço e medula óssea), e de resultado mais variável ainda no sangue periférico, provavelmente porque a sensibilidade é proporcional à carga parasitária circulante, que está relacionada à gravidade da doença. Muitos métodos de visualização, *primers* e protocolos ainda estão em avaliação.

- Teste de Montenegro: a reação intradérmica de Montenegro é utilizada para avaliar o grau de exposição e de imunidade da população. Pacientes imunocompetentes sem doença ativa têm fortes respostas ao teste; coinfecção com HIV está associada a anergia a antígenos de leishmania. Nos pacientes com calazar, o teste é quase uniformemente negativo; uma resposta positiva desenvolve-se geralmente 2-24 meses após a recuperação clínica. Portanto, não tem papel diagnóstico.

DIAGNÓSTICO

O diagnóstico parasitológico requer visualização de amastigotas do parasito, que normalmente são visualizados no interior de macrófagos, mas também podem ser vistos fora. A análise do material aspirado deve ser feita por meio do exame direto e isolamento em meio de cultura. A presença de cinetoplasto é a característica que mais claramente distingue amastigotas de *Leishmania* de histoplasma, que possuem tamanho similar. A carga parasitária pode ser quantificada com base em uma escala de 0 (sem parasitas em 1.000 campos microscópicos) a 6+ (> 100 parasitas por campo).

Em regiões onde a leishmaniose visceral é endêmica, os resultados dos testes sorológicos podem ser positivos em indivíduos assintomáticos e com infecção subclínica. Os pacientes com recuperação clínica após tratamento com êxito continuam a ter sorologia positiva durante meses ou anos, apesar de frequentemente apresentarem queda. As sorologias não podem ser usadas como controle de cura em curto prazo. Por essas razões, sorologia positiva não significa leishmaniose visceral ativa, e tais resultados devem ser interpretados no contexto da informação clínica e epidemiológica.

PCR pode ser utilizada para diagnóstico, podendo ser realizada nos aspirados esplênicos, de medula óssea, em materiais de biópsias e em sangue periférico, lembrando das limitações de cada método.

Diagnóstico em pacientes coinfectados pelo HIV

Pacientes coinfectados tendem a ter títulos de anticorpos relativamente baixos; em contrapartida, as técnicas de biologia molecular apresentam sensibilidade relativamente elevada, uma vez que a carga parasitária em sangue periférico em grande parte das vezes é alta. Os estudos de validação de testes para diagnóstico rápido da leishmaniose visceral, em formato de fitas imunocromatográficas com antígenos recombinantes (p. ex., rK39) em população sem infecção pelo HIV demonstraram sensibilidade e especificidade > 93%. O desempenho desse tipo de teste em população com a coinfecção *Leishmania*-HIV poderá ser inferior ao observado na população não coinfectada, no entanto, as fitas devem ser utilizadas com o objetivo de acelerar o diagnóstico dos casos suspeitos sem deixar de insistir no diagnóstico de leishmaniose visceral nos casos em que as fitas mostrarem resultado negativo. Em decorrência da possibilidade de visceralização de espécies dermotrópicas ou de manifestação cutânea na leishmaniose visceral, isolamento e caracterização da espécie são recomendados. Esses métodos não são fundamentais para o diagnóstico das leishmanioses, que é definido, na maioria das vezes, por métodos diretos; no entanto, são importantes quando é necessário identificar a espécie do agente etiológico envolvido. Existem vários métodos empregados na identificação específica de *Leishmania*, mas a eletroforese de enzimas e o perfil de reatividade com anticorpos monoclonais encontram-se mais bem padronizados.

Exames e resultados que auxiliam no diagnóstico

No período inicial, o hemograma revela anemia, geralmente com Hb > 9 g/dL. A contagem de leucócitos apresenta-se sem alterações significativas, com predominância de linfócitos e monócitos; a contagem de plaquetas pode estar normal; com VHS elevado, além de hiperglobulinemia. Com a evolução da doença, há evidência de anemia mais grave, trombocitopenia, leucopenia com linfomonocitose e inversão da relação albumina/globulina. Pode haver aumento de enzimas hepáticas (2-3 vezes o valor normal), alterações da função hepática, e aumento de ureia e creatinina.

TRATAMENTO

No Brasil, os medicamentos utilizados são o antimonial pentavalente e a anfotericina B. O Ministério da Saúde recomenda o antimoniato de meglumina (Glucantime®) como fármaco de 1ª escolha, exceto em algumas situações, nas quais se recomenda o uso da anfotericina B, prioritariamente em sua formulação lipossomal. Anfotericina B é a única opção no tratamento de gestantes e de pacientes que tenham contraindicações ou que manifestem toxicidade ou refratariedade relacionada ao uso dos antimoniais pentavalentes. A lista de indicação para utilização de anfotericina B lipossomal inclui pacientes que atendam a pelo menos um dos seguintes critérios: idade menor que 1 ano ou maior que 50 anos; escores de gravidade clínico > 4 ou clínico-laboratorial > 6 (Quadros 1 e 2); insuficiência renal, cardíaca ou hepática; intervalo QT corrigido > 450 ms; uso concomitante de medicamentos que alteram o intervalo QT; hipersensibilidade ao antimomial pentavalente ou a outros medicamentos utilizados para o tratamento; infecção pelo HIV ou outras comorbidades que comprometem a imunidade. Nas situações que o paciente apresenta hipersensibilidade ou falha terapêutica ao antimonial pentavalente e não se enquadre em nenhum dos critérios de indicação de anfotericina B lipossomal, o Ministério da Saude recomenda como alternativa o deoxicolato de anfotericina.

A recomendação oficial do sistema de avaliação do risco de vida foi criada em estudo prospectivo conduzido em Teresina-PI. O sistema de escore consiste em dois modelos de predição divididos por grupos de idades: crianças com 2 anos ou menos (Quadro 1) e pacientes com mais de 2 anos (Quadro 2).

No Brasil, o Ministério da Saúde disponibiliza antimoniato de meglumina, que vem sendo distribuída pelo Ministério da Saúde em ampolas de 5 mL, contendo 1.500 mg (300 mg/mL), equivalente a 405 mg (81 mg/mL) de antimônio pentavalente (Sb+5). A dose é de 20 mg/Sb+5/kg/dia por via intravenosa ou intramuscular, uma vez ao dia, por 20 a 40 dias, em infusão lenta preferencialmente por via intravenosa (pode ser diluído em soro glicosado 5% para facilitar a infusão), com máximo de três ampolas ao dia.

Quadro 1 Modelos de prognóstico construídos pela adição de variáveis clínicas ou de variáveis clínicas e laboratoriais, ponderadas pela força da associação estatística para a morte em pacientes com menos de 2 anos de idade com diagnóstico de leishmaniose visceral – Teresina, 2005-2008.

Variável	Peso da variável no modelo	Peso da variável no modelo clínico e laboratorial
Idade		
< 12 meses	1	1
> 12 meses	0	0
Sangramento		
1-2 sítios	1	1
3-4 sítios	2	2
5-6 sítios	4	4
Edema	1	2
Icterícia	1	-
Dispneia	1	1
AST ou ALT acima de 100 K/L	-	3
Pontuação máxima	8	11

Quadro 2 Modelos de prognóstico construídos pela adição de variáveis clínicas ou de variáveis clínicas e laboratoriais, ponderadas pela força da associação estatística para a morte em pacientes com mais de 2 anos de idade diagnosticados com leishmaniose visceral – Teresina, 2005-2008

Variável	Peso da variável no modelo	Peso da variável no modelo clínico e laboratorial
Idade		
2-20 anos	-	-
20-40 anos	1	-
> 40 anos	2	2
Sangramento		
1-2 sítios	1	1
3-4 sítios	2	2
5-6 sítios	3	3
Aids	2	3
Edema	1	1
Icterícia	1	1
Dispneia	1	1
Infecção bacteriana	1	1
Leucócitos < 1.500/mm³	-	2
Plaquetas <50.000/mm³	-	3
Insuficiencia renal*	-	3
Pontuação máxima	11	20

*Taxa de filtração glomerular abaixo de 60 mL/min/m² ou creatinina sérica acima dos níveis superiores para a idade.

Antes de se iniciar o tratamento, deve-se realizar avaliação e estabilização de condições clínicas e tratamento de infecções concomitantes; e também é indicada a realização de ECG em todos os casos. O ECG é obrigatório em pacientes com idade > 50 anos, no início, durante e após o tratamento (ECG semanal após 20° dia de tratamento). O principal efeito colateral é tempo e dose-dependente e se traduz por distúrbios de repolarização (inversão e achatamento de onda T e aumento do intervalo QT). Qualquer evidência de arritmia deve levar a interrupção do tratamento e mudança para esquemas alternativos. Pode também causar artralgias, adinamia, anorexia e aumento da diurese por perda da capacidade de concentração urinária, que geralmente é transitória. Alteração dos níveis de amilase sem repercussão clínica não requer suspensão do tratamento, apenas se > 4 vezes o limite máximo para amilase e 15 vezes para lipase.

Tratamentos alternativos

No Brasil, estão incluídos nesta categoria anfotericina B desoxicolato e anfotericina B lipossomal.

A anfotericina B deoxicolato deve ser utilizada na dose de 1 mg/kg/dia, por 14-20 dias consecutivos. Por conta da baixa solubilidade, deve ser reconstituída em 10 mL de água destilada no momento do uso, podendo ser mantida em refrigeração (2-8°C) por até 7 dias. Deve ser diluída em SG5% na proporção de 1 mg para 10 mL para ser administrada. Em razão do risco de precipitação, a anfotericina B não pode ser misturada a outros medicamentos ou soluções que contenham eletrólitos. Sempre deve ser administrada por EV, em infusão lenta de 4-6 horas, com limite máximo de 50 mg/dose/dia. A anfotericina B lipossomal está recomendada na dose de 3 mg/kg/dia, durante 7 dias, ou 4 mg/kg/dia, durante 5 dias. Para administração, deve-se reconstituir o pó em 12 mL de água destilada para injeção; obtém-se uma solução contendo 4 mg/mL de anfotericina B lipossomal, que pode ser guardada por até 24 horas a 2-8°C. Deve-se rediluir a dose calculada na proporção de 1 mL (4 mg) de anfotericina B lipossomal para 19 mL de SG5%. A infusão deverá ser iniciada em, no máximo, 6 horas após a diluição em SG5%, e o tempo de infusão é em média de 60 minutos.

Os efeitos colaterais da formulação deoxicolato são flebite, cefaleia, febre, calafrios, astenia, mialgias, vômitos e hipotensão durante a infusão. Ao longo do tratamento, pode surgir sobrecarga hídrica e hipopotassemia. Alterações pulmonares são menos descritas, ao passo que complicações renais em graus variados ocorrem em praticamente todos os pacientes. Com a formulação lipossomal, os eventos adversos são febre, cefaleia, náuseas, vômitos, tremores, calafrios e dor lombar, com menos efeito adverso renal.

A eficácia de profilaxia secundária após o 1° episódio de leishmaniose visceral em pacientes portadores de HIV não foi estabelecida definitivamente, bem como os critérios de suspensão. Os esquemas propostos na literatura são: desoxicolato anfotericina B, 1 mg/kg (máximo de 50 mg), a cada 2 semanas; antimoniato de N-metil glucamida, 20 mg de Sb+5 (no máximo três ampolas), a cada 2 semanas; isetionato de pentamidina, 4 mg/kg do sal, a cada 2-4 semanas; e anfotericina B lipossomal, 3-5 mg/kg, a cada 2 semanas, até CD4 > 350/mm[3].

▪ BIBLIOGRAFIA

Brasil. Ministério da Saúde. Leishmaniose visceral. In: Boletim epidemiológico. Doenças tropicais negligenciadas. Número especial. Brasília: Ministério da Saúde; 2021. p.60-6.

Brasil. Ministério da Saúde. Leishmaniose visceral. In: Guia de vigilância em saúde. 3.ed. Brasília: Ministério da Saúde; 2019. p.503-22.

Burza S et al. Leishmaniasis. Lancet 2018. Disponível em: http://dx.doi.org/10.1016/S0140-6736(18)31204-2

Bern C. Clinical manifestations and diagnosis of visceral leishmaniasis. UpToDate. 2013. Disponível em: www.uptodate.com/contents/clinical-manifestations-and-diagnosis-of-visceral-leishmaniasis?source=search_result&search=leishmania+visceral&selectedTitle=1~150.

Brasil. Ministério da Saúde. Manual de recomendações para diagnóstico, tratamento e acompanhamento de pacientes com a coinfecção Leishmania-HIV. Brasília: Ministério da Saúde; 2011.

Brasil. Ministério da Saúde. Leishmaniose visceral. In: Doenças infecciosas e parasitárias: guia de bolso. 8.ed. Brasília: Ministério da Saúde; 2010. p.277-83.

230 LEPTOSPIROSE

Antonio Carlos Nicodemo

DEFINIÇÃO

A leptospirose é uma doença infecciosa aguda causada por espiroquetas patogênicas do gênero *Leptospira*. É uma zoonose transmitida ao homem principalmente pelo contato com água ou solo contaminado com urina de ratos infectados. No homem, pode provocar manifestações clínicas variadas, desde infecções assintomáticas até formas graves, como a síndrome de Weil.

EPIDEMIOLOGIA

O principal reservatório é o rato, embora animais como cães, equinos, bovinos e suínos possam transmitir o agente. A transmissão ocorre principalmente por meio do contato com coleções de água contaminada, embora possa ocorrer também por natação recreacional ou acidental; contato profissional com urina, sangue, tecidos ou órgãos de animais infectados (abatedouros); contato acidental (mordedura) e por via transplacentária. Parece cada vez mais importante a urbanização da doença, em razão dos grandes aglomerados urbanos deficientes em saneamento básico.

VIGILÂNCIA EPIDEMIOLÓGICA

A leptospirose é uma doença de notificação compulsória no Brasil. De acordo com o Ministério da Saúde foram confirmados 48.670 casos com 4.287 mortes no período de 2007 a 2019. A maioria dos casos confirmados é proveniente das regiões Sudeste e Sul. É importante lembrar que a doença é subnotificada, já que 90% dos casos correspondem a formas não graves, anictéricas, que muitas vezes são consideradas como síndromes virais benignas ou autolimitadas.

QUADRO CLÍNICO

O quadro clínico relacionado às formas graves geralmente cursa com icterícia, insuficiência renal e fenômenos hemorrágicos. É comumente chamada de forma íctero-hemorrágica ou síndrome de Weil.

A infecção ocorre pela invasão do patógeno através de lesões de pele como abrasões ou microcortes, embora as membranas mucosas também possam servir como porta de entrada.

Após período de incubação de, em média, 5-14 dias, as leptospiras atingem a circulação, provocando a fase de leptospiremia. O paciente apresenta quadro de início súbito com febre, cefaleia, hiperemia conjuntival, mialgia difusa (principalmente na panturrilha), náuseas e vômitos.

No período de estado (geralmente, 3-7 dias após o início dos sintomas), pode aparecer icterícia de intensidade variável (icterícia rubínica), insuficiência renal aguda, fenômenos hemorrágicos e insuficiência respiratória. O comprometimento renal ocorre na forma de uma glomerulite leve, podendo haver nefrite intersticial e necrose tubular aguda. A insuficiência renal aguda muitas vezes é multifatorial, decorrente de desidratação, altos níveis de bilirrubina e rabdomiólise.

No pulmão, pode ocorrer pneumonite hemorrágica com capilarite septal, determinando insuficiência respiratória de grau variável que, quando grave, é a principal responsável pelos óbitos na doença (Figura 1). A pneumopatia na leptospirose humana parece ser específica e desencadeada inicialmente pela leptospira ou seus produtos antigênicos/tóxicos interagindo com receptores da superfície celular e/ou com componentes da matriz extracelular. Um dos mecanismos de adesão é a capacidade de ligação às caderinas, as quais são uma família de proteínas de adesão transmembrana que mantém a integridade celular e tecidual e servem como receptores para leptospira interrogans. A leptospira se liga às caderinas do endotélio vascular localizadas nas junções intercelulares e na superfície celular e ambos os eventos levam a perda da integridade do endotélio, alteram a permeabilidade, causam rotura do endotélio, abertura das junções intercelulares e extravasamento, contribuindo para a patogênese da síndrome hemorrágica.

DIAGNÓSTICO

Diagnóstico laboratorial inespecífico

O hemograma geralmente apresenta anemia leve a moderada, leucocitose com desvio à esquerda e principalmente neutrofilia.

As transaminases estão pouco elevadas, já que ocorre pouca necrose hepatocelular com níveis quase sempre < 200 UI/L. As bilirrubinas estão elevadas em decorrência da colestase intra-hepática, com predominância de bilirrubina direta e enzimas de colestase, como fosfatase alcalina e gamaglutamil transferase. A CPK pode estar elevada em níveis variáveis, com a possibilidade de miosite grave em casos com importante rabdomiólise. A amilase/lipase pode estar elevada como consequência da pancreatite causada pela própria doença.

Os testes de função renal como ureia, creatinina, fração de excreção de sódio e *clearance* de creatinina podem estar alterados em relação direta com a gravidade da injúria renal aguda. O coagulograma pode mostrar alterações dos TP ou TTPa e plaquetopenia de grau variável até números muito baixos, que podem ser fatores adjuvantes ao quadro hemorrágico. A plaquetopenia parece ocorrer por adesão de plaquetas ao endotélio vascular ativado, sem formação de trombos verdadeiros e sem ocorrência de coagulação intravascular disseminada (CIVD).

O exame do líquido cefalorraquidiano pode apresentar pleocitose, geralmente < 500 células/mm^3, com predomínio de linfomonócitos, proteínas de 50-100 mg/mL e glicose normal. O ECG mostra alterações compatíveis com miocardite aguda, como bloqueio atrioventricular de 1° grau, depressão do segmento ST, inversão de onda T, prolongamento de QT e arritmias. Pode ocorrer insuficiência cardíaca congestiva ou mesmo choque cardiogênico.

Diagnóstico laboratorial específico

As leptospiras são cultiváveis em meios artificiais. Os mais utilizados são os meios de Korthoff, Fletcher e Stuart, que contêm soro de coelho ou o meio EMJH, que contém albumina e ácidos graxos no lugar do soro de coelho. A temperatura considerada ótima para incubação é de 28-30°C. Pesquisa-se o crescimento bacteriano em sangue, urina ou liquor semanalmente em microscopia de campo escuro.

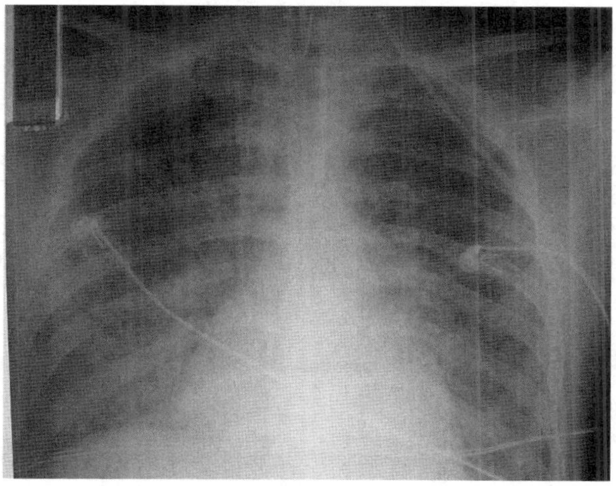

Figura 1 Pneumonite hemorrágica na leptospirose.

A soroaglutinação microscópica (MAT) é realizada com antígenos representando diferentes sorogrupos, que são misturados com soros e examinados por microscopia de campo escuro para avaliar aglutinação. A interpretação da reação de MAT é complicada, pois geralmente ocorrem reações cruzadas entre os diferentes sorogrupos, especialmente na fase aguda, por causa da presença de antígenos comuns entre as diferentes leptospiras. Na fase de convalescença, geralmente há melhor definição do sorogrupo.

A reação de Elisa com pesquisa de anticorpos da classe IgM é interessante e útil no diagnóstico mais rápido da doença, já que esses anticorpos geralmente podem ser detectados a partir do 4° dia da doença.

O método imuno-histoquímico pode ser utilizado para identificação de antígenos de leptospira nos tecidos fixados em parafina. A reação de PCR pode ser útil para detecção precoce da infecção, podendo ser realizada em soro, urina, liquor ou tecidos.

Na Figura 2, demonstra-se como deve ser utilizada a reação de Elisa no diagnóstico da leptospirose.

Diagnóstico diferencial

O diagnóstico diferencial da forma anictérica deve ser feito com gripe, dengue benigna e outras doenças virais autolimitadas.

A forma meníngea tem como diagnóstico diferencial as meningites linfomonocitárias.

As formas graves, por sua vez, devem ser diferenciadas de sepse bacteriana, forma hemorrágica da dengue, síndrome hemorrágica pelo vírus Hantaan, malária por *Plasmodium falciparum*, febre amarela, hepatites virais graves, colangites e colecistites, infecções bacterianas agudas em hepatopatas crônicos, forma ictérica da febre tifoide e da hepatite alcoólica.

TRATAMENTO ESPECÍFICO

Casos leves sintomáticos devem ter acompanhamento ambulatorial, repouso relativo, hidratação adequada e orientação para observação quanto à evolução dos sintomas (função renal, icterícia, sintomas respiratórios) e para retorno imediato em caso de piora.

As formas moderadas ou graves devem ser tratadas em UTI. Deve ser realizado tratamento de suporte como reposição volêmica com SF e reposição de eletrólitos. A função respiratória deve ser avaliada e acompanhada, evitando-se o desenvolvimento de edema pulmonar. Se o paciente mantiver hipotensão após hidratação adequada, deve-se administrar drogas vasoativas. Em caso de insuficiência respiratória grave, os pacientes devem ser intubados e submetidos a ventilação mecânica invasiva utilizando pressão expiratória positiva (PEEP). As hemorragias alveolares necessitam, via de regra, de Peep> 10 cmH_2O para sua contenção. De qualquer maneira, a indicação de PEEP e o ajuste do valor devem ser feitos individualmente para cada paciente. Como "ventilação protetora" são sugeridos volume inicial de ar inspirado de 6 mL/kg e pressão de platô $\leq$ 30 cmH_2O. Na insuficiência renal aguda não revertida, deve-se indicar diálise (hemodiálise) o mais precocemente possível.

Para os pacientes com sangramento, pode-se administrar plaquetas, principalmente quando a contagem é < 30.000/mm^3; se o coagulograma estiver alterado, administra-se vitamina K/plasma fresco. Outras complicações devem ser tratadas dentro do manejo habitual em UTI.

Antibioticoterapia deve ser sempre prescrita para os casos moderados ou graves, independentemente do tempo de doença, e pode ser feita com penicilina G cristalina na dose de 1.000.000 UI, EV, a cada 4 horas ou ampicilina, 1 g, EV, a cada 6 horas ou mesmo ceftriaxona, 1 g, EV, a cada 12 ou 24 horas.

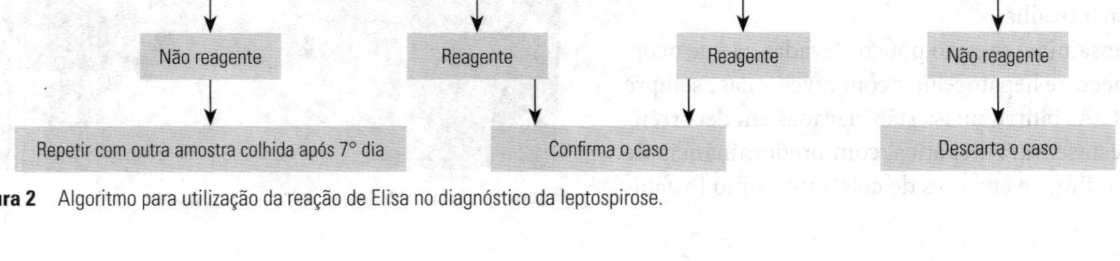

Figura 2 Algoritmo para utilização da reação de Elisa no diagnóstico da leptospirose.

PROFILAXIA

A profilaxia medicamentosa para situações de exposição pode ser feita com doxiciclina, 100 mg, VO, a cada 12 horas, por 5-7 dias; para indivíduos que vão permanecer em área de risco de aquisição da infecção, é feita com doxiciclina, 200 mg, VO, 1 vez por semana.

A vacina para doença animal pode prevenir a doença, mas não a leptospirúria e, consequentemente, a transmissão a humanos.

A vacina para doença humana é produzida com bactérias mortas, porém a proteção é sorotipo-específica, com baixa imunidade, além de poder apresentar efeitos colaterais e risco de induzir autoimunidade (p. ex., uveíte).

▪ BIBLIOGRAFIA

Nicodemo AC, Medeiros N, Del Negro G, Amato Neto V. Alterações hematológicas na leptospirose. Rev Inst Med Trop São Paulo 1989;31(2):71-9.

Nicodemo AC, Del Negro G, Amato Neto V. Thrombocytopenia and leptospirosis. Rev Inst Med Trop Sao Paulo 1990;32(4):252-9.

Abdulkader RC, Daher EF, Camargo ED, Spinosa C, da Silva MV. Leptospirosis severity may be associated with the intensity of the humoral imune response. Rev Inst Med Trop Sao Paulo 2002;44(2):79-83.

Nicodemo AC, Duarte MI, Alves VA, Takakura CF, Santos RT, Nicodemo EL. Lung lesions in human leptospirosis: microscopic, immunohistochemical, and ultrastructural features related to thrombocytopenia. Am J Trop Med Hyg 1997;56(2):181-7.

Matsunaga J, Barocchi MA, Croda J, Young TA, Sanchez Y, Siqueira I, et al. Pathogenic Leptospira species express surface-exposed proteins belonging to the bacterial immunoglobulin superfamily. Mol Microbiol 2003;49(4):929-45.

Cerqueira TB, AthanazioDA, Spicher AS, Seguro AC. Renal involvement in leptospirosis: new insights into pathophysiology and treatment. BJID 2009;12(3):248-52.

Nicodemo AC, Croda J. Leptospirose. Capítulo 21. In: Martins MA, Carrilho FJ, Alves VA, Castilho EA, Cerri GG. Clínica médica, 2.ed., Vol. 7. Barueri: Manole; 2016. p. 728-736.

Nicodemo AC, Duarte-Neto AN. Pathogenesis of pulmonary hemorrhagic syndrome in human leptospirosis. Am J Trop Med Hyg 2021;104(6):1970-2.

231 TÉTANO

Ricardo Tapajós Martins Coelho Pereira

DEFINIÇÃO E ETIOLOGIA

Tétano é uma intoxicação causada pela tetanospasmina, potente exotoxina produzida pelo *Clostridium tetani*, bactéria anaeróbica.

EPIDEMIOLOGIA

Trata-se de doença de notificação compulsória. A distribuição dos casos registrados pelo Ministério da Saúde é apresentada na Tabela 1.

Tabela 1 Distribuição dos casos de tétano no Brasil

Anos	Total de casos	Média	Variação
1990-1999	10.993	1.099 casos/ano	705-1.548 casos/ano
2000-2009	4.560	456 casos/ano	315-608 casos/ano
2010-2019	2.771	277 casos/ano	199-335 casos/ano

A incidência tem diminuído ao longo das décadas, com clara influência da cobertura vacinal em faixas etárias mais avançadas. Em 1982 foi de 1,8/100.000 habitantes. Em 1992, foi de 0,88/100.000 habitantes, caindo para 0,35/100.000 habitantes em 2002.

Os dados do estado de São Paulo mostram tendência semelhante, com predomínio do sexo masculino e das faixas etárias > 50 anos (Tabela 2).

Tabela 2 Casos de tétano no estado de São Paulo

Anos	Total de casos	Média
1980-1989	1.540	154 casos/ano
1990-1999	969	96,9 casos/ano
2000-2009	361	36,1 casos/ano
2010-2019	191	19,1 casos/ano

O tétano é doença potencialmente grave. Dados de letalidade do tétano no Estado de São Paulo mostram índices de 38% (entre 1980 e 1989), 36% (entre 1990 e 1999) e 35% (entre 2000 e 2009). Apesar da incidência decrescente de tétano ao longo das décadas, a letalidade mantém-se alta. Em serviços especializados de referência, pode atingir níveis tão baixos quanto 5 a 10%. Nas faixas etárias > 50 anos, pode facilmente alcançar os 100%.

FOCO TETÂNICO

É o ferimento, seja perceptível ou não, no qual foi inoculado o esporo tetânico. Qualquer ferimento pode ser foco tetânico. Quanto maiores forem as condições de anaerobiose do ferimento, maior será sua capacidade de suportar o crescimento do clostrídeo e, portanto, maior será seu poder tetanogênico.

São focos tetânicos particularmente importantes: queimaduras, fraturas expostas, mordeduras de animais, ferimentos com corpo estranho, necrose e/ou infecção, entre outros.

PERÍODO DE INCUBAÇÃO

O período de incubação compreende o período decorrido entre o foco e o 1° sinal de tétano, qualquer que seja ele, geralmente uma hipertonia masseteriana. Pode variar bastante e costuma ser preditivo de gravidade: períodos de incubação < 7 dias indicam tétano mais grave, enquanto períodos de incubação > 10 dias estão relacionados a tétano mais ameno.

QUADRO CLÍNICO

O tétano cursa com hipertonias de toda a musculatura, com instalação progressiva e geralmente descendente, levando à instalação de uma postura antigravitacional axial e apendicular. A instalação axial precede a apendicular. A rigidez axial compreende a instalação progressiva das hipertonias na seguinte ordem:

- trismo ou hipertonia masseteriana: costuma ser a 1ª a se instalar. O paciente terá dificuldade progressiva de abrir a boca;
- hipertonia da musculatura da deglutição: leva a engasgos e dificuldade de engolir a saliva;
- hipertonia da musculatura facial: o paciente passa a exibir uma mímica típica com a contração da face e manutenção do lábio superior tracionado para os lados, em linha reta (riso sardônico);
- hipertonia da musculatura cervical (rigidez de nuca);
- rigidez da musculatura paravertebral (opistótono);
- rigidez da parede abdominal (abdome em tábua).

A rigidez apendicular que se segue é caracterizada pelas seguintes posturas, nas quais predomina a musculatura antigravitacional:

- contração de membros superiores em flexão e adução;
- contração dos membros inferiores em hiperextensão.

O local de ação da toxina é central, inibindo pré-sinapticamente a extrusão de neuromediadores inibitórios (Gaba e glicina) de neurônios internunciais da medula espinal e do tronco cerebral. Por não permitir a inibição sobre o neurônio motor inferior, produz fenomenologia hipertônica e tetania.

A preservação do nível de consciência é a característica mais importante para o diagnóstico diferencial com outras afecções neurológicas.

Depois de instaladas as hipertonias, podem ocorrer espasmos após um período de tempo, que pode ser de horas a dias. São involuntários e incontroláveis pelo paciente, além de dolorosos. Trata-se de exacerbações paroxísticas da hipertonia de toda a musculatura simultaneamente:

- musculatura agonista e antagonista: lesam ossos e tendões e têm complicações ortopédicas;
- musculatura respiratória: durante o espasmo, o paciente não respira. Essa insuficiência respiratória aguda restritiva e obstrutiva é a causa de óbito precoce mais significativa no tétano;
- masseter: pode haver mordedura e lesão grave da língua.

Estímulos como dor e tato podem desencadear espasmos. Assim, o espasmo dói, e a dor espasma, levando a um ciclo de difícil controle.

Denomina-se período de progressão aquele que vai do 1° sinal (geralmente, o trismo) ao 1° espasmo. É um aspecto altamente prognóstico: períodos de progressão < 48 horas indicam tétano mais grave, enquanto períodos de progressão > 48 horas estão relacionados a tétano mais ameno.

Alguns pacientes tetânicos podem manifestar, ainda, disautonomia, geralmente na 2ª semana da doença. Essa disautonomia caracteriza-se pelo aumento simultâneo dos tônus simpatomimético e parassimpatomimético. Em 5% dos casos, predomina o tônus parassimpático, com bradiarritmias e bloqueios atrioventriculares graves. Em 95%, predomina o tônus simpático, com o aparecimento de taquicardia, hipertensão, sudorese, febre, taquiarritmias e, eventualmente, episódios de labilidade pressórica, com alternância entre hipertensão e hipotensão grave.

Apesar de ser uma doença hipertônica (em decorrência da ação central da toxina), em algumas situações aparecem paresias (manifestações paréticas periféricas) pela ação periférica e secundária da toxina na junção neuromuscular. Assim, podem aparecer pares cranianos paréticos (o mais frequente é um VII par periférico ipsilateral a um foco em segmento cefálico) e hemiparesia diafragmática, complicando a ventilação ou o desmame.

EXAMES COMPLEMENTARES

Devem ser realizados conforme sejam necessários, para as complicações possíveis, como infecção, insuficiência respiratória e trauma ortopédico.

Tabela 3 Profilaxia para o tétano

	Ferimento limpo ou superficial*		Todos os outros ferimentos**	
História de imunização contra o tétano	Vacina	TIG ou SADT***	Vacina	TIG ou SADT***
< 3 doses ou ignorado	Sim	Não	Sim	Sim
Vacinação primária completa (> 3 doses)****				
▪ Última dose há < 5 anos	Não	Não	Não	Não
▪ Última dose há 5-10 anos	Não	Não	Sim	Não
▪ Última dose há > 10 anos	Sim	Não	Sim	Sim

TIG: imunoglobulina antitetânica; SADT: soro antitetânico.
* Ferimentos superficiais, limpos, sem corpos estranhos ou tecidos desvitalizados
** Ferimentos profundos ou superficiais sujos; com corpos estranhos ou tecidos desvitalizados; queimaduras; feridas puntiformes ou por armas brancas e de fogo; mordeduras; politraumatismos e fraturas expostas.
*** Não realizar a dose da vacina e da TIG (ou SADT) no mesmo grupo muscular.
**** Deve-se lembrar de realizar 1 dose rotineira de reforço da vacina dT (difteria e tétano) a cada 10 anos de vida.

DIAGNÓSTICO

O diagnóstico do tétano é clínico e não necessita de exames subsidiários. Deve-se fazer o diagnóstico com doenças otorrinolaringológicas ou bucomaxilofaciais (luxação de articulação temporomandibular, abscessos e outras causas de trismo), neurológicas (meningites, encefalites, hemorragia meníngea, intoxicações exógenas, isquemia, hipercalcemia, entre outras) e psiquiátricas (estados catatônicos e transtornos conversivos).

TRATAMENTO

O tratamento de suporte deve ser instituído a fim de manter a vida do paciente por meio de manutenção das vias aéreas pérvias, assistência ventilatória e hemodinâmica.

Relaxamento muscular é uma medida emergencial e prioritária. Visa restabelecer a capacidade ventilatória, espontânea ou assistida. O grau de relaxamento desejado é aquele que permitir ao paciente oxigenação, mesmo que para tal seja necessária IOT.

Deseja-se a indução do relaxamento e, posteriormente, sua manutenção.

Para a indução, usam-se relaxantes musculares centrais ou periféricos, sempre EV, e com material de intubação disponível. Podem ser utilizados:

- relaxantes musculares centrais EV ou benzodiazepínicos: diazepam, em *bolus* de 10 mg (1 frasco) e repetição da dose até obter o efeito desejado; ou midazolam, em *bolus* de 15 mg e repetição até se obter o efeito desejado;
- relaxantes musculares periféricos EV ou curares: succinilcolina, em *bolus* de 0,5-1 ampola, para ação rápida e realização de procedimentos, como IOT no paciente com trismo. A intubação é obrigatória nesses casos.

Para a manutenção do relaxamento muscular, usam-se infusões contínuas de:

- benzodiazepínico: diazepam, em SF, EV, contínuo em bomba de infusão na dose necessária para o efeito desejado. Não ultrapassar 10 mg/kg de diazepam;
- curare (pancurônio, vecurônio, rocurônio, atracúrio, cisatracúrio), como em qualquer paciente de terapia intensiva.

Já que o tétano preserva o nível de consciência, é necessária sedação. Pode ser feita como em qualquer paciente de terapia intensiva, com opioides, propofol ou combinações.

O paciente tetânico frequentemente precisa de IOT e ventilação mecânica. Após a IOT, deve-se proceder à traqueostomia, sempre eletiva nas primeiras 24 horas após o procedimento. A presença do tubo orotraqueal, mas não da cânula de traqueostomia, provoca intensificação dos espasmos.

Tratamento etiológico

O tratamento etiológico deve ser feito com antídoto, já que se trata de envenenamento. Utilizam-se anticorpos antitoxina tetânica, IM, o mais rapidamente possível:

- imunoglobulina antitetânica, 500-5.000 UI (2-20 ampolas), em dose única;
- na ausência da imunoglobulina, pode-se usar soro antitetânico, heterólogo, 5.000-20.000 UI.

O debridamento cirúrgico do foco é realizado eletivamente 1-6 horas após a aplicação do antídoto, de modo a sanar as condições de anaerobiose local. Deve ser um debridamento rigoroso e bem feito.

Além disso, institui-se antibioticoterapia EV com:

- metronidazol, 500 mg, a cada 8 horas, por 7-10 dias;
- penicilina cristalina, 1.000.000 UI, diluídas em solução salina, a cada 4 horas, por 7-10 dias.

PROGNÓSTICO

O tétano é doença grave com grande letalidade se não tratada; entretanto, evolui com restauração total, sem sequelas, se bem assistida do ponto de vista de intensivismo e pronto-atendimento.

PROFILAXIA

A profilaxia representa a principal medida a ser adotada para se evitar a doença. O esquema de profilaxia de acordo com o tipo de ferimento e situação vacinal é mostrado na Tabela 3.

■ BIBLIOGRAFIA

Lisboa T, Ho Y, Henriques-Filho GT, Brauner JS, Valiatti JLS, Verdeal JC, et al. Diretrizes para o manejo do tétano acidental em pacientes adultos. RBTI 2011;23(4):394-409.

Secretaria de Vigilância de Saúde/Ministério da Saúde. Boletim epidemiológico 25. Volume 49, número 25, junho 2018.

Tapajós R. Trismo, opistótono e riso sardônico: quem se lembra dessa doença? RBTI 2011;23(4):383-7.

232 FEBRE TIFOIDE

Ariane Melaré Ramos dos Santos, André Machado de Siqueira

DEFINIÇÃO E ETIOLOGIA

A febre tifoide é uma síndrome febril entérica caracterizada por quadro agudo sistêmico, que cursa com febre, dor abdominal, cefaleia, erupções cutâneas e outros sinais e sintomas não específicos. É causada por bactéria Gram-negativa, da família das *Enterobacteriaceae*, a *Salmonella typhi*. Quadro semelhante é descrito na infecção pela *Salmonella paratyphi A*, *B* e *C*, denominado febre paratifoide.

EPIDEMIOLOGIA

Trata-se de doença mundialmente distribuída, que ocorre principalmente em áreas com condições sanitárias precárias. Sua transmissão ocorre por via oral, pela ingestão de água e alimentos contaminados, especialmente se manuseados sem higiene adequada por portadores da doença, com risco, ainda, a cuidadores e profissionais de saúde que entrem em contato com fezes, urina ou secreções de pessoas infectadas, sintomáticas ou não.

No Brasil, permanece como doença endêmica nas regiões Norte e Nordeste, que concentram 95% dos casos. Mesmo considerando que a doença é subnotificada, tem-se observado declínio em sua incidência (864 novos casos registrados em 2002 × 146 casos em 2010).

Sabe-se que a febre tifoide não tem preferência por sexo, mas costuma acometer predominantemente adolescentes e adultos jovens. Guarda relação com ocupações específicas, em geral aquelas nas quais se tem manipulação de alimentos, como açougueiros, cozinheiros, leiteiros etc. Há relatos de contaminação em profissionais da saúde, tanto no manejo com pacientes contaminados e seus dejetos, quanto pela manipulação laboratorial.

A vacinação tem baixa eficácia (50-80%) e não é disponível na rede pública.

QUADRO CLÍNICO

Classicamente, a febre tifoide evolui de um período inicial inespecífico, caracterizado por febre, calafrios, cefaleia e tosse seca, passando na 2ª semana ao período de estado, quando ocorre aumento da febre, prostração, diarreia (principalmente em crianças) ou constipação, podendo-se observar o sinal de Faget (dissociação pulso-temperatura), hepatoesplenomegalia e exantema em membros superiores e pápulas eritematosas em tronco (as roséolas tíficas). Entre a 3ª e a 4ª semanas, mesmo sem tratamento específico, inicia-se o período de declínio, com remissão progressiva dos sintomas, seguido de um período de convalescência, em que pode ocorrer descamação da pele e síndrome da fadiga crônica. Apesar do quadro clássico, pode ocorrer apresentação inicial de uma forma mais grave como sepse grave ou choque séptico.

EXAMES COMPLEMENTARES

Pode-se observar achados laboratoriais inespecíficos, como anemia, leucopenia (mais frequente que leucocitose), coagulopatia, elevação de creatinoquinase e aumento de transaminases. A função renal geralmente está normal, mas há relatos de poucos casos de proteinúria e glomerulonefrite por imunocomplexos. Alterações eletrocardiográficas são incomuns.

DIAGNÓSTICO

O diagnóstico é realizado por meio do isolamento da *Salmonella typhi* ou da *Salmonella paratyphi* nas culturas:

- hemocultura: tem sensibilidade de 40-80%, que pode cair após a administração de antibióticos. Tem maior positividade durante a 1ª semana;
- mielocultura: tem sensibilidade de 55-90% e não sofre interferência da administração de antimicrobianos;
- urocultura: tem valor diagnóstico reduzido e apresenta maior sensibilidade durante a 3ª semana;

- coprocultura: é positiva predominantemente na 3ª semana. Apresenta maior sensibilidade em crianças do que em adultos. É útil para o diagnóstico de portadores crônicos, que apresentam coprocultura positiva contínua e intermitente;
- antibiograma: é importante em razão do aumento de resistência em certas regiões;
- outros: *punch* de roséolas tifilíticas, liquor, secreção brônquica, líquido articular e bile.

Os métodos sorológicos, como a reação de Widal, têm utilidade limitada por conta da baixa sensibilidade e especificidade.

TRATAMENTO

Ainda que o cloranfenicol seja indicado como tratamento de escolha, cada vez mais são observadas cepas resistentes. Nesses casos, as quinolonas, em especial ciprofloxacino, 500 mg, a cada 12 horas, por 7-10 dias, é o tratamento de escolha. Como 2ª escolha, pode-se utilizar um betalactâmico, como ceftriaxona, 2 g/dia. Outras alternativas são: ampicilina, sulfametoxazol + trimetroprima, amoxicilina e ofloxacino. O tratamento é realizado, de preferência, ambulatorialmente, mas casos graves necessitam de internação. Medidas de suporte, como hidratação, sintomáticos, garantia de permeabilidade de vias aéreas e tratamento de complicações, devem ser asseguradas.

PROGNÓSTICO

Evolução para doença grave ocorre em 15% dos casos, geralmente na 3ª semana de evolução, sendo as complicações mais comuns enterorragia (10-20%) e perfuração intestinal (1-3%), devendo-se atentar, ainda, para o risco de encefalite, miocardite, osteomielite e colecistite alitiásica.

Altas taxas de letalidade ocorriam antes do uso de antibióticos específicos, mas na atualidade < 1% dos casos evoluem para morte. Fatores associados à resistência às drogas e ao adiamento do tratamento específico também contribuem para a mortalidade.

Indivíduos assintomáticos que permanecem eliminando *Salmonella typhi* nas fezes ou na urina por período > 1 ano são considerados portadores crônicos. Mais de 10% dos pacientes que não foram tratados ainda eliminam a bactéria por período de 3 meses, mas apenas 1-4% evoluem para a condição de portador crônico, com maior risco para mulheres, lactentes e portadores de doenças da vesícula biliar. Esse estado deve ser tratado com uso de antibiótico por tempo prolongado e, em certos casos, realização de colecistectomia.

Na consulta

- Atentar para formas graves e complicações.
- Notificar o caso à vigilância epidemiológica.
- Avaliar adesão e resposta ao tratamento.
- Realizar acompanhamento para caracterizar a resolução para forma de portador crônico assintomático.

BIBLIOGRAFIA

Brasil. Ministério da Saúde. Doenças infecciosas e parasitárias: guia de bolso. Brasília: Ministério da Saúde; 2010.

Hohmann EL. Treatment and prevention of typhoid fever. UpToDate, 2013. Disponível em: www.uptodate.com.

Pegues DA, Miller SI. Salmonella species, including Salmonella typhi. In: Mandell GL, Bennett JE, Dolin R. Mandell, Douglas, and Bennett's principles and practice of infectious diseases. 7.ed. Philadelphia: Elsevier; 2010. p.2887-904.

233 INFECÇÕES DO TRATO URINÁRIO (ITU)

Daniel Paffili Prestes, Ralcyon Francis Azevedo Teixeira

DEFINIÇÃO E ETIOLOGIA

Tratam-se de processos infecciosos que acometem as vias urinárias, geralmente causados por bactérias. Os agentes etiológicos mais frequentes são *Escherichia coli*, *Proteus mirabilis*, *Klebsiella pneumoniae*, *Staphylococcus saprophyticus* e *Enterococcus*.

As ITU podem ser classificadas em:

- altas: envolvem o parênquima renal (pielonefrite) e/ou os ureteres (ureterites);
- baixas: envolvem a bexiga (cistite) e a uretra (uretrite). Nos homens, eventualmente, podem acometer a próstata (prostatite) e o epidídimo (epididimite), situação em que precisam ser diferenciadas de infecções por agentes transmitidos sexualmente – como as clamídias e os micoplasmas –, que apresentam fisiopatologia, curso clínico e tratamento distintos das ITU;
- bacteriúria assintomática: é caracterizada pela presença de bactérias (> 100.000 unidades formadoras de colônias - UFC) na cultura de urina de jato médio, sem que haja sinais e sintomas de infecção. Para culturas de urina colhida com sonda de alívio em condições assépticas adequadas, são valorizadas contagens > 100 UFC. É importante ressaltar que, embora a leucocitúria seja um parâmetro importante para avaliar a presença de processo inflamatório nas vias urinárias, não faz par-

te da definição da bacteriúria assintomática, não devendo, portanto, ser considerada isoladamente para a recomendação de tratamento.

EPIDEMIOLOGIA

As ITU estão entre as doenças infecciosas mais comuns na prática clínica, principalmente em crianças, adultos jovens e mulheres sexualmente ativas, podendo atingir, entretanto, qualquer faixa etária ou grupo populacional. São menos frequentes apenas que as infecções do trato respiratório. Entre as mulheres, 10-20% apresentarão, durante a vida, pelo menos 1 episódio de ITU.

Mulheres jovens com bacteriúria assintomática apresentam risco de até 50% de desenvolverem infecção sintomática quando iniciam a atividade sexual ou durante a gravidez. Portanto, a presença de bacteriúria na infância define a população de risco em relação ao desenvolvimento de ITU na fase adulta.

Na fase adulta até os 65 anos, a incidência de ITU em homens é extremamente baixa (< 0,1%), de modo que os casos habitualmente se associam com anormalidades anatômicas, doença ou infecção da próstata, bem como com instrumentação das vias urinárias.

A prevalência de ITU é um pouco maior (1,5%) em homens jovens atendidos em serviços de DST.

Idosos (idade > 65 anos) apresentam prevalência de ITU com menores diferenças entre os sexos. Os fatores responsáveis pela incidência elevada de ITU nos idosos incluem:

- doença de base associada;
- doenças ou condições que dificultam o esvaziamento normal da bexiga (p. ex., cistocele e hipertrofia prostática);
- instrumentação das vias urinárias;
- manejo da incontinência urinária com sondagem vesical;
- diminuição da atividade bactericida da secreção prostática;
- diminuição do glicogênio e aumento do pH vaginal.

QUADRO CLÍNICO

A diferenciação entre ITU baixa ou alta (cistite e pielonefrite) pode ser difícil em alguns casos. Dessa maneira, é interessante analisar alguns sinais e sintomas que possam caracterizar a infecção como complicada ou não:

- nos quadros de cistite, em geral, são comuns disúria, polaciúria, poliúria, urgência miccional e dor suprapúbica;
- na pielonefrite, além dos sintomas já descritos, pode haver febre, naúseas, vômitos, dor em flancos e/ou na região lombar (caracterizada pelo sinal de Giordano). Podem ocorrer má perfusão periférica e outros sinais de sepse. É importante ressaltar que, quando há evidência de pielonefrite, há maior risco de progressão para sepse e até choque séptico, podendo ser necessária hospitalização.

EXAMES COMPLEMENTARES

Nos casos de ITU baixa não complicada em mulheres não grávidas, não são necessários exames laboratoriais.

Já nos casos suspeitos de pielonefrite, em pessoas que apresentem ITU recorrente e/ou comorbidades e naquelas em que haja anormalidades anatômicas do trato urinário, devem ser coletadas urina tipo 1 e urocultura:

- urina tipo 1: a leucocitúria é o marcador de que há um processo inflamatório em andamento na via urinária. Não existe proporção direta entre a quantidade de leucócitos na urina e a gravidade da infecção. A hematúria e o nitrito positivo são achados adjuvantes, e não precisam estar presentes para a confirmação do diagnóstico. Embora seja comum a visualização de bactérias no sedimento urinário na vigência de ITU, esse dado isoladamente não é sinônimo de infecção, uma vez que pode representar apenas contaminação no momento da coleta;
- urocultura: permite a quantificação e a identificação do agente etiológico e seu perfil de sensibilidade, para posterior adequação antimicrobiana. Para máxima sensibilidade, deve ser colhida, preferencialmente, antes da administração do antibiótico. O resultado final junto com o antibiograma costuma ficar pronto em 48-72 horas, mas resultados parciais de identificação da cultura costumam acontecer em 24 horas.

Podem ser solicitados, ainda:

- hemocultura: recomenda-se colher 2-3 amostras (ideal: 20 mL de sangue no total) de sítios diferentes, principalmente para pacientes com evidência de pielonefrite e/ou que apresentem sinais de sepse grave/choque séptico;
- ureia e creatinina: para avaliar a função renal nos casos de complicação ou de pielonefrite, em razão do risco de progressão com lesão renal;
- hemograma e provas de atividade inflamatória (proteína C-reativa, velocidade de hemossedimentação): devem ser coletados nos casos de pielonefrite ou de suspeita de complicações. Pode haver leucocitose e aumento das provas de atividade inflamatória;
- USG de rins e vias urinárias: nos casos de pielonefrite, é possível verificar aumento dos rins, eventualmente com alterações heterogêneas da ecogenicidade de seu parênquima ou abscesso renal. Cabe enfatizar que em muitos casos de pielonefrite mesmo com complicações, não se visualizam alterações ecográficas; contudo, esse exame continua sendo um bom método de triagem;

- TC de abdome contrastada, com ênfase no aparelho renal (TC de rins e vias urinárias): é o método de imagem mais sensível para confirmar o diagnóstico de pielonefrite, avaliar as complicações renais ou perirrenais, como abscessos, e visualizar cálculos renais, que podem ser fator predisponente para ITU complicada.

TRATAMENTO

Além do tratamento antimicrobiano, deve-se atentar para a correção de anormalidades funcionais ou estruturais do trato urinário, bem como para o tratamento da litíase renal, a fim de se evitar a persistência ou a recorrência das infecções.

Infecções baixas comunitárias

Deve-se iniciar antibioticoterapia VO empírica. Podem ser utilizados:

- sulfametoxazol + trimetoprima (1 comp 800 mg/160 mg ou 2 comp 400 mg/80 mg), 1 comprimido, a cada 12 horas, por 3 dias. É crescente a prevalência de resistência de *Escherichia coli* a essa droga na comunidade, de modo que sua indicação deve ser feita com cautela em determinadas áreas, observando-se a resposta terapêutica. É importante evitar o uso em pacientes com comorbidades ou suspeita de complicações, a menos que haja antibiograma confirmando a suscetibilidade do agente;
- norfloxacino, 400 mg, a cada 12 horas, por 3 dias;
- ciprofloxacino, 500 mg, VO, a cada 12 horas, por 3 dias;
- nitrofurantoína, 100 mg, a cada 6 horas, por 5 dias;
- fosfomicina, 3 g, VO, em dose única;
- amoxicilina + clavulanato, 875 mg/125 mg, a cada 12 horas, por 5-7 dias;
- cefalexina, 500 mg, VO, a cada 6 horas, por 5-7 dias. Por conta da superioridade das quinolonas para o tratamento de ITU com altas concentrações urinárias, deve-se reservar a cefalexina para o tratamento de gestantes, para as quais está contraindicado o uso de quinolonas (evitar, se possível, o tratamento com cefalosporina de 1ª geração nos demais casos).

Infecções altas

Recomenda-se o tratamento por 10-14 dias, sendo necessária hospitalização em alguns casos. Sempre se deve avaliar o quadro clínico do paciente e tentar identificar precocemente se há sinais de sepse ou fatores que comprometam a administração VO do antimicrobiano, para uma melhor indicação de internação hospitalar e da via preferencial de administração do antibiótico. O ideal é reavaliar o paciente entre 48 e 72 horas nos casos de tratamento ambulatorial.

O tratamento VO pode ser feito com ciprofloxacino, 500 mg, a cada 12 horas; caso se deseje poupar o uso de quinolonas pelos riscos de efeitos adversos, pode-se usar cefuroxima 500 mg de 12/12h. Nos casos com necessidade de hospitalização e sem critérios de risco para infecção por bactérias com resistência antimicrobiana (ITU prévia com identificação de bactéria multi droga resistente; internação hospitalar há menos de 2 meses; uropatia obstrutiva; exposição recente ou múltiplas exposições à fluorquinolonas e beta-lactâmicos), o antibiótico de escolha é uma cefalosporina de 3ª geração, habitualmente ceftriaxona 1 g EV a cada 12 horas, embora a cefotaxima possa ser igualmente empregada. No entanto, casa esteja presente algum desses critérios de alto risco para resistência bacteriana, sugere-se que a terapia antimicrobiana inicial seja feita com um carbapenêmico (p. ex., ertapenem) até que o resultado da urocultura esteja disponível. As alternativas são os aminoglicosídeos (amicacina ou gentamicina) ou as quinolonas EV (ciprofloxacino ou levofloxacino). A administração do antibiótico EV deve ser precoce e feita preferencialmente ainda no serviço de emergência.

Para todos esses casos, a urocultura é imprescindível, de maneira que a terapia escolhida possa ser reavaliada em 72 horas, com base no antibiograma, para adequação ao perfil de sensibilidade do agente, se necessário.

No homem, a cistite deve ser tratada como infecção alta. É importante tentar afastar a hipótese de prostatite através de dados da anamnese e da coleta de antígeno prostático específico (PSA).

Bacteriúria assintomática

Deve ser tratada no pacientes com alto risco de desenvolvimento de complicações como bacteriemia. São estes os pacientes transplantados, neutropênicos, gestantes, pré-operatório de cirurgias urológicas ou de não urológicas com colocação de próteses. O tratamento deve ser feito de acordo com o antibiograma, por 5 dias.

▪ BIBLIOGRAFIA

Agência Nacional de Vigilância Sanitária. Tratamento das principais infecções comunitárias e relacionadas à assistência à saúde e a profilaxia antimicrobiana em cirurgia. Disponível em: www.anvisa.gov.br/servicosaude/controle/rede_rm/cursos/atm_racional/modulo3/trato_urinario.htm.

Kalpana G, Thomas MH, Kurt GN, Bjorn W, Richard C, Loren GM, et al. International clinical practice guidelines for the treatment of acute uncomplicated cystitis and pyelonephritis in women: a 2010 update by the Infectious Diseases Society of America and the European Society for Microbiology and Infectious Diseases. Clin Infect Dis 2011;52(5):e103-20.

Lindsay E, Nicolle SB, Richard C, James CR, Anthony S, Thomas MH. Infectious Diseases Society of America guidelines for the diagnosis and treatment of asymptomatic bacteriuria in adults. Clin Infect Dis 2005;40:643-54.

234 CELULITE E ERISIPELA

Ralcyon Francis Azevedo Teixeira

DEFINIÇÃO E ETIOLOGIA

Infecções que envolvem a pele e/ou tecido subcutâneo são, em geral, causadas por *Streptococcus pyogenes* ou *Staphylococcus aureus.* Erisipela e celulite são as formas disseminadas dessas infecções bacterianas e, muitas vezes, na prática, são difíceis de serem distinguidas clinicamente.

Na definição clássica, entende-se que:

- erisipela é uma infecção da epiderme, com acometimento dos vasos linfáticos, causada por espécies de *Streptococcus*, classicamente o *Streptococcus pyogenes* (*Streptococcus* do grupo A de Lancefield) e mais raramente por *Staphylococcus aureus*;
- celulite é uma infecção aguda mais profunda que a erisipela, envolvendo a derme e o tecido gorduroso subcutâneo; pode ser causada por diversos agentes, mas é geralmente causada por *Staphylococcus aureus.*

Algumas vezes é difícil fazer essa diferenciação, mas na erisipela, as lesões são elevadas, superficiais e há delimitação clara entre os tecidos acometidos e sadios.

EPIDEMIOLOGIA

São relativamente comuns e não apresentam predileção por sexo.

Ambas acometem todas as faixas etárias, porém a erisipela é observada principalmente em crianças e idosos.

Costumam ocorrer mais frequentemente nos membros inferiores ou na face.

São mais frequentes em indivíduos imunossuprimidos, obesos ou com deficiências vasculares ou linfáticas.

Lesões de pele, unha ou trauma costumam ser a porta de entrada para a infecção.

QUADRO CLÍNICO

Ambas são clinicamente caracterizadas por rápida disseminação de edema, hiperemia e calor local, podendo ser acompanhados de dor, linfangite e inflamação dos linfonodos regionais. A superfície cutânea pode apresentar-se com aspecto de casca de laranja, vesículas, bolhas, petéquias ou equimoses podem surgir e posteriormente evoluir para crostas.

As manifestações sistêmicas costumam ser leves a moderadas, mas podem evoluir rapidamente com sinais de sepse grave, sendo a bacteriemia descrita em 5% dos casos.

Nos casos de celulite, deve-se ficar atentos para tromboflebite, necrose e formação de abscessos locais.

EXAMES COMPLEMENTARES

O diagnóstico é clínico.

Hemoculturas são positivas em ≤ 5% dos casos (deve-se colher apenas nos casos que requerem internação para tratamento ou sinais de bacteriemia).

Biópsia local com cultura do fragmento pode ser feita e a identificação do agente é possível em < 30% dos casos, porém não se realiza na rotina.

A coleta do material purulento para realização de bacterioscópio (Gram) e cultura deve ser realizada sempre que houver material disponível.

Leucocitose, desvio à esquerda e aumento de provas inflamatórias podem estar presentes.

TRATAMENTO

O tratamento segue algumas medidas gerais:

- cuidados locais da área acometida;
- repouso e elevação do membro afetado a 45°;
- tratamento da causa de base (trauma, ferimentos, onicomicose – grande fator de risco –, eczema, úlcera venosa, xerodermia, entre outros);
- drenagem do abscesso sempre que possível, com envio do material para Gram e cultura;
- profilaxia antitetânica.

Tratamento medicamentoso

Não existe uma regra fixa para o tratamento de erisipela e celulite. As medicações envolvidas no tratamento devem ser eficazes contra os agentes mais comumente envolvidos (*Streptococcus pyogenes* e/ou *Staphylococcus aureus*) e com boa penetração em pele e tecido celular subcutâneo. A decisão de realizar o tratamento ambulatorial ou hospitalizado depende da situação clínica do paciente e do grau de acometimento da doença. Progressão rápida da doença pode ocorrer em 24 horas, principalmente quando o agente envolvido é o *Staphylococcus aureus.*

As medicações (algumas instituições têm protocolos que envolvem outras drogas) e doses habitualmente usadas no tratamento desses quadros são:

- cefalexina, 0,5-1 g, VO, a cada 6 horas (preferir doses mais altas em pacientes obesos);
- cefadroxila, 0,5-1 g ,VO, a cada 8 ou 12 horas (preferir doses mais altas em pacientes obesos);
- amoxicilina + clavulanato, 500 mg/125 mg, VO, a cada 8 horas;
- clindamicina, 600 mg, VO, a cada 6 ou 8 horas (a dose a cada 6 horas costuma provocar mais intolerância

gástrica, por isso é recomendável usá-la em casos de infecções mais extensas e paciente obeso);

- outras medicações VO podem ser usadas conforme avaliação caso a caso (cefuroxima, levofloxacino, moxifloxacino, linezolida, sulfametoxazol + trimetoprima, doxiciclina): deve-se ter cuidado no uso empírico com sulfametoxazol + trimetoprima, pois não apresenta boa cobertura para *Streptococcus pyogenes*. Pelo mesmo motivo, o tratamento empírico com ciprofloxacino deve ser evitado, preferindo-se o uso de uma fluorquinolona.

Não se deve usar penicilina benzatina IM no tratamento, pois não apresenta cobertura para *Staphylococcus aureus* e tem baixa concentração sérica. Para casos de erisipela, penicilina procaína (sem registro vigente na Anvisa), 400.000 UI, IM, a cada 12 horas, também pode ser usada.

As medicações EV são habitualmente usadas para casos hospitalizados:

- cefazolina, 1-2 g, EV, a cada 8 horas;
- penicilina cristalina, 4.000.000 UI, EV, a cada 4 horas (cuidado com flebite medicamentosa quando realizado em veia periférica);
- oxacilina, 2 g, EV, a cada 4 horas (cuidado com flebite medicamentosa quando realizado em veia periférica);
- ceftriaxona, 1 g, EV, a cada 12 horas;
- clindamicina, 600 mg, EV, a cada 6 horas;
- linezolida, 600 mg, EV, a cada 12 horas;
- daptomicina, 4 mg/kg, EV, 1 vez ao dia;
- delafloxacino, 300 mg, EV, a cada 12 horas;
- ceftarolina, 600 mg, EV, a cada 12 horas;
- vancomicina, ataque com 20-30 mg/kg (dose inicial) e 15-20 mg/kg/dose com ajuste pela PK/PD;
- teicoplanina, 6 mg/kg a cada 12 horas.

Em casos de hospitalização, a fim de garantir uma ótima cobertura empírica para *Staphylococcus aureus* e *Streptococcus pyogenes*, principalmente quando é difícil a diferenciação entre erisipela e celulite e nos casos graves, é comum realizar as seguintes associações medicamentosas ao se usar no esquema as medicações penicilina cristalina, oxacilina e ceftriaxona:

- penicilina cristalina + oxacilina (deve-se ter extremo cuidado com flebite medicamentosa quando realizado em veia periférica): é difícil de ser tolerado muitos dias pelos pacientes em veia periférica, principalmente em idosos;
- ceftriaxona + oxacilina;
- linezolida, daptomicina, ceftarolina, vancomicina, teicoplanina, delafloxacino: podem ser usados sem associação com outro antibiótico, por conta da boa cobertura tanto para estafilococos quanto para estreptococos.

O tempo de tratamento deve ser o mínimo necessário até a resolução da infecção. Em geral, infecções menos graves são resolvidas com 7-10 dias de tratamento. Infecções mais graves devem usar antibióticos até a resolução do processo infeccioso, o que pode durar até ≥ 3 semanas, principalmente nos casos com complicações. Recomenda-se a demarcação da extensão da infecção nos primeiros dias de tratamento para avaliar a resposta clínica, principalmente se não houver acompanhamento médico diário.

É normal que a lesão inicial passe da cor avermelhada para cor arroxeada durante o processo de melhora da infecção. Esse fato por vezes assusta o paciente e o médico assistente. Caso haja isolamento do agente, o ajuste da antibioticoterapia deve ser realizado conforme resultado de cultura e antibiograma. A cobertura de Gram-negativos deve ser feita com cautela e com base em fatores de risco do paciente (p. ex., diabéticos). Após o 1° quadro de infecção, aumentam os riscos de o paciente vir a ter novas infecções.

A resistência do *Staphylococcus aureus* aos antibióticos tem sido relatada ao longo dos últimos anos. Em caso de não melhora inicial em 48/72 horas ou deterioração clínica na vigência de esquema empírico deve-se ampliar o antibiótico para melhor cobertura de estafilococos resistentes à oxacilina (MRSA), mesmo os adquiridos na comunidade (Ca-MRSA).

No acompanhamento ambulatorial, o tratamento das situações clínicas que propiciam a infecção é primordial para que se tente evitar novos episódios da doença. Nos casos de infecções de repetição, principalmente de erisipela, a profilaxia medicamentosa é controversa, mas pode ser tentada com as seguintes medicações: penicilina benzatina, 1.200.000 UI, IM, a cada 21 dias; ou azitromicina, 500 mg, VO, 3 vezes por semana, por 3-6 meses.

BIBLIOGRAFIA

Brasil. Agência Nacional de Vigilância Sanitária. Tratamento das principais infecções comunitárias e relacionadas à assistência à saúde e a profilaxia antimicrobiana em cirurgia. Disponível em: http://www.anvisa.gov.br.

Gilbert DN, Moelleringer Jr RC, Eliopoulos GM, Chambers HF, Saag MS. The Sanford guide to antimicrobial therapy. 43.ed. Antimicrobial Therapy; 2013.

Golan Y. Current treatment options for acute skin and skinstructure Infections. Clin Infect Dis 2019:68 (Suppl 3).

Stevens DL, Bisno AL, Chambers HF, Everett ED, Dellinger P, Goldstein EJC, et al. Practice guidelines for the diagnosis and management of skin and soft-tissue infections. Clin Infect Dis 2005;41:1373-406.

235 ARTRITE SÉPTICA

Ana Lúcia Lei Munhoz Lima, Priscila Rosalba Domingos Oliveira, Vladimir Cordeiro de Carvalho

A pioartrite ou artrite séptica caracteriza-se por ser um processo inflamatório intra-articular que tem um microrganismo invasor como causa presumida ou confirmada. A artrite bacteriana tem mortalidade de 10-15% e promove perda irreversível da função articular em 25-50% dos sobreviventes. O joelho é a articulação mais acometida nos adultos, seguido por quadril, tornozelo, cotovelo, punho e ombro.

A doença pode ocorrer em todas as faixas etárias, com maior incidência em neonatos, crianças e idosos. Em crianças, quadril e joelho são as articulações mais acometidas.

VIAS DE CONTAMINAÇÃO

As bactérias, bem como outros microrganismos, podem atingir a articulação de diversas formas:

- disseminação hematogênica (bacteriemia): é a forma mais frequente de invasão articular. A bactéria atinge os capilares sinoviais via corrente sanguínea, proveniente de um foco infeccioso à distância como otite, amidalite, endocardite, infecção do trato urinário, entre outros, ou, ainda, em decorrência do uso de drogas ilícitas EV. Nos pacientes portadores de infecção gonocócica, a disseminação ocorre a partir do local de aquisição do gonococo, mais frequentemente cérvix uterino, uretra, reto e orofaringe. A instalação ou não da infecção depende diretamente dos fatores locais da articulação e da defesa imunológica do hospedeiro, visto que nem todos os pacientes que apresentam bacteriemia evoluem com pioartrites;
- inoculação direta: os traumatismos perfurocortantes da articulação, bem como procedimentos diagnósticos (punção articular) ou terapêuticos (artroscopia, artrotomia), podem propiciar a introdução direta da bactéria na articulação. Os traumatismos fechados geram condições locais predisponentes à instalação da bactéria, como processo inflamatório que se instala com a fase de hiperemia permitindo maior exposição aos microrganismos. As lesões anatômicas decorrentes do trauma levam à diminuição das barreiras imunológicas locais e à formação de hematoma que constitui um meio de cultura para as bactérias. As espécies de *Staphylococcus* spp. coagulase-negativas são particularmente importantes nesse cenário, bem como as micobactérias de crescimento rápido;
- contiguidade: a partir de um foco infeccioso de partes moles como celulites, abscessos, bursites sépticas ou tenossinovite infecciosa, as bactérias podem invadir a cápsula articular diretamente, chegando em alguns casos a criar trajetos fistulosos;
- contaminação articular por osteomielite na metáfise adjacente: mais comumente encontrada em crianças de baixa idade, é rara em indivíduos adultos.

FATORES PREDISPONENTES

Entre os pacientes que apresentam algum fator predisponente para pioartrite, devem-se destacar:

- portadores de doença articular prévia: esse é considerado o principal fator de risco relacionado à ocorrência de artrite séptica. Dentre os pacientes portadores de artrite reumatoide, p. ex., a incidência de pioartrite pode chegar a 3%, pois além do processo inflamatório crônico da articulação que produz hiperemia e da neovascularização permitindo maior exposição ao microrganismo, ocorrem graus variados de destruição articular que diminuem os mecanismos de defesa local, associado ao uso de corticoterapia sistêmica e outras drogas imunossupressoras por tempo prolongado. Os riscos aumentam pelas punções diagnósticas e constantes infiltrações intra-articulares;
- extremos de idade: pacientes com idade > 60 anos ou neonatos são mais suscetíveis às infecções articulares em razão da variação da função imune articular e, no idoso, também das alterações degenerativas da cartilagem;
- ocorrência de trauma local, procedimentos diagnósticos ou terapêuticos;
- cirrose hepática;
- DM;
- anemia falciforme;
- uso crônico de corticoides ou drogas imunossupressoras;
- uso de drogas ilícitas injetáveis;
- insuficiência renal dialítica;
- doenças crônicas de pele, como psoríase, eczema ou úlceras de pele.

Além desses fatores, é importante salientar algumas situações que acarretam pior prognóstico na evolução das pioartrites, entre elas:

- virulência do agente etiológico: é sabido que o *Staphylococcus aureus* possui grande capacidade de aderência e destruição da cartilagem articular, o que muitas vezes dificulta o tratamento medicamentoso. Além disso, a prevalência crescente de resistência à meticilina mesmo nas cepas relacionadas a infecções comunitárias pode dificultar o tratamento;

- diagnóstico tardio: persistência do processo infeccioso articular sem abordagem terapêutica;
- presença de bacteriemia associada;
- persistência de culturas positivas do líquido sinovial ao longo do tratamento.

AGENTES ETIOLÓGICOS

O predomínio de um tipo de microrganismo na pioartrite dependerá da faixa etária do paciente, da existência de comorbidades e de fatores epidemiológicos, ou seja, se a infecção foi adquirida na comunidade ou em ambiente hospitalar.

Os agentes mais frequentes em adultos são: *Staphylococcus aureus*, presente em > 50% dos casos; seguido por *Streptococcus* do grupo viridans e *Streptococcus pneumoniae*. Como já citado, a incidência de infecção por *Staphylococcus aureus* resistente a meticilina (MRSA) é crescente na atualidade, particularmente em indivíduos idosos ou com antecedentes de uso de drogas endovenosas ou cirurgia ortopédica.

Ressalta-se, ainda, a alta frequência de *Neisseria gonhorreae* em pessoas sexualmente ativas, sendo a maior parte dos casos relacionados a esse agente descrito em mulheres.

Nos pacientes idosos, a queda na atividade do sistema imune, muitas vezes associada a comorbidades, faz com que aumente a incidência de bacilos Gram-negativos como *Escherichia coli* e *Pseudomonas aeruginosa*, além da importância do *Staphylococcus aureus*.

Os usuários de drogas ilícitas injetáveis e os portadores de anemia falciforme também têm frequência aumentada de bacilos Gram-negativos, enquanto os pacientes esplenectomizados apresentam maior risco de desenvolver pioatrite por bactérias capsuladas como *Streptococcus pneumoniae*.

As infecções adquiridas no meio hospitalar têm um perfil bastante diferente em relação às da comunidade, não só pelo tipo de agente envolvido, mas também pela resistência aos antimicrobianos e pela possibilidade de infecções polimicrobianas.

Em pacientes imunodeprimidos, independentemente da causa, deve ser valorizada a possibilidade de infecção fúngica, sendo relevantes *Candida albicans* e *Cryptococcus neoformans*.

No comprometimento articular crônico, com mais de 30 dias de sintomas, devem ser consideradas etiologias tuberculosa ou fúngica mesmo em pacientes imunocompetentes.

Cerca de 25% dos casos não têm agente etiológico identificado, talvez pelo uso de terapia antimicrobiana prévia, semeadura de material em meios não adequados, entre outros fatores.

FISIOPATOLOGIA

Após bacteriemia, as bactérias provenientes de um foco infeccioso à distância instalam-se na membrana sinovial da articulação. A ocorrência da infecção dependerá da virulência do agente e dos mecanismos imunes do hospedeiro. A presença de bactérias na articulação desencadeia reação inflamatória com hiperemia e aumento na produção de líquido sinovial, distendendo a articulação.

A reação inflamatória que agudamente tem a função de controlar a infecção e remover microrganismos acaba, assim, por colaborar com a destruição da articulação. O líquido sinovial torna-se purulento por conta da presença maciça de leucócitos, os quais liberam enzimas proteolíticas que, somadas às enzimas bacterianas provocam destruição da cartilagem articular. Logo nos primeiros 5 dias de instalação da infecção, ocorre perda da matriz, tornando a cartilagem mais amolecida e mais suscetível à lesão. A destruição ocorre inicialmente nas regiões centrais, por ser área de maior contato articular. Em alguns dias, esse processo pode evoluir rapidamente para erosão articular, com o tecido de granulação depositando-se sobre a superfície articular formando o denominado *pannus*, que evolui para erosão articular e anquilose fibrosa com completa destruição articular; por essa razão, preconizam-se a remoção rápida do pus da articulação e o desbridamento precoce.

QUADRO CLÍNICO

O quadro clínico típico da pioartrite manifesta-se de maneira aguda independentemente do microrganismo causador, com exceção da etiologia gonocócica, apresentando febre que varia de 37,5-40°C, toxemia, mal-estar generalizado, artralgia e anorexia; ao exame físico constata-se marcha antálgica, edema, calor local e limitação de movimentos.

Nos pacientes idosos e imunodeprimidos, o quadro clínico pode ser atípico, sem febre e com sinais inflamatórios locais incipientes.

Qualquer sinal deve servir de alerta para o diagnóstico precoce, evitando-se a progressão do quadro infeccioso e sequelas articulares. É importante lembrar que o uso de antimicrobiano prévio pode mascarar o quadro clínico e diminuir a positividade do isolamento do microrganismo em culturas.

A artrite gonocócica caracteriza-se por acometimento poliarticular migratório, podendo ser monoarticular, sendo que a articulação do joelho é a mais acometida em adultos com vida sexual ativa. Pode ser acompanhada de quadro sistêmico com febre, calafrios, tenossinovites e lesões cutâneas disseminadas, eritematosas e petequiais.

As lesões crônicas articulares manifestam-se geralmente com quadro sistêmico discreto e arrastado, com febre baixa, emagrecimento e sinais evidentes de acometimento articular prolongado.

DIAGNÓSTICO

Qualquer apresentação com sintomas agudos de artrite monoarticular deve ser abordada como possível artrite séptica bacteriana. O diagnóstico de pioartrite pode ser inespecífico ou específico. O diagnóstico inespecífico é realizado com base em vários dados que sugerem a invasão bacteriana da articulação e o específico consiste na identificação do microrganismo causador.

Para o diagnóstico inespecífico, são necessários:

- história clínica;
- exame físico;
- análise bioquímica e microbiológica do líquido sinovial;
- leucometria periférica: os pacientes frequentemente apresentam leucocitose no sangue periférico, podendo ocorrer aparecimento de formas jovens (desvio à esquerda);
- provas de atividade inflamatória (velocidade de hemossedimentação, proteína C-reativa e alfa-1 glicoproteína ácida): geralmente elevadas;
- hemoculturas: devem sempre ser coletadas na suspeita de artrite séptica, cerca de 30% dos pacientes têm isolamento do agente causador também no sangue;
- radiografia simples: no início do quadro, pode apresentar-se normal, mas deve ser realizada, de preferência comparando-se com a do joelho oposto. O achado inicial consiste, em geral, em distensão da cápsula articular. Nota-se um deslocamento da sombra da gordura e da musculatura periarticular. Também pode ser notado aumento do espaço articular. Deve-se sempre procurar por alguma evidência de osteomielite no osso adjacente, p. ex., áreas radiolucentes na região metafisária. Com o atraso no diagnóstico, pode-se visualizar em RX: erosão óssea subcondral, osteopenia periarticular (secundária à hiperemia ou desuso), diminuição do espaço articular (decorrente da destruição da cartilagem) e complicações como destruição da epífise, fise ou subluxação;
- cintilografia: exame baseado na captação da atividade osteoblástica, diretamente influenciado pelo fluxo sanguíneo regional. Na pioartrite, demonstra-se aumento de captação periarticular em razão da inflamação da membrana sinovial, com consequente hiperemia e aumento do fluxo sanguíneo local.
- tomografia computadorizada e ressonância magnética: podem confirmar o derrame articular e os sinais inflamatórios, particularmente nos caso relacionados a ombro, quadril, articulação sacroilíaca e esternoclavicular. Além disso, esses exames também colaboram na avaliação da presença de osteomielite nos ossos adjacentes à articulação acometida.

A punção articular tem importância vital para o diagnóstico específico. Deve ser realizada o mais precocemente possível, sempre sob técnica estritamente asséptica (Capítulo 305), evitando-se a abordagem da articulação por áreas de pele ou partes moles infectadas. Utiliza-se agulha de calibre 18 ou 20 para permitir a aspiração de exsudatos densos. A aspiração geralmente é dolorosa, sendo aconselhável o uso de anestésico local para suprimir a dor ao transpassar a pele e a cápsula articular. É importante observar aparência, cor e viscosidade do líquido obtido, que na fase inicial da pioartrite pode estar serossanguinolento. Com a evolução, torna-se purulento e com viscosidade alterada.

O material obtido na punção deve ser prontamente encaminhado para:

- contagem de células (citológico);
- exame bacterioscópico com coloração de Gram, micológico direto e pesquisa direta de bacilos álcool-ácido-resistentes (BAAR);
- determinação de glicose e proteína;
- cultura para bactérias aeróbias, anaeróbias, fungos e micobactérias;
- contraimunoeletroforese para pesquisa de antígenos de *Haemophilus influenzae*, *Streptococcus pneumoniae* e *Neisseria meningitidis*.

Em geral, a análise do líquido sinovial em uma pioartrite demonstra contagem elevada de leucócitos (acima de 50.000 células/mm^3), com predomínio de polimorfonuclerares (90%) e diminuição da glicose intra-articular em relação à plasmática em decorrência da ação glicolítica dos leucócitos ou do seu consumo pelas bactérias. Pacientes imunossuprimidos podem apresentar contagem inferior de leucócitos no líquido sinovial. A pesquisa direta de bactérias nesse líquido através da coloração de Gram tem positividade de 50-75% nas artrites não gonocócicas e 25% nas gonocócicas, podendo demonstrar rapidamente a presença do agente etiológico e suas características tintoriais: cocos Gram-positivos, bacilos Gram-negativos, e assim por diante, orientando a escolha de um esquema antimicrobiano. O diagnóstico definitivo e a adequação dos antimicrobianos serão realizados com o resultado final da cultura e o antibiograma.

Em pacientes nos quais a etiologia fúngica ou por micobactéria possa existir, o exame micológico direto, a cultura para fungos, a pesquisa direta de BAAR e a cultura para micobactérias devem ser solicitados, pois podem confirmar o diagnóstico.

A cultura de líquido sinovial em meios adequados tem positividade de 85% em artrites não gonocócicas e 25% nas gonocócicas, sendo que se o meio de cultura utilizado for enriquecido para o crescimento de gonococo, a positividade pode atingir 50%.

Em casos nos quais a cultura do material obtido é negativa e a determinação do agente etiológico é prioritária para a terapêutica, pode ser realizada biópsia sinovial, por via artroscópica ou por meio de artrotomia.

DIAGNÓSTICO DIFERENCIAL

- Osteomielite em ossos adjacentes: quadro muito similar, podendo muitas vezes cursar com derrame articular reacional; difere da pioartrite, pois a dor é localizada na região metafisária e o movimento articular é menos restrito ou doloroso.
- Artrite reumatoide juvenil: o início é gradual e o estado geral não está tão comprometido. A pesquisa direta (Gram) e a cultura são negativas e não há predomínio de polimorfonucleares no líquido sinovial.
- Febre reumática: caracteriza-se por acometimento migratório das articulações e com manifestações extra-articulares.
- Sinovite traumática.
- Celulites: apresentam eritema, edema e dor mais localizados, com mobilidade articular mais preservada, podendo ser acompanhada de linfadenopatia.
- Hemofilia: em alguns casos, a hemoartrose pode ser a 1ª manifestação, particularmente no joelho.
- Artrites induzidas por cristais (gota): a presença do cristal no líquido sinovial não exclui o diagnóstico de pioartrite, pois, ao diminuir o pH, a infecção reduz a solubilidade do urato, provocando sua precipitação.
- Artrite reativa (síndrome de Reiter): distúrbio caracterizado pela associação da artrite com uretrite, conjuntivite e lesões mucocutâneas.
- Doença de Lyme: infecção pela *Borrelia* sp., que pode gerar em sua evolução comprometimento monoarticular de grandes articulações como o joelho.
- Doença de Whipple: quadro associado ao actinomiceto Tropherma whipelli e caracterizado por quadro de artrite migratória acompanhado de dor abdominal, diarreia e perda ponderal. Geralmente associado à presença do HLA-B27.
- Anemia falciforme.

TRATAMENTO

Tratamento clínico

O uso de antibióticos é fundamental para otimizar os resultados do tratamento, e a droga utilizada deve preferencialmente ser bactericida. A escolha dos antimicrobianos a serem utilizados no tratamento da pioartrite é realizada de maneira empírica antes do diagnóstico final das culturas, devendo ser orientada pelo resultado das pesquisas diretas com o uso da coloração de Gram. A droga deve ter ação contra os agentes etiológicos mais frequentes para a faixa etária do caso em análise e estar adequada à ação contra agentes adquiridos na comunidade ou no hospital.

Quando se obtiver o resultado da cultura, o esquema deverá ser adaptado para maximizar seu efeito e diminuir os riscos para o paciente. Nos adolescentes e adultos em que a etiologia gonocócica estiver fundamentada, deve-se optar por penicilina ou cefalosporinas de 3ª geração. De maneira geral, a etiologia estafilocócica predomina em todas as faixas etárias, sendo o uso da oxacilina, 2 g, a cada 4 horas, amplamente indicado nas regiões em que a prevalência de cepas comunitárias de MRSA não for importante. Nos locais onde essa prevalência for elevada, considerar o uso de antimicrobianos com ação contra esse agente, como p. ex. glicopeptídeos.

Em casos particulares nos quais os bacilos Gram-negativos possam estar envolvidos (anemia falciforme, uso de drogas injetáveis, imunodeprimidos e idosos), sempre deve ser avaliada a utilização de aminoglicosídeos, cefalosporinas de 3ª ou 4ª geração ou mesmo carbapenêmicos, a depender do perfil microbiológico local.

Nos casos de infecções relacionadas à assistência à saúde, os serviços de controle de infecção hospitalar devem sempre ser consultados para escolha da terapia antimicrobiana, pois possuem dados relativos à microbiota do hospital em questão, bem como sobre a sensibilidade aos antimicrobianos.

Em infecções fúngicas, as opções terapêuticas disponíveis incluem as formulações de anfotericina B, azólicos e equinocandinas, e na tuberculose articular o esquema com drogas de 1ª linha (isoniazida, rifampicina etambutol e pirazinamida) deve ser mantido por tempo mais prolongado (12 meses).

Além da escolha do antimicrobiano a ser utilizado, são de grande importância a via de administração da droga e o tempo de tratamento. O uso de antimicrobianos por via intra-articular é prejudicial em razão do excesso de dosagem e do risco de sinovite química.

Por ser considerada infecção com grande potencial de disseminação e de gerar sequelas graves, é aconselhável a terapêutica parenteral por no mínimo 2 semanas. O tempo total de tratamento varia em 4-6 semanas, podendo ser concluído com antimicrobianos por via oral.

Para que a terapêutica seja modificada para via oral é necessário que tenha havido boa resposta clínica e laboratorial ao tratamento inicial, e que o agente etiológico isolado tenha sensibilidade comprovada por antibiograma aos antimicrobianos com disponibilidade por essa via.

Tratamento ortopédico

O objetivo do tratamento inclui a esterilização da articulação, sua descompressão, a remoção de todas as células inflamatórias e corpos estranhos, a eliminação do tecido de granulação (*pannus*) que se deposita e, por fim, a reabilitação funcional.

A agressividade do tratamento depende em parte do microrganismo causador e das condições gerais do paciente. Uma pioartrite gonocócica pode ser tratada de modo suficiente apenas com antimicrobianos, entretanto aquelas causadas por *Staphylococcus aureus*, bacilos Gram-negativos ou as que afetam pacientes de risco para complicações devem ser drenadas cirurgicamente com desbridamento articular o mais precocemente possível.

Em relação ao método de tratamento, não há consenso na literatura. Alguns autores defendem o uso de artrocenteses com lavagem articular de repetição com agulhas de grosso calibre, principalmente em adultos e em casos nos quais o líquido obtido é serossanguinolento, e não purulento. Apontam como vantagem que o método diminui o tempo de hospitalização, descarta a necessidade de anestesia e não apresenta problemas relacionados à ferida operatória. No entanto, trata-se de método bastante combatido por outros autores, que demonstram altos índices de falha (31%), além de ser traumático e dificultoso em crianças e não possibilitar debelar lojas purulentas e aderências.

A drenagem com o uso da artrotomia é um método consagrado, porém, atualmente, está sendo substituída pela limpeza articular por via artroscópica. A via artroscópica permite a inspeção de todos os compartimentos do joelho, a realização de boa descompressão com lavagem e o desbridamento da articulação, desfazendo lojas e septos melhor que a artrotomia, com as vantagens de apresentar menor morbidade e reduzir acentuadamente a permanência no hospital. Além disso, pode ser utilizada para eventual biópsia ou, se necessário, sinovectomia. As desvantagens desse método, além da necessidade de tecnologia própria e de experiência individual do cirurgião, é que, no caso de uma osteomielite na metáfise adjacente, deve-se realizar artrotomia para exploração e drenagem do foco ósseo.

A imobilização prolongada tem efeito deletério nas articulações sinoviais, podendo causar rigidez articular, atrofia muscular, osteoporose de desuso e artrite degenerativa tardia. A reabilitação precoce é essencial para evitar essas complicações.

Para o joelho, a movimentação ativa precoce ou, se possível, o uso de *continuous passive motion* (CPM) previne as aderências e a formação de tecido de granulação (*pannus*), melhora a nutrição da cartilagem por difundir melhor o líquido sinovial e estimula os condrócitos a sintetizarem a matriz.

COMPLICAÇÕES

A pioartrite passou a ter prognóstico mais favorável com o advento da antibioticoterapia, porém se trata de doença inócua. Deve-se salientar a necessidade de diagnóstico precoce, associado à remoção urgente do líquido purulento e ao uso adequado de antimicrobianos para prevenir danos à articulação.

Entre as complicações mais frequentes, podem ser citados graus variáveis de déficit do movimento articular; deformidades em varo, valgo e *recurvatum*; aparecimento de abscessos; osteomielite crônica; sepse grave; e até mesmo o óbito.

▪ BIBLIOGRAFIA

Brasil. Ministério da Saúde. Secretaria de Vigilância em Saúde. Departamento de Vigilância das Doenças Transmissíveis. Manual de recomendações para o controle da tuberculose no Brasil. Brasília: Ministério da Saúde; 2019.

Essen R. Culture of joint specimens in bacterial arthritis. Scan J Rheumatol 1997;26:293-300.

Esterhai JL, Gelb I. Adult septic arthritis. Orthop Clin North Am 1991;22: 503-14.

Jackson RW. The septic knee arthroscopy treatment. Arthroscopy 1985; 1:194-7.

Kaandorp CJE, Krijnen P, Moens HB. The outcome of bacterial arthritis. Arth Rheum 1997;40:884-92.

Mathews CJ, Weston VC, Jones A, Field M, Coakley G. Bacterial septic arthritis in adults. Lancet 2010;375:846-55.

Norden C, Gillespie WJ, Nade S. Infectious arthritis. In: Norden C, Gillespie WJ, Nade S. Infections in bone and joints. Massachusetts: Backwell; 1994. p.320-51.

Ross JJ. Septic arthritis of native joints. Infect Dis Clin North Am 2017;31:203-218.

Sack K. Monarthritis: differential diagnosis. Am J Med 1997;102:30S-4S.

Shaw B, Kasser L. Acute septic arthritis in infancy and childhood. Clin Orthop 1990;257:142-5.

Smith JW. Infectious arthritis. In: Mandell GL, Douglas RG, Benett JE. Infectious diseases. New York: Churchill Livingstone; 1990. p.911-8.

Vincent GM, Amirault JD. The septic arthritis in the ederly. Clin Orthop 1990;251:42-5.

236 ESPONDILODISCITES

Ana Lúcia Lei Munhoz Lima, Priscila Rosalba Domingos Oliveira, Vladimir Cordeiro de Carvalho

EPIDEMIOLOGIA

A espondilodiscite pode ser definida como uma infecção da coluna vertebral que acomete o corpo vertebral e o disco intervertebral. É a manifestação mais comum da osteomielite hematogênica em adultos, representando cerca de 3% do total de casos de osteomielite. Sua distribuição caracteriza-se por um padrão bimodal, com picos de incidência nas faixas etárias < 20 anos e de 50-70 anos. Tem predomínio no gênero masculino, com proporção de 2 homens:1 mulher. A apresentação clínica é muitas vezes indefinida e o diagnóstico pode ser demorado.

O fator de risco mais prevalente é o DM. Outros fatores de risco incluem uso de drogas ilícitas EV, imunossupressão, idade avançada, antecedente de neoplasia ou doença reumatológica, insuficiência renal, cirrose hepática e infecção do trato urinário. São descritos casos de inoculação direta do agente causador da infecção após ferimentos por armas de fogo ou armas brancas, procedimentos diagnósticos como mielograma ou arteriografia, ou, ainda, após procedimentos cirúrgicos com manipulação da coluna vertebral.

A tuberculose é a principal etiologia da espondilodiscite no mundo, particularmente nos países em desenvolvimento. Cerca de 1-3% dos pacientes com infecção pelo *Mycobacterium tuberculosis* desenvolvem acometimento osteoarticular, e, entre estes, 50% têm acometimento espinal.

Com relação às etiologias bacterianas, em hospedeiros imunocompetentes, o *Staphylococus aureus* é a bactéria mais identificada, sendo o agente responsável por cerca de 50% dos casos. *Staphylococcus* sp. e *Staphylococcus* coagulase-negativos são menos frequentes, sendo responsáveis por 5-16% dos casos. Sua ocorrência é mais relacionada a pacientes com infecções de cateteres vasculares, endocardite bacteriana e naqueles com material de síntese implantado previamente. As infecções por bactérias do gênero *Streptococcus* são também menos frequentes, porém assumem importância nos pacientes com antecedentes de pneumonia (*S. pneumoniae*) ou manipulação dentária ou da cavidade oral (*S. intermedius*, *S. constellatus* e *S. anginosus*).

As enterobactérias, principalmente *Escherichia coli*, *Proteus* sp., *Klebsiella* sp. e *Enterobacter* sp., são responsáveis por até 33% dos casos de espondilodiscite piogênica, sendo isolados principalmente nos casos associados a idade avançada e presença de infecção do trato urinário. As infecções por *Salmonella* sp. são raras, mas este agente é importante nos casos de pacientes portadores de anemia falciforme. *Pseudomonas aeruginosa*, um bacilo Gram-negativo não fermentador, é um agente importante em casos de usuários de drogas.

Os anaeróbios são raramente isolados nas infecções da coluna vertebral, sendo responsáveis por cerca de 4% dos casos. Dentre eles, os mais importantes são *Propionibacterium acnes* e *Bacteroides fragilis*.

Em áreas endêmicas, um agente que deve ser sempre considerado é a *Brucella melitensis*, causadora da brucelose. A infecção é secundária ao consumo de laticínios não pasteurizados ou ao contato com animais infectados. A espondilodiscite está presente em até 30% dos casos de brucelose.

Outros agentes raramente relatados como causadores de espondilodiscite são *Kingella kingae*, *Actinomyces* sp. e *Nocardia* sp.

As espondilodiscites de etiologia fúngica são bastante incomuns e, quando ocorrem, geralmente estão associadas a condições imunossupressoras, incluindo uso de corticosteroides, neutropenia e doença crônica granulomatosa. *Candida* sp., *Aspergillus* sp. e *Cryptococcus neoformans* são os agentes mais importantes.

APRESENTAÇÃO CLÍNICA

A apresentação clínica mais comum em adultos caracteriza-se por dor lombar, enquanto as crianças apresentam dificuldade para andar, sentar ou permanecer em pé. Irritabilidade pode ser um sintoma predominante nos recém-nascidos. Dor abdominal pode ocorrer em razão do envolvimento dos segmentos nervosos do cordão espinal (torácico e lombar) ou até por extensão do processo infeccioso, levando à inflamação do retroperitônio.

Sinais meníngeos podem ser detectados, embora o fluido espinal seja normal.

O envolvimento da região cervical ou torácica pode culminar em disfagia, dor de garganta e torácica. A dor pode ser insidiosa, progredindo durante semanas ou até meses. Febre e leucocitose estão presentes em 50% dos casos, enquanto a anemia é detectada também em > 50% dos pacientes. A velocidade de hemossedimentação (VHS) geralmente está elevada, podendo ser utilizada como guia prognóstico. A dosagem da proteína C-reativa tem maior especificidade, por isso é considerada como o melhor marcador de resposta ao tratamento, quando comparada à VHS.

O diagnóstico de osteomielite vertebral pode ser dificultado pela ausência de febre no início da evolução clínica em até 50% dos casos.

A complicação mais diagnosticada é o abscesso, que pode localizar-se nas regiões epidural, subdural, meníngea, retrofaríngea, mediastinal, subfrênica ou retroperitoneal. Quando a infecção ocorre na região lombar, não é incomum a existência de psoíte e abscesso do músculo ileopsoas.

Em pacientes com osteoporose que apresentam fraturas compressivas vertebrais e febre inexplicada, dor grave e constante ou bacteriemia sem um foco de infecção evidente, deve-se aventar a possibilidade do diagnóstico de osteomielite vertebral.

DIAGNÓSTICO

A frequência com que RX é positiva na osteomielite vertebral é variável, sendo este exame solicitado na maioria das vezes como método de rastreio. As alterações levam 2-8 semanas para se tornarem aparentes nesse exame.

A TC, por sua vez, atinge índices de eficiência que oscilam em 80-95% e é considerada o melhor exame para delineação das alterações ósseas. É, ainda, utilizada como guia para a realização de biópsias percutâneas das lesões.

A RNM é, na atualidade, o melhor exame para esse tipo de afecção, pois permite estabelecer o diagnóstico precoce, além de ser extremamente sensível na detecção e na melhor caracterização da infecção. Sua grande vantagem é a capacidade superior de prover informações anatômicas, particularmente com relação ao espaço epidural e à medula espinal. Entre as limitações da RNM, destacam-se a dificuldade de auxiliar a realização de biópsia dirigida e a baixa especificidade para distinguir mielite granulomatosa de neoplasia intramedular.

As técnicas de mapeamento são úteis, mas limitadas no diagnóstico, pois, embora extremamente sensíveis, não são tão específicas, podendo confundir processos infecciosos com doenças neoplásicas e degenerativas. TC por emissão de pósitrons FDG (PET-FDG) é uma modalidade promissora para o diagnóstico, e parece ser bastante sensível até o momento. Estudos têm mostrado que esse exame seria capaz de distinguir alterações secundárias a infecção daquelas secundárias a processos degenerativos mesmo em quadros nos quais a RNM se mostra inconclusiva.

Além disso, é fundamental a identificação do agente etiológico para que se utilize o esquema antimicrobiano adequado. As hemoculturas e culturas dos materiais obtidos em biópsias de osso e disco vertebral são métodos utilizados na confirmação do agente causal. O material para biópsia pode ser obtido por meio de procedimento percutâneo, guiado por TC, ou aberto, em centro cirúrgico. É fundamental o envio desse material para cultura aeróbia, anaeróbia e para pesquisa e cultura de fungos e micobactérias (não pode ser em formol). A realização de exame anatomopatológico no material obtido por biópsia também tem grande valor no diagnóstico.

A realização de sorologia é importante nos casos de suspeita de brucelose.

TRATAMENTO

Os objetivos do tratamento na osteomielite vertebral são eliminação da infecção, restauração e preservação da função da coluna e alívio da dor. O tratamento conservador inclui o uso de antimicrobianos associado a tratamentos não farmacológicos como a fisioterapia e a imobilização. As indicações de intervenção cirúrgica incluem casos em que há compressão de estruturas nervosas, instabilidade, cifose grave e aqueles em que houve falha do tratamento conservador. Alguns autores também consideram a dor que não responde ao tratamento clínico e a presença de abscessos epidurais como critérios para indicação de abordagem cirúrgica.

A antibioticoterapia empírica deve cobrir os agentes mais frequentes, que são o *Staphylococcus aureus* e os bacilos Gram-negativos. O tratamento antimicrobiano deve sempre ser revisto após os resultados de culturas e readequado conforme os resultados destas e dos antibiogramas. Nos casos não associados à manipulação cirúrgica recente e em pacientes sem antecedente recente de infecções, a associação de clindamicina e ciprofloxacino é eficaz para tratamento empírico, até que se obtenham resultados de culturas. Casos associados a procedimentos cirúrgicos da coluna ou pacientes com histórico recente de outros focos infecciosos devem ser analisados individualmente e, preferencialmente, com a participação de especialistas para a decisão do melhor regime antimicrobiano a ser adotado empiricamente até que se obtenham resultados de culturas.

Durante o tratamento, o paciente deve ser monitorizado laboratorialmente tanto com coleta de provas de atividade inflamatória (as mais utilizadas são proteína C-reativa, VHS e alfa-1-glicoproteína ácida), que devem apresentar tendência de queda, quanto com exames de monitorização de possíveis efeitos colaterais relacionados ao uso prolongado dos antimicrobianos. O prognóstico é bom, com mortalidade < 5%, e sequelas neurológicas em aproximadamente 6% dos pacientes.

BIBLIOGRAFIA

Berbari EF, Kanj SS, Kowalski TJ, et al. 2015 Infectious Diseases Society of America (IDSA) Clinical Practice Guidelines for the Diagnosis and Treatment of Native Vertebral Osteomyelitis in Adults. Clin Infect Dis 2015; 61:e26.

Butler JS, Shelly MJ, Timlin M, Poderly WG, O'Byrne JM. Nontuberculous pyogenic spinal infection in adults: a 12-year experience from a tertiary referral center. Spine (Phila Pa 1976) 2006;31:2695-700.

de Lucas EM, González-Mandly A, Gutiérrez A, Pellón R, Martín-Cuesta L, Izquierdo J, et al. CT-guided fine-needle aspiration in vertebral osteomyelitis: true usefulness of a common practice. Clin Rheumatol 2009;28:315-20.
Enoch DA, Cargill JS, Laing R, Herbert S, Corrah TW, Brown NM. Value of CT-guided biopsy in the diagnosis of septic discitis. J Clin Pathol 2008;61:750-3.
Fouquet B, Goupille P, Gobert F, Cotty P, Roulot B, Valat JP. Infectious discitis diagnostic contribution of laboratory tests and percutaneous discovertebral biopsy. Rev Rhum Engl Ed 1996;63:24-9.
Gouliouris T, Aliyu SHB. Spondilodiscitis: update on diagnosis and management. J Antimicrob Chemother 2010;65 Suppl 3:iii11-24.
Gupta A, Kowalski TJ, Osmon DR, et al. Long-term outcome of pyogenic vertebral osteomyelitis: a cohort study of 260 patients. Open Forum Infect Dis 2014;1:ofu107.
Hopkinson N, Stevenson J, Benjamin S. A case ascertainment study of septic discitis: clinical, microbiological and radiological features. QJM 2001;94:465-70.
Issa K, Diebo BG, Faloon M, et al. The epidemiology of vertebral osteomyelitis in the United States From 1998 to 2013. Clin Spine Surg 2018; 31:E102.
Karadimas EJ, Bunger C, Lindblad BE, Hansen ES, Høy K, Helmig P, et al. Spondylodiscitis. A retrospective study of 163 patients. Acta Orthop 2008;79:650-9.
Lehovsky J. Pyogenic vertebral osteomyelitis/disc infection. Baillieres Best Pract Res Clin Rheumatol 1999;13:59-75.
Lima ALLM. Infecção de ossos e articulações. In: Focaccia R, Diament D, Ferreira MS, Siciliano RF (eds.). Veronesi-Foccacia: Tratado de infectologia. 4.ed. São Paulo: Atheneu; 2010.
Lima ALLM, Zumiotti AV. Aspectos atuais do diagnóstico e tratamento das osteomielites. Acta Ortop Bras 1999;7(3):135-41.
Lima ALLM, Oliveiro PRD. Espondilodiscite. In: Lima ALLM, Oliveira PRD, Carvalho VC. Infecções ortopédicas: abordagem Multidisciplinar. Atheneu; 2013:123-130.
McHenry MC, Easley KA, Locker GA. Vertebral osteomyelitis: long-term outcome for 253 patients from 7 Cleveland-area hospitals. Clin Infect Dis 2002;34:1342-50.
Mylona E, Samarkos M, Kakalou E, Fanourgiakis P, Skoutelis A. Pyogenic vertebral osteomyelitis: a systematic review of clinical characteristics. Semin Arthritis Rheum 2009;39:10-7.
Park KH, Cho OH, Jung M, et al. Clinical characteristics and outcomes of hematogenous vertebral osteomyelitis caused by Gram-negative bacteria. J Infect 2014; 69:42.
Sobottke R, Seifert H, Fatkenheuer G, Schmidt M, Gossman A, Eysel P. Current diagnosis and treatment of spondylodiscitis. Dtsch Arztebl Int 2008;105:181-7.
Staatz G, Adam GB, Keulers P, Vorwerk D, Günther RW. Spondylodiskitic abscesses: CT-guided percutaneous catheter drainage. Radiology 1998;208:363-7.

237 OSTEOMIELITES

Ana Lúcia Lei Munhoz Lima, Priscila Rosalba Domingos Oliveira, Vladimir Cordeiro de Carvalho

O termo osteomielite é mundialmente aceito para descrever uma infecção que envolva o osso.

As particularidades do tecido ósseo, a aderência bacteriana ao osso e a resistência bacteriana aos antimicrobianos dificultam a erradicação dessa infecção que se tornou tão temida.

As osteomielites da coluna vertebral são descritas no Capítulo 237.

As osteomielites têm sido classificadas de várias formas, levando-se em consideração critérios como localização do processo, extensão do acometimento ósseo, estado imunológico do hospedeiro, comorbidades e tipo de agente etiológico causador.

No Instituto de Ortopedia e Traumatologia do HC-FMUSP, adota-se a classificação das osteomielites em pós-traumáticas, de disseminação hematogênica ou por contiguidade, a depender do mecanismo de infecção óssea, e como agudas ou crônicas, de acordo com o tempo de evolução dos sintomas.

Do ponto de vista microbiológico, *Staphylococcus aureus*, *Staphylococcus* coagulase-negativo e bacilos Gram-negativos aeróbios são, nessa ordem, os agentes mais frequentemente isolados, mas com percentual relativo variando de acordo com o estudo analisado. Nas osteomielites de disseminação hematogênica, é comum achado de único agente como causador da infecção, enquanto nas infecções por contiguidade é comum achado de infecção polimicrobiana.

OSTEOMIELITE HEMATOGÊNICA AGUDA

A osteomielite hematogênica aguda é uma doença que acomete fundamentalmente as metáfises de crescimento de ossos longos (tíbia e fêmur) em crianças, podendo ocorrer em qualquer fase da vida com o acometimento preferencial dos ossos da coluna vertebral em indivíduos adultos.

O *Staphylococcus aureus* é o patógeno responsável pelo maior número de casos. A maioria dos pacientes com bacteriemia estafilocócica confirmada, excluídos os hospedeiros imunodeprimidos, apresenta infecções ósseas ou articulares. Vários focos infecciosos iniciais são relatados, incluindo cateterização venosa, onfalites, infecções de pele, tonsilites e otites médias. Apesar disso, em quase metade dos pacientes com diagnóstico de osteomielite hematogênica não se identifica a porta de entrada do processo, presumindo-se que portadores nasais de *Staphylococcus aureus* apresentem uma incidência maior de infecção óssea e articular.

Outras bactérias identificadas são *Streptococcus agalactiae*, *Escherichia coli*, *Streptococcus pyogenes* e *Haemophilus influenzae*, cuja incidência depende da faixa etária envolvida. Nos adultos, os focos iniciais urinários, gastrointestinais e pélvicos passam a ter relevância determinando a presença de bacilos Gram-negativos com possibilidade etiológica.

O quadro clínico em neonatais é caracterizado por sintomas e sinais pouco exuberantes, incluindo dor, febre de início abrupto, irritabilidade, letargia e sinais locais de inflamação. O derrame articular adjacente à infecção óssea está presente em 60% dos casos. Adultos relatam sintomas vagos, como dor não característica e alguns sintomas constitucionais, podendo ocorrer febre, calafrios, edema e eritema local.

Os abscessos iniciais na metáfise podem permanecer contidos pelos mecanismos de defesa do hospedeiro, mas eventualmente persistem na forma subaguda e crônica, estendendo-se, em alguns casos, a estruturas adjacentes. Esses achados parecem confirmar que o grau e a duração da resposta inflamatória determinam a magnitude da destruição óssea. A rota de disseminação do processo infeccioso é controversa, podendo ocorrer da medula metafiseana ao espaço subperiosteal via canais de Volkmann.

Muitas vezes, nas formas mais importantes da doença, a presença de edema e eritema em partes moles pode dificultar o diagnóstico diferencial entre osteomielite e celulite. Se não há confirmação, na presença de características clínicas sugestivas de osteomielite hematogênica, o aspirado ósseo pode ser realizado, guiado por USG ou TC. O agente pode ser isolado por aspiração em > 70% dos pacientes. Na indicação do desbridamento cirúrgico para abordagem dos abscessos intraósseos, fragmentos de tecido deverão ser obtidos para cultura e exame anatomopatológico. As hemoculturas também estão indicadas com positividade ao redor de 25% dos casos na identificação do agente etiológico. Na fase aguda da doença, contagem global de leucócitos, velocidade de hemossedimentação e dosagem da alfa-1 glicoproteína ácida estão aumentadas.

RX convencional na fase inicial da doença não apresenta alterações, embora seja necessário para excluir outras hipóteses diagnósticas como tumor de Ewing ou leucemia e para estabelecer a base da interpretação das alterações subsequentes.

As alterações radiológicas das periostites e da destruição óssea tornam-se aparentes entre o 10° e o 14° dia do início da doença.

TC e RNM identificam as alterações que se seguem ao desenvolvimento da lesão inflamatória. A TC demonstra abscessos subperiosteais, enquanto a RNM pode ser útil na detecção de alterações precoces, como microabscessos intraósseos.

Embora os exames com substâncias radioativas, incluindo os leucócitos marcados, possam ser positivos na fase inicial da osteomielite hematogênica, o objetivo principal é identificar o agente infeccioso e determinar o esquema antimicrobiano mais apropriado, reiterando a indicação da aspiração com coleta de material para cultura ou durante o desbridamento cirúrgico.

Após a coleta dos exames, deve-se iniciar a terapêutica conforme os agentes mais prováveis e a faixa etária. A 1ª escolha para o tratamento empírico é a associação de oxacilina (2 g, a cada 4 horas) e gentamicina (240 mg, 1 vez ao dia) ou ceftriaxona. O tratamento deve durar 4-6 semanas, preferindo-se a via parenteral no início do tratamento até a identificação do agente e do padrão de sensibilidade aos antimicrobianos. Se houver comprovação de sensibilidade do agente etiológico a antimicrobianos de uso oral e com boa penetração no tecido ósseo, o tratamento poderá ser complementado por essa via. Durante o tratamento, o paciente deve ser monitorizado laboratorialmente por meio de coleta de provas de atividade inflamatória, as mais utilizadas são proteína C-reativa, velocidade de hemossedimentação e alfa-1 glicoproteína ácida, que devem apresentar curva progressiva de decréscimo. Além disso, deverá haver exames de monitorização de possíveis efeitos colaterais relacionados ao uso prolongado dos antimicrobianos.

OSTEOMIELITES PÓS-TRAUMÁTICAS

A implantação de microrganismos no tecido ósseo pode ocorrer por via hematogênica; por via direta no momento de trauma espontâneo ou cirúrgico, como nas fraturas expostas; ou por contiguidade a partir de infecções das partes moles adjacentes.

As osteomielites pós-traumáticas são decorrentes, na maioria das vezes, da implantação de bactérias por via direta no osso e são classicamente representadas pela infecção na evolução das fraturas expostas ou pelas osteomielites pós-operatórias.

Quanto às fraturas expostas, observa-se, muitas vezes, a contaminação pela microbiota intra-hospitalar resultante da manipulação peri ou pós-operatória. A classificação de Gustilo hierarquiza as fraturas expostas levando em consideração a gravidade do ferimento, sugerindo o potencial de infecção para cada um dos graus de fratura, conforme demonstrado na Tabela 1.

Na maioria das vezes, os pacientes apresentam febre, sinais inflamatórios locais e drenagem de secreção purulenta pela ferida cirúrgica ou pelo ferimento ainda exposto. A exemplo das outras apresentações clínicas das osteomielites, é necessário o isolamento dos agentes etio-

Tabela 1 Risco de infecção em fraturas expostas

Tipo de fratura (classificação de Gustilo)	Risco de infecção	Antibioticoterapia empírica inicial
Tipo I (exposição < 1 cm; pequeno comprometimento de partes moles)	< 2%	Cefazolina, 1 g, a cada 8 horas, por 7 dias*
Tipo II (exposição > 1 cm; maiores lesões de partes moles)	2-7%	Clindamicina, 600 mg, a cada 6 horas, associada a gentamicina, 240 mg, EV/dia, 7 dias ou até 72 horas após reparo do revestimento cutâneo
Tipo III (exposição > 10 cm; grave lesão de partes moles; alta contaminação)		
IIIa (é possível obter boa cobertura do foco de fratura com tecidos moles e pele)	7%	
IIIb (sem possibilidade de cobertura)	10-50%	
IIIc (sem possibilidade de cobertura associada a lesão arterial ou nervosa)	25-50%	

* Se alta hospitalar, tratamento com cefalexina, VO, 0,5-1 g, a cada 6 horas.

lógicos para realização de antibioticoterapia adequada. Sempre associado à antibioticoterapia correta, o desbridamento cirúrgico de todo o tecido mole e ósseo desvitalizado, bem como a avaliação da retirada de materiais de síntese, é de fundamental importância para o controle da infecção. Quanto mais rapidamente for restabelecida a cobertura cutânea desses ferimentos por meio de retalhos convencionais ou microcirúrgicos, melhor será o prognóstico em relação às infecções ósseas crônicas.

Os estudos sobre as osteomielites agudas pós-operatórias crescem na literatura mundial pela sua importância epidemiológica e abordagem diferenciada do ponto de vista clínico e ortopédico. Geralmente, essas infecções são complicações de cirurgias ortopédicas eletivas ou de urgência nas quais houve a utilização de materiais de síntese. A apresentação clínica dessa entidade é, via de regra, aguda, precoce e toxêmica, com sinais locais evidentes. Em relação à etiologia, observa-se, ainda, uma predominância discreta do *Staphylococcus aureus,* porém o crescente número de cirurgias ortopédicas com uso de implantes e o aumento nos casos de traumas de alta energia associados a fraturas expostas fazem com que as infecções por bacilos Gram-negativos ganhem importância cada vez maior. Embora representem uma parcela menor no total de osteomielites, sua importância clínica é grande em razão das particularidades dos padrões de resistência antimicrobiana de tais agentes, do risco de surgimento de resistência durante o longo tratamento demandado e das comorbidades geralmente apresentadas pelos pacientes.

A partir da análise da sensibilidade das bactérias supostamente envolvidas na etiologia da infecção associada à fratura exposta ou cirurgia ortopédica, faz-se a escolha empírica da antibioticoterapia imediata a ser instituída até que o desbridamento cirúrgico seja realizado com obtenção de fragmento ósseo para cultura e antibiograma. Sugere-se iniciar a terapêutica conforme os agentes mais prováveis, levando-se em conta a probabilidade de infecção por agentes com elevado perfil de resistência. Assim, deve-se sempre consultar a comissão de controle de infecção do serviço onde foi feita a cirurgia inicial para saber quais os agentes mais prevalentes relacionados a essa complicação e seus perfis de sensibilidade. Assim como descrito na osteomielite hematogênica aguda, o tratamento deve durar 4-6 semanas, preferindo-se a via parenteral por todo o período.

OSTEOMIELITE CRÔNICA

As osteomielites crônicas representam grande problema de saúde em razão da significativa morbidade associada com o quadro, embora tenha baixa mortalidade.

Essa infecção ocorre em aproximadamente 5-50% das fraturas expostas, < 1% das fraturas fechadas com osteossíntese e 5% dos casos de doença hematogênica aguda.

O principal problema da infecção crônica no osso é a persistência prolongada de microrganismos patogênicos.

O *Staphylococcus aureus* é o agente mais isolado, mas outros organismos, em particular os Gram-negativos e anaeróbios, são cada vez mais relatados. Em 1/3 dos casos, há mais de um agente envolvido.

Pacientes com osteomielite crônica apresentam insuficiência da imunidade mediada por célula, da fagocitose neutrofílica e da capacidade de morte microbiana.

Desnutrição crônica, diabetes descompensado e a presença de outras comorbidades são frequentemente associadas ao processo infeccioso crônico.

Alguns fatores locais, como alterações da pele e do tecido mole, presença de escaras e de ulcerações crônicas, falta de irrigação e oxigenação dos tecidos, favorecem a cronicidade do processo. Quando tais infecções crônicas estão relacionadas a implantes ortopédicos, geralmente são causadas por microrganismos relacionados à produção de biofilme, que representa um mecanismo de sobrevivência pelo qual conseguem resistir à ação do sistema imunológico e dos antimicrobianos.

A maioria das alterações ósseas, como osteólise, periostite e sequestros, podem ser identificadas em RX simples, mas a extensão da doença e detalhes, particularmente com respeito ao sequestro e alterações ósseas, devem ser obtidos por TC ou RNM.

A importância da cintilografia no diagnóstico da osteomielite crônica ainda é discutível. Utilizando-se ^{99m}Tc-MOP, com 3-4 fases de estudos, obtém-se alta sensibilidade, mas baixa especificidade. O gálio é amplamente utilizado, mas tem demonstrado resultados não específicos. Os resultados obtidos com a utilização de leucócitos marcados com tecnécio (Tc) ou índio 111 parecem ser mais favoráveis. As técnicas cintilográficas com imunoglobulinas e antibióticos marcados encontram-se ainda em investigação. Mais recentemente, a TC com emissão de pósitrons (PET-TC-*scan*) tem demonstrado alta sensibilidade e especificidade para detecção de atividade das infecções osteoarticulares, podendo auxiliar no diagnóstico pré-operatório de casos particularizados com a finalidade de melhorar o planejamento cirúrgico.

A despeito de alguns relatos otimistas, a experiência clínica e trabalhos experimentais têm confirmado que antimicrobianos empregados sem critérios preestabelecidos não produzem resultados definitivos. A antibioticoterapia empírica deve ser utilizada em condições especiais, quando, p. ex., o paciente está gravemente doente ou é imunocomprometido, levando-se em consideração os agentes mais frequentemente relacionados às osteomielites crônicas, além de contemplar a possibilidade de polimicrobiota. A associação de clindamicina, 600 mg, a cada 6 horas, e ciprofloxacino, 400 mg, a cada 12 horas, nesses casos, tem ação na maioria dos possíveis agentes relacionados a essa situação, esquema que deverá ser mantido até os resultados das culturas.

Infecções relacionadas a procedimentos cirúrgicos, especialmente na presença de materiais de síntese, podem estar relacionadas a agentes com elevado perfil de resistência. Esses agentes também devem ser lembrados na escolha do tratamento para pacientes que fazem uso crônico de antibióticos ou com múltiplas comorbidades e usuários frequentes dos serviços de saúde ou moradores de instituições de longa permanência. Nesses casos, sugere-se a associação de glicopeptídeos e carbapenêmicos, aminoglicosídeos ou cefalosporinas de 4ª geração até que se obtenham resultados de culturas.

O tratamento empírico sempre deve ser reavaliado após os resultados das culturas de materiais obtidos em desbridamento cirúrgico. A duração total do tratamento deve ser de 3-6 meses.

Durante o tratamento, o paciente deve ser monitorizado laboratorialmente com provas de atividade inflamatória e monitorização de possíveis efeitos colaterais relacionados ao uso prolongado dos antimicrobianos.

A indicação concomitante de cirurgia objetiva a cura. Se isso não é possível, deve-se discutir alternativas de tratamento.

Os princípios de terapêutica operatória incluem extenso desbridamento do osso desvitalizado, bem como de todas as partes moles comprometidas e pouco vascularizadas, e obliteração do espaço morto, seguidos por reparo de revestimento cutâneo e restauração óssea e funcional do segmento afetado.

A amputação deve ser indicada em condições especiais, devendo trazer benefícios que superem as restrições da osteomielite crônica, ou quando for detectada degeneração neoplásica nas bordas das fístulas.

Além do desbridamento cirúrgico agressivo e da antibioticoterapia dirigida, alguns adjuvantes podem ser utilizados, como curativos especiais, incorporação de antibiótico no cimento ortopédico e oxigenoterapia hiperbárica.

BIBLIOGRAFIA

Carvalho VC, Oliveira PR, Dal-Paz K, Paula AP, Félix CS, Lima AL. Gram-negative osteomyelitis: clinical and microbiological profile. Braz J Infect Dis 2012;16:63-7.

Clawson DK, Dunn AW. Management of common bacterial infections of bones and joints. J Bone Joint Surg 1967;49:164-82.

Frommelt L. Principles of systemic antimicrobial therapy in foreign material associated infection in bone tissue, with special focus on periprosthetic infection. Injury 2006;37:S87-94.

Health Protection Agency. Mandatory surveillance of surgical site infection in orthopaedic surgery: April 2004 to March 2005. London: Health Protection Agency; 2005.

Johnson EN, Burns TC, Hayda RA, Hospenthal DR, Murray CK. Infectious complications of open type III tibial fractures among combat casualties. Clin Infect Dis 2007;45:409-15.

Lew DP, Waldvogel FA. Osteomyelitis. Lancet 2004;364:369-79.

Lima ALLM, Oliveira PR, Paula AP. Acinetobacter infection. N Engl J Med 2008;358:2846-7.

Lima ALLM, Zumiotti AV. Aspectos atuais do diagnóstico e tratamento das osteomielites. Acta Ortop Bras 1999;7(3):135-41.

Oliveira PR, Paula AP, Felix CS, Rossi F, Silva JS, Lima AL. Incidence and microbiological profile of surgical site infections following management of open fractures. In: Proceedings of 21st Annual Scientific Meeting of the Society for Healthcare Epidemiology of America. Dallas; 2011.

Oliveira PR, Lima ALLM. Tratamento antimicrobiano das osteomielites. Cap 7, 53-59. In: Lima ALLM, Oliveira PR, Carvalho VC. Infecções ortopédicas, abordagem multidisciplinar. São Paulo: Atheneu; 2013.

Patzakis MJ, Wilkins J. Factors influencing infection rate in open fracture wounds. Clin Orthop 1989;243:36-40.

Tan Y, Wang X, Li H, Zheng Q, Li J, Feng G, Pan Z. The clinical efficacy of the vacuum-assisted closure therapy in the management of adult osteomyelitis. Arch Orthop Trauma Surg 2011;131(2):255-9.

Woods CR, et al. Clinical practice guideline by the Pediatric Infectious Diseases Society and the Infectious Diseases Society of America: 2021 Guideline on Diagnosis and Management of acute hematogenous osteomyelitis in Pediatrics. J Pediatric Infect Dis Soc. 2021;10(8):801-844.

238 PNEUMONIA ADQUIRIDA NA COMUNIDADE E INFLUENZA

Claudia Figueiredo Mello, Ralcyon Francis Azevedo Teixeira, Maria Aparecida Barone Teixeira

▪ PNEUMONIA ADQUIRIDA NA COMUNIDADE (PAC)

DEFINIÇÃO E ETIOLOGIA

Pneumonia é uma infecção do parênquima pulmonar, que pode ser causada por vírus, bactérias e, mais raramente, fungos e micobactérias.

EPIDEMIOLOGIA

A pneumonia representa um importante problema de saúde pública, figurando entre as principais causas de óbito no Brasil.

Segundo dados do Ministério da Saúde, em 2017 a pneumonia foi a segunda causa de internação, sendo responsável por aproximadamente 14% das hospitalizações no período.

A doença se manifesta durante o ano todo, com maior incidência no final do outono e durante o inverno.

A incidência de pneumonia é maior nos extremos de idade, sendo que os óbitos estão mais concentrados em indivíduos com mais de 60 anos de idade.

QUADRO CLÍNICO

O paciente apresenta-se com sintomas de doença aguda do trato respiratório inferior: tosse, expectoração, falta de ar, dor torácica.

Os seguintes achados focais no exame físico de tórax, sugestivos de consolidação, podem ser observados: expansibilidade torácica reduzida, frêmito toracovocal aumentado, submacicez ou macicez à percussão, estertores crepitantes e subcrepitantes consonantes, sopro brônquico ou tubário, broncofonia aumentada e pectoriloquia.

Entre as manifestações sistêmicas, podem ser citadas: prostração, delirium, cefaleia, sudorese, calafrios, artralgias, mialgias e febre.

A ausência de alterações nos sinais vitais e de qualquer anormalidade no exame físico reduz significativamente a probabilidade de pneumonia, contudo as manifestações da doença podem ser mais frustras em indivíduos idosos ou imunossuprimidos.

DIAGNÓSTICO

A pneumonia adquirida na comunidade refere-se à doença adquirida fora do ambiente hospitalar ou de unidades especiais de atenção à saúde ou, ainda, que se manifesta em até 48 horas após a admissão em unidade assistencial.

Além dos achados já descritos na anamnese e exame físico, recomenda-se realizar sempre que possível a radiografia (RX) de tórax para corroborar o diagnóstico.

Apesar dos critérios apresentados, não há uma forma segura de confirmar ou excluir o diagnóstico de pneumonia, já que outras condições podem se manifestar de forma semelhante. Sendo assim, é importante ter em mente os seguintes diagnósticos diferenciais:

- infecções virais (incluindo influenza e Covid-19);
- traqueobronquite;
- tuberculose;
- infecção fúngica/pneumocistose;
- abscesso pulmonar;
- tromboembolismo pulmonar;
- alergias respiratórias;
- neoplasia;
- insuficiência cardíaca congestiva descompensada;
- vasculites;
- doenças intersticiais pulmonares.

EXAMES COMPLEMENTARES

- Radiológicos:

RX de tórax nas incidências posteroanterior e perfil é o exame mais indicado, por ser amplamente disponível e apresentar poucos riscos. Fornece valiosas informações, incluindo extensão do acometimento pulmonar e presença de achados como opacidades, consolidações, infiltrados, cavitações, níveis hidroaéreos e derrame pleural. A característica da alteração radiológica, porém, não é suficiente para distinguir entre as diferentes etiologias da pneumonia.

A ultrassonografia de tórax realizada por profissionais treinados apresenta maior acurácia que a RX de tórax na identificação de alterações parenquimatosas, além de ser excelente para avaliação de derrames pleurais, permitindo a visualização de loculações quando presentes.

Se houver dúvidas quanto à imagem obtida por meio de RX ou ultrassom e em determinados grupos de pacientes (p. ex., imunossuprimidos, obesos), a TC de tórax pode ser solicitada para complementação das informações, já que é o método mais sensível na identificação de acometimentos infecciosos do parênquima pulmonar.

Em caso de derrame pleural com altura > 5 cm, estimada a partir do recesso posterior em RX de tórax obtida na projeção lateral em ortostatismo, ou no caso de derrame loculado, deve-se considerar a realização de toracocentese (Capítulo 302) para excluir o diagnóstico de empiema ou de derrame parapneumônico complicado. Essa conduta está fortemente indicada no caso de derrames que ocupem > 20% do hemitórax (Capítulo 12).

A repetição da RX de tórax no acompanhamento não é indicada de rotina, mas pode ser solicitada aos pacientes tabagistas com idade > 50 anos após 6 semanas do tratamento, para afastar o diagnóstico de câncer de pulmão associado ou mimetizando o quadro da infecção.

Análises hematológicas e bioquímicas: em geral, não estão indicadas para pacientes que farão tratamento ambulatorial, mas têm valor na avaliação inicial e no acompanhamento de pacientes internados.

O hemograma fornece dados relevantes para determinar a decisão terapêutica e o prognóstico. Ht é um dos parâmetros considerados no escore de gravidade *pneumonia severity index*. Leucopenia e trombocitose estão associados a pior prognóstico em pacientes com pneumonia bacteriana.

A dosagem de ureia sérica tem importante valor prognóstico, sendo considerada nos escores de gravidade *pneumonia severity index* (PSI) e CURB-65. Os valores de sódio sérico e glicose sérica são também parâmetros do PSI.

A desidrogenase lática (DHL) é uma enzima intracelular liberada após dano tecidual, e seu aumento em casos de pneumonia denota amplo acometimento do parênquima pulmonar.

A proteína C-reativa (PCR) é um marcador de atividade inflamatória e deve ser seriada para complementar a avaliação da resposta ao tratamento.

A procalcitonina é também um biomarcador e alguns estudos sugerem que ela possa ser utilizada para fortalecer a hipótese de pneumonia bacteriana, porém recomenda-se que a antiobioticoterapia seja instituída nos pacientes com suspeita clínica e radiológica de pneumonia adquirida na comunidade a despeito dos valores de procalcitonina. Sua dosagem seriada também pode auxiliar na avaliação da resposta ao tratamento e guiar sua duração, associada aos parâmetros clínicos.

- $SatO_2$ periférica: deve ser determinada sempre que disponível. Pode inferir o diagnóstico de pneumonia em pacientes sem sinais claros da doença e auxiliar no diagnóstico de insuficiência respiratória. Indica a necessidade de suplementação de oxigênio.
- Gasometria arterial: é um exame que avalia a concentração de oxigênio, a ventilação e distúrbios acidobásicos. É útil para avaliar parâmetros como a relação entre pressão arterial de oxigênio e fração inspirada de oxigênio (PaO_2/FiO_2) ou gradiente alveoloarterial (G_{A-a}). Sua coleta está indicada em casos graves, particularmente em casos de sepse grave ou hipóxia ($SatO_2$ < 90%).
- Investigação etiológica: a identificação e a caracterização dos principais agentes causadores da pneumonia adquirida na comunidade deve ser feita regionalmente para embasar as recomendações sobre terapia empírica. Para isso, são necessários estudos epidemiológicos prospectivos e retrospectivos que avaliem a etiologia das pneumonias.

Embora a investigação epidemiológica tenha esse papel essencial, não está claro seu benefício individual. Isso decorre de diversos motivos:

- baixa sensibilidade dos métodos: a análise de estudos epidemiológicos mostra que até 50% dos casos de pneumonia ficam sem etiologia definida;
- a terapia empírica recomendada geralmente é efetiva contra os microrganismos mais comuns;
- existe a possibilidade de infecção polimicrobiana;
- em casos de pneumonia por *Streptococcus pneumoniae* com bacteremia, há provável benefício da antibioticoterapia combinada com macrolídeos, o que dificultaria o descalonamento dos antibióticos.

Ainda assim, nos casos de maior gravidade é recomendado realizar a investigação do agente etiológico já que o encontro do agente pode levar a adequação do esquema antimicrobiano inicial (descalonamento ou cobertura de patógeno resistente). Nesses casos, está indicada a coleta de:

- hemoculturas: são importantes no isolamento do agente e na identificação do perfil de sensibilidade. Devem ser colhidas antes do início do uso de antimicrobianos (preferência para 2 pares de amostras de sítios diferentes);
- amostra de secreção respiratória: deve ser colhido escarro para realização de exame direto e cultura para bactérias. Antes de semear o escarro, é necessário realizar o exame de qualidade da amostra, que deve ter > 25 polimorfonucleares e < 10 células epiteliais por campo. Os resultados da cultura devem ser interpretados com cautela pelo risco de contaminação. Outras amostras respiratórias que podem ser obtidas para realização de Gram e cultura para bactérias a depender do estado clínico do paciente são: aspirado traqueal, secreção traqueal e lavado broncoalveolar, esses materiais resultam em melhor rendimento diagnóstico quando comparados ao escarro;
- antígenos urinários: disponíveis para investigação de *Streptococcus pneumoniae* e *Legionella pneumophila* sorogrupo I. São exames com boa sensibilidade e

especificidade, com resultado rápido, de fácil realização, que não se alteram com o uso de antibióticos, mas com utilização limitada em larga escala por conta de seu alto custo.

O diagnóstico dos microrganismos atípicos ainda representa um grande desafio, as sorologias são uma opção, mas têm disponibilidade limitada, difícil interpretação dos resultados e são geralmente realizadas somente em casos de interesse para vigilância epidemiológica. A maioria dos testes baseia-se em comparação de títulos na fase aguda e de convalescença (colhidas com intervalo de 14 dias), fato que limita a aplicabilidade e só traz resultados quando a maioria dos casos está resolvida;

Existem testes de base molecular multiplex que são eficientes para detecção de agentes atípicos, como o *film array respiratory panel* que pode detectar 20 patógenos respiratórios (17 vírus e 3 bactérias: *Mycoplasma pneumoniae*, *Chlamydophila pneumoniae* e *Bordetella pertussis*), mas tem aplicabilidade limitada pelo alto custo;

Em quadros mais graves ou pneumonias de repetição, é recomendada triagem sorológica para HIV (com autorização do paciente), uma vez que esse grupo de pessoas tem maior suscetibilidade a esse tipo de infecção.

CLASSIFICAÇÃO

Todo episódio de pneumonia deve ser classificado por meio de um escore de gravidade, para orientar o local de tratamento e a terapêutica empírica.

O escore de preferência das diretrizes britânicas é o CURB-65, que traz como principal vantagem a simplicidade. Seu cálculo e interpretação estão dispostos na Tabela 1.

Para situações em que não será coletado nenhum exame de sangue, uma simplificação do escore CURB-65 pode ser utilizada, também com boa correlação com mortalidade (Tabela 2).

Outro escore interessante é o PSI (Tabela 3), recomendado pelos protocolos americanos e validado por mais estudos que o CURB-65. Esse escore leva em consideração mais parâmetros, resultando em uma análise mais complexa, que pode, porém, subestimar a gravidade em pacientes jovens e sem comorbidades.

Ao se utilizar qualquer escore de gravidade, não se pode deixar de considerar outros aspectos que influenciam a decisão sobre o local de tratamento de cada paciente, como doenças associadas, capacidade de entendimento da prescrição, aceitação da medicação via oral (VO), acesso ao serviço de saúde, suporte domiciliar e julgamento clínico.

Tabela 1 CURB-65

1 ponto para cada 1 dos aspectos		
C	Confusão mental	
U	Ureia > 50 mg/dL	
R	Frequência respiratória > 30 ipm	
B	PA sistólica < 90 mmHg ou PA diastólica ≤ 60 mmHg	
65	Idade > 65 anos	
Pontuação	**Mortalidade**	**Local de escolha para o tratamento**
0-1	Baixa (1,5%)	Provável candidato ao tratamento ambulatorial
2	Intermediária (9,2%)	Considerar tratamento hospitalar
≥ 3	Alta (22%)	Tratamento hospitalar 4 ou 5: avaliar internação em UTI

Tabela 2 CURB-65 simplificado – CRB-65

1 ponto para cada 1 dos aspectos		
C	Confusão mental	
R	Frequência respiratória > 30 ipm	
B	PA sistólica < 90 mmHg ou PA diastólica ≤ 60 mmHg	
65	Idade > 65 anos	
Pontuação	**Mortalidade**	**Local de escolha para o tratamento**
0	Baixa (1,2%)	Provável candidato ao tratamento ambulatorial
1 ou 2	Intermediária (8,15%)	Considerar tratamento hospitalar
3 ou 4	Alta (31%)	Tratamento hospitalar

TRATAMENTO

Apesar de a pneumonia adquirida na comunidade ser causada por diversos agentes etiológicos, um número limitado deles é responsável pela maioria dos casos.

Em todos os panoramas clínicos, o principal agente é o *Streptococcus pneumoniae*. Outros agentes frequentes são: microrganismos atípicos (*Chlamydophila pneumoniae*, *Legionella pneumophila* e *Mycoplasma pneumoniae*), *Haemophilus influenzae*, *Moraxella catarrhalis* e vírus respiratórios (influenza A e B, adenovírus, vírus sincicial respiratório e parainfluenza). São menos comuns e mais associados a gravidade: *Staphylococcus aureus* e bacilos Gram-negativos, incluindo *Pseudomonas aeruginosa*.

Tabela 3 *Pneumonia severity index*

Idade < 50 anos	+	
Ausência das 5 comorbidades consideradas (neoplasia, insuficiência cardíaca congestiva, doença cerebrovascular, doença renal e doença hepática)	+	
Ausência dos achados marcantes no exame físico (frequência cardíaca ≥ 125 bpm, PA sistólica < 90 mmHg, temperatura < 35°C ou > 39,9°C, alteração do estado mental e frequência respiratória ≥ 30 ipm)	→	Classe I

Caso o paciente não seja classificado na classe I, deve-se proceder o cálculo da pontuação conforme o escore a seguir

Fatores demográficos		Achados laboratoriais e radiológicos	
▪ Homens	1 ponto/ano de idade	▪ pH < 7,35	+30
▪ Mulheres	idade – 10	▪ Ureia > 65 mg/dL	+20
▪ Procedentes de asilos	idade + 10	▪ Sódio < 130 mEq/L	+20
		▪ Glicemia > 250 mg/dL	+10
Comorbidades		▪ Ht < 30%	+10
▪ Neoplasia	+30	▪ PaO_2 < 60 mmHg	+10
▪ Insuficiência cardíaca congestiva	+10	▪ Derrame pleural	+10
▪ Doença cerebrovascular	+10	Exame físico	
▪ Doença renal	+10	▪ Alteração do estado mental	+20
▪ Doença hepática	+10	▪ Frequência respiratória ≥ 30 ipm	+20
		▪ PA sistólica < 90 mmHg	+20
		▪ Temperatura < 35°C ou > 39,9°C	+15
		▪ Frequência cardíaca ≥ 125 bpm	+10

Classe	Pontos	Mortalidade (%)	Local de escolha para o tratamento
I	–	0,1	Ambulatório
II	≤ 70	0,6	Ambulatório
III	71-90	2,8	Ambulatório ou internação breve
IV	91-130	8,2	Internação
V	> 130	29,2	Internação

Os fatores de risco mais fortemente associados à pneumonia por *S. aureus* resistente a oxacilina ou *P. aeruginosa* são infecção prévia por estes agentes. Além disso, hospitalização e tratamento com antibioticoterapia parenteral também estão associados a maior risco de infeção por esses patógenos.

Conforme as recomendações brasileiras, betalactâmicos e macrolídeos em monoterapia são a 1ª opção para tratamento empírico de pacientes ambulatoriais sem comorbidades e sem fatores de risco para patógenos resistentes. Para os pacientes com comorbidades, como doença cardíaca, pulmonar, renal ou hepática crônicas, diabetes, alcoolismo, neoplasia ou asplenia a recomendação é para associação de antibióticos dessas duas classes, incluindo um inibidor de betalactamase. As fluoroquinolonas ficariam reservadas para tratamento de pacientes com impossibilidade dos outros esquemas, pelo risco de eventos adversos graves

As recomendações encontradas na maioria dos consensos nacionais e internacionais para casos de tratamento ambulatorial são:

- amoxicilina: 500 mg, VO, a cada 8 horas ou 1 g, VO, a cada 8 horas;
- amoxicilina/clavulanato 500/125 mg, VO, a cada 8 horas ou amoxicilina/clavulanato 875/125 mg, VO, a cada 12 horas;
- azitromicina: 500 mg, VO, 1 vez ao dia ou 500 mg, VO, 1° dia, seguido por 250 mg, VO, 1 vez ao dia nos demais dias;
- claritromicina, 500 mg, VO, a cada 12 horas;
- gemifloxacino, 320 mg, VO, 1 vez ao dia;
- levofloxacino: 500 mg, VO, 1 vez ao dia ou 750 mg, VO, 1 vez ao dia
- moxifloxacino, 400 mg, VO, 1 vez ao dia.

Para os pacientes internados, sem fatores de risco para patógenos resistentes e que não necessitam de cuidados intensivos, existe a opção de tratamento com associação de betalactâmico com macrolídeo ou monoterapia com quinolona respiratória. Os betalactâmicos preferenciais são: ceftriaxona, cefotaxima, amoxicilina + clavulanato e ampicilina + sulbactam.

Para pacientes internados em UTI, a preferência é sempre pela associação de antibióticos, podendo ser um betalactâmico com um macrolídeo, ou um betalactâmico com uma quinolona respiratória.

Algumas condições determinam diferenças na frequência e no perfil de resistência dos agentes etiológicos e, portanto, a escolha empírica da antibioticoterapia deve ser alterada.

Pacientes com os já citados fatores de risco para patógenos resistentes devem ter a antibioticoterapia empírica direcionada para o patógeno em questão.

Deve-se sempre dirigir a terapia quando um agente for isolado, buscando o descalonamento e evitando pressão de resistência desnecessária. Em casos de bactérias com perfil de resistência, é recomendada a avaliação em conjunto com um infectologista.

Pacientes com pneumonia podem apresentar diversos tipos e graus de imunossupressão causados, p. ex., por infecção pelo HIV ou terapias antineoplásicas. É importante guiar a terapia de acordo com os tipos de infecção mais prováveis conforme as características da imunossupressão.

As infecções por fungos são incomuns, mas história epidemiológica minuciosa pode sugerir micose endêmica, dentre as quais se destacam a histoplasmose e a paracoccidioidomicose.

A aspergilose pulmonar invasiva deve ser considerada em pacientes com fatores de risco, principalmente os que apresentam neutropenia prolongada.

Pneumocystis jirovecii é um agente comum em pacientes infectados pelo HIV com baixa contagem de linfócitos T CD4 (< 200/mm^3). A droga de escolha para o tratamento dessa condição é a combinação sulfametoxazol + trimetoprima.

Deve-se suspeitar de tuberculose pulmonar em todo paciente com tosse > 2 semanas seguidas.

Em todos os casos de pneumonia, deve-se considerar as seguintes medidas de suporte:

- reposição volêmica, protocolo de sepse;
- início o mais precoce possível do antibiótico EV em caso de internação hospitalar (se possível, dentro das 3 primeiras horas pós-admissão do paciente no hospital ou na 1ª hora em casos de sepse/choque séptico). A dose deve ser iniciada ainda no setor de emergência.

A terapia adjuvante com corticosteroides tem sido estudada em recentes ensaios clínicos e metanálises. Os dados parecem suportar a recomendação de uso por um curto período em pacientes graves, mas ainda há um debate sobre quais pacientes se beneficiariam dessa associação e qual seria a dose recomendada. Não se recomenda o uso de rotina nos pacientes graves, exceto naqueles com choque séptico refratário.

Pacientes com pneumonia levando a hipoxemia podem se beneficiar de VNI, respeitando-se as condições de estabilidade hemodinâmica e bom nível de consciência. Esses pacientes devem ser reavaliados em no máximo 2 horas para que, na impossibilidade de se melhorar a frequência respiratória, a oxigenação ou a hipercarbia, seja realizada IOT seguida de ventilação mecânica.

Para os pacientes acamados e sem contraindicações, é importante prescrever profilaxia para tromboembolismo e, assim que possível, estimular a deambulação.

Tabela 4 Tratamento empírico

Ambulatoriais	Betalactâmico ou macrolídeo
Internados não UTI	Betalactâmico + macrolídeo (2ª opção: quinolona respiratória)
UTI	Betalactâmico + macrolídeo (2ª opção: betalactâmico + quinolona respiratória)

PROGNÓSTICO

Em um episódio de pneumonia, a estabilidade clínica (resolução das alterações dos sinais vitais, boa aceitação da dieta VO e estado de consciência normal) é geralmente atingida em 48-72 horas. Se nesse período não houver melhora clínica, é importante considerar:

- presença de outros microrganismos (p. ex., fungos ou micobactérias);

- terapia empírica inadequada (p. ex., bactérias multirresistentes);
- focos fechados (p. ex., abscesso ou empiema);
- diagnósticos diferenciais (p. ex., atelectasia, tromboembolismo pulmonar, neoplasia, vasculite);
- outros focos de infecção.

Para pacientes internados, deve-se avaliar a possibilidade de troca para antibiótico VO e alta hospitalar assim que o paciente estiver clinicamente estável. A duração da antibioticoterapia deve ser guiada pela melhora clínica, sendo que os antibióticos devem ser mantidos até a estabilidade clínica e por um tempo mínimo de 5 dias. Na alta, é importante orientar que o período de convalescença após episódio de pneumonia pode durar até 1 mês.

São consideradas medidas de prevenção da pneumonia e devem ser abordadas sempre que cabíveis: cessação do tabagismo, vacinação para influenza e vacinação antipneumocócica:

A vacinação antipneumocócica de rotina está indicada apenas às crianças com até 5 anos e adultos a partir dos 60, mas pessoas de qualquer idade que apresentem maior risco para a doença pneumocócica também precisam se vacinar (p. ex., insuficiência cardíaca congestiva, doença pulmonar obstrutiva crônica, DM, alcoolismo, hepatopatia e asplenia). Para adultos recomenda-se esquema com as vacinas pneumocócica conjugada 13-valente (VPC13) e pneumocócica polissacarídica 23-valente (VPP23), sendo que a depender da indicação podem estar disponíveis apenas em clínicas privadas de vacinação.

À beira do leito

- Reavaliar condições de estabilidade clínica: temperatura ≤ 37,8°C, frequência cardíaca ≤ 100 bpm, frequência respiratória ≤ 24 ipm e PA sistólica ≥ 90 mmHg.
- Reavaliar resultados da investigação etiológica.
- Reavaliar antibioticoterapia: possibilidade de descalonamento, via de administração e tempo de tratamento.
- Se não houver resposta clínica em até 72 horas, considerar outros diagnósticos.

INFLUENZA

DEFINIÇÃO E ETIOLOGIA

A influenza (gripe) é uma infecção viral aguda do trato respiratório causada pelo vírus influenza. Possui distribuição mundial e elevada taxa de transmissibilidade. Apesar de existirem 3 tipos de vírus (A, B e C), somente os tipos A e B são relevantes nas infecções em humanos.

EPIDEMIOLOGIA

Apesar de ser mais comum no outono e no inverno, essa infecção pode ocorrer em qualquer momento do ano. As regiões Sul e Sudeste apresentam maior frequência de casos e ainda são observadas altas taxas de mortalidade por influenza no Brasil. Atualmente, devem ser notificados casos suspeitos de influenza por novo subtipo viral, síndrome respiratória aguda grave com hospitalização e surtos de síndrome gripal.

QUADRO CLÍNICO

O período de incubação é de 1-4 dias.

A transmissibilidade em adultos ocorre principalmente 24 horas antes do início dos sintomas e em até 3 dias após o final da febre. Nas crianças, pode durar em média 10 dias, e nos pacientes imunossuprimidos, mais tempo.

Apresenta-se como infecção aguda das vias aéreas, com quadro febril (temperatura ≥ 37,8°C), com a curva térmica usualmente declinando após o período de 2-3 dias e normalizando em torno do 6° dia de evolução. O aumento da temperatura corporal é geralmente mais acentuado em crianças do que em adultos.

Sinais e sintomas comuns são o desenvolvimento súbito de calafrios, mal-estar, cefaleia, mialgia, dor de garganta, artralgia, prostração, rinorreia e tosse seca.

Podem estar presentes diarreia, vômito, fadiga, rouquidão e hiperemia conjuntival.

As queixas respiratórias tornam-se mais evidentes com a progressão da doença e mantêm-se, em geral, por 3-4 dias após o desaparecimento da febre.

A rouquidão e a linfadenopatia cervical são mais comuns em crianças.

A tosse, a fadiga e o mal-estar podem persistir pelo período de 1-2 semanas ou até por > 6 semanas.

DIAGNÓSTICO

A pneumonia causada por vírus, entre os quais se destaca o influenza, costuma se manifestar acompanhada de sintomas do trato respiratório superior e manifestações sistêmicas. Segundo o protocolo de tratamento de influenza, o diagnóstico de síndrome gripal (idade > 2 anos) se faz com a detecção de febre de início súbito, mesmo que relatada, acompanhada de tosse ou dor de garganta, e pelo menos 1 dos sintomas:

- cefaleia;
- mialgia;
- artralgia.

Em indivíduos com síndrome gripal, devemos avaliar a gravidade através dos critérios para definição de síndrome respiratória aguda grave:

- $SatO_2 < 95\%$ em ar ambiente;
- sinais de desconforto respiratório; ou
- aumento da frequência respiratória de acordo com a idade; ou
- piora nas condições clínicas da doença de base (ex.: cardiopatias e pneumopatias crônicas); ou
- hipotensão em relação à PA habitual do paciente.

Também são classificados como síndrome respiratória aguda grave os indivíduos de qualquer idade com quadro de insuficiência respiratória aguda durante o período sazonal.

Além disso, são considerados fatores de risco para complicações:

- grávidas em qualquer idade gestacional e puérperas até 2 semanas após o parto (incluindo as que tiveram aborto ou perda fetal);
- indivíduos que apresentem: pneumopatias (incluindo asma), tuberculose, cardiovasculopatias (excluindo HAS), nefropatias, hepatopatias, doenças hematológicas (incluindo anemia falciforme), distúrbios metabólicos (incluindo DM descompensado), transtornos neurológicos que podem comprometer a função respiratória ou aumentar o risco de aspiração, imunossupressão (incluindo medicamentosa ou pelo HIV) ou obesidade;
- indivíduos com idade < 19 anos em uso prolongado de ácido acetilsalicílico (risco de síndrome de Reye);
- adultos com idade ≥ 60 anos ou crianças < 5 anos;
- população indígena aldeada ou com dificuldade de acesso.

EXAMES COMPLEMENTARES

No hemograma, em casos de infecção pelo vírus influenza, são comuns leucopenia com linfocitose e trombocitopenia.

RX de tórax pode evidenciar infiltrado intersticial localizado ou difuso ou presença de área de consolidação.

Em casos de síndrome respiratória aguda grave, recomenda-se realizar gasometria arterial, ECG, dosagem de CPK, DHL e função renal como acompanhamento clínico.

Em todos os casos de síndrome respiratória aguda grave deve-se colher amostras de secreção de nasofaringe e/ou orofaringe para detecção do vírus respiratório. Esse exame pode ser colhido em casos de síndrome gripal também, conforme disponibilidade do serviço.

A melhor técnica para coleta é o aspirado de nasofaringe, porém se não for possível usar essa técnica pode ser coletado um *swab* combinado de nasofaringe e orofaringe.

Existem laboratórios de referência cadastrados para receber as amostras de todo o Brasil. Os vírus são pesquisados por meio de métodos de reação em cadeia da polimerase, sendo possível a detecção de influenza A e B (com ou sem identificação do subtipo) e outros vírus respiratórios, conforme disponibilidade dos exames.

TRATAMENTO

Na suspeita de infecção por influenza, oseltamivir, 75 mg, VO, a cada 12 horas, por 5 dias, deve ser prescrito nas seguintes condições:

- síndrome respiratória aguda grave;
- síndrome gripal com fatores de risco para complicações;
- síndrome gripal sem fatores de risco a critério clínico.

O zanavir, antiviral inalatório, está indicado em casos de impossibilidade clínica do uso do oseltamivir. Trata-se de medicamento contraindicado em pacientes com doença respiratória crônica pelo risco de broncoespasmo grave. Não pode ser administrado para paciente em ventilação mecânica, já que pode obstruir os circuitos do ventilador.

É recomendada a internação dos casos de síndrome respiratória aguda grave.

O uso do oseltamivir, 75 mg/dia, VO, por 10 dias, para profilaxia está indicado nas seguintes situações:

- profissionais de laboratório não vacinados que tenham manipulado amostras clínicas de origem respiratória que contenham o vírus influenza sem o uso adequado de equipamento de proteção individual;
- trabalhadores de saúde não vacinados que estiveram envolvidos na realização de procedimentos invasivos (geradores de aerossóis) ou manipulação de secreções de caso suspeito ou confirmado de infecção por influenza, sem o uso adequado de equipamento de proteção individual;
- indivíduos com fator de risco para complicações para influenza, não vacinados, e com exposição a pacientes suspeitos de influenza nas últimas 48 horas;
- pessoas com graves deficiências imunológicas ou outros fatores que possam interferir na resposta à vacinação após contato com pessoa com infecção por influenza;
- residentes de alto risco em instituições fechadas e hospitais de longa permanência, durante surtos na instituição.

PROGNÓSTICO

A maioria dos casos tem boa evolução. Deve-se sempre ter em mente os conceitos de síndrome gripal e síndrome respiratória aguda grave, pois o início precoce do tratamento em casos de influenza diminui a possibilidade de complicações e o tempo total da doença. A vacinação contra influenza pode ser administrada para todos aqueles que desejarem reduzir os riscos de contrair gripe. Sua aplicação anual sistemática está indicada e disponibilizada pelo Ministério da Saúde para os grupos de risco (idosos, indígenas, crianças com idade de 6 meses a 5 anos, gestantes, profissionais de saúde, obesos, portadores de doenças crônicas, puérperas e detentos do sistema prisional).

É sempre bom lembrar que a vacina para influenza é incapaz de causar a doença, uma vez que é fragmentada e inativada. Não deve ser administrada em pessoas com história de reação anafilática prévia ou alergia grave relacionada a ovo de galinha e seus derivados, assim como a qualquer componente da vacina.

BIBLIOGRAFIA

Corrêa RA, Costa AN, Lundgren F, Michelim L, et al. 2018 recommendations for the management of community acquired pneumonia. J Bras Pneumol 2018;44(5):405-423.

Metlay JP, Waterer GW, Long AC, Anzueto A, Brozek J, Crothers K, et al. Diagnosis and treatment of adults with community-acquired pneumonia. An official clinical practice guideline of the American Thoracic Society and Infectious Diseases Society of America. Am J Respir Crit Care Med 2019;200(7):e45-e67.

Lim WS, Baudouin SV, George RC, Hill AT, Jamieson C, Le Jeune I, et al. Pneumonia Guidelines Committee of the BTS Standards of Care Committee. BTS guidelines for the management of community acquired pneumonia in adults: update 2009. Thorax 2009;64 Suppl 3:iii1-55.

National Institute for Health and Care Excellence. Pneumonia in adults: diagnosis and management. London: National Institute for Health and Care Excellence (UK); 2019.

Brasil. Ministério da Saúde. Protocolo de tratamento de influenza. 2017. Disponível em: http://bvsms.saude.gov.br/bvs/publicacoes/protocolo_tratamento_influenza_2017.pdf.

Uyeki TM, Bernstein HH, Bradley JS, Englund JA, File TM, Fry AM, et al. Clinical practice guidelines by the Infectious Diseases Society of America: 2018 Update on diagnosis, treatment, chemoprophylaxis, and institutional outbreak management of seasonal influenzaa. Clin Infect Dis 2019;68(6):e1-e47. Erratum in: Clin Infect Dis 2019;68(10):1790.

239 TUBERCULOSE

Nadielle Queiroz da Silva Menezes

DEFINIÇÕES E ETIOLOGIA

A tuberculose representa uma série de manifestações clínicas causadas principalmente pelo *Mycobacterium tuberculosis*. É uma doença infecciosa crônica que atinge preferencialmente o pulmão, transmitida pessoa a pessoa por meio da inalação de partículas contaminadas com o bacilo de Koch.

O *Mycobacterium tuberculosis* é o principal agente da doença em humanos. O complexo *Mycobacterium tuberculosis* compreende 7 espécies do gênero *Mycobacterium*, da família das micobactérias (*Mycobacteriaceae*), da ordem dos actinomicetos (*Actinomycetales*): *Mycobacterium tuberculosis, Mycobacterium bovis, Mycobacterium africanum, Mycobacterium canetti, Mycobacterium caprae, Mycobacterium pinnipedii* e *Mycobacterium microti*.

A doença causada por *Mycobacterium bovis* em gado é transmitida aos humanos pelo contato com o animal e pelo consumo de leite não pasteurizado. Também há evidências de transmissão inter-humana. As outras micobactérias da família estão envolvidas muito raramente com doença em humanos.

As micobactérias caracterizam-se por serem bacilos com presença de lipídeos de alto peso molecular em sua parede celular, como o ácido micólico, por isso possuem propriedades específicas de coloração que os caracteriza como bacilos álcool-acidorresistentes (BAAR).

TRANSMISSÃO

É transmitida por via aérea em praticamente todos os casos. Um doente com tuberculose ativa de vias aéreas (pulmonar ou laríngea) exterioriza os bacilos por meio da tosse, fala ou espirro, e as gotículas contaminadas (gotículas de Flügge) desidratadas e de pequeno diâmetro (até 5 micra) contendo 1-2 bacilos em suspensão atingem bronquíolos e alvéolos. Essas são as partículas infectantes, chamadas de núcleos de Wells. As partículas de tamanho médio são retidas pelas vias aéreas superiores e removidas por mecanismo mucociliar, e, geralmente, são inativadas quando entram em contato com secreções digestivas após a deglutição. As partículas mais densas que se depositam sobre fômites e superfícies geralmente não possuem características infectantes, pois dificilmente se dispersam em aerossóis.

Os doentes bacilíferos (que apresentam baciloscopia de escarro positiva) são a principal fonte de infecção. Indivíduos com tuberculose pulmonar com baciloscopia negativa e diagnóstico por cultura de escarro podem transmitir a doença, porém é menos comum. Calcula-se que, durante 1 ano, 1 indivíduo bacilífero pode infectar 10-15 pessoas.

Sabe-se que pacientes com formas exclusivamente extrapulmonares não transmitem a doença.

O reservatório principal do agente etiológico é o homem. Em algumas regiões, como já citado, também pode-se citar gado bovino doente. Aves, primatas e outros mamíferos também são citados como reservatórios.

Após a infecção pelo *Mycobacterium tuberculosis*, transcorrem, em média, 4-12 semanas para a detecção das lesões primárias. A maioria dos casos de doença pulmonar ocorre em torno de 12 meses após a infecção inicial.

Após a primoinfecção, o indivíduo corre risco de adoecer ao longo de toda sua vida, no entanto, esse risco é maior nos primeiros 2 anos e em situações de imunodepressão (HIV, câncer, doença autoimune, tratamento com agentes imunossupressores etc.). O exame para diagnóstico de HIV deve ser oferecido a todo paciente com diagnóstico de tuberculose.

A transmissão pode ocorrer desde os primeiros sintomas. Sabe-se que ocorre redução significativa na transmissibilidade após início de tratamento adequado. Após 15 dias de tratamento com boa resposta clínica, o paciente pode ser considerado não infectante – nos casos em que o indivíduo não tenha realizado tratamento anterior nem apresenta risco de resistência –, porém, recomenda-se que seja documentada a negativação da baciloscopia com base em evidências de transmissão da tuberculose resistente a drogas para que as precauções com o contágio sejam corrigidas, em especial para biossegurança nos serviços de saúde.

Segundo o Ministério da Saúde, deve-se utilizar o conceito de sintomático respiratório na busca ativa de casos de tuberculose. O corte da duração dos sintomas respiratórios, como a tosse, é de 3 semanas para fins operacionais, mas 2 semanas pode ser o prazo considerado em casos especiais.

EPIDEMIOLOGIA

Entre 2011 e 2020, dos casos novos de TB, 46.130 (69,0%) ocorreram em pessoas do sexo masculino. Na distribuição por estado brasileiro, evidencia-se uma importante heterogeneidade no país, com os maiores coeficientes de incidência de TB (acima de 51 casos/100 mil hab.) observados nos estados do Rio de Janeiro, Amazonas e Acre.

Em 2019, antes da pandemia de Covid-19, foram registrados 4.532 óbitos por causa da tuberculose, o que equivale a um coeficiente de mortalidade de 2,2 óbitos/100 mil hab., o mesmo coeficiente dos 2 anos anteriores. Desde 2010, o número anual de óbitos por TB no Brasil tem variado de 4.400 a 4.600, e o coeficiente de mortalidade, de 2,3 a 2,2 óbitos por 100 mil hab.

De 2011 a 2019, a proporção de casos novos de TB testados para HIV cresceu de maneira importante. Em 2020, 76,5% dos casos novos de TB conheciam seu status para a infecção pelo HIV, sendo que 8,4% dos casos novos foram positivos. De 2011 a 2019, observa-se uma importante ampliação na proporção de casos novos confirmados por critério laboratorial, com pelo menos um resultado positivo nos exames de baciloscopia de escarro, teste rápido molecular para tuberculose (TRM-TB) ou cultura. Já em relação aos casos novos pulmonares, 71,9% desses foram registrados com confirmação laboratorial em 2020, sendo que 41,3% foram diagnosticados pelo TRMTB.

QUADRO CLÍNICO

Na maioria dos casos, observam-se mal-estar; febre baixa a moderada, vespertina, persistente (em geral > 15 dias); sudorese geralmente profusa e noturna; anorexia e perda ponderal. Se o comprometimento for pulmonar, pode haver dor torácica, tosse produtiva (sintoma mais frequente) e escarros hemoptoicos. À ausculta, diminuição do murmúrio vesicular e sopro cavitário podem ser percebidos. Principalmente em crianças, o exame clínico pode ser inespecífico.

Em pacientes HIV-positivos, a forma extrapulmonar mais comum é a ganglionar. Em comparação com os imunocompetentes, também são mais frequentes as formas miliar, meningoencefálica e pericárdica.

Na primoinfecção, o foco primário (geralmente, em terço médio do pulmão: parte inferior do lobo superior, lobo médio e ápice do lobo inferior) associado aos gânglios-satélite é denominado complexo primário de Ranke. O foco pulmonar controlado pode ser visto à RX e chama-se foco ou nódulo de Gohn. Aproximadamente 90% das pessoas infectadas não desenvolvem tuberculose ativa. Nos pacientes adultos, com idade > 15 anos, a tuberculose atinge os pulmões em cerca de 90% dos casos; naqueles com idade < 15 anos, este percentual é de 75%.

A tuberculose primária evolui em 5% dos primoinfectados, geralmente no foco pulmonar, além de outros locais (pleura e linfonodos, p. ex.). Em geral, ocorre nos 3 primeiros anos após a infecção (com maior frequência no 1° ano). É mais comum em crianças, nas quais também é frequente o envolvimento de gânglios mediastinais e cervicais. É comum apresentar-se de forma insidiosa, como uma pneumonia de evolução lenta ou adenopatia cervical/axilar em que não há melhora com antibioticoterapia.

A tuberculose pós-primária, por sua vez, ocorre no organismo que desenvolveu imunidade na primoinfecção, mas apresenta uma reativação do foco latente ou uma nova infecção por *M. tuberculosis*. Entre os primoinfectados, 5% adoecerão tardiamente em decorrência de reativação endógena. Pode ocorrer nova infecção quando o indivíduo previamente exposto entrar em contato com nova carga bacilar.

Outra apresentação possível é a tuberculose miliar, mais comum em crianças e adultos jovens, e principalmente em indivíduos HIV-positivos em fase de Aids. É caracterizada pela presença de diminutas e difusas lesões percebidas no exame radiológico do pulmão e/ou de outros órgãos, secundárias à disseminação hematogênica do bacilo. Classicamente, é de apresentação aguda. Há grande risco de meningite associada (30% dos casos ocorrem com acometimento do SNC). Trata-se de forma grave, com comprometimento sistêmico e toxemia. Pode evoluir com visceromegalias (hepatomegalia em 35% dos casos) e erupções cutâneas.

Na Tabela 1, são descritos aspectos clínicos de algumas formas de tuberculose extrapulmonar.

Tabela 1 Principais formas de apresentação de tuberculose extrapulmonar

Local	Aspectos importantes
SNC	Associada à forma pulmonar em ± 60% dos casos Meningite exsudativa: é mais comum e ocorre principalmente em pacientes com idade < 6 anos. Sua apresentação principal é subaguda ou crônica (2-4 semanas). Observam-se anorexia, dor abdominal, febre, cefaleia holocraniana, irritabilidade em crianças, alterações de comportamento, sonolência, fotofobia, vômitos, rigidez de nuca, sinais focais decorrentes da isquemia local ou do envolvimento de pares cranianos (II, III, IV, VI e VII), hipertensão intracraniana Tuberculomas: apresentam alta letalidade e podem gerar sequelas neurológicas graves e incapacitantes em até 30% dos casos. Têm quadro clínico de um processo expansivo intracraniano de evolução lenta, com sinais e sintomas de hipertensão intracraniana. Febre pode estar ausente
Pleural	Forma extrapulmonar mais comum em HIV-negativos Pode ser tuberculose primária, a partir de infecção contígua à inflamação do parênquima pulmonar, ou pós-primária (ativação de foco pleural) Apresenta derrame leve ou volumoso, com febre, dor torácica e dispneia, de evolução lenta Observa-se empiema tuberculoso quando há ruptura de caverna tuberculosa para o espaço pleural
Pericárdica	Decorrente de foco primário em pericárdio, reativação ou ruptura de um linfonodo adjacente ou está associada à forma pleural Geralmente, não se associa à tuberculose pulmonar Comumente, é subaguda Observam-se dor retroesternal, derrame pericárdico, tosse seca, dispneia, febre, atrito pericárdico, perda ponderal, tontura, edema de membros inferiores, dor no hipocôndrio direito (congestão hepática), aumento do volume abdominal com ascite Pode ocorrer tamponamento cardíaco (mais raro) e complicar com pericardite constritiva Sem tratamento, evolui para óbito na maioria dos pacientes, com taxa de letalidade de cerca de 40%
Ganglionar	Forma extrapulmonar mais frequente em crianças e adultos com idade < 40 anos Observa-se linfonodomegalia subaguda, indolor, assimétrica, endurecida ou amolecida, aderente, coalescente, que pode evoluir com flutuação e fistulização com acometimento de pele adjacente – comumente, cervicais anteriores, posteriores e supraclaviculares Em paciente HIV-positivos, o acometimento geralmente é bilateral
Geniturinária	Pode ser assintomática e envolver qualquer porção do trato urinário > 1/3 dos pacientes apresentam doença pulmonar concomitante Os principais sintomas são polaciúria, disúria, nictúria, hematúria, dor abdominal e em flancos Observam-se piúria estéril ou hematúria típicas de tuberculose renal, e culturas positivas para patógenos bacterianos podem levar a diagnóstico errado, às vezes por longos períodos Urografia excretora está indicada nos casos de urina positiva para bacilo de Koch, podendo-se realizar também USG e cistoscopia À urografia, os sinais iniciais são inespecíficos, mas podem evoluir com quadros sugestivos, incluindo necrose de papila, hidronefrose e estenoses ureterais, ureter com aspecto de "saca-rolhas", cavitação grosseira do parênquima, dilatações císticas dos cálices (aspecto em "margarida"), autonefrectomia; calcificação focal é muito sugestiva A função renal geralmente está preservada e a hipertensão não é uma característica da tuberculose renal A tuberculose genital é mais frequente em mulheres, principalmente em trompas e endométrio, levando a infertilidade, dor pélvica e alterações menstruais Em homens, acomete o epidídimo, produzindo massa que pode fistulizar; também pode causar orquite e prostatite. Cerca de metade dos casos cursa com doença concomitante no trato urinário
Osteoarticular	Mais frequente em crianças (10-20% das lesões extrapulmonares na infância) ou em pessoas com 30-40 anos de idade, e associada à tuberculose pulmonar Observam-se dor local, postura antálgica, alterações da marcha, limitação de movimentos, paresias ou plegias, gibosidade e sinais sistêmicos Acomete principalmente coluna vertebral torácica baixa e/ou lombar (mal de Pott – cerca de 1% dos casos de tuberculose e < 50% dos casos de tuberculose óssea), envolvendo ≥ 2 corpos vertebrais adjacentes, articulação coxofemoral e joelho

(continua)

Tabela 1 Principais formas de apresentação de tuberculose extrapulmonar (*continuação*)

Local	Aspectos importantes
Gastrointestinal	Forma incomum Íleo terminal e ceco são os locais mais envolvidos Dor abdominal (às vezes, semelhante à dor associada à apendicite), edema, obstrução, hematoquezia e massa palpável no abdome são achados comuns, assim como os sinais sistêmicos de tuberculose Pode ocorrer doença peritoneal e ascite No Brasil, a tuberculose peritoneal representa uma das grandes causas de ascite em pacientes jovens não cirróticos
Cutânea	Pode ser pós-primária, infecção primária por inoculação direta ou por contiguidade da forma linfonodal, após fistulização Apresenta-se com abscessos, úlceras crônicas, escrofulodermia, nódulos, placas, fissuras e lesões miliares
Laríngea	É altamente infecciosa Na era pré-tratamento, ocorria acometimento laríngeo em > 1/3 dos pacientes que morriam por tuberculose pulmonar, muitas vezes causado por disseminação broncogênica terminal Atualmente, a maioria dos casos é decorrente da disseminação hematogênica Podem ocorrer lesões como eritemas, ulcerações e massas exofíticas, lembrando carcinoma Sintomas incluem tosse, sibilos, hemoptise, disfagia, odinofagia e otalgia
Ocular	Apresenta-se com coriorretinite, uveíte, panoftalmite e hipersensibilidade dolorosa relacionada à conjuntivite flictenular Pode ser por ação direta do bacilo ou causa imunomediada
Auricular e nasal	Forma rara Apresenta-se com otorreia, perfuração da membrana timpânica e perda auditiva ou nasofaringite de duração prolongada que não responde às medidas terapêuticas habituais

EXAMES COMPLEMENTARES

Exame microscópico direto (baciloscopia direta)

Realiza-se exame microscópico direto (baciloscopia direta) do material proveniente do órgão acometido. A sensibilidade do exame depende do material utilizado, do sítio acometido e da carga bacilar.

A pesquisa de BAAR é realizada na maioria dos laboratórios do país utilizando o método de Ziehl-Nielsen.

Segundo o Ministério da Saúde, desde que executada corretamente em todas as suas fases, a baciloscopia de escarro permite detectar 60-80% dos casos de tuberculose pulmonar. Deve-se colher no mínimo 2 amostras, sendo 1 na 1ª consulta, para aproveitar a presença do doente, e outra na manhã seguinte, preferencialmente ao despertar.

O exame é solicitado àqueles com suspeita clínica, sintomáticos respiratórios e/ou com imagem radiológica sugestiva, independentemente do tempo de tosse. Pacientes que não são capazes de produzir amostras adequadas de escarro, com alta suspeição de tuberculose, podem ser submetidos à indução de escarro ou à broncoscopia para realização de biópsia e lavado broncoalveolar; analisando os resultados obtidos a partir da baciloscopia, a sensibilidade entre os 2 métodos é muito semelhante (escarro induzido e lavado broncoalveolar). Alguns trabalhos apontam sensibilidade < 50% para o exame direto no lavado broncoalveolar.

A técnica do escarro induzido deve ser sempre realizada em condições adequadas de biossegurança, com controle ambiental garantido pela equipe responsável pelo controle de infecções da instituição de saúde, utilizando nebulizador ultrassônico e solução salina hipertônica (5 mL de NaCl a 3-5%). Pode ser usada em pacientes com forte suspeita de tuberculose sem escarro satisfatório. Para a obtenção da solução a 3%, utiliza-se 4,5 mL de SF + 0,5 mL de NaCl a 20%.

A baciloscopia deve ser sempre solicitada em todos os espécimes clínicos (liquor, líquido pleural, derrame pericárdico etc.) em que há suspeita de tuberculose; no entanto, em decorrência da baixa carga bacilar, o rendimento de uma baciloscopia de líquido pleural é geralmente < 5% e em líquido ascítico está em torno de 2%. Há diversas descrições quanto à positividade da baciloscopia em líquido cefalorraquidiano, mas sabe-se que a chance de positividade aumenta com análise de maior volume de liquor e repetidas punções lombares. Alguns poucos estudos apontam para positividade > 30% no exame inicial e > 90% a partir de 4 grandes volumes de líquido cefalorraquidiano, coletados em punções lombares repetidas.

Cultura

É o padrão-ouro no diagnóstico da tuberculose. Nos casos pulmonares com baciloscopia negativa, a cultura do escarro pode aumentar em até 30% o diagnóstico bacteriológico da doença. Sua sensibilidade depende de algumas variáveis clínicas, como o sítio do material coletado.

Os métodos clássicos para cultura de micobactérias utilizam a semeadura da amostra em meios de cultura sólidos (os mais comuns são Lowenstein-Jensen e Ogawa-Kudoh). São baratos e apresentam baixo índice de contaminação, mas o tempo de detecção do crescimento bacteriano é longo, em média de 14-30 dias, podendo estender-se por até 8 semanas. A sensibilidade da cultura de material de lavado broncoalveolar é em torno de 60% (aumenta para aproximadamente 80% quando associada a cultura e exame direto do material de biópsia transbrônquica). A cultura do líquido pleural costuma ser positiva em 40% dos casos e, quando associada ao exame histopatológico do fragmento pleural, permite o diagnóstico em até 90% dos casos. No líquido ascítico, a positividade da cultura varia em 25-50% dos casos; em derrame pericárdico tuberculoso, fica em torno de 50%.

Na suspeita de tuberculose renal, a cultura do sedimento centrifugado (3-6 amostras de urina coletadas da 1ª diurese da manhã) estabelece o diagnóstico em 80-90% dos casos. Quando as culturas urinárias são negativas, mas há uma anormalidade sugestiva presente, exame citológico e cultura de material obtido de biópsia podem fechar o diagnóstico.

O teste de sensibilidade às drogas antimicobacterianas pode ser realizado pelo método das proporções, com resultado após 42 dias de incubação nos meios sólidos e em 5-13 dias pelos métodos que utilizam o meio líquido.

A cultura para micobactéria é indicada nos seguintes casos: suspeita clínica e/ou radiológica de tuberculose com baciloscopia repetidamente negativa; suspeita de tuberculose em pacientes com amostras paucibacilares (poucos bacilos); pacientes HIV-positivos e imunodeprimidos; suspeita de tuberculose em pacientes com dificuldades na obtenção da amostra (p. ex., crianças); suspeita de tuberculose extrapulmonar e casos suspeitos de infecções causadas por micobactérias não tuberculosas.

Cultura com identificação e teste de sensibilidade, independentemente do resultado da baciloscopia, estão indicados nos seguintes casos: contatos de casos de tuberculose resistente; pacientes com antecedentes de tratamento prévio, independentemente do tempo decorrido; pacientes imunodeprimidos, principalmente portadores de HIV; pacientes com baciloscopia positiva no final do 2° mês de tratamento; falência do tratamento para tuberculose; investigação de populações com maior risco de albergarem cepa de *Mycobacterium tuberculosis* resistente (profissionais de saúde, população de rua, privados de liberdade, pacientes internados em hospitais que não adotam medidas de biossegurança e instituições de longa permanência) ou com difícil abordagem subsequente (indígenas).

RX de tórax

RX de tórax deve ser solicitada para todo paciente com suspeita clínica de tuberculose pulmonar. Até 15% dos casos não apresentam alterações na RX simples de tórax, principalmente os imunocomprometidos. É indispensável a solicitação do exame bacteriológico. É importante a avaliação radiológica evolutiva dos pacientes, notadamente se o indivíduo não apresentar boa resposta terapêutica. Naqueles com baciloscopia positiva, RX de tórax é utilizada para excluir doença pulmonar associada.

Na tuberculose primária, o foco pulmonar primário costuma se apresentar como opacidade parenquimatosa única, unilateral, frequentemente no pulmão direito, de diâmetro pequeno, nos lobos superiores na criança e nos lobos médio e inferior nos adultos. Pode, ainda, apresentar-se sob forma de derrame pleural. Nas crianças, é possível perceber adenomegalias na maioria dos casos, presente também algumas vezes nos adultos, entre o hilo e a região paratraqueal direita, com compressão extrínseca de via aérea e formação de atelectasias se o comprometimento for importante. Os segmentos mais comprometidos são: anterior dos lobos superiores e medial do lobo médio (síndrome do lobo médio). A disseminação broncogênica leva a opacidade acinar similar à pneumonia bacteriana. A disseminação hematogênica leva a um padrão miliar. O foco primário, ao drenar o material caseoso liquefeito para a árvore brônquica, pode permitir visualização de cavitação.

Já na tuberculose pós-primária, cavitação única ou múltipla, geralmente sem nível hidroaéreo, com diâmetro médio de 2 cm e que não costuma ultrapassar 5 cm, é muito sugestiva. Opacidades acinares, heterogêneas, imagens segmentares ou lobares, pequenos nódulos e/ou opacidades lineares também falam a favor do diagnóstico. As localizações típicas incluem os segmentos posteriores dos lobos superiores e segmentos superiores dos lobos inferiores de 1 ou ambos os campos pulmonares. Outras formas menos comuns são a forma nodular, que faz diagnóstico diferencial com neoplasia, e a cavitação localizada atipicamente em lobo inferior, simulando abscesso pulmonar. Assim como na tuberculose progressiva primária, pode ocorrer uma consolidação pneumônica similar à pneumonia bacteriana. Geralmente, não há linfonodomegalia hilar-satélite, exceto em pacientes com Aids, em que os achados radiológicos dependem do grau de imunossupressão. Se a contagem de linfócitos CD4 for < 200 células/mm^3, RX de tórax pode não apresentar alterações significativas e parecer sem anormalidades.

O aspecto miliar em RX de tórax pode ocorrer tanto na tuberculose primária quanto na tuberculose pós-

-primária, associando-se com opacidades parenquimatosas e linfonodomegalias, principalmente em crianças.

É possível identificar, ainda em RX de tórax, sequelas de tuberculose. Nesses casos, observam-se nódulos pulmonares com ou sem calcificação, em lobos superiores e região hilar, acompanhados de cicatriz fibrótica que geralmente cursa com perda volumétrica do segmento, e bronquiectasias de lobos superiores. Espessamento pleural, uni ou bilateral, pode ser visto.

TC de tórax

É útil quando RX simples de tórax deixa dúvidas. É mais sensível que a RX para o diagnóstico, especialmente por detectar lesões menores. Pode demonstrar cavidades ou opacidades, derrame pleural, lesões fibróticas causando distorção do parênquima, elevação de fissuras e hilo, aderências pleurais e formação de bronquiectasias de tração. O exame de alta resolução é o exame de escolha para detectar disseminação broncogênica precocemente. Os achados mais comuns são nódulos centrolobulares e lesões lineares ramificadas representando necrose caseosa intrabronquiolar e peribronquiolar.

RNM de tórax pode ser útil para evidenciar linfadenopatia intratorácica, espessamento pericárdico, derrame pericárdico e pleural.

TC ou RNM de crânio

Exames com contraste devem ser realizados precocemente na suspeita de tuberculose no SNC. Os achados mais característicos são: espessamento/realce meníngeo basal, hidrocefalia, infartos do parênquima cerebral e imagens nodulares sugestivas de tuberculomas.

Exames de imagem de estruturas ósseas

Nos casos de tuberculose óssea, os exames de imagem de estruturas ósseas podem detectar lesões císticas, infiltrativas ou de osteólise. Na tuberculose de coluna vertebral, pode haver envolvimento de partes moles, esclerose óssea e destruição dos elementos posteriores do corpo vertebral. A RNM é capaz de avaliar o envolvimento precoce.

Prova tuberculínica

A prova tuberculínica é a inoculação intradérmica de um derivado proteico do *Mycobacterium tuberculosis* (no Brasil, é usado o PPD-RT 23), para medir a resposta imune celular a esse antígeno. É aplicada no terço médio do antebraço esquerdo, na dose de 0,1 mL (2 UI de tuberculina). A leitura deve ser realizada 48-72 horas após a aplicação, podendo ser estendida para até 96 horas. O maior diâmetro da enduração que surge na pele deve ser medido e registrado em milímetros. É utilizada, em adultos e crianças, para o diagnóstico de infecção latente pelo *Mycobacterium tuberculosis*.

Broncoscopia

A broncoscopia e os procedimentos a ela associados (lavado brônquico, lavado broncoalveolar, escovado brônquico, biópsia brônquica, biópsia transbrônquica e punção aspirativa por agulha) podem ser úteis no diagnóstico da tuberculose com pesquisa de BAAR negativa no escarro ou na impossibilidade de coleta deste; na doença difusa, para descartar outros diagnósticos; e, segundo alguns autores, na investigação de pacientes imunodeprimidos, como os HIV-positivos. Como o único método diagnóstico de certeza de tuberculose é a cultura, além do envio do material de biópsia para exame histopatológico (imerso em formol), deve-se separar um fragmento em SF para a baciloscopia e a cultura de BAAR.

Histopatologia

A histopatologia é útil na investigação das formas extrapulmonares ou nas formas pulmonares atípicas ou difusas, como na tuberculose miliar ou em indivíduos imunodeprimidos. Neles, é menos frequente a presença de granuloma, porém é mais frequente a positividade da baciloscopia no material de biópsia, quando comparados aos imunocompetentes. A partir do fragmento obtido, também é possível a realização de testes moleculares para auxiliar na identificação do agente.

Testes imunológicos

Ensaios para detecção de interferon-gama (IGRAS) são baseados na estimulação da resposta celular, utilizando peptídeos ausentes no bacilo de Calmette-Guérin (BCG) e em outras micobactérias atípicas. Não distinguem a infecção da doença.

Alguns estudos sugerem que o contexto epidemiológico influencia o seu desempenho, não sendo aconselhado para regiões de alta prevalência de infecção, como o Brasil. Seu valor preditivo em indivíduos com suspeita de tuberculose latente ainda não foi bem estabelecido.

A eficácia desses testes em populações especiais, crianças e indivíduos HIV-positivos ainda está sendo estudada.

Testes imunossorológicos

Não estão recomendados até o momento, por conta da grande variabilidade de desempenho dos materiais disponíveis e da maior sensibilidade apresentada em indivíduos com baciloscopia positiva. A maioria se fundamenta na detecção de anticorpos produzidos contra antígenos do *Mycobacterium tuberculosis*.

Testes fenotípicos

Entre eles, estão testes de detecção de consumo de oxigênio (não radiométricos manuais e automatizados), que permitem a obtenção de resultados em torno de 10 dias, mas são de alto custo, o que dificulta sua incorporação como métodos rotineiros disponíveis de fácil acesso na maior parte do país.

A detecção do fator-corda consiste na identificação de colônias de micobactéria formando cordões de serpentinas após 8 dias de crescimento em meio de cultura. Apesar de reduzir o tempo de obtenção do resultado, requer técnicos de laboratório com elevado grau de proficiência e de biossegurança, grande desvantagem para sua utilização em larga escala.

Adenosina deaminase (ADA)

É de grande auxílio diagnóstico nos casos em que amostras clínicas de fluidos orgânicos podem ser coletadas. A detecção da adenosina deaminase, enzima intracelular presente particularmente no linfócito ativado, baseia-se em teste colorimétrico de fácil execução. É interessante destacar, no entanto, que a adenosina deaminase também pode ser detectada em outras doenças, como as neoplasias hematológicas.

Amplificação de bacteriófagos

Estudos custo-efetividade precisam ser realizados em países em desenvolvimento para avaliar seu uso na rotina diagnóstica de tuberculose. Utilizam micobacteriófagos que se replicam do interior de micobactérias do complexo *Mycobacterium tuberculosis* e formam placas de inibição no crescimento de bactérias de crescimento rápido como célula indicadora (*Mycobacterium smegmatis*), indicando a presença de *Mycobacterium tuberculosis* viáveis no espécime clínico.

Testes moleculares

São baseados na amplificação e na detecção de sequências específicas de ácidos nucleicos do complexo *Mycobacterium tuberculosis* em espécimes clínicos, fornecendo resultados em 24-48 horas.

Os testes disponíveis têm valores preditivos negativos baixos, ou seja, resultados negativos não afastam a possibilidade de doença, apesar de permitirem o diagnóstico precoce de tuberculose em cerca de 60% dos casos com BAAR negativo. Um resultado positivo em regiões de baixa prevalência de micobactérias não tuberculosas sugere diagnóstico da doença, sendo necessário repetir o teste para confirmação. Foram aprovados apenas para uso em amostras respiratórias em pacientes adultos sem história prévia de tratamento, embora seja comum o uso em outros espécimes. Não devem ser utilizados para o monitoramento do tratamento e não substituem o exame de cultura.

Entre os testes moleculares, a reação em cadeia da polimerase (PCR) em tempo real possui a vantagem de maior rapidez (o resultado é liberado cerca de 2 horas após a extração do DNA) e no baixo risco de contaminação. Entre eles, destaca-se atualmente o GeneXpert®, método comercial já utilizado em larga escala em vários centros do mundo e inclusive no Brasil. Ele permite a identificação rápida do *M. tuberculosis* no escarro associada à detecção de resistência à rifampicina. Apesar dos esforços para reduzir o valor de cada teste, ainda apresenta como desvantagem o alto custo. A sensibilidade em amostras respiratórias negativas à baciloscopia e em amostras não respiratórias varia de 78-90%, e a especificidade é > 95%.

Em outros estudos, com esfregaços de amostras respiratórias com positividade na pesquisa de BAAR, a sensibilidade e a especificidade dos métodos de amplificação são de 95 e 98%, respectivamente; nas amostras negativas, a sensibilidade e a especificidade são de 75-88 e 95%, respectivamente.

No liquor, testes moleculares parecem ter alta especificidade, mas moderada sensibilidade. Isso sugere que podem ser utilizados para confirmar o diagnóstico de acometimento do SNC, quando em conjunto com estudos tradicionais do líquido cefalorraquidiano, porém não podem ser usados para descartar meningoencefalite tuberculosa. Em geral, a sensibilidade da PCR é baixa; tem sido relatada como positiva em 60-90% dos casos que eventualmente têm cultura positiva.

DIAGNÓSTICO

Não raramente, a tuberculose pode manifestar-se sob diferentes apresentações clínicas, dependendo do órgão acometido; por isso, além de exames laboratoriais inespecíficos que auxiliam no diagnóstico, os sinais e sintomas compatíveis devem ser valorizados em uma investigação diagnóstica individualizada. Destacam-se a seguir algumas características casualmente encontradas na análise do líquido coletado em alguns locais acometidos pela tuberculose:

- líquido pleural no derrame pleural tuberculoso: tem coloração amarelo-citrino em 80% dos casos; é um exsudato com concentração de proteínas > 3 g/dL em 70% dos casos e 5 g/dL em 77% dos casos. O DHL está elevado em cerca de 75% dos casos, com níveis geralmente >

500 UI/L. O pH ácido e a baixa concentração de glicose podem ser observados, sendo mais característicos do empiema pleural tuberculoso. O pH é quase sempre < 7,40; e < 7,30 em cerca de 20% dos casos. A glicose geralmente é de 60-100 mg/dL, e níveis < 50 mg/dL são observados em 7-20% dos derrames. A contagem de células nucleadas é geralmente de 1.000-6.000 células/mm³, com predomínio de linfócitos em 60-90% dos pacientes; o restante dos casos tem predomínio de neutrófilos (nos primeiros dias, os neutrófilos predominam), e frequentemente contém < 5% de células mesoteliais. Infiltração de eosinófilos é incomum e a presença de > 10% de eosinófilos geralmente exclui o diagnóstico de pleurite tuberculosa, a menos que o paciente tenha apresentado pneumotórax ou hemotórax no momento da coleta para análise do líquido pleural. A adenosina deaminase é útil em pacientes com moderada a forte suspeita de tuberculose pleural, principalmente se histologia e culturas forem negativas. Algumas séries sugerem que um valor > 45-60 UI/L é 100% sensível e 97% específico para diagnóstico de derrame pleural tuberculoso; outras séries descrevem sensibilidade e especificidade mais baixas, em torno de 78% e 85-89%, respectivamente. Níveis < 40 UI/L praticamente afastam o diagnóstico de tuberculose;

- líquido ascítico na tuberculose peritoneal: há uma celularidade elevada (150-4.000 células/mL), com predomínio de linfócitos (exceto nas fases precoces), glicose normal ou ligeiramente baixa, gradiente albumina soro-ascite < 1,1 g/dL (exsudato), proteínas > 3 g/dL. A adenosina deaminase, em metanálise de 12 estudos prospectivos com 264 pacientes, apresentou altas sensibilidade (100%) e especificidade (97%), utilizando valores de corte de 36-40 UI/L; no entanto, a sensibilidade é significativamente mais baixa em pacientes com cirrose (cerca de 30%), em razão da fraca resposta humoral e mediada por células T em pacientes cirróticos;
- derrame pericárdico tuberculoso: geralmente, apresenta celularidade moderadamente aumentada (500-2.500 células/mm³), com predomínio de linfócitos na maioria dos casos, além de proteína e DHL aumentados. Diferentes pontos de corte para adenosina deaminase são sugeridos como indicativo da doença, com valores de 30-60 UI/L. Estudo com 64 pacientes na África do Sul mostrou mediana dos níveis de adenosina deaminase de 72 UI/L (10-304 UI/L) em pacientes com pericardite tuberculosa. Se o ponto de corte for 30 UI/L, os autores calcularam uma sensibilidade de 94%, especificidade de 68% e valor preditivo positivo de 80%. Baixos níveis de adenosina deaminase podem ser observados em HIV-positivos com contagem de linfócitos T CD4 muito baixas;
- líquido cefalorraquidiano na meningoencefalite tuberculosa: tipicamente, tem níveis elevados de proteína, baixos de glicose, e pleocitose mononuclear. A hiperproteinorraquia está na faixa de 100-500 mg/dL em muitos pacientes; no entanto, pacientes com bloqueio subaracnoide podem apresentar níveis extremamente elevados, em torno de 2-6 g/dL. A glicorraquia é < 45 mg/dL em 80% dos casos, com celularidade de 100-500 células/mm³. No início da doença, há predomínio de polimorfonucleares, com mudança precoce para uma resposta à custa de linfomononucleares. Após o início da quimioterapia tuberculosa, alguns pacientes apresentarão nova reversão para um padrão polimorfonuclear, associado à deterioração clínica transitória (paradoxo terapêutico).

Imagem

RX de tórax deve ser solicitada para todo caso suspeito de tuberculose pulmonar. Outros métodos podem ser realizados à medida que o diagnóstico por exames mais simples não permitir elucidação do quadro.

Microbiológico

A pesquisa bacteriológica nos espécimes clínicos em que há suspeita de tuberculose é fundamental para o diagnóstico e o tratamento. A pesquisa direta de BAAR, com a visualização de bacilos no esfregaço, pode representar *Myobacterium tuberculosis* ou micobactérias não tuberculosas. A cultura permite identificação da espécie e muitos autores apresentam que idealmente todo o material em que há suspeita de tuberculose devia ser submetido à cultura. O Ministério da Saúde, como já exposto, seleciona os casos de indicação de cultura. Técnicas moleculares são de grande auxílio diagnóstico em decorrência da elevada especificidade.

Técnicas moleculares

Testes moleculares diagnósticos baseados na técnica da reação em cadeia da polimerase (PCR) foram desenvolvidos, o que tem representado um avanço no diagnóstico da tuberculose. A OMS recomenda as tecnologias *LineProbeAssay* (LPA), que exige alta infraestrutura laboratorial e técnicos especializados; *AccuProbe Mycobacterium tuberculosis Complex culture identification test* (Gen-Probe), teste específico para identificação do complexo *M. tuberculosis* de amostras de escarro positivas e negativas, usado como complemento dos exames de baciloscopia e cultura; INNO-LiPA MYCOBACTERIA v2, que detecta e identifica simultaneamente 16 espécies de micobactérias, dentre elas o complexo *M. tuberculosis*.

Prova tuberculínica

A prova tuberculínica é utilizada para o diagnóstico de infecção latente por *Myobacterium tuberculosis*, a interpretação e a conduta diante do resultado dependem: da probabilidade de infecção (critério epidemiológico); do risco de adoecimento por tuberculose; do tamanho da enduração na pele; da idade.

A indicação para quimioprofilaxia com isoniazida em adultos e adolescentes é apresentada na Tabela 2.

IGRA

Os ensaios de liberação do interferon-gama (*interferon-gamma release assays* – IGRA) foram desenvolvidos como alternativa diagnóstica para detecção de ILTB. Tais ensaios baseiam-se na premissa de que as células anteriormente sensibilizadas com os antígenos da tuberculose produzem altos níveis de interferon-gama.

O teste QuantiFERON®-TB Gold in tube quantifica, por meio de um ensaio imunoenzimático (ELISA), os níveis de interferon-gama liberado pelas células T de memória após estimulação de sangue total com os antígenos específicos do MTB). O T-SPOT® TB é um método imunoenzimático simplificado (ELISPOT) que quantifica células T efetoras específicas que foram ativadas após exposição aos antígenos do MTB.

A acurácia e os valores preditivos dos IGRA são similares aos da PT mesmo em diferentes grupos (PVHIV, crianças).

Os IGRA não são recomendados para crianças com menos de 2 anos de idade. Além disso, apresentam ≥ 10% de resultados indeterminados em menores de 5 anos de idade, principalmente sob condições imunossupressoras.

Um IGRA negativo é interpretado como tuberculose latente ausente; positivo, como tuberculose latente presente; indeterminado, necessita de repetição do teste.

Em adultos e adolescentes (≥ 10 anos de idade) com ILTB, a relação risco-benefício do tratamento com isoniazida deve ser avaliada. A idade é um dos fatores de risco para hepatotoxicidade pela isoniazida. Desse modo, em pessoas com 50 anos ou mais, recomenda-se o tratamento da ILTB com rifampicina. As indicações para o tratamento da ILTB são:

PT ≥ 5 mm ou IGRA positivo:

- PVHIV (ver especificidades a seguir no item "Situações especiais");
- contatos adultos e adolescentes (≥ 10 anos);
- alterações radiológicas fibróticas sugestivas de sequela de TB;
- uso de inibidores do TNF-α (preferencialmente antes da sua utilização);

Tabela 2 Indicações de tratamento de infecção latente por *Myobacterium tuberculosis* de acordo com a idade, o resultado de prova tuberculínica e o risco de adoecimento

Risco	PT ≥ 5 mm	PT ≥ 10 mm	Conversão*
Maior (indicado tratamento em qualquer idade)	HIV/Aids**	Silicose	Contatos de tuberculose bacilífera
	Contatos adultos e contatos < 10 anos não vacinados com BCG ou vacinados há > 2 anos***	Contato < 10 anos vacinados com BCG há < 2 anos	Profissional de saúde
	Uso de inibidores de TNF-alfa	Neoplasia de cabeça e pescoço	Profissional de laboratório de micobactéria
	Alterações radiológicas fibróticas sugestivas de sequela de tuberculose	Insuficiência renal em diálise	Trabalhador do sistema prisional
	Transplantados em terapia imunossupressora		Trabalhadores de instituições de longa permanência
Moderado (indicado tratamento em < 65 anos)	Uso de corticosteroides (> 15 mg de prednisona por > 1 mês)*	DM	
Menor**** (indicado tratamento em < 50 anos)		Baixo peso (< 85% do peso ideal)	
		Tabagistas (≥ 1 maço/dia)	
		Calcificação isolada (sem fibrose) em RX	

BCG: bacilo de Calmette-Guérin; PT: prova tuberculínica.
* Conversão da PT: 2ª PT com incremento de 10 mm em relação à 1ª PT.
** Especificidades na condução do paciente HIV/Aids.
*** Essas recomendações se aplicam às populações indígenas.
**** O programa de controle de tuberculose deve avaliar a viabilidade operacional para disponibilizar PT a esta população, garantindo acesso ao tratamento em casos referenciados.
Adaptada de Brasil. Ministério da Saúde. Manual de recomendações para o controle da tuberculose no Brasil. Brasília: Ministério da Saúde; 2011.

- uso de corticosteroides (equivalente a > 15 mg/dia de prednisona por mais de 1 mês); e
- pré-transplante que fará uso de terapia imunossupressora.

PT ≥ 10 mm ou IGRA positivo:

- silicose;
- neoplasia de cabeça e pescoço, linfomas e outras neoplasias hematológicas;
- insuficiência renal em diálise;
- neoplasias com quimioterapia imunossupressora;
- *diabetes mellitus*;
- baixo peso (< 85% do peso ideal);
- tabagistas (> 20 cigarros/dia); e
- calcificação isolada (sem fibrose) na radiografia.

Conversão (2ª PT com incremento de 10 mm em relação à 1ª PT):

- contatos de TB confirmada por critério laboratorial;
- profissional de saúde;
- profissional de laboratório de micobactéria; e
- trabalhador do sistema prisional e de instituições de longa permanência.

TRATAMENTO

A quimioprofilaxia para infecção latente por *Mycobacterium tuberculosis* é realizada com isoniazida na dose de 5-10 mg/kg de peso até a dose máxima de 300 mg/dia, por período mínimo de 6 a 9 meses. Há evidências de que o uso por 9 meses protege mais do que por 6 me-

Tabela 3 Esquema básico para tratamento de tuberculose em adultos e adolescentes

Regime	Faixa de peso (kg)	Unidade/dose	Meses
2 RHZE (fase intensiva) RHZE 150/75/400/275 mg comp em dose fixa combinada	20-35	2 comp	2
	36-50	3 comp	
	51-70	4 comp	
	> 70	5 comp	
4 RH (fase de manutenção) RH 300/150 mg ou 150/75 mg (comprimidos em doses fixas combinadas)	20-35	1 comp 300/150 mg ou 2 comp 150/75 mg	4
	36-50	1 comp ou cap de 300/200 mg + 1 comp ou cap de 150/100 mg ou 3 comp de 150/75 mg	
	51-70	2 comp 300/150 mg ou 4 comp 150/75 mg	
	> 70	2 comp 300/150 mg + 1 comp de 150/75 mg ou 5 comp 150/75 mg	

RHZE: rifampicina (R), isoniazida (H), pirazinamida (Z) e etambutol (E). O esquema com RHZE pode ser administrado nas doses habituais para gestantes. Está recomendado o uso de piridoxina (50 mg/dia) durante a gestação para evitar danos neurológicos ao recém-nascido. O uso da piridoxina também é recomendado em pacientes com HIV/Aids imunodeprimidos, alcoolistas e desnutridos. As apresentações de RH de 150/75 mg estão substituindo as apresentações de RH 300/200 mg e 150/100 mg. Adaptada de Brasil. Ministério da Saúde. Manual de recomendações para o controle da tuberculose no Brasil. Brasília: Ministério da Saúde; 2011.

Tabela 4 Eventos adversos menores no tratamento de TB

Efeito adverso	Provável(is) fármaco(s) responsável(is)	Conduta
Náusea, vômito, dor abdominal	▪ Rifampicina ▪ Isoniazida ▪ Pirazinamida ▪ Etambutol	▪ Reformular o horário da administração da medicação (2 horas após o café da manhã ou com o café da manhã); considerar o uso de medicação sintomática; avaliar função e enzimas hepáticas
Suor/urina de cor avermelhada	▪ Rifampicina	▪ Orientar
Prurido ou exantema leve	▪ Isoniazida ▪ Rifampicina	▪ Medicar com anti-histamínico
Dor articular	▪ Pirazinamida ▪ Isoniazida	▪ Medicar com analgésicos ou AINH
Neuropatia periférica	▪ Isoniazida (comum) ▪ Etambutol (incomum)	▪ Medicar com piridoxina, 50 mg/dia (vitamina B6)
Hiperuricemia sem sintomas	▪ Pirazinamida	▪ Orientar dieta hipopurínica
Hiperuricemia com artralgia	▪ Pirazinamida ▪ Etambutol	▪ Orientar dieta hipopurínica e medicar com alopurinol e colchicina, se necessário
Cefaleia, ansiedade, euforia, insônia	▪ Isoniazida	▪ Orientar

Adaptada de Brasil. Ministério da Saúde. Manual de recomendações para o controle da tuberculose no Brasil. Brasília: Ministério da Saúde; 2011.

Tabela 5 Eventos adversos maiores no tratamento de tuberculose

Efeito adverso	Provável(eis) fármaco(s) responsável(eis)	Conduta
Exantema ou hipersensibilidade moderada a grave	▪ Rifampicina ▪ Isoniazida ▪ Pirazinamida ▪ Etambutol ▪ Estreptomicina	▪ Suspender o tratamento ▪ Reintroduzir os medicamentos individualmente após a resolução do quadro ▪ Substituir o esquema, nos casos reincidentes ou graves, por esquemas especiais sem a medicação causadora do efeito
Psicose, crise convulsiva, encefalopatia tóxica ou coma	▪ Isoniazida	▪ Suspender a isoniazida ▪ Reiniciar esquema especial com fármaco substituto (consultar especialista para a definição do melhor esquema e duração do tratamento)
Neurite ótica	▪ Etambutol	▪ Suspender o etambutol e reiniciar esquema especial (consultar especialista para a definição do melhor esquema e duração do tratamento) ▪ É dose-dependente, e quando detectada precocemente, reversível ▪ Raramente, desenvolve toxicidade ocular durante os 2 primeiros meses com as doses recomendadas
Hepatotoxicidade	▪ Pirazinamida ▪ Isoniazida ▪ Rifampicina	▪ Suspender o tratamento ▪ Aguardar melhora dos sintomas e redução dos valores de enzimas hepáticas ▪ Reintroduzir 1 a 1 após a avaliação da função hepática ▪ Considerar continuidade do esquema básico ou do esquema substituto, conforme o caso – caso não seja possível, consultar especialista para definição de esquema alternativo
Hipoacusia, vertigem, nistagmo	▪ Estreptomicina	▪ Suspender a estreptomicina ▪ Reiniciar esquema especial sem essa medicação
Trombocitopenia, leucopenia, eosinofilia, anemia hemolítica, agranulocitose, vasculite	▪ Rifampicina	▪ Suspender a rifampicina ▪ Reiniciar esquema especial sem essa medicação
Nefrite intersticial	▪ Rifampicina	▪ Suspender a rifampicina ▪ Reiniciar esquema especial sem essa medicação
Rabdomiólise com mioglobinúria e insuficiência renal	▪ Pirazinamida	▪ Suspender a pirazinamida ▪ Reiniciar esquema especial sem essa medicação

Adaptada de Brasil. Ministério da Saúde. Manual de recomendações para o controle da tuberculose no Brasil. Brasília: Ministério da Saúde; 2011.

Tabela 6 Esquemas especiais para a substituição dos medicamentos de 1ª linha

Intolerância medicamentosa	Esquema
Rifampicina	2 HZES/10 HE
Isoniazida	2 RZES/4 RE
Pirazinamida	2 RHE/7 RH
Etambutol	2 RHZ/4 RH

E: etabutol; H: isoniazida; R: rifampicina; S: estreptomicina; Z: pirazinamida.
Adaptada de Brasil. Ministério da Saúde. Manual de recomendações para o controle da tuberculose no Brasil. Brasília: Ministério da Saúde; 2011.

Tabela 7 Dose dos medicamentos para composição dos esquemas especiais

Fármaco	Dose por faixa de peso		
	20-35 kg	36-50 kg	> 50 kg
Rifampicina, 300 mg	1 cap	1-2 cap	2 cap
Isoniazida, 100 mg	2 comp	2-3 comp	3 comp
Rifampicina + isoniazida – 150/100 mg e 300/200 mg	1 comp ou cap de 300/200 mg	1 comp ou cap de 300/200 mg + 1 comp de 150/100 mg	2 comp ou comp de 300/200 mg
Pirazinamida, 500 mg	2 comp	2-3 comp	3 comp
Etambutol, 400 mg	1-2 comp	2-3 comp	3 comp
Estreptomicina, 1 g	1/2 amp	1/2-1 amp	1 amp

Adaptada de Brasil. Ministério da Saúde. Manual de recomendações para o controle da tuberculose no Brasil. Brasília: Ministério da Saúde; 2011.

Tabela 8 Conduta diante das hepatopatias			
Doença hepática	Condições associadas	Alterações laboratoriais	Esquema terapêutico
▪ Com doença hepática prévia ▪ Hepatite viral aguda ▪ Hepatopatia crônica (viral, autoimune e criptogênica) ▪ Hepatopatia alcoólica (esteatose hepática, hepatite)	▪ Sem cirrose	▪ AST/ALT > 3 × LSN	▪ 2 SRE/7 RE ▪ 2 SHE/10 HE ▪ 3 SEO/9 EO
		▪ AST/ALT < 3 × LSN	▪ Esquema básico
	▪ Com cirrose		▪ 3 SEO/9 EO
▪ Sem doença hepática prévia (hepatotoxicidade após o início do tratamento)	▪ Icterícia	▪ AST/ALT > 5 × LSN (ou 3 × LSN com sintomas)	▪ Reintrodução progressiva do esquema básico conforme a seguinte ordem: RE → H → Z – caso não seja tolerado, introduzir esquema alternativo
		▪ Persistência de AST/ALT = 5 × LSN por 4 semanas ou casos graves de tuberculose	▪ 3 SEO/9 EO

E: etabutol; H: isoniazida; LSN: limite superior da normalidade; O: ofloxacino; R: rifampicino; S: estreptomicina; Z: pirazinamida.
O ofloxacino pode ser substituído pelo levofloxacino, 750 mg.
Adaptada de Brasil. Ministério da Saúde. Manual de recomendações para o controle da tuberculose no Brasil. Brasília: Ministério da Saúde; 2011.

ses, principalmente em pacientes com HIV/Aids. Antes do início da quimioprofilaxia, deve-se descartar a possibilidade de tuberculose ativa, considerar a viabilidade operacional e a adesão do paciente. No regime de tratamento com isoniazida, o mais importante é o número de doses e não somente o tempo de tratamento. Recomenda-se a utilização de 270 doses que poderão ser tomadas de 9 a 12 meses. Há evidências de que o uso de 270 doses protege mais do que o uso de 180 doses.

A quimioprofilaxia com rifampicina é a escolha em em indivíduos com mais de 50 anos de idade, crianças (< 10 anos de idade), hepatopatas,contatos de monorresistentes à isoniazida ou intolerância à droga. A rifampicina está contraindicada nas pessoas vivendo com HIV em uso de inibidores de protease. Em adultos e adolescentes (> 10 anos de idade) a dose indicada é de 10 mg/kg/dia de peso até a dose máxima de 600 mg por dia, com tempo de tratamento de 4-6 meses, com utilização de no mínimo 120 doses.

Em gestantes, recomenda-se postergar o tratamento da infecção latente por *M. tuberculosis* para depois do parto. Se a gestante for infectada pelo HIV, recomenda-se tratar a infecção latente após o 3° mês de gestação.

Em HIV/Aids, após descartada a infecção ativa por tuberculose, recomenda-se tratar infecção latente por *Myobacterium tuberculosis* nos seguintes casos:

Com radiografia de tórax normal e:

- contagem de LT-CD4+ ≤ 350 céls/mm³, independentemente da PT ou IGRA ou quando contagem de CD4 ainda desconhecida;
- contagem de LT-CD4+ > 350 céls/mm³ com PT ≥ 5 mm ou IGRA positivo;
- contato intradomiciliar ou institucional de pacientes com TB pulmonar ou laríngea, independentemente do resultado da PT ou do IGRA; e
- registro documental de ter tido PT ≥ 5 mm ou IGRA positivo e não submetido ao tratamento da ILTB na ocasião.

Com radiografia de tórax com cicatriz radiológica de TB, sem tratamento anterior para TB, independentemente do resultado da PT (desde que afastada a possibilidade de TB ativa).

A Tabela 3 mostra o esquema preconizado para o tratamento de tuberculose. A partir de 2021 foi programada a mudança na apresentação do medicamento rifampicina 300 mg + isoniazida 150 mg (RH 300/150 mg) – que passa a ter apresentação 2 em 1, facilitando a administração da quantidade de comprimidos na fase de manutenção.

O paciente deve ser orientado sobre a ocorrência dos principais eventos adversos e a necessidade de retornar ao serviço de saúde caso haja sintomas. Hemograma e bioquímica devem ser realizados ao menos mensalmente em pacientes com sinais/sintomas relacionados e naqueles com maior risco para desenvolver eventos adversos (> 40 anos, ingestão diária de álcool > 80 g, perda > 15% do peso corporal, história de doença hepática prévia e coinfecção pelo vírus HIV, em fase avançada de imunossupressão). Se o esquema básico não puder ser reintroduzido após a resolução dos eventos adversos, deverá ser substituído por esquemas especiais, preferencialmente contando com a opinião de um especialista.

Via de regra, os casos de tuberculose são tratados ambulatorialmente; entretanto, nos casos em que o paciente apresenta sinais de insuficiência respiratória, hemoptise maciça, tuberculose em SNC, tuberculose pericárdica, tuberculose miliar ou sinais de gravidade clínica é recomendado o início do tratamento com o paciente internado em ambiente hospitalar.

Para controle do tratamento em adultos, deve-se realizar mensalmente baciloscopia, nos casos de tuberculose pulmonar, sendo indispensáveis as do 2°, 4° e 6° meses no esquema básico. Se a baciloscopia for positiva no final do 2° mês de tratamento, deve-se solicitar cultura para micobactérias com identificação e teste de sensibilidade. Quando o paciente relatar que não apresenta expectoração, o escarro pode ser induzido com salina a 3% por 15 minutos, seguido por tapotagem e respeitando as medidas de biossegurança recomendadas.

O acompanhamento clínico é mensal, com monitorização do peso para ajuste das doses. É importante avaliar eventos adversos e queixas/sinais clínicos. Se disponível, pode ser realizada RX de tórax a partir do 2° mês de tratamento, periodicamente. Pacientes que apresentam cultura de micobactéria com capa resistente aos fármacos de 1ª linha devem ser encaminhados para acompanhamento terapêutico com especialista.

Pacientes bacilíferos devem ter pelo menos 2 baciloscopias negativas para comprovar cura, 1 na fase de acompanhamento e 1 ao final do tratamento.

Para tratamento de tuberculose meningoencefálica e osteoarticular, segue-se o modelo do esquema básico, porém a fase de manutenção é realizada por 10 meses. Nos casos de concomitância desta forma com tuberculose em qualquer outra localização, deve-se usar o esquema da forma meningoencefálica. Na meningoencefalite tuberculosa, os corticosteroides devem ser associados ao tratamento, como prednisona, 1-2 mg/kg/dia, por 4 semanas, ou, em casos graves, dexametasona EV, 0,3-0,4 mg/kg/dia, por 4-8 semanas, com redução gradual da dose em 3-4 semanas.

▪ BIBLIOGRAFIA

Brasil. Ministério da Saúde. Recomendações para controle da tuberculose no Brasil. 2.ed. Brasília: Ministério da Saúde; 2019.

Brasil. Ministério da Saúde. Tuberculose. In: Brasil. Ministério da Saúde. Doenças infecciosas e parasitárias: guia de bolso. 3.ed. Brasília: Ministério da Saúde; 2019. p.326-61.

Brasil. Ministério da Saúde. Tuberculose. In: Brasil. Ministério da Saúde. Guia de vigilância epidemiológica. 7.ed. Brasília: Ministério da Saúde; 2009. p.39-60.

Fitzgerald DW, Sterling TR, Haas DW. Mycobacterium tuberculosis. In: Mandell GL, Bennett JE, Dolin R. Mandell, Douglas and Bennett's principles and practice of infectious diseases. 7.ed. Philadelphia: Elsevier; 2010. p.3129-59.

Frye MD, Sahn SA. Tuberculous pleural effusions in HIV-negative patients. UpToDate. 2013. Disponível em: http://www.uptodate.com/contents/tuberculous-pleural-effusions-in-hiv-negative-patients?source=search_result&search=pleural+effusion+tuberculosis&selectedTitle=1~21.

Leonard J. Central nervous system tuberculosis. UpToDate. 2013. Disponível em: http://www.uptodate.com/contents/central-nervous-system-tuberculosis?source=search_result&search=meningitis+tuberculosis&selectedTitle=1~41.

240 ACIDENTE OCUPACIONAL COM RISCO BIOLÓGICO

Bernardo Porto Maia, Ralcyon Francis Azevedo Teixeira

DEFINIÇÃO E ETIOLOGIA

Acidentes ocupacionais com risco biológico são definidos como um tipo de exposição a material biológico com potencial de soroconversão principalmente para HIV e hepatites B e C. Essa exposição acidental seria por intermédio de sangue e fluidos orgânicos potencialmente infectantes (sêmen, secreção vaginal, liquor e líquidos sinovial, pleural, peritoneal, pericárdico e amniótico). Pode-se considerar, ainda, os fluidos orgânicos potencialmente não infectantes (fezes, secreção nasal, saliva, escarro, suor, lágrima, urina e vômitos) quando estiverem contaminados com sangue.

Esse tipo de acidente tem maior incidência em profissionais da área da saúde. Atualmente, estudos sugerem que um total de 60 patógenos podem ser transmitidos por meio de acidentes com sangue ou fluidos potencialmente infectantes, porém a principal preocupação recai sobre o potencial de transmissão do HIV e das hepatites B e C.

EPIDEMIOLOGIA

A Organização Mundial da Saúde (OMS) estima ocorrência mundial de 2-3 milhões/ano de acidentes percutâneos com agulhas contaminadas por material biológico entre trabalhadores da área da saúde, sendo 2 milhões com exposição ao vírus da hepatite B, 900 mil ao vírus da hepatite C e 170 mil ao HIV.

Nos EUA, aproximadamente 38 mil casos de acidentes percutâneos são registrados por ano. Dados nacionais sugerem valores aproximados aos internacionais, em relação ao número de notificações de exposições a materiais biológicos.

São relacionados a maior probabilidade de infecção:

- exposição a grande quantidade de material biológico;
- prolongada ou extensa exposição de pele não intacta ou de mucosa;
- doença avançada ou alta carga viral do paciente-fonte;
- acidente percutâneo profundo e/ou com agulhas de grosso calibre ou com lúmen.

Tabela 1 Riscos de transmissão

Pacientes com infecção conhecida	Risco de transmissão (aproximadamente)
HIV	0,3% em exposição percutânea 0,09% em exposição de mucosas
Vírus da hepatite B	
▪ AgHBs+ e AgHBe–	37-62%
▪ AgHBs+ e AgHBe–	23-37%
Vírus da hepatite C	1,8 (0-7%)

Para facilitar a memorização, diz-se que o risco de transmissão do HIV é de 0,3%, do vírus da hepatite C é de 3% e do vírus da hepatite B é de 30%, lembrando-se que existem variações.
AgHBe: antígeno E do vírus da hepatite B; AgHBs: antígeno de superfície do vírus da hepatite B.

O maior risco de contaminação é com o vírus da hepatite B, porém para esse agente já existe vacina altamente eficaz disponível nos postos de vacinação. Por isso, há grande insistência na vacinação e na testagem da soroconversão nos profissionais com esse risco biológico.

TRATAMENTO

Inicialmente, deve-se lavar a área exposta com água e sabão (pele) ou com água ou SF (mucosas). É contraindicada a fricção da área ou a aplicação de antissépticos, desinfetantes ou soluções cáusticas. Também não se recomenda realizar a expressão do local ferido, pois esse procedimento pode aumentar a área lesada e a exposição ao material infectante.

Em seguida, deve-se:

- identificar data e tempo de exposição, bem como tipo de acidente (perfurocortante, contato com mucosa, contato com pele com solução de continuidade);
- descrever o acidente (p. ex., perfurou o 2° dedo mão direita);
- em caso de acidente com perfurocortante, identificar o tipo de material (agulha, lâmina);
- determinar as características do fluido (tipo e quantidade).

Deve-se notificar imediatamente a chefia do local sobre o ocorrido (geralmente, cada instituição tem um fluxo de atendimento para esses casos) e para, em momento oportuno, ser realizada uma comunicação de acidente de trabalho (CAT). O caso também deve ser notificado através do Sistema Nacional de Agravos de Notificação.

Chama-se de acidentado a pessoa que apresentou exposição de risco com material biológico de um paciente-fonte (também chamado de fonte). É muito comum a confusão desses termos para quem não está acostumado ao tema. Torna-se necessário o conhecimento do *status* sorológico da fonte e do acidentado. Para o acidentado, deve-se colher sorologias de base até 72 horas para HIV (preferencialmente, ensaio imunoenzimático – Elisa) e vírus das hepatites B e C. Para a fonte, deve-se colher sorologias para HIV (preferencialmente, teste rápido) e vírus das hepatites B e C. É importante lembrar que a fonte deve ser comunicada sobre o ocorrido e que só é permitido realizar o teste de HIV da fonte com sua autorização prévia (recomenda-se deixar registrado em prontuário). É raro acontecer a recusa da coleta das sorologias pela fonte após explicações do ocorrido, mas caso isso aconteça o acidente deve ser tratado como acidente com fonte desconhecida.

EXPOSIÇÃO AO VÍRUS DA HEPATITE B

A profilaxia para vírus da hepatite B após exposição ocupacional a material biológico é descrita na Tabela 2.

EXPOSIÇÃO AO VÍRUS DA HEPATITE C

Não há, até o momento, recomendações para profilaxia pós-exposição para acidentes com risco potencial de infecção pelo vírus da hepatite C. Acidentados devem ser aconselhados, testados e acompanhados para identificação de possível soroconversão. Imunoglobulinas não se mostraram efetivas na profilaxia.

Em serviços que dispõem de biologia molecular, é possível realizar o rastreamento com reacão em cadeia da polimerase, após 4 semanas da exposição. Durante o acompanhamento pós-acidente, há recomendação deste exame, como acompanhamento para diagnóstico precoce e tratamento de eventuais infecções, após exposição de risco.

O tratamento da hepatite C, aguda ou crônica, com antivirais de ação direta tem taxas de cura excelentes e boa tolerabilidade clínica. Os eventos adversos inerentes às novas classes de medicamentos apresentam muito menor impacto na qualidade de vida dos pacientes, permitindo maior adesão à terapia e, na maioria dos casos, a cura.

O acompanhamento ambulatorial para vírus da hepatite C após exposição ocupacional a material biológico pode ser realizado conforme a Tabela 3.

EXPOSIÇÃO AO HIV

A profilaxia para HIV após exposição ocupacional a material biológico é feita conforme a Tabela 4. A duração da profilaxia é de 28 dias.

A profilaxia para HIV, quando indicada, deve ocorrer o mais rapidamente possível, idealmente nas primeiras 2 horas após o acidente, apesar de poder ser feita até

Tabela 2 Profilaxia de infecção por vírus da hepatite B

Situação sorológica do acidentado	Paciente-fonte AgHBs +	Paciente-fonte AgHBs –	Paciente-fonte AgHBs desconhecido ou não testado
Não vacinado	Administrar 1 dose de HBIG e iniciar vacinação para VHB	Iniciar vacinação para VHB	Iniciar vacinação para VHB Se há alto risco da fonte, tratar como se fosse AgHBs +
Vacinado com resposta conhecida e adequada (anti-HBs > 10 mUI/mL)	Nenhum tratamento	Nenhum tratamento	Nenhum tratamento
Vacinado com resposta inadequada (anti-HBs < 10 mUI/mL)	Administrar HBIG e 1 dose de vacina para VHB	Nenhum tratamento Considerar revacinação com acompanhamento ambulatorial	Se há alto risco da fonte, tratar como se fosse AgHBs +
Vacinado com resposta sorológica desconhecida	Testar acidentado para anti-HBs: se adequado: nenhum tratamento; se inadequado: administrar 1 dose de HBIG e realizar vacinação de reforço	Nenhum tratamento	Testar acidentado para anti-HBs: se adequado: nenhum tratamento se inadequado e alto risco: administrar HBIG e realizar vacinação de reforço

AgHBs: antígeno de superfície da hepatite B; anti-HBs: anticorpos para o antígeno de superfície da hepatite B; HBIG: imunoglobulina humana para hepatite B; VHB: vírus da hepatite B.
Dose habitual de HBIG: 0,06 mL/kg, IM, feita preferencialmente até 72 horas e no máximo 1 semana após acidente.
Pacientes que completaram as 3 doses da 2ª etapa de vacinação e, ainda assim, não responderam são preferencialmente tratados com 2 doses de imunoglobulina.

Tabela 3 Acompanhamento de acidentado com paciente-fonte positivo para vírus da hepatite C

Tempo pós-exposição	Testagem laboratorial			Comentário
	Anti-HCV	HCV-RNA	ALT	
Fonte				
Imediatamente (≤ 48 horas)	Sim	Testar se anti-HCV reagente	Não	Pode-se avaliar a utilização de HCV-RNA mesmo com sorologia negativa em pacientes com imunossupressão grave
Exposto				
Imediatamente (≤ 48 horas)	Sim	Testar se anti-HCV reagente	Sim	Não há necessidade de acompanhamento se fonte não apresentar infecção ativa pelo HCV. Entretanto, a testagem basal do exposto é aconselhável
4-6 semanas	Sim	Sim	Considerar	Não utilizar o teste molecular isoladamente, devido às variações na viremia durante infecções agudas
4-6 meses	Sim	Sim	Sim	–

Tabela 4 Recomendações para profilaxia de HIV após exposição ocupacional a material biológico, manter por 28 dias

Paciente-fonte	Profilaxia	Alternativa
Teste rápido reagente para HIV ou sabidamente soropositivo ou desconhecido	TDF + 3TC + DTG	TDF contraindicado: AZT DTG contraindicado: ATV/RTV ATV/RTV contraindicados: DRV/RTV
Teste rápido não reagente e sem história de exposição ao vírus do HIV nos últimos 30 dias ou exposição > 72 horas	Não realizar	Não realizar

Doses: TDF + 3TC – 300 mg + 300 mg (1 comp), VO, 1x/dia; ATV/RTV: ATV – 300 mg (1 comp), VO, 1x/dia + RTV – 100 mg (1 comp), VO, 1x/dia; AZT + 3TC – 300 mg + 150 mg (1 comp), VO, a cada 12 horas; DRV/RTV: DRV 600 mg (1 comp), VO, a cada 12 horas + RTV 100 mg (1 comp), VO, a cada 12 horas; DTG - 50 mg (1 comp), VO, 1x/dia.
3TC: lamivudina; ATV: atazanavir; AZT: zidovudina; DRV: darunavir; DTG: dolutegravir; LPV: lopinavir; RTV: ritonavir; TDF: tenofovir.

72 horas. Inicialmente, deve-se testar o profissional acidentado. Caso o exame do profissional atendido seja reagente para HIV, a profilaxia não é indicada ou deve ser suspensa se já tiver sido iniciada, encaminhando-se o profissional para serviço especializado. Deve-se evitar o uso de efavirenz como profilaxia por causa dos efeitos adversos neurológicos apresentados nas primeiras 2 semanas de uso da medicação. Outros esquemas ou combinacões de medicações podem ser discutidos caso a caso com um especialista, principalmente quando o paciente-fonte viver com HIV com carga viral detectável e ter resistência aos antirretrovirais.

Em todos os casos, a prevenção de infecção secundária é essencial. Durante o período de acompanhamento clínico pós-acidente, deve-se orientar o acidentado a não realizar doação de sangue, de órgãos, de plasma, de tecidos ou de sêmen. Sugere-se adotar práticas sexuais seguras e evitar engravidar. Nos casos de possível infecção por vírus da hepatite B ou HIV, o aleitamento materno deve ser interrompido. O acompanhamento ambulatorial deve ser realizado mesmo nos casos em que não haja indicação de uso de antirretroviral e sorologias devem ser solicitadas após 30 e 90 dias.

CONSIDERAÇÕES FINAIS

No momento do acidente, o mais importante é manter a calma e relatar imediatamente o acidente.

O risco de transmissão é muito baixo para HIV, sobretudo se o atendimento foi feito adequadamente e se o paciente-fonte que vive com HIV tiver boa adesão aos ARV e apresentar carga viral indetectável.

Os profissionais de saúde devem estar com as vacinações em dia e ter feito a dosagem de anti-HBs para verificar a resposta à vacina.

É importante que seu local de trabalho tenha um fluxo de atendimento para os casos de acidente com material biológico.

As sorologias e profilaxias mencionadas são as habitualmente recomendadas pelo Ministério da Saúde; no entanto, existem serviços com fluxos diferentes, como a triagem sorológica para doença de Chagas ou que usam exames pouco diferentes – a depender da facilidade e acessibilidade aos exames e resultados. Não se recomenda na rotina a triagem sorológica para sífilis e HTLV, em razão da baixa probabilidade de infecção.

A adesão ao acompanhamento ambulatorial até a finalização do caso (até 6 meses ou 1 ano) é muito importante, mas infelizmente o número de pacientes que não acabam o acompanhamento é grande.

O trabalho de prevenção e educação continuada para evitar esse tipo de acidente é muito importante.

BIBLIOGRAFIA

Brasil. Ministério da Saúde. Protocolo clínico e diretrizes terapêuticas para profilaxia pós-exposição (PEP) de risco à infecção pelo HIV, IST e hepatites virais. Brasília: Ministério da Saúde; 2021.

Brasil. Ministério da Saúde. Protocolo clínico e diretrizes terapêuticas para profilaxia antirretroviral pós-exposição de risco à infecção pelo HIV. Brasília: MInistério da Saúde; 2015.

Brasil. Ministério da Saúde. Recomendações para terapia antirretroviral em adultos infectados pelo HIV, 2008. Suplemento III: tratamento e prevenção. Brasília: Ministério da Saúde; 2010.

Centers for Disease Control and Prevention. Updated U.S. public health service guidelines for the management of occupational exposures to HBV, HCV, and HIV and recommendations for postexposure prophylaxis. 2001. Disponível em: www.cdc.gov/mmwr/preview/mmwrhtml/rr5011a1.htm.

Morbidity and Mortality Weekly Report. Updated U.S. public health service guidelines for the management of occupational exposures to HIV and recommendations for postexposure prophylaxis, 2005. MMWR 2005;54(RR-9). Disponível em: http://aidsinfo.nih.gov/contentfiles/HealthCareOccupExpoGL.pdf.

Tarantola A, Abiteboul D, Rachline A. Infection risks following accidental exposure to blood or body fluids in health care workers: a review of pathogens transmitted in published cases. Am J Infect Control 2006;34:367-75.

241 RESISTÊNCIA EM GRAM-NEGATIVOS

Daniel Wagner de Castro Lima Santos

BETALACTAMASES

DEFINIÇÃO E ETIOLOGIA

A resistência antimicrobiana é definida como a capacidade de adaptação de um microrganismo para sobreviver em um ambiente pouco favorável em razão dos antibióticos, a partir do desenvolvimento de mecanismos de troca genética que resultam em adaptações físicas e químicas para destruir, inativar ou impedir a ação desses antibióticos. Um microrganismo é considerado resistente a um determinado antibiótico quando a concentração mínima para inibir o crescimento bacteriano daquele antibiótico *in vitro* é maior do que o parâmetro estabelecido no sangue ou no tecido-alvo.

O principal mecanismo de resistência dos bacilos Gram-negativos aos betalactâmicos é a produção de betalactamases. Inicialmente, as cefalosporinas de 3ª geração (ceftriaxona, cefotaxima e ceftazidima) eram quase universalmente ativas contra agentes da família *Enterobacteriaceae*. Ceftazidima também se mostrava ativa contra *Pseudomonas aeruginosa* e, muitas vezes, contra *Acinetobacter baumannii*. A resistência surgiu pela 1ª vez em bactérias do gênero *Enterobacter*, *Citrobacter freundii* e *Serratia* spp.

CLASSIFICAÇÃO

As betalactamases foram divididas em 4 classes de Ambler (A, B, C e D), de acordo com as suas estruturas primárias. Posteriormente, conforme as diferenças em seus mecanismos catalíticos, essas classes foram classificadas dentro de 2 grupos: serina-betalactamases (classes A, C e D) e metalo-betalactamases (classe B).

Assim, existem definições, epidemiologia e antimicrobianos específicos relacionados à presença dessas betalactamases em diferentes microrganismos.

Betalactamases de espectro estendido (ESBL ou BLEE)

Sua definição não é consensual, porém, de modo prático, englobam enzimas transmitidas/codificadas por plasmídeos, pertencentes às famílias TEM, SHV e CTM-M. Essas variantes são as mais isoladas, mas nos últimos anos houve uma expansão no aparecimento de outras ESBL em microrganismos das famílias PER, VEB, GES, TLA e BES. Na América Latina, a principal ESBL encontrada em Gram-negativos pertence à família CTM-M (cefotaximase). Essas enzimas são encontradas primordialmente em enterobactérias, em especial *Escherichia coli*, *Klebsiella pneumoniae*, *Klebsiella oxytoca* e *Proteus mirabilis*. No entanto, por se tratar de enzimas codificadas por genes plasmidiais, podem ser encontradas em todos os outros Gram-negativos fermentadores (*Enterobacter* spp., *Citrobacter* spp., *Providencia* spp., *Serratia* spp. etc.) e não fermentadores (*Pseudomonas aeruginosa* e *Acinetobacter* spp.).

Os antimicrobianos comprometidos compreendem ampicilina, penicilinas de largo espectro, cefalosporinas de 1ª geração, cefalosporinas de segunda geração (cefuroxima), cefalosporinas de 3ª geração (ceftriaxona, ceftazidima e cefotaxima) e aztreonam. Classicamente, não são comprometidas as cefamicinas (cefoxitina e cefotetana – sem registro vigente na Anvisa), carbapenens (meropenem, imipenem e ertapenem) e as combinações com inibidores de betalactamases (amoxicilina + clavulanato, piperacilina + tazobactam e ampicilina + sulbactam). Caso qualquer um desses agentes classicamente não comprometidos seja relatado no antibiograma como resistente, trata-se de provável resistência por mecanismo distinto ao da produção de betalactamase ou a betalactamase possui uma atividade hidrolítica potente contra este agente.

AmpC ou cefalosporinases

São betalactamases de espectro estendido (grupo 1 ou C) comumente isoladas em bactérias Gram-negativas, em especial nas pertencentes ao grupo CESP (*Citrobacter*, *Enterobacter*, *Serratia*, *Providencia* etc.). Nesse grupo bacteriano, sua ocorrência é cromossomal e normalmente induzível, embora possa haver hiperexpressão. Nos casos de indução de sua produção, a suspensão do agente indutor promove o retorno à produção basal e uma falsa sensação de recuperação da sensibilidade. Os agentes não fermentadores, como *Pseudomonas* e *Acinetobacter*, também possuem AmpC cromossomal. Esse tipo de enzima pode ser encontrado em outros Gram-negativos fermentadores, como *Escherichia coli* e *Klebsiella* spp., porém nesses casos sua codificação é plasmidial.

Ao contrário das ESBL, as betalactamases do tipo AmpC são capazes de hidrolisar as cefamicinas (cefoxitina e cefotetana – sem registro vigente na Anvisa), porém não são inibidas pelos inibidores de betalactamases, como ácido clavulânico, tazobactam e sulbactam. Os antimicrobianos comprometidos compreendem todos os betalactâmicos, exceto imipenem, meropenem e ertapenem. Além disso, as cefalosporinas de 4ª geração (cefepima) são mais estáveis em relação à sua atividade hidrolítica, podendo ser utilizadas nas infecções não graves quando se mostrarem sensíveis no antibiograma.

Carbapenemases

Trata-se da família mais versátil e variável de betalactamases, apresentando capacidade hidrolítica ampla (hidrolisam quase todos os betalactâmicos, incluindo carbapenêmicos) e não são inibidas pelos inibidores de betalactamases. Estão distribuídas nas classes A, B e D de Ambler:

- as carbapenemases da classe A pertencem ao grupo 2f de Bush, podendo ser plasmidiais (KPC, GES) ou cromossômicas (IMI, NMC e SME). Epidemiologicamente, as plasmidiais são mais preocupantes no Brasil;
- as carbapenemases da classe B são as metalobetalactamases que apresentam maior diversidade molecular e representam uma grande ameaça clínica. Comumente, são cromossômicas e hidrolisam todos os betalactâmicos, exceto os monobactâmicos (aztreonam). As principais enzimas são IMP e VIM (com ampla distribuição mundial), porém no Brasil a enzima SPM está amplamente distribuída e é a principal metalobetalactamase encontrada. *Pseudomonas aeruginosa*, *Klebsiella pneumoniae* e *Acinetobacter* são as principais bactérias produtoras de tais enzimas. Na última década, *New Delhi metallo-beta-lactamase* (NDM), amplamente dis-

tribuída na Índia, Pasquistão e Europa, foi detectada no Panamá e na cidade de Porto Alegre (Brasil). Atualmente está disseminada em diversos estados brasileiros (Rio de Janeiro, São Paulo, Espírito Santo, Santa Catarina, Rio Grande do Sul, Paraná, Bahia, Sergipe, Maranhão, Goiás, etc.), representando uma grande ameaça no cenário de resistência bacteriana. Essa enzima representa um sério problema, uma vez que sua disseminação é rápida e seu perfil de hidrólise é extenso, incluindo aztreonam e, às vezes, com resistência à polimixina B. Além disso, novos antimicrobianos desenvolvidos para o tratamento de carbapenemases (ceftazidoma-avibactam) podem não ter ação contra as bactérias produtoras desta enzima.

- as carbapenemases da classe D (oxacilinases) apresentam baixa atividade hidrolítica contra os carbapenêmicos e formam um grupo heterogêneo de acordo com suas propriedades estruturais e bioquímicas. *Acinetobacter baumannii* é a principal bactéria, com mecanismos de resistência que envolvem a producão de oxacilinases, podendo ser encontradas também em *Klebsiella pneumoniae* e menos comumente em *Pseudomonas aeruginosa*, *Escherichia coli* e *Proteus* spp.

TRATAMENTO

A forma de tratamento para essas enzimas pode ser encontrada na Tabela 1.

Tabela 1 Enzimas e seu tratamento

Enzima	Observações	Tratamento
Betalactamases de espectro estendido (ESBL ou BLEE)	▪ Encontradas principalmente em *Escherichia coli*, *Klebsiella* spp. e *Proteus mirabilis* ▪ Encontra-se manutenção da sensibilidade, no antibiograma, para cefamicinas (cefoxitina e cefotetana – sem registro vigente na Anvisa), carbapenens (meropeném, imipeném e ertapeném) e combinações com inibidores de betalactamases (amoxicilina + clavulanato, piperacilina + tazobactam e ampicilina + sulbactam) ▪ Nos últimos anos, o Clinical and Laboratory Standards Institute propôs o uso de cefalosporinas de 3ª ou 4ª geração caso se mostrassem sensíveis no antibiograma, mesmo com um teste laboratorial que confirmasse a produção de ESBL. Não existem, no entanto, estudos clínicos baseados em *trials* que suportem o uso de cefepima nas infecções citadas ▪ O uso de betalactâmicos com inibidores de betalactamase (clavulanato, tazobactam e sulbactam) não tem grau de evidência suficiente para que seja indicado no tratamento de infecções por agentes produtores de ESBL que se mostrem sensíveis a tais combinações no antibiograma. Alguns estudos suportam o uso de piperacilina + tazobactam no tratamento de infecções não graves (ITU e traqueobronquites)	▪ Infecções graves (corrente sanguínea, pneumonias, pielonefrites): carbapenêmicos – meropenem, 1-2 g, EV, a cada 8 horas – imipenem, 500 mg, EV, a cada 6 horas ou 1 g, EV, a cada 8 horas – ertapenem, 1 g, EV, 1×/dia ▪ Infecções não graves (traqueobronquites, cistites, pele e partes moles): possibilidade de uso de drogas não betalactâmicas (quinolonas, aminoglicosídeos, tigeciclina)
AmpC ou cefalosporinases	▪ Detectadas principalmente como enzimas cromossômicas e induzíveis em *Citrobacter* spp., *Enterobacter* spp., *Serratia*, *Providencia* spp. e *Morganella* spp. ▪ Os antimicrobianos comprometidos compreendem todos os betalactâmicos, exceto imipenem, meropenem e ertapenem. Além disso, as cefalosporinas de 4ª geração (cefepima) são mais estáveis em relação à sua atividade hidrolítica, podendo ser utilizadas nas infecções não graves quando se mostrarem sensíveis no antibiograma ▪ A sensibilidade à piperacilina + tazobactam no antibiograma dos agentes com desrepressão de AmpC deve ser interpretada com cautela, pois consensualmente o inibidor de betalactamase não recupera tal sensibilidade. Assim, seu uso deve ser desencorajado mesmo quando se mostrar sensível no antibiograma	▪ Infecções graves (corrente sanguínea, pneumonias etc.): carbapenêmicos – meropenem, 1-2 g, EV, a cada 8 horas – imipenem, 500 mg, EV, a cada 6 horas ou 1 g, EV, a cada 8 horas – ertapenem, 1 g, EV, 1×/dia – cefepima, 2 g, EV, a cada 12 horas ou a cada 8 horas ▪ Infecções não graves (traqueobronquites, ITU, pele e partes moles): possibilidade de uso de drogas não betalactâmicas na dependência das características de penetração no sítio da infecção (quinolonas, aminoglicosídeos, sulfametoxazol-trimetoprima, tigeciclina, nitrofurantoína, fosfomicina, etc.). Dentre os betalactâmicos não carbapenêmicos, a cefepima pode ser utilizada quando houver semsibilidade desde que a MIC seja ≤ 2 mcg/mL. Para os casos em que a MIC para cefepima for ≥ 4 mcg/mL, optar sempre pelo uso de um carbapenêmico.

(continua)

Tabela 1 Enzimas e seu tratamento (*continuação*)

Enzima	Observações	Tratamento
Carbapenemases	▪ São de classes diversas e com ampla distribuição nos Gram-negativos. Existem diferentes formas de detecção, que variam conforme a carbapenemase estudada ▪ Atualmente, é importante a avaliação do tipo de carbapenemase produzida pois existem novas drogas beta-lactâmicas associadas a inibidores de beta-lactamase com ação neste cenário. ▪ Sempre avaliar a sensibilidade a colistina ou polimixina B pois observa-se um aumento de bactérias com resistencia a esta classe de antimicrobiano.	Opções para uso a depender do sítio de infecção e do padrão de sensibilidade: ▪ Colistina ou polimixina B (checar manual da comissão de controle de infecção hospitalar com as doses recomendadas conforme a apresentação disponível na instituição), em geral: polimixina B, 15.000-25.000 UI/kg/dia, fracionados a cada 12 horas ▪ Não existem evidências de terapia combinada com outras drogas não betalactâmicas nas infecções causadas por *Pseudomonas* e *Acinetobacter*, porém, nas infecções por *Klebsiella pneumoniae* produtora de carbapenemase (KPC), o uso de polimixina B ou colistina associada a tigeciclina e aminoglicosídeos pode ser benéfico ▪ Aminoglicosídeos (trato urinário, em associação com outra droga para infecção de corrente sanguínea) ▪ Tigeciclina (partes moles, abdome) ▪ Ceftazidima/avibactam (especificamente para tratamento de enterobactérias produtoras de KPC ou Pseudomonas aeruginosa de difícil tratamento): 2,5 g, EV a cada 8 horas. ▪ Para os casos de bactérias XDR ou pan-resistentes, especialmente as que produzem carbapenemase e possuem resistência a polimixina ou aminoglicosídeos, as opções são escassas. Discutir com a CCIH esquemas alternativos como a associação de aztreonam + ceftazidima/avibactam para os produtores de NDM (*New Delhi metallo-beta-lactamase*).

▪ BIBLIOGRAFIA

Barbier F, Wolff M. Multi-drug resistant Pseudomonas aeruginosa: towards a therapeutic dead end? Med Sci (Paris) 2010;26(11):960-8.

Bush K. Bench-to-bedside review: the role of beta-lactamases in antibiotic-resistant Gram-negative infections. Crit Care 2010;14(3):224.

Drawz SM, Bonomo RA. Three decades of beta-lactamase inhibitors. Clin Microbiol Rev 2010;23(1):160-201.

Jacoby GA. AmpC beta-lactamases. Clin Microbiol Rev 2009;22(1):161-82.

Kanj SS, Kanafani ZA. Current concepts in antimicrobial therapy against resistant gram-negative organisms: extended-spectrum beta-lactamase-producing Enterobacteriaceae, carbapenem-resistant Enterobacteriaceae, and multidrug-resistant Pseudomonas aeruginosa. Mayo Clin Proc 2011;86(3):250-9.

Lee GC, Burgess DS. Treatment of Klebsiella pneumoniae carbapenemase (KPC) infections: a review of published case series and case reports. Ann Clin Microbiol Antimicrob 2012;13:11-32.

Rossi F. The challenges of antimicrobial resistance in Brazil. Clin Infect Dis 2011;52(9):1138-43.

Seral C, Gude MJ, Castillo FJ. Emergence of plasmid mediated AmpC β-lactamasas: origin, importance, detection and therapeutical options. Rev Esp Quimioter 2012;25(2):89-99.

Tamma PD, Aitken SL, Bonomo RA, Mathers AJ, van Duin D, Clancy CJ. Infectious Diseases Society of America guidance on the treatment of AmpC β-lactamase-producing enterobacterales, carbapenem-resistant Acinetobacter baumannii, and Stenotrophomonas maltophilia Infections. Clin Infect Dis. 2021:ciab1013.

Thomson KS. Extended-spectrum-beta-lactamase, AmpC, and Carbapenemase issues. J Clin Microbiol 2010;48(4):1019-25.

Trecarichi EM, Cauda R, Tumbarello M. Detecting risk and predicting patient mortality in patients with extended-spectrum β-lactamase-producing Enterobacteriaceae bloodstream infections. Future Microbiol 2012;7(10):1173-89.

242 PRECAUÇÃO HOSPITALAR

Daniel Soares de Sousa Dantas, Ralcyon Francis Azevedo Teixeira

As medidas de precaução visam impedir a transmissão de microrganismos. Devem ser instituídas logo na suspeita de infecção ou colonização por aqueles capazes de disseminação para outros pacientes ou profissionais de saúde. Apesar de haver regras gerais de precaução, o serviço de controle de infecção hospitalar de cada local pode optar por acrescentar ou modificar uma regra vigente, visando uma melhoria do controle de infecção no local.

A lavagem das mãos deve ser amplamente estimulada entre todos os envolvidos no cuidado da saúde como principal forma de prevenção das infecções relacionadas à saúde. Todos os profissionais envolvidos no cuidado do paciente devem ficar atentos quanto à necessidade de se instalarem precauções adicionais, sempre consultando o serviço de controle de infecção hospitalar em caso de dúvidas, tanto para a indicação quanto para a suspensão de uma precaução.

Campanhas de educação continuada explicando a importância da implantação e do cumprimento das medidas de controle de infecção hospitalar são de extrema importância.

Após a instalação da precaução adicional, algum membro da equipe de saúde deve realizar uma visita ao paciente e acompanhante para fazer as seguintes orientações:

- explicar sobre o motivo da precaução adicional;
- orientar sobre higiene das mãos;
- orientar sobre equipamentos de proteção individual utilizados pelos profissionais de saúde;
- orientar sobre cuidados específicos de acordo com o tipo de precaução;
- orientar a evitar contato com outros pacientes;
- limitar visitas;
- esclarecer possíveis dúvidas.

ORIENTAÇÕES

Orientações aplicadas a todos os pacientes (precauções-padrão) têm por objetivo evitar a transmissão de infecções (conhecidas ou não) do paciente para o profissional da saúde. Podem ser citadas:

- realizar a lavagem das mãos com água e sabão ou solução alcoólica em 5 momentos: antes do contato com o paciente, antes da realização de procedimento asséptico, após a exposição a líquidos corporais, após contato com o paciente e após contato com as áreas próximas ao paciente. É importante utilizar técnica adequada de limpeza, aplicando sabão líquido ou solução alcoólica nas mãos e friccionando vigorosamente. Deve-se atentar para a região interdigital e unhas;
- utilizar luvas de procedimento quando houver potencial contato com sangue ou secreções. Máscaras, óculos e avental também devem ser utilizados se houver potencial contato com sangue ou secreções nos olhos e no rosto (p. ex., intubação, drenagem de abscessos etc.);
- manusear e descartar corretamente os materiais perfurocortantes, além de artigos e roupas contaminados;
- limpar e desinfectar corretamente as superfícies ambientais;
- transportar corretamente o paciente (p. ex., sempre levar luvas no bolso para usar em caso de intercorrência).

As precauções de contato são indicadas em situações de suspeita ou confirmação de doenças ou presença de microrganismos transmitidos por contato direto ou indireto (p. ex., pacientes com diarreia incontinente, infecção ou colonização por microrganismos multirresistentes e escabiose). São elas:

- quarto privativo ou compartilhado com pacientes infectados com o mesmo microrganismo (coorte de pacientes);
- utilizar luvas durante o contato com o paciente ou com material infectante, descartá-las imediatamente após o uso e seguir com higienização das mãos;
- usar avental de manga longa sempre que houver possibilidade de contato da roupa do profissional com paciente, leito, mobiliário ou material infectante;
- evitar transporte do paciente e, se este for necessário, proteger lesões abertas com curativo. O profissional que faz o transporte deve usar luvas e avental de manga longa;
- utilizar artigos e equipamentos como estetoscópio, esfigmomanômetro e termômetro exclusivos para cada paciente.

As precauções respiratórias podem ser divididas em:

- risco de transmissão por aerossóis
  - quarto privativo com porta fechada;
  - sistema de ventilação com pressão negativa e mínimo de 6 trocas de ar por hora;
  - uso obrigatório de máscaras tipo N95 ou PFF2 por qualquer profissional que atender o paciente: essas máscaras não têm vida útil determinada, devendo ser substituídas se estiverem sujas, úmidas ou com danos estruturais (p. ex., haste quebrada, elástico frouxo);
  - se for necessário transportar o paciente, este deve utilizar máscara cirúrgica;
- risco de transmissão por gotículas:
  - quarto privativo obrigatório: pode ser compartilhado entre pacientes com o mesmo microrganismo isolado;
  - manter a porta fechada;
  - todos que entrarem no quarto deverão portar máscara cirúrgica;
  - se for necessário transportar o paciente, este deve utilizar máscara cirúrgica.

Há, ainda, precauções específicas para a contaminação por *Clostridioides difficile*:

- paciente com diarreia incontinente deve ser mantido em quarto privativo com banheiro individual;
- profissionais que atendem o paciente devem utilizar luvas e avental de manga longa e higienizar as mãos com água e sabão após retirar as luvas (álcool não elimina os esporos de *Clostridium/Clostridioides*);
- artigos e equipamentos devem ser exclusivos de cada paciente;

- somente investigar *Clostridium/Clostridioides* em contactantes sintomáticos (diarreia);
- deve-se suspender precauções de contato após 48 horas sem diarreia.

Existe a possibilidade de combinar as precauções:

- contato + respiratório por gotícula;
- contato + respiratório por aerossol.

Alguns serviços possuem orientações adicionais para pacientes imunodeprimidos, principalmente onco-hematológicos (p. ex., pacientes com < 500 neutrófilos por período > 14 dias – período longo de neutropenia), por conta do riso de infecção por *Aspergillus* sp. Além de limitar a circulação desses pacientes pelo hospital, recomenda-se que permaneçam em ambiente com filtragem absoluta de ar (pressão positiva), e nenhuma pessoa portadora de doença potencialmente transmissível (p. ex., síndromes gripais, diarreia, herpes labial) deve entrar em contato com o paciente, seja da equipe de saúde, acompanhante ou visitante. Não se deve confundir essas orientações com isolamento reverso, prática que não é mais recomendada.

Tabela 1 Principais orientações de precaução utilizadas de acordo com cada doença

Infecção/condição/microrganismo	Precauções recomendadas	
	Tipo	Período
Abscessos		
▪ Drenando com curativo oclusivo contido	P	DS
▪ Drenando sem curativo ou com curativo não contido	C	DS
Aids	Ver HIV	
Actinomicose	P	
Adenovírus, infecção por (lactente – 28 dias-2 anos de idade e pré-escolar – 2-6 anos)	Rg + C	DD
Amebíase	P	
Angina de Vincent	P	
Antrax (cutâneo e pulmonar)	P	
Ascaridíase	P	
Aspergilose	P	
Babesiose	P	
Bactérias multirresistentes (em caso de colonização/infecção, solicitar avaliação da comissão de controle de infecção hospitalar)	C	

(continua)

Tabela 1 Principais orientações de precaução utilizadas de acordo com cada doença (*continuação*)

Infecção/condição/microrganismo	Precauções recomendadas	
	Tipo	Período
Botulismo	P	
Bronquiolite	Ver infecções respiratórias em lactentes e pré-escolares	
Brucelose	P	
Cancro mole (*Chlamydia trachomatis*): conjuntivite, genital e respiratória	P	
Candidíase (todas as formas)	P	
Caxumba	Rg	9 dias pós-inchaço
Celulite	P	
Cisticercose	P	
Citomegalovirose (neonatal ou em imunossuprimido)	P	
Clostridium botulinum	P	
Clostridioides difficile	C	DD
Clostridium perfringens (intoxicação alimentar e gangrena gasosa)	P	
Cólera	C	
Colite associada a antibiótico	C	DD
Conjuntivite		
▪ Bacteriana aguda e gonocócica	P	DD
▪ Viral aguda (hemorrágica aguda)	C	DD
Covid	Rg/Ra+C	*
Coqueluche	Rg	TE 5 dias
Creutzfeldt-Jacob, doença	P	
Criptococose	P	
Dengue	P	
Dermatofitose	P	
Diarreia	Ver gastroenterite	
Difteria		
▪ Cutânea	C	TA + 2CN**
▪ Faríngea	Rg	TA + 2CN**
Doença de mão, pé e boca	Ver enterovirose	
Donovanose (granuloma inguinal)	P	
Encefalite	Ver agente específico	
Endometrite	P	
Enterobíase	P	
Enterocolite (*Clostridioides difficile*)	C	DD
Enterocolite necrotizante	P	
Enterovirose (coxsackie e echovírus)		
▪ Adulto	P	DD

(continua)

Tabela 1 Principais orientações de precaução utilizadas de acordo com cada doença (*continuação*)

Infecção/condição/microrganismo	Precauções recomendadas	
	Tipo	Período
▪ Lactente e pré-escolar	C	DD
Epiglotite	Rg	TE 24 horas
Eritema infeccioso	Ver parvovírus B19	
Escabiose	C	TE 24 horas
Esporotricose	P	
Esquistossomose	P	
Estafilococcia (*Staphylococcus aureus*)		
▪ Pele, ferida e queimadura		
– com secreção não contida	C	
– com secreção contida	P	
▪ Enterocolite	P[1]	
▪ Multirresistente	Ver bactérias multirresistentes	
▪ Pneumonia	P	
▪ Síndrome da pele escaldada	P	
▪ Síndrome do choque tóxico	P	
Estreptococcia (*Streptococcus* do grupo A)		
▪ Endometrite (sepse puerperal)	P	
▪ Escarlatina: lactente e pré-escolar	Rg	TE 24 horas
▪ Faringite: lactente e pré-escolar	Rg	TE 24 horas
▪ Pneumonia: lactente e pré-escolar	Rg	TE 24 horas
▪ Pele, ferida e queimadura		
– com secreção não contida	C	
– com secreção contida	P	
Estreptococcia (*Streptococcus* do grupo B neonatal)	P	
Estreptococcia (*Streptococcus* exceto grupo não A não B)	P	
Estreptococos multirresistentes (pneumococo e enterococo)	Ver bactérias multirresistentes	
Estrongiloidíase	P	
Exantema súbito	P	
Febre amarela	P	
Febre por arranhadura do gato	P	
Febre por mordedura do rato (*Streptobacillus moniliformis* ou *Spirilum minus*)	P	
Febre recorrente	P	
Febre reumática	P	
Febre tifoide	Ver gastroenterite	
Furunculose estafilocóccica (lactentes e pré-escolares)	C	DD

(continua)

Tabela 1 Principais orientações de precaução utilizadas de acordo com cada doença (*continuação*)

Infecção/condição/microrganismo	Precauções recomendadas	
	Tipo	Período
Gangrena gasosa	P	
Gastroenterite		
▪ *Campylobacter* spp., *Cholera* spp., *Criptosporidium* spp.	C	DD
▪ *Clostridioides difficile*	C	DD
▪ *Escherichia coli* (entero-hemorrágica 0157:4H e outras espécies)		DD
– diarreia contida	P	DD
– diarreia não contida	C	DD
▪ *Giardia lamblia*	P	DD
▪ Rotavírus	C	DD
▪ *Salmonella* spp. (inclusive *S. typhi*)	P[1]	DD
▪ *Shigella* spp.	P[1]	DD
▪ *Vibrio parahaemolyticus*	P	DD
▪ Viral (outros vírus)		
– diarreia contida	P	DD
– diarreia não contida	C	DD
▪ *Yersinia* enterocolítica	P	DD
Giardíase	Ver gastroenterite	
Gonorreia	P	
Guillain-Barré, síndrome de	P	
Hanseníase	P	
Hantavírus pulmonar	P	
Helicobacter pylori	P	
Hepatite viral		
▪ Vírus A	P	
– uso de fralda ou incontinente	C[2]	
▪ Vírus B (AgHBs positivo), vírus C e outros		
– com sangramento, não contido	C	
– sem sangramento	P	
▪ Vírus E	P	
Herpangina	Ver enterovirose	
Herpes simples		
▪ Encefalite	P	
▪ Mucocutânea, disseminada ou primária e grave	C	DD
▪ Mucocutânea, recorrente (pele, oral e genital)	P	
▪ Neonatal	C[3]	DD
Herpes-zóster		
▪ Disseminado (mais de 1 dermátomo)	Ra+C***	DD (LC)

(continua)

Tabela 1 Principais orientações de precaução utilizadas de acordo com cada doença (*continuação*)

Infecção/condição/microrganismo	Precauções recomendadas	
	Tipo	Período
▪ Localizado em imunocompetente	P	
▪ Localizado em imunossuprimido	Ra+C***	DD (LC)
Hidatidose	P	
Histoplasmose	P	
HIV, infecção por		
▪ Com sangramento não contido	C	
▪ Sem sangramento	P	
Impetigo	C	TE 24 horas
Infecção de cavidade fechada	P	
Infecção de ferida cirúrgica	P	
Infecção do trato urinário	P	
Infecção do trato respiratório em lactentes e pré-escolares ou bronquiolite (vírus sincicial respiratório e vírus *parainfluenzae*)	C	
Influenza A, B e C	Rg/Ra	DD
Intoxicação alimentar por *Clostridium botulium, Clostridium perfringens, Clostridium welchii* e estafilocócica	P	
Kawasaki, síndrome de	P	
Legionelose	P	
Leptospirose	P	
Listeriose	P	
Lyme, doença de	P	
Linfogranuloma venéreo	P	
Malária	P	
Melioidose	P	
Meningite		
▪ Asséptica (não bacteriana e não viral)	P	
▪ Bacteriana Gram-negativos entéricos, em neonatos	P	
▪ Fúngica	P	
▪ *Haemophilus influenzae* (suspeita ou confirmada)	Rg	TE 24 horas
▪ *Listeria monocytogenes*	P	
▪ *Neisseria meningitidis* (suspeita ou confirmada)	Rg	TE 24 horas
▪ Pneumocócica	P	
▪ Tuberculosa	P[4]	
▪ Outra bactéria não citada acima	P	
Meningococcemia	Rg	TE 24 horas
Microrganismos multirresistentes	Ver bactérias multirresistentes	
Molusco contagioso	P	

(continua)

Tabela 1 Principais orientações de precaução utilizadas de acordo com cada doença (*continuação*)

Infecção/condição/microrganismo	Precauções recomendadas	
	Tipo	Período
Mononucleose infecciosa	P	
Mucormicose	P	
Micobacteriose atípica (não *Mycobacterium tuberculosis*): pulmonar e cutânea	P	
Nocardiose	P	
Oxiúros, infecção por	P	
Paracoccidioidomicose (*Paracoccidioides brasiliensis*): pulmonar ou cutânea	P	
Parvovírus B19		
▪ Crise aplástica transitória ou de células vermelhas	Rg	7 dias
▪ Doença crônica em imunossuprimido	Rg	DI
Pediculose	C	TE 24 horas
Pertussis (coqueluche)	Rg	TE 5 dias
Peste		
▪ Bubônica	P	
▪ Pneumônica	Rg	TE 3 dias
Pleurodínea	Ver enterovirose	
Pneumonia		
▪ Adenovírus	Rg + C	DD
▪ *Burkholderia* cepacia em fibrose cística incluindo colonização do trato respiratório	P[5]	
▪ *Chlamydia*	P	
▪ Fúngica	P	
▪ *Haemophilus influenzae*		
– adultos	P	
– lactentes e crianças de qualquer idade	Rg	TE 24 horas
▪ *Legionella* spp.	P	
▪ Meningocócica	Rg	TE 24 horas
▪ *Mycoplasma* (pneumonia atípica primária)	Rg	DD
▪ Pneumocócica	P	
▪ *Pneumocystis jirovecii*	P[6]	
▪ Pseudomonas cepacia: ver pneumonia por *Burkholderia cepacia*	P	
▪ *Staphylococcus aureus*	P	
▪ *Streptococcus* do grupo A		
– adultos	P	
– lactentes e pré-escolares	Rg	TE 24 horas
▪ Viral (checar agente específico)		
– adultos	P	
– lactentes e pré-escolares	C	

(continua)

Tabela 1 Principais orientações de precaução utilizadas de acordo com cada doença (*continuação*)

Infecção/condição/microrganismo	Precauções recomendadas	
	Tipo	Período
▪ Outras bactérias não listadas (incluindo Gram-negativos)	P	
Poliomielite	P	
Psitacose (ornitose)	P	
Raiva	C	
Reye, síndrome de	P	
Ritter (síndrome da pele escaldada estafilocócica)	P	
Riquetsiose	P	
Rubéola	Rg	IR 7 dias
▪ Congênita	C[7]	
Salmonelose	Ver gastroenterite	
Sarampo	Ra	DD
Shigelose	Ver gastroenterite	
Sífilis		
▪ Lactente (terciária) e soro-positivo sem lesões	P	
▪ Pele e membrana mucosa (incluindo congênita, primária, secundária)	P	
Síndrome da pele escaldada	P	
Teníase	P	
Tétano	P	
Tinea	P	
Toxoplasmose	P	
Tracoma agudo	P	
Tricomoníase	P	
Tricuríase	P	
Triquinose	P	
Tuberculose		
▪ Extrapulmonar com lesão drenando	P + Ra	
▪ Extrapulmonar, meningite e outras sem drenagem	P	
▪ Laríngea (suspeita ou confirmada)	Ra	TE + MC
▪ PPD: reator (> 5 mm) sem evidência de doença pulmonar ou laríngea atual	P	
▪ Pulmonar (suspeita ou confirmada)	Ra	TE + MC
Tularemia (lesão drenando ou pulmonar)	P	
Tifo (endêmico e epidêmico, não causado por *Salmonella* spp.)	P	
Varicela	Ra + C	LC 100%
Varíola *monkeypox*	Rg/Ra+C	QC 100%

(continua)

Tabela 1 Principais orientações de precaução utilizadas de acordo com cada doença (*continuação*)

Infecção/condição/microrganismo	Precauções recomendadas	
	Tipo	Período
Vírus sincicial respiratório	C	Durante toda a internação
Zigomicose (ficomicose/mucormicose)	P	

C: contato; DD: durante a doença; DI: durante a internação; DS: duração da secreção; IR: início do *rash*; LC: até todas as lesões ficarem crostosas; MC: me hora clín ca; P: padrão; PN: pesquisas negativas; QC: até todas as lesões resolvidas com queda das crostas; Ra: respiratória para aerossóis; Rg: respiratória para gotículas; Rg/Ra: respiratória para gotículas, porém se procedimento gerador de aerossóis, utilizar medidas e máscaras para respiratória por aerossóis; TA: terapêutica antibacteriana; TE: terapêutica eficaz; TU: tumefação.

* Segundo a OMS em dezembro de 2021, a máscara cirúrgica pode ser usada se não houver procedimento gerador de aerossol. Segundo a ANVISA, em 2020, o tempo de isolamento varia:

- pacientes assintomáticos não imunossuprimidos: 10 dias após a data do primeiro teste RT-PCR positivo;
- pacientes assintomáticos e imunossuprimidos: pelo menos 20 dias desde o primeiro teste RT-PCR positivo;
- pacientes com quadro leve a moderado, não imunossuprimidos: pelo menos 10 dias desde o início dos sintomas + pelo menos 24 horas sem febre (sem uso de antitérmicos) + melhora dos sintomas;
- pacientes com quadro grave/crítico ou imunossuprimidos: pelo menos 20 dias desde o início dos sintomas + pelo menos 24 horas sem febre (sem uso de antitérmicos) + melhora dos sintomas.

** Até 2 culturas negativas em dias diferentes.

*** Evitar ingresso no quarto de suscetíveis.

1: usar precauções de contato para criança em uso de fraldas ou incontinente com idade < 6 anos durante a doença.

2: manter precauções em pacientes com idade < 3 anos durante toda a hospitalização e em pacientes com idade > 3 anos até 2 semanas do início dos sintomas.

3: para recém-nascido via vaginal ou cesariana de mãe com infecção ativa e ruptura de membranas por mais de 4-6 horas.

4: investigar tuberculose pulmonar ativa.

5: evitar contato de pacientes com fibrose cística não colonizados ou infectados com *Burkholderia cepacia* com este paciente.

6: evitar colocar no mesmo quarto com paciente imunossuprimido

7: manter precauções até 1 ano de idade (a menos que cultura viral de urina e nasofaringe sejam negativas após 3 meses de idade).

O serviço local do controle de infecção hospitalar pode ter regras diferentes das mostradas. Sempre se deve consultar este serviço em caso de dúvidas, principalmente quanto às regras de precaução para bactérias multirresistentes (quais bactérias pertencem a esse grupo, quando colocar em precaução e quando retirar), já que é a informação que mais pode variar.

▪ BIBLIOGRAFIA

Agência Nacional de Vigilância sanitária (ANVISA). Nota técnica GVIMS/GGTES/ANVISA n. 07/2020.

Associação Paulista de Estudos e Controle de Infecção Hospitalar. Precauções e isolamento. São Paulo: APECIH; 2012.

Hospital das Clínicas da Faculdade de Medicina da Universidade de São Paulo. Guia de utilização de anti-infeccioso e recomendações para a prevenção de infecções hospitalares. São Paulo: HC-FMUSP; 2012/2014.

Organização Mundial da Saúde (OMS). WHO recommendations on mask use by health workers, in light of the Omicron variant of concern. WHO interim guidelines, 22 december 2021. Disponível em https://www.who.int/publications/i/item/WHO-2019-nCoV-IPC_Masks-Health_Workers-Omicron_variant-2021.1.

Siegel JD, Rhinehart E, Jackson M, Chiarello L; Healthcare Infection Control Practices Advisory Committee. 2007 guideline for isolation precautions: preventing transmission of infectious agents in health care settings. Am J Infect Control 2007;35(10 suppl 2):S65-164.

Silva CMA, Abreu SE, Arruda FMJ, Fonseca OM. Precauções e isolamento. In: Fernandes TA, Fernandes VOM, Filho RN. Infecção hospitalar e suas interfaces na área da saúde. São Paulo: Atheneu; 2000.

243 COVID-19

Bruno Scarpellini, Julio Flávio Meirelles Marchini, Claudio Maeirovitch Pessanha Henriques, Vitor Falcão de Oliveira, Maria do Patrocínio Tenório Nunes

DEFINIÇÃO DE CASO PELO MINISTÉRIO DA SAÚDE

Infecção respiratória aguda causada pelo coronavírus SARS-CoV-2, potencialmente grave, de elevada transmissibilidade e de distribuição global. A infecção viral pode variar de casos assintomáticos e manifestações clínicas leves até quadros moderados, graves e críticos, sendo necessária a atenção especial aos sinais e sintomas que indicam piora do quadro clínico que exijam a hospitalização do paciente (Tabela 1).

De acordo com o Ministério da Saúde do Brasil, as situações podem ser classificadas em:

- Caso assintomático: caracterizado por teste laboratorial positivo para Covid-19 e ausência de sintomas.
- Caso leve: caracterizado a partir da presença de sintomas não específicos, como tosse, dor de garganta ou coriza, seguido ou não de anosmia, ageusia, diarreia, dor abdominal, febre, calafrios, mialgia, fadiga e/ou cefaleia.
- Caso moderado: os sintomas mais frequentes podem incluir desde sinais leves da doença, como tosse persistente e febre persistente diária, até sinais de piora progressiva de outro sintoma relacionado à Covid-19 (adinamia, prostração, hiporexia, diarreia), além da presença de pneumonia sem sinais ou sintomas de gravidade.
- Caso grave: considera-se a síndrome respiratória aguda grave (síndrome gripal que apresente dispneia/desconforto respiratório ou pressão persistente no tórax ou saturação de 2 menor que 95% em ar ambiente ou coloração azulada de lábios ou rosto).
- Caso crítico: as principais manifestações são sepse, choque séptico, síndrome do desconforto respiratório agudo insuficiência respiratória grave, disfunção de múltiplos órgãos, pneumonia grave, necessidade de suporte respiratório e internações em unidades de terapia intensiva.

DIAGNÓSTICO

Apresentação clínica

- Os sintomas da gripe e da Covid-19 são semelhantes, assim o teste para SARS-CoV-2 é estratégia para o diagnóstico diferencial (Tabela 2).

Tabela 1 Definição de caso de Covid-19 no Brasil

Caso suspeito	Definição 1: SG: ▪ Quadro respiratório agudo, caracterizado por pelo menos dois dos seguintes sinais e sintomas: febre (mesmo que referida)*, calafrios, dor de garganta, dor de cabeça, tosse, coriza, distúrbios olfativos ou distúrbios gustativos ▪ Em crianças: considera-se também obstrução nasal, na ausência de outro diagnóstico específico ▪ Em idosos: a febre pode estar ausente. Devem-se considerar também critérios específicos de agravamento, como síncope, confusão mental, sonolência excessiva, irritabilidade e inapetência Definição 2: SRAG: ▪ SG que apresente dispneia/desconforto respiratório ou pressão persistente no tórax ou saturação de O_2 < 95% em ar ambiente ou coloração azulada dos lábios ou rosto ▪ Em crianças: além dos itens anteriores, observar os batimentos de asa de nariz, cianose, tiragem intercostal, desidratação e inapetência

Caso confirmado	**Por critério laboratorial**
	Caso suspeito de SG ou SRAG com teste de:
	▪ Biologia molecular (RT-PCR em tempo real, detecção do vírus SARS-CoV-2:
	  ▪ Doença por Covid-19: com resultado detectável para SARS-CoV-2
	▪ Pesquisa de antígeno: resultado positivo para SARS-CoV-2 pelo método de imunocromatografia para detecção de antígeno.
	▪ Imunológico (teste rápido ou sorologia clássica para detecção de anticorpos, IgM, IgA e/ou IgG):
	  ▪ Doença por Covid-19: com resultado positivo para anticorpos IgM e/ou IgG. Em amostra coletada após o sétimo dia de início dos sintomas
	Por critério clinicoepidemiológico
	Caso suspeito de SG ou SRAG com:
	▪ Histórico de contato próximo ou domiciliar, nos últimos 14 dias antes do aparecimento dos sintomas, com caso confirmado laboratorialmente para Covid-19 e para o qual não foi possível realizar a investigação laboratorial específica

Caso descartado	Caso que se enquadrar na definição de suspeito e apresentar confirmação laboratorial para outro agente etiológico ou resultado negativo para Covid-19
Caso excluído	Caso notificado que não se enquadrar na definição de suspeito. Nessa situação, o registro será excluído da base de dados nacional
Caso em áreas de transmissão comunitária	Pacientes com sintomas de SG com febre ≥ 38 °C + tosse ou dificuldade respiratória ou dor de garganta

Os testes imunológicos não são recomendados para diagnóstico de Covid-19 em indivíduos vacinados.
* Na suspeita de Covid-19, a febre pode não estar presente.
SG: síndrome gripal; SRAG: síndrome respiratória aguda grave.

Tabela 2 Sintomas da Covid-19

Sintomas comuns	Sintomas menos comuns	Sintomas graves
▪ Febre (≥ 37,8 °C) ▪ Tosse seca ▪ Cansaço	▪ Dores e desconfortos ▪ Dor de garganta ▪ Diarreia ▪ Conjuntivite ▪ Dor de cabeça ▪ Perda de paladar ou olfato ▪ Erupção cutânea na pele ou descoloração dos dedos das mãos ou dos pés	▪ Dificuldade para respirar ou falta de ar ▪ Dor ou pressão no peito ▪ Perda de fala ou movimento

- Muitos testes rápidos foram desenvolvidos com base nos indivíduos sintomáticos e assintomáticos. Cientistas e pesquisadores trabalharam incansavelmente nos métodos de diagnóstico para diagnosticar com eficiência e precisão a infecção, a fim de controlar sua difusão. Atualmente, os testes moleculares baseados em RT-PCR, testes rápidos de antígenos e anticorpos, testes rápidos de antígenos ou anticorpos, testes sorológicos imunoenzimáticos são as técnicas autenticadas e válidas utilizadas.
- Além dos métodos conservadores, várias outras técnicas, como abordagens baseadas em *clusters* de repetições palindrômicas curtas regularmente interespaçadas/Cas (CRISPR/Cas), técnicas de amplificação isotérmica de ácido nucleico ou métodos de PCR digital estão atualmente em andamento implementados ou aguardando aprovação.

Biologia molecular

Permite identificar a presença do material genético (RNA) do vírus SARS-CoV-2 em amostras de secreção respiratória, por meio das metodologias de RT-PCR em tempo real (RT-qPCR) e amplificação isotérmica mediada por loop com transcriptase reversa (*reverse transcriptase loop-mediated isothermal amplification*, RT-LAMP).

Sorologia

Detecta anticorpos IgM, IgA e/ou IgG produzidos pela resposta imunológica do indivíduo em relação ao vírus SARS-CoV-2, podendo diagnosticar doença ati-

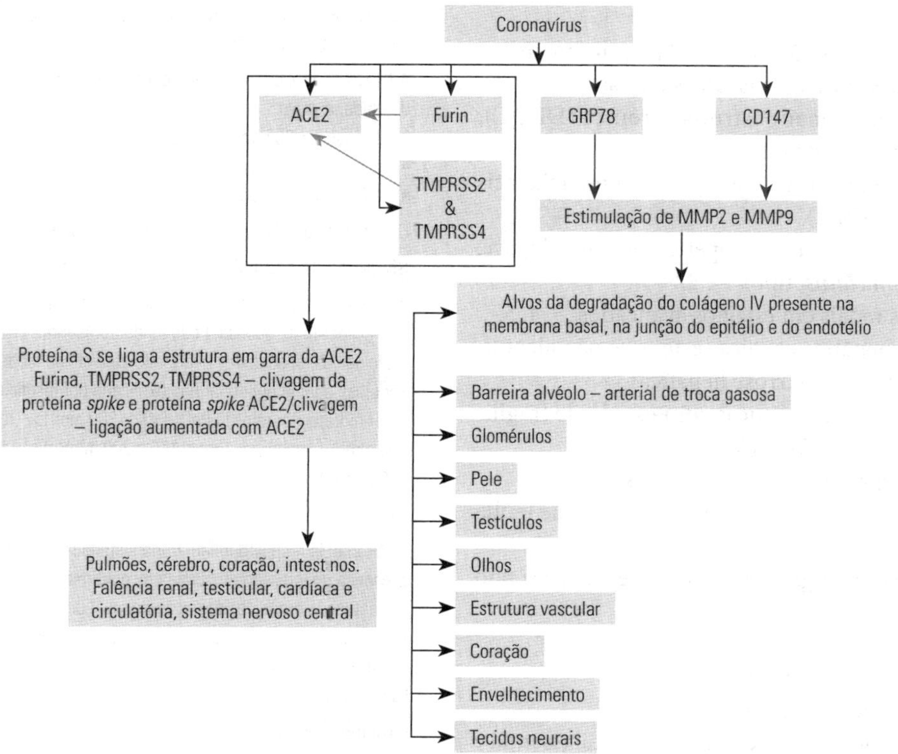

Figura 1 Mecanismo fisiopatológico do vírus SARS-CoV-2 explicando os possíveis pontos de entrada e seus alvos. Fonte: adaptada de Nitin et al., 2022. ACE2: enzima conversora de angiotensina 2; GRP78: proteína 78 regulada por glicose; MMP2 e MMP9: metaloproteinases de matriz 2 e 9; TMPRSS2 e TMPRSS4: serina protease transmembrana 2 e 4.

va ou pregressa. As principais metodologias são: ensaio imunoenzimático (*enzyme-linked immunosorbent assay* – ELISA), imunoensaio por quimioluminescência (CLIA) e imunoensaio por eletroquimioluminescência (ECLIA).

Os testes imunológicos não são recomendados para diagnóstico de Covid-19 em indivíduos vacinados.

Testes rápidos

Os testes rápidos são imunoensaios que utilizam a metodologia de imunocromatografia de fluxo lateral. Os testes rápidos para detecção de antígenos virais são capazes de detectar o SARS-CoV-2 em amostras coletadas de nasal/nasofaringe e devem ser utilizados para a identificação da infecção ativa (fase aguda).

Os testes rápidos para detecção de anticorpos IgM e IgG devem ser utilizados com amostras de sangue total obtido por punção digital, soro e plasma. Em decorrência da dinâmica da resposta imunológica contra o SARS-CoV-2, tais testes não devem ser utilizados na fase aguda da doença, devendo ser reservados para a identificação da Covid-19 na fase convalescente ou na identificação de infecção prévia pelo SARS-CoV-2.

O Tabela 3 descreve as síndromes clínicas que afetam os casos de Covid-19.

Fatores de risco

- Idade ≥ 60 anos. O risco aumenta constantemente, à medida que se avança nas faixas etárias.
- Doença pulmonar obstrutiva crônica (DPOC), asma, pneumopatias estruturais.
- Doença cerebrovascular (p. ex., demência, acidente vascular cerebral).
- Cardiopatias, incluindo hipertensão arterial grave.
- *Diabetes mellitus*, tipos 1 e 2.
- Doenças renais em estágios avançados: 3, 4, 5.
- Doença hepática crônica (esteatose não alcoólica, hepatite autoimune, cirrose hepática).
- Doenças cromossômicas com estado de fragilidade imunológica (ex.: Down).
- Imunodepressão e imunossupressão.
  - Essa categoria é fator de risco mesmo que tenha sido vacinada.
- Neoplasia maligna (exceto câncer de pele não melanocítico).
- Gestação.
- Obesidade (IMC > 30 kg/m^2).
- Asma moderada/grave.
- Doenças hematológicas, incluindo talassemia e anemia falciforme.
- Nenhuma dose da vacina ou vacinação incompleta.

Tabela 3 Síndromes clínicas associadas à infecção por Covid-19

Doença não complicada
Quadro compatível com infecção de vias aéreas superiores, sem sinais de desidratação, dispneia, sepse ou disfunção de órgãos
Os sinais e os sintomas mais comuns são: febre, tosse, dificuldade para respirar, dor na garganta, congestão nasal, cefaleia, mal-estar e mialgia
Imunossuprimidos, idosos e crianças podem apresentar quadro atípico. Esses pacientes não apresentam sinais de desidratação, febre ou dificuldade para respirar
Pneumonia sem complicações
Infecção do trato respiratório inferior sem sinais de gravidade
Criança sem pneumonia grave tem tosse ou dificuldade para respirar + respiração rápida: ▪ < 2 meses: ≥ 60 irpm ▪ 2 a 11 meses: ≥ 50 irpm ▪ 1 a 5 anos: ≥ 40 irpm
Pneumonia grave
Adolescente ou adulto: infecção do trato respiratório inferior com algum dos seguintes sinais de gravidade: frequência respiratória > 30 incursões por minuto; dispneia; SpO_2 < 90% em ar ambiente; cianose; disfunção orgânica
Crianças com tosse ou dificuldade de respirar ainda podem ter como critérios de gravidade: ▪ Uso de musculatura acessória para respiração; incapacidade ou recusa de se amamentar ou ingerir líquidos; sibilância ou estridor em repouso; vômitos incoercíveis; alteração do sensório (irritabilidade ou sonolência); convulsões
A frequência respiratória que denota gravidade em infantes dependerá da idade, a saber: ▪ < 2 meses: ≥ 60 irpm ▪ 2 a 11 meses: ≥ 50 irpm ▪ 1 a 5 anos: ≥ 40 irpm
O diagnóstico é clínico. Imagens torácicas podem excluir complicações
Síndrome da angústia respiratória aguda
Início ou agravamento dos sintomas respiratórios, até 1 semana do aparecimento da doença. Pode ainda apresentar: alterações radiológicas (opacidades bilaterais, atelectasia lobar/pulmonar ou nódulos); edema pulmonar não explicado por insuficiência cardíaca ou hiper-hidratação; relação $PaO_2/FiO_2 \leq 300$ mmHg – leve (entre 200 e 300 mmHg), moderada (entre 100 e 200 mmHg) e grave (abaixo de 100 mmHg)
Sepse
Síndrome da resposta inflamatória sistêmica com disfunção orgânica na presença de infecção presumida ou confirmada. São sinais frequentes de disfunção orgânica: alteração do nível de consciência, oligúria, taqui e/ou dispneia, baixa saturação de oxigênio, taquicardia, pulso débil, extremidades frias, coagulopatia, trombocitopenia, acidose, elevação do lactato sérico ou da bilirrubina
Choque séptico
Sepse acompanhada de hipotensão [pressão arterial média (PAM) < 65 mmHg] a despeito de ressuscitação volêmica adequada

■ O tabaco causa diferentes tipos de inflamação e prejudica os mecanismos de defesa do organismo, por isso os fumantes têm maior risco de infecções por vírus, bactérias e fungos.

Exames laboratoriais

■ Exames gerais necessários às condições clínicas da pessoa em atendimento.

■ Secreção da nasofaringe: orienta-se a coleta de aspirado nasofaríngeo (ANF) ou *swab* combinado (nasal/oral) ou, ainda, amostra de secreção respiratória inferior (escarro ou lavado traqueal ou lavado broncoalveolar).

■ É necessária a coleta de duas amostras na suspeita de Covid-19. Ambas serão encaminhadas com urgência para o LACEN.

■ Pacientes com doença grave apresentaram anormalidades laboratoriais mais significativas (incluindo linfocitopenia e leucopenia) do que aqueles com doença não grave.

■ Anticorpos neutralizantes (IgM e IgG) após 21 dias de início dos sintomas (negativos = até 20%; indeterminados = 20-30%; positivos > 30%).

■ Dímero-D para avaliação de algumas indicações de anticoagulação plena (em pacientes não internados).

Reação em cadeia da transcriptase reversa-polimerase (RT-PCR)

Comparação entre a pesquisa rápida de antígenos (PRA) e da reação em cadeia da transcriptase reversa-polimerase (RT-PCR)

A pesquisa rápida de antígenos (PRA) pode ser realizada e interpretada em minutos sem o uso de equipamentos especiais, garantindo agilidade, redução de custos e potencial maior controle dos surtos de Covid. Um estudo analisou todos os atletas estudantes da Universidade de Stanford que não relataram histórico de infecção por SARS-CoV-2 nos 90 dias anteriores, retornaram ao campus de 1º de janeiro a 11 de janeiro de 2022 e autorrealizaram um PRA (*BinaxNOW; Abbott Laboratories*) em até 24 horas da chegada ao *campus*. Estudantes sintomáticos com resultado PRA positivo foram isolados sem teste de RT-PCR confirmatório; estudantes assintomáticos com resultado PRA positivo foram submetidos ao teste de RT-PCR. O objetivo principal foi avaliar o desempenho da PRA.

A sensibilidade geral da PRA foi de 63,0%, (semelhante à de outros dois estudos recentes) com foco na variante ômicron. O desempenho da PRA foi melhor em indivíduos sintomáticos. Os testes rápidos de antígenos foram bastante específicos, com apenas um achado falso-positivo na coorte, sugerindo que PRA positiva em populações assintomáticas e sintomáticas não requer PRA confirmatório ou RT-PCR. Isso é consistente com estudos anteriores que mostraram excelente especificidade.

Exames de imagem

■ Li et al. encontraram os seguintes achados na tomografia de tórax, de acordo com a frequência:

– Opacidades em vidro fosco: 100% (Figura 3).

– Envolvimento de múltiplos lóbulos 100% (Figura 4).

– Distribuição subpleural ou periférica (em geral poupadora central): 100% (Figura 5).

– Consolidações: 77,8% (Figura 6).

– Espessamento septal: 55,6% (Figura 7).

– Dilatação brônquica e espessamento da parede: 55,6% (Figura 8).

■ Nenhuma anormalidade radiográfica ou da tomografia foi encontrada em 17,9% com doença não grave e em 2,9% com doença grave.

Ultrassonografia de pulmão e Covid-19

■ Os operadores do aparelho de ultrassonografia devem respeitar as medidas de isolamento, com paramentação apropriada para prevenção. Os achados pulmonares são superficiais, periféricos e subpleurais.

■ O escore LUS (*lung ultrasound score*) quantifica a perda de aeração pulmonar e varia de 0 a 32; quanto mais alto o valor, menos aeração.

– Um estudo do HC em pacientes internados demonstrou que o escore LUS abaixo de 16 tem especificidade de 90% de alta vivo. Por outro lado, um escore de 26 ou mais tem especificidade de 93% para intubação, admissão na unidade de terapia intensiva (UTI) e evolução para óbito.

■ A ultrassonografia pulmonar é de mais fácil execução e pode ser repetida várias vezes ao dia, de acordo com as condutas terapêuticas tomadas, tem baixo custo e evita que o paciente seja deslocado à unidade de tomografia computadorizada, o que é muito importante, porque evita riscos potenciais para o próprio paciente e de transmissão da Covid-19.

Variantes de preocupação e outras de interesse atuais

■ A Organização Mundial da Saúde (OMS) classifica como variantes de preocupação (*variants of concern*) as seguintes linhagens com acúmulo de mutações em relação à variante original:

– Alfa – linhagem B.1.1.7:

Tabela 4 Comparação de PRA vs. RT-PCR Covid-19

Resultado PRA	RT-PCR – positivo		RT-PCR – negativo
	Confirmado	Presumido	
Positivo, número (n) de participantes	23	23	1
Negativo, número de participantes	27	0	649
Sensibilidade, % (IC95%) [Nº/total Nº]	63,0 (51,9 – 74,1) [46/73]		NA
Especificidade, % (IC95%) [Nº/total Nº]	NA		99,8 (99,5 – 100) [649/650]

NA: não se aplica; PRA: Pesquisa rápida de antígenos; RT-PCR: reação em cadeia de transcriptase reversa – polimerase.
Fonte: adaptada e modificada de Tsao et al., 2022.

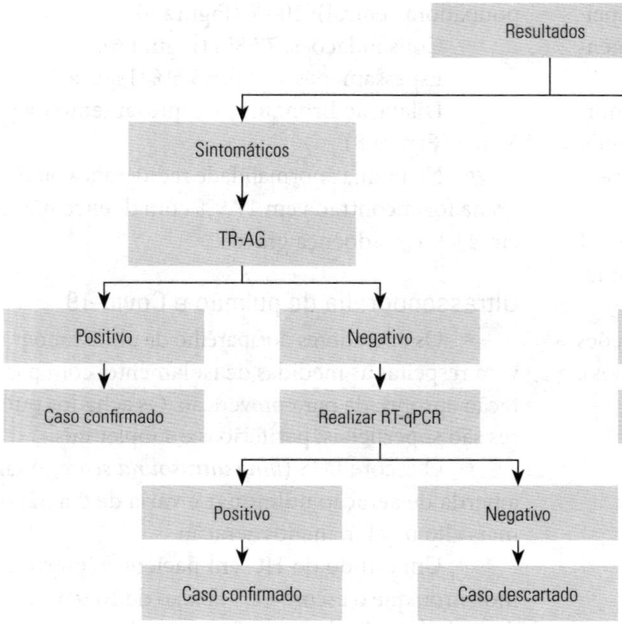

Figura 2 Fluxo a ser seguido a partir do resultado do teste rápido de antígeno. Fonte: Ministério da Saúde, 2022.

Tabela 5 Metodologias para diagnóstico da Covid-19 por fase da doença, período da coleta e tipo de amostra

Metodologia laboratorial	Objetivo	Fase da doença	Período de coleta	Tipo de amostra
RT-qPCR	Detecta RNA do vírus SARS-CoV-2	Fase aguda ou período virêmico	Pacientes com síndrome gripal: entre o 1º e o 8º dia de sintomas	Amostra de nasofaringe
			Pacientes internados com SRAG: entre o 1º e o 14º dia de sintomas	Amostras de nasofaringe ou do trato respiratório inferior como escarro, aspirado traqueal e lavado broncoalveolar
Teste rápido de antígeno	Detecta proteína do vírus SARS-CoV-2	Fase aguda ou período virêmico	1º ao 7º dia de sintomas	Amostra de nasofaringe ou nasal
ELISA, CLIA ou ECLIA	Detecta anticorpos IgM, IgG e IgA	Fase convalescente	Após o 8º dia do início dos sintomas	Amostras de soro
Teste rápido de anticorpo	Detecta anticorpos IGM e IgG	Fase convalescente	Após o 8º dia do início dos sintomas	Amostras de sangue total, soro ou plasma

Fonte: Ministério da Saúde, 2022.

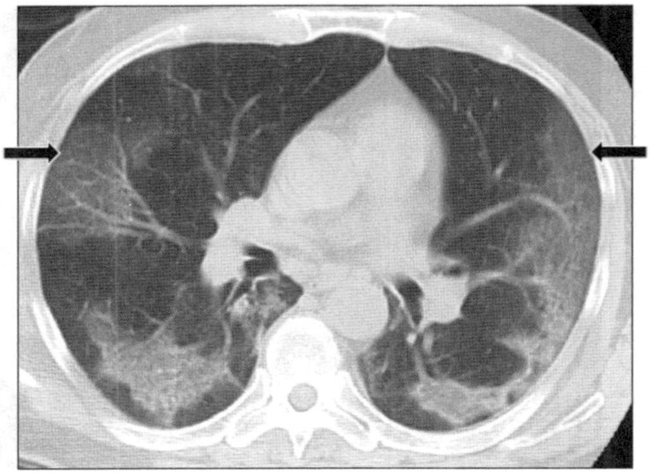

Figura 3 Opacidades em vidro fosco.

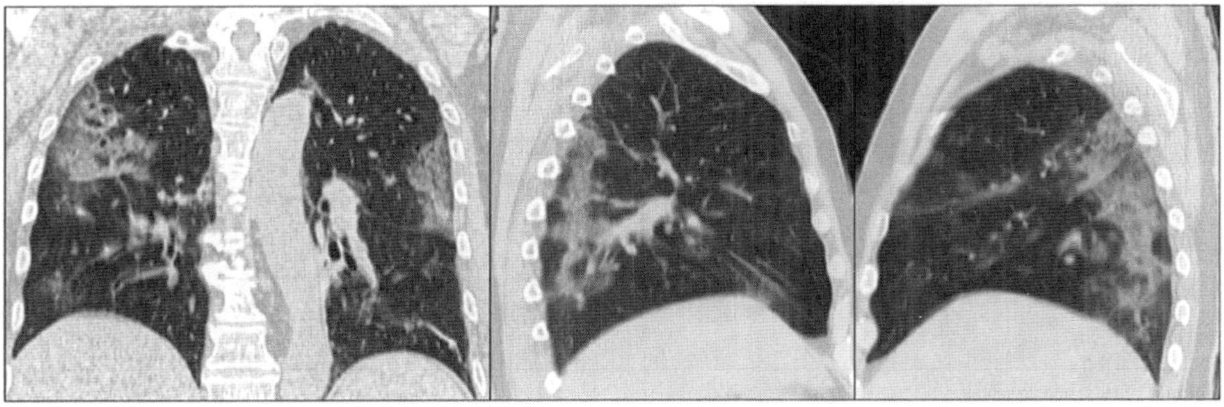

Figura 4 Envolvimento de múltiplos lóbulos.

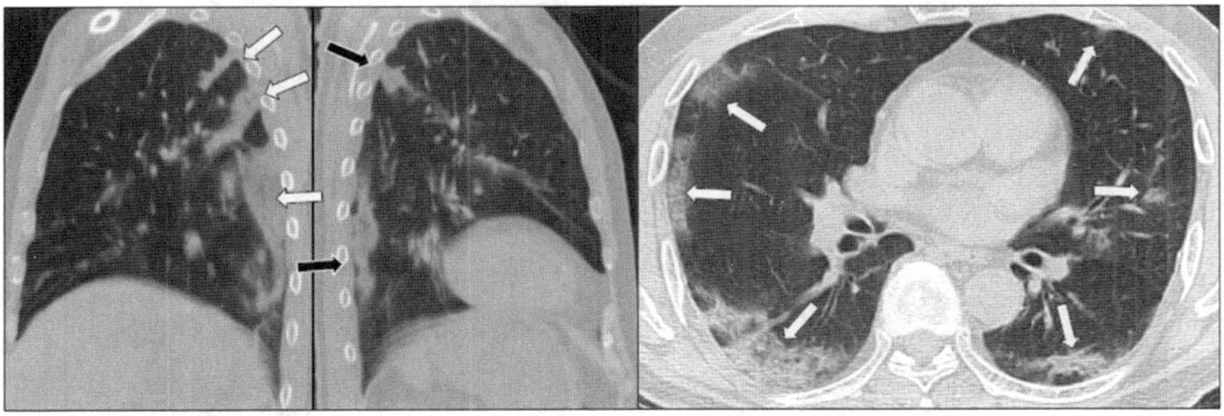

Figura 5 Distribuição subpleural ou periférica (geralmente poupadora central).

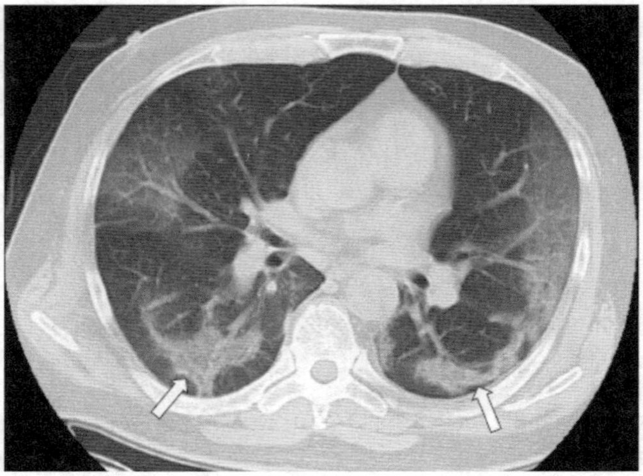

Figura 6 Consolidações.

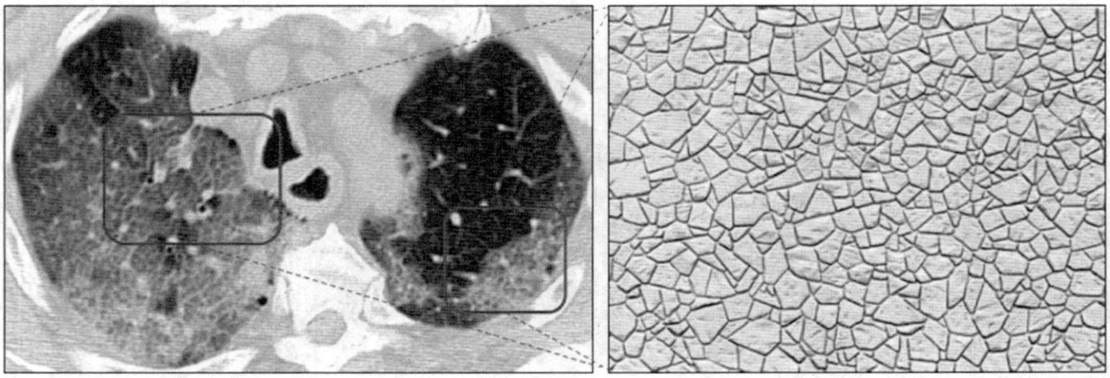

Figura 7 Espessamento septal.

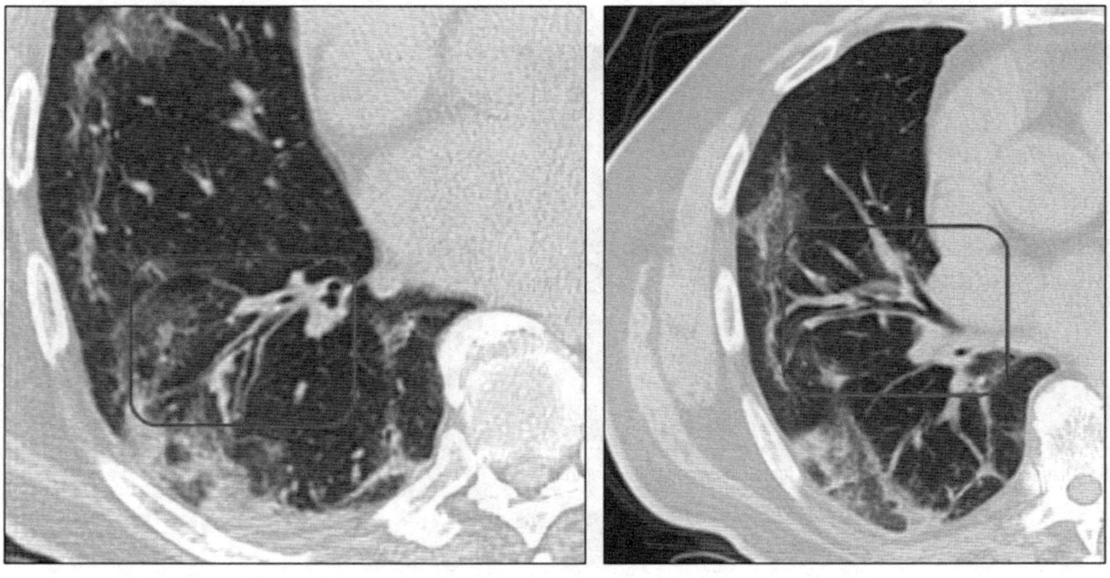

Figura 8 Dilatação brônquica e espessamento da parede.

• Inicialmente descrita na Inglaterra em setembro de 2020, com dados de aumento de sua transmissibilidade e maior gravidade.

– Beta – linhagem B.1.351:

• Inicialmente descrita na África do Sul em setembro de 2020, com dados de aumento de sua transmissibilidade e maior gravidade.

– Gamma – linhagem P.1:

• Inicialmente descrita no Brasil em dezembro de 2020, com dados de aumento de sua transmissibilidade e maior gravidade.

– Delta – linhagem B.1.617.2:

• Inicialmente descrita na Índia também em dezembro de 2020, com dados de aumento de sua transmissibilidade e maior gravidade.

– Ômicron – linhagem B.1.1.529:

• Inicialmente descrita na África do Sul e Botsuana em novembro de 2021, com dados de aumento de sua transmissibilidade e menor gravidade (inclusive em estudos controlando para estado vacinal). Também conhecida como linhagem BA.1.

• A linhagem BA.1 tem 60 mutações, incluindo 8 mutações sinônimas; 36 dessas mutações são na proteína *spike*, incluindo a deleção 69-70 que é usada como em PCR específico para detectar a ômicron.

• Existem ainda as sublinhagens BA.1.1, BA.2 e BA.3. A linhagem BA.1.1 tem uma mutação adicional (R346K), mas poucos casos.

• A linhagem BA.2 tem crescido de forma importante. Tem uma transmissibilidade maior ainda que a BA.1, ultrapassando-a em alguns países que fazem o controle como a Dinamarca e a Índia.

• Foi chamada de variante *stealth* porque não tem a deleção 69-70 usada para detectar a ômicron. Na verdade, tem várias mutações a menos que a BA.1, mas outras específicas dela.

• A BA.2 tem intervalo serial (intervalo entre sintomas do caso primário e caso secundário) mais curto que BA.1 (3,2 dias *versus* 3,7 dias)

• A Agência Britânica de Segurança Sanitária também detectou uma versão recombinante delta-ômicron.

▪ Há uma taxa mais alta de transmissão, com maior número de casos de Covid-19, sobrecarregando os sistemas de saúde, com pacientes precisando de maiores cuidados clínicos, por mais tempo e em crescente número de mortes.

▪ Há evidências crescentes de imunidade por células T, robusta e de longa duração, gerada após a infecção

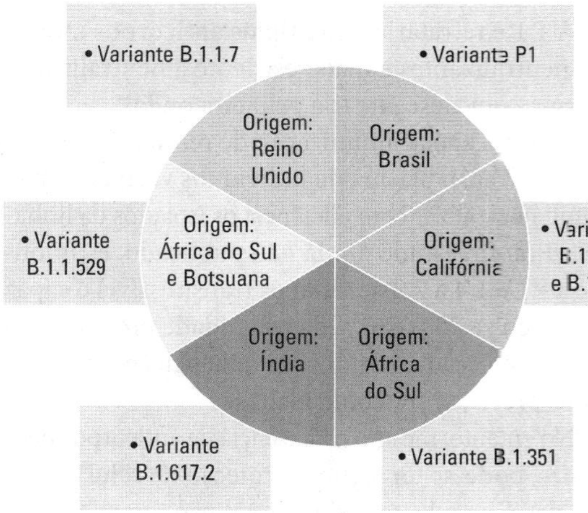

Figura 9 Principais variantes no mundo.

natural por SARS-CoV-2. Os autores observam que não houve reinfecção em larga escala, mesmo pelas novas variantes naqueles que já tiveram Covid-19.

▪ Em países onde a B.1.351 (África do Sul) ou P.1 (Brasil) são prevalentes, não existem dados epidemiológicos sólidos que provem que a reinfecção com novas variantes emergentes é um fenômeno generalizado.

▪ Estudo de Dan et al. sugeriu que, após a infecção por SARS-CoV-2 (ou após a vacinação), a maioria das pessoas estaria protegida contra Covid-19 grave por anos e, até certo ponto, também contra variantes. Uma análise de 188 casos de Covid-19 sobre memória imunológica mostrou que as células B de memória específicas foram mais abundantes após 6 meses do que em 1 mês, após o início dos sintomas. Células T CD4 + e células T CD8 + específicas para SARS-CoV-2 tiveram meia-vida de 3-5 meses no mesmo grupo de pacientes.

▪ Mesmo quando a neutralização do anticorpo se reduz (mais evidente em B.1.351), a resposta das células T pode ser direcionada contra epítopos conservados em várias cepas. Outro estudo pré-impresso sugere que as respostas das células T CD4 + e CD8 + em indivíduos convalescentes com Covid-19 ou vacinados com mRNA COVID-19 não são substancialmente afetadas por mutações encontradas nas variantes SARS-CoV-2).

▪ A B.1.1.7, variante detectada pela primeira vez na Inglaterra, não escapa da imunidade induzida pela vacina (ou apenas de forma insignificante).

▪ Dados da vida real de Israel demonstram que a vacina Pfizer-BioNTech foi altamente eficaz, mesmo em uma situação em que a B.1.1.7 era a linhagem dominante.

▪ Em um ensaio envolvendo 596.618 vacinados, a eficácia estimada, 7 dias após a segunda dose, foi de 92% para infecção documentada, 94% para Covid-19 sintomático, 87% para hospitalização e 92% para Covid-19 grave.

- A P.1 é refratária a múltiplos anticorpos monoclonais neutralizantes e mais resistente à neutralização por plasma convalescente (da primeira onda).
  - 5 meses após a imunização de reforço com a vacina CoronaVac, o plasma de indivíduos vacinados não conseguiu neutralizar com eficiência os isolados da linhagem P.1. Em um estudo ainda não publicado, estimou-se que a P.1 é 1,4 a 2,2 vezes mais transmissível e capaz de escapar entre 25% e 61% da imunidade protetora induzida por infecção anterior com linhagens não P.1. Esses dados precisam ser confirmados.
  - No entanto, mesmo na ausência de anticorpos neutralizantes, pode-se ter alguma proteção de células T. E, se as células T circulantes de memória não forem eficazes na prevenção da infecção por SARS-CoV-2, pode-se esperar que reduzam a gravidade da Covid-19. Em resumo:
    - Várias vacinas podem fornecer imunidade satisfatória contra essas variantes.
    - A maioria das vacinas provavelmente fornecerá excelente proteção contra hospitalizações/mortes por essas variantes.
    - É provável que uma vacina de reforço contra essas variantes venha a ser altamente eficaz.
- A variante ômicron, apesar de ter transmissibilidade maior, tem gravidade menor. A internação é mais curta, e a admissão em UTI e a mortalidade hospitalar são menores mesmo quando há ajuste para status vacinal e infecção prévia. Estudos animais mostram menor concentração viral em tecido pulmonar.

Diagnóstico diferencial

As características clínicas não são específicas e podem ser similares àquelas causadas por outros vírus respiratórios, que também ocorrem sob a forma de surtos e, eventualmente, circulam ao mesmo tempo, como influenza, parainfluenza, rinovírus, vírus sincicial respiratório, adenovírus, outros coronavírus, entre outros.

Tabela 6 Lista de cepas de coronavírus, de acordo com a classificação da OMS, 2021

	Cepas de SARS-CoV-2 – OMS	Local e data de primeira detecção	Observações
Variantes de preocupação	Alfa	B.1.1.7 – identificada pela primeira vez em setembro de 2020	Presente em mais de 80 países
	Beta	B.1.351 -África do Sul	50% mais transmissível
	Gama	P1 – Brasil	
	Delta	B.1.617.2 – África do Sul, 2020	60 a 200% mais transmissível
	Ômicron	B1.1.529, 2021	Presente em vários países do mundo
Variantes de interesse	Mu	Colômbia, 2021	Difusa no mundo, em registro de baixa
	Lambda	Peru, 2020	
Variantes de observação	R.1: variante sem um país de origem definido; B.1.466.2: variante detectada pela primeira vez na Indonésia; B.1.1.318: variante sem um país de origem definido; B.1.1.519: variante sem um país de origem definido; C.36.3: variante sem um país de origem definido; B.1.214.2: variante sem um país de origem definido; B.1.427: variante detectada pela primeira vez nos Estados Unidos; B.1.429: variante detectada pela primeira vez nos Estados Unidos; B.1.1.523: variante sem um país de origem definido; B.1.619: variante sem um país de origem definido; B.1.620: variante sem um país de origem definido; C.1.2: variante detectada pela primeira vez na África do Sul; B.1.617.1: variante detectada pela primeira vez na Índia; B.1.526: variante detectada pela primeira vez nos Estados Unidos; B.1.525: variante sem um país de origem definido; B.1.630: variante detectada pela primeira vez na República Dominicana.		

TRATAMENTO

Tratamento específico

- Várias opções estão se consolidando como tratamento específico efetivo para a Covid-19. A maioria não está disponível no Brasil.
- Existem duas classes:
  - Antivirais de ação direta: agem sobre componentes do vírus, inibindo sua replicação. Devem ser administrados no início da infecção para impedir o progresso para doença grave.
  - Nas terapias direcionadas ao hospedeiro, o objetivo é diminuir a resposta inflamatória sem regulação que ocorre na doença grave da Covid-19.
- Não há consenso ou até evidências sobre quais drogas preferir e se combinações são úteis.
- Especificamente para os anticorpos monoclonais, a eficácia pode ser reduzida e até abolida nas variantes.

Necessidade de internação

- Pacientes com suspeita de Covid-19 e frequência respiratória ≥ 24 irpm ou saturação ≤ 93% ou com aumento do trabalho respiratório devem ser internados para oxigenoterapia e monitorização de necessidades crescentes de ventilação.
- Mesmo que o paciente esteja com saturação boa, mas com frequência respiratória alta, a internação está indicada:
  - A saturação pode estar mantida às custas do esforço aumentado.
  - Esses casos também devem receber oxigenoterapia, devendo-se observar não a melhora da saturação, mas sim a redução da frequência respiratória.
- Em alguns casos, a internação pode ser considerada em pacientes que não terão possibilidade de se isolar em casa – especialmente se os contactantes em casa forem pacientes idosos ou com comorbidades.
- Quando a decisão for limítrofe e possível, lançar mão de ultrassonografia torácica à beira do leito para tomar a decisão.
  - Pacientes com escore LUS baixo poderão ir para casa.
  - Estudo recente apontou que LUS ≥ 25 na admissão teve 90% de especificidade para intubação orotraqueal.
- Pacientes limítrofes que não serão internados devem ter retorno em 1-2 dias para reavaliação clínica.

Conduta clínica inicial da síndrome respiratória decorrente de Covid-19

Terapia e monitoramento precoces de suporte

- Administrar oxigenoterapia suplementar imediatamente a pacientes com síndrome respiratória aguda grave (SRAG) e dificuldade respiratória, hipoxemia ou choque.
- Usar tratamento conservador de fluidos em pacientes com SRAG quando não houver evidência de choque.

Tabela 7 Tratamentos específicos que se consolidam para Covid-19

	Medicamento	Modo de ação	Redução em hospitalização	Perda de eficácia em variantes
Antivirais de ação direta	Remdesivir	Análogo de nucleotídeo	87%*	
	Molnupiravir		30%	
	Nirmatrelvir + ritonavir***	Inibidor de protease	90%	
	Bamlanivimab + etesevimab	Anticorpos neutralizantes	70%	Beta, gama e ômicron
	Casirivimab + imdevimab		66%	Ômicron
	Sotrovimab		85%	Ômicron**
	Tixagevimab + cilgavimab		77%	
	Regdanvimab		70%	Beta e ômicron**
	Amubarvimab + romlusevimab***		80%	
	Adintrevimab***		N/D	Ômicron**
Terapia direcionada ao hospedeiro	Dexametasona	Imunossupressão	17-21%	
	Baricitinibe ou tofacitinibe	Inibidor da *janus quinase*	18%	
	Tocilizumabe ou sarilumabe***	Inibidor de IL-6	13%	

*Quando usado em tratamento ambulatorial. **Redução de atividade. *** Sem registro vigente na Anvisa.

- Monitorar de perto os pacientes com SRAG quanto a sinais de complicações clínicas, como insuficiência respiratória e sepse de progressão rápida, e aplicar intervenções de suporte imediatamente.
- Entender as comorbidades do paciente para atendimento individualizado e prognóstico.
- Manter boa comunicação com o paciente e seus familiares.
- Em geral, não há indicação de começar antibioticoterapia quando a suspeita clínica for Covid-19. Considerar antibiótico quando a imagem tomográfica for mais compatível com infecção bacteriana ou em paciente hemodinamicamente instável.
- Dexametasona 6 mg, IV, por 10 dias está indicada a pacientes com necessidade de oxigenação suplementar.
- Parece haver benefício na anticoagulação específica para Covid-19. Uma alternativa é buscar ativamente tromboembolismo venoso em pacientes com elevação de dímero D e realizar anticoagulação plena apenas se encontrar evidência de trombose. Nos demais pacientes, sugere-se anticoagulação profilática. Em um estudo observacional de uma coorte de pacientes atendidos, aqueles que receberam anticoagulação profilática nas primeiras 24 horas após a admissão hospitalar tiveram risco 27% menor de mortalidade em 30 dias do que os pacientes que não receberam terapia de anticoagulação.

Tratamento da insuficiência respiratória hipoxêmica e síndrome do desconforto respiratório agudo (SDRA)

- Reconhecer desconforto respiratório grave mesmo quando oxigenoterapia ofertada em alto fluxo.
- Proceder com intubação endotraqueal caso não haja resposta à VNI. O procedimento deve ser realizado por profissional treinado e experiente, utilizando precauções para aerossóis.
- Implementar ventilação mecânica, usando volumes-correntes mais baixos (4-8 mL/kg de peso corporal previsto, PBW) e pressões inspiratórias mais baixas (pressão de platô < 30 cmH_2O).
- Colocar pacientes com SDRA grave em posição prona pode melhorar a oxigenação, mas deve ser garantida a segurança do paciente.
- Adotar estratégia conservadora de gerenciamento de fluidos para pacientes com SDRA sem hipoperfusão tecidual.
- Evitar que o paciente se desconecte do ventilador, para não haver perda de PEEP e atelectasia. Usar cateteres em linha para sucção das vias aéreas e prender o tubo endotraqueal quando for necessário desconectar (p. ex., transferir para um ventilador de transporte).
- A cânula nasal de alto fluxo é boa opção a pacientes hipoxêmicos com pouco esforço muscular.
- Os pacientes com esforço ventilatório devem receber avaliação de ventilação mecânica não invasiva. Alguns respondem bem, o que pode impedir a progressão para ventilação mecânica invasiva.
- Não há benefício em autopronar (sem ventilação mecânica), para diminuir intubação ou mesmo atrasar a intubação.
- A ventilação mecânica está indicada a pacientes com esforço ventilatório para respirar que não respondem à ventilação não invasiva e que apresentarão provável evolução para fadiga e insuficiência respiratória. A intubação precoce não está indicada.
- Atenção com a sedação contínua após a intubação. Alguns pacientes pioram bastante a ventilação após o efeito das medicações de indução terminar e o efeito de sedação contínua ainda não ter se iniciado.
- A posição prona em pacientes com ventilação mecânica está indicada àqueles com relação $PaO_2/FiO_2 < 150$. No pronto-socorro, situação em que o paciente necessitará de transporte para UTI, considerando-se o risco de transporte em prona, pode-se adiar a colocação nessa posição após a internação em UTI.
- O bloqueio neuromuscular (cisatracúrio, rocurônio ou outros) está indicado a pacientes com relação $PaO_2/FiO_2 < 120$.

Gerenciamento do choque séptico

- Reconhecer o choque séptico em adultos quando houver suspeita ou confirmação de infecção e os vasopressores forem necessários para manter a pressão arterial média (PAM) ≥ 65 mmHg e o lactato é ≥ 2 mmol/L, na ausência de hipovolemia.
- Reconhecer o choque séptico em crianças com qualquer hipotensão (pressão arterial sistólica [PAS] < 5º centil ou > 2 DP abaixo do normal para a idade) ou 2-3 dos seguintes:
  - Estado mental alterado.
  - Taquicardia ou bradicardia (FC < 90 bpm ou > 160 bpm em bebês e FC < 70 bpm ou > 150 bpm em crianças).
  - Tempo de enchimento capilar prolongado (> 2 s) ou vasodilatação quente com pulsos delimitadores.
  - Taquipneia.
  - Pele manchada ou erupção petequial ou purpúrica.
  - Aumento de lactato.
  - Oligúria.
  - Hipertermia ou hipotermia.
- Na ressuscitação do choque séptico em adultos, administrar pelo menos 30 mL/kg de cristaloide isotônico em adultos nas primeiras 3 horas. Na ressuscitação do choque séptico em crianças em locais com bons re-

cursos, administrar 20 mL/kg em *bolus* rápido e até 40-60 mL/kg na primeira 1 hora.

- Não usar soluções hipotônicas ou baseadas em amidos para ressuscitação.
- Administrar vasopressores quando o choque persistir durante ou após a ressuscitação hídrica.
- Se os cateteres venosos centrais não estiverem disponíveis, os vasopressores podem ser administrados por meio de IV periférico, mas usar veia grande e monitorar de perto os sinais de extravasamento e necrose tecidual local. Se ocorrer extravasamento, parar a infusão. Os vasopressores também podem ser administrados por meio de agulhas intraósseas (Tabela 8 e Figura 10).

Medicamentos e terapias contra coronavírus

- Ver Tabela 9.
- Para atualização terapêutica, sugerimos o *Bethesda Guideline*.

Tabela 8 Intervenções a serem implementadas para evitar complicações/agravos do paciente

Resultado antecipado	Intervenções
Reduzir dias de ventilação mecânica invasiva	Utilizar protocolos de desmame que incluam avaliação diária da capacidade respiratória espontânea Minimizar a sedação, contínua ou intermitente, visando pontos finais de titulação específicos ou com interrupções diárias de infusões sedativas contínuas
Reduzir incidência de pneumonia associada à ventilação	Dar preferência à intubação oral a nasal e realizar higiene oral regularmente Manter o paciente em posição semirreclinada Usar sistema de sucção fechado; drenar periodicamente e descartar o condensado em tubulação Utilizar novo circuito de ventilação para cada paciente; realizar a troca sempre que estiver sujo ou danificado, mas não rotineiramente Trocar o umidificador quanto houver mau funcionamento, sujidades ou a cada 5-7 dias Reduzir o tempo de ventilação mecânica invasiva
Reduzir incidência de tromboembolismo venoso	Usar profilaxia farmacológica em pacientes sem contraindicação Se houver contraindicações, usar profilaxia mecânica
Reduzir incidência de infecção sanguínea por cateter	Adotar uma lista simples de verificação para lembrete da data de inserção do cateter e sua remoção quando não for mais necessário
Minimizar ocorrência de úlceras de decúbito	Promover mudança de decúbito a cada 2 horas
Reduzir incidência de úlceras por estresse e sangramento gastrointestinal	Ofertar nutrição enteral precoce (entre 24 e 48 horas da admissão) Administrar bloqueadores dos receptores de histamina-2 ou inibidores de bomba de prótons em pacientes com fatores para sangramento gastrointestinal (coagulopatias, hepatopatias, outros)
Reduzir incidência de doenças relacionadas à permanência em unidade de terapia intensiva	Mobilidade precoce do paciente no início da doença, quando for seguro realizar

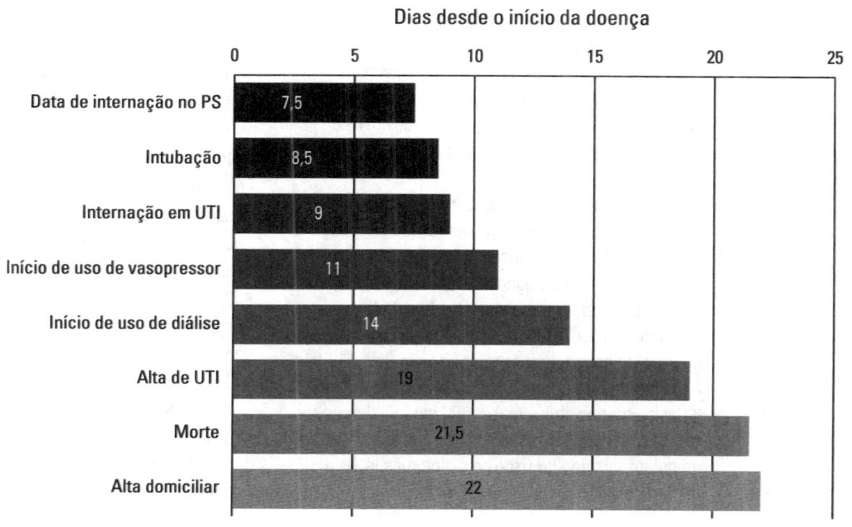

Figura 10 Duração da internação e data de início de terapias de suporte. PS: pronto-socorro; UTI: unidade de terapia intensiva.

Critérios de classificação:

✔ Estudos randomizados favoráveis e aprovação por Anvisa e/ou sociedades

o Estudos randomizados conflitantes e aguardando aprovação por Anvisa e/ou sociedades

Disponível no Brasil

Não disponível no Brasil

Tabela 9 Medicamentos e terapias para tratamento e prevenção da Covid-19

	Medicamentos/terapias		Estudos randomizados/metanálises	Recomendações de sociedades e órgãos reguladores
✔	Vacinas		▪ Pfizer/BioNTech: eficácia = 95%. ▪ Moderna: eficácia = 94,1%. ▪ Sputnik V: eficácia = 91,6%. ▪ Novavax: eficácia = 89,7%. ▪ AstraZeneca (Oxford/Fiocruz): eficácia = 70,4%. ▪ Janssen: eficácia = 66% para casos totais; 85% para casos graves. ▪ CoronaVac (Butantan): eficácia (fase 4) = 65,9% para casos totais; 90,3% para casos graves.	▪ Anvisa: ▪ Aprovadas: AstraZeneca-Oxford, CoronaVac, Covishield, Janssen e Pfizer-BioNTech. ▪ Aprovadas para gestantes: Coronavac e Pfizer. ▪ Aprovadas para crianças: Pfizer (≥ 5 anos) e Coronavac (≥ 3 anos). ▪ Autoriza importação da Sputnik V sob condições controladas (Covaxin: importação suspensa). ▪ Aprovadas pela OMS: Novavax, Moderna, Comirnaty (Pfizer/BioNTech); CanSino (Convidecia); Janssen; Oxford/AstraZeneca; Covaxin; Covilo (Sinopharm) e CoronaVac.
✔	Anticoagulação profilática em paciente crítico		▪ Inspiration trial (n = 600): dose profilática (40 mg/dia) vs. dose intermediária (1 mg/kg/dia) de enoxaparina em pacientes em UTI – não houve diferença em relação a trombose arterial e venosa, ECMO e mortalidade.	▪ Ministério da Saúde recomenda para prevenção de tromboembolismo venoso em hospitalizados com Covid-19: ▪ Preferencial: heparina não fracionada, 5.000 UI, SC, 8/8 h. ▪ Alternativas: enoxaparina, 40 mg, SC, 1 x/dia, ou fondaparinux, 2,5 mg, SC, 1 x/dia. ▪ Ajustar dose conforme peso e função renal.
	Anticorpos monoclonais:			▪ Ministério da Saúde recomenda tocilizumabe para hospitalizados em uso de cateter nasal de alto fluxo ou ventilação não invasiva: ▪ Dose única: 8 mg/kg (máx. 800 mg), IV. ▪ Anvisa: ▪ banlanivimabe e etesevimabe*: autorização de uso emergencial revogada. ▪ casirivimabe e imdevimabe: autorização de uso emergencial revogada. ▪ regdanvimabe: autorização de uso emergencial revogada. ▪ sotrovimabe (500 mg, dose única): aprovado para tratamento de Covid-19 leve a moderada em pacientes com idade > 12 anos e peso ≥ 40 kg. ▪ NIH recomenda tocilizumabe (dose única, IV, 8 mg/kg de peso corporal, até 800 mg) em conjunto com dexametasona (6 mg/dia por até 10 dias) em pacientes com rápida deterioração clínica e descompensação respiratória. ▪ ERS sugere tocilizumabe em pacientes hospitalizados em oxigenoterapia ou suporte ventilatório. ▪ FDA: ▪ Autoriza tocilizumabe para uso emergencial em pacientes hospitalizados (idade ≥ 2 anos) em uso de corticosteroides e necessidade de oxigênio suplementar.[140]
✔	Banlanivimabe + etesevimabe*		▪ Banlanivimabe* em associação com rendesivir não demonstrou eficácia em pacientes hospitalizados (n = 314). ▪ Banlanivimabe + etesevimabe* em não hospitalizados reduziu carga viral (fase 2/3, n = 613). ▪ Banlanivimabe + etesevimabe* reduziu em 70% risco de hospitalização ou mortes (n = 1.035).	
	Casirivimabe + indevimabe*		▪ Análise interina (NIH e IDSA) demonstrou potencial efeito do casirivimabe + indevimabe em Covid-19 leve a moderada com risco de deteriorização clínica. ▪ Casirivimabe + indevimabe preveniu infecção em pacientes assintomáticos expostos a Covid-19 e reduziu o tempo de infecção em pacientes sintomáticos (n = 1.505). ▪ Casirivimabe + indevimabe reduziu risco de hospitalização e tempo de recuperação (n = 4.057). ▪ Casirivimabe + indevimabe (600 mg + 600 mg) reduziu incidência da doença sintomática em indivíduos recentemente expostos (n = 314). ▪ Casirivimabe + indevimabe ou sotrovimabe: redução no risco de hospitalização ou morte em Covid-19 leve a moderada causada pela variante delta (n = 3.069). ▪ Casirivimabe + indevimabe (600 mg + 600 mg, SC): redução da hospitalização e morte em pacientes ambulatoriais de alto risco com sintomas leves a moderados (n = 1.959).	

(continua)

Tabela 9 Medicamentos e terapias para tratamento e prevenção da Covid-19 (*continuação*)

	Medicamentos/terapias	Estudos randomizados/metanálises	Recomendações de sociedades e órgãos reguladores
	Regdanvimabe		▪ Suspende uso de banlanivimabe + etesevimabe* e casirivimabe + imdevimabe por apresentarem baixa eficácia contra a variante ômicron. ▪ IDSA e NIH recomendam tocilizumabe em pacientes ambulatoriais com Covid-19 leve a moderado e risco de deterioração clínica. ▪ OMS: ▪ Recomenda uso de antagonistas de IL-6 com corticosteroides em pacientes com Covid-19 grave ou crítica. ▪ Casirivimabe + imdevimabe não deve ser usado em pacientes infectados com a variante ômicron.
	Sotrovimabe	▪ Sotrovimabe (500 mg em infusão única) reduziu risco de progressão da doença (n = 583).	
	Sarilumabe*	▪ Estudo REMAP-CAP (n = 803): inibidor da interleucina-6 (tocilizumabe e sarilumabe*) melhorou desfechos, incluindo sobrevida.	
✔	Tocilizumabe	▪ Estudo RECOVERY (n = 4.116): redução de 15% de mortalidade em 28 dias e maiores taxas de alta hospitalar com tocilizumabe. ▪ Estudos de pequeno porte não relatam redução de mortalidade ou do risco de deterioração clínica com tocilizumabe. ▪ Metanálise (27 estudos, 10.930 pacientes): redução de risco mortalidade de 22% com o uso de antagonistas da IL-6. ▪ Estudo REMAP-CAP (n = 803): inibidor da interleucina-6 (tocilizumabe e sarilumabe*) melhorou desfechos, incluindo sobrevida.	
✔	Baricitinibe	▪ Em associação com rendesivir, reduziu tempo de recuperação em pacientes em fluxo alto de oxigênio ou ventilação não invasiva. ▪ Em associação com dexametasona, reduziu mortalidade em hospitalizados (n = 1.525).	▪ Anvisa aprova baricitinibe (4 mg, 1 vez/dia, por 14 dias ou até alta hospitalar) em adultos hospitalizados que necessitam de suplementação de oxigênio. ▪ IDSA recomenda associado a rendesivir em hospitalizados com doença grave que não podem receber corticoterapia. ▪ FDA autoriza uso em pacientes hospitalizados que necessitam de suplementação de oxigênio invasiva e não invasiva. ▪ OMS recomenda em pacientes com Covid-19 grave.
✔	Corticosteroides	▪ Estudo RECOVERY: redução de mortalidade com dexametasona (6 mg por 10 dias). ▪ COALISÃO COVID-19 Brasil: redução de tempo de ventilação mecânica com dexametasona. ▪ Metanálises: redução de mortalidade e tempo de ventilação mecânica na doença moderada e grave. ▪ Estudo COVID STEROID 2 (n = 1.000): 12 mg/dia de dexametasona em comparação a 6 mg/dia não resultou em aumento nos dias de vida sem suporte intensivo no 28° dia. ▪ Dexametasona em altas doses (20 mg/dia D1-D5 e 10 mg/dia D6-D10) não melhorou sobrevida em 60 dias em pacientes internados na UTI com insuficiência respiratória hipoxêmica aguda por Covid-19 (n = 546).	▪ Ministério da Saúde recomenda para pacientes hospitalizados em uso de oxigênio suplementar: ▪ Preferencial: dexametasona, 6 mg/dia, IV ou VO, por 10 dias. ▪ 1ª alternativa: hidrocortisona, 50 mg, IV, 6/6 h, por 10 dias. ▪ 2ª alternativa: metilprednisolona, 40 mg, IV, 1 x/dia, por 10 dias. ▪ Ministério da Saúde não recomenda em pacientes com suspeita ou diagnóstico de Covid-19 em tratamento ambulatorial. ▪ OMS recomenda na doença grave/crítica. ▪ ERS recomenda em pacientes em oxigenoterapia, ventilação não invasiva ou mecânica. ▪ NIH recomenda dexametasona (6 mg, VO ou IV) ou os corticosteroides alternativos: ▪ Prednisona 40 mg. ▪ Metilprednisolona 32 mg. ▪ Hidrocortisona 160 mg.

(continua)

Tabela 9 Medicamentos e terapias para tratamento e prevenção da Covid-19 (*continuação*)

Medicamentos/terapias	Estudos randomizados/metanálises	Recomendações de sociedades e órgãos reguladores
✔ Molnupiravir	▪ Estudo MOVe-OUT: redução de risco de hospitalização ou morte (n = 1.433) com molnupiravir (800 mg, 2 x/dia, por 5 dias).	▪ Anvisa: aprova molnupiravir (800 mg, VO, 12/12h por 5 dias) em adultos sem risco de progressão para doença grave, que não necessitem de oxigênio suplementar e cujas opções alternativas de tratamento aprovadas não são acessíveis ou clinicamente adequadas. ▪ OMS recomenda em pacientes com doença leve a moderada, com risco de hospitalização.
✔ Nirmatrelvir + ritonavir*	▪ Nirmatrelvir + ritonavir* (300 mg + 100 mg, 12/12h, por 5 dias) reduziu o risco de progressão para doença grave em 89% (n = 2.246). ▪ Nirmatrelvir (300 mg) + ritonavir* (100 mg) a cada 12 horas por 5 dias reduziu o risco de progressão para doença grave em até 89%.	▪ Anvisa: aprova nirmatrelvir (300 mg) + ritonavir* (100 mg), VO, 12/12h por 5 dias, para adultos que não necessitam de oxigênio suplementar nem apresentam risco de progressão para doença grave. ▪ FDA autoriza para uso emergencial em adultos e crianças (≥ 12 anos e ≥ 40 kg) com alto risco de progressão para Covid-19 grave. O tratamento deve ser iniciado em até 5 dias após o início dos sintomas. ▪ OMS recomenda em pacientes com Covid-19 leve e moderada com alto risco de hospitalização. A administração deve ser feita em até 5 dias após o início dos sintomas.
✔ Rendesivir	▪ Estudos de porte médio: resultados negativos ou alguma melhora clínica/tempo de internação com rendesivir, sem benefício em mortalidade. ▪ Rendesivir (200 mg no D1 e 100 mg no D2 e D3) reduziu risco hospitalização e morte (n = 562).	▪ Ministério da Saúde não recomenda uso de rotina em hospitalizados com Covid-19. ▪ Anvisa aprovou para pacientes internados com hipóxia: ▪ 1º dia: 200 mg, IV, dose única. ▪ 2º dia em diante: 100 mg, IV, 1 vez/dia. ▪ Duração do tratamento: 5 a 10 dias. ▪ FDA, IDSA e NIH recomendam em pacientes críticos. ▪ ERS não recomenda em pacientes internados com Covid-19 e em ventilação mecânica. ▪ OMS recomenda para Covid-19 leve e moderada com alto risco de hospitalização. A administração deve ser feita em até 7 dias após o início dos sintomas.
O Anticoagulação com dose terapêutica e intermediária	▪ *Inspiration trial* (n = 600): dose profilática (40 mg/dia) *vs.* dose intermediária (1 mg/kg/dia) de enoxaparina em pacientes em UTI – não houve diferença em relação a trombose arterial e venosa, ECMO e mortalidade. ▪ Estudo ACTION (n = 615): anticoagulação terapêutica com rivaroxabana 20 mg/dia ou enoxaparina plena (para pacientes instáveis) não reduziu desfechos clínicos e foi associada a maior risco de sangramento. ▪ Estudo REMAP-CAP, ACTIV-4a e ATTACC (n = 1.098): ▪ Anticoagulação terapêutica não resultou em maior sobrevida ou menor necessidade de suporte circulatório ou ventilatório em pacientes críticos em UTI. ▪ Em pacientes não críticos, anticoagulação terapêutica melhorou sobrevida e reduziu tempo de suporte hemodinâmico e ventilatório.	▪ Anticoagulantes com dose intermediária: algumas sociedades e instituições sugerem considerar em pacientes de gravidade intermediária/alta. ▪ Anticoagulação plena: pacientes com doenças tromboembólicas.

(continua)

Tabela 9 Medicamentos e terapias para tratamento e prevenção da Covid-19 (*continuação*)

Medicamentos/terapias	Estudos randomizados/metanálises	Recomendações de sociedades e órgãos reguladores
Anticoagulação com dose terapêutica e intermediária	▪ Em pacientes com alto risco que receberam alta hospitalar, rivaroxabana (10 mg por 35 dias) reduziu taxas de fenômenos tromboembólicos, sem aumentar risco de sangramento (n = 320). ▪ O uso de inibidor de P2Y12 (ticagrelor ou clopidogrel) com uma dose terapêutica de heparina não aumentou as chances de melhora no suporte de órgãos (n = 562).	
Plasma convalescente	▪ Estudos não demonstraram diferença significativa em melhora clínica ou redução de mortalidade. ▪ Infusão precoce (até 72 h do início de sintomas) com altos níveis de anticorpos reduziu a progressão de doença em idosos com Covid-19 leve (n = 160). ▪ Demonstrou efeito neutralizante e elevação de anticorpos, sem melhorar desfechos clínicos e mortalidade (n = 74). ▪ A administração de plasma convalescente em até 9 dias após o início dos sintomas reduziu o risco de progressão da doença e hospitalização (n = 1.181).	▪ Ministério da Saúde: ▪ não recomenda em pacientes hospitalizados com Covid-19. ▪ não recomenda em pacientes com suspeita ou diagnóstico de Covid-19 em tratamento ambulatorial. ▪ Anvisa afirma que uso deve ocorrer sob protocolos de ensaios clínicos e deve ser definido pelo médico responsável pelo paciente. ▪ FDA e NIH autorizam o uso emergencial em hospitalizados. ▪ SSC e IDSA não recomendam em pacientes fora de estudos clínicos. ▪ OMS: não recomenda para pacientes com Covid-19 leve ou moderado.
Tofacitinibe	▪ Estudo STOP-COVID (n = 289): redução de 37% do desfecho primário (mortalidade ou falência respiratória) em pacientes com pneumonia viral.	▪ IDSA recomenda em pacientes com doença grave mas sem ventilação mecânica (invasiva ou não invasiva).
Vitaminas A, C, D e zinco	▪ Dose única de vitamina D (200.000 UI) não reduziu tempo de internação, mortalidade ou necessidade de ventilação mecânica em pacientes com Covid-19 moderada e grave (n = 240).	▪ ABRAN enfatiza que as vitaminas e o zinco não tratam diretamente a Covid-19. A reposição pode ter efeito benéfico em pacientes com deficiência comprovada.

* Sem registro vigente na Anvisa.

ABRAN: Associação Brasileira de Nutrologia; ABHH: Associação Brasileira de Hematologia, Hemoterapia e Terapia Celular; ACC: Colégio Americano de Cardiologia; AMIB: Associação de Medicina Intensiva Brasileira; Anvisa: Agência Nacional de Vigilância Sanitária; ASH: American Society of Haematology; Conep: Comissão Nacional de Ética em Pesquisa; ECA2: enzima conversora da angiotensina 2; ECMO: oxigenação por membrana extracorpórea; ERS: European Respiratory Society, FDA: U.S. Food and Drug Administration (agência reguladora de medicamentos dos EUA); IDSA: Sociedade Americana de Doenças Infecciosas (Infectious Diseases Society of America); ISTH: International Society on Thrombosis and Haemostasis; LES: lúpus eritematoso sistêmico; NIH: Instituto Nacional de Saúde Norte-Americano (National Institutes of Health); OMS: Organização Mundial da Saúde; RECOVERY: Randomized Evaluation of COVID-19 Therapy; rhG-CSF: fator estimulador de colônias de granulócitos recombinante humano; SBC: Sociedade Brasileira de Cardiologia; SBIm: Sociedade Brasileira de Imunizações; SBI: Sociedade Brasileira de Infectologia; SBPT: Sociedade Brasileira de Pneumologia e Tisiologia; SBTH: Sociedade Brasileira de Trombose e Hemostasia; SDRA: síndrome do desconforto respiratório agudo; SSC: Surviving Sepsis Campaign.

Fonte: Leal e Kühn, 2022.

Tabela 10 Tabela comparativa de vacinas em desenvolvimento ou em uso contra Covid-19

Nome da vacina	Local de desenvolvimento	Mecanismos	Eficácia	Situação na Anvisa
CoronaVac	China	Vírus inativado: vírus cultivado e multiplicado numa cultura de células e depois inativado por meio de calor ou produto químico	▪ 50,38%: risco de adoecer ▪ 100%: desenvolver caso grave	Aprovação emergencial
Oxford/AstraZeneca /Fiocruz	Reino Unido	Vetor viral não replicante, utilizando um "vírus vivo", como um adenovírus, que não tem capacidade de se replicar no organismo humano ou prejudicar a saúde	▪ 70% de risco de adoecer gravemente	Aprovação emergencial
Pfizer/BioNTech	Estados Unidos	RNA-mensageiro mimetiza a proteína da espícula do vírus; precisa ser mantida a -75 °C	▪ 95% de risco de adoecer gravemente	Aprovação definitiva
Moderna	Estados Unidos	RNA-mensageiro mimetiza a proteína da espícula do vírus; precisa ser mantida a -20 °C	▪ 94,1% de risco de adoecer gravemente	
Sputnik V/Instituto Gamaleya	Rússia	Vetor viral não replicante, utilizando um "vírus vivo" atenuado	▪ 91,6% de risco de adoecer gravemente	
Janssen	Estados Unidos	Vetores do adenovírus não replicante – sorotipo 26 (resfriado comum) carrega informação genética (proteína S da espícula) do coronavírus. Dose única Manutenção 3 meses entre 2 e 8 °C Custo de 10 dólares/dose	▪ 66%: risco de adoecer ▪ 85% de desenvolver caso grave	Aprovação emergencial

Tabela 11 Duração de níveis de anticorpos anti-Spike (S) imunoglobulina G (IgG)

Vacinas	Duração de níveis de anticorpos anti-Spike (S) imunoglobulina G (IgG)
Infecção natural	Mediana 21,5 meses; 5 a 95% quartis 3,5 meses a 7,1 anos
BNT162b2 (Pfizer-BioNTech),	Mediana 29,6 meses; 5 a 95% quartis 10,9 meses a 7,9 anos
mRNA-1273 (Moderna)	Mediana 29,6 meses; 5 a 95% quartis 10,9 meses a 7,9 anos
ChAdOx1 (Oxford-AstraZeneca)	Mediana 22,4 meses e 5 a 95% quartis 4,3 meses a 7,2 anos*
Ad26.COV2.S (Johnson & Johnson/Janssen)	Mediana 20,5 meses e 5 a 95% quartis 2,6 meses a 7,0 ano*

*Anticorpos mais semelhantes aos naturais.

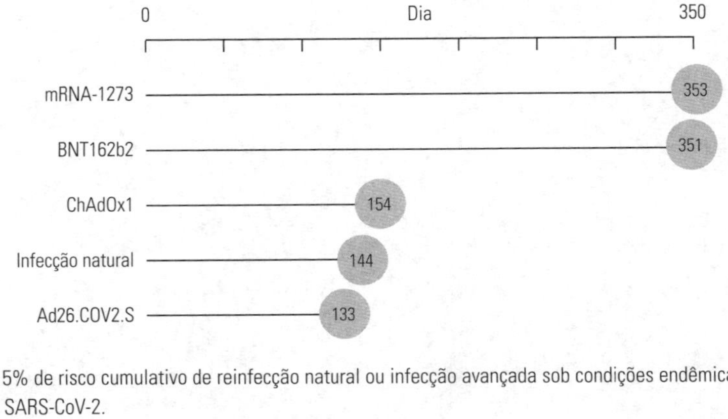

Figura 11 Tempo médio para 5% de risco cumulativo de reinfecção natural ou infecção avançada sob condições endêmicas para mRNA-1273, BNT162b2, ChAdOx1 e Ad26.COV2.S contra SARS-CoV-2.

A eficácia de neutralização pelas vacinas SARS-CoV-2, utilizando a cepa ancestral contra cepas sucessivamente selecionadas, declinou vertiginosamente contra as variantes delta e ômicron. A infecção natural atualiza a imunidade direcionada pelas vacinas, aumentando a capacidade antigênica de neutralização.

ISOLAMENTO DOMICILIAR

- O isolamento respiratório domiciliar significa permanecer em casa com pouco ou nenhum contato com outras pessoas. Trata-se de medida de prevenção para evitar a disseminação da doença.
- Sugere-se o isolamento domiciliar para:
  - Casos suspeitos ou confirmados de Covid-19 sem sinais de gravidade ou sem necessidade de internação.
  - Pacientes assintomáticos oriundos de áreas nível 3, de acordo com a classificação do Centers for Disease Control and Prevention.
  - Pacientes assintomáticos com contato de caso confirmado ou suspeito de Covid-19 (contactantes).
- Nos casos suspeitos, quando o resultado do exame específico para a Covid-19 for negativo, deve-se suspender o isolamento respiratório.
- Condutas a serem adotadas pelo paciente:
  - Permanecer em isolamento domiciliar voluntário por 14 dias a partir da data da chegada.
  - Manter a distância de pelo menos 2 metros dos outros familiares e permanecer em ambiente privativo.
  - Isolar-se da melhor maneira possível, em especial durante refeições.
  - Manter o ambiente ventilado com ventilação natural.
  - Utilizar máscara cirúrgica durante todo esse período, evitando tocá-la. A máscara deve ser trocada quando estiver úmida.
  - Não frequentar locais públicos (p. ex., escola, trabalho) e só sair de casa em caso de extrema emergência.
  - Não compartilhar objetos de uso pessoal, como alimentos, copos, talheres e toalhas.
- Considerações sobre a variante ômicron:
  - Apesar de dados mostrando redução da efetividade da vacina em prevenir infecção sintomática da variante ômicron, a proteção contra doença grave permanece importante – particularmente em quem recebe a terceira dose. Constata-se uma redução de atividade neutralizante do soro de pacientes vacinados na variante ômicron. No entanto, isso não se traduz na perda esperada de proteção, pois a resposta da imunidade celular permanece robusta na ômicron.

NOTIFICAÇÃO

- A notificação imediata à vigilância em saúde é obrigatória e deve ser realizada pelo meio de comunicação mais rápido disponível, em até 24 horas:
  - O tempo conta a partir do conhecimento de caso que se enquadre na definição de suspeito, como determina a Portaria de Consolidação n. 4, Anexo V, Capítulo I, Seção I (http://j.mp/portariadeconsolidacao4ms).
- A Rede CIEVS (Rede Nacional de Alerta e Resposta às Emergências em Saúde Pública) dispõe dos seguintes meios para receber a notificação de casos suspeitos de COVID-19 e outros eventos de saúde pública:
  - Telefone (local): se a Secretaria de Saúde do estado ou município dispuser de estrutura e fluxos para receber as notificações de emergências epidemiológicas e casos suspeitos da Covid-19, inclusive em finais de semana, feriados e período noturno, o profissional deve notificar, preferencialmente, as vigilâncias locais.
  - Telefone (nacional): o CIEVS oferece aos profissionais de saúde o serviço de atendimento gratuito, 24 horas por dia, durante todos os dias da semana, denominado Disque Notifica (0800-644-6645). Por meio desse serviço, o profissional de saúde será atendido por um técnico capacitado para receber a notificação e dar encaminhamento adequado, conforme protocolos estabelecidos pelo SUS para a investigação local.
  - Meio eletrônico:
    - E-notifica (notifica@saude.gov.br): notificação por meio do e-mail do CIEVS.
    - FormSUScap (https://redcap.saude.gov.br): é a versão para mobile do FormSUS. Implantado em 2019, o FormSUScap é uma solução mais segura, versátil e flexível para a coleta padronizada de informações. A plataforma dispõe de aplicativos para dispositivos móveis, e os formulários são responsivos, ou seja, adaptam-se para a tela do equipamento. Essa solução não é um sistema de informação.
    - FormSUScap 2019-nCoV (http://bit.ly/2019-ncov): deve ser utilizado para envio das informações padronizadas sobre casos suspeitos do novo coronavírus pelos serviços públicos e privados. Todas as informações inseridas serão disponibilizadas em tempo real para a Rede CIEVS, que será responsável por encaminhá-las para a autoridade local responsável.
- Por determinação da Organização Mundial da Saúde (OMS), os países devem enviar informações padronizadas de casos suspeitos que ocorram no seu território.

- Considerando a inexistência de sistema de informação que contemple essas informações, o Ministério da Saúde recomenda que todos os casos notificados aos estados, Distrito Federal e municípios sejam transcritos para esse formulário em até 24 horas, a partir do conhecimento do caso. Caso desejar, ao final da submissão, o formulário permite que seja gerado um arquivo eletrônico e pode ser salvo pelo usuário.
- Ao preencher o formulário eletrônico de notificação, deve-se baixar o PDF da ficha de notificação e enviá-lo eletronicamente para a autoridade local, caso a notificação seja de unidade privada ou pública.

CID-10

- B34.2 (infecção por coronavírus de localização não especificada).
- U07.1 (Covid-19, vírus identificado. É atribuído a um diagnóstico da Covid-19 confirmada por testes de laboratório).
- U07.2 (Covid-19, vírus não identificado, clínico-epidemiológico. É atribuído a um diagnóstico clínico ou epidemiológico da Covid-19, em que a confirmação laboratorial é inconclusiva ou não está disponível).
- Os códigos U07.1 (Covid-19, vírus identificado) e U07.2 (Covid-19, vírus não identificado, clínico-epidemiológico), definidos pela Organização Mundial da Saúde (OMS), são os marcadores da pandemia no Brasil, devendo sempre vir após o código B34.2, na mesma linha.

Condições pós-Covid-19

Condição de saúde posterior à Covid-19:

- B94.8: sequelas de outras doenças infecciosas e parasitárias especificadas.
- U09.9: condição de saúde posterior à Covid-19, não especificada.

Síndrome inflamatória multissistêmica associada à Covid-19, não especificada

- M30.3: síndrome de linfonodos mucocutâneos – Kawasaki.
- U10.9: síndrome inflamatória multissistêmica associada à Covid-19, não especificada.

Vacinação e evento adverso à vacina Covid: efeitos adversos em seu uso terapêutico, não especificado

- Y59.0 (vacinas antivirais) e T88.7 (efeito adverso não especificado de droga ou medicamento).
- U12.9: vacinas contra a Covid-19 que causam efeitos adversos com finalidade terapêutica, não especificada.

Reincidência de Covid-19

- B34.2: infecção pelo coronavírus de localização não especificada.
- U92.1: reincidência de Covid-19, confirmado.

O QUE FAZER NA PRÁTICA

Ver Figuras 12, 13 e 14.

A quarentena é recomendada quando ocorre o contato próximo desprotegido com casos suspeitos ou confirmados de Covid-19. O período indicado para a quarentena é de 14 dias após a data da última exposição ao caso suspeito ou confirmado.

Segundo orientações do CDC, a quarentena pode ser reduzida para 7 dias se o indivíduo for testado a partir do 5º dia do último contato E tiver resultado negativo e não apresentar sintomas no período. Cabe ressaltar que nesta situação o monitoramento dos sinais e sintomas deve ser continuado até o 14º dia e as medidas gerais de prevenção e controle devem ser reforçadas.

O isolamento de indivíduos suspeitos e confirmados quanto para a quarentena dos seus contatos, é necessário que os indivíduos procurem uma unidade de saúde e sejam avaliados por um profissional, que emitirá um atestado médico para afastamento laboral durante o período recomendado.

Fluxo rápido para pacientes com sintomas respiratórios em unidades de urgência

- Estabelecer acolhimento na chegada do paciente à unidade, preferencialmente por profissional ou trabalhador de saúde capacitado e conforme fluxograma para atendimento e detecção precoce de Covid-19 em pronto atendimento, UPA 24 horas e unidade hospitalar não definida como referência.
- Encaminhar pacientes com sintomas respiratórios, por meio de fluxo diferenciado, para área exclusiva destinada à espera pelo atendimento. A gestão poderá utilizar um espaço dentro da unidade ou adotar uma estrutura auxiliar anexa (p. ex., tendas ou contêineres) para a estruturação desse fluxo.
- Área exclusiva:
  - Sala de espera, instalações sanitárias, lavatórios e ambiente assistencial exclusivo para o atendimento de pacientes com sintomas respiratórios. É importante que se agrupem tais espaços na unidade, minimizando o fluxo de circulação e o possível cruzamento entre pacientes com sintomas respiratórios e os demais pacientes.
  - O ideal é que a área exclusiva conte com ambientes ventilados e identificação visual.
  - O gestor deve avaliar a estrutura existente no serviço de saúde, identificando espaços (áreas e ambientes)

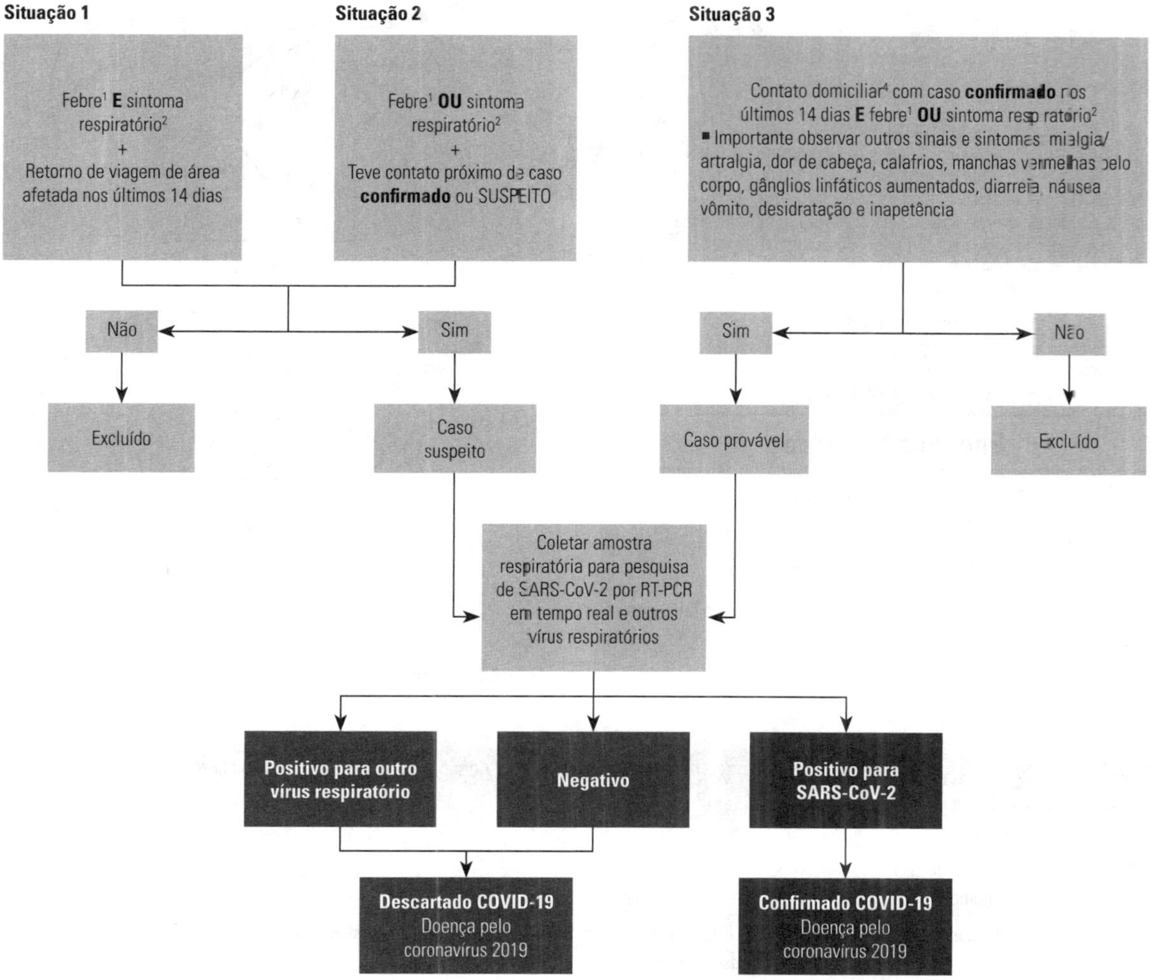

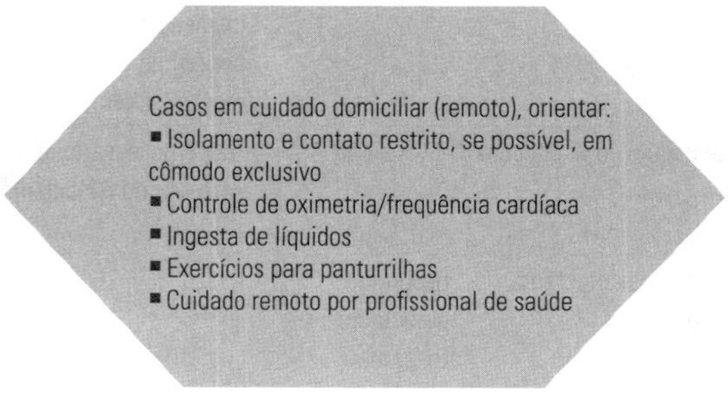

1. Febre:
▪ Considera-se febre aquela acima de 37,8 °C.
▪ Alerta-se que a febre pode não estar presente em alguns casos, como em pacientes jovens, idosos, imunossuprimidos ou que, em algumas situações, possam ter utilizado medicamento antitérmico. Nessas situações, a avaliação clínica deve ser levada em consideração, e a decisão, registrada na ficha de notificação.
2. Sintomas respiratórios:
▪ Tosse, dificuldade para respirar, produção de escarro, congestão nasal ou conjuntival, dificuldade para deglutir, dor de garganta, coriza, saturação de $O_2 < 95\%$, sinais de cianose, batimento de asa de nariz, tiragem intercostal e dispneia.
3. Contato próximo de casos suspeitos ou confirmados de COVID-19:
▪ Pessoa que teve contato físico direto (p. ex., apertando as mãos).
▪ Pessoa que tenha contato direto desprotegido com secreções infecciosas.
▪ Pessoa que teve contato frente a frente por 15 minutos ou mais e a uma distância inferior a 2 metros.
▪ Pessoa que esteve em um ambiente fechado (p. ex., sala de aula, sala de reunião, sala de espera do hospital etc.) por 15 min ou mais e a uma distância inferior a 2 m.
▪ Profissional de saúde ou pessoa que cuida diretamente de um caso de COVID-19 ou trabalhadores de laboratório que manipulam amostras de um caso sem equipamento de proteção individual recomendado (EPI) ou com uma possível violação do EPI.
▪ Um passageiro de aeronave sentado no raio de dois assentos (em qualquer direção) de um caso confirmado de COVID-19, seus acompanhantes ou cuidadores e os tripulantes que trabalharam na seção da aeronave em que o caso estava sentado.
4. Contato domiciliar de caso suspeito ou confirmado de COVID-19:
▪ Pessoa que reside na mesma casa/ambiente. Devem ser considerados os residentes da mesma casa, os colegas de dormitório, a creche, o alojamento etc.

Figura 12 Algoritmo do Ministério da Saúde para Covid-19.

Isolamento

1. Os pacientes suspeitos devem utilizar máscara cirúrgica desde o momento em que forem identificados na triagem até sua chegada ao local de isolamento, que deve ocorrer o mais rápido possível.
2. Qualquer pessoa e profissional que entrar no quarto de isolamento ou entrar em contato com o caso suspeito deve utilizar EPI (preferencial máscara n95, em exposições por tempo mais prolongado e procedimentos que gerem aerolização; eventualmente máscara cirúrgica em exposições eventuais de baixo risco; protetor ocular ou protetor de face; luvas; capote/avental).

Avaliação

1. Realizar coleta de amostras respiratórias.
2. Prestar primeiros cuidados de assistência.

Encaminhamento

1. Os casos graves devem ser encaminhados a um hospital de referência para isolamento e tratamento.
2. Os casos leves devem ser acompanhados pela APS e instituídas medidas de precaução domiciliar.

Figura 13 Recomendações para pessoas que preencham a definição de caso suspeito. EPI: equipamento de proteção individual; APS: atenção primária em saúde.

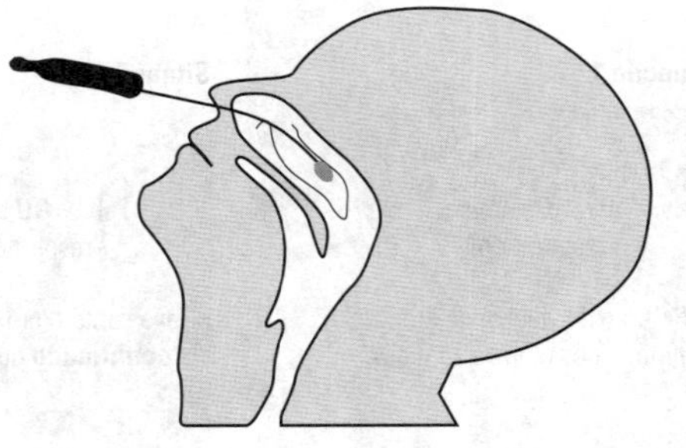

A – *Swab* nasal.

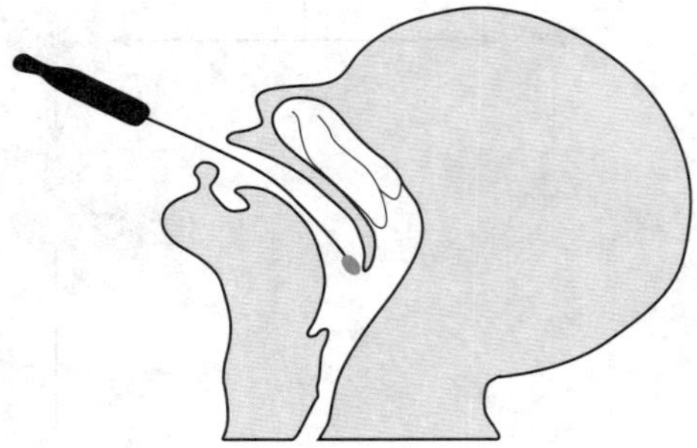

B – *Swab* oral.

Figura 14 Técnica para a coleta de aspirado nasofaríngeo.

Tabela 12 Recomendações para isolamento em pacientes imunocompetentes com SG por Covid-19 (quadros leves ou moderados)

Tempo do início dos sintomas	5 dias		7 dias			10 dias
	Sem sintomas		Sem sintomas	Com sintomas		Sem sintomas
Condição de saúde	Ao 5º dia completo*, se o caso estiver sem sintomas respiratórios e sem febre e sem uso de medicamentos antitérmicos e há pelo menos 24 horas		Ao 7º dia completo*, se o caso estiver sem sintomas respiratórios e sem febre e sem uso de medicamentos antitérmicos e há pelo menos 24 horas	Ao 7º dia completo*, se estiver com sintomas respiratórios ou febre		Ao 10º dia completo, se o caso estiver sem sintomas respiratórios e sem febre e sem uso de medicamentos antitérmicos e há pelo menos 24 horas
Teste	Com testagem no 5º dia com RT-PCR ou TR-Ag		Não é necessário testar para sair do isolamento	Com testagem no 7º dia com RT-PCR ou TR-Ag		Não é necessário testar para sair do isolamento
Resultado	Resultado não detectado/não reagente	Resultado detectado/ reagente	X	Resultado não detectado/ não reagente	Resultado detectado/ reagente	X
Saída do isolamento	Sair do isolamento após 5 dias completos e manter as recomendações adicionais até o 10º dia	Manter o isolamento até 10º dia completo do início dos sintomas	Sair do isolamento após 7 dias completos e manter as medidas adicionais até o 10º dia completo do início dos sintomas**	A partir do 8º dia completo sair do isolamento se o caso estiver sem sintomas respiratórios e sem febre e sem uso de medicamentos antitérmicos após 24 horas. Manter o isolamento até o 10º dia completo do início dos sintomas**	Manter o isolamento até o 10º dia completo do início dos sintomas	Sair do isolamento no 10º dia completo do início dos sintomas e manter as medidas de prevenção e controle***

* Dia completo: o dia 0 é o dia do início dos sintomas e o dia 1 é o primeiro dia completo após o início dos sintomas, ou seja, 24 horas após o início dos sintomas, e assim sucessivamente.
** Medidas adicionais a serem adotadas até o 10º dia completo do início dos sintomas nos casos de término de isolamento a partir do 5º dia: usar máscara bem ajustada ao rosto, preferencialmente cirúrgica ou PFF2/N95, em casa ou em público. Fonte: Ministério da Saúde, 2022.

Tabela 13 Rastreamento de contatos próximos, conforme cenários epidemiológicos da Covid-19

Cenários	Característica local	Recomendações
1	Apenas casos importados* Casos autóctones** esporádicos *Clusters* localizados***	Identificar, capacitar e manter uma equipe de investigadores prontos para iniciar o rastreamento de contatos a partir do primeiro caso identificado. Nesta situação, sugere-se que todos os contatos próximos sejam identificados rapidamente, avaliados por uma equipe de saúde, testados, quarentenados e monitorados por até 14 dias.
2	Transmissão comunitária Curva epidêmica em ascensão acelerada	Quando a transmissão é intensa e disseminada no território, o rastreamento de contatos pode ser difícil de operacionalizar, mas deve ser realizado sempre que for possível, priorizando os contatos domiciliares, trabalhadores de serviços de saúde, da segurança pública e trabalhadores de atividades de alto risco (casas de repouso, penitenciárias, alojamentos, entre outros).

*Local de infecção fora do seu município de residência. ** Casos autóctones – municípios com casos de transmissão local. *** Situação em que há casos em local bem delimitado (instituições de longa permanência, creches, centros de ensino, residência, empresas, entre outros).
Fonte: Ministério da Saúde 2022.

que possam ser flexibilizados para se transformarem nos ambientes exclusivos de atendimento de pacientes com sintomas respiratórios.

– O ambiente assistencial deve contar com classificação de risco, consultório e área de atendimento com observação para o paciente, podendo coexistir em um mesmo ambiente ou estar localizado em ambientes distintos.

- Atendimento:

– A premissa prioritária é de que haja uma equipe assistencial exclusiva para o atendimento do paciente com sintomas respiratórios, composta por médico, enfermeiro e técnico de enfermagem, evitando assim o trânsito de pacientes pelos diversos ambientes do serviço.

– O atendimento deve ser sequencial, conforme estratificação de risco, e rápido, para diminuir o tempo de contato entre os pacientes e a disseminação da doença. O atendimento de "chegada" ao pronto-socorro da unidade hospitalar deve seguir as mesmas orientações anteriormente mencionadas para as unidades de urgência não hospitalares.

SÍNDROME PÓS-COVID-19 OU COVID-19 LONGA

- Evidências científicas e clínicas, em evolução, revelam efeitos subagudos e de longo prazo de Covid-19, que podem afetar vários sistemas orgânicos. Os primeiros relatos sugerem efeitos como fadiga, dispneia, dor no peito, distúrbios cognitivos, artralgia e declínio da qualidade de vida. Até o momento, atribui-se que dano celular, resposta imune inata e robusta, citocinas inflamatórias pró-inflamatória e estado pró-coagulante podem contribuir para tais sequelas.
- Sobreviventes de infecções por outros tipos de coronavírus (SARS 2002, MERS 2012) apresentam conjunto similar de sintomas.
- Na ausência de definições já discutidas, Greenhalgh et al. consideram Covid-19 aguda as três semanas desde o início dos primeiros sintomas e Covid-19 crônica até 12 semanas, desde que exista pelo menos um teste confirmatório para SARS-CoV-2.
- Estudo do Reino Unido sugere que aproximadamente 10% dos pacientes agudos apresentaram evolução crônica. Dados americanos revelam que 64% dos pacientes diagnosticados com o vírus retomaram a suas condições basais prévias 14 a 21 dias após início dos sintomas (Figura 15 e Tabela 14).

COVID-19 E SAÚDE MENTAL

Relatório de junho de 2022 da OMS observa que a saúde mental é fluida; muda durante a vida das pessoas à medida que estas se deparam com situações de mudança e estressores. Os países que foram mais gravemente afetados pela Covid-19 tiveram os maiores aumentos em transtornos depressivos e transtornos de ansiedade.

▪ BIBLIOGRAFIA

Ai T, Yang Z, Hou H, Zhan C, Chen C, LV W, et al. Correlation of chest CT and RT-PCR testing in coronavirus disease 2019 (COVID-19) in China: a report of 1.014 cases. Radiol 2020;296(2):E32-40.

American College of Obstetricians and Gynecologists. Practive advisory: novel coronavirus 2019 (COVID-19). Disponível em: https://www.acog.org/Clinical-Guidance-and-Publications/Practice-Advisories/Practice-Advisory-Novel-Coronavirus2019

Arentz M, Yim E, Klaff L, Lokhandwala S, Riedo FX, Chong M, et al. Characteristics and outcomes of 21 critically ill patients with COVID-19 in Washington State. JAMA 2020;323(16):1612-4.

Baud D, Qi X, Nielsen-Saines K, Musso D, Pomar L, Favre G. Real estimates of mortality following COVID-19 infection. Lancet Infect Dis 2020;20(7):773.

Brandão Neto RA, Marchini JF, Marino LO, Alencar JCG, Lazar Neto F, Ribeiro S, et al. Mortality and other outcomes of patients with coronavirus disease pneumonia admitted to the emergency department: a prospective observational Brazilian study. PLoS One 2021;16(1):e0244532.

Brasil. Ministério da Saúde. Orientações do Ministério da Saúde para manuseio medicamentoso precoce de pacientes com diagnóstico da COVID-19. Disponível em: http://antigo.saude.gov.br/images/pdf/2020/August/12/COVID-11ago2020-17h16.pdf

Brasil. Ministério da Saúde. Painel Coronavírus. https://covid.saude.gov.br/

Brasil. Ministério da Saúde. Plataforma Integrada de Vigilância em Saúde (IVIS). Disponível em: http://plataforma.saude.gov.br/coronavirus/

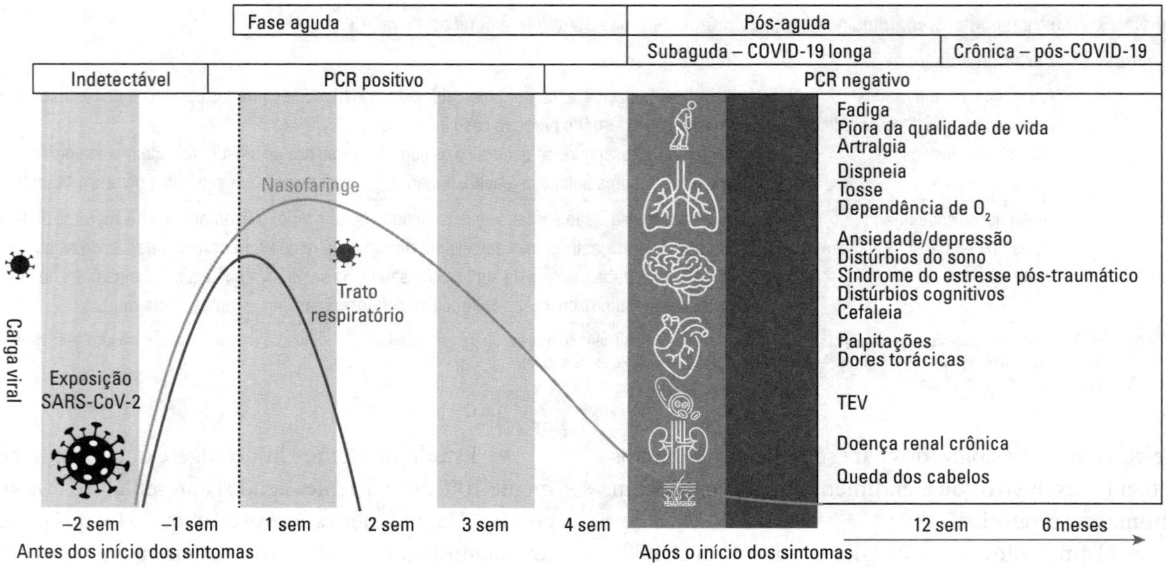

Figura 15 Linha do tempo da Covid-19 e aspectos laboratoriais e clínicos da doença. A fase aguda apresenta duração de até 4 semanas, a partir do início dos sintomas. Define-se Covid-19 pós-aguda como continuidade dos sintomas persistentes e/ou complicações tardias ou de longo prazo, além de 4 semanas, desde o início dos sintomas. A última coluna resume os principais sintomas na fase crônica pós-Covid-19. Sem: semana; TEV: tromboembolismo. Fonte: adaptada de Nalbandian et al., 2021.

Tabela 14 Sistemas frequentemente acometidos na síndrome pós-Covid-19

Sistemas	Principais achados e condutas propostas
Pulmonar	Dispneia, diminuição da capacidade de exercício e hipóxia são sintomas e sinais persistentes comuns Capacidade de difusão reduzida, fisiologia pulmonar restritiva, opacidades em vidro fosco e alterações fibróticas no acompanhamento de sobreviventes de COVID-19 Avaliação da progressão ou recuperação da doença pulmonar e a função: oximetria de pulso domiciliar, teste da caminhada de 6 minutos, testes de função pulmonar, tomografia de alta resolução, angiotomografias
Hematológico	Estudos retrospectivos revelam que os eventos tromboembólicos foram observados em < 5% dos pacientes pós-COVID-19 A duração do estado hiperinflamatório induzido pela infecção com SARS-CoV-2 é desconhecida Anticoagulantes orais diretos e heparina de baixo peso molecular podem ser indicados para tromboprofilaxia prolongada após avaliação de risco-benefício em pacientes com predisposição: fatores de risco para imobilidade, níveis de dímero-d persistentemente elevados (mais de duas vezes o limite superior do normal) e outras comorbidades de alto risco, como câncer
Cardiovascular	Os sintomas persistentes podem incluir: palpitações, dispneia, dor no peito As sequelas de longo prazo podem incluir da demanda aumento cardiometabólica, fibrose miocárdica ou cicatriz (detectável por via cardíaca/ressonância magnética), arritmias, taquicardia e disfunção autonômica Pacientes com complicações cardiovasculares durante a infecção aguda ou aqueles que apresentam sintomas cardíacos persistentes podem ser monitorados com acompanhamento clínico seriado, ecocardiograma e eletrocardiograma
Neuropsiquiátrico	São citados sintomas como fadiga, mialgia, dor de cabeça, disautonomia e comprometimento cognitivo Ansiedade, depressão, distúrbios do sono e síndrome pós-traumática têm sido relatados em 30-40% dos sobreviventes de COVID-19 Acredita-se que fisiopatologia das complicações neuropsiquiátricas seja diversa, podendo envolver desregulação imunológica, inflamação, trombose microvascular, efeitos iatrogênicos de medicação e impactos psicossociais da infecção por COVID-19
Renal	A maioria dos pacientes apresenta resolução da insuficiência renal aguda, no entanto, relatou-se que a redução da taxa de filtração glomerular pode persistir por até 6 meses Os pacientes com insuficiência renal persistente precisam de acompanhamento contínuo e próximo, que a depender do grau de declínio deverão ser encaminhados aos nefrologistas
Endocrinológico	Ocorrência ou agravamento de diabete melito, tireoidite, hipertireoidismo e desmineralização óssea Pode ocorrer supressão do eixo hipotálamo-hipófise-adrenal
Gastrointestinal	Eliminação de COVID-19 por longos períodos, com esfregaço nasofaríngeo negativo Alterações do microbioma intestinal devido ao COVID-19
Dermatológico	Queda de cabelo é o sintoma dominante (20% dos sobreviventes)

Tabela 15 Descritivo dos esquemas vacinais contra a Covid-19 preconizados no Brasil

Vacinas	Laboratório	Plataforma	Idade indicada	Apresentação	Via de administração	Esquema vacinal/ intervalo entre doses	Prazo de validade e conservação	Validade após abertura do frasco
Vacina adsorvida Covid-19 (inativada)	Sinovac/Butantan	Vírus inativado	3 anos ou mais	Frasco-ampola multidose (10 doses)	Intramuscular	2 doses de 0,5 mL intervalo de 4 semanas	12 meses se conservado entre 2°C e 8°C	8 horas em temperatura de 2°C a 8°C
Vacina Covid-19 (recombinante)	AstraZeneca/ Fiocruz	Vetor viral (não replicante)	18 anos ou mais	Frasco-ampola multidose (5 doses)	Intramuscular	2 doses de 0,5 mL intervalo de 4 a 12 semanas	6 meses se conservado entre 2°C e 8°C	48 horas em temperatura de 2°C a 8°C
Vacina Covid-19 (recombinante)	AstraZeneca/ Serum Institute of India			Frasco-ampola multidose (10 doses)				6 horas em temperatura de 2°C a 8°C
Vacina contra Covid-19 (ChAdOx1-S (recombinante)	AstraZeneca/ COVAX			Frasco-ampola multidose (10 doses)				
Vacina Covid-19 (recombinante)	Janssen	Vetor viral (não replicante)	18 anos ou mais	Frasco multidose (5 doses)	Intramuscular	Dose única de 0,5 mL	24 meses se conservado em temperatura de -25°C a -15°C 6 meses se conservado em temperatura de 2°C a 8°C	6 horas em temperatura de 2°C a 8°C
Vacina Covid-19 (RNAm) (Comirnaty	Pfizer/Wyeth	RNA mensageiro	12 anos ou mais	Frasco-ampola multidose (6 doses)	Intramuscular	2 doses de 0,3 mL intervalo de 3 a 12 semanas	9 meses em freezer de ultra baixa temperatura (-80°C a -60°C) 14 dias se conservado em temperatura de -25°C a -15°C 31 dias se conservado em temperatura de 2°C a 8°C	6 horas após a diluição em temperatura de 2°C a 8°C
Vacina Covid-19 (RNAm) (Comirnaty) – Pediátrica	Pfizer/Wyeth	RNA mensageiro	5 a 11 anos	Frasco-ampola multidose (10 doses) 10 µg	Intramuscular	2 doses de 0,2 mL intervalo de 8 semanas	6 meses em freezer de ultra baixa temperatura (-80°C a -60°C) 10 semanas se conservado em temperatura de 2°C a 8°C	12 horas após a diluição em temperatura de 2°C a 8°C

Fonte: Ministério da Saúde – Brasil, 2022 (48)

Brasil. Ministério da Saúde. Secretaria de Atenção Especializada à Saúde. Protocolo de tratamento do novo coronavírus (2019-nCOV). Brasília: Ministério da Saúde; 2020.

Brasil. Ministério da Saúde. Secretaria de Vigilância em Saúde. Guia de vigilância epidemiológica: emergência de saúde pública de importância nacional pela doença pelo coronavírus 2019 – covid-19 / Ministério da Saúde, Secretaria de Vigilância em Saúde. – Brasília: Ministério da Saúde, 2022. 131 p.

Chan KH, Poon LL, Cheng VC, Guan Y, Hung IF, Kong J, et al. Detection of SARS coronavirus in patients with suspected SARS. Emerg Infect Dis. 2004;10(2):294-9.

Coronavirus could have killed 40 million if the world had not taken action. Nature 2020. Disponível em: https://www.nature.com/articles/d41586-020-00966-w.

COVID-19 Treatment Guidelines Panel. Coronavirus Disease 2019 (COVID-19) Treatment Guidelines. National Institutes of Health. Available at https://www.covid19treatmentguidelines.nih.gov/.

De Alencar JCG, Marchini JFM, Marino LO, Ribeiro SCC, Bueno CG, Cunha VP, et al. Lung ultrasound score predicts outcomes in COVID-19 patients admitted to the emergency department. Ann Intens Care 2021;11(1):6.

Dong E, Du H, Gardner L. An interactive web-based dashboard to track COVID-19 in real time. Lancet Infect Dis 2020;20(5):533-4.

Epidemiology Working Group for NCIP Epidemic Response, Chinese Center for Disease Control and Prevention. The epidemiological characteristics of an outbreak of 2019 novel coronavirus diseases (COVID-19) in China. Zhonghua Liu Xing Bing Xue Za Zhi 2020;41(2):145-51.

Favre G, Pomar L, Qi X, Nielsen-Saines K, Musso D, Baud D. Guidelines for pregnant women with suspected SARS-CoV-2 infection. Lancet Infect Dis 2020;20(6):652-3.

Food and Drug Administration. Coronavirus (COVID-19) Update: FDA Issues Emergency Use Authorization for Potential COVID-19 Treatment. FDA News Release 2020. Disponível em: https://www.fda.gov/news-events/press-announcements/coronavirus-covid-19-update-fda-issues-emergency-use-authorization-potential-covid-19-treatment.

Fundação José Luiz Egydio Setubal, Sabará Hospital Infantil, Instituto Pensi. Panorama mundial e avaliação de riscos, considerando o contexto Brasil: análise de cenários (Covid-19).

Gautret P, Lagier J-C, Parola P, Hoang VT, Meddeb L, Mailhe M, et al. Hydroxychloroquine and azithromycin as a treatment of COVID-19: results of an open-label non-randomized clinical trial. Int J Antimicrob Agents 2020;56(1):105949.

Grasselli G, Pesenti A, Cecconi M. Critical care utilization for the COVID-19 outbreak in Lombardy, Italy: early experience and forecast during an emergency response. JAMA 2020;323(16):1545-6.

Greenhalgh T, Knight M, A'Court C, Buxton M, Husain L. Management of post-acute covid-19 in primary care. BMJ 2020;370:m3026.

Guan W, Ni Z, Hu Y, Liang W, Ou C, He J, et al.; China Medical Treatment Expert Group for Covid-18. Clinical characteristics of coronavirus disease 2019 in China. N Engl J Med 2020;382:1708-20.

Korea Centers for Disease Control & Prevention (KCDC). The updates on COVID-19 in Korea; 2020. Disponível em: https://www.cdc.go.kr/

Kuehn BM. WHO: pandemic sparked a push for global mental health tranformation. JAMA 2022;328(1):5-7.

Lan L, Xu D, Ye G, Xia C, Wang S, Li Y, et al. Positive RT-PCR test results in patients recovered from COVID-19. JAMA 2020;323(15):1502-3.

Leal TCAT, Kühn KH. COVID19: Evidências e recomendações em relação a prevenção e tratamento – tabela terapêutica. InforMed, São Paulo, 2022. Disponível em: https://app.informed.digital/conteudo/5f1a06859414fc7f75ad3eb0. Acesso em: 4 agosto 2021.

Leussink D, Swift R. PM Abe asks all of Japan schools to close over coronavirus. Reuters; 2020. Disponível em: https://www.reuters.com/article/us-china-health-japan-idUSKCN20L0BI.

Li R, Pei S, Chen B, Song Y, Zhang T, Yang W, et al. Substantial undocumented infection facilitates the rapid dissemination of novel coronavirus (SARS-CoV2). Science 2020;368(6490):489-93.

Manners C, Larios Bautista E, Sidoti H, Lopez OJ. Protective adaptive immunity against severe acute respiratory syndrome coronaviruses 2 (SARS-CoV-2) and implications for vaccines. Cureus 2020;12(6):e8399.

Mehta P, McAuley DF, Brown M, Sanchez E, Tattersall RS, Manson JJ; HLH Across Speciality Collaboration, UK. COVID-19: consider cytokine storm syndromes and immunosuppression. Lancet 2020;395(10229):1033-4.

Nalbandian A, Sehgal K, Gupta A, Madhavan MV, McGroder C, Stevens JS, et al. Post-acute COVID-19 syndrome. Nat Med 2021;27(4):601-15.

Nitin P, Nadhakumar R, Vidhya B, Rajesh S, Sakunthala A. COVID-19: invasion, pathogenesis and possible cure: a review. J Virological Methods 2022;300:114434.

Rentsch CT, Beckman JA, Tomlinson L, Gellad WF, Alcorn C, Kidwai-Khan F, et al. Early initiation of prophylactic anticoagulation for prevention of coronavirus disease 2019 mortality in patients admitted to hospital in the United States: cohort study. BMJ 2021;372:n311.

Rothe C, Schunk M, Sothmann P, Bretzel G, Froeschl G, Wallrauch C, et al. Transmission of 2019-nCoV infection from an asymptomatic contact in Germany. N Engl J Med 2020;382(10):970-1.

Ruan Q, Yang K, Wang W, Jiang L, Song J. Clinical predictors of mortality due to COVID-19 based on an analysis of data of 150 patients from Wuhan, China. Intens Care Med 2020;46(5):846-8.

Scarpellini B, Marchini JFM, Nunes MPT, Henriques CMP. COVID-19: diagnóstico e tratamento. InforMed, São Paulo, 2022. Disponível em: https://app.informed.digital/conteudo/5e3c85938f413a3169784b88. Acesso em: 4 agosto 2021.

Siddiqi H, Mehra M. COVID-19 Illness in native and immunosuppressed states: a clinical-therapeutic staging proposal. J Heart Lung Transplant 2020;39(5):405-7.

Townsend JP, Hassler HB, Sah P, Dornburg A. The durability of natural infection and vaccine-induced immunity against future infection by SARS-CoV-2. PNAS 2022;119(31).

Tsao J, Kussman AL, Costales C, Pinsky BA, Abrams GD, Hwang CE. Accuracy of rapid antigen vs reverse transcriptase-polymerase chain reaction testing for SARS-CoV-2 infection in college athletes during prevalence of the omicron variant. JAMA Netw Open 2022;5(6):e2217234.

Wang W, Xu Y, Gao R, Lu R, Han K, Wu G, et al. Detection of SARS-CoV-2 in different types of clinical specimens. JAMA 2020;323(18):1843-4.

Wiersinga WJ, Rhodes A, Cheng AC, Peacock SJ, Prescott HC. Pathophysiology, transmission, diagnosis, and treatment of coronavirus disease 2019 (COVID-19): a review. JAMA 2020;324(8):782-93.

World Health Organization. Coronavirus disease 2019 (Covid-19). Situation Report – 39. Disponível em: https://www.who.int/docs/default-source/coronaviruse/situation-reports/20200228-sitrep-39-covid-19.pdf?sfvrsn=aa1b80a7_4

World Health Organization. Public health surveillance for COVID-19: interim guidance. Disponível em: https://www.who.int/publications-detail/global-surveillance-for-human-infection-with-novel-coronavirus-(2019-ncov)

World Health Organization. Report of the WHO-China Joint Mission on Coronavirus Disease 2019 (COVID-19). Disponível em: https://www.who.int/docs/default-source/coronaviruse/who-china-joint-mission-on-covid-19-final-report.pdf.

Wu Y, Guo C, Tang L, Hong Z, Zhou J, Dong X, et al. Prolonged presence of SARS-CoV-2 viral RNA in faecal samples. Lancet Gastroenterol Hepatol 2020;5(5):434-5.

Xavier AR, Silva JS, Almeida JPCL, Conceição JFF, Lacerda GS, Kanaan S. COVID-19: manifestações clínicas e laboratoriais na infecção pelo novo coronavírus. J Bras Patol Med Lab. 2020;56:e3232020.

Xiao AT, Tong YX, Zhang S. Profile of RT-PCR for SARS-CoV-2: a preliminary study from 56 COVID-19 patients. Clin Infect Dis 2020;71(16):2249-51.

Xu Y, Li X, Zhu B, Liang H, Fang C, Gong Y, et al. Characteristics of pediatric SARS-CoV-2 infection and potential evidence for persistent fecal viral shedding. Nat Med 2020;26(4):502-5.

Zhang S, Diao M, Yu W, Pei L, Lin Z, Chen D. Estimation of the reproductive number of Novel Coronavirus (COVID-19) and the probable outbreak size on the Diamond Princess cruise ship: a data-driven analysis. Int J Infect Dis 2020;93:201-4.

Zou L, Ruan F, Huang M, Liang L, Huang H, Hong Z, et al. SARS-CoV-2 viral load in upper respiratory specimens of infected patients. N Engl J Med 2020;382(12):1177-9.

244 VARÍOLA *MONKEYPOX*

Maria Helena Valente, Filumena Maria da Silva Gomes

Monkeypox é uma zoonose viral endêmica na África há mais de 50 anos. É causada pelo vírus da varíola *monkeypox* (MPXV), que pertence à família *Poxviridae*, subfamília *Chordopoxvirinae* e gênero *Orthopoxvirus*, que possui também os vírus da varíola humana (varíola) e da vaccinia.

Antes de 2022, a infecção pelo MPXV em humanos raramente foi relatada fora das regiões africanas endêmicas. Atualmente, os casos estão ocorrendo em todo o mundo. A transmissão, os fatores de risco, a apresentação clínica e as sequelas desta infecção ainda são pouco conhecidas.

O atual surto global se iniciou em abril de 2022. Em 14/09/2022 foram confirmados 59.606 casos em 103 países; os três países com maior incidência são: Estados Unidos com 22.773 casos, Espanha com 6.947, e Brasil com 6.129 casos confirmados.

A infecção confirmada pela varíola *monkeypox* (VM) é definida por resultado positivo no exame da reação em cadeia da polimerase (PCR) do MPXV em uma amostra de qualquer local anatômico.

A VM pode ser transmitida por meio do contato próximo com uma pessoa ou animal infectado, ou com material contaminado com o vírus.

A VM é geralmente autolimitada, mas casos graves podem ocorrer, especialmente na gravidez, em crianças menores de 8 anos de idade e pacientes imunocomprometidos.

As vacinas contra a varíola humana e VM podem ser usadas para profilaxia pré-exposição e pós-exposição contra a VM, mas ainda estão em oferta limitada. A vacina Jynneos/Imvanex™ e o antiviral tecovirimat foram liberados para uso no Brasil, em 26/08/2022, para casos indicados.

ETIOLOGIA

O MPXV é um DNA vírus envelopado, de fita dupla, da família *Poxviridae*, subfamília *Chordopoxvirinae* e gênero *Orthopoxvirus*. Existem duas variações genéticas distintas do MPXV: a variação genética da África Central (bacia do Congo com quadros mais graves e mais transmissíveis) e a da África Ocidental.

TRANSMISSÃO

O MPXV se espalha por meio do contato próximo com alguém que tenha uma erupção de VM. O contato próximo pode significar estar cara a cara (como falar, respirar ou cantar perto um do outro, o que pode gerar gotículas ou aerossóis de curto alcance); pele a pele (como toque ou sexo vaginal/anal); boca a boca (como beijo); ou contato boca e pele (como sexo oral ou beijo na pele).

Vestimentas, roupas de cama, toalhas ou objetos como utensílios/pratos que foram contaminados com o vírus, pelo contato com uma pessoa infectada, também podem infectar outras pessoas.

Possíveis mecanismos de transmissão pelo ar da VM ainda não são bem compreendidos e estudos estão em andamento.

A transmissão sexual do MPXV por meio de fluidos genitais permanece sob investigação. A detecção de DNA viral em amostras de sêmen foi relatada em alguns casos na Itália e na Alemanha. Apesar disso, não há evidência sobre a infecciosidade desses vírus no sêmen.

> Segundo a Organização Mundial da Saúde (OMS), o MPXV pode se espalhar para as pessoas quando entram em contato físico com um animal infectado, como um primata, roedor terrestre, por meio de mordidas ou arranhões, durante atividades como caça, esfola, cozinhando ou brincando com carcaças.
>
> O vírus também pode ser transmitido ao se comer animais infectados se eles não forem bem cozidos.
>
> Reduz-se o risco evitando o contato desprotegido com animais selvagens, especialmente aqueles que estão doentes ou mortos (incluindo sua carne e sangue).
>
> Nos países onde os animais carregam a varíola *monkeypox*, todos os alimentos que contenham partes de animais ou carne devem ser bem cozidos antes de serem consumidos.

A transmissão vertical pode ocorrer por meio da placenta da mãe para o feto (VM congênita), ou durante o contato próximo no parto e após o nascimento. A doença materna está associada a um risco aumentado de morbidade e mortalidade materna e perinatal, incluindo morte fetal, parto prematuro e aborto espontâneo.

Os dados sobre a infecção por VM na gravidez são muito limitados. Na República Democrática do Congo, um estudo observacional relatou infecção materna em quatro mulheres, três destas tiveram morte fetal; a quarta teve um recém-nascido saudável de termo. Duas tiveram abortos espontâneos no primeiro trimestre e não foi realizado nenhum exame específico. A terceira mulher teve doença grave com 18 semanas de idade gestacional e morte fetal, que tinha características da infecção por VM e evidências virológicas, histológicas e sorológicas que sugeriam transmissão vertical. Todos estes dados são limitados a viés de relatos.

A transmissão por perdigotos, ou grandes gotículas respiratórias durante o contato pessoal prolongado, torna profissionais de saúde, membros da família e parceiros sexuais grupos de maior risco para essa doença.

O declínio da imunidade em todas as comunidades, pela cessação da vacinação contra a varíola humana, pode funcionar como fator de risco para a VM.

Já foram descritos alguns casos de contaminação de cachorros que residiam com indivíduos com a doença.

MANIFESTAÇÕES CLÍNICAS

O período de incubação (intervalo entre a infecção e o início dos sintomas) da VM é geralmente de 6 a 13 dias, mas pode variar de 5 a 21 dias.

Alguns estudos observacionais caracterizaram parcialmente aspectos clínicos, hospitalizações e mortes.

A erupção cutânea com prurido, febre e linfadenopatia são achados clínicos clássicos, mas agora, em conexão com a potencial transmissão sexual ou transmissão em decorrência do contato próximo durante o sexo, está mais associada no surto de 2022 com erupção na área pélvica e virilhas (75%) em comparação com a sua frequência em pacientes africanos (30%).

A erupção da pele também parece ser diferente entre a apresentação clínica na África e na Europa, com maior frequência e intensidade em países endêmicos (100%), enquanto é relativamente baixa em pacientes europeus (22%).

Em alguns casos atualmente, ainda a serem confirmados em séries de casos e estudos mais extensos, os pacientes podem apresentar lesões solitárias ou poucas.

> Dos doentes, 50% apresentam 100 ou mais lesões cutâneas, o que corresponde ao escore de gravidade de lesões cutâneas graves da OMS.

DIAGNÓSTICO

Diagnóstico clínico

A infecção da VM pode ser dividida em dois períodos ou fases:

- Período de invasão (dura entre 0 e 5 dias): caracterizado por febre, cefaleia intensa, linfadenopatia cervical, lombalgia, mialgia e astenia intensa. A linfadenopatia (Figura 2) distingue a VM da varicela, do sarampo e da varíola humana.
- Erupção cutânea, com início de 1 a 3 dias após o aparecimento da febre. A erupção se concentra mais na face e em extremidades do que no tronco. Afeta a face (em 95% dos casos), as palmas das mãos e as plantas dos pés (em 75% dos casos). Também são afetadas as mucosas orais, de genitália e conjuntivas, bem como a córnea. A erupção evolui sequencialmente como máculas, pápulas, vesículas, pústulas e crostas que secam e caem, com número de lesões variando de poucas a milhares. Nos casos graves, as lesões coalescem com grandes áreas de pele que se desprendem (Figura 1).

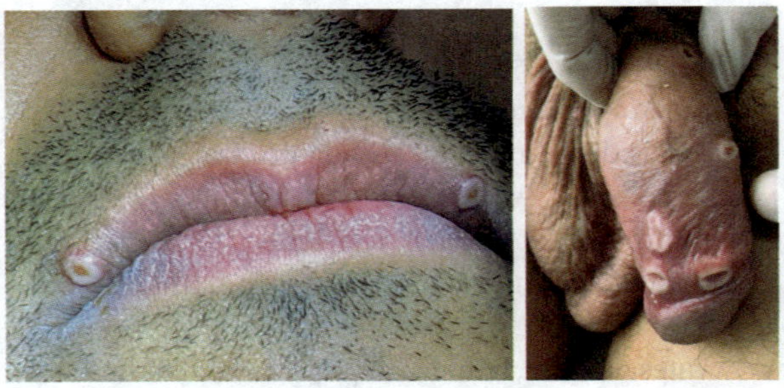

Figura 1 Lesões da varíola *monkeypox* em face e genital. (Fonte: Jorge Luiz de Barros Torresi.)

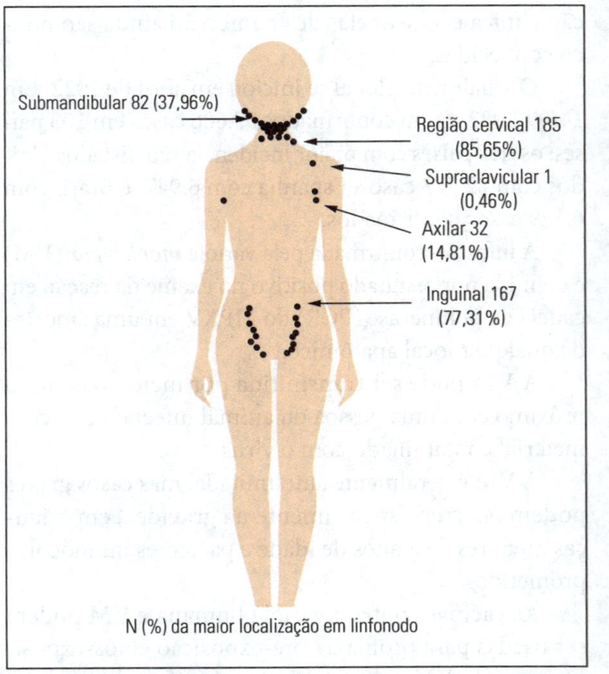

Figura 2 Padrão de distribuição de linfonodomegalia associado à varíola monkeypox. Fonte: Pittman et al., 2022.

Tabela 1 Manifestações clínicas em adultos

	%	IC 95%
Exantema	93%,	80-100
Febre	72%,	30-99%
Prurido	65%	47-81%
Linfadenopatia	62%,	30-99%
Fadiga	60%,	32-85%
Dor de garganta	57%	36-77%
Dor de cabeça	50%	25-75%
Tosse	47%,	38-57%
Mialgias	45%,	16-76%
Fotofobia	32%,	3-71%
Artralgia	26%	1-65%
Dificuldade respiratória	25%	3-58%
Conjuntivite	19%	9-32%
Náusea/vômito	19%	9-30%
Diarreia	4%,	2-7%

Fonte: Benites-Zapata et al., 2022.

O quadro clínico tem duração de 2 a 4 semanas, é geralmente autolimitado e desaparece sem tratamento na maioria dos casos (Tabelas 2, 3 e 4).

As crianças são mais propensas do que adolescentes e adultos a ter sintomas graves. Casos graves entre crianças ocorrem pela extensão da exposição ao vírus, estado de saúde do paciente e natureza das complicações. O vírus também pode ser transmitido a um feto ou recém-nascido por meio do nascimento ou contato físico precoce. Deficiências imunológicas subjacentes podem levar a resultados piores.

Diagnóstico laboratorial

Na suspeita clínica de VM deve-se coletar amostra apropriada com transporte seguro para laboratório adequado, onde a confirmação da VM depende do tipo e da qualidade da amostra e do tipo de teste laboratorial.

Reação em cadeia da polimerase (PCR) é o teste de laboratório de escolha pela precisão e sensibilidade, com amostras diagnósticas ideais que são as lesões de pele (a superfície ou o fluido de vesículas e pústulas) e crostas secas.

Tabela 2 Definição de caso clínico de varíola *monkeypox*, de acordo com a OMS, CDC e outras agências internacionais

	Organização Mundial da Saúde (OMS)	Centro Europeu para Prevenção e Controle de Doenças (ECDC)	Centros de Controle e Prevenção de Doenças (CDC)	Agência de Segurança da Saúde do Reino Unido (UKHSA)	Agência de Saúde Pública do Canadá (PHAC)
Descrição do exantema	Um exantema agudo inexplicável ou uma ou mais lesões cutâneas agudas	Um exantema inexplicável em qualquer parte do corpo	Uma lesão profunda e bem circunscrita, muitas vezes com umbilicação central; e progressão da lesão por meio de estágios sequenciais específicos – máculas, pápulas, vesículas, pústulas e crostas	Uma erupção cutânea inexplicável em qualquer parte do corpo	Uma erupção cutânea aguda inexplicável
Febre	> 38,3°C	Febre (geralmente > 38,5°C)	Não mencionado	> 38,5°C	> 38,5°C
Linfadenopatia	Linfadenopatia	Generalizada ou localizada	Não mencionada	Linfadenopatia	Linfadenopatia
Lesão de mucosa	Não mencionada	Não mencionada especificamente	Não mencionada	Não mencionada	Uma lesão (ou mais) inexplicável em genital, perianal ou oral aguda
Outros sintomas	Dor de cabeça intensa, dor nas costas, mialgia e astenia intensa	Dor de cabeça, dor nas costas e fadiga	Não mencionado	Calafrios, dor de cabeça, cansaço, mialgia (dores musculares e no corpo) Dor nas costas Astenia (fraqueza profunda)	Dor de cabeça, mialgia, dor nas costas, fraqueza

Fonte: adaptada de Thornhill et al., 2022.

Tabela 3 Classificação dos casos de varíola *monkeypox*

Tipo de caso	Definição
Suspeito	Início súbito de febre alta, seguido de erupção vesiculopustular que se manifesta predominantemente na face, palmas das mãos e plantas dos pés; ou a presença de pelo menos 5 crostas do tipo varíola.
Confirmado	Caso suspeito com confirmação laboratorial (anticorpo IgM positivo, PCR ou isolamento de vírus).
Provável	Caso suspeito sem possibilidade de confirmação laboratorial, mas com vínculo epidemiológico com caso confirmado.
Possível	Erupção cutânea vesicular, pustulosa ou com crostas, não diagnosticada como varicela pela família ou pelo profissional de saúde. História de febre e erupção cutânea vesicular ou crostosa. O indivíduo preenchia um dos critérios epidemiológicos ou demonstrava níveis elevados de IgM específica para ortopoxvírus e apresentava erupção cutânea e febre inexplicáveis e ≥ 2 outros sinais ou sintomas dos critérios clínicos.

Fonte: Bunge et al., 2022.

Tabela 4 Sinais e sintomas da doença clássica da varíola *monkeypox*

	Fase inicial (prodrômica)	Segunda fase
Manifestações comuns	Febre Dor de cabeça Dor nas costas Mialgia Mal-estar Linfadenopatia	Erupção cutânea em evolução em estágios sequenciais – máculas, pápulas, vesículas, pústulas e umbilicação, antes da formação de crostas e descamação por um período de 2 a 3 semanas A erupção tende a ser centrífuga: inicia-se na face e progride em direção às mãos e pés, podendo envolver mucosas orais, conjuntiva, córnea e/ou genitália As observações do surto de 2022 descrevem lesão(ões) começando na área genital (muitas vezes com apenas uma única lesão observada) e uma predisposição para a erupção ocorrer sem uma fase prodrômica
Manifestações graves		Infecções bacterianas da pele e tecidos moles (celulite, abscessos, necrosante de tecidos moles) Pneumonia grave Infecção da córnea que pode levar à perda de visão Vômitos e diarreia, que podem resultar em desidratação grave, anormalidades eletrolíticas e choque Sepse Encefalite

Fonte: adaptada de Huang et al., 2022.

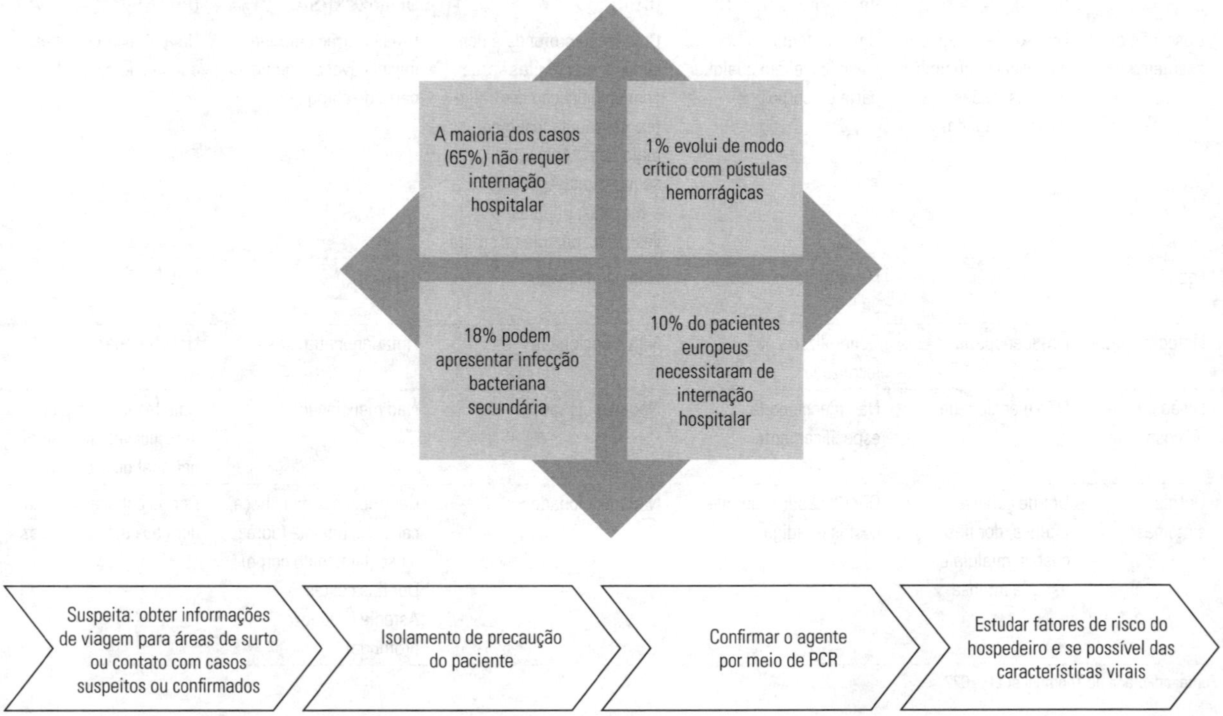

Figura 3 Varíola *monkeypox*. Fonte: Benites-Zapata et al., 2022.

A biópsia é uma opção, principalmente em casos de lesão única e pouco característica.

Amostras da lesão devem ser armazenadas em um tubo seco e estéril, mantidas frias.

Exames de PCR do sangue geralmente são inconclusivos pelo curto período de viremia, não devendo ser coletados de rotina.

Como os ortopoxvírus são sorologicamente reativos, os métodos de detecção de antígenos e anticorpos não fornecem confirmação específica para VM. Assim, sorologia e detecção de antígenos não são recomendados para diagnóstico ou investigação de casos.

Vacinação recente ou remota com vacina à base de vaccinia (pessoa vacinada antes da erradicação da varíola ou vacinada recentemente como funcionário do laboratório de ortopoxvírus) pode levar a resultados falsos-positivos da PCR das lesões.

Para interpretar os resultados do teste, é fundamental informações precisas do paciente: a) data de início da febre; b) data de início da erupção cutânea; c) data da coleta da amostra; d) estado atual do indivíduo (estágio da erupção cutânea); e) idade.

DIAGNÓSTICO DIFERENCIAL

O diagnóstico diferencial clínico deve considerar outras doenças exantemáticas, como varicela, sarampo, infecções bacterianas da pele, sarna, sífilis e outras doenças sexualmente transmissíveis, além de alergias associadas a medicamentos (Figuras 4 e 5).

A linfadenopatia é uma característica clínica que diferencia a VM da varicela ou da varíola humana.

As erupções da VM podem se assemelhar a algumas doenças sexualmente transmissíveis, como herpes e sífilis, o que pode explicar por que vários dos casos, no surto atual, foram identificados entre homens que procuraram atendimento em clínicas de saúde sexual.

TRATAMENTO

Os sintomas da VM geralmente se resolvem por conta própria, sem a necessidade de tratamento específico.

O tratamento sintomático da VM é o alívio de sintomas e a prevenção das complicações e sequelas. É importante cuidar da erupção, deixando as lesões secarem, ou cobrindo com curativo úmido para proteger a área, quando necessário. Evitar tocar feridas na boca ou nos olhos. Enxaguantes bucais e colírios podem ser usados desde que os produtos com glicocorticoides sejam evitados.

A imunoglobulina vaccinia intravenosa (VIGIV) pode ser recomendada para casos graves. Infecções bacterianas secundárias devem ser tratadas conforme indicação.

Agentes antivirais (brincicofovir; tecovirimat, comercializado como TPOXX®) também foram desenvolvidos e aprovados para o tratamento da VM, mas ainda não estão amplamente disponíveis.

Complicações

Podem incluir infecções secundárias, broncopneumonia, sepse, encefalite e infecção da córnea com consequente perda de visão. A extensão em que a infecção assintomática pode ocorrer é desconhecida.

Imagens de diagnósticos diferenciais para *monkeypox*

Sífilis — Molusco contagioso

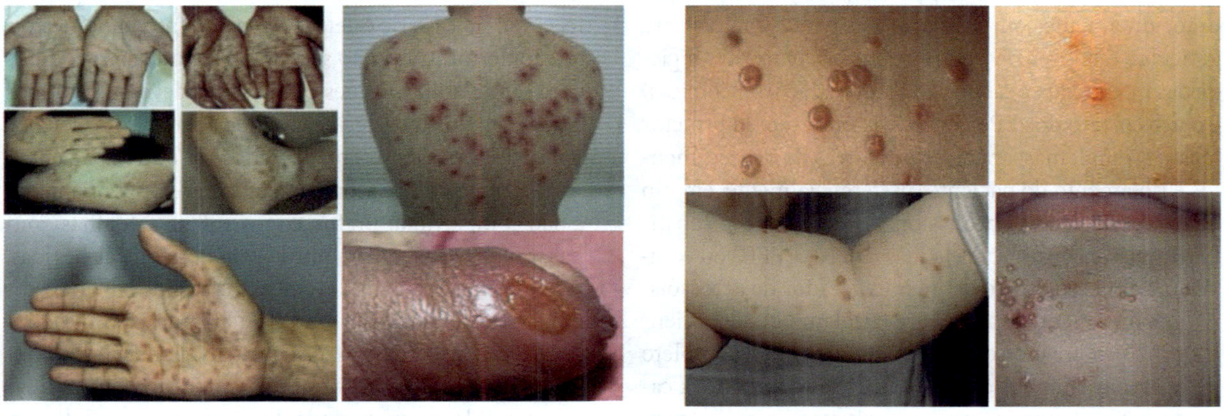

Figura 4 Lesões dermatológicas de sífilis e molusco contagioso.

Imagens de diagnósticos diferenciais para *monkeypox*

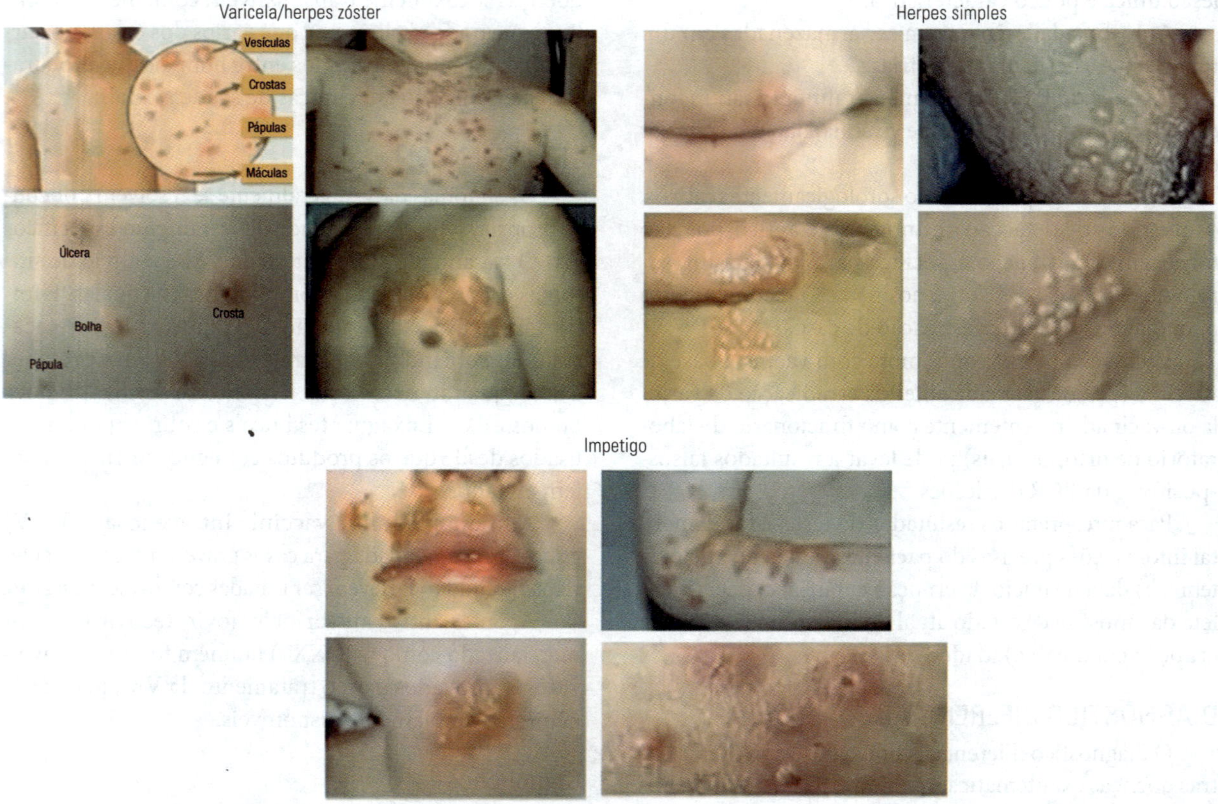

Figura 5 Lesões dermatológicas de varicela, herpes zóster, herpes simples, impetigo.

A taxa de letalidade da VM varia de 0 a 11% na população em geral, sendo maior entre crianças pequenas. Nos últimos tempos, a taxa de mortalidade de casos foi de cerca de 3 a 6%.

ISOLAMENTO

Durante a assistência a pacientes com VM suspeita ou confirmada, deve-se implementar as precauções padrão, juntamente com as precauções para contato e para gotículas, o que envolve entre outras orientações, a higiene das mãos (água e sabonete OU preparações alcoólicas) e o uso correto dos EPIs: óculos de proteção ou protetor facial, avental, máscara cirúrgica, luvas de procedimentos e isolamento do paciente (preferencialmente, em um quarto privativo). O profissional de saúde deve substituir a máscara cirúrgica pela máscara N95/PFF2 ou equivalente em caso de procedimento gerador de aerossóis.

As precauções específicas e o isolamento de pacientes com VM devem ser implementados até o completo desaparecimento das crostas das lesões e uma nova camada de pele tenha se formado, pois esse é o período em que se encerra o período de transmissibilidade da doença. No entanto, mesmo após esse período deve-se manter as precauções padrão.

Caso seja descartada a suspeita de VM, deve-se ajustar as precauções e o isolamento de acordo com a forma de transmissão da doença diagnosticada.

- Sempre que possível, equipamentos e produtos para saúde utilizados na assistência aos casos suspeitos ou confirmados de VM devem ser de uso exclusivo no paciente, como no caso de estetoscópios, esfigmomanômetro e termômetros. Caso não seja possível, todos os produtos para saúde utilizados nestes pacientes devem ser limpos e desinfetados ou esterilizados (de acordo com a sua finalidade) antes de serem utilizados em outros pacientes.
- Os pacientes e acompanhantes devem ser orientados a não compartilhar pratos, copos, talheres, toalhas, roupas, roupas de cama ou outros itens com outras pessoas.
- Os profissionais devem ser orientados quando aos cuidados ao manusear roupas sujas (por exemplo, roupas de cama, toalhas, roupas pessoais) para evitar o contato com o material da lesão. A roupa suja nunca deve ser sacudida ou manuseada de forma que possa dispersar partículas infecciosas.

VACINAÇÃO

Dados históricos indicaram que a vacinação contra a varíola com o vírus vaccinia (outro ortopoxvírus) foi aproximadamente 85% protetora contra a varíola dos macacos. No entanto, após sua erradicação em 1980, a vacinação de rotina contra a varíola não era mais indicada, e já se passaram quatro décadas desde qualquer programa de vacinação do ortopoxvírus.

Evidência de vacinação prévia contra a varíola: cicatriz na parte superior do braço esquerdo.

Atualmente, vacinas de primeira e segunda geração são usadas somente em funcionários de laboratório ou profissionais de saúde que podem ter recebido vacina contra VM (proteção contra exposição ao ortopoxvírus).

No momento existem vacinas de terceira geração com efeitos colaterais discretos.

A JYNNEOS™ ou Imvanex™ é uma vacina viral viva produzida a partir da vaccinia modificada Ankara-Bavarian Nordic (estirpe MVA-BN); é um ortopoxvírus atenuado e não replicante de terceira geração, que oferece proteção cruzada para a VM. Foi licenciada pela Food and Drug Administration (FDA) dos Estados Unidos em 2019 e agora é indicada para a prevenção da doença da varíola e da VM em adultos com 18 anos de idade ou mais com alto risco para infecção por varíola ou VM.

A vacina ACAM2000® é de vírus vaccinia vivos, é indicada para imunização ativa contra a doença da varíola para pessoas com alto risco de infecção por varíola.

Existem várias diferenças entre JYNNEOS™ e ACAM2000®. A ACAM2000® é um vírus vaccinia competente para replicação, enquanto JYNNEOS™ é um vírus vaccinia Ankara modificado com deficiência de replicação, assim a ACAM2000® produz uma reação cutânea importante no local da inoculação, enquanto o JYNNEOS™ não. Com a ACAM2000® pode ocorrer eczema *vaccinatum* e vaccinia progressiva, em decorrência da replicação viral descontrolada em certos indivíduos. A vaccinia progressiva é geralmente observada em indivíduos imunocomprometidos, enquanto o eczema *vaccinatum* pode ocorrer em indivíduos com dermatite atópica ou eczema. As diretrizes recomendam evitar o ACAM2000® entre pessoas imunossuprimidas (p. ex., pessoas infectadas pelo HIV), tornando uma prática razoável evitar o ACAM2000® em populações com risco aumentado de HIV não conhecido. Além disso, a transmissão inadvertida pode ocorrer com vacinas de replicação competente, incluindo transmissão vertical resultando em vaccinia fetal, que pode ser fatal para o feto ou recém-nascido. Outros eventos adversos graves observados com mais frequência com ACAM2000® do que com JYNNEOSTM incluem miopericardite (que deve ocorrer em 5,7 por 1.000 vacinados primários com ACAM2000®) e encefalite pós-vacinal.

Atualmente, nenhuma vacina contra a VM está aprovada para uso na gravidez.

PREVENÇÃO

- Conscientizar sobre fatores de risco e redução à exposição ao vírus. Alguns países oferecerem vacina a pessoas sob risco, como pessoal de laboratório e profissionais de saúde.
- Reduzir risco de transmissão de humano para humano. Durante surtos de VM em humanos evitar contato próximo com pessoas infectadas, com profissionais de saúde e membros da família sob maior risco de infecção.
- Profissionais de saúde que cuidam de pacientes com suspeita de infecção ou casos confirmados de VM, ou que manuseiam amostras devem implementar precauções-padrão de controle de infecção. Se possível, selecionar indivíduos previamente vacinados contra varíola para cuidar do paciente.
- Amostras de pacientes devem ser preparadas para transporte com embalagem tripla de acordo com as orientações da OMS para transporte de substâncias infecciosas.
- Reduzir risco de transmissão zoonótica. Evitar contato desprotegido com animais selvagens, incluindo sua carne, sangue e outras partes. Alimentos com carne ou partes de animais devem ser bem cozidos antes de consumidos.
- Restrições ao comércio de animais. Países estabeleceram regulamentos para restringir importação de roedores e primatas não humanos. Animais em cativeiro potencialmente infectados devem ser isolados e colocados em quarentena. Quaisquer animais com contato com um animal infectado devem ser colocados em quarentena e observados durante 30 dias.
- Relação entre varíola humana e VM. A apresentação clínica da VM se assemelha à da varíola humana. A varíola era mais facilmente transmitida e mais frequentemente fatal, pois cerca de 30% dos pacientes morreram.
- Há 40 anos o mundo cessou a vacinação de rotina contra a varíola com vacinas à base de vaccinia com as populações não vacinadas desde então sendo mais suscetíveis à infecção pelo MPXV.

BIBLIOGRAFIA

Agência Nacional de Vigilância Sanitária (Anvisa – Brasil). Gerência Geral de Tecnologia em Serviços de Saúde. Gerência de Vigilância e Monitoramento em Serviços de Saúde. Nota Técnica GVIMS/GGTES/ANVISA nº 03/2022. Orientações para prevenção e controle da Monkeypox nos serviços de saúde. Brasília, DF; 31 Maio 2022 [atualizado em 2 Jun. 2022, citado em 13 Set. 2022]. Disponível em:

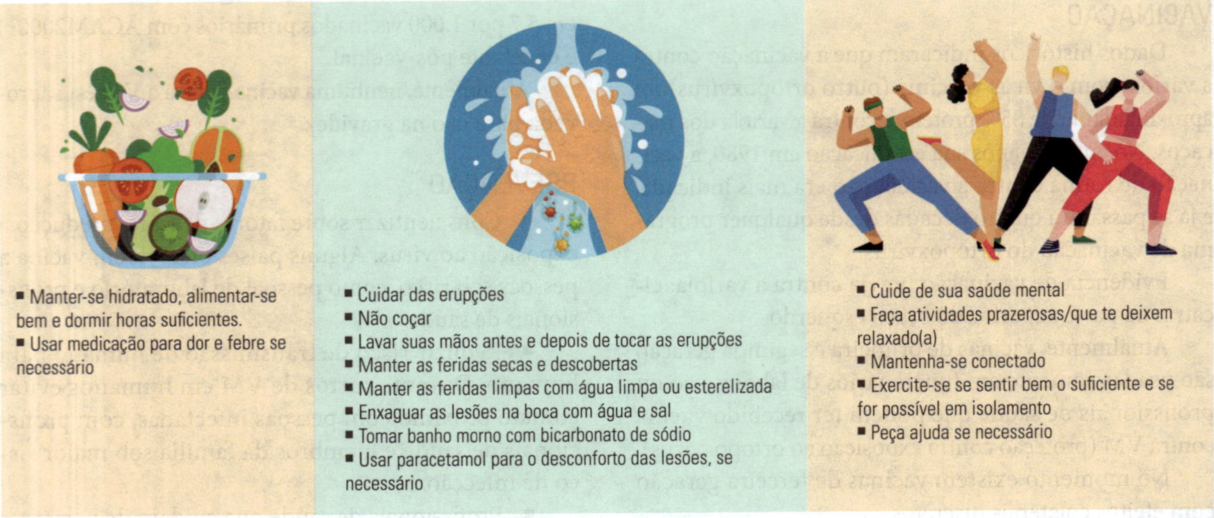

Figura 6 Como se proteger se você está em isolamento domiciliar pela varíola *monkeypox*.

https://www.gov.br/anvisa/pt-br/centraisdeconteudo/publicacoes/servicosdesaude/notas-tecnicas/nota-tecnica-gvims-ggtes-dire3-anvisa-no-03-2022-orientacoes-para-prevencao-e-controle-da-monkeypox-nos-servicos-de-saude-2013-atualizada-em-02-06-2022/view.

Benites-Zapata VA, Ulloque-Badaracco JR, Alarcon-Braga EA, Hernandez-Bustamante EA, Mosquera-Rojas MD, Bonilla-Aldana DK, et al. Clinical features, hospitalisation and deaths associated with monkeypox: a systematic review and meta-analysis. Ann Clin Microbiol Antimicrob 2022;21(1):36.

Bunge EM, Hoet B, Chen L, Lienert F, Weidenthaler H, Baer LR, et al. The changing epidemiology of human monkeypox: a potential threat? A systematic review. PLoS Negl Trop Dis 2022;16(2):e0010141.

Centers for Disease Control and Prevention (CDC). Interim clinical guidance for the treatment of monkeypox. Disponível em: https://www.cdc.gov/poxvirus/monkeypox/clinicians/treatment.html#anchor_1655488137245

Huang YA, Howard-Jones AR, Durrani S, Wang Z, Williams PC. Monkeypox: a clinical update for paediatricians. J Paediatr Child Health 2022.

Instituto da Criança e do Adolescente do Hospital das Clínicas da Faculdade de Medicina da Universidade de São Paulo (ICr-HCFMUSP). Monkeypox: Manual para o Atendimento do Pediatra. 26/08/2022

Khalil A, Samara A, O'Brien P, Morris E, Draycott T, Lees C, et al. Monkeypox vaccines in pregnancy: lessons must be learned from COVID-19. Lancet Glob Health 2022;10(9):e1230-e1231.

Lapa D, Carletti F, Mazzotta V, Matusali G, Pinnetti C, Meschi S, et al; INMI Monkeypox Study Group. Monkeypox virus isolation from a semen sample collected in the early phase of infection in a patient with prolonged seminal viral shedding. Lancet Infect Dis 2022;22(9):1267-1269.

Mbala PK, Huggins JW, Riu-Rovira T, Ahuka SM, et al. Maternal and fetal outcomes among pregnant women with human monkeypox infection in the Democratic Republic of Congo. J Infect Dis 2017;216(7):824-828.

Ministério da Saúde (Brasil). Secretaria de Vigilância em Saúde. Plano de contingência Nacional para Monkeypox: Centro de Operações de Emergência em Saúde Pública: COE Monkeypox. Brasília, DF; Set 2022 [versão 2]. Disponível em: https://www.gov.br/saude/pt-br/composicao/svs/resposta-a-emergencias/coes/monkeypox/plano-de-contingencia/plano-de-contingencia/view.

Morgan CN, Whitehill F, Doty JB, Schulte J, Matheny A, Stringer J, et al. Environmental persistence of monkeypox virus on surfaces in household of person with travel-associated infection, Dallas, Texas, USA, 2021. Emerg Infect Dis 2022;28(10).

Pittman PR, Martin JW, Kingebeni PM, Tamfum JM, Wan Q, Reynolds MG, et al. Clinical characterization of human monkeypox infections in the Democratic Republic of the Congo. MedRxiv 2022.05.26.22273379.

OPAS/OMS. Manejo Clínico e Prevenção e Controle da Infecção pela Varíola dos macacos. Orientação provisória de resposta rápida. 10 de junho de 2022. Disponível em: https://www.ccih.med.br/wp-content/uploads/2022/07/Manejo-clinico-e-prevenc%CC%A7a%CC%83o-de-controle-de-infecc%CC%A7a%CC%83o-para-monkeypox.pdf.

Rizk JG, Lippi G, Henry BM, Forthal DN, Rizk Y. Prevention and treatment of monkeypox. Drugs 2022;82(9):957-963. Erratum in: Drugs. 2022 Aug 22.

Seang S, Burrel S, Todesco E, Leducq V, Monsel G, Le Pluart D, et al. Evidence of human-to-dog transmission of monkeypox virus. Lancet 2022;400(10353):658-659.

Thornhill JP, Barkati S, Walmsley S, et al. Monkeypox virus infection in humans across 16 countries: April-June 2022. N Engl J Med 2022;387:679-91.

UK Health Security Agency. Recommendations for the use of pre and post exposure vaccination during a monkeypox incident. Updated May 2022 v6.6. Disponível em: https://assets.publishing.service.gov.uk/government/uploads/system/uploads/attachment_data/file/1077678/Recommendations-for-use-of-pre-and-post-exposure-vaccination-during-a-monkeypox-incident.pdf.

World Health Organization (WHO). Monkeypox. Disponível em: https://www.who.int/news-room/fact-sheets/detail/monkeypox.

World Health Organization (WHO). Multi-country monkeypox outbreak in non-endemic countries. 30 May 2022. Disponível em: https://www.who.int/emergencies/disease-outbreak-news/item/2022-DON385.

TERAPIA INTENSIVA

DEBORA SITNIK

245 ESCORES PROGNÓSTICOS E ADMISSÃO EM UTI

André Carramenha de Góes Hirano

Recursos em cuidados intensivos são limitados e caros. Saber fazer um uso racional dos leitos de UTI é essencial para o bom funcionamento de um sistema de saúde, embora essa seja uma tarefa complexa e bastante desafiadora.

Segundo resolução do CREMESP (n. 170 de 6/11/2007): "Terá indicação para admissão em Unidade de Tratamento Intensivo, todo paciente grave ou de risco, com probabilidade de sobrevida e recuperação, respeitada a autonomia do paciente, e paciente em morte encefálica, por tratar-se de potencial doador de órgãos."

Com relação à indicação de internação em leito de UTI, a Sociedade Americana de Terapia Intensiva sugere uma avaliação ampla, levando em consideração diversos elementos:

- necessidade do paciente de medidas de suporte presentes apenas na UTI;
- disponibilidade de expertise clínica;
- priorização conforme a condição clínica do paciente;
- diagnóstico;
- disponibilidade de leitos;
- parâmetros objetivos como sinais vitais;
- potencial benefício de intervenções invasivas;
- prognóstico.

Para facilitar a tomada de decisão, essa mesma sociedade (Tabela 1) divide os pacientes em 5 grupos quanto à prioridade de internação em leito de UTI, salientando a importância do julgamento individual, sempre levando em consideração os pontos listados.

É de praxe em grande parte das UTI o cálculo de escores prognósticos na admissão do paciente. É impor-

Tabela 1 Estrutura para priorização de admissão em unidade de terapia intensiva (UTI)

Nível de cuidado	Prioridade	Tipo de paciente
UTI	Prioridade 1	Pacientes críticos que necessitam de medidas de suporte para disfunção orgânica, monitorização intensiva e terapias disponíveis apenas no ambiente de UTI. Medidas de suporte incluem ventilação mecânica invasiva, terapia substitutiva renal contínua, monitorização hemodinâmica invasiva para direcionar intervenções hemodinâmicas agressivas, membrana de oxigenação extracorpórea, balão intra-aórtico e outras situações que necessitem de cuidados críticos (ex.: pacientes com hipoxemia grave ou em choque).
	Prioridade 2	Pacientes como os descritos acima, com probabilidade de recuperação significativamente mais baixa e que desejam receber terapias de suporte intensivo, mas não são candidatos a ressuscitação cardiopulmonar em caso de parada cardiorrespiratória (ex.: pacientes com câncer metastático e insuficiência respiratória secundária a pneumonia ou choque séptico com necessidade de vasopressores).
Semi-intensiva	Prioridade 3	Pacientes com disfunção orgânica que necessitam de monitorização e/ou terapias intensivas (ex.: ventilação não invasiva) ou que, na opinião do profissional realizando a triagem, poderiam ser manejados em uma unidade menos complexa do que uma UTI (ex.: pacientes em pós-operatório que necessitem de monitorização frequente por risco de piora ou que necessitem de cuidados pós-operatórios intensivos, pacientes com insuficiência respiratória tolerando suporte com ventilação não invasiva). Esses pacientes podem ser admitidos na UTI se as medidas iniciais não tiverem resposta adequada ou se não houver leito de terapia semi-intensiva no hospital.
	Prioridade 4	Pacientes como os descritos acima, porém com menor probabilidade de recuperação/sobrevivência (ex.: pacientes previamente diagnosticados com neoplasia metastática) que não desejam ser intubados ou reanimados. Assim como acima, se o hospital não possui leitos de cuidado semi-intensivo, esses pacientes podem ser admitidos na UTI em circunstâncias especiais.

(continua)

(continuação)

Tabela 1 Estrutura para priorização de admissão em unidade de terapia intensiva (UTI).		
Nível de cuidado	Prioridade	Tipo de paciente
Leito de cuidados paliativos	Prioridade 5	Pacientes terminais ou em processo ativo de morte sem possibilidade de recuperação. Esses pacientes são, em geral, não candidatos à admissão na UTI (exceto em caso de possibilidade de doação de órgãos). Em casos nos quais o paciente tem diretivas definidas sem indicação de medidas invasivas ou possui um processo irreversível como neoplasia metastática sem proposta de quimio ou radioterapia, cuidados paliativos devem ser oferecidos inicialmente.

Adaptada de Nates, Joseph L. MD Crit Care Med 2016;44(8):1553-1602.

tante salientar que, embora esses escores possam trazer informações clínicas pertinentes para discussão de prognóstico com pacientes e familiares, eles não foram criados com o propósito de triagem de pacientes para admissão na UTI e, portanto, não devem ser usados com essa finalidade. A função principal dos escores prognósticos é realizar um "*benchmarking*" da unidade e dos pacientes para possibilitar avaliações e comparações com outras UTI ou outras coortes de pacientes.

Os escores prognósticos podem ser divididos em dois grupos principais:

- Escores de gravidade de doença: usam dados fisiológicos, comorbidades e evolução da doença atual para fornecer um prognóstico. Exemplo: *Simplified Acute Physiology Score* (SAPS3), APACHE.
- Escores de disfunção orgânica: avaliam o paciente sistema por sistema e classificam o grau de alteração fisiológica do doente. Exemplo: *Sepsis-related Organ Failure Assessment* (SOFA).

O SAPS3 é um escore amplo, que foi validado em diversos países. Leva em consideração dados prévios à internação, o motivo da internação e dados fisiológicos e laboratoriais da primeira hora de admissão na UTI. O modo mais simples é utilizar um impresso dos parâmetros por paciente (ou uma versão informatizada), somando os pontos referentes a cada parâmetro (Tabela 2) e projetando-se a somatória final na Tabela 3.

O *site* oficial www.saps3.org fornece *download* gratuito de tabela para cálculo do escore. Vale lembrar que

Tabela 2 *Simplified Acute Physiology Score* (SAPS3) – variáveis e pontuações

Estado prévio de saúde	Pontos	Diagnósticos	Pontos	Variáveis fisiológicas	Pontos
Idade (anos)		Tipo de admissão		Pontuação Escala de Coma de Glasgow	
< 40	0	Programada	0	≥ 13	0
≥ 40 - < 60	5	Não programada	3	7-12	2
≥ 60 - < 70	9	**Urgência**		6	7
≥ 70 - < 75	13	Cirurgia eletiva	0	5	10
≥ 75 - < 80	15	Não cirúrgico	5	3-4	15
≥ 80	18	Cirurgia de emergência	6	**Frequência cardíaca (bpm)**	
Comorbidades		**Tipo de cirurgia**		< 120	0
Outras	0	Transplantes	-11	≥ 120 - < 160	5
Quimioterapia	3	Trauma	-8	≥ 160	7
ICC CF IV	6	RM sem troca de valva	-6	**Pressão arterial sistólica (mmHg)**	
Neoplasia hematológica	6	Outras	0	> 120	0
Cirrose	8	Cirurgia no AVC	5	≥ 70 - < 120	3
Aids	8	**Motivo de internação**		≥ 40 - < 70	8
Metástase	11	▪ Neurológicas		< 40	11
Dias de internação prévios		Convulsões	-4	**Oxigenação**	
< 14	0	Coma, confusão, agitação	4	Sem VM – paO_2 < 60 mmHg	0
14-28	6	Déficit focal	7	Sem VM – paO_2 ≥ 60 mmHg	5
≥ 28	7	Efeito de massa intracraniano	11	VM – $paO2/FiO_2$ ≥ 100	7
Procedência		▪ Cardiológicas		VM – $paO2/FiO_2$ < 100	11

(continua)

(continuação)

Tabela 2 *Simplified Acute Physiology Score* (SAPS3) – variáveis e pontuações

Estado prévio de saúde Idade (anos)	Pontos	Diagnósticos Tipo de admissão	Pontos	Variáveis fisiológicas Pontuação Escala de Coma de Glasgow	Pontos
Centro cirúrgico	0	Arritmia	-5	**Temperatura (°C)**	
OS	5	Choque hemorrágico	3	≥ 34,5	0
Outra UTI	7	Choque hipovolêmico / cardiogênico	3	< 34,5	7
Outros	8	Choque séptico	5	**Leucócitos (/mm³)**	
Drogas vasoativas		■ Abdominal		< 15.000	0
Não	0	Abdome agudo	3	≥ 15.000	2
Sim	3	Pancreatite grave	9	**Plaquetas (/mm³)**	
		Insuficiência hepática	6	≥ 100.000	0
		Todas as outras	0	50.000-100.000	5
		■ Infecção		20.000-50.000	8
		Outras	0	< 20.000	13
		Nosocomial	4	**pH**	
		Respiratória	5	> 7,25	0
		Nosocomial & respiratória	9	≤ 7,25	3
				Creatinina (mg/dL)	
				< 2	0
				≥ 2 - < 6	4
				≥ 6	5

AVC: acidente vascular cerebral (agudo); FiO_2: fração inspirada de O_2; ICC CF IV: insuficiência cardíaca classe funcional IV da NYHA; PaO_2: pressão parcial arterial de oxigênio; PS: pronto-socorro; RM: revascularização miocárdica; VM: ventilação mecânica. Adaptada de Moreno RP. Intensive Care Med 2005;31:1345-55.

Tabela 3 Mortalidade esperada a partir do resultado do escore SAPS3

Escore SAPS 3	Mortalidade hospitalar esperada
< 30	< 1,8%
30-39	1,8-5,7%
40-49	6,4-15,9%
50-59	17,3-33,5%
60-69	35,6-54,5%
70-79	56,5-72,2%
80-89	73,6-83,9%
90-99	84,8-90,8%
≥ 100	> 91,3%

uma utilização importante desse tipo de escore é para avaliação da qualidade do seu serviço, por meio do cálculo do *standardized mortality ratio* (SMR), que é a relação entre a mortalidade encontrada sobre a mortalidade predita, que deve ser menor do que 1.

O SOFA foi criado inicialmente como uma ferramenta prognóstica para sepse e, mais tarde, validado como escore para avaliação de pacientes não sépticos com disfunções orgânicas em UTI. Esse escore avalia 6 sistemas diferentes com uma nota de 0 a 4 para cada um. Em seguida soma-se o escore de cada sistema chegando a um valor final de 0-24 (Tabela 4).

O escore SOFA tem alta correlação com mortalidade em UTI e pode ser avaliado em diferentes momentos da internação. Quando calculado na admissão da UTI, um escore SOFA >11 associa-se a uma mortalidade de 90%.

Além disso, pacientes internados em terapia intensiva podem apresentar comprometimentos orgânicos mesmo após a alta hospitalar. A internação em unidade crítica está associada a uma piora da qualidade de vida posterior às custas de sequelas físicas, cognitivas e psíquicas. Existem evidências que mostram piora de função pulmonar a longo prazo em pacientes sobreviventes à síndrome de desconforto respiratório agudo, piora cognitiva a longo prazo em pacientes intubados que desenvolveram *delirium* na internação, aumento da incidência de estresse pós-traumático após a alta hospitalar, entre outras graves consequências.

Existe um respaldo ético que possibilita ao médico evitar medidas terapêuticas fúteis quando este julgar que o paciente tem um prognóstico reservado, conforme resolução do CFM n. 1.805/2006 (Publicada no D.O.U., 28/11/2006, Seção I, pg. 169):

Tabela 4 Parâmetros e pontuações do *Sepsis-related Organ Failure Assessment* (SOFA)

Escore SOFA	0	1	2	3	4
Respiratório					
paO_2/FiO_2	> 400	< 400	< 300	< 200 ou ventilação mecânica	< 100
Hematológico					
Plaquetas ($10^3/mm^3$)	> 150	< 150	< 100	< 50	< 20
Cardiovascular					
Hipotensão	PAM > 70	PAM < 70	Dopamina < 5 mcg/kg/min ou dobutamina qualquer dose	Dopamina > 5 mcg/kg/min ou Noradrenalina ≤ 0,1 mcg/kg/min	Dopamina > 15 mcg/kg/min ou Noradrenalina > 0,1 mcg/kg/min
Hepático					
Bilirrubina (mg/dL)	< 1,2	1,2-1,9	2,0-5,9	6,0-11,9	> 12
Neurológico					
Glasgow	> 14	13-14	10-12	6-9	< 6
Renal					
Creatinina (mg/dL) ou diurese	< 1,2	1,2 - 1,9	2,0 - 3,4	3,5-4,9 ou < 500 mL	> 5,0 ou < 200 mL

FiO_2: fração inspirada de oxigênio; PaO_2: pressão parcial arterial de oxigênio. Adaptada de Vincent JL. Critical Care Med 1998;26(11):1793-1800.

"Na fase terminal de enfermidades graves e incuráveis é permitido ao médico limitar ou suspender procedimentos e tratamentos que prolonguem a vida do doente, garantindo-lhe os cuidados necessários para aliviar os sintomas que levam ao sofrimento, na perspectiva de uma assistência integral, respeitada a vontade do paciente ou de seu representante legal."

Portanto, a indicação de internação em UTI deve ser individualizada, colocando-se em questão a gravidade da doença, as chances de sobrevida e a possibilidade de sequelas a longo prazo, sempre mantendo-se uma comunicação clara e objetiva com o paciente e/ou familiares.

▪ BIBLIOGRAFIA

Desai SV, et al. Long-term complications of critical care. Crit Care Med 2011;39(2):371-9.

Ferreira FL, Bota DP, Bross A, Mélot C, Vincent JL. Serial evaluation of the SOFA score to predict outcome in critically ill patients. JAMA. 2001;286(14):1754-8.

Girard TD, et al. Delirium as a predictor of long-term cognitive impairment in survivors of critical illness. Critical Care Med 2010;38(7):1513-20.

Herridge MS, et al. Functional disability 5 years after acute respiratory distress syndrome. NEJM 2011;364:1293-304.

Keegan MT, Soares M. What every intensivist should know about prognostic scoring systems and risk-adjusted mortality. O que todo intensivista deveria saber sobre os sistemas de escore prognóstico e mortalidade ajustada ao risco. Rev Bras Ter Intensiva 2016;28(3):264-269.

Moreno RP, et al. SAPS 3: from evaluation of the patient to evaluation of the intensive care unit. Part 2: Development of a prognostic model for hospital mortality at ICU admission. Intensive Care Medicine 2005;31(10):1345-1355.

Nates JL, Mark MD, Kleinpell R, Blosser S, Goldner JDO, Birriel BMSN, et al. ICU admission, discharge, and triage guidelines: a framework to enhance clinical operations, development of institutional policies, and further research. Crit Care Med 2016;44(8):1553-602.

Vincent JL, et al. Use of the SOFA score to assess the incidence of organ dysfunction/failure in intensive care units: Results of a multicenter, prospective study. Critical Care Med 1998;26(11):1793-1800.

Vincent JL, Moreno R, Takala J, Willatts S, De Mendonça A, Bruining H, et al. The SOFA (Sepsis-related Organ Failure Assessment) score to describe organ dysfunction/failure. On behalf of the Working Group on Sepsis-Related Problems of the European Society of Intensive Care Medicine. Intensive Care Med 1996;22(7):707-10.

246 SEPSE

Giancarlo Fatobene

DEFINIÇÃO E ETIOLOGIA

A sepse pode ser definida como a presença de infecção associada a sintomas/sinais sistêmicos decorrentes dela. Desde de 2001, a SCCM/ESICM/ACCP/ATS/SIS International Sepsis Definitions Conference preconiza uma definição de sepse mais ampla e próxima da realidade à beira-leito.

Quadro 1 Condições sugestivas de sepse

Infecção (presumida ou documentada) e algumas das seguintes variáveis:
Gerais
Febre (temperatura central > 38,3°C ou axilar > 37,8°C)
Hipotermia (temperatura central < 36°C)
Frequência cardíaca > 90 batimentos por minuto
Taquipneia
Alteração do nível de consciência
Edema significativo ou balanço hídrico positivo (> 20 mL/kg em 24 h)
Hiperglicemia (glicose plasmática > 140 mg/dL) na ausência de diabetes

(continua)

(continuação)

Quadro 1 Condições sugestivas de sepse
Infecção (presumida ou documentada) e algumas das seguintes variáveis:
Inflamatórias
Leucocitose > 12.000 cél/mm³
Leucopenia < 4.000 cél/mm³
Número de leucócitos na faixa normal com 10% ou mais de formas imaturas
Proteína C-reativa maior que dois desvios-padrão da normalidade
Procalcitonina maior que dois desvios-padrão da normalidade
Hemodinâmicas
Hipotensão arterial: pressão arterial sistólica (PAS) < 90 mmHg, pressão arterial média (PAM) < 70 mmHg ou queda da PAS > 40 mmHg em adultos
Disfunções orgânicas
Hipoxemia arterial (PaO2/FiO2 < 300)
Oligúria aguda (débito urinário < 0,5 mL/kg/h por, pelo menos, 2 h após ressuscitação volêmica adequada)
Aumento de creatinina > 0,5 mg/dL
Anormalidade no coagulograma (INR > 1,5 ou TTPa > 60 s)
Íleo paralítico
Trombocitopenia (< 100.000/mm³)
Hiperbilirrubinemia (bilirrubina total > 4 mg/dL)
Perfusão tecidual
Hiperlactatemia (> 9 mg/dL ou 1 mmol/L)
Aumento do tempo de enchimento capilar (TEC)

Quadro 2 Sepse grave
Hipoperfusão tecidual e/ou disfunção orgânica presumidamente secundárias a uma infecção:
Hipotensão arterial
Lactato acima dos limites normais
Débito urinário < 0,5 mL/kg/h por, pelo menos, 2 h após ressuscitação volêmica adequada
Síndrome do desconforto respiratório agudo (SDRA) com $PaO_2/FiO_2 < 250$ na ausência de pneumonia como sítio primário de infecção
Síndrome do desconforto respiratório agudo (SDRA) com $PaO_2/FiO_2 < 200$ na presença de pneumonia como sítio primário de infecção
Creatinina > 2 mg/dL
Plaquetas < 100.000/mm³
Coagulopatia (INR > 1,5)

Choque séptico é a manutenção de hipotensão arterial induzida pela sepse que não responde a ressuscitação volêmica adequada.

EPIDEMIOLOGIA

- Em pacientes de UTI no Brasil, 16,7% dos pacientes admitidos têm diagnóstico de sepse, sepse grave ou choque séptico.
- A idade média é de 61,7 anos.
- Predomínio masculino (55,7%).
- Tempo médio de internação hospitalar de 15 dias.
- Principais sítios de infecção: trato respiratório (69%) e abdome (23,1%).
- Microbiologia: bacilos Gram-negativos (40,1%), Gram-positivos (32,8%), fungos (5%).
- Custo médio durante a internação em UTI no Brasil é de US$ 9.632 por paciente.
- A mortalidade hospitalar de pacientes com sepse grave e choque séptico no Brasil (67,4%) é maior que a média mundial (49,6%).

QUADRO CLÍNICO

Depende, basicamente, do sítio primário de infecção (por exemplo, tosse e expectoração em caso de pneumonia bacteriana; irritação meníngea na meningite aguda; e outros) e sintomas/sinais sistêmicos secundários ao quadro de sepse propriamente dito (hipotensão, oligúria, alteração do estado mental e outros).

Quadro 3 Anamnese
Perguntar, ativamente, sobre sintomas localizatórios do sítio primário de infecção e sua duração: cefaleia, tosse ou expectoração, dispneia, náuseas e vômitos, dor abdominal, diarreia, disúria, dor lombar, alterações cutâneas e articulares, abaulamentos e outros. Em mulheres: alterações mamárias (mastites), corrimentos vaginais, dispareunia, data da última menstruação.
Perguntar por febre ou hipotermia.
Excluir diagnósticos diferenciais, principalmente síndrome coronariana aguda (SCA), arritmia, anafilaxia, intoxicação aguda e hemorragia digestiva sem exteriorização.
Avaliar sintomas decorrentes de disfunções orgânicas: fraqueza e tontura (hipotensão), confusão mental, dispneia, náuseas e vômitos (íleo), redução da diurese nas últimas horas, sangramentos (plaquetopenia e coagulopatia).
Delinear antecedentes pessoais de forma concisa e clara. Determinar fatores de risco para infecções específicas (por exemplo, uso de drogas IV e endocardite; quimioterapia e neutropenia febril).
Indagar sobre antibioticoterapia nos últimos 3 meses e internações recentes.
Checar culturas prévias para determinar o perfil de colonização do paciente.

Quadro 4 Exame clínico
Examinar todos os sistemas de forma rápida e direcionada. O exame clínico é de especial importância em pacientes com confusão mental ou distúrbio cognitivo prévio.
Obter sinais vitais o quanto antes. O tempo de enchimento capilar e temperatura das extremidades são informações clínicas valiosas.
Achados comumente ignorados: icterícia, hipotensão postural, sinais de irritação meníngea, alterações sutis do nível de consciência, otorreia, dor em seios da face, focos dentários, abaulamentos de retrofaringe, sopros cardíacos novos, corrimentos vaginais, abscessos retais avaliados apenas pelo toque digital, úlceras de decúbito/vasculares infectadas, outras alterações cutâneas em áreas cobertas por roupas (flogismos, petéquias).

Quadro 5 Exames complementares

Rotina básica: ureia, creatinina, eletrólitos, hemograma, albumina, transaminases, bilirrubinas totais e frações, fosfatase alcalina, gama glutamiltransferase, gasometria arterial com lactato, gasometria de cateter venoso central (para $ScvO_2$ ou SVO_2), proteína C-reativa (PCR), coagulograma, troponina e creatinofosfoquinase fração MB (CKMB), eletrocardiograma, Rx de tórax, Urina tipo I, dois pares de hemoculturas (cada par composto por um balão de cultura aeróbia e outro anaeróbio) e urocultura.
Coletar culturas antes da antibioticoterapia, desde que não retarde o início do tratamento. Colher culturas de sítios presumidos de infecção: líquor cefalorraquidiano, secreção traqueal, derrames pleurais, derrames pericárdicos, cateteres de longa permanência, artrocentese, ascite, abscessos profundos.
Exames de imagem: orientam o diagnóstico e manejo do sítio de infecção: ultrassonografia, tomografia computadorizada, ressonância nuclear magnética (menos usada em situações de urgência).

Quadro 6 Diagnóstico diferencial

Síndrome coronariana aguda	Intoxicação aguda
Choque cardiogênico	Crise tireotóxica
Choque hemorrágico	Síndromes hipertérmicas
Pancreatite aguda	Encefalopatia
Tromboembolismo pulmonar	
Politrauma	
Anafilaxia	

TRATAMENTO

Com o objetivo de melhorar os desfechos de pacientes com sepse grave e choque séptico, distintas organizações médicas do mundo todo iniciaram o movimento denominado *Surviving Sepsis Campaign*. Suas diretrizes do ano de 2021 reiteram a necessidade de reconhecimento precoce dos casos de sepse grave e choque séptico, preferencialmente usando ferramentas como MEWS, SIRS ou NEWS. É fundamental o *timing* apropriado de condutas (3 e 6 primeiras horas ou *golden hours*) para redução da mortalidade desses pacientes. Essas medidas devem ser iniciadas o mais rápido possível, mesmo antes de o paciente ser transferido à UTI.

Quadro 7 Condutas

Nas primeiras 3 horas
▪ Avaliação inicial, suporte respiratório.
▪ Rapidamente excluir causas não infecciosas.
▪ Medir níveis de lactato e coletar exames gerais.
▪ Obter culturas antes da administração de antibióticos.
▪ Administrar antimicrobianos de amplo espectro na 1ª hora se sepse é provável ou definitiva ou nas primeiras 3 horas se sepse for possível.
▪ Sugere-se administrar 30 mL/kg de cristaloides se hipovolemia ou se choque séptico, preferencialmente usando medidas dinâmicas, queda de lactato e tempo de enchimento capilar para guiar a ressuscitação volêmica.
Nas primeiras 6 horas
▪ Monitorização hemodinâmica (cateter venoso central, PA invasiva, sonda vesical de demora).
▪ Sugere-se admissão em UTI.
▪ Controle de foco infeccioso.
▪ Manter a pressão arterial média (PAM) em ~ 65 mmHg. Usar vasopressores após reposição volêmica adequada se hipotensão persistente.
▪ Considerar inotrópicos para pacientes com reposição volêmica e PAM otimizadas e sinais persistentes de hipoperfusão (lactato ≥ 36 mg/dL ou sem queda, tempo de enchimento capilar aumentado, baixo débito urinário < 0,5 mL/kg/h ou $ScvO_2$ < 70%).

PROGNÓSTICO

No Brasil, a mortalidade na sepse, sepse grave e choque séptico é de 16,7%, 34,4% e 65,3%, respectivamente. Em centros brasileiros que receberam treinamento para a implementação das condutas do *Surviving Sepsis Campaign*, apenas 9% dos casos aderiram a todas as metas nas primeiras 6 horas.

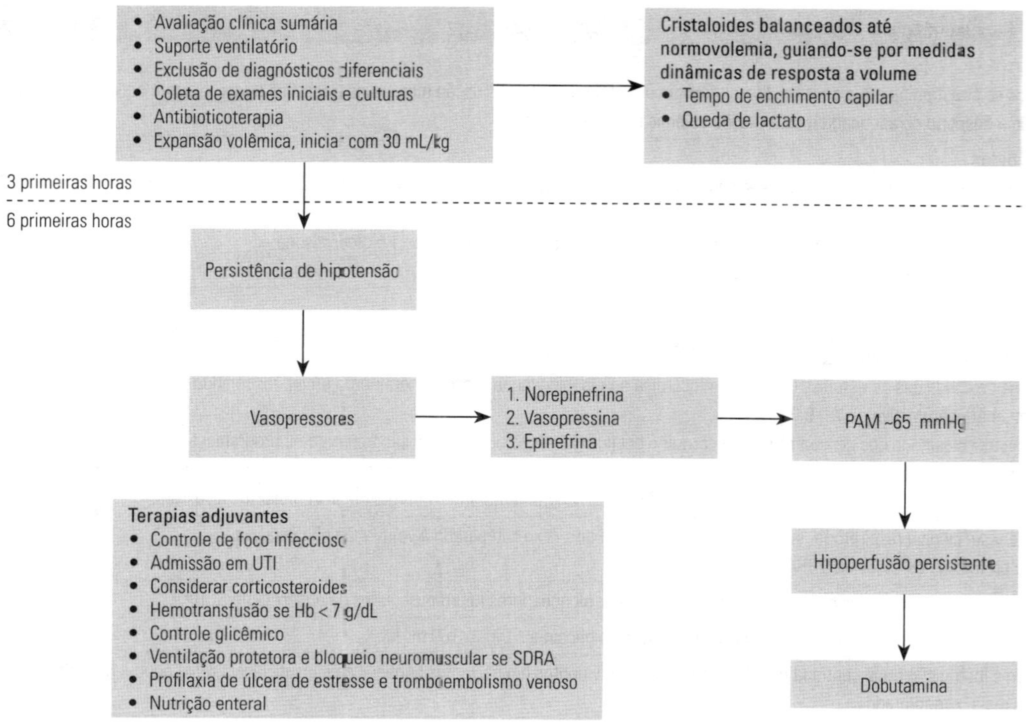

Figura 1 Manejo clínico da sepse: terapia guiada por metas.

Quadro 8 Recomendações

Antimicrobianos

- Administrar antibioticoterapia apropriada na primeira hora do reconhecimento de sepse grave ou choque séptico provável ou definitiva.
- Escolher cobertura empírica ampla baseada no sítio de infecção, adequada penetração tecidual, prováveis patógenos (bactérias, fungos ou vírus) e o perfil epidemiológico de resistência existente na comunidade/hospital.
- Considerar terapia empírica dupla para infecções suspeitas de serem causadas por bactérias Gram-negativas multirresistentes (p. ex., Acinetobacter e Pseudomonas spp).
- Desescalonar antibioticoterapia o quanto antes com base nas culturas.
- A duração da terapia deve ser a menor possível (3-7 dias) a depender do controle do foco e evolução, possivelmente associada ao uso de procalcitonina. Infecção por S. aureus, alguns fungos e vírus, focos fechados não abordados e deficiências imunológicas podem requerer terapia mais prolongada.

Controle do foco

- O diagnóstico anatômico de um foco infeccioso que necessite de abordagem deve ser obtido o mais rápido possível. A intervenção para o controle desse foco infeccioso deve ocorrer em até 12 horas de seu diagnóstico.
- Optar pela metodologia efetiva menos deletéria para a condição do paciente (p. ex., drenagem percutânea de abscesso ao invés de cirurgia aberta).
- Se dispositivos intravasculares forem o possível foco infeccioso, retirá-los tão logo se estabeleça um outro acesso vascular.

Fluidoterapia

- Cristaloides são o expansor de escolha, preferencialmente cristaloides balanceados como Ringer-lactato ou Plasma-Lyte comparado ao soro fisiológico.
- Evitar soluções de hidroxietilamido ou gelatina (coloide artificial).
- Sugere-se expandir com 30 mL/kg de cristaloides (ou equivalente de albumina).
- Sugere-se continuar expansão se houver resposta positiva a testes dinâmicos de resposta a volume (variação da pressão de pulso, volume sistólico e outros), queda de lactato e tempo de enchimento capilar.

Vasopressores

- Norepinefrina é a primeira escolha de vasopressor. Sugerem-se vasopressina como segundo vasopressor caso doses maiores de norepinefrina sejam necessárias para manter PAM adequada. Em terceiro lugar, epinefrina.
- Se necessário, iniciar vasopressor em acesso venoso periférico funcionante enquanto um cateter venoso central é providenciado.
- Considerar dopamina como vasopressor alternativo à norepinefrina apenas em pacientes com baixo risco de taquiarritmias ou bradicardia absoluta/relativa.
- Não usar dopamina em baixa dose como protetor renal.
- Considerar PA invasiva sempre que possível.

(continua)

(continuação)

Quadro 8 Recomendações

Inotrópicos ▪ Recomenda-se dobutamina até a dose de 20 mcg/kg/min em pacientes com disfunção miocárdica (pressões de enchimento elevadas) ou sinais de hipoperfusão a despeito de adequada ressuscitação volêmica e PAM no alvo.
Corticosteroides ▪ Hidrocortisona 50 mg IV 6/6 h em pacientes adequadamente ressuscitados e que não atingem estabilidade hemodinâmica mesmo com o uso de vasopressores. ▪ O teste de estimulação de ACTH não deve ser usado para identificar pacientes candidatos à hidrocortisona. ▪ Desmamar o corticoide quando os vasopressores não forem mais necessários.

Quadro 9 Terapia adjuvante

▪ Na ausência de condições de estresse (isquemia miocárdica aguda, hipoxemia grave, sangramento ativo), recomenda-se a transfusão apenas se Hb < 7,0 g/dL, a fim de atingir um alvo de 7,0-9,0 g/dL. ▪ Não administrar plasma fresco concentrado para corrigir o coagulograma na ausência de sangramento ou programação de procedimentos invasivos. ▪ Recomenda-se transfundir, profilaticamente, plaquetas se < 10.000/mm3 na ausência de sangramento ou < 20.000/mm3 naqueles pacientes com risco significativo de sangramento. Manter plaquetas > 50.000/mm3 se sangramento ativo, cirurgia ou procedimentos invasivos.
▪ Em caso de insuficiência respiratória, sugere-se cateter nasal de alto fluxo comparado à ventilação não invasiva. ▪ Ventilação protetora nos casos de SDRA.
▪ Minimizar sedação em pacientes em ventilação mecânica. Evitar bloqueadores neuromusculares na ausência de SDRA.
▪ Protocolo de insulina no caso de duas dosagens consecutivas de glicemia sérica > 180 mg/dL.
▪ Terapias de substituição renal contínua ou intermitente são equivalentes em pacientes sépticos com insuficiência renal aguda. Métodos contínuos podem ser mais bem tolerados.
▪ Profilaxias de úlcera de estresse e tromboembolismo venoso.
▪ Nutrição enteral precoce se tolerada.
▪ Discutir objetivos do tratamento e prognóstico com familiares. Introduzir cuidados paliativos de acordo com a evolução.

Quadro 10 À beira do leito

▪ Procura ativa casos de sepse no pronto-socorro e enfermaria.
▪ Casos com lactato aumentado e normotensos devem ser ressuscitados hemodinamicamente tanto quanto pacientes hipotensos.
▪ Exame clínico minucioso. Lembrar de achados frequentemente ignorados.
▪ Excluir diagnósticos diferenciais (SCA, arritmias, anafilaxia).
▪ Antibioticoterapia dirigida pelo quadro clínico o mais rápido possível.
▪ Intervir em focos infecciosos fechados ou retirada de dispositivos vasculares contaminados o mais precocemente possível.
▪ Cumprir as metas para 3 e 6 horas da admissão a fim de reduzir mortalidade.

▪ BIBLIOGRAFIA

Evans L, et al. Surviving sepsis campaign: international guidelines for management of sepsis and septic shock 2021. Intensive Care Med 2021;47(11):1181-1247.

Jones AE, et al. Emergency Medicine Shock Research Network (EMShockNet) Investigators. Lactate crearance vs central venous oxygen saturation as goals of early sepsis therapy: a randomized clinical trial. JAMA 2010;303:739-746.

Lamontagne F, et al. Effect of reduced exposure to vasopressors on 90-day mortality in older critically ill patients with vasodilatory hypotension: a randomized clinical trial. JAMA. 2020;323(10):938-949.

Mitchell ML, et al. 2001 SCCM/ESICM/ACCP/ATS/SIS International Sepsis Definitions Conference. Crit Care Med 2003;31(4):1250-1256.

Sales Júnior JAL, et al. An epidemiological study of sepsis in intensive care units. Sepsis Brazil Study. Rev Bras Ter Intensiva. 2006;18(1):9-17.

247 CHOQUE

Leandro Teixeira de Castro

A síndrome do choque é causada pelo desacoplamento entre a oferta e a demanda de oxigênio por parte dos tecidos. A partir do momento em que a demanda supera a oferta, instala-se um estado de hipoperfusão sistêmica que, se não prontamente revertido, evolui para disfunção orgânica progressiva e morte.

FISIOPATOLOGIA

Oferta de oxigênio aos tecidos

A oferta de oxigênio aos tecidos depende de 2 componentes fundamentais: débito cardíaco e conteúdo arterial de oxigênio. Enquanto o débito cardíaco reflete a medida da capacidade do ventrículo esquerdo de bombear o sangue para toda a circulação periférica, o conteúdo arterial de oxigênio é a medida da concentração do oxigênio no sangue que é bombeada para as células. Qualquer desequilíbrio entre esses fatores levará a redução da oferta de oxigênio aos tecidos e, por consequência, ao choque.

Os componentes principais do débito cardíaco e do conteúdo arterial de oxigênio são explicados a seguir

Débito cardíaco

- Frequência cardíaca: depende da integridade das vias de condução dos estímulos elétricos do coração, sendo modulada pelos sistemas simpático e parassimpático. Danos ao sistema de condução ou estímulo excessivo dos sistemas simpático ou parassimpático podem afetá-la e, por consequência, afetar o débito cardíaco.
- Volume sistólico: depende de 3 fatores principais:
  - pré-carga: medida do grau de estiramento miocárdico no final da diástole, é influenciada principalmente pela volemia e pela pressão nas veias pulmonares;
  - contratilidade miocárdica: é a capacidade intrínseca das fibras miocárdicas se contraírem;
  - pós-carga: medida da pressão que precisa ser gerada pelo miocárdio para que a contração ocorra, é representada clinicamente pela resistência vascular sistêmica.

O cálculo do débito cardíaco é feito pela fórmula:

$$\text{débito cardíaco} = \text{frequência cardíaca} \times \text{volume sistólico}$$

O valor de referência é de 4-8 L/min.

Conteúdo arterial de oxigênio

É representado pelo grau de oxigenação de cada molécula de Hb ($SatO_2$), assim como pela concentração de Hb no sangue. Tem pouca influência da pressão parcial de oxigênio livre no sangue (pO_2).

O cálculo do conteúdo arterial de oxigênio é feito pela fórmula:

$$\text{Conteúdo arterial de oxigênio} = (SatO_2 \times 1{,}34 = [Hb]) = (pO_2 \times 0{,}0032)$$

O valor de referência é de 17-20 mg/dL.

Demanda de oxigênio dos tecidos

A demanda de oxigênio tecidual depende da taxa metabólica, não podendo ser calculada diretamente no ambiente clínico. Ela pode ser inferida a partir da doença que está causando a instabilidade hemodinâmica (pacientes que apresentam síndrome da resposta inflamatória sistêmica, como nos casos de sepse, politrauma e pós-operatório, têm grande demanda de oxigênio tecidual).

Para conseguir calcular clinicamente se a oferta de oxigênio está sendo suficiente para atender à demanda dos tecidos, pode-se utilizar a taxa de extração de oxigênio, ou a diferença entre o conteúdo arterial e o conteúdo venoso de oxigênio ($DC(A\text{-}v)O_2$).

O cálculo da taxa de extração de oxigênio é feito pela fórmula:

$$DC(A\text{-}v)O_2 = (SatAO_2 - SatVO_2) \times 1{,}34 \times [Hb] + (pAO_2 - pVO_2) \times 0{,}0032$$

Em que $SatAO_2$ e $SatVO_2$ são saturação de oxigênio arterial e venoso central, respectivamente; [Hb] é a concentração de hemoglobina em g/dL e pAO_2 e pVO_2, a pressão parcial de oxigênio nas gasometrias arterial e venosa. O valor de referência normal é de 4-5mg/dL.

Mecanismos compensatórios

Quando a oferta de oxigênio não consegue suprir a demanda tecidual, ocorre comprometimento das funções metabólicas em nível celular, resultando em uma resposta fisiológica ao estresse metabólico, cujos principais componentes são:

- sistema nervoso autônomo simpático: seu estímulo leva a aumento da frequência cardíaca e da contratilidade miocárdica, além de vasoconstrição periférica;
- sistema renina-angiotensina-aldosterona: promove vasoconstrição principalmente pelo efeito da angiotensina II; a aldosterona ainda atua nos dutos coletores renais, promovendo a reabsorção de água e sódio;
- suprarrenais: são estimuladas pela secreção de ACTH na hipófise, aumentando a liberação de corticosteroides endógenos;
- vasopressina: liberada na hipófise por estímulo hipotalâmico, atua nos túbulos distais e dutos coletores renais, aumentando a reabsorção de água.

Quando os mecanismos compensatórios não conseguem restabelecer a perfusão adequada aos tecidos, ocorre disfunção orgânica progressiva e morte.

Conhecendo os determinantes da oferta tecidual de oxigênio e o grau de sua extração, é possível saber quais fatores estão disfuncionais em cada situação clínica, o que deve guiar os esforços terapêuticos.

CAUSAS DE CHOQUE

São reconhecidas 4 classes principais de choque. Trata-se de uma divisão meramente didática, já que as principais condições patológicas interferem em múltiplos mecanismos das vias de oferta e demanda de oxigênio.

Hipovolemia

O choque hipovolêmico ocorre em decorrência da redução do volume intravascular a níveis críticos, reduzindo excessivamente a pré-carga de forma a reduzir o volume sistólico e, por consequência, o débito cardíaco.

Causas mais frequentes

- Hemorragia

É causa evidente de choque quando há sinais de sangramento externo ou trauma de alta energia. Em paciente sem esses sinais, ainda assim deve haver um elevado índice de suspeita para sangramentos ocultos.

A história clínica de úlceras pépticas, varizes esofágicas, neoplasias de trato digestivo ou doença diverticular dos cólons eleva a chance de sangramento digestivo em um paciente com sinais clínicos de choque, podendo ser confirmado pela presença de sangue vivo ou melena ao toque retal.

Sangramento uterino pode ser a causa de choque em qualquer mulher em idade fértil; os diferenciais incluem cisto ovariano roto, abortamento, gestação ectópica e doença trofoblástica gestacional.

Rotura de aorta deve ser suspeitada em paciente com dor torácica ou abdominal de forte intensidade associada a sinais e sintomas de baixo débito, especialmente na presença de massa pulsátil abdominal ao exame clínico ou antecedente pessoal de aneurisma de aorta.

Outra causa de hemorragia não aparente é o sangramento de retroperitônio, que pode ocorrer após trauma, procedimentos vasculares femorais e, espontaneamente, em pacientes anticoagulados.

- Perda volêmica sem hemorragia

Ocorre mais frequentemente por perdas gastrointestinais, em pacientes com vômitos ou diarreia profusos, principalmente se não tiverem acesso à água.

Perdas renais podem ocorrer por hiperglicemia e hipercalcemia (*diabetes insipidus* nefrogênico), uso de diuréticos e em nefropatias perdedoras de sal.

Outra causa importante de perda volêmica é o sequestro de fluidos que ocorre na pancreatite aguda grave e no abdome agudo obstrutivo.

Por fim, perdas insensíveis podem levar à desidratação, como ocorre frequentemente em grandes queimados.

Choque cardiogênico

O choque cardiogênico ocorre por falência da musculatura cardíaca em bombear o sangue para os tecidos. Existem 3 principais causas: miocardiopatias, arritmias e defeitos mecânicos.

Miocardiopatias

Ocorrem por disfunção da musculatura cardíaca, frequentemente por insulto agudo às fibras miocárdicas. O distúrbio será mais grave se o miocárdio já tiver disfunção prévia, como ocorre nos eventos isquêmicos agudos em paciente com insuficiência cardíaca crônica.

As principais causas de choque nessa categoria são miocardiopatia isquêmica, miocardiopatia dilatada, miocardiopatia da sepse e as miocardites.

Arritmias

Todas as arritmias – tanto atriais como ventriculares – interferem no débito cardíaco. As arritmias que cursam com redução da frequência cardíaca reduzem diretamente o débito cardíaco (Tabela 1), enquanto aquelas que cursam com aumento excessivo da frequência cardíaca diminuem o tempo de enchimento ventricular, levando à redução do volume sistólico. Além desses mecanismos, as arritmias que cursam com incoordenação do enchimento ventricular pelos átrios (como fibrilação ou *flutter* atrial) reduzem o volume sistólico de forma independente da frequência cardíaca.

Defeitos mecânicos

Essa categoria de choque cardiogênico apresenta grande importância em razão de ter diagnóstico difícil e tratamento predominantemente cirúrgico após a estabilização clínica.

Valvopatias graves, principalmente as de instalação aguda, são causas significativas de choque cardiogênico. Podem ser secundárias a isquemia (como na insuficiência mitral aguda causada por ruptura de cordoalha tendínea), dissecção aórtica (insuficiência aórtica aguda) ou representar o estágio avançado de uma valvopatia grave, como a estenose aórtica.

Outros defeitos mecânicos graves estão relacionados principalmente ao período subagudo após IAM (cerca de 5-7 dias). Estão incluídos nessa categoria a ruptura de parede livre do ventrículo esquerdo e a comunicação interventricular.

Tabela 1 Drogas vasoativas

Medicamento	Dose	Diluição	Ação	Efeitos colaterais	Observações
Norepinefrina	0,05-2 mcg/kg/min	▪ 1 amp = 4 mg/4 mL ▪ 4 amp + 250 mL (SG5%) [sol] = 60 mcg/mL ▪ Cada mL/h corresponderá a, aproximadamente, 1 mcg/min	▪ Receptores alfa-1: vasoconstrição periférica ➡ ↑ PA ▪ Receptores beta-1: ↑ frequência cardíaca e ↑ contratilidade cardíaca	▪ Cefaleia ▪ Hipoperfusão de extremidades	▪ Escolha no choque séptico ▪ Meia-vida: 2-2,5 minutos ▪ Metabolização: hepática ▪ Excreção: renal
Epinefrina	▪ 0,005-0,1 mcg/kg/min ▪ Na parada cardiorrespiratória: 1 mg (*bolus*) a cada 3-5 minutos	▪ 1 amp = 1 mg/1 mL ▪ 5 amp + 245 mL (SG5%) [sol] = 20 mcg/mL	▪ Receptores alfa-1: vasoconstrição periférica ▪ Receptores beta-1: ↑ frequência cardíaca e ↑ contratilidade cardíaca ▪ Receptores beta-2: broncodilatação (inalação com 1 mg em 10 mL de SF) e vasodilatação	▪ Arritmias ▪ Hipertensão ▪ Ansiedade ▪ Tremores ▪ Cefaleia ▪ Angina ▪ Hemorragia cerebral	▪ Escolha na parada cardiorrespiratória e no choque anafilático ▪ Associar a norepinefrina no choque séptico refratário ▪ Meia-vida: 3 minutos ▪ Metabolização: hepática ▪ Anafilaxia: 0,5 mg, IM, a cada 20 minutos (máximo: 3×) ▪ Broncodilatação: inalação com 1 mg em 10 mL de SF
Vasopressina	▪ 0,6-1,8 UI/h ▪ Na parada cardiorrespiratória: 40 UI, EV (diluição em 10 mL de SF)	▪ 1 amp = 20 UI/mL ▪ 1 amp + 200 mL (SG5%) [sol] = 0,1 UI/mL	Efeito vasoconstritor direto em receptores de vasopressina	▪ Isquemia miocárdica ▪ Parada cardiorrespiratória ▪ ↓ fluxo hepatoesplênico ▪ Intoxicação hídrica (sonolência, desorientação, cefaleia ou coma)	▪ Alternativa à epinefrina durante a parada cardiorrespiratória no 1° ou no 2° ciclo de medicações ▪ Adjuvante no choque refratário
Dopamina	5-20 mcg/kg/min	▪ 1 amp = 50 mg/10 mL ▪ 5 amp + 200 mL (SG5%) [sol] = 1.000 mcg/mL ▪ Para paciente de 70 kg, 21 mL/h correspondem a 5 mcg/kg/min	▪ Receptores dopaminérgicos (1-4 mcg/kg/min): vasodilatação renal e mesentérica (proscrito) ▪ Receptores beta-1 (5-10 mcg/kg/min): ↑ frequência cardíaca e ↑ contratilidade cardíaca ▪ Receptores alfa-1 (11-20 mcg/kg/min): vasoconstrição periférica	▪ Arritmias ▪ Náuseas e vômitos	▪ Meia-vida: 1,5 minutos ▪ Excreção: renal

Choque obstrutivo

O choque obstrutivo ocorre por restrição ao enchimento ventricular (redução drástica da pré-carga), aumento da resistência ao bombeamento de sangue (aumento da pós-carga) ou ambos. As causas mais importantes de choque obstrutivo são tromboembolismo pulmonar maciço, pneumotórax hipertensivo, tamponamento pericárdico, hipertensão pulmonar grave e pericardite constritiva.

Choque distributivo

O choque distributivo, ao contrário dos demais tipos de choque, é causado primariamente por uma redução exagerada na resistência vascular sistêmica, mesmo na vigência de um débito cardíaco normal ou aumentado.

A sepse grave é a síndrome mais prevalente nessa categoria. Doenças que cursam com a síndrome da resposta inflamatória sistêmica também são frequentes, como pancreatite aguda, politrauma, queimaduras extensas e cirurgias de grande porte.

Outras doenças que podem cursar com choque distributivo são as reações anafiláticas, insuficiência adrenal aguda, reações transfusionais, coma mixedematoso e trauma raquimedular evoluindo com choque neurogênico.

ABORDAGEM CLÍNICA

A abordagem clínica da síndrome do choque deve ter 2 objetivos principais: diagnosticar a causa de base e avaliar o grau de disfunção orgânica já instalado. Como em todas as condições clínicas ameaçadoras à vida, o manejo dos pacientes em choque deve ser realizado em ambiente de sala de emergência ou UTI.

Abordagem inicial

Deve-se realizar monitorização mínima de parâmetros vitais ($SatO_2$ e ritmo cardíaco contínuos, PA não invasiva a curtos intervalos), medida de temperatura e glicemia capilar. Além disso, deve-se estabelecer 2 acessos venosos calibrosos para coleta inicial de exames laboratoriais e via de acesso para expansão volêmica e demais medicações EV. Essa monitorização deve ocorrer em paralelo ao levantamento de história clínica sucinta, seguida de exame clínico dirigido.

Anamnese

A história clínica é um item frequentemente negligenciado na abordagem inicial do paciente grave, já que muitas vezes o paciente é incapaz de fornecer informações completas e precisas nesse momento. Entretanto, na maioria das vezes, a história é mais elucidativa que as demais fontes de investigação, sejam elas exames clínicos, laboratoriais ou de imagem. Uma abordagem eficaz é ter um médico responsável pela reanimação inicial enquanto outro profissional tenta coletar dados importantes de história com os familiares do paciente, de forma a obter o maior número possível de informações sem prejudicar a assistência imediata.

Dados fundamentais da anamnese

São dados fundamentais: idade, queixa principal, tempo de instalação dos sintomas, comorbidades, medicamentos em uso, internações e cirurgias recentes, alergias conhecidas, uso de drogas, funcionalidade prévia e existência de diretivas avançadas sobre cuidados em fim de vida. Relatórios médicos ou exames complementares em posse do paciente ou de familiares podem ser valiosos ao raciocínio diagnóstico.

Exame clínico

O exame clínico é importante na avaliação do grau de disfunção orgânica, além da tentativa de diferenciação entre os tipos de choque.

Os sinais precoces de choque estão relacionados à resposta compensatória inicial, com grande estimulação adrenérgica. Esse tônus adrenérgico leva a taquicardia, taquipneia, palidez cutânea e agitação psicomotora.

À medida que o choque progride, pode ser observada a presença de hipotensão e dos sinais relacionados à hipoperfusão generalizada: rebaixamento de nível de consciência, enchimento capilar lentificado e oligúria.

O exame clínico também ajuda a diferenciar as causas do choque:

- o paciente cuja principal causa de instabilidade hemodinâmica é a hipovolemia poderá apresentar sinais de desidratação significativa;
- no choque hemorrágico, pode ser identificado sangramento em inspeção externa, toque retal ou vaginal;
- no choque cardiogênico, os sinais de insuficiência cardíaca estarão mais evidentes, com estertoração pulmonar bilateral, estase jugular e propedêutica de sobrecarga ventricular à ausculta cardíaca (presença de B3 ou B4). É importante lembrar que nem sempre estarão presentes os sinais clínicos de insuficiência cardíaca crônica (edema de membros inferiores, hepatomegalia ou ascite), porque grande parte dos casos de choque cardiogênico ocorre por disfunção miocárdica aguda, seja ela secundária a isquemia, sepse ou outro insulto;
- pacientes com choque obstrutivo apresentarão exame clínico que irá variar de acordo com a etiologia específica. É essencial conhecer as principais doenças desse grupo, já que grande parte delas exige tratamento específico imediato, além da ressuscitação volêmica e do uso de vasopressores: pacientes com tromboembolismo pulmonar maciço podem se apresentar com hipoxemia extensa, não responsiva a altos fluxos de oxigênio (em razão da grande área de parênquima pulmonar ventilada e não perfundida), além de propedêutica similar à do choque cardiogênico, mas sem congestão pulmonar (insuficiência cardíaca direita aguda); pneumotórax hipertensivo leva à abolição do murmúrio vesicular no hemitórax afetado, além de percussão timpânica na região; tamponamento pericárdico classicamente leva à tríade de Beck (abafamento de bulhas cardíacas, distensão de veias jugulares e hipotensão), mas nem sempre os 3 sinais estarão presentes, portanto é fundamental manter alto nível de suspeita em todo paciente com sinais de derrame pericárdico;

- os sinais semiológicos do choque distributivo também dependerão de cada etiologia, mas há alguns comuns à síndrome, como, na fase de descompensação inicial, a frequente presença de vasodilatação periférica, em consequência da queda acentuada da resistência vascular sistêmica; e os demais sinais clínicos serão específicos de cada doença (pacientes em sepse grave apresentam-se com febre e sinais focais do seu sítio de infecção; no choque anafilático, é frequente, embora não obrigatória, a presença de angioedema e exantema urticariforme; no choque neurogênico, o tônus simpático compensatório está ausente, levando a hipotensão sem taquicardia ou vasoconstrição periférica).

Exames complementares

Associados à história e ao exame clínico, os exames complementares também são essenciais na investigação do grau de disfunção orgânica e da etiologia do choque. Devem ser coletados já na abordagem inicial e enviados ao laboratório com urgência.

Exames gerais

Incluem hemograma completo, função renal e eletrólitos, perfil hepático (aminotransferases, bilirrubinas, fosfatase alcalina, gamaglutamil-transferase, TP, proteínas totais e frações), glicemia, marcadores de necrose miocárdica, coagulograma, urinálise e culturas de todos os focos suspeitos em caso de sepse. ECG e RX de tórax no leito também devem ser solicitados.

Gasometria e lactato arteriais

São exames fundamentais que devem ser solicitados em todo paciente com suspeita de má perfusão. A acidose metabólica e a elevação do lactato arterial são 2 dos indícios mais precoces de hipoperfusão sistêmica, podendo ocorrer muito antes da presença de hipotensão e de outros sinais clínicos de choque descompensado.

Os níveis de lactato arterial ou venoso central são úteis não apenas na abordagem diagnóstica, mas também na monitorização terapêutica. Diversos estudos mostraram a associação entre o clareamento dos níveis de lactato e uma taxa menor de mortalidade, principalmente em pacientes com sepse grave.

Cateter venoso central

O cateter venoso central (CVC) é um dispositivo frequentemente utilizado no manejo dos pacientes em choque, pois tem utilidade tanto na monitorização (por meio das medidas de pressão venosa central, saturação venosa central de oxigênio e lactato venoso central) como na terapêutica, com a administração de drogas vasoativas e soluções para expansão volêmica (Capítulo 299).

Pressão venosa central

A medida da pressão venosa central pode ser valiosa no manejo inicial do choque distributivo e hipovolêmico. Como a medida terapêutica inicial nesses casos normalmente envolve a expansão volêmica, pressão venosa central < 8 cmH_2O indica baixa probabilidade de congestão pulmonar após prova de volume. Apesar dessa vantagem, a pressão venosa central perde grande parte do seu valor no manejo do choque após a fase inicial, já que a medida não consegue predizer se o paciente terá resposta a volume, ou seja, se o paciente irá responder com aumento do débito cardíaco diante de uma nova expansão volêmica.

Saturação venosa central

Outra medida que pode ser obtida após a inserção do CVC em veia jugular ou subclávia, tanto de forma contínua (através de transdutor específico) como em forma de gasometrias seriadas.

A avaliação da saturação venosa central de oxigênio ($SvcO_2$) tem como principal objetivo verificar se a oferta de oxigênio está adequada à demanda metabólica. Sua medida reflete a quantidade de oxigênio que restou no compartimento venoso após a extração de oxigênio pelos tecidos. $SvcO_2$ < 70% indica alta taxa de extração tecidual, devendo ser readequada a terapia para o choque no sentido de aumentar a perfusão sistêmica.

Em alguns tipos de choque, como o séptico, a terapia baseada em metas específicas de $SvcO_2$ havia mostrado benefícios no início da década de 2000. Em 2014, porém, os estudos Arise e Process não evidenciaram redução de mortalidade com essa estratégia em comparação com a terapêutica habitual.

Cateter de artéria pulmonar (Swan-Ganz)

O cateter de artéria pulmonar é inserido da mesma forma que o CVC, por meio de técnica de Seldinger, através da veia jugular interna ou da veia subclávia (Capítulo 300).

As medidas fornecidas por este cateter podem ser valiosas na investigação do choque refratário, porém seu uso vem sendo drasticamente reduzido nas últimas décadas em decorrência da falta de evidências de benefício em relação à sobrevida de pacientes quando a estratégia foi avaliada em ensaios clínicos.

USG

A ultrassonografia (USG) na sala de emergência tem tido aplicação crescente no Brasil e no mundo ao longo

Tabela 2 Padrões de monitorização hemodinâmica pelo cateter de artéria pulmonar nas diferentes causas de choque

Tipo de choque	Pressão venosa central	$SvcO_2$	Débito cardíaco	Pressão de artéria pulmonar ocluída	Resistência vascular sistêmica
Hipovolêmico	↓	↓	↓	↓	↑
Cardiogênico	↑	↓	↓	↑	↑
Obstrutivo	Variável	↓	↓	Variável	↑
Séptico	Variável	Variável	↑	Variável	↓

$SvcO_2$: saturação venosa central de oxigênio.

das últimas duas décadas; sua utilidade foi inicialmente comprovada na avaliação de pacientes em choque após trauma. O protocolo FAST (*focused assessment with sonography for trauma*) é o mais utilizado para este fim.

Com o objetivo de permitir uma avaliação rápida e precisa de pacientes clínicos em choque, foi criado, em 2006, o protocolo *rapid ultrasound for shock and hypotension* (RUSH). Nesse protocolo, um aparelho de USG portátil pode ser utilizado por um emergencista treinado para avaliar rapidamente sinais de tamponamento pericárdico, pneumotórax hipertensivo, hipovolemia, disfunção ventricular esquerda, falência de ventrículo direito (indicando tromboembolismo pulmonar maciço ou infarto de ventrículo direito) e presença de derrames cavitários.

Além de sua grande utilidade na investigação da causa do choque, uma das grandes vantagens da USG à beira do leito é a avaliação da pressão venosa central. Existe correlação entre a medida do grau de distensão da veia cava inferior com a inspiração e a pressão venosa central medida pelo CVC. Assim, nas fases iniciais do choque, pode-se manejar a expansão volêmica com monitorização não invasiva, deixando a inserção do cateter para quando o paciente necessitar de vasopressores ou monitorização da saturação venosa central.

TRATAMENTO

Os 2 objetivos fundamentais do tratamento do paciente em choque são a restauração da perfusão sistêmica e a reversão dos agentes causadores.

Expansão volêmica

A restauração da volemia é o 1° passo no tratamento da maioria das causas de choque, particularmente nos casos de hipovolemia e choque distributivo.

O melhor acesso para a administração de soluções expansoras é o venoso periférico, com cateter de grosso calibre (14 ou 16 G) e pequeno comprimento, o que permite pequena resistência à passagem dos fluidos.

A expansão volêmica deve ser dada por alíquotas, mantendo monitorização de PA, frequência cardíaca, lactato e demais parâmetros hemodinâmicos para verificar responsividade a volume e indícios de sobrecarga volêmica (particularmente congestão pulmonar).

São mais utilizadas para esse fim 2 classes de expansores plasmáticos, as soluções cristaloides e as coloides. As soluções cristaloides têm menor custo e são mais amplamente disponíveis, sendo representadas principalmente pelo SF e pela solução de Ringer-lactato. As soluções coloides foram desenvolvidas com o intuito de promover expansão plasmática mais rápida e menor risco de congestão pulmonar. Essas vantagens são teóricas, mas não foram comprovadas em ensaios clínicos, de tal forma que não há, no momento, evidência de vantagem de 1 classe em relação à outra na expansão volêmica de pacientes em choque.

Vasopressores (Tabela 1)

Após a restauração da volemia adequada, ou nos casos em que a expansão volêmica não é mais segura, faz-se necessário o uso de vasopressores para manter a PA média em níveis adequados à perfusão tecidual sistêmica. Esses agentes devem s er administrados por meio de um acesso venoso central, para evitar o risco de complicações locais graves. Em situação de emergência em que o paciente não possui acesso central, deve ser utilizada uma veia periférica calibrosa enquanto se providencia a passagem do acesso. Não há um vasopressor mais seguro que o outro para uso em acessos periféricos, devendo ser utilizado inicialmente o mesmo medicamento que se planeja utilizar no acesso central.

Entre os vasopressores de escolha, a opção mais utilizada é a norepinefrina, por sua ação alfa-adrenérgica que leva a vasoconstrição intensa, quase sem efeitos sobre o cronotropismo e o inotropismo cardíacos.

A dopamina pode apresentar ação alfa-adrenérgica quando administrada em altas doses, mas sua ação beta-adrenérgica também apresenta interações com a contratilidade miocárdica e a frequência cardíaca, predispondo a arritmias. Seu uso não é recomendado como 1ª opção no tratamento do choque séptico, devendo ser utilizada apenas em pacientes com baixo risco de taquiarritmias.

A epinefrina também apresenta ações alfa e beta-adrenérgicas, sendo utilizada comumente em adição à norepinefrina, quando doses altas desse vasopressor são necessárias sem resolução da hipotensão.

A vasopressina (hormônio antidiurético) também pode ser utilizada em adição à norepinefrina em casos de choque refratário à droga, porém as evidências de benefício dessa estratégia ainda são conflitantes. Seu uso no choque séptico deve ser restrito a doses < 0,04 mcg/min.

Inotrópicos (Tabela 3)

São agentes que têm ação na fibra miocárdica, aumentando sua força de contração e promovendo otimização do débito cardíaco, com redução na pressão de enchimento das câmaras cardíacas. Estão indicados na presença de choque com sinais de disfunção miocárdica acentuada, seja absoluta (choque cardiogênico) ou relativa (alguns casos de choque distributivo).

A dobutamina é a medicação mais amplamente utilizada para aumento do inotropismo cardíaco. Seus efeitos pronunciados em receptores beta-1-adrenérgicos aumentam a contratilidade das fibras miocárdicas, promovendo aumento do débito cardíaco, além de leve efeito cronotrópico positivo.

Os inibidores da fosfodiesterase, como a milrinona, apresentam efeitos semelhantes aos da dobutamina, já

Tabela 3 Agentes inotrópicos

Medicamento	Dose	Diluição	Ação	Efeitos colaterais	Observações
Dobutamina	2-30 mcg/kg/min	▪ 1 amp = 250 mg/20 mL ▪ 4 amp + 170 mL (SG5%) = 4.000 mcg/mL ou ▪ 1 amp + 230 mL (SG5%) = 1.000 mcg/mL ▪ São possíveis proporções de 2.000 e 3.000 mcg/mL, sempre para solução final de 250 mL, com 2 ou 3 amp	▪ Receptores beta-1: ↑ frequência cardíaca e ↑ contratilidade cardíaca ▪ Receptores beta-2: efeito pequeno, podendo ocasionar leve ↓ PA pelo efeito vasodilatador	▪ Arritmias ▪ Cefaleia ▪ Ansiedade ▪ Tremores	▪ Escolha no choque cardiogênico refratário às medidas iniciais ▪ Choque séptico com PA média > 65 mmHg e volemia adequada, porém mantém $SvcO_2$ < 70% ▪ Meia-vida: 2 minutos ▪ Excreção: renal
Levosimendana	▪ Ataque: 12-24 mcg/kg em 10 minutos (alguns autores não indicam dose de ataque) ▪ Manutenção: 0,05-0,2 mcg/kg/min	▪ 1 amp = 25 mg/10 mL ▪ 1 amp + 240 mL (SG5%) ▪ [sol] = 100 mcg/mL	▪ Sensibiliza canais de cálcio, gerando ↑ contratilidade cardíaca ▪ Sensibiliza canais de potássio, induzindo vasodilatação sistêmica e coronariana	▪ Cefaleia ▪ ↓ PA	▪ Indicada em insuficiência cardíaca congestiva de baixo débito refratária às medidas convencionais ▪ Benefício maior em pacientes com baixo débito cardíaco, pós-IAM, sem choque ▪ Contraindicações: *clearance* de creatinina < 30; hepatopatias graves; hipotensão grave; histórico de *torsades de pointes*
Milrinona	▪ Ataque: 50 mcg/kg em 10 minutos ▪ Manutenção: 0,375-0,750 mcg/kg/min	▪ 1 amp = 20 mg/20 mL ▪ 1 amp + 180 mL (SF) [sol] = 100 mcg/mL	▪ Inibe a fosfodiesterase III, com aumento do cálcio ionizado intracelular, gerando contratilidade cardíaca, além de vasodilatação arterial e venosa	▪ Arritmias	▪ Indicado em pacientes com hipoperfusão periférica e PA média preservada ▪ Pode substituir a dobutamina na ausência de resposta ou uso concomitante de betabloqueadores ▪ Evitar uso em situações de obstrução de saída do VE ▪ Meia-vida: 2 horas ▪ Ajustar dose se *clearance* de creatinina < 50

que a via final comum de sua ação é a mesma (aumento do monofosfato de adenosina (AMP) cíclico intracelular, promovendo a liberação de cálcio para o retículo sarcoplasmático).

Outra classe de inotrópicos foi introduzida mais recentemente na prática clínica: os agentes sensibilizadores do cálcio podem promover aumento da contratilidade miocárdica de forma independente da disponibilidade de AMP cíclico intracelular, apenas aumentando a afinidade entre a troponina e o cálcio. A medicação mais amplamente utilizada dessa classe, a levosimendana, não é recomendada para pacientes com PA sistólica < 90 mmHg, o que limita seu uso no choque cardiogênico.

Corticosteroides

O uso de corticosteroides vem sendo extensivamente estudado em pacientes em choque séptico. Deve ser restrito aos pacientes que mantêm instabilidade hemodinâmica após ressuscitação volêmica e uso de vasopressores.

O agente mais bem estudado para esse propósito é a hidrocortisona, na dose máxima de 200 mg/dia, devendo ocorrer desmame após a suspensão dos vasopressores.

Fora do contexto de sepse e insuficiência adrenal, o uso de corticosteroides em choque é controverso e não deve ser recomendado de rotina.

BIBLIOGRAFIA

Evans, L. et al. Surviving sepsis campaign: international guidelines for management of sepsis and septic shock 2021. Intens Care Med 2021;1-67.

Nichol, et al. Dynamic lactate indices as predictors of outcome in critically ill patients. Crit Care 2011;15:R242.

Seif D, et al. Bedside ultrasound in resuscitation and the rapid ultrasound in shock protocol. Crit Care Res Pract. 2012;503254.

Walley KR. Use of central venous oxygen saturation to guide therapy. Am J Respir Crit Care Med 2011;184:514-520.

248 PARADA CARDIORRESPIRATÓRIA E CUIDADOS PÓS-PARADA CARDÍACA

Rafael Saad, Maria Helena Sampaio Favarato

A parada cardiorrespiratória pode ser causada por 4 ritmos: fibrilação ventricular (FV), taquicardia ventricular sem pulso (TVSP), atividade elétrica sem pulso (AESP) e assistolia. A sobrevida dos pacientes depende da integração do suporte básico de vida, do suporte avançado de vida e dos cuidados pós-ressuscitação. Para vítimas de FV/TVSP, reanimação cardiopulmonar e desfibrilação precoces têm demonstrado incremento significativo na sobrevida.

Intervenções do suporte avançado de vida, como medicações e a colocação de uma via aérea avançada, apesar de terem demonstrado aumento do retorno da circulação espontânea, não aumentam a sobrevida hospitalar. A publicação de estudos e diretrizes que reforçam a importância de ressuscitação cardiopulmonar de boa qualidade e dos cuidados pós-ressuscitação, como controle direcionado de temperatura e intervenções coronarianas precoces em pacientes após o retorno da circulação espontânea, pode levar a alteração desse cenário.

O algoritmo de atendimento da parada cardiorrespiratória (Figura 1) enfatiza a qualidade da ressuscitação cardiopulmonar. As pausas durante as manobras de ressuscitação devem ser minimizadas e restritas a checagem de ritmo, desfibrilação, checagem de pulso na presença de ritmo organizado e breve pausa na obtenção e na confirmação de uma via aérea avançada.

A monitorização da qualidade da ressuscitação é recomendada e pode ser realizada por dispositivos mecânicos que forneçam parâmetros como a frequência e a profundidade das compressões torácicas, e por monitorização fisiológica do dióxido de carbono exalado no final da expiração ($PETCO_2$, expresso em mmHg), que é detectado pela capnografia quantitativa em pacientes intubados e tem sido correlacionado com a qualidade da ressuscitação e com o RCE (aumento abrupto). PA diastólica e saturação venosa central também podem ser consideradas.

Dispositivos mecânicos podem auxiliar na realização das manobras de ressuscitação com boa qualidade. Podem ser utilizados desde dispositivos simples, como os metrônomos visuais ou auditivos, até alguns mais sofisticados, como os monitores-desfibriladores que fornecem retorno da frequência, da profundidade das compressões torácicas e das pausas nas compressões, todos em tempo real. A utilização desses dispositivos favorece a compreensão da correlação entre a qualidade da ressuscitação e a sobrevida dos pacientes.

Os valores de $PETCO_2$ têm sido correlacionados com o RCE e com a pressão de perfusão coronariana. Valores < 10 mmHg revelam pouca probabilidade de RCE, indicando a necessidade de melhora na qualidade da ressuscitação. Se, durante as manobras, ocorre aumento abrupto de $PETCO_2$ (35-40 mmHg), é razoável considerar o

Sequência do suporte básico de vida (CABD): vítima inconsciente

Checar responsividade
Chamar por ajuda
Checar pulso carotídeo e respiração simultaneamente (≤ 10 segundos)
Compressões torácicas efetivas, 30 compressões com frequência de 100-120/min, com força suficiente para deprimir o tórax em pelo menos 5 cm em adultos, permitindo o completo retorno do tórax
Abrir a via aérea, após a realização de 30 compressões torácicas
Boa ventilação (2 ventilações de 1 segundo cada, que elevem o tórax)
- Boca a boca
- Boca-barreira
- Bolsa-valva-máscara

Assim que possível, colocar o desfibrilador: se ritmo chocável, fornecer choque de 120-200 J de energia bifásica (conforme recomendação do fabricante) ou 360 J de energia monofásica (desfibrilar de preferência com energia bifásica)

↓

Manter RCP de boa qualidade e avaliar o ritmo a cada 2 minutos; se ritmo chocável, fornecer novo choque de 200 J de energia bifásica ou monofásica equivalente

↓

Terapia medicamentosa
Acesso EV ou IO
Administrar epinefrina, 1 mg, a cada 3-5 minutos
Amiodarona ou lidocaína se FV/TV refratária a ressuscitação, desfibrilação e epinefrina

↓

Considerar uma via aérea avançada
Capnografia quantitativa com forma de onda
Tratar as causas da parada

Qualidade da RCP
- Comprima com força (pelo menos 5 cm) e rapidez (100-120/min) e permita o retorno total do tórax após cada compressão, evitando apoiar-se sobre o tórax
- Minimize interrupções nas compressões
- Evite ventilação excessiva
- Alterne a pessoa que aplica as compressões a cada 2 minutos
- Se sem via aérea avançada, relação compressão-ventilação de 30:2
- Capnografia quantitativa com forma de onda

– Se $PETCO_2$ < 10 mmHg, tente melhorar a qualidade da RCP
- Pressão intra-arterial:

– Se pressão na fase de relaxamento (diastólica) < 20 mmHg, tente melhorar a qualidade da RCP

Retorno da circulação espontânea
- Pulso e PA
- Aumento abrupto prolongado de $PETCO_2$ (normalmente, ≥ 40 mmHg)
- Variabilidade espontânea na PA com monitoração intra-arterial

Energia de choque
- Bifásica: recomendação do fabricante (120-200 J); se desconhecida, usar máximo disponível; a 2ª carga e as subsequentes devem ser equivalentes, podendo ser consideradas cargas mais altas
- Monofásico: 360 J

Terapia medicamentosa
- Dose EV/IO de epinefrina: 1 mg, a cada 3-5 minutos
- Dose EV/IO de amiodarona: 1a dose = *bolus* de 300 mg; 2a dose = 150 mg
- Dose EV/IO de lidocaína: 1a dose = 1 a 1,5 mg/kg; 2a dose = 0,5 a 0,75 mg/kg

Via aérea avançada
- Via aérea avançada supraglótica ou intubação e monitorizar o posicionamento do tubo endotraqueal
- 1 ventilação a cada 6 segundos (10 ventilações/min), com compressões torácicas contínuas

Causas reversíveis de parada cardiorrespiratória	
Hipóxia	Tóxicos
Hipovolemia	Tamponamento cardíaco
Hidrogênio (acidose)	Tensão no tórax (pneumotórax hipertensivo)
Hiper/hipopotassemia	Trombose coronariana (IAM)
Hipotermia	Tromboembolismo pulmonar

Figura 1 Síntese de condutas em vítimas de parada cardiorrespiratória. IO: intraóssea; RCP: ressuscitação cardiopulmonar.

RCE. Não existem evidências da utilidade da capnografia quantitativa em pacientes que não estão intubados.

A PA diastólica em pacientes com monitorização arterial invasiva no momento da parada cardiorrespiratória tem sido correlacionada com a pressão de perfusão coronariana e com o RCE. Se a pressão de relaxamento (diastólica) é < 20 mmHg, é razoável considerar a melhora da qualidade da ressuscitação, otimizando as compressões torácicas e as drogas vasoativas.

Saturação venosa central < 30% tem sido relacionada com a impossibilidade de atingir o RCE; durante a parada, é necessário manter valores > 30%.

O uso de ecocardiografia transtorácica ou transesofágica pode ser considerado para diagnóstico de causas específicas e tomada de decisões como tamponamento cardíaco, dissecção de aorta e embolia pulmonar.

As evidências para recomendar o momento específico e a sequência de obtenção de acesso venoso e via aérea avançada são insuficientes. Muitas vezes, o momento dessas intervenções depende do número de socorristas envolvidos no atendimento.

Durante a parada cardíaca, a prioridade sempre será realizar ressuscitação cardiopulmonar de boa qualidade e desfibrilação imediata – a administração de drogas sempre será secundária. Depois da tentativa de desfibrilação, os socorristas devem estabelecer acesso EV ou IO, sem interrupção das compressões torácicas. Deve-se escolher, de preferência, o acesso venoso periférico nos membros superiores (veia antecubital). O acesso periférico é de fácil obtenção, de fácil aprendizado, apresenta menor risco de complicações e não necessita de interrupção das manobras de ressuscitação cardiopulmonar (RCP). Recomenda-se, após administração (em *bolus*) de cada droga por uma veia periférica, infusão em *bolus* de 20 mL de solução salina e elevação do membro por 10-20 segundos. Se não for possível estabelecer acesso EV, a via IO para administração de drogas pode proporcionar concentrações plasmáticas adequadas, similares às alcançadas com acesso EV. Embora o maior número de estudos publicados tenha sido realizado em pacientes com perfusão normal ou choque hipovolêmico, é razoável para socorristas estabelecer um acesso IO se não for possível a obtenção de um acesso EV. A administração de medicamentos por um acesso central pode ser considerada. Essa via oferece maior concentração plasmática e tempo de circulação mais curto, além de permitir determinar a saturação venosa central e estimar a pressão de perfusão coronariana durante a ressuscitação. Esses 2 últimos parâmetros são preditores de RCE. A administração endotraqueal de drogas como lidocaína, epinefrina, atropina, naloxona e vasopressina durante a ressuscitação resulta em baixas concentrações plasmáticas quando comparada com as mesmas doses administradas intravascularmente. Estudos em animais sugerem que baixas concentrações plasmáticas de epinefrina após administração endotraqueal podem produzir efeitos beta-adrenérgicos, resultando em vasodilatação. Esses efeitos podem provocar hipotensão, pressão de perfusão coronariana baixa e menor RCE. Dessa forma, embora seja possível a administração de medicamentos pelo acesso endotraqueal, os acessos EV e IO devem ser sempre preferidos durante a ressuscitação. Diante da impossibilidade da obtenção de acessos EV ou IO, epinefrina, lidocaína e vasopressina podem ser administradas pela via endotraqueal. As doses recomendadas são de 2-2,5 vezes as doses administradas por via EV. As medicações devem ser diluídas em 5-10 mL de solução salina ou água estéril.

Existem evidências insuficientes para definir o momento ótimo para colocação de uma via aérea avançada em relação a outras intervenções durante a ressuscitação cardiopulmonar; entretanto, existem algumas vantagens, como eliminação de pausas das compressões torácicas para realização das ventilações, melhora da oxigenação e da ventilação do paciente, redução do risco de aspiração, possibilidade de monitorizar a qualidade da ressuscitação e do RCE através da capnografia quantitativa de onda. As principais desvantagens são: a provável interrupção das compressões torácicas durante a sua colocação e o risco de intubação esofágica.

A escolha do melhor método de ventilação deverá ser feita com base na experiência do socorrista, sendo aceitável a utilização do dispositivo bolsa-valva-máscara, isoladamente ou em combinação com o tubo orotraqueal, assim como máscara laríngea ou tubo laríngeo.

A interrupção da realização das compressões torácicas por motivo da IOT deverá ser minimizada ao extremo, e a intubação deverá ser realizada somente em momento oportuno, quando não for atrapalhar as outras manobras de ressuscitação.

A IOT é considerada o método ideal de manejo da via aérea durante a ressuscitação. Quando realizada por médicos pouco treinados, a incidência de complicações é inaceitavelmente alta. Treinamento e retreinamento dessa habilidade são recomendados para socorristas que realizam o procedimento. As compressões torácicas devem ser interrompidas por < 10 segundos, o que corresponde ao tempo de visualização das cordas vocais e à passagem da cânula endotraqueal. Se a intubação inicial foi sem sucesso, uma 2ª tentativa pode ser razoável.

Após a colocação do tubo traqueal, é necessário checar se seu posicionamento está correto, o que é feito pela avaliação clínica e pode ser complementado com a utilização de capnografia quantitativa. Os dispositivos detectores esofágicos e detectores de dióxido de carbono são recomendados na ausência de capnografia quantitativa.

A avaliação clínica inclui: visualização da expansão torácica; condensação do tubo durante a ventilação; e ausculta dos 5 pontos (epigástrio, hemitórax esquerdo, hemitórax direito, ápice esquerdo e ápice direito, preferencialmente nessa ordem), o que deverá ajudar a detectar, precocemente, possível intubação esofágica ou introdução excessiva do tubo traqueal, que geralmente causa intubação seletiva do brônquio-fonte direito, gerando diminuição dos sons pulmonares do lado esquerdo do tórax.

Sempre que disponível, a capnografia com onda contínua quantitativa é recomendada para pacientes intubados ao longo do período periparada. Quando as ondas quantitativas de capnografia são usadas para os adultos, suas aplicações incluem recomendações para a confirmação do correto posicionamento endotraqueal de tubos, o controle da qualidade da ressuscitação cardiopulmonar e a avaliação do retorno da circulação espontânea com base nos valores da detecção de dióxido de carbono ao final da expiração.

Após o correto posicionamento do tubo, deve-se fixá-lo com fitas convencionais, bandagens ou fixadores comerciais. Deve-se manter a ventilação e a oxigenação em adultos com o intervalo de 1 ventilação a cada 6 segundos, correspondendo a 10 ventilações/min, de maneira assíncrona às compressões torácicas, que devem ser mantidas em frequência de 100-120 compressões/min.

Embora a exposição a oxigênio inspirado a 100% durante períodos prolongados exerça toxicidade, não existem evidências de que isso ocorra durante breves períodos, como na ressuscitação cardiopulmonar em adultos. O uso de oxigênio a 100% é razoável durante as manobras de ressuscitação, otimizando a oxiemoglobina arterial e a liberação de oxigênio.

A ventilação com bolsa-valva-máscara é um método aceitável durante as manobras de ressuscitação, mas requer treinamento contínuo para seu uso adequado. Idealmente, esse dispositivo deve ser utilizado por 2 socorristas. Durante a ressuscitação, cada ventilação com esse dispositivo deve ser de 1 segundo (2 ventilações) com pausa de 3-4 segundos após a realização de 30 compressões torácicas.

O papel da pressão cricoide durante a parada em ambiente extra-hospitalar e intra-hospitalar não tem sido estudado. Seu uso rotineiro não é recomendado.

A cânula orofaríngea deve ser utilizada para facilitar a realização de ventilações torácicas com dispositivo bolsa-valva-máscara. Em pacientes inconscientes ou em parada cardiorrespiratória, é recomendada sua colocação por socorristas treinados.

A cânula nasofaríngea deve ser utilizada para facilitar a realização de ventilações torácicas com dispositivo bolsa-valva-máscara em pacientes com obstrução das vias aéreas, para aqueles com risco de desenvolver obstrução das vias aéreas, ou em pacientes com impossibilidade para colocar uma cânula orofaríngea. Também recomenda-se sua colocação por socorristas treinados. Não existem estudos publicados sobre a utilização desse dispositivo durante as manobras de ressuscitação cardiopulmonar.

Como alternativas para a IOT, podem ser consideradas:

- para profissionais da área da saúde treinados com seu uso, o tubo laríngeo é uma alternativa para o dispositivo bolsa-valva-máscara ou para manejo da via aérea avançada como alternativa à IOT durante a parada;
- embora a máscara laríngea não ofereça proteção absoluta das vias aéreas contra aspiração, a frequência dessa complicação é menor do que quando a ventilação é realizada com dispositivo bolsa-valva-máscara. Quando comparada com a IOT, a máscara laríngea oferece ventilação equivalente. Ventilação com sucesso em 72-97% tem sido reportada durante a realização das manobras de ressuscitação. Para profissionais da área da saúde treinados com seu uso, é uma alternativa para o dispositivo bolsa-valva-máscara ou para a IOT durante a parada.

Durante a tentativa de ressuscitação, o socorrista deve procurar identificar a causa da parada cardiorrespiratória (diagnóstico diferencial). Deve-se tentar obter dados examinando o paciente, através de prontuário, ou conversando com os familiares, a fim de permitir a definição da possível causa e da estratégia terapêutica, particularmente para as causas reversíveis de parada.

A maioria das causas de parada pode ser resumida na memorização mnemônica "5 H e 5 T":

- hipóxia;
- hipovolemia;
- hidrogênio (acidose);
- hiper/hipopotassemia;
- hipotermia;
- tóxicos;
- tamponamento cardíaco;
- tensão no tórax (pneumotórax hipertensivo);
- trombose coronariana (IAM);
- tromboembolismo pulmonar.

Detectar a causa da parada, mesmo para profissional treinado, pode ser difícil, o que leva à necessidade de reavaliação frequente do paciente, da história e dos dados objetivos colhidos antes do evento. Estudo que analisou a concordância entre o diagnóstico presumido pela equipe e a causa detectada em autópsia verificou congruência em 74,4% dos casos. Novos estudos são necessários para se determinar o papel de novos instrumentos, como ecografia e USG, durante a parada.

Após o retorno da circulação espontânea, os cuidados organizados pós-parada cardíaca dão ênfase a programas multidisciplinares com foco em otimização neurológica, hemodinâmica e função metabólica para melhorar a sobrevida após a alta hospitalar entre as vítimas que conseguem o retorno da circulação espontânea após a parada cardíaca dentro ou fora do hospital, como pode ser observado na Tabela 1.

Para o atendimento ideal da parada, além de ênfase na ressuscitação cardiopulmonar de boa qualidade, deve-se atentar para o papel de cada um na equipe de ressuscitação. O treinamento do atendimento de parada cardiorrespiratória em equipe minimiza erros e é recomendado.

Os 2 princípios fundamentais do bom trabalho em equipe devem ser liderança e comunicação efetiva. Assim, a cada atendimento, deve haver um profissional que assuma o papel de líder na condução do caso. Essa pessoa deve garantir que todas as tarefas foram compreendidas e executadas pelos diferentes membros da equipe, incorporar novas informações, reavaliar o caso e centralizar a comunicação entre os membros da equipe. É seu papel, também, avaliar o desempenho de seus colegas, garantindo ressuscitação de boa qualidade, controle adequado da via aérea e segurança na manipulação do desfibrilador. Cada membro da equipe deve dominar o es-

Tabela 1 Principais objetivos iniciais e subsequentes dos cuidados pós-parada cardiorrespiratória

1	Otimizar a função cardiopulmonar e a perfusão de órgãos vitais após o retorno da circulação espontânea
2	Transportar/transferir para hospital apropriado ou UTI com completo sistema de tratamento pós-parada
3	Identificar e tratar síndromes coronarianas agudas e outras causas reversíveis
4	Controlar a temperatura para otimizar a recuperação neurológica
5	Prever, tratar e prevenir a disfunção múltipla de órgãos (inclui evitar ventilação excessiva e hiperóxia)

copo de sua atuação, reconhecendo suas limitações. O ideal é que o líder coloque-se de fora, executando o mínimo de tarefas possível durante o procedimento.

A comunicação efetiva deve se dar em "alça fechada", ou seja, cada membro repete a ordem compreendida antes de executá-la e sinaliza a ação após tê-la realizado. Intervenções construtivas pertinentes devem ser dirigidas ao líder, que, por sua vez, deve abrir espaço aos membros da equipe para sugestões durante o atendimento.

Para otimizar o trabalho em equipe e o atendimento de urgências, deve-se, ao final de cada atendimento, retomar os pontos principais da condução com todos os membros, enfatizando erros e acertos, para aprimoramento contínuo da equipe.

TRATAMENTO DA PARADA CARDIORRESPIRATÓRIA COM BASE NO TIPO DE RITMO

FV/TVSP

Quando a monitorização revela ritmo de FV/TVSP, a prioridade deve ser a desfibrilação o mais precocemente possível, assim que disponível. A duração da arritmia é fator prognóstico para o sucesso da desfibrilação, sendo considerada máxima se a desfibrilação ocorrer antes de 10-30 segundos após o início de uma FV, em razão do grau de organização do impulso elétrico. Um socorrista carrega o desfibrilador e o outro reinicia as compressões torácicas até o desfibrilador estar pronto para desfibrilar. Realiza-se prévio aviso para todos se afastarem e, imediatamente após o choque, as compressões torácicas devem ser reiniciadas, devendo ser mantidas continuamente por 2 minutos, ao fim dos quais todos devem se afastar do paciente para que o ritmo seja reavaliado. Nesse momento de pausa para análise do ritmo, que não deve exceder 10 segundos, os socorristas responsáveis pelas compressões devem realizar rodízio a fim de manter a boa qualidade da ressuscitação. Ainda durante a pausa, as fontes de oxigênio devem ser desconectadas do paciente. Se o paciente mantiver ritmo chocável, ou seja, FV/TVSP, nova desfibrilação deve ser aplicada, ao fim da qual as compressões devem ser retomadas por mais 1 ciclo de 2 minutos. Após a desfibrilação, e a retomada das compressões, deve-se procurar verificar se há drogas indicadas para aquele momento – as possibilidades de indicação para parada cardíaca em FV/TVSP são vasopressor e antiarrítmico – e se há alguma causa reversível que possa ser abordada (Figura 2).

Estratégias de desfibrilação

Se um desfibrilador bifásico estiver disponível, a energia do choque deve ser de 120-200 J, conforme as orientações do fabricante. Se o socorrista desconhecer as orientações do fabricante, o choque deve ser administrado com energia máxima disponível no aparelho. Choques subsequentes devem ter energia equivalente ou superior. Se um desfibrilador monofásico estiver disponível, o choque deve ser administrado com 360 J, assim como os choques subsequentes.

Há 2 possibilidades de posicionamento para as pás: anterolateral, em que as pás devem ser posicionadas na posição do ápice cardíaco e inferior à clavícula direita, ou anteroposterior. Não existe tamanho ideal recomendado de pá, mas uma superfície maior gera menor resistência e maior corrente, associando-se com menor lesão miocárdica.

Medicações

Após o 1° choque e ressuscitação cardiopulmonar por 2 minutos, se a FV/TVSP persistir, procede-se um novo choque de alta energia, seguido por ressuscitação em 5 ciclos (2 minutos), considerando-se, nesse momento, a utilização de epinefrina. O momento ótimo para administrar o vasopressor durante os 2 minutos de RCP não foi estabelecido, mas deve ser administrado prontamente após a desfibrilação com o intuito de otimizar o fluxo sanguíneo miocárdico antes do próximo choque. Em qualquer ritmo de parada, a 1ª droga a ser utilizada deve ser sempre um vasopressor. Embora o nível de evidência seja limitado, há recomendação de administração de epinefrina, 1 mg, a cada 3-5 minutos.

Caso haja persistência de FV/TVSP refratária a ressuscitação, desfibrilação e vasopressor, indica-se um antiarrítmico, que pode ser amiodarona, lidocaína ou sulfato de magnésio. A amiodarona é a droga antiarrítmica de 1ª escolha. A dose inicial deve ser de 300 mg, EV/IO, e pode ser administrada dose adicional de 150 mg, EV/IO, após 3-5 minutos.

Checar responsividade → se o paciente não responder
- Chamar ajuda – 192 e DEA para ambiente extra-hospitalar; código azul, carrinho de parada ou sala de emergência se atendimento hospitalar
- Checar pulso carotídeo e respiração simultaneamente por ≤ 10 segundos
- Iniciar as compressões torácicas de alta qualidade (mãos posicionadas no centro do tórax, frequência de 100-120/min, abaixando pelo menos 5 cm do tórax, permitindo retorno do tórax à posição original)
- Após 30 compressões, abrir vias aéreas e fazer 2 ventilações por 1 segundo, elevando o tórax
- Retomar imediatamente as compressões, em ciclos de 30 compressões:2 ventilações

Assim que disponível, verificar o ritmo com o desfibrilador manual
Afastar todos para análise do ritmo, inicialmente usando as pás; aplicar gel nelas

FV/TVSP
Desfibrilação **imediata**, com carga máxima (120-200 J bifásicos, conforme recomendação do fabricante, ou 360 J monofásicos)
Afastar todos para segurança do choque – desconectar fontes de oxigênio
Retomar imediatamente as compressões torácicas

Após retomar as compressões:
- Considerar via aérea avançada: a inserção não deve comprometer a RCP. Checar a inserção clinicamente e com dispositivo secundário, preferencialmente capnografia, e fixar o dispositivo de via aérea
- Acesso venoso para infusão de drogas:
  - Epinefrina 1 mg a cada 3-5 minutos
  - Amiodarona ou lidocaína para FV/TVSP refratária a desfibrilação e epinefrina; amiodarona: 1a dose = 300 mg; 2a dose = 150 mg; lidocaína: 1a dose = 1 a 1,5 mg/kg; 2a dose = 0,5 a 0,75 mg/kg
  - Todas as drogas devem ser administradas em *bolus* e seguidas de *flush* de 20 mL de SF
- Monitorização com eletrodos
- Diagnóstico diferencial das causas que levaram à parada

A cada 2 minutos: nova análise do ritmo, em no máximo 10 segundos:
- FV/TVSP → desfibrilação
- Linha reta → protocolo de linha reta (cabos, ganho, derivação) → FV fina = desfibrilação
  → Assistolia = protocolo de assistolia
- Ritmo organizado → checar pulso → Ausente = protocolo de AESP
  → Presente = cuidados pós-ressuscitação

Figura 2 Tratamento da parada cardiorrespiratória em fibrilação ventricular ou taquicardia ventricular sem pulso. RCP: ressuscitação cardiopulmonar.

A amiodarona pode reduzir a recorrência de arritmias ventriculares em > 50% dos pacientes, devendo ser administrada por pelo menos 24 horas após o retorno da circulação espontânea em bomba de infusão contínua. A dose é de 900 mg, em 24 horas (360 mg nas primeiras 6 horas e então, 540 mg, por 18 horas). Caso não tenha sido administrada amiodarona durante a parada, recomenda-se fazer dose de ataque de 150 mg em 10-20 minutos, seguida da dose em infusão contínua. A manutenção da infusão além das 24 horas iniciais deve ficar a cargo da equipe de especialistas.

Como alternativa à amiodarona, pode ser administrada a lidocaína. A dose da lidocaína é de 1-1,5 mg/kg, EV. Doses adicionais de 0,5-0,75 mg/kg, EV, podem ser administradas até o máximo de 3 mg/kg. Intervalo recomendado entre as doses de 5 a 10 minutos.

O sulfato de magnésio não deve ser utilizado de maneira rotineira no tratamento da parada cardiorrespiratória. Dois estudos observacionais mostraram que a administração de sulfato de magnésio, EV, pode finalizar taquicardia ventricular polimórfica do tipo *torsades de pointes*, porém não é efetiva para taquicardia ventricular polimórfica em pacientes com intervalo QT normal. Também está recomendado em pacientes com conhecida hipomagnesemia. A dose deve ser de 1-2 g, diluídos em 10 mL de SG5%.

Tratamento das causas reversíveis

Diagnóstico e tratamento das causas reversíveis de parada cardiorrespiratória são fundamentais em todos os ritmos.

No caso de FV/TVSP refratária, deve-se considerar como causa potencial a síndrome coronariana aguda. Estudos têm demonstrado benefícios com estratégias de reperfusão. Terapêutica trombolítica não demonstrou melhora dos desfechos.

Retorno da circulação espontânea após FV/TVSP

Tem importância particular nesses pacientes, para o tratamento da hipoxemia e da hipotensão, o diagnóstico precoce da síndrome coronariana aguda e controle direcionado de temperatura para pacientes comatosos.

Assistolia e AESP

São ritmos em que a desfibrilação não está indicada. Deve-se, então, promover ressuscitação cardiopulmonar de boa qualidade, aplicar as drogas indicadas e procurar identificar e tratar as causas reversíveis (Figura 3).

Checar responsividade → se o paciente não responder
- Chamar ajuda – 192 e DEA para ambiente extra-hospitalar; código azul, carrinho de parada ou sala de emergência se atendimento hospitalar
- Checar pulso carotídeo e respiração simultaneamente por ≤ 10 segundos
- Iniciar as compressões torácicas de alta qualidade (mãos posicionadas no centro do tórax, frequência de 100-120/min, abaixando pelo menos 5 cm do tórax, permitindo retorno do tórax à posição original)
- Após 30 compressões, abrir vias aéreas e fazer 2 ventilações por 1 segundo, elevando o tórax
- Retomar imediatamente as compressões, em ciclos de 30 compressões:2 ventilações

Assim que disponível, verificar o ritmo com o desfibrilador manual
Afastar todos para análise do ritmo, inicialmente usando as pás; aplicar gel nelas

AESP/assistolia
Desfibrilação **não indicada**
Retomar imediatamente as compressões torácicas

Após retomar as compressões:
- Considerar via aérea avançada: a inserção não deve comprometer a RCP. Checar a inserção clinicamente e com dispositivo secundário, preferencialmente capnografia, e fixar o dispositivo de via aérea
- Acesso venoso para infusão de drogas:
  – Epinefrina 1 mg a cada 3-5 minutos, iniciar assim que possível em AESP/assistolia
  – Todas as drogas devem ser administradas em *bolus* e seguidas de *flush* de 20 mL de SF
- Monitorização com eletrodos
- Diagnóstico diferencial das causas que levaram à parada

A cada 2 minutos: nova análise do ritmo, em no máximo 10 segundos:
- FV/TVSP → desfibrilação
- Linha reta → protocolo de linha reta (cabos, ganho, derivação) → FV fina = desfibrilação
  → Assistolia = protocolo de assistolia
- Ritmo organizado → checar pulso → Ausente = protocolo de AESP
  → Presente = cuidados pós-ressuscitação

Figura 3 Tratamento da parada cardiorrespiratória em atividade elétrica sem pulso (AESP)/assistolia.

Assistolia como ritmo inicial de parada está associada a prognóstico extremamente reservado (0-2% de alta hospitalar). Na maioria das vezes, assistolia é evento secundário, na evolução tardia de FV, ou como via final de hipóxia prolongada, acidose ou necrose miocárdica.

Uma vez que a amplitude da FV é dependente das reservas de ATP do miocárdio, a visualização de uma linha reta no monitor deve levantar 2 hipóteses: assistolia ou FV fina. Como deixar de desfibrilar uma FV é inadmissível e desfibrilar assistolia piora ainda mais seu prognóstico, o diagnóstico de assistolia deve ser confirmado verificando-se se os cabos de monitorização estão devidamente conectados, aumentando o ganho do aparelho (em ganho máximo, espera-se identificar com facilidade uma FV) e mudando a derivação de monitorização, seja no aparelho ou com alteração da posição das pás para clavícula esquerda e paraesternal direita. Caso mantenha-se a linha reta, o ritmo é de assistolia. Todas essas manobras de confirmação na avaliação de uma linha reta devem ser feitas em tempo < 10 segundos, pois se trata de um período em que as manobras de ressuscitação estarão suspensas.

Medicações para assistolia e AESP

Após a análise do ritmo, deve-se confirmar assistolia e retomar imediatamente a ressuscitação. Se um ritmo organizado é detectado na ausência de pulso, realiza-se o diagnóstico de AESP. Um vasopressor, a epinefrina, na dose de 1 mg, pode ser administrado nesse momento com o objetivo de incrementar o fluxo sanguíneo cerebral e miocárdico. O uso rotineiro de atropina não é recomendado.

Não há evidência clara de benefício terapêutico com o uso rotineiro de atropina no tratamento da parada cardiorrespiratória em AESP. Em uma coorte de 1.029 pacientes com parada, considerou-se desfecho o prognóstico neurológico em 30 dias com uso de atropina e epinefrina em comparação à epinefrina sozinha, não encontrando diferenças. Ao mesmo tempo, a sobrevida foi significativamente menor nos pacientes tratados com a combinação de atropina e epinefrina (3,2 × 7,1%, RC 0,43, IC 95% 0,19-0,91).

Para assistolia, em coorte de 6.419 pacientes, o retorno da circulação espontânea foi significativamente maior entre aqueles que utilizaram epinefrina e atropina (33 × 19% com epinefrina sozinha), porém a mortalidade e o prognóstico neurológico em 30 dias foram semelhantes entre os grupos.

Tratamento das causas reversíveis

AESP é comumente causada por condições reversíveis e pode ser tratada com sucesso se essas forem detectadas. Durante os 2 minutos de ressuscitação, os socorristas devem pensar nos "5 H e 5 T". Quando existe a suspeita de tromboembolismo pulmonar, a administração empírica de trombolíticos deve ser considerada. Não há consenso para a dose ideal de trombolítico. Alguns estudos observacionais sugerem, para embolia pulmonar fulminante, alteplase, 50 mg, EV, em *bolus*, com a opção de repetir *bolus* em 15 minutos, ou dose única de tenecteplase baseada no peso do paciente. Trombolíticos são administrados com (ou seguidos de) anticoagulação sistêmica.

Não há evidências definitivas quanto à administração rotineira de fluidos EV. Deve-se considerar infusão quando houver suspeita de parada por hipovolemia. Um maior número de estudos tem demonstrado que não existem benefícios com a administração rotineira de bicarbonato de sódio durante a parada. Em situações especiais, como acidose metabólica prévia, hiperpotassemia e intoxicação por antidepressivos tricíclicos, a administração de bicarbonato pode ser benéfica. Quando for usado para essas situações especiais, a dose inicial é de 1 mEq/kg. A administração de cálcio pode ser realizada nos pacientes com hiperpotassemia (cloreto de cálcio 10%, 5 a 10 mL ou gluconato de cálcio 10%, 15 a 30 mL, infusão de 2 a 5 minutos), não devendo ser realizada administração rotineira nas paradas cardíacas. Os estudos iniciais com administração de trombolíticos durante o evento foram promissores; entretanto, 2 estudos clínicos não revelaram melhoras na sobrevida quando administrados fibrinolíticos durante a parada, 1 deles com aumento do risco de hemorragia intracerebral. Portanto, fibrinolíticos não devem ser administrados rotineiramente. Quando houver suspeita de embolia pulmonar ou se esta for a causa da parada cardiorrespiratória, a terapêutica fibrinolítica empírica pode ser considerada.

Estudos estão sendo conduzidos com dispositivos de assistência ventricular e reanimação cardiopulmonar com circulação extracorpórea, ainda sem indicação de uso rotineiro, podendo ser considerado em casos selecionados. O alto custo e a necessidade de equipes treinadas limitam o uso desses equipamentos em nossa realidade.

Retorno da circulação espontânea após assistolia e AESP

O retorno da circulação espontânea tem importância particular nesses pacientes para o tratamento de hipoxemia, hipotensão, e diagnóstico precoce de causas que podem ter levado à parada. Controle direcionado de temperatura deve ser considerado para pacientes comatosos.

Cessação de esforços

Não existe recomendação clara sobre o momento de cessação dos esforços durante a ressuscitação. Essa determinação é difícil e deve se basear em consenso entre os membros da equipe. Alguns instrumentos de monitorização, como ecografia durante a ressuscitação e o valor da capnografia, podem vir a ser utilizados como parâmetros para auxiliar tal decisão. A incapacidade de obter valores de $PETCO_2 > 10$ mmHg após 20 minutos de RCP pode ser considerada um componente de uma abordagem multimodal para decidir quando terminar os esforços de ressuscitação, mas não deve ser utilizada isoladamente.

Para início extra-hospitalar de ressuscitação, há critérios precisos para não indicar reanimação. Para parada com atendimento intra-hospitalar, diversos fatores devem ser considerados: evento presenciado ou não; estado pré-parada; se ocorreu retorno da circulação espontânea em algum ponto do atendimento; tempo até iniciar a ressuscitação e tempo de sua realização; e ritmo inicial detectado. Não há regras determinadas e elas devem ser prospectivamente validadas antes de serem adotadas.

SITUAÇÕES ESPECIAIS

Asma (Capítulos 99 e 251)

Não há modificações no suporte básico de vida. Para o suporte avançado de vida, o fenômeno de auto-PEEP é deletério para a hemodinâmica, sendo, então, indicada a ventilação com baixa frequência e volume corrente, podendo ser desconectado rapidamente o dispositivo bolsa-valva-máscara, para que a compressão torácica permita a saída completa do ar, e evitar o represamento aéreo. Para os pacientes asmáticos, sempre se deve considerar a possibilidade de pneumotórax hipertensivo ser a causa da parada.

Anafilaxia (Capítulo 210)

Durante a parada cardiorrespiratória por anafilaxia, deve-se proceder à via aérea invasiva o mais rapidamente possível em razão do edema das estruturas. Deve-se, inclusive, considerar via aérea cirúrgica.

O choque vasogênico associado à anafilaxia pode responder à ressuscitação volêmica vigorosa. Durante a parada, epinefrina EV é preferencial; considerar o uso em infusão contínua (5-15 mcg/min) no período pós-parada. Não existem benefícios comprovados para o uso de anti-histamínicos e corticosteroides durante o evento, a prioridade deve ser a ressuscitação de boa qualidade e garantir a perviedade das vias aéreas e a ressuscitação volêmica.

Paciente obeso mórbido

Pode haver dificuldade na inserção da via aérea avançada e maior esforço para compressão torácica adequada, mas estudos observacionais não mostraram diferença na sobrevida de acordo com o peso do paciente. Não há modificação sugerida no atendimento.

Intoxicações

Deve-se garantir ressuscitação adequada e proteção da via aérea. Assim, recomenda-se:

- intoxicação por opioides, incluindo *overdose* por heroína: considerar uso de naloxona na depressão respiratória ou parada respiratória, associado a suporte ventilatório. Nos casos de parada cardíaca associada a intoxicação por opioide, não há evidências que suportem o uso de naloxona durante a parada. Após retorno da circulação ou respiração espontânea, é importante a manutenção de observação por períodos mais prolongados quanto a risco de recorrência de depressão respiratória, sendo que o uso de naloxona pode ser considerado nesse cenário. A administração de naloxona, IM ou intranasal, por socorristas leigos ou profissionais de saúde, pode ser feita com aparente segurança e eficácia no contexto de primeiros socorros e suporte básico de vida para pacientes com suspeita de intoxicação por opioides;
- intoxicação por anestésicos locais (p. ex., bupivacaína): administrar emulsão lipídica EV (ELI), que pode ser considerada em outras intoxicações em que não houver resposta às medidas de ressuscitação convencionais;
- intoxicação por benzodiazepínicos: não há indicação de flumazenil durante a parada;
- intoxicação por betabloqueadores: embora glucagon, insulina e cálcio e ECMO possam ser utilizados no tratamento da instabilidade hemodinâmica associada à superdosagem de betabloqueadores, não há indicação de antídoto específico;
- intoxicação por digitálicos: usar antídotos após a parada;
- intoxicação por cocaína: não há evidências suficientes para se estabelecer algoritmo específico para parada associada ao abuso de cocaína. O prognóstico geral é bom, com 55% de sobrevida neurologicamente intacta com as manobras habituais de ressuscitação e suporte avançado de vida. As recomendações atuais são de que betabloqueadores puros devem ser evitados. Como na superdosagem a cocaína funciona como antiarrítmico classe Ic de Vaughan-Williams, esta pode produzir taquicardias ventriculares. A extrapolação de dados com outras intoxicações por antiarrítmicos classe I, como tricíclicos e flecainamida (sem registro vigente na Anvisa), sugere que pode haver papel para o uso de bicarbonato de sódio, na dose de 1 mEq/kg. Não há evidência acerca do uso da lidocaína para taquiarritmia ventricular induzida por cocaína;
- intoxicação por antidepressivos tricíclicos: prolongam o intervalo QT, podendo gerar arritmias complexas. Na parada associada à superdosagem de tricíclicos, associar bicarbonato de sódio, 1 mEq/kg, deve ser considerado.

Hipotermia

Uma premissa no tratamento da parada cardiorrespiratória por hipotermia é a manutenção prolongada dos esforços de ressuscitação, que não devem ser interrompidos antes que o paciente esteja normotérmico. Para promover o reaquecimento, deve-se retirar roupas molhadas, utilizar mantas de aquecimento externo, infundir fluidos aquecidos e instalar via aérea definitiva com instilação de ar quente umedecido. Podem ainda ser considerados lavagem da cavidade torácica e aquecimento por circulação extracorpórea, em especial se temperatura < 30ºC. Há controvérsia quanto à administração de drogas no paciente hipotérmico e não há evidências claras para recomendação ou não da administração de drogas. É razoável administrar vasopressor de acordo com os algoritmos de suporte avançado de vida.

Afogamento

Como a principal causa de parada cardiorrespiratória em vítimas de afogamento é a hipóxia, a reanimação deve começar com abertura das vias aéreas e 2 ventilações de resgate. Procede-se, então, à checagem do pulso e, se necessário, às compressões torácicas. O socorrista deve tomar cuidado com sua própria segurança sempre, caso tenha treinamento e a segurança da cena permita, ventilações boca a boca podem ser iniciadas ainda na água. A incidência de lesão cervical é baixa (0,009%), então, a abertura da via aérea e a manutenção de sua patência devem ser feitas de maneira otimizada. Se a vítima vomitar, deve ser virada de lado.

Todas as vítimas de afogamento que precisaram de manobras de ressuscitação, incluindo ventilações de resgate exclusivamente, devem ser transportadas para observação hospitalar por pelo menos 4 a 6 horas, período em que pode ocorrer deterioração clínica, segundo estudos observacionais.

Descarga elétrica

O socorrista deve tomar cuidado com sua própria segurança. Sempre existe a possibilidade de lesão cervical, o que deve ser considerado na mobilização da via aérea. Edema extenso de partes moles se desenvolve rapidamente, então uma via aérea definitiva deve ser instalada o mais rapidamente possível. Ressuscitação volêmica intensiva deve ser buscada em razão das múltiplas lesões orgânicas.

Gestantes

Durante a ressuscitação de uma mulher grávida, deve-se lembrar que há 2 pacientes em potencial: a mãe e o feto. A grávida, em especial após a 20ª semana de gestação, apresenta alterações fisiológicas que levam a mudanças nas condutas durante uma parada cardiorrespiratória: em razão da elevação do diafragma, a compressão torácica deve ser realizada com a posição das mãos sobre o esterno pouco acima do habitual; por conta da compressão da veia cava inferior e da diminuição do retorno venoso ao coração, o acesso venoso deve ser acima do diafragma e deve-se realizar o deslocamento manual do útero para a esquerda para facilitar o retorno venoso (Figura 4). O aumento do *shunt* intrapulmonar e a diminuição da capacidade residual funcional aumentam o risco de hipoxemia, devendo-se realizar ventilação com oxigênio a 100% e intubação pelo profissional mais experiente.

As medicações e doses devem ser as mesmas indicadas pelo suporte avançado de vida e não se deve atrasar a desfibrilação quando esta for indicada. É importante remover os dispositivos de monitorização fetal durante a parada, em especial se houver necessidade de desfibrilação.

Devido à possível interferência na ressuscitação materna, o monitoramento do feto deve ser ignorado durante a parada na gravidez, sendo importante a remoção dos dispositivos de monitorização fetal durante a parada, em especial se houver necessidade de desfibrilação e para eventual cesárea de emergência.

Deve-se procurar e tratar os possiveis fatores contribuintes para a ocorrência da parada. A regra mnemônica pode ser utilizada:

A: anestesia (complicações);
B: bleeding (hemorragia, incluindo placenta prévia, descolamento de placenta e atonia uterina);
C: cardiovascular (infarto, dissecção aórtica, miocardiopatia);
D: drogas/medicamentos;
E: embolia pulmonar (incluindo embolia por líquido amniótico);
F: febre (sepse);
G: diagnósticos diferenciais gerais do suporte avançado de vida ("5 Hs e 5 Ts");
H: hipertensão (pré-eclâmpsia, eclâmpsia).

Recomenda-se a administração de fluidos se houver suspeita de hipovolemia (causa comum).

Se a paciente recebeu magnésio pré-parada, deve-se administrar gluconato de cálcio a 10%, 15-30 mL, ou cloreto de cálcio a 10%, 5-10 mL, EV, por 2-5 minutos, e interromper a infusão de magnésio.

Se não houver retorno da circulação espontânea nos primeiros 4 minutos de ressuscitação, deve-se considerar a realização de cesárea de emergência ou ainda mais precocemente se o feto for viável e o prognóstico de retorno da circulação espontânea for ruim (situações como trauma materno sem chance de sobrevivência ou ausência prolongada de pulso materno). Idealmente, deve-se

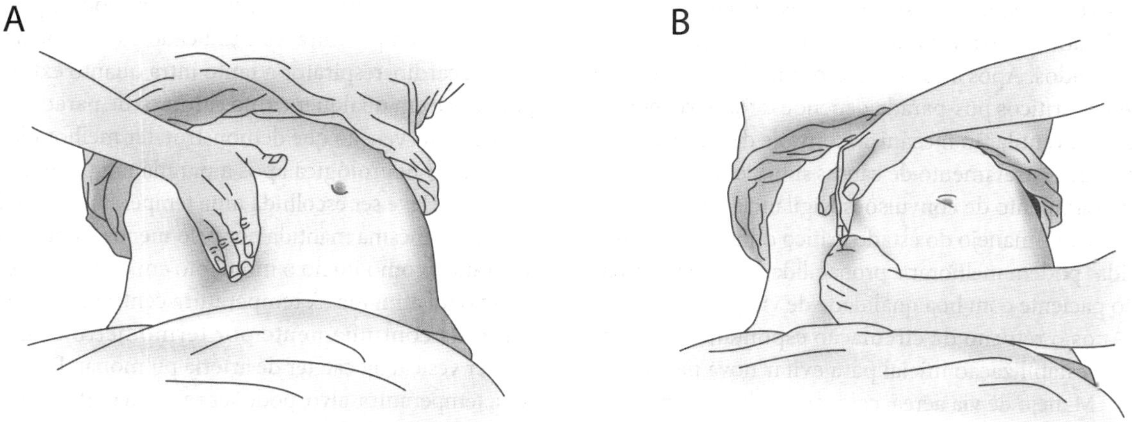

Figura 4 Deslocamento lateral do útero durante ressuscitação de gestante com útero na altura ou acima da cicatriz umbilical (> 20 semanas de gestação). A: técnica com uma mão (profissional do lado direito da paciente). B: técnica com duas mãos (profissional do lado esquerdo da paciente).

realizar o parto em até 5 minutos após o início da ressuscitação cardiopulmonar.

Recomenda-se, ainda, realizar os cuidados pós-parada habituais, incluindo controle direcionado de temperatura quando indicado, com monitorização fetal contínua em razão do risco de bradicardia.

Covid-19

No atendimento de paciente com suspeita ou confirmados de Covid-19, os profissionais de saúde devem utilizar os equipamentos de proteção individual para procedimentos geradores de aerossóis, incluindo máscara N95 ou PFF2, óculos de proteção e luvas. Para a ventilação recomenda-se utilizar filtro HEPA em bolsa-valva-máscara, dispositivos supraglóticos e tubos endotraqueias. Em pacientes intubados, a fim de reduzir o risco de aerolização, sugere-se manter paciente em ventilação mecânica com filtro HEPA com ventilação assincrônica: ajustar FiO_2 para 100%, volume corrente de 4 a 6 mL/kg de peso ideal para gerar elevação adequada do tórax, ajustar disparo (trigger) para evitar autotriggering pelas compressões torácicas e frequência respiratória em 10/minuto durante RCP. Pacientes em posição prona devem ser preferencialmente retornados para posição supina; em caso de paciente intubado, até que a equipe esteja preparada para retornar à posição supina com segurança, sugere-se compressões com mãos centradas nos corpos vertebrais de T7 a T10. Reiniciar RCP na posição supina assim que rotação realizada e reconfirmar posição do tubo e acesso venoso.

CUIDADOS PÓS-PARADA CARDÍACA

O atendimento pós-parada cardíaca é um componente crítico da Cadeia de Sobrevivência. O impacto sistêmico da lesão de isquemia-reperfusão causada pela parada cardíaca e subsequente ressuscitação requer cuidados pós-parada cardíaca para apoiar os múltiplos sistemas de órgãos afetados. Após a estabilização inicial, o cuidado de pacientes críticos pós-parada depende de suporte hemodinâmico, ventilação mecânica, controle de temperatura, diagnóstico e tratamento de causas subjacentes, diagnóstico e tratamento de convulsões, vigilância e tratamento de infecção e manejo do estado crítico do paciente. Essas medidas podem melhorar a probabilidade de sobrevivência do paciente com boa qualidade de vida.

Após o retorno da circulação espontânea, deve-se realizar estabilização inicial para evitar nova parada:

- Manejo de via aérea: colocar ou checar o posicionamento do tubo endotraqueal, se possível com confirmação por capnografia com forma de onda ou capnometria.
- Controle dos parâmetros respiratórios: iniciar com 10 ventilações/minuto (evitar hiperventilação e aumento da pressão intratorácica, com consequente redução de pré-carga e débito cardíaco), ajustar fluxo de oxigênio (titular FiO_2) e parâmetros do ventilador mecânico para manter saturação entre 92 e 98% (evitar possível toxicidade por oxigênio) e a $PaCO_2$ de 35 a 45 mmHg.
- Controle dos parâmetros hemodinâmicos: administrar cristaloides e/ou vasopressores ou inotrópicos visando uma PA sistólica > 90 mmHg ou PA média > 65 mmHg.
- Realizar ECG de 12 derivações.

Realizar medidas adicionais de urgência:

- Considerar intervenção cardíaca de urgência (angiografia coronária) se presença de IAM com supradesnivelamento do segmento ST, houver choque cardiogênico instável ou necessidade de suporte circulatório mecânico.
- Reavaliar os 5Hs e 5Ts e tratar possíveis contribuintes para a parada cardiorrespiratória.
- Avaliar se atende a comandos; se comatoso, realizar controle direcionado de temperatura (CDT), TC de crânio, monitorização contínua ou intermitente por eletroencefalograma (EEG).
- Ventilação de proteção pulmonar.
- Elevação da cabeceira a 30 graus, se tolerado.
- Manutenção de normoxia, normocapnia e euglicemia. Não existe uma faixa de controle glicêmico definida, porém sugere-se usar a mesma abordagem para a população geral, por exemplo, com tratamento com insulina para manter glicemia entre 150 e 180 mg/dL.
- Transferência para setor ou serviço que permita esses cuidados.

Controle direcionado de temperatura (CDT)

O CDT, também conhecido como modulação terapêutica da temperatura, está indicado para pacientes em parada cardiorrespiratória tanto intra quanto extra-hospitalares e em qualquer ritmo cardíaco de parada, sendo a única intervenção que demonstrou ter melhorado a recuperação neurológica após a parada em pacientes comatosos. Deve ser escolhida uma temperatura entre 32°C e 36°C e a mesma mantida por pelo menos 24 horas, considerando como início o momento em que a temperatura-alvo foi atingida. A temperatura central deve ser monitorada continuamente por termômetro esofágico, cateter vesical ou cateter de artéria pulmonar. Para se obter a temperatura-alvo, pode ser realizada infusão de fluido isotônico gelado sem glicose (não iniciar no atendimento pré-hospitalar, pelo maior risco de edema pulmonar e nova parada), cateteres endovasculares, dispositivos de resfriamento de superfície ou simples intervenções superficiais (exemplo, bolsas de gelo). Temperaturas mais altas podem ser preferíveis para pacientes com maior risco de hemorragia, enquanto mais baixas em pacientes com convulsões e edema cerebral. Não há uma definição clara para o reaquecimento após o CDT, embora habitualmente sugere-se elevação de 0,25°C a 0,5°C por hora. Após normotermia atingida, manter controle de temperatura e evitar hipertermia.O CDT não deve impedir avaliação coronária e intervenção percutânea, quando indicada, podendo ocorrer simultaneamente.

Neuroprognóstico

A lesão cerebral hipóxico-isquêmica é a principal causa de morbidade e mortalidade nos sobreviventes de parada cardíaca, em especial nas paradas extra-hospitalares. Um prognóstico neurológico preciso é importante para discussão da retirada de tratamento de suporte de vida para evitar tratamento ineficaz quando um desfecho ruim for inevitável. Devem ser utilizadas várias modalidades de avaliação de neuroprognóstico para melhorar a precisão da tomada de decisões.

Recomenda-se uma necessidade mínima de 72 horas depois da normotermia, para realização do neuroprognóstico multimodal. Importante ainda rever a possibilidade de efeitos residuais de drogas sedativas ou bloqueadores neuromusculares, que podem ter efeito mais prolongado em pacientes pós-parada.

Alterações que indicam um pior neuroprognóstico, quando avaliados em conjunto, em pacientes comatosos são:

- reflexo fotomotor ausente após 72 horas da parada;
- pupilometria quantitativa após 72 horas da parada;
- reflexo córneo-palpebral ausente bilateralmente após 72 horas da parada;
- estado mioclônico após 72 horas da parada (realizar EEG para descartar estado epiléptico);
- valores elevados de enolase neurônio-específica após 72 horas da parada (outros marcadores bioquímicos permanecem com significado incerto para neuroprognóstico, como proteína S100B, Tau, cadeia leve de neurofilamento e proteína ácida fibrilar glial);
- eletroencefalograma com estado de mal epiléptico persistente após 72 horas da parada, padrão surto-supressão (na ausência de drogas sedativas) após 72 horas da parada, ausência de potencial evocado somatossensorial bilateral (estímulo do nervo mediano) no componente N20 após 24 horas da parada;
- TC crânio com redução da relação cinza-branco (GWR) – o edema cerebral na TC pode ser quantificado com a GWR, definida como a razão entre a densidade (medida em unidades Hounsfield) da substância cinzenta e da substância branca, sendo considerado normal um GWR de aproximadamente 1,3 e esse número diminui com o edema. O tempo ideal para a realização da TC não está claro, mas a maioria dos estudos avaliou os pacientes nas primeiras 24 horas após parada;
- RM de crânio com extensas áreas de restrição à difusão ou do coeficiente de difusão aparente de 2 a 7 dias após a parada.

Deve ser lembrado que os pacientes com sinais de mal prognóstico neurológico, em especial na ausência de reflexos de tronco cerebral, podem ser pacientes que evoluíram para quadro de morte encefálica, estando indicada a realização do protocolo de determinação de morte encefálica (vide capítulo 249). A realização deste protocolo deve respeitar um período mínimo de 24 horas de tratamento e observaçao hospitalar quando a causa primária do quadro for encefalopatia hipóxico-isquêmica (situação dos pacientes pós-parada cardiorrespiratória).

Recomenda-se que os sobreviventes de parada tenham avaliação de reabilitação multimodal e tratamento para prejuízos fisiológicos, neurológicos e cognitivos antes da alta do hospital. Deve ocorrer planejamento de alta abrangente e multidisciplinar para incluir recomendações de tratamento médico e de reabilitação e retorno às expectativas de atividades/trabalho. Ansiedade, depressão, estresse pós-traumático e fadiga devem ser avaliados e abordados para os sobreviventes de parada e seus cuidadores. Lembrando que o processo de recuperação ocorre por muito tempo ainda depois da hospitalização inicial. É necessário apoio durante a recuperação, para garantir bem-estar físico, cognitivo e emocional e o retorno ao funcionamento social e profissional. Esse processo deve ser iniciado durante a hospitalização inicial e continuar o tempo que for necessário, na transição para os cuidados domiciliares/ambulatoriais.

BIBLIOGRAFIA

Bernoche C, Timerman S, Polastri TF, Giannetti NS, Siqueira AWS, Piscopo A et al. Atualização da Diretriz de Ressuscitação Cardiopulmonar e Cuidados de Emergência da Sociedade Brasileira de Cardiologia – 2019. Arq Bras Cardiol 2019;113(3):449-663.

Callaway CW, Donnino MW, Fink EL, Geocadin RG, Golan E, Kern KB, et al. Part 8: Post-Cardiac Arrest Care: 2015 American Heart Association Guidelines Update for Cardiopulmonary Resuscitation and Emergency Cardiovascular Care. Circulation. 2015;132(18 Suppl 2):S465-82.

Gonzalez MM, Timerman S, Gianotto-Oliveira R, Polastri TF, Canesin MF, Lage SG, et al. Sociedade Brasileira de Cardiologia. I Diretriz de ressuscitação cardiopulmonar e cuidados cardiovasculares de emergência da Sociedade Brasileira de Cardiologia. Arq Bras Cardiol. 2013;101(2 Supl 3):1-221.

Hsu A, Sasson C, Kudenchuk PJ, Atkins DL, Aziz K, Becker LB, et al 2021 Interim guidance to health care providers for basic and advanced cardiac life support in adults, children, and neonates with suspected or confirmed COVID-19. Circ Cardiovasc Qual Outcomes 2021;14(10):e008396.

Kleinman ME, Brennan EE, Goldberger ZD, Swor RA, Terry M, Bobrow BJ, et al. Part 5: Adult basic life support and cardiopulmonary resuscitation quality: 2015 American Heart Association Guidelines Update for cardiopulmonary resuscitation and emergency cardiovascular care. Circulation. 2015;132(18 Suppl 2):S414-35.

Kowey PR, Levine JH, Pacifico A, Lindsay BD, Plumb VJ, et al. Randomized, double-blind comparison of intravenous amiodarone and bretylium in the treatment of patients with recurrent, hemodynamically destabilizing ventricular tachycardia or fibrillation. The Intravenous Amiodarone Multicenter Investigators Group. Circulation 1995;92(11):3255.

Lavonas EJ, Drennan IR, Gabrielli A, Heffner AC, Hoyte CO, Orkin AM, et al. Part 10: Special Circumstances of Resuscitation: 2015 American Heart Association guidelines update for cardiopulmonary resuscitation and emergency cardiovascular care. Circulation. 2015;132(18 Suppl 2):S501-18.

Link MS, Berkow LC, Kudenchuk PJ, Halperin HR, Hess EP, Moitra VK, et al. Part 7: adult advanced cardiovascular life support: 2015 American Heart Association guidelines update for cardiopulmonary resuscitation and emergency cardiovascular care. Circulation. 2015;132(18 Suppl 2):S444-64.

Merchant RM, Topjian AA, Panchal AR, Cheng A, Aziz K, Berg KM, et al. Part 1: Executive Summary: 2020 American Heart Association Guidelines for Cardiopulmonary Resuscitation and Emergency Cardiovascular Care. Circulation 2020;142(16suppl2):S337-S357.

Neumar RW, Shuster M, Callaway CW, Gent LM, Atkins DL, Bhanji F, et al. Part 1: executive summary: 2015 American Heart Association guidelines update for cardiopulmonary resuscitation and emergency cardiovascular care. Circulation. 2015;132(18 Suppl 2):S315-67.

Panchal AR, Bartos JA, Cabañas JG, Donnino MW, Drennan IR, Hirsch KG, et al. Part 3: Adult Basic and Advanced Life Support: 2020 American Heart Association Guidelines for Cardiopulmonary Resuscitation and Emergency Cardiovascular Care. Circulation 2020;142(16suppl2):S366-S468.

Scheinman MM, Levine JH, Cannom DS, Friehling T, Kopelman HA, Chilson DA, et al. Dose-ranging study of intravenous amiodarone in patients with life-threatening ventricular tachyarrhythmias. The Intravenous Amiodarone Multicenter Investigators Group. Circulation 1995;92(11):3264.

Wetsch WA, Spöhr F, Teschendorf P, Böttiger BW, Padosch SA. Thrombolysis during cardio-pulmonary resuscitation. Dtsch Med Wochenschr 2010;135(40):1983-8.

Windecker S, Ideker RE, Plumb VJ, Kay GN, Walcott GP, Epstein AE. The influence of ventricular fibrillation duration on defibrillation efficacy using biphasic waveforms in humans. J Am Coll Cardiol 1999;33(1):33.

249 MORTE ENCEFÁLICA

Rafael Saad
Ana Clara Baz Lauretto

DEFINIÇÃO

A morte encefálica (ME) é estabelecida pela perda definitiva e irreversível das funções do encéfalo por causa conhecida, comprovada e capaz de provocar o quadro clínico. O diagnóstico de ME é de certeza absoluta e sua determinação deverá ser realizada de forma padronizada, com especificidade de 100% (nenhum falso diagnóstico). Qualquer dúvida na determinação de ME impossibilita esse diagnóstico.

A Resolução do Conselho Federal de Medicina n. 2.173 de 2017 define os atuais critérios do diagnóstico de ME.

Os procedimentos para determinação da ME (protocolo de ME) deverão ser realizados em todos os pacientes em coma não perceptivo e apneia, independentemente da condição de doador ou não de órgãos e tecidos.

PRÉ-REQUISITOS

Para o diagnóstico de ME é essencial que todos os seguintes pré-requisitos sejam observados:

- Presença de lesão encefálica causadora do coma de causa conhecida, irreversível e capaz de causar a ME. Além da avaliação clínica, deverá ocorrer confirmação por exames de neuroimagem ou por outros métodos diagnósticos. A incerteza da presença de uma lesão irreversível, ou da sua causa, impossibilita a determinação de ME.
- Ausência de fatores tratáveis que possam confundir o diagnóstico de ME, como distúrbio hidroeletrolítico, ácido-básico, endócrino e intoxicação exógena grave. Na presença ou suspeita de alguma dessas condições, caberá à equipe responsável pela determinação da ME definir se essas anormalidades são capazes de causar ou agravar o quadro clínico e ser fator confundidor da ME. A hipernatremia grave refratária ao tratamento não inviabiliza determinação de ME, exceto quando é a única causa do coma, sendo distúrbio eletrolítico frequente nos pacientes em ME, devido a *diabetes insipidus* de etiologia central.
- Tratamento e observação em ambiente hospitalar pelo período mínimo de seis horas. Quando a causa primária do quadro for encefalopatia hipóxico-isquêmica, esse período de tratamento e observação deverá ser de, no mínimo, 24 horas.
- Temperatura corporal (esofagiana, vesical ou retal) superior a 35°C (hipotermia grave pode abolir reflexos de tronco encefálico, especialmente abaixo de 32 graus), saturação arterial de oxigênio acima de 94% e pressão arterial sistólica maior ou igual a 100 mmHg ou pressão arterial média maior ou igual a 65 mmHg para adultos, podendo ser utilizadas drogas vasoativas.
- Ausência de drogas depressoras do sistema nervoso central ou bloqueadores neuromusculares; quando utilizados em infusão contínua em pacientes com função renal e hepática normais e que não foram submeti-

dos à hipotermia terapêutica, nas doses usuais para sedação e analgesia, será necessário aguardar um intervalo mínimo de quatro a cinco meias-vidas após a suspensão dos fármacos, antes de iniciar procedimentos para determinação de ME, podendo ser necessário aguardar período superior em casos de insuficiência hepática, de insuficiência renal e utilização de hipotermia terapêutica. Nessas condições, com especial ênfase em pacientes que utilizaram tiopental em infusão contínua, deverá ser dada preferência a exames complementares que avaliam o fluxo sanguíneo cerebral, pois o eletroencefalograma (EEG) sofre significativa influência desses agentes nessas situações.

DETERMINAÇÃO DE MORTE ENCEFÁLICA

A determinação de ME compreende quatro etapas: dois exames clínicos, um teste da apneia e um exame complementar. Em todas essas etapas, os pré-requisitos deverão ser observados e os valores mínimos obrigatórios de temperatura e pressão arterial registrados no termo de declaração de ME (vide Figura 1).

Exame clínico

Os exames clínicos deverão ser realizados por médicos diferentes, especificamente capacitados a realizar esses procedimentos para a determinação de ME, devendo para tanto ter no mínimo um ano de experiência no atendimento de pacientes em coma e que tenham acompanhado ou realizado pelo menos dez determinações de ME ou curso de capacitação para determinação em ME. Nenhum desses médicos poderá participar de equipe de remoção e transplante. Um dos médicos especificamente capacitados deverá ser especialista em uma das seguintes especialidades: medicina intensiva, medicina intensiva pediátrica, neurologia, neurologia pediátrica, neurocirurgia ou medicina de emergência. Na indisponibilidade de qualquer um dos especialistas anteriormente citados, o procedimento deverá ser concluído por outro médico especificamente capacitado.

O intervalo mínimo entre os dois exames clínicos será de uma hora para pacientes acima de 2 anos de idade.

O exame clínico deve avaliar se o paciente encontra-se em coma não perceptivo, por meio de estímulo doloroso em região supraorbitária, trapézio e leito ungueal dos quatro membros. A presença de atitude de descerebração ou decorticação invalida o diagnóstico de ME. Poderão ser observados reflexos tendinosos profundos, movimentos de membros, atitude em opistótono ou flexão do tronco, adução/elevação de ombros, sudorese, rubor ou taquicardia, ocorrendo espontaneamente ou durante a estimulação. A presença desses sinais clínicos significa apenas a persistência de atividade medular (reflexo medular presente de 20 até 75% dos protocolos) e não invalida a determinação de ME.

Os seguintes reflexos de tronco cerebral deverão ser testados:

- Ausência do reflexo fotomotor: as pupilas deverão estar fixas e sem resposta à estimulação luminosa intensa (lanterna), podendo ter contorno irregular, diâmetros variáveis ou assimétricos.
- Ausência de reflexo córneo-palpebral: ausência de resposta de piscamento à estimulação direta do canto lateral inferior da córnea com gotejamento de soro fisiológico gelado ou algodão ou gaze embebidos em soro fisiológico ou água destilada.
- Ausência do reflexo oculocefálico: ausência de desvio do(s) olho(s) durante a movimentação rápida da cabeça no sentido lateral e vertical. Não realizar em pacientes com lesão de coluna cervical suspeitada ou confirmada.
- Ausência do reflexo vestíbulo-calórico: ausência de desvio do(s) olho(s) durante 1 minuto de observação, após irrigação do conduto auditivo externo com 50 a 100 mL de água fria (5°C), com a cabeça colocada em posição supina e a 30°. O intervalo mínimo do exame entre ambos os lados deve ser de 3 minutos. Realizar otoscopia prévia para constatar a ausência de perfuração timpânica ou oclusão do conduto auditivo externo por cerume.
- Ausência do reflexo de tosse: ausência de tosse ou bradicardia reflexa à estimulação traqueal com uma cânula de aspiração.

Na presença de alterações morfológicas ou orgânicas, congênitas ou adquiridas, que impossibilitam a avaliação bilateral dos reflexos fotomotor, córneo-palpebral, oculocefálico ou vestíbulo-calórico, sendo possível exame em um dos lados, e constatada a ausência de reflexos do lado sem alterações morfológicas, orgânicas, congênitas ou adquiridas, dar-se-á prosseguimento às demais etapas para determinação de ME. A causa dessa impossibilidade deverá ser fundamentada no prontuário.

Teste da apneia

O teste de apneia deverá ser realizado uma única vez por um dos médicos responsáveis pelo exame clínico e deverá comprovar ausência de movimentos respiratórios espontâneos, após a estimulação máxima do centro respiratório pela hipercapnia ($PaCO_2$ superior a 55 mmHg). Técnica para o teste da apneia:

Logotipo (inserir somente imagem)	**IDENTIFICAR O NOME DO HOSPITAL**

TERMO DE DECLARAÇÃO DE MORTE ENCEFÁLICA

REGISTRO HOSPITALAR DO PACIENTE Nº: ______________

PACIENTE

Nome: ______________ Nascimento: ______________

Nome da mãe: ______________ Sexo: ☐ Masc. ☐ Fem.

Documento de Identidade: (RG / CNH / Outro): ______________ Nº: ______________

CAUSA DO COMA

Diagnóstico principal: ______________ CID: ______________

Diagnóstico secundário: ______________ CID: ______________

Confirmação: ☐ TC ☐ RM ☐ Angiografia ☐ DTC ☐ Liquor ☐ EEG ☐ Outro: ______________

PRÉ-REQUISITOS

Presença de lesão encefálica de causa conhecida, irreversível e capaz de causar a morte encefálica? ☐ SIM ☐ NÃO

Ausência de causas tratáveis que possam confundir o diagnóstico de morte encefálica? ☐ SIM ☐ NÃO

Tratamento e observação hospitalar ≥ 6 horas ou ≥ 24 horas encefalopatia hipóxico-isquêmica? ☐ SIM ☐ NÃO

Temperatura corporal > 35ºC + SatO2 > 94% + PAS ≥ 100 mmHg ou PA média ≥ 65 mmHg ou pela faixa etária (< 16 anos)? ☐ SIM ☐ NÃO

Ausência de hipotermia? ☐ SIM ☐ NÃO

Ausência de drogas depressoras do sistema nervoso central ou de bloqueadores neuromusculares? ☐ SIM ☐ NÃO

1º EXAME CLÍNICO

PA (mmHg): ______________ TEMP (ºC): ______________ DATA: ______________ HORA: ______________

Coma não perceptivo? ☐ SIM ☐ NÃO

EXAME NEUROLÓGICO (exame dos reflexos):	Direito			Esquerdo		
Pupila fixa e arreativa	☐ SIM	☐ NÃO	☐ NT	☐ SIM	☐ NÃO	☐ NT
Ausência de reflexo córneo-palpebral	☐ SIM	☐ NÃO	☐ NT	☐ SIM	☐ NÃO	☐ NT
Ausência de reflexo óculo-cefálico	☐ SIM	☐ NÃO	☐ NT	☐ SIM	☐ NÃO	☐ NT
Ausência de reflexo vestíbulo-calórico	☐ SIM	☐ NÃO	☐ NT	☐ SIM	☐ NÃO	☐ NT

(Não Testado)

Ausência de reflexo da tosse ☐ SIM ☐ NÃO

Justifique o motivo de não testar o reflexo: ______________

____

____

Médico: ______________

CRM: ______________ ______________

Assinatura identificada

TESTE DE APNEIA (examinador 1 ou 2)

PA (mmHg): ______________ TEMP (ºC): ______________ DATA: ______________ HORA: ______________

	Inicial	Final		Inicial	Final
$PaCO_2$:	______	______	PaO_2:	______	______

Ausência de movimentos respiratórios com PaCO2 > 55 mmHg? ☐ SIM ☐ NÃO

Médico: ______________

CRM: ______________ ______________

Assinatura identificada

Logotipo (inserir somente imagem)	**IDENTIFICAR O NOME DO HOSPITAL**

TERMO DE DECLARAÇÃO DE MORTE ENCEFÁLICA

2º EXAME CLÍNICO

PA (mmHg): ______________ TEMP (ºC): ______________ DATA: ______________ HORA: ______________

Coma não perceptivo? ☐ SIM ☐ NÃO

EXAME NEUROLÓGICO (exame dos reflexos):	Direito			Esquerdo		
Pupila fixa e arreativa	☐ SIM	☐ NÃO	☐ NT	☐ SIM	☐ NÃO	☐ NT
Ausência de reflexo córneo-palpebral	☐ SIM	☐ NÃO	☐ NT	☐ SIM	☐ NÃO	☐ NT
Ausência de reflexo óculo-cefálico	☐ SIM	☐ NÃO	☐ NT	☐ SIM	☐ NÃO	☐ NT
Ausência de reflexo vestíbulo-calórico	☐ SIM	☐ NÃO	☐ NT *(Não Testado)*	☐ SIM	☐ NÃO	☐ NT
Ausência de reflexo da tosse	☐ SIM	☐ NÃO				

Justifique o motivo de não testar o reflexo: ______________________________

____

____

Médico: ______________________________

CRM: ______________________________ ______________________________

Assinatura identificada

EXAME COMPLEMENTAR

PA (mmHg): ______________ TEMP (ºC): ______________ DATA: ______________ HORA: ______________

Confirmação: ☐ DTC ☐ EEG ☐ Angiografia ☐ Cintilografia ☐ Outro: ______________

Ausência de perfusão sanguínea ou de atividade metabólica ou elétrica encefálica? ☐ SIM ☐ NÃO

____

____

Médico: ______________________________

CRM: ______________________________ ______________________________

Assinatura identificada

A. CONTROLE DA PRESSÃO ARTERIAL:

IDADE	PRESSÃO ARTERIAL (mmHg)	
	Sistólica	PAM
Até 5 meses incompletos	60	43
De 5 meses a 2 anos incompletos	80	60
De 2 anos a 7 anos incompletos	85	62
De 7 anos a 15 anos	90	65
16 anos em diante	100	65

B. INTERVALOS ENTRE EXAMES CLÍNICOS:

INTERVALOS ENTRE EXAMES CLÍNICOS	MÍNIMO
7 dias completos (recém-nato a termo) a 2 meses incompletos	24 horas
De 2 meses a 24 meses incompletos	12 horas
Mais de 24 meses	1 hora

Figura 1 Modelo de termo de declaração de morte encefálica. TC: tomografia computadorizada; RM: ressonância magnética; DTC: Doppler transcraniano; EEG: eletroencefalograma.

- Ventilação com FiO_2 de 100% por, no mínimo, 10 minutos para atingir, idealmente, PaO_2 igual ou maior a 200 mmHg e $PaCO_2$ entre 35 e 45 mmHg.
- Instalar oxímetro digital e colher gasometria arterial.
- Desconectar ventilação mecânica.
- Estabelecer fluxo contínuo de O_2 por um cateter intratraqueal ao nível da carina (6 L/min).
- Observar a presença de qualquer movimento respiratório por 8 a 10 minutos. Prever elevação da $PaCO_2$ de 2 a 3 mmHg/min em adultos.
- Colher gasometria arterial final.
- Reconectar ventilação mecânica.

Caso ocorra instabilidade, como hipotensão, hipoxemia significativa ou arritmia cardíaca, deverá ser colhida uma gasometria arterial e reconectado o respirador, interrompendo-se o teste.

Considera-se teste positivo (presença de apneia) se *a* $PaCO_2$ final for superior a 55 mmHg, sem movimentos respiratórios, mesmo que o teste tenha sido interrompido antes dos 10 minutos previstos. Considera-se negativo o teste caso ocorra presença de movimentos respiratórios, com qualquer valor de $PaCO_2$. Atentar para o fato de que em pacientes magros os batimentos cardíacos podem mimetizar movimentos respiratórios débeis.

Em alguns pacientes as condições respiratórias não permitem a obtenção de uma persistente elevação da $PaCO_2$, sem hipóxia concomitante. Nessas situações, pode-se realizar teste de apneia utilizando a seguinte metodologia, que considera as alternativas para pacientes que não toleraram a desconexão do ventilador:

- Conectar ao tubo orotraqueal uma "peça em T" acoplada a uma válvula de pressão positiva contínua em vias aéreas (CPAP – *continuous positive airway pressure*) com 10cm H_2O e fluxo de oxigênio a 12 L/minuto.
- Realizar teste de apneia em equipamento específico para ventilação não invasiva, que permita conexão com fluxo de oxigênio suplementar, colocar em modo CPAP a 10 cm H_2O e fluxo de oxigênio entre 10 e 12 L/minuto. O teste de apneia não deve ser realizado em ventiladores que não garantam fluxo de oxigênio no modo CPAP, o que resulta em hipoxemia. O modo de *backup* de apneia do ventilador deverá ser desativado para esse procedimento.

Exame complementar

É obrigatória a realização de exame complementar para demonstrar, de forma inequívoca, a ausência de perfusão sanguínea ou de atividade elétrica ou metabólica encefálica e obtenção de confirmação documental dessa situação. A escolha do exame complementar levará em consideração a situação clínica e as disponibilidades locais.

Os principais exames a serem executados são os seguintes:

- Angiografia cerebral: deverá demonstrar ausência de fluxo intracraniano. Na angiografia com estudo das artérias carótidas internas e vertebrais, essa ausência de fluxo é definida por ausência de opacificação das artérias carótidas internas, no mínimo, acima da artéria oftálmica e da artéria basilar, conforme as normas técnicas do Colégio Brasileiro de Radiologia.
- Eletroencefalograma: constatar a presença de inatividade elétrica ou silêncio elétrico cerebral (ausência de atividade elétrica cerebral com potencial superior a 2 μV) conforme as normas técnicas da Sociedade Brasileira de Neurofisiologia Clínica.
- Doppler transcraniano: constatar a ausência de fluxo sanguíneo intracraniano pela presença de fluxo diastólico reverberante e pequenos picos sistólicos na fase inicial da sístole, conforme estabelecido pelo Departamento Científico de Neurossonologia da Academia Brasileira de Neurologia.
- Cintilografia, SPECT cerebral: ausência de perfusão ou metabolismo encefálico, conforme as normas técnicas da Sociedade Brasileira de Medicina Nuclear.

A metodologia a ser utilizada na realização do exame deverá ser específica para determinação de ME e o laudo deverá ser elaborado por escrito e assinado por profissional com comprovada experiência e capacitado no exame nessa situação clínica. Em geral, exames que detectam a presença de perfusão cerebral, como angiografia cerebral e Doppler transcraniano, não são afetados pelo uso de drogas depressoras do sistema nervoso central ou distúrbios metabólicos, sendo os mais indicados quando essas situações estão presentes. Na encefalopatia hipóxico-isquêmica ou após craniotomias descompressivas, pode ocorrer persistência de fluxo sanguíneo intracraniano, mesmo na presença de ME, sendo eletroencefalograma o exame mais adequado para determinação de ME.

Um exame complementar compatível com ME realizado na presença de coma não perceptivo, previamente ao exame clínico e teste de apneia para determinação da ME, poderá ser utilizado como único exame complementar para essa determinação.

CONFIRMAÇÃO DA MORTE ENCEFÁLICA

As conclusões do exame clínico e o resultado do exame complementar deverão ser registrados pelos médicos examinadores no Termo de Declaração de Morte Encefálica (modelo na Figura 1) e no prontuário do paciente ao final de cada etapa.

Os familiares do paciente ou seu responsável legal deverão ser adequadamente esclarecidos, de forma clara e inequívoca, sobre a situação crítica do paciente, o significado da ME, o modo de determiná-la e também sobre os resultados de cada uma das etapas de sua determinação. Esse esclarecimento é de responsabilidade da equipe médica assistente do paciente ou, na sua impossibilidade, da equipe de determinação da ME.

A decisão quanto à doação de órgãos somente deverá ser solicitada aos familiares ou responsáveis legais do paciente após o diagnóstico da ME e a comunicação da situação a eles.

Os médicos que determinaram o diagnóstico de ME ou médicos assistentes ou seus substitutos deverão preencher a declaração de óbito definindo como data e hora da morte aquela que corresponde ao momento da conclusão do último procedimento para determinação da ME (podendo ser o exame complementar, segundo exame clínico ou a prova da apneia). Nos casos de morte por causas externas a declaração será de responsabilidade do médico legista, que deverá receber o relatório de encaminhamento médico e uma cópia do termo de declaração de ME.

MANUTENÇÃO DO POTENCIAL DOADOR DE ÓRGÃOS

Todos os potenciais doadores devem ser mantidos estáveis com o propósito de evitar parada cardíaca e garantir adequada perfusão e oxigenação dos órgãos a serem extraídos.

Os principais aspectos da manutenção são:

- Ventilação protetora: volumes correntes de 6 a 8 mL/kg, pressão de platô < 30 cmH_2O, e um PEEP mínimo de 8 cmH_20, com titulação de PEEP e a FiO_2 para manutenção da saturação de oxigênio acima de 90%.
- Reposição volêmica: infusão de cristaloide (20-30 mL/kg) para recuperar os níveis mínimos da pressão arterial (pressão arterial média – PAM ≥ 65 mmHg) e de diurese (1-3 mL/kg/h). É recomendável que se atente para o risco de sobrecarga volêmica, utilizando-se de meios confiáveis para avaliação apropriada da fluido-responsividade.
- Vasopressores e inotrópicos: a infusão de noradrenalina, dopamina ou adrenalina deve ser iniciada sempre que a expansão volêmica não for suficiente para atingir o alvo da pressão arterial (PAM ≥ 65 mmHg) e visa auxiliar na manutenção do fluxo tecidual. A manutenção de sinais de hipoperfusão, mesmo após a instituição das medidas de ressuscitação inicial (volume e vasopressores), deve-se atentar para a suspeita de disfunção cardíaca e a possibilidade de terapia inotrópica associada, sendo a dobutamina indicada.
- Substituição hormonal:
  – Vasopressina: a vasoplegia observada é, em parte, decorrência da depleção de vasopressina (ADH). A reposição desse hormônio está associada à recuperação de níveis pressóricos com diminuição significativa da necessidade de aminas vasoativas. A administração recomendada é de *bolus* de 1 U seguida da infusão contínua de 0,5 a 2,4 U/h. A falta de ADH também é causa de *diabetes insipidus*, caracterizado por poliúria (> 4 mL/kg/h), hipovolemia, hipernatremia e hiperosmolaridade, a qual também se indica a vasopressina para controle da poliúria e da hipotensão. Quando não houver necessidade de vasoconstritores, a desmopressina (DDAVP) (1-2 µg IV em *bolus* a cada 4 horas até diurese < 4 mL/kg/h) é o fármaco de escolha para tratar o *diabetes insipidus*.
  – Cortisol: administração de baixas doses de hidrocortisona (exemplo: 100 mg a cada 8 horas) auxilia na manutenção da PAM e reduz o requerimento de noradrenalina.
  – Hormônios tireoidianos: assim como a vasopressina e o cortisol, há diminuição dos hormônios tireoidianos nas primeiras horas após a instalação da ME. Apesar de alguns estudos demonstrarem melhor controle hemodinâmico associado à suplementação desses hormônios (dose de 1 a 2 mcg/kg/dia), estudos randomizados não conseguiram demonstrar benefícios significativos.
- Controle glicêmico: a hiperglicemia e a intensidade da variação dos níveis glicêmicos apresentaram associação com piora da função renal. O controle glicêmico objetiva glicemias < 180 mg/dL.
- Controle da temperatura corporal: as principais medidas de prevenção e reversão de hipotermia são: aplicação de cobertores térmicos, aquecimento do ar ambiente e do ar inspirado, infusão de cristaloides aquecidos e lavagem gástrica com líquidos aquecidos.
- Hemoderivados: a transfusão de hemácias é sugerida quando Hb ≤ 10 g/dL associada a não obtenção de metas de ressuscitação, ou quando Hb < 7 g/dL quando houver estabilidade hemodinâmica. A reposição de plaquetas e fatores de coagulação está indicada quando houver sangramento significativo associado a distúrbio de coagulação.
- Aporte calórico: é sugerido manter o suporte nutricional para garantir o suporte energético mínimo aos tecidos e prevenir complicações metabólicas, na dose de 70 a 85% do gasto energético basal calculado, exceto se necessidade de doses elevadas de drogas vasoativas e sinais de hipoperfusão tecidual.

BIBLIOGRAFIA

Conselho Federal de Medicina. Resolução n. 2.173, de 23 de novembro de 2017.

Westphal GA, Caldeira Filho M, Vieira KD, et al. Diretrizes para manutenção de múltiplos órgãos no potencial doador adulto falecido: parte II. Ventilação mecânica, controle endócrino metabólico e aspectos hematológicos e infecciosos. Rev Bras Ter Intensiva 2011;23(3):269-282.

Westphal GA, Tannous LA. Manutenção do potencial doador de órgãos, In: Curso de doação de órgãos em terapia intensiva. AMIB; 2020.

250 ANALGESIA E SEDAÇÃO EM TERAPIA INTENSIVA

Vitor Sergio Kawabata

A unidade de terapia intensiva (UTI) é o local onde o doente é submetido a uma gama de eventos que podem trazer ansiedade, dor e desconforto como punções, cardioversões elétricas, intubação orotraqueal e ventilação mecânica. Muitas vezes há a necessidade de uma série de procedimentos invasivos como uso de cânulas, cateteres, drenos, sondas e um período de ansiedade e agitação; a retirada acidental de um deles pode trazer consequências desastrosas. Portanto, analgésicos, sedativos e bloqueadores neuromusculares estão entre os fármacos mais utilizados na UTI.

ANALGESIA

A analgesia, além do caráter humanitário de evitar sofrimento e trauma do enfermo, pode interferir em sua evolução e prognóstico. Pacientes após cirurgias torácicas e abdominais acabam por hipoventilar em decorrência de dor mal controlada, com consequentes atelectasias e complicações ventilatórias. Entre analgesia e sedação, a prioridade deve ser dada à analgesia. Vários pacientes, desde que com analgesia adequada, dispensam o uso de sedativos.

É tamanha a importância da analgesia que a aplicação das escalas de dor é feita de forma periódica e contínua na UTI, assim como os sinais vitais. A posição da intensidade dolorosa na escala é utilizada na titulação da analgesia. Alguns exemplos de escalas estão ilustrados a seguir.

Vários hospitais contam com o chamado "grupo de dor" que é multiprofissional, geralmente liderado por um anestesista, que circula em busca de doentes que possam estar sentindo dor, e auxilia o médico assistente no controle dos sintomas.

Outro instrumento muito útil nos doentes conscientes e orientados são as chamadas bombas de analgesia controlada pelo paciente (PCA). São bombas de infusão contínua, com trava mecânica ou eletrônica que impedem sua manipulação por pessoal fora da equipe assistencial. Fazem a infusão contínua de solução de analgésicos e, em caso de piora da dor, o próprio paciente tem um gatilho que aciona uma infusão secundária adicional dela para o controle de dor. É possível programar a infusão basal, a infusão secundária, a dose máxima diária e até um "período refratário" após o acionamento do gatilho, para evitar o uso abusivo do analgésico. Os estudos mostram que, mesmo sob o controle do doente, aqueles em uso de PCA acabam utilizando doses totais menores que aqueles com o uso intermitente ou de horário.

A avaliação de dor em pacientes que não se comunicam pode ser realizada por escalas como a *Behavioral Pain Scale* (BPS), na qual pontuações acima de 5 indicam analgesia inadequada, exigindo intervenção.

A analgesia pode ser local, com o uso de anestésicos locais; bloquear a condução do estímulo doloroso, como no caso de bloqueio de nervos e analgesia epidural; ou ser sistêmica. Pode utilizar métodos não farmacológicos como a acupuntura e o TENS, mas na terapia intensiva, dadas as características dos pacientes, acaba predominando o uso de analgésicos sistêmicos. Em geral, são utilizados os opioides, pela sua potência analgésica, mesmo com efeitos adversos mais importantes. Estes podem ser minimizados com a redução de dosagem e com o uso concomitante de analgésicos não opioides.

Os principais fármacos utilizados são os opioides, como a morfina, o fentanil, o remifentanil e o tramadol, tanto sob demanda como em infusão IV contínua no caso de morfina, fentanil e remifentanil.

Os principais efeitos adversos são o rebaixamento do nível de consciência, a depressão respiratória, a possibilidade de indução de dependência/abstinência, náuseas, vômitos, obstipação intestinal, miose, rigidez muscular.

O tramadol é um opioide mais fraco, derivado da codeína, que pode causar náuseas e vômitos, além de interferir na ação de opioides mais potentes, agindo como "agonista parcial". A morfina pode causar hipotensão por efeito vasodilatador e prurido por liberação de histamina. O fentanil e o remifentanil são muitas vezes mais potentes que a morfina. O fentanil pode dar o quadro de "rigidez torácica" pela rigidez muscular. O remifentanil tem efeito sedativo associado ao analgésico.

O uso de alfa agonistas centrais, como a clonidina (1 a 4 mcg/kg) e a dexmedetomidina (ataque 170 mcg/kg, manutenção 10 mcg/kg/min) potencializam o efeito analgésico dos opioides.

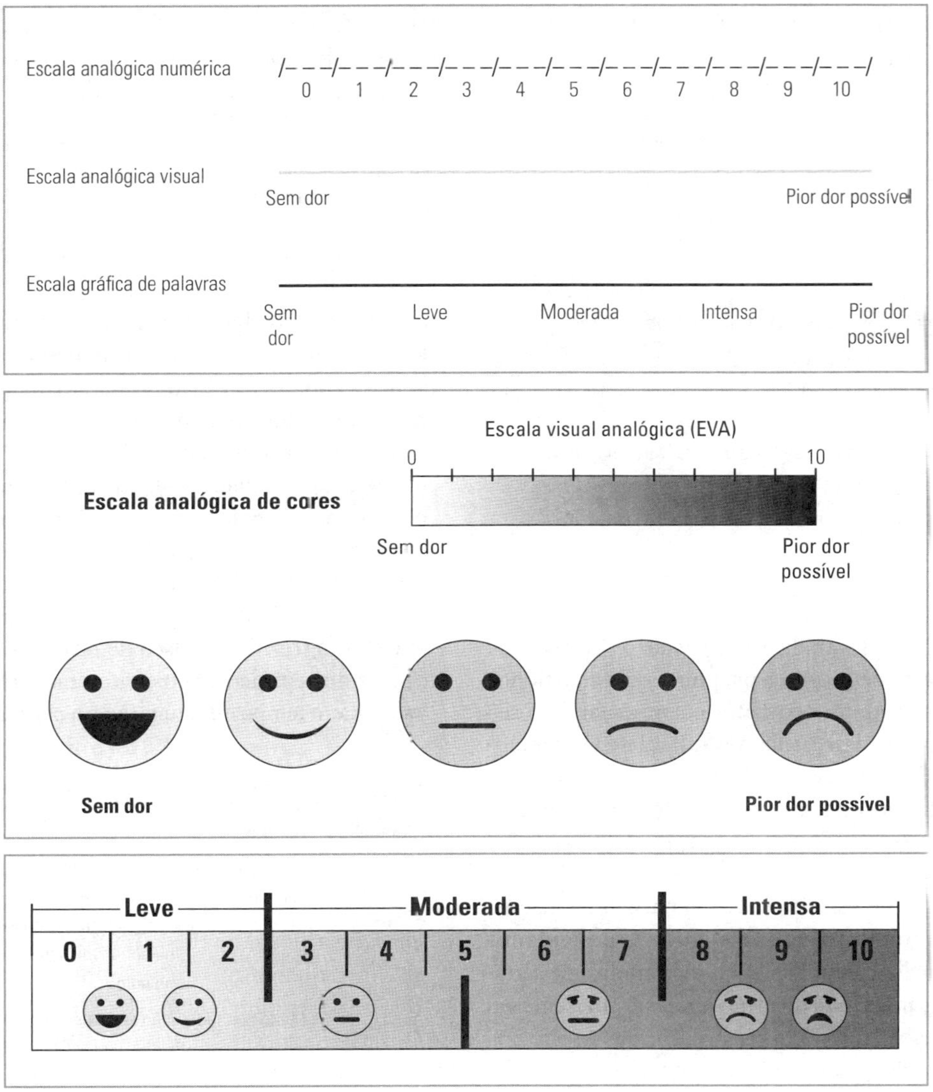

Figura 1 Escalas visuais para avaliação de dor.

Tabela 1 Escala BPS (Behavioral Pain Scale) para estimativa da adequação de analgesia

Indicador	Item	Pontuação
Expressão facial	Relaxada	1
	Parcialmente contraída = sobrancelhas franzidas	2
	Completamente contraída = pálpebras fechadas	3
	Careta = esgar facial	4
Movimentos dos membros superiores	Sem movimentos	1
	Parcialmente fletidos	2
	Muito fletidos com flexão dos dedos	3
	Retraído, resistência aos cuidados	4
Adaptação ao ventilador	Tolera a ventilação	1
	Tosse, mas tolera a ventilação a maior parte do tempo	2
	Luta contra o ventilador, mas a ventilação ainda é possível algumas vezes	3
	Incapaz de controlar a ventilação	4

Tabela 2 Fármacos opioides mais usados em unidade de terapia intensiva

Fármaco diluição IV	Dose de demanda	Intervalo mínimo para repetição	Infusão contínua
Fentanil (10 mcg/mL)	10-20 mcg	5-10 minutos	20-100 mcg/h
Remifentanil (50 mcg/mL)	0,4-0,8 mcg/kg	–	0,5-2,0 mcg/kg/minuto
Morfina (1 mg/mL)	0,5-3,0 mg	5-10 minutos	1-5 mg/h
Tramadol (1 mg/mL)	50-100 mg	6 horas	–

Quadro 1 Principais causas de dor na unidade de terapia intensiva

Invasões: cânula orotraqueal, cateteres centrais, drenos, sonda vesical, sonda nasogástrica
Procedimentos: aspiração traqueal, troca de curativos, mudança de decúbito, punções vasculares
Lesões: trauma, úlceras de pressão, incisões cirúrgicas, queimaduras

SEDAÇÃO

Ao contrário da analgesia, a sedação excessiva ou mal indicada pode piorar o prognóstico do paciente, retardando o desmame ventilatório, aumentando o risco de pneumonias associadas à ventilação e aumentando o tempo de ventilação e de permanência na UTI, com aumento da consequente morbidade/mortalidade. Daí a necessidade de monitorização contínua do nível de sedação.

A sedação é necessária para conter a agitação naqueles pacientes com cânulas e cateteres que sustentam a vida, ou naqueles em situação tão incômoda e desagradável que lançamos mão do efeito amnésico presente em muitos fármacos.

A monitorização é realizada por meio de escalas como *Rikker Sedation Agitation Scale* (SAS) e *Richmond Agitation Sedation Scale* (RASS), e o nível de sedação é ajustado por meio delas. Outra prática corrente é o protocolo de "despertar diário", quando um enfermeiro designado desliga a sedação de pacientes elegíveis, até seu despertar, quando se reavalia se não é possível manter esses pacientes sem sedação. Em caso negativo, esta é reintroduzida em dose inferior ao do início do despertar, em geral a metade da dose, conforme o protocolo da UTI.

Estas medidas são necessárias pela característica lipofílica dos sedativos. Mesmo sem qualquer incremento na infusão do sedativo, boa parte deste vai acumulando no tecido adiposo do enfermo até a saturação, quando o fármaco passa a ficar integralmente na corrente sanguínea e no sistema nervoso.

A maioria dos doentes intubados e em ventilação mecânica pode ficar com Rikker de 3 a 4 ou RASS de 0 a -2. Entretanto, há doentes que precisam ficar em Rikker 1 ou RASS -5, e ficam fora do "despertar diário", como aqueles com hipertensão intracraniana grave, estado de mal convulsivo, ou com ventilação difícil, necessitando de controle absoluto do ventilador.

Além da avaliação subjetiva das escalas de sedação, podem ser utilizados na monitorização os monitores de *bispectral index* (BIS), que utilizam as ondas do EEG para a avaliação objetiva da sedação.

O midazolam tem baixo custo e é muito disponível, entretanto traz maior risco de *delirium* assim como os outros diazepínicos. Seu efeito mais prolongado pode aumentar o tempo de intubação e a permanência na UTI.

Tabela 3 Escala de agitação-sedação de Rikker

Pontuação	Diagnóstico	Descrição
7	Perigosamente agitado	Traciona cânula orotraqueal, tenta remover dispositivos invasivos, tenta subir nas grades do leito, tenta agredir ou agride membros da equipe, debate-se no leito
6	Muito agitado	Não se acalma apesar de orientação verbal, necessita de contenção mecânica, morde tubo endotraqueal
5	Agitado	Ansioso, com agitação leve, tenta sentar-se, obedece orientação verbal para se acalmar
4	Calmo e cooperativo	Calmo, obedece comandos e desperta com facilidade
3	Sedado	Tem dificuldade para despertar, desperta com estímulo verbal ou estímulo mecânico não doloroso, mas rapidamente volta a dormir, obedece comandos simples
2	Muito sedado	Desperta com estímulo mecânico doloroso, mas não obedece comandos e não se comunica, pode movimentar-se espontaneamente
1	Não pode ser despertado	Resposta a estímulo doloroso mínima ou ausente, não se comunica e não obedece comandos

Adaptada de Riker RR, Picard JT, Fraser GL. Prospective evaluation of the sedation-agitation scale for adult critically ill patients. Crit Care Med 1999;27(7):1325-9.

Tabela 4 Escala de sedação e de agitação de Richmond	
Pontuação	Descrição
+4	Combativo, violento, perigoso para a equipe
+3	Traciona ou remove tubo(s) e cateter(es), agressivo
+2	Apresenta movimentação frequente e despropositada, dessincronia com ventilador
+1	Ansioso e apreensivo, mas sem agressividade
0	Alerta e calmo
–1	Desperto (abre os olhos e estabelece contato visual) por > 10 segundos após estímulo verbal
–2	Sedação leve: desperto (abre os olhos e estabelece contato visual) por < 10 segundos após estímulo verbal
–3	Sedação moderada: abre o olho e se movimenta, mas não estabelece contato visual
–4	Sedação profunda: não responde a estímulos verbais, mas movimenta-se e abre os olhos após estímulo doloroso
–5	Não desperta; não reponde a estímulo verbal ou doloroso

Adaptada de Sessler CN, Gosnell MS, Grap MJ, Brophy GM, O'Neal PV, Keane KA, et al. The Richmond agitation-sedation scale: validity and reliability in adult intensive care unit patients. Am J Respir Crit Care Med 2002;166(10):1338-44.

O propofol tem a vantagem da ação mais curta, assim como a dexmedetomidina. O propofol por estar em solução lipídica aumenta o aporte calórico, tem mais complicações infecciosas e raramente pode cursar com hipertrigliceridemia e pancreatite. A dexmedetomidina pode induzir hipotensão e bradicardia.

Tabela 5 Fármacos usados em sedação na unidade de terapia intensiva			
Fármaco	Mecanismo	Bolus	Infusão
Midazolam	Agonista GABA	1-5 mg	1-5 mg/h
Propofol	Agonista GABA	1,5-2,5 mg/kg	1-3 mg/kg/h
Dexmedetomidina	Agonista α2	1,0 mcg/kg – 10 minutos	0,2-1,5 mcg/kg/h
Cetamina	Dissociativo	2 mg/kg	0,1-0,5 mg/minuto

SEDAÇÃO DE CURTA DURAÇÃO

Muitas vezes precisamos de uma sedação de curta duração, como para realizar uma cardioversão elétrica ou outro procedimento rápido, porém doloroso. O propofol na dose 1 mg/kg pode ser utilizado, assim como o etomidato 20 mg precedido por 50-100 mcg de fentanil. O midazolam na dose de 0,1 mg/kg também é uma opção, mas tem efeito mais prolongado, o que pode ser revertido com uso do flumazenil (convém lembrar que a meia vida do flumazenil é mais curta que a do midazolam, com risco de novo rebaixamento e necessidade de reavaliação do paciente após seu uso). Durante o efeito dos medicamentos pode ser necessário algum suporte ventilatório e hemodinâmico, necessitando de monitorização adequada. Em caso de necessidade de sedação de curta duração, para procedimento de emergência, sem as condições de monitorização adequada, o esquema mais seguro é o da cetamina 1-2 mg/kg, que não costuma dar depressão respiratória ou cardiovascular, comuns aos outros fármacos e garante sedação/analgesia por 10-15 minutos.

BLOQUEIO NEUROMUSCULAR

Utilizado principalmente quando não conseguimos sincronização adequada do doente com o ventilador mecânico, mesmo com analgesia e sedação profundas; ou quando há a necessidade de controle da contração muscular como no tétano, mal convulsivo, ou hipertensão intracraniana. O bloqueio de curta duração pode ser utilizado para facilitar a intubação orotraqueal.

São medicamentos que necessitam de sedação profunda, a fim de que não haja a possibilidade do doente despertar totalmente paralisado. Podem prolongar o tempo de ventilação mecânica e de internação em UTI, assim como aumentar a incidência de úlceras de pressão e de tromboembolismo venoso. Retiram a defesa do paciente em caso de extubação acidental. O uso, principalmente prolongado, pode induzir a chamada polineuromiopatia do doente crítico, com fraqueza muscular generalizada, de mecanismo mal elucidado, sem tratamento específico, que pode prolongar em muito a necessidade de ventilação. O risco é aumentado com o uso concomitante de benzodiazepínicos, corticoesteroides, e antibióticos como aminoglicosídeos e polimixinas. Por todas estas razões, não são utilizados corriqueiramente.

Tabela 6 Bloqueadores neuromusculares usados em unidade de terapia intensiva		
Fármaco	Dose	Duração
Succinilcolina	1-2 mg/kg	10 minutos
Pancurônio	0,06-0,10 mg/kg	45-60 minutos
Vecurônio	0,08-0,10 mg/kg	30 minutos
Rocurônio	0,6-1,0 mg/kg	60-90 minutos
Atracúrio	0,4-0,5 mg/kg	20 minutos
Cisatracúrio	0,1-0,2 mg/kg	30-90 minutos

CONCLUSÃO

Apesar de termos centrado em fármacos de infusão endovenosa, com efeito mais acentuado, nem todos os enfermos em terapia intensiva necessitam de tanta analgesia e sedação. Por exemplo, para um paciente com infarto agudo do miocárdio estável, em repouso absoluto no leito, basta um sedativo leve, como um diazepínico via oral. Entretanto, na maioria dos pacientes em terapia intensiva, acabamos utilizando de forma endovenosa a combinação de um analgésico com um sedativo. A prioridade, na quase totalidade das vezes, é do analgésico. Alguns fármacos têm a vantagem de ter os dois efeitos, como o remifentanil que é um opioide com ação sedativa e a dexmedetomidina, que é um sedativo com efeito analgésico. Independente do fármaco escolhido, é necessário monitorar o efeito a fim de minimizar os efeitos adversos, com atenção redobrada nos doentes portadores de disfunção hepática e renal.

BIBLIOGRAFIA

Devlin JW, Gélinas C, Pandharipande PP, Nunnally ME, Balas MC, et al. Clinical practice guidelines for the prevention and management of pain, agitation/sedation, delirium, immobility, and sleep disruption in adult patients in the ICU. Crit Care Med 2018;46(9):e825-e873.

Luetz A, Balzer F, Radtke FM, Jones C, Citerio G, et al. Delirium, sedation and analgesia in the intensive care unit: a multinational, two-part survey among intensivists. PLoS ONE 2014;9(11):e110935-e110941.

Paul AK, Smith CM, Rahmatullah M, Nissapatorn V, Wilairatana P, et al. Opioid analgesia and opioid-induced adverse effects: a review. Pharmaceuticals 2021;14:1091-1113.

Reade MC, Finfer S. Sedation and delirium in the intensive care unit. N Engl J Med 2014;370:444-54.

251 SUPORTE VENTILATÓRIO

Victor Paro da Cunha, Vinicius Zofoli de Oliveira

INSUFICIÊNCIA RESPIRATÓRIA

Conceito

Insuficiência respiratória aguda (IRpA) é o termo utilizado para descrever pacientes que evoluíram com disfunção do aparelho respiratório, levando a redução do oxigênio (O_2) disponível na corrente sanguínea ou a acúmulo de gás carbônico (CO_2).

Uma forma de diferenciar a hipoxemia causada por hipoventilação daquelas causadas por déficit de difusão ou ventilação-perfusão é por meio do cálculo do gradiente alvéolo-arterial, com dados da gasometria arterial e de concentração conhecida dos gases inalados. Visa a diferença de pressão parcial de oxigênio entre o alvéolo e o sangue arterial. Valores elevados deste gradiente (>10-20 mmHg) sugerem déficits de difusão e/ou perfusão dos alvéolos, enquanto valores normais (diante de hipoxemia) sugerem hipoventilação.

Clinicamente, tanto achados de anamnese quanto do exame físico ajudam a suspeitar do diagnóstico. Tanto nas IRpA tipo I como II, existe desconforto respirató-

Tabela 1 Classificação das insuficiências respiratórias

Classificação	Critérios	Fisiopatologia	Causas (exemplos)
Tipo I ou hipoxêmica	Redução da paO_2 (paO_2 < 60 mmHg)*	Distúrbios ventilação-perfusão (áreas pulmonares perfundidas sem ventilação)	Pneumonia
		Efeito espaço-morto (áreas bem ventiladas sem perfusão)	Tromboembolismo pulmonar
Tipo II ou hipercápnica	Elevação de $paCO_2$ ($paCO_2$ > 45 mmHg)**, além de hipoxemia	Alterações da mecânica respiratória (hipoventilação)	Doenças neuromusculares e alterações de caixa torácica, condições que limitam o tempo expiratório, uso de opioides ou outros depressores do SNC
Forma mista	Combinação de ambos os fenômenos. Forma menos comum, com hipoxemia associada a redução da complacência e progressiva falha na ventilação e acúmulo de CO_2		

$paCO_2$: pressão parcial arterial de gás carbônico; paO_2: pressão parcial arterial de oxigênio; SNC: sistema nervoso central. * Valor de referência normal: 80-100 mmHg, o valor de paO_2 < 60 mmHg é a referência mais utilizada como critério diagnóstico de IRpA tipo I. ** Valor de referência normal: 35-45 mmHg.

Tabela 2 Apresentação clínica da insuficiência respiratória aguda

Classificação	Anamnese	Exame clínico
Tipo I	Instalação recente, outras queixas associadas (tosse, expectoração, hemoptise, ortopneia)	SaO_2 < 94%
Tipo II	Piora de dispneia de base, mudança de aspecto de expectoração crônica; história de pneumopatia prévia; consultar gasometrias anteriores se possível	bradipneia, rebaixamento de consciência, frequentemente SaO_2 < 90%

SaO_2: saturação arterial de O_2.

rio e redução da saturação arterial de O_2 (SaO_2), bem como pode haver uso de musculatura acessória e fala entrecortada, refletindo aumento do trabalho pulmonar. Algumas diferenças na apresentação entre os tipos de IRpA estão apresentadas na Tabela 2.

Alvos de oximetria

Tanto a hipoxemia quanto a hiperóxia podem ser danosas. As metas de oxigenação ainda são alvo de extenso debate na literatura. Trabalhos recentes e metanálises a partir de dados de pacientes sob ventilação mecânica têm demonstrado desfechos mais favoráveis entre pacientes submetidos a ventilação menos agressiva, mantendo metas de saturação de O_2 a partir de 88%, em comparação com as estratégias conservadoras, visando manter $SaO_2 \geq 96\%$. Outra meta possível é manter a paO_2 acima de 60 mmHg, mas ainda estão em andamento trabalhos mais conclusivos a respeito.

Oxigenoterapia

Dispositivos

Em pacientes com pulmões sadios, a fração de O_2 no ar atmosférico de 21% é suficiente para permitir a adequada oxigenação sanguínea e a manutenção de paO_2 dentro da faixa fisiológica. Em vigência de doenças respiratórias, pode não ser suficiente o aporte de O_2 ambiente, ocasionando hipoxemia e hipoxia tecidual. Os diversos dispositivos de oxigenioterapia permitem aumento da fração inspirada de O_2, visando otimizar a absorção alveolar e elevar a paO_2 que alcança os tecidos. Cada dispositivo usa um método específico de oxigenação, produzindo diferentes fluxos e diferentes frações inspiradas de O_2 (FiO_2) e características diversas controlam essas taxas.

A FiO_2 será diretamente proporcional ao fluxo de O_2 dispensado no circuito do dispositivo pelos sistemas de armazenamento. Alguns foram desenvolvidos para funcionar a partir de baixos fluxos de O_2 (< 15 L/min) e outros, com altos fluxos (> 15 L/min). Outro fator que determina a FiO_2 é a diluição do oxigênio dispensado pelo sistema com ar atmosférico, a partir do contato entre o conteúdo do dispositivo e o ar ambiente. Um dispositivo ideal permite perfeito selamento da interface com a via aérea do paciente, não permitindo "contaminação" com ar ambiente.

Alguns aparelhos possuem a chamada "válvula expiatória de via única" ou "válvula de não reinalação". Essa válvula se abre durante a expiração, permitindo a saída do ar expirado, rico em CO_2. Durante a inspiração, essa válvula se fecha, impedindo a entrada de ar atmosférico no dispositivo, mantendo "puro" o fluxo de ar em seu interior.

Nos dispositivos de baixo fluxo, há um limitado volume de armazenamento de O_2 que será ofertado ao paciente, permitindo que o paciente inale ar rico em oxigênio, porém com capacidade restrita. Uma forma de aumentar a disponibilidade de O_2 é o uso de dispositivos de alto fluxo com bolsa reservatória de gás, o que permite elevar o armazenamento de 300 a 500 mL dos dispositivos de baixo fluxo para cerca de 1.000 mL de O_2 a 100%. Esta manobra permite que a FiO_2 se aproxime de 100%, a depender do tipo de dispositivo escolhido.

Por fim, pacientes com frequência respiratória e/ou volume corrente elevados possuem maior demanda de ar dos reservatórios naturais e artificiais. Se o fluxo de O_2 dispensado aos dispositivos não for capaz de vencer essa demanda, a fração inspirada de O_2 será menor do que a esperada para aquele determinado fluxo ou dispositivo instalado.

▪ Cateter nasal de baixo fluxo (CNBF)

É o dispositivo mais frequentemente utilizado na prática clínica. Ele funciona por meio de circuito plástico que se conecta à cavidade nasal, liberando gás rico de O_2, porém a baixos fluxos, tornando a cavidade nasal rica de O_2 e aumentando a fração inspirada de oxigênio à cada inalação. Estima-se que a cada 1 L/min de fluxo dispensado pelo cateter aumenta-se a FiO_2 em cerca de 4%. O fluxo máximo tolerado é entre 5-6 L/min, pois valores maiores costumam causar desconforto por intenso ressecamento da mucosa nasal. Para reduzir esse efeito, antigamente era preconizada a associação desse dispositivo com umidificadores de ar. No entanto, estudos recentes demonstraram aumento na taxa de infecção hospitalar com essa prática. Assim, a umidificação desse sistema não costuma mais ser usada como rotina. O principal uso clínico do CNBF é para o manejo de pacientes com IRpA hipoxêmica leve, com demanda de pequenas quantidades de FiO_2 para alcançar seu alvo de oximetria.

▪ Máscara de reinalação parcial

Entrega O_2 através de interface plástica que cobre a boca e o nariz. Quanto maior o fluxo de O_2 passando pelo dispositivo, maior será a FiO_2 entregue. No entanto, devido à grande mistura com ar atmosférico e à ausência de reservatório de oxigênio, a FiO_2 normalmente não consegue ultrapassar 60-70%. Os valores exatos de fração inspirada para cada fluxo de O_2 são imprevisíveis.

▪ Máscara com válvula de Venturi (MV)

Usa um sistema de válvulas baseado no fenômeno Venturi. Cada válvula possui uma cor, com diferentes diâmetros internos. Devem ser usadas com fluxos de ar

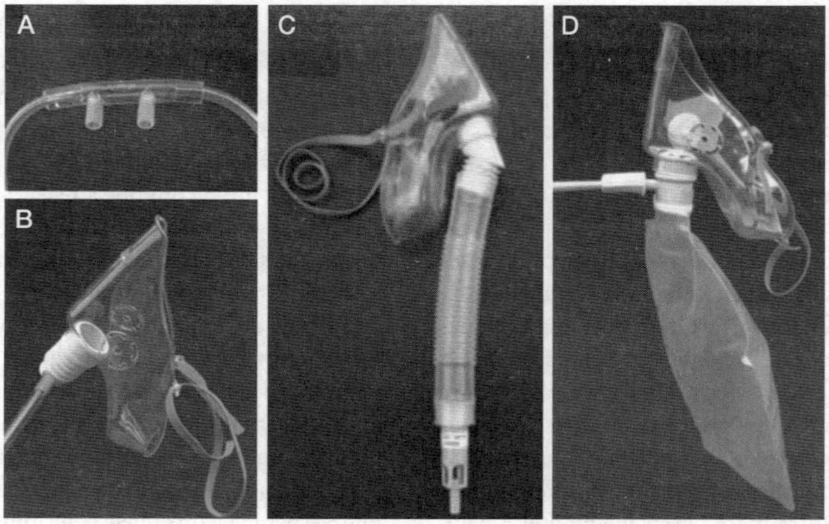

Figura 1 Dispositivos para administração de oxigênio. A: cateter nasal de baixo fluxo; B: máscara de reinalação parcial; C: máscara com válvula de Venturi; D: máscara não reinalante.

predeterminados, de forma a controlar a mistura com o ar ambiente, e assim fornecer uma FiO_2 estimada. Porém, os mesmos fatores que influenciam a máscara simples podem alterar a FiO_2 que realmente chega aos alvéolos. A principal indicação de seu uso envolve o desmame de oxigenioterapia em pacientes com quadros de IRpA hipoxêmica, assim como pacientes com necessidade de regulação fina da FiO_2, por exemplo, retentores crônicos de O_2 por doença pulmonar obstrutiva crônica (DPOC).

- Máscara não reinalante (MNR)

É o mais utilizado entre os dispositivos de alto fluxo. Usada no manejo de pacientes com IRpA hipoxêmica grave, com necessidade de altos valores FiO_2 para alcançar seu alvo de SaO_2. Funciona com um circuito fechado, com válvulas de não reinalação e uma bolsa para reservatório de O_2 puro, aumentando a capacidade de dispensar FiO_2 elevadas. Devem ser usados fluxos >10-15 L/min. Com selamento adequado no rosto do paciente, são alcançados valores próximos a 90% de FiO_2 e com abertura máxima dos fluxômetros (até 40 L/min), a FiO_2 se aproxima de 100%.

- Bolsa-válvula-máscara (BVM)

É um dispositivo de alto fluxo que pode ser utilizado como forma de oxigenoterapia suplementar. Seu uso mais habitual é para o resgate de oxigenação em pacientes com parada respiratória e/ou ventilações espontâneas ineficazes. Esse dispositivo age por meio de uma bolsa autoinflável que retira gás presente em seu dispositivo reservatório, por sua vez conectado à fonte de O_2 puro em fluxos elevados. O dispositivo é capaz de alcançar níveis próximos a 100% de FiO_2. Toda vez que a bolsa for comprimida, diferentes volumes correntes serão fornecidos, conforme a força aplicada e sua capacidade máxima, sendo disponível em tamanhos entre 250 mL (neonatal), 500 mL, 1.000 mL (pediátricos), e 1.500 mL (adulto). Orientamos compressão de apenas ⅓ a ½ do diâmetro total do balão, conforme a faixa etária, a fim de evitar volutrauma.

O dispositivo faz contato com o paciente por meio de diferentes interfaces. Podem ser usadas máscaras faciais que cobrem boca e nariz, tubo orotraqueal, ou dispositivos supraglóticos. Outra característica da BVM é apresentar diversos sistemas de válvulas. Na conexão entre o reservatório e o balão existem duas válvulas, uma delas se abre caso o fluxo de gás proveniente do reservatório seja incapaz de insuflar o balão, permitindo a entrada de ar atmosférico no dispositivo. Uma segunda válvula permite alívio da pressão no sistema, caso o fluxo proveniente do sistema hospitalar seja muito alto.

Logo após o balão, existe outro sistema de válvula de segurança, conhecida como válvula de *pop-off*, que pode ser aberta ou fechada. Ela serve para aliviar a pressão no sistema, caso a compressão do balão gere uma pressão muito elevada. Assim, ao invés de ser transmitida ao pulmão, o excesso de pressão é eliminado através da válvula, reduzindo risco de barotrauma. Sempre que possível, devemos manter essa válvula aberta e funcionante.

Por fim, um sistema misto de válvulas é colocado logo na porção proximal do dispositivo, em contato direto com a máscara facial. Nesse sistema, uma válvula

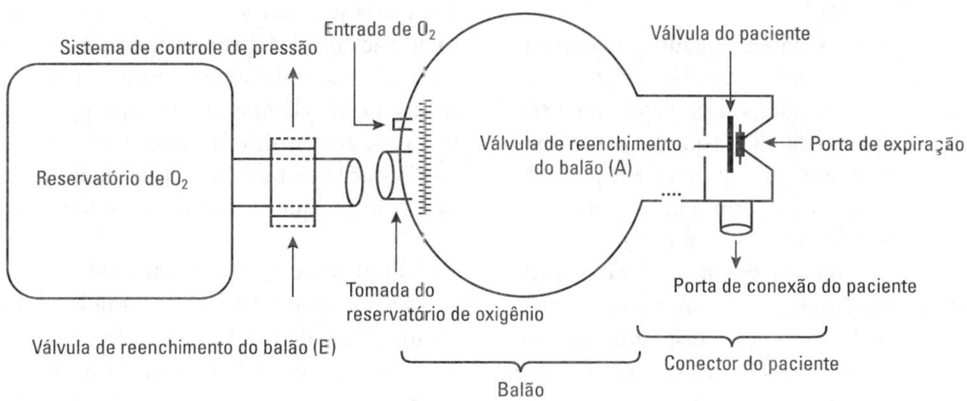

Figura 2 Esquema do dispositivo bolsa-válvula-máscara. Fonte: Osadnik et al., 2017.

em formato de "boca de pato" se abre durante a inspiração espontânea do paciente, permitindo a inalação de gás proveniente do balão. Ela se fecha durante a expiração espontânea levando a eliminação do CO_2 pela lateral do dispositivo, evitando a reinalação. Na ventilação mecânica manual essa válvula se abre quando o balão é comprimido e se fecha quando o balão se infla, permitindo inalação de gás apenas proveniente do balão e impedindo a reinalação de CO_2.

- Cateter nasal de alto fluxo (CNAF)

Este dispositivo ficou muito popular no mundo inteiro devido à pandemia de Covid-19. Foi desenhado com a intenção de permitir o uso de altos fluxos de oxigênio, mantendo uma FiO_2 previsível e constante, com maior tolerabilidade pelos pacientes, sendo classicamente indicado para pacientes com quadros de hipoxemia grave, sem sinais de desconforto respiratório importante. Esse dispositivo é composto por quatro partes, inicialmente um fluxômetro com *blender* (misturador de ar) que é conectado ao sistema de gases do hospital. Por meio de um *software*, esse dispositivo é capaz de regular o fluxo e a FiO_2 que é dispensada no circuito. Em seguida o ar passa por um aparelho de umidificação e aquecimento, que deve ser abastecido com água destilada. Esse processo permite que mesmo em fluxos altos, a mucosa respiratória do paciente se mantenha aquecida e úmida garantindo maior tolerabilidade. Por fim, o gás aquecido, umidificado, composto de uma mistura de O_2/Ar ambiente e em altos fluxos (>15 L/min), passa por um sistema de tubos que impede a condensação de água no sistema, reduzindo o risco de colonização bacteriana. O gás então chega no paciente por meio de uma interface chamada de *prongs* nasais que são cateteres nasais mais resistentes e com diâmetro maior, o que reduz a pressão produzida pelo alto fluxo, também garantindo maior tolerabilidade.

Na prática, apenas três parâmetros devem ser ajustados: a FiO_2 (escolhida conforme o alvo de saturação esperado para aquele paciente), a temperatura (normalmente entre 28° e 43°C, sendo o valor aparentemente melhor tolerado 31°C), e o fluxo de ar (entre 40 e 70 L/min). Apesar se ser desenhado para garantir oxigenioterapia, e não para suporte ventilatório, alguns estudos clínicos já descreveram que sob fluxos altos (> 60 L/min), esse dispositivo é capaz de adicionar uma PEEP à via respiratória, próxima de 5 cmH_2O (efeito CPAP), o que pode ser benéfico em pacientes com alterações da mecânica pulmonar. Uma metanálise chinesa demonstrou que o uso do CNAF foi eficaz em reduzir a necessidade de IOT quando comparado aos dispositivos convencionais de oxigenoterapia, porém não demonstrou o mesmo benefício quando comparado aos dispositivos de VNI.

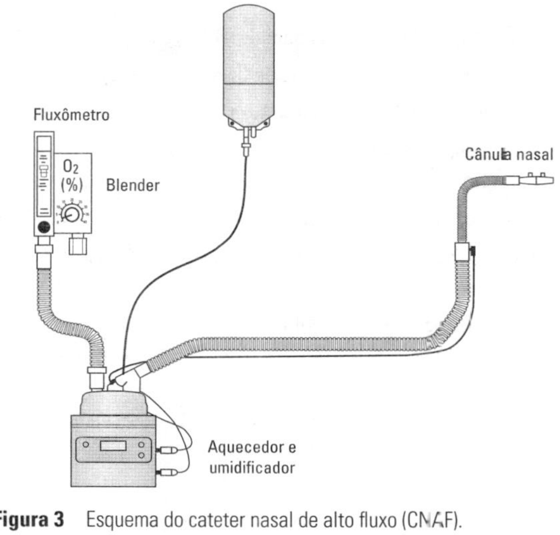

Figura 3 Esquema do cateter nasal de alto fluxo (CNAF).

Escolha de dispositivos

Escolher o dispositivo mais adequado para cada situação costuma ser uma tarefa complexa em situações de emergência. Duas estratégias são possíveis, uma envolvendo o escalonamento da FiO_2 e outra o descalonamento da FiO_2 (*step-up* ou *step-down*). Na estratégia de escalonamento, dispositivos que fornecem FiO_2 mais baixas são escolhidos primeiro (CNBF ou MV). Se o alvo de oximetria não for alcançado, são utilizados dispositivos de alto fluxo. Essa estratégia é melhor para pacientes sem sinais francos de desconforto respiratório, assim como para pacientes com retenção crônica de CO_2, que correm risco de carbonarcose com o uso de altos fluxos de O_2. Na estratégia de descalonamento, dispositivos de alto fluxo (CNAF ou MNR) com altas FiO_2 são primeiramente instalados, com desmame conforme o alvo terapêutico desejado. Essa estratégia é melhor para pacientes com quadros de franco desconforto respiratório.

VENTILAÇÃO NÃO INVASIVA

Ventilação não invasiva (VNI) é uma modalidade de dispositivos ventilatórios, desenhada para permitir suporte pressórico sob auxílio de geradores de fluxo/ventiladores a pacientes com distúrbios de mecânica respiratória, sem necessidade de prótese invasiva, como o tubo orotraqueal. Desde sua introdução na prática clínica, vem mudando de maneira muito significativa a rotina dos pronto-socorros e das UTI do mundo, reduzindo de maneira significativa a necessidade de intubação orotraqueal (IOT), o que culmina com redução de custos, tempo de permanência em UTI e mortalidade.

Conceito e interfaces

Os dispositivos de VNI geram alto fluxo de ar contínuo, que causa pressurização da via respiratória, desde que exista selamento completo entre a interface e o rosto do paciente. Há diversas interfaces possíveis, visando melhorar esse selamento, desde máscaras simples oronasais, até as máscaras *full-face*, que recobrem todo o rosto do paciente, mais toleradas ou até "em capacete" ("*helmet*"), que se tornou mais utilizada durante a pandemia de Covid-19, que permitiu menor necessidade de IOT.

Ventiladores e aparelhos de VNI

Para realizar VNI podem ser utilizados aparelhos específicos para o método, ou ventiladores mecânicos especiais que permitam essa modalidade além das invasivas. Além de permitir a pressurização da via aérea, esses dispositivos também são capazes de modular a FiO_2 dentro do circuito, garantindo também oxigenoterapia suplementar.

Modos de VNI

Os principais modos ventilatórios desenvolvidos para a realização de VNI são o modo de pressão positiva contínua em via aérea ou CPAP (*continuous positive airway pressure*) e o modo com pressão positiva em dois níveis ou BiPAP (*bilevel positive airway pressure*).

No modo CPAP, uma pressão única, contínua, é estabelecida dentro da via aérea, funcionando como pressão positiva ao final da expiração (PEEP). O aumento da pressão expiratória final parece ser benéfico ao reduzir o trabalho respiratório e a pós-carga do ventrículo esquerdo, além de reduzir a presença de atelectasias por meio do recrutamento alveolar. Apenas dois parâmetros são determinados no dispositivo: a FiO_2 (21-100%), e o valor da pressão CPAP. A determinação da CPAP deve ser individualizada, porém uma boa estratégia é começar com valores tão baixos quanto 2 cmH_2O, com ajustes rápidos à beira do leito, na medida em o paciente tolerar, até o valor alvo final. O CPAP alvo em geral não

Tabela 3 Dispositivos para oxigenioterapia

	Tipo de fluxo	FiO_2 máxima	Vantagens	Desvantagens
Cateter nasal de baixo fluxo	Baixo fluxo	45%	Baixo custo e boa tolerabilidade	Baixa FiO_2
Máscara de reinalação parcial	Baixo ou alto fluxos	50-60%	Baixo custo	Imprevisibilidade da FiO_2 Reinalação de CO_2
Máscara de Venturi	Baixo fluxo	50%	Baixo custo e FiO_2 previsível	Baixa FiO_2
Máscara não reinalante	Baixo ou alto fluxo	Até 90-100%	Alta FiO_2 Sem reinalação	Custo moderado Depende de bom selamento
Dispositivo bolsa-válvula-máscara	Alto fluxo	90-100%	Alta FiO_2 Sem reinalação Permite ventilação de resgate	Demanda treinamento Não permite uso por tempo prolongado
Cateter nasal de alto fluxo	Alto fluxo	90-100%	Altas FiO_2 Boa tolerabilidade Efeito CPAP	Alto custo Depende de treinamento específico

FiO_2: fração inspirada de oxigênio; CO_2: gás carbônico; CPAP: "*continuous positive airway pressure*" (vide seção de ventilação não invasiva)

ultrapassa um valor máximo de 10-20 cmH_2O, sempre levando em conta que quanto maior a pressurização, maior o risco de piora hemodinâmica associada.

O modo BiPAP é muito parecido ao modo PSV de ventilação mecânica invasiva (vide a seção seguinte do capítulo). Nesse modo, o aparelho de VNI produz dois níveis de pressão diferentes, um deles chamados de EPAP (pressão de via aérea positiva expiratória) que é análogo ao CPAP, e o IPAP (pressão de via aérea positiva inspiratória).

A transição do EPAP para o IPAP ocorre sempre que o aparelho percebe que o paciente está realizando um esforço inspiratório, sendo realizada pressurização da via aérea a níveis superiores à EPAP, de modo a auxiliar aquele ciclo respiratório do paciente. Essa diferença entre os dois níveis de pressão auxilia de maneira significativa a função pulmonar, reduzindo a sobrecarga sobre a musculatura respiratória. Nesses aparelhos, devem ser definidos os parâmetros de FiO_2, EPAP (5-10 cmH_2O), e IPAP (8-15 cmH_2O acima do EPAP).

Após a instalação do dispositivo, é crucial que o paciente seja cautelosamente observado continuamente à beira do leito. Não é incomum a dificuldade dos pacientes em tolerar a pressão positiva em vias aéreas, causando sensação de sofrimento e agitação psicomotora, sendo este um dos principais critérios de falha de VNI. É fundamental a orientação do paciente quanto ao método para garantir o sucesso da terapia. Em alguns casos podemos utilizar sedativos, como ketamina ou dexmedetomidina, em doses baixas e sob infusão contínua, como forma de controlar a agitação e permitir uma VNI mais eficaz.

Quadro 1 Critérios de falha da ventilação não invasiva
Piora ou manutenção do desconforto respiratório importante
Piora ou manutenção dos valores de troca pulmonar
Aumento da retenção de CO_2 com acidose respiratória
Progredir coom rebaixamento de consciência e perda da proteção de via aérea
Presença de vômitos sem melhora com medicação

VNI: ventilação não invasiva; CO_2: gás carbônico Fonte: Gray et al., 2008.

Indicações

Desde sua introdução na prática clínica, a VNI vem sendo utilizada para pacientes com quadros de insuficiência respiratória aguda, bem como em etiologias específicas, como pacientes com DPOC, asma, congestão pulmonar, entre outros. Em algumas situações clínicas há maiores benefícios do que em outras e em algumas, os dados ainda precisam ser melhor estudados. Em geral, há benefícios no uso de VNI no manejo tanto de pacientes com IRpA hipoxêmica (reduzindo taxas de IOT e mortalidade) quanto nos pacientes com IRpA hipercápnica – sendo nestes o benefício ainda mais significativo, especialmente para aqueles com acidose respiratória e com uso de modo BiPAP. Em casos de broncoespasmo por asma grave, ainda são necessários mais estudos, embora haja melhora da mortalidade. Para pacientes com DPOC exacerbada, há importante benefício, reduzindo significativamente a necessidade de IOT, mortalidade e permanência hospitalar, sendo a terapia padrão-ouro. Ainda, em pacientes com edema agudo pulmonar cardiogênico a VNI é especialmente interessante, sobretudo no modo CPAP: reduz pós-carga e pré-carga, auxilia o trabalho da musculatura respiratória e favorece a reabsorção de líquido intra-alveolar, reduzindo mortalidade e necessidade de IOT.

Já em condições neurológicas cursando com IRpA tipo II, os estudos não apontam especial redução na progressão para necessidade de IOT. Pacientes com síndrome de Guillain-Barré e exacerbações de *miastenia gravis* foram estudados, a partir da hipótese de que haveria auxílio à musculatura respiratória até que terapias específicas conseguissem surtir efeito, mas não se demonstrou sucesso suficiente.

Em pacientes vítimas de trauma torácico com contusão pulmonar pode haver benefícios no uso da VNI: além de reduzir a mortalidade e necessidade de IOT, permanência em UTI e parâmetros gasométricos, pode haver melhora na reabsorção do sangue em parênquima e auxílio na expansão do tórax, facilitando a consolidação das fraturas. Entretanto, deve-se ter atenção à analgesia, à possibilidade de presença de pneumotórax (que pode ser piorado com a VNI) e à situação geral de um paciente com politrauma: hemodinâmica, possibilidade de trauma cranioencefálico e potencial necessidade de abordagem cirúrgica, potencialmente postergada devido à VNI.

Situação que também tem dados controversos ou negativos é a IRpA secundária a pneumonias (pouco benefício, com risco de postergação de IOT sem reduzir a necessidade do procedimento de fato). Já pacientes imunossuprimidos formam um grupo heterogêneo, tendo sido estudados especialmente portadores de Aids e transplantados, sendo candidatos a VNI em casos de IRpA, já que alguns estudos demonstraram redução de mortalidade, necessidade de IOT e de complicações sépticas, mas é difícil tirar conclusões significativas a respeito destes pacientes como um grupo.

Em pacientes com Covid-19 foi descrito, de maneira observacional, que o grupo mantido em VNI tinha menor mortalidade.

A Tabela 4 resume as evidências acerca do uso de VNI em diferentes situações. A qualidade da evidência relatada é baseada na opinião dos autores do capítulo.

Tabela 4 Indicações para uso de ventilação não invasiva e modos ventilatórios preferenciais

Situação clínica	Indicações bem definidas	Modo preferencial	Qualidade da evidência
Exacerbação de DPOC	Hipoxemia Acidose respiratória Desconforto respiratório	BiPAP	Boa
Crise de asma em adultos	Nenhuma	Nenhum	Ruim
Congestão pulmonar	Presença de hipoxemia ou desconforto respiratório	CPAP	Moderada
Síndrome de Guillain-Barré	Nenhuma	Nenhuma	Ruim
Miastenia gravis	Acometimento pulmonar, sem sinais de fadiga ou disfunção orofaríngea grave	BiPAP	Moderada
Trauma de tórax	Contusão pulmonar, Fraturas de costela e tórax instável, com cautela	BiPAP	Ruim
Pneumonia em imunocompetentes	Desconforto respiratório	BiPAP	Ruim
IRpA em imunodeprimidos	Desconforto respiratório	BiPAP	Moderada
Pneumonia viral (Covid-19)	Desconforto respiratório	CPAP/BiPAP	Moderada

VNI: ventilação não invasiva; DPOC: doença pulmonar obstrutiva crônica; BiPAP: *bilevel positive airway pressure* (ou pressão positiva de vias aéreas em dois níveis); CPAP: *continuous positive airway pressure* (ou pressão positiva de vias aéreas contínua). IRpA: insuficiência respiratória aguda.

Tabela 5 Contraindicações de ventilação não invasiva

Situação clínica	Motivo
Parada cardiorrespiratória e outras situações que demandem IOT imediata	Contraindicação absoluta, não postergar IOT
Rebaixamento de consciência importante	Risco de broncoaspiração Exceção: carbonarcose (com cautela)
Pneumotórax não drenado	Risco de expansão e pneumotórax hipertensivo
Instabilidade hemodinâmica ou disfunção de VD (especialmente aguda)	Redução do retorno venoso ao pressurizar o tórax, reduzindo a pré-carga e piorando desempenho do VD
Trauma, cirurgia recente ou malformação da face	Dificuldade de acoplamento da interface ao rosto do paciente, impossibilitando a pressurização das vias aéreas

Assim como as indicações exatas ainda estão em discussão, as contraindicações para seu uso ainda precisam de mais estudos. IOT: Intubação orotraqueal; VD: ventrículo direito.

VENTILAÇÃO INVASIVA

Indicações

Existem diversas indicações para a realização de IOT, para início de ventilação mecânica invasiva (VM). A abordagem da via aérea vai além dos objetivos deste texto. Organizamos as indicações clássicas de IOT com o mnemônico "ABC". Algumas situações clínicas envolvem mais de uma categoria.

Fases do ciclo respiratório

O ciclo respiratório é dividido em: disparo, fase inspiratória, ciclagem, e fase expiratória (Figura 4). A velocidade com que o ar entra no pulmão é chamado de fluxo. Na ventilação mecânica (VM), existem as modalidades: controlada, onde o ventilador determina todas as fases do ciclo respiratório; assistida (A), em que o paciente deter-

Tabela 6 Indicações de intubação orotraqueal + ventilação mecânica

Categoria	Justificativa	Situações	Exemplos
A: *Airway* (vias aéreas)	Incapacidade de proteger VVAA ou obstrução desta	Rebaixamento NC	AVC extenso, TCE
		Disfagia grave ou tosse ineficaz	Crise miastênica
		Presença de secreção abundante em VVAA	Hematêmese por varizes de esôfago rotas
B: *Breathing* (respiração)	Incapacidade de manter função ventilatória adequada (tendência a hipoxemia/hipercapnia)	Acometimento pulmonar extenso	Pneumonia extensa
		Falha em manter ventilação	DPOC com falência de VNI
C: *Course* (evolução)	Situações em que, mesmo não se apresentando inicialmente em IRpA ou protegendo VVAA, na evolução da doença se conheça necessidade de suporte ventilatório (indicar IOT precoce)	Disfunção orgânica e demanda respiratória	Choque grave necessitando de DVA em ascensão
		Provável obstrução de VVAA	Queimadura envolvendo VVAA ou anafilaxia grave

AVC: acidente vascular cerebral; DPOC: doença pulmonar obstrutiva crônica; IOT: intubação orotraqueal; NC: nível de consciência; TCE: trauma cranioencefálico; VNI: ventilação não invasiva; VVAA: vias aéreas.

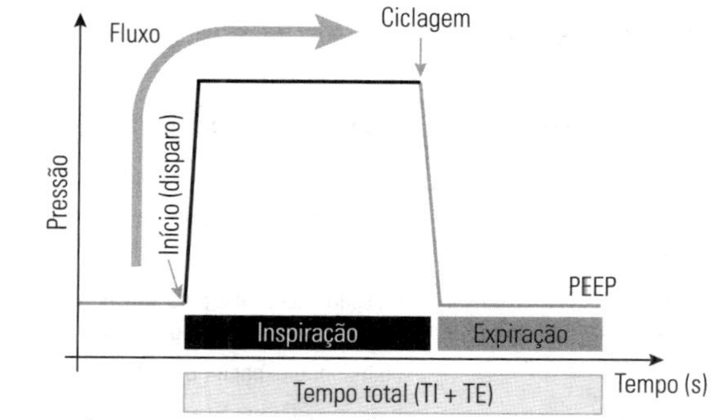

Figura 4 Fases do ciclo respiratório sob ventilação mecânica.

mina essas fases; ou assisto-controlada (A/C), em que o ventilador irá determinar essas fases apenas quando não houver esforço por parte do paciente. Além de decidir a modalidade, será necessário escolher o modo ventilatório (vide adiante).

Disparo

O VM possui sensores de fluxo e pressão localizados no circuito ou dentro do aparelho. Quando o paciente realiza algum esforço respiratório, a partir da contração diafragmática, ocorre queda na pressão das vias aéreas, com correspondente fluxo positivo de ar para dentro dos pulmões. Essa alteração de fluxo ou pressão é prontamente percebida pelo VM, que realiza a abertura da válvula inspiratória, e fechamento da válvula expiratória, representando o disparo. Após esse fenômeno inicia-se a inspiração.

Podemos determinar se desejamos que o disparo aconteça a partir da percepção de variação da pressão ou do fluxo. Também podemos definir a magnitude dessa variação, ajustando a sensibilidade. Atenção: valores de sensibilidade muito baixos podem fazer o VM disparar inadvertidamente, sem esforço por parte do paciente (autodisparo). Ao mesmo tempo, parâmetros muito altos podem fazer o paciente realizar grandes esforços, sem conseguir disparar ciclos respiratórios (disparo ineficaz).

Nos modos assisto-controlados, o disparo pode ocorrer em função do esforço respiratório do paciente ou pelo próprio ventilador, visando a manutenção da frequência ventilatória mínima determinada.

Fase inspiratória

Nessa fase, com a válvula inspiratória aberta e a válvula expiratória fechada, o ar irá progressivamente entrar no pulmão, impulsionado pela pressão fornecida pelo ventilador. Em contrapartida, essa força será antagonizada pela pressão de recolhimento elástica do parênquima pulmonar. Enquanto a pressão nas vias aéreas superar a pressão elástica, ocorrerá entrada de ar, porém no momento em que elas se igualam, o fluxo cessará.

Ciclagem

A ciclagem é o momento em que o VM realiza a transição da inspiração para a expiração: ocorre o fechamento da válvula inspiratória e abertura da válvula expiratória, com início da expiração. A ciclagem é determinada de formas diferentes, a depender do modo ventilatório, conforme será discutido a seguir.

Fase expiratória

Nessa fase, com a válvula inspiratória fechada, a pressão de recolhimento elástica irá promover o esvaziamento progressivo do parênquima, através da válvula expiratória aberta. A fim de evitar o colabamento total do parênquima, definimos a manutenção de uma pressão positiva ao final da expiração (PEEP).

Modos de ventilação mecânica

Os principais modos de VM são: ventilação controlada por pressão (PCV), ventilação controlada por volume (VCV) e pressão de suporte (PSV). Este último modo (PSV) tem exclusivamente a modalidade assistida como opção, enquanto os demais podem ser também cntrolados ou assisto-controlados. Alguns parâmetros devem ser ajustados em todos estes modos, como sensibilidade, fração inspirada de oxigênio (FiO_2), e PEEP.

- PCV: Neste modo, após o disparo, o VM irá manter uma pressão inspiratória, definida pelo operador, durante toda a fase inspiratória, até a ocorrência da ciclagem. A ciclagem ocorre após um período escolhido pelo operador (ciclagem por tempo inspiratório). Note que é fornecida uma pressão fixa, porém o volume corrente final será determinado pelas características mecânicas do pulmão e da caixa torácica.
- VCV: após o disparo, o VM fornecerá o aporte de fluxo aéreo na velocidade definida pelo operador. Esse fluxo pode ser fixo ao longo da inspiração ("curva de fluxo quadrada"), em rampa ascendente, ou em rampa descendente (mais semelhante a respiração espontânea). O operador também determina qual volume corrente será entregue pelo VM naquele ciclo respiratório. A ciclagem ocorrerá somente após a entrega completa desse volume para os pulmões. Note que é fornecido um volume corrente fixo, porém as pressões geradas dentro do sistema respiratório serão determinadas pelas características mecânicas do pulmão e da caixa torácica.
- PSV: neste modo, as pressões e os volumes gerados dependem de alguns fatores: a pressão de suporte positiva fornecida pelo VM, a pressão negativa gerada pelo esforço muscular do paciente e a mecânica respiratória do

pulmão e da caixa torácica. Como o esforço muscular e o *drive* respiratório não são constantes, é necessário um modo de ciclagem que seja variável, acompanhando as mudanças dinâmicas por parte do paciente ao longo do tempo. Quanto maior o esforço respiratório, maior o pico de fluxo inspiratório atingido, porém conforme a pressão elástica pulmonar vai se igualando às pressões inspiratórias, o fluxo desacelera, podendo chegar até zero (linha de base da curva de fluxo). No PSV a variável de ciclagem é uma porcentagem predeterminada do pico de fluxo máximo atingido. Assim, a ciclagem ocorre mais precocemente se for feito um pequeno esforço respiratório, e mais tardiamente após um grande esforço. Como somente o paciente é capaz de disparar ciclos respiratórios, precisamos configurar um modo controlado (PCV ou VCV) de *backup*, a ser assumido pelo VM automaticamente se ocorrer uma apneia prolongada.

Tabela 7 Parâmetros a definir em cada modo ventilatório

Modo	Parâmetros a definir
PCV = controlada a pressão	Pressão inspiratória (variável de controle); tempo inspiratório (variável de ciclagem); FR; PEEP; FiO_2; sensibilidade.
VCV = controlada a volume	Fluxo (variável de controle); volume corrente (variável de ciclagem); FR; PEEP; FIO_2; sensibilidade
PSV= pressão de suporte	Pressão inspiratória de suporte; porcentagem de queda do fluxo máximo (variável de ciclagem); PEEP; FiO_2; sensibilidade; modo de backup

PCV: Ventilação controlada a pressão; PEEP: *positive expiratory end pressure*; PSV: ventilação com pressão de suporte; VCV: ventilação controlada a volume.

Tabela 8 Modos ventilatórios, limites e variáveis de controle e disparo

Modo	Variável de controle	Modalidade	Disparo	Limite	Ciclagem
VCV	Volume	Controlado	Tempo	Fluxo	Volume
		Assisto-Controlado	Tempo, pressão ou fluxo	Fluxo	Volume
PCV	Pressão	Controlado	Tempo	Pressão	Tempo
		Assisto-controlado	Tempo, pressão ou fluxo	Pressão	Tempo
PSV	Pressão	Assistido	Pressão ou fluxo	Pressão	Fluxo

PCV: ventilação controlada a Pressão: PSV: ventilação com pressão de suporte; VCV: ventilação controlada a volume.

Mecânica ventilatória

Tabela 9 Conceitos usados em ventilação mecânica

Conceito	Definição
PEEP (*positive expiratory end pressure*)	Pressão positiva ao final da expiração
Pressão elástica de distensão elástica (ou driving pressure)	Pressão necessária para vencer a pressão de recolhimento elástico pulmonar e expandir o parênquima
Pressão resistiva	Pressão responsável por vencer a resistência da COT, filtro aquecedor e vias aéreas. Depende da existência de fluxo
Pressão de pico	Soma de todas as pressões no sistema respiratório (PEEP + P elástica + P resistiva)
Pressão de platô	Pressão mantida no sistema quando se realiza uma pausa inspiratória, após a entrada de volume no pulmão. Equivale a retirar a pressão resistiva, sendo a soma de PEEP + driving pressure.
Complacência	Capacidade de acomodar volume sem ocasionar aumento na pressão. (*)
Resistência	Grau de dificuldade à passagem de ar através de vias aéreas + cânula e circuito para ventilação.

(*) Quanto maior a complacência, menor a pressão de distensão para acomodar o mesmo volume recebido em um pulmão menos complacente. Com o aumento da pressão de distensão, aumenta a pressão de platô resultante.

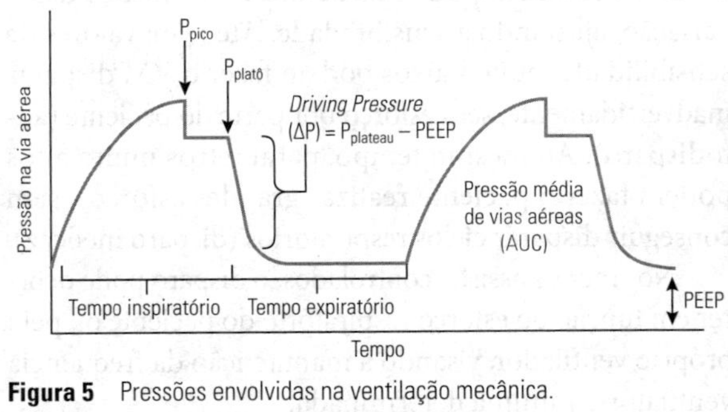

Figura 5 Pressões envolvidas na ventilação mecânica.

Podemos calcular a complacência e a resistência pulmonares por meio das seguintes fórmulas:

$$\text{Complacência} = \frac{\text{Vc}}{\text{Pressão platô} - \text{PEEP}} \quad \text{(normal: 60-80 mL/cmH}_2\text{O)}$$

$$\text{Resistência} = \frac{\text{Pressão de pico} - \text{Pressão de platô}}{\text{Fluxo em litros/s}} \quad \text{(normal: 4-8 cmH}_2\text{O} \cdot \text{s/L)}$$

Em que Vc: volume corrente; PEEP: pressão positiva expiratória final.

Ventilação protetora e parâmetros ventilatórios

Numerosos estudos demonstraram redução da mortalidade com a adoção de estratégias protetoras. Idealmente, manter volume corrente entre 6 e 9 mL/kg de peso predito pela altura do paciente, com pressão de platô $\leq 30\ cmH_2O$.

Em relação à PEEP, há tanto benefícios como riscos associados (Tabela 10). A PEEP ideal para um paciente sob VM seria aquela em que temos a menor quantidade possível de alvéolos atelectasiados, associada à menor sobredistensão, aquela em que o pulmão apresentará a melhor complacência. Na Figura 6, há uma representação desta dinâmica.

Há algumas formas para titular e buscar a PEEP ideal. Duas soluções práticas possíveis são a utilização de tabelas de PEEP-FiO_2 ("*PEEP-table*") ou o cálculo da complacência (ou *driving pressure* quando se usa volume corrente constante). Outra ferramenta é o "*stress index*".

Tabela 10 Comparação de efeitos de valores fisiológicos X elevados da PEEP

Vantagens de valores de PEEP fisiológicos	Desvantagens de valores elevados de PEEP
Promove recrutamento de áreas colapsadas do parênquima e evita atelectasias	Sobredistensão pulmonar
Otimiza superfície de troca	Aumento do espaço morto
Promove redução da compressão de capilares septais	Piora da mecânica ventilatória
Ventilação mais homogênea	Aumento do estresse pulmonar
Reduz resistência vascular pulmonar	Risco de barotrauma
Reduz shunt intrapulmonar	Piora do débito cardíaco (redução da pré-carga para VD e aumento da RVP por compressão de capilares alveolares)

RVP: resistência vascular pulmonar; VD: ventrículo direito.

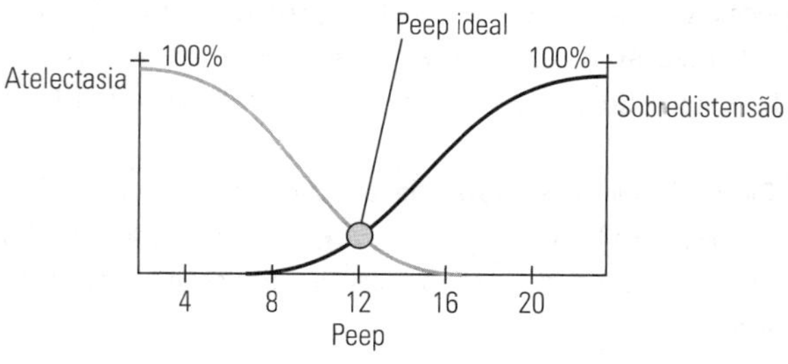

Figura 6 Situação hipotética de um paciente cuja PEEP ideal é 12 cmH_2O. Nesse gráfico observamos que o paciente apresenta aumento de sobredistensão com PEEP > 12 cmH_2O, assim como aumento de atelectasia com PEEP < 12 cmH_2O. Se calculássemos a complacência pulmonar para cada nível de PEEP, ela seria maior exatamente com o PEEP de 12 cmH_2O.

As tabelas de PEEP-FiO_2 partem do princípio de que aqueles pacientes que necessitam de maiores FiO_2 também apresentarão mais atelectasias, portanto, podem se beneficiar de PEEP mais elevada. Inicialmente, fazemos o ajuste da FiO_2, até alcançar saturação periférica entre 88 e 95% (ou PaO_2 entre 55 e 80 mmHg). Então, com base na FiO_2 necessária, escolhemos um valor de PEEP conforme a tabela. À medida que melhore a ventilação, o paciente necessitará de menor FiO_2 e menor PEEP, e vice-versa. Para mais detalhes, consulte a ARDSNet. Há versões de tabelas com estratégias de PEEP mais elevadas ou protetoras, mas poucos estudos apontam diferença nos desfechos – com possível exceção para pacientes obesos, que podem se beneficiar de valores mais elevados de PEEP.

É possível, ainda, titular a PEEP conforme a complacência. Nesta estratégia, parte-se da PEEP mais elevada que for tolerada sem importante elevação da pressão de platô (ou a indicada pela *PEEP-table*) e realizamos um cálculo da complacência. Após alguns ciclos respiratórios, deve-se fazer a redução da PEEP em 2 cmH_2O e recalcular, fazendo este passo a passo repetidamente. A PEEP a ser definida é aquela em que se encontra a maior complacência, supostamente pela melhor relação entre mínimas atelectasia e sobredistensão. Quando o paciente estiver em modo VCV com volume corrente constante, a *driving pressure* (pressão de platô – PEEP) pode ser usada como equivalente à elastância pulmonar. A elastância é o inverso da complacência e, portanto, a PEEP em que se encontra a menor *driving pressure* será aquela com maior complacência.

Ambas as estratégias têm vantagens e desvantagens: as tabelas de PEEP-FiO_2 tendem a ser insuficientes nos casos de síndrome do desconforto respiratório agudo (SDRA), mas são facilmente aplicáveis, validadas e práticas. Já a estratégia do cálculo de complacência toma mais tempo, exige treinamento para realização – porém contempla a individualidade de cada paciente. Outra desvantagem desta última estratégia é apontar valores falsamente baixos na presença de atelectasias significativas, que justamente necessitam de valores mais altos de pressões para serem vencidas.

Tabela 11 Tabela de "*low*" *PEEP table*, para ajuste da PEEP conforme a FiO_2 necessária para manter SpO_2

FiO_2	30%	40%	50%	60%	70%	80%	90%	100%
Peep	5	5-8	8-10	10	10-14	14	14-18	18-24

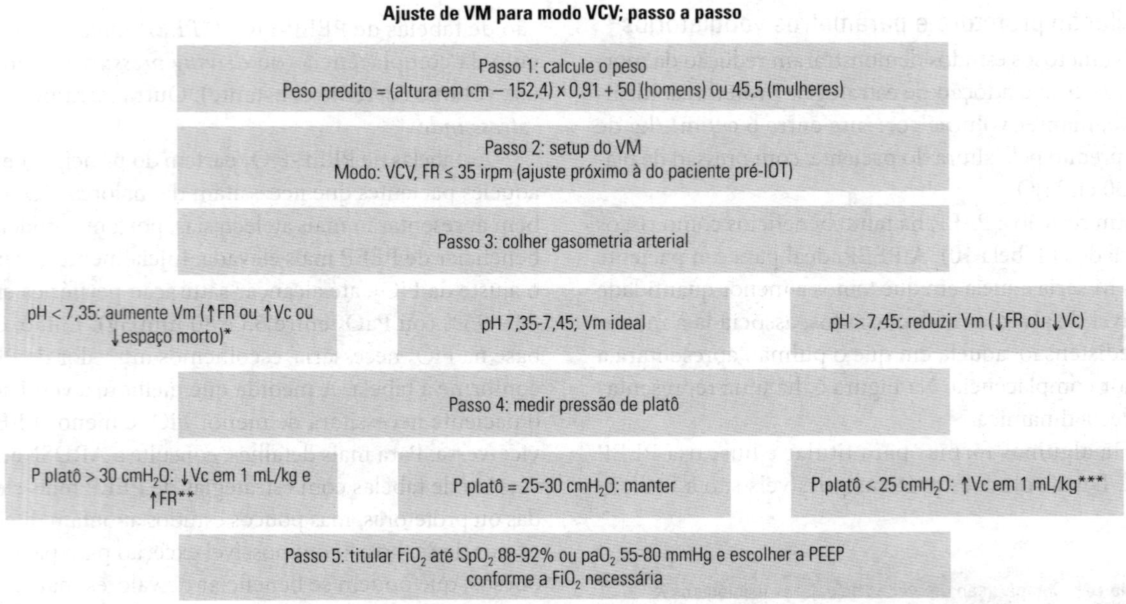

Figura 7 Método para ajuste inicial da VM em modo VCV. Lembrar de reavaliar e reajustar constantemente, em função do quadro clínico do paciente. VM: ventilador mecânico; VCV: modo controlado a volume; FR: frequência respiratória; IOT: intubação orotraqueal; Vm: volume-minuto; Vc: volume corrente; FiO_2: fração inspirada de oxigênio; SpO_2: saturação periférica de oxigênio; paO_2: pressão parcial de oxigênio arterial; PEEP: pressão positiva expiratória final. * pH<7,20 pode ser aceitável em estratégias de ventilação protetora. ** Para manter o volume-minuto. *** Até P platô > 25 cmH_2O ou volume corrente = 6 mL/kg.

Recrutamento

Manobras para reduzir o grau de atelectasias: aumentar pressão de suporte ou PEEP, pronação do paciente. Houve protocolos que tentaram induzir zero atelectasia, especialmente em SDRA, atingindo valores muito elevados de PEEP (como 35-40 cmH_2O), mas houve importante aumento de barotrauma e pneumotórax, com piora hemodinâmica e aumento da mortalidade. Desta forma, medidas de recrutamento máximo não são recomendadas.

Sedação e bloqueio neuromuscular

Para manter um paciente sob ventilação mecânica (mesmo com COT), não é necessário manter sedação continuamente, a menos que haja uma indicação específica para isso – como em caso de hipertensão intracraniana, estado de mal epiléptico, agitação psicomotora perigosa e refratária a antipsicóticos. A sedação deve ser utilizada na menor dose possível – o suficiente para resolver a condição que levou ao início de sua aplicação – e aplicada pelo menor tempo possível. Detalhes sobre sedação podem ser consultados no capítulo específico sobre o tema.

A preferência é pelo uso de drogas de meia-vida curta – a menos que se preveja uso da VM por tempo prolongado. As mais usadas são o propofol e a dexmedetomidina (Precedex ®), que apresentam bons desfechos como menor associação com *delirium*, desmame da VM e cognição após a alta hospitalar. Para controle de agitação por *delirium*, podem ser usados antipsicóticos por via enteral, como a quetiapina e risperidona em horários fixos, permitindo uso de menores doses de sedação endovenosa. A isso, se associam protocolos de desmame ventilatório, com mudança precoce para modos espontâneos assim que houver condições para tal. Vide recomendações no Quadro 2.

O uso de bloqueadores neuromusculares (BNM) deve ser reservado apenas para aqueles pacientes com SDRA moderada a grave, com assincronia grave que impeça a ventilação sob parâmetros protetores, mesmo após a otimização da sedação e dos ajustes ventilatórios. Podem ser usadas doses intermitentes, em *bolus* de BNM,

Quadro 2 Medidas para a sedação contínua em pacientes sob ventilação mecânica

Recomendações em relação à sedação, em relação à ventilação mecânica
Usar a menor dose possível, para alvo de RASS* entre 0 e -2
Corrija a assincronia com o ventilador mecânico antes de aumentar a dose de sedativos
Para corrigir a assincronia, use bolus de sedação, em lugar de aumentar a dose em infusão contínua, e mantenha a menor dose possível após
Use soluções diluídas de sedativos, a menos que haja contraindicação para tal
Reavalie a necessidade de sedação diariamente e tente efetuar a redução de doses

* RASS: *Richmond Agitation Sedation Scale*, vide capítulo de sedação.

para tentar resolver esses ajustes – apenas se o problema persistir, lançamos mão de infusão contínua desses medicamentos, idealmente pelo menor tempo possível. Não é necessário usar doses que promovam bloqueio neuromuscular total – o paciente pode permanecer capaz de realizar esforços ventilatórios. O importante é resolver a assincronia, e usar doses intermediárias é mais eficiente do que uma estratégia "tudo ou nada", em que se retira abruptamente a medicação e há recidiva da assincronia, com necessidade de múltiplas reintroduções de BNM ao longo da internação. Esse mesmo raciocínio é válido para o manejo de sedação como um todo.

Ventilação em posição prona

Foi comprovado benefício de adotar esta posição em pacientes com SDRA moderada a grave, com relação $PaO_2/FiO_2 < 150$ mmHg, pelo estudo PROSEVA. Mas no estudo, os pacientes tinham permanecido entre 12 e 24 horas sob ventilação protetora antes de serem submetidos à manobra, reafirmando que é necessário otimizar o suporte ventilatório antes de indicar a posição prona, e a indicação deve ser feita em serviços que tenham experiência com a técnica, garantindo a segurança do paciente.

Quadro 3 Recomendações para uso de ventilação em posição prona

Recomendações para ventilação em posição prona
Duração entre 16 e 20 horas ininterruptas
O benefício é maior quanto maior o grau de colapso posterobasal do parênquima
Assegurar colocação de proteção adequada sob os pontos de maior pressão cutânea e atentar para a necessidade de alternar a posição dos braços do paciente ("posição do nadador") a cada 2 horas
Recomenda-se coletar gasometria arterial antes de pronar, com reavaliação gasométrica após uma hora do posicionamento. Espera-se: ▪ Aumento da relação PaO_2/FiO_2 em 20 mmHg e/ou ▪ Queda da pCO_2 em pelo menos 2 mmHg, ou ▪ Queda da pressão de platô
Ainda que não se comprove resposta inicial, os pacientes podem ser mantidos em prona, com reavaliação ao final do período de 16 horas, já que até 25% dos pacientes mostram melhora tardia nesta posição.
Em pacientes com boa resposta, as sessões podem ser repetidas diariamente, até melhora do quadro.
Considerar interromper as sessões de pronação se o paciente conseguir permanecer em posição supina mantendo relação $PaO_2/FiO_2 > 150$ mmHg com $FIO_2 < 60\%$ e PEEP ≤ 10 cmH_2O

ECMO veno-venosa para insuficiência respiratória

Em pacientes com hipoxemia refratária a todas as medidas citadas, considera-se a utilização da ECMO (*extracorporeal membrane oxygenation*). A ECMO veno-venosa funciona retirando sangue através de uma cânula calibrosa, usualmente inserida na veia femoral comum, promovendo sua oxigenação e remoção de CO_2 através de uma membrana, com retorno do sangue através de cânula inserida na veia jugular interna. Essa tecnologia, no entanto, apresenta custo muito elevado, e possui risco de complicações graves. Assim, somente centros especializados são capazes de manejar a ECMO. A técnica ainda é pouco utilizada e seus benefícios ainda não estão completamente esclarecidos. Seu uso por enquanto está restrito a pacientes com hipoxemia refratária, preferencialmente jovens com quadros de SDRA grave e precoce, sem outras comorbidades que limitem a sobrevida, sem disfunção de múltiplos órgãos instalada e em centros adequadamente capacitados.

Complicações na ventilação mecânica e o mnemônico DOPES

Pacientes sob ventilação mecânica (VM) podem apresentar pioras abruptas da saturação periférica de oxigênio (SpO_2), cuja abordagem deve ser rápida e sistemática. A SpO_2 precisa ser monitorizada de forma contínua em todos os pacientes sob VM com utilização de oxímetro de pulso. Diante de um paciente com queda na $SatpO_2$, o primeiro passo é avaliar se a curva do oxímetro está adequada e reavaliar imediatamente todos os sinais vitais. Uma curva de oximetria adequada deve apresentar incisura dicrótica, além disso, cada onda deve corresponder a um pulso palpável ou a um complexo QRS na cardioscopia. Como uma leitura inadequada pode ocorrer devido a situações potencialmente graves, deve-se avaliar prontamente o paciente que tem "perda de sinal" na monitorização de oximetria, a fim de garantir que essa dessaturação seja real. Na investigação, deve-se avaliar o posicionamento do oxímetro, a hemodinâmica do paciente e a propedêutica respiratória. Além disso, é importante considerar ferramentas que possam ser empregadas à beira do leito, como a radiografia e a ultrassonografia (USG), para evitar transporte do paciente ao setor de radiologia diante de uma dessaturação grave.

Para lembrar rapidamente das causas possíveis de dessaturação confirmada, sugerimos o mnemônico DO-

Quadro 4 Situações que podem justificar uma leitura inadequada por oxímetro

Situações que interferem na leitura do oxímetro
Mau posicionamento do oxímetro
Perfusão periférica inadequada (inclusive choque e parada cardiorrespiratória)
Artefatos por ruído
Artefatos por movimentação

PES, descrito a seguir. Sua proposta não é exaurir todas as possibilidades diagnósticas, mas descarta de forma rápida e sistematizada as causas mais graves, e intervir o mais brevemente possível. O paciente deve ser sempre clinicamente avaliado pela equipe multidisciplinar.

Tabela 12 Mnemônico DOPES para rápida avaliação de paciente apresentando dessaturação confirmada. A seguir, relatamos algumas situações de cada um desses passos

Inicial	Significado
D	Deslocamento do tubo
O	Obstrução da cânula (orotraqueal ou de traqueostomia)
P	Pulmão
E	Equipamento
S	"*Stacked breath*" (auto-PEEP)

D – Deslocamento de tubo

Para que se faça o controle da posição da COT e esclarecer a possibilidade de deslocamento, deve-se fazer o registro em prontuário no momento da IOT e a cada evolução diária, da marcação da posição da cânula em relação à rima bucal. Sugerimos fortemente fazer uma placa com informações úteis rapidamente acessíveis à beira do leito, para situações de emergência: identificação do paciente, data da IOT, altura e peso real (medido ou estimado), peso ideal, volume corrente pelo peso ideal (para 4, 6 e 8 mL/kg), tamanho da COT, posição ideal da COT na rima oral.

O – Obstrução da cânula

Devemos considerar obstrução da COT especialmente se houver ausência de curvas na tela do ventilador, aumento da pressão de pico ou padrões serrilhados na curva de fluxo. Na tabela a seguir, estão as causas mais frequentes e como proceder caso aconteçam ou esclarecer sua presença.

P – Pulmão

Causas pulmonares para dessaturação. As mais frequentes são:

- Pneumotórax: pacientes com DPOC, acidentes de punção, trauma torácico, barotrauma. Verificar o exa-

Tabela 13 Causas e condutas em casos de dessaturação pelas causas "D" (deslocamento do tubo)

Causas	Situações propícias	Sinais e exames sugestivos	Como proceder ou prevenir
Extubação acidental	Manipulação do paciente, mobilização (banho, remoção, exames radiológicos).	Vazamento aéreo importante, curvas sugerindo vazamento ou ausência de curvas	Registro da posição da COT e de outros dados à beira do leito* Verificar a posição da COT por laringoscopia Trocar a COT caso necessário**
Perfuração do *cuff*	Manipulação, especialmente após tentativa de passagem de sondas nasoenterais	Vazamento aéreo, curvas com vazamento	Testar a pressão do *cuff* Trocar a COT, caso necessário
Intubação seletiva com atelectasia contralateral	Logo após IOT ou manipulação com deslocamento da COT	Assimetria de ausculta, expansão e percussão; USG de tórax demonstrando consolidação com broncograma estático Rx de tórax mostrando seletivação com atelectasia	Laringoscopia e reposicionamento da COT***

COT: cânula orotraqueal; IOT: intubação orotraqueal; USG: ultrassonografia; Rx: radiografia. * Registro em prontuário e em placa de segurança à beira do leito (vide texto). ** Troca de COT: pode ser realizada com laringoscopia + uso de guias ou sondas trocadoras, com todo o preparo e cuidados de uma nova IOT. *** Há modelos de COT com linhas indicadoras – a maioria tem uma linha, que deve ser introduzida logo após a prega vocal. Nos modelos com duas linhas, as pregas vocais devem ser posicionadas entre as linhas, para evitar seletivação.

Tabela 14 Causas e condutas nos casos de dessaturação por "O" (obstrução da cânula)

Causas	Situações possíveis	Como proceder
Mordedura da COT	Agitação, trismo	Aplicar *bolus* de sedação e colocar protetor bucal. Geralmente não necessita de sedação contínua ou BNM.
Formação de "rolhas"	Acúmulo de secreção na COT	Testar resistência à passagem de sonda de aspiração, tentar manobras para mobilização de secreção. Caso não se resolva, proceder à troca da COT.
Dobra espontânea da COT	Vício de posicionamento (especialmente em pacientes múltiplas vezes posicionados em prona)	Testar manualmente, acompanhando a COT com dedo enluvado. O local mais frequente de ocorrência é entre a cavidade oral e a orofaringe. Caso haja dobra, reverter manualmente e substituir a COT após.

BNM: bloqueador neuromuscular; COT: cânula orotraqueal.

me clínico, realizar radiografia no leito. USG de tórax pode ajudar principalmente a descartar a hipótese, caso o "*lung sliding*" esteja presente em todos os campos.

- Edema agudo de pulmão (congestão): principalmente em casos de insuficiência ou disfunção aguda cardíaca, valvopatia ou síndromes coronarianas agudas. Ausculta com crepitações, estigmas de congestão (estase jugular, edema, hepatomegalia). A radiografia mostra sinais de congestão, inversão de trama, pode haver derrame pleural associado. USG demonstra linhas B bilaterais, com ou sem sinal da cortina, pode haver derrame pleural e/ou atelectasia compressiva. Ecocardiograma mostra disfunção ventricular sistólica ou diastólica. Solicitar ECG e marcadores de necrose miocárdica para esclarecer a etiologia.
- Broncoespasmo: presença de sibilos, hiperinsuflação pulmonar. Radiografia eUSG inespecíficos.
- Tromboembolismo pulmonar: principalmente se houver história sugestiva, sinais de trombose venosa. Radiografia raramente acusa, USG de tórax é geralmente normal. Eco mostra sinais de disfunção aguda do ventrículo direito.

E – Equipamento

Enquanto avaliamos o paciente, buscando o diferencial para a dessaturação, convém desconectar a COT do ventilador e realizar ventilação por bolsa-válvula-máscara conectada a fonte de O_2 para fornecer FiO_2 a 100%. Assim podemos esclarecer se há possíveis falhas no ventilador ou na rede de oxigênio.

S – "Stacked breath" (auto-PEEP)

O termo inglês equivale a "empilhamento" de ciclos respiratórios. Pode decorrer de tempo expiratório insuficiente ou limitado por colabamento de vias aéreas. Analisar as curvas de fluxo do ventilador: nesses casos, a curva de fluxo expiratório não consegue retornar à linha de base antes do ciclo seguinte (Figuras 8 e 9).

No Quadro 5, segue a sugestão passo a passo de atendimento sistematizado ao paciente sob VM apresentando dessaturação.

Desmame de ventilação mecânica

O desmame da VM deve ser iniciado imediatamente após a IOT. Ou seja, devemos ativamente reduzir o suporte ventilatório à medida que o paciente melhora, buscando diariamente avaliar se o paciente tem condições de ser extubado. O número de dias de VM está diretamente relacionado a maior risco de pneumonia associada à ventilação mecânica e mortalidade. Assim, o paciente deve ficar em VM pelo menor tempo possível. Após a

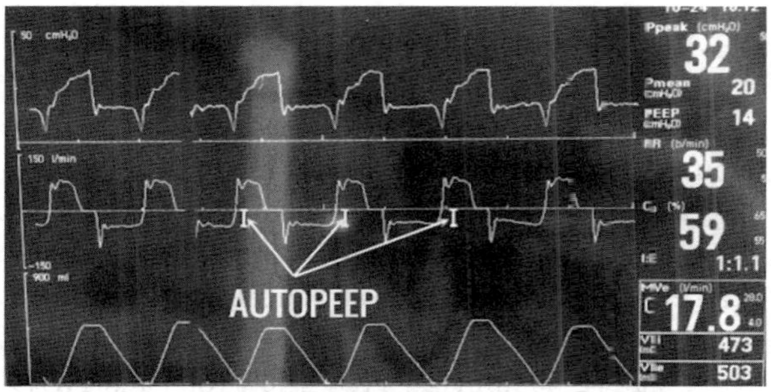

Figura 8 A curva de fluxo expiratório, que não consegue retornar a linha de base antes do ciclo respiratório seguinte, sugere auto-PEEP por tempo expiratório insuficiente.

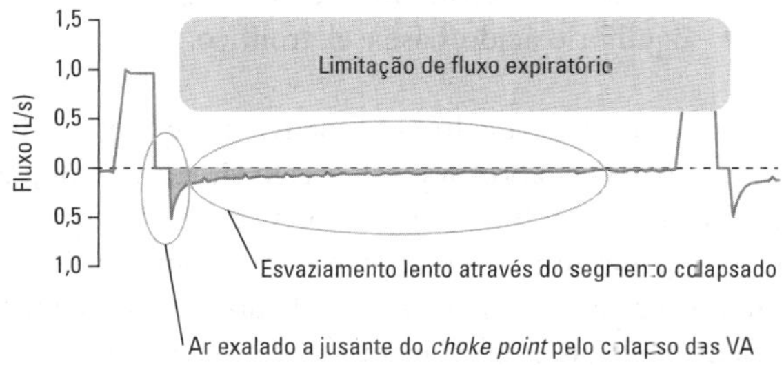

Figura 9 A curva de fluxo expiratório com a morfologia acima (fluxo expiratório inicialmente rápido e depois lento), sugere auto-PEEP por limitação de fluxo expiratório. *Choke point* é o ponto de transição entre um fluxo expiratório acelerado e um fluxo expiratório lento. Ele representa o momento em que ocorre colapso de vias aéreas com desaceleração do fluxo de ar. Fonte: arquivo pessoal.

Quadro 5 Sugestão de medidas que devem ser implementadas na abordagem do paciente com queda súbita da saturação periférica de O_2

Atendimento sistematizado	
1	Avaliar vazamentos na curva de volume do ventilador, para descartar extubação evidente ou *cuff* furado. Checar posição da COT na rima oral para descartar seletivação.
2	Descartar obstrução: avaliar trajeto da COT na orofaringe (dobras), realizar aspiração traqueal com sistema aberto (secreção)
3	Ventilar com bolsa-válvula-máscara com FiO_2=100% descartar falha no equipamento)
4	Exame físico e complementares: Rx de tórax, USG pulmonar, EcoTT à beira do leito (descartar pneumotórax, TEP com disfunção de VD, EAP, broncoespasmo)
5	Laringoscopia direta, considerar troca de COT

COT: cânula orotraqueal; FiO_2: fração inspirada de oxigênio; Rx: radiografia; USG: ultrassonografia; EcoTT: ecocardiograma transtorácico; TEP: tromboembolismo pulmonar; USG: ultrassonografia; VD: ventrículo direito; EAP: edema agudo de pulmão.

extubação, a taxa esperada de falhas, com necessidade de reintubação, é de 10-20%. UTI com taxas abaixo desses valores provavelmente estão realizando extubação demasiadamente tardia, expondo os pacientes aos riscos inerentes a VM prolongada.

Alguns pré-requisitos devem ser atendidos antes da extubação:

- Resolução ou controle da causa de base que motivou a intubação orotraqueal (IOT).
- *Drive* respiratório do paciente presente.
- Capacidade de proteger via aérea (tosse e deglutição eficazes, com secreções traqueais em quantidade controlada).
- $PaO_2 \geq 60$ mmHg + $FiO_2 \leq 40\%$ (ou $PaO_2/FiO_2 > 150$) com PEEP ≤ 5 a 8 cmH_2O.
- Estabilidade hemodinâmica (mesmo que o paciente esteja em uso de droga vasoativa).
- Balanço hídrico equilibrado ou negativo.
- Equilíbrio ácido/base e eletrolítico.

Note que o uso de droga vasoativa não é contraindicação a extubação orotraqueal, exceto situações em que sua droga está em franca ascensão. A relação $PaO_2/FiO_2 > 150$ é apenas uma orientação, porém mesmo pacientes com menor relação podem ser extubados, sendo imediatamente colocados em oxigenioterapia suplementar.

A partir do momento em que o paciente é considerado apto para extubação, realizamos um teste de respiração espontânea (TRE). O objetivo do teste é predizer o sucesso ou falha da extubação, mas sua acurácia é variável. O TRE deve ser realizado diariamente, se o paciente atender aos critérios acima. Há práticas do TRE muito variáveis no mundo, porém nossa recomendação é a realização do TRE uma vez ao dia. Existem diversos índices preditivos para tentar identificar os pacientes que terão falha na extubação (ex.: índice de respiração superficial). No entanto, esses índices, em geral, carecem de acurácia reprodutível ou são complexos demais para serem aplicados na prática clínica, de forma que não os utilizamos no dia a dia.

O TRE pode ser realizado com utilização de modo pressão de suporte (PSV) com baixos parâmetros (PS = 7 cmH_2O e PEEP = 7) ou com tubo T. Estimamos o sucesso ou não do TRE avaliando clinicamente sinais de desconforto respiratório, ou trabalho respiratório aumentado por parte do paciente. São sinais de falha no TRE:

- Frequência respiratória > 35 irpm.
- $SpO_2 < 90\%$.
- Frequência cardíaca > 140 bpm.
- Pressão arterial sistólica > 180 mmHg ou < 90 mmHg.
- Presença de agitação, sudorese, ou alteração do nível de consciência.

O paciente que realiza TRE com sucesso deve ser extubado, sendo colocado com oxigenioterapia suplementar de forma preventiva, na tentativa de prevenir insuficiência respiratória, com falha do procedimento. A suplementação de oxigênio após extubação pode ser feita com cateter nasal de alto fluxo (CNAF), ventilação não invasiva (VNI), ou oxigenioterapia convencional (cateter nasal de baixo fluxo, máscara com válvula de Venturi, entre outros).

O uso de VNI nesta situação pode ser preventivo ou curativo, quando instalado após ocorrência de insuficiência respiratória após a extubação, mas apresenta alto risco de falha terapêutica. Existe ainda a VNI facilitadora, realizada exclusivamente em paciente com doença pulmonar obstrutiva crônica intubado, que falha no TRE e ainda assim é extubado e colocado em VNI. Esta última pode ser realizada apenas nesse cenário, por equipe treinada.

Alguns pacientes se beneficiam especialmente de VNI preventiva após a extubação:

- Hipercapnia após extubação (> 45 mmHg).
- Insuficiência cardíaca.
- Tosse ineficaz.
- Secreções copiosas.
- Mais de uma falência consecutiva no desmame.
- Mais de uma comorbidade.
- Obstrução das vias aéreas superiores.
- Idade > 65 anos.
- Falência cardíaca como causa da intubação.
- APACHE >12 no dia da extubação.
- Pacientes com mais de 72 horas de VM.

Uma metanálise recente buscou comparar os métodos para oxigenioterapia pós-extubação. O CNAF mostrou resultados promissores, comparáveis à VNI em termos de impacto na redução de reintubação ou falência respiratória, e superiores aos desfechos com oxigenioterapia convencional. Assim, o CNAF é uma alternativa a VNI em pacientes após a extubação. O paciente que permanece por mais de 48 horas sem necessidade de reintubação, formalmente apresentou sucesso na extubação.

Caso já tenha havido uma tentativa de extubação com falha (especialmente se associada a estridor laríngeo), pode-se proceder ao teste de "*cuff leak*": desinsuflar o balonete da COT e verificar a perda aérea. Nesta situação, espera-se escape aéreo significativo, de Vc > 110 mL ou > 24% (*cuff leak* positivo). A ausência de escape significativo (*cuff leak* negativo) indica alguma das seguintes possibilidades: edema ou trauma de laringe, estenose de via aérea, secreção, ou COT muito grande para a laringe do paciente. Esse teste não deve ser realizado de rotina, pois essa estratégia aumenta o tempo de ventilação mecânica e não reduz as taxas de falha de extubação.

BIBLIOGRAFIA

Pádua AI, Alvares F, Martinez JAB. Insuficiência respiratória. Medicina Ribeirão Preto 2003;36(2/4):205-213

Serrano MC, Rabinstein AA. Causes and outcomes of acute neuromuscular respiratory failure. Arch Neurol 2010;06(9):1089

Groves N, Tobin A. High flow nasal oxygen generates positive airway pressure in adult volunteers. Aust Crit Care 2007;20:126-131.

Robinson TD, Freiberg DB, Regnis JA, Young IH. The role of hypoventilation and ventilation-perfusionredistribution in oxygen-induced hypercapnia during acute exacerbations of chronic obstructive pulmonary disease. Am J Respir Crit Care Med. 2000;161:1524-1529.

British Thoracic Society Emergency Oxygen Guideline Development Group. BTS guideline for oxygen use in adults in healthcare and emergency settings. Br Med J 2017;i1-i90.

Ou X, Hua Y, Liu J, Gong C, Zhao W. Effect of high-flow nasal cannula oxygen therapy in adults with acute hypoxemic respiratory failure: a meta-analysis of randomized controlled trials. Can Med Assoc J 2017;189(7):E260-E267.

Ferreyro BL, Angriman F, Munshi L, Del Sorbo L, Ferguson ND, Rochwerg B, et al. Association of noninvasive oxygenation strategies with all-cause mortality in adults with acute hypoxemic respiratory failure: a systematic review and meta-analysis. JAMA 2020;324(1):57-67.

Rabinstein AA. Noninvasive ventilation for neuromuscular respiratory failure: when to use and when to avoid. Curr Opin Crit Care. 2016;22(2).

Bertaina M, Nunez-Gil I, Franchin L, Rozas IF, Arroyo-Espliguero R, Viana-Llamas MC, et al. Non-invasive ventilation for SARS-CoV-2 acute respiratory failure: a subanalysis from the HOPE COVID-19 registry. BMJ 2021;38:350-365.

Cabrini R, Fasano L, Nava S. Noninvasive ventilation and survival in acute care settings: a comprehensive systematic review and meta analysis of randomized controlled trials. Crit Care Med 2015;43(4);

Boldrini R, Fasano L, Nava S. NonInvasive mechanical ventilation. Curr Opin Crit Care 2012;18(1).

Osadnik CR, Tee VS, Carson-Chahhoud KV, Picot J, Wedzicha JA, Smith BJ. Non-invasive ventilation for the management of acute hypercapnic respiratory failure due to exacerbation of chronic obstructive pulmonary disease (Review). Cochrane Database Systematic Rev 2017; 7.

Berbenetz N, Wang Y, Brown J, Godfrey C, Ahmad M, Vital FM, et al. Non-invasive positive pressure ventilation (CPAP or bilevel NPPV) for cardiogenic pulmonary oedema (review). Cochrane Database of Systematic Reviews. 2019;4.

Joshi N, Estes MK, Shipley K, Lee HCD, et al. Noninvasive ventilation for patients in acute respiratory distress: an update. emergency medicine practice. EB Medicine 2017;19(2).

Wang Z, Wang Y, Yang Z, Wu H, Liang J, Liang H, et al. The use of non-invasive ventilation in COVID-19: a systematic review. Int J Infect Dis. 2021;106.

Grieco DL, Menga LS, Cesarano M, Rosa T, Spadaro S, Bitondo MM, et al. Effect of helmet noninvasive ventilation vs high-flow nasal oxygen on days free of respiratory support in patients with COVID-19 and moderate to severe hypoxemic respiratory failure: The HENIVOT Randomized Clinical Trial. JAMA 2021;325(17).

Stefan MS, Priya A, Pekow PS, Lagu T, Steingrub JS, Hill NS, et al. The comparative effectiveness of noninvasive ventilation and Invasive ventilation in patients with pneumonia. J Crit Care 2018;43.

Brochard L, Mancebo J, Wysocki M, Lofaso F, Conti G, Rauss A, et al. Noninvasive ventilation for acute exacerbations of chronic obstructive pulmonary disease. N Engl J Med 1995;333(13)

Gray A, Goodacre S, Newby DE, Masson M, Sampson F, Nicholl J. Noninvasive ventilation in acute cardiogenic pulmonary edema. N Engl J Med 2008;359(2)

Velasco IT, Brandão Neto RA, Souza HP, Marino LO, Marchini JFM, Alencar JCG, et al. Medicina de emergência abordagem prática, 16.ed. Santana de Parnaíba: Manole; 2022. 2021.

Girardis M, Busani S, Damiani E, Donati A, Rinaldi L, Marudi A, et al. Effect of conservative vs conventional oxygen therapy on mortality among patients in an intensive care unit: The oxygen-ICU randomized clinical trial. JAMA 2016;316(15):1583.

Chu DK, Kim LH-Y, Young PJ, Zamiri N, Almenawer SA, Jaeschke R, et al. Mortality and morbidity in acutely ill adults treated with liberal versus conservative oxygen therapy (IOTA): a systematic review and meta-analysis. Lancet 2018;391(10131):1693-705.

ICU-ROX Investigators and the Australian and New Zealand Intensive Care Society Clinical Trials Group, Mackle D, Bellomo R, Bailey M, Beasley R, Deane A, Eastwood G, et al.; Conservative oxygen therapy during mechanical ventilation in the ICU. N Engl J Med 2020;382(11):989-998.

Barrot L, Asfar P, Mauny F, Winiszewski H, Montini F, Badie J, et al.; LOCO2 Investigators and REVA Research Network. Liberal or conservative oxygen therapy for acute respiratory distress syndrome. N Engl J Med 2020;382(11):999-1008.

Schjørring OL; HOT-ICU Investigators. Lower or higher oxygenation targets for acute hypoxemic respiratory failure. N Engl J Med 2021;384(14):1301-1311.

Panwar R, Hardie M, Bellomo R, Barrot L, Eastwood GM, Young PJ, et al.; CLOSE Study Investigators; ANZICS Clinical Trials Group. Conservative versus liberal oxygenation targets for mechanically ventilated patients. a pilot multicenter randomized controlled trial. Am J Respir Crit Care Med 2016;193(1):43-51.

Brower RG, ARDS Clinical Trials Network. Higher versus lower positive end-expiratory pressures in patients with the acute respiratory distress syndrome. N Engl J Med 2004;351(4):327-36.

National Heart, Lung, and Blood Institute PETAL Clinical Trials Network, Moss M, Huang DT, Brower RG, Ferguson ND, Ginde AA, et al. Early neuromuscular blockade in the acute respiratory distress syndrome. N Engl J Med 2019;380(21):1997-2008.

Guérin C, Reignier J, Richard J-C, Beuret P, Gacouin A, Boulain T, et al. Prone positioning in severe acute respiratory distress syndrome. N Engl J Med 2013;368(23):2159-68.

Peek GJ, Mugford M, Tiruvoipati R, Wilson A, Allen E, Thalanany MM. Efficacy and economic assessment of conventional ventilatory support versus extracorporeal membrane oxygenation for severe adult respiratory failure (CESAR): a multicentre randomised controlled trial. Lancet 2009;374(9698):1351-63.

Writing Group for the Alveolar Recruitment for Acute Respiratory Distress Syndrome Trial (ART) Investigators, Cavalcanti AB. Effect of lung recruitment and titrated positive end-expiratory pressure (PEEP) vs low PEEP on mortality in patients with acute respiratory distress syndrome: a randomized clinical trial. JAMA 2017;318(14):1335-1345.

ATLS 10ª edição, Capítulo 10 - Trauma pediátrico, secção intubação orotraqueal, p.194: mnemônico DOPE.

Lichtenstein DA. BLUE-protocol and FALLS-protocol: two applications of lung ultrasound in the critically ill. Chest 2015;147(6):1659-1670.

Associação de Medicina Intensiva Brasileira e Sociedade Brasileira de Pneumologia e Tisiologia, Diretrizes brasileiras de ventilação mecânica; 2013.

Thille AW, Muller G, Gacouin A, Coudroy R, Decavèle M, Sonneville R, et al.; HIGH-WEAN Study Group and the REVA Research Network. Effect of postextubation high-flow nasal oxygen with noninvasive ventilation vs high-flow nasal oxygen alone on reintubation among patients at high risk of extubation failure: a randomized clinical trial. JAMA 2019;322(15):1465-1475.

Correger E. Interpretation of ventilator curves in patients with acute respiratory failure. Med Intens 2012;36(4):294-306.

Jubran A. Pulse oximetry. Crit Care 2015;19(1):272.

252 FEBRE NA UNIDADE DE TERAPIA INTENSIVA

Luiz Gonzaga Francisco de Assis Barros D'Elia Zanella

A ocorrência de febre (assim como de hipotermia) nos pacientes internados em unidades de terapia intensiva (UTI) é um desafio diagnóstico e a avaliação destes casos deve ser feita de forma cuidadosa para evitar tanto o excesso de intervenções como a perda de diagnósticos, além de nortear mudanças nos planos de tratamento. Há diversas possíveis causas para a ocorrência de febre nos pacientes internados em UTI e várias destas causas são eventos não infecciosos com diversas possíveis manifestações clínicas, sendo a febre uma dessas. Febre pode ser consequência da condição que indicou a internação na UTI, assim como pode apontar para eventos novos, desenvolvidos naquele ambiente ou para a reativação de processos dormentes. É necessário abrir um leque de possibilidades para as diversas hipóteses, a fim de não perder importantes condições por passarem despercebidas. A investigação muitas vezes precisa ser ampla e pode depender de diversos exames complementares para determinar ou excluir a origem do fenômeno.

EPIDEMIOLOGIA

A incidência de febre em UTI depende do perfil de pacientes atendidos e tem definições variáveis. Na maioria dos casos, decorre de quadros infecciosos. Alguns estudos encontraram incidências de febre entre 26 e 88%, variando muito com o perfil das unidades, dos pacientes e dos estudos, além das definições de febre. Febre é mais frequente entre pacientes internados devido a causas clínicas do que cirúrgicas: um grande estudo realizado por Laupland et al. encontrou incidência de febre em 44% dos casos clínicos e em 8% dos casos cirúrgicos. Entre os pacientes cirúrgicos, 46% dos casos de febre foram associados a causas infecciosas e foram mais frequentes após cirurgias de emergência. Já entre aqueles admitidos à UTI após cirurgia eletiva, a febre precoce (iniciada antes de completar 72 horas da admissão) era mais frequentemente de origem não infecciosa, o que se invertia após aquele prazo.

Apesar de febre ser um fenômeno fisiológico, que deveria favorecer a resposta imune de um indivíduo para melhor eliminar agentes infecciosos, está associada a piores taxas de morbidade e mortalidade e é parte dos escores preditores de prognóstico como o *Acute Physiology and Chronic Health Evaluation* (APACHE).

DEFINIÇÕES E TÉCNICAS DE MEDIDA

A medida da temperatura pode ser feita com termômetros diferentes e em sítios diversos, levando a medidas e valores de normalidade diferentes. A medida ideal seria a central, continuamente monitorizada, como aquela obtida por termômetro em cateter de artéria pulmonar. Entretanto, na prática, usam-se medidas menos invasivas. As técnicas preferidas para estudos são as medidas nasofaríngeas, esofágicas ou vesicais. Podem ainda ser usadas as medidas em membrana timpânica, retal ou oral. Há variação dos valores considerados normais em cada sítio, além de haver diferenças ligadas ao gênero, ritmo circadiano ou de ciclo menstrual, técnica utilizada, variação de calibração de cada aparelho.

Em nossa realidade, ainda se utilizam termômetros axilares para aferir a temperatura, embora esta seja a técnica que apresente mais variações: com o estado nutricional do paciente (quanto maior o índice de massa corpórea, mais fidedignas as medidas em relação ao padrão), com o uso de certas substâncias (dobutamina pode mascarar a medida, reduzindo a temperatura externa em relação à central, por exemplo), com condições ambientais (ar-condicionado, iluminação, cobertas...). As medidas realizadas em cavidade oral e pela membrana timpânica têm menores variações em comparação com as medidas em axila e deveriam ser estimuladas. Para reduzir os vieses de medida, uma capacitação adequada da equipe de enfermagem pode permitir uma monitorização confiável da temperatura, mesmo nas técnicas não ideais. Mas a complementação da informação da curva térmica com exames subsidiários pode ser necessária, a fim de permitir identificar ou descartar um quadro infeccioso.

A definição de febre na UTI difere um pouco da usada nos demais pacientes. De acordo com a força-tarefa conjunta do American College of Critical Care Medicine (ACCCM) e da Infectious Disease Society of America (IDSA), define-se febre em UTI como uma única medida de temperatura interna $\geq$ 38,3°C (ou 37,8°C para medida axilar). A recomendação desta força-tarefa é de indicar investigação apenas se a temperatura medida estiver acima deste valor.

A febre depende de modificação do termostato hipotalâmico, principalmente mediada por ação de citocinas (especialmente IL-6, que estimula a mitose linfocitária, quando se requer mais ação do sistema imune para atuar contra um agente agressor ou para mediar reparo tecidual). A manifestação clínica ocorre com vasoconstrição, piloereção e tremores musculares, causando a elevação de temperatura necessária para aquela reação. Já a hipertermia, definida como temperatura interna acima de 41°C, ocorre envolvendo a perda física no controle da troca de calor, ou seja, com a perda da vasodilatação ou da sudorese adequadas ou com a liberação de mecanismos de termogênese, é uma questão principalmente física, que pode ser originada a partir de condições ambientais, por disautonomia ou por ação de medicamentos ou hormônios. Esta condição raramente é encontrada entre os pacientes sob terapia intensiva.

Em pacientes imunocomprometidos, naqueles pacientes com Aids ou entre neutropênicos, a resposta febril e as manifestações clínicas, laboratoriais e radiológicas da inflamação/infecção podem ser escassas ou estar ausentes, pelo menos em fases iniciais. Desta forma, a definição de febre nestes casos é de uma única medida de temperatura interna acima de 38,3°C ou uma medida acima de 38,0°C mantida por mais de uma hora, especialmente entre os pacientes com contagem absoluta de neutrófilos abaixo de 500 células/mm[3].

Ainda devemos considerar que terapias extracorporais, como a terapia de substituição renal contínua ou a oxigenação por membrana extracorpórea, podem causar perda de calor, mascarando ou alterando a resposta febril.

A variação de temperatura interna entre 38,3°C e 38,8°C pode resultar tanto de etiologias infecciosas como de não infecciosas, e tem uma longa lista de diferenciais. Febres acima de 41,0°C geralmente são consideradas não infecciosas, e aquelas medidas entre 38,9°C e 41,0°C têm origem principalmente em processos infecciosos.

Tabela 1 Comparação dos valores de temperatura medidos em locais diferentes

Local da aferição de temperatura	Valor médio considerado normal
Axilar	36,4°C
Oral	36,6°C
Retal	37,0°C
Timpânica	36,6°C

ETIOLOGIAS

Ao considerar a hipótese diagnóstica para explicar ocorrência de febre num paciente internado em UTI, é fundamental conhecer seu perfil, seus antecedentes, a causa que motivou sua internação na UTI, os procedimentos a que ele foi submetido. Entre as causas principais que devemos considerar, estão:

- Processos infecciosos e suas complicações (sepse/choque séptico).
- Inflamação: trauma cirúrgico, queimaduras, politrauma por acidentes.
- Condições neurológicas e neurocirurgia: reação inflamatória ou perda do controle hipotalâmico adequado.
- Abertura ou descompensação de doenças autoimunes.
- Fenômenos imunológicos como síndrome histiofagocítica e doenças neoplásicas que possam causar febre por produção excessiva de citocinas.
- Ativação ou reativação de processos infecciosos latentes, como tuberculose, brucelose, infecções fúngicas ou virais (herpes, citomegalovírus, parvovírus) que possam ser deflagradas em virtude da condição aguda que levou o paciente à UTI.
- Sangramentos e reabsorção de hematomas e trombos.
- Uso de medicamentos que desequilibrem a regulação térmica (tanto elevando quanto mascarando elevação de temperatura), bem como de imunossupressores.
- Condições endócrinas (obesidade e hipertireoidismo causando termogênese) e imunológicas (Aids, neutropenia, desnutrição), que podem causar atraso no diagnóstico.

Mesmo havendo maior probabilidade de etiologias infecciosas num paciente grave e com múltiplas invasões, deve-se considerar a possibilidade de condições não infecciosas, para prevenir o uso indevido de antibióticos. Escolhemos algumas condições para maior detalhamento:

- Febre pós-operatória: febre é uma condição frequentemente observada nas primeiras 48 horas após cirurgia e é geralmente associada apenas ao processo inflamatório, não demandando investigação. Entretanto, febre que se inicia entre 72 e 96 horas após o procedimento é mais associada a quadros infecciosos e precisa de avaliação adicional. Sempre deve ser avaliado o aspecto da ferida operatória para descartar sua infecção. As outras causas de febre pós-operatória são atelectasias, infecções do trato urinário, tromboses venosas profundas, flebite e embolia pulmonar.
- Pneumonia associada ao ventilador (PAV): ocorre a partir de 48 horas após intubação endotraqueal e é definida como presença de infiltrados pulmonares com evidência de infecção (novo início de febre, expectoração purulenta, leucocitose, declínio na oxigenação). O diagnóstico se baseia na suspeita clínica, radiografia de tórax e culturas de secreções do trato respiratório inferior. A antibioticoterapia empírica deve seguir o perfil de sensibilidade da instituição. Vide capítulo específico.
- Infecção da corrente sanguínea relacionada ao cateter: geralmente associadas a acessos centrais, é a causa mais frequente de bacteremia nosocomial. Para sua

Tabela 2 Principais etiologias de febre em UTI

Origem	Causas infecciosas	Causas não infecciosas
Sistema nervoso central	Meningite Encefalite Abscesso cerebral	Infarto cerebral Hemorragia cerebral Hemorragia subaracnóidea
Sistema respiratório	Infarto cerebral Hemorragia cerebral Hemorragia subaracnóidea	SARA Atelectasias Embolia pulmonar Pneumonite química
Abdominal	Diarreia nosocomial (especialmente colite pseudomembranosa)	Colecistite acalculosa Isquemia intestinal Hemorragia gastrointestinal Pancreatite aguda
Cardiovascular	Endocardite infecciosa Infecção relacionada a cateter vascular	Infarto do miocárdio Pericardite Trombose venosa profunda Tromboflebite
Renal	Pielonefrite e infecções urinárias relacionadas a cateter de demora	
Pele e tecidos moles, ossos e articulações	Celulites Abscessos Artrite séptica Osteomielite Infecções de ferida cirúrgica	Úlceras de decúbito Gota
Autoimunidade		Lupus sistêmico
Endocrinológica		Insuficiência adrenal Tempestade tireotóxica Feocromocitoma
Miscelânea	Bacteremias de origem multifocal	Febre medicamentosa, síndrome serotoninérgica Abstinência de drogas ou álcool Febre pós-operatória Embolia gordurosa Reação a contraste Reação transfusional Síndrome de Stevens-Johnson Malignidade

SARA: síndrome da angústia respiratória do adulto.

confirmação, é necessário que haja crescimento do mesmo microrganismo a partir de hemocultura periférica e da cultura da ponta do cateter. Vide capítulo específico.

- Febre devido a sonda vesical: infecção do trato urinário em paciente com sonda de demora ou que foi cateterizado nas últimas 48 horas. Vide capítulo específico.
- Úlceras de pressão: pode ser causa de febre não infecciosa, mas também pode ser comumente associada a infecção de partes moles e sepse. A incidência varia entre diferentes ambientes clínicos, com ocorrência entre 5 e 40% de acordo com a literatura. São ainda causa de prolongamento de internação hospitalar, sofrimento, morbimortalidade e aumento dos custos econômicos.
- Colecistite acalculosa: doença inflamatória da vesícula biliar na ausência de cálculos. É resultado de disfunção do esvaziamento biliar e ocorre em aproximadamente 1,5% dos pacientes críticos, como resultado de outras condições, sejam clínicas ou cirúrgicas.
- Sinusite nosocomial: é uma causa frequentemente negligenciada de fonte de infecções em pacientes críticos. São predisponentes para sua ocorrência a presença de sondas nasogástricas ou nasoenterais, fraturas de face, tamponamento nasal e uso de corticosteroides.
- Diarreia nosocomial: a causa mais comum de diarreia febril nestes pacientes é a infecção por *Clostridioides* (anteriormente *Clostridium*) *difficile*, que acomente pacientes recentemente tratados com antibióticos, especialmente com clindamicina. Os critérios diagnósticos incluem diarreia (definida pelo aumento da liquidez das fezes e frequência aumentada das evacua-

ções) e presença de toxinas produzidas pelo *Clostridioides* nas fezes. O tratamento inclui medidas de suporte, interrupção da antibioticoterapia em curso e uso de antibióticos específicos para erradicar o agente atual.

INVESTIGAÇÃO

A primeira medida a realizar, mesmo estando o paciente dentro da UTI, é a revisão do exame físico. Avaliar se este se encontra vasoconstrito ou vasoplégico, se sudoreico ou seco, avaliar o exame abdominal, cardíaco, pulmonar, circulatório da forma mais completa possível. Avaliar a condição da pele integralmente, de acessos vasculares, drenos, sondas, feridas operatórias, pesquisar rigidez nucal, vigiar aspecto de secreções (especialmente traqueal), avaliar cavidade oral e períneo. Sedação pode ou não comprometer a avaliação de dor à palpação abdominal, mas é necessário tentar identificar se há fácies álgica ao exame. Com frequência este passo não será suficiente para esclarecer ou direcionar a investigação, mas ainda deve ser o passo inicial. A presença de febre apenas não é justificativa para necessariamente ampliar ou introduzir antibioticoterapia, devendo ser consideradas as hipóteses não infecciosas para sua ocorrência. Revisar também as medicações em uso e manter em mente que febre medicamentosa deve ser um diagnóstico de exclusão.

- Exames laboratoriais: avaliar o hemograma completo, função renal, enzimas hepáticas (transaminases e canaliculares), análise da urina, lactato (pelas definições de sepse). Amilase e lipase, especialmente se houver dor abdominal. Caso haja suspeita de reação transfusional, colher pesquisas. Coletar culturas antes de iniciar ou modificar antibioticoterapia: hemocultura em todos os casos, urocultura se suspeita ou se houver sonda de demora/manipulação recente. Culturas adicionais podem ser necessárias, com base nos focos suspeitos: secreção traqueal, lavado broncoalveolar em suspeita de pneumonias, cultura de liquor se suspeita de meningite. Em caso de suspeita pertinente, coletar cortisol livre ou realizar teste de ACTH para avaliar hipótese de insuficiência adrenal ou hormônios tireoideanos.
- Proteína C-reativa (PCR) e procalcitonina: a PCR é uma proteína de fase aguda, que tem sido usada como biomarcador para sepse, mas tem baixa especificidade. A procalcitonina é outro biomarcador de sepse, melhor preditor de gravidade e mais associado à presença de infecções bacterianas. Pode auxiliar na tomada de decisões quanto à administração de antibióticos empíricos em UTI, embora necessite mais estudos. Pode ocorrer elevação em situações de etiologia não infecciosa, como trauma, cirurgias de grande porte, falência de múltiplos órgãos não infecciosa, infarto do miocárdio.
- Exames de imagem: solicitar radiografia de tórax ajuda a identificar problemas de origem pulmonar e diferencia pneumonias de traqueobronquite. Considerar que a sensibilidade é significativamente reduzida em casos de pacientes neutropênicos.
- Ultrassonografias (USG): USG de pulmão e do abdome/pelve podem ajudar a descartar sítios de infecção. USG de tórax tem alta sensibilidade na detecção de consolidação pulmonar, embora seja menos específica. Já USG abdominal não identificará coleções retroperitoneais devido à presença de gás, que obscurece o método. USG de compressão e estudo Doppler de veias profundas podem ser realizados sempre que houver suspeita de trombose profunda. Doppler arterial pode ser útil para identificar isquemia precoce ou sutil de membros, como causa de febre.
- Tomografia (TC): TC de tórax pode auxiliar a identificar empiemas e consolidações pouco claros ou invisíveis à radiografia de tórax, assim como a TC de abdome pode encontrar coleções intra-abdominais, colecistite acalculosa, abscessos e complicações pós-operatórias. Já suspeitas se isquemia mesentérica podem necessitar de angiotomografia para serem confirmadas. Casos de sinusite podem ser identificados por TC de seios da face, especialmente em pacientes neutropênicos.
- Intervenções endoscópicas: broncoscopia e lavado broncoalveolar (LBA) auxiliam no diagnóstico de certas etiologias pulmonares incomuns, tanto infecciosas como não infecciosas, que causem febre no paciente em UTI. Pode ser necessário realizar endoscopia gastrointestinal ou colonoscopia – esta raramente, para confirmar formação de pesudomembrana em forte suspeita de colite por *Clostridioides difficile* com testes convencionais negativos.
- Suspeitas de hipertemia: o tema é bastante amplo e necessita pesquisas adicionais, incluindo a coleta de creatinofosfoquinase (CPK), potássio, ureia e creatinina – especialmente devido à lesão muscular frequentemente associada às causas de hipertermia, e que podem desencadear insuficiência renal aguda pela elevação de mioglobina sanguínea.

CONDUTA

Caso haja suspeita de infecção nova ou de falência de tratamento, deve-se iniciar ou modificar a antibioticoterapia, especialmente em caso de suspeita de sepse. Sempre coletar culturas antes destas intervenções permitindo direcionar ou estreitar espectros. A escolha da medicação deve se basear na suspeita de foco e no perfil de resistência antimicrobiana esperado, seja em relação ao perfil do paciente ou da instituição, com posterior descalonamento guiado pelas culturas. As doses e duração são as padronizadas de acordo com o sítio infeccioso e perfil da medicação.

Uma vez identificado o sítio da infecção, este deve ser tratado – ou removido. Troca ou remoção de cateteres, drenagem de coleções, reavaliações cirúrgicas podem ser necessárias.

▪ BIBLIOGRAFIA

Cruz FAF, Falcão LFR, Amaral JL, Silva HCA. Evaluation of dexmedetomidine anesthesia-related temperature changes: preliminary retrospective observational study. Braz J Anesthesiol 2021.

Egi M, Morita K. Fever in non-neurological critically ill patients: a systematic review of observational studies. J Crit Care 2012;27:428-433.

KB L, et al. Occurrence and outcome of fever in critically i ll adults. Crit Care Med 2008;36:1531-1535.

Zimmer AJ, Freifeld AG. Optimal management of neutropenic fever in patients with cancer. J Oncology Practice 2019;15:19-24.

Simões ALB, Martino MMF. Variabilidade circadiana da temperatura oral, timpânica e axilar em adultos hospitalizados. Rev Escola Enf USP 2007;41:485-491.

Carvalho RLR, et al. Identificação de fatores que alteram a confiabilidade da temperatura axilar em relação à temperatura de cateter de artéria pulmonar. Rev Mineira Enf 2019;23:1-7.

Sund-Levander M, et al. Normal oral, rectal, tympanic and axillary body temperature in adult men and women: a systematic literature review. Nordic Coll Car Sci 2002;16(2):122-8.

Antonio DP, et al. Nota técnica GVIMS/GGTES/Anvisa n. 02/2021 Critérios diagnósticos das infecções relacionadas à assistência à saúde; 2021.

253 PNEUMONIA ASSOCIADA À VENTILAÇÃO MECÂNICA

Adriana Paulino da Silva Ribeiro

DEFINIÇÃO E ETIOLOGIA

Pneumonia associada à ventilação mecânica é uma infecção pulmonar nosocomial que acomete pacientes submetidos a IOT e ventilação mecânica por > 48 horas – não sendo ela o motivo do suporte ventilatório invasivo. O principal mecanismo desencadeante dessa afecção é a microaspiração de organismos que colonizam a orofaringe e o trato gastrointestinal, mas também pode ocorrer pela contaminação do circuito ou do reservatório de água usado para ventilação.

Os principais microrganismos associados são bacilos Gram-negativos, como *Escherichia coli*, *Klebsiella pneumoniae*, *Enterobacter* spp, *Pseudomonas aeruginosa*, *Acinetobacter* spp; e cocos Gram-positivos, como *Staphylococcus aureus* – incluindo os meticilino-resistentes (MRSA) e meticilino-sensíveis (MSSA) – e *Streptococcus* spp.

Embora a variação de prevalência entre os microrganismos esteja diretamente relacionada com o serviço hospitalar em questão, os principais agentes em ordem decrescente são MRSA, *Pseudomonas aeruginosa*, MSSA, *Acinetobacter* spp e *Stenotrophomonas maltophilia*. Deve-se destacar também que a etiologia varia conforme os fatores de risco do paciente para desenvolvimento de patógenos multidroga-resistente: uso de antibiótico nos últimos 90 dias, hospitalização recente por > 5 dias, frequência de resistência a antibiótico na população ou no hospital em questão, terapia ou doença imunossupressora e doença crítica.

EPIDEMIOLOGIA

Tanto no Brasil como em outros países, a pneumonia nosocomial é a principal causa de morte entre as infecções associadas à internação, com mortalidade variando em 20-50%, sendo que o risco para ocorrência dessa afecção aumenta com a ventilação invasiva. Essa representa cerca de 22% das infecções nosocomiais e traz à tona a importância da prevenção, em razão do alto índice de morbidade e mortalidade. .

QUADRO CLÍNICO E DIAGNÓSTICO

Observam-se surgimento de febre, expectoração purulenta, leucocitose ou leucopenia e declínio da $SatO_2$ associados a infiltrado novo ou progressivo em RX de tórax.

O diagnóstico é feito pela associação de sintomas clínicos, imagem radiológica e bacterioscopia positiva em cultura de secreção traqueal. Exame de imagem isoladamente não tem finalidade diagnóstica, mas serve para documentação da gravidade do acometimento pulmonar quando há sintomas clínicos associados. Do mesmo modo, cultura de secreção traqueal positiva sem sintomas clínicos não configura pneumonia associada à ventilação mecânica.

A obtenção de material para cultura a partir das vias aéreas inferiores está indicada a todos os pacientes com suspeita da doença. Pode ser feita por técnicas não broncoscópicas (aspiração traqueal e lavado broncoalveolar) ou broncoscópicas (lavado bronquioloalveolar ou escovação).

TRATAMENTO

A presença de alteração nova em exame de imagem ou alteração progressiva associada a pelo menos dois sintomas clínicos autoriza o início de antibioticoterapia empírica, que deve ser baseada no conhecimento da microbiota mais frequente na instituição em questão, no tempo de permanência na UTI, no uso recente de antibióticos e na gravidade da infecção, que são itens definidores dos fatores de risco para bactérias multidroga-resistentes.

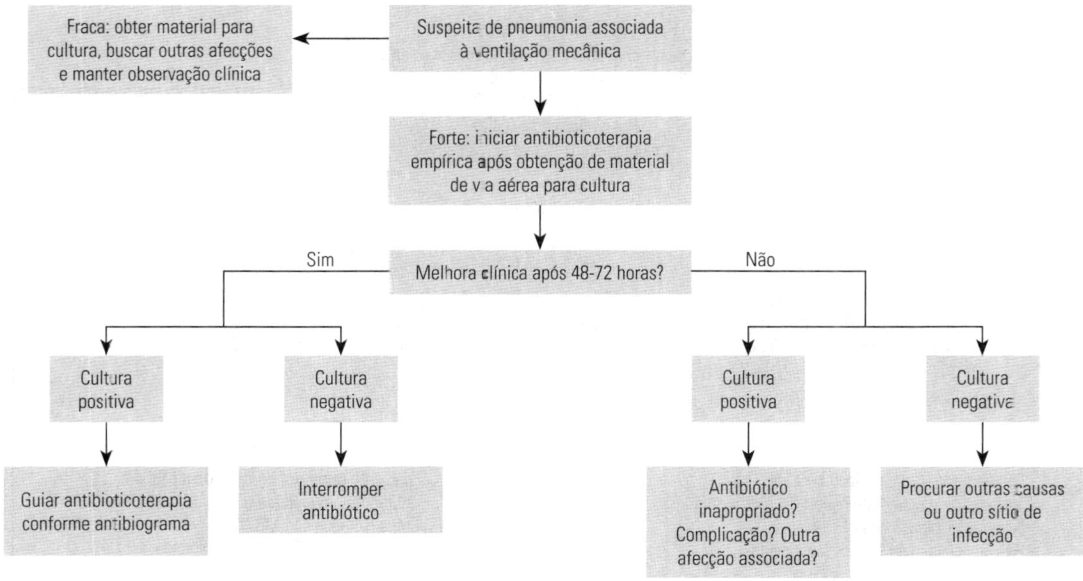

Figura 1 Diagnóstico de pneumonia associada à ventilação mecânica. Adaptada de Kollef MH, Parsons PE, Bartlett JG, Finlay G. Clinical presentation and diagnosis of ventilator-associated pneumonia. UpToDate, 2014.

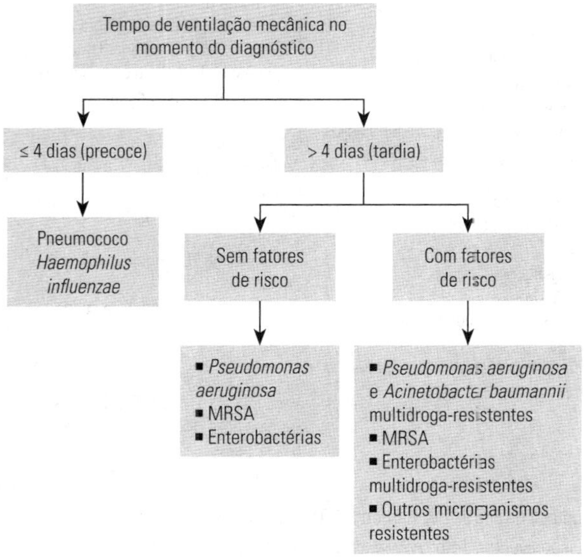

Figura 2 Classificação da pneumonia de acordo com o tempo de permanência na UTI e fatores de risco. MRSA: *Staphylococcus aureus* meticilino-resistentes. Adaptada de Camargo LFA, Grinbaum RS, Trabasso P, Camargo LFA, Salles MJC, Coutinho AP, et al.; Sociedade Paulista de Infectologia. Diretrizes sobre pneumonia associada a ventilação mecânica (PAV). São Paulo: Office; 2006

Frente à crescente identificação de resistência aos antimicrobianos o Centro de Controle e Prevenção de Doenças dos Estados Unidos e o Centro de Controle e Prevenção de Doenças Europeu criaram uma terminologia padrão para bacilos Gram-negativos (BGN) resistentes a antimicrobianos, que são causas importantes PAV:

Quadro 1 Diagnósticos diferenciais
Pneumonia aspirativa química.
Embolia pulmonar com infarto.
Síndrome do desconforto respiratório agudo.
Hemorragia alveolar.
Contusão pulmonar.
Tumor infiltrativo.
Pneumonite radioativa.
Reação a droga.
Pneumonia criptogênica organizada.

- Resistente a múltiplas drogas (MDR) refere-se à não suscetibilidade adquirida a pelo menos um agente em três classes diferentes de antimicrobianos.
- Extensivamente resistente a antimicrobianos (XDR) refere-se à não suscetibilidade a pelo menos um agente em todas as classes de antimicrobianos, exceto duas.
- Pandroga resistente (PDR) refere-se à não suscetibilidade a todos os agentes antimicrobianos que podem ser usados para o tratamento.

O conhecimento dos padrões de resistência local é fundamental para as decisões relacionadas à terapia empírica e tão logo seja identificado o agente causador da infecção a terapia deve ser guiada.

Na suspeita de PAV deve-se realizar a coleta de material das vias aéreas inferiores para cultura e se não for possível aguardar o resultado, instituir o tratamento empírico.

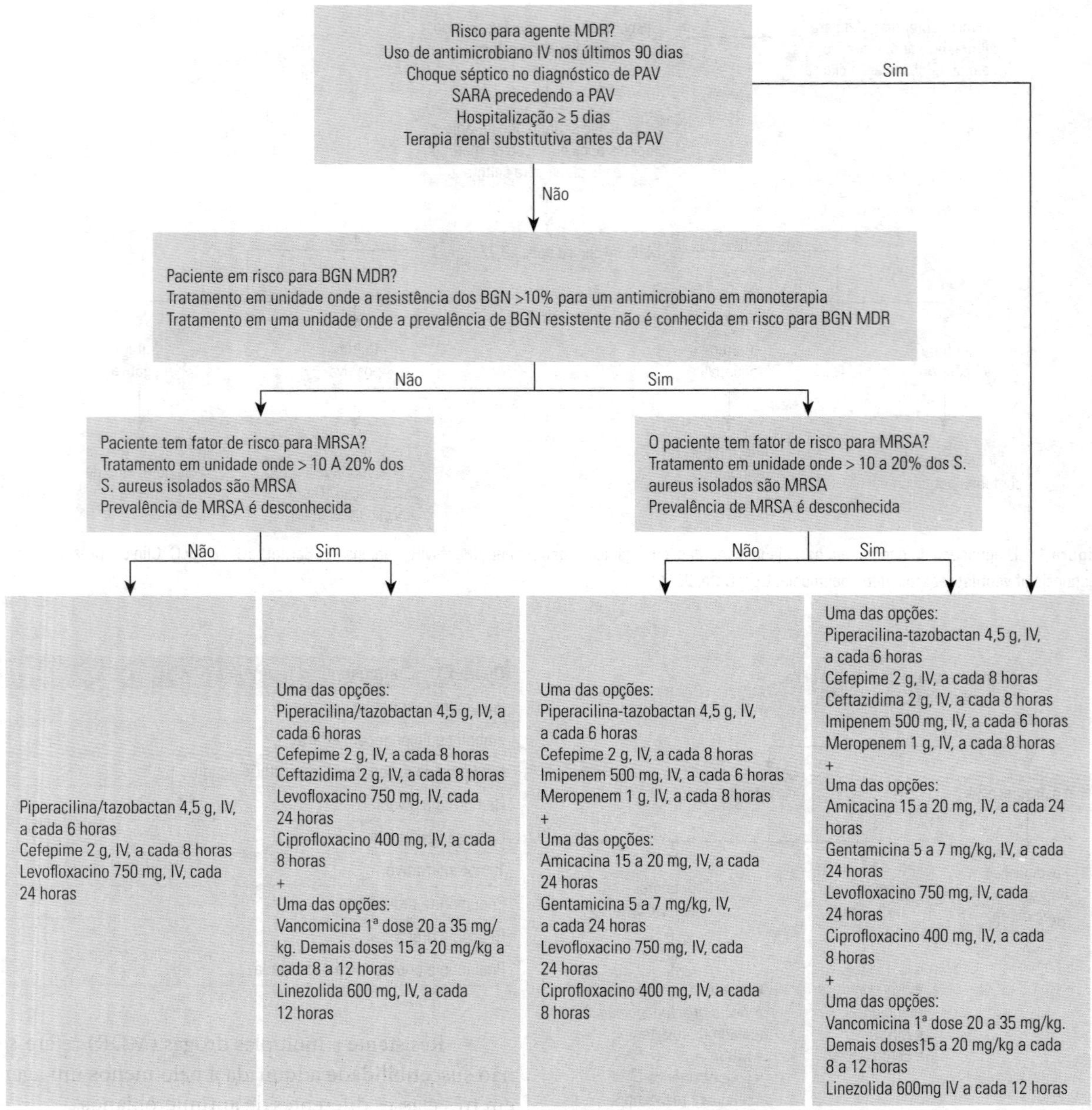

Figura 3 Tratamento empírico de pneumonia associada à ventilação mecânica. Adaptada de File Jr TM, Bartlett JG, Thorner AR. Treatment of hospital-acquired, ventilator-associated, and healthcare-associated pneumonia in adults. UpToDate. Disponível em: http://www.uptodate.com. Acesso em: 04 out 2021.

Alguns pontos devem ser considerados quando houver uso recente de antibióticos:

- Cefalosporinas: as de 3ª geração favorecem a emergência de enterococos resistentes à vancomicina, enterobactérias produtoras de ESBL e MRSA, e as de 4ª geração, para Stenotrophomonas maltophilia.
- Quinolonas: favorecem o surgimento de MRSA, enterobactérias produtoras de betalactamase (ESBL) e Pseudomonas aeruginosa resistente aos carbapenêmicos.
- Aminoglicosídeos: favorecem o surgimento de enterobactérias produtoras de ESBL.
- Glicopeptídeos: promovem a emergência de cocos Gram-positivos multidroga-resistentes.
- Carbapenêmicos e piperacilina + tazobactam: facilitam a resistência aos carbapenêmicos, infecções fúngicas e o surgimento de Stenotrophomonas maltophilia e Burkholderia cepacia.

O esquema empírico na pneumonia associada à ventilação mecânica preferencialmente deve ser de amplo espectro, já que não se trata de pneumonia comunitária e os agentes podem ser múltiplos. Porém, a menos que haja indicação, o esquema máximo não deve ser usado indiscriminadamente. O uso de antimicrobiano inalatório ainda é discutível, sendo considerado último recurso quando há infecção por agente MDR e resposta insatisfatória à terapia endovenosa.

O tempo de tratamento deve ser determinado de acordo com a resposta clínica do paciente, do microrganismo isolado e da suscetibilidade ao antibiótico, sendo o tempo mínimo de sete dias, mas desencorajado o uso prolongado.

O uso de antibiótico inapropriado ou fora de protocolo aumenta o tempo de ventilação mecânica, o tempo de permanência na UTI e, principalmente, a mortalidade.

PROGNÓSTICO

Depende das variáveis associadas: gravidade e características da pneumonia associada à ventilação mecânica, agente causador, bacteriemia, comorbidades e tempo de início da antibioticoterapia adequada.

PREVENÇÃO

A prevenção é feita por meio da adoção de pacotes de medidas (bundles) que melhoram a assistência:

- uso de ventilação não invasiva quando possível;
- extubação o mais precoce possível;
- redução de sedação;
- despertar diário;
- teste de respiração espontânea sem sedação;
- troca de circuito do ventilador apenas se sujidade aparente ou mau funcionamento;
- uso de tubos com drenagem subglótica;
- descontaminação seletiva oral e gástrica;
- higiene oral com clorexidina;
- manter decúbito elevado entre 30 e 45º sempre que possível.

BIBLIOGRAFIA

Klompas M, File TM, Bond S. Epidemiology, pathogenesis, microbiology and diagnosis of hospital-acquired, ventilator-associated, and healthcare-associated pneumonia in adults. UpToDate. Disponível em: http://www.uptodate.com. Acesso em: 04 out 2021.

Klompas M, File TM, Bond S. Risk factors and prevention of hospital-acquired, ventilator-associated, and healthcare-associated pneumonia in adult. UpToDate. Disponível em: http://www.uptodate.com. Acesso em: 04 out 2021.

Klompas M, File TM, Bond S. Treatment of hospital-acquired, ventilator-associated, and healthcare-associated pneumonia in adults. UpToDate. Disponível em: http://www.uptodate.com. Acesso em: 04 out 2021.

Kollef MH, Manaker S, Finlay G. Clinical presentation and diagnosis of ventilator-associated pneumonia. UpToDate. http:// www.uptodate.com. Acesso em: 04 out 2021.

Kalil AC, Metersky ML, Klompas M, Muscedere J, Sweeney DA, Palmer LB, et al. Management of adults with hospital-acquired and ventilator-associated pneumonia: 2016 Clinical Practice Guidelines by the Infectious Diseases Society of America and the American Thoracic Society. Clinical Infectious Diseases 2016;63(5):e61-e111.

Seligman R, Seligman BGS, Teixeira PJZ. Comparação da acurácia de preditores de mortalidade na pneumonia associada à ventilação mecânica. J Bras Pneumol 2011;37(4):495-503.

Sociedade Paulista de Infectologia. Diretrizes sobre pneumonia associada à ventilação mecânica. São Paulo: Office; 2006.

254 INFECÇÕES ASSOCIADAS A CATETERES E INVASÕES

Érique José Peixoto de Miranda

INFECÇÃO DE CORRENTE SANGUÍNEA ASSOCIADA A CATETER VENOSO CENTRAL

DEFINIÇÃO

Heterogênea. Por cateter venoso central (CVC), entende-se: cateter de curta permanência (mono, duplo ou triplo lúmen, Schilley) ou longa permanência (Permcath®, Hickmann-Broviac, entre outros semi-implantáveis), cateter de artéria pulmonar ou de Swan-Ganz, cateter central de inserção periférica (PICC), cateter de linha média ou *mid-line*, cateter de "portocath" (Porth-A-Cath®) ou totalmente implantável. Infecções de acessos venosos periféricos e de fios de marca-passo e dispositivos intracardíacos estão, portanto, fora desta definição.

CASO CONFIRMADO

Pela definição do Center for Disease Control and Prevention (CDC), uma ou mais hemoculturas periféricas positivas para agente infeccioso isolado também na cultura de ponta (segmento de 5 cm) de cateter venoso central em contagem semiquantitativa ≥ 15 UFC (unidades formadoras de colônias) por meio da técnica de *roll plate* ou de Maki ou > 1.000 UFC em técnica quantitativa ou > 100 UFC em técnica de sonicação, não associada a outro foco infeccioso.

Definição alternativa: febre, calafrios e hipotensão, bem como duas ou mais hemoculturas periféricas coletadas em períodos diferentes, não associadas a outro foco. Para cateteres venosos de longa permanência, vale o critério de duas hemoculturas, sendo uma coletada do cateter central e outra periférica, com um tempo de positividade < 2 horas para o sangue de cateter central (sensibilidade: 85% e especificidade: 91%).

CASO PROVÁVEL

Infecção local do sítio de inserção e agente infeccioso isolado em uma ou mais hemoculturas periféricas e/ou remissão de febre refratária em até 48 horas após a remoção do CVC e agente isolado em hemocultura.

CASO POSSÍVEL

Patógeno isolado em hemocultura periférica tipicamente implicados em infecções de CVC (e.g., *Staphylococcus aureus*, *Staphylococcus spp.* ou *Candida spp.*) ou hemocultura periférica positiva e sem evidência de outro foco em paciente com CVC.

Manifesta-se, clinicamente, por febre e/ou calafrios (temperatura axilar ≥ 37,8°C), sintoma muito sensível e pouco específico, e presença de sinais flogísticos e pus ao redor do sítio de inserção do cateter, muito específico e pouco sensível. Estatísticas nos Estados Unidos: 80.000 casos/ano. Mortalidade atribuída: 12-25%. Aumento de tempo de internação: 2,4 dias em UTI e 6,1-7,5 dias de hospital. Custos ao sistema de saúde por infecção: US$ 11.000-25.000.

PATOGÊNESE

Migração de agentes infecciosos da pele, no sítio de inserção, até o cateter por meio de sua superfície externa, colonizando a ponta; contaminação da superfície interna do cateter por meio da contaminação do *hub* por manipulação ou soluções de infusão contaminadas, bem como infecção após bacteriemia decorrente de infecções em outros sítios. Formação de biofilme é fundamental para instalação da infecção.

FATORES DE RISCO

Doenças crônicas, imunodeficiência primária ou adquirida, neutropenia, transplante de medula óssea, desnutrição, nutrição parenteral total, infecção de corrente sanguínea prévia, extremos de idade, perda de integridade da pele (queimaduras).

Fatores de risco extrínsecos: tempo de cateter, tipo de material (poroso, à base de poliuretano, politetrafluoroetileno ou silicone, mais associado à infecção), condições de inserção (quebra de barreira no momento da inserção), cuidados com o cateter, sítio de inserção (maior em femoral e menor em subclávia).

DIAGNÓSTICO

Coleta de hemoculturas em no mínimo dois sítios periféricos diferentes e retirada do cateter com envio de ponta para cultura em caso de forte suspeita e cateter de curta permanência ou coleta de hemocultura central concomitante e aviso ao laboratório de microbiologia, para que se proceda à contagem do tempo de crescimento, em caso de cateteres de longa permanência.

TRATAMENTO

Não indicado em caso de cultura de ponta de cateter positiva na ausência de hemoculturas periféricas positivas, ou na ausência de sinais de infecção, culturas positivas obtidas de cateter central e hemoculturas periféricas negativas ou flebite na ausência de infecção.

Remover o cateter sempre que possível, mas sobretudo se: sepse grave, instabilidade hemodinâmica, endocardite infecciosa ou evidência de infecção metastática, eritema ou exsudato devido à tromboflebite supurativa e/ou persistência da bacteriemia por mais de 72 horas de terapia antimicrobiana voltada para agente infeccioso susceptível.

Tratamento empírico

Depende da epidemiologia do serviço de saúde:

- Gram-positivos: primeira escolha: vancomicina, pela cobertura adequada do *S. aureus* resistente à oxacilina (MRSA), mais frequente em infecções nosocomiais. Em serviços com prevalência aumentada de hVISA (ou *S. aureus* com heterorresistência à vancomicina) ou concentração inibitória mínima (MIC) ≥ 1 mg/L, bem como de *Enterococcus spp.* resistentes à vancomicina, a melhor opção é a daptomicina (bactericida, liberada pelo FDA para infecções de corrente sanguínea e endocardite de válvulas de câmaras direitas), e a segunda, linezolida (bacteriostática). Novas opções incluem antibióticos como tedizolida e ceftobiprol, porém de alto custo. Como orientação geral, iniciar o tratamento empírico com vancomicina, até receber as hemoculturas.
- Gram-negativos: varia com a epidemiologia do serviço e dos Gram-negativos mais isolados. Cobertura adequada para germes não fermentadores (sobretudo *Pseudomonas aeruginosa*, e, menos frequentemente, *Acinetobacter baumannii*) e *Enterobacteriaciae.* Opções possíveis: cefalosporinas de terceira (a depender do serviço) e quarta gerações com cobertura para *Pseudomonas aeruginosa*, piperacilina/tazobactam, carbapenêmicos. Alternativas recentes incluem ceftazidima-avibactam e ceftolozane-tazobactam.
- Fungos: cobrir fungos (leveduras, que incluem sobretudo *Candida spp.*) em caso de nutrição parenteral total, uso prolongado de antibióticos de largo espectro, neoplasias hematológicas, transplante de medula óssea e órgãos sólidos, colonização por *Candida spp.* em múltiplos sítios. Para cobertura, ver legenda do fluxograma resumo.

Lockterapia ou "terapia de retenção"

Descrita como alternativa para tratamento de infecções de corrente sanguínea associadas a cateteres venosos centrais de longa permanência, quando não há infecção do óstio ou do túnel associada, como forma de salvar o cateter, em muitos casos por impossibilidade de obter outro acesso no paciente. Leva em conta o racional de concentrações aumentadas de antibióticos, em contato direto com biofilme do cateter, mas é tema controverso e deve ser evitada, sempre que possível. Sempre deve ser associada à terapêutica sistêmica, feita por um acesso venoso periférico. Desaconselha-se esse tipo de terapêutica para *Candida* spp. e *S. aureus*. A troca da solução deve-se dar a cada 48 horas, exceto em cateteres femorais, a cada 24 horas; ou em dialíticos, a cada sessão de hemodiálise. Deve-se injetar o suficiente para ocluir totalmente os lúmens dos cateteres. A duração da terapêutica é de 10 a 14 dias se o cateter é mantido. A solução envolve o uso de antibiótico, heparina não fracionada (50-100 UI/mL) e um diluente, sendo o mais compatível o soro fisiológico. Principais antibióticos usados: vancomicina (5 mg/mL), ciprofloxacino (0,2 mg/mL), amicacina (5 mg/mL), ceftazidima (0,5 mg/mL), cefazolina (5 mg/mL), gentamicina (1 mg/mL), ertapenem (5 mg/mL), ampicilina (10 mg/mL) e teicoplanina (5 mg/mL). Amicacina e gentamicina estão associados a precipitação. Portanto, pode ser utilizada para *Enterococcus* spp., Gram-negativos e *Staphylococcus* spp. coagulase negativos. Recomenda-se a interconsulta de um infectologista ou avisar a Comissão de Controle de Infecções Hospitalares (CCIH).

INFECÇÃO DE TRATO URINÁRIO ASSOCIADA À SONDA VESICAL DE DEMORA

DEFINIÇÃO

O critério de definição do CDC é muito sensível, para fins de vigilância epidemiológica hospitalar, e justamente por isso, a infecção de trato urinário (ITU) associada à sonda vesical de demora (SVD) é um diagnóstico de exclusão, diante de um paciente com febre na unidade de terapia intensiva (UTI). Desenvolve-se a uma taxa de 5% ao dia de uso de sonda vesical. Ocorre, por definição, em um paciente em uso de sonda ou até 72 horas após sua retirada. Segundo o CDC, trata-se de uma infecção em pacientes com mais de dois dias de SVD, com ao menos um dos seguintes sinais e sintomas: febre (> 38,0°C), dor suprapúbica ou de ângulo costovertebral somados à urocultura positiva, com não mais do que duas espécies de microrganismos, com contagem > 100.000 UFC/mL, ou presença de febre, urgência, frequência, disúria e/ou dor suprapúbica ou de ângulo costovertebral não explicados por outras causas, associados a alterações na análise de sedimento urinário (leucocitúria > 10 células/campo microscópico, leucócito esterase, nitrito e/ou bacterioscopia positivos), associada também à urocultura positiva, conforme os critérios já mencionados, ou urocultura com não mais do que duas espécies, com contagem entre 1.000 e 100.000 UFC/mL. Sempre excluir outras causas e/ou outros focos. Deve-se ressaltar que a presença de piúria apresenta alta sensibilidade, porém baixa especificidade, pois ocorre também em pacientes assintomáticos. Porém apresenta alto valor preditivo negativo: sua ausência praticamente afasta bacteriúria em pacientes sondados.

Trata-se da segunda infecção nosocomial mais comum, juntamente com pneumonia, ficando atrás apenas das infecções de sítio cirúrgico, nos Estados Unidos. Trata-se de 15% de todas elas e responde por 13.000 mortes por ano naquele país. Virtualmente todas são causadas por manipulação de vias urinárias. Pode levar a complicações como cistites, pielonefrites, bacteriemia, prostatites, epididimites, orquites e, menos comumente, endocardites, espondilodiscites, osteomielites, artrites sépticas, endoftalmites e meningites em todos os pacientes. Complicações são associadas a desconfortos ao paciente, aumento do tempo de internação e aumento de custos, além de mortalidade.

PATOGÊNESE

A infecção se estabelece, na maioria das vezes, por via ascendente, facilitada pela presença da sonda, e se perpetua pelo surgimento do biofilme, que envolve a parede da bexiga, favorecido pelas proteínas do hospedeiro, que aderem à sonda, além de proteínas de Tamm-Horsfall, assim como íons de magnésio e cálcio, contidos na urina, bem como cristais contendo amônio, sobretudo quando a infecção se dá por germes produtores de urease, tais como *Proteus mirabilis*, *Klebsiella pneumoniae*, *Providencia stuartii* e *Morganella morganii*. Isso forma um meio alcalino, que favorece a precipitação dos íons referidos e a formação de um biofilme cristalino, que predispõe a obstruções e incrustações. Se o microrganismo se estabelecer, surge então a bacteriúria. Muito pouco associadas à bacteriemia: apenas 3% das bacteriemias em UTI são atribuídas a uma infecção de trato urinário associada à SVD.

FATORES DE RISCO

Duração da sondagem, colonização do saco coletor, diarreia, diabetes mellitus, ausência de antibióticos, sexo feminino, insuficiência renal, erros na manipulação da sonda, imunodeprimidos e pacientes graves. O *guideline* do CDC orienta minimizar ou evitar o uso de sondas em pacientes com maior risco, sobretudo mulheres e imunodeprimidos.

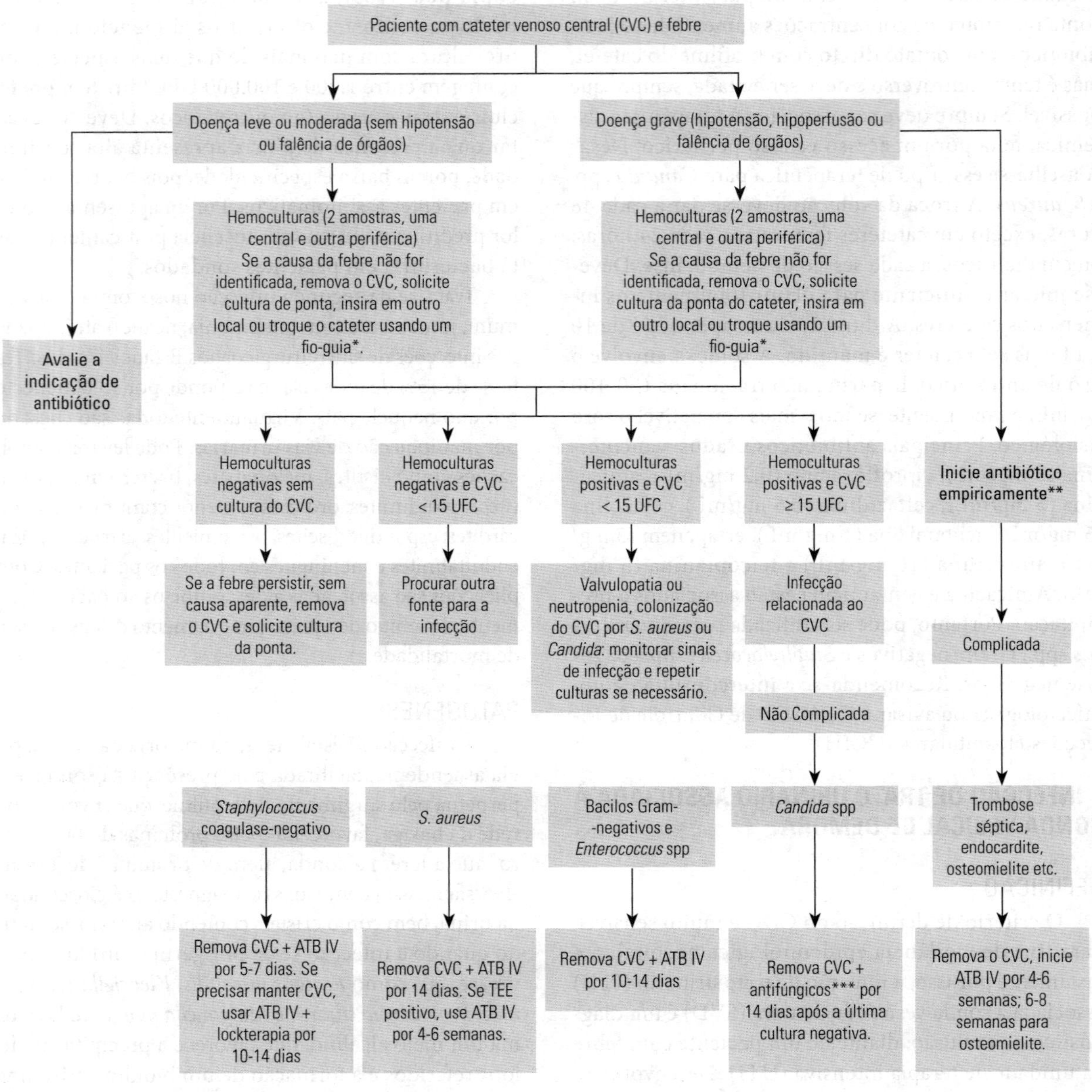

Figura 1 Fluxograma resumo. CVC: cateter venoso central; UFC: unidade formadora de colônia; ATB: antibiótico; IV: via endovenosa; TEE: ecocardiograma transesofágico. * Trata-se de uma recomendação do *guideline* da Infectious Disease Society of America (IDSA); não recomendamos troca de cateter por fio-guia em vigência de infecção suspeita ou provada; o ideal seria a passagem de novo cateter após 48 horas de tratamento antibiótico adequado para controle de qualquer foco antes da passagem de outro cateter. ** O esquema recomendado para terapêutica empírica deve contemplar cobertura de amplo espectro para Gram-positivos (*S. aureus* resistente à oxacilina ou MRSA e *Enterococcus spp.)* e Gram-negativos aeróbios (*Pseudomonas aeruginosa, Acinetobacter baumanni, Enterobacteriaceae*) e anaeróbios facultativos, e não anaeróbios estritos. Cobrir fungos (leveduras, que incluem sobretudo *Candida spp.*) em caso de nutrição parenteral total, uso prolongado de antibióticos de largo espectro, neoplasias hematológicas, transplante de medula óssea e órgãos sólidos, colonização por *Candida spp.* em múltiplos sítios. *** Antifúngico para cobrir *Candida spp.*: fluconazol para pacientes estáveis hemodinamicamente, sem suspeita e/ou confirmação de infecção por *Candida krusei* ou *Candida glabrata,* não imunossuprimidos (inclui neutropenia) nem com complicações tais como endocardite) e anfotericina (convencional ou formulações lipídicas, associada à 5-fluocitosina em caso de endocardite infecciosa) e equinocandinas (caspofungina, anidulafungina ou micafungina) em caso contrário. Realizar ecocardiograma, de preferência transesofágico também em caso de fungemia por *Candida spp.* Se endocardite infecciosa associada, tratamento cirúrgico geralmente indicado pela dificuldade de erradicação microbiana. Fonte: Mermel et al., 2009.

DIAGNÓSTICO

Exclusão. Afastados outros focos, na presença de febre, deve-se pesquisar sinais e sintomas urinários, conforme descritos na definição. O próximo passo é a coleta de urina 1 para pesquisa de piúria e urocultura.

TRATAMENTO

Na suspeita de ITU associada à SVD, deve-se tratar somente os casos sintomáticos, exceto em caso de pacientes de alto risco, tais como transplantados de órgão sólidos ou de medula óssea, neutropênicos, gestantes, pacientes em pré-operatório de cirurgias urológicas e de colocação de próteses ortopédicas. Na suspeita de ITU, deve-se coletar urina tipo 1 (análise do sedimento e físico-química) e urocultura e, na presença de ambos positivos, deve-se reavaliar a necessidade da sonda e sacá-la sempre que possível, sobretudo na presença de piúria franca e infecção sintomática.

A coleta de cultura deve ser feita de forma estéril, após higiene das mãos, clampeamento do tubo de extensão logo abaixo do adaptador próprio para coleta, após desinfecção com álcool etílico 70% ou clorexidina alcoólica a 0,5%, por meio de agulha e seringas estéreis. Nunca se deve obter urina do saco coletor ou desconectar o sistema. A urina deve ser encaminhada rapidamente ou uma hora após a coleta em refrigeração. Não se deve encaminhar a ponta da sonda para cultura.

O tratamento antimicrobiano deve levar em conta a presença de infecção sintomática, suscetibilidade conhecida ou presumida dos principais agentes infecciosos envolvidos, portanto a epidemiologia e microbiologia locais, apresentação clínica, uso prévio de antimicrobianos, tolerância do paciente e função renal. Os antimicrobianos devem apresentar alta excreção renal. Deve ser empírico e parenteral na presença de sepse grave e/ou choque séptico. Parenteral também na presença de náuseas e vômitos. O paciente deve ser reavaliado após 48 a 72 horas, quanto à melhora clínica e aos resultados das culturas. Se não houver melhora, deve-se ajustar os antibióticos conforme antibiograma e, se possível, avaliar as vias urinárias do paciente com exame de imagem, a fim de afastar abscessos, coleções e obstruções. A ultrassonografia de rins e vias urinárias apresenta como vantagens a ausência de irradiação e o menor custo, porém é examinador-dependente e não é muito adequada para avaliar as estruturas da pelve, ao passo que a tomografia computadorizada é adequada para essa situação. Para visualizar cálculos, não há a necessidade de contraste, mas para avaliar coleções e abscessos, é necessário contraste endovenoso, o que limita o emprego deste exame em pacientes com alteração de função renal.

TERAPÊUTICA EMPÍRICA

Deve levar em conta largamente a epidemiologia local. Infelizmente, os dados do SENTRY, maior estudo de epidemiologia de infecções urinárias nosocomiais no nosso meio, estão defasados. Quando publicado, em 2002, os agentes mais preocupantes eram os germes produtores de betalactamases de espectro estendido (ESBL) e *Pseudomonas aeruginosa* resistente a carbapenêmicos; os enterococos resistentes à vancomicina não foram nem sequer citados. Hoje, é largamente conhecido o impacto das enterobactérias produtoras de carbapenemases na patogênese dessas infecções. Não existe na literatura consenso quanto ao tempo de tratamento, embora sejam sugeridos sete dias. O *guideline* da IDSA sugere como terapêutica empírica a levofloxacina, entretanto, a epidemiologia brasileira não permite extrapolar tal recomendação.

A microbiologia das infecções urinárias associadas à sonda vesical de demora envolve, sobretudo, *Enterobacteriaceae*, principalmente *Escherichia coli*, mas também em menor frequência, Gram-negativos não fermentadores como *Pseudomonas aeruginosa*, além de *Enterococcus* spp. (embora estes sejam mais encontrados em casuísticas da América do Norte) e leveduras, em sua maioria *Candida albicans* (50%) e entre as *Candida* não albicans, *C. tropicalis*, *C. parapsilosis* e, em menor grau, no nosso meio, *C. glabrata* e *C krusei*. *Staphylococcus aureus* não é frequente e sua presença na urina deve desencadear a busca por algum foco fechado de disseminação hematogênica, tais como abscessos e endocardites infecciosas.

Entre os Gram-negativos, devem ser citados, pela importância epidemiológica no nosso meio, para efeitos de terapia antimicrobiana empírica, os germes:

- Produtores de ESBL: o principal germe produtor é a *Klebsiella pneumoniae* (50%). Essas betalactamases conferem resistência às cefalosporinas de terceira e quarta gerações, embora sejam sensíveis às cefalosporinas de segunda geração. Os inibidores de betalactamase, como o tazobactam, podem reverter o efeito das ESBLs, entretanto, a melhor opção terapêutica são os carbapenêmicos: ertapenem (melhor alternativa se a infecção não for por *Pseudomonas* spp.), meropenem e imipenem. No Hospital das Clínicas da Faculdade de Medicina da Universidade de São Paulo (HCFMUSP), dados os níveis endêmicos de infecção por esses agentes, os pacientes não são mais mantidos em isolamento de contato, entretanto no Hospital Universitário da USP (HU-USP), sim.
- Produtores de AmpC: betalactamase produzida pelo assim chamado grupo CESP, a saber: *Citrobacter* spp., *Enterobacter* spp., *Serratia* spp., *Providencia* spp.,

Proteus spp. e *Morganella* spp. São bactérias com potencial de se tornar resistentes na vigência de tratamento com betalactâmico, principalmente cefalosporinas de terceira geração, que causam a "desrepressão" do gene dessas betalactamases. O marcador de desrepressão no antibiograma desses agentes é a sensibilidade à cefoxitina: se resistente, significa presença desse gene desreprimido. Ao contrário das ESBLs, o efeito dessas betalactamases não é revertido por inibidores específicos, portanto se o antibiograma reportar sensibilidade à piperacilina/tazobactam ou a outro betalactâmico associado a inibidor de betalactamase, deve-se interpretar esse achado como falsa sensibilidade – trata-se de uma armadilha muito frequente. As melhores escolhas são as cefalosporinas de quarta geração como o cefepime. Pode-se utilizar fluoroquinolonas se o foco for urinário e carbapenêmicos.

- *Enterobacteriaceae* produtores de carbapenemases: são germes que, no antibiograma, apresentam resistência a ertapenem. O teste mais utilizado para detectar a presença dessas carbapenemases é o teste de Hodge modificado (com ácido borônico), no qual a bactéria suspeita é submetida ao método de disco-difusão com a presença de disco de imipenem ou ertapenem, bem como de cepas de *E. coli* e *Klebsiella pneumoniae* padronizadas (ATCC, *american type culture collection*), cuja realização deve ser reportada no antibiograma. Trata-se de um método fenotípico. No Hospital das Clínicas e no HU-USP, a presença da carbapenemase é confirmada e caracterizada por meio de teste de biologia molecular (PCR, ou reação em cadeia de polimerase). *Proteus* spp., *Providencia* spp. e *Morganella morganni* resistentes somente ao imipenem não são germes incluídos nessa categoria. É sugerida na literatura, embora de forma não tão bem definida, a terapêutica com associação de drogas. Existem três situações: 1) teste de Hodge negativo e sensibilidade ao imipenem e ao meropenem: primeira escolha para infecção de trato urinário são os aminoglicosídeos (gentamicina ou amicacina); 2) teste de Hodge positivo ou inconclusivo e sensibilidade ao imipenem e ao meropenem: primeira escolha são os aminoglicosídeos e segunda, polimixinas (B ou E); e 3) resistência a meropenem ou imipenem independentemente do teste de Hodge: primeira escolha são os aminoglicosídeos e segunda, polimixinas (B ou E). Embora a fosfomicina seja uma opção sensível, ela deve ser reservada apenas para cistites. Os pacientes devem ser mantidos em isolamento de contato e os contactantes devem ser submetidos a culturas de vigilância por *swab* inguinal e retal, e ser mantidos em isolamento de contato até o resultado da cultura.
- Germes Gram-negativos não fermentadores: apresentam uma complexa combinação de mecanismos de resistência. Os principais causadores de infecção de trato urinário associada à sonda vesical de demora, no nosso meio, são a *Pseudomonas aeruginosa* e o *Acinetobacter baumannii*. A terapêutica empírica para esses agentes varia muito entre os serviços de saúde, apesar de o estudo SENTRY, em 2002, ter detectado, já naquela época, uma suscetibilidade < 85% a carbapenêmicos entre os isolados de *Pseudomonas* spp. Os aminoglicosídeos e as polimixinas permanecem como boas opções terapêuticas.

Candidúria

Diferentemente das infecções pela maioria dos uropatógenos e semelhantemente à infecção de trato urinário por *S. aureus*, as espécies de *Candida* spp., quando, de fato, representam infecção, ocorrem neste sítio por disseminação hematogênica: 80% das candidemias resultam em infecção renal. A terapêutica empírica não deve ser tratada como prioridade, entretanto é prudente, sobretudo em pacientes de risco, buscar infecção disseminada por *Candida* spp. por meio de fundo de olho (endoftalmite), exame cutâneo e coleta de hemoculturas em balões de cultura aeróbias ou anaeróbias: não é necessário balão de hemocultura para fungos, tais como Myco F ® (Becton Dickinson, Ranklin Lakes, NJ, EUA) ou similares, para detectar candidemia. Apesar disso, a sensibilidade da hemocultura para *Candida* spp. é baixa, próxima a 50%, e muitas vezes são necessários marcadores substitutos para detecção, tais como 1-3-beta-D-glucana, bem como uso de escores como o *Candida score* para avaliação de risco. Isso se aplica especialmente a pacientes com outros fatores de risco para candidemia, como imunodeprimidos (sobretudo neutropênicos, usuários de corticoterapia ou outros imunossupressores), usuários de antibióticos de largo espectro, pacientes críticos (*Acute Physiology and Chronic Health Evaluation*, ou APACHE > 20), grandes queimados, pacientes submetidos a cirurgias abdominais, pacientes com pancreatite ou com perfuração intestinal, neonatos de baixo peso, usuários de cateter venoso central ou nutrição parenteral total, com colonização por *Candida* spp. previamente documentada, dialíticos, diabéticos e pacientes em ventilação mecânica prolongada. Afastados esses fatores de risco e sintomas, muitas vezes a candidúria deve ser manejada apenas com a troca de sonda e uma nova coleta de cultura. A persistência, entretanto, é um sinal de alerta. É fundamental diferenciar contaminação de colonização e

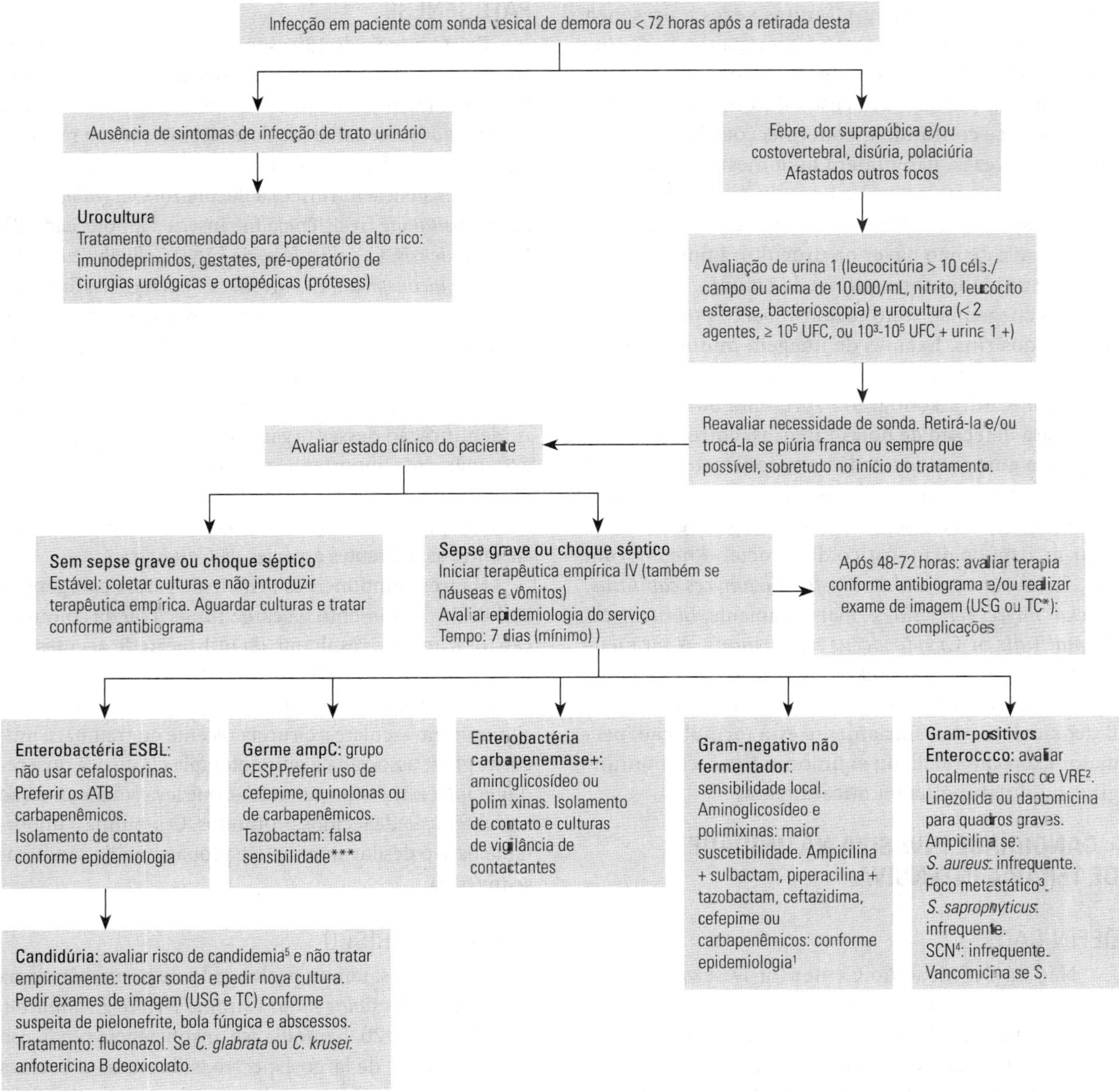

Figura 2 Fluxograma resumo: infecção de trato urinário associada à sonda vesical. * USG: ultrassonografia de rins e vias urinárias ou TC: tomografia computadorizada de abdome superior, inferior e pelve: se suspeita de abscesso, melhor TC. **ESBL: betalactamase de espectro estendido e ATB: antibióticos. ***ampC: betalactamase produzida pelo grupo CESP (*Citrobacter* spp., *Enterobacter* spp., *Serratia* spp., *Providencia* spp., *Proteus* spp. e *Morganella* spp.): nesses casos evitar principalmente cefalosporinas de terceira geração e betalactâmicos com inibidores de betalactamase, pois a sensibilidade reportada no antibiograma geralmente é falsa; o marcador da presença dessa betalactamase é a resistência à cefoxitina no antibiograma. 1: Entre os Gram-negativos não fermentadores, predominam em nosso meio a *Pseudomonas aeruginosa* e o *Acinetobacter baumannii*, conforme dados do SENTRY (5): a ampicilina/sulbactam é uma opção viável apenas para este último, quando sensível. 2: VRE: enterococo resistente à vancomicina, mais frequentemente isolado entre os uropatógenos nas casuísticas norte-americanas, portanto a terapêutica empírica para Gram-positivos depende largamente da epidemiologia local e, em nosso meio, geralmente não é necessária; preferir sempre a ampicilina, se sensível, mas para casos confirmados com cultura, com bacteriemia ou graves, presumidos, recomenda-se daptomicina ou linezolida; há menos estudos com quinupristina/dalfopristina (sem registro vigente na Anvisa; não recomendada para *Enterococcus faecalis*) e tigeciclina, mas são alternativas possíveis (Heintz BH et al. Pharmacotherapy 2010;30[11]:1136-49.) Vancomicina se não VRE, e resistente à ampicilina, para casos graves. 3 *Staphylococcus aureus* na urina geralmente representa foco de disseminação hematogênica, tais como abscessos, endocardites infecciosas e tromboflebites sépticas: está indicados coleta de hemoculturas, fundo de olho, ecocardiograma, sobretudo transesofágico, e/ou exames de imagem para procurar foco fechado. 4: *Staphylococcus* spp. coagulase negativo: menos frequente nas casuísticas brasileiras; em sua maioria, resistente à oxacilina; S: sensível. 5: Risco de candidemia pode ser avaliado pelo *Candida score* (ver texto) ou, entre vários outros, destaque para cirurgias abdominais, imunodepressão, uso de cateter venoso central e nutrição parenteral (ver texto).

infecção por *Candida* spp. Muitas vezes a presença dessas leveduras na urina não é acompanhada de sintomas, o que muitas vezes significa apenas contaminação ou colonização. Em casos sintomáticos, muitas vezes estes se confundem com infecções bacterianas, ou, muitas vezes, não podem nem mesmo ser avaliados. Exames como urina 1 e urocultura devem ser coletados, apesar de a piúria, embora sensível, não ser específica; e de não haver na urocultura um ponto de corte de unidades formadoras de colônia, pois as leveduras chegam ao trato urinário baixo por excreção a partir dos rins. Exames de imagem muitas vezes se fazem necessários para avaliar infecção renal por *Candida* spp. A ultrassonografia apresenta boa sensibilidade para detecção de bolas fúngicas, entretanto a tomografia computadorizada com contraste é melhor para distinguir pielonefrite de abscesso perinéfrico. Em pacientes imunodeprimidos, outros fungos devem estar na lista de diagnóstico diferencial: *Rhodotorula* spp., *Trichosporon asahii*, *Blastoschizomyces capitatus*, *Saccharomyces cerevisiae* e, mais raramente, *Blastomyces dermatitidis* or *Cryptococcus neoformans*. A terapêutica inclui o fluconazol, exceto em casos de *C. glabrata* ou *C. krusei*, minoria em nosso meio; anfotericina B deoxicolato, necessariamente esta formulação, pela maior excreção renal; ou equinocandinas, casponfungina, anidulafungina ou micafungina.

▪ CANDIDÍASE INVASIVA NA UNIDADE DE TERAPIA INTENSIVA

DEFINIÇÃO

Não há definição do Center for Disease Control and Prevention (CDC), nem vigilância epidemiológica hospitalar específica de infecções invasivas por *Candida* spp. nas unidades de terapia intensiva, embora seja um problema crescente em pacientes hospitalizados: há relatos de aumento de 500% na sua incidência nas últimas décadas. Nos Estados Unidos é a quarta infecção de corrente sanguínea mais comum. Candidíase invasiva pode ser definida como uma infecção grave de disseminação hematogênica, angioinvasiva, que pode acometer qualquer órgão, sobretudo, rins, articulações, vértebras, pulmão, coração (válvulas cardíacas), sistema nervoso central (SNC), medula óssea e olhos (endoftalmite), excluídas formas menos graves como candidíase mucocutânea e esofágica. Mortalidade atribuída na literatura de até 47%, embora alguns estudos estimem mortalidade entre 15 e 25% em adultos e entre 10% e 15% em crianças, bem como um custo de cerca de US$ 40.000 por infecção.

PATOGÊNESE

Existem mais de 150 espécies de *Candida* spp., mas apenas cerca de 15 são reconhecidos como freqüentes patógenos humanos, incluindo *C. albicans* (50% das vezes), *C. glabrata* (suscetibilidade dose-dependente ou resistência adquirida a fluconazol), *C. tropicalis, C. parapsilosis, C. krusei* (resistência intrínseca a fluconazol), *C. guilliermondii, C. lusitaniae* (resistência intrínseca à anfotericina B), *C. dubliniensis, C. pelliculosa, C. kefyr, C. lipolytica, C. famata, C. inconspicua, C. rugosa e C. norvegenis*. Entre estes, *C. albicans* é, de longe, a espécie mais comumente isolada de seres humanos, e é um habitante comum da orofaringe, da pele e membranas mucosas, e em menor grau no trato respiratório, gastrointestinal e geniturinário. A identificação desses organismos ao nível de espécie é extremamente importante, não só por causa de questões relacionadas com a suscetibilidade aos antifúngicos, mas também por causa de diferenças de potencial de virulência entre as diferentes espécies de *Candida* spp.

Há três componentes principais para a patogênese, incluindo: 1) aumento da carga fúngica ou da colonização, tipicamente resultante da utilização de agentes antimicrobianos de largo espectro; 2) quebra de barreiras das mucosas e da pele, como resultado do uso de dispositivos intravasculares, cirurgia recente ou trauma, e mucosite grave associada à quimioterapia citotóxica ou à radioterapia; e 3) disfunção imune, que leva à disseminação e proliferação de tecidos profundos. O biofilme é importante para o desenvolvimento e propagação da candidíase invasiva.

FATORES DE RISCO

Em adultos: tempo prolongado de permanência na UTI; *Acute Physiology and Chronic Health Evaluation*, ou APACHE > 20, hemodiálise, insuficiência renal, uso de antibióticos de largo espectro, sobretudo cobertura simultânea para Gram-positivos e Gram-negativos por mais do que 14 dias, uso de CVC, nutrição parenteral total, neoplasias, uso de drogas imunossupressoras, transplantes, quimioterapia, neutropenia, pancreatite aguda, colonização por *Candida* spp. em múltiplos sítios, cirurgias abdominais ou perfuração intestinal. Em crianças e recém-nascidos: prematuridade, malformações congênitas e escore de APGAR baixo. Deve-se citar ainda o *Candida score* (CS), validado para pacientes não neutropênicos: as variáveis codificadas como ausente (= 0) ou presente (= 1): x1 nutrição parenteral total, mais x1 cirurgia, x1 mais colonização multifocal por *Candida* spp., x2 mais sepse grave. O índice de colonização foi registrado, se ≥ 0,5. O *Candida score* ≥ 3 selecionou com precisão pacientes com alto risco para candidíase invasiva.

DIAGNÓSTICO

Faz-se por meio de uma ou mais hemoculturas positivas para *Candida* spp., embora a sensibilidade desta se aproxime apenas de 50%. Marcadores substitutos (*surrogates*) como a 1-3-beta-D-glucana no sangue se fazem necessários. Na coorte do estudo que validou o *Candida score*, o ponto de corte de 75 pg/mL para a 1-3-beta-D-glucana apresentou sensibilidade de 77,8% (IC 95%: 58,6%-97%) e especificidade de 52,7% (IC 95%: 46,1-59,3%), área sob a curva ROC: 0,709 (IC 95%: 0,591-0,828). A *Candida* spp. pode ser isolada em urocultura, cultura de liquor, líquido sinovial, mielocultura ou identificada ao fundo de olho ou por meio de exames de imagem, na forma de bola fúngica, ou vegetações grandes, geralmente maiores que 3 cm, por meio de ecocardiograma transtorácico, ou sobretudo, transesofágico. Hemoculturas positivas devem sempre ser valorizadas como infecção, ao passo que secreções respiratórias sempre significam colonização e urina quase sempre representam colonização. Isolamento de *Candida* spp. no peritônio é considerada infecção na presença de peritonite. Isolamento somente na ponta do cateter não significa recomendação de tratamento. A biópsia tecidual é o padrão-ouro. A colonização em múltiplos sítios fala a favor de candidíase invasiva. Pacientes com neutropenia prolongada podem apresentar uma forma rara chamada candidíase hepatoesplênica ou candidíase disseminada crônica, caracterizada por acometimento de fígado, baço, rins e, mais raramente, nos pulmões, e com lesões focais visíveis aos exames de imagem, sobretudo no período de recuperação dos neutrófilos.

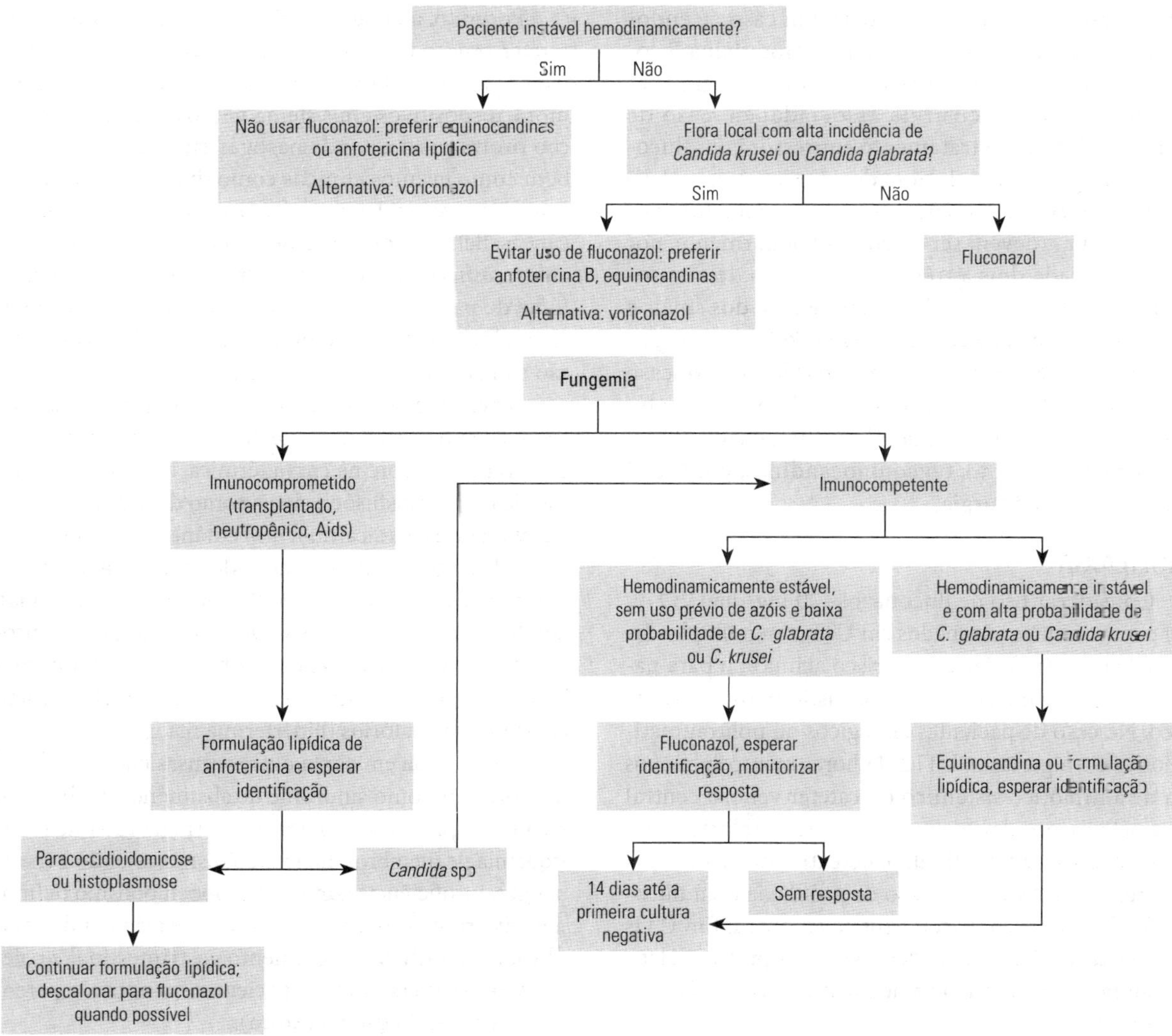

Figura 3 Fluxograma de tratamento empírico da candidíase invasiva. Fonte: Caldeira Filho et al., 2008.

TRATAMENTO

Na presença de infecção de cateter venoso central, sempre sacá-lo. Entre as drogas empíricas, ressalta-se o fluconazol na dose de 6-12 mg/kg de 12-12h (risco de interações medicamentosas e elevação de transaminases); anfotericina B deoxicolato na dose de 0,6-1,0 mg/kg/dia (reações infusionais, nefrotoxicidade, hipocalemia), anfotericina B formulações lipídicas (3-5 mg/kg/dia) (menos reações infusionais e nefrotoxicidade, e mais mielotoxicidade na lipossomal); voriconazol, na dose de 6 mg/kg, 12-12h (1º dia), e 3 mg/kg, 12-12h (em diante) (várias interações medicamentosas, alteração visual e hepatotoxicidade, bem como limitação do uso da formulação IV em insuficiência renal); caspofungina (70 mg/dia no primeiro dia e 50 mg/dia em diante (interação com rifampicina, ciclosporina, elevação de transaminases; evitar uso em cirrose hepática Childs B e C), anidulafungina (100 mg/dia) ou micafungina (100 mg/dia). Em caso de endocardite, a terapêutica de escolha é a anfotericina B somada à 5-fluocitosina 100 mg/kg/dia dividida em quatro tomadas VO, e cirurgia associada; em caso de cirurgia é descrito o tratamento supressor com fluconazol para pacientes selecionados. O tratamento deve ser mantido até 14 dias após a última hemocultura positiva (as quais devem ser coletadas regularmente, por exemplo a cada dois a três dias). No caso de neutropênicos, até a resolução da neutropenia e dos sinais e sintomas. No caso de candidíase hepatoesplênica, por três a seis meses e até calcificação das lesões. No caso de endoftalmite, vitrectomia se vitreíte presente e terapêutica com anfotericina IV ou fluconazol VO ou IV (primeira escolha), ou equinocandinas, por 6 a 12 semanas após a cirurgia.

PROFILAXIA

Considerar uso de fluconazol 400 mg/dia (VO ou IV) para pacientes internados em UTI com múltiplos fatores de risco (vide fatores de risco acima) ou para pacientes com trauma, enquanto persistirem os fatores de risco. No caso de pacientes cirúrgicos ou politraumatizados vale o algoritmo: UTI ≥ 48 horas mais pelo menos um de antibiótico sistêmico ou cateter venoso central mais pelo menos dois de nutrição parenteral total, diálise, cirurgia gastrintestinal, pancreatite, corticoterapia ou imunossupressor. Em caso de profilaxia com fluconazol, não o usar como terapêutica empírica. Em UTIs com uso de profilaxia com fluconazol, há pressão seletiva e aumento da incidência de infecção por *C. glabrata* e *C. krusei*.

▪ OUTRAS CAUSAS DE FEBRE DE CAUSA INFECCIOSA EM UNIDADE DE TERAPIA INTENSIVA

INTRODUÇÃO

O primeiro passo, diante de um paciente com febre na unidade de terapia intensiva (UTI) consiste na confirmação do quadro febril: nos *guidelines*, sempre se cita a temperatura central (ou *core*) > 38,3°C (obtida por temperatura retal profunda, intravesical, termístor do cateter de Swan-Ganz, ou temperatura timpânica), mas, para efeitos práticos, no nosso meio, define-se por temperatura axilar > 37,8°C.

Cerca d e 50% das febres na UTI são de causa infecciosa, portanto, sempre, diante de um paciente com febre, está indicada a coleta de dois pares de hemoculturas periféricas e uma avaliação da provável causa de febre do paciente.

Portanto, atentar-se a dispositivos invasivos, como cateter venoso central, marcapassos, cateteres de Swan-Ganz, acessos venosos periféricos, sonda vesical de demora, dispositivos em sistema nervoso central, intubação orotraqueal e sonda nasogástrica ou nasoenteral, bem como eventos clínicos como diarreia, cirurgia recente, úlceras de decúbito sacrais, trocantéricas ou calcâneas, flebites e outras lesões cutâneas (incluindo vesículas, *rashes* etc.). Avaliar exames como radiografia de tórax do paciente, culturas de vigilância e feridas operatórias, incluindo esternotomia: avaliar estabilidade da lesão e presença de coleções palpáveis.

A pesquisa de febre ainda envolve uma avaliação criteriosa da prescrição do paciente e uma comparação com os horários de febre na curva térmica, bem como avaliação de hemotransfusões: sinais como dissociação pulso-temperatura (bradicardia), *rash* cutâneo e eosinofilia sugerem febre por medicamentos. Medicações muitas vezes incriminadas: antibióticos (betalactâmicos, vancomicina), anfotericina B, anticonvulsivantes, antiarrítmicos, neurolépticos (mas neste caso por síndrome neuroléptica maligna, em 3% dos usuários dessas medicações), bem como anestésicos inalatórios (hipertermia maligna).

Levar ainda em conta outras causas não infecciosas de febre, tais como síndrome de abstinência (sobretudo alcoólica), pancreatite aguda, hemorragia subaracnoide, isquemia de membros, hipertireoidismo, rejeição a transplantes, insuficiência adrenal, tromboembolismo pulmonar, síndrome do desconforto respiratório agudo (fase fibroproliferativa), sangramento gastrintestinal e colecistite alitiásica (sobretudo pacientes em nutrição parenteral e em ventilação mecânica).

Afastadas causas óbvias e mais frequentes e diante da persistência do quadro de febre, após coletadas culturas de sangue, cateter, urina, líquidos cavitários, líquor e/ou pesquisa por biologia molecular ou ELISA de toxinas A e B de *Clostridioides difficile* nas fezes (apesar da baixa sensibilidade deste último), deve-se investir na pesquisa de focos fechados, sobretudo abdominais, endocardites infecciosas cultura-negativas, tromboflebites sépticas, bem como infecções fúngicas, sobretudo por *Candida* spp. em pacientes com fatores de risco. Neste capítulo, abordaremos outras causas de febre de origem infecciosa em UTI.

DIARREIA E FEBRE NA UTI

Diagnóstico frequente, caracterizado por mais de duas evacuações de consistência alterada por dia, muitas vezes por uso de antibióticos e nutrição enteral apenas. Diferenciação clínica entre diarreia associada a antibióticos da diarreia por *Clostridioides difficile* é difícil: os antimicrobianos mais associados às duas são clindamicina, betalactâmicos de largo espectro, incluindo cefalosporinas, sendo a amoxicilina/clavulanato mais comum no primeiro grupo. Elementos como ausência de evidências clínicas de colite, menor gravidade, menos complicações e a ausência de leucócitos nas fezes são mais sugestivos de diarreia associada a antibióticos.

Entretanto, um quarto de todas as diarreias por uso de antibióticos (por mais do que três dias) estão associadas ao *C. difficile*, sendo este agente responsável por até 20% de infecção de todos os pacientes internados em algumas casuísticas. Causa um espectro de doenças que vai desde a diarreia por *C. difficile*, passando por colite associada a esta bactéria, colite pseudomembranosa (sendo esta a manifestação mais específica desta bactéria) e megacólon tóxico. Trata-se de uma bactéria Gram-positiva anaeróbia estrita, que ocorre algumas vezes na flora normal, sem causar diarreia, podendo, até mesmo, ser encontrada na comunidade.

Diagnóstico

No manejo inicial, deve-se diminuir a infusão da dieta e ficar atento ao uso de procinéticos. Diante da suspeita de infecção por *C. difficile* não se deve coletar coproculturas, até porque não há valor neste exame em pacientes internados por mais de 72 horas, tampouco não diferencia as cepas toxigênicas das não toxigênicas.

Deve-se, então, realizar pesquisa por biologia molecular ou ELISA (*enzyme linked immunosorbent assay*) de toxinas A e B de *C. difficile* nas fezes, apesar da baixa sensibilidade deste último método; interromper o antimicrobiano causador do quadro sempre que possível; e manter o paciente em isolamento de contato. Somente retirar do isolamento o paciente sem diarreia incontinente. Para evitar disseminação nosocomial, os equipamentos de uso no paciente, quarto e banheiro devem ser privativos. Atentar-se para o fato de as soluções antissépticas à base de álcool não erradicarem os esporos da bactéria.

Tratamento

Iniciar empiricamente metronidazol 500 mg, via oral, de 8 em 8 horas para os casos leves (leucocitose < 15.000/mm³ e creatinina <1,5 vezes o basal) e vancomicina 125 mg, via oral, de 6 em 6 horas, para os casos graves inicialmente, se houver trânsito intestinal, ou via retal em caso contrário (500 mg em soro fisiológico 100 mL de enema de retenção, 6-6 horas). Em casos complicados (sepse grave, choque séptico, íleo ou megacólon), vancomicina 500 mg VO 6-6 horas, associado necessariamente, a metronidazol 500 mg endovenoso, de 8 em 8 horas. Tempo de tratamento: 10 a 14 dias, sempre considerando a melhora dos sintomas ou resolução da febre e/ou diarreia: não coletar pesquisa de toxina de controle. Atentar-se para o risco de complicações abdominais e, consequentemente, necessidade de abordagem cirúrgica do foco: colectomia subtotal com preservação de reto. Leucocitose > 50.000 células/mm³ e lactato > 5 mmol/L (45 mg/dL) são indicações de mau prognóstico. A primeira recorrência deve ser tratada como o primeiro episódio, mas a partir da segunda, usar vancomicina em regime de pulso e evitar o metronidazol por conta da neurotoxicidade: 125 mg duas vezes por dia durante uma semana, 125 mg uma vez por dia durante uma semana, e, em seguida, 125 mg a cada 2 ou 3 dias para 2-8 semanas.

SINUSITE NOSOCOMIAL

trata-se de um diagnóstico difícil de ser feito, pela dificuldade de avaliar os sintomas clássicos, e deve ser sempre suspeitado diante da presença de sonda de passagem nasal, pela obstrução que esta impõe aos óstios de drenagem dos seios da face. Portanto, a retirada da sonda é fundamental para o tratamento. Outros fatores de risco reconhecidos: ventilação mecânica, trauma facial ou craniencefálico, uso de corticoterapia, uso prévio de antibióticos, tamponamento nasal, uso de sedação, escala de coma de Glasgow ≤ 7, colonização nasal por Gram-negativo entérico. O pico de ocorrência se dá na segunda semana de internação.

Microbiologia

A casuística internacional demonstra presença de dois terços de Gram-negativos, sobretudo *Pseudomonas aeruginosa,* e um terço de Gram-positivos, notadamente, *Staphylococcus aureus,* e anaeróbios. Os germes mais isolados no nosso meio, são *P. aeruginosa* (29%), *Proteus* spp. (26%), *Acinetobacter* spp. (14%), e, menos frequentemente, *Klebsiella* spp., *Providencia* spp. e *S. aureus*, com altas taxas de resistência a antimicrobianos.

Diagnóstico

O exame de escolha para o diagnóstico é a tomografia computadorizada de seios da face, embora em um estudo apenas 38% das imagens alteradas (nível hidroaéreo nos seios da face) de fato correlacionaram-se com infecção provada. O padrão ouro consiste na punção transnasal e cultura da secreção drenada, muitas vezes resolvendo o quadro sem necessidade de antibióticos.

Tratamento

Recomenda-se lavagem nasal a casa oito horas, quando possível, e uso de antibióticos com cobertura para os germes mais frequentes, sobretudo piperacilina/tazobactam e carbapenêmicos, mas deve-se respeitar a epidemiologia do serviço. Um estudo demonstrou a redução da incidência de pneumonia associada à ventilação mecânica, sepse e mortalidade, em pacientes submetidos à pesquisa sistemática de sinusite nosocomial e tratamento.

INFECÇÃO DE FERIDA OPERATÓRIA

Infecção hospitalar muito frequente, a maioria das quais são abscessos subcutâneos, caracterizados pela presença de eritema, pus ou sensibilidade da incisão cirúrgica.

Tratamento

Abertura da ferida e drenagem e antibióticos para imunocomprometidos, com cobertura, sobretudo, de *S. aureus* resistente à oxacilina, por exemplo vancomicina. Ficar atento a infecções extensas, toxicidade sistêmica, sepse grave e choque séptico, com acometimento de subcutâneo e muscular, presença de crepitação, sobretudo em parede abdominal e em região perineal (síndrome de Fournier), principalmente em paciente diabéticos e imunodeprimidos. Realizar exames de imagem para avaliação do quadro, tais com ultrassonografia de partes moles ou tomografia computadorizada. Infecções mais profundas precisam reanimação imediata e agressiva, desbridamento cirúrgico e terapia antimicrobiana apropriada, com cobertura para flora mista, incluindo anaeróbios: piperacilina/tazobactam, carbapenêmicos e vancomicina, por exemplo.

INFECÇÃO DE ÚLCERA DE DECÚBITO

Comum em pacientes idosos e com lesão medular, envolvendo superfícies ósseas (sacro, trocânter e calcâneo), tendo como substrato as áreas de necrose. Avaliar sempre feridas que não fecham apesar de cuidados locais, alívio de pressão e suporte nutricional adequado. Então, procurar ativamente por sinais de infecção.

Microbiologia

A flora cutânea é substituída por germes do ambiente hospitalar e de excretas gastrintestinais e urinários. Casuísticas internacionais apontam como mais frequentes: *Enterobacter* spp., *Staphylococcus* spp. (incluindo *S. aureus* resistente à oxacilina e coagulase negativos), *Enterococcus faecalis, Streptococcus* spp., *Proteus* spp. e anaeróbios.

Diagnóstico

Avaliar se a lesão é superficial ou profunda. Em infecções superficiais, caracteriza-se por sinais flogísticos locais e ferida que não fecha, apesar de tratamento otimizado, sem sintomas sistêmicos, tampouco sem alterações de hemograma e marcadores inflamatórios laboratoriais (velocidade de hemossedimentação e proteína C-reativa. A infecção profunda apresenta sinais flogísticos, drenagem de pus, odor fétido, bem como sintomas sistêmicos e envolve complicações como celulite, osteomielite (17-32%) e bacteriemia associada à sepse (17% na maior das casuísticas). O padrão ouro consiste em cultura de material após desbridamento profundo com técnica estéril. Evitar *swabs*. Após duas a 4 semanas de celulite e sepse, deve-se atentar para osteomielite. Para detecção de osteomielite, o melhor exame é a ressonância nuclear magnética, pois as alterações da úlcera de pressão podem se confundir com osteomielite na radiografia simples, a cintilografia com gálio e tecnécio é sensível, porém não específica e a tomografia computadorizada pode ser usada para detectar infecção de partes moles. O padrão ouro é a biópsia e cultura de tecido.

Tratamento

Para úlceras infectadas superficiais, o tratamento consiste, além de desbridamento de tecido necrótico, uso de curativo úmido, suporte nutricional e alívio de pressão, de antibioticoterapia tópica por duas semanas: sulfadiazina de prata 1%; evitar gluconato de clorexidina, pela toxicidade aos fibroblastos humanos.

Para as úlceras profundas, é necessária antibioticoterapia sistêmica que cubra os germes mais frequentemente isolados, conforme a epidemiologia local. Os maiores problemas em termos de resistência são o *S. aureus* e *Staphylococcus* spp. coagulase negativos resistentes à oxacilina ou com suscetilibilidade reduzida à vancomicina (MIC > 1 mg/L), *Enterococcus* spp. resistentes à vancomicina (VRE), germes Gram-negativos produtores de betalactamases de espectro estendido (ESBL) e germes produtores de ampC. A cobertura deve, portanto, envolver flora mista, incluindo Gram-positivos, Gram-negativos e anaeróbios. Opções razoáveis: cefalosporinas de terceira ou quarta geração e metronidazol (se não houver ESBL), piperacilina/tazobactam (se germes ampC afastados) ou carbapanêmicos (ertapenem, pela comodidade posológica e por poupar *Pseudomonas* spp.) mais vancomicina; daptomicina ou linezolida se bacteriemia por *S. aureus* com suscetilibilidade reduzida à vancomicina ou VRE; e teicoplanina e carbapenêmicos (ertapenem) se osteomielite. Se não houver osteomielite, o tempo de tratamento é de duas semanas, e se houver osteomielite, por quatro semanas (aguda) a seis meses (crônica).

▪ BIBLIOGRAFIA

Balsalobre Filho LL, Vieira FM, Stefanini R, Cavalcante R, Santos RP, Gregório LC. Nosocomial sinusitis in an intensive care unit: a microbiological study. Braz J Otorhinolaryngol 2011;77(1):102-6.

Bartlett JG. Clinical practice. Antibiotic-associated diarrhea. N Engl J Med 2002;346(5):334-9.

Caldeira Filho M, Westphal GA, et al. Manual prático de medicina intensiva, 5ª edição. São Paulo: Segmento Farma; 2008.

Cohen SH, Gerding DN, Johnson S, Kelly CP, Loo VG, McDonald LC, et al.; Society for Healthcare Epidemiology of America; Infectious Diseases Society of America. Clinical practice guidelines for Clostridium difficile infection in adults: 2010 update by the society for healthcare epidemiology of America (SHEA) and the infectious diseases society of America (IDSA). Infect Control Hosp Epidemiol 2010;31(5):431-55.

Fink MP, Abraham E, Vincent J-L, Kochanek PM (eds). Textbook of critical care, 5th ed. Philadelphia: Elsevier Saunders; 2005.

Gales AC, Sader HS, Jones RN; SENTRY Participants Group (Latin America). Urinary tract infection trends in Latin American hospitals: report from the SENTRY antimicrobial surveillance program (1997-2000). Diagn Microbiol Infect Dis 2002;44(3):289-99.

Gould CV, Umscheid CA, Agarwal RK, et al. Guideline for prevention of catheter associated urinary tract infections 2009. Disponível em: http://www.cdc.gov/hicpac.

Hooton TM, Bradley SF, Cardenas DD, Colgan R, Geerlings SE, Rice JC, et al.; Infectious Diseases Society of America. Diagnosis, prevention, and treatment of catheter-associated urinary tract infection in adults: 2009 International Clinical Practice Guidelines from the Infectious Diseases Society of America. Clin Infect Dis 2010;50(5):625-63.

Kauffman CA, Fisher JF, Sobel JD, Newman CA. Candida urinary tract infections-diagnosis. Clin Infect Dis 2011;52 Suppl 6:S452-6.

León C, Ruiz-Santana S, Saavedra P, Galván B, Blanco A, Castro C, et al.; Cava Study Group. Usefulness of the "Candida score" for discriminating between Candida colonization and invasive candidiasis in non-neutropenic critically ill patients: a prospective multicenter study. Crit Care Med 2009;37(5):1624-33.

Mermel LA, Allon M, Bouza E, Craven DE, Flynn P, O'Grady NP, et al. Clinical practice guidelines for the diagnosis and management of intravascular catheter-related infection: 2009 Update by the Infectious Diseases Society of America. Clin Infect Dis. 2009;49(1):1-45.

Nicolle LE. Urinary catheter-associated infections. Infect Dis Clin North Am 2012;26(1):13-27.

Pappas PG, Kauffman CA, Andes D, Benjamin DK Jr, Calandra TF, Edwards JE Jr, et al.; Infectious Diseases Society of America. Clinical practice guidelines for the management of candidiasis: 2009 update by the Infectious Diseases Society of America. Clin Infect Dis 2009;48(5):503-35.

Pappas PG, Kauffman CA, Andes D, Benjamin DK Jr, Calandra TF, Edwards JE Jr, et al.; Infectious Diseases Society of America. Clinical practice guidelines for the management of candidiasis: 2009 update by the Infectious Diseases Society of America. Clin Infect Dis 2009;48(5):503-35.

Pappas PG. Invasive candidiasis Infect Dis Clin North Am. 2006;20(3):485-506.

Rizoli SB, Marshall JC. Saturday night fever: finding and controlling the source of sepsis in critical illness. Lancet Infect Dis 2002;2(3):137-44.

Stein M, Caplan ES. Nosocomial sinusitis: a unique subset of sinusitis. Curr Opin Infect Dis 2005;18(2):147-50.

Tleyjeh I, et al. Infectious complications of pressure ulcers. In: Up to date. Disponível em: http://www.uptodate.com/.

255 MIOPATIA E NEUROPATIA NO DOENTE CRÍTICO

Bruno Diógenes Iepsen

INTRODUÇÃO

Fraqueza neuromuscular é uma condição bastante comum no ambiente da terapia intensiva e, na maioria das vezes, é secundária à miopatia do doente crítico, neuropatia do doente crítico ou uma combinação em graus variáveis de ambas.

Apesar da descrição de fraqueza muscular e atrofia em pacientes criticamente enfermos ser bastante antiga, com relatos desde os tempos de Hipócrates, somente a partir da década de 1980 surgiram as primeiras publicações detalhando a clínica e eletrofisiologia de pacientes com quadros recentes de fraqueza muscular e dificuldade de desmame de ventilação mecânica no contexto de internações em unidades de terapia intensiva (UTI).

DEFINIÇÃO E EPIDEMIOLOGIA

Fraqueza neuromuscular adquirida na UTI é definida como fraqueza clinicamente detectada em um paciente crítico, sem outras causas plausíveis para o quadro, exceto a doença grave.

Na maioria das vezes, o quadro é decorrente de uma miopatia do doente crítico (MDC) ou polineuropatia do doente crítico (PDC), que são entidades distintas, sendo a primeira mais comum. Em muitos casos, ocorre uma combinação em graus variáveis de ambas. Por isso, preferimos utilizar o termo polineuromiopatia do doente crítico.

A prevalência dessas patologias é alta, podendo variar de 50 até 100% dos pacientes internados em UTI. Alguns estudos mostram que alterações neuromusculares já podem ser evidenciadas desde o primeiro dia de internação. Dentre aqueles pacientes mantidos sob ventilação mecânica por um período superior ou igual a 7 dias, mais de 25% apresentam clínica compatível.

FISIOPATOLOGIA E FATORES DE RISCO

A fisiopatologia da polineuromiopatia do doente crítico é multifatorial, envolvendo desde falência bioenergética, perda de miosina e inexcitabilidade sarcolemal até alterações microvasculares e elétricas, levando a mudanças estruturais e funcionais de músculos e/ou nervos.

Diversos fatores de riscos são conhecidos, dentre eles:

- Sepse/síndrome da resposta inflamatória sistêmica.
- Disfunção de múltiplos órgãos.
- Hiperglicemia durante a internação.
- Repouso prolongado e imobilização.
- Sexo feminino.
- Terapia de substituição renal.
- Uso de catecolaminas.
- Idade avançada.
- Ventilação mecânica prolongada.
- Uso de corticosteroides sistêmicos.
- Bloqueadores neuromusculares (BNM).

A associação específica com algumas medicações, como corticosteroides e BNM, é controversa e inconsistente entre diversos estudos.

QUADRO CLÍNICO

A polineuromiopatia do doente crítico geralmente se apresenta como uma síndrome de unidade motora, clinicamente caracterizada por uma tetraparesia simétrica e flácida. A fraqueza costuma ser predominantemente proximal e tende a preservar musculatura facial, bulbar e a motricidade ocular extrínseca. O acometimento da musculatura respiratória é comum, levando a dificuldade de desmame da ventilação mecânica.

Quando o componente de polineuropatia é mais proeminente, podemos observar também reflexos tendinosos profundos hipoativos/abolidos, atrofia muscular e comprometimento da sensibilidade periférica à dor e ao toque.

É importante lembrar que o exame neurológico em pacientes críticos muitas vezes é limitado pela falta de colaboração dos pacientes, seja pelo uso de sedação ou por encefalopatia associada, condições muito comuns em unidades de terapia intensiva. Por isso, muitas vezes o primeiro sinal de uma polineuromiopatia do doente crítico é percebido quando ocorre dificuldade no desmame da ventilação mecânica em um paciente com nível de consciência adequado e sem sinais de piora do quadro pulmonar.

DIAGNÓSTICO E EXAMES COMPLEMENTARES

Em pacientes acordados e colaborativos em UTI, é recomendada a avaliação da força muscular utilizando a escala MRC (Medical Research Council) (Tabela 1) que avalia a força de 6 grupamentos musculares em cada lado, cuja pontuação máxima é 60.

Tabela 1 Escore do Medical Research Council (MRC)

Movimentos avaliados
Abdução do ombro
Flexão do cotovelo
Extensão do punho
Flexão do quadril
Extensão do joelho
Dorsiflexão do tornozelo
Grau de força muscular
0 – Nenhuma contração visível
1 – Contração visível sem movimento do segmento
2 - Movimento ativo com eliminação da gravidade
3 – Movimento ativo contra a gravidade
4 – Movimento ativo contra a gravidade e resistência
5 – Força normal

Fonte: Medical Research Council

Nesses pacientes, uma pontuação < 48 na escala MRC é indicativa de fraqueza neuromuscular adquirida na UTI, que, na maioria dos casos, é decorrente de uma polineuromiopatia do doente crítico. Podemos encontrar valores elevados de creatinofosfoquinase (CPK) nesses casos, decorrentes de lesão muscular, principalmente na primeira semana. É importante lembrar que o uso de corticosteroides também pode ser a causa dessa alteração laboratorial.

A eletroneuromiografia (ENM) é o exame de escolha para avaliação de pacientes com fraqueza evidente, sem justificativa clara e que persiste por mais de 1 a 2 semanas. Além de confirmar o diagnóstico, o exame é importante para excluir outros diagnósticos diferenciais. Os parâmetros eletrofisiológicos ajudam a diferenciar o componente de miopatia da polineuropatia. Apesar de não influenciar no tratamento, essa diferenciação é importante para o prognóstico.

Na MDC, as alterações são vistas já na primeira semana de internação em UTI. Observamos potenciais de ação motora normais ou pouco reduzidos, enquanto o estudo de condução sensitiva é normal.

Por outro lado, na PDC, as alterações são um pouco mais tardias, entre 1 e 2 semanas e encontramos uma redução nos potenciais de ação motores e sensitivos, compatível com uma polineuropatia axonal sensitivomotora generalizada.

Durante a ENM, é mandatória a realização do teste de estimulação repetitiva. Em ambos os casos, não é visto o padrão decremental do potencial de ação motor, que sugere doença da junção neuromuscular, como *miastenia gravis*. Outro achado negativo importante é a ausência de bloqueio de condução. Sua presença sugere uma polineuropatia desmielinizante, mais observada em outras patologias como a síndrome de Guillain-Barré.

DIAGNÓSTICOS DIFERENCIAIS

Nem sempre o diagnóstico de polineuromiopatia do doente crítico é fácil, portanto, são importantes o padrão do exame neurológico e a história clínica e medicamentosa. O uso da Tabela 2 ajuda no raciocínio.

A presença de alguns sinais e sintomas também ajuda na identificação de possíveis diagnósticos diferenciais. Por exemplo:

- Síndrome de Guillain-Barré: história prévia de vacinação/infecção (especialmente gastroenterite) recente, acometimento comum de musculatura facial e bulbar, dissociação albuminocitológica no líquor cefalorraquidiano.
- Botulismo: história de consumo de alimentos enlatados, fraqueza com evolução descendente, acometimento pupilar.
- *Miastenia gravis*: história prévia de flutuação dos sintomas ao longo dos dias e piora da fraqueza no final do dia, fatigabilidade da força ao exame, ENM com padrão decremental do potencial de ação motor durante estimulação repetitiva.
- Porfiria: episódios semelhantes prévios, sintomas psiquiátricos e dor abdominal.
- Acidente vascular cerebral (AVC): início ictal e fraqueza geralmente unilateral. Na síndrome de "*locked-in*", porém, o paciente pode se apresentar com tetraplegia. A motricidade ocular vertical costuma estar poupada, assim como o nível de consciência e a sensibilidade.

Tabela 2 Diagnóstico diferencial

Localização anatômica	Exemplos	Padrão de fraqueza	Reflexos	Sensibilidade
Córtex e tronco cerebral	Acidente vascular cerebral (AVC) Neoplasias/abscessos Trauma	Fraqueza contralateral, predominantemente distal	Aumentados	Normal (**Exceto em caso de envolvimento de tratos sensitivos)
Medula espinal	Mielopatia (vascular, infecciosa, inflamatória, traumática, compressiva)	Fraqueza ipsilateral	Aumentados	Normal (**Exceto em caso de envolvimento de tratos sensitivos)
Corno anterior da medula	Esclerose Lateral Amiotrófica (ELA) Amiotrofia monomélica	Fraqueza ipsilateral proximal e distal	Reduzidos (**Aumentados na ELA)	Normal
Raiz e nervo periférico	Neuropatia (vasculite, compressiva, tóxica, traumática) Polineuropatias Síndrome de Guillain-Barré Porfiria Polineuropatia do doente crítico	Padrão específico ipsilateral (**botas e luvas na polineuropatia)	Reduzidos	Reduzido
Junção neuromuscular	Miastenia gravis Síndrome de Lambert-Eaton Botulismo Medicamentos (ex.: bloqueadores neuromusculares) Organofosforados	Fraqueza generalizada	Normais ou pouco reduzidos	Normal
Músculo	Miopatia do doente crítico Distrofias musculares Miopatia (inflamatória, metabólica, tóxica)	Fraqueza predominantemente proximal e simétrica	Normais ou pouco reduzidos	Normal

TRATAMENTO E PROGNÓSTICO

Até o momento, não existe tratamento específico para essa condição. O manejo desses pacientes deve ser direcionado para o controle agressivo dos fatores de risco, evitando possíveis complicações clínicas e estimulando a mobilização precoce.

Apesar das controversas associações com corticosteroides e BNM, muitos autores consideram razoável a redução precoce das doses tão logo o quadro clínico permita.

Estudos prévios utilizando imunoglobulina humana não evidenciaram benefício clínico. Outros avaliaram o controle glicêmico intensivo e mostraram uma redução na incidência de polineuromiopatia do doente crítico e menor tempo de ventilação mecânica, quando comparado com o controle mais permissivo. A estimulação muscular elétrica direta realizada em ambiente de UTI, com sessões diárias, é outra possibilidade terapêutica que tem mostrado resultados positivos.

A recuperação costuma ser completa ao longo de algumas semanas nos casos de MDC. Entretanto, quanto maior o grau de polineuropatia associada, pior o prognóstico, podendo ocorrer recuperação mais prolongada ou até mesmo incompleta.

▪ BIBLIOGRAFIA

Caulfield AF, Flower O, Pineda JA, Uddin S. Emergency neurological life support: acute non-traumatic weakness. J Neurocrit Care 2017;27(S1):29-50.

Doughty CT, Amato AA. Toxic myopathies. Continuum 2019;25(6):1712-1731.

Greene-Chandos D, Torbey M. Critical care of neuromuscular disorders. Continuum 2018;24(6):1753-1775.

Hermans G, Van Mechelen H, Bruyninckx F, Vanhullebusch T, Clerckx B, Meersseman P, et al. Predictive value for weakness and 1-year mortality of screening electrophysiology tests in the ICU. Intensive Care Med 2005;41(12):2138-2148.

Koch S, Wollersheim T, Bierbrauer J, Haas K, Mörgeli R, Deja M, et al. Long-term recovery In critical illness myopathy is complete, contrary to polyneuropathy. Muscle & Nerve 2014;50(3):431-436.

Lacomis D, Petrella T, Giuliani J. Causes of neuromuscular weakness in the intensive care unit: a study of ninety-two patients. Muscle & Nerve. 1998;610-617.

Lacomis D. Electrophysiology of neuromuscular disorders in critical illness. Muscle & Nerve 2013;47(3):452-463.

Latronico N, Bolton CF. Critical illness polyneuropathy and myopathy: a major cause of muscle weakness and paralysis. Lancet Neurol 2011;10(10):931-941.

Maas MB. Critical Medical Illness and the nervous system. Continuum 2020;26(3):675-694.

Maramattom BV, Wijdicks EFM. Acute neuromuscular weakness in the intensive care unit. Crit Care Med 2006;34;11:2835-2841.

Mikaeili H, Yazdchi M, Barazandeh F, Ansarin K. Euglycemic state reduces the incidence of critical illness polyneuropathy and duration of ventilator dependency in medical intensive care unit. Bratisl Med J 2013;113(10):616-619.

Puthucheary ZA, Rawal J, McPhail M, Connolly B, Ratnayake G, Chan P, et al. Acute skeletal muscle wasting in critical illness. JAMA 2013;310(15):1591.

Schweickert WD, Pohlman MC, Pohlman AS, Nigos C, Pawlik AJ, Esbrook CL, et al. Early physical and occupational therapy in mechanically ventilated, critically ill patients: a randomised controlled trial. Lancet 2009;373(9678):1874-1882.

Shepherd S, Batra A, Lerner DP. Review of critical illness myopathy and neuropathy. Neurohospitalist 2016;7(1):41-48.

Stevens RD, Dowdy DW, Michaels RK, Mendez-Tellez PA, Pronovost PJ, Needham DM. Neuromuscular dysfunction acquired in critical illness: a systematic review. Intensive Care Med 2007;33(11):1876-1891.

Stevens RD, Marshall SA, Cornblath DR, Hoke A, Needham DM, de Jonghe B et al. A framework for diagnosing and classifying intensive care unit-acquired weakness. Crit Care Med 2009;37:S299-S308.

Van den Berghe G, Wilmer A, Hermans G, Meersseman W, Wouters PJ, Milants I, et al. Intensive insulin therapy in the medical ICU. N Engl J Med 2006;354(5):449-461.

256 INTOXICAÇÕES EXÓGENAS

Carla Romagnolli Quintino

DEFINIÇÃO E ETIOLOGIA

A intoxicação exógena é um problema de saúde de importância global, sendo umas das principais causas de mortalidade em jovens. Os casos mais significativos em adultos que chegam ao pronto-socorro são por tentativa de suicídio, e o modo mais comum de intoxicação é a ingestão por via oral. Além da via oral, podemos encontrar intoxicações pelas vias: ocular, mucocutânea e inalatória (lembrar-se das intoxicações por monóxido de carbono e por cianeto, por exemplo, em vítimas de incêndio). Outra causa de intoxicação ocorre em pacientes em uso de polifarmácia e/ou com a metabolização dos fármacos diminuída (exemplo: pacientes com insuficiência renal crônica, idosos). Acidentes com múltiplas vítimas podem envolver exposições tóxicas e desafiar os sistemas de saúde.

EPIDEMIOLOGIA

Em 2021, foram notificados 45.639 casos de intoxicação exógena no Brasil e 334 óbitos. Os principais agentes tóxicos notificados foram: medicamentos, drogas de abuso, produtos de uso domiciliar, agrotóxicos agrícolas e raticidas. Porém, acredita-se que os verdadeiros números sejam muito maiores. Apesar de no Brasil a notificação das intoxicações exógenas ter se tornado obrigatória a partir de 2011, com a publicação da Portaria GM/MS n. 104 de 25 de janeiro de 2011, que incluiu a intoxicação exógena (IE) na lista de agravos de notificação compulsória, a subnotificação é uma realidade brasileira. O estado de São Paulo é o que apresenta o maior número de notificações.

A principal circunstância das intoxicações são os acidentes individuais, coletivos e ambientais, que são responsáveis por 55% do total de casos registrados, seguido da tentativa de suicídio e da exposição ocupacional. A faixa etária mais atingida é a das crianças de 1 a 5 anos, com 25% dos casos. Em adultos, a principal causa de intoxicação é a tentativa de suicídio.

De acordo com o Sistema Nacional de Informações Tóxico-Farmacológicas (Sinitox) da Fundação Oswaldo Cruz (FioCruz), em 2017, as três maiores letalidades por agente tóxico foram observadas para os agrotóxicos de uso agrícola, seguidos de drogas de abuso e produtos químicos industriais.

QUADRO CLÍNICO

A história e o exame físico são extremamente importantes na avaliação inicial e no manejo da intoxicação exógena.

Em relação à história pode utilizar-se a estratégia dos "5 Ws": *Who?* (Quem?): dados do paciente; *What?* (O quê?): a substância utilizada; *When?* (Quando?): o horário da exposição; *Where?* (Onde?): local de ocorrência; e *Why?* (Por quê?): motivo da exposição. Atentar para o fato de que muitas informações podem ser distorcidas ou omitidas, principalmente quando há tentativas de suicídio ou homicídio envolvidas, uso de drogas ilícitas ou abortamento.

- Paciente: obter o histórico de doenças, medicações em uso, tentativas de suicídio anteriores, ocupação, acesso a substâncias, uso de drogas e gravidez.
- Agente tóxico: procurar saber qual foi a substância utilizada e a quantidade. Sempre que possível, solicitar aos acompanhantes que tragam os frascos ou embalagens e questionar se pode ser algum produto clandestino.
- Tempo: verificar qual foi o horário da exposição e por quanto tempo a substância foi utilizada, nos casos de exposições repetidas. Questionar se houve algum sintoma prévio à exposição.
- Local: saber onde ocorreu a exposição e se foram encontrados frascos, embalagens, seringas ou cartelas de comprimidos próximos ao paciente. Verificar quais medicamentos são utilizados pelos familiares ou pelas pessoas onde o indivíduo foi encontrado. Também é útil saber se foi encontrada alguma carta ou nota de despedida em casos de tentativa de suicídio.
- Motivo: identificar a circunstância da exposição, já que é de extrema importância saber se foi tentativa de suicídio, homicídio, acidente, abuso de drogas, entre outras.

No exame físico, os sinais vitais devem ser checados periodicamente. Deve-se avaliar o nível de consciência, as pupilas, medir a glicemia capilar e a oximetria de pulso. Atentar-se aos seguintes achados:

- Odores característicos: ex.: hálito etílico (uso de álcool), odor de alho (organofosforados).
- Achados cutâneos: sudorese, secura de mucosas, vermelhidão, palidez, cianose, desidratação, edema.
- Temperatura: hipo ou hipertermia.
- Alterações de pupilas: miose, midríase, anisocoria, alterações de reflexo pupilar.
- Alterações da consciência: agitação, sedação, confusão mental, alucinação, delírio, desorientação.
- Anormalidades neurológicas: convulsão, síncope, alteração de reflexos, alteração de tônus muscular, fasciculações, movimentos anormais.
- Alterações cardiovasculares: bradicardia, taquicardia, hipertensão, hipotensão, arritmias.
- Anormalidades respiratórias: bradipneia ou taquipneia, presença de ruídos adventícios pulmonares.
- Achados do aparelho digestório: sialorreia, vômitos, hematêmese, diarreia, rigidez abdominal, aumento ou diminuição de ruídos hidroaéreos.

Estes sinais e sintomas descritos, quando agrupados, podem caracterizar uma determinada síndrome tóxica. As principais síndromes tóxicas utilizadas para o diagnóstico da intoxicação aguda são: síndrome adrenérgica, anticolinérgica, colinérgica, dissociativa, extrapiramidal e sedativo-hipnótica.

EXAMES COMPLEMENTARES

Exames gerais

Na grande maioria das intoxicações nenhum exame adicional é necessário. Entretanto, em algumas situações podem ser necessários exames gerais tais como: hemograma, glicemia, função renal e hepática, eletrólitos, gasometria arterial, urina tipo um, eletrocardiograma e tomografia de crânio. Considerar a realização de teste de gravidez em toda a mulher em idade fértil.

Exames toxicológicos

Teste qualitativo (*screening* toxicológico): é útil quando a substância ingerida é desconhecida, quando houve a ingestão de múltiplas substâncias e quando os achados clínicos não são compatíveis com a história. O *screening* para paracetamol e salicilatos é fortemente recomenda-

Tabela 1 Síndromes tóxicas

Síndrome tóxica	Estado mental	Pupilas	Sinais vitais	Outras manifestações	Tóxicos mais prováveis
Adrenérgica	Agitação, alucinações, paranoia, convulsões	Midríase	Hipertermia, taquicardia, hipertensão, taquipneia	Tremores, hiper-reflexia, sudorese, diarreia, dor precordial	Anfetaminas Cocaína Efedrina Cafeína Inibidores da MAO Hormônio tiroidiano Ergotamínicos.
Anticolinérgica	Hipervigil, agitação, alucinações, *delirium*, coma	Midríase	Hipertermia, taquicardia, hipertensão, taquipneia	Pele seca, mucosas secas, retenção urinária, diminuição da motilidade intestinal, coreoatetose, convulsões (raro)	Antidepressivos tricíclicos Anti-histamínicos Antiparkinsonianos Ciclobenzaprina Antiespasmódicos Atropina Escopolamina Fenotiazinas
Colinérgica	Confusão mental, convulsões, coma	Miose	Bradicardia, hiper ou hipotensão, taqui ou bradipneia	Hipersalivação, diarreia, vômitos, broncorreia, lacrimejamento, sudorese, fasciculações	Inseticidas carbamatos ou organofosforados Nicotina Fisostigmina (sem registro vigente na Anvisa); Pilocarpina
Dissociativa (alucinógena)	Alucinações, desorientação, sinestesia, agitação	Midríase (usual)	Hipertermia, taquicardia, hipertensão e taquipneia	Nistagmo	Fenciclidina LSD (ácido lisérgico)
Extrapiramidal	Sonolência	Midríase	Não característicos	Tremores, hipertonia muscular, opistótono, trismo	Haloperidol Fenotiazínicos Metoclopramida Bromopida
Sedativo-hipnótica	Hipoatividade, Rebaixamento do nível de consciência, coma	Miose	Hipotermia, bradicardia, hipotensão, apneia, bradipneia	Hiporreflexia	Opioides Benzodiazepínicos Barbitúricos

Tabela 2 Situações especiais

Situação	Dica	Agente tóxico
Acidose metabólica grave persistente	Solicitar sempre: lactato arterial, eletrólitos (calcular o ânion gap), urina 1	AAS (salicilatos) Acetona/cianeto Ácido valproico Metanol Formaldeído Etilenoglicol Metformina Monóxido de carbono
Convulsões	Várias intoxicações podem cursar com convulsões	Antidepressivos tricíclicos Lítio Isoniazida
Sangramento	Sangramento de pele, mucosas, trato gastrintestinal, sistema nervoso central, cavidades e articulações. Pode causar alteração do TP/INR de 24 a 72 horas após a ingestão	Antagonistas da vitamina K (alguns raticidas e varfarina sódica)
Asfixia	Labilidade emocional, confusão mental, coma, cefaleia, náuseas e vômitos (Fundo de olho: papiledema e ingurgitamento venoso) Dispneia, taquipneia, (pode haver hipotensão)	Cianeto Inalantes -Gases -Vapores -Monóxido de carbono

Tabela 3 Tóxicos com início de toxicidade retardado

Drogas de liberação lenta:		
▪ Bloqueadores de canais de cálcio ▪ Betabloqueadores ▪ Carbamazepina/fenitoína ▪ Lítio ▪ Teofilina	Colchicina	Metanol
	Digoxina	Paracetamol
	Etilenoglicol	Paraquat
	Hipoglicemiantes orais	Salicilatos
	Inibidores da MAO	Tetracloreto de carbono
	Metais pesados (Hg, Pb)	Varfarina

do para pacientes com história incerta ou ingestão intencional, pois poucos sinais precoces podem estar presentes, e a dose ingerida pode ser letal, sendo que para estes agentes há terapêutica específica disponível e muito efetiva se iniciada precocemente.

- Teste quantitativo: é útil apenas em situações em que exista uma relação entre o nível sérico, a toxicidade e o tratamento.

Geralmente, os exames toxicológicos são realizados apenas em centros de referência para intoxicações. Em São Paulo, há o Centro de Controle de Intoxicações (CCI), que foi criado em 1971 e funciona 24 horas por dia, os 7 dias da semana. O CCI presta atendimento telefônico à população e aos profissionais de saúde para apoio diagnóstico e tratamento. Os telefones são: 0800-771-3733 ou (11) 5012-5311.

DIAGNÓSTICO DIFERENCIAL

Intoxicação exógena pode ser confundida com várias outras doenças ou com ela coexistir (sobretudo trauma craniencefálico). Alguns diagnósticos diferenciais incluem:

- Traumas: especialmente da coluna cervical e craniencefálico.
- Infecções: meningite, encefalite, abscesso cerebral, sepse.
- Lesões do sistema nervoso central: acidente vascular cerebral (isquêmico ou hemorrágico), hematoma subdural, tumor.
- Distúrbios metabólicos: hipercalcemia, hiponatremia, uremia, insuficiência hepática, hipo/hiperglicemia, cetoacidose diabética.
- Outros: síndromes hipertérmicas, transtornos psiquiátricos, hipo/hipertiroidismo, anafilaxia, síndrome coronariana aguda, arritmias, embolia pulmonar.

TRATAMENTO

Princípios gerais no manejo de uma intoxicação exógena:

- Reconhecer uma intoxicação.

Tabela 4 Nível sérico de drogas que pode guiar a terapêutica

Anticonvulsivantes (carbamazepina, fenitoína, fenobarbital e ácido valproico)	Digoxina
Carboxiemoglobina	Metanol
Metaemoglobina	Etilenoglicol
Lítio	Metais pesados (chumbo e mercúrio)
Teofilina	Paracetamol
Salicilatos	Paraquat

- Identificar a síndrome tóxica.
- Avaliar o risco de intoxicação.
- Avaliar a gravidade do paciente e estabilizá-lo clinicamente.
- Diminuir a absorção do tóxico.
- Aumentar a eliminação do tóxico.
- Utilizar antídotos quando disponíveis.
- Contatar o centro regional de assistência toxicológica quando necessário.
- Prevenir reexposição (na ingestão intencional): avaliação psiquiátrica.

Tratamento de suporte

O tratamento de suporte é o aspecto mais importante do tratamento, e quando associado à descontaminação, frequentemente é suficiente para a completa recuperação do paciente.

- Proteção das vias aéreas: intubação orotraqueal deve ser realizada prontamente no paciente intoxicado com rebaixamento do nível de consciência importante, devido ao risco de broncoaspiração e de suas complicações, particularmente quando se tem que realizar os procedimentos de descontaminação. Também está indicada na presença de acidose metabólica grave ou insuficiência respiratória aguda.
- Hipotensão deve ser manejada com a reposição intravenosa de cristaloides. Vasopressores estão indicados quando a hipotensão não responde à expansão volêmica.
- Hipertensão em pacientes agitados deve ser tratada com sedativos como benzodiazepínicos.

- Bicarbonato de sódio: tratamento de escolha para as taquicardias ventriculares no contexto das intoxicações com antidepressivos tricíclicos. Antiarrítmicos das classes IA, IC e III não são recomendados e são potencialmente perigosos já que eles podem interferir na condução cardíaca.
- Bradiarritmias associadas com hipotensão devem ser tratadas com atropina ou marcapasso provisório.
- Convulsões respondem bem ao tratamento com benzodiazepínicos.
- Agitação psicomotora secundária ao uso de drogas deve ser tratada com benzodiazepínicos, seguidos de neurolépticos (ex.: haloperidol) quando necessário.

Descontaminação

A descontaminação visa a remoção do agente tóxico com o intuito de diminuir a sua absorção. Os seguintes procedimentos estão indicados, de acordo com a via de exposição:

- Cutânea: retirar roupas impregnadas com o agente tóxico e lavar a superfície exposta com água em abundância.
- Respiratória: remover a vítima do local da exposição e administrar oxigênio umidificado suplementar.
- Ocular: instilar uma ou duas gotas de colírio anestésico no olho afetado e proceder a lavagem com SF 0,9% ou água filtrada, sempre da região medial do olho para a região externa, com as pálpebras abertas durante pelo menos cinco minutos. Solicitar avaliação oftalmológica.
- Gastrintestinal (GI): consiste na remoção do agente tóxico do trato GI no intuito de evitar ou diminuir sua absorção.

Descontaminação gastrintestinal

A indicação da descontaminação GI depende da substância ingerida, do tempo decorrido desde a ingestão, dos sintomas apresentados e do potencial de gravidade do caso. Recomenda-se avaliação criteriosa do nível de consciência do paciente antes de iniciar o procedimento e sempre considerar intubação orotraqueal, caso julgar necessário, para proteção de vias aéreas. Os benefícios maiores desse procedimento estão nas seguintes situações:

- Na ausência de fatores de risco para complicações, como torpor e sonolência.
- Na ingestão de quantidades potencialmente tóxicas da(s) substância(s).
- Nas ingestões recentes, isto é, até 1 a 2 horas da exposição.
- Nos casos envolvendo agentes que diminuam o trânsito intestinal (anticolinérgicos, fenobarbital, etc.) ou de substâncias de liberação prolongada, a indicação da descontaminação pode ser mais tardia.

Habitualmente, o procedimento divide-se em duas etapas: a realização da lavagem gástrica seguida da administração do carvão ativado.

Lavagem gástrica

Deve ser feita apenas quando o tempo decorrido entre a ingestão e o procedimento for menor que uma hora. Após esse período, o procedimento praticamente não tem eficácia.

- Método: passagem de sonda gástrica de grosso calibre (18 a 22), com o paciente em decúbito lateral esquerdo, infundir 250 mL de soro fisiológico e deixar retornar o conteúdo gástrico, até que retorne apenas o soro. Pode-se realizar várias vezes – até que retorne límpido (volume total: 6 a 8 litros).
- Contraindicações:
  - Ingestão de substâncias corrosivas como ácidos e bases.
  - Ingestão de hidrocarbonetos.
  - Risco de hemorragia ou perfuração do trato gastrintestinal.
  -

Carvão ativado

O carvão ativado é um pó obtido da pirólise de material orgânico, com partículas porosas com alto poder adsorvente do agente tóxico, que previne a sua absorção pelo organismo. Geralmente é utilizado após a lavagem gástrica, mas pode ser utilizado como medida única de descontaminação GI. Nestes casos, a administração pode ser por via oral sem necessidade da passagem de sonda nasogástrica.

Deve ser administrado para pacientes com tempo entre a ingestão e o procedimento inferior a duas horas, salvo aqueles com intoxicação por substância com ação prolongada ou com metabolismo êntero-hepático (nestes casos há benefício de doses sequencias de carvão ativado a cada 4 horas). Ex: fenobarbital, carbamazepina, ácido valproico, teofilina, dapsona, clorpropramida, entre outros.

- Dose única (adultos): 50 g em 250mL de água ou soro fisiológico (SF).
- Múltiplas doses: intervalos de 4/4 horas; associar catártico, preferencialmente salino, junto à 3ª dose, e repetir quando necessário. Utilizar o catártico como parte da suspensão do carvão ativado. Exemplo: utilizar 100 mL sulfato de magnésio 10% (10 g), acrescentar 150 mL de SF (total 250 mL) e acrescentar 50 g de carvão ativado (suspensão 1:5).

- Contraindicações:
  - Ingestão de substâncias corrosivas como ácidos e bases.
  - Ingestão de hidrocarbonetos.
  - Risco de hemorragia ou perfuração do trato gastrintestinal.
  - Ausência de ruídos gastrintestinais, sugerindo obstrução.
  - Intoxicação por substâncias que não são adsorvidas pelo carvão: álcool, metanol, etilenoglicol, cianeto, ferro, lítio e flúor.

Métodos dialíticos

Hemodiálise clássica é o método mais utilizado e disponível, embora existam a hemofiltração e a hemoperfusão. Os métodos dialíticos são raramente utilizados. Geralmente a diálise é indicada quando a velocidade de depuração da substância pode ser maior pela remoção extracorpórea do que pelo próprio *clearance* endógeno. Princípios para indicação de diálise nas intoxicações exógenas:

- Intoxicação grave ou com potencial de gravidade.
- Intoxicação grave em paciente com disfunção na metabolização do tóxico (insuficiência hepática e/ou renal).
- Paciente estável, mas com a concentração sérica do tóxico potencialmente fatal ou com capacidade de causar lesões graves ou irreversíveis.
- O tóxico é significativamente retirado do paciente com a diálise.

A hemodiálise pode ser útil em intoxicações por fenobarbital, teofilina, lítio, salicilatos, etilenoglicol, metanol e metais pesados.

Antídotos

São substâncias que agem no organismo, atenuando ou neutralizando ações ou efeitos de outras substâncias químicas. A administração desses medicamentos não é a primeira conduta a ser tomada na maioria das situações, pois a maior parte das intoxicações pode ser tratada apenas com medidas de suporte e sintomáticos.

A presença de qualquer um dos oito critérios clínicos abaixo predizem uma evolução complicada, que poderia ser melhor manejada em unidade de terapia intensiva (UTI):

- $PaCO_2 > 45$ mmHg.
- Necessidade de intubação orotraqueal de emergência.
- Presença de convulsões após a ingestão.
- Arresponsividade ao estímulo verbal.
- Ritmo cardíaco não sinusal.

Tabela 5 Tratamento específico (antídotos)

Agente tóxico	Antídoto	Dose/via
Anticoagulantes	Vitamina K Plasma fresco congelado	Controle com TP e TTPA.
Anticolinérgicos	Fisostigmina*	1 a 2 mg/kg, IV, por 2 a 5 minutos Pode-se repetir a dose Evitar no coma e em convulsões.
Antidepressivos tricíclicos	Bicarbonato de sódio 8,4% + SG5% 850mL	Iniciar com 200 a 300 mL/h, IV Manter pH sérico > 7,50 (controle gasométrico constante)
Benzodiazepínicos	Flumazenil	Fazer apenas teste terapêutico: 0,5 mg, *bolus* Infusão contínua deve ser desencorajada Contraindicado com uso de tricíclicos concomitantes devido ao risco de convulsão.
Betabloqueadores	Glucagon	Dose de ataque: 5 mg Manutenção: 1 a 5 mg/h, IV Monitorar glicemia-usar insulina se necessário
Bloqueadores dos canais de cálcio	Gluconato de cálcio ou Cloreto de cálcio Glucagon	Em casos refratários pode-se associar glucagon nas mesmas doses que para betabloqueadores
Carbamato	Atropina Pralidoxima*	Atropina para controle de sintomas colinérgicos (usar como parâmetro a broncorreia) e pralidoxima* 1 a 2 g em 250 mL de SF em 30 minutos
Cianeto	Hidroxicobalamina (B12)	5 g, IV Pode-se repetir uma segunda dose de 5 g a depender da gravidade e da resposta clínica
Digoxina	Anticorpo antidigoxina	40 mg de anticorpo neutralizam 0,6 mg de digoxina Intoxicação aguda: 200 a 600 mg de anticorpo Intoxicação crônica 40 a 160 mg de anticorpo
Drogas metemoglobinizantes (ex.: dapsona, lidocaína)	Azul de metileno*	1 a 2 mg/kg, IV em 5 minutos Pode ser repetida de 4/4 horas
Ferro	Deferoxamina*	Dose de ataque: 1.000 mg Manutenção: 500 mg 4/4 horas A dose diária não deve ultrapassar 6.000 mg/dia A via intravenosa apenas deve ser utilizada se há instabilidade ou sintomas sistémicos; caso contrário utilizar a via intramuscular

(continua)

(continuação)

Tabela 5 Tratamento específico (antídotos)

Agente tóxico	Antídoto	Dose/via
Isoniazida	Piridoxina (B6)	5 mg em 5 minutos Repetir após 30 minutos
Metanol e etilenoglicol	Álcool etílico (ampola de etanol absoluto (100%) 1 mL = 0,8 g de etanol) ou fomepizol	Dose de ataque: 0,8 g/kg diluído a 10% IV em 1hora Manutenção: 130 mg/kg/h (se o paciente estiver em hemodiálise usar 250 a 350 mg/kg/h) A alcoolemia deve ficar em torno de 100 a 150 g/dL
Monóxido de carbono	Oxigênio a 100%	–
Opioides	Naloxona	1 a 4 mg Podem ser necessárias doses a cada 20 a 60 minutos
Organofosforado	Atropina Pralidoxima*	Atropina para controle de sintomas colinérgicos (usar como parâmetro a broncorreia) e pralidoxima* 1 a 2 g em 250 mL de SF em 30 minutos
Paracetamol	N-acetil-cisteína	Dose de ataque: 140 mg/kg Manutenção: 70 mg/kg 4/4 h (17 doses)

* Sem registro vigente na Anvisa.

- Bloqueios atrioventriculares de segundo ou terceiro graus.
- Pressão arterial sistólica < 80 mmHg.
- Duração do complexo QRS ≥ 0,12 segundos.

PROGNÓSTICO

A mortalidade geral das intoxicações exógenas é de 0,05%. Esse valor se eleva para 1 a 2% nos pacientes com necessidade de hospitalização.

BIBLIOGRAFIA

Brasil. Ministério da Saúde. Portaria n. 104, DE 25 DE JANEIRO DE 2011. Disponível em:https://bvsms.saude.gov.br/bvs/saudelegis/gm/2011/prt0104_25_01_2011.html

Datasus. Informações de Saúde (TABNET). Disponível em: (http://tabnet.datasus.gov.br/cgi/tabcgi.exe?sinannet/cnv/Intoxbr.def

Fundação Oswaldo Cruz. Sinitox: Sistema Nacional de Informações Tóxico-Farmacológicas. Disponível em: https://sinitox.icict.fiocruz.br/sites/sinitox.icict.fiocruz.br/files//Brasil3_1.pdf" https://sinitox.icict.fiocruz.br/sites/sinitox.icict.fiocruz.br/files//Brasil3_1.pdf

Goldfrank, LR et al. Goldfrank's toxicologic emergencies, 9th ed. New York: McGraw-Hill; 2009.

Hernandez EMM, Rodrigues RMR, Torres TM (orgs.). Manual de toxicologia clínica: orientações para assistência e vigilância das intoxicações agudas. São Paulo: Secretaria Municipal da Saúde; 2017. 465 p.

257 SÍNDROMES SEROTONINÉRGICA, HIPERTÉRMICAS E SEUS DIFERENCIAIS

Vinícius Machado Correia

DEFINIÇÃO

É uma condição potencialmente fatal, associada com a hiperativação serotoninérgica, levando a um amplo espectro de sintomas, frequentemente com alteração do estado mental, disautonomia e alterações neuromusculares. Essa hiperativação é decorrente de medicações de uso contínuo (em dose terapêutica ou tóxica), interações medicamentosas ou de tentativas de suicídio.

FISIOPATOLOGIA E ETIOLOGIA

As principais medicações envolvidas são os inibidores da recaptação da serotonina (ISRS), como a sertralina por exemplo, mas dificilmente um ISRS isoladamente desencadeará a síndrome serotoninérgica, sendo mais comum quando há a associação de dois ou mais agentes serotoninérgicos. Os casos mais graves estão associados aos inibidores da monoamina oxidase (IMAO), como a selegilina por exemplo.

Cada agente irá levar ao aumento de serotonina na fenda sináptica de uma maneira diferente, por meio da ação em diversos pontos da via de síntese e metabolização da serotonina, como representado esquematicamente na Figura 1.

QUADRO CLÍNICO

A maioria dos sintomas ocorre em até 24 horas, principalmente menos de 6 horas do início ou aumento de dose de agente serotoninérgico.

A tríade clássica, que está presente por completo na minoria dos casos, é composta por:

- Alteração do estado mental: ansiedade, desorientação, agitação psicomotora e/ou convulsões.
- Disautonomia: diaforese, *flushing* facial, taquicardia, hipertermia, hipertensão, vômitos, diarreia, midríase e clônus ocular (movimento lento, contínuo e horizontal dos olhos)
- Alterações neuromusculares: tremores, acatisia, sinal de Babinski bilateral, mioclônus, rigidez e hiper-reflexia (principalmente em membros inferiores).

O quadro inicia-se com alterações leves, como taquicardia, tremores e diaforese, evoluindo com manifes-

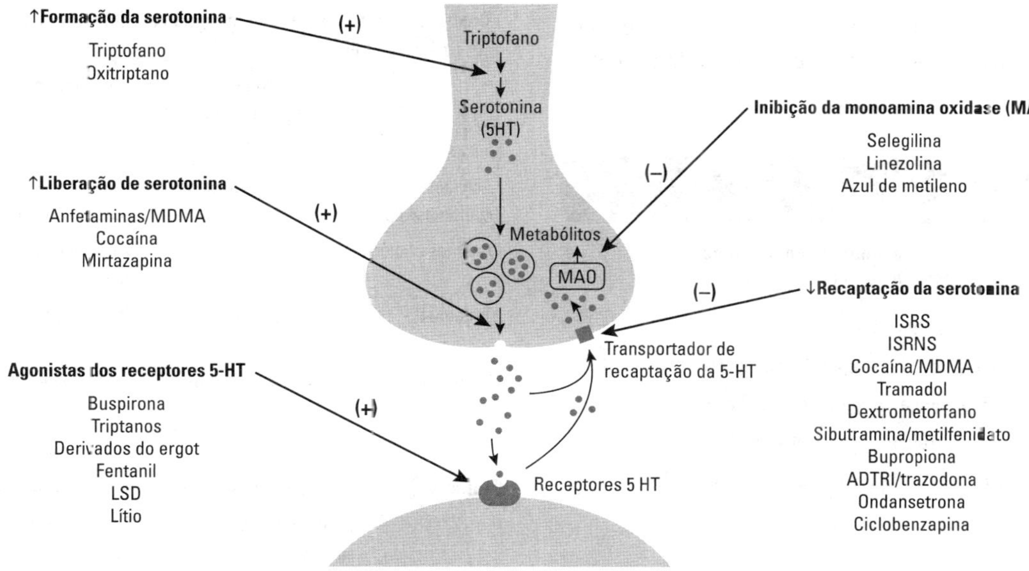

Figura 1 Fisiopatologia e agentes envolvidos na síndrome serotoninérgica. MDMA: 3,4-metilenodioximetanfetamina (ecstasy); LSD: ácido lisérgico; ISRS: inibidor seletivo da recaptação da serotonina; ISRNS: inibidor seletivo da recaptação da noradrenalina e serotonina; ADTRI: antidepressivo tricíclico; 5-HT: 5-hidroxitriptamina.

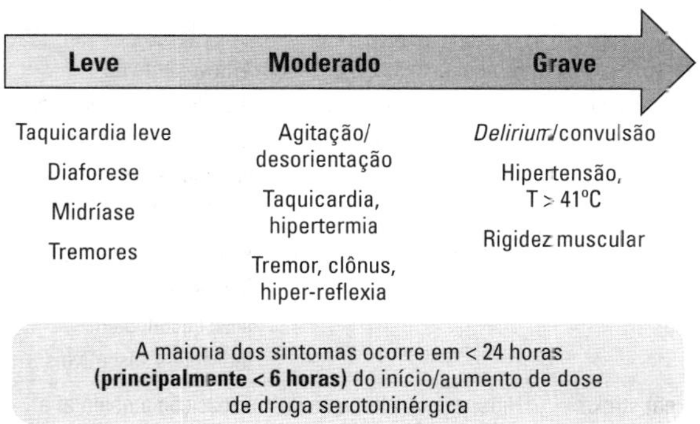

Figura 2 Evolução da síndrome serotoninérgica.

tações progressivas, até atingir sintomas de gravidade, como *delirium*, convulsões, hipertensão grave, temperatura axilar > 41°C e rigidez muscular (Figura 2). Vale ressaltar que a convulsão é um marcador de pior prognóstico e, se ocorrer em um paciente com quadro leve a moderado, deve-se procurar causas alternativas que a justifique.

EXAMES COMPLEMENTARES

Os exames são úteis para avaliar diagnósticos diferenciais e complicações associadas à síndrome serotoninérgica. No entanto, não há exame confirmatório: o diagnóstico desta entidade é clínico. Ademais, a dosagem sérica de serotonina é pouco disponível e não está relacionada à gravidade dos sintomas.

A Tabela 1 resume os principais exames a serem solicitados e as alterações que podem ocorrer, a depender da gravidade do caso.

Tabela 1 Exames úteis na síndrome serotoninérgica

Exames a serem solicitados	Alterações possíveis
Eletrocardiograma	Alargamento de QTc, arritmias
Hemograma	Leucocitose
Função renal e eletrólitos	Injúria renal aguda
Gasometria venosa	Acidose metabólica
Creatinofosfoquinase (CPK)	Rabdomiólise
Urina tipo 1	Mioglobinúria
Coagulograma	Coagulação intravascular disseminada

A radiografia de tórax também pode ser útil, sobretudo nos casos mais graves, que podem evoluir com síndrome do desconforto respiratório agudo. A tomografia computadorizada de crânio e a coleta de líquor são reservadas a casos específicos, em que as alterações neurológicas sejam relevantes, com o intuito de investigar diagnósticos diferenciais, como hemorragia subaracnóidea, acidente vascular encefálico e meningoencefalites.

DIAGNÓSTICO

Como já mencionado, o diagnóstico é clínico e não há exame confirmatório. Alguns critérios diagnósticos foram descritos na literatura, porém os mais utilizados são os critérios de Hunter, já que apresentam maior acurácia, com sensibilidade de 84% e especificidade de 97% (Figura 3).

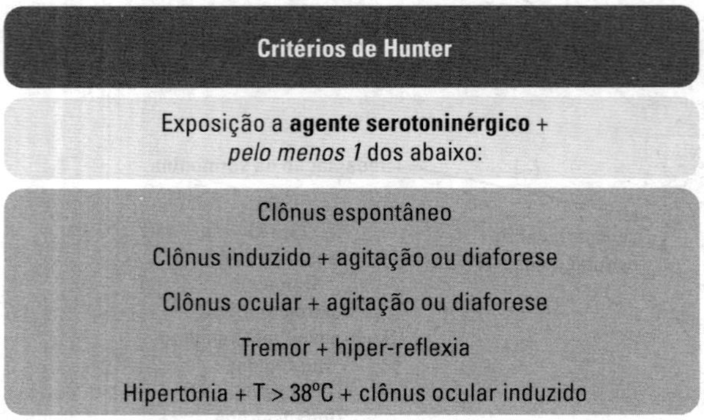

Figura 3 Critérios diagnósticos de Hunter.

DIAGNÓSTICOS DIFERENCIAIS

Os principais diagnósticos diferenciais envolvem situações que cursam com elevação da temperatura corpórea. Primeiramente, devemos saber diferenciar febre de hipertermia. Ambas as situações cursam com temperatura corpórea > 37,8°C, porém os mecanismos são diferentes. Na febre, ocorre uma alteração do centro termorregulatório no hipotálamo, que em resposta a citocinas e prostaglandinas (ex.: infecção), ajusta a temperatura corpórea acima da faixa normal. Na hipertermia, o centro termorregulatório está normal, porém ocorre um desbalanço entre produção e dissipação de calor, geralmente causado por medicações, doenças metabólicas (ex.: hipertireoidismo) ou exposição excessiva ao calor ("*heat stroke*"). Diferentemente das síndromes febris, na hipertermia o paciente encontra-se na maioria dos casos com a pele seca e não responde aos antipiréticos.

Portanto, diante de um paciente com elevação da temperatura corpórea, devemos pensar em situações que causam febre – sobretudo infecções, mas também situações que levem a hipertermia. Dentre estas, a que mais se assemelha à síndrome serotoninérgica é a síndrome neuroléptica maligna. As principais diferenças entre ambas estão destacadas na Tabela 2. Outras doenças que também levam à hipertermia e a outros achados similares à síndrome serotoninérgica estão destacadas na Tabela 3.

Vale ressaltar também alguns detalhes sobre hipertermia maligna, que consiste em uma doença genética de herança autossômica dominante. Os indivíduos possuem alterações nos receptores da rianodina, presentes na musculatura esquelética, acumulando grandes quantidades de cálcio no meio intracelular, quando expostos a anestésicos voláteis ou a succinilcolina. O resultado é uma crise metabólica, que se instala geralmente dentro de 1 hora da exposição ao agente causador e é caracterizada por alterações clínicas (taquicardia, rigidez muscular, hipertermia e arritmias) e laboratoriais (rabdomiólise, hipercapnia, acidoses metabólica e respiratória e hipercalemia). O sinal mais característico é a hipercapnia que não melhora com aumento do volume-minuto na ventilação mecânica. Ademais, não devemos esperar a hipertermia para fazer o diagnóstico, pois muitas vezes é um achado tardio. O manejo consiste em descontinuar imediatamente o agente responsável, hiperventilar o paciente com FiO_2 100%, administrar dantrolene (2,5 mg/kg EV, podendo-se realizar *bolus* adicionais de

Tabela 2 Diferenças entre síndromes serotoninérgica e neuroléptica maligna

	Síndrome serotoninérgica	Síndrome neuroléptica maligna
Início	Em até 24 horas	Dias a semanas
Achados neuromusculares	Hiper-reatividade	Bradirreflexia, rigidez muscular grave
Agentes etiológicos	Agonistas serotoninérgicos	Antagonistas dopaminérgicos
Tratamento	Benzodiazepínicos, cipro-heptadina	Bromocriptina
Resolução	Em até 24 horas	Dias a semanas

Tabela 3 Principais diferenciais da síndrome serotoninérgica

	Semelhanças à síndrome serotoninérgica	Diferenças da síndrome serotoninérgica
Síndrome anticolinérgica	Agitação, hipertermia, midríase, mucosas secas	Tônus e reflexos normais
Síndrome adrenérgica	Agitação, hipertermia, midríase, diaforese	Hiper-reflexia, hipertonia tremores e clônus pouco comuns
Crise tireotóxica	Sintomas muito semelhantes à síndrome serotoninérgica	Antecedente de tireoidopatia, precipitante (sobrecarga de iodo, cirurgia), elevação ↑TSH/↑T4L e ↑T3
Hipertermia maligna	Hipertermia, taquicardia, rigidez, acidose	Exposição a anestésicos halogenados e succinilcolina em indivíduos suscetíveis
Heat stroke	Hipertermia, alteração do nível de consciência, flushing, convulsão, rabdomiólise	Exposição ambiental a elevadas temperaturas, esforço físico excessivo; hipotensão; desidratação intensa

1 mg/kg, caso o paciente mantenha com $ETCO_2$ ou temperatura elevados), além de tratar as complicações relacionadas (rabdomiólise, hipercalemia e arritmias).

MANEJO

O manejo da síndrome serotoninérgica se baseia em cinco princípios básicos:

- Suspender todos os agentes serotoninérgicos: os sintomas costumam melhorar em 24 horas da descontinuação do agente, porém podem persistir por tempo maior, a depender da meia-vida do medicamento.
- Suporte hemodinâmico: fornecer oxigênio, se necessário (manter saturação de oxigênio ≥ 94%); administrar cristaloides se hipovolemia e para auxiliar no tratamento da hipertermia. Deve-se ter cautela no manejo de pacientes com crise hipertensiva e taquiarritmias, visto que eles apresentam disautonomia, podendo migrar rapidamente para os polos de hipotensão e bradiarritmias. Portanto, preferir agentes de ação curta, como nitroprusseto de sódio e esmolol.
- Benzodiazepínicos: auxiliam no controle da agitação psicomotora, da hipertensão e taquicardia, presentes na síndrome serotoninérgica. Podem ajudar também no controle térmico por controlarem a contração muscular voluntária. Sugestões: Diazepam 5 a 10 mg, EV, podendo ser repetido a cada 8 a 10 minutos, caso o paciente persista agitado e com rigidez muscular.
- Controle da hipertermia: o uso de antipiréticos (paracetamol, aspirina, dipirona) é ineficaz, pois têm ação central (hipotalâmica), ao passo que a elevação de temperatura na síndrome serotoninérgica está relacionada à hiperatividade muscular. Assim, devemos associar medidas físicas (compressas frias, gelo, mantas térmicas, ambiente resfriado) a medidas químicas (cristaloides endovenosos, benzodiazepínicos). O dantrolene não é indicado neste contexto, apenas se a elevação da temperatura for secundária à hipertermia maligna. Em casos refratários, sobretudo se a temperatura estiver superior a 41°C, deve-se proceder a sedação profunda, bloqueio neuromuscular (de preferência rocurônio ou cisatracúrio) e intubação orotraqueal.
- Antídoto: está indicado apenas se não houver resposta após o tratamento com medidas de suporte e benzodiazepínicos, porém as evidências são fracas. Neste caso, utiliza-se a cipro-heptadina, que consiste em um anti-histamínico com efeito antagonista nos receptores serotoninérgicos 5-HT1A e 5-HT2A. A dose é de ataque de 12 mg via oral ou via sonda nasogástrica, seguida de 2 mg a cada 2 horas até que haja resposta clínica (controle da agitação, hipertermia e da rigidez muscular).

A Figura 4 traz um resumo do manejo de acordo com a gravidade do quadro clínico do paciente.

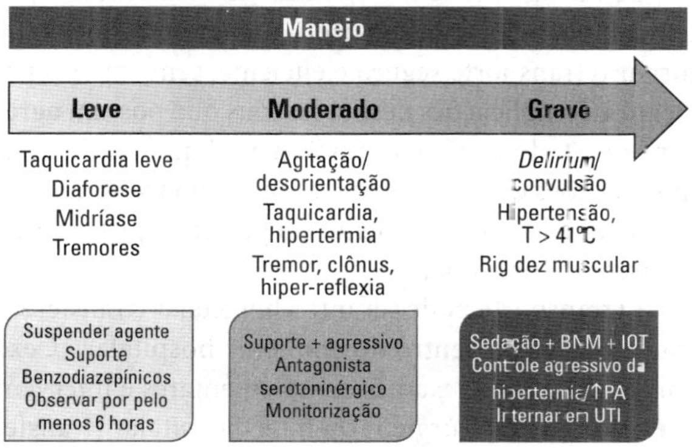

Figura 4 Manejo da síndrome serotoninérgica.

BIBLIOGRAFIA

Birmes P, Coppin D, Schmitt L, Lauque D. Serotonin syndrome: a brief review. CMAJ 2003;168(11):1439-42.

Boyer EW, Shannon M. The serotonin syndrome. N Engl J Med. 2005;352(11):1112-20. Erratum in: N Engl J Med 2007;356(23):2437 Erratum in: N Engl J Med 2009 22;361(17):1714.

Lapatto-Reiniluoto O, Raaska K. Drug-associated hyperthermic syndromes Duodecim 2013;129(24):2633-40.

Martin TG. Serotonin syndrome. Ann Emerg Med 1996;28(5):520-6.

Mills KC. Serotonin syndrome: a clinical update. Crit Care Clin 1997;13(4):763-83.

Rusyniak DE, Sprague JE. Toxin-induced hyperthermic syndromes. Med Clin North Am 2005;89(6):1277-96. Erratum in: Med Clin North Am 2006;90(1):261-2.

Tormoehlen LM, Rusyniak DE. Neuroleptic malignant syndrome and serotonin syndrome. Handb Clin Neurol 2018;157:663-675.

Wang RZ, Vashistha V, Kaur S, Houchens NW. Serotonin syndrome: preventing, recognizing, and treating it. Cleve Clin J Med 2016;83(11):810-817.

258 TRANSPORTE DO PACIENTE CRÍTICO

Gabriel Ribeiro dos Santos Júnior

DEFINIÇÃO

O paciente crítico é aquele que:

- apresenta instabilidade funcional de pelo menos um órgão ou sistema (por processos agudos ou agudizados);
- tem sua sobrevivência condicionada à utilização de recursos avançados de monitoração e terapêutica.

O objetivo, ao transportar um paciente crítico, é permitir acesso a intervenções não disponíveis no atual ambiente de internação e que possam melhorar seu prognóstico, como exames complementares ou recursos hospitalares avançados.

Seu transporte é um período de instabilidade potencial, por isso, é necessário o manejo no sentido de tornar o transporte seguro e eficiente, sem expor o paciente a complicações desnecessárias que possam agravar seu estado clínico. É fundamental questionar se as intervenções que levam à necessidade do transporte alterarão, de fato, o tratamento do paciente, justificando os riscos da remoção.

O transporte pode ser intra-hospitalar (transferência de pacientes dentro do ambiente hospitalar, p. ex., para realização de exames complementares e intervenções em centro cirúrgico) ou inter-hospitalar (transferência de unidade de atendimento que funcione como base de estabilização para pacientes graves para outra unidade com recursos mais avançados que no serviço de origem – pode ocorrer por via terrestre, aérea, marítima etc.).

EPIDEMIOLOGIA

Trabalhos realizados nos EUA e na Europa demonstram que no máximo 40% dos pacientes críticos têm alteração na conduta terapêutica após transporte para a realização de exames complementares, mas que até 68% desses pacientes apresentam alterações fisiológicas importantes durante o deslocamento, sendo as principais a queda da $SatO_2$, a queda da PA média e variações de frequência respiratória. Estudos brasileiros mostram alta incidência de eventos adversos mesmo em transportes intra-hospitalares, principalmente em pacientes críticos com tempo prolongado de transporte e com utilização de sedativos e drogas vasoativas. Tais situações corroboram a conclusão de que o transporte de um paciente crítico não deve ser feito se o benefício da intervenção proposta não superar o risco do deslocamento.

SEGURANÇA E CONTRAINDICAÇÕES

O transporte é considerado seguro quando:

- há indicação para o deslocamento e planejamento para fazê-lo;
- é assegurada a integridade do paciente, sem agravar seu estado clínico;
- há treinamento apropriado da equipe envolvida;
- está consolidada uma rotina operacional para o transporte do paciente.

O transporte é contraindicado nas seguintes situações:

- incapacidade de assegurar para o paciente, durante o transporte e a permanência no setor de destino: controle das vias aéreas, oxigenação e ventilação adequadas e monitorização do estado cardiorrespiratório e hemodinâmico;
- há um número insuficiente de profissionais treinados para manter as condições descritas.

Estudos mostram que a equipe mínima recomendada para a realização do transporte deve ser composta por 1 médico e 1 profissional de enfermagem, além do condutor do veículo de transporte (nos casos de transporte inter-hospitalar). É aconselhável, nos casos pertinentes, a presença de 1 fisioterapeuta acompanhando a equipe.

PLANEJAMENTO DO TRANSPORTE

A tarefa de transportar um paciente crítico deve seguir normas e procedimentos rígidos, elaborados pelos profissionais da unidade de origem. A indicação do transporte é de responsabilidade do médico do serviço de origem (preferencialmente, o responsável pelos cuidados ao paciente), a quem cabe avaliar todas as variáveis envolvidas antes de tomar tal decisão. Todo o procedimento de transporte deve ser registrado no prontuário do paciente.

A Figura 1 apresenta um fluxograma que visa a auxiliar na tomada da decisão sobre o transporte de um paciente crítico.

EQUIPAMENTOS PARA O TRANSPORTE DE PACIENTES CRÍTICOS

Transporte inter-hospitalar

Usualmente, a ambulância utilizada para transporte inter-hospitalar é a mesma utilizada para atendimento avançado. Há uma lista mínima de equipamentos sugerida para uma ambulância desse porte (Tabela 1).

Outros materiais podem ser adicionados conforme as necessidades específicas do paciente. Todos os itens devem ser verificados regularmente (mesmo no período em que não ocorrem transportes), a fim de evitar se contratempos e intercorrências.

Transporte intra-hospitalar

Para o transporte intra-hospitalar, devem ser avaliadas as necessidades específicas do paciente crítico. Idealmente, uma maca articulável, o equipamento de proteção à equipe, um equipamento de comunicação e todos os itens que pertencem aos *kits* de vias aéreas, acesso venoso e monitorização (já descritos anteriormente) devem estar presentes em qualquer transporte intra-hospitalar, independentemente da gravidade do paciente a ser transportado. O *kit* de trauma deve ser providenciado para transporte de pacientes críticos hospitalizados por causas traumáticas.

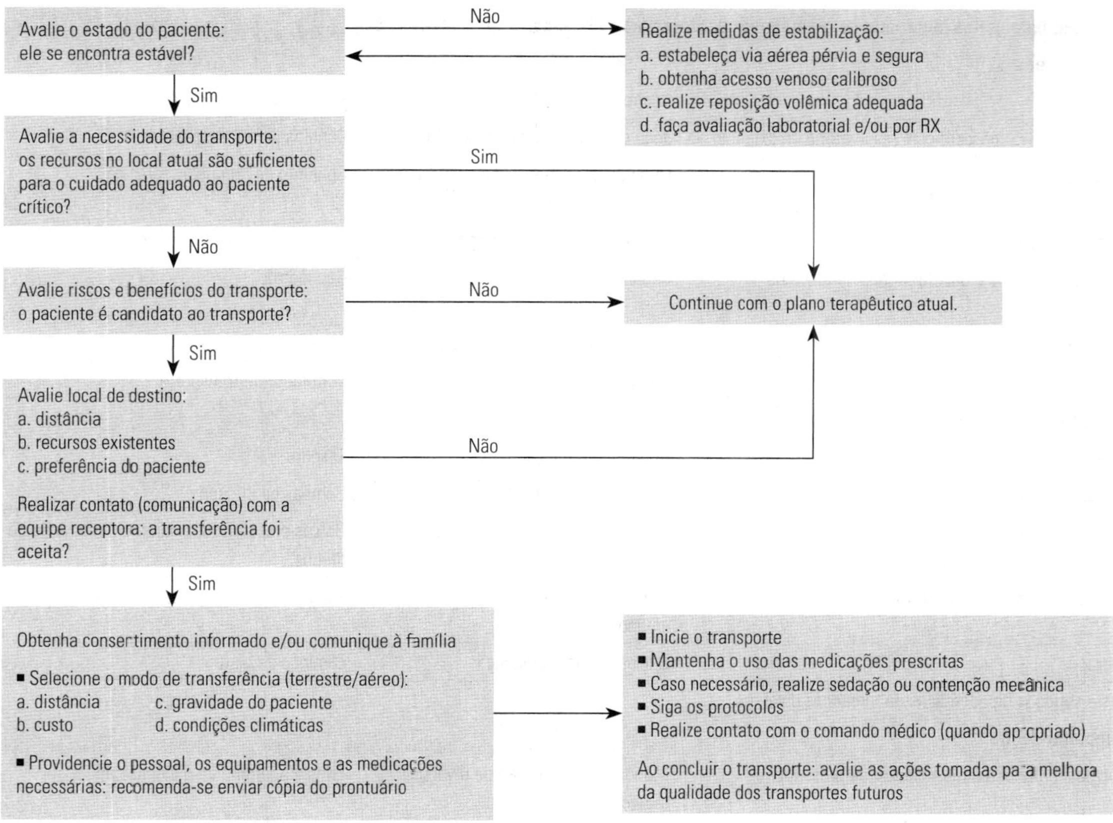

Figura 1 Fluxograma para a tomada de decisão sobre o transporte de um paciente crítico. Adaptada de Warren J, Fromm RE Jr, Orr RA, Rotello LC, Horst HM; American College of Critical Care Medicine. Guidelines for the inter- and intrahospital transport of critically ill patients. Crit Care Med 2004;32(1):256-62.

Medicamentos recomendados para o transporte

A lista mínima de medicações recomendadas para o transporte, conforme as diretrizes já estabelecidas até o momento, inclui:

- água destilada;
- cisatracúrio;
- epinefrina;
- furosemida;
- metilprednisolona;
- norepinefrina;
- glicose a 5, 10 e 50%;
- cloreto de potássio;
- etomidato;
- glucagon;
- metoprolol;
- procainamida (sem registro vigente na Anvisa);
- SF;
- deslanosídeo;
- fenitoína;
- gluconato de cálcio;
- midazolam;
- propofol;
- adenosina;
- diazepam;
- fenobarbital;
- haloperidol;
- morfina;
- salbutamol (albuterol);
- amiodarona;
- difenidramina;
- fenoterol;
- heparina;
- naloxona;
- succinilcolina;
- atropina;
- diltiazem;
- fentanil;
- lidocaína;
- nitroglicerina;
- sulfato de magnésio;
- bicarbonato de sódio;
- dopamina;
- flumazenil;
- manitol;
- nitroprusseto de sódio;
- terbutalina.

Tabela 1 Equipamentos sugeridos na ambulância de transporte inter-hospitalar

***Kit* de vias aéreas**		
Cateteres nasais	Aspirador	*Kit* para cricotireoidostomia
Sistema bolsa-valva-máscara com reservatório de oxigênio	Jogo completo de laringoscópios	Cânulas para traqueostomia
Máscaras de diversos tamanhos	Lâminas de laringoscópios de diversos tamanhos	Conjunto de drenagem torácica
Cilindros de oxigênio	Baterias extras para laringoscópio	Nebulizador para medicações
Cânulas endotraqueais e nasofaríngeas de todos os tamanhos	Cadarços para fixação de cânulas	Capnógrafo
Fios-guia para intubação	Lidocaína em gel e em *spray*	Seringas de 20 mL
Cateteres para aspiração	Pinça de Magyll	Ventilador de transporte
***Kit* de acesso venoso**		
Tala para fixação de membros	Agulha para punção IO	Tesoura
Algodão embebido em álcool	Cateteres EV de 14-24 G	Bombas de infusão
Pacotes de gaze estéril	Equipos de soro macro e microgotas	Bolsas pressurizadas para administração de fluidos
Luvas (estéreis e de procedimento)	Torneiras de 3 vias, extensões para equipos	Frascos de SF, Ringer-lactato e SG
Esparadrapo	Garrotes para venopunção	Lâminas de bisturi
Agulhas e seringas hipodérmicas de tamanhos diversos		
***Kit* de monitorização**		
Monitor/desfibrilador (com transdutor de pressão)	Manguitos de pressão de diversos tamanhos	Fitas e aparelho de glicemia capilar
Oxímetro de pulso	Gel ou pás eletrolíticas para desfibrilador	Linha arterial (PA invasiva)
Eletrodos para ECG	Marca-passo transcutâneo	
***Kit* de trauma**		
Colares cervicais de diversos tamanhos	Compressas cirúrgicas e bandagens	Caixa completa de pequena cirurgia
Prancha longa para imobilização de coluna	Tesoura cirúrgica	Seringa de irrigação (60 mL)
Talas de imobilização para membros superiores e inferiores	Lâminas de bisturi	
Outros		
Fita adesiva	Sondas vesicais e coletores de urina	Equipamentos de proteção à equipe: máscaras, gorros, aventais e óculos
Lâmpada de emergência	Estetoscópio	Maca com rodas e dobrável/articulável
SNG de tamanhos variados	Cobertor para conservação de temperatura	Equipamento de comunicação (telefone celular, rádio etc.)

À beira do leito

- Sempre levar em conta a estabilidade do paciente e questionar a real necessidade de transporte.
- Assegurar a presença de equipe treinada, materiais, equipamentos e medicações pertinentes.
- Registrar no prontuário médico todo o procedimento de transporte.
- Ao final de cada remoção, avaliar as etapas para discutir o aperfeiçoamento do transporte.

BIBLIOGRAFIA

Bourn S, Wijesingha S, Nordmann G. Transfer of the critically ill adult patient. BJA Educ 2018;18(3):63-68.

Brasil. Ministério da Saúde. Política nacional de atenção às urgências – Ministério da Saúde, 3. ed. ampl. Brasília: Editora do Ministério da Saúde, 2006. 256 p.: il. – (Série E. Legislação de Saúde) Disponível em: https://bvsms.saude.gov.br/bvs/publicacoes/politica_nacional_atencao_urgencias_3ed.pdf

Veiga VC, Postalli NF, Alvarisa TK, Travassos PP, Vale RTDS, Oliveira CZ, et al. Adverse events during intrahospital transport of critically ill patients in a large hospital. Rev Bras Ter Intensiva 2019;31(1):15-20.

Warren J, Fromm RE Jr, Orr RA, Rotello LC, Horst HM; American College of Critical Care Medicine. Guidelines for the inter- and intrahospital transport of critically ill patients. Crit Care Med 2004;32(1):256-62.

259 SUPORTE TRANSFUSIONAL EM UTI

Carla Luana Dinardo, Cyntia Araújo Arrais

INTRODUÇÃO

Denominam-se hemocomponentes os produtos derivados da doação altruísta de sangue total (concentrado de hemácias, concentrado de plaquetas randômicas ou *pool* de plaquetas randômicas, plasma fresco e crioprecipitado) ou por doação de produtos coletados em equipamentos separadores de células (concentrado de plaquetas, hemácias ou plasma obtidos por aférese). O termo hemoderivados é reservado para produtos obtidos a partir de processamento industrial do plasma, como concentrados de fatores de coagulação e imunoglobulina, não devendo ser utilizado para designar os produtos destinados para transfusão.

A transfusão de cada um dos tipos de hemocomponentes tem indicações muito precisas e pode associar-se à ocorrência de reações transfusionais imunológicas ou não imunológicas de gravidade variando de leve a potencialmente letal. Desta forma, o ato transfusional deve ser monitorado e ações devem ser tomadas aos primeiros sinais de eventos adversos. Neste capítulo, serão abordadas as indicações de transfusão, o manejo e a identificação de reações transfusionais no contexto da unidade de terapia intensiva (UTI). Atenção especial será dada aos gatilhos para transfusão de concentrado de hemácias, visto as novas evidências em literatura que apontam benefícios significativos com estratégias restritivas de transfusão em que a transfusão é muito baseada no *status* clínico apresentado pelo paciente e somente com níveis mais baixos de hemoglobina (Hb).

TIPOS DE HEMOCOMPONENTES E INDICAÇÕES

Concentrado de plaquetas

Obtido a partir de doação por aférese (concentrado de plaquetas por aférese) ou por sangue total (concentrado de plaquetas randômicas ou *pool* de plaquetas randômicas). É armazenado em temperatura ambiente e sob agitação constante. Indicado para pacientes com plaquetopenia e sangramento se plaquetometria inferior a 50.000 por mm³ ou como profilaxia para pacientes com menos de 10.000 plaquetas por mm³. A dose habitual é de 1 unidade de plaquetas por aférese ou 1 *pool* de plaquetas randômicas. No caso de só existirem plaquetas randômicas disponíveis, a recomendação é por 1 unidade a cada 7-10 kg de peso do paciente.

Na UTI, é frequente o achado de plaquetopenia associada à sepse, que pode ocorrer tanto por redução de sua produção como por perdas e destruição aceleradas. Mesmo em vigência de valores subnormais, a recomendação para realizar transfusão profilática de plaquetas se restringe a casos com contagens abaixo de 10.000/mm³ assintomáticos ou 20.000/mm³ naqueles pacientes em que se considere elevado risco de sangramento (coagulopatias associada, sepse grave, por exemplo). Na Tabela 1, encontram-se recomendações para metas de plaquetometria nos pacientes na UTI.

Tabela 1 Indicações de transfusão de plaquetas na UTI

Condição	Meta de plaquetometria
Assintomáticos/baixo risco de sangramento (profilática)	> 10.000/mm³
Sepse grave ou coagulopatias associadas (profilática)	> 20.000/mm³
Sangramento ativo ou iminência de procedimento invasivo/cirúrgico	> 50.000/mm³
CIVD com sangramento	> 50.000/mm³
Sangramentos graves e transfusão maciça	> 75.000/mm³
Politraumatizados ou trauma de SNC ou intraocular	> 100.000/mm³
Disfunção plaquetária (pós-CEC, uso de antiagregação potente, uremia grave) com sangramento não controlável	1 unidade de aférese (*)

CIVD: coagulação intravascular disseminada; SNC: sistema nervoso central. (*): Nestes casos, pode ocorrer sangramento mesmo com plaquetometria normal. Transfundir e reavaliar de acordo com a resposta terapêutica.

Concentrado de hemácias

Obtido a partir da doação de sangue total na quase totalidade dos casos. Indicado para pacientes com quadro de anemia e sintomas secundários a esta. Não se indica transfusão de concentrado de hemácias apenas com base nos níveis de Hb sem levar-se em consideração os sinais e sintomas do paciente, visto que ampla evidência científica já suporta a hipótese de que a estratégia de transfusão restritiva se associa a menor morbimortalidade dos pacientes. Para a indicação de transfusão de concentrado de hemácias, devem-se considerar o nível de hemoglobina, o contexto clínico geral e as preferências do paciente.

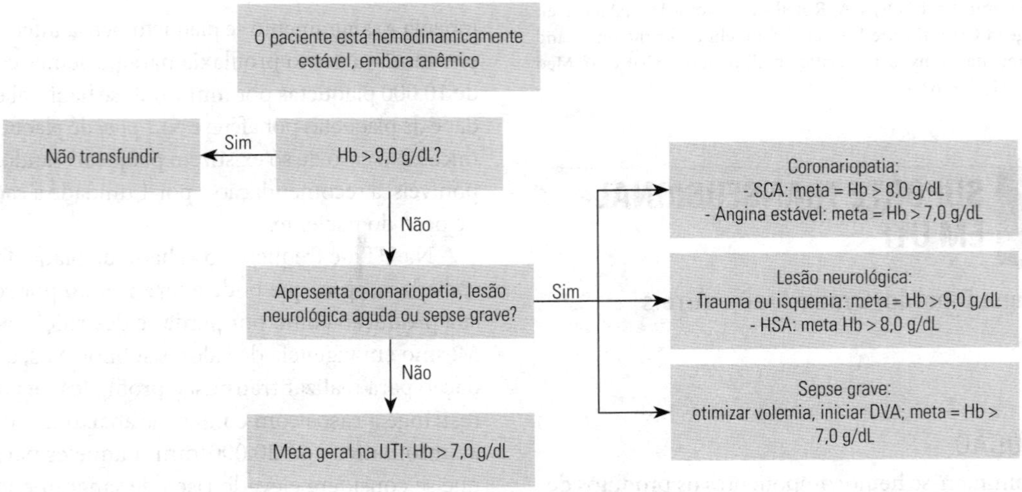

Figura 1 Algoritmo para indicação de transfusão de hemácias em UTI (considerar as manifestações clínicas além dos valores de Hb). Fonte: adaptada de United Kingdom Blood Services, 2014.

O limiar restritivo de transfusão de hemácias, no qual a transfusão não é indicada até que o nível de Hb seja ≤ 7,0g/dL é recomendado para pacientes adultos hospitalizados hemodinamicamente estáveis, incluindo pacientes críticos. No caso de pacientes submetidos a cirurgia ortopédica, cirurgia cardíaca e aqueles com doença cardiovascular preexistente, o limiar restritivo de transfusão de hemácias deve ser de 8,0 g/dL. Essas recomendações não se aplicam a pacientes com síndrome coronariana aguda, trombocitopenia grave (pacientes tratados por razões hematológicas ou oncológicas que correm risco de sangramento) e anemia dependente de transfusão crônica (principalmente anemia falciforme e talassemia).

Indica-se a transfusão de 1 unidade de concentrado de hemácias para pacientes com anemia de instalação aguda e com consequências deletérias desta perda, se Hb < 7,0 g/dL. Na presença de coronariopatia, os níveis indicados para deflagrar transfusão são maiores (Hb de 8,0 a 8,5 g/dL). Além destas condições e das já descritas acima, pacientes com trauma ou cirurgia do sistema nervoso central também podem se beneficiar de valores mais elevados de Hb, embora ainda haja discussão acerca do assunto.

Plasma fresco

Este hemocomponente é rico em albumina, fibrinogênio e todos os fatores de coagulação. Cada mL de plasma fresco congelado (PFC) possui 1 UI de atividade de fatores de coagulação. Deve ser preferencialmente ABO compatível. É indicado para paciente portador de coagulopatias, púrpura trombocitopênica trombótica, coagulação intravascular disseminada (CIVD), intoxicação varfarínica com evento hemorrágico associado e em caso de transfusão maciça. Em geral, administram-se 10-20 mL/kg em dose de ataque, seguida da mesma dose fracionada a cada 8 horas (em adultos, aproximadamente 4 bolsas por dose, em média). Não se deve indicar transfusão de PFC profilaticamente, ainda que haja resultado laboratorial indicando coagulopatias ou intoxicação varfarínica sem sangramento.

Crioprecipitado

Trata-se de uma fração do PFC rica em fator VIII, fator XIII, fibrinogênio e fator de von Willebrand. Cada 15 mL de crioprecipitado contêm 80-150 UI de fator VIII e 150 mg de fibrinogênio. É indicado em casos de hipofibrinogenemia, transfusão maciça e CIVD com sangramento e dosagem de fibrinogênio < 1,5 g/L. Em adultos, não exige compatibilização ABO.

REAÇÕES TRANSFUSIONAIS

Toda transfusão inclui algum risco, devendo por isso ser criteriosamente indicada. A tendência atual é de adotar estratégias mais conservadoras em relação ao valor de Hb que indique transfusões, pois na maioria dos estudos, as estratégias mais liberais estão associadas a piora de morbimortalidade. Os efeitos adversos diretamente relacionados com a transfusão de sangue e hemocomponentes são denominados reações transfusionais. De acordo com o tempo de aparecimento, estas reações podem ser classificadas em imediatas ou tardias:

- Imediatas: ocorrem durante a transfusão ou em até 24 horas após seu término.
- Tardias: início após 24 horas do término da transfusão.

Além disso, as reações transfusionais podem ser classificadas em imunológicas e não imunológicas, com base na natureza de sua etiologia.

Tabela 2 Classificação das reações transfusionais

Reação transfusional imediata	Reação transfusional tardia
Reação hemolítica transfusional aguda	Reação hemolítica tardia
Reação febril não hemolítica	Reação sorológica tardia aloimunização eritrocitária
Reação urticariforme	Doença do enxerto contra o hospedeiro pós-transfusional
Reação hemolítica não imune	Hemossiderose com comprometimento de órgãos
Reação por contaminação bacteriana	Transmissão de outras doenças infecciosas
Lesão pulmonar aguda relacionada à transfusão (TRALI)	Púrpura pós-transfusional
Sobrecarga circulatória associada à transfusão	
Reações metabólicas	
Reação hipotensiva relacionada à transfusão	
Dispnéia associada à transfusão	
Dor aguda relacionada à transfusão	

Toda a equipe envolvida na administração e no acompanhamento da transfusão deve ser capaz de reconhecer os sinais e sintomas associados a reações transfusionais e estar apta a tomar ações no sentido de preveni-las e tratá-las. Qualquer sinal e sintoma durante a administração de um hemocomponente devem ser considerados como reação transfusional aguda, até que se prove o contrário:

- febre: elevação da temperatura corporal acima de 1°C após o início da transfusão e atingindo temperatura superior a 38°C com ou sem tremores ou calafrios;
- tremores;
- calafrios com ou sem febre;
- hipertensão ou hipotensão arterial;
- alterações respiratórias: dispneia, taquipneia, hipóxia;
- náuseas com ou sem vômitos;
- dor no local da infusão, torácica ou abdominal;
- prurido, urticária, edema localizado ou generalizado;
- choque em combinação com febre, tremores, hipotensão e/ou falência cardíaca de alto débito;
- falência circulatória, sem febre e/ou calafrios;
- alteração na cor da urina;

Ao primeiro sinal de reação transfusional, as seguintes ações devem ser tomadas:

- interromper imediatamente a transfusão;
- verificar os sinais vitais;
- manter acesso venoso com SF = 0,9%;
- conferir todos os registros de identificação do hemocomponente e do receptor, verificando a concordância entre a etiqueta (cartão) de identificação do receptor anexada à bolsa e a pulseira de identificação do receptor;
- coletar uma amostra pós-transfusional (em tubo EDTA) e enviar à agência transfusional junto com o hemocomponente envolvido na reação e os equipos anexados a ele (evitando a contaminação dos equipos) para todas as suspeitas de reação transfusional, exceto para as alérgicas;
- registrar as reações no prontuário do paciente;
- notificar todas as reações transfusionais por meio do impresso próprio que consta junto à bolsa do hemocomponente (etiqueta do receptor).
- As seguintes condutas médicas devem ser tomadas diante das seguintes reações transfusionais.

Febre

- Conduta imediata: suspensão imediata da transfusão, conferência de história de febre/infecção prévia, coleta de amostras para novas provas transfusionais, coleta de hemocultura do paciente, encaminhamento da bolsa do hemocomponente com equipo protegido para o banco de sangue. Na vigência de choque com falência cardiocirculatória, orientar antibioticoterapia de amplo espectro.
- Profilaxia: caso a suspeita de contaminação bacteriana não seja confirmada, pode-se leucodepletar os hemocomponentes antes de transfusões futuras.

Urticária

- Conduta imediata: suspensão da transfusão em casos moderados ou graves. Em casos leves e rapidamente revertidos com a medicação, não há necessidade de suspensão da transfusão, porém esta conduta só pode ser orientada pelo médico após este ter avaliado pessoalmente o paciente e o tempo de infusão não pode ser ultrapassado. Em todos os casos, orientar a administração de anti-histamínicos (difenidramida e/ou hidroxizina).
- Profilaxia: administração de anti-histamínico 30 minutos antes da transfusão de novos hemocomponentes. Nos receptores que têm reações frequentes ou quadros mais graves, considerar indicação de concentrado de hemácias lavadas e concentrado de plaquetas com redução de volume de plasma.

Reação anafilática

- Conduta imediata: suspensão da transfusão, manutenção de vias aéreas pérvias e oxigenação adequada, administração de adrenalina via intramuscular ou subcutânea (0,3 a 0,5mL da solução 1:1000), podendo repetir a cada 3 a 5 minutos; expansão volêmica com soro fisiológico caso haja hipotensão; albuterol 2,5 a 5 mg inalatório se broncoespasmo resistente à adrenalina. Considerar metilprednisolona 125 mg, EV, e ranitidina (sem registro vigente na Anvisa) 50 mg, EV. Solicitar dosagem de IgA e pesquisa de anti-IgA.
- Profilaxia: as próximas transfusões devem ser de concentrados de hemácias lavados ou concentrados de plaquetas com volume reduzido.

TRALI (transfusion related acute lung injury) (lesão pulmonar relacionada a transfusão)

- Conduta imediata: reversão da hipóxia com oxigenioterapia e, se necessário, assistência ventilatória. O tratamento pode incluir corticosteroides, cujo valor é discutível. A maioria dos pacientes recupera a função respiratória em dois a quatro dias. Manutenção hemodinâmica se necessário.
- Profilaxia: se o anticorpo anti-HLA do doador é demonstrável como causador da reação pulmonar aguda, seu sangue não deve ser utilizado para os componentes que contenham plasma. Caso o anticorpo anti-HLA seja demonstrado como sendo do receptor, este deverá receber componentes celulares filtrados.

Sobrecarga volêmica

- Conduta imediata: interrupção da transfusão, administração de diuréticos (furosemida 40 mg, IV), suporte ventilatório e vasodilatadores para diminuir a pré-carga.
- Profilaxia: pré-medicação com diuréticos antes das próximas transfusões e aliquotagem da bolsa em casos mais graves. Especial atenção aos pacientes hipervolêmicos e que tolerem mal volume, como aqueles em insuficiência cardíaca.

Hemólise aguda

- Conduta imediata: suspender transfusão, estabelecer hidratação vigorosa e suporte clínico, solicitar os seguintes exames: hemograma, DHL, coagulograma, bilirrubinas totais e frações, dosagem de haptoglobina, eletrólitos e função renal. Neste caso, o médico hemoterapeuta deve avaliar o paciente e entrar em contato com a equipe de aférese para discussão de possibilidade de plasmaférese terapêutica.

INDICAÇÕES DE LEUCORREDUÇÃO, LAVAGEM E IRRADIAÇÃO DE HEMOCOMPONENTES

Em algumas situações é necessário modificar (realizar procedimentos especiais ou adicionais) no hemocomponente produzido antes da transfusão. A indicação e realização de procedimentos especiais estão associadas ao tipo de produto sanguíneo e ao diagnóstico do paciente que receberá o hemocomponente. São considerados procedimentos especiais e respectivas indicações:

Leucorredução

Uso de componentes sanguíneos obtidos após filtragem, com filtros que visam remover > 99,9% dos leucócitos da unidade original, com conteúdo leucocitário residual final inferior a 5 x 10^6 leucócitos/unidade. Podem ser leucodepletados antes de estocados (pré-estocagem), ou leucodepletados no momento da transfusão (pós-estocagem). A filtração pré-estocagem, diferentemente da filtração pós-estocagem, além de remover 99,9% dos leucócitos da unidade também previne o acúmulo de citocinas que são produzidos por leucócitos durante a estocagem.

Indicações:

- reação febril não hemolítica recorrente: nesta situação o uso de filtro pré-estocagem é mais eficaz, pois evita o acúmulo de citocinas;
- redução do risco de aloimunização HLA e a refratariedade plaquetária decorrente;
- redução do risco de transmissão de citomegalovírus (CMV) pela transfusão. Os pacientes considerados de risco para adquirir CMV com a transfusão são: pacientes submetidos a transplante de órgão sólido ou transplante de células progenitoras hematopoéticas (autólogo e alogênico) cujo órgão ou doador seja CMV negativo; gestantes com sorologia CMV negativa ou não testada; recém-nascidos (RN) de baixo peso nascidos de mãe CMV negativa ou não testada; transfusão intrauterina, e paciente HIV(+) CMV negativo.

Gama irradiação

- A irradiação está indicada para reduzir o risco de doença do enxerto contra o hospedeiro pós-transfusional (DECH-T). A DECH-T ocorre quando há presença de linfócitos viáveis no componente sanguíneo transfundido em receptor suscetível. É uma complicação muito grave da transfusão, geralmente fatal. Pode ser prevenida com a gama irradiação de hemocomponentes, na dose de 25 Gy aplicados ao campo central da unidade. A irradiação resulta em dano ao DNA dos linfócitos, tornando-os incapazes de se proliferar e montar uma resposta imunológica contra antígenos do receptor.

Indicações:

- transplante de células progenitoras hematopoéticas (autólogo ou alogênico);
- doadores de medula óssea; antes ou durante a coleta de células progenitoras hematopoéticas;
- RN com imunodeficiência congênita (suspeita ou conhecida);
- RN de baixo peso;
- transfusão intrauterina;
- exsanguíneo transfusão em RN;
- pacientes tratados com análogos da purina;
- pacientes tratados com alemtuzumab (anti-CD 52);
- pacientes com linfoma de Hodgkin;
- anemia aplástica em tratamento imunossupressor com globulina antimócito (ATG);
- pacientes com tratamento quimioterápico agressivo com prejuízo da imunidade celular;
- doadores HLA compatíveis;
- transfusão entre parentes;
- transfusão de granulócitos;
- malignidades hematológicas.

Os produtos sanguíneos que devem ser irradiados são sangue total e hemocomponentes celulares (concentrado de hemácias, concentrado de plaquetas e concentrado de granulócitos). Componentes plasmáticos não necessitam ser irradiados.

Com a irradiação, ocorre aumento de potássio extracelular, que geralmente não causa problemas devido a diluição. Entretanto em caso de transfusão em RN prematuros, RN que recebem grande volume de hemácias (exsanguíneo transfusão) ou em caso de transfusão intrauterina, esse aumento de potássio extracelular pode ser de risco. Nesses casos, recomenda-se irradiar o componente dentro das 24 horas que antecedem a transfusão.

Lavagem de concentrado de hemácias

A lavagem de concentrado de hemácias promove a retirada da maioria do plasma presente na unidade, incluindo proteínas plasmáticas e metabólitos acumulados durante a estocagem. A lavagem é realizada com infusão de solução salina isotônica no interior do concentrado de hemácias, seguida de centrifugação e remoção do sobrenadante. A lavagem resulta em um componente com contagem de leucócitos < 5 x 10^8/unidade e proteína residual < 0,5 g/unidade. O processo sempre leva a alguma perda de hemácias.

Por haver abertura de sistema e perda de hemácias, durante o processo, sua indicação é restrita a:

- Pacientes portadores de anticorpos contra proteínas plasmáticas, especialmente anti-IgA;
- Pacientes com repetidas reações alérgicas prévias decorrentes da transfusão sanguínea ou reação alérgica grave.

A validade do hemocomponente após a lavagem é de 24 horas. Concentrados de hemácias lavadas não fazem parte de estoque de rotina. Apesar de retirar cerca de 90% dos leucócitos, este método não substitui a leucodepleção.

Aquecimento de sangue

Consiste no aquecimento do hemocomponente por meio de equipamentos especiais e temperatura controlada.

Indicações:

- pacientes submetidos à transfusão maciça;
- pacientes com alto título de anticorpo hemolítico frio;
- pacientes com fenômeno de Raynaud muito grave.

CONCLUSÕES

A transfusão de hemocomponente é ato de alta complexidade que pode se associar a consequências muito deletérias ao paciente. A correta indicação de transfusão associada à prescrição de hemocomponentes na dose preconizada e com os procedimentos especiais necessários se traduz em segurança e sucesso transfusional.

BIBLIOGRAFIA

Advancing Transfusion and Cellular Therapies Worldwice. Technical manual 17th Edition AABB.

Brasil. Legislação vigente. Portaria n. 158 de 04/02/2016. Disponível em https://bvsms.saude.gov.br/bvs/saudelegis/gm/2016/prt0158_04_02_2016.html.

Carson J, et al. Clinical practice guidelines from the AABB: red blood cell transfusion thresholds and storage. JAMA 2016;316(19):2025-2035.

Hillyer CD, Shaz BH, Zimring JC, Abshire TC. Transfusion medicine and hemostasis clinical and laboratory aspects. 2010.

McCullough J. Transfusion medicine 3rd ed.; 2012.

United Kingdom Blood Services. Effective transfusion in surgery and critical care. In: Handbook of transfusion medicine, 5th ed.; 2014 (revisado em 2020).

260 QUEIMADURAS

André Oliveira Paggiaro

DEFINIÇÃO

As queimaduras caracterizam-se pela destruição cutânea ou de outros tecidos, ocasionadas pela transferência de algum tipo de energia, que provoca respostas fisiopatológicas diretamente relacionadas ao tipo de agente causador do trauma. Entre as possíveis forças transferentes temos calor, frio, fricção, atrito, eletricidade, radiação e produtos químicos.

EPIDEMIOLOGIA

Estima-se anualmente em todo o mundo 300.000 mortes por causa de queimaduras. No Brasil, 1 milhão de brasileiros queimam-se anualmente e desses, cerca de 2.500 perdem a vida. Seu tratamento envolve altos custos relacionados com o longo período de internação hospitalar e, posteriormente, uma fase de reabilitação. O acompanhamento do queimado inicia-se em uma fase aguda de cura da ferida cruenta e avança até o momento de manejo das contraturas provocadas pelas cicatrizes, com as bridas e sinéquias.

CARACTERÍSTICAS DAS DIFERENTES CAUSAS DE QUEIMADURAS

- Térmicas: tipo mais frequente, podendo ocorrer por contato com líquidos ou superfícies aquecidas, chama direta ou vapor. Sua gravidade vai depender do tempo de contato da superfície quente com a pele, da temperatura do agente e do local da queimadura. As escaldaduras costumam gerar lesões mais superficiais, enquanto aquelas por chama direta acarretam danos teciduais mais profundos.
- Elétrica: costumam ser graves, com passagem de corrente e caracterizada pela presença de lesões cutâneas de porta de entrada e saída. Em geral, as queimaduras acarretam necrose em tecidos profundos, enquanto a pele pode permanecer íntegra em grande parte de sua extensão. É comum a necessidade de realização de fasciotomias para evitar a síndrome compartimental nos membros superiores e inferiores. A dificuldade para o cálculo da superfície queimada prejudica a estimativa do volume para hidratação e, por isso, costuma-se ser mais agressivo na reposição de cristaloides. Em virtude da rabdomiólise provocada pela necrose muscular, é frequente a mioglobinúria com risco de lesão renal. Estimula-se uma diurese osmótica e alcalinização da urina. Outras complicações são: amputações, alterações do ritmo cardíaco e colecistite acalculosa. No diagnóstico diferencial é importante identificar corretamente a queimadura elétrica real do chamado *flash burn*, situação em que ocorre uma explosão ligada à eletricidade, porém não há passagem de corrente pelo corpo. Nesta situação, o quadro clínico e as lesões são mais brandos.
- Frio: a queimadura pelo frio ocorre por mecanismos de dano celular direto, com cristalização da água no tecido e indireto, por isquemia e reperfusão. Nas feridas, observamos necrose de pele associada a danos profundos aos tecidos.
- Químicas: entre os agentes causadores estão ácidos, bases ou compostos orgânicos. Em geral, a lesão é progressiva e costuma aprofundar. Os álcalis provocam necrose de liquefação, transformando o tecido em líquidos ou em uma massa viscosa. Os ácidos geram uma necrose de coagulação com preservação de parte da arquitetura do tecido. Dependendo do produto, é contraindicada a lavagem da região acometida pela substância química. Exemplos desta condição são: ácidos muriático e sulfúrico, fenol, cal e metais elementares (sódio, potássio, césio, lítio).
- Radiação: causadas por irradiação que pode ser de fonte solar, cabines de bronzeamento, aparelhos de radioterapia e de raios X. A radiodermite é um efeito colateral do tratamento do câncer por radioterapia, podendo gerar queimaduras com inflamação da pele e inchaço local.

IMPORTÂNCIA DA INFLAMAÇÃO NA QUEIMADURA

Nos pacientes considerados grandes queimados, ou seja, com mais de 20% de superfície corpórea queimada (SCQ) de segundo ou terceiro grau, o trauma acarreta alterações locais e sistêmicas, provocando uma resposta imune desproporcional. O processo inflamatório sistêmico exacerbado pode se tornar descontrolado, causando um estado de catabolismo generalizado e retardando a cicatrização. Este tipo de resposta é típico dos grandes queimados, sendo conhecido como estado hipermetabólico, associado ao catabolismo, com aumento da incidência de falhas de sistemas orgânicos, aumento da chance de infecção e maior risco de morte (Figura 1).

Uma série de fatores pode piorar a resposta imunológica do hospedeiro como a presença de lesão inalatória, gravidade da queimadura (extensão e profundidade), traumas associados, condições clínicas prévias, idade e abuso de álcool e drogas. Além da resposta imune exacerbada ligada ao trauma inicial, alguns outros gatilhos ligados ao tratamento habitual do queimado, como ressuscitação hídrica, tratamento cirúrgico das feridas e infecções, podem reativar o processo da resposta inflamatória. Quando ocorre a reativação da cascata inflamatória de forma repetitiva ou descontrolada, ela pode destruir o próprio tecido do paciente, causando disfunção de múltiplos órgãos.

FATORES PROGNÓSTICOS, MORTALIDADE E BIOMARCADORES

Nos últimos 100 anos, a mortalidade dos grandes queimados caiu consideravelmente graças ao melhor manejo clínico e cirúrgico desses pacientes. Idade avançada, lesão inalatória e extensão das queimaduras (> 20% SCQ) são considerados fatores de mau prognóstico. Em um estudo de coorte malasiano recente, identificou-se que o desenvolvimento de síndrome da resposta infla-

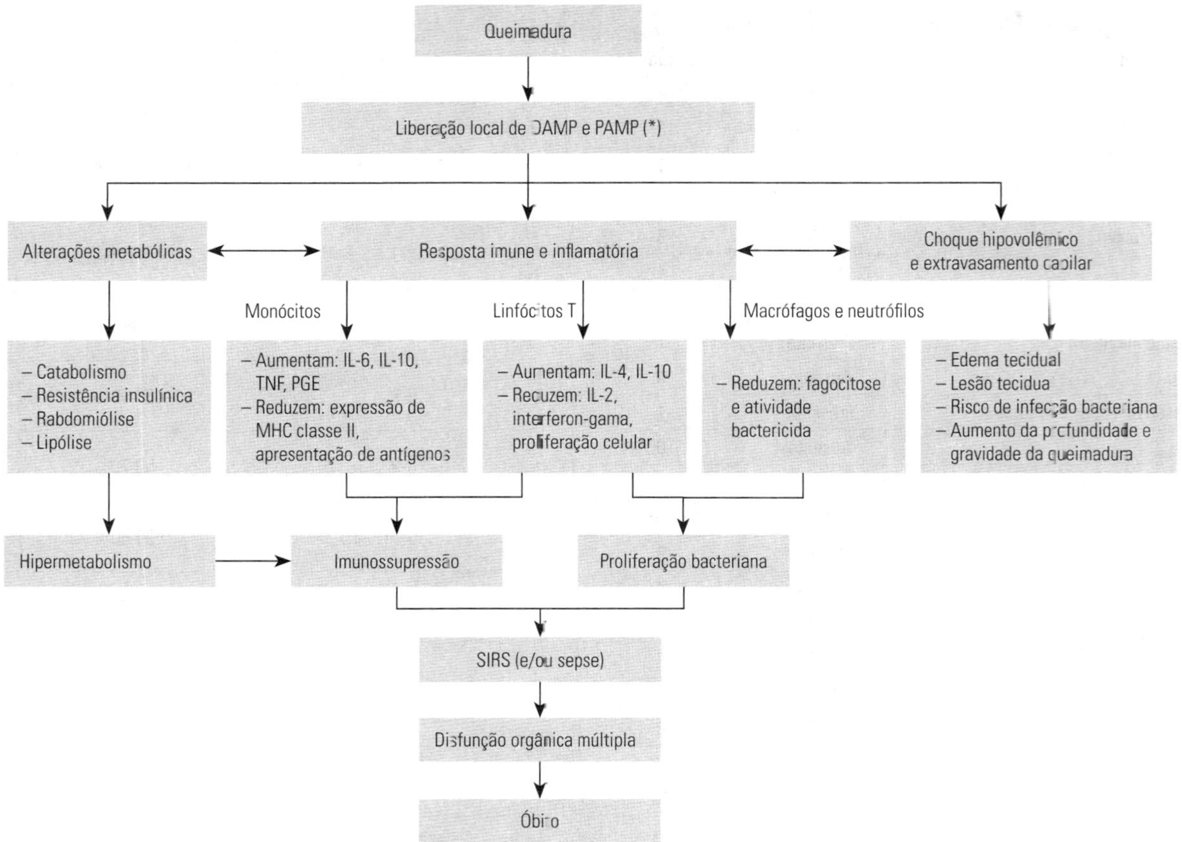

Figura 1 Fenômenos após queimadura grave, causando sepse e falência de múltiplos órgãos. (*) DAMP: padrões moleculares endógenos associados a lesão (do inglês *damage-associated molecular patterns*), que incluem DNA mitocondrial e RNA de dupla fita. PAMP: padrões moleculares exógenos, associados a patógenos (do inglês *pathogen-associated molecular patterns*), como lipopolissacárides e peptidoglicanas. Tratam-se de moléculas capazes de induzir aumento da permeabilidade capilar, alterações metabólicas e deflagrar processo inflamatório. IL: interleucina; TNF: fator de necrose tumoral; PGE: prostaglandina E; MHC: complexo principal de histocompatibilidade; SIRS: síndrome da resposta inflamatória sistêmica. Fonte: adaptada de Jeschke et al., 2020.

matória sistêmica (SIRS) de forma precoce implica maior mortalidade, confirmando o papel determinante do estado inflamatório na evolução dos queimados. Particularmente em crianças, a presença de lesão inalatória parece ser um fator de risco proporcionalmente mais importante. Em idosos, a cada aumento de 1% de SCQ e de 1 ano de vida, maior a taxa de mortalidade.

Diversos índices de predição de mortalidade, específicos ou não, têm sido utilizados para tentar estimar a evolução dos pacientes queimados. Ainda não existe consenso de qual deles é o ideal. Em um estudo de coorte retrospectivo brasileiro com 574 pacientes avalidados, identificou-se que a escala ABSI (*Abbreviated Burn Severity Index*) tem boa acurácia, podendo ser um bom preditor clínico para nosso meio. A ABSI considera os seguintes fatores: sexo, idade, lesão inalatória, presença de queimadura de espessura total e % SCQ, criando um índice de pontuação relacionado com a probabilidade de sobrevivência (Tabela 1).

Em decorrência da complexidade da fisiopatologia das queimaduras, cada vez mais têm sido estudados biomarcadores que permitam compreender a evolução clínica do paciente, compreender a eficácia de diferentes tratamentos e prever o desfecho final. Define-se biomarcador como qualquer medição refletindo uma interação entre sistema biológico e um perigo potencial que pode ser químico, físico ou biológico. A resposta mensurada pode ser funcional e fisiológica, bioquímica em nível celular ou uma interação molecular. Alguns exemplos disso são: a dosagem de IL-6, IL-8 e IL-10 para análise da ressuscitação hídrica, ácido láctico como indicador de má perfusão, hipoglicemia como indicador de mau prognóstico, entre outros.

CLASSIFICAÇÃO DAS QUEIMADURAS

As queimaduras cutâneas são classificadas em superficiais (primeiro grau), intermediárias ou parciais (segundo grau superficial e profundo) e profundas (terceiro e quarto grau). Em geral, o diagnóstico da

Tabela 1 Escala ABSI (Abbreviated Burn Severity Index)

Parâmetro	Achado	Pontuação
Gênero	Feminino	1
	Masculino	0
Idade (anos)	0-20	1
	21-40	5
	41-60	3
	61-80	4
	81-100	5
Lesão inalatória	Presente	1
	Ausente	0
Lesão de espessura total	Presente	1
	Ausente	0
Superfície corporal acometida (%)	1-10	1
	11-20	2
	21-30	3
	31-40	4
	41-50	5
	51-60	6
	61-70	7
	71-80	8
	81-90	9
	91-100	10

Interpretação	
Pontuação no escore	Probabilidade de sobrevivência
2-3	>99%
4-5	98%
6-7	80-90%
8-9	50-70%
10-11	20-40%
12 ou mais	<10%

profundidade das lesões é clínico, observando as características das feridas. Muitas vezes a definição final do grau da queimadura só pode ser realizada depois de estabilização clínica e após alguns dias do trauma. Frequentemente, ocorre aprofundamento das lesões (mais comum em queimaduras de espessura parcial profunda) com a hidratação inadequada e em caso de infecção local. Na Tabela 2, podemos observar as diferenças entre os diferentes graus das queimaduras.

ESTIMATIVA DA SUPERFÍCIE CORPÓREA QUEIMADA (SCQ)

A estimativa da porcentagem de SCQ é fundamental para tomada de decisões terapêuticas e previsão prognóstica. O cálculo deve considerar apenas áreas com queimadura de segundo e terceiro grau. A "regra dos nove" é provavelmente a mais conhecida forma de estimar a área da superfície corporal total queimada. (Figura 2). Costuma ser utilizada apenas durante o atendimento de emergência, por ser bastante imprecisa.

Em unidades de queimados, utiliza-se o gráfico de Lund Browder, que é mais preciso, pois considera a variação de relação entre a cabeça e os membros inferiores com a alteração de faixa etária (Figura 3). Atualmente, novos *softwares* digitais baseados em fotos têm sido desenvolvidos para aumentar a precisão da estimativa da SCQ.

TRATAMENTO

Por causa da complexidade do tratamento, serão divididos em tópicos.

Reposição hídrica

- A reposição hídrica endovenosa está indicada para adultos com queimaduras > 20% de SCQ e crianças com > 10%.
- Ringer lactato geralmente é o cristaloide de escolha em decorrência do risco de acidose hiperclorêmica quando administradas soluções isotônicas.
- Diversas fórmulas de reposição hídrica já foram descritas e não existe consenso sobre qual a ideal. Atualmente, as duas mais utilizadas são: Parkland e Brooke modificado.
- Fórmula de Parkland: 4 mL X %SCQ X peso (kg). Durante muito tempo foi a preferida, porém hoje é menos utilizada em virtude dos riscos da hiper-hidratação.
- Fórmula de Brooke modificado: 2 mL X %SCQ X peso. Muito utilizada pelo menor risco de hiper-hidratação.
- Em queimadura elétrica, pode-se usar volumes maiores (6-7 ml X %SCQ X peso) que o calculado, porque é di-

Tabela 2 Classificação das queimaduras

Profundidade	Camadas envolvidas	Aparência	Sintomas	Tempo de cicatrização	Complicações
Superficial (primeiro grau)	Epiderme	Hiperemia, aspecto seco, vitropressão positiva	Dor	Regeneração da epiderme em 2 a 6 dias	Sem cicatriz
Espessura parcial superficial (segundo grau)	Epiderme + derme papilar	Bolhas, úmida, hiperemia, vitropressão positiva	Bastante dolorosas	Restauração em 10 a 14 dias	Infecciosas, cicatrizes, pigmentação
Espessura parcial profundo (segundo grau)	Epiderme até parte da derme reticular	Bolhas hemáticas ou rompidas, úmida ou seca, vitropressão negativa, coloração irregular: branca com uma camada cérea ou hiperemia	Dolorosa, porém menos que as superficiais	3 a 4 semanas, quando atinge áreas nobres (face, mãos, articulações) necessita de cirurgia	Infecciosas, cicatrizes e contraturas
Espessura completa (terceiro grau)	Epiderme + derme completa	Seca, carbonizada, negra, cinza ou branca cérea, inelástica e dura, vitropressão negativa	Indolor	Necessita de intervenção cirúrgica	Infecciosas, cicatrizes, contraturas, amputação, perda funcional, síndrome compartimenta
Quarto grau	Toda a pele e atinge músculos, fáscias, ossos	Negra, carbonizada, exposição de tecidos profundos	Indolor	Necessita de intervenção cirúrgica	Infecciosas, cicatrizes, contraturas, amputação, perda funcional

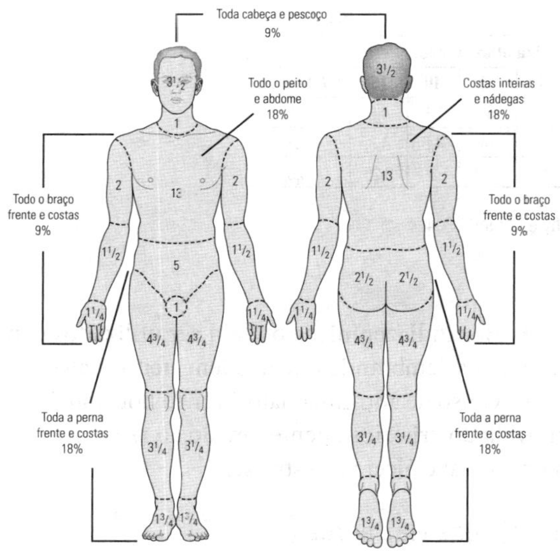

Figura 2 Estimativa da área corporal lesada.

fícil precisar a SCQ, considerando que muitas vezes há tecido necrótico muscular, sem exteriorização na pele.

- A administração do volume infundido deve ser realizada com metade do volume nas primeiras 8 horas (contadas a partir do momento da queimadura) e o restante deve ser infundido em 16 horas.
- O uso de coloides ainda permanece controverso. Inicialmente, imaginou-se que seu uso na hidratação inicial poderia provocar melhora da pressão oncótica intravascular e redução de choque. As fórmulas de Evans e Brooke adicionavam coloides junto de cristaloides, porém os resultados clínicos foram desfavoráveis e esses esquemas, abandonados. Diversos autores continuaram pesquisando sobre o efeito dos coloides e, em recente metanálise, descobriu-se que o seu uso provoca redução de mortalidade. Recomenda-se utilizá-lo na forma de albumina, em queimados com > 30% de SCQ que receberão grandes volumes hídricos.
- Meta: débito urinário > 0,5 mL/kg/h. Se esta meta não for alcançada, deve-se aumentar a expansão hídrica. Reavaliações frequentes (de hora em hora nos casos graves).
- Outros parâmetros que podem guiar a expansão são saturação venosa mista, lactato sérico, pressão arterial, frequência cardíaca, perfusão, pressão venosa central.
- Cuidado com "*fluid creep*": fenômeno resultado da hiper-hidratação, causando complicações relacionadas ao edema como síndromes compartimentais de membros e abdominal, edema pulmonar e aprofundamento de queimaduras de segundo grau para terceiro. As principais causas desse problema são: cálculo inadequado da superfície queimada, manutenção de altas taxas de administração de volume por tempo prolongado e excesso de volume no atendimento pré-hospitalar. Deve-se monitorar cuidadosamente a expansão, pois uma das principais causas de mortalidade é ressucitação volêmica inadequada.

Analgesia

- Indicada em todos os casos em que o queimado sentir dor, com especial atenção a pacientes intubados e sedados.

Avaliação da extensão de queimaduras: esquema de Lund-Browder
Porcentagem de superfície corporal queimada
Seja preciso e não inclua áreas de eritema.

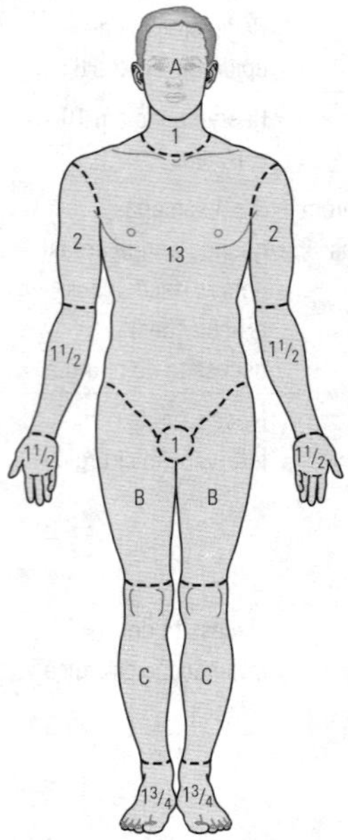

Região	Lesão em espessura parcial (%)	Lesão em espessura total (%)
Cabeça (*)		
Pescoço		
Tronco – anterior		
Tronco – posterior		
Membro superior direito		
Membro superior esquerdo		
Nádegas		
Genitália		
Membro inferior direito (*)		
Membro inferior esquerdo (*)		
Total		

(*): use a tabela complementar

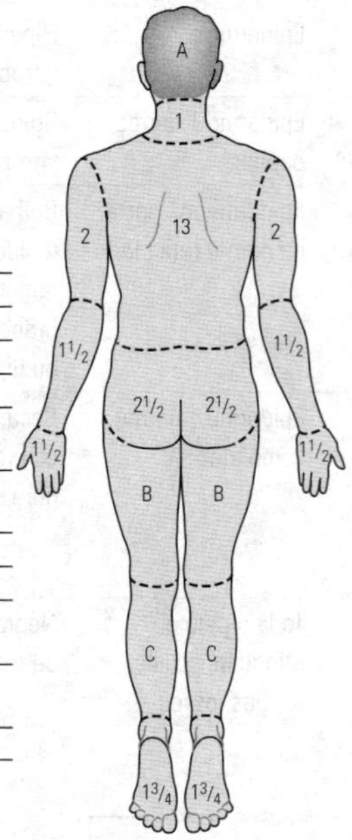

Área	Faixa etária (anos)					
	Lactentes (< 1)	1	5	10	15	Adultos
A = metade da cabeça	9,5	8,5	6,5	5,5	4,5	3,5
B = metade de uma coxa	2,75	3,25	4	4,5	4,5	4,75
C = metade de uma perna	2,5	2,5	2,75	3	3,25	3,5

Figura 3 Gráfico de Lund Browder para estimatica de SCQ. Adaptada de Hettiaratchy e Papini, 2004.

Quadro 1 Internação em unidade especializada em queimaduras

Critérios para internação em unidade de queimados
– Queimaduras de 2º grau > 20% da SCQ em adultos
– Queimaduas de 2º grau > 10% da SCQ em crianças ou maiores de 60 anos
– Queimaduras de 3º grau em qualquer extensão > 2%
– Lesões na face, nos olhos, no períneo, nas mãos, nos pés e em grandes articulações
– Queimadura elétrica
– Queimadura química
– Lesão inalatória ou lesão circunferencial em tórax ou membros
– Morbidades associadas, tentativa de autoextermínio (suicídio), politrauma, maus-tratos ou situações sociais adversas.

Fonte: Cartilha para Tratamento de Queimados do Ministério da Saúde, 2012.

- Escala de dor pode ser útil e produz melhor avaliação.
- Opioides são as medicações mais utilizadas. Em casos de dores mais intensas, deve-se utilizá-lo na forma intravenosa, inclusive em bomba de infusão contínua. Não devem ser utilizados na forma intramuscular.
- Benzodiazepínicos podem ser utilizados como ansiolíticos, lembrando que não têm efeito analgésico.
- O uso de anti-inflamatórios não hormonais deve ser avaliado criteriosamente devido ao risco de insuficiência renal e úlcera de estresse.

Manejo das vias aéreas

- Lesões inalatórias estão presentes em 10-20% dos casos, sendo consideradas um preditor independente de aumento de mortalidade em queimados.
- Existem três mecanismos principais para explicar as lesões de vias áreas: lesão térmica supraglótica levando a edema de vias aéreas altas, irritação química por agentes presentes na fumaça com lesão de vias aéreas inferiores e intoxicação por inalação de agentes como monóxido de carbono e cianeto. Eles podem ocorrer de forma isolada ou combinada.
- Suspeitar da presença de queimadura de vias aéreas sempre que o trauma ocorrer em locais fechados ou quando há perda de consciência, dificultando a locomoção para se afastar da fonte de calor.

Tabela 3 Sinais de alerta para acometimento da via aérea

Rouquidão	Tosse e estridor	Edema e bolhas na orofaringe
Escarro carbonáceo	Queimadura em face	Desconforto respiratório
Queimadura de vibrissas	Fala empastada	Redução do nível de consciência

- Deve-se ter monitorização da via aérea principalmente nas primeiras 24 horas, em decorrência da possibilidade de piora do edema durante o processo de hidratação.
- O diagnóstico é subjetivo, sendo baseado no achados clínicos.
- A broncoscopia é considerada padrão-ouro para confirmação diagnóstica de lesão inalatória e para avaliação do grau de acometimento (leve, moderado, grave ou massivo), devendo ser realizada idealmente nas primeiras horas.
- Caso não haja indicação de intubação, deve-se utilizar oxigênio suplementar com FiO_2 100%, para reverter a hipoxemia e tratar intoxicação por monóxido de carbono e cianeto.
- É obrigatória a solicitação de gasometria arterial (que não estará alterada em caso de intoxicação por monóxido de carbono) e radiografia de tórax.
- Em caso de suspeita de lesão supraglótica, a intubação deve ser realizada o mais precoce possível. Caso contrário, existe o risco de se tornar impraticável, obrigando a realização de uma cricotireoidostomia de urgência. Vale a pena lembrar que o pico do edema ocorre 36 horas após o trauma e a hidratação demasiada pode piorar esse edema.
- O tratamento consiste em suporte ventilatório e agressiva toalete pulmonar.
- Broncodilatadores, agentes mucolíticos e anticoagulantes inalatórios podem ser utilizados, porém sem evidência conclusiva de sua eficácia.
- A principal complicação é a pneumonia, que deve ser tratada após diagnóstico clínico, se possível embasada em culturas.

Suporte nutricional e resposta hipermetabólica

- O aumento metabólico do paciente queimado manifesta-se pelo catabolismo com aumento do estresse, perda muscular e falha orgânica. Para suprir a grande demanda energética provocada pelo hipermetabolismo, deve-se iniciar o suporte nutricional o mais precoce possível.
- Em uma fase inicial, pode haver necessidade do uso de sonda gástrica para descompressão de íleo paralítico ocasionado pelo estresse do trauma.
- A rota enteral deve ser preferencial e iniciada nas primeiras 24 horas.
- Para o cálculo das necessidades energéticas calóricas dos pacientes, as equações preditivas padrão como a de Toronto e a fórmula de Harris-Benedict são boas ferramentas para um adequado suporte nutricional.
- O suporte proteico deve ser calculado em uma taxa de 1,5 a 2 g/kg/dia e ajustado segundo o balanço nitrogenado.
- A melhor forma de reduzir o hipermetabolismo é a completa remoção do tecido queimado e a cobertura das feridas com enxertos autógenos definitivos ou algum tipo de barreira temporária.
- Dieta parenteral deve ser utilizada quando há intolerância à dieta enteral ou para suplementação energética.
- Alguns micronutrientes, como ácido graxo ômega 3, glutamina e vitamina C vêm sendo testados como estimuladores da aceleração do processo cicatricial, porém não existe consenso sobre os benefícios dessas terapias.
- Lembrar-se de manter o paciente aquecido, evitando hipotermia.

Sepse

- Apesar da resposta inflamatória inicial exacerbada, a queimadura compromete algumas funções imunológicas, com redução da ação de macrófagos e neutrófilos, diminuição das proliferação de linfócitos T e da produção de IL2. Essas alterações resultam em aumento na suscetibilidade a infecções. A perda da barreira protetiva cutânea e a presença de tecido necrótico da ferida são outros motivos para o aumento do risco infeccioso.
- A gravidade clínica dos grandes queimados exige o uso de cateteres venosos centrais, sonda vesical e tubo endotraqueal, os quais funcionam como porta de entrada para possíveis microrganismos contaminantes.
- Pelo risco de desenvolvimento de resistência bacteriana, não se inicia antibioticoterapia sistêmica sem um quadro clínico estabelecido. Esta terapia só deve ser instalada em casos de suspeita de infecção, preferencialmente com escolha de antibiótico guiada por culturas.
- Atualmente, as infecções são consideradas as principais causas de morte de queimados.

Injúria renal aguda (IRA)

- A IRA é uma complicação bastante comum em pacientes gravemente queimados, podendo ter múltiplas causas: choque hipovolêmico, inflamação induzida pela queimadura, sepse, disfunção cardíaca, nefrotoxicidade de medicações e mioglobinúria.

Tabela 4 Sulfadiazina de prata

Nome genérico: sulfadiazina de prata			
Nome comercial: silvadene			
Apresentação comercial: creme com 1%			
Risco de lesão hepática	Risco de lesão renal	Risco na gravidez	Risco durante amamentação
Pequeno		X	X
Posologia: aplicar 1-2x por dia, após limpeza da área queimada			
Correção pela função renal/hepática: não necessita			
Preparo/administração (para drogas IM/EV): uso tópico			
Evitar em pacientes com queimaduras em face, gestantes, lactantes, criança menores de 2 meses e naqueles com icterícia e deficiência de G6PD.			

- O desenvolvimento de IRA no queimado provoca aumento das taxas de mortalidade.
- A indicação de diálise faz-se necessária de forma precoce em casos de piora da função renal, acidose e oligúria/anúria.

Tratamento da ferida

- Inicialmente deve-se limpar e desbridar as queimaduras, retirando o tecido necrótico nas primeiras 24 horas (lembrar da analgesia).
- As bolhas pequenas, quando íntegras, podem ser mantidas até seu rompimento. Bolhas grandes ou rotas devem ser debridadas.
- Antibióticos tópicos: são indicados no tratamento de pacientes com maior extensão de SCQ e com lesões mais profundas.
- Sulfadiazina de prata 1% é o antibiótico tópico mais utilizado; aplica-se 1 ou 2x/dia. (Ver Tabela 4). Seu uso deve ser evitado em mulheres gestantes ou que amamentam, ou ainda em crianças menores de 02 meses. Evitar também em região próximas aos olhos e boca.
- Atualmente, existem outras opções de curativos mais modernos como as hidrofibras com prata siliconada, que fornecem a proteção antiinfecciosa e podem ser mantidas por mais tempo no leito da ferida, sendo não adesivas.
- A equipe de cirurgia plástica deve avaliar precocemente os casos.
- Não há indicação de profilaxia com antibiótico venoso, que deve ser utilizado apenas em caso de suspeita de infecção da lesão.
- Quando mal indicadas, as constantes trocas de curativos podem atrapalhar a reepitelização.
- Importante: as trocas devem ser feitas de forma delicada e muitas vezes necessita de analgesia antes da manipulação.
- Nas queimaduras de espessura total e algumas parciais profundas, a excisão do tecido desvitalizado e cobertura das feridas deve ser realizada o mais precocemente possível, para redução do risco de infecção e melhora da sobrevida.
- A cobertura definitva das feridas baseia-se no uso de enxertos autógenos em lâmina (obrigatório em áreas nobres, como mãos e articulações) ou malhas.
- O transplante de pele alógena está indicado para pacientes com escassez de áreas doadoras, principalmente aqueles com > 30% de SCQ.

Quadro 2 Lembretes

Deve-se prescrever profilaxias para úlceras de estresse e para trombose venosa profunda.
Profilaxia para tétano deve ser feita com vacina (reforço para aqueles que são vacinados) ou imunoglobulina (para aqueles que não têm imunização primária).
Importante: queimaduras em mãos ou em articulações necessitam de movimentação precoce para diminuir a chance de prejuízos funcionais.
Queimaduras circunferenciais: pode ser necessária escarotomia caso se suspeite de síndrome compartimental. Esta avaliação deve ser feita após a expansão volêmica e sua indicação deve ser feita se houver déficit perfusional distal. Não se comprova a síndrome compartimental com exames de imagem ou laboratoriais, mas propedêutica apenas.
Escarotomia em tórax pode ser necessária quando existe limitação do movimento torácico.
Alguns autores recomendam uso de medicações que visam reduzir o hipercatabolismo de pacientes com acometimento > 40% da SCQ. Hormônio do crescimento, insulina em baixas doses, propranolol, androgênios servem para esse fim, embora não haja evidências definitivas sobre o assunto.

BIBLIOGRAFIA

Castilla M, Roca O, Masclans J, Barret J. Recent advances in biomarkers in severe burns. Shock 2016;45(2):117-125.

Clark A, Imran J, Madni T, Wolf S. Nutrition and metabolism in burn patients. Burns &Traumas 2017;5:11-23.

De Carvalho VF, Paggiaro AO, Goldner A, Gemperli R. Retrospective evaluation of the accuracy of five different severity scores to predict mortality in burn patients. J Burn Care Res 2021; 21:57.

Greenhalgh D. Management of burns. N Engl J Med 2019;380:2349-59.
Hettiaratchy S, Papini R: Initial management of a major burn: II- assessment and resuscitation. BMJ. 2004;329(7457):101-103.
Jeschke MG, van Baar ME, Choudhry MA, Chung KK, Gibran NS, Logsetty S. Burn injury. Nat Rev Dis Primers 2020;6(1):11.
Tejiram S, Romanowski K, Palmieri T. Initial management of severe burn injury. Curr Opin Crit Care 2019;25:647-52.
Walker P, Buehmer M, Wood L, Boyer N, Driscoli I. Diagnosis and management of ihnalation injury: an update review. Crit Care 2015;19:351-363.

261 SÍNDROME DE ABSTINÊNCIA ALCOÓLICA

Antonio Carlos Nogueira

O alcoolismo é uma preocupação mundial em saúde pública, sendo a sétima causa de morte e invalidez. A síndrome de abstinência alcoólica (SAA) é causada pela diminuição ou interrupção abrupta do consumo de álcool em indivíduos com uso regular, crônico e excessivo, ocorrendo em torno de 2-7% dos pacientes internados. Alguns fatores predispõem ao aparecimento desta síndrome, como a vulnerabilidade genética, o gênero, o padrão de consumo de álcool, características psicológicas e fatores socioculturais.

EPIDEMIOLOGIA

A prevalência de dependência do álcool no Brasil é de cerca de 6% de acordo com estudos. Nos Estados Unidos, estimam-se 8 milhões de dependentes de álcool e aproximadamente 500.000 casos de SAA que necessitam de tratamento farmacológico por ano. Em torno de 2-7% dos pacientes usuários crônicos internados para tratamento clínico apresentam sinais e sintomas de SAA. Estima-se mortalidade mundial em torno de 5,3% nos pacientes que desenvolvem SAA.

FISIOPATOLOGIA

O funcionamento dos neurotransmissores ligados à dependência de álcool e à SAA é pouco conhecido, e o que se conhece é explicado pela neuroadaptação em decorrência da exposição crônica ao etanol. Não está totalmente claro por que alguns indivíduos sofrem de sintomas de abstinência mais graves do que outros, mas algumas evidências sugerem que a predisposição genética possa influenciar.

Os sintomas de abstinência do álcool ocorrem porque o álcool é um depressor do sistema nervoso central. O álcool aumenta simultaneamente o tônus inibitório (via modulação da atividade do ácido gama-aminobutírico [GABA], que é o principal neurotransmissor inibitório do cérebro), e inibe o tônus excitatório (via modulação da atividade de aminoácidos excitatórios, cujo principal é o glutamato). No paciente com dependência de álcool, apenas a presença constante do etanol preserva a homeostase. A interrupção abrupta desmascara as respostas adaptativas ao uso crônico do etanol, resultando em hiperatividade do sistema nervoso central. Aumentos na dopamina durante a abstinência provavelmente contribuem para a hiperexcitação.

QUADRO CLÍNICO

O curso clínico da abstinência alcoólica apresenta ampla variação e depende da quantidade de álcool consumida, história prévia de abstinências e comorbidades associadas. Os sintomas costumam ter início cerca de 6 horas após a cessação ou redução do consumo, apresentar pico entre 48 e 72 horas e desaparecer entre o quinto e o décimo-quarto dias. A idade média do paciente com SAA é 45 anos e acomete nove homens para cada mulher. O consumo intermitente não leva a SAA. Lembrar de investigar os antecedentes psiquiátricos do paciente, seja para os transtornos induzidos ou potencializados pelo álcool (depressão, ansiedade ou psicose), como quadros psiquiátricos primários (personalidade antissocial, abuso ou dependência de outras substâncias, mania, esquizofrenia, transtorno bipolar tipo I e transtorno de ansiedade maior).

Quadro 1 Fatores de risco para síndrome de abstinência alcoólica grave
Episódios anteriores exigindo desintoxicação, incluindo convulsões ou *delirium*
Alcoolemia alta sem sinais de intoxicação
Sintomas de abstinência com alcoolemia alta
Uso concomitante de benzodiazepínicos e barbitúricos
Idade avançada
Comorbidades, incluindo insuficiência hepática, insuficiência cardíaca, trauma, infecção, intoxicações concomitantes
Consumo diário excessivo
Idade avançada

A monitorização repetida destes pacientes é importante, pois o quadro clínico pode apresentar degeneração clínica. Para isso, algumas escalas objetivas de avaliação foram desenvolvidas. A mais utilizada é a *Revised Clinical Institute Withdrawal Assessment for Alcohol Scale* (CIWA-Ar), questionário breve com uma escala de pontuação que foi desenvolvida para avaliar e monitorar a terapêutica dirigida por sintomas.

Quadro 2 Quadro clínico

Quadro clínico	Início após última ingesta	Achados clínicos
Síndrome de abstinência alcoólica menor	6 a 36 horas	Tremores, ansiedade leve, cefaleia, diaforese, palpitações, anorexia, desconforto gastrointestinal, nível de consciência normal, hipertensão.
Convulsões	6 a 48 horas	Convulsões tônico-clônicas generalizadas (CTCG) únicas ou em sequência com duração curta, período pós-ictal curto. Mais de 90% ocorrem dentro de 48 horas. *Status epilepticus* é raro (< 3%). Podem ocorrer mais precocemente (a partir de 2 horas de abstinência). Predominam se houver antecedente de crises de abstinência prévias, com ou sem CTCG. Geralmente únicas e de curta duração. Sinais de alerta: CTCG recorrentes ou *status epilepticus* indicam investigação para causas estruturais ou infecciosas (TC de crânio e punção lombar). Apesar do curso curto e geralmente benigno, CTCG não tratadas progridem para DT em aproximadamente 1/3 dos pacientes.
Alucinose	12 a 48 horas	Alucinações visuais, auditivas e/ou táteis com orientação têmporo-espacial e sinais vitais normais. Mais tipicamente, são visuais (incluem zoopsias e alucinações liliputianas – ver animais ou pessoas em tamanho reduzido). Surgem precocemente (12 a 48 horas de abstinência), sem rebaixamento de consciência e sem alteração de sinais vitais. Resolvem em 24 a 48 horas após a última ingesta alcoólica.
Delirium tremens (DT)	48 a 96 horas	Mais grave e de início mais tardio que as alucinações simples, de início abrupto, com ideação paranoide, ilusões, alucinações (especialmente visuais), aumento da sugestionabilidade, vivências oniroides. Delirium (confusão mental, desorientação, agitação), taquicardia, hipertensão, febre/hipertermia (aumento da temperatura corporal em até 2ºC), diaforese. Se não houver complicações, tende a persistir até 7 dias. Pacientes com DT apresentam índices cardíacos elevados, hiperventilação e alcalose respiratória (responsável por uma redução significativa do fluxo cerebral). Pode cursar com alta mortalidade.

As primeiras manifestações incluem tremores, ansiedade, insônia, cefaleia, náuseas e inquietação. Cerca de 10% dos pacientes apresentam sintomas mais graves, que incluem febre baixa, taquipneia, hipertensão, palpitações, vômitos, tremores intensos e diaforese. As complicações mais graves são alucinações ou ilusões visuais, táteis e auditivas, convulsões e *delirium tremens* (DT).

Devem ser realizados anamnese e exame físico minuciosos em busca de agravantes que tenham motivado a abstinência alcoólica e que orientem a escolha de exames complementares de acordo com as hipóteses diagnósticas, bem como eliminação de diagnósticos diferenciais. O uso de sedativos pode atrasar o diagnóstico de condições diferenciais, quando presentes.

TRATAMENTO

Os pacientes com sintomas menores, como insônia, tremores, ansiedade leve, anorexia, sintomas dispépticos, cefaleia, diaforese e palpitações têm, na maioria, abstinência leve e podem ser manejados ambulatorialmente

Internação hospitalar está indicada para todo paciente com SAA grave, em casos de comorbidades clínicas e/ou psiquiátricas graves com remissão prolongada, uso de múltiplas substâncias psicotrópicas e aqueles com comportamento agressivo.

Quadro 3 Exames complementares

Hemograma: avaliar VCM e indícios de infecção
Função renal, eletrólitos (incluindo Mg, P e Ca), glicemia (plasmática ou capilar) para avaliar hipoglicemia
Função hepática (incluindo INR), AST e ALT (relação AST ≥ 2:1 ALT é sugestiva de etilismo crônico)
Amilase, lipase e CPK
Urina tipo 1
ECG e avaliação do QTc, marcadores de necrose miocárdica e ecocardiograma
Gasometria arterial
Rastreio toxicológico
Culturas de sangue, urina e escarro
Tomografia computadorizada de crânio e punção lombar: pacientes com convulsões parciais ou generalizadas reentrantes, história de TCE, déficit neurológico focal
Radiografia de tórax para avaliação de pneumonia

Após excluir ou tratar adequadamente as comorbidades, o tratamento da SAA (suporte, incluindo fluidos intravenosos, suplementação nutricional e reavaliações frequentes do estado clínico e dos sinais vitais) deve ser direcionado para alívio dos sintomas e identificação e correção de alterações metabólicas e hidroeletrolíticas.

Quadro 4 Diagnósticos diferenciais

Meningite/ encefalite	Trauma craniano	Alterações metabólicas
Intoxicações agudas	Encefalopatia hepática	Síndrome coronariana aguda
Síndrome neuroléptica maligna	Tireotoxicose	Intoxicações exógenas
Infecções	Intoxicação por lítio	Psicose

Quadro 5 Critérios diagnósticos para abstinência alcoólica (DSM-IV-TR)

A. Cessação (ou redução) do uso de álcool, que é prolongado e pesado

B. Dois (ou mais) dos seguintes sinais ou sintomas, desenvolvidos no decorrer de horas ou poucos dias após o critério A:

- hiperatividade autonômica (sudorese, hipertensão sistólica, taquicardia);
- tremores em mãos aumentados;
- insônia;
- náuseas ou vômitos;
- alucinações ou ilusões visuais, táteis ou auditivas transitórias;
- agitação psicomotora;
- ansiedade;
- crises convulsivas tônico-clônicas.

a. Os sinais e sintomas B causam sofrimento ou prejuízo nas áreas sociais, ocupacionais ou outras.

b. Os sinais ou sintomas não são melhor esclarecidos por outra doença clínica ou psiquiátrica.

Benzodiazepínicos são usados para controle da agitação psicomotora e prevenir a progressão para SAA grave.

O ambiente deve ser quieto, calmo e protetor. Contenção mecânica temporária pode ser necessária durante o quadro de DT para proteção do paciente e equipe médica. Após sedação adequada, a restrição física deve ser removida para evitar aumento da temperatura, rabdomiólise e lesões físicas relacionadas à resistência contra a restrição.

A maioria dos casos apresenta hipovolemia devido a diaforese, hipertermia, vômitos e taquipneia. Hipocalemia ocorre devido a perdas renais e extrarrenais, elevação nos níveis de aldosterona e por alteração na distribuição através da membrana celular. Hipomagnesemia pode predispor a convulsões e arritmias cardíacas. Hipofosfatemia, devido a má nutrição, pode ser sintomática e, se grave, pode contribuir para a insuficiência cardíaca e rabdomiólise. Corrigir deficiências destes íons, caso presentes.

A correção de glicose deve ser feita associada ao uso de tiamina (vitamina B1– benfotiamina) (300 a 600 mg/dia, VO, 100 a 200 mg/dia EV ou IM), que deve ser aplicada antes da glicose pelo risco de desenvolver a encefalopatia de Wernicke, condição associada a confusão mental, ataxia e oftalmoplegia, além de disfunção vestibular e neuropatia periférica.

A correção dos níveis de ácido fólico (vitamina B9) deve ser realizada se houver níveis baixos ou presença de anemia megaloblástica (a vitamina B12 deve ser reposta também). Caso exista suspeita de pelagra, corrigir a vitamina B3. Alguns estudos indicam o uso rotineiro de multivitamínicos nestes pacientes

A via endovenosa é preferida nos primeiros 2 dias devido à absorção gastrointestinal prejudicada em muitos pacientes. Evitar alimentação oral se rebaixamento de consciência, pelo risco de broncoaspiração.

Os benzodiazepínicos são o tratamento de escolha para os pacientes com abstinência grave e com mais de 20 pontos na classificação CIAW-AR e comprovadamente previnem convulsões e *delirium tremens*. Os benzodiazepínicos de longa ação e com metabólitos ativos (diazepam e clordiazepóxido) são preferidos, podendo também ser utilizado o lorazepam, especialmente em casos de cirrose avançada, para evitar sedação excessiva.

Diazepam pode ser iniciado com aplicação lenta de 5 a 10 mg, IV, e pode ser repetido até em 30/30 minutos, ou 1/1 hora. O paciente deve ser reavaliado após cada aplicação e a infusão deve ser espaçada progressivamente: o objetivo do uso de benzodiazepínicos é deixar o paciente calmo e não rebaixado. O lorazepam é utilizado na dose de 2-4 mg a cada 15-20 minutos. Em pacientes que não responderem bem ao uso de benzodiazepínicos, pode ser associado o midazolam endovenoso (5 mg em *bolus*, seguidos da infusão de 2 mg por hora sendo a dose titulada). É necessária a monitorização respiratória destes pacientes.

Nos casos em que os pacientes se mantenham agitados e com alucinações, podem ser associados neurolépticos. Deve-se lembrar que este tipo de droga deve ser sempre utilizado com cautela, pois diminui o limiar convulsivo e não deve ser utilizado isoladamente.

Alguns pacientes podem necessitar de doses diárias elevadas para controle inicial (> 500 mg de diazepam) e, nas primeiras 24 horas, as principais complicações são a necessidade de intubação orotraqueal e broncoaspiração.

OUTRAS DROGAS

Fenobarbital pode ser usados em casos de DT refratários aos benzodiazepínicos (> 50 mg de diazepam ou 10 mg de lorazepam na 1ª hora ou > 200 mg de diazepam ou 40 mg de lorazepam em 3-4 horas de tratamento sem controle dos sintomas) na dose de 130 a 260 mg, EV, a cada 15-20 minutos até o controle dos sintomas. Barbitúricos agem de modo sinérgico com os benzodiazepínicos. Propofol (1 mg/kg/min até 25 mcg/kg/min) é uma alternativa, com as mesmas indicações. Entubação orotraqueal e ventilação mecânica são frequentemente necessárias com o uso de fenobarbital ou propofol.

Outros anticonvulsivantes têm seu uso no *status epilepticus* (especialmente fenobarbital), em associação aos benzodiazepínicos, enquanto causas de base são investigadas (TCE, meningite). Carbamazepina pode ser usada em quadros leves a moderados tratados ambulatorialmente (200 a 400 mg de 12/12h, até 1.200 a 1.600 mg/dia). Apresenta bom perfil de segurança, com bom efeito anticonvulsivante, não causa depressão significativa do SNC e não tem potencial para abuso – deve-se apenas monitorar a hepatotoxicidade. Existem estudos sugerindo eficiência no uso de gabapentina em doses de 900 a 1.200 mg para uso extra-hospitalar (vantagens: não é metabolizada pelo fígado, não se liga a proteínas plasmáticas, não eleva enzimas hepáticas, não é mielotóxica, reduz fixação e recaída). Atenção: fenitoína não é eficaz para o tratamento de convulsões na SAA e não deve ser utilizada.

Antipsicóticos reduzem o limiar convulsivo, interferem na eliminação do calor e não apresentam tolerância cruzada com etanol. São contraindicados em monoterapia. São indicados apenas se houver comorbidades descompensadas que indiquem seu uso (esquizofrenia) e se os sintomas da SAA estiverem sob controle pelo uso de benzodiazepínicos. O intervalo QT deve ser calculado e monitorado, e qualquer distúrbio eletrolítico presente (especialmente hipocalemia e hipomagnesemia) deve ser corrigido antes de iniciar a administração.

Anti-histamínicos não devem ser usados devido a seus efeitos anticolinérgicos.

Agonistas alfa2 centrais (clonidina e dexmetomedina) e betabloqueadores controlam apenas sintomas leves, não previnem convulsões nem DT e não devem ser usados no tratamento agudo da SAA. O uso de betabloqueadores deve ser restrito a pacientes com comorbidades que indiquem seu uso como doença coronariana, hipertensão ou taquicardia prévia. *Delirium* é um potencial efeito colateral dos betabloqueadores. Alfa2 agonistas podem ser utilizados como adjuvantes de paciente que necessitem de sedação. Existem relatos de que dexmetomedina pode ser benéfica para pacientes com *delirium tremens* refratário.

Baclofeno é um agonista seletivo do receptor GABA-B usado para tratar espasticidade reversível; sua efetividade em controlar sintomas graves não foi comprovada e reduz o limiar convulsivo. Doses de 10 mg, 8/8 h, permitiram reduzir o uso de benzodiazepínico em um estudo, porém reduzem o limiar convulsivo.

Etanol não deve ser usado na SAA, embora pareça a alternativa mais simples à primeira vista e exista em forma terapeuticamente disponível, inclusive para aplicação endovenosa. É difícil de titular, tem efeitos colaterais metabólicos e orgânicos graves, e inferioridade aos benzodiazepínicos, especialmente em termos de segurança.

PROGNÓSTICO

Pacientes dependentes de álcool apresentam maior risco de infecção, sepse e choque séptico, necessidade de UTI e risco de morte durante a internação hospitalar. Cerca de 10% dos pacientes com síndrome de abstinência alcoólica apresentam sintomas moderados a graves, sendo que 5% dos pacientes não tratados evoluem para convulsões e *delirium tremens*, que possui mortalidade entre 5 e 25%. As complicações que mais frequentemente levam um paciente com SAA ao óbito são pneumonia por broncoaspiração e insuficiência respiratória.

O uso de benzodiazepínicos ajuda a controlar os sintomas e prevenir a evolução mais grave da síndrome. O paciente deve ser referenciado a um serviço de apoio a dependentes químicos na alta hospitalar, para reduzir o risco de complicações decorrentes do consumo de álcool.

MANEJO

Aplicar questionário CIWA-Ar (Figura 1):

- Iniciar tratamento farmacológico se pontuação ≥ 8 (diazepam, 5-10 mg, EV). Se o paciente já estiver em uso de medicação de horário, doses adicionais devem ser dadas se pontuação ≥ 15. Sinais vitais (FC, FR, PA e temperatura) e $SatO_2$ também devem ser aferidos regularmente.
- Se pontuação inicial ≥ 8 repetir reavaliação a cada hora por 8 horas. Depois, se estável, a cada 2 horas por 8 horas e, então, se estável, a cada 4 horas. Se pontuação inicial < 8, reavaliar a cada 4 horas por 72 horas. Se a qualquer momento a pontuação ≥ 8, avaliar conforme descrito acima.
- Considerar transferir para UTI se: pontuação > 35, ou necessitar de doses de lorazepam > 4 mg/h por 3 horas consecutivas ou diazepam > 20 mg/h por 3 horas consecutivas ou insuficiência respiratória.

TRATAMENTO AMBULATORIAL DA SAA

Nos pacientes com sintomas menores como insônia, tremores, ansiedade leve, anorexia e náuseas, cefaleia, diaforese, palpitações, pode ser proposto o tratamento ambulatorial. Deve ser feito um esclarecimento para os familiares e, sempre que possível, ao próprio paciente sobre os sintomas apresentados e sobre o tratamento proposto. As possíveis complicações na evolução e os procedimentos a serem adotados devem ser explicados. Deve ser reforçada a necessidade do comparecimento às consultas agendadas.

Está indicado o uso de tiamina (vitamina B1 – benfotiamina) (300 mg, VO, ao dia), mantida durante todo o tratamento para evitar a síndrome de Wernicke. Nos pacientes com déficit de absorção ou desnutrição, aplicar via

Clinical Institute Withdrawal Assessment for Alcohol, Revised (CIWA-Ar)

Nome: ______________________________ Data: ______________

Pulso ou FC: ______________________ PA: __________ Hora: ______________

1. Você sente um mal-estar no estômago (enjoo)? Você tem vomitado? [___]
   - [0] Não
   - [1] Náusea leve e sem vômito
   - [4] Náusea recorrente com ânsia de vômito
   - [7] Náusea constante, ânsia de vômito e vômito

2. Tremor com os braços estendidos e os dedos separados: [___]
   - [0] Não
   - [1] Não visível, mas sente
   - [4] Moderado, com os braços estendidos
   - [7] Grave, mesmo com os braços estendidos

3. Sudorese: [___]
   - [0] Não
   - [4] Facial
   - [7] Profusa

4. Tem sentido coceiras, sensação de insetos andando no corpo, formigamentos, pinicações? Código da questão 8 [___]

5. Você tem ouvido sons a sua volta? Algo perturbador, sem detectar nada por perto? Código da questão 8 [___]

6. As luzes têm parecido muito brilhantes? De cores diferentes? Incomodam os olhos? Você tem visto algo que tem lhe perturbado? Você tem visto coisas que não estão presentes? [___]
   - [0] Não
   - [1] Muito leve
   - [2] Leve
   - [3] Moderado
   - [4] Alucinações moderadas
   - [5] Alucinações graves
   - [6] Extremamente graves
   - [7] Contínua

7. Você se sente nervoso (a)? (observação) [___]
   - [0] Não
   - [1] Muito leve
   - [4] Leve
   - [7] Ansiedade grave, um estado de pânico, semelhante a um episódio psicótico agudo?

8. Você sente algo na cabeça? Tontura, dor, apagamento? [___]
   - [0] Não
   - [1] Muito leve
   - [2] Leve
   - [3] Moderado
   - [4] Moderado / grave
   - [5] Grave
   - [6] Muito grave
   - [7] Extremamente grave

9. Agitação: (observação) [___]
   - [0] Normal
   - [1] Um pouco mais que a atividade normal
   - [4] Moderadamente
   - [7] Constante

10. Que dia é hoje? Onde você está? Quem sou eu? (observação) [___]
    - [0] Orientado
    - [1] Incerto sobre a data, não responde seguramente
    - [2] Desorientado com a data, mas não mais do que 2 dias
    - [3] Desorientado com a data, com mais de 2 dias
    - [4] Desorientado com o lugar e pessoa

Escore ________

Pontuação:

< 10: abstinência muito leve
10-15: abstinência leve
16-20: abstinência moderada
> 20: abstinência grave

Figura 1 *Clinical Institute Withdrawal Assessment for Alcohol*, Revised (CIWA-Ar). Fonte: adaptada de Sullivan et al., 1989.

intramuscular ou intravenosa na dose de 250 mg ao dia, nos primeiros 7-15 dias do tratamento.

A prescrição de benzodizepínicos deve ser baseada em sintomas. Habitualmente, diazepam: 20 mg, VO, por dia, com retirada gradual ao longo de uma semana. Em casos de hepatopatias graves: lorazepam 4 mg, VO, por dia, com retirada gradual em uma semana. Clordiazepóxido pode ser utilizado na dosagem de até 100 mg ao dia. O paciente e os familiares devem ser informados a respeito dos sintomas e a interrupção do uso caso ocorra sedação excessiva.

BIBLIOGRAFIA

Foy A, Kay J, Taylor A. The course of alcohol withdrawal in a general hospital. QJM 1997;90(4):253-261.

Kosten TR, O Connor PG. Management of drug and alcohol withdrawal. N Engl J Med 2003:348:1786.

Laranjeira R, Nicastri S. et al. Consenso sobre a síndrome de abstinência do álcool e o seu tratamento. Rev Bras Psiquiatr 2000;22(2):62-71.

Mayo-Smith MF. Pharmacological management of alcohol withdrawal: a meta-analysis and evidence-based practice guideline. JAMA 1997;278(2):144-151.

Sullivan JT, Sykora K, Schneiderman J, et al. Assessment of alcohol withdrawal: the revised clinical institute withdrawal assessment for alcohol scale (CIWA-Ar). Br J Addict 1989;84:1353-7.

DOENÇAS EM OTORRINOLARINGOLOGIA

LUCIANA MAZOTI LOPES DA FONSECA

262 INFECÇÕES DE VIAS AÉREAS SUPERIORES

Luciana Mazoti Lopes da Fonseca

NASOFARINGITES AGUDAS: RESFRIADOS E GRIPES

DEFINIÇÃO E ETIOLOGIA

As nasofaringites agudas são infecções virais, geralmente benignas e autolimitadas, com sintomas semelhantes e duração < 10 dias.

Os resfriados são causados por mais de 200 sorotipos de vírus, sendo o principal deles o rinovírus, com mais de 100 sorotipos identificados. O rinovírus é responsável por 30-50% dos casos em todas as faixas etárias durante o ano e por 80% dos resfriados durante o outono. O 2° vírus em prevalência é o coronavírus, causador de 10-15% dos quadros, seguido por parainfluenza, vírus sincicial respiratório, adenovírus e enterovírus.

A gripe é considerada uma entidade separada e é sempre causada pelo vírus influenza, respondendo por 5-15% dos casos de infecções de vias aéreas superiores (IVAS).

EPIDEMIOLOGIA

A incidência de IVAS é inversamente proporcional à idade. Crianças têm, em média, 7-10 episódios por ano, enquanto um adulto apresenta 2-5.

O pico de incidência se dá no outono, e o número de casos permanece alto durante todo o inverno, caindo apenas na primavera.

QUADRO CLÍNICO

Resfriado

O paciente começa a apresentar sintomas gradualmente após um período de incubação médio de 10-12 horas. O quadro, que em geral tem sintomas mais discretos, piora rapidamente após 2-3 dias e melhora logo em seguida. Inicialmente, apresenta-se com dor de garganta, cefaleia e calafrios, seguidos por obstrução nasal, coriza, espirros e tosse. A dor de garganta desaparece rapidamente, e a coriza torna-se uma rinorreia purulenta. Raramente, o paciente adulto apresenta febre e mialgia. Outros sintomas incluem disfonia e indisposição.

Gripe

Apresenta período de incubação de 1-7 dias. O início dos sintomas é súbito, com um quadro em geral mais intenso que o de um resfriado. O paciente apresenta febre alta, mialgia, cefaleia, tosse, dor de garganta, congestão nasal, coriza, rinorreia, cansaço, fraqueza e falta de apetite. A associação de febre e tosse tem valor preditivo positivo para detecção de influenza de 80% (Capítulo 238).

Embora a duração média do quadro seja de 7-10 dias, alguns pacientes persistem com sintomas por 15 dias ou até 3 semanas (principalmente crianças).

A transformação da coriza em rinorreia purulenta faz parte da evolução, podendo ocorrer por degradação neutrofílica, e não indica infecção bacteriana.

EXAMES COMPLEMENTARES

- Cultura: considerada padrão-ouro no diagnóstico específico do vírus, tem pouca utilidade na prática clínica, pois os resultados são demorados;
- testes sorológicos: são inviáveis por conta do grande número de sorotipos;
- reação em cadeia da polimerase: tem altas sensibilidade e especificidade, porém ainda é muito trabalhosa para uso na prática clínica, e a alta sensibilidade pode trazer problemas na interpretação dos resultados;
- exames de imagem: não são feitos na rotina diagnóstica de gripes e resfriados.

DIAGNÓSTICO

O diagnóstico é clínico. Deve-se fazer o diagnóstico diferencial conforme apresentado na Tabela 1.

Tabela 1 Diagnóstico diferencial das infecções de vias aéreas superiores

	Resfriado	Gripe	Rinossinusite bacteriana aguda
Etiologia	▪ Viral (mais de 200 sorotipos)	▪ Viral: influenza	▪ Bacteriana
Quadro clínico	▪ Sintomas discretos de dor de garganta, cefaleia, calafrios, obstrução nasal, espirros, coriza, tosse e rinorreia purulenta	▪ Quadro mais intenso com início súbito de febre alta, cefaleia, mialgia, tosse, dor de garganta, congestão nasal, coriza e rinorreia	▪ Obstrução nasal, rinorreia (em geral, purulenta), dor facial e hiposmia, podendo ocorrer sintomas s stêmicos (sonolência, indisposição, tosse, febre e cefaleia). Na rinoscopia anterior, há secreção em meato médio e/ou superior
Duração	▪ ≤ 10 dias	▪ ≤ 10 dias	▪ Piora clara dos sintomas a partir do 5° dia ou persistência > 10 dias
Diagnóstico	▪ Clínico	▪ Clínico	▪ Clínico
Tratamento	▪ Medidas gerais ▪ Lavagem nasal ▪ Sintomáticos	▪ Medidas gerais ▪ Lavagem nasal ▪ Sintomáticos ▪ Oseltamivir (Capítulo 238)	▪ Medidas gerais ▪ Lavagem nasal ▪ Sintomáticos ▪ *Spray* nasal de corticosteroide tópico ▪ Antibioticoterapia
Prognóstico	▪ Doença benigna e autolimitada	▪ Doença benigna e autolimitada	▪ Bom, mas deve-se dar atenção às complicações

TRATAMENTO

Não devem ser prescritos antibióticos na ausência de evidências de infecção bacteriana.

O tratamento é sintomático, visando eliminar os sintomas mais incômodos:

- lavagem nasal: pode ser feita com SF ou solução hipertônica, utilizada para melhorar a obstrução nasal; age aumentando a frequência dos batimentos ciliares e diminuindo o edema da mucosa;
- analgésicos/antitérmicos (paracetamol, dipirona): usados para febre, cefaleia e mialgia;
- AINH;
- anti-histamínicos (loratadina, fexofenadina, dexclorfeniramina): aliviam sintomas, mas não reduzem o tempo de doença;
- descongestionantes tópicos (vasoconstritores, p. ex., nafazolina): diminuem a obstrução nasal, podem ser utilizados por no máximo 3 dias, para evitar risco de efeito rebote;
- descongestionantes sistêmicos (fenilefrina, pseudoefedrina): melhoram a congestão nasal;
- mucocinéticos: atuam na consistência das secreções, facilitando transporte e eliminação; seus efeitos não superam os de uma hidratação adequada;
- associações: descongestionante sistêmico + analgésicos ou descongestionante sistêmico + anti-histamínico.

PROGNÓSTICO

Doença geralmente benigna e autolimitada. Entre 0,5-2% dos pacientes evoluem com rinossinusite bacteriana aguda.

As complicações possíveis são rinossinusite aguda, otite, faringoamigdalite, laringite, pneumonia, exacerbações de asma e doença pulmonar obstrutiva crônica (DPOC).

Em pacientes imunocomprometidos, tanto vírus sincicial respiratório (VSR) quanto rinovírus podem causar casos graves e até fatais.

▪ RINOSSINUSITE AGUDA

DEFINIÇÃO E ETIOLOGIA

Sinusite é todo processo inflamatório da mucosa de revestimento da cavidade paranasal. Como a sinusite (originada nos seios paranasais) e a rinite (originada na cavidade nasal) são doenças em continuidade, o termo mais utilizado atualmente é "rinossinusite". A rinite existe de forma isolada, mas a sinusite sem rinite é rara.

A rinossinusite aguda pode ser viral (denominada nasofaringite) ou bacteriana. Os agentes mais comuns da rinossinusite aguda bacteriana são: *Streptococcus pneumoniae, Haemophylus influenza* e *Moraxella catarrhalis*. O *Staphylococcus aureus* é um agente menos comum, porém importante, por conta de sua resistência aos antimicrobianos e por causar infecções em imunodeprimidos. Cerca de 7% das infecções são causadas por bactérias anaeróbias (*Peptostreptococcus, Bacteroides* e *Fusobacterium*), geralmente associadas a infecções dentárias. Na rinossinusite aguda nosocomial, predominam bactérias Gram-negativas, em especial *Pseudomonas aeruginosa*.

EPIDEMIOLOGIA

A incidência da rinossinusite aguda é muito alta. Sua prevalência varia de 6-15%, conforme o estudo, sendo maior durante o inverno. Também aumenta em climas úmidos e com a poluição.

A rinossinusite recorrente tem prevalência de 0,035%.

A maioria dos casos de rinossinusite aguda ocorre após IVAS (80%), sendo que os 20% restantes ocorrem após um quadro alérgico.

Os fatores que predispõem à ocorrência de rinossinusite são:

- ambientais: poluição, temperatura;
- locorregionais:
  - anatômicos: desvio septal, concha bolhosa, célula de Haller, atresia de coana, pólipo nasal, hipoplasia de seio, hipertrofia adenoideana;
  - outros: edema de mucosa (IVAS, rinite), corpo estranho, neoplasia, tampão nasal, uso de drogas (cocaína) e medicamentos (descongestionantes tópicos), infecções dentárias;
- alergia: clinicamente, nota-se associação entre as rinossinusites e rinite alérgica, porém o tema é controverso, e mais estudos são necessários para elucidar essa ligação;
- alterações do batimento ciliar: ocorrem durante as IVAS e têm associação com tabagismo;
- sistêmicos:
  - condições debilitantes: desnutrição, uso prolongado de corticosteroide, DM descompensado, quimioterapia, transplantados com imunossupressão;
  - imunodeficiências: IgG, IgA ou Aids;
  - alterações das secreções exócrinas (mucoviscidose) e doença dos cílios imóveis (discinesia ciliar primária);
  - vasculites.

QUADRO CLÍNICO

As rinossinusites agudas bacterianas são definidas por uma piora clara dos sintomas das nasofaringites após o 5° dia ou por sua persistência > 10 dias.

Os sintomas são: obstrução nasal, rinorreia (em geral, purulenta), dor facial e hiposmia. Podem ocorrer sintomas sistêmicos como sonolência, indisposição e febre, além de dor de garganta, disfonia, cefaleia, halitose, otalgia ou pressão nos ouvidos e tosse.

Na rinoscopia anterior, pode-se observar edema de mucosa e secreção purulenta em meato médio (rinossinusite maxilar, etmoidal anterior ou frontal) e/ou no meato superior (rinossinusite etmoidal posterior ou esfenoidal). Pode ocorrer dor à palpação dos seios paranasais e, no caso de infecção dentária envolvendo o seio maxilar, os dentes podem ficar sensíveis à percussão.

A presença de edema ou eritema periorbitário e alterações visuais é sugestiva de complicações, e o paciente deve ser encaminhado para avaliação do especialista com urgência. Outros sintomas sugestivos de complicação são: proptose, quemose, diplopia, oftalmoplegia, cefaleia de intensidade exagerada, edema frontal, sinais neurológicos focais, convulsões, sinais meníngeos e rebaixamento do nível de consciência.

EXAMES COMPLEMENTARES

- Exames laboratoriais, endoscópicos e de imagem: não são necessários na rotina, ficando reservados para pacientes de alto risco ou na suspeita de complicações;
- RX de seios da face: tem baixas sensibilidade e especificidade, e em geral não é indicado nas rinossinusites;
- endoscopia nasal: permite a ampliação dos dados da rinoscopia anterior, não sendo geralmente necessária nos casos não complicados. Fornece informações adicionais sobre a anatomia nasal, auxiliando na coleta de amostras para bacterioscópico e cultura;
- TC: indicada quando não há melhora clínica após tratamento adequado, na suspeita de complicações orbitárias ou intracranianas e na rinossinusite aguda nosocomial. Nos casos suspeitos de complicação, deve ser solicitado exame com contraste.

DIAGNÓSTICO

O diagnóstico é clínico, feito pela presença de ≥ 2 dos seguintes sintomas (é obrigatória a presença do 1° ou do 2° sintoma):

- bloqueio/obstrução/congestão nasal;
- rinorreia (anterior/posterior);
- dor/pressão facial;
- hiposmia ou anosmia.

O diagnóstico diferencial deve ser feito para identificar as complicações:

- orbitárias: representam 60-75% dos casos de complicação. Entre elas se encontram: celulita pré-septal, abscesso pré-septal, celulita pós-septal, abscesso subperiosteal e abscesso intraconal;
- intracranianas (15-20%): meningite, abscesso extradural, abscesso subdural, abscesso cerebral e trombose de seio sigmoide; são importantes por causa da alta mortalidade relacionada a elas;
- ósseas (5-10%): osteomielite.

CLASSIFICAÇÃO

- Aguda: duração < 4 semanas, sintomas se resolvem completamente.
- Subaguda: duração de 4 semanas-3 meses, sintomas se resolvem completamente.
- Crônica: sintomas com duração > 3 meses, com quadro residual.

- Aguda recorrente: infecções com duração < 30 dias cada, com remissão completa por no mínimo 10 dias entre um episódio e outro; definida por pelo menos 3 episódios em 6 meses ou 4 episódios em 12 meses.
- Crônica agudizada: sintomas residuais com períodos de agudização; após tratamento com antibiótico, há remissão dos sintomas de agudização, mas permanência dos sintomas residuais.

TRATAMENTO

- Medidas gerais:
  - hidratação adequada;
  - umidificação do ambiente;
  - lavagem nasal com SF ou solução hipertônica: importante para todos os pacientes;
  - descongestionantes tópicos: podem ser usados por no máximo 3 dias, por conta do risco de efeito rebote e desenvolvimento de rinite medicamentosa (nenhuma evidência, grau de recomendação D);
  - descongestionantes orais (geralmente, presentes em associação com anti-histamínicos);
  - mucolíticos: geralmente, não são indicados (nenhuma evidência, grau de recomendação D).
- Corticosteroide VO: pode ser usado para alívio da dor em doença grave (nível de evidência Ib, grau de recomendação A).
- Antibioticoterapia: é indicada para tratamento de rinossinusite aguda bacteriana durante 10-14 dias (nível de evidência Ia, grau de recomendação A). Não havendo melhora em 4 dias, recomenda-se troca para antibiótico de 2ª opção:
  - 1ª escolha: amoxicilina;
  - 2ª escolha: amoxicilina + clavulanato, cefuroxima;
  - em pacientes alérgicos a penicilinas e/ou cefalosporinas, podem ser utilizados: claritromicina, clindamicina, gatifloxacino, moxifloxacino, levofloxacino.
- Anti-histamínicos VO para pacientes alérgicos (nível de evidência Ib, grau de recomendação B).
- Tratamento cirúrgico: indicado nas rinossinusites agudas com complicação.

PROGNÓSTICO

As rinossinusites apresentam, em geral, bom prognóstico, sendo que a incidência de complicações é estimada em 1:36.000 adultos afetados.

FARINGOTONSILITES INFECCIOSAS

DEFINIÇÃO E ETIOLOGIA

Faringotonsilites são doenças inflamatórias e infecciosas da mucosa faríngea e do tecido linfoide do anel linfático de Waldeyer. Podem ser divididas segundo sua etiologia em infecciosas, hiperplásicas, tumorais e hematológicas. As faringotonsilites infecciosas podem se manifestar em situações diversas, afetando de forma mais evidente uma porção específica e recebendo, conforme a região afetada, nomes diversos: adenoidite, amigdalite, tonsilite lingual ou faringite.

Na maioria dos casos, são virais ou bacterianas, sendo algumas vezes difícil fazer o diagnóstico diferencial. Os vírus são responsáveis por 75% das faringoamigdalites infecciosas. Os mais comuns são: adenovírus (20% dos casos), rinovírus, coronavírus, herpes simples, influenza, parainfluenza, vírus sincicial respiratório, coxsackie A e Epstein-Barr vírus, o causador da mononucleose infecciosa. O Epstein-Barr vírus é responsável por 80% das síndromes mono-*like*; sendo os 20% restantes causados por citomegalovírus, vírus da rubéola, *Toxoplasma gondii*, vírus da hepatite A e HIV. Nas amigdalites bacterianas, o *Streptococcus pyogenes* (estreptococo beta-hemolítico do grupo A) é o causador de 15-30% dos casos em crianças e de 5-20% em adultos. Também pode haver infecção por estreptococos dos grupos C e G, *Mycoplasma pneumoniae*, *Chlamydia pneumoniae* e *Fusobacterium necrophorum*. *Staphylococcus aureus*, *Haemophilus* sp. e *Moraxella catarrhalis* também podem estar envolvidos, sendo atualmente considerados copatógenos.

EPIDEMIOLOGIA

Cerca de 11 milhões de pacientes são diagnosticados todo ano com faringite nos EUA.

As amigdalites virais são predominantes nos primeiros 3 anos de vida, sendo menos frequentes após a puberdade. A principal exceção é a mononucleose infecciosa, mais comum em adolescentes e adultos jovens.

Entre as amigdalites bacterianas, o *Streptococcus pyogenes* é o agente predominante na faixa etária dos 5-15 anos, idade em que atinge a prevalência de 3-15%. A infecção estreptocócica ocorre com mais frequência em locais de clima frio ou temperado, apresentando pico de incidência no inverno e na primavera.

QUADRO CLÍNICO

Amigdalites virais

Apresentam sintomas leves. As principais queixas são odinofagia e disfagia, acompanhadas de febre baixa, mialgia, coriza hialina, espirros, tosse e, eventualmente, diarreia e conjuntivite. No exame físico, observam-se hiperemia e edema da mucosa faríngea, acompanhados ou não de aumento do volume das amígdalas. Em geral, não há exsudato, mas há exceções.

Mononucleose infecciosa

Há, em geral, um pródromo com fadiga e indisposição, que dura 2-5 dias, seguido por início abrupto de febre e dor de garganta. A tríade clássica consiste em febre, angina e poliadenopatia. A angina pode ser eritematosa, eritematoexsudativa ou pseudomembranosa (sempre poupando a úvula). Outros sinais característicos são edema de úvula e de palato. Os sintomas sistêmicos incluem indisposição, linfadenomegalia (principalmente da cadeia cervical posterior), esplenomegalia (em cerca de 50% dos pacientes) e hepatomegalia (30-50% dos casos) (Capítulo 215).

Amigdalites bacterianas

O quadro cursa com dor, odinofagia e otalgia reflexa. Pode haver febre de intensidade variável e queda do estado geral.

Faringotonsilite estreptocócica

Apresenta período de incubação de 24-72 horas, sendo caracterizada por início abrupto, dor intensa, adenopatia cervical e petéquias em palato, na ausência de sintomas nasais e laringotraqueais. No exame físico, são observados edema e hiperemia amigdalianos associados a exsudato purulento, e 60% dos pacientes apresentam adenomegalia em cadeia jugulodigástrica.

EXAMES COMPLEMENTARES

Amigdalites virais

Nas amigdalites virais, pesquisa e cultura de vírus podem ser realizadas, mas geralmente não são solicitadas, pois possuem alto custo e não alteram o tratamento.

Amigdalites bacterianas

Nas amigdalite bacterianas, o padrão-ouro para confirmação do diagnóstico é a cultura de material de orofaringe, que apresenta sensibilidade em torno de 90-95%, porém tem resultado demorado (18-48 horas). Os testes de detecção rápida do antígeno apresentam especificidade de 95% e sensibilidade de 70-95% e, apesar de serem mais caros, permitem diagnóstico rápido, reduzindo o tempo para início do tratamento e os riscos de disseminação.

DIAGNÓSTICO

Amigdalites virais

O diagnóstico é clínico (Capítulo 215).

Amigdalites bacterianas

O diagnóstico é eminentemente clínico. Há indicação de testes de detecção rápida do antígeno e cultura, conforme demonstrado adiante. O hemograma completo apresenta leucocitose com desvio à esquerda e neutrofilia. A Figura 1 apresenta um algoritmo com os critérios de Centor modificados para auxílio no diagnóstico.

DIAGNÓSTICO DIFERENCIAL (TABELA 2)

- Hipertrofia amigdaliana: roncos, apneia obstrutiva do sono, disfagia e voz hipernasal.
- Leucemia aguda: é comum o paciente apresentar estomatite associada, tendência a sangramento e fenômenos necróticos. Pode haver associação de febre, anorexia, linfonodomegalia e dores ósseas.
- Agranulocitose: o quadro é variável, podendo ir de um eritema até ulceração e necrose da mucosa.

TRATAMENTO

Amigdalites virais

O tratamento é sintomático, principalmente com analgésicos e anti-inflamatórios. Antibioticoterapia só é recomendada em casos de infecção bacteriana secundária.

Amigdalites bacterianas

- Medidas gerais: antitérmicos, hidratação, alimentação adequada.
- Analgesia: analgésicos comuns e anti-inflamatórios.
- Antibioticoterapia:
  - 1ª escolha: amoxicilina, VO, por 7-10 dias ou penicilina G benzatina, dose única, ou penicilina V, VO;
  - 2ª escolha: amoxicilina + clavulanato de potássio, cefalosporinas (cefuroxima), macrolídeos ou clindamicina;
  - pacientes alérgicos a penicilina: macrolídeos.

PROGNÓSTICO

Amigdalites virais

As amigdalites virais são benignas, autolimitadas e se resolvem espontaneamente.

Amigdalites bacterianas

As amigdalites bacterianas têm bom prognóstico, mas deve-se ficar atento às complicações da faringotonsilite estreptocócica:

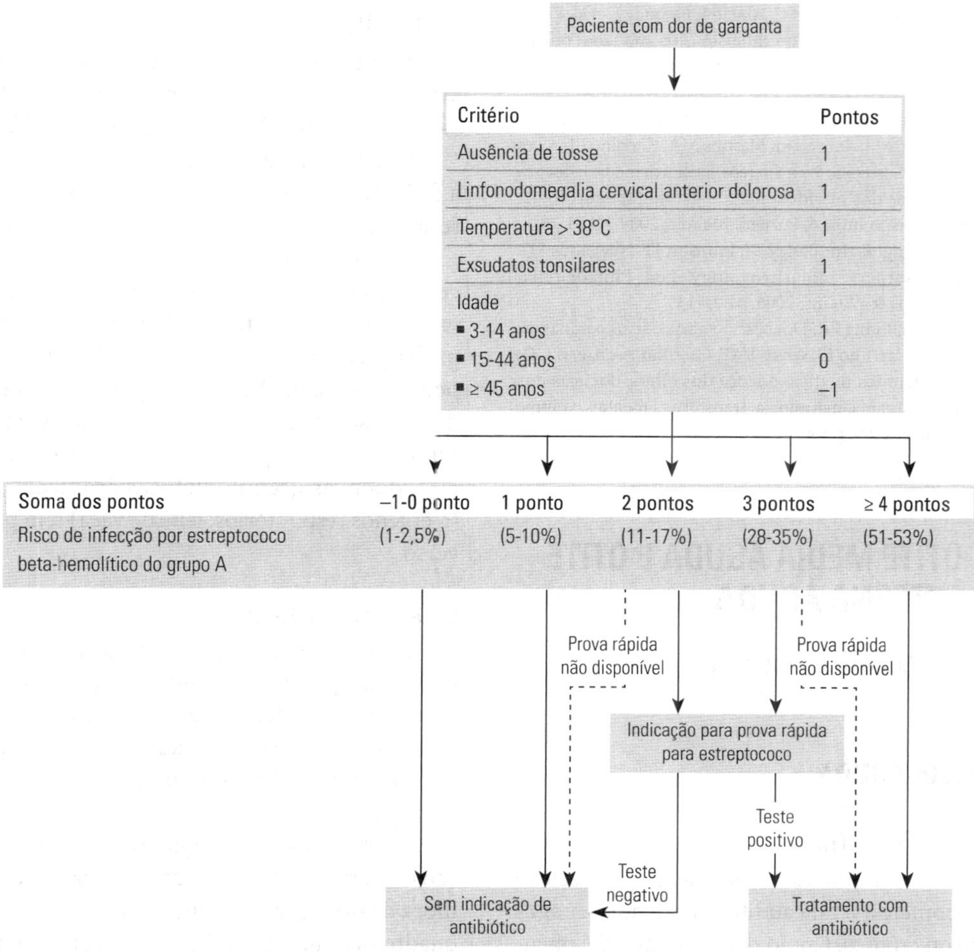

Figura 1 Critérios de Centor modificados e manejo clínico de faringoamigdalites. Adaptada de Choby BA. Diagnosis and treatment of streptococcal pharyngitis. Am Fam Physician 2009;79(5):383-90.

Tabela 2 Diagnóstico diferencial das amigdalites agudas

	Virais	Bacterianas
Quadro clínico	Odinofagia moderada, disfagia, mialgia, febre baixa, coriza hialina, obstrução nasal, espirros, tosse, disfonia, aftas, sintomas gastrointestinais	Odinofagia intensa de início súbito, otalgia reflexa, febre alta, queda do estado geral
Exame físico	Hiperemia e hipertrofia da mucosa faríngea e das amígdalas, raramente apresentando exsudato	Hiperemia e hipertrofia das amígdalas, em geral com presença de exsudato purulento, petéquias em palato e adenomegalia cervical
Tratamento	Analgesia (analgésicos e anti-inflamatórios)	Analgesia (analgésicos, anti-inflamatórios, corticosteroides) e antibioticoterapia

- não supurativas: escarlatina, febre reumática, glomerulonefrite, síndrome do choque tóxico estreptocócico;
- supurativas: abscesso periamigdaliano, abscesso parafaríngeo e abscesso retrofaríngeo.

▪ BIBLIOGRAFIA

Almeida ER, Grasel SS, Beck RMO. Faringotonsilites e hipertrofia de tonsilas. In: Associação Brasileira de Otorrinolaringologia e Cirurgia Cervicofacial. Tratado de otorrinolaringologia e cirurgia cervicofacial, volume IV. 2.ed. São Paulo: Roca; 2011. p.14-23.

Associação Brasileira de Otorrinolaringologia e Cirurgia Cervicofacial. Guideline IVAS: infecções de vias aéreas superiores. Disponível em: http://www.aborlccf.org.br.

Centers for Disease Control and Prevention. Influenza antiviral medications: summary for clinicians (current for the 2012-2013 influenza season). Disponível em: http://www.cdc.gov/flu/professionals/summary-clinicians.htm.

Choby BA. Diagnosis and treatment of streptococcal pharyngitis. Am Fam Physician 2009;79(5):383-90.

Fokkens WJ, Lund VJ, Mullol J, Bachert C, Alobid I, Baroody F, et al. EPOS 2012: European position paper on rhinosinusitis and nasal polyps 2012 – a summary for otorhinolaryngologists. Rhinology 2012;50(1):1-12.

Heikkinen T, Jarvinen A. The common cold. Lancet 2003;361:51-9.

Miziara ID. Doenças da cavidade oral. In: Martins MA, Carrilho FJ, Alves VAF, Castilho EA, Cerri GG, Wen CL (eds.). Clínica médica: doença dos olhos, doenças dos ouvidos, nariz e garganta, neurologia, transtornos mentais, volume 6. Barueri: Manole; 2009. p.153-70.

Thompson LDR. Pharyngitis. In: Bailey BJ, Johnson JT, Newlands SD. Head and neck surgery: otolarhyngology. 4.ed. Philadelphia: Lippincott Williams & Wilkins; 2006. p.601-13.

Voegels RL, Pádua FGM, Pinna FR. Doenças do nariz e seios paranasais. In: Martins MA, Carrilho FJ, Alves VAF, Castilho EA, Cerri GG, Wen CL (eds.). Clínica médica: doença dos olhos, doenças dos ouvidos, nariz e garganta, neurologia, transtornos mentais, volume 6. Barueri: Manole; 2009. p.130-41.

263 OTITE MÉDIA AGUDA E OTITE EXTERNA AGUDA

Luciana Mazoti Lopes da Fonseca

▪ OTITE MÉDIA AGUDA

DEFINIÇÃO E ETIOLOGIA

Otite média é um processo inflamatório, infeccioso ou não, que acomete a fenda auditiva, podendo ser agudo, subagudo ou crônico. Como o osso temporal é pneumatizado, uma inflamação da orelha média pode acometer também o osso temporal ou mastoide (mastoidite), o ápice petroso e as células perilabirínticas.

A otite média aguda é uma infecção da orelha média que se apresenta com dor e inflamação exsudativa, podendo ser viral ou bacteriana. A bacteriana é mais prevalente.

Os principais agentes envolvidos na otite média aguda são:

- vírus: vírus sincicial respiratório, adenovírus, influenza e parainfluenza;
- bactérias: *Streptococcus pneumoniae*, *Haemophylus influenza* não tipável e *Moraxella catarrhalis*. O pneumococo responde por cerca de metade das otites médias agudas de origem bacteriana (27-52%), o que corresponde a 25% de todos os pacientes afetados. Também são bastante encontrados estreptococos do grupo A, *Staphylococcus aureus* e bacilos Gram-negativos como *Escherichia coli*, *Klebisiella* sp. e *Pseudomonas aeruginosa*. Em imunossuprimidos, os bacilos Gram-negativos são frequentes, principalmente *Pseudomonas* e *Proteus*.

EPIDEMIOLOGIA

A otite média aguda é uma doença de alta prevalência e baixa mortalidade, sendo mais comum em crianças – apenas 20% dos casos ocorrem em adultos.

Sua incidência é maior no inverno, acompanhando a de infecções de vias aéreas superiores (em geral, ocorre após quadro de nasofaringite ou rinossinusite aguda).

São fatores predisponentes para sua ocorrência: suscetibilidade genética, alterações nasossinusais obstrutivas, intubação nasotraqueal ou sondagem nasogástrica prolongada, fatores imunológicos, tabagismo domiciliar, poluição ambiental e doenças predisponentes do hospedeiro (fissura palatina, disfunções ciliares, anomalias craniofaciais, disfunção da tuba auditiva, imunodeficiências, doenças granulomatosas crônicas). As alergias (alérgenos respiratórios, leite de vaca) têm papel controverso.

QUADRO CLÍNICO

A principal queixa encontrada é otalgia súbita, comumente após nasofaringite aguda, que piora ao se assoar o nariz e com a deglutição. Outros sintomas são hipoacusia, febre, plenitude auricular e ruídos subjetivos.

Quando realizada timpanocentese, há saída de secreção geralmente purulenta.

Com a evolução do quadro, pode ocorrer perfuração da membrana timpânica, seguida por otorreia e melhora da dor (por diminuição da pressão) e da toxemia, quadro denominado otite média aguda supurada.

A otoscopia é indispensável para o diagnóstico. A membrana timpânica encontra-se íntegra, espessada, opacificada, abaulada, com hiperemia ao redor do cabo do martelo ou em toda a membrana e com pouca mobilidade. Na forma supurada, a membrana timpânica encontra-se perfurada e espessada, com otorreia fluida no conduto auditivo externo, podendo haver otite externa associada.

É possível observar o sinal de Scheibe, caracterizado por pulsações auriculares sincronizadas com os batimentos cardíacos, causadas por transmissão através da secreção na caixa timpânica.

EXAMES COMPLEMENTARES

- Pneumotoscopia: combina a otoscopia com o teste de mobilidade da membrana timpânica. É feita com uma pera de borracha acoplada ao otoscópio.
- Otoendoscopia e otomicroscopia: realizadas por especialista, em hospitais ou clínicas.
- Timpanometria, impedanciometria e reflectometria: verificação do grau de resistência (ou impedância)

da membrana timpânica, avalia a presença de líquido na orelha média.

- Exames de imagem: TC de ossos temporais com contraste deve ser solicitada na suspeita de complicações. Tem maior acurácia para complicações ósseas, enquanto a RNM é superior na suspeita de complicações intracranianas.

DIAGNÓSTICO

O diagnóstico é clínico, feito por meio de anamnese e exame físico, devendo-se atentar principalmente para: otalgia súbita, secreção na orelha média (membrana timpânica abaulada, com mobilidade reduzida, nível líquido retrotimpânico) e sinais e sintomas de inflamação da orelha média (hiperemia da membrana timpânica, otalgia que afeta o sono e as atividades diárias).

O diagnóstico etiológico é feito por meio de timpanocentese com aspiração e cultura da secreção da orelha média, procedimento indicado em otite média aguda refratária, otite média aguda complicada e otite média recorrente.

- Atualmente, as complicações são raras, mas podem ocorrer: paralisia facial periférica;
- vertigem ou desequilíbrio;
- dor incapacitante;
- otomastoidite aguda: hiperemia e abaulamento retroauricular, dor à percussão da mastoide e piora do quadro geral;
- meningite e abscessos cerebrais.

CLASSIFICAÇÃO

- Otite média aguda.
- Otite média aguda supurada: perfuração da membrana timpânica com extravasamento de secreção.
- Otite média recorrente: recidivas frequentes de episódios de otite média aguda, com ≥ 3 episódios em 6 meses ou ≥ 4 episódios em 12 meses.
- Otite média com efusão: presença de líquido na orelha média sem evidências de infeção, estando a membrana timpânica íntegra.

TRATAMENTO

Os sintomas devem ser tratados com analgésicos, antitérmicos e anti-inflamatórios, prescritos sempre para alívio da dor e controle da febre. Também são indicados:

- antibioticoterapia VO por 10 dias, devendo haver melhora clínica e remissão da febre em 48-72 horas após o início do tratamento; se não houver, trocar o antibiótico:
  - 1ª escolha: amoxicilina;
  - 2ª escolha: amoxicilina + clavulanato, cefalosporinas de 2ª geração (p. ex., cefuroxima);
  - 3ª escolha (falha de tratamento ou diarreia/vômitos): ceftriaxona, IM, 1 vez ao dia, por 3 dias, ou clindamicina;
  - pacientes alérgicos à penicilina: os macrolídeos são 1ª escolha (claritromicina) e, em caso de falha do tratamento, pode-se considerar clindamicina;
- anti-histamínicos e descongestionantes não são recomendados de rotina;
- corticosteroide por via nasal e VO: podem ser úteis nos pacientes com otite média aguda persistente e alergia;
- gotas otológicas anestésicas: não devem ser utilizadas para alívio da dor por conta do efeito pobre e do risco de otomicose;

Timpanocentese e/ou miringotomia são indicadas em casos de toxemia intensa, otalgia intensa, resposta insatisfatória ao tratamento antimicrobiano e na presença de complicações.

Na otite média aguda supurada, quando há otite externa, deve-se associar antibiótico tópico e orientar proteção auricular contra a entrada de água.

Nas complicações e na otomastoidite é indicada a realização de paracentese, cultura e antibiograma e devem ser tratadas com antibioticoterapia EV (ceftriaxona) e raramente, quando necessário, cirurgia (mastoidectomia).

PROGNÓSTICO

O prognóstico é bom, sendo a incidência de complicações muito baixa (1:300.000 adultos/ano).

É grande o número de diagnósticos incorretos, com consequente introdução de tratamento inadequado, o que vem sendo muito discutido, pois favorece a resistência bacteriana aos antibióticos.

Paciente adulto com otite média com efusão unilateral > 2 meses deve ser encaminhado para exame de imagem a fim de descartar neoplasia.

OTITE EXTERNA AGUDA

DEFINIÇÃO E ETIOLOGIA

Otites externas são processos inflamatórios ou infecciosos da derme e da epiderme do conduto auditivo externo ou do pavilhão auditivo. Podem ser divididas em agudas e crônicas.

A etiologia da otite externa aguda em geral é bacteriana, sendo que 50% dos casos são causados por *Pseu-*

domonas aeruginosa. O 2° agente mais comum é o *Staphylococcus aureus*, seguido por diversos agentes aeróbios e anaeróbios.

EPIDEMIOLOGIA

A incidência de otite externa aguda é de 4:1.000 indivíduos/ano nos EUA.

A doença acomete homens e mulheres de modo igual e ocorre principalmente no verão, sendo mais comum em países quentes.

Cerca de 90% dos casos são unilaterais.

O pico de incidência se dá entre 7-12 anos de idade, diminuindo após os 50 anos. Crianças e adultos jovens representam 80% dos casos.

Os fatores predisponentes são: umidade, calor, natação (piscina, banho de mar), trauma local e uso de aparelho de amplificação sonora individual ou protetor auricular.

QUADRO CLÍNICO

Os sintomas desenvolvem-se em alguns dias ou, no máximo, em 1 semana. Em geral, não há febre ou prostração.

Inicialmente, há prurido e otalgia leve. Na otoscopia, observa-se hiperemia discreta do conduto auditivo externo e pequena quantidade de secreção. Em seguida, ocorre aumento da otalgia, que pode piorar com pressão no trágus ou movimentação do pavilhão. Na otoscopia, há piora da hiperemia, edema do conduto auditivo externo e otorreia.

Posteriormente, a dor torna-se intensa, há estreitamento ou até obstrução do conduto auditivo externo, podendo haver perda auditiva condutiva e alterações extra-auriculares como celulite do pavilhão auricular, adenopatia ou parotidite.

EXAMES COMPLEMENTARES

- Pneumotoscopia: é realizada para excluir doença da orelha média.
- Cultura e antibiograma da secreção: devem ser realizados nos casos que evoluem com sinais e sintomas extracanal (celulite do pavilhão auricular, adenopatia cervical, parotidite).

DIAGNÓSTICO

O diagnóstico é clínico, feito por meio de anamnese e exame físico, incluindo otoscopia.

Na anamnese, é importante perguntar sobre alterações na pele e trauma local (incluindo cotonete, grampos de cabelo etc.) e presença recente em piscina ou praia.

No exame físico, cerume ou outro material que obstruam o conduto auditivo externo devem ser retirados com aspirador ou cureta para visualização da membrana timpânica. Lavagem deve ser evitada até visualização completa da membrana.

Deve-se dar especial atenção para pacientes diabéticos e imunocomprometidos, pois podem apresentar evolução rápida para quadros mais graves.

DIAGNÓSTICO DIFERENCIAL

- Otite média aguda supurada.
- Otite fúngica (otomicose): representa 10% dos casos de otite externa aguda. Deve ser suspeitada na presença de otoscopia típica ou quando não há boa resposta à antibioticoterapia tópica. O diagnóstico diferencial se dá na presença de hifas na otoscopia, que podem ser brancas (*Candida*) ou brancas com pequenos pontos escuros (*Aspergillus*). É comum o aparecimento de infecção fúngica secundária juntamente com a bacteriana após otite externa aguda bacteriana tratada de forma inadequada.
- Furúnculo no conduto auditivo externo (otite externa aguda localizada): trata-se de infecção cutânea localizada causada principalmente por estafilococo. O quadro clínico inclui dor significativa, podendo haver perda auditiva condutiva e febre baixa. Na otoscopia, observa-se ≥ 1 tumefação hiperemiada no conduto, dolorosa ao toque. Se houver flutuação, deve-se realizar drenagem.
- Pericondrite: doença associada ao trauma do pavilhão (lutadores, picada de inseto, hematomas, pequenos cortes, *piercing*) que causa dor e deformidade do pavilhão. É causada principalmente por microrganismos Gram-positivos (estreptococos e estafilococos) e por *Pseudomonas*. Pode haver hematoma ou abscesso.
- Eczema em fase aguda.

COMPLICAÇÕES

- Acometimento extracanal (adenopatia, celulite do pavilhão auricular, parotidite).
- Otite externa maligna: osteomielite da base lateral do crânio que ocorre em 0,5% dos casos. É causada por *Pseudomonas aeruginosa* que se desenvolve de forma agressiva, sendo característica de pacientes diabéticos ou imunossuprimidos. Deve ser investigada na presença de dor desproporcional e/ou incapacitante, febre alta (> 39°C), necrose ou granulação no conduto auditivo externo, condrite do pavilhão, adenite cervical, parotidite, paralisia facial, vertigem, perda auditiva profunda ou sinais meníngeos.

TRATAMENTO

Deve-se realizar a remoção de qualquer material presente no conduto auditivo externo com aspirador ou cureta, de forma a garantir a penetração da medicação tópica:

- gotas otológicas contendo antibiótico (quinolonas, neomicina ou polimixina B): por 5-10 dias, dependendo da gravidade:
  - se houver perfuração da membrana timpânica, aminoglicosídeos não devem ser usados;
  - fluoroquinolonas: apresentam a vantagem de serem aplicadas apenas 2 vezes ao dia, e algumas são aprovadas para uso em caso de perfuração;
  - deve-se dar atenção especial para alergias de contato, que podem ocorrer com qualquer medicamento tópico, mas aparecem em 5-18% dos pacientes tratados com neomicina.

Antibiótico sistêmico deve ser utilizado em paciente diabético, idoso ou imunossuprimido com quadro moderado a grave, no paciente imunocompetente com quadro grave e na presença de complicações.

A analgesia deve ser realizada com analgésicos comuns, anti-inflamatórios ou corticosteroide VO nos casos graves.

Quando há estreitamento do conduto auditivo externo > 50%, pode ser necessária a colocação de um pequeno pedaço de gaze ou de esponja de celulose para garantir a penetração do antibiótico tópico. A retirada deve ser feita após cerca de 2 dias.

Nos casos moderados e graves, o paciente deve retornar pelo menos uma vez para que se avalie a evolução da doença e para realização da limpeza do conduto auditivo externo.

PROGNÓSTICO

A otite externa aguda é uma doença com bom prognóstico, sendo que 50% dos pacientes apresentam apenas um quadro leve. É importante, no entanto, estar atento às complicações, principalmente em pacientes diabéticos e imunossuprimidos.

▪ BIBLIOGRAFIA

Bento RF, Brito Neto RV. Doenças da orelha. In: Martins MA, Carrilho FJ, Alves VAF, Castilho EA, Cerri GG, Wen CL (eds.). Clínica médica: doença dos olhos, doenças dos ouvidos, nariz e garganta, neurologia, transtornos mentais, volume 6. Barueri: Manole; 2009. p.142-52.

Osguthorpe JD, Nielsen DR. Otitis externa: review and clinical update. Am Fam Physician 2006;74:1510-6.

Ramakrishnan K, Sparks RA, Berryhill WE. Diagnosis and treatment of otitis media. Am Fam Physician 2007;76(11):1650-8.

Sih T. Otites médias aguda e recorrente. In: Associação Brasileira de Otorrinolaringologia e Cirurgia Cervicofacial. Tratado de otorrinolaringologia e cirurgia cervicofacial, volume IV. 2.ed. São Paulo: Roca; 2011. p.70-83.

264 DOENÇAS INFLAMATÓRIAS AGUDAS DAS GLÂNDULAS SALIVARES

Luciana Mazoti Lopes da Fonseca

DEFINIÇÃO E ETIOLOGIA

As infecções virais das glândulas salivares são causadas em geral por disseminação hematogênica.

O agente mais comum da parotidite viral é o vírus da caxumba, um vírus de RNA da família *Paramyxoviridae*. Outros agentes são: citomegalovírus, HIV, coxsackie, Epstein-Barr vírus e, mais raramente, influenza, parainfluenza e ecovírus.

EPIDEMIOLOGIA

A caxumba é uma doença cosmopolita, endêmica nos grandes centros. Tende a se manifestar na forma epidêmica em instituições com grande número de adolescentes e adultos, como escolas e quartéis militares. Sua incidência é maior no inverno e no início da primavera.

Com o início da vacinação, houve grande redução na incidência da doença, que varia entre os países de acordo com a cobertura e os esquemas vacinais.

A transmissão ocorre por contato direto (perdigotos, secreção nasal, urina) e fômites. O período de incubação é de 19 dias, em média, e o indivíduo contaminado torna-se transmissor 2 dias antes do início dos sintomas, continuando a transmitir por vários dias depois. Na prática, deve-se considerar o período de contágio até o 9º dia após o início do edema da parótida, devendo o paciente ficar afastado de suas atividades nesse intervalo.

Desde 2001, o Estado de São Paulo registrou 11.353 casos de caxumba. Em 2012, foram 215 casos, com 2 óbitos entre pacientes com idade < 1 ano.

Não é uma doença de notificação compulsória em âmbito nacional nem no Estado de São Paulo, mas em casos de surtos e epidemias deve ser registrada e monitorada, realizando-se vacinação de bloqueio dos indivíduos suscetíveis.

QUADRO CLÍNICO

Um terço dos pacientes com caxumba não apresenta quadro sintomático, aspecto importante para a disseminação da doença.

Em geral, há um pródromo com febre, anorexia, indisposição, mialgia e cefaleia.

Cerca de 60-70% dos pacientes acometidos apresentam parotidite dolorosa, número que chega a 95% dos casos entre os sintomáticos. O edema progride nos primeiros 2-3 dias e persiste por cerca de 1 semana, período em que pode haver febre e otalgia. Em 10% dos casos, observa-se também edema das glândulas submandibulares e/ou sublinguais, em geral nos casos com parotidite bilateral.

No exame físico, são identificados edema doloroso da parótida, uni ou bilateral, com apagamento do ângulo da mandíbula e deslocamento do pavilhão auricular; e ducto parotídeo (Stensen) hiperemiado ou edemaciado, porém sem drenagem de secreção purulenta.

EXAMES COMPLEMENTARES

- Hemograma completo: geralmente normal, podendo haver leucopenia com linfocitose. Pode ocorrer também leucocitose, em especial nos casos de orquite, pancreatite ou meningite.
- Dosagem da amilase sérica: aumentada nos casos de parotidite e/ou pancreatite.
- Sorologia (IgM e IgG).
- Líquido cefalorraquidiano (LCR): colhido na suspeita de meningite e encefalite.
- Isolamento viral na saliva ou na urina.
- Cultura: o vírus pode ser isolado a partir do LCR, da urina ou da saliva, porém a cultura demora dias e pode atrasar o diagnóstico, não sendo realizada de rotina.
- Reação em cadeia da polimerase.

DIAGNÓSTICO

O diagnóstico é feito pelo quadro clínico: edema uni ou bilateral da parótida e/ou outras glândulas salivares, de início agudo, com duração ≥ 2 dias, sem outra causa aparente.

As complicações surgem tanto na presença quanto na ausência de parotidite, o que dificulta o diagnóstico. Podem ocorrer:

- orquiepididimite: 15-30% dos homens adultos;
- ooforite: 5% das mulheres adultas;
- meningite: 1-10% dos pacientes;
- encefalite: 0,1% dos pacientes, com mortalidade de 1,5%;
- pancreatite: 4% dos pacientes;
- perda auditiva unilateral: 0,005%, em geral, apresentando-se como surdez súbita;
- mais raramente: miocardite, pericardite, artrite e nefrite.

O diagnóstico diferencial das infecções virais é feito conforme descrito na Tabela 1.

TRATAMENTO

O tratamento deve ser sintomático e de suporte, incluindo:

- analgésicos;
- hidratação;
- repouso, com afastamento das atividades habituais por 9 dias após o início do edema de parótida;
- cuidados da dieta.

A vacinação (cobre sarampo-caxumba-rubéola) é feita conforme a idade do indivíduo:

- crianças: 1ª dose aos 12 meses e 2ª aos 15 meses;
- crianças e adolescentes com 7-19 anos não vacinados: 2 doses com intervalo de 2 meses;
- adultos não vacinados (20-59 anos): dose única;
- gestantes não vacinadas: contraindicada por ser vacina de vírus vivo atenuado, sendo recomendada dose única no puerpério.

PROGNÓSTICO

A caxumba é, em geral, uma doença benigna e autolimitada, com letalidade muito baixa, e na maioria das

Tabela 1 Diagnósticos diferenciais das infecções virais das glândulas salivares

Agente etiológico	Vírus da caxumba (paramixovírus)	Citomegalovírus	HIV
Idade	Crianças pré-escolares	Recém-nascidos	–
Quadro clínico	Doença sistêmica, acomete principalmente parótidas, uni ou bilateral	Doença sistêmica que pode cursar com atraso do desenvolvimento neuropsicomotor	Aumento de ≥ 1 glândula salivar maior, principalmente parótida (geralmente, bilateral)
Particularidade	Aumento difuso e doloroso	Pode estar associado a hepatoesplenomegalia, icterícia e púrpura trombocitopênica	Múltiplos cistos linfoepiteliais
Sintoma associado	Prostração	–	Xerostomia
Diagnóstico	Sorologia	Sorologia	Sorologia
Tratamento	Sintomático	Sintomático	Sintomático (das glândulas salivares)

Adaptada de Sennes LU, Imamura R, Rezende SE. Doenças das glândulas salivares. In: Martins MA, Carrilho FJ, Alves VAF, Castilho EA, Cerri GG, Wen CL (eds.). Clínica médica: doença dos olhos, doenças dos ouvidos, nariz e garganta, neurologia, transtornos mentais, volume 6. Barueri: Manole; 2009. p.198-211.

vezes evolui sem complicações. Os casos de sequelas são raros, porém podem ocorrer perda auditiva neurossensorial, hidrocefalia, parotidite crônica e esterilidade.

INFECÇÕES BACTERIANAS: SIALOADENITE SUPURATIVA AGUDA

DEFINIÇÃO E ETIOLOGIA

As infecções bacterianas das glândulas salivares ocorrem geralmente por contaminação retrógrada da cavidade oral.

São causadas, na maioria dos casos, por *Staphylococcus aureus* (50-90%), *Streptococcus pneumoniae*, estafilococos alfa-hemolíticos, *Haemophylus influenzae* e *Escherichia coli*, além de *Streptococcus pyogenes* e *Streptococcus viridans*. Mais raramente, podem ser encontrados microrganismos anaeróbios (*Bacterioides melaninogenicus, Streptococcus micros, Peptoestreptococcos, Propionbacterum acnes* e *Fusobacterium nucleatum*). Gram-negativos são menos frequentes (*Klebisiella, Pseudomonas*), sendo mais encontrados em neonatos e pacientes debilitados ou hospitalizados.

EPIDEMIOLOGIA

Cerca de 0,03% das internações hospitalares nos EUA são consequência de sialoadenite supurativa aguda, sendo que 30-40% dos casos ocorrem em pacientes no período pós-operatório (incidência de 1:1.000-2.000 cirurgias).

Atinge principalmente pacientes na 6ª e na 7ª décadas de vida, com distribuição igual entre os sexos.

Na maioria dos casos, acomete as glândulas salivares maiores, principalmente a parótida, que é mais suscetível, por produzir saliva com menor atividade bacteriostática, quando comparada às submandibulares. Cerca de 20% dos casos são bilaterais.

São fatores de risco para sua ocorrência:

- convalescência pós-operatória: sintomas começam em 3-7 dias de pós-operatório, com maior incidência após procedimentos gastrointestinais. Acredita-se que os fatores predisponentes nesses casos sejam desidratação e má higiene oral associados à redução da resistência e à exposição à flora hospitalar;
- diminuição ou interrupção do fluxo salivar, causando estase, cálculos, estenose ductal, desidratação, grandes perdas sanguíneas, diarreia, radioterapia e uso de medicações (anticolinérgicos ou diuréticos);
- má higiene oral;
- doenças crônicas: diabetes, síndrome de Sjögren, doença de Alzheimer, fibrose cística, HIV/Aids, lúpus eritematoso sistêmico, doença de Parkinson, sarcoidose, esclerodermia;
- xerostomia: a prevalência aumenta com a idade, chegando a atingir 30% da população com mais de 65 anos. Isso se deve, em parte, ao uso de medicações: 80% das medicações mais comumente prescritas causam algum grau de xerostomia;
- comprometimento da resistência do hospedeiro (incluindo imunossupressão);
- alterações da função renal;
- distúrbios hidroeletrolíticos;
- trauma;
- desnutrição;
- neoplasias da cavidade oral;
- traqueostomia;
- radioterapia;
- quimioterapia.

QUADRO CLÍNICO

Ocorre aumento difuso e súbito do volume da glândula, que se apresenta endurecida e dolorosa à palpação, associado a eritema da pele e dor que piora durante a alimentação. Os sintomas são acompanhados de febre, calafrios e prostração.

A presença de flutuação ocorre em geral tardiamente na evolução da doença, sendo sugestiva de abscesso.

No exame físico, observa-se a saída de secreção purulenta pelo orifício do ducto à palpação e à compressão.

EXAMES COMPLEMENTARES

- Hemograma: leucocitose com neutrofilia.
- Coleta de secreção para cultura (Gram, aeróbia e anaeróbia) e antibiograma sempre que possível.
- Se não houver melhora em 72 horas ou se houver suspeita de abscesso, deve-se realizar USG ou TC (preferencialmente, com contraste).
- Sialografia é contraindicada na fase aguda.

DIAGNÓSTICO

O diagnóstico é clínico. Sempre que possível, deve ser coletada secreção para cultura e antibiograma.

TRATAMENTO

- Medidas gerais: hidratação, expressão da glândula, higiene oral.
- Antibioticoterapia:
  - cefalexina ou clindamicina, VO;
  - em casos mais graves: internação e administração de oxacilina ou clindamicina, EV;
  - se houver necessidade de ampliação do espectro, podem ser usadas vancomicina nos casos de *Staphylococcus aureus* resistente à meticilina (MRSA) ou ceftazidima para melhor cobertura de Gram-negativos;

Tabela 2 Diagnóstico diferencial da sialoadenite supurativa aguda

	Abscesso	Sialolitíase
Quadro clínico	▪ Edema doloroso da glândula, com hiperemia e sinais de flutuação	▪ Edema recorrente e doloroso da glândula afetada, comumente associado com a alimentação ▪ Em 80% dos casos, acomete glândulas submandibulares; em 19%, parótidas; e em 1%, as sublinguais ▪ O cálculo pode ser palpável próximo ao ducto
Diagnóstico	▪ USG ▪ TC do pescoço com contraste	▪ USG ▪ TC do pescoço ▪ Sialografia ▪ RX simples: 90% dos cálculos de submandibular são radiopacos, enquanto 90% dos de parótida são radiolucentes
Tratamento	▪ Drenagem cirúrgica assim que possível, por conta do risco de infecção dos espaços cervicais profundos. ▪ Em casos selecionados, pode ser realizada punção aspirativa, guiada ou não por USG	▪ Analgesia: analgésicos, anti-inflamatórios, corticosteroides ▪ Antibiótico, se for identificada sialoadenite supurativa aguda ▪ Remoção do cálculo

– ajustar antibioticoterapia após cultura se necessário.

- Analgesia: analgésicos comuns, anti-inflamatórios, calor local.
- Podem ser usados corticosteroides por curtos períodos para diminuir o proceso inflamatório e melhorar a drenagem.

PROGNÓSTICO

A mortalidade pode chegar a 20%, mas acredita-se que isso se deva às condições e doenças preexistentes, pois estudos com pacientes sem doenças graves encontraram índice zero de morbidade e mortalidade.

Em geral, ocorre melhora significativa nas primeiras 24-48 horas de antibioticoterapia. Quando isso não ocorre, deve-se considerar incisão e drenagem cirúrgica.

São complicações possíveis: extensão para pele da face e do pescoço, articulação temporomandibular e espaço mastigatório (causando trismo); tromboflebite das veias faciais; sepse; e osteomielite mandibular. A extensão para os espaços cervicais profundos é grave pelo risco de mediastinite.

▪ BIBLIOGRAFIA

Al-Dajani N, Wootton SH. Cervical lymphadenitis, suppurative parotiditis, thyroiditis, and infected cysts. Infect Dis Clin N Am 2007;21:523-41.

Brasil. Ministério da Saúde. Portaria n. 104, de 25 de janeiro de 2011. Define as doenças de notificação compulsória em âmbito nacional. Disponível em: http://bvsms.saude.gov.br/bvs/saudelegis/gm/2011/prt0104_25_01_2011.html.

Hviid A, Rubin S, Mühlemann K. Mumps. Lancet 2008;371:932-44.

Rice DH. Nonnneoplastic diseases of the salivary glands. In: Bailey BJ, Johnson JT, Newlands SD. Head and neck surgery: otolarhyngology. 4.ed. Philadelphia: Lippincott Williams & Wilkins; 2006. p.545-54.

São Paulo. Centro de Vigilância Epidemiológica. Calendário de vacinação no Estado de São Paulo, 2013. Disponível em: http://www.cve.saude.sp.gov.br/htm/imuni/pdf/imuni13_calendario.pdf.

São Paulo. Centro de Vigilância Epidemiológica. Caxumba: distribuição de surtos, casos e óbitos, segundo o ano de início dos sintomas e faixa etária – Estado de São Paulo, 2001 a 2013. Disponível em: http://www.cve.saude.sp.gov.br/htm/resp/caxu_tab.htm.

São Paulo. Centro de Vigilância Epidemiológica. Manual de vigilância epidemiológica: caxumba e varicela. Disponível em: ftp://ftp.cve.saude.sp.gov.br/doc_tec/resp/manu_varicax.pdf.

São Paulo. Secretaria de Estado da Saúde. Lista estadual de doenças de notificação compulsória. Disponível em: http://www.saude.sp.gov.br/resources/ses/perfil/profissional-da-saude/servicos/lista_estadual_de_doencas_de_notificacao_compulsoria_.pdf.

Sennes LU, Imamura R, Rezende SE. Doenças das glândulas salivares. In: Martins MA, Carrilho FJ, Alves VAF, Castilho EA, Cerri GG, Wen CL (eds.). Clínica médica: doença dos olhos, doenças dos ouvidos, nariz e garganta, neurologia, transtornos mentais, volume 6. Barueri: Manole; 2009. p.198-211.

265 PARALISIA FACIAL PERIFÉRICA NÃO TRAUMÁTICA

Luciana Mazoti Lopes da Fonseca

DEFINIÇÃO E ETIOLOGIA

A paralisia facial periférica acomete a hemiface ipsilateral à lesão nervosa, que pode ser no nervo facial, no núcleo do nervo facial ou no trajeto do nervo ainda na ponte.

O tempo de início de tratamento tem grande influência sobre a evolução do quadro, por isso a paralisia facial periférica deve ser tratada como urgência pelo médico que fizer o 1° atendimento. O tratamento deve ser iniciado imediatamente, e o paciente deve ser encaminhado ao especialista assim que possível.

As paralisias faciais periféricas são classificadas de acordo com sua etiologia em:

- idiopáticas (paralisia de Bell, síndrome de Melkerson-Rosenthal);

- traumáticas (fraturas, projétil de arma de fogo, ferimentos corto-contusos da face, trauma de parto, iatrogênicas);
- infecciosas (virais, bacterianas);
- tumorais;
- metabólicas (DM, hipotireoidismo, gestação);
- congênitas;
- vasculares;
- tóxicas.

As etiologias mais comuns são: paralisia de Bell, herpes-zóster (síndrome de Ramsay Hunt e *zoster sine herpete*), trauma, neoplasias e otite média.

A paralisia de Bell, que classicamente é descrita como paralisia facial periférica idiopática, tem sido atribuída em estudos recentes ao vírus herpes simples.

EPIDEMIOLOGIA

A incidência da paralisia facial periférica é de cerca de 30:100.000 casos/habitantes/ano e aumenta durante a gestação (45:100.000/ano). A paralisia de Bell tem incidência de 20:100.000 casos/habitantes/ano, enquanto a síndrome de Ramsay Hunt, 5:100.000 casos/habitantes/ano. Homens e mulheres são igualmente afetados.

O pico de incidência se dá entre 15-45 anos (média de 40 anos), sendo rara antes dos 10 anos de idade.

Três quartos de todos os casos de paralisia facial periférica aguda são de paralisia de Bell.

Os 2 lados da face são igualmente acometidos.

QUADRO CLÍNICO

- Sintomas: ardor do olho, lacrimejamento ou olho seco, impossibilidade de assoviar ou soprar, desvio da boca para o lado oposto ao paralisado (com dificuldade para conter líquidos), dificuldade para sorrir, otalgia.
- Sinais:
  - paralisia da musculatura da mímica facial e do músculo platisma evidenciada por desvio contralateral da rima bucal, dificuldade de fechamento ocular ipsilateral e queda do supercílio do lado afetado. O predomínio dos músculos do lado normal leva a um desvio dos traços para esse lado. Não há rugas ou sulcos no lado paralisado, nem formação de rugas quando se pede ao paciente para "franzir a testa";
  - acometimento de toda a hemiface (andares superior e inferior);
  - geralmente, é unilateral;
  - sinal ou fenômeno de Bell: nos pacientes com fechamento ocular incompleto, ocorre rotação superior do globo ocular na tentativa de fechar os olhos;
  - sinal de Legendre: diminuição da contração do músculo orbicular da pálpebra, que pode ser percebida ao se pedir para o paciente fechar os olhos;
  - alterações gustativas;
  - hiperacusia (por paralisia do músculo estapédio, inervado por ramo do nervo facial);
  - lagoftalmo;
  - otalgia e/ou plenitude auricular;
  - dor retroauricular ou facial;
  - presença de vesículas no pavilhão auricular, no palato ou na língua (síndrome de Ramsay Hunt).

Deve-se suspeitar de uma paralisia facial periférica não Bell quando se observa:

- paralisia bilateral;
- sinais de neoplasia (p. ex., massa em parótida);
- acometimento de outros nervos cranianos;
- presença de infecções (p. ex., otite média aguda ou colesteatoma);
- sinais de acometimento do SNC;
- paralisia ao nascimento;
- suspeita de mononucleose (febre, dor de garganta, adenomegalia);
- história ou achados de trauma (paralisia facial periférica traumática).

EXAMES COMPLEMENTARES

- Exames laboratoriais: devem ser realizados conforme a suspeita clínica. De acordo com a hipótese diagnóstica, podem ser solicitados hemograma, monoteste, anticorpos heterofílicos, anticorpos treponêmicos, velocidade de hemossedimentação, fator antinúcleo, fator reumatoide, tolerância à glicose, sorologia para Lyme (IgM e IgG), sorologia para HIV, aspirado de medula óssea e punção lombar.
- Audiometria: deve ser realizada ambulatorialmente em todos os pacientes. Na paralisia facial periférica idiopática, os limiares auditivos são normais e o reflexo do músculo estapédio pode estar reduzido ou ausente (esse reflexo é usado no topodiagnóstico). Perdas neurossensoriais devem ser sempre investigadas, podendo ocorrer nos casos de paralisia por herpes-zóster e nas neoplasias.
- Exames de imagem: os mais utilizados são TC e RNM. A TC é indicada nos casos de trauma (paralisia facial periférica traumática). Nos pacientes com paralisia não traumática, a RNM não é indicada de rotina, porém deve ser solicitada nos casos de paralisia recorrente ou bilateral e na suspeita de neoplasias.

DIAGNÓSTICO

O 1° passo para o diagnóstico é diferenciar a paralisia facial periférica de uma paralisia central: enquanto a periférica acomete toda a hemiface, a central acomete apenas o andar inferior (Figura 1).

É importante observar que a paralisia facial periférica idiopática acomete todos os ramos do nervo facial, mesmo que não necessariamente de modo uniforme. O acometimento de apenas 1 ou 2 ramos sugere outra causa, como neoplasia.

Deve-se realizar um exame completo dos pares cranianos e da função cerebelar.

A otoscopia é parte importante no diagnóstico, devendo ser feita sempre. Devem ser descartadas infecções, como otite média aguda ou crônica. A presença de pólipos ou granulações em conduto auditivo externo é sugestiva de otite média crônica colesteatomatosa ou otite externa maligna.

O exame de cabeça e pescoço é feito para excluir massas, como uma neoplasia da parótida. Paralisia de evolução lenta e progressiva é sugestiva de neoplasia.

O paciente deve ser sempre encaminhado ao especialista, que procederá ao exame do VII nervo craniano e do VIII nervo craniano e, em conjunto com o neurologista, avaliará todos os outros pares cranianos.

A paralisia de Bell é um diagnóstico de exclusão. Trata-se de paralisia facial periférica tipo síndrome do neurônio motor inferior, de aparecimento súbito e evolução rápida, atingindo grau máximo em ≤ 3 semanas. Os critérios mínimos para diagnóstico são: paralisia ou paresia de todos os grupos musculares de um lado da face, aparecimento súbito, ausência de sinais de doença do SNC e ausência de sinais de doenças do ângulo pontocerebelar.

A síndrome de Melkerson-Rosenthal tem etiologia desconhecida e é caracterizada por paralisia periférica súbita, paralisias recidivantes, língua plicata ou fissurada e edema labial ou na hemiface paralisada (que pode preceder, acompanhar ou suceder a paralisia). Geralmente, no entanto, nem todas as características estão presentes. Cerca de 80% dos pacientes são mulheres, sendo que os sintomas aparecem entre 20-40 anos de idade. Muitas vezes, o paciente tem história familiar de paralisia facial periférica.

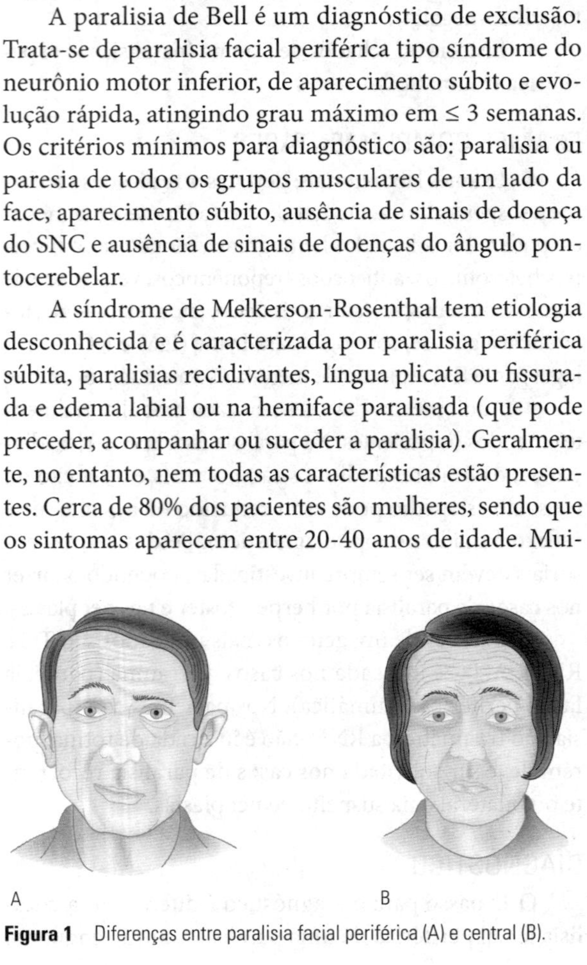

Figura 1 Diferenças entre paralisia facial periférica (A) e central (B).

A síndrome de Ramsey Hunt é uma paralisia periférica súbita associada a vesículas no pavilhão auricular, no conduto auditivo externo, no palato ou na língua. As vesículas podem preceder (25% dos pacientes), suceder (25%) ou aparecer junto com a paralisia (50%), e são acompanhadas por dor local de forte intensidade. Muitos pacientes têm sintomas vestibulares e cocleares, como vertigem e hipoacusia (10% dos pacientes apresentam perda auditiva neurossensorial), e outros pares cranianos podem estar envolvidos. Nos exames eletrofisiológicos, os resultados são semelhantes aos da paralisia de Bell, porém com maior índice de degeneração > 90% (52% dos pacientes).

Sabe-se que 3% dos casos de paralisia facial periférica estão relacionados com otites agudas, crônicas, secretoras ou mastoidites, sendo sua prevalência maior em crianças. Em geral, o quadro se inicia com uma paresia de evolução lenta, durante dias, e na maioria dos casos nunca se torna completa. O diagnóstico é clínico.

A doença de Lyme é causada pela *Borrelia burgdorferi*, que tem como vetor no Brasil o carrapato *Ixodis dammini*. Cerca de 10% dos pacientes evoluem com paralisia facial periférica, que pode ser uni ou bilateral, e hipoacusia. O diagnóstico é clínico e sorológico, com dosagem de IgM e IgG contra *Borrelia*. Eritema migratório e antecedente de picada por carrapato são sugestivos da doença.

Durante a gestação, ocorre aumento da incidência de paralisia facial periférica, em uma proporção de 3:1. A causa mais aceita é a retenção de líquidos.

Topodiagnóstico

- Lesão no núcleo do nervo facial: classicamente, acomete também o nervo abducente, causando estrabismo convergente.
- Função vestibular: as provas vestibulares podem estar alteradas quando o nervo facial é acometido por tumores, processos inflamatórios ou vasculares.
- Teste de Schirmer: avalia o lacrimejamento. De acordo com o teste de Schirmer, as paralisias faciais periféricas podem ser divididas em suprageniculares (p. ex., tumores do ângulo pontocerebelar) ou infrageniculares (p. ex., paralisia de Bell), pois é no gânglio geniculado que sai o nervo petroso superficial maior, ramo do nervo facial que inerva a glândula lacrimal.
- Reflexo do estapédio: é pesquisado com impedanciômetro. A via eferente desse reflexo é acionada pelo nervo estapédico, ramo do nervo facial. Se o reflexo estava ausente e retorna em até 21 dias, é indicador de bom prognóstico.

- Paladar e fluxo salivar: testes pouco utilizados na prática clínica.

Eletrodiagnóstico

- Eletroneurografia: exame com valor prognóstico que pode ser utilizado a partir de 3 dias após o início da paralisia. Avalia a porcentagem de fibras do nervo facial degeneradas ou em degeneração. É feito comparando-se o potencial de ação do lado paralisado com o do lado são e, se a redução for ≥ 90%, principalmente nos primeiros 10 dias após o início da paralisia, é indicativo de mau prognóstico. É o teste mais utilizado na fase aguda.
- Eletromiografia: avalia a atividade elétrica das fibras musculares com uma agulha colocada no músculo. É mais utilizado no prognóstico e na avaliação das sequelas residuais.

CLASSIFICAÇÃO

A classificação é feita segundo a escala de House-Brackmann, e varia de I (função normal) a VI (paralisia completa) (Tabela 1).

Tabela 1 Escala de House-Brackmann

I	Normal	Função normal em todas as áreas
II	Leve	Fraqueza leve notada com inspeção cuidadosa; pode ter sincinesia discreta
III	Moderada	Diferença óbvia, mas não desfigurante, entre os 2 lados; sincinesia, contratura ou espasmo hemifacial notáveis, mas não graves; fechamento ocular completo com esforço
IV	Moderada a grave	Fraqueza óbvia ou assimetria desfigurante tônus e simetria normais no repouso; fechamento ocular incompleto
V	Grave	Movimentos tão discretos que mal são perceptíveis; assimetria ao repouso
VI	Completa	Nenhum movimento

TRATAMENTO

Paralisia de Bell

Nos casos de paralisia de Bell, o tratamento deve ser iniciado o quanto antes, idealmentes nas primeiras 72 horas, e baseia-se em corticoterapia sistêmica (nível de evidência A) e antivirais (nível de evidência C). No paciente imunocompetente e sem contraindicações, são utilizados:

- corticoterapia sistêmica:
  - dexametasona, 8 mg/dia, por 10 dias, seguidos por mais 10 dias em esquema de retirada; ou
  - prednisona, 1 mg/kg/dia (máximo: 80 mg), por 10 dias, seguidos por mais 10 dias em esquema de retirada;
- aciclovir, 2 g/dia, divididos em 5 doses, por 10 dias, ou valaciclovir.

A proteção ocular é importante na prevenção de úlcera de córnea. São prescritos lubrificantes no mínimo 4 vezes ao dia e pomada associada a oclusão ao dormir, e o paciente é orientado a observar dor, secreção ou alterações visuais.

Indicam-se fisioterapia e fonoterapia especializadas.

Quando a eletroneurografia sugere bom prognóstico, os pacientes devem ser acompanhados semanalmente no 1° mês. Aproximadamente 10% dos pacientes com paralisia de Bell apresentam ≥ 90% de degeneração na eletroneurografia, devendo ser encaminhados para descompressão cirúrgica.

Síndrome de Melkerson-Rosenthal

O tratamento da paralisia aguda na síndrome de Melkerson-Rosenthal é semelhante ao da paralisia de Bell. Em alguns pacientes, pode ser feita a descompressão cirúrgica profilática do nervo facial, visando evitar recidivas da paralisia.

Síndrome de Ramsay Hunt

O tratamento é semelhante ao da paralisia de Bell sendo que as doses de antivirais são alteradas para: aciclovir, 4 g/dia, em 5 doses, por 7 dias; ou valaciclovir, 1 g, a cada 8 horas, por 7 dias.

Otites

O tratamento da paralisia associada a otite é o mesmo das otites médias agudas (Capítulo 263), e sempre deve ser realizada paracentese para drenar a secreção do ouvido médio.

Doença de Lyme

A doença de Lyme é tratada com antibioticoterapia, podendo ser usadas ceftriaxona, penicilina ou doxiciclina. Em geral, utiliza-se ceftriaxona, EV, por 14 dias.

Gestação

O tratamento da paralisia facial periférica na gestação é semelhante ao da paralisia de Bell.

PROGNÓSTICO

São preditores de mau prognóstico: paralisia completa, ausência de recuperação após 3 semanas, paciente > 60 anos de idade, dor forte, síndrome de Ramsay Hunt, condições associadas (HAS, diabetes) e teste eletrofisiológico mostrando degeneração grave.

Entre os pacientes com paralisia de Bell, 71% apresentam recuperação completa e 84% têm função próxima do normal. Nos pacientes sem tratamento, a recuperação é quase completa em no máximo 3 semanas. Se não houver melhora nesse período, é provável que não ocorram mudanças até o 4° ou 6° mês, período em que ocorre crescimento nervoso e reinervação. Após o 6° mês, já é possível identificar os pacientes que terão sequelas moderadas e graves. A paralisia de Bell tem recorrência de 13%.

A síndrome de Melkerson-Rosenthal tem prognóstico favorável, porém a cada recidiva há piora das sequelas.

A síndrome de Ramsay Hunt tem prognóstico pior do que as paralisias faciais periféricas idiopáticas, sendo que apenas 20% dos pacientes têm recuperação completa, havendo, portanto, maior prevalência de sequelas. Entre os pacientes com a síndrome, os que apresentam vesículas antes da paralisia têm a pior evolução. A recorrência é rara.

Nos casos associados a otites, o prognóstico é muito favorável.

Na doença de Lyme, em geral, a paralisia regride totalmente, mas pode haver sequelas.

Na gestação, o prognóstico é bom.

▪ BIBLIOGRAFIA

Andrade AM, Rezende MM. Paralisia facial idiopática. In: Associação Brasileira de Otorrinolaringologia e Cirurgia Cervicofacial. Tratado de otorrinolaringologia e cirurgia cervicofacial, volume II. 2.ed. São Paulo: Roca; 2011. p.330-9.

Bento RF, Brito Neto RV. Paralisia facial periférica. In: Martins MA, Carrilho FJ, Alves VAF, Castilho EA, Cerri GG, Wen CL (eds.). Clínica médica: doença dos olhos, doenças dos ouvidos, nariz e garganta, neurologia, transtornos mentais, volume 6. Barueri: Manole; 2009. p.188-97.

Gilden DH. Clinical practice. Bell's Palsy. N Engl J Med 2004;351:1323.

Gronseth GS, Paduga R. Evidende-based guideline update: steroids and antivirals for Bell palsy: report of the Guideline Development Subcommittee of the American Academy of Neurology. Neurology 2012;79:2209.

Holland NJ, Weiner GM. Recent developments in Bell's palsy. BMJ 2004;329:553.

DOENÇAS OFTALMOLÓGICAS

FABRICIO LOPES DA FONSECA

266 URGÊNCIAS EM OFTALMOLOGIA

Fabricio Lopes da Fonseca

As afecções oftalmológicas que demandam avaliação médica e tratamento nas primeiras horas do início do quadro clínico são consideradas urgências oftalmológicas. Podem ser divididas em:

- traumáticas: trauma aberto, trauma fechado (contusão, laceração lamelar e queimaduras oculares), corpo estranho ocular e lesões palpebrais e das vias lacrimais;
- não traumáticas: síndrome do olho vermelho, baixa súbita de visão.

Alguns pontos importantes a serem lembrados no atendimento desses casos são:

- atentar para história de trauma (suspeita de corpo estranho) e baixa visual;
- sempre registrar a acuidade visual, alterações de motilidade ocular e reflexos pupilares para acompanhamento do paciente e por questões de salvaguarda médico-legal;
- lembrar que dor ocular e diminuição aguda da visão indicam avaliação oftalmológica urgente;
- lembrar que a suspeita de corpo estranho ocular ou ferimento aberto demanda avaliação oftalmológica imediata;
- em casos de queimadura química, iniciar lavagem ocular imediatamente, se possível antes do atendimento hospitalar.

▪ TRAUMA OCULAR ABERTO

EPIDEMIOLOGIA

O trauma ocular aberto em adultos jovens geralmente é causado por acidentes automobilísticos ou ocupacionais.

QUADRO CLÍNICO

Deve-se analisar a história, identificando o mecanismo de trauma (p. ex., geração de projéteis pequenos, pontiagudos e de alta velocidade, como os resultantes de manipulação de metal contra metal; quedas ou acidentes de alta energia), e determinar se houve baixa visual, se a câmara anterior se apresenta rasa, se a pupila está irregular e arreativa, e se houve hérnia de íris. Embora não sejam específicos, hifema (sangue na câmara anterior), hiposfagma (hemorragia subconjuntival) e luxação de cristalino podem estar presentes.

EXAMES COMPLEMENTARES

- TC de crânio e órbitas (cortes axiais e coronais) permite avaliar a presença de corpo estranho intraocular ou intraorbital, bem como fraturas das paredes orbitais. A suspeita de corpo estranho não metálico deve ser explicitada ao radiologista, pois material vegetal pode apresentar atenuação semelhante a partes moles.
- RNM é contraindicada na suspeita da presença de corpo estranho imantável.

DIAGNÓSTICO

O exame com oftalmoscopia sob midríase é o método mais sensível para diagnóstico de trauma ocular aberto.

CLASSIFICAÇÃO

O trauma ocular aberto pode ser classificado em:

- ruptura ocular;
- laceração: ferimento perfurante, ferimento penetrante ou corpo estranho intraocular (CEIO).

TRATAMENTO

Os olhos não devem ser manipulados pelo clínico. Caso haja corpo estranho visível, este não deve ser retirado sem avaliação oftalmológica.

O paciente deve ser orientado para não tossir, assoar o nariz ou deitar sobre o olho afetado.

A colocação de um protetor ocular acrílico ou copo plástico sobre o olho pode ser útil nesses casos.

Náuseas e vômitos devem ser prevenidos com a administração de antieméticos.

O estado vacinal para tétano deve ser avaliado e atualizado se necessário.

A avaliação oftalmológica deve ser imediata.

▪ TRAUMA OCULAR CONTUSO

EPIDEMIOLOGIA

O trauma ocular contuso em adultos jovens geralmente é causado por acidentes, agressões físicas ou práticas esportivas (esportes de contato e que geram projéteis de alta velocidade, como beisebol, tênis e *squash*).

QUADRO CLÍNICO

Deve-se analisar a história, identificando o mecanismo de trauma (violência, quedas, acidentes automobilísticos, práticas esportivas) e se houve baixa visual, hifema, hiposfagma, irite traumática e midríase, luxação de cristalino ou hemorragias retinianas. Em casos em que se observa diplopia, enoftalmo e restrição da motilidade ocular extrínseca, deve-se suspeitar de fraturas de órbita.

EXAME COMPLEMENTAR

TC de crânio e órbitas (cortes axiais e coronais de 3 mm) deve ser realizada na suspeita de fratura orbitária e história de perda de consciência.

DIAGNÓSTICO E CLASSIFICAÇÃO (TABELA 1)

Tabela 1 Diagnóstico, classificação e conduta do trauma ocular contuso

	Leve	Moderado	Grave
Acuidade visual	Melhor do que 20/40	20/40-20/80	Pior do que 20/80
Hifema	Não	Micro (< 50%)	Macro (> 50%)
Pupila anormal	Não	Dilatada	Defeito pupilar
Conduta	Exame sob midríase	Exame sob midríase/ protetor ocular	Protetor ocular
Avaliação oftalmológica	Dentro de 48 horas ou contato para orientação	Dentro de 24 horas e contato para orientação	Imediata

TRATAMENTO

A avaliação oftalmológica deve ser realizada conforme orientações de conduta apresentadas na Tabela 1.

Fraturas de órbita devem ser avaliadas nas primeiras 24 horas quando se detectar a presença de encarceramento de tecidos na TC associado a diplopia, evidente restrição da motilidade (geralmente vertical), bradicardia, náuseas, vômitos ou síncope. Deve-se instruir o paciente a não assoar o nariz.

▪ QUEIMADURAS OCULARES

EPIDEMIOLOGIA

Queimaduras oculares geralmente são resultantes de acidentes domésticos ou ocupacionais (p. ex., com cimento, cal, solventes, ácidos ou soda cáustica). Alguns casos, mais raramente, podem decorrer de agressão física.

QUADRO CLÍNICO

Deve-se analisar a história, identificando a natureza da queimadura (em geral, queimaduras por álcalis são mais graves, já que ácidos promovem a coagulação de proteínas, que agem como barreira para a penetração ocular), e avaliar a presença de quemose (edema conjuntival), hiperemia conjuntival e hiposfagma. Turvação corneal e baixa visual podem estar presentes. Em casos graves, o olho pode ter aparência esbranquiçada, por isquemia de vasos limbares (da periferia corneal) e conjuntivais, dificultando a visualização da íris e da pupila.

DIAGNÓSTICO E CLASSIFICAÇÃO (TABELA 2)

Tabela 2 Diagnóstico e classificação das queimaduras oculares

Grau	Prognóstico	Córnea	Conjuntiva/ limbo	Avaliação oftalmológica
I	Bom	Lesão epitelial	Sem isquemia limbal	Em 24 horas
II	Bom	Turvação corneal	< 30% de isquemia limbal, detalhes da íris visíveis	Imediata
III	Razoável	Perda epitelial total	30-50% de isquemia limbal, turvação do estroma, detalhes da íris atenuados	Imediata
IV	Ruim	Opaca	> 50% de isquemia limbal, íris e pupila atenuadas	Imediata

TRATAMENTO

Deve-se realizar irrigação ocular copiosa e imediata, por pelo menos 30 minutos, idealmente com solução salina balanceada ou Ringer-lactato. Caso esteja indisponível, pode-se utilizar SF ou água filtrada.

Em ambiente hospitalar, colírio anestésico pode ser utilizado, e a irrigação deve ser mantida até o retorno do pH normal (de 6-8) da superfície ocular. Fitas para aferição de pH podem ser úteis. O material acumulado entre as pálpebras deve ser removido com aplicadores algodonados.

▪ LESÕES PALPEBRAIS E DAS VIAS LACRIMAIS

EPIDEMIOLOGIA

As lesões palpebrais e das vias lacrimais em adultos jovens geralmente são causadas por acidentes ocupacionais e agressão física. Em crianças, estão relacionadas com traumas envolvendo animais (p. ex., mordidas de cão), com maior propensão a causar laceração das vias lacrimais.

QUADRO CLÍNICO

Observa-se laceração ou abrasão palpebral superficial e deve-se, então, atentar para o mecanismo de trauma. Sempre deve ser mantido alto grau de suspeição para ferimento ocular, evitando manipulação intempestiva de tecidos ou compressão ocular antes da avaliação oftalmológica. Até prova em contrário, as lacerações mediais aos pontos lacrimais acometem o sistema lacrimal.

EXAMES COMPLEMENTARES

TC de crânio e órbitas (cortes axiais e coronais de 1-3 mm) é realizada para avaliar suspeita de corpo estranho, trauma contuso grave ou perda de consciência.

TRATAMENTO

O estado vacinal para tétano deve ser avaliado e atualizado se necessário.

A avaliação oftalmológica deve ser realizada imediatamente.

▪ SÍNDROME DO OLHO VERMELHO

DEFINIÇÃO E ETIOLOGIA

O olho vermelho é decorrente de dilatação vascular ou de hemorragia. A etiologia é extensa, sendo causas mais comuns conjuntivites, blefarites, ceratites, hiposfagma, episclerites, esclerites, uveítes e fechamento angular primário agudo (glaucoma agudo).

QUADRO CLÍNICO

Deve-se analisar a história, identificando presença ou ausência de dor, sensação de corpo estranho, prurido, presença e tipo de secreção, fotofobia, tempo de início, alterações visuais, se houve doença recente ou trauma e antecedentes pessoais e oftalmológicos.

DIAGNÓSTICO E CLASSIFICAÇÃO

O diagnóstico e a classificação da síndrome do olho vermelho são apresentados na Tabela 3.

CONJUNTIVITES

Epidemiologia

As conjuntivites são a causa mais comum de olho vermelho. Por sua vez, as causas mais comuns de conjuntivite aguda (< 4 semanas de duração) são: viral (principalmente por adenovírus), bacteriana e alérgica.

Quadro clínico

Observam-se hiperemia conjuntival (principalmente em fórnices), sensação de corpo estranho, lacrimejamento, presença de secreção e ardência. Prurido e bilateralidade sugerem etiologia alérgica. O quadro geralmente é progressivo, com pico de piora ao redor do 5º dia.

Exames complementares

Em casos mais graves ou refratários ao tratamento devem ser realizados cultura e antibiograma de raspado conjuntival. Via de regra, esses exames são reservados para casos de conjuntivite crônica ou conjuntivite hiperaguda em neonatos (*oftalmia neonatorum*).

Diagnóstico e classificação

O diagnóstico e a classificação das conjuntivites são apresentados na Tabela 3.

Tratamento

- Conjuntivite viral: compressas frias, higiene palpebral e lágrimas artificiais de demanda. É importante orientar o paciente quanto à facilidade de transmissão e à necessidade de precauções de contato (lavagem das mãos, uso de toalhas, lenços de papel e material de higiene individuais). Orienta-se o afastamento de contato pessoal social e no trabalho enquanto persistirem hiperemia e lacrimejamento.
- Conjuntivite bacteriana: colírio antibiótico (fluorquinolonas têm amplo espectro, como ofloxacino a 0,3%, 1 gota a cada 6 horas, ciprofloxacino e moxifloxacino; tobramicina; e eritromicina), compressas frias, higiene palpebral e lágrimas artificiais de demanda. A depender

Tabela 3 Classificação e diagnóstico diferencial do olho vermelho

Diagnóstico	Dor	Hiperemia	Sensação de corpo estranho	Secreção	Prurido	Fotofobia	Início	Pupila	Córnea	Visão	Ameaça à visão	Avaliação oftalmológica
Episclerite	Não	Focal	Não	Lacrimejamento	Não	Não	Rápido	Não afetada	Límpida	Não afetada	Não	Eletiva
Esclerite	Sim	Focal ou difusa	Não	Não	Não	Sim	Progressivo	Não afetada	Opacidade periférica ocasional	Não afetada	Sim	Urgente
Uveíte	Sim	Difusa, perilimbal	Não	Aquosa, mínima	Não	Sim	Súbito	Miose, lentificada à luz	Pode estar opacificada	Turvação	Sim	Em 24 horas
Ceratite	Sim	Difusa, perilimbal	Sim	Aquosa a mucopurulenta	Não	Sim	Progressivo	Não afetada	Geralmente opacificada	Turvação	Sim	Urgente
Conjuntivite alérgica	Não	Difusa, em fórnices	Sim	Aquosa a mucoide	Sim	Não	Progressivo	Não afetada	Límpida	Não afetada	Não	Eletiva
Conjuntivite viral	Não	Difusa, em fórnices	Sim	Aquosa e clara	Leve	Não*	Súbito, com rápida progressão	Não afetada	Límpida	Não afetada	Não*	Eletiva
Conjuntivite bacteriana	Não	Difusa, em fórnices	Sim	Mucopurulenta	Leve	Não	Súbito	Não afetada	Límpida	Não afetada	Não	Geralmente eletiva
Hiposfagma	Não	Focal ou difusa	Não	Não	Não	Não	Repentino	Não afetada	Límpida	Não afetada	Não	Geralmente eletiva
Fechamento angular agudo	Sim	Difusa, perilimbal	Não	Lacrimejamento	Não	Sim	Súbito, geralmente ao anoitecer	Midríase média, arreativa	Opacificada	Turvação, halos coloridos	Sim	Urgente

* Pode ocorrer em casos de acometimento corneano, como no herpes-zóster oftálmico.

da gravidade do caso e da quantidade de secreção, orienta-se o afastamento das atividades sociais e laborais para maior adesão ao tratamento e também por questões higiênicas. Em adultos jovens sexualmente ativos com quadro subagudo ou crônico, deve-se suspeitar de conjuntivite de inclusão por clamídia e investigar essa DST. Em casos de conjuntivite hiperaguda francamente purulenta, deve-se suspeitar de etiologia gonocócica, pesquisar sintomas urogenitais, solicitar avaliação oftalmológica urgente e pesquisar outras DST.

- Conjuntivite alérgica aguda: eliminar os fatores desencadeantes, compressas frias, lágrimas artificais, colírios anti-histamínicos (levocabastina a 0,05%, 1 gota a cada 12 horas; ou difumarato de emedastina (sem registro vigente na Anvisa) a 0,05%, 1 gota a cada 8 horas) e AINH (trometamol cetorolaco a 0,5%, 1 gota a cada 8 horas; ou diclofenaco sódico, 1 gota a cada 8 horas). Colírio de corticosteroide deve ser prescrito apenas em consulta oftalmológica.

CERATITES

Epidemiologia

- Ceratite viral: nos casos de ceratite herpética (causada por herpes simples ou herpes-zóster), a presença de pústulas na ponta do nariz (sinal de Hutchinson) é um preditor clássico de envolvimento ocular por herpes-zóster (a presença desse sinal eleva em 2 vezes a chance de acometimento ocular).
- Ceratite bacteriana: relacionada ao uso de lentes de contato.
- Ceratite alérgica.
- Ceratite reumatológica: notadamente relacionada a artrite reumatoide.

Quadro clínico

Deve-se avaliar a história clínica e os antecedentes pessoais.

A ceratite apresenta-se com hiperemia conjuntival (principalmente perilimbal), sensação de corpo estranho, lacrimejamento e dor. Pode haver secreção, opacificação corneal e hipópio (material purulento na câmara anterior).

Exames complementares

Pode-se realizar cultura e antibiograma de raspado corneal.

Tratamento

- Ceratite viral: antivirais oculares ou sistêmicos; demanda avaliação oftalmológica urgente.
- Ceratite bacteriana: colírio antibiótico; deve-se orientar a suspensão do uso de lentes de contato e encaminhar para avaliação oftalmológica urgente.
- Ceratite alérgica: eliminar os fatores desencadeantes, compressas frias, colírios anti-histamínicos e AINH; colírio de corticosteroide deve ser prescrito apenas em consulta oftalmológica.
- Ceratite reumatológica: colírio lubrificante; deve-se realizar avaliação sistêmica e encaminhar para avaliação oftalmológica urgente.

HIPOSFAGMA

Epidemiologia

Geralmente espontânea e inócua, a hemorragia pode estar associada a trauma ou doença sistêmica.

Associa-se a sangramento de vasos subconjuntivais ou episclerais.

Quadro clínico

Deve-se avaliar a história clínica e os antecedentes pessoais (p. ex., uso de terapia anticoagulante, HAS, diabetes ou doenças hematológicas), bem como se há história de trauma ou manobra de Valsalva (tosse, vômitos).

Apresenta-se com olho vermelho indolor, sem alterações visuais, sem secreção associada.

Tratamento

O tratamento é realizado com compressas mornas, colírio lubrificante e orientações quanto ao tempo para resolução (até 10-14 dias).

EPISCLERITE

Epidemiologia

Trata-se de uma inflamação do tecido episcleral superficial. Geralmente idiopática, a episclerite acomete sobretudo adultos jovens.

Quadro clínico

Deve-se avaliar a história clínica e os antecedentes pessoais.

Apresenta-se com olho vermelho de rápida instalação (coloração salmão), com sensação de corpo estranho e cefaleia indolente, sem alterações visuais, e lacrimejamento.

Tratamento

É um quadro geralmente autolimitado, com resolução em 2-3 semanas. AINH VO, colírios AINH e lubrificantes podem ser administrados. A avaliação oftalmológica é eletiva nesses casos.

ESCLERITE

Epidemiologia

A esclerite é uma inflamação do tecido escleral com congestão do plexo episcleral profundo, que pode acometer córnea, episclera adjacente e úvea subjacente. Geralmente imunomediada, pode ser desencadeada por infecção, cirurgia, neoplasia maligna ou drogas.

Aproximadamente 39-50% dos casos são associados a doença sistêmica. A causa mais comum é a artrite reumatoide, quando a esclerite pode ser a 1ª manifestação da doença, sobretudo em mulheres, brancas, na 5ª década de vida. Outras causas possíveis são granulomatose com poliangiite/Wegener (principal vasculite associada) e infecciosas (herpes-zóster, sífilis, tuberculose miliar, *Pseudomonas aeruginosa*, Epstein-Barr e coxsackie B5).

Associa-se a baixa visual, uveíte anterior, ceratite periférica ulcerativa, glaucoma e catarata.

Quadro clínico

Deve-se avaliar a história clínica e os antecedentes pessoais.

Apresenta-se com olho vermelho de coloração violácea e dor ocular e orbital intensa, com irradiação para orelha, couro cabeludo, face e mandíbula, podendo acordar o paciente durante a noite e ser fator incapacitante. A intensidade da dor pode ser fator de confusão com outras causas de cefaleia.

Observam-se fotofobia, lacrimejamento e dor associada à acomodação ocular. Pacientes com esclerite posterior podem apresentar baixa visual com ou sem dor, sem sinais de inflamação ocular.

Exames complementares

Mapeamento de retina, exames de sangue (hemograma completo, eletrólitos, função renal, provas de fase aguda como proteína C-reativa e velocidade de hemossedimentação), cultura de raspado conjuntival e biópsia são realizados em casos em que há suspeita de infecção e perfil reumatológico. Realiza-se c-ANCA quando há suspeita de granulomatose com poliangiite (Wegener).

Em casos de esclerite posterior, solicita-se USG ocular modo B ou RNM.

Tratamento

O tratamento é feito com a administração de AINH VO, corticosteroides sistêmicos e terapia imunossupressora. A realização da avaliação oftalmológica é urgente (em especial se houver suspeita de esclerite necrosante ou esclerite posterior).

UVEÍTE

Epidemiologia

A uveíte é uma inflamação da úvea (íris, corpo ciliar e coroide). As uveítes anteriores (iridociclites) geralmente afetam pacientes jovens ou de meia-idade. Uveítes posteriores incluem as vitreítes, coroidites, retinites, corioretinites e retinocoroidites, enquanto as panuveítes são caracterizadas por envolvimento anterior e posterior.

Geralmente, são divididas em inflamatórias, traumáticas e infecciosas.

No Brasil, a toxoplasmose é a principal causa de retinocoroidite, podendo apresentar-se com quadro de uveíte anterior.

A uveíte anterior tem associação com a presença do antígeno de histocompatibilidade HLA-B27 (30-70% dos casos), sendo que aproximadamente metade se associa a doenças sistêmicas como espondilite anquilosante, artrite psoriásica, artrite reativa e doença inflamatória intestinal. Outras doenças associadas são sarcoidose, artrite idiopática juvenil, doença de Behçet, doença de Kawasaki, esclerose múltipla e granulomatose com poliangiite (Wegener).

Quadro clínico

Deve-se avaliar a história clínica e os antecedentes pessoais.

O paciente apresenta-se com olho vermelho de início súbito, fotofobia, lacrimejamento, hiperemia perilimbal (injeção ciliar), miose, dor associada à acomodação ocular e ao estímulo luminoso pupilar direto e consensual (útil no diagnóstico diferencial de outras causas superficiais de fotofobia, como ceratites).

A dor é aguda, com irradiação orbital e para região temporal. Hipópio pode estar presente.

Na uveíte posterior, observam-se "moscas volantes" e alterações visuais, geralmente sem olho vermelho ou dor. Deve-se suspeitar de acometimento retiniano na presença de escotomas e fotopsias (*flash* luminoso).

Exames complementares

Deve-se realizar mapeamento de retina e exames de sangue (hemograma completo e sorologias – principalmente de toxoplasmose).

Nos casos em que há sintomas pulmonares, RX de tórax ou TC devem ser realizadas para descartar a suspeita de sarcoidose.

RX de articulação sacroilíaca e tipagem HLA devem ser realizadas na suspeita de espondiloartropatia.

Se houver sintomas gastrointestinais, deve-se realizar colonoscopia para avaliar a suspeita de doença inflamatória intestinal.

Tratamento

O tratamento é realizado com corticosteroides e midriáticos para uveíte anterior.

A avaliação oftalmológica é importante para orientação diagnóstica e terapêutica.

FECHAMENTO ANGULAR AGUDO (GLAUCOMA AGUDO)

Epidemiologia

Observa-se aumento abrupto da pressão intraocular.

As causas possíveis são obstrução do fluxo do humor aquoso pela periferia da íris ou secundária a outras doenças oculares ou sistêmicas, como retinopatia diabética proliferativa ou tumores oculares. Algumas drogas, como anticolinérgicos sistêmicos (anti-histamínicos ou antipsicóticos), e a acomodação ocular (p. ex., durante a leitura) podem ser fatores desencadeantes.

Quadro clínico

Deve-se avaliar a história clínica e os antecedentes pessoais.

O paciente apresenta-se com olho vermelho de início súbito, fotofobia, lacrimejamento, hiperemia perilimbal (injeção ciliar), dor ocular intensa, pupila em midríase média fixa e arreativa, opacificação corneal, e visão turva com halos coloridos ao redor de focos de luz. Cefaleia intensa e vômitos são observados (trata-se de diagnóstico diferencial de cefaleia atípica, como hemorragia subaracnóidea ou migrânea, devendo ser considerada em casos de olho vermelho, visão turva e cefaleia).

Exames complementares

Pode-se realizar tonometria de aplanação.

Tratamento

O tratamento é realizado com:

- timolol 0,5% (colírio), 1 gota no olho afetado seguida por nova administração após 5 minutos;
- prednisolona 1% (colírio), 1 gota no olho afetado a cada 15 minutos, 4 vezes, e a cada hora;
- pilocarpina 1% (colírio), 1 gota no olho afetado a cada 15 segundos, por 2 minutos;
- acetazolamida, 500 mg, VO;
- hiperosmótico, EV: manitol 20%, 7-10 mL/kg (1,5-2 g/kg) administrado em 30-60 minutos.

Avaliação oftalmológica deve ser imediata.

BAIXA SÚBITA DE VISÃO

DEFINIÇÃO E ETIOLOGIA

Trata-se de baixa visual de instalação aguda.

Pode ter etiologia ocular ou sistêmica.

QUADRO CLÍNICO

Deve-se avaliar a história clínica e os antecedentes pessoais.

Pode apresentar-se como:

- baixa visual transitória (duração < 24 horas):
  - unilateral: amaurose fugaz (descartar arterite temporal, doenças tromboembólicas, estados de hipercoagulabilidade e insuficiência vascular);
  - bilateral: insuficiência vertebrobasilar, ataque isquêmico transitório, migrânea;
- baixa visual com duração > 24 horas:
  - indolor: oclusão vascular retiniana, neuropatia óptica isquêmica (descartar arterite temporal), hemorragia vitreorretiniana, neurite óptica, AVC (insuficiência vertebrobasilar);
  - dolorosa: fechamento angular agudo, neurite óptica (à movimentação ocular), uveíte, hidropsia aguda (pacientes com ceratocone).

TRATAMENTO

Encaminhar para avaliação oftalmológica imediata.

BIBLIOGRAFIA

Ehlers JP, Shah CP (eds.). The Wills eye manual: office and emergency room – diagnosis and treatment of eye disease. 5.ed. Baltimore: Lippincott Williams & Wilkins; 2008.

Hodge C, Lawless M. Ocular emergencies. Aust Fam Physician 2008; 37(7):506-9.

Mahmood AR, Narang AT. Diagnosis and management of the acute red eye. Emerg Med Clin North Am 2008;26(1):35-55.

Silber PC, Souza LB, Tongu MTS. Perfil epidemiológico do trauma ocular penetrante antes e após o novo código de trânsito. Arq Bras Oftalmol 2002;65(4):441-4.

Tongu MTS, Bison SHDF, Souza LB, Scarpi MJ. Aspectos epidemiológicos do traumatismo ocular fechado contuso. Arq Bras Oftalmol 2001;64(1):57-61.

267 MANIFESTAÇÕES OCULARES DE DOENÇAS AUTOIMUNES

Fabricio Lopes da Fonseca

DEFINIÇÃO E ETIOLOGIA

As doenças autoimunes podem apresentar sinais e sintomas sistêmicos ou oculares graves.

Dentre as manifestações oculares, destacam-se olho seco, hiperemia ocular, sensação de corpo estranho, prurido, fotofobia, dor e baixa visual.

É importante lembrar que algumas dessas entidades podem ter o acometimento ocular como 1ª manifestação clínica.

Os pacientes com suspeita ou com diagnóstico dessas entidades devem ser encaminhados para avaliação oftalmológica (Tabela 1).

As diversas manifestações oculares devem ser reconhecidas e tratadas, juntamente com a doença de base (Tabela 2).

O paciente com artrite reumatoide juvenil deve ser submetido a avaliação oftalmológica periódica, tendo-se em vista a menor exuberância dos sintomas oculares nesses casos (Tabela 3).

EPIDEMIOLOGIA

Aproximadamente 25% dos pacientes com artrite reumatoide têm manifestações oculares. Trata-se da causa mais comum de esclerite, correspondendo a cerca de 10-33% dos casos.

A artrite reumatoide juvenil responde por aproximadamente 80% de uveítes em crianças.

Dentre as espondiloartropatias, a espondilite anquilosante é aquela que se apresenta mais frequentemente com manifestações oculares (em torno de 25% dos pacientes com uveíte).

A manifestação ocular primária da síndrome de Sjögren é a ceratoconjuntivite seca.

Manifestações oculares ocorrem em 20% dos pacientes com lúpus eritematoso sistêmico.

Nos casos de esclerose múltipla, neurite óptica é diagnosticada em 75% dos pacientes, sendo o 1° sintoma em 14-25% dos casos.

Tabela 1 Manifestações oculares de doenças autoimunes

Doença autoimune	Manifestações oculares
Artrite reumatoide	Ceratoconjuntivite seca, esclerite, episclerite, ceratite, ceratite ulcerativa, coroidite, vasculite retiniana, nódulos episclerais, descolamento de retina e edema macular
Artrite reumatoide juvenil	Uveíte, catarata
Síndrome de Sjögren	Ceratoconjuntivite seca
Espondilite anquilosante	Uveíte
Artrite reativa (Reiter)	Conjuntivite, uveíte, ceratite
Artrite enteropática	Uveíte, episclerite, ceratite periférica ulcerativa
Artrite psoriásica	Uveíte, conjuntivite e ceratite
Lúpus eritematoso sistêmico	Ceratoconjuntivite seca, conjuntivite, uveíte, episclerite, esclerite, ceratite, hemorragia retiniana, vasculite, retinopatia proliferativa, neurite óptica, neuropatia óptica isquêmica, hemianopsia, amaurose, oftalmoplegia internuclear, anormalidades oculomotoras, alucinações visuais
Esclerose múltipla	Neurite óptica, defeito de campo visual, oftalmoplegia internuclear, dismetria, nistagmo, paralisias de nervos cranianos
Arterite de células gigantes	Amaurose fugaz, neuropatia óptica isquêmica, diplopia, baixa visual
Miastenia grave	Diplopia, ptose palpebral
Sarcoidose	Uveíte, nódulos conjuntivais, paralisia de nervos cranianos, aumento da glândula lacrimal, neuropatia óptica
Granulomatose com poliangiite (Wegener)	Proptose, uveíte, úlcera corneal, neuropatia óptica
Doença de Behçet	Uveíte, hipópio
Poliarterite nodosa	Episclerite, esclerite, neuropatia óptica
Arterite de Takayasu	Catarata, retinopatia vaso-oclusiva, neuropatia óptica isquêmica
Dermatomiosite	Edema conjuntival e palpebral, retinopatia, uveíte
Síndrome antifosfolípide	Retinopatia vaso-oclusiva, neuropatia óptica isquêmica
Doença de Graves	Proptose, retração palpebral, ceratite, baixa visual, defeito pupilar aferente, alteração da visão de cores

Tabela 2 Sinais e sintomas oculares nas doenças autoimunes e seu tratamento

Entidade	Sintoma	Sinal	Tratamento
Ceratite	Dor, fotofobia, sensação de corpo estranho, lacrimejamento, hiperemia, baixa visual	Infiltrado inflamatório; opacificação, vascularização ou ulceração corneal	AINH, corticosteroides tópicos ou sistêmicos, imunossupressores, cirurgia
Ceratoconjuntivite seca	Olho seco, queimação, visão embaçada, prurido, sensação de corpo estranho, secreção mucoide	Menisco lacrimal diminuído, teste de Schirmer positivo	Óculos escuros, umidificadores de ambiente, colírios lubrificantes, cirurgia
Esclerite	Dor ocular, irradiação para face, baixa visual, fotofobia	Congestão de vasos episclerais, nódulos esclerais, isquemia escleral, dor à palpação	AINH, corticosteroides tópicos ou sistêmicos, imunossupressores, cirurgia
Episclerite	Fotofobia, desconforto ocular	Nódulo avermelhado móvel, ingurgitamento superficial episcleral; não há alteração da acuidade visual	AINH, corticosteroides tópicos e/ou sistêmicos
Uveíte	Dor, hiperemia, fotofobia, visão embaçada	Diminuição da visão, miose	Cicloplégicos, corticosteroides tópicos e imunossupressores
Neurite óptica	Baixa visual, dor à movimentação ocular, fotofobia, perda de visão de cores, perda de campo visual	Edema e hiperemia de disco óptico (ausentes na forma retrobulbar)	Corticosteroides sistêmicos
Proptose	Visão embaçada, lacrimejamento, hiperemia ocular, fotofobia	Protrusão ocular, aumento da abertura palpebral, quemose, hiperemia conjuntival	Lubrificantes, óculos escuros, corticosteroides, cirurgia

Tabela 3 Risco de acometimento ocular e avaliação oftalmológica recomendada na artrite reumatoide juvenil

Risco	Recomendação
Alto: pauci ou oligoarticular, positividade para anticorpos antinucleares, início da artrite até 7 anos de idade, duração da artrite < 4 anos	Avaliação oftalmológica a cada 3 meses
Moderado: pauci ou oligoarticular, positividade para anticorpos antinucleares, início da artrite até 7 anos de idade, duração da artrite > 4 anos	Avaliação oftalmológica a cada 6 meses
Baixo: pauci, poliarticular ou artrite sistêmica, negatividade para anticorpos antinucleares, início da artrite após 7 anos de idade, duração da artrite > 4 anos	Avaliação oftalmológica a cada 12 meses

Na arterite de células gigantes, > 50% dos pacientes apresentam sintomas oculares na ausência de sinais e sintomas sistêmicos.

BIBLIOGRAFIA

Mohsenin A, Huang JJ. Ocular manifestations of systemic inflammatory diseases. Conn Med 2012;76(9):533-44.

Patel SJ, Lundy DC. Ocular manifstations of autoimmune disease. Am Fam Physician 2002;66(6):991-8.

268 NOÇÕES DE FUNDO DE OLHO

Fabricio Lopes da Fonseca

A oftalmoscopia direta, embora constitua método acessível e portátil, apresenta limitações para a avaliação completa do fundo de olho.

Os objetivos mais relevantes da oftalmoscopia direta para o médico não especialista são a identificação do reflexo vermelho do fundo de olho e do disco óptico; o reconhecimento do papiledema, das hemorragias e das oclusões vasculares (como quadros associados a entidades oculares e sistêmicas de potencial gravidade); e a possibilidade de suspeita de outras afecções que alteram o aspecto normal do fundo de olho, como glaucoma, retinopatia hipertensiva e retinopatia diabética.

Para o exame sob midríase, utiliza-se, habitualmente, 1 gota de fenilefrina a 2,5% (tempo de efeito máximo de 20 minutos e tempo de ação de 3 horas) ou 1 gota de tropicamida a 1% (tempo de efeito máximo de 20-30 minutos e tempo de ação de 3-6 horas) – repete-se a dose após 15-30 minutos caso a pupila não esteja dilatada. Esses colírios tendem a ser menos efetivos em olhos com maior pigmentação iriana.

Colírios midriáticos não devem ser administrados a pacientes com antecedente de glaucoma de ângulo estreito ou câmara anterior rasa.

ACHADOS FUNDOSCÓPICOS

FUNDO DE OLHO NORMAL (FIGURA 1)

A cor depende de fatores como:

- concentração do sangue nos grandes vasos da coroide (componente vermelho);
- densidade do pigmento do epitélio pigmentado da retina e dos melanócitos da coroide (componente marrom);
- tipo e intensidade da fonte de luz: a luz elétrica convencional é vermelho-amarelada, contribuindo com essa tonalidade ao exame fundoscópico.

Uma luz sem o vermelho ou com pequeno componente de vermelho mostra certos detalhes da retina, como camada de fibras nervosas e mácula. Pode ser obtida utilizando-se filtros verdes.

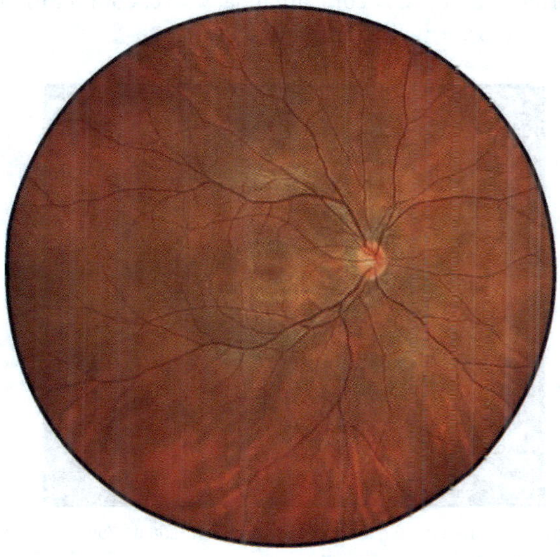

Figura 1 Fundo de olho normal. Retirada de Yanuzzi LA. The retinal atlas. Oxford: Elsevier; 2010.

Disco óptico

- Cor: vermelho-amarelada com vermelho mais pronunciado no lado nasal. A metade temporal pode aparecer pálida.
- Formato e tamanho: redondo a oval, diâmetro de 1,5-1,7 mm.
- Margens: bem definidas, ocasionalmente com anel de pigmento.
- Vasos: origem dentro da escavação fisiológica.

Tabela 1 Variações de cor características do fundo de olho normal

	Fundo vermelho	Fundo tigroide	Fundo claro (albinótico)
Epitélio pigmentado da retina	Pigmentação densa e uniforme	Pequena pigmentação	Escassa ou nenhuma pigmentação
Melanócitos coroidianos	Obscurecidos	Pigmentação marcada	Escassa ou nenhuma pigmentação
Vasos coroidianos	Obscurecidos	Visível rede vermelha, espaços intervasculares são preto-acinzentados	Visível com rede vermelha no fundo amarelo-esbranquiçado da esclera

Retina

- Periferia: mais clara do que a área central. Observam-se irregularidades ocasionais de pigmentação e áreas mais claras visíveis.
- Fóvea (Figura 2): aparece mais escura do que a retina circundante. Identifica-se um reflexo marginal na borda da mácula. A cor é amarela, visível com iluminação sem o vermelho (anéritra).

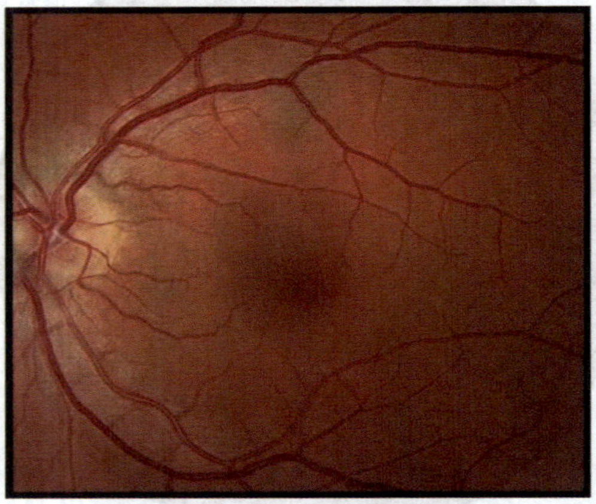

Figura 2 Fóvea em fundo de olho normal. Retirada de Yanuzzi LA. The retinal atlas. Oxford: Elsevier; 2010.

Vasos

As artérias são vermelho-claro, retas, com faixas de reflexo branco; as veias são vermelho-escuro, com maior tortuosidade e eventual pulsação (relação diâmetro veia:artéria é de 3:2).

Coroide

Branca e rosa, com fundo amarelo-branco, vasos tortuosos e inúmeras anastomoses (visíves se houver densa pigmentação dos espaços intervasculares, fundo tigroide ou pigmentação rarefeita do epitélio pigmentado da retina).

PRINCIPAIS ACHADOS PATOLÓGICOS

PAPILEDEMA INICIAL (FIGURA 3)

- Disco óptico:
  - cor: vermelho, capilares dilatados;
  - forma e tamanho: redondo, aumento aparente do diâmetro;
  - margens: parcialmente ou completamente borradas. Nenhuma ou pouca elevação nos estágios precoces.
- Vasos: artérias sem alterações; veias dilatadas e tortuosas.
- Retina: leve edema ao redor do disco, ocasionalmente, há poucas hemorragias.

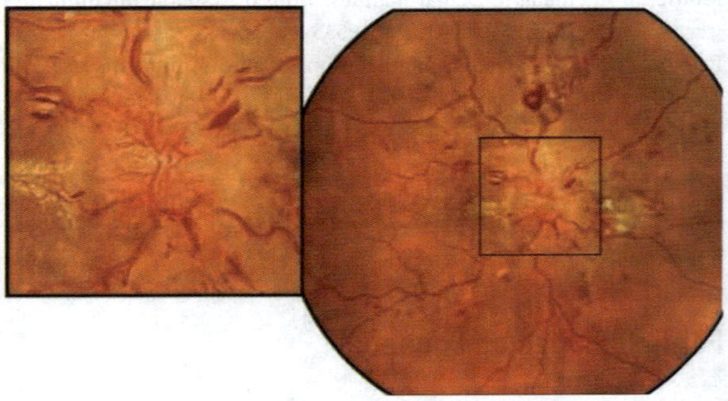

Figura 3 Papiledema. Retirada de Yanuzzi LA. The retinal atlas. Oxford: Elsevier; 2010.

PAPILEDEMA PRONUNCIADO

- Disco óptico:
  - cor: vermelho-acinzentado;
  - forma e tamanho: aumento aparente do diâmetro;
  - margens: geralmente borradas, com elevação evidente.
- Vasos: elevados sobre o disco; artérias evanescidas pelo edema, veias dilatadas e tortuosas, ausência de pulso venoso.
- Retina: edema próximo ao disco, dobras, pregas radiais, hemorragias em chama de vela.

RETINOPATIA HIPERTENSIVA LEVE A MODERADA

Observam-se estreitamento arteriolar generalizado ou focal, esclerose arteriolar (fio de cobre), macroaneurismas arteriolares e hemorragias em chama de vela.

RETINOPATIA HIPERTENSIVA GRAVE ("MALIGNA") (FIGURA 4)

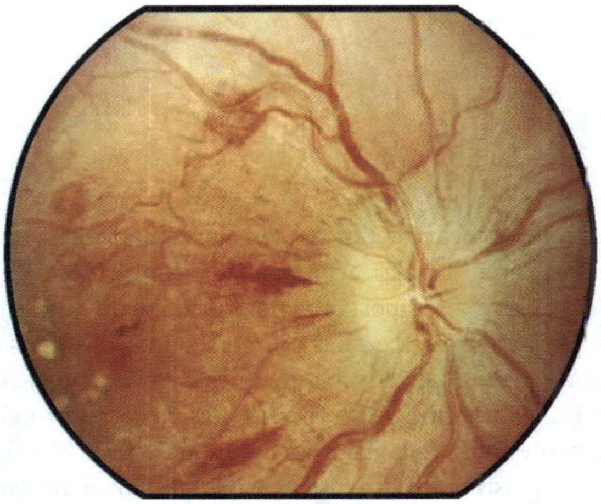

Figura 4 Retinopatia hipertensiva grave. Retirada de Yannuzzi LA. The retinal atlas. Oxford: Elsevier; 2010.

- Disco óptico: hiperemia por estase venosa, edema, protrusão, margens borradas, diâmetro aparentemente aumentado, vasos elevados na margem do disco.
- Artérias: atenuadas, com calibre irregular, aumento do reflexo e embainhamento da coluna sanguínea (artérias em fio de prata).
- Veias: tortuosas, dilatadas, com aumento da relação diâmetro veia:artéria para 3:1.
- Retina: hemorragias em chama, com numerosos pontos algodonosos (edema de fibras nervosas nas camadas internas da retina).

RETINOPATIA DIABÉTICA

- Disco óptico: coloração preservada, limites nítidos.
- Vasos: pré-capilares com dilatação fusiforme, veias dilatadas.
- Retina:
  - estágio precoce (não proliferativa) (Figura 5): pontos vermelhos e áreas em forma de chama (microaneurismas e hemorragias); exsudatos duros, nitidamente delineados no polo posterior, que podem se unir ou formar grupos em coroa (circinatas), correspondendo a acúmulo lipídico ou hemorragias organizadas;
  - estágio tardio (proliferativa) (Figura 6): grandes hemorragias retinianas, novos vasos sanguíneos formados, membranas pré-retinianas (retinopatia proliferativa), ocasionalmente com descolamento de retina tracional.

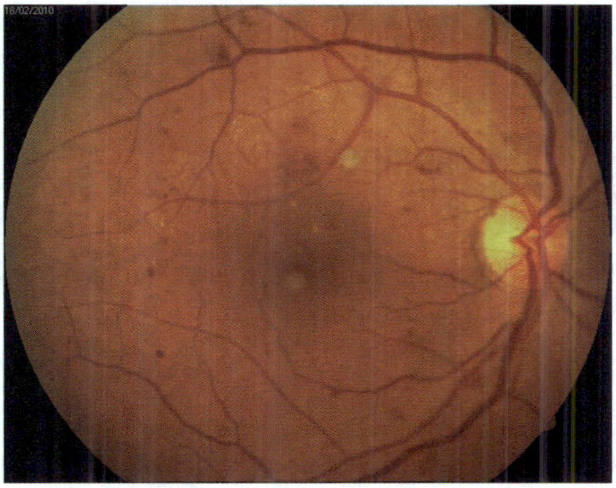

Figura 5 Retinopatia diabética de estágio precoce.

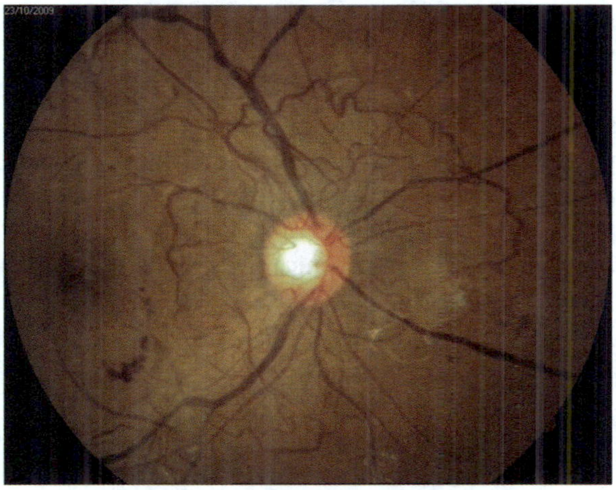

Figura 6 Retinopatia diabética de estágio tardio.

BIBLIOGRAFIA

Benbassat J, Polak BC, Javitt JC. Objectives of teaching direct ophthalmoscopy to medical students. Acta Ophthalmol 2012;90(6):503-7.

Nover A. O fundo do olho: métodos de exames e achados típicos. São Paulo: Manole; 2000.

Yannuzzi LA. The retinal atlas. Oxford: Elsevier; 2010.

DOENÇAS DERMATOLÓGICAS

WAGNER G. GALVÃO CESAR

269 PRURIDO

Emerson Henrique Padoveze, Suelen Montagner, Wagner G. Galvão Cesar

O entendimento da fisiopatologia do prurido cresceu muito recentemente. O foco da abordagem levando em consideração a interligação de vias neurológicas que vão dos receptores de pele até o cérebro e a interface neurológica com o papel desempenhado pelo sistema imunológico permitem novos enfoques, avançando no tratamento de casos antes insolúveis.

Prurido é um sintoma comum definido por uma sensação cutânea que provoca o desejo de coçar-se compulsivamente. Pode levar a escoriação, liquenificação e até pústulas por infecção secundária. Pode ser causado por doença dermatológica primária ou ainda pode estar relacionado a doença sistêmica em cerca de 10-50% dos pacientes. O prurigo, por sua vez, apresenta lesão cutânea primária (pápula), acompanhada de prurido.

As vias mais importantes no prurido se dividem em histaminérgicas (liberadas por mastócitos, basófilos e queratinócitos) e não histaminérgicas. As vias independentes de histamina são ativadas por citocinas, principalmente da via inflamatória Th2 como IL-4, IL-13 e IL-31, demonstrando a importância das vias inflamatórias. Essas citocinas ativam receptores intracelulares, muitas vezes da família das tirosinoquinases (JAK-STAT), que possibilitam usar seus inibidores como potenciais tratamentos. Há a participação de outras citocinas (IL-22, IL-17 por exemplo), neuropeptídeos e neurotransmissores. (substância P). Os opioides são sabidamente pruritogênicos por aumentar a atividade μ-opioide.

A investigação da causa do prurido (Figura 1) deve buscar a identificação associada a condições sistêmicas, neuropáticas ou doenças dermatológicas ou psicogênicas. Às vezes essa investigação é frustrante e desafiadora. O prurido crônico é definido por duração > 6 semanas, podendo ser localizado ou generalizado.

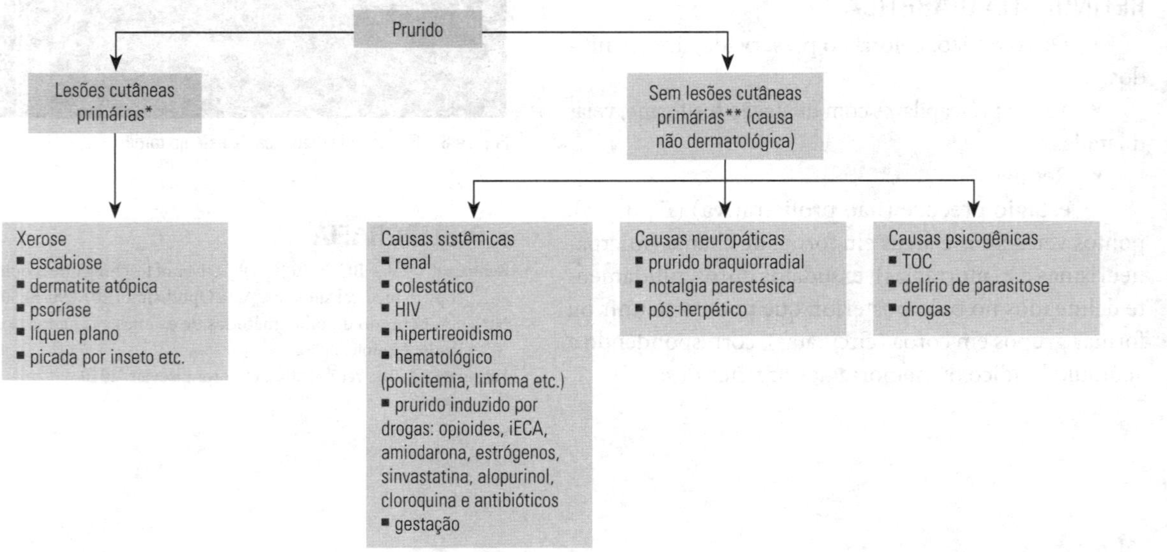

Figura 1 Prurido. * Lesões cutâneas primárias podem ser discretas como a xerose/asteatose (pele seca) ou como a escabiose. **Pode haver lesões secundárias, como escoriações, liquenificação (espessamento), amiloidose etc. iECA: inibidores da enzima conversora de angiotensina; TOC: transtorno obsessivo-compulsivo.

Quando houver suspeita de causa sistêmica, são indicados os seguintes exames complementares: hemograma, função renal, enzimas hepáticas e canaliculares, função tireoidiana, velocidade de hemossedimentação, sorologia para HIV, RX de tórax.

TRATAMENTO

Medidas gerais

- Emolientes (pH idealmente baixo e sem álcool): o restabelecimento da barreira cutânea é fundamental para tratar prurido, minimizando a irritação. Devem ser aplicados várias vezes ao dia e, sobretudo, logo após o banho.
- Manutenção das unhas curtas.
- Cuidados com as roupas: deve-se usar roupas que não sejam justas, evitar tecidos sintéticos e lã. Dar preferência para algodão e fibras que não irritem.
- Restrição do número de banhos e de sua duração. A temperatura da água deve ser fria ou morna, e métodos esfoliantes devem ser evitados (buchas e esponjas).

Tratamento tópico

- Corticosteroides: facilmente disponíveis, são efetivos em várias formulações e potências. Sua segurança depende da duração do tratamento, da extensão, entre outros.
- Inibidores da calcineurina: o tacrolimus é facilmente disponível, porém o custo limita o uso em casos extensos.
- Anestésicos: lidocaína e prilocaína podem ser usados. Preparações com ketamina/amitriptilina/lidocaína são úteis mas não devem ser usados em casos muito extensos.
- Capsaicina (0,025-0,1%) tem como limitante o ardor inicial, muitas vezes intolerável.
- Mentol (creme a 5%) também demonstra alguma efetividade.
- Canabinoides tópicos podem ser úteis.

Tratamento sistêmico

- Anti-histamínicos sedantes (hidroxizina, doxepina – sem registro vigente na Anvisa, mirtazapina, difenidramina).
- Imunossupressores: metotrexato, ciclosporina, micofenolato e azatiprina podem ser úteis em casos decorrentes de inflamações sistêmicas como dermatite atópica ou psoríase. Coritosteroides orais devem ser usados apenas como opção de resgate, por tempo limitado. Biológicos como o dupilumabe (anti-IL4R/IL-13R) podem ter utilidade além de suas indicações de bula, como demonstrados no prurigo nodular e prurido crônico idiopático. Os inibidores de JAK (tofacitinibe e baricitinibe), especialmente os mais seletivos para JAK1 (upadacitinibe e abrocitinibe – sem registro vigente na Anvisa) têm potencial de eficácia também.
- Neurolépticos (gabapentina e pregabalina): efetividade demonstrada no prurido de causa neuropática (prurido braquirradial, notalgia parestésica, pós-herpética) e no prurido de causa renal (Figura 2).
- Antidepressivos:
  - inibidores seletivos da recaptação da serotonina (paroxetina, sertralina, fluoxetina): para vários tipos de prurido (p. ex., noturno, colestático), não só o psicogênico;
  - inibidores da recaptação de serotonina e norepinefrina (mirtazapina, venlafaxina): demonstraram efeito em prurido renal, colestático e associado a linfomas (Figura 4);
  - tricíclicos (amitriptilina, doxepina – sem registro vigente na Anvisa e mirtazapina): sobretudo para prurido neuropático e psicogênico.
- Antagonistas de receptor μ-opioide (naloxona): estudos mostraram efetividade em prurido renal, linfomas,

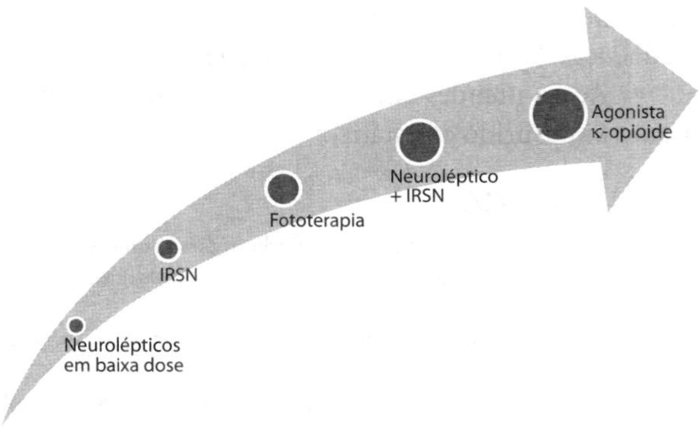

Figura 2 Escada terapêutica para prurido na doença renal. IRSN: inibidor da recaptação de serotonina e norepinefrina. Adaptada de Wang H, Yosipovitch G. New insights into the pathophysiology and treatment of chronic itch in patients with end-stage renal disease, chronic liver disease, and lymphoma. Int J Dermatol 2010;49(1):1-11.

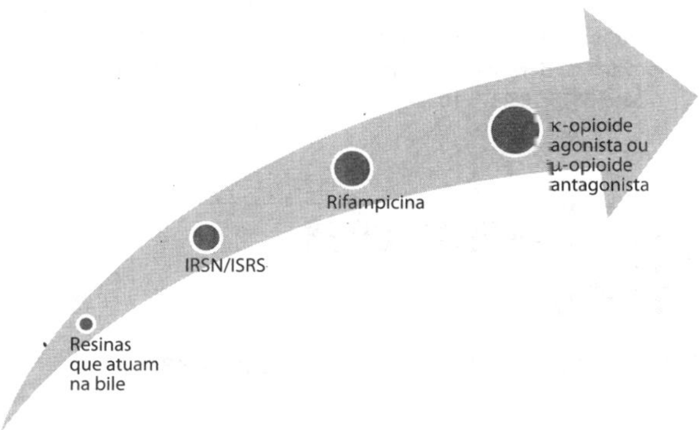

Figura 3 Escada terapêutica para prurido na doença hepática. IRSN: inibidor da recaptação de serotonina e norepinefrina; ISRS: inibidor seletivo da receptação da serotonina. Adaptada de Wang H, Yosipovitch G. New insights into the pathophysiology and treatment of chronic itch in patients with end-stage renal disease, chronic liver disease, and lymphoma. Int J Dermatol 2010;49(1):1-11.

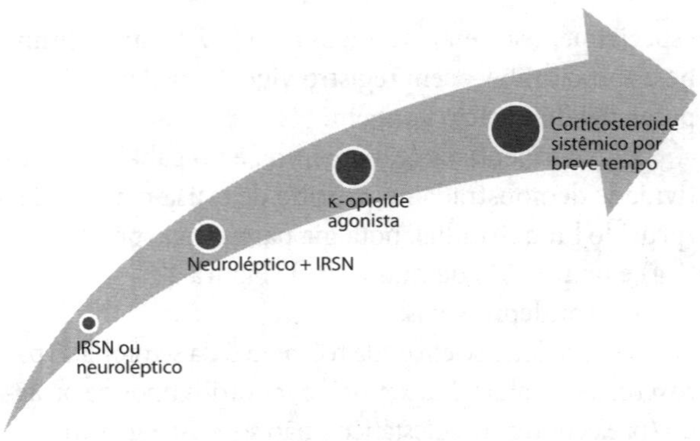

Figura 4 Escada terapêutica para prurido associado a linfoma. IRSN: inibidor da recaptação de serotonina e norepinefrina. Adaptada de Wang H, Yosipovitch G. New insights into the pathophysiology and treatment of chronic itch in patients with end-stage renal disease, chronic liver disease, and lymphoma. Int J Dermatol 2010;49(1):1-11.

urticária crônica e dermatite atópica. Os agonistas do receptor κ-opioide (nalfurafina, butorfanol – ambos sem registro vigente na Anvisa) são efetivos em quadros renais.

- Fototerapia: raios UVA e UVB banda larga ou estreita são efetivos para prurido associado à doença renal e a doenças dermatológicas (psoríase, dermatite atópica).
- Ácido ursodesoxicólico e colestiramina: resinas usadas em prurido colestático.

BIBLIOGRAFIA

Brasileiro LEE, Barreto DPC, Nunes EA. Psychotropics in different causes of itch: Systematic review with controlled studies. Anais Bras Dermatol 2016;91(6):791-798.

Cunha PR, Delfini Filho O. Pruritus: still a challenge. An Bras Dermatol 2012;87(5):735-41.

Metz M, Staubach P. Itch management: topical agents. Curr Prob Dermatol (Switzerland) 2016;50:40-45.

Pereira SM, Alchorne MMA. Prurido no idoso. In: Lupi O, Belo J, Cunha PR. Rotina de diagnóstico e tratamento da Sociedade Brasileira de Dermatologia. São Paulo: AC Farmacêutica; 2010. p.393-402.

Sutaria N, Adawi W, Goldberg R, Roh YS, Choi J, Kwatra SG. (2022). Itch: Pathogenesis and treatment. J Am Acad Dermatol 2022;86(1):17-34.

Wang H, Yosipovitch G. New insights into the pathophysiology and treatment of chronic itch in patients with end-stage renal disease, chronic liver disease, and lymphoma. Int J Dermatol 2010;49(1):1-11.

Yosipovitch G, Bernhard JD. Clinical practice: chronic pruritus. N Engl J Med 2013;368(17):1625-34.

270 INFESTAÇÕES

Renato Pazzini, Wagner G. Galvão Cesar

ESCABIOSE

Doença contagiosa causada pelo ácaro *Sarcoptes scabiei var. hominis*, caracterizada por uma erupção pruriginosa que pode acometer pessoas de qualquer raça ou nível social, em qualquer idade. Sua transmissão ocorre por contato íntimo direto, inclusive sexual. A transmissão por vestimentas e roupas de cama não é significante na escabiose comum.

EPIDEMIOLOGIA

Por ser uma infecção muito comum, dados precisos de incidência e prevalência são obtidos com dificuldade. Estima-se que 6-11% das consultas dermatológicas sejam motivadas por escabiose. Apesar de poder acometer o ser humano em qualquer idade, a infecção prevalece em crianças e adultos jovens que vivem em aglomerações. Além desses grupos, idosos institucionalizados são particularmente suscetíveis.

QUADRO CLÍNICO

Prurido é o sintoma cardinal, que se manifesta principalmente à noite, quando o corpo está quente. As manifestações cutâneas costumam surgir 3-4 semanas após a infecção primária, quando há uma erupção de pápulas pruriginosas, predominando no abdome, mãos e genitais. No caso de reinfecções, o surgimento dos sintomas é imediato.

A lesão dermatológica patognomônica da escabiose é o túnel, que se manifesta com uma lesão discretamente elevada, tortuosa, com uma pequena crosta no local de entrada do ácaro e uma pequena vesícula no final da lesão, onde geralmente se encontra a fêmea do ácaro. Conjuntamente aos túneis, aparecem pápulas, seropápulas e por vezes nódulos pruriginosos que ocorrem por reação de hipersensibilidade. Esses nódulos são particularmente comuns na genitália masculina, por isso é sempre importante examinar essa parte do corpo em homens com suspeita de escabiose. É importante ressaltar que nas lesões de hipersensibilidade o ácaro não é encontrado em biópsias ou raspados.

Em pacientes idosos e imunodeprimidos a escabiose pode manifestar-se na forma crostosa (também conhecida como sarna norueguesa). Nesse quadro há lesões eritematocrostosas que albergam uma população imensa de ácaros que é extremamente contagiosa.

Nos bebês a escabiose pode causar lesões vesiculosas e vesicopustulosas nas palmas e plantas, além disso, a eczematização das lesões é muito comum nessa faixa etária. A forma crostosa pode ser de diagnóstico mais difícil e eventualmente precisa da abordagem das crostas com queratolíticos.

O prurido e os nódulos podem persistir por semanas após o tratamento e devem ser diferenciados de uma reinfecção.

Há uma associação entre escabiose e glomerulonefrites, levando a doença renal crônica, demonstradas por estudos epidemiológicos e pela presença de estreptococos nos túneis, ressaltando a importância do diagnóstico e tratamento da infestação.

DIAGNÓSTICO

O diagnóstico é clínico e pode ser reforçado pelo encontro do ácaro em raspados diretos dos túneis ou em biópsias de pele. Faz-se diagnóstico diferencial com pediculose, delírios de parasitose, foliculites e eczemas.

TRATAMENTO

O tratamento tópico é o de escolha, pela fácil aplicabilidade e baixo número de efeitos colaterais. O principal tópico usado é a permetrina (concentração de 5%). O paciente deve ser orientado a aplicar no corpo à noite, deixando agir por 8-12 horas e lavar na manhã seguinte. Uma segunda aplicação é aconselhada após 7 dias. No momento do tratamento do caso índice, todos os contactante íntimos domiciliares devem ser tratados. A higiene comum de vestimentas e roupas de cama é suficiente para eliminar o ácaro, não havendo necessidade de outros procedimentos, como fervura ou desinfecção. Além da permetrina há outras escolhas tópicas (Tabela 1).

A ivermectina pode ser usada para tratamento de casos extensos, 200 mcg/kg, repetida após 7 ou 14 dias, pelo fato de ela não ser eficaz contra as formas ovoides do parasita.

Deve-se considerar no tratamento o uso de anti-histamínicos para aliviar o prurido e tratar as condições associadas, como irritação da pele (p. ex., com o uso de certos escabicidas) e infecções secundárias. No tratamento tópico, sempre devem ser associados hidratantes ou emolientes.

PEDICULOSE (PIOLHO)

Infestação causada por piolhos da ordem Phthiraptera, sendo que 3 espécies causam doença no homem: *Pediculus capitis* acomete o couro cabeludo, *Pediculus corporis* causa doença no corpo e o *Pthirus pubis* acomete os pelos pubianos ou cílios.

EPIDEMIOLOGIA

Doença de distribuição universal, acomete homens e mulheres na mesma proporção, porém é mais prevalente em áreas periféricas de grandes conurbações. O *Pediculus capitis* tem uma prevalência maior em crianças de 6-11 anos, provavelmente relacionada aos hábitos escolares e de contato entre as crianças.

QUADRO CLÍNICO E DIAGNÓSTICO

Os casos se manifestam por prurido variado e o diagnóstico é feito por visualização direta dos piolhos ou lêndeas, estas firmemente aderidas às hastes pilosas ou cabelo. Em crianças, muitas vezes a procura se dá por infecção secundária no couro cabeludo, provocada por escoriações; linfonodomegalia occipital é comum nestes casos.

Nos casos de pediculose do corpo, o piolho e os ovos se localizam nas roupas do infectado e são estas, portanto, que devem ser o alvo do tratamento.

TRATAMENTO

Xampus ou loções com permetrina ou deltametrina são preferíveis ao lindano. Devem ser deixados por 5-10 minutos antes do enxágue. As loções são mais efetivas pela maior concentração. Há relatos de tratamento com ivermectina (dose única) e sulfametoxazol + trimetoprima (3 dias), porém com menor eficácia que o tópico. O uso de xampu ou loção deve ser repetido após 10 dias.

Tabela 1 Tratamento da escabiose

Medicação	Dose	Posologia	Comentário
Permetrina	Creme ou loção a 5%	Aplicar do pescoço aos pés à noite e lavar pela manhã por 2 dias	Tratamento de escolha
Benzoato de benzila	Creme ou loção alcoólica a 25%	Aplicar do pescoço aos pés à noite e manter por 24 horas, por 3 dias	Causa muita irritação; atualmente em desuso
Enxofre precipitado	5% em vaselina sólida	Aplicar do pescoço aos pés à noite e manter por 24 horas, por 3 dias	Pouca irritação, odor desagradável
Lindano	Creme, loção e xampu a 1%	Aplicar do pescoço aos pés à noite e lavar pela manhã por 2 dias	Em desuso por apresentar toxicidade neurológica principalmente em crianças
Ivermectina	Comprimidos 6 mg	Dose única de 200 mcg/kg. Repetir após 1 semana	Menos efetiva se comparada aos tratamentos tópicos; pode ser adjuvante em casos extensos

As medicações não têm atividade contra os ovos (lêndeas), os quais devem ser removidos. Após a aplicação de xampu e enxágue, deve-se aplicar uma generosa quantidade de condicionador e fazer uso de pente fino. Repetir a cada 3 dias, por 2 semanas. Em algumas comunidades, a raspagem é aceitável.

As roupas de uso corrente devem ser trocadas e fervidas ou lavadas com água quente ou passadas a ferro. Na impossibilidade, devem ser colocadas em sacos plásticos fechados por dias.

▪ *LARVA MIGRANS* CUTÂNEA (BICHO GEOGRÁFICO)

DEFINIÇÃO E ETIOLOGIA

Erupção cutânea que tem múltiplos agentes etiológicos. As principais características são as lesões migratórias causadas pelo movimento dos parasitas na pele. Os principais nematódeos causadores da doença são o *Ancylostoma brasiliensis* e o *A. caninum*, sendo o cão o hospedeiro definitivo desses parasitas.

EPIDEMIOLOGIA

Os cães transferem os ovos a solos arenosos, que eclodem sob condições específicas de alta umidade e temperatura, mais características dos trópicos. As larvas podem então penetrar a pele de humanos.

QUADRO CLÍNICO

No local onde as larvas penetram a pele pode haver uma pequena pápula pruriginosa, em seguida a larva pode começar a migrar sob a pele, a uma distância que varia de milímetros até centímetros por dia. Com isso, produzem uma erupção cutânea tipicamente linear, que tem conformação serpiginosa e bizarra, com uma espessura aproximada de 3 mm, intensamente pruriginosa. Algumas vezes o trajeto da larva assemelha-se aos contornos de um mapa, por isso o nome popular de "bicho geográfico".

Algumas vezes pode ocorrer síndrome de Löeffler em conjunto ao quadro, principalmente em infestações múltiplas.

DIAGNÓSTICO

O diagnóstico é clínico e a biópsia de pele raramente contém a larva, já que ela costuma estar um pouco após a erupção pruriginosa.

O diagnóstico diferencial deve ser feito com estrongiloidíase (lesões perianais), gnastomíase (geralmente com epidemiologia positiva e sintomas sistêmicos), queimadura por água-viva, tromboflebite, dermatofitose, eritemas figurados (anular centrífugo, *Gyratum repens* e migratório crônico).

TRATAMENTO

A infestação costuma ser autolimitada, porém o tempo pode variar de algumas semanas a meses, dependendo da espécie infectante. Em um estudo na qual a espécie era provavelmente *A. brasiliensis*, 81% dos sintomas foram resolvidos em 4 semanas, sem tratamento.

Ainda assim, o tratamento farmacológico está indicado no momento do diagnóstico, sendo ivermectina, 200 mcg/kg, o fármaco de escolha. Em alguns casos pode ser usado albendazol, 400 mg/dia, por 3 dias, tendo resposta inferior. Quando há contraindicação ao tratamento por via oral, pode ser usado creme de tiabendazol 10%, 2 vezes ao dia, por 7 dias.

▪ *BED BUGS*

A ocorrência de picadas por esse parasita tem sido mais frequente na prática clínica. Tradicionalmente encontrada nos países do hemisfério norte, tem tido casos autóctones descritos no Brasil. As picadas em geral ocorrem antes do alvorecer, muitas vezes as lesões apresentam morfologia como máculas, pápulas, bolhas ou até nódulos com bastante eritema e classicamente com distribuição linear (café-almoço-janta) em grupos. O tratamento consiste na abordagem sintomática com cremes e pomadas de corticoide, anti-histamínicos e eventualmente antibióticos na vigência de infecções secundárias. Os reservatórios dos insetos devem ser abordados com as medidas higiênicas. Atenção especial à descolonização de instituições (hospitais, alojamentos militares e hotéis). Enquanto não se consegue a descolonização, repelentes à base de DEET têm sido úteis.

▪ BIBLIOGRAFIA

Akhoundi M, Sereno D, Durand R, Mirzaei A, Bruel C, Delaunay P, et al. Bed bugs (Hemiptera, cimicidae): overview of classification, evolution and dispersion. Int J Env Res Public Health. 2020;17(12):1-20.

Bernardes Filho F, Quaresma MV, Avelleira JCR, Azulay DR, Azulay-Abulafia L, Bastos AQ, et al. Bed bug dermatitis, description of two cases in Rio de Janeiro, Brazil. Anais Bras Dermatol 2015;90(2):240-3.

Chandler DJ, Fuller LC. A review of scabies: an infestation more than skin deep. Dermatol 2019;235(2):79-90.

Eady RAJ, Burns T, Breathnach S, Cox N, Griffiths C (eds.). Rook's textbook of dermatology. 7.ed. Oxford: Blackwell Science; 2004.

Global Health. Division of parasitic diseases and malaria. Parasites: lice. Disponível em: http://www.cdc.gov/parasites/lice/index.html.

Golant AK, Levitt JO. Scabies: a review of diagnosis and management based on mite biology. Pediatr Rev 2012;33(1):e1-12.

Heukelbach J, Feldmeier H. Creeping eruption. In: Naafs B, Hay RF (eds.). Imported skin diseases. Philadelphia: Elsevier; 2006.

Hoy WE, White AV, Dowling A, Sharma SK, Bloomfield H, Tipiloura BT, et al. Post-streptococcal glomerulonephritis is a strong risk factor for chronic kidney disease in later life [Internet]. Kidney Int 2012;81(10):1026-32.

Izri A, Chosidow O. Efficacy of machine laundering to eradicate head lice: recommendations to decontaminate washable clothes, linens, and fomites. Clin Infect Dis 2006;42(2):e9-10.

Magnabosco EM, Prado AD. Fatores epdemiológicos de risco associados à escabiose. An Bras Dermatol 1998;73(3).

Monsel G, Chosidow O. Management of scabies. Skin Therapy Lett 2012;17(3):1-4.

Te Booij M, de Jong E, Bovenschen HJ. Löffler syndrome caused by extensive cutaneous larva migrans: a case report and review of the literature. Dermatol Online J 2010;16(10):2.

271 DOENÇAS EXANTEMÁTICAS

Ciro Martins Gomes, Wagner G. Galvão Cesar

A denominação das doenças exantemáticas não se refere a uma entidade nosológica específica. Doenças virais, bacterianas e reações a fármacos podem ter como sinal inicial o exantema, tornando difícil a diferenciação entre elas. No entanto, critérios epidemiológicos e clínicos podem auxiliar o médico assistente no diagnóstico e tratamento dos pacientes acometidos, bem como na detecção e definição de possíveis quadros graves.

O termo exantema refere-se à presença de lesões eritematosas formadas por máculas, pápulas ou placas que acometem uma extensão considerável do tegumento. De fato, o eritema disseminado está presente em uma grande parcela de condições dermatológicas. Neste capítulo, serão abordadas as principais características das doenças que têm como manifestação o exantema. Alguns quesitos como evolução, idade, epidemiologia, sinais de gravidade e tratamento serão pormenorizados (Figura 1).

CARACTERÍSTICA DO EXANTEMA

O conhecimento da característica do exantema constitui tarefa primordial já que frequentemente representa o motivo da procura pela assistência médica. Os exantemas podem ser classificados em:

- morbiliforme: também conhecido como exantema maculopapular. Caracteriza-se pela presença de máculas e pápulas generalizadas de pequena dimensão, entremeadas por pele sã. Pode ser encontrado em doenças virais a exemplo de dengue, zika e nas farmacodermias;
- maculovesicular: caracteriza-se por uma erupção com a presença de máculas e vesículas. O principal exemplo é a varicela; antigamente, também era representado pela varíola, esta última já controlada;
- escarlatiniforme: trata-se de uma erupção eritematosa difusa, com acometimento das mucosas e prurido;
- rubeoliforme: quadro composto por lesões eritematosas e pequenas pápulas de aspecto mais claro, rosado, comumente encontrado na rubéola. É considerado por alguns uma variante do exantema morbiliforme.

A classificação descrita representa apenas a denominação clínica dos variados tipos de exantema. Os acha-

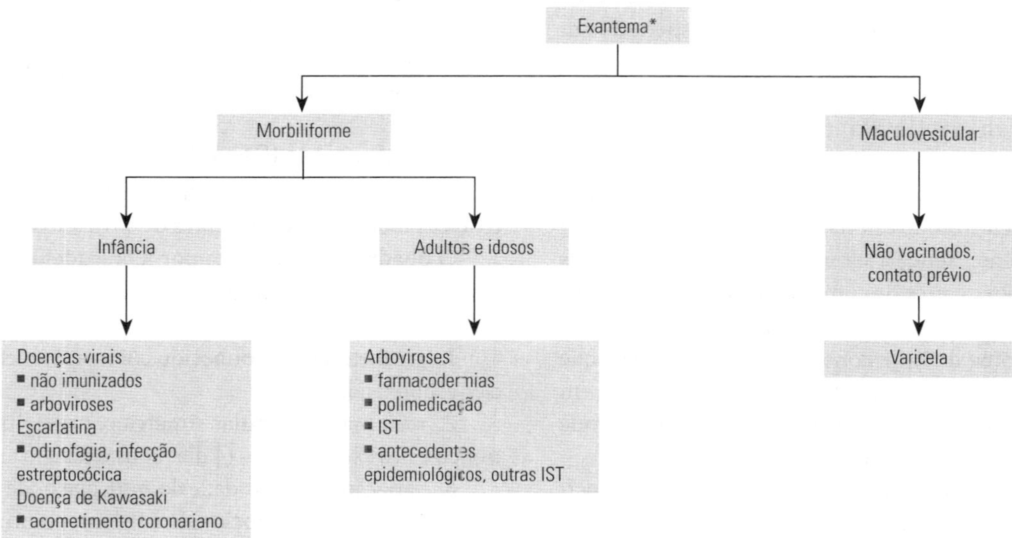

Figura 1 Fluxograma do diagnóstico sugestivo das doenças exantemáticas conforme a idade e as características do exantema.* Durante a vigência da pandemia da Covid-19 e durante surtos regionais todos os pacientes com exantemas devem ser testados especificamente para o SARS-CoV-2, uma vez que a simples avaliação clínica não é capaz de excluir este diagnóstico.

dos dermatológicos não são específicos para os variados agentes etiológicos. Variações clínicas adicionais podem ser resultantes da gravidade do quadro, da evolução da doença ou da cor da pele acometida.

DOENÇAS EXANTEMÁTICAS DE ETIOLOGIA VIRAL

Infecção pelo SARS-CoV2

Diversas manifestações dermatológicas foram relacionadas à pandemia causada pelo novo coronavirus (Covid-19). O patógeno elicita intensa resposta inflamatória que pode ter repercussão multissistêmica, principalmente nos pulmões. A afecção cutânea não é incomum e a erupção morbiliforme acomete até 22% dos pacientes diagnosticados. Outras manifestações como a urticária e o eritema pérnio também foram descritos.

A suspeita do exantema relacionado à Covid-19 deve estar baseada na epidemiologia do caso avaliado. A associação com sintomas respiratórios específicos e graves, incomuns nas outras causas de exantema também é um achado importante. A testagem molecular para detecção do vírus está indicada em todos os casos de exantema e manifestação febril durante evento pandêmico ou surtos regionais.

Varicela (Capítulo 220)

Doença causada pelo vírus da varicela zóster ou herpes vírus humano tipo 3. Sua transmissão se dá pelo contato com fômites, aerossóis e contato direto com o conteúdo das vesículas. Tem período de incubação variável de 10-21 dias. Deve ser suspeitada em pacientes não vacinados que tiveram contato prévio com portador.

Cursa com exantema craniocaudal, centrífugo, que poupa relativamente as extremidades. Do característico exantema maculopapular surgem vesículas, pústulas e crostas, caracterizando diferentes estágios evolutivos no mesmo paciente. Tende a ser mais grave em adultos, nos quais há maior chance de complicações como pneumonite viral, miocardite e infecções secundárias.

A síndrome de Reye consiste em quadro grave que ocorre após administração de ácido acetilsalicílico em paciente com infecção viral a exemplo da varicela. Pode resultar em encefalopatia e hepatopatia.

O tratamento antiviral (aciclovir, valaciclovir, famciclovir) deve ser realizado em pacientes com risco de complicações ou agravamentos.

Gestantes suscetíveis, imunocomprometidos e alguns recém-nascidos em risco devem receber profilaxia com imunoglobulina específica quando indicado, em até 96 horas após o contato com o caso-índice (Tabelas 1 e 2).

Sarampo (Capítulo 216)

Doença causada pelo vírus do sarampo que pertence ao gênero *Morbillivirus*, família *Paramyxoviridae*. Trata-se de condição que teve sua incidência praticamente extinta no Brasil após campanhas constantes de vacinação. Surtos da doença são cada vez mais comuns, principalmente em áreas fronteiriças do país e em estados com grande circulação internacional de cargas e pessoas. A persistente falha da cobertura vacinal ao longo dos anos estimula, de forma crescente, o reaparecimento do sarampo como problema de saúde pública.

O período de incubação é de 7-21 dias. Caracteriza-se por manifestações intensas das vias aéreas superiores, coriza, tosse, conjuntivite, febre alta e adenomegalia. Exantema morbiliforme generalizado surge 2-4 dias após o início dos sintomas. O sarampo compromete a imunidade do indivíduo, podendo resultar em complicações por infecções bacterianas.

Não existe tratamento específico para a doença, mas suplementação com vitamina A é recomendada em crianças, visando reduzir quadros graves e fatais (Tabelas 1 e 2).

Rubéola (Capítulo 216)

Tem como agente causal o vírus da rubéola, pertencente ao gênero *Rubivírus*, família *Togaviridae*. Consiste em uma doença geralmente branda, com período de incubação de 14-21 dias, podendo iniciar-se com sinais discretos de febre e indisposição seguidos por exanema maculopapular róseo, por vezes denominado rubeoliforme. A maior preocupação está no acometimento de gestantes, já que pode cursar com malformações congênitas (cardiopatia, catarata, surdez) e aborto (Tabelas 1 e 2).

Eritema infeccioso (Capítulo 215)

Doença causada pelo parvovírus B-19. Acomete crianças maiores e adolescentes de 4-14 anos de idade.

O quadro se caracteriza por febre, adenomegalia e dores musculares. Clinicamente, o exantema ocorre em 3 estágios:

1. acomete a face, conhecido como aparência de fácies esbofeteada;
2. *rash* maculopapular simétrico, pruriginoso, no tronco e nas extremidades (4 dias após o estágio anterior);
3. variação da intensidade do *rash*, que pode ser exacerbado por fatores emocionais e físicos, como exposição solar.

O tratamento é sintomático (Tabela 2).

Tabela 1 Principais características das doenças exantemáticas da infância

Patologia	Agente etiológico	Exantema	Fatores de risco	Manifestações clássicas
Varicela	Vírus da varicela zóster (herpes vírus humano-3)	Maculovesicular	Indivíduos não vacinados	Exantema maculovesicular, menor acometimento das extremidades Lesões em diferentes estágios de evolução (crostas, pústulas e vesículas)
Sarampo	Vírus do sarampo (paramixovírus)	Morbiliforme	Indivíduos não vacinados	Febre alta, coriza, adenomegalia, sinal de Koplic
Rubéola	Vírus da rubéola (togavírus)	Morbiliforme/ rubeoliforme	Indivíduos não vacinados, atenção às gestantes	Febre moderada, adenomegalia occipital e pós-auricular, malformações fetais
Eritema infeccioso	Parvovírus B19	Morbiliforme, reticulado	Crianças com idade > 4 anos até adolescência, sobretudo do sexo feminino	Exantema que poupa região perioral, fácies esbofeteada
Exantema súbito (*roseola infantum*)	Herpes vírus humano-6	Eritematoso e morbiliforme	Crianças de 6 meses a 5 anos de idade	Febre com resolução em crise antes do exantema
Mononucleose infecciosa	Vírus Epstein-Barr	Macular e morbiliforme	Principalmente adolescentes e adultos jovens	Linfonodomegalia, hepatoesplenomegalia
Escarlatina	Estreptococo beta--hemolítico do grupo A	Eritematodescamativo	Crianças e adolescentes de 2-15 anos de idade	Sinal de Filatov (palidez perioral), sinal de Pastia, língua em morango, descamação na fase resolutiva
Arboviroses	Virus da dengue, vírus zika e vírus chikungunya	Morbiliforme	Sem idade preferencial, locais com surtos da doença, em períodos chuvosos	Sintomas constitucionais, exantema, febre de intensidade variável. Artralgias crônicas podem ocorrer na febre chikungunya e discrasias sanguíneas na dengue.
Doença de Kawasaki	Controversa, panarterite	*Rash* macular generalizado, eritema e edema das extremidades	Crianças com idade < 5 anos	Febre, linfadenopatia cervical, aneurisma e trombose coronariana
Covid-19	SARS-CoV-2	Morbiliforme	Relacionado a surtos epidêmicos	Manifestações respiratórias inferiores (em crianças o quadro tente a apresentar-se de forma branda)

Tabela 2 Profilaxia e tratamento aplicáveis nas doenças exantemáticas da infância

Doença	Profilaxia*	Contraindicações	Tratamento
Varicela	Vacina tetra viral aos 15 meses de vida e varicela monovalente aos 4 anos de idade. Imunoglobulina humana antivaricela-zóster	Alergia à neomicina, imunossuprimidos, gestantes	Sintomático ▪ crianças: aciclovir; ▪ adultos: aciclovir 800 mg, VO, 5×/dia; ▪ casos graves em adultos: aciclovir 10 mg/kg, EV, a cada 8 horas, por 7-14 dias
Sarampo	Vacina tríplice viral aos 12 meses de vida e tetra viral aos 15 meses de vida Adolescente: 2 doses da tríplice viral Adulto: 1 dose da tríplice viral até 49 anos	Alergia à neomicina, imunossuprimidos, gestantes	Sintomático e das complicações com vitamina A ▪ < 6 meses de vida: vitamina A 50.000 UI em aerossol no dia do diagnóstico e no dia seguinte; ▪ 6-12 meses de vida: 100.000 UI em aerossol no dia do diagnóstico e no dia seguinte; ▪ > 12 meses de vida: 200.000 UI em aerossol ou cápsula no dia do diagnóstico e no dia seguinte
Rubéola	Vacina tetra viral, vacina tríplice viral	Alergia à neomicina, imunossuprimidos, gestantes	Tratamento sintomático e das complicações
Escarlatina	Medidas de higiene, evitar conglomerados	–	Antibióticos com atividade antiestreptocócica, a exemplo das penicilinas
Arboviroses	Combate aos vetores	–	Tratamento sintomático

* Orientações conforme o calendário nacional de vacinação, disponível em: http://portalsaude.saude.gov.br.

Exantema súbito (*roseola infantum*) (Capítulo 215)

Doença causada, na maioria dos casos, pelo herpes vírus humano-6; acomete crianças com idade < 5 anos. Clinicamente, caracteriza-se por febre alta que pode durar até 4 dias. Quadros de convulsão febril podem ser desencadeados nesse período. O exantema morbiliforme inicia-se caracteristicamente após a melhora do quadro febril. A doença é autolimitada, e o tratamento sintomático deve ser instituído (Tabela 1).

Mononucleose infecciosa (Capítulo 215)

É causada pelo vírus Epstein-Barr, que pertence ao grupo dos herpes vírus. A transmissão ocorre pelo contato com secreção salivar de paciente previamente infectado, daí a denominação corriqueira, de doença do beijo.

A infecção é assintomática ou com sintomas brandos na criança. Adultos apresentam quadros mais proeminentes, mas casos graves são raros.

A doença inicia-se com pródromos de febre, calafrios, mal-estar, mialgia, sudorese e adenomegalia. O exantema atinge < 10% dos pacientes; acomete o tronco, poupando relativamente as extremidades. Linfadenomegalia e hepatoesplenomegalia podem estar presentes.

A pesquisa de anticorpos heterofílicos e a detecção de linfócitos atípicos auxiliam o diagnóstico laboratorial (Tabela 1).

ARBOVIROSES

As arboviroses dengue, zika e a febre chikungunya são doenças febris e que podem desencadear erupções exantemáticas. Tratam-se de condições emergentes e com importância crescente para a saúde pública. A diferenciação entre as três endemias nem sempre é fácil e a história epidemiológica deve ser levada em conta.

Dengue (Capítulo 218)

A dengue é causada por um arbovírus da família *Flaviviridae* com 4 tipos imunológicos, os vírus da dengue 1, 2, 3 e 4. É uma doença endêmica em diversas regiões do país e pode ocorrer em surtos. A transmissão se dá de forma vetorial, relacionada à proximidade de criadouros de mosquitos, a exemplo do *Aedes aegypti* e *Aedes albopictus*.

É responsável por uma gama variada de manifestações clínicas que perfazem desde sintomas brandos de febre e mal-estar até quadros graves potencialmente fatais.

O exantema morbiliforme acomete cerca de 50% dos paciente. O *rash* evolui de forma disseminada e não poupa palmas e plantas. Por vezes, o exantema consiste em sinal cardinal da doença, já que as outras características podem ser discretas. É importante o pronto reconhecimento da doença para o manejo de complicações graves como infecção secundária e a forma hemorrágica da dengue (Tabelas 1 a 3).

A doença causada pelo vírus zika é, na maioria dos casos, assintomática ou oligossintomática. A erupção exantemática está entre os achados mais comuns que podem associar-se a febre baixa e artralgias leves. O potencial teratogênico desta infecção chama a atenção para o cuidado com mulheres em idade fértil e gestantes.

A febre chikungunya também apresenta-se como doença febril e com possível quadro de exantema. A característica mais marcante da doença consiste em artralgias intensas, presente em até 90% dos casos, que podem resultar em quadros crônicos.

Febre chikungunya (Capítulo 218)

A chikungunya é uma doença causada por vírus da família *Togaviridae* do gênero *Alphavirus*. A doença é transmitida pela picada de fêmeas dos mosquitos *Aedes aegypti* e *Aedes albopictus*. O exantema morbiliforme acomete cerca de 50% dos casos e é mais precoce do que nos casos de dengue. A artralgia simétrica persistente, por vezes debilitante, é um sinal característico da doença. Febre alta, cefaleia e mialgia intensa costumam estar presentes. A fase crônica é marcada pela persistência das queixas articulares (Tabela 3).

Zika (Capítulo 218)

O zika vírus é um arbovírus do gênero *Flavivírus*, pertencente à família *Flaviviridae*. Também é uma doença transmitida pelo *Aedes aegypti*, mas outras vias de transmissão, como o contato salivar e sexual são possíveis. É uma infecção branda se comparada à febre Chikungunya e à dengue. O exantema morbiliforme é leve e aparece com

Tabela 3 Diferenças clínicas entre as arboviroses que cursam com exantema morbiliforme

	Dengue	Febre Chikungunya	Zika
Febre	> 38,5°C por 3-7 dias	> 38°C por até 3 dias	Afebril ou < 38,5°C
Mialgia	Significativa	Branda	Branda
Artralgia	Branda	Significativa	Moderada
Complicações	Desidratação grave	Artralgia persistente	Paralisia facial Síndrome de Guillain-Barré

grande frequência nos primeiros 2 dias da infecção. As manifestações como artralgia e febre não costumam ser graves. A grande preocupação com a doença reside no tropismo do vírus pelo SNC. Complicações como a síndrome de Guillain-Barré parecem ser mais comuns (Tabela 3).

A transmissão materno-fetal do Zika vírus consiste em um grave problema de saúde pública. O tropismo neurológico do vírus durante a fase embrionária é responsável por sequelas graves, como microcefalia e dano ocular. Atenção especial deve ser dada ao exantema em gestantes.

Exantema na gestação

A ocorrência de casos de microcefalia em gestantes que contraíram o vírus Zika aumentou a preocupação com a correta identificação de exantema neste grupo. O exantema na gestação tem várias etiologias virais e não virais. Apesar da preocupação atual com as arboviroses, é importante salientar que outras doenças virais também podem cursar com malformações.

A gestante que apresenta um exantema identificado deve ser encaminhada imediatamente à equipe responsável pelo acompanhamento pré-natal. Na ausência de condições graves, esta iniciará ou continuará o acompanhamento pré-natal de risco habitual com complementação de exames. O médico deve observar notas técnicas e necessidade de notificação publicadas pelas respectivas secretarias de saúde e pelo Ministério da Saúde. Pode haver variações diagnósticas, a depender de novas descobertas e da presença de surtos específicos. As possíveis estratégias diagnósticas complementares em gestantes com exantema de fase aguda são:

- sorologia: dengue, Chikungunya, Zika (pode apresentar resultados falso-positivos), parvovírus B19 e toxoplasmose, rubéola, citomegalovírus e herpes (TORCH);
- reação em cadeia da polimerase no sangue total (idealmente até o 3º dia do exantema): Zika (também pode ser realizado com amostra de urina, coleta até 15 dias), dengue e Chikungunya.

DOENÇAS EXANTEMÁTICAS DE ETIOLOGIA BACTERIANA

Escarlatina

A escarlatina é uma doença causada pelo estreptococo beta-hemolítico do grupo A, que produz uma toxina pirogênica. Ocorre, mais frequentemente, entre 5-18 anos de idade. A transmissão se dá pelo contato com as secreções orais de pacientes infectados. O período de incubação varia de 2-7 dias.

As manifestações clínicas consistem em quadro de febre, dor à deglutição, mialgias, náuseas, vômitos e dor abdominal. A língua torna-se revestida por uma camada branca com exacerbação de papilas (língua em framboesa). Cerca de 48 horas após, observa-se exantema com micropápulas iniciais no tronco, com evolução centrífuga. Ocorre palidez perioral (sinal de Filatov) e linhas transversais nas áreas flexoras (sinal de Pastia).

Durante a fase resolutiva, há característica descamação do exantema.

O tratamento deve ser feito, preferencialmente, até o 8° dia do início da doença e antibióticos como as penicilinas ainda constituem a terapia de escolha para as infecções estreptocócicas.

DOENÇAS EXANTEMÁTICAS CAUSADAS POR DROGAS

O *rash* eritematoso, principalmente o maculopapular, pode ser manifestação única ou inicial de diversas farmacodermias. Ao contrário dos exantemas de origem viral, estes tendem a acometer pacientes com idades mais avançadas nos quais a polimedicação é mais comum.

O exantema pode ser manifestação única da farmacodermia. Nesses casos, pode apresentar resolução espontânea, mesmo com a continuidade da droga envolvida. No entanto, pode representar fase inicial de evolução para patologias como a reação a drogas com eosinofilia e sintomas sistêmicos (Dress), reação de hipersensibilidade, síndrome de Stevens-Johnson e necrólise epidérmica tóxica (SSJ/NET). As formas graves destas doenças devem ser prontamente detectadas pelo médico assistente.

A Tabela 4 mostra uma gama de sinais de alerta para gravidade das farmacodermias que podem demandar internação hospitalar. A identificação e suspensão da droga envolvida deve ser realizada imediatamente.

IST (CAPÍTULO 219)

Algumas infecções sexualmente transmissíveis (IST) podem cursar com quadros de exantema. Neste capítulo, serão abordados os exantemas resultantes da sífilis e infecção pelo HIV.

Sífilis (Capítulo 217)

Conforme conhecimento médico, a sífilis (Tabela 5) é considerada grande imitadora de quadros dermatológicos. Não obstante, pode cursar com *rash* cutâneo, principalmente em sua forma secundária. Esse exantema ocorre de forma variável, podendo ser apenas macular, apresentar pápulas ou placas eritematosas associadas. Uma informação que serve como importante pista diagnósti-

Tabela 4 Farmacodermias: diagnóstico e prognóstico

Evolução após exantema	**Dress** ▪ uso prévio de drogas (anticonvulsivantes aromáticos) ▪ eosinofilia ▪ acometimento sistêmico (p. ex., fígado, rins, coração) Tratamento ▪ corticosteroides ▪ uso de ganciclovir em casos selecionados SSJ/NET ▪ acometimento de pele e mucosas ▪ bolhas e destacamento da epiderme ▪ mortalidade depende da área de pele atingida Tratamento ▪ uso de corticosteroides é controverso
Sinais de mau prognóstico nas farmacodermias	Febre Acometimento das mucosas Linfonodomegalia Eritrodermia esfoliativa Edema facial Destacamento da epiderme e bolhas

Dress: reação a drogas com eosinofilia e sintomas sistêmicos; SSJ/NET: síndrome de Stevens-Johnson/necrólise epidérmica tóxica.

ca é o fato de a manifestação cutânea poder acometer qualquer parte do tegumento, inclusive palmas e plantas.

História de contato sexual desprotegido, outras doenças sexualmente transmissíveis e úlcera genital prévia podem influenciar a suspeita clínica. O tratamento penicilínico deve ser prontamente instaurado quando do diagnóstico da doença.

Infecção pelo HIV (Capítulo 221)

A infecção pelo HIV cursa com uma ampla gama de manifestações clínicas, principalmente relacionada à redução da imunidade celular. Casos exacerbados de todas as doenças infecciosas citadas neste capítulo podem estar presentes. O exantema, no entanto, pode ser manifestação única e precoce, decorrente da síndrome retroviral aguda (Tabela 5).

As farmacodermias são também relativamente comuns com o uso de antirretrovirais.

OUTRAS ETIOLOGIAS

Doença de Kawasaki

A doença de Kawasaki leva ao dano de diversos órgãos e sistemas. Sua etiologia exata ainda é desconhecida, mas sabe-se que cursa com alterações vasculares generalizadas. Durante anos, suspeitou-se de uma etiologia viral para a doença, mas não há comprovação científica deste fato. A doença acomete principalmente crianças na 1ª infância. A pandemia relacionada à infecção pelo vírus SARS-CoV-2 trouxe novos desafios à prática clínica. Crianças e adolescentes diagnosticados com a Covid-19 apresentaram evolução inesperada e mais frequente de quadros denominados síndrome inflamatória multissistêmica, com semelhança ao encontrado na doença de Kawazaki. A exata frequência e a patologia desta associação ainda estão sendo elucidadas.

O exantema se caracteriza por um *rash* macular generalizado, polimórfico, que pode ser confundido com outras doenças virais como a rubéola, escarlatina e o sarampo. Outras manifestações como febre, conjuntivite não purulenta, alterações orais, linfonodomegalia cervical e alterações de extremidades podem ocorrer. É importante o reconhecimento das manifestações vasculares relacionadas aos aneurismas e trombose coronariana.

O tratamento deve ser instituído e evita progressões graves das alterações coronarianas. As principais drogas utilizadas são a imunoglobulina e o ácido acetilsalicílico.

CONSIDERAÇÕES FINAIS

O exantema pode ser uma manifestação comum a diversas doenças, por isso o achado isolado dessa característica dificilmente firma um diagnóstico preciso. No entanto, dados epidemiológicos e laboratoriais complementam essa avaliação e são ferramentas importantes no reconhecimento e no manejo dessas doenças.

Por causa de sua alta frequência e sua relevância clínica, é imperativo que o médico assistente tenha amplo conhecimento das doenças exantemáticas.

Tabela 5 Características do exantema relacionado às doenças sexualmente transmissíveis

Doença	Etiologia	Contexto	Exantema	Epidemiologia
Sífilis	Treponema pallidum	Fase secundária	Aspecto variável, podendo acometer qualquer parte do tegumento, inclusive palmas e plantas	História de contato sexual sem preservativos, úlcera genital prévia
HIV	HIV 1 e 2	Síndrome retroviral aguda, uso de antirretrovirais	Macular eritematoso	História de contato sexual sem preservativos, uso de drogas injetáveis

BIBLIOGRAFIA

Azulay RD, Azulay DR, Azulay-Abulafia L. Dermatologia. 7.ed. Rio de Janeiro: Guanabara Koogan; 2017.
Bäck AT, Lundkvist A. Dengue viruses: an overview. Infect Ecol Epidemiol 2013;3.
Betáková T, Svetlíková D, Gocník M. Overview of measles and mumps vaccine: origin, present, and future of vaccine production. Acta Virol 2013;57(2):91-6.
Bolognia JL, Schaffer JV, Cerroni L. Dermatology. 4.ed. Elsevier; 2018.
Brasil. Ministério da Saúde. Secretaria de Vigilância em Saúde. Departamento de Vigilância das Doenças Transmissíveis. Febre de chikungunya: manejo clínico/Ministério da Saúde, Secretaria de Vigilância em Saúde, Secretaria de Atenção Básica. Brasília: Ministério da Saúde; 2015.
Carrillo-Marquez M, White L. Current controversies in childhood vaccination. S D Med 2013;Spec no:46-51.
Chu C, Selwyn PA. Diagnosis and initial management of acute HIV infection. Am Fam Physician 2010;81(10):1239-44.
Coustasse A, Larry J, Lee D. Can Kawasaki disease be managed? Perm J 2012;16(2):70-2.
Gaudelus J. Skin eruptions in children. Rev Prat 2004;54(12):1343-50.
Genovese G, Moltrasio C, Berti E, Marzano AV. Skin manifestations associated with COVID-19: current knowledge and future perspectives. Dermatology 2021;237(1):1-12.
Husain Z, Reddy BY, Schwartz RA. DRESS syndrome: part I – clinical perspectives. J Am Acad Dermatol 2013;68(5):693.
Husain Z, Reddy BY, Schwartz RA. DRESS syndrome: part II – management and therapeutics. J Am Acad Dermatol 2013;68(5):709.
Khambaty MM, Hsu SS. Dermatology of the patient with HIV. Emerg Med Clin North Am 2010;28(2):355-68.
Pan American Health Organization. Guideline for zika virus disease and complications surveillance. Washington: PAHO; 2016.
Ralph AP, Carapetis JR. Group a streptococcal diseases and their global burden. Curr Top Microbiol Immunol 2013;368:1-27.
Santonja C, Nieto-González G, Santos-Briz Á, Gutiérrez Zufiaurre Mde L, Cerroni L, Kutzner H, et al. Immunohistochemical detection of parvovirus B19 in "gloves and socks" papular purpuric syndrome: direct evidence for viral endothelial involvement. Report of three cases and review of the literature. Am J Dermatopathol 2011;33(8):790-5.
Schwartz RA, McDonough PH, Lee BW. Toxic epidermal necrolysis: part I – introduction, history, classification, clinical features, systemic manifestations, etiology, and immunopathogenesis. J Am Acad Dermatol 2013;69(2):173.
Schwartz RA, McDonough PH, Lee BW. Toxic epidermal necrolysis: part II – prognosis, sequelae, diagnosis, differential diagnosis, prevention, and treatment. J Am Acad Dermatol 2013;69(2):187.
Secretaria Municipal de Saúde do Rio de Janeiro. Plano municipal de contingência de zika, chikungunya e dengue – 2016-2018. Janeiro/2016.
Weiss PF. Pediatric vasculitis. Pediatr Clin North Am 2012;59(2):407-23

272 PÚRPURAS

Wagner G. Galvão Cesar

DEFINIÇÃO E ETIOLOGIA

Trata-se de uma lesão hemorrágica, decorrente de extravasamento sanguíneo para a derme, na pele ou mucosas. O foco deste capítulo é a abordagem das púrpuras primárias, nas quais a hemorragia é parte integral da lesão, ao contrário das púrpuras secundárias, em que a hemorragia é consequência (p. ex., dermatite de estase e púrpura de Batteman).

QUADRO CLÍNICO

Com causas que variam desde pequenos traumas até doenças de potencial risco de vida, as púrpuras consistem em lesões maculosas planas eritemato-violáceas, classificadas entre petéquia, púrpura macular e equimose, que não somem a dígito ou vitropressão, o que as diferencia do eritema, em que o sangue se encontra dentro dos vasos por dilatação.

A distinção morfológica e a classificação de acordo com o Consenso de Chapel Hill contribuem para firmar o diagnóstico destas. Na proposta atualizada desse consenso, a classificação se dá de acordo com o calibre do vaso acometido: grande, médio, pequeno e microvaso, e é apresentada uma proposta de classificação para as vasculites cutâneas: componente cutâneo de vasculites sistêmicas (p. ex. vasculite por IgA linear); vasculite limitada a pele ou predominante na pele (p. ex. *eritema elevatum diutinum*); vasculite cutânea associada a mais um órgão sistêmico (SOV – p. ex., vasculite nodular).

Focando nas púrpuras, estas são alterações de pequenos vasos e podem ser classificadas, também, entre palpáveis (expressão clínica de vasculites leucocitoclásticas) e não palpáveis (mais relacionadas a vasculopatias trombóticas).

EXAMES COMPLEMENTARES

Os exames complementares devem ser guiados pela análise morfológica e os diagnósticos devem ser considerados em cada caso.

Na biópsia cutânea, dependendo do estágio da lesão, os achados podem variar consideravelmente – a interpretação deve levar em conta o estágio da lesão e a hipótese diagnóstica. A imunofluorescência direta deve ser de uma lesão nova (idealmente, até 24 horas) e pode ajudar nos casos de vasculites por deposição de imunocomplexos.

MANEJO E TRATAMENTO

Dependem do diagnóstico e da classificação da púrpura. Por exemplo, na vasculite por IgA linear (cuja antiga nomenclatura era púrpura de Henoch-Schoenlein), é importante identificar o fator causador, principalmente QT, vacinas, antibióticos e inibidores TNF-alfa e, se possível, afastá-lo. Pesquisa por alterações sistêmicas (dismorfismo eritrocitário, proteinúria e outras altera-

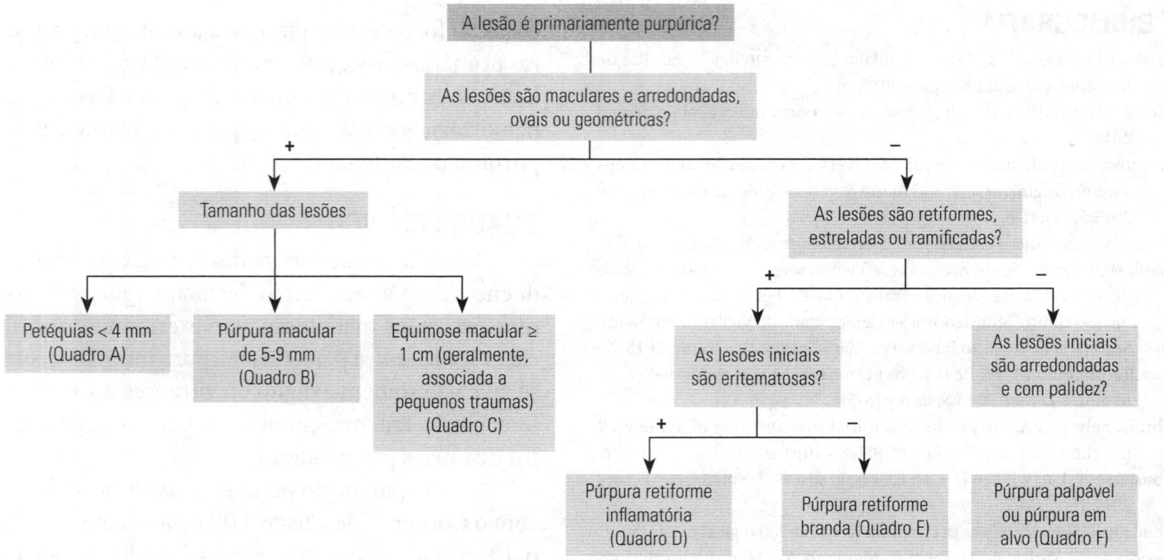

Quadro A
- Trombocitopenias (< 10.000-20.000): PTI, PTT, CIVD, síndrome hemolítico-urêmica etc.
- Alterações da função plaquetária: insuficiência renal, medicamentosa (AAS e AINE), trombocitoses e gamopatia monoclonal
- AAlterações não plaquetárias: aumento da pressão venosa (prova do laço, manobra de Valsalva, vômitos repetitivos, tosse, convulsões), deficiência de vitamina C, púrpuras pigmentosas crônicas (purpura de Schamberg, de Majochi, de Doucas-Kapetanakis)

Quadro B
- Púrpura hiperglobulinêmica de Waldenstrom
- Trombocitopenia
- Vasculite cutânea de pequenos vasos dérmicos apresentando inflamação mínima

Quadro C
- AAlteração de coagulação: anticoagulantes, antiagregantes, deficiência de vitamina K, insuficiência hepática, CIVD
- Alteração do suporte tecidual: púrpura senil, elastose solar, dermoatrofia por corticoide (tópico ou sistêmico), escorbuto, amiloidose sistêmica, Ehlers-Danlos
- Alterações plaquetárias: trombocitopenia, von Willebrand, medicamentos etc.
- ASíndrome da púrpura papulosa em luva e meiaa

Quadro D
- Vasculite por IgA
- Crioglobulinemia mista, colagenoses, vasculites de médios vasos
- Perniose lúpica, vasculopatia livedoide, pioderma gangrenoso, vasculite séptica

Quadro E
- Tromboangiopatias oclusivas primárias: síndrome da trombocitopenia induzida por heparina, trombocitose secundária a desordens mieloproliferativas, hemoglobinúria paroxística noturna, PTT
- Púrpuras ao frio (precipitação ou aglutinação): crioglobulinemia, criofibrinogenemia,crioaglutininas
- Infecciosas: mucormicoses, aspergiloses, ectima gangrenoso, estrongiloidíase disseminada, fenômeno de Lúcio, rickettsioses
- Coagulopatias: alterações de proteínas C e/ou S, necrose por varfarina, SAAF, def. ADA2
- Embolização de colesterol, endocardite, anemia falciforme, malária falciparum, calcifilaxia, acidente com Loxosceles

Quadro F
- Vasculites leucocitoclásticas por depósito de imunocomplexos: idiopática, urticária vasculite, púrpura hiperglobulinêmica de Waldenstrom, vasculite pustulosa por *by-pass* instestinal, Henoch-Schoenlein, crioglobulinemia mista, colagenoses (LES, ES, AR e Sjogren)
- Vasculites leucocitoclásticas paucimunes: PAN, PAM, Churg-Strauss, eritema *elevatum diutinum*, Sweet
- Vasculites não leucocitoclásticas: eritema polimorfo, pitiríase liquenoide e varioliforme aguda (PLEVA), púrpuras pigmentosas crônicas

Figura 1 Diagnóstico da púrpura. Adaptada de Piette W. Purpura: mechanisms and differencial diagnosis. In: Bolognia J, Jorizzo J, Rapini R. Dermatology. 2.ed. Mosby: Elsevier; 2008.

ções renais podem indicar doença de Berger) e EDA para averiguar sangramentos sistêmicos são medidas importantes para definir intervenção e/ou tratamento. Outra vasculite que tem inspirado cuidados pelo crescimento do número de casos e sua potencial gravidade é a vasculite p-ANCA positiva induzida por levamisol, um anti-helmíntico animal que pode ser encontrado como contaminante da cocaína e potencializa sua atividade simpatomimética, causando púrpura retiforme, neutropenia, agranulocitose e até necrose cutânea. Assim que cogitado esse diagnóstico, a suspensão do uso da droga, bem como o tratamento das feridas, pode definir um melhor prognóstico para o indivíduo.

▪ BIBLIOGRAFIA

Brunt TM, van den Berg J, Pennings E, Venhuis B. Adverse effects of levamisole in cocaine users: a review and risk assessment. Arch

Toxicol 2017;91:2303-2313.

Frumholtz L, et al. Cutaneous vasculitis: review on diagnosis and clinicopathologic Correlations. Clin Rev Allergy Immunol. 2020.

Micheletti RG, et al. Small vessel vasculitis of the skin. Rheum Dis Clin North Am 2015;41(1):21-32.

Piette W. Purpura: mechanisms and differencial diagnoisis. In: Bolognia J, Jorizzo J, Rapini R. Dermatology. 4.ed. Mosby: Elsevier; 2018.

Sunderkötter CH, et al. Nomenclature of cutaneous vasculitis: dermatologic addendum to the 2012 Revised International Chapel Hill Consensus Conference Nomenclature of Vasculitides. Arthritis Rheumatol 2018;70:171-184.

273 ÚLCERAS CUTÂNEAS E MUCOSAS

Caio Rosa Humaire, Wagner G. Galvão Cesar

INTRODUÇÃO

Úlceras são um problema comum na prática clínica e têm grande impacto na qualidade de vida em decorrência da dor, do comprometimento funcional e do comprometimento social. Sua ocorrência também tem enorme impacto no uso dos recursos do sistema de saúde.

Os tipos de úlceras mais frequentemente encontrados no sistema de saúde são: úlceras venosas, arteriais, hipertensivas, pressão e as neurotróficas (hanseníase, diabetes e alcoolismo).

Na abordagem das úlceras, é importante ter sempre em mente seu diagnóstico etiológico para a reversão do processo patológico inicial, junto ao manejo da ferida propriamente dita. O processo inicial pode ser mecânico (úlceras de pressão, dermatites irritativas por incontinência), inflamatório (pioderma, colagenoses), infeccioso (EBV, leishmaniose, infecções de sítios cirúrgicos), neoplásico (melanomas, carcinoma basocelular, espinocelular, linfomas cutâneos), vascular (úlcera de Martorell, úlcera venosa) ou medicamentoso (inibidores de EGFR ou de angiogênese). As complicações – infecções secundárias, osteomielites, úlcera de Marjolin (carcinoma espinocelular) devem ser conhecidas no sentido de sua prevenção e abordagem. O escopo deste capítulo não tem a pretensão de esgotar as inúmeras causas.

A localização, as características clínicas e a evolução dão indícios diagnósticos. Nos casos de refratariedade ou evolução desfavorável, a abordagem multidisciplinar é uma boa saída (dermatologia, cirurgia plástica e vascular, estomatologia).

Uma anotação prática é a pouca utilidade de culturas rotineiras das lesões. O diagnóstico de infecção depende de características clínicas e as culturas servem apenas para eventual identificação de agentes etiológicos. Há de se considerar também a formação de biofilmes que necessitam de remoção mecânica ou química.

CLASSIFICAÇÃO DAS ÚLCERAS

Alguns fatores contribuem para a classificação das úlceras, como é possível observar na Figura 1.

As principais características das úlceras podem ser visualizadas na Tabela 1.

CURATIVOS

Os objetivos dos curativos são:

- auxiliar na cicatrização;
- eliminar fatores que retardam a cicatrização;
- diminuir risco de infecções.

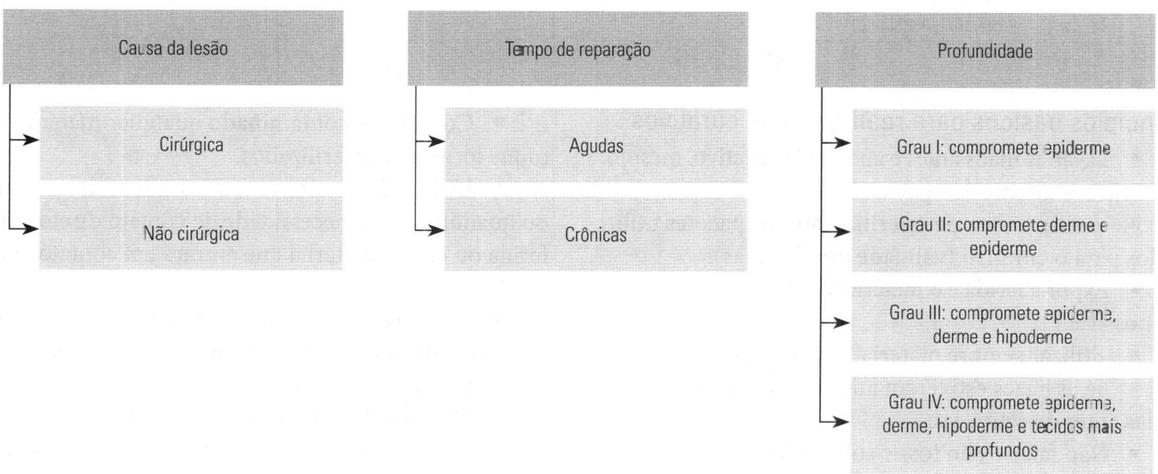

Figura 1 Classificação das úlceras.

Tabela 1 Principais características das úlceras

	Prevenção e cuidados	Causas	Dor	Localização	Características
Neurotrófica (Capítulo 55)	Inspeção diária Limpeza e secagem dos interdígitos Hidratação e lubrificação da pele Corte reto da unha Monitoramento da sensibilidade Proteção nas atividades de vida diária Uso de palmilhas e calçados adequados	Hanseníase Diabetes Alcoolismo	Ausente	Plantar	Borda circular Em áreas de alta pressão plantar Úlcera é quente e rosada Associada a calosidades
Venosa (Capítulo 97)	Elevação das pernas Cuidados alimentares que evitem a obesidade Uso de meias com média compressão Caminhadas Exercícios para panturrilha Inspeção das condições dos espaços interdigitais e das unhas Identificação e encaminhamento para tratamento dos casos com eczemas de estase, infecções bacterianas e fúngicas Evitar traumatismos	Estase vascular	Presente	Maléolo medial	Borda irregular Base vermelha Pigmentação perilesional Edema Pulsos presentes Eczema
Arterial (Capítulo 97)	Controlar hipertensão e diabetes Elevar a cabeceira da cama Evitar traumatismos	Arteriosclerose	Presente Piora com elevação do membro	Calcanhar Dorso do pé e artelhos	Borda irregular Base pálida e fria Multifocal Tendência de ser necrótica Pulsos reduzidos ou ausentes Cianose Ausência de pelos
Hipertensiva	Controlar hipertensão, diabetes e obesidade Reduzir fumo	HAS	Presente	Face posterolatero-distal da perna	Dor intensa
Pressão (Capítulo 292)	Identificação do grupo de risco (cadeirantes, acamados, com alteração do nível de consciência) Alívio periódico de pressão Proteção de proeminências ósseas	Pressão contínua	Presente ou ausente	Locais clássicos: sacral/trocânteres/ maléolos/ calcâneos	Acometimento de tecidos mais profundos
Doença dermatológica	Considerar como diagnóstico diferencial quando a lesão não for característica dos grupos citados ou a evolução não for favorável (p. ex., carcinoma basocelular, carcinoma espinocelular ou úlcera de Marjolin, pioderma gangrenoso, vasculite, calcifilaxia)	Inflamatória Infecciosa Neoplásica	Depende da etiologia	Variável	Evolução não corresponde ao esperado Comumente, a característica da doença apresenta-se na borda da lesão

Princípios básicos para realização de curativos

- Lavar as mãos antes e após cada curativo, mesmo que seja em um mesmo paciente.
- Verificar data de esterilização nos pacotes utilizados para o curativo (validade usual: 7 dias).
- Expor a ferida e o material durante o menor tempo possível.
- Utilizar sempre material esterilizado.
- Se as gazes estiverem aderidas à ferida, umedecê-las antes de retirá-las.
- Não falar e não tossir sobre a ferida e ao manusear material estéril.
- Considerar contaminado qualquer material que toque locais não esterilizados.
- Utilizar luvas estéreis em curativos de cavidades ou quando houver necessidade de contato direto com a ferida ou com o material que entrará em contato com a ferida.
- Se houver mais de uma ferida, iniciar pela menos contaminada; nunca abrir e trocar curativo de ferida limpa ao mesmo tempo que troca de ferida contaminada.
- Quando uma mesma pessoa for trocar vários curativos no mesmo paciente, deve iniciar pela limpa e fechada, seguindo-se de ferida aberta não infectada.

- Ao embeber a gaze com soluções, manter a ponta da pinça voltada para baixo.
- Ao aplicar ataduras, fazê-lo no sentido da circulação venosa, com o membro apoiado, tendo o cuidado de não apertar em demasia.
- Os curativos devem ser realizados no leito com toda técnica asséptica.
- Nunca colocar o material sobre a cama do paciente, e sim sobre a mesa auxiliar ou carrinho de curativo. O material deve sofrer desinfecção após cada uso.
- Todo curativo deve ser realizado com a seguinte paramentação: luva, máscara e óculos.
- Em caso de curativos de grande porte e curativos infectados (úlceras de pressão infectadas com áreas extensas e lesões em membros inferiores), usar também o capote como paramentação.
- Quando o curativo for oclusivo, anotar no esparadrapo a data, a hora e o nome de quem realizou o curativo.

Os principais produtos e indicações para a realização de curativos podem ser vistos na Tabela 2.

Principais erros ao realizar curativos

- Realizar curativos em feridas cicatrizadas.
- Excesso de esparadrapo.
- Trocas excessivas de curativos em feridas secas.
- Demorar para trocar curativos em feridas secretantes.
- Não lavar as mãos para realizar curativos.
- Conversar durante o procedimento.

BIBLIOGRAFIA

Brasil. Ministério da Saúde. Manual de condutas para tratamento de úlceras em hanseníase e diabetes. 2.ed. Brasília: Ministério da Saúde; 2008.

Brasil. Ministério da Saúde. Manual de condutas para úlceras neurotróficas e traumáticas. Brasília: Ministério da Saúde; 2002.

Colenci R, Abbade LPF. Fundamental aspects of the local approach to cutaneous ulcers. Anais Brasileiros de Dermatologia. 2018;93(6):859-70.

D'Epiro S, Salvi M, Luzi A, Mattozzi C, Luci C, Macaluso L, et al. Drug cutaneous side effect: Focus on skin ulceration. Clínica Terapêutica. 2014;165(4).

Di Domenico EG, Farulla I, Prignano G, Gallo MT, Vespaziani M, Cavallo I, et al. Biofilm is a major virulence determinant in bacterial colonization of chronic skin ulcers independently from the multidrug resistant phenotype. Int J Mol Sci. 2017;18(5).

Gomes FVL, Costa MR, Mariano LAA. Manual de curativos da Santa Casa da Misericódia. 3.ed. Goiânia: Conselho Metropolitano de Goiânia/Santa Casa de Misericórdia de Goiânia/Universidade Católica de Goiás; 2005.

Lindholm C, Searle R. Wound management for the 21st century: combining effectiveness and efficiency. International Wound J 2016;13:5-15.

Lindholm C, Searle R. Wound management for the 21st century: combining effectiveness and efficiency. International Wound J 2016;13:5-15.

Panuncialman J, Vincent F. Unusual causes of cutaneous ulceration. Surg Clin North Am 2010;90(6):1161-80.

Tabela 2 Principais produtos e indicações

Produto	Indicação	Ação desejada
SF	Todos os tipos de ferida	Limpa a ferida, mantém a umidade
TCM (Dersani®)	Ferida em fase de granulação sem infecção	Protege e hidrata o leito da ferida, restaura a pele na formação de tecido de granulação
Pomada desbridante colagenase/mono	Feridas com crostas, tecido necrosado, fibrina, pouco exsudato	Promove a retirada do tecido necrótico superficial por ação enzimática sem afetar o colágeno de tecido sadio ou de granulação
Alginato de cálcio	Feridas moderadamente exsudativas	Absorve o excesso de exsudato, estimula a agregação plaquetária, promove desbridamento, mantém a umidade e tem ação bacteriostática, podendo ser trocado a cada 2 dias
Carvão ativado	Feridas com grande quantidade de exsudato e odor fétido	Tem ação de absorção bactericida e desodorizante; pode permanecer até 7 dias
Hidrocoloide	Bom tecido de granulação com pequena a moderada quantidade de exsudato	Mantém a umidade e promove autólise, favorecendo debridamento; pode permanecer até 7 dias a depender do exsudato
Espumas ou hidropolimeros (pode ter a borda de silicone e associação com prata)	Bom tecido de granulação com pequena a moderada quantidade de exsudato, protegendo a borda e prevenindo desepitelização nas trocas	Isolamento térmico, protege contra desepitelização por cisalhamento reduzindo trauma nas trocas; pode permanecer até 7 dias
Terapia por pressão negativa	Feridas complexas, muitas vezes no preparo para enxertia	Promove neoangiogênese e tecido de granulação

TCM: triglicerídeos de cadeia média.

274 MICOSES SUPERFICIAIS

John Verrinder Veasey, Wagner G. Galvão Cesar

CONCEITO

Micoses superficiais são infecções fúngicas que acometem as camadas superficiais da pele, os pelos e as unhas. Podem ser divididas em micoses superficiais propriamente ditas (pitiríase versicolor, pedra branca, pedra preta e tinha negra), e micoses superficiais cutâneas e cutaneomucosas (candidíase cutaneomucosa, dermatofitoses e dermatomicoses).

Abordaremos os quadros mais frequentes, que devem ser de conhecimento dos médicos residentes de todas as especialidades.

MICOSES SUPERFICIAIS PROPRIAMENTE DITAS

As micoses superficiais propriamente ditas são infecções fúngicas da camada córnea ou da cutícula do pelo, em que a resposta imune celular do hospedeiro é mínima ou ausente. A presença do fungo raramente é sintomática, o que torna a infecção crônica. São elas: a piedra branca, a piedra preta, a tinha negra e a pitiríase versicolor

Manifestações clínicas

A pedra branca (*piedra branca*) é uma dermatose causada por leveduras do gênero *Trichosporon* sp; é caracterizada clinicamente por nódulos moles esbranquiçados aderidos à cutícula do pelo, que variam do branco ao castanho-claro.

A pedra preta (*piedra preta*), causada pelo fungo filamentoso demáceo *Piedraia hortae*, é composta por nódulos firmes irregulares de coloração preta, também localizados na cutícula do pelo.

A tinha negra (*tinea nigra*), provocada por outro fungo filamentoso demáceo, denominado *Hortaea werneckii*, acomete a camada córnea principalmente das regiões palmoplantares de crianças, produzindo mácula acastanhada assintomática.

A pitiríase versicolor (PV) é causada por leveduras do gênero *Malassezia* sp. Caracteriza-se por múltiplas lesões maculares descamativas de coloração variável, do branco ao acastanhado. Na avaliação clínica do paciente é possível realizar a manobra propedêutica do sinal de Zirelí, em que o estiramento da pele afetada pode facilitar a visualização da lesão ao destacar as camadas córneas que estão parasitadas pelo *Malassezia sp.* em sua forma patogênica.

Diagnóstico

Por se tratarem de micoses, o padrão-ouro para seu diagnóstico é a identificação dos agentes fúngicos por exame micológico direto (EMD) visualizado em microscópio óptico associado a isolamento do agente em cultura para fungos com análise do micélio macro e microscopicamente.

Por meio de aparelhos disponíveis no consultório dermatológico, como a lâmpada de Wood e o dermatoscópio, também é possível aumentar a acurácia diagnóstica das lesões: na PV, a pele irradiada pode revelar fluorescência amarelada ou prateada quando provocada pela espécie *Malassezia furfur*, permitindo visualizar a extensão do acometimento cutâneo; a dermatoscopia da tinha negra apresenta lesão macular de padrão não melanocítico, com pigmentação salpicada, marrom-acastanhada, superficial, sem predomínio nos sulcos ou cristas. A dermatoscopia das *piedras* assemelha-se às imagens dos exames diretos, porém com menor definição se comparada à imagem do microscópio óptico, mas, ainda assim, muito útil. Com o dermatoscópio, já é possível, por exemplo, diferenciar os nódulos da *piedra branca* de uma lêndea de pediculose.

Tratamento

Por se tratarem de micoses superficiais propriamente ditas, que não apresentam qualquer penetração no epitélio, o tratamento é baseado em agentes antifúngicos tópicos e medidas comportamentais.

No caso das *piedras* o ideal é uso de formulações em xampu, como o de cetoconazol, associado a remoção física das concreções. Não há necessidade de corte dos cabelos. Na tinha negra, formulações antifúngicas tópicas associadas a agentes queratolíticos físicos (como limpeza com bucha) ou químicos (sabonetes anti-acne) resolvem a infecção com certa facilidade. Já na PV, o tratamento é baseado não só no uso dos antifúngicos tópicos, de preferência em formulações não cremosas ou oleosas como as soluções, associado a orientações de medidas comportamentais que evitam a manutenção de uma pele úmida e oleosa.

CANDIDÍASES

A infecção cutânea, mucosa ou sistêmica causada por leveduras do gênero *Candida* é denominada candidíase. Está entre as infecções mais comuns da pele e mucosas. Manifestações de candidíase cutâneo-mucosa como candidíase orofaríngea e vulvovaginite são frequentes, autolimitadas e ocorrem na maioria das vezes em indivíduos imunocompetentes. O aumento da incidência de infecções por *Candida* sp. tem sido observado em pacientes imunodeprimidos.

Manifestações clínicas

No homem, leveduras do gênero *Candida* são isoladas mais frequentemente na cavidade oral e detectadas em aproximadamente 31 a 55% dos indivíduos normais. São divididas em: candidíase cutâneo-mucosa, candidíase mucocutianea crônica e candidíase sistêmica. Abordaremos a primeira forma, cujas manifestações clínicas variam de acordo com a localização da infecção:

- candidíase oral: quadro mucoso localizado na cavidade oral, geralmente caracterizado por placas esbranquiçadas que facilmente se destacam com uso de uma gaze;
- candidíase intertriginosa: quadro cutâneo localizado preferencialmente áreas de dobras da pele, caracterizado por máculas eritematosas de alguns milímetros com descamação periférica que podem se confluir em áreas maiores, ocasionalmente apresentando pústulas;
- candidíase vaginal: quadro mucoso localizado na cavidade vaginal com lesões semelhantes à forma oral, podendo estar associada a corrimento esbranquiçado com prurido considerável;
- paroníquia e onicomicose: quadro cutâneo localizado no aparato ungueal, causando inflamação e destruição da unha.

Diagnóstico

Assim como as micoses superficiais propriamente ditas, o padrão-ouro para seu diagnóstico é a identificação das leveduras do gênero *Candida* por EMD associado a isolamento do agente em cultura para fungos.

Tratamento

Nas candidíases superficiais, devem ser afastados os fatores que favorecem a patogenicidade da levedura e utilizados fármacos, geralmente de uso tópico, que quase sempre levam a bons resultados.

Existem na atualidade agentes orais muito bem absorvidos e que são empregados nas candidíases oral e vaginal, como agentes poliênicos (nistatina), derivados imidazólicos tópicos (clotrimazol, miconazol, oxiconazol, cetoconazol) e uso de antifúngicos sistêmicos nos quadros mais severos e disseminados, como fluconazol, itraconazol, anfotericina B e voriconazol.

DERMATOFITOSES

Os dermatófitos constituem grupos de fungos filamentosos hialinos que apresentam capacidade de degradar a queratina, material presente na pele, unha e nos pelos

Manifestações clínicas

As dermatofitoses apresentam variantes clínicas denominadas conforme a topografia do acometimento: pelos (tinha do couro cabeludo, tinha da barba), pele (tinha do corpo, tinha da face, tinha inguinocrural, tinha do pé, tinha da mão) e unha (tinha da unha).

Tinha do couro cabeludo

As manifestações clínicas da *tinea capitis* podem ser divididas entre tonsurantes e inflamatórias.

As tonsurantes são representadas por áreas de alopecia, geralmente circulares e com caráter pruriginoso variável, onde os pelos estão fragmentados, resultando em um aspecto semelhante à tonsura – corte rente no ápice do couro cabeludo que alguns monges apresentam. Podem ser subdivididas entre dois padrões: o padrão microspórico, em que as lesões clínicas estão em número diminuto, podem atingir grandes diâmetros, e o padrão tricofítico, em que as lesões alopécicas são múltiplas e diminutas.

A *tinea capitis* inflamatória pode ser subdividida em tinha supurativa (ou *Kerion celsi*) e tinha fávica (ou favosa). No *Kerion celsi*, a apresentação clínica é de uma placa escamosa e intenso processo inflamatório local, com edema, rubor e secreção purulenta, acarretando alopecia muitas vezes cicatricial. A tinha fávica se caracteriza por massas com aspecto de crosta amarelada, côncavas e com um pelo central.

Tinha do corpo

A forma clínica mais comum é a anular, de crescimento centrífugo e cura central. A confluência das lesões anulares leva à formação de placas sem tendência à cura central.

Tinha da unha

O termo onicomicose engloba também outros agentes além dos dermatófitos, como as leveduras do gênero *Candida* e os fungos filamentosos não dermatófitos hialinos ou demáceos, além de leveduras exógenas. O termo "tinha" denota a associação com infecção por dermatófitos, com exceção da tinha negra. Recentemente foi proposta uma classificação da onicomicose que a divide em 6 subtipos primários: subungueal distal e lateral, subungueal proximal, superficial, endonix, mista e distrófica total.

Diagnóstico

O padrão-ouro para seu diagnóstico é a identificação das hifas e conídios pelo EMD associado a isolamento do agente em cultura para fungos.

Entretanto, o diagnóstico com uso dos métodos complementares aplicados durante a consulta dermatológica como a lâmpada de Wood e dermatoscopia (ou onicoscopia no caso da unha, e tricoscopia no caso dos pelos) tem sido foco de diversas pesquisas científicas, que demonstram a validade dos métodos com possibilidade, inclusive, de determinar o provável agente etiológico causador da infecção, sem necessidade dos exames micológicos.

Tratamento

A associação de antifúngicos tópicos e orais é indicado na maioria das formas de tinhas, com algumas considerações importantes a serem observadas:

- tinha da unha: o tópico de escolha deve ser em formulação de esmalte: até 50% do acometimento da lâmina ungueal sem acometimento de matriz ungueal, indica-se uso tópico, acima de 50% ou acometimento de matriz, tópico + oral;
- tinha do couro cabeludo: tópico não apresenta eficácia. Mandatório uso oral de terbinafina ou griseofulvina;
- tinha do corpo: tópico para quadros localizados, oral ou associação tópico + oral nos disseminados.

▪ BIBLIOGRAFIA

Peixoto RRGB, Meneses OMS, da Silva FO, Donati A, Veasey JV. Tinea capitis: correlation of clinical aspects, findings on direct mycological examination, and agents isolated from fungal culture. Int J Trichology 2019;11(6):232-235.

Veasey JV, Avila RB, Miguel BAF, Muramatu LH. White piedra, black piedra, tinea versicolor, and tinea nigra: contribution to the diagnosis of superficial mycosis. An Bras Dermatol 2017;92(3):413-416.

Veasey JV, Nappi F, Zaitz C, Muramatu LH. Descriptive analysis of mycological examination of patients with onychomycosis treated in private practice. An Bras Dermatol 2017;92(1):134-136.

275 HANSENÍASE

Renato Pazzini, Wagner G. Galvão Cesar

INTRODUÇÃO

Doença infectocontagiosa causada pelo *Mycobacterium leprae*, que tem o homem como hospedeiro principal. Acomete principalmente pele e nervos periféricos, ocasionando áreas de perda de sensibilidade e alterações motoras, gerando sequelas a longo prazo. Em seus fenômenos reacionais imunológicos, diversos órgãos e sistemas podem ser acometidos, devendo ser prontamente diagnosticados e tratados para evitar ainda mais danos aos portadores da doença.

EPIDEMIOLOGIA

Apesar da incidência em queda pelas ações globais propostas pela OMS, o Brasil ainda é um dos principais países a concentrar número de casos. A meta da OMS é que a incidência seja no máximo 1:10.000. Diferenças regionais são notadas dentro do Brasil: Mato Grosso, Pará, Maranhão, Tocantins, Rondônia e Goiás são as áreas com maior risco de transmissão, concentrando mais de 80% do total de casos diagnosticados.

PATOGÊNESE E QUADRO CLÍNICO

A apresentação clínica da doença depende do polo imunológico do indivíduo, podendo variar desde uma lesão única hipocrômica com alteração de sensibilidade que evolui para cura (hanseníase indeterminada), até infiltração difusa da pele com acometimento neurológico gradual e progressivo. Em alguns casos ainda, há apenas o acometimento neural (hanseníase neural pura).

Pelo Ministério da Saúde, considera-se caso de hanseníase a pessoa que apresenta um ou mais dos seguintes sinais cardinais, a qual necessita de tratamento com poliquimioterapia (PQT): lesão(ões) e/ou área(s) da pele com alteração da sensibilidade térmica e/ou dolorosa e/ou tátil; ou espessamento de nervo periférico, associado a alterações sensitivas e/ou motoras e/ou autonômicas; ou presença de bacilos *M. leprae*, confirmada na baciloscopia de esfregaço intradérmico ou na biópsia de pele.

Nas lesões cutâneas da doença, classicamente manifestadas por manchas hipocrômicas, a sensibilidade térmica é a mais precocemente afetada, podendo ser testada com a comparação de tubos com água morna e fria ou com algodão seco e embebido em éter. Pode-se verificar a sensibilidade tátil com teste do monofilamento de Semmes-Weinstein (6 monofilamentos: 0,05; 0,2; 2; 4; 10 e 300 g) nos pontos de avaliação de sensibilidade em mãos e pés, algodão ou fio dental, e a dolorosa, com estesiômetro ou ponta de caneta. É comum haver anidrose e perda dos pelos nas lesões.

O acometimento neural leva a espessamento dos nervos periféricos, podendo ser simétrico ou não. Os nervos mais acometidos, em ordem de frequência, são: tibial posterior, ulnar, mediano, fibular comum, facial e radial. Esse acometimento pode estar acompanhado de outros comemorativos, como hipoidrose, amiotrofia, parestesias, paresias das áreas correspondentes ao nervo acometido. A dor desses pacientes tem recebido atenção, ela que classicamente se desenvolve após a cura bacteriológica e é do tipo neuropática e de difícil tratamento.

Na forma tuberculoide, encontram-se poucas lesões, geralmente infiltradas e com acometimento de poucos nervos, porém com grande intensidade de dano, nesta forma clínica predomina a imunidade celular do hospedeiro. No polo imunológico oposto, o humoral, há a forma virshowiana ou le promatosa, com infiltração difusa da pele, lesões mal definidas, madarose das sobrancelhas e espessamento neural difuso e progressivo. Entre esses dois polos o paciente pode apresentar lesões mistas (dimorfo ou *borderline*).

EXAMES COMPLEMENTARES

- Biópsia de pele ou nervo. Indicada quando a baciloscopia não for disponível e houver dúvida diagnóstica. Não é necessária para fazer o diagnóstico. Pode ser complementada por estudo de PCR.
- Baciloscopia: coleta da linfa das áreas mais prováveis de bacilos positivos em lóbulo da orelha, cotovelos e joelhos. Se positivo, o indivíduo é classificado como multibacilar, se negativo e houver lesões clínicas suspeitas, paucibacilar.
- Teste de Mitsuda: intradermorreação análoga ao derivado proteico purificado (PPD). Avalia a imunidade celular do indivíduo, não é utilizado para diagnóstico e sim para classificação, pois o polo tuberculoide terá resposta positiva, e o lepromatoso, negativa.
- Teste rápido imunocromatográfico para detecção de anticorpos IgM para *M. leprae* (ML FLOW): detecta o glicolipídeo-fenólico 1 (PGL-1), antígeno imunogênico específico para o *M. leprae*. Não é usado na definição de caso nem como diagnóstico, mas tem alto valor preditivo negativo. É um teste rápido, de uso individual, de fácil execução, que pode ser usado diretamente pelos profissionais de saúde não necessitando de equipamentos laboratoriais. É especialmente útil em populações com altos índices de doença.
- Ultrassom de nervos periféricos: a análise, a medição dos nervos periféricos e até o estudo da vascularização (Doppler) são especialmente úteis para diagnósticos de formas neurais e também do estadiamento dos nervos nos pacientes com hanseníase.
- Eletroneuromiografia: não é util para rastreamento. Muito utilizada para estadiar o comprometimento neural.

CLASSIFICAÇÃO

Pode ser feita por meio de diversos critérios: morfologia das lesões, histopatologia, bacteriologia, imunologia. Para efeito didático, utiliza-se uma classificação clínica:

- indeterminada: máculas hipocrômicas, podendo ser mal ou bem delimitadas, possivelmente com alteração de sensibilidade (mais difícil de ser verificada nos locais intensamente inervados como a face). Apresenta fase transitória que pode evoluir para as outras formas ou para cura espontânea (em 95% dos casos). Essa fase é o momento ideal de diagnóstico de hanseníase para instituição de tratamento;
- tuberculoide: placas infiltradas, às vezes anulares, sarcoideas, bem delimitadas, frequentemente com acometimento neural precoce e assimétrico;
- virshowiana: infiltração difusa da pele, mal delimitada, causando rarefação capilar. As alterações anestésicas podem ser difíceis de determinar. O acometimento neural costuma ser simétrico. A baciloscopia nesses casos é muito útil;
- dimorfo: como doença polar, pode aproximar-se das formas tuberculoides ou virshowianas. O tipo de lesão característica é foveolar, com borda infiltrada e centro tendendo à cura. Podem ser bem delimitadas ou não, com poucas ou múltiplas lesões, de acordo com o polo que se aproxima mais.

Para o tratamento, utiliza-se a classificação voltada para a terapêutica adotada pela OMS – paucibacilar: até 5 lesões de pele; multibacilar: ≥ 6 lesões de pele ou baciloscopia positiva.

TRATAMENTO

Feito o diagnóstico, são fundamentais a notificação do caso e o acompanhamento multidisciplinar. Os contactantes (pessoas que residiram com o caso-índice nos últimos 5 anos) devem ser examinados. Aqueles em que não se encontrar doença devem receber a vacina BCG de acordo com o seguinte esquema, de acordo com a cicatriz prévia da aplicação da vacina – sem cicatriz: 1 dose de BCG; 1 cicatriz: 1 dose de BCG; 2 cicatrizes: sem necessidade de aplicar.

O tratamento deve incluir o acompanhamento do caso no sentido de prevenir incapacidades. Deve ser realizada uma avaliação de olhos, dentes, perdas de sensibilidade e de força. As cartelas da PQT contêm as mesmas medicações, diferindo o tempo de tratamento. São padronizadas para adultos ou paciente acima de 50 kg:

- PQTU (única): rifampicina, clofazimina (sem registro vigente na Anvisa) e dapsona, sendo a dose mensal supervisionada com rifampicina, 600 mg; clofazimina, 300 mg; e dapsona, 100 mg; e a dose diária, com dapsona, 100 mg, e clofazimina, 100 mg;
- paucibacilar (PQT-PB) – 6 cartelas em até 9 meses;
- multibacilar (PQT-MB) – 12 cartelas em até 18 meses.

As formas alternativas de tratamento devem ser usadas na vigência de reações e hipersensibilidade às medicações de primeira linha.

Os casos supeitos de resistência devem ser considerados quando:

- índice baciloscópico > 3, hansenomas após PQT;
- reações reentrantes por mais de 3 anos, não responsivos a corticosteroides sistêmicos ou talidomida, a qualquer momento após o tratamento com PQT;
- abandono ou falha de adesão à PQT; ou
- surgimento de lesões compatíveis com hanseníase após o tratamento além de baciloscopia positiva após cinco anos.

ESTADOS REACIONAIS

Nos pacientes acometidos pela hanseníase podem ocorrer fenômenos imunológicos que se manifestam por alterações inflamatórias agudas ou subagudas. Elas podem ocorrer em qualquer tipo de hanseníase, antes, durante ou após o tratamento. Devem ser prontamente identificadas, pois muitas das lesões que resultarão em sequelas da doença ocorrem nesses períodos. Não é incomum a primeira busca de tratamento do paciente portador de hanseníase ocorrer durante os estados reacionais.

Epidemiologia

Nos pacientes multibacilares no Brasil, acompanhados por 6 anos pós-tratamento, 74% apresentaram episódios reacionais, sendo 49% reação tipo 1 ou neurite isolada, e 25%, reação tipo 2.

Reação tipo 1 (reação reversa)

Ocorre principalmente em pacientes com a forma *borderline* da doença (BT, BB e BV) e é caracterizada por neurite aguda e/ou inflamações agudas das lesões cutâneas. Normalmente ocorre em até 1 ano do início do tratamento. As lesões cutâneas preexistentes aumentam, se tornam edematosas e mais infiltradas, tornando os limites da lesão mais evidentes. O nervo acometido torna-se espessado e doloroso à palpação, ocasionando, ainda, piora do déficit sensitivo e motor distal. Em casos mais raros, pode ocorrer abscesso do nervo, necessitando de intervenção neurocirúrgica urgente para evitar sequela neurológica definitiva. Ocasionalmente a reação tipo 1 se manifesta por edema das mãos, pés e face.

O diagnóstico da reação é clínico e fácil quando o examinador for o médico que acompanha o paciente. Nos casos no qual o paciente está buscando o atendimento pela primeira vez, pode ser necessário realizar biópsia e avaliação de especialista. Geralmente a reação tipo 1 não é acompanhada de sinais e sintomas de inflamação sistêmica, como febre, mialgias e anorexia, logo, hemograma e bioquímica do sangue são normais.

O tratamento da reação reversa é feito geralmente com prednisona em dose imunossupressora (1-2 mg/kg), sendo o objetivo principal aliviar a neurite. A dose é mantida por longo período, de acordo com a melhora clínica, sendo reduzida vagarosamente. Os pacientes costumam ficar sob vigência de corticoterapia por mais de 6 meses, por isso é importante avaliar a densidade óssea, fazer profilaxia para osteoporose, estrongiloidíase e controle de glicemia e PA. Alguns casos mais brandos são tratados com doses menores de prednisona, já nos casos que a neurite progride a despeito de corticoterapia adequada, são usados outros imunossupressores, como a azatioprina e a ciclosporina. É importante ressaltar que a poliquimioterapia para tratamento do M. leprae não deve ser suspensa pelas reações.

Reação tipo 2 (eritema nodoso hansênico)

Acomete indivíduos multibacilares, principalmente nos quadros BV e VV. Caracteriza-se por quadro inflamatório sistêmico que pode ocorrer antes, durante ou até 5 anos após o tratamento. Estudos mostram que até 50% dos pacientes com a forma virshowiana e 15% da forma borderline virshowiana desenvolvem reação do tipo 2. Os ataques são inicialmente agudos, mas podem se prolongar e recorrer de forma subaguda por anos. As principais manifestações clínicas são nódulos eritematosos dolorosos, na face e na superfície extensora dos membros. As lesões podem ser superficiais ou profundas e podem ulcerar ou supurar. O eritema nodoso hansênico, diferentemente da reação reversa, é um quadro sistêmico, que pode ser acompanhado de febre, mal-estar, uveíte, dactilite, artrite, neurite, linfadenite, miosite e orquite. Em vista do vasto acometimento de órgãos e sistemas e o potencial alto de sequelas, é importante avaliar o paciente em curtos períodos, e por vezes a internação hospitalar deve ser considerada.

O diagnóstico é clínico, e a biópsia de pele pode mostrar alterações inflamatórias características, como infiltração dos granulomas por polimorfonucleares associada a vasculite e macrófagos xantomizados. Nesses pacientes, o teste de Mitsuba é negativo, evidenciando ausência de resposta celular ao bacilo, predominando uma resposta humoral Th2. O hemograma mostra leucocitose e na bioquímica há aumento das provas inflamatórias (PCR e VHS).

Em relação ao tratamento da reação tipo 2, a talidomida é o medicamento de escolha (100 400 mg/dia), conforme a gravidade do quadro. Na impossibilidade do seu uso, prescrever prednisona (1 mg/kg peso/dia), ou dexametasona na dose equivalente. Além disso, será preciso manter a poliquimioterapia se o doente ainda estiver em tratamento específico e não a reintroduzir na situação de alta; associar corticosteroide em caso de comprometimento de nervos (bem definido após palpação e avaliação da função neural). Imobilizar o membro afetado em caso de neurite associada; monitorar a função neural sensitiva e motora; na associação de talidomida e corticoide, usar AAS (100 mg/dia) como profilaxia para tromboembolismo. Pelos graves efeitos teratogênicos, a talidomida só pode ser prescrita para mulheres em idade fértil após avaliação médica com exclusão de gravidez, por meio de método sensível e mediante a comprovação de utilização de, no mínimo, dois métodos efetivos de contracepção para mulheres em uso de talidomida (RDC n. 11/2011 e Lei n. 10.651/2003), sendo pelo menos um deles de barreira. Tratamentos alternativos incluem pentoxifilina, AINE e AAS.

▪ BIBLIOGRAFIA

Brasil. Secretaria de Vigilância em Saúde, Departamento de Vigilância das Doenças Transmissíveis.Diretrizes para vigilância, atenção e eliminação da hanseníase como problema de saúde pública: manual técnico-operacional. Brasília: Ministério da Saúde; 2016.

Brasil. Ministério da Saúde. SCTIE. Relatório de recomendação – Protocolo Clínico e Diretrizes Terapêuticas – Hanseníase, 2021 [Internet]. Disponível em http://conitec.gov.br/images/Consultas/Relatorios/2021/20211223_PCDT_Hanseniase.pdf

Eady RAJ, Burns T, Breathnach S, Cox N, Griffiths C (eds.). Rook's textbook of dermatology. 7. ed. Oxford: Blackwell Science; 2004.

Foss NT, Souza CS, Goulart IMB, Gonçalves HS, Virmond M. Hanseníase: episódios reacionais (projeto Diretrizes). AMB/CFM; 2003.

World Health Organization. Global strategy for further reducing the leprosy burden and sustaining leprosy control activities, 2006-2010: operational guidelines. Genebra: OMS; 2006.

276 PANICULITES

Anelise Casillo Ghideti, Erick Dancuart Omar, Wagner G. Galvão Cesar

Paniculites são as doenças do panículo adiposo. A apresentação clínica de suas diversas formas é muito semelhante: nódulos ou placas eritematosas e violáceas, podendo ou não evoluir para ulceração. Frequentemente, localiza-se nas pernas. Na Tabela 1, é apresentada a classificação das paniculites.

Tabela 1 Classificação das paniculites
Paniculites predominantemente septais
Eritema nodoso
Paniculite nodular migratória
Da esclerodermia
Paniculites lobulares
Fenômeno de Lúcio
Eritema indurado de Bazin
Paniculites associadas com depósitos de cristais ▪ esclerema neonatal ▪ adiponecrose subcutânea neonatal ▪ gota ▪ paniculite factícia ▪ paniculite pós-corticosteroide ▪ calcifilaxia
Paniculite enzimática (pancreática)
Paniculite por deficiência de alfa-1-antitripsina
Necrose gordurosa (por frio ou trauma)
Paniculite histiocítica-citofágica
Lúpus eritematoso profundo
Lipogranuloma esclerosante (paniculite química)
Paniculite esclerosante (lipodermatoesclerose)
Paniculite infecciosa

▪ PANICULITE SEPTAL

ERITEMA NODOSO

Mais frequente em adultos (20-30 anos de idade), acomete principalmente pessoas do sexo feminino (80%). Pode ser idiopática ou secundária a várias doenças ou tratamentos.

Etiopatogenia

A patogenia exata é desconhecida. Sabe-se que é uma reação de hipersensibilidade tardia que pode ser desencadeada por diversos antígenos.

Parece tratar-se de resultado da deposição de imunocomplexos nas vênulas dos septos da hipoderme, causando paniculite neutrofílica.

Apresenta padrão de resposta Th1 (IL-2 e IFN-gama). Parece haver fator genético envolvido.

Causas

Infecções e infestações

▪ Infecções estreptocócicas: causa infecciosa mais comum, predomina em crianças e adolescentes. As lesões surgem 2-3 semanas após quadro de infecção de vias aéreas superiores.

▪ Tuberculose (Capítulo 239): observada no decurso da primoinfecção, mais frequente em crianças e adolescentes.

▪ Outras (Capítulos 215, 216, 221 e 270): infecções não específicas das vias aéreas superiores, *Chlamydia*, coccidioidomicose, histoplasmose, blastomicose, dermatofitose, hepatites B e C, parvovírus B19, citomegalovírus, toxoplasmose, larva *migrans* visceral, amebíase/giardíase, herpes simples, varicela-zóster, HIV, mononucleose infecciosa, rubéola, aspergilose, tricomonas, ascaridíase.

Causas clínicas não infecciosas

- Sarcoidose e outras doenças granulomatosas (Capítulo 104).
- Síndrome de Sweet.
- Doença inflamatória intestinal, doença de Crohn e diverticulite (Capítulo 110).
- Doenças reumatológicas e autoimunes (doença de Behçet, doença de Reiter e síndrome de Sjögren).
- Malignidades, principalmente hematológicas.
- Transplante de células-tronco hematológicas.
- Gestação.
- Acne fulminante, eventualmente em uso de isotretinoína.

Drogas

- Sulfonamidas.
- Penicilinas.
- Halógenos.
- Anticoncepcional oral.
- Isotretinoína.
- Vacina para hepatite B.
- Talidomida.
- Fenitoína.
- Salicilatos.
- Minociclina.
- Quimioterápicos.

Manifestações clínicas

Observa-se instalação abrupta de nódulos e placas eritematosos, dolorosos e quentes, principalmente na região pré-tibial, joelhos e tornozelos. Podem ocorrer em qualquer área corpórea, até na face (menos comuns).

As lesões são mais palpáveis do que visíveis, tipicamente bilaterais e simétricas. Podem coalescer, formando placas. Nunca ulceram e não deixam cicatrizes, nem atrofia.

O quadro tem duração de 3-6 semanas.

Sintomas constitucionais podem ocorrer.

Geralmente, a doença cura sem tratamento.

Exames complementares

Realiza-se uma biópsia profunda da lesão (englobando tecido celular subcutâneo) com exame histopatológico.

Outros exames são feitos de acordo com a causa mais provável: hemograma, sorologias, urina tipo 1, urocultura, exame protoparasitológico de fezes, autoanticorpos para investigação de colagenoses, RX de tórax, USG de abdome total, beta-hCG, colonoscopia, PPD e detecção de resposta linfocitária específica para tuberculose.

Histopatologia

Variada; eventualmente, necessita de mais de uma biópsia. Observa-se paniculite septal, sem vasculite.

A inflamação tipicamente é concentrada na periferia dos septos, disseminando-se para os lóbulos.

Pode apresentar granuloma radial de Miescher (agrupamento de macrófagos ao redor de pequenos vasos ou espaços semelhantes a fendas), característico da doença.

Diagnóstico diferencial

- Casos iniciais de eritema indurado de Bazin: eritema indurado afeta geralmente a face posterior das pernas de mulheres jovens, com tendência à ulceração e resolução com cicatriz.
- Vasculite nodular: os nódulos são menores, de consistência mais firme e mais persistentes, mais frequentemente na face lateral das pernas e panturrilhas; geralmente, assimétricos, involuem lentamente, deixando cicatriz.
- Eritema nodoso hansênico: lesões nodulares ocorrem em outras localizações, como membros superiores, face e tronco.
- Tromboflebite: geralmente, as lesões são em placas, localizadas na face lateral das pernas, de consistência firme, irregulares, acompanhadas de sinais flogésticos e até fibrose.
- Outras paniculites septais e lobulares.

Tratamento

O tratamento deve abordar a causa responsável, se houver. Indica-se:

- repouso e elevação dos membros;
- em pacientes sintomáticos, ácido acetilsalicílico, 2-3 g/dia;
- evitar AINH;
- iodeto de potássio, 300-1.000 mg/dia, por 3-6 semanas;
- afastar causa infecciosa (administrar corticosteroide sistêmico, como a prednisona, 0,5-1 mg/kg/dia, por 3-6 semanas).

PANICULITE NODULAR MIGRATÓRIA

Chamada de hipodermite nodular subaguda migratória de Vilanova-Pinol-Aguadé ou eritema nodoso *migrans*. Acomete principalmente mulheres.

Manifestações clínicas

Observam-se nódulos subcutâneos, unilaterais e assimétricos que aumentam de tamanho e confluem em placas inflamatórias com involução central. Geralmente, localizam-se nas faces anterolaterais das pernas.

Apresenta-se em surtos, com tendência à recidiva.

Histopatologia

Paniculite septal com alterações vasculares variáveis (desde estreitamento até oclusão).

Tratamento

O tratamento é feito com iodeto de potássio em doses baixas (100 mg/dia, por 3-6 semanas).

PANICULITE SEPTAL DA ESCLERODERMIA

Na esclerodermia cutânea, o tecido pode ser acometido:

- isoladamente (morfeia subcutânea);
- em conjunto com a fáscia muscular (morfeia profunda);
- juntamente com derme profunda, fáscia muscular, músculo e osso (morfeia panesclerótica).

Manifestações clínicas

Observam-se placas e nódulos endurecidos que evoluem para cicatriz e hipercromia. Geralmente, são localizados no tronco e nos membros superiores.

Tratamento

O tratamento é semelhante ao da esclerodermia.

PANICULITE LOBULAR

ERITEMA INDURADO DE BAZIN

Trata-se de paniculite de origem tuberculosa que se caracteriza por lesões nodulares, recidivantes e persistentes. Geralmente, acomete mulheres jovens e de meia-idade, principalmente nas pernas, e raramente é vista em homens.

Tem menor incidência em épocas frias.

Manifestações clínicas

Inicia-se por nódulos profundos e indolores, eritematovioláceos, simétricos, nas pernas (panturrilhas). Eles evoluem em surtos, podendo romper-se, formar úlceras de formas irregulares e profundas e deixar cicatrizes.

As lesões podem persistir por anos.

Não há febre nem alterações do estado geral.

Diagnóstico

O diagnóstico é clínico, com PPD fortemente reativo. Responde à terapêutica antituberculosa, já que raramente se encontra o *M. tuberculosis* nas lesões.

Histopatologia

Observam-se:

- granuloma tuberculoide (infiltrado) lobular na hipoderme;
- alterações vasculares (vascularite trombótica obliterante);
- áreas de necrose de caseificação.

Tratamento

Administrar o esquema I para tuberculose.

FENÔMENO DE LÚCIO

O fenômeno de Lúcio representa uma reação cutânea necrotizante grave que pode ocorrer na hanseníase de Lúcio e em outras formas de hanseníase virshowiana (Capítulo 275).

Manifestações clínicas

Observam-se máculas e nódulos eritematosos dolorosos, que evoluem com necrose e ulceração, de forma ascendente (membros inferiores, membros superiores, glúteos, tronco e, com menor frequência, face), e resolvem-se em período que varia de 2-4 semanas, deixando cicatriz atrófica.

Diagnóstico

O diagnóstico depende de fatores clínicos, exames laboratoriais, baciloscopia e exame histopatológico. Nos exames laboratoriais, estão presentes anemia, leucocitose e desvio à esquerda; no exame da linfa, há alto índice baciloscópico.

Histopatologia

Observa-se infiltrado inflamatório com histiócitos espumosos.

Há dano vascular por invasão direta do *M. leprae* às células endoteliais (vasculite e trombose dos vasos superficiais e profundos).

Identificam-se bacilos álcool-ácido resistentes na coloração de Ziehl-Nielsen ou de Fite-Faraco.

Tratamento

O tratamento consiste no emprego da poliquimioterapia para multibacilares e, algumas vezes, de corticosteroides sistêmicos (1 mg/kg/dia) para controle das reações. Quando associado ao eritema nodoso hansênico, deve-se usar talidomida, 100-300 mg/dia.

ADIPONECROSE SUBCUTÂNEA NEONATAL

É observada em recém-nascidos de termo ou pós-termo, de peso normal ao nascimento e saúde geral normal. Ocorre principalmente no 1° dia de vida, podendo ser notada ao nascimento.

Fatores contribuintes

- Hipercalcemia do recém-nascido.
- Asfixia, pré-eclâmpsia.
- Diabetes materna.
- Trauma obstétrico.
- Hipotermia.

Manifestações clínicas

Observa-se espessamento do subcutâneo, formando nódulos endurecidos eritematovioláceos únicos ou múltiplos. Quando aderidos aos planos profundos, de dimensões variáveis, podem coalescer. As lesões podem ser dolorosas.

A tendência de distribuição observada é simétrica. Os nódulos localizam-se principalmente nas nádegas, coxas, ombros, dorso, região bucal e braços.

Novos nódulos podem surgir durante ≥ 1 semana e desaparecem dentro de alguns meses, geralmente sem cicatrizes.

Em alguns casos, ocorre ulceração, com liberação de substância oleosa. Pode evoluir também para calcificação.

Diagnóstico

O diagnóstico é clínico.

Diagnóstico diferencial

- Esclerema neonatal.
- Celulites.
- Trauma.

Histopatologia

Trata-se de uma paniculite lobular.

Observa-se infiltrado inflamatório intenso composto por linfócitos, histiócitos, lipófagos e células gigantes multinucleadas. Há células que exibem citoplasma eosinofílico contendo fendas em forma de agulha (cristais de TG).

Lesões tardias apresentam fibrose septal e áreas de calcificação no lóbulo da hipoderme.

Tratamento

Não é necessário tratamento, já que o quadro apresenta regressão espontânea em semanas ou meses.

ESCLEREMA NEONATAL

É uma doença rara, que acomete recém-nascidos prematuros e pequenos para a idade gestacional, durante a evolução de várias doenças graves como infecções, doença cardíaca congênita e outros. Relaciona-se a defeitos do desenvolvimento.

Tem como fatores contribuintes: hipotermia, desnutrição, perdas hidroeletrolíticas e infecções.

Sua causa é desconhecida, mas admite-se influência da maior proporção de ácidos graxos saturados em relação aos ácidos graxos insaturados.

Manifestações clínicas

Lesões cutâneas surgem durante os primeiros dias de vida. Observa-se um endurecimento lenhoso da pele, que exibe coloração branco-amarelada, frequentemente com reticulado violáceo.

A doença tem início nas nádegas e membros inferiores, com progressão simétrica e ascendente.

O paciente apresenta sonolência, hipotermia e dificuldades respiratórias. Podem ocorrer também infecções gastrointestinais, icterícia, hemorragias pulmonares e choque.

Diagnóstico

O diagnóstico é clínico.

Diagnóstico diferencial

- Adiponecrose subcutânea neonatal.
- Celulites.
- Trauma.

Histopatologia

Trata-se de uma paniculite lobular. Infiltrado linfo-histiocitário é mínimo ou ausente.

Observam-se fendas citoplasmáticas alongadas, difusas e radiais (cristais de TG dissolvidos) no interior de adipócitos e nas células gigantes.

Tratamento

O quadro tem prognóstico ruim. O tratamento é feito com medidas gerais de suporte.

A corticoterapia sistêmica é uma indicação controversa.

PANICULITE PÓS-CORTICOSTEROIDE

A paniculite pós-corticosteroide é rara. Ocorre em crianças que diminuíram rápida ou abruptamente o uso prolongado de corticosteroide sistêmico em altas doses.

Geralmente, o quadro surge 1-14 dias após a suspensão do corticosteroide. Sua patogenia é desconhecida, sendo relacionada à alteração da relação entre ácidos graxos saturados e insaturados.

Manifestações clínicas

Observam-se nódulos eritematosos subcutâneos dolorosos e pruriginosos.

Há áreas de acúmulo de gordura induzido pelos corticosteroides, identificadas especialmente em região malar, bucal, tronco e membros superiores.

Geralmente, desaparecem espontaneamente ou com a reintrodução do corticosteroide.

Histopatologia

Semelhante à da adiponecrose subcutânea neonatal.

Tratamento

O tratamento é desnecessário nos casos leves. Nas formas muito intensas, por sua vez, indica-se a reintrodução dos corticosteroides e posterior retirada gradual.

CALCIFILAXIA

Conhecida como paniculite calcificante da doença renal, pois ocorre quase exclusivamente nos pacientes portadores terminais de doença renal crônica (Capítulo 128).

Na maioria dos casos, observa-se aumento de cálcio e fósforo séricos associado a hiperparatireoidismo secundário (a diminuição na produção de vitamina D3 leva a uma diminuição da absorção do cálcio, e esta hipocalcemia, por sua vez, leva a um aumento na produção de paratormônio que mobiliza cálcio e fosfato, gerando um desequilíbrio no produto cálcio-fósforo e levando à deposição de cálcio nos tecidos).

Hipertensão arterial e alcalose metabólica pós-diálise parecem ser fatores predisponentes.

A calcificação da parede dos vasos cutâneos e a fibrose vascular subsequente causam isquemia, que resulta em necrose e ulceração.

Manifestações clínicas

Observam-se máculas ou placas violáceas e reticulares que lembram o livedo reticular. As lesões são encontradas principalmente nas partes distais dos membros, coxas e nádegas, com distribuição simétrica e bilateral.

Evoluem para placas e nódulos indurados e necróticos, deixando úlceras grandes.

O prognóstico do quadro é ruim: a calcificação vascular persiste, mesmo após a diminuição do produto cálcio/fosfato; há possibilidade de gangrena e septicemia; e a mortalidade é de 60-70%.

Diagnóstico

O diagnóstico é clínico e histopatológico.

Histopatologia

Observa-se calcificação das paredes das pequenas e médias artérias da derme e hipoderme. Além disso, há necrose gordurosa e calcificação do lóbulo da hipoderme e infiltrado com neutrófilos, linfócitos e histiócitos espumosos.

Diagnóstico diferencial

- Vasculite necrotizante.
- Síndrome do anticorpo antifosfolípide.
- Coagulação intravascular disseminada.

Tratamento

Os pacientes em hemodiálise são tratados com baixos níveis de cálcio e fósforo, uso de agentes ligantes de fosfato e banho de hemodiálise baixo em cálcio. Em alguns casos, a parotireoidectomia cessa o surgimento de novas lesões.

PANICULITE PANCREÁTICA

Ocorre em 2-3% dos casos de doença pancreática. A maioria dos casos está associada a pancreatite aguda ou crônica relacionada ao alcoolismo crônico. Carcinoma do pâncreas, pancreatite pós-traumática, *pancreas divisum* e pseudocistos pancreáticos também podem associar-se à doença.

É causada pela ação das lipases que hidrolisam as gorduras neutras com formação de glicerol e ácidos graxos responsáveis pela inflamação e pela necrose da gordura do subcutâneo.

Manifestações clínicas

Manifesta-se em surtos. Observam-se nódulos eritematovioláceos, dolorosos e depressíveis, que ulceram espontaneamente e eliminam material líquido oleoso. As áreas mais acometidas são os membros inferiores, ao redor dos tornozelos e joelhos. Ocorre aumento dos níveis séricos e urinários de amilase e lipase.

Diagnóstico

- Dosagem sérica de amilase e lipase.
- Exame histopatológico.

Histopatologia

Trata-se de paniculite predominantemente lobular com necrose intensa dos adipócitos. Em decorrência da calcificação, observam-se adipócitos-fantasma (anucleados, com material finamente granuloso basofílico) no citoplasma. Há, ainda, infiltrado com neutrófilos, leucocitoclasia e células gigantes multinucleadas.

Diagnóstico diferencial

Outras paniculites.

Tratamento

Trata-se a doença pancreática, clínica ou cirurgicamente.

PANICULITE POR DEFICIÊNCIA DE ALFA-1-ANTITRIPSINA

Doença genética, é uma paniculite lobular ulcerada, grave e recorrente. Associa-se à deficiência de alfa-1-antitripsina, enzima sintetizada no fígado e inibidora de proteases, colagenase, elastase pancreática e neutrofílica (responsáveis pela digestão tissular). A deficiência dessa enzima leva a lesões de paniculite, cirrose hepática, enfisema pulmonar, pancreatite e glomerulonefrite membranoproliferativa.

Manifestações clínicas

Observam-se nódulos e placas eritematoviolâceos ou purpúricos, subcutâneos e dolorosos, que evoluem para necrose, eliminando material oleoso. Os nódulos localizam-se nas porções inferiores do tronco, flancos, nádegas e coxas. Após a resolução, deixam cicatrizes deprimidas. Podem estar acompanhados por vasculites, angioedema, psoríase grave e síndrome de Marshall. Traumas e desbridamento cirúrgico podem precipitar lesões de paniculite.

Diagnóstico

O diagnóstico é clínico e histopatológico. Deve-se fazer a dosagem da enzima alfa-1-antitripsina.

Histopatologia

Trata-se de uma paniculite lobular com infiltrado inflamatório neutrofílico dissociando as fibras colágenas na derme reticular.

Tratamento

Nas formas leves, é útil a administração de dapsona, 50-100 mg/dia e doxiciclina, 200 mg a cada 12 horas, por 3 meses. Corticosteroides sistêmicos, antimaláricos e imunossupressores apresentam resposta ruim.

Nas formas graves da doença, recomenda-se suplementação EV com concentrado de alfa-1-antitripsina, 60 mg/kg/semana, por 3-7 semanas.

PANICULITE INDUZIDA PELO FRIO

Sabe-se que a doença é desencadeada pelo frio. A hipótese para explicar essa relação está relacionada aos mecanismos de hipersensibilidade tardia. Acomete principalmente crianças. Manifesta-se 6-12 horas após a exposição ao frio. Também pode ocorrer após a ingestão de picolés ou gelo (paniculite do picolé).

Manifestações clínicas

Observam-se nódulos eritematoviolâceos e dolorosos nas áreas expostas; desaparecem espontaneamente em 1-2 semanas.

Histopatologia

Trata-se de necrose gordurosa, com formação de microcistos e infiltrado de neutrófilos, histiócitos e linfócitos.

Tratamento

O tratamento consiste em evitar a exposição ao frio.

PANICULITE TRAUMÁTICA

A paniculite traumática é mais comum nas mulheres e manifesta-se como inflamação e necrose do subcutâneo decorrentes de trauma mecânico.

Manifestações clínicas

Observam-se nódulos e placas eritematosas que evoluem com necrose e ulceração. Sua ocorrência é mais comum nos membros inferiores (região tibial e face anterolateral das coxas). Os nódulos e placas apresentam regressão espontânea e podem deixar nódulos fibróticos residuais.

Histopatologia

Trata-se de paniculite lobular com áreas de necrose de gordura e circundadas por fibrose, hemorragia e infiltrado inflamatório lipofágico.

Tratamento

O tratamento consiste na eliminação do agente traumatizante.

PANICULITE HISTIOCÍTICA CITOFÁGICA

É manifestação cutânea específica da síndrome hemofagocitária, um grupo heterogêneo de distúrbios com características semelhantes às da sepse combinadas com hemofagocitose, aumento de ferritina sérica, aumento de citocinas e citopenias variáveis, que frequentemente resulta em insuficiência de múltiplos órgãos e alta mortalidade.

Associa-se a várias doenças, como imunodeficiências primárias e adquiridas, infecções (principalmente pelo vírus Epstein-Barr), doenças autoimunes, malignidades e outras. Muitos casos são associados a linfoma de células T (linfoma subcutâneo de células T paniculite-símile).

Acomete igualmente ambos os sexos, principalmente jovens e adultos de meia-idade.

Manifestações clínicas

Os pacientes apresentam surtos de nódulos eritematosos e dolorosos que desenvolvem aspecto purpúrico ou contusiforme. Os nódulos evoluem para necrose e ulceração. Geralmente, localizam-se nos membros inferiores e superiores.

Ocorrem, ainda, febre alta, perda de peso, linfadenopatia, hepatoesplenomegalia, trombocitopenia, coagulação intravascular disseminada e insuficiência hepática.

A evolução da doença é prolongada, durando anos.

Histopatologia

Trata-se de paniculite lobular ou mista com infiltrado inflamatório de linfócitos, neutrófilos, histiócitos e plasmócitos. Os histiócitos apresentam restos celulares no seu citoplasma.

Tratamento

Nas formas associadas a linfomas, o tratamento indicado é a poliquimioterapia.

Já nas formas benignas, devem ser administrados corticosteroide sistêmico, sulfonas, ciclosporina e iodeto de potássio em baixas doses.

PANICULITE LÚPICA (Capítulo 150)

Pode ocorrer isoladamente ou em associação com lúpus eritematoso cutâneo crônico ou lúpus eritematoso sistêmico. É mais frequente em mulheres adultas (2:1).

Manifestações clínicas

Observam-se nódulos e placas subcutâneas, firmes, recobertos por pele normal ou com alterações típicas do lúpus discoide. As lesões localizam-se na face, nos membros superiores, nos ombros e no tronco. Evoluem com cicatrizes deprimidas.

Diagnóstico

O diagnóstico é clínico e histopatológico, com pesquisa clonal de células T. Nos casos associados à doença sistêmica, autoanticorpos para lúpus são positivos (fator antinuclear, anti-DNA nativo, anti-Sm).

Histopatologia

Trata-se de paniculite lobular com infiltrado inflamatório rico em linfócitos e plasmócitos associados a necrose e depósito de mucina e calcificações do tecido adiposo. A imunofluorescência na junção dermoepidérmica (IgM, IgG e C3) é positiva.

Diagnóstico diferencial

- Linfoma de células T paniculite-símile.
- Outras paniculites.
- Tromboflebite.

Tratamento

Trata-se o lúpus eritematoso de acordo com a forma clínica.

LIPOGRANULOMA ESCLEROSANTE (PANICULITE QUÍMICA)

É relacionado a injeções de insulina, corticosteroide, substâncias para reconstrução plástica (parafina líquida, silicone, polimetilmetacrilato, colágeno bovino e polimetilsiloxane) e drogas (meperidina – sem registro vigente na Anvisa, vitamina K, pentazocina e IL-2).

Manifestações clínicas

Observam-se nódulos duros de aspecto calcificado que podem drenar material gorduroso. Esses nódulos persistem indefinidamente.

Diagnóstico

O diagnóstico é clínico e histopatológico.

Histopatologia

Trata-se de paniculite supurativa.

Tratamento

O tratamento é feito com corticosteroide intralesional (triancinolona, 20 mg/mL, em injeções mensais) e exérese.

LIPODERMATOESCLEROSE (PANICULITE ESCLEROSANTE)

Trata-se de paniculite localizada nas pernas e causada por insuficiência venosa (Capítulo 96).

Manifestações clínicas

Observa-se uma placa esclerótica dolorosa bem delimitada logo acima do maléolo, de coloração eritematoacastanhada (hemossiderina).

Tratamento

O tratamento é feito com a administração de estanozolol (sem registro atual na Anvisa; anabolizante com ação fibrinolítica), 2-5 mg, 2 vezes ao dia, e uso de meia elástica.

PANICULITES INFECCIOSAS

São mais comuns em imunossuprimidos, portadores de neoplasias, colagenoses ou transplantados, HIV-

-positivos e diabéticos. São causadas por contaminação por microrganismos no tecido subcutâneo.

Manifestações clínicas

Observam-se nódulos e placas subcutâneas associadas a eritema, edema, flutuação e ulceração com drenagem de material necrótico e purulento.

Diagnóstico

O diagnóstico é clínico, histopatológico e laboratorial (exame direto e cultura do material de esfregaço ou biópsia, reações sorológicas e intradérmicas).

Histopatologia

Trata-se de paniculite predominantemente septal, lobular ou mista. Observa-se necrose gordurosa e infiltrado com neutrófilos, linfócitos, plasmócitos e eventuais células gigantes.

Tratamento

Administra-se antibiótico de acordo com cultura e antibiograma.

▪ BIBLIOGRAFIA

Requena L, Sánchez Yus E. Panniculitis: part I – mostly septal panniculitis. J Am Acad Dermatol 2001;45(2):163-83.

Requena L, Sánchez Yus E. Panniculitis: part II – mostly lobular panniculitis. J Am Acad Dermatol 2001;45(3):325-61.

Reyes-Habito CM, Roh EK. Cutaneous reactions to chemotherapeutic drugs and targeted therapy for cancer: Part II. Targeted therapy. J Am Acad Dermatol. 2014;71(2):217.e1-217.e11; quiz 227-8.

Rivitti EA. Afecções da hipoderme. In: Sampaio R. Manual de dermatologia clínica. São Paulo: Artes Médicas; 2014.

Velter C, Lipsker D. Cutaneous panniculitis. Rev Med Interne 2016;37(11): 743-50.

277 AFECÇÕES ORAIS

Denise Vieira Galvão Cesar, Wagner G. Galvão Cesar

INTRODUÇÃO

A cavidade oral é uma região histologicamente muito diversificada e requer, muitas vezes, uma abordagem multidisciplinar. Apresenta lesões isoladas e até mesmo importantes manifestações de doenças cutâneas ou de outros órgãos e deve sempre ser devidamente examinada.

A abordagem de diagnósticos pode ser feita pela morfologia ou pela localização. Listam-se as principais afecções orais, aqui divididas em afecções benignas, periodontais, de mucosa oral e de glândulas salivares e há um fluxograma sugerido de afecções esbranquiçadas, pela sua relevância clínica.

AFECÇÕES BENIGNAS

Grânulos de Fordyce

Apresentam-se com múltiplas pápulas amarelas e vermelhidão na mucosa oral. São uma variante comum de glândulas sebáceas normais.

Língua geográfica

Apresenta-se com placas vermelhas bem delimitadas com fina borda esbranquiçada. Ocorre nas regiões dorsal e lateral da língua e tem caráter transitório.

É uma mucosite psoriaseforme de etiologia desconhecida e não necessita de tratamento.

Língua fissurada

Apresenta-se com múltiplas estrias assintomáticas no dorso da língua. É uma variante comum da aparência da língua que não necessita de tratamento.

AFECÇÕES PERIODONTAIS

Gengivite descamativa

Apresenta-se com eritema, descamação epitelial, ulceração, vesículas ou bolhas na gengiva.

Trata-se da manifestação oral de doenças vesicobolhosas imunomediadas como líquen plano, penfigoide de membrana mucosa (penfigoide cicatricial), pênfigo vulgar, mucosite liquenoide, dermatose bolhosa por IgA linear, lúpus eritematoso, epidermólise bolhosa adquirida ou estomatite crônica ulcerativa.

Seu diagnóstico é histológico.

Gengivite necrosante ulcerativa

Apresenta-se com necrose ou ulceração das papilas interdentais (papilas perfuradas), friáveis e dolorosas.

Deve-se suspeitar de infecção bacteriana anaeróbia em pacientes com fatores de risco (imunossupressão, desnutrição, tabagismo, estresse e higiene oral pobre). Os principais agentes relacionados são *Spirochetes*, *Prevotella intermedia*, *Fusobacterium*, *Treponema* e *Selenomonas*.

O tratamento é feito com desbridamento cirúrgico e antibióticos de amplo espectro.

AFECÇÕES DA MUCOSA ORAL

Estomatite de contato

Apresenta-se com placas eritematosas ou esbranquiçadas que podem apresentar erosão, causadas pelo contato com amálgama ou essência de canela. As lesões normalmente estão localizadas perto do contactante.

O tratamento consiste em retirar o alérgeno.

Aftas orais

São lesões dolorosas, ovais ou redondas < 5 mm de diâmetro, esbranquiçadas, com halo eritematoso. Classificam-se como: minor, major e herpetiforme.

Sua etiologia é desconhecida.

Têm como diagnóstico diferencial importante o pênfigo vulgar e o líquen plano oral bolhoso.

O tratamento é feito com corticosteroide tópico como a triancinolona a 0,1% em orabase (pomada bucal), 2-33/dia, por até 7 dias (pode-se associar nistatina, solução oral, para diminuir a chance de candidose).

Herpes

Ocorre em decorrência de infecção pelo herpes vírus (geralmente, HSV-1, mas também por HSV-2).

Apresenta-se com vesículas agrupadas sob base eritematosa que pode ocorrer no lábio ou em outras regiões da pele.

Geralmente, não necessita de tratamento. Para abreviar o tempo de sintomas, pode-se utilizar penciclovir 1% em creme tópico.

Apesar da resolução espontânea em 7-14 dias, o vírus permanece latente no gânglio do nervo trigêmeo.

Queilite angular

Apresenta-se com edema, eritema e fissuras nos ângulos da boca que se prolongam para o exterior nas dobras da pele.

É considerado como intertrigo no qual diferentes organismos podem estar associados, sendo a cândida o mais comum.

A presença de umidade local é determinante. Uso de dentadura, desnutrição e hábito de lamber os lábios estão associados ao quadro. Deve-se retirar a dentadura à noite e fazer a higiene adequada.

O tratamento pode ser feito com antifúngico tópico associado a corticosteroide tópico, 23/dia, por até 5 dias.

Doença de Behçet

Apresenta-se com aftas orais e genitais recorrentes e iridociclite, principalmente em homens jovens.

Sua etiologia é desconhecida. Evidências sugerem tratar-se de vasculite sistêmica autoimune.

Leucoplasia oral

É a lesão pré-maligna mais frequente na cavidade oral.

Apresenta-se com uma placa esbranquiçada homogênea ou não, com bordas bem definidas, que não pode ser caracterizada como nenhuma outra doença.

Está associada a tabagismo e ingestão de álcool.

Pode ocorrer em toda a boca, mas as que apresentam maior risco de malignização localizam-se no assoalho da boca e nas laterais da língua.

A conduta inclui biópsia para avaliar o grau de displasia e excluir carcinoma.

Estomatite por nicotina

Apresenta-se com pápulas umbilicadas brancas-acinzentadas localizadas no palato.

São lesões benignas provocadas pelo contato do calor do metal na mucosa que ocorrem geralmente em fumantes que usam piteira.

Não é necessário tratamento, pois as lesões somem após 2 semanas de cessação do tabagismo.

Queilite actínica

Observa-se perda dos sulcos e atrofia e perda do limite mucosa/pele do lábio (geralmente, o inferior). Trata-se de lesão pré-maligna.

Ocorre predominantemente em indivíduos de pele branca.

O tratamento é feito com criocirurgia, agentes tópicos (5-fluoracil ou imiquimode), terapia fotodinâmica e exérese cirúrgica (vermelhonectomia ou exérese em cunha).

Carcinoma de células escamosas

É a lesão maligna mais frequente da cavidade oral, de comportamento agressivo.

Afeta indivíduos de meia-idade e idosos. Está fortemente associado ao uso de tabaco e álcool.

Caracteriza-se por úlcera, massa exofítica ou placa endurada, normalmente assintomáticas, localizadas na língua (face ventral ou laterais) e no assoalho da boca.

A conduta inclui biópsia diagnóstica. O tratamento é feito com exérese cirúrgica, radiação e quimioterapia, conforme estadiamento.

Carcinoma verrucoso ou papilomatose oral florida

É uma variante do carcinoma de células escamosas de baixa malignidade. Apresenta-se com lesões papilo-

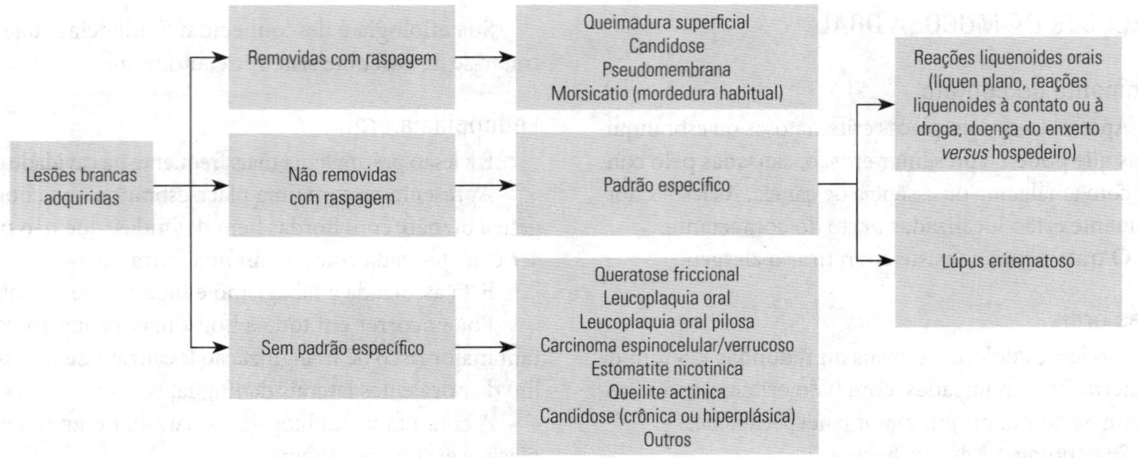

Figura 1 Lesões esbranquiçadas na cavidade oral. Adaptada de Rahmani et al., 2019.

matosas ou verrucosas com crescimento lento e persistente que não ulceram.

Pode ter envolvimento genital, de pés e laringe.

A maioria dos casos está associada ao papilomavírus humano (geralmente, HPV-6 e HPV-11).

O tratamento é feito com exérese cirúrgica total.

AFECÇÕES DE GLÂNDULAS SALIVARES

Mucocele

É uma afecção comum causada pelo rompimento de ductos de glândulas salivares menores que resulta em derrame de muco na submucosa (pseudocisto). É mais comum na mucosa do lábio inferior.

Pode estar relacionada com trauma local.

Geralmente, necessita de exérese cirúrgica.

Queilite glandular

Trata-se de hiperplasia inflamatória das glândulas salivares do lábio inferior que se apresenta com máculas eritematosas nos ductos glandulares.

É fator de risco para carcimoma espinocelular e deve ser excisada cirurgicamente.

Síndrome de Sjögren (Capítulo 148)

É uma doença autoimune caracterizada por queratoconjuntivite seca e xerostomia.

Acomete principalmente mulheres.

Tumor de glândula salivar

Apresenta-se como uma placa infiltrada, podendo normalmente ulcerar no palato.

Acomete predominantemente o sexo feminino.

Os tumores benignos são mais frequentes. As lesões malignas podem ser doloridas.

O tratamento envolve exérese cirúrgica.

▪ BIBLIOGRAFIA

Bolognia JL, Jorizzo JL, Rapini RP. Oral disease. Dermatology. 2.ed. Oxford: Elsevier; 2008.

Kignel S. Estomatologia: bases do diagnóstico para o clínico geral. São Paulo: Santos; 2007.

Mortazavi H, Safi Y, Baharvand M, Jafari S, Anbari F, Rahmani S. Oral white lesions: an updated clinical diagnostic decision tree. Dentistry Journal. 2019.

278 DOENÇAS DA UNHA

Denise Vieira Galvão Cesar, Wagner G. Galvão Cesar, Nilton Gioia Di Chiacchio

As doenças do aparelho ungueal são muito frequentes no dia a dia dos dermatologistas, médicos generalistas, pediatras, dentre outras especialidades. O conhecimento dos principais sinais e sintomas, métodos diagnósticos (dermatoscopia, exames micológicos, biopsia e *clipping* ungueal) e diagnósticos diferenciais, mostram-se fundamentais e rotineiros na prática diária das doenças das unhas. Nas Tabelas 1 a 3, serão abordadas as doenças com maior interesse para o clínico, em detrimento de inúmeras condições comuns ao especialista.

Tabela 1 Manifestações ungueais de doenças sistêmicas

Alteração	Características	Causas
Unhas hipocráticas	Unhas com baqueteamento distal	Cardiopulmonares (p. ex., cardiopatias congênitas, doença pulmonar obstrutiva crônica, tuberculose)
		Gastrointestinais (p. ex., cirrose, doença de Crohn, retocolite ulcerativa, neoplasias)
Acrosteólise	Destruição da falange distal Aspecto arredondado da parte terminal do dedo	Neuropáticas (p. ex., DM, hanseníase, síndrome do túnel do carpo, siringomielia)
		Vasculares (p. ex., arterosclerose, doença de Buerger, doença de Raynaud, esclerodermia)
Unhas brancas de Terry	Leuconíquia que afeta a unha inteira, poupando apenas uma pequena faixa distal	Hepáticas (principalmente cirrose)
		Podem ser vistas em indivíduos sãos
Unha meio a meio	Leuconíquia afetando a metade proximal da unha	Pode ser encontrada em pacientes com insuficiência renal
Melanoníquia estriada	Hipercromia linear (acastanhado-enegrecido)	Hipermelanose/ativação melanocítica (fungo, bactéria, trauma, droga, pigmento exógeno, sangue, tumores não melanoma, síndrome de Addison, acromegalia, síndrome de Cushing, hipertireoidismo, Aids, hipovitaminoses)
Pterígio invertido	Sinéquia do hiponíquio com a lâmina, levando ao desaparecimento do sulco ungueal	Esclerodermia
Linhas de Beau	Sulcos transversais nas unhas	Sistêmicas (quimioterapia, isquemia periférica, síndrome consuntiva)
		Dermatológicas (dermatite de contato, eritrodermia, paroníquia)
		Traumáticas (manicure, onicotilomania)
Hemorragias em lascas	Pontos hemorrágicos longitudinais	Endocardite

Tabela 2 Doenças infecciosas comuns no aparelho ungueal

Doença	Característica	Diagnóstico diferencial	Fatores de risco	Tratamento
Paroníquia aguda	Dor, calor, rubor da parte anterior da unha com possibilidade de pus	Panarício herpético do dedo: deve-se atentar para ocorrência de vesículas herpéticas na área afetada e história de recorrência no mesmo dedo	Trauma (p. ex., retirada de cutícula)	Drenagem se houver pus Antibióticos tópicos por 5-7 dias Antibióticos sistêmicos por 5-7 dias (cefalexina, amoxicilina + clavulanato)
Paroníquia crônica	Não mais considerada uma doença infecciosa. Trata-se de uma doença inflamatória crônica que acomete as dobras ungueais proximal e laterais; clinicamente caracterizada por edema (almofada) da dobra ungueal acometida, ausência de cutícula e alterações da placa ungueal (cromoníquia e linhas de Beau); sua principal causa é o eczema de contato irritativo, com grande impacto ocupacional	Psoríase, líquen plano, uso de retinoides, hanseníase, doenças bolhosas, síndrome das unhas amarelas etc – importante lembrar que todos esses diagnósticos diferenciais também podem atuar como causa de paroníquia crônica	Retirada da cutícula, contato repetido em água e detergente, fatores ocupacionais (cabeleireiros, jardineiros, solventes)	Evitar o contato com a umidade: uso de luvas de algodão e, sobre elas, luvas de borracha durante as atividades; uso tópico de corticosteroides de média ou alta potência (pouca resposta e recidivas frequentes); infiltração de corticosteroides: triancinolona 2,5 mg/mL (resposta/recidiva moderada); tratamento cirúrgico consiste na remoção da dobra ungueal e cicatrização por segunda intenção da ferida – apresenta boa resposta, já que a cutícula se refaz durante o processo de cicatrização, indicada para os casos mais crônicos e recalcitrantes (pouca recidiva)
Verrugas virais	Lesões queratóticas com pontos enegrecidos Podem acometer as regiões periungueal e subungueal	Carcinoma espinocelular, queratoacantoma, eczema, tumores filamentosos etc O diagnóstico de certeza não é clínico; sempre realizar biópsia antes do tratamento, principalmente em lesões únicas	Roedores de unha, ocupacional, ambiente úmido, imunossupressão	Apesar de inúmeros tratamentos descritos, altas taxas de recidivas são observadas; melhores resultados: imiquimode 5% e bleomicina intralesional (1 UI/mL); nunca realizar crioterapia ou eletrocoagulação no tratamento de verrugas ungueais, pelo alto risco de distrofia permanente da placa ungueal

(continua)

Tabela 2 Doenças infecciosas comuns no aparelho ungueal (continuação)

Doença	Característica	Diagnóstico diferencial	Fatores de risco	Tratamento
Onicomicose (Capítulo 274)	Mais comum: onicólise e espessamento subungueal – na parte proximal são observadas pequenas linhas brancas em direção à matriz	Onicólise traumática (descolamento por limpar embaixo da unha, psoríase subungueal, líquen plano, onicodistrofia traumática, verruga viral subungueal) O diagnóstico por exame micológico direto e cultura para fungos é muito importante, haja vista a frequente confusão diagnóstica e o curso lento do tratamento, não sendo confiável uma prova terapêutica	Diabetes, imunodepressão, onicodistrofia traumática, insuficiência vascular periférica, tinha pedis	Tópico: esmalte de amorolfina 5% (2×/semana) ou ciclopirox 8% (1×/dia) Sistêmico: terbinafina 250 mg/dia, por 6 semanas; itraconazol, 400 mg/dia, por 1 semana/mês, por 3 meses; ou fluconazol, 150-300 mg/semana, por 6 meses (maior índice de falha terapêutica) Se > 1 unha envolvida, a possibilidade de cura com tratamento tópico é pequena Onicoabrasão (sem registro vigente na Anvisa) pode ser útil como adjuvante; o tratamento cirúrgico (onicocriptose) baseia-se no estreitamento da placa ungueal (matricectomias tradicionais, S, L etc, associada ou não à quimiocauterização da matriz ungueal – fenol, ATA ou NaOH) ou na remoção da dobras ungueais (técnica do super U ou Howard-Dubois – unha encravada distal); a eficácia do tratamento está relacionada com o conhecimento e familiaridade que o cirurgião tem com cada uma das técnicas

Tabela 3 Doenças mecanotraumáticas comuns do aparelho ungueal

Doença	Característica	Fatores de risco	Tratamento
Fragilidade das unhas	Delaminação Unhas quebradiças Onicosquizia	Lavagens frequentes, solventes, ácidos, detergentes, carência de oligoelementos (ferro, zinco, selênio, biotina, vitamina B6, vitamina E)	Evitar traumas e fatores de risco Suplementação de oligoelementos
Unha encravada (onicocriptose)	Inflamação, edema e, por vezes, infecção secundária na parte acometida	Calçados apertados ou com o bico fino Dedo largo ou desviado Traumatismos Unha com hipercurvatura ou com corte arredondado	Evitar traumas e fatores de risco Conservador: antibióticos tópicos e sistêmicos e corticosteroide tópico; colocação de prótese (lâmina) Cirúrgico: matricectomia com fenolização; não é indicada a avulsão da unha

▪ BIBLIOGRAFIA

Baran R. Nails. In: Burns T, Breathnach S, Cox N, Griffiths C. Rook's textbook of dermatology. 8.ed. Hoboken: Wiley-Blackwell; 2010.

Chiachio N. Manual de conduta nas onicomicoses: diagnóstico e tratamento. Sociedade Brasileira de Dermatologia; 2005. Disponível em: http://www.sbd.org.br.

Tosti A, Piraccini BM, Chiacchio N. Doenças das unhas: clínica e cirurgia. São Paulo: Luana; 2007.

279 MEDICAÇÕES TÓPICAS

Wagner G. Galvão Cesar

A estratégia de tratamento com drogas tópicas encontra o problema da barreira transdérmica, apesar de alguns casos de sucesso (p. ex., escopolamina, nitroglicerina, estrógenos). As medicações com ação local, no entanto, são uma estratégia interessante para lesões cutâneas ou mucosas. Neste capítulo, são apresentadas algumas orientações básicas referentes às medicações mais comuns no uso do generalista.

VEÍCULO

O veículo é uma parte fundamental na escolha da medicação tópica, pois, além da adequação ao local da aplicação, influencia a potência da medicação, pela absorção e consequente biodisponibilidade. Outros fatores influenciam a biodisponibilidade, como:

- integridade da barreira cutânea;
- concentração/tamanho molecular do composto ativo;
- local anatômico/espessura do estrato córneo.

Tabela 1 Características dos veículos tópicos mais usados

Veículos mais usados	Características
Pomada	Semissólido (p. ex., vaselina) com propriedades oclusivas, com grande absorção. Difícil aplicação em superfícies mucosas, exsudativas ou pilosas
Creme	Emulsão água-óleo, podendo ser mais viscoso quanto mais óleo houver na emulsão. É o veículo mais usado e versátil
Solução	Mistura líquida geralmente estabilizada por álcool – ideal para áreas pilosas. Pode causar ardor

Os efeitos colaterais podem ser decorrentes do princípio ativo com manifestações locais (p. ex., dermatite de contato alérgica por neomicina) ou sistêmicas (p. ex., síndrome de Cushing por corticosteroide tópico). Há também efeitos colaterais decorrentes do veículo, como irritação primária ou acne oclusiva.

ANTIBIÓTICOS PARA INFECÇÕES SUPERFICIAIS

Tabela 2 Antibióticos para infecções superficiais

Princípio ativo	Formulação	Posologia
Ácido fusídico	Creme a 2%	2-3×/dia
Mupirocina	Creme e pomada a 2%	2-3×/dia
Neomicina	Creme e pomada a 0,5%	2×/dia
Gentamicina	Creme e pomada a 0,1%	3-4×/dia
Retapamulina	Pomada a 1%	2×/dia

ANTIFÚNGICOS

O uso deve levar em conta o veículo. A indicação e a duração devem considerar os aspectos clínicos (Capítulo 274). A associação com corticosteroides não deve ser usada rotineiramente, sendo considerada em quadros com muita inflamação e prurido e apenas para o início do tratamento, lembrando que o tratamento das infecções fúngicas, em geral, se prolonga por semanas.

Tabela 3 Antifúngicos

Princípio ativo	Creme	Esmalte	Loção	Solução	Xampu	*Spray*
Amorolfina	0,25%	5%	–	–	–	–
Bifonazol*	1%	–	–	–	1%	1%
Butenafina	1%	–	–	–	–	–
Cetoconazol	2%	–	–	–	2%	–
Ciclopirox	1%	8%	–	1%	1,5%	–
Clotrimazol	1%	–	–	–	–	1%
Fenticonazol	2%	–	–	–	–	2%
Isoconazol	1%	–	–	1%	–	1%
Miconazol	2%	–	2%**	–	–	–
Oxiconazol	1%	–	–	1%***	–	–
Terbinafina	1%	–	–	–	–	–
Tioconazol	1%	–	–	28%****	–	–

* Sem registro vigente na Anvisa; ** Cremosa; *** alcoólica; **** unhas.

ANTI-HISTAMÍNICOS

A ação antipruriginosa de anti-histamínicos tópicos é restrita a casos em que o prurido é mediado por histamina (p. ex., urticária). Assim, o uso de dexclorfeniramina (creme a 1%) ou prometazina (creme a 2%), p. ex., é muito limitado, sendo o último responsável frequente por alergia nas áreas expostas à luz (fotossensibilização).

ANTIVIRAIS (CAPÍTULO 220)

Tabela 4 Antivirais

Princípio ativo	Posologia	Labial	Genital
Aciclovir 5% creme	A cada 3 horas ou 6×/dia por 7 dias	Pouco efetiva no imunocompetente. No imunocomprometido, pode ser adjuvante ao sistêmico	Indicada em episódios recorrentes
Penciclovir 1% creme	A cada 2 horas ou pelo menos 6×/dia por 7dias	Mostra efetividade nas lesões recorrentes	Não indicado

CORTICOSTEROIDES

Há inúmeras opções de corticosteroides tópicos, cuja potência varia de I-VII (Tabela 5). A escolha deve levar em conta vários fatores:

- sua potência, de acordo com a gravidade das lesões, sua localização e extensão;
- o veículo (p. ex., pomadas para lesões secas, loções para áreas pilosas);
- para a face e regiões de dobras (p. ex., virilha), nas quais a camada córnea é fina, é importante evitar os corticosteroides de maior potência pela possibilidade de atrofia, infecções (tinha incógnita) e dermatite perioral;
- nas regiões de palmas das mãos e plantas dos pés, frequentemente são necessários agentes potentes ou superpotentes.

Tabela 5 Corticosteroides tópicos

Potência	Exemplos
Grupo I Superpotente	Propianato de clobetasol a 0,05% (creme, pomada, xampu, loção e spray)
Grupo II Potente	Dipropionato de betametasona a 0,05% (pomada), valerato de betametasona a 0,1% (pomada), halcinonida* a 0,1% (pomada) Valerato de diflucortolona (creme e pomada)
Grupo III Potente	Dipropianato de betametasona a 0,05% (creme), valerato de betametasona a 0,1% (creme), halcinonida* a 0,1% (creme)
Grupo IV Potência média	Furoato de mometasona a 0,1% (pomada) Prednicarbato a 0,25% (pomada) Acetonido de triancinolona a 0,1% (creme e pomada bucal) Desonida a 0,05% (pomada) Aceponato de metilprednisolona a 0,1% (creme)
Grupo V Potência média	Furoato de mometasona a 0,1% (creme) Acetonido de fluocinolona (creme) Desonida a 0,05% (creme, loção cremosa)
Grupo VI Potência leve	Acetato de hidrocortisona a 1% (pomada) Pivalato de flumetasona* a 0,02% (creme ou pomada)
Grupo VII Leve	Acetato de hidrocortisona a 1% (creme) Dexametasona a 1% (creme)

* Sem registro vigente na Anvisa.

Além disso, o tempo de uso deve ser limitado de acordo com a doença, visando minimizar os efeitos colaterais locais. Pode haver efeitos colaterais sistêmicos proporcionais à quantidade de medicação aplicada e absorvida. O uso prolongado também pode induzir à taquifilaxia, reduzindo sua efetividade.

IMUNOMODULADORES NÃO ESTEROIDES

Os inibidores da calcineurina são uma classe relativamente nova que configura boa alternativa aos corticosteroides tópicos, especialmente em indicações prolongadas e em áreas nas quais o risco de atrofia pelo esteroide é maior (dobras, genitais, face). Apesar de a bula indicar o risco de carcinogênese, os estudos em aplicação tópica não demonstraram aumento do risco. Os riscos em longo prazo ainda são desconhecidos. É comum a ocorrência de irritação, bem como sensação transitória de ardor, e seu uso deve ser evitado em locais com infeção aguda, gravemente erodidos ou sobre lesões pré-malignas ou malignas.

Há, como grande novidade, a chegada de medicamentos inibidores da via JAK-STAT em formulações tópicas como o delgocitinib e o ruloxitinib, esse já aprovado no exterior para o tratamento de dermatite atópica. Os estudos mostram grande potencial no tratamento de eczemas, alopecia areata e vitiligo com ótimo perfil de segurança. No momento, ainda não estão aprovados no Brasil.

Tabela 6 Imunomoduladores não esteroides

Princípio ativo	Formulação	Posologia
Pimecrolimo	Creme a 1%	2×/dia
Tacrolimo	Pomada a 0,1% ou 0,03%	2×/dia

ANTIPARASITÁRIOS (CAPÍTULO 270)

Tabela 7 Antiparasitários

Medicação	Formulação	Posologia	Comentário
Permetrina	Creme ou loção a 5%	Aplicar do pescoço aos pés à noite e lavar pela manhã por 2 dias	Tratamento de escolha
	Xampu ou sabonete a 1%	Aplicar e deixar agir por 10 minutos. Repetir em 7-10 dias	
Benzoato de benzila	Creme ou loção alcoólica a 25%	Aplicar do pescoço aos pés à noite por 24 horas por 3 dias	Causa muita irritação, atualmente em desuso
Enxofre precipitado	5% em vaselina sólida	Aplicar do pescoço aos pés à noite por 24 horas por 3 dias	Pouca irritação, odor desagradável
Lindano	Creme, loção e xampu a 1%	Aplicar do pescoço aos pés à noite e lavar pela manhã por 2 dias	Em desuso – toxicidade neurológica principalmente em crianças
Ivermectina	Comprimidos 6 mg	Dose única (200 mcg/kg), repetir após 1 semana	Menos efetiva se comparada aos tratamentos tópicos. Pode ser adjuvante em casos extensos
Tiabendazol	Pomada a 5%	3×/dia por 10 dias	Mais efetiva para nematelmintos

▪ BIBLIOGRAFIA

Bolognia J, Jorizzo J, Rapini R. Dermatology. 2 ed. London: Mosby Elsevier; 2008

Lacy CF, Armstrong LL, Goldman MP, Lance LL. Medicamentos Lexi-Comp. Barueri: Manole; 2009.

Lee NP, Arriola ER. Topical corticosteroids: back to basics. West J Med 1999;171(5-6):351-3.

Nakagawa H, Nemoto O, Igarashi A, Saeki H, Murata R, Kaino H, et al. Long-term safety and efficacy of delgocitinib ointment, a topical Janus kinase inhibitor, in adult patients with atopic dermatitis. J Dermatol 2020;47(2):114-120.

Penna G, Teixeira M. Dermatologia na atenção básica de saúde. Brasília: Ministério da Saúde; 2002.

Rotta I, Sanchez A, Gonçalves PR, Otuki MF, Correr CJ. Efficacy and safety of topical antifungals in the treatment of dermatomycosis: a systematic review. Br J Dermatol 2012;166(5):927-33.

Weinstein A, Berman B. Topical treatment of common superficial tinea infections. Am Fam Physician 2002;65(10):2095-102.

SEÇÃO 27

DOENÇAS GINECOLÓGICAS

JONATHAN YUGO MAESAKA

280 DOR PÉLVICA

Eduardo Vieira da Motta, Helena Azevedo Guizzc, Edmund Chada Baracat

DEFINIÇÃO E ETIOLOGIA

Dor pélvica é a dor relatada em hipogástrio e em fossas ilíacas.

Quando aguda, tem início súbito e apresenta duração limitada. As possíveis causas de dor pélvica aguda feminina são apresentadas na Tabela 1.

Tabela 1 Causas de dor pélvica aguda feminina
Origem obstétrica
Gestação ectópica
Abortamento
Hematoma de corpo lúteo
Torção ovariana
Origem ginecológica
Doenças anexiais (cistos ovarianos hemorrágicos, dor do meio, torção anexial)
Doença inflamatória pélvica (endometrite, salpingite, ooforite com ou sem abscesso, peritonite)
Mioma, adenomiose
Origem geniturinária
Cistite, pielonefrite
Litíase ureteral ou vesical
Origem gastrointestinal
Infecciosa (apendicite, diverticulite, gastroenterite)
Obstrução intestinal
Síndrome do cólon irritável
Origem musculoesquelética
Hérnias
Afecções de parede abdominal (hematomas, celulites)
Origem vascular
Aneurisma de aorta abdominal
Angina abdominal
Trombose mesentérica
Tromboflebite pélvica
Porfiria aguda

(continua)

(continuação)

Quando persiste por > 6 meses, constitui dor pélvica crônica. As causas de dor pélvica crônica feminina são apresentadas na Tabela 2.

Tabela 2 Causas de dor pélvica crônica feminina
Origem ginecológica
Endometriose
Aderências pélvicas
Varizes pélvicas
Neoplasia uterina ou anexial
Origem urinária
Cistite intersticial
Divertículos ou pólipos ureterais
Obstrução ureteral ou uretral
Origem gastrointestinal
Síndrome do cólon irritável
Retocolite ulcerativa, doença de Crohn
Diverticulose
Aderências
Neoplasias
Angina abdominal
Origem musculoesquelética
Dor miofascial
Fibromialgia
Síndrome piriforme
Outras
Neuralgia do n. pudendo
Pinçamento de nervos cutâneos da parede abdominal
Síndrome da congestão pélvica

A dor pélvica cíclica, por sua vez, tem duração curta. Está associada ao ciclo menstrual, sendo comumente chamada de dismenorreia. Pode ser primária ou secundária:

- primária: dor sem afecção pélvica associada que a justifique. É resultado do aumento da produção de prostaglandinas endometriais durante a fase pré-menstrual e a menstruação;
- secundária: resulta de doença pélvica subjacente. Usualmente, tem início alguns dias antes da menstruação e pode persistir após o término do sangramento menstrual. As causas mais comuns são mioma, endometriose, pólipos endometriais e adenomiose. Causas mais raras, em pacientes jovens, são malformações do trato genital inferior como hímen imperfurado, septo vaginal transverso, agenesia do terço distal da vagina, entre outras.

Sugere-se consulta dos Capítulos 137 e 138 para informações sobre causas gastrointestinais e urinárias, bem como do Capítulos 173 e 175 para causas neoplásicas.

EPIDEMIOLOGIA

A dor pélvica pode aparecer em qualquer momento da vida da mulher. É causa frequente de procura de serviço médico de emergência e, quando não tratada adequadamente, pode trazer grande prejuízo na qualidade de vida e no futuro reprodutivo.

QUADRO CLÍNICO

Dor pélvica aguda

Apresenta-se com início recente (algumas horas ou dias) em relação à consulta. Pode ser de apresentação súbita ou início insidioso, mal localizada e profunda ou localizada e superficial. Geralmente, tem piora progressiva e curta duração. O quadro varia de acordo com a causa da dor.

Pacientes com gravidez ectópica ou abortamento se apresentarão com atraso menstrual acompanhado de sangramento e dor. Nos casos de abortamento, o útero encontra-se aumentado ao exame físico e ginecológico e, à USG, há imagem intrauterina sugestiva de gestação tópica. A dilatação do colo uterino ao toque sugere um abortamento em curso. Na gestação ectópica, a implantação do saco gestacional ocorre fora do útero, em geral na tuba uterina. À USG, visualiza-se imagem anexial sugestiva de gestação ectópica. Pode ocorrer sangramento volumoso tanto vaginal quanto intra-abdominal (nos casos de gestação ectópica rota), podendo levar a instabilidade hemodinâmica se não tratada com rapidez.

Cisto anexial hemorrágico

A rotura de cistos benignos (foliculares e de corpo lúteo) ou neoplásicos pode ocasionar sangramento na cavidade abdominal e dor. Dependendo da intensidade do sangramento, as pacientes podem apresentar-se com quadro de dor leve e pouco localizada até dor intensa, sinais de peritonismo e instabilidade hemodinâmica.

A torção anexial cursa com isquemia gonadal. Em geral, ocorre quando há alguma massa (tumor) anexial. Determina dor abdominal súbita, constante e intensa. Há casos em que a torção não gera isquemia total do anexo, sendo a dor mais leve ou intermitente. Ao exame físico e ginecológico, é possível palpar massa anexial a depender do seu volume e do biótipo da paciente.

Miomas

Os miomas são causas de dor aguda quando comprimem estruturas adjacentes (ureter, bexiga, reto) ou quando, em decorrência de seu crescimento rápido, apresentam vascularização insuficiente, evoluindo com isquemia, degeneração e necrose.

Ao exame físico e ginecológico, detecta-se útero aumentado à custa do mioma e dor abdominal à palpação.

Dor pélvica cíclica

A dismenorreia apresenta-se como dor em cólica associada ao ciclo menstrual. Pode ser acompanhada de náuseas e vômitos.

Nos casos de dismenorreia primária, o quadro começa logo após a menarca e a dor geralmente se inicia junto com a menstruação. É difusa, por toda a pelve, e pode irradiar para região lombossacral e raiz da coxa. Pode ser acompanhada de fezes amolecidas e, mais raramente, diarreia.

A dismenorreia secundária geralmente começa mais tardiamente. Pode iniciar-se alguns dias antes da menstruação e perdurar após seu término. Também surge como dor em cólica, difusa pela pelve, podendo estar acompanhada de náusea, vômitos e alteração da consistência das fezes.

Dor pélvica crônica

Pacientes com endometriose apresentam quadro de dor pélvica acíclica, difusa, com dismenorreia intensa. Também podem cursar com dispareunia de profundidade, alterações intestinais e urinárias cíclicas, e infertilidade.

Aderências pélvicas

Geram dor difusa, acíclica, que pode evoluir com quadro de obstrução intestinal. São mais frequentes em pacientes com cirurgias abdominais prévias ou história de peritonite ou doença inflamatória pélvica.

Varizes pélvicas

Provocam dor pélvica com irradiação para região sacral, que pode ser acompanhada de dispareunia e sintomas de cólon irritável.

EXAMES COMPLEMENTARES

Nos casos de mulheres em idade fértil e sexualmente ativas, deve-se solicitar exame da gonadotrofina coriônica humana (beta-hCG), principalmente se houver atraso menstrual. Hemograma e proteína C-reativa ajudam a identificar causas infecciosas de dor. O hemograma também é essencial nos casos de abdome agudo hemorrágico.

USG de pelve (transvaginal ou abdominal) identifica grande parte das causas anexiais e uterinas de dor, e deve fazer parte do arsenal diagnóstico.

Exames de urina tipo 1 e urocultura contribuem para o diagnóstico de cistite e pielonefrite.

TC é importante para diferenciar as causas intestinais de dor das causas ginecológicas, e RNM pode ser solicitada para avaliar melhor doenças anexiais e retroperitoneais.

DIAGNÓSTICO E TRATAMENTO

- Gestação ectópica ou abortamento: sempre se deve descartar gestação nas pacientes com dor pélvica aguda em idade reprodutiva. O tratamento depende do tamanho do saco gestacional e da evolução dos níveis de beta-hCG. Em casos de gestação ectópica, o tratamento cirúrgico frequentemente é necessário.
- Cisto ou torção anexial: USG com Doppler pode auxiliar no diagnóstico das torções anexiais com isquemia ovariana. Em geral, as torções ocorrem nos casos de cistos anexiais mais volumosos e, quando diagnosticadas, devem ter tratamento estabelecido com urgência para evitar necrose do anexo. No caso dos cistos anexiais hemorrágicos, é importante avaliar sinais de sangramento abdominal por meio de USG e hemograma. Se houver sangramento em pequena quantidade e controlado, o tratamento consiste em controle da dor e avaliação dos níveis de Hb. Caso o sangramento seja volumoso, a abordagem cirúrgica está indicada para controle.
- Doença inflamatória pélvica (Capítulo 282).
- Miomas: podem gerar dor pélvica aguda, principalmente se associados a sangramento genital. O controle do sangramento muitas vezes resulta no controle da dor. Para isso, pode-se utilizar AINH e antifibrinolíticos. Na ausência de sangramento, a dor pode ser resultado de degeneração do mioma ou compressão de órgãos adjacentes, mais comum nos casos de miomas volumosos. Para essas situações, o tratamento cirúrgico é a 1ª opção (miomectomia ou histerectomia). A embolização das artérias uterinas é alternativa ao tratamento cirúrgico.
- Dismenorreia primária: o tratamento pode ser feito com AINH. O uso de contraceptivos hormonais orais também é bastante eficiente. Nos casos refratários, pode-se optar por induzir amenorreia por meio do uso de contraceptivos de maneira contínua. Nos casos de dismenorreia secundária, o controle da dor pode ser feito de maneira semelhante até se estabelecer um tratamento definitivo de sua causa.
- Dor pélvica crônica: trata-se de um diagnóstico mais difícil, em razão de suas múltiplas causas e das semelhanças nos sintomas. Equipe multidisciplinar composta de ginecologista, cirurgião e urologista é importante para investigar a causa da dor e definir seu tratamento.
- Endometriose: o diagnóstico definitivo é feito por laparoscopia com biópsia. Também contribuem para o diagnóstico USG pélvica, RNM e dosagens de CA125. Na suspeita de acometimento intestinal ou do trato urinário, é necessário realizar exames direcionados, como colonoscopia e cistoscopia. O tratamento consiste no controle da dor com AINH, opioides e contraceptivos orais ou injetáveis. O dispositivo intrauterino (DIU) de levonorgestrel também é eficaz no controle da dor. Nos casos graves da doença, com acometimento de outros órgãos, dor refratária ao tratamento clínico, ou infertilidade, deve-se considerar tratamento cirúrgico.
- Aderências pélvicas: exames de imagem podem fomentar o diagnóstico, que em geral é confirmado no intraoperatório. O tratamento consiste no controle da dor. Na suspeita de obstrução intestinal ou obstrução tubária associada a desejo reprodutivo, o tratamento cirúrgico deve ser considerado.

PROGNÓSTICO

O diagnóstico precoce da dor pélvica aguda é fundamental. Demora no diagnóstico e no tratamento pode aumentar consideravelmente a morbidade e a mortalidade, com possibilidade de grande prejuízo reprodutivo.

Nos casos de dor pélvica cíclica e crônica, um tratamento eficiente é necessário para melhorar a qualidade de vida e está associado a menores gastos com medicação e atendimento médico de urgência.

■ BIBLIOGRAFIA

Baracat EC, Zugaib M (coords.). Saúde da mulher. In: Martins MA, Carrilho FJ, Alves VAF, Cerri GG, Wen CL (eds.). Clínica médica, volume 1: atuação da clínica médica, sinais e sintomas de natureza sistêmica, medicina preventiva, saúde da mulher, envelhecimento e geriatria, medicina laboratorial na prática médica. Barueri: Manole; 2009. p.480-637.

Kruszka PS, Kruszka SJ. Evaluation of acute pelvic pain in women. Am Fam Physician. 2010;82(2):141-7.

Ortiz DD. Chronic pelvic pain in women. Am Fam Physician. 2008; 77(11):1535-42.

281 CORRIMENTOS GENITAIS

Iara Moreno Linhares, Gabriella Paiva Bento Kondo, Edmund Chada Baracat

DEFINIÇÃO E ETIOLOGIA

Os corrimentos genitais consistem em aumento do fluxo vaginal associado ou não a outros sintomas, como prurido vaginal, ardência e irritação local.

O conteúdo vaginal fisiológico apresenta cor esbranquiçada ou transparente, volume variável e pH ácido (3,8-4,5). A flora vaginal é variável e influenciada por vários fatores, especialmente os níveis estrogênicos. Os lactobacilos predominam, mas não são exclusivos. Bactérias de várias espécies diferentes permanecem em harmonia, controladas pelos lactobacilos, mas podem, em situações especiais, tornar-se patogênicas.

A correta identificação do agente etiológico permite tratamento direcionado e eficaz. Entretanto, nem sempre o exame ginecológico permite a identificação do agente etiológico, sendo necessários exames laboratoriais (exame a fresco do conteúdo vaginal, bacterioscópico com coloração pelo método de Gram e/ou culturas).

■ TRICOMONÍASE

A tricomoníase vaginal é infecção sexualmente transmissível (IST). Seu agente etiológico é o protozoário *Trichomonas vaginalis*.

QUADRO CLÍNICO

Porém, o achado ocasional de *Trichomonas* em pacientes assintomáticas também justifica seu tratamento. As pacientes apresentam-se com:

- corrimento abundante geralmente com odor desagradável, verde amarelado e bolhoso;
- prurido e/ou irritação vulvar;
- colpite focal (aspecto de "colo em framboesa");

Na gestação, está associado a rotura prematura das membranas ovulares e parto prematuro.

EXAMES COMPLEMENTARES

Devem ser realizados os seguintes exames:

- exame a fresco do conteúdo vaginal: para identificação dos parasitas flagelados;
- exame do conteúdo vaginal corado por Gram ou PCR para tricomonas;
- pH: encontra-se elevado (> 4,5);
- cultura: raramente é realizada.

DIAGNÓSTICO

O quadro clínico e o exame a fresco são suficientes para o diagnóstico. Quando o exame a fresco for negativo, mas os sintomas forem evidentes, solicita-se a cultura (meio de Diamond).

TRATAMENTO

O tratamento é feito com metronidazol 500 mg a cada 12 horas por 7 dias; como segunda opção podem ser utilizados tinidazol 2 g, VO, em dose única ou secnidazol 2 g, VO, em dose única.

Além disso, a paciente deve ser orientada quanto a abstinência sexual durante o tratamento e a evitar a ingestão de álcool. O parceiro deve ser tratado. Recomenda-se também a pesquisa de outras IST nas mulheres portadoras do *Trichomonas vaginalis*.

■ CANDIDÍASE

A candidíase vaginal é a infecção causada por um fungo comensal da mucosa vaginal, que prolifera quando o meio se torna favorável para seu desenvolvimento. 80% das infecções são causadas pela *Candida albicans*.

São fatores de risco para sua ocorrência: uso de antibióticos, corticosteroides, gestação, diabete melito, estresse, estados de imunossupressão, deficiências específicas na imunidade vaginal.

QUADRO CLÍNICO

Apresenta-se como:

- secreção branca em grumos, espessa, inodora e aderente às paredes vaginais;
- prurido, queimação vulvovaginal, disúria e dispareunia superficial;
- vulva vermelha, edemaciada, podendo haver fissuras e/ou escoriações.

Os sintomas são mais acentuados no período pré-menstrual.

EXAMES COMPLEMENTARES

Devem ser realizados os seguintes exames:

- exame a fresco com hidróxido de potássio a 10% ou SF: revela micélios ou esporos;
- pH: < 4,5;
- bacterioscopia da secreção vaginal por meio da coloração de Gram;
- cultura: se os sintomas estiverem presentes e o exame a fresco ou a bacterioscopia forem negativos.

DIAGNÓSTICO

O quadro clínico e o exame a fresco fazem o diagnóstico na maioria dos casos.

TRATAMENTO

A eficácia do tratamento tópico e VO é equivalente, e não é necessário associar as 2 vias. Recomendam-se: fluconazol, 150 mg, VO, em dose única; miconazol creme a 2%, 5 g (1 aplicador), por via intravaginal, por 7 noites; tioconazol creme a 6,5%, 5 g (1 aplicador), por via intravaginal, em dose única; e clotrimazol creme a 1%, 5 g (1 aplicador), por via intravaginal, por 7-14 noites.

O tratamento do parceiro não é realizado na rotina, pois não aumenta a taxa de cura.

O tratamento VO é contraindicado na gestação.

VAGINOSE BACTERIANA

Vaginose bacteriana é a principal causa de corrimento vaginal. É caracterizada pela alteração da flora vaginal com redução da população de lactobacilos acidófilos e pela exagerada proliferação de anaeróbios vaginais (*Gardnerella vaginalis*, *Prevotella* sp., *Bacteroides* sp., *Mobiluncus* sp., micoplasmas e outros).

QUADRO CLÍNICO

Os sintomas são:

- Odor desagradável ("odor de peixe" ou amoniacal), que piora no período menstrual e durante as relações sexuais sem preservativo.
- Secreção vaginal geralmente branco-acinzentada, de aspecto fluido e homogêneo.

Aproximadamente 50% das pacientes com vaginose bacteriana são assintomáticas.

EXAMES COMPLEMENTARES

Devem ser realizados os seguintes exames:

- pH vaginal (> 4,5);
- microscopia a fresco ou corada pelo Gram: observa-se a presença de *clue cells* (células do epitélio vaginal recobertas por bactérias aderidas);
- adição de hidróxido de potássio a 10% à secreção vaginal (*whiff test*): odor fétido decorrente da liberação de aminas.

DIAGNÓSTICO

É feito por meio de exame clínico, medida de pH, exame a fresco e teste das aminas.

TRATAMENTO

Recomendam-se: metronidazol, 500 mg, VO, a cada 12 horas, por 7 dias; metronidazol gel a 0,75%, 5 g (1 aplicador), por via intravaginal, durante 7 noites; ou clindamicina creme a 2%, 5 g (1 aplicador), por via intravaginal, durante 7 noites.

Os parceiros não precisam ser tratados, porém considerar o tratamento quando há episódios frequentes.

BIBLIOGRAFIA

Baracat EC, Zugaib M (coords.). Saúde da mulher. In: Martins MA, Carrilho FJ, Alves VAF, Cerri GG, Wen CL (eds.). Clínica médica, volume 1: atuação da clínica médica, sinais e sintomas de natureza sistêmica, medicina preventiva, saúde da mulher, envelhecimento e geriatria, medicina laboratorial na prática médica. Barueri: Manole; 2009. p.480-637.

282 DOENÇA INFLAMATÓRIA PÉLVICA

Camila Barião da Fonseca Miyahara,
Eduardo Vieira da Motta, Edmund Chada Baracat

DEFINIÇÃO E ETIOLOGIA

Doença inflamatória pélvica consiste na infecção dos órgãos do trato genital superior. Inclui endometrite, salpingite, abscesso tubo-ovariano e peritonite pélvica.

Geralmente, a infecção ocorre pela ascensão de microrganismos do trato genital inferior em direção ao trato genital superior.

Diagnóstico e tratamento precoces auxiliam na prevenção de complicações tardias, como infertilidade, dor pélvica crônica, entre outras.

Os principais agentes etiológicos envolvidos são *Chlamydia trachomatis* e *Neisseria gonorrheae*, seguindo-se *Mycoplasma hominis*, *Ureaplasma urealyticum*, *Streptococcus agalactiae*, *Bacterioides fragilis*, *Gardnerella vaginalis*, *Haemophylus influenzae*, bactérias Gram-negativas do trato intestinal, entre outros.

Frequentemente, as infecções são polimicrobianas e em 90% dos casos, originárias de agentes sexualmente transmissíveis.

EPIDEMIOLOGIA

Os fatores de risco para sua ocorrência são os mesmos de outras IST e incluem baixo nível socioeconômico, tabagismo, múltiplos parceiros sexuais, início precoce da vida sexual, parceiro sexual promíscuo, presença de outras IST e história prévia de doença inflamatória pélvica. O uso de dispositivos intrauterinos (DIU) está associado a aumento de 3-5 vezes na frequência de doença inflamatória pélvica em pacientes portadoras de cervicites, principalmente durante as primeiras semanas após a inserção.

DIAGNÓSTICO

O diagnóstico de doença inflamatória pélvica deve basear-se, sobretudo, nos achados clínicos. O principal sintoma relatado pelas pacientes é dor pélvica. Na maioria dos casos, o quadro é agudo e pode estar associado a secreção vaginal purulenta, dispareunia de profundidade, além de sintomas vagos e inespecíficos, como sangramento uterino anormal ou sintomas urinários.

O diagnóstico clínico isolado apresenta valor preditivo positivo de 65-90% para salpingite quando comparado à laparoscopia. Associar os fatores de risco aos achados clínicos pode auxiliar no manejo adequado.

Alguns casos podem ser assintomáticos ou oligossintomáticos, dificultando o diagnóstico e atrasando o tratamento, o que pode levar a danos à saúde reprodutiva da mulher.

O tratamento deve ser instituído na presença dos critérios mínimos em mulheres jovens sexualmente ativas quando outras causas foram excluídas:

- dor abdominal ou pélvica;
- dor à mobilização do colo uterino;
- dor à palpação de anexos.

A associação de qualquer um dos critérios mínimos a outros sinais de inflamação dos órgãos genitais, como os apresentados a seguir, pode aumentar a especificidade do diagnóstico:

- temperatura oral > 38,5°C;
- secreção vaginal ou cervical mucopurulenta;
- proteína C-reativa elevada;
- leucócitos em abundância em microscopia com solução salina de secreção cervical;
- velocidade de hemossedimentação (VHS) elevada;
- comprovação laboratorial de infecção por clamídia ou gonococo.

Critérios mais específicos, ou definitivos, para o diagnóstico de doença inflamatória pélvica incluem: evidência histopatológica de endometrite à biópsia endometrial, exame de imagem mostrando sinais de abscesso tubo-ovariano ou em fundo-de-saco de Douglas e laparoscopia com evidência de doença inflamatória pélvica.

Entre os principais diagnósticos diferenciais estão: gestação ectópica, apendicite aguda, torção ou rotura de cisto anexial, torção de miomas pediculados, infecções do trato urinário, litíase ureteral e tromboflebite pélvica.

Apesar de muitas vezes não serem necessários exames subsidiários para o início do tratamento de doença inflamatória pélvica, alguns exames, quando disponíveis, podem auxiliar no diagnóstico da doença ou na exclusão de diagnósticos diferenciais. Entre esses exames podem ser citados: hemograma, PCR, VHS, exame de urina, culturas de secreção endocervical, teste de gravidez, USG pélvica, RX de abdome, culdocentese, biópsia endometrial e laparoscopia.

Não se deve esquecer de que a maioria dos casos de doença inflamatória pélvica é causada por agentes sexualmente transmissíveis e deve-se oferecer à paciente a investigação de outras IST, como HIV, sífilis, e hepatites B e C.

TRATAMENTO

Os regimes de tratamento utilizados devem ser eficazes contra clamídia e gonococo, podendo-se associar cobertura para microrganismos anaeróbios.

O tratamento clínico ambulatorial deve ser instituído em pacientes com quadros leves, sem sinais de pelviperitonite ao exame clínico e ginecológico. A presença de algum dos critérios listados a seguir indica tratamento em regime hospitalar:

- gestantes;
- falha de tratamento clínico ambulatorial;
- pacientes não aderentes ao tratamento;
- sintomatologia exuberante (febre, queda do estado geral, náuseas e vômitos, peritonismo ou sepse);
- suspeita de abscesso tubo-ovariano;
- impossibilidade de exclusão de emergências cirúrgicas, como apendicite;
- pacientes imunocomprometidas (HIV positivo com CD4 baixo, uso de imunossupressores).

Tratamento clínico ambulatorial

O tratamento ambulatorial é realizado com:

- ceftriaxona, 250 mg, IM, em dose única + doxiciclina, 100 mg, VO, a cada 12 horas, por 14 dias, com ou sem metronidazol, 500 mg, VO, a cada 12 horas, por 14 dias; ou
- cefoxitina, 2 g, IM, em dose única + probenecida (sem registro vigente na Anvisa), 1 g, VO, em dose única + doxiciclina, 100 mg, VO, a cada 12 horas, por 14

dias, com ou sem metronidazol, 500 mg, VO, a cada 12 horas, por 14 dias; ou

- cefalosporina de 3ª geração (cefotaxima ou ceftizoxima – sem registro vigente na Anvisa), 1 g, IM + doxiciclina, 100 mg, VO, a cada 12 horas, por 14 dias, com ou sem metronidazol, 500 mg, VO, a cada 12 horas, por 14 dias.

Outras alternativas de tratamento são: ceftriaxona, 250 mg, IM, em dose única + azitromicina, 1 g, VO, 1 vez por semana, por 2 semanas, com ou sem metronidazol, 500 mg, VO, a cada 12 horas, por 14 dias; e levofloxacino, 500 mg, ou ofloxacino, 400 mg, VO, a cada 12 horas, por 14 dias, com ou sem metronidazol, 500 mg, VO, por 14 dias (se não houver disponibilidade de cefalosporina IM e o risco de infecção por gonococo for baixo).

As pacientes devem ser reavaliadas após 72 horas de tratamento e, na ausência de melhora clínica, recomenda-se internação para reavaliação diagnóstica e tratamento com antibioticoterapia parenteral.

Tratamento hospitalar

O tratamento hospitalar é realizado com: cefoxitina, 2 g, EV, a cada 6 horas + doxiciclina, 100 mg, VO, a cada 12 horas; ou clindamicina, 900 mg, EV, a cada 8 horas + gentamicina em dose de ataque EV ou IM, 2 mg/kg de peso corporal + gentamicina em dose de manutenção de 1,5 mg/kg de peso corporal, a cada 8 horas, ou 3-5 mg/kg em dose única diária.

Como tratamento alternativo, pode-se optar por ampicilina + sulbactam, 3 g, EV, a cada 6 horas + doxiciclina, 100 mg, VO, a cada 12 horas.

Na presença de melhora clínica após 24-48 horas de antibioticoterapia EV, o tratamento parenteral pode ser descontinuado, mantendo-se a doxiciclina até completar 14 dias de tratamento. Na presença de abscesso tubo-ovariano, deve-se associar cobertura para anaeróbios.

Indica-se intervenção cirúrgica nos seguintes casos:

- falta de resposta ao tratamento clínico;
- piora clínica da paciente;
- massa pélvica que persiste ou aumenta apesar do tratamento clínico adequado;
- suspeita de rotura de abscesso tubo-ovariano;
- abscesso em fundo-de-saco de Douglas;
- hemoperitônio.

Todos os parceiros sexuais dos últimos 60 dias antes do início dos sintomas devem ser convocados para tratamento, mesmo que assintomáticos. O esquema recomendado para o tratamento do parceiro é com azitromicina, 1 g, VO, em dose única, associado a ciprofloxacino, 500 mg, VO, em dose única.

Não há evidências suficientes para recomendar retirada de DIU, no entanto, o acompanhamento deve ser rigoroso e o caso, avaliado individualmente.

BIBLIOGRAFIA

Baracat EC, Zugaib M (coords.). Saúde da mulher. In: Martins MA, Carrilho FJ, Alves VAF, Cerri GG, Wen CL (eds.). Clínica médica, volume 1: atuação da clínica médica, sinais e sintomas de natureza sistêmica, medicina preventiva, saúde da mulher, envelhecimento e geriatria, medicina laboratorial na prática médica. Barueri: Manole; 2009. p.480-637.

Brasil. Ministério da Saúde. Manual de controle das doenças sexualmente transmissíveis. Brasília: Ministério da Saúde; 2006.

Workowski KA, Berman S; Centers for Disease Control and Prevention. Sexually transmitted diseases treatment guidelines, 2010. MMWR Rccomm Rap 2010;59(RR-12):1-110.

283 NÓDULOS MAMÁRIOS

Jonathan Yugo Maesaka, José Roberto Filassi

DEFINIÇÃO E ETIOLOGIA

Engloba nódulo mamário, tumor ou nodulação mamária identificados ao autoexame ou ao exame físico das mamas com correspondente em exame de imagem, que pode estar associado a dor ou sensibilidade mamária.

EPIDEMIOLOGIA

Cerca de 50% das pacientes com idade > 30 anos pode queixar-se de alterações mamárias. Entre os nódulos palpáveis, 80% são lesões benignas.

O câncer de mama (Capítulo 170) é o 2° mais frequente na mulher, após os tumores de pele não melanoma. Estimam-se 66.280 casos novos de câncer de mama no Brasil em 2022.

QUADRO CLÍNICO

As pacientes apresentam nódulo mamário identificado no autoexame, no exame físico das mamas ou por meio de exame de imagem em paciente assintomática.

Pode estar associado à dor ou sensibilidade mamária.

EXAMES COMPLEMENTARES

Para a avaliação de nódulos mamários, recomenda-se realização de USG direcionada para a região da queixa da paciente. A USG pode fornecer informações importantes a respeito do conteúdo do nódulo (sólido ou cístico, homogêneo ou heterogêneo), bem como dados referentes a margens, orientação do nódulo, vascularização e efeitos acústicos (sombra acústica posterior, reforço acústico posterior).

A mamografia é indicada, em geral, para as pacientes com idade > 40 anos e também nos casos em que há dúvidas quanto a eventual malignidade.

As biópsias percutâneas são rotineiramente utilizadas. Dentre elas, destacam-se a punção aspirativa por agulha fina, que possibilita avaliação citológica pouco invasiva e de baixo custo, e as biópsias por agulha grossa, que possibilitam diagnóstico histopatológico da lesão.

DIAGNÓSTICO

É fundamental a realização de exame físico adequado, visando caracterizar se o nódulo é palpável; identificar tamanho, mobilidade e delimitação aos planos adjacentes (nódulos benignos tendem a ser mais móveis e bem delimitados); e verificar alterações cutâneas (p. ex., hiperemia, edema de pele ou retração cutânea).

Na sequência, podem ser solicitados exames específicos que direcionarão o diagnóstico e o tratamento mais adequado para a queixa da paciente.

A Figura 1 apresenta sugestão para investigação em paciente com queixa de nódulo palpável.

Lesões sólidas

Em caso de diagnóstico de lesão sólida, sugere-se encaminhamento ao especialista. As características da lesão, associadas aos riscos individuais de cada paciente, definirão uma terapêutica específica de investigação, tratamento e acompanhamento.

Nódulos hipoecoicos ovais, circunscritos, com margens bem delimitadas e com orientação paralela à pele são sugestivos de benignidade. Nódulos redondos, mal delimitados, de margens espiculadas/mal definidas, com orientação perpendicular à pele e sombra acústica posterior são sugestivos de malignidade.

Lesões císticas

Em casos de diagnóstico de lesão cística, é fundamental caracterizar o aspecto do cisto, pois podem ser a apresentação de uma lesão maligna. Os cistos simples possuem contorno regular, conteúdo anecoico, margens circunscritas, paredes finas e reforço acústico posterior. Por sua baixa associação com malignidade, podem ser apenas acompanhados clinicamente ou, em casos de muito incômodo, submetidos a uma punção aspirativa por agulha fina para alívio. Já os cistos complexos possuem maior possibilidade de malignidade; assim, recomenda-se encaminhamento ao especialista. O cisto complexo pode possuir ecos in-

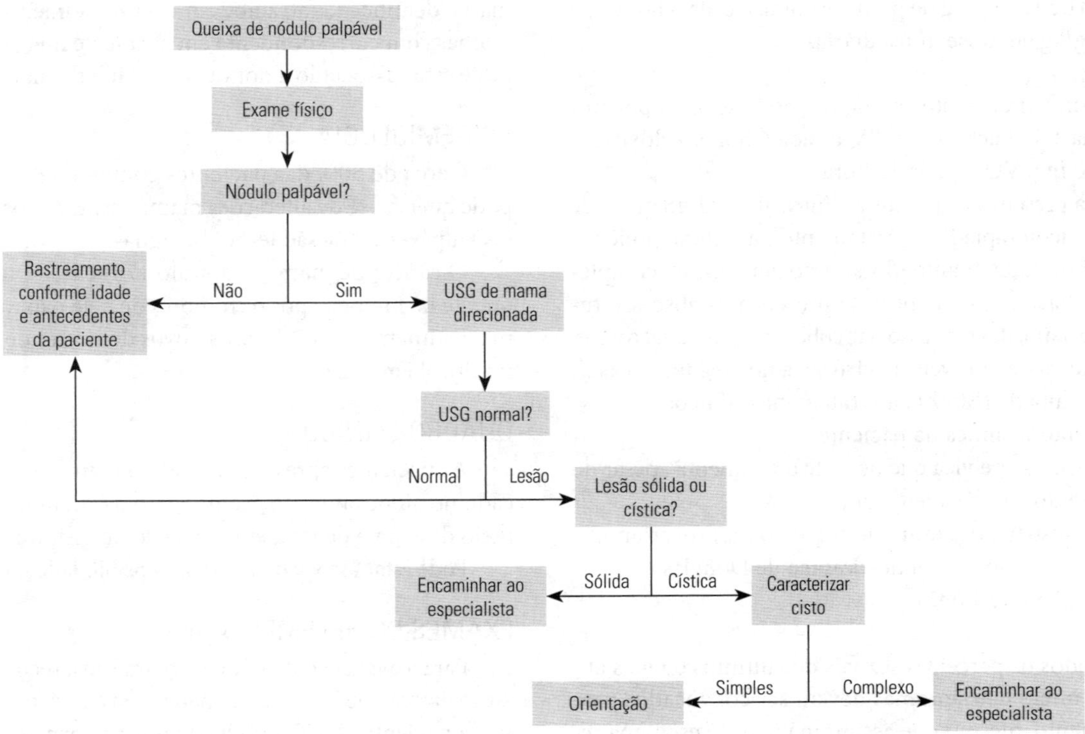

Figura 1 Investigação de queixa de nódulo palpável.

ternos, septações em seu interior (finas ou espessas), espessamento das paredes e conteúdo sólido intracístico.

ALTERAÇÕES FUNCIONAIS BENIGNAS DA MAMA

As alterações funcionais benignas da mama são caracterizadas por dor e/ou nodularidade que aparece no começo da menacme, inicia-se ou intensifica-se no período pré-menstrual e tende a desaparecer com a menopausa. Por ser condição associada a benignidade, a abordagem correta da paciente possibilita esclarecimento e sua tranquilização. As pacientes costumam se apresentar com queixa de nodulação palpável, inclusive no exame físico, porém sem correspondente nos exames de imagem, ou com cistos simples.

▪ BIBLIOGRAFIA

Baracat EC, Zugaib M (coords.). Saúde da mulher. In: Martins MA, Carrilho FJ, Alves VAF, Cerri GG, Wen CL (eds.). Clínica medica, volume 1: atuação da clínica médica, sinais e sintomas de natureza sistêmica, medicina preventiva, saúde da mulher, envelhecimento e geriatria, medicina laboratorial na prática médica. Barueri: Manole; 2009.

Nazário ACP, Rego MF, Oliveira VM. Nódulos benignos da mama: uma revisão dos diagnósticos diferenciais e conduta. Rev Bras Ginecol Obstet 2007;29(4):211-9.

284 SANGRAMENTO UTERINO ANORMAL

José Maria Soares Júnior, Helena Azevedo Guizzo, Jonathan Yugo Maesaka, Edmund Chada Baracat

DEFINIÇÃO

Define-se menstruação como um sangramento genital cíclico, com duração de até 7 dias, em intervalos de 24 a 38 dias, correspondendo a perda sanguínea de 20-80 mL. Sangramentos sem essas características são considerados anormais se persistem por > 3 meses.

Entende-se por menorragia fluxo menstrual aumentado em quantidade e duração, e metrorragia o sangramento irregular fora do ciclo menstrual.

ETIOLOGIA

O sangramento uterino anormal pode ocorrer por uma grande diversidade de causas locais, sistêmicas ou relacionadas ao uso de fármacos (Tabela 1).

O sangramento uterino disfuncional constitui diagnóstico de exclusão, quando não se identificam causas orgânicas (estrutura do útero) que o justifiquem. Relaciona-se a alterações hormonais.

Tabela 1 Causas de sangramento uterino anormal

Causas relacionadas à gestação
Ameaça de abortamento e abortamento
Gravidez ectópica
Moléstia trofoblástica gestacional
Placenta prévia
Descolamento prematuro de placenta
Causas medicamentosas/iatrogênicas
Ácido acetilsalicílico
Anticoagulantes
Antipsicóticos
Antidepressivos
Corticosteroides
Contraceptivos orais
Reposição hormonal
Fitoterápicos (Ginseng, *Gingko biloba*)
Doenças sistêmicas
Disfunções tireoidianas
Disfunções renais
Discrasias sanguíneas/coagulopatias
Hepatopatias
Supressão hipotalâmica (estresse, exercícios físicos em excesso)
Síndrome dos ovários policísticos
Moléstias ginecológicas
Infecções (cervicite, endometrite)
Adenomiose
Mioma
Pólipos endocervicais
Pólipos endometriais
Neoplasias ginecológicas malignas (câncer de colo uterino, câncer de endométrio, sarcomas, câncer de ovário)
Traumas
Corpo estranho
Lacerações
Abuso sexual
Sangramento uterino disfuncional (diagnóstico de exclusão)

Adaptada de Albers JR, Hull SK, Wesley RM. Abnormal uterine bleeding. Am Fam Physician 2004;69(8):1915-26.

EPIDEMIOLOGIA

Problemas relacionados à menstruação são responsáveis por 20% das visitas ao ginecologista. São mais comuns nos extremos da vida reprodutiva, ou seja, nos primeiros anos após a menarca (imaturidade do eixo hipotálamo-hipófise-ovário, coagulopatias) e no período perimenopausal (declínio hormonal).

DIAGNÓSTICO

Diante da queixa de sangramento uterino anormal, o médico deve:

- definir a origem genital do sangramento por meio de história e exames físico geral e ginecológico;
- descartar gravidez por meio de exames físico e laboratorial;
- identificar a faixa etária e as doenças que se associam a ela (diferentes faixas etárias associam-se a doenças distintas);
- caracterizar sintomas associados, uso de medicamentos e comorbidades;
- caracterizar o padrão menstrual normal e a natureza do sangramento anormal (periodicidade do sangramento, duração, fluxo, relação ou não com ato sexual).

EXAMES COMPLEMENTARES

Os exames complementares devem ser solicitados sempre após história e realização dos exames físico geral e ginecológico minuciosos, pois estes direcionarão a investigação:

- gonadotrofina coriônica humana (beta-hCG): exclusão da hipótese de gestação;
- hemograma e coagulograma: avaliação de possível repercussão sistêmica (anemia) e coagulopatias;
- função hepática, TP: quando houver suspeita de hepatopatias;
- hormônio estimulante da tireoide (TSH) e T4 livre;
- prolactina;
- hormônio folículo-estimulante (FSH), hormônio luteinizante (LH) e estradiol: avaliação do eixo hipotálamo-hipófise-ovário (fase folicular precoce – 2°-5° dia do ciclo menstrual);
- colpocitologia oncótica cervicovaginal (realizada preferencialmente fora do período de sangramento);
- USG pélvica transvaginal: avaliação do útero e dos anexos;
- histeroscopia e biópsia endometrial: avaliação da cavidade endometrial (pólipos, miomas submucosos);
- curetagem uterina (casos selecionados).

TRATAMENTO

A abordagem inicial deve levar em consideração a estabilidade hemodinâmica da paciente (Capítulo 247).

Fase aguda (Tabelas 2 e 3)

O tratamento de fase aguda visa controlar o sangramento e evitar instabilidade hemodinâmica:

- estrogênios: são eficazes no controle de sangramentos agudos, quando usados em altas doses, por promover crescimento endometrial. Uso EV indicado somente nos casos de sangramento profuso, com risco de instabilidade hemodinâmica;
- AINH: promovem diminuição do sangramento por interferir na síntese de tromboxano e prostaciclinas endometriais, promovendo vasoconstrição;
- antifibrinolíticos: o ácido tranexâmico age na plasmina e no plasminogênio, lentificando o processo de fibrinólise, tornando o mecanismo hemostático mais eficiente e reduzindo o sangramento.

Outras opções terapêuticas são estrogênios orais, progestagênios orais, estrogênios associados a progestagênios (anticoncepcionais hormonais orais) e análogos do GnRH.

Tabela 2 Esquema de tratamento do sangramento uterino anormal na urgência

Tratamento clínico geral
Reposição das reservas de ferro
Reposição volêmica: ▪ cristaloides: Ringer-lactato e cloreto de sódio a 0,9% ▪ coloides: albumina (não usar dextrana a 6%, pois diminui a agregação plaquetária) ▪ derivados do sangue: concentrado de hemácias
Tratamento clínico específico
Hormonal: teste terapêutico (remodelação endometrial)
Antifibrinolíticos
AINH
Curetagem uterina para estancar o sangramento (casos muito graves)
Formulações hormonais
Contraceptivo hormonal oral: ▪ etinilestradiol, 50 mcg + norderivado, 2-4 comp/dia, VO, por 7-10 dias ▪ etinilestradiol, 100 mcg + acetato de noretisterona, 2 mg (1-2 comp) ▪ etinilestradiol, 50 mcg + noretisterona, 0,25 mg (3-4 comp) ▪ etinilestradiol, 50 mcg + linestrenol, 1 mg (3-4 comp) ▪ etinilestradiol, 50 mcg + norgestrel, 0,5 mg (3-4 comp) ▪ etinilestradiol, 50 mcg + levonorgestrel, 0,25 mg (3-4 comp)
Estrogênios conjugados equinos, VO, 5-10 mg/dia (1,25-2,5 mg a cada 6 horas)
Valerato de estradiol, VO, 4-10 mg/dia
Protetores gástricos e antiemético (injetável ou sublingual) com uso hormonal

Tratamento cirúrgico

Está reservado para o caso de falha dos outros tratamentos. Podem ser realizadas:

- curetagem uterina: atuação tanto diagnóstica quanto terapêutica, podendo ser utilizada nos casos de sangramento de difícil controle, porém tem a desvantagem de não tratar a causa;

Tabela 3 Hormônios usados no sangramento uterino anormal

Nome comercial	Composição	Posologia
Transamin®, Hemo-block®	Ácido tranexâmico	Ataque: 0,5-1 g (2-4 amp), EV, a cada 6 horas Manutenção: 0,5-1 g, VO, 3-4×/dia, reduzindo gradativamente nos dias seguintes, não ultrapassar 7 dias
Feldene®	Piroxicam	20 mg, VO, a cada 12 horas
Ponstan®	Ácido mefenâmico	500 mg, VO, a cada 8 horas
Premarin®	Estrogênios equinos conjugados	2,5 mg, VO, a cada 6 horas, até controle do sangramento Manutenção: reduzir a dose gradativamente até 0,625 mg/dia
Provera®, Farlutal®	Acetato de medroxiprogesterona	10 mg/dia, VO, por 10 dias, na 2ª fase do ciclo menstrual associado ao estrogênio
Primolut-Nor®	Acetato de norentindrona (sem registro vigente na Anvisa)	10 mg/dia, VO, por 10 dias, na 2ª fase do ciclo menstrual e/ou associado ao estrogênio
Mirena®	Dispositivo intrauterino de levonogestrel	Dispositivo intrauterino com troca a cada 5 anos
Primosiston®	Etinilestradiol, 10 mcg + noretisterona, 2 mg	1 comp/dia, VO No sangramento agudo e intenso, 2 comp, VO, até diminuir o sangramento
Postoval®	Valerato de estradiol, 2 mg + levonogestrel 250 mg	1 comp/dia, VO, por 21 dias + pausa de 7 dias + reiniciar com nova cartela
Primogyna®	Valerato de estradiol, 2 mg	2-4 comp, VO, no sangramento agudo e intenso Reduzir após o controle

- ablação endometrial: destruição do endométrio por via histeroscópica, podendo ser realizada por eletrocoagulação ou crioterapia;
- histerectomia: quando há falha dos demais métodos e não há desejo reprodutivo.

Tratamento etiológico

Deve ser feito conforme a etiologia observada:

- pólipos endometriais e endocervicais devem ser removidos para análise histopatológica;
- miomas uterinos devem ser tratados caso sintomáticos;
- coagulopatias têm tratamento específico com foco no distúrbio de coagulação (Capítulo 164), podendo o médico assistente induzir amenorreia medicamentosa;
- infecções e neoplasias devem ser tratadas de maneira direcionada, a depender do diagnóstico.

▪ BIBLIOGRAFIA

Albers JR, Hull SK, Wesley RM. Abnormal uterine bleeding. Am Fam Physician 2004;69(8):1915-26.

Ely JW, Kennedy CM, Clark EC, Bowdler NC. Abnormal uterine bleeding: a management algorithm. J Am Board Fam Med 2006;19(6):590-602.

Soares Jr JM, Costa AMM, Salomão AJ, Baracat EC. Distúrbios do ciclo menstrual. In: Martins MA, Carrilho FJ, Alves VAF, Cerri GG, Wen CL (eds.). Clínica médica, volume 1: atuação da clínica médica, sinais e sintomas de natureza sistêmica, medicina preventiva, saúde da mulher, envelhecimento e geriatria, medicina laboratorial na prática médica. Barueri: Manole; 2009. p.480-5.

285 AMENORREIA

Jonathan Yugo Maesaka, José Maria Soares Júnior, Edmund Chada Baracat

DEFINIÇÃO E ETIOLOGIA

É definida por ausência ou parada anormal da menstruação. É caracterizada como primária ou secundária, conforme a condição da paciente pré ou pós-menarca, respectivamente (ou seja, se já iniciou ou não sua menstruação).

A principal causa de amenorreia primária é constitucional.

Amenorreia secundária é definida como ausência de menstruação pelo período de tempo correspondente aos 3 últimos ciclos menstruais ou por 6 meses sem menstruar. Na presença de amenorreia secundária, deve-se considerar gestação.

A Tabela 1 ilustra as principais causas relacionadas à amenorreia.

EPIDEMIOLOGIA

Pode acometer 3-4% das pacientes. Entre atletas de alto desempenho, verifica-se até 80% de amenorreia secundária (amenorreia hipotalâmica).

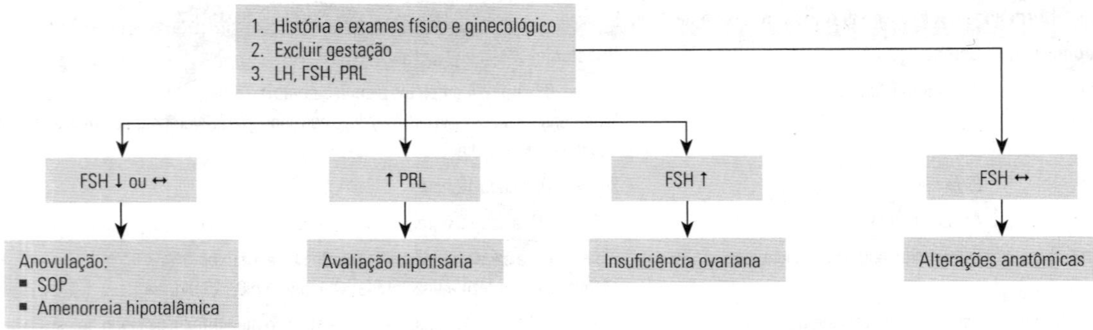

Figura 1 Diagnóstico nas amenorreias. FSH: hormônio folículo-estimulante; LH: hormônio luteinizante; PRL: prolactina; SOP: síndrome dos ovários policísticos. Adaptada de Practice Committee of American Society for Reproductive Medicine. Current evaluation of amenorrhea. Fertil Steril 2008;90(5 Suppl):S219-25.

Tabela 1 Principais causas de amenorreia
Alterações do trato genital
Congênitas: hímen imperfurado, septo vaginal transverso, agenesia mülleriana (síndrome de Rokitansky-Kuster-Houser)
Adquiridas: sinéquias intrauterinas (síndrome de Asherman), estenose cervical
Insuficiência ovariana primária
Congênitas: disgenesia gonadal (p. ex., síndrome de Turner)
Adquiridas: autoimunidade, radiação, quimioterapia
Alterações pituitárias (hipofisárias)
Doenças autoimunes
Síndrome de Cushing
Hiperprolactinemia
Prolactinomas e tumores de SNC
Síndrome de Sheehan
Medicamentos: antidepressivos, anti-histamínicos, anti-hipertensivos, antipsicóticos, opiáceos
Causas hipotalâmicas
Distúrbios alimentares e perda excessiva de peso
Déficit energético, estresse, exercícios físicos intensos
Infecções e tumores
Endocrinopatias
Doenças tireoidianas
Síndrome dos ovários policísticos
Doenças adrenais, neoplasias produtoras de androgênios, doenças crônicas
Fisiológicas
Amamentação, gestação
Ingestão exógena de androgênios
Contracepção
Menopausa

Adaptada de Klein DA, Paradise SL, Reeder RM. Amenorrhea: a systematic approach to diagnosis and management. Am Fam Physician. 2019;100(1):39-48.

QUADRO CLÍNICO

Deve-se investigar os casos de amenorreia primária em que:

- a paciente não apresentou telarca aos 13 anos;
- estão presentes caracteres secundários femininos, mas a menstruação é ausente, aos 15 anos;
- a menarca não ocorreu 5 anos após a telarca.

EXAMES COMPLEMENTARES INICIAIS

Os exames indicados para os casos de amenorreia são:

- gonadotrofina coriônica humana (beta-hCG): exclusão da hipótese de gestação;
- hormônio estimulante da tiroide (TSH): rastreamento de tireoidopatias;
- hormônio luteinizante (LH) e hormônio folículo-estimulante (FSH): avaliação de causas anovulatórias, hipotalâmicas e gonadais;
- prolactina: identificação de causas pituitárias.

▪ BIBLIOGRAFIA

Baracat EC, Zugaib M (coords.). Saúde da mulher. In: Martins MA, Carrilho FJ, Alves VAF, Cerri GG, Wen CL (eds.). Clínica médica, volume 1: atuação da clínica médica, sinais e sintomas de natureza sistêmica, medicina preventiva, saúde da mulher, envelhecimento e geriatria, medicina laboratorial na prática médica. Barueri: Manole; 2009. p.480-637.

Ferreira Filho ES, Oliveira VHB, Almeida JAM, Baracat EC. Amenorreia hipergonadotrófica. In: Almeida JAM, Soares Jr JM, Baracat EC (eds.). Ginecologia na Infância e na Adolescência. Rio de Janeiro: Atheneu, 2021. p489-499.

Klein DA, Paradise SL, Reeder RM. Amenorrhea: a systematic approach to diagnosis and management. Am Fam Physician. 2019;100(1): 39-48.

Practice Committee of American Society for Reproductive Medicine. Current evaluation of amenorrhea. Fertil Steril 2008;90(5 Suppl): S219-25.

286 DESCARGA PAPILAR

Jonathan Yugo Maesaka, José Roberto Filassi

DEFINIÇÃO E ETIOLOGIA

Descarga ou fluxo papilar é a saída de secreção pelos óstios dos ductos mamários não relacionada ao ciclo gravídico-puerperal, e compreende uma série de condições fisiológicas e patológicas. Avaliação clínica é fundamental para caracterizar suspeição (associação com malignidade).

EPIDEMIOLOGIA

Constitui 7% das queixas no consultório do mastologista. Em 95% dos casos, há associação com causas benignas.

Tem pico de incidência aos 50 anos de idade e pode ser o 1° sintoma de doença maligna.

QUADRO CLÍNICO

Observa-se saída de secreção pelo ducto, espontânea ou após compressão.

Deve-se avaliar a presença de lesões cutâneas em papila que podem mimetizar a queixa de descarga papilar (pseudodescarga papilar), que são lesões exsudativas da pele areolar/papilar.

O exame mamário deve ser minucioso. É importante identificar se há um ponto-gatilho, ou seja, compressão digital em único ponto que determine descarga. Em geral, esses casos são uniductais.

A determinação das características clínicas da descarga papilar caracteriza-a como patológica (suspeita) ou não patológica (não suspeita), e determina a necessidade da investigação de etiopatogenia. A descarga papilar suspeita geralmente apresenta as seguintes características clínicas:

- unilateral;
- uniductal;
- espontânea;
- "água de rocha" ou sanguinolenta;
- persistente.

EXAMES COMPLEMENTARES

Após caracterização de descarga papilar suspeita, pode-se lançar mão de exames complementares como

- USG direcionada (região retroareolar ou ponto-gatilho);
- mamografia;
- RNM;
- ductografia contrastada (exame em desuso por conta do desconforto durante sua realização);
- citologia da descarga papilar: recomenda-se citologia apenas para determinação da presença de hemácias (fluxo sanguinolento).

Não se indica a pesquisa de células neoplásicas em razão de suas baixas sensibilidade e especificidade, além de não auxiliar na definição de conduta (determinada com base nas características clínicas).

Se for caracterizada descarga papilar não suspeita, deverão ser realizados exames de rastreamento, conforme idade e características clínicas da paciente (incluindo antecedentes pessoais e familiares).

TRATAMENTO

- Descarga papilar não suspeita: orientação sobre a benignidade do quadro e para evitar manipulação mecânica das mamas. É importante pesquisar o uso de medicamentos que possam determinar o fluxo. O médico deve reforçar a importância do acompanhamento clínico e do rastreamento mamário adequado.
- Descarga papilar patológica: caso se identifique por exame de imagem etiologia papilar suspeita, indica-se ressecção segmentar direcionada à lesão. Quando o exame de imagem não caracterizar a etiologia, indica-se exérese cirúrgica dos ductos principais (cirurgia de Urban). É importante que esse procedimento seja realizado por médico especialista, para tratamento e acompanhamento adequados.

GALACTORREIA

Trata-se da saída de secreção láctea pela papila fora do ciclo gravídico-puerperal. Pode associar-se a aumento nos níveis de prolactina, porém a maioria das pacientes (80%) possui níveis séricos normais de prolactina.

A hiperprolactinemia apresenta-se com: galactorreia + amenorreia + infertilidade em mulheres; e queda de libido + disfunção erétil em homens. Entre suas possíveis causas orgânicas, estão:

- causa fisiológicas: estimulação mamária, manipulação uterina, coito, estresse, exercício físico;
- causas patológicas: tumores hipofisários, hipotireoidismo, doença renal crônica, doença pulmonar obstrutiva crônica, lesões de parede torácica (herpes-zóster, traumas, cirurgias), tumores produtores de prolactina (carcinoma broncogênico).

Alguns medicamentos também podem causar galactorreia, p. ex.:

- psicotrópicos: haloperidol, risperidona, antidepressivos tricíclicos, inibidores da monoamina oxidase, inibidores seletivos da receptação de serotonina, opioides, codeína, cocaína;
- antieméticos: metoclopramida, domperidona;
- anti-hipertensivos: metildopa (alfametildopa), verapamil;
- hormônios: estrogênios, hormônios tireoidianos.

TRATAMENTO

Nos casos de galactorreia, se houver suspeita de causa farmacológica, deve-se buscar um substituto para a medicação (se houver) ou, se possível, suspender o medicamento. Nos casos de suspeita de causa orgânica, deve-se realizar tratamento específico da causa.

BIBLIOGRAFIA

Baracat EC, Zugaib M (coords.). Saúde da mulher. In: Martins MA, Carrilho FJ, Alves VAF, Cerri GG, Wen CL (eds.). Clínica médica, volume 1: atuação da clínica médica, sinais e sintomas de natureza sistêmica, medicina preventiva, saúde da mulher, envelhecimento e geriatria, medicina laboratorial na prática médica. Barueri: Manole; 2009. p.480-637.

Hussain AN, Policarpio C, Vincent MT. Evaluating nipple discharge. Obstet Gynecol Surv 2006;61(4):278-83.

Prabhakar VK, Davis JR. Hyperprolactinaemia. Best Pract Res Clin Obstet Gynaecol 2008;22(2):341-53.

287 ANTICONCEPÇÃO DE EMERGÊNCIA

Edson Santos Ferreira-Filho, Jonathan Yugo Maesaka, Nilson Roberto de Melo, Edmund Chada Baracat

DEFINIÇÃO

Denomina-se anticoncepção de emergência o ato de prevenir gravidez não planejada (seja ela inoportuna ou indesejada) após relação sexual desprotegida.

EPIDEMIOLOGIA

No Brasil, 45-65% das gestações não são planejadas (sem distinção entre as indesejadas e as inoportunas).

INDICAÇÕES

Indica-se o uso de anticoncepção de emergência nos seguintes casos:

- relação sexual sem uso de método contraceptivo;
- falha conhecida ou presumida do método de rotina: rompimento do preservativo, deslocamento do diafragma, esquecimento do anticoncepcional hormonal oral, atraso na aplicação do anticoncepcional injetável, uso inadequado dos métodos comportamentais (p. ex., "tabelinha", temperatura basal);
- violência sexual (Capítulo 288).

A anticoncepção de emergência não deve substituir o método contraceptivo de rotina, nem ser utilizada de forma planejada ou rotineira.

É importante lembrar que não protege contra HIV/IST.

Deve ser iniciada imediatamente após a relação sexual, idealmente nas primeiras 72 horas, sendo considerado aceitável até 5 dias depois da relação sexual. Depois disso, não há benefício.

MÉTODOS

- Método de escolha: progestagênio isolado (levonorgestrel), dose total de 1,5 mg, via oral, podendo ser dividida em 2 doses de 0,75 mg com 12 horas de intervalo ou administrada em dose única.
- Opção: método de Yuzpe (etinilestradiol, 200 mcg + levonorgestrel, 1 mg). Pode ser usado em dose única ou dividido em 2 doses com intervalo de 12 horas. Tem maior incidência de efeitos colaterais, sobretudo náuseas e vômitos.
- Dispositivos intrauterinos: diferentes estudos suportam o uso do DIU com cobre como método anticoncepcional de emergência. Mais recentemente, foi evidenciado que o DIU com levonorgestrel é não inferior ao DIU com cobre. Ambos podem ser utilizados neste contexto, respeitados os critérios médicos de elegibilidade.

PROGNÓSTICO

Tem índice de efetividade de 75%. Anticoncepção de emergência reduz o risco de gravidez não planejada em 55-89%.

CONTRAINDICAÇÕES

De acordo com a OMS, a única contraindicação absoluta aos métodos orais (levonorgestrel e Yuzpe) é gestação confirmada.

Pode ser indicada independentemente da idade da paciente, ou, quando houver comorbidades conhecidas, seu uso deve ser supervisionado e individualizado (p. ex., antecedente de doença cardiovascular, tromboses, enxaqueca, doença hepática e renal, e antecedente de neoplasias). Ainda assim, o benefício de proteger a paciente contra gravidez não planejada é maior do que potenciais riscos associados a doses maiores de estrogênio.

EFEITOS COLATERAIS

Podem ocorrer náuseas e vômitos. Em caso de vômito até 2 horas após a ingestão, recomenda-se repetir a dose e associar antieméticos.

MEDICAÇÃO

Podem ser usados: levonorgestrel, Postinor uno, Pozato uni, Poslov® (0,75 mg, a cada 12 horas, por 24 horas) ou Pilem® (1,5 mg, em dose única). Caso seja optado por dispositivos intrauterinos (DIU), a inserção deve ser feita por profissional habilitado.

▪ BIBLIOGRAFIA

Baracat EC, Zugaib M (coords.). Saúde da mulher. In: Martins MA, Carrilho FJ, Alves VAF, Cerri GG, Wen CL (eds.). Clínica médica, volume 1: atuação da clínica médica, sinais e sintomas de natureza sistêmica, medicina preventiva, saúde da mulher, envelhecimento e geriatria, medicina laboratorial na prática médica. Barueri: Manole; 2009. p.480-637.

Brasil. Ministério da Saúde. Anticoncepção de emergência: perguntas e respostas para profissionais de saúde. Brasília: Ministério da Saúde; 2005.

Turok DK, Gero A, Simmons RG, Kaiser JE, Stoddard GJ, Sexsmith CD, et al. Levonorgestrel vs. Copper intrauterine devices for emergency contraception. N Engl J Med. 2021;384(4):335-344.

World Health Organization Department of Reproductive Health and Research (WHO/RHR) and Johns Hopkins Bloomberg School of Public Health/Center for Communication Programs (CCP), Knowledge for Health Project. Family planning: a global handbook for providers (2018 update). Baltimore and Geneva: CCP and WHO; 2018.

World Health Organization. Medical eligibility criteria for contraceptive use. 5th ed., 2015

288 VIOLÊNCIA SEXUAL

Maria Ivete Castro Boulos, Juliana Silveira Sarmento, Edmund Chada Baracat

DEFINIÇÃO

A violência sexual pode ser definida como qualquer ato sexual ou tentativa de obter ato sexual, sem o consentimento da vítima. Pode ser perpetrada por qualquer pessoa, independente da sua relação com a vítima, em qualquer ambiente, incluindo mas não se limitando a casa ou trabalho (OMS). Portanto, engloba qualquer ato sexual e libidinoso ou mesmo exibicionismo contra a vontade da pessoa, ou quando a pessoa é incapaz de julgar o fato.

A violência sexual é considerada violação dos direitos humanos e um grave problema de saúde pública pelos seus agravos a saúde física, emocional, sexual e reprodutiva.

EPIDEMIOLOGIA

A prevalência da violência sexual é desconhecida, em decorrência da subnotificação dos casos. Admite-se que apenas 10% dos casos são notificados. Estima-se que 35% das mulheres sofrem algum tipo de violência sexual durante sua vida.

De acordo com o Anuário Brasileiro de Segurança Pública – 2021, há dados de um estupro a cada 8 minutos, 86,9% são de mulheres e 73,7% em menores de 14 anos (estupro de vulnerável), com 85,2% dos casos perpetrados por agressor conhecido. É associado a um feminicídio a cada 2 horas (68% são de mulheres negras), ocupando o quinto lugar no *ranking* mundial (Atlas da Violência – IPEA, 2020).

QUADRO CLÍNICO

O quadro clínico é variável, do hematoma à mutilação, lembrando que em grande número de casos não apresenta traumas físicos levando a "invisibilidade" da violência e fazendo com que as vítimas sejam desacreditadas. Ressaltamos o quadro de dor crônica em mulheres que sofreram violência e cujo episódio não foi revelado.

ATENDIMENTO A VÍTIMAS DE VIOLÊNCIA SEXUAL

O acolhimento é fundamental para formação de um vínculo de confiança. Trata-se de um momento acompanhado na sua maioria de choro, constrangimento e humilhação. A paciente sente-se segura se tiver uma escuta sem desconfiança, sem banalização e sem culpabilização. A história deve ser colhida de preferência sem questionário repetitivo e garantindo o sigilo profissional. O exame físico geral deve ser cuidadoso, atentando para manifestações de violência (hematomas, equimoses, sangramentos, lacerações, fissuras anais, presença de corpo estranho, etc.). Traumas graves associados como queimaduras, neurotrauma e politraumatismo podem estar presentes e chamar mais atenção na entrada do pronto atendimento que a violência sexual sofrida.

EXAMES LABORATORIAIS

Deve-se colher as sorologias para HIV, sífilis e hepatite B e C, considerando este o tempo zero de coleta, uma vez que serão repetidas no acompanhamento (45 dias, 3 meses, 6 meses). Colher também hemograma, ureia e creatinina, beta HCG para mulheres em idade reprodutiva e pesquisa de drogas em casos de "boa noite

Cinderela". Além disso, indica-se pesquisa em secreção vaginal/endocervical para *Chlamydia*, *Trichomonas* e gonococo.

PRESCRIÇÃO DE PROFILAXIAS PÓS-EXPOSICIONAIS (PEP)

Recomenda-se a indicação das profilaxias pós-exposicionais com os seguintes critérios: contato com material biológico (relação vaginal, anal, oral com ejaculação) e tempo até 72 horas do episódio para prevenção do HIV e da hepatite B. As profilaxias de IST não virais (sífilis, gonorreia, *Trichomonas*, cancro mole, *Chlamydia*) podem ser prescritas até 14 dias.

Lembrando que a anticoncepção emergencial (ACE) pode ser indicada até 5 dias após o episódio de violência (capítulo 287).

As profilaxias para IST não virais e a anticoncepção são tomadas na ocasião do atendimento e são em dose única.

Tabela 1 Profilaxia de DST não virais

Medicamento	Dose	Observações
Peso > 45 kg		
▪ Penicilina G benzatina	2.400.000 UI, IM	1.200.000 UI em cada nádega, em dose única
▪ Ceftriaxona	250 mg, IM	250 mg, em dose única
▪ Azitromicina	500 mg, VO	2 comp, 250 mg, em dose única
Crianças ou peso < 45 kg		
▪ Penicilina G benzatina	50.000 UI/kg, IM	Dose única, no máximo de 2.400.000 UI
▪ Ceftriaxona	125 mg, IM	125 mg, em dose única
▪ Azitromicina	20 mg/kg, sol, VO	Máximo de 1 g, em dose única

Em casos de hipersensibilidade, o esquema pode ser substituído por:
▪ adultos: estearato de eritromicina, 500 mg, VO, a cada 6 horas, por 15 dias, e ciprofloxacino, 500 mg, VO, em dose única;
▪ crianças: estearato de eritromicina, 50 mg/kg/dia, a cada 6 horas, por 15 dias; ciprofloxacino está contraindicado.

A profilaxia para hepatite B não é indicada para pacientes com esquema vacinal completo, comprovado na carteira de vacinação. Aquelas com esquema incompleto ou desconhecido devem receber imunoglobulina específica (HBIg) e iniciar ou completar o esquema vacinal (Tabela 2).

A imunoglobulina pode ser administrada até 14 dias após o episódio de violência.

A vacina de tétano deve ser indicada conforme as lesões encontradas (ferimentos, suturas, queimaduras, etc.) e a história vacinal.

Tabela 2 Profilaxia de hepatite B

Medicamento	Dose	Observações
Imunoglobulina humana anti-hepatite B	0,06 mL/kg, IM	Deve ser aplicada em local diferente da aplicação da vacina Dividir em áreas corporais diferentes se a dose for > 5 mL
Vacina anti--hepatite B	3 doses, IM, no músculo deltoide	Esquema 0, 1 e 6 meses

A profilaxia para o HIV é a única que necessita ser tomada por 28 dias, sendo a primeira dose tomada na ocasião do pronto atendimento.

Tabela 3 Profilaxia do HIV

Protocolo Clínico e Diretrizes Terapêuticas para Profilaxia Pós-exposição (PEP) de Risco à Infecção pelo HIV, IST e Hepatites Virais – Ministério da Saúde – 2021
Adultos
1 comprimido coformulado de tenofovir/lamivudina (TDF/3TC) 300 mg/300 mg +
1 comprimido de dolutegravir (DTG) 50 mg ao dia.
Crianças
PEP/crianças: até 12 anos = AZT + 3TC + raltegravir
> 12 anos = seguir recomendações de adultos

* Acima de 35 kg.
Consultar também o "Protocolo Clínico e Diretrizes Terapêuticas para Manejo da Infecção pelo HIV em Crianças e Adolescentes", disponível em www.aids.gov.br/pcdt.

ACOMPANHAMENTO AMBULATORIAL

O encaminhamento para acompanhamento ambulatorial é necessário para avaliação clínica, laboratorial e apoio psicossocial por no mínimo 6 meses. O atendimento deve ser realizado com equipe multiprofissional capacitada, competente e sensibilizada.

A síndrome de estresse pós-traumático se apresenta em até 94% dos casos de violência sexual, e é considerada duas vezes mais frequente em mulheres, com maior intensidade e duração.

As notificações compulsórias como à Vara da Infância ou ao Conselho Tutelar para vítimas menores de 18 anos e o preenchimento da ficha do SINAN, para todas as idades, devem ser realizadas.

Nos casos de gestação pós-estupro deve-se informar a paciente sobre seus direitos e possibilidades (aborto legal, acompanhamento no pré-natal com intenção de manter a criança ou meios legais para adoção). Não há necessidade de boletim de ocorrência nem de exame de corpo delito, apenas o consentimento da mulher para ser encaminhada aos serviços de aborto legal.

LEGISLAÇÃO

Estupro

- Art. 213 do Código Penal: constranger alguém, mediante violência ou grave ameaça, a ter conjunção carnal ou a praticar ou permitir que com ele se pratique outro ato libidinoso – pena: reclusão de 6-10 anos.
- Art. 217-A do Código Penal: ter conjunção carnal ou praticar ato libidinoso com menor de 14 anos – pena: reclusão de 8-15 anos.

§ 1° Incorre mesma pena quem pratica as ações descritas no *caput* com alguém que, por enfermidade ou deficiência mental, não tem o necessário discernimento para a prática do ato, ou que, por qualquer outra causa, não pode oferecer resistência.

Lei n. 10.788, de 2003

- Art. 1°: constitui objeto de notificação compulsória, em todo território nacional, caso de violência contra a mulher que for atendida em serviços de saúde público ou privado.

§ 1° Para os efeitos desta Lei, entende-se por violência contra a mulher qualquer ação ou conduta, baseada no gênero, inclusive decorrente de discriminação ou desigualdade étnica, que cause morte, dano ou sofrimento físico, sexual ou psicológico à mulher, tanto no âmbito público quanto no privado.

§ 2° Entender-se-á que violência contra a mulher inclui violência física, sexual e psicológica e que:

I – tenha ocorrido dentro da família ou unidade doméstica ou em qualquer outra relação interpessoal, em que o agressor conviva ou haja convivido no mesmo domicílio que a mulher e que compreende, entre outros, estupro, violação, maus-tratos e abuso sexual;

II – tenha ocorrido na comunidade e seja perpetrada por qualquer pessoa e que compreende, entre outros, violação, abuso sexual, tortura, maus-tratos de pessoas, tráfico de mulheres, prostituição forçada, sequestro e assédio sexual no lugar de trabalho, bem como em instituições educacionais, estabelecimentos de saúde ou qualquer outro lugar; e

III – seja perpetrada ou tolerada pelo Estado ou seus agentes, onde quer que ocorra.

§ 3° Para efeito da definição, serão observados também as convenções e acordos internacionais assinados pelo Brasil, que disponham sobre prevenção, punição e erradicação da violência contra a mulher.

- Art. 2° A autoridade sanitária proporcionará as facilidades ao processo de notificação compulsória, para o fiel cumprimento desta Lei.
- Art. 3° A notificação compulsória dos casos de violência de que trata esta Lei tem caráter sigiloso, obrigando nesse sentido as autoridades sanitárias que a tenham recebido.

Parágrafo único. A identificação da vítima de violência referida nesta Lei, fora do âmbito dos serviços de saúde, somente poderá efetivar-se, em caráter excepcional, em caso de risco à comunidade ou à vítima, a juízo da autoridade sanitária e com conhecimento prévio da vítima ou do seu responsável.

BIBLIOGRAFIA

Baracat EC, Zugaib M (coords.). Saúde da mulher. In: Martins MA, Carrilho FJ, Alves VAF, Cerri GG, Wen CL (eds.). Clínica médica, volume 1: atuação da clínica médica, sinais e sintomas de natureza sistêmica, medicina preventiva, saúde da mulher, envelhecimento e geriatria, medicina laboratorial na prática médica. Barueri: Manole; 2009. p.480-637.

Brasil. Decreto-Lei n. 2.848, de 7 de dezembro de 1940. Código Penal. Disponível em: http://www.planalto.gov.br/ccivil_03/decreto-lei/del2848.htm.

Brasil. Lei n. 10.788, de 24 de novembro de 2003. Estabelece a notificação compulsória, no território nacional, do caso de violência contra a mulher que for atendida em serviços de saúde públicos ou privados. Disponível em: http://www.planalto.gov.br/ccivil_03/leis/2003/l10.778.htm. Acesso em: mar. 2014.

Brasil. Ministério da Saúde. Prevenção e tratamento dos agravos resultantes da violência sexual contra mulheres e adolescentes: norma técnica. 3.ed. Brasília: Ministério da Saúde; 2012.

Brasil. Ministério da Saúde. Protocolo Clínico e Diretrizes Terapêuticas para Profilaxia Pós-exposição (PEP) de Risco à Infecção pelo HIV, IST e Hepatites Virais. Ministério da Saúde; 2021.

Faúndes A, Rosas CF, Bedone AJ, Orozco LT. Violência sexual: procedimentos indicados e seus resultados no atendimento de urgência de mulheres vítimas de estupro. Rev Bras Ginecol Obstet 2006;28(2):126-35.

Organização Mundial da Saúde. Sexual violence, in understanding and adressing violence against women. 2012. Disponível em: http://www.who.int/reproductivehealth/topics/violence/vaw_series/en.

SITUAÇÕES POTENCIALMENTE DANOSAS DECORRENTES DA INTERNAÇÃO

MARIA CECÍLIA PAVANEL JORGE

289 PROFILAXIA DE TROMBOEMBOLISMO VENOSO

Arnaldo Lichtenstein, Edison Ferreira de Paiva

O tromboembolismo venoso (TEV), que compreende trombose venosa profunda e embolia de pulmão, tem alta prevalência e é subdiagnosticado e pouco prevenido em todo o mundo. Tem maior frequência entre pacientes hospitalizados do que ambulatoriais.

Profilaxia medicamentosa reduz a incidência de TEV, em uma busca ativa, de 15 para 5% em doentes clínicos internados. A manifestação clínica é cerca de 5 vezes menor. Nos pacientes cirúrgicos, a incidência varia de 20% para cirurgias gerais, cerca de 30% nas oncológicas e pode chegar a 50% nas cirurgias ortopédicas. Todos esses dados são obtidos com busca ativa.

Em todo o mundo, apenas 50% dos pacientes internados, clínicos e cirúrgicos em risco de TEV fazem a profilaxia.

PACIENTES CLÍNICOS

Avaliação do risco

A avaliação de risco, feita na admissão do paciente, deve seguir o algoritmo apresentado na Figura 1.

Profilaxia farmacológica

Contraindicações à profilaxia farmacológica

- Absolutas: hipersensibilidade aos anticoagulantes, trombocitopenia induzida por heparina (TIH)

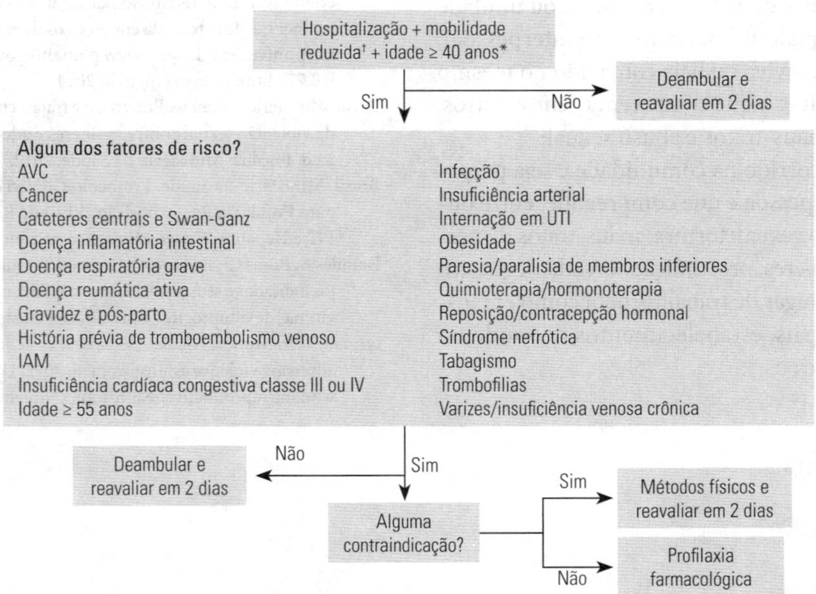

Figura 1 Algoritmo de avaliação do risco de tromboembolismo venoso. Considerar profilaxia para pacientes com idade < 40 anos com fatores de risco adicionais. † Por mobilidade reduzida, entende-se que, em decorrência da doença que gerou a internação, o paciente fica acamado, ou sentado, na maior parte do tempo em que se encontra acordado. * Pacientes com idade < 40 anos, mas com fatores de risco significativos para tromboembolismo venoso, devem ser considerados em risco desde que apresentem mobilidade reduzida.

< 100 dias, sangramento ativo, bloqueio espinal ou coleta de liquor < 2 horas.

- Relativas: TIH > 100 dias, plaquetopenia < 100.000/mm^3, coagulopatia, HAS não controlada (> 180 × 110 mmHg).

Drogas, doses e tempo de profilaxia

- Heparina não fracionada: 5.000 UI, SC, a cada 8 horas.
- Enoxaparina: 40 mg, SC, 1 vez ao dia.
- Dalteparina: 5.000 UI, SC, 1 vez ao dia.
- Nadroparina:
  - se peso < 70 kg: 3.800 UI, SC, 1 vez ao dia;
  - se peso ≥ 70 kg: 5.700 UI, SC, 1 vez ao dia.
- Fondaparina (fondaparinux): 2,5 mg, SC, 1 vez ao dia.

A profilaxia deve ser mantida por 6-14 dias caso os fatores de risco tenham desaparecido, mesmo que o paciente não esteja mais hospitalizado.

SITUAÇÕES ESPECIAIS

Insuficiência renal

Em casos de insuficiência renal (*clearance* de creatinina < 30 mL/min), a profilaxia deve ser feita com heparina não fracionada (acompanhando-se com TTPa que não deve se alterar), heparina de baixo peso molecular (a enoxaparina deve ser acompanhada com anti-Xa, que deve ser < 0,5 UI/mL), ou, ainda, redução da dose de enoxaparina pela metade.

Obesidade grau III

Em casos de obesidade grau III, a dose deve ser aumentada. No caso da enoxaparina (que tem estudos para esses pacientes), deve-se usar 40 mg, 2 vezes/dia.

AVC hemorrágico

Pacientes com AVC hemorrágico podem receber profilaxia medicamentosa apenas após 2-4 dias do evento, desde que estejam estáveis clinicamente e que haja imagem de SNC com estabilização do sangramento.

Pacientes oncológicos

Um grupo que merece atenção especial é o de pacientes oncológicos. Armand Trosseau, em 1865 afirmou: "O diagnóstico num paciente com dor gástrica e flegmácia *alba dolens* nas pernas ou braços é a presença de câncer". Ele próprio faleceu de câncer gástrico 2 anos depois, após apresentar trombose. Pacientes oncológicos têm como risco não só o câncer, mas também o seu tratamento.

Até 20% dos pacientes oncológicos apresentam TEV e este é a causa do óbito em 9% dos pacientes com neoplasias. O câncer aumenta em 4 vezes a chance de TEV e sobe para 6 vezes e meia quando o paciente está em quimioterapia.

As células cancerosas provocam hipercoagulabilidade porque expressam e induzem geração de fator tecidual e citocinas, que geram trombina. Além disso, estimulam endotélio e células mononucleares a sintetizarem e expressarem fatores pró-coagulantes. O tumor pode também, mecanicamente, comprimir veias e causar trombose.

Porém, nem todo câncer tem o mesmo potencial de causar trombose. Na Tabela 1, estudos populacionais dão a incidência de trombose em diversos tipos de câncer.

Tabela 1 Tipo de câncer e possibilidade de tromboembolismo venoso

Origem	Pacientes com TEV	Total de pacientes	RR (95% CI)
Cabeça e pescoço	35	20.924	0,29 (0,2-0,4)
Bexiga	180	74.517	0,42 (0,36-0,49)
Mama	469	186.273	0,44 (0,4-0,48)
Esôfago	64	14.742	0,76 (0,58-0,97)
Colo de útero	53	10.236	0,90 (0,68-1,18)
Fígado	121	22.938	0,92 (0,76-1,11)
Próstata	1.230	218.743	0,98 (0,93-1,04)
Sem câncer	46.848	8.177.634	1,0
Reto	417	65.837	1,11 (1,0-1,22)
Pulmão	1.504	232.764	1,13 (1,07-1,19)
Cólon	1.320	168.832	1,36 (1,29-1,44)
Rim	278	34.376	1,41 (1,25-1,59)
Estômago	280	32.655	1,49 (1,33-1,68)
Linfoma	537	52.042	1,80 (1,65-1,96)
Pâncreas	488	41.551	2,05 (1,87-2,24)
Ovário	327	26.406	2,16 (1,93-2,41)
Leucemia	591	47.234	2,18 (2,01-2,37)
Cérebro	184	13.529	2,37 (2,04-2,74)
Útero	226	11.606	3,34 (2,97-3,87)

Fonte: adaptada de Levitan et al., 1999.

O risco de TEV num paciente com câncer também está relacionado à terapêutica com drogas (em especial talidomida e tamoxifeno), à inserção de cateteres para infusão de drogas (embora profilaxia feita devido ao cateter não seja recomendada) e à cirurgia oncológica.

Assim, um paciente oncológico deve receber profilaxia quando internado seguindo o algoritmo da Figura 1. Em ambulatório, a questão se impõe em pacientes com riscos adicionais, ou seja: TEV anterior, mobilidade reduzida e drogas do tipo talidomida. Já os pacientes oncológicos que serão submetidos a cirurgia deverão receber profilaxia por 4 semanas.

Outra discussão importante é nos pacientes oncológicos em regime de cuidados paliativos. A avaliação deve ser individualizada, mas a profilaxia depende basicamente do prognóstico. Não se deve indicar profilaxia em pacientes com expectativa de vida inferior a uma semana.

Por fim, deve-se ter em mente que, em um paciente com TEV inexplicável, a probabilidade de um câncer ser diagnosticado, no período de um ano, é de 10%.

BIBLIOGRAFIA

Academia Brasileira de Neurologia; Associação de Medicina Intensiva Brasileira; Federação Brasileira das Associações de Ginecologia e Obstetrícia; Sociedade Brasileira de Angiologia e de Cirurgia Vascular; Sociedade Brasileira de Cancerologia; Sociedade Brasileira de Cardiologia; Sociedade Brasileira de Clínica Médica; Sociedade Brasileira de Geriatria e Gerontologia; Sociedade Brasileira de Hematologia e Hemoterapia; Sociedade Brasileira de Pneumologia e Tisiologia; Sociedade Brasileira de Reumatologia. Tromboembolismo venoso: profilaxia em pacientes clínicos. Rev Assoc Med Bras 2009;55(3):241-5.

Alckmin CA, Garcia MD, Bricola SAPC, Martins MA, Lichtenstein A, Paiva EF. Venous thromboembolism risk assessment in hospitalised patients: a new proposal. Clinics (São Paulo) 2013;68(11):1416-20.

Levitan N, et al. Rates of initial and recurrente thromboembolic disease among patients with malignancy versus those without malignancy. Medicine 1999;78:285-291.

Rocha AT, Paiva EF, Lichtenstein A, Miani Jr R, Cavalheiro-Filho C, Maffei FH. Risk-assessment algorithm and recommendations for venous thromboembolism prophylaxis in medical patients. Vasc Health Risk Manag 2007;3(4):533-53.

290 PROFILAXIA DE QUEDA INTRA-HOSPITALAR

Luiz Antonio Gil Junior

Queda intra-hospitalar é um evento adverso relacionado ao cuidado de saúde que ocorre no ambiente hospitalar. Algumas medidas preventivas de quedas no ambiente intra-hospitalar serão abordadas neste capítulo. As quedas em idosos de comunidade são abordadas no Capítulo 206.

Com o envelhecimento da população e a fragilização da saúde não só de idosos, mas de pessoas mais jovens com doenças graves, o risco de queda dentro do hospital aumentou.

Até pouco tempo, não havia dados sobre as quedas intra-hospitalares ao redor do mundo. Há alguns anos, no entanto, aumentou a preocupação com a prevenção desses eventos por causa de suas consequências para a saúde e de questões legais, financeiras e de confiança na equipe de saúde.

Todo ano, nos Estados Unidos, estima-se que 700.000 a 1.000.000 caem no hospital anualmente.

Boa parte dos hospitais brasileiros sofre com a falta de adequação ambiental para pessoas fragilizadas: camas altas, grades protetoras, ausência de barras de apoio, corrimãos nos corredores, assento sanitário muito baixo, iluminação inadequada e equipe de apoio insuficiente.

A incidência de quedas intra-hospitalares não é bem estabelecida, mas sabe-se que varia de acordo com o tipo de paciente internado (habitualmente, pacientes neurológicos, idosos e de reabilitação têm maior risco) e as características da instituição, podendo oscilar entre 1,4-13 quedas para cada 1.000 pacientes/dia.

Em estudo realizado em 2012, com 784 pacientes que caíram dentro do hospital, aproximadamente 30% tiveram alguma lesão física. Desses, 9% tiveram lesões graves (necessidade de cirurgia ou outra intervenção) e 2% morreram em decorrência das lesões físicas. A Tabela 1 resume as principais consequências das quedas intra-hospitalares.

Tabela 1 Consequências das quedas intra-hospitalares

Lesões físicas	Abrasões Contusões Fraturas Diminuição da mobilidade Traumatismo craniano Óbito
Econômicas	Aumento do custo de tratamento
Sistema de saúde	Aumento do tempo de internação
Psicológicas	Medo de cair Perda da credibilidade na equipe Ansiedade da equipe
Legais	Processos

A hospitalização oferece risco para quedas, afinal os pacientes estão em ambiente desconhecido e com alguma condição aguda (fatores precipitantes, de risco intrínseco e de risco extrínseco de quedas são abordados no Capítulo 206). Além disso, no ambiente intra-hospitalar os seguintes fatores podem estar presentes:

- idade avançada;
- história de quedas;
- uso de medicações psicotrópicas, laxativos, diuréticos, hipoglicemiantes, hipotensores, polifarmácia;
- ausência de acompanhante;
- estado confusional agudo.

Um programa de prevenção de quedas usualmente é complexo e necessita do envolvimento de diversos profissionais, com necessidade de monitorização de indicadores e adequação das estratégias para a população específica daquele ambiente para o sucesso do programa.

Estudo recente revisou a literatura científica relativa a estratégias de prevenção de quedas no ambiente intra-hospitalar. A maioria dos trabalhos combinou múltiplas estratégias de prevenção, com redução de quedas em torno de 30%. As mais utilizadas são:

- avaliação de risco na internação: a escala de Morse foi a mais utilizada;
- educação familiar e do paciente;
- alertas visuais: sinalização da cama/paciente;
- alarmes de saída da cama;
- avaliações pós-queda.

Por conta do número limitado de bons estudos e das diferentes estratégias de avaliação e abordagem utilizadas, nenhuma delas se mostrou estatisticamente efetiva na redução das quedas no ambiente intra-hospitalar.

CONSIDERAÇÕES FINAIS

A queda intra-hospitalar é um problema cada vez mais estudado e suas consequências podem ser muito negativas para o paciente e para o sistema de saúde. A prevenção das quedas é assunto de extrema relevância, pois tem consequências em diversos aspectos e deve ser abordada na rotina da internação de pacientes e antes da alta.

Toda a equipe de saúde tem a responsabilidade de amenizar as quedas intra-hospitalares, assim como todos os demais eventos adversos. Programas de qualidade do cuidado intra-hospitalar que envolvem manejo de risco, envolvimento e conscientização de paciente e familiares sobre seu risco de quedas auxiliam e reduzem o risco desse evento adverso intra-hospitalar. Trata-se de um problema que deve ser continuamente monitorado e estudado, e novas estratégias devem ser desenvolvidas a fim de evitar suas consequências.

À beira do leito

- Avaliar o risco de queda e alertar a equipe de cuidado.
- Orientar familiares e paciente.
- Avaliar de forma completa o paciente em caso de queda.

BIBLIOGRAFIA

Brasil. Ministério da Saúde. Protocolo de prevenção de quedas. Disponível em: http://portalsaude.saude.gov.br/portalsaude/arquivos/pdf/2013/Mai/06/protocolos_CP_n6_2013.pdf. Acesso em: 20 out 2013.

Christiansen TL, Lipsitz S, Scanlan M, Yu SP, Lindros ME, Leung WY, et al. Patient activation related to fall prevention: a multisite study. The Joint Commission Journal on Quality and Patient Safety. 2020;46(3):129-135.

Correa AD. Implantação de um protocolo para gerenciamento de quedas em hospital: resultados de quatro anos de seguimento. Rev Esc Enferm USP 2012;46(1):67-74.

Fall Prevention in Hospitals Training Program. Content last reviewed – 2018. Rockville: Agency for Healthcare Research and Quality. Disponível em: https://www.ahrq.gov/patient-safety/settings/hospital/fall-prevention/index.html.

Hempel S, Newberry S, Wang Z, Booth M, Shanman R, Johnsen B, et al. Hospital fall prevention: a systematic review of implementation, components, adherence, and effectiveness. J Am Geriatr Soc 2013; 61(4):483-94.

Mion LC, Chandler AM, Waters TM, Dietrich MS, Kessler LA, Miller ST, et al. Is it possible to identify risks for injurious falls in hospitalized patients? Jt Comm J Qual Patient Saf 2012;38(9) 408-13

291 PROFILAXIA DE ÚLCERA DE ESTRESSE

Fernando Marcuz Silva

DEFINIÇÃO E ETIOLOGIA

A úlcera de estresse é uma úlcera aguda do trato digestivo alto que pode cursar com hemorragia e, mais raramente, perfuração. Tem padrão endoscópico de úlcera aguda: é rasa e situada mais frequentemente no fundo e no corpo gástrico. Acomete pacientes críticos, classicamente os internados em UTI, em ventilação mecânica ou com coagulopatia. Pacientes chocados, em sepse, com queimadura extensa, com insuficiência hepática ou renal, com trauma de crânio ou medula, ou com passado ulceroso prévio também podem ser acometidos.

Embora somente um pequeno percentual de pacientes admitidos em UTI apresente a complicação (2-6%), esse número pode ser mais alto se não tiver sido instituída a profilaxia para a úlcera de estresse. Estudos endoscópicos mostram que até 75% dos pacientes nessas situações, embora assintomáticos, apresentam gastropatia de estresse. É raro, no entanto, que o sangramento digestivo por essa causa leve a um comprometimento hemodinâmico.

O sangramento por úlcera de estresse aumenta a mortalidade em 1-4 vezes e/ou o tempo de internação em 4-8 dias. Um estudo brasileiro mostra achados semelhantes, embora não se tenha usado um protocolo para a indicação de profilaxia para úlcera de estresse, já que 25% dos pacientes que tinham indicação de profilaxia, mas não estavam sendo tratados para tal.

À semelhança da úlcera que ocorre pelo uso de anti-inflamatório, a lesão parece dever-se mais à diminuição da resistência da mucosa. Provavelmente porque nas situações críticas em que o paciente se encontra a produção de prostaglandina na mucosa está diminuída, com consequente diminuição da sua resistência, mais do que a uma hipersecreção ácida. A hipoperfusão da mucosa (frequente nestes pacientes) também pode levar a uma necrose celular com consequente solução de continuidade no local. Por isso, a instituição de supressão ácida não consegue prevenir todos os sangramentos digestivos. Não se pode afastar, entretanto, um papel causal para a alteração no muco gástrico, para a agressão cloridropéptica e para a infecção pelo *Helicobacter pylori*.

Recentes revisões sistemáticas não têm sido capazes de confirmar um desfecho melhor para os pacientes submetidos à profilaxia da úlcera de estresse e há inclusive evidências de que os cuidados atuais em UTI também têm tido impacto nesse tipo de úlcera.

FATORES DE RISCO PARA ÚLCERA DE ESTRESSE

Duas situações são amplamente reconhecidas como de risco para a úlcera de estresse: ventilação mecânica > 48 horas e coagulopatia. (plaquetas < 50.000/mm^3; INR > 1,5 e TTPA > 2× a referência).

A nutrição enteral tem risco reduzido e contraindicação de profilaxia, enquanto o uso de corticosteroide isoladamente apresenta controvérsias, tendo mais evidências favoráveis quando associado ao uso de AINH. Outras situações, como o trauma de crânio e a queimadura extensa, com menor evidência, também são citadas como risco de úlcera de estresse.

NÍVEL DE EVIDÊNCIA PARA A INDICAÇÃO DE PROFILAXIA

Já que a úlcera de estresse, quando associada ao sangramento digestivo, aumenta a mortalidade dos pacientes, diversas situações são colocadas como indicação de uso profilático de medicamentos para sua prevenção. Essa prática, no entanto, embute em seu uso riscos de efeitos adversos, interação medicamentosa e aumento de custos, muitas vezes com baixa evidência de efetividade.

A Tabela 1 apresenta os níveis de evidência para a profilaxia de úlcera de estresse, com os fatores de risco e os medicamentos utilizados (por ser um estudo antigo, os inibidores de bomba de prótons ainda não aparecem como alternativa possível, lembrando que atualmente, embora sejam os medicamentos mais usados na profilaxia da úlcera de estresse, ainda não está claro que sejam superiores aos bloqueadores H2, especialmente considerando seu custo e efeitos adversos).

Tabela 1 Níveis de evidência para profilaxia de úlcera de estresse

Risco	Evidência	Medicamento
Internação em UTI com ventilação mecânica ou coagulopatia	A B	Bloqueador H2 e antiácido Sucralfate
Trauma de crânio (Glasgow ≤ 10)	B D	Bloqueador H2 Antiácido e sucralfate
Queimadura > 35% da superfície corporal	B D	Antiácido Bloqueador H2 e sucralfate
Hepatectomia parcial	C D	Bloqueador H2 Antiácidos e sucralfate
Transplante renal ou hepático	D	Bloqueador H2, antiácido e sucralfate
Politraumatismo	D	Bloqueador H2, antiácido e sucralfate
Lesão medular	D	Bloqueador H2, antiácido e sucralfate
Insuficiência hepática	D	Bloqueador H2, antiácido e sucralfate
História prévia de úlcera gástrica ou sangramento digestivo	D	Bloqueador H2, antiácido e sucralfate
Pelo menos 2 situações: internação em UTI, sepse, uso de corticosteroide, sangramento prévio	D	Bloqueador H2, antiácido e sucralfate

Adaptada de ASHP Commission on Therapeutics; ASHP Board of Directors. ASHP therapeutic guidelines on stress ulcer prophylaxis. Am J Health Syst Pharm 1999;56(4):347-79.

Evidência negativa para a indicação de profilaxia

Diversas metanálises mostram que o uso de profilaxia do sangramento por úlcera de estresse pode ser prejudicial quando os pacientes que teriam essa indicação estão em nutrição enteral. Nesses casos, a incidência de pneumonia hospitalar pode aumentar, elevando a taxa de mortalidade desses pacientes.

INIBIDORES DE BOMBA DE PRÓTONS

Apresentam eficácia muito maior no controle das doenças pépticas dependentes da hiperacidez gástrica (úlcera péptica, doença do refluxo gastroesofágico e gastropatia pela síndrome de Zollinger-Ellison), quando comparados aos bloqueadores H2 e aos antiácidos. Omeprazol, 20 mg, em única dose diária, mantém o pH intragástrico > 4 por 15 horas e 30 minutos; ranitidina (sem registro vigente na Anvisa), 150 mg, em 2 doses diárias, o mantém por 9 horas; e antiácido, 150 mmol, 7 vezes ao dia, o mantém por 4 horas.

Metanálise de 2013 envolvendo 14 estudos para comparar a eficácia de bloqueadores H2 e dos inibidores da bomba de prótons na prevenção de sangramento digestivo por úlcera de estresse em pacientes graves mostrou superioridade dos inibidores da bomba de prótons, sem diferenças para mortalidade e risco de pneumonia hospitalar. Outra metanálise de 2020, analisando pacientes gravemente doentes, sugere que tanto os inibidores de bomba de prótons quanto os bloqueadores H2 são eficazes na profilaxia do sangramento gastrointestinal, embora possam aumentar a frequência da pneumonia. No Brasil, um trabalho recente chama a atenção para o uso inadequado dos inibidores de bomba de prótons injetáveis.

É preciso ter em mente que a fisiopatologia da úlcera de estresse não é necessariamente ácido-dependente, mas muito provavelmente depende da resistência da mucosa gástrica, e, por isso, o papel preventivo da supressão ácida pode ser relativo no controle do sangramento da úlcera de estresse.

PROFILAXIA EM PACIENTES NÃO CRÍTICOS

A fisiopatologia da úlcera de estresse é diferente da úlcera péptica crônica, e sua ocorrência classicamente está ligada às condições de saúde críticas, em especial de pacientes em ventilação mecânica > 48 horas.

De maneira geral, há uma indicação inadequada de profilaxia de sangramento por úlcera de estresse mesmo em pacientes internados em UTI, principalmente por uso excessivo, mas também ocorre o subuso. A indicação inadequada de profilaxia para pacientes internados não críticos é ainda maior, especialmente por uso excessivo, levando a interações medicamentosas, efeitos adversos e polifarmácia, mesmo quando da prescrição de alta.

Em um hospital que normatizou a indicação da profilaxia pelos critérios da American Society of Health-System Pharmacists, obteve-se uma redução na indicação de profilaxia de 89 para 47%, sem que houvesse uma mudança significativa na não indicação de profilaxia para os casos de indicação desejável.

A profilaxia de atividade ulcerosa em pacientes sabidamente ulcerosos, que necessitam do uso de anti-inflamatórios, é bem estudada e mostra que o uso de inibidor de bomba de prótons e de prostaglandina tem maior eficácia que os bloqueadores H2 e também que doses diárias > 20 mg de omeprazol não proporcionam maior eficácia da profilaxia. Além disso, está claro que a gastroproteção conferida pelo inibidor de bomba de prótons não alcança > 70% dos pacientes, provavelmente porque o mecanismo de lesão gastrointestinal é decorrente do uso de AINH, cujo mecanismo de ação reduz a produção de prostaglandina na mucosa, diminuindo sua resistência.

Como a profilaxia da lesão de mucosa gastrointestinal pelos anti-inflamatórios, quando do uso da prostaglandina, é restrita no Brasil, bem como sua posologia e os efeitos adversos são menos favoráveis do que o uso do inibidor de bomba de prótons, esta última classe de medicamentos deve ser preferencialmente usada nessas situações. O uso dos bloqueadores H2 protege menos de 50% dos pacientes ulcerosos que necessitam de gastroproteção para o uso de anti-inflamatórios e, por isso, só são indicados na impossibilidade do uso dos inibidores de bomba de prótons.

Observa-se um exagero generalizado na prescrição dos inibidores de bomba de prótons em geral e em especial na indicação de gastroproteção, mas a bula do medicamento sugere o uso do omeprazol para prevenção ou tratamento da úlcera gástrica e da úlcera duodenal associada ao uso de anti-inflamatórios e não aos pacientes em geral. Grande parte dos pacientes não desenvolve úlcera com o uso dos anti-inflamatórios, e um estudo conclui que não há evidências que suportem a indicação de profilaxia de úlcera de estresse para pacientes internados em enfermaria geral.

Assim, é fundamental a aplicação de diretrizes, preferencialmente desenvolvidas em cada instituição, segundo critérios de evidência científica, para minimizar a prescrição inadequada dessa classe de medicamentos em geral e em especial para os pacientes internados em situação não crítica.

Para os pacientes internados em UTI, sugere-se seguir as diretrizes da American Society of Health-System Pharmacists (atualizadas em 2004); nas enfermarias gerais, sugere-se identificar antecedentes pépticos dos pacientes internados e, se necessário, indicar uma endoscopia digestiva alta nos casos em que houver queixa dispéptica sem diagnóstico ulceroso prévio.

COMO REALIZAR A PROFILAXIA

Em pacientes internados em UTI, as evidências mais atuais, inclusive com relação aos custos, são favoráveis ao uso dos inibidores de bomba de prótons. Uma revisão do Hospital das Clínicas da FMUSP atenta para indicação especial dos inibidores de bomba de prótons, quando do risco de ressangramento, quando a estabilidade do coágulo parece depender de um pH mais elevado (6,0), conseguido mais facilmente com estes medicamentos.

Quando é possível utilizar VO, é mais adequado (menor custo e boa absorção) administrar omeprazol, 20 mg, em cápsulas (que não devem ser abertas ou mastigadas), em dose única diária, em jejum, pela manhã. Nos casos passíveis via SNG, omeprazol em microgrânulos dispersíveis em água (disponível até o momento somente para o *Losec Mups – multiple unit pellet system*) pode ser utilizado. O HC-FMUSP, em sua farmácia de manipulação, disponibiliza omeprazol em solução oral de 2 mg/mL, em suspensão de solução bicarbonatada, que deve ser mantida em refrigeração, com validade de 30 dias. Tal apresentação possibilita a administração do medicamento por SNG com baixo custo. Nos casos em que somente EV é possível, omeprazol liofilizável, 40 mg, pode ser utilizado. Por utilizar uma via alternativa de metabolização, o pantoprazol pode ter indicação mais precisa quando houver possibilidade de interações medicamentosas com o omeprazol.

Nos casos de úlcera péptica em pacientes não críticos, deve-se prescrever a dose usual do inibidor de bomba de prótons para profilaxia de sangramento digestivo alto e, se não houver contraindicação, usar preferencialmente os anti-inflamatórios COX2 seletivos, quando da indicação do uso de AINH. Quando *Helicobacter pylori* estiver presente, impõe-se a erradicação da bactéria, pois esta medida previne o sangramento. Nos casos em que houver sangramento, mesmo sem a documentação da bactéria, sendo uma úlcera duodenal, o tratamento precoce de erradicação do *Helicobacter pylori* também previne o ressangramento.

Para pacientes que nunca fizeram uso prévio de macrolídeos, o tratamento de eleição para erradicar a bactéria deve utilizar o esquema omeprazol, 20 mg + amoxicilina, 1.000 mg + claritromicina, 500 mg (OAC), 2 vezes ao dia, por 7 dias. Para pacientes que já fizeram uso de macrolídeos, a proposta é o uso do esquema omeprazol, 20 mg + amoxicilina, 1.000 mg + levofloxacino, 250 mg, 2 vezes ao dia, por 10-14 dias.

▪ BIBLIOGRAFIA

Alhazzani W, Alenezi F, Jaeschke RZ, Moayyedi P, Cook DJ. Proton pump inhibitors versus histamine 2 receptor antagonists for stress ulcer prophylaxis in critically ill patients: a systematic review and meta-analysis. Crit Care Med 2013;41(3):693-705.

Allen ME, Kopp BJ, Erstad BL. Stress ulcer prophylaxis in the postoperative period. Am J Health Syst Pharm 2004;61(6):588-96.

ASHP Commission on Therapeutics; ASHP Board of Directors. ASHP therapeutic guidelines on stress ulcer prophylaxis. Am J Health Syst Pharm 1999;56(4):347-79.

Bardou M, Barkun NA. Stress ulcer prophylaxis in the ICU: who, when, and how? Crit Care Med 2013;41:906-7.

Bischoff LM, Faraco LSM, Machado LV, Bialecki AVS, Almeida GM, Becker ICC. Inappropriate usage of intravenous protons pump inhibitors and associate factors in a high complexity hospital in Brazil. Arq Gastroenterol 2021;58:33-8.

Burget DW, Chiverton SG, Hunt RH. Is there an optimal degree of acid suppression for healing of duodenal ulcers? A model of the relationship between ulcer healing and acid suppression. Gastroenterology 1990;99:345-51.

Chanpura T, Yende S. Weighing risks and benefits of stress ulcer prophylaxis in critically ill patients. Crit Care 2012;16(5):322.

Constantin VD, Paun S, Ciofoaia VV, Budu C, Socea B. Multimodal management of upper gastrointestinal bleeding caused by stress gastropathy. J Gastrointestin Liver Dis 2009;18(3):279-84.

Frandah W, Colmer-Hamood J, Nugent K, Raj R. Patterns of use of prophylaxis for stress-related mucosal disease in patients admitted to the intensive care unit. J Intensive Care Med 2012;29(2):96-103.

Grube RR, May DB. Stress ulcer prophylaxis in hospitalized patients not in intensive care units. Am J Health Syst Pharm 2007;64:1396-400.

Hawkey CJ. Nonsteroidal anti-inflammatory drug gastropathy. Gastroenterology 2000;119:521-35.

Khalili H, Dashti-Khavidaki S, Hossein Talasaz AH, Tabeefar H, Hendoiee N. Descriptive analysis of a clinical pharmacy intervention to improve the appropriate use of stress ulcer prophylaxis in a hospital infectious disease ward. J Manag Care Pharm 2010;16(2):114-21.

Krag M, Perner A, Moller MH. Stress ulcer prophylaxis in the intensive care unit. Curr Opin Crit Care 2016;22(2):186-90.

Machado AS, Teixeira C, Furlanetto L, Tonietto T, Balzano PC, Vieira SRR, et al. Profilaxia para úlcera de estresse nas unidades de terapia intensiva: estudo observacional multicêntrico. Rev Bras Ter Intensiva 2006;18(3):229-30.

Navarro-Rodriguez T, Santos IB, Barbuti RC, Eisig JN. Helicobacter pylori eradication: an up-to-date. Global J Res Analysis 2015;4(10):189-93.

Pompilio CE, Cecconello I. Profilaxia das úlceras associadas ao estresse. ABCD Arq Bras Cir Dig 2010;23(2):114-7.

Wang Y, Ye Z, Ge L, Siemieniuk RAC, Wang X, Wang Y, et al. Efficacy and safety of gastrointestinal bleeding prophylaxis in critically ill patients: systematic review and network meta-analysis. BMG 2020;368:16744.

Yeomans ND, Tulassay Z, Juhász L, Rácz I, Howard JM, van Rensburg CJ, et al. A comparison of omeprazole with ranitidine for ulcers associated with nonsteroidal antiinflammatory drugs. Acid suppression trial: ranitidine versus omeprazole for NSAID-Associated Ulcer Treatment (ASTRONAUT) Stugy Group. N Eng J Med 1998;338(11):719-26.

292 ÚLCERA POR PRESSÃO

Lígia Maria Quitério, Maria Aparecida Jesus Menezes, Tatiane Glória da Mota

Úlcera por pressão é uma lesão localizada na pele e/ou tecido subjacente, sobre uma proeminência óssea.

Acomete 1-3 milhões de pessoas no mundo. Em idosos, sua ocorrência está associada a aumento da mortalidade, e em indivíduos internados é um parâmetro de qualidade do serviço.

Pode surgir rapidamente (em até 2 horas na mesma posição).

FATORES INTRÍNSECOS E EXTRÍNSECOS ASSOCIADOS AO DESENVOLVIMENTO

Fatores extrínsecos

- Pressão: excede a pressão de perfusão tecidual (32 mmHg); depende da intensidade, da duração e da área de superfície sobre a qual atua.

- Forças de tração: deslocamento do corpo sobre a pele fixada à superfície externa; há risco nos casos em que a cabeceira está elevada (área sacrococcígea) e em transferências mal executadas.
- Forças de fricção: resultam do atrito entre 2 superfícies, como em transferências mal executadas em que o paciente é arrastado, e não elevado.
- Maceração/umidade excessiva: alteração mecânica e química (pH), com aumento da suscetibilidade a lesões provocadas pelos outros fatores; está relacionada a incontinência urinária e/ou fecal, sudorese, secreções respiratórias, vômitos, exsudação de úlceras.

Fatores intrínsecos

- Imobilidade: lesões medulares (níveis altos de lesões medulares) e encefálicas, e pós-operatório, principalmente de cirurgia ortopédica e cardiotorácica.
- Alterações da sensibilidade: lesões neurológicas (polineuropatias, lesões medulares).
- Incontinência urinária e/ou fecal.
- Alterações do estado de consciência.
- Idade (< 5 e > 65 anos).
- Sexo masculino.
- Má perfusão/oxigenação tecidual: doença vascular, anemia, doença pulmonar obstrutiva crônica, fármacos, vasopressores, tabagismo, DM, nefropatia, sepse.
- Estado nutricional: diminuição do peso corporal (> 10%), linfopenia (< 1.800/mm^3), hipoalbuminemia (< 3,5 mg/dL), hipoproteinemia (< 6,4 g/dL).

POPULAÇÃO DE RISCO

A identificação dos pacientes com risco de aparecimento de úlceras de pressão utiliza-se de escalas amplamente validadas para tal situação. As 2 mais utilizadas são a escala de Norton e a de Braden, que consideram componentes como mobilidade, incontinência, déficit sensorial e estado nutricional.

MEDIDAS PROFILÁTICAS

- Oferecer suplementos VO ou por sondas, com alta concentração de proteínas, a pacientes com risco nutricional e risco de úlcera por pressão decorrente de doenças crônicas ou após intervenções cirúrgicas.
- Reposicionar para reduzir a duração e a magnitude da pressão sobre áreas do corpo vulneráveis.
- Determinar a frequência dos posicionamentos a partir de variáveis relacionadas ao indivíduo e às superfícies de suporte em uso (p. ex., colchão piramidal de alta especificidade).
- Limitar o tempo que o indivíduo passa sentado na cadeira sem alívio de pressão.
- Não utilizar massagem na prevenção de úlcera por pressão.
- Utilizar emolientes para hidratar a pele seca a fim de reduzir o risco de dano à pele.
- Usar almofada debaixo das pernas (região da panturrilha) para elevar os calcâneos (calcâneos flutuantes).
- Ajudar as transferências para evitar fricção e torção (cisalhamento). Levantar, e não arrastar, o paciente.
- Reposicionar o paciente de tal forma que a pressão seja aliviada ou redistribuída (mudança de decúbito).
- Evitar posicionar o indivíduo em contato direto com os dispositivos médicos como tubos e sistemas de drenagem.
- Evitar lençóis dobrados e/ou mal esticados na cama, defeito no colchão ou estrado.
- Evitar umidade e deixar o paciente por muito tempo molhado.

Dispositivos de redução de pressão

Para reduzir a pressão, deve-se utilizar sistemas de suporte e redistribuição adequados ao paciente. Esses sistemas podem ser divididos em 2 tipos, por motivos operacionais e de custo:

- estáticos: aumentam a superfície de contato com a pele e diminuem a força exercida por unidade de superfície (p. ex., colchão de espuma, gel/água e ar, almofada para cadeira). São indicados para pacientes com úlcera de pressão que podem ser facilmente reposicionados sem que se exerça pressão sobre a área ulcerada;
- dinâmicos: promovem uma alternância periódica dos pontos de apoio de modo a reduzir a pressão cumulativa por área cutânea e auxiliam o controle da umidade e da temperatura (p. ex., células de ar com insuflação alternada, fluxo de ar aquecido em gel de silicone). São indicados para pacientes que não podem ser reposicionados sem que se exerça pressão sobre a área ulcerada e em casos de novas úlceras de pressão apesar das medidas preventivas e terapêuticas adequadas.

Ressalta-se que não se demonstrou superioridade de um sistema em relação ao outro na prevenção das úlceras.

CONSIDERAÇÕES FINAIS

Uma abordagem multiprofissional associada a programas educacionais reduz a incidência de úlceras de pressão.

BIBLIOGRAFIA

Chayamiti MPC, Caliri MHL. Úlcera por pressão em pacientes sob assistência domiciliária. Acta Paul Enferm 2010;23(1):29-34.

Clark M. Innovations in pressure ulcer prevention and management: new international guidelines for best practice. Wounds International 2009;1:Issue 1.

MacGregor L. Pressure ulcer prevention: prevalence and incidence in context a consensus document. International GUIDELINES 2009. Disponível em: http://www.woundsinternational.com. Acesso em: 13 maio 2015.
National Pressure Ulcer Advisory Panel, European Pressure Ulcer Advisory Panel. Prevention and treatment of pressure ulcers: quick reference guide. Washington DC: National Pressure Ulcer Advisory Panel; 2009. Disponível em: http://www.npuap.org/wp_content/uploads/2012/02/Final_Quark_Prevention_for_Web_290.pdf. Acesso em: 13 maio 2015.

293 TIME DE RESPOSTA RÁPIDA

Fernanda Aburesi Salvadori

CONCEITO

Times de resposta rápida (TRR) são equipes multidisciplinares treinadas para atender pacientes em intercorrências agudas e graves nas unidades de internação. Ambientes considerados críticos, como UTI, unidade coronariana, PS e centro cirúrgico, estão em geral fora da área de atuação dessas equipes por já contarem com profissionais capacitados e habituados aos atendimentos de urgência e emergência.

A proposta surgiu na década de 1990 e ganhou força em 2004 com a iniciativa *The 100.000 lives campaign – setting a goal and a deadline for improving health care quality*, que sugeria a implantação dos TRR na rotina de assistência ao paciente internado. Nesse contexto surgiu também o conceito de *failure to rescue*: incapacidade em atender prontamente e fornecer o tratamento adequado para pacientes com alterações súbitas e críticas nos sinais vitais, e que pode ser entendido como cuidado médico insuficiente, atrasado ou incorreto. As situações mais frequentemente associadas a *failure do rescue* incluem insuficiência respiratória aguda, insuficiência cardíaca aguda, alterações agudas do nível de consciência, hipotensão, arritmias, edema pulmonar e sepse.

Dessa forma, os TRR foram criados para otimizar o reconhecimento e a resposta frente aos sinais de deterioração clínica, levando expertise em atendimentos de emergência ao paciente internado fora do ambiente de cuidados intensivos e antes de evolução para quadros de alto risco de mortalidade ou com potencial de se tornarem irreversíveis.

A taxa de eventos adversos nas internações hospitalares varia entre 3-18%, sendo 70% desses eventos, incluindo PCR inesperadas, considerados preveníveis. Pacientes apresentam sintomas e alterações de sinais vitais 6-8 horas antes da PCR, garantindo ao TRR uma janela de tempo razoável para atuação (p. ex., administrar oxigênio, fluidos intravenosos, diuréticos, broncodilatadores), desde que pacientes sob risco sejam corretamente identificados. Estudos mostram que intervenções precoces em pacientes instáveis garantem maior taxa de sobrevida do que o atendimento de pacientes já em PCR.

Alguns centros fazem distinção entres os *code teams* (dedicados exclusivamente ao atendimento de PCR) e os *rapid response teams* ou *medical emergency teams* (MET). No Instituto Central do HC-FMUSP, o mesmo time é responsável por essas duas funções, chamadas de código azul (parada cardiorrespiratória) e código amarelo (instabilidade hemodinâmica).

ESTRUTURA E COMPOSIÇÃO

O sistema de resposta rápida tem quatro componentes, sendo eles:

1. braço aferente: identificação de pacientes com deterioração clínica e ativação da resposta. Esse componente inclui os critérios para acionamento, formas de chamada, colaboradores responsáveis pelo contato com o TRR e mecanismo de acionamento da equipe. O estudo MERIT (*Medical Early Response Intervention and Therapy*), o único multicêntrico, randomizado e controlado envolvendo TRR, utilizou critérios simples para o acionamento das equipes (ex.: frequência cardíaca < 40 ou > 140 batimentos por minuto; frequência respiratória < 5 ou > 36 incursões por minuto; pressão arterial sistólica < 90 mmHg). A tendência atual, no entanto, é usar critérios múltiplos, com pesos diferentes, para ativação dos times, como por exemplo o escore NEWS (*National Early Warning Score*), mostrado no Quadro 1;
2. braço eferente: resposta propriamente dita. Este componente é o TRR em si, incluindo os profissionais e os equipamentos do time. Não há definição quanto à composição ideal do TRR. Em geral, a equipe conta com um médico capacitado em atendimentos de urgência e emergência, um enfermeiro e um fisioterapeuta especializado em terapia respiratória;
3. segurança do paciente e qualidade do atendimento: inclui coleta e análise dos dados dos atendimentos, orientação às equipes dos setores responsáveis pelos chamados e mecanismos para otimizar prevenção e resposta;
4. administrativo: envolve manejo de recursos, compra e manutenção de equipamentos, contratação de pessoal, educação dos funcionários no fluxo do TRR e apoio logístico ao time.

MORTALIDADE HOSPITALAR E CUIDADOS DE FIM DE VIDA

Embora o estudo MERIT não tenha conseguido demonstrar que a intervenção reduziu o número de

Quadro 1 Escore NEWS (*National Early Warning Score*) para acionamento do Time de Resposta Rápida (a soma das alterações deve ser ≥ 5 ou ter pontuação = 3 em qualquer categoria). As cores auxiliam a identificação das alterações mais críticas.

Parâmetro/escore	3	2	1	0	1	2	3
Frequência respiratória (ipm)	≤ 8		9-11	12-20		21-24	≥ 25
Saturação de oxigênio (%)	≤ 91	92-93	94-95	≥ 96			
Suplementação de oxigênio		Sim		Não			
Temperatura (°C)	≤ 35		35,1-36	36,1-38	38,1-39	≥ 39,1	
Pressão arterial sistólica (mmHg)	≤ 90	91-100	101-110	111-219			≥ 220
Frequência cardíaca (bpm)	≤ 40		41-50	51-90	91-110	111-130	≥ 131
Nível de consciência				Alerta			Alterado*

* Responde ao chamado, responde à dor ou não responde. Bpm: batimentos por minuto; ipm: incursões por minuto. Adaptado de Smith et al., 2013.

PCR e mortes nas unidades de internação, outros estudos relataram benefícios em razão da implantação dessas equipes, incluindo redução nas taxas de mortalidade hospitalar.

Além do "tempo de amadurecimento" necessário para que os TRR possam consolidar na instituição as vantagens a eles atribuídas, parece existir também um efeito dose-dependente, com redução nas taxas de PCR inesperadas associadas ao aumento do número de acionamentos. Um estudo mostrou que para cada 17 chamados, 1 PCR poderia ser prevenida. Não existe um corte específico, mas há uma tendência de que TRR implantados com sucesso tenham altas taxas de acionamento, acima de 25 chamados por mil admissões.

Estudos apontam também que os TRR tendem a influenciar determinação de não ressuscitação (DNR), indicando que iniciar a discussão sobre cuidados paliativos pode ser uma das atribuições dessas equipes.

DIFICULDADES E OBSTÁCULOS NA IMPLANTAÇÃO DOS TRR

Um dos grandes obstáculos na implantação dos TRR é o treinamento contínuo dos profissionais envolvidos no acionamento do time, já que atrasos prejudicam a sobrevida do paciente e chamados excessivos e inadequados acarretam fadiga do sistema e estresse da equipe. Assim, a educação continuada visando a reforçar o conceito do TRR e os fluxos de acionamento, os treinamentos práticos beira-leito, as apresentações audiovisuais e os crachás informativos com critérios e formas de contatar o TRR tornam-se fundamentais para garantir o sucesso da iniciativa.

Troca frequente de funcionários, rodízio de médicos residentes, enfermeiros não familiarizados com o sistema, equipes relutantes em pedir ajuda, desrespeito a hierarquias e falhas de monitorização de sinais vitais são outras das dificuldades enfrentadas na disseminação institucional dos TRR. É importante ressaltar que o processo de implantação dos times pode ser lento, demorando até um ano para que o conceito seja explicado e se obtenha o apoio necessário para sua manutenção em todo o hospital.

▪ BIBLIOGRAFIA

Chan PS, Jain R, Nallmothu BK, Berg RA, Sasson C. Rapid response teams: a systematic review and meta-analysis. Arch Intern Med 2010;170:18-26

Chen J, Ou L, Hillman KM, Flabouris A, Bellomo R, Hollis SJ, et al. Cardiopulmonary arrest and mortality trends, and their association with rapid response system expansion. Med J Aust 2014;201(3):167-70

Hillman K, Chen J, Cretikos M, Bellomo R, Brown D, Doig G, et al. Introduction of the medical emergency team (MET) system: a cluster-randomised controlled trial. Lancet 2005;365(9477):2091-7.

Jones DA, DeVita MA, Bellomo R. Rapid-response teams. N Engl J Med 2011;365:139-46.

Maharaj R, Raffaele I, Wendon J. Rapid response systems: a systematic review and meta-analysis. Critical Care 2015;19:254.

Smith GB, Prytherch DR, Meredith P, Schmidt PE, Featherstone PI. The ability of the National Early Warning Score (NEWS) to discriminate patients at risk of early cardiac arrest, unanticipated intensive care unit admission, and death. Resuscitation 2013;84(4):465-70.

294 USO RACIONAL DO LABORATÓRIO CLÍNICO

Arnaldo Lichtenstein

O laboratório clínico integra-se à prática médica, apoiando a maioria das decisões diagnósticas e de tratamento. Recursos laboratoriais usados criteriosamente associam-se a uma melhor prática da medicina. A solicitação de exames complementares é a atividade médica de maior volume nos EUA e continua crescendo. Vários são os motivos apontados:

- envelhecimento da população mundial associado ao aumento de comorbidades;
- advento de novos testes;
- influência dos meios de comunicação;
- supervalorização do exame laboratorial em relação ao exame físico ou à história clínica;

- insegurança ou inexperiência profissional;
- ausência de protocolos de atendimento padronizados nas instituições de saúde;
- desconhecimento do custo dos procedimentos;
- postura médica defensiva.

A aplicação apropriada dos testes laboratoriais é fundamental para o bom cuidado médico. Porém, seu uso indiscriminado pode trazer prejuízos ao paciente não só financeiros, mas também com espoliação de sangue, eventuais acidentes e, mais importante: a sensação indevida de segurança diante de um resultado falso-negativo e, no caso de resultado falso-positivo, a solicitação inadequada de exames mais complexos "em cascata", além da indução a erros diagnósticos.

Todo exame complementar deve ser pedido em contexto de confirmação ou exclusão de uma hipótese diagnóstica, na mudança do estado do paciente, na monitorização do tratamento ou procedimentos, ou na evolução clínica, no manejo de comorbidades distintas do diagnóstico principal. Eles ajudam no rastreamento de doenças e na determinação do prognóstico. Por outro lado, não existe consenso sobre o que é adequado em termos do número de exames a serem pedidos, em especial para pacientes internados. Uma revisão mostra que 65% dos exames laboratoriais são demasiados (*overuse*) e que apenas 1-5% deles auxiliam a conduta médica. Com a implementação de restrição de pedidos de exames, isso se eleva a 23%. Na década de 1970, realizar 6 exames por paciente por dia de internação já era considerado exagerado. As intervenções disponíveis chegam a reduzir no curto prazo, em média, dois terços dos pedidos, porém não se mantêm ao longo do tempo.

Há um excesso de repetição de exames em pacientes internados, com resultados constantemente normais – ou, mesmo se alterados, sem implicar ações, o que sugere que sejam desnecessários. Estudos indicam não haver necessidade de repetir um exame normal mais que 4 vezes consecutivas durante a mesma internação E, no caso de resultado anormal, com paciente estável ou em recuperação, a repetição pode não ser necessária. Um exemplo é a dosagem de creatinina sérica em paciente com doença renal crônica sabidamente estável: a repetição do teste, além de não acrescentar valor a diagnóstico, tratamento, monitoração e prognóstico, pressupõe maior manipulação e espoliação do paciente.

Um estudo feito no HC-FMUSP analisou exames pedidos em uma enfermaria de clínica geral durante 1 ano. Foram realizados, em média, mais de 8,5 exames laboratoriais por dia de internação por paciente, dos quais 54,3% estavam dentro dos limites da normalidade.

Nesse estudo, os 18 principais exames que perfazem 70% do total de exames pedidos são realizados para todos os pacientes, independentemente de seu diagnóstico, como mostra a Figura 1.

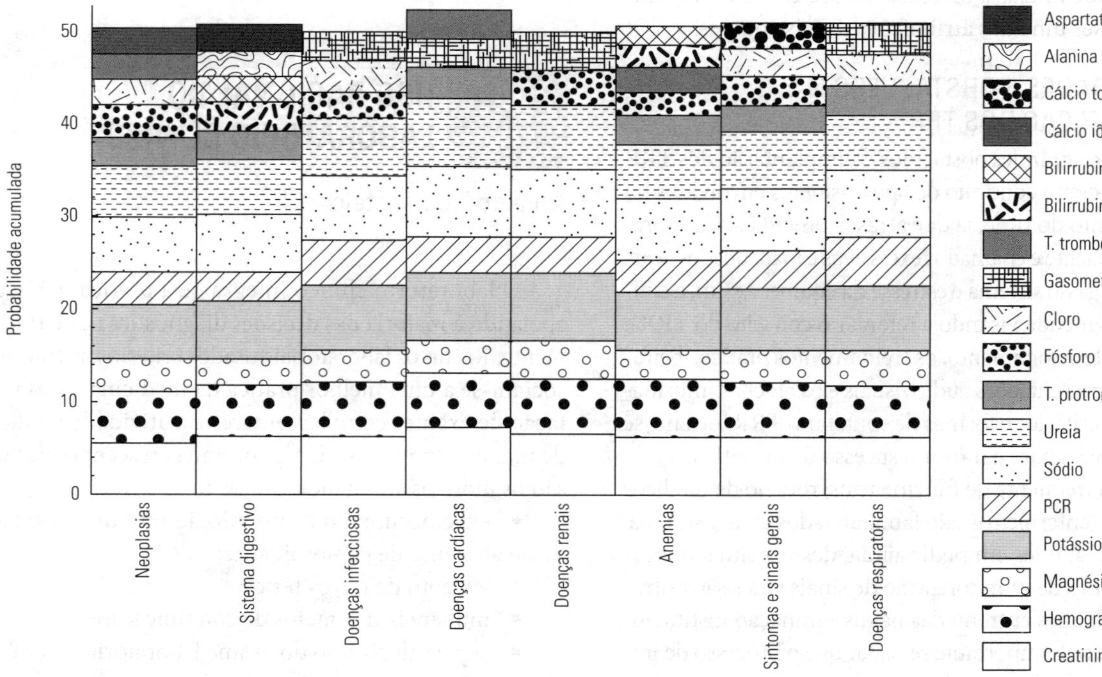

Figura 1 Principais exames pedidos para grupos de diagnósticos na internação.

O estudo mostrou ainda uma repetição exagerada de exames e que a probabilidade de um exame apresentar resultados normais após uma sequência de três normais é de 75%.

Estudo recente mostra números de exames pedidos muito semelhantes em hospital com mesmas características do HC, 9,67 exames/paciente/dia e 1,07 hemograma/paciente/dia, ou seja, muitas repetições dos mesmos exames. O autor realizou medidas em vários níveis, inclusive o da compensação financeira, além da educacional, e, após 3 anos, obteve uma redução de 8% no pedido de exames, economizando mais de 2 milhões de dólares.

O uso indiscriminado de exames laboratoriais tem sido alertado desde a década de 1970. Muitos estudos abordam os custos elevados e estratégias para sua redução. As abordagens podem ser simples, como a mudança na sequência em que aparecem os exames no impresso de requisição, afastando, p. ex., os itens sódio e potássio sérico um do outro ou informando sobre os custos dos exames solicitados, e até a adoção de compensações financeiras para médicos residentes. Existem ações mais complexas e sistêmicas, como a implantação de formulários eletrônicos parametrizados com regras de solicitação ou a introdução de ações de caráter educacional ou restritivo em âmbito institucional. As tentativas descritas levam a resultados variáveis e, de maneira geral, para conter o *overuse* de testes laboratoriais, ações combinadas tendem a produzir resultados mais eficazes e duradouros.

Os estudos levam a crer que, caso haja um critério mais racional para o pedido de exames, essa realidade pode ser mudada. Propõe-se, a seguir, uma simples reflexão por meio de um *check-list* antes de pedir qualquer exame complementar.

- O mesmo exame já não está em andamento?
- A realização desse exame é segura para a saúde do paciente?
- Esse exame é coerente com a(s) hipótese(s) diagnóstica(s)?
- A evolução clínica justifica a solicitação/repetição do exame?
- O resultado desse exame pode mudar a conduta?

A seguir, vamos exemplificar alguns analitos que têm impacto potencial deletério na prática médica, quando são inadequadamente pedidos, ou mal interpretados:

- Proteína C-reativa: é um marcador de inflamação que muitas vezes induz o médico a ter uma falsa tranquilidade quando seus valores estão normais ou uma falsa preocupação quando seus valores estão alterados. Lembramos que a interpretação de um exame sempre deve ser à luz do quadro clínico. Se houver discrepância entre quadro clínico e exame complementar, recomenda-se não subestimar sua observação clínica.
- Cálcio iônico: este analito tem sua dosagem indicada em algumas situações, como em doente crítico, com insuficiência renal ou com neoplasias. Porém, nunca está indicada sua dosagem em conjunto com o do cálcio total. Na presença de hipoalbuminemia a dosagem do cálcio total e albumina sérica, com a sua correção, é mais indicada que a do cálcio total.
- Dímero D: este analito gera ainda muitas dúvidas, principalmente nas unidades de pronto-socorro. Sua utilidade está em afastar a possibilidade de um tromboembolismo venoso, quando de uma suspeita fraca. Há que se diferenciar entre uma suspeita fraca e uma não suspeita. Se uma paciente vem com uma dispneia por insuficiência cardíaca descompensada por não adesão medicamentosa, não devemos pedir este analito. Por outro lado, uma elevação de seus níveis não é, necessariamente, indicação de que o paciente tenha um tromboembolismo venoso. Ele também é um marcador de inflamação sistêmica.

Por fim, algumas palavras sobre variações pré-analíticas dos exames. É preciso conhecer, para cada exame, o que pode influenciar seu resultado. Alguns exemplos são o jejum adequado (glicemia e colesterol, hoje grande alvo de discussões), garroteamento excessivo (elevação do resultado de potássio sérico por hemólise), influência de drogas na dosagem (uso de biotina, alterando dosagem do TSH), quantidade de sangue e adequação de tubos para coleta (hemocultura e frascos com anticoagulantes), demora para realização do exame após coleta (dismorfismo eritrocitário urinário) e exercício prévio à coleta (hematúria e o PSA após relação sexual ou andar de bicicleta).

BIBLIOGRAFIA

Kobewka DM, Ronksley PE, McKay JA, Forster AJ, Walraven CV. Influence of educational, audit and feedback, system based, and incentive and penalty interventions to reduce laboratory test utilization: a systematic review. DOI 10.1515/cclm-2014-0778Clin Chem Lab Med 2015;53(2):157-83.

Miyakis S, Karamanof G, Liontos M, Mountokalakis TD. Factors contributing to inappropriate ordering of tests in an academic medical department and the effect of an educational feedback strategy. Postgrad Med J 2006;82(974):823-9.

Sales MM, Taniguchi LU, Fonseca LAM, Ferreira-Junior M, Aguiar FJB, Sumita NM, et al. Laboratory tests ordering pattern by medical residents from a Brazilian university hospital. Am J Clin Pathol 2016;146(6):694-700.

Vidyarthi AR, Hamill T, Green AL, Rosenbluth G, Robert B. Baron RB. Changing resident test ordering behavior: a multilevel intervention to decrease laboratory utilization at an academic medical center american. Am J Med Qual 2015;30(1) 81-7.

PROCEDIMENTOS DIAGNÓSTICOS E TERAPÊUTICOS

RAFAEL SAAD

295 *CHECKLIST* DE PROCEDIMENTO SEGURO

Rafael Bianconi

Os *checklists* de procedimentos seguros são listas de verificação utilizadas antes ou durante a realização de um procedimento com o objetivo de assegurar que todas as etapas e informações necessárias para sua realização sejam confirmadas. São ferramentas simples e de baixo custo que garantem uma prática segura e de qualidade, reforçando etapas corriqueiras que podem ser omitidas principalmente em situações dramáticas de urgência e emergência. Muito utilizados no ambiente cirúrgico, principalmente após a campanha "cirurgias seguras salvam vidas" ("*safe surgery saves lives*") da OMS, também podem ser aplicados aos procedimentos não cirúrgicos, em ambientes como o atendimento pré-hospitalar, unidades de pronto-atendimento, unidades de internação, UTI e diversos outros setores hospitalares e serviços de saúde.

O uso de *checklist* como ferramenta de segurança é uma estratégia muito difundida em outros setores, nos quais os temas segurança e qualidade já se encontram mais consolidados. Na aviação, o *checklist* começou a ser aplicado na década de 1930, quando as aeronaves, em razão do desenvolvimento tecnológico, tornaram-se complexas demais, necessitando que os pilotos controlassem diversos parâmetros e equipamentos para realizar um único procedimento. Desde então, o *checklist* se mostrou tão efetivo que, até hoje, tanto na aviação militar como na comercial, ele é realizado antes de cada procedimento, como antes de taxiar para a pista, levantar voo, pousar e até mesmo em situações críticas, o que exemplifica sua utilização não apenas para verificar etapas, mas também para auxiliar nas tomadas de decisões.

A busca por maior segurança dos procedimentos e dos cuidados de saúde surge no cenário mundial após a publicação do relatório "*To err is human: building a safer health system*", em 1999. A publicação com os dados do sistema de saúde dos EUA evidenciava que 44-98 mil pacientes morriam a cada ano em decorrência de danos causados por erros e falhas durante a prestação de cuidados à saúde. Os números apresentados chamaram a atenção de líderes políticos, organizações de especialistas e dos profissionais de saúde em geral, suscitando preocupação com a qualidade da assistência prestada aos pacientes e a necessidade de se pensar a atenção à saúde de forma mais segura.

Os procedimentos por si só já apresentam riscos e taxas de complicações esperadas, porém, além das complexidades dos procedimentos, os profissionais de saúde lidam diariamente com a complexidade do ambiente, que envolve múltiplos pacientes; transferências de unidades e serviços; profissionais de diferentes especialidades, níveis de formação e experiência; e materiais e equipamentos novos com métodos de usos diferentes. Todos esses fatores desviam a atenção dos profissionais e contribuem para as ocorrências de falhas e eventos adversos. Estima-se que de cada 10 pacientes hospitalizados 1 vai passar por pelo menos 1 evento adverso durante o período de internação, aumentando o custo e o tempo de tratamento, e que pelo menos 50% desses eventos poderiam ser evitados com medidas simples e pontuais, como a implementação de rotinas e protocolos de segurança (o *checklist* é um exemplo).

Um estudo realizado em UTI observou que, durante período de 24 horas, um paciente é submetido a pelo menos 170 procedimentos, de diversas complexidades, podendo variar desde a administração de medicamentos até a drenagem pulmonar, sendo a proporção de erros ou falhas nesses procedimentos de 1%. Apesar da baixa proporção, isso corresponde a 2 eventos por dia em cada paciente.

Um dos procedimentos mais comuns em pacientes críticos é a passagem de cateter venoso central. Nos EUA, são instalados 5 milhões de cateteres venosos centrais por ano e as infecções de cateteres ocorrem em 80 mil pessoas por ano com taxa de óbito de 5-28%, a depender da gravidade inicial do doente. Estatísticas americanas estimam que, em um período de 10 dias, 4% dos cateteres venosos centrais são contaminados, podendo aumentar o tempo de permanência do paciente na unidade em até 1 semana; 4% dos pacientes com sondas vesicais de demora adquirem cistite; e 6% dos que necessitam de ventilação mecânica desenvolvem pneumonia bacteriana.

A questão é saber quantos desses casos podem estar relacionados a falha humana. Os dados são referentes a pacientes críticos que geralmente se encontram com organismos debilitados e muito frequentemente apresentam outras doenças colaborativas além do diagnóstico de base. Em 2001, no Hospital Johns Hopkins, o médico intensivista Peter Pronovost ofereceu aos médicos de sua unidade um *checklist* para melhorar as infecções relacionadas ao cateter venoso central com o objetivo de reduzir falhas e omissões durante a execução desse procedimento. O *checklist* apresentava tarefas rotineiras das técnicas, como degermação das mãos; preparo do sítio de inserção; uso de máscara, touca, avental e luvas; cobertura do paciente com campo estéril; e realização de curativo estéril na inserção do cateter venoso central. Em um 1° momento, a equipe não aceitou muito bem o *checklist*, acreditando ser mais um papel sem sentido a ser desempenhado, pois se tratava de tarefas ensinadas durante a formação médica e, portanto, de conhecimento de todos. Foi então solicitado aos enfermeiros que, durante 1 mês, observassem os médicos no momento da passagem de cateter e anotassem com que frequência todos os passos eram realizados. Os resultados demonstraram que em > 1/3 dos casos pelo menos 1 passo foi omitido. No mês seguinte, a administração do hospital autorizou a aplicação do *checklist* e deu autonomia para que os enfermeiros interferissem caso algum dos passos fosse omitido pelo médico. Depois de 1 ano de observação, a taxa de infecção de cateteres usados por 10 dias, que antes era de 11, caiu para 0%. Acompanhando os pacientes por mais 15 meses, somente 2 infecções ocorreram nesse período. A estimativa é de que 43 infecções e 8 mortes tenham sido evitadas, reduzindo os custos com internações e cuidados em até US$ 2 milhões.

A experiência positiva levou o hospital a adotar mais 2 protocolos com *checklist* para assegurar a qualidade das práticas de cuidado do setor. O 1° teve como objetivo garantir que os enfermeiros checassem a dor do paciente pelo menos 1 vez a cada 4 horas e administrassem analgesia adequada, o que diminuiu a probabilidade de algum paciente sentir dor e não receber tratamento adequado de 41 para 3%. O 2° tinha o intuito de garantir que pacientes com ventilação mecânica mantivessem decúbito elevado em pelo menos 30° para evitar aspiração de secreção e tivessem a prescrição médica de antiácidos para evitar úlceras gástricas. Em relação a este aspecto, a proporção de pacientes que não recebiam o tratamento recomendado caiu de 70 para 4% e houve ainda uma diminuição de 25% nos casos de pneumonia.

Outros estudos mostraram a efetividade do *checklist* para melhorar as práticas de cuidado com a saúde, promovendo procedimentos mais seguros e de melhor qualidade, mesmo aplicado em uma esfera mais ampla, em serviços com contextos variados. No estudo realizado nas UTI do Estado de Michigan (EUA), foi aplicado um pacote de práticas recomendadas, incluindo um *checklist* de cateteres venosos centrais, com o objetivo de reduzir as taxas de infecções. Após 3 meses de aplicação, as taxas de infecção caíram de 4 para 0%, mantendo-se estáveis durante os 15 meses seguintes. Em estudo semelhante realizado na Escócia, também visando à redução das taxas de infecção por meio da implementação de *checklist* e de um pacote de práticas, a taxa de 1,05 caso/mês foi reduzida a 0 e mantida, alcançando a meta de 300 dias sem infecção relacionadas a cateter venoso central.

Os resultados apresentados nesss estudos foram alcançados com a implementação dos *checklists* de procedimento seguro, mas vale ressaltar que o *checklist* é somente uma ferramenta que, para ser efetiva, tem de acompanhar uma política de segurança e qualidade no cuidado à saúde. Os gestores e os profissionais do serviço precisam aceitar que todos estão sujeitos a cometer erros ou falhas que podem causar danos aos pacientes, por isso a utilização serve como barreira de segurança para que nenhuma etapa de um procedimento seja omitida durante sua realização.

É possível encontrar em estudos modelos de *checklist* que já foram testados e estão sendo aplicados, mas nesse caso recomenda-se realizar a adaptação do instrumento para a realidade do serviço e da unidade em que será aplicado. O ideal é que a formulação ou adaptação do *checklist* conte com a participação dos profissionais que irão aplicá-lo, selecionando quais itens de verificação são indispensáveis para o procedimento, sempre considerando as melhores práticas e se baseando em evidências. Somente assim os profissionais vão considerar o *checklist* válido e acreditar no seu conteúdo.

Deve-se escolher uma linguagem simples, livre de múltiplas interpretações e atentar-se ao número de itens de verificação para que a aplicação do *checklist* seja a mais breve possível, sem interrupções e distrações. Desde sua formulação, é preciso considerar os recursos necessários para implementação, saber quantos profissionais serão necessários para a execução correta em cada procedimento, como será realizado o treinamento dos profissionais, como será feita a avaliação do *checklist* e como os dados serão mensurados para futuros indicadores de processos e de qualidade. Quando pronto, o *checklist* deve ser testado na prática, assim é possível constatar se sua aplicação é viável, se necessita de alguma correção e quanto tempo tomará para sua conferência.

Os itens de verificação que geralmente estão presentes nos *checklists* de procedimentos seguros são: identificação correta do paciente, presença do termo de consentimento, procedimento a ser realizado, confirmação de lateralidade quando aplicável, presença de materiais e equipamentos necessários, possíveis complicações e etapas preconizadas para melhor prática do procedimentos. Esses itens variam de acordo com o procedimento, os objetivos e as metas desejadas.

Já está comprovado que o uso dos *checklists* de procedimento seguro melhora a qualidade da assistência e a segurança do paciente; no entanto, ainda são escassas as publicações para evidenciar os resultados alcançados, principalmente em âmbito nacional, pois muitos hospitais já aderiram ao uso da ferramenta em seus protocolos assistenciais junto com a confirmação de paciente, procedimento e lateralidade correta, mas não divulgam seus dados e modelos de *checklist* utilizados. O desenvolvimento dessa prática de segurança deve ser estimulado em prol da segurança do paciente e da qualidade do cuidado.

▪ BIBLIOGRAFIA

Berenholtz SM, Milanovich S, Faircloth A, Prow DT, Earsing K, Lipsett P, et al. Improving care for the ventilated patient. Jt Comm J Qual Saf 2004;4:195-204.

Berenholtz SM, Pronovost PJ, Lipsett PA, Hobson D, Earsing K, Farley JE, et al. Eliminating catheter-related bloodstream infections in the intensive care unit. Crit Care Med 2004;32:2014-20.

Center for Disease Control. National Nosocomial Infection Surveillance (NNIS) System Report, 200400. Data summary from January 1992 through June 2004, issued October 2004. Am J Infect Control 2004; 32:470-85.

Christian CK, Gustafson ML, Roth EM, Sheridan TB, Gandhi TK, Dwyer K, et al. A prospective study of patient safety in the operating room. Surgery 2006;139:159-73.

Clark SC, Dunning J, Alfieri OR, Elia S, Hamilton LR, Kappetein AP, et al. EACTS guidelines for the use of patient safety checklists. Eur J Cardiothor Surg 2012;41:993-1004.

Dankelman J, Grimbergen CA. Systems approach to reduce errors in surgery. Surg Endosc 2005;19:1017-21.

de Vries EN, Ramrattan MA, Smorenburg SM, Gouma DJ, Boermeester MA. The incidence and nature of in-hospital adverse events: a systematic review. Qual Saf Health Care 2008;17:216-23.

Donchin Y, Gopher D, Olin M, Badihi Y, Biesky M, Sprung CL, et al. A look into the nature and causes of human errors in the intensive care unit. Crit Care Med 1995;23:294-300.

Erdek MA, Pronovost PJ. Improving assessment and treatment of pain in the critically ill. Int J Qual Health Care 2004;16:29-64.

Gawande A. The checklist manifesto: how to get things right. Nova York: Metropolitan Books; 2009.

Hales BM, Pronovost PJ. The checklist: a tool for error management and performance improvement. J Crit Care 2006;21:231-5.

Ko HC, Turner TJ, Finnigan MA. Systematic review of safety checklists for use by medical care teams in acute hospital settings – limited evidence of effectiveness. BMC Health Serv Res 2011;11:202-11.

Kohn LT, Corrigan JM, Donaldson, MS (eds.). To err is human: building a safer health system. 3.ed. Washington: National Academy of Institute of Sciences; 2000.

McPeake J, Cantwell S, Booth MG, Daniel M. Central line insertion bundle: experiences and challenges in an adult ICU. Nurs Crit Care 2012; 17(3):123-9.

Meilinger OS, When the fortress went down. Air Force Magazine 2004;78-82.

Organização Mundial da Saúde. Segundo desafio global para a segurança do paciente. Cirurgias seguras salvam vidas (orientações para cirurgia segura da OMS). Organização Mundial da Saúde. Ministério da Saúde. Agência Nacional de Vigilância Sanitária. Rio de Janeiro: Organização Pan-Americana da Saúde; 2010.

Pronovost P, Needham D, Berenholtz S, Sinopoli D, Chu H, Cosgrove S, et al. An intervention to decrease catheter-related bloodstream infections in the ICU. N Eng J Med 2006;355:2725-32.

296 ACESSO VENOSO PERIFÉRICO E CATETER VENOSO CENTRAL DE INSERÇÃO PERIFÉRICA

Renata Kobayasi

▪ ACESSO VENOSO PERIFÉRICO

INDICAÇÕES

- Administração EV de drogas e fluidos.
- Transfusão de hemoderivados.
- Situações em que o acesso direto à corrente sanguínea é necessário, como cirurgias e cuidados de emergência.

CONTRAINDICAÇÕES

As contraindicações relativas para a inserção de um acesso venoso periférico são: infecção, flebite, esclerose de veias, infiltração EV prévia, queimaduras ou lesões traumáticas proximais ao local de inserção, fístula arteriovenosa no membro e procedimento cirúrgico que afeta o local de punção.

LOCAIS DE PUNÇÃO

A escolha do local de cateterização venosa deve levar em conta a idade e o conforto do paciente, a acessibilidade da veia em relação à posição do paciente e a urgência da situação.

Os locais preferenciais para inserção são as veias do antebraço, particularmente a veia cubital mediana, que atravessa a fossa antecubital e acomoda cateteres calibrosos. Locais alternativos incluem veia jugular externa e veias dos membros inferiores.

MATERIAL

- Garrote.
- Material para assepsia (álcool a 70% ou clorexidina alcoólica e algodão ou gaze).
- Luvas descartáveis.
- Cateter de escolha: cateter EV periférico de curta permanância (Scalp®) ou de longa permanência (Jelco®).
- Seringa de 5 ou 10 mL com SF.
- Curativo oclusivo transparente e estéril.
- Bolsa de SF com equipo.

PROCEDIMENTO

- Informe prévio ao paciente sobre o procedimento a ser realizado.
- Escolha do vaso a ser puncionado e do dispositivo EV a ser utilizado.
- Lavagem das mãos e calçamento de luvas de procedimento.
- Colocação do garrote 8 ou 10 cm acima do local a ser puncionado, evitando pressão excessiva que possa interromper o pulso radial.
- Promoção de dilatação das veias, incentivando o paciente a abrir e fechar a mão.
- Limpeza do local com solução antisséptica com movimentos circulares, de dentro para fora.
- A fim de evitar o deslocamento da veia durante o procedimento, tracionamento da pele distal ao local de punção venosa.
- Inserção do cateter na veia com o bisel voltado para cima em ângulo de 5-30°. Ao penetrar o lúmen da veia com o cateter, há refluxo de sangue. Quando a agulha de metal e o cateter de plástico estão no lúmen, avança-se o cateter em direção à veia, retirando a agulha simultaneamente.
- Liberação do torniquete logo após a punção.
- Observação do refluxo do sangue pela conexão, seguida pela oclusão proximal da veia puncionada a fim de evitar um refluxo contínuo.
- Para confirmar que o cateter está pérvio, injeção de SF através dele, observando a ocorrência de edema, vermelhidão, extravasamento ao redor do local de inserção ou desconforto.
- Após confirmação da permeabilidade, conexão do equipo de SF previamente montado, observando-se fluxo, com o livre escoamento do volume infundido, e refluxo, com o retorno de sangue pelo equipo.
- Estabilização e fixação do cateter à pele, com curativo oclusivo, de preferência transparente e estéril, anotando a data do curativo.
- Registro do procedimento com os seguintes dados: data e horário, local de inserção e tipo do dispositivo, solução de infusão e reações do paciente.

COMPLICAÇÕES

- Infiltração (deslocamento do cateter): interromper a infusão, elevar o membro e aplicar calor local.
- Flebite (irritação química ou mecânica).
- Hematomas (extravasamento de sangue).
- Obstrução do fluxo (dobramento ou coágulos).

CATETER VENOSO CENTRAL DE INSERÇÃO PERIFÉRICA (PICC)

O PICC (do inglês *peripherally inserted central catheter*) é indicado para pacientes em uso de terapia EV com drogas vasoativas, nutrição parenteral, antibioticoterapia e infusões hipertônicas por tempo prolongado. O paciente tem menos exposição a múltiplas punções venosas e menor risco de infecção e intercorrência quando comparado com aqueles submetidos à inserção de cateteres venosos centrais.

CONTRAINDICAÇÕES

- Administração de grandes volumes em *bolus*.
- Difícil acesso venoso periférico por repetidas punções anteriores.
- Presença de hematomas ou tromboflebites.
- Lesão cutânea na área de peri-inserção.

ESCOLHA DO ACESSO

As veias preferenciais para a inserção são:

- basílica;
- cefálica;
- mediana cubital.

Devem ser levadas em conta as seguintes características da veia escolhida:

- palpável;
- calibrosa;
- não sinuosa.

Também é importante considerar as características da pele adjacente à área da punção:

- íntegra;
- sem hematomas;
- sem sinais de infecção (flebite, celulite, abscesso, tromboflebite);
- sem alterações anatômicas.

MATERIAIS

Para a inserção do cateter e a realização do 1° curativo, são necessários:

- tesoura estéril;
- campo fenestrado estéril;
- campos simples estéreis;
- gorros cirúrgicos;

- máscaras cirúrgicas;
- aventais estéreis;
- pares de luvas cirúrgicas;
- escovas embebidas com clorexidina degermante;
- frasco de 30 mL de clorexidina alcoólica a 2%;
- sachês de álcool a 70%;
- ampolas de SF;
- seringas de 10 mL;
- equipo extensor de dupla via;
- garrote;
- gaze estéril;
- fita métrica não estéril;
- cateter de calibre adequado ao paciente;
- introdutor;
- fita adesiva cirúrgica hipoalergênica (Micropore®) com 2,5 cm de comprimento;
- curativo transparente grande com dimensões de 6 × 7 cm (padronizado).

Para os curativos subsequentes, são necessários:

- 1 par de luvas de procedimento;
- 1 par de luvas cirúrgicas;
- pacote de curativo;
- 1 pacote de gazes estéreis;
- 1 amp de SF;
- 1 curativo transparente (padronizado).

METODOLOGIA

Recomenda-se que o procedimento seja realizado preferencialmente com 2 profissionais de saúde.

Antes da inserção do PICC, deve-se:

- orientar o paciente sobre o procedimento da passagem do cateter;
- higienizar as mãos;
- reunir/conferir os materiais necessários para a execução do procedimento;
- avaliar as condições clínicas do paciente;
- posicionar o paciente em decúbito dorsal e colocar o membro selecionado para punção em ângulo de 90° em relação ao tórax;
- garrotear o membro escolhido para punção;
- realizar o exame físico dos vasos sanguíneos por meio da técnica de inspeção e palpação;
- retirar o garrote após o exame físico;
- mensurar com a fita métrica:
  - perímetro braquial (para avaliar possíveis complicações);
  - distância entre o possível ponto de punção e a articulação escapuloumeral, desse ponto até a fúrcula esternal e, em seguida, até o 3° espaço intercostal, acrescentar ao valor mensurado aproximadamente 3 cm.

Para a inserção do cateter, o procedimento deve ser:

- calçar as luvas de procedimento;
- realizar a degermação do sítio de inserção com solução padronizada, iniciando pelo ponto de punção, com movimentos circulares, estendendo para um diâmetro de 20-25 cm;
- repetir a mesma técnica com antisséptico alcoólico;
- retirar as luvas;
- colocar gorro e máscara (todos os profissionais envolvidos no procedimento);
- escovar as mãos com solução degermante;
- vestir o avental e calçar as luvas estéreis;
- posicionar os campos estéreis;
- abrir o material, previamente separado, com técnica asséptica em mesa auxiliar;
- lubrificar o cateter com SF, observando se há vazamento ao longo do cateter;
- colocar o cateter e a pinça anatômica próximos para facilitar a punção;
- colocar o membro a ser puncionado em posição adequada, mantendo o garrote posicionado;
- solicitar que o auxiliar garroteie o braço do paciente;
- realizar punção venosa e liberar o garrote (a punção e a introdução do cateter podem ser guiadas por USG com o aparelho envolto em invólucro estéril);
- inserir fio-guia (não ultrapassar o ombro) e retirar a agulha da punção inicial;
- inserir introdutor com dilatador com auxílio do fio-guia após pequena incisão na pele;
- remover lentamente o fio-guia e o introdutor;
- introduzir o cateter lentamente (para prevenir danos ao vaso) até o local demarcado;
- durante a introdução, observar se há refluxo sanguíneo;
- remover o introdutor;
- testar a permeabilidade do cateter, utilizando seringa de 10 mL com SF, e observar se há extravasamento local;
- encaixar as 2 peças do reparo para fixação do cateter;
- fixar o cateter;
- retirar os campos;
- realizar a limpeza do sítio de inserção com gaze embebida com SF seguido de clorexidina alcoólica;
- cobrir com gaze e fixar com adesivo por 24 horas;
- retirar a paramentação;
- colocar o paciente em posição confortável;
- higienizar as mãos;
- solicitar RX para confirmar o posicionamento do cateter;

- realizar a anotação do procedimento e o material utilizado;
- avaliar RX para a liberação do uso do cateter.

AVALIAÇÃO DO SÍTIO DE INSERÇÃO

É importante inspecionar e apalpar o local de inserção e o trajeto da veia, além de observar sinais flogísticos (dor, rubor, endurecimento, calor pericateter).

É preciso também aferir e registrar a circunferência do membro 5 cm acima do local da punção. Um aumento nesses valores, quando comparado às medidas entre o membro puncionado e o contralateral ou em relação às medidas anteriores, indicará a suspeita de trombose ou extravasamento.

CURATIVO

O curativo do PICC tem 2 funções:

- criar um ambiente de proteção no local;
- evitar seu deslocamento ou migração.

Após a inserção, deve-se utilizar curativo convencional com gaze e fita adesiva hipoalergênica (Micropore®).

A 1ª troca deverá ser realizada sempre 24 horas após o procedimento, utilizando apenas o curativo transparente. Na ocorrência de sangramento no sítio de inserção, deverá ser mantido o curativo convencional.

Nas trocas subsequentes, deve-se utilizar sempre e apenas o curativo transparente, que deverá ser substituído no máximo a cada 7 dias.

BIBLIOGRAFIA

Brown J. Peripherally inserted central catheteres. In: Tenenbaun L. Cancer chemoterapy. 2.ed. Philadelphia: WB Saunders; 1994. p.429-45.

Carlotti APCPC. Acesso vascular. Rev Fac Med Univ São Paulo 2012; 45(2):208-14.

Portal da Enfermagem. Protocolo PICC. Disponível em: http://www.portaldaenfermagem.com.br/dicas_read.asp?id=965. Acesso em: 10 set 2014.

297 COLETA DE HEMOCULTURA

Renata Kobayasi

INDICAÇÃO

Hemocultura é o exame realizado com o objetivo de isolar e identificar microrganismos patogênicos no sangue de um paciente que se supõe ter uma infecção. É um exame auxiliar relevante, pois seu resultado reflete diretamente na terapêutica.

Deve-se adequar a coleta à situação clínica:

- sepse ou bacteriemia de origem indeterminada: obter 2-3 pares de hemocultura, com volume máximo, consecutivamente e de locais diferentes;
- suspeita de endocardite e febre de origem indeterminada: colher 2-3 frascos com intervalos de 20-30 minutos.

A coleta deve ser preferencialmente realizada antes da antibioticoterapia.

MATERIAL

- Frascos de hemocultura: aeróbico e anaeróbico.
- Luvas de procedimento (podem ser estéreis).
- Garrote.
- Álcool etílico a 70%.
- Clorexidina alcoólica a 0,5%.
- Gaze estéril.
- Seringa e agulha.

TÉCNICA PARA COLETA DE HEMOCULTURA DE SANGUE PERIFÉRICO

- Preparar o material e dispor a etiqueta de identificação no frasco com nome, leito, data, hora de coleta e sítio anatômico da coleta.
- Higienizar as mãos.
- Calçar as luvas: luvas de procedimento não podem mais tocar o local da punção após assepsia, ao passo que para as luvas estéreis deve-se solicitar auxílio de um colega para que não haja contaminação. Se o colhedor estiver com luvas estéreis, poderá tocar o local da punção após assepsia.
- Garrotear o membro escolhido e localizar a veia.
- Fazer antissepsia do local a ser puncionado em movimento circular do centro para a periferia utilizando gaze estéril com álcool etílico a 70%, deixando secar por 30 segundos, e posteriormente utilizar clorexidina alcoólica a 0,5%, deixando secar por mais 30 segundos. Não palpar o sítio de punção se for utilizada luva de procedimento.
- Realizar a punção venosa, coletar 8-10 mL de sangue para cada frasco (adulto).
- Não é necessário trocar a agulha para inoculação nos frascos.
- Realizar assepsia da tampa do frasco de hemocultura com álcool etílico a 70%.
- Transferir a amostra para os frascos, colocando primeiramente o sangue no frasco de aeróbico. Misturar o conteúdo dos frascos por inversão 2-3 vezes.

- Dispensar o material de punção em local apropriado (caixa de perfurocortantes).

TÉCNICA PARA COLETA DE HEMOCULTURA POR CATETER VENOSO CENTRAL

- Preparar o material e dispor a etiqueta de identificação no frasco com nome, leito, data, hora de coleta e sítio anatômico da coleta.
- Higienizar as mãos.
- Colocar luvas de procedimento.
- Limpar a conexão e a extremidade distal do cateter com álcool etílico a 70% ou clorexidina alcoólica a 0,5% e deixar secar por 30 segundos.
- Retirar 5 mL de cada lúmen do cateter venoso central antes da coleta da hemocultura.
- Colher amostra de todos os lúmens do cateter contendo o mesmo volume de sangue.
- Realizar assepsia da tampa do frasco de hemocultura com álcool etílico a 70%.
- Transferir amostra para os frascos, colocando primeiramente o sangue no frasco aeróbico. Misturar o conteúdo dos frascos por inversão.
- Dispensar o material de punção em local apropriado (caixa de perfurocortantes).
- Se estiverem sendo usados conectores, estes devem ser substituídos por novos antes da coleta.

OBSERVAÇÕES

- Para suspeita de infecção por fungos filamentosos, histoplasma e micobactérias, deve-se utilizar o frasco específico MycoF®, coletar apenas 1 amostra e utilizar o volume máximo de 5 mL.
- Para amostras pareadas, o volume coletado pelo cateter venoso central deverá ser o mesmo coletado por veia periférica.
- A coleta através de cateter venoso central deverá ser sempre pareada com hemocultura periférica com identificação de data e hora. O intervalo de tempo entre as coletas não deve ultrapassar 15 minutos.
- Se houver crescimento de *Staphylococcus* coagulase-negativo, *Corynebacterium* spp., *Bacillus* spp. e *Propionibacterium acnes* em apenas 1 hemocultura, deve-se considerar possibilidade de contaminação (3%).

▪ BIBLIOGRAFIA

Divisão de Laboratório Central do HC-FMUSP. Manual de coleta de hemocultura. Disponível em: http://www.dlc.edm.org.br. Acesso em: 10 set. 2014.

Levin ASS, Dias MBGS, Oliveira MS, Lodo RD, Garcia CP. Guia de utilização de anti-infecciosos e recomendação para a prevenção de infecções hospitalares. 5.ed. São Paulo: HC-FMUSP; 2011.

298 PUNÇÃO ARTERIAL

Ana Paula de Souza Borges

INDICAÇÕES

- Coleta de sangue arterial para análise de pH, pCO_2, pO_2 e HCO_3:
  - análise de distúrbios acidobásicos;
  - diferenciação entre distúrbios acidobásicos respiratórios ou metabólicos;
  - análise de pO_2 e pCO_2 na insuficiência respiratória;
  - ajuste de pO_2 e distúrbios respiratórios no paciente em ventilação mecânica.
- Coleta de lactato arterial.

CONTRAINDICAÇÕES

- Coagulopatias (só colher em casos de extrema necessidade).
- Uso de fibrinolíticos.
- Lesão ativa no sítio de punção ou na pele.
- Deficiência de circulação colateral de extremidade distal do membro superior a ser puncionado (realizar o teste de Allen: ocluir artérias radial e ulnar, fechar a mão por 30 segundos, abrir a mão, deixando a palma pálida, liberar a pressão sobre a artéria ulnar e verificar se ocorre adequada circulação colateral com retorno da coloração da mão em até 10 segundos).

MATERIAIS NECESSÁRIOS

- Agulha (23-25 Gauge).
- Seringa heparinizada.
- Luvas não estéreis.
- Solução alcoólica para assepsia.
- Gaze.
- Lidocaína a 1% sem vasoconstritor.

CUIDADOS GERAIS

- Informar o paciente.
- Posicionar o paciente:
  - palpar o pulso radial proximal à cabeça do rádio;
  - posicionar a mão em dorsoflexão a 60° em relação ao braço com coxim sob o punho;
  - atentar ao conforto do paciente.
- Preparar a pele:
  - lavar as mãos;
  - colocar luvas não estéreis;
  - limpar o local com solução alcoólica;

– realizar anestesia local com lidocaína a 1% (opcional).

PROCEDIMENTO

- Localizar o pulso radial com palpação deste e localizar o ponto de máximo impulso com o 2° e o 3° dedos da mão não dominante.
- Pode-se localizar a artéria, utilizando-se o USG como guia.
- Segurar a seringa com a mão dominante.
- Puncionar a pele 30-45° em relação ao antebraço no ponto abaixo da localização do pulso.
- Avançar a agulha lentamente até que ela se encha de sangue vermelho-vivo.
- Colher pelo menos 2 mL de sangue.
- Retirar a agulha e pressionar o sítio de punção por aproximadamente 5 minutos.
- Descartar o material em local apropriado.

COMPLICAÇÕES

- Falha na coleta por vasoespasmo.
- Coleta de sangue venoso.
- Hematoma.
- Aneurisma de artéria radial.
- Isquemia de mão por trombose arterial.
- Síndrome compartimental por hematoma.

BIBLIOGRAFIA

Bardin-Spencer AJ, Spencer TR. Arterial insertion method: a new method for systematic evaluation of ultrasound-guided radial arterial catheterization. J Vasc Access 2021;22(5):733-738.

Dev SP, Hillmer MD, Ferri M. Arterial puncture for blood gas analysis. N Engl J Med 2011;365:e7.

299 CATETERIZAÇÃO VENOSA CENTRAL

Maria Helena Sampaio Favarato,
Cesar de Albuquerque Gallo

INDICAÇÕES

- Medicações vasoativas, irritantes/vesicantes e hiperosmolar
- Monitorização hemodinâmica:
  - pressão venosa central;
  - gasometria venosa central.
- Monitorização com cateter de artéria pulmonar (Swan-Ganz).
- Nutrição parenteral (alta osmolaridade).
- Hemodiálise.
- Plasmaférese.
- Marca-passo transvenoso.
- Ausência de acesso periférico.
- Coleta de amostras sanguíneas seriadas.

CONTRAINDICAÇÕES

Dependem do sítio escolhido:

- coagulopatias (preferir sítios passíveis de compressão – jugular e femoral);
- dificuldade na visibilidade dos reparos anatômicos;
- trombose do vaso a ser puncionado;
- lesão ativa no sítio de passagem ou na pele.

MATERIAIS NECESSÁRIOS

- Gorro, máscara, luvas estéreis e avental.
- Solução degermante e alcoólica (clorexidina).
- Campos cirúrgicos estéreis.
- Cateter venoso central: *kit* com cateter, fio-guia, dilatador e fixadores (testar o cateter com SF e deixar 1 das vias abertas para saída do fio-guia).
- Seringas e agulhas.
- Anestésico (lidocaína).
- Bisturi.
- Porta-agulha e fio agulhado para fixação.
- Gaze.
- Curativo (preferencialmente transparente).
- Soro e equipo para teste do cateter.

CUIDADOS GERAIS

- Informar o paciente.
- Monitorizar (frequência cardíaca, ECG, saturação periférica de oxigênio).
- Posicionar o paciente:
  - identificar os reparos anatômicos para o sítio escolhido e avaliar perviabilidade e acessibilidade com o ultrassom;
  - programar sítio alternativo caso haja intercorrência na passagem;
  - estabelecer posição de Trendelenburg;
  - atentar ao conforto do paciente.
- Preparar a pele:
  - eliminar pelos;
  - limpar o local com solução degermante.
- Lavar as mãos e realizar a paramentação.
- Limpar o local com solução alcoólica.
- Colocar os campos cirúrgicos.
- Realizar anestesia local com lidocaína.

PROCEDIMENTO

- Pode-se tentar localizar a veia com agulha simples durante a anestesia.

- Localizar a veia, utilizando-se reparos anatômicos ou guiada por USG (principalmente para acesso de jugular interna e femoral – artéria pulsante e veia compressível pelo transdutor do USG):

– veia jugular interna: pode ser acessada por vias anterior, intermédia e posterior com menor risco de pneumotórax em comparação com punção de subclávia e possibilidade de compressão no caso de punção arterial. Para acesso intermédio, deve-se mobilizar o pescoço para o lado contralateral ao da passagem, identificando-se o triângulo formado pelos ventres esternal e clavicular do músculo esternocleidomastóideo e a clavícula. A punção deve ser lateral ao pulso carotídeo, na região superior do triângulo, no ponto de intersecção dos ventres, com agulha angulada a 45° em direção ao mamilo ipsilateral;

– veia subclávia: é confortável para o paciente e de fácil manipulação. Tem risco de pneumotórax, especialmente se o paciente estiver sob IOT, situação na qual o ventilador mecânico deve ser desconectado no momento da punção. A punção deve ser feita a 30° na junção do terço médio com o distal da clavícula. Após passar a pele, abaixa-se a agulha-seringa para ficar paralela e posterior (bem rente) à clavícula, em direção à fúrcula esternal. A artéria é posterior à veia, minimizando a chance de punção arterial;

– veia femoral: é um acesso rápido, que pode ser utilizado em pacientes que não toleram decúbito ou que estejam sofrendo procedimento no segmento cefálico, como IOT. Apresenta maior risco de infecção e impossibilidade de medida de pressão venosa ou saturação venosa central. Para melhor exposição da região femoral, deve-se realizar rotação lateral e abdução da coxa do paciente antes de iniciar o procedimento. A punção é feita 2 cm abaixo do ligamento inguinal e 1 cm medial à artéria femoral (palpa-se o pulso para ajudar na localização), com introdução em angulação de 45°.

- Proceder à técnica de Seldinger:

– realizar a punção do vaso seguida da retirada da seringa, mantendo-se a agulha em posição, observando-se o fluxo sanguíneo no local (sangue venoso não pulsátil);

– passar fio-guia por dentro da agulha: introdução de cerca de 20-30 cm de fio, sem forçar sua entrada (se houver dificuldade de progressão inicial, reconectar a seringa e verificar o fluxo sanguíneo durante a aspiração, retraindo ou introduzindo a agulha e, se necessário, modificando sua posição);

– retirar a agulha, segurando o fio-guia;

– incisar a pele com lâmina de bisturi (1-2 mm) para facilitar a passagem do dilatador e do cateter;

– introduzir o dilatador, dilatar o orifício de entrada do cateter e retirá-lo (sempre segurando o fio-guia);

– introduzir o cateter, segurando-se a ponta do fio-guia até que saia por 1 das extremidades do cateter;

– introduzir o cateter e retirar o fio-guia;

– testar o refluxo;

– fixar o cateter;

– realizar curativo.

- Confirmar a realização do procedimento.
- Ligar o equipo de soro no cateter (soro com fluxo facilitado, com refluxo de sangue se abaixar a bolsa).
- Realizar RX de tórax (para jugular e subclávia).

COMPLICAÇÕES

- Mecânicas:

– mau posicionamento do cateter;

– embolia de fio-guia;

– embolia aérea;

– trombose no local de acesso (mais comum no acesso femoral);

– sangramentos, hematomas, hemotórax;

– formação de fístula ou pseudoaneurisma;

– arritmias;

– pneumotórax;

– quilotórax (pode ocorrer na punção subclávia por via infraclavicular);

– punção arterial (caso a punção seja feita apenas com agulha, tirar e comprimir o local; caso seja durante a passagem do cateter em leito arterial, solicitar avaliação de cirurgião vascular).

- Infecciosas:

– infecção do sítio;

– infecção do cateter (mais comum no acesso femoral);

– infecção de corrente sanguínea associada a cateter.

Acesso venoso central guiado por USG

A USG tem se mostrado de grande valia em setores com pacientes críticos que necessitam de alguns procedimentos para melhor cuidado. Sua utilização facilita o acesso venoso central, tanto na localização do vaso, como em seu reconhecimento (distinção entre artéria e veia), além de guiar a punção. Seu uso torna o procedimento mais seguro, com custo-efetividade para auxílio no acesso venoso central.

O primeiro passo é a escolha do transdutor (Probe). Em geral, deve-se preferir transdutores lineares de alta frequência (7-13 MHz), por terem vantagem de melhor resolução da imagem e capacidade de distinguir estruturas próximas, porém perde capacidade de gerar imagens profundas (5-6 cm, dependendo de marca e modelo).

Existem duas técnicas possíveis para punção guiada. A primeira é a transversal, na qual o transdutor fica perpendicular ao vaso (Figura 1A); ela tem menor curva de aprendizado (mais fácil), visualizam-se os dois vasos (veia e artéria), porém é visível nessa técnica somente a ponta da agulha, sendo necessária a movimentação do transdutor ao longo do vaso para acompanhar a introdução da ponta da agulha no interior do vaso, a fim de trazer segurança ao procedimento. A outra técnica é a longitudinal (Figura 1B), na qual consegue-se acompanhar a agulha em todo o trajeto, porém só é possível ver um vaso por vez e a curva de aprendizado é maior.

O segundo passo é escolher o sítio de punção e distinguir artéria da veia. Sítios de predileção para punção guiada são a veias jugular interna e femoral. Em razão das estruturas ósseas que circundam a veia subclávia, apresenta técnica com USG mais difícil, porém com opção de fazer a punção da veia axilar, continuação da veia subclávia lateralmente ao músculo peitoral menor. O menor calibre da veia axilar torna o procedimento mais difícil. Os reparos anatômicos supracitados na punção venosa central ajudam na localização dos vasos.

Recomenda-se a busca do melhor sítio de punção com USG antes da paramentação e técnica asséptica, pois assim evitam-se veias hipodesenvolvidas ou variações anatômicas que podem atrapalhar a punção, optando por outros sítios.

Distinguir artéria de veia é importante, principalmente nos sítios de predileção, onde essas estruturas estão próximas umas das outras. A primeira forma de reconhecimento são os reparos anatômicos: a veia jugular é lateral em relação à artéria carótida, enquanto a veia femoral é medial em relação à artéria, lembrando que podem existir variações anatômicas. Avaliação do próprio vaso pode ajudar, sendo que as artérias têm espessura maior que as veias. Manobra da compressão também auxilia a identificação dos vasos: por conta da estrutura e regimes pressóricos a veia é mais compressível do que a artéria, assim, deve-se fazer uma compressão com o transdutor que seja capaz de fechar a veia e manter a artéria aberta (Figura 2). Por fim, pode-se utilizar Doppler pulsátil: artéria tem fluxo pulsátil, já a veia tem fluxo contínuo com pequenas variações (p. ex., com a respiração).

O último passo é o procedimento em si. Após a localização do melhor sítio, realizar assepsia do local e paramentação, deve-se cobrir o transdutor com dispositivos estéreis de proteção. Utiliza-se o transdutor na mão não dominante, para manipular a agulha com a dominante. O restante da técnica não difere da técnica de Seldinger, já descrita. Após punção do vaso, coloca-se de lado a Probe para realizar a passagem do fio guia e retirada da agulha. Antes de usar dilatador de pele e subcu-

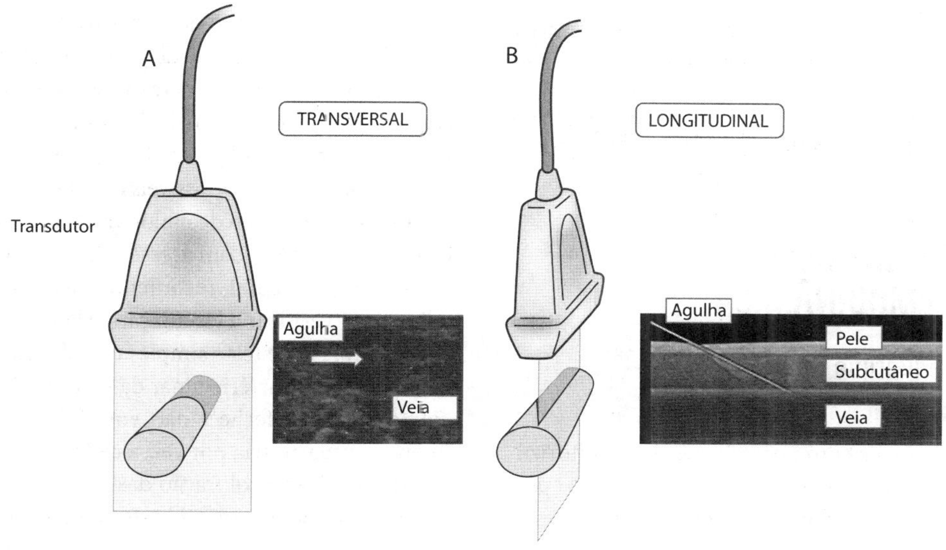

Figura 1 Técnicas para acesso venoso central com auxílio de USG. A: técnica transversal; B: técnica longitudinal.

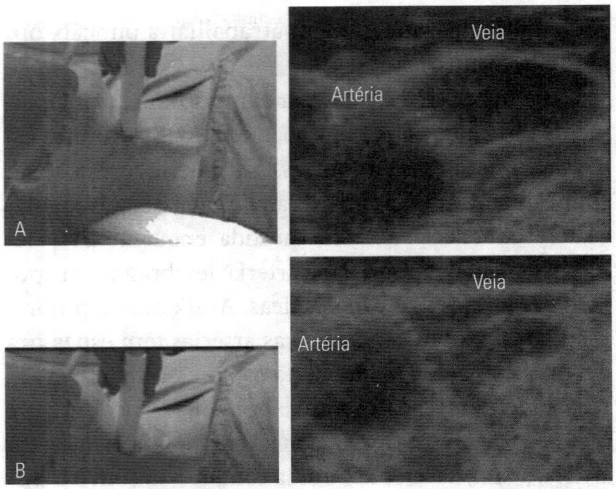

Figura 2 Identificação de artérias e veias com auxílio de USG na técnica transversal. A: visualização de vasos em região cervical; B: após compressão do transdutor contra estruturas cervicais, diminuição da luz da veia e manutenção do diâmetro da artéria.

tâneo, pode-se verificar se o fio guia está mesmo na veia e se sua orientação está correta em direção ao coração. Em seguida, pode-se utilizar a técnica clássica até o final do procedimento. Por último, o USG pode verificar a posição do cateter dentro da veia e se há algum sinal de complicação, como hematomas ou mesmo pneumotórax, mas esse passo não exclui RX de tórax, que é sempre obrigatório.

▪ BIBLIOGRAFIA

Braner DAI, Lai S, Eman S, Tegtmeyer K. Videos in clinical medicine. Central venous catheterization: subclavian vein. N Engl J Med 2007;357(24):e26.

Graham AS1, Ozment C, Tegtmeyer K, Lai S, Braner DA. Videos in clinical medicine: central venous catheterization. N Engl J Med 2007;356(21):e21.

Tsui JY1, Collins AB, White DW, Lai J, Tabas JA. Videos in clinical medicine. Placement of a femoral venous catheter. N Engl J Med 2008;358(26):e30.

300 MONITORIZAÇÃO HEMODINÂMICA

Cesar de Albuquerque Gallo

Pacientes críticos com necessidade de monitorização hemodinâmica invasiva devem ser manejados preferencialmente em ambiente de UTI, porém às vezes se faz necessário o uso desses dispositivos em setores de emergência, como o PS. Dispositivos invasivos, como o próprio nome sugere, envolvem quebra de barreira, o que pode causar complicações.

Os objetivos deste capítulo são discutir como realizar os procedimentos e as informações a se extrair deles, assim como proporcionar orientação em relação às principais complicações e armadilhas na interpretação da monitorização hemodinâmica invasiva com os 3 métodos principais (PA invasiva – PAi, pressão venosa central e cateter de artéria pulmonar).

▪ PA INVASIVA (PAi)

É o padrão-ouro de monitorização de PA. Trata-se de cateterização arterial ligada a sistema com transdutor que transforma a onda mecânica em sinal elétrico para o monitor. Discutem-se várias indicações de PAi, que podem ser resumidas em 3 grandes grupos:

- múltiplas coletas de gasometria arterial (> 4 punções/dia) em pacientes com insuficiência respiratória;
- monitorização de débito cardíaco (dispositivos como Vigileo®, Picco®, entre outros);
- monitorização precisa e em tempo real da PA de pacientes:
  - em emergência hipertensiva (Capítulo 82);
  - em uso de droga vasoativa (vasoconstritor e vasodilatador);
  - em choque circulatório;
  - com hipertensão intracraniana e estimativa de perfusão cerebral (Capítulo 51);
  - cujo método oscilométrico pode não ser fidedigno, como grandes obesos e caquéticos.

Em relação ao sítio de punção, na teoria qualquer artéria pode ser canulada a fim de se medir a PA, mas na prática o procedimento não é realizado em qualquer artéria: deve-se escolher sítio de punção de fácil acesso, com circulação colateral, calibre razoável e área de pele sã. Por essas razões, na grande maioria das vezes, são canuladas para PAi a artéria radial, em 1° lugar, e a artéria femoral, em 2°. Outras artérias possíveis de serem utilizadas são a pediosa, com ressalva de maior artefato na interpretação da curva, e a axilar, com acesso mais difícil.

Na artéria radial, recomenda-se realizar o teste de Allen para verificar a circulação colateral antes do procedimento. Nesse teste simples e fácil, comprimem-se a artéria radial e a artéria ulnar da mão, pedindo-se ao paciente que abra e feche a mão, empalidecendo-a. Depois, libera-se uma artéria por vez, e cada artéria deve ser capaz de devolver a coloração das mãos em 10-15 segundos após o teste normal. Um teste normal não diminui o risco de trombose desse procedimento, mas é consenso que a artéria que claudica no teste deva ser evitada.

Em relação a qual medida de pressão deve ser o foco da monitorização, a PA sistólica tem variação em relação à PA sistólica de crossa de aorta de até 30-40 mmHg, quanto mais periférica for a artéria canulada. Tanto a PA diastólica quanto a PA média diminuem quanto mais periférica a artéria canulada for, com variação de 3-4 mmHg. Em razão da menor variação e da maior importância fisiológica (correlação com perfusão tecidual), acredita-se que a PA média deva ser o valor-guia de terapêutica.

Um passo muito importante na interpretação da onda de PA e de seus valores é a calibração, pois a observação de valores sem critério de calibração adequado pode levar a condutas precipitadas. A PAi apresenta calibração estática ("curva zerada"), na qual o transdutor deve ser nivelado com a ponta da linha axilar média no 4° espaço intercostal. Deve-se abrir o sistema para pressão atmosférica e acionar o botão 0 do monitor. Existe também a possibilidade de calibração dinâmica (com amortecimento), que verifica a capacidade do sistema após oscilação de retornar à linha de base após estresse pressórico. Para isso, realiza-se o teste da onda quadrada (*flush* via cateter). O comportamento adequado da curva após uma onda quadrada é de 1-2 oscilações antes de voltar à linha de base. Assim, tem-se:

- superamortecimento (*overdamping*): ocorre quando, após o *flush*, a onda não oscila ou tem oscilação única diminuída, entendida como interferência na linha com bolha ou linha muito comprida. O próprio cateter é longo demais para o diâmetro do lúmen, o que pode subestimar a pressão – condição ruim principalmente em emergências hipertensivas ou em situações nas quais se deve evitar picos pressóricos;
- subamortecimento (*underdamping*): ocorre quando a frequência de onda transmitida pelo sistema tem a mesma vibração mais intensamente, falseando medidas pressóricas altas. Tem vital importância no manejo do choque (Figura 1).

COMPLICAÇÕES DA PAi

Entre as possíveis complicações, encontram-se:

- trombose de sítio, principalmente em pacientes idosos (com risco de aterosclerose) com doses altas de drogas vasoativas, podendo evoluir com necrose distal;
- infecção (mais rara do que infecção de cateter venoso central), por isso a técnica com paramentação completa e a monitorização de sítio de cateterização são importantes;
- hematomas e sangramentos, principalmente em pacientes com coagulopatia;
- pseudoaneurismas, principalmente em punção de artéria femoral;
- hematoma de retroperitônio: possível evolução em punção de artéria femoral, em caso de transfixão.

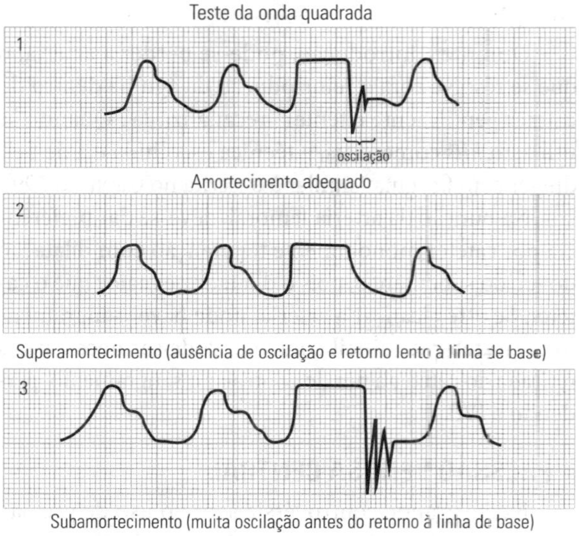

Figura 1 Calibração dinâmica da PA invasiva: curvas de amortecimento.

MATERIAIS NECESSÁRIOS

- Campos, avental e luvas estéreis.
- Material de assepsia e antissepsia.
- Agulha, cateter e fio-guia (*kits* comerciais) ou agulha e cateter (Jelco®).
- Anestésico local sem vasoconstritor (p. ex., lidocaína), seringa e agulha de 25 Gauge.
- Equipo com soro pressurizado (200-300 mmHg), transdutor e monitor.
- Material de síntese para fixação.

PROCEDIMENTO EM ARTÉRIA RADIAL (JELCO®)

- Orientar o paciente quanto ao procedimento.
- Realizar o teste de Allen na mão escolhida.
- Posicionar o paciente com leve dorsiflexão de mão (artéria radial), o que facilita a exposição do vaso.
- Realizar assepsia e antissepsia do paciente, escovação das mãos com paramentação completa do médico e colocação de campos.
- Realizar anestesia em "botão" com o cuidado de não injetar anestésico no vaso.
- Puncionar a artéria 30-45° em relação ao plano da pele, junto ao pulso palpável; quando começar a refluir sangue, diminuir a angulação em 15°, introduzindo poucos milímetros enquanto se observa refluir sangue (garantindo a canulação de vaso).
- Progredir com o cateter suavemente, sem forçá-lo.
- Conectar o equipo enquanto realiza *flush* de soro.
- Fixar o cateter e realizar o curativo.

DICAS

Durante a introdução, pode-se perder a artéria, o que se resolve com a reintrodução da agulha dentro do cateter gentilmente e tentar "recanalizá-la". Quando se utilizam *kits* comerciais, a técnica escolhida é a de Seldinger com fio-guia (similar à descrita no Capítulo 299).

Na punção da artéria femoral, deve-se dar preferência por cateter monolúmen e ter atenção com dilatação do tecido subcutâneo, pois o dilatador é maior que o cateter. Se este alcançar a artéria, pode haver sangramento pericateter de difícil controle. Pode ser necessária a retirada do cateter a fim de controlar o sangramento, perdendo a PAi.

▪ PRESSÃO VENOSA CENTRAL

Existe grande controvérsia sobre o uso de pressão venosa central como monitorização hemodinâmica, motivo pelo qual a técnica vem deixando de ser usada em UTI. Pode ser valorizada como um dado a mais a ser avaliado no paciente crítico. O Surviving Sepsis Campaign recomenda ressuscitação volêmica com meta de pressão venosa central de 8-12 mmHg.

A técnica requer que a medida da pressão venosa central seja feita junto ao átrio. Por não haver obstáculos na junção átrio-veia cava, pode-se dizer que a pressão venosa central é igual à pressão de átrio direito. Para pacientes sem insuficiência tricúspide, no momento antes do fechamento da valva tricúspide (final da onda a e início da onda

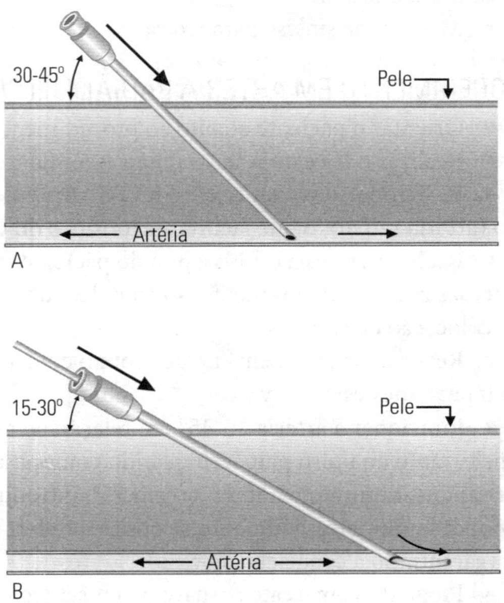

Figura 2 Procedimento de passagem da PAi. A: introdução do cateter; B: diminuição do ângulo da agulha e progressão suave do Jelco®.

c), corresponde à pressão final de enchimento do ventrículo direito, interpretada como pré-carga do ventrículo direito. Como se sabe a partir da lei de Frank-Starling, otimizar a pré-carga otimiza também o débito cardíaco, objetivo final do suporte hemodinâmico; no entanto, a pressão venosa central não sofre influência apenas do retorno venoso. Existem inúmeros fatores que interferem em seus valores, como pressão positiva intratorácica em pacientes com ventilação mecânica, alteração de complacência cardíaca, doença valvar e arritmias. Assim, excluindo-se as alterações citadas, a pressão venosa central poderia ser usada para guiar a resposta ao volume, porém isso não é o resultado que a literatura de estudos clínicos mostra. Há 2 metanálises que mostram que a pressão venosa central não pode ser considerada uma estimativa acurada do débito cardíaco; mesmo assim sua medida pode ser um valor hemodinâmico útil no contexto de UTI, sendo que alguns graves erros na aferição dela possivelmente podem ter contribuído para sua avaliação negativa.

Alguns autores introduziram a ideia de variação de pressão venosa central durante a respiração como preditor de resposta a volume, porém sem reprodutibilidade desses achados.

Trata-se de medida fácil e acessível a quase todo paciente de UTI. São necessários apenas o acesso venoso central em posição junto ao átrio e um monitor com transdutor de pressão (Capítulo 299). Para medir a pressão venosa central, o cateter deve ter uma posição central, ou seja, em veia cava justaposta ao átrio (cateter de apenas 20 cm introduzido na veia femoral não é válido). Caso o cateter esteja em posição subclávia ou jugular anterior ou posterior, não deve estar muito ou pouco introduzido, o que é facilmente verificável em RX simples de tórax. A ponta do cateter deve estar no mesmo nível da carina.

O reparo anatômico do sistema a ser considerado 0 depende da posição. Com o paciente na posição supina, o 0 é o mesmo da PAi, ou seja, no 4° espaço intercostal na linha axilar média; porém existe outra posição validada que é aquela em que o paciente esteja com a cabeceira a 60°, na qual o 0 deve ser calibrado a 5 cm verticalmente abaixo do ângulo de Louis (2° espaço intercostal no esterno).

Se o objetivo for estimar o retorno venoso, o valor pontual escolhido na curva como valor de pressão venosa central deve estar no final da onda a e no início da onda c, ao final da expiração (consenso, com óbvia relação de menor influência de pressão intratorácica no valor). A onda a se refere à contração atrial, facilmente reconhecida quando comparada com a curva de pressão venosa central com ECG. É a 1ª curva temporalmente posterior à onda P do ECG (Figura 3).

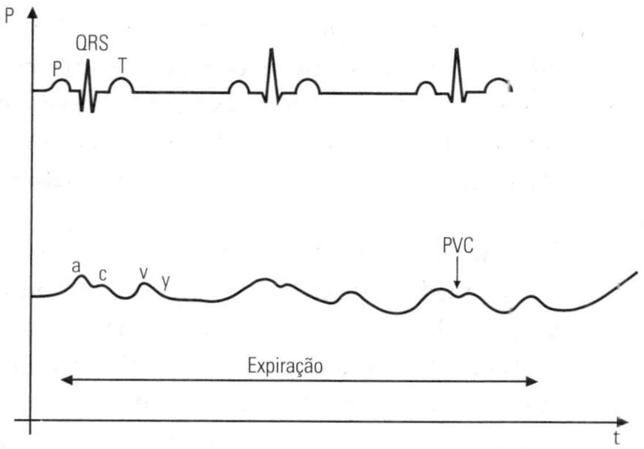

Curva P × t – relação ao ECG – valor de PVC ao final da expiração (menor interferência com pressões intratorácicas)

Figura 3 Curva de pressão venosa central (PVC) em relação à monitorização eletrocardiográfica.

Como toda mensuração de estado hemodinâmico, a pressão venosa central é um dado adicional no auxílio do entendimento da hemodinâmica do paciente, mas não deve ser considerado isoladamente na definição da terapêutica. Pode ser muito útil quando considerado uma forma de proteção pulmonar, em que valores > 10 mmHg estão pouco relacionados com a resposta do débito cardíaco à prova volumétrica e ao aumento do risco de excedente de volume extravasar ao 3° espaço, principalmente em parênquima pulmonar. Durante a fase inicial de ressuscitação no choque séptico, a evidência atual aponta a expansão volêmica buscando valores de 8-12 mmHg.

Sabe-se que os monitores apresentam grande discrepância de valor calculado quando comparados a médicos treinados na análise do traçado da curva. Assim, para a estimativa do valor real da pressão venosa central, será necessário utilizar a régua do monitor para analisar a curva de pressão venosa central, de ECG e de movimento respiratório.

CATETER DE ARTÉRIA PULMONAR (CATETER DE SWAN-GANZ)

O cateter de artéria pulmonar como é conhecido hoje foi descrito pelos drs. Swan e Ganz, que associaram ao conceito pressórico já conhecido a inovação do conceito de termodiluição para aferição de débito cardíaco – em tese, ferramenta perfeita para a monitorização do paciente à beira do leito.

Amplamente utilizado após seu aprimoramento, há 15 anos, dificilmente um paciente em choque circulatório não é monitorizado com cateter de artéria pulmonar. O conhecimento atual sugere não o utilizar na rotina de monitorização de choque, pois alguns estudos e revisões posteriores não mostraram benefícios ao paciente, com aumento de morbidade associado ao procedimento, e alguns estudos mostram até uma tendência de maior mortalidade entre os pacientes que receberam esse tipo de monitorização.

Esse cateter não é de fácil posicionamento (deve ficar "encunhado") em local correto (zona III de West), por isso, algumas vezes, são necessárias horas para que isso seja feito. Sua interpretação também não é fácil, principalmente por operadores destreinados. Na grande maioria dos casos, os riscos não são superados pelos benefícios da monitorização.

As principais indicações do procedimento atualmente aceitas são hipertensão pulmonar, choque cardiogênico, choque misto, tamponamento cardíaco, complicação mecânica de IAM e monitorização hemodinâmica em transplantes de fígado. São contraindicações ao procedimento endocardite de valva tricúspide, tumores ou massas em câmaras direitas. Como contraindicação relativa, há o bloqueio de condução do ramo esquerdo, que pode evoluir para bloqueio atrioventricular total com lesão de feixe em ventrículo direito com passagem de cateter de artéria pulmonar. Nessa situação, pode-se utilizar cateter com via acessória para marca-passo.

A introdução segue basicamente a mesma técnica de cateterização venosa central (Capítulo 299), com a diferença de que, após a passagem do dilatador pelo tecido subcutâneo, ele deve ser posicionado dentro do introdutor de cateter de artéria pulmonar. O cateter, antes do início do procedimento, deve ser testado, para averiguar se ambas as vias, proximal e distal, são funcionantes e se o balão pode ser adequadamente insuflado – quando cheio, deve se assimilar a uma maçã, envolvendo toda a extremidade distal do cateter.

Após a passagem do introdutor com o dilatador, deve-se retirar o dilatador e o fio-guia ao mesmo tempo. O posicionamento em sistema venoso deve ser verificado por via acessória e, depois que ele é feito, prossegue-se acoplando capa de plástico ("camisinha") ao introdutor e posteriormente introduz-se o cateter propriamente dito com vias preenchidas de soro e ligado ao monitor com transdutor para registrar ondas de pressão. Após esse momento, antes de se prosseguir com a introdução do cateter propriamente dito, observam-se com rigor as curvas de pressão registradas em seu formato e valor, de modo que se tenha certeza da posição em que se encontra a via distal do cateter. Deve-se introduzir o cateter lentamente, observando-se as marcações sobre o corpo do cateter para se ter ideia de quanto foi introduzido – as marcas mais finas correspondem a 10 cm e as mais grossas, a 50 cm, pois o cateter mede, em média, 110 cm. A 1ª curva a ser visualizada tem o mesmo formato da pressão venosa central, com o cateter posicionado na veia cava superior ou no átrio direito. Continuando a inserção, nota-se curva em que a pressão máxima está próxima de 40 mmHg e a mínima, próxima de 0, sugerindo posição no ventrículo direito. Nesse momento, se ainda não o foi feito, infla-se o balão. Alguns insuflam o balão logo após 20 cm de introdução do cateter, ainda na veia cava superior, outros preferem insuflar apenas quando da chegada ao ventrículo, a fim de se reduzir as complicações. De qualquer forma, se o balão não estiver insuflado, torna-se praticamente impossível sua progressão à artéria pulmonar. A partir do ventrículo direito, continua-se o procedimento e, ao entrar com o cateter em artéria pulmonar, observa-se curva de formato dicroico (entalhada), com pressão máxima perto de 30 mmHg e mínima próxima a 10 mmHg. O próximo passo é "encunhar" o cateter, o que deve ser feito de maneira suave para não lesar a parede da artéria. Sabe-se que o cateter está em posição correta quando a curva monitorizada deixa de ser aquela de artéria pulmonar (dicroica) e passa a ter novamente o mesmo formato da pressão venosa central, diferenciando-se desta pelos níveis pressóricos medidos por refletir valores correspondentes ao átrio esquerdo, chamando-se pressão de artéria pulmonar ocluída (PAPO).

O próximo passo é saber se o cateter se encontra em posição adequada (zona III de West). Para tanto, utilizam-se 2 confirmações clínicas e 1 radiológica. A 1ª manobra clínica é o declínio da pressão medida ao se encunhar adequadamente; a outra é a variação da pressão pulmonar em relação à variação de pressão intratorácica (aumenta-se o PEEP e este não se transmite totalmente ao transdutor). Para a confirmação radiológica, considera-se a ponta do cateter no mesmo nível do átrio direito em RX lateral de tórax. Caso não seja possível, realiza-se RX em posição anteroposterior e considera-se adequada a ponta a 2 cm abaixo do nível da carina e 3-5 cm da linha média.

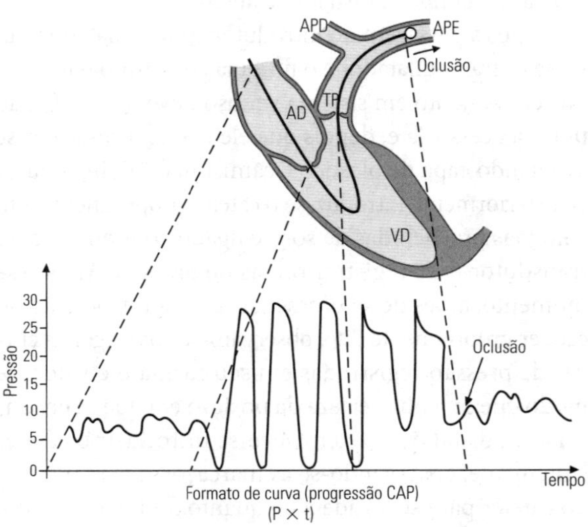

Figura 4 Morfologia das curvas de pressão registradas durante a passagem do cateter de artéria pulmonar. AD: átrio direito; APD: artéria pulmonar direita; APE: artéria pulmonar esquerda; CAP: cateter de artéria pulmonar; TP: tronco pulmonar; VD: ventrículo direito.

Podem ser medidas diretamente pelo cateter as pressões de artéria pulmonar, de artéria pulmonar ocluída e venosa central, o débito cardíaco por meio de termodiluição (resistência ou *flush* de líquido, conhecendo-se volume e temperatura) e a saturação venosa mista. Com esses valores, pode-se entender melhor a etiologia do choque (Tabela 1) e se a intervenção proposta, seja volume, vasopressão e/ou inotrópico, leva à melhora do débito cardíaco ou à sua deteriorização.

Entre as complicações possíveis do cateter de artéria pulmonar, além daquelas inerentes ao acesso venoso central, a mais comum é a infecção de corrente sanguínea relacionada ao cateter, e a mais temida é a rotura da artéria pulmonar, com altíssima mortalidade associada. Outras complicações vasculares podem ocorrer, como emaranhamento do cateter durante a passagem, com necessidade de retirada por procedimento cirúrgico. Caso haja oclusão da artéria pulmonar por tempo prolongado, pode-se gerar infarto pulmonar.

Tabela 1 Classificação de choque com base em parâmetros obtidos pelo cateter de artéria pulmonar

Tipo de choque	PVC	PAPO	DC	RVS	SvO_2
Séptico	Variável	Variável	↑	↓	↑
Hipovolêmico	↓	↓	↓	↑	↓
Cardiogênico	↑	↑	↓	↑	↓
Obstrutivo	Variável	Variável	↓	↑	↓

DC: débito cardíaco; PAPO: pressão de artéria pulmonar ocluída; PVC: pressão venosa central; RVS: resistência vascular sistêmica; SvO_2: saturação venosa mista.

Tabela 2 Valores de referência de parâmetros obtidos pelo cateter de artéria pulmonar

Variáveis	Valores de referência
Pressão venosa central	0-5 mmHg
Pressão de artéria pulmonar ocluída (PAPO)	8-12 mmHg
Débito cardíaco	4-8 L/min
Índice cardíaco (débito cardíaco ajustado por superfície corpórea)	2,8-4 L/min × m^2
Saturação venosa mista (SvO_2)	> 60% (débito cardíaco adequado); no choque séptico, idealmente > 65%

BIBLIOGRAFIA

Kelly CR, Rabbani LE. Pulmonary-artery catheterization. N Engl J Med 2013;369;25.

Madger S. Central venous pressure: a useful but not so simple measurement. Crit Care Med 2006;34(8):2224-7.

Marik PE. Does central venous pressure predict fluid responsiveness? A systematic review of the literature and the tale of seven mares. Chest 2008;134(1):172-8.

Nacul FE. Monitorização hemodinâmica. In: Azevedo LCP (ed.). Medicina intensiva: abordagem prática. Barueri: Manole; 2013. p.100-10.

Ramos FJS, Park M, Azevedo LCP. Monitorização hemodinâmica. In: Schettino G, Cardoso LF, Mattar Jr J, Ganem F (ed.). Paciente crítico: diagnóstico e tratamento. 2.ed. Barueri: Manole; 2012. p.299-310.

Remígio A. Monitorização hemodinâmica. In: Martins MA, Carrilho FJ, Alves VAF, Cerri GG, Wen CL (eds.). Clínica médica, volume 2: doenças cardiovasculares, doenças respiratórias, emergências e terapia intensiva. Barueri: Manole; 2009. p.673-81.

Rhodes A, Grounds M, Bennett D. Hemodynamic monitoring. In: Vincent JL. Textbook of critical care. 6.ed. New York: Elsevier; 2011.

301 PARACENTESE

Alice de Queiroz Constantino Miguel

INDICAÇÕES

- Nova ascite sem causa definida.
- Suspeita de peritonite bacteriana espontânea.
- Paciente com ascite e descompensação clínica.
- Febre, dor abdominal, sepse ou choque.
- Encefalopatia hepática.
- Piora da função renal.
- Hemorragia digestiva alta.
- Paciente com cirrose e ascite hospitalizado por outra razão (vigilância ativa).
- Paciente com desconforto abdominal ou respiratório decorrente de ascite volumosa tensa (paracentese de alívio), desde que hemodinamicamente estável.

CONTRAINDICAÇÕES

- Absoluta: coagulopatia intravascular disseminada. Devido ao baixo risco de sangramento grave inerente ao procedimento, pacientes com coagulopatias e plaquetopenia não apresentam contraindicação, portanto não é necessário realizar estes exames pré-procedimento nem de transfusões prévias.
- Relativas:
  - gestação;
  - visceromegalias abdominais;
  - obstrução de alças;
  - aderências abdominais;
  - distensão/retenção vesical;
  - infecções cutâneas no local de punção;
  - hematoma de parede abdominal;
  - varizes grossas no local de punção;
  - fibrinólise primária.

Paracentese guiada por USG diminui significativamente o risco de iatrogenias nos casos de contraindicação relativa.

MATERIAIS NECESSÁRIOS

- Procedimento estéril: luvas estéreis, máscara, gorro, solução antisséptica e campos cirúrgicos estéreis.
- Material para anestesia:
  - lidocaína a 1-2%;
  - seringa de 5-10 mL;
  - agulha de 22 ou 25 Gauge.
- Material para punção e coleta:
  - escalpe 11/agulha de 18 Gauge;
  - seringa de 10 mL;
  - frascos de coleta (frascos para cultura aeróbica e anaeróbica, tubo seco, tubo com EDTA).
- Material para retirada de líquido para alívio:
  - equipo de conexão de alta pressão;
  - frasco de coleta (1.000 mL).

CUIDADOS GERAIS

- Informar o paciente, explicando o procedimento, assim como seu risco e benefício.
- Posicionar o paciente: posição supina com discreta elevação da cabeceira.
- Escolher o melhor local para punção:
  - flancos: imaginar uma linha entre a cicatriz umbilical e a espinha ilíaca anterossuperior e puncionar entre o terço médio e o terço distal, cerca de 2-4 cm medial e superior à espinha ilíaca anterossuperior, lateralmente ao músculo reto abdominal, para evitar acidentes com as artérias epigástricas inferiores. O lado esquerdo é preferível, pois o sigmoide é móvel, o que diminui o risco de punção de vísceras, enquanto o ceco à direita é fixo;
  - linha mediana: 2 cm abaixo da cicatriz umbilical (pedir para o paciente esvaziar a bexiga antes do procedimento). No caso de paciente com retenção urinária, passar SVD/de alívio antes do procedimento. Se houver distensão abdominal, passar SNG aberta.
- Sempre avaliar a presença de líquido no local escolhido a partir da percussão.
- Quando o procedimento é guiado por USG pode ser realizada a técnica estática ou dinâmica.
- Atentar-se para o conforto do paciente.

PREPARAÇÃO DA PELE

- Eliminação de pelos.
- Limpeza do local com solução degermante.
- Lavagem de mãos e paramentação do profissional.
- Limpeza do local com solução alcoólica.
- Colocação de campos cirúrgicos.
- Anestesia local com lidocaína na epiderme e pela trajetória na hipoderme (1-2 mL), sempre verificando se não atingiu vasos sanguíneos (aspirar). Ao entrar na cavidade peritoneal, haverá diminuição da resistência e aspiração do líquido ascítico. Nesse momento, deve-se anestesiar o peritônio parietal (3-5 mL).

PROCEDIMENTO

- Realizar a punção com o intuito de minimizar o vazamento ("babação") do líquido pelo orifício de entrada após término do procedimento – inserir agulha com inclinação de 45° ou utilizar técnica em Z, tracionando a pele e o subcutâneo por 2 cm e introduzindo a agulha perpendicularmente à pele (90°) até atingir a cavidade abdominal.
- Segurar a seringa com a mão dominante e a agulha com a outra mão.
- Introduzir o cateter realizando aspiração intermitente para avaliar acidentes com vasos sanguíneos, evitar acidente de vísceras ocas e identificar o líquido ascítico.
- Ao atingir a cavidade abdominal, percebe-se diminuição da resistência e o líquido ascítico é aspirado. Neste momento, não é mais necessário prosseguir.
- No caso de não aspirar líquido ascítico ou cessar, pode-se tentar manobras como rotação da agulha intra-abdominal ou mobilizar o líquido para o local com posicionamento e palpação.
- Manter o cateter dentro da cavidade abdominal, retirando-se a agulha.
- Iniciar a coleta de material para análise:
  - à beira do leito, deve-se separar o material para cultura (1° o aeróbico e depois o anaeróbico para aumentar a sensibilidade do resultado);
  - em seguida, preenche-se o tubo seco para bioquímica, assim o material não é contaminado com aditivos;
  - finaliza-se com o tubo com EDTA para análise citológica.
- Se a paracentese tem como objetivo retirar a maior quantidade de líquido para alívio de sintomas, deve-se anexar o cateter a um equipo conectado a um frasco coletor. Quando se retira > 5 L no procedimento, é necessário repor albumina na proporção de 6-8 g/L retirado, EV, em 4-6 horas após o procedimento.
- Ao final do procedimento, retirar o cateter e aplicar curativo estéril oclusivo. Para análise adequada do líquido ascítico, será necessário colher albumina sérica para o cálculo do gradiente albumina sérico-ascite.

COMPLICAÇÕES

- Hipotensão.
- Hiponatremia.
- Vazamento de líquido ascítico pelo local de punção.
- Infecção local.
- Infecção do líquido ascítico.
- Hematoma de parede.
- Síndrome hepatorrenal.
- Sangramento grave.
- Lesão da artéria epigástrica.
- Lesão de órgãos.

BIBLIOGRAFIA

Ghiggi KC, Pereira HCP, Audino DF. Paracentese abdominal. Vittalle 2021;33(1):84-100.

McGibbon A, Chen GI, Peltekian KM, et al. An Evidence-Based Manual for Abdominal Paracentesis. Dig Dis Sci 2007;52:3307-3315.

Runyon BA. Diagnostic and therapeutic abdominal paracentesis. 2021. Disponível em: https://www.uptodate.com/contents/diagnostic-and-therapeutic-abdominal-paracentesis

Thomsen TW, Shaffer RW, White B, Setnik GS. Videos in clinical medicine. Paracentesis. N Engl J Med 2006;355(19):e21.

302 TORACOCENTESE

Erica Maria Zeni

INDICAÇÕES

Pode ser diagnóstica ou terapêutica. Deve ser realizada preferencialmente guiada por ultrassonografia.

É realizada como procedimento diagnóstico para derrame pleural novo, de causa indefinida. A análise do líquido servirá para identificar a natureza (transudato x exsudato) e a possível etiologia.

Se a causa do derrame pleural parecer evidente, a toracocentese pode ser postergada e reavaliada após o tratamento da causa de base, p. ex., na insuficiência cardíaca ou sugestiva infecção viral. Na insuficiência cardíaca deve ser realizada se: derrame pleural for unilateral (especialmente à esquerda) ou bilateral com diferentes tamanhos, houver febre e caso não a presente melhora após o tratamento da doença de base (diurético).

O procedimento terapêutico está indicado para alívio sintomas (por exemplo, dispneia) ou nos casos sugestivos de complicação pleural (infecção, loculação).

CONTRAINDICAÇÕES

Quantidade insuficiente de líquido pleural (< 1 cm de distância da parede torácica), infecção de pele (celulite ou herpes-zoster) no local de punção.

Maioria das contraindicações são relativas:

- Uso de medicação anticoagulante ou coagulopatia (TTPa ou TP > 1,5-2 vezes o limite superior de normalidade; plaquetas < 25.000/mm³; creatinina > 6 mg/dL);
- Instabilidade hemodinâmica.

Pacientes em ventilação mecânica exigem cuidado adicional, pelo possível risco aumentado de pneumotórax, especialmente o hipertensivo. Porém, com a técnica guiada por ultrassonografia, a taxa é baixa.

MATERIAIS NECESSÁRIOS

- Paramentação para procedimento estéril: gorro, máscara, solução degermante para higiene das mãos, avental e luva estéril.
- Assepsia: gazes, clorexidina alcoólica ou iodopovidona.
- Anestesia: seringa de 10 mL, agulhas de 21-22 e 25 Gauge ("rosa" e "preta"), anestésico local (lidocaína a 2%).
- Punção: seringa de 20 mL, agulha/ cateter de toracocentese (calibre 16 a 19, "jelco"), vávula controladora 3 vias ("torneirinha"), equipo e frasco a vácuo.
- Análise do líquido: frascos de bioquímica e de celularidade), seringa de gasometria ou heparinizada, frascos para cultura (balões).

TÉCNICA

- Explicar o procedimento ao paciente e realizá-lo apenas com seu consentimento.
- Posicionar o paciente sentado com membros inferiores pendentes, inclinado para a frente, com os membros superiores apoiados sobre uma mesa ou cruzados sobre o peito. Se estiver impossibilitado de se sentar, deve-se adotar o decúbito lateral (inferior do lado do derrame pleural).
- Realizar exame físico com inspeção, percussão, egofonia e ausculta para delimitação do local da punção ou marcação com USG.
- Determinar local da punção: tórax posterior, 2 ou 3 espaços intercostais abaixo de onde o murmúrio vesicular desaparece ou diminui, com percussão maciça; média da distância entre a coluna e a linha axilar posterior (linha hemiclavicular, 5-10 cm de distância lateralmente à coluna) ou cerca de 1 cm abaixo do ângulo da escápula.
- Puncionar acima da 9ª costela para evitar punção do diafragma.
- Realizar a paramentação estéril, a limpeza do local da punção com solução alcoólica e a colocação de campos estéreis ao redor.
- Realizar palpação do espaço intercostal no local delimitado previamente e introduzir agulha de 22 Gauge com bisel para cima na borda superior da costela inferior (para evitar lesão de feixes vasculho-nervosos), acoplada à seringa com anestésico. Introduzir 2-3 mm, puxar o êmbolo para trás ("aspirando") e injetar o anestésico (caso não retorne sangue ou líquido pleural). Se houver aspiração de líquido pleural, retornar alguns milímetros e injetar a dose adicional de anestésico (anestesia da pleura parietal).
- Introduzir agulha toracocentese 18 (com o bisel para cima), aspirando (puxando o êmbolo). Uma perda de resistência será sentida e sairá líquido depois disso. Deve-se parar de avançar e retirar a agulha enquanto o paciente expira. É importante tampar a saída da agulha com o dedo para evitar entrada de ar na cavidade pleural até conectar outra seringa com a torneira de 3 vias para a aspiração. Serão necessários 50-70 mL de líquido para as análises.
- Conectar equipo a uma das vias da "torneirinha" e realizar a toracocentese de alívio, mantendo fechada a via para o paciente até a conexão do equipo com o frasco a vácuo. Não se deve retirar > 1.500 mL de líquido pleural em razão de risco de edema pulmonar de reexpansão.
- Realizar retirada da agulha. enquanto o paciente prende a respiração.
- Realizar curativo oclusivo.

A realização de RX de controle após o procedimento não é obrigatória, porém é recomendada. É indicada sempre que houver aspiração de ar durante o procedimento, queixa de dispneia ou dor torácica, desenvolvimento de hipoxemia após ou necessidade de múltiplas punções e se o paciente estiver em ventilação mecânica. Na disponibilidade de ultrassonografia para realização de punção guiada, este mesmo pode ser utilizado após procedimento para verificar parênquima pulmonar.

EXAMES SOLICITADOS

- Líquido pleural e sérico: proteínas totais e frações, DHL e glicemia.
- Líquido pleural: pH, celularidade e diferencial, bacterioscópico e culturas.
- Em casos específicos, outras análises também amilase, triglicérides, BNP, ADA.

A análise do pH requer cuidado adicional e não deve ser feita com amostra aspirada em seringa com anestésico ou com presença de bolhas de ar. Para isso, utiliza-se uma seringa específica, heparinizada ou de gasometria.

A análise deverá ser feita em até 1 hora após a punção, armazenada em recipiente com gelo.

COMPLICAÇÕES

Podem ocorrer: pneumotórax, sangramento (hemotórax, hematoma, hemoperitônio), lesão de nervo, infecção local, dor local, punção de fígado ou baço, reação vasovagal e espalhamento de trajeto com células tumorais.

O pneumotórax é a complicação clínica relevante mais comum. Geralmente, é pequeno, com observação clínica. Drenagem torácica deve ser indicada se o pneumotórax for de grande volume, progressivo, com sintomas ou se em ventilação mecânica.

▪ BIBLIOGRAFIA

Cantey EP, Walter JM, Corbridge T, Barsuk JH. Complications of thoracocentesis: incidence, risk factors, and strategies for prevention. Curr Opin Pulm Med 2016;22:378.

Daniels CE, Ryu JH. Improving the safety of thoracocentesis. Curr Opin Pulm Med 2011;17:232.

Thomsen TW, DeLaPena J, Setnik GS. Videos in clinical medicine. Thoracentesis. N Engl J Med 2006;355(15):e16.

303 INTUBAÇÃO OROTRAQUEAL (IOT)

Fernanda D. G. Petreche

INDICAÇÕES

- Necessidade de via aérea definitiva.
- Controle de via aérea em pacientes sob anestesia geral.
- Suporte ventilatório em pacientes críticos.
- Parada cardíaca ou respiratória.
- Ventilação ou oxigenação inadequadas.
- Obstrução de via aérea.

CONTRAINDICAÇÕES

- Pacientes com transecção parcial da traqueia (risco de transecção completa).
- Instabilidade da coluna cervical (contraindicação relativa).

MATERIAIS NECESSÁRIOS

- Luvas.
- Máscara ou óculos de proteção.
- Máscara não reinalante.
- Catéter nasal de alto fluxo (CNAF).
- *Bougie*.
- Material de aspiração.
- Bolsa-valva-máscara acoplada à fonte de oxigênio.
- Tubo endotraqueal com *cuff*.
- Fio-guia.
- Seringa de 10 mL.
- Detector de dióxido de carbono ou capnógrafo.
- Estetoscópio.
- Laringoscópio adequado ao paciente (curvo ou reto – escolha de acordo com a experiência de quem realizará o procedimento ou videolaringoscópio).

CUIDADOS GERAIS

- Informar o paciente sobre o procedimento.
- Testar todo o equipamento antes de iniciar o procedimento.
- Escolher o tubo adequado (7-7,5-8 em adultos).
- Insuflar o *cuff* do tubo endotraqueal para checar possíveis vazamentos.
- Introduzir o fio-guia no tubo, mantendo sua curvatura e não permitindo que a ponta do fio-guia ultrapasse a extremidade da cânula.
- Testar o aspirador.
- Escolher a lâmina adequada ao paciente (n. 3 ou 4 em adultos).
- Monitorizar o paciente.
- Puncionar acesso venoso periférico.
- Preparar a medicação.
- Posicionar o paciente: decúbito dorsal horizontal, com coxim no occipício, de modo a alinhar cavidade oral, faringe e laringe, facilitando a visualização das cordas vocais.
- Pré-oxigenar o paciente com máscara não reinalante ou bolsa-valva-máscara com oxigênio a 100% por cerca de 3 minutos até obter $SatO_2$ = 100% (prolonga a duração da apneia segura, ou seja, tempo que o paciente mantém $SatO_2 > 90\%$).
- Remover próteses dentárias do paciente.
- Realizar manobra de Sellick: compressão da cartilagem cricóidea por outro profissional (previne regurgitação gástrica). Não deve ser realizada de rotina (pode dificultar a intubação se mal realizada).
- Checar preditores de via aérea difícil (regra mnemônica *lemon* em inglês):
  – inspeção (pescoço curto, obeso);
  – avaliação da abertura da orofaringe, do tamanho de mandíbula e da altura da laringe (3 dedos em cavida-

de oral, 3 dedos do mento ao hioide, 2 dedos entre o hioide e a cartilagem tireóidea);

– classificação de Malampatti III ou IV (não visualização da úvula);

– presença de obstrução;

– mobilidade cervical diminuída.

PROCEDIMENTO

- Posicionar-se atrás da cabeceira, com altura ajustada da maca (cabeça do paciente na altura da região inferior do esterno do médico).
- Após perda do tônus do masseter, segurar o laringoscópio com a mão esquerda e abrir a boca do paciente com a mão direita.
- Posicionar corretamente a lâmina, na valécula, se curva, ou na epiglote, se reta.
- Realizar movimento de tração a 45° para cima e para a frente com o laringoscópio até a exposição total das cordas vocais. Se houver dificuldade para visualizar as cordas vocais, pode-se solicitar a outro profissional que realize manobra de Burp (compressão da cartilagem laríngea para trás, para cima e para a direita).
- Inserir o tubo pelo lado direito da cavidade oral até que o *cuff* passe cerca de 3 cm das cordas vocais (normalmente, em adultos, o tubo ficará com a marca de 22-23 cm na altura dos dentes incisivos).
- Se paciente com indicativo de via aérea difícil (Cormack-Lehane 2 ou 3, por exemplo): laringoscopar e inserir o *bougie* com a curvatura para cima, avaliar sinais indiretos de que está bem posicionado. Introduzir a cânula mantendo a laringoscopia e retirar o *bougie* após.
- Segurar o tubo próximo à boca do paciente, retirar o fio-guia, insuflar o *cuff* geralmente com menos de 10 mL de ar (25-30 cmH_2O).
- Confirmar o posicionamento correto do tubo:

– auscultar os 5 pontos (epigástrio, base pulmonar esquerda, base direita, ápice esquerdo e ápice direito);

– verificar se há boa expansão bilateral do tórax (se diminuída à esquerda, provável intubação seletiva à direita. Desinsuflar o *cuff* e tracionar o tubo alguns centímetros);

– verificar se há condensação aparente no tubo;

– verificar capnografia quantitativa com formato de onda se disponível ($ETCO_2$);

– realizar RX de tórax.

- Fixar a cânula.
- Iniciar ventilação mecânica.
- Iniciar sedação e analgesia contínuas, se necessário.
- Checar sinais vitais.
- Coletar gasometria arterial.

COMPLICAÇÕES

- Não reconhecer intubação esofágica, levando a hipoxemia e hipercapnia.
- Pneumonia aspirativa (conteúdo gástrico).
- Bradicardia.
- Laringoespasmo.
- Broncoespasmo.
- Disfagia.
- Disfonia.
- Úlcera.
- Laceração laríngea.
- Paralisia/paresia de corda vocal.
- Trauma dentário.
- Trauma de glote.
- Barotrauma/pneumotórax.
- Decorrentes da aspiração de via aérea:

– hipóxia;

– arritmia;

– hipotensão;

– colapso pulmonar;

– lesão de mucosa.

Tabela 1 Sedação e analgesia

Droga	1 amp	Dose	Pico	Duração	Indicação
Fentanila	10 mL (50 mcg/mL)	3 mcg/kg	2-3 minutos	30-60 minutos	Pré-indução, analgesia
Etomidato	10 mL (2 mg/mL)	0,3 mg/kg	15-45 segundos	3-12 minutos	Indução anestésica
Cetamina	10 mL (50 mg/mL)	1-2 mg/kg	1 minuto	10-20 minutos	Indução anestésica
Propofol	20 mL (10 mg/mL)	1,5-3 mg/kg	15-45 segundos	5-10 minutos	Indução anestésica
Midazolam	10 mL (5 mg/mL)	0,3 mg/kg	30-60 segundos	15-30 minutos	Indução anestésica
Succinilcolina (suxametônio)	10 mL (100 mg em 10 mL de água destilada)	1,5 mg/kg	30-60 segundos	5-10 minutos	Bloqueio neuromuscular*
Rocurônio	10 mL (10 mg/mL)	0,6-1,2 mg/kg	45-60 segundos	30-45 minutos	Bloqueio neuromuscular*

* Para o uso de bloqueadores neuromusculares, deve-se antes avaliar se há risco de via aérea difícil.

BIBLIOGRAFIA

Detsky ME, Jivraj N, Adhikari NK. Will this patient be difficult to intubate? JAMA. 2019;321(5):493-503.

Driver BE, Semler MW, Self WH, et al. Effect of use of a bougie vs endotracheal tube with stylet on successsful intubation on the first attempt among critically ill patients undergoing tracheal intubation. JAMA 2021;326(24)2488-2497.

Mota LAA, Carvalho GB, Brito VA. Laryngeal complications by orotracheal intubation: literature review. Int Arch Otorhinolaryngol 2012;16(2)236-245.

Kabrhel C, Thomsen TW, Setnik GS, Walls RM. Orotracheal intubation. N Engl J Med 2007;356:17.

Orebaugh S, Snyder JV. Direct laryngoscopy and tracheal intubation in adults. UpToDate; 2013. Disponível em: http://www.uptodate.com.

Reynolds SF, Heffner J. Airway management of the critically ill patient. Chest 2005;127;1397-412.

Tayal VS, Riggs RW, Marx JA, Tomaszewski CA, Schneider RE. Rapid-sequence intubation at an emergency medicina residency: success ate and adverse events during a two-year period. Acad Emerg Med 1999;6(1):31-7.

Weingart SD, Levitan RM. Preoxygenation and prevention of desaturation during emergency airway management. Ann Emerg Med 2011;10.002.

304 COLETA DE LIQUOR

Wellington Lima Flores

A coleta e a análise do líquido cefalorraquidiano (liquor) é um procedimento útil na investigação de diferentes doenças neurológicas. Os principais elementos analisados são a celularidade total e a diferencial, os níveis de proteína e glicose e as culturas para microrganismos.

CONTRAINDICAÇÕES

Como regra, o exame de liquor deve ser precedido pela análise de TC de crânio recente. A coleta pode desencadear gradiente de pressão e consequente deslocamento de estruturas cerebrais em pacientes em regime de hipertensão intracraniana associado a lesões focais. O advento da neuroimagem tem reduzido significativamente os riscos de herniação cerebral pós-punção.

Nos casos de síndrome infecciosa aguda de instalação < 48 horas sem evidências de sinais focais ao exame neurológico ou papiledema, torna-se viável a coleta de liquor sem exame de imagem prévio; contudo, na suspeita de foco parameníngeo, empiema ou abscesso cerebral, o exame de imagem deve anteceder a coleta de liquor.

A presença de diátese hemorrágica e o uso de anticoagulantes aumentam significativamente os riscos de sangramento, formação de hematomas subdurais e síndrome de compressão medular. Recomenda-se a coleta em paciente com níveis de plaquetas > 50.000/mm^3. O valor de segurança para INR é < 1,5.

Em pacientes hospitalizados, em uso de profilaxia para tromboembolismo venoso com enoxaparina, orienta-se a suspensão do medicamento 12 horas antes do procedimento de punção. O uso de novas terapias anticoagulantes (dabigatrana, rivaroxabana) deve ser avaliado com cautela, optando-se pela interrupção da terapia por tempo suficiente para a redução dos riscos de hemorragia.

TÉCNICA DE COLETA

A coleta do liquor deve ser feita preferencialmente pela via lombar, segundo as recomendações da Academia Brasileira de Neurologia. A coleta via punção suboccipital ou cisternal está restrita a profissionais treinados, cientes do possível risco de lesão vascular grave da artéria cerebelar posteroinferior ou de seus ramos.

Por se tratar de procedimento invasivo, a Academia também recomenda que, após tomar conhecimento do exame, o paciente assine um termo de consentimento livre e esclarecido.

A punção lombar é realizada sob técnica asséptica. Ressalta-se o uso da máscara e dos óculos de proteção. A antissepsia da pele pode ser realizada com álcool a 70%, clorexidina ou iodopovidina. É necessário aguardar a evaporação do antisséptico antes de se realizar a punção.

A agulha de Quincke apresenta ponta em bisel cortante, estilete e mandril chanfrado. Ela é amplamente utilizada nesse procedimento. Seu diâmetro pode variar de 21-25 Gauges. As agulhas com maior diâmetro (21 Gauges) podem vencer facilmente a resistência dos planos musculares paravertebrais, sem entortar durante seu trajeto; contudo, estão associadas a maiores índices de cefaleia pós-punção. Para a maioria dos pacientes, as agulhas de Quincke de 23 Gauge podem permitir uma coleta eficiente e segura. Deve-se considerar o uso das agulhas de Quincke com menor diâmetro (25 Gauge) em crianças e mulheres jovens e magras, para minimizar os riscos de cefaleia pós-punção (até 30%).

O local de punção mais utilizado é o espaço intervertebral de L4 a L5. O processo espinhoso de L4 pode ser encontrado com facilidade no paciente sentado em uma linha que une os limites superiores das cristas ilíacas. É possível ainda acessar o canal medular com segurança em nível inferior (L5 e S1) ou superior (L3 e L4), pois o cone medular está no nível da L2.

Para ampliar os espaços intervertebrais, solicita-se ao paciente sentado que mantenha a coluna arqueada. O ângulo da agulha deve ser oblíquo (30-45°), e ela é direcionada para o nível da cicatriz umbilical do paciente. Quando é necessária uma medida precisa da pressão de abertura, o paciente deve ser posicionado em decúbito lateral, em posição fetal, com flexão completa do quadril e dos joelhos.

A medida da pressão do sistema liquórico varia de acordo com o local de punção (lombar, suboccipital, intraventricular), a posição do paciente (deitado, sentado) e a condição de avaliação (contenção física, sedação). Considerando-se as condições ideais (paciente adulto, deitado, calmo), por meio da punção lombar, espera-se que a pressão liquórica seja de 12-20 cmH_2O. A medida da pressão liquórica é útil nas meningites e nos processos de hipertensão liquórica (tromboses venosas e síndrome pseudotumoral cerebral).

A agulha deve ser introduzida de modo constante e lento para permitir a identificação dos planos (pele, subcutâneo, musculatura paraespinal, gordura pré-vertebral e ligamento amarelo/dura-máter). O bisel cortante deve estar em posição paralela ao eixo das fibras da dura-máter (longitudinais). Após perfurar a dura-máter, retira-se o estilete para obter o gotejamento do liquor. Evita-se a aspiração do líquido pelo risco de induzir sangramento de pequenos vasos do espaço subaracnóideo. Ao término da coleta, antes da retirada da agulha, é necessário reintroduzir o estilete.

As alíquotas em 7-10 mL permitem uma análise satisfatória das alterações causadas pelas principais doenças neurológicas nos adultos. A coleta de 0,5-2 mL já permite a investigação de neuroinfecção em neonatos. É possível retirar com segurança até 40 mL de liquor.

O desconforto causado pela punção lombar é tolerado pela maioria dos pacientes de maneira semelhante ao desconforto causado pela venóclise periférica. Aconselhar o paciente e esclarecer suas dúvidas colaboram com o sucesso da coleta. Em casos selecionados, pode-se optar pela infiltração de anestésico (lidocaína sem vasoconstritor) para minimizar a dor de pacientes com alterações osteodegenerativas da coluna lombar. As crianças são mantidas em "posição de Buda" e permanecem contidas durante todo o exame, por cerca de 2-5 minutos. O uso de cremes com anestésicos pode minimizar o desconforto. Pacientes em estado confusional agudo podem necessitar de sedação química.

COMPLICAÇÕES DA PUNÇÃO LIQUÓRICA

As complicações mais frequentes são cefaleia e lombalgia, mas outros eventos raros podem ser descritos pós-punção liquórica, como parestesias transitórias em membros inferiores, paralisia transitória de nervos cranianos, meningite e hemorragias subdurais espinais ou intracranianas.

A cefaleia pós-punção liquórica pode ocorrer em até 30% dos pacientes. Sua patogênese está associada ao gotejamento persistente de liquor pelo orifício de punção lombar. Em geral, melhora com o repouso em decúbito dorsal horizontal. Para minimizar sua incidência, orienta-se uma técnica adequada de coleta, com o uso de agulhas de Quincke finas (25 Gauge), inserção do bisel de modo paralelo às fibras da dura-máter e reinserção do estilete antes do término do procedimento. Pode-se ainda considerar o uso de agulhas de Whitacre (ponta de lápis ou atraumáticas), ainda pouco difundidas na prática clínica. Não existem evidências que justifiquem o repouso como medida para prevenção da cefaleia pós-punção, contudo grande parte dos especialistas orienta o paciente a permanecer de repouso por período de 1-4 horas. Caso ocorra cefaleia desencadeada pela ortostase, o paciente deve manter repouso absoluto por 48 horas seguidas. O uso de analgésicos e da cafeína pode aliviar os sintomas da cefaleia pós-punção.

BIBLIOGRAFIA

Abel AS, Brace JR, McKinney AM, Harrison AR, Lee MS. Practice patterns and opening pressure measurements using fluoroscopically guided lumbar puncture. Am J Neuroradiol 2012;33:823-5.

Agrawal D. Lumbar puncture. N Engl J Med 2007;356:424.

Baer ET. Post-dural puncture bacterial meningitis. Anesthesiology 2006; 105:381-93.

Duffy GP. Lumbar puncture in the presence of raised intracranial pressure. Br Med J 1969;1:407-9.

Ellenby MS, Tegtmeyer K, Lai S, Braner DA. Videos in clinical medicine. Lumbar puncture. N Engl J Med 2006;355:e12.

Gorelick PB, Biller J. Lumbar puncture. Technique, indications, and complications. Postgrad Med 1986;79:257-68.

Joffe AR. Lumbar puncture and brain herniation in acute bacterial meningitis: a review. J Intensive Care Med 2007;22:194-207.

Layton KF, Kallmes DF, Horlocker TT. Recommendations for anticoagulated patients undergoing image-guided spinal procedures. Am J Neuroradiol 2006;27:468-70.

Sudlow C, Warlow C. Posture and fluids for preventing post-dural puncture headache. Cochrane Database Syst Rev 2002;CD001790.

Thoennissen J, Herkner H, Lang W, Domanovits H, Laggner AN, Müllner M. Does bed rest after cervical or lumbar puncture prevent headache? A systematic review and meta-analysis. CMAJ 2001;165:1311-6

Vandermeulen EP, Van Aken H, Vermylen J. Anticoagulants and spinal-epidural anesthesia. Anesth Analg 1994;79:1165-77.

305 ARTROCENTESE

Maria Helena Sampaio Favarato

INDICAÇÕES

As 2 indicações mais importantes para artrocentese diagnóstica são: descartar artrite séptica e haver suspeita clínica de artropatia por cristais. Toda monoartrite aguda deve ser puncionada. A análise do líquido ajuda ainda no diferencial de artrites inflamatórias e hemartrose.

Quanto às artrocenteses terapêuticas, a principal indicação é no predomínio de inflamação em poucas articulações no contexto de artrite inflamatória, como artrite reumatoide, com o intuito de poupar medicações sistêmicas. A própria descompressão pela retirada do líquido pode promover melhora da dor. Outra indicação é infiltração de poucas articulações acometidas em doenças pauciarticulares, como espondiloartrites e osteoartrite (nesse caso, podem ser injetadas medicações de viscossuplementação). Estruturas periarticulares também podem ser infiltradas, como bursas.

Formalmente, são indicações:

- qualquer suspeita de artrite séptica: realizar exame bacterioscópico e cultura, obrigatoriamente;
- paciente com diagnóstico de artrite que apresenta piora do quadro clínico associada à febre, para descartar infecção sobre articulação previamente lesada;
- suspeita de doença por depósito de cristais;
- mono/oligoartrite aguda: descartar as 2 causas mais comuns (gota e artrite séptica).

CONTRAINDICAÇÕES

- Infecção da pele subjacente, pelo risco de contaminação da cavidade articular.
- Portadores de articulação prostética têm maior risco de infecção, por isso deve-se pesar riscos e benefícios da punção.
- Pacientes em uso de anticoagulantes ou antiplaquetários não necessitam suspender a medicação rotineiramente: podem ser utilizadas agulhas menos calibrosas nessa população.
- Bacteremia.

INFORMAÇÃO AO PACIENTE

Antes do procedimento, o paciente deve ser informado sobre riscos, benefícios e cuidados adequados após sua realização. Após o procedimento, ele deverá permanecer em repouso relativo, poupando a articulação manipulada por cerca de 24 horas. Caso sinta dor local, pode fazer uso de analgésicos e aplicar gelo localmente. Existe reação inflamatória esperada dentro desse período após a manipulação.

A principal complicação é infecção local, devendo o paciente ser orientado a procurar atendimento médico caso a região apresente-se muito eritematosa, haja febre, dor progressiva no local ou sintomas sistêmicos.

MATERIAIS NECESSÁRIOS

- Solução degermante e alcoólica.
- Agulha de 22 Gauge (podem ser utilizadas agulha de 25 Gauge para anestesia e agulha de 18 Gauge para a artrocentese).
- Lidocaína sem vasoconstritor.
- Seringas.
- Tubos de laboratório para celularidade (EDTA) e pesquisa de cristais (tubo seco).
- Frasco estéril para bacterioscópico e cultura do material.
- Luvas de procedimento: a região a ser puncionada deve ser escolhida e então preparada. Isso significa que após a limpeza do local não se deve mais tocá-lo. Caso haja insegurança quanto ao local da punção, deve-se utilizar luvas estéreis.
- Antes da limpeza, é possível marcar a pele no local de punção com um objeto duro ou caneta especial.

TÉCNICA

Será descrita a técnica para artrocentese do joelho, a mais comumente utilizada para diagnóstico em pronto-atendimento.

Após a separação do material e o preparo das seringas de medicação, os passos são:

- flexionar o joelho 15-20° (pode-se colocar um coxim sob o joelho);
- realizar palpação de reparos anatômicos;
- marcar a pele no local de punção: a punção pode ser feita pelas bordas lateral ou medial da patela, em seu terço superior, a 1 cm da borda da patela, apontando a agulha para seu centro (Figura 1);
- limpar a pele;
- realizar anestesia local (pele, subcutâneo): com as mesmas seringa e agulha, aprofunda-se a punção (sempre com movimento de aspiração), com anestesia do trajeto até a localização da cavidade articular e a saída de líquido sinovial;
- quando se encontrar a cavidade sinovial e for fácil retirar o líquido, trocar a seringa, mantendo-se a agu-

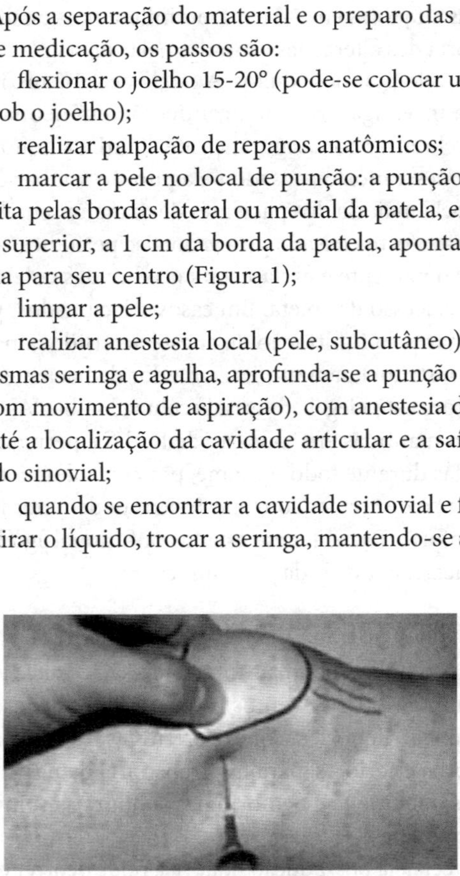

Figura 1 Posicionamento da agulha na artrocentese de joelho.

lha na mesma posição: retirar líquido sinovial suficiente para análise ou toda quantidade possível, visando ao alívio sintomático;

- após finalizar a coleta do material, pode-se trocar mais uma vez a seringa e injetar medicações, se essa for a intenção;
- retirar a agulha acoplada à última seringa;
- realizar compressão local e curativo.

O uso de USG é particularmente útil para artrocentese em articulações de difícil acesso, como articulação glenoumeral, sacroilíaca e talocalcânea. Pode ser feito na fase de seleção do local de punção (técnica estática) ou para guiar a inserção da agulha (técnica dinâmica). Para tanto, o transdutor deve estar coberto com capa estéril. As vantagens do uso de USG são: permitir visão anatômica direta, bem como visualização de coleções e vasos, e possibilitar guiar procedimentos em partes moles.

COMPLICAÇÕES

Infecciosas

Infecção ocorre com frequência de até 1:2.000. Deve ser feito diferencial com a inflamação que pode ocorrer após a manipulação: tempo prolongado, febre, dor e grandes sinais inflamatórios são sinais de que há complicação infecciosa.

Complicações decorrentes da infiltração de corticosteroides

Podem ocorrer: ruptura tendínea após infiltração de corticosteroides próximo a áreas tendíneas; atrofia da pele por vazamento de corticosteroide no tecido subcutâneo; precipitação de cristais de corticosteroide (principalmente triamcinolona), gerando quadro agudo de artrite por deposição de cristais.

BIBLIOGRAFIA

Thomsen TW, Shen S, Shaffer RW, Setnik GS. Arthrocentesis of the knee. N Engl J Med 2006;354:e19.

306 HIPODERMÓCLISE

Erica Maria Zeni

A hipoderme, ou tecido subcutâneo, é dotada de capilares sanguíneos, o que a torna uma via favorável para a administração de fluidos ou medicamentos. O uso da hipodermóclise tem se difundido cada vez mais em nosso meio, especialmente entre a população idosa e em cuidados paliativos, embora sua indicação não se restrinja a esses grupos.

INDICAÇÕES

- Dificuldade ou impossibilidade de ingestão de medicação via oral (rebaixamento nível de consciência, agitação, náusea e vômitos, obstrução do trato gastrointestinal).
- Dificuldade de conseguir acesso venoso.

CONTRAINDICAÇÕES

- Distúrbios de coagulação, anasarca, caquexia extrema, medicação incompatível com via subcutânea, infecção ou lesão local de pele.
- Situações de emergência, com necessidade de reposição rápida (falência cardiocirculatória, desidratação grave, distúrbio hidroeletrolítico grave).

VANTAGENS

- É via segura, com pouco risco de complicação.
- Oferece baixo risco de infecção, sem impor restrição de mobilidade.
- É de fácil manejo, possibilitando alta hospitalar precoce e manejo domiciliar.
- Permite maior absorção que VO.
- Tem baixo custo.

DESVANTAGENS

- Limitada para situações que necessitam de infusão rápida ou de grandes quantidades de volumes.
- Volume diário máximo de 2.000-3.000 mL em 24 horas (em 2 sítios de punção).
- Menor velocidade de absorção que EV e IM.

TÉCNICA

Os sítios de punção são de livre escolha, devendo-se considerar a mobilidade do paciente e o volume infusão máximo de cada sítio. Podem ser: subclavicular, interescapular, região deltóidea, face anterolateral do abdome (distância 5 cm do umbigo), anterolateral da coxa – sempre longe de proeminências ósseas e articulações.

Os dispositivos mais utilizados são os cateteres não agulhados, de calibre 22 ou 24. Os cateteres agulhados também podem ser utilizados, porém oferecem maior risco para o profissional de saúde.

O procedimento deve ser feito seguindo os seguintes passos:

- explicar o procedimento para o paciente e sua família;
- higiene das mãos;

- assepsia local (álcool 70% ou clorexidine alcoólico);
- preencher o circuito intermediário com SF (se dispositivo agulhado), fazer assepsia e prega da pele;
- introduzir o cateter num ângulo de 45 graus abaixo da pele levantada (ângulo determinado pela quantidade de tecido subcutâneo), com o bisel voltado para cima, direção centrípeta (fora para dentro), após inserir metade do cateter diminuir a angulação, no final retirar o mandril;
- aspirar para garantir que nenhum vaso seja atingido;
- fixar com filme transparente;
- infundir 2-3 mL SF: se houver resistência ou muita dor, possível localização intramuscular;
- identificar data, hora e profissional responsável pela punção.

O período a se permanecer com cateter agulhado é de cerca de 5 dias e com cateter não agulhado de 11 dias. Deve-se realizar um rodízio de punção, respeitando-se a distância mínima de 5 cm do sítio anterior.

MEDICAÇÕES E SOLUÇÕES PERMITIDAS

- Soluções como SF e SG5%.
- Eletrólitos apenas após diluição em SF ou SG, mínimo de 100 mL de volume, com velocidade de infusão de 60-125 mL/h.
- Cloreto de potássio deve ser administrado em diluição máxima de 40 mEq/L.
- O volume de infusão não deve ultrapassar 3.000 mL em 24 horas, em 2 sítios.
- A administração intermitente (método de Camel Hump) garante maior conforto ao doente e à família (infusão de 500 mL em 20 minutos).
- Diluição habitual de 1 mL em água para injeção de 1 mL de medicamento (com exceção de cetamina, octreotida e ondansetrona diluídas em SF).
- Medicamentos isotônicos e com pH próximo da neutralidade são bem tolerados, p. ex., amicacina, ampicilina, atropina, cefepima, ceftriaxona, ceftazidima, ertapenem. Dexametasona, dipirona, escopolamina, morfina, metadona, naloxona. Fenobarbital, haloperidol, midazolam. Metoclopramida, ondasentrona, entre outros.
- Soluções: soro fisiológico, glicofisiológico, soro glicosado 5%. NACL 20% diluído em 1.000 ml SG 5%.
- Medicamentos com baixa solubilidade em água não são recomendados, como diazepam, eletrólitos não diluídos e fenitoína.
- Sempre checar compatibilidade da administração por via subcutânea e compatibilidade entre as medicações.

COMPLICAÇÕES

- Irritação local com sinais flogísticos (dor, eritema, calor, edema): se persistirem além de 4 horas iniciais, considerar trocar local.
- Dor: parece estar mais relacionada com o mau posicionamento da agulha do que com a medicação administrada.
- Sinais de infecção, hematoma, endurecimento, necrose de tecido (rara e tardia).
- Sinais de sobrecarga cardíaca são indicativos para suspensão do uso.

BIBLIOGRAFIA

Azevedo DL. (org.). O uso da via subcutânea em geriatria e cuidados paliativos, 2ª ed. Rio de Janeiro: SBGG; 2017.

Pereira I. Hipodermóclise. In: Conselho Regional de Medicina do Estado de São Paulo. Cuidado paliativo. São Paulo: Cremesp; 2008. p.260-72.

Ruiz-Marquez MP, Alonso-Prado ME. Guia clínica: uso y recomendaciones de la vía subcutánea en cuidados paliativos. Mérida: Observatorio Regional de Cuidados Paliativos de Extremadura; 2010. p.68-9.

Vidal FKG, et al. Hipodermóclise: revisão sistemática da literatura. Rev de Atenção à Saúde 2015;13(45):61-69.

307 SONDA NASOENTÉRICA, NASOGÁSTRICA E OROGÁSTRICA

Erica Maria Zeni

São dispositivos passados proximalmente pela boca ou pelo nariz, até atingirem o estômago ou o intestino. As sondas oro e nasogástricas podem ser de PVC, poliuretano ou silicone, são calibrosas, mais rígidas, utilizadas por menor tempo. Já as nasoentéricas são maleáveis, mais comumente de látex e radiopacas.

INDICAÇÕES

- Sonda oro ou nasogástrica: descompressão do trato gastrointestinal, para drenagem de ar ou secreções nos casos de obstrução intestinal ou íleo metabólico.
- Sonda oro/nasogástrica ou nasoenteral: administração de medicamentos, contraste ou carvão ativado via oral em pacientes com rebaixamento do nível da consciência (pela doença ou sedação).
- Proteção da via aérea, objetivamente redução broncoaspiração nos casos de rebaixamento do nível de consciência com vômitos ou hemorragia digestiva alta.
- Nutrição: gástrica ou enteral (pós-pilórica).

CONTRAINDICAÇÕES

- Trauma de face.

▪ Sinais de fratura na base do crânio (pelo risco de trajeto através da lâmina cribiforme).

▪ Anormalidade esofágica (especialmente pelo risco de perfuração se ocorrer estreitamento e sangramentos no caso de varizes).

▪ Obstrução em naso/ orofaringe.

Deve-se ter atenção em pacientes com agitação psicomotora

MATERIAIS NECESSÁRIOS

▪ SNE com fio-guia.
▪ *Spray* vasoconstritor.
▪ Lidocaína gel ou *spray*.
▪ Luvas de procedimento.
▪ Seringa.
▪ Fita adesiva (esparadrapo).

TÉCNICA PARA PASSAGEM SONDA

▪ Diversas técnicas para passagem, a seguir a técnica mais comumente utilizada.

▪ Explicar o procedimento para o paciente e prosseguir após seu consentimento

▪ Observar as narinas, solicitar que o paciente respire pelas narinas separadamente (identificação de desvios/obstruções e da narina com melhor fluxo de ar).

▪ Anestesiar a narina com *spray* ou gel anestésico (por exemplo, lidocaína) (pode-se também anestesiar a orofaringe com *spray*).

▪ Medir a distância do apêndice xifoide até o ângulo da mandíbula e depois até a narina - marcação da sonda ou ponta nariz - orelha - apêndice xifoide.

▪ Preferencialmente com o paciente sentado, introduzir a sonda pelo nariz, passando-a pela base (região inferior) do canal nasal (horizontalmente).

▪ Ao verificar que o paciente está com sensação de engasgo ou sentir resistência: pedir para este flexionar a cabeça e deglutir (saliva ou água), auxiliando a passagem da sonda (na deglutição a epiglote cobrirá a traqueia).

▪ Prosseguir a passagem pela faringe/esôfago até a marcação inicial.

▪ Checar a locação correta: aspiração de conteúdo gástrico e ausculta de região gástrica enquanto injeta ar pela sonda (borborigmo). Se o paciente não conseguir falar, tiver desconforto respiratório ou respirações audíveis pela sonda, removê-la imediatamente (provável falso trajeto).

Sempre realizar RX de abdome em todos os pacientes após o procedimento (SNE é radiopaca, deve estar abaixo do diafragma).

A precisão da localização das sondas gástricas é no estômago e da nasoenteral é pós-pilórica, não sendo obrigatória logo após passagem, pois a migração ocorrerá com o peso da sonda e/ou movimentos peristálticos.

Deve-se fixar com fita adesiva medindo cerca de 7 x 1 cm, formando um laço ao redor da sonda e realizando fixação nasal.

COMPLICAÇÕES

As complicações mais frequentes são dor de garganta, sinusopatia, epistaxe, refluxo gastroesofágico, epigastralgia e pneumonia aspirativa.

Outras complicações mais graves e raras são úlcera e necrose da asa nasal, laceração do esôfago, necrose da parede do esôfago, sangramento gástrico, falso trajeto (via respiratória ou intracraniana), perfuração da traqueia, pneumotórax, abscesso pulmonar.

▪ BIBLIOGRAFIA

Baskin WN. Acute comoplications associoated with bedside placement of feeding tubes. Nutr Clin Pract 2006;21:40.

Ellet ML. What is known about methods of correctly placing gastric tubes in adults and children. Gastroenterol Nurs 2004;27:253.

Gallagher Ej.Nasogastric tubes: hard to swallow. Ann Emerg Med 2004;44:138.

Hanson RL. Predictive criteria for lenght of nasogastric tube insertion for tube feeding. JPEN J Parenter Enteral Nutr 1979;3:160.

Thomsen TW, Shaffer RW, Setnik GS. Videos in clinical medicine. Nasogastric intubation. N Engl J Med 2006;354(17):e16.

308 SONDAGEM VESICAL

Erica Maria Zeni

INDICAÇÕES

▪ Diagnósticas: coleta de urina estéril (paciente não colaborativo), mensuração do volume residual ou exata de débito urinário (em 24 horas ou por hora, pacientes críticos), injeção de contraste para exames.

▪ Terapêuticas: drenagem urinária nos casos de retenção aguda ou crônica, irrigação vesical (remoção de sangue ou coágulos), durante procedimentos cirúrgicos específicos (trato urinário ou estruturas adjacentes) e injeção de medicamentos.

CONTRAINDICAÇÕES

▪ Lesão de uretra, mais comumente encontrada em fraturas de pelve: uretrorragia, pelve instável (separação de 2 cm da sínfise púbica) e hematoma em região pélvica são sinais sugestivos de lesão; deve-se realizar uretrografia retrógrada se houver suspeita.

- São contraindicações relativas: estenose uretral, cirurgia uretral ou vesical recentes, presença de esfíncter artificial, casos em que o procedimento deve ser realizado preferencialmente pelo especialista (urologista).

Em razão das complicações, em especial infecção, deve apenas ser introduzida se houver indicação.

MATERIAIS NECESSÁRIOS

- Luva estéril.
- Campo fenestrado.
- Cuba rim.
- Lidocaína em gel.
- Sonda.
- Gaze.
- Pinça.
- Seringa de 10 mL com gel anestésico.
- Seringa de 10 mL com água estéril.
- Solução para assepsia (iodopovidina ou clorexidina degermante).
- Sistema Foley pré-conectado (em SVD): as sondas ou cateteres urinários são em sua maioria de látex ou silicone, sendo que os cateteres de Foley são os mais frequentemente utilizados, com duplo ou triplo lúmen. O tamanho deve ser o menor possível, para menor desconforto, sendo comumente para mulheres de 14-16 French e, para homens, de 16-18 French. Se houver hematúria macroscópica, pode-se utilizar cateter de 22-24 French para evitar obstrução por coágulos.

TÉCNICA

- Explicar o procedimento ao paciente.
- Separar o material, checar a integridade do balão e pré-conectar o sistema.

Cateterização feminina

- Posicionar a paciente em decúbito horizontal, com joelhos flexionados e abertos (posição de *frog* para localização do meato uretral abaixo do clitóris e acima da vagina).
- Realizar a lavagem das mãos.
- Abrir o *kit* de sondagem.
- Colocar luva estéril e campo fenestrado.
- Com a mão não dominante, localizar o meato (separação dos grandes e pequenos lábios com o polegar e o indicador com exposição do meato – essa mão não estará mais estéril).
- Realizar limpeza do meato uretral e da região ao redor, utilizando gaze com clorexidina ou iodopovidina degermante, com movimentos circulares.
- Com a mão dominante, introduzir a sonda lubrificada com gel anestésico até a saída da urina.
- Após o início da saída de urina, introduzir mais 3-5 cm. A passagem não deve ter resistência, exceto pequena resistência possível no esfíncter externo (se ocorrer, pedir para a paciente respirar fundo e relaxar).
- Insuflar o balão com 10 mL de água estéril (apenas se houve saída de urina).
- Tracionar a sonda levemente contra a parede da bexiga.
- Fixar a sonda com fita adesiva na região interna da coxa ou no abdome.
- Certificar-se de que a bolsa coletora está abaixo do nível da paciente.

Cateterização masculina

- Posicionar o paciente em decúbito horizontal.
- Realizar a lavagem das mãos.
- Abrir o *kit* de sondagem.
- Colocar luva estéril e campo fenestrado.
- Realizar retração do prepúcio com exposição da glande, injeção de 10-15 mL de gel anestésico (lidocaína a 2%).
- Usar a mão não dominante na base do pênis (essa mão não estará mais estéril), para manutenção na posição vertical.
- Realizar antissepsia com movimentos circulares.
- Lubrificar a ponta da sonda com gel anestésico e iniciar introdução lenta (nunca forçar a entrada da sonda): uma pequena resistência pode ser percebida após cerca de 16-20 cm, no esfíncter externo.
- Após a saída de urina, insuflar o balão com 10 mL de água estéril.
- Tracionar a sonda para o encontro com a parede da bexiga.
- Reposicionar o prepúcio, para evitar parafimose, se o paciente não for circuncisado.
- Fixar a sonda mantendo a bolsa coletora fina em nível inferior.

COMPLICAÇÕES

- Infecção é frequente, com aumento de 3-10%/ dia de cateterização. Após 48 horas, observa-se 85% de colonização bacteriana, que poderá evoluir com bacteriúria assintomática, cistite, pielonefrite, sepse de foco urinário, abscessos e síndrome de Fournier. A prevenção envolve cateterização apenas se ela for necessária, assepsia rigorosa, adoção de sondagem de alívio se houver retenção crônica sempre que possível, mantida pelo menor tempo possível.
- Trauma de uretra com lesão (ruptura), estenose.

São complicações raras: retenção de fragmentos por ruptura do balão; maior risco de fístula vesical (intestino grosso, reto, vagina) em decorrência do uso prolongado, perfuração de bexiga e formação de cálculo vesical.

■ BIBLIOGRAFIA

Mehmood S, Farouk K, Qadeer Z, Nadeem IB. Urethral catheterization. Professional Med J 2011;18(2):246-50.

Ortega R, Ng L, Sekhar P, Song M. Female urethral catheterization. N Engl J Med 2008;358:e15.

Thomsen TW, Setnik GS. Male urethral catheterization. N Engl J Med 2006;354:e22.

Wilson M. Addressing the problems of long-term urethral catheterization: part 1. Brit J Nurs 2011;20(22).

Wilson M. Addressing the problems of long-term urethral catheterization: part 2. Brit J Nurs 2012;21(1).

309 HABILIDADES DE RESSUSCITAÇÃO

Rafael Saad, Maria Helena Sampaio Favarato

SUPORTE BÁSICO DE VIDA

1. Verificar se o paciente responde.
2. Acionar o serviço médico (pedir ajuda): ligar para 192 (utilizar telefone celular ao lado da vítima ou solicitar que alguém ligue) e buscar um desfibrilador externo automático.
3. Verificar respiração e pulso carotídeo simultaneamente por até 10 segundos (antes ou após solicitação de ajuda):
   - se houver pulso presente, realizar 1 ventilação a cada 6 segundos (10 ventilações/min) e verificar o pulso a cada 2 minutos;
   - se o pulso estiver ausente, iniciar ciclos de 30 compressões para 2 ventilações.
4. Após a chegada do desfibrilador automático, ligar o aparelho, selecionar as pás apropriadas (adulto), remover o adesivo protetor delas e enxugar rapidamente o tórax se houver presença de água/suor:
   - aplicar as pás no tórax desnudo, 1 no lado direito superior do tórax, à direita do esterno e diretamente abaixo da clavícula; e a outra à esquerda do mamilo, com sua margem superior algumas polegadas abaixo da axila esquerda;
   - se o paciente tiver muitos pelos no tórax, utilizar lâmina de barbear para a remoção; se não tiver, tentar pressionar com firmeza as pás e, caso não consiga analisar o ritmo, puxar as pás rapidamente (com remoção de parte dos pelos) e colocar novo par de pás;
   - remover medicação transdérmica se estiver no local de aplicação das pás;
   - não colocar as pás diretamente sobre marca-passo implantado;
   - acoplar os cabos de conexão do desfibrilador automático à caixa do aparelho (alguns modelos vêm pré-conectados);
   - analisar o ritmo (certificar-se de que ninguém esteja tocando o paciente nesse momento);
   - se for recomendado o choque, pedir para todos se afastarem, certificar-se visualmente que ninguém esteja em contato e pressionar o botão de choque.
5. Reiniciar reanimação cardiopulmonar, começando pelas compressões torácicas, até chegada do suporte avançado. Realizar nova avaliação com o desfibrilador automático em 2 minutos ou até que esteja claro o retorno da circulação espontânea (movimentação do paciente e respiração normal).

Compressão de qualidade

- Comprimir no centro do tórax (metade inferior do esterno, na linha intermamilar): colocar a região hipotenar de uma mão sobre a metade inferior do esterno (na linha intermamilar) e a outra sobre a primeira, entrelaçando-a, estender os braços e posicioná-los cerca de 90° acima da vítima.
- Comprimir rapidamente: 100-120 compressões/min.
- Comprimir com força: profundidade de pelo menos 5 cm; se houver um dispositivo de *feedback* de qualidade de RCP, o ideal é realizar compressão de 5 a 6 cm.
- Permitir o retorno total do tórax após cada compressão, não se apoiar no tórax entre as compressões.
- Minimizar interrupções nas compressões (10 segundos ou menos). A fração das compressões torácicas (FCT) é a proporção de tempo em que as compressões são realizadas durante uma parada. A FCT deve ser de, pelo menos, 60% e, idealmente, de 80%.
- Alternar profissionais a cada 2 minutos, aproximadamente, para evitar fadiga.

Ventilação de qualidade

- Abrir a via aérea, usando manobra de inclinação da cabeça (com elevação do queixo ou elevação da mandíbula se houver suspeita de lesão cervical traumática).
- Realizar ventilação de 1 segundo cada que permita elevação do tórax.
- Evitar ventilação excessiva.
- Relizar 1 ventilação a cada 6 segundos (10 ventilações/min) se o paciente estiver com pulso; 2 ventilações após 30 compressões enquanto o paciente estiver em pa-

rada cardiorrespiratória e sem via aérea avançada; ou 1 ventilação a cada 6 segundos (10 ventilações/min) se o paciente estiver em parada cardiorrespiratória e com via aérea avançada.

SUPORTE AVANÇADO DE VIDA CARDIOVASCULAR

- Via aérea:
  - manter via aérea patente com inclinação da cabeça (elevação do queixo) e equipamento adjunto de via aérea (cânula orofaríngea ou nasofaríngea);
  - instituir via aérea avançada se houver ventilação com bolsa-válvula-máscara inadequada ou ressuscitação prolongada: confirmar o posicionamento correto com exame físico e capnografia quantitativa com forma de onda e fixar o dispositivo após confirmação.
- Respiração:
  - administrar oxigênio a 100% durante ressuscitação cardiopulmonar; para situações de não parada, administrar oxigênio suficiente para manter $SatO_2$ de 95 a 98% (90% para síndrome coronariana aguda e 92 a 98% para atendimento pós-parada).
  - evitar ventilação excessiva.
- Circulação:
  - monitorar qualidade da ressuscitação (capnografia com dióxido de carbono exalado > 10 mmHg e pressão intra-arterial diastólica > 20 mmHg);
  - aplicar o monitor/desfibrilador: deixar com eletrodos e monitor em derivação DII para futuras análises de ritmos. Se aparecer uma linha isoelétrica (reta) no monitor, checar se cabos não se soltaram, aumentar o ganho e trocar a derivação;
  - fornecer desfibrilação/cardioversão;
  - obter acesso EV periférico preferivelmente, exceto se houver acesso central já disponível: a maioria das medicações é administrada em *bolus*, seguida de 20 mL de fluido (SF) e elevação da extremidade por 10-20 segundos;
  - obter acesso intraósseo se não estiver disponível acesso EV: administrar medicação por via endotraqueal se as opções anteriores não estiverem disponíveis – geralmente, 2-2,5 vezes a dose habitual, seguidas de 5-10 mL de água estéril ou SF pela cânula (medicações possíveis: vasopressina, epinefrina, lidocaína);
  - administrar drogas na parada cardiorrespiratória: vasopressor (epinefrina, 1 mg) a cada 3-5 minutos em todos os ritmos de parada; e antiarrítmico (amiodarona, 300 mg, seguida de 150 mg após 3-5 minutos) se houver fibrilação ventricular ou taquicardia ventricular sem pulso refratária à desfibrilação e ao uso de vasopressor.
- Diagnósticos diferenciais devem ser investigados e tratados:
  - 5 "H": hipóxia, hipovolemia, hipo/hiperpotassemia, hidrogênio (acidose) e hipotermia;
  - 5 "T": tensão do tórax (pneumotórax), tamponamento cardíaco, tromboembolismo pulmonar, trombose coronária (infarto) e tóxicos.
  - No atendimento de paciente com suspeita ou confirmados de Covid-19, os profissionais de saúde devem utilizar os equipamentos de proteção individual para procedimentos geradores de aerossóis, incluindo máscara N95 ou PFF2, óculos de proteção e luvas. Para a ventilação recomenda-se utilizar filtro HEPA em bolsa-valva-máscara, dispositivos supraglóticos e tubos endotraqueais. Em pacientes intubados, a fim de reduzir risco de aerolização, sugere-se manter paciente em ventilação mecânica com filtro HEPA com ventilação assincrônica: ajustar FiO_2 para 100%, volume corrente de 4 a 6 mL/kg de peso ideal para gerar elevação adequada do tórax, ajustar disparo (*trigger*) para evitar auto-*triggering* pelas compressões torácicas e frequência respiratória em 10/min durante RCP. Pacientes em posição prona devem ser preferencialmente retornados para posição supina; em caso de paciente intubado, até que a equipe esteja preparada para retornar à posição supina com segurança, sugere-se compressões com mãos centradas nos corpos vertebrais de T7 a T10. Reiniciar RCP na posição supina assim que realizada rotação e reconfirmar posição do tubo e acesso venoso.

Cuidados pós-PCR

- Identificar se houve retorno à circulação espontânea: ritmo organizado e pulso carotídeo presente.
- Medir PA e $SatO_2$, pedir ECG de 12 derivações, solicitar testes laboratoriais, pedir RX de tórax e realizar exame físico.
- Otimizar ventilação e oxigenação:
  - titular fração inspirada de oxigênio (FiO_2) ao mínimo necessário para manter $SatO_2$ entre 92 e 98%;
  - considerar via aérea avançada e capnografia com forma de onda;
  - não hiperventilar: iniciar com 10 ventilações/min e titular até dióxido de carbono exalado de 35-40 mmHg (gasometria arterial com $PaCO_2$ de 35-45 mmHg).
- Tratar hipotensão (PA sistólica < 90 mmHg ou pressão arterial média < 65 mmHg):
  - 1-2 L de SF ou Ringer-lactato;
  - vasopressor, se não responsivo a volume: 0,1-0,5 mcg/kg/min de epinefrina ou norepinefrina; e 5-10 mcg/kg/min de dopamina (titular doses até PA sistólica > 90 mmHg ou PA média > 65 mmHg);
  - considerar causas tratáveis.
- Avaliar se segue comandos, caso não siga (comatoso), realizar controle direcionado de temperatura

(CDT): selecionar uma temperatura entre 32 e 36°C e mantê-la constante por 24 horas. Evitar ativamente que pacientes comatosos pós-PCR tenham febre. Avaliação do prognóstico neurológico deve ser realizada, no mínimo, após 72 horas da PCR, caso não tenha sido realizado CDT.

- Se houver infarto com supradesnivelamento de segmento ST ou suspeita de infarto, encaminhar para serviço de hemodinâmica e angioplastia se indicado.
- Realizar controle glicêmico, evitando hipoglicemia e glicemia > 180 mg/dL.
- Internar em UTI.
- Monitoramento contínuo ou intermitente por eletroencefalograma (EEG) e realização de TC de crânio para pacientes comatosos.
- Realização de ventilação de proteção pulmonar.

BIBLIOGRAFIA

Bernoche C, Timerman S, Polastri TF, Giannetti NS, Siqueira AWS, Piscopo A, et al. Atualização da Diretriz de Ressuscitação Cardiopulmonar e Cuidados de Emergência da Sociedade Brasileira de Cardiologia – 2019. Arq Bras Cardiol 2019;113(3):449-663.

Hsu A, Sasson C, Kudenchuk PJ, Atkins DL, Aziz K, Becker LB, et al. 2021 Interim guidance to health care providers for basic and advanced cardiac life support in adults, children, and neonates with suspected or confirmed COVID-19. Circ Cardiovasc Qual Outcomes 2021;14(10):e008396.

Merchant RM, Topjian AA, Panchal AR, Cheng A, Aziz K, Berg KM, et al. Part 1: Executive summary: 2020 American Heart Association Guidelines for Cardiopulmonary Resuscitation and Emergency Cardiovascular Care. Circulation 2020;142(16suppl2):S337-S357.

Panchal AR, Bartos JA, Cabañas JG, Donnino MW, Drennan IR, Hirsch KG, et al. Part 3: Adult basic and advanced life support: 2020 American Heart Association Guidelines for Cardiopulmonary Resuscitation and Emergency Cardiovascular Care. Circulation 2020;142(16suppl2):S366-S468..

310 MARCA-PASSO TRANSCUTÂNEO E TRANSVENOSO

Alexandre de Matos Soeiro

Nos últimos anos, uma série de dispositivos de estimulação cardíaca artificial foi criada e aprimorada para uso nas mais diversas situações médicas, seja em urgências ou de forma eletiva.

Em situações de urgência, são utilizados métodos considerados temporários ou reversíveis, que deverão ser retirados caso o distúrbio de condução do paciente seja corrigido (miocardite, pericardite, distúrbios hidroeletrolíticos, intoxicação por drogas) ou substituído por algum método definitivo caso o problema que levou a seu implante não seja passível de correção.

INDICAÇÕES DO USO DE MARCA-PASSO EM SITUAÇÕES DE EMERGÊNCIA

De maneira geral, o marca-passo provisório visa a comandar o ritmo cardíaco através de impulsos elétricos que promovem a contração miocárdica após despolarização efetiva, restabelecendo a frequência cardíaca adequada e proporcionando consequente melhora do débito cardíaco.

Existem modalidades de estimulação cardíaca temporária transesofágica, epicárdica, transcutânea e endocárdica.

Na sala de emergência, a maioria dos locais dispõe de marca-passo transcutâneo e/ou transvenoso como 1ª medida para tratamento de pacientes na chegada ao hospital. Em situações de bradicardia sintomática com pulso, o marca-passo transcutâneo deve ser considerado em pacientes que não respondem à atropina (recomendação classe IIa, nível de evidência B), ou imediatamente à chegada, caso o paciente esteja instável hemodinamicamente (recomendação classe IIb, nível de evidência C). Caso o paciente não responda a drogas e/ou ao marca-passo transcutâneo, o marca-passo transvenoso deve ser indicado (recomendação classe IIa, nível de evidência C).

As principais indicações para o uso de marca-passo transvenoso são:

- bloqueio atrioventricular de 2° ou 3° graus com instabilidade hemodinâmica ou síncope em repouso;
- arritmias ventriculares secundárias à bradicardia;
- pacientes assintomáticos com bloqueio atrioventricular de 2° grau Mobitz II ou 3° grau, principalmente com QRS largo e frequência cardíaca < 40 bpm;
- suporte para procedimentos que podem promover bradicardia (p. ex., passagem de cateter de artéria pulmonar);
- procedimentos cirúrgicos com anestesia geral em pacientes com bloqueio atrioventricular de 2° ou 3° graus ou intermitente;
- considerar em bloqueio bifascicular com bloqueio atrioventricular de 1° grau;
- *overdrive suppression*.

INDICAÇÕES DO USO DE MARCA-PASSO NA SALA DE EMERGÊNCIA EM PACIENTES COM SÍNDROME CORONARIANA AGUDA

A síndrome coronariana aguda é considerada a maior responsável por distúrbios graves do sistema de condução, implicando, em grande número de vezes, implante de marca-passo provisório em situações de emergência.

A incidência aproximada de bloqueio atrioventricular de 1° grau é de 8,5%; de bloqueio de 2° grau, 4,8%; e de bloqueio atrioventricular total, de 7,1%, independentemente do local de acometimento. Entre os pacientes que evoluem com bloqueio atrioventricular total, 40% se instalam até a admissão, 20% nas primeiras 24 horas de internação e o restante, até o 5° dia de evolução. Bloqueio atrioventricular associado à lesão da artéria descendente anterior geralmente apresenta pior prognóstico, com menor possibilidade de reversão por estar associado à necrose do feixe de condução e do sistema His-Purkinje. Já bloqueios relacionados à lesão da artéria coronariana direita podem apresentar reversão completa após reperfusão, uma vez que se associam à isquemia do nó atrioventricular em razão do acometimento da irrigação do ramo do nó atrioventricular ou do reflexo vagal de Bezold-Jarisch.

As principais indicações para implante de marca-passo provisório em pacientes com síndromes coronarianas agudas são:

- bradicardia sinusal sintomática não responsiva à atropina;
- BAV de 2º grau tipo Wenckebach sintomático, BAV de 2º grau 2:1 fixo e BAV de 2º grau tipo II (Mobitz II);
- BAV total;
- bloqueio de ramo alternante (bloqueio de ramo esquerdo alternando com bloqueio de ramo direito, ou bloqueio de ramo direito fixo e bloqueio divisional anterossuperior esquerdo alternando com bloqueio divisional posteroinferior esquerdo);
- aparecimento de bloqueio bifascicular;
- arritmia ventricular dependente de bradicardia e TV incessante por mecanismo de reentrada.

UTILIZAÇÃO DE MARCA-PASSOS COMO MEDIDA DE SUPORTE EM PACIENTES SOB EFEITO DE DROGAS

Marca-passos podem ser utilizados em situações de emergência em pacientes que apresentem bradicardias sintomáticas associadas ao uso de medicações. Tais medicações incluem aquelas com efeito sobre o nó atrioventricular (betabloqueador, bloqueador de canal de cálcio, amiodarona, digital) ou sobre o sistema His-Purkinje (quinidina, disopiramida – sem registro vigente na Anvisa, propafenona, procainamida – sem registro vigente na Anvisa).

Frequentemente, o efeito atropínico ou a suspensão da medicação levam ao restabelecimento do ritmo próprio do paciente, sendo que o marca-passo passa, na maioria das vezes, a ser utilizado apenas de forma temporária enquanto se aguarda o término do efeito das medicações.

UTILIZAÇÃO DE MARCA-PASSOS EM ASSISTOLIA

Marca-passos não são recomendados em casos de parada cardiorrespiratória em assistolia (recomendação classe III, nível de evidência B). Estudos randomizados e controlados não demonstraram melhora de sobrevida em pacientes que utilizaram marca-passo transcutâneo em assistolia.

TÉCNICAS PARA IMPLANTE E UTILIZAÇÃO DOS MARCA-PASSOS

Marca-passo transcutâneo

Sua utilização se baseia na despolarização do miocárdio por meio de corrente elétrica aplicada e conduzida através da parede do tórax entre 2 eletrodos aderidos à pele. Trata-se de método prático, não invasivo, praticamente sem riscos e custo-efetivo.

Permite que manobras de ressuscitação cardiopulmonar, principalmente massagem cardíaca externa, possam ser aplicadas diretamente sobre o eletrodo, sem risco de perda de captura ventricular e transmissão de choque elétrico para a equipe médica.

Pode ser usado como suporte, especialmente nos pacientes que não necessitam de marca-passo de urgência e estão em risco moderado de progressão para bloqueio atrioventricular total.

O sistema transcutâneo é composto por 1 par de placas de tamanho adequado (aproximadamente 8 cm de diâmetro) com eletrodos multifuncionais conectados ao cardioversor que, além de monitorizar o ECG, faz estimulação transcutânea e, se necessário, desfibrilação (Figura 1).

Materiais necessários

- Desfibrilador com módulo de marca-passo.
- Cabo de conexão das placas ao aparelho gerador.
- Placas adesivas.
- Eletrodos e monitor de ECG com cabos.
- Drogas analgésicas e sedativos EV.

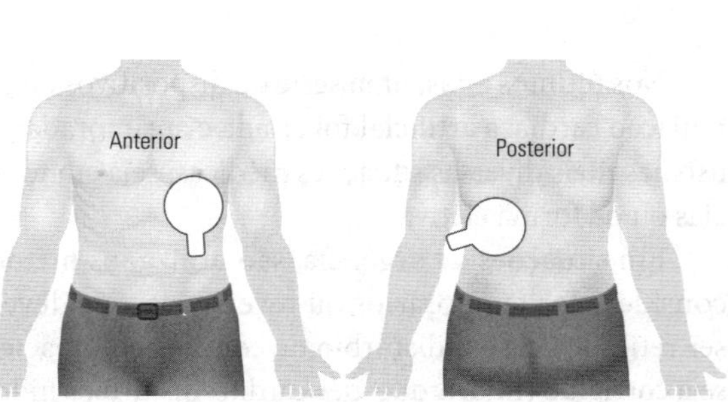

Figura 1 Posicionamento correto das placas do marca-passo transcutâneo.

Técnica

- Ligar o desfibrilador.
- Aplicar os eletrodos do ECG e ligá-los ao cabo do ECG.
- Ajustar o tamanho do ECG e a derivação para obter boa representação visual da forma da onda. Verificar a detecção adequada do complexo QRS.
- Aplicar as pás do marca-passo: a negativa (anterior) no ápice cardíaco e a positiva (posterior) no dorso (alternativamente, na região torácica direita superior).
- Conectar os cabos ao desfibrilador.
- Mudar ou ativar o modo de estimulação.
- Ajustar a frequência cardíaca para um valor acima da frequência do paciente.
- Ajustar o modo de estimulação: o sistema pode ser colocado em modo "demanda", no qual o estímulo somente será disparado caso o paciente apresente frequência cardíaca abaixo do valor previamente selecionado, ou modo "fixo", no qual independentemente da frequência do paciente o estímulo será liberado.
- Realizar sedação e explicar possível desconforto.
- Ajustar a voltagem com aparecimento de espículas no monitor: iniciar com a corrente mínima e aumentar 5-10 mA até a captura ventricular adequada (limiar de captura).
- Avaliar a captura mecânica preferencialmente através do pulso femoral: caso a frequência do pulso esteja menor do que a estimulação elétrica, o limiar de captura deve ser elevado até o ajuste adequado de captura elétrica mais mecânica.
- Deixar a corrente de estimulação 5-10 mA acima do limiar de captura elétrica e mecânico.

Complicações

Desconforto torácico por contração muscular pode ocorrer, devendo ser realizada analgesia e/ou sedação. Além disso, o uso prolongado pode levar a queimaduras, e pode ocorrer falha de captura em decorrência de posição incorreta das pás, mau contato dos cabos, bateria com desgaste, aumento de ar intratorácico, derrame pericárdico, cirurgia torácica recente e limiar de estimulação elevado.

Marca-passo transvenoso

Seu uso se baseia na estimulação do endocárdio atrial e/ou ventricular por meio de eletrodo introduzido em veia central, utilizando pulsos de corrente elétrica deflagrados por um gerador externo (Figura 2).

É considerado o tipo mais seguro e eficiente de marca-passo temporário; entretanto, trata-se de procedimento invasivo que requer conhecimento técnico considerável. Sempre que possível, sua passagem deve ser realizada com fluoroscopia, a fim de se evitar possíveis complicações.

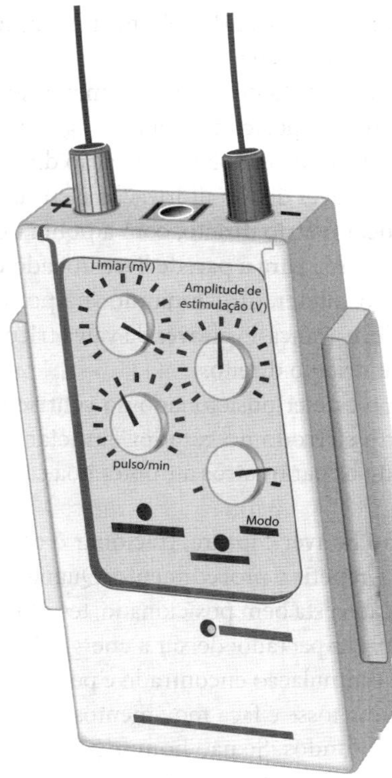

Figura 2 Modelo de eletrodo e gerador de marca-passo transvenoso.

Materiais necessários

- Cabo-eletrodo de marca-passo transvenoso flexível (5-6 French de diâmetro).
- Gerador de marca-passo.
- Bateria extra para o gerador.
- Fios para conexão.
- Fio de sutura.
- Anestésicos locais.
- Roupa estéril, máscara, gorro e luvas estéreis.
- Material para assepsia e antissepsia.
- Gaze e fita adesiva.
- Monitor cardíaco.
- Material para ventilação adequada.
- Desfibrilador e drogas para reanimação.

Técnica com radioscopia

- Informar o paciente sobre o procedimento.
- Posicionar o paciente em posição supina com monitorização contínua.
- Fazer assepsia e antissepsia da pele e vestir roupa e luva estéril.
- Colocar campos estéreis.
- Obter acesso venoso: geralmente, utiliza-se a veia jugular interna direita ou a subclávia direita; a veia femoral também pode ser utilizada.

- Inserir por técnica de Seldinger e manter introdutor na veia puncionada.
- Moldar a ponta do cateter do marca-passo com 20-30° para melhor posicionamento.
- Avançar o cateter sob visualização direta por radioscopia ou através de monitorização eletrocardiográfica até alcançar o átrio direito, com a ponta do instrumento direcionada para a parede livre do lado direito.
- Girar o cateter, direcionando sua ponta para o lado esquerdo, e avançá-lo através da valva tricúspide até o ápice do ventrículo direito.
- Com o cateter posicionado no ventrículo direito, conectar o eletrodo no gerador e iniciar estimulação, ajustando os parâmetros até obter boa captura ventricular.
- Se não houver captura, tracionar o cateter até o átrio direito e repetir o procedimento. Quando se considerar que o cabo está bem posicionado, testar sua estabilidade no local impactado: deixar a energia 1 mA acima do limiar de estimulação encontrado e pedir ao paciente que simule uma tosse e faça movimentos de expiração e inspiração profundos. Se não houver perda de captura, considerar que o local de implante está estável.
- Deve-se pesquisar a presença de estimulação frênica, aplicando-se energia máxima e avaliando por meio de palpação do tórax ou sob visão direta na radioscopia. Caso esteja presente, o cabo deve ser reposicionado.
- Ajustar os parâmetros do gerador: em geral, deixa-se a frequência cardíaca em torno de 60 bpm.
- Reduzir o limiar de captura até que ocorra falha na condução estímulo, determinando-se o limiar de estimulação: deixar o limiar em 3 vezes o valor obtido.
- Em seguida, testar a sensibilidade: para isso, deve-se diminuir gradualmente a frequência da estimulação até que o ritmo próprio do paciente assuma o comando e checar se ocorre inibição do marca-passo. Em pacientes nos quais houver bradicardia significativa persistente, pode-se ajustar no modo assíncrono. Em casos em que o modo "demanda" for mais adequado, deve-se programar a sensibilidade em torno de 3 mV ou de acordo com o limiar encontrado.
- Retirar o introdutor e fixar o marca-passo com pontos de sutura na pele.
- Solicitar ECG e observar morfologia de bloqueio de ramo esquerdo.
- Realizar RX de tórax.

Técnica guiada por ECG (Figura 3)

1. Conectar o cabo da derivação V1 à ponta negativa do marca-passo e ao ECG.

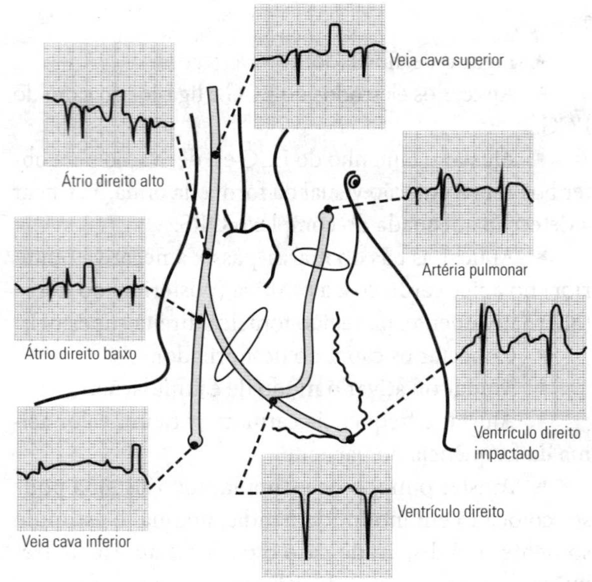

Figura 3 Traçados eletrocardiográficos representativos da passagem do eletrodo pelas diferentes câmaras cardíacas correspondentes.

2. Ligar o aparelho de ECG na derivação V1.
3. Tocar a outra ponta do marca-passo para verificar se há leitura.
4. Introduzir o cateter pelo introdutor e avançar cerca de 10 cm: a partir de então, avançar o cateter lentamente e observar o monitor: na veia jugular ou subclávia, a onda P e o QRS são pequenos e invertidos; na veia cava superior, a onda P aumenta de amplitude; no átrio direito, a onda P fica grande e o complexo QRS, pequeno. Avançando o cateter, a onda P vai ficando menor e o complexo QRS vai aumentando. No ventrículo direito, as ondas são positivas e o QRS, amplo.
5. Avançar o cateter até aparecer um supradesnivelamento do segmento ST, mostrando que o cabo deve estar impactado na parede do ventrículo.
6. Conectar os polos ao gerador e fazer os ajustes.

Complicações

Podem ocorrer complicações relacionadas à passagem de acesso venoso central, como sangramento, pneumotórax e infecção. Arritmias são observadas frequentemente durante a introdução do cabo.

Além disso, perfuração do septo ou perfuração da parede livre do ventrículo podem acontecer, inclusive com risco de tamponamento cardíaco associado.

▪ BIBLIOGRAFIA

Link MS, Atkins DL, Passman RS, et al. Part 6: electrical therapies: automated external defibrillators, defibrillation, cardioversion, and pacing. 2010

American Heart Association guidelines for cardio-pulmonary resuscitation and emergency cardiovascular care. Circulation 2010;122:S706-19.
Nicolau JC, Tarasoutchi F, Rosa LV, Machado FP. Condutas práticas em cardiologia. Barueri: Manole; 2010.
Piegas LS, Timerman A, Feitosa GS, Nicolau JC, Mattos LAP, Andrade MD, et al. V diretriz da sociedade brasileira de cardiologia sobre tratamento do infarto agudo do miocárdio com supradesnível do segmento ST. Arq Bras Cardiol 2015;105(2):1-105
Timerman S, Gonzalez MM, Ramires JA. Ressuscitação e emergências cardiovasculares. Barueri: Manole; 2007.

311 PERICARDIOCENTESE

Thiago Luis Scudeler

INTRODUÇÃO

Pericardiocentese é o procedimento terapêutico mais útil para o tratamento ou diagnóstico precoce de grande derrame pericárdico sintomático e tamponamento cardíaco. A primeira descrição de descompressão cardíaca foi em 1653, quando Riolanus sugeriu trepanação esternal para aliviar a pressão pericárdica. Em 1911, Marfan descreveu pela primeira vez a abordagem subxifoide, que foi usada para o procedimento de pericardiocentese às cegas por décadas, apesar das taxas significativas de morbidade e mortalidade (50% e 6%, respectivamente). Nos anos subsequentes, as técnicas recomendadas para uma pericardiocentese segura e bem-sucedida mudaram consideravelmente, particularmente com a introdução da fluoroscopia, eletrocardiografia e, finalmente, orientação ecocardiográfica, e com a descrição de outras abordagens além da subesternal (apical e paraesternal).

INDICAÇÕES

Em pacientes hemodinamicamente instáveis, um procedimento de emergência é obrigatório porque apenas a remoção de líquido permite um enchimento ventricular normal e restaura um débito cardíaco adequado. Caso contrário, o procedimento pode ser realizado horas após a apresentação e a orientação visual mais adequada e a abordagem podem ser planejadas. As principais indicações de pericardiocentese são:

- tamponamento cardíaco;
- pericardite purulenta;
- pericardite neoplásica;
- pericardite tuberculosa;
- derrame pericárdico grande ou sintomático refratário ao tratamento clínico.

CONTRAINDICAÇÕES

Não há contraindicações absolutas para a pericardiocentese quando ocorre tamponamento cardíaco e choque. No entanto, algumas condições clínicas aumentam o risco de complicações relacionadas ao procedimento. São elas:

- coagulopatia (plaquetas < 50.000/mm³; INR ou TTPa > 1,5 vez o controle);
- hemopericárdio por trauma agudo ou dissecção aguda de aorta;
- ruptura miocárdica;
- infecção.

MATERIAIS NECESSÁRIOS

- Agulha de pericardiocentese estéril (agulha de punção espinhal, por exemplo).
- Fio-guia, dilatador e cateter.
- Frasco e equipos para drenagem.
- Conector tipo "jacaré" estéril.
- Gazes estéreis.
- Seringas e agulhas.
- Porta-agulha, fio agulhado para fixação e lâmina de bisturi.
- Anestésico local (lidocaína 1%).
- Luvas estéreis, avental, gorro, máscara e óculos.
- Material de assepsia.
- Ultrassom, se disponível.
- Eletrocardiógrafo.
- Monitor cardíaco, de pressão arterial e oximetria de pulso.
- Desfibrilador e carrinho de parada.

CUIDADOS GERAIS

- Informar o paciente.
- Monitorizar frequência cardíaca, pressão arterial, ECG e saturação de O_2.
- Puncionar acesso venoso periférico.
- Organizar os materiais para pericardiocentese e colocá-los em um lugar de fácil acesso ao lado do leito do paciente.
- Posicionar o paciente:
  - Localizar a região adequada da punção por meio da palpação do processo xifoide.
  - Orientar decúbito dorsal com o tórax em 30-45° em relação ao leito, se as condições clínicas do paciente permitirem.
  - Atentar ao conforto do paciente.
- Preparar a pele:
  - Eliminar pelos.
  - Limpar a parede torácica anterior e a região superior do abdome com solução antibacteriana.

- Lavar as mãos e realizar paramentação.
- Limpar o local com solução alcoólica.
- Colocar os campos cirúrgicos.

A anestesia local geralmente não é necessária devido à urgência deste procedimento. No entanto, se o paciente está acordado e alerta e a pericardiocentese de emergência não é necessária, a anestesia local com lidocaína é fundamental.

ACESSOS

Há três opções para execução deste procedimento: acesso subxifoide, acesso paraesternal e acesso apical (Figura 1).

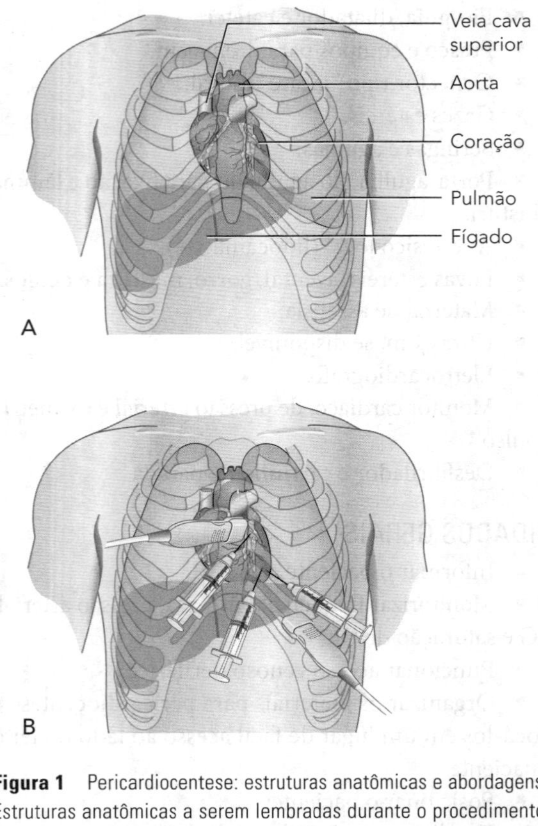

Figura 1 Pericardiocentese: estruturas anatômicas e abordagens. A: Estruturas anatômicas a serem lembradas durante o procedimento de pericardiocentese. B: Três abordagens principais para pericardiocentese, paraesternal, subesternal e apical.

Acesso subxifoide

- Marcar o orifício de entrada 0,5 cm à esquerda da ponta do apêndice xifoide.
- Introduzir a agulha no sítio escolhido entre o apêndice xifoide e a margem costal esquerda em um ângulo de 45°, direcionando-a para o ombro esquerdo, aplicando pressão negativa e aspirando continuamente.
- Usar o ultrassom para localizar a maior porção do derrame que está próximo à superfície do corpo e guiar a agulha para o interior do saco pericárdico.
- Observar se ocorre aspiração de sangue.

Acesso paraesternal

- Inserir a agulha perpendicularmente à parede torácica, no 5º espaço intercostal, na borda lateral do esterno, aplicando pressão negativa e aspirando continuamente.
- Usar o ultrassom para localizar a maior porção do derrame que está próximo à superfície do corpo e guiar a agulha para o interior do saco pericárdico.
- Observar se ocorre aspiração de sangue.
- Caso o ultrassom não esteja disponível, conectar o jacaré estéril à agulha de pericardiocentese e o fio à derivação precordial no monitor de eletrocardiograma.

Acesso apical

- Introduzir a agulha 1-2 cm à esquerda do apêndice xifoide, a 45° da pele, logo abaixo do esterno. Avançar lentamente a agulha em direção à fúrcula esternal (mantendo a aspiração da seringa) até que seja observado refluxo de líquido pericárdico
- Avançar a agulha sobre a borda superior da costela para evitar nervos e vasos intercostais.

TÉCNICAS

A abordagem fluoroscópica foi o primeiro sistema de imagem usado para pericardiocentese percutânea. É realizada por via subxifoide com agulha contendo meio de contraste, direcionada para o ombro esquerdo em um ângulo de 30° em relação à pele. A posição da agulha no espaço pericárdico é confirmada pela injeção do meio de contraste. É fundamental verificar a posição do fio-guia em pelo menos duas projeções angiográficas (vista lateral e anteroposterior). Este procedimento é padronizado e eficaz, mas só pode ser realizado em laboratórios de cateterismo cardíaco e implica exposição à radiação tanto para o paciente quanto para o médico. No entanto, esse procedimento pode ser muito útil para tratar o tamponamento iatrogênico durante procedimentos percutâneos. O exame ecocardiográfico para avaliar a distribuição e a quantidade de derrame pericárdico deve sempre preceder o procedimento guiado por fluoroscopia, sempre que possível.

A pericardiocentese guiada por ECG (Figura 2) é uma técnica simples, porém, mais sujeita a complicações. O procedimento deve ser executado da seguinte forma: Com o cabo da derivação V1 do ECG acoplado ao jacaré (conector), conecte-o na extremidade distal da agu-

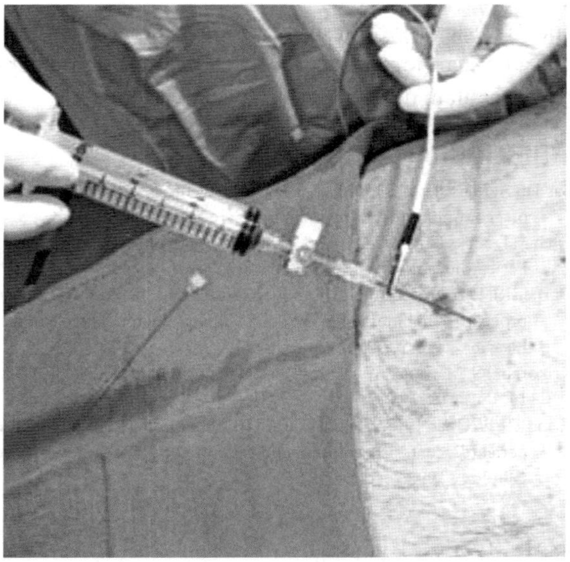

Figura 2 Pericardiocentese guiada pelo ECG.

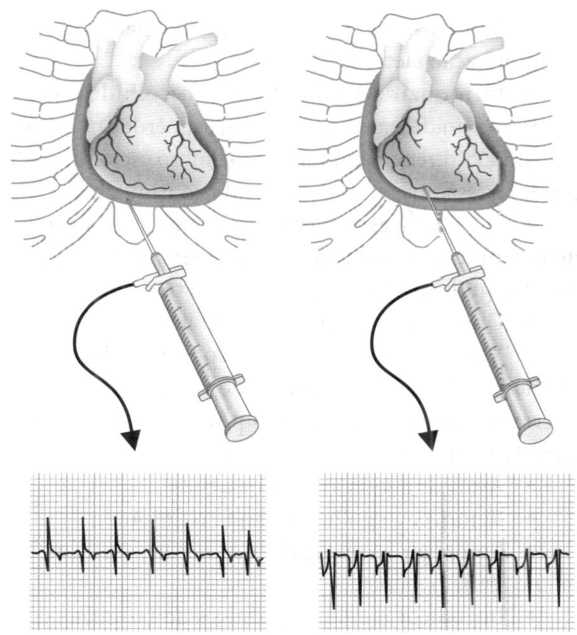

Figura 3 Elevação do segmento ST durante o procedimento de pericardiocentese que indica contato da agulha com o miocárdio.

lha já acoplada na seringa, para monitorização eletrocardiográfica. Introduza a agulha 0,5 cm à esquerda do apêndice xifoide, a 45° da pele, logo abaixo do esterno. Avançar lentamente a agulha em direção à fúrcula esternal (mantendo a aspiração da seringa) até que seja observado refluxo de líquido pericárdico. Caso não obtenha líquido pericárdico, dirigir a agulha para o ombro esquerdo. Se a agulha penetrar no epicárdio, o traçado no monitor de ECG pode revelar supradesnivelamento do segmento ST ou extrassístoles ventriculares (Figura 3). Tracione a agulha. Aspire o líquido com calma. Normalmente 50 a 100 mL são suficientes para melhorar a hemodinâmica do paciente. Caso haja indicação de drenagem contínua, retire a seringa, faça uma pequena incisão na pele junto à agulha, introduza o fio-guia através da agulha, retire a agulha, introduza o cateter *pigtail* até o pericárdio, retire o fio-guia, conecte o cateter ao sistema de drenagem fechado e suture o cateter na pele.

A pericardiocentese guiada por ecocardiografia (ECO) (Figura 4) é uma técnica simples e segura, introduzida na Mayo Clinic em 1979 e amplamente utilizada na atualidade. A abordagem guiada por ECO permite definir a posição do derrame, o local de entrada ideal e a trajetória da agulha para a pericardiocentese. Existem duas abordagens diferentes para a orientação por eco: a primeira (descrita pela Mayo Clinic) é o método assistido por ECO, no qual o operador memoriza a trajetória ideal da agulha e avança a agulha em direção ao espaço pericárdico sem uma visualização contínua do ultrassom. A segunda abordagem é o método ecocardiográfico com monitoramento ecocardiográfico contínuo. Também foi proposto o uso de um porta-agulha montado no transdutor de ultrassom para avançar a agulha até o espaço pericárdico.

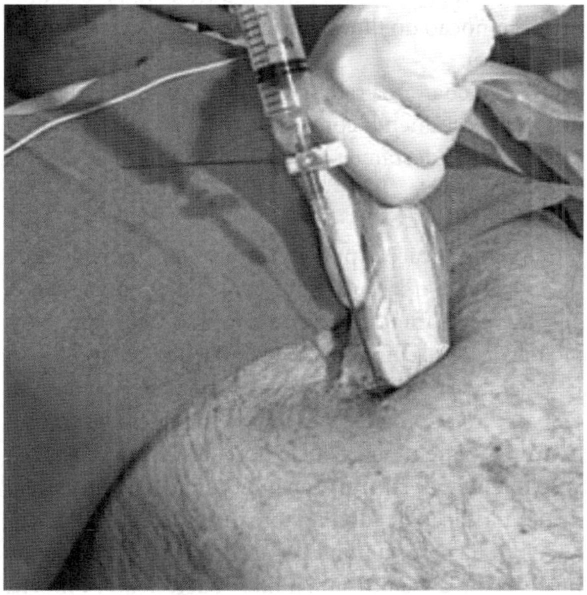

Figura 4 Pericardiocentese guiada pelo ecocardiograma.

PASSO A PASSO

- Marcar o orifício de entrada 0,5 cm à esquerda da ponta do apêndice xifoide.
- Infiltrar o anestésico.

- Conectar o "jacaré" à agulha para realizar monitorização eletrocardiográfica.
- Introduzir a agulha no sítio escolhido entre o apêndice xifoide e a margem costal esquerda em um ângulo de 45°, direcionando-a para o ombro esquerdo, aplicando pressão negativa e aspirando continuamente.
- Usar o ultrassom para localizar a maior porção do derrame que está próximo à superfície do corpo e guiar a agulha para o interior do saco pericárdico.
- Observar se ocorre aspiração de sangue.
- Monitorizar continuamente o ECG: a elevação do segmento ST sugere contato com o miocárdio; caso isso ocorra, retroceder a agulha uns poucos milímetros (Figura 3) e redirecionar a ponta da agulha.
- Avançar o guia através da agulha.
- Remover a agulha deixando o fio-guia.
- Empregar a lâmina de bisturi para abrir um pequeno orifício na pele.
- Introduzir o dilatador através do fio-guia.
- Introduzir o cateter através do fio-guia.
- Remover o fio-guia e conectar ao frasco de drenagem.
- Fixar o cateter e aplicar o curativo.
- Visualize o coração com o ultrassom para confirmar a remoção do fluido pericárdico e avaliar a função miocárdica.
- Solicitar uma radiografia de tórax depois de finalizar o procedimento com o objetivo de avaliar complicações, como derrame pleural ou pneumotórax.

COMPLICAÇÕES

As complicações podem variar muito, dependendo da abordagem e da causa subjacente do tamponamento. Técnicas cegas tradicionais têm sido associadas com morbidade de 20%, com mortalidade tão alta quanto 6%. A taxa geral de complicações das abordagens guiadas por USG é < 5%. Complicações maiores incluem lacerações de câmara que requerem cirurgia, lesão intercostal de vaso que requer cirurgia, pneumotórax com necessidade de colocação de tubo no tórax, taquicardia ventricular, embolia gasosa, punção peritoneal do estômago ou fígado (com a técnica subxifoide), bacteriemia e morte.

Complicações menores incluem entradas da agulha transitória na câmara, pneumotórax sem necessidade de intervenção, hipotensão secundária à resposta vasovagal, taquicardia sinusal, oclusão do cateter pericárdico e possíveis fístulas pleuropericárdicas. Arritmias cardíacas, como fibrilação atrial, taquicardia ventricular ou assistolia, podem ocorrer quando a agulha penetra o pericárdio. Deve-se monitorar o paciente de perto quanto ao aparecimento de novo acúmulo de líquido pericárdico após a pericardiocentese. Todos os pacientes submetidos à pericardiocentese no departamento de emergência necessitam de internação na UTI.

BIBLIOGRAFIA

Bastian A, Meissner A, Lins M, et al. Pericardiocentesis: differential aspects of a common procedure. Intensive Care Med 2000;26:572.

Fitch MT, Nicks B, Pariyadath M, McGinnis HD, Manthey DE. Emergency Pericardiocentesis. N Eng J Med 2012;366:e17.

Harper RJ. Pericardiocentesis. In: Roberts JR, Hedges JR, editors. Clinical procedures in emergency medicine. 5thed. Philadelphia: Saunders Elsevier; 2010. p.287-307.

Krikorian JG, Mancock EW. Pericardiocentesis. Am J Med 1978;65(5):808-14.

Tsang TS, Freeman WK, Sinak LJ, Seward JB. Echocardiographically-guided pericardiocentesis: evolution and state-of-the-art technique. Mayo Clin Proc 1998;73(7):647-52.

312 ULTRASSOM À BEIRA DO LEITO

Júlio César Garcia de Alencar

INTRODUÇÃO

O ultrassom *point-of-care* (POCUS) é definido como a aquisição, a interpretação e a integração clínico-radiológica realizada por um profissional de saúde à beira do leito. POCUS é um termo inclusivo e não se limita a nenhum protocolo ou especialidade médica.

Conceitualmente, POCUS é um "exame focado", ou seja, direcionado a um objetivo, o que o torna uma tecnologia rápida e eficaz para diagnosticar ou descartar diagnósticos em pacientes com síndromes prevalentes, como choque, dor torácica, dor abdominal, dispneia ou hipertensão intracraniana. Em pacientes politraumatizados, por exemplo, a abordagem conhecida como e-FAST (*extended focused abdominal sonography in trauma* – avaliação ultrassonográfica focada no trauma estendida) permite avaliação indolor, imediata, dinâmica e repetida, capaz de detectar hemorragia intra-abdominal ou pneumotórax, antes invisíveis aos olhos e ao exame físico dos médicos mais experientes.

Além disso, em resposta ao relatório *To Err Is Human* do Institute of Medicine, a Agency for Healthcare Research and Quality listou "o uso da ultrassonografia em tempo real durante a inserção de cateter venoso central para prevenir complicações" como uma das 12 práticas de segurança do paciente mais bem estudadas e conceituadas para diminuir erros médicos. O POCUS pode aumentar as chances de sucesso e diminuir complicações não só na passagem de cateteres, mas em procedimentos como toracocentese, paracentese, artrocentese, punção lombar, anestesia regional e incisão e drenagem de abscessos.

O POCUS é utilizado em diversos ambientes de saúde e em diferentes fases do atendimento, desde a triagem e o diagnóstico precoce até a orientação e o monitoramento de procedimentos, e tornou-se associado a mudanças na tomada de decisão clínica na prática médica. Neste capítulo discutiremos o uso do POCUS na avaliação de sistemas e na passagem de cateter venoso central.

ULTRASSOM CARDÍACO FOCADO

Indicações

Uma das principais indicações do ultrassom cardíaco focado são os casos de choque circulatório, visando avaliar o estado hemodinâmico (avaliação da pré-carga, da pós-carga, da função cardíaca e do débito cardíaco) e auxiliar no diagnóstico etiológico (por exemplo, tamponamento cardíaco, insuficiência cardíaca, síndromes coronarianas agudas, dissecção de aorta, tromboembolismo pulmonar e hipovolemia).

Técnica

Utiliza-se aparelho de ultrassonografia com *software* específico para cardiologia e transdutor setorial de baixa frequência (entre 2 e 5 MHz, em geral, aqueles com extremidade retangular).

As imagens bidimensionais obtidas pelo exame transtorácico são denominadas janelas ecocardiográficas ou acústicas. Algumas considerações sobre a relação entre o coração com outras estruturas anatômicas facilitam o entendimento espacial. Listamos algumas delas: a) o coração está em um ângulo oblíquo, com o ápice apontando em direção ao quadril esquerdo; b) o ventrículo direito na maioria dos pacientes será mais anterior, isso significa que, para a maioria das imagens, o ventrículo direito será mais anterior ou mais próximo do *probe* do que o ventrículo esquerdo; c) o ventrículo esquerdo é um sistema de alta pressão com miocárdio mais espesso, enquanto o ventrículo direito é um sistema de baixa pressão e, portanto, na fisiologia normal, as paredes do ventrículo direito são muito mais finas.

No ecocardiograma, identificam-se quatro janelas acústicas principais:

- janela subcostal ou subxifóidea (Figura 1);
- janela paraesternal esquerda - avaliada no eixo longo (Figura 2);
- janela paraesternal esquerda - avaliada no eixo curto;

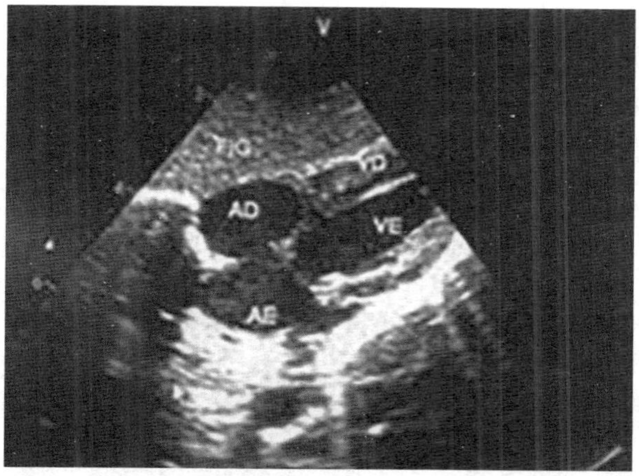

Figura 1 Janela subcostal. AE: átrio esquerdo; AD: átrio direito; FIG: fígado; VD: ventrículo direito; VE: ventrículo esquerdo.

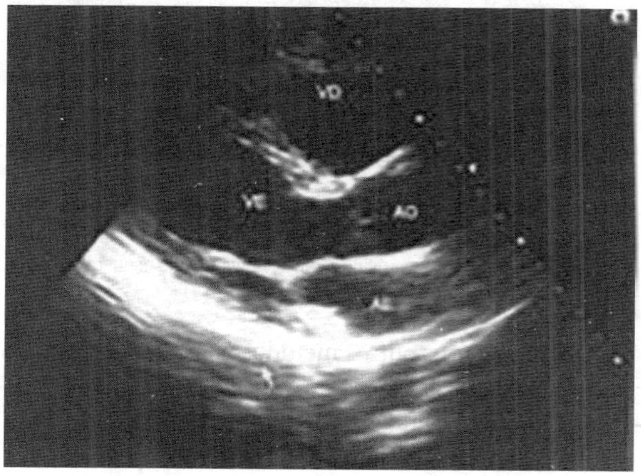

Figura 2 Janela paraesternal – eixo longo. AE: átrio esquerdo; AO: aorta; VD: ventrículo direito; VE: ventrículo esquerdo.

- janela apical – quatro câmaras, cinco câmaras, duas câmaras e três câmaras.

Para médicos não ecocardiografistas, recomenda-se iniciar a avaliação pela janela subcostal, pois ela possibilita uma rápida pesquisa para derrame pericárdico. Vale lembrar que esta é a mesma visão utilizada no FAST para avaliação de derrame pericárdico traumático.

Avaliação da função cardíaca

Estudos têm demonstrado que a análise qualitativa da fração de ejeção do ventrículo esquerdo (FEVE) pode ser tão boa quanto a FEVE calculada, quando realizada por um médico adequadamente treinado. Essa análise qualitativa é facilmente reprodutível por médicos não ecocardiografistas após um período não muito longo de treinamento.

A avaliação deve ser realizada no maior número possível de janelas acústicas por meio da estimativa visual do tamanho do VE e da sua movimentação global. Em corações normais, espera-se uma contração simétrica e espessamento de todas as regiões em todas as paredes até o centro da cavidade ventricular (com redução da cavidade ventricular em torno de 60 a 70%) (Figura 3).

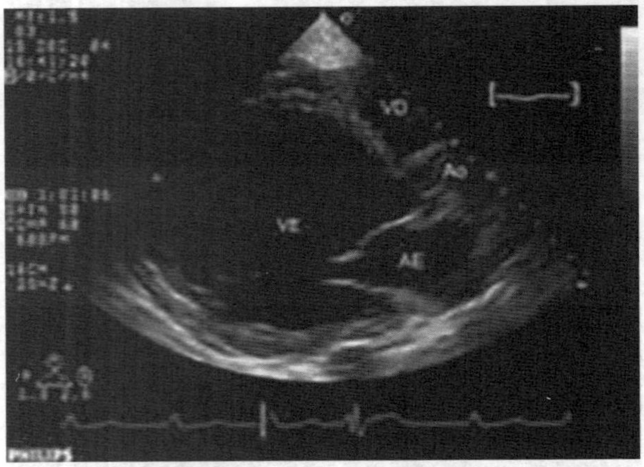

Figura 3 Ventrículo esquerdo com disfunção sistólica grave apresentando dilatação importante no corte paraesternal esquerdo – eixo longo. AE: átrio esquerdo; AO: aorta; VD: ventrículo direito; VE: ventrículo esquerdo.

Existem vários outros métodos quantitativos para se calcular a fração de ejeção do VE (FEVE). Um dos mais usados na prática clínica é o método de Teichholz. Esse método calcula os volumes do ventrículo a partir do tamanho da cavidade de VE no final da diástole e da sístole. Para isso, mede-se o diâmetro diastólico final do VE (DDVE) e o diâmetro sistólico final do VE (DSVE) no nível dos músculos papilares (pelo método bidimensional ou modo M). Devemos lembrar que esse método só pode ser utilizado em casos de VE sem alterações da contratilidade segmentar, pois todo o cálculo baseia-se em apenas uma janela acústica (paraesternal esquerda eixo longo ou paraesternal esquerda eixo curto no nível dos músculos papilares), ou seja, não contemplando a movimentação de todas as paredes (FIgura 4).

Uma das maiores utilidades do ultrassom cardíaco focado incorporada à prática clínica em ambientes de emergência e de terapia intensiva é a quantificação do débito cardíaco. Tal dado é extremamente útil no diagnóstico diferencial de estados de choque, principalmente aqueles cujo diagnóstico não é claramente evidente. Dessa forma, pode-se estabelecer um diagnóstico de choque cardiogênico puro ou de choque misto de forma não invasiva sem que se precise recorrer a métodos como o implante de cateter de Swan-Ganz. Embora exija uma

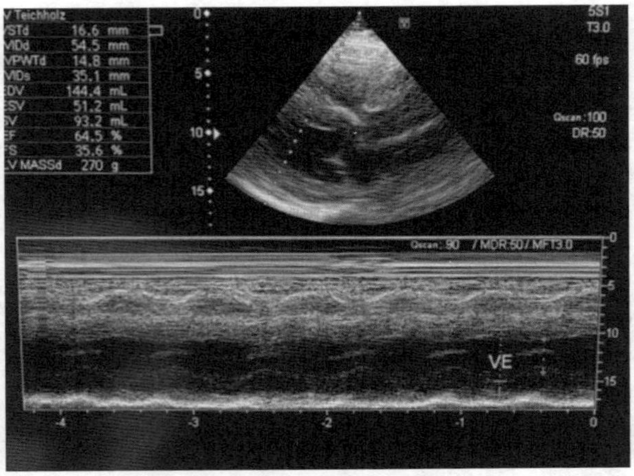

Figura 4 Cálculo da fração de ejeção do ventrículo esquerdo (FEVE) pelo método de Teichholz.

curva de aprendizado maior, é uma habilidade que deve ser incorporada por médicos não ecocardiografistas.

Avaliação de derrame pericárdico

Derrame pericárdico (DP) é definido como a presença de líquido no espaço pericárdico. No ultrassom cardíaco focado, o DP é visto como uma coleção fluida anecoica ou hipoecoica entre o pericárdio visceral e o parietal. Em indivíduos normais, pode ser encontrada pequena quantidade de líquido no espaço pericárdico sem significado patológico, em torno de até 25 mL (Figura 5).

O tamponamento cardíaco é uma entidade clínica caracterizada por bulhas cardíacas abafadas, hipotensão/pulso paradoxal e estase jugular e é representado ultrassonograficamente pela presença de derrame pericárdico que gera restrição diastólica dos fluxos transvalvares mitral e tricúspide, prejudicando o enchimento ventricular e consequentemente o débito cardíaco. Vale ressaltar que a restrição diastólica decorre da compressão cardíaca pelo derrame e depende mais da velocidade do acúmulo do líquido do que de sua quantidade. Quanto maior a velocidade de acúmulo, menor a capacidade de adaptação do coração à nova condição hemodinâmica.

Se tamponamento pericárdico for diagnosticado, o POCUS também pode auxiliar na realização de uma pericardiocentese (vide capítulo 311). A pericardiocentese guiada pelo POCUS é mais segura do que um procedimento subxifoide cego.

Ventrículo direito

O ventrículo direito (VD) é normalmente menor do que 60% do VE. Um VD aumentado na janela apical quatro câmaras indica insuficiência ventricular direita como

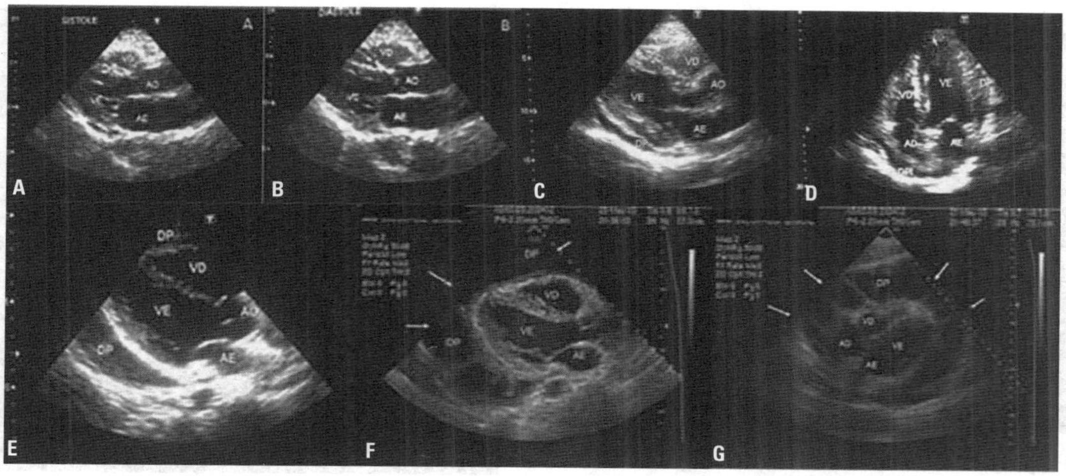

Figura 5 A: Derrame pericárdico mínimo no corte paraesternal esquerdo – eixo longo (durante a sístole ventricular). B: Ausência de derrame pericárdico durante a diástole ventricular. C: Derrame pericárdico discreto no corte paraesternal esquerdo – eixo longo. D: Derrame pericárdico discreto no corte apical de quatro câmaras. E: Derrame pericárdico moderado no corte paraesternal esquerdo – eixo longo. F: Derrame pericárdico importante com septações no corte paraesternal esquerdo – eixo longo. G: Derrame pericárdico importante com septações no corte subcostal. AD: átrio direito; AE: átrio esquerdo; DP: derrame pericárdico; VD: ventrículo direito; VE: ventrículo esquerdo.

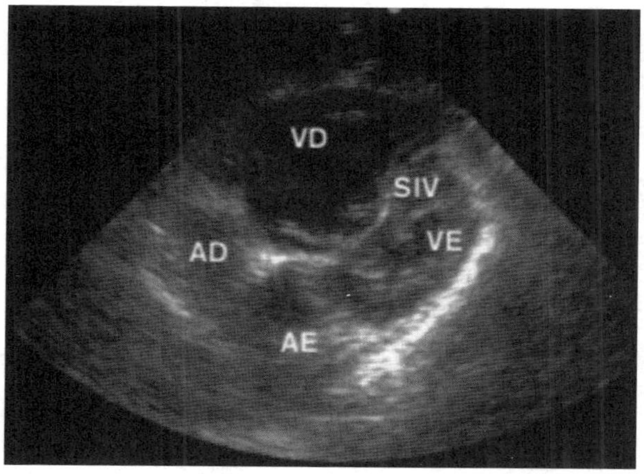

Figura 6 Janela subxifoide demonstrando um ventrículo direito (VD) maior do que o ventrículo esquerdo (VE), inclusive com o septo interventricular (SIV) abaulado para o lado esquerdo durante a sístole ventricular. AD: átrio direito; AE: átrio esquerdo.

um dos contribuintes para o choque do paciente. A insuficiência de VD pode ser causada por muitas etiologias, mas quando o cenário é agudo, os diagnósticos mais prováveis são embolia pulmonar (EP) e infarto do ventrículo direito.

ULTRASSOM PULMONAR

Indicações

O papel da ultrassonografia no sistema respiratório tem tido um crescimento exponencial nas últimas décadas. Se anteriormente acreditávamos que a má condução de ondas ultrassonográficas pelo ar seria um impeditivo do uso clínico nesse sistema, atualmente o apoio diagnóstico e terapêutico da ultrassonografia do sistema respiratório em patologias pulmonares ou de auxílio em procedimentos como toracocentese, intubação ou acesso cirúrgico à via aérea é um campo crescente.

Técnica

O transdutor curvilíneo ou microconvexo de 2 a 5 MHz é o mais frequentemente utilizado em ultrassonografia pulmonar pois garante que as ondas sonoras penetrem através do tecido da parede torácica.

Transdutores lineares de alta frequência podem ser utilizados, mas como sua penetração é limitada, seu uso deve se restringir à avaliação da pleura.

O pulmão é um órgão composto sobretudo por ar e estruturas com densidade líquida. O ar não é um bom condutor de ondas sonoras, pois tende a espalhar essas ondas em direções infinitas, tornando difícil para o transdutor receber qualquer informação organizada de retorno. Essa propriedade, no entanto, pode ser útil na ultrassonografia de tórax, já que, em um pulmão normal, não veremos nenhuma imagem além de um artefato de reverberação horizontal (os artefatos são chamados de linhas A, Figura 7), que ocorre quando o som é espalhado distalmente à pleura e não é refletido de volta para o transdutor de ultrassom.

A ausência de linhas A indica que a fisiologia pulmonar sofreu alguma alteração, de modo que o tecido pulmonar passou a transmitir ondas sonoras em um padrão diferente do fisiológico. A mudança mais comum acontece quando o interstício pulmonar, os alvéolos em

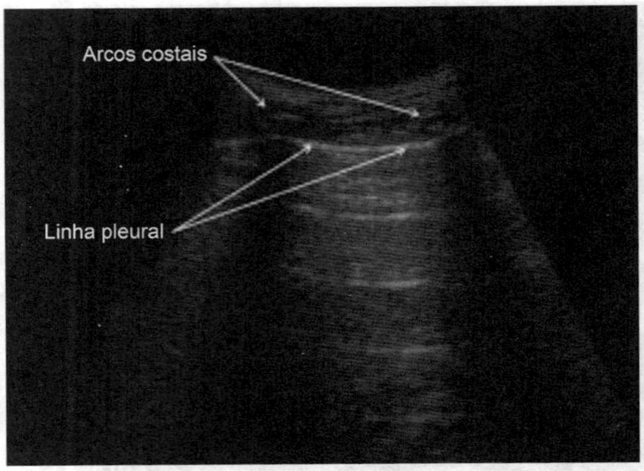

Figura 7 Linhas A.

última análise, começam a se encher de líquido. Isso ocorre em situações como edema agudo de pulmão cardiogênico, síndrome do desconforto respiratório agudo, infecção, contusão e muitos outros diagnósticos etiológicos. Em vez de ser espalhado, o som é transmitido através do interstício anormal, já que onde anteriormente havia um tecido fino da parede alveolar rodeado por ar agora há um alvéolo cheio de fluido e as ondas sonoras geram artefatos chamados linhas B (Figura 8). Além disso, quanto mais fluido, mais linhas B ultrassonográficas aparecem e podem começar a coalescer.

Consolidações pulmonares são geralmente associadas a pneumonia, mas não significam necessariamente esse diagnóstico etiológico (Figura 9). Atelectasia, contusão, infarto pulmonar, neoplasia e até edema agudo de pulmão grave podem gerar consolidações.

A limitação da avaliação ultrassonográfica da consolidação comparada com a radiografia de tórax convencional é que a consolidação geralmente precisa se estender até a linha pleural para ser identificada.

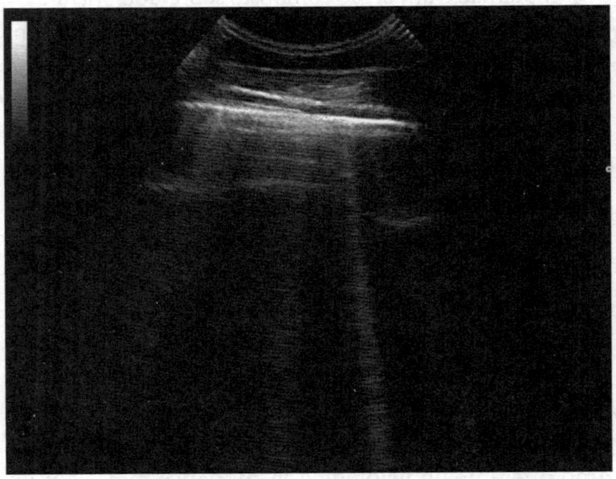

Figura 8 Linhas B.

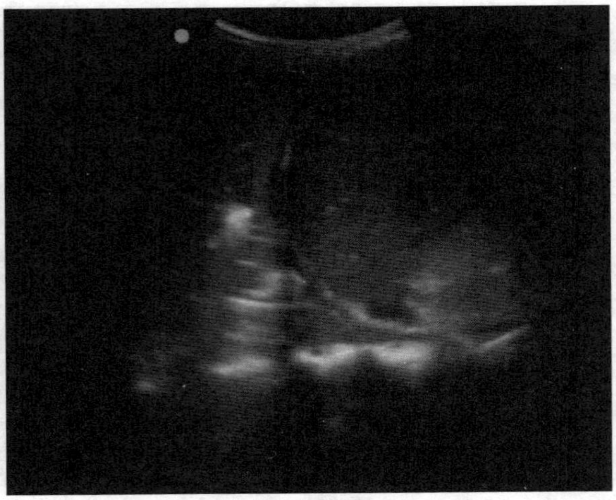

Figura 9 Paciente com padrão C – consolidação na imagem.

A imagem de derrame pleural é geralmente (mas não sempre) hipoecogênica, acumulada na região inferior de um ou ambos os pulmões. A ultrassonografia pulmonar pode demonstrar complicações, como loculações do derrame pleural (Figura 10).

Protocolo BLUE

Protocolos de ultrassonografia pulmonar variam de mais objetivos e quantitativos a protocolos mais subjetivos e qualitativos. O protocolo ideal depende do cenário clínico e pacientes no departamento de emergência geralmente precisam de avaliações mais rápidas e qualitativas. O protocolo *Bedside Lung Ultrasound in Emergency* (BLUE, ultrassom pulmonar à beira do leito em situações de emergência) demonstrou elevada acurácia diagnóstica em pacientes com insuficiência respiratória aguda. A avaliação do BLUE pulmonar deve ser realizada em seis pontos conforme as Figuras 11 e 12.

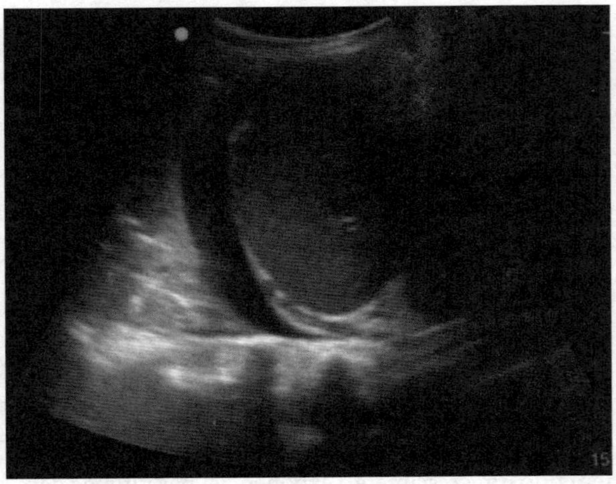

Figura 10 Paciente com pulmão consolidado e derrame pleural.

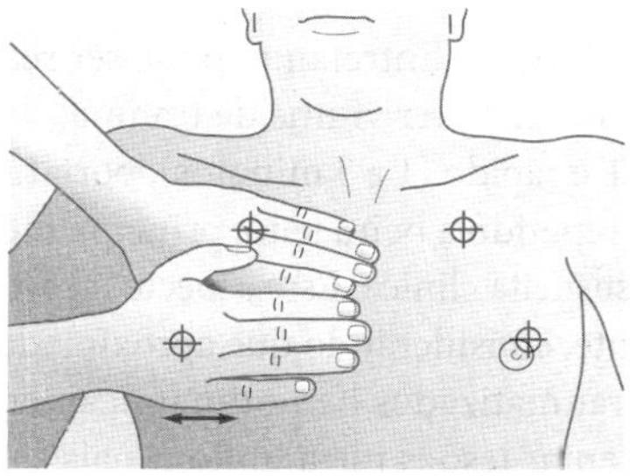

Figura 11 Pontos BLUE anteriores. O dedo mínimo do examinador é posto na borda inferior da clavícula (em seu eixo longo), as pontas dos dedos devem tocar a linha média, a mão inferior é posta imediatamente abaixo da superior, excluindo os polegares. O ponto superior está entre o 3º e o 4º dedos da mão superior (cruz superior). O ponto inferior está no meio da palma da mão inferior (cruz inferior). A borda inferior da mão inferior indica aproximadamente a linha frênica (seta), ou seja, o final do pulmão.

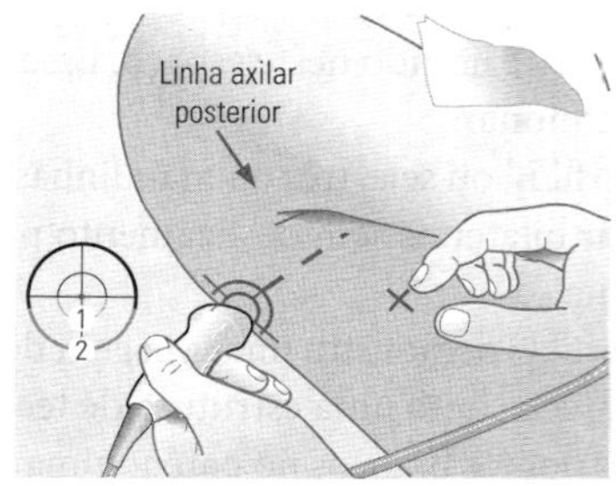

Figura 12 O ponto posterolateral alveolar e/ou ponto da síndrome pleural (PLAPS) é obtido no cruzamento entre a linha axilar posterior e a projeção dorsal do ponto BLUE inferior.

De acordo com o Protocolo BLUE, as etiologias para a insuficiência respiratória aguda no departamento de emergência são aventadas conforme os padrões de análises dos pontos avaliados (Figura 13).

- O perfil A retrata o deslizamento pleural bilateral de acordo com o ciclo respiratório (*lung sliding*) exclusivamente com a presença de linhas A (ou até 2 linhas B por campo pulmonar). Está presente em pulmões normalmente ventilados e pode indicar distúrbio de perfusão. Assim, deve ser realizada a pesquisa de compressão e presença de trombos em veias dos membros inferiores. A presença de trombose venosa profunda sugere embolia pulmonar.
- O perfil B é caracterizado pela presença de linhas B simétricas bilaterais. Elas estão presentes quando há um espessamento dos septos interlobulares secundários

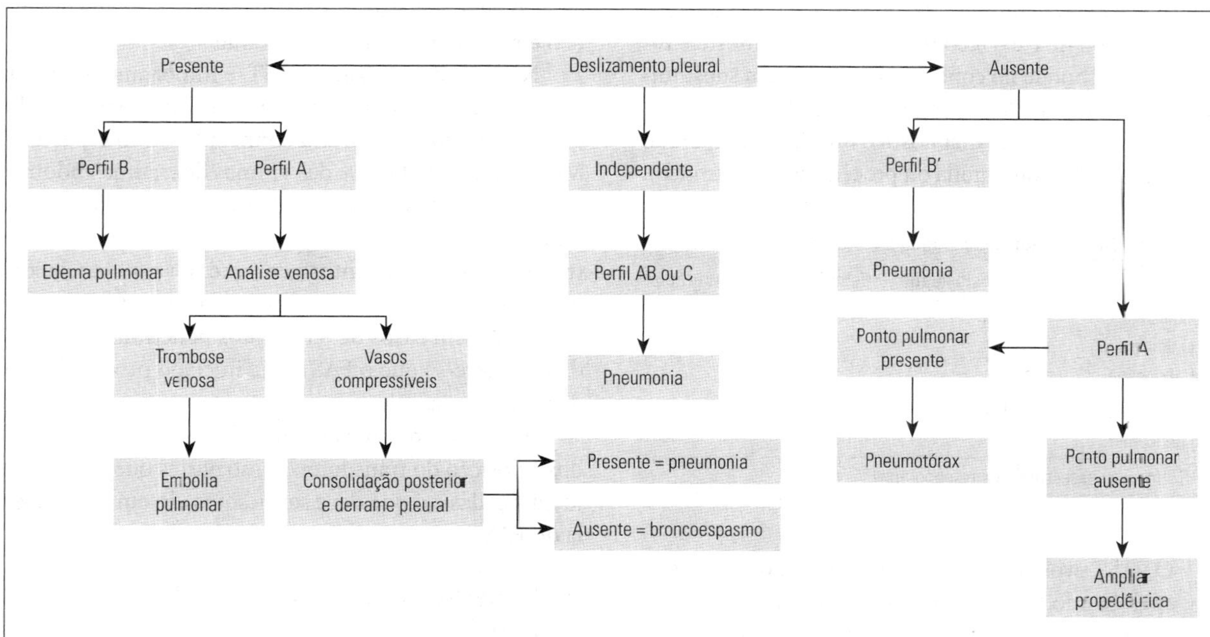

Perfil A	Deslizamento pulmonar associado a linhas A
Perfil A'	Perfil A sem deslizamento pulmonar
Perfil B	Deslizamento pulmonar associado a linhas B
Perfil B'	Perfil B sem deslizamento pulmonar
Perfil AB	Perfil A em hemitórax associado ao perfil B no outro
Perfil C	Consolidações pulmonares em regiões anteriores

Figura 13 Algoritmo do Protocolo BLUE.

a um acúmulo de líquido neste espaço. Esse perfil sugere edema pulmonar.

- O perfil B', ou seja, três ou mais linhas B por campo pulmonar bilaterais sem deslizamento pleural sugere pneumonia.
- O perfil C demonstra uma imagem de consolidação, que aparece como uma estrutura de tecido contendo múltiplos pontos brancos no parênquima e geralmente pneumonia.
- Um perfil assimétrico pode estar presente, por exemplo, perfil A em um hemitórax e perfil B no contralateral, o que sugere pneumonia. Caso o lado contralateral apresente ponto pulmonar e falta de deslizamento pleural, sugere pneumotórax.

Por fim, a avaliação do ponto PLAPS pode demonstrar a presença de derrame pleural ou de consolidação.

FAST

Indicações

O termo FAST (*focused assessment with sonography*) foi criado em 1995 para descrever uma ferramenta de diagnóstico acessível, portátil, não invasiva e confiável.

O *Advanced Trauma Life Support* (ATLS) incorporou o uso do FAST e o recomenda para o diagnóstico diferencial de choque no contexto de trauma, em substituição ao lavado peritoneal diagnóstico (LPD). A Tabela 1 resume o desempenho diagnóstico do FAST comparado ao padrão-ouro (tomografia ou procedimento cirúrgico).

Tabela 1 Desempenho diagnóstico do FAST

	Sensibilidade	Especificidade	Acurácia
Pesquisa de líquido livre intrabdominal	74%	98%	88%
Pesquisa de líquido no pericárdio	91%	94%	93%

FAST: focused assessment with sonography.

O FAST evoluiu para um exame de maior abrangência, englobando também alterações traumáticas torácicas. Atualmente aplica-se o e-FAST (FAST estendido), que envolve a pesquisa de pneumotórax e hemotórax. Segundo as diretrizes do ATLS, o FAST é habitualmente realizado durante a etapa "C" na avaliação da circulação e da perfusão para pesquisa da fonte de sangramento (diagnóstico diferencial da causa de choque).

Esse exame é indicado principalmente para o paciente hemodinamicamente instável com trauma abdominal contuso ou com ferimento penetrante na zona de Ziedler (precórdio). Entretanto, pode ser realizado virtualmente em qualquer vítima de trauma.

O FAST é rápido (1 a 3 minutos), portátil e pode ser facilmente repetido à beira leito, principalmente em casos de alta suspeita clínica. Esse aspecto é particularmente importante, considerando que aproximadamente um terço dos traumatizados hemodinamicamente estáveis pode apresentar lesões intra-abdominais significativas mesmo na ausência de líquido livre ao FAST inicial.

Técnica

O transdutor utilizado é o convexo por ser de baixa frequência (2,5 a 5 MHz) e permite uma profundidade apropriada para o exame. O transdutor setorial, que apresenta características semelhantes ao convexo, também pode ser usado. Deve-se observar que, por convenção, o "*probe marker*" deve ficar orientado para cranial ou para a direita do paciente, a depender da posição do transdutor.

O paciente vai estar em decúbito dorsal horizontal na maior parte das vezes e o médico deve se posicionar à direita do paciente, com o equipamento de ultrassom à sua frente. Antes de iniciar o exame deve se certificar de escolher o *preset* adequado ou configurar manualmente o equipamento para o seu exame.

Na hora de realizar o FAST, é importante lembrar que o fluido livre se acumula principalmente na área do quadrante superior direito conhecida como espaço de Morison. Cerca de 70% das vítimas de trauma abdominal com líquido livre apresentarão FAST positivo nessa região. Assim, sugere-se que a avaliação de vítimas de trauma abdominal contuso comece por essa janela, diminuindo o tempo para definição da conduta. Em contrapartida, em casos de ferimentos penetrantes precordiais, sugere-se que o FAST seja iniciado pela avaliação da janela pericárdica.

A Tabela 2 resume os principais aspectos relacionados à posição do transdutor, às estruturas que devem ser identificadas e o que deve ser pesquisado em cada janela do FAST.

ULTRASSONOGRAFIA PARA ACESSO VENOSO VASCULAR

Indicações

A passagem de acesso venoso central é um procedimento muito frequente na prática clínica. Consiste na passagem de um cateter cuja extremidade fica posicionada na veia cava superior (VCS), no átrio direito ou na veia cava inferior (VCI), e é obtido por meio de uma punção percutânea que pode ser realizada em diferentes sí-

Tabela 2 Aspectos de posicionamento e identificação de estruturas e padrões no FAST

Janela	Posição e orientação do transdutor	Estruturas visualizadas	O que procurar?
Pericárdica	1-2 cm abaixo do processo xifoide em posição transversal, orientando o feixe sonoro para cranial (15-30 graus)	Ventrículos direito (em contato com o fígado) e esquerdo, átrios e pericárdio	Líquido entre o pericárdio e o miocárdio (hiperecogênicos) (Figura 14)
Hepatorrenal	10ª-12ª costela, linha axilar média, em posição longitudinal	Fígado e rim direito	Líquido livre na interface entre as estruturas (espaço de Morison) (Figura 15)
Esplenorrenal	9ª-11ª costela, linha axilar média para posterior, em posição longitudinal	Baço, rim esquerdo e a interface entre eles, e diafragma	Líquido livre na interface entre as estruturas ou subdiafragmático
Pelve	1-2 cm da sínfise púbica, em posição transversal, orientando o feixe sonoro caudalmente (ângulo de 30-45 graus)	Bexiga, psoas bilateralmente, útero/próstata	Líquido livre fora da bexiga (parede hiperecogênica)

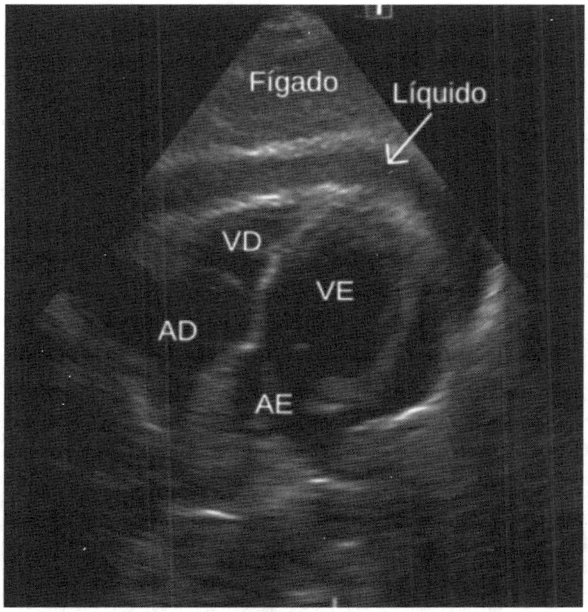

Figura 14 Janela pericárdica positiva, demonstrando líquido pericárdico envolvendo o coração nos aspectos anterior e posterior.

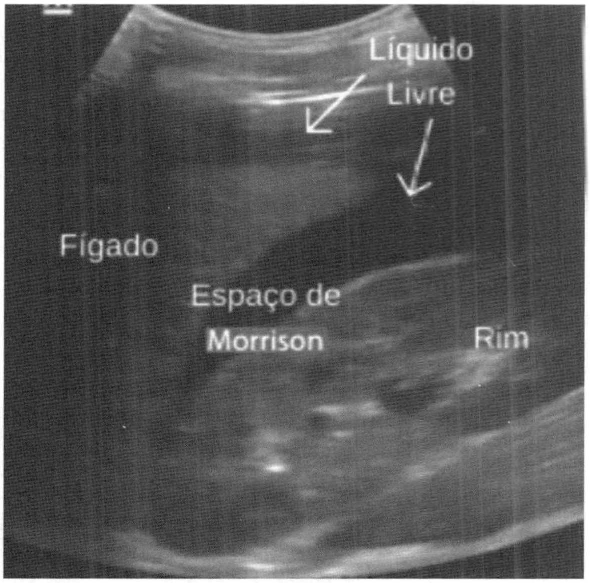

Figura 15 Janela hepatorrenal positiva. Nota-se líquido livre no espaço de Morrison e também na região subdiafragmática e anterior ao fígado, o que pode ocorrer quando há um volume grande de líquido intraperitoneal.

tios anatômicos através de veias centrais (jugular interna, subclávia ou femoral) ou periféricas. Nos últimos anos a punção de CVC guiado por ultrassonografia tem se tornado cada vez mais frequente e, quando disponível, recomenda-se que sempre seja utilizado. Diversos estudos randomizados e metanálises demonstraram que o uso do ultrassom aumentou a chance de sucesso na primeira tentativa de punção e diminuiu consideravelmente o risco de complicações mecânicas ou vasculares, como punção arterial inadvertida, hematomas ou pneumotórax.

Técnica

O transdutor de escolha para visualização de vasos é o transdutor linear de alta frequência (5 a 10 MHz), pois permite melhor visualização de estruturas superficiais, além disso, por seu formato linear permite uma compressão uniforme dos vasos, ajudando na diferenciação de artérias e veias.

A escolha do local de punção depende de fatores relacionados ao paciente e da experiência do médico que realizará o procedimento. A Tabela 3 descreve os principais sítios anatômicos de punção, reparos anatômicos, posicionamento, vantagens, desvantagens e contraindicações de cada um dos sítios.

O uso do POCUS permite a visualização do vaso antes da punção, auxiliando na escolha do melhor sítio. O conteúdo dos vasos sanguíneos apresenta-se anecoico na ultrassonografia (preto), enquanto os tecidos circundantes apresentam-se em tons variados de cinza. O vaso pode ser avaliado pelo eixo longitudinal e transverso (Figura 16). Na avaliação inicial recomen-

Tabela 3 Sítios anatômicos para punção de cateter venoso central

Sítio de punção	Posicionamento	Reparos anatômicos	Vantagens	Desvantagens
Jugular	Paciente em decúbito dorsal, em Trendelenburg com a cabeça rotacionada para o lado contralateral ao lado da punção	Triângulo de Sedillot formado em sua base pela clavícula e lateralmente pela porção esternal e clavicular do músculo esternocleidomastóideo (ECM). A veia jugular interna está localizada no espaço delimitado pelas estruturas, lateralmente à carótida, sendo mais acessível no ápice do triângulo	Posicionamento da ponta do cateter na VCS ou átrio direito. Sítio compressivo com melhor controle de sangramento em caso de punção inadvertida de carótida	Risco de punção inadvertida de carótida e pneumotórax
Subclávio	Paciente em decúbito dorsal, em Trendelenburg	Ponto de junção do terço médio e distal da clavícula. A veia subclávia localiza-se abaixo da clavícula, inferiormente à artéria subclávia	Mantém melhor estrutura do vaso em caso de choque, associado a menor risco de infecção	Sítio não compressivo com maior risco de sangramento em caso de punção inadivertida de artéria subclávia e maior risco de pneumotórax
Femoral	Paciente em decúbito dorsal, com o membro inferior ipsilateral com leve rotação externa	Artéria femoral abaixo do ligamento inguinal. A veia femoral fica localizada medialmente à artéria, na porção distal é dividida em veia femoral e veia femoral profunda	Sítio compressivo preferido em casos de coagulopatia, maior facilidade de posicionamento do paciente	Posicionamento do cateter em VCI, maior incidência de trombose venosa profunda relacionada ao cateter e maior risco de infecção

da-se uma combinação dos dois métodos para melhor análise do vaso. O eixo longitudinal é obtido posicionando o maior eixo do transdutor paralelo ao vaso, essa visão auxilia na delimitação do trajeto do vaso, diâmetro, presença de tortuosidades, estenoses ou válvulas. Já o eixo transverso é obtido posicionando o transdutor perpendicular ao vaso, essa visualização permite melhor localização do vaso e avaliação de sua posição em relação às estruturas adjacentes.

Para diferenciar artérias de veias, aplica-se uma leve compressão do transdutor sobre a pele. As veias apresentam paredes mais finas e são facilmente compressíveis, colabando por completo ou se apresentando com morfologia filamentar. Já as artérias apresentam paredes mais

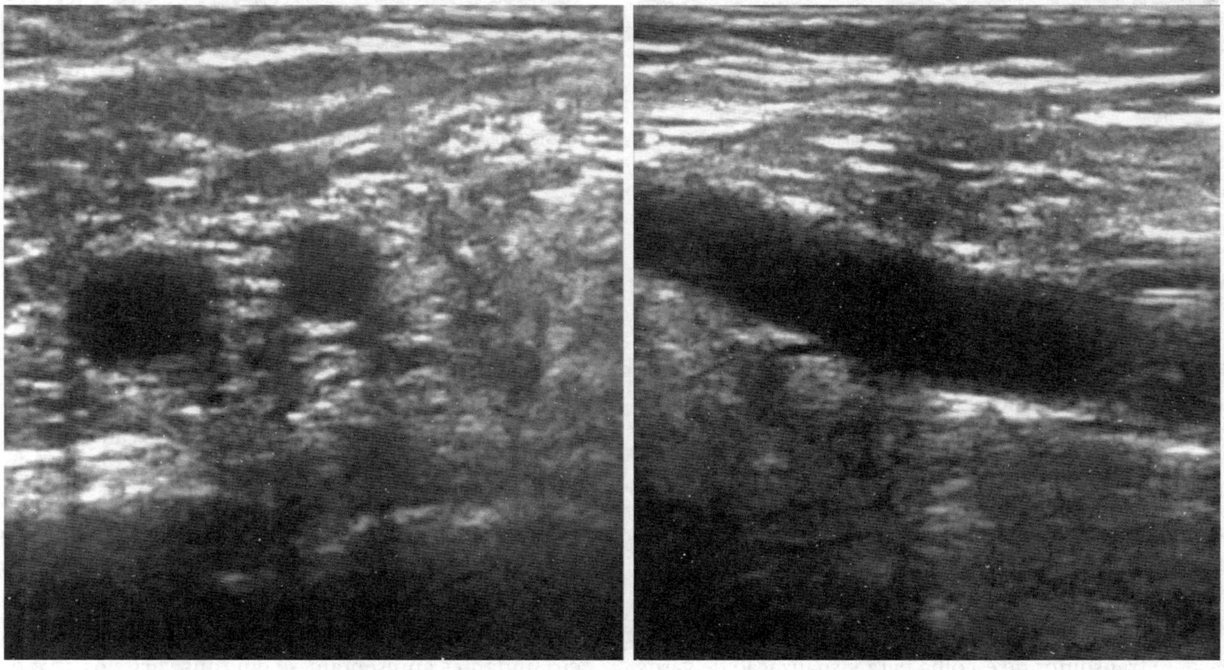

Figura 16 A: visualização transversal da artéria e veia femoral esquerda. A veia femoral está posicionada à esquerda (medial em relação ao paciente) e a artéria femoral à direita (lateral em relação ao paciente). B: visualização longitudinal da veia femoral.

espessas e são mais difíceis de serem comprimidas, mantendo sua arquitetura mesmo após compressão extrínseca; além disso é possível observar a pulsação arterial do vaso.

Para o procedimento de passagem de CVC guiado por ultrassonografia, além do material já utilizado para punções não guiadas (descritos na Tabela 3), também serão necessários os itens da Tabela 4.

Tabela 4 Materiais necessários para passagem de cateter venoso central
Aparelho de USG com transdutor linear
Gel de contato
Capa de plástico estéril para transdutor do ultrassom
Soro fisiológico ou solução de clorexidina
Material para limpeza e antissepsia local: gaze, pinças para assepsia, solução degermante e solução alcoólica (preferência para soluções à base de clorexidina)
Luvas de procedimento
Equipamentos de proteção individual: gorro, máscara, óculos de proteção, luvas estéreis e avental estéril de mangas compridas
Campos cirúrgicos estéreis
Anestésico local (preferência para lidocaína injetável)
Gazes, agulhas e seringas estéreis
Soro fisiológico para salinização do acesso
Kit de cateter venoso central (CVC), que contém: cateter venoso central mono, duplo ou triplo lúmen; fio-guia; seringa; agulha de punção; dilatador; bisturi; peças para fixação (borboletas)
Material cirúrgico para fixação: porta-agulhas, pinça e tesoura
Fio de náilon 3.0 ou 4.0 para fixação
Esparadrapos, fita microporosa ou fixador de acesso
Caixa para descarte de material perfurocortante

Antes da descrição do uso do ultrassom recomenda-se relembrar os pontos principais da passagem do cateter venoso central. A Tabela 5 resume as principais etapas do procedimento.

Assim como todo procedimento de passagem do CVC, o uso do POCUS também segue uma técnica estéril. É necessário envolvê-lo com um plástico estéril que cubra toda superfície do transdutor e do cabo. Recomenda-se aplicação do gel de contato na superfície do transdutor, o gel também será recoberto pelo plástico. Deve-se remover qualquer interposição gasosa entre o transdutor e o plástico para evitar comprometimento da imagem. Recomenda-se ainda que uma solução estéril como soro fisiológico ou solução de clorexidina seja aplicada na superfície da pele onde será colocado o transdutor para melhor formação da imagem.

Tabela 5 Técnica para passagem de cateter venoso central (CVC) – pontos principais
1. Identificação do paciente, explicação do procedimento ao paciente ou ao responsável legal e obtenção de consentimento.
2. Posicionar o paciente de acordo com o sítio de punção escolhido.
3. Colocar paramentação para procedimento: gorro, máscara e luvas de procedimento.
4. Realizar limpeza do local a ser puncionado com solução degermante.
5. Realizar escovação das mãos e colocar paramentação estéril: avental de manga comprida e luvas estéreis.
6. Realizar limpeza do local a ser puncionado com solução alcoólica e colocar campos estéreis, deixando exposta apenas a área a ser puncionada.
7. Salinizar vias do acesso e testar perviedade de todas as vias com solução salina estéril.
8. Aspirar anestésico local e realizar inicialmente a punção com agulha de anestesia, injetando anestésico conforme progressão da agulha.
9. Realizar punção com agulha e seringa de punção guiado por USG, introduzir agulha aspirando até refluxo de sangue.
10. Desconectar seringa da agulha, introduzir fio-guia através do lúmen da agulha e retirar a agulha.
11. Introduzir o dilatador pelo fio-guia e retirá-lo após.
12. Colocar o cateter através do fio-guia e proceder introdução do cateter simultaneamente à retirada do fio-guia.
13. Com uma seringa com solução salina, checar refluxo de sangue em todas as vias do acesso e lavar todas as vias.
14. Proceder com a fixação do cateter à pele, realizar limpeza local e curativo.

Punção do vaso

O operador deve segurar o transdutor em uma das mãos (em geral a mão não dominante) e com a outra proceder a inserção da agulha. Durante todo o procedimento, deve-se observar o monitor do ultrassom acompanhando o trajeto da ponta da agulha até a punção do vaso. O transdutor pode ser posicionado de modo a obter uma visão longitudinal ou transversal do vaso.

Para técnica transversal de punção, deve-se posicionar o transdutor de forma perpendicular ao vaso, introduzir a agulha com angulação de 45° a uma distância do transdutor igual à profundidade da veia, deve-se angular o transdutor em direção à agulha acompanhando seu o trajeto até a inserção no vaso, realizar aspiração com a seringa para confirmar posicionamento e refluxo de sangue.

Para técnica longitudinal deve-se posicionar o transdutor de forma paralela ao vaso, visualizando seu trajeto. Introduzir a agulha com angulação de 45° rente ao transdutor em direção ao vaso e caso necessário deslocar a agulha no sentido horizontal para melhor posicionamento em relação ao vaso. Observar o trajeto da agulha até a inserção no vaso, realizar aspiração com a seringa para confirmar posicionamento e refluxo de sangue.

A ponta da agulha forma uma imagem hiperecogênica no ultrassom (Figura 17), ela deve ser visualizada durante todo o procedimento, desde a inserção na pele até a introdução no vaso.

O fio-guia por apresentar estrutura metálica é facilmente visualizado no ultrassom, apresentando uma imagem filamentar hiperecogênica. O posicionamento e trajeto do fio guia deve ser avaliado antes da introdução do dilatador. Para melhor avaliação recomenda-se visualização combinada transversal e longitudinal.

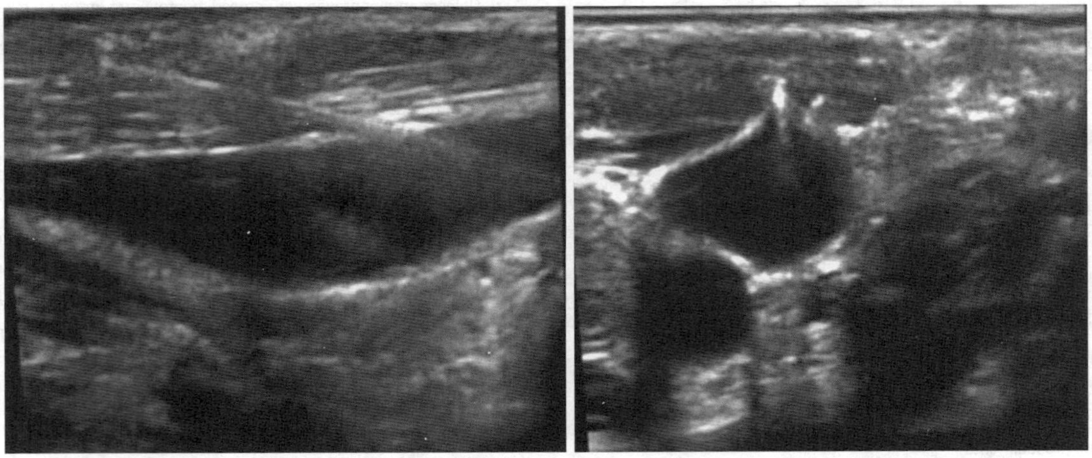

Figura 17 Ponta da agulha.

O posicionamento do cateter também pode ser confirmado por meio do ultrassom. Quando inserido no átrio direito é possível visualizar a ponta do cateter por meio da realização de um ecocardiograma, onde a imagem aparece como um ponto hiperecogênico móvel no interior do átrio direito (Figura 18). Outro método que pode ser empregado para confirmação do posicionamento do cateter é o uso de microbolhas de solução salina (Figura 19).

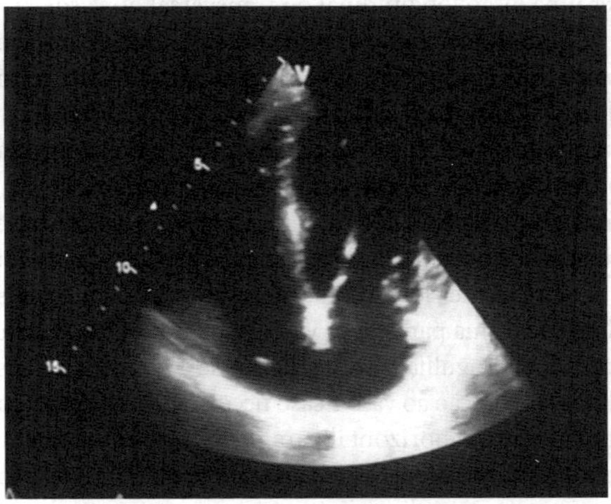

Figura 18 Ponta do cateter

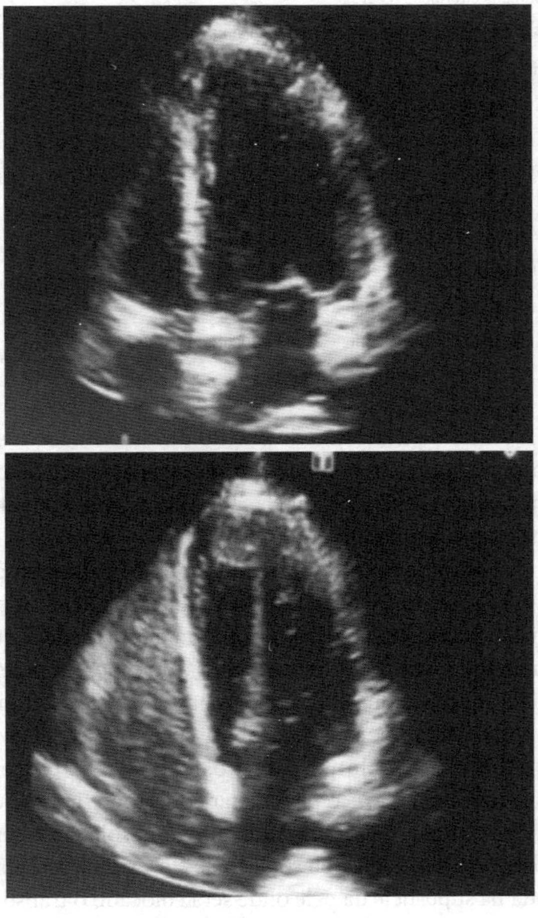

Figura 19 Microbolhas.

■ BIBLIOGRAFIA

Atkinson PR, Milne J, Diegelmann L, Lamprecht H, Stander M, Lussier D, et al. Does point-of-care ultrasonography improve clinical outcomes in emergency department patients with undifferentiated hypotension? An international randomized controlled trial from the SHoC-ED Investigators. Ann Emerg Med. 2018;72(4):478-489.

Perera P, Mailhot T, Riley D, Mandavia D. The RUSH Exam: rapid ultrasound in shock in the evaluation of the critically ill. Emerg Med Clin North Am. 2010;28(1):29-56.

Sasmaz MI, Gungor F, Guven R, Akyol KC, Kozaci N, Kesapli M. Effect of focused bedside ultrasonography in hypotensive patients on the clinical decision of emergency physicians. Emerg Med Int. 2017;2017:6248687.

Seif D, Perera P, Mailhot T, Riley D, Mandavia D. Bedside ultrasound in resuscitation and the rapid ultrasound in shock protocol. Crit Care Res Practice. 2012;2012:503254.

Shokoohi H, Boniface KS, Pourmand A, Liu YT, Davison DL, Hawkins KD, et al. Bedside ultrasound reduces diagnostic uncertainty and guides resuscitation in patients with undifferentiated hypotension. Crit Care Med. 2015;43(12):2562-9.

Shokoohi H, Boniface KS, Zaragoza M, Pourmand A, Earls JP. Point-of-care ultrasound leads to diagnostic shifts in patients with undifferentiated hypotension. Am J Emerg Med. 2017;35(12):1984.

Velasco I, Brandão Neto RA, Souza HP, Marino LO, Marchini JFM, Alencar JCG (eds.). Medicina de emergência: abordagem prática, 16.ed. Barueri: Manole; 2022.

Weingart SD, Duque D, Nelson B. Rapid ultrasound for shock and hypotension; 2009.

COMUNICAÇÃO E RELACIONAMENTO

MARIA HELENA SAMPAIO FAVARATO

313 ENTREVISTA CLÍNICA

Maria Helena Sampaio Favarato, Christian Valle Morinaga

Problemas de comunicação podem aparecer como resultado da discrepância entre os objetivos do profissional, que, em muitos casos, fica mais focado no manejo da doença, e os objetivos do paciente, que frequentemente considera outros aspectos não abordados como de grande importância. Com uma boa comunicação, os médicos podem identificar o problema com mais acurácia e, assim, os pacientes podem se sentir mais satisfeitos com o cuidado que estão recebendo, bem como entender melhor sua situação e as opções diagnósticas e terapêuticas indicadas. Isso facilita o processo de adesão (Capítulo 27) e diminui a ansiedade relacionada com a doença e seu tratamento.

São passos fundamentais no processo de comunicação:

- avaliação do problema principal do paciente, da percepção do paciente sobre seu problema e dos impactos gerados por ele nas esferas física, social e emocional;
- direcionamento das informações para aquilo que o paciente quer saber e checagem do entendimento das informações fornecidas;
- avaliação das reações e preocupações do paciente diante das informações fornecidas;
- determinação de quanto o paciente quer participar do processo decisório e discutir as opções com a certeza de que ele as esteja entendendo.

ENTREVISTA CLÍNICA

Por conta da importância da comunicação na relação entre médico e paciente, a entrevista clínica é fundamental no processo terapêutico. São objetivos da entrevista clínica:

- chegar a um diagnóstico;
- conhecer a pessoa;
- criar e manter uma relação interpessoal satisfatória;
- comprometer o paciente com seu tratamento.

Existem diversas maneiras de se direcionar a entrevista clínica de acordo com o perfil do paciente, suas queixas e hipóteses diagnósticas. De maneira geral, as estratégias dividem-se em estruturadas e livres. Geralmente, misturam-se as 2 possibilidades, com partes centradas na obtenção de dados e partes livres, a fim de se conseguir informações pessoais significativas:

- entrevistas estruturadas são mais rígidas, podendo ser utilizadas em estudos clínicos padronizados. Costumam ser adotadas na pesquisa de uma ampla gama de sintomas, com menor atenção a fatores psicossociais;
- nas entrevistas livres, o paciente tem maior liberdade para falar, permitindo ao profissional observar vários aspectos da vida do indivíduo, porém com menor objetividade e sob o risco de se perderem informações relevantes.

Perguntas abertas são convites ao paciente para discorrer sobre um tema, portanto, devem ser pertinentes e relevantes; as passo que as perguntas fechadas geralmente requerem a incorporação de um dado objetivo/concreto, limitam as possibilidades de conversação e, em excesso, podem levar à exclusão de dados relevantes da entrevista.

Outros fatores que influenciam a entrevista são bastante subjetivos, como o estilo pessoal e outros interesses, como interesse científico e até curiosidade pessoal. Há variações que são necessárias também como consequência da adaptação ao nível cultural do paciente.

Estratégias

Em um momento inicial, o paciente é recepcionado, e procura-se ter acesso ao motivo da consulta. É válido deixar o paciente à vontade para que colabore desde os primeiros instantes. Às vezes, a 1ª queixa relatada não é a verdadeira, mas o paciente precisa de algum tempo para confiar no médico. Este deve garantir que a confidencialidade esteja preservada. Caso haja algum tipo de ansiedade ou bloqueio inicial, pode-se lançar mão de conversação social ou perguntas dirigidas. É importante ter cuidado, no entanto, com o excesso da conversação social, pois pode significar um mecanismo de defesa do médico ou levar a perda de objetividade. Sempre se deve deixar espaço para dúvidas que o paciente tenha.

A pergunta inicial deve ser de resposta fácil, não ameaçadora e aberta. Não deve ser mecânica, e deve ser adequada a cada paciente.

As razões pelas quais o paciente pode não falar abertamente sobre seu problema principal comumente são:

- crença de que o profissional pode ajudar pouco;
- relutância em incomodar o médico;
- medo de parecer patético ou ingrato;
- receio de que não seja legítimo mencioná-lo;
- comportamento de bloqueio do médico;
- receio de se confirmar uma impressão de que há algo errado com ele.

É fundamental prestar atenção ao que o paciente tem a dizer. Mostrar-se disposto a compreender e a ajudar o paciente são atitudes importantes. Deve-se prestar atenção nos detalhes, porém sem perder o panorama global. Outros aspectos a serem considerados são: atenção aos detalhes não verbais, realização de contato visual na medida certa e valorização dos silêncios, que indicam reflexão. Deve-se evitar não dar atenção a documentos que o paciente tenha trazido. Além disso, interrupções, como telefonemas, devem ser evitadas.

Quanto a perguntas de cunho pessoal, devem ser encorajadas aquelas que demonstram cortesia, que ajudam a determinar a competência do indivíduo e as que buscam dados relevantes.

Pode-se pedir para o paciente recapitular o próprio caso ou esclarecer sua percepção sobre seus sintomas e histórico. Pode-se, também, interpretar as informações obtidas e perguntar ao paciente se há algum equívoco.

Princípios éticos

A comunicação envolve os seguintes princípios éticos:

- confidencialidade;
- relato da verdade;
- consentimento esclarecido;
- comportamento ético.

Contudo, esses princípios não são práticas universais. Deve-se tomar cuidado com omissão de diagnóstico e prognóstico, mesmo com a justificativa de "proteção" ao paciente. Ademais, em nossa sociedade, a família do paciente tem um papel significativo e frequentemente influencia o médico na quantidade e na qualidade de informação oferecida. Um estudo brasileiro, entretanto, demonstra que o desejo de informação no caso de doença grave é alto (> 80%). A participação da família deve ocorrer de forma adicional – e não excludente – da autonomia e do desejo de informação do paciente.

Habilidades essenciais

- Dar abertura ao relato do paciente quanto a seus problemas e preocupações.
- Estabelecer contato visual e mantê-lo sempre que possível, para demonstrar interesse.
- Solicitar ao paciente que tente ser o mais exato possível quanto a suas queixas e temporalidade.
- Tentar acessar os sentimentos relacionados às queixas.
- Evitar interromper o paciente em meio a relatos importantes.
- Resumir as informações de maneira que o paciente perceba que foi ouvido, e dar a ele a oportunidade de corrigi-las.
- Perguntar sobre o impacto psicossocial e familiar da doença.

▪ BIBLIOGRAFIA

Dwamena F, Holmes-Rovner M, Gaulden CM, Jorgenson S, Sadigh G, Sikorskii A, et al. Interventions for providers to promote a patient-centred approach in clinical consultations. Cochrane Database Syst Rev 2012;12:CD003267.

Maguire P, Pitceathly P. Key communication skills and how to acquire them. Brit Med J 2002;325:697-700.

314 REUNIÃO FAMILIAR

Maria Perez Soares D'Alessandro, Fátima de Lourdes Iared, Camila Cristófero Yamashita, Alexsandra Magalhães Teodoro Alves

A reunião familiar é um encontro pré-agendado entre equipe de saúde e paciente e/ou família. Trata-se de um espaço de comunicação que pode abranger temas variados, mas habitualmente é utilizado para discussões sobre diagnóstico, prognóstico, opções de tratamento, preferências e planejamento de cuidados, definição em relação a medidas de suporte avançado e decisões de fim de vida.

Reuniões familiares promovem a troca de informações sobre as necessidades médicas e psicossociais do cuidado, possibilitam a tomada de decisão de forma compartilhada, visando ao bem-estar familiar ao permitir uma compreensão mais abrangente do quadro e auxiliando na resolução de problemas e no planejamento dos cuidados. O compartilhamento de informações com os diversos familiares ao mesmo tempo e a oportunidade de fazer perguntas à equipe são pontos muito valorizados pelas famílias.

Uma estratégia proativa deve valorizar:

- a fala dos familiares;
- o reconhecimento de emoções expressadas;
- a escuta;
- a realização de perguntas que permitam a compreensão do paciente como pessoa;
- a orientação para que sejam feitas perguntas;
- o fornecimento de informações sobre o processo de luto.

Estratégias assim podem resultar em menos casos de síndrome de estresse pós-traumático e menos sintomas de ansiedade e depressão após a morte do paciente.

As reuniões familiares podem auxiliar, ainda, na redução do tempo de internação em UTI e na redução do uso de medidas invasivas inapropriadas, diminuindo, assim, o estresse e os casos de *burnout* da própria equipe de saúde.

Quando os pacientes estão incapazes de tomar decisões, seus familiares passam a ter o poder legal e ético de tomar decisões em seu lugar (Capítulo 318).

É importante lembrar que, nesse contexto, família inclui todos os que são emocionalmente íntimos do paciente, e não apenas aqueles biologicamente relacionados, e perceber que se trata de mais do que um grupo de indivíduos. Famílias são como países, cada um com suas fronteiras, idioma, hierarquia e regras.

A doença, muitas vezes, provoca uma ruptura familiar que pode levar ao desequilíbrio e a conflitos. Gera alterações na rotina e na organização da família, o que pode dificultar os cuidados. Reconhecer alguns aspectos do funcionamento familiar pode auxiliar o médico a decidir com quem falar 1°, com quem não deixar de falar e como apresentar as questões. As equipes de psicologia, serviço social e enfermagem têm *expertise* diferenciada nessas questões e podem ser de grande valor nesse momento. Sempre que possível, a abordagem multidisciplinar deve ser favorecida.

Os princípios de comunicação não mudam (Capítulos 316 e 317), mas o fato de reunir diversos familiares significa também que será necessário lidar com diferentes agendas, emoções e valores. As famílias trazem toda a complexidade das suas relações e interações para a reunião, o que pode tornar sua condução desafiadora em diversos momentos. A dinâmica familiar antecede a doença e reflete padrões que se estabeleceram ao longo de toda a vida.

Embora possam ter um papel terapêutico, as reuniões familiares não são terapia familiar. Além disso, a reunião familiar pode agir como um catalisador de mudanças, reconciliações e autorreflexão da família, com redução da ansiedade, segurança de não abandono e suporte no processo de decisão. Para tanto, é importante criar uma zona neutra em meio à dinâmica familiar. O profissional necessita reconhecer todos os familiares como iguais, não se aliando a alguém ou a um lado.

O profissional deve ter em mente que muitos familiares têm a expectativa de que o estado de saúde do paciente se mantenha estável ou melhore após uma internação hospitalar. No entanto, no contexto de doenças progressivas e ameaçadoras da vida, isso não será possível em muitos casos.

PRINCÍPIOS PARA A CONDUÇÃO DE REUNIÕES FAMILIARES (CAPÍTULO 316)

Antes

Antes da realização de uma 1ª reunião familiar, deve-se questionar o paciente (quando este estiver em condições de tomar decisões) se ele concorda com a realização da reunião, se gostaria de participar e quais são os membros da família que ele gostaria que estivessem presentes. A princípio, todos os familiares que desejarem participar podem ser incluídos; no entanto, o paciente tem o poder de veto. O médico deve preparar a conversa a partir de uma revisão do prontuário e da confecção de um resumo para ter em mãos. Uma breve "pré-reunião" com os profissionais que participarão deve ser feita para que haja um consenso e que todos tenham em mente a mesma mensagem. Mensagens contraditórias vindas dos diferentes membros da equipe podem gerar conflitos e dificultam a tomada de decisões pelos familiares.

É importante decidir quem irá conduzir/liderar a reunião. Esse papel costuma ser do médico, mas não necessariamente precisa ser deste profissional em todas as reuniões.

De modo geral, é recomendável ter ao menos 2 profissionais presentes na reunião, sendo desejável o equilíbrio entre o número de familiares e profissionais. Deve-se evitar um número de profissionais presentes muito superior ao de familiares, para não criar uma atmosfera opressiva, mas também é importante evitar a condução de reuniões com família muito numerosa e com apenas 1 ou 2 profissionais presentes, pois tais encontros podem tornar-se muito desgastantes para a equipe.

Em relação ao espaço físico, é interessante buscar uma sala que permita alguma privacidade para que as pessoas possam falar mais abertamente, com cadeiras em número suficiente para que todos possam se sentar de maneira confortável. A organização em roda é ideal, pois permite que todos se vejam, não criando polarizações. Dispor de uma caixa de lenços é interessante, pois o choro frequentemente acontece nesse contexto.

Reuniões familiares costumam ter duração de até 1 hora. Uma vez iniciada a reunião, as interrupções externas devem ser minimizadas, e, sempre que possível, os celulares deverm ser desligados ou redirecionados.

Durante

No início da reunião, é interessante agradecer a presença de todos e, a seguir, fazer as apresentações. Todos devem dizer seu nome, os profissionais devem informar também qual sua função na equipe (médico, enfermeiro, assistente social, psicólogo etc.), e os familiares, qual seu vínculo com o paciente (esposa, mãe, filho, irmão etc.). Deve-se esclarecer, em seguida, qual é o objetivo da reunião (p. ex., "solicitamos a presença de vocês para conversarmos sobre o que está acontecendo com o paciente 'X' e para pensarmos juntos como será feito o cuidado dele daqui em diante").

É fundamental avaliar o que a família sabe e espera. O profissional deve perguntar o que já lhes foi dito sobre a doença e o tratamento, e o que eles têm observado em relação ao paciente. Isso permite que se descubra como está a compreensão do quadro e como eles estão lidando com isso emocionalmente, indicando como apresentar a situação atual.

Devem ser feitos questionamentos sobre a dinâmica da família, quem é o paciente, como ele está inserido nessa família, qual seu papel, quais vínculos foram construídos, se existe um cuidador e qual a relação entre o paciente e o cuidador.

A situação clínica deve ser descrita. Pode-se fazer um resumo do que aconteceu até aquele momento, que deve ser breve e claro, sem se alongar além de uns poucos minutos. Deve-se evitar detalhes de fisiopatologia. A linguagem utilizada precisa ser clara, evitando-se o uso de jargão médico. Ao final, é importante perguntar se o que foi dito faz sentido e se eles têm alguma dúvida.

Ao comunicar uma má notícia, é importante ficar em silêncio por alguns segundos e esperar que os familiares ou o paciente comecem a falar para só então prosseguir com as informações, deixando que as perguntas e os comentários feitos guiem o quanto será possível prosseguir.

Deve-se abrir espaço para que os familiares tirem suas dúvidas e expressem suas preocupações e angústias. Pode-se convidar a falar algum membro que esteja mais calado.

É importante responder às emoções, identificar e abrir um pouco de espaço para que elas se expressem e reconhecer que elas influenciam a discussão. Reconhecer a emoção envolvida não faz com que ela passe, mas responder ao medo e à raiva pode promover uma dimensão humana para a discussão médico-técnica que se seguirá e demonstra que o profissional se importa com a pessoa como um todo.

De modo geral, reuniões familiares são realizadas em situações de estresse, e é esperado que de vez em quando os profissionais relacionem a situação com experiências pessoais. É importante identificar esses momentos de contratransferência para responder de forma mais empática.

Prestar atenção à linguagem não verbal também é um ponto importante. Comportamentos de escuta ativa, como manter contato visual (olho no olho), movimentos de confirmação com a cabeça, o corpo voltado na direção do interlocutor, postura relaxada e aberta, são sinais de atenção mantida muito bem-vindos.

Expressões empáticas como "infelizmente" ou "é difícil" podem ser utilizadas.

É importante aprofundar a investigação sobre valores e crenças do paciente e como eles deveriam influenciar a tomada de decisão. No caso de reunião sem a presença do paciente, é interessante perguntar o que seus familiares imaginam que seria sua opinião.

Deve-se explicar, ainda, um pouco da história natural da doença e a evolução clínica mais provável (para discussão sobre prognóstico, Capítulo 317).

O profissional deve propor objetivos de cuidado e estar preparado para negociar. Deve-se delinear um plano que faça sentido com o quadro atual e que honre os desejos e valores do paciente. O foco deve ser em opções terapêuticas realistas e apropriadas. Pode-se conversar sobre terapias que não são apropriadas, mas nunca apresentar uma longa lista de procedimentos a não serem feitos. Ao final, o profissional deve resumir o que foi conversado e qual a mensagem que quer que a família leve da reunião.

Propõe-se, então, o acompanhamento (p. ex., se foi proposto um teste terapêutico com antibiótico, um próximo encontro quando isso será reavaliado e quais serão os critérios para determinar sua manutenção ou suspensão) e combina-se quando será a próxima reunião (p. ex., retorno ambulatorial, visita à beira do leito, resposta trazida pela família), de forma que exista uma sensação de continuidade e que a família possa ter algum tipo de controle. Isso é importante, pois os familiares de modo geral estão com seus recursos psicológicos e emocionais esgotados pelo medo da perda, pela tristeza e pela sensação de não poder fazer nada para ajudar o paciente. Proporcionar-lhes alguma sensação de controle serve como auxílio para lidarem com seus medos e focarem suas energias em uma ação benéfica ao paciente.

Após a reunião familiar, deve-se registrar em prontuário sua realização, quais foram os participantes, os conteúdos discutidos e as decisões tomadas.

Três tipos de posicionamentos durante as reuniões familiares estão relacionados a um aumento da satisfação familiar:

- garantia de que o paciente não será abandonado;
- segurança de que o paciente ficará confortável e não sofrerá;
- suporte às decisões familiares em relação aos cuidados de fim de vida, incluindo decisões de suspensão ou não de medidas invasivas.

CONSPIRAÇÃO DO SILÊNCIO

A conspiração ou cerco do silêncio é a situação em que a família pede que não se conte ao paciente o diagnóstico e/ou prognóstico. Essa questão levanta uma série de questionamentos éticos e ainda é vista com certa frequência na prática clínica, infelizmente.

Nesses casos, se o sigilo é quebrado, os familiares sentem-se ignorados e desrespeitados, quebrando o vínculo que tinham com a equipe. Contudo, não contar ao paciente sobre o diagnóstico pode violar sua autonomia e desrespeitar sua consciência. Simplesmente dizer "nós temos que contar" gera uma situação de conflito direto com os familiares e também não costuma trazer resultados positivos. É importante perceber que os familiares geralmente assumem essa postura com o objetivo de proteger o paciente. Tentar entender o ponto de vista da família costuma ser um caminho melhor.

Pedir que os familiares contem quais são suas preocupações ajuda a desenvolver vínculos de confiança, pois demonstra interesse da equipe no ponto de vista deles. Às vezes, os familiares presumem que o paciente prefere não saber; nestes casos, pode-se sugerir a possibilidade de que o paciente tenha uma opinião diferente. No entanto, na maioria dos casos, as famílias baseiam sua opinião no desejo de "proteger o ente querido" das más notícias.

É importante, portanto, responder empaticamente às emoções dos familiares. Um exemplo desse tipo de resposta pode ser "eu vejo que você está preocupado". Isso ajuda a família a se sentir mais segura de que a conversa com o paciente se desenvolverá de maneira sensível.

Ao discutir o ponto de vista da família, é importante falar de forma respeitosa sobre as implicações de não se falar com o paciente sobre o diagnóstico: "vocês já consideraram algumas questões práticas associadas a não contar à sua mãe sobre o seu diagnóstico? Posso mencionar algumas das minhas preocupações? Por exemplo, vocês falaram em contar para a paciente que ela tem uma infecção, mas como explicaríamos a ela que ela vai tratar essa infecção em uma clínica que tem a palavra câncer na placa de entrada?".

Ao conversar com os familiares, é importante deixar claro que o objetivo não é induzir o paciente a uma resposta. Assim, pode-se usar frases como "Eu não vejo problema em você (familiar) ser o responsável pelas decisões, se for isso que o paciente desejar. Eu apenas quero confirmar isso para que possamos ter certeza de que é isso que ele (o paciente) deseja".

Uma boa estratégia é convidar os familiares a refletir sobre o fato de que o paciente ficará cada vez mais debilitado pela doença e que ele perceberá isso melhor do que todos, uma vez que se trata do seu próprio corpo. Pode-se pedir, ainda, a eles que pensem o quão angustiante pode ser não saber o que está acontecendo e como pode ser mais difícil lidar com o sofrimento sem poder conversar a respeito e dividir suas angústias com as pessoas que ama e confia. Algumas vezes, vale a pena levantar com os familiares a possibilidade de o paciente no futuro vir a descobrir de outra maneira o que está ocorrendo e como seria duro para ele se sentir traído pelas pessoas em quem mais confia.

Durante a negociação, uma opção é "simular/encenar" com eles como a informação seria passada. Frequentemente, isso auxilia na percepção por parte dos familiares de que a equipe passará as notícias ao paciente conforme ele as desejar e tolerar, sempre de maneira cuidadosa.

É importante sempre reforçar que o objetivo é garantir que os desejos do paciente sejam respeitados.

É possível propor que se pergunte ao paciente se ele quer ser informado sobre sua doença, oferecendo a possibilidade de que um membro da família fique responsável. É importante discutir com a família, também, quem contaria ao paciente caso este expressasse que gostaria de ser informado.

Finalmente, deve-se perguntar se a família prefere estar presente durante essa conversa ou se prefere que o médico faça isso sozinho. Muitas vezes, ter um familiar presente no momento da conversa com o paciente pode ser benéfico para que este testemunhe o que foi dito e minimize a chance de os familiares fantasiarem uma conversa mais difícil do que a que realmente aconteceu.

É interessante que em algum momento se diga aos familiares que essas informações são um direito do paciente e que, se ele perguntar diretamente a respeito delas, a equipe não poderá mentir para ele.

Um último ponto a ser lembrado é que, em muitos casos, a conspiração do silêncio ocorre nos 2 sentidos, isto é, a família acha que o paciente não sabe o que está acontecendo e busca esconder o diagnóstico dele, enquanto o paciente está ciente do quadro e evita falar com familiares para protegê-los ou por perceber que se angustiam quando a temática é abordada.

ÓBITO EM DOMICÍLIO

Habitualmente, reuniões familiares são feitas em situações de piora clínica, e um tema que muitas vezes precisa ser abordado é a possibilidade de óbito em domicilio. Este é um desejo expressado por alguns pacientes, mas na maioria das vezes as famílias não estão preparadas para essa possibilidade ou têm medo de perguntar a respeito. Por isso, nos casos em que essa possibilidade é real, a equipe deve abordar o tema.

É interessante questionar como a família se sente no âmbito emocional em relação a essa possibilidade para que um plano adequado possa ser traçado. Levando-se em consideração a história natural da doença e o quadro clínico atual, deve-se informar os familiares a respeito das evoluções mais prováveis, que tipos de intercorrências podem ocorrer e como lidar com elas.

Quando se está discutindo essa possibilidade, é necessário informar sobre questões burocráticas para obtenção da declaração de óbito e que deve haver um médico responsável pelo seu preenchimento caso o paciente venha a falecer em casa. Se o desejo for por cremação, é necessária a assinatura de 2 médicos na declaração de óbito.

O assistente social deve ser acionado, pois é o profissional mais indicado para essas orientações de ordem prática e auxílio na orientação quanto a direitos e recursos disponíveis na rede pública.

Quando não se consegue o preenchimento de atestado de óbito por médico responsável, os familiares precisam acionar a polícia, que encaminha o corpo do paciente para autópsia, e só depois poderá ser enterrado ou cremado. Este é mais um estresse em um momento de dor, que, na medida do possível, as equipes de saúde deveriam evitar.

Muitas famílias se adiantam e solicitam a relação de serviços funerários e documentos exigidos para contratação do serviço. Essas explicações, quando abordadas anteriormente, evitam transtornos e facilitam o encaminhamento da situação de forma adequada.

BIBLIOGRAFIA

Powazki RD. The family conference in oncology: benefits for the patient, family, and physician. Semin Oncol 2011;38:407-12.

Stapleton RD, Engelberg RA, Wenrich MD, Goss CH, Curtis JR. Clinician statements and family satisfaction with family conferences in the intensive care unit. Crit Care Med 2006;34(6):1679-85.

315 COMUNICAÇÃO DE EVENTOS ADVERSOS

Lucas Santos Zambon, Renata Mahfuz
Daud Gallotti, Iolanda de Fátima Lopes Calvo Tibério

A assistência à saúde é fundamental para minimizar ou eliminar o sofrimento físico e psíquico que o ser humano experimenta diante de uma doença; entretanto, ela é capaz de gerar novos danos e até mesmo fatalidade aos pacientes. O reconhecimento de que a exposição ao sistema de saúde pode gerar danos, e não apenas proporcionar benefícios, foi descrito por autores da década de 1950 como o ônus inevitável que se paga pelos avanços tecnológicos da medicina, dando origem às enfermidades denominadas "doenças do progresso médico".

Essa situação de risco à qual o paciente está exposto enquanto recebe assistência em saúde, mais especificamente durante a hospitalização, foi exposta em 1999 pelo relatório "Errar é humano: construindo um sistema de saúde mais seguro", divulgado pelo órgão norte-americano Institute of Medicine. Nesse relatório, foi apontado que o número de mortes anuais causadas por erros médicos nos EUA (44.000-98.000) equivaleria à 8ª causa de morte naquele país, superando a Aids, os acidentes de trânsito e o câncer de mama. Esse relatório foi balizado pelo Harvard Medical Practice Study (HMPS), publicado em 1991. Esse estudo apontava uma taxa de lesões decorrentes de assistência médico-hospitalar em 3,9% das internações do Estado de Nova York em um período de 1 ano estudado. O relatório em questão até hoje é considerado um marco para o chamado moderno movimento de "segurança do paciente", algo que representa atualmente um dos maiores desafios para o aprimoramento da qualidade no setor da saúde.

CONCEITOS EM SEGURANÇA DO PACIENTE

A OMS define "segurança do paciente" como a redução de riscos desnecessários associados com a assistência em saúde até um mínimo aceitável. Esse mínimo aceitável refere-se àquilo que é possível ser realizado diante do conhecimento atual e com os recursos disponíveis em cada contexto, depois de pesados os riscos e benefícios de todas as intervenções.

Os riscos a que essa definição se refere são os riscos de ocorrência de incidentes durante a hospitalização. Tais incidentes quanto à segurança do paciente são caracterizados como eventos ou circunstâncias que poderiam resultar, ou resultaram, em dano desnecessário ao paciente. Esses incidentes podem ser caracterizados como:

- uma circunstância de risco, que é uma situação em que houve potencial significativo de dano, mas não ocorreu um incidente;
- um "quase-erro", que é um incidente que não atinge o paciente;
- um incidente sem dano, que é um evento que ocorreu a um paciente, mas não chegou a resultar em dano;
- um incidente com dano ou evento adverso, que é um incidente que resulta em dano para um paciente.

Eventos adversos são definidos como injúrias não intencionais decorrentes da atenção à saúde, não relacionadas à evolução natural da doença de base, que ocasionam lesões mensuráveis nos pacientes afetados. A ocorrência de incidentes e eventos adversos é apenas um reflexo do marcante distanciamento entre o cuidado real e o cuidado ideal que a assistência médico-hospitalar provê hoje em dia.

Os erros, que por definição são não intencionais, são falhas na realização de uma ação planejada da forma como deveria acontecer ou realização incorreta de um plano. Incidentes, quando derivados de erros, podem ser acarretados por omissão, isto é, não realização de uma ação correta (retardo em instituir a terapêutica adequada, p. ex.) ou por comissão, ou seja, praticar a ação incorreta (p. ex., deixar de solicitar um exame que pode mudar o tratamento). Os incidentes que se enquadram nessas possibilidades são considerados evitáveis. Apesar disso, deve-se salientar que nem todos os eventos são passíveis de prevenção com base no conhecimento vigente, sendo, então, designados eventos adversos não evitáveis.

A ocorrência de erros deve ser interpretada como decorrente de falências dos complexos sistemas técnicos e organizacionais relacionados à atenção à saúde, e não como resultados isolados de ações praticadas por profissionais incompetentes. São as vulnerabilidades presentes nos sistemas (fatores latentes) que favorecem a prática de erros pelos indivíduos envolvidos com o cuidado (fatores ativos). À medida que os sistemas se tornam mais complexos, proliferam as oportunidades para a ocorrência de erros. Uma vez que os seres humanos cometem erros em qualquer tipo de atividade que desenvolvam, os sistemas devem ser reformulados no sentido de tornar mais difícil a ocorrência de ações erradas e de facilitar a adoção de atitudes corretas.

QUALIDADE NA ASSISTÊNCIA

A questão da segurança do paciente dentro do sistema de saúde tornou-se, portanto, prioritária para o aprimoramento da qualidade da assistência. Os processos de atenção à saúde, em qualquer contexto em que se desenrolem, estão sempre sujeitos à ocorrência de erros, no entanto, algumas situações favorecem sobremaneira o aparecimento dessas falhas.

Todos os incidentes e, em especial, os eventos adversos são considerados importantes indicadores de qualidade por sinalizarem a presença de falhas relacionadas à segurança do paciente, dimensionando a magnitude dos problemas referentes à qualidade da atenção nos diferentes serviços, e por fornecerem valiosas informações para a construção de sistemas de saúde mais seguros.

A qualidade na assistência pode ser resumida como o processo de fazer escolhas estratégicas dentro do sistema de saúde, de forma a atingir os melhores resultados possíveis para os pacientes. Para tanto, 6 dimensões devem estar contempladas:

1. segurança: fornecer assistência com a menor quantidade de riscos e danos ao paciente;
2. efetividade: fornecer assistência condizente com as evidências científicas tanto para indivíduos quanto para comunidades;
3. eficiência: fornecer assistência de modo a maximizar os recursos e diminuir os desperdícios;
4. acessibilidade: a assistência deve ocorrer no tempo e local certos, com os recursos adequados a cada situação;
5. foco no paciente: a assistência deve levar em conta as preferências e a necessidade de cada indivíduo dentro de seu contexto cultural;
6. igualdade: a assistência deve ser igual para todos, independentemente de sexo, idade, etnia, *status* socioeconômico ou local.

Dentro desse contexto, há uma série de intervenções nos modelos assistenciais com foco na qualidade que envolvem liderança, sistema de informação em todos os níveis, envolvimento do paciente, regulamentação e padronização, capacidade organizacional e criação de modelos assistenciais. Nota-se que, com base nessas intervenções, não é difícil entender a necessidade premente de envolvimento de todas as partes envolvidas no processo de assistência em saúde (médicos e outros profissionais, governo, administradores etc.), sendo o foco mais importante o paciente (e em muitas circunstâncias, seus familiares), que é o cerne dessa assistência. O envolvimento do paciente se dá basicamente com uma comunicação adequada em todas as etapas do processo de assistência, do diagnóstico ao tratamento, até seu desfecho, seja ele melhora, recuperação, cura ou morte. Nesse ponto surge também a necessidade de comunicação quando o processo assistencial não atinge o resultado esperado, seja por algo inevitável, decorrente de um erro não planejado dentro do contexto de alta complexidade do sistema de saúde, na esfera populacional ou, principalmente, na esfera de cada indivíduo alvo de uma intervenção diagnóstica ou terapêutica.

COMUNICAÇÃO DE EVENTOS ADVERSOS

Por causa do medo de processos, é natural que os médicos (e hospitais) tentem escolher a melhor forma de falar sobre um erro com um paciente ou sua família. Entretanto, é notório que os erros sejam encarados como oportunidades para a criação de melhores formas de se realizar a assistência ao paciente. Estudiosos da área de segurança do paciente discutem muito o conceito de *disclosure* nessas situações. Esse "*disclosure*" não é nada mais do que a divulgação aberta do erro, algo um tanto controverso em sua teoria, mas que teria a vantagem de aproximar o médico do paciente e de sua família, expondo de forma clara a situação. Isso aproximaria a relação médico-paciente e poderia ter até um impacto financeiro, com menor chance de ocorrer um processo.

Desde 2001, na University of Michigan, dos EUA, o hospital-escola público University of Michigan Health System vem encorajando seus profissionais de saúde a discutir abertamente seus erros com os pacientes. Em paralelo, a instituição passou a informar seus pacientes que erros acontecem e a explicar como eles acontecem. Além disso, passou a oferecer compensações financeiras para erros que acontecessem dentro da instituição. Dentro desse cenário, o hospital procurou estudar os impactos desse programa de *disclosure* ou de comunicação de eventos adversos. Em um estudo que se desenvolveu no formato "antes e depois", foram comparados dados de antes e depois da criação do programa de discussão aberta de erros médicos. Foram medidos o número de novas indenizações a pacientes, o número de indenizações pagas, o tempo para se resolver um processo litigioso e os custos relacionados às indenizações. Os resultados foram os seguintes:

- a taxa média de novos pedidos de indenização caiu de 7,03 para 4,52 a cada 100 mil pacientes;
- a taxa média mensal de processos caiu de 2,13 para 0,75 por 100 mil pacientes;
- o tempo médio para resolução dos casos caiu de 1,36 ano para 0,95 ano;
- o custo médio total dos processos teve queda de US$ 405.921,00 para US$ 228.308,00;
- o custo médio total para compensação do paciente teve queda, como também o custo médio total não relacionado à indenização.

Fica claro que o hospital instituiu um programa que melhorou as indenizações por processos, mesmo dando abertura à divulgação de erros médicos. É necessário notar que os médicos desse estudo estavam cobertos pelo seguro do hospital em questão, ou seja, não eram responsáveis legalmente pelo pagamento de qualquer indenização.

O ponto alto desse estudo é a possibilidade de se começar a criar base científica para justificar uma cultura de transparência quanto aos erros na assistência em saúde. O mais interessante é que ele foi desenhado para gerar resultados naquilo que importa para a área administrativa e/ou comercial dos hospitais, que é a diminuição de custos, ao contrário do que seria esperado, que seria de que esse tipo de programa aumentaria os gastos. Contudo, esse estudo não mediu o impacto nos pacientes e/ou suas famílias em relação a ouvir sobre os erros de forma mais aberta, e o quanto isso trouxe de possível impacto positivo ou negativo na relação médico-paciente.

É importante ressaltar que nem sempre a forma como a comunicação de eventos adversos é feita atinge as necessidades do paciente e seus familiares. Em um estudo realizado na Austrália com entrevistas a 39 pacientes e 80 familiares sobre comunicação em eventos adversos graves (que geraram morte do paciente, dano permanente ou de longo prazo), a maioria relatou que raramente a comunicação atingiu suas necessidades e expectativas. Eles esperavam um melhor preparo da equipe para falar sobre o ocorrido, que houvesse um diálogo mais aberto sobre o que ocorreu de errado, mais suporte no acompanhamento do evento adverso e mais informação sobre o que foi feito depois para melhorar a assistência no ponto que tange o evento em questão.

Os participantes desse estudo basicamente esperavam que a divulgação do incidente fosse um diálogo respeitoso e receptivo, centrado no paciente, para promover a cura, o aprendizado e a segurança. Defender o diálogo exploratório quando as coisas dão errado implica destacar a importância do envolvimento de pacientes e familiares em uma conversa que inclui a discussão de suas questões e pontos de vista sobre a forma de recuperar os níveis aceitáveis de segurança do paciente. Vale ressaltar que em um diálogo aberto, no qual a opinião de paciente e familiares é levada em conta, soluções podem aparecer para futuras novas abordagens, dentro do processo de melhoria da qualidade assistencial e de comunicação.

▪ BIBLIOGRAFIA

Battles JB, Wilkinson SL, Lee SJ. Using standardised patients in an objective structured clinical examination as a patient safety tool. Qual Saf Health Care 2004;13:i46-50.

Canadian Patient Safety Institute. Canadian disclosure guidelines. Canadian Patient Safety Institute; 2008.
Chan DK, Gallagher TH, Reznick R, Levinson W. How surgeons disclose medical errors to patients: a study using standardized patients. Surgery 2005;138:851-8.
Committee on Quality of Health Care in America, Institute of Medicine. Crossing the quality chasm: a new health system for the 21st century. Washington: National Academies Press; 2001.
Coyle YM, Mercer SQ, Murphy-Cullen CL, Schneider GW, Hynan LS. Effectiveness of a graduate medical education program for improving medical event reporting attitude and behavior. Qual Saf Health Care 2005;14:383-8.
Crook ED, Stellini M, Levine D, Wiese W, Douglas S. Medical errors and the trainee: ethical concerns. Am J Med Sci 2004;327:33-7.
Daud-Gallotti R, Tibério I de F. Assessing patient safety competencies during clerkship: a new experience with OSCE. Med Teach 2010; 32(1):90-1.
Davis MH. OSCE: the Dundee experience. Med Teach 2003;25:255-61.
Galbraith RM, Holtman MC, Clyman SG. Use of assessment to reinforce patient safety as a habit. Qual Saf Health Care 2006;15 Suppl1:i30-33.
Gallagher TH, Garbutt JM, Waterman AD, Flum DR, Larson EB, Waterman BM, et al. Choosing your words carefully: how physicians would disclose harmful medical errors to patients. Arch Intern Med 2006;166:1585-93.
Gallagher TH, Waterman AD, Ebers AG, Fraser VJ, Levinson W. Patients' and physicians' attitudes regarding the disclosure of medical errors. JAMA 2003;289:1001-7.
Garbutt JM, Highstein G, Jeffe DB, Dunagan WC, Fraser VJ. Safe medication prescribing: training and experienceof medical students and house staff at a large teaching hospital. Acad Med 2005;80:594-9.
Halbach JL, Sullivan LL. Teaching medical students about medical errors and patient safety: evaluation of a required curriculum. Acad Med 2005;80:600-6.
Harden RM, Gleeson FA. Assessment of medical competence using an objective structured clinical examination. Med Educ1979;13:41-54.
Iedema R, Allen S, Britton K, Piper D, Baker A, Grbich C, et al. Patients' and family members' views on how clinicians enact and how they should enact incident disclosure: the "100 patient stories" qualitative study. BMJ 2011;343:d4423.
Institute of Medicine. Health professions education: a bridge to quality. Washington: National Academic Press; 2003.
Kachalia A, Kaufman SR, Boothman R, Anderson S, Welch K, Saint S, et al. Liability claims and costs before and after implementation of a medical error disclosure program. Ann Intern Med 2010;153:213-21.
Khon LT, Corrigan JM, Donaldson MS (eds.). To err is human: building a safer health system. Institute of Medicine Report. Washington: National Academic Press; 1999.
Lypson ML, Hamstra SJ, Colletti LM. Using OSCEs to teach WHO patient safety solutions. Med Educ 2008;42:523-4.
Madigosky WS, Headrick LA, Nelson K, Cox KR, Anderson T. Changing and susatining medical students' knowledge, skills and attitudes about patient safety and medical fallibility. Acad Med 2006;81:94-101.
Martinez W, Lo B. Medical students' experiences with medical errors: an analysis of medical student essays. Med Educ 2008;42:733-41.
Massachusetts Coalition for the Prevention of Medical Errors. When things go wrong: responding to adverse events. (A consensus statement of the Harvard Hospitals, Boston.) Massachusetts Coalition for the Prevention of Medical Errors; 2006.
Mazor KM, Fischer MA, Haley HL, Hatem D, Quirk ME. Teaching and medical errors: primary care preceptors' views. Med Educ 2005;39:982-90.
Mazor KM, Fischer MA, Haley HL, Hatem D, Rogers HJ, Quirk ME. Factors influencing preceptors' responses to medical errors: a factorial survey. Acad Med 2005;80:S88-92.
Meyer G, Lewin DI, Eisenberg J. To err is preventable: medical errors and academic medicine. Am J Med 2001;110:597-603.
Moskowitz E, Veloski JJ, Fields SK, Nash DB. Development and evaluation of a 1-day interclerkship program for medical students on medical errors and patient safety. Am J Med Qual 2007;22:13-7.
Muller D, Ornstein K. Perceptions of and attitudes towards medical errors among medical trainees. Med Educ 2007;41:645-52.
Patey R, Flin R, Cuthbertson BH, MacDonald L, Mearns K, Cleland J, et al. Patient safety: helping medical students understand errors in healthcare. Qual Saf Health Care 2007;16:256-9.
Satish U, Streufert S. Value of a cognitive simulation in medicine: towards optimizing decision making performance of healthcare personnel. Qual Saf Health Care 2002;11:163-7.
Seiden SC, Galvan C, Lamm R. Role of medical students in preventing patient harm and enhancing patient safety. Qual Saf Health Care 2006;15:272-6.
Singh H, Thomas EJ, Petersen LA, Studdert DM. Medical errors involving trainees: a study of closed malpractice claims from 5 insurers. Arch Intern Med 2007;167:2030-6.
Singh R, Naughton B, Taylor JS, Keonigsberg MR, Anderson DR, McCausland LL, et al. A comprehensive collaborative patient safety residency curriculum to address the ACGME core competencies. Med Educ 2005;39:1195-204.
Thompson DA, Cowan J, Holzmueller C, Wu AW, Bass E, Pronovost P. Planning and implementing a system-based patient safety curriculum in medical education. Am J Med Qual 2008;23:271-8.
Varkey P, Natt N, Lesnick T, Downing S, Yudkowsky R. Validity evidence for an OSCE to assess competency in systems-based practice and practice-based learning and improvement: a preliminary investigation. Acad Med 2008;83:775-80.
Walton MM, Elliot SL. Improving safety and quality: how can education help? Med J Aust 2006;184:S60-4.
Watling CJ, Brown JB. Education research: communication skills for neurology residents: structured teaching and reflective practice. Neurology 2007;69:E20-6.
West CP, Huschka MM, Novotny PJ, Sloan JA, Kolars JC, Habermann TM, et al. Association of perceived medical errors with resident distress and empathy: a prospective longitudinal study. JAMA 2006;296: 1071-8.
White AA, Gallagher TH, Krauss MJ, Garbutt J, Waterman AD, Dunagan WC, et al. The attitudes and experiences of trainees regarding disclosing medical errors to patients. Acad Med 2008;83:250-6.
World Health Organization. World alliance for patient safety: forward program. Geneva: World Health Organization; 2004.
Wu AW, Folkman S, McPhee SJ, Lo B. Do house officers learn from their mistakes? Qual Saf Health Care 2003;12:221-8.

316 COMUNICAÇÃO DE NOTÍCIAS DIFÍCEIS

Maria Elenita Corrêa de Sampaio Favarato,
Cesar de Albuquerque Gallo

A comunicação adequada entre o médico, o paciente e seus familiares é fundamental desde o 1° contato; assim, quando for necessária a abordagem de temas difíceis, como uma doença grave e ameaçadora, o vínculo estabelecido estará fortalecido. Características de personalidade e segurança dos pontos de vista técnico e ético podem favorecer ou dificultar o processo de comunicação, porém o profissional deve se instrumentalizar com as tecnologias de informação e desenvolver estratégias para o estabelecimento de relacionamentos de qualidade.

Notícia difícil pode ser definida como aquela capaz de alterar negativamente as expectativas de uma pessoa sobre o presente e o futuro, ou seja, qualquer notícia que quebre a expectativa idealizada. A comunicação de uma notícia difícil é influenciada pelo grau de informação do indivíduo sobre a doença em si, crenças, ambiente familiar e social. Diferenças culturais levam à aceitação diferenciada da notícia e à necessidade de protocolos diferenciados de comunicação.

Exceto em contextos agudos e de emergência, as notícias difíceis não aparecem de repente, vindo após algumas consultas, exames e outras investigações. Assim, existe a possibilidade de se preparar o paciente para receber a notícia de forma mais tranquila. Plantonistas enfrentam dificuldades a mais quando têm que dar notícias difíceis, como a falta de relação médico-paciente preestabelecida, pois muitas vezes o contexto do plantão é o primeiro contato com o paciente ou seus familiares. Além disso, nessas circunstâncias também é preciso lidar com a descontinuidade de cuidados e de comunicação, pois toda a equipe é nova, e, frequentemente, os familiares presentes no momento do plantão não são os mesmos que se relacionam com a equipe durante o cuidado habitual.

Ao se considerar a relação médico-paciente, não é raro se observar as dificuldades enfrentadas, a começar pela divergência de preocupações dos 2 personagens envolvidos. O profissional de saúde traz como foco de interesse questões como: "Quais são os sintomas?", "Que doença é essa?", "O que mostra o exame clínico?", "Qual é o diagnóstico?", "Há necessidade de exames complementares?", "Quais são os resultados dos exames?", "Que medidas terapêuticas são necessárias?". Por sua vez, o paciente tem como questões: "Por que eu?", "Por que agora?", "Qual é a causa?", "O que pode acontecer comigo?", "Vou sofrer?", "Vou morrer?", "Qual é o significado dessa doença na minha vida, na minha família, no meu trabalho?".

Parte significativa da insatisfação dos pacientes com os cuidados recebidos relaciona-se à qualidade da comunicação. Mais do que cuidados físicos, os pacientes necessitam de atenção ao seu bem-estar psicológico, um olhar para seus medos específicos, ansiedades relacionadas à doença, procedimentos e tratamentos. Estudos apontam que a percepção dos pacientes sobre a qualidade dos serviços de saúde depende de 30-40% da capacidade diagnóstica e terapêutica do médico e de 40-50% da relação que se estabelece entre o médico e ele.

Focalizando na transmissão de informações pelos profissionais de saúde, deve-se ressaltar a necessidade de esta transmissão ser clara, compreensível, crível, possível de ser recordada, consistente ao longo do tempo e, principalmente, personalizada. Personalizar significa dosar a informação em função das necessidades do paciente em determinado momento, adaptando-a ao seu nível cultural e cognitivo. Há quem queira muita informação sobre o problema de saúde, porém há quem prefira pouca. Cabe ao profissional ter a sensibilidade de perceber até que ponto pode chegar. Além disso, os pacientes diferem quanto à natureza da informação: alguns necessitam de informação sensorial (p. ex., "o que vou sentir?"); outros, de informação de conforto (p. ex., "o que posso fazer?"); e há, ainda, os que necessitam de informação de procedimento (p. ex., "o que vai acontecer?").

Os principais problemas que podem ocorrer na transmissão de informações são: informação insuficiente, imprecisa ou ambígua, excessivamente técnica e tempo escasso dedicado à informação. A sobrecarga de informação também pode levar a lacunas de informação ou mesmo a distorções.

Algumas atitudes do profissional também interferem na comunicação, na interação e na qualidade do vínculo de confiança estabelecido. Ele deve estar disponível para encorajar perguntas, ouvir, conhecer a perspectiva do paciente, sua situação pessoal, preocupações e expectativas. A fim de favorecer a participação ativa do paciente em seu tratamento, é necessário sair do paradigma de comunicação do tipo perito e leigo, que incrementa atitudes mais passivas e dependentes por parte dos pacientes, e adotar um modelo de cooperação que leva em conta as atitudes, crenças e expectativas deste.

O processo de comunicação afetiva também tem grande interferência na qualidade da relação estabelecida. Muitas vezes, o profissional tem dificuldade em funcionar como fonte de apoio emocional e de transmissão de segurança. Pode-se destacar o distanciamento afetivo que pode levar a banalização e desinteresse pelas preocupações do paciente.

Desenvolver competências de comunicação para a transmissão de más notícias, principalmente nos casos em que o paciente se encontra fora de possibilidades terapêuticas, é muito importante. Não há uma "fórmula" para se informar alguém sobre sua doença grave e prognóstico ruim, mas há estratégias que facilitam esse processo. As pessoas são muito diferentes, conforme idade, condição sociocultural, características de personalidade e experiências prévias, porém todas têm direito de ser informadas sobre sua doença e prognóstico, participar de seu plano terapêutico e planejar sua vida. Deve-se destacar que também é direito do paciente declinar informações, se assim o desejar. Habilidades de comunicação devem ser praticadas, implementadas e observadas, com oportunidade para *feedback*, sempre que possível.

Estudos mostram que os pacientes valorizam mais a empatia do profissional que o conhecimento técnico ao receberem uma notícia difícil, porém ambos os aspectos devem estar presentes no momento da comunicação.

Para a reunião de comunicação de notícia difícil, o profissional deve estar preparado. Deve revisar o caso e os exames, bem como informações sobre a doença; preparar-se para responder questões relacionadas ao curso da doença, ao prognóstico e ao plano terapêutico. Ser honesto, sem tirar as esperanças do paciente e seus familiares, é uma boa estratégia, porém esse balanço empatia/sinceridade é difícil. É preciso balancear esperança e realidade. Evita-se a comunicação direta, sem preâmbulos, mas deve-se tomar cuidado com eufemismos, pois podem gerar ambiguidades. As opções terapêuticas e seus efeitos sobre o paciente devem ser discutidos.

As preferências de como receber a notícia variam bastante, por isso é importante discutir previamente o grau de detalhamento que o paciente deseja receber. Deve-se perguntar para entender o que o paciente precisa, falar e rever o que ele entendeu e o que precisa saber nesse momento (estratégia "pergunte-fale-pergunte"). Deve-se iniciar perguntando quem ele quer que esteja na discussão, o quanto ele quer saber e o quanto que ele quer que a família esteja envolvida. Todos devem ser apresentados: paciente, familiares e equipe multiprofissional.

Os principais componentes da comunicação são emissor, receptor, meio de comunicação e ambiente onde o processo se realiza:

- emissor: na comunicação sobre o paciente gravemente enfermo, é o médico. Cabe a ele o dever de transmitir a situação da doença ao paciente e ao familiar, informando os pormenores do quadro clínico e do prognóstico. Contudo, lidar com um quadro fora de possibilidades terapêuticas costuma ser difícil para esse emissor. Afinal, não é fácil para o ser humano aceitar e, consequentemente, falar sobre a morte; além disso, a formação médica é muito voltada para tratar e curar, e, nesse contexto, a morte pode significar erro ou fracasso. Dar uma notícia difícil também afeta negativamente o emissor, que pode acabar desenvolvendo estratégias de proteção, como racionalizar o processo para não ter que se confrontar com os aspectos afetivo e emocional da situação;
- receptor: nessa comunicação, trata-se do paciente e seus familiares, que estão fragilizados, com elevada ansiedade e medo diante do desconhecido. Mecanismos defensivos como a negação podem ser utilizados, a fim de permitirem ao paciente suportar a situação dolorosa. Outras vezes, o receptor pode apresentar um comportamento agressivo, hostil, projetando na equipe sua raiva. Essas agressões jamais devem ser admitidas como pessoais e, nesse contexto, necessitam de acolhimento e incentivo para que se façam perguntas e se esclareçam dúvidas, temores e fantasias;
- meio de comunicação: é verbal, face a face, mas não se pode esquecer da importância da comunicação não verbal, isto é, gestos, expressões faciais e postura. Além da linguagem clara e compreensível para o nível cultural do receptor, é preciso saber identificar os sentimentos expressos na interação, mantendo-se atento às expressões não verbais do paciente;
- ambiente: o processo de comunicação deve ocorrer em local tranquilo e reservado, que possibilite a manutenção da privacidade e no qual os participantes possam estar sentados.

Existem inúmeros protocolos com mnemônicos na literatura médica, principalmente na cultura anglo-saxã, que utiliza esse recurso no intuito de favorecer a memorização. Esses protocolos têm pontos comuns uns com os outros e podem ser encarados como uma linha guia, a qual serve de alicerce para construir a comunicação, porém não é obrigatório passar por todos os passos, pois como já mencionado não existe uma receita que sirva para todas as comunicações. Esses guias se mostram importantes principalmente quando fortes emoções entram na comunicação, às vezes nos deixando desnorteados. Como exemplo podemos encontrar CLASS, ABCDE, BREAKS e o último a ser esmiuçado, que é o SPIKES, mais conhecido e o mais discutido em nosso serviço. Vale a pena conhecer os outros, pois às vezes são mais compatíveis com seu modo de comunicação.

- S (*setting*): estágio da preparação, contextualização e cenário. Neste momento prepara-se o local da reunião, que deve ser confortável e privado para melhor comunicação e liberdade para as emoções aflorarem. Neste ponto também a conversa é preparada. É interessante rever o caso, dados principais, resultado de exames principais, prognóstico da doença e próximos passos, pois esses dados em geral são solicitados nesse tipo de conversa. Também é interessante organizar uma agenda para a reunião, quais informações se quer passar, até que ponto. Não é obrigatório seguir a agenda, pois às vezes pacientes e familiares não estão na mesma página de informação. Na comunicação com paciente e familiares é a agenda deles que importa.

- P (*perception*): neste estágio da conversa avalia-se o que o paciente e o familiar estão entendendo até o momento sobre a doença. Com isso, consegue-se entender até que ponto eles estão entendendo para prosseguir com as notícias. Nessa fase pode-se perceber defeitos de comunicação anterior que devem ser corrigidos para prosseguir na conversa. Perguntas mais abertas podem fazer o interlocutor usar as próprias palavras, entretanto, a pergunta aberta pode gerar desconfiança. Sugestão: "Para eu entender até que ponto vocês estão sabendo, para não ser repetitivo, vocês podem me dizer o que vocês sabem do caso?"
- I (*invitation*): nesse momento pede-se permissão para prosseguir, pois apesar da imensa maioria preferir receber notícias mesmo ruins, não é insignificante o número de pacientes que não está pronto para essa conversa. Deve-se deixar claro que o profissional estará à disposição para conversar em outro momento. Perguntar se existe alguém (familiar ou amigo) com quem é possível conversar.
- K (*knowledge*): dar a informação propriamente dita, novamente de forma clara, sem eufemismos, sem termos técnicos. Utiliza-se a estratégia pergunta – fala – pergunta, em geral com pouca informação por conversa, duas ou três informações escolhidas, dando tempo para o paciente e a família digerirem. O profissional pode receber outros convites para prosseguir na conversa e nas informações.
- E (*emotions*): nesse momento deve-se atentar aos sentimentos aflorados, que também são forma de comunicação, validando-os e trazendo um pouco de empatia para o paciente. Neste momento, uma dica preciosa seria valorizar os silêncios, com pequenas intervenções.
- S (*strategy and summary*): nos momentos finais, encerrar fazendo um resumo e traçando uma estratégia com a participação do paciente para os próximos passos.

O profissional deve se preparar para dar más notícias porque é algo desconfortável; além de colocá-lo frente a frente com medos, angústias e sentimentos, pode trazer a tona fortes emoções e sentimentos. Por mais preparado que possa estar para más notícias, isso nunca se transformará em uma situação agradável, porém a forma não pode ser mais iatrogênica do que o conteúdo.

▪ BIBLIOGRAFIA

Baile WF, Buckman R, Lenzi R, Glober G, Beale EA, Kudelka AP. SPIKES-A six-step protocol for delivering bad news: application to the patient with cancer. Oncologist 2000;5(4):302-11.

Caprara A, Rodrigues J. A relação assimétrica médico-paciente: repensando o vinculo terapêutico. Ciência & Saúde Coletiva 2004;9(1):139-46.

Lautrette A, Darmon M, Megarbane B, Joly LM, Chevret S, Adrie C, et al. A communication strategy and brochure for relatives of patients dying in the ICU. N Engl J Med 2007;356(5):469-78. Erratum in: N Engl J Med 2007;357(2):203.

Minichiello TA, Lind D, Ucci DK. Breaking bad news: a practical approach for the hospitalist. J Hosp Med 2007;2:415-21.

Moritz RD. Como melhorar a comunicação e prevenir conflitos nas situações de terminalidade na unidade de terapia intensiva. Rev Bras Ter Intens 2007;19(4):485-9.

Silva MJP, Araújo MMT. Comunicação em cuidados paliativos. In: Carvalho RT, Parsons HA. Manual de cuidados paliativos. Rio de Janeiro: Academia Nacional de Cuidados Paliativos; 2009. p.49-57.

Teixeira JAC. Comunicação em saúde: relação técnicos de saúde-utentes. Análise Psicológica 2004;22(3):615-20.

317 COMUNICAÇÃO NO FIM DA VIDA

Tânia Vannucci Vaz Guimarães, Mayra de Almeida Frutig, Fátima de Lourdes Iared, Alexsandra Magalhães Teodoro Alves, Fernanda de Souza Lopes

O processo de fim de vida de um indivíduo, que se caracteriza por perdas de ordem física, emocional e social, impacta de forma intensa sua qualidade de vida e de todos ao seu redor. Trata-se de um período extremamente intenso que, apesar do sofrimento, pode proporcionar ao indivíduo e seus familiares momentos de descobertas, resoluções de conflitos, demonstrações de afeto e carinho. A equipe de saúde pode auxiliar o paciente e seus familiares a viver essa fase da vida de forma plena e significativa. Para atingir tal objetivo, é fundamental que os profissionais estejam aptos a se comunicar de forma adequada, respeitando os limites e preferências dos pacientes.

Apesar de todos os profissionais se comunicarem continuamente com pacientes e familiares, existem técnicas e formas previamente estudadas capazes de auxiliar o profissional que se vê diante de questões como "quanto tempo de vida eu tenho?" a manejar a situação da melhor maneira possível. Neste capítulo, serão apresentadas orientações para se alcançar uma comunicação apropriada e efetiva, permitindo que pacientes e familiares vivam esse momento de forma ativa e autônoma (questões pertinentes ao adequado controle de sintomas dessa fase da vida serão abordadas no Capítulo 193).

FUNDAMENTOS DE COMUNICAÇÃO

Existem alguns aspectos (fundamentos básicos) que permeiam a comunicação com todos os pacientes em qualquer fase da vida:

- ouvir mais do que falar;
- escutar ativamente, demonstrando interesse;
- manter postura atenta e relaxada;
- atentar-se para a comunicação não verbal: tanto o corpo do médico como o do paciente "falam";
- demonstrar empatia;
- estar em um local adequado, silencioso, com privacidade.

A Tabela 1 sugere os passos para uma comunicação adequada, principalmente no contexto de pacientes gravemente doentes. Considera-se que há várias etapas a serem alcançadas ao final de mais de um encontro, respeitando, assim, os tempos e os limites do paciente para receber mais informações. Geralmente, somente após o vínculo estabelecido é possível propor ao paciente uma sugestão de plano terapêutico, baseado nos seus valores e preferências diante de sua condição clínica. Alguns desses tópicos serão retomados adiante, quando serão abordadas as particularidades da comunicação no contexto de fase final de vida (Capítulo 316).

Tabela 1 Passo a passo para uma comunicação adequada

Estratégia	Orientações	Exemplos
Equipe preparada	Conhecer o caso previamente (resultado de exames, tratamentos prévios) e refletir sobre sua opinião diante das condutas a serem seguidas e de toda a equipe de cuidados	
Lugar adequado	Deve ser calmo, silencioso, com privacidade, onde todos possam se sentar	
Permissão para conversar	Antes de dar início à comunicação, perguntar ao paciente se ele está disposto a conversar um pouco sobre sua doença	"Este momento é adequado para conversarmos um pouco sobre sua condição clínica?"
Quantidade de informação que o paciente quer receber	Checar o quanto o paciente quer receber de informação	"O senhor gostaria de receber todas as informações sobre seus exames?" "Alguns pacientes gostam de saber todos os resultados, mesmo quando não são boas notícias, outros preferem apenas saber as questões mais importantes. Outros, ainda, preferem que apenas sua família esteja a par de tudo. E o senhor, como acha melhor?"
Compreensão	Antes de passar qualquer informação, checar o que paciente e familiares estão entendendo sobre a situação	"O que o senhor entendeu do que outros médicos já lhe disseram?" "Qual sua impressão de tudo o que lhe está acontecendo?"
Permissão para fornecer a informação	Novamente, checar o interesse do paciente/da família em ouvir a sua impressão do caso	"O senhor gostaria de ouvir a minha impressão do que está acontecendo?"
Informação	Falar de forma clara, objetiva, pausadamente. Observar emoções. Parar de acordo com o limite do paciente (para isso, é necessário prestar atenção à comunicação não verbal). Demonstrar sua decepção, caso sejam notícias ruins	"Temo que não tenha boas notícias." [pausa] "Infelizmente, os exames mostraram progressão do seu câncer para outros órgãos." [pausa]
Validação de emoções	Pausar sempre que emoções aparecerem, validá-las, demonstrar empatia e compreensão	"Eu imagino que isso seja frustrante." "Deve ser muito difícil ouvir uma notícia dessas."
Receptividade para emitir opinião	Com base no que se conhece do paciente, suas preferências/valores e no conhecimento técnico-científico sobre a doença, pedir licença para dar opinião	"Agora que eu consigo entender o senhor, diante de tudo o que conversamos previamente, será que lhe ajudaria se eu lhe desse minha opinião?"
Compreensão	Checar o quanto o paciente compreendeu de toda conversa	"O senhor poderia me dizer com as próprias palavras como entendeu tudo o que conversamos?"
Continuidade do cuidado	Demonstrar que, independentemente do prognóstico e do planejamento de cuidados proposto, a equipe continuará sempre cuidando do paciente	"O senhor pode contar com nossa equipe sempre que precisar. Retornaremos amanhã para conversar novamente, e, caso haja novas dúvidas, fique à vontade para nos perguntar."

PARTICULARIDADES DA COMUNICAÇÃO AO FINAL DA VIDA

O relacionamento da equipe com o paciente e a família que enfrentam o processo de fim de vida tende a ser de grande intensidade. Dessa maneira, a comunicação também se intensificará, bem como seus desafios. Muitas vezes, há necessidade de discutir prognóstico, planejamento terapêutico, preferências de fim de vida – como utilização de medidas invasivas de manutenção de vida (p. ex., ventilação mecânica, reanimação cardiopulmonar, transferência para UTI) e questões relacionadas à morte. Diante desses desafios, é comum surgir uma sensação de despreparo em relação ao melhor auxílio possível a pacientes e familiares. Apesar da enorme importância dessa habilidade, atualmente ainda é escassa a capacitação na graduação médica no que se refere ao ensino e ao treinamento em comunicação.

Discutindo prognóstico

Diante de um prognóstico não favorável, tanto paciente quanto médico se sentem desconfortáveis, e as emoções que emanam dessas sensações tornam a conversa sobre prognóstico geralmente difícil e angustiante. Para muitos pacientes, esse momento significa frustrar expectativas (p. ex., de cura ou de maior expectativa de vida). Para os médicos, pode significar impotência e incompetência. Aceitar as próprias emoções diante dessa possível frustração é um passo importante para que o médico esteja "inteiro" e disposto a conversar sobre o prognóstico. Negá-las costuma ser uma das principais armadilhas para uma comunicação adequada. Apesar de sempre difícil, esse momento intenso entre o paciente e seu médico pode ser de extrema importância para se aumentar o vínculo e a confiança mútua, tão necessários para uma relação melhor entre eles.

Anteriormente a qualquer comunicação, cabe ao médico e sua equipe reavaliarem sua impressão e qual seria a programação oferecida pela equipe. Para tanto, deve-se conhecer muito bem as condições clínicas do paciente, suas comorbidades, a literatura a esse respeito e se existem índices prognósticos já estabelecidos para aquela doença/condição (Capítulo 192). É importante lembrar que esses índices fornecem prognósticos populacionais e servem apenas como um acréscimo à impressão clínica, não devendo ser passados aos pacientes de forma arbitrária (p. ex., dizer a um paciente cujo *prognostic palliative index* calculado foi de 12 dias que ele teria 12 dias de vida).

O paciente tem direito ao conhecimento sobre sua doença e seu prognóstico. Pacientes que estão cientes dessas condições tendem a ser mais participativos no seu processo de morte, fazem mais planos, intensificam seus vínculos afetivos e propiciam despedidas. Estudos mostram que a maioria dos pacientes, com algumas variações culturais, dizem que gostariam de ser informados sobre seu prognóstico. Contudo, estudos também indicam sensação de angústia pelos pacientes sobre a forma como essa informação lhes foi passada, o que muitas vezes lhes tira a esperança de forma não desejável. Há, ainda, uma parcela menor de pacientes que afirma preferir não participar de discussões sobre prognóstico. Costuma-se dizer que o paciente tem o direito de ser informado, porém não o dever. É direito do paciente também optar por não receber determinadas informações (Capítulo 316).

A principal estratégia para se evitar uma comunicação inadequada – para não dizer, algumas vezes, catastrófica – é conhecer quais as preferências do paciente quanto à quantidade e à qualidade de informação que ele deseja, antes de, de fato, transferir essas informações. Uma forma de acessar o quanto o paciente deseja de informação é perguntar isso diretamente a ele. Pode-se perguntar "O quanto o senhor gostaria de saber sobre o prognóstico dessa doença (ou sobre como essa doença pode evoluir no futuro)?". Outra forma seria: "Algumas pessoas gostam que eu dê todos os detalhes de sua condição e perspectivas futuras, mesmo que sejam notícias não muito boas. Outras preferem que eu fale apenas as questões mais importantes. Algumas preferem que eu converse sobre isso com sua família. Como o senhor acha que seria melhor?". É importante lembrar que os pacientes podem mudar de necessidades ao longo do tempo, passando de uma postura em que desejavam toda e qualquer informação para outra em que passam a não mais querer participar tanto do processo, e vice-versa, devendo, então, ser constantemente reavaliada a posição do paciente. Algumas vezes, os pacientes não são claros, porém dão sinais de que não desejam falar do assunto: mudam drasticamente de tópico no meio da conversa, mostram-se subitamente com sono ou com dor, interrompendo o diálogo, ou até contam sobre o quanto ficaram chocados a respeito do fato de o médico da sua vizinha ter contado a ela que seu câncer não tinha cura, demonstrando repreensão a essa conduta.

Diante da necessidade de informação, os pacientes se dividem, de forma geral e grosseira, entre os que desejam ser informados sobre prognóstico, os que não gostariam de ter essas informações e aqueles que são ambivalentes ante suas posições. Existe a situação chamada de conspiração ou cerco do silêncio, na qual o paciente demonstra desejo de receber mais informações, mas sua família pede que a equipe não lhe diga a verdade. Essa condição deve ser manejada de forma específica, conforme abordado no Capítulo 314.

Pacientes que desejam ser informados sobre o seu prognóstico

Para aqueles que deixam clara sua necessidade de informações sobre o prognóstico, cabe ao médico esmiuçar exatamente a qualidade da informação que o paciente deseja. Talvez ele precise saber que essa doença não terá cura, mas naquele momento não esteja aberto a discutir sobrevida. Uma estratégia adequada para entender melhor qual informação o paciente deseja, p. ex., é perguntar: "Mas por que o senhor está me perguntando isso?". Devolver a pergunta ao paciente facilita ao médico entender sua real dúvida e adequar a resposta. Vale ressaltar que uma pergunta objetiva deve sempre ser respondida de forma objetiva, clara, simples, evitando-se respostas evasivas como "Mas diabetes e hipertensão também não têm cura, vamos ser otimistas!". Sabe-se que hipertensão e câncer não são provavelmente comparáveis do ponto de vista de prognóstico. Caso, diante da devolução da pergunta, o paciente lhe diga: "Gostaria de saber se essa quimioterapia vai curar meu câncer, pois todos querem me encorajar dizendo que ficarei curado, mas pelo que li na internet essa doença não tem cura", confirmando a necessidade de uma resposta objetiva, talvez caiba a resposta: "Realmente. Essa quimioterapia poderá melhorar seus sintomas, talvez aumentar sua sobrevida, mas, infelizmente, não curará definitivamente seu câncer". Sempre, após uma má notícia, deve-se fazer uma pausa para avaliar as emoções que virão e, então, validá-las e acolhê-las. Deve-se checar continuamente com o paciente sua necessidade de mais alguma informação naquele momento e reafirmar o acompanhamento e a disposição da equipe para novos esclarecimentos.

Pacientes que preferem não discutir o prognóstico

Em casos de pacientes que se mostram contrários a discutir o prognóstico, o mais importante é tentar entender o que está por trás dessa posição. Assim, evita-se o risco de, diante do alívio de não se precisar ter essa conversa difícil com o paciente, deixar de lhe dar alguma informação que lhe seria importante. Pode-se perguntar: "Se o senhor pudesse me ajudar a entender essa posição de preferir não falar sobre sua doença, isso me auxiliaria muito a saber como lidar em situações futuras". O médico deve validar a posição do paciente e respeitá-la, deixar claro que a equipe está à disposição para tirar qualquer dúvida que surja e pedir permissão para futuramente rediscutir com o paciente sua posição. Deve, também, checar com esse paciente se há alguém com quem ele deseja que a equipe converse a respeito de sua condição, o que auxiliaria a equipe na condução do caso. Pacientes não são obrigados a discutir seu prognóstico, e nem por isso não poderão ter participação em outras discussões futuras, inclusive sobre preferências de fim de vida. Logo, essa posição inicial não invalida toda e qualquer discussão futura sobre sua doença, prognóstico ou preferências, devendo-se sempre abordar o assunto novamente.

Pacientes ambivalentes

Pacientes ambivalentes costumam ter sentimentos ambíguos em relação ao conhecimento do prognóstico. Às vezes, relatam verbalmente querer alguma informação, mas dão sinais não verbais (p. ex., dormir durante a conversa, desviar o assunto, desviar o olhar) de que não estão aptos a falar sobre o assunto. É importante que o médico nomeie essa dificuldade: "Parece-me que o senhor tem alguns motivos que o fazem querer falar sobre o futuro da sua doença e outros que não. É isso mesmo?". A seguir, cabe ao médico tentar elucidar quais são esses motivos que estão angustiando o paciente: "O senhor poderia me ajudar a entender o que está sentindo com relação a isso?". É importante validar o quanto essa situação deve estar sendo difícil para o paciente, sempre demonstrando empatia e respeito. Muitas vezes, nessa situação, cabe ao médico acolher essas emoções e aguardar o paciente dar o próximo passo, respeitando seu tempo. Talvez esse próximo passo seja apenas depois de alguns dias. O apoio da equipe multiprofissional, e em especial do psicólogo, é fundamental, principalmente nesse momento. Checar também com os familiares qual é a impressão deles diante dessa postura do paciente auxilia a melhor acolhê-lo e planejar novas abordagens.

Discussão do planejamento de tratamento/transição para priorização de conforto

À medida que a doença progride, é comum ser necessário discutir as propostas de tratamentos futuros, o que pode envolver a transição para um tratamento que priorize conforto e controle de sintomas em detrimento de tratamentos agressivos e invasivos, que parecem não mais trazer benefícios. Antes de pensar em discutir essas propostas com o paciente, deve-se ter clareza sobre sua condição clínica, seu prognóstico mais provável e a opinião da equipe sobre o que é considerado mais adequado tecnicamente. A equipe apenas saberá o melhor tratamento para aquele indivíduo se entender quem é essa pessoa, sua biografia, suas preferências, medos e objetivos. Nem sempre o que tecnicamente é considerado mais adequado o será para aquele paciente. Dessa maneira, a Tabela 2 sugere a abordagem para a discussão sobre transição para priorização de conforto.

Discussão de medidas invasivas para manutenção de vida

A maioria dos pacientes e familiares precisa de tempo para entender e se adaptar às mudanças inerentes à fase final de vida, mesmo quando o paciente teve previamente oportunidade de discutir sobre diretivas antecipadas de vontade (Capítulo 318). Frequentemente, suas preocupações vão muito além da sua saúde. Em outras ocasiões, os pacientes só se sentem razoavelmente aptos a discutir manutenção artificial de vida quando percebem a falência dos tratamentos e até a possibilidade de

Tabela 2 Discussão sobre transição para priorização de conforto

Estratégia	Orientações	Exemplos
Preparar-se	Checar suas posições técnicas sobre o caso e suas emoções. Confirmar que essas posições são consenso entre as equipes de cuidados	
Checar compreensão do paciente sobre sua condição	Antes de discutir o planejamento dos cuidados, checar o que o paciente e a família estão compreendendo da situação até o momento (Tabela 1)	"Qual é sua impressão sobre sua doença, diante do que o senhor já conversou previamente com a equipe?"
Checar a disposição do paciente para falar sobre o assunto	Essa conversa não será produtiva se o paciente não estiver razoavelmente pronto para ela. Caso haja muita emoção, cabe validá-la e reavaliar abordar tal assunto em outro momento	"O que o senhor tem pensado em relação ao futuro do seu tratamento/doença? Gostaria de falar sobre isso?"
Acessar valores e objetivos do paciente	Entender o que é importante para o paciente no presente e no futuro auxilia no planejamento dos cuidados. Deve-se checar o que tem valor, o que é positivo e o que faz sua vida fazer sentido. Pode-se abordar como anda sua vida fora do hospital/consultório – isso pode ajudar a entender quais têm sido os mecanismos de enfrentamento desse paciente	"O que é mais importante para o senhor agora?" – se a resposta for "quero viver", prossiga: "Esperamos por isso também. O que na sua vida agora é mais importante e o faz querer viver?" "O que o senhor espera para o futuro?" – se a resposta for "ser curado", prossiga "E o que mais?"
Perguntar o que preocupa o paciente	Após entender o que é importante e valoroso para o paciente, deve-se tentar averiguar o que o preocupa, o que o paciente não quer para seu futuro	"Quais são suas maiores preocupações e medos?" "O que tem sido mais difícil para o senhor? E para sua família?"
Checar abertura para dar sua opinião/fazer uma recomendação	Com base nas suas opiniões técnicas a respeito do caso e diante do que se entendeu sobre o que é importante para o paciente, questionar o quanto o paciente gostaria de ouvir sua opinião/sugestão. É importante lembrar que essa recomendação não é baseada no desejo pessoal do médico ao colocar-se em situação semelhante, mas sim no que parece ser a melhor opção de tratamento para o paciente, com esses valores e objetivos	"Agora que eu entendi melhor o senhor, será que ajudaria se eu lhe falasse minha opinião sobre o que poderíamos planejar para o futuro?"
Auxiliar caso o paciente não se posicione	Em conversas intensas, pode acontecer de o paciente, mesmo aparentemente compreendendo tudo que lhe foi dito, ficar um pouco em dúvida sobre o que o médico quis dizer. É possível auxiliá-lo falando sobre os desejos de outros pacientes	"Alguns objetivos possíveis para o futuro são ▪ obter controle de dor e outros sintomas; ▪ estar próximo da família; ▪ não sobrecarregar a família; ▪ manter-se no controle; ▪ não ser submetido a tratamentos que prolonguem o sofrimento (medo de morrer ligado a máquinas como vegetal)"
Fazer recomendação/dar sugestão de tratamento	A opinião do médico em nada anula a autonomia do paciente. Cabe ao médico tentar alinhar os valores e objetivos do paciente com tratamentos apropriados que os auxiliem a atingir esses objetivos. Pacientes geralmente esperam do médico um posicionamento e devem se sentir à vontade para discordar da posição médica, nunca sendo obrigados a realizar tratamentos com os quais não concordam. Essa habilidade pode ser considerada a "arte do possível"	Sugerir condutas que abranjam todas as preocupações do paciente (p. ex., acompanhamento psicológico para o filho, melhor controle de dor), além das sugestões quanto a tratamentos (p. ex., evitar tratamentos que só acrescentem sofrimento, evitar UTI ou propor teste terapêutico em UTI, caso indicado)
Pedir um *feedback* sobre as sugestões dadas	De tudo o que foi exposto, deve-se avaliar o quanto o paciente compreendeu e se sentiu que a proposta foi ao encontro de seus principais objetivos	"O senhor poderia me falar com suas palavras o que entendeu?"

Tabela 3 Discussão sobre medidas artificiais para manutenção de vida

Estratégia	Orientações	Exemplos
Abordar compreensão do paciente quanto à doença e a seus valores	Confirmar a compreensão do paciente e dos familiares sobre as discussões prévias a respeito da progressão da doença, não resposta aos tratamentos e transição para tratamento de conforto (Tabelas 1 e 2)	"O que o preocupa mais?" "O que seria mais importante para o senhor se não tivéssemos muito tempo pela frente?"
Discutir o quadro de forma global	Após ouvir o paciente e validar suas emoções, deve-se pedir permissão para recolocar sua impressão quanto à piora clínica de forma global (evitar detalhes de exames, usar termos abrangentes para demonstrar a piora clínica, e não técnicos)	"Estamos preocupados com o fato de o senhor ter ficado mais fraco e sua doença estar progredindo, apesar de todo o tratamento prévio."
Discutir prioridades para o cuidado futuro	Antes de falar o que não se pretende fazer (p. ex., IOT, ventilação mecânica, UTI), sempre se deve colocar tudo o que é possível e será feito: reforçar a possibilidade de proporcionar melhora no controle dos sintomas, auxiliar em questões sociais e emocionais. Deve-se abordar a expectativa de que tais medidas tragam melhora ao paciente, mas pedir permissão para discutir as possibilidades caso o quadro não evolua de forma tão favorável ("esperar o melhor, mas estar preparado para o pior")	"Acredito que possamos ajudar o senhor a melhorar sua dor e tratar essa pneumonia. Estamos torcendo para isso, porém eu também gostaria de estar preparado caso as coisas não evoluam da melhor forma. Podemos falar sobre isso?"
Validar e acolher emoções	É fundamental dar uma pausa para, após, prosseguir na discussão	"Acredito que esse assunto seja difícil para o senhor."
Colocar opinião/dar sugestão	Deve-se lembrar de adequar as sugestões aos valores do paciente. Se ele expôs que estar com a família é importante, isso deve ser validado. Não é necessário discutir item por item as medidas artificiais de manutenção de vida (p. ex., ressuscitação cardiopulmonar, IOT, ventilação mecânica), isso dependerá da profundidade da discussão que o paciente deseja. A maioria dos pacientes gostaria de discutir o quadro de forma global, não técnica ou específica	"Pode acontecer de sua função respiratória piorar." "Temos sempre como lhe dar conforto e alívio da falta de ar com medicamentos e faremos isso." "Poderíamos pensar em transferir o senhor para a UTI, onde o senhor respiraria por aparelhos. Porém, parece-me que essa medida não traria benefícios e apenas o afastaria de sua família, aumentando seu sofrimento."
Checar compreensão/ acolher emoções/esclarecer dúvidas	Deve-se fazer nova pausa, para dar espaço para dúvidas e emoções. É importante esclarecer melhor a posição da equipe, caso seja necessário	"O que o senhor entendeu do que eu falei? Poderia me explicar com suas próprias palavras?" "Qual é sua impressão sobre o que lhe falei?"
Reforçar o não abandono e a instituição de medidas de conforto	É fundamental demonstrar que muito pode ser feito para que o paciente passe por esse processo de forma confortável, sem sofrimento, sendo constantemente reavaliado pela equipe. Para isso, deve-se reforçar tudo o que será feito, em detrimento do que se considera inadequado fazer	"Se o senhor ficar com falta de ar, podemos lhe dar medicamentos para aliviar esse sintoma, sem precisar colocá-lo para respirar por aparelhos."

evolução para óbito. Previamente a tal discussão, é fundamental abordar a extensão e o comprometimento da doença, bem como os resultados dos tratamentos efetuados, e discutir a transição para tratamentos que priorizem conforto.

Deve-se ter em mente que o entendimento dos pacientes acerca de muitos procedimentos pode ter pouca relação com a realidade: p. ex., o que entendem por massagens cardíacas e ventilação mecânica pode ser o que é transmitido pela mídia nos seriados de TV, nos quais a maioria dos pacientes submetidos a ressuscitação cardiopulmonar evolui com reversão da morte súbita e sem qualquer sequela do procedimento, fato completamente díspar do que acontece na realidade. Assim, deve-se evitar discutir tais procedimentos de forma técnica, mas sim abordar o que eles representam (p. ex., "manter uma pessoa viva ligada a máquinas e aparelhos, com tubos para respirar").

Conversa sobre morte e tempo de vida

Perguntas como "eu vou morrer?" ou "quanto tempo ainda tenho de vida?" frequentemente afligem os médicos e familiares. Mais uma vez, trata-se de um momento de grande emoção, para ambas as partes. As formas para se abordar essas perguntas seguem, de maneira geral, as orientações já apresentadas. Deve-se ter em mente que, se o paciente fez essa pergunta, por algum motivo essa resposta lhe é importante. Cabe ao médico, antes de dar qualquer resposta, tentar entender o que está por trás dessa questão. A Tabela 4 exemplifica um diálogo possível diante desses questionamentos. Serve como

Tabela 4 Conversa sobre a morte

Perguntas do paciente	Possível abordagem médica	Estratégia utilizada
"Eu vou morrer?"	"Por que o senhor está me perguntando isso?" "Isso lhe preocupa?"	Compreender o que está por trás da pergunta
"Sim, estou percebendo que só pioro..."	"Infelizmente, essa também é a nossa percepção" [pausa para dar espaço ao paciente]	Validar e confirmar a percepção do paciente, demonstrando também frustração da equipe diante da situação
"Eu me preocupo, pois tenho esposa e filhos e gostaria de me programar para não os deixar desamparados."	"Isso deve ser realmente muito importante para o senhor."	Validar
"Sim... Por isso, preciso saber se estou morrendo... O que o senhor acha?"	"Infelizmente, pode ser que isso de fato esteja acontecendo" [pausa] "Imagino que deve ser muito difícil falar sobre esse assunto."	O paciente deixou claro que essa informação lhe é muito importante; logo, deve-se tentar responder sua pergunta de forma sucinta e clara. É importante evitar jargões como "todos vamos morrer um dia", pois são evasivos e não respondem à dúvida do paciente. Deve-se, ainda, validar o sofrimento e a emoção
"Sim, é muito difícil. Mas é importante para mim."	"O que seria mais importante para o senhor, pensando nisso tudo?"	Deve-se buscar saber quais são as prioridades e preocupações do paciente diante da morte, para adequar o cuidado
"Quero me preparar e preparar minha família."	"O senhor acha que poderíamos ajudá-lo com sua família?" "O que seria importante para o senhor se preparar?"	Oferecer cuidado adequado às prioridades do paciente. Investigar o que seria "me preparar" para proporcionar um cuidado individualizado
"Acho que seria bom se o senhor falasse com a minha família... Mas quanto tempo eu tenho?"	"Por que o senhor está perguntando isso?"	Investigar o que está por trás dessa pergunta para dar uma resposta adequada à demanda
"Estou pensando que meu filho irá se formar daqui a 2 anos. Gostaria de saber se estarei presente..."	"Nós, de fato, não temos uma resposta certa para isso, mas acho que 2 anos talvez seja pouco provável... [pausa] Sinto muito por lhe dizer isso."	Deve-se sempre reforçar que qualquer resposa sobre sobrevida pode estar errada, porém não se pode esquivar de responder a pergunta do paciente, adequando à sua demanda Neste caso, é possível que a equipe considerasse o mais provável uma sobrevida de apenas algumas semanas de vida; no entanto, a dúvida era sobre ver o filho se formar em 2 anos. Assim, a equipe pode dar uma resposta adaptada à pergunta do paciente – talvez a informação de que teria uma sobrevida de algumas semanas fosse além da que o paciente estava pronto para ouvir
"Acho que preciso, então, conversar com minha esposa sobre isso..."	"Caso queira, podemos ajudá-lo nessa conversa. Lembre-se de que estaremos juntos, sempre ajudando no que for preciso."	Colocar a equipe à disposição. Reforçar a continuidade do cuidado e o não abandono

exemplo, apenas, pois é fundamental atentar à individualidade de cada caso.

Novamente, é importante ressaltar que se deve validar as emoções que surgirem, ouvir ativa e atentamente, fazer pausas e dar espaço ao paciente para que ele indique até que ponto gostaria de ir nessa conversa, colocando seus limites.

ABORDAGEM DE ASPECTOS SOCIAIS E EMOCIONAIS

Aspectos sociais

Com o processo de adoecimento, pacientes e familiares requerem orientações de diferentes necessidades. Abordar cada coisa no seu tempo é importante, respeitando os limites de escuta de cada um. Em certo momento, poderá ser indispensável a resolução de algumas pendências "esquecidas" e de novas demandas apresentadas, sendo estas decorrentes da situação de morte iminente. Vale destacar, portanto, que a ação do assistente social, em situações mais específicas, não substitui a intervenção de um advogado quando se faz necessário. O assistente social, por ter uma formação generalista, é capaz de fazer uma leitura ampla da realidade do paciente e entender de que modo esta exercerá influência no processo de fim de vida.

É importante conhecer alguns direitos de pacientes com doença em fase avançada, como:

- aposentadoria por invalidez;
- quitação de financiamento imobiliário;
- benefício de prestação continuada;
- auxílio-doença;
- pensão por morte;
- saque do Programa de Integração Social (PIS);
- isenção de imposto de renda;
- passe livre (transporte interestadual);
- saque do Fundo de Garantia por Tempo de Serviço (FGTS).

Há algumas situações em que é pertinente a organização de aspectos práticos. São exemplos:

- reconhecimento de união estável;
- procuração/interdição;
- guarda dos filhos;
- testamento;
- reconhecimento de paternidade;
- óbito domiciliar e hospitalar.

Aspectos emocionais

É essencial criar um espaço para que o paciente e seus familiares expressem com segurança e confiança seus sentimentos e pensamentos. Poder compartilhar essas angústias pode amenizar o sofrimento e a dor. O psicólogo pode favorecer esse cuidado na dimensão emocional, permeado pelo uso de estratégias e habilidades de comunicação.

Os objetivos desse suporte emocional são:

- conhecer a história de vida do paciente;
- conhecer valores culturais e espirituais do paciente;
- intermediar conflitos para fortalecer vínculos familiares;
- acolher o paciente e seus familiares;
- identificar sentimentos de tristeza, raiva e culpa;
- oferecer atendimento psicológico de apoio e orientação ao paciente e seus familiares;
- detectar medos, angústias e dificuldades;
- minimizar o estresse do cuidador;
- estimular recursos de enfrentamento do paciente e seus familiares.

A morte é uma parte fundamental do ciclo vital e, como em outras etapas da vida, é fundamental que seja vivenciada. Para que o paciente vivencie esse processo, é necessário que familiares e equipe reconheçam e aceitem a possibilidade da morte e enfrentem, junto com o paciente, seus momentos finais, ajudando-o a morrer em paz e com dignidade.

Há algumas estratégias de abordagem emocional para a comunicação com o paciente nesse momento:

- ouvir;
- estimular a expressão de sentimentos;
- verbalizar a disponibilidade para conversar, compreender e demonstrar não abandono;
- estimular a verbalização de medos e angústias;
- perguntar o que sabe sobre a doença;
- estimular a comunicação com familiares;
- estar disposto a falar sobre a morte;
- encorajar agradecimentos e pedidos de perdão;
- utilizar o toque afetivo;
- sorrir;
- manter contato visual;
- manter proximidade física confortável para o paciente;
- compartilhar o silêncio;
- utilizar tom de voz suave/amável;
- evitar ruídos que dispersem a atenção;
- manter expressão facial positiva/interessada.

Para a comunicação com os familiares, essa abordagem emocional inclui as seguintes estratégias:

- estimular a comunicação com o paciente;
- estimular conversas sobre a doença;
- incentivar atitudes positivas;
- estimular expressão de sentimentos;
- facilitar a visita de amigos;
- estar aberto a falar sobre a morte;
- encorajar agradecimentos e pedidos de perdão;
- facilitar a visita (caso seja um desejo do paciente/familiar) de capelão, padre, pastor etc.;
- encorajar o resgate de vínculos.

BIBLIOGRAFIA

Andrade L. A atuação do serviço social em cuidados paliativos. In: Carvalho RT, Parsons HA. Manual de cuidados paliativos. Rio de Janeiro: Editora Diagraphic; 2009. p.221-3.

Araújo MMT, Paes MJ. Estratégias de comunicação utilizadas por profissionais de saúde na atenção a pacientes sob cuidados paliativos. Rev Esc Enf USP 2012;46(3):626-32.

Back A, Arnold R, Tusky J. Mastering communication with seriously ill patients. Balancing honesty with empathy and hope. Cambridge: Cambrige University Press; 2009.

Hanks G, Cherny N, Christakis N, Fallon M, Kaasa S, Portenoy R. Oxford texbook of palliative medicine. Oxford: Oxford University Press; 2010.

Quill T, Arnold R, Back A. Discussing treatment preferences with patients who want "everything". Ann Intern Med 2009;151:345-9.

318 DIRETIVAS ANTECIPADAS DE VONTADE: TESTAMENTO VITAL

Mayra de Almeida Frutig, Tânia Vannucci Vaz Guimarães, Tiago Pugliese Branco

DEFINIÇÃO

O testamento vital consiste no registro do desejo expresso do paciente, manifestado quando ainda estiver com autonomia preservada, que permite transmitir suas decisões sobre os próprios cuidados e tratamentos em fim de vida. O testamento também tem caráter de procuração: por meio dele, o paciente pode eleger um representante de sua confiança para tomar decisões sobre os rumos do tratamento a que será submetido a partir do momento em que não tiver condições de fazer escolhas. Esse documento possibilita à equipe de saúde ter suporte ético para cumprir e respeitar as vontades do paciente.

HISTÓRICO

Desde a década de 1990, há um movimento crescente de conscientização dos cuidados prestados aos pacientes em fase final de vida. Entende-se que a falta de conhecimento prévio das preferências dos pacientes em relação ao próprio cuidado de saúde pode resultar em má prática médica, por meio de condutas contrárias àquelas desejadas pelos pacientes.

Em 2010, um estudo sem metodologia científica adequada, apesar de grande impacto na mídia, analisou a qualidade de morte ao comparar os cuidados prestados aos pacientes terminais de 40 países e classificou o Brasil como o 3° pior lugar para se morrer, à frente apenas de Uganda e Índia. Isso trouxe uma série de discussões sobre o tema de cuidados paliativos em fase final de vida entre o público leigo.

No Brasil, o respaldo ético pelo Conselho Federal de Medicina (CFM) é recente (data de 2012), mas em vários países isso já vem ocorrendo há muito tempo. Nos países mais bem classificados por esse estudo, vigoram as normas denominadas: *Consent Medical Treatment and Palliative Care*, na Austrália, desde 2004, e *Mental Capacity Act*, no Reino Unido, desde 2005. Já nos EUA, as diretivas antecipadas de vontade surgiram inicialmente na Califórnia, em 1976 – rapidamente, isso serviu como referência para a norma federal, que é a lei de autodeterminação do paciente (*Patient Self-determination Act*) –, e manifestam-se por 2 formas: o testamento vital, expressão oriunda da tradução literal da terminologia norte-americana (*living will*) e o mandato duradouro (escolha de representante), cuja origem também é norte-americana (*durable power attorney for health care*).

Atualmente, prevalece a noção de que é obrigatório o consentimento por parte do paciente no ato médico. Nas relações médico-paciente, a liberdade na tomada de decisões contribui para a expressão da autonomia em optar por determinados procedimentos diagnósticos ou terapêuticos, com base nos esclarecimentos prestados pelo médico, com todas as informações necessárias, como sobre indicação, possível benefício, riscos, contraindicações e expectativas de pacientes e familiares.

O testamento vital é um instrumento que permite ao paciente declarar previamente quais tipos de tratamentos médicos aceitaria ou recusaria em situação de agravamento do quadro de saúde que o impossibilite de manifestar sua decisão, como a vontade de não ser submetido a procedimentos invasivos ou dolorosos, procedimentos cirúrgicos e transferência para UTI.

ASPECTOS ÉTICOS E LEGAIS

O CFM publicou, em agosto de 2012, a Resolução n. 1.995, que regulamenta e oferece suporte ético para o cumprimento da vontade dos pacientes no que diz respeito a procedimentos e limites terapêuticos na fase final de vida. Esta se refere "às decisões sobre cuidados e tratamentos de pacientes que se encontram incapazes de comunicar-se ou de expressar de maneira livre e independente suas vontades", colocando que nesses casos "o médico levará em consideração suas diretivas antecipadas de vontade" (art. 2°), com a limitação de que "o médico deixará de levar em consideração as diretivas antecipadas de vontade do paciente ou representante que, em sua análise, estiverem em desacordo com os preceitos ditados pelo Código de Ética Médica".

O testamento vital é facultativo. Pode ser feito apenas por pessoas com autonomia preservada (ausência de déficit cognitivo), com idade ≥ 18 anos (ou menores que estejam emancipados judicialmente).

Esse documento pode ser modificado ou revogado a qualquer instante. Seu registro pode ser feito em prontuário pelo médico, não exige a presença de testemunhas ou que o documento seja firmado em cartório.

As diretivas antecipadas do paciente prevalecerão sobre os desejos dos familiares.

O paciente pode designar um representante para tal fim, mesmo que não tenha parentesco. As informações do representante serão levadas em consideração pelo médico.

Já existe um projeto de lei, ainda não aprovado, além de outras normas do CFM e leis estaduais e federais vigentes, que contribuem para o reconhecimento do testamento vital, descritas na Tabela 1.

A obstinação terapêutica é estimulada pela prática de uma "medicina defensiva", que consiste na adoção de todos os recursos e procedimentos disponíveis, ainda que sabidamente inúteis e desnecessários, quando se trata de pacientes terminais, com o objetivo de se proteger diante do temor da responsabilização ética, civil e criminal pela morte do paciente.

Tabela 1 Leis estaduais e federais sobre o testamento vital

Normas	Descrição
Constituição Federal (art. 5°)	Estabelece o princípio fundamental do direito à dignidade da pessoa humana à vida, à liberdade e à segurança. Afirma que ninguém será submetido a tortura nem tratamento desumano ou degradante
Código Civil Brasileiro (art. 15)	Estabelece que é expressamente vedada a realização de qualquer tratamento ou intervenção cirúrgica que possa trazer risco para a pessoa, sem o seu consentimento
Estatuto do Idoso (art. 17)	Assegura ao idoso que esteja no domínio de suas faculdades mentais o direito de optar pelo tratamento de saúde que lhe for reputado mais favorável
Lei Estadual de SP n. 10.241/99 (art. 2°)	Estabelece os direitos do paciente de recusar tratamentos dolorosos ou extraordinários para tentar prolongar a vida e de escolher o próprio local de morte
Código de Ética Médica (CFM, n. 1.805/2006)	Afirma que, na fase terminal de enfermidades graves e incuráveis, é permitido ao médico limitar ou suspender procedimentos e tratamentos que prolonguem a vida do doente, garantindo-lhe os cuidados necessários para aliviar os sintomas que levam ao sofrimento, na perspectiva de uma assistência integral, respeitada a vontade do paciente ou de seu representante legal
Código de Ética Médica (CFM, n. 1.931/2009)	Afirma que, nas situações clínicas irreversíveis e terminais, o médico evitará a realização de procedimentos diagnósticos e terapêuticos desnecessários e propiciará aos pacientes sob sua atenção todos os cuidados paliativos apropriados. É vedado ao médico abreviar a vida do paciente, ainda que a pedido deste ou de seu representante legal
Projeto de Lei Penal n. 6.715/2009 (art. 136-A)	Propõe que não constitui crime, no âmbito dos cuidados paliativos aplicados a paciente terminal, deixar de fazer uso de meios desproporcionais e extraordinários, em situação de morte iminente e inevitável, desde que haja consentimento do paciente ou, em sua impossibilidade, do cônjuge, companheiro, ascendente, descendente ou irmão

CFM: Conselho Federal de Medicina.

Assim, para enfrentar essa questão, os profissionais de saúde devem conhecer as diferenças entre ortotanásia, eutanásia, distanásia e suicídio assistido:

- ortotanásia: é a decisão de renunciar ao chamado excesso terapêutico, visando criar condições para que o processo de morte, a última fase da vida, se instaure e evolua de forma natural, jamais deliberada. Isso é feito por meio da prática de cuidados paliativos, baseada em metodologia científica, que busca alívio de sintomas e conforto. Dessa forma, não pretende antecipar nem postergar a morte, porque prima pela preservação da vida até o seu fim (Resolução do CFM n. 1.805/2006);
- eutanásia: refere-se a toda ação ou omissão (eutanásia passiva) de um cuidado necessário e eficaz, a fim de produzir deliberadamente a morte, no intuito de eliminar o sofrimento. No Brasil, a eutanásia não está legalizada e continua sendo uma conduta que pode ser considerada homicídio, pois trata-se de uma ação causadora da morte do paciente (Código Penal, art. 121);
- distanásia: consiste no prolongamento artificial do processo de morte, com sofrimento do doente. É expressão da obstinação terapêutica pelo tratamento e pela tecnologia, sem que nem o paciente nem a equipe médica tenham reais expectativas de sucesso ou de uma qualidade de vida melhor para o paciente. No Brasil, o médico que insistir em manter um tratamento para o doente terminal acometido de doença incurável, expondo-o ao sofrimento, contrariando a vontade do paciente ou de seu representante legal, estará sujeito a responder, no âmbito da responsabilidade civil e criminal, por lesões corporais (Código Penal, arts. 46 e 129);
- suicídio assistido: ocorre quando uma pessoa que não consegue concretizar sozinha sua intenção de morrer solicita o auxílio de outro indivíduo. Pode ser caracterizada por ações como prescrição de doses altas de medicação ou, de forma mais passiva, persuasão e encorajamento. Em ambas as formas, a pessoa que contribui para a ocorrência da morte da outra compactua com a intenção da morte. No Brasil, o suicídio assistido é considerado crime de induzimento, instigação ou auxílio a suicídio (Código Penal, art. 122).

Diante do exposto, entende-se que, na eutanásia, pratica-se uma ação: mata-se alguém; mas na ortotanásia, pratica-se uma omissão: deixa-se alguém morrer. Para praticar um homicídio por omissão, o médico precisa ter a possibilidade de evitar a morte do paciente quando ele apresenta uma enfermidade possivelmente reversível e com possibilidade de cura. Portanto, se o médico limita ou suspende procedimentos e tratamentos destinados exclusivamente a prolongar a vida do paciente, quando este é portador de enfermidade incurável sem reversibilidade, não está praticando uma ação para causar a sua morte, isto é, não está praticando a eutanásia ativa, nem eutanásia passiva, mas apenas a omissão de assistência inútil.

Em 2006, o Ministério Público Federal entrou com uma liminar contra a Resolução do CFM n. 1.805/2006, alegando que ela seria inconstitucional e ilegal. Porém, em 2010, tal medida foi julgada improcedente, considerando que "o CFM tem competência para editar norma desse tipo, que não versa sobre direito penal, e sim sobre ética médica e consequências disciplinares". Na sentença do juiz, consta que, ainda que diagnosticada a terminalidade da vida, qualquer recurso que o médico se proponha a fazer para tentar salvar a vida do paciente será considerado excesso terapêutico, em razão de sua ineficácia.

Assim, hoje, é possível afirmar, que a Resolução do CFM n. 1.805/2006, atualmente em plena vigência, que diz respeito à prática da ortotanásia e nada tem a ver com a eutanásia, constitui um alerta contra a distanásia e não incentiva a prática de qualquer conduta criminosa ou ilícita.

Vale lembrar que os problemas de ordem judicial contra médicos, no contexto de cuidados paliativos, podem surgir se houver falha na comunicação entre esses profissionais e o paciente/família, porque isso pode gerar equívocos de interpretação das atitudes médicas que objetivam promover alívio de sintomas e conforto, como se essas fossem ações negligentes ou atos destinados a abreviar deliberadamente a vida do paciente. Por isso, a estratégia mais adequada para se lidar com essas questões é estabelecer um canal de comunicação claro e franco, com base no quadro clínico e respeitando a autonomia do paciente, e registrar em prontuário.

PLANEJAMENTO DAS DIRETIVAS ANTECIPADAS

Para a elaboração do testamento vital, é imprescindível que o profissional de saúde desenvolva habilidades de comunicação (Capítulos 313 a 316), porque se trata de um processo interativo, contínuo, que se desenvolve ao longo do tempo, entre o paciente e o profissional de saúde, que possibilita a abordagem de prioridades, desejos e valores envolvidos em uma tomada final de decisão. Estimula-se, ainda, que familiares e eventuais representantes (designados pelo paciente) participem dessa discussão. Dessa forma, torna-se mais provável que os objetivos reais do paciente sejam conquistados (Capítulos 316 e 317).

O planejamento de cuidados antecipados deveria fazer parte rotineiramente das consultas. Pensar nesse pro-

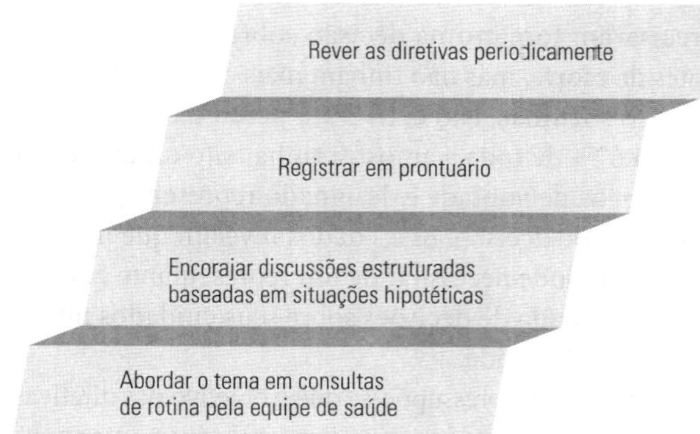

Figura 1 Passos para o planejamento do processo de diretivas antecipadas.

cesso como uma abordagem de 4 etapas pode facilitar a comunicação e o sucesso do planejamento.

Sugerem-se, a seguir, 2 modelos de comunicação capazes de determinar impacto negativo ou positivo na elaboração das diretivas antecipadas:

- utiliza perguntas que deveriam ser evitadas, pois transferem automaticamente a responsabilidade da tomada de decisão apenas ao paciente/familiares/representante, gerando dúvidas, angústia e sensação de abandono, como:
  - "Você quer que seja feito tudo?"
  - "Concorda em interromper o tratamento?"
  - "Não vamos realizar medidas extraordinárias?"
  - "Gostaria de ser intubado? Reanimado? Ir para UTI?"
- utiliza linguagem que pode facilitar a determinação de metas de atendimento e contribuir para um planejamento terapêutico e conjunto:
  - "Eu quero oferecer o melhor cuidado possível até o último dia de vida de seu filho."
  - "Nós vamos focar em melhorar sua qualidade de vida e seu bem-estar."
  - "Vou fazer todo o possível para preservar sua independência."
  - "Vamos nos esforçar ao máximo para controlar os sintomas do seu filho."
  - "Promover conforto e dignidade para seu pai é nossa prioridade."
  - "Vamos combinar em conjunto de que forma poderia realizar seu desejo de voltar para casa?"

CONSIDERAÇÕES FINAIS

O uso desse tipo de procedimento tende a crescer: nos EUA, abarcava cerca de 21% em 1995 e após 5 anos subiu para 67%, de acordo com estudo que analisou 3.746 pessoas com idade média de 80 anos que morreram entre 2000 e 2006. Cerca de 30% dessas pessoas precisaram tomar uma decisão sobre seu tratamento antes da morte, mas não tinham mais capacidade de fazer isso sozinhas, isto é, tiveram perda da autonomia, porém 67% de toda a amostra tinha feito uma diretiva antecipada de vontade e designado representante para a tomada de decisão. Esses dados revelam que mais de 1:4 idosos pode necessitar de um representante que auxilie na tomada de decisões sobre seus cuidados médicos no final da vida.

Geralmente, pressupõe-se que o objetivo das diretivas antecipadas de vontade consiste em exclusivamente apontar quais tratamentos o paciente recusa, mas também compreende a indicação do tipo e da intensidade de cuidados que o paciente pretende receber. Isso pode ser visto no estudo australiano publicado em 2010, que relacionou o planejamento de cuidados antecipados com a melhora no atendimento de fim de vida e a satisfação do paciente e da família, reduzindo os níveis de ansiedade, estresse e depressão entre os familiares dos pacientes. Ainda nesse estudo, pacientes elegeram 5 ações consideradas fundamentais para uma "boa morte": controlar os sintomas, evitar prolongar o sofrimento, atingir sensação de conforto, aliviar fardos depositados sobre a família e fortalecer as relações.

Nas últimas décadas, vários países modificaram suas leis por compreender que a questão de cuidados de saúde em pacientes terminais é fundamental para a sociedade. É preciso ter claro que essa resolução contribui para a realização de um plano de cuidados paliativos mais efetivo e promissor.

▪ BIBLIOGRAFIA

A controlled trial to improve care for seriously ill hospitalized patients. The study to understand prognoses and preferences for outcomes and risks of treatments (SUPPORT). The SUPPORT Principal Investigators. JAMA1995;274:1591-8.

Bell D. The legal framework for end of life care: a United Kingdom perspective. Intensive Care Med 2007;33:158-62.

Conselho Federal de Medicina. Câmara Técnica sobre a Terminalidade da Vida e Cuidados Paliativos. Conflitos bioéticos do viver e do morrer. Brasília: CFM; 2011.

Conselho Federal de Medicina. Resolução n. 1.995/2012. Dispõe sobre as diretivas antecipadas de vontade dos pacientes. Diário Oficial da União, 31 ago 2012. p.269-70.

Detering KM, Hancock AD, Reade MC, Silvester W. The impact of advance care planning on end of life care in elderly patients: randomised controlled trial. BMJ 2010;340:c1345.

Economist Intelligence Unit. The quality of death: ranking end-of-life care across the world. 2010. Disponível em: http://graphics.eiu.com/upload/QOD_main_final_edition_Jul12_toprint.pdf. Acesso em 11 abr. 2014.

Silveira MJ, Kim SYH, Langa KM. Advance directives and outcomes of surrogate decision making before death. N Engl J Med 2010;362:1211-8.

The Robert Wood Johnson Foundation. Education for Physicians on End-of-life Care (EPEC) project. RWJF; 1999.

319 PARTICULARIDADES NO ATENDIMENTO DOMICILIAR

Keila Tomoko Higa-Taniguchi, Angélica Massako Yamaguchi

DEFINIÇÕES

A utilização de diversas nomenclaturas e definições pelos serviços públicos ou privados para a atuação em domicílio levou a entendimentos ambíguos para a mesma atividade. Dessa forma, a Resolução da Diretoria Colegiada (RDC) n. 11, de 26 de janeiro de 2006, da Anvisa veio contribuir com a padronização desses termos:

- atenção domiciliar: um termo genérico que envolve ações de promoção à saúde, prevenção, tratamento de doenças e reabilitação desenvolvidas em domicílio. Engloba a assistência e a internação domiciliar;
- assistência domiciliar: conjunto de atividades de caráter ambulatorial, programadas e continuadas, desenvolvidas em domicílio;
- internação domiciliar: conjunto de atividades prestadas no domicílio, caracterizadas pela atenção em tempo integral ao paciente com quadro clínico mais complexo e com necessidade de tecnologia especializada;
- cuidador: indivíduo capacitado para auxiliar o usuário em suas necessidades e atividades da vida cotidiana, seja ele um familiar ou conhecido que não recebe por esse serviço, denominado cuidador informal, ou pessoa paga para efetuar o serviço, denominado cuidador formal, que pode ser leigo ou profissional da saúde.

A atenção domiciliar (AD) no serviço público pode ser classificada, de acordo com a complexidade do paciente e suas necessidades, em AD1, AD2 e AD3. Pode-se dizer, de forma simples, que AD1 engloba pacientes de baixa complexidade que podem ser atendidos pela unidade básica de saúde e pelo programa de saúde da família; AD2 engloba pacientes com perfil para assistência domiciliar de média complexidade; e AD3 engloba pacientes com características de AD2, mas que necessitam de tecnologia especializada.

Os objetivos da atenção domiciliar são:

- reorganizar o processo de trabalho das equipes que prestam cuidado domiciliar na atenção básica, ambulatorial e hospitalar;
- reduzir a demanda por atendimento hospitalar e/ou redução do período de permanência de usuários internados;
- humanizar a atenção;
- desinstitucionalizar a saúde;

- ampliar a autonomia dos usuários.

EPIDEMIOLOGIA

Nos EUA, em 2007, o Center for Disease Control (CDC) fez um levantamento no qual foi estimado que 1.459.900 pacientes estavam em *home care* por dia. Destes, 69% eram idosos com idade ≥ 65 anos; 64%, do sexo feminino.

Os diagnósticos primários mais comuns para admissão eram: DM (10,1%), doença cardíaca (8,8%), neoplasia maligna (3,9%) e, entre outras condições, 10% eram de cuidados pós-hospitalares.

Os pacientes possuíam, em média, 4 diagnósticos concomitantes.

Cerca de 85% apresentavam limitações em pelo menos 1 de 5 atividades básicas da vida diária (ABVD), sendo que, destes, 50,5% apresentavam 4-5 limitações.

No projeto Saúde, Bem-Estar e Envelhecimento na América Latina e no Caribe (SABE), coordenado pela Opas/OMS e realizado no município de São Paulo, em uma amostra de 2.143 idosos com idade ≥ 60 anos, foi observado que 19,2% apresentaram limitações funcionais nas ABVD, sendo que 25,6% destes necessitavam de auxílio para transferência. Esses dados evidenciam a demanda por atenção domiciliar.

ATENÇÃO DOMICILIAR

Pacientes elegíveis para atenção domiciliar

- Pacientes com doenças crônicas que levam a dificuldade para locomoção.
- Pacientes com doenças agudas que estejam clinicamente estáveis e necessitem completar tratamento (p. ex., antibioticoterapia, controle de anticoagulação).
- Pacientes que necessitem de reabilitação (p. ex., pós-AVC, pós-trauma, cuidados pós-hospitalares por perda de ABVD).
- Pacientes em cuidados paliativos.

Critérios de inclusão

- Pacientes elegíveis para atenção domiciliar.
- Presença de um cuidador.
- Presença de um responsável legal no caso de paciente incapaz para as atividades da vida civil.
- Aceitação do acompanhamento.
- Domicílio com condições mínimas para se cuidar do paciente: água potável, saneamento básico, energia elétrica, local adequado para preparo e armazenamento dos alimentos, condições de higiene adequadas.
- Domicílio na área de abrangência do serviço de atenção domiciliar.

Critérios de exclusão e desligamento

- Paciente com melhora do quadro clínico e com condições de frequentar atendimento ambulatorial.
- Ausência de cuidador.
- Ausência de responsável legal se o paciente for incapaz para as atividades da vida civil.
- Domicílio sem mínimas condições para o cuidado.
- Paciente que mora fora da área de abrangência do serviço.
- Não aceitação do acompanhamento.
- Óbito.

Recursos humanos e infraestrutura

A equipe de saúde deve ser composta por, no mínimo, médico, enfermeiro, auxiliar/técnico de enfermagem, assistente social (denominada equipe multiprofissional de atenção domiciliar – EMAD) ou, preferencialmente, uma equipe completa, composta também por fisioterapeuta, nutricionista, fonoaudiólogo, terapeuta ocupacional, farmacêutico, odontólogo e psicólogo (equipe multiprofissional de apoio – EMAP).

A infraestrutura do serviço deve contar com:

- transporte com veículos e motoristas para a equipe de saúde;
- secretaria.

É imprescindível ter um hospital e uma unidade básica para referência/contrarreferência.

Conforme a RDC n. 11 da Anvisa, deve dispor de prontuário do serviço e domiciliar.

ATENDIMENTO

Atendimento realizado pelo médico

A consulta envolve anamnese, exame físico, hipóteses diagnósticas, prognóstico obtido e plano de tratamento pertinente ao caso clínico.

Deve-se avaliar a funcionalidade (ABVD e atividades instrumentais de vida diária – AIVD) e utilizar outras avaliações do estado funcional em cuidados paliativos (p. ex., escala de Karnofsky – Capítulo 192).

O médico deve anotar a presença e a característica de sondas, cateteres, ostomias etc., bem como quando foram colocados.

Deve-se avaliar o risco ou a presença de úlcera de pressão junto com a enfermagem.

Em idosos, é necessário realizar consulta/atendimento domiciliar conforme aplicados na geriatria:

- avaliação geriátrica ampla/global (Capítulo 201);

- avaliação neuropsicológica básica para depressão, *delirium* e demência (Capítulos 61, 204 e 205).

O gerenciamento de caso é uma estratégia de serviços de saúde e de apoio focada no cliente e com sua participação, por meio da utilização eficiente e efetiva dos recursos, com o objetivo de auxiliar o cliente na obtenção de suas metas. Deve-se dar orientação a distância acerca das intercorrências clínicas que os cuidadores encaminham via telefone à secretaria do serviço de atenção domiciliar, no horário estipulado por este.

Os exames coletados no domicílio devem ser checados e comunicados via telefone ou checados *in loco* para condutas pertinentes (p. ex., TP/INR, urina tipo 1/urocultura).

É dever do médico, ainda, a averiguação de óbito no domicílio e o preenchimento da declaração de óbito, salvo em casos em que a causa seja ignorada ou duvidosa.

O atendimento multiprofissional realizado deve ter uma prática interdisciplinar, na qual podem ser destacados os seguintes pontos principais:

- atuação de diversos profissionais das diferentes áreas da saúde;
- busca de consenso visando à melhor terapêutica;
- troca de informações e conhecimentos entre as diferentes áreas;
- possibilidade de visão ampliada sobre o paciente, de forma a fornecer subsídios para as diferentes áreas;
- respeito às especificidades de cada área;
- linguagem harmônica, visando ao entendimento de todos;
- interdisciplinaridade como processo de atuação e como objetivo a ser constantemente buscado.

Atendimentos realizados em conjunto

- Reunião familiar: feita com o intuito de os membros da equipe de saúde informarem e orientarem a família quanto ao diagnóstico, ao prognóstico, à organização de cuidados e à resolução de conflitos relacionados à atenção ao paciente (Capítulo 314).
- Visita pré-óbito: objetiva comunicar a proximidade do óbito para o paciente e/ou para a família, de forma a prepará-lo(s) para o que possa acontecer.
- Visita de luto: feita após alguns dias ou poucas semanas após o falecimento do paciente, com o objetivo de finalizar o atendimento, avaliar o serviço prestado e escutar e apoiar o cuidador em momento tão delicado. Também é um momento em que são trazidas informações de ordem prática, como documentos a serem organizados ou providenciados, pensão, seguro etc. (Capítulo 317).

Esses atendimentos demandam dos profissionais habilidades de comunicação verbal e não verbal, empatia, delicadeza, sensibilidade, noção do melhor momento para se falar ou ficar em silêncio, uso de palavras mais adequadas para conseguir transmitir uma informação e uma escuta ativa e discernimento diante das circunstâncias para encontrar a melhor forma de lidar com elas.

Principais procedimentos realizados no domicílio

- Procedimentos com estomias:
  – traqueostomia: troca de cânula plástica, higienização, aspiração e descanulação;
  – gastrostomia: troca de sonda, curativo e retirada de sonda;
  – jejunostomia: higienização e curativo;
  – colostomia e ileostomia: troca de bolsa, higienização e curativos;
  – cistostomia, nefrostomia e ureterostomia: troca de bolsa, sonda, higienização e curativo.
- Sondagens:
  – vesical de alívio: treinamento de autocateterismo e cateterismo de alívio com técnica limpa (Capítulo 308);
  – vesical de demora: troca de sonda e higienização (Capítulo 308);
  – nasogástrica, orogástrica e nasoentérica: troca de sonda, fixação e higienização (Capítulo 307).
- Curativos:
  – feridas agudas – traumáticas e pós-operatórias: manutenção do leito da ferida limpo, livre do risco de infecção e com curativos diários ou conforme necessidade;
  – feridas crônicas:
    a. com presença de tecido inviável ou necrose: realização de desbridamento, promoção da restauração da matriz extracelular e do tecido de granulação;
    b. com presença de infecção ou inflamação: remoção ou redução da infecção e da inflamação, controle de dor, orientação ao cuidador quanto aos cuidados com a contaminação e o manuseio do paciente;
    c. feridas limpas com tecido de granulação: manutenção do leito da ferida limpo e controle de umidade, o que diminui o risco de infecção.
- Punções (Capítulo 296):
  – periféricas com cateter flexível ou rígido: fixação, cuidados com infiltração e mobilização do paciente.
  – centrais (Capítulo 299) (inserção central, periférica ou os *port-a-cath*): realizadas em ambiente hospitalar para maior segurança, mas mantidas em domicílio para tratamento. Os cuidados são com a manutenção do cateter, evitando-se a obstrução, o curativo

e a fixação. Cateter central com inserção periférica (PICC) pode ser puncionado no domicílio, por um profissional capacitado, preferencialmente guiado por USG e com controle radiológico.

- Exames:
  - ECG;
  - TP portátil (Coagucheck®);
  - coleta de materiais biológicos para exames complementares (sangue, urina e secreções);
  - há também a opção de realização de alguns exames de imagem, como: RX, USG, ecocardiograma, Doppler, Holter e monitorização ambulatorial da PA (MAPA). Por enquanto, apenas em âmbito privado.
- Procedimentos de odontologia: limpeza de placa bacteriana, extração dentária, obturação, pequenas biópsias.
- Outros procedimentos:
  - quebra e retirada de fecaloma;
  - aplicação de enema glicerinado;
  - aspiração de vias aéreas;
  - hipodermóclise (Capítulos 194 e 306);
  - sangrias;
  - drenagem de abscesso;
  - ajuste de órteses e próteses;
  - espirometria;
  - nutrição enteral;
  - nutrição parenteral (exige equipe especializada);
  - paracentese (Capítulo 301);
  - avaliação ginecológica simples (toque, espéculo, avaliação mamária);
  - otoscopia e retirada de rolha de cerume;
  - tamponamento do corpo do falecido.

CUIDADOS COM A BIOSSEGURANÇA

Deve-se fazer uso de equipamento de proteção individual e imunização (equipe, cuidadores, familiares e pacientes).

Para casos de acidente com perfurocortantes e exposição a material biológico, o serviço de atenção domiciliar deve ter um fluxo de atendimento.

O ambiente domiciliar precisa ter a infraestrutura necessária para a segurança do paciente, família e equipe.

Os resíduos de saúde devem ser descartados de acordo com a RDC n. 306, de 2004, da Anvisa:

- grupo A – lixo infectante (p. ex., amostras de sangue, urina, secreções, culturas, frascos de vacina): acondicionamento em sacolas especiais e identificadas. A coleta, o transporte e o destino final são feitos por empresas especializadas;
- grupo B – resíduos químicos (p. ex., medicamentos quimioterápicos e antineoplásicos): devem ser descartados em caixas coletoras que são acondicionadas em recipiente rígido, identificado de forma visível, e são recolhidas por empresas licenciadas e encaminhadas para incineração;
- grupo C – lixo radioativo: geralmente, não se aplica à atenção domiciliar;
- grupo D – lixo comum (p. ex., fraldas, absorventes, material usado para antissepsia): descartado no domicílio e encaminhado ao aterro sanitário;
- grupo E – perfurocortante: acondicionamento feito em recipiente rígido acrescido da inscrição "resíduo perfurocortante" e colocado em local seguro e seco, e pode ser levado para os postos de saúde ou pela própria equipe de atenção domiciliar para seguir o destino final adequado por empresas especializadas.

SEGURANÇA DA EQUIPE EM LOCAIS DE MAIOR PERICULOSIDADE

- Preferencialmente, os membros da equipe devem sempre vestir trajes de trabalho como o jaleco.
- Utilizar veículo de transporte com emblema da instituição de saúde.
- Dar preferência para o atendimento de manhã ou no início da tarde.
- Em algumas comunidades, ir junto com o agente de saúde.
- Nunca ir sozinho.
- Avaliar com a equipe a possibilidade de começar ou continuar o acompanhamento em alguns casos.

PROCEDIMENTOS ORIENTADOS AO CUIDADOR

Alguns procedimentos podem ser realizados pelo cuidador após a capacitação e a pactuação entre equipe e cuidador:

- higienização;
- troca de bolsas coletoras;
- banho no leito;
- administração de medicamentos VO;
- registro dos horários de sono, frequência de diurese e evacuações;
- aferição de temperatura;
- aviso de sinais de alerta:
  - febre;
  - falta de ar, lábios ou dedos roxos, respiração ruidosa, tosse, catarro;
  - cor ou cheiro da urina alterados, ausência de urina ou dor para urinar;
  - vômitos, diarreia, prisão de ventre;
  - feridas, vermelhidão, inchaço;
  - quedas;
  - acidentes no domicílio com perfurocortantes;
  - sonolência excessiva, confusão mental, desmaio, crise convulsiva;

- falta ou excesso de apetite;
- dor;
- mudança de decúbito;
- administração de dietas enterais e cuidados com as sondas;
- administração de dietas parenterais e cuidados com punções e cateteres (equipes especializadas);
- cateterismo vesical intermitente (técnica limpa);
- uso de uripem;
- hidratação da pele;
- hipodermóclise (a punção é feita pela equipe de saúde, e a administração do soro e/ou da medicação pode ser feita pelo cuidador, após constatação de capacidade para desempenhar este procedimento);
- troca/limpeza de cânula metálica de traqueostomia.

PACIENTE EM CUIDADOS PALIATIVOS

O médico deve atuar com competência cultural, para reconhecimento adequado de valores e funcionamento das famílias atendidas, aliada a humildade cultural, para a ênfase no respeito dessas mesmas características observadas, em espaço e tempo tão íntimos que são o evento da morte e o domicílio.

É importante comunicar-se de forma clara, possibilitando ao paciente e aos familiares receber todas as informações necessárias e expressar todos os sentimentos (Capítulos 313 a 317).

O objetivo principal é atingir o maior nível de controle dos sintomas possível, com ênfase na dor.

Durante esse período, deve-se preparar paciente e familiares para a morte, dentro dos limites de cada um, e proporcionar o máximo alívio do sofrimento.

Cuidadores e familiares devem ser instrumentalizados para o cuidado paliativo domiciliar.

É imprescindível proporcionar qualidade de vida e dignidade para pacientes e familiares, com todo o suporte e segurança possíveis.

MORTE NO DOMICÍLIO

A família aciona o serviço de atenção domiciliar, que deve realizar a verificação do óbito para preenchimento da declaração de óbito.

Para o caso de não ser possível para o serviço de atenção domiciliar o preenchimento da declaração de óbito, por ocorrer em horário fora do atendimento estipulado, deve-se combinar anteriormente os procedimentos necessários nesse caso (p. ex., chamar médico conhecido ou encaminhar para o serviço de verificação de óbito).

Se houver qualquer dúvida quanto ao motivo do óbito, ou em presença de lesão externa, ou em casos de traumas prévios potencialmente causadores do evento, o corpo deverá ser encaminhado para o serviço de verificação de óbito, no 1° caso, ou ao instituto médico legal, nos outros casos.

Para que o corpo seja encaminhado para esse serviço, a família deve fazer a notificação do óbito por morte natural à delegacia da cidade ou do bairro mais próximo do domicílio para providenciar o traslado do corpo. Após verificação, será emitida a declaração de óbito.

CUIDADO COM O CUIDADOR

Faz parte do trabalho da equipe de atenção domiciliar atentar para o cuidador, pois este pode apresentar sobrecarga física e/ou emocional em razão dos cuidados prestados ao paciente, condição esta que pode levar a depressão, isolamento e até culminar com o aparecimento de doenças agudas ou crônicas. Essa avaliação pode ser feita utilizando-se a escala de Zarit.

Para prevenção e manejo de estresse do cuidador, é necessário orientar sobre a importância do autocuidado, da divisão de tarefas com outros familiares, se possível, e de acompanhamento com psicólogo da equipe, além de, quando necessário, encaminhamento para serviços específicos.

■ BIBLIOGRAFIA

Brasil. Ministério da Saúde. Agência Nacional de Vigilância Sanitária. Resolução da Diretoria Colegiada (RDC) n. 11, de 26 de janeiro de 2006. Disponível em: http://www.anvisa.gov.br/hotsite/segurancadopaciente/documentos/rdcs/RDC%20N%C2%BA%2011-2006.pdf. Acesso em: 29 out. 2013.

Brasil. Ministério da Saúde. Portaria n. 2.527, de 27 de outubro de 2011. Redefine a atenção domiciliar no âmbito do Sistema Único de Saúde (SUS). Diário Oficial da União, 28 de outubro de 2011. seção 1, p.44.

Brasil. Ministério da Saúde. Secretaria de Atenção à Saúde. Departamento de Atenção Básica. Caderno de atenção domiciliar, vol. 2. Brasília: Ministério da Saúde; 2013.

Brasil. Ministério da Saúde. Secretaria de Atenção à Saúde/Secretaria de Gestão do Trabalho e da Educação na Saúde. Guia prático do cuidador. Brasília: Ministério da Saúde; 2008.

Caffrey C, Sengupta M, Moss A, Harris-Kojetin L, Valverde R; Division of Health Care Statistics. Home health care and discharged hospice care patients: United States, 2000 and 2007. National Center for Health Statistics 2011;38.

Canadian Home Care Association. Implementing case management as a strategy for system integration: experiences from the CHCA National Partnership Project. Disponível em: http://www.cdnhomecare.ca/media.php?mid=2382. Acesso em: 01 nov. 2013.

Duarte YAO, Lebrão ML, Lima FD. Contribuição dos arranjos domiciliares para o suprimento de demandas assistenciais dos idosos com comprometimento funcional em São Paulo, Brasil. Rev Panam Salud Publica 2005;17(5/6):370-8.

Moroóka M, Faro ACM. A técnica limpa do autocateterismo vesical intermitente: descrição do procedimento realizado pelos pacientes com lesão medular. Rev Esc Enferm USP 2002;36(4):324-31.

Scazufca M. Versão brasileira da escala Burden Interview para avaliação de sobrecarga em cuidadores de indivíduos com doenças mentais.

Rev Bras Psiquiatr 2002;24(1):12-7.
Silva MJP, Araújo MMT. Comunicação em cuidados paliativos. In: Carvalho RT, Parsons HA. Manual de cuidados paliativos/ANCP. 2.ed Porto Alegre: Sulina, 2012. p.75-85.
Yamaguchi AM, Higa-Taniguchi KT, Andrade L, Carvalho SAP, Martins MA. Assistência domiciliar: uma proposta interdisciplinar. Barueri: Manole; 2010.

320 ÉTICA E LEGISLAÇÃO

Maria do Patrocínio Tenório Nunes

SURGIMENTO E REGULAÇÃO DA RESIDÊNCIA MÉDICA NO BRASIL

A residência médica é um modelo educacional, em nível de pós-graduação, no qual os aprendizes aprofundam conhecimentos e melhoram habilidades e atitudes, ou seja, desenvolvem competências específicas para um melhor cuidado. O treinamento em serviço articula ensino e aprendizagem de forma coesa.

Em 1848, a American Medical Association manifestou-se a favor de um sistema de instrução baseado na utilização da rede hospitalar para o ensino, dando início a uma nova modalidade de formação de recursos humanos na área médica, que privilegia o ensino da prática clínica hospitalar e o treinamento profissional no serviço – a residência médica. O termo "residência" resultou do fato de, na época, ser requisito necessário morar na instituição onde se desenvolvia o programa, com o objetivo de estar à disposição do hospital em tempo integral.

No Brasil, o início dos programas de residência médica ocorreu na década de 1940, mais precisamente em 1944, quando foram principiados, no HC-FMUSP, os primeiros programas, nas áreas de cirurgia, clínica médica e no serviço de físicobiologia aplicada, mas com o nome de "internato". Em 1948, no Rio de Janeiro, no Hospital dos Servidores do Estado do Rio de Janeiro, teve início um programa de residência médica já com o nome atual e o formato clássico. Uma revisão do assunto mostra que até a década de 1960 os programas de residência se concentravam nos hospitais públicos tradicionais e nos hospitais universitários públicos.

A história da residência médica no país é dividida em períodos: 1947/48-1977/78, com os primeiros programas e a luta pela regulamentação; e 1977/78-2007/08, com o decreto e a institucionalização da residência.

A Associação Nacional de Médicos Residentes (ANMR) e a Associação Brasileira de Educação Médica (ABEM) foram importantes protagonistas desse 2° período. A 1ª, por meio de documentos abordando as distorções do ensino de graduação e da organização da prática médica e seus reflexos sobre a residência médica; a 2ª, pelos congressos de 1974 e 1975, que possibilitaram a discussão e o encaminhamento de decisões que resultaram nessa institucionalização. A Associação de Médicos Residentes do Estado de São Paulo apresentou, nessa época, estudo consolidado sobre a situação no Estado

O Parecer do Conselho Federal de Educação (atual Conselho Nacional de Educação) n. 77/1969 estabeleceu as Normas de Credenciamento dos Cursos de Pós-graduação na Área Médica e, de maneira lúcida e vanguardista, determinou, em seu art. 3º: que os cursos de pós-graduação em medicina passariam a ser ministrados a médicos em regime de residência e dedicação exclusiva e que a residência incluiria, em qualquer caso, estágio rotativo nos serviços gerais do hospital, com duração de 12 meses (§ 2°).

Até a criação da Comissão Nacional de Residência Médica (CNRM), a ANMR era a instituição que credenciava os programas de residência médica. Portanto, somente 32 anos depois de seu início houve o 1° marco legal da residência médica no país.

Estudos evidenciam que, de início, a elevação do nível de exigência para o credenciamento de programas de residência por parte da CNRM levou à desativação de muitos cursos, que funcionavam muito mais em decorrência da necessidade de mão de obra barata do que com finalidades didáticas. A CNRM foi criada por movimento político reivindicatório dos médicos residentes de então, em razão dos desvios de objetivos, com predomínio de mão de obra em detrimento da formação em serviço, excesso de carga horária, heterogeneidade de critérios de ingresso, de avaliação e de remuneração.

Em 5 de setembro de 1977, o Decreto Presidencial n. 80.281 criou a CNRM, com o objetivo de regulamentar essa modalidade de ensino no país, definindo que:

- art. 1°: a residência em medicina constitui modalidade de ensino de pós-graduação, caracterizada por treinamento em serviço, em regime de dedicação exclusiva, funcionando em instituições de saúde, universitárias ou não, sob a orientação de profissionais médicos de elevada qualificação ética e profissional;
- art. 2°: a criação, no âmbito do Departamento de Assuntos Universitários do Ministério da Educação e Cultura, da CNRM, com as atribuições de:

a. credenciar os programas de residência, cujos certificados passaram a ter validade nacional;

b. definir, observado o disposto no Decreto e ouvido o Conselho Federal de Educação, as normas gerais para os programas de residência em medicina;

c. estabelecer os requisitos mínimos necessários que devem atender as instituições em que são realizados os programas de residência, assim como os critérios e a sistemática de credenciamento dos programas;

d. assessorar as instituições para o estabelecimento de programas de residência;

e. avaliar periodicamente os programas, tendo em vista seu desempenho em relação às necessidades de treinamento e assistência à saúde em âmbito nacional ou regional;

f. sugerir modificações ou suspender o credenciamento dos programas que não estiverem de acordo.

Em 7 de julho de 1981 (36 anos depois do início desse segmento de educação no país), a Lei n. 6.932 definiu a residência médica como modalidade de ensino de pós-graduação, destinada a médicos, sob a forma de cursos de especialização caracterizada por treinamento em serviço, funcionando sob a responsabilidade de instituições de saúde, universitárias ou não, sob a orientação de profissionais de elevada qualificação ética e profissional. Esta lei, em seu art. 1°, estabeleceu que o uso da expressão "residência médica" fica restrito aos programas delineados para graduados em medicina"; e, no art. 6°, que a conclusão de um programa credenciado garante o título de especialista na área.

Os programas de residência médica, desde então, devem ser credenciados pela CNRM, após atender aos pré-requisitos vigentes e outorgar bolsa de estudo com valor mínimo estabelecido por lei.

O Decreto n. 91.364, de 21 de junho de 1985, redefiniu a composição e o modo de funcionamento da CNRM, que é uma comissão assessora da Secretaria de Ensino Superior (SeSu) do Ministério da Educação.

Em 1987, a CNRM instituiu as Comissões Estaduais de Residência Médica (Cerem) com o atributo de assessorar a CNRM. Assim, nos locais de funcionamento dos programas, devem-se constituir Comissões de Residência Médica (Coreme), formadas por representantes dos médicos residentes e supervisores dos programas. As Coreme devem ter regimento próprio, porém são desenhadas e têm funcionamento de acordo com as determinações da CNRM. Essas tarefas são desempenhadas por meio de decretos, lei, resoluções e pareceres elaborados pela CNRM.

O principal marco legal da residência médica é a Lei n. 6.932/81, proclamada após o Decreto n. 80.281, de 5 de setembro de 1977, que regulamentou a residência médica e criou a CNRM, a qual foi modificada pelo Decreto n. 91.364, de 21 de junho de 1985.

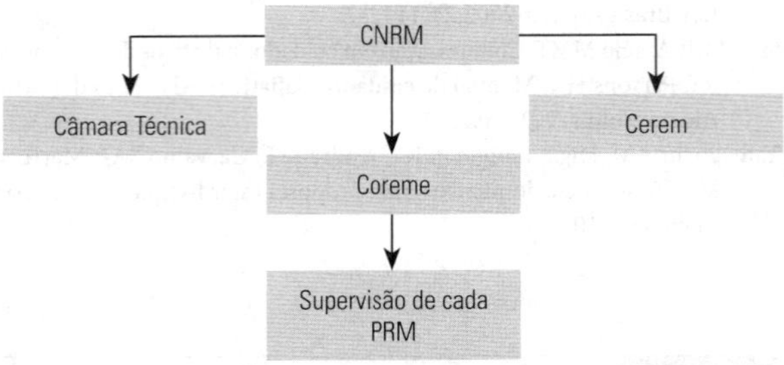

Figura 1 Hierarquia de regulação, supervisão e avaliação da residência médica no Brasil. Cerem: Comissões Estaduais de Residência Médica; CNRM: Comissão Nacional de Residência Médica; Coreme: Comissões de Residência Médica. PRM: programa de residência médica.

A Lei n. 6.932/81, por meio de seus artigos, estabeleceu as regras gerais de funcionamento da residência médica e assegura os direitos dos médicos residentes.

A presidência da CNRM é exercida pelo secretário da SeSu do Ministério da Educação e, no seu impedimento, pelo Secretário Executivo da CNRM, nos termos do art. 2°, § 3° do Decreto n. 80.281, de 1977.

A Secretaria Executiva, órgão auxiliar da Presidência, coordena as atividades de apoio técnico-administrativo da CNRM, operando ações definidas pelo plenário.

As decisões e atividades da CNRM ocorrem por meio de seu plenário. Trata-se de um sistema de decisão colegiada, no qual o ritmo mais demorado das decisões resulta do debate e da necessidade de maioria de votos de seus membros.

Originalmente criada a partir do movimento médico, a CNRM situa-se no Ministério da Educação para fins legais e orçamentários. A destinação orçamentária é fundamental para o desempenho apropriado de suas funções.

A CNRM conta com as Cerem e a Câmara Técnica para executar suas funções.

A Cerem, subordinada à CNRM, foi criada a partir da Resolução n. 1, de 6 de abril de 1987, da CNRM/SeSu/MEC, tendo como principal atribuição recepcionar e sindicar os assuntos de residência médica nos Estados. Ela facilita o trânsito de informações e o controle da residência médica. Idealmente, busca identificar as especificidades da formação médica especializada na unidade da Federação.

As Coreme representam a unidade institucional de controle e desenvolvimento da residência médica no sistema. Em todos os níveis de regulação e controle, deve haver representação das diferentes partes que compõem esse sistema de pós-graduação.

A CNRM é composta por representantes dos Ministérios da Saúde e Educação, além do Conselho Nacional de Secretários de Saúde (Conass) e do Conselho Nacional de Secretários Municipais de Saúde (Conasems), a Comissão Interministerial de Gestão da Educação na Saúde (Ciges) foi instituída como órgão consultivo na formação de recursos humanos para o SUS, tendo por objetivo identificar a demanda quantitativa e qualitativa de profissionais e finalmente possibilitou ações conjuntas dos Ministérios da Saúde e Educação na elaboração de projetos de ordenação dos recursos humanos na área médica, conforme define a Constituição Federal, por meio do art. 200.

O Decreto n. 7.562, de 15 de setembro de 2011, dispõe sobre a CNRM e o exercício das funções de regulação, supervisão e avaliação de instituições que ofertam residência médica e de programas de residência médica. São abordados os seguintes aspectos:

- art. 1°: dispõe sobre a composição e a competência da CNRM e sobre o exercício das funções de regulação, supervisão e avaliação das instituições que ofertam residência médica e de seus respectivos programas;
- art. 2°: a CNRM é instância colegiada de caráter consultivo e deliberativo do Ministério da Educação e tem a finalidade de regular, supervisionar e avaliar as instituições e os programas de residência médica;

Parágrafo único. A regulação das instituições e dos programas de residência médica deverá considerar a necessidade de médicos especialistas indicada pelo perfil socioepidemiológico da população, em consonância com os princípios e as diretrizes do SUS.

- art. 3°: a CNRM é composta pela Plenária e pela Câmara Recursal e presidida pelo Secretário de Educação Superior do Ministério da Educação.
- art. 4°: a Plenária é composta por 12 conselheiros, a saber:

I. 2 representantes do Ministério da Educação, como membros natos;

II. um representante do Ministério da Saúde, como membro nato;

III. um representante do Conass;

IV. um representante do Conasems;

V. um representante do CFM;

VI. um representante da ABEM;

VII. um representante da Associação Médica Brasileira (AMB);

VIII. um representante da ANMR;

IX. um representante da Federação Nacional de Médicos (Fenam);

X. um representante da Federação Brasileira de Academias de Medicina (FBAM);

XI. um médico de reputação ilibada, docente em cargo de provimento efetivo em instituição de educação superior pública, que tenha prestado serviços relevantes ao ensino médico, à residência médica e à ciência médica em geral.

§ 1º Cada conselheiro terá um suplente.

§ 2º Os conselheiros e respectivos suplentes serão indicados pelo titular dos órgãos ou entidades que representam e designados pelo Ministro de Estado da Educação.

§ 3º O conselheiro previsto no inciso XI do *caput* exercerá o papel de Conselheiro Secretário-Executivo e terá mandato de 2 anos, renováveis por igual período, sendo escolhido pelo Ministro de Estado da Educação em lista tríplice elaborada pela Plenária

§ 4º As indicações dos conselheiros referidos nos incisos III a X do *caput* serão de médicos de reputação ilibada que tenham prestado serviços relevantes ao ensino médico, à residência médica e à ciência médica em geral, podendo recair em nomes que não sejam de associados ou de titulares de instituições associadas às entidades representadas.

§ 5º Os conselheiros referidos nos incisos III a X do *caput* cumprirão mandatos não coincidentes de 2 anos, renováveis por igual período.

RESIDÊNCIA MÉDICA COMO ESPAÇO DE ENSINO E POLÍTICA DE SAÚDE

A compreensão da natureza da residência médica não pode ser limitada a uma concepção de projeto educacional de especialização isolado. Também não pode ser vista somente como um processo de trabalho. A complexidade de sua natureza e a indissociabilidade desses 2 aspectos marcam uma característica singular e extremamente interessante da residência médica: o reconhecimento e a valorização do papel do trabalho como instrumento fundamental da aprendizagem de um profissional.

Ao associar a aquisição de conhecimentos ao treinamento prático em serviço, a residência médica proporciona uma diversidade de experiências que permitem a sistematização do conhecimento e a conquista de níveis crescentes de autonomia.

Considerando a dinâmica dos processos de ensino e aprendizagem, a evolução científica, cultural e ética e a complexidade de leis e decretos, a CNRM utiliza resoluções, portarias, pareceres, ofícios circulares e informes para atualizar e aprimorar o processo. De fato, as atas das reuniões plenárias da CNRM também servem de marco legal. Do debate, surgem decisões que modificam a execução de procedimentos educacionais, podendo haver um intervalo razoável até serem publicadas no formato de resolução ou outra modalidade. Cumpre também ressaltar que a CNRM faz parte da Comissão Mista de Especialidades juntamente com o CMF e a AMB (Resolução n. 1.634/2002, do CFM, que dispõe sobre convênio de reconhecimento de especialidades médicas com a finalidade de regrar o número e o modo de formação de especialistas no Brasil).

ÉTICA E RESIDÊNCIA MÉDICA

O trabalho do médico é um exercício articulado de conhecimento científico, saber prático (habilidades e atitudes) e ética profissional, resultando em um trabalho primordialmente de natureza social.

A residência médica permite um "progressivo aperfeiçoamento profissional e científico, bem como de habilidades e atitudes do médico nas várias áreas do conhecimento, com vistas à capacitação e à qualificação que possibilitem o desempenho ético e zeloso da profissão". É um imperativo ético que qualifica o médico, possibilitando amadurecimento pessoal e profissional, mas também qualifica o local onde se desenvolve.

Estima-se que 70% dos médicos denunciados ao CRM na especialidade de obstetrícia e ginecologia não haviam realizado residência médica.

O médico residente, no âmbito de suas tarefas, está sujeito ao Código de Ética Médica, ao Regimento do Corpo Clínico, ao Regimento e ao Código de Ética da unidade de ensino, quando a unidade credenciada para treinamento é uma instituição de ensino (e da universidade, quando for o caso), e ao Regimento da unidade de saúde.

Como todos os médicos, por seus atos, o residente pode vir a ser questionado nas esferas ética, cível e penal. Em todos esses níveis de julgamento, prevalece, nos tempos atuais, o convencimento de que preceptor e residente devem responder solidariamente por maus resultados, bem como frequentemente a instituição, quando demonstrada a insuficiência do cumprimento das regras da residência médica.

Os médicos residentes, como os demais devidamente registrados nos conselhos de medicina, devem respeito aos princípios hipocráticos de honestidade, dedicação, obrigação de preservar a vida e não prejuízo aos doentes, respeitando-os com genuíno interesse, garantindo privacidade e confidencialidade.

De modo especial, a relação do médico residente com preceptores, supervisor do programa de residência médica e coordenador da Coreme exige cuidados redobrados dos envolvidos no que se refere à segurança do paciente e aos artigos do Código de Ética Médica que tratam da relação entre médicos. Nunca é demais relembrar que todos os citados devem respeito entre si, sobretudo como pessoas educadas e também como profissionais em estágios diferentes de experiência. O preceptor deve orientar com respeito e competência, utilizando estratégias pedagógicas e os canais competentes para assegurar seus direitos e a adequada formação (que envolve atitudes) dos médicos residentes. A hierarquia necessária para a organização do trabalho em equipe não pode ser pretexto para desrespeito e assédio moral.

O residente, como qualquer profissional, não pode abandonar o paciente sob seus cuidados ou faltar a plantões. Deve, antes, concluir o atendimento no ambulatório ou um procedimento cirúrgico, mesmo quando atingidas as 60 horas semanais, para depois procurar seus direitos e compensar as horas ultrapassadas, sem colocar pacientes em riscos desnecessários ou ultrajar seus direitos.

É inadmissível que se perpetuem atitudes como adentrar unidades de saúde (p. ex., UTI, enfermarias) para a realização de interconsultas sem antes se apresentar para a chefia de enfermagem local; modificar prescrições de pacientes que não estão sob seus cuidados diretos e sem risco imediato de morte; realizar comentários inadequados e por vezes danosos na frente de pacientes, assim como questionar a realização de certos procedimentos e exames solicitados por colega e discutir divergência de condutas; utilizar logotipos institucionais fora do ambiente apropriado; discordar e não cumprir o decidido pela equipe de médicos (preceptores e residentes) sem antes se posicionar, questionar, argumentar e, por fim, concordar com a conduta ou solicitar intervenção hierárquica superior; utilizar as redes sociais e outros meios de comunicação para criticar e expor colegas médicos e pacientes; atuar como especialista ou assumir a preceptoria em qualquer instituição quando ainda cumpre programa de residência médica naquela especialidade ou área de atuação; deixar de ouvir a opinião dos pacientes sobre o plano diagnóstico e terapêutico, desrespeitando sua autonomia de escolha do tratamento.

Todo médico é obrigado a elaborar prontuário de seus pacientes, em todos os locais e níveis de atendimento, principalmente nos setores de urgência e emergência, nos quais o relato sintético e real dos fatos pode ser futuramente sua melhor defesa diante de eventuais questionamentos.

O médico residente deve ser, desde sempre, preparado para a necessidade de preservar a independência de seus atos da indústria de equipamentos e medicamentos.

SEÇÃO 31

MEDICINA BASEADA EM EVIDÊNCIAS

GERHARD DA PAZ LAUTERBACH

321 INTRODUÇÃO À MEDICINA BASEADA EM EVIDÊNCIAS

Gerhard da Paz Lauterbach

O uso da expressão medicina baseada em evidências (MBE) iniciou-se com David M. Eddy, Gordon Guyatt, David Sackett e outros estudiosos no início da década de 1990. Entre as diversas definições que existem para tal expressão, a mais citada é a de David Sackett, publicada em 1996: "Medicina baseada em evidências é o uso consciente, explícito e criterioso da melhor evidência médica atual na tomada de decisões para o cuidado de pacientes individuais. [...] Significa integrar a expertise individual com a melhor evidência externa, baseada em uma pesquisa sistemática".

Desde sua criação, a MBE esteve em constante evolução e aprimoramento, bem como o seu significado. Dessa forma, a evidência científica passou a ser parte essencial da tomada de decisões médicas, e a interpretação crítica da literatura científica torna-se indispensável nesse processo.

Finalmente, integrando ciência, literatura e as habilidades clínicas individuais, a MBE passou a prezar pelos valores de cada paciente na tomada de decisões, objetivando sempre a decisão médica compartilhada.

INTRODUÇÃO AOS TIPOS DE ESTUDO

A pesquisa em saúde se inicia com a descrição do caso de uma patologia específica (relato de caso). Eventualmente, compilam-se diversos casos da mesma doença a fim de identificar algumas de suas particularidades (séries de casos).

A observação de forma sistematizada de populações maiores ou de amostras de população (estudos transversais, caso-controle e coortes) auxilia a determinação de fatores de risco para doenças, fornece dados de prevalência/incidência e serve como geradora de hipóteses para estudos mais complexos.

Pode-se ainda comparar os efeitos de intervenções em grupos de indivíduos, de forma a estudar benefícios e riscos de cada uma delas (estudos experimentais).

Finalmente, por meio de revisão sistemática da literatura sobre um mesmo assunto, é possível compilar estatisticamente os resultados de diversos estudos (metanálises).

De forma geral, considera-se a qualidade da evidência científica de forma crescente nesta ordem: opiniões de especialistas, relatos de casos, séries de casos, estudos de caso-controle, coortes, ensaios clínicos e revisões sistemáticas (Figura 1).

NÍVEL DE EVIDÊNCIA E GRAU DE RECOMENDAÇÃO

De forma a facilitar a interpretação de orientações fornecidas em diretrizes e consensos de especialistas, rotineiramente são utilizados sistemas de classificação de recomendação. Assim, o risco *versus* o benefício de cada terapia, bem como em que nível de evidência a recomendação se baseou, são expressados de forma simples e direta. Entre esses sistemas de classificação pode-se citar o da U.S. Preventive Services Task Force (USPSTF), o GRADE e o sistema usado pela AHA/ACC Task Force.

O nível de evidência é estabelecido considerando consistência e qualidade da evidência científica utilizada como embasamento para a recomendação do procedimento ou tratamento:

- nível A: metanálises de ensaios clínicos randomizados (ECR) de alta qualidade; ≥ 1 ECR com registros consistentes;
- nível B – randomizado: metanálises de ECR de moderada consistência; ≥ 1 ECR de moderada qualidade;
- nível B – não randomizado: ≥ 1 ensaio clínico não randomizado, estudo observacional ou com bases de registro; metanálises desses respectivos estudos;
- nível C: estudos observacionais; estudos de registro com importantes limitações; estudos de fisiopatologia em seres humanos;
- nível E: opiniões de especialistas baseadas em experiência clínica com evidência conflitante.

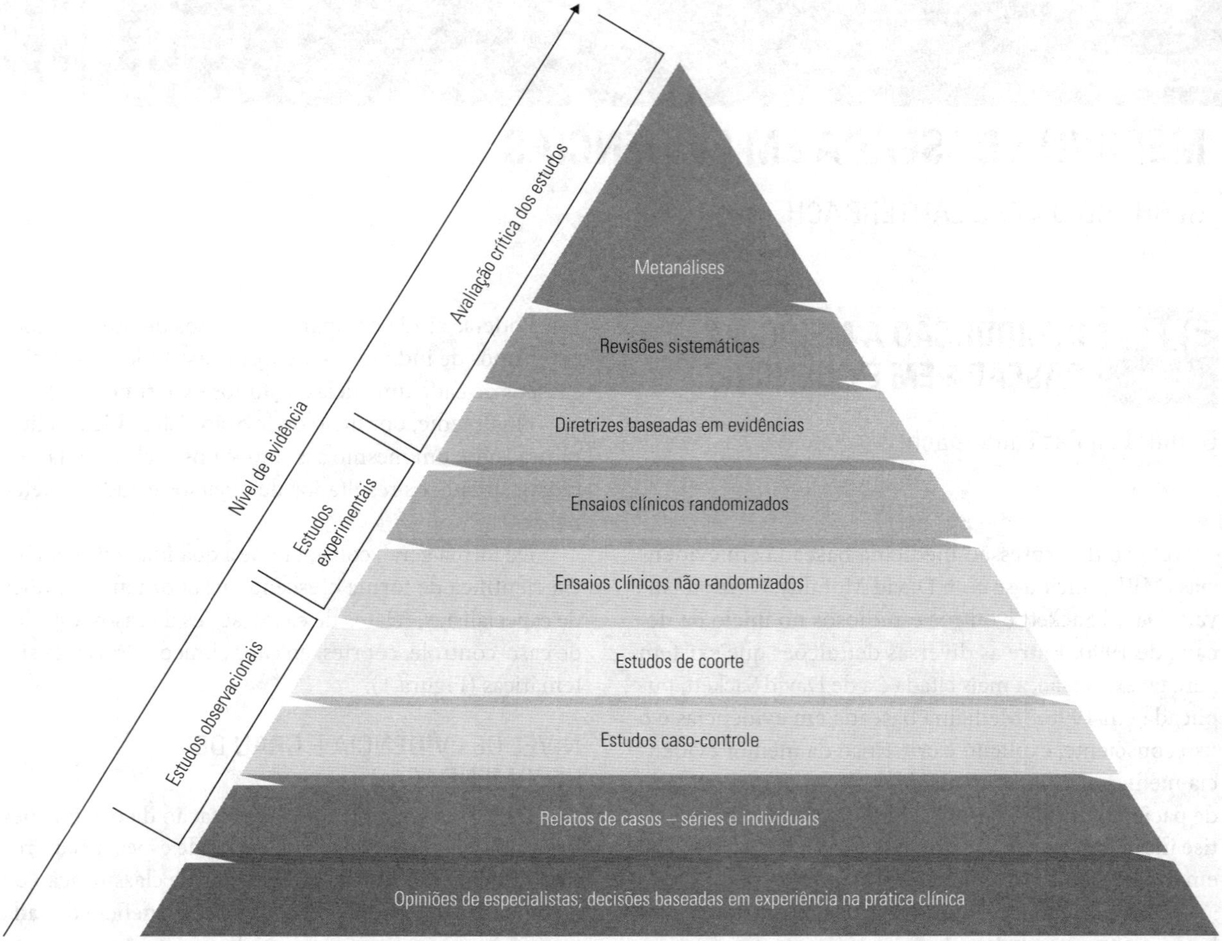

Figura 1 Pirâmide de evidência. Adaptada de Sackett DL, Straus SE, Richardson WS, Rosenberg W, Haynes RB. Evidence-based medicine: how to practice and teach EBM. 2.ed. Edinburgh: Churchill Livingstone; 2000.

A classe de recomendação é definida com base na interação entre benefício e risco da intervenção, além da magnitude do efeito do procedimento/tratamento:

- classe I – forte (benefício >>> risco): evidências comprovadas para indicação do procedimento/tratamento (benéfico/eficaz);
- classe IIa – moderado (benefício >> risco): evidências a favor do procedimento/tratamento;
- classe IIb – fraco (benefício ≥ risco): evidências pouco comprovadas para sustentar a recomendação do tratamento/procedimento;
- classe III – sem benefício ou deletéria (risco ≥ benefício): evidências comprovadas para a não indicação do tratamento/ procedimento.

TESTE DE HIPÓTESE

- Hipótese nula (H_0) e hipótese alternativa de um estudo (H_a) correspondem às respostas possíveis para a pergunta central do estudo. De forma geral, H_0 simboliza a hipótese de que não há diferença entre os grupos estudados, e H_a, a de que existe diferença. Dessa forma, rejeitar H_0 geralmente significa que foi encontrada diferença estatisticamente significativa entre os grupos comparados.
- *p*: em estatística, representa a probabilidade de o acaso ser o fator responsável pela rejeição da hipótese nula.

INTERVALO DE CONFIANÇA

Expressa o grau de certeza de um achado estatístico do estudo. Quanto maior o intervalo de confiança, menor a precisão do resultado encontrado.

ERROS ALEATÓRIOS

Em testes de hipóteses, pode-se descartar a hipótese nula (H_0) ou não. Quando a hipótese nula é descartada, isso pode ter ocorrido por obra do acaso (erro tipo I ou alfa) ou por haver uma diferença real entre os grupos estudados. Quando ela não é descartada (a hipótese nula é "aceita"), pode significar que realmente não há diferença entre os grupos estudados ou que essa diferença existe, mas não foi encontrada (erro tipo II ou beta) (Tabela 1).

Tabela 1 Erros aleatórios

População/realidade — Estudo/resultado	Hipótese nula verdadeira (H_0)	Hipótese nula falsa (H_a)
Rejeitou-se H_0	Erro tipo I (alfa) – falso-positivo	Resultado correto
Não se rejeitou H_0	Resultado correto – poder do estudo (1-beta)	Erro tipo II (beta) – falso-negativo

Classicamente, tem-se a ideia de que é mais grave cometer um erro tipo I (falso-positivo) do que tipo II (falso-negativo). Dessa forma, em estudos, convencionou-se a tolerância com erros tipo I de 5% e erros tipo II, habitualmente de 10-20%.

ERROS SISTEMÁTICOS (VIESES)

Vieses são erros sistemáticos em uma pesquisa associados a uma parcialidade na coleta de dados, análise, interpretação, publicação ou ainda revisão dos dados, que possam levar a conclusões incorretas no fim do trabalho. Dessa forma, quanto mais livre de possíveis vieses for a pesquisa realizada, maior a chance de que o resultado final e sua conclusão sejam adequados.

A Tabela 2 resume alguns dos principais tipos de viés em pesquisa clínica, bem como formas de evitá-los.

▪ BIBLIOGRAFIA

Carvalho APV, Silva V, Grande AJ. Avaliação do risco de viés de ensaios clínicos randomizados pela ferramenta da colaboração Cochrane. Diagn Tratamento 2013;18(1):38-44.

Enarson DA, Kennedy SM, Miller DL. Choosing a research study design and selecting a population to study. Int J Tuberc Lung Dis 2004;8(9):1151-6.

Jacobs AK, Anderson JL, Halperin JL. The evolution and future of AHA/ACC Clinical Practice Guidelines: a 30-year journey. Circulation 2014;130(14):1208-17.

Julian PT Higgins JPT, Green S (eds.). Cochrane handbook for systematic reviews of interventions. The Cochrane Collaboration; 2011. V. 5.1.0.

Portney LG, Watkins MP. Foundations of clinical research: applications to practice. 3.ed. Old Tappan: Prentice Hall PTR; 2007.

Sackett DL, Rosenberg WM, Gray JA, Haynes RB, Richardson WS. Evidence based medicine: what it is and what it isn't. BMJ 1996;312(7023):71-2.

Sackett DL, Straus SE, Richardson WS, Rosenberg W, Haynes RB. Evidence-based medicine: how to practice and teach EBM. 2.ed. Edinburgh: Churchill Livingstone; 2000.

322 ENSAIOS CLÍNICOS

Gerhard da Paz Lauterbach,
Flávio Araújo Borges Júnior

INTRODUÇÃO

São estudos que comparam duas ou mais intervenções em pacientes ou populações. Caso a escolha da intervenção para os pacientes do estudo seja aleatória, este passa a ser chamado ensaio clínico randomizado.

O grupo chamado controle é o parâmetro de comparação para a nova intervenção proposta pelo estudo. Tal grupo receberá um placebo ou, caso exista, o tratamento considerado padrão para a doença estudada.

A combinação de resultados de ensaios clínicos randomizados (metanálises) é considerada como padrão-ouro para a tomada de decisões na prática clínica (Capítulo 325).

Para a análise crítica de um ensaio clínico, é importante ter em mente alguns questionamentos com relação aos riscos de viés, à análise de resultados e à possibilida-

Tabela 2 Principais tipos de viés

Tipo de viés	Descrição	Maneiras de minimizar o viés
Seleção	Diferenças sistemáticas entre os pacientes incluídos nos grupos e a população representada	Amostragem aleatória; randomização adequada; alocação sigilosa de pacientes
Desempenho	Diferenças sistemáticas de provisão de cuidado além da intervenção de interesse	Cegamento de participantes e de pesquisadores
Aferição	Diferença sistemática na forma de determinação de desfecho entre os grupos	Cegamento de pesquisadores
Acompanhamento	Diferença sistemática entre os motivos pelos quais os pacientes perdem acompanhamento nos diferentes grupos	Rastreamento de perdas; estratégia motivacional aos pacientes
Publicação	Diferenças sistemáticas entre os estudos publicados e os não publicados	Busca em bases de dados de registro e resultados de pesquisa (p. ex., clinicaltrials.gov)

Adaptada de Julian PT Higgins JPT, Green S (eds.). Cochrane handbook for systematic reviews of interventions. The Cochrane Collaboration; 2011. V. 5.1.0.

de de extrapolar os resultados a sua realidade (Quadro 1). Alguns desses aspectos serão discutidos a seguir.

Quadro 1 Análise crítica de ensaios clínicos randomizados
Risco de viés
Os pacientes dos grupos estudados tinham o mesmo prognóstico no início do estudo?
Os pacientes foram randomizados?
A alocação de pacientes foi protegida?
A análise foi feita por intenção de tratar?
O cegamento foi adequado?
O estudo acabou antes do programado?
Resultados
Qual é a precisão da estimativa de efeito? (Tamanho do intervalo de confiança)
Qual é a magnitude de efeito? (NNT, RAR, RRR)
Aplicação do resultado
Os pacientes do estudo eram semelhantes aos meus pacientes?
Os desfechos estudados eram clinicamente relevantes?
Os benefícios do tratamento valem os riscos e custos?
Os resultados se aplicam às preferências e valores do meu paciente?

NNT: número necessário para tratar; RAR: redução absoluta de risco; RRR: redução de risco relativo.

RANDOMIZAÇÃO

Para que um estudo seja randomizado, os pacientes incluídos devem ter chances iguais de alocação em qualquer um dos grupos da pesquisa. Ou seja, essa escolha de grupos não depende de julgamentos ou preferências do paciente ou dos pesquisadores envolvidos.

A randomização realizada de forma adequada não significa que os grupos serão iguais ou equivalentes, e sim que as diferenças entre os grupos passarão a ser consideradas resultados do acaso, e não de um viés. Assim, diferenças entre os grupos não devidas ao acaso são consideradas vieses.

De forma geral, considera-se que alocar os pacientes sequencialmente (primeiro paciente para grupo 1, segundo para grupo 2, terceiro para grupo 1 e assim por diante) não é adequado, pois pode-se perder o sigilo da alocação. Tem-se como formas de randomização com baixo risco de viés, por exemplo, a randomização por central telefônica, central vinculada à internet ou ainda uso de envelopes opacos.

Alocação sigilosa

A alocação sigilosa (do inglês, *allocation concealment*) refere-se à proteção do processo de alocação dos pacientes.

De forma consciente ou inconsciente, caso o investigador saiba para qual grupo irá o próximo paciente a ser incluído no estudo, poderá interferir no recrutamento. Assim, há o risco de a alocação de pacientes depender de julgamentos ou preferências do pesquisador, em vez de depender apenas do acaso. Caso isso ocorra, pode-se ter o chamado viés de seleção, de forma que o prognóstico inicial dos pacientes poderá impactar os resultados do estudo.

Cegamento

Em estudos de intervenção, é interessante que os envolvidos na pesquisa – pacientes, fornecedores do cuidado, avaliadores e estatísticos – não saibam a qual grupo cada indivíduo estudado pertence. O conhecimento da intervenção que está sendo usada pode levar a mudanças de comportamento a depender das expectativas de cada envolvido na pesquisa e, dessa forma, enviesar os resultados do estudo.

Os pacientes e fornecedores de cuidado, ao aceitarem participar do estudo, podem ter uma preferência de intervenção (p. ex., podem querer fazer parte do grupo que receberá a nova medicação). Dessa forma, podem mudar comportamentos e hábitos a depender da intervenção que estiverem recebendo. Isso pode gerar o chamado viés de desempenho. De forma análoga, os responsáveis por medir os desfechos do estudo e os estatísticos podem mudar seu julgamento a depender de preferências ou crenças pessoais. Como consequência, pode-se ter o viés de aferição. Se nenhum deles souber o grupo do qual participa, a ocorrência desse tipo de viés será distribuída entre os grupos e os resultados achados não sofrerão interferência desses dois tipos de viés.

O cegamento adequado exige que apenas no fim do estudo se quebrem as codificações e os grupos sejam revelados. Pode-se quebrar o código também em situações em que o paciente se beneficiaria de saber em qual grupo está, por exemplo, se desenvolve potencial efeito adverso grave de um ou outro tratamento, ou em situações de emergência, ou por decisão do comitê de monitoramento do estudo.

Quanto menos subjetivo for o desfecho do estudo, menos impacto negativo traria a ausência de cegamento (p. ex., morte é um desfecho objetivo, enquanto intensidade de dor é um desfecho subjetivo).

REDUÇÃO DE RISCO E MAGNITUDE DO EFEITO

Risco

O risco (Tabela 1) está relacionado à incidência do desfecho em cada grupo. Geralmente entende-se que o risco basal daquela população seja o risco do grupo controle. Por isso, grupo controle e grupo intervenção devem vir da mesma população, diferindo somente em relação à presença ou não da intervenção, sendo comparáveis em todo o resto.

Tabela 1 Risco	
Redução absoluta de risco	RAR = incidência controle – incidência intervenção
Risco relativo	RR = incidência intervenção/incidência controle
Redução de risco relativo	RRR = 1 – RR
NNT	NNT = 1/RAR
NNH	NNH = 1/aumento absoluto de risco

Redução absoluta de risco (RAR)

A RAR refere-se à diferença de incidência do desfecho entre o grupo controle e o grupo intervenção. Por exemplo: após determinado tratamento, observou-se 18% de morte no grupo controle e 13% no grupo intervenção. Dessa forma, tem-se que a redução absoluta de risco com uso da intervenção foi de 5%.

Risco relativo (RR) e redução de risco relativo (RRR)

RR representa a proporção entre o risco no grupo intervenção e o risco no grupo controle. Pelo exemplo anterior, tem-se um risco relativo de 13%/18% = 0,72 ou 72%. O risco relativo < 1 sugere benefício da intervenção, ao passo que, quando > 1, sugere malefício.

A RRR é uma estimativa da proporção do risco basal que foi modificada pela intervenção, que pode ser calculada por: 1 – RR. Pelo exemplo anterior tem-se: 1 – 0,72 = 0,28 ou 28%.

De forma geral, a redução absoluta de risco dá uma estimativa mais adequada da mudança de risco do que a redução de risco relativo, especialmente quando os desfechos são raros. Nessas situações a redução de risco relativo pode fazer parecer que a magnitude do efeito é grandiosa.

Número necessário para tratar (NNT)

Representa o número de pacientes que precisam receber a intervenção em vez do controle para a prevenção de um desfecho ruim. Tomando-se ainda o exemplo anterior, nota-se que houve uma redução absoluta de risco de 5%, o que significa que, a cada 100 pacientes tratados com a intervenção, cinco eventos serão prevenidos. Isso é o mesmo que dizer que para cada vinte pacientes tratados com a intervenção, um evento será prevenido. O NNT é 20.

A fórmula para o cálculo do NNT é: 1/RAR. Para o exemplo anterior: 1/5% = 20.

Número necessário para causar dano (NNH)

É um conceito bastante semelhante ao NNT, porém se relaciona a eventos adversos que a intervenção pode causar. Por exemplo: o risco de hiperpotassemia no grupo que usou enalapril para hipertensão foi de 5%, enquanto no grupo que usou anlodipino foi de 1%. O aumento absoluto de risco no grupo enalapril foi de 4%, o que significa ser preciso administrar enalapril em vez de anlodipino a 25 pacientes para causar um episódio de hiperpotassemia.

VALIDADE INTERNA E VALIDADE EXTERNA

A validade interna de um trabalho científico se relaciona ao grau de controle de vieses desse estudo. Quanto menor o risco de viés e mais controlado o estudo, com pacientes mais específicos e parecidos, geralmente maior é sua validade interna.

Validade externa, porém, diz respeito a quanto os resultados desse estudo podem ser extrapolados a diferentes populações e pacientes. Quanto mais centros envolvidos e quanto mais critérios de inclusão de pacientes no estudo, geralmente maior será a sua validade externa.

CLASSIFICAÇÕES

Os ensaios clínicos podem ser classificados de diversas formas, sendo que cada desenho de estudo tem aplicações específicas.

Fases dos ensaios clínicos

- Estudos pré-clínicos: terapias são testadas em laboratório, em modelos animais.
- Fase I: as prioridades são evidenciar que a droga é segura em um pequeno número de sujeitos (geralmente poucas dezenas), com estudos de farmacocinética e farmacodinâmica, e determinação de doses a serem testadas em fases seguintes.
- Fase II: geralmente são realizados em amostras pequenas de pacientes (dezenas a poucas centenas), objetivando estudar eficácia. Testam-se diferentes doses da droga e, caso o resultado seja satisfatório, é aprovada a realização de estudo de fase III.
- Fase III: geralmente é um ensaio clínico randomizado e cego comparando a terapia nova a um padrão ou ao placebo, envolvendo um número grande de pacientes (centenas a milhares). O objetivo é demonstrar efetividade e, assim, conseguir aprovação da droga pela agência reguladora do país.

- Fase IV: após a liberação da droga e o uso no mercado, pesquisadores continuam investigando padrões ótimos para uso e eventos adversos não presentes em fases iniciais (especialmente os mais raros). Com frequência, são estudos observacionais e com milhares de pacientes.

BIBLIOGRAFIA

Guyatt G, Rennie D, Meade MO, Cook DJ. Users' guides to the medical literature. A manual for evidence-based clinical practice. 3.ed. Philadelphia: Mc Graw Hill; 2015.

Portney LG, Watkins MP. Foundations of clinical research: applications to practice. 3.ed. Old Tappan: Prentice Hall PTR; 2007.

323 ESTUDOS DE NÃO INFERIORIDADE

Gerhard da Paz Lauterbach

INTRODUÇÃO

Em ensaios clínicos de não inferioridade, a intervenção estudada tem vantagens em relação à terapia padrão que justificariam seu uso mesmo que a eficácia fosse um pouco inferior. Essas vantagens geralmente estão associadas a uma diminuição da carga (*burden*) associada ao tratamento, por exemplo com facilidade posológica, menos efeitos colaterais ou menor custo. O limite de quanto a eficácia pode ser inferior é dado por uma margem de não inferioridade (–M), que deve ser predeterminada, ou seja, informada antes do início do estudo.

MARGEM DE NÃO INFERIORIDADE

Para que se possa afirmar que a intervenção foi não inferior, o limite inferior de intervalo de confiança de 95% do resultado não pode cruzar a margem de não inferioridade que foi estabelecida. Dessa forma, diz-se que a terapia é não inferior ao padrão, mesmo que, na realidade, a eficácia seja discretamente inferior (Figura 1).

A determinação da margem de não inferioridade deve ser criteriosa. O uso de margem muito ampla facilitará que se chegue à conclusão de não inferioridade mesmo com eficácia muito menor, o que é inadequado. Entre as formas de cálculo, sugere-se que essa margem seja estabelecida de forma a preservar, no mínimo, 50% da eficácia da terapia padrão *versus* placebo.

ANÁLISE DE DADOS: POR PROTOCOLO *VERSUS* INTENÇÃO DE TRATAR

A análise de dados de um ensaio clínico de superioridade habitualmente deve ser feita com base no princí-

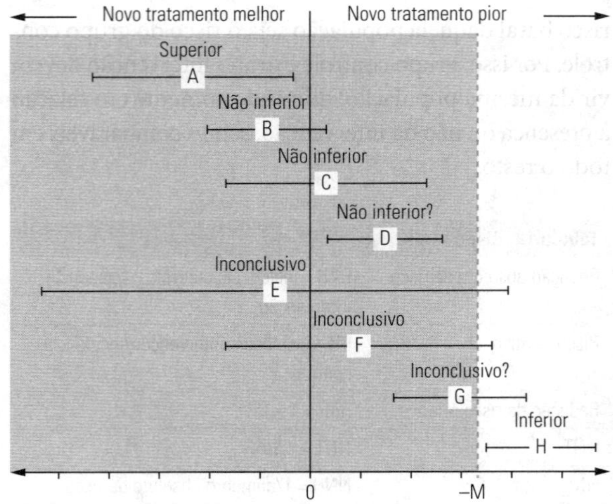

Figura 1 As linhas horizontais representam os intervalos de confiança (IC) de 95% de cada estudo. O estudo A, por apresentar todo o IC além de zero, demonstra superioridade. Os estudos B e C, por não cruzarem a margem de não inferioridade (–M), são não inferiores. O estudo D é inferior, por ficar completamente à direita do zero. Embora pareça contraditório, por não cruzar –M, pode-se também afirmar que é não inferior. E e F são inconclusivos, pois cruzam o zero e a margem de não inferioridade. G é inconclusivo para não inferioridade, por cruzar -M, porém inferior, por estar completamente à direita de zero. Já o estudo H é inferior, por estar completamente além de –M. Adaptada de Piaggio G, Elbourne DR, Altman DG, Poccock SJ, Evans SJ; CONSORT group. Reporting of noninferiority and equivalence randomized trials: an extension of the CONSORT Statement. JAMA 2006;295:1152-60.

pio de "intenção de tratar". Isso significa que os dados e desfechos dos pacientes serão analisados conforme foram randomizados, independentemente de o protocolo de tratamento ter sido seguido à risca ou de o paciente ter aderido adequadamente ao uso da medicação. Dessa forma, além de aproximar a análise da "vida real", os resultados são mais conservadores: com frequência é mais difícil mostrar diferença estatisticamente significante por esse método.

Isso se deve ao fato de que os pacientes com pior adesão ao tratamento tendem a ter piores desfechos. Se esses pacientes fossem excluídos da análise, o resultado final da intervenção poderia parecer melhor do que realmente é.

Por outro lado, essa análise conservadora, em um estudo de não inferioridade, pode tender a trazer o resultado para próximo da "não diferença", que é o objetivo do estudo. Nesse caso, se os protocolos de tratamento não forem seguidos, ou os pacientes não aderirem aos tratamentos por efeitos colaterais ou dificuldades posológicas, por exemplo, poder-se-ia chegar à conclusão de que a intervenção nova é não inferior, porém erroneamente.

Tendo isso em mente, a análise por protocolo também deve ser realizada. Por essa análise, levam-se em consideração na análise apenas os pacientes que aderiram adequadamente ao tratamento e protocolos. De forma geral, pode aumentar a chance de mostrar diferença entre as intervenções, dificultando a conclusão por não inferioridade.

Devido às diferenças possíveis de resultado por cada modo de análise, convencionou-se que os ensaios clínicos de não inferioridade devem ser analisados por protocolo e por intenção de tratar. Para considerar os resultados obtidos como robustos, no fim do estudo deve-se ter conclusões semelhantes por meio das duas análises.

▪ BIBLIOGRAFIA

Piaggio G, Elbourne DR, Altman DG, Poccock SJ, Evans SJ; CONSORT group. Reporting of noninferiority and equivalence randomized trials: an extension of the CONSORT Statement. JAMA 2006;295:1152-60.

Guyatt G, et al. Users' guides to the medical literature. A manual for evidence-based clinical practice. 3.ed. Mc Graw Hill Education; 2015.

324 ESTUDOS DE SOBREVIDA

Maria Helena Sampaio Favarato

Na análise de sobrevida, a variável dependente – desfecho (*outcome*) – é o tempo até a ocorrência de determinado evento de interesse (p. ex., morte, eventos cardiovasculares, tempo até o próprio início da doença ou sua recidiva, progressão da doença, evento adverso ou qualquer mudança de estado clínico). Esse desfecho se contrapõe à análise estatística clássica, na qual a variável dependente é a própria ocorrência de determinado evento. Em outras palavras, na análise de sobrevivência compara-se a rapidez com que os participantes desenvolvem determinado evento, em vez de comparar as proporções de doentes que desenvolvem o evento, ao fim de certo período de tempo.

Em muitos estudos, especialmente naqueles em que existem longos períodos de acompanhamento, muitos participantes não atingem o tempo total de acompanhamento previsto. Na análise clássica, aqueles que não estiveram todo o tempo em observação têm de ser excluídos. Nos estudos com análise de sobrevida, os dados desses participantes são aproveitados na análise final, mesmo que não desenvolvam o evento em estudo. Isso pode ocorrer porque abandonaram o estudo, foram perdidos no acompanhamento ou o estudo chegou ao seu término. Quando isso acontece, o indivíduo é denominado "censurado". Isso significa que o indivíduo não desenvolveu o evento até o fim da observação no estudo (independentemente do motivo pelo qual aconteceu ou do que aconteceu posteriormente). A análise de sobrevida permite o uso da informação de todos os participantes até ao momento em que desenvolvem o evento ou são censurados. Assim, essa técnica é ideal para analisar respostas binárias (ter ou não ter um evento) em estudos longitudinais que se caracterizam por tempo de acompanhamento diferente entre os indivíduos e perdas de acompanhamento. Além disso, permite observar o ritmo de acontecimento de eventos entre diferentes grupos.

Devido à diferença do tipo de variável dependente utilizada, os métodos estatísticos clássicos não podem ser utilizados quando se realiza análise de sobrevida, existindo métodos próprios para medidas de associação (Tabela 1), forma de apresentação dos resultados e testes de significância.

A análise dos dados pode ser feita por meio de dois métodos:

- atuarial: divide o tempo de acompanhamento em intervalos iguais e estima a probabilidade de os pacientes que chegaram até aquele momento livres do evento de desenvolverem o desfecho até o final do período;
- Kaplan-Meier: divide o tempo de acompanhamento em intervalos, cujos limites correspondem ao tempo de acompanhamento em que houve eventos.

A medida de associação utilizada na análise de sobrevivência para comparar grupos é o *hazard ratio* (HR) ou taxa de risco, de significado semelhante ao risco re-

Tabela 1 Comparação de métodos de análise em estudos de sobrevida e outros desenhos

	Análise clássica	Análise de sobrevida
Medida de associação	Risco relativo, razão de chances	Taxa de risco (*hazard ratio*)
Apresentação de resultados	Tabela, gráfico de barras, histograma	Curvas de sobrevida
Testes de significância para comparação de grupos – análise univariada	Teste t-Student, ANOVA, Kruskal-Wallis, Chi-quadrado	*Log rank test*
Testes de significância para comparação de grupos – análise multivariada	Regressão multivariada	Regressão de Cox

Adaptada de Botelho F, Silva C, Cruz F. Epidemiologia explicada: análise de sobrevivência. Acta Urol 2009;26(4):33-8.

lativo. A HR é a probabilidade de algum participante apresentar um evento neste momento, uma vez que ainda não tenha apresentado eventos. HR compara, portanto, a incidência instantânea com que os eventos ocorrem nos diferentes grupos.

Outra forma de comparar os diferentes tratamentos é por meio da sobrevida mediana (tempo ao fim do qual 50% dos indivíduos que receberam determinado tratamento atingem o evento de interesse). Ela pode ser inferida diretamente dos gráficos com as curvas de Kaplan-Meier traçando uma linha horizontal no nível de sobrevida de 50% e verificando em que altura temporal essa linha cruza a curva de cada grupo. Por meio dos gráficos também se pode estimar a sobrevida ao fim de qualquer intervalo temporal.

O teste de significância mais comumente utilizado é o *log rank test*.

Existem alguns cuidados ao ler um estudo de sobrevida:

- para a extremidade final do acompanhamento, as análises são feitas com número menor de participantes, o que pode tornar os resultados mais imprecisos. Assim, os autores devem sempre explicitar o tamanho amostral a cada momento;
- para maior fidelidade, os motivos que levaram à censura dos dados não podem de maneira alguma estar relacionados a fatores prognósticos e devem ser semelhantes – bem como a frequência de censura – a todos os pacientes recrutados ao longo do tempo. Isso significa que os indivíduos que foram censurados no meio do estudo têm o mesmo prognóstico intrínseco do que os que se mantêm em observação.

BIBLIOGRAFIA

Botelho F, Silva C, Cruz F. Epidemiologia explicada: análise de sobrevivência. Acta Urol 2009;26(4):33-8.

Clark TG, Bradburn MJ, Love SB, Altman DG. Survival analysis part I: basic concepts and first analyses. Br J Cancer 2003;89(2):232-8.

325 REVISÕES SISTEMÁTICAS E METANÁLISES

Diogo Bugano Diniz Gomes

INTRODUÇÃO

Uma das barreiras à prática da medicina baseada em evidências é o grande número de trabalhos científicos sobre um único tema. Mesmo quando bem conduzidos, eles podem gerar resultados variáveis. Essas diferenças se relacionam à população estudada, à intervenção, ao método de avaliação dos desfechos e à própria variabilidade inerente à pesquisa com seres humanos.

Metanálises englobam todos os trabalhos anteriores realizados sobre um tema e usam métodos matemáticos para compensar sua heterogeneidade. Portanto, são consideradas o maior nível de evidência científica.

Entretanto, quando comparadas a grandes ensaios clínicos com o mesmo número de pacientes, as metanálises sempre fornecerão dados menos precisos.

REVISÕES NARRATIVAS E REVISÕES SISTEMÁTICAS

Revisões narrativas são resumos sobre um assunto nos quais os autores selecionam as informações incluídas com base em seu julgamento e experiência. Capítulos de livros são, em geral, revisões narrativas.

As revisões sistemáticas também são resumos. Porém, os autores utilizam critérios estabelecidos (sistemáticos) para selecionar as informações incluídas. Esses critérios compõem a estratégia de busca e os critérios de inclusão e exclusão dos estudos.

Uma estratégia de busca adequada deve:

- utilizar ao menos dois bancos de dados, sendo um deles o PubMed® (ligado ao Instituto Nacional de Saúde dos Estados Unidos, principal arquivo de trabalhos em inglês). Outros bancos de dados relevantes são: Embase (mantido por editoras e indústrias farmacêuticas, importante fonte de pesquisas com medicamentos); SciElo (revistas e teses em português e espanhol), ClinicalTrials.gov (boa fonte para pesquisas não publicadas) e Central (banco de dados mantido pela Cochrane Collaboration);
- não se limitar a uma língua específica ou, no mínimo, incluir trabalhos em inglês;
- apresentar alguma estratégia de identificação de trabalhos não publicados;
- ser reprodutível.

Em geral, os resultados das estratégias de busca são apresentados como fluxogramas (Figura 1). Possuir muitos estudos na categoria "Incluído após busca manual pelos pesquisadores" é um indicativo de que a estratégia de busca original não foi adequada.

METANÁLISE

Revisão sistemática *versus* metanálise

Quando uma revisão sistemática identifica vários estudos semelhantes entre si, é possível agrupá-los, por meio de uma metanálise. Se houver poucos estudos, ou se os mesmos forem heterogêneos, isso não será possível.

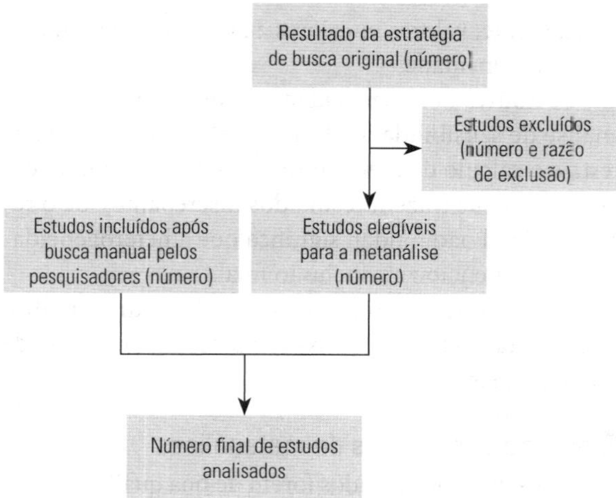

Figura 1 Fluxograma com estratégia de busca básica.

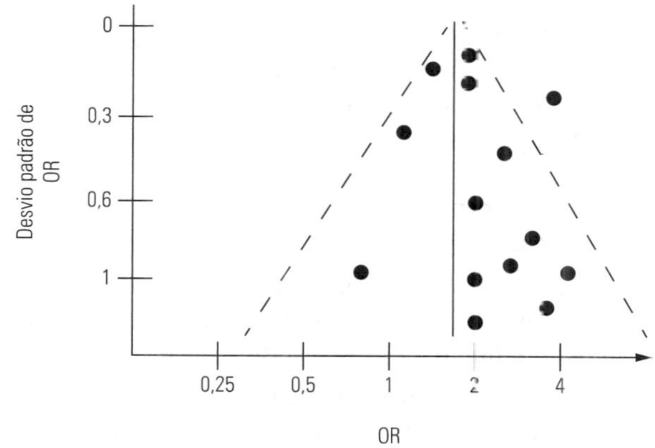

Figura 2 Gráfico de funil sugestivo de viés de publicação. Embora o resultado final da metanálise tenha sido positivo (OR = 1,8, linha vertical), existe um claro desequilíbrio entre os OR dos estudos incluídos, que pode ter hiperestimado este resultado. Há também 1 estudo fora do funil, com OR muito maior que o esperado, o que indica algum grau de heterogeneidade. OR: *odds ratio*.

Assim, nem todas as revisões sistemáticas podem se tornar metanálises, mas todas as metanálises derivam de uma revisão sistemática.

Avaliando os resultados e a qualidade de uma metanálise

Uma metanálise é uma média ponderada dos resultados de estudos semelhantes entre si. Assim, é importante avaliar se os estudos são de boa qualidade, se todos os estudos relevantes foram incluídos e se realmente são semelhantes.

Qualidade dos estudos

A metodologia de um estudo influencia os seus resultados e, consequentemente, os da metanálise. Em geral, uma tabela de metanálise vai descrever os estudos incluídos, mencionando características metodológicas. São sinais de boa qualidade: presença de estudos randomizados, cegados, com análise por intenção de tratar.

Viés de publicação e gráfico de funil

Metanálises extraem dados de trabalhos publicados, porém, quando os dados de um trabalho não podem ser obtidos porque não foram publicados, o resultado da metanálise é alterado e ocorre o viés de publicação.

O primeiro passo para avaliar o viés de publicação é revisar a estratégia de busca. Se não foi adequada, existe risco de viés de publicação.

O passo seguinte é a análise do gráfico de funil (Figura 2). Trata-se de um gráfico que mostra:

- eixo X: a medida de associação usada nos estudos individuais e na metanálise (geralmente risco relativo – RR; razão de chances ou *odds ratio* – OR; razão dos riscos ou *hazards ratio* – HR; diferença padrão da média ou *standard mean difference* – SMD). A linha vertical mostra o valor médio da metanálise;
- eixo Y: alguma medida de variabilidade dos dados. Normalmente desvio padrão (SD) ou erro padrão (SE). Em geral, usam-se valores decrescentes, com os estudos de menor variabilidade aparecendo mais acima no gráfico. As duas linhas formando as laterais de um triângulo mostram a faixa de resultados esperados apenas pela diferença de tamanho entre os estudos; valores além dessa faixa sugerem que outras características – além do número de pacientes – diferem naquele estudo dos demais.

O gráfico de funil segue alguns preceitos:

- os estudos maiores têm menor variabilidade e são colocados em pontos mais altos do gráfico. Como contribuem com mais pacientes para a metanálise, seus resultados individuais são próximos à média global (próximos da linha vertical);
- os estudos pequenos têm resultados muito variáveis. Assim, são colocados nas partes mais abaixo do gráfico e se distribuem em torno do valor central da metanálise;
- espera-se que sejam realizados vários estudos pequenos, com resultados divergentes, antes de um grande estudo definitivo. Assim, a expectativa é encontrar vários pontos acima e abaixo do valor médio da metanálise (à direita e à esquerda da linha vertical central);
- se o gráfico não possuir pontos de ambos os lados do valor central da metanálise, é matematicamente provável que existam outros estudos que não foram incluídos.

Muitas vezes, os autores não publicam gráficos de funil, mas realizam testes estatísticos para avaliar viés de publicação. São os testes de Egger e de Begg. Neste caso, $p > 0{,}05$ sugere viés.

Gráfico de floresta e heterogeneidade

O gráfico de floresta mostra os principais resultados da metanálise (Figura 3). Cada linha se refere ao resultado individual de um estudo específico. O círculo ou quadrado mostra o valor da medida de associação (p. ex., o *odds ratio*) daquele estudo específico; a linha horizontal, seu intervalo de confiança. O tamanho dos pontos ou quadrados representa o peso que o estudo teve na metanálise, o que, em geral, está relacionado com o tamanho do estudo.

Abaixo das linhas está o diamante. O centro do diamante representa a média final da metanálise, e as pontas representam seu intervalo de confiança.

Se o diamante tocar a linha representando o "1", existe chance matemática de que o efeito médio da metanálise seja a favor do tratamento experimental ou do controle (valores entre 0 e 1). Nesse caso, a metanálise foi inconclusiva.

A análise visual do gráfico de floresta também permite avaliar a heterogeneidade dos estudos. Se o valor de um estudo é muito distante dos demais, é possível que ele influencie o resultado da metanálise. Muitos autores também relatam o grau de heterogeneidade pelo teste I^2. Basicamente, valores inferiores a 20% representam baixa heterogeneidade.

Se houver heterogeneidade, é possível realizar uma análise de sensibilidade. Basicamente, o gráfico de floresta e o cálculo da metanálise são repetidos com e sem os estudos que trazem resultados discrepantes. Se o resultado final não mudar, significa que a heterogeneidade não influenciou a conclusão final.

No entanto, é sempre recomendável uma análise mais atenta desse estudo, visando determinar a causa de sua heterogeneidade.

Extraindo conclusões de metanálises

Se os estudos incluídos forem de boa qualidade, não houver viés de publicação ou heterogeneidade e se o resultado final não tocar o "1", é possível tirar conclusões da metanálise. Em geral, valores acima de 1 mostram que o desfecho é mais comum nos pacientes no grupo experimental; valores entre 0 e 1 significam um desfecho mais frequente no grupo controle.

Em todas as outras situações, a metanálise é inconclusiva, sugerindo que mais estudos são necessários.

Situações especiais em metanálises

- Metanálise de dados individuais: os autores obtiveram acesso aos bancos de dados dos estudos, sabendo os desfechos e as características de cada paciente. Em geral, obtêm-se resultados mais precisos do que os de uma metanálise convencional.

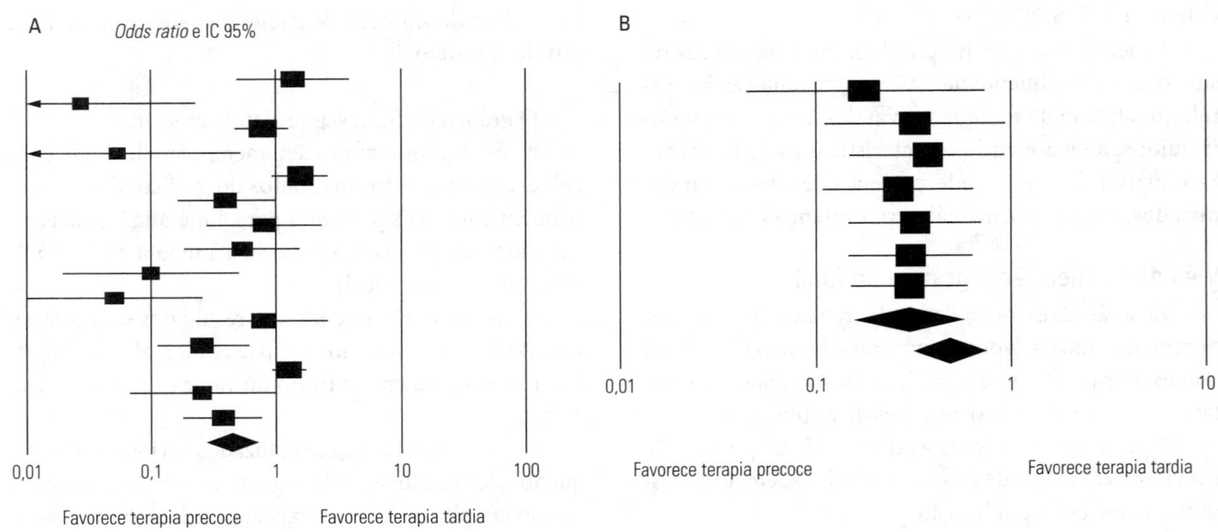

Figura 3 A: gráfico de floresta, com resultado final OR = 0,44 (0,27-0,72), porém com claros sinais de heterogeneidade; B: análise de sensibilidade, excluindo-se os estudos com valores extremos, OR = 0,49 (0,32-0,74). Neste exemplo, a heterogeneidade não influenciou as conclusões da metanálise. Adaptada de Karvellas CJ, Farhat MR, Sajjad I, Mogensen SS, Leung AA, Wald R, et al. A comparison of early vs late iniciation of renal replacement therapy in critically ill patients with acute renal injury: systematic review and meta-analysis. Critical Care 2011;15(1):R72.

- Metarregressão: análise multivariada em metanálise. Os resultados de cada estudo são corrigidos por características do estudo ou de seus pacientes.
- Análise indireta (*network meta-analysis*): quando duas intervenções são analisadas, usando-se um comparador comum. Por exemplo:
  - estudo 1: droga A *versus* placebo;
  - estudo 2: droga B *versus* placebo;
  - análise indireta: droga A *versus* placebo *versus* droga B.

DIRETRIZES E CONSENSOS

Diretrizes e consensos são opiniões de grupos específicos, ou seja, não são obrigatoriamente baseados em revisões sistemáticas e metanálises.

Geralmente, agregam informações com diferentes níveis de evidência, inclusive opiniões de especialistas, e nunca devem substituir as conclusões de um grande ensaio clínico ou de uma metanálise bem conduzida.

CONCLUSÕES

Revisões sistemáticas e metanálises resumem informações de estudos anteriores publicados sobre um mesmo tema. Suas conclusões dependem diretamente da qualidade dos estudos revisados. Metanálises com estudos de baixa qualidade, com viés de publicação ou muito heterogêneas, não são conclusivas. Mesmo que negativa ou inconclusiva, uma metanálise pode destacar uma falha na literatura e guiar pesquisas futuras.

▪ BIBLIOGRAFIA

Brasil. Ministério da Saúde, Secretaria de Ciência, Tecnologia e Insumos Estratégicos, Departamento de Ciência e Tecnologia. Diretrizes metodológicas: elaboração de revisão sistemática e metanálise de ensaios clínicos randomizados, 2012. Disponível em: http://portal.saude.gov.br/portal/saude/profissional/visualizar_texto.cfm?idtxt=25516. Acesso em 22 fev. 2017.

Centro Cochrane do Brasil. Disponível em: http://www.centrocochranedobrasil.org.br/cms. Acesso em: 22 fev. 2017.

Cochrane handbook for systematic reviews of interventions. The Cochrane Collaboration, 2011. Disponível em: www.cochrane-handbook.org. Acesso em: 22 fev. 2017.

Karvellas CJ, Farhat MR, Sajjad I, Mogensen SS, Leung AA, Wald R, et al. A comparison of early vs late iniciation of renal replacement therapy in critically ill patients with acute renal injury: systematic review and meta-analysis. Critical Care 2011;15(1):R72.

Lewis S. Forest plots: trying to see the woods and the trees BMJ 2001;322:1479-80.

326 ESTUDOS OBSERVACIONAIS

Flávio Araújo Borges Júnior

INTRODUÇÃO

No delineamento da investigação em saúde, temos os estudos analíticos experimentais e observacionais. Neste capítulo, abordaremos os estudos observacionais longitudinais e transversais, tanto prospectivos como retrospectivos.

Os estudos observacionais refletem os efeitos da exposição ou de uma intervenção nos grupos avaliados, sendo que a definição de conduta ou exposição é meramente observada e não manipulada pelo pesquisador, como em ensaios clínicos.

Para algumas condições clínicas, ensaios clínicos randomizados (ECR) podem não ser os mais indicados, seja por motivações éticas, seja por limitações na execução de diferentes condutas, como em relação a procedimentos cirúrgicos. Dessa forma, estudos observacionais bem desenhados ocupam níveis intermediários da pirâmide de evidência. Embora sejam muitas vezes questionados pela presença de um número maior de vieses e fatores de confusão, diferentes fontes da literatura comparam os resultados de estudos observacionais aos obtidos em ECR de forma positiva. Em grande parte das vezes, os estudos observacionais são complementares aos ensaios clínicos no papel de gerar hipóteses e definir questões e condições clínicas a serem analisadas.

Os tipos mais frequentes de estudos observacionais são: estudos de coorte, caso-controle e estudos transversais. Os dois primeiros fundamentam sua análise de forma temporal longitudinal – a partir da exposição ou do desfecho, respectivamente –, enquanto o transversal, conhecido como estudo de prevalência, avalia os fatores de exposição e a presença de desfecho simultaneamente em um único momento, não conseguindo predizer relação de causa-efeito (Figura 1). Há também o estudo caso-controle aninhado (*nested*), estudo retrospectivo em que casos e controles são escolhidos a partir de uma coorte formada previamente, o que confere maior validade na comparação entre os grupos, também podendo apresentar múltiplos controles pareados ao número de casos. Abordaremos a seguir os três principais tipos de estudos observacionais (Figura 1).

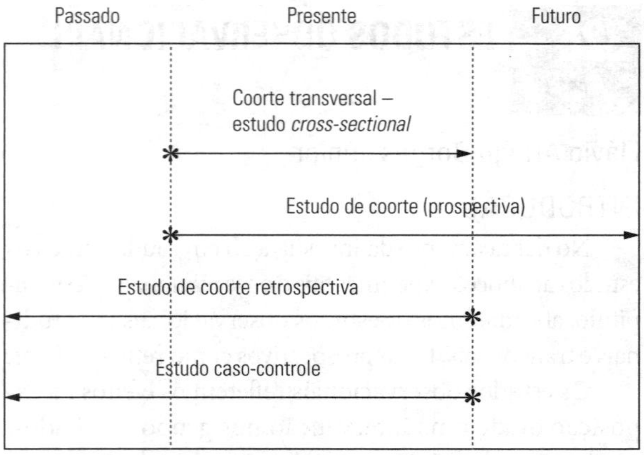

Figura 1 Principais tipos de estudos observacionais. Adaptada de: Song JW, Chung KC. Observational studies: cohort and case-control studies. Plast Reconstr Surg 2010;126(6):2234-42.

ESTUDOS TRANSVERSAIS (*CROSS-SECTIONAL*)

Em geral são estudos de baixo custo, fácil realização e empregados por meio de um questionário de pesquisa. Constituem uma forma transversal de observação, sendo assim possível estimar apenas a prevalência da doença, sem inferência de causalidade ou estimativa de riscos. Também não agregam valor de incidência de casos por não incluir indivíduos que foram expostos, mas faleceram ou se curaram antes do início do estudo.

A razão de prevalência pode ser utilizada para analisar a força de associação entre exposição e desfecho. Quanto maior for essa razão, maior a força de associação.

Razão de prevalência é a prevalência de doença entre os expostos dividida pela prevalência de doença nos não expostos.

Vieses frequentes nos estudos transversais

- Viés de não resposta: diferenças entre indivíduos que responderam o questionário e aqueles que por motivos próprios não o fizeram.
- Viés de voluntariedade: diferenças entre voluntários que respondem às pesquisas e a população em geral. Já reportado em estudos prévios, pacientes de maior nível educacional e melhor condição socioeconômica são mais propensos a participar de estudos e pesquisas de investigação clínica.
- Viés de resposta: muito frequente em situações em que os indivíduos são abordados em relação a assuntos não aceitos socialmente ou com potencial de serem julgados por seu comportamento, levando-os a darem respostas que podem não ser verdadeiras.

COORTE

Coorte, adaptada do latim *cohors*, é modernamente definida como a proposta de acompanhar um grupo de características semelhantes durante certo intervalo de tempo para determinar a incidência/mortalidade por uma patologia específica. Por ser empregada de forma temporal longitudinal, consegue evidenciar uma relação de causalidade entre exposição e desfecho/eventos de maneira mais consistente do que os outros estudos observacionais, sendo ideal para investigação de doenças potencialmente fatais.

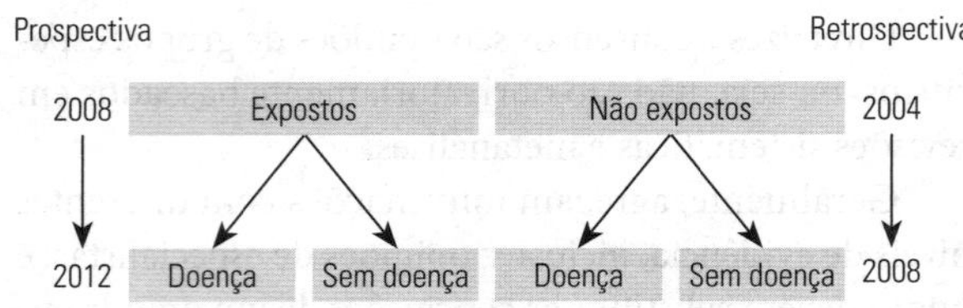

Figura 2 Estudo de coorte.

Pode se desenvolver de forma prospectiva ou retrospectiva (Figura 2), com distintas vantagens e desvantagens. As vantagens e desvantagens do estudo de coorte estão listadas a seguir:

- vantagens:
  - compilação de dados pode estimar causalidade;
  - avaliação de múltiplos desfechos para determinado fator de exposição;
  - permite-se estudar fatores raros de exposição;
  - permite cálculo de taxas de incidência;
- desvantagens:

necessidade de tamanho amostral grande para fatores de exposição raros;

– coorte prospectiva: maior custo de execução, longo período de acompanhamento clínico, mais suscetível a perdas;

– coorte retrospectiva: menor controle sobre fatores de exposição, mais suscetível a vieses de memória e de resposta.

A primeira é desenvolvida com a coleta de dados mais específicos de exposição; no entanto, pode estar relacionada a um longo período necessário para a ocorrência de eventos. Dessa forma, não é adequada para doenças com longos períodos de incubação e pouco prevalentes.

A coorte retrospectiva ou coorte histórica é fundada na observação de fatores de exposição do passado com a constatação de desfechos ocorridos até o presente momento do estudo, geralmente utilizando-se bases de dados ou revisão de prontuários. Uma grande limitação da abordagem retrospectiva encontra-se no reduzido controle por parte do observador sobre a coleta dos dados, muitas vezes realizada de maneira incompleta ou inconsistente. Ressalta-se também seu menor custo quando comparado ao da prospectiva, além da possibilidade de imediata análise de dados.

Por estar associada a um longo período de observação, a coorte prospectiva está mais vulnerável a perdas de acompanhamento (*drop out*), as quais devam ser minimizadas para não comprometer a validade interna do estudo. Em geral, recomenda-se que essa perda não seja maior do que 20% da amostra inicial. Importante também analisar a ocorrência de diferenças na exposição e nos desfechos, se possível, entre aqueles que saíram do estudo e os que completaram o acompanhamento clínico, a fim de tentar identificar alterações sistemáticas relacionadas ao número de perdas evidenciado.

Outra importante característica dos estudos de coorte é a medida de razão de incidências direta utilizada, risco relativo (RR), calculada como no exemplo a seguir:

- Uma coorte desenhada para avaliação de fatores prognósticos acompanhou pacientes submetidos a cirurgias vasculares arteriais por 2 anos após o procedimento, com avaliação de troponina ultrassensível no pós-operatório inicial para avaliar associação com maior taxa de eventos cardiovasculares. Após o término do acompanhamento, foi construída a Tabela 1.
-

Conclui-se que, nesse estudo de coorte, a elevação de troponina no pós-operatório inicial de cirurgias vasculares arteriais esteve associada ao aumento de 1,5 vez na incidência de desfechos cardiovasculares.

CASO-CONTROLE

Historicamente associados a proposta de elucidação etiológica de doenças, os estudos caso-controle tiveram papel marcante na década de 1950, no contexto de associação entre neoplasia pulmonar e tabagismo. Nesse modelo, os grupos são definidos a partir da presença ou da

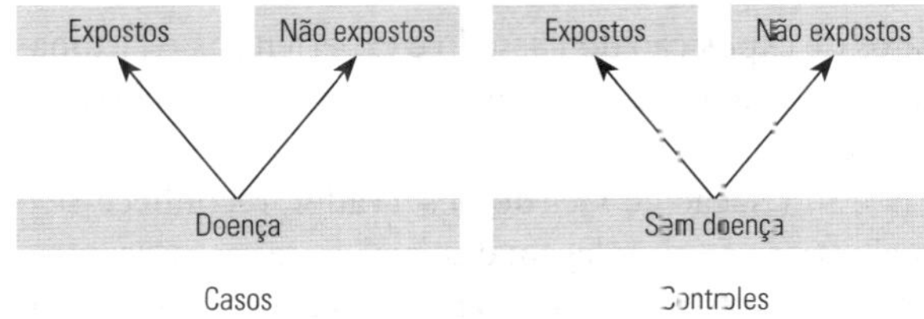

Figura 3 Estudos caso-controle.

ausência da doença em estudo, separados em casos e controles, com indivíduos oriundos de uma mesma população fonte. As informações acerca dos fatores de exposição são colhidas de forma retrospectiva, por meio de questionários, registros ou pesquisas prévias.

Quando comparados às coortes, os estudos de caso-controle são de execução mais fácil, menor custo e permitem a análise de múltiplos fatores de exposição. A seleção dos casos perpassa pela apresentação um diagnóstico preciso, ressaltando também subtipos, estágios e graus de gravidade para correlacionar com diferentes níveis de exposição; e, assim, assumir uma estimativa de risco no desenvolvimento de determinada doença.

A seleção dos controles deve manter exposição com intensidade semelhante nos indivíduos do grupo caso, isto é, advir da mesma população. O pareamento entre casos e controle é uma medida de manutenção da comparabilidade entre os grupos, com redução de diferenças sistemáticas. Idade, sexo e raça são variáveis costumeiramente usadas para esse pareamento por serem fortes fatores de confusão na elucidação etiológica de diversas patologias.

Na avaliação de doenças raras, frequentemente o pesquisador depara com um número limitado de casos e um grande número de controles. Nesse cenário podem-se empregar múltiplos controles, a fim de aumentar o poder estatístico da investigação e a precisão dos achados encontrados.

Entre as principais limitações do estudo caso-controle estão os vieses de memória e do observador. Ambos reduzem significativamente a validade interna do estudo. Em geral, indivíduos com históricos positivos de doença retratam inconscientemente com maior clareza

Tabela 1 Dados ao término de acompanhamento de estudo de coorte

Elevação de troponina I ultrassensível	Presença de eventos cardiovasculares	Ausência de eventos cardiovasculares	Total
Presente	60 (a)	40 (b)	100
Ausente	40(c)	60 (d)	100
Total	100	100	200

$$RR = \frac{\text{incidência no grupo presente}}{\text{incidência no grupo ausente}} = \frac{a/(a+b)}{c/(c+d)} = \frac{60/100}{40/100} = 1{,}5$$

fatos de exposição do passado e experiências relacionadas a tal patologia, configurando-se um provável viés de memória.

Em relação ao viés do observador, reconhece-se o maior risco de abordagem desigual entre casos e controles, com investigação mais aprofundada em relação aos hábitos e exposições naqueles que desenvolveram a doença. Tendo isto em vista, recomenda-se a padronização de questionários em um contexto livre de julgamentos de análise e realizado por observadores treinados para redução deste viés.

Nos estudos caso-controle as medidas de maior significado são as frequências relativas de exposição dos casos e dos controles. Demonstrou-se que o cálculo do *odds ratio* (razão de chances), método de comparação das frequências de exposição entre os grupos, permite obter uma medida de associação semelhante ao risco relativo.

$$\textit{Odds ratio} = \frac{\text{casos com exposição/ casos sem exposição}}{\text{controles com exposição / controles sem exposição}} = \frac{a/c}{b/d} = \frac{a \times d}{b \times c}$$

O *odds ratio* é uma estimativa do risco relativo e provou-se ser aproximadamente igual a este quando a incidência da doença é baixa.

BIBLIOGRAFIA

Carlson MD, Morrison RS. Study design, precision, and validity in observational studies. J Palliat Med 2009;12(1):77-82.

Mann CJ. Observational research methods. Research design II: cohort, cross sectional, and case-control studies. Emerg Med J 2003;20(1):54-60.

Sedgwick P. Bias in observational study designs: cross sectional studies. BMJ 2015;350:h1286.

Sedgwick P. Observational study design. I BMJ 2011;342:d1742.

Song JW, Chung KC. Observational studies: cohort and case-control studies. Plast Reconstr Surg 2010;126(6):2234-42.

327 TESTES DIAGNÓSTICOS

Flávio Araújo Borges Júnior

A prática clínica lida diariamente com incertezas por meio do raciocínio probabilístico, consciente ou inconscientemente. Desde meados do século XIX, William Osler já ensinava o aforismo: "A Medicina é a arte da incerteza e a ciência da probabilidade". Diante dessa inegável realidade, utilizam-se exames complementares, como os métodos diagnósticos, na tentativa de quantificar nossas incertezas, tomar decisões adequadas e também na discussão compartilhada com os pacientes.

Pode-se utilizar os testes diagnósticos com três principais finalidades: avaliar sua utilidade para o rastreamento das populações saudáveis; diagnóstico de determinada afecção ou desfecho específico em pacientes com suspeita clínica; e a resposta a um determinado tratamento instituído. Sempre lembrando que o uso adequado dos testes complementares depende do conhecimento da performance do método e do contexto clínico-epidemiológico do paciente.

Os métodos diagnósticos são classificados de acordo com o tipo de resultado fornecido:

- qualitativo: resultados descritivos, dependentes da interpretação humana, como exames radiológicos;
- quantitativo: expresso em valores numéricos, podendo apresentar-se na forma de resultados ordinais, contínuos ou dicotômicos (presença ou ausência de doença).

A apresentação dos resultados na forma quantitativa possibilita avaliação de desempenho dos testes diagnósticos. Mesmo testes qualitativos podem ser submetidos a escores a fim de gerar resultados numéricos. Um exemplo para essa conversão são as classificações BI-RADS para mamografia.

Testes com resultados contínuos e ordinais podem também ser dicotomizados por meio da definição de pontos de corte para auxiliar no processo de tomada de decisões.

Para quantificar as incertezas na avaliação clínica, pode-se recorrer à análise de desempenho dos testes diagnósticos, reconhecendo as principais características de desempenho e os conceitos a seguir, baseados em esquema como o da Tabela 1:

Tabela 1 Esquema para quantificar incertezas na avaliação clínica

Condição do paciente	Doentes	Sadios	Total
Resultados do teste			
Positivo	a	b	a + b
Negativo	c	d	c + d
Total	a + c	b + d	a + b + c + d

- sensibilidade: capacidade do teste em reconhecer os doentes. Cálculo: a/a + c;
- especificidade: capacidade do teste em reconhecer os saudáveis. Cálculo: d/b + d. Idealmente define-se a presença ou ausência de doença a partir de outro exame considerado padrão-ouro, ou exame de referência; p. ex., para estudar angiotomografia de coronárias para avaliação de doença coronariana, pode-se ter o cateterismo cardíaco como método padrão-ouro para comparação;

- valor preditivo: probabilidade de doença pós-teste, dando informação da interação entre poder do teste (sensibilidade e especificidade) e a prevalência da doença naquela população de estudo:
  - valor preditivo positivo: probabilidade da presença de doença, sendo o resultado do teste positivo. Cálculo: a/a + b;
  - valor preditivo negativo: probabilidade da ausência de doença, sendo o resultado do teste negativo. Cálculo: d/c + d;
- acurácia: probabilidade do método de acertar o diagnóstico, ou seja, teste com resultado positivo nos doentes e resultado negativo nos não doentes. Cálculo: a + d/a + b + c + d. Para auxiliar na distinção entre pacientes doentes e sadios, há as razões de verossimilhança positiva e negativa;
- razão de verossimilhança (*likelihood ratio*): razão entre a probabilidade de determinado resultado em alguém com a doença dividido pela probabilidade do mesmo resultado em alguém sem a doença. São valores dependentes apenas da sensibilidade e especificidade do teste.

RAZÃO DE VEROSSIMILHANÇA POSITIVA (RVp)

É calculada com a fórmula a seguir:

$$\frac{\text{probabilidade do resultado positivo nos doentes}}{\text{probabilidade do resultado positivo nos não doentes}} = \frac{a/(a + c)}{b/(b + d)}$$

Podendo ser reescrita como,

$$\text{RVp} = \frac{\text{sensibilidade}}{(1 - \text{especificidade})}$$

A RVp traduz o quanto o resultado positivo de um método aumenta a chance do indivíduo ter a doença. Quanto maior este número, maior sua acurácia. Geralmente considera-se RVp > 10 como grande, 5-10 como moderada e 1-5 como pequena.

RAZÃO DE VEROSSIMILHANÇA NEGATIVA (RVn)

É calculada com a fórmula a seguir:

$$\frac{\text{probabilidade do resultado negativo nos doentes}}{\text{probabilidade do resultado negativo nos não doentes}} = \frac{c/(a + c)}{d/(b + d)},$$

podendo ser reescrita como

$$\text{RVn} = \frac{(1 - \text{sensibilidade})}{\text{especificidade}}$$

A RVn representa quanto o resultado negativo de um método reduz a chance de o indivíduo ter a doença. Quanto menor esse valor, mais acurado o teste. Dessa forma, aceita-se que RVn < 0,1 é grande; moderada entre 0,1-0,2, pequena entre 0,2-0,5; e mínima entre 0,5-1.

CONCEITOS IMPORTANTES

As razões de verossimilhança promovem uma mudança na probabilidade pré-teste de doença conforme resultado positivo ou negativo. A probabilidade pré-teste é a prevalência da doença em uma determinada população estudada.

Aplicação à prática clínica - exemplo fictício (Tabela 2)

Foram estudadas 400 pacientes com lesões mamárias suspeitas de malignidade e correlacionadas com a avaliação padrão-ouro de diagnóstico para neoplasia mamária, biópsia da lesão e estudo anatomopatológico, para a análise de acurácia diagnóstica do exame de imagem.

Tabela 2 Exemplo de aplicação prática

Anatomopatológico RNM	Presença de malignidade	Ausência de malignidade	Total
Positivo	6	16	22
Negativo	2	376	378
Total	8	392	400

RM: ressonância magnética.

Seguindo o mesmo exemplo temos:

- RVp: $\frac{\text{sensibilidade}}{1 - \text{especificidade}} = \frac{0{,}75}{1 - 0{,}96} = 18{,}75$
- RVp de capacidade grande de aumentar a probabilidade pré-teste de doença;
- RVn: $\frac{1 - \text{sensibilidade}}{\text{especificidade}} = \frac{1 - 0{,}75}{0{,}96} = 0{,}26$
- RVn de capacidade pequena de reduzir a probabilidade pré-teste de doença.

NOMOGRAMA DE FAGAN

Existem outras formas de fazer a correlação entre probabilidade pré-teste, razão de verossimilhança e probabilidade pós-teste, como o uso de aplicativos em dispositivos eletrônicos, em que se coloca apenas a probabilidade pré-teste e a RV do método para obter a probabilidade de doença.

De forma mais tradicional, isso também pode ser feito utilizando o nomograma de Fagan, que consiste em um diagrama sobre o qual é traçada uma linha, iniciando pela probabilidade pré-teste, passando pela RV e terminando na probabilidade pós-teste. Em caso de resultado positivo, é usada a RV positiva; se resultado negativo, a RV negativa. Veja o exemplo a seguir.

Como visto no modelo prévio, o uso da ressonância magnética (RM) para rastreamento de câncer de mama em mulheres de alto risco apresentou sensibilidade de 75% e especificidade de 96%, com RVp de 18,75 e RVn de 0,26. Se a prevalência estimada de câncer de mama na população de alto risco é de 2%, qual a probabilidade de doença se a RM for positiva? E se for negativa?

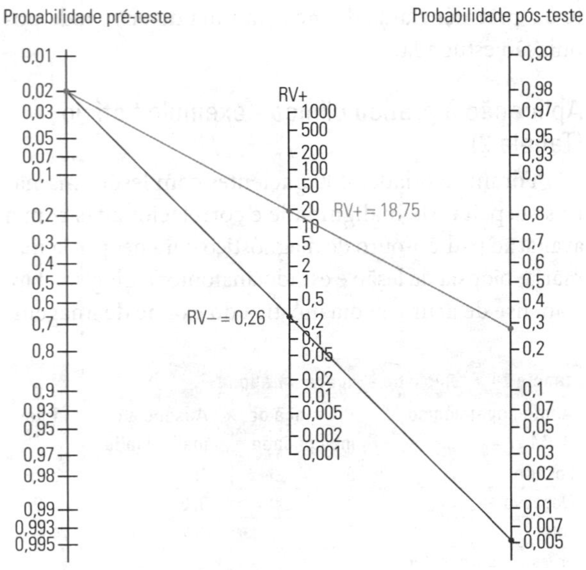

Figura 1 Nomograma de Fagan.

Com o resultado do exame-teste positivo, a probabilidade de a paciente verdadeiramente ter câncer de mama é de aproximadamente 28%, o que provavelmente ainda indicaria realização de exames adicionais para firmar o diagnóstico, como a biópsia. Em caso de resultado negativo, a probabilidade de doença é de 0,6%, o que provavelmente significaria descartar a presença de câncer de mama neste momento.

CURVA ROC

Uma das formas de transformar resultados quantitativos contínuos ou ordinais em resultados dicotômicos é a utilização da curva ROC (*receiving operator characteristic*). Por meio da capacidade discriminatória, resume-se o resultado em uma resposta dicotômica. Dessa forma, um paciente com resultado menor que o ponto de corte é classificado como não doente, e outro paciente com mensuração maior que o mesmo valor de corte é classificado como doente.

Sendo assim, pode-se estimar a sensibilidade e especificidade para cada ponto de corte do teste, dentro da amplitude de possíveis resultados que o teste índice produz. Gera-se uma função contínua da sensibilidade (proporção de verdadeiros positivos) no eixo das ordenadas (y) e 1- especificidade (proporção de falsos positivos) no eixo das abscissas (x), associando cada ponto de corte a um par (S, 1-E) (Figura 2). Dessa forma, a curva do melhor método possível e seu respectivo ponto de corte estarão mais próximos do canto esquerdo (sensibilidade 100% e especificidade 100%).

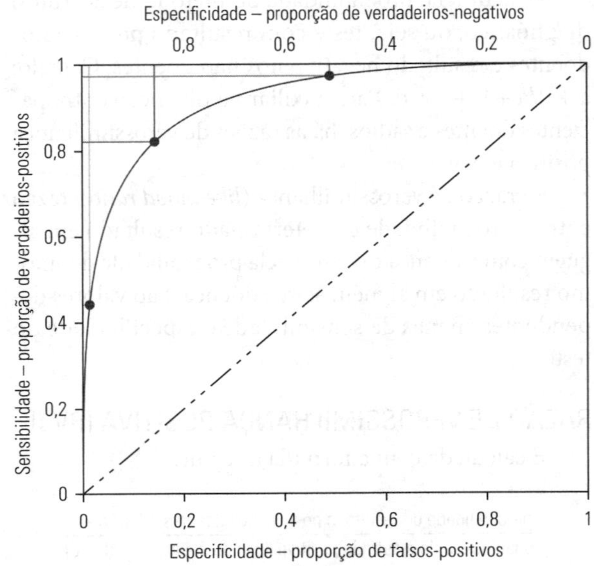

Figura 2 Curva ROC.

Em representações gráficas como a curva ROC, a área sob a curva define a capacidade do método de acertar o diagnóstico, ou seja, representa a acurácia do teste. A linha com traçado diagonal expressa acurácia de 50%, demonstrando que o teste é tão acurado quanto uma escolha ao acaso. O teste diagnóstico perfeito teria uma área sob a curva de 100%.

BIBLIOGRAFIA

Caraguel CG, Vanderstichel R. The two-step Fagan's nomogram: ad hoc interpretation of a diagnostic test result without calculation. Evid Based Med 2013;18(4):125-8.

Power M, Fell G, Wright M. Principles for high-quality, high-value testing. Evid Based Med 2013;18(1):5-10

Scott IA, Greenberg PB, Poole PJ. Cautionary tales in the clinical interpretation of studies of diagnostic tests. Intern Med J 2008;38(2):120-9.

Zou KH, O'Malley AJ, Mauri L. Receiver-operating characteristic analysis for evaluating diagnostic tests and predictive models. Circulation 2007;115:654-7.

SEÇÃO **32**

FARMACOTERAPIA

SOLANGE APARECIDA PETILO DE CARVALHO BRICOLA, VALTER GARCIA SANTOS, RAFAEL SAAD, MARIA HELENA SAMPAIO FAVARATO, CESAR RIBEIRO FILADELFO

328 MEDICAMENTOS A-Z

Ana Vitória Bandeira Petilo de Carvalho, Cesar Ribeiro Filadelfo, Maria Helena Sampaio Favarato, Rafael Saad, Solange Aparecida Petilo de Carvalho Bricola, Tabata Faria Gomez de Carvalho, Valter Garcia Santos

Esta seção contempla os aspectos essenciais para a realização da prescrição racional de medicamentos: nome do medicamento de referência, apresentações comerciais disponíveis, classificação terapêutica, posologia, ajuste de dose em relação a insuficiência hepática e/ou renal, interações medicamentosas de relevância clínica, classificadas de acordo com a gravidade maior, compatibilidade de uso durante a gestação e a amamentação, indicação de medicamento potencialmente inadequado para idoso, além das reações adversas mais comuns e alertas de precaução e contraindicação.

Essas informações apresentam-se de forma visual por meio de ícones representativos do tema, com a finalidade de promover agilidade na busca e interpretação das informações e, para tanto, foram selecionados os principais medicamentos da prática clínica, sempre referenciados nos capítulos do livro, e as indicações mais importantes de cada um deles.

Esses medicamentos foram listados em ordem alfabética conforme os nomes de seus princípios ativos estabelecidos na "Denominação Comum Brasileira" (DCB), da Anvisa.

Visando à segurança do paciente, as informações referentes às posologias, ao metabolismo hepático e renal de cada princípio ativo foram compiladas para facilitar a realização das possíveis correções necessárias de acordo com as seguintes bases de dados: Micromedex®, Lexicomp®, Clinical Pharmacology® e bulas dos fabricantes. O critério adotado para a informação sobre o uso dos medicamentos no período da gestação foi a classificação de risco de teratogênese do Food and Drug Administration (Tabela 1); e, para avaliar a compatibilidade do uso simultâneo à lactação, seguiu-se como principal referência a Sociedade Brasileira de Pediatria, considerando o risco *versus* benefício, com o intuito de preservar o aleitamento materno.

Da mesma forma, na eleição dos medicamentos potencialmente inapropriados para idosos (MPI), elegemos as listas dos Critérios de Beers&Fick, como referência nessa consulta.

Tabela 1 Classificação de risco do uso de medicamentos na gestação segundo o Food and Drug Administration

Categoria	Descrição
A	Estudos controlados em mulheres não demonstraram risco para o feto no 1° trimestre de gestação e não há evidência de risco nos trimestres posteriores; possibilidade de dano fetal parece remota
B	Estudos de reprodução animal não demonstraram risco fetal, mas não há estudo controlado em mulheres grávidas; ou estudos de reprodução animal mostraram algum efeito adverso no feto (que não seja diminuição de fertilidade), não confirmado em estudos controlados em mulheres durante o 1° trimestre; e não há evidência de risco nos trimestres posteriores
C	Estudos em animais demonstraram efeitos adversos no feto (teratogênese, morte ou outro) e não há estudos controlados em mulheres; ou estudos em mulheres e animais não estão disponíveis; só devem ser administrados se o benefício justificar o risco potencial para o feto
D	Há evidência positiva de risco fetal humano, mas os benefícios de uso em mulheres grávidas podem justificar o uso a despeito do risco (p. ex., se o fármaco é necessário em uma situação de risco de morte para uma doença grave, para a qual agentes mais seguros não podem ser usados ou não são eficazes)
X	Estudos em animais e seres humanos demonstraram anomalias fetais ou há evidência de risco fetal baseada em experiências em humanos, ou ambos, e o risco de uso do fármaco em mulheres grávidas está claramente acima do possível benefício; contraindicado em mulheres que estão ou podem ficar grávidas

Fonte: adaptada de Briggs GG, Freeman RK, Yaffe SJ. Drugs in pregnancy and lactation: a reference guide to fetal and neonatal risk. 9.ed. Baltimore: Williams & Wilkins; 2011.

A OMS define reação adversa a medicamento (RAM) qualquer efeito prejudicial ou indesejado que se apresente após a administração de doses de medicamentos normalmente utilizadas no indivíduo para profilaxia, diagnóstico ou tratamento de uma doença e interação medicamentosa como um evento clínico detectável, mensurável, quantitativa e qualitativamente, que influencie a magnitude ou a duração do efeito do medicamento e, portanto, modifique o resultado esperado da terapêutica.

O Programa Nacional de Segurança do Paciente (PNSP), do Ministério da Saúde, apresenta 6 metas de segurança do paciente, entre as quais a 3ª alerta sobre a segurança na prescrição, no uso e na administração de medicamentos.

As interações medicamentosas (IM) foram contempladas nesta edição, em razão do volume de informações pertinentes às possíveis combinações entre os medicamentos prescritos. Há bases de dados informatizadas reconhecidamente confiáveis (p. ex., UpToDate®, Micromedex®, Clinical Pharmacology®, Drugs.com®) que oferecem essas informações de maneira dinâmica e podem reduzir os riscos de ocorrência na prescrição.

Apresentamos nessa edição as interações potenciais de gravidade maior, reconhecidas, mencionando apenas os medicamentos que sabidamente interagem com o medicamento em epígrafe. Não apresentaremos os mecanismos pelos quais essas interações ocorrem, como interações farmacocinéticas e interações farmacodinâmicas.

As interações de gravidade maior implicam riscos de hospitalização, lesão permanente, fracasso terapêutico ou mesmo ser a causa de morte, direta ou indiretamente. Sugere-se o monitoramento estreito da combinação de fármacos, com a substituição do medicamento quando necessário, e a mitigação dos efeitos advindos da associação.

Acreditamos que essas informações serão de fácil interpretação e acesso, de modo que a adoção das mesmas não prescinde da avaliação criteriosa do clínico prescritor, pesando-se riscos e benefícios do uso de cada medicamento. A Figura 1 representa graficamente essas informações.

▪ ABREVIATURAS

ACM a critério médico
AD água bidestilada
ades adesivo
aer aerossol
Aids síndrome da imunodeficiência adquirida
AINH anti-inflamatório não hormonal
ALT alanina aminotransferase, TGP
amp ampola
AST aspartato aminotransferase, TGO
AVC acidente vascular cerebral
bisn bisnaga
BUN balanço de nitrogênio ureico sanguíneo
cap cápsula
CAPD diálise peritoneal ambulatorial contínua
ClCr *clearance* de creatinina
col colírio
comp comprimido
control controlado(a)
CPK creatinofosfoquinase
crem creme; cremoso(a)
derm dermatológico(a)
desint desintegração
DHL desidrogenase láctica
dil diluente
disp dispersão, dispersível
DLP dislipidemia
DM *diabetes mellitus*
drg drágea
DST doenças sexualmente transmissíveis
ECG eletrocardiograma
eferv efervescente
elx elixir
emul emulsão
env envelope
espaç espaçador(a)
EV via endovenosa
extemp extemporâneo
FA frasco-ampola
flac flaconete
Fr frasco

gelat	gelatinoso(a)
gran	granulado(a)
GX%	glicose a X%
HAS	hipertensão arterial sistêmica
Hb	hemoglobina
HDL	lipoproteína de alta densidade
HIV	vírus da imunodeficiência humana
Ht	hematócrito
IAM	infarto agudo do miocárdio
IM	via intramuscular
IMC	índice de massa corporal
inal	inalatório(a)
infus	infusão
inj	injetável
INR	*international normalized ratio*
IOT	intubação orotraqueal
ITU	infecção do trato urinário
LDL	lipoproteína de baixa densidade
lib	liberação
liof	liofilizado
LSN	limite superior de normalidade
mast	mastigável
microgran	microgránulo
MPI	medicamento potencialmente inapropriado para idoso
nas	nasal
oft	oftálmico(a)
otol	otológico(a)
ovul	óvulo
PA	pressão arterial
past	pastilho
pCO_2	pressão parcial de dióxido de carbono
ped	pediátrico
pO_2	pressão parcial de oxigênio
pom	pomada
prep	preparação
prep/adm	preparo e administração
progr	programado(a)
prol	prolongado(a)
PNSP	programa nacional de segurança do paciente
PS	pronto-socorro
PVC	policloreto de vinila
REF	refrigeração
retard	retardado(a)
rev	revestido(a)
RAM	reação adversa a medicamento
RNM	ressonância magnética
RX	radiografia
$SatO_2$	saturação de oxigênio
SC	via subcutânea
SF	soro fisiológico (NaCl a 0,9%)
SGX%	soro glicosado a X%
SL	sublingual
SNC	sistema nervoso central
SNE	sonda nasoenteral
SNG	sonda nasogástrica
sol	solução; solúvel
spr	*spray*
supos	supositório
susp	suspensão
SVD	sonda vesical de demora
TA	temperatura ambiente
TC	tomografia computadorizada
tempo adm	tempo de administração
TG	triglicéride(s)
TP	tempo de protrombina
TTPa	tempo de tromboplastina parcial ativado
USG	ultrassonografia
UTI	unidade de terapia intensiva
vag	vaginal
VNI	ventilação mecânica não invasiva
VO	via oral
xpe	xarope

princípio ativo

nome fantasia
referência pela Anvisa

apresentação comercial
disponível no Brasil

posologia
para as principais indicações

AZITROMICINA

Zitromax®,
Zitromax® EV

comp rev 500 mg; pó liof sol infus 500 mg, pó liof sol inj 500 mg

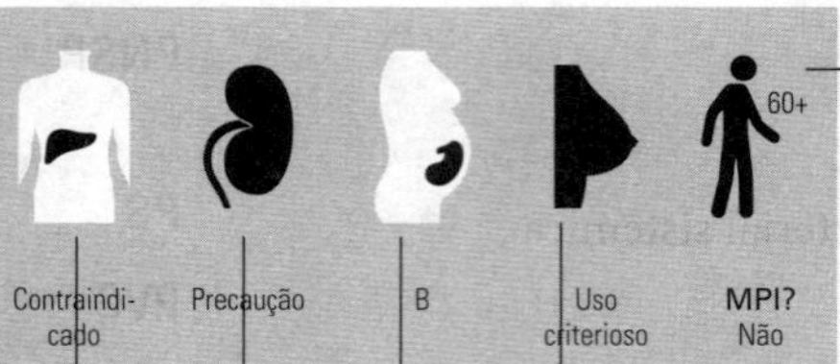

MPI (medicamento potencialmente inapropriado para idoso)?
- Não
- Sim

De acordo com as listas dos Critérios de Beers&Flick

uso na amamentação
- compatível
- uso criterioso (pesar riscos e benefícios)
- contraindicado

uso na gestação
categorização em A, B, C, D ou X conforme risco de teratogênese

Classificação terapêutica: macrolídeo

Posologia:
- Infecções bacterianas: 500 mg, VO, 1x/dia; infecções leves a moderadas de vias aéreas, pele, coqueluche – 500 mg, por 3 dias, ou dose inicial de 500 mg, EV, 1x/dia, e 250 mg, nos dias 2-5 do tratamento; 500 mg, EV, 1x/dia
- Clamídia, gonorreia, cancroide (*Haemophilus ducreyi*): 1 g, VO, em dose única (associar com ceftriaxona para suspeita de gonorreia)
- Profilaxia de endocardite: 500 mg, VO, 30-60 min antes do procedimento
- Prevenção de exacerbação pulmonar de paciente com bronquiectasia: 500 mg, 3x/semana

uso na insuficiência hepática
- sem/com ajuste de dose
- com precaução
- contraindicado

Administração parenteral (compatível – SF, SG5%, SG5% em NaCl a 0,45%, SG5% em Ringer lactato e Ringer lactato): reconstituir com 4,8 mL de AD; diluir em solução compatível e administrar por infusão nas concentrações de 1-2 mg/mL, ≥ 60 min; pode-se infundir 1 mg/mL, em 3 h, ou 2 mg/mL, em 1 h, em doses de máximas de 500 mg
Obs.: estabilidade da solução reconstituída é de 24 h em TA; de soluções diluídas, de 24 h em TA e de 7 dias em REF; administrar apenas por infusão

administração parenteral
- soluções compatíveis
- reconstituição e estabilidade
- velocidade de administração

Função hepática: pode ocorrer hepatotoxicidade; eliminação principalmente hepática; disfunção hepática – uso contraindicado

Função renal: insuficiência renal com ClCr < 80 mL/min – ajuste de dose não é necessário; ClCr < 10 mL/min – uso com precaução; hemodiálise – ajuste de dose não é necessário

uso na insuficiência renal
- sem/com ajuste de dose (conforme *clearance* de creatinina)
- com precaução
- contraindicado

Interações medicamentosas: ergotamina, varfarina, hidroxicloroquina, digoxina, donepezila, disopiramida, sinvastatina, lovastatina, nelfinavir, rifabutina, teofilina, atorvastatina

Interações medicamentosas de gravidade maior de acordo com a relevância clínica

Reações adversas:
- Neurológica: 1-10% – cefaleia
- Gastrointestinais: diarreia (4-11%); 1-10% – cólicas, dor abdominal, náusea, vômito (especialmente com esquemas de dose única alta)
- Ocular: oftálmica – irritação do olho (1-2%)
- Miscelânea: agitação, alteração do paladar, anemia, anorexia, aumento da tosse, candidíase, conjuntivite, constipação, dermatite (fúngica), dispepsia, dores, dor no peito, eczema, edema facial, efusão pleural, enterite, erupção cutânea, fadiga, faringite, fraqueza, gastrite, hipercinesia, icterícia, insônia, leucopenia, mal-estar, monilíase oral, palpitações, pancreatite, prurido, reação alérgica, rinite, tontura, urticária, vaginite, vertigem
- Solução oftálmica: ceratite puntiforme; congestão nasal; dermatite de contato; disgeusia; erosão corneana; secreção e ressecamento oculares; sensações de picada, queimação e irritação oculares após a instilação; sinusite

reações adversas
mais frequentes (≥ 1%) e de maior gravidade, divididas por sistemas

Precauções: pode mascarar ou retardar sintomas de blenorragia ou sífilis incubadas; o uso prolongado pode acarretar superinfecção fúngica ou bacteriana, incluindo diarreia por *Clostridioides difficile* e colite pseudomembranosa; pode ocorrer prolongamento do intervalo QT – cuidado com pacientes com risco de prolongamento da repolarização cardíaca; alcoolismo

precauções
- uso concomitante com outros medicamentos
- cuidados na administração
- uso em situações especiais

Contraindicação: icterícia colestática, com terapia anterior com azitromicina (VO e injeção); hepatite

principais contraindicações

Figura 1 Descrição das informações visualmente acessíveis do medicamento.

acarbose

Glucobay®

comp 25, 50 e 100 mg

Sem ajuste de dose | Contraindicado | B | Uso criterioso | MPI? Não

Classificação terapêutica: inibidor da alfaglucosidase

Posologia:

- DM tipo 2: iniciar com 25 mg, 3x/dia; depois, 50 mg, 3x/dia (maximo: 50 mg, 3x/dia, se peso < 60 kg ou 100 mg, 3x/dia, se peso > 60 kg); tomar no início das refeições

Função hepática: pode ocorrer aumento das transaminases; há relatos de hepatite fulminante com desfecho fatal; ajuste de dose não é necessário; recomenda-se controle enzimático mensal durante os 6 primeiros meses após o início do tratamento e, depois, a intervalos regulares

Função renal: ClCr > 25 mL/min – ajuste de dose não é necessário; ClCr < 25 mL/min – uso não recomendado para pacientes com creatinina sérica > 2 mg/mL

Interações medicamentosas: digoxina, betabloqueadores (propranolol, metoprolol, timolol, atenolol, labetalol, acebutolol, betaxolol, levobunolol, esmolol, carteolol, bisoprolol, sotalol, metipranolol, carvedilol, nevibolol), glucomannan, inibidores da monoaminoxidase (tranilcipromina, selegilina, azul de metileno, moclobemida, linezolida, rasagilina), *psyllium*, varfarina

Reações adversas:

- Dermatológicas: eritema, urticária
- Neurológicas: cefaleia, sonolência, vertigem
- Musculoesqueléticas: fraqueza
- Gastrointestinais: diarreia (33%), dor abdominal (21%) e flatulência (77%), que tendem a retornar aos níveis pré-tratamento com o uso contínuo; desconforto gastrointestinal grave – na presença desses efeitos, recomenda-se redução da dose

Precauções: uso concomitante com adsorventes intestinais (p. ex., carvão); uso concomitante com produtos à base de enzimas que degradam carboidratos (p. ex., amilase)

Contraindicações: cetoacidose diabética; cirrose; enteropatia inflamatória; enteropatias crônicas associadas a distúrbios de digestão ou absorção; úlcera colônica; obstrução intestinal

aceclofenaco

Proflam®

comp rev 100 mg, crem derm 15 mg/g

Precaução | Precaução | C | Uso criterioso | MPI? Não

Classificação terapêutica: anti-inflamatório e antirreumático não esteroidal

Posologia:

- Tratamento anti-inflamatório: 100 mg, VO, 2x/dia

Função hepática: histórico de disfunção hepática – uso com precaução

Função renal: disfunção renal – uso com precaução

Interações medicamentosas: antidepressivos tricíclicos (nortriptilina, imipramina, amitriptilina, clomipramina), inibidores seletivos da recaptação de serotonina e norepinefrina (venlafaxina, sibutramina, duloxetina, desvenlafaxina), inibidores seletivos da recaptação da serotonina (fluoxetina, fluvoxamina, paroxetina, sertralina, citalopram, escitalopram, vilazodona), ciclosporina, diuréticos poupadores de potássio (espironolactona, amilorida, triantereno, eplerenona), heparina de baixo peso molecular (enoxaparina, dalteparina, nadroparina, bemiparina, reviparina), tacrolimo, diuréticos tiazídicos (diazóxido, hidroclorotiazida, clortalidona, indapamida, clopamida), diuréticos de alça (furosemida, bumetanida), ciprofloxacino, inibidores do receptor de angiotensina e inibidores da enzima conversora de angiotensina (captopril, enalapril, lisonopril, ramipril, quinapril, cilazapril, benazepril, fosinopril, perindopril, trandolapril, losartana, espirapril, irbesartana, valsartana, eprosartana, delapril, telmisartana, candesartana, olmesartana, azilsartana), betabloqueadores (propranolol, metoprolol, timolol, atenolol, labetalol, acebutolol, betaxolol, levobunolol, esmolol, carteolol, bisoprolol, sotalol, metipranolol, carvedilol, nevibolol), colestiramina

Reações adversas:

- Dermatológicas: eritema, prurido

(continua)

aceclofenaco *(continuação)*

- Gastrointestinais: dispepsia (7,5%), dor abdominal (6,2%), náusea e diarreia (1,5%)

Precauções: antecedentes de ulceração gastrointestinal, sangramento ou perfuração; hipertensão arterial ou doenças cardíacas agravadas pela retenção de líquidos e edema; infecção preexistente; histórico de defeitos de coagulação

Contraindicações: rinite; urticária; asma; reações alérgicas ao ácido acetilsalicílico ou a outros AINH

acetazolamida

Diamox®

comp 250 mg

Contraindicado | Contraindicado | C | Compatível | MPI? Não

Classificação terapêutica: inibidor da anidrase carbônica

Posologia:

- Glaucoma de ângulo aberto: 125-250 mg, 2-4x/dia
- Glaucoma de ângulo fechado agudo: iniciar com 500 mg; depois, 125-250 mg, a cada 4 h
- Pseudotumor cerebral: 1-2 g/dia, 2-4x/dia (máximo: 4 g/dia)
- Alcalinização da urina: 5 mg/kg, 2-3x/dia

Função hepática: podem ocorrer icterícia colestática, insuficiência hepática, necrose hepática; insuficiência hepática grave – uso contraindicado

Função renal: ClCr > 50 mL/min – administrar a cada 6 h; ClCr de 10-50 mL/min – administrar a cada 12 h; ClCr < 10 mL/min – uso contraindicado; hemodiálise – 62,5-125 mg/dia, após diálise

Interações medicamentosas: sotalol, fenitoína, ácido aminolevulínico, ciclosporina

Reações adversas:

- Cardiovascular: rubor
- Dermatológicas: fotossensibilidade, necrólise epidérmica tóxica, reações cutâneas alérgicas, síndrome de Stevens-Johnson, urticária
- Hematológicas: agranulocitose, anemia aplástica, leucopenia, púrpura trombocitopênica, trombocitopenia
- Neurológicas: ataxia, cefaleia, confusão mental, convulsões, depressão, excitação, fadiga, febre, mal-estar, sonolência, tontura
- Musculoesqueléticas: paralisia flácida, parestesia
- Gastrointestinais: alteração do paladar, diarreia, diminuição do apetite, melena, náusea, vômito
- Endócrinas e metabólicas: acidose metabólica, desequilíbrio hidroeletrolítico, hiperglicemia, hipopotassemia, hipoglicemia, hiponatremia, retardo do crescimento (crianças)
- Geniturinários: cristalúria, glicosúria, hematúria, insuficiência renal, poliúria
- Ocular: miopia
- Auditivas: distúrbio da audição, zumbido
- Miscelânea: anafilaxia

Precauções: risco aumentado de desequilíbrio hidroeletrolítico e acidobásico na presença de obstrução pulmonar e/ou enfisema; insuficiência renal; DM; pacientes sensíveis às sulfonamidas também podem ser sensíveis à acetazolamida

Contraindicações: cirrose; hiponatremia; hipopotassemia; glaucoma; insuficiência adrenal; obstrução pulmonar grave

acetilcisteína

Fluimucil®

Sem ajuste de dose | Sem informações | B | Uso criterioso | MPI? Não

gran 100, 200 e 600 mg, sol spr nas 11,5 mg/mL, xpe 20 e 40 mg/mL, comp eferv 200 e 600 mg, sol inj 100 mg/mL

Classificação terapêutica: mucolítico

Posologia:

- Intoxicação por paracetamol: EV – ver "Administração parenteral"; VO – 140 mg/kg, nas primeiras 24 h após ingestão; depois, 70 mg/kg, a cada 4 h (total: 17 doses); repetir dose se ocorrer vômito após 1 h da administração

(continua)

acetilcisteína *(continuação)*

Administração parenteral (compatível – SF e SG5%): posologia e tempo de infusão dependem da indicação; uso como antídoto para intoxicação por paracetamol – dose de ataque de 150 mg/kg, em 200 mL de solução, infundida em 60 min; a 1ª dose de manutenção recomendada é de 50 mg/kg, em 500 mL, por 4 h, e a última é de 100 mg/kg, em 1.000 mL, por 16 h; outras finalidades – pode ser administrada por injeção lenta após diluição em 10 mL
Obs.: coloração rosa não significa perda de atividade; estabilidade de 24 h em TA

Função hepática: ajuste de dose não é necessário

Função renal: não há informações disponíveis

Interações medicamentosas: fármacos antitussígenos, nitroglicerina

Reações adversas:
- Cardiovasculares: EV – angioedema (2-8%), vasodilatação (1-6%), hipotensão arterial (1-4%), taquicardia (1-4%), síncope (1-3%), pressão torácica (1%), rubor (1%)
- Dermatológicas: EV – prurido com erupção cutânea e vasodilatação (2-9%), urticária (2-7%), erupção cutânea (1-5%), prurido (1-3%)
- Neurológicas: inalatória – calafrios, febre, sonolência; EV – disforia (< 1-2%)
- Respiratórias: inalatória – broncoespasmo, hemoptise; EV – broncoespasmo (1-6%), tosse (1-4%), dispneia (< 1-3%), constrição orofaríngea (1%), faringite (1%), rinorreia (1%), roncos (1%)
- Musculoesquelética: EV – transtorno da marcha (< 1-2%)
- Gastrointestinais: inalatória – estomatite, náusea, vômito; EV – náusea (1-10%), vômito (< 1-10%)
- Locais: irritação, sensação de picada na face após nebulização
- Auditiva: EV – otalgia (1%)
- Ocular: EV – dor ocular (< 1-3%)

- Miscelânea: inalatória – odor desagradável durante a administração, pele úmida, sensibilização adquirida (rara); EV – reação anafilactoide (~ 17%; relatada como grave em 1% ou moderada em 10% dos pacientes nos 15 min que sucedem a 1ª infusão; grave em 1% ou leve a moderada em 6-7% dos pacientes após infusão de 60 min)

Precauções: asma ou histórico de broncoespasmo; peso < 40 kg – ajuste hídrico total para evitar a sobrecarga de líquidos (EV); encefalopatia decorrente da insuficiência hepática – interromper a terapia para evitar administração de ainda mais substâncias nitrogenadas (VO); restrição de fluidos – ajuste hídrico total para evitar sobrecarga de líquidos (EV); deve ser usada com cautela em pacientes com úlcera péptica e em idosos debilitados com insuficiência respiratória grave

aciclovir

Zovirax®; Aciclovir®

Sem ajuste de dose	Com ajuste de dose	B	Compatível	MPI? Não

pom oft 0,03 g/g, comp 200 mg e 400 mg, pó liof sol inj 250 mg, crem derm 50 mg/g

Classificação terapêutica: antiviral

Posologia:
- Herpes simples genital/mucocutâneo: 1º episódio grave – 5-10 mg/kg/dose, EV, a cada 8 h, por 2-7 dias; depois, VO, até completar 10 dias; 1º episódio leve a moderado – 400 mg, 3x/dia, ou 200 mg, 5x/dia, por 7-10 dias; recorrência – 400 mg, 3x/dia, por 5 dias (imunocomprometido – 10 dias), ou 800 mg, 3x/dia, por 2 dias, ou 200 mg, 5x/dia, por 5 dias
- Varicela-zóster: 800 mg, VO, 5x/dia, por 5-7 dias; iniciar nas primeiras 24 h do início do *rash*; imunocomprometido – 10-20 mg/kg/dose, EV, 3x/dia, por 7 dias
- Encefalite herpética: 10 mg/kg, EV, a cada 8 h, por 10 dias

Obs.: utilizar peso ideal para obesos para cálculo das doses

Função hepática: pode ocorrer hepatite (< 14%); disfunção hepática – ajuste de dose não é necessário

Função renal:
- ClCr > 50 mL/min – ajuste de dose não é necessário; ClCr de 25-50 mL/min – administrar EV a cada 12 h; ajuste de dose não é necessário para administração VO; ClCr de 10-24 mL/min – administrar EV a cada 24 h; em esquemas VO, 800 mg/dia, administrar a cada 8 h; ClCr < 10 mL/min – reduzir dose EV em 50% e administrar a cada 24 h

(continua)

aciclovir *(continuação)*

- Regime de dose de 200 mg, VO, 5x/dia: ClCr > 10 mL/min/1,73 m² – ajuste de dose não é necessário; ClCr < 10 mL/min/1,73 m² – reduzir o regime posológico para 200 mg, VO, a cada 12 h

- Hemodiálise: administrar a dose EV a cada 24 h; ajustar esquema de dosagem de modo que 1 dose adicional seja administrada após cada sessão de diálise
- Diálise peritoneal: administrar a dose EV a cada 24 h; dose suplementar após a diálise não é necessária
- Diálise peritoneal ambulatorial contínua, herpes-zóster ou varicela: 600 ou 800 mg, VO, 1x/dia

Administração (compatível – SF, SG5%, SG5% em NaCl a 0,2, 0,45 e 0,9% e solução de Ringer lactato): reconstituir 250 mg com 10 mL de AD ou SF; não deve ser administrado em *bolus* ou injeção rápida, apenas como infusão EV; pode ser diluído em SG5% ou SF até concentração ≤ 7 mg/mL e ser infundido ao longo de 1 h
Obs.: usar a solução reconstituída em 12 h ou, caso tenha sido diluída, em 24 h

Interações medicamentosas: micofenolato de mofetila, ácido valproico, fenitoína, micofenolato de sódio

Reações adversas:
- Dermatológicas: erupção cutânea (2%), prurido (2%), urticária (2%), dor leve, sensação de queimação ou picada (pomada: 30%), prurido (pomada: 4%)
- Hematológica: aumento das provas de função hepática (1-2%)
- Neurológicas: mal-estar (12%), cefaleia (2%)

Precauções: síndrome hemolítico-urêmica; púrpura trombocitopênica trombótica

Contraindicações: anormalidades neurológicas

ácido acetilsalicílico

Ácido acetilsalicílico®; Aspirina®; Aspirina Prevent®; Buferin Cardio®

Contraindicado	Contraindicado	C/D	Contraindicado	MPI? Sim

comp 100 mg; comp 500 mg, comp eferv 500 mg; comp rev 100 e 300 mg; comp rev 81 mg

Classificação terapêutica: analgésico e antipirético

Posologia:
- Síndrome coronariana aguda: inicial com 162-325 mg (mastigar comprimido não revestido antes de engolir)
- AVC isquêmico/acidente isquêmico transitório: iniciar com 160-325 mg nas primeiras 48 h; não administrar nas primeiras 24 h se for realizada trombólise (alteplase)

- Prevenção cardiovascular (IAM, AVC, tromboembolismo em fibrilação atrial, obstrução arterial periférica): 75-325 mg/dia (comumente, 100 mg/dia)
- Crianças: 100 mg/kg de peso a cada 24 h
- Dor e febre: 0,5-1 g a cada 4 h (dose máxima: 3-6 g/dia)
- Dor ou febre: 300-600 mg, a cada 4 ou 6 h (máximo: 4 g/dia)
- Artrite, pericardite: 2,6-5,4 g/dia, 4-6x/dia
- Anti-inflamatório: dose individualizada

Função hepática: podem ocorrer elevação de transaminases e hepatotoxicidade; insuficiência hepática grave – uso contraindicado

Função renal: podem ocorrer elevação de creatinina sérica, elevação de BUN, insuficiência renal, necrose papilar, nefrite intersticial e proteinúria; ClCr < 10 mL/min – uso contraindicado; diálise – dose de manutenção recomendada após a hemodiálise

Interações medicamentosas: antidepressivos tricíclicos (nortriptilina, imipramina, amitriptilina, clomipramina), ciclosporina, inibidores seletivos da recaptação da serotonina (fluoxetina, fluvoxamina, paroxetina, sertralina, citalopram, escitalopram, vilazodona), dipirona, medicamentos antiplaquetários, diuréticos poupadores de potássio (espironolactona, amilorida, triantereno, eplerenona), venlafaxina, ticlopidina, vacina contra vírus varicela, nefazodona, tirofibana, tacrolimo, ibuprofeno, diuréticos tiazídicos (diazóxido, hidroclorotiazida, clortalidona, indapamida, clopamida), duloxetina, milnaciprana, metotrexato, diuréticos de alça (furosemida, bumetanida), delapril, enalapril, estreptoquinase, captopril, lisinopril, betabloqueadores (propranolol, metoprolol, timolol, atenolol, labetalol, acebutolol, betaxolol, levobunolol, esmolol, carteolol, bisoprolol, sotalol, metipranolol, carvedilol, nevibolol), tenecteplase, triancinolona, metilprednisolona, dexametasona, prednisona, nitroglicerina, ácido valproico, cortisona, prednisolona, betametasona, probenecida

(continua)

ácido acetilsalicílico *(continuação)*

Reações adversas:

- Cardiovasculares: disritmias, edema, hipotensão arterial, taquicardia
- Dermatológicas: angioedema, erupção cutânea, urticária
- Hematológicas: anemia, anemia ferropriva, anemia hemolítica, coagulação intravascular disseminada, coagulopatia, prolongamento do TP, sangramento, trombocitopenia
- Neurológicas: agitação, cefaleia, coma, confusão mental, edema cerebral, fadiga, hipertermia, insônia, letargia, nervosismo
- Respiratórias: alcalose respiratória, asma, broncoespasmo, dispneia, edema laríngeo, edema pulmonar não cardiogênico, hiperpneia, taquipneia
- Musculoesqueléticas: rabdomiólise, fraqueza, destruição do acetábulo
- Gastrointestinais: ulceração gastrointestinal (6-31%), azia, desconforto epigástrico, dispepsia, eritema gástrico, erosões gástricas, gastralgia, naúsea úlceras duodenais, vômito
- Auditivas: perda da audição, zumbido
- Endócrinas e metabólicas: acidose, desidratação, hiperpotassemia, hiperglicemia, hipernatremia, hipoglicemia (crianças)
- Miscelânea: anafilaxia, baixo peso ao nascer, fetos natimortos, gestação e trabalho de parto prolongados, sangramento periparto, síndrome de Reye

Precauções: distúrbios hemorrágicos; uso de álcool (≥ 3 doses/dia); sintomas gastrointestinais; úlcera péptica

Contraindicações: crianças e adolescentes com varicela ou sintomas de gripe (risco de síndrome de Reye); asma, rinite e pólipos nasais; úlceras gastroduodenais; riscos hemorrágicos; trombocitopenia

ácido aminocaproico

Ipsilon®

comp 500 mg, sol inj 50 e 200 mg/mL

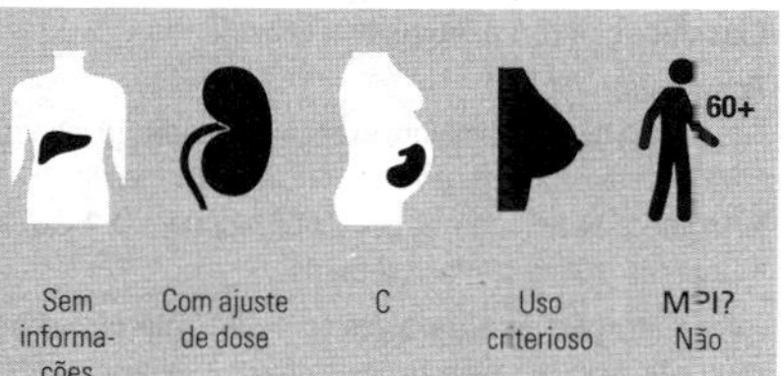

Classificação terapêutica: antifibrinolítico

Posologia:

- Sangramento agudo: 4-5 g, EV, 1x; depois, 1 g/h, por 8 h ou até controle do sangramento (máximo: 30 g/dia)
- Sangramento oral: 50-60 mg/kg, VO, 4-6x/dia

Administração parenteral (compatível – SF, SG5% e solução de Ringer lactato): deve ser administrado exclusivamente EV, com velocidade máxima de 50 mg/min; pode ser administrado por injeção direta em casos graves, ou diluído e infundido; o volume de diluição depende da necessidade/restrição hídrica do paciente Obs.: é uma molécula estável e, em condições estéreis, a solução é estável para o tempo de infusão necessário

Função hepática: não há informações disponíveis

Função renal: podem ocorrer insuficiência (rara) e mioglobinúria (rara); insuficiência renal e/ou oligúria – reduzir a dose em 15-25%

Interação medicamentosa: tretinoína

Reações adversas:

- Cardiovasculares: arritmia, bradicardia, hipotensão arterial, isquemia periférica, síncope, trombose
- Dermatológicas: erupção cutânea, prurido
- Hematológicas: agranulocitose, aumento do tempo de sangramento, leucopenia, trombocitopenia
- Neurológicas: AVC, alucinações, cefaleia, confusão mental, crise convulsiva, delírio, fadiga, hipertensão intracraniana, mal-estar, tontura
- Respiratórias: congestão nasal, dispneia, embolia pulmonar
- Musculoesqueléticas: aumento da CPK, fraqueza, mialgia, miopatia, miosite, rabdomiólise (rara)
- Auditiva: zumbido
- Geniturinária: ejaculação seca
- Oftálmicas: lacrimejamento, redução da visão
- Gastrointestinais: náuseas, diarreia, vômito

(continua)

ácido aminocaproico *(continuação)*

Precauções: evitar uso concomitante com concentrados do complexo do fator IX ou anti-inibidor de coagulação; risco de fraqueza muscular, necrose da fibra muscular e rabdomiólise com administração prolongada; risco aumentado de obstrução renal e trombose capilar glomerular em hemorragia do trato urinário alto; hipovolemia; hemofilia; doença cardíaca

Contraindicações: coagulação intravascular disseminada; gravidez/hematúria oriunda do trato urinário superior; doença cardíaca, hepática ou renal; predisposição a trombose

ácido folínico

Leucovorin®

comp 15 mg, amp 3 mg, FA 50 mg

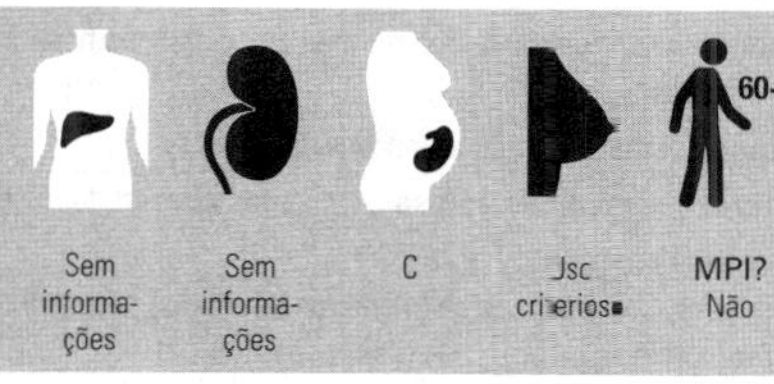

Classificação terapêutica: agente desintoxicante para tratamento citostático

Posologia:

- Adjuvante na quimioterapia com fluorouracila: 20 mg/m²/dia (dose baixa) ou 200 mg/m²/dia (dose alta), por 5 dias
- Após alta dose de metotrexato: 15 mg (10 mg/m²), VO, EV ou IM, a cada 6 h, por 10 doses; iniciar 24 h após o início do metotrexato (máximo: 25 mg/dose)

Administração parenteral: IM ou infusão e injeção EV (compatível: SG5% e SF); reconstituir 50 mg do FA em 5 mL de AD; em doses elevadas ou *overdose* de metotrexato, pode ser administrado por infusão EV, 75 mg, dentro de 12 h, seguido de 12 mg, IM, a cada 6 h, para 4 doses; EV – administrar ao longo de vários minutos, em razão do alto conteúdo de cálcio (máximo: equivalente a 160 mg/mL de ácido folínico) Obs.: após reconstituído, deve ser utilizado imediatamente, com tempo de infusão de 4 min; soluções diluídas têm estabilidade de 24 h

Função hepática: não há informações disponíveis

Função renal: não há informações disponíveis

Ajuste de dose:

- Osteossarcoma, metotrexato em alta dose: eliminação do metotrexato normal (nível de metotrexato sérico de 10 mcmol em 24 h após a administração, 1 mcmol às 48 h e < 0,2 mcmol às 72 h) – 15 mg, EV, IM ou VO, a cada 6 h, por 60 h (total: 10 doses); atraso na eliminação do metotrexato tardia (nível de metotrexato sérico > 0,2 mcmol às 72 h e > 0,05 mcmol às 96 h) – 15 mg, EV, IM ou VO, a cada 6 h, até que o nível de metotrexato caia para < 0,05 mcmol; atraso na eliminação precoce de metotrexato e/ou evidência de injúria renal aguda (nível sérico de metotrexato de 50 mcmol após > 24 h, ou ≥ 5 mcmol em 48 h, ou a 100%, ou maior aumento do nível de creatinina sérica em 24 h após a administração)
- 150 mg, EV, a cada 3 h, até que o nível de metotrexato caia para < 1 mcmol; e, em seguida, 15 mg, EV, a cada 3 h, até que o nível de metotrexato fique < 0,05 mcmol (menos grave do que as anormalidades descritas anteriormente, estende-se por mais 24 h (total: 14 doses por > 84 h) em cursos posteriores)
- Câncer colorretal, paliativo, com 5-fluorouracil (hematológica moderada ou toxicidade gastrointestinal em curso de tratamento prévio) – reduzir a dose diária de 5-fluorouracil em 20% no curso subsequente de tratamento; ajuste da dose necessário para leucovorina
- Câncer colorretal, paliativo, com 5-fluorouracil (hematológica grave ou toxicidade gastrointestinal em curso de tratamento prévio): reduzir a dose diária de 5-fluorouracil em 30% no curso subsequente de tratamento; ajuste da dose necessário para leucovorina
- Câncer colorretal, paliativo, com 5-fluorouracil (nenhuma toxicidade em curso de tratamento prévio): pode-se aumentar a dose diária de 5-fluorouracil em 10% no curso subsequente de tratamento; ajuste da dose necessário para leucovorina

Interações medicamentosas: sulfametoxazol + trimetoprima

Reações adversas:

- Dermatológicas: eritema, erupção cutânea, prurido, urticária
- Hematológica: trombocitose
- Miscelânea: reações anafiláticas

Precauções: porfiria; neonatos; idosos; vômito; estomatite; convulsões

Contraindicações: anemia megaloblástica decorrente de deficiência de vitamina B12; anemia perniciosa decorrente de deficiência de vitamina B12; insuficiência renal

ácido fusídico

Verutex®

crem derm 20 mg/g

Função hepática	Função renal	Gravidez	Lactação	60+
Sem informações	Sem informações	B	Compatível	MPI? Não

Classificação terapêutica: antibiótico para uso tópico

Posologia:
- Infecções cutâneas: aplicar na região afetada, 2-3x/dia, por 7 dias

Função hepática: pode ocorrer icterícia; disfunção hepática – não há informações disponíveis

Função renal: não há informações disponíveis

Interações medicamentosas: sem interações conforme bula Anvisa

Reações adversas:
- Cardiovasculares: edema (membros inferiores), tromboflebite, venoespasmo
- Dermatológicas: erupção cutânea, prurido
- Neurológicas: cefaleia, distúrbios psíquicos, tontura
- Gastrointestinais: anorexia, desconforto epigástrico, diarreia, dispepsia, náusea, vômito
- Locais: reações no local da injeção (hiperemia, irritação)
- Oculares: visão turva, edema palpebral, lacrimejamento, sensação passageira de picada, turvamento passageiro da visão

Precaução: uso prolongado ou recorrente pode aumentar o risco de desenvolver resistência bacteriana

ácido mefenâmico

Ponstan®

comp 500 mg

Função hepática	Função renal	Gravidez	Lactação	60+
Com ajuste de dose	Contraindicado	C	Compatível	MPI? Sim

Classificação terapêutica: anti-inflamatório e antirreumático não esteroidal

Posologia:
- Dor leve a moderada/dismenorreia: inicial com 500 mg; depois, 250 mg, a cada 6 h, se necessário, por no máximo 1 semana

Função hepática: podem ocorrer hepatite (< 2%) e icterícia; insuficiência hepática – ajuste de dose pode ser necessário em decorrência do aumento do risco de lesão hepática

Função renal: podem ocorrer aumento do risco de toxicidade e lesão renal, aumento do risco com o uso concomitante com diuréticos e com inibidores da enzima conversora da angiotensina; insuficiência renal – uso contraindicado

Interações medicamentosas: antidepressivos tricíclicos (nortriptilina, imipramina, amitriptilina, clomipramina), inibidores seletivos da recaptação de serotonina e norepinefrina (venlafaxina, sibutramina, duloxetina, desvenlafaxina), inibidores seletivos de recaptação da serotonina (fluoxetina, fluvoxamina, paroxetina, sertralina, citalopram, escitalopram, vilazodona), ciclosporina, diuréticos poupadores de potássio (espironolactona, amilorida, triantereno, eplerenona), heparina de baixo peso molecular (enoxaparina, dalteparina, nadroparina, bemiparina, reviparina), tacrolimo, diuréticos tiazídicos (diazóxido, hidroclorotiazida, clortalidona, indapamida, clopamida), diuréticos de alça (furosemida, bumetanida), inididores do receptor de angiotensina e inibidores da enzima conversora de angiotensina (captopril, enalapril, lisonopril, ramipril, quinapril, cilazapril, benazepril, fosinopril, perindopril, trandolapril, losartana, espirapril, irbesartana, valsartana, eprosartana, delapril, telmisartana, candesartana, olmesartana, azilsartana), betabloqueadores (propranolol, metoprolol, timolol, atenolol, labetalol, acebutolol, betaxolol, levobunolol, esmolol, carteolol, bisoprolol, sotalol, metipranolol, carvedilol, nevibolol)

Reações adversas:
- Auditiva: zumbido (1-10%)
- Dermatológicas (1-10%): erupção cutânea, prurido
- Endócrinas e metabólicas (1-10%): retenção hídrica
- Gastrointestinais (1-10%): azia, cólicas abdominais, indigestão ou náusea; constipação; desconforto, cólica ou dor abdominal; diarreia; dispepsia; flatulência; gastrite; úlcera gástrica ou duodenal com sangramento ou perfuração; vômito

(continua)

ácido mefenâmico *(continuação)*

- Hematológica (1-10%): sangramento
- Neurológicas: cefaleia, nervosismo, tontura (3-9%)

Precauções: doença cardiovascular – aumento do risco de eventos cardiovasculares trombóticos graves, IAM e AVC; aumento do risco de eventos adversos gastrointestinais graves (sangramento, ulceração, perfuração do estômago ou intestinos) em idosos; aumento do risco de ulceração, sangramento ou perfuração do estômago ou do intestino com tabagismo, uso de álcool, mau estado geral de saúde, uso concomitante com ácido acetilsalicílico, corticosteroides e anticoagulantes; asma – risco de grave broncoespasmo, potencialmente fatal; distúrbios da coagulação ou uso concomitante de agentes anticoagulantes podem ser adversamente afetados por inibição da agregação plaquetária; hemorragia gastrointestinal – aumento do risco de ulceração ou perfuração do estômago ou intestinos; pode ocorrer início ou exacerbação de hipertensão

Contraindicações: asma, urticária ou outra reação do tipo, ocorrida após administração de ácido acetilsalicílico ou outro AINH; inflamação crônica e/ou ulceração do trato gastrointestinal; idade < 14 anos

ácido tranexâmico

Transamin®

comp 250 mg, sol inj 50 mg/mL

Função hepática	Função renal	Gravidez	Lactação	60+
Sem ajuste de dose	Com ajuste de dose	B	Uso criterioso	MPI? Não

Classificação terapêutica: anti-hemorrágico

Posologia:
- Profilaxia de sangramento, extração dentária: 10 mg/kg, EV, 3-4x/dia, por 2-8 dias
- Menorragia: 1.300 mg, VO, 3x/dia, durante menstruação (máximo: 5 dias)
- Angioedema hereditário: 500-3.000 mg/dia, VO, 1-3x/dia
- Crianças: 10 mg/kg/dose, 2-3x/dia

Administração parenteral (compatível – soluções eletrolíticas, glicosídicas e contendo aminoácidos; não compatível – sangue e soluções contendo penicilina): não injetar a taxa > 1 mL/min para evitar hipotensão; sem diluição, a injeção deve ser lenta; se diluído, pode ser administrado na dose de 25-50 mg/kg/dia; a diluição pode ser realizada com 50-250 mL de diluente
Obs.: solução inicial e diluições têm estabilidade de 24 h

Função hepática: insuficiência hepática – ajuste de dose não é necessário

Função renal:
- Menstruação (VO): creatinina sérica de 1,4-2,8 mg/dL – 1.300 mg, 2x/dia; creatinina sérica de 2,8-5,7 mg/dL – 1.300 mg, 1x/dia; creatinina sérica > 5,7 mg/dL – 650 mg, 1x/dia, por no máximo 5 dias

Função renal:
- Menstruação (VO): creatinina sérica de 1,4-2,8 mg/dL – 1.300 mg, 2x/dia; creatinina sérica de 2,8-5,7 mg/dL – 1.300 mg, 1x/dia; creatinina sérica > 5,7 mg/dL – 650 mg, 1x/dia, por no máximo 5 dias
- Profilaxia de sangramento, extração dentária (EV): creatinina sérica de 1,36-2,83 mg/dL – 10 mg/kg, a cada 12 h; creatinina sérica de 2,83-5,66 mg/dL – 10 mg/kg, a cada 24 h; creatinina sérica > 5,66 mg/dL – 10 mg/kg, a cada 48 h, ou 5 mg/kg, a cada 24 h

Interações medicamentosas: contraceptivos (medroxiprogesterona, estradiol, levonorgestrel, noretindrona, dienogeste, drospirenona, norelgestromina, desogestrel, norgestrel, norgestimato, etinilestradiol, etonogestrel), tretinoína

Reações adversas:
- Cardiovasculares (1-10%): hipotensão arterial, trombose
- Gastrointestinais (> 10%): diarreia, náusea, vômito
- Ocular: turvamento da visão

Precauções: uso concomitante com contraceptivos hormonais combinados; hemorragia subaracnóidea, edema cerebral ou IAM podem ocorrer (VO); obstrução uretral decorrente da formação de coágulos de hemorragia do trato urinário superior; podem ocorrer alterações visuais

Contraindicações: daltonismo; coagulação intravascular; hemorragia subaracnóidea ativa; doença tromboembólica ativa (trombose venosa profunda, embolia pulmonar ou trombose cerebral)

ácido ursodesoxicólico

Ursacol®

comp 50, 150 e 300 mg

Função hepática	Função renal	Gestação	Lactação	60+
Sem ajuste de dose	Sem ajuste de dose	B	Uso criterioso	MPI? Não

Classificação terapêutica: anticolelítico

Posologia:

- Cirrose biliar primária: 13-15 mg/kg/dia, VO, divididos em 2-4 doses/dia
- Colangite esclerosante primária: 25-30 mg/kg/dia, VO, divididos em 2-4 doses/dia
- Colelitíase: prevenção – 300 mg, VO, 2x/dia; dissolução – 8-10 mg/kg/dia, VO, 1-3x/dia

Obs.: administrar com alimento

Função hepática: recomenda-se monitorar níveis de gamaglutamiltransferase, fosfatase alcalina, AST, ALT e bilirrubina, mensalmente, nos 3 primeiros meses da terapia e, depois, a cada 6 meses; ajuste de dose não é necessário

Função renal: ajuste de dose não é necessário

Interações medicamentosas: sem interações conforme a base de dados Micromedex

Reações adversas:

- Dermatológica: *rash* (2,63%)
- Neurológica: tontura (16,5%)
- Respiratórias: bronquite (6,5%), tosse (7,1%), faringite (8,4%), infecção do trato respiratório superior (12,4-15,5%)
- Musculoesquelética: dor nas costas (11,8%)
- Gastrintestinais: constipação (9,7-26,4%), diarreia (25,2-27,1%), indigestão (16,8%), náusea (17,4%), vômito (9,7-13,7%)

Precauções: ascite; encefalopatia hepática; colestase; colangite

Contraindicações: obstrução biliar completa; pancreatite

ácido valproico; divalproato de sódio; valproato de sódio

Depakene®; Depakote®; Depakote Sprinkle®; Depakote® ER; Depacon®

Função hepática	Função renal	Gestação	Lactação	60+
Contraindicado	Sem ajuste de dose	X	Uso criterioso	MPI? Não

cap mole 250 mg, comp rev 500 mg; comp rev 250 e 500 mg; cap + micrograna 125 mg; comp rev lib prol 250 e 500 mg; sol inj 100 mg/mL; xpe 50 mg/mL, comp rev 300 e 500 mg; comp rev 300 e 500 mg, cap 250 mg, xpe 50 mg/mL; comp rev 250 e 500 mg; cap 125 mg; comp rev lib prol 250 e 500 mg; sol inj 100 mg/mL

Classificação terapêutica: antiepiléptico

Posologia:

- Epilepsia, crise de ausência (simples e complexa) e crise parcial complexa: iniciar com 10-15 mg/kg/dia, VO, aumentando 5-10 mg/kg, a cada semana, até dose efetiva (máximo: 60 mg/kg/dia); doses > 250 mg/dia devem ser divididas; divalproato de sódio (liberação prolongada) – pode ser administrado 1x/dia
- Profilaxia de enxaqueca: iniciar com 250 mg, VO, 2x/dia (máximo: 1.000 mg/dia); liberação prolongada – 500 mg, 1x/dia, até 1.000 mg, 1x/dia
- Transtorno afetivo bipolar: iniciar com 250 mg, 3x/dia (máximo: 60 mg/kg); liberação prolongada – iniciar com 25 mg/kg (máximo: 60 mg/kg, 1x/dia)

Obs.: não mastigar ou abrir a cápsula de liberação prolongada

Administração parenteral (compatível – dextrose a 5%, SF e solução de Ringer lactato): FA de 5 mL deve ser diluído em pelo menos 50 mL de solução compatível antes de ser administrado, e infundido em 60 min a ≤ 20 mg/min; dividir a dose diária total se for > 250 mg/dia

Função hepática: doença hepática ou insuficiência hepática significativa – uso contraindicado; cirrose – ClCr pode ser reduzido em 50%

Função renal: insuficiência renal – ajuste de dose não é necessário; hemodiálise – suplementação de dose não é necessária; injúria renal aguda – uremia pode aumentar a fração livre da droga, resultando em toxicidade

(continua)

ácido valproico; divalproato de sódio; valproato de sódio *(continuação)*

Ajuste de dose (pacientes geriátricos): usar dose inicial reduzida e aumentar lentamente, com monitoração regular para líquidos e ingestão alimentar, desidratação, sonolência e outros eventos adversos

Interações medicamentosas: meropenem, lamotrigina, doripenem, vorinostate, cisplatina, imipenem, ertapenem, varfarina, orlistate, primidona, olanzapina, rufinamida, fenobarbital, lopinavir, zidovudina, mefloquina, etossuximida, risperidona, ritonavir, eritromicina, clomipramina, topiramato, colestiramina, oxcarbazepina, ácido acetilsalicílico, nortriptilina, aciclovir, rifampicina, lorazepam, nimodipina, fenitoína, carbamazepina

Reações adversas:

- Cardiovasculares: edema periférico (3-8%), palpitações (1-< 5%), taquicardia (1-< 5%)
- Dermatológicas: alopecia (6-24%), erupção cutânea (6%)
- Endócrinas e metabólicas: aumento de apetite (6%), aumento de peso (4-9%), hiponatremia
- Gastrintestinais: dor abdominal (9-23%), constipação (5%), diarreia (12-23%), indigestão (8-13%), perda de apetite (4-12%), náusea (22-48%), vômito (11-27%), hematêmese (1-< 5%)
- Hematológicas: equimoses (4-5%), trombocitopenia (1-27%)
- Musculoesqueléticas: astenia (10-27%), dor nas costas (8%)
- Neurológicas: amnésia (4-7%), ataxia (8%), tonturas (12-25%), dor de cabeça (5-31%), insônia (9-15%), sonolência (17-30%), tremor (9-57%), coma induzido por hiperamonemia, encefalopatia espongiforme hiperamonêmica
- Oftálmicas: ambliopia, visão turva, diplopia (16%), nistagmo (1-8%)
- Otológicas: zumbido (1-7%), ototoxicidade a surdez (1-< 5%)
- Psiquiátricas: depressão (4-5%), distúrbio do pensamento (6%), sensação de nervosismo (7-11%), alterações de humor (6%)
- Respiratórias: infecção do trato respiratório, bronquite (5%), dispneia (5%), faringite (8%), respiratória (1-5%), rinite (5%)
- Imunológica: reação de hipersensibilidade imune (rara)
- Outras: febre (2%), influenza (12%)

Precauções: pancreatite hemorrágica com progressão rápida; uso concomitante com antibióticos carbapenêmicos – pode causar redução nas concentrações séricas de valproato; uso concomitante com topiramato; idosos; risco de pensamentos e comportamento suicidas

Contraindicações: doenças mitocondriais causadas por mutações no DNA de polimerase mitocondrial-gama e crianças com idade < 2 anos com suspeita desses distúrbios; distúrbios do ciclo da ureia; como profilaxia de enxaqueca para gestantes; doença hepática

ácido zoledrônico

Zometa®; Aclasta®; Blaztere®

sol infus 4 mg/100 mL; sol EV 5 mg/100 mL, pó liof sol inj 4 mg

Função hepática	Função renal	Gestação	Lactação	60+
Sem informações	Contraindicado	D	Uso criterioso	MPI? Não

Classificação terapêutica: bisfosfonato

Posologia:

- Osteoporose: 5 mg, EV, 1x/ano; paciente com baixo risco de fratura – considerar descontinuação depois de 3-5 anos
- Doença de Paget: 5 mg, EV, 1x
- Hipercalcemia, malignidade: 4 mg, EV, 1x; pode-se considerar retratamento após 1 semana
- Metástases ósseas, mieloma múltiplo: 4 mg, EV, a cada 3-4 semanas (reiniciar quando creatinina de base até 10% > basal); suplementação de cálcio e vitamina D recomendada

Obs.: manter hidratação adequada antes do tratamento

Administração parenteral (compatível – SF e SG5%): reconstituir 4 mg do pó em 5 mL de AD; formulação pronta para infusão (diluída) – infundir em no mínimo 15 min; formulação concentrada – diluir em 100 mL de SF ou SG5% e infundir em taxa constante

Obs.: administrar com cateter de infusão separado de todas as outras drogas, e as soluções não devem entrar em contato com cálcio e outros cátions divalentes; a solução é estável por 24 h a 2-8°C, após a diluição

(continua)

ácido zoledrônico *(continuação)*

Função hepática: não há informações disponíveis

Função renal:
- Doença de Paget e/ou osteoporose: ClCr > 35 mL/min – ajuste de dose não é necessário; ClCr < 35 mL/min e injúria renal aguda – uso contraindicado
- Mieloma múltiplo e/ou metástase óssea de tumores sólidos: ClCr de 50-60 mL/min – 3,5 mg, EV; ClCr de 40-49 mL/min – 3,3 mg, EV; ClCr de 30-39 mL/min – 3 mg, EV; risco de toxicidade de drogas na doença renal crônica

Interações medicamentosas: sem interações conforme a base de dados Micromedex

Reações adversas (porcentagem de reações adversas varia conforme a doença de base):
- Cardiovasculares: edema periférico (3-21%), fibrilação atrial (0,7-3,3%)
- Endócrinas e metabólicas: diminuição de peso (metástase óssea: 16%), hipocalcemia (0,2-21%)
- Gastrointestinais: dor abdominal (0,9-16%), obstipação (6-27%), diarreia (5,2-24%), perda de apetite (1-22%), náusea (4,5-46%), vômito (2-32%)
- Musculoesqueléticas: artralgia (3-27,3%), dor lombar (1,7-18,2%), dor nos membros (3,1-16%), dor óssea (3,1-55%), mialgia (4,9-23%), necrose asséptica da mandíbula
- Neurológicas: astenia (2-24%), tonturas (2-18%), dor de cabeça (3,9-20,4%), insônia (15-16%), parestesia (2-15%), AVC (2,3%)
- Renal: nefrotoxicidade (11-17%)
- Miscelânea: fadiga (2,1-39%), febre (7-44%), dispneia (5-27%)

Precauções: recomenda-se o tratamento de distúrbios do metabolismo antes do início da terapia, com ingestão e suplementação de cálcio e vitamina D para impedir hipocalcemia; câncer, coagulopatia, uso de corticosteroides, anemia, doença dentária – aumento do risco de osteonecrose da mandíbula; uso concomitante com medicamentos nefrotóxicos ou diuréticos; desidratação grave

Contraindicações: hipocalcemia; insuficiência renal; insuficiência hepática

Observações: administração realizada somente por médico com experiência na admistração de bisfosfonatos EV

adenosina

Adenosina®, Adenocard®

3 mg/mL solução injetável

Fígado	Rim	Gestação	Lactação	60+
Sem ajuste de dose	Sem ajuste de dose	C	Uso criterioso	MPI? Não

Classificação terapêutica: antiarrítmico

Posologia:
- Inicial: 6 mg (uma ampola) administrados rapidamente em *bolus* intravenoso em um a dois segundos.
- Administração subsequente: podem ser administradas uma segunda ou terceira dose de 12 mg (duas ampolas) após intervalo de um a dois minutos, em caso de persistência da taquicardia. Doses únicas superiores a 12 mg não são recomendadas. Uma recomendação alternativa consiste de uma dose inicial de 3 mg (meia ampola) administrada em *bolus* intravenoso rápido por dois segundos seguido de uma segunda dose de 6 mg (uma ampola) dentro de um a dois minutos e então uma terceira dose de 12 mg (duas ampolas) dentro de um a dois minutos, se a taquicardia persistir.

Administracão parenteral:
- Estabilidade após aberto: usar de imediato, descartar sobras. A solução deve estar clara no mo-mento do uso.
- Tempo de injeção: 1 a 2 segundos (injeção rápida), em local o mais próximo possível do tronco do paciente. Não administrar nas veias das mãos ou pés.

Interações medicamentosas: carbamazepina, digoxina, dipiridamol, nicotina, cafeina e derivados teofilina

Reações adversas:
- Cardiovascular: desconforto torácico (40%), Parada cardíaca, disritmia cardíaca (1%), bloqueio atrioventricular completo (menos de 1%), Insuficiência cardíaca, arritmia ventricular (menos de 1%), taquicardia ventricular
- Dermatológica: rubor (18 a 44%)
- Gastrointestinal: desconforto abdominal (13%)
- Musculoesquelética: dor na região da cabeça e pescoço (15%)
- Neurológica: tontura (1 a 12%), dor de cabeça (2 a 18%)
- Respiratória: dispneia (12 a 28%), broncoespasmo, em asmáticos

(continua)

adenosina *(continuação)*

Precauções:
- Cardiovascular:
  - Parada cardíaca fatal, infarto do miocárdio e arritmias ventriculares que requerem reanimação foram relatados; evitar o uso em pacientes com isquemia miocárdica aguda
  - Bloqueio atrioventricular (AV) foi relatado; descontinuar se desenvolver bloqueio AV de alto grau persistente ou sintomático
  - Utilizar com precaução em doentes com AV de primeiro grau preexistente ou bloqueio de ramo; evitar o uso em pacientes com bloqueio AV de alto grau ou disfunção do nó sinusal (se não houver marca-passo)
  - Transplante de coração; supersensibilidade do coração doador (desnervado); aumento do risco de bloqueio sinoatrial e atrioventricular; redução da dose e monitoramento podem ser necessá-rios
  - Hipotensão clinicamente significativa pode ocorrer com risco aumentado em pacientes com disfunção autonômica, hipovolemia, valvopatia estenótica, pericardite ou efusões pericárdicas ou doença carotídea estenótica com insuficiência vascular cerebral; descontinuar se ocorrer hipotensão persistente ou sintomática
  - A fibrilação atrial foi relatada em poucos minutos após a administração; condição é autolimitada
  - Hipertensão clinicamente significativa foi relatada
- Imunológica: foram relatadas reações de hipersensibilidade (p. ex., dispneia, sensação de aperto na garganta, rubor, eritema, erupção cutânea e desconforto no peito)
- Neurológica: foram relatados acidentes vasculares cerebrais hemorrágicos e isquêmicos
- Novo início ou recorrência de convulsões foram relatados; aumento do risco com o uso concomitante de aminofilina
- Respiratória: evite o uso em pacientes com broncoconstrição ou broncoespasmo (p. ex., asma); risco de comprometimento respiratório
- Use com cuidado em pacientes com doença pulmonar obstrutiva não associada à broncoconstrição (p. ex., enfisema, bronquite); risco de comprometimento respiratório
- Pode ocorrer dispneia; condição é geralmente autolimitada

Contraindicações:
- Hipersensibilidade à adenosina
- Doença pulmonar broncoconstritora ou broncospástica conhecida ou suspeita (p. ex., asma)
- Bloqueio atrioventricular de segundo ou terceiro grau (se não houver marca-passo)
- Doença do nó sinusal, como síndrome do nódulo sinusal ou bradicardia sintomática (se nenhum marca-passo estiver presente)

albendazol

Zentel®

comp 200 mg, comp mast 400 mg, susp oral 40 mg/mL

Fígado	Rim	Gestação	Lactação	60+
Precaução	Sem ajuste de dose	C	Compatível	MPI? Não

Classificação terapêutica: anti-helmíntico

Posologia:
- Neurocisticercose e cisto hidático: peso < 60 kg – 15 mg/kg/dia, em 2 doses/dia (máximo: 800 mg/dia); peso ≥ 60 kg: 400 mg, 2x/dia;
- neurocisticercose – tratar por 8-30 dias e prescrever anticonvulsivante e corticosteroide (dexametasona ou prednisolona) durante a 1ª semana de tratamento; cisto hidático – administrar 3 ciclos de 28 dias de tratamento, com intervalo de 14 dias entre os ciclos
- *Ancylostoma caninum, Ascaris lumbricoides, Ancylostoma duodenale, Necator americanus*: 400 mg, VO, em dose única
- Larva migrans cutânea: 400 mg, 1x/dia, por 3 dias
- *Enterobius vermicularis*: 400 mg, em dose única; repetir em 2 semanas
- *Giardia duodenalis* (giardíase): 400 mg, 1x/dia, por 5 dias
- *Trichinella spiralis*: 400 mg, 2x/dia, por 8-14 dias, associado ao corticosteroide para sintomas graves
- Larva migrans visceral (toxocaríase): 400 mg, 2x/dia, por 5 dias
- Microsporidíase: 400 mg, 2x/dia, por 21 dias
- *Echinococcus granulosus*: 400 mg, 2x/dia, por 1-6 meses

Obs.: administrar com alimento

(continua)

albendazol *(continuação)*

Função hepática: podem ocorrer elevações de enzimas hepáticas, aumento do risco de hepatotoxicidade e supressão da medula óssea; interrupção da terapia pode ser necessária; não há informações sobre ajuste de dose; uso com precaução

Função renal: disfunção renal – ajuste de dose não é necessário

Interações medicamentosas: sem interações conforme a base de dados Micromedex

Reações adversas:
- Dermatológica: alopecia (< 1-2%)
- Neurológicas: cefaleia, aumento da pressão intracraniana (até 2%), sinais meníngeos (1%), febre (1%), tontura (1%), vertigem (1%)
- Gastrointestinais: dor abdominal (< 6%), náusea ou vômito (4-6%)

Precauções: episódios hipertensivos cerebrais podem ocorrer durante a 1ª semana de terapia para neurocisticercose; aumento do risco de lesões na retina de pacientes com cisticercose de retina; doença hepática; anemia ferropriva; supressão da medula óssea

Contraindicação: idade < 2 anos

albumina humana

Albumina humana®, Albumax®

FA 20-25%

Sem informações	Contraindicado	C	Compatível	MPI? Não

Classificação terapêutica: sangue e frações do sangue

Posologia:
- Hipovolemia: 0,5-1 g/kg/dose; repetir conforme necessidade
- Paracentese volumosa: 5-8 g/L retirado ou total de 50 g; iniciar infusão após término do procedimento
- Peritonite bacteriana espontânea de paciente cirrótico: iniciar com 1,5 g/kg (1º dia), seguido de 1 g/kg (3º dia), associado à antibioticoterapia adequada

Administração parenteral (compatível – SG5% e SF): solução de albumina pode ser administrada EV diretamente ou diluída em solução compatível ACM, a 1 mL/min; se diluída, fazer uso imediato; se não diluída, utilizar dentro de 4 h após a abertura

Obs.: soluções de albumina podem conter sódio; não diluir em AD ou soluções contendo álcool

Função hepática: não há informações disponíveis

Função renal: insuficiência renal – uso contraindicado na concentração de 25% em razão do risco de acúmulo de alumínio

Interações medicamentosas: sem interações conforme a base de dados Micromedex

Reações adversas:
- Cardiovasculares: desencadeamento de insuficiência cardíaca congestiva, edema, hipertensão ou hipotensão arterial, hipervolemia, taquicardia
- Dermatológicas: erupção cutânea, prurido, urticária
- Neurológicas: calafrios, cefaleia, febre
- Respiratórias: broncoespasmo, edema pulmonar
- Gastrointestinais: náusea, vômito
- Miscelânea: anafilaxia

Precauções: anemia crônica; hipernatremia; hipertensão; infecção viral

Contraindicações: pacientes em risco de sobrecarga aguda circulatória (insuficiência cardíaca, edema pulmonar, anemia grave)

alendronato de sódio tri-hidratado

Fosamax®

comp 70 mg

Sem ajuste de dose	Contraindicado	B	Uso criterioso	MPI? Não

Classificação terapêutica: bisfosfonato

Posologia:
- Osteoporose, tratamento: 70 mg, 1x/semana

(continua)

alendronato de sódio tri-hidratado *(continuação)*

- Osteoporose induzida por corticosteroide: 35 mg, 1x/semana; pós-menopausa sem reposição hormonal – 70 mg, 1x/semana; profilaxia (pós-menopausa) – 35 mg, 1x/semana; paciente com baixo risco de fratura – considerar descontinuação depois de 3-5 anos
- Doença de Paget: 40 mg/dia, por 6 meses

Função hepática: ajuste de dose não é necessário

Função renal: ClCr < 35 mL/min – uso contraindicado

Interações medicamentosas: sem interações conforme a base de dados Micromedex

Reações adversas:
- Neurológica: cefaleia (0,2-3%)
- Musculoesqueléticas: dor musculosquelética (0,4-4%), cãibras musculares (0,2-1%)
- Gastrointestinais: dor abdominal (2-7%), refluxo ácido (1-5%), dispepsia (1-4%), náusea (1-4%), flatulência (0,2-4%), diarreia (0,6-3%), constipação (0,3-3%), úlcera esofágica (0,1-2%), melena (1%), úlcera gástrica (1%), distensão abdominal (0,2-1%), gastrite (0,2-1%), vômito (0,2-1%), disfagia (0,1-1%)
- Endócrinas e metabólicas: hipocalcemia (transitória e leve: 18%), hipofosfatemia (transitória e leve: 10%)

Precauções: fraturas atípicas da coxa têm sido relatadas em pacientes que tomam bisfosfonatos para osteoporose; aumento do risco de osteonecrose da mandíbula; distúrbios do metabolismo mineral, como deficiência de vitamina D, devem ser corrigidos antes da administração de alendronato; uso cauteloso para pacientes com disfagia, gastrite ou úlcera gástrica; dor musculoesquelética foi relatada dias, meses ou anos após o início da terapia; conjuntivite, uveíte, episclerite e esclerite têm sido reportadas

Contraindicações: alterações esofágicas que atrasam o esvaziamento esofágico; hipocalcemia; incapacidade de ficar em pé ou sentar-se ereto por 30 min

Observações: VO – engolir comprimido inteiro com 200 mL de água, 60 min antes da 1ª refeição do dia e do uso de outros medicamentos; tomar comprimido em pé ou sentado na posição vertical; não deitar durante 60 min após a administração

alfa-1 antitripsina (inibidor da alfa-1 proteinase – API)

Ventia®

sol inj 2%

Sem informações	Sem informações	C	Contraindicado	MPI? Não

Classificação terapêutica: inibidor da alfa-1 proteinase

Posologia:
- Deficiência de alfa-1 antitripsina: 60 mg/kg, EV, 1x/semana

Administração parenteral: administrar ≥ 0,08 mL/kg/min, EV; a dose recomendada é de 60 mg/kg de peso corporal, infusão EV de aproximadamente 30 min, 1x/semana

Função hepática: podem ocorrer aumento do nível da aminotransferase hepática (11,1%), aumento das enzimas hepáticas (6%); não há informações disponíveis sobre necessidade de ajuste de dose

Função renal: não há informações disponíveis

Interações medicamentosas: sem interações conforme bula/Anvisa

Reações adversas:
- Cardiovascular: desconforto no peito (6%)
- Neurológicas: tonturas (3-6%), dor de cabeça (0,7-9%)
- Respiratórias: tosse (15%), sinusite (6%), infecção respiratória superior (12%), exacerbação aguda da doença pulmonar obstrutiva crônica (12%)

Precauções: risco de transmissão de agentes infecciosos (p. ex., doença de Creutzfeldt-Jakob) derivados de plasma humano; insuficiência cardíaca

Contraindicação: deficiência de IgA com anticorpos contra IgA

alfaepoetina

Eritromax®

Sem informações | Sem ajuste de dose | C | Uso criterioso | 60+ MPI? Não

FA 1.000, 2.000, 3.000, 4.000, 10.000 e 40.000 UI; seringa preenchida contendo 500, 1.000, 2.000, 4.000, 10.000 e 40.000 UI

Classificação terapêutica: antianêmico

Posologia:

- Anemia associada à doença renal crônica: iniciar com 50-100 UI/kg, SC ou EV, 3x/semana
- Anemia associada à quimioterapia: iniciar com 40.000 UI, SC, 1x/semana ou 150 UI/kg, SC, 3x/semana
- Anemia associada ao HIV (zidovudina): iniciar com 100 UI/kg, SC ou EV, 3x/semana (máximo: 300 UI/kg, 3 x/semana)
- Anemia sintomática em síndrome mielodisplásica: 40.000-60.000 UI, SC, 1-3x/semana
- Paciente cirúrgico (redução de necessidade transfusional): 300 UI/kg, SC, 1x/dia, por 15 dias (iniciar 10 dias antes da cirurgia e continuar até 4 dias depois), ou 600 UI/kg, SC, 1x/semana, por 4 doses (21, 14 e 7 dias antes da cirurgia e no dia da cirurgia); Hb de 10-13 g/dL – associar profilaxia para trombose venosa profunda

Função hepática: não há informações disponíveis

Função renal: insuficiência renal – ajuste de dose não é necessário

Ajuste de dose:

- Anemia por doença renal crônica: Hb se aproxima ou ultrapassa 11 g/dL para pacientes em diálise, ou Hb se aproxima de 10 g/dL para pacientes que não estejam em diálise – reduzir ou interromper a dose; Hb aumentou > 1 g/dL em 2 semanas – reduzir a dose em 25%; Hb não aumentou em 1 g/dL após 4 semanas de terapia com perfil de ferro adequado – aumentar a dose em 25% (pode ser aumentada em intervalos de 4 semanas); paciente não atinge nível de Hb suficiente para reduzir a necessidade de transfusões de hemácias após titulações de dose apropriadas (período de 12 semanas) – não dar doses mais elevadas e avaliar o paciente para outras causas de anemia (p. ex., baixa saturação de transferrina); sem melhora da capacidade de resposta e paciente requerer transfusões de hemácias recorrentes – interromper; hemodiálise – aumento de anticoagulação com heparina pode ser necessário para impedir a coagulação do circuito extracorpóreo, durante a hemodiálise, e pode exigir início ou aumento de terapia anti-hipertensiva
- Anemia decorrente de quimioterapia, administração 1x/semana: após 4 semanas de tratamento o nível de Hb não aumentou em ≥ 1 g/dL e permanece < 10 g/dL na ausência de uma transfusão de glóbulos vermelhos – aumentar a dose para 60.000 UI, SC, 1x/semana, ou 300 UI/kg, SC, 3x/semana; Hb atinge nível necessário para evitar a transfusão ou Hb aumenta > 1 g/dL em qualquer período de 2 semanas – reduzir a dose em 25%; Hb excede nível necessário para evitar a transfusão – reter a dose até que a Hb se aproxime de um nível em que possam ser necessárias transfusões e reiniciar com dose 25% inferior à anterior; sem redução das necessidades transfusionais ou aumento da Hb após 8 semanas – interromper
- Anemia decorrente de zidovudina de pacientes infectados pelo HIV: Hb > 12 g/dL – interromper; e se Hb cair < 11 g/dL, reiniciar com 25% da dose anterior; falta de resposta após 8 semanas de tratamento – pode-se aumentar a dose em 4x; intervalos de 8 semanas de 50-100 UI/kg até 300 UI/kg, SC, 3x/semana, é improvável com doses > 300 UI de resposta/kg, SC, 3x/semana

Administração parenteral (compatível – água bacteriostática): pode ser administrada SC ou EV, em *bolus*; EV – recomendada apenas para pacientes com doença renal crônica em hemodiálise; diluição raramente é necessária
Obs.: não utilizar frascos que foram agitados e/ou congelados

Interações medicamentosas: sem interações conforme a base de dados Micromedex

Reações adversas:

- Cardiovasculares: hipertensão arterial (5-24%), eventos trombóticos ou vasculares (cirurgia de revascularização do miocárdio: 23%), edema (6-17%), trombose venosa profunda (3-11%)
- Dermatológicas: prurido (14-22%), dor cutânea (4-18%), erupção cutânea (≤ 16%)
- Neurológicas: febre (29-51%), insônia (13-21%), tontura (< 7-21%), cefaleia (10-19%), crises convulsivas (1-3%)

(continua)

alfaepoetina *(continuação)*

- Respiratórias: tosse (18%), congestão (15%), dispneia (13-14%), infecção das vias aéreas superiores (11%)
- Musculoesqueléticas: artralgia (11%), parestesia (11%)
- Gastrointestinais: náusea (11-58%), constipação (42-53%), vômito (8-29%), diarreia (9-21%), dispepsia (7-11%)
- Geniturinária: ITU (3-12%)
- Locais: reação no local da injeção (< 10-29%), coagulação do acesso vascular (7%)

Precauções: anemia decorrente de quimioterapia concomitante mielossupressora de pacientes com câncer – descontinuar com a conclusão do curso de quimioterapia; uso não recomendado para pacientes com câncer, anemia e quimioterapia mielossupressora, quando se espera a cura do câncer; doença renal (crônica) com Hb > 11 g/dL – aumento do risco de morte, infarto do miocárdio, AVC, insuficiência cardíaca congestiva, trombose do acesso vascular para hemodiálise ou outros eventos tromboembólicos; utilizar a menor dose possível para evitar a transfusão de glóbulos vermelhos; período perioperatório; aumento do risco de trombose venosa profunda – considerar profilaxia para trombose venosa profunda; cirurgia de revascularização do miocárdio; falta de resposta ou manutenção de resposta possivelmente decorrente de deficiência de ferro, infecção, inflamação ou sangramento; taxa de aumento de Hb em excesso de 1 g/dL durante período de 2 semanas; pode aumentar o risco de morte, infarto do miocárdio, AVC, insuficiência cardíaca congestiva, trombose do acesso vascular para hemodiálise e outros eventos tromboembólicos; procedimentos cirúrgicos ortopédicos; sintomas neurológicos premonitórios; doença renal crônica com resposta inadequada à terapia com alfaepoetina apresentam maior risco para eventos cardiovasculares e morte – ajuste nos parâmetros de diálise pode ser necessário

Contraindicações: hipertensão descontrolada; aplasia eritroide pura, que começa após o tratamento com alfaepoetina ou outras drogas de proteína eritropoetina

alopurinol

Zyloric®

comp 100 e 300 mg

Sem informações | Com ajuste de dose | B | Contraindicado | 60+ MPI? Não

Classificação terapêutica: antigotoso

Posologia:

- Gota: iniciar com 100 mg, VO, 1x/dia, e aumentar 100 mg a cada semana, até ácido úrico < 6 mg/dL (máximo: 800 mg/dia)
- Hiperuricemia associada à quimio ou radioterapia: 600-800 mg/dia, VO, em 2-3x/dia, por 2-3 dias, ou 600 mg/dia (200-400 mg/m²/dia, a cada 6-24 h), EV; iniciar 24-48 h antes da quimioterapia
- Cálculos renais recorrentes de oxalato de cálcio (homens com excreção urinária de ácido úrico > 800 mg/24 h e mulheres > 750 mg/24 h): 200-300 mg/dia

Obs.: doses > 300 mg devem ser administradas 2-4x/dia; manter débito urinário > 2 L/dia, urina com pH neutro ou ligeiramente alcalino; administrar com alimento

Administração parenteral (compatível – SF e SG5%): reconstituir o pó em 25 mL de AD; a solução deve ser diluída até a concentração ≤ 6 mg/mL e administrada em infusão diária única por > 30 min ou por infusão dividida em intervalos de 6, 8 ou 12 h; a velocidade de infusão é determinada pelo volume total a ser infundido
Obs.: as soluções reconstituídas e diluídas não podem ser refrigeradas; iniciar administração até 10 h após reconstituição

Função hepática: podem ocorrer raramente hepatotoxicidade, necrose hepática, hepatite granulomatosa (< 1%); não há informações disponíveis sobre ajuste de dose

Função renal: pode ocorrer insuficiência/comprometimento renal (1,2%); ClCr de 10-20 mL/min – 200 mg/dia; ClCr de 3-10 mL/min – 100 mg/dia; ClCr < 3 mL/min – 100 mg, em intervalos > 24 h

Interações medicamentosas: didanosina, azatioprina, varfarina, captopril, ciclosporina, hidróxido de alumínio

Reações adversas:

- Dermatológica: erupção cutânea (maior com o uso de ampicilina ou amoxicilina: 1,5% segundo o fabricante, > 10% em alguns relatos)
- Gastrointestinais: náusea (1,3%), vômito (1,2%)
- Hepática: aumento da fosfatase alcalina

(continua)

alopurinol *(continuação)*

Precauções: doença hepática; função renal diminuída – risco de agravamento da condição; *clearance* de urato baixo – risco de agravamento da condição; foi relatada supressão da medula óssea – usar com cautela em associação com outras drogas que causam mielossupressão

Contraindicação: uso concomitante com didanosina

alprazolam

Frontal®; Frontal® XR

comp 0,25, 0,5, 1 e 2 mg; comp lib lenta 0,5, 1 e 2 mg

Com ajuste de dose | Precaução | D | Contraindicado | MPI? Sim

Classificação terapêutica: benzodiazepínico

Posologia:

- Ansiedade: 0,25-0,5 mg, VO, 3x/dia; titulação da dose a cada 3-4 dias (máximo: 4 mg/dia)
- Síndrome do pânico: 0,5-3 mg, VO, 3x/dia; iniciar com 0,5 mg, 3x/dia; liberação lenta – iniciar com 0,5-1 mg, 1x/dia; aumentar no máximo 1 mg/dia, a cada 3-4 dias
- Obs.: iniciar com metade da dose habitual para idosos; descontinuação abrupta deve ser evitada – diminuir 0,5 mg, a cada 3 dias

Função hepática: podem ocorrer aumento de bilirrubinas, aumento de enzimas hepáticas, icterícia, insuficiência hepática e hepatite (1-10%); doença hepática avançada, liberação imediata – 0,25 mg, 2-3x/dia, aumentando conforme necessário e tolerado; doença hepática avançada, liberação prolongada – 0,5 mg, 1x/dia; aumentar conforme necessário e tolerado

Função renal: insuficiência renal – uso com precaução

Interações medicamentosas: itraconazol, cetoconazol, claritromicina, barbitúricos (primidoma, fenobarbital, tiopental), digoxina, carbamazepina, telaprevir, erva-de-são-joão, nefazodona, teofilina, eritromicina, fluoxetina, amprenavir, contraceptivos (medroxiprogesterona, estradiol, levonorgestrel, noretindrona, dienogeste, drospirenona, norelgestromina, desogestrel, norgestrel, norgestimato, etinilestradiol, etonogestrel), kava-kava, roxitromicina, mifepristona, sertralina, imipramina, cimetidina

Reações adversas:

- Cardiovascular: 1-10% – hipotensão arterial; palpitações, taquicardia sinusal, dor no peito, síncope
- Dermatológicas: 1-10% – dermatite, erupção cutânea, prurido
- Neurológicas: 1-10% – agitação, alucinações, confusão mental, crises convulsivas, desinibição, desorientação, despersonalização, distorção da realidade, distúrbio de atenção, hipersonia, medo, pesadelos, sonhos anormais, tontura, verborreia
- Respiratórias: 1-10% – dispneia, rinite alérgica
- Musculoesqueléticas: > 10% – disartria; 1-10% – artralgia, ataxia, mialgia, parestesia
- Gastrointestinais: > 10% – aumento ou diminuição do apetite, constipação, diminuição da salivação, ganho ou perda de peso, xerostomia; 1-10% – sialorreia
- Geniturinária: > 10% – dificuldade miccional
- Endócrinas e metabólicas: 1-10% – distúrbios menstruais, redução ou aumento da libido
- Geniturinária: 1-10% – incontinência
- Ocular: 1-10% – diplopia

Precauções: aumento do risco de sintomas de abstinência na redução da dose ou quando houver interrupção abrupta, incluindo convulsões fatais; histórico de abuso de álcool ou drogas – aumento do risco; uso concomitante com inibidores potentes do CYP3A não recomendado; risco aumentado de ataxia ou sedação excessiva em idosos ou pacientes debilitados; histórico de comportamento suicida, abuso de drogas e álcool

Contraindicações: glaucoma de ângulo fechado; uso concomitante com cetoconazol e itraconazol; metadona, olanzapina e talidomida

alprostadil

Caverject®

pó liof sol inj 10 e 20 mcg

Sem informações | Sem informações | C | Contraindicado | MPI? Não

Classificação terapêutica: prostaglandina

Posologia:

- Disfunção erétil de etiologia neurogênica pura (traumatismo medular): a adequação da dose deve ser iniciada com 1,25 mcg; dose pode ser aumentada para 2,5 mcg e, a seguir, aumentada em incrementos de 5 mcg e, dependendo da resposta erétil, até que se alcance a dose que produza ereção adequada para o ato sexual e que não ultrapasse 60 min de duração

Obs.: a injeção intracavernosa deve ser realizada sob condição estéril; as primeiras injeções devem ser realizadas no consultório médico, por equipe médica treinada; a autoaplicação deve ser iniciada apenas após o paciente ser instruído apropriadamente e bem treinado na técnica; o local da injeção é geralmente ao longo da porção dorsolateral do terço proximal do pênis (limpar o local com algodão e álcool); veias visíveis devem ser evitadas; deve-se alternar o lado do pênis que é injetado e variar o local da injeção

Função hepática: não há informações disponíveis

Função renal: não há informações disponíveis

Interação medicamentosa: heparinas

Reações adversas:

- Geniturinárias: > 10% – dor peniana, sensação de queimação na uretra, 2-10% – prurido vaginal (parceira sexual), dor testicular, sangramento uretral (menor), ereção prolongada (> 4 h: 4%), fibrose peniana, distúrbio peniano, edema peniano, exantema peniano
- Cardiovascular: 1-10% – hipertensão arterial, taquicardia (< 2%)
- Hematológica: 1-10% – coagulação intravascular disseminada
- Neurológicas: 2-10% – cefaleia, tontura, dor, crises convulsivas
- Respiratórias: 1-10% – infecção das vias aéreas superiores, síndrome semelhante ao resfriado, sinusite, congestão nasal, tosse
- Musculoesquelética: 1-10% – dorsalgia/lombalgia
- Gastrointestinal: 1-10% – diarreia
- Locais: hematoma e/ou equimose no local da injeção
- Miscelânea: sepse, dor localizada em outras estruturas que não o local da injeção; < 2% – dor perineal, dor em membro inferior
- Endócrina e metabólica: hipopotassemia

Precauções: risco aumentado de hemorragia em distúrbios hemorrágicos; hipotensão sintomática; síncope pode ocorrer dentro de 1 h após a administração – titular a dose; pode ocorrer abrasão uretral decorrente da má administração; necessário uso de método anticoncepcional de barreira (preservativo) com parceira sexual grávida

Contraindicações: deformação anatômica do pênis; implante peniano; priapismo; uso concomitante com outros agentes vasoativos; leucemia; hipospádia; policitemia; mieloma múltiplo; trombocitose; uretrite

alteplase

Actilyse®

FA 10 mg/10 mL, 20 mg/20 mL e 50 mg/50 mL

Contraindicado | Sem informações | C | Uso criterioso | MPI? Não

Classificação terapêutica: antitrombótico

Posologia:

- IAM com supradesnivelamento de segmento ST: peso > 67 kg – 15 mg, EV, em *bolus* (1-2 min), seguidos de 50 mg (30 min) e então 35 mg (1 h), dose máxima total: 100 mg; peso ≤ 67 kg – 15 mg, EV, em *bolus* (1-2 min), seguidos de 0,75 mg/kg (não exceder 50 mg) em 30 min e então 0,5 mg/kg (não exceder 35 mg) em 1 h, dose máxima total: 100 mg; administrar em conjunto com terapia antiagregante plaquetária e anticoagulante
- Tromboembolismo pulmonar maciço ou submaciço: 100 mg, EV, em 2 h; podem ser administrados 10 mg, EV, em *bolus*, e 90 mg, EV, em 2 h

(continua)

alteplase *(continuação)*

- AVC: 0,9 mg/kg (máximo: 90 mg), sendo 10% em *bolus* e 90% em 1 h
- Desobstrução de cateter venoso central: peso > 30 kg – 2 mg (2 mL), reter no cateter por 30 min-2 h; pode-se instilar uma 2ª dose se o cateter permanecer obstruído

Administração parenteral (compatível – SF): o pó deve ser reconstituído com AD até a concentração de 1 mg/mL; solução reconstituída pode ser diluída, se necessário, em SF até 0,5 mg/mL; a infusão pode ser realizada em *bolus* para a solução reconstituída ou durante 30 min em solução diluída
Obs.: não agitar vigorosamente as soluções; utilizar frasco de vidro ou PVC; não misturar com outros medicamentos; estabilidade de 24 h em REF e de 8 h em TA

Função hepática: hepatopatias graves, incluindo insuficiência hepática, cirrose, hipertensão portal (varizes esofágicas) e hepatite ativa – uso contraindicado

Função renal: distúrbios hemostáticos, incluindo secundário à doença renal – uso com precaução; não há informações disponíveis sobre necessidade de ajuste de dose

Administração intracateter: instilar a dose no cateter ocluído, sem forçar a solução para dentro; após 30 min, aspirar o conteúdo do cateter; se estiver funcional, aspirar 4-5 mL de sangue (peso ≥ 10 kg) ou 3 mL (peso < 10 kg); irrigar o cateter com solução salina delicadamente; se permanecer ocluído, repetir o processo retendo a alteplase 2 mg/mL por mais 90 min

Interações medicamentosas: inibidores da enzima conversora de angiotensina (captopril, enalapril, lisinopril, ramipril, quinapril, benazepril, fosinopril, perindopril, trandolapril), nitroglicerina

Reações adversas:
- Sangramento: como em todas as drogas que afetam a hemostasia, é o principal efeito adverso associado; a hemorragia pode ocorrer praticamente em qualquer local; o risco depende de múltiplas variáveis, incluindo dosagem administrada, uso concomitante de múltiplos agentes que alterem a hemostasia e predisposição do paciente; a lise rápida de trombos coronários por agentes trombolíticos pode estar associada à arritmia atrial e/ou à ventricular relacionada à reperfusão; espera-se que a taxa de complicações hemorrágicas com a dose utilizada para restaurar a função do cateter seja a mais baixa
- Cardiovascular: 1-10% – hipotensão arterial
- Dermatológica: 1-10% – equimoses
- Hematológica: 1-10% – sangramento
- Neurológica: 1-10% – febre
- Gastrointestinais: 1-10% – hemorragia gastrointestinal, náusea e vômito
- Geniturinária: 1-10% – hemorragia geniturinária
- Local: 1-10% – sangramento na punção do cateter

Precauções: idade avançada; punções arteriais não compressíveis; endocardite bacteriana subaguda; doença cerebrovascular; condições que causem risco de sangramento significativo ou de difícil manejo por causa da localização; grande cirurgia recente; hemorragia gastrointestinal recente; sangramento geniturinário recente; defeitos hemostáticos, incluindo secundários à doença renal ou à hepática grave; hipertensão; trombo cardíaco (p. ex., estenose mitral com fibrilação atrial); condições oftálmicas hemorrágicas, incluindo retinopatia diabética hemorrágica; pericardite aguda; readministração; trauma recente; punções venosas jugular interna e subclávia; AVC (déficit neurológico) – sintomas menores ou melhorando rapidamente; não é recomendado em caso de déficit neurológico grave em tratamento por > 3 h (4 h e 30 min, segundo algumas diretrizes) após o início dos sintomas; oclusão do cateter venoso – hemorragia interna ativa; embolias; infecção em cateter conhecida ou suspeita; cirurgia de grande porte recente; punção prévia de vasos não compressíveis no prazo de 48 h; trombocitopenia

Contraindicações: diátese hemorrágica conhecida, INR > 1,7 ou TP > 15 s; administração de heparina nas 48 h que antecedem o início do curso e um TTPa elevado na apresentação; contagem de plaquetas < 100.000/mm³; traumatismo craniano sério recente (últimos 3 meses); hipertensão descontrolada; hemorragia interna ativa; histórico de hemorragia intracraniana ou evidência na avaliação pré-tratamento; neoplasia intracraniana, malformação arteriovenosa ou aneurisma; cirurgia intracraniana ou trauma craniano recente (últimos 3 meses); cirurgia intraespinhal recente (últimos 3 meses); AVC recente (últimos 3 meses); apreensão no início do AVC; hemorragia subaracnóidea suspeita na avaliação pré-tratamento; hipertensão grave não controlada e/ou grave no momento do tratamento; hemorragia interna ativa

amantadina

Mantidan®

comp 100 mg

Sem informações | Com ajuste de dose | C | Uso criterioso | MPI? Não

Classificação terapêutica: antiparkinsoniano, antiviral

Posologia:
- Parkinson: 100 mg, VO, 2x/dia, como monoterapia (máximo: 400 mg/dia) em pacientes debilitados ou em uso de outros antiparkinsonianos – iniciar com 100 mg, 1x/dia e aumentar para 100 mg, 2x/dia, após ≥ semana
- Sintomas extrapiramidais induzidos por medicação: 100 mg, VO, 2x/dia (máximo: 300 mg/dia)

Função hepática: não há informações disponíveis

Função renal: ClCr de 30-50 mL/min – 200 mg, no 1º dia, seguidos de 100 mg/dia; ClCr de 15-29 mL/min: 200 mg, no 1º dia, e depois 100 mg, em dias alternados; ClCr < 15 mL/min – 200 mg, a cada 7 dias; hemodiálise – 200 mg, VO, a cada 7 dias

Interações medicamentosas: trimetoprima, trianetereno

Reações adversas:
- Cardiovasculares: 1-10% – edema periférico, hipotensão ortostática
- Dermatológica: 1-10% – livedo reticular
- Neurológicas: 1-10% – agitação, alucinações, ansiedade, ataxia, cefaleia, confusão mental, depressão, fadiga, insônia, irritabilidade, nervosismo, sonhos anormais, sonolência, tontura
- Respiratória: 1-10% – ressecamento do nariz
- Gastrointestinais: 1-10% – anorexia, constipação, diarreia, náusea, xerostomia

Precauções: interrupção abrupta deve ser evitada em pacientes com doença de Parkinson; glaucoma de ângulo fechado sem tratamento; uso simultâneo de vacina gripe com vírus vivos atenuados; insuficiência cardíaca congestiva; histórico de epilepsia; controle dos impulsos prejudicado (p. ex., pede para jogar, aumento de impulsos sexuais ou outros impulsos intensos) tem sido relatado; melanoma; síndrome neuroléptica maligna; hipotensão ortostática; histórico de edema; histórico de transtornos psiquiátricos ou abuso de substâncias; histórico de erupção eczematoide recorrente; ideação e tentativas de suicídio

ambrisentana

Volibris®

10 mg comp;
5 mg comp

Sem informações | Sem ajuste de dose | X | Contraindicado | MPI? Não

Classificação terapêutica: anti-hipertensico, agente cardiovascular

Posologia: O tratamento deve ser iniciado com uma dose de 5 mg uma vez ao dia. Considerar o aumento da dose para 10 mg uma vez ao dia se 5 mg forem bem tolerados. Não há dados dispo-níveis sobre o uso da ambrisentana em pacientes com menos de 18 anos de idade e, portanto, seu uso nestes pacientes não é recomendado.

Interações medicamentosas: ciclosporina

Reações adversas:
- Cardiovascular: edema (23%), retenção de líquidos corporais, edema periférico (monoterapia, 17 a 38%; com tadalafila, 45%)
- Hematológica: diminuição da hemoglobina (7 a 10%), anemia (monoterapia, 7%; com tadalafila, 15%)
- Neurológica: dor de cabeça (monoterapia, 15 a 34%; com tadalafila, 41%)

Precauções:
- Cardiovascular: retenção de fluidos e edema periférico, com ou sem ganho de peso, foram relatados e foram mais comuns com o uso concomitante de tadalafila; descontinuação pode ser necessária
- Hematológica: foram relatados decréscimos na hemoglobina e no hematócrito, podem ocorrer durante as primeiras semanas e persistir por até 4 anos. A transfusão tem sido necessária em alguns casos. Monitoramento recomendado; considerar a descontinuação se ocorrer uma diminuição clinicamente significativa
- Respiratória: edema pulmonar pode ocorrer; interromper o uso se associado à doença pulmonar venococlusiva
- Reprodutiva: podem ocorrer diminuições na contagem de espermatozoides

Contraindicações:
Fibrose pulmonar idiopática (FPI), incluindo aquelas com hipertensão pulmonar
Gravidez: pode causar dano fetal

amicacina

Sulfato de amicacina®

sol inj 50, 125 e 250 mg/mL

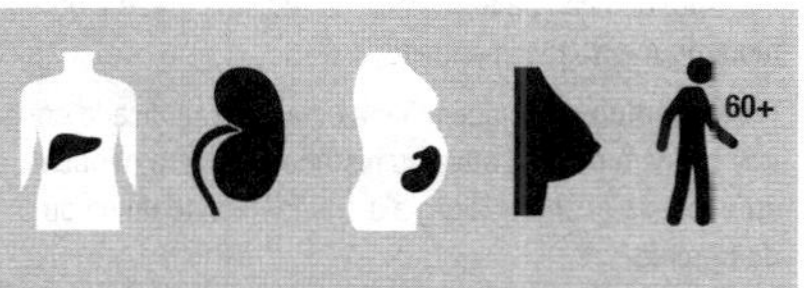

Sem ajuste de dose | Com ajuste de dose | D | Uso criterioso | MPI? Não

Classificação terapêutica: aminoglicosídeo

Posologia:
- Dose usual para infecções bacterianas: 7,5 mg/kg, a cada 12 h, ou 15 mg/kg em dose única diária

Administração parenteral (compatível – SF, SG5% e solução de Ringer lactato): diluir em 100 ou 200 mL de solução compatível e infundir em 30-60 min; não ultrapassar 15 mg/kg/dia; pacientes pediátricos – o volume de líquido dependerá da quantidade tolerada pelo paciente; infundir em 30-60 min
Obs.: estabilidade de 24 h em TA e de 60 dias em REF para para soluções diluídas; concentração final: 0,25-5 mg/mL

Função hepática: disfunção hepática – ajuste de dose não é necessário

Função renal: pode ocorrer nefrotoxicidade (1-10%)
- Correção utilizando posologia de 7,5 mg/kg, a cada 12 h: ClCr de 10-50 mL/min – administrar a cada 24 h; ClCr < 10 mL/min – administrar a cada 48 h
- Correção utilizando posologia de 15 mg/kg, 1x/dia: ClCr de 60-80 mL/min – 12 mg/kg, a cada 24 h; ClCr de 40-60 mL/min – 7,5 mg/kg, a cada 24 h; ClCr de 30-40 mL/min – 4 mg/kg, a cada 24 h; ClCr de 20-30 mL/min – 7,5 mg/kg, a cada 48 h; ClCr de 10-20 mL/min – 4 mg/kg, a cada 48 h; ClCr < 10 mL/min – 3 mg/kg, a cada 72 h e suplementar após diálise

Interações medicamentosas: bloqueadores neuromusculares não despolarizantes (pancurônio, atracúrio, vecurônio, galamina, alcurônio, rocurônio, cisatracúrio), ibuprofeno, inibidores da enzima conversora de angiotensina (captopril, enalapril, lisinopril, ramipril, quinapril, benazepril, fosinopril, perindopril, trandolapril)

Reações adversas:
- Neurológica: 1-10% – neurotoxicidade
- Auditivas: 1-10% – ototoxicidade auditiva, ototoxicidade vestibular
- Renal: nefrotoxicidade

Precauções: anestesia e/ou bloqueadores neuromusculares concomitantes – risco de bloqueio neuromuscular, paralisia respiratória; uso concomitante com medicamentos neurotóxicos, ototóxicos ou nefrotóxicos – extremos de idade (muito jovem/muito idoso) e desidratação são fatores de risco; desidratação; diarreia; desequilíbrio hidroeletrolítico

amilorida + hidroclorotiazida

Moduretic®

comp 25 mg/2,5 mg e 50 mg/5 mg

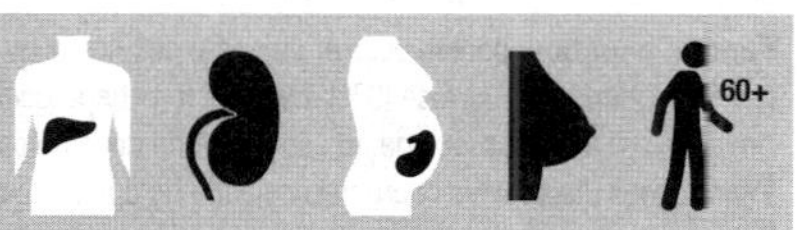

Com ajuste de dose | Contraindicado | B | Contraindicado | MPI? Não

Classificação terapêutica: diurético de teto baixo com agente poupador de potássio

Posologia:
- HAS: 1 comprimido, 25 mg/2,5 mg, 1x/dia, até 1 comprimido, 50 mg/5 mg, 1x/dia

Função hepática: insuficiência hepática ou hepatopatia progressiva – pequenas alterações no balanço hidroeletrolítico podem precipitar o coma hepático; cirrose hepática com ascite – iniciar com 50 mg/5 mg, 1x/dia; não exceder 2 comprimidos/dia

Função renal: ClCr de 10-50 mL/min – reduzir a dose em 50%; ClCr < 30 mL/min – diuréticos tiazídicos são ineficazes; creatinina sérica > 1,5 mg/100 mL ou ureia no sangue > 30 mg/100 mL – uso contraindicado

Interações medicamentosas: glicosídeos digitálicos (digoxina, deslanosídeo), sotalol, diuréticos poupadores de potássio (espironolactona, amilorida, triantereno, eplerenona), potássio, arginina, inibidores da enzima conversora de angiotensina (captopril, enalapril, lisinopril, ramipril, quinapril, benazepril, fosinopril, perindopril, trandolapril), metotrexato, anti-inflamatórios não esteroidais (ácido acetilsalicílico,

(continua)

amilorida + hidroclorotiazida *(continuação)*

naproxeno, fenilbutazona, ácido mefenâmico, fenoprofeno, ibuprofeno, indometacina, piroxicam, diclofenaco, cetoprofeno, flurbiprofeno, cetorolaco, tenoxicam, etofenamato, dipirona, nimesulida, lornoxicam, acemetacina, propifenazona, meloxicam, celecoxibe, proglumetacina, rofecoxibe, dexcetoprofeno, parecoxibe, valdecoxibe, etoricoxibe, nepafenaco, loxoprofeno, lumiracoxibe, ácido tolfenâmico, nimesulida, ácido flufenâmico), ciclofosfamida, topiramato, ginkgo, carbamazepina, quinidina, ácido aminolevulínico, colestiramina

Reações adversas:
- Cardiovasculares: 1-10% – hipotensão arterial, hipotensão ortostática
- Dermatológica: 1-10% – fotossensibilidade
- Neurológicas: 1-10% – cefaleia, fadiga, tontura
- Respiratórias: 1-10% – tosse, dispneia
- Musculoesquelética: 1-10% – cãibras muculares
- Gastrointestinais: 1-10% – náusea, diarreia, vômito, dor abdominal, dor decorrente de flatulência, alterações do apetite, constipação, anorexia, desconforto epigástrico
- Endócrinas e metabólicas: hipopotassemia, hiperpotassemia (< 10%; risco reduzido em pacientes que utilizam diuréticos espoliadores de potássio), acidose metabólica hiperclorêmica, desidratação, hiponatremia, ginecomastia
- Geniturinária: 1-10% – impotência

Precauções: hiperpotassemia, inclusive casos graves, podem ocorrer; aumento do risco de DM ou insuficiência renal; cirrose grave – aumento do risco de hipopotassemia; uso concomitante de um inibidor da enzima conversora da angiotensina, antagonista do receptor da angiotensina II, ciclosporina ou tacrolimo com precaução; DM – aumento do risco de hiperpotassemia DM latente pode se manifestar; testes de tolerância à glicose – interromper o tratamento pelo menos 3 dias antes; hiponatremia dilucional pode ocorrer em pacientes com edema no tempo quente; desequilíbrio hidroeletrolítico podem ocorrer; predisposição para acidose respiratória ou metabólica; reações de sensibilidade podem ocorrer, com ou sem história de alergia ou asma brônquica; lúpus eritematoso sistêmico preexistente – tiazidas foram relatadas para exacerbar ou ativar a doença; vômito excessivo ou pacientes que receberam fluidos parenterais – aumento do risco de desequilíbrio hidroeletrolítico

Contraindicações: anúria; suplementação de potássio concomitante (substitutos do sal contendo potássio, medicamentos ou dieta rica em potássio); uso concomitante de outros agentes poupadores de potássio, como espironolactona ou triantereno; hiperpotassemia; nefropatia diabética; doença renal crônica ou aguda

aminofilina

Asmapen®, Aminotrat®

com 100 e 200 mg, sol inj 24 mg/mL amp 10 mL,

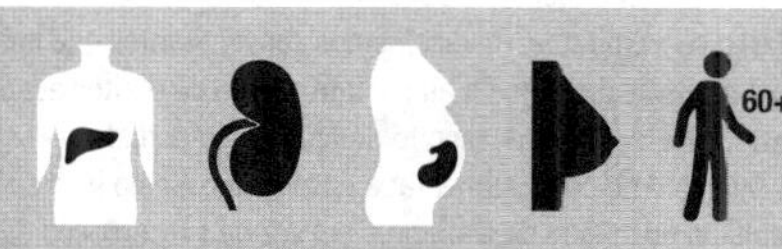

Com ajuste de dose | Sem ajuste de dose | C | Uso criterioso | Não

Função hepática: inicial 0,25 mg/kg/h; dose máxima: 500 mg/dia, exceto se concentrações séricas indicarem necessidade de dose maior. Monitorizar pelo nível sérico

Classificação terapêutica: broncodilatadores

Posologia:
Exacerbação de asma ou de DPOC – sintomas agudos
- Dose de ataque: 6 mg/kg peso ideal IV, taxa de infusão máxima de 25 mg/min (apenas se paciente não fez uso nas últimas 24 horas de aminofilina ou teofilina; se fez, dosar nível sérico para ajuste)

Manutenção:
- Adultos jovens fumantes: primeiras 12 horas – 1 mg/kg/h, após 0,8 mg/kg/h
- Adultos não fumantes: primeiras 12 horas – 0,7 mg/kg/h, após 0,5 mg/kg/h
- Pacientes idosos e pacientes com cor pulmonare: primeiras 12 horas – 0,6 mg/kg/h, após 0,3 mg/kg/h
- Pacientes com insuficiência cardíaca ou hepática: primeiras 12 horas – 0,25 a 0,5 mg/kg/h, após 0,1 a 0,2 mg/kg/h

Asma e DPOC – tratamento prolongado
- 100 a 200 mg, VO, 2 a 3 vezes ao dia
- Reversão da ação de dipiridamol (durante cintilografia de miocárdio com estresse)
- 50 a 250 mg, IV, em 30 a 60 segundos, repetindo se necessário

(continua)

aminofilina *(continuação)*

Administração parenteral:
Intravenosa
A taxa de infusão IV não deve exceder 7,5 mg/kg em 30 minutos. Para terapia intermitente IV, diluir a dose em 50 mL de líquido e infundir em 30 minutos.
Oral
Pode ser tomado com ou sem alimentos

Interações medicamentosas: adenosina, bupropiona, imipenem, peginterferona alfa 2B, ceritinibe, medroxiprogesterona, estradiol, levonorgestrel, noretindrona, nomegestrol, drospirenona, desogestrel, mestranol, norgestrel, etinilestradiol, gestodena, etonogestrel, levofloxacino, metacolina, donepezila, deferasirox, escetamina, tiabendazol, fenitoína, halotano, cimetidina, mexiletina, fluconazol, peginterferona alfa 2A, fluvoxamina, eritromicina, riociguate

Reações adversas:
- Comum
- Gastrintestinais: diarreia, náuseas, vômitos
- Neurológicas: tontura, dor de cabeça, insônia, tremor
- Psiquiátrica: irritabilidade, inquietação
- Renal: diurese
- Sério
- Cardiovascular: fibrilação atrial, bradiarritmia, administração muito rápida, parada cardíaca, taquiarritmia
- Dermatológica: eritrodermia
- Gastrointestinal: enterocolite necrosante em feto OU recém-nascido
- Imunológica: reação de hipersensibilidade
- Neurológica: hemorragia intracraniana, crise epiléptica

Precauções:
- GINA 2021, GOLD 2021: a terapia com metilxantinas (teofilina/aminofilina) para o tratamento de exacerbações agudas de asma ou de DPOC não é recomendada devido à falta de benefício adicional à terapia ideal com beta-agonista de curta duração e ao aumento dos efeitos adversos
- Cardiovascular: pacientes com insuficiência cardíaca congestiva têm depuração de teofilina reduzida e risco aumentado de toxicidade de teofilina grave e potencialmente fatal; monitoramento recomendado.
- Cardiovascular: risco de exacerbação de arritmias cardíacas, não incluindo bradiarritmias
- Cardiovascular: pacientes com choque apresentam redução da depuração da teofilina e aumento do risco de toxicidade grave e potencialmente fatal da teofilina; monitoramento recomendado.
- Uso concomitante: medicamentos concomitantes que inibem ou aumentam o metabolismo da teofilina aumentam o risco de efeitos adversos graves e potencialmente fatais; monitoramento recomendado.
- Aumento da dose: aumentar a dose com base no pico da concentração sérica de teofilina no estado de equilíbrio, em vez da exacerbação dos sintomas agudos.
- Endócrina e metabólica: pacientes com hipotireoidismo apresentam redução da depuração da teofilina e aumento do risco de toxicidade grave e potencialmente fatal da teofilina; monitoramento recomendado.
- Febre: febre de 102 graus Fahrenheit ou mais por 24 horas ou mais, ou menores elevações de temperatura por períodos mais longos, resulta em redução da depuração de teofilina e aumento do risco de toxicidade de teofilina grave e potencialmente fatal; monitoramento recomendado.
- Gastrointestinal: risco de exacerbação de úlcera péptica ativa
- Hepática: pacientes com doença hepática, cirrose ou hepatite aguda apresentam redução da depuração da teofilina e aumento do risco de toxicidade grave e potencialmente fatal da teofilina; monitoramento recomendado.
- Neurológica: risco de exacerbação de distúrbios convulsivos
- Renal: lactentes com menos de 3 meses de idade com função renal diminuída têm depuração de teofilina reduzida e risco aumentado de toxicidade de teofilina grave e potencialmente fatal; monitoramento recomendado.
- Respiratória: edema pulmonar agudo ou cor pulmonale causa redução da depuração da teofilina e aumento do risco de toxicidade grave e potencialmente fatal da teofilina; monitoramento recomendado.
- Sepse: pacientes com sepse e falência de múltiplos órgãos apresentam redução da depuração da teofilina e aumento do risco de toxicidade grave e potencialmente fatal da teofilina; monitoramento recomendado.
- Cessação do tabagismo: os pacientes que estão parando de fumar apresentam redução da depuração da teofilina e aumento do risco de toxicidade grave e potencialmente fatal da teofilina.

(continua)

aminofilina *(continuação)*

- Populações especiais: recém-nascidos (termo e prematuros), crianças menores de 1 ano e idosos (acima de 60 anos) apresentam redução da depuração de teofilina; aumento do risco de toxicidade de teofilina grave e potencialmente fatal; monitoramento recomendado[

Contraindicações: aminofilina está contraindicada em pacientes com gastrite ativa; úlcera péptica ativa ou história de úlcera péptica e em pacientes que apresentem qualquer alergia à aminofilina, teofilina ou qualquer outro componente da fórmula.

amiodarona

Atlansil®

comp 100 e 200 mg; sol inj 50 mg/3 mL

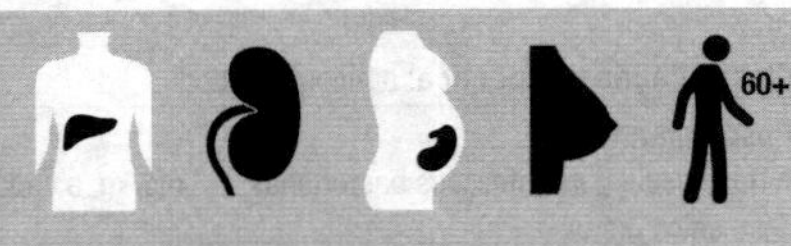

Precaução | Sem ajuste de dose | D | Contraindicado | MPI? Sim

Classificação terapêutica: antiarrítmico classe III

Posologia:
- Fibrilação ventricular ou taquicardia ventricular sem pulso (refratária à desfibrilação e ao vasopressor): 300 mg, EV, em *bolus*; repetir 150 mg, EV, se houver persistência de fibrilação ventricular/taquicardia ventricular (FV/TV) sem pulso; dose suplementar de 150 mg deve ser administrada se a fibrilação persistir
- Taquicardia de complexo largo (ventricular) estável: 150 mg, EV, em 10 min (podem se repetir outras doses de ataque); dose de manutenção após reversão de arritmia ventricular – 1 mg/min, por 6 h, e depois 0,5 mg/min, por 18 h (máximo em 24 h: 2,2 g)
- Prevenção de arritmias ventriculares com risco à vida: 800-1.600 mg, VO, em 1-2 doses, por 1-3 semanas; depois reduzir para 600-800 mg/dia; dose de manutenção de 400 mg/dia
- Cardioversão farmacológica de arritmia supraventricular (fibrilação atrial): 600-800 mg/dia, até dose acumulada de 10 g, ou 800 mg/dia, por 14 dias, seguidos de 600 mg/dia, por 14 dias; depois 300 mg/dia, até completar 1 ano ou 10 mg/kg/dia, por 14 dias, seguidos de 300 mg, por 4 semanas; dose de manutenção de 200 mg/dia
- Manutenção de ritmo sinusal em paciente com fibrilação atrial: 400-600 mg/dia, por 2-4 semanas, seguidos de manutenção de 100-200 mg/dia

Administração parenteral (compatível – SG5%): diluir a concentrações de 0,6-2 mg/mL; infundir por acesso central em concentrações > 2 mg/mL; a dose de ataque usual é de 5 mg/kg, em 250 mL de SG5%, administrados em 20 min-2 h; a dose de manutenção varia em 10-20 mg/kg/dia, também diluída em 250 mL; *bolus* – dose recomendada de 5 mg/kg, com duração ≥ 3 min
Obs.: administração por injeção convencional deve utilizar tubos de PVC; tempo de infusão > 2 h – utilizar vidro ou poliolefina; nunca misturar qualquer outra substância na infusão de amiodarona

Função hepática: podem ocorrer aumento dos níveis de AST e ALT > 23 LSN (15-50%), hepatite e cirrose (3%); EV – necrose hepatocelular levando ao coma hepático e à morte associada ao uso acima da dose recomendada; não há informações disponíveis sobre necessidade de ajuste de dose; uso com precaução

Função renal: pode ocorrer injúria renal aguda; ajuste de dose não é necessário

Interações medicamentosas: nelfinavir, indinavir, ritonavir, digoxina, sinvastatina, varfarina, trifluoperazina, amprenavir, fentanila, sirolimo, lopinavir, lidocaína, citalopram, halofantrina, rifampicina, loratadina, ioexol, bloqueadores dos canais de cálcio (verapamil, nifedipino, diltiazem, flunarizina, nitrendipino, anlodipino, lacidipino, lercanidipino, manidipino), betabloqueadores (propranolol, metoprolol, timolol, atenolol, labetalol, acebutolol, betaxolol, levobunolol, esmolol, carteolol, bisoprolol, sotalol, metipranolol, carvedilol, nevibolol), clonazepam, rosuvastatina, metotrexato, ciclosporina, nevirapina, colestiramina, fenitoína, teofilina, atorvastatina

Reações adversas:
- Cardiovasculares: hipotensão arterial (EV: 16%, refratária em casos raros), 1-10% – bloqueio atrioventricular (5%), bradicardia (3-5%), insuficiência cardíaca congestiva (3%), arritmia cardíaca, condução anormal, edema, rubor; EV – assistolia, atividade elétrica sem pulso, choque cardiogênico, dissociação eletromecânica, fibrilação atrial, parada cardíaca e taquicardia ventricular
- Dermatológicas: fotossensibilidade (10-75%), pele azul-ardósia (< 10%)
- Hematológicas: 1-10% – anormalidades da coagulação

(continua)

amiodarona *(continuação)*

- Neurológicas: 3-40% – cefaleia, comprometimento da memória, distúrbios do sono, fadiga, insônia, má coordenação, mal-estar, marcha anormal ou ataxia, movimentos involuntários, neuropatia periférica, tontura, tremor
- Respiratórias: estima-se que a pneumotoxicidade ocorra em 2-7% dos pacientes (alguns relatos indicam frequência alta, < 17%); toxicidade pode manifestar-se como pneumonite de hipersensibilidade; fibrose pulmonar (tosse, febre, mal-estar); inflamação pulmonar; pneumonite intersticial ou alveolar; síndrome do desconforto respiratório agudo foi descrita em < 2% dos pacientes e, no pós-operatório, em pacientes utilizando amiodarona VO
- Hepáticas: níveis de AST e ALT > 2x LSN (15-50%), 1-10% – hepatite e cirrose (3%)
- Gastrointestinais: náusea, vômito, anorexia e constipação (10-33%); 1-10% – diarreia, dor abdominal, náusea (EV), sabor anormal (VO), salivação anormal
- Endócrinas e metabólicas: hipotireoidismo (1-22%); 1-10% – hipertireoidismo (3-10%, mais comum em regiões do mundo deficientes de iodo), redução da libido
- Oculares: microdepósitos corneanos (> 90%; causa distúrbio visual: < 10%)
- Local: 1-10% – flebite (EV, com concentrações > 3 mg/mL)
- Oculares: distúrbios visuais (2-9%), halo (5%, especialmente à noite), neurite óptica (1%)
- Miscelânea: 1-10% – odor anormal (VO)

Precauções: toxicidade pulmonar; início ou agravamento de arritmia; IAM (principalmente EV); disfunção ventricular esquerda; uso concomitante com medicamentos que provoquem o prolongamento do intervalo QT; hipopotassemia; hipomagnesemia; neurite óptica; neuropatia periférica; fotossensibilidade tem sido relatada e pode estar relacionada com a dose cumulativa e a duração do tratamento (VO); cirurgia; aumento da sensibilidade a depressor do miocárdio e aos efeitos da condução dos anestésicos inalatórios halogenados; pode haver alteração da condução elétrica do coração nos casos de marca-passo prévio; ingestão de iodo na dieta pode aumentar a incidência de hipertireoidismo induzido por amiodarona; anormalidades da tireoide; aumento do risco de tireotoxicose e/ou avanço ou exacerbação de arritmia, incluindo fatalidades

Contraindicações: episódios de bradicardia que causem síncope; choque cardiogênico; bloqueio atrioventricular de 2º ou 3º graus; bradicardia sinusal grave; disfunção do nódulo sinusal grave; hipersensibilidade ao iodo

amitriptilina

Tryptanol®

comp rev 25 e 75 mg

				60+
Com ajuste de dose	Sem informações	C	Uso criterioso	MPI? Sim

Classificação terapêutica: inibidor não seletivo da recaptação de monoamina

Posologia:

- Depressão: dose inicial de 25-50 mg, à noite; aumentando gradualmente (25 mg, a cada 2-3 dias) até 100-300 mg/dia
- Dor crônica: 25-50 mg, à noite; pode aumentar conforme tolerância até 150 mg/dia
- Neuropatia diabética: 25-100 mg/dia
- Profilaxia de enxaqueca: dose inicial de 10-25 mg, à noite; aumento de 25 mg, a cada semana, com base na resposta e na tolerabilidade, até máximo de 150 mg/dia

Função hepática: insuficiência hepática – iniciar com doses baixas e aumentar conforme necessário e tolerado

Função renal: não há informações disponíveis

Interações medicamentosas: selegilina, tranilcipromina, azul de metileno, linezolida, furozolidona, moclobemida, anti-inflamatórios não esteroidais (ácido acetilsalicílico, naproxeno, fenilbutazona, ácido mefenâmico, fenoprofeno, ibuprofeno, indometacina, piroxicam, diclofenaco, cetoprofeno, flurbiprofeno, cetorolaco, tenoxicam, etofenamato, dipirona, nimesulida, lornoxicam, acemetacina, propifenazona, meloxicam, celecoxibe, proglumetacina, rofecoxibe, dexcetoprofeno, parecoxibe, valdecoxibe, etoricoxibe, nepafenaco, loxoprofeno, lumiracoxibe, ácido tolfenâmico, nimesulida, ácido flufenâmico), enflurano, hidroxicloroquina, donepezila, alfapeginterferona 2b, clonidina, sulfametoxazol + trimetoprima, halofantrina, fluconazol, simpatomiméticos de ação direta (epinefrina, fenilefrina, norepinefrina, midodrina, etilefrina), carbamazepina, erva-de-são-joão, atomoxetina, ritonavir, fenitoína, varfarina, cimetidina, diazepam, fluvoxamina, galantamina)

(continua)

amitriptilina *(continuação)*

Reações adversas:

- Cardiovasculares: alterações eletrocardiográficas inespecíficas, alterações na condução atrioventricular, arritmia, AVC, bloqueio cardíaco, edema, edema facial, hipertensão arterial, hipotensão ortostática, infarto do miocárdio, cardiomiopatia (rara), palpitação, síncope, taquicardia
- Dermatológicas: alopecia, exantema alérgico, fotossensibilidade, urticária
- Hematológicas: depressão da medula óssea, eosinofilia, púrpura
- Neurológicas: sedação moderada a acentuada (geralmente há tolerância a esses efeitos), agitação, alucinações, ansiedade, ataxia, cefaleia, coma, comprometimento da coordenação, comprometimento da função cognitiva, confusão mental, crise convulsiva, desorientação, fadiga, hiperpirexia, insônia, pesadelos, secação, sintomas extrapiramidais, tontura
- Musculoesqueléticas: anestesia, fraqueza, neuropatia periférica, parestesia, tremor
- Gastrointestinais: anorexia, constipação, diarreia, estomatite, ganho de peso, gosto peculiar, íleo paralítico, língua preta, náusea, vômito, xerostomia
- Auditiva: zumbido
- Endócrina e metabólica: síndrome de secreção inadequada de hormônio antidiurético; redução da libido; ganho ou perda de peso, alteração da glicemia; galactorreia; ginecomastia
- Geniturinária: retenção urinária
- Oculares: aumento da pressão intraocular, midríase, turvamento da visão
- Miscelânea: diaforese, reações de abstinência (náusea, cefaleia, mal-estar)

Precauções: transtorno bipolar – aumento do risco de precipitação de um episódio misto/maníaco, piora do comportamento, ideação suicida ou depressão; esquizofrenia – pode exacerbar a psicose ou ativar sintomas latentes; glaucoma de ângulo fechado ou aumento da pressão intraocular; hipertireoidismo ou uso concomitante de medicamentos da tireoide – aumento do risco de arritmias cardíacas; descontinuar vários dias antes de cirurgia eletiva, se possível; diabete

Contraindicações: uso concomitante com inibidor da monoaminoxidase; uso concomitante ou em até 14 dias após a suspensão de inibidores da monoaminoxidase; uso concomitante com precursores da serotonina (p. ex., triptofano), outros inibidores seletivos da recaptação da serotonina ou inibidores da recaptação de serotonina e norepinefrina; uso concomitante com cisaprida pode causar aumento do intervalo QT; IAM agudo

amorolfina (cloridrato de amorolfina)

Loceryl Esmalte®, Unha Sana®, Dermoceryl®, Loceryl Creme®, Lomytrat®, Onicoryl®, Onimorf®

creme derm 2,5 mg/g, esm 50 mg/mL,

				60+
Sem informação	Sem informação	C	Contraindicado	Não

Classificação terapêutica: antimicóticos para uso tópico

Posologia:

Onicomicose

- Esmalte
- Aplicar nas unhas afetadas uma a 2x na semana
- A duração do tratamento depende principalmente da gravidade, localização da infecção e velocidade de crescimento da unha. Em média, são necessários 6 meses para as unhas das mãos e de 9-12 meses para as unhas dos pés. O tratamento não deverá ser interrompido antes da completa regeneração da unha e cura das áreas afetadas.
- Nas infecções graves, com acometimento da matriz ungueal, pode ser associado a antifúngico sistêmico. Dermatofitose (*Tinea pedis, cruris, inguinalis, corporis, manuum* e pitiríase versicolor)
- Creme
- Aplicar nas áreas afetadas da pele 1x ao dia (à noite)
- O tratamento deve ser continuado sem interrupção até a cura clínica e durante 1-2 semanas após o desaparecimento das lesões. Em geral, o tratamento deve ser mantido por pelo menos 2 ou 3 semanas.
- Nas micoses dos pés, o tratamento pode necessitar de até 6 semanas. O tratamento deve ser mantido até o completo desaparecimento das lesões.

(continua)

amorolfina (cloridrato de amorolfina) *(continuação)*

Interações medicamentosas: não foram realizados estudos de interação com a amorolfina esmalte. O uso de esmaltes cosméticos ou unhas artificiais deve ser evitado durante o tratamento.

Reações adversas:
Alteração das unhas, descoloração das unhas, onicólise (descolamento da unha do leito), onicorrexe (deixando as unhas frágeis e quebradiças). Entretanto, estas reações podem ter sido provocadas pela própria onicomicose.

Precauções:
- Devido à falta de experimentação clínica disponível até o momento, não se recomenda o uso do produto em crianças.
- Após a aplicação,deve-se aguardar, no mínimo 10 minutos, para a aplicação de esmaltes cosméticos.
- Antes da reaplicação, deve-se limpar as unhas afetadas conforme indicado nas instruções de uso. É importante que todo o esmalte cosmético presente e o resíduo de amorolfina da aplicação anterior sejam removidos.
- Em caso de uso concomitante com esmalte cosmético, ainda que ocorra uma melhora na aparência geral das unhas, o tratamento não deve ser interrompido até a cura total da doença ou conforme orientação médica.
- Reação alérgica local ou sistêmica pode ocorrer após o uso deste produto. Se isso acontecer, interromper o uso imediatamente e remover cuidadosamente o produto usando solução para remoção de esmaltes. Nestes casos, o produto não deve ser reaplicado.
- Amorolfina não deve ser aplicada na pele ao redor da unha.
- Não se espera que amorolfina afete a capacidade de dirigir ou operar máquinas.

Contraindicações: não deve ser utilizado por pacientes que apresentem hipersensibilidade aos componentes da fórmula.

amoxicilina

Amoxil®, Amoxil® BD

Precaução | Com ajuste de dose | B | Compatível | MPI? Não

cap 500 mg, pó susp oral 125, 250 e 500 mg/5 mL; comp rev 875, pó susp oral 200 e 400 mg/5 mL

Classificação terapêutica: penicilina de largo espectro

Posologia:
- Dose usual para infecções bacterianas: 500-875 mg, VO, a cada 12 h, ou 250-500 mg, VO, a cada 8 h, por 7-14 dias (máximo: 4 g/dia); dose e tempo de tratamento variam conforme tipo de infecção e gravidade
- Infecção de ouvido, boca, nariz, garganta, trato geniturinário, pele: leve a moderada – 500 mg, VO, a cada 12 h, ou 250 mg, a cada 8 h; grave (incluindo infecção do trato respiratório inferior) – 875 mg, a cada 12 h, ou 500 mg, a cada 8 h
- Profilaxia de endocardite: 2 g, VO, 30-60 min antes do procedimento
- Erradicação de *Helicobacter pylori*: 1.000 mg, VO, 2x/dia, por 7-14 dias, em combinação com ≥ 1 antibiótico e inibidor de bomba de prótons
- Doença de Lyme: 500 mg, VO, a cada 6 ou 8 h, por 21-30 dias

Função hepática: insuficiência hepática – uso com precaução; terapia prolongada – monitorar função hepática; ajuste de dose não é necessário

Função renal: pode ocorrer cristalúria; ClCr de 10-30 mL/min – 250-500 mg, a cada 12 h (liberação imediata); ClCr < 10 mL/min – 250-500 mg, a cada 24 h (liberação imediata); hemodiálise – 250/500 mg, a cada 24 h (liberação imediata), dependendo da gravidade da infecção; dar dose adicional durante e no final da diálise; ClCr < 30 mL/min – uso contraindicado (liberação prolongada); hemodiálise – uso contraindicado (liberação prolongada)

Interações medicamentosas: tetraciclinas (tetraciclina, minociclina, oxitetraciclina, doxiciclina, limeciclina, clortetraciclina), varfarina, venlafaxina, metotrexato, probenecida

Reações adversas:
- Dermatológicas: candidíase mucocutânea, dermatite esfoliativa, eritema multiforme, exantema eritematoso, necrólise epidérmica tóxica, pustulação exantematosa aguda, síndrome de Stevens-Johnson, vasculite de hipersensibilidade, urticária
- Hematológicas: agranulocitose, anemia, anemia hemolítica, eosinofilia, leucopenia, púrpura trombocitopênica, trombocitopenia

(continua)

amoxicilina *(continuação)*

- Neurológicas: ansiedade, confusão, convulsões, hiperatividade, insônia, tontura, cefaleia, mudanças de comportamento, sonolência
- Gastrointestinais: alteração da cor dos dentes (marrom, amarelo ou cinza; raro), colite hemorrágica, colite pseudomembranosa, diarreia, língua saburrosa e preta, náusea, vômito
- Miscelânea: anafilaxia, reação similar à doença do soro

Precauções: histórico de hipersensibilidade a múltiplos alérgenos – aumento do risco de reação grave e potencialmente fatal; uso prolongado pode acarretar superinfecção fúngica ou bacteriana, inclusive associada ao *Clostridium difficile* e colite pseudomembranosa; diarreia foi observada em < 2 meses da terapia pós-antibiótico; uso não recomendado para casos de mononucleose pelo aumento do risco de erupção cutânea; fenilcetonúria

amoxicilina + clavulanato de potássio

Clavulin®; Clavulin BD®; Clavulin ES®; Clavulin® injetável

Precaução | Com ajuste de dose | B | Uso criterioso | MPI? Não

pó susp oral 125 mg/5 mL + 31,25 mg/5 mL, 250 mg/5 mL + 62,5 mg/5 mL, comp rev 500 mg + 125 mg; pó susp oral 200 mg/5 mL + 28,5 mg/5 mL, 400 mg/5 mL + 57 mg/5 mL, comp rev 875 mg + 125 mg; pó prep extemp 600 mg/5 mL + 42,9 mg/5 mL; pó liof sol inj 1.000 mg + 200 mg, comp revestidos 500 mg + 125 mg

Classificação terapêutica: penicilina e inibidor da betalactamase

Posologia:
- Infecções bacterianas: 875 mg/125 mg, VO, a cada 12 h, ou 500 mg/125 mg, VO, a cada 8 h, ou 1.000 mg/200 mg, EV, a cada 8 h; dose e tempo de tratamento variam conforme tipo de infecção e gravidade

Obs.: administrar com alimento

Administração parenteral (compatível – AD e SF):
Reconstituição: 500 mg + 100 mg – dissolver em 10 mL de água para injeção; 1.000 mg + 200 mg – dissolver em 20 mL de água para injeção
Modo de usar: injeção EV – aplicar imediatamente após reconstituição e lentamente (3-4 min); infusão EV – pode-se preparar a infusão com AD para injeção ou SF; a solução deve ser acrescentada imediatamente para o pó de 500 mg + 100 mg reconstituído em 50 mL ou para o pó de 1.000 mg + 200 mg reconstituído em 100 mL; a infusão deve ser administrada em 30-40 min
Obs.: soluções reconstituídas e diluídas para infusão têm estabilidade de até 4 h a 25°C; não congelar

Função hepática: disfunção hepática preexistente – uso com precaução; monitorar durante a terapia

Função renal: ClCr < 30 mL/min e hemodiálise, comprimido de liberação prolongada de 875 mg não deve ser utilizado; ClCr de 10-30 mL/min – 500 mg, a cada 12 h; ClCr < 10 mL/min – 500 mg, a cada 24 h; hemodiálise – dose habitual a cada 24 h; dose adicional durante e depois de cada sessão de hemodiálise

Interações medicamentosas: tetraciclinas (tetraciclina, minociclina, oxitetraciclina, doxiciclina, limeciclina, clortetraciclina), varfarina, venlafaxina, metotrexato, probenecida

Reações adversas:
- Dermatológicas: 1-10% – erupção cutânea na área da fralda, urticária
- Gastrointestinais: diarreia (3-34%, incidência varia com a dose e com o esquema terapêutico utilizado); 1-10% – desconforto abdominal, fezes líquidas, náusea, vômito
- Miscelânea: monilíase
- Geniturinárias: vaginite, micose vaginal
- Reações adversas adicionais observadas com antibióticos da classe das ampicilinas: agitação, agranulocitose, aumento da fosfatase alcalina, anafilaxia, anemia, angioedema, ansiedade, alterações comportamentais, aumento das bilirrubinas, língua pilosa negra, convulsões, cristalúria, tontura, enterocolite, eosinofilia, eritema multiforme, pustulose, exantematose, dermatite esfoliativa, gastrite, glossite, hematúria, anemia hemolítica, colite hemorrágica, indigestão, insônia, hiperatividade, nefrite intersticial, leucopenia, candidíase mucocutânea, prurido, colite pseudomembranosa, reação similar à doença do soro, síndrome de Stevens-Johnson, estomatite, aumento de transaminases, trombocitopenia, púrpura trombocitopênica, alteração da cor dos dentes, necrólise epidérmica tóxica

(continua)

amoxicilina + clavulanato de potássio *(continuação)*

Precauções: evitar uso em mononucleose pelo aumento do risco de erupção cutânea eritematosa; fenilcetonúria; coléstase; asma; uso prolongado pode acarretar superinfecção fúngica ou bateriana, inclusive associada à *Clostridium difficile* e colite pseudomembranosa

Contraindicações: histórico de disfunção hepática prévia associada ao uso do antibiótico; uso concomitante com probenicida; insuficiência renal

ampicilina

Binotal®

comp 500 e 1.000 mg; FA 1 g

Sem ajuste de dose | Com ajuste de dose | B | Compatível | 60+ MPI? Não

Classificação terapêutica: penicilina de largo espectro

Posologia:
- Infecções bacterianas: 250-500 mg, VO, a cada 6 h, por 7-14 dias; ou 500-2.000 mg, EV ou IM, a cada 6 h (máximo: 14 g/dia); dose e tempo de tratamento variam conforme tipo de infecção e gravidade
- Profilaxia para endocardite: 2 g, IM ou EV, 30-60 min antes do procedimento
- Meningite bacteriana 1-2 g, EV, cada 3-4 h
- Febre tifoide: 50-100 mg/kg/dia, VO ou EV, a cada 6 h

Administração parenteral:
- IM (compatível – AD ou água bacteriostática): reconstituir em 3,5 mL de solução compatível (250 mg/mL); administrar em até 1 h após a preparação
- EV (compatível – SF, SG5%, solução de Ringer lactato, AD ou água bacteriostática): adicionar 7,4 mL de AD ou água bacteriostática para reconstituição; administrar em 10-15 min, em injeção lenta ou diluída em solução compatível até a concentração de 30 mg/mL para infusão

Função hepática: pode ocorrer aumento de AST; ajuste de dose não é necessário

Função renal: pode ocorrer nefrite intersticial (raro); ClCr de 10-50 mL/min – intervalos de 6-12 h; ClCl < 10 mL/min – intervalos de 12-24 h; hemodiálise – 1-2 g, a cada 12-24 h, administrar após a sessão; diálise peritoneal (adultos) – 250 mg, a cada 12 h

Interações medicamentosas: tetraciclinas (tetraciclina, minociclina, oxitetraciclina, doxiciclina, limeciclina, clortetraciclina)

Reações adversas:
- Dermatológicas: eritema multiforme, dermatite esfoliativa, erupção cutânea, urticária; surgimento de erupção cutânea deve ser cuidadosamente avaliado para se diferenciar (quando possível) de reação de hipersensibilidade de erupção não decorrente de alergia à ampicilina; a incidência é mais alta em pacientes com infecção viral, infecção por *Salmonella*, leucemia linfocítica ou pacientes com hiperuricemia
- Hematológicas: agranulocitose, anemia, anemia hemolítica, eosinofilia, leucopenia, púrpura trombocitopênica
- Neurológicas: febre, encefalopatia causada por penicilina, convulsão
- Respiratória: estridor laríngeo
- Gastrointestinais: língua pilosa negra, diarreia, enterocolite, glossite, náusea, colite pseudomembranosa, úlceras bucais ou linguais, estomatite, vômito
- Miscelânea: anafilaxia, reação similar à doença do soro

Precauções: aumento do risco de erupção cutânea em casos de mononucleose – uso não recomendado; asma; diarreia; DM; infusão rápida pode causar convulsão; uso prolongado pode acarretar superinfecção fúngica ou bacteriana, inclusive associada à *Clostridium difficile* e colite pseudomembranosa

ampicilina + sulbactam; sultamicilina (VO)

Unasyn® injetável, Unasyn® oral

Sem ajuste de dose | Com ajuste de dose | B | Compatível | 60+ MPI? Não

pó sol inj 1 g + 0,5 g, pó sol inj 2 g + 1 g, susp oral 25 mg/5 mL, comp 375 mg

Classificação terapêutica: penicilina e inibidor da betalactamase

(continua)

ampicilina + sulbactam; sultamicilina (VO) *(continuação)*

Posologia:
- Infecções bacterianas (trato respiratório superior e inferior, ITU, pele): EV ou IM – 1,5-3 g (usualmente, 2 g de ampicilina + 1 g de sulbactam), a cada 6 h (máximo: 12 g/dia); VO – 375-750 mg, a cada 12 h; dose e tempo de tratamento variam conforme tipo de infecção e gravidade
- Gonorreia não complicada: pode-se administrar 2,25 g (6 comprimidos de 375 mg), em dose única; concomitantemente, deve ser administrado 1 g de probenecida, VO, para permitir concentrações plasmáticas de sulbactam e ampicilina por períodos mais prolongados

Administração parenteral:
- IM (compatível – AD ou solução de lidocaína a 0,5 ou 2%): reconstituir pó 1 g + 0,5 g em 3,2 mL de AD ou solução de lidocaína ou pó 2 g + 1 g em 6,4 mL de AD ou solução de lidocaína; administrar por injeção IM profunda
- EV (compatível – AD, SF ou solução de Ringer lactato): reconstituir o pó 1 g + 0,5 g em 3,2 mL de solução compatível ou pó 2 g + 1 g em 6,4 mL de solução compatível; a diluição deve ser realizada apenas após a dissipação da espuma; pode-se diluir até concentração combinada de 3-45 mg/mL (30 mg de ampicilina e 15 mg por mL de sulbactam); administrar em injeção EV em 10-15 min ou infusão em 15-30 min

Obs.: a solução reconstituída deve ser administrada em no máximo 1 h e a solução diluída tem estabilidade de 8 h

Função hepática: pode ocorrer aumento de AST; ajuste de dose não é necessário

Função renal: pode ocorrer nefrite intersticial (rara); ClCr > 30 mL/min – ajuste de dose não é necessário; ClCr de 15-29 mL/min – intervalos de 12 h; ClCr de 5-14 mL/min – intervalos de 24 h; hemodiálise – 1,5-3 g, intervalo de 12-24 h, administrar após a sessão

Interações medicamentosas: tetraciclinas (tetraciclina, minociclina, oxitetraciclina, doxiciclina, limeciclina, clortetraciclina)

Reações adversas:
- Dermatológica: 1-10%: erupção cutânea
- Hematológicas: agranulocitose, anemia, anemia hemolítica, eosinofilia, leucopenia, púrpura trombocitopênica
- Respiratória: estridor laríngeo
- Gastrointestinais: 1-10%: diarreia; frequência não definida – língua pilosa negra, diarreia, enterocolite, glossite, náusea, colite pseudomembranosa, úlceras bucais ou linguais, estomatite, vômito
- 10%: locais: dor no local da injeção (IM); 1-10%: tromboflebite
- Miscelânea: reação alérgica (pode incluir doença do soro, urticária, broncoespasmo, hipotensão arterial etc.)

Precauções: mononucleose: uso não recomendado pelo aumento do risco de erupção cutânea; superinfecção, incluindo crescimento de microrganismos resistentes (p. ex., Pseudomonas ou Candida), pode ocorrer; asma; leucemia; colestase

Contraindicação: histórico de disfunção hepática prévia associada ao uso de ampicilina

anagrelida

Agrylin®

cap gelatinosa dura 0,5 mg

Contraindicado | Sem informações | C | Uso criterioso | 60+ MPI? Não

Classificação terapêutica: inibidor de agregação plaquetária

Posologia:
- Trombocitemia: dose inicial de 0,5 mg, 4x/dia, ou 1 mg, 2x/dia, por pelo menos 1 semana, depois ajustar dose (adicionar 0,5 mg/dia a cada semana) para manter plaquetas < 600.000/mm³; dose usual de manutenção de 1,5-3 mg/dia (máximo: 2,5 mg/dose e 10 mg/dia); trombocitemia essencial – pode-se utilizar dose inicial de 0,5 mg, 2x/dia

Função hepática: pode ocorrer aumento das enzimas hepáticas (1-10%); insuficiência hepática moderada – dose inicial de 0,5 mg/dia, durante pelo menos 1 semana; não aumentar a dose mais de 0,5 mg/dia; insuficiência hepática grave – uso contraindicado

Função renal: podem ocorrer disúria, hematúria, insuficiência renal (1-10%); não há informações disponíveis sobre necessidade de ajuste de dose

(continua)

anagrelida *(continuação)*

Interações medicamentosas: desvenlafaxina, venlafaxina, hidroxicloroquina, donepezila, duloxetina, milnaciprana

Reações adversas:
- Cardiovasculares: palpitação (26%), edema (21%); 1-10% – dor torácica (8%), edema periférico (9%), angina, arritmias, doença cardiovascular, insuficiência cardíaca congestiva, hipertensão arterial, hipotensão ortostática, síncope, taquicardia (8%), trombose, vasodilatação
- Dermatológicas: 1-10% – erupção cutânea (8%), prurido (6%), alopecia, equimose, fotossensibilidade, urticária
- Hematológicas: 1-10% – trombocitopenia (graus 3 e 4: 5%), anemia, hemorragia
- Neurológicas: cefaleia (44%), dor (15%), tontura (15%); 1-10% – febre (9%), mal-estar (6%), amnésia, calafrios, confusão mental, depressão, enxaqueca, insônia, nervosismo, sonolência
- Respiratórias: dispneia (12%); 1-10% – faringite (7%), tosse (6%), asma, bronquite, epistaxe, pneumonia, rinite, sinusite
- Musculoesqueléticas: fraqueza (23%); 1-10% – dorsalgia e/ou lombalgia (6%), mialgia, parestesia (6%), artralgia, cãibras em membros inferiores
- Gastrointestinais: diarreia (26%), náusea (17%), dor abdominal (16%); 1-10% – flatulência (10%), anorexia (8%), dispepsia (5%), constipação, eructação, estomatite aftosa, gastrite, hemorragia gastrointestinal, melena, sangramento gastrointestinal, vômito (10%)
- Auditiva: 1-10% – zumbido
- Endócrina e metabólica: 1-10% – desidratação
- Oculares: 1-10% – ambliopia, anormalidades no campo visual, diplopia
- Miscelânea: 1-10% – linfadenopatia, síndrome similar à gripe
- Frequência não definida: ataque isquêmico transitório, aumento da contagem de leucócitos, AVC, bloqueio cardíaco completo, cardiomegalia, crise convulsiva, derrame pericárdico, derrame pleural, fibrilação atrial, fibrose pulmonar, hipertensão pulmonar, infarto do miocárdio, infiltrados pulmonares, mielofibrose, cardiomiopatia, pancreatite, pericardite, policitemia, trombose venosa profunda, úlcera gástrica ou duodenal

Precauções: doença cardíaca; doenças pulmonares intersticiais; prolongamento do intervalo QT; taquicardia ventricular; hipertensão; hipocalcemia; hipopotassemia

anastrozol

Arazabi®, Anya®, Anastrolibbs®, Arimidex®

comp rev 1 mg

Sem informação | Sem ajuste de dose | X | Contraindicado | 60+ Não

Classificação terapêutica: antineoplásicos

Posologia:

Câncer de mama, adjuvante, pós-menopausa, receptor hormonal positivo: 1 mg 1x/dia. Duração ideal desconhecida, mas a duração de 5 anos foi usada no ensaio clínico principal

Câncer de mama, avançado, pós-menopausa, após terapia com tamoxifeno ou câncer de mama, localmente avançado ou metastático, pós-menopausa, receptor hormonal positivo ou desconhecido: 1 mg 1x/dia até progressão do tumor

Interações medicamentosas: derivados de estrogênios, tamoxifeno, metadona

Reações adversas:

Comum
- Cardiovascular: hipertensão (2 a 13%), edema periférico (5 a 10%), vasodilatação (25 a 36%)
- Dermatológica: erupção (6 a 11%)
- Gastrointestinal: diarreia (8 a 9%), distúrbio do trato gastrointestinal (29 a 34%), náusea (11 a 19%), vômitos (8 a 9%)
- Imunológica: linfedema (10%)
- Musculoesquelética: artralgia (2 a 15%), artrite (17%), artropatia, dor nas costas (10 a 12%), dor óssea (6 a 11%), osteoporose (11%)
- Neurológicas: astenia (16 a 19%), cefaleia (adulto, 9 a 13%; pediátrico, 7%), insônia (2 a 10%)
- Psiquiátricas: depressão (5 a 13%), distúrbio de humor (19%)
- Reprodutiva: rubor da menopausa (12 a 36%)
- Respiratória: dispneia (8 a 10%), aumento da frequência de tosse (8 a 11%), faringite (6 a 14%)
- Outros: dor (11 a 17%)

(continua)

anastrozol *(continuação)*

Sério
- Cardiovascular: infarto cerebral, acidente vascular cerebral, dor torácica (5 a 7%), doença isquêmica do coração (4%), infarto do miocárdio (1,2%), isquemia miocárdica, tromboflebite (2 a 5%), tromboembolismo venoso
- Dermatológicas: bolhas, eritema multiforme, lesão de pele, úlcera de pele, síndrome de Stevens-Johnson
- Metabólica endócrina: câncer de mama (5%), colesterol sérico elevado (2 a 9%)
- Hematológicas: Trombose venosa profunda (1,6%), Distúrbio tromboembólico (2 a 4%)
- Hepática: hepatite, testes de função hepática anormais (0,01%)
- Imunológica: reação de hipersensibilidade (0,01%)
- Musculoesquelética: diminuição da densidade mineral óssea, fratura do osso (10 a 15%)
- Neurológica: isquemia cerebral (2%)
- Oftálmica: trombose da veia da retina
- Reprodutiva: sangramento vaginal anormal (1 a 5%), câncer endometrial (0,2%)
- Respiratória: embolia pulmonar
- Outros: câncer de mama (5%), neoplasia de endométrio (0,2%), doença neoplásica (5 a 13,7%), tumor flare (3%)

Precauções:
- Cardiovascular: colesterol sérico elevado foi relatado; considere o monitoramento
- Cardiovascular: doença cardíaca isquêmica preexistente pode aumentar o risco de eventos cardiovasculares isquêmicos; considerar risco x benefício
- Uso concomitante: tamoxifeno e terapias contendo estrogênio não devem ser coadministrados
- Musculoesquelética: ocorreu diminuição da densidade mineral óssea; considere o monitoramento
- Reprodutivo: pode causar dano fetal; verificar o estado de gravidez de mulheres com potencial reprodutivo antes do início e usar contracepção eficaz durante e por pelo menos 3 semanas após a última dose

Contraindicações: hipersensibilidade ao anastrozol ou a qualquer um dos excipientes

anfotericina B complexo lipídico

Abelcet®

susp inj 5 mg/mL

Sem informações | Sem ajuste de dose | B | Uso criterioso | 60+ MPI? Não

Classificação terapêutica: antimicótico para uso sistêmico

Posologia:
- Dose usual: 5 mg/kg, 1x/dia
- Meningite criptocócica: HIV-positivo – 6 mg/kg/dia ou 4-6 mg/kg/dia, em combinação com fluocitosina, 25 mg/kg, 4x/dia, ou 6 mg/kg/dia em combinação com fluconazol, 400 mg, 1x/dia; tratamento ≥ 2 semanas; se o paciente apresentar intolerância à fluticasona, prolongar o tratamento com Abelcet® por 4-6 semanas
- Candidíase: 3-5 mg/kg/dia; infecção osteoarticular – tempo de tratamento prolongado (≥ 2 semanas) seguido por fluconazol, por 6 semanas (artrite séptica) até 6-12 meses (osteomielite)
- Endocardite: 3-5 mg/kg/dia (com ou sem fluocitosina), por 6 semanas, depois da troca valvar; troca valvar não foi possível – estender tratamento
- Endocardite ou infecção de marca-passo: 3-5 mg/kg/dia (com ou sem fluticasona, 25 mg/kg, 4x/dia), 4-6 semanas após a remoção do dispositivo; se a remoção não for possível, recomenda-se terapia estendida com fluconazol, 6-12 mg/kg/dia
- Sinusite fúngica (imunocomprometido): 3-10 mg/kg/dia
- Infecções fúngicas sistêmicas (*Aspergillus*, *Candida*, *Cryptococcus*): 3-5 mg/kg/dia
- Leishmaniose visceral: imunocompetente – 3 mg/kg/dia, nos dias 1-5, e 3 mg/kg/dia, nos dias 14 e 21 do tratamento; pode ser repetido (esquema alternativo – 2 mg/kg/dia, por 5 dias); imunocomprometido – 4 mg/kg/dia, nos dias de 1-5 e 4 mg/kg/dia, nos dias 10, 18, 24, 31 e 38
- Histoplasmose: 5 mg/kg, por 1-2 semanas, seguido de itraconazol, VO
- Esporotricose: 5 mg/kg, por 4-6 semanas, seguido de itraconazol, VO

Administração parenteral (compatível – SG5%): deve ser diluída em 50-100 mL e administrada à taxa de 2,5 mg/kg/h; a dose desejada deve ser transferida para a bolsa de SG5% utilizando-se agulha com filtro de 5 micras fornecida pelo fabricante; se necessário, agitar bolsa a cada 2 h

(continua)

anfotericina B complexo lipídico *(continuação)*

Obs.: incompatível com SF e outras soluções contendo eletrólitos e/ou outros medicamentos; estabilidade de 6 h em TA e 48 em REF para soluções diluídas

Função hepática: não há informações disponíveis

Função renal: pode ocorrer aumento de creatinina sérica (> 10%) e insuficiência renal (1-10%); ClCr > 10 mL/min – ajuste de dose não é necessário; ClCr < 10 mL/min – 5 mg/kg, 24-36 h; hemodiálise – não há necessidade de suplementação

Interação medicamentosa: ciclosporina

Reações adversas (nefrotoxicidade e hiperpirexia relacionada à infusão, rigidez e calafrios são reduzidos em relação ao deoxicolato de anfotericina):
- Cardiovasculares: 1-10% – hipotensão arterial, parada cardíaca, taquicardia
- Dermatológica: 1-10% – erupção cutânea
- Neurológicas: > 10% – calafrios, febre; 1-10% – cefaleia, dor
- Respiratórias: 1-10% – dispneia, insuficiência respiratória, pneumonia
- Gastrointestinais: 1-10% – diarreia, dor abdominal, hemorragia gastrointestinal, náusea, vômito
- Hematológica: trombocitopenia
- Endócrinas e metabólicas: 1-10% – acidose, bilirrubinemia, hipopotassemia, hiperpotassemia, hipomagnesemia
- Miscelânea: > 10% – insuficiência múltipla de órgãos

Precauções: reações agudas, incluindo febre e calafrios podem ocorrer 1-2 h após a iniciação; anafilaxia tem sido relatada; interromper imediatamente e não reiniciar se ocorrer desconforto respiratório grave

anfotericina B desoxicolato (convencional)

Anforicin B®

pó liof sol inj 50 mg/10 mL

Sem informações | Com ajuste de dose | B | Uso criterioso | MPI? Não

Classificação terapêutica: antimicótico para uso sistêmico

Posologia:
- Pacientes que apresentaram reações adversas imediatas relacionadas à infusão: administrar AINH, paracetamol, dipirona e/ou difenidramina ou hidrocortisona 30-60 min antes da administração da anfotericina; administrar AINH e/ou difenidramina, ou paracetamol com difenidramina ou hidrocortisona
- Dose de teste: 1 mg, infundido em 20-30 min (necessidade do teste controversa)
- Dose usual: 0,3-1 mg/kg/dia, infundido em 4-6 h (máximo: 1,5 mg/kg/dia)
- Meningite criptococócica: HIV-positivo – 0,7-1 mg/kg/dia, por 4-6 semanas ou por 2 semanas, seguido de fluconazol, por 8 semanas; HIV-positivo – 0,7-1 mg/kg/dia associado a fluocitosina, 100 mg/kg/dia, por 2 semanas, depois mudar para fluconazol por ≥ 8 semanas; HIV-negativo – associar fluocitosina
- Pneumonia criptococócica: HIV-positivo – 0,5-1 mg/kg/dia; HIV-negativo – associar fluocitosina por 2 semanas
- Candidíase: 0,3-0,7 mg/kg/dia; candidíase esofágica – por 14-21 dias; infecção osteoarticular – tempo de tratamento prolongado, seguido por fluconazol, por 6 semanas (artrite séptica) até 6-12 meses (osteomielite)
- Endocardite: 0,6-1 mg/kg/dia (com ou sem fluocitosina), por 6 semanas depois da troca valvar; troca valvar não foi possível – estender tratamento com fluconazol
- Infecções fúngicas sistêmicas (*Candida, Cryptococcus*): 0,5-0,7 mg/kg/dia; aspergilose: 0,6-0,7 mg/kg/dia, por 3-6 meses
- Histoplasmose: 0,5-1 mg/kg/dia, por 7 dias; depois, 0,8 mg/kg, em dias intercalados (ou 3x/semana), até dose total de 10-15 mg/kg
- Leishmaniose visceral: 0,75-1 mg/kg/dia, por 15-20 dias, ou 0,75-1 mg/kg, em dias alternados, por 30-40 dias
- Esporotricose: dose total de 1-2 g, depois trocar para itraconazol ou fluconazol

Administração parenteral (compatível – SG5%): deve ser administrada lentamente, por infusão EV, em 2-6 h; recomenda-se concentração de 0,1 mg/mL; sugere-se dose de teste; reconstituir em 10 mL de água para injeção, agitar, adicionar a 490 mL de SG5% para concentração final de 0,1 mg/mL e infudir EV, em 2-6 h; não é compatível com SF, pois pode haver precipitação
Obs.: estabilidade de 24 h em TA e de 1 semana em REF para soluções diluídas; proteger da luz durante administração

Função hepática: não há informações disponíveis

(continua)

anfotericina B desoxicolato (convencional) *(continuação)*

Função renal: pode ocorrer insuficiência renal decorrente do uso da droga – pode-se reduzir a dose total diária em 50% ou administrar a medicação em dias alternados; pouco dialisável, sem necessidade de suplementação; ClCr < 10 mL/min – dose usual a cada 24 ou 36 h

Interação medicamentosa: ciclosporina

Reações adversas (nefrotoxicidade e hiperpirexia relacionadas à infusão, rigidez e calafrios são reduzidos em relação ao desoxicolato de anfotericina):
- Cardiovasculares: > 10% – hipotensão, taquipneia; 1-10% – *flush*, hipertensão
- Neurológicas: > 10% – febre, cefaleia, fraqueza; 1-10% – *delirium*, dor lombar
- Endócrinas e metabólicas: > 10% – hipopotassemia, hipomagnesemia
- Gastrointestinais: > 10% – anorexia, náusea, vômito, diarreia, dor abdominal
- Hematológicas: > 10% – anemia normocrômica e normocítica; 1-10% – leucocitose
- Local: > 10% – dor no local da injeção, com ou sem flebite
- Musculoesqueléticas: > 10% – dor generalizada, incluindo músculos e articulações; 1-10% – parestesia
- Renais: > 10% – diminuição da função renal e anormalidades na função renal incluindo uremia, acidose tubular renal, nefrocalcinose (> 0,1 mg/mL)
- Geniturinária: 1-10% – retenção urinária

Precauções: reações agudas, incluindo febre, calafrios, podem ocorrer 1-2 h após a iniciação (administrar pré-medicação com difenidramina com AINH, paracetamol ou hidrocortisona); anafilaxia tem sido relatada – interromper imediatamente e não reiniciar se ocorrer desconforto respiratório grave; leucopenia; anemia; doses > 1,5 mg/kg/dia não são recomendadas, pois apresentam risco de parada cardíaca ou cardiorrespiratória

anfotericina B lipossomal

Ambisome®

pó sol inf 50 mg/frasco (4 mg/mL)

Sem informações | Sem ajuste de dose | B | Uso criterioso | MPI? Não

Classificação terapêutica: antimicótico para uso sistêmico

Posologia:
- Dose usual: 3-6 mg/kg/dia (máximo: 15 mg/kg/dia)
- Meningite criptococócica: HIV-positivo – 6 mg/kg/dia, ou 4-6 mg/kg/dia, em combinação com fluocitosina, 25 mg/kg, 4x/dia; pacientes que apresentaram reações adversas imediatas relacionadas à infusão – administrar AINH e/ou difenidramina ou paracetamol + difenidramina ou hidrocortisona, 30-60 min antes da administração de anfotericina
- Candidíase: 3-5 mg/kg/dia; infecção osteoarticular – tempo de tratamento prolongado seguido por fluconazol, por 6 semanas (artrite séptica) até 6-12 meses (osteomielite)
- Endocardite: 3-5 mg/kg/dia (com ou sem fluocitosina), por 6 semanas depois da troca valvar; troca valvar não foi possível – estender tratamento
- Sinusite fúngica (imunocomprometido): 3-10 mg/kg/dia
- Infecções fúngicas sistêmicas (*Aspergillus, Candida, Cryptococcus*): 3-5 mg/kg/dia
- Leishmaniose visceral: imunocompetente – 3 mg/kg/dia, nos dias de 1-5, e 3 mg/kg/dia, nos dias 14 e 21 do tratamento; pode ser repetido (esquema alternativo – 2 mg/kg/dia, por 5 dias); imunocomprometido – 4 mg/kg/dia, nos dias 1-5, e 4 mg/kg/dia, nos dias 10, 17, 24, 31 e 38

Administração parenteral (compatível – SG5%): reconstituir com 12 mL de diluente próprio (AD); a solução deve ser agitada vigorosamente por 30 s, e a dose desejada deve ser transferida para uma bolsa de SG5% utilizando-se uma seringa com filtro de 5 mcm fornecida pela fabricante; a diluição final deve ter concentração de 1-2 mg/mL; a solução deve ser infundida em 60-120 min, à taxa máxima de 2,5 mg/kg/h
Obs.: incompatível com SF e outras soluções contendo eletrólitos; estabilidade de 6 h em TA para soluções diluídas

Função hepática: podem ocorrer aumento de fosfatase alcalina (7-22%), aumento do BUN (7-21%), bilirrubinemia (9-18%), aumento de ALT (15%), aumento de AST (13%), provas de função hepática anormais (não especificadas: 4-13%), hepatopatia veno-oclusiva, lesão hepatocelular; não há informações disponíveis sobre necessidade de ajuste de dose

(continua)

anfotericina B lipossomal *(continuação)*

Função renal: podem ocorrer aumento de creatinina (18-40%), hematúria (14%), insuficiência renal aguda, nefropatia tóxica; ClCr > 10 mL/min – ajuste de dose não é necessário; hemodiálise – não há necessidade de suplementação

Interação medicamentosa: ciclosporina

Reações adversas (a porcentagem de reações adversas depende da população estudada e pode variar conforme pré-medicações e doenças subjacentes; a incidência de redução da função renal e eventos relacionados à infusão é menor que a observada com a anfotericina B desoxicolato):

- Cardiovasculares: hipertensão arterial (8-20%), taquicardia (9-18%), edema periférico (15%), edema (12-14%), hipotensão arterial (7-14%), dor torácica (8-12%), hipervolemia (8-12%); 2-10% – arritmia, bradicardia, cardiomegalia, fibrilação atrial, hipotensão postural, parada cardíaca
- Dermatológicas: erupção cutânea (5-25%), prurido (11%); 2-10% – alopecia, alteração da cor da pele, petéquias, púrpura, erupção cutânea, urticária
- Hematológicas: anemia (27-48%), reação à transfusão de sangue (9-18%), leucopenia (15-17%), trombocitopenia (6-13%); 2-10% – distúrbios da coagulação, hemorragia, redução da protrombina, trombocitopenia
- Neurológicas: calafrios (29-48%), insônia (17-22%), cefaleia (9-20%), dor (14%), ansiedade (7-14%), confusão mental (9-14%); 2-10% – tontura (7-8%), agitação, alucinações, coma, convulsões, depressão, mal-estar, sonolência
- Respiratórias: dispneia (18-23%), distúrbio pulmonar (14-18%), aumento da tosse (2-18%), epistaxe (8-15%), derrame pleural (12%), rinite (11%); 2-10% – hipóxia (6-8%), alcalose respiratória, asma, atelectasia, edema pulmonar, hemoptise, insuficiência respiratória
- Musculoesqueléticas: fraqueza (6-13%), dorsalgia ou lombalgia (12%); 2-10% – artralgia, distonia, ostealgia, parestesia, rigidez, tremor
- Gastrointestinais: náusea (16-40%), vômito (10-32%), diarreia (11-30%), dor abdominal (7-20%), constipação (15%), anorexia (10-14%); 2-10% – hemorragia gastrointestinal (10%), estomatite ulcerativa, hematêmese, hemorragia gengival e oral, íleo paralítico
- Locais: flebite (9-11%); 2-10% – inflamação no local da injeção
- Endócrinas e metabólicas: hipernatremia (4%), acidose, hiperpotassemia, hipercoremia, hipermagnesemia, hiperfosfatemia, hipofosfatemia; hipopotassemia (31-51%); hipomagnesemia (15-50%); hiperglicemia (8-23%)
- Geniturinária: 2-10% – hemorragia vaginal
- Oculares: 2-10% – oculares: conjuntivite, hemorragia ocular
- Miscelânea: sepse (7-14%), infecção (11-12%); 2-10% – diaforese (7%), reação alérgica, reação imunológica mediada pelas células, síndrome similar à gripe

Precauções: anafilaxia tem sido relatada – interromper imediatamente e não reiniciar se ocorrer desconforto respiratório grave; febre e calafrios podem ocorrer na 1ª h de infusão

anidulafungina

Ecalta®

po liof sol inj 100 mg

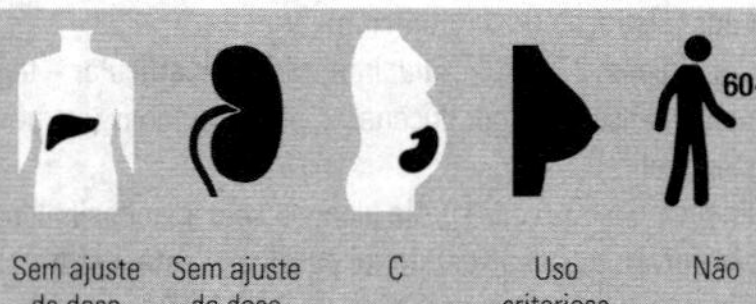

Classificação terapêutica: antifúngicos

Posologia:

Candidemia

- Ataque: 200 mg, IV, no D1
- Manutenção: 100 mg, IV, 1x/dia por pelo menos 14 dias após a última cultura positiva

Endocardite por Candida

- 200 mg, IV, 1x/dia, seguido de terapia de redução com fluconazol 400 a 800 mg (6 a 12 mg/kg) diariamente

candidíase orofaríngea (doença refratária ao fluconazol)

- Ataque: 200 mg, IV, no D1
- Manutenção: 100 mg, IV, 1x/dia por até 28 dias

Candidíase/monilíase esofágica

- 100 mg, IV, no D1, depois 50 mg, IV, 1x/dia por um mínimo de 14 dias e por pelo menos 7 dias após a resolução dos sintomas. Se infecção pelo HIV, considerar duração total de 14 a 21 dias
- 200 mg, IV, 1x ao dia por 14 a 21 dias

(continua)

anidulafungina *(continuação)*

Candidíase disseminada, crônica

- Ataque: 200 mg, IV, no D1
- Manutenção: 100 mg, IV, 1x/dia por várias semanas. Considerar seguir com fluconazol oral 400 mg, 1x/dia, em pacientes com baixa suspeita de infecção devido ao isolado resistente ao fluconazol
- Terapia antifúngica empírica, suspeita de candidíase em pacientes não neutropênicos
- Ataque: 200 mg, IV, no D1
- Manutenção: 100 mg, IV, 1x/dia por 14 dias. Após 4 a 5 dias de terapia, se não houver resposta clínica ou evidência de candidíase após o início da terapia empírica, ou teste diagnóstico negativo não baseado em cultura com alto valor preditivo negativo, considerar a descontinuação da terapia

Osteomielite por Candida

- 100 mg, IV, 1x/dia por pelo menos 2 semanas, seguido de fluconazol 400 mg, VO, 1x/dia por 6 a 12 meses

Artrite séptica por Candida

- 100 mg, IV, 1x/dia por pelo menos 2 semanas, seguido de fluconazol 400 mg, VO, 1x/dia por pelo menos 4 semanas

Candidíase invasiva, intra-abdominal e peritonite

- Ataque: 200 mg, IV, no D1
- Manutenção: 100 mg, IV, 1x ao dia por pelo menos 14 dias após a última cultura positiva. Considerar transição para terapia de redução com fluconazol se o paciente estiver clinicamente estável com isolado suscetível ao fluconazol e as hemoculturas repetidas forem negativas. A duração do tratamento deve ser baseada na adequação do controle da fonte e na resposta clínica à terapia.

Administração parenteral:

Diluir o fármaco reconstituído apenas com SF ou G5%. Não diluir com outras soluções.

Não coinfundir com outros medicamentos ou eletrólitos

Volumes totais de infusão para administração de doses iguais ou superiores a 50 mg: dose de 50 mg = 65 mL (15 mL de medicamento e 50 mL de solução); dose de 100 mg = 130 mL (30 mL de fármaco e 100 mL de solução); dose de 200 mg = 260 mL (60 mL de medicamento e 200 mL de solução)

Não exceda a taxa de infusão de 1,1 mg/min (1,4 mL/min ou 84 mL/h quando reconstituído e diluído conforme as instruções)

Reações adversas:

Comum

- Metabólico endócrino: hipocalemia (adulto, 25% ou menos; pediátrico, menos de 5%)
- Gastrointestinal: diarreia (até 18%)

Sério

- Hepática: necrose hepática (menos de 2%)
- Imunológicas: anafilaxia, reação de hipersensibilidade
- Neurológica: convulsão (menos de 5%)

Precauções:

- Hepática: foram relatadas anormalidades nos testes de função hepática. Hepatite, insuficiência hepática e Insuficiência hepática significativa ocorreram em pacientes com condições médicas subjacentes recebendo vários medicamentos concomitantes; monitoramento recomendado
- Imunológicas: reações anafiláticas, incluindo choque, foram relatadas; descontinuar o uso
- Imunológicas: reações relacionadas à infusão (p. ex., erupção cutânea, urticária, rubor, prurido, broncoespasmo, dispneia e hipotensão) foram relatadas; ajuste de dose recomendado
- População especial: contém polissorbato 80; risco de toxicidade, incluindo trombocitopenia, Insuficiência renal, hepatomegalia, colestase, ascite, hipotensão e acidose metabólica em recém-nascidos de baixo peso recebendo altas doses de polissorbato (uso não aprovado)
- População especial: contém frutose; crise metabólica, incluindo hipoglicemia com risco de vida, hipofosfatemia, acidose láctica e insuficiência hepática podem ocorrer em pacientes com intolerância hereditária à frutose (HFI). Obter histórico de sintomas de HFI com exposição à frutose/sacarose antes do início do tratamento

Contraindicações: hipersensibilidade à anidulafungina, a qualquer componente do produto ou a outras equinocandinas

Intolerância hereditária à frutose (HFI) conhecida ou suspeita

anlodipino

Norvasc®

comp 5 e 10 mg

Função hepática	Função renal	Gravidez	Lactação	60+
Com ajuste de dose	Sem ajuste de dose	C	Uso criterioso	MPI? Não

Classificação terapêutica: bloqueador seletivo do canal de cálcio

Posologia:
- Hipertensão: 5-10 mg, VO, 1x/dia

Função hepática: insuficiência hepática grave – dose inicial (hipertensão) de 2,5 mg/dia, titular a dose lentamente

Função renal: ajuste de dose não é necessário

Interações medicamentosas: claritromicina, clopidogrel, telaprevir, sinvastatina, amiodarona, indinavir

Reações adversas:
- Cardiovasculares: edema periférico (relacionado à dose: 2-15%), rubor (1-3%), palpitação (1-4%)
- Dermatológicas: erupção cutânea (1-2%), prurido (1-2%)
- Neurológicas: cefaleia (7%; placebo: 8%), tontura (1-3%), fadiga (4%), sonolência (1-2%)
- Respiratórias: dispneia (1-2%), edema pulmonar (15% do estudo PRAISE, população com insuficiência cardíaca congestiva)
- Musculoesqueléticas: cãibras musculares (1-2%), fraqueza (1-2%)
- Endócrina e metabólica: disfunção sexual masculina (1-2%)
- Gastrointestinais: náusea (3%), dor abdominal (1-2%), dispepsia (1-2%), hiperplasia gengival
- Relatos de caso e/ou pós-colocação no mercado: disosmia, sintomas extrapiramidais, eritema multiforme, dermatite esfoliativa, ginecomastia, icterícia, vasculite leucocitoclástica, púrpura não trombocitopênica, fototoxicidade, síndrome de Stevens-Johnson

Precauções: pode ocorrer estenose aórtica grave; doença arterial coronariana obstrutiva grave – aumento do risco de agravamento da angina ou IAM após o início ou aumento da dose

Ajuste de dose: idosos frágeis ou pequenos (hipertensão) ou na adição de outra terapia anti-hipertensiva, dose inicial de 2,5 mg, 1x/dia

apixabana

Eliquis®

comp rev 2,5 e 5 mg

Função hepática	Função renal	Gravidez	Lactação	60+
Contraindicado	Com ajuste de dose	B	Contraindicado	MPI? Não

Classificação terapêutica: inibidor direto da trombina

Posologia:
- Trombose venosa profunda e tromboembolismo pulmonar: 10 mg, VO, 2x/dia, por 7 dias, seguidos de 5 mg, 2x/dia
- Prevenção de embolia, AVC na fibrilação atrial não valvular: 5 mg, VO, 2x/dia; utilizar dose de 2,5 mg, 2x/dia, se paciente apresentar 2 dos seguintes fatores (idade ≥ 80 anos, peso ≤ 60 kg, creatinina ≥ 1,5 mg/dL)
- Profilaxia de trombose venosa profunda, cirurgia ortopédica: 2,5 mg, 2x/dia, iniciando 12-24 h do pós-operatório; duração habitual de 35 dias (artroplastia de quadril) e 12 dias (artroplastia de joelho)

Função hepática: pode ocorrer aumento das transaminases, de gamaglutamil-transferase, fosfatase alcalina e bilirrubinemia; insuficiência hepática leve – ajuste de dose não é necessário; insuficiência hepática grave – uso contraindicado; hemodiálise – 5 mg, VO, 2x/dia, se ≥ 80 anos ou 2,5 mg, VO, 2x/dia, se ≤ 60 kg

Função renal: pode ocorrer hematúria; creatinina sérica > 1,5 mg/dL – 2,5 mg, VO, 2x/dia, em pacientes com ≥ 80 anos e/ou com ≤ 60 kg de peso corporal; creatinina sérica ≥ 1,5 mg/dL e idade ≥ 80 anos e/ou peso ≤ 60 kg – 2,5 mg, 2x/dia; hemodiálise – 5 mg, VO, 2x/dia; idade ≥ 80 anos ou peso ≤ 60 kg – 2,5 mg, VO, 2x/dia

Ajuste de dose: peso corporal ≤ 60 kg e/ou idade ≥ 80 anos – 2,5 mg, VO, 2x/dia; uso concomitante com inibidores fortes da CYP3A4 e glicoproteína-P – reduzir a dose em 50%

Interações medicamentosas: anticoagulantes (heparina, varfarina, enoxaparina, dalteparina, nadroparina, bivalirrudina, lepirudina, desirudina, fondaparinux, drotrecogina alfa, dabigatrana, rivaroxabana, bemiparina, tinzaparina)

(continua)

apixabana *(continuação)*

Reações adversas:
- Sangramento: como acontece com outros anticoagulantes, durante o tratamento podem ocorrer hemorragias quando existem fatores de risco associados, como lesões orgânicas responsáveis por hemorragias; as reações adversas frequentes foram anemia, hemorragia, contusão e náusea; as reações adversas devem ser interpretadas dentro do contexto cirúrgico; pode estar associada ao aumento do risco de hemorragia evidente ou oculta, de um tecido ou órgão, que poderá resultar em anemia pós-hemorrágica; sinais, sintomas e gravidade variam de acordo com a localização e o grau ou a extensão da hemorragia
- Dermatológica: hipersensibilidade
- Hematológicas: anemia (incluindo pós-operatória e hemorrágica, e respectivos parâmetros laboratoriais), trombocitopenia (incluindo diminuição na contagem de plaquetas)
- Musculoesqueléticas: epistaxe, hemoptise, hemorragia muscular, contusão
- Gastrointestinais: náusea, hemorragia gastrointestinal (incluindo hematêmese e melena), hematoquezia, hemorragia retal, hemorragia gengival
- Oculares: hemorragia ocular (incluindo hemorragia da conjuntiva)
- Vasculares: hemorragia (incluindo hematoma e hemorragia vaginal e uretral), hipotensão (incluindo hipotensão de intervenção)
- Endócrina e metabólica: aumento de gamaglutamil transferase
- Hepática: aumento de transaminases
- Miscelânea: hemorragia pós-procedimentos (incluindo hematoma pós-procedimentos, hemorragia de ferida, hematoma no local de punção e hemorragia no local do cateter), secreção de ferida, hemorragia no local de incisão (incluindo hematoma no local de incisão), hemorragia operatória

Precauções: anestesia epidural/espinhal – efeitos anticoagulantes podem persistir durante 24 h após a última dose; cateter pós-operatório – aumento do risco de hematoma epidural ou espinhal; não retirar antes de 24 h após a última administração; próteses cardíacas valvulares; punção lombar; tratamento simultâneo com inibidores da CYP3A4 e glicoproteína-P (claritromicina, cetoconazol, itraconazol, ritonavir); administração com atraso de 48 h

Contraindicações: sangramento patológico ativo; doença hepática associada a coagulopatias; tratamento concomitante com qualquer outro anticoagulante (exceto durante terapia transitória)

aripiprazol

Sensaz®, Toarip®, Aipri®, Arpejo®, Harip®, Biquiz®, Hedd®, Abilify®, Aristab®, Confilify®, Kavium®

comp 10, 15, 20 e 30 mg

Função hepática	Função renal	Gravidez	Lactação	60+
Sem ajuste de dose	Sem ajuste de dose	C	Contraindicado	Sim

Classificação terapêutica: antipsicóticos

Posologia:

Esquizofrenia
- Inicial: 10 a 15 mg 1x/dia
- Pode aumentar após 2 semanas em cada dosagem para um máximo de 30 mg/dia; eficácia não significativamente maior com doses acima de 15 mg/dia

Transtorno bipolar tipo I – Tratamento agudo de episódios maníacos ou mistos
- Em combinação com lítio ou valproato: Inicial: 10 a 15 mg 1x/dia. Alvo: 15 mg 1x/dia.
- Em monoterapia: 15 mg 1x/dia
- Dose máxima: 30 mg/dia

Interações medicamentosas: gabapentina, hidroxizina, sufentanila, clonazepan, bupropiona, terbinafina, tapentadol, gonadorelina, gosserelina, triptorelina, mirtazapina, zolpiden, clofazimina, dexmedetomidina, conivaptan, nalbufina, claritromicina, itraconazol, ritonavir, nelfinavir, voriconazol, telitromicina, telaprevir, metronidazol, fenitoína, carbamazepina, rifampina, mitotano, erva de São João, lumacaftor, metadona, bromazepan, quinidina, fluoxetina, paroxetina, alprazolan, fentanila, escetamina, disopiramida, procainamida, eritromicina, cloroquina, probucol, quinina, prometazina, haloperidol, imipramina, amitriptilina, doxepina, clorpromazina, tamoxifeno, ciclobenzaprina, droperidol, trazodona, pentamidina, domperidona, clozapina, fosfato de sódio, fosfato de sódio monobásico, fosfato de sódio dibásico, astemizol, flecainida, norfloxacino, propafenona, famotidina,

(continua)

aripiprazol *(continuação)*

mefloquina, anagrelida, ciprofloxacino, ofloxacino, octreotida, mifepristona, clomipramina, halofantrine, ondansetrona, azitromicina, foscarnet, apomorfina, granisetrona, tacrolimo, felbamato, venlafaxina, risperidona, formoterol, alfuzosina, levofloxacino, sevoflurano, dofetilida, dolastrona, ibutilida, olanzapina, sertindole, galantamina, tolterodina, ranoazina, vardenafila, gatifloxacino, moxifloxacino, gemifloxacino, escitalopran, solifenacina, sunitinibe, dasatinibe, lapatinibe, pazopanibe, fingolimoide, pasireotida, atazanavir, vilanterol, ebasina, trióxido de arseênio, nefazodona, indinavir, lopinavir, boceprevir, amiodarona, leuprorrelina, efavirenz, canabidiol, remifentanila, oxiplatina, clobazan, lofexidina, tramadol, nilotinibe, loxapina, morfina, amisulprida, sulpirida, alfentanila, periciazina, quetiapina, codeína, cetirizina, buprenorfina, sertralina, meperidina, oxicodona, milnaciprana, donepezila, sotalol, citalopran, hidroxicloroquina, ziprazidona, posaconazol, bromazepan, fluconazol, saquinavir, mesoridazina, metoclopramida, pimozida, cetoconazol, terbinafina

Reações adversas:

Comum

- Metabólica endócrina: aumento de peso, 7% ou mais (2,5 a 21,5%)
- Gastrintestinais: constipação (5 a 11%), náuseas (8 a 15%), vômitos (3 a 11%)
- Neurológicas: acatisia (2 a 25%), tonturas (4 a 10%), sinal extrapiramidal (2 a 27,3%), cefaleia (10 a 27%), insônia (8 a 18%), sedado (3 a 21%), sonolência (6 a 26,3%), tremor (2 a 11,8%)
- Oftálmica: visão turva (3 a 8%)
- Psiquiátricas: ansiedade (4 a 17%), inquietação (2 a 12%)
- Outros: fadiga (2 a 17%)

Sério

- Cardiovascular: parada cardiorrespiratória (0,1 a 1%), insuficiência cardiorrespiratória (0,1 a 1%), infarto do miocárdio (0,1 a 1%), intervalo QT prolongado (0,1 a 1%)
- Metabólica endócrina: cetoacidose diabética (menos de 0,1%)
- Gastrintestinais: pancreatite
- Hematológicas: agranulocitose, leucopenia (menos de 1%), neutropenia (menos de 1%)
- Musculoesquelética: rabdomiólise (menos de 0,1%)
- Neurológicas: acidente vascular cerebral, convulsão (até 0,3%), discinesia tardia (pediátrica, 1,7%), ataque isquêmico transitório
- Psiquiátrica: em risco de suicídio, comportamento suicida
- Outros: angioedema (0,1 a menos de 1%), aumento da temperatura corporal, síndrome neuroléptica maligna

Precauções:

- Critérios de Beers: evitar o uso para problemas comportamentais de demência ou delírio em idosos, pois os antipsicóticos podem aumentar o risco de acidente vascular cerebral e mortalidade (a menos que as medidas não farmacológicas falhem e o paciente seja uma ameaça para si ou para os outros). Evitar o uso em pacientes idosos com histórico de quedas ou fraturas (a menos que alternativas mais seguras não estejam disponíveis), ou comprometimento cognitivo devido ao risco de efeitos adversos no SNC, síncope, ataxia e desempenho psicomotor prejudicado e em pacientes com doença de Parkinson, pois os sintomas podem piorar. Evite o uso concomitante de 3 ou mais agentes ativos no SNC em qualquer combinação devido ao aumento do risco de quedas. Se usado, recomenda-se precaução e monitoramento, pois SIADH ou hiponatremia podem ocorrer ou ser exacerbadas.
- Acesso: embora a coadministração entre medicamentos de tratamento assistido por medicação (MAT; p. ex., metadona e buprenorfina) e benzodiazepínicos ou outros depressores do SNC (incluindo álcool) possa aumentar a possibilidade de danos, incluindo overdose e morte, a terapia concomitante com MAT pode ser apropriada em alguns pacientes; se o uso concomitante for necessário, recomenda-se um manejo cuidadoso e monitoramento.
- Temperatura corporal: a incapacidade de reduzir a temperatura corporal central foi relatada com antipsicóticos, especialmente após exercícios extenuantes, exposição a calor extremo, medicação anticolinérgica concomitante ou desidratação.
- Cardiovascular: hipotensão ortostática foi relatada; risco aumentado com doença cardiovascular ou cerebrovascular preexistente, condições com predisposição à hipotensão (p. ex., desidratação, hipovolemia) e uso concomitante de anti-hipertensivos.
- Uso concomitante: evitar injeção de liberação prolongada de aripiprazol e indutores de CYP3A4, incluindo carbamazepina, por mais de 14 dias.
- Dosagem e duração: dose cumulativa mais alta e duração mais longa do tratamento aumentam o risco de discinesia tardia potencialmente irreversível.

(continua)

aripiprazol *(continuação)*

- Endócrinas e metabólicas: pacientes com fatores de risco preexistentes ou de risco para diabetes mellitus, incluindo obesidade e histórico familiar de diabetes, podem apresentar hiperglicemia ou piora do controle glicêmico; monitoramento recomendado.
- Endócrina e metabólica: hiperglicemia grave, às vezes associada a cetoacidose, coma hiperosmolar ou morte, foi relatada com antipsicóticos atípicos; monitoramento recomendado
- Endócrina e metabólica: dislipidemia foi relatada.
- Endócrina e metabólica: Foi relatado ganho de peso; monitoramento recomendado.
- Quedas: quedas que podem levar a fraturas ou outras lesões podem ocorrer como resultado de sonolência, hipotensão postural ou instabilidade motora ou sensorial. Avaliação do risco de queda recomendada.
- Gastrintestinal: disfagia foi relatada e pode resultar em pneumonia por aspiração devido à dismotilidade esofágica.
- Hematológicas: agranulocitose, leucopenia e neutropenia foram relatadas em pacientes com fatores de risco (p. ex., história de leucócitos baixos, leucopenia ou neutropenia); monitoramento recomendado e a descontinuação pode ser necessária.
- Imunológicas: reações alérgicas foram relatadas, incluindo anafilaxia.
- Musculoesquelética: discinesia tardia foi relatada e pode ser irreversível; pode ser necessária a descontinuação.
- Síndrome neuroléptica maligna: foi relatada; pode exigir a descontinuação da terapia e tratamento médico; reinicie a terapia cuidadosamente com monitoramento
- Neurológica: convulsões foram relatadas; risco aumentado com histórico de convulsões e condições que podem diminuir o limiar convulsivo.
- Neurológica: eventos adversos cerebrovasculares, incluindo acidente vascular cerebral e ataque isquêmico transitório, com fatalidades, foram relatados em pacientes idosos com psicose relacionada à demência
- Neurológica: Pode ocorrer comprometimento cognitivo e motor
- Neurológica: foi relatada sonolência, incluindo sedação
- Fenilcetonúricos: Os comprimidos desintegrantes orais contêm fenilalanina.
- Psiquiátricas: Comportamentos compulsivos e controle de impulso prejudicado (p. ex., vontade de jogar, comer compulsivamente, fazer compras, aumento da vontade sexual, outras necessidades intensas) foram relatados; monitoramento recomendado e redução da dose ou descontinuação pode ser necessária.
- Psiquiátricas: Pacientes com transtorno bipolar têm risco aumentado de precipitação de um episódio misto ou maníaco; descartar transtorno antes de iniciar a terapia.
- Populações especiais: Pacientes idosos apresentam risco aumentado de discinesia tardia potencialmente irreversível, especialmente mulheres

Contraindicações: hipersensibilidade ao aripiprazol

atenolol

Atenol®

comp 25, 50 e 100 mg

Sem ajuste de dose | Com ajuste de dose | D | Contraindicado | 60+ MPI? Não

Classificação terapêutica: betabloqueador

Posologia:

- Hipertensão: iniciar com 25-50 mg, 1x/dia; pode-se aumentar após 7-14 dias, até dose máxima de 100 mg/dia
- Angina: 50-100 mg, 1x/dia (máximo: 200 mg/dia)
- Pós-infarto: 100 mg/dia, em 1 ou 2x/dia, por 6-9 dias; iniciar assim que o paciente estiver estável
- Profilaxia de enxaqueca: iniciar com 25-50 mg/dia, até dose máxima de 150 mg/dia

Função hepática: ajuste de dose não é necessário

Função renal: ClCr de 15-35 mL/min – dose diária de 50 mg, 1x/dia; ClCr < 15 mL/min – dose diária de 25 mg, 1x/dia; hemodiálise – 25-50 mg, VO, após cada sessão de diálise; diálise peritoneal – suplementação de dose não é necessária

Interações medicamentosas: diltiazem, dronenarona, verapamil, amiodarona, bloqueadores alfa-1 adrenérgicos (fentolamina, prazosina, terazosina, doxazosina, alfuzosina, tansulosina), anti-inflamatórios não esteroidais (ácido acetilsalicílico, naproxeno, fenilbutazona, ácido mefenâmico, fenoprofeno, ibuprofeno, indometacina, piroxicam, diclofenaco, cetoprofeno, flurbiprofeno, cetorolaco, tenoxicam, etofenamato, dipirona, nimesulida, lornoxicam, acemetacina,

(continua)

atenolol *(continuação)*

propifenazona, meloxicam, celecoxibe, proglumetacina, rofecoxibe, dexcetoprofeno, parocoxibe, valdecoxibe, etoricoxibe, nepafenaco, loxoprofeno, lumiracoxibe, ácido tolfenâmico, nimesulida, ácido flufenâmico), quinidina, erva-de-são-joão, glicosídeos digitálicos (digoxina, deslanosídeo), disopiramida

Reações adversas:

- Cardiovasculares: 1-10% – bradicardia persistente, hipotensão arterial, dor torácica, edema, insuficiência cardíaca, bloqueio atrioventricular de 2º ou 3º graus, fenômeno de Raynaud
- Gastrointestinais: 1-10% – constipação, diarreia, náusea
- Neurológicas: 1-10% – tontura, fadiga, insônia, letargia, confusão mental, comprometimento mental, depressão, cefaleia, pesadelos
- Miscelânea: extremidades frias
- Geniturinária: impotência

Precauções: retirada abrupta, na doença arterial coronariana, pode agravar a angina, causar infarto do miocárdio ou arritmias ventriculares; anestesia e cirurgia de grande porte prejudicam a capacidade do coração para responder a estímulos adrenérgicos reflexos; pode ocorrer insuficiência cardíaca, mesmo em pacientes sem histórico de insuficiência cardíaca – pode ser necessária suspensão; insuficiência cardíaca congestiva – potencial de maior depressão da contratilidade miocárdica e piora da insuficiência cardíaca; DM – possibilidade de sintomas mascarados de hipoglicemia, como taquicardia; sintomas de hipertireoidismo podem ser mascarados (p. ex., taquicardia); doença vascular periférica pode ser agravada; interrupção da terapêutica concomitante com clonidina – pode aumentar o risco de hipertensão de rebote – atenolol deve ser interrompido vários dias antes de a clonidina ser retirada; pode induzir ou exacerbar psoríase

Contraindicações: bradicardia; insuficiência cardíaca; choque cardiogênico; bloqueio cardíaco de 2º e 3º graus; disfunção do nó sinoatrial

atorvastatina

Citalor®

comp rev 10, 20, 40 e 80 mg

Função hepática	Função renal	Gravidez	Lactação	60+
Contraindicado	Sem ajuste de dose	X	Contraindicado	MP ? Não

Classificação terapêutica: antidislipidêmico

Posologia:

- DLP: 10-80 mg, 1x/dia; doses iniciais mais elevadas (40-80 mg/dia) podem ser realizadas para pacientes com risco cardiovascular elevado

Função hepática: podem ocorrer disfunção hepática, aumento de transaminases (dose de 80 mg/dia: 2-3%); doença hepática ativa ou elevações persistentes inesperadas das transaminases séricas, excedendo em 3x LSN – uso contraindicado

Função renal: podem ocorrer miopatia e rabdomiólise (uso concomitante com fortes inibidores do CYP3A4); insuficiência renal, incluindo hemodiálise – ajuste de dose não é necessário

Ajuste de dose: evitar uso concomitante com outros medicamentos (ciclosporina, tipranavir e ritonavir ou telaprevir); uso concomitante com claritromicina, itraconazol, darunavir e ritonavir, fosamprenavir, fosamprenavir e ritonavir, saquinavir e ritonavir – não exceder a dose de atorvastatina (20 mg/dia) e avaliar para garantir que a menor dose possível será utilizada; uso concomitante com boceprevir ou nelfinavir – não exceder doses de atorvastatina (40 mg/dia) e avaliar para garantir que a menor dose possível seja utilizada; uso concomitante de opinavir e ritonavir com cuidado – usar a menor dose de atorvastatina necessária

Interações medicamentosas: fosamprenavir, nelfinavir, telaprevir, simeprevir, darunavir, tipranavir, genfibrozila, lopinavir, quinupristina, fluconazol, ciprofibrato, saquinavir, claritromicina, fenofibrato, ciclosporina, colchicina, clofibrato, nefazodona, itraconazol, diltiazem, ácido fusídico, fenitoína, rifampicina, betainterferona, clopidogrel, efavirenz, amprenavir, boceprevir, voriconazol, bosentana, pectina, erva-de-são-joão, etaverina, pioglitazona, farelo de aveia, amiodarona, bexaroteno, quinina, azitromicina

Reações adversas:

- Cardiovasculares: 2-10% – dor torácica, edema periférico; AVC hemorrágico (2%)
- Dermatológica: erupção cutânea (1-4%)
- Neurológicas: cefaleia (3-17%), 2-10% – insônia, tontura
- Respiratórias: sinusite (< 6%), faringite (< 3%), bronquite, rinite
- Musculoesqueléticas: artralgia (< 5%), artrite, dorsalgia/lombalgia (< 4%), mialgia (< 6%), fraqueza (< 4%)

(continua)

atorvastatina *(continuação)*

- Gastrointestinais: dor abdominal (< 4%), constipação (< 3%), diarreia (7-14%), dispepsia (1-3%), flatulência (1-3%), náusea
- Geniturinária: ITU
- Miscelânea: infecção (3-10%), síndrome similar ao resfriado (< 3%), reação alérgica (< 3%)

- **Reações graves ou potencialmente letais:** < 2% – acne, alopecia, alteração do paladar, ambliopia, anemia, angina, anorexia, arritmia, aumento do apetite, bursite, cãibras nos membros inferiores, cistite, colite, contratura tendinosa, depressão, disfagia, dispneia, disúria, doença fibrocística da mama, dor biliar, eczema, edema, edema facial, enterite, enxaqueca, equimose, epididimite, epistaxe, eructação, esofagite, estomatite, faringite, febre, flebite, fotossensibilidade, ganho de peso, gastrite, gastroenterite, glaucoma, glossite, gota, hematúria, hemorragia gengival, hemorragia ocular, hemorragia retal, hemorragia vaginal, hepatite, hipercinesia, hiperglicemia/hipoglicemia, hipertensão arterial, hipertonia, hipoestesia, hipotensão postural, icterícia colestática, impotência, incoordenação, labilidade emocional, linfadenopatia, litíase renal, mal-estar, melena, metrorragia, miastenia, miopatia, miosite, nefrite, neuropatia periférica, noctúria, olhos secos, palpitação, pancreatite, paralisia facial, parestesia, parosmia, pele seca, perda do paladar, petéquias, pneumonia, prurido, queilite, redução da libido, rigidez do pescoço, rinite, seborreia, síncope, sonhos anormais, sonolência, surdez, tenesmo, torcicolo, trombocitopenia, úlcera bucal, úlcera cutânea, úlcera duodenal, urticária, vasodilatação, vômito, xerostomia, zumbido
- Relatos após a colocação no mercado: anafilaxia, edema angioneurótico, eritema multiforme, exantema bolhoso, fadiga, necrólise epidérmica tóxica, rabdomiólise, síndrome de Stevens-Johnson

Precauções: idade > 65 anos – risco aumentado de miopatia e rabdomiólise; uso excessivo de álcool – aumento do risco de disfunção hepática; esclerose lateral amiotrófica preexistente; hipotireoidismo descompensado; sepse

Contraindicações: uso concomitante com ciclosporina, genfibrozila, telaprevir, tipranavir/ritonavir; colestase; encefalopatia hepática

atovaquona

Mepron®

susp oral

750 mg/5 mL

Função hepática	Função renal	Gravidez	Lactação	60+
Sem ajuste de dose	Sem informações	C	Uso criterioso	MPI? Não

Classificação terapêutica: antiprotozoário

Posologia:

- Pneumocistose (*Pneumocystis jiroveci*): tratamento de pneumonia leve a moderada – 750 mg, 2x/dia, por 21 dias; prevenção – 1.500 mg, 1x/dia

Obs.: administrar com alimento

Função hepática: podem ocorrer insuficiência hepática, hepatite e testes de função hepática elevados (1-10%); insuficiência hepática leve a moderada – ajuste de dose não é necessário

Função renal: podem ocorrer aumento de BUN e creatinina (1-10%); não há informações disponíveis sobre necessidade de ajuste de dose

Interações medicamentosas: ritonavir, rifamicinas (rifampicina, rifabutina), tetraciclina, atorvastatina

Reações adversas:

- Dermatológicas: > 10% – erupção cutânea; 1-10% – prurido; diaforese
- Hematológicas: 1-10% – anemia, leucopenia, neutropenia
- Neurológicas: > 10% – ansiedade, cefaleia, febre, insônia; 1-10% – tontura; depressão
- Respiratória: tosse (24-25%), rinite (5-24%), dispneia (15-21%), sinusite (7-10%), sintomas semelhantes à gripe
- Musculoesquelética: 1-10% – fraqueza
- Gastrointestinais: > 10% – diarreia, náusea, vômito; 1-10% – anorexia, aumento de amilase, azia, constipação, dor abdominal
- Endócrinas e metabólicas: 1-10% – hipoglicemia, hiponatremia (7-10%); hiperglicemia (< 9%); hipoglicemia (< 1%)
- Miscelânea: 1-10% – monilíase oral

Precauções: distúrbios gastrointestinais que podem dificultar a absorção da droga; incapacidade de tomar atovaquona com os alimentos – concentrações ótimas podem não ser alcançadas; idosos; insuficiência respiratória; infecção

atracúrio

Tracrium®

sol inj 10 mg/mL

Sem informações | Sem informações | B | Uso criterioso | 60+ MPI? Não

Classificação terapêutica: relaxante muscular de ação periférica

Posologia:

- Bloqueio neuromuscular: *bolus* EV de 0,4-0,5 mg/kg, depois 0,08-0,1 mg/kg, em 20-45 min após dose inicial e repetir a cada 15-25 min

Administração parenteral (compatível – SF e SG5%): diluir em solução compatível; não administrar antes de a inconsciência ser induzida; a faixa para adultos é de 0,3-0,6 mg/kg; após a administração em *bolus*, a manutenção do bloqueio é realizada por longos procedimentos por infusão a 0,3-0,6 mg/kg/h
Obs.: soluções diluídas têm estabilidade de 24 h em TA

Função hepática: não há informações disponíveis

Função renal: não há informações disponíveis

Ajuste de dose: circulação extracorpórea com hipotermia induzida – taxa de infusão durante a hipotermia deve ser de aproximadamente metade da taxa necessária durante normotermia; doença cardiovascular – iniciar com 0,3-0,4 mg/kg, EV, administrado lentamente ou em doses divididas em 1 mL; anestesia estável concomitante com isoflurano, enflurano – reduzir dose em cerca de ⅓ (0,25-0,35 mg/kg); maior sensibilidade para a liberação de histamina – iniciar com 0,3-0,4 mg/kg, EV, lentamente ou em doses divididas em 1 min

Interações medicamentosas: isoflurano, erva-de-são-joão, antibióticos polipeptídeos (colistimetato de sódio, polimixina B, bacitracina), aminoglicosídeos (amicacina, tobramicina, neomicina, gentamicina, estreptomicina, netilmicina, framicetina), metilprednisolona, triancinolona, hidrocortisona, suxametônio (succinilcolina), betametasona, dexametasona, sevoflurano, prednisolona, prednisona, cetamina, enflurano

Reações adversas (leves, raras e geralmente sugestivas de liberação de histamina):

- Respiratória: secreção brônquica (< 1%)
- Dermatológicas: urticária (< 1%), prurido (< 1%)
- Cardiovascular: 1-10% – rubor
- Causas de bloqueio neuromuscular prolongado: administração excessiva do medicamento; efeito cumulativo do medicamento, redução do metabolismo ou excreção (comprometimento hepático e/ou renal); acúmulo de metabólitos ativos; desequilíbrio hidroeletrolítico (hipopotassemia, hipocalcemia, hipermagnesemia, hipernatremia); hipotermia

Precauções: não misturar com soluções alcalinas (p. ex., soluções de barbitúricos); uso concomitante com drogas que aumentem a ação de bloqueio neuromuscular; feocromocitoma; pacientes com queimaduras podem desenvolver resistência; segurança não estabelecida para doentes com asma brônquica; pacientes em que a liberação de histamina substancial seria prejudicial (doença cardiovascular significativa, alergias, asma); pacientes obesos mórbidos devem receber dose para peso ideal ou para peso corpóreo ajustado (p. ex., peso entre o peso corpóreo ideal e o peso corpóreo total)

atropina

Pasmodex®, Atrofarma®, Atropion®, Santropina®, Hytropin®, Atropina®

Contraindicado | Contraindicado | C | Contraindicado | 60+ Sim

0,25 mg/mL sol inj, 0,5 mg/mL sol inj, 10 mg/mL sol oft, 5 mg/mL sol oft

Classificação terapêutica: anticolinérgico, adjuvante anestésico

Posologia:

Antimuscarínico:

- Adultos: 0,4 a 0,6 mg (via intramuscular, intravenosa ou subcutânea), a cada 4 a 6 horas.
- Crianças: 0,01 mg/kg (via subcutânea), sem ultrapassar 0,4 ou 0,3 mg, por m² de superfície corporal, em intervalos de 4 a 6 horas.

(continua)

atropina *(continuação)*

Arritmias:

- Adultos: 0,4 a 1 mg (via intravenosa), a cada 1 a 2 horas, até no máximo 2 mg.
- Crianças: 0,01 a 0,03 mg/kg (via intravenosa).

Radiografia gastrintestinal:

- Adultos: 1 mg (via intramuscular).

Pré-medicação anestésica:

- Adultos: 0,2 a 0,6 mg (via intramuscular), entre meia a uma hora antes da cirurgia.
- Crianças (via subcutânea): até 3 kg: 0,1 mg; de 7 a 9 kg: 0,2 mg; de 12 a 16 kg: 0,3 mg; de 20 a 27 kg: 0,4 mg; com 32 kg: 0,5 mg; com 41 kg: 0,6 mg. Para pesos intermediários não especificados use a dosagem intermediária correspondente.

Coadjuvante colinérgico (bloqueio curariforme):
Adultos: 0,6 a 1,2 mg (via intravenosa), antes ou concomitante à administração de neostigmina (seringas separadas).

Antídoto de inibidores da colinesterase:

- Adultos: inicialmente 2 a 4 mg (via intravenosa) seguidos de 2 mg repetidos a intervalos de 5 a 10 minutos até que desapareçam os sintomas muscarínicos.
- Crianças: inicialmente 1 mg (via intravenosa ou intramuscular), seguidos de 0,5 a 1 mg a cada 5 ou 10 minutos, até que desapareçam os sintomas muscarínicos. Recomenda-se não ultrapassar a dose de aproximadamente 10 mg, pode ser letal em crianças.

Antídoto de organofosforados e muscarina (intoxicações fúngicas):

- Adultos: 1 a 2 mg cada hora, por via intravenosa ou intramuscular até remissão dos efeitos respiratórios ou até desaparecimento da cianose.

Nas intoxicações por inseticidas fosforados, repetir a dose a cada 20 a 30 minutos até o desaparecimento da cianose. Prosseguir até melhora definitiva, o que pode suceder, em certos casos, em dois ou mais dias.

Uso oftálmico:
A dose usual é de 1 a 2 gotas aplicadas no saco conjuntival, ou de acordo com critério médico. Deve-se comprimir o saco lacrimal por 1 ou 2 minutos, após a aplicação do colírio, para reduzir ou evitar a absorção sistêmica da droga.
A injeção intravenosa deve ser feita lentamente.
O eventual conteúdo remanescente na ampola, após a definição da posologia, deve ser desprezado.

Interações medicamentosas: arbutamina, glicopirrolato, ipratrópio, cloreto de potássio, citrato de potássio, tiotrópio, efedrina, glicagon, analgésicos opioides, diuréticos tiazídicos, topiramato, amantadina

Reações adversas:

- Gastrointestinal: constipação, Xerostomia
- Oftalmológica: visão turva, achado de lacrimação, diminuição, dor nos olhos, fotofobia, ceratite superficial
- Renal: achado miccional
- Cardiovascular: disritmia cardíaca, hipotensão, taquiarritmia
- Imunológica: reação de hipersensibilidade
- Neurológica: coma
- Oftalmológica: glaucoma
- Respiratória: depressão respiratória

Precauções:

- Critérios de Beers: Evite o uso em pacientes idosos (produtos oftalmológicos excluídos) como antiespasmódico, em pacientes com *delirium* ou com alto risco de *delirium*, e em homens com sintomas do trato urinário inferior ou hiperplasia benigna da próstata devido a efeitos colaterais altamente anticolinérgicos. Evitar o uso em pacientes idosos com demência e comprometimento cognitivo, devido ao risco de efeitos adversos do SNC.
- Administração: Não injetar no olho; a ponta do conta-gotas não deve tocar em nenhuma superfície.
- Evitar a absorção sistêmica excessiva; comprimir o saco lacrimal por 2 a 3 minutos após a instilação.
- A taquicardia pode ocorrer com o uso recorrente em pacientes com doença arterial coronariana; redução da dose recomendada
- Tenha extremo cuidado em pacientes com doenças cardíacas, arritmias (p. ex., *flutter* atrial) ou infarto do miocárdio recente.
- Elevações da pressão arterial foram relatadas.
- Uso concomitante: o uso de IMAO não é recomendado devido ao potencial de precipitação da crise hipertensiva
- Gastrointestinais: Tome muito cuidado em pacientes com estenose pilórica, pois a estenose parcial do piloramento orgânico pode ser convertida em obstrução completa.

(continua)

atropina *(continuação)*

- Imunológica: O uso excessivo em pacientes com suscetibilidade aos alcaloides da beladona pode produzir sintomas sistêmicos de intoxicação por atropina;
- Oftalmológica: pode ocorrer fotofobia e visão turva devido a pupilas não responsivas e cicloplegia, podendo durar até 2 semanas.
- Pode precipitar o glaucoma agudo ou induzir glaucoma de ângulo fechado; estimar a profundidade do ângulo da câmara anterior.
- Renal: aumento do risco de retenção urinária completa em pacientes com hipertrofia prostática
- Tenha extremo cuidado em pacientes com insuficiência renal significativa
- Respiratória: aumento do risco de secreção brônquica e formação de tampões viscerais em pacientes com doença pulmonar crônica
- Populações especiais: Aumento do risco de perturbações do SNC ou toxicidade cardiopulmonar ou gastrointestinal em doentes com síndrome de Down, paralisia espástica ou lesão cerebral.
- Use com extrema cautela em pacientes pediátricos; o uso excessivo pode produzir sintomas sistêmicos de intoxicação por atropina. Interrompa o uso se houver suspeita
- Use com muita cautela em bebês.
- Tenha cuidado nos idosos; ajuste de dosagem pode ser necessário

Contraindicações:
- Hipersensibilidade a qualquer componente do produto
- Pacientes pediátricos com reação sistêmica grave prévia à atropina
- Glaucoma primário ou predisposição para estreitar o glaucoma de ângulo da câmara anterior

azatioprina

Imuran®

comp rev 50 mg

Sem informações | Com ajuste de dose | D | Contraindicado | MPI? Não

Classificação terapêutica: imunossupressor

Posologia:
- Profilaxia de rejeição de transplante renal: 1° dia – 3-5 mg/kg, 1x/dia; depois: 1-3 mg/kg, 1x/dia
- Artrite reumatoide (grave): 1-2,5 mg/kg/dia, 1-2x/dia – dose inicial: 1 mg/kg/dia (50-100 mg), por 6-8 semanas, aumentar 0,5 mg/kg, a cada 4 semanas; máximo: 2,5 mg/kg/dia
- Doença de Crohn, retocolite ulcerativa: 2-3 mg/kg/dia (dose inicial: 50 mg; usual: 100-250 mg/dia)

Função hepática: podem ocorrer doença hepática veno-oclusiva, esteatorreia, hepatotoxicidade; não há informações disponíveis sobre necessidade de ajuste de dose

Função renal: insuficiência renal – utilizar dose mais baixa; ClCr 10-50 mL/min – administrar 75% da dose normal, ClCr < 10 mL/min – administrar 50% da dose normal; hemodiálise – administrar 50% da dose normal e suplementar 0,25 mg/kg após a sessão

Ajuste de dose: toxicidade hematológica – diminuir a dose ou suspender a terapia de pacientes que sofrem rápida queda na contagem de leucócitos, contagem persistentemente baixa ou outros sinais de depressão da medula óssea; considerar interrupção da terapia se anormalidades no leucograma persistirem apesar da redução da dose; atividade reduzida da tiopurina S-metiltransferase – redução da dose recomendada; uso concomitante com alopurinol – reduzir dose para ¼-⅓ da dose habitual

Interações medicamentosas: vacinas de vírus vivos (bacilo Calmette-Guérin, vacina rubéola, vacina caxumba, vacina poliomielite, vacina sarampo, vacina influenza, vacina catapora [varicela], vacina febre amarela, vacina febre tifoide, vacina adenovírus tipo 4, vacina adenovírus tipo 7, vacina rotavírus), alopurinol, doxorrubicina, captopril, ribavirina, enalapril, varfarina, mercaptopurina, ciclosporina

Reações adversas:
- Dermatológicas: alopecia, erupção cutânea
- Hematológicas: anemia macrocítica, leucopenia, pancitopenia, sangramento, trombocitopenia
- Neurológicas: febre, mal-estar
- Respiratória: pneumonite intersticial
- Musculoesqueléticas: artralgia, mialgia

(continua)

azatioprina *(continuação)*

- Gastrointestinais: diarreia, náusea, pancreatite, vômito
- Miscelânea: infecção secundária à imunossupressão, neoplasia, reações de hipersensibilidade (raras)

Precauções: podem ocorrer toxicidades hematológicas; não é recomendado o uso concomitante com medicamentos antirreumáticos modificadores da doença; malignidades podem ocorrer, incluindo câncer de pele, leucemia mieloide em pacientes com artrite reumatoide, células reticulares pós-transplante ou linfomas e linfoma de células T hepatoesplênicas de pacientes com doença inflamatória intestinal, especialmente adolescentes e adultos; pacientes negros; caucasianos; imunossupressão

Contraindicações: grávidas com artrite reumatoide; artrite reumatoide com tratamento prévio com agentes de alquilação (p. ex., ciclofosfamida, clorambucil, melfalano ou outros) – aumento do risco de malignidade

azitromicina

Zitromax®, Zitromax® EV

comp rev 500 mg; pó liof sol infus 500 mg, pó liof sol inj 500 mg

Contraindicado | Precaução | B | Uso criterioso | MPI? Não

Classificação terapêutica: macrolídeo

Posologia:
- Infecções bacterianas: 500 mg, VO, 1x/dia; infecções leves a moderadas de vias aéreas, pele, coqueluche – 500 mg, por 3 dias, ou dose inicial de 500 mg, EV, 1x/dia, e 250 mg, nos dias 2-5 do tratamento; 500 mg, EV, 1x/dia
- Clamídia, gonorreia, cancroide (*Haemophilus ducreyi*): 1 g, VO, em dose única (associar com ceftriaxona para suspeita de gonorreia)
- Profilaxia de endocardite: 500 mg, VO, 30-60 min antes do procedimento
- Prevenção de exacerbação pulmonar de paciente com bronquiectasia: 500 mg, 3x/semana

Administração parenteral (compatível – SF, SG5%, SG5% em NaCl a 0,45%, SG5% em Ringer lactato e Ringer lactato): reconstituir com 4,8 mL de AD; diluir em solução compatível e administrar por infusão nas concentrações de 1-2 mg/mL, ≥ 60 min; pode-se infundir 1 mg/mL, em 3 h, ou 2 mg/mL, em 1 h, em doses de máximas de 500 mg

Obs.: estabilidade da solução reconstituída é de 24 h em TA; de soluções diluídas, de 24 h em TA e de 7 dias em REF; administrar apenas por infusão

Função hepática: pode ocorrer hepatotoxicidade; eliminação principalmente hepática; disfunção hepática – uso contraindicado

Função renal: insuficiência renal com ClCr < 80 mL/min – ajuste de dose não é necessário; ClCr < 10 mL/min – uso com precaução; hemodiálise – ajuste de dose não é necessário

Interações medicamentosas: ergotamina, varfarina, hidroxicloroquina, digoxina, donepezila, disopiramida, sinvastatina, lovastatina, nelfinavir, rifabutina, teofilina, atorvastatina

Reações adversas:
- Neurológica: 1-10% – cefaleia
- Gastrointestinais: diarreia (4-11%); 1-10% – cólicas, dor abdominal, náusea, vômito (especialmente com esquemas de dose única alta)
- Ocular: oftálmica – irritação do olho (1-2%)
- Miscelânea: agitação, alteração do paladar, anemia, anorexia, aumento da tosse, candidíase, conjuntivite, constipação, dermatite (fúngica), dispepsia, dores, dor no peito, eczema, edema facial, efusão pleural, enterite, erupção cutânea, fadiga, faringite, fraqueza, gastrite, hipercinesia, icterícia, insônia, leucopenia, mal-estar, monilíase oral, palpitações, pancreatite, prurido, reação alérgica, rinite, tontura, urticária, vaginite, vertigem
- Solução oftálmica: ceratite puntiforme; congestão nasal; dermatite de contato; disgeusia; erosão corneana; secreção e ressecamento oculares; sensações de picada, queimação e irritação oculares após a instilação; sinusite

Precauções: pode mascarar ou retardar sintomas de blenorragia ou sífilis incubadas; o uso prolongado pode acarretar superinfecção fúngica ou bacteriana, incluindo diarreia por *Clostridium difficile* e colite pseudomembranosa; pode ocorrer prolongamento do intervalo QT – cuidado com pacientes com risco de prolongamento da repolarização cardíaca; alcoolismo

Contraindicação: icterícia colestática, com terapia anterior com azitromicina (VO e injeção); hepatite

aztreonam

Azeus®

FA pó sol inj 1 g

Precaução | Com ajuste de dose | A | Compatível | MPI? Não

Classificação terapêutica: antibiótico monobactâmico

Posologia:
- Infecções bacterianas (graves): 2 g, EV, a cada 6-8 h
- ITU: 500-1.000 mg, EV ou IM, cada 8-12 h

Administração parenteral (compatível – SF, SG5%, SG10%, SG5% em NaCl a 0,2, 0,45 e 0,9% e solução de Ringer lactato): EV – administração em *bolus*, diluir o pó com 6-10 mL de AD; para infusão, reconstituir com 3 mL de AD e diluir em solução compatível; a concentração final não deverá exceder 2% peso/volume; infundir em 20-60 min; IM – reconstituir o pó em 3 mL de água bacteriostática, AD ou SF e administrar por injeção IM profunda
Obs.: agitar imediata e vigorosamente após cada reconstituição e diluição

Função hepática: insuficiência hepática – uso com precaução

Função renal: ClCr de 10-30 mL/min/1,73 m² – iniciar com a dose usual, alterando de acordo com as seguintes instruções: ClCr 10-30 mL/min – 50% da dose normal nos intervalos usuais; ClCr < 10 mL/min – 25% da dose normal nos intervalos usuais; hemodiálise – 500 mg, a cada 12 h ou dose de ataque de 500-2.000 mg seguida de 25% da dose normal nos intervalos usuais; infecções graves – administrar 12,5% da dose inicial após cada sessão

Interações medicamentosas: sem interações conforme a base de dados Micromedex

Reações adversas:
- Dermatológica: 1-10% – erupção cutânea
- Gastrointestinais: 1-10% – diarreia, náusea, vômito
- Hematológica: neutropenia (< 1%)
- Locais: 1-10% – dor no local da injeção, tromboflebite

Precauções: pacientes submetidos a transplante de medula óssea com fatores de risco concomitantes (p. ex., sepse, radioterapia, uso concomitante de outros medicamentos associados com necrose epidérmica tóxica) – relato de casos raros de necrose epidérmica tóxica; broncoespasmo; casos de *Clostridium difficile* associado à diarreia, incluindo diarreia leve à colite fatal, têm sido relatados; administração concomitante com aminoglicosídeos – risco de nefrotoxicidade e/ou ototoxicidade, especialmente com doses elevadas ou terapia prolongada; hipersensibilidade a antibióticos betalactâmicos (p. ex., penicilinas, cefalosporinas, carbapenêmicos) – risco aumentado de reação cruzada de hipersensibilidade; exacerbação pulmonar – redução do volume expiratório forçado após a conclusão do regime de 28 dias; histórico de sensibilidade aos alérgenos – aumento do risco de reações de hipersensibilidade com ou sem exposição anterior

baclofeno

Lioresal®

comp 10 mg

Precaução | Precaução | C | Compatível | MPI? Não

Classificação terapêutica: relaxante muscular de ação central

Posologia:
- Espasticidade: 5 mg, 3x/dia; aumentar 15 mg/dia, a cada 3 dias, dose ótima até de 80 mg/dia; para pacientes hospitalizados, doses entre 100 e 120 mg podem ser administradas

Função hepática: pode ocorrer elevação das enzimas hepáticas; insuficiência hepática – uso com precaução

Função renal: insuficiência renal – uso com precaução; redução da dose pode ser necessária; hemodiálise – usar dose inicial mais baixa e aumentar gradualmente conforme necessário e tolerado

Ajuste de dose (pacientes geriátricos): usar doses iniciais mais baixas e aumentar gradualmente conforme necessário e tolerado

Interações medicamentosas: sem interações conforme a base de dados Micromedex

(continua)

baclofeno *(continuação)*

Reações adversas:
- Cardiovascular: 1-10% – hipotensão arterial
- Dermatológica: 1-10% – erupção cutânea, prurido (4%)
- Neurológicas: > 10% – ataxia, distúrbios psiquiátricos, fala desarticulada, hipotonia, insônia, sonolência, tontura, vertigem; 1-10% – cefaleia, confusão mental, fadiga; < 10% – convulsão
- Musculoesquelética: > 10% – fraqueza
- Gastrointestinais: 1-10% – constipação, náusea, sialorreia (3%), xerostomia (3%)
- Geniturinária: 1-10% – poliúria, retenção urinária (< 8%), dificuldade de micção (2%), impotência (< 2%), incontinência urinária (< 2%)

Precauções: portadores de distúrbios psicóticos, esquizofrenia, distúrbios maníacos ou depressivos, estados confusionais ou doença de Parkinson; epilepsia; portadores de úlcera péptica, doenças cerebrovasculares ou com disfunção respiratória; distúrbios urinários; descontinuação abrupta; postura e equilíbrio

beclometasona

Clenil® spray; Clenil® HFA spray, Clenil® HFA Jet, Clenil® HFA spray JET, Beclosol® spray nasal aquoso

Sem informação | Sem informação | C | Compatível | MPI? Não

susp nas 100 e 250 mcg/dose; sol aer inal oral + inal 50, 100, 200 e 250 mcg/dose; sol aer inal oral + espaç 50, 100, 200 e 250 mcg/dose; sol aer inal oral + inal + espaç 50, 100, 200 e 250 mcg/dose; susp spr nas 50 mcg/mg

Classificação terapêutica: corticosteroide

Posologia:
- Asma: 250-500 mcg, VO, 2x/dia
- Rinite alérgica: 50 mcg (1 spray), 4x/dia

Função hepática: não há informações disponíveis

Função renal: não há informações disponíveis

Interações medicamentosas: sem interações conforme a base de dados Micromedex

Reações adversas:
- Dermatológicas: angioedema, atrofia, equimoses, erupção cutânea, estrias, lesões acneiformes, prurido, púrpura, urticária
- Neurológicas: agitação, cefaleia, depressão, disfonia, sensação de desmaio, tontura, transtornos mentais
- Respiratórias: broncoespasmo paradoxal, faringite, sibilos, sinusite, tosse, infecção do trato respiratório superior (9%)
- Gastrointestinais: ganho de peso, infecção localizada causada por *Candida* ou *Aspergillus*, náusea, odor desagradável, perda do olfato e do paladar, ressecamento ou irritação de nariz, garganta e boca, rouquidão, sabor desagradável, vômito
- Endócrinas e metabólicas: características cushingoides, redução da velocidade de crescimento de crianças e adolescentes, supressão da função do eixo hipotálamo-hipófise-adrenal
- Locais: spray nasal – congestão nasal, epistaxe, espirros, infecção localizada causada por *Candida*, irritação passageira, perfuração do septo nasal (rara), rinorreia, sangramentos nasais, sensação de queimação, ulceração da mucosa nasal (rara)
- Oculares: aumento da pressão intraocular, cataratas, glaucoma
- Miscelânea: reações anafiláticas ou anafilactoides, reações de hipersensibilidade imediata e retardada, morte (por insuficiência adrenal, relatada durante e após a passagem de corticosteroides sistêmicos para aerossol de pacientes asmáticos)

Precauções: perfuração do septo nasal tem sido relatada; catarata, glaucoma e aumento da pressão intraocular podem ocorrer no início ou sofrer agravamento

Contraindicação: tratamento inicial da asma (inalação VO)

Observação: fazer enxágue bucal após inalação VO

beclometasona + formoterol

Fostair®,
Fostair® DPI

Função hepática	Função renal	Gestação	Lactação	60+
Sem informação	Sem informação	C	Uso criterioso	MPI? Não

spr aer 100 mcg + 6 mcg; pó inal 100 mcg + 6 mcg

Classificação terapêutica: corticosteroide e adrenérgico

Posologia:
- Asma, doença pulmonar obstrutiva crônica: 1-2 inalações a cada 12 h; podem ser usados como resgate ≤ 2 inalações/dia

Função hepática: não há informações disponíveis

Função renal: não há informações disponíveis

Interações medicamentosas: sem interações conforme a base de dados Micromedex

Reações adversas:
- Cardiovasculares: palpitações, intervalo prolongado e corrigido de QT em ECG; alteração em ECG
- Dermatológicas: dermatite alérgica, hiperemia
- Hematológicas: níveis baixos de potássio, granulocitopenia, hipopotassemia, proteína C-reativa elevada e contagem de plaquetas elevada
- Neurológicas: dores de cabeça, tremor, cefaleia
- Respiratórias: tosse, rouquidão, gripe, sinusite, rinite, tosse, tosse produtiva, irritação na garganta, crise asmática
- Musculoesquelética: cãibras musculares
- Gastrointestinais: gastroenterite, diarreia, boca seca, dispepsia, disfagia, sensação de queimação nos lábios
- Miscelânea: infecções fúngicas orais, candidíase oral, irritação da garganta espasmos da musculatura bronquial (broncoespasmos paradoxais), faringite, infecção fúngica oral, candidíases faríngea e esofágica, candidíase vaginal, tremor, otossalpingite, rubor, disfonia

Precauções: insuficiência adrenal e hipercorticismo grave podem ocorrer – observar cuidadosamente os pacientes durante períodos de estresse para uma resposta adrenal inadequada, corticosteroides VO suplementares podem ser necessários; infecção por *Candida albicans* do nariz e da faringe foi relatada; catarata, glaucoma e aumento da pressão intraocular podem ocorrer no início ou se agravar; uso prolongado por vários meses causa aumento do risco de infecção por *Candida albicans*, epistaxe, ulcerações nasais ou desconforto; doses superiores às recomendadas devem ser evitadas pelo risco aumentado de efeitos sistêmicos (nasal); imunossupressão pode resultar em maior suscetibilidade a infecções graves e doenças transmissíveis; perfuração do septo nasal tem sido relatada, úlceras no septo nasal, cirurgia ou trauma nasal recente e cicatrização de feridas podem ser prejudicadas – evitar o uso até cura completa; tuberculose ativa ou inativa – tomar cuidado ou evitar uso; sem histórico de varicela, sarampo ou não vacinados – aumento do risco de curso grave ou fatal da doença; em caso de exposição, podem ser necessárias imunoglobulina e/ou terapêutica antiviral

Contraindicações: tratamento primário da asma; episódios de asma aguda

Observação: fazer enxágue bucal após inalação VO

benzbromarona

Narcaricina®

comp 100 mg

Função hepática	Função renal	Gestação	Lactação	60+
Sem informações	Contra-indicado	X	Sem informações	MPI? Não

Classificação terapêutica: antigotoso

Posologia:
- Hiperuricemia: 50-400 mg, 1x/dia (manhã)

Função hepática: pode ocorrer lesão hepática; relatos de hepatite fulminante após uso prolongado; não há informações disponíveis sobre necessidade de ajuste de dose e precaução

Função renal: pode causar insuficiência renal; ClCr < 20 mL/min – uso contraindicado

Interações medicamentosas: varfarina

(continua)

benzbromarona *(continuação)*

Reações adversas:
- Gastrointestinal: ocasionalmente pode ocorrer diarreia
- Ocular: conjuntivite alérgica
- Dermatológicas: dermatites alérgicas
- Cardiovascular: dor torácica, edema
- Neurológica: cefaleia
- Geniturinária: disfunção erétil

Precauções: pode precipitar crise aguda de gota e nefropatia úrica; manter ingestão adequada de fluido e pH urinário alto para reduzir risco de nefrolitíase

Contraindicações: crise aguda de gota; litíase úrica

benzoato de benzila

Miticoçan®

emul tópica 20%, sabonete 100 mg/g

Função hepática	Função renal	Gestação	Lactação	60+
Sem informações	Sem informações	B	Sem informações	MPI? Não

Classificação terapêutica: ectoparasiticida, escabicida

Posologia:
- Pediculose: lavar os cabelos com solução não diluída, deixando o produto agir por 3 min; retirar piolhos e lêndeas com pente fino; pode-se repetir o tratamento após 24 h
- Escabiose: aplicar o produto após o banho, deixando agir durante a noite; tomar novo banho ao amanhecer; pode-se repetir o tratamento após 24 h

Função hepática: não há informações disponíveis

Função renal: não há informações disponíveis

Interações medicamentosas: sem interações conforme bula Anvisa

Reações adversas:
- Local: irritação
- Absorção maior que a comum ou ingestão acidental: podem ocorrer vertigem, cefaleia, náuseas, vômito, diarreia, convulsões, dispneias, cianose, colapso circulatório e exantemas

Precaução: não deve ser aplicado no rosto, olhos e mucosas, nem em locais da pele em que haja feridas; limite máximo de uso é de 1 aplicação/dia

benzonidazol

LAFEPE Benzonidazol®

100 mg comp, 12,5 mg comp

Função hepática	Função renal	Gestação	Lactação	60+
Sem ajuste de dose	Sem ajuste de dose	Sem informações	Sem informações	MPI? Não

Classificação terapêutica: agente anti-infeccioso, antiprotozoário

Posologia: a dose diária para o tratamento adulto é de 5 a 7 mg/kg de peso corporal, devendo ser dividida em duas tomadas, uma após o café da manhã e outra após o jantar, com intervalo aproximado de 12 horas entre elas. O tratamento deve ser mantido durante 30 a 60 dias consecutivos

Em crianças com menos de 12 anos de idade, especialmente aquelas na fase aguda da doença, recomenda-se doses de 5 a 10 mg/kg de peso corporal durante 60 dias consecutivos

O comprimido pediátrico (12,5 mg) poderá ser administrado via oral com água potável ou suco de laranja. Para crianças recomenda-se a desintegração do comprimido em 5 a 10 mL no copo medidor para administração imediata. Caso se observem partículas do produto no copo medidor após a administração com água potável ou suco de laranja, utilize novamente o mesmo volume de água potável ou suco de laranja para garantir a total administração do produto. Cada dose deve ser preparada imediatamente antes de sua administração

Interações medicamentosas: os pacientes em uso do medicamento devem evitar a ingestão de bebidas alcoólicas. O uso concomitante com aspirina pode aumentar o risco de sangramento. O efeito de anticoagulantes derivados da

(continua)

benzonidazol *(continuação)*

cumarina, como a varfarina, pode ser potencializado quando usados concomitantemente com o benznidazol, devido à inibição do seu metabolismo enzimático

Reações adversas:
- Dermatológica: erupção cutânea (adulto, 6,1%; pediátrico, 16%), urticária, hipersensibilidade cutânea (38,5%)
- Metabolismo endócrino: peso diminuído (13%)
- Gastrointestinais: dor abdominal (até 25%), diminuição do apetite (5%), náuseas (até 5%), vômitos (5%)
- Hematológica: neutropenia, depressão da medula óssea
- Imunológica: reação de hipersensibilidade (52,9%)
- Neurológica: dor de cabeça (adulto, 12,5%; pediátrico, até 5%), parestesia (5%), doença do nervo periférico (2%)

Precauções:
- Dermatológicas: foram relatadas reações cutâneas graves, incluindo pustulose exantemática aguda generalizada, necrólise epidérmica tóxica, eritema multiforme e reação a droga eosinofílica; interromper a primeira evidência de uma reação grave na pele, erupções cutâneas (p. ex., maculopapular, máculas pruriginosas, eczema, pústulas, eritematose generalizada, dermatite alérgica e dermatite esfoliativa) foram relatadas; se sinais ou sintomas de envolvimento sistêmico (p. ex., linfadenopatia, febre e/ou púrpura) ocorrerem, descontinuar o tratamento
- Genotoxicidade: pode ocorrer genotoxicidade
- Hematológica: foi relatada depressão da medula óssea (p. ex., neutropenia, trombocitopenia, anemia e leucopenia); monitorização recomendada
- Neurológica: pode causar parestesia ou sintomas de neuropatia periférica; se ocorrerem sinto-mas neurológicos, recomenda-se a descontinuação imediata
- Reprodutiva: pode causar danos fetais durante a gravidez; aconselhar o uso de contraceptivos eficazes em mulheres com potencial reprodutivo durante a terapia e por pelo menos 5 dias após a última dose

Contraindicações:
- História de reação de hipersensibilidade ao benzonidazol ou outros derivados do nitroimidazol
- Uso concomitante de dissulfiram ou uso nas últimas 2 semanas
- Uso concomitante de álcool ou produtos contendo propilenoglicol ou utilização durante pelo menos 3 dias após a terapêutica com benzonidazol

betametasona

Celestone®; Diprosone®; Celestone® injetável; Betnovate®

Fígado	Rim	Gestação	Lactação	60+
Precaução	Precaução	C	Compatível	MPI? Não

elx 0,1 mg/mL, comp 0,5 mg e 2 mg, sol oral 0,5 mg; pom 0,64 mg/g, crem 0,64 mg/g; loção derm 0,64 mg/mL; sol inj 4 mg/mL; loção derm 1 mg/g, loção capilar 1 mg/g, crem derm 1 mg/g, pom derm 1 mg/g

Classificação terapêutica: corticosteroide

Posologia:
- IM: 0,25-8 mg, dependendo da gravidade da doença e da resposta
- VO: betametasona, 1 mg, equivale à hidrocortisona, 33,3 mg
- Via tópica: aplicar 1-2x/dia em área afetada

Administração parenteral: apresentação injetável pode ser administrada por via intra-articular ou IM; para ambas, pode-se misturar a solução injetável com solução de lidocaína a 1-2%

Função hepática: ajuste de dose pode ser necessário, pois é extensamente metabolizada no fígado; cirrose – uso com precaução

Função renal: insuficiência renal preexistente – risco de exacerbação, em decorrência de retenção de sódio, edema e perda de potássio; uso com precaução

Interações medicamentosas: vacina rotavírus, fenitoína, rifampicina, galamina, atracúrio, ácido acetilsalicílico, contraceptivos (medroxiprogesterona, estradiol, levonorgestrel, noretindrona, dienogeste, drospirenona, norelgestromina, desogestrel, norgestrel, norgestimato, etinilestradiol, etonogestrel), fenobarbital, primidona

Reações adversas:
- Cardiovasculares: sistêmico – edema, hipertensão ou hipotensão arterial, insuficiência cardíaca congestiva

(continua)

betametasona *(continuação)*

- Dermatológicas: sistêmico – comprometimento da cicatrização de feridas, dermatite perioral (VO), equimoses, eritema facial, estrias, hiper ou hipopigmentação, hirsutismo, pele frágil, petéquias; tópico – atrofia cutânea, dermatite alérgica, eritema, erupções acneiformes, estrias, foliculite, hipertricose, irritação, miliária, prurido, ressecamento da pele, sensação de queimação, vesiculação
- Neurológicas: sistêmico – aumento da pressão intracraniana, cefaleia, crises convulsivas, insônia, nervosismo, pseudotumor cerebral, sensação de desmaio, tontura, vertigem
- Musculoesqueléticas: sistêmico – artralgia, atrofia muscular, fraqueza muscular, fraturas, miopatia, osteoporose, necrose (cabeças do fêmur e do úmero)
- Gastrointestinais: sistêmico – aumento do apetite, distensão abdominal, esofagite ulcerativa, indigestão, pancreatite, soluços, úlcera péptica
- Endócrinas e metabólicas: sistêmico – amenorreia, catabolismo proteico, DM, hiperglicemia, hipopotassemia, irregularidades menstruais, retenção de sódio e água, síndrome de Cushing, supressão do crescimento, supressão do eixo hipófise-adrenal
- Locais: sistêmico – abscesso estéril, reações no local da injeção (intra-articular)
- Oculares: sistêmico – aumento da pressão intraocular, catarata, glaucoma
- Miscelânea: sistêmico – diaforese, hipersensibilidade, infecção secundária, reação anafilática
- Relatos ocasionais de efeitos endócrinos e metabólicos (tópico)

Precauções: redução da dose deve ser gradual, quando possível; cirrose; DM; anormalidades hidroeletrolíticas; hipertensão; hipotireoidismo; imunizações; infecções; miastenia grave; alterações oculares (catarata, glaucoma) com o uso prolongado; herpes simples ocular; osteoporose; úlcera péptica; colite ulcerosa grave; psicose e outros distúrbios psiquiátricos; não deve ser usado no rosto, na virilha e nas axilas; uso prolongado pode favorecer o aparecimento de infecções secundárias; tuberculose latente; diabete

Contraindicações: risco de exacerbação de infecção fúngica sistêmica; púrpura trombocitopênica idiopática

bezafibrato

Cedur®; Cedur® Retard

comp rev 200 mg; comp desint lenta 400 mg

Fígado	Rim	Gestação	Lactação	60+
Contra-indicado	Contra-indicado	C	Contra-indicado	MPI? Não

Classificação terapêutica: antidislipidêmico

Posologia:
- DLP: 400 mg, 1x/dia

Função hepática: pode ocorrer aumento das transaminases (1-10%); doença hepática ativa, incluindo cirrose biliar e anormalidade persistente e inexplicável da função hepática – uso contraindicado

Função renal: pode ocorrer aumento da creatinina (1-10%); insuficiência renal com ClCr de 40-60 mL/min – 400 mg/dia; ClCr de 15-40 mL/min – 200 mg/dia ou em dias alternados; ClCr < 15 mL/min não dialítico – uso contraindicado; hemodiálise – 200 mg, a cada 3 dias

Interação medicamentosa: colchicina

Reações adversas:
- Dermatológicas: 1-10% – prurido (3%), eczema (1%), erupção cutânea
- Hematológicas: anemia (1%)
- Neurológicas: tontura (2%), insônia (1%), enxaqueca (1%), dor (1%)
- Musculoesqueléticas: 1-10% – aumento da CPK
- Gastrointestinais: 1-10% – gastrite (6%), flatulência (5%), dispepsia (3%), náusea, diarreia, constipação

Precauções: idade > 70 anos; idade > 65 anos – risco aumentado de miopatia e rabdomiólise; uso excessivo de álcool – aumento do risco de disfunção hepática; hipotireoidismo descontrolado – risco maior de miopatia e rabdomiólise; miopatia imunomediada necrotizante, uma miopatia autoimune, foi relatada – interromper o tratamento imediatamente se for diagnosticada ou suspeitada; uso concomitante com anticoagulante VO precisa ser administrado com dose reduzida e ajustada

Contraindicações: associação com outros fibratos (p. ex., clofibrato, bezafibrato, genfibrozila e fenofibrato); associação com inibidores da HMG-Coa redutase para pacientes predispostos a miopatias (doença renal preexistente, desequilíbrio eletrolítico ou hormonal, infecção, trauma, cirurgia)

bicarbonato de sódio

Bicarbonato de sódio®

pó, amp 3%, 8,4%, 10%, Fr 8,4%, 10%

Sem informações | Precaução | C | Compatível | MPI? Não

Classificação terapêutica: antiácidos, solução de perfusão, solução eletrolítica

Posologia:
- Parada cardíaca: 1 mEq/kg/dose (somente se indicado, não é rotina)
- Hiperpotassemia: 50 mEq, em 5 min
- Doença renal crônica: 20-36 mEq/dia

Administração parenteral (compatível – SF, AD e SG5%): EV – soluções não diluídas de 8,4% podem ser administradas em parada cardíaca e em casos graves de acidose metabólica; diluir as soluções hipertônicas de bicarbonato de sódio a isotonicidade (1,5%) com soluções compatíveis
Obs.: não misturar com catecolaminas; aparecimento de cristais não indica alteração do produto, podendo ser solubilizado em aquecimento em banho-maria; dose máxima de 16 g/dia para pacientes < 60 anos, e de 8 g/dia para > 60 anos

Função hepática: não há informações disponíveis

Função renal: insuficiência renal – pode ocorrer retenção de sódio; uso com precaução

Ajuste de dose (pacientes geriátricos): iniciar com a menor dose do intervalo

Interação medicamentosa: cetoconazol

Reações adversas:
- Cardiovasculares: edema, hemorragia cerebral, insuficiência cardíaca congestiva (agravamento)
- Gastrointestinais: distensão gástrica, eructação, flatulência (VO)
- Endócrinas e metabólicas: acidose intracraniana, alcalose metabólica, aumento da afinidade da Hb por oxigênio pelo pH reduzido do tecido miocárdico necrosado por extravasamento, hipernatremia, hiperosmolaridade, hipocalcemia, hipopotassemia e síndrome leite-álcali (principalmente de pacientes com disfunção renal)

Precauções: anúria ou oligúria – risco aumentado para retenção excessiva de sódio; edema; evitar extravasamento de soluções hipertônicas EV – pode causar celulite química, com a necrose do tecido, ulceração ou descamação no local de infiltração; dose máxima por > 2 semanas não recomendada; choque associado à acidose metabólica; perda de potássio; depleção de potássio e hipocalcemia; uso não recomendado em dieta com restrição de sódio

Contraindicações: perda de cloreto, vômito ou aspiração gastrintestinal contínua; uso concomitante com diuréticos que produzam alcalose hipoclorêmica; hipocalcemia; alcalose metabólica

biperideno

Akineton®

comp 2 mg, comp rev retard 4 mg

Sem informações | Sem informações | C | Uso criterioso | MPI? Não

Classificação terapêutica: antiparkinsoniano, antiviral

Posologia:
- Parkinson: 1 mg, 2x/dia (dose inicial); pode-se titular até 16 mg/dia; converter para liberação prolongada somente após estabilidade

Função hepática: não há informações disponíveis

Função renal: pode causar retenção urinária; não há informações disponíveis sobre necessidade de ajuste de dose

Interações medicamentosas: sem interações conforme a base de dados Micromedex

Reações adversas:
- Cardiovasculares: bradicardia, hipotensão ortostática
- Neurológicas: agitação, desorientação, distúrbio do sono (redução do movimento rápido dos olhos durante o sono e aumento da latência desse movimento), euforia, sonolência
- Musculoesquelética: movimentos coreicos

(continua)

biperideno *(continuação)*

- Gastrointestinais: constipação, ressecamento da orofaringe, ressecamento nasal, xerostomia
- Geniturinárias: retenção urinária
- Oculares: turvamento da visão

Precauções: arritmia cardíaca; epilepsia; glaucoma manifesto; prostatismo; uso concomitante com medicamentos que possuam ações secundárias anticolinérgicas (p. ex., meperidina, fenotiazinas, antidepressivos tricíclicos, sais, quinidina, anti-histamínicos); é vesicante em concentração ≥ 8,4%; evitar extravasamento durante administração, pois pode ocorrer necrose tecidual

Contraindicações: obstrução intestinal; megacólon; glaucoma de ângulo fechado; alcalose; hipernatremia; edema pulmonar grave

bisacodil

Dulcolax®

drg 5 mg

Sem informações | Sem informações | B | Uso criterioso | MPI? Não

Classificação terapêutica: laxante de contato

Posologia:
- Constipação: 5-10 mg, dose única; preparo de exames – > 30 mg/dia

Função hepática: não há informações disponíveis

Função renal: insuficiência renal – uso com precaução

Interações medicamentosas: sem interações conforme a base de dados Micromedex

Reações adversas: não foram relatadas reações adversas > 1%

Precauções: dor abdominal; náusea; vômito; sangramento ou fracasso de evacuações após a administração retal; doença inflamatória intestinal; hemorroidas ulceradas de fissuras retais; uso > 7 dias não é recomendado

Contraindicações: apendicite; obstrução intestinal; gastroenterite; disfagia

bisoprolol

Concor®

comp rev 1,25; 2,5; 5 e 10 mg

Com ajuste de dose | Com ajuste de dose | C | Uso criterioso | MPI? Não

Classificação terapêutica: betabloqueador

Posologia:
- HAS, *angina pectoris*: 5-10 mg, 1x/dia
- Insuficiência cardíaca congestiva: iniciar com 1,25 mg, 1x/dia; titular até 10 mg/dia se tolerado

Função hepática: insuficiência hepática – iniciar com 2,5 mg/dia (máximo: 10 mg/dia)

Função renal: ClCr < 40 mL/min – iniciar com 2,5 mg/dia (máximo: 10 mg/dia); hemodiálise – ajuste de dose não é necessário

Interações medicamentosas: diltiazem, dronedarona, verapamil, amiodarona, bloqueadores alfa-1 adrenérgicos (fentolamina, prazosina, terazosina, doxazosina, alfuzosina, tansulosina), anti-inflamatórios não esteroidais (ácido acetilsalicílico, naproxeno, fenilbutazona, ácido mefenâmico, fenoprofeno, ibuprofeno, indometacina, piroxicam, diclofenaco, cetoprofeno, flurbiprofeno, cetorolaco, tenoxicam, etofenamato, dipirona, nimesulida, lornoxicam, acemetacina, propifenazona, meloxicam, celecoxibe, proglumetacina, rofecoxibe, dexcetoprofeno, parecoxibe, valdecoxibe, etoricoxibe, nepafenaco, loxoprofeno, lumiracoxibe, ácido tolfenâmico, nimesulida, ácido flufenâmico), metildopa (alfametildopa), erva-de-são-joão, mifebradil, medicamentos antidiabéticos (insulina humana regular, insulina humana isofana [NPH], insulina glargina, clorpropamida, glibenclamida, glipizida, metformina, acarbose, insulina lispro, repaglinida, rosiglitazona, pioglitazona, insulina asparte, insulina glulisina, exenatida, insulina detemir, sitagliptina, saxagliptina, liraglutida, linagliptina, vildagliptina, alogliptina, insulina degludeca, canagliflozina, lixisenatida, dapagliflozina, albiglutida, empagliflozina, dulaglutida, glimepirida, nateglinida), glicosídeos digitálicos (digoxina, deslanosídeo)

(continua)

bisoprolol *(continuação)*

Reações adversas:
- Neurológicas: > 10% – insônia, sonolência; 1-10% – depressão mental
- Respiratória: 1-10% – broncoespasmo
- Gastrointestinais: 1-10% – constipação, desconforto gástrico, diarreia, náusea, vômito
- Endócrina e metabólica: > 10% – redução da capacidade sexual
- Oculares: 1-10% – ceratite, fotofobia, lacrimejamento, redução da sensibilidade corneana, sensação de picada e desconforto ocular leve
- Miscelânea: extremidades frias

Precauções: retirada abrupta na doença arterial coronariana pode agravar a angina, causar infarto do miocárdio ou arritmias ventriculares; anestesia e cirurgia de grande porte; prejudica a capacidade do coração de responder a estímulos adrenérgicos reflexos, mas a terapia betabloqueadora crônica não deve ser rotineiramente retirada; doença broncoespástica – não administrar betabloqueadores, ajuste da dose recomendado; pode ocorrer insuficiência cardíaca, mesmo em pacientes sem histórico – suspensão talvez seja necessária; insuficiência cardíaca congestiva; potencial de maior depressão da contratilidade miocárdica e piora da insuficiência cardíaca; DM; possibilidade de sintomas mascarados de hipoglicemia, como taquicardia; sintomas de hipertireoidismo podem ser mascarados (p. ex., taquicardia) – retirada abrupta pode precipitar problemas da tireoide; doença vascular periférica pode ser agravada; evitar uso para feocromocitoma sem tratamento; doenças psiquiátricas; miastenia grave; uso concomitante com digoxina, verapamil ou diltiazem; pode induzir ou exacerbar psoríase

Contraindicações: bloqueio atrioventricular de 2º ou 3º graus; insuficiência cardíaca; choque cardiogênico; bradicardia sinusal grave

bosentana

Tracleer®

comp rev 62,5 e 125 mg

Contraindicado	Sem ajuste de dose	X	Contraindicado	MPI? Não

Classificação terapêutica: anti-hipertensivo pulmonar

Posologia:
- Peso ≥ 40 kg: iniciar com 62,5 mg, 2x/dia, por 4 semanas; aumentar depois para a dose de manutenção de 125 mg, 2x/dia

Função hepática: insuficiência hepática leve – monitoração recomendada; insuficiência hepática moderada ou grave – uso contraindicado; doença hepática com elevação da ALT ou AST, sintomas clínicos ou aumento dos níveis de bilirrubina ≥ 2x LSN – interromper tratamento; doença hepática com ALT/AST > 3x e < 5x LSN – reduzir dose para 62,5 mg, 2x/dia, ou interromper o tratamento e monitorar os níveis das transaminases pelo menos a cada 2 semanas; doença hepática com níveis de ALT/AST > 5x e < 8x LSN – interromper tratamento e monitorar os níveis das transaminases pelo menos a cada 2 semanas; se os níveis voltarem aos valores pré-tratamento, considerar reintrodução com a dose inicial; verificar os níveis de aminotransferase em 3 dias e, posteriormente, pelo menos a cada 2 semanas; doença hepática com níveis de ALT/AST > 8x LSN – interromper tratamento e não considerar reintroduzir

Função renal: disfunção renal – ajuste de dose não é necessário

Ajuste de dose: baixo peso (> 12 anos de idade e peso < 40 kg) – doses inicial e de manutenção de 62,5 mg, VO, 2x/dia; uso concomitante com ritonavir – iniciar com 62,5 mg, 1x/dia, ou em dias alternados para pacientes que já estejam recebendo ritonavir por pelo menos 10 dias; pacientes que estão iniciando ritonavir – interromper a bosentana pelo menos 36 h antes da administração e retomar com 62,5 mg/dia ou em dias alternados pelo menos 10 dias após o início do ritonavir

Interações medicamentosas: ciclosporina, glibenclamida, fentanila, contraceptivos (medroxiprogesterona, estradiol, levonorgestrel, noretindrona, dienogeste, drospirenona, norelgestromina, desogestrel, norgestrel, norgestimato, etinilestradiol, etonogestrel), perampanel, ritonavir, nifedipino, lopinavir, sildenafila, cetoconazol, sinvastatina, atorvastatina, rifampicina, lovastatina, varfarina

Reações adversas:
- Cardiovasculares: rubor (7-9%), edema (membros inferiores: 5-8%; generalizado: 4%), hipotensão arterial (7%), palpitação (5%)
- Dermatológica: prurido (4%)
- Hematológicas: redução de Hb (1 g/dL em até 57%; < 11 g/dL: 3-6%, tipicamente, nas primeiras 6 semanas de terapia), anemia (3%)
- Neurológicas: cefaleia (16-22%), fadiga (4%)

(continua)

bosentana *(continuação)*

- Respiratória: rinofaringite (11%); sinusite (4%)
- Gastrointestinal: dispepsia (4%)
- Endócrina e metabólica: inibição da espermatogênese (25%)

Precauções: uso concomitante com atazanavir sem ritonavir ou com inibidor de CYP2C9 (p. ex., fluconazol, amiodarona) + inibidor forte ou moderado da CYP3A (p. ex., cetoconazol, itraconazol, amprenavir, eritromicina, fluconazol, diltiazem) não recomendado; podem ocorrer retenção de fluidos e edema periférico; pode afetar a espermatogênese e reduzir a contagem de espermatozoides; insuficiência cardíaca

Contraindicações: administração concomitante com ciclosporina e glibenclamida

bromazepam

Lexotan®, Fluxtar®, Lexma®, Lezepan®, Somalium®, Sulpan®

cap gel 3 e 6 mg, comp 3 e 6 mg

Precaução	Precaução	D	Contraindicado	Não

Função hepática: insuficiência hepática leve a moderada: sem ajuste de dose necessário. Insuficiência hepática grave: uso contraindicado

Função renal: uso com precaução

Classificação terapêutica: ansiolíticos simples

Posologia:
- Transtornos ansiosos: máximo de 6 a 18 mg/dia em doses igualmente divididas. Reavaliar a necessidade de terapia continuada e ajustar a dosagem conforme necessário após 1 semana

Interações medicamentosas: gabapenitna, sufentanila, tapentadol, metadona, oximorfona, trazodona, nalbufina, metoclopramida, lofexidina, levocetirizina, depressores do SNC, fentanila, mirtazapina, canabidiol, remifentanila, tramadol, escetamina, escopolamina, pregabalina, morfina, bromoprida, butorfanol, meperidina, alfentanila, codeína, cetirizina, oxicodona, buprenorfina, flumazenil, oxazepan, flurazepan, hidrato de cloral, clordiazepóxido, difenidramina, lorazepan, baclofeno, clorazepato, clonazepan, mebromato, primidona, pentobarbital, loxapina, prometazina, mesoridazina, secobarbital, orfenadrina, hidroxizina, tioridazina, haloperidol, proclorperazina, fenobarbital, diazepan, clorpromazina, tiopental, temazepan, alcaloides do ópio, flufenazina, ciclobenzaprina, triazolan, trifluoperazina, isoflurano, droperidol, aripiprazol, enflurano, nitrazepan, alprazolan, carisoprodol, clozapina, pimozida, azul de metileno, buspirona, óxido nítrico, midazolan, meclizina, clobazan, doxilamina, propofol, zolpiden, estazolan, zoplicone, flunitrazepan, halotano, cetamina, dexmedetomidina, supirida, olanzapina, sertindole, topiramato, quetiapina, perampanel, periciazina, droperidol

Reações adversas:

Comum
- Neurológicas: ataxia, tontura, sonolência

Sério
- Imunológico: anafilaxia
- Musculoesquelética: fratura do osso
- Outros: cataratas

Precauções:
- Potencial de dependência: dependência física e psíquica com sintomas de abstinência subsequentes podem ocorrer com terapia de longo ou curto prazo, especialmente em altas doses; evitar a interrupção abrupta
- História de abuso de álcool ou drogas: aumento do risco de dependência física e psíquica com sintomas de abstinência subsequentes
- Uso concomitante: álcool ou depressores do SNC devem ser evitados
- Pacientes idosos e debilitados: aumento do risco de depressão do SNC; iniciar o tratamento com doses mais baixas e titular lentamente
- Quedas e fraturas: podem ocorrer, especialmente com o uso concomitante de sedativos e em pacientes idosos
- Intolerância à lactose: Evitar o uso na intolerância à galactose, incluindo deficiência de lactase de Lapp ou má absorção de glicose-galactose
- Neurológica: pode ocorrer amnésia anterógrada; risco aumentado com doses mais altas
- Neurológica: sedação, amnésia e função muscular prejudicada podem ocorrer; não dirigir ou se envolver em outras atividades perigosas durante os primeiros dias de terapia
- Gravidez e Lactação: Evitar o uso

(continua)

bromazepam *(continuação)*

- Psiquiátrica: não recomendado em pacientes com transtornos depressivos, psicose, tendências psicóticas, transtorno obsessivo-compulsivo ou transtornos de personalidade
- Respiratória: usar com cautela em pacientes com doenças respiratórias crônicas
- Respiratória: pode ocorrer depressão respiratória; risco aumentado com obstrução das vias aéreas preexistente, dano cerebral ou uso concomitante de medicamentos que causam depressão respiratória
- Tolerância: pode ocorrer perda de resposta após uso prolongado

Contraindicações:
- Hipersensibilidade ao bromazepam, outros benzodiazepínicos ou qualquer outro ingrediente ou componentes do recipiente
- Miastenia grave
- Insuficiência hepática grave
- Insuficiência respiratória grave
- Síndrome da apneia do sono
- Glaucoma de ângulo estreito

brometo de pancurônio

Pancuron®

sol inj 2 mg/mL

Precaução | Contraindicado | C | Uso criterioso | 60+ MPI? Não

Classificação terapêutica: relaxante muscular de ação periférica

Posologia:
- Controle de ventilação mecânica: 0,04-0,1 mg/kg
- Sequência rápida de IOT: 0,06-0,1 mg/kg

Administração parenteral (compatível – SF, SG5%, SG5% em SF e solução de Ringer lactato): administrar por injeção EV direta ou por infusão intermitente após diluição
Obs.: soluções diluídas têm estabilidade de 48 h em TA

Função hepática: disfunção hepática – início de ação retardado e prolongamento do bloqueio neuromuscular; uso com precaução

Função renal: disfunção renal – efeito pode ser prolongado; ClCr de 10-50 mL/min – administrar metade da dose habitual; ClCr < 10 mL/min – uso contraindicado

Ajuste de dose: circulação extracorpórea hipotérmica – a demanda de pancurônio diminui durante o período de hipotermia, mas aumenta durante o aquecimento; miastenia grave – redução da dose recomendada, titular cuidadosamente doses menores e monitorar grau de bloqueio neuromuscular; obesidade – dose baseada no peso corporal magro

Interações medicamentosas: antibióticos polipeptídeos (colistimetato de sódio, polimixina B, bacitracina), erva-de-são-joão, aminoglicosídeos (amicacina, tobramicina, neomicina, gentamicina, estreptomicina, netilmicina, framicetina), suxametônio (succinilcolina), isoflurano, digoxina, enflurano, prednisona, sevoflurano, nitroglicerina, furosemida, dexametasona, teofilina, verapamil, fenitoína

Reações adversas:
- Cardiovasculares: aumento da frequência de pulso, aumento da PA e do débito cardíaco, colapso circulatório, edema, rubores, taquicardia
- Dermatológicas: eritema, erupção cutânea, prurido, sensação de queimação ao longo da veia
- Neurológica: fraqueza muscular profunda
- Respiratórias: broncoespasmo, sibilos
- Gastrointestinal: sialorreia
- Miscelânea: reações de hipersensibilidade
- Relatos após colocação no mercado e/ou de caso: miosite ossificante, síndrome da miopatia quadriplégica aguda (ambos com uso prolongado)

Precauções: uso deve ser evitado para pacientes com miastenia grave; uso de estimulador nervoso periférico é válido para assegurar o efeito para muitos pacientes; não deve ser administrado com o paciente consciente; precisa ser utilizado com extrema cautela para pacientes com doença neuromuscular ou após poliomielite; obesos podem apresentar prolongamento na duração e na recuperação espontânea; queimados; idosos; asma; desidratação

brometo de tiotrópio

Spiriva® respimat

sol aer inal oral + inal 2,5 mcg/dose (2 *puffs*)

Sem ajuste de dose | Precaução | C | Uso criterioso | 60+ MPI? Não

Classificação terapêutica: anticolinérgico

Posologia:
- Doença pulmonar obstrutiva crônica: aspirar 2 *puffs*, 1x/dia

Função hepática: ajuste de dose não é necessário

Função renal: insuficiência renal moderada a grave com ClCr > 50 mL/min – uso com precaução

Interações medicamentosas: sem interações conforme a base de dados Micromedex

Reações adversas:
- Cardiovasculares: taquicardia, palpitações, taquicardia supraventricular, fibrilação atrial, dor torácica (< 7%), edema (3-5%), *angina pectoris* (1-3%)
- Dermatológicas: erupção cutânea, urticária, prurido, reações de hipersensibilidade (incluindo imediatas), edema angioneurótico, infecção e úlcera de pele, pele seca
- Neurológicas: vertigem, insônia, cefaleia (4-5%), parestesia (1-3%), distúrbios da voz (< 3%)
- Respiratórias: disfonia, broncoespasmo, tosse, faringite, epistaxe, laringite, sinusite, rinite (< 6%), epistaxe (< 4%), sintomas semelhantes à gripe
- Musculoesquelética: edema articular, artralgia (< 4%), mialgia (< 4%), artrite (> 3%), dores nas pernas (1-3%)
- Gastrointestinais: estomatite, constipação, doença de refluxo gastroesofágico (dispepsia), gengivite, glossite, candidíase orofaríngea, obstrução intestinal (incluindo íleo paralítico), disfagia, dores abdominais (5-6%), diarreia (1-2%)
- Oculares: visão embaçada, pressão intraocular aumentada, glaucoma, catarata (1-3%)
- Geniturinárias: dificuldade de urinar e retenção urinária, ITU
- Endócrinas e metabólicas: desidratação, hipercolesterolemia (1-3%) hiperglicemia (1-3%)

Precauções: broncodilatador de manutenção com dosagem única diária; não utilizar para o tratamento inicial de episódios agudos de broncoespasmo; uso concomitante de outros agentes anticolinérgicos; risco aumentado de efeitos aditivos; glaucoma de ângulo estreito; hipersensibilidade grave à proteína do leite; hiperplasia prostática pode ser precipitada ou agravada

Observações: a quantidade de 2,5 mcg/dose é obtida em 2 *puffs* (1 *puff* = conteúdo expelido após apertar 1x o botão do inalador) e deverá ser administrada apenas 1x/dia, 1 *puff* seguido do outro

brometo de vecurônio

Vecuron®

pó liof sol inj 4 mg 10 mg/mL

Com ajuste de dose | Com ajuste de dose | C | Uso criterioso | 60+ MPI? Não

Classificação terapêutica: relaxante muscular de ação periférica

Posologia:
- Sequência rápida de IOT: 0,08-0,10 mg/kg
- Bloqueio muscular após IOT: 0,03-0,05 mg/kg

Administração parenteral (compatível – SF, SG5%, SG5% em SF e solução de Ringer lactato): reconstituir pó em diluente próprio; diluir em solução compatível e administrar EV (concentração após a reconstituição – 1 mg/mL) diluir em solução compatível (concentração final: 0,1-0,2 mg/mL)
Obs.: estabilidade de 24 h em TA e de 5 dias em REF para soluções diluídas

Função hepática: cirrose e colestase – redução de dose recomendada

Função renal: disfunção renal – de maneira geral, não há prolongamento do bloqueio neuromuscular; pacientes anéfricos – podem apresentar efeito prolongado, considerar iniciar com dose mais baixa

Ajuste de dose: anestesia estável concomitante com agentes inalatórios – reduzir a dose inicial em cerca de 15% (0,06-0,085 mg/kg); com enflurano ou anestesia

(continua)

brometo de vecurônio *(continuação)*

isoflurano – redução da taxa de perfusão, dose de manutenção de 25-60%, 45-60 min após a dose inicial; após IOT com suxametônio (succinilcolina) – reduzir a dose inicial para 0,04-0,06 mg/kg (anestesia inalatória) ou para 0,05-0,06 mg/kg (anestesia equilibrada); pacientes geriátricos – reduzir a dose recomendada; miastenia grave – pequenas doses podem ter efeitos profundos, redução da dose e monitoração recomendadas; obesidade – a dose precisa ser baseada no peso corporal ideal

Interações medicamentosas: isoflurano, erva-de-são-joão, antibióticos polipeptídeos (colistimetato de sódio, polimixina B, bacitracina), piperacilina, aminoglicosídeos (amicacina, tobramicina, neomicina, gentamicina, estreptomicina, netilmicina, framicetina), enflurano, carbamazepina, magnésio (injetável), furosemida, prednisolona, prednisona, sevoflurano, dexametasona, fenitoína, verapamil

Reações adversas: não foram relatadas reações adversas > 1%

Precauções: miastenia grave ou síndrome miastênica; uso concomitante com quinidina, sais de magnésio; estados edematosos – pode atrasar o tempo de latência; desequilíbrio hidroeletrolítico; altas doses de certos antibióticos (aminoglicosídeos, tetraciclinas, bacitracina, polimixina B, colistina, colistimetato sódio) podem intensificar o bloqueio neuromuscular; uso em longo prazo na UTI; hipertermia maligna; administração prévia de suxametônio (succinilcolina) pode aumentar efeito de bloqueio neuromuscular; obesidade grave ou doença neuromuscular; uso de anestésicos inalatórios voláteis (enflurano, isoflurano, halotano) pode aumentar o bloqueio neuromuscular; doença pulmonar obstrutiva crônica; não proporciona alívio para a dor nem sedação; pode ocorrer resistência de paciente imobilizado

bromexina (cloridrato de bromexina)

Sem informação | Sem informação | B | Contraindicado | 60+ Não

Pulmed®, Aliv V Agener União®, Bequidex®, Bisolphar®, Bisolvon®, Bispect®, Bisuran®, Bontoss®, Bromexina LFM®, Bromexpec®, Broncatar®, Bronxina®

xar 0,8, 1,6 e 2 mg/mL

Classificação terapêutica: expectorantes balsâmicos e mucolítico

Posologia: secretolítico e expectorante, 8 mg 3x/dia

Interações medicamentosas:

- Não foram relatadas interações desfavoráveis relevantes com outras medicações, tais como ampicilina, eritromicina ou oxitetraciclina.
- Estudos de interação com anticoagulante oral ou digoxina não foram realizados.
- O medicamento pode ser ingerido com ou sem alimentos.

Reações adversas:

- Reações incomuns (≥ 1/1.000 e < 1/100): dor abdominal superior, náusea, vômitos, diarreia.
- Reações raras (≥ 1/10.000 e < 1/1.000): hipersensibilidade, erupção cutânea.
- Reações com frequência desconhecida (não foi possível calcular a frequência a partir dos dados disponíveis)
- Reação anafilática, choque anafilático, broncoespasmo, edema angioneurótico, urticária, prurido

Precauções:

- Muitos poucos casos de lesões graves na pele como a síndrome de Stevens-Johnson e necrólise epidérmica tóxica (NET) têm sido relatados em associação temporal com a administração de expectorantes como cloridrato de cloridrato de bromexina. Muitos deles poderiam ser explicados pela gravidade da doença subjacente do paciente e/ou medicação concomitante. Além disto, durante a fase inicial da síndrome de Stevens-Johnson ou NET, o paciente pode apresentar sintomas inespecíficos semelhantes ao de gripe como febre, dores no corpo, rinite, tosse e dor de garganta. Pode ocorrer que, confundido por estes sintomas inespecíficos semelhantes ao de gripe, seja iniciado tratamento sintomático com uso de medicação para tosse e resfriado.
- Por esta razão, se aparecerem novas lesões na pele ou mucosas, como precaução o tratamento com Cloridrato de Bromexina deve ser descontinuado e o médico consultado imediatamente.

(continua)

bromexina (cloridrato de bromexina) *(continuação)*

- Pacientes sendo tratados com cloridrato de bromexina devem ser alertados de um esperado aumento no fluxo das secreções.
- Nas indicações respiratórias agudas, o médico deve ser consultado se os sintomas não melhorarem após 4-5 dias, ou piorarem, ao longo do tratamento.
- Cloridrato de bromexina xarope adulto contém 7,5 g de maltitol líquido por dose diária total recomendada (15 mL).
- Pacientes com intolerância à frutose não devem usar esse medicamento. Este medicamento pode causar um leve efeito laxativo.
- Cloridrato de bromexina xarope infantil contém 15 g de maltitol líquido por dose diária recomendada para adultos e adolescentes acima de 12 anos (30 mL). Pacientes com intolerância à frutose não devem usar esse medicamento. Este medicamento pode causar um leve efeito laxativo. Cloridrato de bromexina gotas contém metilparabeno que pode causar reações alérgicas (possivelmente tardias). Estudos sobre os efeitos na capacidade de dirigir e operar máquinas não foram realizados com cloridrato de bromexina.

Contraindicações: hipersensibilidade ao cloridrato de bromexina ou aos outros componentes da fórmula. Os xaropes adulto e infantil são contraindicados para pacientes com intolerância à frutose.

bromocriptina

Parlodel®

comp 2,5 mg

Com ajuste de dose | Sem informações | B | Contraindicado | 60+ MPI? Não

Classificação terapêutica: inibidor da prolactina

Posologia:

- Parkinson, adenomas: 1,25-2,5 mg, 2x/dia; pode-se titular dose até 20 mg/dia
- Acromegalia: dose inicial de 1,25-2,5 mg/dia; aumentar 1,25-2,5 mg/dia a cada 3-7 dias (máximo: 100 mg/dia)
- Hiperprolactinemia: dose inicial de 1,25-2,5 mg/dia; aumentar 2,5 mg a cada 2-7 dias (máximo: 2,5-15 mg/dia)
- Parkinsonismo: 1,25 mg, 2x/dia; aumentar 2,5 mg/dia, em 2-4 semanas (máximo: 100 mg/dia)

Função hepática: ajuste de dose pode ser necessário, pois é predominantemente metabolizada pelo fígado

Função renal: não há informações disponíveis

Interações medicamentosas: isometepteno, kava-kava, ciclosporina, tioridazina

Reações adversas (podem variar pela dose e/ou indicação):

- Cardiovascular: 1-10% – exacerbação da síndrome de Raynaud, hipotensão arterial (inclusive postural e ortostática), síncope
- Neurológicas: > 10% – cefaleia, tontura; 1-10% – fadiga, sensação de desmaio, sonolência
- Respiratória: 1-10% – congestão nasal
- Musculoesquelética: 1-10% – vasoespasmo digital
- Gastrointestinais: > 10% – constipação, náusea; 1-10% – anorexia, cólicas abdominais, diarreia, dispepsia, sangramento gastrointestinal, vômito, xerostomia

Precauções: doença cardiovascular; rinorreia com fluido cerebroespinhal foi avaliada em doentes com adenomas secretores de prolactina; interrupção abrupta do tratamento pode resultar em hiperpirexia e confusão em pacientes com Parkinson; cefaleia grave, progressiva ou incessante, com ou sem alteração visual, pode preceder convulsão ou AVC – descontinuar o uso; intolerância à lactose; uso concomitante com qualquer antagonista do receptor da dopamina, incluindo neurolépticos, não recomendado – também é o caso de medicamentos que alteram a PA no período de puerpério; histórico de hemorragia gastrointestinal ou úlcera; alucinações visuais ou auditivas podem ocorrer com ou sem levodopa concomitante; cautela para pacientes com histórico de infarto do miocárdio com fibrilação residual, arritmia nodal ou ventricular; derrame pericárdico e pleural, fibrose pleural e pulmonar e pericardite constritiva foram relatados; pode exacerbar transtorno psicótico grave; AVC tem sido relatado, além de expansão do tumor; perda de campo visual secundário pode ocorrer em pacientes com macroprolactinoma

Contraindicações: período pós-parto – mulheres com histórico de doença arterial coronariana ou condição cardiovascular grave; risco de episódio hipotensor na crise de enxaqueca; hipertensão não controlada; eclâmpsia; uso concomitante com alcaloides de Ergot e antagonistas de receptores de dopamina, incluindo neurolépticos

bromoprida

Digesan®

Sem informações | Com ajuste de dose | C | Contraindicado | MPI? Não

cap dura 10 mg; sol oral 1 mg/mL; sol oral (gotas) 4 mg/mL; sol inj 5 mg/mL

Classificação terapêutica: propulsivo

Posologia:
- Pró-cinético: 10 mg, 2-3x/dia

Administração parenteral (compatível – SF e SG5%): diluir em 20 mL de solução compatível e administrar por injeção EV lenta (> 3 min)
Obs.: uso imediato

Função hepática: não há informações disponíveis

Função renal: insuficiência renal – risco aumentado de efeitos extrapiramidais; ajuste de dose pode ser necessário em decorrência dos efeitos adversos: ClCr < 40 mL/min – 50% da dose recomendada

Interações medicamentosas: sem interações conforme a base de dados Micromedex

Reações adversas:
- Neurológicas: > 10% – inquietação, sonolência, fadiga e lassidão; 1-10% – cefaleia, insônia, sintomas extrapiramidais (inclusive distonia), tontura
- Musculoesquelética: 1-10% – parestesia facial
- Gastrointestinais: 1-10% – distúrbios intestinais, náusea, erupções cutâneas, incluindo urticária
- Endócrinas e metabólicas: 1-10% – galactorreia, ginecomastia hiperprolactinemia

Precauções: hipersensibilidade à procaína ou procainamida – risco de sensibilidade cruzada; hipertensão e doença de Parkinson – potencial de exacerbação dos sintomas; glaucoma; DM; câncer de mama; uso crônico pode ser associado à paralisia facial; uso concomitante com antagonistas da dopamina pode aumentar os efeitos extrapiramidais

Contraindicações: potencial exacerbação de epilepsia; obstrução gastrointestinal, perfuração ou hemorragia – exacerbação relacionada ao aumento da motilidade gastrointestinal; feocromocitoma – potencial de crise hipertensiva

budesonida

Entocort® cap; Entocort® enema; Budecort® aqua; Pulmicort®; Busonid®

Com ajuste de dose | Sem informações | B | Uso criterioso | MPI? Não

cap 3 mg; emul ret 2,3 mg; susp spr nas 32 e 64 mcg/dose; susp inal 0,25 e 0,50 mg/mL; susp aquosa nas 100 mcg/dose, cap dura pó inal oral + inal 200 e 400 mcg, susp spr nas 50 e 100 mcg/dose

Classificação terapêutica: corticosteroide

Posologia:
- Asma: 100-400 mcg, 2x/dia (uso inalatório)
- Rinite alérgica: 32-400 mcg/dia, em 1 ou 2x/dia (uso nasal)

Função hepática: pode ocorrer aumento da fosfatase alcalina (1-10%); insuficiência hepática preexistente – pode resultar em acúmulo de budesonida; insuficiência hepática moderada a grave – ajuste de dose pode ser necessário

Função renal: não há informações disponíveis

Ajuste de dose: pacientes geriátricos (VO) – iniciar na extremidade inferior da faixa de dose; administração concomitante com inibidores do CYP3A4 (VO) – evitar o uso concomitante, mas, se for necessário, monitorar hipercorticismo e considerar dose VO inferior

Interações medicamentosas: cetoconazol, eritromicina

Reações adversas:
- Cardiovascular: 1-10% – dor torácica, edema, hipertensão arterial, palpitação, rubor, síncope, taquicardia

(continua)

budesonida (continuação)

- Dermatológicas: 1-10% – acne, alopecia, dermatite de contato, eczema, equimose, erupção cutânea, estrias, exantema pustuloso, diaforese, hirsutismo, prurido
- Hematológicas: leucocitose, linfadenopatia cervical, púrpura
- Neurológicas: cefaleia (< 21%), 1-10% – disfonia, dor, enxaqueca, fadiga, febre, insônia, labilidade emocional, nervosismo, tontura, vertigem
- Respiratórias: > 10% – infecção respiratória, rinite; 1-10% – broncoespasmo, bronquite, epistaxe, estridor, faringite, irritação nasal, sinusite, tosse
- Musculoesqueléticas: artralgia, cervicalgia, dorsalgia ou lombalgia, fraqueza, fratura, hipercinesia, hipertonia, mialgia, parestesia
- Gastrointestinais: náusea (< 11%); 1-10% – alteração do paladar, anorexia, candidíase oral, diarreia, dispepsia, dor abdominal, flatulência, ganho de peso, gastroenterite, ressecamento da boca, vômito; < 5% – exacerbação da doença de Crohn, hemorroidas, fístula gastrointestinal, aumento do apetite, obstrução intestinal
- Auditivas: infecção de ouvido e de ouvido externo, otalgia
- Endócrinas e metabólicas: 1-10% – distúrbios menstruais, hipopotassemia, insuficiência adrenal
- Geniturinárias: 1-10% – disúria, hematúria, noctúria, piúria
- Oculares: 1-10% – conjuntivite, infecção ocular, distúrbio visual
- Miscelânea: abscesso, alteração da voz, aumento de proteína C-reativa, aumento da velocidade de distribuição gordurosa (*moon face*, giba), hemossedimentação, herpes simples, infecção, infecções virais, monilíase, reação alérgica, síndrome similar à gripe; sintomas da supressão do eixo hipotálamo-hipófise-adrenal e/ou hipercorticismo podem ocorrer em > 10% dos pacientes após a administração de doses que acarretem maior exposição sistêmica (cap VO), mas podem ser menos frequentes que as taxas observadas com medicamentos comparados (prednisolona); esses sintomas podem ser raros (< 1%) após a administração por métodos que resultam em exposições menores (tópica)

Precauções: pode ocorrer redução da densidade mineral óssea; broncoespasmo; *Candida albicans*; podem ocorrer infecções da boca e da faringe (inalação VO), além do nariz e da faringe (nasal); alterações na visão; não se recomenda uso concomitante de budesonida inalada ou intranasal com qualquer inibidor da protease potenciado com ritonavir, e também de budesonida sistêmica com qualquer inibidor da protease do HIV; doenças psiquiátricas preexistentes podem ser exacerbadas; DM; condições eosinofílicas; glaucoma; úlceras nasais do septo nasal, cirurgia ou trauma nasal recente; cicatrização de feridas pode ser prejudicada (nasal); úlcera péptica; efeitos sistêmicos dos corticosteroides têm aumento do risco com doses superiores às recomendadas; tuberculose ativa ou inativa; risco de agravamento de infecções

Contraindicação: tratamento primário do estado asmático ou outros episódios agudos de asma

bupivacaína

Bupivacaína®; Neocaína® a 0,5% isobárica

Com ajuste de dose | Sem informações | C | Compatível | MPI? Não

0,5%, FA, 5 mg/mL; 0,5%, FA, sem vasoconstritor; 5 mg/mL, 0,25% amp 2,5 mg/mL, 0,75%; amp 7,5 mg/mL; amp 4 mL

Classificação terapêutica: anestésico local

Posologia:
- Anestesia local: dose máxima recomendada em período de 4 h é de 2 mg/kg de peso até 150 mg em adultos

Administração parenteral: administrar apenas por infiltração local, perineura de nervos periféricos e epidural

Função hepática: disfunção hepática – ajuste de dose recomendado

Função renal: não há informações disponíveis

Ajuste de dose: doença cardíaca, de pacientes com defeitos preexistentes de condução atrioventricular assintomáticos – bupivacaína com epinefrina, 1 mg/kg de solução a 0,5%, parece ser seguro para a anestesia peridural lombar; pacientes geriátricos – redução de dose recomendada

Interações medicamentosas: propofol, verapamil, hialuronidase, erva-de-são-joão, propranolol, bupropiona, inibidores da enzima conversora de angiotensina (captopril, enalapril, lisinopril, ramipril, quinapril, benazepril, fosinopril, perindopril, trandolapril)

(continua)

bupivacaína *(continuação)*

Reações adversas:
- Cardiovascular: arritmia ventricular, bloqueio cardíaco, bradicardia, hipotensão arterial, palpitação, parada cardíaca
- Neurológicas: agitação, ansiedade, crise convulsiva, parestesia, tontura, dormência da língua, hiperacusia, distúrbios visuais, perda da consciência, tontura, tremor, tinido, disartria
- Respiratórias: apneia, hipoventilação (geralmente associadas à injeção subaracnóidea não intencional durante a anestesia espinhal alta)
- Musculoesquelética: fraqueza
- Gastrointestinais: náusea, vômito
- Auditiva: zumbido
- Oculares: constrição pupilar, turvamento da visão
- Geniturinária: retenção urinária
- Miscelânea: reações alérgicas (urticária, prurido, angioedema), reações anafilactoides

Precauções: arritmia grave relacionada com a dose pode ocorrer em combinação com vasoconstritores, como epinefrina durante ou após o uso de potentes anestésicos inalatórios; histórico de distúrbios do ritmo cardíaco, choque, bloqueio cardíaco ou hipotensão – usar com cuidado; comprometimento cardiovascular; necrose e destruição da cartilagem têm sido relatadas; evitar uso concomitante de inibidores da monoaminoxidase ou antidepressivos tricíclicos; pacientes debilitados, idosos ou com doença aguda; hipertermia maligna familiar pode ser desencadeada por anestésicos locais; histórico de doença vascular hipertensiva

Contraindicações: anestesia de bloqueio paracervical obstétrica; hipotensão acentuada, como choque cardiogênico e hipovolêmico

buprenorfina

Transtec®, Norpatch®, Restiva®

ades trans 5, 10, 20, 30 e 40 mg

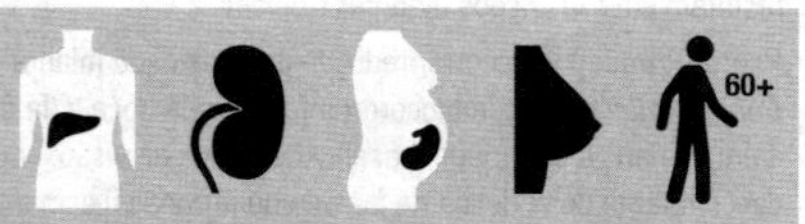

Precaução | Sem ajuste de dose | C | Contraindicado | Sim

Função hepática: insuficiência hepática leve a moderada, não é necessário ajuste de dose. Insuficiência hepática grave deve ter precaução.

Classificação terapêutica: analgésicos

Posologia:
- Dor crônica (grave)
- Individualizar a dosagem. A seleção da dose inicial deve levar em consideração a experiência prévia de tratamento analgésico do paciente e os fatores de risco para dependência, abuso e uso indevido; usar a menor dose eficaz para a menor duração.
- Inicial, sem uso prévio de opioide: 5 mcg/h, titulando em intervalos de 3-7 dias
- Máximo: 20 mcg/h

Interações medicamentosas: safinamida, naltrexona, terfenadina, pimozida, esparfloxacino, piperaquina, cetoconazol, fluconazol, posaconazol, mesoridazina, saquinavir, dronedarona, lítio, clopidogrel, oxazepan, flurazepan, hidrato de cloral, clordiazepóxido, difenidramina, lorazepan, baclofeno, clorazepato, clonazepan, mebromato, primidona, pentobarbital, loxapina, prometazina, mesoridazina, secobarbital, orfenadrina, hidroxizina, tioridazina, haloperidol, proclorperazina, fenobarbital, diazepan, clorpromazina, tiopental, temazepan, alcaloides do ópio, flufenazina, ciclobenzaprina, triazolan, trifluoperazina, isoflurano, droperidol, aripiprazol, enflurano, nitrazepan, alprazolan, carisoprodol, clozapina, pimozida, azul de metileno, buspirona, óxido nítrico, midazolan, meclizina, clobazan, doxilamina, propofol, zolpiden, estazolan, zoplicone, flunitrazepan, halotano, cetamina, dexmedetomidina, supirida, olanzapina, sertindole, topiramato, quetiapina, perampanel, periciazina, droperidol, carbamazepina, erva de São João, levantinibe, sertralina, tioridazina, haloperidol, droperidol, aripiprazol, sulpirida, sertindola, quetiapina, efavirenz, remifentanila, imipramina, doxepina, clomipramina, paroxetina, dantorleno, amisulpirida, clorfeniramina, nortriptilina, amoxapina, difenidramina, loxapina, orfenadrina, flufenazina, carisioprodol, meclizina, onsansetrona, eritromicina, amiodarona, ciprofloxacino, mifepristona, claritromicina, itraconazol, ritonavir, nelfinavir, nilotinibe, ranolazina, voriconazol, telitromicina, telaprevir, atazanavir, tramadol, pregabalina, escopolamina, nalbufina, alcaloides do ópio, buspirona, tranilcipromina, selegilina, azul de metileno, furazolidona, mocoblemida, linezolida, rasagilina, bromoprida, lofexinida, oxaliplatina, cannabidiol, anfetamina, metamfetamina, trazodona, ciclobenzaprina, fenitoína, dexametasona, rifampina, prednisona, mitotano, oxcarbazepina, modafinila,

(continua)

buprenorfina *(continuação)*

nevirapina, efavirenz, bosentana, armodafilina, etravirina, tapentadol, oxicodona, nefazodona, metadona, donepezila, ziprasidona, fentanila, levocetirizina, eritromicina, verapamil, ranitidina, cetoconazol, diltiazem, cilcosporina, ciprofloxacino, fluvoxamina, fluconazol, aprepipanto, claritromicina, saquinavir, tironavir, indinavir, nelfinavir, voriconazol, amprenavir, fosamprenavir, lopinavir, imatinibe, telitromicina, darunavir, posaconazol, nilotinibe, fosaprepitanto, dronedarona, boceprevir, telaprevir, crizotinibe, lomitapida, atazanavir, alfentanila, sufentanila, codeina, meperidina, desmopressina, metoclopramida, fluoxetina, granisetrona, venlafaxina, citalopran, dolasetrona, escitalopran, fenobarbital, bupropiona, dexmedetomidina, morfina, fenfluramina, quinidina, disopiramida, procainamida, eritromicina, metronidazol, cloroquina, probucol, quinina, metadona, prometazina, haloperidol, imipramina, amitriptilina, doxepina, hidroxicloroquina, clorpromazina, tamoxifeno, ciclobenzaprina, droperidol, aripiprazol, atomoxetina, trazodona, pentamidina, domperidona, clozapina, gonadorrelina, fosfato de sódio, fosfato de sódio monobásico, fosfato de sódio dibásico, astemizol, norfloxacino, propafenona, famotidina, leuprolida, mefloquina, anagrelida, ciprofloxacino, fluoxetina, ofloxacino, octreotida, mifepristona, clomipramina, protriptilina, gosserelina, halofantrina, paroxetina, ondansetrona, azitromicina, foscarnet, apomorfina, claritromicina, granisetrona, tacrolimo, itraconazol, venlafaxina, risperidona, triptorrelina, formoterol, citalopram, alfuzosina, levofloxacino, sevoflurano, dolasetrona, ritonavir, olanzapina, sertindol, nelfinavir, ranolazina, vardenafila, gatifloxacino, moxifloxacino, gemifloxacino, telitromicina, escitalopram, solifenacina, sorafenibe, sunitinibe, dasatinibe, vorinostate, pariperidona, lapatinibe, nilotinibe, degarelix, asenapina, pazopanibe, fingolimode, eribulina, vandetanibe, rilpivirina, telaprevir, verumafenibe, crizotinibe, pasireotida, vinflunina, ivabradina, atazanavir, vilanterol, dabrafenibe, ebastina, tizanidina, tetrabenazina, lumefantrina, trióxido de arsênio, dextrometorfano, anfetamina, lítio, trazodona, fluoxetina, fluvoxamina, ondansetrona, sertralina, sumatriptano, granisetrona, venlafaxina, citalopran, mirtazapina, dolasetrona, sibutramina, zolmitriptano, rizatriptano, naratriptano, ziprasidona, milnacipran, escitalopran, duloxetina, desvenlafaxina, triptofano, prometazina, hidroxizina, proclorperazina, clorpromazina, clozapian, perfenazina, olanzapina

Reações adversas:

Comum
- Dermatológica: eritema no local da aplicação (3 a 10%), irritação no local da aplicação (1 a 6%), erupção no local da aplicação (3 a 8%), reação no local do implante (37%), distúrbio no local da injeção (16,5%), prurido, local de aplicação (4 a 15%)
- Gastrintestinais: constipação (4 a 14%), diarreia (5% ou mais), náusea (6 a 50%), dor de dente (5%), vômitos (5 a 11%), xerostomia (5% ou mais)
- Musculoesquelética: dor nas costas (6%)
- Neurológica: tontura (2 a 15%), dor de cabeça (3 a 14%), sonolência (até 13%)
- Psiquiátrica: depressão (6%)
- Respiratória: dor na garganta (5%), Infecção respiratória superior (5% ou mais)
- Outros: fadiga (até 6%)

Sério
- Cardiovascular: hipotensão (inferior a 1%), intervalo QT prolongado (2%)
- Dermatológica: reação no local da aplicação, grave, reação no local do implante, grave (raro)
- Metabólica endócrina: insuficiência adrenal
- Gastrintestinais: obstrução intestinal (menos de 1%), cárie dentária, erosão dos dentes, Infecção do dente, Perda do dente
- Hepática: encefalopatia hepática, necrose hepática, hepatite, síndrome hepatorrenal, Insuficiência hepática
- Imunológicas: anafilaxia, reação de hipersensibilidade
- Neurológica: acidente vascular cerebral (até 0,2%), coma, sedado (até 3,4%)
- Respiratória: depressão respiratória (menos de 1%), insuficiência respiratória (menos de 1%)
- Outros: dependência de drogas, abstinência de drogas (até 2%), síndrome de abstinência de drogas em recém-nascido de mãe dependente, síndrome de serotonina

Precauções:
- Critérios de Beers: Evitar o uso em pacientes idosos com histórico de quedas ou fraturas (exclui o controle da dor devido a fraturas recentes ou substituição da articulação), pois podem ocorrer ataxia, função psicomotora prejudicada, síncope e quedas adicionais. Se o uso for necessário, considere a redução do uso de outros agentes ativos no SNC que aumentam o risco de quedas e fraturas e implemente outras estratégias para reduzir o risco de quedas. Evite o uso concomitante de 3 ou mais agentes ativos no SNC em qualquer combinação devido ao aumento do risco

(continua)

buprenorfina *(continuação)*

de quedas e fraturas, e evite o uso concomitante de qualquer benzodiazepínico devido ao aumento do risco de superdosagem. Evitar o uso concomitante de gabapentina ou pregabalina devido ao aumento do risco de eventos adversos graves relacionados à sedação, incluindo depressão respiratória e morte (a menos que ao fazer a transição da terapia com opioides ou com o objetivo de reduzir o uso de opioides.

- Acesso: os pacientes que recebem terapia concomitante com benzodiazepínicos ou depressores do SNC não devem ter acesso negado a medicamentos de tratamento assistido por medicamentos (p. ex., metadona e buprenorfina); se o uso concomitante for necessário, recomenda-se um manejo cuidadoso e monitoramento.
- Dependência: abuso, uso indevido ou dependência de opioides podem ocorrer; use com cautela em pacientes com histórico de abuso de substâncias ou doença mental. Considere prescrever naloxona para o tratamento de emergência de overdose de opioides.
- Temperatura corporal: febre ou aumento da temperatura corporal central devido ao esforço; monitoramento recomendado; pode ser necessário ajuste de dose (transdérmico)
- Cardiovascular: história pessoal ou familiar de síndrome do QT longo; evitar o uso
- Cardiovascular: evitar o uso em pacientes com choque circulatório
- Cardiovascular: pode ocorrer hipotensão grave, incluindo hipotensão ortostática e síncope em pacientes ambulatoriais, especialmente em pacientes com capacidade comprometida de manter a pressão arterial; monitoramento recomendado.
- Cardiovascular: foi relatado prolongamento do intervalo QTc; risco aumentado em pacientes com hipocalemia, bradicardia, conversão recente de fibrilação atrial insuficiência cardíaca congestiva, terapia com digitálicos, prolongamento do intervalo QT basal, síndrome subclínica do QT longo ou hipomagnesemia grave. Considere os fatores de risco ao prescrever.
- Uso concomitante: evitar o uso concomitante do adesivo transdérmico ou injeção de liberação prolongada subQ com medicamentos antiarrítmicos classe Ia (p. ex., quinidina, procainamida, disopiramida) ou classe III (p. ex., sotalol, amiodarona, dofetilida) ou outros medicamentos que prolongam o intervalo QT.
- Uso concomitante: o uso concomitante com benzodiazepínicos ou outros depressores do SNC pode resultar em aumento do risco de overdose, morte, depressão respiratória e sedação profunda; recomenda-se monitorização e ajuste da dose. Considere prescrever naloxona para o tratamento de emergência de overdose de opioides
- Endócrina e metabólica: pode ocorrer insuficiência adrenal, geralmente após mais de 1 mês de uso. Se houver suspeita, realize testes diagnósticos, trate com corticosteroides se confirmado e desmame o paciente de opioide, se apropriado; o uso de outro opioide pode ser apropriado, pois alguns casos não se repetiram após a troca de agentes
- Gastrointestinal: evitar o uso do adesivo transdérmico em casos de obstrução gastrointestinal.
- Gastrointestinal: redução da dose e monitoramento necessário se o paciente tiver mucosite oral (película bucal).
- Exposição ao calor: fontes externas de calor (p. ex., almofadas de aquecimento, cobertores elétricos, lâmpadas de aquecimento, saunas, água quente ou luz solar direta) podem causar aumento com risco de vida na liberação de buprenorfina; evitar a exposição ao calor no local de aplicação ou áreas circundantes (transdérmica).
- Hepática: foi relatada hepatotoxicidade, às vezes fatal, com risco aumentado com anormalidades preexistentes das enzimas hepáticas, comorbidade do vírus da hepatite B ou C, drogas hepatotóxicas concomitantes ou abuso de drogas intravenosas; monitoramento recomendado, especialmente em pacientes com risco aumentado (p. ex., com histórico de abuso de álcool, uso de drogas intravenosas, doença hepática).
- Hepática: doença do trato biliar; espasmo do esfíncter de Oddi e aumento dos níveis séricos de amilase podem ocorrer; monitorar o agravamento dos sintomas.
- Hepática: insuficiência hepática grave; considerar um analgésico alternativo para fornecer ajustes de dose mais flexíveis (transdérmico)
- Imunológicas: choque anafilático, broncoespasmo e edema angioneurótico foram relatados.
- Imunológicas: Reações de hipersensibilidade agudas e crônicas (p. ex., prurido, erupções cutâneas, urticária) foram relatadas.
- Neurológica: pode ocorrer síndrome serotoninérgica potencialmente fatal, particularmente com o uso concomitante de drogas serotoninérgicas.

(continua)

buprenorfina *(continuação)*

- Neurológica: Lesão na cabeça ou condições que causam aumento da pressão intracraniana; potencial para efeitos depressores respiratórios exagerados e elevação adicional da pressão intracraniana; curso clínico no traumatismo craniano pode ser obscurecido; monitoramento recomendado
- Neurológica: Consciência prejudicada ou coma; evitar o uso
- Neurológica: distúrbios convulsivos podem ser induzidos ou agravados; monitoramento recomendado.
- Pacientes virgens de opioides: Foram relatadas fatalidades em pacientes virgens de opioides; não indicado para analgesia
- Superdosagem de opioides: Considere prescrever naloxona para o tratamento de emergência de overdose de opioides com base nos fatores de risco do paciente para overdose (p. ex., uso concomitante de depressores do SNC, histórico de transtorno por uso de opioides ou overdose prévia de opioides) e se o paciente tiver membros da família (incluindo crianças) ou outros contatos próximos em risco de exposição acidental ou overdose.
- Uso prolongado: O uso prolongado de opioides pode estar associado à diminuição dos níveis de hormônios sexuais e sintomas como redução do interesse pelo sexo, impotência ou infertilidade. A avaliação laboratorial pode ser garantida.
- Respiratória: pode ocorrer depressão respiratória com risco de vida, especialmente com o uso concomitante de benzodiazepínicos ou outros depressores do SNC.
- Respiratória: pacientes idosos, debilitados ou caquéticos apresentam risco aumentado de depressão respiratória com risco de vida; recomenda-se monitorização, particularmente durante o início do tratamento e titulação ou quando utilizar concomitantemente depressores do SNC.
- Respiratória: pacientes com doença pulmonar crônica, cor pulmonale e aqueles com reserva respiratória diminuída, hipóxia, hipercapnia ou depressão respiratória preexistente apresentam risco aumentado de depressão respiratória adicional, particularmente durante o início do tratamento e titulação; monitoramento recomendado e considerar um analgésico não opioide alternativo, se possível.
- Respiratória: Podem ocorrer distúrbios respiratórios relacionados ao sono, incluindo apneia central do sono e hipoxemia relacionada ao sono, e o risco aumenta de forma dose-dependente; a redução da dose pode ser necessária.

Contraindicações:

- Asma brônquica aguda ou grave em um ambiente não monitorado ou na ausência de equipamento de ressuscitação
- Obstrução gastrointestinal conhecida ou suspeita, incluindo íleo paralítico
- Hipersensibilidade à buprenorfina ou qualquer componente do produto ou sistema de entrega
- Depressão respiratória significativa
- Uso concomitante de inibidores não seletivos da monoamina oxidase (IMAOs) ou dentro de 14 dias da parada do tratamento com IMAOs não seletivos.
- Miastenia gravis
- Delirium tremens

bupropiona

Wellbutrin® SL; Wellbutrin® XR; Wellbutrin® SR; Wellbutrin® XL; Zyban®

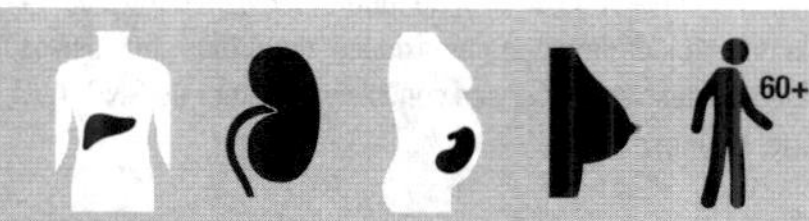

Com ajuste de dose | Com ajuste de dose | B | Uso criterioso | MPI? Não

comp rev lib prol 150 e 300 mg; comp rev lib prol 150 e 300 mg; comp rev lib prol 150 mg

Classificação terapêutica: antidepressivo, medicamento utilizado na dependência da nicotina

Posologia:

- Depressão, fissura relacionada ao tabaco: 150 mg, 1-2x/dia
- Zyban® e Welbutrin® SR: dose inicial de 150 mg, 1x/dia, depois 2x/dia (máximo: 300 mg/dia); intervalo mínimo de 8 h entre as doses
- Wellbutrin® XL: 150 mg, 1x/dia pela manhã (máximo: 300 mg, 1x/dia); intervalo mínimo de 24 h entre as doses

Função hepática: insuficiência hepática leve – considerar redução da dose e/ou da frequência; não se recomenda usar comprimido de liberação prolongada; insuficiência hepática moderada, comprimido de liberação prolongada – dose máxima de 100 mg/dia ou 150 mg, a cada 2 dias; insuficiência hepática moderada,

(continua)

bupropiona *(continuação)*

comprimido de liberação imediata – dose máxima de 75 mg/dia; insuficiência hepática grave, comprimido de liberação prolongada – dose máxima de 100 mg/dia ou 150 mg, a cada 2 dias; insuficiência hepática grave, comprimido de liberação imediata – dose máxima de 75 mg/dia

Função renal: ClCr < 90 mL/min – considerar a redução da dose e/ou frequência de administração; comprimido de liberação prolongada – uso não recomendado

Interações medicamentosas: ritonavir, tiamazol, teofilina, nortriptilina, erva-de-são-joão, digoxina, zolpidem, tipranavir, aripiprazol

Reações adversas (quando relatadas, as frequências refletem a maior incidência publicada com o produto de liberação sustentada):
- Cardiovascular: taquicardia (11%), palpitação (2-6%), arritmias (5%), dor torácica (3-4%), hipertensão arterial (2-4%, pode ser grave), rubor (1-4%), hipotensão arterial (3%)
- Dermatológicas: erupção cutânea (1-5%), prurido (2-4%), urticária (1-2%)
- Neurológicas: cefaleia (25-34%), insônia (11-20%), tontura (6-11%), agitação (2-9%), confusão mental (8%), ansiedade (5-7%), hostilidade (6%), nervosismo (3-5%), transtorno do sono (4%), transtorno sensorial (4%), enxaqueca (1-4%), sonhos anormais (3%), dor (2-3%), irritabilidade (2-3%), sonolência (2-3%), redução da memória (≤ 3%), febre (1-2%), estimulação do SNC (1-2%), depressão, parestesia (1-2%)
- Respiratórias: faringite (3-13%), infecção das vias aéreas superiores (9%), sinusite (1-5%), aumento da tosse (1-4%)
- Musculoesqueléticas: tremor (3-6%), mialgia (2-6%), fraqueza (2-4%), artralgia (1-4%), artrite (2%), acatisia (≤ 2%), espasmos (1-2%), cervicalgia
- Gastrointestinais: xerostomia (17-26%), perda de peso (14-23%), náusea (1-18%), constipação (5-10%), dor abdominal (2-9%), diarreia (5-7%), flatulência (6%), anorexia (3-5%), aumento do apetite (4%), perversão do paladar (2-4%), vômito (2-4%), dispepsia (3%), disfagia (≤ 2%)
- Auditivas: zumbido (3-6%), transtorno auditivo (5%)
- Geniturinárias: poliúria (2-5%), urgência miccional (≤ 2%), hemorragia vaginal (≤ 2%), ITU (≤ 1%)
- Endócrinas e metabólicas: reclamações sobre a menstruação (2-5%), fogachos (1-3%), redução da libido (3%), ganho de peso (9%)
- Oculares: visão turva (2-3%), ambliopia (2%)
- Miscelânea: infecção (8-9%), diaforese (5-6%), reação alérgica (inclusive anafilaxia, prurido, urticária)

Precauções: sintomas psiquiátricos; abuso de opioides, benzodiazepínicos e hipnóticos sedativos; sintomas psiquiátricos de pacientes que usam para cessação do tabagismo; depressão bipolar; risco elevado de ideação suicida de adolescentes e jovens adultos; aumento do risco de convulsões (dose-dependente) de pacientes com histórico de convulsão, anorexia/bulimia, tumor no SNC, cirrose grave, em uso de estimulantes e antidiabéticos

Contraindicações: suspensão abrupta aumenta o risco de crise convulsiva; bulimia ou anorexia; uso concomitante de um inibidor da monoaminoxidase, incluindo linezolida ou azul de metileno EV, ou dentro de 14 dias após a interrupção de um inibidor da monoaminoxidase; distúrbios convulsivos; situações com alto risco de desenvolver crises convulsivas (tumor no SNC, AVC, malformação arteriovenosa etc.)

buspirona

Ansitec®

10 mg com, 5 mg com

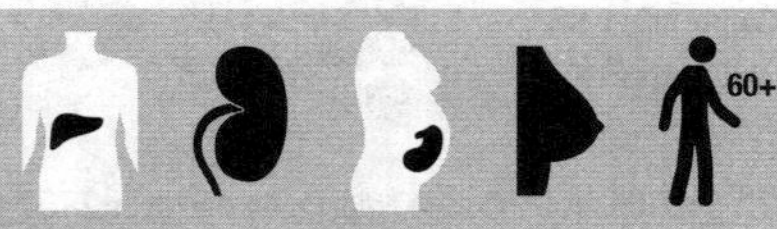

Ajuste de dose | Ajuste de dose | B | Uso criterioso | MPI? Não

Classificação terapêutica: ansiolítico

Posologia: a dosagem inicial recomendada é de 15 mg diários (5 mg três vezes ao dia, de preferência nos intervalos das refeições).
Deve ser administrado no mesmo horário todos os dias, com ou sem alimentos. A ingestão junto com alimentos pode aumentar a biodisponibilidade do fármaco.
Para atingir resposta ótima terapêutica, a cada dois ou três dias a dose poderá ser aumentada em 5 mg por dia, se necessário. A dosagem máxima diária não deve exceder 60 mg. Para maior comodidade dos pacientes, o medicamento é apresentado em comprimidos sulcados que permitem, quando do reajuste posológico, reparti-los ao meio.
Uma resposta ótima terapêutica é obtida para a maioria dos pacientes, incluindo idosos, com pequenos aumentos na dose até uma dosagem diária de 20 a 30 mg divididas em duas ou três tomadas.

(continua)

buspirona *continuação*

Interações medicamentosas: tranilcipromina, lítio, clozapina, procarbazina, selegilina, erva de São João, haloperidol, eritromicina, fluoxetina, rifampina, itraconazol, nefazodona, diltiazen, verapamil, ginkgo

Reações adversas:
- Gastrintestinal: náusea (8%), Insuficiência cardíaca congestiva (menos de 0,1%), infarto do miocárdio (menos de 0,1%)
- Neurológica: tontura (12%), dor de cabeça (6%), sonolência (10%), acidente vascular cerebral (menos de 0,1%)
- Psiquiátrica: sentindo-se nervoso (5%)

Precauções:
- Uso concomitante: O uso concomitante com álcool, inibidores da MAO ou grandes quantidades de sumo de toranja deve ser evitado
- Hepática: Insuficiência hepática grave; uso não recomendado
- Neurológica: os depressores do SNC devem ser retirados gradualmente antes de iniciar o buspirona
- Renal: insuficiência renal grave; uso não recomendado

Contraindicações: hipersensibilidade ao medicamento ou qualquer componente da fórmula, não administrar junto com IMAO (p. ex., linezolida, azul de metileno)

cabergolina

Dostinex®

comp 0,5 mg

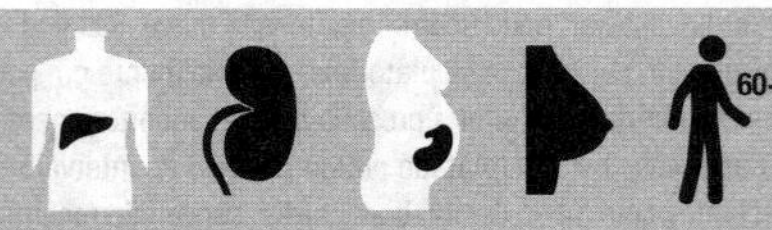

Com ajuste de dose | Sem ajuste de dose | B | Contra-indicado | MPI? Não

Classificação terapêutica: agonista da dopamina, inibidor da prolactina

Posologia:
- Hiperprolactinemia: 0,25 mg, 2x/semana, podendo aumentar em 0,25 mg, 2x/semana (máximo: 1 mg, 2x/semana), de acordo com os níveis séricos de prolactina (aumento de dose não deve ser feito antes de 4 semanas); inibição da lactação fisiológica – 1 mg (dividido em 2 tomadas) no 1º dia pós-parto; supressão da lactação – 0,25 mg, a cada 12 h, durante 2 dias, administrar com as refeições; quando o nível sérico de prolactina normalizar por 6 meses, descontinuar, com monitoração dos níveis de prolactina

Função hepática: insuficiência hepática grave – ajuste de dose é necessário (não há recomendação específica)

Função renal: insuficiência renal – ajuste de dose não é necessário

Interações medicamentosas: sem interações conforme a base de dados Micromedex

Reações adversas:
- Cardiovasculares: hipotensão postural (4%), edema gravitacional (1%), hipotensão arterial (1%), palpitação (1%), síncope (1%)
- Dermatológicas: acne (1%), prurido (1%)
- Neurológicas: cefaleia (26%), tontura (15-17%), fadiga (5-7%), vertigem (1-4%), sonolência (2-5%), depressão (3%), nervosismo (1-2%), ansiedade (1%), comprometimento da concentração (1%), insônia (1%), mal-estar (1%), parestesia (1-2%)
- Respiratória: rinite (1%)
- Musculoesqueléticas: fraqueza (6-9%), dor (2%), artralgia (1%)
- Gastrointestinais: náusea (27-29%), constipação (7-10%), dor abdominal (5%), dispepsia (2-5%), vômito (2-4%), xerostomia (2-4%), diarreia (2%), flatulência (2%), anorexia (1%), irritação de garganta (1%), odontalgia (1%)
- Endócrinas: fogachos (1-3%), mastalgia (1-2%), dismenorreia (1%)
- Oculares: edema periorbital (1%), visão anormal (1%)
- Miscelânea: síndrome similar ao resfriado (1%)

Precaução: aumento do risco de derrame/fibrose pleural ou retroperitoneal em longo prazo; não prolongar tratamento além de 24 meses; há relato de aumento da libido, hipersexualidade e compulsão por jogos de azar

Contraindicações: histórico de doença valvular cardíaca; hipersensibilidade a derivados da ergotamina; hipertensão descontrolada; histórico de distúrbios fibróticos retroperitoneais, no pulmão ou no pericárdio

calcitonina humana; calcitonina sintética de enguia; calcitonina sintética de salmão

Miacalcic®

sol inj 100 UI/mL, sol spr nas 200 UI/dose

Função hepática	Função renal	Gestação	Lactação	Idosos 60+
Sem informações	Sem informações	C	Compatível	MPI? Não

Classificação terapêutica: agente antiparatireóideo

Posologia:

- Doença de Paget sintomática: 100 UI/dia, IM ou SC, por 3 meses
- Hipercalcemia: 4 UI/kg, IM ou SC, a cada 12 h, podendo aumentar para 8 UI/kg, a cada 12 h, após 1-2 dias. Se a resposta se mantiver insatisfatória após 2 dias, a dose pode ser aumentada para 8 UI/kg, a cada 6 h
- Osteoporose pós-menopausa: 100 UI/dia, IM ou SC, ou 200 UI, por via intranasal (1 *spray* em 1 narina por dia)

Função hepática: não há informações disponíveis

Função renal: não há informações disponíveis

Administração parenteral (compatível – SF): IM – via preferencial para volume até 2 mL, promover rodízio na aplicação; EV – pode ser aplicado em *bolus* sem diluição ou por infusão lenta, de pelo menos 6 h, em 500 mL de solução compatível (estabilidade de 6 h em TA)

Interações medicamentosas: sem interações conforme a base de dados Micromedex

Reações adversas:

- Cardiovasculares: rubor (*spray* nasal: < 1%; injeção: 2-5%), angina (1-3%), hipertensão arterial (1-3%)
- Dermatológica: exantema eritematoso (1-3%)
- Respiratória: rinite (12%), broncoespasmo (1-3%), sinusite (1-3%), infecção das vias aéreas superiores (1-3%), sintomas semelhantes aos da gripe (1-3%)
- Musculoesqueléticas: dorsalgia ou lombalgia (5%), artrose (1-3%), mialgia (1-3%)
- Gastrointestinais: náusea (injeção: 10%; *spray* nasal: 1-3%), constipação (1-3%), diarreia (1-3%), dispepsia (1-3%), dor abdominal (1-3%)
- Geniturinária: cistite (1-3%)
- Local: reações no local da injeção (10%)
- Oculares: anormalidade da lacrimação (1-3%), conjuntivite (1-3%)
- Miscelânea: infecção (1-3%), sintomas similares aos do resfriado (1-3%), parestesia (1-3%)

Precauções: ulceração da mucosa nasal; reações de hipersensibilidade graves (p. ex., broncoespasmo, edema de língua ou glote, anafilaxia, choque anafilático) foram relatadas; corrigir hipocalcemia e deficiência de vitamina D antes de iniciar o uso

calcitriol

Calcijex®; Rocaltrol®

sol inj 1 mcg/mL; cap 0,25 mcg

Função hepática	Função renal	Gestação	Lactação	Idosos 60+
Sem informações	Sem informações	C	Compatível	MPI? Não

Classificação terapêutica: vitamina D e análogos

Posologia:

- Hipocalcemia de doentes renais crônicos ou em diálise: VO – dose inicial de 0,25 mcg/dia, aumentar 0,25 mcg/dia a cada 4-8 semanas (máximo: 0,5-1 mcg/dia)
- Pacientes com níveis normais ou levemente baixos de cálcio: 0,25 mcg em dias alternados; EV – dose inicial de 1-2 mcg, 3x/semana, depois 0,5-1 mcg a cada 2-4 semanas (máximo: 0,5-4 mcg, 3x/semana)
- Hipocalcemia em hipoparatireoidismo: dose inicial de 0,25 mcg/dia; ajustar em intervalos de 2-4 semanas até 0,5-2 mcg, 1x/dia; administração com refeições reduz problemas gastrointestinais
- **Administração parenteral:** deve ser administrado apenas por injeção EV; a dose inicial depende da gravidade da hipocalcemia e/ou do hiperparatireoidismo,

(continua)

calcitriol *(continuação)*

e pode variar entre 0,5 e 4 mcg, 3x/semana. Se não for observada resposta satisfatória, a dose pode ser aumentada em 0,5-1 mcg, a intervalos de 2-4 semanas, pode ser administrado em *bolus*, EV, no cateter após sessão de hemodiálise

Função hepática: pode ocorrer aumento de AST/ALT; não há informações disponíveis sobre necessidade de ajuste de dose

Função renal: na insuficiência renal preexistente, calcificação ectópica pode ocorrer em razão de níveis elevados de fosfato inorgânico; não há informações disponíveis sobre necessidade de ajuste de dose

Interações medicamentosas: sem interações conforme a base de dados Micromedex

Reações adversas:

- Cardiovasculares: arritmia cardíaca, hipertensão arterial
- Dermatológicas: eritema multiforme, prurido, urticária
- Neurológicas: apatia, cefaleia, distúrbios sensoriais, hipotermia, psicose, sonolência
- Respiratória: rinorreia
- Musculoesqueléticas: calcificação dos tecidos moles, distrofia, fraqueza, mialgia, ostealgia
- Gastrointestinais: anorexia, constipação, dor abdominal, epigastralgia, náusea, pancreatite, perda de peso, sabor metálico, vômito, xerostomia
- Endócrinas e metabólicas: desidratação, hipercalcemia, hipercolesterolemia, hiperfosfatemia, hipermagnesemia, polidipsia, redução da libido, supressão do crescimento
- Geniturinárias: ITU, noctúria
- Local: dor no local da injeção (leve)
- Oculares: conjuntivite, fotofobia
- Renais: albuminúria, aumento da creatinina, hipercalciúria, nefrocalcinose, poliúria
- Miscelânea: reações alérgicas

Precauções: aumento da ingestão de cálcio; hipercalcemia crônica; uso concomitante a digitálicos; uso concomitante de fototerapia deverá ser limitado ou evitado (pomada tópica); desidratação; aumento do risco de hipermagnesemia e hiperfosfatemia de pacientes em diálise; em pacientes imobilizados, proteger a área tratada de luz solar ou artificial

Contraindicações: hipercalcemia e toxicidade à vitamina D preexistentes

canagliflozina

Invokana®

comp rev 100 e 300 mg

Função hepática	Função renal	Gestação	Lactação	Idosos 60+
Com ajuste de dose	Com ajuste de dose	C	Uso criterioso	MPI? Não

Classificação terapêutica: antidiabético

Posologia: corrigir qualquer depleção do volume antes de iniciar a terapia; assegurar a função renal antes de iniciar a terapia

- Diabete tipo 2: iniciar com 100 mg, VO, 1x/dia; pode aumentar para 300 mg, VO, 1x/dia, se a dose inicial for tolerada e ritmo de filtração glomerular ≥ 60 mL/min/1,73 m^2; requer melhor controle glicêmico

Função hepática: disfunção hepática leve ou moderada (classificação A ou B na escala Child-Pugh) – ajuste de dose não é necessário; disfunção hepática grave (classificação C) – uso não recomendado

Função renal: disfunção renal leve (ritmo de filtração glomerular ≥ 60 mL/min/1,73 m^2) – ajuste de dose não é necessário; disfunção renal moderada (ritmo de filtração glomerular = 45-60 mL/min/1,73 m^2) – não exceder 100 mg, VO, 1x/dia; ritmo de filtração glomerular < 45 mL/min/1,73 m^2 – não iniciar terapia; ritmo de filtração glomerular persistentemente ≤ 45 mL/min/1,73 m^2 – descontinuar terapia; disfunção renal grave (ritmo de filtração glomerular < 30 mL/min/1,73 m^2) ou diálise – uso contraindicado

Ajuste de dose: uso concomitante com um indutor enzimático da uridina difosfato glicosiltransferase (UGT) – iniciar dose com base na função renal; controle glicêmico de pacientes com ritmo de filtração glomerular ≥ 60 mL/min/1,73 m^2 – considerar aumento de dose para 300 mg, VO, 1x/dia; pacientes com ritmo de filtração glomerular = 45-60 mL/min/1,73 m^2 – considerar outro agente hipoglicemiante

(continua)

canagliflozina *(continuação)*

Interações medicamentosas: digoxina, betabloqueadores (propranolol, metoprolol, timolol, atenolol, labetalol, acebutolol, betaxolol, levobunolol, esmolol, carteolol, bisoprolol, sotalol, metipranolol, carvedilol, nevibolol)

Reações adversas:
- Cardiovascular: hipovolemia (2,3-3,4%)
- Endócrinas e metabólicas: cetoacidose diabética, hipoglicemia grave, cetoacidose
- Gastrointestinal: pancreatite
- Imunológicas: anafilaxia, reações de hipersensibilidade (3,8-4,2%)
- Musculoesquelética: fratura de ossos
- Renal: lesão do rim, pielonefrite, injúria renal (no geral – 2-4,1%; moderada – 18-22,5%), sepse decorrente de infecção do trato urinário, micção frequente e poliúria (4,6-5,3%), infecções do trato urinário (4,3-5,9%)
- Reprodutivo: micose genital masculina (3,7-4,2%); micose genital feminina (10,4-11,4%)
- Outros: angioedema, perda de membros, pernas e pés (0,5-0,7%)

Precauções:
- Sistema cardiovascular: hipotensão sintomática tem sido reportada, especialmente de pacientes com pressão sanguínea sistólica baixa, idosos, injúria renal (ritmo de filtração glomerular < 60 mL/min/1,73 m^2) e uso concomitante de diuréticos ou fármacos que interfiram no sistema renina-angiotensina-aldosterona – recomenda-se monitoração; corrigir hipovolemia antes de iniciar o tratamento
- Sistemas endócrino e metabólico: cetoacidose, às vezes fatal, tem sido reportada e pode resultar em hospitalização – recomenda-se monitoração, interrupção e até descontinuação do uso se suspeitado; hipoglicemia tem sido reportada – uso concomitante de insulina ou secretores de insulina podem aumentar o risco; redução de dose da terapia adicional pode ser necessária; aumento do LDL-colesterol pode ocorrer – recomenda-se monitoração; hiperpotassemia pode ocorrer – risco aumentado em pacientes que tenham injúria renal moderada que estiverem recebendo medicações que interfiram na excreção de potássio ou no sistema renina-angiotensina-aldosterona; recomenda-se monitoração; testes de glicosúria e 1,5-anidroglucitol não são recomendados para monitorar o controle glicêmico com o uso de canagliflozina
- Hepático: insuficiência hepática grave – uso não recomendado.
- Sistema imunológico: reações de hipersensibilidade, incluindo anafilaxia e angioedema, têm sido reportadas; ocorrem entre horas a dias após o início do tratamento
- Sistema musculoesquelético: diminuição da densidade mineral óssea tem sido reportada, especialmente no quadril e na medula lombar; há risco aumentado de fratura nos ossos nas primeiras 12 semanas após a iniciação, geralmente afetando extremidades superiores e traumas inferiores (resultantes de queda de não mais que a própria altura de um indivíduo em pé)
- Renal: infecções do trato urinário resultantes de urossepsia e pielonefrite têm sido reportadas – requerem hospitalização e, em alguns casos, admissão em UTI ou diálise; recomenda-se monitoração
- Anormalidades na função renal, injúria renal e lesão aguda do rim têm sido reportadas, com risco aumentado para pacientes com hipovolemia, doença renal crônica, insuficiência cardíaca congestiva, uso concomitante de medicações (diuréticos, inibidores da enzima conversora de angiotensina, bloqueadores dos receptores de angiotensina e AINH) – requerem monitoração e, caso ocorram, o uso deve ser descontinuado; ritmo de filtração glomerular = 45-60 mL/min/1,73 m^2 – é necessário ajuste de dose; ritmo de filtração glomerular < 45 mL/min/1,73 m^2 – uso não recomendado
- Reprodutivo: infecção micótica genital pode ocorrer – risco aumentado para pacientes com histórico anterior de infecção micótica genital; recomenda-se monitoração

Contraindicações: diálises; doença renal em fase terminal; hipersensibilidade aos componentes do medicamento; injúria renal grave (ritmo de filtração glomerular < 30 mL/min/1,73 m^2)

candesartana

Atacand®

comp 8 e 16 mg

Com ajuste de dose | Com ajuste de dose | D | Compatível | MPI? Não

Classificação terapêutica: antagonistas da angiotensina II

(continua)

candesartana *(continuação)*

Posologia:
- Hipertensão: 8-32 mg/dia, em 1-2 tomadas (efeito anti-hipertensivo máximo observado em 4-6 semanas)
- Insuficiência cardíaca: dose inicial de 4 mg/dia; dobrar a dose a cada 2 semanas (alvo: 32 mg/dia)

Função hepática: pode ocorrer aumento da creatinina sérica (até 13% de pacientes com insuficiência cardíaca congestiva e interrupção do medicamento necessária em 6% dos casos); na insuficiência hepática leve, o ajuste de dose não é necessário; na moderada, iniciar o tratamento com 8 mg/dia; na grave, não há recomendação de dose disponível

Função renal: insuficiência renal moderada a grave (ClCr de 15-60 mL/min/1,73 m^2) – 8 mg/dia podem ser suficientes; pode ocorrer aumento da creatinina sérica (até 13% em pacientes com insuficiência cardíaca congestiva e interrupção do medicamento necessária em 6% dos casos)

Interações medicamentosas: alisquireno, inibidores da enzima conversora de angiotensina (captopril, enalapril, lisinopril, ramipril, quinapril, benazepril, fosinopril, perindopril, trandolapril), inibidores do receptor de angiotensina e inibidores da enzima conversora de angiotensina (captopril, enalapril, lisonopril, ramipril, quinapril, cilazapril, benazepril, fosinopril, perindopril, trandolapril, losartana, espirapril, irbesartana, valsartana, eprosartana, delapril, telmisartana, candesartana, olmesartana, azilsartana)

Reações adversas:
- Cardiovasculares: hipotensão arterial (insuficiência cardíaca congestiva: 19%), angina, IAM, palpitação, taquicardia
- Dermatológicas: angioedema, erupção cutânea
- Neurológicas: ansiedade, cefaleia, depressão, febre, sensação de desmaio, sonolência, tontura, vertigem, parestesia
- Respiratórias: dispneia, epistaxe, faringite, infecção do trato respiratório superior, rinite
- Musculoesqueléticas: aumento de CPK, dorsalgia ou lombalgia, fraqueza, mialgia
- Gastrointestinais: dispepsia, gastroenterite
- Endócrinas e metabólicas: hiperpotassemia (insuficiência cardíaca congestiva: < 1-6%), hiperglicemia, hipertrigliceridemia, hiperuricemia
- Geniturinária: hematúria
- Miscelânea: diaforese, febre

Precauções: podem ocorrer hiperpotassemia e também hipotensão; aumento do risco para pacientes com depleção de sal ou volume; recomenda-se monitoramento, e interrupção ou descontinuação da terapia podem ser necessárias

Contraindicações: uso concomitante de alisquireno para pacientes com diabete; intolerância à lactose e galactose

capsaicina

Moment®

crem derm 0,025 e 0,075%; loção tópica 0,025%

Sem informações | Sem informações | B | Uso criterioso | MPI? Não

Classificação terapêutica: produto tópico para dor articular e muscular

Posologia:
- Analgesia: aplicar na região afetada, 3-4x/dia; usar por 2-4 semanas

Função hepática: não há informações disponíveis

Função renal: não há informações disponíveis

Interações medicamentosas: sem interações conforme a base de dados Micromedex

Reações adversas:
- Cardiovascular: hipertensão arterial (2%, passageira)
- Dermatológica: prurido (2%)
- Respiratórias: nasofaringite (4%), sinusite (3%), bronquite (2%)
- Gastrointestinais: náusea (5%), vômito (3%)
- Locais: eritema (63%), dor (42%), prurido (6%), pápula (6%), edema (4%), inchaço (2%), ressecamento (2%)

Precauções: histórico de eventos cardiovasculares ou cerebrovasculares; hipertensão instável ou mal controlada

captopril

Capoten®

compr 12,5; 25 e 50 mg

Sem informações | Com ajuste de dose | D | Compatível | MPI? Não

Classificação terapêutica: inibidor da enzima de conversão da angiotensina

Posologia:

- Hipertensão: dose inicial de 25 mg, 2-3x/dia (máximo: 50 mg, 3x/dia)
- Insuficiência cardíaca sistólica: 6,25 mg, 3x/dia (alvo: 50 mg, 3x/dia)
- Nefropatia diabética: 24 mg, 3x/dia; administrar 1 h antes ou 2 h após a refeição

Função hepática: pode ocorrer aumento de transaminases, colestase, hepatite, hiponatremia (sintomática), icterícia e necrose hepática (rara); não há informações sobre a necessidade de ajuste de dose

Função renal: insuficiência renal – dose inicial deve ser reduzida e titulação precisa ser em doses menores e em intervalos de 1-2 semanas; ClCr de 10-50 mL/min – administrar 75% da dose para cada 12-18 h; ClCr < 10 mL/min – administrar 50% da dose a cada 24 h; hemodiálise – administrar depois da hemodiálise; diálise peritoneal, ClCr de 10-50 mL/min – dose adicional não é necessária

Interações medicamentosas: alisquireno, inibidores MTOR (sirolimo, everolimo), alteplase, telmisartana, azatioprina, potássio, diuréticos poupadores de potássio (espironolactona, amilorida, triantereno, eplerenona), alopurinol, digoxina, alfainterferona 2A, icatibanto, anti-inflamatórios não esteroidais (ácido acetilsalicílico, naproxeno, fenilbutazona, ácido mefenâmico, fenoprofeno, ibuprofeno, indometacina, piroxicam, diclofenaco, cetoprofeno, flurbiprofeno, cetorolaco, tenoxicam, etofenamato, dipirona, nimesulida, lornoxicam, acemetacina, propifenazona, meloxicam, celecoxibe, proglumetacina, rofecoxibe, dexcetoprofeno, parecoxibe, valdecoxibe, etoricoxibe, nepafenaco, loxoprofeno, lumiracoxibe, ácido tolfenâmico, nimesulida, ácido flufenâmico) clorpromazina, capsaicina, bupivacaína, diuréticos de alça (furosemida, bumetanida), nesiritica

Reações adversas:

- Cardiovasculares: hipotensão arterial (1-3%), dor torácica (1%), palpitação (1%), taquicardia (1%), angina, angioedema, distúrbios do ritmo cardíaco, hipotensão ortostática, insuficiência cardíaca congestiva, IAM, insuficiência vascular cerebral, palidez, parada cardíaca, rubor, síncope, síndrome de Raynaud
- Dermatológicas: exantema (maculopapular ou urticária, 4-7%), prurido (2%), erupção cutânea, anticorpos antinucleares positivos e/ou eosinofilia (7-10%), dermatite esfoliativa, eritema multiforme, pênfigo bolhoso, síndrome de Stevens-Johnson
- Hematológicas: neutropenia (pode ocorrer em até 3,7% dos pacientes com insuficiência renal ou vasculopatia de doenças do colágeno, agranulocitose, anemia, pancitopenia, trombocitopenia)
- Neurológicas: ataxia, confusão mental, depressão, nervosismo, sonolência
- Respiratórias: tosse (1-2%), broncoespasmo, pneumonite eosinofílica, rinite
- Musculoesqueléticas: astenia, mialgia
- Gastrintestinais: dispepsia, glossite, pancreatite
- Endócrinas e metabólicas: hiperpotassemia (1-11%), aumento da fosfatase alcalina, aumento de bilirrubinas, ginecomastia
- Renais: proteinúria (1%), aumento da creatinina sérica, piora da função renal (pode ocorrer em pacientes com estenose de artéria renal bilateral ou hipovolemia), insuficiência renal, poliúria, oligúria, síndrome nefrótica
- Geniturinárias: aumento da frequência miccional, impotência
- Ocular: visão turva
- Miscelânea: reações de hipersensibilidade (erupção cutânea, prurido, febre, artralgia e eosinofilia) em 4-7% dos pacientes (dependendo da dose e da função renal); disgeusia (perda do paladar ou diminuição da percepção, 2-4%); reações anafilactoides

Precauções: anestesia ou cirurgia de grande porte; pacientes negros; uso concomitante de alisquireno por pacientes com diabete ou insuficiência renal não é recomendado; cardiomiopatia hipertrófica obstrutiva com estenose aórtica grave; estenose uni ou bilateral de artéria renal; tratamento concomitante de dessensibilização ao veneno de himenópteros; uso concomitante com agentes que bloqueiem o sistema renina-angiotensina-aldosterona; insuficiência cardíaca; DM; uso concomitante com suplementos de potássio, substitutos do sal contendo potássio e diuréticos poupadores de potássio; pacientes com déficit de volume e/ou sal

Contraindicações: histórico de angioedema relacionado a tratamento prévio com um inibidor da enzima conversora da angiotensina; uso concomitante com alisquireno por diabéticos

carbamazepina

Tegretol®; Tegretol® CR

comp 200 e 400 mg; susp oral 20 mg/mL; comp lib prol 200 e 400 mg

Contraindicado | Com ajuste de dose | D | Uso criterioso | MPI? Não

Classificação terapêutica: antiepiléptico

Posologia:

- Epilepsia: dose inicial de 400 mg/dia, em 2 tomadas (liberação prolongada) ou em 4 tomadas (suspensão oral); aumentos de 200 mg/dia com intervalos semanais (máximo: 1.600 mg/dia)
- Neuralgia do trigêmeo ou glossofaríngeo: dose inicial de 200 mg/dia, em 2 tomadas (liberação prolongada) ou em 4 tomadas (suspensão oral); aumento de 200 mg/dia, conforme a necessidade, e dose de manutenção de 400-800 mg/dia, em 2 tomadas (liberação prolongada) ou em 4 tomadas (suspensão oral) (máximo: 1.200 mg/dia)
- Transtorno afetivo bipolar: dose inicial de 200 mg/dia em 2 tomadas (liberação prolongada) ou em 4 tomadas (suspensão oral); aumento de 200 mg/dia, conforme a necessidade (máximo: 1.600 mg/dia)

Função hepática: podem ocorrer anormalidade das provas de função hepática, hepatite, icterícia, insuficiência hepática; ajuste de dose pode ser necessário (não há recomendação de ajuste de dose específica); é contraindicada na disfunção hepática grave ou ativa

Função renal: ClCr < 10 mL/min – administrar 75% da dose; hemodiálise ou diálise peritoneal – administrar 75% da dose (pós-diálise); podem ocorrer albuminúria, glicosúria e aumento de ureia

Interações medicamentosas: telaprevir, efavirenz, ritonavir, nefazodona, praziquantel, lurasidona, exemestano, claritromicina, fenitoína, dolutegravir, lapatinibe, eritromicina, perampanel, lamotrigina, nimodipina, trazodona, lopinavir, isoniazida, olanzapina, tioridazina, clonazepam, telitromicina, fluoxetina, vigabatrina, indinavir, fosamprenavir (amprenavir, fosamprenavir), alprazolam, fluconazol, orlistate, adenosina, medroxiprogesterona, sinvastatina, nifedipino, loxapina, clorpromazina, quinina, risperidona, oxcarbazepina, vecurônio, protriptilina, amitriptilina, acetaminofeno, erva-de-são-joão, flunarizina, metilfenidato, metilprednisolona, danazol, quinupristina, dalfopristina, varfarina, mianserina, rocurônio, *psyllium*, levetiracetam, fenobarbital (primidona, fenobarbital), rufinamida, imipramina, furosemida, hidroclorotiazida, ácido valproico, lítio, nortriptilina, topiramato, *ginkgo*, omeprazol, haloperidol, rifampicina, vacina vírus influenza, niacinamida, teofilina, metronidazol, caspofungina, midazolam, acetilcisteína, ticlopidina

Reações adversas:

- Cardiovasculares: arritmias, bloqueio atrioventricular, bradicardia, dor torácica (transtorno afetivo bipolar), edema, hipertensão ou hipotensão arterial, insuficiência cardíaca congestiva, linfadenopatia, síncope, tromboembolia, tromboflebite, agravamento de doenças arteriais coronarianas
- Dermatológicas: alopecia, alterações da pigmentação cutânea, eritema multiforme, dermatite esfoliativa, erupção cutânea, necrólise epidérmica tóxica, prurido (transtorno afetivo bipolar: 8%), púrpura, reação de fotossensibilidade, síndrome de Stevens-Johnson, urticária
- Hematológicas: agranulocitose, anemia aplástica, supressão da medula óssea, eosinofilia, leucocitose, leucopenia, pancitopenia, porfiria intermitente aguda, trombocitopenia
- Neurológicas: amnésia (transtorno afetivo bipolar), ansiedade (transtorno afetivo bipolar), ataxia (transtorno afetivo bipolar: 5%), cefaleia (transtorno afetivo bipolar: 22%), confusão mental, depressão (transtorno afetivo bipolar), fadiga, fala pastosa, meningite asséptica (relato de caso), sedação, sonolência (transtorno afetivo bipolar: 32%), tontura (transtorno afetivo bipolar: 44%)
- Musculoesqueléticas: dor (transtorno afetivo bipolar: 12%), dorsalgia ou lombalgia, fraqueza, neurite periférica, exacerbação de lúpus eritematoso
- Gastrintestinais: anorexia, constipação, desconforto gastrintestinal, diarreia, dispepsia (transtorno afetivo bipolar), dor abdominal, náusea (transtorno afetivo bipolar: 29%), pancreatite, vômito (transtorno afetivo bipolar: 18%), xerostomia (transtorno afetivo bipolar)
- Auditivas: hiperacusia, zumbido
- Endócrinas e metabólicas: calafrios, febre, hiponatremia, síndrome da secreção inadequada do hormônio antidiurético, porfirias, distúrbios da tireoide, hipocalcemia

(continua)

carbamazepina *(continuação)*

- Geniturinárias: azotemia, impotência, insuficiência renal, aumento da frequência miccional, retenção urinária
- Oculares: conjuntivite, nistagmo, opacidade do cristalino, visão turva, aumento da pressão intraocular
- Miscelânea: diaforese, hipersensibilidade (incluindo reações multiorgânicas e, talvez, transtornos que simulem linfomas, eosinofilia, hepatoesplenomegalia, vasculite), infecção (transtorno afetivo bipolar: 12%)

Precauções: uso concomitante de susp líquida ou diluída não recomendado (susp); uso concomitante com sirolimo deve ser evitado; em idosos, há risco de confusão ou agitação; alterações oculares; aumento do risco de depressão da medula óssea; porfiria; alelo HLA-A*3101 e HLA-B*1502 (mais comum em asiáticos, nativos americanos, europeus e latino-americanos), pois aumenta o risco de reações de hipersensibilidade; aumento do risco de hiponatremia para idosos e em uso simultâneo de diuréticos; risco de ativação de psicose; surgimento de depressão, agravamento ou quaisquer mudanças de comportamento ou humor, associado ao suicídio; síndrome do desaparecimento do ducto biliar foi relatada; pode estar associada a características de hipersensibilidade de múltiplos órgãos

Contraindicações: histórico de depressão da medula óssea; uso concomitante ou dentro de 14 dias da interrupção de um inibidor de monoaminoxidase; uso concomitante de nefazodona, delavirdina ou outros inibidores da transcriptase reversa não nucleosídeos, incluindo etravirina ou rilpivirina

carbonato de cálcio

Oscal 500®, Nesh cálcio®

comp 1.250 mg e comp rev 500 mg

Fígado	Rim	Gestação	Lactação	60+
Sem informação	Sem informação	B	Compatível	Não

Classificação terapêutica: outros suplems minerais exceto de ferro e p/ re-hidratação

Posologia: deficiência de cálcio (profilaxia)

A dose dietética recomendada (RDA) é a ingestão diária média de todas as fontes (ou seja, dieta e suplementos) necessária para atender às necessidades nutricionais de quase todos (97 a 98%) indivíduos saudáveis.

Doses divididas de 500 mg ou menos cada:

- 19 a 50 anos: RDA de 1000 mg/dia de cálcio elementar. Máximo 2500 mg/dia
- 51 a 70 anos (homens): RDA de 1000 mg/dia de cálcio elementar. Máximo 2000 mg/dia
- 51 a 70 anos (mulheres) e >70 anos: RDA de 1200 mg/dia de cálcio elementar. Máximo 2000 mg/dia

Antiácido: sintomas como pirose e dispepsia

- 2 a 4 comprimidos mastigáveis (carbonato de cálcio 750 mg) conforme os sintomas ocorrerem
- Máximo 10 comprimidos/dia
- Não use a dosagem máxima por mais de 2 semanas

Hipocalcemia crônica: 1 a 3g de cálcio elementar ao dia em doses divididas

Osteoporose em mulheres pós-menopausa

- 1.200 mg de cálcio elementar por dia ingestão total (dieta mais suplementos)
- Em combinação com 800 a 1.000 unidades internacionais de vitamina D (dosagem de diretrizes da National Osteoporosis Foundation)

Hiperfosfatemia associada à insuficiência renal

- DRC G3 a G5: dose total de cálcio elementar de todas as fontes (ou seja, aglutinante de fosfato dietético e à base de cálcio) não deve exceder 2.000 mg/dia
- DRC G5: dose total de cálcio elementar do aglutinante de fosfato à base de cálcio não deve exceder 1.500 mg/dia

Interações medicamentosas: dolutegravir, digoxina, fenitoína, anfetamina, metanfetamina, octreotida, raltegravir, ácido mefenâmico, cetoconazol, poliestirenossulfonato de cálcio, eltrombopague

Reações adversas:

Comum

- Gastrintestinais: constipação, flatulência, abdome inchado

Sério

- Cardiovascular: infarto do miocárdio
- Renal: urolitíase
- Reprodutivo: câncer de próstata
- Outros: síndrome do leite alcalino

(continua)

carbonato de cálcio *(continuação)*

Precauções:

- Distúrbios de absorção; pode ocorrer diminuição da absorção de cálcio; formulação de citrato de cálcio recomendada
- Acloridria ou necessidade de tomar cálcio com o estômago vazio; pode ocorrer diminuição da absorção de cálcio; formulação de citrato de cálcio recomendada
- Foi relatada hipercalcemia
- Doença inflamatória intestinal; pode ocorrer diminuição da absorção de cálcio; formulação de citrato de cálcio recomendada

- Síndrome leite-álcali (ou seja, hipercalcemia, acidose metabólica, insuficiência renal) foi relatada; risco aumentado com ingestão de cálcio acima das recomendações de ingestão de nível superior do Institute of Medicine
- Deficiências de reservas minerais (isto é, ferro, magnésio, zinco); a suplementação de cálcio pode diminuir a absorção de minerais, o que pode agravar as deficiências; tomar suplemento de cálcio entre as refeições e ao deitar recomendado em pacientes de risco
- Câncer de próstata, avançado ou fatal, foi relatado em associação com ingestão de cálcio acima de 1.500 mg/dia de alimentos ou suplementos
- Absorção de cálcio reduzida pode ocorrer com a administração de carbonato de cálcio sem alimentos
- Cálculos renais foram relatados
- Insuficiência renal foi relatada risco aumentado com ingestão de cálcio acima das recomendações de ingestão de nível superior do Institute of Medicine
- Deficiência de vitamina D; diminuição da absorção de cálcio foi relatada

Contraindicações: hipercalcemia (p. ex., associada a sarcoidose, hiperparatireoidismo, hipervitaminose D, certos tipos de câncer)

carbonato de lítio

Carbolitium®; Carbolitium® CR

comp 300 mg; comp rev 450 mg

Fígado	Rim	Gestação	Lactação	60+
Sem informações	Com ajuste de dose	C	Uso criterioso	MPI? Não

Classificação terapêutica: antipsicótico

Posologia:

- Liberação prolongada – 450 mg, 1-2x/dia, aumentar conforme tolerância até 900-1.800 mg, em 2 tomadas; liberação imediata – 300 mg, 3x/dia, aumentar conforme tolerância até 900-1.800 mg, em 3-4 tomadas

Função hepática: não há informações disponíveis

Função renal: alterações progressivas ou bruscas (mesmo dentro da normalidade) e morfológicas podem ocorrer; alto risco de toxicidade do lítio; insuficiência renal com ClCr de 10-50 mL/min – administar 50-75% da dose; ClCr < 10 mL/min – administrar 25-50% da dose; hemodiálise – dialisável (50-100%), administrar dose após sessão

Ajuste de dose: pacientes geriátricos – iniciar a terapia na extremidade inferior da faixa de dosagem

Interações medicamentosas: alfentanila, linezolida, antagonistas dopamina-2 (loxapina, prometazina, tioridazina, haloperidol, clorpromazina, flufenazina, trifluoperazina, droperidol, domperidona, clozapina, pimozida, pipotiazina, penfluridol, flupentizol, zuclopentixol, sulpirida, risperidona, zotepina, tiaprida, olanzapina, sertindol, periciazina), sibutramina, indapamida, inibidores seletivos da recaptação da serotonina (fluoxetina, fluvoxamina, paroxetina, sertralina, citalopram, escitalopram, vilazodona), mazindol, metronidazol, suxametônio (succinilcolina), cisplatina, diltiazem, verapamil, carbamazepina, lactulose, ioimbina, calcitonina

Reações adversas:

- Cardiovasculares: arritmia cardíaca, bradicardia, disfunção do nó sinusal, edema, hipotensão arterial, ondas T achatadas ou invertidas (reversível), síncope
- Dermatológicas: alopecia, exacerbação de psoríase, foliculite, *rash* cutâneo, ressecamento ou afinamento dos pelos, pele cinza-azulada, úlcera dérmica
- Hematológica: leucocitose
- Neurológicas: cefaleia, coma, confusão mental, crises convulsivas, distonia, episódios de *blackout*, estupor, fadiga, fala desarticulada, inquietação, letargia, pseudotumor cerebral, retardo da função intelectual, retardo psicomotor, sedação, tiques, tontura, vertigem, reação extrapiramidal, alucinação, paladar salgado
- Musculoesqueléticas: ataxia, hiper-irritabilidade muscular, miastenia grave (rara), movimentos coreoatetoides, reflexos tendinosos profundos hiper-reativos, tremor

(continua)

carbonato de lítio *(continuação)*

- Gastrointestinais: anorexia, diarreia, edema de glândulas salivares, ganho de peso, náusea, polidipsia, paladar metálico, sialorreia, vômito, xerostomia
- Endócrinas e metabólicas: bócio eutireóideo e/ou hipotireoidismo, diabete insípido, hiperglicemia, hipertireoidismo
- Geniturinária: albuminúria, glicosúria, incontinência, oligúria, poliúria
- Oculares: escotomas passageiros, nistagmo, visão turva
- Miscelânea: frio e alteração dolorosa da cor dos quirodáctilos e pododáctilos, cárie dental
- Relatos após colocação no mercado e/ou de caso: síndrome de Brugada induzida por medicamentos

Precauções: monitorar a dose terapêutica; toxicidade do lítio pode ocorrer em doses próximas às terapêuticas; na fase maníaca aguda, a tolerância ao lítio é maior e diminui quando abrandam os sintomas maníacos; depleção de volume; ideação suicida; pode prolongar o efeito de bloqueadores neuromusculares; capacidade renal de concentração pode ser diminuída no tratamento com lítio crônico; uso concomitante de inibidores da enzima conversora da angiotensina ou diuréticos; hipotireoidismo preexistente ou de início recente; depleção de sódio

Contraindicações: alto risco de toxicidade do lítio em doenças cardiovasculares significativas; síndrome de Brugada; uso concomitante com diuréticos; alto risco de toxicidade do lítio em casos de debilitação grave, desidratação grave, depleção de sódio

carboximaltose férrica

Ferinject®

sol inj 50 mg/mL

Sem informação | Com ajuste de dose | B | Compatível | Não

Função renal: doença renal crônica não dialítica: nao é necessário ajuste de dose

Classificação terapêutica: antianêmicos simples

Posologia:

Doença renal crônica não dependente de diálise – anemia ferropriva

Anemia por deficiência de ferro, com intolerância ou resposta inadequada ao ferro oral

- ≥ 50 kg: 750 mg de ferro elementar, IV, seguido de 750 mg, IV, 1 semana após
- < 50 kg: 15 mg/kg de ferro elementar, IV, seguido de 15 mg/kg, IV, 1 semana após

O tratamento pode ser repetido se a anemia por deficiência de ferro se repetir

Administração parenteral: cada mL de carboximaltose férrica contém 50 mg de ferro elementar; o frasco de uso único de 15 mL contém 750 mg de ferro elementar e o frasco de uso único de 20 mL contém 1.000 mg de ferro elementar

Intravenoso

- Pode administrar como infusão intravenosa lenta não diluída ou por infusão
- Para administrar 750 mg por via intravenosa lenta, use uma taxa de aproximadamente 100 mg por minuto.
- Para administrar 1.000 mg por via intravenosa lenta, dê mais de 15 minutos.
- Para administrar por infusão IV, diluir até 1.000 mg de ferro em não mais que 250 mL de SN até uma concentração final não inferior a 2 mg de ferro por mL; administrar durante pelo menos 15 minutos.

Se ocorrer extravasamento, interrompa a administração da injeção de carboximaltose férrica no local do extravasamento

Quando adicionada a uma bolsa de infusão contendo NS em concentrações que variam de 2 mg a 4 mg de ferro por mL, a solução é física e quimicamente estável por 72 horas quando armazenada em temperatura ambiente; não diluir para concentrações inferiores a 2 mg de ferro/mL

Interações medicamentosas: raltegravir, sulfato de magnésio, eltrombopague

Reações adversas:

Comum

- Dermatológicas: eritema (0,3 a 3%), Rubor (0,3 a 4%), Distúrbio no local da injeção (3 a 8%).
- Metabólica endócrina: nível de fosfato diminuído (1 a 2,1%)
- Gastrointestinal: náusea (1 a 7,2%)
- Neurológica: tontura (1 a 2,1%), dor de cabeça (1 a 5%).

Sério

- Cardiovascular: hipertensão (1 a 4%), pressão arterial sistólica aumentada (6%)
- Metabólica endócrina: hipofosfatemia, sintomática (13%.)
- Imunológicas: anafilaxia (0,1%), reação de hipersensibilidade

(continua)

carboximaltose férrica *(continuação)*

Precauções:

- Cardiovascular: hipertensão foi relatada; monitoramento recomendado
- Endócrina e metabólica: foi relatada hipofosfatemia sintomática que requer intervenção; monitoramento recomendado em pacientes de risco
- Hematológica: tenha cuidado em pacientes com doença hematológica preexistente que não seja deficiência de ferro.
- Imunológicas: reações de hipersensibilidade, que podem ser graves com risco de vida ou fatais (ou seja, anafilaxia), foram relatadas; monitoramento recomendado

Contraindicações: hipersensibilidade à carboximaltose férrica ou a qualquer componente do produto

carvedilol

Coreg®

comp 3,125; 6,25; 12,5 e 25 mg

Contraindicado | Precaução | C | Uso criterioso | MPI? Não

Classificação terapêutica: bloqueador alfa e beta

Posologia:

- Hipertensão: dose inicial de 6,25 mg, 2x/dia; pode ser aumentada até 25 mg, 2x/dia, em intervalos de 1-2 semanas
- Insuficiência cardíaca (inclui disfunção sistólica pós-infarto do miocárdio): dose inicial de 3,125 mg, 2x/dia; dobrar a dose a cada 2 semanas até a tolerada pelo paciente (alvo: 25 mg, 2x/dia; máximo: < 85 kg = 25 mg, 2x/dia; > 85 kg = 50 mg, 2x/dia); insuficiência cardíaca grave: 25 mg, 2x/dia
- Controle de frequência cardíaca na fibrilação atrial: 3,125 mg até 25 mg, 2x/dia

Função hepática: pode ocorrer aumento das transaminases; insuficiência hepática – iniciar com 20% da dose recomendada; insuficiência hepática grave – uso contraindicado

Função renal: pode ocorrer aumento de creatinina (3%), função renal anormal, albuminúria, glicosúria e insuficiência renal – reduzir a dose ou interromper a terapia (uso com precaução); hemodiálise – ajuste de dose não é necessário

Interações medicamentosas: epinefrina, diltiazem, verapamil, amiodarona, bloqueadores alfa-1 adrenérgicos (fentolamina, prazosina, terazosina, doxazosina, alfuzosina, tansulosina), anti-inflamatórios não esteroidais (ácido acetilsalicílico, naproxeno, fenilbutazona, ácido mefenâmico, fenoprofeno, ibuprofeno, indometacina, piroxicam, diclofenaco, cetoprofeno, flurbiprofeno, cetorolaco, tenoxicam, etofenamato, dipirona, nimesulida, lornoxicam, acemetacina, propifenazona, meloxicam, celecoxibe, proglumetacina, rofecoxibe, dexcetoprofeno, parecoxibe, valdecoxibe, etoricoxibe, nepafenaco, loxoprofeno, lumiracoxibe, ácido tolfenâmico, nimesulida, ácido flufenâmico), cimetidina, rifampicina, erva-de-são-joão, dobutamina, antidiabéticos (insulina humana regular, insulina humana isofana [NPH], insulina glargina, clorpropamida, glibenclamida, glipizida, metformina, acarbose, insulina lispro, repaglinida, rosiglitazona, pioglitazona, insulina asparte, insulina glulisina, exenatida, insulina detemir, sitagliptina, saxagliptina, liraglutida, linagliptina, vildagliptina, alogliptina, insulina degludeca, canagliflozina, lixisenatida, dapagliflozina, albiglutida, empagliflozina, dulaglutida, glimepirida, nateglinida)

Reações adversas:

- Cardiovasculares: hipotensão arterial (9-20%), bradicardia (2-10%), síncope (3-8%), edema periférico (1-7%), edema generalizado (5-6%), angina (2-6%), edema gravitacional (4%), bloqueio atrioventricular (3%), hipertensão arterial (3%), hipotensão postural (2%), palpitação
- Hematológicas: trombocitopenia (1-2%), diminuição de protrombina, púrpura
- Neurológicas: tontura (2-32%), fadiga (4-24%), cefaleia (5-8%), febre (3%), sonolência (2%), insônia (2%), mal-estar, hipoestesia, vertigem, parestesia (1%)
- Respiratórias: tosse (5%), nasofaringite (4%), rinite (2%), congestão nasal (1%)
- Musculoesqueléticas: fraqueza (11%), dorsalgia, lombalgia (2-7%), artralgia (6%), mialgia (3%), cãibras musculares
- Gastrointestinais: diarreia (1-12%), náusea (2-9%), vômito (6%), melena, periodontite, perda de peso
- Endócrinas e metabólicas: ganho de peso (10-12%), hiperglicemia (5-12%), aumento da fosfatase alcalina, gota (6%), hipercolesterolemia (4%), desidratação (2%), hiperpotassemia (3%), hipervolemia (2%), hipertrigliceridemia (1%), hiperuricemia, hipoglicemia, hiponatremia
- Geniturinárias: hematúria (3%), impotência
- Oculares: turvamento da visão (3-5%), lacrimejamento

(continua)

carvedilol *(continuação)*

- Miscelânea: alergia, morte súbita

Precauções: retirada abrupta na doença arterial coronariana pode agravar a angina, causar infarto do miocárdio ou arritmias ventriculares; pacientes com reações anafiláticas graves podem ser mais reativos à reexposição durante a terapia ou não responder às doses usuais de epinefrina; terapia betabloqueadora crônica pode prejudicar estímulos adrenérgicos reflexos durante anestesia e cirurgia de grande porte, mas não deve ser interrompida rotineiramente; paciente com doença broncoespástica ativa não deve receber betabloqueadores e ajuste da dose é recomendado; pode ocorrer insuficiência cardíaca, mesmo em pacientes sem histórico dessa condição, e suspensão do medicamento pode ser necessária; em pacientes com insuficiência cardíaca congestiva, há potencial de maior depressão da contratilidade miocárdica e piora da insuficiência cardíaca; em pacientes com DM, há possibilidade de mascarar sintomas de hipoglicemia, como taquicardia; em hipertireoidismo, os sintomas podem ser mascarados (p. ex., taquicardia) e a retirada abrupta pode precipitar a doença; doença vascular periférica pode ser agravada; em casos de feocromocitoma sem tratamento, evitar o uso; na cirurgia de catarata, há risco de síndrome de íris flácida intraoperatória; por isso, modificação da técnica cirúrgica pode ser necessária

Contraindicações: bloqueio atrioventricular de 2º grau Mobitz II ou 3º grau; bradicardia grave; broncoespasmo ativo; choque cardiogênico; insuficiência cardíaca descompensada; arritmia sinusal; em uso de inotrópico EV

caspofungina

Cancidas®

pó sol inj 50 e 70 mg

Precaução | Sem ajuste de dose | C | Uso criterioso | MPI? Não

Classificação terapêutica: antimicótico para uso sistêmico

Posologia:

- Aspergilose invasiva: 70 mg, EV, 1x/dia no 1º dia, seguidos de 50 mg, EV, 1x/dia, por no mínimo 6-12 semanas
- Candidemia: 70 mg, EV, 1x/dia no 1º dia, seguidos de 50 mg, EV, 1x/dia, por pelo menos 14 dias após a última cultura positiva ou por mais tempo se houver neutropenia
- Candidíase esofágica: 50 mg, EV, 1x/dia, por 7-14 dias após resolução dos sintomas

Função hepática: podem ocorrer aumento da fosfatase alcalina sérica (9-22%), aumento de transaminases (2-18%), aumento de bilirrubinas (5-13%), uso com precaução quando houver redução de albumina (7%); insuficiência hepática moderada (Child-Pugh 7-9) – a dose EV de 70 mg deve ser administrada no 1º dia, quando uma dose de ataque for recomendada, seguida de 35 mg, EV, 1x/dia; insuficiência hepática grave – não há informações disponíveis

Função renal: podem ocorrer aumento de creatinina sérica (3-11%), aumento de eritrócitos urinários (10%), nefrotoxicidade (13%) e aumento do nitrogênio da ureia sanguínea (4-9%); insuficiência renal – ajuste de dose não é necessário; hemodiálise – não é necessária dose suplementar

Ajuste de dose: uso concomitante com rifampicina, carbamazepina, dexametasona, efavirenz, nevirapina ou fenitoína, 70 mg, EV, 1x/dia é recomendado

Administração parenteral (compatível – SF e solução de Ringer lactato): reconstituir o pó solúvel injetável em 10 mL de AD ou água bacteriostática; diluir a solução reconstituída em ≤ 250 mL de solução compatível (a concentração final não deve exceder 0,5 mg/mL); administrar infusão lenta no decorrer de 1 h
Obs.: não diluir em soluções contendo outros medicamentos ou glicose; estabilidade de 24 h em TA ou 48 h em REF

Interações medicamentosas: ciclosporina, tacrolimo, rifampicina, fenitoína, efavirenz, dexametasona, nevirapina, carbamazepina

Reações adversas:

- Cardiovasculares: hipotensão arterial (6-20%), edema periférico (6-11%), taquicardia (4-11%), hipertensão arterial (crianças: 9-10%), edema (3-4%)
- Dermatológicas: erupção cutânea (4-23%), eritema (4-9%), prurido (5-7%)
- Hematológicas: redução da Hb (5-21%), redução de Ht (13-18%), redução de leucócitos (12%), anemia (2-11%)
- Neurológicas: febre (13-30%), calafrios (8-23%), cefaleia (5-15%)
- Respiratórias: insuficiência respiratória (6-20%), tosse (6-11%), pneumonia (4-11%), derrame pleural (9%), dispneia (9%), angústia respiratória (crianças: < 8%), estertores (7%), taquipneia (1%)

(continua)

caspofungina *(continuação)*

- Musculoesqueléticas: dorsalgia e/ou lombalgia (crianças: < 4%)
- Gastrointestinais: diarreia (7-27%), vômito (7-17%), náusea (4-15%), inflamação de mucosas (4-10%), dor abdominal (4-9%)
- Endócrinas e metabólicas: hipopotassemia (5-23%), hipomagnesemia (7%), hiperglicemia (6%), hiperpotassemia (3%)
- Locais: flebite e tromboflebite (18%), infecção (cateter central: 1-9%)
- Miscelânea: reações à infusão (20-35%), choque séptico (11-14%)

Precauções: anafilaxia pode ocorrer – interromper o uso; reações adversas mediadas pela histamina (p. ex., erupções cutâneas, inchaço facial, angioedema, prurido, sensação de calor, broncoespasmo) foram relatadas; suspensão pode ser necessária

cefadroxila

Dacefa®, Cefanaxil®, Cedroxil®, Cefamox®, Neo cefadril®

cap dura 500 mg, po susp 50 e 100 mg/mL

Sem informação | Com ajuste de dose | B | Uso criterioso | Não

Função renal:

- ClCr > 50 mL/min: Sem necessidade de ajuste
- ClCr = 25 a 50 mL/min: 1 g seguido de 500 mg 12/12h
- ClCr = 10 a 25 mL/min: 1 g seguido de 500 mg 1x/dia
- ClCr < 10 mL/min: 1 g seguido de 500 mg a cada 36 horas

Classificação terapêutica: antibacteriano

Posologia:

Faringoamigdalite estreptocócica beta-hemolítico: 1 g, 1x/dia, ou 500 mg, 12/12h, por 10 dias
Infecção não complicada do trato urinário inferior: 1 ou 2 g, 1x/dia, ou divididos em 12/12h
Infecções complicadas do trato urinário: 1 g, 12/12h, por 7-10 dias

Interações medicamentosas: varfarina, vacina cólera, medroxiprogesterona, estradiol, levonorgestrel, noretindorna, dienogeste, drospirenona, norelgestromina, desogestrel, norgestrel, norgestimato, etinilestradiol, etonogestrel

Reações adversas:

Sério

- Dermatológicas: eritema multiforme, síndrome de Stevens-Johnson
- Gastrointestinal: diarreia por Clostridioides difficile
- Hematológica: trombocitopenia
- Hepática: insuficiência hepática
- Imunológicos: anafilaxia, reação de hipersensibilidade

Precauções:

- Doença gastrointestinal, história (particularmente colite)
- Hipersensibilidade às penicilinas, história; pode ocorrer hipersensibilidade cruzada entre antibióticos beta-lactâmicos
- Insuficiência renal, conhecida ou suspeita (ClCr < 50 mL/min); Recomenda-se monitoramento e ajuste de dose

Contraindicações:

- Hipersensibilidade às cefalosporinas
- Usar com cautela a administração de Cefadroxila na gestação e lactação

cefalexina

Keflex®,

drg 500 e 1.000 mg; susp 250 mg/5 mL e 500 mg/5 mL, pó prep extemp 10 mg/mL (gotas)

Precaução | Com ajuste de dose | B | Compatível | MPI? Não

Classificação terapêutica: cefalosporina de primeira geração

Posologia:

Infecções bacterianas: 250-1.000 mg, a cada 6 h (máximo: 4 g/dia)

(continua)

cefalexina *(continuação)*

Função hepática: podem ocorrer aumento de AST/ALT, hepatite passageira (rara), icterícia colestática (rara); não há informações disponíveis sobre indicação de ajuste de dose

Função renal: pode ocorrer nefrite intersticial (rara); ClCr 30-59 mL/min – não é necessário ajuste de dose, mas não exceder 1.000 mg/dia; ClCr 15-29 mL/min – 250 mg, a cada 8-12 h; ClCr 5-14 mL/min – 250 mg, a cada 24 h; ClCr 1-4 mL/min – 250 mg, a cada 48-60 h; hemodiálise e diálise peritoneal – 250-500 mg, a cada 12-24 h; administrar a dose após a sessão; é moderadamente dialisável (20-50%)

Interações medicamentosas: varfarina, colestiramina, vacina febre tifoide lixisenatida

Reações adversas:
- Dermatológicas: angioedema, eritema multiforme (raro), erupção cutânea, necrólise epidérmica tóxica (rara), síndrome de Stevens-Johnson (rara), urticária
- Hematológicas: anemia hemolítica, eosinofilia, neutropenia, trombocitopenia
- Neurológicas: agitação, alucinações, cefaleia, confusão mental, fadiga, tontura
- Musculoesqueléticas: artralgia, artrite
- Gastrointestinais: colite pseudomembranosa, diarreia, dispepsia, dor abdominal, gastrite, náusea (rara), vômito (raro)
- Geniturinárias: monilíase genital, prurido genital, secreção vaginal, vaginite
- Miscelânea: anafilaxia, reações alérgicas

Precauções: queda na atividade de protrombina pode ocorrer; aumento do risco para pacientes com insuficiência hepática/renal, estado nutricional comprometido, previamente estabilizados com terapêutica anticoagulante e aqueles que receberam terapia antimicrobiana prolongada; histórico de convulsões; uso prolongado pode desencadear infecções secundárias por *Clostridium difficile* e colite pseudomembranosa; histórico de doença gastrointestinal (particularmente colite); quando houver histórico de hipersensibilidade às penicilinas, pode ocorrer hipersensibilidade cruzada entre os antibióticos betalactâmicos

cefalotina

Keflin® neutro

pó liof sol inj 1 g

Sem informações | Com ajuste de dose | B | Compatível | MPI? Não

Classificação terapêutica: cefalosporina de primeira geração

Posologia:
- Infecções bacterianas: 1-2 g, a cada 6-8 h
- Profilaxia cirúrgica (EV): antes da cirurgia – 2 g, 30-60 min antes do início; durante (procedimentos com duração ≥ 2 h) – 2 g; após uma cirurgia – 2 g, a cada 6 h, por 48 h

Função hepática: pode ocorrer elevação transitória em AST e na fosfatase alcalina; não há informações disponíveis sobre necessidade de ajuste de dose

Função renal: pode ocorrer diminuição do ClCr, particularmente em pacientes que já apresentaram insuficiência renal; insuficiência renal – dose inicial de 1-2 g, EV; ClCr 50-80 mL/min – até 2 g, a cada 6 h; ClCr 25-50 mL/min – até 1,5 g, a cada 6 h; ClCr 10-25 mL/min – até 1 g, a cada 6 h; ClCr 2-10 mL/min – até 500 mg, a cada 6 h; ClCr < 2 mL/min – até 500 mg, a cada 8 h

Administração parenteral (compatível – SF e SG5%): reconstituir no próprio diluente – 5 mL para IM e 10 mL para EV; diluir a solução EV em 50-100 mL de solução compatível e infundir em 30 min
Obs.: estabilidade de 12 h em TA ou 96 h em REF

Interações medicamentosas: varfarina

Reações adversas:
- Hematológicas: neutropenia, trombocitopenia, anemia hemolítica, positividade no teste de Coombs direto
- Miscelânea: em casos de hipersensibilidade, podem ocorrer erupções cutâneas maculopapulares, urticária, reações semelhantes às da doença do soro e anafilaxia; eosinofilia e febre medicamentosa foram observadas associadas a outras reações alérgicas (há maior probabilidade de essas reações ocorrerem para pacientes com histórico de alergia, particularmente à penicilina); podem aparecer sintomas de colite pseudomembranosa durante ou após o tratamento; diarreia, náusea e vômito são relatados raramente
- Locais: dor, induração, sensibilidade e elevação da temperatura têm sido relatadas após injeções IM repetidas; tromboflebite, geralmente associada a doses diárias > 6 g, administradas por infusão contínua por > 3 dias

(continua)

cefalotina *(continuação)*

Precauções: hipersensibilidade às penicilinas; histórico de doenças gastrointestinais, particularmente colite

cefazolina

Kefazol®

pó liof sol inj 1 g

Sem informações | Com ajuste de dose | B | Compatível | MPI? Não

Classificação terapêutica: cefalosporina de primeira geração

Posologia:
- Infecções bacterianas: 250-1.500 mg, a cada 6-12 h, usualmente, a cada 8 h (máximo: 12 g/dia)

Função hepática: podem ocorrer aumento de transaminases e hepatite; não há informações disponíveis sobre ajuste de dose

Função renal: podem ocorrer aumento de creatinina sérica e insuficiência renal; insuficiência renal com ClCr > 55 mL/min – dose e intervalo usuais; ClCr de 35-54 mL/min – dose habitual a cada 8 h; ClCr de 11-34 mL/min – metade da dose habitual a cada 12 h; ClCr ≤ 10 mL/min – metade da dose habitual a cada 18-24 h; hemodiálise – 500-1.000 mg, a cada 24 h, ou 1-2 g, a cada 48-72 h; administrar após a sessão (dialisável 20-50%)

Administração parenteral (compatível – SF, SG5% e SG5% em NaCl a 0,2, 0,45 e 0,9%, soluções de Ringer e de Ringer lactato): reconstituir 500 mg em 2 mL e 1.000 mg em 2,5 mL com AD ou água bacteriostática; EV – injeção direta, diluir a solução em 5-10 mL de AD e administrar lentamente (3-5 min); infusão contínua ou intermitente – diluir em 50-100 mL de diluente compatível (estabilidade de 12 h em TA ou 96 h em REF); IM – apresentação de 1.000 mg, reconstituir em 2,5 mL de sol de lidocaína 0,5%

Interações medicamentosas: varfarina

Reações adversas:
- Dermatológicas: erupção cutânea, prurido, síndrome de Stevens-Johnson
- Hematológicas: eosinofilia, leucopenia, neutropenia, trombocitopenia, trombocitose
- Neurológicas: febre, crise convulsiva
- Gastrointestinais: anorexia, candidíase oral, cólicas abdominais, colite pseudomembranosa, diarreia, náusea, vômito
- Geniturinária: vaginite
- Locais: dor no local da injeção, flebite
- Miscelânea: anafilaxia
- Reações relatadas com outras cefalosporinas: anemia aplástica, anemia hemolítica, colestase, dor abdominal, eosinofilia, hemorragia, necrólise epidérmica tóxica, nefropatia tóxica, pancitopenia, prolongamento do TP, superinfecção; crianças de 2 meses-16 anos – terapia empírica de neutropenia febril, infecções cutâneas e de tecidos moles não complicadas, pneumonia e ITU não complicadas ou complicadas, inclusive pielonefrite

Precauções: histórico de doença gastrointestinal, particularmente colite; pacientes com insuficiência renal ou hepática, estado nutricional ruim, que receberam curso prolongado de terapia antimicrobiana e aqueles previamente estabilizados com terapêutica anticoagulante correm o risco de queda da atividade de protrombina associada à cefazolina; histórico de crise convulsiva; pode aumentar o efeito de fenitoína e antagonistas da vitamina K; evitar uso concomitante com BCG intravesical

cefepima

Maxcef®

pó sol inj 500 mg, 1 e 2 g

Sem informações | Com ajuste de dose | B | Compatível | MPI? Não

Classificação terapêutica: cefalosporina de quarta geração

Posologia:
- Infecções bacterianas: EV – 1-2 g, a cada 8-12 h; IM – 0,5-1 g, a cada 12 h

(continua)

cefepima *(continuação)*

Função hepática: podem ocorrer aumento de ALT (3%), aumento de AST (2%), TTP anormal (2%), TP anormal (1%); não é necessário ajuste de dose

Função renal: ClCr de 30-60 mL/min – dose inicial habitual e ajustar a dose de manutenção (para recomendação de 500 mg, a cada 12 h, administrar 500 mg, a cada 24 h; para recomendação de 1 g, a cada 12 h, administrar 1 g, a cada 24 h; para recomendação de 2 g, a cada 12 h, administrar 2 g, a cada 24 h; para recomendação de 2 g, a cada 8 h, administrar 2 g, a cada 12 h); ClCr de 11-29 mL/min – dose inicial habitual e ajustar a dose de manutenção (para recomendação de 500 mg, a cada 12 h, administrar 500 mg, a cada 24 h; para recomendação de 1 g, a cada 12 h, administrar 500 mg, a cada 24 h; para recomendação de 2 g, a cada 12 h, administrar 1 g, a cada 24 h; para recomendação de 2 g, a cada 8 h, administrar 2 g, a cada 24 h); ClCr < 11 mL/min e não submetidos à hemodiálise – dose inicial habitual e ajustar a dose de manutenção (para recomendação de 500 mg, a cada 12 h, administrar 250 mg, a cada 24 h; para recomendação de 1 g, a cada 12 h, administrar 250 mg, a cada 24 h; para recomendação de 2 g, a cada 12 h, administrar 500 mg, a cada 24 h; para recomendação de 2 g, a cada 8 h, administrar 1 g, a cada 24 h); hemodiálise – 1 g, no 1º dia, seguido por 500 mg, a cada 24 h, para o tratamento de todas as infecções, com exceção da neutropenia febril (nesse caso, 1 g, a cada 24 h), e administrar depois da hemodiálise em dias de sessão e, no mesmo tempo, a cada dia; diálise peritoneal – dose recomendada a cada 48 h

Administração parenteral (compatível – AD, SF e SG5%): IM – reconstituir 500 ou 1.000 mg em 1,3 ou 2,4 mL de AD, SF, SG5%, água bacteriostática ou solução de lidocaína a 1%, respectivamente, e administrar injeção IM profunda em região com grande massa muscular; EV – reconstituir 1.000 ou 2.000 mg em 10 mL de solução compatível, podendo-se aplicar a solução reconstituída por injeção direta lenta (3-5 min) ou diluir em quantidade suficiente para infundir em 30 min
Obs.: estabilidade de 24 h em TA e de 7 dias em REF

Interações medicamentosas: varfarina

Reações adversas:
- Dermatológicas: erupção cutânea (1-4%), prurido (1%)
- Hematológicas: teste de Coombs positivo sem hemólise (16%), eosinofilia (2%)
- Neurológicas: cefaleia (1%), febre (1%)
- Gastrointestinais: diarreia (≤ 3%), náusea (≤ 2%), vômito (≤ 1%)
- Endócrina e metabólica: hipofosfatemia (3%)
- Locais: inflamação, flebite e dor (1%)

Precauções: usar com cuidado em pacientes com histórico de alergia à penicilina, especialmente reações mediadas por IgE; pacientes com histórico de crises convulsivas; evitar o uso concomitante com BCG intravesical; o uso prolongado pode acarretar superinfecção fúngica ou bacteriana, incluindo diarreia por *Clostridium difficile* e colite pseudomembranosa; pode estar associada ao aumento do INR, especialmente pacientes com deficiências nutricionais, tratamento prolongado, hepatopatia ou nefropatia

Contraindicações: hipersensibilidade a outras cefalosporinas, penicilinas ou outros betalactâmicos

cefotaxima

Claforan®

pó sol inj 1.000 mg

Sem informações | Com ajuste de dose | B | Compatível | MPI? Não; 60+

Classificação terapêutica: cefalosporina de terceira geração

Posologia:
- Infecções bacterianas moderadas a graves: 1-2 g, a cada 8-12 h

Função hepática: não há informações disponíveis

Função renal: insuficiência renal com ClCr de 10-50 mL/min – administrar a cada 6-12 h; ClCr < 10 mL/min – administrar a cada 24 h ou reduzir dose em 50%; suplementar 1 g após hemodiálise

Administração parenteral (compatível – SF, SG5%, SG10%, SG5% em NaCl a 0,2, 0,45 e 0,9%): IM – reconstituir 500 e 1.000 mg em 2 e 3 mL de AD ou água bacteriostática e administrar profundamente; EV – reconstituir o pó em 10 mL de AD ou água bacteriostática e administrar injeção lenta (3-5 min), ou diluir e aplicar por infusão entre 20-30 min
Obs.: estabilidade de 24 h em TA ou 5 dias em REF

Interações medicamentosas: varfarina, probenecida

Reações adversas:
- Dermatológicas: 1-10% – erupção cutânea, prurido
- Gastrointestinais: 1-10% – colite, diarreia, náusea, vômito
- Local: 1-10% – dor no local da injeção; inflamação no local da injeção
- Reações relatadas com outras cefalosporinas: agranulocitose, anemia aplástica, anemia hemolítica, colestase, crises convulsivas, disfunção renal, hemorragia, nefropatia tóxica, pancitopenia, superinfecção

Precauções: administração por cateter venoso central resultou em arritmias – utilizar conforme via recomendada; pode induzir resultado positivo no teste de Coombs; duração do tratamento > 10 dias pode resultar em granulocitopenia e/ou agranulocitose – recomenda-se monitoração; extravasamento (extenso perivascular) pode provocar danos aos tecidos, incluindo a necessidade de intervenção cirúrgica – seguir recomendações da correta administração; histórico de doença gastroinestinal, especialmente colite; hipersensibilidade às penicilinas anteriores, a outros medicamentos ou outra alergia demonstrada; aumento do risco de reação alérgica incluindo reações graves, que requerem intervenção médica

cefoxitina

Mefoxin®

pó liof sol inj 1 g

Sem informações | Com ajuste de dose | B | Compatível | MPI? Não; 60+

Classificação terapêutica: cefalosporina de segunda geração

Posologia:
- Infecções bacterianas: 1-2 g, a cada 6-8 h (máximo: 12 g/dia)

Função hepática: não há informações disponíveis

Função renal: insuficiência renal – dose inicial de 1-2 g, EV; ClCr de 30-50 mL/min – 1-2 g, a cada 8-12 h; ClCr de 10-29 mL/min – 1-2 g, a cada 12-24 h; ClCr de 5-9 mL/min – 0,5-1 g, a cada 12-24 h; ClCr < 5 mL/min – 0,5-1 g, a cada 24-48 h; suplementar 1 g após hemodiálise

Administração parenteral (compatível – SF, SG5%, SG5% em NaCl a 0,2, 0,45 e 0,9%, soluções de Ringer e de Ringer lactato): IM – reconstituir 1 g em 2 mL de solução de lidocaína a 0,5% ou AD; EV – reconstituir 1 g em 10 mL e 2 g em 10 ou 20 mL de solução compatível, podendo ser aplicado por inj direta lenta (3-5 min) ou diluído em 50-100 mL de diluente e infundido por 10-60 min
Obs.: estabilidade de 24 h em TA; estabilidade da solução reconstituída de 7 dias em REF e da diluída, de 48 h em REF

Interações medicamentosas: sem interações conforme a base de dados Micromedex

Reações adversas:
- Gastrointestinal: 1-10% – diarreia

Precauções: hipersensibilidade às penicilinas; histórico de doenças gastrointestinais, particularmente colite; débito urinário reduzido em decorrência de insuficiência renal, transitória ou persistente; pode resultar em concentrações séricas elevadas e prolongadas de antibióticos – considerar redução da dose; histórico de crises convulsivas; idosos; uso prolongado pode acarretar superinfecção fúngica ou bacteriana, incluindo diarreia por *Clostridium difficile* e colite pseudomembranosa

ceftarolina (ceftarolina fosamila)

Zinforo®

po sol infus 600 mg

Sem informação | Com ajuste de dose | B | Uso criterioso | Não; 60+

- CrCl > 50 mL: Sem necessidade de ajuste
- CrCl = 31 a 50 mL/min: 400 mg, IV, 12/12h
- CrCl = 15 a 30 mL/min: 300 mg, IV, 12/12h
- CrCl < 15 mL/min e diálise (hemodiálise ou peritoneal): 200 mg, IV, 12/12h

Classificação terapêutica: cefalosporinas

Posologia:
- Infecções complicadas de pele e tecidos moles causadas por isolados sensíveis de *Staphylococcus aureus* (incluindo MRSA), *Streptococcus pyogenes,*

(continua)

ceftarolina (ceftarolina fosamila) *(continuação)*

Streptococcus agalactiae, Streptococcus anginosus (inclui *S. anginosus, S. intermedius* e *S. constellatus*), *Streptococcus dysgalactiae, Escherichia coli, Klebsiella pneumoniae, Klebsiella oxytoca e Morganella morganii*: 600 mg, IV, 12/12h, infusão em 60 minutos, por 5-14 dias

- Pneumonia adquirida na comunidade causada por isolados sensíveis de *Streptococcus pneumoniae* (incluindo casos com bacteriemia concomitante), *Staphylococcus aureus* (apenas cepas sensíveis à meticilina), *Escherichia coli, Haemophilus influenzae, Haemophilus parainfluenzae e Klebsiella pneumoniae*: 600 mg, IV, 12/12h, infusão em 60 minutos, por 5-7 dias

Administração parenteral:

- A solução diluída (frasco ou bolsa de infusão) deve ser administrada em até 6 horas quando mantida em temperatura ambiente de 25°C. Esta solução pode ser armazenada por até 12 horas entre 2 e 8°C. No entanto, 1x removida da refrigeração, a solução diluída deverá ser utilizada em até 6 horas.
- Cada frasco é para uma única utilização. O limite máximo diário é de 1.800 mg.
- Deve ser usado por infusão intravenosa, e outra via de administração não é recomendada.

- **Interações medicamentosas:**

Não foram realizados estudos clínicos de interação medicamentosa com ceftarolina

Reações adversas: cefaleia, tontura, flebite, diarreia, naúsea, vômito, dor abdominal, aumento de transaminase, *rash*, prurido, reações no local da infusão (eritema, flebite, dor, pirexia), teste de Coombs direto positivo

Precauções: para prevenir o desenvolvimento de bactérias resistentes, este medicamento deverá ser usado somente para o tratamento ou prevenção de infecções causadas, ou fortemente suspeitas de serem causadas por microrganismos sensíveis a este medicamento.

Contraindicações:

- Hipersensibilidade ao princípio ativo ou a qualquer um dos excipientes.
- Hipersensibilidade à classe de antibacterianos cefalosporínicos.
- Hipersensibilidade imediata ou intensa (p. ex., choque anafilático) a qualquer outro tipo de agente antibacteriano beta-lactâmico (p. ex., penicilinas ou carbapenêmicos).

ceftazidima

Fortaz®

pó liof sol inj 1 e 2 g

Sem informações	Com ajuste de dose	B	Compatível	MPI? Não

Classificação terapêutica: cefalosporina de terceira geração

Posologia:

- Infecções bacterianas: 2 g, IM ou EV, a cada 8 h (0,5-2 g, a cada 8-12 h)

Função hepática: pode ocorrer aumento de transaminases; não há informações disponíveis sobre ajuste de dose

Função renal: insuficiência renal – dose inicial de 1 g, EV; ClCr de 31-50 mL/min – 1 g, a cada 12 h; ClCr de 16-30 mL/min – 1 g, a cada 24 h; ClCr de 6-15 mL/min – 0,5 g, a cada 24 h; ClCr < 5 mL/min – 0,5 g, a cada 48 h; hemodiálise – dose inicial de 1 g de carga seguida de 1 g após cada período de hemodiálise; diálise peritoneal – dose inicial de
1 g, EV, seguida de 0,5 g, EV, a cada 24 h, ou adicionar 250 mg para 2 L de líquido de diálise, nos casos de infecções graves, considerar aumento das doses ajustadas em 50%

Administração parenteral (compatível – SF, SG5%, SG10%, SG5% em NaCl a 0,2, 0,45 e 0,9%, soluções de Ringer e de Ringer lactato): IM – reconstituir 1 g em 3 mL de AD, água bacteriostática ou solução de lidocaína a 0,5-1% e administrar IM profunda; EV – reconstituir 1-2 g de pó em 10 mL, administrar inj direta lenta (3-5 min) ou diluir para infusão intermitente por 15-30 min

Obs.: estabilidade de 24 h em TA para soluções reconstituídas; estabilidade de 18 h em TA e de 7 dias em REF para soluções diluídas; não misturar aminoglicosídeos na mesma bolsa

Interações medicamentosas: cloranfenicol, varfarina

Reação adversa:

- Gastrointestinal: 1-10% – diarreia
- Cardiovascular: flebite (1%)

(continua)

ceftazidima *(continuação)*

- Hematológicas: eosinofilia (8%), positividade no teste de Coombs (4%), trombocitemia (2%)
- Local: dor ou inflamação local da injeção

Precauções: usar com cuidado em pacientes com histórico de alergia à penicilina, especialmente reações mediadas por IgE; o uso prolongado pode acarretar superinfecção fúngica ou bacteriana, incluindo diarreia por *Clostridium difficile* e colite pseudomembranosa; níveis elevados de ceftazidima em pacientes com insuficiência renal podem resultar em convulsão, encefalopatia, coma, mioclonia, excitabilidade neuromuscular e asteríxis; pode estar associada ao aumento do INR, especialmente pacientes com deficiências nutricionais, tratamento prolongado, hepatopatia ou nefropatia

ceftazidima + avibactam

Torgena®

po sol infus 2000 mg + 500 mg

Sem ajuste de dose	Com ajuste de dose	B	Uso criterioso	60+ Não

Função renal:

- CrCl estimado 31 a 50 mL/min: 1,25 g IV a cada 8 horas
- CrCl estimado 16 a 30 mL/min: 0,94 g IV a cada 12 horas
- CrCl estimado 6 a 15 mL/min: 0,94 g IV a cada 24 horas
- CrCl estimado até 5 mL/min: 0,94 g IV a cada 48 horas

Classificação terapêutica: antibacterianos para uso sistêmico

Posologia:

- Infecção intra-abdominal complicada (em combinação com metronidazol)
- Infecção de trato urinário complicada, incluindo pielonefrite
- Pneumonia adquirida no hospital (PAH), incluindo pneumonia associada à ventilação mecânica (PAV)
- 2,5 g 8/8h, IV, infusão em 2 horas

Administração parenteral:

- O pó deve ser reconstituído com água para injeção e a solução resultante deve ser diluída imediatamente antes do uso. A solução reconstituída é uma solução amarela pálida livre de qualquer partícula.
- A solução reconstituída deve ser ainda mais diluída para produzir a solução para infusão. Diluir a solução reconstituída para uma concentração de ceftazidima de 8-40 mg/mL, com base nas necessidades de volume do paciente.

Interações medicamentosas: probenecida, picossulfato de sódio, cloranfenicol, aminoglicosídeos, inibidores de *checkpont*, varfarina

Reações adversas:

- Gastrointestinais: vômito, náusea, diarreia, dor abdominal. aumento de alanina aminotransferase, aumento de aspartato aminotransferase, aumento da fosfatase alcalina no sangue, aumento da gama glutamil transferase, aumento de desidrogenase láctica no sangue, disgeusia
- Renais: lesão renal aguda, nefrite túbulointersticial
- Dermatológicas: urticária, prurido, erupção cutânea maculopapular, necrólise epidérmica tóxica, angioedema, síndrome de Stevens Johnson, reação a medicamentos com eosinofilia e sintomas sistêmicos (DRESS), eritema multiforme
- Locais: trombose no local da infusão, flebite no local da infusão, pirexia
- Hematológicas: teste de Coombs direto positivo, eosinofilia, trombocitose, trombocitopenia, neutropenia, leucopenia, linfocitose
- Infecciosas: candidíase (incluindo candidíase vulvovaginal e candidíase oral), colite pseudomembranosa
- Neurológicas: tontura, dor de cabeça, parestesia

Precauções:

- Uso concomitante: não é recomendado o uso com probenecida
- Gastrointestinal: foi relatada diarreia associada ao *Clostridium difficile*, variando de diarreia leve a colite fatal, que pode ocorrer mais de 2 meses após a administração; interrompa o uso se houver suspeita ou confirmação
- Imunológicas: reações anafiláticas graves e às vezes fatais e reações cutâneas graves foram relatadas com o uso de drogas antibacterianas beta-lactâmicas; descontinuar se ocorrer reação alérgica
- Imunológica: tenha cuidado com alergia à penicilina ou outros medicamentos antibacterianos beta-lactâmicos, pois pode ocorrer reação de sensibilidade cruzada; descontinuar se ocorrer reação alérgica

(continua)

ceftazidima + avibactam *(continuação)*

- Imunológica: bactérias resistentes a medicamentos podem se desenvolver quando prescritas na ausência de infecção bacteriana
- Interações de testes de laboratório: Reações falso-positivas para glicose na urina são possíveis com certos testes; testes de glicose usando reações enzimáticas de glicose oxidase são recomendados
- Neurológicas: foram relatadas reações do SNC, incluindo convulsões, estado de mal epiléptico não convulsivo, encefalopatia e coma, especialmente em pacientes com insuficiência renal; ajuste de dose pode ser necessário
- Renal: resposta clínica diminuída e risco aumentado de toxicidade podem ocorrer na insuficiência renal (CrCL de 50 mL/min ou menos); monitoramento recomendado e ajustes de dosagem necessários

Contraindicações: alergia aos princípios ativos ou a qualquer um dos excipientes, alergia às cefalosporinas, alergia a qualquer outro tipo de agente antibacteriano beta-lactâmico (p. ex., penicilinas, monobactâmicos ou carbapenêmicos)

ceftriaxona

Rocefin®

pó sol inj IM 250, 500 e 1.000 mg; pó sol inj EV 500 e 1.000 mg

Sem ajuste de dose | Sem ajuste de dose | B | Compatível | 60+ MPI? Não

Classificação terapêutica: cefalosporina de terceira geração

Posologia:

- Dose usual para infecções bacterianas: 1-2 g, EV ou IM, a cada 12-24 h
- Meningite bacteriana: 2 g, EV, a cada 12 h

Função hepática: pode ocorrer aumento de transaminases (1-10%); ajuste de dose é necessário quando houver insuficiência hepática e insuficiência renal associadas, nesse caso, não exceder 2 g/dia

Função renal: insuficiência renal com ClCr < 10 mL/min – a dose não deve ser > 2 g/dia; ajuste de dose é necessário quando houver insuficiências hepática e renal associadas

Administração parenteral (compatível – SF, SG5% e SG10%): IM – reconstituir 250, 500 e 1.000 mg em 0,9, 1,8 e 3,6 mL, respectivamente, de diluente compatível e administrar por injeção IM profunda; EV – reconstituir 250, 500 e 1.000 mg com 2,4, 4,8 e 9,6 mL de diluente compatível, podendo-se aplicar por inj direta lenta (2-4 min) ou diluir até a concentração de 10-40 mg/mL e infundir por 30 min
Obs.: estabilidade de 6 h em TA e de 24 h em REF para solução reconstituída; o diluente IM, composto de uma solução de lidocaína, somente pode ser administrado IM, jamais EV; não deve ser diluída em frasco com outros antimicrobianos, como ansacrina, vancomicina, fluconazol e aminoglicosídeos; não administrar com solução contendo cálcio

Interações medicamentosas: Ringer solução, acetato de cálcio (acetato de cálcio, cloreto de cálcio, gliconato de cálcio), Ringer lactato, varfarina

Reações adversas:

- Dermatológica: 1-10% – erupção cutânea (2%)
- Hematológicas: 1-10% – eosinofilia (6%), trombocitose (5%), leucopenia (2%)
- Gastrointestinal: 1-10% – diarreia (3%)
- Locais: calor, constrição e induração (5-17%) após a injeção IM (> 10%); dor, induração e sensibilidade no local da injeção (EV: 1%)

Precaução: anemia hemolítica imune mediada de quadro grave, incluindo óbitos, foi observada em pacientes que receberam antibacterianos da classe das cefalosporinas; diarreia associada à *Clostridium difficile* já foi relatada com o uso de quase todos os agentes antibacterianos, com gravidade que pode variar de diarreia leve até colite fatal; em pacientes nutricionalmente deficientes, em tratamento prolongado, disfunção renal ou hepática, pode haver aumento do INR; casos de pancreatite, possivelmente de origem biliar (obstrutiva), foram raramente relatados

cefuroxima

Zinnat®; Zinacef®

pó susp oral 250 mg/5 mL; comp rev 250 e 500 mg; sachê 250 mg; pó sol inj 750 mg

Sem informações | Com ajuste de dose | B | Compatível | 60+ MPI? Não

(continua)

cefuroxima *(continuação)*

Classificação terapêutica: cefalosporina de segunda geração

Posologia:

- Infecções bacterianas: 250-500 mg, VO, a cada 12 h; ou 0,75-1,5 g, EV, a cada 6-8 h (máximo: 6 g/dia); os comp não devem ser mastigados ou cortados, pois têm sabor amargo persistente; preferir suspensão nos casos de dificuldade de deglutição

Função hepática: pode ocorrer aumento de transaminases (2-4%); não há informações disponíveis sobre ajuste de dose

Função renal: ClCr 10-30 mL/min – dose recomendada para a indicação em intervalo de 24 h; ClCr < 10 mL/min – dose recomendada para a indicação em intervalo de 48 h

Administração parenteral (compatível – SF, SG5%, SG10%, SG5% em NaCl a 0,2, 0,45 e 0,9%, soluções de Ringer e de Ringer lactato): IM – reconstituir pó liof sol inj em 3 mL de solução própria ou de lidocaína a 1% e administrar; EV – reconstituir em pelo menos 6 mL de diluente próprio, podendo ser administrada por inj EV lenta (3-5 min), ou ser diluída em 50-100 mL e infundida em 15-30 min
Obs.: estabilidade de 5 h em TA e de 48 h em REF para soluções reconstituídas

Interações medicamentosas: sem interações conforme a base de dados Micromedex

Reações adversas:

- Dermatológica: erupção cutânea na região da fralda (3%)
- Hematológicas: redução de Hb e Ht (10%), eosinofilia (7%)
- Gastrointestinais: diarreia (4-11%, dependendo da duração), náusea e/ou vômito (3-7%)
- Endócrinas e metabólicas: aumento da fosfatase alcalina (2%), aumento da DHL (1%)
- Geniturinária: vaginite (≤ 5%)
- Local: tromboflebite (2%)

Precauções: pode ocorrer queda na atividade de protrombina; aumento do risco de elevação do INR de pacientes com insuficiência hepática/renal, estado nutricional comprometido, previamente estabilizados com terapêutica anticoagulante e naqueles que receberam terapia antimicrobiana prolongada; histórico de crises convulsivas; uso prolongado pode acarretar superinfecção fúngica ou bacteriana, incluindo diarreia por *Clostridium difficile* e colite pseudomembranosa; histórico de doença gastrointestinal, particularmente colite; uso concomitante com diuréticos potentes pode afetar a função renal

celecoxibe

Celebra®

cap 100 e 200 mg

Contraindicado | Contraindicado | C | Uso criterioso | 60+ MPI? Não

Classificação terapêutica: anti-inflamatório e antirreumático não esteroidal

Posologia:

- Osteoartrite: 200 mg/dia, VO, em 1-2 tomadas
- Espondiloartrite: 200 mg/dia, VO, em 1-2 tomadas; se não houver resposta após 6 semanas, a dose pode ser aumentada para 400 mg/dia
- Artrite reumatoide: 100-200 mg/dia, em 1-2 tomadas
- Dor aguda e dismenorreia: 200 mg, 2x/dia, se necessário, por até 7 dias, no 1º dia – 400 mg seguidos de 200 mg, se necessário; manutenção de 200 mg, 2x/dia

Função hepática: quando houver histórico de disfunção hepática, observar aumento do risco de toxicidade hepática; podem ocorrer aumento da fosfatase alcalina e aumento de transaminases (0,1-2%); insuficiência hepática moderada (Child-Pugh classe B) – reduzir a dose em 50%; insuficiência hepática grave (Child-Pugh classe C) – uso contraindicado

Função renal: podem ocorrer toxicidade renal, albuminúria, aumento da creatinina, hematúria e litíase renal; insuficiência renal grave – uso contraindicado

Ajuste de dose: em pacientes geriátricos com peso < 50 kg, iniciar a terapia na menor dose recomendada

Interações medicamentosas: antidepressivos tricíclicos (nortriptilina, imipramina, amitriptilina, clomipramina), inibidores seletivos da recaptação de serotonina e norepinefrina (venlafaxina, sibutramina, duloxetina, desvenlafaxina), ciclosporina, inibidores seletivos da recaptação da serotonina (fluoxetina, fluvoxamina, paroxetina, sertralina, citalopram, escitalopram, vilazodona), diuréticos poupadores de potássio (espironolactona, amilorida, triantereno,

(continua)

celecoxibe *(continuação)*

eplerenona), *ginkgo*, heparina de baixo peso molecular (enoxaparina, dalteparina, nadroparina, bemiparina, reviparina), diuréticos de alça (furosemida, bumetanida), inibidores do receptor de angiotensina e inibidores da enzima conversora de angiotensina (captopril, enalapril, lisonopril, ramipril, quinapril, cilazapril, benazepril, fosinopril, perindopril, trandolapril, losartana, espirapril, irbesartana, valsartana, eprosartana, delapril, telmisartana, candesartana, olmesartana, azilsartana), betabloqueadores (propranolol, metoprolol, timolol, atenolol, labetalol, acebutolol, betaxolol, levobunolol, esmolol, carteolol, bisoprolol, sotalol, metipranolol, carvedilol, nevibolol), fluconazol

Reações adversas:

- Cardiovasculares: edema periférico (2%); dor torácica, edema facial, hipertensão arterial (agravada), infarto do miocárdio, palpitação e taquicardia (0,1-2%)
- Dermatológicas: erupção cutânea (2%); alopecia, dermatite, fotossensibilidade, prurido, exantema eritematoso e maculopapular, ressecamento da pele, urticária (0,1-2%)
- Hematológicas (0,1-2%): anemia, equimose, trombocitopenia
- Neurológicas: cefaleia (16%); insônia (2%); tontura (2%); ansiedade, depressão, dor, enxaqueca, fadiga, hipoestesia, hipotonia, nervosismo, sonolência e vertigem (0,1-2%)
- Respiratórias: infecção do trato respiratório superior (8%); sinusite (5%); faringite (2%); rinite (2%); broncoespasmo, bronquite, dispneia, epistaxe, laringite, pneumonia e tosse (0,1-2%)
- Musculoesqueléticas: dorsalgia ou lombalgia (3%); artralgia, aumento de CPK, cãibras nos membros inferiores, distúrbio ósseo, fraqueza, fratura, mialgia, neuralgia, neuropatia, parestesia, rigidez cervical, sinovite e tendinite (0,1-2%)
- Gastrointestinais: dispepsia (9%); diarreia (6%); dor abdominal (4%); náusea (4%); flatulência (2%); anorexia, aumento de apetite, constipação, distúrbio dental, distúrbio do paladar, diverticulite, eructação, esofagite, estomatite, ganho de peso, gastroenterite, hemorroidas, hérnia de hiato, melena, ressecamento da boca refluxo gastroesofágico, tenesmo e vômito (0,1-2%)
- Endócrinas e metabólicas (0,1-2%): DM, dismenorreia, distúrbios menstruais, fogachos, hiperglicemia, hipercolesterolemia, hipopotassemia, mastalgia
- Miscelânea: diaforese, câncer de mama, infecção bacteriana, infecção por herpes, infecção viral, monilíase, reações alérgicas e síndrome gripal (0,1-2%), febre
- Geniturinárias (0,1-2%): aumento da frequência urinária, cistite, distúrbio prostático, disúria, incontinência, ITU, sangramento urinário, cistite, sangramento vaginal, vaginite, vaginite moniliásica
- Auditivas (0,1-2%): otalgia, otite média, surdez, zumbido
- Oculares (0,1-2%): catarata, conjuntivite, dor ocular, glaucoma, turvamento da visão

Precauções: o risco de eventos trombóticos cardiovasculares pode aumentar com a duração do uso; aumento do risco de eventos adversos gastrointestinais graves e do risco de toxicidade ou de lesão renal em idosos; risco de broncoespasmo grave em asma preexistente; há aumento do risco de complicações gastrointestinais no uso concomitante com ácido acetilsalicílico, anticoagulantes e/ou corticosteroides; tabagismo, consumo de álcool, pacientes idosos debilitados – considerar o uso de um gastroprotetor; distúrbios da coagulação ou uso concomitante de anticoagulantes; uso concomitante de probenecida não é recomendado; com uso prolongado aumenta o risco de hemorragia gastrointestinal, ulceração ou perfuração, necrose papilar renal e outras lesões renais; retenção de fluidos e edema foram relatados; hipertensão; agregação de plaquetas; para metabolizadores fracos de substratos CYP2C9 ocorre diminuição do metabolismo que leva a níveis plasmáticos elevados – considerar ajuste da dose

Contraindicações: asma; urticária; tratamento da dor perioperatória na cirurgia de revascularização do miocárdio; insuficiência cardíaca descompensada; úlcera gastrointestinal ativa; sangramento ativo

cetirizina

Zyrtec®

sol oral 1 mg/mL; comp rev 10 mg

Precaução | Com ajuste de dose | B | Compatível | MPI? Não | 60+

Classificação terapêutica: anti-histamínico para uso sistêmico

Posologia:

- Alergias do trato respiratório, urticária: 5-10 mg, 1x/dia

(continua)

cetirizina *(continuação)*

Função hepática: não há informação sobre ajuste de dose; usar com precaução

Função renal: insuficiência renal grave – 5 mg, 1x/dia; ClCr ≤ 50 mL/min – 5 mg, 1x/dia; hemodiálise – 5 mg, 1x/dia, ou 5 mg, 3x/semana; diálise peritoneal – 5 mg, 1x/dia

Ajuste de dose: pacientes com idade ≥ 77 anos – 5 mg, 1x/dia

Interações medicamentosas: sem interações conforme a base de dados Micromedex

Reações adversas:

- Neurológicas: sonolência (14%), insônia (< 2%), fadiga (6%), mal-estar (4%), tontura (2%), xerostomia (5%), dor abdominal (< 2%)
- Gastrointestinal: ressecamento da boca (5%)
- Relatos após colocação no mercado e/ou de caso: alucinações, convulsões, hipotensão arterial (grave), ideação suicida, reação agressiva

Precauções: atividades que requeiram agilidade mental; uso concomitante de depressores do SNC; idosos

Contraindicação: hipersensibilidade à hidroxizina

cetoconazol

Nizoral®; Cetoconazol®

comp 200 mg; crem 20 mg/g; xampu 20 mg/g

Contra-indicado | Sem ajuste de dose | C | Uso criterioso | MPI? Não | 60+

Classificação terapêutica: antifúngico para uso tópico, antimicótico para uso sistêmico

Posologia:

- Infecções fúngicas: 200-400 mg/dia, VO, 1x/dia, até melhora clínica

Função hepática: doença hepática aguda ou crônica – uso contraindicado; pode ocorrer hepatotoxicidade

Função renal: insuficiência renal e hemodiálise – ajuste de dose não é necessário

Interações medicamentosas: pazopanibe, lopinavir, aripiprazol, saquinavir, terfenadina, alprazolam, artemeter, lumefantrina, midazolam, triazolam, domperidona, colchicina, solifenacina, irinotecano, crizotinibe, sunitinibe, ranolazina, trazodona, quinidina, sinvastatina, telaprevir, alfuzosina, derivados do ergot (ergotamina), mefloquina, lurasidona, astemizol, quinina, silodosina, nifedipino, docetaxel, sirolimo, nilotinibe, fentanila, axitinibe, regorafenibe, lapatinibe, efavirenz, rivaroxabana, imitinibe, telitromicina, cabazitaxel, venlafaxina, salmeterol, risperidona, ritonavir, boceprevir, parecoxibe, valdecoxibe, tadalafila, trimetrexato, vardenafila, nevirapina, fenitoína, isoniazida, hidroxicloroquina, tolterodina, medicamentos contendo magnésio, alumínio ou cálcio (cálcio, carbonato de magnésio, hidróxido de magnésio, trissilicato de magnésio, óxido de magnésio, bicarbonato de sódio, carbonato de alumínio, hidróxido de alumínio, fosfato de alumínio, magaldrato), varfarina, eritromicina, indinavir, delavirdina, tensirolimo, rifampicina, haloperidol, fluticasona, ranitidina, cimetidina, fosamprenavir, clobazam, roflumilaste, bortezomibe, mometasona, darifenacina, darunavir, ciclosporina, cinacalcete, estrogênios (estrogênios conjugados, estradiol, estrogênios esterificados, estrona, estriol), sildenafila, budesonida, nicardipina, paricalcitol, oxibutinina, bosentana, pioglitazona, didanosina, tretinoína, metilprednisolona, praziquantel, repaglinida, clordiazepóxido, isradipino, aripiprazol, prednisona, amprenavir, galantamina, bexaroteno

Reações adversas:

- Dermatológicas: sensação de queimação (tópica: 4%), prurido (tópica: < 1%)
- Gastrointestinais: náusea ou vômito (3-10%), dor abdominal (1%), diarreia (1,8%)
- Cardiovasculares: arritmia cardíaca, intervalo QT prolongado, *torsades de pointes*, arritmia ventricular
- Imunológica: anafilaxia
- Creme ou gel tópico: sensação de picada (< 5%), cefaleia, dermatite de contato (provavelmente relacionada a sulfitos ou ao propilenoglicol), edema facial, impetigo, irritação intensa, irritação ocular, parestesia, prurido, reação alérgica, sensação de queimação local
- Xampu: irritação (1%), aumento da perda de cabelo normal, oleosidade ou ressecamento do cabelo, prurido, pústulas no couro cabeludo, ressecamento leve da pele, textura anormal do cabelo

(continua)

cetoconazol *(continuação)*

Precauções: pode diminuir secreção suprarrenal de corticosteroides, particularmente com doses VO ≥ 400 mg; evitar uso concomitante com álcool (VO); evitar uso concomitante com outras drogas hepatotóxicas (VO); uso concomitante ou dentro de 2 semanas de indutores potentes do CYP3A4; há mortes relatadas com doses elevadas (1.200 mg/dia) para tratar câncer de próstata (uso não aprovado) metastático; concentrações de testosterona podem ser reduzidas

Contraindicações: uso concomitante com inibidores da HMG-Coa-redutase metabolizados pelo CYP3A4 (p. ex., lovastatina, sinvastatina) (VO); uso concomitante com cisaprida, disopiramida, dofetilida, dronedarona, metadona, pimozida, quinidina ou ranolazina está associado ao aumento do risco de prolongamento do intervalo QT e taquiarritmias ventriculares, incluindo *torsades de pointes* (VO); uso concomitante com alcaloides, eplerenona, ergotamínicos (p. ex., ergotamina, ergometrina, di-hidroergotamina, metilergometrina), colchicina, irinotecano, lurasidona, nisoldipina ou tolvaptan (VO); uso concomitante com midazolam VO, triazolam VO e alprazolam pode prolongar efeitos hipnóticos e sedativos (VO)

cetoprofeno

Com ajuste de dose | Contra-indicado | C | Compatível | MPI? Sim | 60+

Bi-profenid®; Profenid® inj; Profenid®; Profenid® supos; Profenid® cap; Profenid® entérico; Profenid® got; Profenid® got bisn; Profenid® ped xpe; Profenid® retard; Profenid® gel

comp desint lenta 150 mg; sol inj 100 mg/2 mL (IM), pó liof 100 mg, susp 100 mg, cap dura 50 mg, comp rev 100 mg, sol oral 20 mg/mL, sol oral 20 mg/mL, xpe 1 mg/mL, comp desint lenta 200 mg, gel 25 mg

Classificação terapêutica: anti-inflamatório e antirreumático não esteroidal

Posologia:
- VO: 100 mg, 2x/dia, ou 200 mg (comp de desintegração lenta), 1x/dia
- Bi-profenid® (comp 150 mg): 150 mg, 1-2x/dia (máximo: 300 mg/dia)
- Profenid® entérico (comp rev 100 mg): 100 mg, 2x/dia (máximo: 300 mg/dia)
- Profenid® retard (comp 200 mg): 200 mg, 1x/dia (máximo: 200 mg/dia)
- Profenid® cap (50 mg): 100 mg, 2x/dia, ou 50 mg, 3x/dia (máximo: 300 mg/dia)
- Tópico: deve ser aplicado sobre o local dolorido ou inflamado, 2-3x/dia, massageando levemente por alguns minutos
- Injetável: 100 mg, IM ou EV, 2-3x/dia (máximo: 300 mg/dia)

Função hepática: podem ocorrer elevações notáveis nos níveis de enzimas hepáticas, icterícia, hepatite fulminante, necrose hepática e insuficiência hepática; na disfunção hepática preestabelecida, há aumento do risco de lesão hepática – pode ser necessário ajuste de dose; na doença hepática e com albumina sérica < 3,5 g/dL – dose diária inicial máxima de 100 mg, VO

Função renal: podem ocorrer aumento do risco de toxicidade e disfunção renal (3-9%); insuficiência renal moderada – dose máxima diária de 150 mg, VO; ClCr < 25 mL/min – dose máxima diária de 100 mg, VO; insuficiência renal grave – uso contraindicado

Ajuste de dose: pacientes com idade > 75 anos – dose inicial de 75-150 mg/dia, VO

Administração parenteral (compatível – SF e SG5%): diluir o pó liof sol inj em 100-150 mL, EV, e infundir por aproximadamente 20 min
Obs.: uso imediato; recomendação de dose: 100-300 mg/dia

Interações medicamentosas: antidepressivos tricíclicos (nortriptilina, imipramina, amitriptilina, clomipramina), inibidores seletivos da recaptação de serotonina e norepinefrina (venlafaxina, sibutramina, duloxetina, desvenlafaxina), ciclosporina, inibidores seletivos da recaptação da serotonina (fluoxetina, fluvoxamina, paroxetina, sertralina, citalopram, escitalopram, vilazodona), diuréticos poupadores de potássio (espironolactona, amilorida, triantereno, eplerenona), *ginkgo*, heparina de baixo peso molecular (enoxaparina, dalteparina, nadroparina, bemiparina, reviparina), diuréticos tiazídicos (diazóxido, hidroclorotiazida, clortalidona, indapamida, clopamida), tacrolimo, metotrexato, diuréticos de alça (furosemida, bumetanida), inibidores do receptor de angiotensina e inibidores da enzima conversora de angiotensina (captopril, enalapril, lisonopril, ramipril, quinapril, cilazapril, benazepril, fosinopril, perindopril, trandolapril, losartana, espirapril, irbesartana, valsartana, eprosartana, delapril, telmisartana,

(continua)

cetoprofeno *(continuação)*

candesartana, olmesartana, azilsartana), betabloqueadores (propranolol, metoprolol, timolol, atenolol, labetalol, acebutolol, betaxolol, levobunolol, esmolol, carteolol, bisoprolol, sotalol, metipranolol, carvedilol, nevibolol)

Reações adversas:
- Cardiovascular: edema periférico (2%)
- Dermatológica: erupção cutânea (> 1%)
- Neurológicas: cefaleia (3-9%), tontura (> 1%), depressão, insônia, mal-estar, nervosismo, sonolência
- Gastrointestinais: dispepsia (11%), constipação (3-9%), diarreia (3-9%), dor abdominal (3-9%), flatulência (3-9%), náusea (3-9%), sangramento gastrointestinal (> 2%), úlcera péptica (> 2%), anorexia (> 1%), estomatite (> 1%), vômito (> 1%)
- Auditiva: zumbido (1-10%)
- Geniturinária: ITU (0-1%)
- Oculares: distúrbios visuais (> 1%)

Precauções: risco de eventos trombóticos cardiovasculares pode aumentar com a duração do uso; aumento do risco de eventos adversos gastrointestinais graves e do risco de toxicidade ou de lesão renal em idosos; risco de broncoespasmo grave em asma preexistente; distúrbios da coagulação ou uso concomitante de anticoagulantes; uso concomitante de probenecida não é recomendado; com uso prolongado aumenta o risco de hemorragia gastrointestinal, ulceração ou perfuração, necrose papilar renal e outras lesões renais; retenção de fluidos e edema foram relatados; hipertensão; agregação de plaquetas; podem ocorrer necrose papilar renal e outras lesões renais, com aumento do risco com a longa duração da terapia, além do uso concomitante de inibidores da enzima conversora da angiotensina e diuréticos; hipertensão não controlada; insuficiência cardíaca congestiva; doença cardíaca isquêmica estabelecida; doença arterial periférica e/ou cerebrovascular

Contraindicações: asma; urticária; tratamento da dor perioperatória na cirurgia de revascularização do miocárdio; úlcera péptica/hemorrágica; histórico de perfuração gastrointestinal/relacionada ao uso de AINE; insuficiência cardíaca grave

cetorolaco

Toradol®; Acular®; Acular® LS

Sem informações | Com ajuste de dose | C | Compatível | MPI? Sim | 60+

sol inj 30 mg/mL; sol oft 5% (5 mg/mL); sol oft 4% (4 mg/mL); comprimido sublingual 10 mg

Classificação terapêutica: anti-inflamatório e antirreumático não esteroidal

Posologia:
- Parenteral: IM – 60 mg, em dose única, ou 30 mg, a cada 6 h (máximo: 120 mg/dia); EV – 30 mg, em dose única, ou 30 mg, a cada 6 h (máximo: 120 mg/dia); VO – dose inicial de 20 mg, seguida de 10 mg, a cada 4-6 h (máximo: 40 mg/dia); colírio – 1 gota no(s) olho(s) afetado(s), 4x/dia, por 4 dias
- Uso oftálmico: para profilaxia e redução da inflamação após cirurgias oculares e cirurgias de extração de catarata, a dose recomendada é de 1 gota aplicada no(s) olho(s) afetado(s), 3 ou 4x/dia, iniciando 1 dia antes da cirurgia e continuando por 3 a 4 semanas após a cirurgia. Para tratamento da dor ocular, a dose recomendada é de 1 gota aplicada no(s) olho(s) afetado(s) 4x/dia, até que a dor pare ou por até 5 dias
- Comprimido sublingual:
  - Pacientes até 65 anos de idade: a dose recomendada é de 10 a 20 mg em dose única ou 10 mg a cada 6 a 8 horas. Podendo ser ajustada conforme a severidade da dor e a resposta do paciente, não excedendo 90 mg por dia.
  - Pacientes com mais de 65 anos de idade, com menos de 50 kg ou pacientes com insuficiência renal: A dose recomendada é de 10 a 20 mg em dose única ou 10 mg a cada 6-8 horas. A dose máxima diária não deve exceder 60 mg.
- O tempo total de tratamento não deve superar o período de 5 dias.

Obs.: duração máxima do tratamento – 5 dias

Função hepática: pode haver aumento de enzimas hepáticas – usar com precaução; não há informações sobre ajuste de dose

Função renal: insuficiência renal leve a moderada – 30 mg, IM, em dose única, ou 15 mg, IM, a cada 6 h (máximo: 60 mg/dia), ou 15 mg, EV, em dose única, ou 15 mg, a cada 6 h (máximo: 60 mg/dia), ou 10 mg, VO, a cada 4-6 h, conforme necessário (máximo: 40 mg/dia); insuficiência renal grave – uso contraindicado

(continua)

cetorolaco *(continuação)*

Ajuste de dose: pacientes com idade ≥ 65 anos – 30 mg, IM, em dose única, ou 15 mg, a cada 6 h (máximo: 60 mg/dia), ou 15 mg, EV, em dose única, ou 15 mg, a cada 6 h (máximo: 60 mg/dia), ou 10 mg, VO, a cada 4-6 h, conforme necessário (máximo: 40 mg/dia); peso < 50 kg – 30 mg, IM, em dose única, ou 15 mg, a cada 6 h (máximo: 60 mg/dia), ou 15 mg, EV, em dose única, ou 15 mg, a cada 6 h (máximo: 60 mg/dia), ou 10 mg, VO, a cada 4-6 h, conforme necessário (máximo: 40 mg/dia)

Administração parenteral (compatível – SF e SG5%): pode ser administrado por IM lenta e profunda ou por inj EV, que pode ser em *bolus*, sem diluição, ou diluída em 50-300 mL e infundida entre 15-30 min
Obs.: estabilidade de 48 h em TA

Interações medicamentosas: probenecida, antidepressivos tricíclicos (nortriptilina, imipramina, amitriptilina, clomipramina), inibidores seletivos da recaptação de serotonina e norepinefrina (venlafaxina, sibutramina, duloxetina, desvenlafaxina), ciclosporina, inibidores seletivos da recaptação da serotonina (fluoxetina, fluvoxamina, paroxetina, sertralina, citalopram, escitalopram, vilazodona), diuréticos poupadores de potássio (espironolactona, amilorida, triantereno, eplerenona), *ginkgo*, heparina de baixo peso molecular (enoxaparina, dalteparina, nadroparina, bemiparina, reviparina), diuréticos tiazídicos (diazóxido, hidroclorotiazida, clortalidona, indapamida, clopamida), tacrolimo, diuréticos de alça (furosemida, bumetanida), inibidores do receptor de angiotensina e inibidores da enzima conversora de angiotensina (captopril, enalapril, lisonopril, ramipril, quinapril, cilazapril, benazepril, fosinopril, perindopril, trandolapril, losartana, espirapril, irbesartana, valsartana, eprosartana, delapril, telmisartana, candesartana, olmesartana, azilsartana), betabloqueadores (propranolol, metoprolol, timolol, atenolol, labetalol, acebutolol, betaxolol, levobunolol, esmolol, carteolol, bisoprolol, sotalol, metipranolol, carvedilol, nevibolol)

Reações adversas:
- Cardiovasculares: uso sistêmico – edema (4%), hipertensão arterial (1-10%)
- Dermatológicas: uso sistêmico (1-10%) – erupção cutânea, prurido, púrpura
- Neurológicas: uso sistêmico – cefaleia (1-7%), tontura (7%), sonolência (6%) apresentação oftálmica – cefaleia (1-10%)
- Gastrointestinais: uso sistêmico – dor gastrointestinal (13%), dispepsia (12%), náusea (12%); diarreia (7%), constipação, flatulência, repleção gástrica, vômito, estomatite
- Local: uso sistêmico – dor no local da inj (2%)
- Oculares: apresentação oftálmica – sensação passageira de queimação/picada (> 10%); hiperemia conjuntival, infiltrados corneanos, irite, edema ocular, inflamação ocular, irritação ocular, oftalmalgia, ceratite superficial, infecção oftálmica superficial (1-10%)
- Miscelânea: uso sistêmico – diaforese (1-10%); apresentação oftálmica – reações alérgicas (1-10%)

Precauções: efeitos hematológicos; retenção hídrica e edema; reações cutâneas; ulceração gastrointestinal, sangramento e perfuração; efeitos renais, cardiovasculares e cerebrovasculares, especialmente no uso prolongado

Contraindicações: sangramento cerebrovascular, diátese hemorrágica, alto risco de sangramentos; sangramento ativo ou perfuração; uso concomitante com probenecida ou pentoxifilina; tratamento da dor no perioperatório de revascularização do miocárdio; hipersensibilidade prévia ao ácido acetilsalicílico ou outro AINH

ciclesonida

Omnaris®

susp nas spr 50 mcg/dose

Sem ajuste de dose	Sem informações	C	Uso criterioso	MPI? Não

Classificação terapêutica: glucocorticoide

Posologia:
- Rinite alérgica: 2 *sprays* em cada narina, 1x/dia (máximo: 200 mcg/dia)

Função hepática: não é necessário ajuste de dose

Função renal: não há informações disponíveis

Interações medicamentosas: sem interações conforme a base de dados Micromedex

Reações adversas:
- Dermatológica: eczema

(continua)

ciclesonida *(continuação)*

- Respiratórias: rouquidão e súbita dificuldade para respirar, respiração ofegante ou aperto no peito, broncoespasmo paradoxal, tosse após inalação; epistaxe (8,4%), irritação da mucosa do nariz (4,3%)
- Gastrointestinais: queimação ou edema na boca e na garganta, gosto ruim e secura na boca
- Neurológica: cefaleia (1,6%)
- Miscelânea: redução da produção de cortisol, diminuição no ritmo de crescimento de crianças e adolescentes, osteoporose, catarata e glaucoma

Precauções: insuficiência adrenal e hipercortisolismo; perda da densidade mineral óssea; broncoespasmo; infecção por *Candida albicans*; catarata, glaucoma ou aumento da pressão intraocular; infecções fúngicas ou bacterianas locais ou sistêmicas; evitar contato direto com o septo nasal; tuberculose ativa ou inativa; pacientes sem histórico de varicela, sarampo ou não vacinados

Contraindicações: tratamento agudo da asma; infecção nasal não tratada

ciclobenzaprina

Miosan®

comp rev 5 e 10 mg

Com ajuste de dose	Sem informações	B	Uso criterioso	MPI? Sim

Classificação terapêutica: relaxante muscular de ação central

Posologia:
- Miorrelaxante: 5-30 mg/dia; não usar por > 3 semanas

Função hepática: insuficiência hepática leve – iniciar com dose de 5 mg e aumentar gradualmente conforme necessário; insuficiência hepática moderada ou grave – uso não recomendado

Função renal: não há informações disponíveis

Ajuste de dose (pacientes geriátricos): liberação imediata – iniciar com dose de 5 mg e aumentar gradualmente à medida que necessário

Interações medicamentosas: inibidores da monoaminoxidase (tranilcipromina, selegilina, azul de metileno, moclobemida, linezolida, rasagilina), hidroxicloroquina, donepezila, fluoxetina, morfina

Reações adversas:
- Neurológicas: sonolência (29-39%), tontura (1-11%), fadiga (1-6%), cefaleia (1-3%), confusão mental (1-3%), irritabilidade (1-3%), nervosismo (1-3%), redução da acuidade mental (1-3%)
- Respiratórias: faringite (1-3%), infecção das vias aéreas superiores (1-3%
- Musculoesquelética: fraqueza (1-3%)
- Gastrointestinais: xerostomia (21-32%), dispepsia (4%), constipação (1-3%), diarreia (1-3%), dor abdominal (1-3%), náusea (1-3%), sabor desagradável (1-3%)
- Ocular: turvamento da visão (1-3%)

Precauções: uso concomitante com medicamentos anticolinérgicos e com depressores do SNC; com doses elevadas, observa-se aumento do risco de reações do SNC graves; histórico de retenção urinária; uso concomitante com agentes serotoninérgicos pode desencadear síndrome serotoninérgica; pressão intraocular elevada; glaucoma de ângulo fechado

Contraindicações: arritmias; distúrbios da condução cardíaca; uso concomitante ou dentro dos últimos 14 dias de inibidores da monoaminoxidase; insuficiência cardíaca congestiva; bloqueio cardíaco; hipertireoidismo; período de recuperação do IAM

Observações: apresenta os mesmos potenciais tóxicos dos antidepressivos tricíclicos (incluindo arritmias, taquicardia e prolongamento do tempo de condução)

ciclofosfamida

Genuxal®

comp rev lib retard 50 mg; pó liof sol inj 200 e 1.000 mg

Contraindicado	Com ajuste de dose	D	Contraindicado	MPI? Não

Classificação terapêutica: agente antineoplásico

Posologia:
- Malignidade: 1-5 mg/kg/dia, VO, ou 40-50 mg/kg, EV, em doses divididas por 2-5 dias; ou 10-15 mg/kg, a cada 7-10 dias; ou 3-5 mg/kg 2x/semana

(continua)

ciclofosfamida *(continuação)*

Obs.: outros usos não são aprovados, como para nefrite lúpica, transplante de medula óssea ou neoplasias hematológicas – observar indicações nos capítulos correspondentes

Função hepática: insuficiência hepática grave – uso contraindicado; a conversão da ciclofosfamida para o metabólito ativo pode ser reduzida em pacientes com insuficiência hepática grave, potencialmente reduzindo a eficácia

Função renal: insuficiência renal com ClCr ≥ 10 mL/min – ajuste de dose não é necessário; ClCr < 10 mL/min – administrar 75% da dose; hemodiálise – administrar 50% da dose após a sessão; diálise peritoneal – administrar 75% da dose; diálise contínua – administrar 100% da dose

Ajuste de dose: pacientes geriátricos – iniciar na extremidade inferior do intervalo de dosagem; mielossupressão com ajuste da dose conforme necessário para leucopenia – não administrar se contagem de neutrófilos ≤ 1.500/mm^3 e se plaquetas < 50.000/mm^3

Administração parenteral (compatível – SF, SG5%, SG5% em SF, soluções de Ringer e de Ringer lactato): reconstituir com AD ou água bacteriostática, concentração de 20-25 mg/mL, e aplicar por inj direta ou diluir em solução compatível à concentração mínima de 2 mg/mL e infundir lentamente
Obs.: estabilidade de 24 h sob refrigeração, administrar pré-medicação antiemética e hidratação EV; é um agente perigoso – manipular usando luvas, inclusive para administrar cap intactas; se houver contato com a pele, lavar imediatamente

Interações medicamentosas: vacinas de vírus vivos (bacilo Calmette-Guérin, vacina rubéola, vacina caxumba, vacina poliomielite, vacina sarampo, vacina influenza, vacina catapora [varicela], vacina febre amarela, vacina febre tifoide, vacina adenovírus tipo 4, vacina adenovírus tipo 7, vacina rotavírus), inibidores da protease (saquinavir, ritonavir, indinavir, nelfinavir, amprenavir, fosamprenavir, lopinavir, tipranavir, darunavir, boceprevir, telaprevir, atazanavir), etanercepte, erva-de-são-joão, tamoxifeno, varfarina, fenitoína, ciclosporina, nevirapina, ondansetrona

Reações adversas:
- Cardiovascular: 1-10% – rubor facial
- Dermatológicas: alopecia (40-60%); 1-10% – perda de cabelo que começa por volta de 3-6 semanas após o início da terapia – o cabelo geralmente volta a crescer, embora possa apresentar cor e/ou textura diferentes; erupção cutânea
- Hematológicas: trombocitopenia e anemia são menos comuns que leucopenia, com início em 7 dias (nadir: 10-14 dias; recuperação: 21 dias)
- Neurológica: 1-10% – cefaleia
- Respiratórias: 1-10% – ocorre congestão nasal com doses EV administradas muito rapidamente; os pacientes apresentam lacrimejamento, rinorreia, congestão sinusal e espirros durante ou imediatamente após a infusão
- Gastrointestinais: > 10% – náusea e vômito, geralmente começando 6-10 h após a administração; também se observa a ocorrência de anorexia, diarreia, estomatite e mucosite
- Endócrinas e metabólicas: > 10% – pode causar esterilidade; interfere na oogênese e na espermatogênese, o que pode ser irreversível em alguns pacientes; supressão gonadal (amenorreia)
- Geniturinária: cistite hemorrágica aguda grave e potencialmente fatal (7-40%; considerar profilaxia com mesna)

Precauções: leucopenia, trombocitopenia, infiltração de células tumorais na medula óssea, radioterapia prévia, terapia prévia com outros agentes citotóxicos; ITU; utilizar com cuidado nessas condições

Contraindicações: obstrução do fluxo urinário; grave depressão funcional da medula óssea; varicela; herpes-zóster

ciclopirox

Loprox® NL; Loprox®; Gino-loprox®

Sem informações | Sem informações | B | Uso criterioso | MPI? Não

esmalte NL mL 80 mg/g; crem derm 10 mg/g; sol tópica 10 mg/mL; crem vaginal 10 mg/g (+6 aplicador)

Classificação terapêutica: antifúngico para uso tópico, anti-infeccioso e antisséptico

(continua)

ciclopirox *(continuação)*

Posologia:
- *Tinea pedis, Tinea cruris, Tinea versicolor*, candidíase cutânea: uso tópico, 2x/dia
- Onicomicose: aplicar e remover o esmalte a cada 7 dias
- Dermatite seborreica: aplicar ~ 5 mL da solução tópica sobre o cabelo molhado e enxaguar; repetir 2x/semana, durante 4 semanas

Função hepática: não há informações disponíveis

Função renal: não há informações disponíveis

Interações medicamentosas: sem interações conforme a base de dados Micromedex

Reações adversas:
- Dermatológicas: alopecia, alteração da cor de cabelo (rara – formulação em xampu para indivíduos loiros), distúrbios ungueais (alteração da forma ou da cor das unhas com o esmalte), erupção cutânea, prurido
- Locais: sensação de queimação (gel: 34%; aproximadamente 1% com outras formas), irritação, hiperemia ou dor

Precauções: contato com os olhos deve ser evitado – enxaguar a área com água; sensibilidade ou irritação têm sido relatadas – interromper o uso

ciclosporina

Sandimmun®; Sandimmun neoral®

Com ajuste de dose | Com ajuste de dose | C | Contraindicado | MPI? Não

sol inj 50 mg/mL; cap mole 25, 50 e 100 mg; sol oral 100 mg/mL

Classificação terapêutica: imunossupressor seletivo

Posologia:
- Transplante de órgãos sólidos: indução – 10-15 mg/kg, em 2 tomadas, 4-12 h antes da cirurgia; manter 1-2 semanas após a cirurgia e reduzir gradativamente até atingir nível sérico adequado; manutenção – 2-6 mg/kg, em 2 tomadas; no uso concomitante de outros imunossupressores, doses menores podem ser utilizadas – 3-6 mg/kg, divididos em 2 tomadas; evitar ingestão concomitante com toranja (*grapefruit*), a solução oral deve ser diluída em suco de laranja ou maçã
- VO: ajustar a dose de acordo com a indicação

Função hepática: podem ocorrer hepatotoxicidade (1-7%) e hiperbilirrubinemia; insuficiência hepática – dose mais baixa pode ser necessária para manter as concentrações sanguíneas de ciclosporina na faixa recomendada

Função renal: podem ocorrer aumento da creatinina (16-50%), disfunção renal ou nefropatia (10-38%); nefrotoxicidade em transplante de rim, coração ou fígado – reduzir a dose de acordo com a resposta clínica e a tolerabilidade; nefrotoxicidade em artrite reumatoide – se creatinina sérica > 30% do LSN, reduzir dose diária em 0,5-0,75 mg/kg/dia e reiniciar a terapia com a dose normal recomendada após a normalização do nível sérico da creatinina – se a creatinina sérica se mantiver > 30% do LSN, suspender durante 1 mês e retomar a terapia caso chegue a > 15% do LSN; hemodiálise – não é necessária dose complementar

Ajuste de dose: obesos – calcular a dose com base no peso corporal ideal, não no real

Administração parenteral (compatível – SF e SG5%): diluir 1 mL em 20-100 mL e administrar por infusão lenta em 2-6 h
Obs.: estabilidade de 24 h em TA; deve-se evitar o uso de PVC

Interações medicamentosas: sinvastatina, colchicina, bosentana, pitavastatina, ritonavir, fentanila, lovastatina, voriconazol, caspofungina, anti-inflamatórios não esteroidais (ácido acetilsalicílico, naproxeno, fenilbutazona, ácido mefenâmico, fenoprofeno, ibuprofeno, indometacina, piroxicam, diclofenaco, cetoprofeno, flurbiprofeno, cetorolaco, tenoxicam, etofenamato, dipirona, nimesulida, lornoxicam, acemetacina, propifenazona, meloxicam, celecoxibe, proglumetacina, rofecoxibe, dexcetoprofeno, parocoxibe, valdecoxibe, etoricoxibe, nepafenaco, loxoprofeno, lumiracoxibe, ácido tolfenâmico, nimesulida, ácido flufenâmico), itraconazol, erva-de-são-joão, simeprevir, orlistate, diltiazem, morfina, etoposídeo, rosuvastatina, telaprevir, octreotida, nicardipina, fluconazol, metoclopramida, pravastatina, atorvastatina, doxorrubicina, alisquireno, rifampicina, ciclofosfamida, topotecano, posaconazol, micofenolato de sódio, fenofibrato, metotrexato, midazolam, ambrisentana, repaglinida, anfotericina B lipossomal, melfalana, micofenolato de mofetila, boceprevir, ciprofloxacino, cetoconazol, clonidina, sulfadiazina, nelfinavir, digoxina, furosemida, ezetimiba, fosamprenavir, quinina,

(continua)

ciclosporina *(continuação)*

claritromicina, amprenavir, contraceptivos (medroxiprogesterona, estradiol, levonorgestrel, noretindrona, dienogeste, drospirenona, norelgestromina, desogestrel, norgestrel, norgestimato, etinilestradiol, etonogestrel), saquinavir, bromocriptina, glibenclamida, nevirapina, amiodarona, terbinafina, metilprednisolona, propafenona, tobramicina, glipizida, anfotericina B complexo lipídico, famotidina, probucol, modafinila, siirolimo, imipenem, alopurinol, danazol, cloroquina, indinavir, metronidazol, sulfassalazina, acetazolamida, colesevelan, quinupristina, dalfopristina, anfotericina B, varfarina, nefazodona, fenitoína, fluvoxamina, verapamil, norfloxacino, cloranfenicol, clindamicina, eritromicina, azatioprina, mercaptopurina, tolterodina

Reações adversas:

- Cardiovasculares: hipertensão arterial (8-53%), edema (5-14%), dor torácica (4-6%), arritmia (2-5%), fogachos (1-5%), IAM, insuficiência cardíaca, isquemia periférica, sons cardíacos anormais
- Dermatológicas: hirsutismo (21-45%), hipertricose (5-19%), acne (1-6%), púrpura (3-4%), angioedema, cabelo quebradiço, celulite, dermatite, eczema, erupção cutânea, foliculite, neoplasias cutâneas, pigmentação anormal, prurido, queratose, ressecamento da pele, transtornos cutâneos, unhas quebradiças, urticária
- Hematológicas: leucopenia (1-6%), anemia, distúrbio da coagulação, distúrbio de eritrócitos, distúrbio hemorrágico, distúrbio plaquetário, trombocitopenia
- Neurológicas: cefaleia (2-25%), tontura (8%), dor (6%), depressão (1-6%), eventos psiquiátricos (4-5%), convulsões (1-5%), insônia (4%), enxaqueca (2-3%), ansiedade, comprometimento da concentração, confusão mental, febre, hipoestesia, insônia, labilidade emocional, letargia, mal-estar, nervosismo, paranoia, sonolência, vertigem
- Respiratórias: infecção das vias aéreas superiores (1-14%), sinusite (1-7%), broncoespasmo (até 5%), rinite (até 5%), faringite (3-5%), tosse (3-5%), dispneia (1-5%), pneumonia (< 1%), epistaxe, infecção respiratória, sons pulmonares anormais
- Musculoesqueléticas: tremor (7-55%), câibras ou contrações musculares em membros inferiores (2-12%), parestesia (1-11%), artralgia (1-6%), cisto sinovial, distúrbios tendinosos, fraqueza, fraturas ósseas, luxações articulares, mialgia, neuropatia, rigidez, sensação de formigamento
- Gastrointestinais: náusea (23%), hiperplasia gengival (2-16%), desconforto abdominal (1-15%), diarreia (3-13%), dispepsia (2-12%), vômito (2-10%), flatulência (5%), cólicas (< 4%), gengivite (< 4%), alteração do paladar, anorexia, aumento de glândulas salivares, constipação, dificuldade de deglutição, disfagia, distúrbios dentais, distúrbios linguais, enantema, eructação, esofagite, gastroenterite, gastrite, glossite, pancreatite, perda ou ganho de peso, ressecamento da boca, sangramento do trato gastrointestinal (superior), sangramento gengival, úlcera gástrica, úlcera péptica, úlceras bucais
- Endócrinas e metabólicas: aumento de TG (15%), distúrbio da reprodução em mulheres (9-11%), ginecomastia (1-4%), distúrbios menstruais (1-3%), aumento ou redução da libido, bócio, DM, fibroadenoma de mama, fogachos, hiperpotassemia, hiperglicemia ou hipoglicemia, hiperuricemia, mastalgia
- Auditivas (1-10%): distúrbio vestibular, perda auditiva, surdez, zumbido
- Oculares: sensação de queimação (17%), hiperemia (conjuntival: 5%), oftalmalgia, prurido, sensação de picada, catarata, conjuntivite, distúrbios visuais, visão anormal
- Geniturinárias (1-10%): leucorreia (1%), aumento da micção, hemorragia uterina, incontinência urinária, noctúria, pielonefrite, poliúria, urgência miccional, urina anormal
- Miscelânea: infecção (3-25%), síndrome gripal (8-10%), linfoma (1-6%, relatado em transplantes), abscesso, aumento da diaforese, carcinoma, herpes simples, herpes-zóster, infecção bacteriana, infecção fúngica, infecção viral, linfadenopatia, monilíase, reações alérgicas, soluços, sudorese noturna, tonsilite

Precauções: porfiria; monitorar níveis séricos para evitar toxicidade ou risco de rejeição; monitorar PA, hiperuricemia e potássio sérico; realizar dosagens de TG antes e durante o tratamento; aumento do risco de câncer de pele em pacientes sob terapia (ultravioleta, radioterapia, outros imunossupressores) para psoríase grave; infecção pelo vírus papiloma; convulsões; síndrome de trombocitopenia e anemia hemolítica microangiopática; uso de vacinas

Contraindicações: terapêutica concomitante com metotrexato, agentes imunossupressores, alcatrão de carvão ou radioterapia para pacientes com psoríase; artrite reumatoide ou psoríase, doentes com função renal anormal, hipertensão não controlada ou malignidade; infecção não controlada

cilostazol

Vasogard®, Vastiv®, Elmiron®, Dovasc®, Claudic®, Cebravasc®, Cebralat®

comp 50 e 100 mg

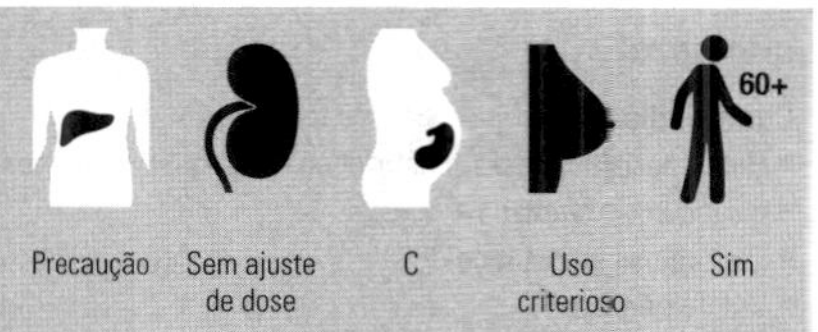

Classificação terapêutica: antitrombótico

Posologia: claudicação intermitente, refratária a exercícios e cessação do tabagismo, em conjunto com AAS e clopidogrel
100 mg 2x ao dia; suspensão após 3 meses se não houver melhora

Função hepática:

- Insuficiência hepática leve: nenhum ajuste recomendado.
- Insuficiência hepática moderada a grave: podem ser necessários ajustes de dose

Interações medicamentosas: defibrotida, escitalopran, desvenlafaxina, milnaciprana, fluoxetina, citalopran, ginkgo, fluvoxamina, duloxetina, paroxetina, venlafaxina, ticlopidina, piracetan, ibrutinibe, vilazodona, nefazodona, omeprazol, oxcarbazepina, moclobemida, lanzoprazol, letrozol, rabeprazol, esomeprazol, regorafecinibe, piperaquina, cetoconazol, etravirina, ácido acetil salicílico, naproxeno, fenilbutazona, ácido mefenâmico, fenoprofeno, ibuprofeno, indometacina, piroxicam, diclofenaco, cetoprofeno, flurbiprofeno, cetorolaco, tenoxicam, etofenamato, dipirona, nimesulida, lornoxicam, acemetacina, propifenazona, meloxicam, celecoxibe, proglumetacina, rofecoxibe, dexcetoprofeno, parocoxibe, valdecoxibe, etoricoxibe, nepafenaco, loxoprofeno, lumiracoxibe, ácido tolfenâmico, nimesulida, ácido flufenâmico, dipiridamol, ticlopidina, iloprosta, abciximabe, tirofibana, clopidogrel, eptifibatide, cilostazol, treprostinila, prasugrel, ticagrelor, edoxabana, conaviptano, varfarina, alteplase, fluconazol, rivaroxabana, ticlopidina, sertralina, anagrelida, heparina, bivalirudina, argatrobana, lepirudina, fondaparinux,amiodarona, netupitanto, eritromicina, miconazol, verapamil, diltiazen, ciprofloxacino, mifepristona, aprepitanto, claritromicina, itraconazol, saquinavir, ritonavir, indinavir, delavirdina, nelfinavir, lopinavir, tipranavir, imatinibe, telitromicina, posaconazol, nilotinibe, dronedarona, boceprevir, telaprevir, crizotinibe, atazanavir, ceritinibe, dabigatrana, vortioxetina, cilostazol, apixabana, trazodona,

Reações adversas:

Comum

- Cardiovascular: edema periférico (7 a 9%)
- Gastrintestinais: dor abdominal (4 a 5%), diarreia (12 a 19%), conteúdo anormal das fezes (12 a 15%), indigestão (6%)
- Neurológica: tontura (9 a 10%), dor de cabeça (27 a 34%)
- Respiratória: faringite (7 a 10%), rinite (7 a 12%)
- Outros: doenças infecciosas (10 a 14%)

Sério

- Cardiovascular: obstrução da via de saída do ventrículo esquerdo, palpitações (5 a 10%), taquicardia (4%)
- Hematológicas: leucopenia, agregação plaquetária, trombocitopenia

Precauções:

- Critério de Beers: evitar o uso em pacientes idosos com insuficiência cardíaca devido ao potencial de aumentar a mortalidade em idosos com insuficiência cardíaca.
- Cardiovascular: taquicardia, palpitação, taquiarritmia ou hipotensão podem ocorrer
- Cardiovascular: história de doença cardíaca isquêmica; aumento do risco de agravamento da angina de peito ou infarto do miocárdio
- Cardiovascular: obstrução da via de saída do ventrículo esquerdo foi relatada em pacientes com septo interventricular em forma de sigmoide; monitoramento recomendado
- Hematológicas: trombocitopenia ou leucopenia progredindo para agranulocitose foram relatadas quando não descontinuadas imediatamente, embora a agranulocitose seja reversível com a descontinuação; monitoramento recomendado
- Hematológica: evitar o uso em pacientes com distúrbios hemostáticos ou sangramento patológico ativo
- Hepática: insuficiência hepática moderada ou grave; Use com cuidado
- Renal: insuficiência renal grave (CrCl < 25 mL/min); Use com cuidado

(continua)

cilostazol *(continuação)*

Contraindicações:
- Hipersensibilidade ao cilostazol ou a qualquer componente de sua formulação.
- Insuficiência cardíaca
- Distúrbios hemostáticos
- Úlcera péptica
- Hemorragia intracraniana

cimetidina

Tagamet®; Cimetidina®

comp rev 200 e 400 mg; sol inj 150 mg/mL

Com ajuste de dose | Com ajuste de dose | B | Compatível | MPI? Não

Classificação terapêutica: antagonista do receptor H2

Posologia:
- Úlcera ativa: 300 mg, 4x/dia; 800 mg, ao se deitar; ou 400 mg, VO, 2x/dia por até 8 semanas
- Profilaxia de úlcera duodenal: 400 mg, VO, ao se deitar
- Estados de hipersecreção gástrica: 300-600 mg, VO, a cada 6 h (não exceder 2,4 g/dia)
- Doença do refluxo gastroesofágico: 400 mg, 4x/dia, ou 800 mg, VO, 2x/dia, por 12 semanas

Função hepática: podem ocorrer aumento de AST, aumento de ALT, fibrose hepática (relato de caso); doença hepática grave – administrar 50% da dose

Função renal: insuficiência renal grave – 300 mg, a cada 12 h, podendo aumentar a frequência com cautela; insuficiência hepática concomitante – redução da dose necessária; hemodiálise – administrar a dose ao final da sessão

Administração parenteral (compatível – SF, SG5%, SG10% e solução de Ringer lactato): IM – aplicar 1 amp no quadrante superior externo da região glútea de maneira lenta e profunda; EV – diluir 300 mg em 20 mL de SF e administrar por inj lenta; para infus intermitente, diluir 300 mg em 50 mL de sol compatível (no mínimo) e administrar em 15-20 min; e, para infus contínua, diluir 900 mg em 100-1.000 mL e administrar ao longo de 24 h (a velocidade de infusão não deve ser > 75 mg/h)
Obs.: estabilidade de 24 h em TA

Interações medicamentosas: teofilina, zalcitabina, cloroquina, meperidina, citalopram, fluorouracila (fluoroucacila, tegafur, capecitabina), morfina, posaconazol, erlotinibe, cetoconazol, roflumilaste, mirtazapina, saquinavir, timolol, imipramina, dutasterida, tansulosina, zolmitriptana, trimetrexato, carvedilol, varfarina, fluconazol, paroxetina, clozapina, cefpodoxima, azelastina, risperidona, escitalopram, lornoxicam, procainamida, lidocaína, pentoxifilina, sertralina, nifedipino, amitriptilina, glibenclamida, nevibolol, alprazolam, fenitoína, midazolam, quinidina, ciclosporina, diltiazem, propranolol, pramipexol, zaleprona

Reações adversas:
- Cardiovasculares: bloqueio atrioventricular, bradicardia, hipotensão arterial, taquicardia, vasculite, síndrome do QT longo
- Dermatológicas: alopecia, dermatite esfoliativa, eritema multiforme, erupção cutânea, necrólise epidérmica tóxica, síndrome de Stevens-Johnson
- Hematológicas: agranulocitose, anemia aplástica, anemia hemolítica (imunobaseada), neutropenia, pancitopenia, trombocitopenia
- Neurológicas: cefaleia (2-4%), sonolência (1%), tontura (1%), agitação, confusão, febre
- Musculoesqueléticas: artralgia, mialgia, polimiosite
- Gastrointestinais: diarreia (1%), náusea, pancreatite, vômito
- Endócrinas e metabólicas: ginecomastia (1-4%), edema mamário, redução da capacidade sexual
- Renais: aumento de creatinina, nefrite intersticial
- Miscelânea: anafilaxia, pneumonia (relação causal não estabelecida)

Precauções: estados confusionais reversíveis com a descontinuação foram relatados; aumento do risco para pacientes graves com idade avançada (≥ 50 anos) e com doença hepática ou renal preexistente; pacientes imunocomprometidos – risco aumentado de estrongiloidíase

Contraindicações: asma, doenças cardíacas, úlcera gástrica maligna

cinarizina

Stugeron®

comp 25 e 75 mg

Sem informações | Sem informações | C | Contraindicado | MPI? Não

Classificação terapêutica: preparação antivertiginosa

Posologia:
- Vertigem, cinetose: 25 mg, 3x/dia ou 75 mg, 1x/dia

Função hepática: não há informações disponíveis

Função renal: não há informações disponíveis

Interações medicamentosas: álcool, depressores do SNC e antidepressivos tricíclicos

Reações adversas:
- Dermatológicas: hipersensibilidade, coceira, respiração encurtada ou edema da face
- Neurológicas: sonolência, dor de cabeça, boca seca, transpiração, depressão, síndrome de Parkinson-*plus*
- Musculoesqueléticas: tremor, leve rigidez muscular ou pernas inquietas
- Gastrointestinais: desconforto gastrointestinal, aumento de peso, dispepsia, náusea

Precaução: pacientes com doença de Parkinson; uso concomitante de álcool, depressores do SNC ou antidepressivos tricíclicos; administração do medicamento após as refeições pode diminuir a irritação gástrica; hipotensão; porfiria

ciproeptadina

Periatin®

comp 4 mg; elx 2 mg/5 mL

Sem informações | Sem informações | B | Uso criterioso | MPI? Sim

Classificação terapêutica: antialérgico

Posologia:
Alergia: 4-20 mg/dia, em 3-4 tomadas diárias (máximo: 0,5 mg/kg/dia)

Função hepática: não há informações disponíveis

Função renal: não há informações disponíveis

Interações medicamentosas: inibidores da monoaminoxidase (tranilcipromina, selegilina), azul de metileno, moclobemida, linezolida, rasagilina, fluoxetina, paroxetina

Reações adversas:
- Neurológicas: sonolência leve a moderada (> 10%); cefaleia, fadiga, nervosismo, tontura (1-10%)
- Respiratórias: espessamento de secreções brônquicas (> 10%); faringite (1-10%)
- Musculoesquelética: artralgia (1-10%)
- Gastrointestinais (1-10%): diarreia, dor abdominal, estimulação do apetite, náusea, ressecamento da boca

Precauções: histórico de asma brônquica, doenças cardiovasculares, hipertireoidismo, aumento da pressão intraocular, ação atropina-*like*

Contraindicações: glaucoma de ângulo fechado; obstrução do colo da bexiga; idosos e pacientes debilitados; terapia com inibidores da monoaminoxidase; hipertrofia prostática sintomática; obstrução piloroduodenal; úlcera péptica

ciprofibrato

Oroxadin®

comp 100 mg

Contraindicado | Contraindicado | C | Uso criterioso | MPI? Não

Classificação terapêutica: antidislipidêmico

Posologia:
- Hipertrigliceridemia, hiperlipidemias mistas: 100 mg, 1x/dia

Função hepática: contraindicado na doença hepática ativa, incluindo cirrose biliar e anormalidade persistente e inexplicável da função hepática

Função renal: insuficiência renal moderada – redução da dose para 1 comp em dias alternados; insuficiência renal grave – uso contraindicado

Interações medicamentosas: inibidores da HMG-COA redutase (lovastatina, sinvastatina, pravastatina, fluvastatina, atorvastatina, rosuvastatina, pitavastatina), colchicina

Reações adversas:

- Dermatológica: irritação da pele, alopecia, eczema, prurido, fotossensibilidade, urticária
- Neurológicas: dor de cabeça, tontura, sonolência, vertigem
- Musculoesqueléticas: dor muscular, fraqueza, rabdomiólise, mioglobinúria
- Gastrointestinais: dor de estômago, náusea, diarreia, dor abdominal, colelitíase, colestase, dispepsia, vômito
- Geniturinárias: disfunção erétil, impotência
- Hematológicas: leucopenia, trombocitopenia

Precauções: idade > 65 anos – risco aumentado de miopatia e rabdomiólise; uso excessivo de álcool – aumento do risco de disfunção hepática; hipotireoidismo descontrolado – risco aumentado de miopatia e rabdomiólise; miopatia necrotizante imunomediada, um caso de miopatia autoimune foi relatado – interromper o tratamento imediatamente se for diagnosticada ou houver suspeita; uso concomitante com anticoagulante oral deve ser feito com dose reduzida e ajustada

Contraindicações: associação com outros fibratos (p. ex., clofibrato, bezafibrato, genfibrozila e fenofibrato); intolerância à lactose, fototoxicidade prévia causada por fibratos

ciprofloxacino

Cipro® EV Flexibag; Cipro® Oral; Cipro® XR; Ciprofloxacino® genérico sol NaCl; Ciloxan®; Biamotil®

Função hepática	Função renal	Gravidez	Lactação	Idosos 60+
Sem ajuste de dose	Com ajuste de dose	C	Uso criterioso	MPI? Não

sol infus inj 2% + glicose a 5%; comp rev 500 mg; comp rev lib prol 500 e 1.000 mg; sol inj 2 mg/mL; sol otol 3 mg/mL; pom oft 3,5 mg/g; sol oft 3,5 mg/mL

Classificação terapêutica: fluoroquinolona

Posologia: dose depende da gravidade da infecção

- Solução oftálmica: conjuntivite bacteriana – 1-2 gotas no saco conjuntival, a cada 2 h, por 2 dias, e depois, a cada 4 h, por 5 dias; úlcera de córnea – posologia diferente
- Pomada oftálmica: conjuntivite bacteriana – 1 cm no saco conjuntival, 3x/dia, por 2 dias, e depois 2x/dia, por mais 5 dias

Função hepática: pode ocorrer aumento de ALT e AST (adultos: 1%); ajuste de dose não é necessário; insuficiência hepática grave – usar com precaução

Função renal:

- VO (liberação imediata): ClCr 30-50 mL/min – 250-500 mg, a cada 12 h; ClCr 5-29 mL/min – 250-500 mg, a cada 18 h; hemodiálise/diálise peritoneal – 250-500 mg, a cada 24 h, administrar após a sessão
- VO (liberação prolongada): ClCr < 30mL/min – 500 mg, a cada 24 h; hemodiálise/diálise peritoneal: 500 mg, a cada 24 h; EV: ClCr 5-29 mL/min – 200-400 mg, a cada 18-24 h

Administração parenteral (compatível – SF, SG5%, SG5% em NaCl a 0,2 e 0,45%, soluções de Ringer e Ringer lactato): diluir à concentração de 1-2 mg/mL e infundir em, no mínimo, 60 min
Obs.: não pode ser congelada

Interações medicamentosas: tizanidina, rasagilina, teofilina, fentanila, zolpidem, varfarina, lurasidona, sinvastatina, hidroxiloroquina, donepezila, clozapina, erlotinibe, itraconazol, sucralfato, probenecida, micofenolato de sódio, sevelamer, aceclofenaco, diclofenaco, ciclosporina, levotiroxina, dutasterida, carbonato de lantânio, sildenafila, cálcio (oral), antiácidos (carbonato de magnésio, hidróxido de magnésio, trissilicato de magnésio, óxido de magnésio, carbonato de alumínio, hidróxido de alumínio, fosfato de alumínio, magaldrato), olanzapina, fenitoína, ropivacaína, cloroquina, didanosina, ácido aminolevulínico

(continua)

ciprofloxacino *(continuação)*

Reações adversas:

- Dermatológica: erupção cutânea (1%)
- Neurológicas: cefaleia (administração EV), inquietação (administração EV)
- Respiratória: rinite (crianças: 3%)
- Gastrointestinais: diarreia (2%), vômito (1%), dor abdominal (< 1%), náusea (3%)
- Local (1-10%): reação no local da injeção (administração EV)

Precauções: miastenia grave (pode ocorrer piora da fraqueza muscular); uso concomitante com teofilina e com derivados do leite, além de sucos com adição de cálcio, em pacientes idosos, pode prolongar o intervalo QT; há relatos de inflamação e/ou ruptura de tendão e o risco é elevado no uso concomitante com corticosteroides, receptores de órgãos sólidos e pacientes com idade > 60 anos; artrite reumatoide; pacientes sob risco de convulsão

Contraindicação: uso concomitante com tizanidina

ciprofloxacino + hidrocortisona

Otociriax®

Função hepática	Função renal	Gravidez	Lactação	Idosos 60+
Sem informações	Sem informações	C	Uso criterioso	MPI? Não

susp oto 2 + 10 mg/mL

Classificação terapêutica: corticosteroides e anti-infeccioso

Posologia:

- Tópico otológico: 3 gotas no ouvido afetado a cada 12 h, por 7 dias

Função hepática: não há informações disponíveis

Função renal: não há informações disponíveis

Interações medicamentosas: tizanidina, rasagilina, teofilina, zolpidem, varfarina, pirfenidona, lurasidona, sinvastatina, hidroxicloroquina, donepezila, clozapina, erlotinibe, itraconazol, ropinirol, probenecida, micofenolato de mofetila, sevelamer, diclofenaco, aceclofenaco, ciclosporina, levotiroxina, dutasterida, carbonato de lantânio, sildenafila, olanzapina, fenitoína, ropivacaína, cloroquina, ácido aminolevulínico

Reações adversas:

- Dermatológicas: 0,1-1% – prurido, erupção cutânea, urticária
- Musculoesqueléticas: 0,1-1% – hipoestesia, parestesia

Precauções: uso prolongado pode resultar no crescimento de microrganismos resistentes, inclusive fungos

Contraindicações: infecção auricular fúngica e viral; tuberculose auricular; pacientes com perfuração da membrana timpânica; otite média

cisatracúrio, besilato de

Nimbium®

Função hepática	Função renal	Gravidez	Lactação	Idosos 60+
Com ajuste de dose	Sem ajuste de dose	B	Uso criterioso	MPI? Não

sol inj 2 mg/mL

Classificação terapêutica: relaxante muscular de ação periférica

Posologia:

- Dose para intubação: 0,15-0,2 mg/kg após acetilcolina, 0,1 mg/kg; somente EV; não deve ser utilizado IM

Função hepática: na insuficiência hepática, o uso no longo prazo pode exigir ajustes de dose

Função renal: insuficiência renal – ajuste de dose não é necessário

Administração parenteral (SF, SG5% e SG5% em SF): diluir para 0,1 ou 0,2 mg/mL, podendo ser aplicado em inj *bolus* ou infundido ACM
Obs.: estabilidade de 24 h em TA

Interações medicamentosas: desflurano, isoflurano, enflurano, erva-de-são-joão, antibióticos polipeptídeos (colistimetato de sódio, polimixina B, bacitracina), óxido nítrico, aminoglicosídeos (amicacina, tobramicina, neomicina, gentamicina, estreptomicina, netilmicina, framicetina)

Reações adversas: não foram relatadas reações adversas > 1%

(continua)

cisatracúrio, besilato de *(continuação)*

Precauções: alterações eletrolíticas podem potencializar ou antagonizar o bloqueio neuromuscular; queimados podem desenvolver resistência aos bloqueadores neuromusculares; hemiparesia ou paraparesia podem demonstrar resistência aos bloqueadores neuromusculares; hipertermia maligna pode se desenvolver; pacientes neurocirúrgicos tratados com anticonvulsivantes devem ser cuidadosamente monitorados para a recuperação excessivamente rápida de bloqueio neuromuscular; não é recomendado para IOT de sequência rápida, pois tem ação intermediária

citalopram

Cipramil®

comp rev 20 mg

Com ajuste de dose | Precaução | C | Contra-indicado | MPI? Não

Classificação terapêutica: inibidor seletivo da recaptação da serotonina

Posologia:
- Depressão: 20-40 mg/dia, VO

Função hepática: insuficiência hepática – dose máxima de 20 mg/dia; risco de toxicidade

Função renal: insuficiência renal leve a moderada – ajuste de dose não é necessário; insuficiência renal grave – uso com precaução

Ajuste de dose: pacientes geriátricos – dose máxima de 20 mg/dia; uso concomitante com CYP2C19 e metabolizadores pobres – dose máxima de 20 mg/dia; uso concomitante com cimetidina ou outro inibidor da CYP2C19 – dose máxima de 20 mg/dia

Interações medicamentosas: linezolida, azul de metileno, fluconazol, sumatriptana, anti-inflamatórios não esteroidais (ácido acetilsalicílico, naproxeno, fenilbutazona, ácido mefenâmico, fenoprofeno, ibuprofeno, indometacina, piroxicam, diclofenaco, cetoprofeno, flurbiprofeno, cetorolaco, tenoxicam, etofenamato, dipirona, nimesulida, lornoxicam, acemetacina, propifenazona, meloxicam, celecoxibe, proglumetacina, rofecoxibe, dexcetoprofeno, parocoxibe, valdecoxibe, etoricoxibe, nepafenaco, loxoprofeno, lumiracoxibe, ácido tolfenâmico, nimesulida, ácido flufenâmico), risperidona, sibutramina, antiplaquetários (dipiridamol, ticlopidina, iloprosta, abciximabe, tirofibana, clopidogrel, eptifibatide, cilostazol, treprostinila, prasugrel, ticagrelor), alfentanila, erva-de-são-joão, hidroxicloroquina, cimetidina, meperidina, donepezila, aripiprazol, rizatriptana, naratriptana, dexfenfluramina, fenfluramina, anticoagulantes (heparina, varfarina, antitrombina humana III, enoxaparina, dalteparina, nadroparina, bivalirrudina, defibrotida, desirudina, fondaparinux, bemiparina, tinzaparina, reviparina), zilmitriptana, lítio, rifampicina, irinotecano, metoprolol, imipramina, *ginkgo*

Reações adversas:
- Cardiovasculares: 1-10% – hipotensão postural, redução da frequência cardíaca, taquicardia
- Dermatológicas: 1-10% – erupção cutânea, prurido
- Neurológicas: sonolência (18%, relacionada à dose), insônia (15%, relacionada à dose), fadiga (5%, relacionada à dose), anorexia (4%), ansiedade (4%), agitação (3%), febre (2%), bocejos (2%, relacionados à dose), amnésia, apatia, concentração comprometida, confusão mental, depressão, enxaqueca, tentativa de suicídio
- Respiratórias: infecção das vias aéreas superiores (5%), rinite (5%), sinusite (3%), tosse
- Musculoesqueléticas: tremor (8%), artralgia (2%), mialgia (2%), parestesia
- Gastrointestinais: náusea (21%), xerostomia (20%), diarreia (8%), dispepsia (5%), vômito (4%), dor abdominal (3%), aumento da sialorreia, flatulência, ganho ou perda de peso, perversão do paladar
- Endócrinas e metabólicas: redução da libido (1-4%), dismenorreia (3%), amenorreia, disfunção sexual
- Geniturinárias: transtorno de ejaculação (6%), impotência (3%, relacionada à dose), poliúria
- Ocular: acomodação anormal (1-10%)
- Miscelânea: diaforese (11%, relacionada à dose)

Precauções: não é recomendado o uso concomitante com precursores da serotonina (p. ex., triptofano), outros inibidores seletivos da recaptação da serotonina ou inibidores da recaptação de serotonina e norepinefrina; o risco de eventos hemorrágicos pode ser aumentado com o uso concomitante de AINH, ácido acetilsalicílico, varfarina e outros anticoagulantes; transtorno bipolar; piora do comportamento; convulsões prévias ou situações de risco, como alcoolismo ou

(continua)

citalopram *(continuação)*

lesão cerebral; ideação suicida ou depressão; risco de ativação de mania/hipomania; sintomas de descontinuação graves foram relatados com a retirada abrupta, por isso recomenda-se retirada gradual; não é indicado o uso concomitante com outros medicamentos que prolonguem o intervalo QT; IAM recente; insuficiência cardíaca descompensada; bradiarritmias; predisposição a hipopotassemia ou hipomagnesemia; síndrome do QT longo congênita; risco de prolongamento do intervalo QT

Contraindicações: uso concomitante com pimozida e outros fármacos serotoninérgicos, inibidores da monoaminoxidase (incluindo linezolida ou azul de metileno, EV) e medicamentos que possam diminuir o metabolismo da serotonina; uso concomitante ou dentro de 14 dias após a suspensão de inibidores da MAO; iniciação de citalopram para pacientes recebendo linezolida ou azul de metileno; há relatos de síndrome serotoninérgica, incluindo casos com risco de morte

citrato de cálcio

Miocalven® D

pó susp 500 mg + 200 UI (citrato de cálcio + colecalciferol)

Sem informações | Contra-indicado | C | Uso criterioso | MPI? Não

Classificação terapêutica: sal mineral

Posologia:
- Suplementação de cálcio: 1 sachê, 2x/dia, equivalente a 1 g de cálcio elementar e 400 UI de colecalciferol (vitamina D)

Função hepática: não há informações disponíveis

Função renal: aumento do risco de insuficiência renal com ingestão de cálcio acima da recomendação diária; insuficiência renal grave – uso contraindicado

Interações medicamentosas: eltrombopague, cetoconazol, digoxina, lomefloxacino, pefloxacino, fosfato oral (fosfato de potássio, fosfato de sódio, fosfato de sódio monobásico, fosfato de sódio bibásico, fosfato de potássio monobásico, fosfato de potássio bibásico), cálcio (oral), levofloxacino, norfloxacino, ticlopidina, zalcitabina, tetraciclinas (tetraciclina, minociclina, oxitetraciclina, doxiciclina, limeciclina, clortetraciclina), levotiroxina

Reações adversas:
- Cardiovascular: IAM
- Endócrina e metabólica: hipercalcemia
- Renal: urolitíase
- Gastrointestinais: constipação, flatulência, inchaço do abdome
- Outras: síndrome leite-álcali, câncer de próstata

Precauções: câncer de próstata, avançado ou fatal, foi relatado em associação com a ingestão de cálcio > 1.500 mg/dia de alimentos ou suplementos

Contraindicações: hipercalcemia; hipercalciúria

claritromicina

Klaricid®; Klaricid® UD; claritromicina genérico

Sem ajuste de dose | Com ajuste de dose | C | Uso criterioso | MPI? Não

susp oral 25 e 50 mg/mL; pó liof sol inj 500 mg; comp rev lib prol 500 mg; comp rev 250 e 500 mg

Classificação terapêutica: macrolídeo

Posologia:
- Infecções bacterianas: 250-500 mg, VO ou EV, a cada 12 h; liberação prolongada – 500-1.000 mg, VO, 1x/dia; *Helicobacter pylori* – 500 mg, a cada 8-12 h, por 10-14 dias (associada à amoxicilina e ao inibidor de bomba de próton)

Função hepática: insuficiência hepática – ajuste de dose não é necessário se a função renal estiver normal

Função renal: pode ocorrer aumento de BUN (4%); insuficiência renal grave com ClCr < 30 mL/min – administrar 50% da dose; hemodiálise – administrar dose após a sessão

(continua)

claritromicina *(continuação)*

Administração parenteral (compatível – SF, SG5%, SG5% em Ringer lactato, SG5% em NaCl a 0,2, 0,45 e 0,9% e Ringer lactato): reconstituir em 10 mL de AD, diluir em pelo menos 250 mL de solução compatível e infundir por 60 min
Obs.: estabilidade do produto diluído de 24 h em REF

Interações medicamentosas: colchicina, saquinavir, astemizol, pimozida, derivados do ergot (ergotamina), sinvastatina, lurasidona, fluconazol, silodosina, varfarina, carbamazepina, anlodipino, nifedipino, vinorelbina, trazodona, atazanavir, rifabutina, fentanila, diltiazem, rivaroxabana, verapamil, ritonavir, triazolam, alprazolam, midazolam, estazolam, digoxina, cabazitaxel, efavirenz, disopiramida, gemifloxacino, hidroxicloroquina, atorvastatina, donepezila, vimblastina, paroxetina, itraconazol, etravirina, tolterodina, rifapentina, zidovudina, nevirapina, rifampicina, tipranavir, glibenclamida, darunavir, glipizida, estrogênios (estrogênios conjugados, estradiol, estrogênios esterificados, estrona, estriol), repaglinida, metilprednisolona, ciclosporina, indinavir, delavirdina, prednisona, pravastatina, diazepam, linezolida

Reações adversas:
- Dermatológica: erupção cutânea (crianças: 3%)
- Neurológicas: cefaleia (adultos e crianças: 2%), insônia
- Hepática: aumento do TP (1%)
- Gastrointestinais: paladar anormal (adultos: 3-7%), diarreia (adultos: 3-6%; crianças: 6%), vômito (crianças: 6%), náusea (adultos: 3%), dor abdominal (adultos: 2%; crianças: 3%), dispepsia (2%)

Precauções: o uso prolongado pode acarretar superinfecção fúngica ou bacteriana, incluindo diarreia por *Clostridium difficile* e colite pseudomembranosa; usar com cautela em pacientes com coronariopatia; hipopotassemia e hipomagnesemia não corrigidas; evitar uso de comprimido de liberação prolongada para pacientes com estenose ou estreitamento do trato gastrointestinal

Contraindicações: uso concomitante com cisaprida, pimozida, astemizol, terfenadina, ergotamina ou di-hidroergotamina; uso concomitante de colchicina por doentes com insuficiência renal ou hepática; histórico de prolongamento do intervalo QT e arritmia ventricular, incluindo *torsades de pointes*; uso concomitante com inibidores da HMG-Coa-redutase extensivamente metabolizados pelo CYP3A4 (p. ex., lovastatina ou sinvastatina)

clindamicina

Dalacin® C; Clinagel®; Fosfato de clindamicina®

cap dura 300 mg; gel 10,3 mg/g; sol inj 150 mg/mL

Precaução | Sem ajuste de dose | B | Compatível | 60+ MPI? Não

Classificação terapêutica: lincosamida

Posologia:
- Via parenteral: 600 mg, a cada 6 h, ou 900 mg, a cada 8 h (faixa terapêutica: 1.200-2.700 mg/dia, divididos em 2-4 tomadas)
- VO: 150-450 mg/dose, a cada 6-8 h (máximo: 1.800 mg/dia)

Função hepática: insuficiência hepática grave – uso com precaução

Função renal: ajuste de dose não é necessário; não há necessidade de suplementação após a diálise

Administração parenteral (compatível – SF, SG5% e Ringer lactato): IM – não deve ser diluída para esse tipo de aplicação; EV – a concentração em diluente não deve exceder 18 mg/mL, e a taxa de infusão não pode superar 30 mg/min; não é recomendada a administração de > 1.200 mg em infusão única de 1 h; nunca administrar a solução não diluída em *bolus*
Obs.: estabilidade de 16 dias em TA e de 32 dias em REF

Interações medicamentosas: atracúrio, ciclosporina, caolim, vecurônio, pancurônio, rocurônio, galamina, cisatracúrio, lixisenatide

Reações adversas:
- Cardiovascular: uso sistêmico (1-10%) – hipotensão arterial
- Dermatológicas: uso sistêmico (1-10%): erupção cutânea, síndrome de Stevens-Johnson, urticária; uso tópico (> 10%) – eritema ou descamação da pele (loção, solução), oleosidade (gel, loção), prurido, ressecamento da pele, sensação de queimação
- Neurológicas: uso tópico (1-10%): cefaleia; uso vaginal (1-10%) – dorsalgia, lombalgia, cefaleia

(continua)

clindamicina *(continuação)*

- Gastrointestinais: uso sistêmico (> 10%) – diarreia, dor abdominal; uso sistêmico (1-10%) – colite pseudomembranosa, náusea, vômito; uso vaginal (> 10%) – constipação, diarreia
- Locais: uso sistêmico (1-10%) – abscesso estéril no local da injeção IM, tromboflebite
- Geniturinárias: uso vaginal (> 10%): vaginite fúngica, vaginite ou prurido vulvovaginal (causado por *Candida albicans*); uso vaginal (1-10%) – ITU
- Miscelânea: uso sistêmico (1-10%): crescimento fúngico exagerado, hipersensibilidade; uso vaginal (1-10%) – infecção fúngica

Precauções: diarreia associada à *Clostridium difficile* (diarreia leve a colite fatal) tem sido relatada; histórico de dermatite atópica; não é recomendado o uso concomitante com eritromicina; idosos com doença grave (menos tolerantes à mudança na frequência intestinal); histórico de doença gastrointestinal, particularmente colite; superinfecção pode ocorrer como resultado da proliferação de microrganismos resistentes, especialmente leveduras

Contraindicações: histórico de colite associada a antibióticos, incluindo colite pseudomembranosa; histórico de enterite regional e colite ulcerativa (tópica, vaginal)

clobazam

Frisium®, Urbanil®

comp 10 e 20 mg

Com ajuste de dose | Sem informação | C | Contraindicado | 60+ Não

Função hepática:
- Insuficiência hepática leve a moderada (pontuação de Child-Pugh 5 a 9):
- Dose inicial: 5 mg por via oral por dia
- Dose diária total do dia 7:
  - Peso corporal 30 kg ou menos: 5 mg por via oral por dia
  - Peso corporal acima de 30 kg: 10 mg por via oral por dia
- Dia 14 – dose total diária:
  - Peso corporal 30 kg ou menos: 10 mg por via oral por dia
  - Peso corporal acima de 30 kg: 20 mg por via oral por dia
- Dose máxima:
  - Peso corporal 30 kg ou menos: 20 mg/dia
  - Peso corporal acima de 30 kg: 40 mg/dia
- Doses diárias superiores a 5 mg devem ser administradas em doses divididas 2x ao dia.
- As doses não devem ser escalonadas mais rapidamente do que semanalmente.
- Com base na resposta clínica, as doses máximas podem ser iniciadas após 21 dias.
- As doses devem ser retiradas gradualmente, diminuindo a dose diária total em 5 a 10 mg semanalmente até a descontinuação

Classificação terapêutica: ansiolíticos simples

Posologia:
- Epilepsia refratária, como tratamento adjuvante: 5 a 15 mg/dia, máximo 80 mg/dia. Doses até 30 mg podem ser consideradas como tomada única diária ao dormir, doses maiores devem ser divididas.
- Transtorno de ansiedade: 20 mg/dia, máximo de 30 mg/dia

Interações medicamentosas: flumazenil, tioridazina, canabidiol, nifedipino, orlistate, fenfluramina, buprenorfina, oxicodona, meperidina, cetirizina, pentazocina, anfetamina, metanfetamina, tamoxifeno, medroxiprogesterona, estradiol, levonorgestrel, noretindorna, dienogeste, drospirenona, norelgestromina, desogestrel, norgestrel, norgestimato, etnilestradiol, etonogestrel, alfentanila, butorfanol, morfina, pregabalina, escopolamina, escetamina, loxapina, doxilamina, gabapentina, tramadol, oxazepan, flurazepan, hidrato de cloral, clordiazepóxido, difenidramina, lorazepan, baclofeno, clorazepato, clonazepan, meprobamato, primidona, pentobarbital, loxapina, prometazina, mesoridazina, secobarbital, orfenadrina, hidroxizina, tioridazina, haloperidol, proclorperazina, fenobarbital, diazepan, clorpromazina, tiopental, temazepan, alcaloides do ópio, flufenazina, ciclobenzaprina, triazolan, trifluoperazina, isoflurano, droperidol, aripiprazol, enflurano, nitrazepan, alprazolan, carisoprodol, clozapina, pimozida, azul de metileno, buspirona, óxido nítrico, midazolan, meclizina, clobazan, doxilamina, propofol, zolpiden, estazolan, zoplicone, flunitrazepan, halotano, cetamina, dexmedetomidina, supirida, olanzapina, sertindole, topiramato, quetiapina, perampanel, periciazina, droperidol, codeína, mirtazapina, difenoxilato,

(continua)

clobazam *(continuação)*

remifentanila, fentanila, dantroleno, mebrobamato, carisoprodol, modafilina, bromazepan, hidrato de cloral, levocetirizina, midazolan, lofexidina, metoclopramida, nalbufina, doxorrubicina, clozapina, trazodona, zolpiden, metadona, tapentadol, sufentanila, gabapentina

Reações adversas:
Comum
- Gastrintestinais: constipação (2 a 10%), baba (até 14%)
- Neurológicas: ataxia (2 a 10%), disartria (2 a 5%), insônia (2 a 7%), letargia (5 a 15%), sedado (2 a 9%), sonolência (16 a 25%)
- Psiquiátrica: comportamento agressivo (3 a 14%)
- Renal: doença infecciosa do trato urinário (2 a 5%)
- Respiratória: tosse (3 a 7%)
- Outros: febre (10 a 17%)

Sério
- Dermatológicas: síndrome de Stevens-Johnson, necrólise epidérmica tóxica
- Imunológica: reação de hipersensibilidade
- Respiratória: depressão respiratória

Precauções:
- Abuso, uso indevido e dependência: Não exceda a frequência de dosagem habitual recomendada; se houver suspeita de transtorno por uso de substâncias, recomenda-se avaliação do paciente e tratamento precoce e/ou encaminhamento
- Acesso: os pacientes que recebem terapia concomitante com benzodiazepínicos ou depressores do SNC não devem ter acesso negado a medicamentos de tratamento assistido por medicamentos (p. ex., metadona e buprenorfina); se o uso concomitante for necessário, recomenda-se um manejo cuidadoso e monitoramento
- Uso concomitante: evite ou minimize o uso concomitante de depressores do SNC e outras substâncias associadas ao abuso, uso indevido e dependência (p. ex., analgésicos opioides, estimulantes)
- Dermatológica: reações cutâneas graves (p. ex., síndrome de Stevens-Johnson [SSJ], necrólise epidérmica tóxica [NET]) foram relatadas; monitoramento recomendado e descontinuar o uso ao primeiro sinal de erupção cutânea, a menos que claramente não relacionado ao medicamento; não retome o uso se houver suspeita de SSJ ou TEN
- Neurológica: sonolência e sedação relacionadas à dose foram relatadas e geralmente começam no primeiro mês de tratamento e podem diminuir com o uso continuado, particularmente com o uso concomitante com outros depressores do SNC, incluindo álcool. Recomenda-se o monitoramento e cautela contra o envolvimento em atividades perigosas que exijam alerta mental (p. ex., operação de máquinas ou veículos motorizados perigosos) até que o efeito seja conhecido
- Psiquiátricas: drogas antiepilépticas, incluindo clobazam, podem aumentar o risco de pensamentos ou comportamentos suicidas; Recomenda-se o monitoramento
- Abstinência: síndrome de abstinência prolongada com duração de semanas a mais de 12 meses foi relatada com o uso de benzodiazepínicos

- **Contraindicações:** hipersensibilidade ao clobazam ou a qualquer excipiente de clobazam
- Miastenia grave (risco de agravamento da fraqueza muscular)
- Insuficiência respiratória grave
- Síndrome da apneia do sono
- Insuficiência hepática grave (risco de precipitação da encefalopatia)
- Durante a gravidez e lactação

clobetasol

Psorex®

sol capilar 0,5 mg/g, crem derm e pom derm, 0,5 mg/g; xampu 0,5 mg/g

Precaução	Precaução	C	Uso criterioso	MPI? Não

Classificação terapêutica: corticosteroide

Posologia:
- Psoríase: aplicar pequena quantidade na área afetada, 1-2x/dia, evitando-se o uso por > 4 semanas; de acordo com a indicação clínica, a posologia pode variar
- Xampu: uso 1x/dia

Função hepática: insuficiência hepática – aumenta o risco de absorção sistêmica; sem informações sobre ajuste de dose; utilizar com precaução pelo menor tempo possível

Função renal: pode ocorrer glicosúria; sem informações sobre ajuste de dose; utilizar com precaução pelo menor tempo possível

(continua)

clobetasol *(continuação)*

Interações medicamentosas: sem interações conforme a base de dados Micromedex

Reações adversas (depende da formulação utilizada, da extensão da aplicação, da área superficial coberta e do uso de curativos oclusivos):
- Dermatológicas: eczema asteatótico (2%), atrofia da pele (1,9-4,2%), sensação de queimadura, desconforto com a pele (1,3%), pele seca (1-2%), prurido (0,5-3%), telangiectasia (3,2%)
- Respiratórias: nasofaringite (5%), infecção das vias aéreas superiores (8%)
- Endócrinas e metabólicas: hipocortisolismo secundário (adultos, 15-20%; crianças, 42-47%), hiperglicemia, síndrome de Cushing, supressão adrenal
- Neurológica: hipertensão intracraniana aguda

Precauções: não é recomendado usar com manifestação de acne vulgar, rosácea ou dermatite perioral; dermatite alérgica de contato pode ocorrer, resultando em falha de cura; interromper o uso na presença de infecção descontrolada na pele; utilização de espuma, loção ou xampu não é recomendada para pacientes com idade < 18 anos em razão do aumento do risco de toxicidade sistêmica; evitar o contato com olhos e lábios; evitar a aplicação na virilha, axilas ou áreas afins; a interrupção abrupta pode resultar em insuficiência glicocorticoide; psoríase; uso na face deve ser limitado a poucos dias; se aplicado nas pálpebras, cuidar para que o produto não entre em contato com os olhos – a exposição repetida pode resultar em glaucoma e catarata; evitar uso oftálmico, oral ou intravaginal; uso prolongado pode aumentar o risco de absorção sistêmica

Contraindicação: infecção primária do couro cabeludo

clomipramina

Anafranil®; Anafranil® SR

drg 25 mg; comp lib lenta 75 mg

Precaução	Precaução	C	Uso criterioso	MPI? Sim

Classificação terapêutica: inibidor não seletivo da recaptação das monoaminas

Posologia:
- 25-150 mg/dia (máximo: 250 mg/dia para casos graves)
- Depressão, transtorno obsessivo-compulsivo, fobias: 1 drg de 25 mg, 2-3x/dia, ou 1 comp SR de 75 mg, 1x/dia (preferencialmente à noite); aumentar gradualmente nas primeiras 2 semanas para 4-6 drg de 25 mg ou 2 comp de 75 mg de liberação prolongada

Função hepática: é extensivamente metabolizada no fígado, por isso pode ocorrer lesão hepática; uso com precaução

Função renal: insuficiência renal moderada e grave – uso com precaução

Ajuste de dose (pacientes geriátricos): iniciar na extremidade inferior do intervalo de dosagem; cautela

Interações medicamentosas: anti-inflamatórios não esteroidais (ácido acetilsalicílico, naproxeno, fenilbutazona, ácido mefenâmico, fenoprofeno, ibuprofeno, indometacina, piroxicam, diclofenaco, cetoprofeno, flurbiprofeno, cetorolaco, tenoxicam, etofenamato, dipirona, nimesulida, lornoxicam, acemetacina, propifenazona, meloxicam, celecoxibe, proglumetacina, rofecoxibe, dexcetoprofeno, parocoxibe, valdecoxibe, etoricoxibe, nepafenaco, loxoprofeno, lumiracoxibe, ácido tolfenâmico, nimesulida, ácido flufenâmico), trifluoperazina, olanzapina, hidroxicloroquina, donepezila, alfapeginterferona alfa-2B, halofantrina, clonidina, simpatomiméticos de ação direta (epinefrina, fenilefrina, norepinefrina, midodrina, etilefrina), enalapril, atomoxetina, fluvoxamina, ácido valproico, ioimbina, modafinila

Reações adversas:
- Cardiovasculares: rubor (8%), hipotensão postural (20%), palpitações (4%), taquicardia (20%; crianças: 2%), dor no peito (4%), edema (2%)
- Dermatológicas: erupção cutânea (6%), púrpura (3%), acne (2%), dermatite (2%), pele ressecada (2%), urticária (1%)
- Hematológica: mielossupressão
- Neurológicas: sonolência (54%), tontura (54%), cefaleia (52%), fadiga (39%), insônia (25%), nervosismo (18%), mal-estar, sonolência, ansiedade (9%), memória comprometida (9%), espasmos (7%), concentração comprometida (5%), depressão (5%), febre (4%), hipertonia (4%), sonhos anormais (3%), agitação (3%), bocejos (3%), confusão mental (3%), dor (3%), enxaqueca (3%), transtorno da fala (3%), transtorno psicossomático (3%), calafrios (2%), despersonalização (2%), irritabilidade (2%), labilidade emocional (2%), reação de pânico (1%)

(continua)

clomipramina *(continuação)*

- Respiratórias: rinite (12%), broncoespasmo (2%), sinusite (6%), tosse (6%), epistaxe (2%)
- Musculoesqueléticas: tremor (54%), mioclonia (13%; crianças: 2%), mialgia (13%), parestesia (9%), dorsalgia e/ou lombalgia (6%), artralgia (3%), fraqueza (1%)
- Gastrointestinais: xerostomia (84%), constipação (47%), náusea (33%), dispepsia (22%), ganho de peso (18%), diarreia (13%), anorexia (12%), aumento do apetite (11%), dor abdominal (11%), transtorno do paladar (8%), vômito (7%), flatulência (6%), transtorno odontológico (5%), disfagia (2%), esofagite (1%)
- Endócrinas e metabólicas: alterações da libido (21%), fogachos (5%), lactação não puerperal (4%), amenorreia (1%), aumento das mamas (2%), mastalgia (1%)
- Geniturinárias: transtorno de ejaculação (42%), impotência (20%), transtorno miccional (14%), ITU (2-6%), aumento da frequência urinária (5%), disúria (2%), leucorreia (2%), retenção urinária (2%), vaginite (2%)
- Oculares: visão anormal (18%; crianças: 7%), lacrimejamento anormal (3%), midríase (2%), conjuntivite (1%)
- Miscelânea: aumento da diaforese (29%; crianças: 9%)

Precauções: não é recomendado o uso concomitante com precursores da serotonina (p. ex., triptofano), outros inibidores seletivos da recaptura da serotonina ou inibidores da recaptação de serotonina e norepinefrina; aumento do risco de precipitação de episódio misto/maníaco por pacientes com transtorno bipolar; piora do comportamento; ideação suicida ou depressão; risco de ativação de mania/hipomania de pacientes com histórico de mania; pode exacerbar a psicose ou ativar sintomas latentes de esquizofrênicos; glaucoma de ângulo fechado ou aumento da pressão intraocular – midríase foi relatada; no hipertireoidismo ou com uso concomitante de medicamentos da tireoide, aumenta o risco de arritmias cardíacas; descontinuar o uso vários dias antes de cirurgia eletiva, se possível; na retenção urinária, podem ocorrer efeitos anticolinérgicos; em casos de tumor da medula suprarrenal (p. ex., feocromocitoma, neuroblastoma), pode causar crises hipertensivas; pode aumentar o risco de hipotensão, taquicardia ou alterações no ECG em doenças cardiovasculares; uso concomitante com eletroconvulsoterapia pode aumentar os riscos do procedimento; doses acima das recomendadas podem causar convulsões; pacientes com risco de fratura óssea; sintomas de descontinuação graves foram relatados com retirada
abrupta – retirada gradual é necessária; ganho de peso significativo, por vezes com excesso de 25% do total do corpo, tem sido relatado

Contraindicações: uso concomitante com um inibidor da monoaminoxidase, incluindo linezolida ou azul de metileno, EV, ou no prazo de 14 dias após a descontinuação (aguardar 14 dias após a suspensão antes de iniciar a administração de inibidores da monoaminoxidase); aumento do risco de síndrome serotoninérgica; período de recuperação do IAM

clonazepam

Rivotril®

comp SL 0,25; comp 0,5 e 2 mg; sol oral (gotas) 2,5 mg/mL

Contraindicado | Sem informações | C | Uso criterioso | MPI? Sim

Classificação terapêutica: benzodiazepínico

Posologia:
- Transtorno do pânico: 0,25 mg, 2x/dia; aumentar 0,125-0,25 mg, 2x/dia, a cada 3 dias, até 1 mg/dia (máximo: 4 mg/dia)
- Convulsões: 0,5 mg, 3x/dia; aumentar 0,5-1 mg, a cada 3 dias, até controle das crises (máximo: 20 mg/dia)

Posologia individualizada de acordo com indicação clínica e resposta do paciente

Função hepática: podem ocorrer aumento da fosfatase alcalina (passageiro), aumento de transaminases (passageiro), hepatomegalia; doença hepática significativa – uso contraindicado

Função renal: na insuficiência renal, metabólitos de clonazepam são excretados por via renal; não há informações disponíveis sobre ajuste de dose

Interações medicamentosas: carbamazepina, barbitúricos (primidona, fenobarbital, tiopental), orlistate, erva-de-são-joão, amiodarona, teofilina, nevirapina, ritonavir, *ginkgo*

(continua)

clonazepam *(continuação)*

Reações adversas:
- Cardiovasculares: edema, palpitação
- Dermatológicas: erupção cutânea, hirsutismo, queda de cabelo
- Hematológicas: anemia, eosinofilia, leucopenia, trombocitopenia
- Neurológicas: sonolência (transtorno convulsivo: ~ 50%; transtorno do pânico: 37%), ataxia (transtorno convulsivo: ~ 30%; transtorno do pânico: 5%) problemas comportamentais (transtorno convulsivo: ~ 25%), alucinações, amnésia, cefaleia, coma, confusão mental, depressão, fadiga, fala desarticulada, febre, hipotonia, histeria, insônia, labilidade emocional, nervosismo, psicose, reações paradoxais (inclusive comportamento agressivo, agitação, ansiedade, excitabilidade, hostilidade, irritabilidade, nervosismo, pesadelos, transtornos do sono, sonhos vívidos), redução da capacidade intelectual, tentativa de suicídio, tontura, transtornos de memória, vertigem
- Respiratórias: bronquite, congestão torácica, depressão respiratória, falta de ar, faringite, hipersecreção, infecção de vias respiratórias, rinite, rinorreia, sinusite, tosse
- Musculoesqueléticas: coordenação anormal, disartria, fraqueza muscular, mialgia, movimentos coreiformes, tremor
- Gastrointestinais: alterações do peso (ganho ou perda), anorexia, aumento ou redução do apetite, constipação, desidratação, diarreia, dor abdominal, gastrite, inflamação gengival, língua saburrosa, náusea, xerostomia
- Endócrinas e metabólicas: aumento ou redução da libido, dismenorreia
- Geniturinárias: aumento da frequência miccional, colpite, disúria, ejaculação retardada, enurese, impotência, ITU, noctúria, retenção urinária
- Oculares: diplopia, movimentos oculares anormais, nistagmo, turvamento da visão
- Miscelânea: afonia, aparência de olhar fixo, disdiadococinesia, encoprese, hemiparesia, linfadenopatia, reações alérgicas

Precauções: retirada abrupta, especialmente em doentes em longo prazo; terapia de dose elevada pode induzir estado de mal epiléptico – retirada gradual recomendada; reduzir 0,25 mg a cada 3 dias; em idosos, iniciar com a menor dose possível; uso concomitante com álcool; histórico de abuso de drogas; aumento do risco de pensamentos ou comportamentos suicidas

Contraindicação: glaucoma de ângulo fechado agudo

clonidina

Atensina®; Clonidin®

comp 0,1, 0,15 e 0,2 mg; sol inj 15 mcg/mL

Sem informações | Precaução | C | Uso criterioso | MPI? Sim

Classificação terapêutica: antiadrenérgico de ação central

Posologia:
- Hipertensão: 0,1-0,8 mg/dia, em 2 tomadas (máximo: 2,4 mg/dia)

Função hepática: podem ocorrer alterações nos testes de função hepática (anormalidades leves e passageiras, < 1%) e hepatite; não há informações disponíveis sobre o ajuste de dose

Função renal: pode ocorrer polaciúria; insuficiência renal – dose inicial menor, que deve ser ajustada de acordo com a resposta individual quanto ao grau de insuficiência renal, uso com precaução; hemodiálise – não é necessário administrar dose adicional após a sessão

Administração parenteral (compatível – SF): diluir em 10 mL de solução compatível e administrar por inj lenta (7-10 min), EV, ou diluir em 50 mL e infundir por 20 min

Obs.: utilizar imediatamente após diluição

Ajuste de dose (pacientes geriátricos): doses iniciais mais baixas são recomendadas desde que o paciente experimente hipotensão ortostática mais problemática e comprometimento dos processos de função motora e do pensamento

Interações medicamentosas: doxepina, imipramina, amitriptilina, clomipramina, verapamil, mirtazapina, nortriptilina, ciclosporina, ioimbina, mepivacaína, naloxona, flufenazina

Reações adversas (a incidência de eventos adversos pode ser menor pela via transdérmica do que VO, em razão de a relação pico-vale ser mais baixa):

(continua)

clonidina *(continuação)*

- Cardiovasculares: bradicardia (1%), palpitação (1%), taquicardia (1%), anormalidades eletrocardiográficas, arritmia, bloqueio atrioventricular, dor torácica, fenômeno de Raynaud, hipotensão ortostática, insuficiência cardíaca congestiva, palidez, rubor, síncope, prolongamento do intervalo QT
- Dermatológicas: reações cutâneas localizadas e passageiras, caracterizadas por prurido e eritema (transdérmica: 15-50%), dermatite de contato (transdérmica: 8-34%), vesiculação (transdérmica: 7%), sensibilização alérgica de contato (transdérmica: 5%), hiperpigmentação (transdérmica: 5%), queimação (transdérmica: 3%), edema (3%), escoriações (transdérmica: 3%), exantema macular generalizado (1%), branqueamento (transdérmica: 1%), latejamento (transdérmica 1%), pápulas (transdérmica: 1%), alopecia, angioedema, erupção cutânea, hipopigmentação localizada (transdérmica), urticária
- Hematológica: trombocitopenia (VO)
- Neurológicas: sonolência (12-33%), tontura (2-16%), sedação (3-10%), fadiga (4-6%), cefaleia (1-5%), letargia (3%), nervosismo (1-3%), insônia (2%), depressão mental (1%), agitação, alucinações (visuais e auditivas), ansiedade, AVC, delírio, febre, inquietação, irritabilidade, mal-estar, mudanças de comportamento, percepção ilusória, pesadelos, sonhos vívidos, parestesia, tremor
- Respiratórias: asma, congestão nasal, epistaxe, infecção do trato respiratório, nariz ressecado, nasofaringite, rinorreia
- Musculoesqueléticas: fraqueza (10%), artralgia (1%), mialgia (1%), cãibras em membros inferiores (< 1%), anestesia (localizada; transdérmica), dor em extremidades
- Gastrointestinais: xerostomia (25-40%), constipação (2-10%), anorexia (1%), perversão do paladar (1%), ganho de peso (< 1%), dor abdominal (VO), náusea, pseudo-obstrução (VO), vômito
- Auditivas: otalgia, otite média
- Endócrinas e metabólicas: disfunção sexual (3%), ginecomastia (1%), aumento da CPK (passageiro; VO), dor na glândula parótida (VO), hiperglicemia (passageira; VO), parotite (VO)
- Geniturinárias: disfunção erétil (2-3%), noctúria (1%), disúria, retenção urinária
- Oculares: lacrimação reduzida ou elevada, olhos ressecados, sensação de queimação nos olhos, transtorno de acomodação, visão turva
- Miscelânea: síndrome de abstinência (1%), sede, síndrome similar à gripe

Precauções: interrupção abrupta pode resultar em sintomas de abstinência (p. ex., agitação, dor de cabeça, tremor, aumento rápido da PA); aumento do risco com doses mais elevadas ou uso de betabloqueador concomitante; redução gradual da dose é recomendada quando a terapia for interrompida; anormalidades de condução e/ou uso concomitante de outras drogas simpaticolíticas; casos de bradicardia grave pós-comercialização foram relatados; desfibrilação ou cardioversão; insuficiência coronariana grave; aumento do risco de formação de arco por causa da corrente elétrica alterada

clopidogrel

Plavix®

comp 75 mg

Precaução | Sem ajuste de dose | B | Compatível | MPI? Não

Classificação terapêutica: inibidor da agregação plaquetária

Posologia:
- IAM recente, AVC recente, doença arterial periférica: 75 mg, VO, 1x/dia
- Síndrome coronariana aguda: dose de ataque de 300 mg seguida de 75 mg/dia, com duração de tratamento a depender de outras condutas (angioplastia, *stent*, *stent* revestido)

Função hepática: insuficiência hepática – uso com precaução

Função renal: insuficiência renal – ajuste de dose não é necessário

Interações medicamentosas: anlodipino, esomeprazol, nifedipino, lanzoprazol, omeprazol, rabeprazol, diltiazem, desvenlafaxina, placitaxel, citalopram, venlafaxina, repaglinida, nefazodona, paroxetina, escitalopram, duloxetina, milnaciprana, estatinas metabolizadas pelo CYP3A4 (lovastatina, sinvastatina, atorvastatina), fenitoína, vitamina A, *ginkgo*

Reações adversas:
- Sangramento: como com todos os medicamentos que possam afetar a hemostasia, observa-se sangramento; pode ocorrer hemorragia em praticamente qualquer local; o risco depende de múltiplas variáveis, incluindo uso concomitante de múltiplos agentes que alteram a hemostasia e a suscetibilidade do paciente

(continua)

clopidogrel *(continuação)*

- Dermatológicas: erupção cutânea (4%), prurido (3%)
- Hematológicas: púrpura e escoriações (5%), sangramento (maior: 4%; menor: 5%), epistaxe (3%), 1-3%: hematoma
- Gastrointestinais: hemorragia (2%)

Precauções: CYP2C19 e metabolizadores pobres – evitar o uso concomitante com omeprazol e inibidores de CYP2C19; uso concomitante com etravirina não é recomendado; descontinuar o uso 5 dias antes de cirurgia; biópsia pulmonar transbrônquica tem risco de hemorragia aumentado

Contraindicações: sangramento patológico ativo; cirurgia programada para 5-7 dias

clorambucila

Leukeran®

comp rev 2 mg

Com ajuste de dose | Com ajuste de dose | D | Contra-indicado | MPI? Não

Classificação terapêutica: agente antineoplásico

Posologia: 0,1-0,2 mg/kg/dia
- De acordo com a indicação clínica (leucemia linfocitária crônica, linfoma de Hodgkin e linfoma não Hodgkin), há variação nos esquemas posológicos

Função hepática: podem ocorrer hepatotoxicidade e icterícia; insuficiência hepática – monitoração recomendada; redução da dose pode ser considerada

Função renal: ClCr 10-50 mL/min – 75% da dose; ClCr < 10 mL/min – 50% da dose; diálise peritoneal – 50% da dose

Ajuste de dose:
- Pacientes geriátricos: deve ser iniciada na extremidade inferior da gama de dosagem
- Hematológica: medula óssea, hipoplasia ou infiltração linfocítica da medula óssea (máximo: 0,1 mg/kg) – depressão de leucócitos pré-terapia ou contagem de plaquetas. Deve ser iniciado com dose reduzida. Em contagem de plaquetas ou leucócitos abaixo do normal, em particular quando a dose total aproximar-se de 6,5 mg/kg, recomenda-se redução da dose. Deve-se descontinuar com depressão mais grave. Em contagem de neutrófilos e plaquetas persistentemente baixas ou linfocitose periférica confirmada por exame da medula óssea, a dose diária não deve exceder 0,1 mg/kg

Interações medicamentosas: vacinas de vírus vivos (bacilo Calmette-Guérin, vacina rubéola, vacina caxumba, vacina poliomielite, vacina sarampo, vacina influenza, vacina catapora (varicela), vacina febre amarela, vacina febre tifoide, vacina adenovírus, vacina rotavírus)

Reações adversas:
- Dermatológicas: edema angioneurótico, eritema multiforme (raro), hipersensibilidade cutânea, necrólise epidérmica tóxica (rara), *rash* cutâneo, síndrome de Stevens-Johnson (rara), urticária
- Hematológicas: neutropenia (25%; relacionada à dose e à duração; início: 3 semanas; recuperação: 10 dias após a última dose), anemia, insuficiência da medula óssea (irreversível), leucemia (secundária), linfopenia, mielossupressão, pancitopenia, trombocitopenia
- Neurológicas: alucinações (raras), agitação (rara), ataxia (rara), confusão mental (rara), crises convulsivas focais ou generalizadas (raras), febre causada pelo medicamento
- Respiratórias: fibrose pulmonar, pneumonia intersticial
- Musculoesqueléticas: espasmos musculares (raros), mioclonia (rara), neuropatia periférica, paresia flácida (rara), tremor (raro)
- Gastrointestinais: diarreia (infrequente), náusea (infrequente), ulceração oral (infrequente), vômito (infrequente)
- Endócrinas e metabólicas: amenorreia, infertilidade, síndrome da secreção inadequada de hormônio antidiurético
- Geniturinárias: azoospermia, cistite estéril
- Miscelânea: processos malignos secundários, reações alérgicas

Precauções: carcinogênico; evitar o uso concomitante com vacinas de vírus vivos em pacientes imunocomprometidos; se forem observados neutrófilos e plaquetas persistentemente baixos ou linfocitose periférica, pode ser necessário ajuste da posologia; radioterapia ou quimioterapia em 4 semanas; convulsões ou traumatismo cranioencefálico

Contraindicação: resistência prévia à substância

cloreto de cálcio

Cloreto de cálcio®

fr 24 g/60 mL; sol inj

Sem informações | Com ajuste de dose | C | Uso criterioso | MPI? Não

Classificação terapêutica: cálcio

Posologia:
- Hipocalcemia aguda sintomática: solução a 10% (100 mg/mL) de 1.000 mg em 10 min; pode ser repetida a cada 1 h até resolução dos sintomas
- Parada cardiorrespiratória, cardiotoxicidade por hiperpotassemia, hipocalcemia ou hipermagnesemia: 500-1.000 mg, em 2-5 min, repetindo-se conforme necessário

Função hepática: não há informações disponíveis

Função renal: pode ocorrer litíase renal; insuficiência renal com ClCr < 25 mL/min – dose deve ser baseada no nível sérico de cálcio; hemodiálise – redução da dosagem pode ser necessária em virtude do potencial para o desenvolvimento de hipercalcemia

Administração parenteral (cloreto de cálcio é compatível com a maioria das soluções para infusão EV, mas é incompatível com soluções contendo lipídeos e fosfato): administrar por injeção EV direta ou por infusão após a diluição, não excedendo 0,7-1,8 mEq/min; também pode ser administrado diretamente dentro da cavidade ventricular durante ressuscitação cardíaca (obs.: o paciente deve permanecer deitado após a administração); administrações IM ou SC podem provocar necrose e não devem ser utilizadas

Interações medicamentosas: ceftriaxona, eltrombopague, digoxina,

Reações adversas:
- Cardiovasculares: arritmia, bradicardia, hipotensão arterial, parada cardíaca, síncope, vasodilatação
- Musculoesquelética: sensação de formigamento
- Hepática: elevação da amilase sérica
- Gastrointestinais: irritação, sabor de giz
- Endócrina e metabólica: hipercalcemia
- Miscelânea: fogachos
- Relatos após colocação no mercado e/ou de caso: calcinose cutânea (calcifilaxia)

Precauções: uso concomitante de medicamentos digitálicos não é recomendado, a menos que as indicações sejam claramente definidas; não utilizar se houver suspeita de toxicidade por digitálico; taxa de injeção > 0,5-1 mL/min não é recomendada; monitorar o acesso venoso, pois extravasamento durante a administração pode causar necrose tecidual; hiperfosfatemia; acidose metabólica; hipopotassemia

Contraindicações: não recomendado de rotina no tratamento da parada cardiorrespiratória; intoxicação por digitálico (suspeita ou confirmada)

cloridrato de cinacalcete

Mimpara®

comp rev 30 e 60 mg

Com ajuste de dose | Sem ajuste de dose | C | Uso criterioso | MPI? Não

Classificação terapêutica: agente antiparatireóideo

Posologia:
- Hiperparatireoidismo secundário: dose inicial de 30 mg, 1x/dia, e aumento gradual a cada 2-4 semanas (máximo: 180 mg/dia, de acordo com níveis de paratormônio)
- Hiperparatireoidismo primário e carcinoma de paratireoide: dose inicial de 30 mg, 2x/dia, e aumento gradual a cada 2-4 semanas (máximo: 360 mg/dia – 90 mg, 4x/dia), de acordo com níveis de cálcio sérico

Função hepática: insuficiência hepática moderada a grave – pode ocorrer aumento da exposição e da meia-vida; ajuste de dose é necessário, com base nos níveis de cálcio sérico, fósforo sérico e/ou paratormônio

Função renal: insuficiência renal – ajuste de dose não é necessário

Interações medicamentosas: cetoconazol

(continua)

cloridrato de cinacalcete *(continuação)*

Reações adversas:
- Cardiovascular: hipertensão arterial (7%), dor torácica (6%)
- Neurológicas: tontura (10%), crises convulsivas (1%), parestesia (14-29%), cefaleia (< 21%), depressão (10-18%)
- Musculoesqueléticas: mialgia (15%), fraqueza (7%), fratura óssea (12-21%), espasmo muscular (11-18%), artralgia (6-17%), dores nas costas
- Gastrointestinais: náusea (31%), vômito (27%), diarreia (21%), anorexia (6%), constipação (5-18%), dor abdominal (11%)
- Endócrinas e metabólicas: hipocalcemia (> 10%); redução da testosterona (1-10%), desidratação (< 24%)

Precauções: doença óssea pode ocorrer em razão dos níveis do paratormônio; função cardíaca prejudicada; hipotensão, agravamento da insuficiência cardíaca e/ou arritmia foram relatados; histórico de convulsões

Contraindicação: hipocalcemia

cloroquina

Cloroquina®

cap 400 mg;
comp 250 mg
(150 mg de base)

Precaução | Com ajuste de dose | C | Compatível | MPI? Não

Classificação terapêutica: antimalárico

Posologia:
- Profilaxia da malária: 500 mg (300 mg de base), VO, 1x/semana; iniciar 1-2 semanas antes da exposição e manter por 4 semanas após saída da área endêmica
- Tratamento da malária: 1 g, no 1º dia (600 mg de base), VO, seguido de 500 mg (300 mg de base), em 6-8 h e, depois, 500 mg após 24 h e 48 h da 1ª dose (não exceder 1.500 mg nos 3 dias de tratamento)
- Artrite reumatoide, lúpus eritematoso, doenças do tecido conjuntivo: manutenção de 200-400 mg, VO, 1x/dia

Obs.: esquemas posológicos podem variar conforme a indicação e a situação clínica individual

Função hepática: doença hepática, alcoolismo ou administração concomitante com drogas hepatotóxicas conhecidas – uso com precaução

Função renal: insuficiência renal com ClCr < 10 mL/min – administrar 50% da dose; se for necessário um tratamento prolongado, adotar 50-100 mg/dia; hemodiálise – minimamente removido; hemodiálise peritoneal – 50% da dose

Interações medicamentosas: hidroxicloroquina, cimetidina, donepezila, halofantrina, isoflurano, gemifloxacino, praziquantel, caolim, ciclosporina, ciprofloxacino

Reações adversas:
- Cardiovasculares: alterações eletrocardiográficas (raras, incluindo inversão da onda T), hipotensão arterial (rara), cardiomiopatia
- Dermatológicas: alopecia, alterações pigmentares mucosas e cutâneas (azul-preto), embranquecimento do cabelo, erupções cutâneas pleomórficas, erupções tipo líquen plano, fotossensibilidade, prurido
- Hematológicas: agranulocitose (reversível), anemia aplástica, neutropenia, trombocitopenia
- Neurológicas: alterações da personalidade, cefaleia, crise convulsiva, delírio, depressão, fadiga, psicose
- Musculoesqueléticas: relatos raros de atrofia muscular proximal, depressão de reflexos tendinosos profundos, miopatia, neuromiopatia
- Gastrointestinais: anorexia, cólicas abdominais, diarreia, estomatite, náusea, vômito
- Auditivas: redução da audição (maior risco para pacientes com lesão auditiva preexistente), surdez de condução, zumbido
- Oculares: retinopatia (incluindo alterações reversíveis para alguns pacientes submetidos à terapia prolongada ou de alta dose), turvamento da visão, degeneração macular (pode ser irreversível), maculopatia

Precauções: evitar uso concomitante com cimetidina; distúrbios extrapiramidais agudos podem ocorrer; uso de doses elevadas e/ou de longo prazo é fator de risco para lesão irreversível da retina, fraqueza muscular e distúrbios sanguíneos graves; porfiria; psoríase preexistente; deficiência de G6PD; danos auditivos preexistentes; síndrome do QT longo confirmada ou suspeita

Contraindicação: alterações no campo visual ou na retina

clorpromazina

Amplictil®

comp rev 25 e 100 mg; sol inj 25 mg/5 mL; sol oral 40 mg/mL

Fígado	Rim	Gravidez	Amamentação	60+
Com ajuste de dose	Com ajuste de dose	C	Uso criterioso	MPI? Sim

Classificação terapêutica: antipsicótico

Posologia:

- Esquizofrenia, psicose: VO, dose inicial – 30-800 mg/dia, em 2-4 tomadas; dose usual – 200-800 mg/dia (máximo: 12 g/dia); parenteral (IM ou EV) – dose inicial de 25 mg, que pode ser repetida em 1-4 h, com aumento gradual até o máximo de 400 mg/dose, a cada 4-6 h (dose usual: 300-800 mg/dia)
- Soluço: 25-50 mg, VO, 3-4x/dia
- Náusea e vômito: 10-25 mg, VO, a cada 4-6 h; ou 25-50 mg, a cada 4-6 h, IM
- Durante cirurgia: 2 mg, a cada 2 minutos (solução de 1 mg/mL), EV (máximo: 25 mg)

Função hepática: pode ocorrer icterícia; insuficiência hepática – iniciar com dose baixa e com monitoração frequente, fazer ajuste de dose gradual

Função renal: insuficiência renal – ajuste de dose recomendado (não há informações de ajuste específicas); não é dialisável

Ajuste de dose (pacientes geriátricos): dosagens nas faixas mais baixas, com monitoração frequente e ajustes graduais

Administração parenteral (compatível – SF): IM – injetar profunda e lentamente no quadrante superior externo do glúteo, podendo ser diluída em 2% de procaína; EV – diluir em 25 mL e realizar a infusão em 25 min
Obs.: administrar imediatamente após diluição

Interações medicamentosas: hidroxicloroquina, donepezila, gemifloxacino, lítio, carbamazepina, gatifloxacino, captopril, fenilalanina, triexifenidil, fenobarbital, trazodona, propranolol, ácido aminolevulínico, beladona

Reações adversas:

- Cardiovasculares: alterações do intervalo QT, hipotensão postural, taquicardia, tontura
- Dermatológicas: dermatite, fotossensibilidade, pigmentação cutânea (cinza-azulado), urticária
- Hematológicas: agranulocitose, anemia aplástica, anemia hemolítica, eosinofilia (incluindo casos graves), leucopenia, púrpura trombocitopênica
- Neurológicas: acatisia, crises convulsivas, discinesia tardia, distonias, pseudoparkinsonismo, síndrome neuroléptica maligna (potencialmente fatal), sonolência
- Gastrointestinais: constipação (incluindo casos fatais), náusea, xerostomia
- Endócrinas e metabólicas: amenorreia, ingurgitamento mamário, ginecomastia, hiperglicemia (alguns casos extremos associados à cetoacidose, coma hiperosmolar ou morte) ou hipoglicemia, lactação, teste de gravidez falso-positivo, ganho de peso, hiperprolactinemia, galactorreia, intolerância à glicose
- Geniturinárias: impotência, retenção urinária, transtorno de ejaculação, priapismo (raro)
- Oculares: alterações corneanas e do cristalino, ceratopatia epitelial, retinopatia pigmentar, turvamento da visão

Precauções: pacientes idosos com psicose relacionada à demência (uso não aprovado) – aumento do risco de morte; uso concomitante com álcool não é recomendado pela possibilidade de efeitos aditivos e hipotensão; uso concomitante com metrizamida não é recomendado; síndrome de encefalopatia, em alguns casos, resulta em danos cerebrais irreversíveis – ocorreu com o uso de lítio e um antipsicótico; exposição extrema ao calor ou a inseticidas organofosforados; glaucoma; encefalopatia hepática por cirrose – aumento da sensibilidade aos efeitos do SNC; interromper pelo menos 48 h antes de mielografia e não recomeçar até 24 h após o procedimento; efeitos depressivos podem ocorrer em doenças respiratórias, infecção aguda ou doença respiratória crônica, especialmente em crianças de 1-12 anos de idade; pode baixar o limiar convulsivo; uso com cautela para pacientes com fatores de risco cardiovascular; foram relatados casos de tromboembolismo venoso, incluindo casos de embolismo pulmonar; reações alérgicas, incluindo anafilaxia e reações asmáticas fatais – aumento do risco para asmáticos (injetável); discinesia tardia, potencialmente irreversível, pode ocorrer – aumento do risco para idosos, especialmente mulheres

Contraindicações: estado de coma; uso concomitante com grandes doses de depressores do SNC (p. ex., barbitúricos, álcool, narcóticos); uso concomitante com levodopa; glaucoma de ângulo fechado; pacientes com risco de retenção urinária, ligados a problemas uretroprostáticos

clorpropamida

Diabinese®

comp 250 mg

Fígado	Rim	Gravidez	Amamentação	60+
Com ajuste de dose	Contra-indicado	C	Uso criterioso	MPI? Sim

Classificação terapêutica: antidiabético

Posologia:

- Diabete: dose inicial de 250 mg, 1x/dia
- Pacientes graves podem necessitar de até 500 mg/dia; a dose é variável e deve ser individualizada de acordo com a resposta ao tratamento

Função hepática: podem ocorrer icterícia colestática e porfiria hepática; insuficiência hepática – doses inicial e de manutenção devem ser conservadoras para evitar hipoglicemia

Função renal: doses inicial e de manutenção devem ser conservadoras para evitar hipoglicemia; insuficiência renal moderada com ClCr > 50 mL/min – diminuição da dose recomendada de 50%; insuficiência renal moderada a grave com ClCr < 50 mL/min – uso contraindicado; hemodiálise e diálise peritoneal – evitar uso

Ajustes de dose (pacientes geriátricos): dose inicial de 100-125 mg/dia; debilitados ou desnutridos – dose inicial e de manutenção devem ser conservadoras para evitar hipoglicemia; idosos – iniciar com 100-125 mg/dia e ajustar após 5-7 dias, com reduções ou aumentos de 50-125 mg, a cada 3-5 dias

Interações medicamentosas: dulaglutida, disopiramida, rifapentina, clofibrato, saxagliptina, betabloqueadores (propranolol, metoprolol, timolol, atenolol, labetalol, acebutolol, betaxolol, levobunolol, esmolol, carteolol, bisoprolol, sotalol, metipranolol, carvedilol, nevibolol), rifampicina, cloranfenicol, ácido aminolevulínico, inibidores da monoaminoxidase (tranilcipromina, selegilina, azul de metileno, moclobemida, linezolida, rasagilina), *glucomannan*, *psyllium*

Reações adversas:

- Dermatológicas: dermatite esfoliativa, eritema multiforme, erupções maculopapulares, fotossensibilidade, prurido, urticária
- Hematológicas: agranulocitose, anemia aplástica, anemia hemolítica, eosinofilia, leucopenia, pancitopenia, porfiria cutânea tardia, trombocitopenia
- Neurológicas: cefaleia, tontura
- Gastrointestinais: anorexia, diarreia, fome, proctocolite, vômito
- Endócrinas e metabólicas: hipoglicemia, reações similares às do dissulfiram, síndrome da secreção inadequada de hormônio antidiurético, hiponatremia

Precauções: insuficiência adrenal ou pituitária – aumento do risco de hipoglicemia; mortalidade cardiovascular tem sido relatada com tolbutamida, então o risco não pode ser descartado com outras sulfonilureias; deficiência de G6PD; G6PD pode levar à anemia hemolítica – considerar o uso de um agente não sulfonilureia; anemia hemolítica foi reportada; hipoglicemia prolongada pode ocorrer; estresse causado por infecção, febre, trauma ou cirurgia – potencial de perda de controle glicêmico; pode exigir tratamento médico agressivo

Contraindicações: DM tipo 1; cetoacidose diabética, com ou sem coma

clortalidona

Higroton®

comp 12,5, 25 e 50 mg

Fígado	Rim	Gravidez	Amamentação	60+
Precaução	Contra-indicado	B	Compatível	MPI? Não

Classificação terapêutica: diuréticos de teto baixo

Posologia:

- Hipertensão: 12,5-25 mg, VO, 1x/dia (máximo: 100 mg/dia)

Função hepática: insuficiência hepática – uso com precaução

Função renal: insuficiência renal – uso contraindicado para pacientes com creatinina sérica ou nível de nitrogênio da ureia > 2,5 mg/dL; ClCr < 10 mL/min – uso contraindicado

Ajustes de dose (pacientes geriátricos): inicial – 12,5-25 mg/dia, 1x/dia ou em dias alternados

Interações medicamentosas: glicosídeos digitálicos (digoxina, deslanosídeo), sotalol, anti-inflamatórios não esteroidais (ácido acetilsalicílico, naproxeno, fenilbutazona, ácido mefenâmico, fenoprofeno, ibuprofeno, indometacina, piroxicam, diclofenaco, cetoprofeno, flurbiprofeno, cetorolaco, tenoxicam, etofenamato, dipirona, nimesulida, lornoxicam, acemetacina, propifenazona,

(continua)

clortalidona *(continuação)*

meloxicam, celecoxibe, proglumetacina, rofecoxibe, dexcetoprofeno, parocoxibe, valdecoxibe, etoricoxibe, nepafenaco, loxoprofeno, lumiracoxibe, ácido tolfenâmico, nimesulida, ácido flufenâmico), varfarina, ácido aminolevulínico

Reações adversas:

- Dermatológica: 1-10% – fotossensibilidade
- Gastrointestinais: 1-10% – anorexia, desconforto epigástrico
- Endócrina e metabólica: 1-10% – hipopotassemia; hiperuricemia; hiponatremia; hipomagnesemia; diminuição do apetite; hiperglicemia; aumento de lipídeos
- Neurológicos: vertigem
- Cardiovascular: hipotensão postural
- Geniturinária: disfunção erétil

Precauções: não fazer uso concomitante com lítio; DM; desequilíbrio hidroeletrolítico; idosos; histórico de alergia ou asma brônquica; hiperuricemia ou gota; hipotensão; pode agravar a toxicidade de digitálicos; lúpus eritematoso sistêmico; tem sido associado com reação idiossincrática, resultando em miopia transitória e glaucoma de ângulo estreito; uso concomitante com IECA

Contraindicações: anúria; hipopotassemia refratária ou condições que envolvam perda aumentada de potássio; hiponatremia e hipercalcemia; hiperuricemia sintomática (histórico de gota ou cálculo de ácido úrico)

clotrimazol

Canesten®; Gino-canesten®

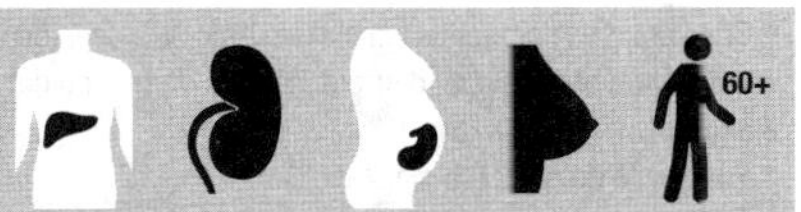

Precaução | Sem informações | C | Uso criterioso | MPI? Não

sol tópica (spr) 10 mg/mL; crem derm 10 mg/g; pó 10 mg/g; crem vaginal 50 mg/5 g e 100 mg/5 g; comp vaginal 500 mg

Classificação terapêutica: antifúngico para uso tópico

Interações medicamentosas: sem interações conforme a base de dados Micromedex

Posologia:

- Dermatofitoses, candidíase cutânea: tópico (sol e crem dermatológicos) – aplicar na região afetada 2-3x/dia, em fina camada
- Candidíase vulvovaginal: via vaginal – 1 comp vaginal 500 mg, dose única, à noite; 1 comp vaginal 100 mg, por 6 noites consecutivas, ou 2 comps vaginais 100 mg, por 3 noites consecutivas; crem vaginal – introduzir via vaginal a 1% por 7 noites consecutivas, ou a 2%, por 3 noites consecutivas

Função hepática: podem ocorrer alterações nos testes de função hepática (> 10%); insuficiência hepática – uso com precaução

Função renal: não há informações disponíveis

Reações adversas:

- Gastrointestinais: 1-10% – podem ocorrer náusea e vômito de pacientes que utilizam pastilhas de clotrimazol
- Locais: 1-10% – irritação, sensação de picada na pele ou na área vaginal, sensação leve de queimação
- Geniturinária: crem vaginal (1-10%) – sensação de queimação vulvar ou vaginal

Precauções: creme vaginal pode reduzir a eficácia e a segurança de métodos contraceptivos de barreira à base de látex, como preservativos e diafragma

clozapina

Leponex®

comp 25 e 100 mg

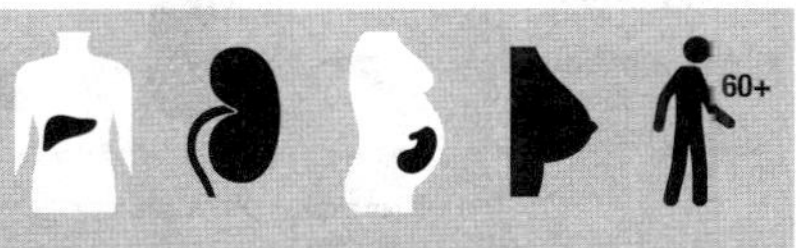

Com ajuste de dose | Com ajuste de dose | C | Uso criterioso | MPI? Sim

Classificação terapêutica: antipsicótico

Posologia:

- Esquizofrenia, transtorno esquizoafetivo: dose inicial de 12,5 mg, 1-2x/dia, com incrementos de 25-50 mg/dia até dose de 300-450 mg/dia, em período de 2-3 semanas (máximo: 900 mg/dia)

Função hepática: podem ocorrer alterações nos testes de função hepática (1%); insuficiência hepática – ajuste de dose pode ser necessário (não há recomendação de ajuste de dose específico)

(continua)

clozapina *(continuação)*

Função renal: insuficiência renal – ajuste de dose pode ser necessário (não há recomendação de ajuste de dose específico)

Ajuste de dose: pacientes geriátricos – esquizofrenia: dose inicial 12,5 mg, 1x/dia, durante 3 dias, aumentar para 25 mg, 1x/dia, durante 3 dias, se bem tolerado, aumentar para 12,5-25 mg/dia, a cada 3 dias (máximo: 300 mg/dia); leucopenia moderada (2.000-< 3.000/mm³) e/ou granulocitopenia moderada (contagem de neutrófilos absoluta de 1.000-< 1.500/mm³) – interromper a terapia e pode-se reiniciar quando contagem de leucócitos > 3.500/mm³ e contagem de neutrófilos absoluta > 2.000/mm³; no caso em que até 2 dias se passaram desde a última dose, reiniciar com 12,5 mg, 1-2x/dia, e, então, titular a dose mais rapidamente se for tolerada; se a contagem de leucócitos cair para < 2.000/mm³ ou a de neutrófilos para < 1.000/ mm³, não reiniciar; infecções, hipersensibilidade ou processo inflamatório – a dose pode precisar ser reduzida em 50%; uso concomitante com inibidores do CYP1A2 fortes – adotar ⅓ da dose; após a interrupção do forte inibidor do CYP1A2, aumentar a dose de clozapina com base na resposta clínica; uso concomitante com inibidores do CYP1A2 moderados ou fracos – considerar redução da dose de clozapina, se necessário; após a interrupção do inibidor, aumentar a dose com base na resposta clínica; uso concomitante com inibidores da CYP2D6 ou CYP3A4 – considerar redução da dose de clozapina, se necessário; após a interrupção do inibidor, aumentar a dose com base na resposta clínica; uso concomitante com indutores potentes do CYP3A4 – não é recomendado; aumento da dose pode ser necessário se o uso concomitante não puder ser evitado; após a interrupção do forte indutor do CYP3A4, reduzir a dose com base na resposta clínica; uso concomitante com CYP1A2 ou indutores do CYP3A4 moderados ou fracos – aumento da dose de clozapina pode ser necessário; após a descontinuação do indutor, considerar diminuir a dose com base na resposta clínica; metabolizadores do CYP2D6 pobres – redução da dose pode ser necessária

Interações medicamentosas: nefazodona, hidroxicloroquina, buspirona, donepezila, lítio, ciprofloxacino, cimetidina

Reações adversas:

- Cardiovasculares: taquicardia (25%), hipotensão arterial (9%), síncope (6%), hipertensão arterial (4%), alterações eletrocardiográficas (1%), angina (1%)
- Dermatológica: erupção cutânea (2%)
- Hematológicas: agranulocitose (1%), eosinofilia (1%), leucocitose, leucopenia
- Neurológicas: sonolência (39-46%), tontura (19-27%), insônia (2-20%), cefaleia (7%), tremor (6%), febre (5%), hipocinesia (4%), acinesia (4%), agitação (4%), inquietação (4%), pesadelos (4%), acatisia (3%), confusão mental (3%), crise convulsiva (3%), ansiedade (1%), ataxia (1%), depressão (1%), espasmos mioclônicos (1%), fala desarticulada (1%), letargia (1%), hipercinesia (1%)
- Respiratórias: congestão nasal (1%), dispneia (1%), broncopneumonia (alguns casos fatais)
- Musculoesqueléticas: rigidez (3%), dor (1%), espasmos (1%), fraqueza (1%), hipercinesia (1%)
- Gastrointestinais: sialorreia (31-48%), ganho de peso (4-31%), constipação (14-25%), náusea e/ou vômito (3-17%), desconforto abdominal e/ou azia (4-14%), xerostomia (6%), diarreia (2%), anorexia (1%), desconforto faríngeo (1%)
- Geniturinárias: anormalidades urinárias (p. ex., ejaculação anormal, retenção urinária, urgência miccional, incontinência urinária; 1-2%)
- Ocular: distúrbios visuais (5%)
- Miscelânea: diaforese (6%), anestesia da língua (1%)

Precauções: prolongamento do intervalo QT; não é recomendado o uso concomitante com indutores potentes do CYP3A4; uso concomitante com metabolizadores pobres de CYP2D6 – ajustes de dose podem ser necessários; uso concomitante com medicamentos que prolonguem o intervalo QT e benzodiazepínicos ou outros medicamentos psicotrópicos; idosos com psicose relacionada com demência (uso não aprovado) – aumento do risco de morte; doença pulmonar; glaucoma de ângulo agudo; histórico ou fatores predisponentes a convulsões; aumento da duração do tratamento ou doses cumulativas mais altas; sintomas psicóticos ou rebote colinérgico podem ocorrer com retirada abrupta; discinesia tardia, potencialmente irreversível; mulheres; idosos; hipertrofia prostática

Contraindicações: agranulocitose ou granulocitopenia grave induzida; uso concomitante com agentes depressores da medula óssea; íleo paralítico; depressão grave do SNC ou estado comatoso; epilepsia descontrolada; doenças cardíacas graves, como miocardite

codeína

Codein®

comp 30 e 60 mg; amp 30 mg/mL

Precaução | Com ajuste de dose | C | Uso criterioso | MPI? Não

Classificação terapêutica: supressor da tosse

Posologia:
- Dor: 15-60 mg, a cada 4 h (máximo: 360 mg/dia)
- Tosse: 7,5-120 mg/dia, em tomada única ou doses divididas

Função hepática: pode ocorrer aumento nos testes de função hepática (1-10%); insuficiência hepática – iniciar com dose inferior do intervalo e titular com cautela; uso com precaução

Função renal: insuficiência renal com ClCr de 10-50 mL/min – administrar 75% da dose; ClCr < 10 mL/min – administrar 50% da dose

Administração parenteral: por via parenteral (SC ou IM), pode ser administrada para adultos (15-60 mg, a cada 4 ou 6 h), mas não é recomendada para crianças e recém-nascidos

Interações medicamentosas: naltrexona

Reações adversas:
- Cardiovasculares: 1-10% – hipotensão arterial, taquicardia ou bradicardia; depressão circulatória; hipertensão; palpitações; síncope
- Dermatológicas: 1-10% – erupção cutânea, urticária, diaforese, prurido
- Neurológicas: > 10% – sonolência; 1-10% – agitação, cefaleia, confusão mental, estimulação paradoxal do SNC, falsa sensação de bem-estar, mal-estar, sensação de desmaio, tontura, sonhos anormais, apreensão, ataxia, calafrio, depressão, aumento da pressão intracraniana, insônia, nervosismo, sedação, alteração no paladar, vertigem
- Respiratórias: 1-10% – dispneia, broncoespasmo, depressão respiratória
- Musculoesquelética: 1-10% – fraqueza, laringoespasmo, rigidez muscular, tremor
- Gastrointestinais: > 10% – constipação; 1-10% – anorexia, náusea, ressecamento da boca, vômito, cólicas adbominais, dor abdominal, espasmo do trato biliar, pancreatite
- Geniturinárias: 1-10% – espasmos ureterais, redução da micção, retenção urinária
- Locais: 1-10% – sensação de queimação no local da injeção
- Oculares: 1-10% – visão turva, diplopia, miose
- Miscelânea: dependência física e psicológica, liberação de histamina

Precauções: pode acusar dependência e mascarar quadro clínico decorrente de traumas cranioencefálicos; uso com cautela para idosos, pacientes debilitados, com doença de Addison ou hipertrofia prostática; hipóxia; doença pulmonar obstrutiva crônica ou outra doença pulmonar obstrutiva; metabolizadores ultrarrápidos por conta de um genótipo CYP2D6*2x2 específico (prevalência de 0,5-1% em chineses, japoneses e hispânicos; 1-10% em caucasianos; 3% em afroamericanos; e 16-28% em norte-africanos, etíopes e árabes) podem desencadear sintomas de superdose, como sonolência excessiva, confusão ou respiração superficial

Contraindicações: asma brônquica grave ou aguda; hipercarbia; presença ou suspeita de íleo paralítico; manejo da dor pós-operatória de crianças submetidas à tonsilectomia e/ou à adenoidectomia

colagenase

Kollagenase®

pom derm 0,6 UI/g

Sem informações | Sem informações | C | Uso criterioso | MPI? Não

Classificação terapêutica: antiulceroso dérmico

Posologia:
- Desbridamento de tecido necrótico de úlceras e queimaduras graves: aplicar na região afetada uma camada de 2 mm, 1-2x/dia

Função hepática: não há informações disponíveis

Função renal: não há informações disponíveis

Interações medicamentosas: sem interações conforme a base de dados Micromedex

(continua)

colagenase *(continuação)*

Reações adversas:
- Dermatológicas: ardência, dor, irritação, eczema, rubor, reações de hipersensibilidade e hiperemia local
- Pode haver reação de hipersensibilidade: discrasias sanguíneas (raras), incluindo anemia aplástica, podem ocorrer com o uso tópico

Precauções: pacientes debilitados – risco teórico de bacteriemia; detergentes, soluções ácidas ou antissépticos que contenham íons de metais pesados (p. ex., mercúrio ou prata) podem inativar a substância – evitar o uso; se não houver melhora em 14 dias, o tratamento deve ser descontinuado

Observação: otimamente eficaz em pH 6-8

colchicina

Colchis®

comp 1 mg

Com ajuste de dose | Com ajuste de dose | C | Compatível | MPI? Não

Classificação terapêutica: antirreumático

Posologia:
- Crise aguda de gota: dose inicial de 1 mg, VO, seguido de 0,5 mg, a cada 1-2 h, repetindo-se até alívio ou diarreia, náusea, vômito ou debilidade muscular (máximo: 3 mg/dia)
- Prevenção de gota: 0,5 mg, 1-3x/dia

Função hepática:
- Insuficiência hepática leve a moderada: sem ajuste necessário
- Insuficiência hepática, FMF: comprometimento grave, considerar redução da dose

Função renal:
- Crise de gota: ClCr > 30 mL/min – ajuste de dose não é necessário; ClCr < 30 mL/min – não repetir > 1x a cada 2 semanas
- Gota (profilaxia): ClCr 30-59 mL/min – 0,5 mg, 1x/dia; ClCr 15-29 mL/min – 0,5 mg, a cada 2 ou 3 dias; ClCr < 15 mL/min – uso contraindicado
- Insuficiência renal, FMF: ClCr de 30-80 mL/min – pode ser necessário ajuste; ClCr < 30 mL/min – dose inicial de 0,3 mg/dia, VO, aumentar com monitoração adequada

Ajuste de dose (idade > 70 anos): reduzir dose profilática em 50%

Interações medicamentosas: claritromicina, ritonavir, diltiazem, ciclosporina, verapamil, cetoconazol, eritromicina, sunitinibe, tacrolimo, sinvastatina, alfainterferona 2a, pravastatina, pitavastatina, atorvastatina, fluconazol, aprepitanto, fosaprepitanto, fenofibrato, lovastatina, genfibrozila, fenofibrato, amprenavir, fosamprenavir, clofibrato, digoxina, bezafibrato, fluvastatina, ciprofibrato

Reações adversas:
- Dermatológica: 1-10% – alopecia
- Gastrointestinais: > 10% – náusea, vômito, diarreia, dor abdominal; 1-10% – anorexia

Precauções: toxicidade neuromuscular e rabdomiólise – aumento do risco para pacientes com disfunção renal e idosos

Contraindicação: uso concomitante com fortes inibidores do CYP3A4 (incluindo todos os da protease, exceto fosamprenavir) de pacientes com insuficiência hepática ou renal – risco de toxicidade fatal

colestiramina

Questran® light

susp oral 4 g

Sem ajuste de dose | Precaução | C | Contraindicado | MPI? Não

Classificação terapêutica: resina permutadora de íons

Posologia:
- Hipolipemiante: 1 env (equivalente a 4 g de resina colestiramina-anidra) em 60-90 mL de líquido pela manhã e à noite; após 1-2 semanas, aumentar para 8 g de resina colestiramina em 120-180 mL de líquido pela manhã e à noite (máximo: 24 g/dia de resina colestiramina)

Função hepática: não é necessário ajuste, pois não é absorvida pelo trato gastrintestinal

(continua)

colestiramina *(continuação)*

Função renal: insuficiência renal – uso com precaução

Interações medicamentosas: micofenolato de mofetila, digoxina, exetimiba, cefalexina, meloxicam, levotiroxina, ácido valproico, amiodarona, hidroclorotiazida, diclofenaco, aceclofenaco, varfarina, propranolol, furosemida, metronidazol

Reações adversas:
- Neurológica: cefaleia (1-10%)
- Gastrointestinais: azia, constipação, gastralgia, náusea, vômito (> 10%); diarreia, eructação, timpanismo (1-10%)

Precauções: contém fenilalanina; utilizar com precaução para doentes com fenilcetonúria (suspensão oral); com o uso crônico, pode ocorrer possível redução do folato celular – considerar suplementação com ácido fólico (vitamina B9); depleção de volume; em altas doses, pode impedir a absorção de vitaminas lipossolúveis, como A, D e K

Contraindicação: obstrução biliar completa

colistimetato de sódio (colistina ou polimixina E)

Colis-tek®; Promixin®

Sem informações | Com ajuste de dose | D | Uso criterioso | 60+ MPI? Não

pó sol inj 150 mg de colistina base; pó liof sol inj 1.000.000 UI

Classificação terapêutica: polimixina

Posologia: 30.000 UI de colistimetato = 1 mg de colistina
- Infecções bacterianas: dose de ataque (mg) = concentração média em estado de equilíbrio de alvo da colistina (geralmente, 3,5, mas alguns autores consideram 2,5) x 2 x peso (considerar o menor entre o peso ideal e o real); dose de manutenção (mg) = concentração média em estado de equilíbrio de alvo da colistina x (1,5 x ClCr + 30); não ultrapassar 475 mg/dia de droga, de acordo com novos estudos (conforme a bula, até 300 mg/dia)
- A colistina tem alta excreção urinária, o que pode ser positivo no tratamento relacionado às ITU
- Exemplo prático de cálculo de dose para paciente com peso = 60 kg (peso real menor do que o peso ideal) e ClCr = 100 mL/min/1,73 m^2:
  - Ataque: 3,5 x 2 x peso = 3,5 x 2 x 60 = 420 mg de colistina
  - Manutenção: 3,5 x (1,5 x ClCr + 30) = 3,5 x (1,5 x 100 + 30) = 3,5 x 180 = 630 mg de colistina/dia; como a dose máxima de colistina é de 475 mg/dia, a dose final deve ser de 237,5 mg, a cada 12 h, ou 158 mg, a cada 8 h

Função hepática: não há informações disponíveis

Função renal: pode causar aumento do risco de apneia, bloqueio neuromuscular, aumento da creatinina, nefrotoxicidade, proteinúria, redução do débito urinário; insuficiência renal com ClCr > 70 mL/min 1,73 m^2 – administrar a cada 8 ou 12 h; ClCr de 10-70 mL/min/1,73 m^2 – administrar a cada 6 ou 12 h; ClCr < 10 mL/min/1,73 m^2 – administrar a cada 12 h; administrar dose do dia após término da sessão de hemodiálise

Ajuste de dose (obesidade): determinar a dose com base no peso corporal ideal

Administração parenteral (compatível – SF, SG5%, SG5% em NaCl a 0,2, 0,45 e 0,9% e Ringer lactato): reconstituir 150 mg em 2 mL de AD; IM – administrar profundamente e em região de grande massa muscular; EV – administrar metade da dose diária lentamente, em 3-5 min, a cada 12 h; para realizar a infusão, administrar metade da dose diária lentamente por inj direta e adicionar a outra metade em sol compatível, infundindo durante 22-23 h; inalatório (Promixin®): reconstituir em AD ou mistura de 50:50 de AD e SF

Obs.: EV é preferível a IM; a taxa de infusão deve ser reduzida de acordo com o grau de insuficiência renal

Interações medicamentosas: antibióticos polipeptídeos (colistimetato de sódio, polimixina B, bacitracina)

Reações adversas:
- Dermatológicas: erupção cutânea, prurido, urticária
- Neurológicas: cefaleia, fala desarticulada, febre, tontura, vertigem
- Respiratórias: apneia, parada respiratória
- Musculoesqueléticas: fraqueza (extremidades inferiores), parestesia (extremidades; VO)
- Gastrointestinal: desconforto gastrointestinal

(continua)

colistimetato de sódio (colistina ou polimixina E) *(continuação)*

Precauções: diarreia associada a *Clostridium difficile* pode ocorrer > 2 meses após a administração; parada respiratória foi relatada após a administração IM

complexo protrombínico

Beriplex®

Pó liofilizado para solução injetável

500 UI

Sem ajuste de dose | Sem ajuste de dose | C | Uso criterioso | 60+ MPI? Não

Classificação terapêutica: agente modificador do sangue, hemostático

Posologia:

Hemorragias e profilaxia perioperatória na deficiência congênita de qualquer um dos fatores de coagulação dependentes da vitamina K, quando produtos contendo fator de coagulação específicos não estão disponíveis.

O cálculo da dose necessária de concentrado de complexo protrombínico é baseado em dados de estudos clínicos:
- Para a dose de 1 UI de fator IX de coagulação por kg de peso corporal está prevista uma elevação da atividade do fator IX plasmático de 1,3% (0,013 UI/mL) do valor normal
- A dose de 1 UI de fator VII de coagulação por kg de peso corporal eleva a atividade do fator VII plasmático em 1,7% (0,017 UI/mL) do valor normal.
- A dose de 1 UI de fator II por kg de peso corporal eleva a atividade do fator II plasmático em 1,9% (0,019 UI/mL) do valor normal.
- A dose de 1 UI de fator X de coagulação por kg de peso corporal eleva a atividade do fator X plasmático em 1,9% (0,019 UI/mL) do valor normal.

Tratamento e profilaxia perioperatória de hemorragias durante a terapia com antagonista da vitamina K: a dose vai depender da RNI antes do tratamento e da RNI pretendida. A INR pré-tratamento deve ser mensurada o mais próximo possível da administração de modo a calcular a dose apropriada, sendo a dose aproximada em mL/kg de peso corporal de 1 mL/kg para INR de 2,0 a 3,9 em mL/kg de peso; 1,4 mL/kg para INR de 4,0 a 6,0 e de 2,1 mL/kg para INR > 6,0

Administração parenteral: a solução reconstituída deve ser administrada por via intravenosa através de injeção lenta a uma taxa que não exceda 3 UI/kg/min, máx. 210 UI/min, aproximadamente 8 mL/min

Interações medicamentosas: os produtos contendo complexo protrombínico humano neutralizam o efeito do tratamento com antagonista da vitamina K, mas não são conhecidas interações com outros medicamentos.

Reações adversas:
- Hematológico: desordem tromboembólica (8,7%)
- Imunológico: reação de hipersensibilidade
- Neurológico: Acidente vascular cerebral (1,9%), dor de cabeça (7,8%)
- Respiratório: embolia pulmonar
- Cardiovascular: hipotensão (4,9%)
- Gastrintestinal: náusea e vômito (3,9%)
- Musculosqueléticas: artralgia (3,9%)

Precauções:
- Hematológicas: complicações tromboembólicas arteriais e venosas, incluindo infarto agudo do miocárdio e trombose arterial, e DIC, alguns eventos fatais foram relatados; aumento do risco em pacientes que necessitam de reversão urgente devido a sangramento agudo maior. Monitorização recomendada durante e após a administração
- Imunológico: foram relatadas reações de hipersensibilidade, incluindo rubor, urticária, taquicardia, ansiedade, angioedema, sibilância, náusea, vômito, hipotensão, taquipneia, dispneia, edema pulmonar e broncoespasmo; interromper o uso se ocorrer reação grave ou anafilaxia
- Imunológico: pode ocorrer transmissão do agente infeccioso (p. ex., vírus, agente da doença de Creutzfeldt-Jakob)

Contraindicações:
- Reação anafilática ou sistêmica severa conhecida ao produto ou a qualquer componente, incluindo heparina, fatores II, VII, IX ou X, proteínas C ou S, antitrombina III ou albumina humana
- DIC
- Trombocitopenia induzida por heparina conhecida

dabigatrana

Pradaxa®

cap 75, 110 e 150 mg

Sem informações | Contraindicado | C | Uso criterioso | MPI? Não

Classificação terapêutica: inibidor direto da trombina

Posologia:

- Fibrilação atrial com indicação de profilaxia de evento trombótico: 150 mg, 2x/dia
- Anticoagulação de trombose venosa profunda e tromboembolismo pulmonar: 150 mg, 2x/dia; iniciar após 5-10 dias de anticoagulação parenteral
- Profilaxia pós-operatória: artroplastia de quadril ou joelho – dose de ataque de 110 mg, 1-4 h após o fim da hemostasia cirúrgica, ou 220 mg se não for iniciada no pós-operatório imediato; manutenção de 220 mg, 1x/dia, por no mínimo 10-14 dias, por até 35 dias em indicações de quimioprofilaxia estendida

- Conversão a partir da varfarina: ClCr > 50 mL/min – iniciar varfarina 3 dias antes da descontinuação de dabigatrana; ClCr 30-50 mL/min – iniciar varfarina 2 dias antes da descontinuação de dabigatrana; ClCr 15-30 mL/min – iniciar varfarina 1 dia antes da descontinuação de dabigatrana; ClCr < 15 mL/min – não há informações disponíveis

Função hepática: pode ocorrer aumento da ALT (≥ 3x LSN: 2-3%); não há informações disponíveis sobre ajuste de dose

Função renal: pode ocorrer hematúria (1%); insuficiência renal com ClCr < 30 mL/min ou em diálise – tratamento e profilaxia de trombose venosa profunda ou embolia pulmonar recorrente – não existem recomendações disponíveis; uso concomitante com inibidor de glicoproteína P (ClCr < 50 mL/min) – tratamento e profilaxia da trombose venosa profunda recorrente ou embolia pulmonar; uso contraindicado; AVC e profilaxia de embolia sistêmica de pacientes com fibrilação atrial não valvular (ClCr de 15-30 mL/min) – 75 mg, VO, 2x/dia; ClCr < 15 mL/min – não há recomendações disponíveis; uso concomitante com dronedarona ou cetoconazol sistêmico; ClCr de 30-50 mL/min – 75 mg, VO, 2x/dia; uso concomitante com inibidor da glicoproteína P, AVC e embolia sistêmica, profilaxia em pacientes com fibrilação atrial não valvular (ClCr de 15-30 mL/min) – uso contraindicado; é dialisável (57% removido em 4 h)

Interações medicamentosas: apixabana, venlafaxina

Reações adversas:

- Hematológicas: sangramento (8-14%), anemia (1-4%), hematoma (1-2%), hemorragia (após procedimento ou proveniente de ferida: 1-2%), redução da Hb (1-2%)
- Gastrointestinal: hemorragia gastrointestinal (≤ 1%)
- Miscelânea: secreção de feridas (5%), secreção pós-procedimento (1%)

Precauções: usar com extremo cuidado em idosos; aumento do risco trombótico após a suspensão; se for necessária punção epidural ou raquianestesia, pode ocorrer hematoma epidural ou espinal; descontinuar o uso 1-2 dias (ClCr ≥ 50 mL/min) ou 3-5 dias (ClCr < 50 mL/min) antes de procedimentos invasivos ou cirurgia; considerar maior tempo de suspensão para cirurgias de grande porte, punção lombar ou inserção de cateter espinal ou peridural; aumento do risco de sangramento em procedimentos cirúrgicos ou invasivos; doença cardíaca valvular, incluindo a presença de válvula cardíaca protética; uso não recomendado para pacientes com prótese biológica

Contraindicações: sangramento ativo; válvula cardíaca prostética mecânica

dalteparina sódica

Fragmin®

Precaução | Precaução | B | Uso criterioso | MPI? Não

seringa preenchida 2.500 UI (12.500 UI/mL) e 5.000 UI (25.000 UI/mL)

Classificação terapêutica: heparina de baixo peso molecular

Posologia:

- Profilaxia de evento tromboembólico: obeso mórbido (IMC ≥ 40 kg/m²) – pode ser necessário aumentar a dose em 30%; paciente cirúrgico com risco moderado de evento tromboembólico – 2.500 UI, SC, 1-2 h antes da cirurgia, e depois

(continua)

dalteparina sódica *(continuação)*

2.500-5.000 UI, SC, 1x/dia, por 5-10 dias; paciente cirúrgico com alto risco de evento tromboembólico – 5.000 UI, SC, na véspera da cirurgia, e depois 5.000 UI, SC, 1x/dia, pelo tempo preconizado para o risco da cirurgia; artroplastia total de quadril – iniciar com 2.500 UI, 4-12 h após a cirurgia, a depender da hemostasia; pode-se também iniciar no dia da cirurgia com 2.500 UI antes (idealmente > 12 h antes, mas pode ser até 2 h antes); caso se inicie na véspera, 5.000 UI, SC, 10-14 h antes da cirurgia; manutenção de 5.000 UI, SC, diariamente, por até 35 dias, por no mínimo 10-14 dias; imobilidade em paciente clínico – 5.000 UI, SC, 1x/dia

- Angina instável ou infarto sem supradesnivelamento de segmento ST: 120 UI/kg (máximo: 10.000 UI), a cada 12 h, por 5-8 dias
- Tromboembolismo venoso e pulmonar: 200 UI/kg, 1x/dia; em caso de risco de sangramento aumentado, fazer 100 UI/kg, 2x/dia; em obesos, calcular a dose pelo peso, pois atividade anti-Xa em 3 dias é similiar em pacientes obesos e não obesos; em pacientes com indicação de anticoagulação prolongada pela presença de neoplasia, iniciar 200 UI/kg, 1x/dia (máximo: 18.000 UI), por 30 dias; manutenção de 150 UI/kg, por 2-6 meses; caso plaquetas de 50-100.000/mm³, reduzir dose em 2.500 UI até plaquetas > 100.000/mm³; se contagem > 50.000/mm³, suspender
- Valva mecânica: 100 UI/kg/dose, a cada 12 h
- Profilaxia de evento tromboembólico recorrente na gravidez: 5.000 UI, SC, 1x/dia, por até 6 semanas pós-parto

Função hepática: pode ocorrer aumento de ALT > 3x LSN, AST > 3x LSN; insuficiência hepática – uso com precaução

Função renal: insuficiência renal (profilaxia de trombose) – dose fixa 5.000 UI/dia (variação de 2.500 UI/dia para 7.500 UI/dia) não resultou em acúmulo de droga em pacientes com insuficiência renal moderada a grave; pacientes com câncer com ClCr < 30 mL/min – monitorar os níveis de anti-Xa de 4-6 h e, após a dose, recomenda-se determinar a dose apropriada para atingir meta de 0,5-1,5 UI/mL; uso com precaução

Ajustes de dose: pacientes obesos (tratamento ou profilaxia) – dose baseada no peso corporal total de pacientes com peso até 190 kg; trombocitopenia de pacientes com câncer – contagem de plaquetas de 50.000-100.000/mm³ – reduzir a dose diária em 2.500 UI até contagem de plaquetas aumentar para ≥ 100.000/mm³; trombocitopenia de pacientes com câncer – se contagem de plaquetas < 50.000/mm³, interromper a terapêutica até que a contagem se recupere para > 50.000/mm³

Administração parenteral: uso injetável exclusivamente SC

Interações medicamentosas: fluvoxamina, paroxetina, apixabana, anti-inflamatórios não esteroidais (ácido acetilsalicílico, naproxeno, fenilbutazona, ácido mefenâmico, fenoprofeno, ibuprofeno, indometacina, piroxicam, diclofenaco, cetoprofeno, flurbiprofeno, cetorolaco, tenoxicam, etofenamato, dipirona, nimesulida, lornoxicam, acemetacina, propifenazona, meloxicam, celecoxibe, proglumetacina, rofecoxibe, dexcetoprofeno, parocoxibe, valdecoxibe, etoricoxibe, nepafenaco, loxoprofeno, lumiracoxibe, ácido tolfenâmico, nimesulida, ácido flufenâmico), sertralina, citalopram, fluoxetina, venlafaxina, escitalopram

Reações adversas:

- Sangramento: assim como para todos os anticoagulantes, o sangramento é o efeito adverso mais significativo; pode ocorrer hemorragia em praticamente qualquer local; o risco depende de múltiplas variáveis
- Hematológicas: sangramento (> 10%), hematoma no local da ferida (1-10%), trombocitopenia (incluindo as induzidas por heparina)
- Locais: dor no local da injeção (≤ 12%), hematoma no local da injeção (≤ 7%)

Precauções: uso concomitante com heparina de baixo peso molecular ou heparinoides e anestesia no neuroeixo ou punção lombar; uso concomitante com medicamentos que afetem a hemostasia, como AINH, inibidores de plaquetas e outros anticoagulantes; histórico de deformidade da coluna vertebral, cirurgia da coluna vertebral, punções epidurais ou espinais traumáticas; endocardite bacteriana; distúrbios hemorrágicos congênitos ou adquiridos; retinopatia diabética; retinopatia hipertensiva; aumento do risco de sangramento de pacientes idosos com função renal diminuída ou baixo peso corporal (< 45 kg); hipertensão grave, descontrolada; defeitos congênitos das plaquetas; aguardar para inserção ou remoção de cateter: pelo menos 12 h depois da administração de 2.500 UI, 1x/dia, pelo menos 15 h após 5.000 UI, 1x/dia, pelo menos 24 h após doses elevadas – considerar o dobro desse tempo para pacientes com ClCr < 30 mL/min; parto recente; úlcera péptica; AVC hemorrágico

Contraindicações: sangramento maior ativo; histórico de trombocitopenia induzida por heparina, com ou sem trombose; pacientes submetidos à anestesia epidural/neuraxial; não administrar dalteparina como tratamento para a angina instável e *non-Q-wave myocardial infarction* ou para profilaxia prolongada

danazol

Ladogal®

cap dura 100 e 200 mg

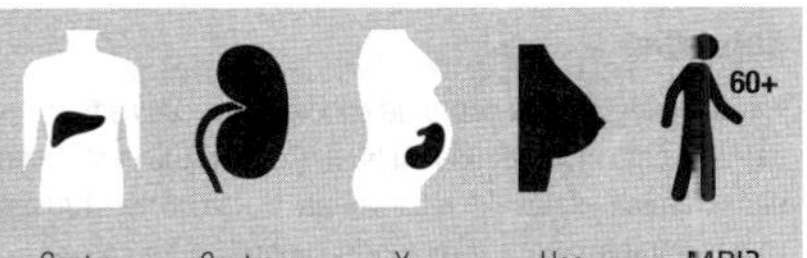

Contra-indicado | Contra-indicado | X | Uso criterioso | MPI? Não

Classificação terapêutica: antigonadotrofinas e agentes similares

Posologia:

- Endometriose: leve – iniciar com 200-400 mg/dia, em 2 tomadas; moderada a grave – iniciar com 800 mg/dia, em 2 doses; manutenção – dose individualizada, por 3-9 meses
- Doença fibrocística benigna da mama – 100-400 mg/dia, em 2 doses diárias; a dor deve melhorar em 2-3 meses de tratamento, e os nódulos, em 4-6 meses
- Angioedema hereditário: 200 mg, 2-3x/dia; se a resposta for favorável, diminuir a dose em 50%, a cada 1-3 meses; se houver uma crise, aumentar dose em até 200 mg/dia

Função hepática: podem ocorrer adenoma hepático, aumento de enzimas hepáticas, icterícia, icterícia colestática, peliose hepática, tumores malignos (após o uso prolongado); disfunção hepática grave – uso contraindicado

Função renal: pode ocorrer hematúria; disfunção renal grave – uso contraindicado

Interações medicamentosas: sinvastatina, lovastatina, carbamazepina, ciclosporina, varfarina, tacrolimo

Reações adversas:

- Cardiovasculares: edema, hipertensão arterial, hipertensão intracraniana benigna (rara), rubores, síncope
- Dermatológicas: acne, exantema maculopapular, exantema papular, exantema petequial, exantema purpúrico, exantema vesicular, fotossensibilidade (rara), hirsutismo leve, perda de pelos, prurido, seborreia, síndrome de Stevens-Johnson (rara), urticária
- Hematológicas: aumento da contagem plaquetária, aumento de eritrócitos, eosinofilia, eritrocitose (reversível), leucocitose, leucopenia, policitemia, trombocitopenia
- Neurológicas: ansiedade (rara), calafrios (raros), cefaleia, convulsões (raras), depressão, desmaio, distúrbios do sono, febre (rara), labilidade emocional, nervosismo, síndrome de Guillain-Barré, tontura, tremor
- Respiratória: congestão nasal (rara)
- Musculoesqueléticas: anormalidades da CPK, artralgia, aumento do volume articular, bloqueio articular, cãibras musculares, cervicalgia, dor em extremidades, dorsalgia ou lombalgia, espasmos, fraqueza, parestesia, síndrome do túnel do carpo (rara)
- Gastrointestinais: alterações do apetite (raras), constipação, ganho de peso, gastroenterite, náusea, pancreatite (rara), sangramento gengival (raro), vômito
- Endócrinas e metabólicas: alterações da libido, alterações do sêmen (volume, viscosidade, contagem e motilidade espermática), amenorreia (pode persistir após a terapia), aumento de LDL, ganho de peso, distúrbios menstruais (manchas sanguinolentas, alteração do ciclo), hipertrofia clitoridiana, intolerância à glicose, redução da espermatogênese, redução de HDL, redução do tamanho das mamas, secreção mamária
- Oculares: catarata (rara), distúrbios visuais
- Geniturinárias: dor pélvica, irritação vaginal, ressecamento vaginal
- Miscelânea: alterações da voz (rouquidão, dor orofaríngea, instabilidade, tom mais grave), diaforese

Precauções: efeitos androgênicos, potencialmente irreversíveis podem ocorrer; carcinoma de mama deve ser excluído antes de se iniciar a terapia; DM; pode ocorrer retenção de volume – precaução no uso em insuficiência cardíaca, hipertensão, policitemia, enxaqueca, convulsão e insuficiência renal

Contraindicações: tumor andrógeno-dependente; função cardíaca bastante prejudicada; sangramento genital, não diagnosticado, anormal; porfiria; histórico de doença tromboembólica ou trombose

dantroleno

Dantrolen®

pó liof sol inj 20 mg

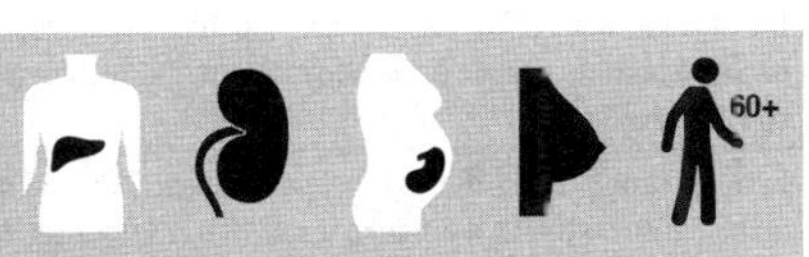

Contra-indicado | Sem informações | C | Contra-indicado | MPI? Não

Classificação terapêutica: relaxante muscular de ação direta

(continua)

dantroleno *(continuação)*

Posologia:

- Espasticidade: iniciar com 25 mg/dia, por 7 dias; aumentar para 25 mg, 3x/dia, por 7 dias; depois para 50 mg, 3x/dia, por 7 dias; e, em seguida, para 100 mg, 3x/dia (máximo: 400 mg/dia); usar a menor dose efetiva e parar o tratamento se não for efetivo em 45 dias
- Hipertermia maligna: 2,5 mg/kg, EV, em doses repetidas, até controle dos sintomas ou dose cumulativa, 10 mg/kg; manutenção pós-crise – 0,25 mg/kg/h, EV, por pelo menos 24 h
- Síndrome neuroléptica maligna: 1-2,5 mg/kg, EV, em doses repetidas, até controle dos sintomas ou dose cumulativa 10 mg/kg; depois, trocar para terapia VO

Função hepática: pode ocorrer hepatite; doença hepática ativa (hepatite aguda, cirrose ativa) – uso contraindicado

Função renal: pode ocorrer hematúria; não há informações disponíveis sobre necessidade de ajuste de dose

Administração parenteral: reconstituir em 60 mL de AD; administrar na forma de injeção lenta (2-3 min) ou infundir em 60 min

Obs.: estabilidade de 6 h em TA; não transferir a solução reconstituída para vidro pelo risco de precipitação

Interações medicamentosas: metotrexato

Reações adversas (frequência não definida):

- Cardiovasculares: alteração da PA, insuficiência cardíaca, taquicardia, bloqueio atrioventricular (EV 3%), variação da PA
- Dermatológicas: crescimento capilar anormal, erupção cutânea erupção eczematoide, prurido, urticária
- Hematológicas: anemia (aplástica), leucopenia, trombocitopenia
- Neurológicas: calafrios, cefaleia, confusão mental, crises convulsivas, depressão mental, distúrbio da fala, fadiga, febre, insônia, mal-estar, nervosismo sensação de desmaio, sonolência, tontura
- Respiratórias: depressão respiratória, derrame pleural (associado à pericardite), edema pulmonar, sensação de sufocamento
- Musculoesqueléticas: dorsalgia e/ou lombalgia, fraqueza muscular, mialgia
- Gastrointestinais: alteração do paladar, anorexia, cólicas abdominais, constipação, diarreia, disfagia, hemorragia gastrointestinal, irritação gástrica, náusea, vômito
- Geniturinárias: aumento da frequência urinária, cristalúria, dificuldade de ereção, dificuldade de urinar, incontinência urinária, noctúria, poliúria, retenção urinária
- Locais: necrose tecidual, reação no local da injeção (dor, eritema, inchaço), tromboflebite
- Oculares: diplopia, lacrimejamento (excessivo), turvamento da visão
- Miscelânea: anafilaxia, diaforese, linfoma linfocítico, sialorreia

Precauções: pacientes com esclerose lateral amiotrófica; função cardíaca prejudicada secundária à doença do miocárdio; função pulmonar diminuída ou doença pulmonar obstrutiva crônica; pode provocar reação de fotossensibilidade; mulheres e pacientes com idade > 35 anos

Contraindicações: na espasticidade para sustentar pé de equilíbrio/postura em deambulação ou quando é utilizada para obter ou manter o aumento da função

dapagliflozina

Forxiga®

comp rev 5 e 10 mg

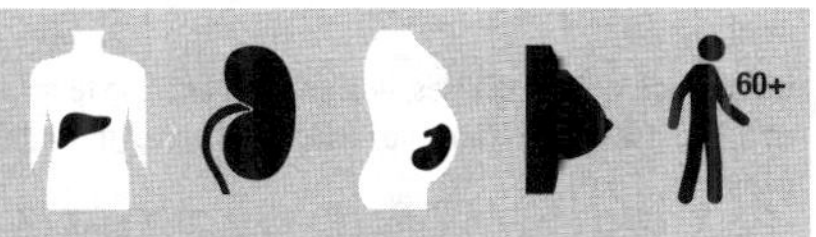

Sem ajuste de dose | Com ajuste de dose | C | Uso criterioso | MPI? Não

Classificação terapêutica: antidiabético

Posologia:

- Diabete tipo 2: inicialmente, 5 mg, VO, 1x/dia, pela manhã, podendo aumentar para 10 mg, 1x/dia

Função hepática: ajuste de dose não é necessário

Função renal: lesão renal leve (ritmo de filtração glomerular estimado ≥ 60 mL/min/1,73 m^2) – ajuste de dose não é necessário; lesão renal moderada – ritmo de filtração glomerular estimado < 60 mL/min/1,73 m^2) – não iniciar terapia; ritmo de filtração glomerular estimado persistentemente = 30-60 mL/min/1,73 m^2 – uso não recomendado; lesão renal grave (ritmo de filtração glomerular estimado < 30 mL/min/1,73 m^2), falência dos rins ou recebendo diálise – uso contraindicado

(continua)

dapagliflozina *(continuação)*

Ajuste de dose (pacientes geriátricos): não é necessário; uso concomitante de insulina ou secretores de insulina – redução da dose de insulina ou dos secretores de insulina pode ser necessária para evitar hipoglicemia

Interações medicamentosas: betabloqueadores (propranolol, metoprolol, timolol, atenolol, labetalol, acebutolol, betaxolol, levobunolol, esmolol, carteolol, bisoprolol, sotalol, metipranolol, carvedilol, nevibolol)

Reações adversas:
- Cardiovascular: hipotensão
- Endócrinas e metabólicas: cetoacidose diabética, hipoglicemia, cetoacidose
- Imunológica: reação de hipersensibilidade grave (0,3%)
- Musculoesquelética: fratura de osso
- Renais: câncer de bexiga (0,17%), lesão renal, pielonefrite, disfunção renal, sepse decorrente de infecção do trato urinário, depleção do volume renal decorrente da perda de produção (déficit renal); infecção do trato urinário (4,3-5,7%)
- Reprodutivas: infecção genital feminina (6,9-8,4%); infecção genital (4,8-5,7%)
- Respiratória: nasofaringite (6,3-6,6%)

Precauções:
- Sistema cardiovascular: pode ocorrer hipotensão sintomática – risco aumentado para pacientes com lesão renal (ritmo de filtração glomerular < 60 mL/min/1,73 m^2), em pacientes idosos e naqueles que usam diuréticos de alça; avaliar e corrigir o volume antes do tratamento; recomenda-se monitoração
- Sistema endócrino e metabólico: cetoacidose, às vezes fatal, tem sido reportada e pode resultar em hospitalização – recomenda-se monitoração, interrupção e até descontinuação do uso se suspeitado; hipoglicemia – risco aumentado quando usado concomitantemente com insulina ou secretores de insulina; ajuste de dose pode ser requerido; aumento do LDL-colesterol pode ocorrer – recomenda-se monitoração; testes de glicosúria e 1,5-anidroglucitol não são recomendados para monitorar o controle glicêmico com o uso de dapagliflozina
- Função renal: lesão aguda do rim, possivelmente requerendo hospitalização e diálise, tem sido reportada – risco aumentado para pacientes com hipovolemia, doença renal crônica, insuficiência cardíaca congestiva ou uso concomitante de diuréticos, inibidores da enzima conversora da angiotensina, bloqueadores dos receptores de angiotensina ou AINH; requer monitoração e descontinuação; infecções do trato urinário resultantes de urossepsia e pielonefrite têm sido reportadas – todos os casos demandaram hospitalização e, alguns, admissão em UTI ou diálise; recomenda-se monitoração; câncer de bexiga, ativo – uso não recomendado; histórico de câncer de bexiga – risco desconhecido de reincidência; mensurar os benefícios do controle glicêmico *vs.* risco de recorrência antes do tratamento; início de câncer de bexiga – pode ocorrer; lesão renal – uso não recomendado para pacientes com lesão moderada (ritmo de filtração glomerular = 30-60 mL/min/1,73 m^2); uso contraindicado para pacientes com lesão grave (ritmo de filtração glomerular estimado < 30 mL/min/1,73 m^2); aumento de creatinina sérica, diminuição do ritmo de filtração glomerular e efeitos adversos relacionados à função renal podem ocorrer – risco aumentado para pacientes idosos ou com disfunção renal preexistente; recomenda-se monitoração
- Sistema reprodutivo: pode ocorrer infecção micótica genital – risco aumentado para pacientes com histórico anterior de infecção micótica genital; recomenda-se monitoração

Contraindicações: diálises; doença renal em fase terminal; hipersensibilidade aos componentes do medicamento; lesão renal grave (ritmo de filtração glomerular < 30 mL/min/1,73 m^2)

dapsona

Dapsona®

comp 100 mg

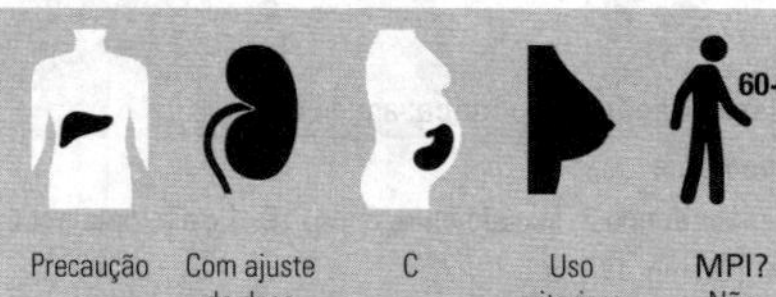

Classificação terapêutica: medicamento para tratamento da lepra

Posologia:
- Hanseníase: 100 mg/dia, em combinação com os demais agentes; duração variável do tratamento
- Dermatite herpetiforme: iniciar com 50 mg/dia, aumentando até 300 mg/dia; reduzir a dose assim que possível
- Lúpus cutâneo: 100 mg/dia
- Pênfigo vulgar: 25 mg/dia, por 7 dias, aumentando 25 mg, a cada 7 dias, até 100 mg/dia, por 7 dias (tratamento total: 4 semanas)

(continua)

dapsona *(continuação)*

- Terapia alternativa para *Pneumocystis jirovecii* em HIV-positivo: profilático – 100 mg/dia como monoterapia ou 50 mg/dia ou 200 mg/semana se em associação com pirimetamina semanal e leucovorina; tratamento – 100 mg/dia, em combinação com sulfametoxazol + trimetoprima, por 21 dias

Função hepática: podem ocorrer hepatite, icterícia colestática, alterações nos testes de função hepática (paciente com dermatite herpetiforme e colangite); uso com precaução

Função renal: podem ocorrer albuminúria, necrose papilar renal, síndrome nefrótica; o fármaco e os metabólitos são excretados por via renal; insuficiência renal – ajuste de dose é necessário (não há informações sobre ajuste de dose específico)

Interações medicamentosas: varfarina, zidovudina, rifabutina, amprenavir, fosamprenavir, atazanavir

Reações adversas:
- Cardiovascular: taquicardia
- Dermatológicas: dermatites bolhosa e esfoliativa, dermatite esfoliativa (VO), eritema nodoso, fototoxicidade (VO), necrólise epidérmica tóxica, reações morbiliformes e escarlatiniformes, síndrome de Stevens-Johnson, urticária
- Hematológicas: > 10% – aumento de reticulócitos (2-12%), hemólise (relacionada à dose; observada em pacientes com e sem deficiência de glicose-6-fosfato--desidrogenase), meta-hemoglobinemia, redução da Hb (1-2 g/dL, em quase todos os pacientes), redução do tempo de vida de eritrócitos; frequência não definida – agranulocitose, anemia, aplasia pura de eritrócitos (relato de caso), leucopenia
- Neurológicas: cefaleia, febre, insônia, movimentos tonicoclônicos (tópica), psicose, vertigem
- Respiratórias: eosinofilia pulmonar, faringite (tópico), pneumonite intersticial
- Musculoesqueléticas: lúpus eritematoso induzido por medicamento, neuropatia periférica (rara, pacientes sem hanseníase), toxicidade de neurônio motor inferior (terapia prolongada)
- Gastrointestinais: dor abdominal (VO, tópico), náusea, pancreatite (VO, tópico), vômito
- Auditiva: zumbido
- Endócrinas e metabólicas: hipoalbuminemia (sem proteinúria), infertilidade masculina
- Ocular: visão turva
- Miscelânea: síndrome similar à mononucleose infecciosa (erupção cutânea, febre, linfadenopatia, disfunção hepática)

Precauções: em discrasias sanguíneas; anemia grave; exposição a agentes ou condições que possam produzir hemólise; deficiência de meta-Hb-redutase; porfiria

Contraindicação: amiloidose renal avançada

daptomicina

Cubicin®

pó liof sol inj 500 mg

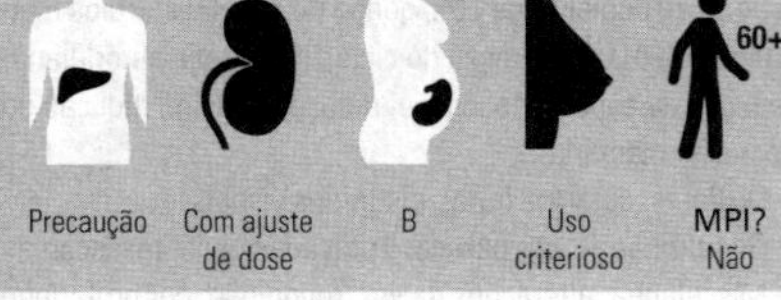

Classificação terapêutica: antibacteriano

Posologia:
- Infecções complicadas de pele: 4 mg/kg, EV, 1x/dia, por 7-14 dias
- Bacteriemia ou endocardite de valva nativa por *Staphylococcus aureus*: 6 mg/kg, EV, 1x/dia, por 2-8 semanas
- Osteomielite: 6 mg/kg, EV, 1x/dia, por no mínimo 8 semanas; pode ser associado à rifampicina
- Não é eficaz para tratar infeções de sítio pulmonar

Função hepática: podem ocorrer aumento de transaminases (2-3%) e aumento da fosfatase alcalina (2%); insuficiência hepática leve a moderada – ajuste de dose não é necessário; insuficiência hepática grave – segurança não estabelecida, uso com precaução

Função renal: ClCr > 30 mL/min – sem ajuste; ClCr < 30 mL/min, inclusive hemodiálise ou CAPD: 4-6 mg/kg, cada 48 h; administrar após sessão

Administração parenteral (compatível – SF e Ringer lactato): reconstituir o pó em 10 mL de SF; administrar como injeção EV lenta ou diluir em 50 mL e infundir durante 30 min

(continua)

daptomicina *(continuação)*

Obs.: estabilidade de 12 h em TA ou de 48 h em REF; não agitar vigorosamente – deixar em repouso por 10 min, preferencialmente, em seguida misturar delicadamente com movimentos rotacionais

Interações medicamentosas: sem interações conforme a base de dados Micromedex

Reações adversas:
- Cardiovasculares: dor torácica (7%), edema periférico (7%), hipertensão arterial (1-6%), hipotensão arterial (2-5%)
- Dermatológicas: erupção cutânea (4-7%), prurido (3-6%), eritema (5%)
- Hematológicas: anemia (2-13%), aumento do INR (2%), eosinofilia (2%)
- Neurológicas: insônia (5-9%), cefaleia (5-7%), febre (2-7%), tontura (2-6%), ansiedade (5%)
- Respiratórias: dor faringolaríngea (8%), derrame pleural (6%), pneumonia (3%), tosse (3%), dispneia (2-3%)
- Musculoesqueléticas: aumento da CPK (3-9%), dor em membros (2-9%), dorsalgia e/ou lombalgia (7%), fraqueza (5%), artralgia (1-3%)
- Gastrointestinais: diarreia (5-12%), vômito (3-12%), constipação (6-11%), náusea (6-10%), dor abdominal (6%), fezes líquidas (4%), dispepsia (1-4%), hemorragia gastrointestinal (2%)
- Endócrinas e metabólicas: hipopotassemia (9%), hiperpotassemia (5%), hiperfosfatemia (3%)
- Geniturinária: ITU (2-7%)
- Local: reação no local da injeção (3-6%)
- Miscelânea: osteomielite (6%), bacteriemia (5%), diaforese (5%), sepse (5%), infecção (fúngica, 2-3%)

Precauções: uso concomitante com inibidores da HMG-CoA-redutase – risco aumentado de miopatia; infecções por *Staphylococcus aureus*, que persiste ou reincidente, foram relatadas; monitorar sintomas de miopatia e dosagem de CPK; descontinuar a medicação caso haja aumento de CPK > 1.000 x LSN, CPK > 1.000 ou sintomas de miopatia

darifenacina
Enablex®
com rev lib prol
7,5 e 15 mg

Contraindicado | Sem ajuste de dose | C | Uso criterioso | MPI? Não

Classificação terapêutica: espasmolítico

Posologia:
- Hiperatividade vesical: iniciar com 7,5 mg, 1x/dia; após 2 semanas, se a resposta for inadequada, aumentar para 15 mg/dia; é necessário ajuste de dose, não ultrapassando 7,5 mg/dia, se o uso for concomitante com inibidores da enzima CYP3A4, como derivados imidazólicos, eritromicina, isoniazida, inibidores de protease

Função hepática: insuficiência hepática moderada – ajuste de dose necessário; insuficiência hepática grave – uso contraindicado; insuficiência hepática moderada – máximo 7,5 mg/dia

Função renal: ajuste não é necessário

Interações medicamentosas: imipramina, cetoconazol

Reações adversas:
- Cardiovasculares (1-10%): edema periférico, hipertensão arterial
- Neurológicas (1-10%): cefaleia (7%), tontura (1-2%), dor
- Respiratórias (1-10%): bronquite, faringite, rinite, sinusite
- Musculoesqueléticas (1-10%): fraqueza (2-3%), artralgia, dorsalgia ou lombalgia
- Gastrointestinais: xerostomia (19-35%), constipação (15-21%), dispepsia (3-8%), dor abdominal (2-4%), náusea (2-4%), diarreia (1-2%), ganho de peso, vômito
- Geniturinárias (1-10%): ITU (4-5%), distúrbios do trato urinário, retenção urinária, vaginite
- Oculares (1-10%): ressecamento dos olhos (2%), visão anormal
- Miscelânea: síndrome similar à gripe (1-3%), lesão acidental (1-3%)

Precauções: anafilaxia e angioedema têm ocorrido com as doses iniciais ou subsequentes; obstrução do fluxo da bexiga clinicamente significativa; efeitos anticolinérgicos no SNC (p. ex., tonturas, sonolência) foram relatados; motilidade gastrointestinal diminuída (p. ex., atonia intestinal); miastenia grave; glaucoma de ângulo fechado, controlado; histórico de prolongamento do intervalo QT; hiperplasia prostática não obstrutiva

(continua)

darifenacina *(continuação)*

Contraindicações: retenção gástrica e/ou urinária preexistentes; glaucoma de ângulo fechado sem controle

deltametrina
Escabin®
loção e xampu 20 mg; sabonete 1 g/100 g; loção 1 g/100 mL; creme 1 g/100 g

Sem informações | Sem informações | Sem informações | Sem informações | MPI? Não

Classificação terapêutica: escabicida e pediculicida

Posologia:
- Loção: utilizar com fricção por toda a região afetada, podendo manter até o próximo banho, por 4 dias seguidos
- Xampu: aplicar com fricção nos cabelos e couro cabeludo, deixando agir por 5 min, enxaguando bem após, por 4 dias seguidos
- Sabonete: ensaboar a região afetada vigorosamente, mantendo por 5 min, por 4 dias consecutivos, com reaplicação após 7 dias para eliminação de ovos
- Creme: usar preferencialmente durante o dia, após o uso do xampu, deixando permanecer; tratar por 2 ou 3 dias, repetindo tratamento 8-12 dias depois

Função hepática: não há informações disponíveis

Função renal: não há informações disponíveis

Interações medicamentosas: sem interações conforme bula Anvisa

Reações adversas:
- Dermatológicas: erupções cutâneas, irritação ocular e da pele
- Neurológicas: caso seja absorvida, podem ocorrer cefaleia, distúrbios neurológicos
- Respiratórias: caso seja absorvida, podem ocorrer distúrbios respiratórios
- Gastrointestinais: caso seja absorvida, podem ocorrer distúrbios gastrointestinais

Precaução: indicado apenas para uso tópico

Contraindicações: alergia respiratória; lesões na pele

denosumabe
Prolia®
seringa preenchida
60 mg/mL

Sem informações | Sem ajuste de dose | X | Contraindicado | MPI? Não

Classificação terapêutica: osteoporose

Posologia:
- Osteoporose pós-menopausa, perda óssea induzida por inibidores da aromatase de mulheres com câncer de mama, perda óssea induzida pela deprivação de andrógenos de homens com câncer de próstata: 60 mg, SC, a cada 6 meses

Obs.: utilizar concomitantemente vitamina D e cálcio, de modo que se evite hipocalcemia

Função hepática: não há informações disponíveis sobre necessidade de ajuste de dose

Função renal: insuficiência renal – ajuste de dose não é necessário; diálise – risco significativo de hipocalcemia; manter os níveis de cálcio com ingestão adequada de cálcio, vitamina D e, potencialmente, magnésio, durante a terapia; monitoração recomendada

Administração parenteral: uso injetável, exclusivamente SC

Interações medicamentosas: sem interações conforme a base de dados Micromedex

Reações adversas:
- Cardiovasculares: hipertensão (11%), edema periférico (5%), angina (3%)
- Dermatológicas: dermatite (11%), eczema (11%), erupção cutânea (3-11%)
- Respiratórias: dispneia (21-27%), tosse (15%), infecção de vias aéreas superiores (5%)
- Musculoesqueléticas: dor em extremidades (12%), ciatalgia (5%), ostealgia (4%), mialgia (3%)

(continua)

deltametrina *continuação*

- Gastrointestinais: náusea (31%), perda de apetite (24%), vômito (24%), constipação (21%), diarreia (20%), flatulência (2%)
- Endócrinas e metabólicas: hipofosfatemia (32%), hipercolesterolemia (7%), hipocalcemia (2%); aumento do risco com disfunção renal
- Miscelânea: novas malignidades (5%), infecções (não fatais, graves; 4%)

Precauções: supressão de remodelação óssea foi relatada; procedimentos odontológicos; fraturas, atípico de baixa energia ou baixo trauma; hipocalcemia ou agravamento; distúrbios do metabolismo mineral; má higiene bucal; histórico de hipoparatireoidismo, cirurgia da tireoide e/ou da paratireoide; síndrome de má absorção; intestino reduzido ou outra condição predisponente de hipocalcemia; coagulopatias

Contraindicação: hipocalcemia (corrigir antes do início do uso)

deflazacorte

Calcort®,
Deflaimmun®,
Deflazacorte®

comp 6, 7,5 e 30 mg

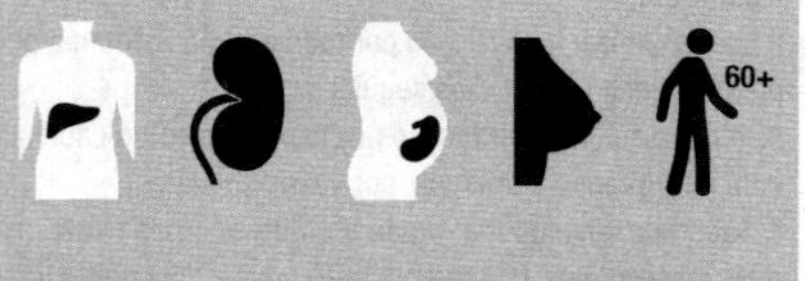

Classificação terapêutica: glicocorticoides sistemicos

Posologia:
Distrofia muscular de Duchenne: 0,9 mg/kg 1x/dia com ou sem alimentos, arredondado para o tamanho de comprimido mais próximo possível

Interações medicamentosas: desmopressina, vacina vírus vivos, norfloxacino, ciprofloxacino, ofloxacino, pefloxacino, levofloxacino, gatifloxacino, moxifloxacino, gemifloxacino, bupropiona, fenitoína, carbamazepina, primidona, fenobarbital, rifampina, mitotano, modafinila, erva de São João, efavirenz, bosentana, etravirina, lumacaftor, nadroparina, ácido acetil salicílico, naproxeno, fenilbutazona, ácido mefenâmico, fenoprofeno, ibuprofeno, indometacina, piroxicam, diclofenaco, cetoprofeno, flurbiprofeno, cetorolaco, tenoxicam, etofenamato, dipirona, nimesulida, lornoxicam, acemetacina, propifenazona, meloxicam, celecoxibe, proglumetacina, rofecoxibe, dexcetoprofeno, parocoxibe, valdecoxibe, etoricoxibe, nepafenaco, loxoprofeno, lumiracoxibe, ácido tolfenâmico, nimesulida, ácido flufenâmico, eritromicina, verapamil, cetoconazol, diltiazem, ciclosporina, fluvoxamina, fluconazol, aprepitanto, claritromicina. itraconazol, nefazodona, saquinavir, ritonavir, indinavir, nelfinavir, voricoazol, lopinavir, imatinibe, telitromicina, conivaptana, posaconazol, nilotinibe, dronedarona, boceprevir, telaprevir, cobicistate, atazanavir

Reações adversas:
Comum
- Dermatológica: hirsutismo (10 a 35%)
- Metabolismo endócrino: obesidade central (10 a 25%), fácies cushingoide (33 a 60%), ganho de peso (20 a 28%)
- Gastrointestinal: aumento do apetite (14%)
- Renal: aumento da frequência de micção (12 a 15%)
- Respiratória: tosse (12%), nasofaringite (10%), Infecção respiratória superior (12%)

Sério
- Dermatológica: necrólise epidérmica tóxica
- Metabólico endócrino: síndrome de Cushing, hiperglicemia, disfunção do eixo hipotálamo-hipófise-adrenal
- Imunológico: anafilaxia
- Musculoesquelética: fratura da coluna vertebral (53%)
- Outros: doenças infecciosas

Precauções:
- A dosagem deve ser diminuída gradualmente após a descontinuação se o medicamento tiver sido administrado por mais de alguns dias
- Cardiovascular: pode ocorrer aumento da pressão arterial, retenção de sal e água e excreção de potássio ou cálcio; tenha cuidado em pacientes com insuficiência cardíaca congestiva, hipertensão ou insuficiência renal. Monitoramento recomendado; restrição de sal e suplementação de potássio podem ser necessários
- Cardiovascular: tenha cuidado após infarto do miocárdio recente; risco aumentado de ruptura da parede livre do ventrículo esquerdo
- Cardiovascular: o risco de tromboembolismo, incluindo tromboembolismo venoso, pode aumentar, especialmente com doses cumulativas mais altas. Usar com cautela em pacientes com ou predispostos a distúrbios tromboembólicos

(continua)

deflazacorte *(continuação)*

- Uso concomitante: a imunização com vacinas vivas ou atenuadas não é recomendada concomitantemente. Administrar todas as imunizações de acordo com as diretrizes antes de iniciar o tratamento; vacinas vivas ou atenuadas devem ser administradas 4 a 6 semanas antes do início
- Endócrinas e metabólicas: podem ocorrer alterações graves e potencialmente fatais na função endócrina, incluindo síndrome de Cushing, hiperglicemia e insuficiência adrenal, especialmente com o uso crônico e após a descontinuação da terapia. Pacientes com hipopituitarismo, insuficiência adrenal primária ou hiperplasia adrenal congênita, função tireoidiana alterada ou feocromocitoma apresentam risco aumentado. O monitoramento recomendado e o ajuste de dose ou reinício da terapia após a descontinuação podem ser necessários.
- Endócrina e metabólica: pode ocorrer aumento da glicose no sangue ou diabetes novo ou agravado; monitoramento recomendado
- Endócrina e metabólica: ajuste de dose pode ser necessário para alterações no estado da tireoide
- Endócrina e metabólica: crise de feocromocitoma com risco de vida foi relatada; considerar o risco antes do uso em pacientes com feocromocitoma suspeito ou identificado
- Dermatológica: necrólise epidérmica tóxica foi relatada; descontinuar se houver suspeita
- Gastrointestinal: pode ocorrer perfuração. Evitar o uso em pacientes com probabilidade de perfuração iminente, abscesso ou outra infecção piogênica, úlcera péptica ativa ou latente, diverticulite ou anastomoses intestinais recentes. Sinais de perfuração podem ser mascarados
- Imunológica: aumento do risco de nova infecção, infecção disseminada, exacerbação de infecção existente, reativação ou exacerbação de infecção latente e mascaramento de sintomas de infecções. A taxa de complicações infecciosas aumenta com o aumento das doses. Monitoramento recomendado e ajuste de dose ou descontinuação pode ser necessário
- Imunológicas: evitar a exposição à varicela e sarampo em pacientes que não tiveram essas doenças; monitoramento recomendado e terapia apropriada após a exposição pode ser justificada.
- Imunológica: o vírus da hepatite B pode ser reativado em pacientes que são portadores ou que resolveram a infecção
- Imunológica: sarcoma de Kaposi foi relatado, mais frequentemente durante o tratamento de condições crônicas; a descontinuação pode resultar em melhora clínica
- Imunológicas: evitar o uso em pacientes com infecção fúngica; descontinuação ou ajuste de dose recomendado se tal infecção se desenvolver
- Imunológica: a amebíase latente pode ser reativada; descartar amebíase ativa ou latente antes do início em pacientes que possam ter sido expostos ou que tenham diarreia inexplicável
- Imunológica: hiperinfecção por Strongyloides, juntamente com enterocolite grave e, às vezes, septicemia fatal podem ocorrer em pacientes com infecção por Strongyloides conhecida ou suspeita. Descontinuação ou ajuste de dose recomendado se a infecção se desenvolver
- Imunológica: anafilaxia foi relatada
- Imunológica: necrólise epidérmica tóxica foi relatada; os sintomas começaram dentro de 8 semanas após o início do tratamento. Descontinuar ao primeiro sinal de erupção cutânea, a menos que claramente não relacionado ao medicamento
- Musculoesquelética: podem ocorrer fraturas vertebrais e de ossos longos, secundárias à perda óssea e inibição do crescimento ósseo (em pacientes pediátricos); monitoramento recomendado. Avaliar benefício/risco antes do início do tratamento
- Musculoesquelética: pode ocorrer osteonecrose
- Musculoesquelética: sarcoma de Kaposi foi relatado; a descontinuação pode ser necessária
- Musculoesquelética: risco aumentado de miopatia aguda com o uso concomitante de agentes bloqueadores neuromusculares (p. ex., pancurônio) ou em pacientes com distúrbios da transmissão neuromuscular (p. ex., miastenia gravis); pode ocorrer elevação da creatina quinase
- Oftálmicas: podem ocorrer catarata subcapsular posterior ou glaucoma com possível lesão do nervo óptico
- Oftálmica: podem ocorrer infecções oculares secundárias bacterianas, fúngicas ou virais
- Oftálmica: uso não recomendado em pacientes com herpes simples ocular ativo
- Oftálmica: a pressão intraocular pode aumentar; monitorar a pressão com tratamento com duração superior a 6 semanas

(continua)

deflazacorte *(continuação)*

- Psiquiátricas: podem ocorrer reações adversas psiquiátricas potencialmente graves e podem incluir hipomania ou mania durante o tratamento e depressão após a descontinuação. Pode ser necessária redução ou descontinuação da dose
- Renal: tenha cuidado em pacientes com insuficiência renal; monitoramento recomendado
- Populações especiais: reações adversas graves e fatais, incluindo síndrome de gasping, podem ocorrer em recém-nascidos e recém-nascidos de baixo peso devido ao conservante álcool benzílico contido na suspensão oral. Ao administrar, considere a carga metabólica diária combinada de álcool benzílico de todas as fontes. Evitar o uso em pacientes com menos de 2 anos de idade.
- Populações especiais: o uso prolongado pode afetar negativamente o crescimento e desenvolvimento em pacientes pediátricos
- Suspensão da terapia: insuficiência adrenal aguda, que pode ser fatal, pode ocorrer com a interrupção abrupta da terapia prolongada; retirada gradual recomendada

Contraindicações: hipersensibilidade ao deflazacort ou a qualquer componente do produto

deslanosídeo

Deslanol®

0,2 mg/mL sol inj

Fígado	Rim	Gravidez	Lactação	60+
Com ajuste de dose	Com ajuste de dose	Sem informações	Sem informações	MPI? Não

Classificação terapêutica: digitálico

Posologia:

Adultos:

- Digitalização rápida (24 horas) em casos de urgência: EV ou IM: 0,8-1,6 mg = 4-8 mL = 2-4 ampolas (em 1 a 4 doses fracionadas);
- Digitalização lenta (3-5 dias): EV ou IM: 0,6-0,8 mg diariamente = 3-4 mL = 1,5-2 ampolas (pode ser fracionada);
- Terapia de manutenção: (dose diária média + variação nas doses): IM (EV é possível): 0,4 mg (0,2-0,6 mg) = 2 mL (1-3 mL = ½ a 1 ½ ampolas).
- Dosagem máxima: a dose de 2 mg/dia não deve ser excedida

Crianças, e especialmente as pequenas (lactentes), requerem de modo geral doses maiores que os adultos, em relação ao peso corpóreo. Todavia existem diferenças consideráveis entre os pacientes, e a seguinte dose é fornecida para orientação:

- Digitalização rápida (24 horas) em casos de urgência: EV ou IM: 0,02 a 0,04 mg/kg diariamente em 1 a 3 doses fracionada
- As injeções por via endovenosa devem ser administradas vagarosamente.

Interações medicamentosas: hidroclorotiazida, clortalidona, indampamida benzotiazida, peopranolol, metoprolol, timolol, atenolol, labetalol, oxprenolol, acebutolol, betaxolol, esmolol, bisoprolol, nebivolol

Reações adversas:

- Distúrbios do sistema nervoso central e gastrintestinais: anorexia, náusea, vômito, fraqueza, dor de cabeça, apatia e diarreia. Em raras ocasiões, especialmente em pacientes arterioscleróticos idosos: confusão, desorientação, afasia e distúrbios visuais, incluindo cromatopsia, sudorese fria, convulsões, síncope e morte.
- Distúrbios da frequência cardíaca, condução e ritmo: bradicardia acentuada e parada cardíaca no eletrocardiograma, rebaixamento do segmento ST com inversão pré-terminal da onda T. As reações cutâneas alérgicas (prurido, urticária, erupções maculares) e ginecomastia ocorrem muito raramente

Precauções:

- Durante o tratamento com essa classe de medicamento, os digitálicos, o paciente deve ser mantido sob controle, a fim de evitar efeitos secundários devido a uma dosagem excessiva.
- Não se deve administrar cálcio por via parenteral a pacientes que utilizem esse tipo de medicamento.
- Na presença de *cor pulmonale* crônico, insuficiência coronariana, distúrbios eletrolíticos, insuficiência renal ou hepática, a posologia deve ser reduzida. Isto implica um ajuste cuidadoso da posologia também em pacientes idosos, nos quais uma ou mais destas doenças podem estar presentes.
- Durante o tratamento com digitálicos o paciente deve ser mantido sob controle, a fim de evitar efeitos secundários devido a uma dosagem excessiva.

(continua)

deslanosídeo *continuação*

Contraindicações:

- Não deve ser usado por pacientes com hipersensibilidade ao deslanosídeo ou aos demais componentes de fórmula.
- Não deve ser utilizado nos seguintes casos:
- Bloqueio atrioventricular completo
- Bloqueio atrioventricular de 2° grau (especialmente 2:1);
- Parada sinusal
- Bradicardia sinusal excessiva

desloratadina

Desalex®

comp rev 5 mg;
xpe 0,5 mg/mL

Fígado	Rim	Gravidez	Lactação	60+
Com ajuste e dose	Com ajuste e dose	C	Uso criterioso	MPI? Não

Classificação terapêutica: anti-histamínico

Posologia:

- Rinite alérgica ou urticária: 5 mg/dia (10 mL, xarope) para adultos

Função hepática: disfunção hepática – potencial para toxicidade; insuficiência hepática – iniciar com 5 mg, em dias alternados

Função renal: insuficiência renal – iniciar com 5 mg, em dias alternados

Interações medicamentosas: sem interações conforme a base de dados Micromedex

Reações adversas:

- Neurológicas: cefaleia (1-4%), fadiga (2-5%), tontura (4%), sonolência (2%)
- Respiratória: faringite (3-4%)
- Musculoesquelética: mialgia (2-3%)
- Gastrointestinais: náusea (5%), dispepsia (3%), xerostomia (3%)
- Endócrina e metabólica: dismenorreia (2%)

Precaução: xpe contém açúcar, portanto deve ser usado com cautela em portadores de diabete

desloratadina + pseudoefedrina

Aviant.fee®, Desalex D12®, Esalerg D12®, Desloratadina e sulfato de pesudoefedrina®

2,5 + 120 mg

Fígado	Rim	Gravidez	Lactação	60+
Contraindicado	Contraindicado	C	Uso criterioso	Não

Função hepática: contraindicado em casos de doenças hepáticas graves

Função renal: contraindicado em insuficiência renal

Classificação terapêutica: anti-histamínicos sistêmicos

Posologia: rinite alérgica sazonal – 1 comprimido 12/12h

Interações medicamentosas: tranilcipromina, selegilina, azul de metileno, furazolidona, mocoblemida, linezolida, rasagilina, diidroergotamina, metildopa, guanetidina, midodrina

Reações adversas:

Comum

- Gastrintestinais: xerostomia (8%)
- Neurológica: cefaleia (6 a 8%), insônia (5 a 10%)

Sério

- Cardiovascular: choque
- Neurológica: convulsão

Precauções:

- Cardiovascular: o sulfato de pseudoefedrina pode produzir efeitos cardiovasculares, como arritmias, e foi relatado colapso cardiovascular com hipotensão; usar com cautela em pacientes com doenças cardiovasculares[
- Endócrina e metabólica: usar com cautela em pacientes com diabetes e hipertireoidismo
- Hepática: evitar o uso em pacientes com insuficiência hepática[

(continua)

desloratadina + pseudoefedrina *(continuação)*

- Imunológicas: reações de hipersensibilidade incluindo erupção cutânea, prurido, urticária, edema, dispneia e anafilaxia foram relatadas com desloratadina; interrompa o uso se houver suspeita[4][5]
- Neurológica: sulfato de pseudoefedrina pode produzir efeitos no SNC, como tremores, e foram relatadas convulsões
- Oftálmica: usar com cautela em pacientes com pressão ocular aumentada
- Renal: evitar o uso em pacientes com insuficiência renal
- Reprodutiva: usar com cautela em pacientes com hipertrofia prostática
- Hipersensibilidade a qualquer um de seus ingredientes, ou à loratadina
- Glaucoma de ângulo estreito
- Retenção urinária
- Terapia com inibidor da monoamina oxidase ou dentro de 14 dias após a interrupção desse tratamento
- Hipertensão grave ou doença arterial coronariana grave

desmopressina

DDAVP®; DDAVP

comp 0,1 e 0,2 mg; spr nasal 0,1 mg/mL; sol nasal 0,1 mg/mL; sol inj 4 mcg/mL; sol inj 15 mcg/mL

Sem ajuste de dose | Contra-indicado | B | Compatível | 60+ MPI? Sim

Classificação terapêutica: hormônio do lobo posterior da hipófise

Posologia:

- Diabete insípido central: intranasal – 10-40 mcg/dia, em 1-3 doses; EV, quando falha o tratamento intranasal – 2-4 mcg/dia, em 2 doses, ou 1/10 da dose de manutenção nasal; observar restrição de fluidos

Função hepática: podem ocorrer aumentos passageiros nas transaminases hepáticas; ajuste de dose não é necessário

Função renal: insuficiência renal leve – pode aumentar o risco de reações tóxicas à droga; insuficiência renal moderada a grave (ClCr < 50 mL/min) – uso contraindicado

Ajuste de dose: doença aguda (risco de desequilíbrio de fluidos e eletrólitos) ou condições associadas com o aumento da ingestão de água – tratamento VO, interrupção para enurese noturna primária; idosos – iniciar na extremidade baixa da faixa de dose; sexo feminino – as doses mais baixas podem ser necessárias para noctúria

Administração parenteral: administrar em *bolus* ou diluir em 50 mL de SF e infundir em 15-30 min
Obs.: uso imediato

Interações medicamentosas: sem interações conforme a base de dados Micromedex

Reações adversas (a frequência pode não ser definida – relacionada à dose ou à via de administração):

- Cardiovasculares: aumento ou redução da PA, rubores faciais
- Dermatológica: erupção cutânea
- Neurológicas: cefaleia (2-5%), tontura (intranasal: ≤ 3%), calafrios (intranasal: 2%)
- Respiratórias: rinite (intranasal: 3-8%), epistaxe (intranasal: ≤ 3%), dor nas narinas (intranasal: ≤ 2%), congestão nasal, infecção de vias aéreas superiores, rinite, tosse
- Musculoesquelética: fraqueza (intranasal: ≤ 2%)
- Gastrointestinais: distúrbio gastrointestinal (intranasal; ≤ 2%); dor abdominal (intranasal; 2%); náusea (intranasal; ≤ 2%), cólicas abdominais, dor orofaríngea
- Endócrinas e metabólicas: hiponatremia, intoxicação hídrica
- Locais: injeção – edema, eritema e sensação de queimação dolorosa no local da injeção
- Oculares: conjuntivite (intranasal: ≤ 2%), distúrbio da lacrimação (intranasal: ≤ 2%), edema ocular (intranasal: ≤ 2%)

Precauções: atividade do fator VIII de coagulação, ≤ 5% do normal em pacientes com hemofilia; hiponatremia; fluido e desequilíbrio hidroeletrolítico; ingestão de líquidos excessiva; pacientes geriátricos; eventos trombóticos

Contraindicação: histórico de hiponatremia

desonida

Adinos®

crem 0,5 mg/g

Sem informações | Sem informações | C | Uso criterioso | 60+ MPI? Não

Classificação terapêutica: corticosteroide

Posologia:

- Dermatite atópica: aplicar gel 2x/dia, por até 4 semanas consecutivas
- Dermatoses responsivas a corticosteroides: aplicar 2-3x/dia, por até 2 semanas

Função hepática: disfunção hepática – não há informações disponíveis; podem ocorrer alterações na função hepática

Função renal: disfunção renal – não há informações disponíveis

Interações medicamentosas: sem interações conforme a base de dados Micromedex

Reações adversas:

- Cardiovasculares: edema periférico, hipertensão arterial
- Dermatológicas: descamação da pele, eritema (passageiro, intenso), erupção cutânea, foliculite, pele escamada, prurido, ressecamento da pele, telangiectasia
- Neurológicas: asma, cefaleia, irritabilidade, tosse
- Respiratórias: faringite, infecção das vias aéreas superiores
- Endócrinas e metabólicas: hiperglicemia, supressão do eixo hipotálamo-hipófise-adrenal
- Geniturinária: xerostomia
- Locais: atrofia, dermatite, sensação de picada, sensação de queimação
- Miscelânea: infecção

Precauções: não é recomendado uso com acne vulgar, rosácea ou dermatite perioral; interromper o uso na presença de infecção descontrolada da pele; uso prolongado pode aumentar o risco de absorção sistêmica

Contraindicações: lesões tuberculosas, sifilíticas e virais (como herpes, vacínia ou varicela); não deve ser utilizado nos olhos ou nas áreas próximas

dexametasona

Decadron®; Dexametasona®; Maxidex®

Sem ajuste de dose | Precaução | C | Compatível | 60+ MPI? Não

comp 0,5, 0,75 e 4 mg; elx 0,5 mg/5 mL; sol nas Fr 10 e 20 mL; sol inj 2 e 4 mg/mL; crem 0,1%; susp oft 1 mg/mL; pom oft 1 mg/g

Classificação terapêutica: corticosteroide

Posologia:

- Anti-inflamatório: 0,75-9 mg/dia, a cada 6-12 h, VO, IM ou EV
- Infiltração intrarticular, partes moles ou intralesional: 0,4-6 mg/dia
- Edema de vias aéreas ou extubação: 0,5-2 mg/kg/dia, a cada 6 h, iniciando 24 h antes da extubação; continuar 4-6 doses após o procedimento
- Antiemético: profilaxia – 10-20 mg, VO ou EV, 15-30 min antes do tratamento; náusea e vômito – 4-10 mg, 1-2x/dia, por 2-4 dias
- Mieloma múltiplo: 40 mg/dia, VO ou EV, dias 1-4, 9-12, 17-20, repetindo a cada 4 semanas
- Edema cerebral: iniciar com 10 mg, EV; depois, 4 mg a cada 6 h, conforme resposta, trocando para VO quando atingir a resposta máxima (2-4 dias), com previsão de suspensão em 5-7 dias
- Teste de supressão com dexametasona: 1 mg, VO, às 23 h, com coleta de sangue às 8 h do dia seguinte para determinação do cortisol plasmático
- Esclerose múltipla: 30 mg/dia, VO, por 1 semana, seguidos de 4-12 mg/dia, por 1 mês
- Uso nasal: A dose recomendada para o adulto é de três nebulizações em cada narina, de 3 em 3 horas
- Uso oftálmico: instile uma ou duas gotas no saco conjuntival a cada hora durante o dia e a cada duas horas durante a noite, como terapêutica inicial
- Uso tópico: Aplique uma pequena quantidade do creme no local afetado, 2 ou 3x/dia

(continua)

dexametasona *(continuação)*

Função hepática: podem ocorrer aumento de transaminases ou hepatomegalia; ajuste de dose não é necessário; cirrose preexistente – pode resultar em aumento do efeito de corticosteroides

Função renal: pode ocorrer glicosúria; insuficiência renal preexistente – risco de exacerbação, por causa da retenção de sódio, edema e perda de potássio – uso com precaução; hemodiálise – ajuste de dose não é necessário

Administração parenteral (compatível – SF e SG5%): pode ser administrada IM; pode ser administrada em injeção EV lenta sem diluição, ou diluída e infundida em 30 min
Obs.: estabilidade de 24 h em TA

Interações medicamentosas: vacina rotavírus, fentanila, nifedipino, talidomida, fenitoína, aprepipanto, netupipanto, varfarina, galamina, alcurônio, ácido acetilsalicílico, pancurônio, rifampicina, fenobarbital, caspofungina, aminoglutetimida, atracúrio, vecurônio

Reações adversas:
- Cardiovasculares: arritmia, bradicardia, colapso circulatório, edema, hipertensão arterial, insuficiência cardíaca congestiva, cardiomiopatia, parada cardíaca, ruptura do miocárdio (após IAM), síncope, tromboembolia, vasculite
- Dermatológicas: acne, alopecia, angioedema, atrofia cutânea, comprometimento da cicatrização, comprometimento da reação à prova cutânea, dermatite alérgica, equimoses, eritema, erupção cutânea, estrias, hiperpigmentação, hipertricose, hipopigmentação, hirsutismo, pele frágil, petéquias, prurido perianal (após injeção EV), ressecamento da pele, urticária
- Neurológicas: alterações do humor e da personalidade, aumento da pressão intracraniana, cefaleia, crises convulsivas, depressão, distúrbios psíquicos, euforia, insônia, instabilidade emocional, mal-estar, neurite, pseudotumor cerebral (geralmente após a suspensão do medicamento), vertigem
- Respiratória: edema pulmonar
- Musculoesqueléticas: artropatia, fraqueza, fraturas, fraturas vertebrais por compressão, miopatia (particularmente quando houver doença neuromuscular ou em uso concomitante com agentes bloqueadores neuromusculares), necrose asséptica (cabeça do fêmur e do úmero), neuropatia, osteoporose, parestesia, perda de massa muscular, ruptura de tendão
- Gastrointestinais: aumento do apetite, distensão abdominal, esofagite ulcerativa, ganho de peso, hemorragia gastrointestinal, náusea, pancreatite, perfuração gastrointestinal, úlcera péptica
- Endócrinas e metabólicas: alcalose hipopotassêmica, balanço nitrogenado negativo, catabolismo proteico, DM, hiperglicemia, irregularidades menstruais, redução da intolerância à glicose, redução da tolerância a carboidratos, retenção de sódio, síndrome de Cushing, supressão adrenal, supressão do crescimento (crianças), supressão do eixo hipófise-adrenal
- Geniturinária: espermatogênese alterada (maior ou menor)
- Locais: inflamação após a injeção (uso intra-articular), tromboflebite
- Oculares: aumento da pressão intraocular, catarata, exoftalmia, glaucoma
- Miscelânea: acúmulo de gordura anormal, anafilaxia, cicatrização comprometida, diaforese, hipersensibilidade, infecções, *moon face*, necrose avascular, processo maligno secundário, reação anafilactoide, sarcoma de Kaposi, soluços

Precauções: elevação da PA; malária cerebral preexistente – evitar o uso (VO); uso concomitante de doses imunossupressoras de dexametasona e vacinas atenuadas (VO); insuficiência cardíaca congestiva preexistente; instabilidade emocional ou tendências psicóticas; infecções fúngicas sistêmicas – uso não recomendado; distúrbios gastrointestinais preexistentes; glaucoma; hipertensão preexistente; infecções; elevações da pressão intraocular; IAM recente; uso concomitante com bloqueador neuromuscular; miastenia grave; catarata; convulsões; herpes simples ocular ativa; neurite óptica preexistente; osteoporose; pacientes sem imunidade à varicela e ao sarampo; períodos de estresse – ajuste da dose recomendada antes, durante e após a situação estressante (VO); alterações psiquiátricas podem ocorrer (VO); retirada rápida aumenta o risco de insuficiência adrenal – redução gradual é recomendada; infestação por *Strongyloides* conhecida ou suspeitada; mudanças na tireoide do paciente podem justificar ajustes na dose de corticosteroides; tuberculose

Contraindicações: olhos afáquicos com ruptura da cápsula posterior do cristalino (implante intravítreo); uso concomitante de > 1 única dose de dexametasona com rilpivirina; olhos com lente intraocular de câmara anterior e ruptura da cápsula posterior do cristalino (implante intravítreo); infecção fúngica sistêmica (VO); glaucoma avançado (implante intravítreo); infecções ocular ou periocular (implante intravítreo), incluindo doenças virais da córnea e da conjuntiva, herpes ativos epiteliais, ceratite simples, vacínia, varicela, doença de micobactérias e doenças fúngicas ativas ou suspeitas

dexclorfeniramina

Polaramine®

comp rev 2 mg; drg 6 mg; liq 2 mg/5 mL; gts 2,8 mg/mL; crem derm 10 mg/g

Com ajuste de dose	Sem informações	B	Contraindicado	MPI? Sim

Classificação terapêutica: anti-histamínico

Posologia:
- Sintomas alérgicos: 2 mg, VO, a cada 4-6 h, ou 4-6 mg, ao se deitar (máximo: 12 mg/dia)
- Aplicar o creme sobre a área da pele afetada 2x/dia

Função hepática: insuficiência hepática – ajuste de dose pode ser necessário dependendo da resposta clínica e do grau de insuficiência

Função renal: não há informações disponíveis

Interações medicamentosas: sem interações conforme a base de dados Micromedex

Reações adversas:
- Neurológicas: sonolência leve a moderada (> 10%); cefaleia, fadiga, nervosismo, tontura (1-10%)
- Respiratórias: espessamento de secreções brônquicas (> 10%); faringite (1-10%)
- Musculoesquelética: artralgia (1-10%)
- Gastrointestinais (1-10%): aumento do apetite, diarreia, dor abdominal, ganho de peso, náusea, ressecamento da boca

Precauções: obstrução do colo da bexiga; asma brônquica; glaucoma de ângulo fechado; hipertrofia prostática sintomática; obstrução piloroduodenal; úlcera péptica estenosante; doenças da tireoide; não aplicar o creme em áreas da pele que apresentem bolhas ou secreção, ao redor dos olhos, genitália ou outras mucosas; evitar exposição ao sol das áreas tratadas

Contraindicações: asma; terapia com inibidores de monoaminoxidase

dexmedetomidina

Precedex®

sol inj 100 mcg/mL

Com ajuste de dose	Com ajuste de dose	C	Uso criterioso	MPI? Não

Classificação terapêutica: sedativo, analgésico

Posologia (deve ser individualizada e titulada para o efeito desejado):
- Sedação em UTI: dose de ataque (pode ser suprimida se o paciente já estiver em uso de outros sedativos ou com rebaixamento do nível de consciência) de 1 mcg/kg, em 10-20 min; dose de manutenção de 0,2-0,7 mcg/kg/h; reavaliar a cada 30 min
- Sedação procedimental: ataque – 0,5-1 mcg/kg/h, em 10 min; manutenção – 0,2-1 mcg/kg/h (habitualmente: 0,6 mcg/kg/h)

Função hepática: insuficiência hepática – considerar redução da dose de ataque e das doses de manutenção

Função renal: pode ocorrer oligúria (2%); ClCr < 30 mL/min – considerar redução da dose inicial e de manutenção

Ajustes de dose: sedação de pacientes geriátricos – dose de ataque de 0,5 mcg/kg, EV, ao longo de 10 min, e redução na perfusão de manutenção; sedação em UTI – considerar redução das doses de ataque e manutenção; uso concomitante com anestésicos, sedativos, hipnóticos ou opioides – redução da dose de alguma droga pode ser necessária

Administração parenteral (compatível – SF, SG5% e Ringer lactato): diluir em 50 mL de solução compatível (até concentração de 4 mcg/mL) e administrar em 10 min na forma de injeção lenta, ou infundir ACM
Obs.: estabilidade de 24 h em TA

Interações medicamentosas: sem interações conforme a base de dados Micromedex

Reações adversas:
- Cardiovasculares: hipotensão arterial (30%), bradicardia (8%), fibrilação atrial (7%)
- Hematológicas: anemia (3%), leucocitose (2%)
- Neurológicas: agitação (5-14%), dor (3%)
- Respiratórias: depressão respiratória (37%), hipóxia (6%), derrame pleural (3%), edema pulmonar (2%)

(continua)

dexmedetomidina *(continuação)*

- Gastrointestinais: náusea (11%), constipação (6-14%), xerostomia (1-10%)
- Miscelânea: febre (5-7%), infecção (2%), sede (2%)

Precauções: DM; bloqueio cardíaco avançado; hipertensão crônica; hipovolemia; exposição prolongada (> 24 h) pode levar à tolerância, taquifilaxia e aumento dos efeitos adversos relacionados à dose; disfunção ventricular grave; uso concomitante com vasodilatador; uso por mais de 24 h; recomenda-se a descontinuação progressiva para evitar sintomas de abstinência

diacereína

Artrodar®

cap 50 mg

Contraindicado | Com ajuste de dose | B | Contraindicado | 60+ MPI? Não

Classificação terapêutica: anti-inflamatório e antirreumático não esteroidal

Posologia:

- Osteoartrite: 50-100 mg/dia, VO, junto às refeições; iniciar com 50 mg, pelas primeiras 2 semanas, para aumentar tolerabilidade; efeito analgésico em 2-4 semanas após o início do tratamento

Função hepática: insuficiência hepática grave – uso contraindicado

Função renal: ClCr < 30 mg/min – dose diária deve ser equivalente à metade da dose recomendada

Interações medicamentosas: hidróxido de alumínio ou de magnésio

Reações adversas:

- Gastrointestinais: diarreia, dores abdominais

Precauções: pode alterar a coloração da urina (amarelo intenso ou tonalidade avermelhada); deve ser descontinuado definitivamente se aparecerem sintomas sugestivos de danos hepáticos

Contraindicações: doenças intestinais inflamatórias (colites ulcerativas, doença de Crohn); pseudo-obstrução ou obstrução intestinal e síndromes abdominais dolorosas de causas não determinadas

Observações: a ingestão com alimentos pode melhorar a absorção, por esse motivo é importante administrar durante as principais refeições

diazepam

Dienpax®; Valium®

comp 5 e 10 mg; amp 10 mg

Contraindicado | Com ajuste de dose | C | Uso criterioso | 60+ MPI? Sim

Classificação terapêutica: benzodiazepínico

Posologia:

- Abstinência alcoólica: 10 mg, VO, a cada 6-8 h, nas primeiras 24 h, reduzindo para 5 mg, a cada 6-8 h, conforme evolução
- Crise convulsiva: 5-10 mg, EV ou IM (forma de administração com efeitos menos previsíveis)
- Terapia de manutenção adjuvante: 5-10 mg, VO, a cada 6-12 h
- Estado de mal epiléptico: 10 mg, EV, em *bolus*, e repetir se não sair; pode-se manter infusão de até 8 mg/h (máximo: 30 mg em período de 8 h), se persistir
- Ansiedade: 5-10 mg, VO, a cada 6-12 h, conforme necessário
- Espasmo muscular: 5-10 mg, IM ou EV de ataque, seguidos de 5-10 mg, em 3-4 h; doses maiores são necessárias para tétano
- Sedação: dose de ataque de 5-10 mg; dose de manutenção de 0,1-0,5 mg/kg, a cada 4-6 h; provoca sedação prolongada, especialmente se em doses repetidas; a aplicação EV rápida pode causar hipotensão e depressão respiratória; cada vez menos usado para manutenção da sedação em UTI
- Distúrbios ansiosos: 5-10 mg, a cada 30-60 min

Função hepática: pode ocorrer icterícia; doença hepática – reduzir a dose habitual em 50%; insuficiência hepática grave – uso contraindicado

Função renal: a dose deve ser modificada dependendo da resposta clínica e do grau de insuficiência, mas não há recomendação quantitativa disponível; hemodiálise – não é dialisável, não é necessária a dose suplementar

Ajuste de dose: pacientes debilitados e idosos – dose inicial de 2-2,5 mg, VO, de 1-2x/dia, e, em seguida, aumentar gradualmente conforme necessário e tolerado

(continua)

diazepam *(continuação)*

Administração parenteral: IM – administração profunda; EV – injetar lentamente, não superando 5 mg/min

Obs.: não misturar ou diluir com outras soluções ou medicamentos na seringa ou Fr de infusão

Interações medicamentosas: fenitoína, barbitúricos (primidona, fenobarbital, tiopental), orlistate, erva-de-são joão, teofilina, isoniazida, quinupristina, dalfopristina, eritromicina, claritromicina, *ginkgo*, roxitromicina, amprenavir, amitriptilina, fluvoxamina, dissulfiram

Reações adversas (podem variar conforme a via de administração):

- Cardiovasculares: hipotensão arterial, vasodilatação
- Dermatológica: erupção cutânea
- Neurológicas: agitação, amnésia, ansiedade, ataxia, cefaleia, confusão mental, crises convulsivas, depressão, euforia, excitação ou raiva paradoxal, fadiga, fala desarticulada, incoordenação, insônia, labilidade emocional, memória comprometida, sonolência, tontura, vertigem
- Respiratórias: apneia, asma, redução da frequência respiratória
- Musculoesqueléticas: disartria, fraqueza, tremor
- Gastrointestinais: alterações da salivação, constipação, diarreia, náusea
- Endócrinas e metabólicas: alterações da libido
- Geniturinárias: incontinência, retenção urinária
- Locais: dor no local da injeção, flebite
- Oculares: diplopia, visão turva

Precauções: histórico de uso de álcool ou drogas; uso concomitante com álcool ou outros depressores do SNC; depressão grave, latente ou associada à ansiedade (risco de suicídio); obesos; pacientes com risco de queda; idosos ou debilitados – reações psiquiátricas e paradoxais foram relatadas; insuficiência respiratória crônica

Contraindicações: miastenia grave; glaucoma agudo de ângulo estreito; glaucoma de ângulo aberto não tratado; insuficiência respiratória grave; síndrome da apneia do sono; pacientes psicóticos

Observações: descontinuação do uso; reduzir gradualmente a dose após uso prolongado – evitar interrupção abrupta

diclofenaco

Com ajuste de dose | Precaução | D | Contraindicado | 60+ MPI? Não

Cataflam®; Cataflam D®; Cataflam Emulgel®; Still®; Astren®; Voltaren®; Voltaren Retard®; Voltaren SR®; Diclofenaco sódico®; Flodin Duo®

susp oral 2 mg/mL, susp oral (gts) 5 mg/mL; sol inj 25 mg/mL; drg 50 mg, sol tópica aer 11,6 mgL; comp disp 50 mg; gel 11,6 mg/g, comp rev 12,5 mg; pom oft 1 mg/g; sol inj 25 mg/mL; comp rev 50 mg, supos 50 mg; comp rev desint lenta 100 mg; comp rev desint 75 mg; gel 10 mg/g; comp desint lenta 150 mg

Classificação terapêutica: anti-inflamatório e antirreumático não esteroidal

Posologia:

- Analgesia em dismenorreia primária: VO – dose de ataque de 50-100 mg, seguida de 50 mg, a cada 8 h; supositório – 50-100 mg, 1x/dia, em substituição à dose VO
- Uso tópico: aplicar 2-4 g sobre a área afetada, 3-4x/dia, por até 7 dias
- Dor aguda: IM – 75 mg, 1x/dia, geralmente em dose única; pode ser combinado com diclofenaco, VO, até 150 mg/dia

Função hepática: gel – pode ocorrer aumento de enzimas hepáticas; VO – podem ocorrer alterações de enzimas hepáticas (> 3x LSN: ≤ 4%); insuficiência hepática – iniciar com 18 mg, VO, 3x/dia

Função renal: VO – podem ocorrer função renal anormal, necrose papilar renal e outras lesões renais; aumento do risco com o uso concomitante de inibidores da enzima conversora da angiotensina e diuréticos, desidratação considerável; uso com precaução; contraindicado para pacientes com insuficiência renal moderada ou grave no tratamento da dor perioperatória e sob risco de depleção de volume

Administração parenteral: administração IM profunda (quadrante superior externo do glúteo)

Obs.: não deve ser usado por > 2 dias consecutivos (máximo: 150 mg/dia)

Interações medicamentosas: antidepressivos tricíclicos (nortriptilina, imipramina, amitriptilina, clomipramina), inibidores seletivos da recaptação de

(continua)

diclofenaco *(continuação)*

serotonina e norepinefrina (venlafaxina, sibutramina, duloxetina, desvenlafaxina), ciclosporina, anti-inflamatórios não esteroidais (ácido acetilsalicílico, naproxeno, fenilbutazona, ácido mefenâmico, fenoprofeno, ibuprofeno, indometacina, piroxicam, diclofenaco, cetoprofeno, flurbiprofeno, cetorolaco, tenoxicam, etofenamato, dipirona, nimesulida, lornoxicam, acemetacina, propifenazona, meloxicam, celecoxibe, proglumetacina, rofecoxibe, dexcetoprofeno, parocoxibe, valdecoxibe, etoricoxibe, nepafenaco, loxoprofeno, lumiracoxibe, ácido tolfenâmico, nimesulida, ácido flufenâmico), diuréticos poupadores de potássio (espironolactona, amilorida, triantereno, eplerenona), *ginkgo*, heparina de baixo peso molecular (enoxaparina, dalteparina, nadroparina, bemiparina, reviparina), metotrexato, tacrolimo, diuréticos de alça (furosemida, bumetanida), ciprofloxacino, inibidores do receptor de angiotensina e inibidores da enzima conversora de angiotensina (captopril, enalapril, lisonopril, ramipril, quinapril, cilazapril, benazepril, fosinopril, perindopril, trandolapril, losartana, espirapril, irbesartana, valsartana, eprosartana, delapril, telmisartana, candesartana, olmesartana, azilsartana), betabloqueadores (propranolol, metoprolol, timolol, atenolol, labetalol, acebutolol, betaxolol, levobunolol, esmolol, carteolol, bisoprolol, sotalol, metipranolol, carvedilol, nevibolol), colestipol, colestiramina

Reações adversas (VO):

- Cardiovascular: 1-10% – edema
- Dermatológicas: 1-10% – erupção cutânea, prurido
- Hematológicas: 1-10% – anemia, aumento do tempo de sangramento, hemorragia
- Neurológicas: 1-10% – cefaleia, sonolência, tontura
- Gastrointestinais: 1-10% – azia, constipação, diarreia, dispepsia, distensão abdominal, dor abdominal, flatulência, náusea, perfuração gastrointestinal, úlcera péptica ou sangramento gastrointestinal, vômito
- Endócrina e metabólica: 1-10% – retenção de líquidos
- Auditiva: 1-10% – zumbido

Precauções: eventos trombóticos cardiovasculares; pode inibir a agregação de plaquetas e prolongar o tempo de sangramento, não é recomendado o uso concomitante de ácido acetilsalicílico; aumento do risco de necrose renal papilar ou outra lesão renal e dos eventos adversos gastrointestinais graves de idosos; edema e retenção de líquidos foram relatados; hipertensão; desidratação considerável; insuficiência cardíaca; disfunção hepática com uso prolongado ou comprometimento da função renal; descontinuação pode ser justificada

Contraindicações: asma, urticária ou outra reação alérgica relacionada ao uso de AINH ou ácido acetilsalicílico; tratamento da dor perioperatória de cirurgia de revascularização do miocárdio

difenidramina

Difenidrin®

sol inj 50 mg/mL

Com ajuste de dose	Com ajuste de dose	B	Contra-indicado	MPI? Sim

Classificação terapêutica: anti-histamínico

Posologia:

- Reações alérgicas: 25-50 mg, a cada 4-8 h (máximo: 300 mg/dia)

Função hepática: insuficiência hepática – redução da dose pode ser necessária; é extensivamente metabolizada no fígado

Função renal: insuficiência renal leve com ClCr > 50 mL/min – aumentar intervalo de dose para cada 6 h; insuficiência renal moderada com ClCr de 10-50 mL/min – aumentar intervalo de dose para cada 6-12 h; insuficiência renal grave com ClCr < 10 mL/min – aumentar intervalo de dose para 12-18 h

Ajuste de dose (pacientes geriátricos): iniciar a terapêutica com doses mais baixas

Administração parenteral (compatível – SF, SG5% e SG5% em SF): IM – administração profunda; EV – administrar injeção EV lenta ou diluído em 50 mL de solução compatível, infundido em 25 min; a taxa de infusão não deve exceder 25 mg/min

Interações medicamentosas: sem interações conforme a base de dados Micromedex

Reações adversas:

- Cardiovasculares: constrição torácica, extrassístoles, hipotensão arterial, palpitação, taquicardia

(continua)

difenidramina *(continuação)*

- Dermatológicas: erupção cutânea, fotossensibilidade, urticária
- Hematológicas: anemia hemolítica, trombocitopenia, agranulocitose
- Neurológicas: agitação, calafrios, cefaleia, confusão mental, convulsões, distúrbios da coordenação, euforia, excitação, excitação paradoxal, fadiga, insônia, irritabilidade, nervosismo, sedação, sonolência, tontura, vertigem
- Respiratórias: congestão nasal, espessamento de secreções brônquicas, sibilos
- Musculoesqueléticas: neurite, parestesia, tremor
- Gastrointestinais: anorexia, constipação, constrição da orofaringe, desconforto epigástrico, diarreia, náusea, ressecamento de membranas mucosas, vômito, xerostomia
- Auditivas: labirintite (aguda), zumbido
- Endócrina e metabólica: irregularidades menstruais (antecipação da menstruação)
- Geniturinárias: aumento da frequência miccional, dificuldade miccional, retenção urinária
- Oculares: diplopia, turvamento da visão
- Miscelânea: choque anafilático, diaforese

Precauções: obstrução do colo da bexiga; terapia concomitante com inibidores da monoaminoxidase; uso concomitante com depressores do SNC; não usar forma tópica nos olhos ou pálpebras; idosos são mais suscetíveis aos efeitos colaterais; histórico de asma brônquica; aumento da pressão intraocular; hipertireoidismo; doença cardiovascular ou hipertensão; glaucoma de ângulo fechado; obstrução piloroduodenal; úlcera péptica estenosante; hipertrofia prostática sintomática; uso da forma tópica para pacientes com catapora, sarampo, bolhas ou em grandes áreas da pele, a menos que dirigido por um médico

Contraindicação: recém-nascidos ou prematuros

digoxina

Digoxina®

comp 0,25 mg;
elx ped 0,05 mg/mL

Com ajuste de dose	Com ajuste de dose	C	Compatível	MPI? Sim

Classificação terapêutica: glicosídeo digitálico

Posologia:

- Insuficiência cardíaca: 0,125-0,25 mg, VO, 1x/dia; idosos, com função renal prejudicada ou baixo peso – utilizar doses menores (p. ex., 0,125 mg, a cada 2 dias)
- Controle de frequência cardíaca: 0,75-1,5 mg, VO, como dose de ataque, seguidos de 0,125-0,5 mg, VO, 1x/dia
- Monitorar uso com dosagens sanguíneas e ECG frequentes

Função hepática: insuficiência hepática – não há recomendação de dose específica; no entanto, nos pacientes com insuficiência renal combinada com insuficiência hepática pode ocorrer redução na depuração e potencial acúmulo da droga; monitorar as concentrações séricas e resposta terapêutica

Função renal: insuficiência renal – risco de toxicidade; ajuste de dose e monitoração recomendados

Ajuste de dose (obesidade ou edema): reduzir a dose

Interações medicamentosas: eritromicina, verapamil, eliglustate, amiodarona, diuréticos tiazídicos (diazóxido, hidroclorotiazida, clortalidona, indapamida, clopamida), telaprevir, saquinavir, telmisartana, vandetanibe, claritromicina, nefazodona, quinidina, erva-de-são-joão, simperevir, metoclopramida, canaglifozina, trimetoprima, itraconazol, lapatinibe, daclastavir, ranolazina, espironolactona, colestiramina, acarbose, azitromicina, rifampicina, cálcio, dronedarona, ritonavir, rabeprazol, sucralfato, alprazolam, propafenona, captopril, colestipol, diltiazem, tetraciclina, propantelina, quinina, etravirina, pancurônio, ticagrelor, flibanserina, telitromicina, neomicina, ciclosporina, miglitol, colchicina, gatifloxacino, hidroxicloroquina, darunavir, trazodona, exenatide, sinvastatina, bupropiona, mirabegrona, disopiramida, cáscara sagrada, fluoxetina, sulfassalasina, omeprazol, betabloqueadores (propranolol, metoprolol, timolol, atenolol, labetalol, acebutolol, betaxolol, levobunolol, esmolol, carteolol, bisoprolol, sotalol, metipranolol, carvedilol, nevibolol), roxitromicina, lenalidomida

Reações adversas:

- Cardiovasculares: aceleração do ritmo juncional; assistolia; bloqueio cardíaco de 1º, 2º (Wenckebach) ou 3º graus; complexos ventriculares prematuros (especialmente bigeminismo ou trigeminismo); depressão do segmento ST; dissociação atrioventricular; edema facial; exantema (eritematoso, maculopapular – mais

(continua)

digoxina *(continuação)*

comum papular, escarlatiniforme, vesicular ou bolhoso); prolongamento do PR; taquicardia atrial com ou sem bloqueio; taquicardia ventricular ou fibrilação ventricular
- Dermatológicas: edema angioneurótico, prurido, urticária
- Neurológicas: tontura (6%), distúrbios mentais (5%), cefaleia (4%), alucinações, ansiedade, apatia, confusão mental, delírio, depressão, febre
- Respiratória: edema laríngeo
- Musculoesquelética: fraqueza
- Gastrointestinais: diarreia (4%), náusea (4%), vômito (2%), anorexia, dor abdominal
- Oculares: distúrbios visuais (visão turva ou amarela)

Precauções: risco de bloqueio cardíaco avançado ou completo em bloqueio atrioventricular incompleto; doença cardíaca beribéri sem tratamento; diminuição do peso corporal; cardioversão elétrica; desequilíbrio hidroeletrolítico; estados hipermetabólicos ou hiperdinâmicos; hipotireoidismo; IAM; isquemia; miocardite; função sistólica ventricular esquerda preservada (p. ex., cardiomiopatia restritiva ou hipertrófica, pericardite constritiva, doença cardíaca amiloide, *cor pulmonale* agudo); pode diminuir o débito cardíaco; pode não haver benefício com a terapia; aumento do risco de toxicidade; evitar o uso em casos de doença do nó sinusal e síndrome de Wolff-Parkinson-White

Contraindicação: fibrilação ventricular

diltiazem

Cardizem® CD, Cardizem® SR, Cardizem®

Com ajuste de dose | Precaução | C | Compatível | 60+ MPI? Não

cap dura lib gradual 180 e 240 mg, cap dura + microgran 90 e 120 mg; comp 30 e 60 mg

Classificação terapêutica: bloqueador seletivo dos canais do cálcio

Posologia:
- Angina: liberação prolongada – 120 mg, 1x/dia, titular em 7-14 dias (máximo: 480 mg/dia, habitual: 120-320 mg/dia); liberação imediata – 30 mg, a cada 6 h
- Hipertensão: liberação prolongada – 180-240 mg, 1x/dia (máximo: 480 mg/dia, habitual: 240-360 mg/dia); liberação imediata – 60-120 mg, 3x/dia, até 360 mg/dia
- Fibrilação atrial, controle de frequência: liberação prolongada – 120-360 mg, 1x/dia

Função hepática: insuficiência hepática – redução pode ser necessária, por causa do extenso metabolismo hepático; aumento do risco de toxicidade

Função renal: insuficiência renal – aumento do risco de toxicidade; uso com precaução; hemodiálise ou diálise peritoneal – não é necessária dose suplementar

Ajuste de dose (uso concomitante com sinvastatina): dose diária máxima de sinvastatina de 10 mg e diltiazem, 240 mg; idosos – utilizar com cautela, iniciando o tratamento com doses baixas e monitorar as condições do paciente

Interações medicamentosas: colchicina, sinvastatina, fentanila, claritromicina, atazanavir, lovastatina, clopidogrel, lurasidona, ciclosporina, eritromicina, betabloqueadores (propranolol, metoprolol, timolol, atenolol, labetalol, acebutolol, betaxolol, levobunolol, esmolol, carteolol, bisoprolol, sotalol, metipranolol, carvedilol, nevibolol), amiodarona, aprepipanto, fosaprepitanto, digoxina, atorvastatina, ranolazina, dronedarona, efavirenz, rifampicina, fenitoína, triazolam, nevirapina, metilprednisolona, lítio, alfuzosina, colestipol, quinupristina, dalfopristina, midazolam, buspirona, indinavir, cimetidina, dutasterida, sirolimo, enflurano

Reações adversas (as frequências representam faixas de várias formas de apresentação; pacientes com comprometimento da função ventricular e/ou distúrbios da condução podem apresentar maior incidência):
- Cardiovasculares: edema (2-15%), bloqueio atrioventricular (de 1º grau: 2-8%), edema (de membro inferior: 2-8%), dor (6%), bradicardia (2-6%), hipotensão arterial (< 2-4%), vasodilatação (2-3%), extrassístoles (2%), rubor (1-2%), palpitação (1-2%)
- Dermatológica: erupção cutânea (1-4%)
- Neurológicas: cefaleia (5-12%), tontura (3-10%), nervosismo (2%)
- Respiratórias: rinite (< 2-10%), tosse (< 3%), faringite (2-6%), dispneia (1-6%), bronquite (1-4%), congestão sinusal (1-2%)
- Musculoesqueléticas: fraqueza (1-4%), mialgia (2%)
- Gastrointestinais: dispepsia (1-6%), constipação (< 2-4%), vômito (2%), diarreia (1-2%)
- Endócrina e metabólica: gota (1-2%)
- Locais: sensação de queimação, prurido (4%)

(continua)

diltiazem *(continuação)*

Precauções: uso concomitante com outros fármacos conhecidos por diminuir resistência periférica, volume intravascular, contratilidade miocárdica ou condução (EV); uso concomitante com betabloqueadores ou digitálicos; efeito aditivo sobre a frequência cardíaca (VO); foram relatadas reações dermatológicas que conduzem a eritema multiforme e/ou dermatite esfoliativa; ingestão de álcool pode aumentar o risco de hipotensão ou vasodilatação; hipotensão; arritmias supraventriculares com comprometimento hemodinâmico (EV); função ventricular prejudicada; agravamento da insuficiência cardíaca congestiva foi relatado

Contraindicações: IAM com congestão pulmonar; administração EV de betabloqueadores dentro de poucas horas após diltiazem EV; fibrilação ou *flutter* atrial associado a desvio do trato acessório (síndrome de Wolff-Parkinson-White ou PR curto); risco de flutuações da taxa de coração potencialmente fatais (EV); choque cardiogênico (EV); bloqueio cardíaco de 2º ou 3º graus; hipotensão sintomática (PA sistólica < 90 mmHg); arritmia sinusal sem marca-passo; taquicardia ventricular; podem levar a deterioração hemodinâmica e fibrilação

dimenidrinato

Dramin®

comp 100 mg; sol oral 2,5 mg/mL

Com ajuste de dose | Sem ajuste de dose | B | Contra-indicado | 60+ MPI? Sim

Classificação terapêutica: antiemético

Posologia:
- Vertigem, náusea: 1 comp, a cada 6-8 h (máximo: 400 mg/dia)
- Cinetose: 1 comp com pelo menos 30 min de antecedência da viagem, repetindo em pelo menos 4 h, se necessário

Função hepática: insuficiência hepática – ajuste de dose pode ser necessário

Função renal: ajuste de dose não é necessário

Interações medicamentosas: sem interações conforme a base de dados Micromedex

Reações adversas:
- Cardiovascular: taquicardia
- Dermatológica: erupção cutânea
- Neurológicas: cefaleia, excitação, inquietação, insônia, lassidão, nervosismo, sonolência, tontura
- Respiratória: espessamento de secreções brônquicas
- Gastrointestinais: anorexia, náusea, sofrimento epigástrico, xerostomia
- Geniturinária: disúria
- Ocular: visão turva

Precauções: asma; evitar bebidas alcoólicas; bronquite crônica; enfisema; hiperplasia prostática; glaucoma de ângulo estreito; pode provocar sonolência acentuada; uso concomitante com sedativos e tranquilizantes; retenção urinária; pode exacerbar distúrbios convulsivos

Contraindicação: porfiria

dinitrato de isossorbida

Isordil®

Precaução | Com ajuste de dose | C | Uso criterioso | 60+ MPI? Não

comp SL 2,5 e 5 mg; comp 5 e 10 mg; comp AP 40 mg

Classificação terapêutica: vasodilatador

Posologia:
- Escolha por via sublingual ou VO: de acordo com a necessidade de velocidade de início de ação
- *Angina pectoris*: podem ser utilizados comprimidos sublinguais na forma de ataque, na dose de 2,5-5 mg, a cada 2 ou 3 h, ao sentir dor ou antes de se expor a situações potencialmente desencadeantes; profilaxia – cap 40-80 mg, a cada 8-12 h, ou comp 5-30 mg, 4x/dia
- Insuficiência cardíaca: 5-15 mg, por via SL, a cada 2-3 h, ou 10-40 mg, VO, 4x/dia, até 240 mg/dia

(continua)

dinitrato de isossorbida *(continuação)*

Função hepática: insuficiência hepática – orientações específicas para ajuste de dose não estão disponíveis; entretanto, as concentrações plasmáticas ficam elevadas em pacientes com cirrose; uso com precaução

Função renal: disfunção renal – não há informações disponíveis; hemodiálise – dose suplementar não é necessária; diálise peritoneal – dose suplementar não é necessária após diálise

Ajuste de dose (pacientes geriátricos): iniciar a terapia na extremidade inferior da faixa de dose

Interações medicamentosas: vardenafila, sildenafila, tadalafila

Reações adversas:
- Cardiovasculares: angina crescente (incomum), choque, colapso cardiovascular, edema periférico, hipertensão arterial de rebote (incomum), hipotensão arterial (infrequente), hipotensão postural, palidez, rubor, síncope (incomum), taquicardia
- Hematológica: meta-hemoglobinemia (rara, *overdose*)
- Neurológicas: agitação, cefaleia (mais comum), sensação de desmaio (relacionada a alterações da PA), tontura
- Musculoesquelética: fraqueza
- Gastrointestinais: incontinência intestinal, náusea, vômito, xerostomia
- Geniturinária: incontinência urinária
- Ocular: turvamento da visão
- Miscelânea: suores frios

Precauções: IAM; uso de álcool; anemia grave; hemorragia cerebral em traumatismo cranioencefálico; uso crônico pode desencadear tolerância; uso concomitante com hidralazina pode reduzir a tolerância; hipermotilidade gástrica (sustentando formas de liberação); idosos; hipertireoidismo; cardiomiopatia hipertrófica; depleção de volume; aumento da pressão intracraniana (sublingual); aumento da pressão intraocular

Contraindicações: uso concomitante de inibidores de fosfodiesterase, como sildenafila e vardanafila (risco de hipotensão)

diosmina + hesperidina

Daflon®

comp rev 900 + 100 mg e 450 + 50 mg

Função hepática	Função renal	Gestação	Lactação	60+
Sem informações	Sem informações	B	Sem informações	MPI? Não

Classificação terapêutica: estabilizador capilar

Posologia:
- Insuficiência venosa crônica: 500 mg, VO, 2x/dia
- Período pós-operatório de safenectomia: 500 mg, VO, 2x/dia podendo ser utilizada por 4-6 semanas
- Doença hemorroidária aguda: 500 mg, VO, a cada 4 h, nos primeiros 4 dias, seguidos de 500 mg, VO, a cada 6 h, por 3 dias e, então, 500 mg, a cada 12 h, por pelo menos 3 meses
- Período pós-operatório de hemorroidectomia: 500 mg, VO, a cada 4 h, nos primeiros 3 dias, seguidos de 500 mg, VO, a cada 6 h, por 4 dias, e 500 mg, a cada 8 h, por 3 dias e, então, 500 mg, a cada 12 h, por 4 dias
- Dor pélvica crônica: 500 mg, VO, 2x/dia

Função hepática: não há informações disponíveis

Função renal: não há informações disponíveis

Interações medicamentosas: sem interações conforme bula Anvisa

Reações adversas:
- Dermatológicas: eczema e pitiríase rósea
- Neurológicas: insônia (rara), tontura, vertigem, cefaleia, ansiedade e fadiga
- Gastrointestinais: alterações digestivas leves (raras), como náusea, vômito, dor abdominal, epigastralgia, dispepsia e diarreia

Precaução: crise hemorroidária aguda

dipirona (metamizol)

Novalgina®

Função hepática	Função renal	Gestação	Lactação	60+
Contraindicado	Contraindicado	C	Contraindicado	MPI? Não

comp 500 e 1.000 mg; gotas 500 mg/mL; sol oral (infantil) 50 mg/mL; sol inj 500 mg/mL; susp 300 mg; comp efervescente 1 g

Classificação terapêutica: analgésico e antipirético

Posologia:
- Analgesia e febre: VO – 500-1.000 mg, até 4x/dia (máximo: 4 g/dia); EV – 1-2,5 g, até 4x/dia (máximo: 5 g/dia); via retal – 300 mg, até 4x/dia

Função hepática: insuficiência hepática (curto prazo) – redução da dose não é necessária; insuficiência hepática (altas doses ou por períodos prolongados) – uso contraindicado; taxa de eliminação é reduzida nesses pacientes

Função renal: podem ocorrer agravamento agudo da função renal (muito raro) e nefrite intersticial aguda (casos isolados); insuficiência renal (curto prazo) – redução da dose não é necessária; insuficiência renal (altas doses ou por períodos prolongados) – uso contraindicado; taxa de eliminação é reduzida nesses pacientes

Administração parenteral (compatível – SF, SG5% e Ringer lactato): dipirona sódica pode ser administrada IM ou EV; infundir sol diluída (em 20 mL) ou não; administração EV deve ser realizada lentamente (não excedendo 1 mL/min)
Obs.: uso imediato

Interações medicamentosas: antidepressivos tricíclicos (nortriptilina, imipramina, amitriptilina, clomipramina), inibidores seletivos da recaptação de serotonina e norepinefrina (venlafaxina, sibutramina, duloxetina, desvenlafaxina), ciclosporina, inibidores seletivos da recaptação da serotonina (fluoxetina, fluvoxamina, paroxetina, sertralina, citalopram, escitalopram, vilazodona), ácido acetilsalicílico, diuréticos poupadores de potássio (espironolactona, amilorida, triantereno, eplerenona), *ginkgo*, heparina de baixo peso molecular (enoxaparina, dalteparina, nadroparina, bemiparina, reviparina), diuréticos tiazídicos (diazóxido, hidroclorotiazida, clortalidona, indapamida, clopamida), tacrolimo, metotrexato, diuréticos de alça (furosemida, bumetanida), betabloqueadores (propranolol, metoprolol, timolol, atenolol, labetalol, acebutolol, betaxolol, levobunolol, esmolol, carteolol, bisoprolol, sotalol, metipranolol, carvedilol, nevibolol), inididores do receptor de angiotensina e inibidores da enzima conversora de angiotensina (captopril, enalapril, lisonopril, ramipril, quinapril, cilazapril, benazepril, fosinopril, perindopril, trandolapril, losartana, espirapril, irbesartana, valsartana, eprosartana, delapril, telmisartana, candesartana, olmesartana, azilsartana)

Reações adversas:
- Cardiovasculares: arritmias cardíacas, choque circulatório, hipotensão grave (rara), queda crítica da PA (rara), queda da PA (por vezes, precedida por aumento da PA), reações hipotensivas passageiras (isoladas), síndrome de Kounis
- Dermatológicas: angioedema grave (até mesmo envolvendo a laringe), urticária generalizada
- Hematológicas: agranulocitose (muito rara, potencialmente letal; sinais típicos: lesões inflamatórias na mucosa orofaríngea, anorretal ou genital, inflamação na garganta, febre, mesmo que persistente ou recorrente), aumento da velocidade de hemossedimentação, leucopenia (rara), trombocitopenia (muito rara; sinais típicos: maior tendência de sangramento, petéquias na pele e membranas mucosas)
- Respiratórias: ataques de asma (pacientes com síndrome da asma analgésica), broncoespamo grave
- Geniturinária: urina avermelhada (urina com pH baixo)
- Locais: dor, flebites
- Miscelânea: reações anafiláticas ou anafilactoides
- Sinais típicos: sintomas cutâneos ou nas mucosas (prurido, ardor, rubor, urticária, inchaço, dispneia)
- Reações ocasionais: erupções fixadas por medicamentos, exantema (raro), síndrome de Lyell (casos isolados), síndrome de Stevens-Johnson (casos isolados)

Precauções: asma brônquica; urticária crônica; intolerância ao álcool; doença grave das artérias coronárias ou estenose relevante dos vasos sanguíneos

Contraindicações: porfiria hepática aguda intermitente; deficiência congênita da glicose-6-fosfato-desidrogenase; função da medula óssea insuficiente ou doenças do sistema hematopoiético; não deve ser administrada por via parenteral em pacientes com hipotensão ou circulação instável

dissulfiram

Antietanol®

comp 250 mg

Função hepática	Função renal	Gravidez	Lactação	Idoso 60+
Precaução	Precaução	C	Contraindicado	MPI? Não

Classificação terapêutica: medicamento utilizado na dependência do álcool

Posologia:

- Alcoolismo: iniciar com 500 mg, 1x/dia, por 1-2 semanas e manter com 250 mg, 1x/dia (125-500 mg/dia); manter tratamento até recuperação do paciente e que a base social e o autocontrole estejam estabelecidos de modo a evitar recaídas; a dose de manutenção pode ser necessária por meses a anos

Função hepática: risco de desenvolvimento de toxicidade hepática, hepatite grave; pode ocorrer vários meses após a terapia; uso com precaução

Função renal: pacientes com nefrite aguda e crônica – uso com precaução

Interações medicamentosas: metronidazol, amprenvavir, omeprazol, isoniazida, fenitoína, varfarina, teofilina, diazepam

Reações adversas:

- Dermatológicas: dermatite alérgica, erupção cutânea, erupções acneiformes
- Neurológicas: cefaleia, fadiga, psicose, sonolência, neurite periférica e polineurite
- Musculoesqueléticas: neurite periférica, neuropatia periférica, polineurite
- Gastrointestinal: sabor residual metálico ou semelhante ao do alho
- Geniturinárias: impotência, perda da libido
- Ocular: neurite óptica

Precauções: DM; epilepsia; hipotireoidismo; uso concomitante com barbitúricos; histórico de dermatite por contato com borracha

Contraindicações: álcool, produtos que contenham álcool ou quando é ingerido concomitantemente com ou dentro de 14 dias após a descontinuação de dissulfiram; uso concomitante ou recente de metronidazol; oclusão coronariana grave; doença do miocárdio grave; psicoses

Observações: não administrar até o paciente estar abstêmio há ≥ 12 h; não utilizar sem o conhecimento do paciente

dobutamina

Dobutrex®

sol inj 250 mg/20 mL (12,5 mg/mL)

Função hepática	Função renal	Gravidez	Lactação	Idoso 60+
Sem informações	Sem ajuste de dose	B	Uso criterioso	MPI? Não

Classificação terapêutica: agente adrenérgico e dopaminérgico

Posologia:

- Diluição padrão: 1 amp em SG5% 230 mL; caso seja necessária redução do volume infundido, considerar 2 amp em 210 mL ou 4 amp em 170 mL
- Inotrópico positivo: iniciar infusão de 2,5 mcg/kg/min e titular a dose conforme a resposta (habitual: 2,5-10 mcg/kg/min)

Função hepática: não há informações disponíveis sobre necessidade de ajuste de dose; titular a taxa de infusão para atingir os objetivos clínicos

Função renal: não há informações disponíveis

Administração parenteral (compatível – SF, SG5% e SG5% em NaCl a 0,45 e 0,9%): diluir à concentração que não exceda 5 mg/mL antes de ser utilizada; taxa de infusão ACM

Obs.: estabilidade de 24 h em TA; instável em soluções alcalinas

Interações medicamentosas: carvedilol

Reações adversas:

- Cardiovasculares: batimentos ventriculares prematuros (5%, relacionados à dose), dor anginosa (1-3%), dor torácica inespecífica (1-3%), palpitação (1-3%), aumento da frequência cardíaca, aumento da PA, aumento da atividade ectópica ventricular, hipotensão arterial
- Hematológica: trombocitopenia (casos isolados)
- Neurológicas: cefaleia (1-3%), febre (1-3%), parestesia
- Respiratória: dispneia (1-3%)
- Musculoesqueléticas: cãibras leves em membros inferiores

(continua)

dobutamina *(continuação)*

- Gastrointestinal: náusea (1-3%)
- Endócrina e metabólica: redução discreta do potássio sérico
- Locais: alterações inflamatórias locais e dor decorrentes da infiltração, flebite, necrose cutânea (casos isolados)

Precauções: corrigir hipovolemia antes de iniciar a infusão; fibrilação atrial; DM; hipertensão; hipopotassemia; IAM; atividade ectópica ventricular; extravasamento com infiltração da infusão pode determinar necrose dérmica

Contraindicação: estenose subaórtica hipertrófica idiopática

docusato de sódio

Humectol D®

(docusato de sódio + bisacodil)

comp rev 60 mg + 5 mg

Função hepática	Função renal	Gravidez	Lactação	Idoso 60+
Sem informações	Sem informações	A	Uso criterioso	MPI? Não

Classificação terapêutica: amolecedor, emoliente

Posologia:

- Laxativo: 1-2 drágea, antes de dormir

Função hepática: não há informações disponíveis; pode ocorrer hepatotoxicidade

Função renal: não há informações disponíveis

Interações medicamentosas: sem interações conforme a base de dados Micromedex

Reações adversas:

- Gastrointestinais (1-10%): cólicas abdominais, diarreia, obstrução intestinal
- Miscelânea (1-10%): irritação da garganta

Precauções: súbita mudança nos hábitos intestinais com duração > 2 semanas (utilizar > 1 semana); sangramento retal ou incapacidade de ter movimento intestinal após o uso de um laxante; uso crônico pode resultar em perda de eletrólitos

Contraindicações: uso concomitante de óleo mineral; obstrução intestinal; dor abdominal aguda; náusea; vômito; hepatite aguda

dolutegravir

Tivicay®

comp rev 10, 25 e 50 mg

Função hepática	Função renal	Gravidez	Lactação	Idoso 60+
Sem ajuste de dose	Sem ajuste de dose	C	Sem informações	MPI? Não

Classificação terapêutica: antiviral

Posologia:

- Pacientes sem resistência a inibidores de integrasse – 50 mg, 1x/dia
- Pacientes com resistência a inibidores de integrasse – 50 mg, 2x/dia

Função hepática: não é necessário ajuste de dose

Função renal: não é necessário ajuste de dose

Interações medicamentosas: etaverina, dolutegravir, fosamprenavir, ritonavir, carbamazepina, metformina, tipranavir, indutores fortes CYP3A (fenitoína, primidona, oxcarbazepina, erva-de-são-joão, enzalutamida)

Reações adversas:

- > 10%: cefaleia, náusea e diarreia
- 1-10%: insônia, tontura, sonhos anormais, vômito, flatulência, dor na porção alta do abdome, dor e desconforto abdominal, erupção cutânea, prurido, fadiga e depressão.
- 0,1-1%: hipersensibilidade, síndrome de reconstituição imune, hepatite e ideias suicidas ou tentativas de suicídio (especialmente de paciente com histórico de depressão ou alterações psiquiátricas preexistentes)

Precauções: idade > 12 anos (com peso > 40 kg)

Contraindicação: combinação com dofetilida ou pilsicainide

domperidona

Motilium®

comp 10 mg,
susp oral 1 mg/mL

Fígado	Rim	Gestação	Lactação	60+
Contra-indicado	Sem informações	C	MPI? Não recomendável	MPI? Não

Classificação terapêutica: propulsivo

Posologia:

- Distúrbios da motilidade digestiva: 10 mg, 3-4x/dia, 15-30 min antes das refeições e antes de dormir, caso necessário

Função hepática: insuficiência hepática leve – ajuste de dose não é necessário; insuficiência hepática moderada a grave – uso contraindicado

Função renal: insuficiência renal – reduzir a frequência para 1 ou 2x/dia; considerar de acordo com a gravidade da insuficiência

Interações medicamentosas: cetoconazol, hidroxicloroquina, donepezila, lítio

Reações adversas:

- Neurológicas: cefaleia ou enxaqueca (1%)
- Gastrointestinal: xerostomia (2%)

Precauções: doença cardíaca subjacente (incluindo insuficiência cardíaca congestiva); aumento do risco de arritmia ventricular grave ou morte súbita; iniciar o tratamento na menor dose possível; doses > 30 mg/dia são associadas ao aumento do risco de arritmia ventricular grave ou morte súbita; histórico pessoal ou familiar de câncer de mama; iniciar o tratamento na menor dose possível; idosos; distúrbios hidroeletrolíticos; prolongamento do intervalo QT

Contraindicações: uso concomitante com cetoconazol; prolactinoma; prolongamento do intervalo QT; distúrbios eletrolíticos significativos; hemorragia gastrointestinal; uso concomitante com inibidores da CYP3A4 (antifúngicos azólicos, macrolídeos, nefazodona); uso concomitante com fármacos que prolonguem o intervalo QT

donepezila

Eranz®

comp rev 5 e 10 mg

Fígado	Rim	Gestação	Lactação	60+
Precaução	Sem ajuste de dose	C	Uso criterioso	MPI? Não

Classificação terapêutica: anticolinesterásico

Posologia:

- Doença de Alzheimer: leve a moderada – 5 mg, 1x/dia; pode-se aumentar para 10 mg após 4-6 semanas (habitual: 5-10 mg/dia); grave – 5 mg, 1x/dia, inicialmente, aumentando para 10 mg, após
4-6 semanas (máximo: 23 mg, após pelo menos 3 meses)

Função hepática: doença hepática moderada – ajuste de dose não é necessário; insuficiência hepática grave – uso com precaução

Função renal: ClCr ≥ 22 mL/min – ajuste de dose não é necessário; ClCr < 22 mL/min – ajuste de dose parece não ser necessário (com base em estudo limitado com doentes com insuficiência renal grave)

Interações medicamentosas: oxibutinina, medicamentos que prolongam o intervalo QT (quinidina, disopiramida, procainamida, eritromicina, metronidazol, cloroquina, probucol, quinina, metadona, prometazina, haloperidol, imipramina, amitriptilina, doxepina, hidroxicloroquina, clorpromazina, tamoxifeno, ciclobenzaprina, droperidol, aripiprazol, atomoxetina, trazodona, pentamidina (sem registro vigente na Anvisa), domperidona, clozapina, gonadorrelina, fosfato de sódio, fosfato de sódio monobásico, fosfato de sódio dibásico, astemizol, norfloxacino, propafenona, famotidina, leuprolida, mefloquina, anagrelida, ciprofloxacino, fluoxetina, ofloxacino, octreotida, mifepristona, clomipramina, protriptilina, gosserelina, halofantrina, paroxetina, ondansetrona, azitromicina, foscarnet, apomorfina, claritromicina, granisetrona, tacrolimo, itraconazol, venlafaxina, risperidona, triptorrelina, formoterol, citalopram, alfuzosina, levofloxacino, sevoflurano, dolasetrona, ritonavir, olanzapina, sertindol, nelfinavir, ranolazina, vardenafila, gatifloxacino, moxifloxacino, gemifloxacino, telitromicina, escitalopram, solifenacina, sorafenibe, sunitinibe, dasatinibe, vorinostate, paliperidona, lapatinibe, nilotinibe, degarelix, asenapina, pazopanibe, fingolimode, eribulina, vandetanibe, rilpivirina, telaprevir, verumafenibe, crizotinibe, pasireotida, vinflunina, ivabradina, atazanavir, vilanterol, dabrafenibe, ebastina, tizanidina, tetrabenazina, lumefantrina, trióxido de arsênio)

(continua)

donepezila *(continuação)*

Reações adversas:

- Cardiovasculares (1-10%): hipertensão arterial (3%), dor torácica (2%), hemorragia (2%), síncope (2%), bradicardia, ECG anormal, eczema, edema periférico, falência cardíaca, fibrilação atrial, hipotensão arterial, vasodilatação
- Dermatológicas (1-10%): escoriações (4-5%), eczema (3%), erupção cutânea, prurido, úlcera cutânea, urticária
- Hematológicas (1-10%): contusão (≤ 2%), anemia
- Neurológicas: insônia (2-14%), cefaleia (3-10%), dor (3-9%), fadiga (1-8%), tontura (2-8%), sonhos anormais (3%), alucinações (3%), hostilidade 3%), depressão (2-3%), nervosismo (1-3%), confusão mental (2%), febre (2%), labilidade emocional (2%), sonolência (2%), transtorno de personalidade (2%), afasia, agitação, agressividade, ansiedade, choro anormal, crises convulsivas, ilusões, inquietação, vertigem
- Respiratórias (1-10%): aumento da tosse, bronquite, dispneia, dor orofaríngea, faringite, pneumonia
- Musculoesqueléticas (1-10%): cãibras musculares (3-8%), aumento da CPK (3%), dorsalgia e/ou lombalgia (3%), artrite (1-2%), fraqueza (1-2%), ataxia, aumento da DHL, fraqueza, fratura óssea, marcha anormal, parestesia, tremor
- Gastrointestinais: náusea (3-19%, relacionada com a dose), diarreia (5-15%, relacionada com a dose), vômito (3-9%, relacionado com a dose), anorexia (2-8%), ganho de peso (3-5%, relacionado com a dose), constipação, dispepsia, dor abdominal, dor epigástrica, gastroenterite, incontinência fecal, odontalgia, sangramento gastrointestinal, timpanismo
- Miscelânea: infecção (11%), diaforese, divagação, infecção fúngica, sintomas de gripe
- Endócrinas e metabólicas (1-10%): hiperlipemia (2%), desidratação (1-2%), aumento da libido, fogachos
- Geniturinárias (1-10%): incontinência urinária (1-3%), alteração da frequência urinária (2%), cistite, glicosúria, hematúria, ITU, noctúria
- Oculares (1-10%): catarata, irritação ocular, visão turva

Precauções: anestesia; asma ou doença pulmonar obstrutiva; bradicardia e bloqueio cardíaco; risco de prolongamento do intervalo QT; risco de rabdomiólise; uso concomitante com AINH; histórico de úlcera péptica; convulsões generalizadas

dopamina

Revivan®

amp 50 mg/10 mL
e 200 mg/5 mL

Fígado	Rim	Gestação	Lactação	60+
Sem informações	Sem informações	C	Uso criterioso	MPI? Não

Classificação terapêutica: agente adrenérgico e dopaminérgico

Posologia:

- Diluição padrão: 5 amp de 50 mg ou 1 amp de 200 mg em 200 mL de SF ou SG (solução final: 1 mg/mL)
- Suporte hemodinâmico: infusão EV – 1-5 mcg/kg/min, titulando conforme resposta, ou 1-4 mcg/kg/min, a cada 10-30 min (máximo: 50 mcg/kg/min, mas doses > 20 mcg/kg/min são associadas a maior risco de taquiarritmias sem maior efeito vasopressor); bradicardia sintomática – 2-10 mcg/kg/min
- Suporte inotrópico em insuficiência cardíaca: infusão EV – 5-12 mcg/kg/min

Função hepática: não há informações disponíveis

Função renal: podem ocorrer azotemia e poliúria; não há informações disponíveis sobre ajuste de dose

Ajuste de dose (pacientes que tenham feito uso de inibidores da monoaminoxidase antes do uso da dopamina): redução da dose (sem orientações específicas)

Administração parenteral (compatível – SF, SG5%, SG10% e SG5% em NaCl a 0,45 e 0,9%): a solução concentrada deve ser diluída a concentrações de 400-1.600 mcg/mL; administrar somente por bomba de infusão, com taxa inicial de 2-5 mcg/kg/min

Obs.: estabilidade de 24 h; é instável em soluções alcalinas

Interações medicamentosas: selegilina

Reações adversas:

- Cardiovasculares: batimentos ectópicos, dor anginosa, hipotensão arterial, palpitação, taquicardia, vasoconstrição, alargamento do complexo QRS, arritmia ventricular (alta dose), bradicardia, condução aberrante, gangrena (alta dose), hipertensão arterial
- Neurológicas: cefaleia, ansiedade

(continua)

dopamina *(continuação)*

- Respiratória: dispneia
- Gastrointestinais: náusea e vômito
- Endócrinas e metabólicas: aumento da glicemia (geralmente não ultrapassa os limites normais), piloereção
- Locais: o extravasamento pode causar necrose tecidual e descamação de tecidos circundantes
- Oculares: aumento da pressão intraocular, dilatação pupilar

Precauções: angina; extravasamento (risco de isquemia/necrose do tecido periférico); hipovolemia; doenças vasculares oclusivas; uso recente de inibidores da monoaminoxidase; distúrbios eletrolíticos

Contraindicações: feocromocitoma; taquiarritmias atrial/ventricular

Observações: os efeitos hemodinâmicos da dopamina são dose-dependentes: baixa dose (1-5 mcg/kg/min) – aumento do fluxo sanguíneo renal e do volume urinário; dose intermediária (5-15 mcg/kg/min) – aumento do fluxo sanguíneo renal, da frequência cardíaca, da contratilidade e do débito cardíaco; altas doses (> 15 mcg/kg/min) – efeitos alfa-adrenérgicos predominam, com vasoconstrição e aumento da PA

doxazosina

Doxazosina®; Carduran® XL

comp 2 e 4 mg; comp lib control 4 mg

Contra-indicado | Com ajuste de dose | C | Uso criterioso | 60+ MPI? Sim

Classificação terapêutica: bloqueador do adrenoceptor-alfa

Posologia:

- Hiperplasia prostática benigna: liberação imediata – 1-2 mg inicialmente, aumentando a cada 1-2 semanas, pesando benefícios terapêuticos e hipotensão postural (objetivo: 4-8 mg/dia; máximo: 8 mg/dia); liberação prolongada – 4 mg pela manhã, aumentar após 3-4 semanas até 8 mg/dia
- Hipertensão: liberação imediata – 1 mg/dia, podendo ser aumentada para 2 mg, 1x/dia
- Expulsão de cálculo em ureter distal: liberação imediata – 4 mg à noite

Função hepática: disfunção hepática leve ou moderada – uso com precaução; disfunção hepática grave – uso contraindicado

Função renal: insuficiência renal – ajuste na dose e na frequência pode ser necessário

Ajuste de dose (pacientes geriátricos): iniciar o tratamento com a dose mínima recomendada quando utilizada no tratamento da hipertensão

Interações medicamentosas: vardenafila, tadalafila, betabloqueadores (propranolol, metoprolol, timolol, atenolol, labetalol, acebutolol, betaxolol, levobunolol, esmolol, carteolol, bisoprolol, sotalol, metipranolol, carvedilol, nevibolol), sotalol, sildenafila, nifedipino

Reações adversas (refletem dados combinados de estudos com produtos de liberação imediata e prolongada):

- Cardiovasculares: edema (3-4%), hipotensão arterial (2%), síncope (2%), dor torácica (1-2%), palpitação (1-2%), hipotensão ortostática (0,3-2%, relacionada à dose), arritmia (1%), rubores (1%)
- Dermatológicas: erupção cutânea (1%), prurido (1%)
- Neurológicas: tontura (5-19%), cefaleia (5-14%), fadiga (8-12%), sonolência (1-5%), vertigem (2-4%), dor (2%), nervosismo (2%), insônia (1%), ansiedade (1%), ataxia (1%), depressão (1%), distúrbios de movimento (1%), hipertonia (1%), parestesia (1%)
- Respiratórias: infecção das vias aéreas (5%), rinite (3%), dispneia (1-3%), distúrbios respiratórios (1%), epistaxe (1%)
- Musculoesqueléticas: dorsalgia ou lombalgia (2-3%), fraqueza (1-7%), artrite (1%), cãibras musculares (1%), fraqueza muscular (1%), mialgia (1%)
- Gastrointestinais: náusea (1-3%), diarreia (2%), dor abdominal (2%), dispepsia (1-2%), xerostomia (1-2%), constipação (1%), flatulência (1%)
- Auditiva: zumbido (1%)
- Endócrina e metabólica: disfunção sexual (2%)
- Geniturinárias: poliúria (2%), impotência (1%), incontinência (1%), ITU (1%)
- Oculares: visão anormal (1-2%), conjuntivite (1%)
- Miscelânea: aumento da diaforese (1%), síndrome similar à gripe (1%)

(continua)

doxazosina *(continuação)*

Precauções: hipotensão postural; carcinoma da próstata; cirurgia de catarata; insuficiência coronariana; estreitamento gastrointestinal (patológico ou iatrogênico) grave; ingestão de medicamentos em formulações de liberação prolongada pode causar sintomas obstrutivos

doxiciclina

Vibramicina®

comp solúvel 100 mg

Com ajuste de dose | Sem ajuste de dose | D | Contra-indicado | 60+ MPI? Não

Classificação terapêutica: tetraciclina

Posologia:

- Dose habitual: 100-200 mg/dia, VO, em 2 doses diárias
- Clamídia e uretrite não gonocócica: 100 mg, VO, a cada 12 h, por 7 dias
- Donovanose (granuloma inguinal) e linfogranuloma venéreo: 100 mg, VO, a cada 12 h, por pelo menos 3 semanas, com cicatrização total das lesões
- Cólera: 300 mg, VO, em dose única
- *Yersinia pestis* (praga): 200 mg, 1x/dia, por 10-14 dias
- Febre maculosa: 100 mg, 2x/dia, por 5-7 dias
- Brucelose: 100 mg, 2x/dia, por 6 semanas, em combinação com rifampicina ou estreptomicina
- Epididimite: 100 mg, VO, 2x/dia, por 10 dias, em associação com ceftriaxona
- Doença inflamatória pélvica: 100 mg, VO, 2x/dia por 14 dias
- Quimioprofilaxia de malária: 100 mg/dia, 1-2 dias antes de viajar à área endêmica, durante a permanência e até 4 semanas após a partida

Função hepática: insuficiência hepática leve – ajuste de dose não é necessário; insuficiência hepática grave – ajuste de dose pode ser necessário

Função renal: ajuste de dose não é necessário

Interações medicamentosas: metotrexato, tetraciclinas (tetraciclina, minociclina, oxitetraciclina, doxiciclina, limeciclina, clortetraciclina), rifampicina, sais de ferro (oral), medicamentos contendo alumínio, cálcio ou magnésio (cálcio, carbonato de magnésio, hidróxido de magnésio, trissilicato de magnésio, óxido de magnésio, carbonato de alumínio, hidróxido de alumínio, fosfato de alumínio, magaldrato), ácido aminolevulínico

Reações adversas:

- Cardiovascular: pericardite
- Neurológica: hipertensão intracraniana
- Dermatológicas: dermatite esfoliativa (rara), edema angioneurótico, fotossensibilidade, hiperpigmentação da pele, *rash* cutâneo, urticária
- Hematológicas: anemia hemolítica, eosinofilia, neutropenia, trombocitopenia
- Hepática: hepatotoxicidade
- Gastrointestinais: alteração da cor dos dentes (crianças), anorexia, colite pseudomembranosa, diarreia, disfagia, enterocolite, esofagite (rara), glossite, lesões inflamatórias na região anogenital, náusea, pigmentação oral (mucosa), ulcerações esofágicas (raras), vômito
- Endócrina e metabólica: alteração de cor da tireoide (marrom ou preta) sem relato de disfunção, hipoglicemia
- Renal: aumento de BUN (relacionado à dose)
- Miscelânea: anafilaxia, doença do soro, exacerbação do lúpus eritematoso sistêmico, fontanela proeminente (bebês), púrpura anafilactoide

Precauções: diarreia associada a *Clostridium difficile* (diarreia leve a colite fatal) tem sido relatada – pode ocorrer ≥ 2 meses após o tratamento se houver suspeita ou confirmação, interromper o uso; uso concomitante com isotretinoína ou penicilina; hipertensão intracraniana tem sido relatada – aumento do risco para mulheres em idade fértil que estejam acima do peso ou tenham histórico de insuficiência hepática; pode resultar em perda permanente da visão; aumento do risco de eritema cutâneo com exposição à luz do sol ou ultravioleta; pode causar descoloração permanente dos dentes e hipoplasia do esmalte quando utilizado durante o desenvolvimento dentário

Contraindicação: miastenia grave

droperidol

Droperdal®

sol inj 2,5 mg/mL

Sem informação | Sem informação | C | Uso criterioso | Não

Classificação terapêutica: antieméticos e antinauseantes

Posologia:
- Profilaxia de náuseas e vômitos associados a procedimentos cirúrgicos ou diagnósticos (PONV)
- Dose inicial máxima, 2,5 mg, IM ou IV lento, com doses adicionais de 1,25 mg podendo ser administradas com cautela e se o benefício potencial superar o risco potencial ou 0,625 a 1,25 mg, IV, 5 minutos antes do término da anestesia

Administração parenteral:
- Intravenoso
- Administrar lentamente

Interações medicamentosas: terfenaidina, pimozida, esparfloxacino, tioridazina, piperaquina, clozapina, mesoridazina, saquinavir, dronedarona, ziprasidona, gatifloxacino, hisdroxicloroquina, sotalol, donepezila, norfloxacino, gemifloxacino, lítio, octreotida, oxicodona, meperidina, isoflurano, sertralina, moxifloxacino, buprenorfina, cetirizna, codeina, fluoxetina, telitromicina, cetoconazol, quetiapina, periciazina, alfentanila, sulpirida, amisulprida, posaconazol, levorfanol, butorfanol, ciprofloxacino, anagrelida, sulfametoxazol + trimetoprima, morfina, enflurano, ranolazina, aripiprazol, pregabalina, escetamina, loxapina, doxilamina, gabapentina, prometazina, tacrolimo, levofloxacino, hidrato de cloral, eritromicina, ondansetrona, lapatinibe, lofexidina, oxazepan, flurazepan, hidrato de cloral, clordiazepóxido, difenidramina, lorazepan, baclofeno, clorazepato, clonazepan, mebromato, primidona, pentobarbital, loxapina, prometazina, mesoridazina, secobarbital, orfenadrina, hidroxizina, tioridazina, haloperidol, proclorperazina, fenobarbital, diazepan, clorpromazina, tiopental, temazepan, alcaloides do ópio, flufenazina, ciclobenzaprina, triazolan, trifluoperazina, isoflurano, droperidol, aripiprazol, enflurano, nitrazepan, alprazolan, carisoprodol, clozapina, pimozida, azul de metileno, buspirona, óxido nítrico, midazolan, meclizina, clobazan, doxilamina, propofol, zolpiden, estazolan, zoplicone, flunitrazepan, halotano, cetamina, dexmedetomidina, supirida, olanzapina, sertindole, topiramato, quetiapina, perampanel, periciazina, droperidol, epinefrina, clonazepam, oxaliplatina, zolmitriptano, tranilcipromina, selegilina, azul de metileno, furazolidona, mocoblemida, linezolda, rasagilina, probucol, remifentanila, canabidiol, efavirenz, leuprolida, lopinavir, amiodarona, escitalopran, clomipramina, aripiprazol, cetamina, fentanila, lactulona, docusato, sorbitol, quinidina, disopiramida, procainamida, proclorperazina, clorpromazina, trifluoperazina, halotano, alprazolam, sevolfurano, ivabradina, azitromicina, sorfanibe, bromazepam,,metadona, levocetirizina, ciclobenzaprina, claritromicina, dolasetrona,nortriptilina, imipramina, amitriptilina, clomipramina, haloperidol, risperidona, sertindole, cetirinibe, metronidazol, fosfato de sódio, fingolimode, voriconazol, metoclopramida, nalbufina, selegilina, alfuzosina, granisetrona, artemeter, lumefantrina, bupropiona, solifenacina, sunitinibe, mifepristona, pasireotida, dexmedetomidina, clofazimina, domperidona, trióxiod e arsênio, fluconazol, bretílio, amiodarona, sotalol, dofetilida, nitolitibe, zolpidem, pazopanibe, formoterol, mirtazapina, gonadorelina, goserelina, triptorelina, flecainida, propafenona, apomorfina, tapentadol, clonazepam, sufentanila, hidroxizina, foscarnet, isradipino, pentamidina, espiramicina, verapamil, nifedipina, diltiazen, nicardipina, felodipina, isradipina, anlodipino, nisoldipino, cloroquina, quinina, mefloquina, halofantrina, gabapentina, nortriptilina, desipramina, imipramina, amitriptilina, doxepina, amoxapina, clomipramina

Reações adversas:

Comum
- Cardiovascular: hipotensão, taquicardia
- Neurológica: sonolência, pós-operatório
- Psiquiátricas: ansiedade, humor disfórico, comportamento hiperativo, Inquietação

Sério
- Cardiovascular: parada cardíaca, intervalo QT prolongado, torsades de pointes, taquicardia ventricular
- Imunológica: anafilaxia
- Neurológica: síndrome neuroléptica maligna (muito rara)

Precauções:
- Uso concomitante: agentes potencialmente arritmogênicos (p. ex., antiarrítmicos classe I ou III, anti-histamínicos que prolongam o intervalo QT, antimaláricos, bloqueadores dos canais de cálcio, neurolépticos que prolongam o intervalo QT e antidepressivos); evitar o uso

(continua)

droperidol (continuação)

- Endócrina e metabólica: em pacientes com diagnóstico ou suspeita de feocromocitoma, foram relatadas hipertensão grave e taquicardia.
- Hepática: tenha cuidado em pacientes com disfunção hepática
- Neurológica: os padrões de eletroencefalograma podem demorar para retornar ao normal
- Neurológica: a síndrome neuroléptica maligna (consciência alterada, rigidez muscular e instabilidade autonômica) ocorreu raramente e pode ser difícil de diferenciar da hiperpirexia maligna; considerar o tratamento com dantroleno
- Renal: tenha cuidado em pacientes com disfunção renal
- Respiratória: a pressão arterial pulmonar pode diminuir; tenha cuidado ao interpretar os resultados
- Populações especiais: pacientes idosos, debilitados ou de baixo risco; ajuste de dose recomendado
- Procedimentos cirúrgicos: a anestesia de condução (p. ex., raquidiana e algumas peridural) pode alterar a respiração ou a circulação devido ao bloqueio simpático; pode ocorrer vasodilatação periférica e hipotensão; manejo e reposicionamento do paciente podem ser necessários.

Contraindicações:
- Qualquer uso que não seja para o tratamento de náuseas e vômitos perioperatórios em pacientes para os quais outros tratamentos são ineficazes ou inadequados
- Hipersensibilidade ao droperidol
- Prolongamento conhecido ou suspeito do intervalo QT (intervalo QTc maior que 440 ms para homens ou 450 ms para mulheres), incluindo pacientes com síndrome congênita do QT longo

dulaglutida

Trulicity®

sol inj 0,75 e 1,5 mg

Sem informação | Precaução | C | Uso criterioso | Não

Função renal:
- Sem ajuste de dose recomendado. Monitorar a função renal de perto em pacientes com insuficiência renal que apresentem reações gastrointestinais adversas graves.
- Clcr < 10 mL/min: use com precaução.

Classificação terapêutica: antidiabéticos

Posologia:
- *Diabetes mellitus* tipo 2
- 0,75 mg, SC, 1x/semana
- Pode aumentar para 1,5 mg, SC, 1x/semana para controle glicêmico adicional, com incrementos de 1,5 mg após 4 semanas, máximo de 4,5 mg/semana

Administração parenteral:
- Informações gerais
- Não administrar IM ou IV.
- Não misture com insulina.
- Não prepare antes de usar. A seringa tem uma agulha não removível anexada.
- Administrar separadamente da insulina; podem injetar na mesma região do corpo, mas não em locais adjacentes.
- Administrar independentemente da alimentação, a qualquer hora do dia.
- Injete subQ no abdome, coxa ou braço.
- Ao injetar na mesma região do corpo, use um local de injeção diferente a cada semana.
- Dose esquecida: administrar a dose esquecida se pelo menos 72 horas até a próxima dose programada e administrar a próxima dose programada no dia programado regularmente; se a próxima dose agendada estiver em menos de 72 horas, pule a dose esquecida e administre no próximo dia da dose agendada

Interações medicamentosas: clorpropamida, tolazamida, glibenclamida, glipizida, gliclazida, glimepirida, cloroquina, hidroxicloroquina, octreotida, lanreotida, pasireotida

Reações adversas:

Comum
- Gastrintestinais: dor abdominal (6,5 a 9,4%), diminuição do apetite (4,9 a 8,6%), diarreia (7 a 12,6%), náusea (12,4 a 21,1%), vômitos (5,6 a 12,7%)

Sério
- Cardiovascular: bloqueio atrioventricular, primeiro grau (1,7 a 2,3%)

(continua)

dulaglutida *(continuação)*

- Metabólica endócrina: hiperplasia de células C da tireoide, hipoglicemia (0,3 a 77%), câncer de tireoide
- Gastrintestinais: colecistite, colelitíase, pancreatite
- Imunológicas: anafilaxia, reação de hipersensibilidade, sistêmica (0,5%)
- Oftálmica: retinopatia por diabetes mellitus (1,9%)
- Renal: insuficiência renal aguda, insuficiência renal crônica, exacerbação
- Outro: angioedema

Precauções:
- Endócrina e metabólica: o risco de hipoglicemia, incluindo hipoglicemia grave, pode ser aumentado quando usado em combinação com um secretagogo de insulina (p. ex., sulfonilureia) ou insulina; redução da dose de secretagogo de insulina ou insulina pode ser necessária
- Gastrointestinal: foi relatada pancreatite. Monitoramento recomendado. Interrompa se houver suspeita e não reinicie se confirmado. Considerar terapias antidiabéticas alternativas se história de pancreatite
- Gastrintestinais: podem ocorrer reações adversas gastrointestinais graves; não recomendado em pacientes com doença gastrointestinal grave, incluindo gastroparesia grave
- Gastrointestinal: foram relatados eventos agudos de doença da vesícula biliar. Se houver suspeita de colelitíase, o monitoramento é recomendado e a terapia de suporte pode ser necessária
- Imunológicas: reações graves de hipersensibilidade, incluindo angioedema e reações anafiláticas, foram relatadas; descontinuar se observado
- Imunológica: possível aumento do risco de anafilaxia e angioedema ocorrendo em pacientes com histórico de angioedema ou anafilaxia com outros receptores de peptídeo-1 semelhantes ao glucagon
- Oftálmica: a rápida melhora no controle da glicose tem sido associada à piora temporária da retinopatia diabética; monitoramento recomendado
- Renal: insuficiência renal aguda e agravamento da insuficiência renal crônica foram relatados, especialmente com náuseas, vômitos, diarreia ou desidratação. Em pacientes com insuficiência renal, tenha cuidado ao iniciar ou ajustar a dosagem e monitore a função renal com reações adversas gastrointestinais graves

Contraindicações:
- Hipersensibilidade ao dulaglutido ou a qualquer um dos seus componentes
- Síndrome de neoplasia endócrina múltipla tipo 2 ou história pessoal ou familiar de carcinoma medular de tireoide

duloxetina

Cymbalta®

cap lib retard 30 e 60 mg

Contra-indicado	Contra-indicado	C	Uso criterioso	MPI? Não

Classificação terapêutica: antidepressivo

Posologia:
- Transtorno depressivo maior: 30-60 mg/dia, em dose única ou dividida (habitual: 30-120 mg/dia)
- Neuropatia diabética: 60 mg, 1x/dia; considerar doses menores se alteração renal
- Fibromialgia e dor crônica musculoesquelética: iniciar com 30 mg/dia, por 1 semana, aumentando para 60 mg, 1x/dia
- Transtorno de ansiedade generalizada: 60 mg, 1x/dia; considerar iniciar com 30 mg/dia, por 1 semana, para aumentar tolerabilidade
- Na retirada da droga, fazer diminuição gradual da dose, em até 4-6 meses

Função hepática: doença hepática crônica – uso contraindicado

Função renal: ClCr ≥ 30 mL/min – ajuste de dose não é necessário; ClCr < 30 mL/min – uso contraindicado

Interações medicamentosas: azul de metileno, linezolida, anti-inflamatórios não esteroidais (ácido acetilsalicílico, naproxeno, fenilbutazona, ácido mefenâmico, fenoprofeno, ibuprofeno, indometacina, piroxicam, diclofenaco, cetoprofeno, flurbiprofeno, cetorolaco, tenoxicam, etofenamato, dipirona, nimesulida, lornoxicam, acemetacina, propifenazona, meloxicam, celecoxibe, proglumetacina, rofecoxibe, dexcetoprofeno, parocoxibe, valdecoxibe, etoricoxibe, nepafenaco, loxoprofeno, lumiracoxibe, ácido tolfenâmico, nimesulida, ácido flufenâmico), fluvoxamina, alfentanila, fluoxetina, antiplaquetários (dipiridamol, ticlopidina, iloprosta, abciximabe, tirofibana, clopidogrel, eptifibatide, cilostazol, treprostinila, prasugrel, ticagrelor), zolmitriptana, paroxetina, varfarina

(continua)

duloxetina *(continuação)*

Reações adversas:
- Cardiovasculares: palpitações (1-2%), aumento da PA (1-2%)
- Dermatológica: hiperidrose (6-7%)
- Neurológicas: cefaleia (13-14%), sonolência (10-12%, relacionada com a dose), fadiga (10-11%), tontura (10%), insônia (10%, relacionada com a dose), agitação (3-5%), ansiedade (3%), bocejo (1-2%), sonhos anormais (1-2%), hipoestesia (≥ 1%), letargia (≥ 1%), vertigem (≥ 1%), calafrios (1%), transtorno do sono (1%)
- Respiratórias: nasofaringite (5%), tosse (3%)
- Musculoesqueléticas: espasmos musculares (3%), tremor (2-3%, relacionada à dose), dores musculoesqueléticas (≥ 1%), parestesia (≥ 1%), calafrios (≥ 1%)
- Gastrointestinais: náusea (23-25%), xerostomia (11-15%, relacionada com a dose), constipação (10%, relacionada com a dose), diarreia (9-10%), redução do apetite (7-9%, relacionada com a dose), dor abdominal (4-6%), vômito (3-5%), dispepsia (2%), perda de peso (2%), flatulência (≥ 1%), ganho de peso (≥ 1%), paladar anormal (≥ 1%)
- Endócrinas e metabólicas: redução da libido (2-4%), fogachos (1-3%), orgasmos anormais (1-3%)
- Ocular: visão turva (1-3%)
- Geniturinárias: disfunção erétil (4-5%), ejaculação retardada (3%, relacionada com a dose), disfunção ejaculatória (2%)
- Miscelânea: influenza (3%)

Precauções: uso concomitante com precursores da serotonina, ácido acetilsalicílico, anti-inflamatórios, varfarina, anticoagulantes, antimicrobianos do grupo das quinolonas (ciprofloxacino, enoxacino); uso concomitante com a ingestão de álcool; piora dos transtornos psiquiátricos; hipotensão ortostática e síncope, especialmente na 1ª semana de tratamento; doenças cardiovasculares; sintomas de descontinuação graves foram relatados com retirada abrupta – retirada gradual é necessária; uso concomitante com terapia diurética para idosos; hiponatremia e síndrome de secreção inapropriada do hormônio antidiurético; condições que tornam o esvaziamento gástrico mais lento podem afetar a estabilidade do revestimento entérico; retenção urinária

Contraindicações: uso concomitante com inibidores da monoaminoxidase, incluindo linezolida ou azul de metileno EV, ou no prazo de 14 dias após a descontinuação de um inibidor da monoaminoxidase; uso concomitante com tioridazina ou inibidores da CYP1A2; durante período de recuperação do IAM; glaucoma de ângulo fechado

ebastina

Ebastel®

comp rev 10 mg. xpe 1 mg/mL

Com ajuste de dose	Sem ajuste de dose	C	Contraindicado	Não

Função hepática: insuficiência hepática leve, moderada ou grave: dose máxima de 10 mg 1x ao dia

Classificação terapêutica: anti-histamínicos sistêmicos

Posologia:
- Rinite alérgica: 10-20 mg, 1x/dia
- Urticária idiopática: 10 mg, 1x/dia

Interações medicamentosas:
- A ebastina pode potencializar o efeito de outros anti-histamínicos.
- Foram observadas interações farmacocinéticas e farmacodinâmicas com as associações ebastina e cetoconazol, ou eritromicina (ambos conhecidos por prolongar o intervalo QT), relatando-se um aumento de 18-19 ms (4,7-5%) no intervalo QT. O itraconazol pode aumentar os níveis séricos de ebastina e carebastina, enquanto a rifampicina pode diminuir os níveis de ebastina e carebastina, bem como interferir no resultado de testes alérgicos cutâneos
- A ebastina não apresenta interação com teofilina, varfarina, cimetidina, diazepam ou álcool
- Interferência em exames laboratoriais
- A ebastina pode interferir no resultado de testes alérgicos cutâneos, sendo prudente não realizá-los no período de cinco a 7 dias após a suspensão do tratamento.

Reações adversas:
- Efeitos cardiovasculares: intervalo QT prolongado Intervalo, QT – achado
- Trato gastrointestinal: boca seca (5 a 12%); aumento do apetite (até 8%).
- Menos frequentes: náusea, vômito, diarreia, constipação, desconforto GI

(continua)

ebastina *(continuação)*

- Efeitos neurológicos: cefaleia, desempenho psicomotor prejudicado, sonolência
- Outros: reação adversa ao medicamento, sonolência geral

Precauções:
- Efeitos adversos durante o uso de outros agentes antagonistas dos receptores H1 (loratadina, azelastina, cetirizina, astemizol, terfenadina)
- Doença cardiovascular (particularmente arritmias/prolongamento do intervalo QTc estabelecido)
- Asma/infecção do trato respiratório superior
- Doença hepática
- Insuficiência renal
- Uso combinado com inibidores da enzima do citocromo P450 (p. ex., cetoconazol)

Contraindicações: hipersensibilidade prévia à ebastina

efavirenz

Efavirens®, Stocrin®

600 mg comp rev

Uso criterioso | Sem ajuste de dose | D | Contraindicado | MPI? Não

Classificação terapêutica: anti-infeccioso, antiretroviral

Posologia: a posologia recomendada de efavirenz em combinação com um inibidor de protease e/ou ITRNs é de 600 mg, por via oral, uma vez ao dia.

Interações medicamentosas: erva de São João, ritonavir, carbamazepina, voriconazol, cetoconazol, fosamprenavir, ponatinibe, atazanavir, simeprevir, fentanila, artemeter, levonorgestrel, claritromicina, itraconazol, darunavir, posaconazol, nevirapina, lofexidina, gingko biloba, bexaroteno, nifedipino, boceprevir, telaprevir, diltiazen, sinvastatina, lopinavir, indinavir, pravastatina, atorvastatina, etonogestrel, caspofungina, medroxiprogesterona, estradiol, etinilestradiol

Reações adversas:
- Cardiovascular: intervalo QT prolongado, *torsades de pointes*
- Dermatológica: prurido (até 9%), erupção cutânea (crianças, 32%; adultos, 26%), eritema multiforme, erupção cutânea, grau 4 (crianças, 2,2%; adultos, 0,1%), síndrome de Stevens-Johnson
- Metabolismo endócrino: colesterol sérico aumentado (9 a 54%), triglicérides séricos aumentados, graus 3 a 4 (6 a 11%)
- Gastrintestinais: diarreia (3 a 14%), náuseas (2 a 10%), vômitos (3 a 6%)
- Hepática: nível de ALT/SGPT elevado, 3ª a 4ª série (2 a 8%), nível de AST/SGOT aumentado, 3ª a 4ª série (5 a 8%), Gama-glutamil transferase elevada, 3ª a 4ª série para 8%), insuficiência hepática
- Psiquiátrica: com risco de suicídio (0.5%), depressão (grave) (2.4%), transtorno psicótico, pensamentos suicidas (0,7%)
- Neurológica: tontura (2 a 9%), cefaleia (2 a 8%), insônia (até 7%)
- Outros: fadiga (até 8%), dor (1 a 13%)

Precauções:
- Administração: a monoterapia não deve ser usada porque a resistência cruzada viral pode se desenvolver sozinha ou adicionada como agente único a um regime de falha.
- Cardiovascular: prolongamento do intervalo QT foi relatado; considerar terapia alternativa em pacientes com maior risco de torsade de pointes ou quando coadministrada com drogas que aumentam o risco de torsade de pointes.
- Uso concomitante: concomitante atazanavir (não potenciado ou com experiência de tratamento), etravirina, nevirapina, rilpivirina, avanafil, boceprevir, simeprevir, carbamazepina, claritromicina, itraconazol, posaconazol, voriconazol (em doses padrão), atovaquona/proguanil ou outros Inibidores da transcriptase reversa nucleosídeos não são recomendados,comprimidos concomitantes de lopinavir/ritonavir administrados uma vez ao dia devem ser evitados.
- Dermatológica: foi relatado novo aparecimento de erupção cutânea, que pode ser grave ou ameaçar a vida; considerar a profilaxia antes do início; descontinuar o uso para erupções graves associadas a bolhas, descamação, envolvimento da mucosa ou febre; considere a terapia alternativa.
- Endócrina e metabólica: podem ocorrer aumentos no colesterol total e triglicerídeos; monitorização recomendada.
- Hepática: o uso não é recomendado em pacientes com insuficiência hepática moderada a grave, a monitorização da função hepática é recomendada em todos os pacientes, especialmente em pacientes com doença hepática subjacente incluindo

(continua)

efavirenz *continuação*

comorbidade da hepatite B ou C), elevações acentuadas das transaminases e uso concomitante de agentes associados à toxicidade hepática, hepatotoxicidade, hepatite, hepatite fulminante e insuficiência hepática foram relatados, inclusive em pacientes sem fatores de risco ou disfunção hepática preexistente; monitorização recomendada em todos os pacientes; a interrupção pode ser necessária, elevações persistentes das transaminases hepáticas superiores a 5 vezes o LSN; avaliar risco versus benefício da terapia continuada
- Imunológica: foi relatada síndrome de reconstituição imunológica; pode exigir avaliação e tratamento, distúrbios autoimunes, incluindo doença de Graves, polimiosite e síndrome de Guillain-Barré, foram descritos no contexto da síndrome de reconstituição imunológica e podem ocorrer vários meses após o início do tratamento.
- Neurológica: sintomas do SNC foram relatados, aumento do risco de sintomas do SNC com álcool ou agentes psicoativos concomitantes, foram relatadas convulsões, geralmente em pacientes com histórico de convulsão; a monitorização pode ser necessária, especialmente com terapias anticonvulsivantes concomitantes.
- Psiquiátrica: a catatonia foi relatada e pode estar relacionada ao aumento da exposição ao efavirenz, foram relatados sintomas psiquiátricos graves, incluindo comportamento semelhante à psicose, morte por suicídio e delírios; avaliação médica imediata recomendada, aumento do risco de sintomas psiquiátricos com transtornos psiquiátricos passados, medicação psiquiátrica concomitante ou história de uso de drogas injetáveis; avaliação médica imediata recomendada
- Reprodutiva: pode causar danos fetais e a gravidez deve ser evitada; teste de gravidez negativo garantido antes do início da terapia; as mulheres com potencial para engravidar devem utilizar um método contraceptivo adequado para evitar a gravidez durante o tratamento e durante 12 semanas após a interrupção; contracepção de barreira confiável recomendada em conjunto com outros métodos devido ao potencial de diminuição da eficácia dos contraceptivos hormonais.
- Populações especiais: os doentes pediátricos têm uma maior incidência de erupção cutânea, incluindo erupção cutânea de grau 3 ou 4.

Contraindicações:
- Hipersensibilidade clinicamente significativa (p. ex., síndrome de Stevens--Johnson, eritema multiforme ou erupções cutâneas tóxicas) ao efavirenz ou a qualquer componente do produto
- Uso concomitante com elbasvir e grazoprevir
- Uso concomitante com voriconazol em doses padrão

empagliflozina

Jardiance®

comp 10 e 25 mg

Sem informações | Com ajuste de dose | C | Uso criterioso | MPI? Não

Classificação terapêutica: antidiabético

Posologia: corrigir qualquer depleção do volume antes de iniciar a terapia; assegurar a função renal antes de iniciar a terapia; não iniciar em pacientes com ritmo de filtração glomerular < 45 mL/min/1,73 m²
- Desordem do sistema cardiovascular, como profilaxia para o diabete tipo 2: iniciar com 10 mg, VO, 1x/dia, pela manhã; pode aumentar para 25 mg, 1x/dia
- Diabete tipo 2: iniciar com 10 mg, VO, 1x/dia, pela manhã; pode aumentar para 25 mg, 1x/dia; dose máxima: 25 mg, VO, 1x/dia

Função hepática: sem informações na literatura

Função renal: injúria renal (ritmo de filtração glomerular estimado ≥ 45 mL/min/1,73 m²) – ajuste de dose não é necessário; insuficiência renal moderada (ritmo de filtração glomerular estimado < 45 mL/min/1,73 m²) – não iniciar a terapia; se ritmo de filtração glomerular estimado cair e se mantiver < 45 mL/min/1,73 m² – descontinuar o uso; insuficiência renal grave, terminal ou diálise – uso contraindicado

Ajuste de dose: hiponatremia (sódio sérico < 130 mEq/L) – dose inicial de 2,5 mg, 1x/dia; titular em intervalos de 4 dias para 2,5 mg, 2x/dia, então, 5 mg, 2x/dia, e mais alto, conforme necessário (máximo: 40 mg/dia)

Interações medicamentosas: betabloqueadores (propranolol, metoprolol, timolol, atenolol, labetalol, acebutolol, betaxolol, levobunolol, esmolol, carteolol, bisoprolol, sotalol, metipranolol, carvedilol, nevibolol)

(continua)

empagliflozina *(continuação)*

Reações adversas:

- Endócrinas e metabólicas: cetoacidose diabética; hipoglicemia (em monoterapia – 0,4%; em terapia combinada – 1,2-28,4%); hipoglicemia grave em monoterapia ou combinada com metformina isoladamente, metformina com sulfonilureia, ou pioglitazona com/sem metformina (0%); hipoglicemia grave em combinação com insulina, 25 mg (1,3%); cetoacidose
- Renal: injúria renal aguda, pielonefrite, sepse decorrente de infecção urinária; aumento da frequência urinária (3,2-3,4%), infecções do trato urinário (todos os pacientes – 7,6-9,3%; idade > 75 anos – 15,1-15,7%)
- Reprodutivo: infecção genital feminina (5,4-6,4%)

Precauções:

- Sistema cardiovascular: pacientes com idade ≥ 75 anos – risco aumentado de volume de depleção; hipotensão sintomática pode ocorrer – corrigir o *status* volêmico antes de iniciar a terapia, recomenda-se monitoração; risco aumentado de hipotensão em pacientes com injúria renal, nos idosos, uso concomitante de diurético e pacientes com pressão sanguínea sistólica baixa – recomenda-se monitoração
- Uso concomitante com insulina ou secretores de insulina: risco aumentado de hipoglicemia – pode requerer redução de dose das outras terapias
- Sistema endócrino e metabólico: cetoacidose, às vezes fatal, tem sido reportada e pode resultar em hospitalização – recomenda-se monitoração, interrupção e até descontinuação do uso se suspeitado; pacientes com diabete tipo 1 – uso não recomendado; não utilizar para tratamento de cetoacidose diabética; aumento do LDL-colesterol pode ocorrer – recomenda-se monitoração; testes de glicosúria e 1,5-anidroglucitol não são recomendados para monitorar o controle glicêmico com o uso de empagliflozina
- Renal: lesão aguda do rim e injúria renal foram reportados, incluindo casos requerendo hospitalização e diálise e de pacientes com idade < 65 anos – considerar fatores predisponentes antes de iniciar o tratamento, como hipovolemia, doença renal crônica, insuficiência cardíaca congestiva e uso concomitante de medicações (diuréticos, inibidores da enzima conversora da angiotensina, bloqueadores dos receptores de angiotensina ou AINH); considerar descontinuação temporária com diminuição da dose oral (p. ex., doença aguda, em jejum) ou perda de fluido (p. ex., doença gastrintestinal, extrema exposição ao calor); recomenda-se monitoração e descontinuar o uso se essas situações ocorrerem; pacientes com ritmo de filtração glomerular < 45 mL/min/1,73 m² – não iniciar tratamento; queda do ritmo de filtração glomerular estimado tem sido reportada – descontinuar uso se persistentemente < 45 mL/min/1,73 m²; aumento de creatinina sérica e diminuição do ritmo de filtração glomerular têm sido reportados, além de mais suscetibilidade à hipovolemia – recomenda-se monitoração; aumento do risco de insuficiência renal de pacientes com ritmo de filtração glomerular estimado < 60 mL/min/1,73 m² – recomenda-se monitoração mais frequente; infecções do trato urinário resultantes da urossepsia e pielonefrite têm sido reportadas – todos os casos demandaram hospitalização e, alguns, admissão em UTI ou diálise – recomenda-se monitoração; pacientes serão positivos para glicose na urina em decorrência do mecanismo de ação da empagliflozina
- Reprodutivo: infecção micótica genital pode ocorrer – risco aumentado para pacientes com histórico anterior de infecção micótica genital; recomenda-se monitoração

Contraindicações: diálise; doença renal em fase terminal; hipersensibilidade aos componentes do medicamento; lesão renal grave (ritmo de filtração glomerular < 30 mL/min/1,73 m²)

enalapril

Renitec®

comp 5, 10 e 20 mg

Precaução | Com ajuste de dose | D | Compatível | MPI? Não

Classificação terapêutica: inibidor da enzima conversora da angiotensina

Posologia:

- HAS: 10-40 mg/dia, VO, em 1 ou 2 doses
- Insuficiência cardíaca congestiva: 2,5-40 mg/dia, VO, em 1 ou 2 doses

Função hepática: síndrome hepática, incluindo icterícia progredindo para hepatite fulminante e morte – tem sido associada com inibidores da ECA, interromper a terapia se ocorrer icterícia ou enzimas hepáticas acentuadamente elevadas; uso com precaução

(continua)

enalapril *(continuação)*

Função renal: podem ocorrer aumento de creatinina sérica (0,2-20%), agravamento da função renal (de pacientes com estenose de artéria renal bilateral ou hipovolemia); insuficiência renal com ClCr < 30 mL/min – a partir da dose de 2,5 mg, 1x/dia (máximo: 40 mg/dia); creatinina sérica > 1,6 mg/dL – dose inicial de 2,5 mg/dia, e titular em intervalos de 4 dias para 2,5 mg, 2x/dia, e, então, 5 mg, 2x/dia, e mais alto, conforme necessário (máximo: 40 mg/dia)

Ajuste de dose: hiponatremia (sódio sérico < 130 mEq/L) – dose inicial de 2,5 mg, 1x/dia; titular em intervalos de 4 dias para 2,5 mg, 2x/dia, então, 5 mg, 2x/dia, e mais alto, conforme necessário (máximo: 40 mg/dia)

Interações medicamentosas: alisquireno, inibidores MTOR (sirolimo, everolimo), bloqueadores do receptor angiotensina II (losartana, irbesartana, valsartana, eprosartana, candesartana, olmesartana, azilsartana), alteplase, telmisartana, diuréticos poupadores de potássio (espironolactona, amilorida, triantereno, eplerenona), alfainterferona 2a, potássio, azatioprina, mercaptopurina, ácido acetilsalicílico, anti-inflamatórios não esteroidais (ácido acetilsalicílico, naproxeno, fenilbutazona, ácido mefenâmico, fenoprofeno, ibuprofeno, indometacina, piroxicam, diclofenaco, cetoprofeno, flurbiprofeno, cetorolaco, tenoxicam, etofenamato, dipirona, nimesulida, lornoxicam, acemetacina, propifenazona, meloxicam, celecoxibe, proglumetacina, rofecoxibe, dexcetoprofeno, parocoxibe, valdecoxibe, etoricoxibe, nepafenaco, loxoprofeno, lumiracoxibe, ácido tolfenâmico, nimesulida, ácido flufenâmico), clomipramina, rifampicina, capsaicina, bupivacaína, diuréticos de alça (furosemida, bumetanida), nesiritida

Reações adversas (a faixa de frequência inclui dados de estudos de hipertensão arterial e insuficiência cardíaca; taxas mais elevadas de reações adversas foram geralmente observadas em pacientes com insuficiência cardíaca congestiva; entretanto, a frequência de efeitos adversos associados ao placebo também é maior nessa população):

- Cardiovasculares: hipotensão arterial (0,9-6,7%), dor torácica (2%), hipotensão ortostática (2%), ortostasia (2%), síncope (0,5-2%)
- Dermatológica: erupção cutânea (1,5%)
- Neurológicas: tontura (4-8%), cefaleia (2-5%), fadiga (2-3%)
- Respiratórias (1-2%): bronquite, dispneia, tosse
- Musculoesquelética (1-10%): fraqueza
- Gastrointestinais (1-10%): anorexia, constipação, diarreia, dor abdominal, náusea, sabor anormal, vômito

Precauções: agranulocitose e neutropenia foram relatadas, especialmente com insuficiência renal e na presença de doença do colágeno; anestesia ou cirurgia de grande porte; aférese (LDL) com a absorção de sulfato de dextrano – reações anafiláticas relatadas; pacientes negros têm risco relativamente maior de angioedema que os pacientes não negros; hemodiálise concomitante com membranas de alto fluxo; tratamento concomitante para dessensibilização, veneno de himenópteros; uso concomitante com agentes que bloqueiem o sistema renina-angiotensina-aldosterona; insuficiência cardíaca; hiperpotassemia; perda de volume (p. ex., diurese vigorosa, diálise); risco aumentado de hipotensão excessiva

Contraindicações: angioedema hereditário ou idiopático; histórico de angioedema relacionado a tratamento prévio com um inibidor da enzima conversora da angiotensina; uso concomitante com alisquireno por pacientes diabéticos

enoxaparina sódica

Clexane®

seringa 20, 40, 60, 80 e 100 mg

Sem informações | Com ajuste de dose | B | Uso criterioso | MPI? Não

Classificação terapêutica: heparina de baixo peso molecular

Posologia:

- Profilaxia de pacientes clínicos: 40 mg, SC, 1x/dia
- Profilaxia de pacientes cirúrgicos: 20-40 mg, SC, 1x/dia
- Tratamento tromboembolismo venoso/IAM sem supradesnivelamento de segmento ST: 1,5 mg/kg, SC, 1x/dia, ou 1 mg/kg, SC, a cada 12 h
- IAM com supradesnivelamento de segmento ST: 30 mg, em *bolus* EV + 1 mg/kg, SC, a cada 12 h (primeiras doses > 100 mg cada)

Função hepática: pode ocorrer aumento de ALT/AST (1-10%); não há informações disponíveis sobre necessidade de ajuste de dose

Função renal: ClCr < 30 mL/min – aumento do risco de sangramento; monitoração recomendada; ajuste da dose pode ser necessário

(continua)

enoxaparina sódica *(continuação)*

Ajuste de dose: pacientes obesos – nos pacientes de peso até 144 kg, a dosagem pode ser baseada no peso total do corpo; pacientes geriátricos (idade ≥ 75 anos) – dose baseada no peso ideal (dosagem diretriz, fixa para tromboprofilaxia); IAM com supradesnivelamento do segmento ST – 0,75 mg/kg, SC, a cada 12 h (máximo: 75 mg para as primeiras 2 doses); doses em *bolus* não são recomendadas; baixo peso – doses profiláticas (peso não ajustado) para mulheres (< 45 kg) e homens de baixo peso (< 57 kg), acompanhadas de perto por sinais e sintomas de sangramento

Administração (compatível – SF e SG5%): administração EV, em *bolus*, utilizando-se 30 mg (0,3 mL) de enoxaparina; o volume excedente deve ser descartado; também pode ser utilizada no início da sessão de hemodiálise; a dose recomendada é de 1 mg/kg, injetado na linha arterial do circuito; o efeito geralmente é suficiente para uma sessão com duração de 4 h

Obs.: lavar a sonda EV antes e após a aplicação de enoxaparina com SF ou SG5%

Interações medicamentosas: fluvoxamina, paroxetina, apixabana, rivaroxabana, anti-inflamatórios não esteroidais (ácido acetilsalicílico, naproxeno, fenilbutazona, ácido mefenâmico, fenoprofeno, ibuprofeno, indometacina, piroxicam, diclofenaco, cetoprofeno, flurbiprofeno, cetorolaco, tenoxicam, etofenamato, dipirona, nimesulida, lornoxicam, acemetacina, propifenazona, meloxicam, celecoxibe, proglumetacina, rofecoxibe, dexcetoprofeno, parocoxibe, valdecoxibe, etoricoxibe, nepafenaco, loxoprofeno, lumiracoxibe, ácido tolfenâmico, nimesulida, ácido flufenâmico), sertralina, citalopram, fluoxetina, venlafaxina, escitalopram

Reações adversas:

- Sangramentos: assim como para todos os anticoagulantes, são o principal efeito adverso da enoxaparina sódica; a hemorragia pode ocorrer em praticamente qualquer local; o risco depende de múltiplas variáveis. Nas doses recomendadas, injeções únicas de enoxaparina sódica não influenciam significativamente a agregação plaquetária nem afetam o tempo de coagulação global (TP ou TTPa)
- Dermatológicas (1-10%): equimoses, eritema
- Hematológicas: hemorragia (5-13%), anemia hipocrômica (2%), trombocitopenia (2%)
- Neurológicas (1-10%): febre (5-8%), confusão mental, dor
- Gastrointestinais (1-10%): náusea (3%), diarreia
- Locais: hematoma no local da injeção (9%), reações locais (dor, equimoses, eritema, irritação)

Precauções: anestesia/analgesia ou punção espinhal e procedimentos epidural ou espinhal; endocardite bacteriana; distúrbios hemorrágicos, congênitos ou adquiridos; cirurgia espinhal ou oftalmológica recente; idosos; AVC hemorrágico; histórico de trombocitopenia induzida pela heparina; pacientes de baixo peso (< 57 kg para homens e < 45 kg para mulheres); diátese hemorrágica, hipertensão arterial não controlada ou histórico recente de ulceração gastrointestinal, retinopatia diabética, insuficiência renal ou hemorragia; hemorragia grave; intervenção coronariana percutânea; grávidas com válvulas cardíacas protéticas; doença ulcerosa gastrointestinal ativa e angioplastia; neonatos prematuros têm maior risco para a síndrome de aspiração meconial em razão do álcool benzílico contido na formulação multidose

Contraindicações: administração IM – hemorragia ativa de grande porte; sangramento ativo significativo; trombocitopenia associada com um teste positivo para anticorpos antiplaquetários

entacapona

Comtan®

comp rev 200 mg

Com ajuste de dose | Sem ajuste de dose | C | Contraindicado | MPI? Não

Classificação terapêutica: agente dopaminérgico

Posologia:

- Parkinson: 200 mg, VO, com cada dose de levodopa/inibidor da dopa-descarboxilase

Função hepática: insuficiência hepática – ajuste de dose pode ser necessário; não há informações específicas sobre as doses

Função renal: insuficiência renal – ajuste de dose não é necessário; diálise – aumentar o intervalo entre as administrações; ajustar de acordo com a resposta clínica

Interações medicamentosas: varfarina, isoproterenol, epinefrina

Reações adversas:

- Cardiovasculares: hipotensão ortostática (4,3%), síncope (1,2%)
- Dermatológica: púrpura (2%)
- Neurológicas: tontura (8%), fadiga (6%), alucinações (4%), ansiedade (2%), sonolência (2%), agitação (1%)
- Respiratória: dispneia (3%)
- Musculoesqueléticas: discinesia (25%), placebo (15%), hipercinesia (10%), hipocinesia (9%), dorsalgia ou lombalgia (4%), fraqueza (2%)
- Gastrointestinais: náusea (14%), diarreia (10%), dor abdominal (8%), constipação (6%), vômito (4%), ressecamento da boca (3%), dispepsia (2%), flatulência (2%), alteração do paladar (1%), gastrite (1%)
- Geniturinária: alteração da cor da urina (marrom-alaranjado: 10%)
- Miscelânea: aumento da diaforese (2%), infecção bacteriana (1%)

Precauções: interrupção abrupta ou redução da dose podem resultar em um complexo de sintomas semelhantes à síndrome neuroléptica maligna; obstrução biliar; uso concomitante com inibidores da monoaminoxidase; uso concomitante de fármacos conhecidos por serem metabolizados por catecol-O-metiltransferase; melanoma

entecavir

Baraclude®

comp rev 0,5 e 1 mg

Com ajuste de dose | Com ajuste de dose | C | Uso criterioso | MPI? Não

Classificação terapêutica: antiviral

Posologia:

- Vírus da hepatite B: 0,5-1,0 mg, VO, 1x/dia

Função hepática: pode ocorrer aumento de ALT (> 5x LSN: 11-12%; dilatação após tratamento refratário à lamivudina – > 10x LSN e > 2x basal: 12%), aumento de bilirrubinas (2-3%), aumento de ALT (> 10x LSN e > 2x basal: 2%; dilatação após tratamento com nucleosídeo simples – > 10x LSN e > 2x referência: 2-8%); insuficiência hepática (isolada) – ajuste de dose não é necessário; associação de doença hepática descompensada e insuficiência renal – ajuste necessário

Função renal:

- Insuficiência renal (adulto) com ClCr 30-50 mL/min: sem tratamento prévio – 0,25 mg, VO, 1x/dia (de preferência), ou 0,5 mg, VO, 1x a cada 48 h; resistente à lamivudina ou doença hepática descompensada – 0,5 mg, VO, 1x/dia (de preferência), ou 1 mg, VO, 1x a cada 48 h
- ClCr de 10-30 mL/min: sem tratamento prévio – 0,15 mg, VO, 1x/dia (de preferência), ou 0,5 mg, VO, a cada 72 h; resistente à lamivudina ou doença hepática descompensada – 0,3 mg, VO, 1x/dia (de preferência), ou 1 mg, VO, 1x a cada 72 h
- ClCr < 10 mL/min: tratamento ingênuo – 0,05 mg, VO, 1x/dia (de preferência), ou 0,5 mg, VO, 1x a cada 7 dias; resistente à lamivudina ou doença hepática descompensada – 0,1 mg, VO, 1x/dia (de preferência), ou 1 mg, VO, 1x a cada 7 dias
- Hemodiálise ou diálise peritoneal ambulatorial contínua (adulto): tratamento ingênuo – 0,05 mg, VO, 1x/dia (de preferência), ou 0,5 mg, VO, 1x a cada 7 dias; doença hepática resistente à lamivudina ou descompensada, 0,1 mg, VO, 1x/dia (de preferência), ou 1 mg, VO, 1x a cada 7 dias; nos dias de hemodiálise, administrar após o procedimento

Interações medicamentosas: sem interações conforme a base de dados Micromedex

Reações adversas:

- Hepática: hepatomegalia (grave) com esteatose, hepatite recorrente
- Neurológicas: cefaleia (2-4%), fadiga (1-3%), tontura (1-10%)
- Gastrointestinais: aumento da lipase (7%), aumento da amilase (2-3%), diarreia (≤ 1%), dispepsia (≤ 1%), náusea
- Endócrinas e metabólicas: hiperglicemia (2-3%), acidose lática
- Renais: hematúria (9%), glicosúria (4%), aumento da creatinina (1-2%)

Precauções: coinfecção pelo HIV; não é recomendado para pacientes que não estejam recebendo a terapia antirretroviral altamente ativa; a exposição prolongada a nucleosídeo ou fatores de risco conhecidos para doença hepática podem ser causa de maior risco; suspender o tratamento se ocorrerem sinais ou sintomas de acidose láctica ou hepatotoxicidade; graves exacerbações agudas de hepatite B podem ocorrer à interrupção; monitoração recomendada

epinefrina (adrenalina)

amp 1 mg/mL

Fígado	Rim	Gestação	Amamentação	60+
Sem informações	Sem informações	C	Uso criterioso	MPI? Não

Classificação terapêutica: agente adrenérgico e dopaminérgico

Posologia:

- Parada cardíaca: 1 mg, EV, em *bolus*, seguido de 10-20 mL de SF e elevação do membro, a cada 3-5 min, durante ressuscitação
- Asma brônquica: 0,1-0,5 mg, SC ou IM; pode-se repetir a aplicação a cada 20 min ou até 4 h
- Bradicardia sintomática, vasopressão: 2-10 mcg/min

Função hepática: não há informações disponíveis

Função renal: pode ocorrer redução do fluxo sanguíneo renal e esplânico; não há informações disponíveis sobre necessidade de ajuste de dose

Administração parenteral (compatível – SF, SG5%, SG5% em NaCl a 0,2, 0,45 e 0,9% e SG5% em Ringer lactato): IM – evitar administração; EV – pode ser administrada em *bolus* sem diluição ou por infusão ACM, diluída em 100-250 mL de solução compatível
Obs.: estabilidade de 24 h em TA; sensível à luz – soluções apresentando alteração de cor não devem ser utilizadas

Interações medicamentosas: propranolol, carvedilol, timolol, entacapona, antidepressivos tricíclicos (nortriptilina, imipramina, amitriptilina, clomipramina), halotano, morfina, labetalol

Reações adversas:

- Cardiovasculares: angina, arritmia cardíaca, aumento de consumo de oxigênio miocárdico, dor torácica, ectopia ventricular, hipertensão arterial, morte súbita, palidez, palpitação, rubor, taquicardia (parenteral), vasoconstrição
- Neurológicas: agitação, ansiedade, cefaleia, insônia, nervosismo, sensação de desmaio, tontura
- Respiratórias: dispneia, sibilos
- Musculoesqueléticas: fraqueza, tremor
- Gastrointestinais: náusea, ressecamento da orofaringe, vômito, xerostomia
- Geniturinária: retenção urinária aguda em pacientes com obstrução do fluxo vesical
- Oculares: desencadeamento ou exacerbação do glaucoma de ângulo agudo, irritação ocular, oftalmalgia, reação alérgica palpebral, sensação de queimação, sensação passageira de picada
- Miscelânea: aumento de diaforese

Precauções: evitar doses maiores ou injeção inadvertida EV; preexistência de hipertensão, arritmias cardíacas, insuficiência coronariana, doença cardíaca orgânica, doença cardíaca isquêmica ou uso concomitante com medicamentos que possam sensibilizar o coração para arritmias; perda de fluxo sanguíneo pode ocorrer com injeção inadvertida nos dígitos, mãos ou pés – tratamento profissional imediato é aconselhável; disreflexia autonômica, particularmente na lesão medular – redução da dose recomendada; doença de Parkinson; distúrbios psiquiátricos, emocionais ou psiconeuróticos; asma de longa data e enfisema com doença cardíaca degenerativa; injeção na nádega não pode fornecer tratamento eficaz de anafilaxia – tratamento profissional imediato é aconselhável; gangrena gasosa pode ocorrer com injeção nas nádegas EV; aumento do risco de efeitos adversos para pacientes idosos, com diabete preexistente e hipertireoidismo

Contraindicações: dilatação cardíaca e insuficiência coronariana; uso concomitante com ciclopropano ou anestésicos halogenados de hidrocarbonetos; uso concomitante com anestésicos locais para a injeção em determinadas áreas; aumento do risco de vasoconstrição e descamação do tecido; casos em que as drogas vasoconstritoras podem ser contraindicadas (p. ex., tireotoxicose, diabete em obstetrícia, quando a pressão do sangue materno for > 130 x 80 mmHg e na hipertensão e outros distúrbios cardiovasculares), exceto quando diluída para mistura com anestésicos locais a fim de reduzir a absorção e prolongar a ação; glaucoma de ângulo fechado; dano cerebral orgânico (injetável); choque; uso concomitante com inibidores da monoaminoxidase ou até 2 semanas após uso de inibidor da monoaminoxidase

eritromicina

Tromaxil®; Ilosone®

Fígado	Rim	Gestação	Amamentação	60+
Precaução	Sem ajuste de dose	B	Compatível	MPI? Não

pó sol inj 1.000 mg; sol tópica 20 mg/mL, drg 500 mg, gel 20 mg/g, sol tópica 20 mg/mL

Classificação terapêutica: macrolídeo

Posologia:

- Infecções moderadas: 1.000 mg/dia, VO, divididos 2-4x/dia
- Infecções graves: 500 mg, EV ou VO, a cada 6 h
- Sífilis primária: 30-40 g, administrados em doses divididas por período de 10-15 dias
- Gonorreia: 500 mg, VO, a cada 6 h, por 5 dias
- Disenteria amebiana: 250 mg, VO, a cada 6 h, por 10-14 dias

Função hepática: insuficiência hepática – uso com precaução; pode ocorrer acúmulo do medicamento; não há recomendação de ajuste de dose específico

Função renal: ajuste de dose não é necessário

Administração parenteral (compatível – SF): reconstituir o pó com pelo menos 20 mL de AD; para infusão contínua lenta, utilizar solução contendo 1 mg/mL; para infusão intermitente, diluir a solução reconstituída em pelo menos 100 mL à concentração de 1-5 mg/mL, e infundir em 20-60 min, com intervalos máximos de 6 h
Obs.: estabilidade de 24 h em TA e de 14 dias em REF

Interações medicamentosas: sinvastatina, astemizol, derivados do ergot (ergotamina), lovastatina, colchicina, digoxina, varfarina, fentanila, simeprevir, teofilina, lurasidona, dolasetrona, atorvastatina, pitavastatina, antiarrítmicos classe IA (quinidina, disopiramida, procainamida), hidroxicloroquina, donepezila, diltiazem, halofantrina, cetoconazol, vinblastina, gemifloxacino, aprepipanto, fosaprepipanto, gatifloxacina, quinina, salmeterol, roflumilaste, midazolam, bexaroteno, sirolimo, alprazolam, budesonida, trimetrexato, buspirona, tolterodina, metilprednisolona, diazepam, ácido valproico, triazolam, zafirlucast, sildenafila, ciclosporina

Reações adversas (a incidência pode variar conforme a formulação):

- Cardiovasculares: arritmia ventricular, prolongamento do intervalo QT, taquicardia ventricular (rara), *torsades de pointes* (rara)
- Dermatológicas: erupção cutânea, prurido; tópico (1-10%) – descamação, eritema, prurido, ressecamento
- Neurológicas: crises convulsivas
- Musculoesquelética: fraqueza
- Gastrointestinais: anorexia, colite pseudomembranosa, diarreia, dor abdominal, estenose pilórica hipertrófica infantil, náusea, pancreatite, vômito
- Auditiva: perda auditiva
- Locais: flebite no local da injeção, tromboflebite
- Miscelânea: anafilaxia, reações alérgicas, reações de hipersensibilidade, urticária

Precauções: alcaloides da ergotamina foram associados ao espessamento valvar fibrótico, geralmente com uso em longo prazo; podem ocorrer vasoespasmo e vasoconstrição (incluindo intensa), acarretando isquemia e gangrena; suspensão após uso prolongado foi relacionada a sintomas de abstinência; utilizar com cuidado em pacientes idosos

Contraindicações: uso concomitante com inibidores potentes da CYP3A4 (incluindo inibidores da protease, antifúngicos azólicos e alguns antibióticos macrolídeos); uso associado à toxicidade aguda por ergotamina (ergotismo)

ertapeném

Invanz®

pó liof 1 g

Fígado	Rim	Gestação	Amamentação	60+
Sem informações	Com ajuste de dose	B	Contraindicado	MPI? Não

Classificação terapêutica: carbapenêmico

Posologia:

- Infecções graves: 1 g, EV ou IM, 1x/dia

(continua)

ertapeném *(continuação)*

Função hepática: podem ocorrer aumento de enzimas hepáticas (5-9%) e aumento de fosfatase alcalina (3-7%); não há informações disponíveis sobre necessidade de ajuste de dose

Função renal: insuficiência renal com ClCr < 30 mL/min – 500 mg, EV, a cada 24 h; hemodiálise – 500 mg, EV, a cada 24 h, com dose suplementar de 150 mg após hemodiálise se a última dose for administrada no prazo de 6 h antes da hemodiálise

Administração (compatível – SF e solução de Ringer; não é suficientemente estável nessas soluções, porém são recomendadas para a diluição no uso imediato de curto período): reconstituir em 3,2 mL de solução de lidocaína a 1-2% para IM e em 10 mL de AD, água bacteriostática ou SF para EV; IM – administração profunda em região de grande massa muscular; aplicar no máximo 1 h após reconstituição; EV – administrar durante 30 min solução diluída em 50 mL de SF
Obs.: estabilidade de 1 h em TA para soluções reconstituídas e de 6 h em TA e 24 h em REF para soluções diluídas

Interações medicamentosas: ácido valproico, tacrolimo, probenecida

Reações adversas (adultos):
- Cardiovasculares: edema (3%), dor torácica (1-2%), hipertensão arterial (1-2%), hipotensão arterial (1-2%), taquicardia (1-2%)
- Dermatológicas: complicações da ferida (3%), erupção cutânea (2-3%), prurido (1-2%), eritema (1-2%)
- Hematológicas: aumento da contagem plaquetária (3-7%), aumento do TP (1-2%), leucopenia (1-2%), redução de neutrófilos (1-2%)
- Neurológicas: cefaleia (6-7%), alterações do estado mental (p. ex., agitação, confusão mental, desorientação, redução da acuidade mental), alterações do estado mental, sonolência, estupor (3-5%), febre (2-5%), insônia (3%), tontura (2%), ansiedade (1%), fadiga (1%)
- Respiratórias: atelectasia (3%), dispneia (1-3%), tosse (1-2%), estertores e roncos (1%), faringite (1%), sofrimento respiratório (≤ 1%)
- Musculoesqueléticas: dor em membros inferiores (1%), fraqueza (1%)
- Gastrointestinais: diarreia (9-10%), náusea (6-9%), dor abdominal (4%), vômito (4%), constipação (3-4%), regurgitação ácida (1-2%), dispepsia (1%), candidíase oral (≤ 1%)
- Geniturinárias: vaginite (1-3%), disúria (1%), proteinúria
- Locais: complicações na veia utilizada para infusão (5-7%), flebite ou tromboflebite (2%), extravasamento (1-2%)

Precauções: uso concomitante com ácido valproico ou divalproato de sódio; histórico de hipersensibilidade a antibióticos betalactâmicos (p. ex., penicilinas, cefalosporinas) – aumento do risco de hipersensibilidade potencialmente fatal; convulsões e outros efeitos adversos do SNC foram relatados – aumento do risco para pacientes com distúrbios do SNC (p. ex., lesões cerebrais, histórico de convulsões) e/ou insuficiência renal, reduzir a dose ou interromper o uso de ertapeném se necessário; histórico de hipersensibilidade a múltiplos alérgenos – aumento do risco de reações anafiláticas graves e ocasionalmente fatais

Contraindicações: reação anafilática com antibióticos betalactâmicos; hipersensibilidade a ertapeném de sódio ou qualquer outro componente do produto ou outros fármacos da mesma classe (carbapenêmicos)

escitalopram

Lexapro®

sol oral (gts) 20 mg/mL, comp rev 10, 15 e 20 mg

Com ajuste de dose	Precaução	B	Contra-indicado	MPI? Não

Classificação terapêutica: inibidor seletivo da recaptação da serotonina

Posologia:
- Transtornos depressivos/ansiosos: 10-20 mg/dia (pode-se iniciar com 5 mg para minimizar efeitos colaterais) e aguardar 2-4 semanas para avaliar uma resposta
- Transtorno do pânico: iniciar com 5 mg, por 1 semana, e aumentar para 10 mg, após 1 semana; manutenção: 10-20 mg/dia

Função hepática: insuficiência hepática – 10 mg/dia, VO

Função renal: insuficiência renal leve a moderada – ajuste de dose não é necessário; insuficiência renal grave – uso com precaução

Ajuste de dose (pacientes geriátricos): dose de 10 mg/dia, VO; caso ocorram sintomas intoleráveis, a dose anteriormente prescrita pode ser reutilizada e, em seguida, reduzida em ritmo mais gradual

(continua)

escitalopram *(continuação)*

Interações medicamentosas: linezolida, anti-inflamatórios não esteroidais (ácido acetilsalicílico, naproxeno, fenilbutazona, ácido mefenâmico, fenoprofeno, ibuprofeno, indometacina, piroxicam, diclofenaco, cetoprofeno, flurbiprofeno, cetorolaco, tenoxicam, etofenamato, dipirona, nimesulida, lornoxicam, acemetacina, propifenazona, meloxicam, celecoxibe, proglumetacina, rofecoxibe, dexcetoprofeno, parocoxibe, valdecoxibe, etoricoxibe, nepafenaco, loxoprofeno, lumiracoxibe, ácido tolfenâmico, nimesulida, ácido flufenâmico), sibutramina, miconazol, oxicodona, sumatriptano, alfentanila, erva-de-são-joão, hidroxicloroquina, donepezila, rizatriptana, naratriptana, antiplaquetários (dipiridamol, ticlopidina, iloprosta, abciximabe, tirofibana, clopidogrel, eptifibatide, cilostazol, treprostinila, prasugrel, ticagrelor), telaprevir, anticoagulantes (heparina, varfarina, antitrombina humana III, enoxaparina, dalteparina, nadroparina, bivalirrudina, defibrotida, desirudina, fondaparinux, bemiparina, tinzaparina, reviparina), zolmitriptana, lítio, boceprevir, cimetidina, lamotrigina, *ginkgo*

Reações adversas:
- Neurológicas: cefaleia (24%), sonolência (6-13%), insônia (9-12%), fadiga (5-8%), tontura (5%), letargia (3%), sonhos anormais (3%), bocejos (2%)
- Respiratórias: rinite (5%), sinusite (3%)
- Musculoesqueléticas: dor no pescoço e/ou ombro (3%), parestesia (2%)
- Gastrointestinais: náusea (15-18%), xerostomia (6-9%), diarreia (8%), constipação (3-5%), redução do apetite (3%), indigestão (3%), vômito (3%), dor abdominal (2%), flatulência (2%), odontalgia (2%)
- Geniturinárias: transtorno ejaculatório (9-14%), impotência (2-3%)
- Endócrinas e metabólicas: redução da libido (3-7%), anorgasmia (2-6%), transtornos menstruais (2%)
- Miscelânea: síndrome similar à gripe (5%), diaforese (4-5%)

Precauções: não é recomendado uso concomitante com precursores da serotonina (p. ex., triptofano), outros inibidores seletivos da recaptação da serotonina ou inibidores da recaptação de serotonina e norepinefrina; eventos hemorrágicos, incluindo hemorragias potencialmente fatais, foram relatados com inibidores seletivos da recaptação da serotonina e inibidores da recaptação de serotonina e norepinefrina; risco pode ser aumentado com o uso concomitante de AINH, ácido acetilsalicílico, varfarina e outros anticoagulantes; aumento do risco de precipitação de episódio misto/maníaco para pacientes com transtorno bipolar; piora do comportamento; ideação suicida ou depressão; risco de ativação de mania/hipomania de pacientes com histórico de mania; sintomas de descontinuação graves foram relatados com a retirada abrupta – recomenda-se retirada gradual

Contraindicações: uso concomitante com pimozida; uso concomitante com outros fármacos serotoninérgicos, inibidores da monoaminoxidase, incluindo linezolida ou azul de metileno EV, e outros medicamentos que possam diminuir o metabolismo da serotonina; tem sido relatada síndrome serotoninérgica, incluindo casos com risco de morte

escopolamina

Buscopan®

drg 10 mg, sol oral (gotas) 10 mg/mL, sol inj 20 mg/mL

Contra-indicado	Contra-indicado	B	Compatível	MPI? Sim

Classificação terapêutica: antiespasmódico

Posologia:
- Antiespasmódico: 20-40 gotas ou 1 comp, VO, 3-5x/dia, ou 20-40 mg, via EV, SC ou IM, até o máximo de 100 mg/dia

Função hepática: insuficiência hepática (VO) – uso contraindicado

Função renal: insuficiência renal (VO) – uso contraindicado

Administração parenteral (compatível – SF e SG5%): pode ser administrada lentamente EV, IM ou SC; não deve ser aplicada de forma contínua ou por períodos prolongados sem que a causa da dor abdominal seja investigada

Interações medicamentosas: sem interações conforme a base de dados Micromedex

Reações adversas:
- Cardiovasculares: fibrilação ventricular, hipotensão ortostática, palpitação, rubor, taquicardia
- Dermatológicas: aumento da sensibilidade à luz, erupção cutânea, ressecamento cutâneo

(continua)

escopolamina *(continuação)*

- Neurológicas: agitação (rara), alucinação (rara), ataxia, cefaleia, comportamento paranoico (raro), confusão mental, delírios (raros), desorientação, fadiga, perda de memória, psicose tóxica aguda (rara), sonolência, tontura
- Respiratória: ressecamento nasal
- Musculoesqueléticas: fraqueza, tremor
- Gastrointestinais: constipação, disfagia, náusea, ressecamento da orofaringe, sensação de plenitude, vômito, xerostomia
- Endócrinas e metabólicas: redução do fluxo do leite materno, sede
- Geniturinárias: disúria, retenção urinária
- Local: irritação no local da injeção
- Oculares: aumento da dor intraocular, cicloplegia, comprometimento da acomodação, dilatação da pupila, fotofobia, glaucoma (ângulo estreito), prurido, ressecamento, turvamento da visão
- Miscelânea: intolerância ao calor, redução da diaforese

Precauções: atonia intestinal em idosos; colite ulcerativa; esofagite de refluxo; glaucoma; retenção urinária; arritmias cardíacas

Contraindicações: miastenia grave; megacólon; glaucoma descompensado; hipertrofia prostática com retenção urinária; estenoses mecânicas do trato gastrointestinal

esmolol

Brevibloc®

sol inj 250 e 10 mg/mL

Sem ajuste de dose | Precaução | C | Uso criterioso | 60+ MPI? Não

Classificação terapêutica: betabloqueador

Posologia:

- Taquicardia supraventricular: 0,5 mg/kg aplicados em 1 min (corresponde a 3,5 mL da solução a 10 mg/mL para um paciente de 70 kg), seguidos de 0,05 mg/kg/min nos próximos 4 min; se houver resposta, converter para dose de manutenção, caso contrário, realizar aumento gradual; caso necessário, pode-se repetir a dose de ataque antes do ajuste da dose; dose de manutenção: 0,3 mg/kg/min
- Diluir 2 amp de 250 mg em 500 mL (concentração final: 10 mg/mL)

Função hepática: ajuste de dose não é necessário

Função renal: insuficiência renal – redução significativa da excreção do metabólito ácido do esmolol, meia-vida aumentada para cerca de 10x LSN; risco de toxicidade; uso com precaução; ajuste de dose não é necessário para infusões de 150 mcg/kg por 4 h; informações para doses maiores ou tempo mais prolongado não estão disponíveis

Administração parenteral (compatível – SF e SG5%): diluir 10 mL de esmolol (amp) em 250 mL de sol compatível; a dose recomendada é de 0,05 mg/kg/min e a dose de ataque é de 0,5 mg/kg/min

Obs.: estabilidade de 24 h em TA; evitar uso de cateter-borboleta

Interações medicamentosas: diltiazem, verapamil, amiodarona, morfina, bloqueadores alfa-1-adrenérgicos (fentolamina, prazosina, terazosina, doxazosina, alfuzosina, tansulosina), anti-inflamatórios não esteroidais (ácido acetilsalicílico, naproxeno, fenilbutazona, ácido mefenâmico, fenoprofeno, ibuprofeno, indometacina, piroxicam, diclofenaco, cetoprofeno, flurbiprofeno, cetorolaco, tenoxicam, etofenamato, dipirona, nimesulida, lornoxicam, acemetacina, propifenazona, meloxicam, celecoxibe, proglumetacina, rofecoxibe, dexcetoprofeno, parocoxibe, valdecoxibe, etoricoxibe, nepafenaco, loxoprofeno, lumiracoxibe, ácido tolfenâmico, nimesulida, ácido flufenâmico), erva-de-são-joão, antidiabéticos (insulina humana regular, insulina humana isofana [NPH], insulina glargina, clorpropamida, glibenclamida, glipizida, metformina, acarbose, insulina lispro, repaglinida, rosiglitazona, pioglitazona, insulina asparte, insulina glulisina, exenatida, insulina detemir, sitagliptina, saxagliptina, liraglutida, linagliptina, vildagliptina, alogliptina, insulina degludeca, canagliflozina, lixisenatida, dapagliflozina, albiglutida, empagliflozina, dulaglutida, glimepirida, nateglinida), glicosídeos digitálicos (digoxina, deslanosídeo)

Reações adversas:

- Cardiovasculares: hipotensão arterial assintomática (relacionada com a dose, 25-38%), hipotensão arterial sintomática (relacionada com a dose, 12%), isquemia periférica (1%)
- Neurológicas: sonolência (3%), tontura (3%), agitação (2%), cefaleia (2%), confusão mental (2%), fadiga (1%)
- Gastrointestinais: náusea (7%), vômito (1%)

(continua)

esmolol *(continuação)*

- Miscelânea: diaforese (10%)
- Locais: dor no local da injeção (8%), reação no local da infusão

Precauções: doença broncoespástica – usar com titulação cuidadosa; descontinuar a infusão imediatamente se ocorrer broncoespasmo; insuficiência cardíaca congestiva; potencial de depressão da contratilidade miocárdica e piora da insuficiência cardíaca – descontinuar ao 1º sinal de insuficiência cardíaca iminente; DM – pode mascarar taquicardia associada com hipoglicemia; hemodinamicamente comprometido ou uso concomitante de drogas que diminuam a resistência periférica, o enchimento miocárdico, a contratilidade miocárdica ou a propagação do impulso elétrico no miocárdio; fatalidades têm sido relatadas com pacientes e estados patológicos complexos sendo tratados com esmolol para controle de frequência ventricular; hipertensão, principalmente se decorrente de vasoconstrição associada com hipotermia – uso não recomendado; hipotensão (PA sistólica < 90 mmHg e/ou PA diastólica < 50 mmHg), incluindo sintomas, tem sido relatada – relacionada com a dose, com taxas de infusão > 200 mcg/kg/min – associada a maior incidência de hipotensão arterial; monitoração recomendada; redução da dose ou interrupção podem ser necessárias

Contraindicações: bloqueio atrioventricular de 2º ou 3º graus; bradicardia grave; asma brônquica ou condição broncoespástica relacionada (foi relatada morte de paciente asmático); choque cardiogênico; insuficiência cardíaca descompensada

esomeprazol

Nexium®; Nexium EV®

comp rev lib retard 20 e 40 mg; pó liof sol inj 40 mg

Com ajuste de dose | Precaução | B | Contra-indicado | 60+ MPI? Sim

Classificação terapêutica: inibidor da bomba de prótons

Posologia:

- Doença do refluxo gastroesofágico: 40 mg, VO, 1x/dia, por 4 semanas; reduzir para 20 mg para manutenção após este período
- Zollinger-Ellinson: 40 mg, VO, 3x/dia
- Hemorragia digestiva alta: 80 mg, EV, em *bolus*, por 30 min, seguidos de 8 mg/h, por 3 dias

Função hepática: pode ocorrer aumento de transaminases (> 1%); insuficiência hepática grave – dose máxima de 20 mg/dia

Função renal: insuficiência renal leve a moderada – ajuste de dose não é necessário; insuficiência renal grave – experiência limitada, uso com precaução

Administração parenteral (compatível – SF, SG5% e Ringer lactato): reconstituir em 5 mL de SF; pode ser administrado em injeção EV lenta (3 min) ou diluído em solução compatível e infundido ACM; não administrar concomitantemente com qualquer outro medicamento na mesma via; lavar antes e após a administração com uma das soluções compatíveis

Interações medicamentosas: posaconazol, clopidogrel, tiopental, pazopanibe, tacrolimo, nelfinavir, metotrexato, neratinibe, erlotinibe, capecitabina, risedronato, varfarina, levotiroxina, voriconazol

Reações adversas (a menos que especificado de outro modo, as porcentagens representam reações adversas identificadas em estudos clínicos que avaliaram a formulação VO):

- Cardiovasculares: hipertensão (≤ 3%), dor torácica (> 1%)
- Dermatológicas: erupção cutânea (> 1%), prurido (EV: ≤ 1%)
- Hematológica: anemia (> 1%)
- Neurológicas: cefaleia (VO: ≤ 8%; EV: 11%), dor (4%), tontura (VO: > 1%; EV: 3%), ansiedade (2%), insônia (2%), pirexia (2%), fadiga (> 1%)
- Respiratórias: infecção respiratória (oral: ≤ 9%; EV: 1%), bronquite (4%), sinusite (oral: ≤ 4%; EV: 2%), rinite (> 1%), tosse (> 1%), dispneia (1%)
- Musculoesqueléticas: artralgia (3%), dorsalgia e/ou lombalgia (> 1%), fraturas (> 1%), artropatia (1%), mialgia (1%)
- Gastrointestinais: flatulência (VO: ≤ 5%; EV: 10%), diarreia (VO: ≤ 7%; EV: 4%), dor abdominal (VO: ≤ 6%; EV: 6%), gastrite (≤ 6%), náusea (VO: 5%; EV: 6%), dispepsia (VO: > 1%; EV: 6%), vômito (≤ 3%), constipação (VO: 2%; EV: 3%), alteração da cor da mucosa gastrointestinal (> 1%), aumento da gastrina sérica (> 1%), dor epigástrica (> 1%), duodenite (> 1%), distúrbio bucal (> 1%), distúrbio esofágico (> 1%), gastroenterite (> 1%), neoplasia gastrointestinal benigna (> 1%), xerostomia (1%)
- Endócrina e metabólica: hipercolesterolemia (2%)

(continua)

esomeprazol *(continuação)*

- Geniturinária: ITU (4%)
- Local: reação no local da injeção (EV: 2%)
- Miscelânea: acidente e/ou lesão (≤ 8%), infecção viral (4%), alergia (2%), infecção auditiva (2%), hérnia (> 1%), síndrome similar à gripe (1%)

Precauções: diarreia associada a *Clostridium difficile*; não é recomendado uso concomitante com atazanavir ou nelfinavir; evitar uso concomitante com clopidogrel; evitar uso concomitante com hipericão ou rifampicina (p. ex., CYP2C19 ou CYP3A4 indutores); uso concomitante com metotrexato em alta dose – considerar a suspensão temporária do tratamento com inibidores da bomba de prótons; uso concomitante com digoxina ou drogas que causem hipomagnesemia (p. ex., diuréticos)

espiramicina

Rovamicina®

comp rev 1,5 MUI

Precaução | Precaução | C | Contra-indicado | MPI? Não

Classificação terapêutica: macrolídeo

Posologia:
- Infecções leves a moderadas: 4-6 comprimidos/dia, divididos em 2-3 administrações por dia
- Profilaxia da meningite meningocócica: 2 comp, VO, a cada 12 h

Função hepática: pode ocorrer aumento de transaminases; doença hepática – potencialmente hepatotóxico, uso com precaução

Função renal: insuficiência renal – farmacocinética não foi investigada, uso com precaução

Interações medicamentosas: levodopa, antiarrítmicos classes IA e III, antidepressivos tricíclicos

Reações adversas:
- Dermatológicas: angioedema (raro), erupção cutânea, prurido, urticária
- Musculoesquelética: parestesia (rara)
- Gastrointestinais: colite pseudomembranosa (rara), diarreia, náusea, vômito
- Miscelânea: choque anafilático (raro)
- Associadas a outros antibióticos macrolídeos (reações adversas raras): arritmias ventriculares potencialmente letais, bloqueio neuromuscular e prolongamento do intervalo QT

Precauções: pacientes com distúrbios gastrointestinais (pode ser exacerbada); pacientes com doença cardiovascular

espironolactona

Aldactone®

comp 25, 50 e 100 mg

Com ajuste de dose | Contra-indicado | C | Compatível | MPI? Não

Classificação terapêutica: antagonista da aldosterona

Posologia:
- HAS: 25-100 mg/dia
- Insuficiência cardíaca congestiva: 25-50 mg/dia
- Cirrose hepática: 100-400 mg/dia

Função hepática: pode ocorrer toxicidade colestática ou hepatocelular que, na insuficiência hepática preestabelecida associada à pequena alteração de fluidos e desequilíbrio hidroeletrolítico, pode resultar em coma hepático; insuficiência hepática – dose inicial de 100-200 mg/dia e dose de manutenção de até 400 mg/dia; dose em dias alternados pode ser considerada

Função renal: insuficiência renal com ClCr ≥ 50 mL/min – dose inicial de 12,5-25 mg, VO, 1x/dia e dose de manutenção pode ser aumentada para 25 mg, VO, 1 ou 2x/dia; ClCr de 30-49 mL/min – dose inicial de 12,5 mg, VO, 1x/dia ou em dias alternados, e dose de manutenção pode ser aumentada para 12,5-25 mg, VO, 1x/dia; ClCr ≥ 50 mL/min – intervalo de dose de 6-12 h; insuficiência renal moderada – intervalo de dosagem de 12-24 h, insuficiência renal com ClCr < 10 mL/min – uso contraindicado

Interações medicamentosas: anti-inflamatórios não esteroidais (ácido acetilsalicílico, naproxeno, fenilbutazona, ácido mefenâmico, fenoprofeno,

(continua)

espironolactona *(continuação)*

ibuprofeno, indometacina, piroxicam, diclofenaco, cetoprofeno, flurbiprofeno, cetorolaco, tenoxicam, etofenamato, dipirona, nimesulida, lornoxicam, acemetacina, propifenazona, meloxicam, celecoxibe, proglumetacina, rofecoxibe, dexcetoprofeno, parocoxibe, valdecoxibe, etoricoxibe, nepafenaco, loxoprofeno, lumiracoxibe, ácido tolfenâmico, nimesulida, ácido flufenâmico), sotalol, inibidores da enzima conversora de angiotensina (captopril, enalapril, lisinopril, ramipril, quinapril, benazepril, fosinopril, perindopril, trandolapril), arginina, fludrocortisona

Reações adversas (dose diária média de 26 mg):
- Cardiovascular: edema (2%; placebo: 2%)
- Dermatológicas: eosinofilia, erupções cutâneas maculopapulares ou eritematosas, hirsutismo, urticária
- Hematológica: agranulocitose
- Neurológicas: distúrbios (23%; placebo: 21%) que podem incluir ataxia, cefaleia, confusão mental, fadiga, febre medicamentosa, letargia, sonolência
- Gastrointestinais: distúrbios (29%; placebo: 29%) que podem incluir anorexia, cólicas, diarreia, gastrite, náusea, sangramento gástrico, ulceração, vômito
- Endócrinas e metabólicas: ginecomastia (homens: 9%; placebo: 1%), hiperpotassemia grave (2%; placebo: 1%), mastalgia (homens: 2%; placebo: 0,1%), acidose metabólica hiperclorêmica (cirrose hepática descompensada), amenorreia, desidratação, hiponatremia, impotência, irregularidades menstruais, sangramento após a menopausa
- Renal: aumento das concentrações de BUN
- Miscelânea: câncer de mama, engrossamento da voz, reação anafilática

Precauções: idosos; uso concomitante com lítio ou diuréticos poupadores de potássio não é recomendado; hiponatremia dilucional pode ocorrer, especialmente com pacientes recebendo terapia diurética concomitante ou em pacientes com edema durante o tempo quente; fluido e desequilíbrio hidroeletrolítico podem ocorrer; ginecomastia pode ocorrer; insuficiência cardíaca grave; aumento do risco de hiperpotassemia potencialmente fatal ou grave; acidose metabólica hiperclorêmica, reversível, tem sido relatada com doentes com cirrose hepática descompensada, mesmo na presença de função renal normal; ingestão de potássio aumentada com suplementação, dieta rica em potássio ou substitutos do sal – evitar em razão do potencial para a hiperpotassemia; sonolência ou tontura podem ocorrer; vômito; uso excessivo ou concomitante de fluidos parenterais – aumento do risco de desequilíbrio de fluidos e eletrólitos

Contraindicações: doença de Addison, hiperpotassemia ou outras condições associadas com hiperpotassemia; anúria; uso de eplerenona concomitante; hiperpotassemia

estradiol

Estreva®

gel 0,1%

Contra-indicado | Sem informações | X | Contra-indicado | MPI? Sim

Classificação terapêutica: estrogênio natural e semissintético

Posologia:
- Estados de hipoestrogenismo (apresentado com bomba dosadora): dose média de 1,5 g/dia de gel (3 compressões)

Função hepática: podem ocorrer aumento do hemangioma hepático e icterícia colestática; disfunção ou doença hepática – uso contraindicado

Função renal: não há informações disponíveis

Interações medicamentosas: erva-de-são-joão, griseofulvina, sugamadex, bosentana, oxcarbazepina, topiramato, fenitoína, rifabutina, amotrigina, tipranavir, claritromicina, cetoconazol, levotiroxina, tacrina, efavirenz, antidepressivos tricíclicos (nortriptilina, imipramina, amitriptilina, clomipramina)

Reações adversas (algumas reações adversas foram observadas com a terapia combinada de estrogênio e/ou progestina):
- Cardiovasculares: AVC, dor torácica, edema, hipertensão arterial, IAM, síncope, tromboembolia venosa, trombose venosa profunda
- Dermatológicas: angioedema, cloasma, dermatite, eritema multiforme, eritema nodoso, erupção cutânea, erupção hemorrágica, hirsutismo, melasma, perda de cabelo, prurido, urticária
- Hematológicas: agravamento da porfiria; aumento da agregação plaquetária; aumento da contagem plaquetária; aumento de protrombina; aumento dos fatores VII, VIII, IX e X; aumento dos níveis de fibrinogênio; redução da antitrombina III e do antifator X

(continua)

estradiol *(continuação)*

- Neurológicas: ansiedade, cefaleia, demência, depressão mental, distúrbios do humor, enxaqueca, exacerbação de epilepsia, insônia, irritabilidade, nervosismo, tontura
- Respiratórias: exacerbação da asma, tromboembolia pulmonar
- Musculoesqueléticas: artralgia, artrite, cãibras em membros inferiores, cãibras musculares, coreia, dor esquelética, dorsalgia e/ou lombalgia
- Gastrointestinais: colecistite, colecistopatia, colelitíase, cólicas abdominais, diarreia, dispepsia, distensão abdominal, dor abdominal, flatulência, ganho ou perda de peso, gastrite, náusea, pancreatite, timpanismo, vômito
- Endócrinas e metabólicas: alterações da libido, alterações fibrocísticas das mamas, aumento da globulina ligadora da tireoide, aumento das concentrações séricas de TG e/ou fosfolipídeos, aumento de mamas, aumento de tiroxina (T4) total, aumento do HDL-colesterol, câncer de mama, dor mamilar, fogachos, galactorreia, hipocalcemia, intolerância à glicose, mastalgia, redução do LDL-colesterol, sensibilidade mamária
- Geniturinárias: alterações da secreção cervical, alterações na frequência e no fluxo menstruais, aumento do tamanho de leiomiomas uterinos, câncer de endométrio, câncer de ovário, candidíase vaginal, cistite, dismenorreia, disúria, dor uterina, erupção e/ou prurido urogenital, erupção genital, hiperplasia de endométrio, incontinência urinária, ITU, leucorreia, metrorragia, monilíase vaginal, Papanicolaou suspeito, secreção vaginal, vaginite
- Vaginal: trauma causado pela inserção do aplicador em mulheres com atrofia intensa da mucosa vaginal, hipertrofia cutânea, desconforto vaginal, hemorragia vaginal, dor vaginal
- Miscelânea: reações anafilactoides ou anafiláticas
- Locais: tromboflebite; adesivos transdérmicos – eritema, irritação, sensação de queimação; gel, *spray* – reação no local da aplicação
- Relatos após colocação no mercado e/ou de caso: aumento de provas da função hepática (raro), dor em membros inferiores; anel vaginal – aderência do anel à parede vaginal, obstrução intestinal, síndrome de choque tóxico
- Oculares: acentuação da curvatura da córnea, cegueira, intolerância a lentes de contato, trombose vascular retiniana, visão anormal

Contraindicações: reação anafilática conhecida ou angioedema (gel); doença tromboembólica arterial ativa recente ou histórico; câncer da mama conhecido, suspeito ou histórico, exceto para pacientes adequadamente selecionados sendo tratados para a doença metastática; trombose venosa profunda ou embolia pulmonar, ativa ou histórico; neoplasia dependente de estrogênio, conhecida ou suspeita; sangramento genital não diagnosticado anormal; gravidez conhecida ou suspeita; proteína C, proteína S ou antitrombina, ou outros distúrbios trombofílicos conhecidos

Precauções: elevação da PA – monitoração recomendada; demência; asma; DM; epilepsia; enxaqueca; porfiria; lúpus eritematoso sistêmico; hemangiomas hepáticos; metástases ósseas associadas com câncer de mama; condições afetadas pela retenção de líquidos (cardíaca ou disfunção renal); endometriose residual pós-histerectomia; doença da vesícula biliar; hipocalcemia grave em homens; estrogênios conjugados (doses elevadas – 5 mg/dia); câncer de ovário; terapia prolongada; fatores de risco de tromboembolismo venoso; cirurgias

estrogênios conjugados

Premarin®

drg 0,3 e 0,625 mg

Sem informações	Sem informações	X	Contra-indicado	60+ MPI? Sim

Classificação terapêutica: estrogênio natural e semissintético

Posologia:
- Atrofia vulvar: 0,3-1,25 mg/dia, VO (cíclico ou contínuo)
- Sintomas vasomotores: 0,5-2 g/dia, por via vaginal (cíclico: 3 semanas com medicação e 1 semana sem); ou 0,625-1,25 mg/dia, VO
- Hipogonadismo feminino: 2,5-7,5 mg/dia em doses divididas por 20 dias, seguidas por período de 10 dias sem medicação; se não ocorrer sangramento após esse período, repetir o mesmo esquema

Função hepática: doença hepática grave ou icterícia colestática – uso contraindicado

Função renal: não há informações disponíveis

Administração parenteral (compatível – SF, SG5% e SG10%): reconstituir com 5 mL de AD e agitar lentamente; a administração EV deve ser lenta e pode ser

(continua)

estrogênios conjugados *(continuação)*

realizada com soluções compatíveis

Obs.: uso imediato; não se pode administrar estrogênios conjugados com soluções de baixo pH

Interações medicamentosas: tipranavir, claritromicina, cetoconazol, levotiroxina, etoricoxibe, *ginseng*

Reações adversas (mulheres na pós-menopausa):
- Cardiovasculares: AVC, edema, hipertensão arterial, IAM, tromboembolismo venoso
- Dermatológicas: prurido (4-5%), angioedema, cloasma, eritema multiforme, eritema nodoso
- Musculoesqueléticas: dorsalgia ou lombalgia (13-14%), fraqueza (7-8%), cãibras em membros inferiores (3-7%), artralgias, coreia
- Gastrointestinais: dor abdominal (15-17%), flatulência (6-7%)
- Oculares: acentuação da curvatura da córnea, intolerância a lentes de contato, trombose vascular retiniana
- Geniturinárias: hemorragia vaginal (2-14%), vaginite (5-7%), leucorreia (4-7%), monilíase vaginal (5-6%)

Precauções: terapia prolongada; demência (mulheres na pós-menopausa com idade ≥ 65 anos); fatores de risco de tromboembolismo venoso; condições influenciadas por retenção de líquidos; usuárias de lentes de contato; DM; elevação da PA; endometriose; epilepsia; doença da vesícula biliar; hemangioma hepático; hiperlipidemia; hipertrigliceridemia preexistente; hipoparatireoidismo; hipotireoidismo – administração de estrogênio leva ao aumento dos níveis de globulina de ligação da tireoide; enxaqueca (início ou exacerbação) ou desenvolvimento de cefaleia com novo padrão, que é recorrente, persistente ou grave; mulheres não histerectomizadas; mulheres pré-diabéticas e diabéticas; porfiria; lúpus eritematoso sistêmico; doença vascular

Contraindicações: reação anafilática ou angioedema de estrogênios conjugados; doença tromboembólica arterial ativa, recente ou histórico; câncer de mama conhecido, suspeito ou histórico, exceto para pacientes adequadamente selecionadas sendo tratadas para a doença metastática; trombose venosa profunda/embolia pulmonar ativa ou histórico; neoplasia estrogênio-dependente conhecida ou suspeita; sangramento genital não diagnosticado anormal; gravidez conhecida ou suspeita; alteração de proteína C, de proteína S, deficiência em antitrombina ou outros distúrbios trombofílicos conhecidos

etambutol (dicloridrato de etambutol)

FURP-Etambutol®

comp rev 400 mg

Precaução	Com ajuste de dose	C	Uso criterioso	60+ Não

Função hepática: uso com precaução

Função renal:

Recomendações do US HHS, NIH, HRSA e US CDC:
- CrCl 10 a 50 mL/min: 15 a 25 mg/kg por via oral a cada 24 a 36 horas
- CrCl inferior a 10 mL/min: 15 a 25 mg/kg por via oral a cada 48 horas

Recomendações da ATS, CDC dos EUA e IDSA:
- Tuberculose suscetível a drogas:
- CrCl inferior a 30 mL/min: 15 a 25 mg/kg por via oral 3 vezes por semana

Classificação terapêutica: tuberculostáticos

Posologia:

Infecção disseminada pelo grupo *Mycobacterium avium-intracellulare*; profilaxia – infecção pelo HIV
- Profilaxia secundária: 15 mg/kg por via oral ao dia em combinação com claritromicina 500 mg por via oral 2x ao dia ou azitromicina 500 a 600 mg por via oral ao dia; interromper o tratamento quando pelo menos 12 meses de terapia tiverem decorrido, não houver sinais ou sintomas de infecção e a contagem de CD4+ for superior a 100 células/mcL por pelo menos 6 meses com terapia antirretroviral (dosagem de referência)

Infecção disseminada pelo grupo *Mycobacterium avium-intracellulare* – infecção pelo HIV
- 15 mg/kg por via oral ao dia em combinação com claritromicina 500 mg por via oral 2x ao dia ou azitromicina 500 a 600 mg por via oral ao dia (dosagem de referência)

(continua)

etambutol (dicloridrato de etambutol) *(continuação)*

Infecção do complexo *Mycobacterium avium*, doença pulmonar

- Doença nodular/bronquiectásica: inicial, 25 mg/kg por via oral 3 vezes por semana em combinação com claritromicina 1000 mg ou azitromicina 500 a 600 mg por via oral 3 vezes por semana e rifampicina 600 mg por via oral 3 vezes por semana
- Doença cavitária: inicial, 15 mg/kg por via oral ao dia em combinação com claritromicina 1.000 mg por via oral ao dia (ou 500 mg 2x ao dia) ou azitromicina 250 mg por via oral ao dia e rifampicina 10 mg/kg ao dia (máximo de 600 mg ao dia); considerar adição de estreptomicina ou amicacina
- Doença grave ou previamente tratada: inicial, 15 mg/kg por via oral ao dia em combinação com claritromicina 1000 mg por via oral ao dia (ou 500 mg 2x ao dia) ou azitromicina 250 mg por via oral ao dia e rifabutina 150 a 300 mg por via oral ao dia ou rifampicina 10 mg/kg oral diariamente (máx 600 mg diariamente); mais estreptomicina OU amicacina

Tuberculose pulmonar; adjunto

- 97 kg ou menos – sem tratamento prévio: 15 mg/kg por via oral 1x ao dia em combinação com outros medicamentos anti-TB (dosagem FDA)
- Acima de 97 kg – sem tratamento prévio: 1.500 mg por via oral 1x ao dia em combinação com outros medicamentos anti-TB (dosagem FDA)
- 99 kg ou menos – retratamento: 25 mg/kg por via oral 1x ao dia em combinação com outros medicamentos anti-TB por 60 dias, depois reduza para 15 mg/kg 1x ao dia (dosagem de FDA)
- Acima de 99 kg – retratamento: 2.500 mg por via oral 1x ao dia em combinação com outros medicamentos anti-TB por 60 dias, depois reduza para 1.500 mg 1x ao dia (dosagem de FDA)
- 40 a 55 kg – fase intensiva: 800 mg por via oral 1x ao dia por 8 semanas (56 doses) ou 5 dias por semana por 8 semanas 40 doses); administrar em combinação com isoniazida 300 mg (cerca de 5 mg/kg) por via oral/IM 1x ao dia ou 5 dias por semana, rifampicina 600 mg (cerca de 10 mg/kg) por via oral/IV 1x ao dia ou 5 dias por semana e pirazinamida 1.000 mg por via oral 1x por dia ou 5 dias por semana. O etambutol pode ser descontinuado se o organismo for suscetível à isoniazida e à rifampicina (dosagem de referência)
- 56 a 75 kg – fase intensiva: 1200 mg por via oral 1x ao dia por 8 semanas (56 doses) ou 5 dias por semana por 8 semanas (40 doses); administrar em combinação com isoniazida 300 mg (cerca de 5 mg/kg) por via oral/IM 1x ao dia ou 5 dias por semana, rifampicina 600 mg (cerca de 10 mg/kg) por via oral/IV 1x ao dia ou 5 dias por semana e pirazinamida 1500 mg por via oral 1x por dia ou 5 dias por semana. O etambutol pode ser descontinuado se o organismo for suscetível à isoniazida e à rifampicina (dosagem de referência)
- 76 a 90 kg – fase intensiva: 1.600 mg por via oral 1x ao dia por 8 semanas (56 doses) ou 5 dias por semana por 8 semanas (40 doses); administrar em combinação com isoniazida 300 mg (cerca de 5 mg/kg) por via oral/IM 1x ao dia ou 5 dias por semana, rifampicina 600 mg (cerca de 10 mg/kg) por via oral/IV 1x ao dia ou 5 dias por semana e pirazinamida 2.000 mg por via oral 1x por dia ou 5 dias por semana. O etambutol pode ser descontinuado se o organismo for suscetível à isoniazida e à rifampicina (dosagem de referência)

Tuberculose extrapulmonar

- 40 a 55 kg – fase intensiva: 800 mg por via oral 1x ao dia por 8 semanas (56 doses) ou 5 dias por semana por 8 semanas (40 doses); administrar em combinação com isoniazida 300 mg (cerca de 5 mg/kg) por via oral/IM 1x ao dia ou 5 dias por semana, rifampicina 600 mg (cerca de 10 mg/kg) por via oral/IV 1x ao dia ou 5 dias por semana e pirazinamida 1000 mg por via oral 1x por dia ou 5 dias por semana. O etambutol pode ser descontinuado se o organismo for suscetível à isoniazida e à rifampicina (dosagem de referência)
- 56 a 75 kg – fase intensiva: 1.200 mg por via oral 1x ao dia por 8 semanas (56 doses) ou 5 dias por semana por 8 semanas (40 doses); administrar em combinação com isoniazida 300 mg (cerca de 5 mg/kg) por via oral/IM 1x ao dia ou 5 dias por semana, rifampicina 600 mg (cerca de 10 mg/kg) por via oral/IV 1x ao dia ou 5 dias por semana e pirazinamida 1500 mg por via oral 1x por dia ou 5 dias por semana. O etambutol pode ser descontinuado se o organismo for suscetível à isoniazida e à rifampicina (dosagem de referência)
- 76 a 90 kg – fase intensiva: 1.600 mg por via oral 1x ao dia por 8 semanas (56 doses) ou 5 dias por semana por 8 semanas (40 doses); administrar em combinação com isoniazida 300 mg (cerca de 5 mg/kg) por via oral/IM 1x ao dia ou 5 dias por semana, rifampicina 600 mg (cerca de 10 mg/kg) por via oral/IV 1x ao dia ou 5 dias por semana e pirazinamida 2.000 mg por via oral 1x por dia ou 5 dias por semana. O etambutol pode ser descontinuado se o organismo for suscetível à isoniazida e à rifampicina (dosagem de referência)

(continua)

etambutol (dicloridrato de etambutol) *(continuação)*

Reações adversas:

Sério

- Hepática: hepatotoxicidade
- Imunológicas: anafilaxia, reação de hipersensibilidade
- Oftálmica: neurite óptica

Precauções:

- Uso concomitante: antiácidos que contêm hidróxido de alumínio devem ser evitados por 4 horas após a administração de etambutol
- Hepática: foram relatadas toxicidades hepáticas, incluindo fatalidades; monitoramento recomendado
- Oftálmica: foi relatada cegueira irreversível
- Oftálmicas: defeitos visuais (p. ex., catarata, condições inflamatórias recorrentes do olho, neurite óptica e retinopatia diabética) dificultam a avaliação de alterações na acuidade visual; monitoramento próximo recomendado
- Oftálmica: diminuição da acuidade visual, possivelmente devido a neurite óptica; pode estar relacionado com a dose e a duração do tratamento

Contraindicações:

- Hipersensibilidade ao cloridrato de etambutol
- Incapacidade de apreciar e relatar efeitos colaterais visuais ou alterações na visão (p. ex., crianças pequenas ou pacientes inconscientes)
- Neurite óptica, a menos que o julgamento clínico determine que pode ser usado

etanercepte

Enbrel®, Enbrel® PFS

pó liof 25 mg, seringa preenchida 50 mg

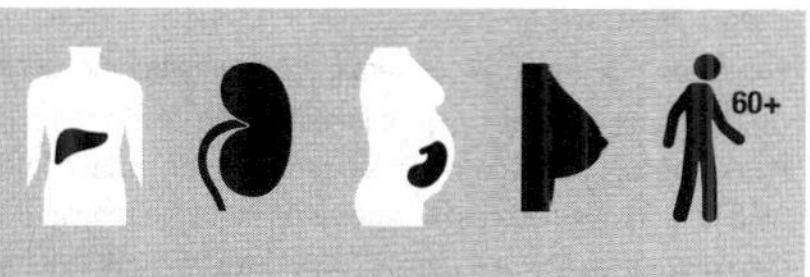

Classificação terapêutica: imunossupressor

Posologia:

- Artrite reumatoide ativa moderada a grave: 25 mg, SC, 2x/semana

Função hepática: hepatite alcoólica moderada a grave – aumento da mortalidade após 6 meses de tratamento; uso com precaução

Função renal: não há informações disponíveis

Administração parenteral: administrar apenas SC

Interações medicamentosas: abatacepte, ciclofosfamida

Reações adversas:

- Cardiovascular: edema (2-8%)
- Dermatológica: erupção cutânea (5%)
- Neurológicas: cefaleia (17%; crianças: 19%), tontura (7%)
- Respiratórias: infecção do trato respiratório (superior: 12-29%), rinite (12-16%), faringite (7%), tosse (6%), distúrbio respiratório (5%), sinusite (3%)
- Musculoesquelética: fraqueza (5%)
- Gastrointestinais: dor abdominal (5%; crianças: 19%), vômito (3%; crianças: 13%), dispepsia (4%), náusea (crianças: 9%)
- Local: reação no local da injeção (14-37%; eritema, prurido, dor ou inchaço)
- Miscelânea: infecção (35%; crianças: 63%), anticorpo antinuclear positivo (11%), anticorpos antidupla hélice de DNA (15% por radioimunoensaio, 3% por ensaio com *Crithidia luciliae*)

Precauções: não iniciar a terapia em pacientes com infecções ativas; podem ocorrer reativação ou início de tuberculose; não é recomendado o uso concomitante de abatacepte, anakinra, ciclofosfamida ou vacinas de vírus vivos na insuficiência cardíaca congestiva; idosos com idade > 65 anos; aumento do risco de infecção; portadores crônicos de hepatite B, mesmo vários meses após o término da terapia; exposição ao vírus da varicela grave – interromper temporariamente o tratamento e considerar tratamento profilático; granulomatose de Wegener com agentes imunossupressores concomitantes – não é recomendado o uso

Contraindicação: sepse

etinilestradiol, 100 mcg + acetato de noretisterona

Primosiston®

comp 0,01 + 2 mg

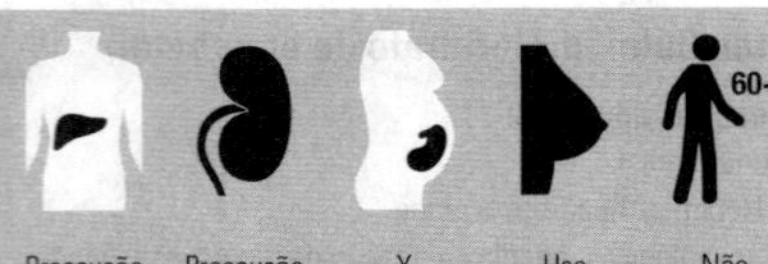

Precaução | Precaução | X | Uso criterioso | Não

Função hepática: contraindicado em casos de doenças hepáticas graves

Função renal: sugere-se uso com precaução e monitorar pressão arterial. Considerar outros métodos contraceptivos.

Classificação terapêutica: estrógenos associados a outros fármacos exclusive andrógenos

Posologia:

Hemorragia uterina disfuncional

- A administração de 1 comprimido 3 vezes ao dia, durante 10 dias cessa a hemorragia uterina em 1 a 4 dias, quando esta não está associada à alguma lesão orgânica. Em casos individuais, a hemorragia diminui logo nos primeiros dias do início do tratamento e pode estender-se por 5 a 7 dias até parar completamente.
- A administração deve ser mantida de forma regular, mesmo após a hemorragia ter cessado, até o final do período de tratamento (10 dias). Aproximadamente 1 a 4 dias após suspensão da medicação ocorrerá sangramento por privação que, em intensidade e duração, corresponde à menstruação normal.

Sangramento leve

- Ocasionalmente pode ocorrer um sangramento leve após a cessação inicial do sangramento. Nesses casos, a ingestão não deve ser interrompida.
- Persistência da hemorragia, sangramento de escape intenso

Se a hemorragia não cessar, apesar da ingestão regular de Primosiston®, deve-se considerar uma causa orgânica. Você deve procurar seu médico imediatamente, pois na maioria das vezes novas medidas são necessárias. Isso também é aplicado aos casos nos quais, após a parada inicial da hemorragia, voltam a ocorrer sangramentos intensos durante o período de ingestão do medicamento.

Prevenção de episódios repetidos (recidivas)

- Para evitar as recidivas da hemorragia disfuncional, é recomendado administrar o medicamento profilaticamente durante os próximos 3 ciclos, isto é, 1 comprimido, 2x ao dia, do 19º ao 26º dia do ciclo, considerando o primeiro dia do último sangramento como o primeiro dia do ciclo. O sangramento por privação ocorrerá alguns dias após a ingestão do último comprimido.
- Somente o médico pode decidir se essa medida é necessária. A decisão dele é baseada na variação da temperatura corporal basal, a qual deve ser medida diariamente.
- Antecipação e retardamento da menstruação
- Quando requerido por circunstâncias especiais, a menstruação pode ser retardada ou antecipada com o uso do medicamento. No entanto, a antecipação é sempre preferencial, considerando-se que a possibilidade de ocorrência de gravidez é virtualmente excluída pela inibição da ovulação. Por outro lado, para o retardamento da menstruação, pode ser necessária a exclusão de possibilidade de gestação no período de ingestão do medicamento, o que pode ser um problema.

Antecipação da menstruação

- Você deve ingerir 1 comprimido 3 vezes ao dia durante, no mínimo, 8 dias a partir do 5º dia do ciclo (considerando o primeiro dia da menstruação como primeiro dia do ciclo). Isso antecipará a menstruação para 2 a 3 dias após a suspensão da medicação.

Retardamento da menstruação

Como o retardamento da menstruação requer que Primosiston® seja utilizado em um período no qual não é possível excluir a gestação utilizando-se os métodos diagnósticos atualmente disponíveis, esse procedimento deve ser restrito àqueles casos nos quais não existe qualquer possibilidade de ocorrência de gravidez no ciclo em questão.

- Você deve ingerir 1 comprimido 3 vezes ao dia durante, no máximo, 10 a 14 dias, iniciando-se 3 dias antes da menstruação esperada. Isso retardará a menstruação para 2 a 3 dias após a suspensão da medicação. Caso isso não aconteça, o médico deverá ser consultado.

Interações medicamentosas: primidona, fenitoína, barbitúricos, carbamazepina, oxcarbazepina, topiramato, felbamato, rifampicina. griseofulvina, antifúngicos azólicos, p. ex., itraconazol, voriconazol, fluconazol, claritromicina, eritromicina, verapamil, diltiazem, etoricoxibe, erva de São João

Reações adversas:

Comum

- Gastrintestinais: cólicas abdominais, dor abdominal (5,3 a 6,8%), sintoma de inchaço, náusea

(continua)

etinilestradiol, 100 mcg + acetato de noretisterona *(continuação)*

- Neurológica: dor de cabeça (5,7 a 6,2%)
- Reprodutiva: sangramento irruptivo, dor na mama (7,8 a 9%)

Sério

- Cardiovascular: hipertensão, infarto do miocárdio
- Endócrina metabólica: câncer de mama
- Gastrointestinal: distúrbio da vesícula biliar
- Hematológicas: trombose arterial, tromboembolismo venoso
- Hepática: neoplasia benigna do fígado
- Neurológica: acidente vascular cerebral
- Oftálmica: trombose da veia da retina
- Reprodutiva: câncer de ovário
- Respiratória: embolia pulmonar
- Outros: câncer de mama, câncer de ovário

Precauções:

- Câncer de mama; foi relatado aumento do risco com o uso de estrogênios e progestinas por mulheres na pós-menopausa; monitoramento recomendado
- Fatores de risco para doenças vasculares arteriais (hipertensão, diabetes mellitus, tabagismo, hipercolesterolemia, obesidade) devem ser controlados adequadamente
- Distúrbios cardiovasculares; foi relatado aumento do risco de eventos cardiovasculares (infarto do miocárdio, acidente vascular cerebral, trombose venosa e embolia pulmonar); se ocorrerem ou houver suspeita, interrompa imediatamente
- Demência; aumento do risco de desenvolver provável demência foi relatado em mulheres na pós-menopausa com 65 anos ou mais
- Fatores de risco de tromboembolismo venoso (história pessoal, história familiar, obesidade, lúpus eritematoso sistêmico) devem ser tratados adequadamente
- Asma; pode ocorrer exacerbação
- Irregularidades hemorrágicas (sangramento de *escape* e *spotting*) foram relatadas com o uso de contraceptivos orais, particularmente durante os primeiros 3 meses de uso; considerar causas não hormonais e tomar medidas diagnósticas adequadas para descartar malignidade ou gravidez
- Câncer de mama com metástases ósseas; risco aumentado de hipercalcemia grave; descontinuação recomendada se ocorrer hipercalcemia
- Condições influenciadas pela retenção de líquidos (disfunção cardíaca ou renal); estrogênios podem causar retenção de líquidos; monitoramento recomendado
- Usuários de lentes de contato que desenvolvem alterações visuais ou alterações na tolerância às lentes devem ser avaliados por um oftalmologista
- Depressão, história; monitoramento recomendado; interrompa se a depressão se repetir em um grau grave
- *Diabetes mellitus*; pode ocorrer exacerbação
- Pressão arterial elevada; aumentos substanciais na pressão arterial foram relatados; monitoramento recomendado
- Endometriose; pode ocorrer exacerbação
- Epilepsia; pode ocorrer exacerbação
- Doença da vesícula biliar que requer cirurgia; Foi relatado um risco aumentado de 2 a 4 vezes em mulheres na pós-menopausa recebendo estrogênios
- Adenomas hepáticos benignos foram relatados com o uso de contraceptivos orais; o risco parece aumentar após 4 ou mais anos de uso; ruptura pode causar a morte por hemorragia intra-abdominal
- Hemangiomas hepáticos; pode ocorrer exacerbação
- Infecção pelo HIV (Aids) ou DSTs; anticoncepcionais orais não protegem contra infecções
- Hiperlipidemia; alguns progestagênios podem elevar os níveis de LDL; monitoramento recomendado
- Hipertrigliceridemia, preexistente; estrogênios podem causar elevações dos triglicerídeos plasmáticos que podem levar a complicações incluindo pancreatite
- Hipoparatireoidismo; risco de hipocalcemia induzida por estrogênio
- Hipotireoidismo; a administração de estrogênio leva a níveis aumentados de globulina de ligação à tireoide; monitoramento recomendado
- Função hepática prejudicada, incluindo história pregressa de icterícia colestática; os estrogênios podem ser mal metabolizados; descontinuar em casos de recorrência
- Enxaqueca; pode ocorrer exacerbação
- Enxaqueca (novo início ou exacerbação) ou desenvolvimento de cefaleia com um novo padrão recorrente, persistente ou grave; descontinuar o anticoncepcional oral e avaliar a causa

(continua)

etinilestradiol, 100 mcg + acetato de noretisterona

(continuação)

- Mulheres não histerectomizadas; adição de uma progestina durante a administração de estrogênio pode diminuir a incidência de hiperplasia endometrial
- Cancro do ovário; um risco aumentado foi relatado
- Mulheres pré-diabéticas e diabéticas; intolerância à glicose foi relatada com o uso de contraceptivos orais; monitoramento recomendado
- Porfiria; pode ocorrer exacerbação
- Foi relatada trombose vascular retiniana; descontinuar o exame oftalmológico pendente se ocorrer uma perda súbita parcial ou completa da visão, ou um início súbito de proptose, diplopia ou enxaqueca; descontinuar permanentemente se ocorrer papiledema ou lesões vasculares da retina
- Cirurgia associada a risco aumentado de tromboembolismo ou imobilização prolongada; descontinuar a terapia pelo menos 4 a 6 semanas antes do procedimento devido ao aumento do risco de tromboembolismo venoso
- Lúpus eritematoso sistêmico; pode ocorrer exacerbação
- Doença vascular; risco relacionado à dose de contraceptivos orais
- Doença vascular; persistência do risco para usuárias de contraceptivos orais

Contraindicações:
- Reação anafilática ou angioedema ao comprimido de etinilestradiol/acetato de noretindrona
- Doença tromboembólica arterial (p. ex., acidente vascular cerebral ou infarto do miocárdio), ativa ou história de câncer de mama, conhecido, suspeito ou histórico de carcinoma do endométrio ou outra neoplasia dependente de estrogênio conhecida ou suspeita
- Doença vascular cerebral ou da artéria coronária
- Icterícia colestática da gravidez ou icterícia com uso prévio de pílula
- Uso concomitante de combinações de medicamentos para hepatite C contendo ombitasvir/paritaprevir/ritonavir, com ou sem dasabuvir
- Tromboflebite venosa profunda ou distúrbios tromboembólicos, história de trombose venosa profunda ou embolia pulmonar, ativa ou história de sangramento genital, anormal não diagnosticado
- Adenomas ou carcinomas hepáticos
- Insuficiência ou doença hepática
- Gravidez, conhecida ou suspeita
- Tromboflebite ou distúrbios tromboembólicos

etomidato

Hypnomidate®

sol inj 2 mg/mL

Sem informações | Com ajuste de dose | B | Contraindicado | 60+ MPI? Não

Classificação terapêutica: anestésico geral

Posologia:
- Indução para procedimento: 0,1-0,4 mg/kg (mais comum: 0,3 mg/kg) por 1-2 min (início de ação: 10 segundos, duração: 5 min)

Função hepática: insuficiência hepática – doses menores podem ser necessárias, especialmente na presença de cirrose ou varizes esofágicas

Função renal: insuficiência renal – risco de toxicidade; ajuste de dose pode ser necessário

Administração parenteral: deve ser administrado apenas por injeção EV, em 30-60 segundos

Interações medicamentosas: erva-de-são-joão

Reações adversas:
- Musculoesqueléticas (> 10%): mioclonia (33%), movimentos esqueléticos passageiros, movimentos oculares descontrolados
- Gastrointestinais (> 10%): náusea, vômito no retorno da anestesia, soluços (1-10%)
- Local: dor no local da injeção (30-80%)

Precauções: idosos; hipertensos; pode induzir depressão cardíaca; estresse grave; reduz cortisol e aldosterona plasmática – considerar substituição exógena

etoricoxibe

Arcoxia®

comp rev 60 e 90 mg

Contraindicado | Contraindicado | C | Contraindicado | 60+ MPI? Não

Classificação terapêutica: anti-inflamatório e antirreumático não esteroidal

Posologia:
- Osteoartrose: 60 mg/dia
- Artrite reumatoide ou espondilite anquilosante: 90 mg/dia
- Gota aguda: 120 mg/dia, por no máximo 8 dias

Função hepática: insuficiência hepática leve (escore de Child-Pugh 5-6) – 60 mg, 1x/dia; insuficiência hepática moderada (escore de Child-Pugh 7-9) – 60 mg, em dias alternados; insuficiência hepática grave (escore de Child-Pugh > 9) – uso contraindicado

Função renal: não há nenhuma evidência convincente de que a seletividade de cicloxigenase-2 reduza o risco de toxicidade renal em relação a agentes não seletivos; insuficiência renal leve a moderada – ajuste de dose não é necessário; insuficiência renal grave – uso contraindicado

Interações medicamentosas: antidepressivos tricíclicos (nortriptilina, imipramina, amitriptilina, clomipramina), inibidores seletivos da recaptação de serotonina e norepinefrina (venlafaxina, sibutramina, duloxetina, desvenlafaxina), ciclosporina, inibidores seletivos da recaptação da serotonina (fluoxetina, fluvoxamina, paroxetina, sertralina, citalopram, escitalopram, vilazodona), diuréticos poupadores de potássio (espironolactona, amilorida, triantereno, eplerenona), *ginkgo*, heparina de baixo peso molecular (enoxaparina, dalteparina, nadroparina, bemiparina, reviparina), diuréticos tiazídicos (diazóxido, hidroclorotiazida, clortalidona, indapamida, clopamida), tacrolimo, diuréticos de alça (furosemida, bumetanida), inibidores do receptor de angiotensina e inibidores da enzima conversora de angiotensina (captopril, enalapril, lisinopril, ramipril, quinapril, cilazapril, benazepril, fosinopril, perindopril, trandolapril, losartana, espirapril, irbesartana, valsartana, eprosartana, delapril, telmisartana, candesartana, olmesartana, azilsartana), betabloqueadores (propranolol, metoprolol, timolol, atenolol, labetalol, acebutolol, betaxolol, levobunolol, esmolol, carteolol, bisoprolol, sotalol, metipranolol, carvedilol, nebivolol), metotrexato, etinilestradiol, estrogênios conjugados, rifampicina

Reações adversas:
- Cardiovasculares: comuns – palpitações, hipertensão; incomuns – fibrilação atrial, insuficiência cardíaca congestiva, alterações inespecíficas do ECG, *angina pectoris*, IAM, rubor, AVC, ataque isquêmico transitório; desconhecidas – taquicardia, arritmia; muito rara – crise hipertensiva
- Dermatológicas: comum – equimose; incomuns – edema facial, prurido, erupção cutânea; rara – eritema; muito raras – urticária, síndrome de Stevens-Johnson, necrólise epidérmica tóxica; desconhecidas – erupção cutânea induzida por fármaco
- Neurológicas: comuns – tontura, dor de cabeça; incomuns – ansiedade, depressão, diminuição da acuidade mental, disgeusia, insônia, parestesias/hipostesia, sonolência; muito raras – confusão, alucinações; desconhecidas – inquietação
- Respiratórias: incomuns – tosse, dispneia, epistaxe; muito rara – broncoespasmo
- Musculoesqueléticas: incomuns – câibras/espasmos musculares, dor/rigidez musculoesquelética
- Hepáticas: comuns – aumento da ALT, aumento da AST; muito raras – hepatite; desconhecidas – icterícia, insuficiência hepática
- Gastrointestinais: comuns – distúrbios gastrointestinais (p. ex., dor abdominal, flatulência, pirose), diarreia, dispepsia, desconforto epigástrico, náusea; incomuns – distensão abdominal, refluxo gastroesofágico, alteração do peristaltismo intestinal, constipação, boca seca, úlcera gastroduodenal, síndrome do intestino irritável, esofagite, úlcera oral, vômito, gastrite; muito raras – úlceras pépticas, incluindo perfuração gastrointestinal e sangramento (principalmente em idosos); desconhecidas – pancreatite
- Hematológicas: incomuns – anemia (principalmente associada com sangramento gastrointestinal), leucopenia, trombocitopenia
- Renais e geniturinárias: incomuns – proteinúria, aumento da creatinina sérica; muito raras – insuficiência renal, incluindo falência renal
- Infecções e infestações: incomuns – gastroenterite, infecção do trato respiratório superior, ITU

(continua)

etoricoxibe *(continuação)*

- Imunológicas: muito raras – reações de hipersensibilidade, incluindo angioedema, reações anafiláticas/anafilactoides e choque
- Endócrinas e metabólicas: comuns – edema/retenção de líquidos; incomuns – aumento ou diminuição do apetite, ganho de peso
- Oculares: incomuns – visão turva, conjuntivite
- Auditivas: incomuns – zumbidos, vertigens
- Miscelânea: comuns – astenia/fadiga, doença semelhante à gripe; incomuns – dor no peito
- Alterações laboratoriais: incomuns – aumento da ureia, aumento da CPK, hiperpotassemia, aumento do ácido úrico; raras – diminuição de sódio no sangue
- Efeitos indesejáveis graves relatados em associação com AINH (não podem ser excluídos para o etoricoxibe): nefrotoxicidade, incluindo nefrite intersticial e síndrome nefrótica; hepatotoxicidade, incluindo insuficiência hepática

Precauções: condições predisponentes para eventos gastrointestinais (p. ex., histórico de úlcera péptica, doença gastrointestinal superior, colite ulcerativa, tabagismo, idade avançada); uso concomitante de ácido acetilsalicílico ou corticosteroides; abuso de álcool; estresse; doenças cardiovasculares; distúrbios hemorrágicos (potencial exacerbação); desidratação considerável

Contraindicações: úlcera péptica ou hemorragia gastrointestinal aguda; histórico de broncoespasmo com rinoconjuntivite ou urticária/angioedema associado ao ácido acetilsalicílico ou outros AINH

exenatida

Byetta®

sol inj (caneta injetora) 5 e 10 mcg/mL

Sem informações	Contra-indicado	C	Uso criterioso	MPI? Não

Classificação terapêutica: antidiabético

Posologia: 5-10 mcg/mL, 2x/dia

Função hepática: não há informações disponíveis

Função renal: pode ocorrer toxicidade renal (incluindo aumento da creatinina sérica, insuficiência renal, agravamento da doença renal crônica e injúria renal aguda, por vezes com necessidade de diálise ou transplante renal); insuficiência renal com ClCr 30-50 mL/min – uso com precaução; ClCr < 30 mL/min – uso contraindicado

Administração parenteral: uso exclusivo SC

Interações medicamentosas: varfarina, digoxina, insulinas (insulina lispro, insulina bovina, insulina asparte, insulina glulisina, insulina detemir, insulina degludeca), betabloqueadores (propranolol, metoprolol, timolol, atenolol, labetalol, acebutolol, betaxolol, levobunolol, esmolol, carteolol, bisoprolol, sotalol, metipranolol, carvedilol, nevibolol)

Reações adversas (relatadas para terapia combinada sulfonilureia e/ou metformina ou tiazolidinediona e/ou metformina, a menos que observado de outro modo):

- Dermatológica: hiperidrose (3%)
- Neurológicas: cefaleia (9%), tontura (monoterapia: < 2%; terapia combinada: 9%)
- Musculoesquelética: fraqueza (4%)
- Gastrointestinais: náusea (monoterapia: 8%; terapia combinada: 40-44%, dependente da dose), vômito (monoterapia: 4%; terapia combinada: 13%), diarreia (monoterapia: < 2%; terapia combinada: 6-13%), dispepsia (monoterapia: 3%; terapia combinada: 9%), doença do refluxo gastroesofágico (3%), pancreatite necrotizante (< 1%)
- Endócrinas e metabólicas: hipoglicemia (monoterapia: 4-5%; terapia combinada com sulfonilureia: 14-36%; terapia combinada com metformina: similar ao placebo; terapia combinada com tiazolidinediona: 11%), redução do apetite (< 2%)
- Miscelânea: anticorpos antiexenatida (baixa titulação: 38%; alta titulação: 6%)

Precauções: aumento do risco possível de tumores de células C da tireoide; pacientes com nódulos da tireoide e/ou níveis de calcitonina elevados – desenvolvimento de anticorpos para exenatida tem sido observado; uso não recomendado em histórico de pancreatite ou doença ativa; pacientes transplantados renais – náusea e vômito induzidos podem levar à hipovolemia transitória e podem piorar a função renal

Contraindicações: carcinoma medular da tireoide pessoal ou familiar; neoplasia endócrina múltipla síndrome tipo 2; carcinoma medular de tireoide

ezetimiba

Ezetrol®

comp rev 10 mg

Contra-indicado	Precaução	C	Uso criterioso	MPI? Não

Classificação terapêutica: redutor do colesterol e triglicerídeo

Posologia:

- DLP: 10 mg, 1x/dia, em associação a estatina ou fibrato

Função hepática: pode ocorrer aumento de transaminases (com inibidores da HMG-CoA redutase; ≥ 3x LSN: 1%); insuficiência hepática leve – ajuste de dose não é necessário; insuficiência hepática grave a moderada – uso contraindicado

Função renal: insuficiência renal – ajuste de dose não é necessário; uso concomitante com sinvastatina e insuficiência renal moderada a grave, ClCr < 60 mL/min/1,73 m² – uso com precaução, risco de miopatia

Interações medicamentosas: genfibrozila, colestiramina, fenofibrato, ciclosporina, colestipol

Reações adversas:

- Neurológica: fadiga (2%)
- Respiratórias: infecção das vias aéreas superiores (4%), sinusite (3%)
- Musculoesqueléticas: artralgia (3%), dor em extremidades (3%)
- Gastrointestinal: diarreia (4%)
- Miscelânea: influenza (2%)

Precauções: pode ocorrer miopatia, incluindo rabdomiólise – aumento do risco com o uso concomitante de estatinas ou fibratos, interromper o uso se houver suspeita ou diagnóstico; cuidar com o uso de outros fibratos, além do fenofibrato

famotidina

Famox®

comp 20 e 40 mg

Com ajuste de dose	Com ajuste de dose	B	Uso criterioso	MPI? Não

Classificação terapêutica: antagonista do receptor H2

Posologia:

- Dispepsia: 20-40 mg, 1 ou 2x/dia

Função hepática: insuficiência hepática – ajuste de dose necessário em associação com insuficiência renal

Função renal: insuficiência renal moderada ou grave – risco de prolongamento do intervalo QT e efeitos adversos do SNC; ClCr < 50 mL/min – reduzir dose a 50% ou aumentar o intervalo entre as doses para 36-48 h

Interações medicamentosas: atazanavir, dasatinibe, hidroxicloroquina, donepezila, erlotinibe, ciclosporina, cefpodoxima, probenecida

Reações adversas:

- Neurológicas: tontura (1%), cefaleia (5%)
- Gastrointestinais: diarreia (2%), constipação (1%)
- Pacientes pediátricos (idade < 1 ano): agitação e vômito (< 14%)

Precaução: resposta sintomática não descarta malignidade gástrica

fanciclovir

Fanclomax®, Penvir®

comp 125 e 250 mg, comp rev 125 e 500 mg

Sem ajuste de dose	Com ajuste de dose	B	Contraindicado	Não

Função renal:

Herpes-zóster

- Clcr > 60: 500 mg a cada 8 horas
- Clcr 40 a 59: 500 mg a cada 12 horas
- Clcr 20 a 39: 500 mg a cada 24 horas
- Clcr < 20: 250 mg a cada 24 horas
- Hemodiálise: 500 mg após cada diálise

Herpes genital recorrente

- ClCr ≥ 40: 125 mg a cada 12 horas

(continua)

fanciclovir *(continuação)*

- ClCr 20 a 39: 125 mg a cada 24 horas
- ClCr < 20: 125 mg a cada 24 horas
- Hemodiálise: 125 mg após cada diálise

Supressão do herpes genital recorrente

- Clcr ≥ 40: 250 mg a cada 12 horas
- Clcr 20 a 39: 125 mg a cada 12 horas
- Clcr < 20: 125 mg a cada 24 horas
- Hemodiálise: 125 mg após cada diálise

Herpes genital ou orolabial recorrente em paciente infectados pelo HIV:

- Clcr ≥ 40: 500 mg a cada 12 horas
- Clcr 20 a 39: 500 mg a cada 24 horas
- Clcr < 20: 250 mg a cada 24 horas
- Hemodiálise: 250 mg após cada diálise

Classificação terapêutica: antivirόticos

Posologia:

Herpes genital simples, episódio inicial:

- 250 mg por via oral 3 vezes ao dia por 7 a 10 dias; pode prolongar a duração se a cicatrização for incompleta após 10 dias de terapia (dosagem de referência)
- Infectado pelo HIV: 500 mg por via oral 2x ao dia por 5 a 10 dias (dosagem de referência)

Herpes labial, episódio inicial – infecção pelo HIV:

- 500 mg por via oral 2x ao dia por 5 a 10 dias (dosagem de referência)

Herpes-zóster, telhas:

- 500 mg por via oral a cada 8 horas por 7 dias

Herpes-zóster, telhas – infecção pelo HIV:

- Dermátomo localizado agudo: 500 mg por via oral 3 vezes ao dia por 7 a 10 dias (dosagem de referência)
- Extenso envolvimento cutâneo ou visceral: aciclovir 10 a 15 mg/kg IV a cada 8 horas até melhora clínica, depois mudar para famciclovir 500 mg por via oral 3 vezes ao dia por uma duração total de 10 a 14 dias (dosagem de referência)

Infecção por HIV – herpes genital recorrente, supressão:

- 500 mg por via oral 2x ao dia (dosagem de referência)

Infecção pelo HIV – varicela:

- Casos não complicados: 500 mg por via oral 3 vezes ao dia por 5 a 7 dias (dosagem recomendada)

Herpes genital recorrente:

- Iniciar o tratamento ao primeiro sinal ou sintoma de um episódio , de preferência dentro de 1 dia do início da lesão ou durante o pródromo anterior
- 1.000 mg por via oral 2x ao dia por 1 dia (dosagem FDA)
- 125 mg por via oral 2x ao dia por 5 dias, ou 500 mg por via oral 1x seguido de 250 mg por via oral 2x ao dia por 2 dias, ou 1.000 mg por via oral 2x ao dia por 1 dia (dosagem de referência)
- Infectado pelo HIV: 500 mg por via oral 2x ao dia por 7 dias (dosagem FDA)
- Infectado pelo HIV: 500 mg por via oral 2x ao dia por 5 a 10 dias (dosagem de referência)

Herpes genital recorrente, supressão:

- 250 mg por via oral 2x ao dia por até 1 ano

Herpes simples labial recorrente:

- 1.500 mg por via oral em dose única; iniciar no primeiro sinal ou sintoma de uma afta (dosagem FDA)
- Infectado pelo HIV: 500 mg por via oral 2x ao dia por 5 a 10 dias (dosagem de referência) ou por 7 dias (dosagem FDA); iniciar no primeiro sinal ou sintoma de uma afta
- Infectado pelo HIV, terapia supressiva crônica: 500 mg por via oral 2x ao dia (dosagem de referência)

Reações adversas:

Comum

- Gastrintestinais: diarreia (1,6 a 9%), náuseas (2,2 a 12,5%), vômitos (0,7 a 5%)
- Neurológica: vefaleia (8,5 a 39,3%)
- Outros: gadiga (0,6 a 4,8%)

Sério

- Hematológics: neutropenia (3,2%)
- Hepátics: nível ALT/SGPT aumentado (3,2%), nível sérico de aspartato aminotransferase aumentado (2,3%)

Precauções:

- Renal: insuficiência renal aguda foi relatada em pacientes com doença renal subjacente após doses inadequadamente altas para o nível de função renal; redução da dose recomendada

(continua)

fanciclovir *(continuação)*

Contraindicações: hipersensibilidade ao fanciclovir, penciclovir ou a qualquer componente do produto

fenazopiridina (cloridrato de fenazopiridina)

Pyridium®

comp rev 100 e 200 mg

Sem informação	Contraindicado	B	Uso criterioso	Não

Função renal: contraindicado em insuficiencia renal

Classificação terapêutica: antissépticos urinários simples

Posologia: a dose recomendada é de 200 mg a cada 8 horas.

Reações adversas:

- Dermatológica: descoloração da pele, lesão de unha, prurido, erupção cutânea
- Hematológicas: anemia hemolítica, sulfemoglobina aumentada, metemoglobinemia, trombocitopenia
- Hepática: cloridrato de fenazopiridina, hepatite, hepatotoxicidade, testes de função hepática anormais
- Imunológica: anafilaxia não alérgica
- Neurológica: meningite asséptica, dor de cabeça
- Oftálmica: descoloração escleral
- Renal: urina descolorida, nefrolitíase, nefrotoxicidade
- Outro: urolitíase

Precauções:

- Deficiência de glicose-6-fosfato desidrogenase
- Hepatite

Contraindicações: hipersensibilidade a produtos de fenazopiridina. insuficiência renal

fenilefrina

Fenilefrin®, Fenilefrina (10%)

sol inj 10 mg/mL; colírio 100 mg/mL (10%)

Sem informações	Sem informações	C	Sem informações	MPI? Não

Classificação terapêutica: agente adrenérgico e dopaminérgico

Posologia:

- Agonista alfa-adrenérgico
- Col midriático: 1 gota, a cada 3-5 min, conforme necessário (máximo: 3 gotas/dia em cada olho)

Função hepática: não há informações disponíveis

Função renal: não há informações disponíveis

Administração parenteral (compatível – SF e SG5%): IM – dose inicial de 2-5 mg pode ser administrada na forma de solução a 1%; as doses subsequentes podem conter 1-10 mg, se necessário; EV – doses de 100-500 mcg podem ser administradas lentamente na forma de solução a 0,1%; hipotensão grave – infund r à taxa inicial de 180 mcg/min

Interações medicamentosas: antidepressivos tricíclicos (nortriptilina, imipramina, amitriptilina, clomipramina), propranolol

Reações adversas:

- Cardiovasculares: agitação, arritmia (rara), bradicardia reflexa, dor ou desconforto precordial, excitabilidade, hipertensão arterial, palidez, redução do débito cardíaco, vasoconstrição periférica e visceral intensa
- Neurológicas: agitação, ansiedade, cefaleia, parestesia, tontura, tremor
- Respiratória: angústia respiratória
- Musculoesqueléticas: fraqueza, resposta pilomotora
- Locais: EV – extravasamento que pode acarretar necrose e descolamento do tecido circunvizinho, branqueamento da pele
- Endócrina e metabólica: acidose metabólica
- Renais: redução da perfusão renal, redução do débito urinário

(continua)

fenilefrina *(continuação)*

Precauções: uso concomitante com medicamentos ototóxicos; administrar com extrema cautela em pacientes idosos ou com hipertireoidismo, bradicardia, bloqueio parcial do coração, doenças do miocárdio ou arteriosclerose; uso concomitante com inibidores da monoaminoxidase

Contraindicações: hipertensão grave, taquicardia ventricular

fenitoína

Hidantal®

comp 100 mg;
sol inj 50 mg/mL

Com ajuste de dose	Com ajuste de dose	D	Contra-indicado	MPI? Não

Classificação terapêutica: antiepiléptico

Posologia:

- Crise convulsiva: 15-20 mg/kg, infus máxima a 50 mg/min; dose de manutenção de 100 mg, EV ou VO, cada 6-8 h
- Epilepsia: dose de ataque de 15-20 mg/kg, VO, dividida em 3 tomadas com intervalo de 2-4 h (considerar nível sérico prévio ou histórico de dose prévia); dose de manutenção de 300-600 mg/dia dividida em 3 tomadas

Função hepática: na doença hepática, pode aumentar a fração de fenitoína não ligada; pode ocorrer hepatotoxicidade; ajuste de dose pode ser necessário (não há recomendação específica)

Função renal: doença renal – ajuste de dose pode ser necessário

Administração parenteral (compatível – não é compatível com nenhuma solução; dependendo da concentração e do pH da solução, pode não haver precipitação imediata, mas ela ocorrerá dentro de algumas horas após a mistura – preferir diluição em SF): IM – não é a preferível, por causa da absorção prolongada; EV – a velocidade de injeção não deve ser > 50 mg/min
Obs.: é estável pelo tempo em que permanecer livre de turvação ou precipitação; caso seja refrigerada ou congelada, pode haver a formação de precipitado, que se dissolver em TA estará apta para uso

Ajuste de dose: pacientes geriátricos – pode ser necessário administrar doses mais baixas ou em intervalos menos frequentes; reações adversas cardiovasculares – reduzir a taxa de administração ou descontinuar a administração

Interações medicamentosas: delavirdina, praziquantel, lurasidona, telaprevir, exemestano, voriconazol, carbamazepina, fentanila, erva-de-são-joão, perampanel, etossuximida, fluvastatina, metotrexato, posaconazol, diazepam, cetoconazol, lidocaína, miconazol, lopinavir/ritonavir, dolutegravir, rocurônio, nimodipino, orlistate, doxorrubicina, rifampicina, ciclofosfamida, tamoxifeno, nifedipino, contraceptivos (medroxiprogesterona, estradiol, levonorgestrel, noretindrona, dienogeste, drospirenona, norelgestromina, desogestrel, norgestrel, norgestimato, etinilestradiol, etonogestrel), diazóxido, sertralina, teofilina, atorvastatina, dexametasona, colesevelam, cortisona, sulfametoxazol, sirolimo, clopidogrel, diltiazem, paroxetina, cloranfenicol, disopiramida, risperidona, imipramina, quinina, telitromicina, tizanidina, betametasona, acetaminofeno, fluconazol, clofazimina, prednisolona, fluoxetina, caspofungina, fluvoxamina, carboplatina, dissulfiram, nilutamina, nelfinavir, bleomicina, paclitaxel, oxcarbazepina, isoniazida, fosamprenavir, acetazolamida, doxepina, sinvastatina, amiodarona, ciprofloxacino, ticlopidina, vigabatrina, *ginkgo*, midazolam, cimetidina, ácido fólico (vitamina B9), prednisona, trimetoprima, levodopa, ciclosporina, topiramato, trazodona, bussulfano, verapamil, clobazam, aripiprazol, quinidina, ácido valproico, levotiroxina, triancinolona, fludrocortisona, amitriptilina, fluorouracila, vecurônio, pancurônio, bexaroteno, cisplatina, rufinamida, aciclovir, valaciclovir, amprenavir

Reações adversas:

- Cardiovasculares: EV – arritmia cardíaca, bradicardia, colapso cardiovascular (principalmente com a administração EV); rápida – hipotensão arterial, arritmia cardíaca, bradicardia, colapso cardiovascular
- Dermatológica: erupção cutânea
- Hematológicas: agranulocitose, leucopenia, trombocitopenia
- Neurológicas: alterações psiquiátricas, cefaleia, fala desarticulada, insônia, sonolência, tontura
- Musculoesqueléticas: neuropatia periférica, parestesia, tremor
- Gastrointestinais: constipação, hiperplasia gengival, náusea, vômito
- Locais: EV – irritação e dor venosa, tromboflebite

(continua)

fenitoína *(continuação)*

- Efeitos não relacionados às concentrações plasmáticas da fenitoína: acentuação das características faciais, deficiência de ácido fólico (vitamina B9), deficiência de vitamina D, hipertricose, hipertrofia gengival, intolerância a carboidratos, lúpus eritematoso sistêmico, neuropatia periférica, osteomalacia
- Efeitos relacionados às concentrações: alterações do humor, ataxia, coma, confusão mental, depleção de ácido fólico, diplopia, erupção cutânea, fala desarticulada, febre, hiperglicemia, letargia, náusea, nistagmo, osteomalacia, sensibilidade gengival, sonolência, tontura, turvamento da visão, vômito
- Relacionadas a concentrações elevadas: > 20 mcg/mL – nistagmo lateral acentuado; > 30 mcg/mL – nistagmo de olhar lateral de 45° e ataxia; > 40 mcg/mL – redução da atividade mental; > 100 mcg/mL – morte
- Oculares: diplopia, nistagmo, turvamento da visão
- Efeitos raramente observados: discinesias, discrasias sanguíneas, feições grosseiras, hepatite, hipertricose, irritação e dor venosa, linfadenopatia, linfoma, pseudolinfoma, síndrome de Stevens-Johnson, síndrome similar ao lúpus eritematoso sistêmico

Precauções: risco de hiperglicemia; uso de álcool agudo ou crônico pode aumentar os níveis séricos de fenitoína; aumento do risco de toxicidade em idosos e pacientes graves; hipoalbuminemia pode aumentar a fração de fenitoína não ligada; hipotensão pode acontecer, especialmente com a administração EV rápida; linfadenopatia local ou generalizada; insuficiência miocárdica grave pode ser agravada com doses de ataque EV (injetável); osteomalacia; porfiria; erupção cutânea; irritação dos tecidos moles e inflamação, variando de leve até extensa necrose; descamações foram relatadas no local da aplicação (injetável); risco aumentado de suicídio

Contraindicações: síndrome de Adams-Stokes (injetável); bloqueio atrioventricular de 2° e 3° graus (injetável); uso concomitante com delavirdina (injetável); bloqueio sinoatrial (injetável); bradicardia sinusal (injetável)

fenobarbital

Fenobarbital®;
Gardenal®

sol oral (gts) 40 mg/mL;
comp 50 e 100 mg; sol inj 200 mg/mL

Precaução	Com ajuste de dose	D	Contra-indicado	MPI? Sim

Classificação terapêutica: antiepiléptico

Posologia:

- Sedação: IM e EV – 100-320 mg (máximo: 600 mg/dia)
- Crise convulsiva: 20 mg/kg, infusão a 50 mg/min; pode ser repetida com dose adicional de 5-10 mg/kg
- Epilepsia: dose de manutenção de sol oral – 60-200 mg/dia; dose de manutenção de comp – 50-100 mg, 2 ou 3x/dia

Função hepática: doença hepática – redução da dose é recomendada (não há informações de ajuste específicas); uso com precaução

Função renal: insuficiência renal com ClCr < 10 mL/min – intervalo de dose a cada 12-16 h; hemodiálise/diálise peritoneal – dose suplementar é necessária

Administração parenteral (compatível – SF, SG5%, SG5% em NaCl a 0,2, 0,45 e 0,9% e SG5% em Ringer lactato): IM – administração lenta; EV – a velocidade de injeção não deve exceder 60 mg/min
Obs.: a injeção é bastante alcalina e pode causar dano tecidual; soluções contendo precipitados não devem ser utilizadas

Ajuste de dose (pacientes geriátricos e/ou debilitados): redução de dose é recomendada

Interações medicamentosas: teniposídeo, benzodiazepínicos (flurazepam, clordiazepóxido, lorazepam, clorazepato, clonazepam, diazepam, nitrazepam, alprazolam, clobazam, estazolam, flunitrazepam), tacrolimo, orlistate, delavirdina, triazolam, nifedipino, lopinavir, midazolam, nimodipino, varfarina, telitromicina, ácido valproico, cortisona, topiramato, verapamil, metilprednisolona, griseofulvina, risperidona, quinidina, granisetrona, prednisona, amprenavir, clorpromazina, metoprolol, teofilina, carbamazepina, lamotrigina, dexametasona, leucovorina, *ginkgo*, oxacarbazepina, etosuximida, tioridazina, betametasona, bexaroteno, quinina

(continua)

fenobarbital *(continuação)*

Reações adversas:
- Cardiovasculares: bradicardia, hipotensão arterial, síncope
- Dermatológicas: dermatite esfoliativa, *rash* cutâneo, síndrome de Stevens-Johnson
- Cardiovasculares: bradicardia, hipotensão arterial, síncope
- Dermatológicas: dermatite esfoliativa, *rash* cutâneo, síndrome de Stevens-Johnson
- Hematológicas: agranulocitose, anemia megaloblástica, trombocitopenia
- Neurológicas: agitação, alucinações, ansiedade, ataxia, cefaleia, comprometimento do julgamento, confusão mental, efeito de ressaca, entorpecimento, excitação ou depressão do SNC, hipercinesia, insônia, letargia, nervosismo, pesadelos, sonolência, tontura
- Respiratórias: apneia (principalmente com administração EV rápida), depressão respiratória, hipoventilação, laringoespasmo
- Gastrointestinais: constipação, náusea, vômito
- Locais: dor no local da injeção, tromboflebite com o uso EV
- Renal: oligúria
- Miscelânea: gangrena com a injeção intra-arterial inadvertida

Precauções: interrupção abrupta após uso crônico de altas doses; pode resultar em sintomas de abstinência; função de hipoadrenais limítrofe; não é recomendado o uso concomitante com etravirina ou lopinavir; ritonavir, griseofulvina; distúrbios emocionais; no uso de contraceptivo oral hormonal, a eficácia pode ser prejudicada – contracepção alternativa recomendada; função hematopoiética – monitoração recomendada; depressão mental; dor aguda ou crônica podem induzir à excitação paradoxal; pacientes com tendências suicidas; não administrar para pacientes com sinais premonitórios do coma hepático

Contraindicações: histórico pessoal ou familiar de porfiria aguda intermitente; uso concomitante com rilpivirina; doença respiratória com sinais de dispneia ou obstrução; histórico de vício em sedativos ou hipnóticos

fenofibrato

Lipidil®; Lipanon®

cap dura 200 mg; comp rev 160 mg; cap dura lib retard 250 mg

Contra-indicado | Contra-indicado | C | Uso criterioso | MPI? Não

Classificação terapêutica: antidislipidêmico

Posologia:
- Hipertrigliceridemia: 250 mg/dia; micronizado – 200 mg/dia

Função hepática: podem ocorrer aumento de CPK, colecistite, colelitíase, fígado gorduroso, provas de função hepática anormais, aumento de AST/ALT (relacionado com a dose, 3-13%); doença hepática – redução da dose é recomendada; doença hepática ativa, incluindo cirrose biliar e anormalidade persistente e inexplicável da função hepática – uso contraindicado

Função renal: podem ocorrer aumento de creatinina e função renal anormal; aumento dos níveis de creatinina > 50% do LSN – tratamento deve ser interrompido; ClCr < 20 mL/min e hemodiálise – uso contraindicado

Interações medicamentosas: pitavastatina, atorvastatina, fluvastatina, colchicina, pravastatina, rosiglitazona, ciclosporina, ezetimiba, colestipol

Reações adversas:
- Cardiovasculares: alterações eletrocardiográficas, angina de peito, arritmia, distúrbios cardiovasculares, distúrbios coronarianos, distúrbios vasculares periféricos, dor torácica, edema, edema periférico, extrassístoles, fibrilação atrial, flebite, hipertensão/hipotensão arterial, IAM, palpitação, taquicardia, varizes, vasodilatação
- Dermatológicas: acne, alopecia, dermatite de contato, dermatite fúngica, distúrbios ungueais, eczema, equimoses, exantema maculopapular, necrólise epidérmica tóxica, prurido, reação de fotossensibilidade, síndrome de Stevens--Johnson, úlcera cutânea, urticária
- Hematológicas: agranulocitose, anemia, eosinofilia, leucopenia, linfadenopatia, trombocitopenia
- Neurológicas: ansiedade, cefaleia, depressão, dor, febre, insônia, mal-estar, nervosismo, neuralgia, sonolência, tontura, vertigem
- Miscelânea: cisto, diaforese, hérnia, herpes simples, herpes-zóster, infecção, reação alérgica, reação de hipersensibilidade

(continua)

fenofibrato *(continuação)*

- Respiratórias: distúrbios respiratórios (6%), rinite (2%), asma, aumento da tosse, bronquite, dispneia, faringite, laringite, pneumonia, sinusite
- Musculoesqueléticas: dorsalgia/lombalgia (3%), artralgia, artrite, artrose, bursite, cãibras em membros inferiores, distúrbios articulares, fraqueza, hipertonia, dor muscular, mialgia, miastenia, miopatia, miosite, parestesia, rabdomiólise, sensibilidade, tenossinovite
- Gastrointestinais: dor abdominal (5%), constipação (2%), anorexia, aumento do apetite, boca seca, colite, diarreia, dispepsia, distúrbios dentais, distúrbios gastrointestinais, distúrbios retais, eructação, esofagite, flatulência, ganho/perda de peso, gastroenterite, gastrite, hemorragia retal, náusea, úlcera duodenal, úlcera péptica, vômito
- Geniturinárias: aumento da frequência miccional, cistite, distúrbios prostáticos, disúria, gravidez (indesejada), monilíase vaginal, redução da libido, urolitíase
- Oculares: ambliopia, catarata, conjuntivite, distúrbios da refração, distúrbios oculares, visão anormal
- Auditivas: otalgia, otite média
- Endócrinas e metabólicas: DM, ginecomastia, gota, hipoglicemia, hiperuricemia, redução da libido

Precauções: pacientes com reações fotoalérgicas ou fototóxicas durante tratamento com fibratos ou cetoprofeno não deverão utilizar esse medicamento; pacientes com problemas na vesícula, pancreatite aguda ou crônica, com exceção de pancreatite aguda causada por hipertrigliceridemia grave

fenoterol

Berotec®

sol (gts) 5 mg/mL, sol aer inal oral + espaç 100 mcg/dose; xpe adulto 0,5 mg/mL, xpe pediátrico 0,25 mg/mL

Sem informações | Sem informações | A | Uso criterioso | MPI? Não

Classificação terapêutica: agonista seletivo do adrenorreceptor beta

Posologia:
- Broncoespasmo: aer – 1-2 inalações, 3-4x/dia (máximo: 8 inalações/dia); xpe – 5-10 mL, 3x/dia; sol para nebulização – diluir em 4-5 mL de SF e administrar 2-8 gotas, a cada 4 h; outras doses e intervalos podem ser recomendados de acordo com a gravidade do broncoespasmo

Função hepática: não há informações disponíveis

Função renal: não há informações disponíveis

Interações medicamentosas: sem interações conforme a base de dados Micromedex

Reações adversas (a frequência da maioria dos efeitos pode estar relacionada à dose):
- Cardiovasculares (1-10%): palpitações, taquicardia
- Neurológicas (1-10%): cefaleia, nervosismo, tontura
- Respiratórias (1-10%): irritação faríngea, tosse
- Musculoesqueléticas (1-10%): cãibras musculares, tremor
- Endócrinas e metabólicas (> 10%): aumento da glicemia, redução do potássio sérico
- Tratamento do broncoespasmo agudo (nebulização com alta dose): foram frequentemente observados sintomas de cefaleia (< 12%), tremor (32%) e taquicardia (< 21%)

Precauções: em pacientes com DM descompensado, infarto recente do miocárdio, graves alterações vasculares ou cardíacas de origem orgânica, hipertireoidismo e feocromocitoma, deve ser utilizado somente após minuciosa análise do risco e do benefício, sobretudo quando em altas doses; pode provocar hipopotassemia potencialmente grave; uso concomitante com derivados da xantina esteroides e diuréticos pode potencializar o efeito – monitorar os níveis séricos de potássio

Contraindicações: cardiomiopatia obstrutiva hipertrófica e taquiarritmia

fenoterol + ipratrópio (bromidrato de fenoterol + brometo de ipratrópio)

Fígado	Rim	Gestação	Lactação	60+
Sem informação	Sem informação	B	Uso criterioso	Não

Duovent®

aer dosif 2,0 + 0,8 mg/mL, sol aer 0,05 + 0,02 mcg/50 mcL

Classificação terapêutica: broncodilatadores

Posologia:
- Broncoespasmo agudo: 2 puffs, podendo repetir após 5 minutos se sem melhora
- Doença pulmonar obstrutiva crônica (DPOC): 1-2 puffs 8/8h, máximo 8 puffs/dia

Interações medicamentosas: amantadina, clozapina, digoxina, glucagon, glicopirrolato, insulina, insulina lispro, levalbuterol, metacolina, citrato de potássio, quetiapina, escopolamina, sotalol, tiotrópio

Reações adversas:
- Cardiovascular: palpitações, taquiarritmia
- Endócrinas/metabólicas: hipocalemia,
- Gastrointestinais: boca seca, gosto amargo, motilidade
- Muscoesqueléticas: tremor muscular
- Neurológica: nervosismo
- Oftálmica: pressão intraocular, midríase
- Nefrotoxicidade: retenção urinária

Precauções: angina , obstrução do colo da bexiga, arritmias cardíacas, doença cardiovascular, *diabetes mellitus*, glaucoma, disfunção hepática, hipertensão, estenose aórtica hipertrófica, insuficiência miocárdica, broncoespasmo prévio com ipratrópio hipotônico nebulizado, hipertrofia prostática , disfunção renal, tireotoxicose

Contraindicações: hipersensibilidade ao fenoterol, ipratrópio, atropina ou aminas simpaticomiméticas, hipersensibilidade à lecitina de soja ou alimentos relacionados, como soja ou produtos de amendoim (aerossol inalatório), hipertireoidismo, taquiarritmia, cardiomiopatia hipertrófica

fentanila

Durogesic®
D-Trans;
Fentanil®

ades transdérmico 2,1, 4,2, 8,4 e 16,8 mg (12, 25, 50, 75 e 10 mcg/h); sol inj 50 mcg/mL

Fígado	Rim	Gestação	Lactação	60+
Contra-indicado	Contra-indicado	C	Compatível	MPI? Não

Classificação terapêutica: anestésico opiáceo

Posologia:
- Procedimento: 0,5-1,5 mcg/kg; repetir após 1-3 min até efeito desejado; dose de manutenção na UTI – 0,7-10 mcg/kg/h
- Analgesia: fentanil transdérmico – dose inicial deve ser baseada na dose prévia de opioide, VO ou EV, utilizada pelo paciente conforme tabelas para conversão de dose; o adesivo deve ser trocado a cada 72 h

Função hepática: podem ocorrer ascite e icterícia (1-10%); insuficiência hepática leve a moderada – ajuste de dose recomendado; insuficiência hepática grave – uso contraindicado

Função renal: pode ocorrer insuficiência renal (1-10%); insuficiência renal leve a moderada – ajuste de dose recomendado; insuficiência renal grave – uso contraindicado

Ajuste de dose (pacientes geriátricos): iniciar na extremidade inferior do intervalo de dose

Administração parenteral (compatível – SF e SG5%): IM – administração em doses de 50-100 mcg; EV – pode ser administrada por injeção EV (1-2 min) ou infundida após diluição em 24 h
Obs.: estabilidade de 24 h em TA após diluição

(continua)

fentanila *(continuação)*

Interações medicamentosas: inibidores CYP3A4 (eritromicina, verapamil, ranitidina, cetoconazol, diltiazem, cilcosporina, ciprofloxacino, fluvoxamina, fluconazol, aprepipanto, claritromicina, saquinavir, tironavir, indinavir, nelfinavir, voriconazol, amprenavir, fosamprenavir, lopinavir, imatinibe, telitromicina, darunavir, posaconazol, nilotinibe, fosaprepitanto, dronedarona, boceprevir, telaprevir, crizotinibe, lomitapida, atazanavir), indutores CYP3A4` (fenitoína, dexametasona, rifampicina, prednisona, mitotano, oxcarbazepina, modafinila, nevirapina, efavirenz, bosentana, armodafilina, etravirina), nicardipina, amiodarona, nifedipino

Reações adversas:
- Cardiovasculares: > 10% – bradicardia, edema; 1-10% – arritmia cardíaca, dor torácica, edema periférico, hipertensão ou hipotensão arterial, hipotensão ortostática, palidez, palpitação, rubor, síncope, taquicardia, vasodilatação
- Dermatológicas: 1-10% – alopecia, celulite, equimose, eritema, erupção cutânea, hiperidrose, pápulas, prurido
- Hematológicas: 1-10% – anemia, leucopenia, neutropenia, trombocitopenia
- Neurológicas: > 10% – cefaleia, confusão mental, depressão do SNC, sedação, sonolência, tontura; 1-10% – agitação, alucinações, amnésia, ansiedade, calafrios, depressão, enxaqueca, estupor, euforia, fadiga, febre, hipoestesia, insônia, letargia, nervosismo, pensamento anormal, reação paranoide, sonhos anormais, vertigem
- Respiratórias: > 10% – depressão respiratória, dispneia; 1-10% – apneia, asma, bronquite, dor faringolaríngea, epistaxe, faringite, hemoptise, hipoventilação, hipóxia, infecção das vias aéreas superiores, nasofaringite, pneumonia, rinite, sinusite, tosse
- Musculoesqueléticas: > 10% – fraqueza, rigidez muscular, rigidez da parede torácica (alta dose EV); 1-10% – artralgia, coordenação anormal, dorsalgia e/ou lombalgia, marcha anormal, mialgia, neuropatia, parestesia, rigidez, tremor
- Gastrointestinais: > 10% – constipação, náusea, vômito, xerostomia; 1-10% – abscesso periodontal, anorexia, diarreia, disfagia, dispepsia, dor abdominal, dor gengival, espasmos do trato biliar, estomatite, flatulência, gengivite, glossite, hemorragia gastrointestinal, íleo paralítico, paladar anormal, perda de peso
- Locais: > 10% – eritema, reação no local da aplicação
- Ocular: > 10% – miose
- Miscelânea: > 10% – diaforese; < 10% – distúrbios da fala, linfadenopatia, síndrome similar à gripe, soluços
- Endócrinas e metabólicas: 1-10% – desidratação, hipercalcemia ou hipocalcemia, hiperglicemia ou hipoglicemia, hipoalbuminemia, hipopotassemia, hipomagnesemia, mastalgia
- Geniturinárias: 1-10% – disúria, hemorragia vaginal, incontinência urinária, retenção urinária, vaginite
- Locais: 1-10% – dor e irritação no local da aplicação

Precauções: abuso, mau uso ou dependência de opiáceos podem ocorrer; não converter um produto de fentanil para o *spray* SL em 1 mcg por base mcg e não substituir pulverização sublingual para outros produtos de fentanil; redução da dose pode ser necessária se houver febre ou aumento da temperatura corporal central; uso concomitante com inibidores do CYP3A4 ou interrupção dos indutores do CYP3A4 podem prolongar efeitos terapêuticos e adversos; evitar o uso de *spray* SL em pacientes com grau ≥ 2 de mucosite oral, a menos que os benefícios superem o risco; evitar o uso em pacientes que tenham ou em risco de aumento da pressão intracraniana; doença pulmonar crônica; idosos, caquéticos ou pacientes debilitados têm risco aumentado de depressão respiratória; doença do trato biliar, incluindo pancreatite aguda; evitar a interrupção abrupta, pois isso pode resultar em sintomas de abstinência; conversão de outro opioide para o sistema transdérmico pode resultar em sintomas de abstinência ou *overdose* fatal se a dose de fentanila for superestimada; evitar o uso no prazo de 14 dias após interrupção de um inibidor da monoaminoxidase; evitar o uso de agonistas/antagonistas mistos e analgésicos agonistas parciais; observar que fentanila pode não ser o agente de eleição para dores agudas e processo pós-operatório recente

Contraindicações: risco de hipoventilação; risco de morte; asma brônquica aguda ou grave; manejo da dor leve ou intermitente; pacientes não tolerantes a opioides; íleo paralítico suspeitado ou conhecido; depressão respiratória significativa

Observação: uso transdérmico – evitar aplicação na pele que não esteja intacta; evitar a exposição do adesivo a fontes de calor; não utilizar adesivos danificados pelo aumento do risco de rápida liberação e absorção de fentanila; colocação na boca, mastigação, deglutição ou uso em outras maneiras que não o indicado podem resultar em asfixia, *overdose* ou morte

fenticonazol

Fentizol®

crem vag 0,02 g/g; ovul 600 mg; sol derm spr 20 mg/mL; crem derm 2 g/100 g

Sem informações	Sem informações	C	Sem informações	MPI? Não

Classificação terapêutica: antifúngico para uso tópico

Posologia:
- Candidíase vaginal: creme vaginal – 1 aplicador, 1x/dia, por 7 dias; óvulo – aplicar 1 óvulo intravaginal, em dose única

Função hepática: não há informações disponíveis

Função renal: não há informações disponíveis

Interações medicamentosas: sem interações conforme bula Anvisa

Reações adversas:
- Dermatológicas: reações eritematosas leves e passageiras ou sensação de ardência

Precaução: preparações intravaginais podem danificar os contraceptivos de látex (preservativos) e, dessa maneira, medidas contraceptivas adicionais são necessárias durante a aplicação local; deve-se evitar o contato do medicamento com os olhos e, se ocorrer, lavar abundantemente com água

fexofenadina

Allegra®, Allegra® Pediátrico

comp rev 60, 120 e 180 mg; susp oral 6 mg/mL

Sem informações	Com ajuste de dose	C	Compatível	MPI? Não

Classificação terapêutica: anti-histamínico

Posologia:
- Alergia respiratória/urticária: 60 mg, 2x/dia, ou 180 mg, 1x/dia

Função hepática: não há informações disponíveis

Função renal: insuficiência renal (adultos) – iniciar com 60 mg/dia

Interações medicamentosas: sem interações conforme a base de dados Micromedex

Reações adversas:
- Neurológicas: cefaleia (5-11%), sonolência (1-3%), dor (2%), tontura (2%), fadiga (1%)
- Respiratórias: infecção de vias aéreas superiores (4%), tosse (2-4%), nasofaringite (2%)
- Musculoesqueléticas: mialgia (3%), dorsalgia e/ou lombalgia (2-3%)
- Gastrointestinais: vômito (crianças de 6 meses-5 anos de idade: 4-12%), dispepsia (1-5%), diarreia (3-4%), náusea (2%)
- Auditiva: otite média (2%)
- Endócrina e metabólica: dismenorreia (2%)
- Miscelânea: infecção viral (3%)

Precauções: administração simultânea de antiácidos contendo alumínio e magnésio dentro de 15 min diminui a absorção de fexofenadina; consumo simultâneo de sucos de frutas como uva, laranja e maçã diminui a biodisponibilidade da fexofenadina

fexofenadina + pseudoefedrina

Allegra D®, Allexofedrin D®, cloridrato de fexofenadina + pseudoefedrina®

comp rev lib prol 60 + 120 mg, 180 + 240 mg,

Sem ajuste de dose	Contraindicado	C	Uso criterioso	Não

Função renal: contraindicado em insuficiência renal

(continua)

fexofenadina + pseudoefedrina *(continuação)*

Classificação terapêutica: descongestionantes nasais sistêmicos, anti-histamínicos sistêmicos

Posologia:
- Rinite alérgica
- Alívio dos sintomas associados aos processos congestivos das vias aéreas superiores, tais como espirros, coriza, prurido nasal, ocular e obstrução nasal
- 1 comprimido, 2x/dia
- A administração com alimentos deve ser evitada.
- Este medicamento não deve ser partido ou mastigado

Interações medicamentosas: tranilcipromina, selegilina, azul de metileno, furazolidona, mocoblemida, linezolida, rasagilina, diidroergotamina, metildopa, guanetidina, epinefrina, apomorfina, midodrina

Reações adversas:

Comum
- Gastrointestinal: náusea (7,4%)
- Neurológica: dor de cabeça (13%), insônia (12,6%)

Precauções:
- Foi relatado colapso cardiovascular com hipotensão
- Foi relatada estimulação do SNC com convulsão
- *Diabetes mellitus*, preexistente
- Hipertensão, preexistente
- Hipertireoidismo, preexistente
- Aumento da pressão intraocular, preexistente
- Cardiopatia isquêmica preexistente
- Hipertrofia prostática preexistente[
- Insuficiência renal grave; pode ocorrer acúmulo, é necessária redução da dose (comprimido de liberação prolongada de 12 horas); evite o uso do comprimido de liberação prolongada de 24 horas porque a dose fixa não pode ser reduzida

Contraindicações:
- Doença arterial coronariana grave
- Hipersensibilidade a qualquer componente do produto, outros agentes adrenérgicos ou drogas de estrutura química semelhante
- Hipertensão grave
- Terapia com IMAO ou dentro de 14 dias após a interrupção da terapia com IMAO
- Glaucoma de ângulo estreito
- Retenção urinária

filgrastim

Fil®, Filgrastim®, Filgrastine®, Fiprima®, Granulokine®, Tevagrastim®, Zardio®

sol inj 30 e 48 MU, sol inj 300 e 600 mcg/mL

Sem ajuste de dose	Sem ajuste de dose	C	Contraindicado	Não

Classificação terapêutica: outros produtos que atuam no sangue e hematopoiese

Posologia:

Agranulocitose: dosagem e tempo ideais não definidos

Aids – neutropenia: 5 a 10 mcg/kg/dia, SC, por 2 a 4 semanas

Neutropenia febril, em malignidades mieloides após transplante de medula óssea; profilaxia
- dosagem e tempo ideais não definidos

Neutropenia febril, em malignidades não mieloides, em pacientes submetidos a quimioterapia mieloablativa seguida de transplante de medula; profilaxia
- 10 mcg/kg/dia administrados como infusão IV com duração não superior a 24 horas; iniciar pelo menos 24 horas após quimioterapia e infusão de medula óssea
- Ajuste de dose, quando a contagem absoluta de neutrófilos (CAN) for superior a 1.000/mm³ por 3 dias consecutivos, reduzir para 5 mcg/kg/dia (se a contagem de neutrófilos diminuir para menos de 1.000/mm3 em qualquer tempo durante a administração de 5 mcg/kg/dia, aumentar para 10 mcg/kg/dia, IV, e continuar o esquema de dosagem); então, se a CAN permanecer maior que 1.000/mm³ por mais 3 dias consecutivos, descontinuar o filgrastim; então, se a CAN diminuir para menos de 1.000/mm³, retome com 5 mcg/kg/dia

(continua)

filgrastim *(continuação)*

Neutropenia febril, em malignidades não mieloides após quimioterapia mielossupressora; profilaxia
- 5 mcg/kg SC ou IV diariamente começando pelo menos 24 horas após a quimioterapia (dosagem FDA)
- 5 mcg/kg/dia SC (preferencial) ou IV iniciando 1 a 3 dias após quimioterapia mielotóxica; no estabelecimento de terapia com altas doses, o filgrastim pode ser iniciado 1 a 5 dias após a administração da terapia com altas doses; continuar até que a contagem absoluta de neutrófilos seja de 2 a 3 x 109/L (dosagem de referência)
- 5 mcg/kg, SC, 24 a 72 horas após o último dia de quimioterapia até recuperação pós-nadir suficiente/estável da contagem absoluta de neutrófilos (alvo maior que 10 x 109/L não é necessário) (dosagem de referência)

Neutropenia febril, em pacientes com leucemia mieloide aguda recebendo quimioterapia; Profilaxia
- 5 mcg/kg, SC ou IV, diariamente; começando pelo menos 24 horas após a quimioterapia

Coleta de células-tronco do sangue periférico
- 10 mcg/kg/dia, SC, administrados pelo menos 4 dias antes da primeira leucaférese e continuados até a última leucaférese

Subsíndrome hematopoiética da síndrome de radiação aguda
- 10 mcg/kg SC em dose única diária, iniciando assim que possível após suspeita ou confirmação de exposição a dose de radiação maior que 2 gray; não atrase a administração se um hemograma completo não estiver disponível; continuar até que a contagem absoluta de neutrófilos (ANC) seja maior que 1.000/mm³ para 3 hemogramas consecutivos obtidos aproximadamente a cada três dias ou ANC seja maior que 10.000/mm3 após o nadir induzido por radiação

Síndrome mielodisplásica: dosagem e tempo ideais não definidos

Distúrbio neutropênico, crônico (grave), sintomático
- Neutropenia congênita: 6 mcg/kg, SC, 2x ao dia
- Neutropenia idiopática ou cíclica: 5 mcg/kg, SC, diariamente

Posologia pacientes pediátricos:

Neutropenia febril, em malignidades não mieloides, em pacientes submetidos a quimioterapia mieloablativa seguida de transplante de medula; profilaxia
- 10 mcg/kg/dia administrados como infusão IV com duração não superior a 24 horas; iniciar pelo menos 24 horas após quimioterapia e infusão de medula óssea
- Ajuste de dose, quando a contagem absoluta de neutrófilos (CAN) for superior a 1.000/mm³ por 3 dias consecutivos, reduzir para 5 mcg/kg/dia (se a contagem de neutrófilos diminuir para menos de 1.000/mm³ em qualquer tempo durante a administração de 5 mcg/kg/dia, aumentar para 10 mcg/kg/dia IV e continuar o esquema de dosagem); então, se a CAN permanecer maior que 1.000/mm³ por mais 3 dias consecutivos, descontinuar o filgrastim; então, se a CAN diminuir para menos de 1.000/mm³, retomar a 5 mcg/kg/dia

Neutropenia febril, em malignidades não mieloides após quimioterapia mielossupressora; profilaxia
- 5 mcg/kg, SC ou IV, diariamente; começando pelo menos 24 horas após a quimioterapia

Neutropenia febril, em pacientes com leucemia mieloide aguda recebendo quimioterapia; profilaxia
- 5 mcg/kg, SC ou IV, diariamente; começando pelo menos 24 horas após a quimioterapia

Coleta de células-tronco do sangue periférico
- 10 mcg/kg/dia, SC, administrados pelo menos 4 dias antes da primeira leucaférese e continuados até a última leucaférese

Subsíndrome hematopoiética da síndrome de radiação aguda
- 10 mcg/kg, SC, em dose única diária, iniciando assim que possível após suspeita ou confirmação de exposição a dose de radiação maior que 2 gray; não atrase a administração se um hemograma completo não estiver disponível; continuar até que a contagem absoluta de neutrófilos (ANC) seja maior que 1.000/mm³ para 3 hemogramas consecutivos obtidos aproximadamente a cada três dias ou ANC seja maior que 10.000/mm³ após o nadir induzido por radiação

Distúrbio neutropênico, crônico (grave), sintomático
- Neutropenia congênita: 6 mcg/kg SC 2x ao dia
- Neutropenia idiopática ou cíclica: 5 mcg/kg SC diariamente

Administração parenteral:

Intravenoso
- Não diluir em SF; pode ser diluído com SG 5% para uma concentração final não inferior a 5 mcg/mL.

(continua)

filgrastim *(continuação)*

- Proteja as soluções diluídas em concentrações entre 5 e 15 mcg/mL da adsorção a materiais plásticos adicionando albumina (humana) a uma concentração final de 2 mg/mL.
- As soluções diluídas em SG 5% mais albumina são compatíveis com frascos de vidro, sacos de policloreto de vinila e poliolefina IV e seringas de polipropileno.
- Armazenar as soluções diluídas à temperatura ambiente por até 24 horas, incluindo o tempo durante o armazenamento e a duração da infusão.

Subcutâneo
- Injetar na área externa da parte superior dos braços, abdome, coxas ou área externa superior da nádega.
- Pessoas com alergia ao látex não devem administrar seringa pré-cheia

Interações medicamentosas: vincristina

Reações adversas:

Comum
- Dermatológicas: alopecia, erupção (quimioterapia mielossupressora, 14%)
- Gastrintestinais: diarreia
- Hematológica: anemia
- Musculoesquelética: dor óssea (quimioterapia mielossupressora, 11%; coleta de células progenitoras do sangue periférico, 30%)
- Neurológica: cefaleia (coleta e terapia de células progenitoras do sangue periférico, 10%)
- Respiratória: sangramento do nariz, tosse (quimioterapia mielossupressora, 14%), dispneia (quimioterapia mielossupressora, 13%)
- Outros: fadiga (quimioterapia mielossupressora, 20%), febre (quimioterapia mielossupressora, 48%; coleta de células progenitoras do sangue periférico, 16%), dor (quimioterapia mielossupressora, 12%)

Sério
- Cardiovascular: aortite, síndrome de vazamento capilar
- Dermatológica: vasculite da pele
- Hematológicas: síndrome mielodisplásica, anemia falciforme com crise
- Imunológicas: anafilaxia, reação de hipersensibilidade
- Renal: glomerulonefrite
- Respiratória: síndrome do desconforto respiratório agudo
- Outros: distúrbio cromossômico, ruptura do baço

Precauções:
- Imagem óssea: os resultados da imagem óssea podem ser alterados; considerar durante a interpretação dos resultados
- Cardiovascular: a aortite foi relatada logo na primeira semana de terapia; avaliação necessária se sintomas generalizados estiverem presentes e descontinuar a terapia se houver suspeita
- Cardiovascular: síndrome de vazamento capilar foi relatada e pode ser fatal se o tratamento for atrasado
- Uso concomitante: o uso simultâneo com quimioterapia e radioterapia pode interferir na divisão das células mieloides; evitar o uso dentro de 24 horas antes ou após a quimioterapia ou simultaneamente com a radioterapia
- Dermatológica: vasculite cutânea moderada ou grave foi relatada, mais frequentemente em pacientes com neutropenia crônica grave recebendo terapia de longo prazo; redução ou interrupção da dose pode ser necessária
- Hematológicas: doenças falciformes; crise grave de células falciformes, às vezes fatal, foi relatada; descontinuação necessária
- Hematológica: foi relatada hemorragia alveolar em doadores saudáveis submetidos à mobilização de células progenitoras do sangue periférico (uso não aprovado)
- Hematológica: trombocitopenia foi relatada; monitoramento recomendado
- Hematológica: leucocitose foi relatada em pacientes com câncer recebendo quimioterapia mielossupressora; monitoramento recomendado e a descontinuação pode ser necessária
- Hematológicas: anormalidades citogenéticas, transformação para síndrome mielodisplásica e leucemia mieloide aguda foram relatadas em pacientes tratados com filgrastim para neutropenia crônica grave; risco pode estar presente apenas em pacientes com neutropenia congênita. Confirme o neutropenia crônica grave antes do início e monitore o uso crônico em pacientes com citogenética anormal ou neutropenia congênita; considerar risco versus benefício do uso continuado se o paciente desenvolver citogenética anormal ou síndrome mielodisplásica
- Hematológicas: síndrome mielodisplásica e leucemia mieloide aguda foram relatadas em pacientes tratados com filgrastim mais quimioterapia e/ou radioterapia para câncer de mama e pulmão; O monitoramento é recomendado nesses pacientes

(continua)

filgrastim *(continuação)*

- Imunológicas: reações alérgicas graves, incluindo anafilaxia, foram relatadas e podem recorrer dentro de dias após a descontinuação do tratamento antialérgico inicial; descontinuar o uso
- Renal: glomerulonefrite foi relatada; redução ou interrupção da dose pode ser necessária
- Respiratória: foi relatada síndrome do desconforto respiratório agudo; interrompa o uso se ocorrer
- Ruptura esplênica: foi relatada ruptura esplênica, incluindo casos fatais.
- Crescimento do tumor: a atividade do fator de crescimento em qualquer tipo de tumor pode ocorrer

Contraindicações: reações alérgicas graves a fatores estimuladores de colônias de granulócitos humanos (p. ex., filgrastim, pegfilgrastim), ou qualquer componente do produto

fluconazol

Zoltec®

sol inj infus EV 2 mg/mL; cap dura 50, 100 e 150 mg

Precaução | Precaução | D | Compatível | MPI? Não

Classificação terapêutica: antifúngico, antimicótico

Posologia:
- 100-400 mg/dia
- Candidíase orofaríngea: 100-200 mg/dia, por 14 dias
- Candidíase esofágica: 200 mg no 1° dia, com dose de manutenção de 100-400 mg/dia, por 21 dias, e por pelo menos 2 semanas após resolução dos sintomas
- Candidíase vaginal: 150 mg, em dose única
- Cistite: 200 mg/dia, por 14 dias
- Pielonefrite: 200-400 mg/dia, por 14 dias

Função hepática: podem ocorrer aumento da fosfatase alcalina, aumento de AST/ALT, colestase, hepatite, icterícia, insuficiência hepática (rara), risco de toxicidade hepática; uso com precaução

Função renal: insuficiência renal com ClCr > 50 mL/min – nenhum ajuste de dose necessário; ClCr ≤ 50 mL/min – administrar 50% da dose usual, uso com precaução; hemodiálise – 100% da dose habitual após cada sessão de hemodiálise

Administração parenteral: infundir fluconazol EV à velocidade < 200 mg/mL

Interações medicamentosas: tacrolimo, metadona, terfenadina, astemizol, voriconazol, claritromicina, citalopram, saquinavir, varfarina, fentanila, nevirapina, triazolam, rifabutina, lurasidona, isradipina, halofantrina, atorvastatina, hidroxicloroquina, ciclosporina, sirolimo, vincristina, sinvastatina, colchicina, nitrofurantoína, carbamazepina, parecoxibe, valdecoxibe, amitriptilina, nortriptilina, teofilina, fluvastatina, gemifloxacino, tipranavir, omeprazol, etravirina, rifampicina, midazolam, fenitoína, nicardipino, celecoxibe, trimetrexato, tretinoína, cimeticina, tofacitinibe, prednisona, rosuvastatina, losartana, zidovudina

Reações adversas:
- Cardiovasculares: angioedema, palidez, prolongamento do QT (raro, relatos de caso), *torsades de pointes* (rara, relatos de caso)
- Dermatológicas: erupção cutânea (2%), alopecia, necrólise epidérmica tóxica, síndrome de Stevens-Johnson
- Hematológicas: agranulocitose, leucopenia, neutropenia, trombocitopenia
- Neurológicas: cefaleia (2-13%), crises convulsivas, tontura
- Respiratória: dispneia
- Gastrointestinais: náusea (4-7%), dor abdominal (2-6%), diarreia (2-3%), vômito (2%), alteração do paladar, dispepsia
- Endócrinas e metabólicas: hipercolesterolemia, hipertrigliceridemia, hipopotassemia
- Miscelânea: reações anafiláticas (raras)

Precauções: uso concomitante com medicamentos com margem terapêutica estreita, que são metabolizados pelo CYP2C9 ou CYP3A4 – monitoração recomendada; evitar o uso concomitante com voriconazol

Contraindicações: uso concomitante com medicamentos metabolizados pelo CYP3A4 e medicamentos conhecidos por prolongar o intervalo QT (p. ex., cisaprida, astemizol, eritromicina, pimozida e quinidina); uso concomitante de terfenadina em pacientes que recebem doses múltiplas de fluconazol ≥ 400 mg

fludrocortisona

Florinefe®

comp 0,1 mg

Sem informações | Precaução | C | Uso criterioso | MPI? Não

Classificação terapêutica: mineralocorticoide

Posologia:
- Doença de Addison: dose inicial de 0,1 mg/dia; dose de manutenção de 0,1 mg, 3x/semana (0,2 mg/dia)
- Hiperplasia congênita adrenal: 0,05-0,2 mg/dia
- Hipotensão postural: dose inicial de 0,1 mg/dia (máximo: 1 mg/dia)

Função hepática: não há informações disponíveis

Função renal: insuficiência renal (preexistente) – risco de exacerbação, por retenção de sódio, edema e perda de potássio; uso com precaução

Interações medicamentosas: vacina rotavírus, furosemida, rifampicina, fenitoína

Reações adversas:
- Cardiovasculares: edema, hipertensão arterial, insuficiência cardíaca congestiva
- Dermatológicas: acne, equimoses, erupção cutânea
- Neurológicas: cefaleia, convulsões, tontura
- Musculoesquelética: fraqueza muscular
- Gastrointestinal: úlcera péptica
- Endócrinas e metabólicas: alcalose hipopotassêmica, hiperglicemia, supressão do crescimento, supressão do eixo hipotálamo-hipófise-adrenal
- Ocular: catarata
- Miscelânea: anafilaxia (generalizada), diaforese

Precauções: redução da dose deve ser gradual, quando possível; cirrose; DM; anormalidades eletrolíticas; hipertensão; hipotireoidismo; imunizações; infecções; miastenia grave; alterações oculares (catarata, glaucoma) com o uso prolongado; herpes simples ocular; osteoporose; úlcera péptica; colite ulcerosa grave; psicose

Contraindicação: infecção fúngica sistêmica

flumazenil

Flumazenil®, Flumazil®, Flunexil®, Lanexat®, Lenazen®

sol inj 0,1 mg/mL

Precaução | Sem informação | B | Uso criterioso | Não

Função hepática:
- Insuficiência hepática: sugere-se uso com precaução

Classificação terapêutica: antagonista de benzodiazepinas

Posologia:
- Reversão da atividade benzodiazepínica
- Inicial, 0,2 mg, IV, durante 15 segundos
- Se o nível de consciência desejado não for obtido após 45 segundos, pode-se repetir 0,2 mg, IV, em intervalos de 1 minuto conforme necessário até 4 doses adicionais
- Máximo 1 mg total
- Recorrência da sedação: repetir a dosagem em intervalos de 20 minutos, se necessário
- Não exceder 1 mg por dose (administrado como 0,2 mg/min) ou 3 mg/hora.

Administração parenteral:
- Intravenoso
- Administrar apenas através de uma infusão intravenosa de fluxo livre em uma grande veia
- Administrar como uma série de pequenas injeções
- Compatível com SG 5%, RL ou SF
- Estável por 24 horas se colocado em uma seringa ou misturado com soluções

Interações medicamentosas: flurazepam, clordiazepóxido, lorazepam, clorazepato, clonazepam, diazepam, nitrazepam, alprazolam, clobazam, estazolam, flunitrazepam, zolpidem, zopiclone

Reações adversas:

Comum
- Dermatológicas: diaforese, dor no local da injeção
- Neurológica: tontura, dor de cabeça

(continua)

flumazenil *(continuação)*

- Oftálmica: visão anormal, visão turva
- Psiquiátrica: agitação

Sério

- Cardiovascular: arritmia cardíaca (raro)
- Neurológica: convulsão, em pacientes que dependem de benzodiazepínicos para controlar convulsões, são fisicamente dependentes de benzodiazepínicos ou que ingeriram grandes doses de outros medicamentos
- Outros: morte, geralmente em pacientes com doença subjacente grave ou que ingeriram grandes quantidades de medicamentos não benzodiazepínicos (geralmente antidepressivos cíclicos), como parte de uma overdose (raro)

Precauções:

- Ambiente de UTI: tenha cuidado em pacientes de UTI devido à possibilidade de convulsões em pacientes com dependência não reconhecida de benzodiazepínicos; não use para diagnosticar sedação induzida por benzodiazepínicos na UTI
- Neurológica: aumento do risco de convulsões, particularmente com a retirada concomitante de grandes sedativos-hipnóticos, terapia recente com doses repetidas de benzodiazepínicos parenterais, espasmos mioclônicos ou atividade convulsiva antes da administração de flumazenil em casos de overdose, ou overdose concomitante de antidepressivos cíclicos graves
- Neurológica: ressedação ou outros efeitos residuais de benzodiazepínicos podem ocorrer quando usados para reversão de benzodiazepínicos; monitoramento recomendado com base na dose e duração do benzodiazepínico administrado
- Neurológica: tenha cuidado em pacientes com traumatismo craniano, pois o flumazenil pode precipitar convulsões ou alterar o fluxo sanguíneo cerebral
- Neurológica: não use até que os efeitos do bloqueio neuromuscular tenham sido totalmente revertidos
- Dependência física: podem ocorrer convulsões em pacientes fisicamente dependentes de benzodiazepínicos
- Psiquiátrica: pode provocar ataques de pânico em pacientes com histórico de transtorno de pânico
- Respiratória: pode ocorrer depressão respiratória quando usado para reversão de benzodiazepínicos; monitoramento recomendado com base na dose e duração do benzodiazepínico administrado
- Respiratória: não use como tratamento primário em pacientes com doença pulmonar grave que apresentem depressão respiratória grave devido aos benzodiazepínicos
- Populações especiais: tenha cuidado em pacientes com dependência de drogas ou alcoolismo devido ao aumento da frequência de tolerância e dependência de benzodiazepínicos
- Populações especiais: o uso em pacientes epilépticos que estão recebendo tratamento com benzodiazepínicos por um período prolongado de tempo não é recomendado devido ao risco aumentado de convulsões
- Retirada: o uso pode precipitar a retirada de benzodiazepínicos

Contraindicações:

- Hipersensibilidade ao flumazenil ou benzodiazepínicos
- Sinais de overdose grave de antidepressivos cíclicos
- Uso de um benzodiazepínico para controle de uma condição potencialmente fatal (p. ex., controle da pressão intracraniana ou estado de mal epiléptico)

flunarizina

Vertix®

cap 10 mg; sol oral (gts) 5 mg/mL

Com ajuste de dose | Sem informações | Sem informações | Sem informações | MPI? Não

Classificação terapêutica: preparação antivertiginosa

Posologia:

- Vertigem periférica, profilaxia de enxaqueca, doenças vasculares periféricas: 1-2 cap/dia, iniciar com 1 cap à noite

Função hepática: insuficiência hepática – ajuste de dose necessário (não há informações sobre valores específicos)

Função renal: não há informações disponíveis

Interações medicamentosas: amiodarona, saquinavir, carbamazepina

Reações adversas:

- Dermatológica: erupção cutânea
- Neurológicas: ansiedade, entorpecimento, fadiga, insônia, tontura, vertigem, sintomas extrapiramidais

(continua)

flunarizina *(continuação)*

- Musculoesqueléticas: astenia e/ou fraqueza, mialgia
- Gastrintestinais: aumento do apetite, azia, epigastralgia, ganho de peso, náusea, vômito, xerostomia
- Endócrinas e metabólicas: aumento dos níveis de prolactina, galactorreia

Precauções: uso concomitante com álcool e medicamentos com ação sobre o SNC, como tranquilizantes e sedativos

Contraindicações: depressão; mal de Parkinson

Observações: pacientes idosos podem ser mais sensíveis aos efeitos de uma dose padrão adulta

fluoxetina

Prozac®

caps 20 mg; caps dura lib retard 90 mg; comp dispersível 20 mg

Com ajuste de dose | Com ajuste de dose | C | Contra-indicado | MPI? Não

Classificação terapêutica: inibidor seletivo da recaptação de serotonina

Posologia:

- Depressão e transtornos ansiosos: dose inicial de 20 mg/dia, de manhã (máximo: 80 mg/dia); observar resposta por 4-6 semanas antes de aumentar a dose

Função hepática: insuficiência hepática – dose menor ou dose menos frequente é recomendada

Função renal: insuficiência renal – ajuste de dose não é rotineiramente necessário

Ajuste de dose (uso concomitante com olanzapina): dose inicial de 2,5-5 mg de olanzapina + 20 mg de fluoxetina; aumentar a dose com cautela se houver predisposição à reação hipotensora, insuficiência hepática, metabolizadores lentos de alguma droga em combinação (sexo feminino, estado não fumante, geriátrica) ou pacientes farmacodinamicamente sensíveis à olanzapina; escalar dose com cautela; diminuição de dose para pacientes idosos

Interações medicamentosas: linezolida, pimozida, terfenadina, ritonavir, anti-inflamatórios não esteroidais (ácido acetilsalicílico, naproxeno, fenilbutazona, ácido mefenâmico, fenoprofeno, ibuprofeno, indometacina, piroxicam, diclofenaco, cetoprofeno, flurbiprofeno, cetorolaco, tenoxicam, etofenamato, dipirona, nimesulida, lornoxicam, acemetacina, propifenazona, meloxicam, celecoxibe, proglumetacina, rofecoxibe, dexcetoprofeno, parocoxibe, valdecoxibe, etoricoxibe, nepafenaco, loxoprofeno, lumiracoxibe, ácido tolfenâmico, nimesulida, ácido flufenâmico), sibutramina, trazodona, alfentanila, erva-de-são-joão, hidroxicloroquina, carbamazepina, cilostazol, donepzila, ciclobenzaprina, tetrabenazina, flufenazina, gemifloxacino, rizatriptana, galantamina, propafenona, naratriptana, duloxetina, anticoagulantes (heparina, varfarina, antitrombina humana III, enoxaparina, dalteparina, nadroparina, bivalirrudina, defibrotida, desirudina, fondaparinux, bemiparina, tinzaparina, reviparina), sumatriptano, haloperidol, propranolol, risperidona, lítio, alprazolam, fenitoína, ciproeptadina, *ginkgo*, digoxina, buspirona

Reações adversas (conforme relatado em estudos controlados com placebo e, geralmente, similares com adultos e crianças; a frequência real pode depender do diagnóstico e, em alguns casos, os limites apresentados podem ser inferiores ou iguais ao placebo para um transtorno específico):

- Cardiovasculares: vasodilatação (1-5%), febre (2%), dor torácica, hemorragia, hipertensão arterial, palpitação
- Dermatológicas: erupção cutânea (2-6%), prurido (4%)
- Neurológicas: insônia (10-33%), cefaleia (21%), sonolência (5-17%), ansiedade (6-15%), nervosismo (8-14%), tontura (9%), sonhos anormais (1-5%), pensamento anormal (2%), agitação, amnésia, calafrios, confusão mental, labilidade emocional, transtorno do sono
- Respiratórias: faringite (3-11%), bocejo (≤ 11%), sinusite (1-6%)
- Musculoesqueléticas: fraqueza (7-21%), tremor (3-13%), hipercinesia (2%)
- Gastrintestinais: náusea (12-29%), diarreia (8-18%), anorexia (4-17%), xerostomia (4-12%), dispepsia (6-10%), constipação (5%), flatulência (3%), vômito (3%), sede (≤ 2%), perda de peso (2%), aumento do apetite, ganho de peso, perversão do paladar
- Endócrinas e metabólicas: redução da libido (1-11%), ejaculação anormal (≤ 7%), impotência (≤ 7%), menorragia (≤ 2%)
- Auditivas (1-10%): otalgia, zumbido
- Geniturinárias (1-10%): aumento da frequência miccional
- Miscelânea: síndrome similar à gripe (3-10%), diaforese (2-8%), epistaxe (≥ 2%)

(continua)

fluoxetina *(continuação)*

Precauções: considerar ajuste de dose para pacientes com idade > 60 anos; não é recomendado uso concomitante com precursores da serotonina (p. ex., triptofano), outros inibidores seletivos da recaptação da serotonina ou inibidores da recaptação de serotonina e noradrenalina; risco de eventos hemorrágicos pode ser aumentado com o uso concomitante de AINH, ácido acetilsalicílico, varfarina e outros anticoagulantes; no transtorno bipolar há aumento do risco de precipitação de episódio misto/maníaco; piora do comportamento; ideação suicida ou depressão; risco de ativação de mania/hipomania de pacientes com histórico de mania; sintomas de descontinuação graves foram relatados com a retirada abrupta – recomenda-se retirada gradual; glaucoma de ângulo fechado ou aumento da pressão intraocular; midríase foi relatada; aumento do risco de hipoglicemia para diabéticos; aumento do risco de hiponatremia ocorreu geralmente como resultado da síndrome de secreção inapropriada do hormônio antidiurético; aumento do risco com aumento do volume de depleção, idade avançada ou uso concomitante com diuréticos; não se recomenda o uso concomitante com álcool

Contraindicações: uso concomitante com um inibidor da monoaminoxidase, incluindo linezolida ou azul de metileno EV ou no prazo de 14 dias após a descontinuação de um inibidor de monoaminoxidase; deve decorrer pelo menos 5 semanas após a suspensão do cloridrato de fluoxetina antes do início de um inibidor da monoaminoxidase; aumento do risco de síndrome da serotonina; uso concomitante de pimozida ou tioridazina; risco de prolongamento do intervalo QT

flurazepam (dicloridato de flurazepam)

Dalmadorm®
comp rev 30 mg

Sem informação | Sem informação | C | Contraindicado | 60+ Sim

Classificação terapêutica: neurolépticos

Posologia:
- Insônia: 15 a 30 mg ao deitar

Interações medicamentosas: flumazenil, primidona, pentobarbital, secobarbital, fenobarbital, tiopental, buprenorfina, oxicodona, cetirizina, codeina, pentazocina, periciazina, alfentanila, meperidina, levorfanol, bromoprida, morfina, dexmedetomidina, pregabalina, escopolamina, escetamina, loxapina, doxilamina, gabapentina, tramadol, clobazam, canabidiol, mirtazapina, cetamina, fentanila, alprazolam, dantroleno, carisoprodol, bromazepam, hidrato de cloral, levocetirizina, midazolam, lofexidina, metoclopramida, nalfubina, meclizina, trazodona, zolpidem, metadona, tapentadol, clonazepam, sufentanila, gabapentina

Reações adversas:
Comum
- Gastrointestinal: distúrbio do paladar
- Neurológicas: ataxia, tontura, ressaca, letargia, sedação, sonolência
- Oftálmica: visão turva
- Respiratória: apneia
- Outros: dependência de drogas, sintoma de abstinência

Sério
- Hematológica: distúrbio granulocitopênico (raro), leucopenia (raro)

Precauções:
- Critério de Beers: evitar o uso em idosos devido ao aumento da sensibilidade aos benzodiazepínicos que podem aumentar o risco de comprometimento cognitivo, delírio, quedas, fraturas e acidentes automobilísticos (pode ser apropriado para distúrbios convulsivos, distúrbios do sono com movimentos rápidos dos olhos, abstinência de benzodiazepínicos, abstinência de etanol, transtorno de ansiedade generalizada grave, anestesia periprocedimento e cuidados no final da vida). Em particular, evitar em idosos com histórico de quedas ou fraturas (a menos que alternativas mais seguras não estejam disponíveis), pois podem ocorrer síncope, função psicomotora prejudicada ou ataxia, em pacientes com demência ou comprometimento cognitivo devido ao risco de efeitos adversos no SNC, e em pacientes com ou em alto risco de *delirium*, pois o *delirium* pode ocorrer ou piorar. Evite o uso concomitante de 3 ou mais agentes ativos no SNC em qualquer combinação devido ao aumento do risco de quedas e fraturas. Evitar o uso concomitante de qualquer opioide devido ao aumento do risco de overdose
- Acesso: a FDA está aconselhando que os medicamentos para dependência de opioides buprenorfina ou metadona não devem ser retidos de pacientes que tomam

(continua)

flurazepam (dicloridato de flurazepam) *(continuação)*

benzodiazepínicos ou outros medicamentos que deprimem o sistema nervoso central (SNC). O uso combinado desses medicamentos aumenta o risco de efeitos colaterais graves; no entanto, os danos causados pela dependência de opioides não tratados podem superar esses riscos. O gerenciamento cuidadoso de medicamentos por profissionais de saúde pode reduzir esses riscos
- Uso concomitante: não é recomendado o uso com álcool e outros sedativos-hipnóticos
- Imunológicas: reações anafiláticas e anafilactoides graves, bem como angioedema, podem ocorrer logo na primeira dose; descontinuar permanentemente
- Neurológicas: podem ocorrer efeitos no SNC (p. ex., tontura, sonolência, vertigens, cambaleio, ataxia e queda) e comprometimento diurno, especialmente em pacientes idosos ou debilitados; monitoramento recomendado
- Neurológica: comportamentos complexos relacionados ao sono foram relatados, incluindo a possibilidade de pacientes realizarem atividades enquanto dormem (p. ex., dirigir dormindo, fazer ligações, preparar ou comer alimentos, fazer sexo) sem memória depois. O risco aumenta com doses mais altas, uso concomitante de depressores do SNC e álcool; interrompa se ocorrer condução do sono
- Psiquiátricas: foram relatados pensamentos anormais e mudanças de comportamento; reações paradoxais imprevisíveis (p. ex., estimulação, agitação, aumento da espasticidade muscular e distúrbios do sono) podem ocorrer
- Psiquiátrica: pode piorar a depressão; monitoramento recomendado
- Abstinência: os sintomas de abstinência ocorreram após a descontinuação abrupta

Contraindicações: hipersensibilidade ao flurazeapm ou benzodiazepínicos; gravidez

fluticasona

Avamys®; Flixotide® spray; Flixotide® diskus

Precaução | Sem ajuste de dose | C | Contraindicado | 60+ MPI? Não

spr nas 27,5 mcg/dose; susp aer inal oral + inal 50 e 250 mcg/dose; pó inal oral 50 e 250 mcg/dose

Classificação terapêutica: corticosteroide

Posologia:
- Asma: dose baixa – 100-250 mcg/dia; dose média – 250-500 mcg/dia; dose alta – 500-1.000 mcg/dia; iniciar tratamento com dose menor para idosos
- Rinite alérgica: spr 27,5 mcg – 1-2 jatos, 1x/dia

Função hepática: insuficiência hepática grave – risco de toxicidade; uso com precaução

Função renal: não há informações disponíveis

Interações medicamentosas: itraconazol, darunavir, cetoconazol, tipranavir

Reações adversas:
- Cardiovasculares: sintomas torácicos (1-3%)
- Dermatológicas: pele seca (7%), sensação de queimação e picada na pele (2-5%), prurido (3%), irritação cutânea (3%), infecção viral cutânea (1-3%), exacerbação do eczema (2%), escoriação (2%), ressecamento (1%), anestesia dos quirodáctilos (1%)
- Neurológicas: cefaleia (5-16%), tontura (1-3%), febre (1-3%), enxaqueca (1-3%), dor (1-3%)
- Respiratórias: infecção de vias aéreas superiores (16-18%), irritação da garganta (8-10%), faringite (6-8%), epistaxe (6-7%), sinusite/infecção sinusal (4-7%) sintomas asmáticos (3-7%), tosse (4-6%), bronquite (1-6%) rouquidão/disfonia (2-6%), inflamação do trato respiratório superior (2-5%), sensação de queimação/irritação nasal (2-3%), sangue no muco nasal (1-3%), coriza (1-3%), rinite (1-3%), infecção da garganta (1-3%), rinorreia/gotejamento retronasal (1-3%), distúrbio sinusal (1-3%), laringite (1-3%)
- Musculoesqueléticas: dor musculoesquelética (1-3%), dor muscular (1-3%), rigidez/contração muscular (1-3%)
- Gastrointestinais: náusea e vômito (3-5%), dor abdominal (1-3%), diarreia (1-3%), dispepsia (1-3%), infecção gastrointestinal (viral) (1-3%), desconforto e/ou dor gastrointestinal (1-3%), hipossialorreia (1-3%)
- Geniturinária: ITU (1-3%)
- Miscelânea: candidíase oral (2-5%), dores (1-3%), síndrome gripal (1-3%)

(continua)

fluticasona *(continuação)*

Precauções: uso concomitante com ritonavir (não recomendado) ou outros inibidores potentes do CYP3A4, como o cetoconazol; infecção fúngica, parasitária ou bacteriana, sem tratamento local ou sistêmico; histórico de glaucoma, catarata ou aumento da pressão intraocular; pode prejudicar a cicatrização de feridas nasais; transferência de corticoterapia sistêmica para terapia tópica; risco de insuficiência adrenal aguda, especialmente em momentos de tensão; tuberculose ativa ou inativa

fluvastatina

Lescol®; Lescol XL®

caps 20 e 40 mg; comp rev lib prol 80 mg

Contra-indicado | Precaução | X | Contra-indicado | MPI? Não

Classificação terapêutica: inibidor da HMG-CoA redutase

Posologia:
- DLP: 20-40 mg/dia, à noite (máximo: 80 mg/dia, divididos em 2 doses)

Função hepática: histórico de doença hepática ou abuso de álcool – uso com precaução; pacientes com doença hepática ativa ou elevações persistentes e sem explicação das transaminases séricas – uso contraindicado; se ocorrer lesão hepática grave – interromper o tratamento

Função renal: insuficiência renal – pode ocorrer aumento do risco de rabdomiólise ou miopatia; insuficiência renal leve a moderada – ajuste de dose não é necessário; insuficiência renal grave – doses > 40 mg/dia não foram estudadas e devem ser administradas com precaução, se necessário

Ajuste de dose (uso concomitante com ciclosporina ou fluconazol): não exceder doses de 20 mg, 2x/dia

Interações medicamentosas: genfibrozila, fenitoína, ciprofibrato, quinupristina, dalfopristina, fenofibrato, fluconazol, varfarina, glibenclamida, pectina, colchicina, eltrombopague, rifampicina, omeprazol, colestiramina

Reações adversas (relatadas com o uso de cap; em geral, as reações adversas relatadas com comp de liberação prolongada foram similares, mas a incidência foi menor):
- Neurológicas: cefaleia (9%), fadiga (3%), insônia (3%)
- Respiratórias: sinusite (3%), bronquite (2%)
- Musculoesquelética: mialgia (5%)
- Gastrointestinais: dispepsia (8%), diarreia (5%), dor abdominal (5%), náusea (3%)
- Geniturinária: ITU (2%)

Precauções: idade > 65 anos – risco aumentado de miopatia e rabdomiólise; esclerose lateral amiotrófica; evitar uso concomitante com ciclosporina, genfibrozila, telaprevir, tipranavir/ritonavir; hipotireoidismo descontrolado – risco aumentado de miopatia e rabdomiólise; níveis acentuadamente elevados de CPK

fondaparinux sódico

Arixtra®

seringas preenchidas 2,5 mg/0,5 mL, 7,5 mg/0,6 mL

Precaução | Contra-indicado | C | Contra-indicado | MPI? Não

Classificação terapêutica: antitrombótico

Posologia:
- Profilaxia de tromboembolismo de pacientes com peso > 50 kg: 2,5 mg/dia
- Trombose venosa profunda e tromboembolismo pulmonar: peso < 50 kg – 5 mg/dia; peso de 50-100 kg – 7,5 mg/dia; peso > 100 kg – 10 mg/dia

Função hepática: podem ocorrer aumento de ALT (3%) e aumento de AST (2%); uso com precaução

Função renal: insuficiência renal com ClCr de 50-80 mL/min – redução de 25% da dose; ClCr de 30-50 mL/min – redução de 40% da dose; ClCr < 30 mL/min – uso contraindicado; tromboprofilaxia venosa – 1,5 mg, SC, 1x/dia, inicialmente a intervalos ≥ 6 h (de preferência, 8 h), durante pós-operatório de 10 dias (substituição de quadril ou joelho) ou 28-35 dias (cirurgia de fratura de quadril); retardar a 1ª injeção para ≥ 8 h após a cirurgia reduz o risco de sangramento para pacientes frágeis

(continua)

fondaparinux sódico *(continuação)*

Ajuste de dose: pacientes geriátricos – depuração total é aproximadamente 25% menor em comparação com pacientes com idade < 65 anos; obesidade (peso corporal > 100 kg) para trombose venosa profunda – 10 mg/dia, SC

Administração parenteral (compatível – SF): formulação injetável é administrada SC; entretanto, a via EV pode ser utilizada para a 1ª dose para pacientes com IAM com supradesnivelamento do segmento ST; a dose recomendada é de 2,5 mg/dia e pode ser administrada diretamente pelo cateter EV ou após a diluição entre 25-50 mL de SF e infundida em 1-2 min
Obs.: estabilidade de 24 h em TA se diluído; a via EV é usada apenas para a 1ª dose e doses subsequentes são administradas SC

Interações medicamentosas: erva-de-são-joão, fluvoxamina, paroxetina, apixabana, desvenlafaxina, sertralina, *ginkgo*, citalopram, fluoxetina, venlafaxina, escitalopram, milnaciprana, vitamina A, condroitina, coenzima Q10, *dong quai*

Reações adversas:
- Sangramento: do mesmo modo que com todos os anticoagulantes, o sangramento é o principal efeito adverso; hemorragia pode ocorrer em qualquer local; parece que o risco é aumentado por certo número de fatores, incluindo disfunção renal, idade (> 75 anos) e peso (< 50 kg)
- Cardiovasculares: edema (9%), hipotensão arterial (4%), trombose por cateter de intervenção coronariana percutânea (sem heparina: 1%)
- Dermatológicas: erupção cutânea (8%), púrpura (4%), erupção bolhosa (3%)
- Hematológicas: anemia (20%), sangramento menor (2-4%), hematoma (3%), trombocitopenia moderada (50.000-100.000/mm^3: 3%), sangramento significativo (1-3% – o risco aumenta até 5% em pacientes recebendo a dose inicial < 6 h após cirurgia)
- Neurológicas: febre (4-14%), insônia (5%), tontura (4%), cefaleia (2-5%), confusão mental (3%), dor (2%)
- Gastrointestinais: náusea (11%), constipação (5-9%), vômito (6%), diarreia (3%), dispepsia (2%)
- Endócrina e metabólica: hipopotassemia (1-4%)
- Geniturinárias: ITU (4%), retenção urinária (3%)
- Local: reação no local da injeção (sangramento, erupção cutânea, prurido)
- Miscelânea: aumento de drenagem na ferida (5%)

Precauções/advertências: uso concomitante com medicamentos que afetam a hemostasia, como AINH, inibidores de plaquetas e outros anticoagulantes; aumento do risco de hematoma epidural ou espinhal no uso concomitante de anestesia no neuroeixo ou punção espinhal e fondaparinux; aumento do risco de hematoma epidural ou espinhal no pós-operatório com cateter epidural residente; aumento do risco de hemorragia grave para pacientes com peso corporal < 50 kg e que requeiram o tratamento de embolia pulmonar ou trombose venosa profunda; aumento do risco de hemorragia em hipertensão arterial (descontrolada), hemorragia (congênita ou adquirida), cirurgia da coluna vertebral ou oftalmológica (recente), retinopatia diabética, AVC hemorrágico ou doença gastrointestinal ulcerativa (ativa); uso concomitante de agentes que aumentem o risco de hemorragia; interromper a terapia se houver hemorragia ou mudanças inesperadas nos parâmetros de coagulação; não administrar durante pelo menos 6-8 h após o procedimento cirúrgico

Contraindicações: endocardite bacteriana; sangramento ativo e significativo; peso corporal < 50 kg de pacientes que necessitem de profilaxia para tromboembolismo venoso; trombocitopenia associada com teste *in vitro* positivo para anticorpo antiplaquetário na presença de fondaparinux sódico

formoterol

Foradil®

cap dura pó inal oral + inal 12 mcg

Sem informações | Sem informações | C | Uso criterioso | MPI? Não

Classificação terapêutica: agonista seletivo do adrenorreceptor beta

Posologia:
- Asma (deve ser usado em combinação com corticosteroide inalatório): 1-2 cap (12-24 mcg), 2x/dia
- Doença pulmonar obstrutiva crônica: 1-2 cap (12-24 mcg), 2x/dia

Função hepática: não há informações disponíveis

Função renal: não há informações disponíveis

(continua)

formoterol *(continuação)*

Interações medicamentosas: hidroxicloroquina, donepezila

Reações adversas:
- Cardiovascular: dor torácica (2%)
- Dermatológica: erupção cutânea (1%)
- Neurológicas: ansiedade (2%), febre (2%), insônia (2%), tontura (2%), disfonia (1%)
- Respiratórias: exacerbação da asma (5-12 anos: 5-6%; > 12 anos: < 4%), bronquite (5%), infecção (3-7%), faringite (4%), sinusite (3%), dispneia (2%) tonsilite (1%)
- Gastrointestinais (1-10%): dispepsia, dor abdominal, gastroenterite, náusea, xerostomia (1%)
- Miscelânea: infecção viral (17%)

Precauções: não utilizar para asma controlada adequadamente com a dose média baixa ou corticosteroides inalatórios; aumento do risco de morte por asma e eventos graves de asma; uso não indicado no tratamento de sintomas agudos de asma; broncoespasmo potencialmente fatal pode ocorrer; distúrbios cardiovasculares, incluindo insuficiência coronariana, arritmias cardíacas, hipertensão e aneurisma, podem exacerbar condições; uso concomitante de outros beta-agonistas de ação prolongada não é recomendado; distúrbio convulsivo pode agravar a condição; diabete ou cetoacidose podem exacerbar condições; dose superior à recomendada resultou em mortes; feocromocitoma pode exacerbar a condição; tireotoxicose pode agravar os sintomas

Contraindicação: tratamento primário de episódios agudos de asma ou doença pulmonar obstrutiva crônica

formoterol + budesonida

Alenia®; Foraseq®; Symbicort® Turbuhaler; Vannair®

Sem informações | Sem informações | C | Uso criterioso | 60+ MPI? Não

cap dura pó inal oral + inal 6/100, 6/200 e 12/400 mcg; cap dura pó inal ora + inal 12/200 e 12/400 mcg; pó inal oral + tudo 6/100, 6/200 e 12/400 mcg; susp aer + inal 6/100 e 6/200 mcg

Classificação terapêutica: adrenérgico e medicamento para doenças obstrutivas das vias aéreas

Posologia:
- Asma: 1-2 cap, 2x/dia (máximo: 48 mcg de formoterol/800 mcg de budesonida)

Função hepática: não há informações disponíveis

Função renal: não há informações disponíveis

Interações medicamentosas: hidroxicloroquina, donepezila, cetoconazol, eritromicina

Reações adversas (a porcentagem pode estar relacionada à dose e a causa não foi estabelecida; ver também agentes individuais):
- Gastrointestinais: desconforto estomacal (1-7%), candidíase oral (1-3%), vômito (1-3%)
- Hematológicas: dorsalgia ou lombalgia (2-3%)
- Neurológica: cefaleia (7%)
- Respiratórias: nasofaringite (10-11%), infecções do trato respiratório superior (8-11%), dor faringolaríngea (6-9%), sinusite (5-6%), congestão nasal (3%), influenza (2-3%)

Precauções: deve ser administrado com cautela para portadores de tuberculose pulmonar quiescente e tireotoxicose; pode ocorrer diminuição passageira dos níveis séricos de potássio por causa do uso de drogas simpaticomiméticas em doses mais altas que as recomendadas; efeitos sistêmicos podem ocorrer com o uso de quaisquer corticosteroides inalatórios, especialmente quando houver prescrição de altas doses para longos períodos; pode ocorrer broncoespasmo paradoxal com aumento imediato de sibilos após a administração; uso concomitante com inibidores fortes do CYP3A4 (p. ex., ritonavir, cetoconazol, itraconazol, claritromicina, nelfinavir, nefazodona, telitromicina, atazanavir, indinavir e saquinavir) não é recomendado; ocorrência de hipopotassemia significativa em alguns casos; aumento do risco de efeitos cardiovasculares

Contraindicações: tratamento primário de episódios agudos de asma ou doença pulmonar obstrutiva crônica

(continua)

formoterol + budesonida *(continuação)*

Observações: lavar a boca com água e/ou escovar os dentes imediatamente após o uso do medicamento

furosemida

Lasix®

comp 40 mg; sol inj 10 mg/mL

Precaução | Precaução | C | Contraindicado | 60+ MPI? Não

Classificação terapêutica: diurético de alça

Posologia:
- Dose e frequência variam conforme indicação clínica e necessidade específica de diurético para cada paciente: VO – 20-80 mg/dose, até 600 mg/dia; EV – 20-40 mg/dose (máximo: 200 mg/dose)

Função hepática: pode ocorrer lesão hepática; cirrose hepática e ascite preexistentes – podem precipitar coma hepático com fluido repentino ou alteração de eletrólitos, uso com precaução

Função renal: podem ocorrer danos renais e espasmos da bexiga, doença renal progressiva grave preexistente – interromper o uso se houver aumento na azotemia e se ocorrer oligúria, uso com precaução; injúria renal aguda – doses altas (até 1-3 g/dia, VO ou EV) foram usadas para iniciar a resposta desejada, evitar o uso em estados oligúricos

Administração parenteral (compatível – SF, SG5%, SG5% em Ringer lactato, SG5% em SF, Ringer lactato e manitol a 20%): IM – administração reservada apenas a casos especiais, nos quais VO e EV não estejam disponíveis; não é adequada para quadros agudos, como edema pulmonar; a injeção pode ser realizada sem diluição; EV – a injeção deve ser realizada lentamente (3-5 min); pode ser diluída e infundida à taxa ≤ 4 mg/mL

Obs.: REF e soluções de pH < 5,5 podem causar precipitação

Interações medicamentosas: sotalol, tobramicina, vasopressina gentamicina, anti-inflamatórios não esteroidais (ácido acetilsalicílico, naproxeno fenilbutazona, ácido mefenâmico, fenoprofeno, ibuprofeno, indometacina, piroxicam, diclofenaco, cetoprofeno, flurbiprofeno, cetorolaco, tenoxicam, etofenamato, dipirona, nimesulida, lornoxicam, acemetacina, propifenazona, meloxicam, celecoxibe, proglumetacina, rofecoxibe, dexcetoprofeno, parocoxibe, valdecoxibe etoricoxibe, nepafenaco, loxoprofeno, lumiracoxibe, ácido tolfenâmico, nimesulida, ácido flufenâmico), hidrato de cloral, clofibrato, ciclosporina, fludrocortisona, vecurônio, colestipol, pancurônio, inibidores da enzima conversora de angiotensina (captopril, enalapril, lisinopril, ramipril, quinapril, benazepril, fosinopril, perindopril, trandolapril), alisquireno, carbamazepina, *ginseng*, colestiramina

Reações adversas:
- Endócrinas e metabólicas: hiperuricemia (40%), hipomagnesemia
- Gastrointestinal: perda de apetite
- Cardiovascular: hipotensão ortostática
- Dermatológicas: síndrome de hipersensibilidade a drogas, eritema multiforme, eritrodermia, síndrome de Stevens-Johnson, necrólise epidérmica tóxica decorrente de droga
- Gastrointestinal: pancreatite
- Hematológicas: agranulocitose, anemia aplástica, trombocitopenia
- Imunológicas: reações anafiláticas, anafilaxia

Precauções: diurese profunda; podem ocorrer discrasias sanguíneas aumento da glicose; evitar uso concomitante com aminoglicosídeos; uso concomitante com ácido etacrínico não é recomendado; idosos; depleção de eletrólitos preexistente deve ser corrigida antes do tratamento; desequilíbrio hidroeletrolítico pode ocorrer; hiperuricemia assintomática ou gota podem ocorrer; hipopotassemia tem sido relatada; na hipoproteinemia, a eficácia pode ser reduzida e há aumento do risco de ototoxicidade; aumento do risco de nefrocalcinose/nefrolitíase em prematuros e crianças com idade < 4 anos sem prematuridade recebendo terapia crônica; ototoxicidade tem sido relatada, especialmente com injeção rápida (taxa de infusão não deve exceder 4 mg/min para adultos); insuficiência renal grave em doses superiores às recomendadas, hipoproteinemia ou drogas ototóxicas concomitantes (p. ex., aminoglicosídeos, ácido etacrínico); nefropatia com radiocontraste de alto risco; lúpus eritematoso sistêmico; retenção urinária grave

Contraindicações: anúria; coma hepático

gabapentina

Neurontin®

cap dura 300 e 400 mg; comp rev 600 mg

Sem informações | Com ajuste de dose | C | Uso criterioso | MPI? Não

Classificação terapêutica: antiepiléptico

Posologia:

- Neuralgia pós-herpética: no 1° dia, 300 mg; no 2°, 300 mg, 2x/dia; a partir do 3°, 300 mg, 3x/dia, titulando a dose até analgesia adequada, podendo-se atingir até 1.800-3.600 mg/dia (habitualmente, doses > 1.800 mg/dia não conferem benefício adicional)
- Epilepsia: iniciar com 300 mg, 3x/dia, aumentando conforme resposta e tolerância para até 900-1.800 mg/dia, em 3 tomadas diárias
- Neuropatia diabética: 900-3.600 mg/dia
- Dor neuropática: 300-3.600 mg/dia
- Síndrome das pernas inquietas: iniciar com 300 mg, 1x/dia, 2 h antes de dormir; titular dose a cada 2 semanas até melhora sintomática (média de 300-1.800 mg/dia); doses > 600 mg devem ser divididas em 2 tomadas, uma no final da tarde e outra 2 h antes de dormir
- Fogachos: iniciar com 300 mg, ao se deitar, no 1° dia, aumentando para 300 mg, 2x/dia, no 2°; segue-se uso de 300 mg, 3x/dia, por 4 semanas e, então, desmame

Função hepática: não há informações disponíveis

Função renal:

- Insuficiência renal: ClCr > 60 mL/min – 900-3.600 mg/dia, em 3 doses divididas; ClCr – 30-59 mL/min de 400-1.400 mg/dia, em 2 doses divididas; ClCr – 15-29 mL/min de 200-700 mg/dia, 1x/dia
- Hemodiálise: ClCr ≥ 15 mL/min – 100-300 mg/dia, 1x/dia; ClCr < 15 mL/min – reduzir a dose diária em proporção ao ClCr (p. ex., pacientes com ClCr de 7,5 mL/min devem receber metade da dose diária que aqueles com DCE de 15 mL/min)
- Pós-hemodiálise: depois de cada sessão de hemodiálise de 4 h, dar 1 dose suplementar de 125 mg por dose de manutenção diária de 100 mg, 150 mg por dose diária de 125 mg, 200 mg por dose diária de 150 mg, 250 mg por dose diária de 200 mg e 350 mg por dose diária de 300 mg

Interações medicamentosas: orlistate, morfina, *ginkgo*, antiácidos (carbonato de magnésio, hidróxido de magnésio, trissilicato de magnésio, óxido de magnésio, carbonato de alumínio, hidróxido de alumínio, fosfato de alumínio, magaldrato)

Reações adversas:

- Cardiovasculares: edema periférico (2-8%), vasodilatação (1%)
- Dermatológicas: erupção cutânea (1%), prurido (1%)
- Hematológicas: leucopenia (1%), redução da contagem leucocitária (1%)
- Neurológicas: tontura (17-28%; crianças: 3%), sonolência (20%; crianças: 8%), ataxia (13%), fadiga (11%), febre (crianças: 10%), hostilidade (crianças: 8%), labilidade emocional (crianças: 4%), ataxia (3%), cefaleia (3%), fadiga (crianças: 3%), pensamento anormal (2-3%; crianças: 2%), amnésia (2%), depressão (2%), disartria (2%), nervosismo (2%), coordenação anormal (1-2%), espasmos (1%), hiperestesia (1%)
- Respiratórias: rinite (4%), bronquite (crianças: 3%), infecção respiratória (crianças: 3%), faringite (1-3%), tosse (2%)
- Musculoesqueléticas: tremor (7%), fraqueza (6%), hipercinesia (crianças: 3%), dorsalgia e/ou lombalgia (2%), marcha anormal (2%), mialgia (2%), fratura (1%)
- Gastrointestinais: náusea ou vômito (3-4%; crianças: 8%), diarreia (6%), xerostomia (2-5%), constipação (2-4%), dor abdominal (3%), ganho de peso (adultos e crianças: 2-3%), anormalidades dentais (2%), dispepsia (2%), flatulência (2%), garganta ressecada (2%), estimulação do apetite (1%)
- Auditiva: otite média (1%)
- Geniturinária: impotência (2%)
- Miscelânea: infecção viral (crianças: 11%), infecção (5%)
- Endócrina e metabólica: hiperglicemia (1%)
- Oculares: nistagmo (8%), diplopia (1-6%), visão turva (3-4%), conjuntivite (1%)

Precauções: suspensão abrupta de anticonvulsivantes de pacientes epilépticos pode precipitar o estado de mal epiléptico; quando houver necessidade de redução de dose, a descontinuação deverá ser feita gradualmente durante, no mínimo, 1 semana; há relatos de tonturas e sonolência que podem aumentar a ocorrência de lesões acidentais (risco de queda); há relatos, ainda, de confusão, perda de consciência e comprometimento mental; uso concomitante com morfina pode resultar em aumento das concentrações de gabapentina – ajuste de dose pode ser

(continua)

gabapentina *(continuação)*

necessário; podem ocorrer abuso e dependência – avaliar cuidadosamente os pacientes quanto a histórico; há relatos de reações de hipersensibilidade sistêmica grave fatal, como *rash* com eosinofilia e sintomas sistêmicos em pacientes que tomam antiepilépticos, incluindo gabapentina

Contraindicação: idade < 12 anos

galantamina

Reminyl® ER

cap dura lib prol 8, 16 e 24 mg

Contraindicado | Contraindicado | C | Contraindicado | MPI? Não

Classificação terapêutica: anticolinesterásico

Posologia:

- Cápsula de liberação prolongada: iniciar com 8 mg, 1x/dia, por 4 semanas; se tolerado, aumentar para 16 mg, 1x/dia, por pelo menos 4 semanas e, depois, para 24 mg/dia. Dose habitual: 16-24 mg/dia

Função hepática: insuficiência hepática moderada (Child-Pugh 7-9) – não exceder 16 mg, VO, 1x/dia; insuficiência hepática grave (Child-Pugh 10-15) – uso contraindicado

Função renal: insuficiência renal moderada – não utilizar dose > 16 mg, VO, 1x/dia; insuficiência renal grave – ClCr < 9 mL/min, uso contraindicado

Interações medicamentosas: hidroxicloroquina, fluoxetina, oxibutinina, tolterodina, quinidina, fluvoxamina, cetoconazol, amitriptilina, paroxetina

Reações adversas:

- Cardiovasculares: bradicardia (2-3%), síncope (relacionada à dose: 0,4-2,2%), dor torácica (≥ 1%)
- Hematológica: anemia (3%)
- Neurológicas: tontura (9%), cefaleia (8%), depressão (7%), fadiga (5%), insônia (5%), sonolência (4%)
- Respiratória: rinite (4%)
- Musculoesquelética: tremor (3%)
- Gastrointestinais: náusea (6-24%), vômito (4-13%), diarreia (6-12%), anorexia (7-9%), perda de peso (5-7%), dor abdominal (5%), dispepsia (5%), flatulência (≥ 1%)
- Geniturinárias: ITU (8%), hematúria (< 1-3%), incontinência (≥ 1%)

Precauções: anestesia do tipo suxametônio (succinilcolina) pode exacerbar efeitos neuromusculares semelhantes aos dos agentes bloqueadores; asma grave – aumento do risco de efeitos adversos respiratórios pela ação colinomimética; pode ocorrer sintoma de obstrução urinária; bradicardia e bloqueio cardíaco foram relatados de pacientes com e sem anormalidades de condução cardíaca subjacente; comprometimento cognitivo leve (perda de memória isolada maior que o esperado para idade/educação); convulsões generalizadas podem se manifestar com os inibidores da colinesterase; hemorragia gastrintestinal ativa ou oculta pode ocorrer em razão de aumento da secreção de ácido gástrico com a atividade colinérgica – risco aumentado para pacientes com histórico de doença ulcerosa ou com o uso concomitante de AINH; doença pulmonar obstrutiva – aumento do risco de efeitos adversos respiratórios pela ação colinomimética; risco aumentado de síncope com doses mais elevadas; há relatos de perda de peso, náusea, vômito, diarreia e anorexia

ganciclovir

Cymevene®

pó liof sol inj 500 mg

Sem informações | Com ajuste de dose | C | Contraindicado | MPI? Não

Classificação terapêutica: antiviral

Posologia:

- Infecção do SNC por citomegalovírus em pacientes HIV-positivo: 5 mg/kg/dose, EV, a cada 12 h, em associação com foscarnet até melhora dos sintomas
- Retinite por citomegalovírus: dose de ataque de 5 mg/kg/dose, EV, a cada 12 h, por 14-21 dias; dose de manutenção de 5 mg/kg/dia, EV, em dose única diária ou 6 mg/kg/dia, 5x/semana

(continua)

ganciclovir *(continuação)*

- Prevenção secundária de citomegalovirose para pacientes HIV-positivo: 5 mg/kg/dia, EV
- Prevenção secundária de citomegalovirose para transplantados: 5 mg/kg/dose, EV, a cada 12 h, por 7-14 dias, dependendo do tipo e do grau de imunossupressão

Função hepática: não há informações disponíveis

Função renal (adultos): insuficiência renal com ClCr > 70 mL/min – dose habitual; ClCr de 50-69 mL/min – 1.500 mg, VO, 1x/dia, ou 500 mg, VO, 3x/dia; ClCr de 25-49 mL/min – 1.000 mg, VO, 1x/dia, ou 500 mg, VO, 2x/dia; ClCr de 10-24 mL/min – 500 mg, VO, 1x/dia; ClCr < 10 mL/min – 500 mg, VO, 3x/semana após hemodiálise

Administração parenteral (compatível – SF e SG5%): EV – reconstituir o pó em 10 mL de AD; a solução reconstituída deve ser diluída em 50-250 mL de solução compatível e administrada por infusão lenta (1 h)
Obs.: estabilidade da solução reconstituída de 12 h TA; e 14 dias em REF para a solução diluída e armazenada a 4°C

Interações medicamentosas: imipeném, didanosina

Reações adversas:
- Dermatológicas: erupção cutânea (VO: 15%), prurido (5%)
- Hematológicas: leucopenia (30-40%), anemia (20-25%), trombocitopenia (6%), neutropenia com contagem absoluta de neutrófilos < 500/mm³ (VO: 5%; EV: 14%)
- Neurológicas: febre (38-48%); 1-10% – neuropatia (8-9%), cefaleia (4%), confusão mental
- Musculoesqueléticas: parestesia (6-10%), fraqueza (6%)
- Gastrointestinais: diarreia (40%), náusea (25%), dor abdominal (17-19%), anorexia (15%), vômito (13%)
- Ocular: descolamento da retina (VO: 8%)
- Miscelânea: sepse (VO: 4%; EV: 15%)

Precauções: contagem absoluta de neutrófilos < 500 células/mcL ou contagem de plaquetas < 25.000 células/mcL – uso não recomendado; potencial carcinogênico; pode ocorrer diminuição de fertilidade

genfibrozila

Lopid®

comp rev 600 e 900 mg

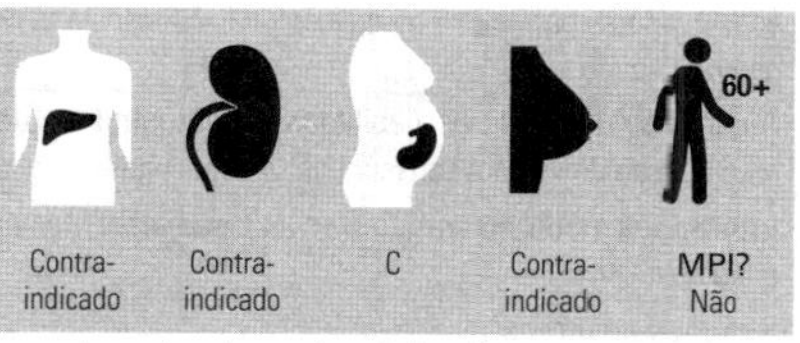

Classificação terapêutica: redutor do colesterol e triglicerídeo

Posologia:
- Hiperlipidemia/hipertrigliceridemia: 600 mg, 2x/dia, antes do café da manhã e do jantar

Função hepática: doença hepática ativa, incluindo cirrose biliar primária – uso contraindicado

Função renal: insuficiência renal grave – uso contraindicado; uso concomitante com estatinas – risco aumentado de rabdomiólise, elevação de CPK e mioglobinúria, incluindo casos fatais; injúria renal aguda – < 3 semanas de uso

Interações medicamentosas: sinvastatina, repaglinida, imatinibe, lovastatina, rosuvastatina, atorvastatina, pravastatina, ezetimiba, enzalutamida, bexaroteno, fluvastatina, pitavastatina, colchicina, loperamida, lopinavir, montelucaste, rosiglitazona, varfarina, glibenclamida

Reações adversas:
- Dermatológicas: eczema (2%), erupção cutânea (2%)
- Neurológicas: fadiga (4%), vertigem (2%), cefaleia (1%)
- Gastrointestinais: dispepsia (20%), dor abdominal (10%), diarreia (7%), náusea e vômito (3%), constipação (1%)

Precauções: risco aumentado de mortalidade para doenças relacionadas com o coração não coronarianas e para câncer; pode ocorrer miosite; uso concomitante de colchicina; aumento do risco de miopatia com uso em longo prazo, especialmente para idosos ou pacientes com disfunção renal

Contraindicações: uso concomitante com repaglinida; aumento do risco de hipoglicemia grave; doença da vesícula biliar

gentamicina

Garamicina®, Garamicina® injetável, Garamicina® injetável pediátrica

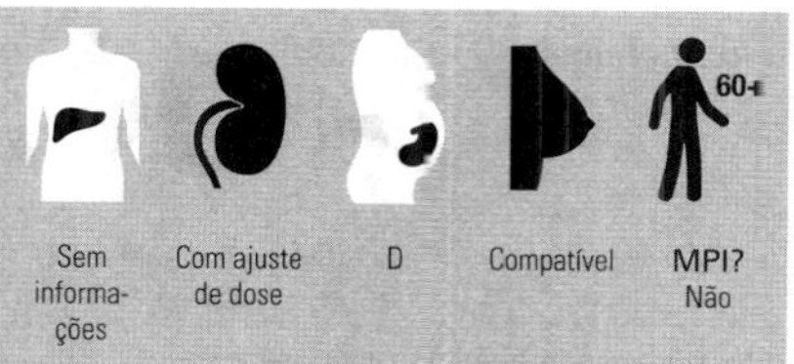

crem derm 1 mg/g; 60, 80, 120, 160 e 280 mg; sol inj 10 e 40 mg

Classificação terapêutica: aminoglicosídeo

Posologia:
- Uso tópico: aplicar 3-4x/dia
- Endocardite infecciosa: 2 mg/kg (ataque), seguidos de 1,7 mg/kg, a cada 8 h
- Outras infecções: dose única diária de 5,1 mg/kg, a cada 24 h
- Paciente muito grave: 7 mg/kg, a cada 24 h e corrigir de acordo com função renal
- Creme dermatológico: aplicar uma fina camada na pele de modo a cobrir toda a área afetada, 3 a 4x/dia

Função hepática: não há informações disponíveis

Função renal: podem ocorrer (> 10%) nefrotoxicidade e redução do ClCr
- Endocardite infecciosa: ClCr de 10-50 mL/min – 1,7 mg/kg, EV, a cada 12-24 h; ClCr < 10 mL/min – 1,7 mg/kg, a cada 48 h; hemodiálise – 1,7 mg/kg, a cada 48 h e suplementar 0,85 mg/kg após diálise; CAPD, anúrico – 0,6 mg/kg/dia; CAPD não anúrico – 0,75 mg/kg/dia
- Outras infecções: ClCr > 80 mL/min – 5,1 mg/kg, a cada 24 h; ClCr > 60-80 mL/min – 4 mg/kg, a cada 24 h; ClCr > 40-60 mL/min – 3,5 mg/kg, a cada 24 h; ClCr > 30-40 mL/min – 2,5 mg/kg, a cada 24 h; ClCr > 20-30 mL/min – 4 mg/kg, a cada 48 h; ClCr > 10-20 mL/min – 3 mg/kg, a cada 48 h; ClCr < 10 mL/min – 2 mg/kg, a cada 72 h depois da hemodiálise

Ajustes de dose: fibrose cística – doses mais elevadas podem ser necessárias para atingir concentrações ótimas de pico; considerar como início do tratamento 3 mg/kg, EV, a cada 8 h; obesidade – dosagem com base na estimativa da massa corporal magra ou, se 20% acima do peso corporal ideal, usar uma fórmula para o peso de dosagem = peso corporal ideal + 0,4 (peso corporal total – peso ideal); baixo peso (< 75% do peso corporal ideal) = dosagem de fator de correção de peso de 1,13 x peso total do corpo; idosos – com a função renal normal, não é necessário ajuste posológico; insuficiência renal – considerar aumentar o intervalo entre as doses conforme informação em "Função renal"

Administração parenteral (compatível – SF e SG5% e SG10%, SG5% em NaCl a 0,2% e Ringer lactato): pode ser administrado por IM, e a dosagem é a mesma para EV; EV – administração por injeção lenta sem diluição, em 2-3 min, ou diluído em 50-250 mL e infundido em 30-120 min
Obs.: estabilidade de 24 h em TA

Interações medicamentosas: furosemida, ácido etacrínico, bloqueadores neuromusculares não despolarizantes (pancurônio, atracúrio, vecurônio, galamina, alcurônio, rocurônio, cisatracúrio), indometacina, poligelina

Reações adversas:
- Cardiovascular (1-10%): edema
- Dermatológicas (1-10%): erupção cutânea, hiperemia cutânea, prurido cutâneo
- Neurológica (> 10%): neurotoxicidade (vertigem, ataxia)
- Musculoesquelética (> 10%): marcha instável
- Auditivas (> 10%): ototoxicidade auditiva, ototoxicidade vestibular

Precauções: uso concomitante com carbenicilina pode diminuir a eficácia da gentamicina; uso concomitante com cefalosporinas – aumento do risco de nefrotoxicidade; evitar uso concomitante com diuréticos potentes (ácido etacrínico, furosemida) e com fármacos potencialmente neurotóxicos ou nefrotóxicos, incluindo amicacina, cisplatina, colistina, canamicina, neomicina, paromomicina, polimixina B, estreptomicina, tobramicina e vancomicina; desidratação preexistente; nefrotoxicidade e/ou neurotoxicidade (p. ex., ototoxicidade, dormência, formigamento da pele, contrações musculares ou convulsões) – aumento do risco com insuficiência renal preexistente, uso de doses elevadas ou terapia prolongada; bloqueio neuromuscular e paralisia respiratória podem ocorrer em pacientes que receberam anestesia geral, drogas de bloqueio neuromuscular (p. ex., suxametônio) ou grandes transfusões de sangue anticoagulado com citrato – em caso positivo, os sais de cálcio podem reverter o bloqueio; asma preexistente – alterações hidroeletrolíticas, parestesia, fraqueza muscular, Chvostek e Trousseau (sinais positivos), além de confusão mental, têm ocorrido durante ou após a terapia de adultos/crianças; síndrome de Fanconi com acidose metabólica e aminoacidúria pode surgir; doenças neuromusculares preexistentes

glibenclamida

Daonil®

comp 5 mg

Função hepática	Função renal	Gestação	Lactação	Idosos
Com ajuste de dose	Com ajuste de dose	C	Uso criterioso	MPI? Sim

Classificação terapêutica: antidiabético

Posologia:

- DM tipo 2: dose inicial de 2,5-5 mg, podendo ser aumentada até 15-20 mg/dia, em porções divididas; a 1ª dose diária deve ser administrada imediatamente antes da 1ª refeição substancial, e as outras, antes das demais refeições

Função hepática: podem ocorrer aumento de transaminases, hepatite, icterícia colestática; na insuficiência hepática preestabelecida – dose inicial e de manutenção devem ser conservadoras para evitar hipoglicemia

Função renal: pode ocorrer efeito diurético (pouco significativo); insuficiência renal preestabelecida – dose inicial e de manutenção devem ser conservadoras para evitar hipoglicemia

Ajustes de dose (pacientes idosos, debilitados ou desnutridos): dose inicial e de manutenção devem ser conservadoras para evitar hipoglicemia

Interações medicamentosas: bosentana, dulaglutida, disopiramida, claritromicina, colesevelam, voriconazol, fluvastatina, ciclosporina, varfarina, saxagliptina, genfibrozila, betabloqueadores (propranolol, metoprolol, timolol, atenolol, labetalol, acebutolol, betaxolol, levobunolol, esmolol, carteolol, bisoprolol, sotalol, metipranolol, carvedilol, nevibolol), rifampicina, ácido aminolevulínico, inibidores da monoaminoxidase (tranilcipromina, selegilina, azul de metileno, moclobemida, linezolida, rasagilina), glucomannan, *psyllium*

Reações adversas:

- Cardiovascular: vasculite
- Dermatológicas: angioedema, eritema, erupções maculopapulares, erupções morbiliformes, prurido, púrpura, *rash* cutâneo, reações de fotossensibilidade, urticária
- Neurológicas: cefaleia, tontura
- Hematológicas: agranulocitose, anemia aplástica, anemia hemolítica, leucopenia, pancitopenia, porfiria cutânea tardia, trombocitopenia
- Musculoesqueléticas: artralgia, mialgia, parestesia
- Gastrointestinais: anorexia, azia, constipação, diarreia, náusea, repleção epigástrica
- Endócrinas e metabólicas: hipoglicemia, hiponatremia (síndrome da secreção inadequada de hormônio antidiurético relatada com outras sulfonilureias), reações similares às do dissulfiram
- Geniturinária: noctúria
- Ocular: turvamento da visão
- Miscelânea: reação alérgica

Precauções: neuropatia autonômica pode mascarar os sintomas de hipoglicemia; deficiência de glicose-6-fosfato-desidrogenase pode levar à anemia hemolítica; reações de hipersensibilidade grave (p. ex., anafilaxia, angioedema e síndrome de Stevens-Johnson) foram relatadas; períodos de estresse (infecção, febre, trauma, cirurgia); na hipoglicemia, os sinais de alerta podem ser diferentes ou menos pronunciados nos idosos, em pacientes com neuropatia autonômica, com insuficiência adrenal ou hipofisária, nos debilitados e desnutridos, na prática de exercício intenso e prolongado, no uso concomitante com álcool, na insuficiência hepática, na insuficiência renal, em pacientes que usam drogas bloqueadoras beta-adrenérgicas ou outros agentes simpatolíticos

Contraindicações: uso concomitante com bosentana; DM tipo 1; cetoacidose diabética com ou sem coma

glicerofosfato de sódio

Glycophos®

sol inj 216 mg/mL

Função hepática	Função renal	Gestação	Lactação	Idosos
Contra-indicado	Sem ajuste de dose	C	Sem informações	MPI? Não

Classificação terapêutica: solução eletrolítica

Posologia:

- Reposição de fosfato: 10-20 mL/dia

(continua)

glicerofosfato de sódio *(continuação)*

Função hepática: não há informações disponíveis

Função renal: insuficiência renal leve a moderada – uso com precaução; insuficiência renal grave – uso contraindicado

Administração parenteral (compatível – SF e SG5%): deve ser diluído em pelo menos 6 vezes com solução de cloreto de sódio a 0,9% ou solução de glicose (p. ex., 20 mL de glicerofosfato de sódio + 100 mL solução de cloreto de sódio a 0,9%) para infusão periférica. Não deve ser administrado em *bolus*, porque a carga súbita de fosfato será secretada pelos rins. O medicamento deve ser administrado via parenteral. A medicação deve ser administrada exclusivamente pela via que consta em bula, sob o risco de danos de eficácia terapêutica

Interações medicamentosas: sem interações conforme bula Anvisa

Reações adversas: não foram relatadas

Contraindicações: hipernatremia ou hiperfosfatemia; choque

gliclazida

Diamicron MR®

comp lib prol 30 e 60 mg

Função hepática	Função renal	Gestação	Lactação	Idosos
Contra-indicado	Contra-indicado	C	Contra-indicado	MPI? Não

Classificação terapêutica: antidiabético

Posologia:

- DM tipo 2: recomenda-se iniciar com 30 mg/dia, podendo-se aumentar 30 mg, a cada 2 semanas até 120 mg/dia (pode ser em dose única diária)

Função hepática: podem ocorrer aumento da DHL, aumento de transaminases, icterícia; insuficiência hepática – dose inicial e de manutenção devem ser conservadoras para evitar hipoglicemia; insuficiência hepática grave – uso contraindicado

Função renal: insuficiência renal – dose inicial e de manutenção devem ser conservadoras para evitar hipoglicemia; insuficiência renal grave – uso contraindicado

Ajustes de dose: idosos, debilitados ou desnutridos – dose inicial e de manutenção devem ser conservadoras para evitar hipoglicemia

Interações medicamentosas: erva-de-são-joão, rifampicina, saxagliptina, ácido aminolevulínico

Reações adversas:

- Dermatológicas: eritema, erupção cutânea, prurido, urticária; raramente, sulfonilureias foram associadas à fotossensibilidade e à porfiria cutânea tardia
- Hematológicas: agranulocitose, anemia, leucopenia, trombocitopenia
- Neurológicas: cefaleia, nervosismo, tontura
- Gastrointestinais: diarreia, gastrite, náusea, vômito
- Endócrinas e metabólicas: hipoglicemia (dependente da dose), hiponatremia (rara)
- Miscelânea: reação similar à do dissulfiram (risco muito baixo)

Precauções: hipoglicemia; doença hepática; períodos de estresse (infecção, febre, trauma, cirurgia); insuficiência renal moderada a grave

Contraindicações: DM tipo 1 em monoterapia; cetoacidose diabética com ou sem coma

gliconato de cálcio

Gliconato de cálcio®

sol inj 10%

Função hepática	Função renal	Gestação	Lactação	Idosos
Sem informações	Contra-indicado	C	Sem informações	MPI? Não

Classificação terapêutica: suplemento mineral

Posologia:

- Hipocalcemia grave: 1 g (10 mL), por injeção EV lenta (1 mL/min), podendo ser repetida até, no máximo, 4 g/dia
- Cardiotoxicidade por hiperpotassemia, hipocalcemia ou hipermagnesemia: 1,5-3 g, em 2-5 min, EV

Função hepática: não há informações disponíveis

(continua)

gliconato de cálcio *(continuação)*

Função renal: pode ocorrer aumento das reações adversas na disfunção renal; disfunção renal grave – uso contraindicado

Administração parenteral (compatível SF, SG5%, SG10% e SG5% em NaCl a 0,2, 0,45 e 0,9%): a injeção EV deve ser realizada lentamente, à taxa ≤ 1,5 mL/min; na infusão EV, a taxa não deve superar 200 mg/min
Obs.: incompatível com emulsões lipídicas, pela formação de precipitados

Interações medicamentosas: ceftriaxona, eltrombopague, cetoconazol, digoxina, lomefloxacino, pefloxacino, ciprofloxacino, levofloxacino, norfloxacino, ticlopidina, zalcitabina, tetraciclinas (tetraciclina, minociclina, oxitetraciclina, doxiciclina, limeciclina, clortetraciclina)

Reações adversas:
- Cardiovasculares: arritmia, bradicardia, parada cardíaca, hipotensão arterial, vasodilatação e síncope podem ocorrer após a injeção EV rápida
- Neurológica: sensação de opressão
- Musculoesquelética: sensação de formigamento
- Gastrointestinais: sabor de giz (VO), constipação
- Locais: abscesso e necrose após a administração IM
- Miscelânea: fogachos
- Relatos após colocação no mercado e/ou de caso: calcinose cutânea

Precauções: evitar o uso simultâneo com outros medicamentos que contenham cálcio, fosfatos, magnésio ou vitamina D; avaliar o risco/benefício nos quadros de desidratação, diarreia ou má absorção gastrointestinal crônica e na disfunção cardíaca; idosos; uso excessivo de álcool, tabaco ou cafeína diminui a absorção de cálcio; diuréticos tiazídicos (p. ex., hidroclorotiazida, clortalidona) reduzem a excreção de cálcio; uso concomitante com digitálicos; estrogênios aumentam a absorção de cálcio

Contraindicações: hipercalciúria; cálculos renais de cálcio; sarcoidose e toxicidade digitálica

glicosamina e condroitina

Condroflex®

cap 400 + 500 mg, pó oral (sachê) 1,5 + 1,2 g

Precaução | Contraindicado | C | Contraindicado | 60+ MPI? Não

Classificação terapêutica: anti-inflamatório e antirreumático não esteroidal

Posologia:
- Osteoartrite: 3 cápsulas ou 1 sachê/dia

Função hepática: insuficiência hepática – uso com precaução

Função renal: insuficiência renal grave – uso contraindicado

Interações medicamentosas: doxorrubicina, etoposídeo e teniposídeo

Reações adversas:
- Gastrointestinais: epigastralgia, náusea, vômito, diarreia

Precauções: distúrbios gastrointestinais; histórico de úlcera gástrica ou ativa; diabetes; distúrbios no sistema hematopoético ou da coagulação sanguínea; insuficiência cardíaca

glicopirrônio

Seebri®

50 mcg/dose

Sem ajuste de dose | Sem ajuste de dose | C | Sem informações | 60+ MPI? Não

Classificação terapêutica: anticolinérgico

Posologia:
- Doença pulmonar obstrutiva crônica – 50 mcg, 1x/dia

Função hepática: não é necessário ajuste de dose

Função renal: não é necessário ajuste de dose

Interações medicamentosas: sem interações conforme a base de dados Micromedex

Reações adversas: boca seca, insônia, nasofaringite, vômitos, dor musculoesquelética, DM

(continua)

glicopirrônio *(continuação)*

Precauções: usar com cautela para pacientes com glaucoma de ângulo fechado ou glaucoma

glimepirida

Amaryl®

comp 1, 2, 3, 4 e 6 mg

Sem informações | Com ajuste de dose | C | Uso criterioso | 60+ MPI? Não

Classificação terapêutica: antidiabético

Posologia:
- DM tipo 2: dose inicial de 1-2 mg, 1x/dia, com a 1ª refeição; de acordo com a resposta, aumentar para 1-2 mg, a cada 2 semanas, até 8 mg/dia

Função hepática: não há informações disponíveis

Função renal: insuficiência renal – aumento do risco de hipoglicemia; ajuste da dose pode ser necessário

Ajuste de dose: idosos e pacientes predispostos à hipoglicemia – dose inicial recomendada de 1 mg/dia; pacientes com disfunção na adrenal, na hipófise, debilitados ou desnutridos, que praticam exercícios físicos intensos ou prolongados e no caso de uso concomitante de álcool – ajuste da dose pode ser necessário

Interações medicamentosas: dulaglutida, isoniazida, voriconazol, disopiramida, saxagliptina, betabloqueadores (propranolol, metoprolol, timolol, atenolol, labetalol, acebutolol, betaxolol, levobunolol, esmolol, carteolol, bisoprolol, sotalol, metipranolol, carvedilol, nevibolol), ácido aminolevulínico, glucomannan, *psyllium*

Reações adversas:
- Neurológicas: cefaleia (2%), tontura (2%)
- Musculoesquelética: fraqueza (2%)
- Gastrointestinal: náusea (1%)
- Endócrina e metabólica: hipoglicemia (1-2%)

Precauções: neuropatia autonômica pode mascarar os sintomas de hipoglicemia; a deficiência de glicose-6-fosfato-desidrogenase pode levar à anemia hemolítica; reações de hipersensibilidade grave (p. ex., anafilaxia, angioedema e síndrome de Stevens-Johnson) foram relatados; períodos de estresse (infecção, febre, trauma, cirurgia); na hipoglicemia, os sinais de alerta podem ser diferentes ou menos pronunciados nos idosos, em pacientes com neuropatia autonômica, com insuficiência adrenal ou hipofisária, nos debilitados e desnutridos, durante a prática de exercícios intensos e prolongados, no uso concomitante com álcool, na insuficiência hepática, na insuficiência renal e no uso de drogas bloqueadoras beta-adrenérgicas ou outros agentes simpatolíticos

glipizida

Minidiab®

comp 5 mg

Com ajuste de dose | Com ajuste de dose | C | Compatível | 60+ MPI? Não

Classificação terapêutica: antidiabético

Posologia:
- DM tipo 2: 5 mg/dia, até dose máxima habitual de 15 mg, em 3 tomadas diárias

Função hepática: podem ocorrer icterícia colestática e porfiria hepática; doença hepática (liberação imediata): dose inicial de 2,5 mg, VO, 1x/dia

Função renal: pode ocorrer efeito diurético; insuficiência renal – recomenda-se dose conservadora para evitar hipoglicemia

Ajuste de dose: idosos – dose inicial de 2,5 mg, VO, 1x/dia; debilitados ou desnutridos – recomenda-se dose conservadora para evitar hipoglicemia; ao iniciar a glipizida, pacientes em uso de ≥ 20 UI de NPH devem reduzir a dose em 50%; para pacientes em uso de < 20 UI de NPH, esta pode ser interrompida, e a glipizida, iniciada

Interações medicamentosas: dilaglutida, disopiramida, claritromicina, disopiramida, voriconazol, ranitidina, ciclosporina, saxagliptina, betabloqueadores (propranolol, metoprolol, timolol, atenolol, labetalol, acebutolol, betaxolol, levobunolol, esmolol, carteolol, bisoprolol, sotalol, metipranolol, carvedilol, nevibolol), cimetidina, ácido aminolevulínico, inibidores da monoaminoxidase (tranilcipromina, selegilina, azul de metileno, moclobemida, linezolida, rasagilina), glucomannan, *psylium*

(continua)

glipizida

(continuação)

Reações adversas:
- Cardiovasculares: edema, síncope
- Dermatológicas: eczema, eritema, erupções maculopapulares, erupções morbiliformes, fotossensibilidade, prurido, *rash* cutâneo, urticária
- Hematológicas: agranulocitose, anemia aplástica, anemia hemolítica, discrasias sanguíneas, leucopenia, porfiria cutânea tardia, pancitopenia, trombocitopenia
- Neurológicas: ansiedade, cefaleia, depressão, dor, hipoestesia, insônia, nervosismo, sonolência, tontura
- Respiratória: rinite
- Musculoesqueléticas: artralgia, cãibras em membros inferiores, mialgia, parestesia, tremor
- Gastrointestinais: anorexia, azia, constipação, diarreia, flatulência, gastralgia, náusea, vômito
- Endócrinas e metabólicas: hipoglicemia, hiponatremia, reações similares às do dissulfiram, síndrome da secreção inadequada de hormônio antidiurético (rara)
- Ocular: turvamento da visão
- Miscelânea: diaforese
- Relatos após colocação no mercado e/ou de caso: dor abdominal

Precauções: neuropatia autonômica pode mascarar os sintomas de hipoglicemia; deficiência de glicose-6-fosfato-desidrogenase pode levar à anemia hemolítica; reações de hipersensibilidade grave (p. ex., anafilaxia, angioedema e síndrome de Stevens-Johnson) foram relatadas; períodos de estresse (infecção, febre, trauma, cirurgia); na hipoglicemia, os sinais de alerta podem ser diferentes ou menos pronunciados nos idosos, em pacientes com neuropatia autonômica, com insuficiência adrenal ou hipofisária, nos debilitados e desnutridos, durante a prática de exercícios intensos e prolongados, no uso concomitante com álcool, na insuficiência hepática, na insuficiência renal e no uso de drogas bloqueadoras beta-adrenérgicas ou outros agentes simpatolíticos

Contraindicações: cetoacidose diabética com ou sem coma; DM tipo 1

glucagon

Glucagen® Hypokit

pó liof 1 UI/mL
(1 UI = 1 mg)

Fígado	Rim	Gestação	Lactação	60+
Sem informações	Sem informações	B	Sem riscos	MPI? Não

Classificação terapêutica: hormônio glicogenolítico

Posologia:
- Hipoglicemia: IM ou EV – 1 mg, podendo ser repetido após 15 min
- Choque cardiogênico refratário, em uso de bloqueadores dos canais de cálcio e betabloqueadores: EV – 3-10 mg, em *bolus*, seguido por infusão de 3-5 mg/h

Função hepática: não há informações disponíveis

Função renal: não há informações disponíveis

Administração parenteral (compatível – SG5%): pode ser administrado SC, IM e EV; reconstituir com diluente próprio, à concentração máxima de 1 mg/mL; IM – administrar a solução reconstituída; EV – a solução reconstituída e diluída em 10 mL é administrada lentamente
Obs.: uso imediato

Interações medicamentosas: sem interações conforme a base de dados Micromedex

Reações adversas:
- Cardiovasculares: hipertensão arterial, hipotensão arterial (até 2 h após procedimentos gastrointestinais), taquicardia
- Gastrointestinais: náusea, vômito (alta incidência com a administração rápida de doses elevadas)
- Miscelânea: anafilaxia, reações de hipersensibilidade

Precauções: na doença cardíaca, o glucagon aumenta a demanda do miocárdio por oxigênio; uso não recomendado com drogas anticolinérgicas; ciência ou suspeita de glucagonoma; jejum prolongado; inanição; insuficiência adrenal; hipoglicemia crônica

Contraindicações: insulinoma; feocromocitoma

griseofulvina

Fulcin®;
Sporostatin®

comp 500 mg; comp 500 mg

Fígado	Rim	Gestação	Lactação	60+
Contraindicado	Sem informações	C	Contraindicado	MPI? Não

Classificação terapêutica: antifúngico

Posologia:
- *Tinea corporis*: 500 mg/dia, por 2-4 semanas
- *Tinea cruris*: 500 mg/dia, por 2-6 semanas
- *Tinea capitis*: 500 mg/dia, por 4-6 semanas
- *Tinea pedis*: 1.000 mg/dia, por 4-8 semanas
- *Tinea unguis*: 1.000 mg/dia, por ≥ 4-6 meses

Função hepática: pode causar hepatotoxicidade; insuficiência hepatocelular – uso contraindicado

Função renal: podem ocorrer nefrose, proteinúria; não há informações disponíveis sobre a necessidade de ajuste de dose

Interações medicamentosas: contraceptivos (medroxiprogesterona, estradiol, levonorgestrel, noretindrona, dienogeste, drospirenona, norelgestromina, desogestrel, norgestrel, norgestimato, etinilestradiol, etonogestrel), fenobarbital, ácido aminolevulínico, varfarina

Reações adversas:
- Dermatológicas: erupção cutânea (mais comum), urticária (mais comum), fotossensibilidade, reação similar ao eritema multiforme, edema angioneurótico (raro)
- Hematológicas: granulocitopenia, leucopenia
- Neurológicas: cefaleia, confusão mental, fadiga, insônia, tontura
- Musculoesquelética: parestesia (rara)
- Gastrointestinais: desconforto epigástrico, diarreia, náusea, sangramento gastrointestinal, vômito
- Geniturinárias: irregularidades menstruais (raras)
- Miscelânea: monilíase oral, síndrome similar ao lúpus induzida por medicamento (rara)

Precauções: hipersensibilidade à penicilina – potencial de sensibilidade cruzada; mulheres devem esperar pelo menos 1 mês após a conclusão da terapia para engravidar; homens devem esperar pelo menos 6 meses após a conclusão da terapia para gerar um filho; segurança e eficácia não estabelecidas; exposição à luz solar, artificial ou natural aumenta o risco de reações de fotossensibilidade; lúpus eritematoso ou síndrome de lúpus foram relatados; reações cutâneas graves (p. ex., síndrome de Stevens-Johnson e necrólise epidérmica tóxica) e eritema, incluindo casos extremos e fatais, foram relatados – interromper uso

Contraindicação: porfiria

Observações: não é efetivo em infecções causadas por *Candida albicans*, *Aspergilli*, *Malassezia furfur* (pitiríase versicolor) e *Nocardia* sp.

haloperidol

Haldol®; Haldol® decanoato

sol oral (gts) 2 mg/mL; comp 1 e 5 mg, sol inj 5 mg/mL; sol inj 50 mg/mL

Fígado	Rim	Gestação	Lactação	60+
Sem informações	Sem informações	C	Contraindicado	MPI? Sim

Classificação terapêutica: antipsicótico

Posologia:
- Psicose: VO – 0,5-5 mg, 2-3x/dia (máximo: 30 mg/dia); IM – 2-5 mg, a cada 4-8 h, conforme necessário; IM (decanoato) – a cada 4 semanas, 1 dose correspondente a 10-20x dose VO diária expressa em mg; usualmente, 50-150 mg, a cada 4 semanas
- Agitação psicomotora aguda: VO – 5-10 mg; IM – 5 mg; pode-se repetir a dose a cada 30-60 min, com dose habitual para estabilização de 10-20 mg
- Náusea e vômito: 0,5-2 mg, IM ou EV

Função hepática: não há informações disponíveis

Função renal: não há informações disponíveis

(continua)

haloperidol *(continuação)*

Administração parenteral (compatível – SG5%): IM – decanoato de haloperidol deve ser administrado apenas IM, por injeção profunda; o volume não deve exceder 3 mL e a dose inicial recomendada é de 100 mg; EV – pode ser administrado diluído ou não, por meio de injeção lenta (2-5 min)

Ajuste de dose: pacientes geriátricos – 0,5-2 mg, VO, 2-3x/dia; pacientes debilitados – 0,5-2 mg, VO, 2-3x/dia

Interações medicamentosas: quinupristina, dalfopristina, antiarrítmicos classe IA (quinidina, disopiramida, procainamida), hidroxicloroquina, donepezila, venlafaxina, propranolol, lítio, fluoxetina, cetoconazol, metildopa (alfametildopa), rifampicina, dextrometorfano, buspirona, tacrina, nefazodona, olanzapina, triexifenidil, carbamazepina, fluvoxamina

Reações adversas:

- Cardiovasculares: arritmia, hipertensão ou hipotensão arterial, morte súbita, ondas T anormais com repolarização ventricular prolongada, taquicardia, *torsades de pointes*
- Dermatológicas: alopecia, dermatite de contato, erupção cutânea, fotossensibilidade (rara), hiperpigmentação, prurido
- Hematológicas: icterícia colestática, icterícia obstrutiva
- Neurológicas: acatisia, agitação, alteração da termorregulação central, ansiedade, cefaleia, confusão mental, crises convulsivas, depressão, discinesia tardia (potencialmente irreversíveis); distonia tardia, euforia, insônia, inquietação, letargia, reações distônicas, reações extrapiramidais, sinais e sintomas de pseudoparkinsonismo, síndrome neuroléptica maligna (potencialmente fatal), neurotoxicidade (pode ser grave), sonolência, vertigem
- Respiratórias: broncoespasmo, laringoespasmo
- Gastrointestinais: anorexia, constipação, diarreia, dispepsia, sialorreia, náusea, vômito, xerostomia
- Endócrinas e metabólicas: amenorreia, congestão mamária, disfunção sexual, galactorreia, ginecomastia, hiperglicemia, hipoglicemia, hiponatremia, irregularidades menstruais, lactação, mastalgia, tireotoxicose (pode ser grave)
- Geniturinárias: priapismo, retenção urinária
- Ocular: visão turva
- Miscelânea: diaforese, intermação

Precauções: pacientes idosos com psicose relacionada com demência (uso não aprovado); aumento do risco de discinesia tardia em pacientes idosos, especialmente mulheres; em doenças cardiovasculares graves, tem potencial para hipotensão transitória e início da dor de angina; prolongamento do intervalo QT e *torsades de pointes* podem ocorrer; pode aumentar o risco de convulsões (anormalidades no eletroencefalograma) por causa do baixo limiar convulsivo; utilização concomitante com anticoagulantes, anticolinérgicos (incluindo medicamentos antiparkinsonianos), anticonvulsivantes ou lítio; aumento do risco de discinesia tardia com aumento da duração do tratamento e doses cumulativas mais altas; rápida mudança de humor para depressão pode ocorrer quando é utilizado para mania em distúrbios cíclicos

Contraindicações: estado de coma por qualquer causa; depressão grave do SNC; doença de Parkinson

heparina

Liquemine®

FA 5.000 UI/mL, amp 5.000 UI/0,25 mL

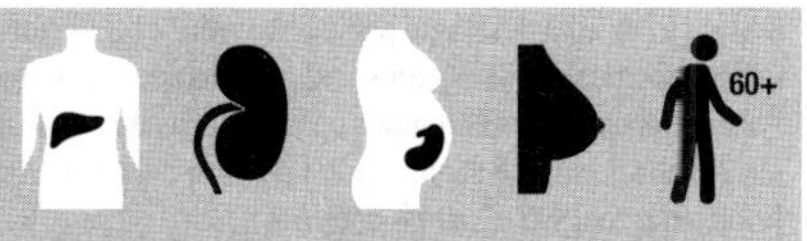

Precaução | Sem ajuste de dose | C | Compatível | MPI? Não

Classificação terapêutica: antitrombótico

Posologia:

- Tromboembolismo pulmonar e trombose venosa profunda: EV – *bolus* de 80 UI/kg, seguido por infusão contínua de 18 UI/kg/h, monitorando conforme TTPa-alvo de 46-70 segundos (1,5-2,3x o controle), a cada 4-6 h; SC – tratamento pode ser iniciado com 5.000 UI, EV, ou 333 UI/kg, SC, seguidos de 250 UI/kg, SC, 2x/dia

(continua)

heparina *(continuação)*

- Síndrome coronariana aguda: infarto com supradesnivelamento do segmento ST – se fibrinólise que não estreptoquinase, *bolus* inicial de 60 UI/kg (máximo: 4.000 UI), seguido por infusão contínua de 12 UI/kg/h; checar TTPa a cada 4-6 h, ajustando para alvo 1,5-2x LSN (50-70 segundos); o tempo total de tratamento é de no mínimo 48 h, preferencialmente durante toda a hospitalização (até 8 dias) ou até a revascularização; angina instável ou infarto sem supradesnivelamento do segmento ST – *bolus* inicial de 60 UI/kg (máximo: 4.000 UI), seguido por infusão contínua de 12 UI/kg/h; checar TTPa a cada 4-6 h, ajustando para alvo 1,5-2x LSN (50-70 segundos); o tempo total de tratamento é controverso, mas a maioria dos estudos manteve terapia por 2-5 dias
- Profilaxia de evento tromboembólico: 5.000 UI, SC, a cada 8-12 h; pode ser estendido até 4 semanas, de acordo com a indicação cirúrgica

Função hepática: pode ocorrer elevação das enzimas hepáticas; na doença hepática com hemostase prejudicada, aumenta o risco de hemorragia – uso com precaução

Função renal: pode ocorrer hematúria; ajuste de dose não é necessário na insuficiência renal

Administração parenteral (compatível – SF e SG5%): a dose de heparina pode ser diluída ou não para administração EV; pode ser administrada em *bolus*, sem diluição, ou por infusão contínua, adicionando-se 250 mL de solução compatível Obs.: estabilidade de 24 h em TA

Interações medicamentosas: erva-de-são-joão, fluvoxamina, paroxetina, apixabana, desvenlafaxina, sertralina, *ginkgo*, alprostadil, citalopram, fluoxetina, venlafaxina, escitalopram, bivalirudina, milnaciprana, varfarina, vitamina A, condroitina, coenzima Q10, *dong quai*

Reações adversas:

- Cardiovasculares: choque, choque hemorrágico, dor torácica, reação vasoespástica alérgica (possivelmente relacionada à trombose), trombose
- Dermatológicas: alopecia (demorada e passageira), disestesia dos pés, eczema, equimoses inexplicadas, necrose cutânea, placas eritematosas (relatos de caso), púrpura, urticária
- Hematológicas: epistaxe, hemorragia, hemorragia ovariana, hemorragia retroperitoneal, sangramento gengival, trombocitopenia
- Neurológicas: calafrios, cefaleia, febre
- Respiratórias: asma, broncoespasmo (relatos de caso), hemoptise, hemorragia pulmonar, rinite
- Musculoesqueléticas: neuropatia periférica, osteoporose (efeito da terapia crônica)
- Gastrointestinais: constipação, fezes tipo piche, hematêmese, náusea, vômito
- Endócrinas e metabólicas: hemorragia adrenal, hemorragia ovariana, hiperpotassemia (supressão da síntese de aldosterona), hiperlipidemia de rebote após a suspensão
- Geniturinária: ereção frequente ou persistente
- Locais: dor, eritema, hematoma, irritação e ulceração raramente foram relatadas com injeções SC profundas; a injeção IM (não recomendada) está associada à alta incidência desses efeitos
- Oculares: conjuntivite (reação alérgica), lacrimejamento
- Miscelânea: hipersensibilidade (inclusive calafrios, febre e urticária), reações alérgicas, reações anafilactoides, resistência à heparina
- Foi relatada ocorrência de trombocitopenia em 0-30% – comumente, não tem importância clínica; no entanto, estima-se que a trombocitopenia imunologicamente mediada induzida pela heparina ocorra em 1-2% dos pacientes, caracterizada pela queda progressiva da contagem plaquetária e, em alguns casos, por complicações tromboembólicas como necrose cutânea, embolia pulmonar, gangrena das extremidades, AVC ou IAM

Precauções: idade > 60 anos, principalmente mulheres; endocardite bacteriana subaguda; distúrbios hemorrágicos; ulceração gastrointestinal; resistência à heparina é frequentemente relatada com febre, trombose, tromboflebite, infecções, IAM, câncer e após uma cirurgia; hipertensão grave; evitar uso IM; menstruação; cirurgia; drenagem do estômago ou intestino delgado

Contraindicações: sangramento ativo descontrolado; trombocitopenia grave

hidralazina

Apresolina®

drg 25 e 50 mg

Sem informações | Com ajuste de dose | C | Compatível | MPI? Não

Classificação terapêutica: anti-hipertensivo

Posologia:

- Hipertensão: começar com 50 mg/dia; aumentar até 300 mg/dia, em 3-4 doses diárias

Função hepática: não há informações disponíveis

Função renal: insuficiência renal – aumentar o intervalo de dose para cada 8-16 h; diálise – suplementação da dose não é necessária (hemodiálise ou diálise peritoneal)

Ajuste de dose (pacientes geriátricos): doses iniciais mais baixas são recomendadas

Interações medicamentosas: sem interações conforme a base de dados Micromedex

Reações adversas:

- Cardiovasculares: angina de peito, colapso vascular (raro), edema periférico, hipertensão arterial paradoxal, hipotensão ortostática (rara), rubor, taquicardia, tontura (rara)
- Dermatológicas: erupção cutânea (rara), prurido (raro), urticária (rara)
- Hematológicas: agranulocitose (rara), anemia hemolítica (rara), eosinofilia (rara), leucopenia (rara), redução da concentração de Hb (rara), redução da contagem eritrocitária (rara), trombocitopenia (rara)
- Respiratórias: congestão nasal, dispneia
- Neurológicas: ansiedade*, aumento da pressão intracraniana (EV, em paciente com aumento da pressão intracraniana preexistente), coma*, calafrios (raros), depressão*, desorientação*, febre (rara)
- Musculoesqueléticas: artrite reumatoide, cãibras musculares, fraqueza, neurite periférica (rara), tremor
- Gastrointestinais: anorexia, constipação, diarreia, íleo adinâmico, náusea, vômito
- Geniturinárias: dificuldade miccional, impotência
- Oculares: conjuntivite, lacrimejamento
- Miscelânea: diaforese, síndrome similar ao lúpus induzida por medicamento (relacionada à dose), anticorpo antinuclear positivo, artralgia, astenia, dor pleurítica, edema, esplenomegalia, exantema facial maculopapular, febre, linfadenopatia, mal-estar, mialgia, pericardite, positividade para células LE, tamponamento pericárdico, teste de Coombs direto positivo

* Observadas em pacientes urêmicos e com hipertensão arterial grave, em que o aumento rápido da dose pode causar hipotensão arterial, acarretando esses efeitos

Precauções: anticorpos antinucleares positivos; na doença valvar mitral, a pressão da artéria pulmonar pode ser aumentada; estimulação do miocárdio, incluindo angina, alteração eletrocardiográfica de isquemia miocárdica e IAM podem ocorrer; neurite periférica pode ocorrer; hipotensão postural; AVC e insuficiência cardíaca podem piorar com o uso; sintomas do lúpus eritematoso sistêmico, incluindo glomerulonefrite, têm sido relatados – risco aumentado com doses mais elevadas

Contraindicações: doença arterial coronariana; doença cardíaca valvular reumática mitral

hidroclorotiazida

Clorana®

comp 25 e 50 mg

Precaução | Contraindicado | C | Contraindicado | MPI? Não

Classificação terapêutica: diuréticos de teto baixo

Posologia:

- Hipertensão: 12,5-50 mg/dia
- Edema: 25-100 mg/dia, em doses divididas; pode ser feito uso intermitente, em dias alternados ou a cada 3-5 dias
- Edema pré-menstrual: 25-50 mg, 1-2x/dia; iniciar quando começarem os sintomas e manter até o final da menstruação
- Nefrolitíase (uso *off-label*): 50 mg em 1 ou 2 doses/dia

(continua)

hidroclorotiazida *(continuação)*

Função hepática: na cirrose hepática grave, pode ocorrer hipopotassemia, e na doença hepática grave, coma hepático; uso com precaução

Função renal: risco de toxicidade ou azotemia; insuficiência renal com ClCr < 15-25 mL/min – uso contraindicado

Ajuste de dose (pacientes geriátricos): dose inicial de 12,5-25 mg/dia; titular lentamente

Interações medicamentosas: glicosídeos digitálicos (digoxina, deslanosídeo), sotalol, anti-inflamatórios não esteroidais (ácido acetilsalicílico, naproxeno, fenilbutazona, ácido mefenâmico, fenoprofeno, ibuprofeno, indometacina, piroxicam, diclofenaco, cetoprofeno, flurbiprofeno, cetorolaco, tenoxicam, etofenamato, dipirona, nimesulida, lornoxicam, acemetacina, propifenazona, meloxicam, celecoxibe, proglumetacina, rofecoxibe, dexcetoprofeno, parocoxibe, valdecoxibe, etoricoxibe, nepafenaco, loxoprofeno, lumiracoxibe, ácido tolfenâmico, nimesulida, ácido flufenâmico), metotrexato, ciclofosfamida, topiramato, *ginkgo*, carbamazepina, colestiramina, ácido aminolevulínico

Reações adversas:

- Cardiovasculares: hipotensão arterial, hipotensão ortostática
- Dermatológica: fotossensibilidade
- Gastrointestinais: anorexia, desconforto epigástrico
- Endócrina e metabólica: hipopotassemia

Precauções: glaucoma de ângulo fechado e miopia transitória aguda podem ocorrer dentro de horas a semanas após o início do uso da droga e podem levar à perda permanente da visão; uso concomitante com corticosteroides ou com hormônio adrenocorticotrófico pode levar à hipopotassemia; uso concomitante com lítio; DM – hiperglicemia pode ocorrer; desequilíbrios hidroeletrolíticos podem ocorrer; hiperuricemia ou gota aguda podem ser precipitados; hiponatremia pode ocorrer em clima quente em pacientes com

edema; doenças da paratireoide, alterações patológicas nas glândulas paratireoides com hipercalcemia e hipofosfatemia podem ocorrer com uso prolongado

Contraindicação: anúria

hidrocortisona

Berlison®; Hidrocortisona

pom e crem 10 mg/g; pó liof sol inj 100 ou 500 mg

Sem informações | Sem informações | C | Compatível | MPI? Não

Classificação terapêutica: corticosteroide

Posologia:

- Uso tópico: utilizar uma camada fina, 2-3x/dia
- Injetável: 100-500 mg, a cada 2, 4 ou 6 h; potência semelhante ao cortisol
- VO: disponível no Brasil somente em farmácias de manipulação
- Insuficiência adrenal aguda: 100 mg, EV, em *bolus*, seguidos de 50-75 mg, a cada 6 h, por 24 h, com desmame pelas próximas 72 h; considerar reposição de mineralocorticoide (fludrocortisona) para transição para terapêutica VO
- Insuficiência adrenal crônica: reposição considerada fisiológica, 15-25 mg/dia, EV, em 2-3 doses; sugere-se utilizar 2/3 da dose pela manhã para mimetizar padrão fisiológico, com 1/3 restante, após 6-8 h
- Dose anti-inflamatória: 15-240 mg, a cada 12 h
- Hiperplasia adrenal congênita: 15-25 mg/dia, em 2-3 doses
- Estado asmático: 1-2 mg/kg/dose, EV, a cada 6 h, por 24 h, seguidos de manutenção 0,5-1 mg/kg/dose
- Estresse cirúrgico de pacientes em uso crônico de corticosteroides: cirurgias com estresse mínimo – 25 mg/dia, por 1 dia; cirurgias com estresse moderado – 50-75 mg/dia (25 mg, a cada 8-12 h), por 1-2 dias; cirurgias com estresse maior – 100-150 mg/dia, EV (50 mg, a cada 8 h), por 2-3 dias

Função hepática: não há informações disponíveis

Função renal: não há informações disponíveis

Ajuste de dose: supressão hipotalâmico-pituitária-adrenal (tópica) – tentativa de retirar a droga, reduzir a frequência de aplicação ou substituir por um esteroide menos potente

Interações medicamentosas: vacina rotavírus, galamina, atracúrio, primidona, colestipol, alcurônio

(continua)

hidrocortisona *(continuação)*

Reações adversas:

- Cardiovasculares: edema, hipertensão arterial
- Dermatológicas: atrofia cutânea, esquimoses, hiperpigmentação tópica (eczema; 12,5%), prurido (6%), ressecamento da pele (2%), sensação de picada (2%)
- Hematológica: leucocitose (passageira)
- Neurológicas: alucinações, cefaleia, crises convulsivas, delírio, euforia, insônia, nervosismo, pseudotumor cerebral, psicose, vertigem
- Musculoesqueléticas: artralgia, fraqueza muscular, fraturas, osteoporose
- Gastrointestinais: aumento do apetite, distensão abdominal, esofagite ulcerativa, indigestão, náusea, pancreatite, úlcera péptica, vômito
- Endócrinas e metabólicas: alcalose, amenorreia, DM, hiperglicemia, hiperlipidemia, hipopotassemia, intolerância à glicose, retenção hídrica e sódica, síndrome de Cushing, supressão adrenal, supressão do crescimento, supressão do eixo hipófise-adrenal
- Oculares: catarata, glaucoma
- Miscelânea: infecção, necrose avascular, processos malignos secundários, reações de hipersensibilidade

Precauções: cirrose; diverticulite; distúrbios de fluidos; hipertensão; insuficiência cardíaca; hipotireoidismo; sarampo, catapora e outras infecções; miastenia grave; herpes simples ocular; osteoporose; úlcera péptica; tendências psicóticas; vacina varíola e outras imunizações; tuberculose ativa ou latente; colite ulcerosa; infecções sistêmicas não tratadas

Contraindicação: uso concomitante de dose imunossupressora e vacinas atenuadas; infecções fúngicas sistêmicas

hidroxicloroquina

Plaquinol®

comp rev 200 e 400 mg

Precaução | Precaução | D | Uso criterioso | MPI? Não

Classificação terapêutica: antimalárico

Posologia:

- Quimioprofilaxia da malária: 400 mg, 1x/semana, iniciando 2 semanas antes da exposição, manter até 4 semanas após ter deixado a área endêmica; caso não inicie o tratamento antes da ida à localidade, fazer dose de ataque com 2 doses, com 6 h de diferença, e manter o tratamento por 8 semanas
- Surto agudo de malária: ataque de 800 mg, seguido por 400 mg, após 6, 24 e 48 h
- Doenças do tecido conjuntivo: manter 200-600 mg/dia (habitual: 400 mg/dia); para uso crônico, monitorar fundoscopia a cada 6 meses

Função hepática: podem ocorrer disfunção hepática e insuficiência hepática (casos isolados); disfunção hepática preexistente ou pacientes que estejam tomando medicamentos capazes de afetar a função hepática – ajuste de dose pode ser necessário, usar com precaução

Função renal: disfunção renal preexistente ou pacientes que estejam tomando medicamentos capazes de afetar a função renal – ajuste de dose pode ser necessário, usar com precaução

Interações medicamentosas: medicamentos que prolongam o intervalo QT (quinidina, disopiramida, procainamida, eritromicina, metronidazol, cloroquina, probucol, quinina, metadona, prometazina, haloperidol, imipramina, amitriptilina, doxepina, hidroxicloroquina, clorpromazina, tamoxifeno, ciclobenzaprina, droperidol, aripiprazol, atomoxetina, trazodona, pentamidina (sem registro vigente na Anvisa), domperidona, clozapina, gonadorrelina, fosfato de sódio, fosfato de sódio monobásico, fosfato de sódio dibásico, astemizol, norfloxacino, propafenona, famotidina, leuprolida, mefloquina, anagrelida, ciprofloxacino, fluoxetina, ofloxacino, octreotida, mifepristona, clomipramina, protriptilina, gosserelina, halofantrina, paroxetina, ondansetrona, azitromicina, foscarnet, apomorfina, claritromicina, granisetrona, tacrolimo, itraconazol, venlafaxina, risperidona, triptorrelina, formoterol, citalopram, alfuzosina, levofloxacino, sevoflurano, dolasetrona, ritonavir, olanzapina, sertindol, nelfinavir, ranolazina, vardenafila, gatifloxacino, moxifloxacino, gemifloxacino, telitromicina, escitalopram, solifenacina, sorafenibe, sunitinibe, dasatinibe, vorinostate, paripperidona, lapatinibe, nilotinibe, degarelix, asenapina, pazopanibe, fingolimode, eribulina, vandetanibe, rilpivirina, telaprevir, vemurafenibe, crizotinibe, pasireotida, vinflunina, ivabradina, atazanavir, vilanterol, dabrafenibe, ebastina, tizanidina, tetrabenazina, lumefantrina, trióxido de arsênio), donepezila, digoxina

(continua)

hidroxicloroquina *(continuação)*

Reações adversas:

- Cardiovasculares: cardiomiopatia (rara, relação com o medicamento não está clara)
- Dermatológicas: alopecia, alterações da pigmentação (pele e mucosa; cor preto-azulada), clareamento de pelos, exantema (urticariforme, morbiliforme, liquenoide, maculopapular, purpúrico, eritema anular centrífugo, síndrome de Stevens-Johnson, pustulose exantematosa aguda generalizada e dermatite esfoliativa)
- Hematológicas: agranulocitose, anemia aplástica, hemólise (de pacientes com deficiência de glicose-6-fosfato), leucopenia, trombocitopenia
- Neurológicas: alterações emocionais, ataxia, cansaço, cefaleia, crises convulsivas, irritabilidade, nervosismo, pesadelos, psicose, tontura, vertigem
- Respiratórias: broncoespasmo, insuficiência respiratória (relacionada à miopatia)
- Musculoesqueléticas: miopatia, paralisia ou neuromiopatia levando à fraqueza progressiva e atrofia de grupos musculares proximais (pode estar associada a leves alterações sensoriais, perda de reflexos tendinosos profundos e condução nervosa anormal)
- Gastrointestinais: anorexia, cólicas abdominais, diarreia, náusea, vômito
- Auditivas: surdez, zumbido
- Endócrina e metabólica: perda de peso
- Oculares: alterações e depósitos corneanos (distúrbios visuais, turvamento da visão, fotofobia – reversíveis com a suspensão do medicamento), atenuação das arteríolas retinianas, atrofia, ceratopatia, distúrbio de acomodação, edema macular, escotomas, nistagmo, palidez e atrofia do disco óptico, pigmentação anormal, redução da acuidade visual, retinopatia (alterações iniciais reversíveis podem progredir apesar da suspensão quando avançadas), retinopatia pigmentar
- Miscelânea: exacerbação da porfiria e da psoríase não sensível à luz solar

Precauções: antes de iniciar o tratamento, realizar exame oftalmológico e repetir a cada 6 meses; o risco de danos à retina é pequeno com a dose diária de até 6,5 mg/kg de peso (toxicidade da retina relacionada à dose); pode causar hipoglicemia grave; para pacientes com problemas gastrointestinais, neurológicos ou hematológicos, e aqueles com hipersensibilidade à quinina, deficiência de glicose-6-fosfato-desidrogenase, porfiria ou psoríase, na terapia de longo prazo, devem ser realizados exames periódicos da função dos músculos esqueléticos e reflexos tendinosos

Contraindicação: pacientes com maculopatias (retinopatias) preexistentes

hidróxido de alumínio e magnésio

Kolantyl®

susp oral (40 + 30 mg/mL)

Contra-indicado | Sem informações | Sem informações | Uso criterioso | MPI? Não

Classificação terapêutica: antiácido

Posologia:

- Dispepsia: 1-2 colheres de sobremesa, 1 e 2 h após as refeições e ao se deitar, ou quando necessário; não deve ser ultrapassada a posologia diária equivalente a 80 mL

Função hepática: não há informações disponíveis

Função renal: insuficiência renal grave – uso contraindicado

Interações medicamentosas: eltrombopague, micofenolato de mofetila, cetoconazol, clofazimina, levotiroxina, fexofenadina, lomefloxacino, nicardipino, cloroquina, gabapentina, pefloxacino, fosfato oral (fosfato de potássio, fosfato de sódio, fosfato de sódio monobásico, fosfato de sódio dibásico, fosfato de potássio monobásico, fosfato de potássio dibásico), levofloxacino, ciprofloxacino, gemifloxacino, alopurinol, ticlopidina, isradipino, etambutol, propranolol, amprenavir, zalcitabina, tetraciclinas (tetraciclina, minociclina, oxitetraciclina, doxiciclina, limeciclina, clortetraciclina), tacrolimo, moxifloxacino, ác do cólico, tipranavir, gatifloxacino

Reações adversas:

- Gastrointestinais: cólicas, gosto de giz, prisão de ventre, náusea, ressecamento das fezes, vômito
- Endócrinas e metabólicas: hipofosfatemia (rara), hipomagnesemia (rara)

(continua)

hidróxido de alumínio e magnésio *(continuação)*

Precauções: síndromes de encefalopatia e osteomalacia ligadas à diálise; pode agravar os sintomas da doença de Alzheimer; promove a retenção de fosfato, por isso, é recomendável manter uma dieta rica em fósforo; em casos de sangramento intestinal e presença de hemorroidas, deve ser usado com cautela

Contraindicações: uso concomitante com tetraciclina; hipofosfatemia; constipação

hidróxido de magnésio

Leite de magnésia de Phillips®

susp oral 1.214,25 mg/15 mL

Sem informações | Contraindicado | D | Compatível | 60+ MPI? Não

Classificação terapêutica: antiácido

Posologia:

- Antiácido: 5 mL sempre que necessário, até 4x/dia
- Laxativo: 10-20 mL em dose única ou dividida

Função hepática: não há informações disponíveis

Função renal: insuficiência renal – uso contraindicado

Interações medicamentosas: eltrombopague, micofenolato de mofetila, cetoconazol, clofazimina, levotiroxina, fexofenadina, lomefloxacino, nicardipino, cloroquina, gabapentina, pefloxacino, quinidina, fosfato oral (fosfato de potássio, fosfato de sódio, fosfato de sódio monobásico, fosfato de sódio dibásico, fosfato de potássio monobásico, fosfato de potássio dibásico), levofloxacino, ciprofloxacino, gemifloxacino, ticlopidina, isradipino, amprenavir, zalcitabina, tetraciclinas (tetraciclina, minociclina, oxitetraciclina, doxiciclina, limeciclina, clortetraciclina), tacrolimo, moxifloxacino, ácido cólico, tipranavir

Reações adversas:

- Gastrointestinais: diarreia, desidratação
- Metabólica: hipermagnesemia

Precaução: porfiria

hidroxiureia

Hydrea®

cap dura 500 mg

Precaução | Com ajuste de dose | D | Contraindicado | 60+ MPI? Não

Classificação terapêutica: tratamento de leucemia

Posologia:

- Anemia falciforme: dose inicial de 15 mg/kg/dia, podendo ser aumentada em 5 mg/kg/dia, a cada 12 semanas (máximo: 35 mg/kg/dia ou até sinais de toxicidade); monitorar toxicidade a cada 2 semanas e, caso aconteça, aguardar até que a medula óssea se recupere e, então, reintroduzir a medicação com redução de 2,5 mg/kg/dia na dose; considera-se toxicidade contagem de neutrófilos < 2.000/mm^3, plaquetas < 80.000/mm^3, Hb < 4,5 mg/dL, reticulócitos < 80.000/mm^3 e Hb < 9 mg/dL

Função hepática: podem ocorrer aumento de enzimas hepáticas, hepatotoxicidade e insuficiência hepática; uso com precaução

Função renal: podem ocorrer aumento de BUN, aumento de creatinina; insuficiência renal preestabelecida (tumores sólidos e leucemia mieloide crônica) – ajustes de dose devem ser considerados para compensar a insuficiência renal significativa; doença de células falciformes com ClCr < 60 mL/min ou em fase terminal da doença renal – 7,5 mg/kg/dia; hemodiálise (anemia falciforme) nos dias de diálise – 7,5 mL/kg/dia após a hemodiálise

Interações medicamentosas: vacina rotavírus, vacinas de vírus vivo (bacilo Calmette-Guérin, vacina rubéola, vacina caxumba, vacina poliomielite, vacina sarampo, vacina influenza, vacina catapora [varicela], vacina febre amarela, vacina febre tifoide, vacina adenovírus tipo 4, vacina adenovírus tipo 7, vacina rotavírus), estavudina, didanosina

Reações adversas:

- Cardiovascular: edema

(continua)

hidroxiureia *(continuação)*

- Neurológicas: alucinações, calafrios, cefaleia, crises convulsivas, desorientação, febre, mal-estar, sonolência (relacionada à dose), tontura
- Dermatológicas: alopecia (rara), alterações cutâneas similares às da dermatomiosite, atrofia cutânea, atrofia ungueal, câncer de pele, descamação, eritema facial, eritema periférico, exantema maculopapular, gangrena, hiperpigmentação, pápulas violetas, pigmentação ungueal, ressecamento da pele, toxicidades vasculíticas cutâneas, ulcerações vasculíticas
- Hematológicas: citopenias persistentes, eritropoiese megaloblástica, hemólise, leucemias secundárias (uso prolongado), macrocitose, mielossupressão (principalmente leucopenia; início: 24-48 h; nadir: 10 dias; recuperação: 7 dias após a suspensão do medicamento; a reversão da contagem leucocitária ocorre rapidamente, mas a da contagem plaquetária pode levar 7-10 dias), redução do ferro sérico, trombocitopenia, anemia
- Respiratórias: dispneia, fibrose pulmonar (rara), infiltrados pulmonares difusos agudos (raros)
- Musculoesqueléticas: fraqueza, neuropatia periférica
- Gastrointestinais: anorexia, constipação, diarreia, estomatite, irritação gastrointestinal e mucosite (potencializadas pela radioterapia), náusea, pancreatite, vômito
- Endócrina e metabólica: hiperuricemia
- Geniturinária: disúria (rara)

Precauções: pode mascarar o desenvolvimento de deficiência de ácido fólico (vitamina B9); anemia grave; idosos; mutagênico e clastogênico; leucemias secundárias têm ocorrido com terapia de longo prazo para doenças reumáticas

Contraindicações: depressão da medula óssea significativa, como leucopenia, trombocitopenia ou anemia grave

hidroxizina

Hixizine®

xpe 2 mg/mL; comp 25 mg

Com ajuste de dose | Sem informações | C | Uso criterioso | 60+ MPI? Sim

Classificacão terapeutica: ansiolítico

Posologia:

- Prurido: 25 mg, 3-4x/dia

Função hepática: doença hepática – aumentar o intervalo normal de dose de 3-4x/dia, 13 a cada ≤ 24 h

Função renal: não há informações disponíveis

Interações medicamentosas: sem interações conforme a base de dados Micromedex

Reações adversas:

- Dermatológicas: erupção cutânea, prurido, urticária
- Neurológicas: alucinações, cefaleia, crises convulsivas, fadiga, nervosismo, sonolência, tontura
- Respiratória: espessamento de secreções brônquicas
- Musculoesqueléticas: movimentos involuntários, parestesia, tremor
- Gastrointestinal: xerostomia
- Ocular: visão turva
- Miscelânea: reação alérgica

Precauções: administração concomitante com os depressores do SNC; aumento do risco de confusão e sedação excessiva em idosos – redução da dose e monitoração recomendadas

ibandronato de sódio

Bonviva®

comp rev 150 mg; sol inj 3 mg/3 mL

Sem ajuste de dose | Contraindicado | B | Uso criterioso | 60+ MPI? Não

Classificação terapêutica: bifosfonato

Posologia:

- Osteoporose pós-menopausa: VO – 150 mg, 1x/mês; EV – 3 mg, a cada 3 meses
- Hipercalcemia da malignidade: 2-6 mg, EV, em 2 h

(continua)

ibandronato de sódio *(continuação)*

Função hepática: insuficiência hepática – ajuste de dose não é necessário

Função renal: podem ocorrer toxicidade, deterioração da função e injúria renal aguda; insuficiência renal com ClCr > 30 mL/min – ajuste de dose não é necessário; insuficiência renal com ClCr < 30 mL/min – uso contraindicado

Administração parenteral (compatível – SF e SG5%): pode ser administrado por injeção EV, em 15-30 segundos, ou diluído em solução compatível para administração por acesso venoso prévio *piggyback*

Interações medicamentosas: sem interações conforme a base de dados Micromedex

Reações adversas:
- Dermatológica: exantema
- Neurológica: cefaleia
- Respiratória: síndrome gripal
- Musculoesqueléticas: mialgias, osteonecrose mandibular
- Gastrointestinais: dispepsia, náusea, dor abdominal, diarreia

Precauções: pode ocorrer aumento do risco de osteonecrose da mandíbula em casos de câncer, infecções, coagulopatias, anemia, dentaduras mal ajustadas, má higiene bucal, doença periodontal, outras doenças orais preexistentes, corticosteroides, quimioterapia; esôfago de Barrett e outros distúrbios de trato gastrointestinal alto (p. ex., disfagia, gastrite, duodenite, úlceras); distúrbios do metabolismo ósseo e mineral (p. ex., hipocalcemia, hipovitaminose D); exposição prolongada ao fármaco

Contraindicações: alterações esofágicas (p. ex., estenose ou acalasia) que atrasem o esvaziamento esofágico (VO); hipocalcemia não tratada; incapacidade de ficar em pé ou sentar-se ereto por 60 min (VO)

Observações: assegurar que a ingestão de cálcio e vitamina D seja adequada; considerar interrupção do uso após 3-5 anos; VO – engolir comprimido inteiro com copo de água 60 min antes da 1ª refeição do dia e do uso de outros medicamentos; tomar comp em pé ou sentado verticalmente; não deitar durante 60 min após a administração

ibuprofeno

Advil®; Capsfen®; Motrin®; Alivium®

cap gel mole 400 mg; comp rev 200 mg; cap mole 600 mg; comp rev 600 mg; susp oral 30, 50 e 100 mg/mL

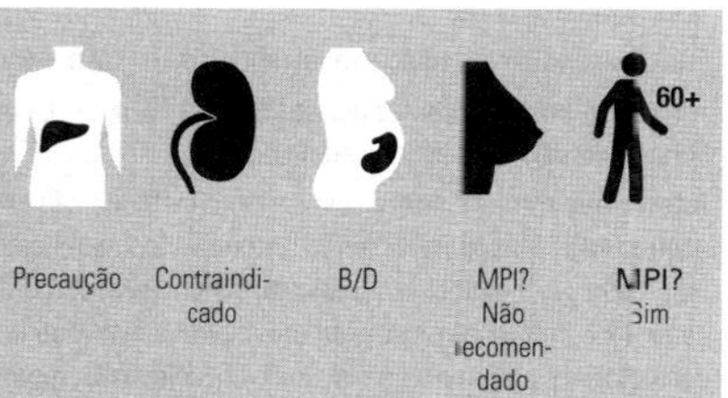

Classificação terapêutica: anti-inflamatório e antirreumático não esteroidal

Posologia:
- Doenças inflamatórias, analgesia, antipirético, pericardite: 400-800 mg, 3-4x/dia

Função hepática: reações incluindo icterícia, hepatite fulminante fatal, necrose e insuficiência hepática têm sido relatadas; disfunção hepática – aumento do risco de toxicidade renal e dano; aumento do risco de reações graves, eventualmente fatais; uso com precaução

Função renal: insuficiência renal – iniciar com a menor dose recomendada, acompanhar de perto o paciente e reduzir a dose se necessário; insuficiência renal grave – uso contraindicado; uso concomitante com inibidores da enzima conversora da angiotensina, tiazidas ou diuréticos de alça – aumento do risco de toxicidade renal e danos

Interações medicamentosas: antidepressivos tricíclicos (nortriptilina, imipramina, amitriptilina, clomipramina), inibidores seletivos da recaptação de serotonina e norepinefrina (venlafaxina, sibutramina, duloxetina, desvenlafaxina), ciclosporina, inibidores seletivos da recaptação da serotonina (fluoxetina, fluvoxamina, paroxetina, sertralina, citalopram, escitalopram, vilazodona), diuréticos poupadores de potássio (espironolactona, amilorida, triantereno, eplerenona), *ginkgo*, heparina de baixo peso molecular (enoxaparina, dalteparina, nadroparina, bemiparina, reviparina), diuréticos tiazídicos (diazóxido, hidroclorotiazida, clortalidona, indapamida, clopamida), ácido acetilsalicílico, tacrolimo, diuréticos de alça (furosemida, bumetanida), metotrexato, inibidores do receptor de angiotensina e inibidores da enzima conversora de angiotensina (captopril, enalapril, lisonopril, ramipril, quinapril, cilazapril, benazepril, fosinopril, perindopril, trandolapril, losartana, espirapril, irbesartana, valsartana, eprosartana, delapril, telmisartana, candesartana, olmesartana, azilsartana), betabloqueadores

(continua)

ibuprofeno *(continuação)*

(propranolol, metoprolol, timolol, atenolol, labetalol, acebutolol, betaxolol, levobunolol, esmolol, carteolol, bisoprolol, sotalol, metipranolol, carvedilol, nebivolol), amicacina

Reações adversas:
- Cardiovascular: 1-3% – edema
- Dermatológicas: 3-9% – erupção cutânea; 1-3% – prurido
- Neurológicas: 3-9% – tontura; 1-3% – cefaleia, nervosismo
- Gastrointestinais: 3-9% – azia; epigastralgia; náusea; 1-3% – constipação; diarreia; dispepsia; dor, cólica ou desconforto abdominal; flatulência; redução do apetite; vômito
- Auditiva: 3-9% – zumbido
- Endócrina e metabólica: 1-3% – retenção hídrica

Precauções: doença cardiovascular conhecida ou fatores de risco; asma; alterações na visão de cores; uso crônico – risco aumentado de efeitos adversos graves (p. ex., lesão gastrointestinal e renal, anemia); uso concomitante com corticosteroides VO; idosos; insuficiência cardíaca; hipertensão; retenção de líquidos; tabagismo; uso de álcool

Contraindicação: tratamento da dor perioperatória na cirurgia de revascularização do miocárdio

imatinibe

Glivec®

comp rev 100 e 400 mg

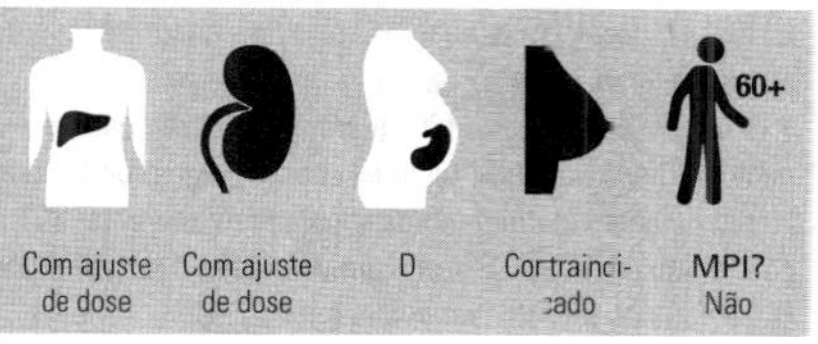

Classificação terapêutica: antineoplásico

Posologia:
- Neoplasias: 400-600 mg, 1-2x/dia, conforme tipo histológico

Função hepática: insuficiência hepática leve a moderada (dose inicial) – ajuste de dose não é necessário; insuficiência hepática grave (dose inicial) – reduzir a dose em 25%; toxicidade hepática durante o tratamento com imatinibe – interromper uso se transaminases hepáticas > 5x LSN ou elevações de bilirrubina > 3x LSN; reinicialização em doses reduzidas (adultos) – reduzir de 400 para 300 mg, de 600 para 400 mg, ou de 800 para 600 mg; reinicialização em doses reduzidas (crianças) – reduzir de 340 para 260 mg/m²/dia, quando os níveis de transaminases forem < 2,5x LSN e os de bilirrubina forem < 1,5x LSN

Função renal: pode ocorrer aumento da creatinina sérica (≤ 12%; grau 3: ≤ 3%; dermatofibrossarcoma protuberante grau 4: 8%); insuficiência renal com ClCr de 20-39 mL/min – 50% de redução da dose de partida, aumentar a dose posteriormente conforme tolerado (máximo: 400 mg); doentes com ClCr de 40-59 mL/min – não usar doses > 600 mg; doentes com ClCr ≤ 20 mL/min – uso com precaução (para 2 pacientes com insuficiência renal grave, doses de 100 mg/dia foram toleradas)

Interações medicamentosas: vacinas de vírus vivo (bacilo Calmette-Guérin, vacina rubéola, vacina caxumba, vacina poliomielite, vacina sarampo, vacina influenza, vacina catapora [varicela], vacina febre amarela, vacina febre tifoide, vacina adenovírus tipo 4, vacina adenovírus tipo 7, vacina rotavírus), genfibrozila, fentanila, cetoconazol, lurasidona, varfarina, *ginseng*, aprepitanto, fosaprepipanto

Reações adversas (dados colhidos a partir de muitos estudos, exceto quando citadas para um tipo específico de câncer):
- Cardiovasculares: edema e/ou retenção hídrica (33-86%; graus 3 e 4: 3-13%; inclui anasarca, ascite, derrame pericárdico, derrame pleural, edema agravado, edema periférico, edema pulmonar e edema superficial); edema facial (dermatofibrossarcoma protuberante: 17%), dor torácica (tumores estromais gastrointestinais: ≤ 7%; leucemia mieloide crônica: 7-11%), rubores (1-10%)
- Dermatológicas: erupção cutânea (9-50%; graus 3 e 4: 1-9%), prurido (8-19%), alopecia (tumores estromais gastrointestinais: 10-15%), eritema, reação de fotossensibilidade, ressecamento da pele
- Hematológicas: hemorragia (12-53%; graus 3 e 4: 2-19%), neutropenia (grau 3: 7-27%; grau 4: 3-48%), trombocitopenia (grau 3: 1-31%; grau 4: < 1-33%), anemia (grau 3: 1-42%; grau 4: 1-11%), leucopenia (tumores estromais gastrointestinais: 5-20%); linfopenia (tumores estromais gastrointestinais: ≤ 10%), febre neutropênica, pancitopenia
- Neurológicas: fadiga (29-75%), febre (13-41%), cefaleia (19-37%), tontura (10-19%), insônia (10-19%), depressão (≤ 15%), ansiedade (7-12%), calafrios (≤ 11%), hemorragia cerebral e/ou do SNC (≤ 9%), hipoestesia

(continua)

imatinibe *(continuação)*

- Respiratórias: nasofaringite (10-31%), tosse (11-27%), dispneia (≤ 21%), infecção das vias aéreas superiores (3-21%), dor faringolaríngea (7-18%), rinite (dermatofibrossarcoma protuberante: 17%), faringite (leucemia mieloide crônica: 10-15%), pneumonia (leucemia mieloide crônica: 4-13%), sinusite (4-11%), epistaxe
- Musculoesqueléticas: cãibras musculares (16-62%), artralgia (≤ 40%), dor articular (11-31%), mialgia (9-32%), fraqueza (≤ 21%), dor musculoesquelética (crianças: 21%; adultos: 12-49%), rigidez (10-12%), ostealgia (≤ 11%), dorsalgia e/ou lombalgia (tumores estromais gastrointestinais: ≤ 7%), dor em membros (tumores estromais gastrointestinais: ≤ 7%), edema articular, neuropatia periférica, parestesia
- Hepáticas: aumento de ALT (≤ 17%; grau 3: 2-7%; grau 4: < 3%), hepatotoxicidade (6-12%; graus 3 e 4: 3-8%), aumento da fosfatase alcalina (grau 3: ≤ 6%; grau 4: < 1%), aumento de AST (grau 3: 2-4%; grau 4: ≤ 3%), aumento de bilirrubinas (grau 3: 1-4%; grau 4: ≤ 3%)
- Gastrointestinais: náusea (42-73%), diarreia (25-59%), vômito (23-58%), dor abdominal (6-57%), anorexia (≤ 36%), ganho de peso (5-32%), dispepsia (11-27%), constipação (9-16%), flatulência (≤ 10%), estomatite e/ou mucosite (≤ 10%), perda de peso (≤ 10%), hemorragia gastrointestinal (2-8%), distensão abdominal, distúrbio do paladar, gastrite, refluxo gastroesofágico, ulceração bucal, xerostomia
- Endócrinas e metabólicas: hipopotassemia (6-13%), hiperglicemia (≤ 10%), hipocalcemia (tumores estromais gastrointestinais: ≤ 6%), redução de albumina (grau 3: ≤ 4%)
- Oculares: edema periorbital (dermatofibrossarcoma protuberante: 33%; doença mieloproliferativa: 29%; tumores estromais gastrointestinais: ≤ 47%), aumento do lacrimejamento (dermatofibrossarcoma protuberante: 25%; tumores estromais gastrointestinais: ≤ 10%), conjuntivite, edema palpebral, hemorragia conjuntival, ressecamento dos olhos, turvamento da visão
- Miscelânea: sudorese noturna (leucemia mieloide crônica: 13-17%), infecção sem neutropenia (tumores estromais gastrointestinais: ≤ 17%), influenza (1-14%), diaforese (tumores estromais gastrointestinais: ≤ 13%)

Precauções: evitar o uso concomitante com indutores potentes do CYP3A4 como dexametasona, carbamazepina, fenobarbital, fenitoína, rifampicina (caso necessário, aumentar dose do imatinibe); sonolência, tonturas e visão turva podem ocorrer e prejudicar a capacidade de operar veículos e máquinas

imipeném + cilastatina

Tienam®

pó sol inj 500/500 mg

Precaução | Com ajuste de dose | C | Uso criterioso | MPI? Não

Classificação terapêutica: carbapenêmico

Posologia:

- Dose habitual: adultos ≥ 70 kg – 250-1.000 mg, a cada 6-8 h, até 4 g/dia
- Infecção abdominal: leve – 250-500 mg, a cada 6 h; grave – 500 mg, a cada 6 h, ou 1 g, a cada 8 h, por 4-7 dias
- Neutropenia febril, infecções graves, ITU complicadas: 500 mg, a cada 6 h
- Infecções por *Pseudomonas*: pode-se chegar a doses de 1 g, a cada 6-8 h

Função hepática: pode ocorrer elevação das enzimas hepáticas – interromper o uso em 0,1% dos pacientes; não há informações sobre a necessidade de ajuste de dose; uso com precaução

Função renal: insuficiência renal e peso corporal ≥ 70 kg – dose reduzida EV para adultos; ClCr de 50-90 mL/min – 250-500 mg, a cada 6-8 h; ClCr de 10-50 mL/min – 250 mg, a cada 8-12 h; ClCr < 10 mL/min – 125-250 mg, a cada 12 h; diálise – suplementar dose pós-hemodiálise; CAPD – 125-250 mg, a cada 12 h

Administração parenteral (compatível – não é estável em nenhuma das soluções para serem consideradas compatíveis; entretanto, é suficientemente estável para uso dentro de algumas horas com SF, SG5%, SG10% e SG5% em NaCl a 0,2, 0,45 e 0,9%): IM – reconstituir com 2 e 3 mL, respectivamente, de cloridrato de lidocaína a 1% e administrar em nível profundo dentro de 1 h; EV – reconstituir com 10 mL de SF ou SG5% e agitar vigorosamente; diluir em 60-100 mL e administrar por infusão em 20-30 min para doses < 500 mg, e entre 40-60 min para doses > 500 mg Obs.: estabilidade de 4 h em TA e de 24 h em REF

Interações medicamentosas: ácido valproico, valganciclovir, ganciclovir, ciclosporina

(continua)

imipeném + cilastatina *(continuação)*

Reações adversas (relatadas para formulações EV e IM em adultos, exceto quando houver observação em contrário):

- Cardiovascular: taquicardia (adultos: < 1%)
- Dermatológica: erupção cutânea (~ 1%)
- Neurológica: crise convulsiva (risco aumentado para idosos)
- Gastrointestinais: diarreia (1-2%), náusea (1-2%), vômito (≤ 2%)
- Geniturinárias: oligúria ou anúria (< 1%)
- Locais: flebite ou tromboflebite (3%), dor no local da injeção IM (1,2%)

Precauções: reações anafiláticas graves, incluindo mortes, foram relatadas com terapia com penicilina; aumento do risco de reação grave e potencialmente fatal se houver histórico de hipersensibilidade a múltiplos alérgenos; uso prolongado pode acarretar superinfecção fúngica ou bacteriana, inclusive associada ao *Clostridium difficile*, e colite pseudomembranosa

imipramina

Tofranil®; Tofranil® pamoato

drg 10 e 25 mg; cap dura 75 e 150 mg

Com ajuste de dose | Precaução | D | Contraindicado | MPI? Sim

Classificação terapêutica: inibidor não seletivo da recaptação das monoaminas

Posologia:

- Depressão: tratamento ambulatorial – iniciar com 75 mg/dia e aumentar gradualmente até 150 mg/dia, em dose única, ao se deitar, ou em doses divididas; dose de manutenção de 50-150 mg/dia (máximo: 200 mg/dia); internação – iniciar com 100-150 mg/dia, aumentando gradualmente até 200 mg/dia; sem resposta em 2 semanas – pode-se aumentar para 250-300 mg/dia

Função hepática: podem ocorrer aumento de transaminases e icterícia colestática; doença hepática – iniciar com doses mais baixas e aumentar conforme necessário e tolerado

Função renal: insuficiência renal moderada e grave – uso com precaução

Ajuste de dose (pacientes geriátricos): 30-40 mg, VO, em doses divididas ou na hora de dormir; dose usual é de no máximo 100 mg/dia

Interações medicamentosas: anti-inflamatórios não esteroidais (ácido acetilsalicílico, naproxeno, fenilbutazona, ácido mefenâmico, fenoprofeno, ibuprofeno, indometacina, piroxicam, diclofenaco, cetoprofeno, flurbiprofeno, cetorolaco, tenoxicam, etofenamato, dipirona, nimesulida, lornoxicam, acemetacina, propifenazona, meloxicam, celecoxibe, proglumetacina, rofecoxibe, dexcetoprofeno, parocoxibe, valdecoxibe, etoricoxibe, nepafenaco, loxoprofeno, lumiracoxibe, ácido tolfenâmico, nimesulida, ácido flufenâmico), enflurano, trifluoperazina, hidroxicloroquina, donepezila, alfa peginterferona 2B, cotrimoxazol, darifenacina, clonidina, halofantrina, simpatomiméticos de ação direta (epinefrina, fenilefrina, norepinefrina, midodrina, etilefrina), quinidina, fluvoxamina, fenitoína, cimetidina, citalopram, imipramina, alprazolam, ritonavir

Reações adversas:

- Cardiovasculares: alterações eletrocardiográficas, arritmia, AVC, bloqueio cardíaco, hipertensão arterial, hipotensão ortostática, insuficiência cardíaca congestiva, IAM, palpitação, taquicardia
- Dermatológicas: alopecia, fotossensibilidade, petéquias, prurido, púrpura, *rash* cutâneo, urticária
- Hematológicas: agranulocitose, eosinofilia, trombocitopenia
- Neurológicas: agitação, alucinações, ansiedade, cefaleia, confusão mental, crises convulsivas, delírios, desorientação, fadiga, hipomania, inquietação, insônia, pesadelos, psicose, sonolência, tontura
- Musculoesqueléticas: anestesia, ataxia, formigamento, fraqueza, incoordenação, neuropatia periférica, parestesia, sintomas extrapiramidais, tremor
- Gastrointestinais: anorexia, cólicas abdominais, constipação, diarreia, estomatite, ganho ou perda de peso, íleo paralítico, língua negra, náusea, transtorno do paladar, transtornos epigástricos, vômito, xerostomia
- Auditiva: zumbido
- Endócrinas e metabólicas: aumento de mamas, aumento ou redução da glicemia, aumento ou redução da libido, galactorreia, ginecomastia, síndrome da secreção inadequada de hormônio antidiurético
- Geniturinárias: impotência, inchaço testicular, retenção urinária
- Oculares: midríase, transtornos da acomodação, turvamento da visão

(continua)

imipramina *(continuação)*

- Miscelânea: diaforese, hipersensibilidade (p. ex., edema, febre medicamentosa), queda

Precauções: uso concomitante com precursores da serotonina (p. ex., triptofano), outros inibidores seletivos da recaptação da serotonina ou inibidores da recaptação de serotonina e epinefrina – não recomendado; aumento do risco de precipitação de episódio misto/maníaco em transtorno bipolar; piora de comportamento, ideação suicida ou depressão; risco de ativação de mania/hipomania de pacientes com histórico de mania; pode exacerbar a psicose ou ativar sintomas latentes em esquizofrênicos; glaucoma de ângulo fechado ou aumento da pressão intraocular; relatos de midríase; hipertireoidismo ou uso concomitante com medicamentos da tireoide associado ao aumento do risco de arritmias cardíacas; descontinuar vários dias antes de cirurgia eletiva, se possível; podem ocorrer efeitos anticolinérgicos com retenção urinária; crises hipertensivas podem ocorrer em pacientes com tumor da medula adrenal (p. ex., feocromocitoma, neuroblastoma); aumento do risco de hipotensão, taquicardia ou alterações no ECG de pacientes com doenças cardiovasculares; uso concomitante com a eletroconvulsoterapia pode aumentar os riscos do procedimento; sintomas de descontinuação graves foram relatados com retirada abrupta – retirada gradual é necessária; ganho de peso significativo e, por vezes, excesso de 25% do peso do corpo foi relatado; aumento do risco de desenvolvimento de anomalias cardíacas em idosos; exposição excessiva à luz solar pode desencadear fotossensibilização; pode ocorrer neutropenia

Contraindicações: uso concomitante com inibidores da monoaminoxidase ou em até 14 dias após a descontinuação de um inibidor da monoaminoxidase; período agudo pós-IAM; administração parenteral – administração concomitante com inibidor da monoaminoxidase, incluindo linezolida e azul de metileno EV, ou em até 14 dias após a descontinuação de um inibidor da monoaminoxidase aumenta o risco de síndrome serotoninérgica

imunoglobulina humana

Sem informação | Precaução | C | Compatível | MPI? Não

Gamaglobulina® Böehring; Gamaglobulina® Humana "Immuno"; Gama-venina®; Imunoglobulin®; Imunoglobulina® humana EV; Sandoglobulina®

sol inj 320 mg; FA 320 mg; Fr 2.500 mg; FA 0,5, 1, 2,5, 3, 5 e 10 g; estojo 250, 500, 1.000, 2.500 e 5.000 mg; Fr 1, 3 e 6 g

Classificação terapêutica: imunoglobulina

Posologia:

- Prevenção de infecções de pacientes imunodeficientes: 300-800 mg/kg/mês
- Supressão de atividade inflamatória autoimune: 1-2 g/kg, divididos em dias diferentes, até 500 mg/kg/dia

Função hepática: pode ocorrer aumento nas provas de função hepática; não há informações sobre necessidade de ajuste da dose

Função renal: podem ocorrer anúria, aumento de BUN, aumento de creatinina, injúria renal aguda, necrose tubular aguda, nefropatia tubular proximal, nefrose osmótica e oligúria; insuficiência renal – usar com cautela pelo risco de disfunção induzida; globulina imune – taxa de infusão e concentração da solução devem ser minimizadas

Administração parenteral: imunoglobulina humana deve ser administrada por infus EV, a 0,5 mg/kg/min; pode-se aumentar a taxa gradualmente, a cada 30 min, até 1-2 e 4 mg/kg/min; manter a taxa de infus mais tolerada nos dias subsequentes

Interações medicamentosas: vacinas de vírus vivo (bacilo Calmette-Guérin, vacina rubéola, vacina caxumba, vacina poliomielite, vacina sarampo, vacina influenza, vacina catapora [varicela], vacina febre amarela, vacina febre tifoide, vacina adenovírus tipo 4, vacina adenovírus tipo 7, vacina rotavírus)

Reações adversas:

- Cardiovasculares: constrição torácica, edema, hipertensão arterial, palpitação, rubor facial, taquicardia
- Dermatológicas: erupção cutânea, prurido, urticária
- Hematológicas: anemia hemolítica autoimune, hemólise leve, redução do HT
- Neurológicas: ansiedade, calafrios, cefaleia, dor, enxaqueca, fadiga, febre, irritabilidade, letargia, mal-estar, sensação de desmaio, sonolência, tontura

(continua)

imunoglobulina humana *(continuação)*

- Respiratórias: agravamento da asma, bronquite, cefaleia sinusal, congestão nasal, dispneia, dor faríngea, infecção respiratória em vias aéreas superiores, rinorreia, sibilos, sinusite, tosse
- Musculoesqueléticas: artralgia, cãibras em membros inferiores, cãibras musculares, dorsalgia e/ou lombalgia ou dor no quadril, fraqueza, mialgia, rigidez cervical
- Gastrointestinais: cólicas abdominais, diarreia, dor orofaríngea, náusea, vômito
- Locais: dor ou irritação no local da infusão
- Miscelânea: anafilaxia, diaforese, reação à infusão, reações de hipersensibilidade
- Relatos após colocação no mercado e/ou de caso: apneia, broncoespasmo, cianose, colapso vascular, coma, crises convulsivas, dermatite bolhosa, disfunção hepática, dor abdominal, edema pulmonar, epidermólise, eritema multiforme, exantema papular, hipoxemia, lesão pulmonar aguda relacionada à transfusão, leucopenia, pancitopenia, parada cardíaca, perda de consciência, rigidez, síndrome do desconforto respiratório agudo, síndrome da meningite asséptica, síndrome de Stevens-Johnson, teste de Coombs positivo, tremor, tromboembolia

Precauções: há relatos de disfunção renal associada a fatores de risco (idade > 65 anos, uso concomitante com agentes nefrotóxicos, insuficiência renal preexistente, DM, depleção de volume, sepse, paraproteinemia) – monitoração recomendada; pode ocorrer trombose, com risco aumentado para idosos, na imobilização prolongada, na presença de fatores de risco cardiovascular, nas condições de hipercoagulabilidade, na hiperviscosidade, com o uso concomitante a estrógenos e com histórico de trombose; em pacientes com DM, pode ocorrer falsa elevação de glicemia por causa da maltose presente na formulação; pode ocorrer disfunção renal grave relacionada à hemólise e à coagulação intravascular disseminada, especialmente com doses > 2 g/kg, tipo sanguíneo não O e inflamação ativa

Contraindicações: trombocitopenia grave ou qualquer problema de coagulação que desaconselhe as injeções IM; intolerância hereditária à frutose, incluindo crianças e neonatos cuja intolerância ainda não tenha sido estabelecida; hiperprolinemia; deficiência de IgA com anticorpos anti-IgA

Observações: reações adversas ocorrem em até 20% dos pacientes, desde leves, como calafrios e febre, até graves, como complicações anafiláticas, trombóticas, hematológicas ou neurológicas; podem ocorrer reações imediatas e tardias; pacientes devem ser mantidos em observação durante, pelo menos, 20 min após a administração do produto

indacaterol

Onbrize®

cap dura pó inal oral + inal 150 e 300 mcg

Precaução | Sem ajuste de dose | C | Uso criterioso | MPI? Não

Classificação terapêutica: medicamento utilizado na doença pulmonar obstrutiva crônica

Posologia:

- Doença pulmonar obstrutiva crônica: 75 mcg, via inalatória, 1x/dia

Função hepática: insuficiência hepática leve ou moderada – ajuste de dose não é necessário; disfunção hepática grave – não há informação disponível: uso com precaução

Função renal: insuficiência renal – ajuste de dose não é necessário

Interações medicamentosas: sem interações conforme a base de dados Micromedex

Reações adversas:

- Cardiovasculares: inchaço de língua, lábios e face
- Dermatológicas: urticária, erupção cutânea
- Respiratórias: dificuldade para respirar; broncoespasmo paradoxal (p. ex., dificuldade para respirar com chiado ou tosse); combinação de garganta inflamada, nariz escorrendo, nariz entupido, espirros, tosse e dor de cabeça com ou sem febre
- Gastrointestinal: dificuldade para engolir
- 1-10%: dor de cabeça; tontura; tosse; espasmos musculares; dor de garganta; sensação de pressão ou dor nas bochechas ou testa (sinusite); dor muscular; inchaço das mãos, tornozelos e pés; aperto no peito (problemas cardíacos); palpitações; sede excessiva; aumento da quantidade de urina; aumento do apetite com perda de peso; cansaço; alto nível de açúcar no sangue (sinais de diabete); nariz escorrendo; dor nos ossos e juntas; dor no peito; coceira; erupção cutânea

(continua)

indacaterol *(continuação)*

Precauções: broncoespasmo; episódio agudo de doença pulmonar obstrutiva crônica; comorbidades cardiovasculares, especialmente insuficiência coronariana, arritmias cardíacas, hipertensão; distúrbios convulsivos; uso concomitante com outros beta-2-agonistas de longa ação; tireotoxicose

Contraindicações: asma sem a utilização de medicamento de controle do problema em longo prazo

indapamida

Natrilix®, Natrilix SR®

drg 2,5 mg; comp rev lib prol 1,5 mg

Precaução | Com ajuste de dose | C | Contraindicado | MPI? Não

Classificação terapêutica: diurético de teto baixo

Posologia:

- Edema: iniciar com 2,5 mg/dia; pode-se aumentar até 5 mg/dia; doses > 5 mg não estão associadas ao aumento dos benefícios terapêuticos e elevam risco de distúrbios hidroeletrolíticos
- Hipertensão: iniciar com 1,25 mg/dia, aumentando gradualmente até 5 mg/dia (habitual: 1,25-2,5 mg/dia)

Função hepática: pequenas alterações no equilíbrio de fluidos e eletrólitos – pode levar ao coma hepático; uso com precaução

Função renal: podem ocorrer vasculite cutânea (< 5%), angite necrotizante e vasculite; doença renal grave – pode ocorrer precipitação ou agravamento da azotemia; ajuste de dose ou suspensão da terapia podem ser necessárias

Interações medicamentosas: glicosídeos digitálicos (digoxina, deslanosídeo), sotalol, anti-inflamatórios não esteroidais (ácido acetilsalicílico, naproxeno, fenilbutazona, ácido mefenâmico, fenoprofeno, ibuprofeno, indometacina, piroxicam, diclofenaco, cetoprofeno, flurbiprofeno, cetorolaco, tenoxicam, etofenamato, dipirona, nimesulida, lornoxicam, acemetacina, propifenazona, meloxicam, celecoxibe, proglumetacina, rofecoxibe, dexcetoprofeno, parocoxibe, valdecoxibe, etoricoxibe, nepafenaco, loxoprofeno, lumiracoxibe, ácido tolfenâmico, nimesulida, ácido flufenâmico), lítio, ácido aminolevulínico

Reações adversas:

- Cardiovasculares: palpitação (5%), hipotensão ortostática, rubor
- Dermatológicas: erupção cutânea (5%), prurido (5%), urticária (5%)
- Neurológicas: cefaleia (< 5%), nervosismo (< 5%), inquietação (< 5%), sensação de desmaio (< 5%), sonolência (< 5%), tontura (< 5%), vertigem (< 5%), agitação, ansiedade, depressão, fadiga, lassidão, letargia, mal-estar
- Respiratória: rinorreia (< 5%)
- Musculoesqueléticas: fraqueza (≥ 5%), cãibras musculares, espasmos
- Gastrointestinais: anorexia, cólicas, constipação, diarreia, dor abdominal, irritação gástrica, náusea, perda de peso, ressecamento da boca, timpanismo, vômito
- Endócrinas e metabólicas: hiperglicemia (< 5%), hiperuricemia (< 5%), hipopotassemia
- Geniturinárias: glicosúria (< 5%), impotência (< 5%), redução da libido (< 5%), aumento da frequência miccional, noctúria, poliúria
- Ocular: turvamento da visão (< 5%)

Precauções: uso concomitante com glicosídeos cardíacos aumenta o risco de complicações da hipopotassemia induzida pelo medicamento; uso concomitante com lítio; pode alterar a tolerância à glicose de pacientes com DM; pode ocorrer desequilíbrio de fluidos e eletrólitos; hiperuricemia ou gota podem ser precipitadas; aumento do risco de hipopotassemia com doses maiores, na cirrose grave e com o uso concomitante com corticosteroides ou hormônio adrenocorticotrófico; há relatos de hiponatremia grave com hipopotassemia, em particular de idosas – pode ser necessário ajuste da dose; terapia prolongada – podem ocorrer alterações patológicas na glândula paratireoide com hipercalcemia e hipofosfatemia; lúpus eritematoso sistêmico – pode ocorrer exacerbação ou ativação da doença

Contraindicação: anúria

indometacina

Indocid®

cap dura 25 e 50 mg; supos 100 mg

Precaução | Contraindicado | D | Uso criterioso | MPI? Sim

Classificação terapêutica: anti-inflamatório e antirreumático não esteroidal

Posologia:

- Estados inflamatórios: 25-50 mg/dose, 2-3x/dia; uso retal – 75-150 mg/dia, em 3-4 doses
- Prevenção de pancreatite após colangiopancreatografia retrógrada: 100 mg, via retal, imediatamente após procedimento
- Diminuir a dose em 25% em idosos

Função hepática: pode ocorrer disfunção hepática grave, incluindo icterícia, hepatite fulminante fatal, necrose do fígado e insuficiência hepática; uso com precaução

Função renal: doença renal grave – uso contraindicado; podem ocorrer necrose papilar renal e outras lesões renais – aumento do risco com o uso concomitante de inibidores da enzima conversora da angiotensina e diuréticos; desidratação considerável; insuficiência cardíaca; disfunção hepática; uso prolongado; comprometimento da função renal

Interações medicamentosas: antidepressivos tricíclicos (nortriptilina, imipramina, amitriptilina, clomipramina), inibidores seletivos da recaptação de serotonina e norepinefrina (venlafaxina, sibutramina, duloxetina, desvenlafaxina), ciclosporina, inibidores seletivos da recaptação da serotonina (fluoxetina, fluvoxamina, paroxetina, sertralina, citalopram, escitalopram, vilazodona), *ginkgo*, vasopressina, ciprofloxacino, potássio, probenecida, heparina de baixo peso molecular (enoxaparina, dalteparina, nadroparina, bemiparina, reviparina), tacrolimo, metotrexato, trianatereno, bumetanida, inibidores do receptor de angiotensina e inibidores da enzima conversora de angiotensina (captopril, enalapril, lisonopril, ramipril, quinapril, cilazapril, benazepril, fosinopril, perindopril, trandolapril, losartana, espirapril, irbesartana, valsartana, eprosartana, delapril, telmisartana, candesartana, olmesartana, azilsartana), gentamicina, betabloqueadores (propranolol, metoprolol, timolol, atenolol, labetalol, acebutolol, betaxolol, levobunolol, esmolol, carteolol, bisoprolol, sotalol, metipranolol, carvedilol, nevibolol)

Reações adversas:

- Neurológicas: cefaleia (12%), tontura (3-9%), depressão (< 3%), fadiga (< 3%), mal-estar (< 3%), sonolência (< 3%), vertigem (< 3%)
- Gastrointestinais: azia (3-9%); dispepsia (3-9%); dor epigástrica (3-9%); indigestão (3-9%); náusea (3-9%); constipação (< 3%); diarreia (< 3%); dor, cólicas e desconforto abdominal (< 3%); irritação retal (supos); tenesmo (supos); vômito
- Auditiva: zumbido (< 3%)

Precauções: doença cardiovascular conhecida ou fatores de risco; asma preexistente; distúrbios de coagulação; uso concomitante com AINH não recomendado; desidratação preexistente; aumento do risco de necrose renal papilar, lesão renal ou eventos gastrointestinais fatais espontâneos de pacientes idosos ou debilitados – descontinuação pode ser necessária; condições psiquiátricas (depressão, epilepsia, parkinsonismo)

Contraindicações: tratamento da dor perioperatória em ambiente de cirurgia de revascularização miocárdica; histórico de sangramento retal recente ou proctite (supos)

infliximabe

Remicade®

pó liof sol inj 100 mg

Precaução | Sem informações | B | Uso criterioso | MPI? Não

Classificação terapêutica: imunossupressor

Posologia:

- Doença de Crohn, artrite psoriásica, artrite reumatoide, espondilite anquilosante, retocolite ulcerativa: 5 mg/kg, nas semanas 0, 2 e 6; e, então, a cada 8 semanas; doença de Crohn – dose pode ser aumentada até 10 mg/kg para pacientes inicialmente respondedores que evoluam com falha terapêutica; artrite reumatoide – dose deve ficar em 3-10 mg/kg, em combinação com metotrexato; espondilite anquilosante – pode ser administrada a cada 6-8 semanas

(continua)

infliximabe *(continuação)*

- Evitar para pacientes com insuficiência cardíaca de classes funcionais III e IV (New York Heart Association), portadores de neoplasias, doenças desmielinizantes e suspeita de infecções ativas

Função hepática: hepatotoxicidade (p. ex., insuficiência hepática aguda, icterícia, colestase, hepatite e hepatite autoimune) com ou sem transaminases elevadas; uso com precaução

Função renal: não há informações disponíveis

Administração parenteral (compatível – SF): reconstituir cada 100 mg com 10 mL de AD, evitando agitação forte e prolongada; a dose deve ser diluída em 250 mL, resultando em concentração de 0,4-4 mg/mL; infundir por pelo menos 2 h, utilizando equipamento para infus com filtro interno, estéril, não pirogênico, com baixa ligação a proteínas (poro ≤ 1,2 mcm)
Obs.: estabilidade de 3 h em TA e de 24 h em REF

Interações medicamentosas: sem interações conforme a base de dados Micromedex

Reações adversas (embora o perfil seja similar, a frequência de efeitos adversos pode variar com a doença):
- Cardiovascular: hipertensão arterial (7%)
- Dermatológicas: erupção cutânea (10%), prurido (7%)
- Hematológicas: anemia (11%), leucopenia (9%), neutropenia (7%)
- Neurológicas: cefaleia (18%), fadiga (9%), dor (8%), febre (7%), rubor (crianças com doença de Crohn: 9%)
- Respiratórias: infecção de vias aéreas superiores (32%), sinusite (14%), faringite (12%), tosse (12%), bronquite (10%), rinite (8%), dispneia (6%), reação alérgica do trato respiratório (crianças com doença de Crohn: 6%)
- Musculoesqueléticas: dorsalgia e lombalgia (8%), artralgia (1-8%), fratura óssea (crianças com doença de Crohn: 7%)
- Hepáticas: aumento de transaminases (risco maior com uso concomitante de metotrexato)
- Gastrointestinais: dor abdominal (12%; doença de Crohn: 26%), náusea (21%), diarreia (12%), dispepsia (10%), sangue nas fezes (10%)
- Locais: reações infusionais (20%; grave: < 1%)
- Geniturinária: ITU (8%)
- Miscelânea: adultos com artrite reumatoide – desenvolvimento de anticorpos antinucleares (~ 50%), infecção (36%), desenvolvimento de anticorpos contra DNA de dupla hélice (17%); pacientes com doença de Crohn com doença fistulizante – desenvolvimento de novo abscesso (15%), monilíase (5%), crianças com doença de Crohn – infecções (56%; mais comuns com infusões administradas a cada 8 semanas que com infusões administradas a cada 12 semanas), infecção viral (8%), infecção bacteriana (6%), anticorpos contra o infliximabe (3%)

Precauções: infecção crônica, comorbidades recorrentes ou histórico de infecção oportunista – avaliar risco/benefício; infecções graves, tuberculose ativa ou reativação de tuberculose latente podem ocorrer; não recomendado uso concomitante com abatacepte ou anakinra; doença pulmonar obstrutiva crônica moderada a grave e histórico de tabagismo; doenças desmielinizantes; idade > 65 anos; insuficiência cardíaca de início recente ou agravamento da preexistente; reações de hipersensibilidade graves podem ocorrer em até 2 h após a administração – descontinuar

Contraindicações: não iniciar o tratamento em pacientes com infecções ativas; insuficiência cardíaca congestiva moderada ou grave – não administrar doses > 5 mg/kg

Observações: fazer pré-medicação com anti-histamínicos antagonistas H1 e H2, paracetamol e corticosteroides para evitar reações infusionais

insulina asparte

NovoRapid®; NovoRapid® FlexPen®; NovoRapid® Penfill

Com ajuste de dose | Com ajuste de dose | B | Compatível | 60+ MPI? Não

FA 10 mL (100 UI/mL); sistemas de aplicação pré-preenchidos (descartável) 3 mL; carpule 3 mL

Classificação terapêutica: antidiabético

(continua)

insulina asparte *(continuação)*

Posologia:
- Insulina de ação ultrarrápida e curta duração: aplicar imediatamente antes da refeição (5-10 min), com início de ação em 10-20 min, pico em 1-3 h e duração de 3-5 h; monitoração da glicemia deve ser feita no período de ação para definição da dose ideal, visando a inicialmente suprimir hipoglicemias
- Diabete tipo 1: habitual total – 0,5-1 UI/kg/dia, em doses divididas; não obesos – 0,4-0,6 UI/kg/dia; obesos – 0,8-1,2 UI/kg/dia; puberdade – doses maiores podem ser necessárias; a dose total de insulina diária deve ser composta de 50-75% de insulina NPH ou de longa duração, em 1-3 doses diárias; o restante total deve ser composto por insulina de ação rápida ou ultrarrápida
- Diabete tipo 2: iniciar com 0,2 UI/kg/dia de insulina de ação intermediária (geralmente, antes de dormir) ou longa, em combinação com antidiabéticos VO; gradualmente, realizar a transição para insulinização plena

Função hepática: pode ocorrer redução do metabolismo da insulina; ajustar a dose com base na resposta individual

Função renal: insuficiência renal – redução da excreção da insulina, ajustar a dose com base na resposta individual; períodos de declínio rápido da função renal – uso não recomendado

Administração parenteral: administração SC; pode ser administrada EV, usando sistemas de bombas apropriados para infusão de insulina e sem mistura com outros tipos da substância (bomba); EV – sistemas de infusão em concentrações de 0,05-1 UI/mL de insulina asparte em fluidos de SF, dextrose a 5% ou dextrose a 10%, incluindo KCl a 40 mmol/L, utilizando bolsas de polipropileno
Obs.: estabilidade de 24 h em TA

Interações medicamentosas: exenatida, saxagliptina, betabloqueadores (propranolol, metoprolol, timolol, atenolol, labetalol, acebutolol, betaxolol, levobunolol, esmolol, carteolol, bisoprolol, sotalol, metipranolol, carvedilol, nevibolol), agonistas receptor GLP-1 (lixisenatida, albuglutida, dulaglutida), inibidores da monoaminoxidase (tranilcipromina, selegilina, azul de metileno, moclobemida, linezolida, rasagilina), glucomannan, *psyllium*

Reações adversas:
- Cardiovasculares: palidez, palpitação, taquicardia
- Dermatológicas: hiperemia, urticária
- Neurológicas: cefaleia, confusão mental, fadiga, hipotermia perda da consciência
- Musculoesqueléticas: fraqueza muscular, parestesia, tremor
- Gastrointestinais: fome, ganho de peso, náusea, perda da sensação labial
- Endócrinas e metabólicas: hipopotassemia, hipoglicemia
- Locais: atrofia ou hipertrofia do tecido adiposo subcutâneo, dor ou calor no local de injeção, edema, prurido, sensação de picada
- Oculares: presbiopia passageira ou turvamento da visão
- Miscelânea: alergia local, anafilaxia, diaforese, sintomas alérgicos sistêmicos

Precauções: mudança nos hábitos alimentares e do local de aplicação; exercício físico; uso concomitante com outros medicamentos (p. ex., betabloqueadores, glitazona); comorbidades; distúrbio emocional; estresse

Contraindicações: hipoglicemia

insulina degludeca

Tresiba®

100 UI/mL, sistema de aplicação e refil contendo 3 mL

Com ajuste de dose | Com ajuste de dose | C | Uso criterioso | 60+ MPI? Não

Classificação terapêutica: antidiabético

Posologia:
- Diabete tipo 1: pacientes em início de insulinoterapia – dose inicial de ⅓ a ½ da dose diária total de insulina (regra para o total de dose diária: 0,2-0,4 U/kg), SC; total da dose diária remanescente administrado como insulina de curta ação e dividido entre cada refeição diária; pacientes insulinizados – iniciar com a mesma dose do total diário de insulina de longa ou média duração; dose de manutenção – dose SC em qualquer hora do dia; titular para efeito clínico com aumento de dose a cada 3 ou 4 dias caso necessário

(continua)

insulina degludeca *(continuação)*

- Diabete tipo 2: pacientes em início de insulinoterapia – dose inicial de 10 U, SC, 1x/dia; pacientes insulinizados – iniciar com a mesma dose do total diário de insulina de longa ou média duração; dose de manutenção – dose SC em qualquer hora do dia; titular para efeito clínico com aumento de dose a cada 3 ou 4 dias caso necessário

Função hepática: monitorar possível aumento da glicose no sangue; ajuste de dose se necessário

Função renal: monitorar possível aumento da glicose no sangue; ajuste de dose se necessário

Ajuste de dose (pacientes geriátricos): terapia inicial conservadora; depois, incrementar e manter a dosagem

Interações medicamentosas: exenatida, saxagliptina, betabloqueadores (propranolol, metoprolol, timolol, atenolol, labetalol, acebutolol, betaxolol, levobunolol, esmolol, carteolol, bisoprolol, sotalol, metipranolol, carvedilol, nevibolol), agonistas receptor GLP-1 (lixisenatida, albuglutida, dulaglutida), inibidores da monoaminoxidase (tranilcipromina, selegilina, azul de metileno, moclobemida, linezolida, rasagilina)

Reações adversas:
- Cardiovasculares: edema, parada cardíaca
- Endócrinas e metabólicas: hipoglicemia (diabete tipo 1, 93-99,4%; diabete tipo 2, 28,5-80,9%), hipopotassemia
- Imunológica: reação de hipersensibilidade
- Dermatológica: reação no local de injeção (3,8%)
- Gastrointestinais: diarreia (6,3%), gastroenterite (5,1%)
- Neurológica: cefaleia (8,8-11,8%)
- Respiratórias: nasofaringite (12,9-23,9%), sinusite (5,1%), infecções respiratórias do trato superior (8,4-11,9%)

Precauções: retenção de fluidos pode ocorrer com o uso concomitante de diuréticos tiazídicos, podendo causar insuficiência cardíaca congestiva – recomenda-se monitoração e redução de dose ou descontinuação do tratamento podem ser requeridas; mudança do tipo de insulina, fabricante ou método pode afetar o controle glicêmico – recomenda-se monitoração; hipoglicemia tem sido reportada e pode causar convulsões ou morte – risco aumentado com mudanças no padrão de refeições, mudanças em atividades físicas ou mudanças de medicações concomitantes, recomenda-se monitoração; hipopotassemia pode ocorrer e possivelmente levar à paralisia respiratória, arritmia ventricular e morte – recomenda-se monitoração; podem ocorrer reações alérgicas generalizadas graves, incluindo anafilaxia – descontinuar uso; hipoglicemia pode afetar a habilidade de concentração e o tempo de reação/resposta

Erro medicamentoso: misturas acidentais entre produtos basais de insulina e outras insulinas têm sido reportadas; sempre checar a etiqueta antes da injeção

Contraindicações: episódios de hipoglicemia; hipersensibilidade a qualquer um dos componentes

insulina detemir

Levemir®, Levemir® Flexpen®, Levemir® Penfill®

Com ajuste de dose | Com ajuste de dose | A | Compatível | 60+ MPI? Não

sistemas de aplicação pré-preenchidos (descartável) 3 mL; carpule 3 mL

Classificação terapêutica: antidiabético

Posologia:
- Insulina de ação longa: tem tempo de absorção mais lento e prolongado em comparação com a NPH; a duração da ação é dose-dependente, podendo ser administrada 1-2x/dia para compor a etapa "basal" da insulinização plena; tem início de ação em 60-120 min, efeito máximo a partir de 3-4 h e duração de até 24 h; pode ser convertida diretamente a partir da dose de insulina NPH, com relação 1:1
- Diabete tipo 1: habitual total – 0,5-1 UI/kg/dia; não obesos – 0,4-0,6 UI/kg/dia; obesos – 0,8-1,2 UI/kg/dia; puberdade – doses maiores podem ser necessárias; a dose total de insulina diária deve ser composta de 50-75% de insulina NPH ou de longa duração, em 1-3 doses diárias; o restante da dose total deve ser composto por insulina de ação rápida ou ultrarrápida

(continua)

insulina detemir *(continuação)*

- Diabete tipo 2: iniciar com 0,2 UI/kg/dia, antes de dormir, em combinação com antidiabéticos VO; gradualmente, realizar transição para insulinização plena

Função hepática: insuficiência hepática – redução do metabolismo da insulina, ajustar a dose com base na resposta individual; períodos de declínio rápido da função hepática – uso não recomendado

Função renal: insuficiência renal – redução do metabolismo da insulina, ajustar a dose com base na resposta individual; períodos de declínio rápido da função renal – uso não recomendado

Administração parenteral: contraindicada a administração EV

Interações medicamentosas: exenatida, saxagliptina, betabloqueadores (propranolol, metoprolol, timolol, atenolol, labetalol, acebutolol, betaxolol, levobunolol, esmolol, carteolol, bisoprolol, sotalol, metipranolol, carvedilol, nevibolol), agonistas receptor GLP-1 (lixisenatida, albuglutida, dulaglutida), inibidores da monoaminoxidase (tranilcipromina, selegilina, azul de metileno, moclobemida, linezolida, rasagilina)

Reações adversas:
- Cardiovasculares: palidez, palpitação, taquicardia
- Dermatológicas: hiperemia, urticária
- Neurológicas: cefaleia, confusão mental, fadiga, hipotermia, perda da consciência
- Musculoesqueléticas: fraqueza muscular, parestesia, tremor
- Gastrointestinais: fome, ganho de peso, náusea, perda da sensação labial
- Oculares: presbiopia passageira ou turvamento da visão
- Endócrinas e metabólicas: hipopotassemia, hipoglicemia
- Locais: atrofia ou hipertrofia do tecido adiposo subcutâneo, dor ou calor no local de injeção, edema, prurido, sensação de picada
- Miscelânea: alergia local, anafilaxia, diaforese, sintomas alérgicos sistêmicos

Precauções: mudança nos hábitos alimentares e do local de aplicação; exercício físico; uso concomitante com outros medicamentos (p. ex., betabloqueadores, glitazona); bomba de infusão de insulina; administração EV; administração IM não recomendada; aumento do risco de hipoglicemia grave

Contraindicações: hipersensibilidade à insulina ou a outro componente da fórmula

insulina glargina

Lantus® frasco ampola; Lantus® Solostar®; Lantus® refil

Com ajuste de dose | Com ajuste de dose | C | Compatível | 60+ MPI? Não

FA 10 mL (100 UI/mL); caneta descartável preenchida 3 mL; refil caneta 3 mL

Classificação terapêutica: antidiabético

Posologia:
- Insulina de longa duração: equivalente em potência à NPH, mas apresenta início de ação lento, sem pico e com longa atividade; para a conversão a partir de insulina NPH, caso a NPH venha sendo administrada em dose única diária, pode ser substituída em relação 1:1; caso esteja sendo usada 2x/dia, empregar 80% da dose diária de NPH na forma de insulina glargina, 1x/dia (redução de 20% na dose total)
- Diabete tipo 1: habitual total – 0,5-1 UI/kg/dia; não obesos – 0,4-0,6 UI/kg/dia; obesos – 0,8-1,2 UI/kg/dia; puberdade – doses maiores podem ser necessárias; a dose total de insulina diária deve ser composta de 50-75% de NPH ou de longa duração, em 1-3 doses diárias; o restante da dose total deve ser composto por insulina de ação rápida ou ultrarrápida
- Diabete tipo 2: iniciar com 0,2 UI/kg/dia, antes de dormir, em combinação com antidiabéticos VO; gradualmente, realizar transição para insulinização plena

Função hepática: insuficiência hepática – redução do metabolismo da insulina, ajustar a dose com base na resposta individual; períodos de declínio rápido da função hepática – uso não recomendado

Função renal: insuficiência renal – redução do metabolismo da insulina, ajustar a dose com base na resposta individual; períodos de declínio rápido da função renal – uso não recomendado

Interações medicamentosas: exenatida, saxagliptina, betabloqueadores (propranolol, metoprolol, timolol, atenolol, labetalol, acebutolol, betaxolol, levobunolol, esmolol, carteolol, bisoprolol, sotalol, metipranolol, carvedilol, nevibolol), agonistas receptor GLP-1 (lixisenatida, albuglutida, dulaglutida), inibidores da monoaminoxidase (tranilcipromina, selegilina, azul de metileno, moclobemida, linezolida, rasagilina), glucomannan, *psyllium*

(continua)

Reações adversas:
- Cardiovasculares: palidez, palpitação, taquicardia
- Dermatológicas: hiperemia, urticária
- Neurológicas: cefaleia, confusão mental, fadiga, hipotermia, perda da consciência
- Musculoesqueléticas: fraqueza muscular, parestesia, tremor
- Gastrointestinais: fome, ganho de peso, náusea, perda da sensação labial
- Endócrinas e metabólicas: hipopotassemia, hipoglicemia
- Oculares: presbiopia passageira ou turvamento da visão
- Locais: atrofia ou hipertrofia do tecido adiposo subcutâneo, dor ou calor no local de injeção, edema, prurido, sensação de picada
- Miscelânea: alergia local, anafilaxia, diaforese, sintomas alérgicos sistêmicos

Precauções: população idosa; comorbidades; estresse; distúrbios emocionais; administração EV; diluição ou mistura com outras insulinas e soluções e uso de bomba de infusão, pois aumenta o risco de hipoglicemia grave

Contraindicações: hipersensibilidade à insulina glargina; idade < 6 anos

insulina glulisina

Apidra® frasco ampola; Apidra® Solostar®, Apidra® refil

Com ajuste de dose	Com ajuste de dose	C	Compatível	MPI? Não

FA 10 mL (100 UI/mL); caneta descartável preenchida 3 mL, refil caneta 3 mL

Classificação terapêutica: antidiabético

Posologia:
- Insulina de curta duração: administrar com as refeições (até 15 min antes ou imediatamente após a alimentação); em comparação com a insulina regular, tem início de ação mais rápido e duração mais curta (início da ação: 30 min, pico: 40-50 min; duração: 4-5 h)
- Diabete tipo 1: habitual total – 0,5-1 UI/kg/dia; não obesos – 0,4-0,6 UI/kg/dia; obesos – 0,8-1,2 UI/kg/dia; puberdade – doses maiores podem ser necessárias; a dose total de insulina diária deve ser composta de 50-75% de insulina NPH ou de longa duração, em 1-3 doses diárias; o restante da dose total deve ser composto por insulina de ação rápida ou ultrarrápida
- Diabete tipo 2: iniciar com 0,2 UI/kg/dia, em combinação com antidiabéticos VO; gradualmente, realizar transição para insulinização plena

Função hepática: insuficiência hepática – redução do metabolismo da insulina, ajustar a dose com base na resposta individual; períodos de declínio rápido da função hepática – uso não recomendado

Função renal: insuficiência renal – redução do metabolismo da insulina, ajustar a dose com base na resposta individual; períodos de declínio rápido da função renal – uso não recomendado

Administração parenteral (administração EV): utilizar apenas bolsas de PVC e administrar em até 48 h; diluir com SF em concentração de 0,05-1 UI/mL; não misturar com outra insulina; não administrar IM

Interações medicamentosas: exenatida, saxagliptina, betabloqueadores (propranolol, metoprolol, timolol, atenolol, labetalol, acebutolol, betaxolol, levobunolol, esmolol, carteolol, bisoprolol, sotalol, metipranolol, carvedilol, nevibolol), agonistas receptor GLP-1 (lixisenatida, albuglutida, dulaglutida), inibidores da monoaminoxidase (tranilcipromina, selegilina, azul de metileno, moclobemida, linezolida, rasagilina), glucomannan, *psyllium*

Reações adversas:
- Cardiovasculares: palidez, palpitação, taquicardia
- Dermatológicas: hiperemia, urticária
- Neurológicas: cefaleia, confusão mental, fadiga, hipotermia, perda da consciência
- Musculoesqueléticas: fraqueza muscular, parestesia, tremor
- Gastrointestinais: fome, ganho de peso, náusea, perda da sensação labial
- Oculares: presbiopia passageira ou turvamento da visão
- Endócrinas e metabólicas: hipopotassemia, hipoglicemia
- Locais: atrofia ou hipertrofia do tecido adiposo subcutâneo, dor ou calor no local de injeção, edema, prurido, sensação de picada
- Miscelânea: alergia local, anafilaxia, diaforese, sintomas alérgicos sistêmicos

Precauções: mudança nos hábitos alimentares, do local de aplicação e exercícios físicos; uso concomitante com outros medicamentos (p. ex., betabloqueadores, glitazona) ou álcool; comorbidades; distúrbio emocional; estresse

Contraindicações: hipoglicemia

insulina lispro

Humalog®; Humalog® KwikPen; Humalog® Mix

Com ajuste de dose	Com ajuste de dose	B	Compatível	MPI? Não

FA 10 mL (100 UI/mL); refil 3 mL; caneta descartável preenchida 3 mL

Classificação terapêutica: antidiabético

Posologia:
- Insulina de curta duração: administrar com as refeições (preferencialmente, 15 min antes); em comparação com a insulina regular, tem início de ação mais rápido e duração mais curta (início de ação: 15 min, pico: 30-90 min, duração: 5-8 h)
- Diabete tipo 1: habitual total – 0,5-1 UI/kg/dia; não obesos – 0,4-0,6 UI/kg/dia; obesos – 0,8-1,2 UI/kg/dia; puberdade – doses maiores podem ser necessárias; a dose total de insulina diária deve ser composta de 50-75% de insulina NPH ou de longa duração, em 1-3 doses diárias; o restante da dose total deve ser composto por insulina de ação rápida ou ultrarrápida
- Diabete tipo 2: iniciar com 0,2 UI/kg/dia, em combinação com antidiabéticos VO; gradualmente, realizar transição para insulinização plena

Função hepática: insuficiência hepática – redução do metabolismo da insulina, ajustar a dose com base na resposta individual; períodos de declínio rápido da função hepática – uso não recomendado

Função renal: insuficiência renal – redução do metabolismo da insulina, ajustar a dose com base na resposta individual; períodos de declínio rápido da função renal – uso não recomendado

Administração parenteral: administrar SC ou por infusão EV exclusivamente; não administrar IM

Interações medicamentosas: exenatida, saxagliptina, betabloqueadores (propranolol, metoprolol, timolol, atenolol, labetalol, acebutolol, betaxolol, levobunolol, esmolol, carteolol, bisoprolol, sotalol, metipranolol, carvedilol, nevibolol), agonistas receptor GLP-1 (lixisenatida, albuglutida, dulaglutida), inibidores da monoaminoxidase (tranilcipromina, selegilina, azul de metileno, moclobemida, linezolida, rasagilina), glucomannan, *psyllium*

Reações adversas:
- Cardiovasculares: palidez, palpitação, taquicardia
- Dermatológicas: hiperemia, urticária
- Neurológicas: cefaleia, confusão mental, fadiga, hipotermia, perda da consciência
- Musculoesqueléticas: fraqueza muscular, parestesia, tremor
- Gastrointestinais: fome, ganho de peso, náusea, perda da sensação labial
- Endócrinas e metabólicas: hipopotassemia, hipoglicemia
- Oculares: presbiopia passageira ou turvamento da visão
- Locais: atrofia ou hipertrofia do tecido adiposo subcutâneo, dor ou calor no local de injeção, edema, prurido, sensação de picada
- Miscelânea: alergia local, anafilaxia, diaforese, sintomas alérgicos sistêmicos

Precauções: mudanças de rotina diária, estresse, doença grave, exercício físico, no padrão das refeições ou medicações concomitantes (p. ex., glitazona, betabloqueadores, clonidina, guanetidina, reserpina), em pacientes que tomam insulina EV concomitantemente a medicamentos que causam hipopotassemia que pode levar a parada cardiorrespiratória, arritmia ventricular e morte

Contraindicação: hipoglicemia

insulina NPH

Humulin N®; Humulin® refil; Novolin N®; Novolin® penfill

Com ajuste de dose	Com ajuste de dose	B	Compatível	MPI? Não

FA 10 mL (100 UI/mL); refil 3 mL

Classificação terapêutica: antidiabético

Posologia:
- Insulina de ação intermediária: monitoração da glicemia recomendada no período de ação para definição da dose ideal, visando a inicialmente suprimir hipoglicemias (início de ação: 2-4 h, pico: 4-12 h, duração de ação: 18-24 h)

(continua)

insulina NPH *(continuação)*

- Diabete tipo 1: habitual total – 0,5-1 UI/kg/dia, em doses divididas; não obesos – 0,4-0,6 UI/kg/dia; obesos – 0,8-1,2 UI/kg/dia; puberdade – doses maiores podem ser necessárias; a dose total de insulina diária deve ser composta de 50-75% de insulina NPH ou de longa duração, em 1-3 doses diárias; o restante da dose total deve ser composto por insulina de ação rápida ou ultrarrápida
- Diabete tipo 2: iniciar com 0,2 UI/kg/dia, antes de dormir, em combinação com antidiabéticos VO; gradualmente, realizar transição para insulinização plena

Função hepática: insuficiência hepática – redução do metabolismo da insulina, ajustar a dose com base na resposta individual; períodos de declínio rápido da função hepática – uso não recomendado

Função renal: insuficiência renal – redução do metabolismo da insulina, ajustar a dose com base na resposta individual; períodos de declínio rápido da função renal – uso não recomendado

Administração parenteral: exclusivamente SC

Interações medicamentosas: exenatida, saxagliptina, betabloqueadores (propranolol, metoprolol, timolol, atenolol, labetalol, acebutolol, betaxolol, levobunolol, esmolol, carteolol, bisoprolol, sotalol, metipranolol, carvedilol, nevibolol), agonistas receptor GLP-1 (lixisenatida, albuglutida, dulaglutida), inibidores da monoaminoxidase (tranilcipromina, selegilina, azul de metileno, moclobemida, linezolida, rasagilina), glucomannan, *psyllium*

Reações adversas:
- Cardiovasculares: palidez, palpitação, taquicardia
- Dermatológicas: hiperemia, urticária
- Neurológicas: cefaleia, confusão mental, fadiga, hipotermia, perda da consciência
- Musculoesqueléticas: fraqueza muscular, parestesia, tremor
- Gastrointestinais: fome, ganho de peso, náusea, perda da sensação labial
- Oculares: presbiopia passageira ou turvamento da visão
- Endócrinas e metabólicas: hipopotassemia, hipoglicemia
- Locais: atrofia ou hipertrofia do tecido adiposo subcutâneo, dor ou calor no local de injeção, edema, prurido, sensação de picada
- Miscelânea: alergia local, anafilaxia, anticorpos contra a NPH (sem alteração na eficácia), diaforese, sintomas alérgicos sistêmicos

Precauções: mudança nos hábitos alimentares, do local de aplicação e exercício físico; doença tireoidiana, hipofisária, adrenal; consumo de álcool; infecção; febre; desidratação; trauma; cirurgia; estresse

Contraindicações: hipoglicemia; aplicações IM e EV

insulina regular

Humulin R®; Humulin R® refil

FA 10 mL (100 UI/mL); refil 3 mL

Ajuste de dose | Ajuste de dose | B | Compatível | 60+ MPI? Não

Classificação terapêutica: antidiabético

Posologia:
- Insulina de curta duração: administração 30 min antes da refeição (início da ação: 10-30 min, pico: 1-3 h)
- Diabete tipo 1: habitual total – 0,5-1 UI/kg/dia, em doses divididas; não obesos – 0,4-0,6 UI/kg/dia; obesos – 0,8-1,2 UI/kg/dia; puberdade – doses maiores podem ser necessárias; a dose total de insulina diária deve ser composta de 50-75% de insulina NPH ou de longa duração, em 1-3 doses; o restante da dose total deve ser composto por insulina de ação rápida ou ultrarrápida
- Diabete tipo 2: iniciar com 0,2 UI/kg/dia, em combinação com antidiabéticos VO; gradualmente, realizar transição para insulinização plena
- Cetoacidose diabética: administração EV até correção da acidose e da cetonemia, de 0,1 UI/kg, EV, em *bolus*, seguido de infusão contínua de 0,1-0,14 UI/kg/h; caso glicemia caia para < 50 mg/dL na última hora, dobrar a taxa de infusão da insulina até que a glicemia reduza para 50-75 mg/dL/h e, assim que atingir 250 mg/dL, diminuir a infusão para 0,05-0,1 UI/kg/h, mantendo a bomba até que a acidose se resolva; após suspensão da bomba, permitir que o paciente coma e modificar esquema para SC
- Estado hiperosmolar hiperglicêmico: 0,1 UI/kg, EV, em *bolus*, seguido de infusão contínua de 0,1-0,14 UI/kg/h; caso a glicemia não caia pelo menos 10% na 1ª h, administrar novo *bolus* de 0,14 UI/kg; aumentar a infusão até que a glicemia caia

(continua)

insulina regular *(continuação)*

para 50-70 mg/dL/h; quando a glicemia atingir 300 mg/dL, diminuir a dose para 0,02-0,05 UI/kg/h, mantendo a bomba até que se resolvam as alterações de estado mental e a hiperosmolalidade
- Hiperglicemias de pacientes criticamente doentes: infusão EV contínua, objetivando glicemia < 150-180 mg/dL; evitar hipoglicemias (≤ 70 mg/dL)
- Hiperpotassemia: EV – 10 UI com 25 g de glicose (50 mL de G50%) em 15-30 min; assim que estabilizar o paciente considerar outras medidas para remoção/excreção de potássio

Função hepática: insuficiência hepática – redução do metabolismo da insulina, ajustar a dose com base na resposta individual; períodos de declínio rápido da função hepática – uso não recomendado

Função renal: insuficiência renal – redução do metabolismo da insulina, ajustar a dose com base na resposta individual; períodos de declínio rápido da função renal – uso não recomendado

Administração parenteral: pode ser administrada SC, IM e EV; aplicação em sistema de infusão em bolsas de PVC – infundir em SF na concentração de 0,1-1 UI/mL (estabilidade: 48 h em REF; pode ser administrada em TA por até 48 h adicionais); aplicação em sistemas de infusão em bolsas de polipropileno – infundir em SF, água glicosada a 5%, água glicosada a 10% com 40 mmol/L de cloreto de potássio na concentração de 0,5-1 UI/mL (estabilidade: 24 h em TA)

Interações medicamentosas: exenatida, saxagliptina, betabloqueadores (propranolol, metoprolol, timolol, atenolol, labetalol, acebutolol, betaxolol, levobunolol, esmolol, carteolol, bisoprolol, sotalol, metipranolol, carvedilol, nevibolol), agonistas receptor GLP-1 (lixisenatida, albuglutida, dulaglutida), inibidores da monoaminoxidase (tranilcipromina, selegilina, azul de metileno, moclobemida, linezolida, rasagilina), glucomannan, *psyllium*

Reações adversas:
- Cardiovasculares: palidez, palpitação, taquicardia
- Dermatológicas: hiperemia, urticária
- Neurológicas: cefaleia, confusão mental, fadiga, hipotermia, perda da consciência
- Musculoesqueléticas: fraqueza muscular, parestesia, tremor
- Gastrointestinais: fome, ganho de peso, náusea, perda da sensação labial
- Endócrinas e metabólicas: hipopotassemia, hipoglicemia
- Oculares: presbiopia passageira ou turvamento da visão
- Locais: atrofia ou hipertrofia do tecido adiposo subcutâneo, dor ou calor no local de injeção, edema, prurido, sensação de picada
- Miscelânea: alergia local, anafilaxia, anticorpos contra a insulina regular, diaforese, sintomas alérgicos sistêmicos

Precauções: uso concomitante com drogas que causem hipopotassemia; mudanças na alimentação, exercício físico, de fabricante ou do local de aplicação; doença aguda; estresse; distúrbios emocionais

Contraindicação: hipoglicemia

interferona

Interferon® alfa-2B; Roferon-A®

FA 1.000.000, 3.000.000, 5.000.000 e 10.000.000 UI; FA 3.000.000, 4.500.000 e 9.000.000 UI

Contraindicado | Precaução | C | Uso criterioso | 60+ MPI? Não

Classificação terapêutica: imunoestimulante

Posologia:
- Hepatite B crônica: IM ou SC – 5.000.000 UI/dia ou 10.000.000 UI, 3x/semana, por 16 semanas
- Hepatite C crônica: IM ou SC – 3.000.000 UI, 3x/semana, por 16 semanas; caso não ocorra normalização da ALT, continuar o tratamento, se tolerado, por 18-24 meses
- Leucemia de células pilosas: SC – 2.000.000 UI/m², 3x/semana, por até 6 meses
- Linfoma (folicular): SC – 5.000.000 UI, 3x/semana, por até 18 meses
- Melanoma maligno: indução – 20.000.000 UI/m², EV, por 5 dias consecutivos por semana, durante 4 semanas, seguidos de dose de manutenção de 10.000.000 UI/m², SC, 3x/semana, por 48 semanas

(continua)

interferona *(continuação)*

- Sarcoma de Kaposi relacionado à aids: IM ou SC – 30.000.000 UI/m², 3x/semana; continuar até regressão da doença ou resposta máxima após 16 semanas
- Condiloma acuminado: intralesão – 1.000.000 UI/lesão, até 5 lesões por tratamento, 3x/semana, em dias alternados, durante 3 semanas; pode-se repetir tratamento após 12-16 semanas

Função hepática: podem ocorrer sensibilidade hepática (5%), hepatomegalia (3%) e aumento do TP (3%); Child-Pugh classes B e C – uso contraindicado; doenças hepáticas mal compensadas – risco aumentado de ascite, insuficiência hepática ou morte

Função renal: ClCr < 50 mL/min – aumento do risco de toxicidade; uso com precaução

Administração parenteral: Interferon® alfa-2A – administrar apenas SC; a dose deve ser de administração única e máxima de 36.000.000 UI/dia; Interferon® alfa-2B – pode ser administrada SC, IM, intralesional ou EV; soluções prontas para injeção não devem ser diluídas, e a EV não é recomendada; reconstituir em 1 mL de AD e administrar a dose desejada por SC, IM ou via intralesional; administração EV – diluir a dose desejada em 100 mL de SF (concentração mínima de 100.000 UI/mL) e infundir em 20 min

Interações medicamentosas: vacinas de vírus vivo (bacilo Calmette-Guérin, vacina rubéola, vacina caxumba, vacina poliomielite, vacina sarampo, vacina influenza, vacina catapora [varicela], vacina febre amarela, vacina febre tifoide, vacina adenovírus tipo 4, vacina adenovírus tipo 7, vacina rotavírus), colchicina, enalapril, captopril, aldesleucina, teofilina

Reações adversas:
- Cardiovasculares: dor torácica (13%), edema periférico (9%), hipertensão arterial (5%), taquicardia (4%), palpitação (3%)
- Dermatológicas: alopecia (14%), prurido (14%), erupção cutânea (13%), equimoses (6%), eritema (6%), ressecamento da pele (6%), feridas (4%)
- Hematológicas: granulocitopenia (23%), trombocitopenia (19%), leucopenia (15%), anemia (1-2%)
- Neurológicas: cefaleia (82%), fadiga (69%), febre (61%), insônia (39%), nervosismo (31%), depressão (26%), tontura (22%), ansiedade (19%), labilidade emocional (12%), mal-estar (11%), amnésia (10%), hipoestesia (10%), pensamento anormal (8%), agitação (6%), confusão mental (4%), sonolência (4%), apatia (2%), hiperestesia (2%)
- Respiratórias: faringite (34%), infecção de vias aéreas superiores (31%), tosse (22%), sinusite (17%), rinite (13%), congestão do trato respiratório (12%), congestão do trato respiratório superior (10%), epistaxe (8%), dispneia (7%), bronquite (6%)
- Musculoesqueléticas: mialgia (58%), rigidez (57%), dor no corpo (54%), artralgia (51%), dorsalgia ou lombalgia (42%), dor em extremidades (26%), cervicalgia (14%), dor esquelética (14%), parestesia (13%), fraqueza (9%), hipertonia (7%), distúrbios musculoesqueléticos (4%)
- Gastrointestinais: dor abdominal (41%), náusea (40%), diarreia (29%), anorexia (24%), dispepsia (21%), vômito (12%), constipação (9%), flatulência (8%), odontalgia (7%), hemorroidas (6%), redução da sialorreia (6%), perda de peso (5%), alteração do paladar (3%), estomatite (3%), gengivite (2%)
- Endócrinas e metabólicas: fogachos (13%), anormalidades de provas da função tireoidiana (9%), dismenorreia (9%), aumento de TG (6%), distúrbios menstruais (6%), redução da libido (5%), hipotireoidismo (4%), menorragia (3%)
- Geniturinárias: vaginite (8%), monilíase genital (2%)
- Oculares: conjuntivite (8%), oftalmalgia (5%), anormalidades da visão (3%)
- Locais: eritema no local da injeção (23%), dor no local da injeção (9%), dor no local do acesso (8%), equimoses no local da injeção (6%)
- Miscelânea: síndrome similar à gripe (15%), aumento da diaforese (12%), reação alérgica (7%), linfadenopatia (6%), linfocitose (5%), infecção (3%)
- Auditivas: zumbido (6%), otalgia (5%), otite (2%)

Precauções: pode causar ou agravar eventos neuropsiquiátricos (suicídio, ideação suicida ou homicida, depressão, comportamento agressivo); uso concomitante com outros agentes conhecidos por causar mielossupressão; doença cardíaca ou histórico de doença cardíaca; hipertrigliceridemia; histórico de doença autoimune ou mielossupressão; DM; epilepsia e/ou função do SNC comprometida; distúrbios oftalmológicos; anormalidades da tireoide preexistentes; distúrbios respiratórios

Contraindicações: hepatite autoimune; hemoglobinopatias; doença hepática descompensada

Observações: considerar pré-medicação com paracetamol e antieméticos para evitar efeitos adversos

iodeto de potássio

Iodeto de potássio®

xpe 100 mg/5 mL

Fígado	Rim	Gravidez	Amamentação	Idoso (60+)
Sem informações	Contraindicado	X	Contraindicado	MPI? Não

Classificação terapêutica: expectorante

Posologia:
- Bloqueio tireoidiano após exposição à radiação nuclear: 130 mg, 1x/dia, por 10-14 dias
- Preparo para tireoidectomia: 50-100 mg, 3x/dia, por 10 dias antes da cirurgia

Função hepática: não há informações disponíveis

Função renal: doença renal – uso contraindicado

Interações medicamentosas: sem interações conforme a base de dados Micromedex

Reações adversas:
- Cardiovascular: arritmia cardíaca
- Gastrointestinal: irritação gastrointestinal
- Miscelânea: hipersensibilidade aguda tipo doenças do soro, iodismo caracterizado por febre, parotidite e erupção cutânea
- Endócrina e metabólica: hiperpotassemia

Precauções: bronquite aguda; doença de Addison; desidratação; doença autoimune da tireoide; hipertireoidismo; tuberculose

Contraindicações: bócio induzido por iodo

ipratrópio (brometo de ipratrópio)

Atrovent®, Ipravent®, Ipraneo®, Aerodivent®

Fígado	Rim	Gravidez	Amamentação	Idoso (60+)
Precaução	Precaução	B	Uso criterioso	Não

sol inal 0,25 mg/mL, aer dosif 0,4 mg/mL, aer dosif 20 mcg/dose,

Função hepática: uso com precaução

Função renal: uso com precaução na insuficiência renal

Classificação terapêutica: broncodilatadores

Posologia:

Broncoespasmo agudo
- Inalador dosimetrado: 1-2 puffs, em adição ao beta-2 agonista
- Solução nebulizadora: 0,25-0,5 mg (20-40 gotas) a cada 20 minutos na primeira hora

Doença pulmonar obstrutiva crônica (DPOC)
- Inalador dosimetrado: 2 puffs 4x/dia, máximo 12 puffs/dia
- Solução nebulizadora: 0,5 mg (40 gotas) 3 a 4x/dia

Interações medicamentosas: glicopirrolato, glucagon, tiotrópio, quetiapina, escopolamina, metacolina, clozapina, citrato de potássio

Reações adversas:

Comum
- Gastrointestinal: gosto anormal na boca, amargo (até 3,7%), xerostomia (até 4,1%)
- Respiratória: bronquite (inalação oral, 10 a 23%), mucosa nasal seca (spray nasal, 4,6 a 5,1%), sinusite (inalação oral, 1 a 14%)

Sério
- Cardiovascular: morte, cardiovascular, infarto do miocárdio
- Imunológicas: anafilaxia, reação de hipersensibilidade
- Neurológica: acidente vascular cerebral
- Respiratória: broncoespasmo

Precauções:
- Broncoespasmo agudo; não indicado para terapia de resgate (aerossol inalatório)
- A obstrução do colo da bexiga pode ser precipitada ou agravada
- Glaucoma de ângulo estreito; pode ser precipitado ou agravado
- Ocorreram reações de hipersensibilidade imediatas (urticária, angioedema, erupção cutânea, broncoespasmo, anafilaxia e edema orofaríngeo); interrompa se ocorrer reação

(continua)

ipratrópio (brometo de ipratrópio) *(continuação)*

- Pressão intraocular, pode ocorrer aumento
- Broncoespasmo paradoxal pode ocorrer; descontinuar se ocorrer broncoespasmo (aerossol de inalação)
- A hiperplasia prostática pode ser precipitada ou agravada
- Pode ocorrer retenção urinária

Contraindicações:
- Hipersensibilidade à atropina ou seus derivados
- Hipersensibilidade ao brometo de ipratrópio ou a qualquer outro componente do produto

irbesartana

Aprovel®

comp 75, 150 e 300 mg

Fígado	Rim	Gravidez	Lactação	60+
Sem informações	Contraindicado	D	Contraindicado	MPI? Não

Classificação terapêutica: antagonista da angiotensina II, simples

Posologia:
- Hipertensão: 150-300 mg, 1x/dia (alvo: 300 mg/dia)
- Nefropatia diabética ou hipertensiva (alvo: 300 mg/dia)

Função hepática: não há informações disponíveis

Função renal: hemodiálise – dose inicial de 75 mg/dia; ClCr < 50 mL/min – uso concomitante com alisquireno contraindicado

Ajuste de dose (pacientes com depleção de sal ou volume): iniciar com 75 mg, VO, 1x/dia

Interações medicamentosas: alisquireno, inibidores da enzima conversora de angiotensina (captopril, enalapril, lisinopril, ramipril, quinapril, benazepril, fosinopril, perindopril, trandolapril), inibidores do receptor de angiotensina e inibidores da enzima conversora de angiotensina (captopril, enalapril, lisonopril, ramipril, quinapril, cilazapril, benazepril, fosinopril, perindopril, trandolapril, losartana, espirapril, irbesartana, valsartana, eprosartana, delapril, telmisartana, candesartana, olmesartana, azilsartana)

Reações adversas:
- Cardiovascular: hipotensão ortostática (nefropatia diabética: 5%)
- Neurológicas: tontura (nefropatia diabética: 10%), fadiga (4%)
- Respiratórias: infecção de vias aéreas superiores (9%), tosse (2,8%; placebo: 2,7%)
- Gastrointestinais: diarreia (3%), dispepsia (2%)
- Endócrina e metabólica: hiperpotassemia (nefropatia diabética: 19%; raramente observada em pacientes com hipertensão arterial)

Precauções: uso concomitante com outros agentes que afetem o sistema renina-angiotensina-aldosterona – aumento do risco de hipotensão, hiperpotassemia e alterações na função renal; insuficiência cardíaca congestiva grave – oligúria, azotemia progressiva, injúria renal aguda e morte foram relatados com drogas que agem da mesma forma; hipotensão sintomática pode ocorrer; estenose da artéria renal bilateral ou unilateral – aumentos de creatinina sérica e ureia foram relatados; pacientes com depleção de sal (p. ex., diurese vigorosa ou hemodiálise) – risco aumentado de hipotensão

Contraindicação: uso concomitante com alisquireno em pacientes com diabete

isoconazol

Gyno-icaden®; Icaden®

crem vag 10 mg/g, ovul 600 mg; crem derm 10 mg/g; sol tópica 10 mg/mL; spr 10 mg/mL

Fígado	Rim	Gravidez	Lactação	60+
Sem informações	Sem informações	Sem informações	Sem informações	MPI? Não

Classificação terapêutica: anti-infeccioso e antisséptico

Posologia:
- Micoses vulvovaginais: aplicação vaginal por 7 dias consecutivos
- Vulvovaginites: aplicar a medicação na genitália externa, 2x/dia, por 7 dias
- Balanites micóticas: aplicar sobre a glande e a face interna do prepúcio, 2x/dia, por 7 dias

(continua)

isoconazol *(continuação)*

- Infecções fúngicas da pele: aplicação tópica 1x/dia, por 4 semanas

Interações medicamentosas: sem interações conforme a base de dados Micromedex

Reações adversas:
- Dermatológicas: irritação da mucosa vaginal, prurido, ardor, eritema ou vesiculação; reações alérgicas cutâneas

Precauções: pode ocorrer sensibilidade cruzada com miconazol, econazol e tioconazol

isoniazida

LAQFA-Isoniazida®, FURP-Isoniazida®

100 mg com

Fígado	Rim	Gravidez	Lactação	60+
Uso criterioso	Sem ajuste de dose	C	Uso criterioso	MPI? Não

Classificação terapêutica: anti-infeccioso, tuberculostático

Posologia:
A dosagem também pode ser determinada segundo o peso corporal, especialmente quando não se usam as associações em doses fixas:
- 10 mg/kg/dia para pacientes com peso corporal até 20 kg
- De 20 kg a 35 kg de peso corporal: 200 mg/dia;
- De 35 kg a 45 kg de peso corporal: 300 mg/dia
- Mais de 45 kg de peso corporal: 400 mg/dia

Na meningite tuberculosa a dose de isoniazida é de 20 mg/kg/dia, com dose máxima de 400 mg/dia em associação com rifampicina e pirazinamida.
Tratamento da infecção latente:
- Adultos: 300 mg/dia, durante 6 meses, pelo menos;
- Crianças: 10 a 15 mg/kg (máximo de 300 mg/dia), durante 6 meses, pelo menos.

Isoniazida tem sido usada também em doses fixas com rifampicina e pirazinamida, em esquemas diários ou intermitentes, 2 ou 3 vezes por semana.
Os esquemas alternativos intermitentes são usados em administração assistida em pacientes de risco, com dificuldade de adesão ao tratamento, como pacientes de rua ou presidiários.

Interações medicamentosas: levodopa, paracetamol, glimepirida, carbamazepina, cetoconazol, rifampina, meperidina, varfarina, enflurano, diazepan, dissulfiran, fenitoína, teofilina

Reações adversas:
- Dermatológica: erupção cutânea
- Hematológica: agranulocitose, anemia, trombocitopenia
- Hepática: hepatite (grave), hepatotoxicidade, lesão do fígado, aumento das enzimas hepáticas (10 a 20%)
- Imunológica: lúpus eritematoso sistêmico
- Musculosqueléticas: rabdomiólise
- Neurológica: convulsão, neuropatia, neurotoxicidade

Precauções:
- Uso concomitante: a tiramina (p. ex., vinho tinto, queijo) e histamina (p. ex., gaiado, atum ou outros peixes tropicais) contendo alimentos devem ser evitados durante o uso.
- Imunológica: podem ocorrer reações de hipersensibilidade, cessação da terapia recomendada; reinternação gradual recomendada apenas após a resolução dos sintomas; interromper o uso para reações de hipersensibilidade recorrentes.
- Neurológica: monitoramento cuidadoso recomendado para pacientes com neuropatia periférica preexistente ou condições que predispõem à neuropatia; interrupção ou interrupção do tratamento pode ser necessária.
- Oftalmológica: podem ocorrer sintomas visuais; monitorização recomendada.
- Renal: monitorização cuidadosa recomendada em doentes com disfunção renal grave.
- População especial: monitoramento cuidadoso recomendado para pacientes soropositivos para o HIV; interrupção ou interrupção do tratamento pode ser necessária

Contraindicações:
- Doença hepática aguda
- História de reações adversas graves à isoniazida, como febre medicamentosa, calafrios ou artrite
- História de lesão hepática associada à isoniazida ou lesão hepática induzida por drogas
- Hipersensibilidade grave à isoniazida

isotretinoína

Roacutan®, Isotrex®

cap mole 10 e 20 mg; crem derm e gel 0,5 mg/g

Com ajuste de dose | Sem informações | X | Contraindicado | MPI? Não

Classificação terapêutica: preparado antiacneico

Posologia:

- Acne grave: 0,5-1 mg/kg/dia, em 2 doses diárias, por 15-20 semanas; pode-se fazer curso mais curto de tratamento caso as lesões melhorem > 70%; acometimento muito extenso ou envolvimento primário do tronco – pode-se ajustar até 2 mg/kg/dia; caso necessário, fazer novo curso de tratamento após pelo menos 2 meses de suspensão

Função hepática: elevação das enzimas hepáticas de grau leve a moderado – ajustes de dose ou interrupção podem ser necessários

Função renal: não há informações disponíveis

Interações medicamentosas: sem interações conforme a base de dados Micromedex

Reações adversas:

- Cardiovasculares: acidente vascular, dor torácica, palpitação, rubor, síncope, taquicardia, vasculopatia trombótica
- Dermatológicas: acne fulminante, alopecia, anormalidades da pilificação, aumento da suscetibilidade à queimadura solar, cicatrização anormal de feridas, descamação das palmas das mãos e plantas dos pés, diaforese, distrofia, eczema, epistaxe, equimoses, eritema facial, fotorreações fotoalérgicas, fragilidade da pele, hiperpigmentação, hipopigmentação, hirsutismo, paroníquia, prurido, púrpura, queilite, *rash* cutâneo, reações alérgicas cutâneas, reações de fotossensibilização, ressecamento da boca, ressecamento da pele, ressecamento do nariz, seborreia, urticária, xantomas eruptivos
- Hematológicas: agranulocitose, anemia, granuloma piogênico, neutropenia (grave), trombocitopenia
- Neurológicas: acidente vascular, cefaleia, comportamento agressivo ou violento, crises convulsivas, depressão, edema, fadiga, insônia, instabilidade emocional, letargia, mal-estar, nervosismo, parestesia, pensamento suicida, pseudotumor cerebral, psicose, sonolência, suicídio, tentativas de suicídio, tontura
- Respiratórias: alteração da voz, broncoespasmo, granulomatose de Wegener, infecção respiratória
- Musculoesqueléticas: dorsalgia ou lombalgia (pacientes pediátricos: 29%), anormalidades ósseas, artralgia, artrite, aumento de CPK, calcificação de tendões e ligamentos, fechamento epifisário prematuro, fraqueza, hiperostose esquelética, redução da densidade mineral óssea, tendinite
- Hepática: hepatite
- Gastrointestinais: colite, doença inflamatória intestinal, ileíte regional, náusea, pancreatite, perda de peso, sangramento e inflamação gengival, sintomas inespecíficos
- Auditivas: comprometimento da audição, zumbido
- Endócrinas e metabólicas: aumento de TG (25%), aumento da glicemia, aumento do colesterol, irregularidade menstrual, redução do HDL
- Geniturinárias: achados inespecíficos
- Oculares: catarata, ceratite, conjuntivite, distúrbio da visão colorida, distúrbios visuais, fotofobia, inflamação palpebral, neurite óptica, opacificações corneanas, redução da visão noturna, ressecamento dos olhos
- Renais: glomerulonefrite, vasculite
- Miscelânea: diaforese, herpes simples disseminada, infecção, linfadenopatia, reações alérgicas, reações anafiláticas

Precauções: aumento do risco para espondilolistese na prática de atividade física com impacto repetitivo (adolescentes); rabdomiólise associada à atividade física extenuante; redução da densidade mineral óssea; uso concomitante a tetraciclina, suplementos de vitamina A; pode ocorrer redução da tolerância ao uso de lentes de contato; exposição prolongada aos raios UV ou luz solar; procedimento de remoção de cabelo com risco de cicatriz; deficiência auditiva; perfil lipídico; doença inflamatória do intestino; pancreatite aguda e hemorrágica; procedimento na pele durante o tratamento e pelo menos 6 meses após a descontinuação; podem ocorrer opacidade da córnea ou visão noturna reduzida risco aumentado de efeitos musculoesqueléticos no uso em longo prazo, de dose elevada ou múltiplos ciclos de terapia

Contraindicações: hipersensibilidade à isotretinoína, soja e parabenos (conservantes); não deve ser utilizada por grávidas ou mulheres que pensam em engravidar durante o tratamento e que não satisfaçam os critérios de contracepção exigidos

(continua)

isotretinoína *(continuação)*

Observações: recomenda-se a utilização de 2 métodos contraceptivos eficazes ou abstinência contínua por 1 mês antes e 1 mês após o tratamento com isotretinoína

itraconazol

Sporanox®

cap dura 100 mg

Precaução | Precaução | C | Contraindicado | MPI? Não

Classificação terapêutica: antimicótico

Posologia:

- Aspergilose: 200-400 mg/dia; infecção grave – iniciar com 200 mg, 3x/dia, nos 3 primeiros dias; manter o tratamento por pelo menos 3 meses mesmo que haja evidências clínicas e laboratoriais de que a infecção foi resolvida
- Blastomicose e histoplasmose: 200 mg, 1x/dia; infecção grave – iniciar com 200 mg, 3x/dia, nos 3 primeiros dias; infecções moderadas a graves – iniciar somente após 2 semanas de anfotericina B; se não houver resposta satisfatória, pode-se aumentar a dose em incrementos de 100 mg até máximo de 400 mg/dia; manter o tratamento por pelo menos 3 meses mesmo que haja evidências clínicas e laboratoriais de que a infecção foi resolvida
- Candidíase esofágica: 100-200 mg, 1x/semana, por pelo menos 3 semanas; manter por ao menos 2 semanas mesmo após a resolução dos sintomas
- Cromomicose: *Fonsecaea pedrosoi* – 200 mg, 1x/dia, por 6 meses. *Cladosporium carrionii* – 100 mg, 1x/dia, por 3 meses
- Coccidioidomicose (não progressiva, localizada): 200 mg, 2 ou 3x/dia
- Onicomicose: mãos – 200 mg, 2x/dia, por 1 semana; repetir novo curso de 1 semana após período de 3 semanas sem a droga; pés – 200 mg, 1x/dia, por 12 semanas
- Paracoccidioidomicose: 100 mg, 1x/dia, por 6 semanas
- Pitiríase versicolor: 200 mg, 1x/dia, por 7 dias
- Pneumonia por *Coccidioides*: 200 mg, 2x/dia; HIV-positivo – 200 mg, 3x/dia, por 3 dias, seguidos de 200 mg, 2x/dia
- Esporotricose: linfocutânea – 100-200 mg, 1x/dia, por 3-6 meses; osteoarticular e pulmonar – 200 mg, 2x/dia, por pelo menos 1 ano após estabilização inicial com anfotericina
- *Tinea corporis* ou *Tinea cruris*: 100 mg, 1x/dia, por 14 dias, ou 200 mg, 1x/dia, por 14 dias
- *Tinea pedis*: 100 mg, 1x/dia, por 28 dias, ou 200 mg, 2x/dia, por 7 dias
- Doses > 200 mg/dia devem ser divididas em 2 tomadas diárias

Função hepática: insuficiência hepática (elevação das enzimas hepáticas, doença hepática ativa, histórico de toxicidade hepática com outros medicamentos) – uso com precaução

Função renal: pode ocorrer albuminúria (1%); insuficiência renal – uso com precaução

Interações medicamentosas: alprazolam, sinvastatina, midazolam, pimozida, silodosina, lovastatina, quinidina, metadona, astemizol, alcaloides seletivos ergot (ergotamina, metisergida), terfenadina, telitromicina, nifedipino, fluticasona, ciclosporina, nevirapina, efavirenz, risperidona, vincristina, digoxina, hidroxicloroquina, donepezila, varfarina, alisquireno, claritromicina, repaglinida, atorvastatina sirolimo, sildenafila, ciprofloxacino, saquinavir, bussulfano, meloxicam, indinavir, didanosina, tolterodina, rosuvastatina, micafungina, ritonavir, buspirona

Reações adversas (doses mais altas, adequadas para infecções fúngicas sistêmicas):

- Cardiovasculares: edema (4%), hipertensão arterial (3%)
- Dermatológicas: erupção cutânea (9%), prurido (3%)
- Neurológicas: cefaleia (4%), febre (3%), fadiga (2-3%), tontura (2%), mal-estar (1%)
- Gastrointestinais: náusea (11%), vômito (5%), diarreia (3%), dor abdominal (2%), anorexia (1%)
- Endócrinas e metabólicas: hipopotassemia (2%), redução da libido (1%), hipertrigliceridemia

Precauções: considerar mudança para uma terapêutica alternativa se não houver resposta inicial em casos de fibrose cística; perda de audição, transitória ou permanente, foi relatada, particularmente em pacientes idosos; pode ocorrer neuropatia

Contraindicações: uso concomitante com medicamentos metabolizados pelo CYP3A4 (cisaprida, dofetilida, midazolam VO, nisoldipina, pimozida,

(continua)

itraconazol *(continuação)*

levacetilmetadol/levometadil, quinidina), inibidores da HMG-CoA-redutase (lovastatina, sinvastatina), triazolam, di-hidroergotamina, ergometrina (ergonovina), ergotamina, metilergometrina (metilergonovina), metadona; disfunção ventricular (p. ex., insuficiência cardíaca congestiva) ou histórico de insuficiência cardíaca, exceto para as infecções graves ou com risco de morte

ivabradina

Procoralan®

comp rev 5 e 7,5 mg

Hepático	Renal	Gestação	Lactação	60+
Contraindicado	Precaução	C	Contraindicado	MPI? Não

Classificação terapêutica: medicamento para redução dose-dependente específica na frequência cardíaca

Posologia:
- Angina: iniciar com 5 mg, 2x/dia, podendo aumentar após 3-4 semanas até 7,5 mg, 2x/dia
- Insuficiência cardíaca: iniciar com 5 mg, 2x/dia; ajustar a dose após 2 semanas, baseando-se na frequência cardíaca

Função hepática: insuficiência hepática moderada – uso com precaução; insuficiência hepática grave – uso contraindicado

Função renal: não há informações disponíveis; ClCr < 15 mL/min – uso com precaução

Ajuste de dose (pacientes geriátricos): considerar dose inicial de 2,5 mg, 2x/dia

Interações medicamentosas: hidroxicloroquina, donepezila

Reações adversas:
- Cardiovasculares: bradicardia, bloqueio atrioventricular, extrassístoles, palpitações, fibrilação atrial, disfunção do nó sinoatrial
- Dermatológicas: angioedema, erupção cutânea, eritema, prurido, urticária
- Hematológica: eosinofilia
- Neurológicas: dor de cabeça, geralmente durante o 1º mês de tratamento; tonturas e síncope, possivelmente relacionadas à bradicardia
- Respiratória: dispneia
- Musculoesquelética: cãibras musculares
- Gastrointestinais: náusea, constipação, diarreia
- Metabolismo: hiperuricemia
- Ocular: visão turva
- Vasculares: PA não controlada, hipotensão possivelmente relacionada à bradicardia
- Miscelânea: astenia, fadiga e mal-estar geral, possivelmente relacionados à bradicardia
- As reações adversas mais frequentemente relatadas, fenômenos luminosos (fosfenos) e bradicardia, são dose-dependentes e estão relacionadas ao efeito farmacológico do medicamento

Precauções: arritmia cardíaca; bloqueio atrioventricular de 2º grau; uso concomitante com bloqueadores dos canais de cálcio; insuficiência cardíaca crônica; AVC

Contraindicações: frequência cardíaca em repouso < 60 bpm antes do tratamento; choque cardiogênico; IAM; hipotensão grave (< 90 x 50 mmHg); síndrome do nó sinusal; bloqueio sinoatrial; insuficiência cardíaca aguda ou descompensada; pacientes dependentes de marca-passo; angina instável; bloqueio atrioventricular de 3º grau; uso concomitante com potentes inibidores do citocromo P450 3A4

ivermectina

Revectina®

comp 6 mg

Hepático	Renal	Gestação	Lactação	60+
Sem informações	Sem informações	C	Uso criterioso	MPI? Não

Classificação terapêutica: antinematódeo

Posologia:
- Estrongiloidíase: 200 mcg/kg, em dose única, e acompanhamento com observação das fezes; alternativa – 200 mcg/kg/dia, por 2 dias

(continua)

ivermectina *(continuação)*

- Ascaridíase: 200 mcg/kg, em dose única
- Filariose: *Wuchereria bancrofti* – 200-400 mcg/kg, em dose única, em combinação com o albendazol; *Mansonella ozzardi* – 6 mg, em dose única; *Mansonella streptocerca* – 150 mcg/kg, em dose única
- *Pediculose capitis*: 400 mcg/kg/dose, 1x/semana, por 2 semanas
- *Pediculose corporis*: 200 mcg/kg/dose, 1x/semana, por 3 semanas
- *Phthirus pubis*: 250 mcg/kg/dose, 1x/semana, por 2 semanas
- Escabiose: 200 mcg/kg, em dose única; tratamento pode ser repetido em 14 dias

Função hepática: podem ocorrer aumentos de bilirrubinas e de AST/ALT; não há informações disponíveis sobre a necessidade de ajuste de dose

Função renal: não há informações disponíveis

Interações medicamentosas: sem interações conforme a base de dados Micromedex

Reações adversas:
- Cardiovasculares: alterações eletrocardiográficas discretas, edema facial e periférico, hipotensão arterial, hipotensão ortostática, taquicardia passageira
- Dermatológicas: necrólise epidérmica tóxica, prurido, *rash* cutâneo, síndrome de Stevens-Johnson, urticária
- Hematológicas: anemia, eosinofilia, leucopenia
- Neurológicas: cefaleia, crises convulsivas, encefalopatia (rara, associada à loíase), hipertermia, insônia, sonolência, tontura, vertigem
- Respiratória: exacerbação da asma
- Musculoesqueléticas: fraqueza, limbite, mialgia, tremor
- Gastrointestinais: anorexia, constipação, diarreia, dor abdominal, náusea, vômito
- Oculares: conjuntivite leve, opacidade puntiforme, turvamento da visão
- Miscelânea: reação de Mazzotti (na oncocercíase) – artralgia, edema, febre, lesão ocular, linfadenopatia, prurido, sinovite

Precauções: pacientes com oncodermatite hiper-reativa

L-ornitina L-aspartato

Hepa-Merz®

gran (env) 0,6 g/g embalagem com 10 env de 5 g; sol inj 0,5 g/mL (10 mL)

Hepático	Renal	Gestação	Lactação	60+
Sem informações	Contraindicado	Sem informações	Sem informações	MPI? Não

Classificação terapêutica: terapêutica hepática

Posologia:
- Hiperamonemia em hepatopatias agudas e crônicas: EV – até 4 amp diárias; VO – 1 env, 1-2x, com as refeições

Administração parenteral: administrar por infusão EV, à taxa máxima de 5 g/h; pode ser misturado com soluções de infusão convencionais; entretanto, a dose não deve exceder 30 g/500 mL
Obs.: altas doses requerem a monitoração dos níveis de ureias sérica e urinária

Função hepática: não há informações disponíveis

Função renal: insuficiência renal grave – uso contraindicado

Interações medicamentosas: sem interações conforme a base de dados Micromedex

Reações adversas:
- Gastrointestinais: náusea, vômito

lactulose

Lactulona®

xpe 667 mg/mL

Hepático	Renal	Gestação	Lactação	60+
Sem informações	Sem informações	C	Contraindicado	MPI? Não

Classificação terapêutica: laxante de mecanismo osmótico

Posologia:
- Obstipação: 10-20 g/dia (15-30 mL), VO; pode aumentar até 40 g/dia (60 mL), se necessário
- Prevenção de encefalopatia hepática: 20-30 g (30-45 mL), VO, 3-4x/dia; ajustar dose para manter 2-3 evacuações pastosas por dia

(continua)

itraconazol *(continuação)*

- Tratamento de encefalopatia hepática: 20-30 g (30-45 mL), VO, a cada 1 h, até indução de evacuação; depois, reduzir para 20-30 g, 3-4x/dia, e titular para manter 2-3 evacuações pastosas por dia; via retal – 200 g (300 mL) diluídos em 700 mL de SF ou água; reter por 30-60 min, podendo repetir após 4-6 h

Função hepática: não há informações disponíveis

Função renal: não há informações disponíveis

Interações medicamentosas: varfarina, femprocumona, lítio

Reações adversas:

- Gastrointestinais: cólicas, desconforto abdominal, diarreia (dose excessiva), flatulência, náusea, vômito; reduzir dose em caso de diarreia; suspender o tratamento se a diarreia for constante

Precauções: uso concomitante com outros laxantes, especialmente no início da terapia, não recomendado; diabete; idosos e/ou debilitados tratados por > 6 meses

Contraindicações: dieta restritiva em galactose

lamivudina (3TC)

Epivir®

comp rev 150 mg; sol oral 10 mg/mL

Sem ajuste de dose	Com ajuste de dose	D	Contraindicado	MPI? Não

Classificação terapêutica: antiviral

Posologia:

- HIV (utilizar com pelo menos outros 2 antirretrovirais): peso < 50 kg – 4 mg/kg, VO, 2x/dia; peso ≥ 50 kg – 150 mg, VO, 2x/dia, ou 300 mg, VO, 1x/dia
- Profilaxia pós-exposição para HIV: 150 mg, VO, 2x/dia, ou 300 mg, VO, 1x/dia (em combinação com zidovudina, tenofovir, estavudina ou didanosina, com ou sem inibidor de protease, a depender do risco)
- Hepatite B (tratamento): 100 mg/dia (considerar uso apenas se outros regimes com menor risco de resistência não puderem ser empregados); coinfecção com HIV – utilizar doses maiores (300 mg/dia)

Função hepática: pode ocorrer aumento de transaminases (2-11%); uso com precaução; monitorar a função hepática e descontinuar a terapia

Função renal:

- Insuficiência renal com infecção pelo HIV, peso ≥ 30 kg: ClCr de 30-49 mL/min – 150 mg, 1x/dia; ClCr de 15-29 mL/min – 150 mg desde a 1ª dose e, em seguida, 100 mg, 1x/dia; ClCr de 5-14 mL/min – 150 mg desde a 1ª dose e, em seguida, 50 mg, 1x/dia; ClCr < 5 mL/min – 50 mg com 1ª dose de 25 mg e, em seguida, 1x/dia
- Insuficiência renal com infecção pelo vírus da hepatite B em adultos: ClCr de 30-49 mL/min – 100 mg com 1ª dose de 50 mg e, em seguida, 1x/dia; ClCr de 15-29 mL/min – 100 mg desde a 1ª dose e, em seguida, 25 mg, 1x/dia; ClCr de 5-14 mL/min – 1ª dose de 35 mg e, em seguida, 15 mg, 1x/dia; ClCr < 5 mL/min – 35 mg desde a 1ª dose e, em seguida, 10 mg, 1x/dia

Interações medicamentosas: sorbitol

Reações adversas (pacientes em terapia combinada com outros agentes antirretrovirais em tratamento de infecção pelo HIV ou vírus da hepatite B de adultos):

- Dermatológica: erupção cutânea (5-9%)
- Hematológicas: neutropenia (7-15%), trombocitopenia (1-4%), hemoglobinemia (2-3%)
- Neurológicas: cefaleia (21-35%), fadiga (24-27%), insônia (11%), calafrios (7-10%), febre (7-10%), tontura (10%), depressão (9%)
- Respiratórias: sinais e sintomas nasais (20%), tosse (18%), faringite (13%)
- Musculoesqueléticas: mialgia (8-14%), neuropatia (12%), dor musculoesquelética (12%), aumento de CPK (9%), artralgia (5-7%)
- Gastrointestinais: náusea (15-33%), diarreia (14-18%), pancreatite (0,3-18%; porcentagem maior de pacientes pediátricos), dor abdominal (9-16%), vômito (13-15%), anorexia (10%), aumento de lipase (10%), cólicas abdominais (6%), dispepsia (5%), aumento de amilase (1-4%), azia
- Miscelânea: infecções (25%, incluindo de ouvido, nariz e garganta)

Precauções: doenças autoimunes (p. ex., doença de Graves, polimiosite, síndrome de Guillain-Barré), na configuração de reconstituição imunológica, podem ocorrer meses após o início do tratamento – podem ser necessários avaliação mais aprofundada e tratamento; coinfecção de hepatite B e HIV – utilizar a dose

(continua)

lamivudina (3TC) *(continuação)*

terapêutica mais elevada de lamivudina para o HIV-1 como parte de um regime de combinação adequada; uso concomitante com interferona, com ou sem ribavirina – risco aumentado de descompensação hepática; uso concomitante com zalcitabina não recomendado; sexo feminino, obesidade, exposição prolongada a nucleosídeos ou fatores de risco para doença hepática aumentam o risco de acidose láctica e hepatomegalia grave com esteatose; YMDD-mutante do vírus da hepatite B

lamotrigina

Lamictal®

comp 25, 50 e 100 mg

Com ajuste de dose	Com ajuste de dose	C	Contraindicado	MPI? Não

Classificação terapêutica: antiepiléptico

Posologia:

- Crise parcial e convulsões tonico-clônicas generalizadas (VO): monoterapia – dose inicial de 25 mg, 1x/dia, por 2 semanas; depois, 50 mg, 1x/dia, por 2 semanas; e, então, aumentar 50 mg, a cada 1-2 semanas, até a quantidade usual de 225-375 mg/dia, em 2 doses diárias; com ácido valproico em terapia dupla – dose inicial de 25 mg, em dias intercalados, por 2 semanas; depois, 25 mg, 1x/dia, por 2 semanas; e, então, aumentar 25-50 mg, a cada 1-2 semanas, até a quantidade usual de 100-200 mg/dia, em 1-2 doses diárias; com drogas antiepilépticas indutoras enzimáticas (carbamazepina, fenitoína, fenobarbital, primidona) – dose inicial de 50 mg, 1x/dia, por 2 semanas; depois, 50 mg, 2x/dia, por 2 semanas; e, então, aumentar a quantidade diária em 100 mg, a cada 1-2 semanas, até a medida usual de 300-500 mg/dia, em 2 doses diárias (máximo: 700 mg/dia)
- Transtorno afetivo bipolar (VO): monoterapia – dose inicial de 25 mg, 1x/dia, por 2 semanas; depois, 50 mg, 1x/dia, por 2 semanas; e, então 100 mg, 1x/dia, por 1 semana (usual/máximo: 200 mg/dia); com ácido valproico em terapia dupla – dose inicial de 25 mg, em dias intercalados, por 2 semanas; depois, 25 mg, 1x/dia, por 2 semanas; e, então, 50 mg, 1x/dia, por 1 semana (usual/máximo: 100 mg/dia); com drogas antiepilépticas indutoras enzimáticas (carbamazepina, fenitoína, fenobarbital, primidona) – dose inicial de 50 mg, 1x/dia, por 2 semanas; depois, 50 mg, 2x/dia, por 2 semanas; depois, 100 mg, 2x/dia, por 1 semana; e, por fim, 150 mg, 2x/dia, por 1 semana (usual/máximo: 200 mg, 2x/dia)

Função hepática: insuficiência hepática moderada e grave, sem ascite – as doses inicial, de escalonamento e manutenção devem ser reduzidas em aproximadamente 25%; insuficiência hepática grave, com ascite – a dose inicial, de escalonamento e manutenção, deve ser reduzida em aproximadamente 50%

Função renal: insuficiência renal grave – diminuir a dose de manutenção

Ajustes de dose: descontinuação do uso – reduzir a dose em cerca de 50% por semana, durante pelo menos 2 semanas; distúrbio bipolar (interrupção de ácido valproico) – dobrar a dose ao longo de período de 2 semanas em intervalos semanais iguais; transtorno bipolar (interrupção de medicamentos indutores de enzimas) – manter a dose para a 1ª semana e, em seguida, reduzir pela metade ao longo de período de 2 semanas, em decréscimos semanais iguais; distúrbio bipolar (após adição de ácido valproico) – reduzir a dose de lamotrigina; durante gravidez – ajustar a dose para manter a concentração de referência determinada antes da gravidez e, se o nível plasmático cair abaixo da referência, aumentar a dose em 20-25% e, novamente, checar os níveis plasmáticos após 4-5 semanas; após gravidez – medir o nível de plasma dentro da 1ª semana após o nascimento e, se estiver acima da referência, diminuir a dose em 20-25%; ver ficar novamente o nível plasmático a cada 1-2 semanas, até que atinja a concentração de referência

Interações medicamentosas: lopinavir, ácido valproico, carbamazepina, orlistate, rifampicina, risperidona, contraceptivos (medroxiprogesterona, estradiol, levonorgestrel, noretindrona, dienogeste, drospirenona, norelgestromina, desogestrel, norgestrel, norgestimato, etinilestradiol, etonogestrel), ritonavir, *ginseng*, fenobarbital, escitalopram, *ginkgo*, sertralina, primidona, rufinamida, oxcarbazepina

Reações adversas (de adultos, sob monoterapia, para epilepsia ou transtorno bipolar):

- Cardiovasculares: dor torácica (5%), edema periférico (2-5%), edema (1-5%), vômito (5-9%), dispepsia (7%), dor abdominal (6%), xerostomia (2-6%), constipação (5%), perda de peso (5%), anorexia (2-5%), hemorragia retal (2-5%), úlcera péptica (2-5%), flatulência (1-5%), ganho de peso (1-5%)

(continua)

lamotrigina *(continuação)*

- Dermatológicas: erupção cutânea (não grave: 7%), dermatite (2-5%), pele ressecada (2-5%)
- Neurológicas: insônia (5-10%), sonolência (9%), fadiga (8%), tontura (7%), ansiedade (5%), déficit de coordenação (7%), dor (5%), ataxia (2-5%), ideação suicida (2-5%), irritabilidade (2-5%), agitação (1-5%), amnésia (1-5%), depressão (1-5%), enxaqueca (1-5%), febre (1-5%), hipoestesia (1-5%), labilidade emocional (1-5%), pensamentos anormais (1-5%), sonhos anormais (1-5%), confusão mental (1%)
- Respiratórias: rinite (7%), faringite (5%), tosse (5%), bronquite (2-5%), dispneia (2-5%), epistaxe (2-5%), sinusite (1-5%)
- Musculoesqueléticas: dorsalgia e/ou lombalgia (8%), fraqueza (2-5%), artralgia (1-5%), cervicalgia (1-5%), mialgia (1-5%), parestesia (1%)
- Gastrointestinal: náusea (7-14%)
- Endócrinas e metabólicas: dismenorreia (5%), aumento da libido (2-5%)
- Geniturinária: aumento da frequência urinária (1-5%)
- Oculares: nistagmo (2-5%), visão anormal (2-5%), ambliopia (1%)
- Miscelânea: infecção (5%), aumento ou redução de reflexos (2-5%), diaforese (2-5%), dispraxia (1-5%)

Precauções: administração concomitante com valproato ou excedente da dose inicial recomendada podem aumentar o risco de erupções cutâneas graves; descontinuação abrupta da droga deve ser evitada pelo potencial para aumento da frequência das crises; possível aumento do risco do agravamento da depressão ou de tendências suicidas de pacientes com transtorno bipolar; estado de mal epiléptico pode ocorrer; risco aumentado de suicídio

lansoprazol

Prazol®

cap dura lib prol 15 e 30 mg

Com ajuste de dose | Sem informações | B | Contraindicado | MPI? Sim

Classificação terapêutica: inibidor da bomba de prótons

Posologia:
- Doença do refluxo gastroesofágico: 15 mg, 1x/dia, por 8 semanas
- Esofagite erosiva: 30 mg, 1x/dia, por 8-16 semanas; dose de manutenção de 15 mg/dia
- Úlcera duodenal: 15 mg, 1x/dia, por 4 semanas
- Úlcera gástrica: 30 mg, 1x/dia, por 8 semanas
- Condições hipersecretoras ácidas: dose inicial de 60 mg, 1x/dia, até 90 mg, 2x/dia
- Infecção por *Helicobacter pylori*: 30 mg, 2x/dia, por 10-14 dias, associado a antibióticos (p. ex., amoxicilina, 1.000 mg, 2x/dia, e claritromicina, 500 mg, 2x/dia)

Obs.: administrar antes das refeições; administrar 2x/dia se doses > 120 mg/dia

Função hepática: insuficiência hepática grave – redução da dose pode ser necessária

Função renal: não há informações disponíveis

Interações medicamentosas: pazopanibe, clopidogrel, voriconazol, sunitinibe, nelfinavir, erlotinibe, capecitabina, tacrolimo, varfarina, femprocumona, levotiroxona

Reações adversas:
- Neurológicas: cefaleia (1-11 anos de idade: 3%; 12-17 anos de idade: 7%)
- Gastrointestinais: dor abdominal (12-17 anos de idade: 5%; adultos: 2%), constipação (1-11 anos de idade: 5%; adultos: 1%), diarreia (60 mg/dia, adultos: 7%), náusea (12-17 anos de idade: 3%; adultos: 1%)

Precauções: fraturas ósseas (de quadril, punho ou coluna) relacionadas com osteoporose podem ocorrer com o uso de inibidores da bomba de prótons – aumento do risco com maior dose (múltiplas doses diárias) e/ou tempo de uso (≥ 1 ano); diarreia associada a *Clostridium difficile*; evitar uso concomitante com atazanavir; hipomagnesemia com administração prolongada

leflunomida

Arava®

comp rev 20 e 100 mg

Contraindicado | Precaução | X | Contraindicado | MPI? Não

Classificação terapêutica: imunossupressor

Posologia:
- Artrite reumatoide: dose de ataque de 100 mg, VO, 1x/dia, por 3 dias (pode ser omitida para pacientes com risco de hepatotoxicidade ou mielotoxicidade, como no uso concomitante com metotrexato ou outros imunossupressores); dose de manutenção de 20 mg/dia (pode ser reduzida para 10 mg/dia se houver baixa tolerância)

Função hepática: insuficiência hepática, doença hepática preexistente e/ou elevações de ALT > 2x LSN – uso contraindicado; toxicidade hepática com elevações de ALT > 3x LSN durante o tratamento – interromper e investigar a causa; se leflunomida for a causa possível, iniciar o processo de eliminação do medicamento e monitorar testes de função hepática semanalmente até o valor de ALT atingir a normalidade

Função renal: insuficiência renal potencial e aumento do risco de toxicidade dos medicamentos – uso com precaução

Interações medicamentosas: metotrexato, repaglinida, varfarina

Reações adversas:
- Cardiovasculares: hipertensão arterial (10%), dor torácica (2%), edema (periférico), palpitação, taquicardia, vasculite, vasodilatação, veias varicosas
- Dermatológicas: alopecia (10%), erupção cutânea (10%), prurido (4%), eczema (2%), ressecamento da pele (2%), alteração da cor dos pelos, dermatite, distúrbios ou alteração da cor da pele, nódulos subcutâneos
- Hematológica: 1-10% – anemia
- Neurológicas: cefaleia (7%), tontura (4%), dor (2%), ansiedade, depressão, distúrbios do sono, enxaqueca, febre, insônia, mal-estar
- Respiratórias: infecção do trato respiratório (15%), bronquite (7%), faringite (3%), tosse (3%), pneumonia (2%), rinite (2%), sinusite (2%), asma, dispneia
- Musculoesqueléticas: tenossinovite (3%), artralgia (1%), câibras musculares (1%), artrose, bursite, cervicalgia, dor pélvica, mialgia, necrose óssea, ostealgia, ruptura de tendão
- Gastrointestinais: diarreia (17%), náusea (9%), dor abdominal (5%), anorexia (3%), estomatite (3%), gastroenterite (3%), vômito (3%), colelitíase, colite, esofagite, gengivite, melena, candidíase oral
- Endócrinas e metabólicas: hipopotassemia (1%), DM, distúrbios menstruais, hiperglicemia, hiperlipidemia, hipertireoidismo
- Geniturinárias: ITU (5%), albuminúria, cistite, disúria, hematúria
- Oculares: 1-10% – catarata, conjuntivite
- Miscelânea: infecção (4%), lesão acidental (5%), infecção por herpes

Precauções: uso não recomendado em displasia da medula óssea; uso concomitante com vacinas vivas não indicado; uso não recomendado em imunodeficiência grave; risco de reativação de tuberculose latente – tratar antes de iniciar a terapia

lercanidipino

Zanidip®

comp rev 10 e 20 mg

Com ajuste de dose | Contraindicado | C | Uso criterioso | MPI? Não

Classificação terapêutica: bloqueador seletivo dos canais do cálcio

Posologia:
- Hipertensão: dose inicial de 10 mg, VO, 2x/dia; dose usual – 10-20 mg, VO, 1x/dia (máximo: 30 mg, VO, 1x/dia)

Função hepática: insuficiência hepática – ajuste de dose deve ser considerado

Função renal: insuficiência renal leve ou moderada – esquema de dose geralmente recomendado pode ser tolerado, mas aumento para 20 mg/dia deve ser introduzido com cuidado; insuficiência renal grave com ClCr < 30 mL/min – uso contraindicado

Interações medicamentosas: ciclosporina, bloqueadores dos canais de cálcio

(continua)

lercanidipino *(continuação)*

Reações adversas:
- Cardiovasculares: edema periférico, taquicardia, palpitações, *angina pectoris*, rubor
- Dermatológicas: vermelhidão, *rash*
- Neurológicas: dor de cabeça, vertigem, sonolência
- Musculoesquelética: mialgia
- Gastrointestinais: náusea, dispepsia, diarreia, dor abdominal, vômito
- Geniturinário: poliúria

Precauções: uso com cuidado na síndrome do seio enfermo (se não houver um marca-passo *in situ*); pacientes com disfunção do ventrículo esquerdo requerem atenção especial; algumas di-hidropiridinas raramente podem conduzir a dor precordial ou *angina pectoris*; casos isolados de infarto do miocárdio podem ser observados; podem ocorrer vertigem, tontura, fraqueza, fadiga e, em casos raros, sonolência

levocabastina

Livostin®

gotas oft e spr nas 0,54 mg/mL

Sem ajuste de dose | Precaução | C | Uso criterioso | MPI? Não | 60+

Classificação terapêutica: descongestionante

Posologia:
- Conjuntivite alérgica: 1 gota no olho afetado, 2x/dia; pode-se aumentar para 1 gota, 3-4x/dia; se não houver melhora em 3 dias, descontinuar uso
- Rinite alérgica: 2 *sprays* em cada narina, 2x/dia; pode-se aumentar para 2 *sprays*, 3-4x/dia; considerar descontinuação se não houver resposta em 3 dias

Função hepática: é minimamente metabolizado no fígado; ajuste de dose pode não ser necessário

Função renal: doença renal – uso com precaução

Interações medicamentosas: sem interações conforme a base de dados Micromedex

Reações adversas:
- Dermatológica: 1-10% – erupção cutânea
- Neurológicas: 1-10% – cefaleia, fadiga, sonolência
- Respiratória: 1-10% – dispneia
- Gastrointestinal: 1-10% – xerostomia
- Locais: > 10% – desconforto, sensação passageira de queimação ou picada
- Oculares: 1-10% – edema palpebral, hiperemia ocular, oftalmalgia, sonolência, visão turva

Contraindicação: lentes de contato gelatinosas

levocetirizina (dicloridrato de levocetirizinza)

Dicloridrato de levocetirizina®, Rizi®, Vocety®, Zina®, Zinlerg®, Zyxem®

comp 5 mg, sol or 5 mg/mL

Sem ajuste de dose | Com ajuste de dose | B | Uso criterioso | Não | 60+

Função renal:
- Contraindicado para pacientes pediátricos entre 6 meses e 11 anos com função renal prejudicada
- Adultos e crianças acima de 12 anos: insuficiência renal leve (Clcr 50 a 80 mL/min): 2,5 mg via oral diariamente
- Insuficiência renal moderada (Clcr 30 a 50 mL/min): 2,5 mg via oral a cada dois dias
- Insuficiência renal grave (Clcr 10 a 30 mL/min): 2,5 mg via oral 2x por semana, administrado a cada 3 ou 4 dias
- Clcr < 10 mL/min: contraindicado

Classificação terapêutica: antialérgicos

(continua)

levocetirizina (dicloridrato de levocetirizinza) *(continuação)*

Posologia:

Urticária idiopática crônica
- Solução oral: 5 mg (10 mL da solução oral 0,5 mg/mL) por via oral 1x ao dia à noite; 2,5 mg (5 mL da solução oral de 0,5 mg/mL) 1x ao dia à noite pode ser adequado para alguns pacientes (dosagem de FDA)
- Comprimido oral: 5 mg (1 comprimido) por via oral à noite 2,5 mg (1/2 comprimido) 1x ao dia à noite pode ser adequado para alguns pacientes (dosagem de FDA)
- Titulação: se os sintomas persistirem após 2 semanas, pode aumentar até 4 vezes a dose padrão (dosagem de referência)

Alergia do trato respiratório superior
- 18 a 64 anos, solução oral de venda livre (OTC): 2,5 mg (5 mL) ou 5 mg (10 mL) 1x ao dia à noite; não tome mais de 10 mL em 24 horas
- 18 a 64 anos, comprimidos orais OTC: 5 mg (1 comprimido) por via oral 1x ao dia à noite; 2,5 mg (1/2 comprimido) pode ser apropriado para sintomas menos graves; não tome mais de 5 mg (1 comprimido) em 24 horas

Posologia pacientes pediátricos

Urticária idiopática crônica
- 12 anos ou mais; solução oral: 5 mg (10 mL da solução oral de 0,5 mg/mL) por via oral 1x ao dia à noite; uma dose de 2,5 mg (5 mL da solução oral de 0,5 mg/mL) pode ser adequada para alguns pacientes (dosagem de FDA)
- 12 anos ou mais, comprimido oral: 5 mg (1 comprimido) por via oral à noite; 2,5 mg (1/2 comprimido) 1x ao dia à noite pode ser adequado para alguns pacientes (dosagem de FDA)
- 6 a 11 anos, solução oral: 2,5 mg (5 mL da solução oral de 0,5 mg/mL) por via oral 1x ao dia à noite; não exceda a dose recomendada (dosagem FDA)
- 6 a 11 anos, comprimido oral: 2,5 mg (1/2 comprimido) por via oral 1x ao dia à noite; não exceda esta dosagem (dosagem FDA)
- 6 meses a 5 anos, solução oral: 1,25 mg (2,5 mL da solução oral de 0,5 mg/mL) por via oral 1x ao dia à noite; não exceda a dose recomendada (dosagem FDA)

Rinite alérgica perene
- Solução oral, 6 meses a 2 anos: 1,25 mg (2,5 mL da solução oral 0,5 mg/mL) por via oral 1x ao dia à noite; não exceda esta dose

Alergia do trato respiratório superior
- 12 anos ou mais, solução oral OTC: 2,5 mg (5 mL) ou 5 mg (10 mL) 1x ao dia à noite; não tome mais de 10 mL em 24 horas
- 12 anos ou mais, comprimidos orais de venda livre: 5 mg (1 comp) por via oral 1x ao dia à noite; 2,5 mg (1/2 comp.) pode ser apropriado para sintomas menos graves; não tome mais de 5 mg (1 comp) em 24 horas
- 6 a 11 anos, solução oral OTC: 2,5 mg (5 mL) por via oral 1x ao dia à noite; não tome mais de 2,5 mg (5 mL) em 24 horas
- 6 a 11 anos, comprimidos orais de venda livre: 2,5 mg (1/2 comp) por via oral 1x ao dia à noite; não tome mais de 2,5 mg (1/2 comp) em 24 horas
- 2 a 5 anos, solução oral OTC: 1,25 mg (2,5 mL) por via oral 1x ao dia à noite; não tome mais de 1,25 mg (2,5 mL) em 24 horas

Interações medicamentosas: oxazepan, flurazepan, hidrato de cloral, clordiazepóxido, difenidramina, lorazepan, baclofeno, clorazepato, clonazepan, mebromato, primidona, pentobarbital, loxapina, prometazina, mesoridazina, secobarbital, orfenadrina, hidroxizina, tioridazina, haloperidol, proclorperazina, fenobarbital, diazepan, clorpromazina, tiopental, temazepan alcaloides do ópio, flufenazina, ciclobenzaprina, triazolan, trifluoperazina, isoflurano, droperidol, aripiprazol, enflurano, nitrazepan, alprazolan, carisoprodol, clozapina, pimozida, azul de metileno, buspirona, óxido nítrico, midazolan, meclizina, clobazan, doxilamina, propofol, zolpiden, estazolan, zoplicone, flunitrazepan, halotano, cetamina, dexmedetomidina, supirida, olanzapina, sertindole, topiramato, quetiapina, perampanel, periciazina, droperidol

Reações adversas:

Comum
- Gastrintestinais: constipação (bebês, 7%), diarreia (bebês, 13%; pediatria, 4%), dentição dolorosa (bebês, 6,7%), vômitos (pediatria, 4%), xerostomia (adultos e adolescentes, 2 a 3). %)
- Ótico: otite média (pediátrica, 3%)
- Respiratória: nasofaringite (adultos e adolescentes, 4 a 6%), faringite (adultos e adolescentes, 1 a 2%)
- Outros: febre (pediátrica, 4%)

Sério
- Neurológica: astenia, sonolência (4,4 a 6%)

(continua)

levocetirizina (dicloridrato de levocetirizinza) *(continuação)*

- Renal: retenção urinária
- Outros: fadiga (adultos e adolescentes, 1 a 4%)

Precauções:
- Uso concomitante: o uso de álcool ou outros depressores do SNC pode causar redução adicional no estado de alerta e prejuízo no desempenho do SNC; evitar o uso[
- Neurológica: sonolência, fadiga e astenia foram relatadas e podem afetar o estado de alerta mental e a coordenação motora
- Renal: pode ocorrer retenção urinária; risco aumentado com fatores predisponentes, incluindo lesões na medula espinhal ou hiperplasia prostática; pode ser necessária a descontinuação

Contraindicações:
- Hipersensibilidade à levocetirizina, cetirizina ou a qualquer componente do produto; foram observadas reações que variam de urticária a anafilaxia
- Doença renal terminal com um ClCr < 10 mL/min ou necessitando de diálise
- Pacientes pediátricos entre 6 meses e 11 anos com insuficiência renal.

levodopa + benserazida

levodopa + benserazida: Prolopa® BP, Prolopa® DR, Prolopa® HBS,

Precaução | Precaução | C | Contraindicado | 60+ MPI? Não

Prolopa®: comp 250 mg, comp disp 125 mg; comp 125 mg; comp lib mod (lib dupla) 250 mg; cap (lib prol) 125 mg

Classificação terapêutica: agente dopaminérgico

Posologia:
- Parkinson: levodopa + benserazida – nos estágios iniciais da doença de Parkinson, é recomendável começar o tratamento com 50 + 12,5 mg, 3-4x/dia; assim que se confirmar a tolerabilidade ao esquema inicial, a dose pode ser aumentada lentamente, de acordo com a resposta do paciente (otimização do efeito, em geral, é obtida com dose diária de 300-800 mg de levodopa + 75-200 mg de benserazida, em ≥ 3 administrações); podem ser necessárias 4-6 semanas para se atingir o efeito ideal; se forem precisos incrementos adicionais, devem ser realizados em intervalos mensais; dose média de manutenção de 100 + 25 mg, 3-6x/dia (300-600 mg/dia de levodopa); número ideal de administrações (≥ 3) e distribuição ao longo do dia devem ser titulados para um efeito ideal; comprimidos convencionais – podem ser substituídos ou complementados pelos de liberação prolongada para otimização do efeito; carbidopa + levodopa – dose inicial de 25 + 100 mg, 3x/dia; pode-se aumentar 1 comprimido, a cada 1-2 dias (máximo: 200 + 2.000 mg/dia); liberação controlada – 2x/dia, em intervalos ≥ 6 h

Função hepática: insuficiência hepática com exacerbação potencial – uso com precaução

Função renal: insuficiência renal – potencial de retenção urinária

Interações medicamentosas: linezolida, moclobemida, tranilcipromina, azul de metileno, isoniazida, indinavir, tirosina, fenilalanina, ferro, fenitoína, espiramicina

Reações adversas:
- Cardiovasculares: taquicardia, extrassístoles ventriculares, redução da PA
- Neurológicas: discinesias, acinesia, tremor, rigidez, cefaleia, euforia, insônia, ansiedade, hiperatividade, alucinações, irritabilidade, inquietação e sonhos vívidos
- Respiratórias: tosse, rouquidão, corrimento nasal, respiração convulsiva e ofegante, fungação, sensação de pressão no peito, taquipneia ou bradipneia
- Gastrointestinais: anorexia, náusea e vômito
- Ocular: midríase

Precauções: glaucoma de ângulo fechado; terapia anti-hipertensiva concomitante; fibrilação residual, arritmias nodais ou ventriculares após o IAM; asma ou outra doença pulmonar grave; histórico de úlcera péptica; depressão subjacente ou psicose; DM; doenças endócrinas/distúrbios; histórico de melanoma; uso com piridoxina concomitante (vitamina B6)

Contraindicação: uso concomitante com inibidores da monoaminoxidase ou até 2 semanas após o uso

levodopa + carbidopa

Carbidol®, Cronomet®, Parkidopa®, Parklen®, Sinemet®

Precaução | Precaução | C | Uso criterioso | 60+ Não

comp 250 + 25 mg

Função hepática: uso com precaução

Função renal: uso com precaução na insuficiência renal

Classificação terapêutica: antiparkinsonianos

Posologia:
Doença de Parkinson
- Parkinsonismo
- Inicial: 1 comprimido 3 ou 4x/dia.
- Pode aumentar em metade ou 1 comprimido por dia ou em dias alternados, conforme necessário, para máximo de 8 comprimidos/dia

Interações medicamentosas: linezolida, tranilcipromina, pargilina, moclobemida, azul de metileno, procarbazina, furozolidona, bromoprida, sulpirida, isoniazida, metoclopramida, olanzapina, haloperidol, bupropiona, amilsuprida

Reações adversas:
Comum
- Metabolismo endócrino: deficiência de vitamina B6
- Gastrointestinal: náusea (enteral, 30%; oral, 5,5 a 5,7%)
- Neurológicas: confusão (2,3 a 3,7%), tontura (2,3 a 2,9%), cefaleia (1,9 a 2%), neuropatia periférica (enteral, 8,7 a 30,4%)

Sério
- Cardiovascular: infarto do miocárdio
- Dermatológico: melanoma
- Neurológica: discinesia (enteral, 14%; oral, 12,2 a 28,4%)
- Psiquiátricos: depressão (enteral, 11%; oral, 1,3 a 2,2%), alucinações (enteral; 5%; oral, 3,2 a 3,9%), pensamentos suicidas
- Outros: síndrome neuroléptica maligna

Precauções:
- Cardiovascular: eventos isquêmicos cardíacos foram relatados com maior incidência em comparação com placebo em pacientes com história prévia de doença cardíaca isquêmica ou em risco de doença cardíaca isquêmica
- Cardiovascular: tenha cuidado em pacientes com doença cardiovascular grave
- Cardiovascular: tenha cuidado em pacientes com histórico de infarto do miocárdio que apresentam arritmias atriais, nodais ou ventriculares residuais; recomenda-se monitorização em unidade de cardiologia intensiva durante o ajuste inicial da dose
- Cardiovascular: infarto do miocárdio e arritmia foram relatados
- Cardiovascular: hipotensão ortostática foi relatada; monitoramento recomendado
- Uso concomitante: os tratamentos de psicose podem diminuir a eficácia ou exacerbar os sintomas da doença de Parkinson
- Dermatológica: foi relatado melanoma, com maior risco em pacientes com doença de Parkinson; monitoramento recomendado
- Descontinuação: retirada abrupta, redução de dose ou mudanças no tratamento; pode resultar em hiperpirexia emergente e confusão (complexo de sintomas semelhante à síndrome neuroléptica maligna)
- Endócrina e metabólica: tenha cuidado em pacientes com doença endócrina
- Endócrina e metabólica: o uso de droga pode causar um diagnóstico falso-positivo de feocromocitoma devido ao aumento dos níveis de catecolaminas no plasma e na urina
- Gastrointestinal: pode ocorrer hemorragia gastrointestinal em pacientes com história de úlcera péptica
- Gastrointestinais: complicações gastrointestinais (p. suspensão enteral por ser administrada via sonda PEG-J ou sonda naso-jejunal; resultados graves, incluindo a necessidade de cirurgia ou morte são possíveis
- Hepática: tenha cuidado em pacientes com doença hepática
- Musculoesquelética: foram relatados aumentos na creatina fosfoquinase
- Neurológica: pode ocorrer discinesia
- Neurológica: polineuropatia generalizada foi relatada; monitoramento recomendado, particularmente em pacientes com neuropatia preexistente ou tomando medicamentos concomitantes também associados à neuropatia

(continua)

levodopa + carbidopa *(continuação)*

- Neurológica: adormecer durante as atividades da vida diária, incluindo dirigir um veículo motorizado, foi relatado, às vezes sem sinais de alerta; foi relatado mais de um ano após o início do tratamento e pode exigir descontinuação; reavaliar os pacientes regularmente durante o tratamento para sonolência
- Oftálmico: pode ocorrer aumento da pressão intraocular em pacientes com glaucoma; monitoramento recomendado
- Psiquiátrica: pode ocorrer depressão acompanhada de tendências suicidas; monitoramento recomendado
- Psiquiátricas: foram relatadas alucinações
- Psiquiátrica: evitar o uso em pacientes com transtorno psicótico maior
- Psiquiátrica: tenha cuidado em pacientes com psicoses ou história de psicoses
- Psiquiátrica: foi relatado um controle de impulso prejudicado (p. ex., vontade de jogar, aumento da vontade sexual, outras necessidades intensas); considerar a redução da dose ou a retirada da terapia se ocorrerem sintomas
- Renal: tenha cuidado em pacientes com doença renal
- Renal: aumentos no BUN foram relatados
- Respiratória: tenha cuidado em pacientes com asma brônquica
- Respiratória: tenha cuidado em pacientes com doença pulmonar grave
- Populações especiais: pacientes fenilcetonúricos; os comprimidos de desintegração oral contêm fenilalanina
- Populações especiais: dieta rica em proteínas pode reduzir a eficácia

Contraindicações:
- Glaucoma de ângulo estreito
- Hipersensibilidade a qualquer componente da droga
- História de melanoma ou presença de lesões cutâneas suspeitas e não diagnosticadas
- Administração concomitante de inibidores não seletivos da MAO-A ou uso dentro de 2 semanas após a descontinuação da terapia com inibidores da MAO-A

Contraindicado para uso por gestantes e a lactentes.

levofloxacino

Levofloxacino genérico; Levaquin®

sol inj 5 mg/mL; comp rev 500 mg

Precaução	Com ajuste de dose	Sem informações	Uso criterioso	MPI? Não

Classificação terapêutica: fluoroquinolona

Posologia (VO/EV):
- Infecções bacterianas: dose usual de 500 mg, 1x/dia, por 7-14 dias
- Infecção urinária não complicada: 250 mg, por 3 dias
- Diverticulite, infecção urinária complicada e pneumonia: considerar uso de doses maiores (750 mg, 1x/dia, por 7-14 dias)
- Prostatite: 500 mg, 1x/dia, por 28 dias

Função hepática: pode ocorrer hepatotoxicidade, incluindo hepatite aguda; aumento da incidência em idade ≥ 65 anos – uso com precaução

Função renal:
- Regime para adultos na dose de 750 mg, a cada 24 h (infecção complicada de pele e tecido subcutâneo, pneumonia, sinusite): ClCr > 50 mL/min – não é necessário ajuste da dose; ClCr de 20-49 mL/min – dose inicial de 750 mg e, em seguida, 750 mg, a cada 48 h; ClCr de 10-19 mL/min ou hemodiálise/diálise peritoneal ambulatorial crônica – dose inicial de 750 mg e, em seguida, 500 mg, a cada 48 h
- Regime para adultos na dose de 500 mg, a cada 24 h (infecção respiratória aguda, infecção não complicada de pele e tecido subcutâneo, osteomielite, pneumonia, sinusite): ClCr de 20-49 mL/min – dose inicial de 500 mg e, em seguida, 250 mg, a cada 24 h; ClCr de 10-19 mL/min ou hemodiálise/diálise peritoneal – dose inicial de 500 mg e, em seguida, 250 mg, a cada 48 h
- Regime para adultos na dose de 250 mg, a cada 24 h (ITU complicada, pielonefrite aguda): ClCr > 20 mL/min – ajuste de dose não é necessário; ClCr de 10-19 mL/min – dose inicial de 250 mg e, em seguida, 250 mg, a cada 48 h (não é necessário ajuste da dose se o tratamento for sem complicações de UTI)

Administração parenteral (compatível – SF, SG5% e SG5% em NaCl a 0,45 e 0,9%): administrar na concentração de 5 mg/mL por infusão lenta (aproximadamente 60 min); doses de 750 mg devem ser infundidas em 90 min

Obs.: estabilidade de 72 h em TA e de 14 dias em REF

(continua)

levofloxacino *(continuação)*

Interações medicamentosas: rasagilina, varfarina, hidroxicloroquina, donepezila, carbonato de lantânio, ferro, ácido aminolevulínico, medicamentos contendo alumínio, cálcio ou magnésio (cálcio, carbonato de magnésio, hidróxido de magnésio, trissilicato de magnésio, óxido de magnésio, carbonato de alumínio, hidróxido de alumínio, fosfato de alumínio, magaldrato)

Reações adversas:
- Cardiovasculares: dor torácica (1%), edema (1%)
- Dermatológicas: erupção cutânea (1%), prurido (1%)
- Neurológicas: cefaleia (6%), insônia (4%), tontura (3%), fadiga (1%), dor (1%)
- Gastrointestinais: náusea (7%), diarreia (5%), constipação (3%), dor abdominal (3%), dispepsia (2%), vômito (2%)
- Respiratórias: faringite (4%), dispneia (1%)
- Geniturinária: vaginite (1%)
- Local: reação no local da injeção (1%)
- Oculares: solução oftálmica – fotofobia, oftalmalgia ou desconforto, redução da visão (passageira), sensação de corpo estranho, sensação passageira de queimação ocular

Precauções: evitar uso para miastenia grave; aumento do risco de ruptura de tendão e tendinite, maior de pacientes com idade > 60 anos – em uso concomitante com esteroides, descontinuar o tratamento ao primeiro sinal de dor no tendão, inchaço ou inflamação; distúrbios do SNC; aumento do risco do prolongamento do intervalo QT, principalmente de pacientes idosos; neuropatia periférica tem sido relatada com fluoroquinolonas VO e injetáveis – pode ocorrer a qualquer momento durante a terapia e persistir por meses a anos ou tornar-se permanente, mesmo após a interrupção; fototoxicidade moderada ou grave pode ocorrer; evitar exposição excessiva à luz solar ou à luz UV e descontinuar se ocorrer fototoxicidade; atividade física intensa pode aumentar o risco de ruptura do tendão

levonorgestrel

Diad®, Dopo®, Hora H®, Levonorgestrel®, Mirena®, Neodia®, Pilem®, Poslov®, Postinor UNO®, Pozato UNI®, Previdez-2®, Prevyol - 2®

0,75 e 1,5 mg com, 52 mg SIU

Sem ajuste de dose	Sem ajuste de dose	X	Contraindicado	MPI? Não

Classificação terapêutica: contraceptivo

Posologia: deve ser administrado por via oral o mais breve possível após a relação sexual desprotegida, não ultrapassando 72 horas, pois ocorre diminuição da eficácia significativa quando há demora para a administração do comprimido. Quanto mais longe do momento do intercurso sexual desprotegido for a administração do medicamento, menor será sua eficácia. Se ocorrer vômito dentro de 3-4 horas após a ingestão do comprimido, deve-se repetir a dose.

Interações medicamentosas: ácido tranexâmico, erva de São João, carbamazepina, griseofulvina, rifampina, efavirenz, sugamadex, bosentana, tizanidina, topiramato, oxcarbazepina, fenitoína, voriconazol, telaprevir, fosamprenavir, lamotrigina, prednisolona, micofenolato, colesevelan, ciclosporina, alprazolan, bexaroteno, varfarina, ritonavir, amprenavir, atazanavir, selegilina, nelfinavir, micofenolato de mofetila, betametasona, acitretina

Reações adversas:
- Cardiovascular: infarto do miocárdio
- Dermatológica: reação no local do implante, acne (6,8 a 14,5%)
- Endócrina metabólica: câncer de mama
- Gastrointestinal: colecistite, dor abdominal (12,7 a 13,3%), náusea (via intrauterina até 9,8%; via oral, 13,7%; via subdérmica, 11,6%)
- Hematológica: trombose venosa profunda, trombose venosa
- Hepática: colelitíase, síndrome de icterícia colestática
- Neurológica: pseudotumor cerebral (raro), acidente vascular cerebral trombótico, tontura (9,6 a 14,5%), cefaleia (via intrauterina, 8,9 a 12,9%; via oral, 10,3%; via subdérmica, 30,5%), enxaqueca (via intrauterina, 2,3 a 3,3%)
- Oftálmica: trombose da veia da retina
- Psiquiátrica: humor deprimido (via intrauterina, 0,2 a 0,5%), suicida

(continua)

levonorgestrel *(continuação)*

- Reprodutiva: infecção actinomicótica, cisto de ovário, gravidez ectópica (via intrauterina, 0,1 a 0,6% ao ano), expulsão intrauterina dispositivo contraceptivo (via intrauterina, 3,2% a menos de 5%), aborto, doença inflamatória pélvica (via intrauterina, 0,4 a 0,5%), perfuração uterina por dispositivo contraceptivo intrauterino (via intrauterina, menos de 0,1%), sangramento vaginal anormal (1 a 57%), amenorreia, sangramento entre períodos, sensibilidade mamária (via intrauterina, 3,3 a 3,5%; via oral, 8,2%), descarga da genitália feminina, dismenorreia (5,6 a 8,6%), hipomenorreia, menorragia (via oral, 30,9%; via subcutânea, 1,4 a 27%; via intrauterina, 7,9 a 11,9%), dor na pelve feminina (via intrauterina, 6,2 a 8,3%; via subdérmica, 24,4%), dor da mama (via intrauterina, 7,1 a 8,5%), vaginite (16,3%), vulvovaginite (via intrauterina, 10,5 a 24,3%)
- Respiratória: embolia pulmonar
- Outro: sepse, fadiga (13,3%)

Precauções:

- Cardiovascular: aumento acentuado da pressão arterial e, caso surja, a remoção do dispositivo intrauterino pode ser necessária, doença arterial grave, como acidente vascular cerebral ou infarto do miocárdio e, caso surja, a remoção do dispositivo intrauterino pode ser necessária, cardiopatias, derivações sistêmico-pulmonares valvulares ou congênitas ou construídas cirurgicamente; aumento do risco de endocardite infecciosa com uso de dispositivos intrauterinos; antibioticoterapia profilática na inserção e remoção do sistema intrauterino é recomendada
- Dermatológicas: complicações de inserção e remoção podem ocorrer (dor, hematomas e edema); deve ser inserido subdermicamente e palpado logo após a inserção, infecção foi relatada; A flebite superficial tem sido relatada, particularmente no braço de inserção, e pode resultar em trauma para o braço, inserções profundas podem causar lesão do nervo ou resultar no deslocamento do implante.
- Endócrina e metabólica: diabetes pode ocorrer; monitorização recomendada em pacientes diabéticos, os níveis séricos de lipoproteínas podem estar alterados em pacientes tratados por hiperlipidemias, o nível de tiroxina pode estar diminuído e a captação de triiodotironina aumentada; dosagem de terapia de tireoide pode precisar ser diminuída
- Hematológicas: foram relatados distúrbios tromboembólicos (i. e., embolia pulmonar, trombose venosa profunda) e problemas cardiovasculares, incluindo infarto do miocárdio; remoção necessária, coagulopatia ou terapia anticoagulante concomitante; remoção de dispositivo intrauterino pode ser necessária
- Hepática: icterícia; se surgir, a remoção do dispositivo intrauterino pode ser necessária
- Imunológica: sepse, incluindo infecção estreptocócica do grupo A, e infecção grave foi relatada com o sistema intrauterino; remoção de dispositivo intrauterino pode ser necessária
- Neurológica: o AVC foi relatado, enxaqueca, enxaqueca focal com perda visual assimétrica ou outros sintomas que indicam isquemia cerebral transitória; remoção de dispositivo intrauterino pode ser necessária, foi relatada hipertensão intracraniana idiopática. Aumento do risco com obesidade ou ganho de peso recente; remoção pode ser necessária, dor de cabeça intensa ou frequente; remoção de dispositivo intrauterino pode ser necessária
- Oftálmica: pode ocorrer trombose da retina; monitorização recomendada
- Psiquiátrica: depressão pode ocorrer; considere a remoção para depressão significativa, particularmente em pacientes com história de depressão
- Reprodutiva: gravidez ectópica pode ocorrer; risco aumentado com história prévia, cirurgia tubária ou infecção pélvica. Remover dispositivo intrauterino com ocorrência, o aborto séptico, incluindo septicemia, choque séptico e morte, pode ocorrer se o paciente engravidar de dispositivo intrauterino no local; hospitalização e tratamento com antibiótico IV podem ser necessários, maior risco de aborto espontâneo, sepse, trabalho de parto prematuro e parto prematuro em pacientes que engravidam e o dispositivo intrauterino não pode ou é escolhido para não ser removido; monitoramento recomendado, foi relatada doença inflamatória pélvica, com alguns casos levando a danos nas trompas, com um risco aumentado com uma infecção sexualmente transmissível, múltiplos parceiros sexuais, múltiplos parceiros sexuais que têm múltiplos parceiros sexuais e um histórico de doença inflamatória pélvica, que pode levar a gravidez ectópica, infertilidade, histerectomia e morte; maior risco nos primeiros 20 dias após a inserção do dispositivo intrauterino, actinomicose foi relatada; se confirmado, remova o dispositivo intrauterino e institua antibióticos, a perfuração do útero ou colo do útero pode ocorrer com a inserção do dispositivo intrauterino, com um risco aumentado em mulheres lactantes, em mulheres com útero fixo retrovertido e durante o período pós-parto; adiar a inserção até pelo menos 4 a 6 semanas após o parto ou até que

(continua)

levonorgestrel *(continuação)*

a involução uterina esteja completa. Remova o dispositivo se houver suspeita de perfuração. A perfuração pode reduzir a eficácia contraceptiva, resultando em gravidez; pode estar associado a dor intensa e sangramento, a perfuração pode ocorrer a qualquer momento durante o uso, pode ocorrer a expulsão parcial ou completa do dispositivo intrauterino; adiar a inserção até pelo menos 4 a 6 semanas após o parto ou até que a involução uterina esteja completa. Remova o dispositivo se for parcialmente expulso. Se a expulsão ocorreu, um novo dispositivo intrauterino pode ser inserido se o provedor puder descartar a gravidez de forma razoável, embedment do dispositivo intrauterino no miométrio pode ocorrer; remoção necessária, cistos ovarianos foram relatados; pode resolver espontaneamente. A monitorização recomendada e a intervenção cirúrgica podem ser necessárias em alguns casos, irregularidades menstruais podem ocorrer; se a menstruação atrasar além de 1 semana para terapia oral ou 6 semanas para terapia intrauterina, descartar a gravidez, malignidade uterina ou cervical; se surgir, a remoção do dispositivo intrauterino pode ser necessária, a fertilidade é rápida após o uso; iniciar ou continuar a contracepção de rotina

Contraindicações:

- Doença hepática aguda ou tumor no fígado (benigno ou maligno)
- Aguda ou história de doença inflamatória pélvica ou endometrite ativa, a menos que tenha ocorrido uma gravidez intrauterina subsequente
- Carcinoma de mama, conhecida ou suspeita, corrente ou história de
- Condições associadas ao aumento da suscetibilidade a infecções (p. ex., leucemia, AIDS, abuso de drogas por via intravenosa), incluindo infecção pélvica
- Anomalia uterina congênita ou adquirida, incluindo miomas, que distorcem a cavidade uterina e seriam incompatíveis com a correta colocação do sistema contraceptivo intrauterino (IUS)
- Sangramento genital de etiologia desconhecida
- Hipersensibilidade a qualquer componente do produto
- Dispositivo intrauterino que não foi removido
- Câncer sensível ou suspeito de hormônio, corrente ou história de
- Neoplasia cervical ou uterina conhecida ou suspeita ou exame de Papanicolau anormal não resolvido
- Aborto infectado nos últimos 3 meses
- Gravidez, conhecida ou suspeita
- Tromboflebite ou distúrbios tromboembólicos (atuais)
- Cervicite não tratada ou vaginite, incluindo vaginose bacteriana ou outras infecções do trato genital inferior, até que a infecção seja controlada
- Uso de sistema intrauterino como contracepção pós-coital (emergência)
- Sangramento uterino de etiologia desconhecida

levosimendana

Simdax®

sol inj 2,5 mg/mL

Fígado	Rim	Gravidez	Lactação	60+
Contraindicado	Contraindicado	C	Sem informações	MPI? Não

Classificação terapêutica: fármaco inotrópico

Posologia:

- Insuficiência cardíaca descompensada: dose inicial de 6-24 mcg/kg, em 10 min, seguida de infusão contínua de 0,05-0,2 mcg/kg/min, ajustando conforme resposta

Função hepática: comprometimento leve a moderado – monitoração da PA e da frequência cardíaca por, pelo menos, 5 dias após o término da infusão; uso com precaução; comprometimento grave – uso contraindicado

Função renal: comprometimento leve a moderado – monitoração da PA e da frequência cardíaca por, pelo menos, 5 dias após o término da infusão; uso com precaução; ClCr < 30 mL/min – uso contraindicado

Administração parenteral (compatível – SG5%): diluir a dose em 250-500 mL e infundir a 0,05-0,2 mcg/kg/min
Obs.: estabilidade de 24 h em TA

Interações medicamentosas: sem interações conforme a base de dados Micromedex

Reações adversas:

- Cardiovasculares: hipotensão (5%), extrassístoles (1,3%), fibrilação atrial (1,4%), taquicardia (2,4%), taquicardia ventricular (1%), palpitações (0,9%), isquemia miocárdica (2%)
- Neurológicas: cefaleia (~ 5%)

(continua)

levosimendana *(continuação)*

Precauções: hipovolemia grave deve ser corrigida antes de se iniciar o uso; efeitos sobre a PA duram 3-4 dias e sobre a frequência cardíaca, 7-9 dias; isquemia coronariana; taquicardia, fibrilação atrial com resposta ventricular rápida ou arritmia com potencial risco de morte; avaliar débito urinário; uso concomitante com agentes vasoativos, incluindo agentes inotrópicos; monitorar potássio sérico

Contraindicações: pacientes com hipotensão grave, taquicardia e obstruções mecânicas significativas; histórico de *torsades de pointes*

levotiroxina

Puran T4®; Synthroid®

Precaução | Sem informações | A | Compatível | MPI? Não

comp 12,5, 25, 37,5, 50, 62,5, 75, 88, 100, 112, 125, 150, 175, 200 e 300 mcg; comp 25, 50, 75, 88, 100, 112, 125, 137, 150, 175 e 200 mcg

Classificação terapêutica: terapêutica tiróidea

Posologia:

■ Hipotireoidismo: dose usual VO de cerca de 1,7 mcg/kg/dia; dose usual geralmente > 200 mcg/dia (cerca de 100-125 mcg/dia para adulto de 70 kg; doses > 300 mcg são raras (considerar má adesão, disabsorção e/ou interação medicamentosa); as doses devem ser ajustadas com base na resposta clínica e em parâmetros laboratoriais; titular a dose a cada 6 semanas; idosos e pacientes com doença cardiovascular – considerar doses iniciais menores

Função hepática: aumento nas provas de função hepática – uso com precaução

Função renal: não há informações disponíveis

Ajuste de dose: pacientes geriátricos – não iniciar com doses de substituição total; titular com incrementos graduais das doses para intervalos de 8 semanas com base na resposta clínica e nos níveis séricos de hormônio estimulante da tireoide; dose de substituição total pode ser < 1 mcg/kg/dia; doença cardiovascular de pacientes < 50 anos – 25-50 mcg/dia, VO, com incrementos graduais de dose para intervalos de 8 semanas; pacientes com > 50 anos – 12,5-25 mcg/dia, VO, com incrementos de 12,5-25 mcg para intervalos de 6 semanas; se os sintomas cardíacos se desenvolverem ou piorarem, reduzir ou manter a dose durante 1 semana e, em seguida, reiniciar com dose mais baixa

Interações medicamentosas: imatinibe, carbonato de cálcio, antiácidos (carbonato de magnésio, hidróxido de magnésio, trissilicato de magnésio, óxido de magnésio, carbonato de alumínio, hidróxido de alumínio, fosfato de alumínio, magaldrato), ciprofloxacino, acetato de cálcio, estrogênios (estrogênios conjugados, estradiol, estrogênios esterificados, estrona, estriol), sinvastatina, ferro, ritonavir, colestiramina, cromo, sevelamer, rifampicina, inibidores da bomba protônica (omeprazol, lansoprazol, pantoprazol, rabeprazol, esomeprazol, deslansoprazol), eltrombopague, colesevelam, lopinavir, fenitoína, citrato de cálcio

Reações adversas:

■ Cardiovasculares: angina, arritmia, aumento da frequência de pulso, aumento da PA, infarto do miocárdio, insuficiência hepática, palpitação, parada cardíaca, rubor, taquicardia

■ Dermatológica: alopecia

■ Neurológicas: ansiedade, cefaleia, crises convulsivas (raras), fadiga, febre, hiperatividade, insônia, irritabilidade, labilidade emocional, nervosismo, pseudotumor cerebral (crianças)

■ Respiratória: dispneia

■ Musculoesqueléticas: deslizamento da cabeça do fêmur (crianças), redução da densidade mineral óssea, fraqueza muscular, tremor

■ Gastrointestinais: aumento do apetite, cólicas abdominais, diarreia, perda de peso, vômito

■ Endócrinas e metabólicas: comprometimento da fertilidade, irregularidades menstruais

■ Miscelânea: diaforese, intolerância ao calor, hipersensibilidade (a ingredientes inativos; os sintomas incluem angioedema, artralgia, doença do soro, erupção cutânea, febre, prurido, rubor, sibilos, sintomas gastrointestinais, urticária)

Precauções: aumento do risco de manifestações graves ou potencialmente fatais de toxicidade, especialmente de idosos e pessoas com doença cardíaca subjacente se houver uso de doses acima de faixa recomendada, incluindo excessivas com *bolus* > 500 mcg; iniciar a terapêutica com dose inferior para doença cardiovascular

(continua)

levotiroxina *(continuação)*

subjacente; DM insulinodependente; anemia perniciosa; idosos; titulação cuidadosa da dose é necessária para evitar consequências em caso de índice terapêutico estreito; procedimentos cirúrgicos de pacientes com doença arterial coronariana preexistente

Contraindicações: IAM; bócio difuso tóxico ou doença da tireoide nodular (com hormônio estimulante da tireoide suprimido); tireotoxicose subclínica ou evidente; insuficiência adrenal não corrigida

lidocaína

Xylocaína® gel; Xylocaína® pomada; Xylocaína® pomada sabor laranja; Dermomax®; Xylestesin®

Com ajuste de dose | Sem ajuste de dose | B | Compatível | MPI? Não

geleia tópica 2%, pom 5%, pom sabor laranja 5%; crem derm 4%; sol inj sem vasoconstritor (com epinefrina 1:200.000) 1 e 2%; *spray* 10%

Classificação terapêutica: antiarrítmico, classe Ib e anestésico

Posologia:

■ Antiarrítmico: fibrilação ventricular ou taquicardia ventricular sem pulso (após tentativas de desfibrilação, manobras de reanimação, uso de vasopressor e ausência de amiodarona) – dose inicial de 1-1,5 mg/kg, EV ou intraóssea, em *bolus*; persistência de arritmia – 2 doses adicionais de 0,5-0,75 mg/kg, a cada 5-10 min (máximo: 3 mg/kg); após retorno da circulação – dose de manutenção de 1-4 mg/min; uso endotraqueal – dose inicial de 2-3,75 mg/kg diluídos em 5-10 mL de SF ou AD; taquicardia ventricular monomórfica hemodinamicamente estável – utilizar doses semelhantes à da fibrilação ventricular, mas não fazer em *bolus*

■ Anestésico local: dose máxima de 4,5 mg/kg (não ultrapassar 300 mg)

Função hepática: doença hepática grave – pode ser necessário reduzir a área e o tempo de aplicação

Função renal: insuficiência renal – ajuste de dose não é necessário; hemodiálise – ajustes de dose e dose suplementar não são necessários

Interações medicamentosas: lopinavir, metoprolol, erva-de-são-joão, propofol, fenitoína, amiodarona, amprenavir, propranolol, atazanavir, suxametônio (succinilcolina), cimetidina, quinupristina, dalfopristina

Reações adversas (variam conforme a via de administração; muitos são relacionados à dose):

■ Cardiovasculares: arritmia, aumento do limiar do desfibrilador, bloqueio cardíaco, bradicardia, colapso cardiovascular, edema, espasmos arteriais, hipotensão arterial, insuficiência vascular (injeção periarticular), rubor, supressão do nó sinusal

■ Dermatológicas: angioedema, dermatite de contato, despigmentação (sistema transdérmico), edema cutâneo, equimoses (sistema transdérmico), erupção cutânea, petéquias (sistema transdérmico), prurido, urticária

■ Neurológicas: agitação, alucinações, ansiedade, apreensão, cefaleia, coma, confusão mental, crises convulsivas, desorientação, euforia, hiperestesia, hipoestesia, letargia, nervosismo, perda de consciência, psicose, fala desarticulada, sensação de desmaio, sonolência, tontura

■ Respiratórias: broncoespasmo, depressão ou parada respiratória, dispneia

■ Musculoesqueléticas: dor radicular passageira (administração subaracnóidea: < 1,9%), espasmos, exacerbação da dor (sistema transdérmico), fraqueza, parestesia, tremor

■ Gastrointestinais: náusea, sabor metálico, vômito

■ Locais: irritação (sistema transdérmico), tromboflebite

■ Auditiva: zumbido

■ Oculares: alterações visuais, diplopia

■ Após anestesia espinhal: cefaleia postural (3%), tremor (2%), hipotensão arterial, síndrome da cauda equina, sintomas nervosos periféricos

■ Miscelânea: reação anafilactoide, reações alérgicas, sensibilidade a temperaturas extremas

Precauções: doses excessivas ou pequenos intervalos entre as doses podem resultar em níveis plasmáticos altos e reações adversas graves; evitar locais de administração não recomendados; a absorção em superfícies e mucosas lesionadas é relativamente alta; para pacientes tratados com fármacos antiarrítmicos classe III (p. ex., amiodarona), os efeitos cardíacos podem ser aditivos; dependendo da dose do anestésico local, pode haver efeito muito leve na função mental e prejudicar temporariamente a locomoção e a coordenação

lidocaína + prilocaína

EmLa®

crem derm 25 + 25 mg/g

Fígado	Rim	Gestação	Amamentação	60+
Com ajuste de dose	Sem informações	B	Uso criterioso	MPI? Não

Classificação terapêutica: anestésico local

Posologia:
- Anestesia tópica: aplicar uma camada espessa sobre a pele, sob uma bandagem oclusiva, geralmente 1 h antes do procedimento (se for sobre a mucosa, o tempo necessário para a anestesia será menor: 15-60 min)

Função hepática: doença hepática grave – risco de concentrações plasmáticas tóxicas; ajuste de dose pode ser necessário

Função renal: não há informações disponíveis

Interações medicamentosas: lopinavir, metoprolol, fenitoína, amiodarona, amprenavir, propranolol, atazanavir, suxametônio (succinilcolina), quinupristina, dalfopristina

Reações adversas:
- Cardiovasculares: angioedema, hipotensão arterial
- Dermatológicas: eritema, erupção cutânea, hiperpigmentação, prurido, sensação de queimação, urticária
- Neurológica: choque
- Respiratória: broncoespasmo
- Geniturinária: vesiculação em prepúcio (rara)
- Locais: edema, picada, sensação de queimação
- Miscelânea: alteração da sensibilidade térmica, reações de hipersensibilidade

Precauções: doença aguda ou pacientes debilitados; meta-hemoglobinemia congênita ou idiopática; contato com os olhos; tamanho do local de aplicação; idosos; deficiências de glicose-6-fosfato-desidrogenase; irritação ou lesão na pele; efeitos ototóxicos (aplicação otológica) com aumento da temperatura da pele

linagliptina

Trayenta®

comp rev 5 mg

Fígado	Rim	Gestação	Amamentação	60+
Sem ajuste de dose	Sem ajuste de dose	B	Uso criterioso	MPI? Não

Classificação terapêutica: antidiabético

Posologia:
- DM tipo 2: 5 mg, VO, 1x/dia

Função hepática: insuficiência hepática – ajuste de dose não é necessário

Função renal: insuficiência renal – ajuste de dose não é necessário

Interações medicamentosas: betabloqueadores (propranolol, metoprolol, timolol, atenolol, labetalol, acebutolol, betaxolol, levobunolol, esmolol, carteolol, bisoprolol, sotalol, metipranolol, carvedilol, nevibolol)

Reações adversas:
- Cardiovascular: angioedema
- Dermatológicas: hipersensibilidade, *rash*, urticária
- Respiratórias: nasofaringite, tosse
- Gastrointestinal: ganho de peso
- Miscelânea: pancreatite, hiperlipidemia, hipertrigliceridemia, hipoglicemia

Precauções: uso concomitante com um secretagogo de insulina (p. ex., sulfonilureia) ou insulina; aumento do risco de hipoglicemia; baixa dose de sulfonilureia ou insulina pode ser necessária; pancreatite, incluindo casos fatais, tem sido relatada – monitoração recomendada e, se houver suspeita, interromper imediatamente o uso

linezolida

Zyvox®

sol infus EV 2 mg/mL; comp rev 600 mg

Fígado	Rim	Gestação	Amamentação	60+
Sem ajuste de dose	Sem ajuste de dose	C	Contraindicado	MPI? Não

Classificação terapêutica: antibacteriano

Posologia:
- Infecções bacterianas: dose usual de 600 mg, EV, a cada 12 h, por 7-14 dias; tempo estendido de tratamento em algumas infecções, como osteomielite e artrite séptica

Administração parenteral (compatível – SF, SG5%, SG5% em NaCl a 0,2, 0,45 e 0,9%, SG5% em Ringer lactato): pode ser administrado diluído ou não, infundido em 30-120 min, somente para uso EV

Obs.: deve ser protegido da luz até o momento de uso e congelamento

Função hepática: podem ocorrer alterações nas provas de função hepática (≤ 10%) e aumento de bilirrubinas (≤ 1%); disfunção leve a moderada (Child-Pugh classe A ou B) – ajuste de dose não é necessário; disfunção grave – não há informações disponíveis

Função renal: hemodiálise – administrar nova dose

Interações medicamentosas: escitalopram, inibidores da monoaminoxidase (tranilcipromina, selegilina, azul de metileno, moclobemida, linezolida, rasagilina), citalopram, paroxetina, mirtazapina, ciproeptadina, fluoxetina, levodopa/carbidopa, metildopa (alfametildopa), amitriptilina, fenilpropanolamina, duloxetina, venlafaxina, ciclobenzaprina, sertralina, risperidona, remifentanila, lítio, dextrometorfano, hidrocodona, rifampicina, *ginseng*, claritromicina, antidiabéticos (insulina humana regular, insulina humana isofana [NPH], insulina glargina, clorpropamida, glibenclamida, glipizida, metformina, acarbose, insulina lispro, repaglinida, insulina asparte, insulina glulisina, exenatida, insulina detemir, glimepirida, nateglinida)

Reações adversas (frequência em adultos; similar a pacientes pediátricos):
- Dermatológica: erupção cutânea (2%)
- Hematológicas: redução de Hb (1-7%), trombocitopenia (≤ 3%), anemia, leucopenia, neutropenia; mielossupressão (incluindo anemia, leucopenia, pancitopenia e trombocitopenia) pode ser mais comum em pacientes que utilizam linezolida por > 2 semanas
- Neurológicas: cefaleia (< 1-11%), insônia (3%), febre (2%), tontura (≤ 2%)
- Hepáticas: provas de função hepática anormais (≤ 10%), aumento de bilirrubinas (≤ 1%)
- Gastrointestinais: diarreia (3-11%), náusea (3-10%), vômito (1-4%), aumento de enzimas pancreáticas (≤ 4%), constipação (2%), alteração do paladar (1-2%), alteração da cor da língua (≤ 1%), monilíase oral (≤ 1%), pancreatite
- Geniturinária: monilíase vaginal (1-2%)
- Miscelânea: aumento de DHL (< 1-2%), infecção fúngica (0,1-2%)

Precauções: síndrome carcinoide – uso não recomendado, a menos que seja clinicamente necessário; tratamento > 2 semanas e uso concomitante de medicamentos supressores da medula óssea – risco aumentado de mielossupressão; uso concomitante com agentes simpaticomiméticos (p. ex. pseudoefedrina), agentes vasopressores (p. ex., epinefrina, norepinefrina) ou agentes dopaminérgicos (p. ex., dopamina, dobutamina) – ingestão não recomendada; uso concomitante com inibidores seletivos da recaptação da serotonina, antidepressivos tricíclicos, triptanos, meperidina, bupropiona ou buspirona – ingestão não recomendada; hipertensão não controlada, feocromocitoma, tireotoxicose – uso não recomendado, a menos que o paciente seja monitorado para possíveis aumentos de PA; hipoglicemia sintomática tem sido relatada de diabéticos que recebem insulina concomitante ou hipoglicemiantes VO; acidose láctica tem sido relatada – avaliar imediatamente os pacientes que desenvolvem náusea ou vômito recorrentes, acidose inexplicável ou nível baixo de bicarbonato; neuropatia periférica e óptica têm ocorrido – maior risco para pacientes tratados por > 28 dias; aumento do risco de convulsões; alguns casos fatais de síndrome serotoninérgica foram relatados com o uso concomitante de agentes serotoninérgicos; distúrbios visuais (p. ex., alterações na acuidade visual ou visão de cores, visão embaçada, defeitos do campo visual) foram relatados; monitoração recomendada para uso prolongado de linezolida (≥ 3 meses) e no caso de pacientes que relatam novos sintomas visuais

Contraindicações: uso concomitante de inibidores da monoaminoxidase (utilizar somente a partir de 2 semanas após interrupção do uso deste inibidor)

liraglutida

Victoza®

sol inj (caneta descartável) 6 mg/mL

Sem informações | Com ajuste de dose | X | Contraindicado | MPI? Não

Classificação terapêutica: antidiabético

Posologia:

- DM tipo 2: dose inicial de 0,6 mg, SC, 1x/dia, por 1 semana, seguida de aumento para 1,2 mg, 1x/dia, podendo ser elevada para 1,8 mg, 1x/dia, se controle glicêmico não for atingido
- Obesidade: dose inicial de 0,6 mg, SC, 1x/dia, por 1 semana, com aumentos de 0,6 mg/dia, a cada semana, até alvo de 3 mg, 1x/dia

Administração parenteral: uso exclusivo por SC

Função hepática: pode ocorrer hiperbilirrubinemia (4%); não há informações disponíveis sobre necessidade de ajuste de dose

Função renal: insuficiência renal aguda ou agravamento da doença renal crônica – ajuste da dose inicial e posteriores necessário; não há informações específicas de ajuste

Interações medicamentosas: betabloqueadores (propranolol, metoprolol, timolol, atenolol, labetalol, acebutolol, betaxolol, levobunolol, esmolol, carteolol, bisoprolol, sotalol, metipranolol, carvedilol, nevibolol)

Reações adversas:

- Cardiovascular: hipertensão arterial (3%)
- Neurológicas: cefaleia (9%), tontura (6%)
- Respiratórias: infecção de vias aéreas superiores (10%), sinusite (6%), nasofaringite (5%)
- Musculoesqueléticas: dorsalgia e/ou lombalgia (5%)
- Gastrointestinais: náusea (28%), diarreia (17%), vômito (11%), constipação (10%)
- Geniturinária: ITU (6%)
- Locais: reações no local da injeção (2%; inclui eritema e erupção cutânea)
- Miscelânea: anticorpos antiliraglutida (títulos baixos: 9%; reatividade cruzada: 7%), influenza (7%)

Precauções: hiperplasia de células C da tireoide tem sido relatada; tumores de células C da tireoide – risco aumentado para animais e desconhecido para humanos; reações anafiláticas e angioedema foram relatados; uso concomitante de secretagogos de insulina (p. ex., sulfonilureias) – aumento do risco de hipoglicemia; pode exigir redução da dose de insulina; pancreatites fatal e não fatal, hemorrágica ou necrosante, foram relatadas

Contraindicações: carcinoma medular da tireoide; síndrome de neoplasia endócrina múltipla tipo 2

lisinopril

Zestril®

comp 5, 10 e 20 mg

Sem informações | Com ajuste de dose | D | Uso criterioso | MPI? Não

Classificação terapêutica: inibidor da enzima de conversão da angiotensina

Posologia:

- HAS: dose inicial de 10 mg (5 mg, se o paciente fizer uso de diurético concomitante), 1x/dia, até dose usual de 20-40 mg/dia (máximo: 80 mg, porém há pouco benefício adicional com essa dose)
- Insuficiência cardíaca: dose inicial de 2,5-5 mg, 1x/dia, com aumento a cada 2 semanas, até alvo de 20-40 mg/dia
- IAM (nas primeiras 24 h, paciente hemodinamicamente estável): dose inicial de 5 mg/dia, nos primeiros 2 dias, e depois 10 mg/dia, por 8 semanas

Função hepática: não há informações disponíveis

Função renal: estenose da artéria renal, unilateral ou bilateral – aumentos de ureia e creatinina séricas foram relatados com inibidores da enzima conversora da angiotensina; ClCr < 60 mL/min – evitar o uso concomitante com alisquireno; insuficiência renal com ClCr de 10-30 mL/min – dose inicial de 5 mg/dia (máximo: 40 mg/dia); ClCr < 10 mL/min – dose inicial de 2,5 mg/dia (máximo: 40 mg/dia); insuficiência cardíaca com ClCr ≤ 30 mL/min – dose inicial de 2,5 mg/dia; insuficiência renal com ClCr de 30 mL/min e insuficiência cardíaca – dose inicial de 2,5 mg/dia

(continua)

lisinopril *(continuação)*

Ajuste de dose: hiponatremia (sódio sérico < 130 mEq/L) e insuficiência cardíaca – dose inicial de 2,5 mg/dia; PA sistólica baixa (< 120 mmHg) e 3 dias após IAM – diminuir a dose de manutenção para 5 mg/dia (ou 2,5 mg, se necessário)

Interações medicamentosas: alisquireno, sirolimo, everolimo, bloqueadores do receptor de angiotensina II (losartana, irbesartana, valsartana, eprosartana, candesartana, olmesartana, azilsartana), alteplase, potássio, telmisartana, diuréticos poupadores de potássio (espironolactona, amilorida, triantereno, eplerenona), anti-inflamatórios não esteroidais (ácido acetilsalicílico, naproxeno, fenilbutazona, ácido mefenâmico, fenoprofeno, ibuprofeno, indometacina, piroxicam, diclofenaco, cetoprofeno, flurbiprofeno, cetorolaco, tenoxicam, etofenamato, dipirona, nimesulida, lornoxicam, acemetacina, propifenazona, meloxicam, celecoxibe, proglumetacina, rofecoxibe, dexcetoprofeno, parocoxibe, valdecoxibe, etoricoxibe, nepafenaco, loxoprofeno, lumiracoxibe, ácido tolfenâmico, nimesulida, ácido flufenâmico), ácido acetilsalicílico, capsaicina, bupivacaína, diuréticos de alça (furosemida, bumetanida), tizanidina, nesiritida)

Reações adversas:

- Cardiovasculares: hipotensão arterial (1-4%), hipotensão ortostática (1%)
- Dermatológica: erupção cutânea (1-2%)
- Hematológica: diminuição da Hb (pequena)
- Neurológicas: tontura (5-12%), cefaleia (4-6%), fadiga (3%)
- Respiratórias: tosse (4-9%), infecção de vias aéreas superiores (1-2%)

Musculoesqueléticas: dor torácica (3%), fraqueza (1%)

- Gastrointestinais: diarreia (3-4%), dor abdominal (2%), náusea (2%), vômito (1%)
- Endócrina e metabólica: hiperpotassemia (2-5%)
- Geniturinária: impotência (1%)
- Renais: aumento de BUN (2%), deterioração da função renal (de pacientes com estenose de artéria renal bilateral ou hipovolemia), aumento de creatinina sérica (frequentemente passageiro)

Precauções: depressão da medula óssea e agranulocitose; estenose aórtica/cardiomiopatia hipertrófica; pacientes negros têm risco aumentado de angioedema; aumento do risco de hipotensão excessiva em doença cerebrovascular; tratamento concomitante com dessensibilização de veneno de himenópteros; insuficiência cardíaca congestiva grave; uso concomitante com diuréticos poupadores de potássio; evitar o uso para pacientes com insuficiência cardíaca; hiperpotassemia; aumento do risco de disfunção renal e/ou hipotensão persistente de paciente que sofreu IAM; perda de volume e/ou depleção de sal (p. ex., diurese intensa, diálise renal) grave

Contraindicações: histórico de angioedema hereditário ou idiopático; uso concomitante com alisquireno por diabéticos

loperamida

Imosec®

comp 2 mg

Precaução | Sem informações | B | Uso criterioso | MPI? Não

Classificação terapêutica: antipropulsivo

Posologia:

- Diarreia: dose inicial de 4 mg, VO, com adicional de 2 mg, a cada evacuação diarreica (máximo: 16 mg/dia)

Função hepática: insuficiência hepática – pode ocorrer redução do metabolismo de 1ª passagem; uso com precaução

Função renal: não há informações disponíveis

Interações medicamentosas: saquinavir, genfibrozila

Reações adversas:

- Neurológica: tontura (1%)
- Gastrointestinais: constipação (2-5%), cólicas abdominais (1-3%), náusea (1-3%)

Precauções: para pacientes com HIV, parar a terapia aos primeiros sinais de distensão abdominal; interromper o uso se não houver melhora clínica observada dentro de 48 h de pacientes com diarreia aguda; fluido e exaustão de eletrólitos; interromper imediatamente o uso quando ocorrer constipação ou distensão abdominal

Contraindicações: dor abdominal na ausência de diarreia; em enterocolites bacterianas, causadas por organismos invasores, incluindo *Salmonella*, *Shigella* e *Campylobacter*, não utilizar como terapia primária; em disenteria aguda e colite pseudomembranosa, associada com a utilização de antibióticos de largo espectro e colite ulcerativa aguda, não utilizar como terapia primária

lopinavir + ritonavir

Kaletra®

comp rev 200 + 50 e 100 + 25 mg; sol oral 80 + 20 mg/mL

Precaução | Sem informações | C | Uso criterioso | 60+ MPI? Não

Classificação terapêutica: antiviral

Posologia:

- Infecção pelo HIV: 400 + 100 mg, VO, 2x/dia; uso concomitante com efavirenz, fosamprenavir, nelfinavir ou nevirapina – dose de 500 + 125, 2x/dia; possibilidade de dose de 800 + 200 mg, 1x/dia, para pacientes virgens de tratamento e se paciente com menos de 3 mutações associadas ao lopinavir, sem uso concomitante de carbamazepina, fenobarbital ou fenitoína

Função hepática: podem ocorrer aumento de gamaglutamil transferase (10-29%), aumento de ALT (graus 3 e 4: 3-11%), aumento de AST (graus 3 e 4: 2-10%), aumento de bilirrubinas (1%; crianças: 3%); insuficiência hepática leve a moderada – ajuste de dose não é necessário para pacientes com HIV e vírus da hepatite C com ou sem cirrose; insuficiência hepática grave – não há informações disponíveis; uso com precaução

Função renal: não há informações disponíveis

Interações medicamentosas: rifampicina, sildenafila, cetoconazol, efavirenz, colchicina, carbamazepina, di-hidroergotamina, pimozida, ergotamina, astemizol, voriconazol, cisaprida, lurasidona, quinidina, amiodarona, silodosina, sinvastatina, saquinavir, boceprevir, lamotrigina, ciclosporina, omeprazol, pravastatina, nifedipino, lumefantrina, ciclofosfamida, fentanila, fluoxetina, simeprevir, rosuvastatina, claritormicina, rosuvastatina, quinina, tipranavir, cabazitaxel, atorvastatina, rivaroxabana, darunavir, lidocaína, metadona, hidroxicloroquina, vimblastina, donepezila, bosentana, fenitoína, atovaquona, bupropiona, digoxina, docetaxel, quinidina, prednisona, fenobarbital, etravirina, tadalafila, ácido fusídico, delavirdina, eltrombopague, prasugrel, nevirapina, nelfinavir, amprenavir, atazanavir, genfibrozila, olanzapina, fosamprenavir, lamotrigina, varfarina, tenofovir, ácido valproico, teofilina, nefazodona, levotiroxina, clonazepam, contraceptivos (medroxiprogesterona, estradiol, levonorgestrel, noretindrona, dienogeste, drospirenona, norelgestromina, desogestrel, norgestrel, norgestimato, etinilestradiol, etonogestrel), aripiprazol, paroxetina, itraconazol, petidina, disopiramida, quinupristina, dalfopristina, trazodona, didanosina, amitriptilina, imipramina

Reações adversas (terapia antirretroviral combinada de curto e longo prazos, tanto para pacientes que nunca receberam a terapia como os que já a receberam):

- Cardiovasculares: distensão venosa (< 3%), hipertensão arterial (< 2%)
- Dermatológica: erupção cutânea (< 5%)
- Hematológicas: redução de plaquetas (graus 3 e 4: 4% em crianças), neutropenia (graus 3 e 4: 1-5%)
- Neurológicas: cefaleia (2-6%), insônia (< 3%), calafrios (< 2%), depressão (< 2%), febre (2%)
- Respiratória: bronquite (< 2%)
- Musculoesqueléticas: fraqueza (< 9%), mialgia (< 2%), parestesia (< 2%)
- Gastrointestinais: diarreia (5-28%), náusea (5-16%), dor abdominal (2-11%), aumento de amilase (3-8%), fezes anormais (< 6%), vômito (2-6%), dispepsia (< 5%), flatulência (1-4%), perda de peso (< 3%), disfagia (< 2%), anorexia (< 1-2%)
- Endócrinas e metabólicas: hipercolesterolemia (3-39%), aumento de TG (4-36%), amenorreia (< 5%), hiperglicemia (1-5%), hiperuricemia (< 5%), redução ou aumento de sódio (crianças: 3%), hipogonadismo (homens: < 2%), redução de fósforo inorgânico (1-2%), redução da libido (< 2%)

Precauções: DM/hiperglicemia; pancreatite; resistência cruzada; hemofilia; efeitos no ECG; redistribuição de gordura; elevação de lipídeos; síndrome da reconstituição imunológica

Contraindicações: não deve ser administrado em combinação com outros medicamentos cujo mecanismo de eliminação seja o mesmo e cuja alta concentração no sangue esteja associada a reações adversas graves; medicamentos que não devem ser administrados: antagonistas alfa-1-adrenoceptores (cloridrato de alfuzosina), antibióticos (ácido fusídico), benzodiazepínicos (midazolam, triazolam), derivados do ergot (ergotamina, di-hidroergotamina, ergonovina e metilergonovina), neurolépticos (pimozida), agentes que atuam na motilidade gastrointestinal (cisaprida), anti-histamínicos (astemizol, terfenadina), antipsicóticos (blonanserina), produtos herbais (erva-de-são-joão, *Hypericum perforatum*), inibidores de HMG-CoA-redutase (lovastatina, sinvastatina), agonistas de longa duração de beta-adrenoceptores (salmeterol), inibidores da enzima PDE5 (sildenafila – somente quando utilizada para tratamento da hipertensão arterial pulmonar)

loratadina

Claritin®

comp 10 mg; xpe 1 mg/mL

Com ajuste de dose | Com ajuste de dose | B | Compatível | 60+ MPI? Não

Classificação terapêutica: anti-histamínico

Posologia:

- Asma alérgica: 10-20 mg, VO, 1x/dia
- Rinite alérgica, urticária: 10 mg, VO, 1x/dia

Função hepática: doença hepática – 10 mg, a cada 2 dias

Função renal: insuficiência renal com ClCr < 30 mL/min – 10 mg, a cada 2 dias

Interações medicamentosas: cimetidina, amiodarona

Reações adversas:

- Neurológicas: cefaleia (12%), sonolência (8%), fadiga (4%)
- Gastrointestinais: xerostomia (3%)

Precauções: insuficiência renal; insuficiência hepática; gestação

lorazepam

Lorax®

comp 1 e 2 mg

Com ajuste de dose | Sem ajuste de dose | C | Contraindicado | 60+ MPI? Sim

Classificação terapêutica: benzodiazepínico

Posologia:

- Transtorno de ansiedade: 1-10 mg/dia, em 2-3 doses diárias
- Insônia por ansiedade ou estresse: 2-4 mg, ao se deitar

Função hepática: insuficiência hepática grave e/ou encefalopatia – risco de agravamento da encefalopatia; considerar ajustes de dose

Função renal: não há informações disponíveis

Ajustes de dose: pacientes geriátricos – 1-2 mg/dia, em doses divididas; em seguida, aumentar a dose gradualmente conforme necessário e tolerado; pacientes debilitados – 1-2 mg/dia, em doses divididas; em seguida, aumentar a dose gradualmente conforme necessário e tolerado; mulheres que tomam contraceptivos – pode ser necessário aumento da dose

Interações medicamentosas: opioides (difenoxilato, alcaloides, ópio), barbitúricos (primidona, fenobarbital, tiopental), orlistate, erva-de-são-joão, posaconazol, teofilina, probenecida, pirimetamina, ácido valproico

Reações adversas:

- Cardiovascular: 1-10% – hipotensão arterial
- Dermatológicas: 1-10% – dermatite, erupção cutânea
- Neurológicas: > 10% – sedação; 1-10% – acatisia, amnésia, ataxia, cefaleia, confusão mental, depressão, desorientação, tontura
- Respiratórias: > 10% – depressão respiratória; 1-10% – apneia, congestão nasal, hiperventilação
- Musculoesquelética: 1-10% – fraqueza
- Gastrointestinais: 1-10% – alteração do apetite, ganho de peso, náusea, perda de peso
- Ocular: 1-10% – transtornos visuais

Precauções: uso concomitante com anestésicos, álcool e depressores do SNC; uso concomitante com medicamentos que reduzam o limiar convulsivo (p. ex., antidepressivos); pacientes debilitados; transtorno depressivo primário ou psicose – potencial suicídio; idosos; doses elevadas aumentam o risco de toxicidade do propilenoglicol ou do polietilenoglicol, especialmente para doentes com insuficiência renal (injetável); reações paradoxais; pode ocorrer dependência física e psicológica; função respiratória comprometida; convulsões; estado de mal epiléptico; na descontinuação, reduzir gradualmente a dose após o uso prolongado

Contraindicações: EV – pode produzir arterioespasmo, resultando em gangrena; glaucoma de ângulo estreito agudo; insuficiência respiratória

losartana

Cozaar®, Losartana®

comp rev 12,5, 50 e 100 mg

Com ajuste de dose | Contraindicado | C/D | Uso criterioso | MPI? Não

Classificação terapêutica: antagonista da angiotensina II

Posologia:

- HAS: dose inicial de 50 mg, 1x/dia; pode ser administrado 1-2x/dia, com dose diária de 25-100 mg
- Insuficiência cardíaca: dose inicial de 12,5-25 mg, 1x/dia; alvo de 100-150 mg/dia

Função hepática: cirrose – pode ocorrer aumento significativo da concentração plasmática; dose inicial de 25 mg/dia

Função renal: podem ocorrer alterações na função renal; ClCr < 60 mL/min – uso concomitante com alisquireno contraindicado

Ajuste de dose (depleção do volume): dose inicial de 25 mg/dia

Interações medicamentosas: alisquireno, inibidores da enzima conversora de angiotensina (captopril, enalapril, lisinopril, ramipril, quinapril, benazepril, fosinopril, perindopril, trandolapril), anti-inflamatórios não esteroidais (ácido acetilsalicílico, naproxeno, fenilbutazona, ácido mefenâmico, fenoprofeno, ibuprofeno, indometacina, piroxicam, diclofenaco, cetoprofeno, flurbiprofeno, cetorolaco, tenoxicam, etofenamato, dipirona, nimesulida, lornoxicam, acemetacina, propifenazona, meloxicam, celecoxibe, proglumetacina, rofecoxibe, dexcetoprofeno, parecoxibe, valdecoxibe, etoricoxibe, nepafenaco, loxoprofeno, lumiracoxibe, ácido tolfenâmico, nimesulida, ácido flufenâmico), rifampicina fluconazol

Reações adversas:

- Cardiovasculares: dor torácica (nefropatia diabética: 12%); hipotensão arterial (nefropatia diabética: 7%), hipotensão ortostática (hipertensão arterial: 4%; nefropatia diabética: 4%), hipotensão arterial na 1ª dose (relacionada à dose: < 1% com 50 mg; 2% com 100 mg)
- Dermatológica: celulite (nefropatia diabética: 7%)
- Hematológica: anemia (nefropatia diabética: 14%)
- Neurológicas: fadiga (nefropatia diabética: 14%), hipoestesia (nefropatia diabética: 5%), febre (nefropatia diabética: 4%), tontura (4%), insônia (1%
- Respiratórias: tosse (3-11%, similar ao placebo; incidência mais alta em pacientes com tosse prévia relacionada à terapia com inibidor da enzima conversora da angiotensina), bronquite (nefropatia diabética: 10%), infecção de vias aéreas superiores (8%), sinusite (hipertensão arterial: 1%; nefropatia diabética: 6%), congestão nasal (2%)
- Musculoesqueléticas: fraqueza (nefropatia diabética: 14%), dorsalgia e/ou lombalgia (hipertensão arterial: 2%; nefropatia diabética: 12%), fraqueza muscular (nefropatia diabética: 7%), gonialgia (nefropatia diabética: 5%), dor em membros inferiores (1-5%), cãibras musculares (1%), mialgia (1%)
- Gastrointestinais: diarreia (hipertensão arterial: 2%; nefropatia diabética: 15%), gastrite (nefropatia diabética: 5%), ganho de peso (nefropatia diabética: 4%), dispepsia (1-4%), dor abdominal (2%), náusea (2%)
- Endócrinas: hipoglicemia (nefropatia diabética: 14%), hiperpotassemia (hipertensão arterial: < 1%; nefropatia diabética: 7%)
- Geniturinária: ITU (nefropatia diabética: 13%)
- Miscelânea: síndrome similar à gripe (nefropatia diabética: 10%), infecção (nefropatia diabética: 5%)

Precauções: angioedema, incluindo edema de laringe e glote, causando obstrução das vias aéreas ou inchaço da face, lábios, faringe ou língua, foi raramente relatado; alguns dos pacientes tiveram angioedema previamente com outras drogas, como os inibidores da enzima conversora da angiotensina; uso concomitante com outras drogas que causam bloqueio do sistema renina-angiotensina-aldosterona (p. ex., inibidores da enzima conversora da angiotensina, alisquireno); aumento do risco de hipotensão, síncope e disfunção renal (incluindo insuficiência renal aguda); insuficiência cardíaca congestiva grave, oligúria, azotemia progressiva, insuficiência renal aguda e morte foram relatadas com inibidores da enzima conversora da angiotensina; hiperpotassemia tem sido relatada; aumento do risco de desequilíbrio hidroeletrolítico de doentes com insuficiência renal (com ou sem diabete); hipotensão sintomática pode ocorrer com pacientes com depleção de volume, incluindo aqueles em tratamento com diuréticos; redução da dose pode ser necessária; estenose da artéria renal bilateral ou unilateral; aumento da creatinina sérica e da ureia foi relatado

Contraindicação: uso concomitante de alisquireno por pacientes com diabete

lovastatina

Lovastatina®

comp 20 e 40 mg

Contraindicado | Com ajuste de dose | X | Contraindicado | MPI? Não

Classificação terapêutica: inibidor da HMG-CoA reductase

Posologia:

- DLP: 10-80 mg/dia, à noite

Função hepática: contraindicado para pacientes com doença hepática ativa ou elevações persistentes e sem explicação das transaminases séricas; histórico de abuso de álcool – uso com precaução; casos fatais foram relatados; interromper o tratamento se ocorrer lesão hepática grave

Função renal: aumento do risco de rabdomiólise ou miopatia relacionado com a dose; ClCr < 30 mL/min – ajuste de dose pode ser necessário

Ajuste de dose: pacientes geriátricos – ajuste de dose necessário (liberação imediata); uso concomitante com amiodarona (liberação imediata) – dose máxima de 40 mg/dia; uso concomitante de danazol ou diltiazem (liberação imediata) – dose inicial de 10 mg/dia (máximo: 20 mg/dia); uso concomitante com verapamil (liberação imediata) – dose inicial de 10 mg/dia (máximo: 20 mg/dia)

Interações medicamentosas: itraconazol, eritromicina, nefazodona, voriconazol, ciclosporina, genfibrozila, diltiazem, ciprofibrato, quinupristina, dalfopristina, clofibrato, niacina, colchicina, danazol, clopidogrel, azitromicina, erva-de-são-joão, pectina, bosentana

Reações adversas (relatadas com o comp de liberação imediata; reações adversas similares foram observadas com o comp de liberação prolongada):

- Dermatológica: erupção cutânea (0,8-1%)
- Neurológicas: cefaleia (2-3%), tontura (0,5-1%)
- Musculoesqueléticas: aumento da CPK (> 2x LSN: 11%), mialgia (2-3%), fraqueza (1-2%), cãibras musculares (0,6-1%)
- Gastrointestinais: flatulência (4-5%), constipação (2-4%), diarreia (2-3%), dor abdominal (2-3%), náusea (2-3%), dispepsia (1-2%)
- Ocular: turvamento da visão (0,8-1%)

Precauções: eficácia reduzida e aumento do risco de elevação das transaminases séricas na hipercolesterolemia familiar homozigótica; risco aumentado de miopatia e rabdomiólise em idades > 65 anos; esclerose lateral amiotrófica preexistente; taxa de ALS em declínio funcional pode aumentar com a terapia com estatinas; aumentos foram relatados nos níveis de glicose e de Hb glicada; AVC hemorrágico tem sido relatado; maior incidência de AVC ou de ataque isquêmico transitório sem doença cardiovascular dentro dos 6 meses anteriores; risco aumentado de miopatia e rabdomiólise em hipotireoidismo descontrolado; miopatia necrotizante imunomediada (miopatia autoimune) foi relatada – interromper o tratamento assim que houver suspeita ou for diagnosticada; níveis acentuadamente elevados de CPK foram relatados – descontinuação pode ser justificada

Contraindicações: uso concomitante com inibidores potentes do CYP3A4 (p. ex., boceprevir, claritromicina, eritromicina, inibidores da protease do HIV, itraconazol, cetoconazol, nefazodona, posaconazol, telaprevir, telitromicina, voriconazol) ou de produtos que contenham cobicistate

manidipino

Manivasc®

comp 10 e 20 mg

Contraindicado | Contraindicado | Sem informações | Contraindicado | MPI? Não

Classificação terapêutica: bloqueador seletivo dos canais do cálcio

Posologia:

- Hipertensão: 10-20 mg, VO, 1x/dia

Função hepática: insuficiência hepática moderada a grave – uso contraindicado

Função renal: insuficiência renal com ClCr < 10 mL/min – uso contraindicado

Interações medicamentosas: amiodarona, quinupristina dalfopristina

(continua)

manidipino *(continuação)*

Reações adversas:
- Cardiovasculares: palpitações, fogachos, edema
- Dermatológica: erupções cutâneas
- Hematológicas: aumentos reversíveis dos parâmetros da função hepática (ALT, AST, DHL, gamaglutamil transferase e fosfatase alcalina) e renal (azotemia, creatininemia)
- Neurológicas: cefaleia, tonturas ou vertigens
- Gastrointestinais: náusea, vômito, distúrbios gastrointestinais, ressecamento da boca

Precauções: pacientes coronarianos estáveis – possível aumento do risco cardíaco; idosos – ajuste da dose é necessário; intolerância à galactose, má absorção de glucose-galactose, deficiência de lactase – uso não recomendado; insuficiência cardíaca do lado direito e isolada; disfunção ventricular esquerda; obstrução do canal de saída do ventrículo esquerdo; síndrome do nó sinusal, se um marca-passo não estiver presente

Contraindicações: uso concomitante com inibidores e indutores de CYP3A4; IAM, nas primeiras 4 semanas; uso pediátrico; angina instável; insuficiência cardíaca não tratada

manitol

Manitol®

sol inj 20% (200 mg/mL)

Sem informações | Contraindicado | C | Uso criterioso | 60+ MPI? Não

Classificação terapêutica: laxante de mecanismo osmótico

Posologia:
- Hipertensão intracraniana: 0,25-1 g/kg/dose; pode repetir a cada 6-8 h

Função hepática: não há informações disponíveis

Função renal: podem ocorrer insuficiência renal aguda e necrose tubular aguda (> 200 g/dia; osmolalidade sérica > 320 mOs/mL); doença renal grave – uso contraindicado

Administração parenteral: manitol a 20% deve ser administrado EV; a dosagem precisa ser individualizada; antes da administração – verificar a presença ou não de cristais na solução (podem ser dissolvidos em banho-maria, a 60-80 °C, com agitação vigorosa); esperar a solução voltar à TA antes de administrar, usando equipamento com filtro

Interações medicamentosas: sotalol

Reações adversas:
- Cardiovasculares: dor torácica, insuficiência cardíaca congestiva, sobrecarga circulatória, hipertensão/hipotensão arterial, taquicardia
- Dermatológicas: erupção cutânea, urticária
- Neurológicas: calafrios, cefaleia, convulsões, tontura
- Respiratórias: edema pulmonar, rinite
- Gastrointestinais: náusea, vômito, xerostomia
- Endócrinas e metabólicas: acidose metabólica (dilucional), aumento do hiato osmolar, desequilíbrio hidroeletrolítico, desidratação e hipovolemia secundárias à diurese rápida, hiperpotassemia induzida pela hiperosmolalidade, hiperglicemia, hipernatremia, hiponatremia (dilucional), intoxicação hídrica
- Geniturinárias: disúria, poliúria
- Locais: dor, tromboflebite, necrose tecidual
- Miscelânea: reações alérgicas

Precauções: pode ocorrer cristalização – dissolver colocando em banho de água quente; aquecer à temperatura corporal antes de administrar; cristalização por contato com policloreto de vinila e com plástico e superfícies de vidro em estado bruto – não tentar ressolubilizar com o calor; asma ou testes muito baixos de função pulmonar; disfunção cardiopulmonar; broncoespasmo; diurese após a infusão rápida pode aumentar a hemoconcentração preexistente; desequilíbrio hidroeletrolítico e perda de água; pode ocorrer hipernatremia com o uso continuado

Contraindicações: condições agravadas por broncoespasmo induzido ou espirometria; desidratação grave; insuficiência cardíaca ou congestão pulmonar progressiva; hemorragia intracraniana ativa; edema pulmonar; congestão grave

mebendazol

Pantelmin®

comp 500 mg; sol oral 20 mg/mL

Com ajuste de dose | Sem informações | C | Uso criterioso | 60+ MPI? Não

Classificação terapêutica: antinematódeo

Posologia:
- *Ancylostoma duodenale, Necator americanus, Ascaris lumbricoides, Strongyloides stercoralis, Taenia solium*: 100 mg, 2x/dia, por 3 dias; pode ser repetido em 3 semanas se não obtiver cura
- *Enterobius vermicularis*: 100 mg, em dose única; pode ser repetida em 2 ou 4 semanas

Função hepática: doença hepática – pode ser necessário reduzir a dose plo extenso metabolismo hepático (não há informações de ajuste específico)

Função renal: não há informações disponíveis

Interações medicamentosas: metronidazol

Reações adversas:
- Cardiovascular: angioedema
- Dermatológicas: alopecia (com altas doses), erupção cutânea, prurido
- Hematológica: neutropenia (faringite, fadiga incomum)
- Neurológicas: cefaleia, crises convulsivas, febre, tontura
- Musculoesquelética: fraqueza incomum
- Gastrointestinais: diarreia, dor abdominal, náusea, vômito

Precaução: ineficaz em hidatidose

medroxiprogesterona

Depo-provera®; Provera®

susp inj 50 mg/mL; comp 10 mg

Contraindicado | Sem informações | X | Uso criterioso | 60+ MPI? Não

Classificação terapêutica: progestagênio

Posologia:
- Sangramento uterino: 5-10 mg, VO, por 5-10 dias, iniciando no 16° ou 21° dia do ciclo
- Contracepção: 150 mg, IM, a cada 3 meses

Administração parenteral: pode ser administrada SC ou IM; IM – agitar as seringas antes de modo vigoroso e imediato

Função hepática: disfunção hepática (VO) ou doença significativa do fígado (injetável) – uso contraindicado

Função renal: não há informações disponíveis

Interações medicamentosas: ácido tranexâmico, carbamazepina, telaprevir, fosamprenavir, lamotrigina, prednisolona, colesevelam, micofenolato de sódio, ciclosporina, bexaroteno, ritonavir, amprenavir, varfarina, rosuvastatina, atazanavir, rufinamida, selegilina, nelfinavir, micofenolato de mofetila, betametasona, efavirenz

Reações adversas (relatadas com qualquer forma de apresentação; as variações percentuais indicadas referem-se ao contraceptivo injetável)
- Musculoesqueléticas: 1-5% – fraqueza, artralgia, câibras em membros inferiores, dorsalgia ou lombalgia
- Endócrinas e metabólicas: < 5% – irregularidades menstruais (incluindo sangramento e/ou amenorreia; 1-5% – redução da libido
- Dermatológicas: acne, alopecia, erupção cutânea
- Gastrointestinais: < 5% – dor ou desconforto abdominal, alterações do peso (média de 1,5-2,5 kg após 1 ano e de 4 kg após 2 anos); 1-5% – náusea, timpanismo
- Neurológicas: < 5% – cefaleia, nervosismo, tontura; 1-5% – depressão, dor, fadiga, insônia, irritabilidade
- Cardiovascular: 1-5% – edema
- Dermatológicas: 1-5% – acne, alopecia, erupção cutânea
- Geniturinárias: 1-5% – dor pélvica, esfregaço cervical anormal, hemorragia vaginal, infecção vaginal, ITU, leucorreia, menometrorragia, menorragia, vaginite

(continua)

medroxiprogesterona *(continuação)*

- Locais: 1-5% – atrofia, reação ou dor no local da injeção
- Respiratórias: 1-5% – infecções do trato respiratório

Precauções: perda de densidade mineral óssea; demência (mulheres pós-menopáusicas, com idade ≥ 65 anos); mulheres na pós-menopausa (50-79 anos de idade); não deve ser usada como método de controle de natalidade em longo prazo (> 2 anos); asma; epilepsia; enxaqueca; cardíacos; disfunção renal; hemangioma hepático; hipocalcemia grave; enxaqueca; porfiria; lúpus eritematoso sistêmico; epilepsia; distúrbios tromboembólicos; distúrbios da visão

Contraindicações: aborto; gravidez; câncer de mama conhecido ou suspeito; neoplasia; dependência de estrógeno ou progesterona conhecida ou suspeita; tromboflebite: histórico atual ou passado de distúrbios tromboembólicos ou doença vascular cerebral; hemorragia vaginal não diagnosticada

meloxicam

Movatec®

comp 15 mg; sol inj 15 mg/amp

Precaução | Contraindicado | C | Compatível | MPI? Sim

Classificação terapêutica: anti-inflamatório e antirreumático não esteroidal

Posologia:
- Osteoartrose, artrite reumatoide: 7,5-15 mg, VO, 1x/dia

Administração parenteral: administrar apenas IM profunda (inj); recomenda-se IM somente para o início do tratamento e, para dar continuidade, são indicadas VO; a dosagem inicial pode ser de 7,5 mg, e a máxima (VO e IM) não deve ultrapassar 15 mg/dia

Função hepática: histórico de disfunção hepática – aumento do risco de toxicidade renal e hepática; uso com precaução

Função renal: ClCr ≥ 15 mL/min – ajuste de dose não é necessário; ClCr < 15 mL/min – uso contraindicado

Interações medicamentosas: antidepressivos tricíclicos (nortriptilina, imipramina, amitriptilina, clomipramina), inibidores seletivos da recaptação de serotonina e norepinefrina (venlafaxina, sibutramina, duloxetina, desvenlafaxina), ciclosporina, inibidores seletivos da recaptação da serotonina (fluoxetina, fluvoxamina, paroxetina, sertralina, citalopram, escitalopram, vilazodona), diuréticos poupadores de potássio (espironolactona, amilorida, triantereno, eplerenona), *ginkgo*, heparina de baixo peso molecular (enoxaparina, dalteparina, nadroparina, bemiparina, reviparina), diuréticos tiazídicos (diazóxido, hidroclorotiazida, clortalidona, indapamida, clopamida), tacrolimo, diuréticos de alça (furosemida, bumetanida), itraconazol, voriconazol, betabloqueadores (propranolol, metoprolol, timolol, atenolol, labetalol, acebutolol, betaxolol, levobunolol, esmolol, carteolol, bisoprolol, sotalol, metipranolol, carvedilol, nevibolol), colestiramina, inibidores do receptor de angiotensina e inibidores da enzima conversora de angiotensina (captopril, enalapril, lisonopril, ramipril, quinapril, cilazapril, benazepril, fosinopril, perindopril, trandolapril, losartana, espirapril, irbesartana, valsartana, eprosartana, delapril, telmisartana, candesartana, olmesartana, azilsartana)

Reações adversas:
- Cardiovasculares: angina (< 2%), insuficiência cardíaca congestiva (< 2%) hipertensão (< 2%), infarto do miocárdio (< 2%), trombose
- Dermatológicas: eritema multiforme, eritrodermia, síndrome de Stevens-Johnson, necrólise epidérmica tóxica
- Hematológicas: anemia (< 1-4%), diminuição da agregação plaquetária, desordem purpúrica (< 2%)
- Neurológicas: cefaleia (2-8%), insônia (< 1-4%), tontura (< 1-4%)
- Respiratórias: infecção de vias aéreas superiores (2-8%), faringite (< 1-3%), tosse (< 1-2%)
- Musculoesqueléticas: artralgia (< 1-5%), dorsalgia e/ou lombalgia (< 1-3%)
- Gastrointestinais: dispepsia (4-9%), diarreia (3-8%), náusea (2-7%), dor abdominal (2-5%), constipação (< 1-3%), flatulência (< 1-3%), vômito (< 1-3%)
- Miscelânea: sintomas similares aos do resfriado (2-6%), quedas (3%)

Precauções: doença cardiovascular; eventos trombóticos cardiovasculares; aumento do risco de eventos gastrointestinais adversos graves em idosos; risco de broncoespasmo grave se houver asma preexistente; distúrbio de coagulação ou uso de anticoagulantes; desidratação considerável; pacientes do sexo feminino com dificuldade para engravidar ou em estudos de infertilidade; hipertensão; tabagismo ou uso de álcool

Contraindicações: dor no período perioperatório de revascularização do miocárdio; asma e urticária

memantina (cloridrato de memantina)

Precaução | Com ajuste de dose | B | Contraindicado | Não

Alois®, Alz®, Desirée®, Ebix®, Heimer®, Kamppi®, Vaizher®, Mealz®, Memorall®, Moriale ODT®, Tebbe®, Vie®, Zider®

comp rev 5, 10, 15 e 20 mg, sol oral 10 e 20 mg/mL

Função hepática:
- Insuficiência hepática leve e moderada; nenhum ajuste recomendado
- Insuficiência hepática grave: use com precaução

Função renal:
- Insuficiência renal leve e moderada (CrCl = 30 a 80 mL/min): Nenhum ajuste recomendado.
- insuficiência renal grave (CrCl = 5 a 29 mL/min): liberação imediata: 5 mg por via oral 2x ao dia; liberação prolongada (manutenção e dose máxima): 14 mg por via oral 1x ao dia.

Classificação terapêutica: outros produtos que atuam sobre o sistema nervoso

Posologia:
Doença de Alzheimer (moderada a grave)
- 5 mg 1x/dia, com dose diária alvo de 20 mg/dia
- Titular em incrementos de 5 mg em intervalos de pelo menos 1 semana até 10 mg/dia (5 mg 2x/dia), 15 mg/dia (5 mg e 10 mg em doses separadas) e 20 mg/dia (10 mg 2x/dia.

Interações medicamentosas: acetazolamida, dorzolamida, amantadina, cetamina, bupropiona, bicarbonato de sódio

Reações adversas:
Comum
- Gastrintestinais: constipação (3 a 5%), diarreia (5%), vômitos (2 a 3%)
- Neurológicas: confusão (6%), tontura (5 a 7%), dor de cabeça (adultos, 6%; pediatria, 8%)

Sério
- Neurológica: acidente vascular cerebral, convulsão (até 0.3%)
- Renal: insuficiência renal aguda
- Respiratória: pneumonia

Precauções:
- Hepática: insuficiência hepática grave
- Renal: insuficiência renal grave com CrCl de 5 a 29 mL/min; redução da dose recomendada
- Renais: condições geniturinárias que elevam o pH da urina, como acidose tubular renal ou infecção grave do trato urinário, podem aumentar os níveis plasmáticos de cloridrato de memantina

Contraindicações: Hipersensibilidade ao cloridrato de memantina ou a qualquer outro componente do produto

meropeném

Meronem® EV; Meromax®

pó sol inj 500 e 1.000 mg; pó sol inj 2 g

Sem informações | Com ajuste de dose | C | Uso criterioso | MPI? Não

Classificação terapêutica: carbapenêmico

Posologia:
- Habitual: 1 g, EV, a cada 8 h
- Meningite: 2 g, EV, a cada 8 h

Administração parenteral (compatível – SF e SG5%): reconstituir 500 mg com 10 mL de AD ou solução compatível; pode ser administrado por injeção EV, em *bolus* ou diluído e infundido em 15-30 min; a faixa de dosagem varia em 1,5-6 g/dia, dividida em 3 tomadas
Obs.: estabilidade de 10 h em TA e de 48 h em REF para soluções em SF, e de 1 h em TA e 4 h em REF para soluções contendo SG5%

Função hepática: não há informações disponíveis

(continua)

meropeném *(continuação)*

Função renal: ClCr de 26-50 mL/min – administrar a cada 12 h; ClCr de 10-25 mL/min – administrar metade da dose a cada 12 h; ClCr < 10 mL/min – administrar metade da dose a cada 24 h; hemodiálise – 1 dose adicional após a sessão é recomendada

Interações medicamentosas: ácido valproico, probenecida

Reações adversas:
- Dermatológicas: erupção cutânea (2-3%, incluindo monilíase na área da fralda de pacientes pediátricos), prurido (1%)
- Hematológica: anemia (até 6%)
- Neurológicas: cefaleia (2,3-7,8%), dor (5%)
- Respiratória: apneia (1%)
- Gastrointestinais: náusea ou vômito (1-8%), constipação (1-7%), diarreia (4-5%), monilíase oral (pacientes pediátricos: < 2%), glossite
- Locais: inflamação no local da injeção (2%), flebite ou tromboflebite (1%), reação no local da injeção (1%)
- Miscelânea: sepse (2%), choque séptico (1%)

Precauções: diarreia associada a *Clostridium difficile*; uso concomitante com probenecida, ácido valproico ou divalproato de sódio não é recomendado; podem ocorrer comprometimento neuromotor, dores de cabeça, convulsões ou parestesias e interferência no estado de alerta mental; aumento do risco de convulsões e outros efeitos adversos no SNC de pacientes com distúrbios preexistentes; monitoração e ajuste de dose recomendados para idosos

Contraindicações: reação anafilática com antibióticos betalactâmicos

mesalazina

Mesacol®; Mesacol® MMX; Pentasa®; Asalit®

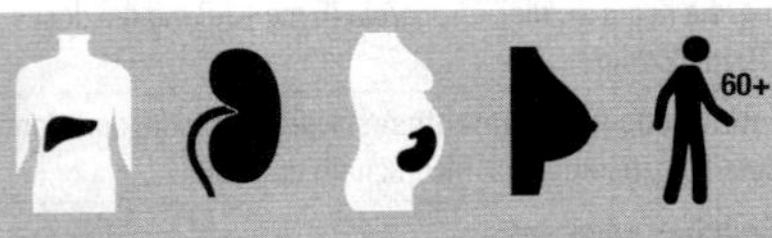

comp rev 800 mg; supos 50 mg; comp rev lib prol 1.200 mg, comp lib prol 500 e 1.000 mg, gran lib prol (sachê) 1 e 2 g, supos 1 g e enema 10 mg/mL; supos 250 mg, susp retal 3 g/100 mL

Classificação terapêutica: medicamento utilizado em doenças inflamatórias do intestino

Posologia:
- Tratamento de retocolite ulcerativa: 1 g (cápsula), 4x/dia; 800 mg, 3x/dia, por 3-6 semanas
- Manutenção de remissão de retocolite ulcerativa: 1 g (cápsula), 4x/dia
- Proctite, proctossigmoidite, retocolite distal: enema de retenção à noite de 100 mL (1.000 mg) por 8 h, ou supositório retal de 1.000 mg, 1-2x/dia, por 3-6 semanas

Função hepática: doença hepática preexistente – pode ocorrer insuficiência; uso com precaução

Função renal: disfunção renal – risco aumentado de reações tóxicas; uso com precaução

Interações medicamentosas: mercaptopurina, vacina varicela, varfarina

Reações adversas:
- Cardiovasculares: dor torácica (3%), edema periférico (3%)
- Dermatológicas: erupção cutânea (6%; enema: 3%; supos: 1%), prurido (1-3%), acne (2%; supos: 1%), alopecia (1%)
- Hematológicas: tontura (8%; enema: 2%; supos: 3%), febre (6%; cap: 1%; enema: 3%; supos: 1%), calafrios (3%), mal-estar (2%; enema: 3%), insônia (2%)
- Neurológicas: cefaleia (3-35%; cap: 2%; enema: 7%; supos: 14%), dor (14%)
- Respiratória: aumento da tosse (2%)
- Musculoesqueléticas: dorsalgia ou lombalgia (7%; enema: 1%), artralgia (5%), hipertonia (5%), mialgia (3%), artrite (2%), dor em membros inferiores ou articulares (enema: 2%)
- Gastrointestinais: dor abdominal (3-18%; enema: 8%; supos: 5%), eructação (16%), náusea (13%; cap: 3%; enema: 6%; supos: 3%), dispepsia (6%), flatulência (3-4%; enema: 6%; supos: 5%), constipação (5%), vômito (5%; cap: 1%), exacerbação da colite (3%; supos: 1%), dor retal (enema: 1%; supos: 2%), hemorroidas (enema: 1%)
- Local: dor na inserção da ponta do enema (enema: 1%)
- Ocular: conjuntivite (2%)
- Miscelânea: síndrome similar à gripe (3%; enema: 5%), diaforese (3%), síndrome de intolerância (3%)

(continua)

mesalazina *(continuação)*

Precauções: evitar uso concomitante de cap de liberação prolongada com antiácidos; uso com cautela para pacientes predispostos à miocardite ou à pericardite como reações de hipersensibilidade cardíaca; para pacientes com obstrução gastrointestinal superior ou estenose do piloro, pode ocorrer retenção gástrica prolongada

Contraindicação: hipersensibilidade a outros salicilatos (incluindo ácido acetilsalicílico) ou aminossalicilatos

metadona

Mytedom®

comp 5 e 10 mg; sol inj 10 mg/mL

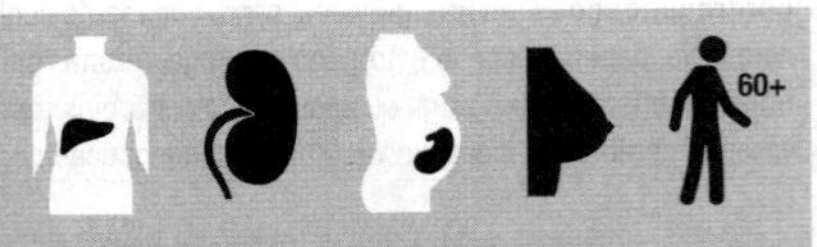

Classificação terapêutica: medicamento utilizado na dependência de opioides

Posologia:
- Dor: 2,5-10 mg, VO, a cada 8-12 h; ou 2,5 mg, EV, a cada 8-12 h (pode ser SC ou IM)

Administração parenteral (compatível – SF): IM – pode ser administrada de modo profundo; EV – pode ser administrada em *bolus*, diluída em 10 mL, ou infundida em 24 h, se diluída em 50 mL
Obs.: estabilidade de 28 dias em TA para soluções diluídas

Função hepática: insuficiência hepática – risco de acúmulo após doses repetidas; recomenda-se redução da dose inicial e titulação lenta; insuficiência hepática grave – uso contraindicado

Função renal: doença renal – pode aumentar o risco de efeitos depressores do SNC; ClCr < 10 mL/min – administrar 50-75% da dose usual

Interações medicamentosas: fluconazol, naltrexona, itraconazol, tipranavir, amprenavir, telaprevir, lopinavir, ritonavir, hidroxicloroquina, donepezila, risperidona, nevirapina, estavudina, fosamprenavir, abacavir, peginterferona alfa 2A, zidovudina, etravirina, atazanavir, didanosina

Reações adversas (durante a administração prolongada, os efeitos adversos podem diminuir ao longo de várias semanas; no entanto, a constipação e a sudorese talvez persistam)
- Cardiovasculares: alterações eletrocardiográficas, arritmia, bigeminismo, bradicardia, choque, edema, extrassístoles, fibrilação ventricular, flebite, fraqueza, hipotensão arterial, hipotensão ortostática, insuficiência cardíaca, inversão da onda T, cardiomiopatia, palpitação, parada cardíaca, prolongamento do intervalo QT, rubor, síncope, taquicardia, taquicardia ventricular, *torsades de pointes*, vasodilatação periférica
- Dermatológicas: prurido, *rash* cutâneo, urticária, urticária hemorrágica
- Hematológica: trombocitopenia (reversível, relatada em pacientes com hepatite crônica)
- Neurológicas: agitação, cefaleia, confusão mental, crises convulsivas, desorientação, disforia, euforia, insônia, sedação, sensação de desmaio, sonolência, tontura
- Respiratórias: depressão respiratória, edema pulmonar, parada respiratória
- Musculoesquelética: fraqueza
- Gastrointestinais: anorexia, cólicas estomacais, constipação, dor abdominal, espasmos do trato biliar, ganho de peso, glossite, náusea, vômito, xerostomia
- Endócrinas e metabólicas: amenorreia, efeito antidiurético, hipopotassemia, hipomagnesemia, redução da libido
- Geniturinárias: impotência, retenção urinária ou hesitação miccional
- Locais: IM ou SC – dor, edema, eritema; EV – prurido, *rash* cutâneo, urticária, urticária hemorrágica (rara)
- Oculares: distúrbios visuais, miose
- Miscelânea: dependência física e psicológica, diaforese, morte

Precauções: doenças preexistentes – doença cardiovascular, doença de Addison, hipotireoidismo, obstrução gastrointestinal, distúrbios abdominais agudos, doença crônica pulmonar, hipertrofia prostática ou uretral, síndrome da apneia do sono; alterações da consciência ou coma; risco ou aumento da pressão intracraniana; pacientes idosos, caquéticos ou debilitados – uso concomitante de depressores do SNC pode induzir ou agravar convulsões; sintomas de abstinência graves podem ocorrer com a interrupção abrupta; síndrome de abstinência neonatal de opioides tem sido relatada com o uso prolongado durante a gravidez

Contraindicações: asma brônquica aguda; íleo paralítico conhecido ou suspeito; depressão respiratória significativa; hipercarbia

Observações: titular e converter entre opioides

metformina

Glifage®; Glifage® XR

comp rev 500, 850 e 1.000 mg; comp lib prol 500, 750 e 1.000 mg

Contraindicado | Contraindicado | C | Compatível | MPI? Não | 60+

Classificação terapêutica: antidiabético

Posologia:

- Liberação imediata: dose inicial de 500 mg, 2x/dia, ou 850 mg, 1x/dia; aumentar 500 mg/semana ou 850 mg, a cada 2 semanas (máximo: 2.550 mg/dia); dividir doses > 2.000 mg/dia em 3 tomadas
- Liberação prolongada: 1.000 mg, 1x/dia (máximo: 2.000 mg/dia)

Função hepática: doença hepática – fator de risco no desenvolvimento de acidose láctica; uso contraindicado

Função renal: redução do ClCr ou valor de creatinina no soro ≥ 1,5 mg/dL (homens) e ≥ 1,4 mg/dL (mulheres) – uso contraindicado

Interações medicamentosas: iobitridol, vandetanibe, dolutegravir, rifampicina, verapamil, betabloqueadores (propranolol, metoprolol, timolol, atenolol, labetalol, acebutolol, betaxolol, levobunolol, esmolol, carteolol, bisoprolol, sotalol, metipranolol, carvedilol, nevibolol), inibidores da monoaminoxidase (tranilcipromina, selegilina, azul de metileno, moclobemida, linezolida, rasagilina), glucomannan, *psyllium*, ranolazina

Reações adversas:

- Cardiovasculares: 1-10% – desconforto torácico, palpitação, rubor
- Dermatológica: 1-10% – erupção cutânea
- Neurológicas: 1-10% – cefaleia (6%), calafrios, sensação de desmaio, tontura
- Respiratórias: 1-10% – dispneia, infecção de vias aéreas superiores
- Musculoesqueléticas: fraqueza (9%), mialgia
- Gastrointestinais: náusea ou vômito (6-25%), diarreia (10-53%), flatulência (12%), indigestão (7%), desconforto abdominal (6%), constipação, dispepsia ou azia, distensão abdominal, distúrbio do paladar, fezes anormais
- Endócrina e metabólica: 1-10% – hipoglicemia
- Miscelânea: redução dos níveis de vitamina B12 (7%), aumento da diaforese, distúrbios ungueais, síndrome similar à gripe

Precauções: ocorrência de acidose láctica; ingestão excessiva de álcool (aguda ou crônica); idosos, especialmente aqueles com idade ≥ 80 anos; estados de hipóxia, incluindo choque cardiovascular, insuficiência cardíaca congestiva aguda, IAM e outras condições caracterizadas por hipoxemia; desidratação; sepse e cirurgia

Contraindicações: uso intravascular de contraste iodado em estudos radiológicos com possível alteração aguda da função renal, resultando em aumento do risco de acidose láctica; acidose metabólica aguda ou crônica, incluindo cetoacidose diabética

metildopa (alfametildopa),

Aldomet®

comp rev 250 e 500 mg

Contraindicado | Com ajuste de dose | B | Compatível | MPI? Sim | 60+

Classificação terapêutica: anti-hipertensivo

Posologia:

- Hipertensão: dose inicial de 250 mg, 2-3x/dia; ajustes graduais em intervalos ≥ 2 dias (máximo: 3 g/dia)

Função hepática: doença hepática ativa – uso contraindicado; podem ocorrer elevações de AST, bilirrubina e TP nas primeiras semanas de tratamento

Função renal: ClCr > 50 mL/min – administrar a cada 8 h; ClCr de 10-50 mL/min – administrar a cada 8-12 h; ClCr < 10 mL/min – administrar a cada 12-24 h; hemodiálise – 250 mg de dose suplementar são recomendados após as sessões; diálise peritoneal – intervalo entre as doses de 12-24 h; diálise – risco de hipertensão após o procedimento

Interações medicamentosas: inibidores da monoaminoxidase (tranilcipromina, selegilina, azul de metileno, moclobemida, linezolida, rasagilina), tranilcipromina, pseudoefedrina, entacapona, haloperidol, bisoprolol, sotalol, fenilpropanolamina, ferro, timolol, ioimbina, metipranolol, betaxolol, tolcapona, nebivolol, propranolol, lítio, carteolol, carvedilol, levobunolol, metoprolol, atenolol, acebutolol, esmolol,

(continua)

metildopa (alfametildopa) *(continuação)*

Reações adversas:

- Cardiovascular: 1-10% – edema periférico
- Neurológicas: 1-10% – cefaleia, depressão mental, febre medicamentosa pesadelos, sonolência
- Gastrintestinal: 1-10% – ressecamento da boca

Precauções: aumento do risco de positivação do teste de Coombs; maior chance de anemia hemolítica

Contraindicações: terapia concomitante com inibidores da monoaminoxidase

metilfenidato

Ritalina®; Ritalina® LA

comp 10 mg; cap dura lib prol 10, 20, 30 e 40 mg

Precaução | Sem informações | C | Contraindicado | MPI? Não | 60+

Classificação terapêutica: psicoestimulante

Posologia:

- Transtorno de déficit de atenção: liberação imediata – dose inicial de 5 mg, 2x/dia; aumentos de 5-10 mg/dia em intervalos semanais (máximo: 60 mg/dia, em 2-3 doses); liberação prolongada – dose inicial de 20 mg/dia; aumentos de 10 mg (máximo: 60 mg/dia – doses para pacientes virgens de uso de formulação de liberação imediata; para pacientes em uso prévio de cap de liberação imediata, verificar conversão em bibliografia suplementar)

Função hepática: podem ocorrer aumento da bilirrubina, aumento de transaminases, coma hepático, provas anormais da função hepática usar com precaução

Função renal: pode ocorrer vasculite necrotizante; não há informações sobre necessidade de ajuste de dose

Interações medicamentosas: carbamazepina

Reações adversas:

- Cardiovasculares: angina, arritmia cardíaca, arterite cerebral, aumento ou redução do pulso, AVC, fenômeno de Raynaud, hemorragia cerebral, hipertensão ou hipotensão arterial, infarto do miocárdio, oclusão cerebral, palpitação, sopro, taquicardia, vasculite
- Dermatológicas: alopecia, dermatite esfoliativa, eritema multiforme, hiperidrose *rash* cutâneo, urticária
- Hematológicas: anemia, leucopenia, pancitopenia, púrpura trombocitopênica, trombocitopenia
- Neurológicas: agitação, agressividade, ansiedade, alterações de humor, AVC, cefaleia, depressão, estado de confusão mental, fadiga, febre, hipervigilância, inquietação, insônia, irritabilidade, letargia, nervosismo, psicose tóxica, raiva, síndrome de Tourette (rara), síndrome neuroléptica maligna (rara), sonolência, tensão, tontura, tremor, vertigem
- Respiratórias: aumento da tosse, dispneia, dor faringolaríngea, faringite, infecção de vias aéreas superiores, rinite, sinusite
- Musculoesqueléticas: artralgia, constrição muscular, discinesia, parestesia
- Gastrointestinais: anorexia, bruxismo, constipação, diarreia, dispepsia, dor abdominal, náusea, perda de peso, redução do apetite, vômito, xerostomia
- Endócrinas e metabólicas: dismenorreia, redução da libido, retardo do crescimento
- Geniturinária: disfunção erétil
- Oculares: midríase, olhos ressecados, transtorno da acomodação visual, visão turva
- Miscelânea: lesão acidental, reações de hipersensibilidade

Precauções: utilizar com cautela para pacientes com histórico de dependência de drogas ou alcoolismo por causa do alto potencial de abuso e dependência; o uso de estimuladores do SNC foi associado a eventos cardiovasculares graves, incluindo morte súbita, derrame, infarto do miocárdio, aumento da FA, doença vascular periférica (incluindo fenômeno de Raynaud); uso com cuidado para pacientes com distúrbios psiquiátricos; pode ocorrer comportamento agressivo; pode ocorrer, às vezes, priapismo, com necessidade de intervenção cirúrgica

Contraindicações: *angina pectoris*; arritmias cardíacas; no dia de cirurgia de glaucoma; insuficiência cardíaca; hipertireoidismo ou tireotoxicose; tiques motores; síndrome de Tourette com histórico familiar ou diagnóstico; agitação acentuada, ansiedade e tensão – pode agravar o infarto do miocárdio sintomático; uso concomitante a inibidores de monoaminoxidase ou no prazo de 14 dias após a suspensão; uso concomitante com anestésicos halogenados

metilprednisolona

Advantan®;
Depo-medrol®;
Solu-medrol®

Precaução | Precaução | C | MPI? Não recomendado | MPI? Não

60+

crem derm 1 mg/g, loção 1 mg/g, sol derm 1 mg/mL, susp inj 40 mg/mL; pó liof inj 40, 125, 500 e 1.000 mg

Classificação terapêutica: corticosteroide

Posologia:

- Succinato de metilprednisolona: 10-40 mg, EV; pode ser repetida a depender da resposta clínica; doses mais altas, de 30 mg/kg, EV, podem ser repetidas a cada 4-6 h, por 48 h
- Pulsoterapia: esquema padrão de 1 g/dia, EV, por 3-5 dias; pode variar conforme indicação clínica (succinato)
- IM (acetato): 10-80 mg, a cada 1-2 semanas
- Intra-articular (acetato): 4-80 mg, a depender do tamanho da articulação
- Creme dermatológico: aplicar uma camada fina do creme uma vez ao dia nas regiões afetadas. De modo geral, a duração do tratamento não deve exceder 12 semanas em adultos e 4 semanas em crianças
- Loção: aplicar uma camada fina da loção uma vez ao dia nas regiões afetadas, friccionando levemente

Administração parenteral (compatível – SF, SG5% e SG5% em NaCl a 0,45 e 0,9%): acetato de metilprednisolona – só pode ser administrado IM e não deve ser diluído com outras soluções; evitar administração no músculo deltoide; succinato de metilprednisolona, EV – deve ser reconstituído em diluente próprio e injetado lentamente sem diluição caso a dose seja < 250 mg; também pode ser diluído para administração em infusão (30 min)
Obs.: estabilidade de 48 h em TA para soluções reconstituídas e de 8 h em TA para soluções diluídas em SG5%

Função hepática: disfunção hepática – uso com precaução

Função renal: disfunção renal – uso com precaução

Interações medicamentosas: vacina rotavírus, varfarina, nefazodona, claritromicina, atracúrio, fenobarbital, primidona, ácido acetilsalicílico, quinupristina, dalfopristina, diltiazem, carbamazepina, ciclosporina, cetoconazol, eritromicina, rifampicina, aprepitanto, fosaprepitanto, alcurônio

Reações adversas:

- Cardiovasculares: arritmia, edema, hipertensão arterial
- Dermatológicas: acne, atrofia cutânea, equimoses, hiperpigmentação, hirsutismo
- Hematológicas: leucocitose passageira
- Neurológicas: alucinações, cefaleia, crises convulsivas, delírio, euforia, insônia, nervosismo, oscilações do humor, pseudotumor cerebral, psicoses, vertigem
- Musculoesqueléticas: artralgia, fraqueza muscular, fraturas, osteoporose
- Gastrointestinais: aumento do apetite, distensão abdominal, esofagite ulcerativa, indigestão, náusea, pancreatite, úlcera péptica, vômito
- Endócrinas e metabólicas: alcalose, amenorreia, DM, hiperglicemia, hiperlipidemia, hipopotassemia, intolerância à glicose, retenção de sódio e água, síndrome de Cushing, supressão adrenal, supressão do crescimento, supressão do eixo hipófise-adrenal
- Oculares: catarata, glaucoma
- Miscelânea: infecções, necrose avascular, processos malignos secundários, reações de hipersensibilidade, soluços intratáveis

Precauções: insuficiência secundária do córtex suprarrenal; hipotireoidismo; cirrose; herpes simples oftálmico; os corticosteroides podem agravar condições preexistentes de instabilidade emocional ou tendências psicóticas; transtornos psíquicos podem ocorrer após a terapia com corticosteroides; colite ulcerativa inespecífica; abscesso ou outra infecção piogênica; diverticulite; anastomoses intestinais recentes; úlcera péptica ativa ou latente; insuficiência renal; hipertensão; osteoporose e miastenia grave; altas doses de corticosteroides, bem como doses habituais, podem causar elevação da PA, retenção de sal e água, além de aumento da excreção de potássio; tuberculose

Contraindicações: infecções fúngicas sistêmicas

Observações: pacientes dependentes de corticosteroides que apresentem estresse – aumento da dose deve ser considerado antes, durante e depois de situações estressantes

metoclopramida

Plasil®

comp 10 mg; sol oral 1 mg/mL; sol oral (gotas) 4 mg/mL; sol inj 5 mg/mL

Precaução | Com ajuste de dose | B | Uso criterioso | MPI? Sim

60+

Classificação terapêutica: propulsivo

Posologia:

- Refluxo gastroesofágico e gastroparesia: 10 mg, VO, 4x/dia, 30 min antes das refeições; IM ou EV – 10 mg, a cada 8 h

Administração parenteral (compatível – SF e SG5%): IM – pode ser administrada sem diluição; EV – pode ser administrada sem diluição na forma de injeção lenta (1-2 min) ou ser diluída em 50 mL e infundida por pelo menos 15 min
Obs.: estabilidade de 24 h

Função hepática: pode ocorrer hepatotoxicidade (rara); cirrose – aumento do risco de retenção de líquidos e sobrecarga de volume pelo aumento transitório da aldosterona plasmática; uso com precaução

Função renal: ClCr < 40 mL/min – administrar metade da dose habitual

Ajuste de dose (pacientes geriátricos): reduzir 50% da dose

Interações medicamentosas: digoxina, ciclosporina, didanosina, suxametônio (succinilcolina)

Reações adversas:

- Cardiovasculares: bloqueio atrioventricular, bradicardia, hipertensão ou hipotensão arterial, insuficiência cardíaca congestiva, retenção líquida, rubor (após altas doses EV), taquicardia supraventricular
- Dermatológicas: edema angioneurótico (raro), erupção cutânea, urticária
- Hematológicas: agranulocitose, leucopenia, neutropenia, porfiria
- Neurológicas: sonolência (relacionada com a dose: ~10-70%), reações distônicas agudas (relacionadas com a dose e a idade: 1-25%), agitação (~10%), fadiga (~10%), acatisia, alucinações (raras), cefaleia, confusão mental, crises convulsivas, depressão, discinesia tardia, ideação suicida, insônia, síndrome neuroléptica maligna (rara), sintomas similares aos parkinsonianos, tontura
- Respiratórias: broncoespasmo, edema laríngeo (raro)
- Gastrointestinais: diarreia, náusea
- Endócrinas e metabólicas: amenorreia, galactorreia, ginecomastia, impotência
- Geniturinárias: aumento da frequência miccional, incontinência
- Ocular: distúrbio visual
- Miscelânea: meta-hemoglobinemia, reações alérgicas, sulfemoglobinemia

Precauções: pacientes adultos com idade < 30 anos (doses mais elevadas); mulheres; diabéticos; idosos; com o uso crônico, doses cumulativas totais mais elevadas; evitar uso prolongado (> 12 semanas); insuficiência cardíaca congestiva; histórico de depressão; hipertensão; deficiência de nicotinamida-adenina dinucleotídeo; deficiência NADH citocromo B5 redutase; doença de Parkinson preexistente

Contraindicações: uso concomitante com fármacos suscetíveis de provocar efeitos extrapiramidais; aumento do risco de gravidade e/ou frequência das crises epilépticas; hemorragia gastrointestinal, obstrução mecânica, perfuração ou qualquer outro uso com a estimulação da motilidade gastrointestinal; feocromocitoma preexistente – risco aumentado de crise hipertensiva; uso concomitante com inibidores da monoaminoxidase ou até 2 semanas após a interrupção

metoprolol succinato

Selozok®

comp lib control 25, 50 e 100 mg

Com ajuste de dose | Sem ajuste de dose | C | Compatível | MPI? Não

60+

Classificação terapêutica: betabloqueador seletivo

Posologia:

- Dose menor para idosos
- Hipertensão: dose inicial de 25-100 mg, 1x/dia; pode-se aumentar em intervalos semanais (máximo: 400 mg/dia)
- *Angina pectoris*: 100-200 mg, 1x/dia
- Insuficiência cardíaca: iniciar com 25 mg, 1x/dia; pode-se dobrar a dose a cada 2 semanas (máximo: 2 semanas; alvo: 200 mg/dia)

(continua)

metoprolol succinato *(continuação)*

- Arritmia cardíaca (fibrilação/*flutter* atrial, taquicardia supraventricular): 100-200 mg, 1x/dia
- Pós-infarto do miocárdio: alvo de 200 mg, 1x/dia

Função hepática: disfunção hepática – iniciar com dose baixa e aumentar gradativamente, se necessário

Função renal: disfunção renal – ajuste de dose não é necessário

Interações medicamentosas: lidocaína, diltiazem, dronedarona, terbinafina, verapamil, mirabegrona, venlafaxina, amiodarona, bloqueadores alfa-1 adrenérgicos (fentolamina, prazosina, terazosina, doxazosina, alfuzosina, tansulosina), anti-inflamatórios não esteroidais (ácido acetilsalicílico, naproxeno, fenilbutazona, ácido mefenâmico, fenoprofeno, ibuprofeno, indometacina, piroxicam, diclofenaco, cetoprofeno, flurbiprofeno, cetorolaco, tenoxicam, etofenamato, dipirona, nimesulida, lornoxicam, acemetacina, propifenazona, meloxicam, celecoxibe, proglumetacina, rofecoxibe, dexcetoprofeno, parecoxibe, valdecoxibe, etoricoxibe, nepafenaco, loxoprofeno, lumiracoxibe, ácido tolfenâmico, nimesulida, ácido flufenâmico), erva-de-são-joão, rifampicina, citalopram, fenobarbital, telitromicina, antidiabéticos (insulina humana regular, insulina humana isofana [NPH], insulina glargina, clorpropamida, glibenclamida, glipizida, metformina, acarbose, insulina lispro, repaglinida, rosiglitazona, pioglitazona, insulina asparte, insulina glulisina, exenatida, insulina detemir, sitagliptina, saxagliptina, liraglutida, linagliptina, vildagliptina, alogliptina, insulina degludeca, canaglifozina, lixisenatida, dapaglifozina, albiglutida, empaglifozina, dulaglutida, glimepirida, nateglinida), glicosídeos digitálicos (digoxina, deslanosídeo)

Reações adversas:

- Cardiovasculares: hipotensão arterial (1-27%), bradicardia (2-16%), bloqueio atrioventricular de 1° grau (intervalo P-R ≥ 0,26 segundo: 5%), dor torácica (1%), edema (periférico: 1%), insuficiência cardíaca congestiva (1%), insuficiência arterial (geralmente do tipo Raynaud: 1%), palpitação (1%), síncope (1%)
- Dermatológicas: erupção cutânea (5%), prurido (5%), exacerbação da psoríase, fotossensibilidade
- Hematológica: claudicação
- Neurológicas: tontura (2-10%), fadiga (1-10%), depressão (5%), alucinações, cefaleia, confusão mental, distúrbios do sono, insônia, perda de memória (curto prazo), pesadelos, sonolência, vertigem
- Respiratórias: dispneia (1-3%), broncoespasmo (1%), sibilos (1%), rinite
- Neurológicas: tontura (2-10%), fadiga (1-10%), depressão (5%), alucinações, cefaleia, confusão mental, distúrbios do sono, insônia, perda de memória (curto prazo), pesadelos, sonolência, vertigem
- Respiratórias: dispneia (1-3%), broncoespasmo (1%), sibilos (1%), rinite
- Musculoesquelética: dor
- Gastrointestinais: diarreia (5%), azia (1%), constipação (1%), dor (1%), flatulência (1%), náusea (1%), xerostomia (1%), vômito
- Auditiva: zumbido
- Endócrinas e metabólicas: doença de Peyronie (1%), exacerbação do diabete, redução da libido
- Oculares: distúrbios visuais, turvamento da visão
- Miscelânea: extremidades frias (1%)

Precauções: doença broncoespástica; insuficiência cardíaca congestiva; DM; paciente hemodinamicamente comprometido ou uso concomitante com drogas que diminuam a resistência periférica, o enchimento miocárdico, a contratilidade miocárdica ou a propagação do impulso elétrico no miocárdio; hipertensão; hipotensão relacionada com a dose

Contraindicações: bloqueio atrioventricular de 2° ou 3° grau; bradicardia grave; asma brônquica ou condição broncoespástica; choque cardiogênico; insuficiência cardíaca descompensada; arritmia sinusal; pacientes com suspeita de IAM com frequência cardíaca < 45 bpm, intervalo PQ > 0,24 segundo ou PA sistólica < 100 mmHg

metoprolol tartarato

Lopressor®; Seloken®; Seloken® injetável

comp rev 100 mg; comp 100 mg; sol inj 1 mg/mL (5 mg)

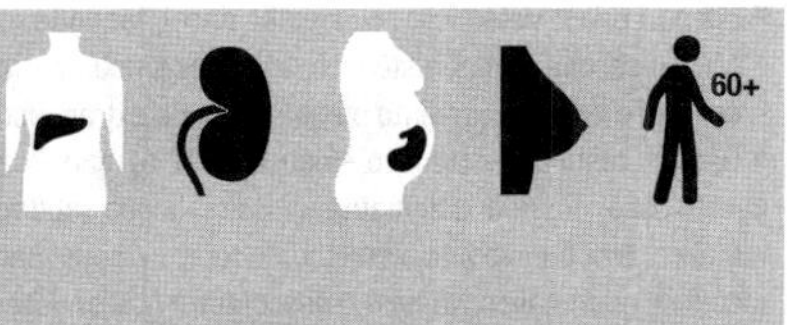

Com ajuste de dose	Sem ajuste de dose	B	Compatível	MPI? Não

Classificação terapêutica: betabloqueador seletivo

(continua)

metoprolol tartarato *(continuação)*

Posologia:

- Dose menor para idosos
- Hipertensão: 100-200 mg, VO, 1-2x/dia
- *Angina pectoris*: 100-200 mg/dia, VO, 2x/dia
- Arritmia cardíaca (fibrilação/*flutter* atrial, taquicardia supraventricular): 100-200 mg/dia, VO, 2x/dia; 2,5-5 mg, EV, a cada 5 min (não exceder total de 15 mg, em 15 min)
- Pós-infarto do miocárdio: alvo de 200 mg/dia, VO, 2x/dia; 5 mg, EV, a cada 3 min, em 3 doses

Administração parenteral (compatível – SF e SG5%): pode ser administrado por injeção EV lenta ou pode ser diluído à concentração de 5-10 mg/mL e infundido em 30-60 min

Obs.: estabilidade de 24 h em TA

Função hepática: disfunção hepática – iniciar com dose baixa e aumentar gradativamente, se necessário

Função renal: disfunção renal – ajuste de dose não é necessário

Interações medicamentosas: lidocaína, diltiazem, dronedarona, terbinafina, verapamil, mirabegrona, venlafaxina, amiodarona, bloqueadores alfa-1 adrenérgicos (fentolamina, prazosina, terazosina, doxazosina, alfuzosina, tansulosina), anti-inflamatórios não esteroidais (ácido acetilsalicílico, naproxeno, fenilbutazona, ácido mefenâmico, fenoprofeno, ibuprofeno, indometacina, piroxicam, diclofenaco, cetoprofeno, flurbiprofeno, cetorolaco, tenoxicam, etofenamato, dipirona, nimesulida, lornoxicam, acemetacina, propifenazona, meloxicam, celecoxibe, proglumetacina, rofecoxibe, dexcetoprofeno, parocoxibe, valdecoxibe, etoricoxibe, nepafenaco, loxoprofeno, lumiracoxibe, ácido tolfenâmico, nimesulida, ácido flufenâmico), erva-de-são-joão, rifampicina, citalopram, fenobarbital, telitromicina, antidiabéticos (insulina humana regular, insulina humana isofana [NPH], insulina glargina, clorpropamida, glibenclamida, glipizida, metformina, acarbose, insulina lispro, repaglinida, rosiglitazona, pioglitazona, insulina asparte, insulina glulisina, exenatida, insulina detemir, sitagliptina, saxagliptina, liraglutida, linagliptina, vildagliptina, alogliptina, insulina degludeca, canaglifozina, lixisenatida, dapaglifozina, albiglutida, empaglifozina, dulaglutida, glimepirida, nateglinida), glicosídeos digitálicos (digoxina, deslanosídeo)

Reações adversas:

- Cardiovasculares: hipotensão arterial (1-27%), bradicardia (2-16%), bloqueio atrioventricular de 1° grau (intervalo P-R ≥ 0,26 segundo: 5%), dor torácica (1%), edema (periférico: 1%), insuficiência cardíaca congestiva (1%), insuficiência arterial (geralmente do tipo Raynaud: 1%), palpitação (1%), síncope (1%)
- Dermatológicas: erupção cutânea (5%), prurido (5%), exacerbação da psoríase, fotossensibilidade
- Hematológica: claudicação
- Neurológicas: tontura (2-10%), fadiga (1-10%), depressão (5%), alucinações, cefaleia, confusão mental, distúrbios do sono, insônia, perda de memória (curto prazo), pesadelos, sonolência, vertigem
- Respiratórias: dispneia (1-3%), broncoespasmo (1%), sibilos (1%), rinite
- Musculoesquelética: dor
- Gastrointestinais: diarreia (5%), azia (1%), constipação (1%), dor (1%), flatulência (1%), náusea (1%), xerostomia (1%), vômito
- Auditiva: zumbido
- Endócrinas e metabólicas: doença de Peyronie (1%), exacerbação do diabete, redução da libido
- Oculares: distúrbios visuais, turvamento da visão
- Miscelânea: extremidades frias (1%)

Precauções: doença broncoespástica; insuficiência cardíaca congestiva; DM; paciente hemodinamicamente comprometido ou uso concomitante com drogas que diminuam a resistência periférica, o enchimento miocárdico, a contratilidade miocárdica ou a propagação do impulso elétrico no miocárdio; hipertensão; hipotensão relacionada com a dose

Contraindicações: bloqueio atrioventricular de 2° ou 3° grau; bradicardia grave; asma brônquica ou condição broncoespástica; choque cardiogênico; insuficiência cardíaca descompensada; arritmia sinusal; pacientes com suspeita de IAM com frequência cardíaca < 45 bpm, intervalo PQ > 0,24 segundo ou PA sistólica < 100 mmHg

metotrexato

Miantrex CS®; Metotrexato®

sol inj 25 e 100 mg/mL; comp 2,5 mg

Hepática	Renal	Gestação	Lactação	60+
Contraindicado	Contraindicado	X	Contraindicado	MPI? Não

Classificação terapêutica: imunossupressor

Posologia:

- Indicações oncológicas: doses específicas para cada tumor
- Psoríase grave: 10-25 mg, IM ou EV, 1x/semana
- Artrite reumatoide: 15 mg, IM, 1x/semana (pode variar de acordo com a condição clínica do paciente)

Administração parenteral (compatível – bicarbonato de sódio 0,05 M, SG5% e SG5% em SF): pode ser administrado IM, intratecal e por infusão EV; posologia depende da indicação e das condições do paciente – doses EV muito elevadas (12-15 g/m^2) devem ser administradas com ácido folínico, a fim de proteger contra toxicidade excessiva
Obs.: fotossensível

Função hepática: podem ocorrer cirrose e fibrose portal na terapia crônica; a elevação aguda de enzimas hepáticas é comum após alta dose e geralmente desaparece em até 10 dias (1-10%); doença hepática crônica, incluindo a alcoólica – uso contraindicado

Função renal: pode ocorrer disfunção renal; azotemia, insuficiência renal e nefropatia são mais comuns com dose alta (1-10%); em casos de insuficiência renal, ascite ou derrame pleural, a eliminação é reduzida; ClCr de 10-50 mL/min – administrar 50% da dose; ClCr < 10 mL/min – uso contraindicado; hemodiálise – administrar 50% da dose

Interações medicamentosas: vacinas de vírus vivos (bacilo Calmette-Guérin, vacina vírus rubéola, vacina caxumba, vacina poliomielite, vacina sarampo, vacina influenza, vacina catapora [varicela], vacina febre amarela, vacina febre tifoide, vacina adenovírus tipo 4, vacina adenovírus tipo 7, vacina rotavírus), leflunomida, fenitoína, pantoprazol, tenoxicam, tamoxifeno, dantroleno, hidrato de cloral, ticarcilina, omeprazol, doxiciclina, diclofenaco, triantereno, dipirona, hidroclorotiazida, indometacina, cetoprofeno, penicilina V, penicilina G, esomeprazol, levetiracetam, pristinamicina, flurbiprofeno, amoxicilina, piperacilina, ibuprofeno, ácido acetilsalicílico, varfarina, nimesulida, ciclosporina, rofecoxibe, amiodarona, etoricoxibe, eltrombopague, mercaptopruina, teofilina

Reações adversas (variam conforme a via de administração e a dose; toxicidade hematológica e/ou gastrointestinal podem ser comuns com doses utilizadas na quimioterapia, mas são menos frequentes com doses tipicamente empregadas em doenças reumáticas):

- Cardiovascular (1-10%): vasculite
- Dermatológicas: hiperemia cutânea (> 10%); 1-10% – alopecia, despigmentação ou hiperpigmentação cutânea, erupção cutânea, fotossensibilidade
- Hematológicas: leucopenia (> 10%), trombocitopenia (> 10%); 1-10% – hemorragia; mielossupressão (é o principal fator limitador da administração – com a mucosite – de metotrexato; ocorre aproximadamente 5-7 dias após a terapia e deve desaparecer em até 2 semanas); contagem leucocitária (redução discreta); contagem de plaquetas (redução moderada; início: 7 dias; nadir: 10 dias; recuperação: 21 dias)
- Neurológicas (com a administração intratecal ou com a terapia com dose muito alta): aracnoidite (> 10%) – reação aguda que se manifesta como cefaleia intensa, rigidez nucal, vômito e febre e pode ser aliviada com a redução do medicamento; toxicidade subaguda (10% dos pacientes tratados com 12-15 mg/m^2 de metotrexato intratecal podem apresentá-la na 2ª ou 3ª semana de terapia) – paralisia motora de extremidades, paralisia de nervos cranianos, crises convulsivas ou coma, também foi observada em crianças que receberam doses EV muito altas; encefalopatia desmielinizante (> 10%) – observada após meses ou anos de uso, geralmente associada à radioterapia craniana ou a outra quimioterapia sistêmica; 1-10% – calafrios, crises convulsivas, encefalopatia, febre, mal-estar, tontura
- Respiratórias: faringite (> 10%); 1-10% – pneumonite associada a febre, tosse e infiltração intersticial pulmonar (suspender o uso durante a reação aguda) – a incidência relatada foi de 1% em pacientes com artrite reumatoide (dose: 7,5-15 mg/semana)
- Musculoesquelética (1-10%): artralgia

(continua)

metotrexato *(continuação)*

- Gastrointestinais (> 10%): anorexia, diarreia, estomatite ulcerativa, gengivite, glossite, mucosite, náusea, perfuração intestinal, vômito (dependente da dose – manifesta-se 3-7 dias após a terapia; resolução em até 2 semanas)
- Endócrinas e metabólicas (> 10%): defeito da oogênese ou espermatogênese, hiperuricemia; diabete (1-10%)
- Geniturinária (1-10%): cistite
- Ocular (1-10%): turvamento da visão

Precauções: uso concomitante de radioterapia; diarreia, vômito e estomatite; toxicidade grave, inclusive mortes relacionadas com a dose – ajuste e/ou suspensão podem ser necessárias; síndrome de lise tumoral; uso concomitante com vacina e vírus vivo; uso concomitante de AINH com o metotrexato em dose elevada; debilitados; idosos; infecção ativa; obesidade, diabete, fibrose hepática ou esteato-hepatite – aumento do risco de lesão hepática e fibrose; úlcera péptica ou colite ulcerativa preexistente

Contraindicações: alcoolismo; discrasias sanguíneas preexistentes; síndromes de imunodeficiência; homens sexualmente ativos – evitar a fecundação do sexo feminino durante e por período mínimo de 3 meses após a terapia

metronidazol

Flagyl®; Flagyl® ginecológico

sol inj 0,5% (500 mg); comp rev 250 e 400 mg; gel vag 100 mg/g

Hepática	Renal	Gestação	Lactação	60+
Contraindicado	Com ajuste de dose	B	Contraindicado	MPI? Não

Classificação terapêutica: anti-infeccioso, medicamento contra a amebíase e outras doenças por protozoário

Posologia:

- Infecções por anaeróbios: EV – 500 mg, a cada 8 h; vaginal – 1 aplicação à noite por 10-20 dias
- Doses por VO e EV podem variar conforme indicação clínica

Administração parenteral: solução injetável pronta para uso não requer diluição ou tamponamento; deve ser infundida em 30-60 min
Obs.: precisa ser protegida de luz e congelamento

Função hepática: insuficiência hepática leve a moderada – ajuste de dose não é necessário; insuficiência hepática grave (Child-Pugh classe C) – comprimidos de liberação prolongada contraindicados, a menos que benefícios sejam superiores a risco; comprimidos de liberação imediata – reduzir a dose em 50% em relação ao uso EV

Função renal: ClCr < 10 mL/min – reduzir 50% da dose habitual; hemodiálise – considerar uma dose suplementar depois se a administração não puder ser separada a partir da sessão de diálise; CAPD – ajuste de dose não é necessário

Interações medicamentosas: dissulfiram, amprenavir, micofenolato de sódio, micofenolato de mofetila, mebendazol, bussulfano, varfarina, hidroxicloroquina, donepezila, tacrolimo, lítio, ciclosporina, carbamazepina, colestiramina

Reações adversas:

- Cardiovasculares: sistêmico – achatamento da onda T, rubor
- Dermatológicas: sistêmico – exantema eritematoso, urticária; tópico – dermatite de contato, erupção cutânea, irritação, prurido, ressecamento, sensação de queimação
- Hematológicas: sistêmico – neutropenia (reversível), trombocitopenia (reversível, rara)
- Neurológicas: sistêmico – ataxia, cefaleia, comprometimento da coordenação, confusão mental, crise convulsiva, febre, insônia, irritabilidade, vertigem; tópico – cefaleia; vaginal – cefaleia (5%), tontura (2%)
- Respiratórias: sistêmico – congestão nasal, faringite, rinite, sinusite
- Musculoesqueléticas: sistêmico – fraqueza, neuropatia periférica; tópico – sensação de formigamento ou anestesia de extremidades
- Gastrointestinais: sistêmico – náusea (~12%), anorexia, cólicas abdominais, constipação, diarreia, estomatite, glossite, língua saburrosa, sabor incomum ou metálico, proctite, vômito, xerostomia; tópico – constipação, náusea, sabor incomum ou metálico; vaginal – desconforto (7%), náusea ou vômito (4%), sabor incomum ou metálico (2%), diarreia (1%)
- Endócrinas e metabólicas: sistêmico – dismenorreia, reação similar à do dissulfiram, redução da libido

(continua)

metronidazol *(continuação)*

- Geniturinárias: sistêmico – cistite, disúria, incontinência, poliúria, urina escurecida (rara), vaginite; vaginal – secreção vaginal (12%), vaginite (10%), irritação vulvar ou vaginal (9%), desconforto pélvico (3%)
- Miscelânea: sistêmico – monilíase, síndrome similar à gripe
- Local: tópico – reação alérgica local
- Ocular: irritação

Precauções: meningite asséptica; discrasia sanguínea; candidíase; doença do SNC; pacientes predispostos a edema (injetável); encefalopatia; convulsões

micafungina

Mycamine®

sol inj 50 e 100 mg

Sem informações | Precaução | C | Uso criterioso | MPI? Não

Classificação terapêutica: antimicótico

Posologia:

- Candidíase esofágica: 150 mg, EV, a cada 24 h
- Candidemia: 100 mg, EV, a cada 24 h
- Profilaxia em transplante de medula óssea: 50 mg, a cada 24 h

Administração parenteral (compatível – SF e SG5%): reconstituir com 5 mL de solução compatível, gerando soluções de 10 e 20 mg/mL, respectivamente; não agitar vigorosamente; adicionar o volume da dose correspondente em 100 mL de solução compatível e administrar infusão EV (cerca de 1 h)
Obs.: estabilidade de 24 h em TA

Função hepática: podem ocorrer aumento de AST (6%), aumento da fosfatase alcalina sérica (5%) e aumento de ALT (5%); não há informações sobre necessidade de ajuste de dose

Função renal: disfunção renal – monitoração recomendada para doentes que desenvolveram alterações nos exames da função renal; sem ajuste de dose; uso com precaução

Interações medicamentosas: sirolimo, itraconazol, nifedipino

Reações adversas (incidência de todas as indicações aprovadas para profilaxia e tratamento; maior frequência em estudos com pacientes de transplante de células-tronco hematopoiéticas):

- Cardiovasculares: hipotensão arterial (9%), taquicardia (8%), edema periférico (7%), hipertensão arterial (7%), flebite (6%), edema (5%)
- Dermatológicas: erupção cutânea (9%), prurido (6%)
- Hematológicas: trombocitopenia (15%), neutropenia (14%), anemia (10%), neutropenia febril (6%)
- Neurológicas: febre (20%), cefaleia (16%), insônia (10%), ansiedade (6%), fadiga (6%)
- Respiratórias: tosse (8%), dispneia (6%)
- Musculoesqueléticas: rigidez (9%), dorsalgia ou lombalgia (5%)
- Gastrointestinais: diarreia (23%), náusea (22%), vômito (22%), inflamação da mucosa, constipação (11%), dor abdominal (10%), anorexia (6%), dispepsia (6%)
- Endócrinas e metabólicas: hipopotassemia (18%), hipomagnesemia (13%), hipocalcemia (7%), hiperglicemia (6%)
- Miscelânea: bacteriemia (6%), sepse (5%)

Precauções: anemia hemolítica e hemólise significativa (incluindo hemólise intravascular aguda)

micofenolato de mofetila

Cellcept®

comp rev (gastrorresistente) 500 mg

Precaução | Com ajuste de dose | D | Uso criterioso | MPI? Não

Classificação terapêutica: imunossupressor

Posologia:

- Pós-transplante renal: 1 g, VO, 2x/dia
- Pós-transplante cardíaco: 1,5 g, VO, 2x/dia
- Pós-transplante hepático: 1,5 g, 2x/dia

(continua)

micofenolato de mofetila *(continuação)*

- Nefrite lúpica: indução: 1 g, 2x/dia, por 6 meses; dose manutenção de 0,5-3 g, 1x/dia, ou 1 g, 2x/dia

Função hepática: podem ocorrer provas de função hepática anormais (< 25%), ascite (24%), alcalose, aumento da fosfatase alcalina, aumento da gamaglutamil transferase, aumento de transaminases, bilirrubinemia, colangite, hepatite, icterícia, icterícia colestática, lesão hepática; uso com precaução

Função renal: podem ocorrer albuminúria, aumento de creatinina (< 39%), aumento de BUN (< 35%), disúria, hematúria, hidronefrose, insuficiência renal, necrose tubular renal, oligúria; transplantados renais com ClCr < 25 mL/min – não exceder dose de 1 g/dia no período pós-transplante; após isso, não é necessário ajuste de dose

Interações medicamentosas: metronidazol, norfloxacino, omeprazol, antiácidos (carbonato de magnésio, hidróxido de magnésio, trissilicato de magnésio, óxido de magnésio, carbonato de alumínio, hidróxido de alumínio, fosfato de alumínio, magaldrato), colestiramina, pantoprazol, rifampicina, ciprofloxacino, ciclosporina, aciclovir, valaciclovir, sevelamer, contraceptivos (medroxiprogesterona, estradiol, levonorgestrel, noretindrona, dienogeste, drospirenona, norelgestromina, desogestrel, norgestrel, norgestimato, etinilestradiol, etonogestrel)

Reações adversas (relatadas em estudos de rejeição de aloenxertos renais, cardíacos e hepáticos de adultos após a administração VO; em geral, as doses mais baixas utilizadas para pacientes com rejeição de transplante renal produziram menos efeitos adversos que as mais altas; as taxas de efeitos adversos foram similares para cada indicação, exceto para aqueles exclusivos do órgão específico envolvido; os efeitos adversos observados em pacientes pediátricos foram semelhantes aos observados em adultos; anemia, diarreia, dor abdominal, faringite, febre, hipertensão arterial, infecção, infecção do trato respiratório, sepse e vômito foram observados em maior proporção; o único tipo de processo maligno observado foi o distúrbio linfoproliferativo):

- Cardiovasculares: hipertensão arterial (28-77%), edema periférico (27-64%), hipotensão arterial (< 33%), edema (27-28%), taquicardia (20-22%); 3-20% – angina, arritmia, aumento da pressão venosa, bradicardia, derrame pericárdico, distúrbio vascular periférico, extrassístoles supraventriculares, extrassístoles ventriculares, extrassístoles, edema facial, fibrilação atrial, *flutter* atrial, hipervolemia, hipotensão postural, insuficiência cardíaca congestiva, insuficiência cardíaca, palidez, palpitação, parada cardíaca, síncope, taquicardia supraventricular, taquicardia ventricular, trombose, trombose arterial, vasodilatação, vasoespasmo
- Dermatológicas: erupção cutânea (< 22%); 3-20% – acne, alopecia, carcinoma de pele, celulite, equimoses, exantema vesicobolhoso, hipertrofia cutânea, hirsutismo, petéquias, prurido, úlcera cutânea
- Hematológicas: leucopenia (23-46%), anemia hipocrômica (26-43%), leucocitose (22-40%), trombocitopenia (36%); 3-20% – aumento de tromboplastina, aumento do TP, distúrbios da coagulação, hemorragia, neutropenia, pancitopenia, policitemia
- Neurológicas: dor (31-76%), cefaleia (16-54%), insônia (41-52%), febre (21-52%), tontura (< 29%), ansiedade (28%); 3-20% – agitação, alucinações, calafrios com febre, confusão mental, convulsão, delírio, depressão, labilidade emocional, hipoestesia, mal-estar, nervosismo, pensamento anormal, psicose, sonolência, vertigem
- Respiratórias: dispneia (31-37%), infecção do trato respiratório (22-37%), tosse (31%), distúrbios pulmonares (22-30%); 3-20%: acidose respiratória, alteração da voz, apneia, asma, atelectasia, aumento de escarro, bronquite, derrame pleural, edema pulmonar, epistaxe, faringite, hemoptise, hipertensão pulmonar, hiperventilação, hipóxia, monilíase respiratória, pneumonia, pneumotórax, rinite, sinusite, soluços
- Musculoesqueléticas: dorsalgia/lombalgia (35-47%), fraqueza (35-43%), tremor (24-34%), parestesia (21%); 3-20% – artralgia, câibras em membros inferiores, cervicalgia, distúrbios articulares, hipertonia, mialgia, miastenia, neuropatia, osteoporose
- Gastrointestinais: dor abdominal (25-62%), náusea (20-54%), diarreia (31-52%), constipação (18-41%), vômito (33-34%), anorexia (< 25%), dispepsia (22%); 3-20% – aumento do abdome, disfagia, distúrbios gástricos, esofagite, estomatite, flatulência, gastroenterite, gastrite, gengivite, hemorragia gastrointestinal, hiperplasia gengival, íleo paralítico, melena, monilíase gastrointestinal, monilíase oral, ressecamento da boca, ulceração bucal
- Endócrinas e metabólicas: hiperglicemia (44-47%), hipercolesterolemia (41%), hipomagnesemia (< 39%), hipopotassemia (32-37%), hipocalcemia (< 30%), hiperpotassemia (até 22%); 3-20%: acidose, desidratação, DM, distúrbios das paratireoides, ganho ou perda de peso, gota, hipercalcemia, hiperfosfatemia, hiperlipidemia, hiperuricemia, hipocloremia, hipoglicemia, hiponatremia, hipoproteinemia, hipotireoidismo, síndrome de Cushing

(continua)

micofenolato de mofetila *(continuação)*

- Geniturinárias: ITU (37%); 3-20% – aumento da frequência miccional, distúrbio prostático, distúrbios do trato urinário, dor pélvica, edema escrotal, impotência, incontinência urinária, noctúria, retenção urinária
- Miscelânea: infecção (18-27%), candidíase (11-22%), herpes simples (10-21%); 3-20% – candidíase (mucocutânea: 15-18%), viremia ou síndrome do citomegalovírus (12-14%), doença invasiva tecidual causada pelo citomegalovírus (6-11%), doença cutânea causada pelo herpes-zóster (4-10%), aumento da DHL, cicatrização anormal, cisto, dermatite fúngica, diaforese, hérnia, íleo paralítico, infecção, peritonite, pielonefrite, sede, síndrome similar à gripe
- Auditivas (3-20%): distúrbios auditivos, otalgia, surdez, zumbido
- Oculares (3-20%): ambliopia, catarata, conjuntivite, distúrbios da lacrimação, hemorragia ocular, visão anormal
- Local (3-20%): abscesso

Precauções: utilização de vários regimes de tratamento imunossupressor; pacientes submetidos a transplante cardíaco; uso concomitante com azatioprina, colestiramina ou agentes que interfiram na recirculação entero-hepática, como norfloxacino e rifampicina, não é recomendado; função retardada do enxerto; doenças do sistema digestivo ativo e grave; reativação do vírus da hepatite B ou C; deficiência hereditária de hipoxantina-guanina-fosforribosil-transferase, como de síndrome de Lesch-Nyhan e síndrome de Kelley-Seegmiller; infecção por vírus polioma; vacinação pode ser menos eficaz – evitar o uso de vacinas de vírus vivos atenuados

micofenolato de sódio

Myfortic®

comp rev 180 e 360 mg

Precaução | Precaução | D | Uso criterioso | MPI? Não

Classificação terapêutica: imunossupressor

Posologia:

- Pós-transplante: 720 mg, VO, 2x/dia

Função hepática: provas de função hepática anormais (< 25%), ascite (24%); 3-20% – alcalose, aumento da fosfatase alcalina, aumento da gamaglutamil transferase, aumento de transaminases, bilirrubinemia, colangite, hepatite, icterícia, icterícia colestática, lesão hepática; uso com precaução

Função renal: podem ocorrer aumento de creatinina (< 39%), aumento de BUN (< 35%), albuminúria, disúria, hematúria, hidronefrose, insuficiência renal, necrose tubular renal, oligúria; ClCr < 25 mL/min/1,73 m^2 – aumento da exposição plasmática da droga ativa e do metabólito; uso com precaução

Ajuste de dose: neutropenia (contagem absoluta de neutrófilos < 1.300/mcL) ou anemia – reduzir a dose ou interromper a terapia

Interações medicamentosas: metronidazol, norfloxacino, omeprazol, antiácidos (carbonato de magnésio, hidróxido de magnésio, trissilicato de magnésio, óxido de magnésio, carbonato de alumínio, hidróxido de alumínio, fosfato de alumínio, magaldrato), rifampicina, ciclosporina, deslanzoprazol, colestiramina, vacinas de vírus vivos (bacilo Calmette-Guérin, vacina rubéola, vacina caxumba, vacina poliomielite, vacina sarampo, vacina influenza, vacina catapora [varicela], vacina febre amarela, vacina febre tifoide, vacina adenovírus tipo 4, vacina adenovírus tipo 7, vacina rotavírus), colestipol, azatioprina, colesevelam, contraceptivos (medroxiprogesterona, estradiol, levonorgestrel, noretindrona, dienogeste, drospirenona, norelgestromina, desogestrel, norgestrel, norgestimato, etinilestradiol, etonogestrel), aciclovir, valaciclovir, sevelamer, ferro, equinacina, fenofibrato, ganciclovir, valganciclovir

Reações adversas (relatadas por adultos após a administração VO isoladamente em estudos de rejeição de aloenxertos renais, cardíacos e hepáticos; em geral, as doses mais baixas utilizadas para pacientes com rejeição de transplante renal produziram menos efeitos adversos que as mais altas; as taxas de efeitos adversos foram similares para cada indicação, exceto para aqueles exclusivos do órgão específico envolvido; os efeitos adversos observados em pacientes pediátricos foram similares aos observados em adultos; anemia, diarreia, dor abdominal, faringite, febre, hipertensão arterial, infecção, infecção do trato respiratório, sepse e vômito foram observados em maior proporção; o único tipo de processo maligno observado foi o distúrbio linfoproliferativo):

(continua)

micofenolato de sódio *(continuação)*

- Cardiovasculares: hipertensão arterial (28-77%), edema periférico (27-64%), hipotensão arterial (< 33%), edema (27-28%), taquicardia (20-22%); 3-20% – angina, arritmia, aumento da pressão venosa, bradicardia, derrame pericárdico, distúrbio vascular periférico, extrassístoles supraventriculares, extrassístoles ventriculares, extrassístoles, edema facial, fibrilação atrial, *flutter* atrial, hipervolemia, hipotensão postural, insuficiência cardíaca congestiva, insuficiência cardíaca, palidez, palpitação, parada cardíaca, síncope, taquicardia supraventricular, taquicardia ventricular, trombose, trombose arterial, vasodilatação, vasoespasmo
- Dermatológicas: erupção cutânea (< 22%); 3-20% – acne, alopecia, carcinoma de pele, celulite, equimoses, exantema vesicobolhoso, hipertrofia cutânea, hirsutismo, petéquias, prurido, úlcera cutânea
- Hematológicas: leucopenia (23-46%), anemia hipocrômica (26-43%), leucocitose (22-40%), trombocitopenia; 3-20% – aumento de tromboplastina, aumento do TP, distúrbios da coagulação, hemorragia, neutropenia, pancitopenia, policitemia
- Neurológicas: dor (31-76%), cefaleia (16-54%), insônia (41-52%), febre (21-52%), tontura (< 29%), ansiedade (28%); 3-20% – agitação, alucinações, calafrios com febre, confusão mental, convulsão, delírio, depressão, labilidade emocional, hipoestesia, mal-estar, nervosismo, pensamento anormal, psicose, sonolência, vertigem
- Respiratórias: dispneia (31-37%), infecção do trato respiratório (22-37%), tosse (31%), distúrbios pulmonares (22-30%); 3-20%: acidose respiratória, alteração da voz, apneia, asma, atelectasia, aumento de escarro, bronquite, derrame pleural, edema pulmonar, epistaxe, faringite, hemoptise, hipertensão pulmonar, hiperventilação, hipóxia, monilíase respiratória, pneumonia, pneumotórax, rinite, sinusite, soluços
- Musculoesqueléticas: dorsalgia/lombalgia (35-47%), fraqueza (35-43%), tremor (24-34%), parestesia (21%); 3-20% – artralgia, cãibras em membros inferiores, cervicalgia, distúrbios articulares, hipertonia, mialgia, miastenia, neuropatia, osteoporose
- Gastrointestinais: dor abdominal (25-62%), náusea (20-54%), diarreia (31-52%), constipação (18-41%), vômito (33-34%), anorexia (< 25%), dispepsia (22%); 3-20% – aumento do abdome, disfagia, distúrbios gástricos, esofagite, estomatite, flatulência, gastroenterite, gastrite, gengivite, hemorragia gastrointestinal, hiperplasia gengival, íleo paralítico, melena, monilíase gastrointestinal, monilíase oral, ressecamento da boca, ulceração bucal
- Endócrinas e metabólicas: hiperglicemia (44-47%), hipercolesterolemia (41%), hipomagnesemia (< 39%), hipopotassemia (32-37%), hipocalcemia (< 30%), hiperpotassemia (até 22%); 3-20%: acidose, desidratação, DM, distúrbios das paratireoides, ganho ou perda de peso, gota, hipercalcemia, hiperfosfatemia, hiperlipidemia, hiperuricemia, hipocloremia, hipoglicemia, hiponatremia, hipoproteinemia, hipotireoidismo, síndrome de Cushing
- Geniturinário: ITU (37%); 3-20% – aumento da frequência miccional, distúrbio prostático, distúrbios do trato urinário, dor pélvica, edema escrotal, impotência, incontinência urinária, noctúria, retenção urinária
- Miscelânea: infecção (18-27%), candidíase (11-22%), herpes simples (10-21%); 3-20% – candidíase (mucocutânea: 15-18%), viremia ou síndrome do citomegalovírus (12-14%), doença invasiva tecidual causada pelo citomegalovírus (6-11%), doença cutânea causada pelo herpes-zóster (4-10%), aumento da DHL, cicatrização anormal, cisto, dermatite fúngica, diaforese, hérnia, íleo paralítico, infecção, peritonite, pielonefrite, sede, síndrome similar à gripe
- Auditivas (3-20%): distúrbios auditivos, otalgia, surdez, zumbido
- Oculares (3-20%): ambliopia, catarata, conjuntivite, distúrbios da lacrimação, hemorragia ocular, visão anormal
- Local (3-20%): abscesso

Precauções: uso concomitante não recomendado – azatioprina, micofenolato de mofetila, colestiramina ou outros agentes que interfiram na recirculação entero-hepática, ou drogas que possam ligar ácidos biliares (p. ex., carvão ativado VO, sequestradores dos ácidos biliares); combinação de norfloxacino e metronidazol, vacinas de vírus vivos, rifampicina; evitar uso concomitante de vacinas de vírus vivos; função retardada do enxerto; doença do sistema digestivo ativa e grave; hemorragia gastrointestinal; deficiência hereditária de hipoxantina-guanina-fosforribosil-transferase, como de síndrome de Lesch-Nyhan e síndrome de Kelley-Seegmiller; infecção por vírus polioma; vacinação pode ser menos eficaz – evitar o uso de vacinas de vírus vivos atenuados; exposição à luz do sol ou à luz UV

miconazol

Daktarin®; Daktarin® gel oral; Daktazol®

gel 20 mg/g; creme e loção 20 mg/g

Sem ajuste de dose | Precaução | C | Compatível | MPI? Não

Classificação terapêutica: anti-infeccioso

Posologia:

- *Tinea pedis* ou *corporis*: aplicar na região afetada 2x/dia

Função hepática: insuficiência hepática – risco para o aumento da exposição sistêmica; uso com precaução

Função renal: insuficiência renal – ajuste de dose não é necessário

Interações medicamentosas: escitalopram, fenitoína, varfarina, trimetrexato, tolterodina

Reações adversas:

- Dermatológicas: tópico – dermatite alérgica de contato, maceração; vaginal – irritação, prurido
- Gastrointestinais: tópico – sensação de queimação; vaginal – cólicas abdominais

Precauções: crianças; jovens; perigo potencial de asfixia – uso não recomendado

midazolam

Dormonid®

sol inj 15 mg/3 mL, 5 mg/5 mL, 50 mg/10 mL, comp rev 7,5 e 15 mg

Contraindicado | Com ajuste de dose | C | Contraindicado | MPI? Não

Classificação terapêutica: benzodiazepínico

Posologia:

- Sedação pré-procedimento/cirurgia: adultos < 60 anos – 0,07-0,08 mg/kg, IM, 30-60 min antes da cirurgia (usual: 5 mg, IM); dose de 0,02-0,04 mg/kg pode ser repetida a cada 5 min até 0,1-0,2 mg/kg; idosos > 60 anos – 0,02-0,05 mg/kg, IM, 30-60 min antes da cirurgia (usual: 2-3 mg, IM)
- Sedação pré-procedimento e coma ansiolítico de pacientes pediátricos: dose única de 0,25-1 mg/kg (máximo: 20 mg)
- Sedação consciente: adultos < 60 anos – 1 mg, EV (não administrar > 2,5 mg em período de 2 min); doses adicionais a cada 2 min podem ser realizadas; em geral, doses < 5 mg são necessárias; idosos > 60 anos – 0,5 mg, EV (não administrar > 1,5 mg em período de 2 min); doses adicionais a cada 2 min podem ser realizadas; em geral, doses < 3,5 mg são necessárias
- Sedação em ventilação mecânica: dose inicial de 0,01-0,05 mg/kg (0,5-4 mg) pode ser repetida em intervalos de 5-15 min; dose de manutenção de 0,02-0,1 mg/kg/h (0,3-1,7 mcg/kg/min)

Administração parenteral (compatível – SF, SG5% e SG5% em SF): IM – administração profunda em região de grande massa muscular; EV – pode-se administrar por injeção lenta sem diluição (2-4 min) ou por infusão diluída em 30 mL, à taxa de 0,03-0,1 mg/kg/h
Obs.: estabilidade de 24 h em TA

Função hepática: disfunção hepática – uso contraindicado

Função renal: doença renal crônica – risco de toxicidade de drogas; ClCr < 10 mL/min – reduzir 50% da dose recomendada

Ajustes de dose: pacientes idosos, debilitados, cirúrgicos e doentes de alto risco – redução da dose é necessária ou não se recomenda o uso; uso antecedente a narcóticos ou outros depressores do SNC – dose de diminuição em 30-50% para sedação/ansiolítico/amnésia

Interações medicamentosas: telaprevir, itraconazol, cetoconazol, boceprevir, nelfinavir, fosamprenavir, amprenavir, posaconazol, simeprevir, claritromicina, nilotinibe, orlistate, barbitúricos (primidoma, fenobarbital, tiopental), ciclosporina, erva-de-são-joão, mitotano, eritromicina, fluconazol, voriconazol, *ginkgo biloba*, laropipranto, quinupristina, dalfopristina, halotano, teofilina, equinacina, aprepipanto, fosaprepipanto, armodafilina, verapamil, fenitoína, diltiazem, cimetidina, fluvoxamina, crizotinibe, telitromicina, roxitromicina, carbamazepina

Reações adversas:

- Cardiovascular: hipotensão arterial (crianças: 3%)
- Neurológicas (1-10%): atividade similar à crise convulsiva (crianças: 1%), cefaleia (1%), sonolência (1%), exacerbação da sedação

(continua)

midazolam *(continuação)*

- Respiratórias (> 10%): apneia (crianças: 3%), redução do volume corrente e/ou da frequência respiratória; tosse (1%)
- Gastrointestinais: náusea (3%), vômito (3%)
- Locais: dor e reações no local da injeção (IM: 4%; EV: 5%; gravidade menor que com diazepam)
- Ocular: nistagmo (crianças: 1%)
- Miscelânea (1-10%): soluços (4%; crianças: 1%), reação paradoxal (crianças: 2%), dependência física e psicológica com o uso prolongado

Precauções: eventos adversos cardiorrespiratórios foram relatados; função cardíaca ou função respiratória comprometida; insuficiência cardíaca congestiva; doença pulmonar obstrutiva crônica; procedimentos que envolvam vias aéreas superiores

Contraindicações: uso concomitante com inibidores da protease do HIV, efavirenz ou elvitegravir/cobicistat; glaucoma de ângulo estreito agudo; glaucoma de ângulo aberto não tratado; redução dos sinais vitais ou intoxicação por álcool; choque ou coma; doença aguda descompensada

milrinona

Primacor®

sol inj 1 mg/mL

Sem informações | Com ajuste de dose | C | Sem informações | MPI? Não

Classificação terapêutica: inibidores da fosfodiesterase

Posologia:

- Inotrópico positivo: dose de ataque de 50 mcg/kg, em 10 min; dose de manutenção de 0,1-0,75 mcg/kg/min

Administração parenteral (compatível – SF e SG5%): pode ser administrada sem diluição em injeção EV lenta (10 min) na forma de dose de ataque; doses subsequentes de manutenção devem ser diluídas até a concentração de 200 mcg/mL e infundidas em 0,375-0,75 mcg/kg/min
Obs.: estabilidade de 24 h em TA para soluções diluídas

Função hepática: não há informações disponíveis

Função renal: ClCr de 50 mL/min – administrar 0,43 mcg/kg/min; ClCr de 40 mL/min – administrar 0,38 mcg/kg/min; ClCr de 30 mL/min – administrar 0,33 mcg/kg/min; ClCr de 20 mL/min – administrar 0,28 mcg/kg/min; ClCr de 10 mL/min – administrar 0,23 mcg/kg/min; ClCr de 5 mL/min – administrar 0,2 mcg/kg/min

Interações medicamentosas: sem interações conforme a base de dados Micromedex

Reações adversas:

- Cardiovascular: arritmia ventricular (ectópica: 9%; taquicardia não supraventricular: 3%; taquicardia ventricular sustentada: 1%), arritmia supraventricular (4%), hipotensão arterial (3%), dor torácica e/ou angina (1%)
- Neurológicas: cefaleia (3%)

Precauções: fibrilação atrial/*flutter* descontrolados por digitálicos; insuficiência cardíaca classe EV; hipotensão; tratamento VO ou EV > 48 h; doença pulmonar obstrutiva ou aórtica valvular grave

minociclina

Cloridrato de minociclina®

comp rev 100 mg

Precaução | Com ajuste de dose | D | Contraindicado | MPI? Não

Classificação terapêutica: tetraciclina

Posologia:

- Dose menor para idosos
- Infecções: dose inicial de 200 mg, VO, seguidos de 50 mg, 4x/dia, ou 100 mg, a cada 12 h

Função hepática: podem ocorrer aumento de enzimas hepáticas, colestase hepática, hepatite, hiperbilirrubinemia, icterícia; insuficiência hepática – uso com precaução

(continua)

minociclina *(continuação)*

Função renal: podem ocorrer aumento de BUN, insuficiência renal aguda, nefrite intersticial; ClCr < 80 mL/min – não exceder dose de 200 mg/dia

Interações medicamentosas: atazanavir, dasatinibe, hidroxicloroquina, donepezila, erlotinibe, ciclosporina, cefpodoxima, probenecida, penicilinas (ampicilina, cloxacilina, amoxicilina, oxacilina, penicilina G, penicilina V, piperacilina, sultamicilina), vitamina A, medicamentos contendo alumínio, cálcio ou magnésio (cálcio, carbonato de magnésio, hidróxido de magnésio, trissilicato de magnésio, óxido de magnésio, carbonato de alumínio, hidróxido de alumínio, fosfato de alumínio, magaldrato), ácido aminomevulínico, ferro

Reações adversas:

- Cardiovasculares: miocardite, pericardite, vasculite
- Dermatológicas: alopecia, angioedema, dermatite esfoliativa, eritema multiforme, eritema nodoso, exantema eritematoso, exantema maculopapular, fotossensibilidade, hiperpigmentação das unhas, necrólise epidérmica tóxica, pigmentação da pele e das membranas mucosas, prurido, síndrome de Stevens-Johnson, urticária
- Hematológicas: agranulocitose, anemia hemolítica, eosinofilia, leucopenia, neutropenia, pancitopenia, trombocitopenia
- Neurológicas: alterações de humor, cefaleia, crises convulsivas, fadiga, febre, hiperatividade, hipoestesia, parestesia, protrusão da fontanela, pseudotumor cerebral, sedação, sonolência, tontura, vertigem
- Respiratórias: asma, broncoespasmo, dispneia, infiltrados pulmonares (com eosinofilia), pneumonite, tosse
- Musculoesqueléticas: alteração da cor dos ossos, artralgia, artrite, edema articular, mialgia, rigidez articular
- Gastrointestinais: alteração da cor da cavidade, alteração da cor dos dentes, anorexia, colite pseudomembranosa, diarreia, disfagia, dispepsia, enterocolite, esofagite, estomatite, glossite, hipoplasia do esmalte, lesões inflamatórias na região anogenital, monilíase, náusea, pancreatite, ulcerações esofágicas, vômito, xerostomia
- Auditivas: perda de audição, zumbido
- Endócrinas e metabólicas: alteração da cor da tireoide, disfunção tireoidiana
- Geniturinárias: balanite, vulvovaginite
- Oculares: perda da audição, zumbido
- Miscelânea: anafilaxia, doença do soro, hipersensibilidade, lúpus eritematoso, síndrome similar ao lúpus

Precauções: diarreia associada ao *Clostridium difficile*; diarreia até 2 meses após a interrupção do tratamento; uso concomitante com isotretinoína não é recomendado; uso concomitante com penicilina não é recomendado; usar 2 métodos de contracepção durante o tratamento; não é recomendado o uso por ambos os sexos de um casal tentando conceber; papiledema; descoloração permanente dos dentes e hipoplasia do esmalte – aumento do risco com o uso em longo prazo

minoxidil

Loniten®; Aloxidil®

comp 10 mg; sol capilar 5% (50 mg/mL)

Sem informações | Com ajuste de dose | C | Compatível | 60+ MPI? Não

Classificação terapêutica: agente que atua sobre o músculo liso arteriolar

Posologia:

- Hipertensão: dose inicial de 5 mg, 1x/dia, aumentos graduais a cada 3 dias (faixa terapêutica habitual: 2,5-80 mg/dia, em 2 tomadas)
- Alopecia: aplicar na região 2x/dia

Função hepática: pode ocorrer aumento da fosfatase alcalina (VO); não há informações disponíveis sobre a necessidade de ajuste de dose

Função renal: pode ocorrer aumento passageiro do BUN e da creatinina sérica; redução de dose pode ser necessária

Interações medicamentosas: sem interações conforme a base de dados Micromedex

Reações adversas:

- Cardiovasculares: VO – alterações eletrocardiográficas (alterações da onda T: 60%), edema periférico (7%), derrame pericárdico com tamponamento (3%), derrame pericárdico sem tamponamento (3%), angina de peito, insuficiência

(continua)

minoxidil *(continuação)*

cardíaca, pericardite, hipertensão arterial de rebote (em crianças, após abstinência gradual), retenção hídrica e sódica, taquicardia; tópico – aumento da massa ventricular esquerda, aumento do débito cardíaco, aumento do volume diastólico ventricular esquerdo, aumento ou redução da PA, dor torácica (passageira), edema, palpitação, taquicardia

- Dermatológicas: VO – erupção cutânea, hipertricose (comum: 80%), erupção bolhosa (rara), síndrome de Stevens-Johnson (rara); tópico – dermatite alérgica de contato (7,4%), alopecia, aumento do crescimento capilar fora da área de aplicação (face, barba, sobrancelhas, orelha, braço), descamação e descascamento, eczema, eritema local, exacerbação da perda capilar, exantema papular, foliculite, hipertricose, prurido, exantema papular, ressecamento, rubor, seborreia
- Hematológicas: VO – leucopenia (rara), redução passageira da contagem eritrocitária (hemodiluição), redução passageira de Ht e Hb (hemodiluição), trombocitopenia (rara); tópico – linfadenopatia, trombocitopenia
- Neurológicas: tópico – alterações do paladar, ansiedade (rara), cefaleia, depressão mental (rara), desmaio, tontura
- Respiratórias: VO – edema pulmonar; tópico – bronquite, infecção das vias aéreas superiores
- Musculoesqueléticas: tópico – tendinite (2,6%), dorsalgia ou lombalgia, dor torácica retroesternal de origem muscular, fraqueza, fraturas
- Gastrointestinais: VO – ganho de peso, náusea, vômito; tópico – diarreia, náusea
- Endócrinas e metabólicas: VO – sensibilidade mamária (rara: < 1%); tópico – alterações menstruais
- Oculares: conjuntivite, distúrbios visuais, redução da acuidade visual
- Geniturinárias: tópico – epididimite (rara), impotência (rara), ITU (rara), litíase renal (rara), prostatite (rara), uretrite (rara)

Precauções: angina (exacerbação); doença cerebrovascular; uso concomitante de guanetidina (profundos efeitos ortostáticos); hipertensão maligna; infarto do miocárdio (recente); derrame pericárdico, pericardite

Contraindicação: feocromocitoma (uso sistêmico)

mirtazapina

Remeron® Soltab; Mirtazapina®

comp orodispersível 15, 30 e 45 mg; comp rev 30 e 45 mg

Com ajuste de dose | Com ajuste de dose | C | Uso criterioso | 60+ MPI? Não

Classificação terapêutica: antidepressivo

Posologia:

- Depressão: dose inicial de 15 mg, à noite; ajustar com intervalos de pelo menos 2 semanas (faixa terapêutica: 15-45 mg/dia)

Função hepática: pode ocorrer aumento de ALT (≥ 3x LSN: 2%); aumentar a dose conforme necessário e tolerado

Função renal: disfunção renal com *clearance* diminuído – aumentar a dose conforme necessário e tolerado

Interações medicamentosas: linezolida, varfarina, propafenona, alfentanila, clonidina, cimetidina

Reações adversas:

- Cardiovascular (1-10%): edema periférico (2%), edema (1%), hipertensão arterial, vasodilatação
- Neurológicas: sonolência (54%); 1-10% – confusão mental (2%), mal-estar, pensamentos anormais (3%), sonhos anormais (4%), tontura (7%)
- Respiratória: dispneia (1%)
- Musculoesqueléticas: artralgia, dorsalgia e/ou lombalgia (2%), fraqueza (8%), mialgia (2%), tremor (2%)
- Gastrointestinais: xerostomia (25%), aumento do apetite (17%), constipação (13%), ganho de peso (12%; ganho de peso > 7% relatado em 8% dos adultos, ≤ 49% em pacientes pediátricos); 1-10% – anorexia, dor abdominal, vômito
- Endócrinas e metabólicas: aumento do colesterol (> 10%), aumento de TG (1-10%)
- Geniturinária: aumento da frequência urinária (2%)
- Miscelânea: sede (< 1%), síndrome similar à gripe (5%)

Precauções: uso concomitante com outros fármacos serotoninérgicos (p. ex., triptanos, antidepressivos tricíclicos, fentanila, lítio, tramadol, buspirona, triptofano, erva-de-são-joão), inibidores da monoaminoxidase (incluindo azul de

(continua)

mirtazapina *(continuação)*

metileno EV e linezolida) e outras drogas que prejudiquem o metabolismo da serotonina – monitoração recomendada; ideação suicida, piora de comportamento ou depressão durante o início da terapia ou após alterações de dose – monitoração recomendada; reduzir a dose gradualmente; transtorno bipolar; doença cardiovascular ou cerebrovascular ou condições que predispõem os doentes à hipotensão; hipotensão ortostática; convulsões

Contraindicações: uso concomitante com um inibidor da monoaminoxidase, incluindo linezolida ou azul de metileno EV ou no prazo de 14 dias após a descontinuação de um inibidor de monoaminoxidase; aguardar pelo menos 5 semanas após a suspensão do cloridrato de fluoxetina antes do início de um inibidor de monoaminoxidase; aumento do risco de síndrome serotoninérgica

modafinila

Stavigile®

comp 100 e 200 mg

Com ajuste de dose | Sem informações | C | Contraindicado | MPI? Não

Classificação terapêutica: psicoestimulante

Posologia:

- Dose menor para idosos
- Narcolepsia: 200 mg, VO, em dose única matinal

Função hepática: podem ocorrer provas de função hepática anormais (2%); insuficiência hepática grave – administrar 50% da dose habitual

Função renal: não há informações disponíveis

Interações medicamentosas: fentanila, perampanel, nifedipino, ciclosporina, clomipramina

Reações adversas:

- Cardiovascular: dor torácica (3%), hipertensão arterial (3%), palpitação (2%), taquicardia (2%), vasodilatação (2%), edema (1%)
- Dermatológica: erupção cutânea (1%; inclui alguns casos graves que exigem hospitalização)
- Hematológica: eosinofilia (1%)
- Neurológicas: cefaleia (relacionada à dose: 34%), nervosismo (7%), tontura (5%), ansiedade (relacionada à dose: 5%), insônia (5%), depressão (2%), sonolência (2%), agitação (1%), calafrios (1%), confusão mental (1%), labilidade emocional (1%), vertigem (1%)
- Respiratórias: rinite (7%), faringite (4%), distúrbio pulmonar (2%), asma (1%), epistaxe (1%)
- Gastrointestinais: náusea (11%), diarreia (6%), dispepsia (5%), anorexia (4%), xerostomia (4%), constipação (2%), alteração do paladar (1%), flatulência (1%), ulceração bucal (1%)
- Musculoesqueléticas: dorsalgia/lombalgia (6%), parestesia (2%), discinesia (1%), hipercinesia (1%), hipertonia (1%), rigidez cervical (1%), tremor (1%)
- Geniturinárias: urina anormal (1%), hematúria (1%), piúria (1%)
- Oculares: ambliopia (1%), oftalmalgia (1%), visão anormal (1%)
- Miscelânea (1-10%): diaforese

Precauções: uso concomitante e 1 mês após a suspensão de contraceptivos esteroides – eficácia reduzida, recomenda-se contracepção alternativa; histórico de depressão, mania, psicose ou ideação suicida – aumento do risco de efeitos adversos psiquiátricos; em idosos, a depuração do fármaco pode ser reduzida; histórico de hipertrofia ventricular esquerda; prolapso da válvula mitral com o uso de estimulantes do SNC – aumento do risco de eventos cardíacos adversos; sonolência anormal ou excessiva – nível de vigília pode não retornar ao normal

mometasona

Oximax®; Elocom®

cap dura pó inal oral + inal 200 e 400 mcg; crem e pom derm 1 mg/g

Sem informações | Sem informações | C | Uso criterioso | MPI? Não

Classificação terapêutica: corticosteroide

(continua)

mometasona *(continuação)*

Posologia:

- Inalação VO: 200-400 mcg, 1x/dia; pacientes com asma grave – 400 mcg, 2x/dia
- Tópico: aplicar na região 1x/dia, por até 2 semanas

Função hepática: não há informações disponíveis

Função renal: não há informações disponíveis

Interações medicamentosas: cetoconazol

Reações adversas:

- Cardiovascular: inalação (1-10%) – dor torácica
- Dermatológicas: tópico (1-10%) – atrofia cutânea, furunculose, infecção bacteriana cutânea, prurido, sensação de formigamento ou picada, sensação de queimação
- Neurológicas: inalação – cefaleia (17-22%), fadiga (inalação VO: 1-13%), depressão (inalação VO: 11%)
- Respiratórias: inalação – sinusite (inalação VO: 22%), rinite (2-20%), infecção de vias aéreas superiores (8-15%), faringite (8-13%), tosse (inalação nasal: 7-13%), epistaxe (1-11%), asma (1-10%), disfonia (1-10%), epistaxe (1-10%), irritação nasal (1-10%), sibilos (1-10%)
- Musculoesqueléticas: inalação – dor musculosquelética (1-22%), artralgia (inalação VO: 13%), dorsalgia ou lombalgia (1-10%), mialgia (1-10%)
- Gastrointestinais: inalação – vômito (1-5%), diarreia, dispepsia, dor abdominal, flatulência, gastroenterite, náusea, ressecamento da orofaringe (inalação VO), vômito
- Miscelânea: inalação – candidíase oral (inalação VO: 4-22%), infecção viral (inalação nasal: 8-14%), lesão acidental, sintomas similares aos do resfriado
- Auditivas: inalação (1-10%) – otalgia, otite média
- Geniturinária: inalação (1-10%) – dismenorreia
- Ocular: inalação (1-10%) – conjuntivite

Precauções: infecção da pele no local do tratamento; imunossupressão; tuberculose ativa; evitar o uso em pacientes com infecções não tratadas; condições alérgicas; infecção por *Candida albicans* na boca, nariz ou faringe; broncoespasmo paradoxal e sintomas das vias aéreas superiores; pode ocorrer perfuração do septo nasal; cicatrização de feridas pode ser prejudicada

Contraindicações: tratamento primário do estado asmático ou outros episódios agudos de asma

mononitrato de isossorbida

Monocordil®

comp 20 e 40 mg, cap retard 50 mg, comp SL 5 mg

Sem ajuste de dose | Com ajuste de dose | C | Uso criterioso | MPI? Não

Classificação terapêutica: vasodilatador

Posologia:

- Comprimidos de liberação imediata: 10-40 mg, 2-3x/dia
- Cápsulas de liberação prolongada: 50 mg, 1x/dia
- Sublingual: 5 mg; pode ser repetido em 2-3 h

Função hepática: insuficiência hepática – ajuste de dose não é necessário

Função renal: insuficiência renal – ajuste de dose não é necessário; hemodiálise – ajuste de dose pode ser necessário

Interações medicamentosas: sildenafila, vardenafila, tadalafila

Reações adversas:

- Cardiovasculares: bradiarritmia (< 5%), insuficiência cardíaca (< 5%)
- Neurológico: tontura, cefaleia (38-57%)

Precauções: IAM; uso de álcool; bloqueadores dos canais de cálcio; hemorragia cerebral; insuficiência cardíaca congestiva; glaucoma; hipertireoidismo; cardiomiopatia hipertrófica; hipotensão; meta-hemoglobinemia; traumatismo craniano recente; anemia grave; depleção do volume

Contraindicações: uso concomitante de sildenafila e tadalafila

montelucaste

Singulair®; Singulair® baby

comp rev 10 mg, comp mast 4 e 5 mg; gran (sachê) 4 mg

Fígado	Rim	Gestação	Lactação	60+
Sem informações	Sem informações	B	Compatível	MPI? Não

Classificação terapêutica: medicamento de uso sistêmico para doenças obstrutivas das vias aéreas

Posologia:

- Asma, rinite alérgica: 10 mg, VO, 1x/dia
- Prevenção de broncoespasmo associado a exercício: 10 mg, VO, pelo menos 2 h antes do exercício

Função hepática: pode ocorrer aumento de AST (2%); disfunção hepática leve a moderada – ajuste de dose não é necessário; disfunção hepática grave – não há informações disponíveis

Função renal: não há informações disponíveis

Interações medicamentosas: genfibrozila, prednisona

Reações adversas:

- Dermatológica: erupção cutânea (2%)
- Neurológicas: fadiga (2%), febre (2%), tontura (2%)
- Respiratórias: tosse (3%), congestão nasal (2%)
- Musculoesquelética: fraqueza (2%)
- Gastrointestinais: dor abdominal (3%), dispepsia (2%), gastroenterite (2%), odontalgia (2%)

morfina

Dimorf®; Dimorf® LC

Fígado	Rim	Gestação	Lactação	60+
Com ajuste de dose	Com ajuste de dose	C	Compatível	MPI? Não

comp 10 e 30 mg, sol inj 0,1 e 0,2 mL (amp 1 mL), sol inj 1 mg/mL (amp 2 mL) e 10 mg/mL (amp 1 mL), sol oral (gts) 10 mg/mL; cap dura lib prol 30, 60 e 100 mg

Classificação terapêutica: opiáceo

Posologia:

- Dor aguda: faixa terapêutica usual de 10-30 mg, VO de liberação imediata, a cada 4 h (podem ser necessárias doses maiores); 5-15 mg, SC, a cada 4 h; 2,5-5 mg, EV, a cada 4 h
- Dor crônica: dose inicial de 30 mg, VO, 1x/dia para liberação estendida; aumentos de até 30 mg a cada 4 dias

Administração parenteral: deve ser administrada por injeção EV lenta; pode ser administrada diretamente (0,2 mg/mL) ou 2,5-15 mg podem ser diluídos em 4-5 mL de AD para injeção lenta, em 5 min

Função hepática: insuficiência hepática – iniciar com dose baixa e titular lentamente ou aumentar o intervalo da dose habitual em 1,5 ou 2x

Função renal: ClCr de 10-50 mL/min – administrar 75% da dose habitual; ClCr < 10 mL/min – administrar 50% da dose habitual

Ajuste de dose (pacientes geriátricos): começar em extremidade inferior do intervalo de doses; na descontinuação após o tratamento por mais de algumas semanas, diminuir gradualmente a dose para evitar a precipitação de sintomas de abstinência; a titulação é recomendada a cada 2-4 dias

Interações medicamentosas: naltrexona, antagonistas seletivos de opioides (naloxona, metilnaltrexona), ciclosporina, cimetidina, ciclobenzaprina, rifampicina, gabapentina, somatostatina, esmolol, ioimbina

Reações adversas:

- Cardiovasculares: hipotensão, arritmia
- Dermatológica: prurido
- Neurológicas: síndrome de abstinência, depressão respiratória, sedação, euforia, desconforto, fraqueza, dor de cabeça, insônia, agitação, desorientação e distúrbios visuais
- Musculoesquelética: espasmo retovaginal
- Gastrointestinais: constipação, náusea ou vômito
- Miscelânea: retenção urinária, sudorese aumentada, rubor nas faces, respiração ofegante, vertigem, cansaço ou fraqueza

(continua)

morfina *(continuação)*

Precauções: abuso, mau uso ou dependência de opioides; evitar uso de álcool; choque circulatório; hipotensão grave; insuficiência suprarrenal; hipotireoidismo ou mixedema; condições abdominais agudas – diagnóstico ou curso clínico podem ser obscurecidos; obstrução gastrointestinal; doença do trato biliar; consciência prejudicada ou coma; elevações da pressão intracraniana; psicose tóxica; hipertrofia da próstata ou estenose uretral; doença pulmonar crônica ou a respiração de outra forma prejudicada; pacientes idosos ou debilitados estão em risco maior de depressão respiratória; retirada abrupta pode resultar em graves sintomas e deve ser evitada; evitar o uso concomitante com agonista/antagonista (p. ex., pentazocina, nalbufina, butorfanol) ou agonistas parciais; evitar o uso concomitante de inibidores da monoaminoxidase ou dentro de 14 dias após a suspensão; uso concomitante com outros depressores do SNC

Contraindicações: alcoolismo agudo e *delirium tremens*; asma brônquica aguda ou grave; cirurgia do trato biliar, pós-procedimento; tumor cerebral; arritmias cardíacas; depressão do SNC grave; PA comprometida (p. ex., esgotamento do volume de sangue ou administração concomitante de fenotiazina ou anestésicos gerais); potencial de hipotensão grave; distúrbios convulsivos; uso concomitante com inibidores da monoaminoxidase ou uso de inibidores da monoaminoxidase dentro de 14 dias após a suspensão; ferimentos na cabeça; insuficiência cardíaca secundária à doença pulmonar crônica; hipercapnia; aumento de pressão intracraniana ou cerebroespinhal; íleo paralítico conhecido ou suspeito; depressão respiratória; cirurgia de abdome; anastomose cirúrgica; obstrução das vias aéreas superiores

Obs.: solução oral 1 mL corresponde a 32 gotas

moxifloxacino

Avalox®; Vigamox®

sol infus EV 1,6 mg/mL, comp rev 400 mg; sol oft 5,45 mg/mL

Fígado	Rim	Gestação	Lactação	60+
Sem ajuste de dose	Sem ajuste de dose	C	Compatível	MPI? Não

Classificação terapêutica: quinolona

Posologia:

- Infecções bacterianas: dose usual de 400 mg, VO ou EV, 1x/dia

Administração parenteral: deve ser administrado apenas por infusão EV, em 60 min; o cateter deve ser lavado antes e depois da infusão; não administrar com outros aditivos ou medicamentos

Função hepática: podem ocorrer redução ou aumento (≥ 2%) de bilirrubinas, aumento de gamaglutamil transferase e provas de função hepática anormais; insuficiência hepática leve, moderada ou grave (Child-Pugh classes A, B ou C) – nenhum ajuste de dose recomendado; alterações metabólicas associadas à insuficiência hepática podem levar a prolongamento do intervalo QT

Função renal: podem ocorrer nefrite intersticial, insuficiência renal aguda e aumento da albumina sérica (≥ 2%); disfunção renal – ajuste de dose não é necessário; hemodiálise ou diálise peritoneal – ajuste de dose não é necessário

Interações medicamentosas: varfarina, rasagilina, hidroxicloroquina, donepezila, rifampicina, sucralfato, didanosina, ferro, carbonato de lantânio, zinco, ácido aminolevulínico, antiácidos (carbonato de magnésio, hidróxido de magnésio, trissilicato de magnésio, óxido de magnésio, carbonato de alumínio, hidróxido de alumínio, fosfato de alumínio, magaldrato)

Reações adversas:

- Dermatológicas: 0,1-3% – exantema (maculopapular, purpúrico, pustular), prurido, ressecamento da pele
- Hematológicas: 0,1-3% – aumento do INR, aumento do TP, eosinofilia, leucopenia, trombocitemia, aumento dos níveis séricos (≥ 2%) do hormônio concentrador de melanina, de neutrófilos e da contagem leucocitária, diminuição dos níveis séricos (≥ 2%) de basófilos, eosinófilos, Hb, eritrócitos, neutrófilos
- Neurológicas: 0,1-3% – tontura (2%), ansiedade, calafrios, cefaleia, dor, insônia, mal-estar, nervosismo, sonolência, tremor, vertigem
- Respiratórias: 0,1-3% – aumento da pO_2 (≥ 2%), faringite, pneumonia, rinite, sinusite
- Musculoesqueléticas: 0,1-3% – artralgia, fraqueza, mialgia
- Gastrointestinais: náusea (6%), diarreia (5%), redução da amilase (≥ 2%), alteração do paladar, anorexia, aumento da amilase, aumento da DHL, constipação, dispepsia, dor abdominal, estomatite, flatulência, glossite, ressecamento da boca, vômito
- Endócrinas e metabólicas: 0,1-3% – aumento de cloreto sérico (≥ 2%), aumento de cálcio ionizado sérico (≥ 2%), redução da glicemia

(continua)

moxifloxacino *(continuação)*

- Geniturinárias: 0,1-3% – monilíase vaginal, vaginite
- Local: 0,1-3% – reação no local da injeção
- Miscelânea: 0,1-3% – reação alérgica, infecção, diaforese, monilíase oral
- Reações adicionais com a preparação oftálmica (1-6%): conjuntivite, desconforto ocular, hemorragia subconjuntival, hiperemia ocular, lacrimejamento, oftalmalgia, prurido ocular, redução da acuidade visual, ressecamento dos olhos

Precauções: miastenia grave; idade > 60 anos – tratamento concomitante com esteroides ou transplante de pulmão, atividade física extenuante, insuficiência renal e histórico de distúrbios de tendões; diarreia associada ao *Clostridium difficile*; hipertensão intracraniana e convulsões; uso concomitante com antiarrítmicos de classe Ia (p. ex., procainamida, quinidina) ou classe III (p. ex., amiodarona, sotalol) deve ser evitada; evitar uso concomitante com medicamentos que causem hipopotassemia ou prolongamento do intervalo QT; exposição à luz solar ou à luz UV; pneumonite alérgica; vasculite

mupirocina

Bactroban®

pom derm 20 mg/g

Sem informações	Precaução	B	Uso criterioso	MPI? Não

Classificação terapêutica: antibiótico para uso tópico

Posologia:
- Infecções bacterianas cutâneas: aplicar uma fina camada na região afetada, 3x/dia, por até 10 dias

Função hepática: não há informações disponíveis

Função renal: insuficiência renal (moderada ou grave) – aplicação sobre feridas e a pele danificada; risco de toxicidade a polietilenoglicol pela absorção sistêmica; uso com precaução

Interações medicamentosas: sem interações conforme a base de dados Micromedex

Reações adversas:
- Dermatológicas: celulite, dermatite, eritema, estomatite ulcerativa, prurido, *rash* cutâneo, ressecamento da pele, urticária
- Neurológicas: tontura, cefaleia
- Respiratórias: faringite, infecção de vias aéreas superiores, rinite, tosse
- Gastrointestinais: alteração do paladar, diarreia, dor abdominal, náusea, xerostomia
- Auditiva: otalgia
- Locais: dor, edema, sensação de queimação e picada, sensibilidade
- Ocular: blefarite
- Miscelânea: infecção secundária da ferida

Precauções: feridas e pele danificada

nafazolina

Privina®

sol nasal 1 mg/mL

Sem informações	Sem informações	C	Uso criterioso	MPI? Não

Classificação terapêutica: descongestionante nasal

Posologia:
- Congestão nasal 1-2 gotas da solução em cada narina, a cada 3 h; não exceder 4 aplicações/dia; não exceder a duração de 3-5 dias

Função hepática: não há informações disponíveis

Função renal: não há informações disponíveis

Interações medicamentosas: sem interações conforme a base de dados Micromedex

(continua)

nafazolina *(continuação)*

Reações adversas:
- Cardiovasculares: distúrbios cardíacos, hipertensão arterial
- Neurológicas: cefaleia, nervosismo, redução da temperatura corporal, sonolência, tontura
- Respiratória: espirros
- Musculoesquelética: fraqueza
- Gastrointestinal: náusea
- Endócrinas e metabólicas: hiperglicemia
- Locais: congestão de rebote, irritação da mucosa nasal, ressecamento, sensação passageira de picada
- Oculares: aumento da pressão intraocular, ceratite puntiforme, desconforto, hiperemia, irritação, lacrimejamento, midríase, turvamento da visão
- Miscelânea: diaforese

Precauções: anestesia com agentes que sensibilizem o miocárdio aos simpaticomiméticos (p. ex., tricloroetileno, ciclopropano, halotano); asma brônquica; doença cardiovascular; aterosclerose cerebral; uso de lentes de contato durante o uso oftálmico não é recomendado; DM; hipertensão; rebote de vasodilatação, congestão e rinite medicamentosa; não utilizar por períodos > 3-5 dias; doenças da tireoide

Contraindicações: glaucoma de ângulo fechado; não é recomendada a crianças < 6 anos; seu emprego em crianças mais velhas e cardiopatas deve ser cauteloso, devendo-se preferir outros fármacos

naloxona

Narcan®

sol inj 0,4 mg

Sem informações	Sem ajuste de dose	C	Uso criterioso	MPI? Não

Classificação terapêutica: antídoto

Posologia:
- *Overdose* de opioide: 0,2-2 mg, EV, IM ou SC; pode repetir a cada 2-3 min; considerar outras causas de depressão respiratória se não ocorrer melhora após 10 mg total
- Reversão de depressão respiratória com uso de dose terapêutica de opioide: 0,04-0,4 mg, IM, EV ou SC; pode repetir a cada 2-3 min; considerar outras causas de depressão respiratória se não ocorrer melhora após 0,8 mg total

Administração parenteral (compatível – SF e SG5%): IM – administração IM na região lateral da coxa; EV – pode ser administrada sem diluição (ou misturada com 10 mL de solução compatível) por injeção em *bolus*; pode também ser diluída em 100 mL e administrada por infusão contínua
Obs.: estabilidade de 24 h em TA

Função hepática: doença hepática – uso com precaução

Função renal: insuficiência renal – ajuste de dose não é necessário

Interações medicamentosas: morfina, oxicodona, ioimbina, clonidina

Reações adversas (relacionadas com a reversão da dependência e a precipitação da suspensão do medicamento; os sintomas de abstinência são resultado do excesso simpático; secundariamente, ocorrem efeitos adversos para a reversão de analgesia ou da sedação por narcóticos – abstinência):
- Cardiovasculares: parada cardíaca, hipertensão, hipotensão, taquicardia fibrilação ventricular, taquicardia ventricular
- Dermatológica: suor
- Gastrointestinal: náusea, vômito
- Neurológicas: coma, encefalopatia, apreensão, tremor
- Respiratória: edema pulmonar
- Outros: retirada de opioides

Precauções: agitação – doses excessivas podem resultar em reversão significativa da analgesia; durante o parto – risco de episódios hipertensivos graves para pacientes com hipertensão leve a moderada; pacientes no pós-operatório com o uso concomitante de drogas cardiotóxicas; pacientes no pós-operatório com doença cardíaca preexistente; depressão respiratória e/ou do SNC pacientes com choque séptico

naltrexona

Revia®

comp 50 mg

Contraindicado	Sem informações	C	Uso criterioso	MPI? Não

Classificação terapêutica: medicamento utilizado na dependência do álcool

Posologia:
- Dependência de álcool ou opioide: dose inicial de 25 mg, VO; administrar 50 mg no 2º dia; dose de manutenção de 50 mg/dia
- Há regimes alternativos; dependentes de opioides devem estar abstinentes por 7-10 dias

Função hepática: pode ocorrer aumento de AST (2%); insuficiência hepática (cirrose descompensada e compensada) – risco de aumento da exposição; uso contraindicado

Função renal: insuficiência renal – risco de aumento da exposição; uso com precaução

Interações medicamentosas: opioides (petidina, difenoxilato, codeína, morfina, butorfanol, metadona, nalbufina, alcaloides do ópio, buprenorfina, oxicodona, hidromorfona, sufentanila, fentanila, alfentanila, hidrocodona, ópio, tramadol, remifentanila, tapentadol, elixir paregórico), ioimbina

Reações adversas:
- Cardiovascular: síncope (13%)
- Dermatológica: erupção cutânea (6%)
- Neurológicas: cefaleia (25%), insônia (14%), tontura (13%), ansiedade (12%), sonolência (4%), fadiga, nervosismo, depressão (8%), pensamentos suicidas (1%), aumento da energia, desânimo
- Respiratórias: infecção das vias aéreas superiores (13%), faringite (11%)
- Musculoesqueléticas: artralgia (12%), aumento de CPK (11%), cãibras musculares (8%), dorsalgia ou lombalgia (6%)
- Gastrointestinais: náusea (33%), redução do apetite (14%), vômito (14%), diarreia (13%), dor abdominal (11%), cólicas abdominais, ressecamento da boca (5%)
- Local: reação no local da injeção (69%)
- Endócrina e metabólica: polidipsia
- Geniturinárias: 1-10% – ejaculação retardada, impotência

Contraindicações: uso concomitante com analgésicos opioides; dependência de opioides; abstinência aguda a opioides

naproxeno

Naprosyn®; Flanax®

comp 250 e 500 mg; comp rev 275 e 550 mg

Com ajuste de dose	Precaução	C/D	Uso criterioso	MPI? Sim

Classificação terapêutica: anti-inflamatório e antirreumático não esteroidal

Posologia:
- Osteoartrose, artrite reumatoide, espondilite anquilosante: 250-500 mg, 2x/dia, ou 500-1.000 mg, em 1 tomada diária; se necessário, pode-se utilizar 1.500 mg/dia
- Dor musculoesquelética aguda, dismenorreia: dose inicial de 500 mg seguida de 250 mg, a cada 6-8 h, conforme a necessidade
- Enxaqueca: dose inicial de 500-750 mg, VO, seguida de 250-500 mg, se necessário (máximo: 1.250 mg/dia)
- Profilaxia da enxaqueca: 500 mg, 2x/dia; deve ocorrer melhora em 4-6 semanas

Função hepática: pode ocorrer aumento de enzimas hepáticas (1-10%); disfunção hepática – utilizar a menor dose efetiva; se doses maiores forem necessárias, poderá precisar de ajuste

Função renal: podem ocorrer necrose tubular renal e outras lesões renais; ClCr < 30 mL/min – uso não recomendado; usar com precaução

Ajuste de dose (pacientes geriátricos): iniciar o tratamento na extremidade mais baixa da gama de dosagem e, quando doses mais elevadas são indicadas, ajuste de dose pode ser necessário

Interações medicamentosas: antidepressivos tricíclicos (nortriptilina, imipramina, amitriptilina, clomipramina), inibidores seletivos da recaptação de serotonina e norepinefrina (venlafaxina, sibutramina, duloxetina, desvenlafaxina),

(continua)

naproxeno *(continuação)*

ciclosporina, inibidores seletivos da recaptação da serotonina (fluoxetina, fluvoxamina, paroxetina, sertralina, citalopram, escitalopram, vilazodona), diuréticos poupadores de potássio (espironolactona, amilorida, trianterено, eplerenona), *ginkgo*, heparina de baixo peso molecular (enoxaparina, dalteparina, nadroparina, bemiparina, reviparina), diuréticos tiazídicos (diazóxido, hidroclorotiazida, clortalidona, indapamida, clopamida), tacrolimo, diuréticos de alça (furosemida, bumetanida), inibidores do receptor de angiotensina e inibidores da enzima conversora de angiotensina (captopril, enalapril, lisonopril, ramipril, quinapril, cilazapril, benazepril, fosinopril, perindopril, trandolapril, losartana, espirapril, irbesartana, valsartana, eprosartana, delapril, telmisartana, candesartana, olmesartana, azilsartana), betabloqueadores (propranolol, metoprolol, timolol, atenolol, labetalol, acebutolol, betaxolol, levobunolol, esmolol, carteolol, bisoprolol, sotalol, metipranolol, carvedilol, nevibolol)

Reações adversas:
- Cardiovasculares: 3-9% – edema; < 3% – palpitações
- Dermatológicas: 3-9% – equimose, erupção cutânea, prurido; < 3% – púrpura; erupção cutânea
- Hematológicas: 3-9% – equimose, hemólise; anemia, aumento do tempo de sangramento
- Neurológicas: 3-9% – cefaleia, sonolência, tontura; < 3% – sensação de desmaio, vertigem
- Respiratória: 3-9% – dispneia
- Gastrointestinais: 3-9% – azia, constipação, dor abdominal, náusea; < 3% – diarreia, dispepsia, estomatite; flatulência, indigestão, perfuração ou sangramento macroscópico, úlceras, vômito
- Auditivas: 3-9% – zumbido; < 3% – distúrbios auditivos
- Endócrina e metabólica: 3-9% – retenção hídrica
- Geniturinária: 1-10% – função renal anormal
- Ocular: < 3% – distúrbios visuais
- Miscelânea: < 3% – diaforese, sede

Precauções: doença cardiovascular conhecida ou fatores de risco; eventos trombóticos cardiovasculares; aumento do risco de toxicidade ou lesão renal e de eventos adversos gastrointestinais graves em idosos; eventos adversos gastrointestinais; aumento do risco de insuficiência cardíaca, disfunção hepática, insuficiência renal; uso concomitante de inibidores da enzima conversora da angiotensina, broncoespasmo de pacientes asmáticos com rinite, com ou sem pólipos nasais, após administração de ácido acetilsalicílico ou de AINH; asma preexistente; distúrbios de coagulação; longa duração de terapia – aumento do risco de hemorragia gastrointestinal; hipertensão

Contraindicações: asma, urticária ou reação alérgica após administração de ácido acetilsalicílico ou AINH; tratamento da dor perioperatória em cirurgia de revascularização do miocárdio

nateglinida

Starlix®

comp rev 120 mg

Precaução	Precaução	C	Uso criterioso	MPI? Não

Classificação terapêutica: antidiabético

Posologia:
- DM tipo 2: pacientes próximos à meta terapêutica podem iniciar com 60 mg, 3x/dia, 1-30 min antes das refeições (usual: 120 mg, 3x/dia)

Função hepática: insuficiência hepática moderada a grave – uso com precaução

Função renal: insuficiência renal leve a moderada – ajuste de dose é necessário; insuficiência renal grave – aumento do risco de hipoglicemia; uso com precaução

Ajuste de dose (pacientes geriátricos): ajuste de dose não é necessário; pode ocorrer maior sensibilidade

Interações medicamentosas: eltrombopague, betabloqueadores (propranolol, metoprolol, timolol, atenolol, labetalol, acebutolol, betaxolol, levobunolol, esmolol, carteolol, bisoprolol, sotalol, metipranolol, carvedilol, nevibolol), inibidores da monoaminoxidase (tranilcipromina, selegilina, azul de metileno, moclobemida, linezolida, rasagilina), glucomannan, *psyllium*

Reações adversas:
- Neurológica: tontura (4%)
- Respiratória: infecção das vias aéreas superiores (10%)

(continua)

nateglinida *(continuação)*

- Musculoesquelética: artropatia (3%)
- Gastrintestinal: ganho de peso (1-10%)
- Endócrinas e metabólicas: hipoglicemia (2%), aumento de ác do úrico
- Miscelânea: sintomas gripais (4%)

Precauções: insuficiência adrenal ou pituitária – aumento do risco de hipoglicemia; idosos, desnutridos – aumento do risco de hipoglicemia; estresse por infecção, febre, trauma ou cirurgia; potencial de perda de controle glicêmico; insulinoterapia temporária pode ser necessária

Contraindicações: diabete tipo 1; cetoacidose diabética

nebivolol

Nebilet®

comp 5 mg

Hepático	Renal	Gestação	Lactação	60+
Contraindicado	Com ajuste de dose	C/D	Criterioso	MPI? Não

Classificação terapêutica: betabloqueador seletivo

Posologia:
- Hipertensão: dose inicial de 5 mg, 1x/dia; pode-se aumentar em intervalos de 2 semanas; dose máxima de 40 mg, 1x/dia
- Insuficiência cardíaca: dose inicial de 1,25 mg, 1x/dia; aumentar 2,5 mg, a cada 1-2 semanas (máximo: 10 mg, 1x/dia)

Função hepática: pode ocorrer aumento de AST, ALT e bilirrubina; disfunção hepática moderada – iniciar com dose de 2,5 mg/dia; insuficiência hepática grave (Child-Pugh > classe B) – uso contraindicado

Função renal: ClCr < 30 mL/min – iniciar com dose de 2,5 mg/dia

Interações medicamentosas: diltiazem, dronedarona, verapamil, amiodarona, sildenafila, bloqueadores alfa-1 adrenérgicos (fentolamina, prazosina, terazosina, doxazosina, alfuzosina, tansulosina), anti-inflamatórios não esteroidais (ácido acetilsalicílico, naproxeno, fenilbutazona, ácido mefenâmico, fenoprofeno, ibuprofeno, indometacina, piroxicam, diclofenaco, cetoprofeno, flurbiprofeno, cetorolaco, tenoxicam, etofenamato, dipirona, nimesulida, lornoxicam, acemetacina, propifenazona, meloxicam, celecoxibe, proglumetacina, rofecoxibe, dexcetoprofeno, parecoxibe, valdecoxibe, etoricoxibe, nepafenaco, loxoprofeno, lumiracoxibe, ácido tolfenâmico, nimesulida, ácido flufenâmico), erva-de-são-joão, mibefradil, antidiabéticos (insulina humana regular, insulina humana isofana [NPH], insulina glargina, clorpropamida, glibenclamida, glipizida, metformina, acarbose, insulina lispro, repaglinida, rosiglitazona, pioglitazona, insulina asparte, insulina glulisina, exenatida, insulina detemir, sitagliptina, saxagliptina, liraglutida, linagliptina, vildagliptina, alogliptina, insulina degludeca, canagliflozina, lixisenatida, dapagliflozina, albiglutida, empagliflozina, dulaglutida, glimepirida, nateglinida), cimetidina, glicosídeos digitálicos (digoxina, deslanosídeo)

Reações adversas:
- Cardiovasculares: bradicardia, insuficiência cardíaca, redução da condução atrioventricular/bloqueio atrioventricular, vasculopatias, hipotensão, claudicação intermitente, edema, insuficiência cardíaca, infarto do miocárdio
- Dermatológicas: hipersensibilidade, prurido, erupção eritematosa, agravamento da psoríase
- Hematológica: trombocitopenia
- Neurológicas: pesadelos, depressão, cefaleias, tonturas, parestesia, alucinações, psicose, confusão, extremidades frias/cianóticas, fenômeno de Raynaud, sonolência
- Respiratórias: dispneia, broncoespasmo, edema pulmonar agudo
- Musculoesquelética: fadiga
- Gastrintestinais: obstipação, náusea e diarreia, dispepsia, flatulência, vômito
- Miscelânea: edema angioneurótico, doenças do sistema imunitário, diminuição da visão, olhos secos e toxicidade oculomucocutânea, injúria renal aguda

Precauções: retirada abrupta; retirada abrupta em tireotoxicose; anestesia/cirurgia; uso não recomendado em caso de broncoespasmo; uso concomitante com agentes betabloqueadores ou com bloqueadores dos canais de cálcio (verapamil e diltiazem) pode afetar significativamente a frequência cardíaca ou o ritmo; uso concomitante com clonidina; descontinuação do hidrocloreto de nebivolol vários dias antes de uma redução gradual da clonidina; uso concomitante com inibidores da CYP2D6; aumento da exposição ao nebivolol – redução de dose pode ser necessária; insuficiência cardíaca congestiva compensada; DM; doença vascular periférica

(continua)

nebivolol *(continuação)*

Contraindicações: bradicardia grave; insuficiência cardíaca descompensada; choque cardiogênico; bloqueio atrioventricular de 2º e 3º grau; arritmia sinusal (sem funcionamento do marca-passo artificial)

neomicina

Neomicina®

pom derm 3,5 e 5 mg/g

Hepático	Renal	Gestação	Lactação	60+
Sem informações	Sem informações	D	Uso criterioso	MPI? Não

Classificação terapêutica: aminoglicosídeo

Posologia:
- Infecções bacterianas cutâneas: aplicar na região afetada 3x/dia

Função hepática: não há informações disponíveis

Função renal: não há informações disponíveis

Interações medicamentosas: bloqueadores neuromusculares não despolarizantes (pancurônio, atracúrio, vecurônio, galamina, alcurônio, rocurônio, cisatracúrio)

Reações adversas:
- Dermatológica: tópico (> 10%) – dermatite de contato
- Gastrintestinais: VO (> 10%) – diarreia, irritação ou ulceração bucal ou retal, náusea, vômito

Precauções: deficiência vestibular ou auditiva; anestesia concomitante ou bloqueadores neuromusculares; uso concomitante com medicamentos neurotóxicos, ototóxicos ou nefrotóxicos

Contraindicações: doença gastrintestinal inflamatória/ulcerativa; obstrução intestinal

neomicina + polimixina + hidrocortisona

Otosporin®

susp otol 5 mg + 10.000 UI + 10 mg/mL

Hepático	Renal	Gestação	Lactação	60+
Sem informações	Sem informações	D	Uso criterioso	MPI? Não

Classificação terapêutica: antibióticos + corticosteroide

Posologia:
- Otite externa: aplicar 3 gotas na orelha acometida, 3-4x/dia, por 7-10 dias

Função hepática: não há informações disponíveis

Função renal: não há informações disponíveis

Interações medicamentosas: sem interações conforme a base de dados Micromedex

Reações adversas:
- Dermatológicas: *rash* cutâneo, retardamento da cicatrização de feridas, atrofia cutânea, dermatite alérgica de contato, dermatite perioral, erupções acneiformes, estrias, foliculite, hipertricose, hipopigmentação, irritação, maceração da pele, miliária, prurido, ressecamento, sensação de queimação
- Oculares: hipertensão ocular, afilamento da córnea, afilamento da esclera, aumento da pressão intraocular, catarata, ceratite (bacteriana), glaucoma, lesão do nervo ocular, irritação
- Auditivas: ototoxicidade, sensação de picada, sensação de queimação
- Renal: nefrotoxicidade
- Miscelânea: hipersensibilidade (inclusive anafilaxia), infecção secundária, sensibilização por canamicina, estreptomicina, paromomicina e gentamicina

Precauções: tratamento prolongado pode resultar em crescimento excessivo de microrganismos não sensíveis, inclusive fungos; não deve ser usado por > 10 dias, a não ser a critério médico; não se deve usar sabão na limpeza do meato e do canal auditivo externo – inativação dos antibióticos; se houver persistência ou piora de sensação de agulhadas e queimação no ouvido após a aplicação, o paciente deverá ser reavaliado; pacientes com eczema e ulceração de estase venosa e otite crônica externa podem ter sensibilidade à neomicina aumentada; não deve ser utilizado em pacientes com perfuração ou suspeita de perfuração do tímpano e otite média crônica; todos os corticosteroides de ação tópica possuem potencial para suprimir

(continua)

neomicina + polimixina + hidrocortisona *(continuação)*

o eixo hipotálamo-hipófise-adrenal após absorção sistêmica; embora o desenvolvimento de efeitos sistêmicos adversos por causa da hidrocortisona seja considerado improvável, não se deve exceder as doses recomendadas, especialmente para crianças

Contraindicações: infecção auricular fúngica; infecção auricular causada por vírus; tuberculose auricular; perfuração da membrana timpânica confirmada ou suspeita

niclosamida (clorossalicilamida)

Atenase®

comp mast 500 mg

Precaução | Sem ajuste de dose | C | Contraindicado | MPI? Não

Classificação terapêutica: anticestódeo

Posologia:
- Teníase (*Taenia solium* e *Taenia saginata*): administrar 2 comp de cada vez, com intervalo de 1 h (total: 4 comprimidos)
- Himenolepíase (*Hymenolepis nana* e *Hymenolepis diminuta*): administrar 2 comp, pela manhã, durante 6 dias consecutivos

Função hepática: pode ocorrer lesão hepática; uso com precaução

Função renal: ajuste de dose não é necessário

Interações medicamentosas: sem interações conforme a base de dados Micromedex

Reações adversas:
- Dermatológicas: erupção na pele, prurido anal (0,3%), alopecia
- Neurológicas: sonolência, cefaleia (1,4%), fraqueza
- Gastrointestinais: náusea/vômito (4,1%), incômodo intestinal, perda de apetite (3,4%), diarreia (1,6%), hemorragia retal, irritação bucal, gosto desagradável na boca
- Miscelânea: febre, transpiração, palpitações, edema, dor lombar, irritabilidade

Precauções: não eficaz para infecções sistêmicas ou cisticercose

nicotina

Nicorette®; Niquitin®

goma mast 2 e 4 mg; ades transderm 7, 14 e 21 mg, pas (dura) 2 e 4 mg

Sem informações | Precaução | D | Contraindicado | MPI? Não

Classificação terapêutica: auxiliar no abandono do tabagismo

Posologia:
- Goma: < 25 cigarros/dia – iniciar com 2 mg; ≥ 25 cigarros/dia – iniciar com goma de 4 mg; utilizar 1 goma quando sentir vontade de fumar (máximo: 24 gomas/dia); esquema proposto – 1 goma, a cada 2-4 h (pelo menos 9 gomas/dia), nas primeiras 6 semanas; 1 goma, a cada 2-4 h, nas semanas 7-9; e 1 goma, a cada 4-8 h, nas semanas 10-12
- Adesivo: aplicar a cada 24 h em pele limpa e seca, alternando os locais de aplicação; ≤ 10 cigarros/dia – *patch* de 14 mg, por 6 semanas, e depois *patch* de 7 mg, por 2 semanas; ≥ 10 cigarros/dia – *patch* de 21 mg, por 6 semanas, depois *patch* de 14 mg, por 2 semanas, e, em seguida, *patch* de 7 mg, por 2 semanas

Função hepática: não há informações disponíveis

Função renal: insuficiência renal grave – pode afetar a eliminação da droga; uso com precaução

Interações medicamentosas: sem interações conforme a base de dados Micromedex

Reações adversas (podem ser específicas do produto ou da dose):
- Dermatológica: erupção cutânea
- Neurológicas: cefaleia, comprometimento da concentração, depressão, dor, insônia, nervosismo, tontura, parestesia
- Respiratórias: sinusite, tosse
- Musculoesqueléticas: artralgia, mialgia

(continua)

nicotina *(continuação)*

- Gastrointestinais: alteração do paladar, constipação, diarreia, dispepsia, distúrbios dentais, dor mandibular, estomatite, estomatite aftosa, estomatite ulcerativa, flatulência, glossite, náusea, sangramento gengival, sialorreia, soluços, tosse, xerostomia
- Locais: eritema local, edema local, reação no local da aplicação
- Miscelânea: diaforese, reação alérgica

Precauções: alergia à fita adesiva – aumento do risco de erupção cutânea (transdérmica); arritmias cardíacas graves; doença cardíaca coronariana; hipertensão; hipertireoidismo, feocromocitoma ou diabete dependente de NPH; infarto do miocárdio; doenças da pele – aumento do risco de erupção cutânea (transdérmica); uso > 6 meses; não usar discos por > 20 semanas; tratamento com goma não deve ultrapassar 6 meses para não causar dependência

nifedipino

Adalat®; Adalat® oros; Adalat® retard

cap gelat 10 mg; comp camada dupla 20, 30 e 60 mg; comp rev 10 e 20 mg

Precaução | Sem informações | C | Criterioso | MPI? Sim

Classificação terapêutica: bloqueador seletivo dos canais do cálcio

Posologia:
- Hipertensão: liberação prolongada – 30-60 mg, 1x/dia (máximo: 90-120 mg/dia)
- Angina vasoespástica ou crônica estável: liberação imediata – 10 mg, 3x/dia (usual: 10-20 mg, 3x/dia); liberação prolongada – 30-60 mg, 1x/dia (máximo: 120-180 mg/dia)

Função hepática: cirrose leve a moderada – monitorar em razão do risco de exposição e reações tóxicas; uso com precaução

Função renal: não há informações disponíveis

Interações medicamentosas: inibidores fortes de CYP3A4 (cetoconazol, claritromicina, itraconazol, nefazodona, saquinavir, ritonavir, nelfinavir, voriconazol, lopinavir, telitromicina, posaconazol, boceprevir, telaprevir), clopidogrel, mibefradil, fentanila, amiodarona, indutores de CYP3A4 (fenitoína, dexametasona, rifampicina, prednisona, mitotano, oxcarbazepina, modafinila, nevirapina, efavirenz, bosentana, armodafilina, etravirina), tacrolimo, *ginseng*, quinidina, vincristina, quimupristina, dalfopristina, micafungina, magnésio (inj), cimetidina, doxazosina, *ginkgo*, indinavir

Reações adversas:
- Cardiovasculares: edema periférico (< 50%; relacionado com a dose: 7-10%), rubor (10-25%), palpitações (≤ 5: 2-7%), hipotensão arterial passageira (relacionado com a dose: 5%), insuficiência cardíaca congestiva (2%)
- Dermatológicas: ≤ 2% – dermatite, prurido, urticária
- Neurológicas: tontura ou sensação de desmaio (10-27%), cefaleia (10-23%), nervosismo ou alterações do humor (≤ 2-7%); ≤ 2% – calafrios, dificuldades de equilíbrio, distúrbios do sono
- Respiratórias: tosse ou sibilos (6%), congestão nasal ou dor orofaríngea (≤ 2-6%), congestão torácica (≤ 2%), dispneia
- Musculoesqueléticas: fraqueza (10-12%), cãibras musculares ou tremor (≤ 2-8%); ≤ 2% – inflamação, rigidez articular
- Gastrointestinais: náusea ou azia (10-11%); ≤ 2% – constipação, cólicas, diarreia, flatulência, hiperplasia gengival (≤ 10%)
- Ocular: turvamento da visão (≤ 2%)
- Miscelânea: diaforese (≤ 2%), febre, tremor, dificuldades sexuais (≤ 2%)

Precauções: evitar o uso em casos de síndrome coronariana aguda e infarto do miocárdio; angina; estenose aórtica avançada; uso concomitante com indutores potentes de CYP3A (p. ex., rifabutina, fenobarbital, fenitoína, carbamazepina); uso concomitante com flecainida; titulação inicial da dose com o uso de betabloqueador concomitante; infarto do miocárdio – não administrar dentro das primeiras 1-2 semanas após ocorrência; doença obstrutiva das artérias coronárias; cirurgia com anestesia com fentanil em altas doses – descontinuar nifedipina pelo menos 36 h antes

Contraindicações: choque cardiogênico; uso concomitante com indutores fortes de P450 (p. ex., rifampicina)

nimodipino

Nimotop®

comp rev 30 mg

Com ajuste de dose	Sem informações	C	Uso criterioso	MPI? Não

Classificação terapêutica: bloqueador seletivo dos canais do cálcio

Posologia:

- Prevenção de vasoespasmo após hemorragia subaracnóidea: 60 mg, a cada 4 h, por 21 dias; começar tratamento dentro de 96 h após a hemorragia

Função hepática: insuficiência hepática – administrar 30 mg, a cada 4 h, e considerar interrupção do tratamento; cirrose – risco aumentado de reações adversas; ajuste de dose e monitoração necessários

Função renal: não há informações disponíveis

Ajuste de dose: pacientes geriátricos – dosagem recomendada de forma cautelosa; uso concomitante com inibidores moderados de CYP3A4 e fracos concomitantes – a dose pode precisar ser reduzida; uso concomitante com indutores de CYP3A4 moderados e fracos – pode ser necessário aumentar a dose de nimodipino

Interações medicamentosas: carbamazepina, fenitoína, fenobarbital, quonipristina, dalfopristina, ácido valproico

Reações adversas:

- Cardiovascular: reduções da PA sistêmica (1-8%)
- Dermatológica: erupção cutânea (1-2%)
- Neurológica: cefaleia (1-4%)
- Gastrointestinais: diarreia (2-4%), desconforto abdominal (2%)

Precauções: uso concomitante com indutores potentes de CYP3A4 (rifampicina, fenobarbital, fenitoína, carbamazepina); utilização concomitante com inibidores potentes de CYP3A4, como os antibióticos macrolídeos (p. ex. claritromicina, telitromicina), alguns inibidores da protease do HIV (p. ex., indinavir, nelfinavir, ritonavir, saquinavir), alguns inibidores de protease da hepatite C (p. ex., vírus, boceprevir, telaprevir), alguns azol antimicóticos (p. ex., cetoconazol, itraconazol, posaconazol, voriconazol), conivaptan, delaviridina e nefazodona; risco aumentado de hipotensão significativa

Contraindicações: uso concomitante com inibidores fortes de CYP3A4, como os antibióticos macrolídeos (p. ex., claritromicina, telitromicina), alguns inibidores da protease anti-HIV (p. ex., delaviridina, indinavir, nelfinavir, ritonavir, saquinavir), alguns antimicóticos (p. ex., cetoconazol, itraconazol e voriconazol) e alguns antidepressivos (p. ex., nefazodona)

nistatina

Micostatin®

crem vag 100.000 UI/g, susp oral 100.000 UI/mL, past 200.000 UI, crem vag 2.500 UI/g, drg 500.000 U

Sem informações	Sem informações	Vaginal (A) Oral e demais (C)	Uso criterioso	MPI? Não

Classificação terapêutica: antifúngico

Posologia:

- Suspensão oral: 100.000-600.000 UI, 4x/dia
- Drágea: 500.000 ou 1.000.000 UI, 3 ou 4x/dia

Função hepática: não há informações disponíveis

Função renal: não há informações disponíveis

Interações medicamentosas: sem interações conforme a base de dados Micromedex

Reações adversas:

- Dermatológicas: dermatite de contato, síndrome de Stevens-Johnson
- Gastrointestinais: epigastralgia, náusea, vômito

nitrendipino

Caltren®

comp rev 10 e 20 mg

Com ajuste de dose	Com ajuste de dose	C	Contraindicado	MPI? Não

Classificação terapêutica: bloqueador seletivo dos canais do cálcio

Posologia: 10-40 mg/dia, 1x/dia, pela manhã

Função hepática: podem ocorrer aumento isolado das transaminases, geralmente leve e transitório, e lesão hepatocelular; insuficiência hepática – iniciar com a menor dose efetiva (5 ou 10 mg/dia)

Função renal: insuficiência renal – ajuste de dose pode ser necessário; não há recomendações específicas

Interações medicamentosas: amiodarona

Reações adversas:

- Cardiovasculares: edema, palpitação, rubor, taquicardia, vasodilatação
- Neurológicas: cefaleia, fadiga, tontura
- Gastrointestinais: hiperplasia gengival, náusea
- Auditiva: zumbido

Precauções: angina (exacerbação) durante o início do tratamento e com o aumento de doses; durante a retirada de betabloqueador; bloqueador dos canais de cálcio; terapia de combinação com betabloqueadores (com disfunção ventricular esquerda); insuficiência cardíaca congestiva; anestesia com fentanil; perigo com nifedipino pode também se aplicar a outros derivados di-hidropiridínicos; hipermotilidade gastrointestinal; obstrução gastrointestinal; hipotensão (com terapia inicial; combinação de betabloqueadores); edema periférico (confundindo achados físicos em insuficiência cardíaca congestiva); reações dermatológicas persistentes induzidas por antagonistas do cálcio evoluíram para eritema multiforme ou dermatite esfoliativa

Contraindicações: pacientes portadores de estenose aórtica grave

nitrofurantoína

Macrodantina®, Nitrofen®, Nitrofurantoína®

cap gel dura 100 mg

Contraindicado	Com ajuste de dose	B	Compatível	MPI? Sim

Classificação terapêutica: nitrofurânicos

Posologia: tomar 1 cápsula dura de 100 mg, de 6 em 6 horas, durante 7 a 10 dias. Se for necessário usar o medicamento por longo prazo, uma redução da dose deverá ser considerada: tomar 1 cápsula dura de 100 mg na hora de se deitar

Função hepática: insuficiência hepática (icterícia colestática ou disfunção hepática associada à terapia anterior com nitrofurantoína): o uso é contraindicado

Função renal:

- Insuficiência renal (CrCl inferior a 60 mL/min ou SCr clinicamente significativamente elevada): de acordo com o fabricante, o uso é contraindicado
- Insuficiência renal (CrCl 30 mL/min a 60 mL/min): embora o fabricante afirme que o uso é contraindicado, os dados do estudo sugerem que o uso a curto prazo é seguro e a eficácia clínica é semelhante àquelas com TFG estimada relativamente alta
- Insuficiência renal (CrCl inferior a 30 mL/min): evite o uso em pacientes com um CrCl inferior a 30 mL/min

Interações medicamentosas: fluconazol, vacina contra cólera

Reações adversas:

Comum

- Gastrintestinais: perda de apetite, náuseas e vômitos

Sério

- Hematológica: anemia hemolítica
- Hepática: síndrome de icterícia colestática, necrose hepática, hepatite
- Imunológica: reação de hipersensibilidade
- Neurológica: neuropatia periférica, pseudotumor cerebral
- Respiratória: pneumonia intersticial, fibrose pulmonar, hipersensibilidade pulmonar

Precauções:

- Duração: a longa duração da terapia aumenta o risco de reações pulmonares crônicas e toxicidade renal; monitoramento recomendado

(continua)

nitrofurantoína *(continuação)*

- Endócrina e metabólica: administrar com cautela a pacientes com *diabetes mellitus* preexistente, desequilíbrios eletrolíticos ou deficiência de vitamina B devido ao aumento do risco de neuropatia periférica potencialmente fatal
- Hematológica: a anemia preexistente aumenta o risco de neuropatia periférica potencialmente fatal
- Hematológica: a anemia hemolítica pode ocorrer com deficiência de glicose-6-fosfato-desidrogenase (G6PD); descontinuar se confirmado
- Hepática: reações de hepatotoxicidade como hepatite, icterícia colestática, hepatite crônica ativa, necrose hepática e fatalidades ocorreram; monitoramento recomendado e descontinuar se hepatite confirmada
- Neurológica: neuropatia periférica grave, irreversível ou fatal pode ocorrer
- Renal: a deterioração da função renal durante a terapia de longo prazo pode indicar neuropatia; monitoramento recomendado
- Respiratória: reações de hipersensibilidade pulmonar aguda e crônica, como eosinofilia, alterações eletrocardiográficas, pneumonite intersticial, fibrose e infiltração podem ocorrer; monitoramento recomendado

Contraindicações:
- Anúria; risco de toxicidade da nitrofurantoína
- Icterícia colestática ou disfunção hepática associada à terapia prévia com nitrofurantoína
- Hipersensibilidade conhecida à nitrofurantoína
- Trabalho de parto e parto ou quando o início do trabalho de parto é iminente devido ao risco de anemia hemolítica
- Recém-nascidos com menos de 1 mês de idade devido ao risco de anemia hemolítica
- Oligúria; risco de toxicidade da nitrofurantoína
- Gravidez a termo (38 a 42 semanas de gestação) devido ao risco de anemia hemolítica
- Insuficiência renal significativa com CrCl inferior a 60 mL/min ou creatinina sérica elevada clinicamente significativa devido ao risco de toxicidade por nitrofurantoína; dados limitados sugerem que o uso a curto prazo de nitrofurantoína para infecção do trato urinário é seguro e eficaz em pacientes idosos com CrCl 30 mL/min a 60 mL/min e eficácia clínica entre mulheres idosas com ClCr relativamente baixo (mediana 38 mL/min/1,73 m^2, n=9223) e ClCr relativamente alto (mediana 69 mL/min/1,73 m^2, n=182.634) é semelhante

nitroglicerina

Tridil®

ades 25 e 50 mg; sol inj 5 mg/mL

Sem informações	Sem informações	C	Uso criterioso	MPI? Não

Classificação terapêutica: vasodilatador

Posologia:
- Angina/doença coronariana: adesivo – iniciar com 0,2-0,4 mg/h e titular até 0,4-0,8 mg/h; deixar período de 10-12 h para evitar tolerância; EV – iniciar com 5 mcg/min e aumentar 5 mcg/min, a cada 3-5 min; quando atingir 20 mcg/min, poderá aumentar 20 mcg/min, a cada 3-5 min (máximo: 400 mcg/min); diluição habitual: nitroglicerina, 50 mg + SF, 240 mL, EV, em bomba de infusão contínua (200 mcg/mL)

Administração parenteral (compatível – SF, SG5%, SG5% em NaCl a 0,45 e 0,9%, SG5% em Ringer lactato e Ringer lactato): deve ser administrada por infusão EV, sendo diluída em 125-250 mL; tempo de infusão ACM
Obs.: estabilidade de 24 h em TA e de 7 dias em REF; incompatível com PVC, uma vez que há perda de fármaco

Função hepática: não há informações disponíveis

Função renal: não há informações disponíveis

Ajuste de dose (pacientes geriátricos): são recomendadas doses iniciais mais baixas (orientações específicas indisponíveis)

Interações medicamentosas: sildenafila, vardenafila, tadalafila, alteplase, acetilcisteína, pancurônio, ácido acetilsalicílico

Reações adversas:
- Cardiovasculares: hipotensão arterial (4%), agravamento da angina (2%), edema periférico, hipotensão postural, rubor, taquicardia
- Neurológicas: cefaleia (50-63%), sensação de desmaio (6%), síncope (4%), tontura
- Gastrointestinais: incontinência intestinal, náusea, vômito, xerostomia

(continua)

nitroglicerina *(continuação)*

- Geniturinária: incontinência urinária
- Ocular: turvamento da visão
- Miscelânea: diaforese

Precauções: distúrbio cardíaco; uso concomitante com ergotamina ou agente relacionado; evitar a utilização VO; insuficiência cardíaca congestiva – benefícios do uso não estabelecidos; DM; idosos; tolerância ao exercício pode ser reduzida; cefaleia pode ocorrer, especialmente com doses mais elevadas; angina induzida em cardiomiopatia hipertrófica; IAM; pacientes volume-depletados, especialmente com diuréticos concomitantes

Contraindicações: anemia grave; uso concomitante com fosfodiesterase tipo 5, inibidores como sildenafila, tadalafila ou vardenafila; pericardite constritiva (EV); pressão intracraniana aumentada (unguento intra-anal, aerossol lingual, comp SL); tamponamento cardíaco (EV); cardiomiopatia restritiva (EV); infarto de ventrículo direito, hipotensão, bradicardia ou taquicardia

nitroprusseto de sódio

Nitroprus®

pó liof inj 25 mg/mL (50 mg)

Com ajuste de dose	Com ajuste de dose	C	Uso criterioso	MPI? Não

Classificação terapêutica: vasodilatador

Posologia:
- Hipertensão: iniciar com 0,25-0,3 mcg/kg/min, aumentar 0,5/mcg/kg/min, a cada 10 min (usual: 3 mcg/kg/min; máximo: 10 mcg/kg/min); diluição habitual – nitroprusseto de sódio, 50 mg + SG, 248 mL, EV, em bomba de infusão contínua (200 mcg/mL)

Administração parenteral (compatível – SF e SG5%): reconstituir 50 mg em 2 mL de solução própria; a solução deve ser diluída em 250 mL de solução compatível e administrada por infusão em uma dose inicial recomendada de 0,3 mcg/kg/min; a dose normal é de 0,5-10 mcg/kg/min; a taxa máxima de infusão não deve ser > 10 min
Obs.: estabilidade de 48 h em TA

Função hepática: insuficiência hepática – considerações devem ser feitas para a toxicidade por cianeto, uma vez que o nitroprusseto é convertido em tiocianato pelo fígado; ajustes de dose podem ser necessários

Função renal: metabólito tiocianato de nitroprussiato se acumula durante a insuficiência renal e deve ser monitorado para garantir os níveis de permanência em < 10 mg/dL; ajustes de dose podem ser necessários; diálise – dose suplementar não é necessária após sessão

Ajuste de dose (pacientes geriátricos): redução de doses deve ser empregada durante a anestesia hipotensiva controlada

Interações medicamentosas: sem interações conforme a base de dados Micromedex

Reações adversas:
- Cardiovasculares: 1-10% – desconforto subesternal, palpitação, resposta hipotensiva excessiva
- Neurológicas: 1-10% – agitação, cefaleia, desorientação, psicose
- Respiratória: 1-10% – hipóxia
- Musculoesqueléticas: 1-10% – espasmos musculares, fraqueza
- Gastrointestinais: náusea, vômito
- Auditiva: 1-10% – zumbido
- Endócrina e metabólica: 1-10% – supressão da tireoide
- Miscelânea: 1-10% – diaforese, toxicidade por tiocianato

Precauções: anemia; evitar o extravasamento; insuficiência cardiovascular ou cerebrovascular; ventilação e perfusão pulmonar comprometidas; toxicidade por cianeto; pressão intracraniana elevada; hipotensão excessiva (lesões isquêmicas); meta-hemoglobinemia hereditária em decorrência de Hb anormal (Hb M); hipotireoidismo; hipovolemia; cuidado em isquemia cardíaca (roubo de fluxo coronariano); ocorre biotransformação pelos eritrócitos em cianeto, que em seguida é convertido ao metabólito final, tiocinato – este pode se acumular até atingir concentrações tóxicas se forem administradas doses elevadas durante > 3 dias

Contraindicações: infarto de ventrículo direito, hipotensão, bradicardia ou taquicardia; hipertensão compensatória; insuficiência cardíaca congestiva associada à resistência vascular periférica reduzida; atrofia óptica; pacientes submetidos à cirurgia com circulação cerebral inadequada; hipotensão sintomática; ambliopia; uso concomitante com medicamentos hipotensores (p. ex., sildenafila)

norepinefrina

Hyponor®

amp 8 mg/4 mL (equivalente a 1 mg/mL de norepinefrina base)

Função hepática	Função renal	Gravidez	Lactação	60+
Sem informações	Sem informações	C	Uso criterioso	MPI? Não

Classificação terapêutica: agentes adrenérgicos e dopaminérgicos

Posologia:
- Iniciar com 8-12 mcg/min
- Pós-parada cardiorrespiratória: iniciar com 0,1-0,5 mcg/kg/min (7-35 mcg/min em homem de 70 kg)
- Choque séptico: 0,01-3 mcg/kg/min

Administração parenteral (compatível – SF, SG5% e SG5% com SF): diluir antes de utilizar; a dose média usual é obtida diluindo-se 4 amp (4 mg/1 mL) em 234 mL de SF ou SG5%; a taxa de infusão é ACM
Obs.: estabilidade de 24 h em TA

Função hepática: não há informações disponíveis

Função renal: não há informações disponíveis

Ajuste de dose (pacientes geriátricos): iniciar na extremidade inferior da faixa de dose

Interações medicamentosas: antidepressivos tricíclicos (nortriptilina, imipramina, amitriptilina, clomipramina)

Reações adversas:
- Cardiovasculares: arritmia, bradicardia, isquemia periférica (digital)
- Neurológicas: ansiedade, cefaleia
- Respiratórias: dificuldade respiratória, dispneia
- Local: necrose cutânea (decorrente de extravasamento)

Precauções: uso concomitante com inibidores de monoaminoxidase ou terapia com antidepressivos tricíclicos, ciclopropano ou halotano anestésicos; extravasamento no local de infusão; trombose vascular periférica e mesentérica; hipóxia profunda ou hipercapnia

noretisterona

Micronor®

comp 0,35 mg

Função hepática	Função renal	Gravidez	Lactação	60+
Contraindicado	Sem informações	X	Uso criterioso	MPI? Não

Classificação terapêutica: progestogênio

Posologia:
- Contracepção: 1 comp/dia, a partir do 1º dia de menstruação
- Hemorragias uterinas funcionais: 10 mg/dia, por 10 dias

Função hepática: podem ocorrer anormalidades das provas de função hepática e icterícia colestática; insuficiência hepática aguda ou tumores hepáticos benignos e malignos – uso contraindicado

Função renal: não há informações disponíveis

Interações medicamentosas: indutores de CYP3A4 (fenitoína, dexametasona, rifampicina, prednisona, mitotano, oxcarbazepina, modafinila, nevirapina, efavirenz, bosentana, armodafilina, etravirina), aprepipanto, fosaprepipanto, griseofulvina, nelfinavir, ritonavir, nevirapina, rifabutina, erva-de-são-joão

Reações adversas:
- Cardiovasculares: edema, fenômenos tromboembólicos
- Dermatológicas: acne, cloasma ou melasma, erupção cutânea, prurido, urticária
- Endócrinas e metabólicas: amenorreia, alterações do fluxo menstrual, aumento das mamas ou sensibilidade, sangramento intermenstrual
- Gastrointestinais: ganho ou perda de peso, náusea
- Geniturinária: secreção cervical
- Oculares: neurite óptica (com ou sem perda da visão), trombose vascular retiniana
- Respiratória: embolia pulmonar
- Neurológicas: trombose venosa central, alterações do humor, cefaleia, depressão, enxaqueca, insônia
- Miscelânea: reações anafiláticas ou anafilactoides

(continua)

noretisterona *(continuação)*

Precauções: tabagismo aumenta o risco de fenômenos tromboembólicos (usuárias de contraceptivos VO devem ser aconselhadas a não fumar); gravidez ectópica tem sido relatada com o uso de contraceptivos VO que contenham somente progestógeno; alterações de tolerância à glicose podem ocorrer; mulheres pré-diabéticas e diabéticas devem ser cuidadosamente monitoradas; sangramento genital irregular foi relatado – descartar infecção, malignidade ou outras condições anormais se suspeitado; descartar gravidez em casos de amenorreia prolongada; metabolismo lipídico pode ser afetado

Contraindicações: carcinoma da mama conhecido ou suspeito; sangramento genital anormal e não diagnosticado; tumores do fígado, benignos ou malignos; suspeita ou confirmação de gravidez

norfloxacino

Floxacin®

comp rev 400 mg

Função hepática	Função renal	Gravidez	Lactação	60+
Sem informações	Com ajuste de dose	C	Uso criterioso	MPI? Não

Classificação terapêutica: quinolona

Posologia: dose usual de 400 mg, a cada 12 h

Função hepática: não há informações disponíveis

Função renal: comprometimento da função renal – aumento do risco de toxicidade e ruptura do tendão; ajuste da dose recomendado; ClCr ≤ 30 mL/min – administrar 400 mg/dia

Interações medicamentosas: metronidazol, norfloxacino, rasagilina, hidroxicloroquina, donepezila, varfarina, droperidol, ferro, carbonato de lantânio, medicamentos contendo alumínio, cálcio ou magnésio (cálcio, carbonato de magnésio, hidróxido de magnésio, trissilicato de magnésio, óxido de magnésio, carbonato de alumínio, hidróxido de alumínio, fosfato de alumínio, magaldrato), sucralfato, didanosina, probenecida, ciclosporina, ácido aminolevulínico

Reações adversas:
- Neurológicas: cefaleia (3%), tontura (3%)
- Musculoesquelética: fraqueza (1%)
- Gastrointestinais: náusea (4%), cólicas abdominais (2%)

Precauções: miastenia grave; desordens do SNC; coadministração com antiarrítmicos classe IA (p. ex., procainamida, quinidina) ou classe III (p. ex., amiodarona, sotalol); idosos; exposição excessiva à luz solar; hipopotassemia; aumento do risco de prolongamento do intervalo QT; neuropatia periférica; atividade física extenuante; condições pró-arrítmicas

Contraindicações: histórico de tendinite ou ruptura do tendão associada com norfloxacino ou outras quinolonas

nortriptilina

Pamelor®

cap dura 10, 25, 50 e 75 mg, sol oral 2 mg/mL

Função hepática	Função renal	Gravidez	Lactação	60–
Precaução	Sem informações	D	Uso criterioso	MPI? Sim

Classificação terapêutica: inibidor não seletivo da recaptação das monoaminas

Posologia:
- Depressão: 25 mg, 3-4x/dia, até 150 mg/dia; pode ser dose única diária
- Dor miofascial, neuralgia: 10-25 mg, à noite; dose de manutenção habitual de 75 mg, à noite
- Cessação do tabagismo: 25 mg/dia; pode aumentar até 75-100 mg/dia

Função hepática: podem ocorrer aumento de transaminases e icterícia colestática; uso com precaução

Função renal: não há informações disponíveis

Ajuste de dose (pacientes geriátricos): 30-50 mg/dia, VO (em dose única ou dividida)

Interações medicamentosas: anti-inflamatórios não esteroidais (ácido acetilsalicílico, naproxeno, fenilbutazona, ácido mefenâmico, fenoprofeno, ibuprofeno, indometacina, piroxicam, diclofenaco, cetoprofeno, flurbiprofeno, cetorolaco, tenoxicam, etofenamato, dipirona, nimesulida, lornoxicam,

(continua)

nortriptilina *(continuação)*

acemetacina, propifenazona, meloxicam, celecoxibe, proglumetacina, rofecoxibe, dexcetoprofeno, parocoxibe, valdecoxibe, etoricoxibe, nepafenaco, loxoprofeno, lumiracoxibe, ácido tolfenâmico, nimesulida, ácido flufenâmico), enflurano, trifluoperazina, sertralina, alfapeginterferona 2b, halofantrina, clonidina, simpatomiméticos de ação direta (epinefrina, fenilefrina, norepinefrina, midodrina, etilefrina), fluconazol, bupropiona, terbinafina, atomoxetina, ácido valproico, carbamazepina, cimetidina

Reações adversas:
- Cardiovasculares: arritmia, bloqueio cardíaco, hipertensão arterial, hipotensão postural, infarto do miocárdio, palpitação, rubor, taquicardia
- Dermatológicas: alopecia, erupção cutânea, fotossensibilidade, petéquias, prurido, urticária
- Hematológicas: agranulocitose (rara), eosinofilia, púrpura, trombocitopenia
- Neurológicas: agitação, alterações encefalográficas, alucinações, ansiedade, ataxia, cefaleia, confusão mental, crises convulsivas, delírios, desorientação, exacerbação de psicose, fadiga, hipomania, incoordenação, inquietação, insônia, pânico, pesadelos, sintomas extrapiramidais, sonolência, tontura
- Musculoesqueléticas: fraqueza, neuropatia periférica, parestesia, tremor
- Gastrointestinais: anorexia, cólicas abdominais, constipação, desconforto epigástrico, diarreia, estomatite, ganho ou perda de peso, íleo paralítico, náusea, transtorno do paladar, vômito, xerostomia
- Auditiva: zumbido
- Endócrinas e metabólicas: aumento ou redução da glicemia, aumento ou redução da libido, disfunção sexual, galactorreia, ginecomastia, síndrome da secreção inapropriada de hormônio antidiurético
- Geniturinárias: edema testicular, impotência, noctúria, poliúria, retardo da micção, retenção urinária
- Oculares: midríase, oftalmalgia, transtornos da acomodação, visão turva
- Miscelânea: diaforese, reações alérgicas (p. ex., edema generalizado, da face ou da língua), sintomas de abstinência

Precauções: não é recomendado o uso concomitante com precursores da serotonina (p. ex., triptofano), outros inibidores seletivos da recaptação da serotonina ou inibidores da recaptação de serotonina e norepinefrina; transtorno bipolar; histórico de mania; esquizofrenia; glaucoma de ângulo fechado ou aumento da pressão intraocular; doenças cardiovasculares; uso concomitante de álcool em excesso; hipertireoidismo ou uso concomitante de medicamentos da tireoide; cirurgia eletiva – descontinuar vários dias antes, se possível; retenção urinária

Contraindicações: uso concomitante com um inibidor da monoaminoxidase, incluindo linezolida ou azul de metileno EV ou no prazo de 14 dias após a descontinuação de um inibidor da monoaminoxidase (intervalo de pelo menos 5 semanas entre a interrupção do cloridrato de fluoxetina e o início do inibidor da monoaminoxidase); aumento do risco de síndrome serotoninérgica; uso concomitante de pimozida ou tioridazina; período de recuperação do IAM

octreotida

Sandostatin®; Sandostatin® LAR

sol inj 0,05 mg/mL, 0,1 mg/mL e 0,5 mg/mL; pó susp inj 10, 20 e 30 mg

Com ajuste de dose | Com ajuste de dose | C | Uso criterioso | 60+ MPI? Não

Classificação terapêutica: hormônio anticrescimento

Posologia:
- Acromegalia: iniciar com 50 mcg, SC ou EV, 2 ou 3x/dia; titular dose até que o nível do hormônio de crescimento avaliado mensalmente esteja < 5 ng/mL ou IGF-1 < 1,9 U/mL em homens e < 2,2 U/mL em mulheres; dose efetiva habitual de 100-200 mcg, 3x/dia (máximo: 1.500 mcg/dia); depósito – 20 mg, IM, a cada 4 semanas
- Tumores carcinoides: iniciar com 100-600 mcg/dia, em 2-4 doses diárias, nas primeiras 2 semanas; dose habitual de 50-750 mcg/dia; depósito – 20-30 mg, IM, a cada 4 semanas
- VIPomas: iniciar com 200-300 mcg/dia, EV ou SC, em 2-4 doses; dose habitual de 150-750 mcg/dia; depósito – 20-30 mg, IM, a cada 4 semanas

Administração parenteral (compatível – SF e SG5%): IM – suspensão deve ser reconstituída com solução própria e administrada por injeção profunda na região glútea; o local deve ser alternado entre o músculo direito e o esquerdo; EV

(continua)

octreotida *(continuação)*

– solução para administração pode não ser diluída, administrada por injeção lenta, ou diluída em 50-200 mL e infundida em 15-30 min
Obs.: estabilidade de 24 h em TA; a formulação EV é incompatível com nutrição parenteral; suspensão é apenas para IM

Função hepática: cirrose – iniciar com 10 mg (depósito), a cada 4 semanas

Função renal: podem ocorrer litíase renal (5-15%), abscesso renal (1-4%) e albuminúria; insuficiência renal sem diálise – ajuste de dose não é necessário; diálise – iniciar com 10 mg (depósito), a cada 4 semanas

Interações medicamentosas: hidroxicloroquina, ciclosporina, donepezila, gemifloxacino, pegvisomanto

Reações adversas (podem variar conforme a via de administração; a frequência de reações cardíacas, endócrinas e gastrointestinais foi maior em acromegálicos):
- Cardiovasculares: bradicardia sinusal (19-25%), dor torácica (não depósito: ≤ 20%); 5-15% – hipertensão arterial (não depósito: ≤ 13%), anormalidades da condução (9-10%), arritmia (3-9%), edema periférico, palpitação; 1-4% – angina, edema, flebite, hematoma, insuficiência cardíaca, rubor
- Dermatológicas: prurido (≤ 18%), erupção cutânea (≤ 15%), alopecia (13%); 1-4% – acne, celulite, equimose
- Hematológicas: anemia (≤ 15%; não depósito: < 1%); 1-4% – epistaxe
- Neurológicas: fadiga (1-32%), cefaleia (6-30%), febre (16-20%), mal-estar (16-20%), tontura (5-20%); 5-15% – dor (4-15%), ansiedade, confusão mental, depressão, hipoestesia, insônia; 1-4% – alucinações, amnésia, disfonia, marcha anormal, nervosismo, neuropatia, sonolência, tremor, vertigem, parestesia
- Respiratórias: infecção das vias aéreas superiores (10-23%), dispneia (não depósito: ≤ 20%); 5-15% – faringite, rinite, sinusite, tosse; 1-4% – bronquite
- Musculoesqueléticas: dorsalgia ou lombalgia (1-27%), artropatia (8-19%), mialgia (≤ 18%); 5-15% – artralgia, fraqueza, mialgia, rigidez
- Gastrointestinais: dor abdominal (5-61%), fezes líquidas (5-61%), náusea (5-61%), diarreia (36-58%), flatulência (≤ 38%), colelitíase (13-38%, depende da extensão da terapia), sedimento biliar (24%, depende da extensão da terapia), constipação (9-21%), vômito (4-21%), dilatação do duto biliar (12%); 5-15% – alteração da cor das fezes (4-6%), dispepsia (4-6%), esteatorreia (4-6%), tenesmo (4-6%), anorexia, cólicas, desidratação; 1-4% – alteração do paladar, colite, disfagia, diverticulite, estomatite, gastrite, gastroenterite, gengivite, glossite, má absorção da gordura, melena, xerostomia
- Endócrinas e metabólicas: hiperglicemia (15-27%), hipotireoidismo (não depósito: ≤ 12%), bócio (não depósito: ≤ 8%), 1-4% – hipoglicemia (2-4%), caquexia, gota, hipopotassemia, hipoproteinemia, impotência, mastalgia
- Locais: dor causada por injeção (relacionada à dose e à formulação: 2-50%); 1-4% – hematoma no local de injeção
- Auditivas: 1-15% – otalgia; 1-4% – zumbido
- Oculares: 1-4% – distúrbio visual, turvamento da visão
- Geniturinárias: incontinência urinária, ITU, polaciúria (não depósito)
- Miscelânea: anticorpos contra a octreotida (≤ 25%, sem alteração da eficácia), sintomas gripais (1-20%); 5-15% – anafilaxia, diaforese; 1-4% – infecção bacteriana, monilíase

Precauções: a absorção de gorduras alimentares foi alterada em alguns doentes; anormalidades do trato biliar; deficiência de vitamina B12; DM tipos 1 e 2; anormalidades da tireoide; tratamento por tempo prolongado, como no caso da acromegalia, pode causar colelitíase; em tratamento prolongado deve-se fazer controle da função tireoidiana

ofloxacino

Oflox®

sol oft 3 mg/mL

Com ajuste de dose | Com ajuste de dose | C | Uso criterioso | 60+ MPI? Não

Classificação terapêutica: quinolona

Posologia:
- Conjuntivite: aplicar 1-2 gotas no olho afetado, a cada 2-4 h, pelos primeiros 2 dias; depois mudar para a cada 6 h, por mais 5 dias
- Úlcera de córnea: aplicar 1-2 gotas, a cada 30 min, enquanto acordado, e, então, a cada 4-6 h, pelos primeiros 2 dias; depois, mudar para a cada 1 h quando acordado, por 4-6 dias; e, por fim, 4x/dia até a cura

(continua)

ofloxacino *(continuação)*

Função hepática (VO): insuficiência hepática grave – dose máxima diária de 400 mg

Função renal (VO): ClCr de 20-50 mL/min – dose habitual, a cada 24 h; ClCr < 20 mL/min – metade da dose habitual, a cada 24 h

Interações medicamentosas: rasagilina, droperidol, varfarina, hidroxicloroquina, donepezila, ferro, carbonato de lantânio, sucralfato, zinco, didanosina, ácido aminolevulínico

Reações adversas:
- Cardiovascular: dor torácica (1-3%)
- Dermatológicas: erupção cutânea e/ou prurido (1-3%)
- Respiratória: faringite (1-3%)
- Gastrointestinais: náusea (3-10%), diarreia (1-4%), vômito (1-4%); 1-3% – cólicas abdominais, constipação, flatulência, paladar anormal, redução do apetite, sofrimento gastrointestinal, xerostomia
- Geniturinárias: vaginite (1-5%), prurido genital externo em mulheres (1-3%)
- Miscelânea: dor no tronco
- Ocular: distúrbio visual (1-3%)

Precauções: miastenia grave; idade > 60 anos, tratamento concomitante com esteroides ou transplante de pulmão, atividade física extenuante, insuficiência renal e histórico de distúrbios de tendões; uso concomitante com antiarrítmicos classe Ia (p. ex., procainamida, quinidina) ou classe III (p. ex., amiodarona, sotalol) deve ser evitado, assim como com medicamentos que causem hipopotassemia ou prolongamento do intervalo QT; exposição à luz solar ou à luz UV; diabéticos

olanzapina

Zyprexa®; Zyprexa® IM; Zyprexa® zydis

Com ajuste de dose	Sem ajuste de dose	C	Uso criterioso	MPI? Sim

pó liof sol inj 10 mg; comp rev 2,5, 5 e 10 mg; comp orodispersível 5 e 10 mg

Classificação terapêutica: antipsicótico

Posologia:
- Esquizofrenia: iniciar com 5-10 mg, 1x/dia; depois, aumentar 5 mg/dia, a cada semana, até dose máxima recomendada de 20 mg/dia; dose de manutenção de 10-20 mg/dia; pacientes debilitados, com predisposição à hipotensão – iniciar com doses menores (5 mg); risco para redução do metabolismo da olanzapina (p. ex., mulheres > 65 anos); injeção IM de longa duração – até 300 mg, a cada 2 semanas, ou 405 mg, a cada 4 semanas
- Episódio de mania: iniciar com 10-15 mg/dia e aumentar 5 mg/dia, a cada semana, até dose máxima recomendada de 20 mg/dia
- Agitação aguda, associada com transtorno afetivo bipolar ou esquizofrenia: dose inicial de 5-10 mg/ IM, até 30 mg/dia

Administração parenteral: deve ser administrada exclusivamente por IM profunda; reconstituir em 2,1 mL de AD para injeção; incompatível com diazepam, lorazepam e haloperidol injetáveis na mesma seringa, sob risco de degradação prolongada da olanzapina decorrente da alteração de pH; usar em até 1 h após a reconstituição

Função hepática: podem ocorrer VO – aumento de ALT ≥ 3x LSN (adolescentes: 12%; adultos: 5%); injeção (1-10%) – aumento de enzimas hepáticas; insuficiência hepática – ajuste de dose pode ser necessário (não há recomendações específicas); disfunção hepática e fluoxetina – dose inicial de 2,5-5 mg, VO, com fluoxetina de 20 mg, VO

Função renal: insuficiência renal – ajuste de dose não é necessário; não removido por diálise

Ajuste de dose: idosos – 5 mg, IM; populações especiais (monoterapia) – iniciar com 5 mg, VO, para pacientes que estejam debilitados, predispostos a reações hipotensoras, com combinação de fatores que apresentem metabolismo lento de olanzapina, ou possam ser farmacodinamicamente sensíveis à olanzapina; populações especiais (com fluoxetina) – iniciar com 2,5-5 mg, com fluoxetina 20 mg, VO, para pacientes que tenham predisposição a reações hipotensoras, combinação de fatores que apresentem metabolismo lento de olanzapina, ou possam ser farmacodinamicamente sensíveis à olanzapina; populações especiais (IM) – 2,5 mg por injeção para pacientes que estejam debilitados, predispostos a reações de hipotensão, ou que possam ser farmacodinamicamente sensíveis à olanzapina

(continua)

olanzapina *(continuação)*

Interações medicamentosas: clomipramina, hidroxicloroquina, carbamazepina, donepezila, lítio, ácido valproico, ritonavir, fosamprenavir, amprenavir, fosamprenavir, fluvoxamina, haloperidol, ciprofloxacino

Reações adversas:
- Cardiovascular: VO (1-10%) – dor torácica, edema periférico, hipertensão arterial, hipotensão postural, taquicardia; injeção (1-10%) – hipertensão arterial, hipotensão arterial (ação curta), hipotensão postural (ação curta), prolongamento do intervalo QT
- Dermatológicas: VO (1-10%) – sensação de queimação; injeção (1-10%) – acne
- Neurológicas: sonolência (dose-dependente: 20-39%; adolescentes: 39-48%), sintomas extrapiramidais (dose-dependente: ≤ 32%), tontura (11-18%), cefaleia (adolescentes: 17%), fadiga (adolescentes: 3-14%), insônia (12%); VO (1-10%) – febre, inquietação (adolescentes), mudanças de personalidade; injeção – cefaleia (13-18%), sedação (8-13%); injeção (1-10%) – alucinação auditiva, tontura, disartria, dor, fadiga, febre, inquietação, pensamento anormal, sintomas extrapiramidais, sonhos anormais, sonolência
- Respiratórias: VO (1-10%) – epistaxe (adolescentes), faringite, infecção do trato respiratório (adolescentes), rinite, sinusite (adolescentes), tosse; injeção (1-10%) – congestão nasal, dor faringolaríngea, espirros, infecção das vias aéreas superiores, nasofaringite, tosse
- Musculoesqueléticas: VO – fraqueza (dose-dependente: 3-20%); 1-10% – acatisia, artralgia ou dor em extremidades, comprometimento da articulação, dorsalgia e/ou lombalgia, hipertonia, marcha anormal, queda, rigidez muscular (adolescentes), tremor (dose-dependente); injeção (1-10%) – artralgia, dorsalgia e/ ou lombalgia, espasmos musculares, fraqueza (ação curta), rigidez, tremor
- Gastrointestinais: VO – ganho de peso (5-6%, há relatos de até 40%; adolescentes: 29-31%), aumento do apetite (3-6%; adolescentes: 17-29%), xerostomia (dose-dependente: 3-22%), constipação (9-11%), dispepsia (7-11%); 1-10% – diarreia (adolescentes), dor abdominal (adolescentes), flatulência, náusea (dose-dependente), vômito; injeção (1-10%) – aumento do apetite, diarreia, dor abdominal, flatulência, ganho de peso, náusea, vômito, xerostomia
- Endócrinas e metabólicas: VO – hiperprolactinemia (30%; adolescentes: 47%); VO (1-10%) – eventos relacionados com a função sexual (alterações da libido, anorgasmia, atraso da ejaculação, disfunção erétil, disfunção sexual, orgasmo anormal), eventos relacionados com as mamas (adolescentes: aumento, galactorreia, ginecomastia, secreção, transtorno de lactação), eventos relacionados com o ciclo menstrual (amenorreia, atraso da menstruação, hipomenorreia, oligomenorreia)
- Geniturinárias: VO (1-10%) – incontinência, ITU; injeção (1-10%) – corrimento vaginal
- Oculares: VO (1-10%) – ambliopia
- Miscelânea: lesão acidental (12%); injeção (1-10%) – infecção dentária, infecção viral, odontalgia
- Auditivas: injeção (1-10%) – otalgia
- Locais: injeção (1-10%) – dor no local da injeção

Precauções: idosos com psicose relacionada à demência (uso não aprovado); idosos, especialmente mulheres; duração prolongada do tratamento e/ou doses cumulativas mais altas; não é recomendado o uso concomitante de benzodiazepínicos parenterais e olanzapina IM; hipertrofia prostática clinicamente significativa, glaucoma de ângulo fechado ou histórico de íleo paralítico; não existem estudos que suportem o uso para indivíduos com idade < 18 anos; usar com cuidado em portadores de disfunção hepática pelo potencial de alterações nas enzimas hepáticas; atenção aos pacientes com depressão da medula óssea ou que apresentem leucopenia; atenção aos pacientes com tendências suicidas

óleo mineral

Nujol®

Fr 120 ou 200 mL

Sem informações	Sem informações	B	Uso criterioso	MPI? Sim

Classificação terapêutica: lubrificante

Posologia:
- Obstipação: adultos – 15-45 mL, 2x/dia; crianças > 6 anos – 10-15 mL ao deitar ou 10-15 mL, 2x/dia

Função hepática: não há informações disponíveis

(continua)

óleo mineral *(continuação)*

Função renal: não há informações disponíveis

Interações medicamentosas: sem interações conforme a base de dados Micromedex

Reações adversas:
- Respiratórias: pneumonite lipídica, embolismo
- Gastrointestinais: incontinência, prurido anal
- Metabólicas: relato de redução do nível sérico de betacaroteno, pode diminuir a absorção de vitaminas A, D, E e K, além de afetar a absorção de cálcio e fosfatos

Precauções: náusea, vômito ou dor abdominal; súbita mudança nos hábitos intestinais que persistem durante 2 semanas

Contraindicações: apendicite; colostomia/ileostomia; diverticulite; colite ulcerativa; sangramento retal

Observações: VO – não é recomendado para idosos acamados (risco de aspiração); o uso por tempo prolongado pode diminuir a absorção de alimentos, vitaminas lipossolúveis e alguns medicamentos VO; o uso crônico durante a gravidez pode causar hipoprotrombinemia e doença hemorrágica do recém-nascido

olmesartana

Benicar®

comp rev 20 e 40 mg

Sem ajuste de dose	Contraindicado	C/D	Contraindicado	MPI? Não

Classificação terapêutica: antagonista da angiotensina II

Posologia:
- Hipertensão: iniciar com 20 mg, 1x/dia, podendo aumentar para até 40 mg, 1x/dia

Função hepática: insuficiência hepática – ajuste de dose não é necessário

Função renal: podem ocorrer insuficiência renal; estenose da artéria renal (unilateral ou bilateral) ou aumento dos níveis de creatinina sérica ou de BUN – uso com precaução; uso concomitante com alisquireno com ClCr < 60 mL/min – uso contraindicado

Ajuste de dose: considerar dose inicial mais baixa para pacientes com depleção de sódio (em tratamento com diuréticos, especialmente aqueles com insuficiência renal) e volume

Interações medicamentosas: alisquireno, inibidores da enzima conversora de angiotensina (captopril, enalapril, lisinopril, ramipril, quinapril, benazepril, fosinopril, perindopril, trandolapril), antiinflamatórios não esteroidais (ácido acetil salicílico, naproxeno, fenilbutazona, ácido mefenâmico, fenoprofeno, ibuprofeno, indometacina, piroxicam, diclofenaco, cetoprofeno, flurbiprofeno, cetorolaco, tenoxicam, etofenamato, dipirona, nimesulida, lornoxicam, acemetacina, propifenazona, meloxicam, celecoxibe, proglumetacina, rofecoxibe, dexcetoprofeno, parocoxibe, valdecoxibe, etoricoxibe, nepafenaco, loxoprofeno, lumiracoxibe, ácido tolfenâmico, nimesulida, ácido flufenâmico), colesevelam

Reações adversas:
- Neurológicas: tontura (3%); 1-10% – cefaleia
- Respiratórias: 1-10% – bronquite, faringite, rinite, sinusite
- Musculoesqueléticas: 1-10% – aumento da CPK, dorsalgia ou lombalgia
- Gastrointestinal: 1-10% – diarreia
- Endócrinas e metabólicas: 1-10% – hiperglicemia, hipertrigliceridemia
- Renal: 1-10% – hematuria
- Miscelânea: síndrome gripal

Precauções: insuficiência cardíaca congestiva grave, oligúria, azotemia progressiva, injúria renal aguda e morte podem ocorrer durante o tratamento com inibidores da enzima conversora da angiotensina ou com antagonistas dos receptores da angiotensina; estenose da artéria renal, unilateral ou bilateral – aumento dos níveis de creatinina sérica ou de BUN foram relatados; depleção de sal e/ou depleção de volume (p. ex., terapia de altas doses de diurético concomitante – risco aumentado de hipotensão sintomática – podem ser necessários ajuste da dose e tratamento médico; enteropatia, caracterizada por diarreia aguda, crônica, com perda de peso substancial, pode ocorrer – talvez leve meses ou anos para se desenvolver

Contraindicação: uso concomitante com alisquireno em pacientes diabéticos

olodaterol

Striverdi® Respimat

2,5 mcg/dose

Sem ajuste de dose	Sem ajuste de dose	C	Sem informações	MPI? Não

Classificação terapêutica: medicamento para doenças obstrutivas das vias aéreas

Posologia:
- Doença pulmonar obstrutiva crônica – 5 mcg (2 *puffs*), 1x/dia

Administração parenteral: apenas SC

Função hepática: não é necessário ajuste de dose

Função renal: não é necessário ajuste de dose

Interações medicamentosas: sem interações conforme a base de dados Micromedex

Reações adversas:
- Reações incomuns (≥ 1/1.000 e < 1/100): nasofaringe, tontura, *rash*
- Reação rara (≥ 1/10.000 e < 1/1.000): artralgia
- Reação com frequência desconhecida: hipertensão

Precaução: não deve ser utilizado por pacientes com idade < 18 anos; não foi estudado para asma

omalizumabe

Xolair®

pó sol inj 150 mg

Sem informações	Sem informações	B	Uso criterioso	MPI? Não

Classificação terapêutica: medicamento de uso sistêmico para doenças obstrutivas das vias aéreas

Posologia:
- Asma: dose e frequência apropriadas de acordo com o peso do paciente e níveis de IgE pré-tratamento (75-600 mg em cada administração)
- Urticária: 150-300 mg, SC, a cada 4 semanas

Administração parenteral: apenas SC

Função hepática: não há informações disponíveis

Função renal: não há informações disponíveis

Interações medicamentosas: sem interações conforme a base de dados Micromedex

Reações adversas:
- Dermatológicas: dermatite (2%), prurido (2%)
- Neurológicas: cefaleia (15%), dor (7%), fadiga (3%), tontura (3%)
- Respiratórias: infecção das vias aéreas superiores (20%), sinusite (16%), faringite (11%)
- Musculoesqueléticas: artralgia (8%), dor em membros inferiores (4%), dor em membros superiores (2%), fratura (2%)
- Local: reação no local da injeção (45%; placebo: 43%; grave: 12%)
- Miscelânea: infecção viral (23%)
- Auditiva: otalgia (2%)

Precauções: não usar em casos de broncoespasmo agudo, exacerbações agudas de asma ou estado de mal asmático; podem ocorrer infecções por helmintos; elevações de nível sérico de IgE persistentes (ou seja, até 1 ano após a interrupção do tratamento) podem afetar regimes de dosagem em pacientes com asma alérgica; reação semelhante à da doença do soro (p. ex., febre, artrite, artralgia, exantema, linfadenopatia) foi observada 1-5 dias após administração; vigiar a administração em pacientes com idade > 65 anos

omeprazol

Losec® MUPS; Omeprazol® genérico
comp rev 10, 20 e 40 mg; pó liof sol inj 40 mg

Com ajuste de dose	Sem ajuste de dose	C	Uso criterioso	MPI? Sim

Classificação terapêutica: inibidor da bomba de prótons

Posologia:
- Úlcera duodenal ativa: 20 mg, 1x/dia, por 4-8 semanas
- Úlcera gástrica: 40 mg, 1x/dia, por 4-8 semanas
- Doença do refluxo gastroesofágico: sem lesões esofágicas – 20 mg, 1x/dia, por 4 semanas; com esofagite – 20 mg, 1x/dia, por 4-8 semanas, podendo se estender por até 12 meses
- Erradicação do *Helicobacter pylori*: 20 mg, 2x/dia, ou 40 mg, 1x/dia, por 10-14 dias
- Condições hipersecretivas: iniciar com 60 mg, até 120 mg, 3x/dia
- Úlcera por AINH: 20 mg, por 1-6 meses
- Profilaxia para úlcera de estresse: 40 mg, VO, 1x/dia

Administração parenteral: o pó deve ser reconstituído com solução própria e administrado por injeção direta lenta (2 min)
Obs.: estabilidade de 4 h em TA

Função hepática: disfunção hepática – não há ajuste de dose recomendado pelo fabricante, mas orienta-se redução da dose na insuficiência hepática, uma vez que a biodisponibilidade está aumentada

Função renal: ajuste de dose não é necessário

Ajuste de dose: recomendado na população asiática

Interações medicamentosas: ritonavir, nelfinavir, pazopanibe, voriconazol, clopidogrel, saquinavir, micofenolato de sódio, micofenolato de mofetila, indinavir, tacrolimo, metotrexato, sunitinibe, erlotinibe, capecitabina, clorazepato, fluconazol, raltegravir, tipranavir, armodafilina, ferro, varfarina, dissulfiram, levotiroxina, erva-de-são-joão, carbamazepina, digoxina, *ginkgo biloba*

Reações adversas:
- Dermatológica: erupção cutânea (2%)
- Neurológicas: cefaleia (3-7%), tontura (2%)
- Respiratórias: infecção das vias aéreas superiores (2%), tosse (1%)
- Musculoesqueléticas: dorsalgia e/ou lombalgia (1%), fraqueza (1%)
- Gastrointestinais: 1-10% – dor abdominal (2-5%), diarreia (3-4%), náusea (2-4%), flatulência (≤ 3%), vômito (2-3%), regurgitação ácida (2%), constipação (1-2%), alteração do paladar

Precauções: aumento aproximado de 4x na exposição em pacientes asiáticos – pode ser necessário ajuste da dose; diarreia associada a *Clostridium difficile*; evitar o uso concomitante com clopidogrel, indutores de CYP2C19 ou CYP3A4 (p. ex., rifampicina); uso concomitante com atazanavir ou nelfinavir não é recomendado; hipomagnesemia; os níveis do soro cromogranina A (CGA) podem aumentar, causando resultados falso-positivos

ondansetrona

Vonau®; Vonau Flash®; Zofran®
sol inj 4 mg/2 mL e 8 mg/4 mL; comp desint oral 4 e 8 mg; comp rev 4 e 8 mg; sol inj 2 mg/mL

Com ajuste de dose	Precaução	C	Uso criterioso	MPI? Não

Classificação terapêutica: antiemético e antinauseante

Posologia:
- Prevenção de náusea associada à quimioterapia: 8-16 mg, EV, em 15-30 min antes da sessão; doses adicionais de 8 mg, EV, podem ser aplicadas 1-8 h após a sessão; pode-se seguir, após 24 h do uso EV, o uso VO – 8 mg, a cada 8 h, por até 5 dias após a quimioterapia
- Prevenção de náusea associada à radioterapia: 8 mg, VO, 1-2 h antes da sessão, seguidos de 8 mg, VO, a cada 8 h, nos próximos 1-2 dias; se houver risco baixo de êmese, pode ser administrada como medicação de resgate
- Prevenção de náusea e vômito pós-operatórios: 4 mg, EV, cerca de 30 min antes do final da anestesia ou como resgate se ocorrerem os sintomas

(continua)

ondansetrona *(continuação)*

- Hiperêmese gravídica: 8 mg, EV ou VO, a cada 12 h
- Doses > 16 mg não são recomendadas pelo risco de prolongamento do intervalo QT

Administração parenteral (compatível – SF, SG5%, manitol a 10% e solução de Ringer): doses ≤ 8 mg não precisam ser diluídas e podem ser administradas por injeção IM ou EV, ≥ 30 segundos; doses de 8-16 mg devem ser diluídas em 50-100 mL de solução compatível e infundidas em 15-30 min
Obs.: estabilidade de 24 h em TA; a dose recomendada inicial é de 8 mg, seguida de 2 doses adicionais em intervalos de 2-4 h, ou por uma infusão de 1 mg/h, por 24 h

Função hepática: pode ocorrer aumento de AST e/ou ALT (1-5%); insuficiência hepática grave (Child-Pugh ≥ 10) – não utilizar dose > 8 mg/dia

Função renal: não existe experiência para além do 1° dia de administração; uso com precaução

Interações medicamentosas: apomorfina, alfentanila, hidroxicloroquina, donepezila, ciclofosfamida

Reações adversas (porcentagens relatadas em pacientes adultos):
- Dermatológicas: prurido (2-5%), erupção cutânea (1%)
- Neurológicas: cefaleia (9-27%), mal-estar e/ou fadiga (9-13%), sonolência (8%), febre (2-8%), tontura (4-7%), ansiedade (6%), sensação de frio (2%)
- Respiratória: hipóxia (9%)
- Musculoesquelética: parestesia (2%)
- Gastrointestinais: constipação (6-11%), diarreia (2-7%)
- Geniturinárias: distúrbios ginecológicos (7%), retenção urinária (5%)
- Local: reação no local da injeção (4%; dor, hiperemia, sensação de queimação)

Precauções: evitar uso em síndrome do prolongamento do QT congênita; sensibilidade cruzada entre os antagonistas dos receptores 5-HT3 seletivos

orlistate

Xenical®
cap dura 120 mg

Precaução	Precaução	X	Uso criterioso	MPI? Não

Classificação terapêutica: medicamento antiobesidade de ação periférica

Posologia:
- Obesidade: 120 mg, VO, até 3x/dia, durante ou até 1 h após as refeições que contenham gorduras

Função hepática: raramente, pode ocorrer lesão hepática grave (com necrose hepatocelular ou insuficiência hepática aguda); uso com precaução

Função renal: podem ocorrer nefrolitíase e nefropatia com insuficiência renal; uso com precaução

Interações medicamentosas: ciclosporina, anticonvulsivantes (fenitoína, lorazepam, clorazepato, ácido valproico, carbamazepina, clonazepam, primidona, etossuximida, fenobarbital, diazepam, midazolam, clobazam, oxcarbazepina, piracetam, vigabatrina, felbamato, gabapentina, lamotrigina, topiramato, levetiracetam, pregabalina, lacosamida, perampanel), ácido linoleico

Reações adversas:
- Dermatológica: pele seca (2%)
- Neurológicas: cefaleia (31%), fadiga (7%), ansiedade (5%), distúrbios do sono (4%)
- Respiratórias: infecção das vias aéreas superiores (38%)
- Musculoesqueléticas: dorsalgia e/ou lombalgia (14%), artrite (5%), mialgia (4%)
- Gastrointestinais: marcas gordurosas nas roupas íntimas (27%), dor ou desconforto abdominal (26%), eliminação de flatos com fezes (24%), urgência para evacuar (22%), fezes oleosas (20%), evacuação oleosa (12%), aumento da frequência de evacuação (11%), incontinência fecal (8%), náusea (8%), diarreia infecciosa (5%), dor ou desconforto retal (5%), vômito (4%)
- Auditiva: otite (4%)
- Endócrina e metabólica: irregularidades menstruais (10%)

Precauções: dieta rica em gordura; histórico de nefrolitíase; redução da absorção de ciclosporina – administração separada por, pelo menos, 3 h; redução da absorção de vitaminas lipossolúveis – administrações separadas por, pelo menos, 2 h; perda de peso substancial; aumento do risco de colelitíase; separar doses de orlistate e levotiroxina em, pelo menos, 4 h para manter ótima absorção do hormônio tireoidiano

Contraindicações: colestase; síndrome de má absorção crônica

oseltamivir

Tamiflu®

30, 45 e 75 mg cap gel dur

Sem ajuste de dose	Com ajuste de dose	B	Uso criterioso	60+ MPI? Não

Classificação terapêutica: anti-infeccioso, antiviral

Posologia:

Tratamento da gripe

O tratamento deve ser iniciado dentro do primeiro ou segundo dia do aparecimento dos sintomas de gripe.

Adultos e adolescentes

A dose oral recomendada a adultos e adolescentes, com 13 anos de idade ou mais é de 75 mg, duas vezes ao dia, por cinco dias.

Crianças entre 1 e 12 anos de idade

Dose recomendada a crianças com idade entre 1 e 12 anos: peso corporal tratamento por cinco dias

- ≤ 15 kg – 30 mg, duas vezes ao dia
- > 15 a 23 kg – 45 mg, duas vezes ao dia
- > 23 a 40 kg – 60 mg, duas vezes ao dia
- > 40 kg – 75 mg*, duas vezes ao dia

*Crianças com peso superior a 40 kg devem receber dose adulto; se conseguem ingerir cápsulas podem receber tratamento com cápsulas de 75 mg, duas vezes ao dia, ou uma cápsula de 30 mg e uma de 45 mg, concomitantemente, duas vezes ao dia, por cinco dias.

Profilaxia da gripe

Adultos e adolescentes

A dose oral recomendada para a profilaxia da gripe após contato próximo com um indivíduo infectado, é de 75 mg, uma vez ao dia, durante 10 dias. A terapia deve ser iniciada dentro de até dois dias após a exposição. A dose recomendada para profilaxia em caso de surto comunitário de gripe é de 75 mg, uma vez ao dia. A segurança e a eficácia foram demonstradas por até seis semanas de uso contínuo. A proteção é mantida enquanto se continua a administração da medicação.

Crianças entre 1 e 12 anos de idade

Dose profilática recomendada a crianças com idade entre 1 e 12 anos: peso corporal profilaxia por dez dias*

- ≤ 15 kg – 30 mg, uma vez ao dia
- > 15 a 23 kg – 45 mg, uma vez ao dia
- > 23 a 40 kg – 60 mg, uma vez ao dia
- > 40 kg – 75 mg**, uma vez ao dia

Ou por tempo prolongado de acordo com orientação médica.

** Crianças com peso superior a 40 kg devem receber dose de adulto, se conseguem ingerir cápsulas, podem receber tratamento profilático com cápsulas de 75 mg, uma vez ao dia, ou uma cápsula de 30 mg e uma de 45 mg, concomitantemente, uma vez ao dia, por 10 dias.

Interação medicamentosa: varfarina

Reações adversas:

- Cardiovascular: disritmia cardíaca
- Dermatológica: eritema multiforme (raro), inchaço facial, síndrome de Stevens-Johnson (raro), necrólise epidérmica tóxica (raro)
- Gastrintestinal: hemorragia gastrointestinal, colite hemorrágica, náuseas (8 a 10%), vômitos (adultos e adolescentes, 2 a 8%; pediátricos, 8 a 16%)
- Hepática: hepatite
- Imunológica: anafilaxia (rara)
- Neurológica: convulsão, cefaleia (tratamento para influenza, 2%; profilaxia para influenza, 17%)
- Psiquiátrica: comportamento anormal, delirium

Precauções:

- Uso concomitante: o uso concomitante com a vacina intranasal viva atenuada da influenza (LAIV) não é recomendado dentro de 2 semanas antes ou 48 horas após a administração de fosfato de oseltamivir, a menos que clinicamente necessário
- Dermatológicas: podem ocorrer reações cutâneas graves, como necrólise epidérmica tóxica, síndrome de Stevens-Johnson e eritema multiforme; interromper o uso se ocorrer reação alérgica
- Intolerância à frutose: uma dose administra 2 g de sorbitol e pode causar dispepsia ou diarreia em doentes com intolerância hereditária à frutose.
- Imunológica: anafilaxia foi relatada; interromper o uso se ocorrer reação alérgica. Infecções bacterianas secundárias podem ocorrer [7]

(continua)

oseltamivir *continuação*

- Psiquiátrica: comportamento anormal e delírio que levam a lesões potencialmente fatais podem ocorrer, principalmente em pacientes pediátricos
- Renal: compromisso renal (ClCr inferior a 60 mL/min ou DRT em diálise); ajuste de dose recomendado. Compromisso renal (ESRD não submetido a diálise); uso não recomendado

Contraindicações: hipersensibilidade ao fosfato de oseltamivir ou a qualquer outro componente do medicamento

oxacilina

Oxacilina® sódica

pó sol inj 166,67 mg/mL (500 mg)

Precaução	Com ajuste de dose	C	Uso com cautela	60+ MPI? Não

Classificação terapêutica: penicilina resistente às betalactamases

Posologia:

- Infecções estafilocócicas: 2 g, EV, a cada 4 h (12 g/24 h)

Administração parenteral (compatível – SF, SG5% e SG5% em SF): IM – reconstituir com 2,7 mL de solução própria e administrar por IM profunda em região de grande massa muscular; EV – reconstituir com 5 mL; pode ser administrada sem diluição, por injeção direta lenta (10 min), ou por infusão, diluída em 20-50 mL, em 30 min

Obs.: estabilidade das soluções reconstituídas é de 3 dias em TA e de 7 dias em REF; estabilidade das soluções diluídas é de 24 h em TA; a administração rápida de oxacilina pode provocar crise convulsiva

Função hepática: aumento de AST, hepatotoxicidade; insuficiência hepática grave – reduzir a dose

Função renal: podem ocorrer hematúria, nefrite intersticial aguda; insuficiência renal – ajuste de dose pode ser necessário; ClCr < 10 mL/min – alguns autores recomendam diminuir a dose para 0,5-1 g, a cada 4-6 h; infecções graves – recomenda-se manter doses altas; na bula, não há indicação de ajuste de dose; antibiótico não dialisável

Interações medicamentosas: tetraciclinas (tetraciclina, minociclina, oxitetraciclina, doxiciclina, limeciclina, clortetraciclina)

Reações adversas:

- Dermatológica: erupção cutânea
- Hematológicas: agranulocitose, eosinofilia, leucopenia, neutropenia, trombocitopenia
- Neurológica: febre, crise convulsiva (infusão rápida)
- Miscelânea: reações similares às da doença do soro

Precauções: reações anafiláticas graves, incluindo mortes, foram relatadas com terapia com penicilina; histórico de hipersensibilidade a múltiplos alérgenos, aumento do risco de reação grave e potencialmente fatal; uso com cautela para asmáticos; o emprego prolongado pode acarretar superinfecção fúngica ou bacteriana, inclusive associada a *Clostridium difficile* e à colite pseudomembranosa; diarreia foi observada em menos de 2 meses da terapia pós-antibiótico

Observações: cuidado com o risco de flebite quando usado em veia periférica; utilizar altas doses nas infecções moderadas e graves

oxibutinina

Retemic®

xpe 1 mg/mL; comp 5 mg

Sem informações	Sem informações	C	Uso criterioso	60+ MPI? Não

Classificação terapêutica: medicamento utilizado para incontinência urinária, urgência miccional, noctúria, distúrbios psicossomáticos da micção, enurese noturna

Posologia:

- Bexiga hiperativa: liberação imediata – 5 mg, 2-3x/dia, até 5 mg, 4x/dia; liberação prolongada – 5-10 mg, 1x/dia, podendo-se aumentar 5 mg em intervalos semanais até dose máxima de 30 mg/dia

Função hepática: não há informações disponíveis

Função renal: não há informações disponíveis

(continua)

oxibutinina *(continuação)*

Ajuste de dose: idosos, pessoas frágeis (comprimidos de liberação imediata ou xarope) – dose inicial de 2,5 mg, VO, 2 ou 3x/dia

Interações medicamentosas: donepezila, rivastigmina, galantamina, cetoconazol

Reações adversas:

- Gastrointestinais: xerostomia (61-71%), constipação (13%), náusea (9-10%), diarreia (5-9%), dispepsia (7%), dor abdominal (2-6%); 2-< 5% – alteração do paladar, flatulência, refluxo gastrointestinal
- Neuromuscular e esquelética: fraqueza (2-7%)
- Dermatológicas: 2-< 5% – erupção cutânea, ressecamento da pele
- Respiratórias: rinite (6%), ressecamento da mucosa sinusal e nasal (2-< 5%)
- Oculares: turvamento da visão (8-9%), ressecamento dos olhos (2-6%)
- Neurológicas: tontura (6-16%), sonolência (12-13%), cefaleia (6-10%), dor (7%), 2-< 5% – confusão mental, insônia, nervosismo
- Geniturinárias: comprometimento da micção (11%), aumento do resíduo pós-miccional (2-9%), ITU (5%)
- Cardiovasculares: 2-< 5% – edema periférico, hipertensão arterial, palpitação, vasodilatação)

Precauções: angioedema, requerendo hospitalização e tratamento de emergência, tem sido relatado com as primeiras ou subsequentes doses de oxibutinina; descontinuação recomendada; obstrução do fluxo da bexiga clinicamente significativa – risco de retenção urinária; efeitos anticolinérgicos (p. ex., sonolência, dor de cabeça, tontura) foram relatados; refluxo gastroesofágico e/ou uso concomitante com fármacos (p. ex., bisfosfonatos) que podem causar ou exacerbar a esofagite; distúrbios obstrutivos gastrointestinais como atonia e colite ulcerativa – risco de retenção gástrica; miastenia grave

Contraindicações: retenção gástrica e/ou urinária; glaucoma de ângulo fechado sem controle; evitar uso de álcool ou outros depressores do SNC; não conduzir veículos nem operar máquinas perigosas

oxicodona

Oxycontin®

comp rev lib prol 10, 20 e 40 mg

Com ajuste de dose	Com ajuste de dose	B/D	Contraindicado	MPI? Não

Classificação terapêutica: opiáceo

Posologia:

- Dor moderada a grave: comprimidos de liberação controlada, com 2 meias-vidas de absorção de cerca de 1 e 7 h – essa formulação permite a utilização a cada 12 ou 24 h; assim, os comp devem ser ingeridos inteiros, sem divisão, maceração ou mastigação; taxa de conversão para morfina, VO: 1 mg de morfina = 2 mg de oxicodona; único opioide forte que pode ser prescrito com receita branca carbonada

Função hepática: disfunção hepática – reduzir a dose para ⅓ ou ½ da usual

Função renal: ClCr < 60 mL/min – concentração sérica aumenta em 50%, iniciar com dose conservadora e ajustar de acordo com a condição clínica

Interações medicamentosas: naltrexona, antagonistas seletivos de opioides (naloxona, metilnaltrexona), escitalopram, fluvoxamina, sertralina, erva-de-são-joão

Reações adversas:

- Cardiovascular: hipotensão postural (1-5%)
- Dermatológicas: prurido (12-13%), erupção cutânea (1-5%)
- Neurológicas: sonolência (23-24%), tontura (13-16%), cefaleia (7-8%); 1-5% – anormalidades do pensamento, ansiedade, calafrios, confusão mental, euforia, febre, insônia, nervosismo, sonhos anormais
- Respiratórias: 1-5% – dispneia, soluços
- Musculoesqueléticas: fraqueza (6-7%), espasmos (1-5%)
- Gastrointestinais: náusea (23-27%), constipação (23-26%), vômito (12-14%), xerostomia (6-7%); 1-5% – anorexia, diarreia, dispepsia, dor abdominal, gastrite
- Miscelânea: diaforese (5-6%)

Precauções: abuso, mau uso ou dependência de opioides; início de inibidores de CYP3A4 (ou interrupção dos indutores de CYP3A4); choque circulatório preexistente; insuficiência adrenocortical (p. ex., doença de Addison); hipotireoidismo; obstrução gastrointestinal; elevações da pressão intracraniana; convulsões; coma ou consciência diminuída; psicose tóxica; hipertrofia da próstata ou estenose uretral; doença pulmonar obstrutiva crônica ou diminuição da reserva respiratória

(continua)

oxicodona *(continuação)*

(cifoescoliose grave), hipóxia, hipercapnia ou depressão respiratória preexistente; retirada abrupta; idosos debilitados ou pacientes caquéticos; evitar a utilização concomitante com misto agonista/antagonista (p. ex., pentazocina, nalbufina, butorfanol) ou agonista parcial (p. ex., buprenorfina); evitar uso concomitante com álcool ou medicamentos que contenham álcool, e também com inibidores da monoaminoxidase ou no prazo de 14 dias de interrupção

Contraindicações: asma brônquica aguda ou grave; obstrução gastrointestinal; hipercapnia; íleo paralítico conhecido ou suspeito; depressão respiratória significativa

oxiconazol

Oceral®

crem derm 10 mg/g; sol tópica 10 ou 20 mL

Sem informações	Sem informações	B	Uso criterioso	MPI? Não

Classificação terapêutica: antifúngico

Posologia:

- Infecções fúngicas superficiais: aplicar 1-2x/dia, por 2-4 semanas de acordo com a indicação (p. ex., 2 semanas para *Tinea cruris*, *Tinea corporis* e *Tinea versicolor*, 4 semanas para *Tinea pedis*)

Função hepática: não há informações disponíveis

Função renal: não há informações disponíveis

Interações medicamentosas: benzodiazepínicos (flurazepam, clordiazepóxido, lorazepam, clorazepato, clonazepam, diazepam, nitrazepam, alprazolam, clobazam, estazolam, flunitrazepam)

Reações adversas:

- Dermatológica: prurido (< 2%)
- Local: queimação (≤ 1%)

pamidronato dissódico

Pamidronato® dissódico; Fauldpami®

pó liof sol inj 30 e 90 mg; sol inj 9 mg/mL (90 mg)

Sem informações	Contraindicado	D	Uso criterioso	MPI? Não

Classificação terapêutica: medicamento para tratamento de doenças ósseas

Posologia:

- Metástases ósseas, mieloma múltiplo: 90 mg, em 500 mL, por 4 h, a cada 4 semanas
- Hipercalcemia moderada induzida por tumor (cálcio total: 12-13,5 mg/dL): 60-90 mg, em 2-24 h
- Hipercalcemia grave induzida por tumor (cálcio total > 13,5 mg/dL): 90 mg, em 2-4 h
- Doença de Paget: 30 mg, em 4 h, 1x/dia, por 3 dias

Administração parenteral (compatível – SF e SG5%): sol inj – deve ser sempre diluída e administrada por infusão lenta; pó – deve ser reconstituído em 10 mL de diluente próprio e diluído posteriormente em solução compatível; o medicamento possui diferentes finalidades e a diluição e o tempo de infusão podem variar (taxa de infusão ≤ 60 mg/h); a dose total recomendada depende dos valores de cálcio sérico (15-90 mg)

Obs.: estabilidade de 24 h em TA para soluções diluídas; não deve entrar em contato com soluções contendo cálcio

Função hepática: disfunção hepática leve a moderada – ajuste de dose não é necessário; disfunção hepática grave – não há informações disponíveis

Função renal: podem ocorrer deterioração da função renal com aumento da creatinina sérica (< 19%) e da uremia (< 4%) e progressão para insuficiência renal e diálise; ClCr < 30 mL/min – considerar redução da dose inicial e infundir a cada 4 ou 6 h; tratamento de metástases ósseas em insuficiência renal grave – uso contraindicado

(continua)

pamidronato dissódico *(continuação)*

Interações medicamentosas: sem interações conforme a base de dados Micromedex

Reações adversas (variam conforme a dose e a duração da infusão):
- Cardiovasculares: fibrilação atrial (≤ 6%), hipertensão arterial (≤ 6%), síncope (≤ 6%), taquicardia (≤ 6%)
- Hematológicas: anemia (≤ 43%), granulocitopenia (≤ 20%), leucopenia (≤ 4%)
- Neurológicas: fadiga (≤ 37%), febre (18-39%), cefaleia (≤ 26%), insônia (≤ 22%), sonolência (≤ 6%), psicose (≤ 4%)
- Respiratórias: dispneia (≤ 30%), tosse (≤ 26%), infecção das vias aéreas superiores (≤ 24%), sinusite (≤ 16%), derrame pleural (≤ 11%), estertores (≤ 6%), rinite (≤ 6%)
- Musculoesqueléticas: mialgia (≤ 26%), fraqueza (≤ 22%), artralgia (≤ 14%), osteonecrose da mandíbula (pacientes oncológicos: 1-11%), dorsalgia ou lombalgia (≤ 5%), ostealgia (≤ 5%)
- Gastrointestinais: náusea (≤ 54%), vômito (≤ 36%), anorexia (≤ 26%), dispepsia (≤ 23%), dor abdominal (≤ 23%), constipação (≤ 6%), hemorragia gastrointestinal (≤ 6%)
- Endócrinas e metabólicas: hipofosfatemia (≤ 18%), hipopotassemia (4-18%), hipomagnesemia (4-12%), hipocalcemia (≤ 12%), hipotireoidismo (≤ 6%)
- Geniturinária: > 10% – ITU
- Local: reação no local da infusão (≤ 18%; inclui induração, dor, hiperemia e edema)
- Miscelânea: monilíase (≤ 6%)

Precauções: anemia, leucopenia e trombocitopenia; histórico de cirurgia da tireoide

pantoprazol

Pantozol®

comp lib retard 20 e 40 mg, pó liof sol inj 4 mg/mL (40 mg)

Fígado	Rim	Gestação	Lactação	60+
Precaução	Sem ajuste de dose	D	Criterioso	MPI? Sim

Classificação terapêutica: inibidor da bomba de prótons

Posologia:
- Dispepsia: 20-40 mg, VO, 1x/dia
- Doença do refluxo gastroesofágico: 40 mg, VO, 1x/dia
- Prevenção de ressangramento de úlcera: 80 mg, EV, seguidos de 8 mg/h, por 72 h, ou 40 mg, EV, a cada 12 h, por 72 h

Administração parenteral (compatível – SF, SG5% e Ringer lactato): reconstituir com 10 mL de SF até a concentração de 4 mg/mL; pode ser administrado por injeção EV lenta, de aproximadamente 2 min, ou diluído até a concentração de 0,4 mg/mL e infundido por 15 min
Obs.: estabilidade de 6 h em TA para soluções reconstituídas e de 24 h em TA para soluções diluídas; não é necessário proteger do sol

Função hepática: podem ocorrer alterações na função hepática (≤ 2%); insuficiência hepática – ajuste de dose não é necessário; doses > 40 mg/dia não foram estudadas; uso com precaução

Função renal: ajuste de dose não é necessário

Interações medicamentosas: pazopanibe, nelfinavir, metotrexato, micofenolato de mofetila, neratinibe, sunitinibe, erlotinibe, capecitabina, levotiroxina, varfarina

Reações adversas:
- Cardiovascular: ≥ 1% – dor torácica
- Dermatológica: erupção cutânea (≤ 2%)
- Neurológicas: cefaleia (5-9%), insônia (≤ 1%), ansiedade, enxaqueca, tontura
- Respiratórias: ≤ 1% – bronquite, dispneia, faringite, infecção das vias aéreas superiores, rinite, sinusite, tosse
- Gastrointestinais: diarreia (2-6%), flatulência (2-4%), dor abdominal (1-4%); ≤ 2% – náusea, vômito, eructação (≤ 1%), constipação, dispepsia, distúrbios retais, gastroenterite
- Endócrinas e metabólicas: hiperglicemia (≤ 1%), hiperlipidemia (≥ 1%)

Precauções: gastrite atrófica com uso em longo prazo; fratura óssea; diarreia associada a *Clostridium difficile*; uso concomitante com atazanavir ou nelfinavir não recomendado; hipomagnesemia; longa duração da terapia (p. ex., > 3 anos) pode resultar em má absorção de cianocobalamina (VO)

papaverina

Papaverina®; Hypoverin®

comp 100 mg, sol inj 50 mg/mL; sol inj 50 mg/mL

Fígado	Rim	Gestação	Lactação	60+
Precaução	Precaução	D	Uso criterioso	MPI? Não

Classificação terapêutica: antiespasmódico e anticolinérgico

Posologia:
- Espasmo arterial: 30-120 mg, EV ou IM; pode-se repetir a dose em 3 h

Administração parenteral (compatível – SF e SG5%): intra-arterial – 40 mg, durante 1-2 min; IM ou EV – 30-120 mg, a cada 3 h; EV (casos urgentes) – 100 mg, lentamente, durante 2 min, a cada 3 h

Função hepática: comprometimento hepático – uso com precaução

Função renal: comprometimento renal – uso com precaução

Interações medicamentosas: *ginkgo*

Reações adversas:
- Cardiovasculares: arritmias (EV rápida), hipertensão arterial leve, rubores faciais, taquicardia
- Neurológicas: cefaleia, letargia, sedação, sonolência, vertigem
- Respiratória: apneia (EV rápida)
- Gastrointestinais: anorexia, constipação, desconforto abdominal, diarreia, náusea

Precaução: tabagismo ativo

Contraindicação: bloqueio coronariano atrioventricular completo

paracetamol

Vick® Pirena; Sonridor®; Tylenol®; Tylenol® AP; Tylenol® bebê; Tylenol® criança, Tylenol® gel cap; Tylenol® gotas

Fígado	Rim	Gestação	Lactação	60+
Contraindicado	Com ajuste de dose	B/D (se usado em doses elevadas)	Compatível	MPI? Não

pó prep extemp 100 mg/g; comp eferv 500 mg; comp rev 500 mg, comp rev 750 mg, comp rev 650 mg; susp oral 100 mg/mL; susp oral 32 mg/mL; comp rev gelat 500 mg; sol oral 200 mg/mL

Classificação terapêutica: analgésico e antipirético

Posologia:
- Dor ou febre: 500-750 mg, VO, 3-5x/dia (máximo: 3 g)

Função hepática: podem ocorrer aumento de bilirrubinas e aumento da fosfatase alcalina; insuficiência hepática aguda – ocorreram casos que resultaram em necessidade de transplante de fígado ou morte; doença hepática preexistente ou uso concomitante de álcool – aumento do risco; evitar exceder o limite máximo diário ou o uso de ≥ 1 produto contendo paracetamol; insuficiência hepática – redução da dose diária total pode ser justificada; insuficiência hepática grave e doença hepática ativa – uso contraindicado

Função renal: podem ocorrer aumento do nível de amônia, nefrotoxicidade com *overdose* crônica, nefropatia analgésica; ClCr de 10-50 mL/min – administrar a cada 6 h; ClCr < 10 mL/min – administrar a cada 8 h; hemodiálise ou diálise peritoneal – doses suplementares não requeridas após sessão

Ajuste de dose (pacientes geriátricos): meia-vida prolongada; é necessário ajuste posológico específico com base em dados cinéticos atuais

Interações medicamentosas: isoniazida, vacina pneumococos, vacina difteria, varfarina, lixisenatida, fenitoína, carbamazepina, zidovudina

Reações adversas:
- Dermatológica: erupção cutânea
- Hematológicas: anemia, discrasias sanguíneas (neutropenia, pancitopenia, leucopenia)
- Endócrinas e metabólicas: aumento do nível de cloreto, ácido úrico e glicose; diminuição do nível de sódio, bicarbonato e cálcio
- Miscelânea: reações de hipersensibilidade (raras)

Precauções: não exceder a dose diária máxima recomendada; aumento do risco de lesão hepática em hipovolemia grave e desnutrição crônica; administração com alimentos ricos em carboidratos pode retardar a absorção

(continua)

paracetamol *(continuação)*

Obs.: em caso de superdosagem, o antídoto para intoxicação é a acetilcisteína; em seguida, realizar lavagem estomacal ou indução de êmese com xarope de ipecacuanha

paricalcitol

Zemplar®

sol inj 5 mcg/mL

Sem informações	Com ajuste de dose	C	Uso criterioso	MPI? Não

Classificação terapêutica: vitamina D e análogos

Posologia:

- Hiperparatireoidismo secundário: 0,04-0,1 mcg/kg, em *bolus*, a cada 48 h durante diálise; ajuste posterior de dose com base no nível de paratormônio

Administração parenteral: administrar a sol inj em *bolus*

Função hepática: disfunção hepática leve a moderada – ajuste de dose não é necessário; disfunção hepática grave – não há informações disponíveis

Função renal:

- Hipercalcemia (VO) ou produto cálcio x fósforo elevado: doença renal crônica (estágios 3 ou 4) – reduzir a dose ou manter a terapia até que o nível de cálcio ou produto cálcio x fósforo normalize
- Nível de cálcio (VO) elevado ou produto cálcio x fósforo elevado: doença renal crônica (estágio 5) – diminuir a dose em 2-4 mcg em relação à dose mais recente calculada; usando o cálculo paratormônio (pg/mL) ÷ 80 – reduzir a dose ou manter a terapia até que o nível de cálcio ou produto cálcio x fósforo normalize

Ajuste de dose (EV): nível de cálcio elevado ou produto cálcio x fósforo > 75 – reduzir a dose ou manter a terapia até que o nível de cálcio ou o produto cálcio x fósforo normalize; reiniciar com uma dose inferior

Interações medicamentosas: cetoconazol

Reações adversas:

- Cardiovasculares: edema (7%), hipertensão arterial (7%), hipotensão arterial (5%), dor torácica (3%), palpitação (3%), síncope (3%), hipotensão postural (2%), infarto do miocárdio (2%), cardiomiopatia (2%)
- Dermatológicas: erupção cutânea (2-6%), úlcera cutânea (3%), hipertrofia cutânea (2%)
- Neurológicas: dor (8%), calafrios (5%), cefaleia (5%), sensação de desmaio (5%), tontura (5%), vertigem (5%), febre (3-5%), depressão (3%), insônia (2%)
- Respiratórias: rinite (5%), pneumonia (2-5%), bronquite (3%), sinusite (3%), tosse (3%), epistaxe (2%)
- Musculoesqueléticas: artrite (5%), dorsalgia ou lombalgia (4%), cãibras em membros inferiores (3%), fraqueza (3%), neuropatia (2%)
- Gastrointestinais: náusea (6-13%), vômito (6-8%), diarreia (7%), sangramento gastrointestinal (5%), constipação (4%), dor abdominal (4%), gastroenterite (3%), xerostomia (3%), dispepsia (2%), distúrbios retais (2%), gastrite (2%)
- Endócrinas e metabólicas: desidratação (3%), 2% – acidose, hipopotassemia
- Geniturinárias: ITU (3%), função renal anormal (2%)
- Oculares: ambliopia (2%), distúrbios da retina (2%)
- Miscelânea: infecção (bacteriana, fúngica ou viral: 2-8%); reações alérgicas (6%), sepse (5%), síndrome similar à gripe (2-5%), cisto (2%)

Precauções: sobrecarga de alumínio e toxicidade; uso concomitante com digitálicos; evitar o uso concomitante de doses farmacológicas de compostos relacionados com a vitamina D; alta ingestão de cálcio

Contraindicações: toxicidade com vitamina D; hipercalcemia

paroxetina

Aropax®; Paxil® CR

comp rev 20 mg;
comp lib control 12,5 e 25 mg

Com ajuste de dose	Com ajuste de dose	X	Uso criterioso	MPI? Sim

Classificação terapêutica: inibidor seletivo da recaptação da serotonina

Posologia:

- Depressão, transtorno de ansiedade generalizada: 20-50 mg/dia, VO, 1x/dia
- Transtorno obsessivo-compulsivo: 40-60 mg/dia, VO, 1x/dia
- Transtorno do pânico: 10-50 mg/dia, VO, 1x/dia

(continua)

paroxetina *(continuação)*

Função hepática: doença do fígado (liberação imediata) – 10 mg/dia, VO, na parte da manhã; aumentar a dose com incrementos de 10 mg/dia em intervalos de pelo menos 1 semana (máximo: 40 mg/dia); doença do fígado (liberação controlada) – 12,5 mg/dia, VO, na parte da manhã; aumentar a dose com incrementos de 12,5 mg/dia em intervalos de pelo menos 1 semana (máximo: 50 mg/dia)

Função renal: insuficiência renal (liberação imediata) – 10 mg/dia, VO, na parte da manhã; aumentar a dose com incrementos de 10 mg/dia a intervalos de pelo menos 1 semana (máximo: 40 mg/dia); insuficiência renal (liberação controlada) – 12,5 mg/dia, VO, na parte da manhã; pode-se aumentar a dosagem com incrementos de 12,5 mg/dia em intervalos de pelo menos 1 semana (máximo: 50 mg/dia)

Ajuste de dose: pacientes debilitados e/ou geriátricos (liberação imediata – 10 mg/dia, VO, na parte da manhã; aumentar a dosagem com incrementos de 10 mg/dia em intervalos de pelo menos 1 semana (máximo: 40 mg/dia)

Interações medicamentosas: linezolida, pimozida, tioridazina, inibidores seletivos da recaptação da serotonina (fluoxetina, fluvoxamina, paroxetina, sertralina, citalopram, escitalopram, vilazodona), sibutramina, erva-de-são-joão, dextrometorfano, anticoagulantes (heparina, varfarina, antitrombina humana III, enoxaparina, dalteparina, nadroparina, bivalirrudina, defibrotida, desirudina, fondaparinux, bemiparina, tinzaparina, reviparina), hidroxicloroquina, trazodona, nefazodona, donepezila, rizatriptana, claritromicina, tamoxifeno, naratriptana, antiplaquetários (dipiridamol, ticlopidina, iloprosta, abciximabe, tirofibana, clopidogrel, eptifibatide, cilostazol, treprostinila, prasugrel, ticagrelor), sumatriptana, duloxetina, zolmitriptana, amprenavir, fosamprenavir, lítio, tetrabenazina, fenitoína, protriptilina, cimetidina, asenapina, flufenazina, quinidina ritonavir, *ginkgo*, ciproeptadina, galantamina, paliperidona

Reações adversas (variam conforme a dose e a indicação; referem-se ao conjunto de todas as indicações):

- Cardiovasculares: vasodilatação (2-4%), dor torácica (3%), palpitações (2-3%), hipertensão arterial (≥ 1%)
- Dermatológicas: erupção cutânea (2-3%), prurido (≥ 1%)
- Neurológicas: sonolência (15-24%), insônia (11-24%), cefaleia (17-18%), tontura (6-14%), nervosismo (4-9%), ansiedade (5%), agitação (3-5 %), comprometimento da concentração (3-4%), sonhos anormais (3-4%), bocejos (2-4%), despersonalização (< 3%), amnésia (2%), calafrios (2%), labilidade emocional (≥ 1%), vertigem (≥ 1%), confusão mental (1%)
- Respiratórias: transtornos respiratórios (< 7%), faringite (4%), sinusite (< 4%), rinite (3%)
- Musculoesqueléticas: fraqueza (12-22%), tremor (4-11%), parestesia (4%), mialgia (2-4%), dorsalgia e/ou lombalgia (3%), mioclonia (2-3%), miopatia (2%), artralgia (≥ 1%), miastenia (1%)
- Gastrointestinais: náusea (19-26%), xerostomia (9-18%), constipação (5-16%), diarreia (9-12%), redução do apetite (5-9%), dispepsia (2-5%), dor abdominal (4%) flatulência (4%), aumento do apetite (2-4%), vômito (2-3%), alteração do paladar (2%), ganho de peso (≥ 1%)
- Endócrinas e metabólicas: redução da libido (3-15%), transtornos do orgasmo (2-9%), dismenorreia (5%)
- Geniturinárias: transtornos da ejaculação (13-28%), transtornos genitais homens: 10%; mulheres: 2-9%), impotência (2-9%), aumento da frequência urinária (2-3%), ITU (2%)
- Auditiva: zumbido (≥ 1%)
- Oculares: visão turva (4%), visão anormal (2-4%)
- Miscelânea: diaforese (5-14%), infecção (5-6%)

Precauções: não recomendado uso concomitante com precursores da serotonina (p. ex., triptofano), outros inibidores seletivos da recaptação de serotonina ou inibidores da recaptação de serotonina e norepinefrina; uso concomitante de AINH, ácido acetilsalicílico, varfarina e outros anticoagulantes; transtorno bipolar; depressão; mania/hipomania; recomenda-se retirada gradual; glaucoma de ângulo fechado ou aumento da pressão intraocular; diabete; aumento do volume ou depleção, idade avançada ou uso concomitante com diuréticos; não recomendado uso concomitante de álcool

Contraindicações: uso concomitante com um inibidor da monoaminoxidase, incluindo linezolida ou azul de metileno EV, ou no prazo de 14 dias após a descontinuação de um inibidor da monoaminoxidase; aumento do risco de síndrome serotoninérgica; uso concomitante de pimozida ou tioridazina; risco de prolongamento do intervalo QT; evitar consumo de bebidas alcoólicas durante o tratamento

penciclovir

Penvir lábia®

crem derm 1%

Função hepática	Função renal	Gestação	Lactação	Idosos
Sem informações	Sem informações	B	Uso criterioso	MPI? Não

Classificação terapêutica: antiviral

Posologia:

- Herpes simples labial: aplicar a cada 2 h, por 4 dias (exceto período do sono)

Função hepática: não há informações disponíveis

Função renal: não há informações disponíveis

Interações medicamentosas: sem interações conforme a base de dados Micromedex

Reações adversas:

- Dermatológica: eritema leve (50%)
- Neurológicas: cefaleia (5,3%), anestesia local (0,9%)

Precaução: não utilizar em membranas mucosas ou perto dos olhos

penicilamina

Cuprimine®

cap 250 mg

Função hepática	Função renal	Gestação	Lactação	Idosos
Precaução	Precaução	X	Contraindicado	MPI? Não

Classificação terapêutica: agente antirreumático

Posologia:

- Artrite reumatoide: 125-250 mg/dia até 1-1,5 g/dia, VO, divididos em 4x/dia (interromper se não houver resposta em 3-4 meses)
- Cistinúria: 1-4 g/dia, VO, divididos em 4x/dia
- Doença de Wilson: 750-1.500 mg/dia, que resulta na excreção urinária inicial de cobre de 24 h > 2 mg; deve ser continuada por aproximadamente 3 meses; após esse período, realizar controle pelo cobre livre sérico

Função hepática: podem ocorrer aumento da fosfatase alcalina, coléstase intra-hepática, hepatite tóxica e insuficiência hepática; uso com precaução

Função renal: artrite reumatoide e insuficiência renal – uso contraindicado; ClCr < 50 mL/min – evitar o uso; uso com precaução

Interações medicamentosas: ferro

Reações adversas (podem variar conforme a indicação; foram relatados efeitos adversos que exigiram a suspensão do tratamento em 20-30% dos pacientes com doença de Wilson):

- Cardiovascular: vasculite
- Dermatológicas: erupção cutânea (precoce e tardia: 5%), alopecia, aumento da friabilidade cutânea, dermatite esfoliativa, dermatomiosite, enrugamento (excessivo), líquen plano, necrólise epidérmica tóxica, pênfigo, prurido, queilose, síndrome da unha amarela, urticária
- Hematológicas: trombocitopenia (4-5%), leucopenia (2-5%), anemia aplástica, anemia hemolítica, eosinofilia, leucocitose, monocitose, púrpura trombocitopênica trombótica, trombocitose
- Neurológicas: ansiedade, agitação, distúrbios psiquiátricos, febre, hipertermia, agravamento de sintomas neurológicos (doença de Wilson: 10-50%)
- Respiratórias: asma, bronquiolite obliterante, fibrose pulmonar, pneumonite intersticial
- Musculoesqueléticas: artralgia, distonia, fraqueza muscular, miastenia grave, neuropatias, poliartralgia (migratória, frequentemente com sinovite objetiva), polimiosite
- Gastrointestinais: diarreia (17%), alteração do paladar (12%), anorexia, dor epigástrica, gengivoestomatite, glossite, náusea, pancreatite, reativação de úlcera péptica, ulcerações orais, vômito
- Auditiva: zumbido
- Endócrinas e metabólicas: hipoglicemia, tireoidite
- Locais: pápulas brancas no local de punção venosa e sítios cirúrgicos, tromboflebite
- Oculares: diplopia, distúrbios visuais, fraqueza da musculatura extraocular, neurite óptica, ptose
- Renais: proteinúria (6%), hematúria, insuficiência renal, síndrome de Goodpasture, síndrome nefrótica, vasculite renal

(continua)

penicilamina *(continuação)*

- Miscelânea: alveolite alérgica, anetoderma, anticorpo antinuclear positivo, aumento de HDL, elastose perfurante serpiginosa, hiperplasia mamária, linfadenopatia, síndrome similar ao lúpus

Precauções: uso concomitante com antimaláricos ou citotóxicos, como oxifenobutazona ou fenilbutazona

Contraindicações: anemia aplástica; agranulocitose relacionada com penicilamina

penicilina benzatina

Bepeben®, FURP® – benzilpenicilina benzatina, Biozatin®, Benzetacil®

300.000 U/ML sus inj, 600.000 e 1.200.000 pó sus inj

Função hepática	Função renal	Gestação	Lactação	Idosos
Sem ajuste de dose	Sem ajuste de dose	B	Uso criterioso	MPI? Não

Classificação terapêutica: antibiótico, anti-infeccioso

Posologia:

- Infecções estreptocócicas (grupo A) do trato respiratório superior e da pele: Injeção única de 300.000 a 600.000 unidades de benzilpenicilina
  - Benzatina para crianças até 27 kg
  - Injeção única de 900.000 unidades para crianças maiores
  - Injeção única de 1.200.000 unidades para adultos
- Sífilis primária, secundária, latente e terciária (exceto neurossífilis):
  - Sífilis primária, secundária e latente precoce: injeção única de 2.400.000 unidades de benzilpenicilina benzatina
  - Sífilis latente tardia (incluindo as de "tempo não definido") e terciária, exceto neurossífilis: 3 injeções de 2.400.000 unidades de benzilpenicilina benzatina), com intervalo de 1 semana, entre as doses
  - Sífilis congênita (pacientes assintomáticos): 50.000 U/kg de benzilpenicilina benzatina em dose única para crianças menores de 2 anos de idade e dose única ajustada de acordo com a tabela de adultos, para crianças entre 2 e 12 anos
  - Bouba, bejel (sífilis endêmica) e pinta: injeção única de 1.200.000 unidades de benzilpenicilina benzatina
- Profilaxia da febre reumática e da glomerulonefrite:
  - Recomenda-se a utilização periódica de benzilpenicilina benzatina a cada 4 semanas, na dose de 1.200.000 unidades
  - Embora a taxa de recorrência de febre reumática seja baixa utilizando-se este procedimento, pode-se considerar a administração a cada 3 semanas, caso o paciente tenha história de múltiplas recorrências, possua lesão valvar grave, ou tenha apresentado recorrência com a administração a cada 4 semanas

Administração parenteral: o frasco deve ser vigorosamente agitado antes da retirada da dose a ser injetada, para completa homogeneização do produto. Desprezar o que não for imediatamente utilizado. Recomenda-se injeção intramuscular profunda no quadrante superior lateral da nádega. Em lactentes e crianças pequenas, pode ser preferível a face lateral da coxa. Para doses repetidas, recomenda-se variar o local da injeção

Interações medicamentosas: tetraciclina, varfarina, metotrexato, eltrombopague

Reações adversas:

- Dermatológica: erupção cutânea, urticária
- Gastrintestinal: náusea, vômito, colite por *Clostridium difficile*
- Hematológica: contagem de eosinófilos aumentada
- Imunológica: reação de Jarisch, anafilaxia
- Neurológica: agitação, medo da morte, alucinações, convulsão
- Renal: insuficiência renal
- Respiratória: edema da laringe Herxheimer, quando usado para sífilis
- Outro: fadiga, febre

Precauções:

- Administração: a injeção ou injeção intra-arterial inadvertida próxima aos principais nervos periféricos ou vasos sanguíneos pode levar a danos neurovasculares graves, cianose tecidual ou necrose, edema grave ou gangrena; aumento do risco em bebês e crianças pequenas; pronta gestão requerida. A fibrose e a atrofia do quadríceps femoral foram relatadas com injeções intramusculares repetidas na região anterolateral da coxa

(continua)

penicilina benzatina *continuação*

- Gastrointestinais: diarreia associada a *Clostridium difficile*, incluindo diarreia leve a colite fatal, foi relatada e pode ocorrer mais de 2 meses após o uso; a interrupção do uso de antibacterianos não direcionados contra *C. difficile* pode ser necessária
- Imunológica: foram relatadas reações de hipersensibilidade anafilática graves e ocasionalmente fatais; aumento do risco em pacientes com história de reação grave às cefalosporinas ou sensibilidade a múltiplos alérgenos descontinuar o uso se ocorrer reação
- Supercrescimento bacteriano resistente: o surgimento e o crescimento excessivo de patógenos resistentes, incluindo fungos, podem ocorrer com o tratamento prolongado
- Populações especiais: utilizar com precaução em doentes com história de asma ou alergias significativas

Contraindicações: hipersensibilidade a qualquer uma das penicilinas

pentoxifilina

Trental®

comp rev lib prol 400 mg, sol inj 20 mg/mL

Sem informações | Com ajuste de dose | C | Criterioso | 60+ MPI? Não

Classificação terapêutica: vasodilatador periférico

Posologia:
- Claudicação intermitente: 400 mg, VO, 3x/dia
- Hepatite alcoólica (*off-label*): 400 mg, VO, 3x/dia, por 4 semanas

Administração parenteral (compatível – SF): diluir em 125-250 mL e infundir por no mínimo 60 min

Função hepática: não há informações disponíveis

Função renal: insuficiência renal moderada – 400 mg, a cada 12 h; insuficiência renal grave – 400 mg, a cada 24 h; redução adicional pode ser necessária para 200 mg, a cada 24 h, ou 400 mg, a cada 2 dias

Interações medicamentosas: varfarina, teofilina, cimetidina

Reações adversas:
- Gastrointestinais: náusea (2%), vômito (1%)

Precauções: angina, hipotensão e arritmias; sangramento e/ou TP prolongado foram relatados com e sem o uso concomitante de anticoagulantes ou inibidores da agregação plaquetária; cirurgia recente; doença cerebrovascular ou doença arterial coronariana; angina, hipotensão e arritmias foram relatadas; úlcera péptica; aumento do risco de sangramento

Contraindicações: hemorragia cerebral e retiniana recentes

perindopril

Coversyl®

comp 4 e 8 mg

Precaução | Precaução | C/D (se usado no 2º e 3º trimestres) | Uso criterioso | 60+ MPI? Não

Classificação terapêutica: inibidor da enzima de conversão da angiotensina

Posologia:
- HAS: dose inicial de 4 mg/dia; dose usual de 4-8 mg/dia, VO, 1-2x/dia; dose máxima de 16 mg/dia; uso concomitante com diuréticos – considerar doses iniciais menores (2-4 mg)
- Insuficiência cardíaca: dose inicial de 2 mg, VO, 1x/dia; titular dose a cada 2-4 semanas até alvo de 8-16 mg, VO, 1x/dia
- Doença coronariana estável: dose inicial de 4 mg/dia, VO, por 2 semanas; depois, aumentar conforme tolerância para 8 mg/dia

Função hepática: pode ocorrer aumento de ALT (2%); síndrome hepática iniciando com icterícia e progredindo para necrose hepática fulminante e morte tem sido relatada com inibidores da enzima conversora da angiotensina; descontinuar o tratamento se houver icterícia ou elevações acentuadas das enzimas hepáticas; uso com precaução

(continua)

perindopril *(continuação)*

Função renal: ClCr < 60 mL/min – evitar uso concomitante com alisquireno; ClCr > 30 mL/min – dose inicial de 2 mg/dia, ajustada até o máximo de 8 mg/dia; ClCr < 30 mL/min – uso não recomendado; uso com precaução

Ajuste de dose (pacientes geriátricos): idade > 70 anos com doença arterial coronariana estável – dose inicial de 2 mg/dia, VO, durante a 1ª semana; e, depois, 4 mg, 1x/dia, para a 2ª semana (máximo: 8 mg, 1x/dia); hipertensão – dose inicial de 4 mg, VO, 1x/dia ou em 2 doses divididas; cuidado com doses > 8 mg

Interações medicamentosas: alisquireno, inibidores da mTOR (sirolimo, everolimo), bloqueadores do receptor de angiotensina II (losartana, irbesartana, valsartana, eprosartana, candesartana, olmesartana, azilsartana, telmisartana, alteplase), diuréticos poupadores de potássio (espironolactona, amilorida, triantereno, eplerenona), inibidores do receptor de angiotensina e inibidores da enzima conversora de angiotensina (captopril, enalapril, lisinopril, ramipril, quinapril, cilazapril, benazepril, fosinopril, perindopril, trandolapril, losartana, espirapril, irbesartana, valsartana, eprosartana, delapril, telmisartana, candesartana, olmesartana, azilsartana), capsaicina, bupivacaína, diuréticos de alça (furosemida, bumetanida), nesiritida

Reações adversas:
- Cardiovasculares: edema (4%), anormalidades eletrocardiográficas (2%), dor torácica (2%), palpitação (1%)
- Dermatológica: erupção cutânea (2%)
- Neurológicas: cefaleia (24%), tontura (8%, menor que com placebo), distúrbios do sono (3%), depressão (2%), febre (2%), nervosismo (1%), sonolência (1%)
- Respiratórias: tosse (12%; maior em mulheres, 3:1), infecção das vias aéreas superiores (9%), rinite (5%), sinusite (5%), faringite (3%)
- Musculoesqueléticas: fraqueza (8%), dorsalgia ou lombalgia (6%), dor em extremidade inferior (5%), dor em extremidade superior (3%), hipertonia (3%), parestesia (2%), artralgia (1%), artrite (1%), cervicalgia (1%), mialgia (1%)
- Gastrointestinais: diarreia (4%), náusea (2%), dispepsia (2%), dor abdominal (1%), flatulência (1%)
- Auditivas: zumbido (2%), infecção de ouvido (1%)
- Endócrinas e metabólicas: aumento de TG (1%), distúrbios menstruais (1%), hiperpotassemia (1%, menor que com placebo)
- Geniturinárias: ITU (3%), proteinúria (2%), disfunção sexual (homens: 1%)
- Miscelânea: infecção viral (3%), alergia (2%)

Precauções: pacientes negros têm risco aumentado de angioedema; doença cerebrovascular; insuficiência cardíaca congestiva grave; diabete e uso concomitante de suplementos de potássio e diuréticos poupadores de potássio; alergia a veneno de insetos himenópteros – imunoterapia doença isquêmica do coração; estenose da artéria renal, unilateral ou bilateral; cirurgia/anestesia – hipotensão excessiva tem sido relatada; volume e/ou depleção de sal

Contraindicações: angioedema hereditário ou idiopático; uso concomitante com alisquireno (usar somente para pacientes diabéticos); histórico de angioedema induzido por inibidores da enzima conversora da angiotensina; não deve ser administrado a crianças, por não ter sido realizado nenhum estudo pediátrico

permetrina

Nedax®

sabonete 10 mg/g, loção crem 50 mg/mL

Sem informações | Sem informações | C | Uso criterioso | 60+ MPI? Não

Classificação terapêutica: ectoparasiticida

Posologia:
- Pediculose: xampu – utilizar todo o conteúdo do frasco em apenas 1 aplicação; aplicar todo o produto nos cabelos e couro cabeludo, previamente molhados, especialmente na nuca e atrás das orelhas, deixando-o em contato com essas áreas por 10 min; enxaguar bem e secar com uma toalha limpa após a secagem, sugere-se a remoção das lêndeas que tenham permanecido nas regiões tratadas, com o auxílio de pente fino; se forem observados piolhos após ≥ 7 dias (< 14 dias) após a 1ª aplicação, pode-se efetuar uma 2ª aplicação, ou a critério médico; sabonete – massagear energicamente a região afetada durante 3 min, deixando permanecer a espuma por 10 min e enxaguando em seguida; este procedimento deve ter início no dia posterior à aplicação do xampu e ser repetido por 7 dias

(continua)

permetrina *(continuação)*

- Escabiose: loção cremosa – massagear o produto na pele, desde a cabeça até a sola dos pés; a escabiose raramente infesta o couro cabeludo de adultos, embora o limite entre o couro cabeludo e a pele, pescoço, têmporas e nuca possam estar infestados em crianças e idosos; usualmente, 30 mL são suficientes para um adulto médio; o produto deve ser removido por meio de lavagem com água depois de 8-14 h; bebês devem ter couro cabeludo, nuca e têmporas tratadas (1 aplicação é curativa); os pacientes podem apresentar prurido persistente após o tratamento, mas raramente é sinal de falha no tratamento e não é indicação para a reaplicação do produto; caso seja demonstrada a presença de parasitas viáveis após 14 dias da aplicação, o tratamento deve ser refeito

Função hepática: não há informações disponíveis

Função renal: não há informações disponíveis

Interações medicamentosas: sem interações conforme a base de dados Micromedex

Reações adversas:
- Dermatológicas: eritema, erupção cutânea no couro cabeludo, prurido
- Locais: edema, sensação de queimação, picada, formigamento, anestesia ou desconforto no couro cabeludo

Precauções: pode exacerbar prurido, edema e eritema; evitar contato com os olhos e lavá-los completamente caso ocorra

pidolato de magnésio

Pidomag®

flac 1,5 g (130 mg de magnésio elementar)

Sem informações | Sem informações | B | Sem informações | 60+ MPI? Não

Classificação terapêutica: suplemento mineral

Posologia:
- Hipomagnesemia: 2 flac/dia, VO

Função hepática: não há informações disponíveis

Função renal: não há informações disponíveis

Interações medicamentosas: fosfatos, tetraciclinas (tetraciclina, minociclina, oxitetraciclina, doxiciclina, limeciclina, clortetraciclina)

Reações adversas:
- Musculoesquelética: paralisia flácida
- Gastrointestinal: diarreia

pilocarpina

Pilocarpina®

sol oft 10, 20 e 40 mg/mL (1, 2 e 4%)

Precaução | Precaução | C | Uso criterioso | 60+ MPI? Não

Classificação terapêutica: parassimpaticomimético

Posologia:
- Glaucoma de ângulo aberto: 1-2 gotas no olho afetado, 3-4x/dia
- Glaucoma agudo de ângulo fechado: 1 gota a 2% (20 mg/mL), a cada 15-60 min (2-4 doses)
- Reversão de midríase: 1 gota a 1% no olho, 1x/dia

Função hepática: uso com precaução

Função renal: uso com precaução

Interação medicamentosa: latanoprosta

Reações adversas: foram relatados casos de espasmo ciliar, irritação ocular, congestão vascular conjuntival, cefaleia temporal ou supraorbitária, dor ocular, hiperemia ocular, hipersensibilidade (incluindo dermatite alérgica), redução da acuidade visual sob iluminação deficiente e indução de miopia, principalmente em pacientes jovens que iniciaram recentemente a administração. O uso prolongado pode causar opacificação do cristalino. Assim como todos os mióticos, raros casos de descolamento da retina foram relatados quando usado em indivíduos sucetíveis

Precauções: diminuição da acuidade visual e percepção de profundidade deficiente resultante de turvação visual; doença pulmonar

Contraindicações: condições em que é indesejável miose; glaucoma/bloqueio pupilar (solução oftálmica)

pimecrolimo

Elidel®

crem derm 10 mg/g

Sem informações | Sem informações | D | Uso criterioso | 60+ MPI? Não

Classificação terapêutica: medicamento para uso em dermatite atópica

Posologia:
- Dermatite atópica: aplicar uma fina camada na pele afetada 2x/dia e friccionar suave e completamente enquanto os sinais e sintomas persistirem

Função hepática: não há informações disponíveis

Função renal: não há informações disponíveis

Interações medicamentosas: sem interações conforme a base de dados Micromedex

Reações adversas:
- Dermatológicas: infecção cutânea (2-6%), foliculite (1-6%), impetigo (2-4%), papiloma cutâneo (verrugas: ≤ 3%), acne (≤ 2%), dermatite causada por herpes simples (≤ 2%), molusco contagioso (≤ 2%)
- Neurológicas: cefaleia (7-25%), febre (1-13%)
- Respiratórias: rinofaringite (8-27%), infecção das vias aéreas superiores (4-19%), tosse (2-16%), bronquite (≤ 11%), faringite (1-8%), asma (1-4%), agravamento da asma (≤ 4%), congestão nasal (1-3%), sinusite (1-3%), epistaxe (≤ 3%), dispneia (≤ 2%), pneumonia (≤ 2%), rinorreia (≤ 2%)
- Gastrointestinais: diarreia (1-8%), gastroenterite (≤ 7%), constipação (≤ 4%), dor abdominal (≤ 4%)
- Locais: sensação de queimação no local da aplicação (2-26%; tende a desaparecer e/ou melhorar à medida que as lesões desaparecem), irritação no local da aplicação (≤ 6%), prurido no local da aplicação (1-6%), eritema no local da aplicação (≤ 2%)
- Miscelânea: influenza (3-13%), infecção viral (≤ 7%), tonsilite (≤ 6%), hipersensibilidade (3-5%), infecção por herpes simples (≤ 4%), infecção bacteriana (1-2%)
- Auditivas: infecção ótica (1-6%), otite média (1-3%)
- Endócrina e metabólica: dismenorreia (1-2%)

Precauções: evitar utilização contínua em longo prazo; aplicação deve ser limitada a áreas com dermatite atópica; uso concomitante com inibidores da família CYP3A; eritrodermia generalizada – segurança não estabelecida; imunocomprometidos – aumento do risco de infecção por vírus varicela-zóster, pelo vírus herpes simples ou eczema herpético; minimizar ou evitar exposição à luz solar, artificial ou natural; síndrome de Netherton; doenças de pele que potencialmente aumentem a absorção sistêmica; papilomas da pele (verrugas) podem piorar ou não respondem à terapia convencional

pioglitazona

Actos®

comp 15, 30 e 45 mg

Com ajuste de dose | Sem ajuste de dose | C | Uso criterioso | 60+ MPI? Não

Classificação terapêutica: antidiabético

Posologia:
- DM tipo 2: 15-30 mg, VO, 1x/dia (máximo: 45 mg/dia)

Função hepática: insuficiência hepática – monitoração recomendada; alteração da função hepática – interromper a terapia; não reiniciar se ALT sérica > 3x LSN e nenhuma outra causa for identificada

Função renal: insuficiência renal – ajuste de dose não é necessário

Ajustes de dose: insuficiência cardíaca congestiva (classe NYHA I ou II) – dose inicial de 15 mg/dia (não utilizar se descompensada); uso concomitante com inibidores da CYP2C8 fortes (p. ex., genfibrozila) – dose máxima de 15 mg/dia; hipoglicemia, utilização concomitante com NPH ou secretagogo de NPH – diminuir em 10-25% a dose de NPH ou a dose do secretagogo

Interações medicamentosas: nifedipino, rifampicina, nilotinibe, cetoconazol, atorvastatina, betabloqueadores (propranolol, metoprolol, timolol, atenolol, labetalol, acebutolol, betaxolol, levobunolol, esmolol, carteolol, bisoprolol, sotalol, metipranolol, carvedilol, nevibolol), topiramato, glucomannan, *psyllium*

(continua)

pioglitazona *(continuação)*

Reações adversas:
- Cardiovasculares: edema (5%; estudos combinados com sulfonilureias ou NPH: < 15%), insuficiência cardíaca (exigindo hospitalização; doença macrovascular prévia: < 6%)
- Hematológica: anemia (1-10%)
- Neurológicas: cefaleia (9%), fadiga (4%)
- Respiratórias: infecção das vias aéreas superiores (13%), sinusite (6%), faringite (5%)
- Musculoesquelética: mialgia (5%)
- Gastrointestinais: distúrbios dentais (5%)

Precauções: retenção de líquidos; insuficiência cardíaca congestiva; uso não recomendado para insuficiência cardíaca sintomática; uso não recomendado para histórico de câncer de bexiga ou doença ativa; uso não indicado para cetoacidose diabética ou DM tipo 1; mulheres na pré-menopausa anovulatórias; uso prolongado (> 12 meses) e/ou altas doses cumulativas por pacientes do sexo feminino

Contraindicação: insuficiência cardíaca classe funcional III ou IV

piperacilina + tazobactam

Tazocin®

pó liof 2,25 g (2 g - 250 mg), pó liof 4,5 g (4 g + 500 mg)

Fígado	Rim	Gestação	Lactação	60+
Com ajuste de dose	Sem informações	B	Contraindicado	MPI? Não

Classificação terapêutica: penicilina + inibidor da betalactamase

Posologia:
- Infecções bacterianas: dose usual de 4,5 g, a cada 6 ou 8 h

Administração parenteral (compatível – SF, SG5% e AD): reconstituir cada 1 g com 5 mL de AD e agitar bem; a solução reconstituída pode ser administrada por injeção direta lenta ou pode ser diluída em 50-150 mL e infundida em 30-60 min Obs.: estabilidade de 24 h em TA e de 48 h em REF para soluções reconstituídas; de 24 h em TA e de 7 dias em REF para soluções diluídas; AD pode ser utilizada para diluição em até 50 mL

Função hepática: ajuste de dose não é necessário

Função renal: podem ocorrer injúria renal aguda, nefrite intersticial aguda ClCr > 40 mL/min – ajuste de dose não é necessário; ClCr de 20-40 mL/min – administrar 2,25 g, a cada 6 h; ClCr < 20 mL/min – administrar 2,25 g, a cada 8 h

Interações medicamentosas: vancomicina, tetraciclinas (tetraciclina, minociclina, oxitetraciclina, doxiciclina, limeciclina, clortetraciclina), varfarina, metotrexato, vecurônio

Reações adversas:
- Dermatológicas: erupção cutânea, necrólise epidérmica tóxica, urticária
- Hematológicas: agranulocitose, anemia hemolítica, anormalidade da agregação plaquetária e prolongamento do TP (doses altas), pancitopenia, teste de Coombs positivo
- Neurológicas: confusão mental, convulsões, febre, reação de Jarisch-Herxheimer, sonolência
- Musculoesquelética: mioclonia
- Endócrinas e metabólicas: desequilíbrio hidroeletrolítico, hipopotassemia
- Local: tromboflebite
- Miscelânea: anafilaxia, reações de hipersensibilidade

Precauções: diarreia associada à *Clostridium difficile* pode ocorrer > 2 meses após a utilização; uso concomitante com probenecida não recomendado a menos que benefícios sejam superiores a riscos; fibrose cística – aumento do risco de febre e exantema; pacientes com baixas reservas de potássio e diurético concomitante ou terapia citotóxica; uso prolongado

pirimetamina

Daraprim®

comp 25 mg

Fígado	Rim	Gestação	Lactação	60+
Sem informações	Sem informações	C	Uso criterioso	MPI? Não

Classificação terapêutica: antimalárico

(continua)

pirimetamina *(continuação)*

Posologia:
- Malária não *Plasmodium falciparum*: uso em conjunto com outros agentes (não é recomendado como agente isolado), 25 mg/dia, VO, por 2 dias; depois do tratamento inicial, administrar 1x/semana, por pelo menos 10 semanas; não é mais recomendada como quimioprofilaxia da malária, pois a resistência é alta em todo o mundo
- Toxoplasmose: 50-75 mg/dia, por 1-3 semanas, dependendo da resposta e da tolerância; depois do período inicial, a dose pode ser reduzida em 50% e continuada por 4-5 semanas; utilizar em combinação com uma sulfonamida e leucovorina

Função hepática: não há informações disponíveis

Função renal: não há informações disponíveis

Interações medicamentosas: lorazepam

Reações adversas:
- Cardiovascular: arritmias (doses altas)
- Dermatológicas: dermatite, eritema multiforme, necrólise epidérmica tóxica, pigmentação anormal da pele, *rash* cutâneo, síndrome de Stevens-Johnson
- Hematológicas: anemia megaloblástica, eosinofilia pulmonar, leucopenia, pancitopenia, trombocitopenia
- Neurológicas: crises convulsivas, depressão, febre, insônia, mal-estar, sensação de desmaio
- Gastrintestinais: anorexia, cólicas abdominais, diarreia, glossite atrófica, vômito, xerostomia
- Geniturinária: hematúria
- Miscelânea: anafilaxia

Precauções: deficiência de folato; não recomendado como monoterapia no tratamento de malária aguda

Contraindicação: anemia megaloblástica por deficiência de folato

piroxicam

Feldene®; Feldene® SL

cap dura 20 mg; sup 20 mg; comp sol 20 mg; sol inj 20 mg/mL; gel 5 mg/g; comp dissolução instantânea 20 mg

Fígado	Rim	Gestação	Lactação	60+
Contraindicado	Contraindicado	C/D (se usado no 3º trimestre ou perto do parto)	Uso criterioso	MPI? Sim

Classificação terapêutica: anti-inflamatório e antirreumático não esteroidal

Posologia:
- Dor de origem inflamatória: 10-20 mg/dia, VO, em 1-2 tomadas (máximo: 20 mg/dia)

Administração parenteral: IM – administrar de maneira profunda, de preferência no quadrante lateral superior do glúteo

Função hepática: disfunção hepática leve a moderada – monitorar e reduzir dose, se necessário; disfunção hepática grave – uso contraindicado

Função renal: disfunção renal leve a moderada – monitorar e reduzir dose, se necessário; disfunção renal grave – uso contraindicado

Interações medicamentosas: antidepressivos tricíclicos (nortriptilina, imipramina, amitriptilina, clomipramina), inibidores do receptor de angiotensina e inibidores da enzima conversora de angiotensina (captopril, enalapril, lisonopril, ramipril, quinapril, cilazapril, benazepril, fosinopril, perindopril, trandolapril, losartana, espirapril, irbesartana, valsartana, eprosartana, delapril, telmisartana, candesartana, olmesartana, azilsartana), ciclosporina, inibidores seletivos da recaptação da serotonina (fluoxetina, fluvoxamina, paroxetina, sertralina, citalopram, escitalopram, vilazodona), diuréticos poupadores de potássio (espironolactona, amilorida, trianetereno, eplerenona), *ginkgo*, heparina de baixo peso molecular (enoxaparina, dalteparina, nadroparina, bemiparina, revipararina), diuréticos tiazídicos (diazóxido, hidroclorotiazida, clortalidona, indapamida, clopamida), tacrolimo, diuréticos de alça (furosemida, bumetanida), inibidores seletivos da recaptação de serotonina e norepinefrina (venlafaxina, sibutramina, duloxetina, desvenlafaxina), betabloqueadores (propranolol, metoprolol, timolol, atenolol, labetalol, acebutolol, betaxolol, levobunolol, esmolol, carteolol, bisoprolol, sotalol, metipranolol, carvedilol, nevibolol), colestiramina

(continua)

piroxicam *(continuação)*

Reações adversas:
- Dermatológicas: > 10% – erupção cutânea; 1-10% – prurido
- Neurológicas: > 10% – tontura; 1-10% – cefaleia, nervosismo
- Gastrointestinais: > 10% – azia, cólicas abdominais, indigestão, náusea; 1-10% – vômito
- Auditiva: 1-10% – zumbido
- Endócrina e metabólica: 1-10% – retenção hídrica

Precauções: eventos trombóticos cardiovasculares; doença cardiovascular; idosos; eventos adversos gastrointestinais; anemia; asma preexistente; distúrbios da coagulação ou uso concomitante de agentes anticoagulantes; retenção de fluidos e edema; insuficiência cardíaca; hipertensão; histórico de úlcera péptica; inibição da agregação plaquetária; metabolizadores fracos de substratos CYP2C9 – diminuição do metabolismo levando a níveis plasmáticos elevados; alterações visuais

Contraindicações: asma, urticária ou reação do tipo alérgico; tratamento perioperatório na cirurgia de revascularização do miocárdio

pitavastatina

Livalo®

comp rev 2 e 4 mg

Contraindicado | Com ajuste de dose | X | Contraindicado | MPI? Não

Classificação terapêutica: inibidor da HMG-CoA redutase

Posologia:
- Hiperlipidemia mista ou primária: iniciar com 2 mg/dia, VO; aumentar, conforme alvo terapêutico, até máximo de 4 mg/dia

Função hepática: doença hepática ativa ou aumento inexplicável das transaminases – uso contraindicado

Função renal: ClCr de 30-59 mL/min/1,73 m^2 – iniciar com 1 mg, VO, diariamente, e dose máxima de 2 mg/dia; ClCr de 15-29 mL/min/1,73 m^2 – iniciar com 1 mg, VO, diariamente (máximo: 2 mg/dia); hemodiálise – iniciar com 1 mg, VO, diariamente (máximo: 2 mg/dia)

Ajuste de dose: uso concomitante com eritromicina – não deve exceder 1 mg/dia; uso concomitante com rifampicina – não deve exceder 2 mg/dia

Interações medicamentosas: ciclosporina, rifampicina, eritromicina, ciprofibrato, colchicina, fenofibrato, genfibrozila

Reações adversas:
- Musculoesqueléticas: 2-10% – dorsalgia e/ou lombalgia, mialgia, dor em extremidades
- Gastrointestinais: 2-10% – constipação, diarreia; < 2% (limitadas a reações graves ou potencialmente letais) – artralgia, aumento da fosfatase alcalina, aumento da CPK, aumento das bilirrubinas, aumento das transaminases, cefaleia, erupção cutânea, hiperglicemia, influenza, nasofaringite, prurido, urticária

Precauções: idade avançada (> 65 anos); abuso de álcool; esclerose lateral amiotrófica preexistente; uso concomitante com genfibrozila; condições predisponentes à insuficiência renal secundária; hipotireoidismo

Contraindicação: uso concomitante com ciclosporina; uso cuidadoso para indivíduos que consomem bebidas alcoólicas em quantidades significativas

poliestirenossulfonato de cálcio

Sorcal®

Sem ajuste de dose | Com ajuste de dose | C | Uso criterioso | MPI? Não

pó sol oral 900 mg/g, correspondente a aproximadamente 3,6-4,4 mEq de cálcio; env 30 g

Classificação terapêutica: medicamento para tratamento da hipercalemia ou hiperfosfatemia

Posologia:
- Hiperpotassemia: 15 g, VO, 1-4x/dia, ou 30 g, via retal, 1x/dia, na forma de enema de retenção

(continua)

poliestirenossulfonato de cálcio *(continuação)*

Função hepática: ajuste de dose não é necessário

Função renal: ajuste de dose não é necessário; deve-se considerar a quantidade de sódio administrada como resultado da dose da resina desde que casos de insuficiência cardíaca, edema e hipertensão foram relatados em pacientes com insuficiência renal

Interações medicamentosas: hidróxido de magnésio, carbonato de alumínio

Reações adversas:
- Gastrointestinais: anorexia, concreções (bezoares; VO), constipação, diarreia, impactação fecal (via retal), irritação gástrica, náusea, obstrução (rara), vômito
- Endócrinas e metabólicas: hipercalcemia, hipopotassemia, hipomagnesemia

Precauções: uso concomitante com hidróxido de magnésio; insuficiência cardíaca congestiva grave; pacientes com risco para constipação ou impactação; edema; hipertensão grave; hipovolemia – risco aumentado de eventos adversos gastrointestinais; histórico de doença intestinal ou cirurgia; constipação pós-cirúrgica – evitar o uso até evacuações se normalizarem; dosar regularmente os eletrólitos sanguíneos, especialmente potássio, cálcio e fósforo

Contraindicações: hipopotassemia; doença intestinal obstrutiva; hiperparatireoidismo, mieloma múltiplo, sarcoidose ou carcinoma metastático, litíase renal ou hipercalcemia

polimixina B

Sulfato de polimixina B®

FA 500.000 UI

Sem informações | Com ajuste de dose | B | Uso criterioso | MPI? Não

Classificação terapêutica: polimixina

Posologia:
- Irrigação vesical: em combinação com neomicina (57 mg); realizar irrigação contínua ou enxágue da bexiga por até 10 dias, usando 20 mg (200.000 U) em 1 L de solução salina; a velocidade de administração deve ser ajustada ao débito urinário do paciente
- Infecções sistêmicas: após os últimos estudos, a dose passou a ser calculada por kg/peso (10.000 UI = 1 mg) e não há limite apesar de a bula da medicação limitar em 25.000 UI/dia; recomenda-se dose de ataque de 2,5 mg/kg, em 2 h, e dose de manutenção de 1,5 mg/kg, a cada 12 h; IM – 25.000-30.000 UI/kg/dia, em 4-6 doses diárias; EV – 15.000-25.000 UI/kg/dia, em 2 doses diárias; uso intratecal – 50.000 UI/dia, por 3-4 dias, e, então, em dias alternados por pelo menos 2 semanas

Administração parenteral: IM – não é a via recomendada em razão de relatos de dores fortes; reconstituir 500.000 UI em 2 mL de AD, SF ou solução de lidocaína a 1%; EV – reconstituir em 10 mL de SG5% e diluir em 300-500 mL de SG5%, infundindo em 60-90 min
Obs.: estabilidade de 72 h em REF para todas as formulações

Função hepática: não há informações disponíveis

Função renal: não é necessário o ajuste para a função renal nem para pacientes em hemodiálise

Interações medicamentosas: bloqueadores neuromusculares não despolarizantes (pancurônio, atracúrio, vecurônio, galamina, alcurônio, rocurônio, cisatracúrio)

Reações adversas (limitadas a reações significativas ou potencialmente letais):
- Neurológicas: neurotoxicidade (irritabilidade, sonolência, ataxia, parestesia perioral, anestesia das extremidades e turvamento da visão), tontura
- Respiratória: parada respiratória
- Musculoesquelética: bloqueio neuromuscular

Precauções: uso concomitante com substâncias nefrotóxicas e neurotóxicas; diarreia associada a *Clostridium difficile*; não possui atividade contra espécies *Serratia, Proteus, Providencia* e *Burkholderia cepacia*; proporciona baixas concentrações urinárias, o que estabelece um ponto negativo para o tratamento das ITU

Contraindicação: uso concomitante com bloqueadores neuromusculares

pramipexol (dicloridrato de pramipexol)

Dicloridrato de pramipexol®, Prazipezan®, Rocky®

Sem ajuste de dose | Com ajuste de dose | C | Uso criterioso | Não

comp 0,125, 0,25, 1 e 1,5 mg, comp lib prol 0,375, 0,75, 1,5 e 4,5 mg

Função renal:
Doença de Parkinson
- Liberação imediata
  - Insuficiência renal normal a leve (Clcr > 50 mL/min): sem ajuste de dose recomendado
  - Insuficiência renal moderada (Clcr = 30 a 50 mL/min): dose inicial: 0,125 mg via oral 2x ao dia. Titular gradualmente em intervalos não mais frequentes que a cada 5-7 dias até uma dose máxima de 0,75 mg, 3x ao dia. Dose máxima: 2,25 mg por dia
  - Insuficiência renal grave (Clcr = 15 a 30 mL/min): dose inicial: 0,125 mg via oral 1x por dia. Titule gradualmente em intervalos não mais frequentes que a cada 5-7 dias até uma dose máxima de 1,5 mg, 1x ao dia. Dose máxima: 1,5 mg 1x ao dia.
  - Insuficiência renal muito grave (Clcr < 15mL/min): contraindicado
- Liberação prolongada
  - Insuficiência renal leve (Clcr > 50 mL/min): sem ajuste de dose recomendado
  - Insuficiência renal moderada (Clcr = 30 a 50 mL/min): dose inicial: 0,375 mg via oral 1x a cada dois dias. Após 1 semana, pode-se aumentar para 1x ao dia a depender da resposta terapêutica e tolerabilidade. Titulações subsequente de dose devem ser em incrementos de 0,375 mg não mais frequente que a cada 7 dias. Dose máxima: 2,25 mg por dia.
  - Insuficiência renal grave: contraindicado

Síndrome das pernas inquietas:
- Liberação imediata

Insuficiência renal moderada a grave (Clcr = 20 a 60 mL/min): dose inicial: 0 125 mg via oral 1x ao dia de 2 a 3 horas antes de dormir
Titulação: caso necessária, a dose deve ser incrementada em 0,125 mg a cada 14 dias. Dose máxima: 0,5 mg via oral 1x ao dia

Classificação terapêutica: antiparkinsonianos

Posologia:
Doença de Parkinson
- Liberação imediata: 0,125 mg, 3x/dia inicial
- Titulação lenta não mais frequentemente do que a cada 5 a 7 dias por 7 semanas para atingir a resposta ideal
- Esquema de dosagem ascendente típico: semana 1: 0,375 mg/dia/semana 2: 0,75 mg/dia/semana 3: 1,5 mg/dia/semana 4: 2,25 mg/dia/semana 5: 3 mg/dia/semana 6: 3,75 mg/dia/semana 7: 4,5 mg/dia (em 3 doses divididas)
- Liberação prolongada: 0,375 mg 1x/dia
- Titulação lenta não mais frequentemente do que a cada 5 a 7 dias, primeiro para 0,75 mg/dia e depois em incrementos de 0,75 mg
- Máximo 4,5 mg/dia

Síndrome das pernas inquietas (moderada a grave)
- 0,125 mg, 1x/dia, 2 a 3 horas antes de dormir;
- Pode aumentar dobrando a dose a cada 4 a 7 dias, se necessário
- Nenhuma evidência de benefício de doses superiores a 0,5 mg/dia

Interações medicamentosas: sulpirida, metoclopramida, olanzapina, haloperidol

Reações adversas:
Comum
- Cardiovascular: hipotensão ortostática (liberação imediata, 53%; liberação prolongada, 3%)
- Gastrintestinais: constipação (4 a 14%), náusea (11 a 28%)
- Neurológicos: amnésia (4 a 6%), astenia (3 a 14%), confusão (4 a 10%), tontura (2 a 26%), distúrbio dos sonhos (até 11%), discinesia (17 a 47%), movimentos extrapiramidais (28%), cefaleia (4 a 16%), insônia (4 a 27%), sonolência (6 a 36%; início súbito de sono, 2 a 6%)
- Psiquiátrica: alucinações (5 a 17%)

Sério
- Cardiovascular: insuficiência cardíaca
- Dermatológica: melanoma
- Psiquiátrica: distúrbio no pensamento, transtorno psicótico
- Outros: suspensão de drogas, melanoma, Síndrome neuroleptica maligna

(continua)

pramipexol (dicloridrato de pramipexol) *(continuação)*

Precauções:
- Cardiovascular: pode ocorrer hipotensão ortostática, particularmente durante o aumento da dose; monitoramento recomendado
- Alterações na terapia: a retirada abrupta, a redução da dose ou as alterações na terapia dopaminérgica têm sido associadas a hiperpirexia e confusão (complexo de sintomas semelhante à síndrome neuroléptica maligna); redução gradual da dose recomendada
- Dermatológica: pode ocorrer melanoma; monitoramento recomendado
- Musculoesquelética: deformidades posturais (antecolo, camptocormia e pleurototono) foram relatadas e podem ocorrer vários meses após o início ou aumento da dose; considerar redução da dose ou descontinuação
- Musculoesquelética: foi relatada rabdomiólise
- Neurológica: adormecer durante as atividades da vida diária, às vezes ocorrendo sem sinais de alerta e sonolência, foi relatado mais de 1 ano após o início do tratamento; pode exigir a descontinuação
- Neurológica: pode ocorrer discinesia nova ou agravada
- Neurológica: rebote e aumento da síndrome das pernas inquietas foram relatados
- Psiquiátricas: controle de impulsos e comportamentos compulsivos (p. considerar a redução da dose ou a retirada da terapia.
- Psiquiátrica: alucinações foram relatadas; risco aumenta com a idade
- Psiquiátrica: transtorno psicótico maior; uso não recomendado, pois foram relatados novos ou agravamento do estado mental e alterações comportamentais, incluindo psicose
- Renal: a insuficiência renal pode aumentar o risco de toxicidade; ajuste de dose pode ser necessário.
- Renal: insuficiência renal grave (CrCl < 30 mL/min) ou hemodiálise: uso não recomendado
- Respiratórias: complicações fibróticas (fibrose peritoneal, fibrose pleural e fibrose pulmonar) foram relatadas.

Retirada: sintomas como apatia, ansiedade, depressão, fadiga, insônia, sudorese e dor foram relatados durante a redução gradual ou após a descontinuação e geralmente não respondem à levodopa. O monitoramento é recomendado; a readministração para a dose eficaz mais baixa pode ser considerada

Contraindicações específicas não foram determinadas

prasugrel

Effient®

5 e 10 mg comp rev

Sem ajuste de dose | Sem ajuste de dose | B | Uso criterioso | MPI? Não

Classificação terapêutica: inibidor da agregação induzida por ADP, agente modificador de sangue

Posologia:
Deve ser iniciado com uma dose de ataque de 60 mg e, em seguida, prosseguir com uma dose de 10 mg, administrada uma vez por dia. Recomenda-se prosseguir o tratamento por 12 meses, a menos que a interrupção seja clinicamente indicada.
Administração em pacientes idosos (≥ 75 anos)
Geralmente, não é recomendado em pacientes com ≥ 75 anos de idade devido ao maior risco de sangramento fatal e intracraniano e seu benefício incerto, exceto em situações específicas de alto risco em que seu efeito pareça ser maior e seu uso possa ser considerado, como em pacientes com histórico de infarto agudo do miocárdio ou portadores de diabetes.
Deve ser iniciado com dose de ataque de 60 mg e, em seguida, considerar a administração de uma dose diária de 5 mg como alternativa à dose de 10 mg. O aumento da exposição ao metabólito ativo do cloridrato de prasugrel na dose de 10 mg diária e, possivelmente, uma maior sensibilidade ao sangramento em pacientes ≥ 75 anos de idade, indicam a consideração por uma dose de 5 mg ao dia.
Administração em pacientes com peso < 60 kg
Deve ser iniciado com uma dose de ataque de 60 mg e, em seguida prosseguir com uma dose diária de 5 mg, uma vez que indivíduos com peso corporal < 60 kg têm risco aumentado de sangramento e a um aumento da AUC do metabólito ativo de cloridrato de prasugrel, comparado aos pacientes ≥ 60 kg, quando administrada uma dose de 10 mg, uma vez por dia.
Interações medicamentosas: desvenlafaxina, citalopram, nefazodona, paroxetina, escitalopram, ritonavir

(continua)

prasugrel *(continuação)*

Reações adversas:
- Cardiovascular: hipertensão (7,5%), fibrilação atrial (2,9%), bradiarritmia (2,9%)
- Gastrointestinal: neoplasia de cólon
- Hematológica: hemorragia maior (2,2%), leucopenia (2,8%), púrpura trombocitopênica trombótica
- Metabolismo endócrino: hiperlipidemia (7%)
- Musculosqueléticas: dor nas costas (5%)
- Neurológica: dor de cabeça (5,5%)
- Respiratória: epistaxe (6,2%)
- Outro: angioedema

Precauções:
- Critérios de Beers: tenha cuidado em pacientes com 75 anos ou mais, pois há um risco maior de sangramento, embora o risco possa ser compensado pelo benefício naqueles pacientes com maior risco (p. ex., infarto do miocárdio prévio, diabetes) quando usados para síndrome coronariana aguda intervenção coronária percutânea.
- Descontinuação: a descontinuação prematura em pacientes tratados com intervenção coronária percutânea (ICP) e a colocação de *stents* aumenta o risco de trombose de *stent*, infarto do miocárdio e morte
- Hematológica: púrpura trombocitopênica trombótica tem sido relatada; pode ocorrer após uma breve exposição (menos de 2 semanas)
- Imunológica: foram relatadas reações de hipersensibilidade, incluindo angioedema; risco aumentado em pacientes com história de hipersensibilidade a outros tienopiridínicos

Contraindicações:
- Hemorragia patológica ativa, incluindo úlcera péptica e hemorragia intracraniana
- Hipersensibilidade (p. ex., anafilaxia) ao prasugrel ou a qualquer componente do produto
- AVC ou AIT, história de; descontinuar se houver AVC ou AIT com terapia

pravastatina

Pravacol®

comp 10, 20 e 40 mg

Contraindicado | Com ajuste de dose | X | Contraindicado | MPI? Não

Classificação terapêutica: inibidor da HMG-CoA redutase

Posologia:
- Hiperlipidemia: iniciar com 40 mg, VO, e titular conforme alvos terapêuticos, com dose habitual de 10-80 mg/dia

Função hepática: doença hepática ativa ou elevações persistentes e sem explicação das transaminases séricas – uso contraindicado; histórico de doença hepática ou abuso de álcool – uso com precaução; casos fatais foram relatados; interromper o tratamento se ocorrer lesão hepática grave

Função renal: insuficiência renal – risco aumentado de miopatia ou rabdomiólise; dose inicial de 10 mg/dia

Ajuste de dose: uso concomitante com claritromicina – limite de dose de 40 mg/dia; uso concomitante com ciclosporina – dose inicial de 10 mg/dia; dose máxima de 20 mg/dia

Interações medicamentosas: darunavir, ritonavir, genfibrozila, quinufristina, dalfopristina, ácido fusídico, colchicina, ciprofibrato, ciclosporina, fenofibrato, nelfinavir, boceprevir, efavirenz, amprenavir, fosamprenavir, pectina, eltrombopague, claritromicina, nefazodona

Reações adversas (relatadas em estudos de curto prazo; segurança e tolerabilidade no uso prolongado foram similares às do placebo):
- Cardiovascular: dor torácica (4%)
- Dermatológica: erupção cutânea (4%)
- Neurológicas: cefaleia (2-6%), fadiga (4%), tontura (1-3%)
- Respiratória: tosse (3%)
- Musculoesquelética: mialgia (2%)
- Hepática: aumento de transaminases (> 3x LSN em 2 ocasiões: 1%)
- Gastrointestinais: náusea e/ou vômito (7%), diarreia (6%), azia (3%)

Precauções: idade > 65 anos – risco aumentado de miopatia e rabdomiólise; esclerose lateral amiotrófica preexistente; níveis aumentados de glicose e de Hb glicada podem ocorrer; hipotireoidismo descompensado – risco aumentado de miopatia e rabdomiólise; miopatia necrotizante imunomediada foi relatada; níveis acentuadamente elevados de CPK foram relatados – descontinuação pode ser justificada; evitar uso concomitante com genfibrozila

praziquantel

Cisticid®

comp 500 mg

Precaução | Precaução | C/D (se usado no 1º trimestre) | Uso criterioso | MPI? Não

Classificação terapêutica: antitrematódeo

Posologia:
- Esquistossomose: 20 mg/kg/dose, 3x/dia, em intervalos de 4-6 h, por 1 dia
- Cisticercose: 50 mg/kg/dia, em 3 doses diárias, por 14 dias
- Clonorquíase, opistorquíase: 25 mg/kg/dose, 3x/dia, em intervalos de 4-6 h, por 1 dia

Função hepática: insuficiência hepática moderada a grave (Child-Pugh classes B e C) e esquistossomose hepatoesplênica – aumento do risco de toxicidade; uso com precaução

Função renal: insuficiência renal preexistente – excreção de metabólitos pode ser adiada e risco de toxicidade pode ser aumentado; uso com precaução

Interações medicamentosas: rifampicina, carbamazepina, fenitoína, cloroquina, cetoconazol

Reações adversas:
- Neurológicas: 1-10% – cefaleia, mal-estar, síndrome do líquido cefalorraquidiano em pacientes em tratamento de neurocisticercose, sonolência, tontura
- Gastrointestinais: 1-10% – dor abdominal, náusea, perda do apetite, vômito
- Miscelânea: 1-10% – diaforese

Precauções: irregularidades cardíacas preexistentes; histórico de epilepsia; sinais de potencial envolvimento do SNC – uso não recomendado

Contraindicações: uso concomitante com indutores potentes do CYP, como rifampicina; cisticercose ocular

prazosina

Minipress® SR

cap lib lenta 1, 2 e 4 mg

Sem informações | Com ajuste de dose | C | Contraindicado | MPI? Sim

Classificação terapêutica: bloqueador do adrenoceptor alfa

Posologia:
- Hipertensão: iniciar com 1 mg/dose, VO, 2-3x/dia (habitual: 1-5 mg, 2x/dia)
- Transtorno do estresse pós-traumático com pesadelos e insônia: iniciar com 1 mg, ao se deitar, podendo aumentar até 2-15 mg, VO, ao se deitar
- Hiperplasia prostática benigna: iniciar com 0,5 mg, VO, 2x/dia; titular até 2 mg, 2x/dia

Função hepática: não há informações disponíveis

Função renal: insuficiência renal – dose inicial de 1 mg/dia; aumentar com cautela, dependendo da resposta do paciente

Ajuste de dose: pacientes geriátricos – dose inicial mais baixa que a recomendada; iniciação de diuréticos concomitantes ou outros agentes anti-hipertensivos – diminuir a dose de prazosina para 1-2 mg, 3x/dia

Interações medicamentosas: vardenafila, sildenafila, sotalol, betabloqueadores (propranolol, metoprolol, timolol, atenolol, labetalol, acebutolol, betaxolol, levobunolol, esmolol, carteolol, bisoprolol, sotalol, metipranolol, carvedilol, nevibolol)

Reações adversas:
- Cardiovasculares: 1-10% – palpitações (5%), síncope (1%), edema, hipotensão ortostática
- Dermatológica: erupção cutânea (1-4%)
- Neurológicas: tontura (10%); 1-10% – cefaleia (8%), sonolência (8%), depressão, nervosismo, vertigem
- Respiratórias: 1-10% – congestão nasal, dispneia, epistaxe
- Musculoesquelética: fraqueza (7%)
- Gastrointestinais: 1-10% – náusea (5%), constipação, diarreia, vômito
- Endócrina e metabólica: redução da energia (7%)
- Geniturinária: 1-10% – aumento da frequência miccional (1-5%)
- Oculares: 1-10% – hiperemia escleral, turvamento da visão, xerostomia

(continua)

prazosina *(continuação)*

Precauções: cirurgia de catarata – risco de síndrome da íris flácida intraoperatória; engajamento cauteloso em tarefas que requerem agilidade mental ou coordenação motora: tonturas, vertigens e síncope; uso concomitante com outros anti-hipertensivos, betabloqueadores ou diuréticos; taquicardia grave (120-160 bpm)

prednisolona

Prednisolon®; Predsim®, Prelone®; Pred Mild® Fort; Pred® Fort

Sem informações | Precaução | C/D (se usado no 1º trimestre) | Uso criterioso | MPI? Não

sol oral 1 mg/mL; comp 5 e 20 mg, sol oral 3 mg/mL; sol oral 11 mg/mL (gotas); susp oft 1,2 mg/mL; 10 mg/mL

Classificação terapêutica: corticosteroide

Posologia:

- Condições responsivas à corticoterapia: dose usual inicial de 5-60 mg/dia; depende da condição de base a ser tratada e da resposta do paciente; administrar com alimento; descontinuação de terapia prolongada (desmame) deve ser feita com redução de dose de forma gradual
- Para condições específicas, consultar doses indicadas na prednisona

Função hepática: VO – aumento de provas da função hepática (geralmente reversível); não há informações sobre a necessidade de ajuste de dose

Função renal: insuficiência renal preexistente – pode provocar elevação da PA, retenção de sal e água, e aumentar a eliminação de potássio e cálcio (VO); uso com precaução

Ajuste de dose (pacientes geriátricos): VO – iniciar na extremidade inferior da faixa de dose

Interações medicamentosas: vacina rotavírus, sorafenibe, contraceptivos (medroxiprogesterona, estradiol, levonorgestrel, noretindrona, dienogeste, drospirenona, norelgestromina, desogestrel, norgestrel, norgestimato, etinilestradiol, etonogestrel), ácido acetilsalicílico, fenitoína, rifampicina, atracúrio, primidona, galamina

Reações adversas:

- Cardiovasculares: VO – edema, edema facial, hipertensão arterial, insuficiência cardíaca congestiva, cardiomiopatia
- Dermatológicas: VO – equimoses, eritema facial, hirsutismo, pele fina e frágil, petéquias, supressão da reação a testes cutâneos, urticária
- Neurológicas: VO – cefaleia, convulsões, distúrbios psíquicos, insônia, mal-estar, nervosismo, pseudotumor cerebral, vertigem
- Respiratória: VO – epistaxe
- Musculoesqueléticas: VO – artralgia, fraqueza, fraqueza muscular, fraturas, miopatia causada por esteroide, necrose asséptica (umeral e/ou cabeça do fêmur), osteoporose, redução da massa muscular, ruptura de tendão
- Gastrointestinais: VO – aumento do apetite, distensão abdominal, esofagite ulcerativa, ganho de peso, indigestão, náusea, pancreatite, úlcera péptica
- Endócrinas e metabólicas: oftálmica – hipercorticismo (raro); VO – alcalose hipopotassêmica, balanço nitrogenado negativo, DM, hiperglicemia, hipernatremia, hipopotassemia, irregularidades menstruais, redução da tolerância a carboidratos, síndrome de Cushing, supressão do crescimento, supressão do eixo hipófise-adrenal
- Oculares: oftálmica – aumento da pressão intraocular, ceratite, conjuntivite, formação de catarata subcapsular posterior, glaucoma, hiperemia conjuntival, infecção ocular secundária, lesão do nervo óptico, midríase, perda da acomodação, ptose, retardo da cicatrização de feridas, úlcera corneana; VO – aumento da pressão intraocular, catarata, edema palpebral, exoftalmia, glaucoma, irritação
- Miscelânea: VO – aumento da diaforese, comprometimento da cicatrização de feridas

Precauções: recomenda-se redução gradativa da dose; hipotireoidismo e cirrose; herpes simples oftálmico; condições de instabilidade emocional ou tendências psicóticas; colite ulcerativa inespecífica; hipertensão; osteoporose e miastenia grave; uso prolongado; altas doses; pacientes não deverão ser vacinados contra varíola durante terapia com corticosteroides e outras imunizações também deverão ser evitadas; tuberculose

Contraindicações: risco de exacerbação em infecção fúngica sistêmica, a não ser que o uso seja necessário para controlar uma reação a drogas

prednisona

Meticorten®

comp 5 e 20 mg

Sem informações | Sem ajuste de dose | D | Compatível | MPI? Não

Classificação terapêutica: corticosteroide

Posologia:

- Condições responsivas à corticoterapia: dose usual inicial de 5-60 mg/dia; depende da condição de base a ser tratada e da resposta do paciente; administrar com alimento; descontinuação de terapia prolongada (desmame) deve ser feita com redução de dose de forma gradual
- Crise asmática: 40-80 mg/dia, em 1-2 doses/dia, por 3-10 dias
- Exacerbação de doença pulmonar obstrutiva crônica: 40 mg, 1x/dia, por 5 dias (consenso GOLD; alguns autores sugerem estender uso por até 14 dias)
- Crise de gota: 40 mg/dia (0,5 mg/kg), por 5-10 dias
- Paralisia de Bell: 60 mg/dia (1 mg/kg), por 5-10 dias, seguidos de desmame por 5-10 dias; iniciar nas primeiras 72 h do início dos sintomas
- Pneumocistose (iniciar nas primeiras 72 h do tratamento antimicrobiano): 40 mg, 2x/dia, por 5 dias; seguidos por 40 mg, 1x/dia, por 5 dias; e, depois, 20 mg, 1x/dia, por 11 dias
- Doença de Crohn (moderada a grave): 40-60 mg/dia até resolução dos sintomas e retorno de ganho de peso (usual: 7-28 dias)
- Dermatomiosite/polimiosite: dose inicial de 1 mg/kg/dia, com desmame lento após resposta
- Arterite de células gigantes e arterite de Takayasu: dose inicial de 40-60 mg/dia
- Profilaxia de oftalmopatia de Graves após radioiodoterapia: 0,4-0,5 mg/kg; iniciar 1-3 dias após tratamento e continuar por 1 mês, com desmame gradual por 2 meses
- Púrpura trombocitopênica idiopática: 1-2 mg/kg/dia
- Nefrite lúpica: 0,5-1 mg/kg/dia; associado a outras terapias imunossupressoras
- Esclerose múltipla (exacerbação aguda): 200 mg, 1x/dia por 1 semana; e, depois, 80 mg, em dias intercalados, por 1 mês
- Hepatite alcoólica aguda (função discriminante de Maddrey ≥ 28): 40 mg/dia (preferível prednisolona em vez de prednisona, pois esta requer conversão hepática para a forma ativa), por 28 dias, após realizar desmame por 2 semanas

Função hepática: não há informações disponíveis

Função renal: ajuste de dose não é necessário

Ajuste de dose: pacientes geriátricos – iniciar terapia VO na extremidade inferior da faixa de dose; hipertireoidismo – aumento da dose a fim de conseguir efeitos terapêuticos adequados

Interações medicamentosas: vacina rotavírus, fentanila, nifedipino, lopinavir, pancurônio, montelucaste, fenobarbital, ácido acetilsalicílico, rifampicina, claritromicina, cetoconazol, galamina, fluconazol, varfarina, fenitoína, primidona, atracúrio

Reações adversas:

- Dermatológicas: 1-10% – hirsutismo, hipopigmentação
- Neurológicas: > 10% – insônia, nervosismo; 1-10% – tontura ou sensação de desmaio, cefaleia
- Respiratória: 1-10% – epistaxe
- Musculoesquelética: 1-10% – artralgia
- Gastrointestinais: > 10% – aumento do apetite, indigestão
- Endócrinas e metabólicas: 1-10% – DM, hiperglicemia, intolerância à glicose
- Oculares: 1-10% – catarata, glaucoma
- Miscelânea: 1-10% – diaforese

Precauções: recomenda-se redução gradativa da dose; hipotireoidismo e cirrose; herpes simples oftálmico; condições de instabilidade emocional ou tendências psicóticas; colite ulcerativa inespecífica; hipertensão; osteoporose e miastenia grave; uso prolongado; altas doses; pacientes não deverão ser vacinados contra varíola durante terapia com corticosteroides e outras imunizações também deverão ser evitadas; tuberculose

Contraindicações: risco de exacerbação em infecção fúngica sistêmica, a não ser que seja necessário para controlar uma reação a drogas

pregabalina

Lyrica®

cap dura 25, 75 e 150 mg

Função hepática	Função renal	Gestação	Lactação	Idosos 60+
Sem informações	Com ajuste de dose	C	Uso criterioso	MPI? Não

Classificação terapêutica: antiepiléptico

Posologia:
- Fibromialgia: dose inicial de 75 mg, VO, 2x/dia; pode-se aumentar para 150 mg, 2x/dia, após 1 semana (máximo: 450 mg/dia)
- Dor neuropática e epilepsia: dose inicial de 75 mg, VO, 2x/dia; pode-se aumentar para 150 mg, VO, 2x/dia, após 1 semana (máximo: 600 mg/dia)

Função hepática: não há informações disponíveis

Função renal: ClCr de 30-60 mL/min – 75-300 mg/dia, em 2 ou 3 doses; ClCr de 15-30 mL/min – 25-150 mg/dia, em 1 ou 2 doses; ClCr < 15 mL/min – 25-75 mg, 1x/dia; hemodiálise – administrar dose suplementar de 25 ou 50 mg para pacientes em regime de 25 mg, 1x/dia; dose suplementar de 50 ou 75 mg para pacientes em regime de 25-50 mg, 1x/dia; dose suplementar de 75 ou 100 mg para pacientes em regime de 50-75 mg, 1x/dia; e dose suplementar de 100 ou 150 mg para pacientes em regime de 75 mg, 1x/dia; a dose suplementar deve ser tomada imediatamente após sessão de diálise de 4 h

Ajuste de dose: descontinuação da terapia – reduzir a dose gradualmente, durante período mínimo de 1 semana

Interação medicamentosa: orlistate

Reações adversas (a frequência pode estar relacionada à dose ou à terapia concomitante; em estudos adicionais sobre epilepsia, a frequência de efeitos adversos sobre o SNC foi maior que as relatadas em estudos de manutenção da dor; a faixa indicada inclui todos os estudos):
- Cardiovasculares: edema periférico (< 16%), edema (< 6%), dor torácica (< 4%)
- Dermatológicas: edema facial (< 3%), equimose (≥ 1%), prurido (≥ 1%)
- Hematológica: trombocitopenia (3%)
- Neurológicas: tontura (8-45%), sonolência (4-28%), ataxia (< 20%), cefaleia (< 14%), neuropatia (< 9%), pensamento anormal (< 9%), fadiga (< 8%), confusão mental (< 7%), distúrbio da fala (< 7%), euforia (< 7%), amnésia (< 6%), distúrbio da atenção (< 6%), incoordenação (< 6%), dor (< 5%), comprometimento da memória (< 4%), vertigem (< 4%), hipoestesia (< 3%), sensação estranha (< 3%), ansiedade (< 2%), depressão (< 2%), desorientação (< 2%), letargia (< 2%), despersonalização (≥ 1%), estupor (≥ 1%), febre (≥ 1%), hipertonia (> 1%), nervosismo (< 1%)
- Respiratórias: sinusite (< 7%), bronquite (< 3%), dispneia (< 3%), dor faringolaríngea (< 3%)
- Musculoesqueléticas: tremor (< 11%), distúrbio do equilíbrio (< 9%), marcha anormal (< 8%), fraqueza (< 7%), artralgia (< 6%), espasmos (< 5%), dorsalgia e/ou lombalgia (< 4%), espasmos musculares (< 4%), mioclonia (< 4%), parestesia (> 2%), aumento de CPK (2%)
- Gastrointestinais: ganho de peso (< 16%), xerostomia (1-15%), constipação (< 10%), aumento do apetite (< 7%), flatulência (< 3%), vômito (< 3%), distensão abdominal (< 2%), dor abdominal (≥ 1%), gastroenterite (≥ 1%)
- Oculares: visão turva (1-12%), diplopia (< 12%)
- Miscelânea: infecção (< 14%), lesão acidental (2-11%), síndrome similar à gripe (< 2%), reações alérgicas (≥ 1%)
- Auditivas: otite média (≥ 1%), zumbido (≥ 1%)
- Endócrinas e metabólicas: retenção hídrica (< 3%), hipoglicemia (< 3%), aumento da libido (≥ 1%)
- Geniturinárias: incontinência (< 2%), anorgasmia (≥ 1%), aumento da frequência miccional (≥ 1%), impotência (≥ 1%)
- Oculares: anormalidades visuais (< 5%), defeito do campo visual (≥ 2%), distúrbio ocular (< 2%), nistagmo (> 2%), conjuntivite

Precauções: suspensão gradual em pacientes com doenças convulsivas; vigiar cuidadosamente a administração aos pacientes com antecedentes de angioedema; evitar o uso concomitante com bebidas alcoólicas; vigiar a administração com depressores do SNC; o uso abusivo pode provocar euforia; pode induzir ao suicídio

primaquina

Primaquina®

comp 5 e 15 mg

Função hepática	Função renal	Gestação	Lactação	Idosos 60+
Sem informações	Sem informações	C	Contraindicado	MPI? Não

Classificação terapêutica: antimalárico

Posologia:
- Malária (prevenção de recaída ou tratamento de forma não complicada de *Plasmodium vivax* ou *Plasmodium ovale*): 30 mg (0,5 mg/kg), VO, 1x/dia, por 7 dias (esquema curto) ou 15 mg (0,25 mg/kg), VO, 1x/dia, por 14 dias (esquema longo), associado à cloroquina; peso ≥ 70kg – podem ser necessários dias adicionais de tratamento
- Malária (quimioprofilaxia): 30 mg, VO, 1x/dia; iniciar 1-2 dias antes da viagem e manter por 7 dias após saída de área endêmica para *Plasmodium vivax* ou *Plasmodium ovale*
- Pneumocistose (alternativa de tratamento): 30 mg, 1x/dia, por 21 dias, em combinação com clindamicina

Função hepática: não há informações disponíveis

Função renal: não há informações disponíveis

Ajuste de dose: malária, pessoas deficientes ou limítrofes da glicose-6-fosfatodesidrogenase – 78,9 mg, VO, 1x/semana, durante 8 semanas; consulta com um especialista em doenças infecciosas e/ou de medicina tropical é aconselhável

Interações medicamentosas: sem interações conforme a base de dados Micromedex

Reações adversas:
- Cardiovascular: arritmias
- Dermatológica: prurido
- Hematológicas: agranulocitose, anemia hemolítica na deficiência de glicose-6-fosfato-desidrogenase, leucocitose, leucopenia, meta-hemoglobinemia em indivíduos com deficiência de NADH meta-Hb-redutase
- Neurológica: cefaleia
- Gastrointestinais: dor abdominal, náusea, vômito
- Ocular: interferência na acomodação visual

Precauções: uso com cautela para pacientes com doença aguda com qualquer doença sistêmica grave caracterizada por tendência à granulocitopenia, como artrite reumatoide ou lúpus eritematoso; usar com cuidado para pacientes com deficiência de glicose-6-fosfato-desidrogenase; interromper uso se houver sinais de hemólise ou meta-hemoglobinemia; contagem de sangue deve ser monitorada periodicamente

Contraindicação: depressão da medula óssea; uso concomitante de fármacos que possam causar depressão medular

prometazina

creme Fenergan®; Fenergan®

crem derm 20 mg/g; comp rev 25 mg, sol inj 25 mg/mL

Função hepática	Função renal	Gestação	Lactação	Idosos 60+
Precaução	Sem ajuste de dose	C	Uso criterioso	MPI? Sim

Classificação terapêutica: anti-histamínico

Posologia:
- Alergia: VO – 6,25-12,5 mg, 3x/dia; EV ou IM – 25 mg; pode repetir após 2 h, se necessário
- Náusea e vômito: 12,5-25 mg, VO, IM ou EV, a cada 4-6 h
- Sedação: 12,5-50 mg/dose, VO, IM ou EV
- Cinetose (*motion sickness*): 25 mg, VO, 2x/dia (iniciar 30 min-1 h antes da viagem)

Administração parenteral (compatível – SF, SG5%, SG5% em NaCl a 0,2, 0,45 e 0,9%, solução de Ringer e Ringer lactato): IM – administração profunda; a injeção deve ser realizada com cuidado, pois dose SC pode causar necrose local; EV – a dose deve ser diluída em 10-20 mL de solução compatível e infundida em 10-15 min Obs.: estabilidade de 24 h em TA; tomar extremo cuidado para casos de extravasamento, que podem provocar necrose e gangrena periférica

(continua)

prometazina *(continuação)*

Função hepática: pode ocorrer icterícia; insuficiência renal – ajuste de dose não é necessário

Função renal: sem ajuste de dose

Ajustes de dose: pacientes geriátricos – dose inicial baixa; EV – dose inicial de 6,25-12,5 mg; uso concomitante com depressores do SNC – reduzir a dose de barbitúricos em pelo menos 50%; reduzir a dose de drogas em 25-50%

Interações medicamentosas: hidroxicloroquina, donepezila, lítio, gatifloxacino, fenilalanina, midodrina, ácido aminolevulínico, beladona

Reações adversas:

- Cardiovasculares: alterações inespecíficas do intervalo QT, bradicardia, hipertensão arterial, hipotensão postural, taquicardia
- Dermatológicas: dermatite, edema angioneurótico, fotossensibilidade, pigmentação da pele (cinza-azulada), urticária
- Hematológicas: agranulocitose, anemia aplástica, anemia hemolítica, eosinofilia, leucopenia, púrpura trombocitopênica, trombocitopenia
- Neurológicas: acatisia, alucinações, confusão mental, crises convulsivas delírio, desorientação, discinesia tardia, distonias, estados catatônicos, euforia, excitação, fadiga, histeria, insônia, lassitude, nervosismo, pesadelos, pseudoparkinsonismo, sedação, síndrome neuroléptica maligna, sintomas extrapiramidais, sonolência, tontura
- Respiratórias: apneia, asma, congestão nasal, depressão respiratória
- Musculoesqueléticas: incoordenação, tremor
- Gastrointestinais: constipação, náusea, vômito, xerostomia
- Auditiva: zumbido
- Endócrinas e metabólicas: amenorreia, aumento de mamas, ginecomastia, hiperglicemia ou hipoglicemia, lactação
- Geniturinárias: distúrbios da ejaculação, impotência, retenção urinária
- Locais: trombose venosa, reações no local da injeção (sensação de queimação, eritema, dor, edema)
- Oculares: alterações corneanas e do cristalino, ceratopatia epitelial, diplopia, retinopatia pigmentar, turvamento da visão

Precauções: ferimentos graves nos tecidos (incluindo paralisia, necrose e gangrena), alguns casos que requerem intervenções cirúrgicas (incluindo fasciotomia, enxerto de pele e amputação) têm sido relatados com a administração EV; rota preferida de administração é injeção IM profunda; depressão da medula óssea, leucopenia e agranulocitose foram relatadas; doenças cardiovasculares; função respiratória comprometida (p. ex., doença pulmonar obstrutiva crônica, apneia do sono) – evitar uso, pois há aumento do risco de depressão respiratória potencialmente fatal; uso de epinefrina para tratar hipotensão associada com injeção de cloridrato de prometazina – *overdose* não recomendada; pode ocorrer reversão do efeito vasopressor; síndrome neuroléptica maligna tem sido relatada (alguns casos resultam em morte); pode diminuir o limiar convulsivo

Contraindicações: pacientes pediátricos (idade < 2 anos); aumento do risco de depressão respiratória potencialmente fatal; administração SC ou EV; estados de coma; sintomas do trato respiratório inferior, incluindo asma

propafenona

Ritmonorm®

comp rev 300 mg

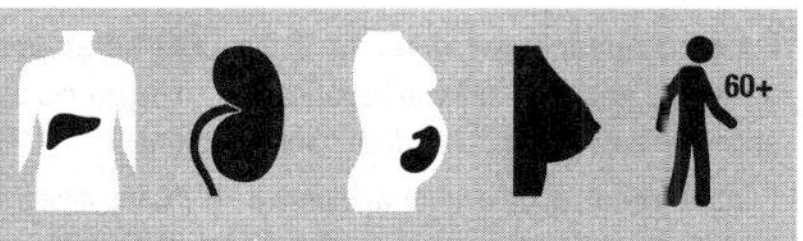

Com ajuste de dose | Precaução | C | Uso criterioso | MPI? Não

Classificação terapêutica: antiarrítmico

Posologia:

- Fibrilação atrial, taquicardia supraventricular paroxística, arritmias ventriculares (prevenção de recorrência): dose inicial de 150 mg, VO, a cada 8 h; pode-se aumentar para 225 mg, a cada 8 h, e, depois, para 300 mg, a cada 8 h, a cada 3-4 dias de intervalo (máximo: 900 mg/dia); cápsula de liberação prolongada – dose inicial de 225 mg, VO, a cada 12 h; pode-se aumentar após 3-4 dias para 325 mg, a cada 12 h; e, depois, para 425 mg, a cada 12 h
- Fibrilação atrial (cardioversão farmacológica): dose *pill-in-the-pocket* – 450 mg (peso < 70 kg) ou 600 mg (peso ≥ 70 kg), VO; não repetir em menos de 24 h

Função hepática: disfunção hepática – aumento do risco de toxicidade; considerar redução da dose

Função renal: disfunção renal – uso com precaução

(continua)

propafenona *(continuação)*

Ajuste de dose: pacientes geriátricos (liberação imediata) – começar na extremidade inferior do intervalo de dose e aumentar gradualmente durante o tratamento inicial; prolongamento significativo do complexo QRS (liberação prolongada ou imediata) – considerar redução da dose; bloqueio atrioventricular de 2° ou 3° grau (liberação prolongada ou imediata) – considerar redução da dose

Interações medicamentosas: mirtazapina, hidroxicloroquina, donepezila, fluoxetina, digoxina, teofilina, tolterodina, ciclosporina, varfarina, rifampicina

Reações adversas:

- Cardiovasculares: desencadeamento ou agravamento de arritmias (efeito pró-arrítmico: 2-10%), angina (2-5%), insuficiência cardíaca congestiva (1-4%), bloqueio atrioventricular (1° grau: 1-3%), palpitação (1-3%), taquicardia ventricular (1-3%), aumento do intervalo QRS (1-2%), bradicardia (1-2%), contrações ventriculares prematuras (1-2%), dor torácica (1-2%), síncope (1-2%), fibrilação atrial (1%), bloqueio de ramo (0-1%), edema (0-1%), hipotensão arterial (0-1%), retardo da condução intraventricular (0-1%)
- Dermatológica: erupção cutânea (1-3%)
- Neurológicas: tontura (4-15%), fadiga (2-6%), cefaleia (2-5%), ansiedade (1-2%), ataxia (0-2%), insônia (0-2%), sonolência (1%)
- Respiratória: dispneia (2-5%)
- Musculoesqueléticas: fraqueza (1-2%), artralgia (0-1%), tremor (0-1%)
- Gastrointestinais: sabor incomum (3-23%), náusea e/ou vômito (2-11%), constipação (2-7%), diarreia (1-3%), dispepsia (1-3%), anorexia (1-2%), dor abdominal (1-2%), xerostomia (1-2%), flatulência (0-1%)
- Ocular: turvamento da visão (1-6%)
- Miscelânea: diaforese (1%)

Precauções: evitar uso concomitante com inibidor do CYP2D6 e inibidor de CYP3A4; evitar uso concomitante com as classes IA e III de antiarrítmicos (incluindo quinidina e amiodarona); evitar uso concomitante com fármacos que prolonguem o intervalo QT; doença arterial coronariana ou isquemia miocárdica grave preexistente; deficiência de CYP2D6; lúpus eritematoso; miastenia grave

Contraindicações: bradicardia; distúrbios broncoespásticos ou doença pulmonar obstrutiva grave; síndrome de Brugada; choque cardiogênico; insuficiência cardíaca; desequilíbrio hidroeletrolítico acentuado; hipotensão acentuada; distúrbios sinoatrial, atrioventricular e intraventricular de geração de impulso ou de condução, na ausência de um marca-passo artificial

propiltiouracila

Propil®

comp 100 mg

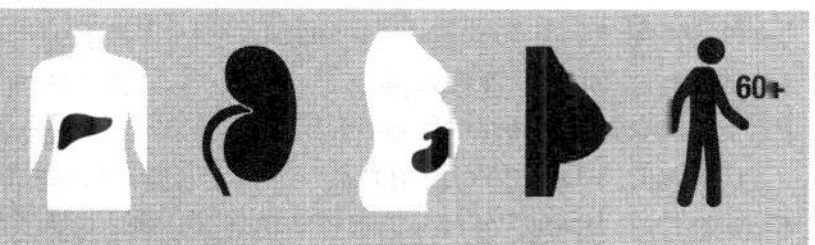

Precaução | Sem ajuste de dose | D | Contraindicado | MPI? Não

Classificação terapêutica: antitireoidiano

Posologia:

- Hipertireoidismo: dose inicial de 300-400 mg/dia, VO, em 3 doses diárias; alguns pacientes podem precisar de 600-900 mg/dia; dose usual de manutenção de 100-150 mg/dia
- Crise (tempestade) tireotóxica: 800-1.200 mg/dia, VO (200-300 mg, a cada 4-6 h); após resposta inicial, a dose pode ser reduzida gradualmente para dose de manutenção (100-600 mg/dia, em doses divididas)

Função hepática: podem ocorrer icterícia colestática, hepatite e lesão hepática resultando em insuficiência hepática, com necessidade de transplante de fígado ou ocasionando morte, inclusive de grávidas; suspeita de lesão hepática – desconti-nuar o tratamento; uso com precaução

Função renal: podem ocorrer glomerulonefrite, injúria renal aguda, nefrite; ajuste de dose não é necessário

Uso na gestação: apesar da classificação D, propiltiouracila é considerada terapia de 1ª linha, especialmente durante o 1° trimestre; em razão do risco aumentado de toxicidade hepática, pode ser considerado uso de tiamazol (metimazol) durante o 2° e o 3° trimestres (se houver troca de terapia, monitorar função tireoidiana após 2 semanas e, depois, a cada 2-4 semanas); tentar menor dose de manutenção possível

Interações medicamentosas: varfarina, femprocumona

(continua)

propiltiouracila (continuação)

Reações adversas:
- Cardiovasculares: periarterite, vasculite anticorpo anticitoplasma de neutrófilo (ANCA) positivo, vasculite cutânea, vasculite leucocitoclástica
- Dermatológicas: alopecia, dermatite esfoliativa, eritema nodoso, erupção cutânea, pigmentação na pele, prurido, úlcera cutânea, urticária
- Hematológicas: agranulocitose, anemia aplástica, granulopenia, hipoprotrombinemia, leucopenia, sangramento, trombocitopenia
- Neurológicas: cefaleia, febre, febre medicamentosa, neurite, tontura, vertigem
- Respiratórias: hemorragia alveolar, pneumonite intersticial
- Musculoesqueléticas: artralgia, mialgia, parestesia
- Gastrointestinais: constipação, esplenomegalia, gastralgia, náusea, perda do paladar, perversão do paladar, sialoadenopatia, vômito
- Hepática: insuficiência hepática aguda, icterícia colestática, hepatite
- Endócrinas e metabólicas: bócio, ganho de peso
- Renais: glomerulonefrite, injúria renal aguda, nefrite
- Miscelânea: linfadenopatia, síndrome similar ao lúpus eritematoso

Precauções: anormalidades hematológicas; na presença de febre, deve-se suspender o uso e procurar assistência médica (risco maior de agranulocitose nos primeiros 3 meses de uso)

propofol

Diprivan®; Diprivan® PFS propofol 1% (10 mg de propofol + 0,05 mg de edetato dissódico) e 2% (propofol 20 mg + edetato dissódico 0,05 mg)

Fígado	Rim	Gestação	Lactação	60+
Sem informações	Sem informações	C	Uso criterioso	MPI? Não

emul inj 10 e 20 mg/mL, seringa preenchida 10 e 20 mg/mL

Classificação terapêutica: anestésico geral

Posologia:
- Indução de anestesia geral: pacientes ASA 1-2 e idade < 55 anos – 2-2,5 mg/kg, EV, administrados como 40 mg, EV, a cada 10 segundos, até início da indução; pacientes ASA 3-4, debilitados ou idosos – 1-1,5 mg/kg (cerca de 20 mg, a cada 10 segundos, até início da indução)
- Manutenção de anestesia geral: pacientes ASA 1 e 2 – dose inicial de 100-200 mcg/kg/min (6-12 mg/kg/h), por 10-15 min; dose de manutenção usual de 50-100 mcg/kg/min (3-6 mg/kg/h); *bolus* intermitentes de 25-50 mg, conforme necessidade
- Sedação em UTI (paciente em IOT): dose inicial de 5 mcg/kg/min (0,3 mg/kg/h); depois pode-se aumentar a dose em 5-10 mcg/kg/min, a cada 5-10 min, até nível de sedação desejado; dose usual de manutenção de 5-50 mcg/kg/min (0,3-3 mg/kg/h); interrupção diária com retitulação ou um nível leve de sedação diária é recomendável para minimizar efeitos sedativos prolongados; idosos e pacientes ASA 3-4 – utilizar 80% da dose habitual
- Sedação anestésica monitorada: indução com infusão lenta de 100-150 mcg/kg/min (6-9 mg/kg/h), por 3-5 min, seguida de infusão de 25-75 mcg/kg/min (1,5-4,5 mg/kg/h); idosos e pacientes ASA 3-4 – utilizar 80% da dose habitual
- Estado de mal epiléptico (paciente em IOT, com monitoração cardiovascular): dose de ataque de 1-2 mg/kg, seguida de infusão contínua inicial de 20 mcg/kg/min (1,2 mg/kg/h); se houver novas crises, aumentar infusão em 5-10 mcg/kg/min (0,3-0,6 mg/kg/h), a cada 5 min (considerar também *bolus* de 1 mg/kg); uso cauteloso com doses > 80 mcg/kg/min (> 4,8 mg/kg/h), por > 48 h; antes do desmame, controle com eletroencefalograma de pelo menos 24-48 h é recomendado, com desmame gradual para prevenir recorrência

Administração parenteral (compatível – SG5%, SG5% em NaCl a 0,2 e 0,45%, SG5% em Ringer lactato e Ringer lactato): pode ser administrado por infusão ou injeção EV sem diluição; caso diluído, concentração não deve ser < 2 mg/mL
Obs.: estabilidade de 24 h em TA; filtros com poros de diâmetro < 5 mcg não devem ser utilizados; não utilizar em caso de separação das fases

Função hepática: não há informações disponíveis

Função renal: não há informações disponíveis

Ajuste de dose: há necessidade de ajuste de dose em condições específicas; informações não disponíveis

Interações medicamentosas: bupivacaína, erva-de-são-joão, lidocaína, suxametônio (succinilcolina), alfentanila

(continua)

propofol (continuação)

Reações adversas:
- Cardiovasculares: hipotensão arterial (26%); 1-10% – arritmia, bradicardia, redução do débito cardíaco, taquicardia
- Dermatológicas: 1-10% – erupção cutânea, prurido
- Neurológicas: movimentos distônicos ou coreiformes (3-10%)
- Respiratórias: apneia com duração de 30-60 segundos (24%); apneia com duração > 60 segundos (12%); 1-10% – acidose respiratória durante o desmame
- Locais: sensação de queimação, picada ou dor no local da injeção (18%)
- Endócrina e metabólica: 1-10% – hiperlipidemia

Precauções: infusão em *bolus* rápida – aumento do risco de efeitos cardiorrespiratórios incluindo hipotensão, apneia, obstrução das vias aéreas e/ou dessaturação de oxigênio; queimaduras, diarreia, principais pacientes com sepse – aumento do risco de deficiência de zinco, decorrente da terapia prolongada; duração da infusão > 5 dias – pode levar à deficiência de zinco de 2,5-3 mg/dia em adultos e de 1,5-2 mg/dia; distúrbios do metabolismo lipídico (monitorar TG); idosos; debilitados; mudança de fluido recente ou hemodinamicamente instável; epilépticos; aumento da pressão intracraniana ou circulação cerebral prejudicada

propranolol

Inderal®

comp 10, 40 e 80 mg

Fígado	Rim	Gestação	Lactação	60+
Com ajuste de dose	Com ajuste de dose	C/D (se usado no 2º e 3º trimestres)	Uso criterioso	MPI? Não

Classificação terapêutica: betabloqueador

Posologia:
- Tremor essencial: dose inicial de 40 mg, VO, 2x/dia; dose usual de 120-320 mg/dia
- HAS: dose inicial de 40 mg, VO, 2x/dia, aumentando a cada 3-7 dias; dose usual de 120-240 mg/dia, VO, em 2-3 doses/dia (máximo: 640 mg/dia)
- Profilaxia de enxaqueca: dose inicial de 80 mg/dia, VO, dividida a cada 6-8 h, aumentando em 20-40 mg/dose, VO, a cada 3-4 semanas, até dose máxima de 160-240 mg/dia, VO, a cada 6-8 h; se não houver resposta satisfatória após 6 semanas, realizar retirada gradual em algumas semanas

- Feocromocitoma: 30-60 mg/dia, VO, em doses divididas
- Pós-IAM: 180-240 mg/dia, VO, em 3-4 doses/dia
- Angina estável: 80-320 mg/dia, VO, em 2-4 doses/dia
- Taquiarritmias: 10-40 mg, VO, 3-4x/dia
- Tireotoxicose: 10-40 mg, VO, a cada 6-8 h
- Tempestade tireoidiana: 60-80 mg, VO, a cada 4 h (considerar betabloqueador EV de curta ação, como esmolol)
- Profilaxia de sangramento por varizes esofágicas: dose inicial de 20 mg, VO, 2x/dia; ajustar para reduzir frequência cardíaca de repouso em 25% ou até máxima dose tolerável

Função hepática: podem ocorrer aumento da fosfatase alcalina, aumento de transaminases; insuficiência hepática – risco de toxicidade, pode ser necessário ajuste de dose; iniciar com dose baixa e monitorar

Função renal: pode ocorrer aumento de BUN; insuficiência renal – risco de toxicidade; pode ser necessário ajuste de dose; iniciar com dose baixa e monitorar

Interações medicamentosas: tioridazina, epinefrina, mefloquina, diltiazem, haloperidol, bupivacaína, dronedarona, fluoxetina, verapamil, lidocaína, rizatriptana, amiodarona, disopiramida, bloqueadores alfa-1 adrenérgicos (fentolamina, prazosina, terazosina, doxazosina, alfuzosina, tansulosina), anti-inflamatórios não esteroidais (ácido acetilsalicílico, naproxeno, fenilbutazona, ácido mefenâmico, fenoprofeno, ibuprofeno, indometacina, piroxicam, diclofenaco, cetoprofeno, flurbiprofeno, cetorolaco, tenoxicam, etofenamato, dipirona, nimesulida, lornoxicam, acemetacina, propifenazona, meloxicam, celecoxibe, proglumetacina, rofecoxibe, dexcetoprofeno, parocoxibe, valdecoxibe, etoricoxibe, nepafenaco, loxoprofeno, lumiracoxibe, ácido tolfenâmico, nimesulida, ácido flufenâmico), di-hidroergotamina, ergotamina, erva-de-são-joão, fenilefrina, fluvoxamina, mibefradil, clorpromazina, antidiabéticos (insulina humana regular, insulina humana isofana [NPH], insulina glargina, clorpropamida, glibenclamida, glipizida, metformina, acarbose, insulina lispro, repaglinida, rosiglitazona, pioglitazona, insulina asparte, insulina glulisina, exenatida, insulina detemir, sitagliptina, saxagliptina, liraglutida, linagliptina, vildagliptina, alogliptina, insulina degludeca, canaglifozina, lixisenatida, dapaglifozina, albiglutida, empaglifozina,

(continua)

propranolol *(continuação)*

dulaglutida, glimepirida, nateglinida), antiácidos (carbonato de magnésio, hidróxido de magnésio, trissilicato de magnésio, óxido de magnésio, carbonato de alumínio, hidróxido de alumínio, fosfato de alumínio, magaldrato), cimetidina, glicosídeos digitálicos (digoxina, deslanosídeo), quinidina, colestiramina, sertralina

Reações adversas:

- Cardiovasculares: angina, aumento de transtorno da condução atrioventricular, bradicardia, choque cardiogênico, dor torácica, hipotensão arterial, insuficiência cardíaca congestiva, insuficiência arterial, redução da contratilidade miocárdica, síncope, síndrome de Raynaud, trombose arterial mesentérica (rara)
- Dermatológicas: alopecia, alterações ungueais, dermatite de contato, dermatite esfoliativa, eritema multiforme, erupções eczematosas, erupções psoriasiformes, hiperqueratose, necrólise epidérmica tóxica, prurido, *rash* cutâneo, reação liquenoide ulcerativa, reações oculomucocutâneas, síndrome de Stevens-Johnson, úlceras, urticária
- Hematológicas: agranulocitose, púrpura não trombocitopênica, púrpura trombocitopênica, trombocitopenia
- Neurológicas: artropatia, fraqueza, miotonia, parestesia, poliartrite, síndrome do túnel do carpo (rara), alucinações, amnésia, catatonia, confusão mental, depressão, disfunção cognitiva, fadiga, hipersonolência, insônia, labilidade emocional, letargia, psicose, sensação de desmaio, sonhos vívidos, tontura, vertigem
- Respiratórias: angústia respiratória, broncoespasmo, dispneia, edema pulmonar, faringite, laringoespasmo, sibilos
- Gastrointestinais: anorexia, cólicas, colite isquêmica, constipação, desconforto gástrico, diarreia, náusea, vômito
- Endócrinas e metabólicas: hiperpotassemia, hiperglicemia, hiperlipidemia, hipoglicemia
- Geniturinárias: doença de Peyronie, impotência, nefrite intersticial (rara), oligúria (rara), proteinúria (rara)
- Oculares: hiperemia conjuntival, midríase, redução da acuidade visual, transtornos visuais, xeroftalmia
- Miscelânea: extremidades frias, reação alérgica anafilática ou anafilactoide, síndrome similar ao lúpus (rara)

Precauções: anestesia/cirurgia – depressão do miocárdio; evitar retirada abrupta; doença broncoespástica; insuficiência cardíaca congestiva; DM; hipertireoidismo/tireotoxicose; doença vascular periférica; suspensão abrupta da terapêutica concomitante de clonidina pode gerar síndrome de abstinência de clonidina e aumentar o risco de hipertensão-rebote; aumento do risco de bradicardia grave, incluindo pausa sinusal, bloqueio cardíaco e parada cardíaca no uso concomitante com bloqueadores dos canais de cálcio não hidropiridina (p. ex., verapamil, diltiazem), digoxina ou clonidina – monitoração recomendada; pode ser necessária redução da dose ou descontinuação

Contraindicações: bloqueio atrioventricular de 2° ou 3° grau; bradicardia grave; asma brônquica ou condição broncoespástica relacionada – resultou em morte de paciente asmático; choque cardiogênico; insuficiência cardíaca descompensada; arritmia sinusal

quetamina (cloridrato de escetamina)

Ketamin®, Spravato®

sol inj 50 mg/mL, sol spray nas 150 mg/mL

Precaução | Sem informação | C | Contraindicado | Não

Função hepática:

- Insuficiência hepática leve (Child-Pugh A): sem dados disponíveis
- Insuficiência hepática moderada (Child-Pugh B): deve-se considerar monitoramento por longo período após administração
- Insuficiência hepática grave (Child-Pugh C): contraindicado

Classificação terapêutica: anestésicos gerais injetáveis, antidepressivos

Posologia:

Indução anestésica

- 1 a 4,5 mg/kg (média 2 mg/kg) IV *bolus* lento, em 1 minuto
- 6,5 a 13 mg/kg (média 10 mg/kg) IM – duração 12-25 minutos

Transtorno depressivo maior, sintomas depressivos em pacientes com ideação ou comportamento suicida agudo, em combinação com um antidepressivo oral

- 84 mg por via intranasal 2x/semana durante 4 semanas
- A dosagem pode ser reduzida para 56 mg 2x/semana com base na tolerabilidade

(continua)

quetamina (cloridrato de escetamina) *(continuação)*

- Avaliar o benefício terapêutico para determinar a necessidade de continuação do tratamento após 4 semanas, o uso além de 4 semanas não foi avaliado sistematicamente

Transtorno depressivo maior, resistente ao tratamento, em combinação com um antidepressivo oral

- Indução: 56 mg por via intranasal no dia 1, depois 56 ou 84 mg, 2x/semana, durante as semanas 1 a 4 com base na eficácia e tolerabilidade,
- Manutenção: 56 ou 84 mg por via intranasal 1x/semana durante as semanas 5 a 8, depois 56 ou 84 mg a cada 2 semanas ou 1x/semana durante a semana 9 e depois individualizar a frequência com a dosagem menos frequente para manter a remissão/resposta

Administração parenteral:

- Diluição: Para o preparo de uma solução diluída contendo 1 mg de escetamina por mL, transferir assepticamente 10 mL (50 mg/mL do frasco-ampola) e diluir para 500 mL de glicose 5% ou cloreto de sódio 0,9% e misturar bem.
- O fluido necessário para o paciente e a duração da anestesia devem ser considerados quanto à escolha da diluição apropriada. Se a restrição do fluído for necessária, a diluição pode ser feita em 250 mL, resultando dessa forma em 2 mg de escetamina por mL.

Interações medicamentosas:

- Potencializa os efeitos bloqueadores neuromusculares da tubocurarina.
- Pode prolongar o período de recuperação da anestesia dos hidrocarbonetos halogenados.
- Pode aumentar o risco de hipotensão e/ou de depressão respiratória dos anti-hipertensivos ou depressores do SNC.
- Pode aumentar o risco de hipertensão e taquicardia quando administrado concomitantemente com hormônios tireoides.
- Doses altas (3 ou mais vezes que a dose equivalente efetiva em humanos) de morfina, petidina e atropina aumentam a intensidade e prolongam a duração da anestesia produzida por dose anestésica padrão de escetamina em macacos
- Rhesus. O prolongamento da duração não foi de magnitude suficiente para contraindicar o uso desses fármacos para medicação pré-anestésica em experimentos clínicos humanos.
- Existe incompatibilidade química entre os barbitúricos e a escetamina ocorrendo formação de precipitado. Não devem, portanto, ser injetados juntos, na mesma seringa.
- A ação de escetamina é potencializada pelo diazepam. Os dois fármacos devem ser administrados separadamente. Não misturar escetamina e diazepam na seringa ou frasco de infusão.

Reações adversas:

Comum

- Gastrintestinais: náuseas (27 a 32%), paladar alterado (19 a 20%), vômitos (6 a 12%)
- Neurológicas: tonturas (29 a 45%), hipoestesia (13 a 18%), letargia (4 a 11%), vertigem (6 a 23%)
- Psiquiátrica: ansiedade (13 a 15%)
- Outros: sentir-se embriagado (5%)

Sério

- Cardiovascular: aumento da pressão arterial (8 a 19%)
- Neurológica: sedado (23 a 61%)
- Psiquiátrica: transtorno dissociativo (41 a 84%)
- Outros: dependência de drogas

Precauções:

- Abuso: aumento do risco de abuso e uso indevido em pacientes com histórico de abuso ou dependência de drogas; monitoramento recomendado
- Cardiovascular: Foi relatado aumento da pressão arterial em todas as doses recomendadas; monitorização recomendada especialmente em doentes com história de encefalopatia hipertensiva devido ao risco aumentado de desenvolver encefalopatia
- Neurológica: foi relatado comprometimento cognitivo de curto prazo; instruir os pacientes a evitar atividades potencialmente perigosas que exijam alerta mental completo e coordenação motora (p. ex., dirigir um veículo motorizado ou operar máquinas) até o dia seguinte após um sono reparador
- Renais: sintomas do trato urinário inferior (p. ex., polaciúria, disúria, urgência miccional, noctúria e cistite) foram relatados; monitoramento recomendado
- Reprodutiva: pode causar dano fetal; aconselhar as mulheres com potencial reprodutivo a considerar o planejamento e a prevenção da gravidez

(continua)

quetamina (cloridrato de escetamina) *(continuação)*

Contraindicações:

- Doença vascular aneurismática (incluindo aorta torácica e abdominal, vasos arteriais intracranianos e periféricos) ou malformação arteriovenosa
- História de hemorragia intracerebral
- Hipersensibilidade à esketamina, cetamina ou a qualquer componente do produto

quetiapina

Seroquel®; Seroquel® XRO

comp rev 25, 100, 200 e 300 mg; comp rev lib prol 50, 200 e 300 mg

Com ajuste de dose | Sem ajuste de dose | C | Uso criterioso | MPI? Sim

Classificação terapêutica: antipsicótico

Posologia:

- Transtorno afetivo bipolar:
  - Episódios depressivos: liberação imediata ou prolongada – 50 mg, VO, 1x/dia, ao se deitar, com possibilidade de aumento de 100 mg/dia até 300 mg, 1x/dia
  - Episódio de mania (monoterapia ou em adjuvância com lítio ou divalproato): liberação imediata – iniciar com 50 mg, 2x/dia, aumentando 100 mg/dia até 200 mg, 2x/dia; pode-se aumentar até 800 mg após o 6º dia, com incrementos < 200 mg/dia (dose usual: 400-800 mg/dia)
  - Hipomania ou episódio misto (monoterapia ou em adjuvância com lítio ou divalproato): liberação prolongada – iniciar com 300 mg/dia, aumentar para 600 mg no 2º dia e, então, para 400-800 mg, 1x/dia; dose de manutenção (adjuvância com lítio ou divalproato), liberação imediata ou prolongada – dose habitual de 400-800 mg/dia; máximo de 800 mg/dia
- Transtorno depressivo maior (adjuvância com antidepressivos): liberação prolongada – iniciar com 50 mg, 1x/dia, nos 2 primeiros dias; aumentar para 150 mg no 3º dia; dose habitual de 150-300 mg/dia; máximo de 300 mg
- Esquizofrenia: liberação imediata – iniciar com 25 mg, 2x/dia, e aumentar 25 mg, divididos em 2-3x/dia, no 2º e no 3º dia; aumentar para 300-400 mg/dia, divididos em 2-3 doses; dose habitual de 150-750 mg/dia; liberação prolongada – iniciar com 300 mg, 1x/dia, e aumentar até 300 mg/dia, com máximo de 800 mg, 1x/dia; dose de manutenção (liberação prolongada) – 400-800 mg/dia

Função hepática: disfunção hepática (liberação imediata) – iniciar com 25 mg/dia e aumentar 25-50 mg/dia até a dose efetiva; disfunção hepática (liberação prolongada) – iniciar com dose de 50 mg/dia e aumentar 50 mg/dia até a dose efetiva

Função renal: disfunção renal – ajuste de dose não é necessário

Ajuste de dose: idosos – iniciar com 50 mg/dia e aumentar em incrementos de 50 mg/dia, dependendo da resposta do paciente e da tolerância; usar escalonamento de dose mais lento e menor dose-alvo; pacientes debilitados – usar aumento de dose mais lento e dose-alvo inferior; doentes com predisposição para hipotensão – aumentar dose lentamente, com dose-alvo menor; uso concomitante com forte indutor do CYP3A4 (tratamento crônico > 7-14 dias) – aumentar a dose de quetiapina em até 5x, titulada com base na resposta clínica e na tolerabilidade; quando o concorrente forte indutor do CYP3A4 for descontinuado, a quetiapina deve ser reduzida à dose original no prazo de 7-14 dias; uso concomitante com forte inibidor do CYP3A4 – reduzir a dose de quetiapina para ⅙ da original

Interações medicamentosas: varfarina, aprepipanto, fosaprepipanto

Reações adversas (frequência real pode ser dependente da dose e/ou da indicação; a menos que observado de outro modo, a frequência é relatada para pacientes adultos; espectro e incidência de efeitos adversos similares em crianças, com observação de exceções significativas):

- Cardiovasculares: aumento da PA diastólica e da sistólica, hipotensão ortostática, taquicardia (1-6%), síncope (< 5%), edema periférico (4%), palpitação (4%), hipotensão arterial (3%), hipertensão arterial (1-2%)
- Dermatológicas: erupção cutânea (4%), hiperidrose (2%)
- Hematológicas: neutropenia (≤ 2%), leucopenia (≥ 1%), hemorragia (1%)

(continua)

quetiapina *(continuação)*

- Neurológicas: sonolência (18-57%), cefaleia (7-21%), agitação (5-20%), tontura (1-18%), fadiga (3-14%), sintomas extrapiramidais (1-13%), insônia (9%), acatisia (~ 8%), dor (1-7%), distonia (5-6%), letargia (1-5%), discinesia tardia (5%), ansiedade (2-4%), irritabilidade (1-4%), parkinsonismo (0,5-4%), sonhos anormais (2-3%), depressão (1-3%), hipersonia (1-3%), ataxia (2%), comprometimento mental (2%), déficit de coordenação (2%), desorientação (2%), enxaqueca (2%), lentidão (2%), hipoestesia (2%), pensamento anormal (2%), transtorno de atenção (2%), vertigem (2%), confusão mental (1-2%), febre (1-2%), inquietação (1-2%), calafrios (1%)
- Respiratórias: faringite (4-6%), rinite (3-4%), tosse (3%), infecção das vias aéreas superiores (2-3%), cefaleia sinusal (2%), sinusite (2%), congestão dos seios nasais (2%), dispneia (~ 1%), ressecamento da orofaringe (1%)
- Musculoesqueléticas: fraqueza (2-10%), tremor (2-8%), dorsalgia e/ou lombalgia (3-5%), disartria (1-5%), contração espasmódica (4%), hipertonia (4%), discinesia (~ 4%), artralgia (1-4%), parestesia (3%), espasmos musculares (1-3%), cervicalgia (2%), dor em extremidades (2%), rigidez cervical (1%)
- Hepáticas: aumento de transaminases (1-6%), aumento de gamaglutamiltransferase (1%)
- Gastrintestinais: xerostomia (9-44%), ganho de peso (relacionado à dose: 3-23%), aumento do apetite (2-12%), constipação (6-11%), náusea (7-8%), dor abdominal (relacionada à dose: 4-7%), dispepsia (relacionada à dose: 2-7%), vômito (1-6%), salivação (5%), gastroenterite (2-4%), dor de dente (2-3%), disfagia (2%), doença do refluxo gastroesofágico (2%), flatulência (2%), redução do apetite (2%), anorexia (≥ 1%), paladar anormal (1%), distensão abdominal
- Endócrinas e metabólicas: aumento de TG (≥ 200 mg/dL: 8-22%), aumento do colesterol total (≥ 240 mg/dL: 7-18%), aumento do colesterol LDL (≥ 160 mg/dL: 4-17%), hiperglicemia (≥ 200 mg/dL; após tentativa com glicose ou glicemia em jejum ≥ 126 mg/dL: 2-12%), redução do colesterol HDL (≥ 40 mg/dL: 6-19%), hiperprolactinemia (4%), hipotireoidismo (≤ 2%), redução da libido (≤ 2%), lactação na mulher (1%)
- Auditiva: otalgia (1-2%)
  - Oculares: visão turva (1-4%), ambliopia (2-3%)
  - Geniturinárias: ITU (2%), polaciúria (2%), impotência (1%)
  - Miscelânea: diaforese (2%), síndrome das pernas inquietas (2%), síndrome similar à gripe (1-2%), linfadenopatia (1%)

Precauções: idosos com psicose relacionada à demência (uso não aprovado); ideação suicida e comportamento de depressão; retirada abrupta; uso de álcool deve ser evitado; pneumonia por aspiração; histórico de arritmias cardíacas; doenças cardiovasculares; doença cerebrovascular; uso concomitante de medicamentos anti-hipertensivos; evitar o uso concomitante com medicamentos que prolonguem o intervalo QT; insuficiência cardíaca congestiva e hipertrofia cardíaca; desidratação; DM; idosos; hipopotassemia ou hipomagnesemia; hipovolemia; histórico de convulsões

racecadotrila

Tiorfan®

pó gran 10 e 30 mg; cap 100 mg

Sem informações | Sem informações | C | Uso criterioso | MPI? Não

Classificação terapêutica: antidiarreico

Posologia:

- Diarreia aguda: 100 mg, a cada 8 h, até que a diarreia pare, por ≤ 7 dias

Função hepática: não há informações disponíveis

Função renal: não há informações disponíveis

Interações medicamentosas: sem interações conforme a base de dados Micromedex

Reações adversas:

- Cardiovascular: angioedema
- Dermatológicas: *rash* cutâneo, urticária
- Neurológicas: sonolência, cefaleia
- Gastrointestinais: náusea e vômito, constipação
- Miscelânea: vertigem

Precauções: distúrbios intestinais funcionais (exacerbação potencial); síndrome disentérica sangrenta com febre (antibioticoterapia necessária; racecadotrila pode ser ineficaz); presença de desidratação (terapia de reidratação obrigatória)

ramipril

Triatec®

comp 2,5 e 5 mg

Precaução | Com ajuste de dose | C/D (se usado no 2º e 3º trimestres) | Uso criterioso | MPI? Não

Classificação terapêutica: inibidor da enzima de conversão da angiotensina

Posologia:

- Insuficiência cardíaca e proteção cardiovascular: 2,5 mg, 1x/dia, podendo ser titulado até 10 mg/dia
- Hipertensão: iniciar com 2,5 mg/dia, titulando conforme efeito (máximo: 20 mg/dia); dose usual de 5-10 mg/dia

Função hepática: risco de níveis plasmáticos elevados na insuficiência hepática; risco de insuficiência hepática iniciando com icterícia, progredindo para necrose hepática fulminante e morte; icterícia ou elevações acentuadas das enzimas hepáticas – descontinuar o tratamento

Função renal: podem ocorrer aumento de BUN (1-3%), aumento da creatinina sérica (1-2%), disfunção renal (1%); elevações passageiras de creatinina e/ou BUN podem ocorrer mais frequentemente; ClCr ≤ 40 mL/min – 25% da dose normal indicada; insuficiência renal em pacientes hipertensos – iniciar com 1,25 mg/dia (máximo: 5 mg/dia); insuficiência renal em pacientes com insuficiência cardíaca – iniciar com 1,25 mg/dia, aumentar a 1,25 mg, 2x/dia (máximo: 2,5 mg, 2x/dia)

Ajuste de dose: depleção de volume (p. ex., uso de diuréticos passado e atual) ou estenose da artéria renal – utilizar dose inicial de 1,25 mg, VO, 1x/dia

Interações medicamentosas: alisquireno, inibidores mTOR (sirolimo, everolimo), bloqueadores do receptor de angiotensina II (losartana, irbesartana, valsartana, eprosartana, candesartana, olmesartana, azilsartana), alteplase, telmisartana, potássio, diuréticos poupadores de potássio (espironolactona, amilorida, triantereno, eplerenona), anti-inflamatórios não esteroidais (ácido acetilsalicílico, naproxeno, fenilbutazona, ácido mefenâmico, fenoprofeno, ibuprofeno, indometacina, piroxicam, diclofenaco, cetoprofeno, flurbiprofeno, cetorolaco, tenoxicam, etofenamato, dipirona, nimesulida, lornoxicam, acemetacina, propifenazona, meloxicam, celecoxibe, proglumetacina, rofecoxibe, dexcetoprofeno, parocoxibe, valdecoxibe, etoricoxibe, nepafenaco, loxoprofeno, lumiracoxibe, ácido tolfenâmico, nimesulida, ácido flufenâmico), capsaicina, bupivacaína, diuréticos de alça (furosemida, bumetanida), nesiritida

Reações adversas (dados de estudos da hipertensão arterial e insuficiência cardíaca; geralmente, taxas mais elevadas de reações adversas foram observadas em pacientes com insuficiência cardíaca congestiva; no entanto, a frequência de efeitos adversos associados ao uso de placebo também foi maior nessa população):

- Cardiovasculares: hipotensão arterial (11%), angina (3%), hipotensão postural (2%), síncope (2%)
- Neurológicas: cefaleia (1-5%), tontura (2-4%), fadiga (2%), vertigem (2%
- Respiratória: aumento da tosse (7-12%)
- Musculoesquelética: dor torácica (não cardíaca: 1%)
- Gastrointestinais: náusea e/ou vômito (1-2%)
- Endócrina e metabólica: hiperpotassemia (1-10%)

Precauções: cirurgia de grande porte; hipotensão, alta dose de diuréticos ou aumento das doses de diuréticos; insuficiência cardíaca, hiponatremia, diálise, azotemia progressiva ou injúria renal aguda – monitoração recomendada, podem ser necessários ajustes de dose ou interrupção; monitoração recomendada para doentes com isquemia cardíaca ou doença cerebrovascular, em que uma queda da PA possa resultar em IAM ou AVC; aumento do risco de hiperpotassemia com o uso concomitante de suplementos de potássio, substitutos do sal contendo potássio e diuréticos poupadores de potássio; pode ocorrer angioedema de face, extremidades, lábios, língua, glote, laringe e intestinos; aumento do risco de angioedema de pacientes negros em comparação com não negros; uso concomitante com outros agentes que afetem o sistema renina-angiotensina-aldosterona não é recomendado e pode aumentar o risco de hipotensão, hiperpotassemia e alterações na função renal

Contraindicações: angioedema; diabéticos em uso de alisquireno; histórico de angioedema induzido por inibidores da enzima conversora da angiotensina; uso concomitante de bloqueadores dos receptores da angiotensina ou outros inibidores da enzima conversora da angiotensina de pacientes diabéticos com insuficiência renal moderada a grave < 60 mL/min/1,73 m^2, hiperpotassemia (> 5 mmol/L) ou insuficiência cardíaca congestiva com hipotensão

remifentanila (cloridrato de remifentanila)

Remifas®, Remitest®, Ultiva®

po lof sol inj 1, 2 e 5 mg

Sem ajuste de dose | Sem ajuste de dose | E | Uso criterioso | Não

Classificação terapêutica: analgésicos narcóticos

Posologia:

- Analgesia para paciente em ventilação mecânica, UTI
- infusão contínua, 0,1 a 0,15 mcg/kg/min IV inicialmente (usando o peso corporal ideal), com titulação para uma dose MAX de 0,2 a 0,4 mcg/kg/min IV (estudos clínicos)
- Anestesia geral; adjunto
- Indução, 0,5 a 1 mcg/kg/min, IV; 1 mcg/kg, IV, durante 30 a 60 segundos pode ser usado se intubado dentro de 8 minutos após o início. Administrar com um agente hipnótico ou volátil, não usar como agente único para indução.
- Manutenção, 0,25 mcg/kg/min, IV (intervalo de 0,05 a 2 mcg/kg/min) mais isoflurano ou propofol; *bolus* suplementar de 1 mcg/kg a cada 2 a 5 minutos, se necessário
- Manutenção, 0,4 mcg/kg/min, IV (intervalo de 0,1 a 2 mcg/kg/min, IV) mais óxido nitroso; *bolus* suplementar de 1 mcg/kg a cada 2 a 5 minutos, se necessário
- Durante a indução por intubação, 1 mcg/kg/min, IV
- Durante a manutenção da anestesia, 1 mcg/kg/min, IV (variação de 0,125 a 4 mcg/kg/min); *bolus* suplementar de 0,5 a 1 mcg/kg, se necessário
- Medicação concomitante, tiopental coadministrado, propofol, isoflurano e midazolam pode exigir redução da dose de até 75%
- Cuidados anestésicos monitorados sedação, componente analgésico; adjunto
- Dose única, usada com midazolam, injeção IV de 0,5 mcg/kg durante 30 a 60 segundos como dose única 90 segundos antes da administração do anestésico local
- Dose única, usado sozinho, injeção, IV, de 1 mcg/kg durante 30 a 60 segundos como dose única 90 segundos antes da administração do anestésico local
- Infusão contínua, usada com midazolam, 0,05 mcg/kg/min infusão, IV, 5 minutos antes da colocação do bloqueio local ou regional; após a colocação do bloqueio, diminuir a dose para 0,025 mcg/kg/min (intervalo de 0,025 a 0,2 mcg/kg/min), ajustar a dose em incrementos de 0,025 mcg/kg/min em intervalos de 5 minutos
- Infusão contínua, usada sozinha, 0,1 mcg/kg/min infusão, IV, 5 minutos antes da colocação do bloqueio local ou regional; após a colocação do bloqueio, diminuir a dose para 0,05 mcg/kg/min (intervalo de 0,025 a 0,2 mcg/kg/min), ajustar a dose em incrementos de 0,025 mcg/kg/min em intervalos de 5 minutos
- Dor pós-operatória, pós-operatório imediato
- Infusão intraoperatória de alta dose, 1,2 mcg/kg/min infusão IV começando 1 minuto antes da incisão da pele e continuada até o término da cirurgia (dose do estudo)
- 0,1 mcg/kg/min IV, ajuste a infusão a cada 5 minutos em incrementos de 0,025 mcg/kg/min para atingir o efeito desejado (intervalo de 0,025 a 0,2 mcg/kg/min) (dose do fabricante)
- Infusão IV de 1 mcg/kg/min (intervalo de 0,05 a 1 mcg/kg/min) (dose do fabricante)
- O controle da dor pós-operatória, a descontinuação do remifentanil não resultará em efeito analgésico residual; iniciar outros analgésicos antes da descontinuação se for esperada dor pós-operatória

Administração parenteral:

- Informações gerais
- Apenas para uso IV, contraindicado para administração epidural ou intratecal
- Intravenoso
- Reconstituir o pó com 1 mL de diluente por mg de injeção; agitar bem para dissolver (a solução reconstituída contém aproximadamente 1 mg de atividade por 1 mL)
- A solução reconstituída deve então ser diluída para uma concentração final de 20, 25, 50 ou 250 mcg/mL antes da administração; diluir para uma concentração final de 25 mcg/mL quando usado como componente analgésico de cuidados com analgesia monitorada; diluir para uma concentração final de 20 ou 25 mcg/mL para pacientes pediátricos com 1 ano de idade ou mais
- Deve ser administrado apenas em um ambiente de cuidados anestésicos monitorados
- As infusões contínuas devem ser administradas apenas por um dispositivo de infusão; a injeção deve ser feita no tubo IV ou próximo à cânula venosa

(continua)

remifentanila (cloridrato de remifentanila) *(continuação)*

■ Administrar doses únicas durante 30 a 60 segundos em pacientes não intubados
■ A administração de *bolus* deve ser usada apenas durante a manutenção da anestesia geral; doses em *bolus* administradas simultaneamente com uma infusão contínua em pacientes com respiração espontânea não são recomendadas
■ Quando usado como componente analgésico dos cuidados de anestesia monitorados, é altamente recomendável que o oxigênio suplementar seja fornecido ao paciente durante a administração
■ Todos os tubos IV devem ser limpos no momento da descontinuação da infusão

Interações medicamentosas: safinamida, naltrexona, lorazepam, tranilcipromina, selegilina, azul de metileno, furazolidona, mocoblemida, linezolida, rasagilina, clopidogrel, codeina, pentazocina, butorfanol, nalbufina, buprenorfina, tramadol, cetirizina, periciazina, donepezila, diazepam, oxicodona, difenoxilato, alcaloides do ópio, ciclobenzaprina, buspirona, sufentanila, ziprasidona, dextrometorfano, anfetamina, lítio, trazodona, fluoxetina, fluvoxamina, ondansetrona, sertralina, sumatriptano, granisetrona, venlafaxina, citalopran, mirtazapina, dolasetrona, sibutramina, zolmitriptano, rizatriptano, naratriptano, ziprasidona, milnacipran, escitalopran, duloxetina, desvenlafaxina, triptofano, pregabalina, trazodona, escopolamina, escetamina, gabapentina, bromoprida, metadona, alfentanilaoxazepan, flurazepan, hidrato de cloral, clordiazepóxido, difenidramina, lorazepan, baclofeno, clorazepato, clonazepan, mebromato, primidona, pentobarbital, loxapina, prometazina, mesoridazina, secobarbital, orfenadrina, hidroxizina, tioridazina, haloperidol, proclorperazina, fenobarbital, diazepan, clorpromazina, tiopental, temazepan, alcaloides do ópio, flufenazina, ciclobenzaprina, triazolan, trifluoperazina, isoflurano, droperidol, aripiprazol, enflurano, nitrazepan, alprazolan, carisoprodol, clozapina, pimozida, azul de metileno, buspirona, óxido nítrico, midazolan, meclizina, clobazan, doxilamina, propofol, zolpiden, estazolan, zoplicone, flunitrazepan, halotano, cetamina, dexmedetomidina, supirida, olanzapina, sertindole, topiramato, quetiapina, perampanel, periciazina, droperidol, canabidiol, tapentadol, clobazam, clonazepam, meperidina, levocetirizina, morfina, midazolam, lofexidina, fentanila, desmopressina, metoclopramida, levorfanol, bupropiona, zolpiden, alprazolam

Reações adversas:
Comum
■ Cardiovascular: hipotensão (19% ou menos)
■ Dermatológica: prurido (menos de 1 a 18%)
■ Gastrintestinais: náuseas (menos de 1 a 44%), vômitos (menos de 1 a 22%)
■ Musculoesquelética: rigidez muscular (11% ou menos)
■ Neurológica: dor de cabeça (18% ou menos)
Sério
■ Cardiovascular: assistolia
■ Hematológico: hemorragia (2% ou menos)
■ Imunológico: anafilaxia (menos de 1%)
■ Respiratória: depressão respiratória (menos de 1 a 7%)
■ Outros: síndrome serotoninérgica

Precauções:
■ Critérios de Beers: evitar opioides em pacientes com histórico de quedas ou fraturas, pois podem ocorrer ataxia, função psicomotora prejudicada, síncope e quedas adicionais (exclui o controle da dor devido a fraturas recentes ou substituição articular). Se o uso for necessário, considerar a redução do uso de outros agentes ativos no SNC que aumentam o risco de quedas e fraturas e implementar outras estratégias para reduzir o risco de quedas. Evite o uso concomitante de 3 ou mais agentes ativos no SNC em qualquer combinação devido ao aumento do risco de quedas e fraturas, e evite o uso concomitante de qualquer benzodiazepínico devido ao aumento do risco de superdosagem. Evitar o uso concomitante de gabapentina ou pregabalina devido ao aumento do risco de eventos adversos graves relacionados à sedação, incluindo depressão respiratória e morte (a menos que ao fazer a transição da terapia com opioides ou com o objetivo de reduzir o uso de opioides
■ Administração: não recomendado para uso em procedimentos diagnósticos ou terapêuticos fora do ambiente de cuidados anestésicos monitorados
■ Administração: dispositivo de infusão necessário para infusão contínua; usar apenas *bolus* IV durante a manutenção da anestesia geral
■ Administração: as injeções devem ser feitas na cânula venosa ou perto dela; a falha em limpar o tubo IV após a administração está associada ao desenvolvimento de apneia, rigidez muscular e depressão respiratória
■ Administração: evitar a administração de sangue e produtos sanguíneos no mesmo tubo IV

(continua)

remifentanila (cloridrato de remifentanila) *(continuação)*

■ Anestesia: não recomendado para uso como agente único para indução da anestesia devido ao risco de perda incompleta da consciência e aumento do risco de eventos adversos
■ Anestesia: aumento do risco de despertar intraoperatório em pacientes com idade inferior a 55 anos com taxas de infusão concomitantes de propofol de 75 mcg/kg/min ou menos
■ Cardiovascular: bradicardia e hipotensão foram relatadas
■ Uso concomitante: evitar álcool por 24 horas após a cirurgia.
■ Endócrina e metabólica: os opioides raramente podem levar à insuficiência adrenal devido a quantidades inadequadas de cortisol. Se houver suspeita de insuficiência adrenal, realize testes diagnósticos, trate com corticosteroides se confirmado, desmame o paciente do opioide, se apropriado, e continue a avaliar a função adrenal.
■ Gastrintestinais: espasmo do esfíncter de Oddi e aumento da amilase podem ocorrer; monitoramento recomendado em pacientes com doença biliar ou pancreatite aguda.
■ Musculoesquelética: pode ocorrer rigidez muscular; diminuir a taxa de infusão, interromper temporariamente a infusão ou tratamento com medicação pode ser necessário.
■ Neurológica: pode ocorrer síndrome serotoninérgica potencialmente fatal, particularmente com o uso concomitante de drogas serotoninérgicas; descontinuar se houver suspeita
■ Neurológica: pacientes com traumatismo craniano, tumores cerebrais ou aumento da pressão intracraniana podem apresentar um efeito depressor respiratório exagerado e aumento da pressão intracraniana com o uso; monitoramento recomendado
■ Neurológica: o curso clínico pode ser obscurecido com o uso em pacientes com traumatismo craniano.
■ Neurológica: os distúrbios convulsivos podem ser induzidos ou agravados com o uso; monitoramento recomendado
■ Uso prolongado: o uso prolongado de opioides pode estar associado à diminuição dos níveis de hormônios sexuais e sintomas como redução do interesse pelo sexo, impotência ou infertilidade. A avaliação laboratorial pode ser garantida
■ Respiratória: depressão respiratória grave, com risco de vida ou fatal e paradas respiratórias foram relatadas com opioides, mesmo com a dosagem recomendada; maior risco ao iniciar a terapia ou com aumentos de dosagem. Pode ser necessário monitorar o recomendado e diminuir a taxa de infusão ou interromper temporariamente a infusão
■ Respiratória: pacientes com DPOC significativa, cor pulmonale e pacientes com reserva respiratória substancialmente diminuída, hipóxia, hipercapnia ou depressão respiratória preexistente têm risco aumentado de depressão respiratória adicional; recomenda-se monitorização e titulação da dose
■ Populações especiais: pacientes caquéticos ou debilitados podem ter risco aumentado de depressão respiratória; recomenda-se monitorização e titulação da dose
■ Populações especiais: pacientes idosos são mais sensíveis aos efeitos do uso e podem ter risco aumentado de depressão respiratória; redução da dose e titulação gradual recomendadas
■ Retirada: os efeitos de compensação rápida ocorrem com a interrupção ou descontinuação da infusão, mas pode ocorrer depressão respiratória por até 30 minutos; monitoramento recomendado

Contraindicações:
■ Administração epidural ou intratecal; formulação contém glicina
■ Hipersensibilidade ao remifentanil

repaglinida

Repaglinida®
comp 0,5, 1 e 2 mg

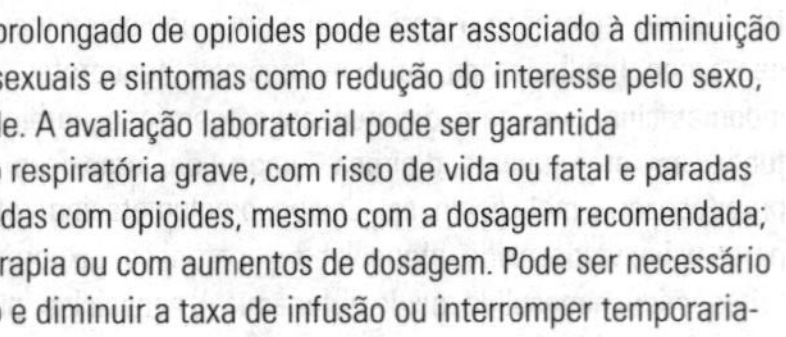

Classificação terapêutica: antidiabético

Posologia:
■ Diabete tipo 2: iniciar com 0,5 mg, antes de cada refeição, podendo-se aumentar até 4 mg/dose (máximo: 16 mg/dia); adequar dose e tomadas de acordo com padrão alimentar do paciente, mantendo uso sempre antes da alimentação, com supressão da dose caso a refeição não vá ocorrer

(continua)

repaglinida *(continuação)*

Função hepática: disfunção hepática moderada a grave – ajuste de dose com intervalos maiores

Função renal: ClCr de 20-40 mL/min – iniciar com doses de 0,5 mg, às refeições; ClCr < 20 mL/min – não há informações disponíveis

Interações medicamentosas: genfibrozila, teriflunomida, leflunomida, clopidogrel, itraconazol, ciclosporina, telitromicina, claritromicina, trimetoprima, abiraterona, deferasirox, eltrombopague, cetoconazol, betabloqueadores (propranolol, metoprolol, timolol, atenolol, labetalol, acebutolol, betaxolol, levobunolol, esmolol, carteolol, bisoprolol, sotalol, metipranolol, carvedilol, nevibolol), glucomannan, *psyllium*

Reações adversas:
- Cardiovasculares: isquemia (4%), dor torácica (2-3%)
- Neurológica: cefaleia (9%)
- Respiratórias: infecção das vias aéreas superiores (10-16%), sinusite (3-6%), bronquite (2-6%)
- Musculoesqueléticas: dorsalgia ou lombalgia (5-6%), artralgia (3-6%)
- Gastrointestinais: diarreia (4-5%), constipação (2-3%), distúrbios dentais (< 1-2%)
- Endócrina e metabólica: hipoglicemia (16-31%)
- Geniturinária: ITU (2-3%)
- Miscelânea: alergia (1-2%)

Precauções: insuficiência adrenal ou pituitária – aumento do risco de hipoglicemia; uso concomitante com insulina NPH; pacientes debilitados, idosos ou desnutridos – aumento do risco de hipoglicemia; estresse causado por infecções, febre, trauma ou cirurgia – potencial descontrole glicêmico; vigiar a administração aos cardiopatas; controlar regularmente a glicemia; quando substituir outro glicemiante oral, iniciar a administração no dia posterior

Contraindicações: uso concomitante com genfibrozila; cetoacidose diabética, com ou sem coma; diabete tipo 1

ribavirina

Rebetol®; Ribavirina®

cap 200 mg; cap 100 e 250 mg; xpe 50 mg/5 mL

Função hepática	Função renal	Gravidez	Lactação	Idosos (60+)
Contraindicado	Contraindicado	X	Uso criterioso	MPI? Não

Classificação terapêutica: antiviral

Posologia:
- Hepatite C crônica: a dose depende do peso do paciente, se monoinfecção ou coinfecção pelo HIV, combinação com interferona-alfa-2b ou peginterferona-alfa-2b, genótipo do vírus de hepatite C; dose diária varia em 400-1.000 mg, por períodos de no mínimo 10 dias

Função hepática: descompensação hepática – uso contraindicado

Função renal: ClCr < 50 mL/min – uso contraindicado

Interações medicamentosas: didanosina, zalcitabina, azatioprina, mercaptopurina, zidovudina, abacavir, estavudina, alfainterferona 2B

Reações adversas:
- Dermatológicas: VO – alopecia (27-36%), prurido (13-29%), erupção cutânea (5-28%), ressecamento da pele (13-24%), dermatite (< 16%)
- Hematológicas: inalatória – anemia (1-10%); VO – leucopenia (6-45%), neutropenia (8-42%; grau 4: 2-11%; coinfecção pelo HIV: 40%), redução de Hb (21-36%), anemia (11-17%), trombocitopenia (1-15%), linfopenia (12-14%), anemia hemolítica (10-13%)
- Neurológicas: inalatória (1-10%) – cefaleia, fadiga, insônia
- Musculoesqueléticas: mialgia (40-64%), rigidez (40-48%), artralgia (22-34%), dor musculoesquelética (19-28%)
- Hepática: aumento de bilirrubinas (10-32%)
- Gastrointestinais: inalatória (1-10%) – anorexia, náusea; VO – náusea (33-47%), anorexia (21-32%), perda de peso (10-29%), diarreia (10-22%), dispepsia (8-16%), vômito (9-14%), dor abdominal (8-13%), dor no quadrante superior direito (< 12%), xerostomia (< 12%)
- Incidência (aproximada) de efeitos adversos de profissionais da saúde: inalatória – cefaleia (51%), conjuntivite (32%), faringite (10-20%), lacrimejamento (10-20%), náusea (10-20%), rinite (10-20%), erupção cutânea e tontura (10-20%), broncoespasmo e/ou dor torácica (relatos de caso em indivíduos com doença das vias aéreas subjacente)
- Endócrina e metabólica: VO – hiperuricemia (33-38%)

(continua)

ribavirina *(continuação)*

Precauções: doença cardíaca, significativa ou instável; uso (VO) de longo prazo – risco aumentado de boca seca e problemas dentários; comprometimento da função pulmonar

Contraindicações: uso concomitante com didanosina; neuropatia periférica, pancreatite e insuficiência hepática fatal foram relatadas (VO); hemoglobinopatias; homens cuja parceira esteja grávida ou mulheres grávidas – pode causar defeitos de nascimento e/ou morte do feto exposto (VO)

Observações: a principal toxicidade é a anemia hemolítica que, por sua vez, pode descompensar cardiopatias; não é indicada se cardiopatia presente antes do tratamento; a dose pode ser ajustada conforme a toxicidade

rifampicina

Rifampicina®, Rifaldin®, FURP-Rifampicina®

300 mg cap gel dura, 20 mg/mL sus or

Função hepática	Função renal	Gravidez	Lactação	Idosos (60+)
Sem ajuste de dose	Com ajuste de dose	C	Contraindicado	MPI? Não

Classificação terapêutica: anti-infeccioso, antituberculostático

Posologia:

Na tuberculose:
- A dosagem diária é de 600 mg para pacientes com 50 kg ou mais, de 450 mg para pacientes com menos de 50 kg geralmente em uma única administração. Para crianças até 12 anos é de 10 a 15 mg/kg de peso corpóreo (recomenda-se não superar a dose diária de 600 mg).
- O medicamento deve, em geral, ser associado a outros tuberculostáticos.

Nas infecções inespecíficas:
- Uso adulto: a dosagem diária sugerida é de 600 mg; nas formas graves esta dosagem pode ser aumentada para 900 a 1.200 mg.

Nas infecções das vias urinárias, a dosagem diária sugerida é de 900 a 1200 mg.
- Dosagens maiores devem ser fracionadas em duas administrações.

Na blenorragia é indicada uma única administração diária de 900 mg, que poderá ser repetida, eventualmente, também no 2º e 3º dia.

Uso em crianças: a dosagem diária aconselhada é de 20 mg/kg em uma ou duas administrações.

Em todos os casos (exceto na blenorragia), continuar o tratamento por mais alguns dias, mesmo após o desaparecimento dos sintomas

Interações medicamentosas:
- Potente indutor de algumas enzimas do citocromo P-450.
- A coadministração com outros fármacos que também são metabolizados através destas enzimas do citocromo P-450 pode acelerar o seu metabolismo e reduzir a atividade destes outros fármacos. Consequentemente, deve-se ter cautela ao prescrever com fármacos que são metabolizados pelo citocromo P-450. A fim de manter os níveis terapêuticos ideais sanguíneos, as doses de fármacos metabolizados por estas enzimas poderão requerer ajuste, quando a administração concomitante for iniciada ou interrompida.
- Exemplos de fármacos metabolizados por enzimas do citocromo P-450: fenitoína, disopiramida, mexiletina, quinidina, propafenona, tocainida, tamoxifeno, toremifeno, haloperidol, varfarina, fluconazol, itraconazol, cetoconazol, zidovudina, saquinavir, indinavir, efavirenz, barbitúricos, beta-bloqueadores, diazepam, zopiclona, zolpidem, diltiazem, nifedipina, verapamil, cloranfenicol, claritromicina, corticosteroides, glicosídeos cardíacos, clofibrato, contraceptivos hormonais sistêmicos, dapsona, doxiciclina, estrógenos, fluoroquinolonas, gestrinona, sulfonilureias, ciclosporina, tacrolimus, irinotecana, levotiroxina, losartana, analgésicos narcóticos, metadona, praziquantel, progestágenos, quinina, riluzol, ondansetrona, estatinas metabolizadas pelo CYP 3A4, telitromicina, teofilina, rosiglitazona, amitriptilina e nortriptilina).
- Pacientes utilizando contraceptivos hormonais sistêmicos devem ser advertidos para utilizarem métodos não hormonais de controle da natalidade durante o tratamento com rifampicina.

Outras interações:
- Foi observada redução nas concentrações de atovaquona e elevação nas concentrações de rifampicina quando estes fármacos foram administrados concomitantemente.
- O uso concomitante com cetoconazol tem provocado redução das concentrações séricas de ambos os fármacos.

(continua)

rifampicina *continuação*

- O uso concomitante com enalaprila tem resultado na redução das concentrações do enalaprilato, o metabólito ativo da enalapril. O ajuste posológico deve ser realizado se indicado pelo quadro clínico do paciente.
- A administração concomitante de antiácidos pode reduzir a absorção.
- Quando é administrado concomitantemente tanto com halotano como com isoniazida, o potencial para hepatotoxicidade é aumentado.
- Pacientes recebendo tanto rifampicina como isoniazida devem ser rigorosamente monitorizados para hepatotoxicidade.
- Quando rifampicina é administrado concomitantemente com a combinação de saquinavir/ritonavir, o potencial para hepatotoxicidade é aumentado.
- Medicamento – exame laboratorial
- Níveis terapêuticos de rifaldin têm demonstrado inibir os testes microbiológicos padrões para folato sérico e vitamina B12. Portanto, devem ser considerados métodos alternativos de doseamento. Tem-se observado também elevação transitória de bilirrubina sérica. O medicamentopode prejudicar a excreção biliar do meio de contraste utilizado para a visualização da vesícula biliar, devido à competição pela excreção biliar. Portanto, estes testes devem ser realizados antes da administração da dose matinal. Reação cruzada e teste falso-positivo de triagem da urina para opioides têm sido relatados em pacientes recebendo rifampicina quando utilizado o método KIMS (interação cinética de micropartículas em solução). Testes confirmatórios, tais como cromatografia a gás/espectrofotometria de massa, distinguirão rifampicina de opioides.

- **Reações adversas:**
- Hematológica: agranulocitose, coagulação intravascular disseminada
- Hepática: hepatotoxicidade
- Imunológico: anafilaxia, reação a drogas com eosinofilia e sintomas sistêmicos, reação de hipersensibilidade
- Renal: nefrotoxicidade, insuficiência renal

Precauções:
- Desordens de coagulação dependentes de vitamina K podem ocorrer; monitoração recomendada em pacientes com risco de deficiência de vitamina K (p. ex., doença hepática crônica, mau estado nutricional, uso prolongado de medicamentos antibacterianos ou anticoagulantes) e considerar descontinuação caso ocorram testes anormais de coagulação e/ou sangramento
- Uso concomitante de cefazolina e rifampicina em pacientes com risco aumentado de sangramento, evitar o uso; o prolongamento do tempo de protrombina pode ocorrer e levar a um distúrbio de coagulação grave, potencialmente fatal ou fatal, dependente da vitamina K. Se não houver outra opção disponível, é necessário monitorar de perto
- A utilização concomitante com etravirina, nevirapina ou qualquer inibidor da protease (potenciado ou não) não é recomendada
- Uso concomitante com halotano deve ser evitado
- O uso concomitante com maraviroc não é recomendado; se clinicamente garantido, são necessários ajustes posológicos
- *Diabetes mellitus;* o controle do diabetes pode ser mais difícil
- Doses superiores a 600 mg uma ou duas vezes por semana; aumento do risco de efeitos adversos graves, incluindo falta de ar, choque, anafilaxia e insuficiência renal
- Interrupção intencional ou acidental do regime diário; reações de hipersensibilidade renal foram relatadas ao retomar a terapia
- Disfunção hepática; icterícia, com alguns casos fatais, foi relatada; monitoramento recomendado; descontinuar se ocorrerem sinais ou sintomas de hepatotoxicidade
- Foram relatadas reações adversas cutâneas graves, incluindo síndrome de Stevens-Johnson, necrólise epidérmica tóxica e pustulose exantematosa generalizada aguda; interromper se surgirem sintomas ou sinais
- Reações de hipersensibilidade sistemáticas; como síndrome de reação a medicamentos com eosinofilia e sintomas sistemáticos (DRESS), pode ocorrer e pode ser grave ou fatal; monitoramento recomendado; interromper o uso se houver suspeita

Contraindicações:
- Uso concomitante de atazanavir, darunavir, fosamprenavir, saquinavir (não potenciado ou potenciado com ritonavir) ou tipranavir
- Uso concomitante com rilpivirina ou elvitegravir/cobicistate
- Hipersensibilidade à rifampicina, a qualquer componente do medicamento ou a qualquer uma das rifamicinas
- Uso concomitante com praziquantel ou nas 4 semanas anteriores ao uso de praziquantel; pode reiniciar a rifampicina 1 dia após o final do tratamento com praziquantel

risedronato sódico

Actonel®, Actonel® Chronos

comp rev lib retard 35 mg; comp rev 35 e 150 mg

Sem ajuste de dose | Precaução | C | Uso criterioso | MPI? Não

Classificação terapêutica: bifosfonato

Posologia:
- Doença de Paget do osso: 30 mg, 1x/dia, por 2 meses; monitorar pela fosfatase alcalina; o tratamento pode ser repetido
- Osteoporose pós-menopausa: 5 mg/dia ou 35 mg, 1x/semana, ou 150 mg, 1x/mês; considerar suspensão após 2-5 anos, conforme resposta ao tratamento e risco de fratura
- Osteoporose em homens: 35 mg, 1x/semana
- Osteoporose induzida por corticosteroides: 5 mg, 1x/dia

Função hepática: insuficiência hepática – ajuste de dose necessário

Função renal: ClCr > 30 mL/min – ajuste de dose não é necessário; ClCr < 30 mL/min – uso não recomendado

Interação medicamentosa: esomeprazol

Reações adversas (pode haver variação com a dose e a indicação):
- Cardiovasculares: hipertensão arterial (11%), edema periférico (8%), dor torácica (5-7%), arritmia (2%)
- Dermatológica: erupção cutânea (8-12%)
- Respiratórias: bronquite (3-10%), faringite (6%), rinite (6%), dispneia (4%)
- Neurológicas: cefaleia (10-18%), depressão (7%), tontura (7%), insônia (5%), neuralgia (4%)
- Musculoesqueléticas: artralgia (12-33%), dorsalgia ou lombalgia (18-28%), distúrbios articulares (7%), mialgia (5-7%), cervicalgia (5%), fraqueza (5%)
- Gastrointestinais: diarreia (5-20%), constipação (7-13%), náusea (7-13%), dor abdominal (7-12%), dispepsia (7-11%), gastrite (3%), duodenite (≤ 1%), glossite (≤ 1%)
- Endócrinas e metabólicas: redução dos níveis séricos de paratormônio (< 30%), hipocalcemia (≤ 5%), hipofosfatemia (< 3%)
- Geniturinárias: ITU (11%), hiperplasia prostática (benigna: 5%), nefrolitíase (3%)
- Miscelânea: infecção (≤ 31%), síndrome gripal (10%), reação na fase aguda (0,5-8%, inclui febre, doença similar à influenza)
- Oculares: catarata (6%), ressecamento dos olhos (3%)

Precauções: esôfago de Barrett; distúrbios ósseos e do metabolismo mineral; não é recomendado o uso concomitante com bloqueadores H2 e inibidores da bomba de prótons (liberação retardada); procedimentos odontológicos; osteoporose induzida por glicocorticoides – verificar o estado hormonal de esteroide sexual de homens e mulheres antes de iniciar a terapêutica; má higiene bucal; doença gastrointestinal alta ativa

Contraindicações: alterações esofágicas, que atrasam o esvaziamento esofágico; hipercalcemia; hipocalcemia; incapacidade de se sentar ou ficar em pé por pelo menos 30 min

Observações: assegurar que o paciente receba aporte adequado de vitamina D e cálcio; VO – engolir comprimidos inteiros com copo de água 60 min antes da 1ª refeição do dia e do uso de outros medicamentos; tomar comprimido em pé ou sentado, na posição vertical; não deitar durante 60 min após a administração

risperidona

Risperdal®, Risperdal® Consta

Com ajuste de dose | Com ajuste de dose | C | Uso criterioso | MPI? Sim

comp rev 0,25, 0,5, 1, 2 e 3 mg; sol oral 1 mg/mL; susp inj lib prol 25 mg/2 mL, 37,5 mg/2 mL e 50 mg/2 mL

Classificação terapêutica: antipsicótico

Posologia:
- Transtorno bipolar: episódio de mania – iniciar com 2-3 mg, 1x/dia; pode ser aumentada em intervalos de 24 h (máximo: 6 mg/dia); dose de manutenção de 12,5-25 mg, IM, a cada 2 semanas (máximo: 50 mg, a cada 2 semanas); até a

(continua)

risperidona *(continuação)*

medicação de depósito atingir nível terapêutico plasmático, manter uso VO por 3 semanas e, da mesma forma, na troca do uso de depósito para VO, iniciar comprimidos quando da data da próxima injeção programada

- Esquizofrenia: VO – 2 mg, em 1-2 doses diárias; pode-se aumentar até dose recomendada de 4-8 mg/dia; a incidência de sintomas extrapiramidais é maior quando uso > 6 mg/dia (dose estudada: 4-16 mg/dia, dose habitual: 2-8 mg/dia); IM – iniciar com 12,5-25 mg, a cada 2 semanas; pode-se aumentar de maneira gradual até o máximo de 50 mg, a cada 2 semanas; até a medicação de depósito atingir nível terapêutico plasmático, manter uso VO por 3 semanas e, da mesma forma, na troca do uso de depósito para VO, iniciar comprimidos quando da data da próxima injeção programada

Função hepática: pode ocorrer aumento de transaminases (IM: ≥ 1%; VO: 1%); insuficiência hepática grave (VO) – dose inicial de 0,5 mg, VO, 2x/dia; aumentar a dose com incrementos ≤ 0,5 mg, 2x/dia, com aumento para dosagens > 1,5 mg, 2x/dia, que ocorrem em intervalos de pelo menos 1 semana; IM – administrar doses tituladas VO antes de iniciar a terapia IM nesses pacientes: dose inicial de 0,5 mg, VO, 2x/dia, durante 1 semana, e, em seguida, pode-se aumentar para 1 mg, 2x/dia, ou 2 mg, 1x/dia, durante a 2ª semana; se dose VO de 2 mg é bem tolerada, 12,5 mg ou 25 mg de injeção de ação prolongada podem ser administradas IM a cada 2 semanas

Função renal:

- VO: ClCr < 30 mL/min – iniciar com 0,5 mg, 2x/dia; titulação deve ser feita com aumentos de 0,5 mg, 2x/dia; aumentos > 1,5 mg, 2x/dia, devem ser feitos com intervalos > 1 semana
- IM: iniciar com dose VO de 0,5 mg, 2x/dia, por 1 semana, e, depois, 2 mg/dia, por 1 semana; se bem tolerado, administrar 25 mg, IM, a cada 2 semanas, continuando com a dose VO por 3 semanas após a 1ª injeção

Interações medicamentosas: itraconazol, cetoconazol, citalopram, linezolida, antiarrítmicos classe IA (quinidina, disopiramida, procainamida), hidroxicloroquina, donepezila, metadona, lítio, sinvastatina, *ginkgo biloba*, fluoxetina, lamotrigina, carbamazepina, ácido valproico, fenitoína, fenobarbital, midodrina, cimetidina, ranitidina, ritonavir

Reações adversas (apresentadas sob a forma de porcentagens absolutas, não sendo estabelecidas com base na frequência líquida em comparação ao placebo; a frequência real pode ser dependente da dose e/ou da indicação; os eventos foram relatados a partir de estudos controlados com placebo e sem considerar a terapia combinada; a menos que observado de outro modo, a frequência dos efeitos adversos é relatada para o uso de formulação VO em adultos):

- Cardiovasculares: taquicardia (1-5%), hipertensão arteria (IM: 3%), dor torácica (1-3%), hipotensão postural (≤ 2%), arritmia (≤ 1%), edema (≤ 1%), hipotensão arterial (≤ 1%), síncope (≤ 1%)
- Dermatológicas: erupção cutânea (2-4%), seborreia (até 2%), acne (1%)
- Hematológicas: anemia (IM: < 2%; VO: 1%), neutropenia (IM < 2%)
- Neurológicas: sonolência (5-14%; IM: 5-6%), fadiga (1-3%), cefaleia (IM: 15-21%), parkinsonismo (12-20%), febre (1-2%), distonia (5-11%), ansiedade (2-16%), tontura (4-10%), acatisia (5-9%)
- Respiratórias: rinite (7-11%), tosse (3%), infecção de vias aéreas superiores (2-3%), dispneia (2%), epistaxe (≤ 2%)
- Musculoesqueléticas: tremor (6%), discinesia (1%), artralgia (2-3%), dorsalgia e/ou lombalgia (2-3%), mialgia (≤ 2%), aumento de CPK (≤ 2%), fraqueza (1%)
- Gastrointestinais: sialorreia (1-3%), constipação (8-9%), dor abdominal (3-4%), náusea (4-9%), dispepsia (4-10%), xerostomia (≤ 4%), diarreia (≤ 3%), anorexia (≤ 2%), ganho de peso (≤ 1%), odontalgia (IM: 1-3%)
- Geniturinárias: incontinência urinária (< 2%), ITU
- Auditiva: otalgia (1%)
- Endócrinas e metabólicas: lactação não puerperal (1%), insuficiência ejaculatória (≤ 1%)
- Oculares: visão anormal (1-3%), visão turva (IM: 2-3%)

Precauções: pacientes idosos com psicose relacionada com demência (uso não aprovado) – pode ocorrer agranulocitose; fatores de risco incluem histórico de leucopenia e neutropenia induzida por drogas; doenças ou condições que predisponham à hipotensão; condições que possam contribuir para a elevação da temperatura corporal; DM ou fatores de risco; idosos, especialmente as mulheres; hiperprolactinemia; aumento da duração do tratamento e/ou doses cumulativas mais altas – aumento do risco de discinesia tardia; doença de Parkinson ou demência com corpúsculos de Lewy; risco de suicídio; ganho de peso

rituximabe

Mabthera®

sol inj para infus 100 mg/10 mL e 500 mg/50 mL

Precaução | Precaução | C | Contraindicado | 60+ MPP Não

Classificação terapêutica: anticorpo monoclonal

Posologia:

- Linfoma não Hodgkin: 375 mg/m², com periodicidade de acordo com tipo e uso concomitante de outros agentes, com possibilidade de uso no retratamento e na manutenção prolongada
- Leucemia linfocítica crônica: 375 mg/m², a cada 28 dias
- Artrite reumatoide: curso de tratamento com 2 infusões de 1.000 mg, separadas por 14 dias de intervalo; novas doses de acordo com a atividade da doença
- Granulomatose com poliangite; poliangite microscópica: 375 mg/m², 1x/semana, por 4 semanas, em combinação com metilprednisolona em pulso e prednisona, VO

Administração parenteral (compatível – SF e SG5%): deve ser administrado apenas por infusão EV e por meio de acesso exclusivo; a dose desejada deve ser diluída até concentrações de 1-4 mg/mL; misturar lentamente, para evitar a formação de espuma; a taxa de infusão inicial recomendada é de 50 mg/h, podendo ser aumentada em 50 mg/h, a cada 30 min (máximo: 400 mg/h); a taxa recomendada de infusões subsequentes é de 100 mg/h, com aumentos de 100 mg/h, a cada 30 min (máximo: 400 mg/h)
Obs.: estabilidade de 12 h em TA e 24 h em REF

Função hepática: podem ocorrer hepatite B fulminante, insuficiência hepática e morte; avaliar a evidência de infecção antes de iniciar o tratamento e acompanhar de perto para reativação durante e por vários meses após a terapia; interromper o uso se ocorrer reativação; uso com precaução

Função renal: podem ocorrer toxicidade renal (foram relatados alguns casos graves, principalmente de pacientes com doenças hematológicas malignas que tinham elevado número de células malignas circulantes – ≥ 25.000/mm³) ou carga e síndrome de lise tumoral alta, tumor e de pacientes recebendo terapia concomitante com cisplatina (uso não aprovado); uso com precaução

Interações medicamentosas: vacinas de vírus vivos (bacilo Calmette-Guérin, vacina contra rubéola, vacina contra caxumba, vacina contra poliomielite, vacina contra sarampo, vacina contra influenza, vacina contra catapora [varicela], vacina contra febre amarela, vacina contra febre tifoide, vacina contra adenovírus tipo 4, vacina contra adenovírus tipo 7, vacina contra rotavírus), cisplatina, vacina polivalente pneumococo

Reações adversas:

- Cardiovasculares: hipotensão arterial (10%), edema periférico (8%), hipertensão arterial (6-8%), edema (< 5%)
- Dermatológicas: erupção cutânea (15%; graus 3 e 4: 1%), prurido (5-14%), angioedema (11%; graus 3 e 4: 1%), rubor (5%), urticária (2-8%)
- Hematológicas: citopenias (graus 3 e 4: ≤ 48%, podem ser prolongadas), linfopenia (48%; graus 3 e 4: 40%; duração média: 14 dias), leucopenia (14%; graus 3 e 4: 4%), neutropenia (14%; graus 3 e 4: 6%; duração média: 13 dias), trombocitopenia (12%; graus 3 e 4: 2%), anemia (8%; graus 3 e 4: 3%)
- Neurológicas: febre (5-53%), calafrios (3-33%), cefaleia (19%), dor (12%), tontura (10%), ansiedade (2-5%); < 5% – agitação, depressão, hipoestesia, insônia, mal-estar, nervosismo, neurite, sonolência, vertigem, enxaqueca (artrite reumatoide: 2%), hipercinesia, hipertonia, neuropatia
- Respiratórias: tosse (13%), rinite (3-12%), irritação da orofaringe (2-9%), broncoespasmo (8%), dispneia (7%), infecção das vias aéreas superiores (artrite reumatoide: 7%), sinusite (6%)
- Musculoesqueléticas: fraqueza (2-26%), dorsalgia ou lombalgia (10%), mialgia (10%), artralgia (6-10%), parestesia (2-5%), artrite (< 5%)
- Gastrointestinais: náusea (8-23%), dor abdominal (2-14%), diarreia (10%), vômito (10%), dispepsia (3-5%), anorexia (< 5%), perda de peso (< 5%)
- Endócrinas e metabólicas: hiperglicemia (9%), hipoglicemia (< 5%), hipercolesterolemia (2%)
- Local: dor no local da injeção (< 5%)
- Oculares: conjuntivite (< 5%), distúrbios da lacrimação (< 5%)
- Miscelânea: reações leves a moderadas relacionadas à infusão (linfoma: 77% na 1ª dose, mas reduzida com as infusões subsequentes; podem incluir: angioedema, broncoespasmo, calafrios, cefaleia, erupção cutânea, febre, hipertensão ou hipotensão arterial, mialgia, náusea, prurido, rigidez, tontura, urticária e vômito; artrite reumatoide: 32% na 1ª infusão); infecção (31%; graus 3 e 4: 4%; bacteriana: 19%; viral: 10%; fúngica: 1%), sudorese noturna (15%), aumento da DHL (7%)

(continua)

rituximabe *(continuação)*

Precauções: reações à infusão; reações mucocutâneas; hepatite B; leucoencefalopatia multifocal progressiva; histórico de angina ou arritmia cardíaca; condições cardíacas; citopenias; pacientes geriátricos; elevados números de células malignas circulantes (≥ 25.000/mm^3) ou carga de tumor elevada; infecções bacterianas, fúngicas ou reativação viral; infecção grave ativa; uso da vacina de vírus vivo não é recomendado; manifestações neurológicas de início recente

Observações: a dose deve ser administrada em acesso venoso de uso exclusivo (não misturar com outras medicações ou soluções), de maneira lenta e após pré-medicação com analgésico/antitérmico e anti-histamínico antes de cada infusão; considerar também pré-medicação com corticosteroides; a infusão deve ser bastante lenta inicialmente, até 50 mg/h, podendo ser aumentada em 50 mg/h, a cada 30 min (máximo: 400 mg/h)

rivaroxabana

Xarelto®

comp rev 10, 15 e 20 mg

Contraindicado | Contraindicado | C | Uso criterioso | 60+ MPI? Não

Classificação terapêutica: antitrombótico

Posologia:

- Tratamento de trombose venosa profunda e tromboembolismo pulmonar: iniciar com 15 mg, 2x/dia, por 21 dias, passando a 20 mg, 1x/dia, com alimentação; manter por pelo menos 3 meses, de acordo com a indicação; profilaxia secundária para evento tromboembólico recorrente – 20 mg, 1x/dia, após o tratamento
- Profilaxia de evento tromboembólico pós-cirúrgico: iniciar 6-10 h após a cirurgia; artroplastia de joelho – 10 mg, 1x/dia, por 10-14 dias, podendo se estender até 5 semanas; artroplastia de quadril – 10 mg, 1x/dia, por 35 dias (mínimo: 10-14 dias)
- Fibrilação atrial: 20 mg/dia, com a refeição da noite
- Conversão: a partir da varfarina – iniciar assim que INR < 2,5-3; para a varfarina – INR pode não ser confiável, pois a rivaroxabana afeta o TP e continuar rivaroxabana até que INR > 2, com novo TP 24 h após última dose de rivaroxabana; a partir de heparina não fracionada – iniciar rivaroxabana no momento de suspensão da heparina; para heparina não fracionada e outros anticoagulantes – iniciar medicação no momento da próxima dose de rivaroxabana programada; a partir de outros anticoagulantes – suspender o atual e iniciar rivaroxabana menos de 2 h antes da próxima dose programada

Função hepática: podem ocorrer disfunção hepática e icterícia; insuficiência hepática moderada a grave – doença hepática associada ou não à coagulopatia; uso contraindicado

Função renal: podem ocorrer hemorragia do trato urogenital, insuficiência renal/injúria renal aguda secundária à hemorragia suficiente para causar hipoperfusão

- ClCr de 8-15 mL/min: evitar o uso concomitante com fármacos que são inibidores da glicoproteína-P e inibidores moderados do CYP3A4 (p. ex., acetato de abiraterona, diltiazem, dronedarona, eritromicina, verapamil)
- Fibrilação atrial não valvular: ClCr > 50 mL/min – 20 mg, VO, 1x/dia, com a refeição da noite; ClCr de 15-50 mL/min – 15 mg, VO, 1x/dia, com a refeição da noite; ClCr < 15 mL/min – evitar a utilização
- Profilaxia pós-operatória de trombose venosa profunda e tratamento e prevenção de trombose venosa profunda/embolia pulmonar recorrente: ClCr < 30 mL/min – evitar o uso
- Injúria renal aguda: interrupção recomendada

Interações medicamentosas: cetoconazol, claritromicina, ritonavir, rifampicina, varfarina, apixabana, enoxaparina, oxcarbazepina, venlafaxina

Reações adversas:

- Hemorragia: por causa do modo de ação farmacológico, a utilização pode estar associada ao risco acrescido de hemorragia, oculta ou evidente, de qualquer tecido ou órgão, que pode resultar em anemia pós-hemorrágica; os sinais, sintomas e gravidade (incluindo desfecho fatal) variam de acordo com a localização e o grau ou a extensão da hemorragia e/ou da anemia; em estudos clínicos, foram observadas com maior frequência hemorragias das mucosas (p. ex., epistaxe, gengival, gastrointestinal, geniturinária) e anemia durante o tratamento prolongado, comparativamente ao tratamento com antivitamina K; assim, para além da vigilância clínica adequada, testes laboratoriais de Hb/Ht podem ser importantes para detectar hemorragias ocultas, quando considerado necessário; o risco de hemorragias pode estar aumentado em certos grupos de doentes, como com

(continua)

rivaroxabana *(continuação)*

hipertensão arterial grave não controlada e/ou em tratamento concomitante; a hemorragia menstrual pode estar intensificada e/ou prolongada; complicações hemorrágicas poderão se apresentar como fraqueza, palidez, tonturas, cefaleias ou edema inexplicável, dispneia e choque inexplicável; em alguns casos, observaram-se, como consequência da anemia, sintomas de isquemia cardíaca, como dor no peito ou angina de peito; foram notificadas complicações secundárias conhecidas à hemorragia grave, como síndrome compartimental e insuficiência renal decorrentes da hipoperfusão; por isso, ao avaliar o estado de qualquer doente tratado com anticoagulantes, deverá ser considerada a possibilidade de hemorragia

- Cardiovascular: taquicardia
- Dermatológicas: reação alérgica, dermatite alérgica, prurido (incluindo casos pouco frequentes de prurido generalizado), exantema cutâneo, equimose, hemorragia cutânea e subcutânea, urticária, hematoma
- Hematológicas: anemia, trombocitemia (incluindo aumento da contagem de plaquetas), aumento das transaminases, aumento da bilirrubina, aumento da fosfatase alcalina no sangue, aumento da HDLA, aumento da lipase, aumento da amilase, aumento da gamaglutamil transferase, aumento da bilirrubina conjugada (com ou sem aumento concomitante da ALT), hemorragia pós-procedimento (incluindo anemia pós-operatória e hemorragia da ferida), contusão, secreção da ferida, pseudoaneurisma vascular
- Neurológicas: tonturas, cefaleia, hemorragia cerebral e intracraniana, síncope
- Respiratórias: epistaxe, hemoptise
- Musculoesqueléticas: dor nas extremidades, hemartrose, hemorragia muscular, síndrome compartimental secundária à hemorragia
- Gastrointestinais: hemorragia gengival, hemorragia do trato gastrointestinal (incluindo hemorragia retal), dores gastrointestinais e abdominais, dispepsia, náusea, obstipação, diarreia, vômito, xerostomia
- Ocular: hemorragia ocular (incluindo hemorragia conjuntival)
- Vascular: hipotensão
- Renais: hemorragia do trato urogenital (incluindo hematúria e menorragia), insuficiência renal/injúria renal aguda secundária à hemorragia suficiente para causar hipoperfusão
- Locais: febre, edema periférico, diminuição da força e da energia de um modo geral (incluindo fadiga, astenia), sensação de mal-estar, edema localizado

Precauções: anestesia no neuroeixo ou punção lombar; não é recomendado o uso concomitante com nenhum inibidor da protease do HIV; uso concomitante com outros anticoagulantes ou drogas que prejudiquem a hemostasia [ou seja, ácido acetilsalicílico, P2Y(12) inibidores plaquetários, fibrinolíticos, outros agentes antitrombóticos, AINH]; uso concomitante com fortes indutores do CYP3A4 (p. ex., carbamazepina, fenitoína, rifampicina, erva-de-são-joão) e fortes inibidores do CYP3A4 (p. ex., cetoconazol, itraconazol, claritromicina, lopinavir/ritonavir, ritonavir, indinavir/ritonavir e conivaptan); maior incidência de eventos trombóticos e hemorragia em idosos; válvula cardíaca (prótese); instabilidade hemodinâmica (embolia pulmonar aguda) – não é recomendado usar como alternativa à heparina não fracionada; cirurgia ou outros procedimentos – interrupção do tratamento 24 h antes do procedimento se for exigida a descontinuação da anticoagulação; trombólise ou tratamento de embolectomia pulmonar (embolia pulmonar aguda) – uso não recomendado como alternativa à heparina não fracionada

rivastigmina

Exelon®, Exelon® patch

sol oral 2 mg/mL; cap dura 1,5, 3, 4,5 e 6 mg; ades 5, 10 e 15 cm^2 (9,18 e 27 mg)

Com ajuste de dose | Com ajuste de dose | C | Uso criterioso | 60+ MPI? Não

Classificação terapêutica: medicamento antidemência

Posologia:

- Demência de Alzheimer: leve a moderada – iniciar com 1,5 mg, VO, 2x/dia, e aumentar a cada 2 semanas, 1,5 mg/dose, até 6 mg, 2x/dia; usar com precaução nos pacientes de baixo peso (< 50 kg: monitorar toxicidades, como náusea e vômito); utilizar adesivos com liberação de 4,6 mg/24 h, podendo-se aumentar a dose para 9,5 mg/24 h até o máximo de 13,3 mg/24 h (cada adesivo transdérmico de 5 cm^2 contém 9 mg de rivastigmina, cujo percentual de liberação é de 4,6 mg/24 h; o adesivo transdérmico de 10 cm^2 contém 18 mg de rivastigmina,

(continua)

rivaroxabana *(continuação)*

com percentual de liberação de 9,5 mg/24 h; e o adesivo de 15 cm^2 contém 27 mg de rivastigmina, com percentual de liberação de 13,3 mg/24 h); grave – utilizar o adesivo transdérmico, iniciando com 4,6 mg/24 h, podendo-se aumentar a dose para 9,5 mg/24 h até máximo de 13,3 mg/24 h; dose efetiva recomendada de 13,3 mg/24 h, com troca diária do adesivo

- Doença de Parkinson: iniciar com 1,5 mg, VO, 2x/dia, aumentando-se 1,5 mg/dose, a cada 4 semanas (máximo: 6 mg/dose); para o adesivo transdérmico, aumentar a cada 4 semanas de acordo com tolerância e resultados, até 13,3 mg/24 h

Função hepática: insuficiência hepática leve a moderada (Child-Pugh classes A e B) – dose inicial e de manutenção de 4,6 mg/24 h, por via transdérmica; insuficiência hepática grave – não há informações disponíveis

Função renal: ClCr < 50 mL/min – considerar o uso de menor dose para iniciação e manutenção (transdérmico)

Ajuste de dose: baixo peso (< 50 kg) – titular cuidadosamente e considerar a redução de dose de manutenção de 4,6 mg/24 h se desenvolver toxicidades; peso corporal elevado (> 100 kg) – titular cuidadosamente e considerar doses superiores (9,5 mg/24 h)

Interações medicamentosas: oxibutinina, tolterodina

Reações adversas (há relatos de muitos efeitos relacionados à concentração em menor frequência pela via transdérmica):

- Cardiovasculares: hipertensão arterial (3%), síncope (3%)
- Neurológicas: tontura (2-21%), cefaleia (3-17%), fadiga (2-9%), insônia (1-9%), confusão mental (8%), depressão (4-6%), mal-estar (5%), sonolência (4-5%), ansiedade (2-5%), alucinações (4%), agressividade (3%), agravamento de sintomas parkinsonianos (2-3%), vertigem
- Respiratória: rinite (4%)
- Musculoesqueléticas: tremor (1%; doença de Parkinson: < 10%), fraqueza (2-6%)
- Gastrointestinais: náusea (7-47%), vômito (6-31%), diarreia (5-19%), anorexia (3-17%), dor abdominal (1-13%), dispepsia (9%), perda de peso (3-8%), constipação (5%), flatulência (4%), desidratação (2%), eructação (2%)
- Geniturinária: ITU (1-7%)
- Miscelânea: diaforese (4%), síndrome similar à gripe (3%)

Precauções: anestesia; histórico de asma ou doença pulmonar obstrutiva; uso concomitante com outros medicamentos anticolinérgicos ou colinomiméticos não é recomendado, a menos que clinicamente necessário (transdérmico); eventos adversos gastrointestinais; com o uso de nicotina, a depuração oral pode aumentar 23% (VO); arritmia sinusal ou outras condições de condução cardíaca supraventricular

rizatriptano (benzoato de rizatriptana)

Maxalt®

comp 10 mg

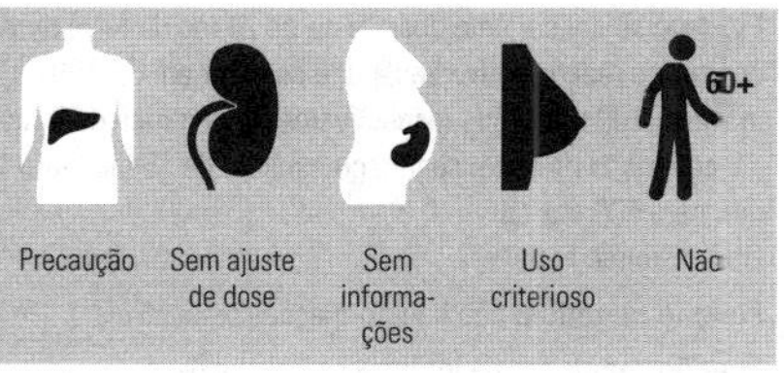

Função hepática: insuficiência hepática grave: ajuste de dose pode ser considerado, no entanto, nenhuma orientação específica foi sugerida.

Classificação terapêutica: analgésicos contra enxaqueca

Posologia:

Crise de enxaqueca

- 10 mg, podendo repetir após 2 horas
- Máximo 30 mg/dia

Interações medicamentosas: zolmitriptano, azul de metileno, tranilcipromina, bromocriptina, linezolida, ergotamina, metilsergida, metilergonovina, diidroergotamina, ergonovina, sumatriptano, fliuoxetina, fluvoxamina, paroxetina, sertralina, citalopran, escitalopran, lítio, alfentanila, venlafaxina, nefazodona, sibutramina, milnacipranna, duloxetina, butofranol, mtadona, codeina, morfina, morfina, sufentanila, polasetrona, mirtazapina, erva de São Paulo, hidrocodona, remifentanila, trazodona, fentanila, vortioxetina, tramadol, nalbufina, oxicodona, anfetamina, dextroanfetamina, metanfetamina, oximorfona, tapentadol, amitriptilina, hodromofoma, dolastrona, granisetrona, desvanlafaxina, ondansetrona, fenfluramina, meperidina, buprenofina

(continua)

rizatriptano (benzoato de rizatriptana) *(continuação)*

Reações adversas:

Comum

- Gastrointestinal: náusea (4 a 7,7%)
- Neurológicas: astenia (4 a 7%), tonturas (4 a 9,6%), sonolência (4 a 10,2%)
- Outros: fadiga (1 a 7%)

Sério

- Cardiovascular: dor no peito (até 5%), espasmo da artéria coronária, hipertensão, infarto do miocárdio, isquemia periférica, arritmia ventricular
- Gastrintestinais: colite isquêmica
- Imunológicas: anafilaxia, angioedema
- Neurológica: cefaleia por uso excessivo de analgésicos, Acidente vascular cerebral
- Outros: síndrome serotoninérgica

Precauções:

- Cardiovascular: vasoespasmo da artéria coronária (angina de Prinzmetal), bem como reações adversas cardíacas graves, incluindo infarto agudo do miocárdio, foram relatadas poucas horas após a administração; reações podem ocorrer em pacientes sem história conhecida de doença arterial coronariana
- Cardiovascular: distúrbios do ritmo cardíaco, incluindo taquicardia ventricular e fibrilação ventricular levando à morte, com início dentro de horas após a administração, foram relatados; interromper
- Cardiovascular: pacientes virgens de tratamento com fatores de risco para doença arterial coronariana não reconhecida (p. ex., idade avançada, diabetes, hipertensão, tabagismo, obesidade, forte histórico familiar de doença arterial coronariana); evitar o uso a menos que seja liberado por avaliação cardiovascular; considerar administrar a primeira dose em um ambiente supervisionado por médicos com monitoramento de ECG; reavaliação periódica recomendada
- Cardiovascular: Elevação da pressão arterial, incluindo crise hipertensiva, foi relatada em pacientes com e sem história de hipertensão
- Cardiovascular: podem ocorrer reações vasoespásticas não coronarianas, incluindo isquemia vascular periférica, isquemia e infarto vascular gastrointestinal, infarto esplênico e síndrome de Raynaud; descartar vasoespasmo antes de doses adicionais
- Cardiovascular: dor no peito, garganta, pescoço ou mandíbula, aperto ou pressão de origem não cardíaca podem ocorrer; avaliar a origem cardíaca
- Cerebrovascular: acidente vascular cerebral, hemorragia cerebral e hemorragia subaracnoidea, às vezes fatal, foram relatados; interromper
- Uso concomitante: doses superiores a 5 mg (até 15 mg por período de 24 horas) não são recomendadas em pacientes em uso de propranolol
- Oftálmica: cegueira, transitória e permanente, e perda parcial significativa da visão foram relatadas
- Neurológica: a exacerbação da cefaleia pode ocorrer com o uso excessivo de medicamentos para enxaqueca aguda; retirada de medicamentos e desintoxicação pode ser necessária
- Fenilcetonúricos: comprimidos de desintegração oral contêm fenilalanina
- Síndrome serotoninérgica: pode ocorrer síndrome serotoninérgica, especialmente com o uso concomitante de ISRSs, inibidores da recaptação de serotonina e noradrenalina, antidepressivos tricíclicos e IMAOs; monitorar pacientes quanto a alterações do estado mental, instabilidade autonômica, sintomas neuromusculares e sintomas gastrointestinais; o início pode ocorrer dentro de minutos ou horas após o início ou aumento da dose; interromper

Contraindicações:

- Uso concomitante de inibidores da MAO-A ou IMAOs não seletivos ou uso dentro de 2 semanas após a descontinuação da terapia com IMAO
- Uso concomitante com outro agonista de 5-hidroxitriptamina-1 em 24 horas
- Vasoespasmo da artéria coronária, incluindo angina de prinzmetal
- Enxaqueca hemiplégica ou basilar
- Hipersensibilidade ao rizatriptano ou a qualquer outro componente do produto
- Hipertensão não controlada
- Doença isquêmica do intestino
- Doença isquêmica da artéria coronária (ou seja, angina pectoris, história de infarto do miocárdio, isquemia silenciosa documentada) ou outra doença cardiovascular subjacente significativa
- Doença vascular periférica
- Uso recente (dentro de 24 horas) de agente contendo ergotamina ou do tipo ergot, como diidroergotamina ou metisergida
- AVC ou TIA, história

rocurônio

Esmeron®

sol inj 10 mg/mL (5 mL)

Com ajuste de dose	Sem ajuste de dose	C	Uso criterioso	MPI? Não

Classificação terapêutica: relaxante muscular de ação periférica

Posologia (a dose depende da técnica anestésica e da idade do paciente):

- Sequência rápida de intubação: 0,6-1,2 mg/kg, EV; utilizar peso ideal para pacientes com obesidade mórbida (IMC > 40 kg/m^2)
- IOT: iniciar com 0,3-0,6 mg/kg

Administração parenteral (compatível – SF, SG5%, SG5% em SF, solução de Ringer lactato e Haemacel®): pode ser administrado em *bolus* ou por infusão contínua

Obs.: estabilidade de 24 h se diluído

Função hepática: disfunção hepática – pode ser necessária a redução da dose

Função renal: disfunção renal – ajuste de dose não é necessário

Interações medicamentosas: erva-de-são-joão, epinefrina, antibióticos polipeptídeos (colistimetato de sódio, polimixina B, bacitracina), fenitoína, aminoglicosídeos (amicacina, tobramicina, neomicina, gentamicina, estreptomicina, netilmicina, framicetina), enflurano, isoflurano, sevoflurano, magnésio (injetável), carbamazepina

Reações adversas:

- Cardiovasculares: hipotensão e hipertensão arterial passageira (1-2%)

Precauções: alterações acidobásicas ou hidroeletrolíticas; pacientes caquéticos ou debilitados; doenças neuromusculares ou carcinomatose; administração crônica na UTI pode desenvolver tolerância; paralisia prolongada e/ou fraqueza muscular podem ocorrer durante as tentativas iniciais de desmame da ventilação mecânica; miastenia grave (Eaton-Lambert) ou síndrome miastênica – risco de efeitos de bloqueio neuromuscular profundo; hipertensão pulmonar; doença cardíaca valvular

rosuvastatina

Crestor®

comp rev 5, 10, 20 e 40 mg

Contraindicado	Com ajuste de dose	X	Contraindicado	MPI? Não

Classificação terapêutica: inibidor da HMG-CoA redutase

Posologia:

- DLP, aterosclerose, prevenção cardiovascular: iniciar com 10-20 mg/dia, aumentando conforme a necessidade a cada 4-6 semanas (dose habitual: 5-40 mg, 1x/dia)

Função hepática: pode ocorrer aumento de ALT (2%; > 3x LSN); doença hepática ativa ou elevações persistentes e sem explicação das transaminases séricas – uso contraindicado; histórico de doença hepática ou abuso de álcool – uso com precaução

Função renal: insuficiência renal – risco aumentado de miopatia ou rabdomiólise; proteinúria persistente inexplicável ou hematúria, mais comuns com dose de 40 mg – considerar a redução da dose; ClCr < 30 mL/min – iniciar com dose de 5 mg/dia; não exceder 10 mg/dia

Ajuste de dose: asiáticos – dose inicial de 5 mg, VO, 1x/dia; uso concomitante de ciclosporina – 5 mg/dia; uso concomitante de genfibrozil, lopinavir/ritonavir, atazanavir/ritonavir – dose inicial de 5 mg/dia (máximo: 10 mg/dia)

Interações medicamentosas: elbasvir, grazoprevir, lopinavir, ritonavir, simeprevir, genfibrozila, ciclosporina, ciprofibrato, niacina, atazanavir, tipranavir, femprocumona, amiodarona, itraconazol, pectina, eltrombopague, contraceptivos (medroxiprogesterona, estradiol, levonorgestrel, noretindrona, dienogeste, drospirenona, norelgestromina, desogestrel, norgestrel, norgestimato, etinilestradiol, etonogestrel), fluconazol, varfarina

Reações adversas:

- Cardiovasculares: 1-10% – dor torácica, edema periférico, hipertensão arterial, palpitação
- Dermatológica: 1-10% – erupção cutânea
- Hematológicas: 1-10% – anemia, equimoses

(continua)

rosuvastatina *(continuação)*

- Neurológicas: 1-10% – cefaleia (6%), tontura (4%), ansiedade, depressão, dor, insônia, neuralgia, vertigem, hipertonia, parestesia
- Respiratórias: 1-10% – faringite (9%), bronquite, rinite, sinusite, tosse
- Musculoesqueléticas: mialgia (3-13%); 1-10% – artralgia (10%), aumento de CPK (3%), fraqueza (3%), artrite, dorsalgia ou lombalgia
- Gastrointestinais: 1-10% – náusea (3%), dor abdominal (2%), constipação, diarreia, dispepsia, gastroenterite, vômito
- Miscelânea: síndrome similar gripal

Precauções: pode ocorrer comprometimento cognitivo (confusão, perda de memória ou amnésia, esquecimento), reversível com a interrupção do tratamento; esclerose lateral amiotrófica preexistente; pode ocorrer aumento dos níveis de glicose e Hb glicada; hipotireoidismo descompensado – risco aumentado de miopatia e rabdomiólise; miopatia necrotizante imunomediada foi relatada; pode ocorrer aumento de CPK – descontinuação pode ser justificada

sacarato de óxido férrico

Noripurum®, Noripurum® IM, Noripurum® EV

Sem informações	Sem informações	C	Compatível	MPI? Não

sol oral 50 mg/mL; xpe 10 mg/mL; comp mast 100 mg; sol inj IM 50 mg/mL; sol inj EV 100 mg/5 mL

Classificação terapêutica: antianêmico

Posologia: Fe elementar a ser reposto (mg) 5 (Hb-alvo – Hb atual) x peso corporal x 3

- Anemia ferropriva, ferropenia:
  - EV: prep/adm – diluição de cada ampola de 5 mL em pelo menos 100 mL de SF; tempo adm – infusão deve ser lenta em 60 min; adultos – dose máxima diária de 2 amp, 1-3x/semana, até atingir a total calculada; habitualmente, diluem-se 2 amp em 200-250 mL de SF e infunde-se EV em 2 h
  - IM: adultos – dose máxima diária de 2 amp, com frequência a cada 2 dias ou intervalos maiores até a dose total prescrita

Administração parenteral (compatível – SF): deve ser administrado exclusivamente EV, por infusão gota a gota ou injeção EV lenta; antes da administração da 1ª dose de injeção EV lenta, deve-se aplicar uma dose-teste de 20 mg de ferro; se não ocorrerem reações adversas em 15 min, pode-se administrar o ferro a 20 mg/min, não excedendo 200 mg por injeção; antes da administração da 1ª dose de infusão EV, deve-se aplicar uma dose-teste de 20 mg de ferro durante 15 min; se não ocorrerem reações adversas, pode-se diluir em SF, 100 mg e 500 mg, em, no máximo, 100 e 500 mL, respectivamente; o tempo de infusão depende da concentração de ferro, sendo, no mínimo, de 15 min para 100 mg/mL e de 3 h e 30 min para 500 mg/mL

Obs.: uso imediato

Função hepática: não há informações disponíveis

Função renal: não há informações disponíveis

Interações medicamentosas: medicamentos contendo cálcio ou magnésio (cálcio, carbonato de magnésio, hidróxido de magnésio, trissilicato de magnésio, óxido de magnésio, magaldrato), bicarbonato, oxalato, carbonato, ácido ascórbico, ácido cítrico

Reações adversas (coloração escura das fezes durante o uso é característica de todos os compostos de ferro, não tendo nenhum significado clínico):

- Cardiovasculares: sensação de calor, rubor, taquicardia
- Dermatológicas: urticária, erupções cutâneas, prurido
- Gastrointestinais: constipação, diarreia, náusea, dores epigástricas, dispepsia, vômito, sensação de plenitude

Precauções: doença hematológica que não seja por deficiência de ferro; hipertensão – monitoração recomendada; superestimação de ferro ligada à transferrina pode ocorrer em ensaios de laboratório por até 24 h após a administração

salbutamol (albuterol)

Aerolin®, Aerolin® spray, Aerolin® comp, Aerolin® sol para nebulização, Aerolin® Nebules, Aerolin® xpe, Aerolin® inj

Sem informações | Sem ajuste de dose | C | Uso criterioso | 60+ MPI? Não

spr aer 100 mcg; comp 2 e 4 mg; sol nebulização 5 mg/mL; sol nebulização 1 e 2 mg/mL; xpe 2 mg/5 mL; sol inj 0,5 mg/mL

Classificação terapêutica: agonista seletivo do adrenoceptor beta

Posologia:
- Crise aguda de broncoespasmo: 100-200 mcg, via inalatória, a cada 4-6 h
- Prevenção de broncoespasmo induzido por exercício: 200 mcg, via inalatória, antes do exercício

Administração parenteral (compatível – SF, SG5%, SG5% em SF e AD): inj pode ser administrada por SC, IM ou EV; a concentração deverá ser reduzida em pelo menos 50% antes da administração, independentemente da via; IM – 500 mcg a cada 4 h, conforme necessário; EV – 250 mcg, em administração direta lenta, que pode ser repetida se necessário; a diluição recomendada para administração EV lenta é de 250 mcg, em 5 mL ou de 500 mcg, em 1 mL de AD
Obs.: estabilidade de 24 h em TA após diluição

Função hepática: não há informações disponíveis

Função renal: insuficiência renal – ajuste de dose não é necessário

Interações medicamentosas: atomoxetina, digoxina

Reações adversas (a incidência depende da idade do paciente, da dose e da via de administração):
- Cardiovasculares: angina, desconforto torácico, extrassístoles, fibrilação atrial, hipertensão arterial, palpitação, rubores, taquicardia
- Dermatológicas: angioedema, eritema multiforme, erupção cutânea, síndrome de Stevens-Johnson, urticária
- Neurológicas: agitação, cefaleia, enxaqueca, estimulação do SNC, insônia, irritabilidade, nervosismo, pesadelos, sensação de desmaio, sonolência, tontura, tremor
- Respiratórias: broncoespasmo, edema orofaríngeo, epistaxe, exacerbação asmática, laringite, ressecamento ou irritação orofaríngea, tosse
- Musculoesqueléticas: cãibras musculares, fraqueza
- Gastrointestinais: alteração da cor dos dentes, diarreia, gastroenterite, náusea, ressecamento da boca, sabor incomum, vômito
- Auditivas: otite média, vertigem
- Endócrinas e metabólicas: aumento da glicemia, hipopotassemia
- Geniturinária: dificuldade miccional
- Miscelânea: linfadenopatia, reação alérgica

Precauções: uso concomitante com digoxina – uso com cautela por causa da ocorrência de redução dos níveis séricos de digoxina; hipertireoidismo – hipopotassemia transitória pode ocorrer; uso concomitante com diuréticos não poupadores de potássio; uso concomitante de simpaticomiméticos de ação curta (outros broncodilatadores, epinefrina) pode levar a efeitos colaterais cardiovasculares; doenças cardiovasculares preexistentes – usar aminas simpatomiméticas com cautela, possibilidade de eventos cardiovasculares; distúrbio convulsivo preexistente; DM

Contraindicação: uso concomitante com agentes bloqueadores beta-adrenérgicos podem também bloquear os efeitos pulmonares, levando a grave broncoespasmo; uso concomitante ou em 2 semanas da descontinuação do inibidor de monoaminoxidase – aumento do potencial da ação do salbutamol sobre o sistema vascular

salmeterol

Serevent® Diskus

pó inal 50 mcg

Sem informações | Sem informações | C | Uso criterioso | 60+ MPI? Não

Classificação terapêutica: agonista seletivo do adrenoceptor beta

(continua)

salmeterol *(continuação)*

Posologia:
- Broncoespasmo agudo: 1 inalação, 2x/dia

Função hepática: não há informações disponíveis

Função renal: não há informações disponíveis

Interações medicamentosas: cetoconazol, eritromicina

Reações adversas:
- Cardiovasculares: hipertensão arterial (4%), edema (1-< 3%)
- Dermatológicas: erupção cutânea (1-4%), urticária (3%), dermatite de contato (1-3%), eczema (1-3%), fotodermatite (1-2%)
- Neurológicas: cefaleia (13-17%), tontura (4%), febre (1-3%), transtornos do sono (1-3%), ansiedade (1-< 3%), enxaqueca (1-< 3%)
- Respiratórias: traqueíte e/ou bronquite (7%), faringite (< 6%), infecção (5%), influenza (5%), tosse (5%), rinite (4-5%), sinusite (4-5%), congestão nasal (4%), asma (3-4%)
- Musculoesqueléticas: dor (1-12%), cãibras e/ou espasmos musculares (3%), parestesia (1-3%), artralgia (1-< 3%), rigidez muscular (1-< 3%)
- Gastrointestinais: 1-< 3% – náusea, candidíase orofaríngea, dispepsia, infecções, odontalgia, xerostomia
- Endócrina e metabólica: hiperglicemia (1-< 3%)
- Oculares: ceratite e/ou conjuntivite (1-< 3%)

Precauções: uso contraindicado para asma controlada adequadamente com dose média-baixa de corticosteroides inalatórios; não deve ser usado para alívio dos sintomas agudos; não deve ser suspenso abruptamente no caso de asmáticos – aumento do risco de morte e eventos graves de asma; deve ser administrado com cautela aos portadores de tuberculose pulmonar e tireotoxicose; pode ocorrer diminuição passageira dos níveis séricos de potássio pelo uso de drogas simpaticomiméticas em doses mais altas que as recomendadas; efeitos sistêmicos podem surgir com o uso de quaisquer corticosteroides inalatórios, especialmente quando há prescrição de altas doses para longos períodos; pode ocorrer broncoespasmo paradoxal com aumento imediato de sibilos após a administração

Contraindicações: uso para os sintomas da asma sem medicação de controle no longo prazo (p. ex., corticosteroides inalatórios)

salmeterol + fluticasona

Seretide® spray; Seretide® diskus

Sem informações | Sem informações | C | Uso criterioso | 60+ MPI? Não

susp aer inal 25 mcg/50 mcg, 25 mcg/125 mcg e 25 mcg/250 mcg; pó inal 50 mcg/100 mcg, 50 mcg/250 mcg e 50 mcg/500 mcg

Classificação terapêutica: agonista seletivo do adrenoceptor beta – adrenérgico

Posologia:
- Asma e doença pulmonar obstrutiva crônica: *spray* – 2 inalações, 2x/dia, com dose a depender da gravidade; *diskus*: 1 inalação, 2x/dia, com dose a depender da gravidade

Função hepática: podem ocorrer provas de função hepática anormais (1-3%); não há informações disponíveis sobre a necessidade de ajuste de dose

Função renal: não há informações disponíveis

Interações medicamentosas: itraconazol, cetoconazol, darunavir, tipranavir, eritromicina

Reações adversas (porcentagens relatadas em pacientes com asma; ver também os agentes individualmente):
- Cardiovasculares (1-3%): arritmia, infarto do miocárdio, palpitação, retenção hídrica, síncope, taquicardia
- Dermatológicas (1-3%): dermatite, dermatose, descamação cutânea, eczema, infecção viral cutânea, urticária
- Hematológicas (1-3%): contusões e/ou hematomas, sinais e sintomas linfáticos (não especificados)
- Neurológicas: cefaleia (12-21%), tontura (1-4%), 1-3% – distúrbios do sono, dor, efeitos hipnagógicos, enxaqueca, tremor, síndromes de compressão nervosa

(continua)

salmeterol + fluticasona *(continuação)*

- Respiratórias: infecção de vias aéreas superiores (16-27%), faringite (9-13%), bronquite (2-8%), inflamação do trato respiratório superior (4-7%), tosse (3-6%), sinusite (4-5%), rouquidão e/ou disfonia (1-5%), infecção viral do trato respiratório (4%), epistaxe (1-4%); 1-3% – congestão, distúrbios sinusais, espirros, infecção de ouvido, nariz e/ou garganta, infecção do trato respiratório inferior, irritação nasal, laringite, pneumonia, rinite, rinorreia e/ou gotejamento retronasal, sangue na mucosa nasal, sibilos, sinais e sintomas do trato respiratório inferior (não especificados), sinais e sintomas nasais (não especificados)
- Musculoesqueléticas: dor (2-7%), 1-3% – artralgia, cãibras, contração e/ou rigidez, distúrbios ósseos e/ou cartilaginosos, espasmos musculares, fraturas, lesões musculares, ostealgia, reumatismo articular, rigidez muscular
- Gastrointestinais: náusea ou vômito (4-6%), diarreia (2-4%), dor ou desconforto (1-4%), candidíase oral (1-4%); 1-3% – constipação, desconforto oral, lesão de mucosa oral, ganho de peso, infecção gastrointestinal, infecção viral gastrointestinal (0-3%)
- Auditivas (1-3%): sinais e sintomas auditivos (não especificados)
- Endócrina e metabólica: hipotireoidismo
- Geniturinária (1-3%): ITU
- Oculares (1-3%): ceratite, conjuntivite, edema, hiperemia ocular, xeroftalmia
- Miscelânea: candidíase (0-3%), alergias e reações alérgicas, diaforese, distúrbios da sudorese e/ou secreção seborreica, feridas e lacerações, infecção bacteriana, infecção viral, queimaduras

Precauções: não deve ser usado para alívio dos sintomas agudos; não deve ser suspenso abruptamente no caso de asmáticos, pelo risco de exacerbação; deve ser administrado com cautela nos portadores de tuberculose pulmonar e tireotoxicose; pode ocorrer diminuição passageira dos níveis séricos de potássio em virtude do uso de drogas simpaticomiméticas em doses mais altas que as recomendadas; efeitos sistêmicos podem ocorrer com o uso de quaisquer corticosteroides inalatórios, especialmente quando há prescrição de altas doses para longos períodos; pode ocorrer broncoespasmo paradoxal com aumento imediato de sibilos após a administração

Contraindicações: uso isolado em episódios agudos de broncoespasmo

saxagliptina

Onglyza®

comp rev 2,5 e 5 mg

Sem ajuste de dose	Com ajuste de dose	B	Uso criterioso	60+ MPI? Não

Classificação terapêutica: antidiabético

Posologia:

- DM tipo 2: 2,5-5 mg, 1x/dia

Função hepática: insuficiência hepática moderada a grave – ajuste de dose não é necessário

Função renal: ClCr < 50 mL/min – administrar 2,5 mg/dia

Interações medicamentosas: betabloqueadores (propranolol, metoprolol, timolol, atenolol, labetalol, acebutolol, betaxolol, levobunolol, esmolol, carteolol, bisoprolol, sotalol, metipranolol, carvedilol, nevibolol), insulinas (insulina lispro, insulina bovina, insulina asparte, insulina glulisina, insulina detemir, insulina degludeca) e secretagogos de insulina (clorpropamida, glibenclamida, glipizida, gliclazida, glimepirida)

Reações adversas (frequências e reações adversas relatadas com a monoterapia, a menos que haja observação em contrário):

- Cardiovascular: edema periférico (≤ 4%; incidência elevada em conjunto com tiazolidinedionas: ≤ 8%)
- Hematológica: linfopenia (relacionada com a dose: 2%)
- Neurológica: cefaleia (7%)
- Respiratória: sinusite (3%)
- Gastrointestinais: dores abdominais (2%), gastroenterite (2%), vômito (2%)
- Endócrina e metabólica: hipoglicemia (≤ 6%; incidência elevada em conjunto com secretagogos: ≤ 15%)
- Geniturinária: ITU (7%)
- Miscelânea: reações de hipersensibilidade (2%; incluem urticária e edema facial)

Precaução: pancreatite aguda (incluindo hemorrágica fatal ou pancreatite necrotizante) – interromper a terapia se desenvolver sinais ou sintomas; em pacientes submetidos à hemodiálise, deve ser administrado após o término da sessão; avaliar a função renal antes de iniciar o tratamento

secnidazol

Secnidal®; Secnidazol®

comp rev 1.000 mg; comp 500 mg

Sem informações	Sem informações	C/D (se usado no 1º trimestre)	Contraindicado	60+ MPI? Não

Classificação terapêutica: antiprotozoário

Posologia:

- Amebíase intestinal, giardíase, tricomoníase: 2 g, VO, em dose única

Função hepática: insuficiência hepática – elevações de enzimas hepáticas; farmacocinética do medicamento nesses pacientes e eventual necessidade de ajuste de dose não foram estudadas

Função renal: insuficiência renal – elevações nos níveis da ureia; farmacocinética do medicamento nesses pacientes e eventual necessidade de ajuste de dose não foram estudadas

Interações medicamentosas: sem interações conforme a base de dados Micromedex

Reações adversas:

- Dermatológica: erupções urticariformes
- Hematológica: leucopenia moderada
- Gastrointestinais: náusea, epigastralgia, alteração do paladar (gosto metálico), glossites, estomatites
- Raramente: vertigens, fenômenos de incoordenação e ataxia, parestesias, polineurites sensitivomotoras

Precauções: doenças do SNC; discrasias sanguíneas; uso concomitante com varfarina; uso concomitante com álcool; uso concomitante com dissulfiram

selegilina

Jumexil®

comp 5 mg

Sem informações	Sem informações	C	Uso criterioso	60+ MPI? Não

Classificação terapêutica: inibidor da monoaminoxidase tipo B

Posologia:

- Mal de Parkinson: adultos – 5 mg, 2x/dia; idosos – 5 mg, pela manhã

Função hepática: insuficiência hepática leve a moderada – ajuste de dose não é necessário; insuficiência hepática grave – não há informações disponíveis

Função renal: insuficiência renal leve a moderada – ajuste de dose não é necessário; insuficiência renal grave – não há informações disponíveis

Ajuste de dose (pacientes geriátricos): 6 mg/24 h, tipicamente a cada 24 h

Interações medicamentosas: amitriptilina, inibidores da monoaminoxidase (tranilcipromina, selegilina, azul de metileno, moclobemida, linezolida, rasagilina), ciproeptadina, sertralina, metildopa (alfametildopa), venlafaxina, dextrometorfano, ciclobenzaprina, isomepteno, remifentanila, buspirona, hidrocodona, *ginseng*, dopamina, antidiabéticos seletivos (clorpropamida, glibenclamida, glipizida, metformina, acarbose, insulina lispro, insulina bovina, repaglinida, insulina asparte, insulina glulisina, insulina detemir, insulina degludeca, glimepirida, nateglinida)

Reações adversas:

- Gastrointestinais: indigestão (5%), náusea (11%), irritação oral (comps de desintegração oral: 10%)
- Musculoesquelética: dor lombar (5%)
- Neurológicas: tontura (11%), discinesia (6%), dor de cabeça (7%), insônia (7%)
- Respiratória: rinite (7%)
- Cardiovascular: fibrilação atrial
- Dermatológica: melanoma maligno

Precauções: uso concomitante com inibidores seletivos de recaptação da serotonina, inibidores de recaptação de serotonina e norepinefrina e antidepressivos tricíclicos – aumento do risco de efeitos adversos graves; doses VO > 10 mg/dia diminuem a seletividade para a atividade de monoaminoxidase tipo B e podem aumentar o risco de crises hipertensivas; risco aumentado de hipotensão ortostática e tonturas em pacientes geriátricos; hipotensão, por vezes postural, com sintomas ortostáticos; risco potencial aumentado de melanoma; alimentos ou bebidas com doses mais elevadas de selegilina contendo tiramina – risco aumentado de crise hipertensiva; utilizar após 5 semanas da descontinuação de fluoxetina

(continua)

selegilina *(continuação)*

Contraindicações: uso concomitante de meperidina, metadona, propoxifeno, tramadol – aumento do risco de efeitos adversos graves (p. ex., hipertensão grave ou hipotensão, hiperpirexia maligna, coma, morte); uso concomitante com outros inibidores da monoaminoxidase pode causar graves reações hipertensivas; uso concomitante com dextrometorfano pode causar psicose ou comportamento incomum

semaglutida

Ozempic®

Função hepática	Função renal	Gravidez	Lactação	60+
Sem ajuste de dose	Sem ajuste de dose	Contraindicado	Uso criterioso	MPI? Não

solução injetável com 1 carpule de 1,5 mL (1,34 mg/mL) + 1 sistema para aplicação com (doses de 0,25 mg e 0,5 mg) + 6 agulhas novofine

solução injetável com 2 carpules de 3 mL (1,34 mg/mL) + 1 sistema para aplicação com (doses de 1 mg) + 4 agulhas novofine

Classificação terapêutica: antidiabético

Posologia:
- A dose inicial é de 0,25 mg uma vez por semana. Após 4 semanas, a dose deve ser aumentada para 0,5 mg uma vez por semana. Após, pelo menos, 4 semanas com uma dose de 0,5 mg uma vez por semana, a dose pode ser aumentada para 1 mg uma vez por semana para melhorar o controlo glicémico.
- Não são recomendadas doses semanais superiores a 1 mg.
- Quando este medicamento é adicionado à terapêutica já existente com sulfonilureia ou insulina, deve ser tida em consideração uma redução da dose de sulfonilureia ou de insulina, para reduzir o risco de hipoglicemia.
- A automonitorização da glicose sanguínea não é necessária para ajustar a dose deste medicamento. Contudo, no início do tratamento com este medicamento em associação com uma sulfonilureia ou uma insulina, a automonitorização da glicose sanguínea poderá ser necessária para ajustar a dose de sulfonilureia ou de insulina, para reduzir o risco de hipoglicemia.

Administração parenteral: deve ser injetado por via subcutânea no abdómen, na coxa ou no braço. O local da injeção pode ser alterado sem ajuste da dose. Não deve ser administrado por via intravenosa ou intramuscular.

Interações medicamentosas: insulinas, clorpropamida, tolazmida, glibenclamida, glipizida, metformina, acarbose, gliclazida, repaglinida, glimepirida, nateglinida

Reações adversas:
- Endócrina metabólica: carcinoma medular da tiroide
- Gastrintestinal: pancreatite, dor abdominal (5,7 a 7,3%), constipação intestinal (3,1 a 5%), diarreia (8,5 a 8,8%), náusea (15,8 a 20,3%), vômito (5 a 9,2%)
- Imunológica: reação de hipersensibilidade
- Oftalmológica: retinopatia diabética
- Metabolismo endócrino: hipoglicemia (monoterapia, 1,6 a 3,8%; terapia combinada, 8,3 a 29,8%)

Precauções:
- Endócrina e metabólica: aumento do risco de hipoglicemia quando usado concomitantemente com secretagogos de insulina ou insulina; ajuste de dose pode ser necessário.
- Gastrintestinais: pancreatite aguda e crônica tem sido relatada; monitorização recomendada e interromper o uso se houver suspeita.
- Imunológica: foram notificadas reações graves de hipersensibilidade, incluindo anafilaxia e angioedema, com agonistas do receptor do peptídeo 1 semelhantes ao glucagon (GLP-1); a interrupção pode ser necessária. Tenha cuidado em pacientes com história prévia de anafilaxia e angioedema com outros agonistas do receptor de GLP-1.
- Oftálmica: complicações da retinopatia diabética foram relatadas em pacientes com diabetes tipo 2 e alto risco cardiovascular; aumento do risco em pacientes com história de retinopatia diabética no início do estudo. O monitoramento é recomendado. A melhora rápida no controle da glicose pode agravar temporariamente a retinopatia diabética.
- Dispositivos de caneta: para uso em um único paciente e nunca para ser compartilhado, mesmo se a agulha for trocada, devido ao aumento do risco de transmissão de patógenos veiculados pelo sangue.

(continua)

semaglutida *(continuação)*

- Renal: foi notificada lesão renal aguda e agravamento da insuficiência renal crónica, por vezes necessitando de diálise, em doentes que receberam agonistas do receptor de GLP-1; monitorização recomendada, especialmente em pacientes que relatam reações gastrintestinais adversas graves

Contraindicações:
História pessoal ou familiar de carcinoma medular de tireoide (CMT) ou em pacientes com síndrome de neoplasia endócrina múltipla tipo 2 (NEM 2)
Hipersensibilidade conhecida ao semaglutido ou a qualquer componente do produto

sene/*frangula purshiana* (cáscara sagrada)

Cáscara Sagrada® Herbarium

Função hepática	Função renal	Gravidez	Lactação	60+
Sem informações	Sem informações	C	Compatível	MPI? Não

caps 75 mg

Classificação terapêutica: laxante de contato

Posologia:
- Obstipação intestinal: 1-2 cap, 1x/dia, por até 2 semanas

Função hepática: não há informações disponíveis

Função renal: não há informações disponíveis

Interações medicamentosas: sem interações

Reações adversas:
- Gastrointestinais: cólicas intestinais, espasmos, vômito
- Renais: a urina pode apresentar-se amarela ou marrom-avermelhada pela presença de metabólitos

Contraindicações: obstrução intestinal; inflamação aguda (doença de Crohn, apendicite); náusea, vômito; dor abdominal não diagnosticada

sertralina

Zoloft®; Tolrest®

comp rev 50 e 100 mg; comp rev 25 e 75 mg

Função hepática	Função renal	Gravidez	Lactação	60+
Com ajuste de dose	Sem ajuste de dose	C/D (se usado na 2ª metade da gravidez)	Uso criterioso	MPI? Não

Classificação terapêutica: inibidor seletivo da recaptação da serotonina

Posologia:
- Transtornos do humor, transtornos ansiosos, transtorno disfórico pré-menstrual: 25-200 mg/dia

Função hepática: insuficiência hepática – redução da dose ou aumento do intervalo podem ser necessários

Função renal: insuficiência renal – ajuste de dose não é necessário

Interações medicamentosas: selegilina, moclobemida, linezolida, tranilcipromina, anti-inflamatórios não esteroidais (ácido acetilsalicílico, naproxeno, fenilbutazona, ácido mefenâmico, fenoprofeno, ibuprofeno, indometacina, piroxicam, diclofenaco, cetoprofeno, flurbiprofeno, cetorolaco, tenoxicam, etofenamato, dipirona, nimesulida, lornoxicam, acemetacina, propifenazona, meloxicam, celecoxibe, proglumetacina, rofecoxibe, dexcetoprofeno, parocoxibe, valdecoxibe, etoricoxibe, nepafenaco, loxoprofeno, lumiracoxibe, ácido tolfenâmico, nimesulida, ácido flufenâmico), sibutramina, nortriptilina, alfentanila, erva-de-são-joão, oxcarbazepina, rizatriptana, anticoagulantes (heparina, varfarina, antitrombina humana III, enoxaparina, dalteparina, nadroparina, bivalirrudina, defibrotida, desirudina, fondaparinux, bemiparina, tinzaparina, reviparina), naratriptana, oxicodona, fenitoína, zolmitriptana, lítio, rifampicina, zolpidem, cimetidina, *ginkgo*, flufenazina, lamotrigina, propranolol

Reações adversas:
- Cardiovasculares: 1-10% – dor torácica, palpitação
- Dermatológica: 1-10% – erupção cutânea
- Neurológicas: > 10% – cefaleia, fadiga, insônia, sonolência, tontura; 1-10% – agitação, ansiedade, dor, hipoestesia, mal-estar, nervosismo

(continua)

sertralina *(continuação)*

- Respiratória: 1-10% – rinite
- Musculoesqueléticas: > 10% – tremor; 1-10% – dorsalgia e/ou lombalgia, fraqueza, hipertonia, mialgia, parestesia
- Gastrointestinais: > 10% – anorexia, diarreia, náusea, xerostomia; 1-10% – aumento do apetite, constipação, dispepsia, flatulência, ganho de peso, vômito
- Endócrina e metabólica: > 10% – redução da libido
- Geniturinárias: > 10% – transtornos de ejaculação; 1-10% – impotência
- Miscelânea: > 10% – diaforese; 1-10% – bocejos
- Auditiva: 1-10% – zumbido
- Oculares: 1-10% – dificuldade visual, visão anormal
- Outras reações adversas relatadas em pacientes pediátricos (frequência > 2%): agressividade, epistaxe, hipercinesia, incontinência urinária, púrpura, sinusite

Precauções: idade > 60 anos – considerar ajuste de dose; não recomendado uso concomitante com precursores da serotonina (p. ex., triptofano), outros inibidores seletivos da recaptação da serotonina ou inibidores da recaptação de serotonina e norepinefrina; eventos hemorrágicos, incluindo hemorragias potencialmente fatais, foram relatados com inibidores seletivos da recaptação da serotonina e inibidores da recaptação de serotonina e norepinefrina; risco pode ser aumentado com o uso concomitante de AINH, ácido acetilsalicílico, varfarina e outros anticoagulantes; transtorno bipolar – aumento do risco de precipitação de um episódio misto/maníaco; piora do comportamento de ideação suicida ou depressão; risco de ativação de mania/hipomania de pacientes com histórico de mania; sintomas de descontinuação graves foram relatados com a retirada abrupta – recomenda-se retirada gradual; glaucoma de ângulo fechado ou aumento da pressão intraocular – midríase foi relatada; diabete – aumento do risco de hipoglicemia; aumento do risco de hiponatremia ocorreu geralmente como resultado da síndrome de secreção inapropriada de hormônio antidiurético – com o aumento de depleção de volume, idade avançada ou uso concomitante a diuréticos; não recomendado uso concomitante com álcool

Contraindicações: uso concomitante com um inibidor da monoaminoxidase, incluindo linezolida e azul de metileno EV, ou no período de 14 dias após a descontinuação de um inibidor da monoaminoxidase; uso concomitante de pimozida ou tioridazina – risco de prolongamento do intervalo QT

sevelamer

Renagel®

comp rev 800 mg

Sem informações | Sem informações | C | Uso criterioso | 60+ MPI? Não

Classificação terapêutica: medicamento para tratamento de hipercalemia ou hiperfosfatemia

Posologia:
- Controle do fósforo: até 3 comprimidos, 3x/dia (7.200 mg/dia), antes das refeições

Função hepática: não há informações disponíveis

Função renal: não há informações disponíveis

Interações medicamentosas: ciprofloxacino, levofloxacino, micofenolato de mofetila, micofenolato de sódio

Reações adversas:
- Cardiovascular: hipertensão arterial (10%)
- Dermatológica: erupção cutânea (13%)
- Neurológicas: cefaleia (9%), hipertermia (5%)
- Respiratórias: rinofaringite (14%), bronquite (11%), dispneia (10%), tosse (7%), infecção das vias aéreas superiores (5%)
- Musculoesqueléticas: dor em membros (13%), artralgia (12%), dorsalgia e/ou lombalgia (4%)
- Gastrointestinais: vômito (22%), náusea (7-20%), diarreia (4-19%), dispepsia (5-16%), constipação (2-8%), flatulência (4%)
- Endócrina e metabólica: hipercalcemia (5-7%)
- Relatos após a colocação no mercado e/ou de caso: dor abdominal, erupção cutânea, íleo paralítico (raro), obstrução intestinal (rara)

Precauções: distúrbios da deglutição; disfagia e retenção no esôfago

Contraindicação: obstrução intestinal

sibutramina

Reductil®

comp 10 e 15 mg

Precaução | Precaução | D | Uso criterioso | 60+ MPI? Não

Classificação terapêutica: medicamento antiobesidade de ação central

Posologia:
- Tratamento farmacológico da obesidade: 10 mg, VO, pela manhã; pode-se aumentar após 4 semanas para 15 mg, 1x/dia

Função hepática: podem ocorrer alterações nas provas de função hepática (2%); insuficiência hepática grave – uso não recomendado

Função renal: insuficiência renal grave – uso não recomendado

Interações medicamentosas: anti-inflamatórios não esteroidais (ácido acetilsalicílico, naproxeno, fenilbutazona, ácido mefenâmico, fenoprofeno, ibuprofeno, indometacina, piroxicam, diclofenaco, cetoprofeno, flurbiprofeno, cetorolaco, tenoxicam, etofenamato, dipirona, nimesulida, lornoxicam, acemetacina, propifenazona, meloxicam, celecoxibe, proglumetacina, rofecoxibe, dexcetoprofeno, parocoxibe, valdecoxibe, etoricoxibe, nepafenaco, loxoprofeno, lumiracoxibe, ácido tolfenâmico, nimesulida, ácido flufenâmico), inibidores seletivos da recaptação da serotonina (fluoxetina, fluvoxamina, paroxetina, sertralina, citalopram, escitalopram, vilazodona), alfentanila, ergotamina, di-hidroergotamina, dextrometorfano, lítio, zolmitriptano

Reações adversas:
- Cardiovasculares: taquicardia (3%), dor torácica (2%), hipertensão arterial (2%), palpitação (2%), vasodilatação (2%), edema periférico
- Dermatológicas: erupção cutânea (4%), prurido
- Neurológicas: cefaleia (30%), insônia (11%), tontura (7%), ansiedade (5%), nervosismo (5%), depressão (4%), estimulação do SNC (2%), sonolência (2%), labilidade emocional (1%), agitação, febre, pensamento anormal, parestesia (2%)
- Respiratórias: faringite (10%), rinite (10%), sinusite (5%), tosse (4%), bronquite, dispneia
- Musculoesqueléticas: dorsalgia e/ou lombalgia (8%), artralgia (6%), fraqueza (6%), cervicalgia (2%), mialgia (2%), distúrbios articulares (1%), tenossinovite (1%), artrite, cãibras em membros inferiores, hipertonia
- Gastrointestinais: xerostomia (17%), anorexia (13%), constipação (12%), aumento do apetite (9%), náusea (6%), dispepsia (5%), dor abdominal (5%), alteração do paladar (2%), gastrite (2%), diarreia, distúrbios dentais, flatulência, gastroenterite
- Auditiva: distúrbios auditivos (2%)
- Endócrinas e metabólicas: dismenorreia (4%), distúrbios e/ou irregularidades menstruais
- Geniturinária: monilíase vaginal (1%)
- Ocular: ambliopia
- Miscelânea: síndrome gripal (8%), diaforese (3%), reações alérgicas (2%), sede (2%)

Contraindicações: idade > 65 anos; histórico de doença cerebrovascular; uso concomitante com inibidores da monoaminoxidase (aguardar pelo menos 2 semanas entre o uso de sibutramina e inibidores da monoaminoxidase); uso concomitante com outros medicamentos de perda de peso de ação central; histórico de insuficiência cardíaca congestiva, doença arterial coronariana, doença arterial oclusiva e arritmias cardíacas; anorexia nervosa; bulimia nervosa; hipertensão descontrolada; consumo de álcool

Precauções: cautela na administração a nefropatas; pacientes com histórico de epilepsia

sildenafila

Revatio®; Viagra®

comp rev 20 mg; comp rev 25, 50 e 100 mg

Com ajuste de dose | Com ajuste de dose | B | Uso criterioso | 60+ MPI? Não

Classificação terapêutica: medicamento indicado para o tratamento da disfunção erétil, e indicado para o tratamento dos sinais e sintomas da hiperplasia prostática benigna

Posologia:
- Disfunção erétil: 25-100 mg, 1x/dia (usual: 50 mg, 1x/dia)
- Hipertensão arterial pulmonar: 20 mg, 3x/dia

(continua)

sildenafila *(continuação)*

Função hepática: pode ocorrer aumento das provas de funções hepáticas (1-10%); disfunção hepática leve a moderada, disfunção erétil – iniciar com dose de 25 mg; hipertensão pulmonar – ajuste de dose não é necessário

Função renal: disfunção renal, disfunção erétil, com ClCr < 30 mL/min – iniciar com dose de 25 mg; hipertensão pulmonar – ajuste de dose não é necessário

Interações medicamentosas: ritonavir, nitratos orgânicos (nitroglicerina, dinitrato de isossorbida, mononitrato de isossorbida, propatilnitrato), saquinavir, indinavir, telitromicina, nefazodona, voriconazol, itraconazol, silodosina, bosentana, etravirina, nebivolol, cetononazol, ciprofloxacino, bloqueadores alfa-1 adrenérgicos (fentolamina, prazosina, terazosina, doxazosina, alfuzosina, tansulosina), eritromicina, delavirdina

Reações adversas (baseadas em doses normais; alguns, como diarreia, distúrbios visuais, mialgia e rubores, podem aumentar com doses > 100 mg/24 h):
- Cardiovascular: 10% – rubores
- Dermatológicas: 1-10% – eritema, erupção cutânea
- Hematológicas: 1-10% – anemia, leucopenia
- Neurológicas: cefaleia (16-46%); 1-10% – hipertermia, insônia, tontura, parestesia
- Respiratórias: 1-10% – congestão nasal, epistaxe, exacerbação da dispneia, rinite, sinusite
- Musculoesqueléticas: 1-10% – mialgia
- Gastrointestinais: dispepsia (7-17%); 1-10% – diarreia (3-9%), gastrite
- Geniturinária: 1-10% – ITU
- Ocular: visão anormal (alterações da visão de cores, aumento da sensibilidade à luz ou turvamento da visão: 3%; doses > 100 mg: < 11%)

Precauções: deformações anatômicas do pênis; insuficiência cardíaca ou doença da artéria coronária – risco de causar angina instável; doença cardiovascular preexistente; não recomendado uso concomitante com outros inibidores da fosfodiesterase-5 ou inibidores de CYP3A fortes; ajuste de dose recomendado para idosos; deficiência auditiva; hipertensão; infarto do miocárdio, AVC ou arritmia com risco de morte nos últimos 6 meses; hipertensão pulmonar secundária à anemia falciforme; doença pulmonar veno-oclusiva; retinite pigmentosa

Contraindicações: uso regular ou intermitente simultâneo de nitratos orgânicos em qualquer forma; uso concomitante com inibidores da protease do HIV ou elvitegravir/cobicistate/tenofovir/emtricitabina (quando para a hipertensão arterial pulmonar)

sinvastatina

Zocor®

comp rev 10, 20, 40 e 80 mg

Contraindicado | Com ajuste de dose | X | Contraindicado | MPI? Não

Classificação terapêutica: inibidor da HMG-CoA redutase

Posologia:
- Hiperlipidemia e hiperlipidemia mista: 10-40 mg/dia, à noite

Função hepática: doença hepática ativa ou elevações persistentes e sem explicação das transaminases séricas – uso contraindicado; histórico de doença hepática ou abuso de álcool – uso com precaução; casos fatais foram relatados; interromper o tratamento se ocorrer lesão hepática grave

Função renal: insuficiência renal – risco aumentado de miopatia ou rabdomiólise; insuficiência renal leve a moderada – nenhum ajuste de dose necessário; insuficiência renal grave – dose inicial de 5 mg/dia

Ajuste de dose: chineses – em uso de niacina, ≥ 1 g/dia; doses > 20 mg/dia devem ser ministradas com cautela; uso concomitante com lomitapida – reduzir a dose de sinvastatina em 50%; dose máxima não deve exceder 20 mg/dia para pacientes que já tomam sinvastatina, 80 mg/dia, cronicamente (≥ 12 meses) sem evidência de toxicidade muscular e necessitam do uso de uma droga com potencial interação – trocar por outra estatina com menor potencial de interação; uso concomitante a verapamil, diltiazem ou dronedarona – não deve exceder 10 mg/dia; uso concomitante com amiodarona, anlodipino ou ranolazina – não deve exceder 20 mg/dia

Interações medicamentosas: itraconazol, eritromicina, nelfinavir, genfibrozila, nefazodona, ciclosporina, posaconazol, telitromicina, atazanavir, danazol, cetoconazol, claritromicina, ritonavir, diltiazem, amiodarona, ranolazina, niacina,

(continua)

sinvastatina *(continuação)*

verapamil, simeprevir, varfarina, pazopanibe, anlodipino, colchicina, quinupristina, dalfopristina, ciprofloxacino, ciprofibrato, lomitapida, fluconazol, ácido fusídico, carbamazepina, risperidona, azitromicina, erva-de-são-joão, betainterferona, efavirenz, clopidogrel, ticagrelor, dronedarona, rifampicina, albiglutida, bosentana, levotiroxina, digoxina, pectina, oxcarbazepina, fenitoína

Reações adversas:
- Respiratória: infecção de vias aéreas superiores (2%)
- Musculoesquelética: elevação de CPK (> 3x os níveis normais em ≥ 1 ocasião: 5%)
- Hepática: aumento de transaminases (> 3x LSN)
- Gastrointestinais: constipação (2%), flatulência (1-2%), dispepsia (1%)

Precauções: uso concomitante com niacina ou doses elevadas (80 mg) – risco aumentado de miopatia

Contraindicação: uso concomitante de genfibrozila, ciclosporina, danazol, fortes inibidores de CYP3A4 (p. ex., boceprevir, claritromicina, eritromicina, inibidores da protease, itraconazol, cetoconazol, nefazodona, posaconazol, telaprevir, telitromicina, voriconazol) ou produtos que contenham cobicistate

sirolimo

Rapamune®

1 e 2 mg drg, 1 mg/mL sol or

Com ajuste de dose | Com ajuste de dose | C | Contraindicado | MPI? Não

Classificação terapêutica: imunossupressor

Posologia:
Em receptores de transplante, deve-se administrar uma dose de ataque correspondente a 3 vezes a dose de manutenção. Recomenda-se a dose de manutenção diária de 2 mg para pacientes transplantados renais, com dose de ataque de 6 mg. Apesar da dose diária de manutenção de 5 mg, com dose de ataque de 15 mg, ter sido utilizada nos estudos clínicos da solução oral e ter se mostrado segura e eficaz, não foi possível estabelecer nenhuma vantagem de eficácia em relação à dose de 2 mg em pacientes transplantados renais.
Para pacientes que recebem o medicamento com tacrolimo, a terapia deve ser iniciada com uma dose de ataque de até 10 mg nos dias 1 e 2 após o transplante. Com início no Dia 3, uma dose de manutenção inicial de 5 mg/dia deve ser administrada. Deve-se determinar o nível mínimo entre os Dias 5 e 7 e, depois, a dose diária deve ser ajustada para atingir concentrações mínimas de sirolimo no sangue total de 10-15 ng/mL.
Para pacientes que recebem o medicamento com ciclosporina, a terapia deve ser iniciada com uma dose de ataque de até 15 mg no Dia 1 após o transplante. Com início no Dia 2, uma dose de manutenção inicial de 5 mg/dia deve ser administrada Deve-se determinar o nível mínimo entre os Dias 5 e 7 e, depois, a dose diária deve ser ajustada para atingir concentrações mínimas de sirolimo no sangue total de 10-15 ng/mL.
A dose inicial deve ser administrada o mais rápido possível após o transplante. Como a meia-vida do sirolimo é longa, ajustes frequentes da dose baseados nas concentrações fora do estado de equilíbrio do sirolimo podem levar a superdosagem ou subdosagem. Uma vez ajustada a dose de manutenção, os pacientes devem ser mantidos na nova dose de manutenção por, pelo menos, 7 a 14 dias antes de ajuste adicional da dosagem a partir da monitoração da concentração. Na maioria dos pacientes, os ajustes de dose podem ser baseados em proporção simples: nova dose do medicamento = dose atual x (concentração pretendida/concentração atual). Deve-se considerar uma dose de ataque além da nova dose de manutenção quando for necessário aumentar de modo considerável as concentrações mínimas de sirolimo: dose de ataque= 3 x (nova dose de manutenção – dose atual de manutenção). A dose máxima diária não deve exceder 40 mg. Se uma dose diária estimada excede 40 mg devido à adição de uma dose de ataque, a dose de ataque deve ser administrada em 2 dias. As concentrações mínimas de sirolimo devem ser monitoradas pelo menos 3 a 4 dias após a(s) dose(s) de ataque.

Interações medicamentosas: voriconazol, posiconazol, captopril, enalapril, lisinopril, ramipril, quinapril, benazepril, fosinopril, perindopril, trandolapril, cetoconazol, rifampina, bacilo de calmete e guerin, vacina vírus rubéola, vacina caxumba, vacina contra poliomielite, vacina contra sarampo, vacina vírus influenza, vacina contra catapora (varicela), vacina contra febre amarela, vacina contra febre

(continua)

sirolimo *(continuação)*

tifoide, vacina contra adenovírus tipo 4, vacina contra adenovírus tipo 7, vacina contra rotavírus, amiodarona, fluconazol, erva de São João, boceprevir, itraconazol, aprepitanto, micafungina, nevirapina, fenitoína, eritromicina,ciclosporina, amprenavir, diltiazen

Reações adversas:

- Cardiovasculares: dor no peito (20% ou mais), edema (18 a 20%), edema periférico (linfangioleiomiomatose, 20% ou mais; profilaxia para rejeição de órgãos, 54 a 58%), trombose de *stent* de artéria coronária (uso tardio [maior que 1 ano de uso de *stent* com sirolimus], 0,6 a 2,8%)
- Dermatológica: acne (linfangioleiomiomatose, 20% ou mais; profilaxia de rejeição de órgãos, 22%), erupção cutânea (10 a 20%), carcinoma basocelular da pele, melanoma maligno da pele, carcinoma de células escamosas
- Metabolismo endócrino: hipercolesterolemia (linfangioleiomiomatose, 20% ou mais; profilaxia para rejeição de órgãos, 43 a 46%), hiperlipidemia (até 90%), hipertrigliceridemia (45 a 57%)
- Gastrintestinais: dor abdominal (linfangioleiomiomatose, 20% ou mais; profilaxia de rejeição de órgãos, 29 a 36%), constipação (36 a 38%), diarreia (linfangioleiomiomatose, 20% ou mais; profilaxia de rejeição de órgãos, 25 a 35%), náusea (linfangioleiomiomatose, 20% ou mais; profilaxia para rejeição de órgãos, 25 a 31%), estomatite (20% ou mais)
- Hematológica: anemia (23 a 33%), trombocitopenia (14 a 30%), trombose venosa profunda, linfocele (3% a menos de 20%), pancitopenia, púrpura trombocitopênica trombótica (3% a menos de 20%), tromboembolismo venoso (3% a menos de 20%)
- Imunológica: reação de hipersensibilidade, doença renal, vírus BK associado, linfoma maligno (3,2% ou menos), micobacteriose (menos de 3%), sepse
- Hepática: trombose da artéria hepática
- Musculosqueléticas: artralgia (25 a 31%), mialgia (20% ou mais)
- Neurológica: tontura (20% ou mais), cefaleia (linfangioleiomiomatose, 20% ou mais; profilaxia para rejeição de órgãos, 34%), imunológico: reação de hipersensibilidade, doença renal, vírus BK associado, linfoma maligno (3,2% ou menos), micobacteriose (menos de 3%), sepse
- Renal: creatinina sérica elevada (39 a 40%), doença infecciosa do trato urinário (26 a 33%), síndrome urêmica hemolítica, síndrome nefrótica
- Respiratória: epistaxis (3 a 9%), nasofaringite (20% ou superior), infecção respiratória superior (20% ou superior), deiscência anastomótica brônquica, doença pulmonar intersticial, pneumonia intersticial (2,2 a 8,3%), embolia pulmonar, hemorragia pulmonar
- Outros: febre (23 a 34%), dor (29 a 33%), angioedema, câncer (1,1 a 4,4%)

Precauções:

- Angioedema: foi relatado angioedema e o risco pode aumentar com o uso concomitante de medicamentos conhecidos por causar angioedema (p. ex., inibidores da ECA)
- Cardiovascular: edema periférico, linfedema, derrame pleural, ascite e efusões pericárdicas foram relatados
- Uso concomitante: evite o uso com inibidores potentes da CYP3A4 e/ou da glicoproteína P (gp-P) (p. ex., cetoconazol, voriconazol, itraconazol, eritromicina, telitromicina, claritromicina) ou indutores (p. ex., rifampina, rifabutina). Suco de toranja não é recomendado. Evitar o uso de vacinas vivas (p. ex., sarampo, caxumba, rubéola, pólio oral, bacilo Calmette-Guerin, febre amarela, varicela e febre tifoide TY21a
- Dermatológico: cicatrização retardada ou comprometida, incluindo linfocele e deiscência de ferida, foi relatada; pacientes com um índice de massa corporal maior que 30 kg/m² podem ter risco aumentado
- Endócrino e metabólico: tenha cuidado em pacientes com hiperlipidemia, já que o aumento do colesterol sérico e dos triglicerídeos que requerem tratamento foram relatados; monitorização recomendada
- Hepática: uso não recomendado em pacientes com transplante de fígado devido ao aumento do risco de trombose da artéria hepática, perda do enxerto e excesso de mortalidade quando combinado com ciclosporina ou tacrolimus
- Imunológica: aumento da suscetibilidade à infecção, desenvolvimento de linfoma e outras malignidades, incluindo câncer de pele, podem ocorrer devido à imunossupressão. Foram relatadas reações de hipersensibilidade, incluindo reações anafiláticas/anafilactoides, angioedema, dermatite esfoliativa e vasculite de hipersensibilidade. Podem ocorrer infecções oportunistas, incluindo ativação de infecções virais latentes. Profilaxia com citomegalovírus (CMV) recomendada para 3 meses após o transplante, especialmente em pacientes com risco de CMV Mortalidade: Mortalidade aumentada foi relatada em pacientes estáveis com transplante de fígado que foram convertidos de um regime imunossupressor baseado em inibidor de calcineurina em sirolimus

(continua)

sirolimo *(continuação)*

- Neurológica: leucoencefalopatia multifocal progressiva (LMP), incluindo casos fatais, tem sido relatada; considere a redução da quantidade de imunossupressão se a LMP ocorrer e avaliar o risco do enxerto para um paciente transplantado Renal: Foi notificada disfunção renal, incluindo aumento da creatinina sérica e diminuição da filtração glomerular, com o uso concomitante de ciclosporina; monitorização recomendada e ajuste de dose ou descontinuação de sirolimus ou ciclosporina pode ser necessária
- Renal: a recuperação tardia da função renal pode ocorrer em pacientes com função tardia do enxerto. Proteinúria e síndrome nefrótica foram relatados em pacientes de transplante renal de manutenção que foram convertidos de inibidores de calcineurina em sirolimus; monitorização recomendada. Nefropatia associada ao vírus BK foi relatada em pacientes com transplante renal e pode levar à deterioração da função renal e perda do enxerto renal; monitoramento recomendado; considere o ajuste de dose se a nefropatia se desenvolver. Não usar em pacientes transplantados renais de novo sem ciclosporina Respiratório: uso não recomendado em pacientes com transplante de pulmão devido a relatos de deiscência da anastomose brônquica, incluindo casos fatais reprodutiva: Droga pode causar dano fetal; contracepção recomendada durante e por 12 semanas após o término da terapia
- Respiratória: doença pulmonar intersticial, com fatalidades e incluindo pneumonite, bronquiolite obliterante que organiza pneumonia e fibrose pulmonar, foi relatada; o risco pode aumentar com concentrações mais altas. Pneumonia por Pneumocystis carinii foi relatada em pacientes transplantados; a profilaxia antimicrobiana é recomendada por um ano após o transplante

Contraindicações: hipersensibilidade ao sirolimo

sitagliptina

Januvia®

comp rev 25, 50 e 100 mg

Precaução	Com ajuste de dose	B	Uso criterioso	60+ MPI? Não

Classificação terapêutica: antidiabético

Posologia:

- DM tipo 2: dose usual de 100 mg, 1x/dia

Função hepática: insuficiência hepática leve a moderada – ajuste de dose não é necessário; insuficiência hepática grave, sem estudos – uso com precaução

Função renal: ClCr de 30-50 mL/min – 50 mg/dia; ClCr < 30 mL/min – 25 mg/dia; hemodiálise ou diálise peritoneal – 25 mg, VO, 1x/dia, independentemente do tempo de hemodiálise

Interações medicamentosas: betabloqueadores (propranolol, metoprolol, timolol, atenolol, labetalol, acebutolol, betaxolol, levobunolol, esmolol, carteolol, bisoprolol, sotalol, metipranolol, carvedilol, nevibolol), digoxina

Reações adversas:

- Respiratória: nasofaringite (5%)
- Gastrointestinais: diarreia (3%), dor abdominal (2%), náusea (1%)

Precauções: pancreatite aguda (incluindo hemorrágica fatal ou necrotizante) – interromper a terapia se desenvolver sinais ou sintomas

Contraindicação: reação de hipersensibilidade grave (p. ex., angioedema, anafilaxia)

solifenacina

Vesicare®

comp rev 5 e 10 mg

Com ajuste de dose	Com ajuste de dose	C	Uso criterioso	60+ MPI? Não

Classificação terapêutica: medicamento para uso em bexiga hiperativa

Posologia:

- Bexiga hiperativa: 5-10 mg, 1x/dia

Função hepática: insuficiência hepática moderada (Child-Pugh classe B) – 5 mg, VO, 1x/dia; insuficiência hepática grave (Child-Pugh classe C) – uso contraindicado

Função renal: ClCr < 30 mL/min – 5 mg, VO, 1x/dia

Ajustes de dose: dose ≤ 5 mg, VO, 1x/dia, é recomendada quando administrado concomitantemente com cetoconazol ou outros inibidores potentes de CYP3A4

(continua)

solifenacina *(continuação)*

Interações medicamentosas: cetoconazol, hidroxicloroquina, donepezila

Reações adversas:
- Gastrointestinais: xerostomia (relacionada à dose: 11-28%), constipação (relacionada à dose: 5-13%), dispepsia (1-4%), náusea (2-3%), dor abdominal superior (1-2%)
- Cardiovasculares: edema (< 1%), hipertensão arterial (< 1%)
- Geniturinárias: ITU (3-5%), retenção urinária (< 1%)
- Oculares: visão turva (4-5%), olhos secos (< 2%)
- Respiratória: tosse (< 1%)
- Neurológicas: cefaleia (3-6%), fadiga (1-2%), depressão (< 1%)
- Miscelânea: influenza (1-2%)

Precauções: anafilaxia e angioedema têm ocorrido com início das doses ou doses subsequentes; obstrução do fluxo da bexiga clinicamente significativa; efeitos anticolinérgicos (p. ex., tonturas, sonolência) foram relatados; motilidade gastrointestinal diminuída (p. ex., atonia intestinal); doenças obstrutivas gastrointestinais (p. ex., estenose pilórica) – risco de retenção gástrica; miastenia grave; glaucoma de ângulo fechado controlado; prolongamento do intervalo QT, histórico conhecido ou uso concomitante a medicamentos conhecidos por prolongar o intervalo QT – aumento do risco de prolongamento do intervalo QT

Contraindicações: retenção gástrica e/ou urinária; glaucoma de ângulo estreito não controlado

somatostatina

Stilamin®

pó liof sol inj + dil 1 mL, 3 mg

Precaução	Precaução	D	Contraindicado	60+ MPI? Não

Classificação terapêutica: hormônio anticrescimento

Posologia:
- Hemorragia aguda do trato gastrointestinal alto: 3,5 mcg/kg/h, por até 120 h
- Fístulas pancreáticas e pancreatite aguda: 3,5 mcg/kg/h, em infusão EV contínua, por 7-10 dias

Administração parenteral: tratamento de hemorragia gastrointestinal – administrar 250 mcg por injeção EV lenta (3-5 min); também pode ser infundida na taxa de 250 mcg/h

Função hepática: problemas hepáticos – meia-vida média é de 1,2-4,8 min (indivíduo saudável: 1,1-3 min); uso com precaução

Função renal: insuficiência renal – meia-vida média é de 2,6-4,9 min (indivíduo saudável: 1,1-3 min); uso com precaução

Interação medicamentosa: morfina

Reações adversas:
- Neurológicas: tontura, rubor na face
- Gastrointestinal: náusea

Precauções: hipersensibilidade à octreotida; diabete

sorbitol (associação: sorbitol + laurilsulfato de sódio)

Minilax®

enema 714 mg + 7,7 mg

Sem informações	Sem informações	C	Uso criterioso	60+ MPI? Não

Classificação terapêutica: enema, solução de irrigação

Posologia: quando necessário, poderão ser aplicadas duas doses simultaneamente, em especial em casos de fecaloma

Função hepática: não há informações disponíveis

Função renal: não há informações disponíveis

Interação medicamentosa: sem interação

Reação adversa:
- Ardência retal (entre 0,1 e 1%)

(continua)

sorbitol (associação: sorbitol + laurilsulfato de sódio) *(continuação)*

Precauções: deve ser evitado em pacientes com hemorragia e enterocolite hemorrágica

Contraindicação: não há relatos

sotalol

Sotacor®

comp 120 e 160 mg

Sem informações	Com ajuste de dose	C/D (se usado no 1º e 3º trimestres)	Uso criterioso	60+ MPI? Não

Classificação terapêutica: betabloqueador não seletivo

Posologia:
- Arritmias supraventriculares e ventriculares: 160-320 mg/dia em 2-3 doses

Função hepática: não há informações disponíveis

Função renal: insuficiência renal – ajustes de dose variam conforme o produto e a indicação; as titulações devem ser mais lentas, permitindo 5-6 intervalos de dose entre os ajustes; fibrilação atrial/*flutter* atrial ou formulação EV com ClCr de 40-60 mL/min – dose única diária; ClCr < 40 mL/min – uso contraindicado; arritmia ventricular com ClCr 30-59 mL/min – dose única diária; ClCr de 10-29 mL/min – aumento do intervalo de dosagem para 36-48 h; ClCr < 10 mL/min – individualizar o intervalo de dosagem com base na resposta do paciente; hemodiálise – pode exigir tanto diminuição da dose quanto aumento no intervalo entre as doses (orientações específicas indisponíveis)

Interações medicamentosas: diuréticos (furosemida, bumetanida, espironolactona, amilorida, triantereno, eplerenona, diazóxido, hidroclorotiazida, clortalidona, indapamida, clopamida, manitol, acetazolamida, bendroflumetiazida, clopamida), trióxido de arsênio, diltiazem, halofantrina, verapamil, anti-inflamatórios não esteroidais (ácido acetilsalicílico, naproxeno, fenilbutazona, ácido mefenâmico, fenoprofeno, ibuprofeno, indometacina, piroxicam, diclofenaco, cetoprofeno, flurbiprofeno, cetorolaco, tenoxicam, etofenamato, dipirona, nimesulida, lornoxicam, acemetacina, propifenazona, meloxicam, celecoxibe, proglumetacina, rofecoxibe, dexcetoprofeno, parocoxibe, valdecoxibe, etoricoxibe, nepafenaco, loxoprofeno, lumiracoxibe, ácido tolfenâmico, nimesulida, ácido flufenâmico), bloqueadores alfa-1 adrenérgicos (fentolamina, prazosina, terazosina, doxazosina, alfuzosina, tansulosina), erva-de-são-joão, metildopa (alfametildopa), antidiabéticos (insulina humana regular, insulina humana isofana [NPH], insulina glargina, clorpropamida, glibenclamida, glipizida, metformina, acarbose, insulina lispro, repaglinida, rosiglitazona, pioglitazona, insulina asparte, insulina glulisina, exenatida, insulina detemir, sitagliptina, saxagliptina, liraglutida, linagliptina, vildagliptina, alogliptina, insulina degludeca, canaglifozina, lixisenatida, dapaglifozina, albiglutida, empaglifozina, dulaglutida, glimepirida, nateglinida)

Reações adversas:
- Cardiovasculares: bradicardia (16%), dor torácica (16%), palpitação (14%), edema (8%), anormalidades eletrocardiográficas (7%), hipotensão arterial (6%), insuficiência cardíaca congestiva (5%), pró-arritmias (arritmia ventricular: 5%; fibrilação atrial ou *flutter* atrial: < 1%), síncope (5%), distúrbios vasculares periféricos (3%)
- Dermatológicas: prurido ou erupção cutânea (5%)
- Hematológica: sangramento (2%)
- Neurológicas: fadiga (20%), tontura (20%), sensação de desmaio (12%), cefaleia (8%), problemas do sono (8%), confusão mental (6%), ansiedade (4%), depressão (4%)
- Respiratórias: dispneia (21%), problemas em vias aéreas superiores (5-8%), asma (2%)
- Musculoesqueléticas: fraqueza (13%), dor em extremidades (7%), parestesia (4%), dorsalgia e/ou lombalgia (3%)
- Gastrointestinais: náusea e/ou vômito (10%), diarreia (7%), desconforto gástrico (3-6%), flatulência (2%)
- Endócrina e metabólica: redução da capacidade sexual (3%)
- Geniturinária: impotência (2%)

Precauções: arritmias ventriculares; retirada abrupta; doenças broncoespásticas; não recomendado uso concomitante com medicamentos que prolonguem o intervalo QT; DM; desequilíbrio hidroeletrolítico; insuficiência cardíaca; hipertireoidismo/tireotoxicose; hipotensão; infarto do miocárdio recente

(continua)

sotalol *(continuação)*

Contraindicações: intervalo QT > 450 ms; asma brônquica ou condições broncoespásticas relacionadas; choque cardiogênico; insuficiência cardíaca descompensada; hipopotassemia (< 4 mEq/L); síndromes do QT longo congênitas ou adquiridas; bloqueio atrioventricular de 2° ou 3° grau sem um marca-passo em funcionamento; arritmia sinusal sem marca-passo em funcionamento; bradicardia sinusal (< 50 bpm)

subcitrato de bismuto coloidal

Peptulan®

comp rev 120 mg

Sem informações | Precaução | B | Uso criterioso | 60+ MPI? Não

Classificação terapêutica: medicamento para tratamento de úlcera péptica e refluxo gastroesofágico

Posologia:

- Dispepsia: 2 comp, 30 min antes do desjejum, e 2 comp, 30 min antes do jantar; ou 1 comp, 4x/dia, 30 min antes das 3 principais refeições e ao se deitar, no mínimo 2 h depois do jantar

Função hepática: não há informações disponíveis

Função renal: insuficiência renal – pode resultar no aumento plasmático e/ou nos tecidos encefálicos de compostos de bismuto; orientações específicas a respeito do uso de compostos de bismuto na insuficiência renal são escassas – provavelmente, devem ser evitados para pacientes com insuficiência renal grave, e seria prudente adotar os cursos mais curtos de tratamento (4 semanas) para doentes com insuficiência renal mais amena

Interações medicamentosas: tamarindo, doxiciclina, probenecida

Reações adversas (podem ocorrer, ocasionalmente, tontura, cefaleia, distúrbios psicóticos, náusea, vômito e diarreia de intensidade moderada; *rash* cutâneo é de ocorrência bastante rara; são comuns após o início do tratamento em razão da formação do sulfeto de bismuto, sem, contudo, apresentar qualquer consequência clínica):

- Dermatológica: *rash* cutâneo
- Neurológicas: tontura, cefaleia, distúrbios psicóticos
- Gastrointestinais: náusea, vômito, diarreia
- Miscelânea: escurecimento dos dentes, língua e escurecimento das fezes

Precauções: pode causar escurecimento temporário e inofensivo da língua e/ou das fezes; pacientes com gota, diabete, úlceras hemorrágicas, hemofilia ou outras doenças hemorrágicas e insuficiência renal (por causa do componente salicilato); colite ou outras anormalidades da mucosa gastrointestinal que possam aumentar a absorção de bismuto; grandes doses, particularmente para pacientes que receberam suplementos de cálcio; pode ocorrer neurotoxicidade com doses excessivas de subcitrato de bismuto

sucralfato

Sucrafilm®

comp mast 1 g; flac 200 mg/mL

Sem informações | Precaução | B | Uso criterioso | 60+ MPI? Não

Classificação terapêutica: medicamento para tratamento de úlcera péptica e refluxo gastroesofágico

Posologia:

- Profilaxia da úlcera gástrica de estresse: 1 g, 4x/dia
- Tratamento da úlcera de estresse: 1 g, a cada 4 h
- Tratamento da úlcera duodenal: 1 g, 4x/dia, em jejum, por 4-8 semanas; profilaxia – 1 g, 2x/dia

Função hepática: não há informações disponíveis

Função renal: doença renal crônica e diálise – aumento do risco de acúmulo de alumínio e toxicidade; uso com precaução

Interações medicamentosas: digoxina, ciprofloxacino, moxifloxacino, varfarina, gemifloxacino, ofloxacino, norfloxacino

(continua)

somatostatina *(continuação)*

Reação adversa:

- Gastrointestinal: constipação (2%)

Precauções: condições que podem prejudicar a deglutição; diabete

sugamadex sódico

Bridion®

sol inj 100 mg/mL

Precaução | Precaução | Sem informações | Compatível | 60+ MPI? Não

Classificação terapêutica: reversor do bloqueio neuromuscular induzido por rocurônio ou vecurônio

Posologia:

- Reversão de bloqueio neuromuscular por rocurônio ou vecurônio: 2-4 mg/kg
- Reversão imediata de bloqueio neuromuscular induzido por rocurônio: 16 mg/kg

Administração parenteral: pode ser administrado apenas na forma de injeção única em *bolus*; a dose pode variar entre 2-4 mg/kg, dependendo do grau do bloqueio neuromuscular; reocorrência do bloqueio – dose adicional de 4 mg/kg pode ser administrada; reversão imediata do bloqueio neuromuscular – dose de 16 mg/kg é recomendada

Função hepática: disfunção hepática leve a moderada – não é necessário ajuste de dose; disfunção hepática grave, sem estudo – uso com precaução

Função renal: ClCr < 30 mL/min – uso não recomendado; diálise – uso com precaução

Interações medicamentosas: contraceptivos (medroxiprogesterona, estradiol, levonorgestrel, noretindrona, dienogeste, drospirenona, norelgestromina, desogestrel, norgestrel, norgestimato, etinilestradiol, etonogestrel)

Reações adversas:

- Dermatológicas: reações cutâneas isoladas, anafilaxia, choque anafilático
- Neurológica: complicações anestésicas

Precauções: doentes em dieta controlada de sódio; uso não recomendado para reversão de bloqueadores neuromusculares além do rocurônio ou do vecurônio; bradicardia acentuada; monitoração da função respiratória durante a recuperação

sulfadiazina

Sulfazina®

comp 500 mg

Precaução | Precaução | D | Contraindicado | 60+ MPI? Não

Classificação terapêutica: sulfonamida

Posologia:

- Toxoplasmose: 2-4 g/dia, em 3-6 doses

Função hepática: insuficiência hepática – uso com precaução

Função renal: insuficiência renal – uso com precaução

Interações medicamentosas: ciclosporina, ácido aminolevulínico

Reações adversas:

- Dermatológicas: erupção cutânea, fotossensibilidade, prurido, síndrome de Lyell, síndrome de Stevens-Johnson
- Hematológicas: anemia aplástica, anemia hemolítica, granulocitopenia, leucopenia, trombocitopenia
- Hepáticas: hepatite, icterícia
- Gastrointestinais: anorexia, diarreia, náusea, vômito
- Geniturinária: cristalúria
- Endócrina e metabólica: distúrbio da função tireoidiana
- Renais: hematúria, nefrite intersticial, nefropatia aguda
- Miscelânea: reações similares à doença do soro

Precauções: pacientes com deficiência de glicose-6-fosfato-desidrogenase; disfunção renal – manter ingestão líquida > 1,5 L/dia ou administração de bicarbonato de sódio para manter a urina alcalina; apresenta maior probabilidade de causar cristalúria porque é menos solúvel que as outras sulfonamidas; uso prolongado pode acarretar superinfecção fúngica ou bacteriana, incluindo diarreia por *Clostridium difficile* e colite pseudomembranosa

sulfametoxazol + trimetoprima

Bactrim®; Bactrim F®; Sulfametoxazol® + Trimetoprima®

comp 400/80 mg; susp 200/40 mg; comp 800/160 mg; susp 400/80 mg

Função hepática	Função renal	Gestação	Amamentação	60+
Contraindicado	Contraindicado	D	Contraindicado	MPI? Não

Classificação terapêutica: associação de sulfonamida e trimetoprima

Posologia:

- Infecções bacterianas: 5-20 mg/kg/dia, divididos, a cada 6-12 h; dose baseada na trimetoprima
- Pneumocistose: 15-20 mg/kg/dia, a cada 6 h, por 14-21 dias

Administração parenteral (compatível – SF e SG5%): administrar apenas como infusão EV lenta; pode ser diluído em 75-125 mL de solução compatível e administrado em 60-90 min

Obs.: estabilidade de 2 h para soluções de 75 mL, 4 h para 100 mL e 6 h para 125 mL

Função hepática: podem ocorrer aumento de transaminases, hepatotoxicidade (incluindo hepatite, colestase e necrose hepática), hiperbilirrubinemia; dano hepático – uso contraindicado

Função renal: podem ocorrer cristalúria, diurese, insuficiência renal, nefrite intersticial, nefrotoxicidade (em associação com a ciclosporina); ClCr > 30 mL/min – dose habitual; ClCr de 15-30 mL/min – administrar 50% da dose usual; ClCr < 15 mL/min – uso contraindicado

Interações medicamentosas: varfarina, metotrexato, digoxina, gemifloxacino, antiarrítmicos classe IA (quinidina, disopiramida, procainamida), antidepressivos tricíclicos (nortriptilina, imipramina, amitriptilina, clomipramina), leucovorina cálcica, rosiglitazona, fenitoína, amantadina, repaglinida, didanosina, rifabutina, ácido aminolevulínico

Reações adversas (as mais comuns incluem desconforto gastrointestinal, como anorexia, náusea e vômito, e efeitos dermatológicos, como erupção cutânea ou urticária; reações raras e potencialmente letais foram associadas ao uso de cotrimoxazol, incluindo reações dermatológicas e hepatotóxicas graves; a maioria das outras reações citadas é rara e a frequência não pode ser estimada com acurácia):

- Cardiovascular: miocardite alérgica
- Dermatológicas: erupção cutânea, fotossensibilidade, prurido, urticária; reações raras – dermatite esfoliativa, eritema multiforme, necrólise epidérmica tóxica, púrpura de Henoch-Schönlein e síndrome de Stevens-Johnson
- Hematológicas: agranulocitose, anemia aplástica, anemia megaloblástica, eosinofilia, granulocitopenia, hemólise (deficiência de glicose-6-fosfato-desidrogenase), meta-hemoglobinemia, pancitopenia, trombocitopenia
- Neurológicas: alucinações, ataxia, confusão mental, crises convulsivas, depressão, febre, icterícia nuclear em neonatos, meningite asséptica, neurite periférica
- Respiratórias: dispneia, infiltrados pulmonares, tosse
- Musculoesqueléticas: artralgia, mialgia, rabdomiólise
- Gastrointestinais: anorexia, colite pseudomembranosa, diarreia, estomatite, náusea, pancreatite, vômito
- Endócrinas e metabólicas: hiperpotassemia (geralmente com altas doses), hipoglicemia
- Miscelânea: angioedema, doença do soro, lúpus eritematoso sistêmico (raro), poliarterite nodosa (rara)

Precauções: uso concomitante com leucovorina por pacientes HIV-positivos com pneumonia por *Pneumocystis jiroveci* não recomendado; diarreia associada a *Clostridium difficile*; aumento do risco de efeitos colaterais em idosos, especialmente trombocitopenia com ou sem púrpura, deficiência de ácido fólico (vitamina B9), hiperpotassemia, reações cutâneas graves, supressão da medula óssea; pode ocorrer deficiência de folato – aumento do risco para alcoólatras crônicos, com disfunção renal ou hepática, alergias graves ou asma brônquica, uso de anticonvulsivante concomitante, síndrome de má absorção ou desnutrição, ou deficiência de ácido fólico preexistente, que é reversível com terapia com ácido folínico; reações de hipersensibilidade do trato respiratório têm sido relatadas; hipoglicemia de pacientes não diabéticos tem sido relatada – aumento do risco em disfunção renal e hepática, desnutrição e/ou utilização de doses elevadas; hiponatremia grave e sintomática pode ocorrer – aumento do risco em pacientes

(continua)

sulfametoxazol + trimetoprima *(continuação)*

com HIV tratados para *Pneumocystis jiroveci*; porfiria; infecções por estreptococos do grupo A beta-hemolíticos – uso não recomendado; disfunção da tireoide

Contraindicações: histórico de trombocitopenia imune induzida por sulfonamida ou trimetoprima; anemia megaloblástica por deficiência de ácido fólico (vitamina B9)

sulfassalazina

Azulfin®

comp rev lib retard 500 mg

Função hepática	Função renal	Gestação	Amamentação	60+
Com ajuste de dose	Com ajuste de dose	B/D (se usado perto do parto)	Contraindicado em menores de 1 mês de vida ou prematuros	MPI? Não

Classificação terapêutica: antialérgico

Posologia:

- Artrite reumatoide: 1-2 g/dia, em 2 doses (máximo: 4 g/dia)
- Doença inflamatória intestinal: fase aguda – 3-4 g/dia (máximo: 6 g/dia); manutenção – 2 g/dia, em intervalos de até 8 h; doença de Crohn – tem papel limitado, com algum efeito na doença colônica

Função hepática: hepatotoxicidade, incluindo casos fatais, foi relatada; recomenda-se monitoração e a interrupção da terapêutica pode ser necessária

Função renal: insuficiência renal – redução da dose recomendada com base no julgamento clínico

Interações medicamentosas: varfarina, ciclosporina, digoxina, ácido aminolevulínico

Reações adversas:

- Dermatológica: > 10% – fossensibilidade
- Neurológica: cefaleia (33%)
- Gastrointestinais: > 10% – diarreia (33%), anorexia, desconforto gástrico, náusea, vômito
- Geniturinária: oligospermia reversível (33%)
- Reações graves ou potencialmente letais: < 3% – alopecia, alteração da cor da pele, alteração da cor da urina, alucinações, anafilaxia, anemia aplástica, anemia de corpos de Heinz, anemia hemolítica, ataxia, crises convulsivas, cristalúria, depressão, dermatite esfoliativa, distúrbios da função tireoidiana, fotossensibilização, granulocitopenia, hepatite, icterícia, leucopenia, necrólise epidérmica, nefrite intersticial, nefropatia (aguda), neuropatia periférica, pancreatite, prurido, rabdomiólise, reações similares às da doença do soro, síndrome de Lyell, síndrome de Stevens-Johnson, síndrome mielodisplásica, trombocitopenia, urticária, vasculite, vertigem

Precauções: alergias; asma brônquica grave; desidratação; vigiar sinais de trombocitopenia

Contraindicações: obstrução intestinal ou urinária; porfiria

sulfato de magnésio

Sulfato de magnésio®

sol inj 100 e 500 mg/mL (10 e 50%)

Função hepática	Função renal	Gestação	Amamentação	60+
Sem informações	Com ajuste de dose	D	Compatível	MPI? Não

Classificação terapêutica: compostos de magnésio

Posologia:

- Hipomagnesemia sintomática: 1-2 g de sulfato de magnésio em 100 mL de SG5%, em 5-60 min, seguido da infusão de 4-8 g, em 12-24 h

Administração parenteral (compatível – SF, SG5% e solução de Ringer lactato): IM – para injeção, são recomendadas concentrações de 25-50% a adultos e 20% a crianças; EV – para injeção direta, deve-se utilizar concentrações ≤ 20%; para infusão, a taxa não deve exceder 1,5 mL/min de solução de 10%

Obs.: as embalagens devem ser armazenadas em TA; deve-se evitar o congelamento, e soluções concentradas podem gerar precipitados sob REF

Função hepática: não há informações disponíveis

(continua)

sulfato de magnésio *(continuação)*

Função renal: insuficiência renal – administração parenteral pode levar à toxicidade de magnésio; insuficiência renal grave – dose máxima de 20 g/48 h; monitoração frequente do magnésio sérico recomendada

Interações medicamentosas: eltrombopague, vecurônio, nicardipina, rocurônio, suxametônio (succinilcolina), nifedipino, isradipino, labetalol

Reações adversas:
- Cardiovascular: hipotensão
- Neurológicas: rubor, sudorese
- Miscelânea: bloqueio da transmissão neuromuscular com diminuição dos reflexos, hipotermia, hipotonia, colapso cardíaco, depressão respiratória e depressão do SNC, podendo levar à parada respiratória

Precaução: eclâmpsia na administração EV

Contraindicações: bloqueio cardíaco e danos do miocárdio na administração parenteral

sulfato ferroso

Sulfato ferroso®; Fer-in-sol®

Precaução | Precaução | A | Uso criterioso | MPI? Não

drg 300 mg; gotas oral 25 mg/mL; drg 250 mg; sol oral 250 mg/10 mL; comp 40 mg; sol oral 150 mg/5 mL; sol oral 44 mg/mL; ferro elementar, sol oral 125 mg/mL; xpe 500 mg/mL

Classificação terapêutica: antianêmico

Posologia:
- Anemia ferropriva: 120-180 mg/dia de ferro elementar, divididos em 2-3 tomadas

Função hepática: comprometimento da função hepática – uso com precaução

Função renal: doença renal – uso com precaução

Interações medicamentosas: zinco, ofloxacino, omeprazol, norfloxacino, moxifloxacino, penicilamina, levotiroxina, tetraciclina, levofloxacino, gatifloxacino, doxiciclina, carbidopa, levodopa, metildopa (alfametildopa), lomefloxacino, minociclina, micofenolato de sódio

Reações adversas:
- Gastrointestinais: > 10% – cólicas gástricas, constipação, epigastralgia, fezes escuras, irritação gastrointestinal, náusea, vômito; 1-10% – azia, diarreia
- Geniturinária: 1-10% – alteração da cor da urina
- Miscelânea: 1-10% – preparações líquidas podem manchar os dentes temporariamente

Precauções: alcoolismo; inflamação do trato intestinal

Contraindicações: anemia não causada por deficiência de ferro; hemocromatose; hemossiderose

suxametônio (succinilcolina)

Quelicin®

sol inj 100 e 500 mg

Sem informações | Sem informações | C | Uso criterioso | MPI? Não

Classificação terapêutica: relaxante muscular de ação periférica

Posologia:
- Bloqueio neuromuscular: dose depende do porte cirúrgico e da duração

Administração parenteral (compatível – SF e SG5%): IM – pode ser administrado dessa forma quando uma veia adequada estiver indisponível; EV – deve ser reconstituído com 2-10 mL; pode ser administrado por injeção rápida, sem diluição, ou diluído em 50-100 mL e infundido a 0,5-10 mg/min

Obs.: estabilidade imediata para soluções reconstituídas e de 24 h para soluções diluídas em TA; não deve ser misturado com soluções alcalinas de pH ≥ 8,5

Função hepática: não há informações disponíveis

Função renal: não há informações disponíveis

Interações medicamentosas: erva-de-são-joão, pancurônio, quinidina, lidocaína, bambuterol, vancomicina, metoclopramida, neostigmina, magnésio (inj), piridostigmina, atracúrio, propofol, lítio

(continua)

suxametônio (succinilcolina) *(continuação)*

Reações adversas:
- Cardiovasculares: arritmias, bradicardia (maior com a 2ª dose, mais frequente em crianças), hipertensão ou hipotensão arterial, parada cardíaca, taquicardia
- Dermatológica: erupção cutânea
- Respiratórias: apneia, depressão respiratória (prolongada)
- Musculoesqueléticas: fasciculação muscular, mialgia pós-operatória, rabdomiólise (com provável injúria renal aguda mioglobinúrica), rigidez da mandíbula
- Gastrointestinal: hipersialorreia
- Endócrina e metabólica: hiperpotassemia
- Ocular: aumento da pressão intraocular
- Renal: injúria renal aguda (secundária à rabdomiólise)
- Miscelânea: anafilaxia, hipertermia maligna

Precauções: infecção abdominal crônica; condições que causem degeneração do SNC e do sistema nervoso periférico; toxicidade digitálica; distúrbios hidroeletrolíticos; fraturas ou espasmos musculares; anormalidades genéticas da colinesterase plasmática; hipopotassemia ou hipocalcemia; glaucoma de ângulo fechado ou penetrante; lesão ocular; condições associadas à redução da atividade da colinesterase plasmática (gravidez, doença hepática ou doença renal, tumores malignos, infecções, queimaduras, anemia, doença cardíaca descompensada, úlcera péptica ou mixedema) – risco de bloqueio neuromuscular prolongado; hemorragia subaracnóidea

Contraindicações: fase aguda da lesão depois de politraumatismo; grandes queimaduras, extensivas à denervação do músculo esquelético ou lesão do neurônio motor superior; histórico pessoal ou familiar de hipertermia maligna; miopatias musculares esqueléticas

tacrolimo

Prograf®; Protopic®

cap dura 0,5, 1 e 5 mg; sol inj 5 mg/mL, cap dura lib prol 1 e 5 mg; pom derm 0,03 e 0,1%

Com ajuste de dose | Com ajuste de dose | C | Uso criterioso | MPI? Não

Classificação terapêutica: imunossupressor

Posologia:
- Prevenção da rejeição de órgãos sólidos transplantados: iniciar pelo menos 6 h após transplante de fígado ou coração e dentro das primeiras 24 h após transplante renal (pode-se atrasar até recuperação da função renal); titular doses de acordo com as concentrações; considerar uso EV somente se o paciente estiver impossibiltado para uso VO; transplante hepático – dose inicial de 0,1-0,15 mg/kg/dia, VO (liberação imediata), ou 0,1-0,2 mg/kg/dia, VO (liberação prolongada); transplante cardíaco – recomenda-se uso em combinação com azatioprina ou micofenolato de mofetila; iniciar com 0,075 mg/kg/dia, VO (liberação imediata); transplante renal – recomenda-se uso em combinação com azatioprina ou micofenolato de mofetila; iniciar com 0,1-0,2 mg/kg/dia, VO (liberação imediata); ou 0,1-0,2 mg/kg/dia, VO (liberação prolongada), a depender do uso concomitante de basiliximabe

Função hepática: insuficiência hepática, pós-transplante de fígado – monitoração recomendada; considerar ajuste da dose (VO); insuficiência hepática grave (Child-Pugh ≥ 10) – monitoração recomendada; pode exigir ajuste de dose (VO)

Função renal: nefrotoxicidade, aguda ou crônica, tem sido relatada, em particular com doses elevadas; insuficiência renal preexistente – monitoração recomendada; podem ser necessários ajuste de dose ou descontinuação (VO)

Interações medicamentosas: fluconazol, elbasvir, grazoprevir, colchicina, voriconazol, esomeprazol, omeprazol, posaconazol, hidroxicloroquina, caspofungina, cetoconazol, donepezila, anti-inflamatórios não esteroidais (ácido acetilsalicílico, naproxeno, fenilbutazona, ácido mefenâmico, fenoprofeno, ibuprofeno, indometacina, piroxicam, diclofenaco, cetoprofeno, flurbiprofeno, cetorolaco, tenoxicam, etofenamato, dipirona, nimesulida, lornoxicam, acemetacina, propifenazona, meloxicam, celecoxibe, proglumetacina, rofecoxibe, dexcetoprofeno, parocoxibe, valdecoxibe, etoricoxibe, nepafenaco, loxoprofeno, lumiracoxibe, ácido tolfenâmico, nimesulida, ácido flufenâmico), metronidazol, fenobarbital, sirolimo, sulfametoxazol + trimetoprima, nifedipino, lanzoprazol, ertapenem, cloranfenicol, antiácidos (carbonato de magnésio, hidróxido de magnésio, trissilicato de magnésio, óxido de magnésio, carbonato de alumínio, hidróxido de alumínio, fosfato de alumínio, magaldrato), danazol

(continua)

tacrolimo *(continuação)*

Reações adversas:
- Cardiovasculares: hipertensão arterial (13-62%), edema periférico (11-36%), dor torácica (19%), edema (18%), derrame pericárdico (transplante de coração: 15%); < 15% – anormalidades eletrocardiográficas (complexo QRS ou segmento ST anormal), arritmia, AVC hemorrágico, bradicardia, distúrbio vascular periférico, fibrilação atrial, fibrilação ventricular, *flutter* atrial, hemorragia, hipervolemia, hipotensão arterial, hipotensão postural, insuficiência cardíaca, insuficiência cardiopulmonar, redução da frequência cardíaca, síncope, taquicardia, tromboflebite profunda, trombose, flebite e vasodilatação
- Dermatológicas: prurido (15-36%), erupção cutânea (10-24%); < 15% – acne, alopecia, alteração da cor da pele, celulite, dermatite esfoliativa e fúngica, equimose, hirsutismo, má cicatrização, neoplasia cutânea, reação de fotossensibilidade, úlcera cutânea
- Hematológicas: anemia (5-50%), leucopenia (13-48%), leucocitose (8-32%), trombocitopenia (14-24%); < 15% – distúrbio de coagulação, policitemia, redução da protrombina
- Neurológicas: insônia (30-64%), cefaleia (25-64%), dor (24-63%), febre (19-48%), tontura (19%); < 15% – agitação, alterações do humor, alucinações, amnésia, ansiedade, calafrios, confusão mental, crises convulsivas, depressão, encefalopatia, labilidade emocional, paralisia flácida, sintomas psicóticos, psicose, quadriparesia, sonhos anormais, sonolência
- Respiratórias: derrame pleural (30-36%), atelectasia (5-28%), dispneia (5-29%), tosse (18%); < 15% – alteração da voz, asma, distúrbio pulmonar, distúrbio respiratório, edema pulmonar, faringite, pneumonia, pneumotórax, rinite, sinusite
- Musculoesqueléticas: tremor (34-56%; transplante cardíaco: 15%), fraqueza (11-52%), parestesia (17-40%), dorsalgia e/ou lombalgia (17-30%), artralgia (25%); < 15% – cãibras em membros inferiores, compressão de nervos, distúrbio articular, hipertonia, incoordenação, mialgia, mioclonia, neuropatia, osteoporose
- Hepáticas: alteração da função hepática (6-36%), ascite (7-27%); < 15% – aumento de enzimas canaliculares, aumento de DHL e bilirrubinas, colestase, colangite, hepatite e icterícia
- Gastrointestinais: diarreia (24-72%), dor abdominal (29-59%), náusea (32-46%), constipação (23-36%), anorexia (7-34%), vômito (14-29%), dispepsia (18-28%); < 15% – aumento do abdome, aumento do apetite, cólicas, disfagia, distúrbio retal, duodenite, esofagite (inclusive ulcerativa), estomatite, flatulência, ganho de peso, gastroesofagite, íleo paralítico, monilíase oral, perfuração e/ou hemorragia gastrointestinal, pseudocisto pancreático
- Endócrinas e metabólicas: hipofosfatemia (28-49%), hipomagnesemia (16-48%), hiperglicemia (21-47%), hiperpotassemia (8-45%), hipopotassemia (13-29%), hiperlipidemia (10-31%), DM (24-26%); < 15% – acidose, alcalose, desidratação, gota, hipercalcemia ou hipocalcemia, hiperfosfatemia, hiperuricemia, hipoproteinemia, redução do bicarbonato, redução do ferro sérico, síndrome de Cushing
- Geniturinárias: ITU (16-34%); < 15% – aumento da frequência urinária, cistite, disúria, espasmo vesical, incontinência urinária, noctúria, retenção urinária, urgência miccional, vaginite
- Locais: complicação no local da incisão (transplante de rim: 28%); < 15% – flebite
- Renais: provas anormais da função renal (36-56%), aumento da creatinina (23-45%), aumento do nitrogênio ureico sanguíneo (12-30%), oligúria (18-19%); < 15% – albuminúria, hematúria, hidronefrose, injúria renal aguda, necrose tubular renal, nefropatia pelo vírus BK, nefropatia tóxica
- Oculares: < 15% – ambliopia, visão anormal
- Miscelânea: infecção (24-45%), infecção por citomegalovírus (32%), disfunção do enxerto (transplante de rim: 24%); < 15% – abscesso, choro, cicatrização anormal, comprometimento da escrita, diaforese, espasmos generalizados, hérnia, herpes simples, peritonite, reação alérgica, sepse, síndrome similar à gripe
- Auditivas: < 15% – otalgia, otite média, zumbido

Precauções: transplantados renais negros – dose maior pode ser necessária; evitar consumo de álcool; uso concomitante com ciclosporina não recomendado; uso concomitante com vacinas de vírus vivos; evitar uso concomitante de nelfinavir; síndrome do QT longo congênita – evitar utilização; infecções de pele superficiais – aumento do risco de infecção por vírus varicela-zóster, infecção pelo vírus herpes simples e eczema herpético (tópica); receptores de transplante de fígado – uso não recomendado; oligúria após transplante renal – ajuste de dose necessário; doenças da pele pré-malignas e malignas – evitar uso (tópico); pode aumentar o risco de infecções dentárias; pode exacerbar varicela, herpes-zóster, DM e hepatite

tadalafila

Cialis®

comp rev 20 mg

Precaução | Precaução | B | Uso criterioso | 60+ MPI? Não

Classificação terapêutica: medicamento indicado para o tratamento da disfunção erétil, e indicado para o tratamento dos sinais e sintomas da hiperplasia prostática benigna

Posologia:
- Hiperplasia prostática benigna: 5 mg, 1x/dia; uso concomitante de fortes inibidores da CYP3A4 – dose máxima de 2,5 mg, 1x/dia
- Disfunção erétil: regime "de demanda" – 5-20 mg, pelo menos 30 min antes da atividade sexual prevista; a função erétil pode se manter melhorada por até 36 h após uma única dose; regime "de horário" – 2,5-5 mg, 1x/dia, sempre no mesmo horário, sem considerar tempo previsto para a atividade sexual; uso concomitante de fortes inibidores da CYP3A4 – dose máxima de 10 mg/dia; não mais frequente que a cada 72 h
- Hipertensão pulmonar (Adcirca®): 40 mg, 1x/dia; uso concomitante com ritonavir – ajuste de dose

Função hepática:
- Disfunção erétil: Child-Pugh classe A ou B – conforme a necessidade de uso, dose máxima de 10 mg, VO, 1x/dia; disfunção erétil e/ou hiperplasia prostática benigna com Child-Pugh classe C – não recomendado
- Hipertensão pulmonar: Child-Pugh classe A ou B – iniciar com 20 mg, VO, 1x/dia; Child-Pugh classe C – evitar o uso

Função renal:
- Disfunção erétil: ClCr de 31-50 mL/min – conforme a necessidade de uso, 5 mg/dia; dose máxima de 10 mg, não mais frequentemente que 1x a cada 48 h; ClCr < 30 mL/min ou hemodiálise – conforme a necessidade de uso dose máxima de 5 mg/dia; não mais frequentemente que 1x a cada 72 h
- Hiperplasia benigna da próstata ou disfunção erétil + hiperplasia benigna da próstata: ClCr de 31-50 mL/min – 2,5 mg/dia; podendo aumentar 5 mg/dia
- Hipertensão pulmonar: ClCr de 31-80 mL/min – iniciar com 20 mg, VO, 1x/dia, e titular a dose para 40 mg, 1x/dia, com base na tolerabilidade; ClCr < 30 mL/min ou hemodiálise – evitar o uso
- Disfunção erétil e/ou hiperplasia prostática benigna: ClCr < 30 mL/min ou hemodiálise – uso 1x/dia não é recomendado

Ajuste de dose:
- Uso concomitante de ritonavir (hipertensão pulmonar): pacientes em uso de ritonavir durante pelo menos 1 semana – iniciar com 20 mg, 1x/dia, e titular a dose para 40 mg, 1x/dia, com base na tolerabilidade; pacientes em uso de tadalafila – interromper pelo menos 24 h antes de iniciar o ritonavir e, em seguida, retomar tadalafila (20 mg, 1x/dia, pelo menos 1 semana após a terapia com ritonavir)
- Uso concomitante de inibidor do CYP3A4 forte (p. ex., cetoconazol, itraconazol, ritonavir): disfunção erétil – uso conforme a necessidade, dose máxima de 10 mg; não mais frequentemente que a cada 72 h; disfunção erétil e/ou hiperplasia prostática benigna – usar 1x/dia; dose máxima de 2,5 mg/dia
- Uso concomitante de inibidor do CYP3A4 forte (p. ex., cetoconazol, itraconazol): hipertensão pulmonar – evitar o uso
- Uso concomitante de indutor do CYP3A4 forte (p. ex., rifampicina): hipertensão pulmonar – evitar o uso
- Uso concomitante com alfabloqueador: disfunção erétil – iniciar com a dose mais baixa recomendada; antes o paciente deve estar estável em tratamento com alfabloqueadores
- Uso concomitante com alfabloqueador: hiperplasia prostática benigna – evitar o uso

Interações medicamentosas: nitratos orgânicos (nitroglicerina, dinitrato de isossorbida, mononitrato de isossorbida, propatilnitrato), tansulosina, tipranavir, cetoconazol, alfuzosina, ritonavir, doxazosina, rifampicina

Reações adversas (foram relatados eventos similares adversos com dosagem 1x/dia, mas são geralmente menores que com doses utilizadas conforme necessário):
- Cardiovascular: rubores (2-3%)
- Neurológica: cefaleia (1-15%)
- Respiratória: congestão nasal (2-3%)
- Musculoesqueléticas: dorsalgia e/ou lombalgia (3-6%), mialgia (1-4%), dor em membros (1-3%), aumento da CPK (2%)
- Gastrointestinal: dispepsia (4-10%)

(continua)

tadalafila *(continuação)*

Precauções: deformações anatômicas do pênis; angina (disfunção erétil); arritmias; controle autonômico da PA gravemente prejudicado; distúrbios hemorrágicos ou úlcera péptica ativa; doença cardiovascular subjacente; condições com predisposição para o priapismo; insuficiência cardíaca classe ≥ II nos últimos 6 meses; doenças hereditárias degenerativas da retina; hipertensão não controlada; hipotensão; obstrução de saída do ventrículo esquerdo; histórico ou fatores de risco para neuropatia isquêmica anterior não arterítica óptica; doença pulmonar veno-oclusiva; AVC nos últimos 6 meses

Contraindicações: uso concomitante de nitratos (qualquer tipo), regular ou intermitentemente

tamoxifeno

Citrato de tamoxifeno®, Festone®, Nolvadex®, Nolcadex D®, Taxofen®

10 e 20 mg comp rev, 10 e 20 mg comp

Fígado	Rim	Gestação	Lactação	Idosos (60+)
Sem ajuste de dose	Sem ajuste de dose	Contra-indicado	Contra-indicado	MPI? Não

Classificação terapêutica: antiestrogênio, antineoplásico

Posologia: a dose diária recomendada de citrato de tamoxifeno é de 20 mg, em dose única diária ou fracionada (separadas) em duas doses (2 comprimidos de 10 mg). Não ocorrendo resposta satisfatória após 1 ou 2 meses, deve-se aumentar a dose para 20 mg 2 vezes ao dia

Interações medicamentosas: varfarina, paroxetina, metotrexato, lofexidina, hidroxicloroquina, donepezila, ciclofosfamida, fluororacila, mitomicina, fenitoína

Reações adversas:

- Dermatológica: eritema multiforme, síndrome de Stevens-Johnson, rubor na menopausa (41 a 80%)
- Endócrina metabólica: câncer de mama, contralateral
- Hematológica: trombose venosa profunda (0,45 a 0,8%), desordem tromboembólica (1,7%)
- Hepática: função hepática anormal
- Oftalmológica: catarata (7 a 8,7%), cirurgia de catarata (1,5 a 3%)
- Reprodutiva: câncer de mama, receptor-negativo, câncer de útero, períodos irregulares (13 a 25%), corrimento vaginal (13 a 30%)
- Respiratória: pneumonia intersticial, embolia pulmonar

Precauções:

- Uso concomitante: evite inibidores moderados a fortes do CYP2D6 em doentes normais (nível de atividade [AS] 1,5 a 2) ou metabolizadores ultrarrápidos do CYP2D6 (AS superior a 2). Evite inibidores fracos a fortes do CYP2D6 em doentes que sejam metabolizadores normais ou intermediários do CYP2D6 (AS de 1 ou menos)
- Endócrina e metabólica: hipercalcemia tem sido relatada em alguns pacientes com metástases ósseas dentro de poucas semanas do início da terapia; se ocorrer hipercalcemia, tratar adequadamente; se for grave, a interrupção pode ser necessária
- Hematológicas: aumento da incidência de eventos tromboembólicos, incluindo acidente vascular cerebral, trombose venosa profunda e embolia pulmonar, durante a terapia; risco aumentado quando coadministrado com quimioterapia. Foram relatadas diminuições na contagem de plaquetas; monitoramento recomendado. Observou-se leucopenia, por vezes associada a anemia e/ou trombocitopenia; monitoramento recomendado. Neutropenia e pancitopenia, incluindo alguns casos graves, foram relatados; monitoramento recomendado
- Hepática: vários casos de câncer de fígado foram relatados em ensaios clínicos. Tem sido associada a alterações nos níveis de enzimas hepáticas e anormalidades graves, incluindo esteatose hepática, colestase e necrose hepática, sendo alguns casos fatais; monitoramento recomendado
- Malignidade: segundo tumores primários ocorrendo em locais diferentes do endométrio foram relatados após o uso
- Oftalmologia: foram relatados distúrbios oculares, incluindo alterações na córnea, decréscimo na percepção da visão de cores, trombose da veia da retina e retinopatia

(continua)

tamoxifeno *(continuação)*

- Oftálmica: foi relatada uma incidência aumentada de cataratas, algumas com necessidade de cirurgia
- Reprodutiva: foi relatada uma incidência aumentada de malignidades uterinas (adenocarcinoma endometrial e sarcoma uterino), incluindo casos fatais; sarcoma uterino foi relatado como ocorrendo mais frequentemente com uso a longo prazo (2 anos ou mais). Foi relatada uma incidência aumentada de alterações endometriais, incluindo hiperplasia e pólipos. Endometriose e miomas uterinos foram relatados. Cistos ovarianos foram observados após tratamento em pacientes na pré-menopausa com câncer de mama avançado. Irregularidade menstrual ou amenorreia foram relatadas. Pode causar danos fetais e risco potencial ao feto, incluindo o risco potencial a longo prazo de uma síndrome semelhante ao dietilestilbestrol; aconselhar mulheres com potencial reprodutivo a usar contraceptivos não hormonais eficazes durante o tratamento e por 9 meses após a última dose

Contraindicações:

- Hipersensibilidade conhecida (p. ex., angioedema, reações cutâneas graves) ao tamoxifeno ou a qualquer componente do produto. Terapia anticoagulante do tipo cumarina concomitante, incluindo varfarina, se a indicação para tratamento for redução da incidência de câncer de mama em mulheres de alto risco ou redução do risco de câncer de mama invasivo após tratamento de carcinoma ductal *in situ*
- História de trombose venosa profunda se a indicação para tratamento for a redução da incidência de câncer de mama em mulheres de alto risco ou a redução do risco de câncer de mama invasivo após o tratamento do carcinoma ductal *in situ*
- História de embolia pulmonar se a indicação para tratamento for redução da incidência de câncer de mama em mulheres de alto risco ou redução do risco de câncer de mama invasivo após tratamento de carcinoma ductal *in situ*

talidomida

Talidomida®

comp 100 mg

Fígado	Rim	Gestação	Lactação	Idosos (60+)
Precaução	Sem informações	X	Contra-indicado	MPI? Não

Classificação terapêutica: imunossupressor

Posologia:

- Eritema nodoso lepromatoso: forma aguda – iniciar com 100-300 mg, 1x/dia, ao se deitar, mantendo até melhora dos sintomas (geralmente, cerca de 2 semanas); e, então, diminuir 50 mg, a cada 2-4 semanas; neurite moderada a grave – administrar concomitantemente corticosteroides; na fase de manutenção, manter a dose mínima necessária para controle dos sintomas, objetivando desmame em 3-6 meses
- Mieloma múltiplo: 200 mg, ao se deitar, em combinação com dexametasona

Função hepática: podem ocorrer aumento de AST (3-25%), aumento de bilirrubinas (14%), provas da função hepática anormais (9%); uso com precaução

Função renal: não há informações disponíveis

Interações medicamentosas: álcool, barbituratos, clorpromazina, antidepressivos, anti-histamínicos, ansiolíticos, relaxantes musculares, depressores do sistema nervoso central, reserpina, cloranfenicol, cisplatina, dapsona, didanosina, etambutol, etionamida, hidralazina, isoniazida, lítio, metronidazol, nitrofurantoína, óxido nitroso, fenitoína, estavudina, vincristina, zalcitabina, carbamazepina, griseofulvina, rifabutina, rifampicina, inibidores das proteases como indinavir, nelfinavir, ritonavir ou saquinavir

Reações adversas:

- Cardiovasculares: edema (57%), trombose e/ou embolia (23%; grau 3: 13%; grau 4: 9%), hipotensão arterial (16%), edema periférico (3-8%), edema facial (4%)
- Dermatológicas: erupção cutânea (21-31%), *rash* e/ou descamação cutânea (30%; grau 3: 4%), ressecamento da pele (21%), exantema maculopapular (4-19%), acne (3-11%), dermatite (fúngica: 4-9%), prurido (3-8%), distúrbios ungueais (3-4%)
- Hematológicas: leucopenia (17-35%), neutropenia (31%), anemia (6-13%), linfadenopatia (6-13%)
- Neurológicas: fadiga (79%; grau 3: 3%, grau 4: 1%), sonolência (36-38%), tontura (4-20%), neuropatia sensorial (54%), confusão mental (28%), ansiedade e/ou agitação (9-26%), febre (19-23%), neuropatia motora (22%), cefaleia (13-19%), insônia (9%), nervosismo (3-9%), mal-estar (8%), vertigem (8%), dor (3-8%)
- Respiratórias: dispneia (42%), faringite (4-8%), sinusite (4-8%), rinite (4%)
- Musculoesqueléticas: fraqueza muscular (40%), tremor (4-26%), fraqueza (6-22%), mialgia (17%), parestesia (6-16%), artralgia (13%), neuropatia (8%), dorsalgia e/ou lombalgia (4-6%), cervicalgia (4%), rigidez cervical (4%)

(continua)

talidomida *(continuação)*

- Gastrointestinais: constipação (3-55%), anorexia (3-28%), náusea (4-24%), perda de peso (23%), ganho de peso (22%), diarreia (4-19%), monilíase oral (4-11%), xerostomia (8-9%), flatulência (8%), odontalgia (4%)
- Endócrinas e metabólicas: hipocalcemia (72%), hiperlipemia (6-9%)
- Geniturinárias: hematúria (11%), albuminúria (3-8%), impotência (3-8%)
- Miscelânea: diaforese (13%), infecção (6-8%)

Precauções: recomenda-se cautela enquanto dirigir, operar máquinas ou realizar outras atividades que exijam atenção ou que sejam perigosas; não utilizar álcool; usar criteriosamente para mulheres em idade fértil

Contraindicações: hipersensibilidade a quaisquer componentes da fórmula – reação mais comum em pacientes com HIV; não utilizar caso haja possibilidade de gestação

tegaserode

Zelmac®

comp 6 mg

Contra-indicado | Contra-indicado | B | Uso criterioso | MPI? Não

Classificação terapêutica: medicamento para disfunção funcional intestinal

Posologia:

- Síndrome do intestino irritável com constipação: mulheres com idade < 55 anos sem doenças cardiovasculares conhecidas – 6 mg, 2x/dia, antes das refeições, por 4-6 semanas; pode ser repetido tratamento por mais 4-6 semanas se houver resposta inicial satisfatória
- Constipação idiopática crônica: mulheres com idade < 55 anos sem doenças cardiovasculares conhecidas – 6 mg, 2x/dia, antes das refeições, por 4-6 semanas; reavaliar periodicamente necessidade de repetição do tratamento

Função hepática: insuficiência hepática moderada ou grave – uso contraindicado

Função renal: insuficiência renal grave – uso contraindicado

Interações medicamentosas: sem interações conforme a base de dados Micromedex

Reações adversas:

- Neurológicas: cefaleia (15%), tontura (4%), enxaqueca (2%)
- Musculoesqueléticas: dorsalgia e/ou lombalgia (5%), artropatia (2%), dor em membros inferiores (1%)
- Gastrointestinais: dor abdominal (12%), diarreia (9%; intensa: < 1%), náusea (8%), flatulência (6%)

Precauções: dor abdominal de início recente ou piora súbita; diarreia atual ou histórico de episódios frequentes; diarreia grave; idosos; hipotensão; colite isquêmica ou outra isquemia intestinal; histórico prévio de ataque cardíaco ou AVC; angina instável; hipertensão; hiperlipidemia; diabete; idade > 55 anos; tabagismo; obesidade; depressão; ansiedade; ideação suicida

Contraindicações: histórico de aderências abdominais, obstrução intestinal ou disfunção do esfíncter de Oddi; doença da vesícula biliar sintomática; homens e crianças

teicoplanina

Targocid®

pó liof sol inj

200 e 400 mg

Sem informações | Com ajuste de dose | B | Uso criterioso | MPI? Não

Classificação terapêutica: antibacteriano glicopeptídeo

Posologia:

- Infecções por bactérias Gram-positivas, peritonite associada à diálise peritoneal, profilaxia cirúrgica: 400-800 mg (6-12 mg/kg), EV, a cada 12 h, por 3-5 doses, passando para 6-12 mg, EV ou IM, 1x/dia (o regime inicial usual é de 3 doses de 400 mg, a cada 12 h, seguidas de 1 dose de manutenção de 400 mg, 1x/dia)
- Diarreia por *Clostridium difficile:* 200 mg, VO, a cada 12 h, por 7-14 dias (ingestão após reconstituição do pó como solução oral)

Administração parenteral (compatível – SF, SG5%, solução de Ringer e Ringer lactato): reconstituir o pó com diluente próprio (3 mL) e dissolver com cuidado para evitar a formação de espuma; se a solução ficar espumosa, deixar 15 min em

(continua)

teicoplanina *(continuação)*

repouso; pode ser administrado por injeção IM, EV direta lenta (3-5 min) e por infusão (30 min); os 400 mg podem ser diluídos em 40 mL de SG5% ou 200 mL de SF e infundidos em 30-60 min; a dose de ataque recomendada é de 3 doses de 400 mg, EV, a cada 12 h, e a dose de manutenção, de 400 mg, EV ou IM, 1x/dia Obs.: estabilidade de 24 h em REF para soluções reconstituídas e diluídas para infusão

Função hepática: podem ocorrer elevação de transaminases e/ou fosfatase alcalina; disfunção hepática – não há informações disponíveis

Função renal: pode ocorrer elevação de creatinina sérica; disfunção renal – redução da dose não é necessária até o 4º dia de tratamento; depois, com ClCr de 40-60 mL/min – dose de manutenção deverá ser diminuída para a metade (utilizando-se dose usual de manutenção, a cada 2 dias, ou a metade dessa dose, 1x/dia); ClCr < 40 mL/min e hemodiálise – dose de manutenção deve ser reduzida para ⅓ da usual (utilizando-se essa dose a cada 3 dias ou ⅓ da dose, 1x/dia)

Interações medicamentosas: sem interações conforme a base de dados Micromedex

Reações adversas:

- Hematológicas: eosinofilia, leucopenia, neutropenia, trombocitopenia, raros casos de agranulocitose reversível
- Neurológicas: tontura, cefaleia, convulsões (intraventricular)
- Gastrointestinais: náusea, vômito, diarreia
- Local: eritema, dor local, tromboflebite e abscesso no local da injeção IM
- Reações alérgicas: erupção cutânea, prurido, febre, rigidez, broncoespasmo, reações anafiláticas, choque anafilático, urticária, angioedema e raros casos de dermatite esfoliativa, necrólise epidérmica tóxica, eritema multiforme (incluindo síndrome de Stevens-Johnson); adicionalmente, foram relatadas reações relacionadas às infusões, como eritema ou rubor do tronco
- Outro: superinfecção (supercrescimento de organismos não suscetíveis)

Precauções: monitorar as funções auditiva, hematológica, hepática e renal, particularmente de pacientes com insuficiência renal, sob tratamento prolongado e aqueles que necessitam de uso concomitante de fármacos que possam ter efeitos tóxicos para o sistema auditivo e tóxicos para o sistema renal

telmisartana

Micardis®

comp 40 e 80 mg

Com ajuste de dose | Precaução | C/D (se usado no 2º e 3º trimestres) | Uso criterioso | MPI? Não

Classificação terapêutica: antagonistas da angiotensina II

Posologia:

- Hipertensão: iniciar com 40 mg, 1x/dia; dose habitual de 40-80 mg/dia
- Proteção cardiovascular: alvo de 80 mg/dia

Função hepática: disfunção hepática ou doença obstrutiva das vias biliares – depuração reduzida; iniciar a terapia com dose reduzida

Função renal: alterações na função renal, incluindo oligúria, azotemia progressiva, injúria renal aguda e/ou morte; uso com precaução

Interações medicamentosas: alisquireno, inibidores da enzima conversora de angiotensina (captopril, enalapril, lisinopril, ramipril, quinapril, benazepril, fosinopril, perindopril, trandolapril), antiinflamatórios não esteroidais (ácido acetil salicílico, naproxeno, fenilbutazona, ácido mefenâmico, fenoprofeno, ibuprofeno, indometacina, piroxicam, diclofenaco, cetoprofeno, flurbiprofeno, cetorolaco, tenoxicam, etofenamato, dipirona, nimesulida, lornoxicam, acemetacina, propifenazona, meloxicam, celecoxibe, proglumetacina, rofecoxibe, dexcetoprofeno, parecoxibe, valdecoxibe, etoricoxibe, nepafenaco, loxoprofeno, lumiracoxibe, ácido tolfenâmico, nimesulida, ácido flufenâmico), colesevelam

Reações adversas:

- Cardiovasculares: dor torácica (1%), edema periférico (1%), hipertensão arterial (1%)
- Neurológicas: cefaleia (1%), dor (1%), fadiga (1%), tontura (1%)
- Respiratórias: infecção de vias aéreas superiores (7%), sinusite (3%), tosse (2%), faringite (1%)
- Musculoesqueléticas: dorsalgia e/ou lombalgia (3%), mialgia (1%)
- Gastrointestinais: diarreia (3%), dispepsia (1%), dor abdominal (1%), náusea (1%)
- Geniturinária: ITU (1%)
- Miscelânea: síndrome similar à gripe (1%)

(continua)

telmisartana *(continuação)*

Precauções: pacientes com histórico de angioedema com outras drogas; pacientes com depleção de volume, incluindo aqueles em tratamento com diuréticos; estenose da artéria renal bilateral ou unilateral

Contraindicação: uso concomitante de alisquireno em pacientes com diabete

tenecteplase

Metalyse®

sol inj 8.000 e 10.000 UI (40 e 50 mg)

Precaução | Precaução | C | Uso criterioso | MPI? Não

Classificação terapêutica: antitrombótico

Posologia:

- IAM com supradesnivelamento do segmento ST: administrar em *bolus* de 5 segundos, idealmente em até 30 min após a chegada do paciente ao serviço de emergência, com uso concomitante de ácido acetilsalicílico, clopidogrel e heparina (não fracionada ou de baixo peso molecular); a dose deve ser ajustada pelo peso do paciente (máximo: 50 mg): < 60 kg – 30 mg, 60-69 kg – 35 mg, 70-79 kg – 40 mg, 80-89 kg – 45 mg, ≥ 90 kg – 50 mg

Administração parenteral: reconstituir imediatamente antes da administração, em AD, formando uma solução de 5 mg/mL; a dose depende do peso corporal, sendo a dose máxima de 10.000 UI (50 mg); pode ser administrado por injeção em *bolus* (5-10 segundos)

Obs.: incompatível com solução glicosada; linhas contendo dextrose devem ser lavadas com SF antes da administração de tenecteplase para evitar a formação de precipitados; estabilidade de 8 h em TA e de 24 h em REF

Função hepática: disfunção hepática grave – aumento do risco de eventos adversos; uso com precaução

Função renal: doença renal – aumento do risco de eventos adversos; uso com precaução

Interações medicamentosas: ácido acetilsalicílico, dipiridamol

Reações adversas:

- Sangramentos: como para todos os medicamentos que podem afetar a hemostasia, o sangramento é o principal efeito adverso associado; a hemorragia pode ocorrer em praticamente qualquer local; o risco depende de múltiplas variáveis, incluindo a dose administrada, o uso concomitante de múltiplos agentes que alteram a hemostasia e a predisposição do paciente; a lise rápida de trombos coronarianos por agentes trombolíticos pode estar associada a arritmias arteriais e/ou ventriculares relacionadas à reperfusão
- Hematológica: > 10% – sangramento
- Neurológica: 1-10% – AVC
- Respiratória: 1-10% – sangramento faríngeo
- Gastrointestinais: 1-10% – epistaxe, hemorragia gastrointestinal
- Local: > 10% – hematoma; 1-10% – sangramento no local da punção do cateter
- Geniturinária: 1-10% – sangramento geniturinário

Precauções: idade avançada; arritmias; punções arteriais locais não compressíveis; punções venosas jugular interna e subclávia devem ser evitadas; endocardite bacteriana subaguda; doença cerebrovascular; retinopatia diabética hemorrágica ou outras condições oftálmicas hemorrágicas; hemorragia gastrointestinal recente; sangramento geniturinário; hipertensão; injeções IM devem ser evitadas nas primeiras horas após a administração; trombo do coração esquerdo; pericardite aguda; tromboflebite séptica ou cânula atrioventricular ocluída em local com infecção grave; cirurgia recente grande; trauma recente

Contraindicações: diátese hemorrágica conhecida; histórico de AVC; hipertensão grave não controlada; hemorragia interna ativa; cirurgia intraespinhal ou intracraniana, ou traumatismo nos últimos 2 meses; neoplasia intracraniana; malformação arteriovenosa ou aneurisma

tenofovir

Viread®

comp rev 300 mg

Precaução | Com ajuste de dose | B | Contra-indicado | MPI? Não

Classificação terapêutica: antiviral

(continua)

tenofovir *(continuação)*

Posologia:

- Infecção pelo vírus da hepatite B: 300 mg, 1x/dia
- Infecção pelo HIV: 300 mg, 1x/dia, em associação com outros antirretrovirais

Função hepática: podem ocorrer aumento das transaminases, acidose láctica e hepatomegalia grave com esteatose com o uso de análogos de nucleosídeos isoladamente ou em combinação com antirretrovirais; aumento do risco para pacientes do sexo feminino, obesos ou pessoas com exposição prolongada a nucleosídeos; exacerbações agudas graves de hepatite B têm ocorrido após a interrupção – monitorar a função hepática por vários meses após interrupção da terapia; pode ser necessário o reinício do tratamento; uso com precaução

Função renal: ClCr > 50 mL/min – 300 mg, a cada 24 h; ClCr de 30-49 mL/min – 300 mg, a cada 48 h; ClCr de 10-29 mL/min – 300 mg, a cada 72-96 h; ClCr < 10 mL/min sem hemodiálise – sem estudos; hemodiálise – 300 mg, a cada 7 dias, ou depois de um total de aproximadamente 12 h de hemodiálise; dar dose após sessão de hemodiálise

Interações medicamentosas: didanosina, atazanavir, tipranavir, darunavir, ritonavir, lopinavir

Reações adversas:

- Dermatológicas: exantema (maculopapular, pustular ou vesicobolhoso), prurido ou urticária (5-7%; pacientes que nunca receberam tratamento: 18%)
- Hematológica: neutropenia (1-2%)
- Neurológicas: dor (7-12%), cefaleia (5-8%), depressão (4-8%; pacientes que nunca receberam tratamento: 11%), insônia (3-4%), febre (2-4%; pacientes que nunca receberam tratamento: 8%), tontura (1-3%)
- Respiratória: pneumonia (2-3%)
- Musculoesqueléticas: fraqueza (7-11%), dorsalgia e/ou lombalgia (3-4%; pacientes que nunca receberam tratamento: 9%), mialgia (3-4%), neuropatia (periférica: 1-3%)
- Gastrointestinais: diarreia (11-16%), náusea (8-11%), dor abdominal (4-7%), vômito (4-7%), anorexia (3-4%), dispepsia (3-4%), flatulência (3-4%), perda de peso (2-4%)
- Endócrina e metabólica: aumento de amilases (pacientes que nunca receberam tratamento: 9%)
- Miscelânea: diaforese (3%)

Precauções: coinfecção de HIV-1 e vírus da hepatite B – aumento do risco de resistência do HIV-1; combinação de didanosina e tenofovir não recomendada; combinação de lamivudina e abacavir com tenofovir ou combinação de lamivudina e didanosina com tenofovir não recomendadas; evitar uso concomitante ou recente de agentes nefrotóxicos incluindo cidofovir, aciclovir, valaciclovir, ganciclovir, valganciclovir, aminoglicosídeos ou uso de alta ou múltiplas doses de AINH; evitar uso concomitante com adefovir dipivoxil; osteomalacia associada à tubulopatia renal proximal; idade < 18 anos; tratamento deve ser suspenso se houver o aparecimento de acidose metabólica ou insuficiência hepática; dosar a creatinina sérica antes do início do tratamento; deve-se ficar atento ao aumento da gordura corporal e da síndrome da reconstituição imunológica; pode provocar o aparecimento de osteomalacia

teofilina

Teolong®

100 e 200 mg cap gel microg

Com ajuste de dose | Sem ajuste de dose | C | Uso criterioso | MPI? Não

Classificação terapêutica: antiasma, broncodilatador

Posologia: a dose deve ser calculada com base no peso corpóreo ideal, pois a teofilina não se distribui no tecido adiposo. A dose diária de manutenção de teofilina para adultos e crianças a partir de 16 anos é de 11-13 mg/kg de peso corpóreo.

Interações medicamentosas: fluvoxamina, ciprofloxacino, eritromicina, cimetidina, peginterferona, tiabendazol, fenitoína, bupropiona, mexiletina, fluconazol, halotano, flurazepam, clordiazepóxido, lorazepam, clorazepato, clonazepam, diazepam, nitrazepam, alprazolam, clobazam, estazolam, flunitrazepam, propafenona, canabis, tacrina, ritonavir, pentoxifilina, fenobarbital, secobarbital, erva de São João, dissulfiran, zafirlucaste, isoproterenol, telitromicina, ticlopidina, azitromicina, metotrexato, pancurônio, amiodarona, carbamazepina, interferon alfa 2A

(continua)

teofilina *continuação*

Reações adversas:
- Gastrintestinal: náusea, vômito
- Neurológica: dor de cabeça, insônia, tremor, hemorragia intracraniana, convulsão
- Psiquiátrica: irritabilidade, inquietação
- Cardiovascular: fibrilação atrial, taquiarritmia
- Dermatológica: síndrome de Stevens-Johnson

Precauções:
- Idade: neonatos (termo e prematuro), crianças menores de 1 ano, idosos (acima de 60 anos) reduziram a depuração da teofilina, aumentam o risco de toxicidade grave e potencialmente fatal da teofilina
- Úlcera péptica ativa; risco de exacerbação da condição atual
- Arritmia cardíaca; não incluindo bradiarritmias, risco de exacerbação da condição atual
- Drogas concomitantes que inibem ou aumentam o metabolismo da teofilina aumenta o risco de efeitos adversos graves e potencialmente fatais
- Insuficiência cardíaca congestiva; redução da depuração da teofilina, aumenta o risco de toxicidade grave e potencialmente fatal da teofilina
- Aumento da dose; ajusta a dose com base na concentração sérica máxima de teofilina no estado estacionário
- Febre; 102 graus Fahrenheit ou mais por 24 horas ou mais, ou menores elevações de temperatura por períodos mais longos reduziram a depuração da teofilina, aumentando o risco de toxicidade grave e potencialmente fatal da teofilina
- Comprometimento da função hepática, doença hepática, cirrose, hepatite aguda; redução da depuração da teofilina, aumenta o risco de toxicidade grave e potencialmente fatal da teofilina
- Lactentes com menos de 3 meses de idade com função renal reduzida; redução da depuração da teofilina, aumenta o risco de toxicidade grave e potencialmente fatal da teofilina
- Hipotireoidismo; redução da depuração da teofilina, aumenta o risco de toxicidade grave e potencialmente fatal da teofilina
- Edema pulmonar (agudo) ou *cor pulmonale*; redução da depuração da teofilina, aumenta o risco de toxicidade grave e potencialmente fatal da teofilina
- Distúrbios convulsivos; risco de exacerbação da condição atual
- Sepse; redução da depuração da teofilina, aumenta o risco de toxicidade grave e potencialmente fatal da teofilina
- Toxicidade grave não é necessariamente precedida por efeitos colaterais leves ou moderados
- Choque; redução da depuração da teofilina, aumenta o risco de toxicidade grave e potencialmente fatal da teofilina
- Parar de fumar; redução da depuração da teofilina, aumenta o risco de toxicidade grave e potencialmente fatal da teofilina

Contraindicações:
Hipersensibilidade à teofilina ou a qualquer componente do produto
Alergia conhecida a produtos de milho ou milho; em soluções contendo dextrose (injeção)

terbinafina

Lamisil®; Lamisilate®

comp 250 mg; spr e crem 1%

Precaução | Precaução | C | Uso criterioso | 60+ MPI? Não

Classificação terapêutica: antifúngico

Posologia:
- *Tinea pedis*: tópico – aplicar 1-2x/dia, por pelo menos 1 semana; VO – 250 mg/dia, em 1-2 doses, por 2-6 semanas
- *Tinea corporis*, *Tinea cruris*: tópico – aplicar 1x/dia, por 1 semana; VO – 250 mg/dia, em 1-2 doses, por 2-4 semanas
- Candidíase cutânea: tópico – 1-2x/dia, por 1-2 semanas
- *Tinea versicolor*: tópico – 1-2x/dia, por 1-2 semanas
- Onicomicose: 250 mg, 1x/dia, por 6-12 semanas (prolongar até 12 semanas, especialmente se o hálux for acometido)

Função hepática: podem ocorrer alterações de enzimas hepáticas (3%) (VO); doença hepática ativa ou crônica – uso não recomendado; uso com precaução

(continua)

terbinafina *(continuação)*

Função renal: ClCr < 50 mL/min – uso não recomendado; uso com precaução

Interações medicamentosas: sem interações conforme a base de dados Micromedex

Reações adversas (eventos adversos listados para comp, a menos que haja outra especificação; grânulos VO foram estudados em pacientes de 4-12 anos de idade):
- Dermatológicas: VO – erupção cutânea (6%; grânulos: 2%), prurido (3%; grânulos: 1%), urticária (1%); tópico (1-10%) – dermatite de contato, erupção cutânea, esfoliação, irritação, prurido, ressecamento, sensação de queimação
- Neurológicas: VO – cefaleia (13%; grânulos: 7%), febre (grânulos: 7%)
- Respiratórias: VO – nasofaringite (grânulos: 10%), tosse (grânulos: 6%), congestão nasal (grânulos: 2%), dor faríngea (grânulos: 2%), rinorreia (grânulos: 2%)
- Hepática: VO – alterações de enzimas hepáticas (3%)
- Gastrointestinais: VO – diarreia (6%; grânulos: 3%), vômito (grânulos: 5%), dispepsia (4%), náusea (3%; grânulos: 2%), distúrbio do paladar (3%), dor abdominal (2%; grânulos: 2-4%), odontalgia (grânulos: 1%)
- Locais: tópico (1-10%) – irritação, sensação de picada

Precauções: imunodeficiência conhecida ou suspeita; lúpus eritematoso cutâneo ou sistêmico; alterações no olfato; alteração no paladar; pode produzir insuficiência hepática

teriparatida

Fortéo®
Colter Pen

caneta inj
250 mcg/mL
(20 mcg/dose)

Sem informações | Sem ajuste de dose | C | Uso criterioso | 60+ MPI? Não

Classificação terapêutica: hormônio paratiroideano

Posologia:
- Osteoporose: 20 mcg, SC, 1x/dia

Administração parenteral: via SC exclusiva

Função hepática: não há informações disponíveis

Função renal: disfunção renal – ajuste de dose não é necessário

Interações medicamentosas: sem interações conforme a base de dados Micromedex

Reações adversas:
- Cardiovasculares: dor torácica (3%), síncope (3%)
- Dermatológica: erupção cutânea (5%)
- Neurológicas: tontura (8%), depressão (4%), vertigem (4%)
- Respiratórias: rinite (10%), faringite (6%), dispneia (4%), pneumonia (4%)
- Musculoesqueléticas: artralgia (10%), fraqueza (9%), cãibras em membros inferiores (3%)
- Gastrointestinais: náusea (9%), dispepsia (5%), vômito (3%), distúrbios dentais (2%)
- Endócrina e metabólica: hipercalcemia (aumentos passageiros observados 4-6 h após a administração em 11% das mulheres e 6% dos homens)
- Geniturinária: hiperuricemia (3%)
- Miscelânea: anticorpos antiteriparatida (mulheres em tratamento prolongado: 3%; reações de hipersensibilidade ou redução da eficácia não foram associadas em pré-estudos clínicos)

Precauções: urolitíase ativa ou recente; metástases ósseas ou histórico de neoplasias ósseas; terapia com digitálicos; doenças ósseas metabólicas; epífises abertas; doença de Paget; pacientes com maior risco de base para osteossarcoma; hipercalcemia preexistente; radioterapia prévia; elevações inexplicadas da fosfatase alcalina; uso por > 2 anos não recomendado; vigiar a administração em portadores de urolitíase e pacientes em uso de digitálicos; pode produzir hipotensão ortostática; suspender o tratamento em caso de hipercalcemia persistente; aumenta as concentrações séricas de ácido úrico

terlipressina

Glypressin®

pó liof sol inj 1 mg

Função hepática	Função renal	Gestação	Lactação	60+
Sem informações	Precaução	X	Contraindicado	MPI? Não

Classificação terapêutica: hormônio do lobo posterior da hipófise

Posologia:
- Hemorragia digestiva alta: 2 mg, EV, em *bolus*, seguidos de 1-2 mg, a cada 4-6 h, por 2-5 dias
- Síndrome hepatorrenal: 1 mg, a cada 6 h, EV, em *bolus*; dose pode ser aumentada até 2 mg, a cada 3 dias, se não houver resposta; interromper tratamento quando creatinina < 1,5 mg/dL ou até no máximo 15 dias

Administração parenteral (compatível – SF): reconstituir em 5 mL de diluente próprio, gerando solução de 0,2 mg/mL; pode-se realizar uma diluição adicional em 10 mL e administrar por injeção em *bolus*; o valor-padrão de dose máxima é de 120-150 mcg/kg

Obs.: estabilidade de 12 h em TA e de 24 h em REF para soluções reconstituídas

Função hepática: não há informações disponíveis

Função renal: insuficiência renal – uso com precaução

Interações medicamentosas: sem interações conforme a base de dados Micromedex

Reações adversas:
- Cardiovasculares: leve aumento da PA; raramente, podem ocorrer arritmia, bradicardia e insuficiência coronariana
- Neurológicas: palidez da face e do corpo, cefaleia
- Respiratória: dispneia
- Gastrointestinais: aumento do movimento peristáltico, dor abdominal, náusea, diarreia, evacuação espontânea
- Miscelânea: necrose no local da injeção; podem ocorrer contrações uterinas decorrentes de distúrbios circulatórios no miométrio e no endométrio, hiponatremia e hipocalcemia

Precauções: hipertensão; doenças cardíacas; asma brônquica; durante o tratamento, PA, frequência cardíaca e balanço de líquidos devem ser monitorados

Contraindicação: choque séptico com baixo débito cardíaco

tetraciclina

Tetraciclina®

cap 250 e 500 mg; susp oral 100 mg/5 mL

Função hepática	Função renal	Gestação	Lactação	60+
Sem ajuste de dose	Com ajuste de dose	X	Uso criterioso	MPI? Não

Classificação terapêutica: antibacteriano para uso sistêmico

Posologia:
- Dose habitual: 250-500 mg, a cada 6 h
- Acne: 250-500 mg, 2x/dia
- Exacerbação aguda de bronquite crônica: 500 mg, 4x/dia
- Erliquiose: 500 mg, 4x/dia, por 7-14 dias
- Erradicação do *Helicobacter pylori*: 500 mg, 2-4x/dia
- Sífilis: primária ou secundária (alternativa para pacientes alérgicos à penicilina, não gestantes) – 500 mg, 4x/dia, por 14 dias; tardia ou de duração desconhecida – 500 mg, 4x/dia, por 28 dias
- Cólera: 500 mg, 4x/dia, por 3 dias

Função hepática: pode ocorrer hepatotoxicidade; insuficiência hepática – ajuste de dose não é necessário

Função renal: podem ocorrer azotemia, injúria renal aguda, lesão renal; ClCr de 50-80 mL/min – administrar a cada 8-12 h; ClCr de 10-50 mL/min – administrar a cada 12-24 h; ClCr < 10 mL/min – administrar a cada 24 h

Interações medicamentosas: penicilinas (ampicilina, cloxacilina, amoxicilina, oxacilina, penicilina G, penicilina V, piperacilina, sultamicilina), digoxina, atovaquona, colestipol, ferro, quinina, medicamentos contendo alumínio, cálcio ou magnésio (cálcio, carbonato de magnésio, hidróxido de magnésio, trissilicato de magnésio, óxido de magnésio, carbonato de alumínio, hidróxido de alumínio, fosfato de alumínio, magaldrato), ácido aminolevulínico

(continua)

tetraciclina *(continuação)*

Reações adversas:
- Cardiovascular: pericardite
- Dermatológicas: dermatite esfoliativa, fotossensibilidade, pigmentação das unhas, prurido
- Hematológica: tromboflebite
- Neurológicas: aumento da pressão intracraniana, parestesia, protrusão de fontanelas de bebês, pseudotumor cerebral
- Gastrointestinais: alteração da cor dos dentes e hipoplasia do esmalte (crianças mais jovens), anorexia, cólicas abdominais, colite pseudomembranosa associada ao antibiótico, diarreia, enterocolite estafilocócica, esofagite, náusea, pancreatite, vômito
- Endócrina e metabólica: síndrome do diabete insípido
- Renais: azotemia, injúria renal aguda, lesão renal
- Miscelânea: anafilaxia, reações de hipersensibilidade, superinfecção, superinfecção causada por *Candida*

Precauções: pode causar descoloração permanente dos dentes quando utilizada durante o desenvolvimento dentário; risco de fotossensibilidade

tiabendazol

Thiaben®

comp 500 mg; susp oral 50 mg/mL

Função hepática	Função renal	Gestação	Lactação	60+
Sem informações	Sem informações	C	Uso criterioso	MPI? Não

Classificação terapêutica: antinematódeo

Posologia:
- Tratamento de infestações: para peso ≥ 68 kg, administrar 1,5 g (3 comprimidos), VO, a cada 12 h; para peso menor, calcular dose por 50 mg/kg/dia, em 2 doses diárias
- Tempo de tratamento conforme etiologia: triquinose – 2-4 dias; *larva migrans* cutânea – 2 dias; *larva migrans* visceral (toxoplasmose) – 7 dias; estrongiloidíase – 2 dias, se disseminado, pelo menos 5 dias

Função hepática: podem ocorrer colestase, hepatotoxicidade, icterícia, insuficiência hepática; insuficiência hepática – uso contraindicado

Função renal: pode ocorrer nefrotoxicidade; insuficiência renal – uso contraindicado

Interações medicamentosas: aminofilina, teobromina, teofilina

Reações adversas:
- Dermatológicas: angioedema, prurido, *rash* cutâneo, síndrome de Stevens-Johnson
- Hematológica: leucopenia
- Neurológicas: alucinações, calafrios, cefaleia, crises convulsivas, delírio, sonolência, tontura
- Musculoesqueléticas: anestesia, incoordenação
- Gastrointestinais: anorexia, diarreia, dor abdominal, náusea, ressecamento de membranas mucosas, vômito
- Auditiva: zumbido
- Endócrina e metabólica: hiperglicemia
- Geniturinárias: cristalúria, enurese, hematúria, urina fétida
- Oculares: redução da visão, ressecamento dos olhos, sensação anormal nos olhos, síndrome de Sicca, turvamento da visão, xantopsia
- Miscelânea: anafilaxia, linfadenopatia, reações de hipersensibilidade

Precaução: odor da urina é semelhante ao odor observado após a ingestão de aspargos

tiamazol

Tapazol®

comp 5 e 10 mg

Função hepática	Função renal	Gestação	Lactação	60+
Precaução	Sem ajuste de dose	D	Uso contraindicado	MPI? Não

Classificação terapêutica: medicamento antitireoideano

(continua)

tiamazol *(continuação)*

Posologia:
- Hipertireoidismo: dividir dose diária total em 3 tomadas, com cerca de 8 h de intervalo entre as doses; leve – 15 mg/dia; moderado – 30-40 mg/dia; grave – 60 mg/dia

Função hepática: podem ocorrer hepatite, icterícia, icterícia colestática; não há informações disponíveis sobre necessidade de ajuste de dose; uso com precaução

Função renal: podem ocorrer nefrite, síndrome nefrótica; disfunção renal – ajuste de dose não é necessário

Interações medicamentosas: bupropiona, tegafur, anticoagulantes orais (varfarina, femprocumona), teofilina, betabloqueadores (propranolol, metoprolol, timolol, atenolol, labetalol, acebutolol, betaxolol, levobunolol, esmolol, carteolol, bisoprolol, sotalol, metipranolol, carvedilol, nevibolol)

Reações adversas:
- Cardiovasculares: edema, periarterite, vasculite com anticorpo citoplásmico antineutrófilo, vasculite leucocitoclástica
- Dermatológicas: alopecia, dermatite esfoliativa, eritema nodoso, pigmentação cutânea, prurido, *rash* cutâneo, urticária
- Hematológicas: agranulocitose, anemia aplástica, granulocitopenia, hipoprotrombinemia, leucopenia, trombocitopenia
- Neurológicas: cefaleia, depressão, estimulação do SNC, sonolência, vertigem
- Musculoesqueléticas: artralgia, parestesia
- Gastrointestinais: constipação, edema de glândulas salivares, ganho de peso, gastralgia, náusea, paladar anormal, vômito
- Endócrina e metabólica: bócio
- Miscelânea: síndrome similar ao lúpus

Precauções: monitorar hemograma; monitorar TP antes de cirurgia

ticagrelor

Brilinta®

90 mg comp rev

Sem ajuste de dose	Sem ajuste de dose	C	Uso criterioso	MPI? Não

Classificação terapêutica: inibidor da agregação induzida por ADP, agente modificador de sangue

Posologia:
- O tratamento deve ser iniciado com uma dose única de 180 mg (dois comprimidos de 90 mg) e então continuada com a dose de 90 mg duas vezes ao dia
- Os pacientes que estiverem utilizando o medicamento devem também tomar ácido acetilsalicílico diariamente a menos que especificamente contraindicado. Após uma dose inicial de ácido acetilsalicílico, o medicamento deve ser utilizado com uma dose de manutenção de 75-150 mg de ácido acetilsalicílico.
- Os médicos que desejam alterar a terapia dos pacientes de clopidogrel para ticagrelor devem administrar a primeira dose de 90 mg 24 horas após a última dose do clopidogrel

Interações medicamentosas: desvenlafaxina, citalopram, paroxetina, escitalopram, sinvastatina, digoxina

Reações adversas:
- Hematológica: hemorragia maior e menor (2,4 a 7,7%)
- Renal: creatinina sérica aumentada (4 a 7,4%)
- Respiratória: dispneia (13,8 a 14,2%), hemorragia pulmonar
- Cardiovascular: bradiarritmia (6%)
- Hematológica: hemorragia maior (1,7 a 3,9%)
- Imunológica: angioedema
- Cardiovascular: aumento do risco de infarto do miocárdio, acidente vascular cerebral e morte. Se a interrupção da terapia for necessária, reinicie o quanto antes. Foram relatadas bradiarritmias, incluindo pausas ventriculares e bloqueio atrioventricular (AV). O risco pode estar aumentado em pacientes com história de síndrome do nódulo sinusal, bloqueio AV de segundo ou terceiro grau ou síncope relacionada à bradicardia sem proteção do marca-passo
- Uso concomitante: evite com indutores fortes do CYP3A (p. ex., rifampicina, dexametasona, fenitoína, carbamazepina e fenobarbital). Evite doses de sinvastatina e lovastatina superiores a 40 mg. Evite inibidores potentes do CYP3A (ex.: atazanavir, claritromicina, indinavir, itraconazol, cetoconazol, nefazodona, nelfinavir, ritonavir, saquinavir, telitromicina e voriconazol)

(continua)

ticagrelor *continuação*

- Hepática: evite o uso com comprometimento grave
- Respiratório: se houver dispneia intolerável, considere a terapia antiplaquetária alternativa
- Cirurgia: quando possível, interrompa a terapia 5 dias antes do procedimento com grande risco de sangramento. Retomar a terapia com hemostasia

Contraindicações:
- Hipersensibilidade (p. ex., angioedema) ao ticagrelor ou qualquer componente do produto
- Hemorragia intracraniana, história de
- Sangramento patológico, ativo (p. ex., úlcera péptica ou hemorragia intracraniana)

tigeciclina

Tygacil®

pó liof sol inj 50 mg

Com ajuste de dose	Sem ajuste de dose	D	Contraindicado	MPI? Não

Classificação terapêutica: antibacteriano para uso sistêmico

Posologia (duração do tratamento depende da gravidade da infecção e da resposta terapêutica):
- Pneumonia adquirida na comunidade: dose de ataque de 100 mg, EV, seguida de 50 mg, EV, a cada 12 h, por 7-14 dias
- Infecção intra-abdominal complicada: dose de ataque de 100 mg, EV, seguida de 50 mg, EV, a cada 12 h, por 4-14 dias
- Infecções de pele ou partes moles: dose de ataque de 100 mg EV, seguida de 50 mg, EV, a cada 12 h, por 5-14 dias

Administração parenteral (compatível – SF, SG5% e solução de Ringer lactato): reconstituir com 5,3 mL de solução compatível; diluir a solução reconstituída em 50-100 mL e infundir em 30-60 min
Obs.: estabilidade de 6 h em TA para a solução reconstituída e de 24 h em REF para soluções diluídas

Função hepática: podem ocorrer aumento de ALT (6%), aumento da DHL (4%), aumento da fosfatase alcalina (4%), aumento de AST (4%), aumento de amilases (3%), aumento de bilirrubinas (2%); disfunção hepática leve a moderada – não é necessário ajuste de dose; disfunção hepática grave – iniciar com dose de 100 mg, EV, seguida de 25 mg, EV, a cada 12 h

Função renal: pode ocorrer aumento de BUN (2%); disfunção renal – ajuste de dose não é necessário

Interação medicamentosa: varfarina

Reações adversas (as frequências relativas ao placebo não estão disponíveis; algumas frequências são menores que as observadas com o uso de medicamentos comparados):
- Cardiovasculares: hipertensão arterial (5%), edema periférico (3%), hipotensão arterial (2%), flebite (2%)
- Dermatológicas: prurido (3%), erupção cutânea (2%)
- Hematológicas: trombocitemia (6%), anemia (4%), leucocitose (4%)
- Neurológicas: febre (7%), cefaleia (6%), dor (4%), tontura (4%), insônia (2%)
- Respiratórias: aumento da tosse (4%), dispneia (3%), alterações pulmonares no exame físico (2%)
- Musculoesquelética: fraqueza (3%)
- Gastrointestinais: náusea (25-30%; grave: 1%), vômito (20%; grave: 1%), diarreia (13%), dor abdominal (7%), constipação (3%), dispepsia (3%)
- Endócrinas e metabólicas: hipoproteinemia (5%), hiperglicemia (2%), hipopotassemia (2%)
- Local: reação ao procedimento (9%)
- Miscelânea: infecção (8%), cicatrização anormal (4%), abscesso (3%), aumento da diaforese (2%)

Precauções: relato de aumento de mortalidade no uso para pneumonia associada à ventilação mecânica; diarreia associada a *Clostridium difficile*; uso cuidadoso nas infecções intra-abdominais secundárias à perfuração intestinal, com desencadeamento de septicemia e choque séptico; pode induzir colite pseudomembranosa

timolol

Timoptol®, Timoptol-XE®

sol oft 0,5%; sol gel oft 0,5%

Com ajuste de dose	Com ajuste de dose	C (D se usado no 2º e 3º trimestres)	Uso criterioso	MPI? Não

Classificação terapêutica: betabloqueador não seletivo

Posologia:
- Glaucoma: iniciar com concentração de 0,25%, 1 gota, a cada 12 h, no olho afetado; aumentar para concentração de 0,5% se a resposta for inadequada ou reduzir para 1 gota/dia caso a resposta seja adequada (máximo: 1 gota a 0,5%, a cada 12 h)

Função hepática: doença hepática – ajuste de dose pode ser necessário (orientações específicas indisponíveis)

Função renal: insuficiência renal, em diálise – hipotensão acentuada ocorreu; pode exigir redução da dose

Interações medicamentosas: epinefrina, diltiazem, dronedarona, verapamil, amiodarona, cimetidina, bloqueadores alfa-1 adrenérgicos (fentolamina, prazosina, terazosina, doxazosina, alfuzosina, tansulosina), anti-inflamatórios não esteroidais (ácido acetilsalicílico, naproxeno, fenilbutazona, ácido mefenâmico, fenoprofeno, ibuprofeno, indometacina, piroxicam, diclofenaco, cetoprofeno, flurbiprofeno, cetorolaco, tenoxicam, etofenamato, dipirona, nimesulida, lornoxicam, acemetacina, propifenazona, meloxicam, celecoxibe, proglumetacina, rofecoxibe, dexcetoprofeno, parocoxibe, valdecoxibe, etoricoxibe, nepafenaco, loxoprofeno, lumiracoxibe, ácido tolfenâmico, nimesulida, ácido flufenâmico), erva-de-são-joão, antidiabéticos (insulina humana regular, insulina humana isofana [NPH], insulina glargina, clorpropamida, glibenclamida, glipizida, metformina, acarbose, insulina lispro, repaglinida, rosiglitazona, pioglitazona, insulina asparte, insulina glulisina, exenatida, insulina detemir, sitagliptina, saxagliptina, liraglutida, linagliptina, vildagliptina, alogliptina, insulina degludeca, canagliflozina, lixisenatida, dapagliflozina, albiglutida, empagliflozina, dulaglutida, glimepirida, nateglinida), metildopa (alfametildopa), glicosídeos digitálicos (digoxina, deslanosídeo)

Reações adversas:
- Cardiovasculares: angina de peito, arritmia, AVC, bloqueio cardíaco, bradicardia, edema, fenômeno de Raynaud, hipotensão arterial, insuficiência cardíaca, isquemia cerebral, palpitação, parada cardíaca; oftálmico (1-10%) – hipertensão arterial; sistêmico (1-10%) – bradicardia
- Dermatológicas: alopecia, angioedema, erupção cutânea, exacerbação da psoríase, exantema psoriasiforme, pseudopenfigoide, urticária
- Hematológica: claudicação
- Neurológicas: alucinações, ansiedade, confusão mental, depressão, desorientação, insônia, nervosismo, perda de memória, pesadelos, sonolência, tontura; oftálmico (1-10%) – cefaleia; sistêmico (1-10%) – fadiga, tontura
- Respiratórias: broncoespasmo, congestão nasal, dispneia, edema pulmonar, insuficiência respiratória, tosse; sistêmico (1-10%) – dispneia
- Musculoesqueléticas: exacerbação da miastenia grave, parestesia
- Gastrointestinais: anorexia, diarreia, dispepsia, náusea, xerostomia
- Oculares: ceratite, diplopia, distúrbios da refração, distúrbios visuais, edema macular cistoide, oftalmalgia, ptose, redução da sensibilidade corneana, ressecamento dos olhos, secreção ocular; oftálmico (> 10%) – sensação de queimação, sensação de picada; oftálmico (1-10%) – blefarite, catarata, congestão conjuntival, conjuntivite, hiperemia, lacrimejamento, prurido, redução da acuidade visual, sensação de corpo estranho, visão turva
- Auditiva: zumbido
- Endócrinas e metabólicas: mascaramento da hipoglicemia, redução da libido
- Geniturinárias: fibrose retroperitoneal, impotência
- Miscelânea: doença de Peyronie, lúpus eritematoso sistêmico, mãos e pés frios, reações alérgicas; oftálmico (1-10%) – infecção

Precauções: histórico de atopia ou de anafilaxia grave; anestesia durante cirurgias de grande porte; doença broncoespástica; insuficiência vascular cerebral; doença pulmonar obstrutiva crônica leve ou moderada; uso concomitante com outro betabloqueador tópico (oftálmico) não recomendado; uso concomitante com antagonistas do cálcio em pacientes com função cardíaca prejudicada – evitar o uso; DM; não usar como monoterapia (oftálmico) em glaucoma de ângulo fechado; hipertireoidismo; suspeita de tireotoxicose; risco de aumentar a fraqueza muscular em condições miastênicas; absorção sistêmica pode ocorrer (oftálmico)

(continua)

timolol *(continuação)*

Contraindicações: bloqueio atrioventricular de 2º e 3º graus; histórico de asma brônquica ou doença ativa; doença pulmonar obstrutiva crônica grave; choque cardiogênico; insuficiência cardíaca; bradicardia sinusal

tinidazol

Pletil®

comp rev 500 mg

Precaução	Sem ajuste de dose	C	Contra-indicado	MPI? Não

Classificação terapêutica: antibacteriano, medicamento contra a amebíase e outras doenças por protozoários

Posologia:
- Amebíase intestinal: 2 g/dia, VO, por 3 dias
- Abscesso amebiano hepático: 2 g/dia, por 3-5 dias
- Vaginose bacteriana: 2 g/dia, por 2 dias, ou 1 g/dia, por 5 dias
- Giardíase: 2 g, em dose única
- Tricomoníase: 2 g, em dose única; tratar parceiro concomitantemente

Função hepática: pode ocorrer aumento de transaminases; disfunção hepática – uso com precaução

Função renal: pode ocorrer ITU (> 2%); disfunção renal – ajuste de dose não é necessário

Interações medicamentosas: sem interações conforme a base de dados Micromedex

Reações adversas:
- Cardiovasculares: palpitação, rubores
- Dermatológicas: angioedema, erupção cutânea, prurido, urticária
- Hematológicas: leucopenia (passageira), neutropenia (passageira), trombocitopenia (reversível e rara)
- Neurológicas: fadiga e/ou mal-estar (1-2%), cefaleia (≤ 1%), tontura (≤ 1%), ataxia, coma (raro), confusão mental (rara), crises convulsivas, depressão (rara), febre, insônia, instabilidade, sonolência, vertigem
- Respiratórias: infecção de vias aéreas superiores (> 2%), broncoespasmo (raro), dispneia (rara), faringite (rara)
- Musculoesqueléticas: fraqueza (1-2%), artralgia, artrite, mialgia, neuropatia periférica (passageira, inclui anestesia e parestesia)
- Gastrointestinais: sabor metálico ou amargo (4-6%); náusea (3-5%); anorexia (2-3%); > 2% – flatulência, redução do apetite, dispepsia; 1-2% – cólicas ou desconforto epigástrico, vômito; ≤ 1% – constipação, alteração da cor da língua, candidíase oral, diarreia, dor abdominal, estomatite, língua saburrosa (rara), sede, sialorreia, xerostomia
- Endócrina e metabólica: menorragia (> 2%)
- Geniturinárias: vaginite causada pela *Candida* (5%); > 2% – anormalidades urinárias, desconforto vulvovaginal, dor pélvica, micção dolorosa, odor vaginal; aumento da secreção vaginal, urina escura
- Miscelânea: diaforese, sensação de queimação, supercrescimento de *Candida*
- Relatos após a colocação no mercado e/ou de caso: eritema multiforme, reação de hipersensibilidade aguda (grave), síndrome de Stevens-Johnson

Precauções: evitar consumo de bebidas alcoólicas durante o tratamento ou no mínimo 72 h após o término do tratamento por causa da possibilidade de ocorrência de reações do tipo dissulfiram (rubor, cãibras abdominais, vômito e taquicardia)

tioconazol

Tralen®

crem derm 1%

Sem ajuste de dose	Sem ajuste de dose	C	Uso criterioso	MPI? Não

Classificação terapêutica: antifúngico

Posologia:
- Micoses cutâneas: aplicar sobre a lesão 1-2x/dia, por 2-4 semanas

Função hepática: ajuste de dose não é necessário

(continua)

tioconazol *(continuação)*

Função renal: ajuste de dose não é necessário

Interações medicamentosas: sem interações conforme a base de dados Micromedex

Reações adversas:
- Dermatológicas: sensação de queimação (6%), prurido (5%)

Contraindicação: 1º trimestre de gravidez

tirofibana

Agrastat®

0,25 mg/mL sol inj

Com ajuste de dose | Com ajuste de dose | B | Uso criterioso | MPI? Não

Classificação terapêutica: agente modificador de sangue, inibidor da glicoproteína IIb/IIIa

Posologia:
- Angina instável ou infarto do miocárdio sem elevação do segmento ST: deve ser administrado por via intravenosa, em combinação com heparina, na velocidade de infusão inicial de 0,4 microgramas/kg/min durante 30 minutos. Ao término da infusão inicial, deve-se continuar a infusão de manutenção na velocidade de 0,1 microgramas/kg/min.
- Angioplastia/aterectomia: nessas situações, deve ser administrado por via intravenosa, em combinação com heparina, em *bolus* inicial de 10 microgramas/kg administrados durante 3 minutos e, a seguir, na velocidade de infusão de manutenção de 0,15 microgramas/kg/min.

Administração parenteral:
Pode ser administrado na mesma linha venosa utilizada para administração de sulfato de atropina, dobutamina, dopamina, cloridrato de epinefrina, furosemida, lidocaína, cloridrato de midazolam, sulfato de morfina, nitroglicerina, cloreto de potássio, cloridrato de propanolol e famotidina injetável. Tirofibana e diazepam não devem ser administrados na mesma linha intravenosa.

O conteúdo do frasco deve ser diluído antes da administração do seguinte modo:
- Retire 50 mL de um frasco estéril de 250 mL de solução salina estéril a 0,9% ou de glicose a 5% em água e substitua por 50 mL da solução concentrada (frasco de 50 mL) para obter a concentração de 50 microgramas/mL. Misture bem antes da administração.
- Administre a posologia apropriada, calculada com base na tabela descrita anteriormente.
- Toda a solução intravenosa não utilizada deve ser descartada.

Interações medicamentosas: desvenlafaxina, venlafaxina, citalopram, dipiridamol, ácido acetilsalicílico, nefazodona, paroxetina, escitalopram, milnaciprana, vitamina A

Reações adversas:
- Cardiovascular: dissecção da artéria coronária (5%), bradiarritmia (4%)
- Hematológica: hemorragia Maior (1,4%), trombocitopenia (até 1,5%), hemorragia menor (10,5%)
- Reprodutiva: dor na pélvis (6%)
- Imunológica: anafilaxia, reação de hipersensibilidade
- Neurológica: hemorragia intracraniana
- Respiratória: hemorragia pulmonar

Precauções: eventos hemorrágicos, incluindo fatalidades, foram relatados; tipicamente no sítio de acesso arterial; aumento do risco com o uso concomitante de fibrinolíticos, anticoagulantes orais ou drogas antiplaquetárias; minimizar procedimentos traumáticos (i. e., punções, injeções intramusculares, intubação nasotraqueal) trombocitopenia profunda, tem sido relatada; a exposição prévia ao antagonista dos receptores da glicoproteína IIb/IIIa pode aumentar o risco; monitoramento recomendado; interromper o uso se ocorrer trombocitopenia

Contraindicações: sangramento, atividade interna ativa ou história de diátese hemorrágica, cirurgia de grande porte ou trauma físico grave nos últimos 30 dias, hipersensibilidade grave (i. e., anafilaxia) a tirofibana, trombocitopenia após administração prévia de tirofibana

tobramicina

Tobrex® solução;
Tobrex® pomada;
Bramitob®; Tobi®

Sem ajuste de dose | Sem informações | D | Uso criterioso | MPI? Não

sol oft 3 mg/mL; pom oft 3 mg/g; sol inal 75 mg/mL; sol inal 300 mg/5 mL

Classificação terapêutica: aminoglicosídeo

Posologia:
- Infecções oftalmológicas: pomada oftálmica – aplicar 1,25 cm, 2-3x/dia; em caso de infecção grave, aplicar a cada 3-4 h; solução oftálmica – 1-2 gotas a cada 2-4 h; em caso de infecção grave, aplicar 2 gotas, a cada 1 h, até melhorar, e, então, reduzir para intervalos maiores
- Fibrose cística e colonização por *Pseudomonas aeruginosa*: solução inalatória – 300 mg, a cada 12 h, por 28 dias

Função hepática: insuficiência hepática – ajuste de dose não é necessário

Função renal: sem informações para uso inalatório

Interações medicamentosas: furosemida, bloqueadores neuromusculares não despolarizantes (pancurônio, atracúrio, vecurônio, galamina, alcurônio, rocurônio, cisatracúrio), ciclosporina, cisplatina

Reações adversas:
- Respiratórias: inalatória – alteração da voz (13%)

Precauções: oftalmológico – pode atrasar cura de lesão corneana; inalatório – pode ocorrer broncoespasmo

tolcapona

Tasmar®

comp rev 100 mg

Contraindicado | Precaução | C | Uso criterioso | MPI? Não

Classificação terapêutica: agente dopaminérgico

Posologia:
- Doença de Parkinson: iniciar com 100 mg, 3x/dia; pode-se aumentar até 200 mg, 3x/dia, se o benefício clínico superar os riscos (especialmente hepáticos)

Função hepática: pode ocorrer aumento de transaminases (1-3%; 3x > LSN, geralmente nos primeiros 6 meses de terapia); disfunção hepática – uso contraindicado; descontinuar ao mínimo sinal/sintoma de comprometimento hepático

Função renal: difunção renal leve a moderada – uso com precaução; insuficiência renal grave – sem informações

Interações medicamentosas: sem interações conforme a base de dados Micromedex

Reações adversas:
- Cardiovasculares: hipotensão ortostática (17%), síncope (4-5%), dor torácica (1-3%), hipotensão arterial (2%), palpitação
- Neurológicas: sonolência (14-32%), distúrbios do sono (24-25%), alucinações (8-24%), sonhos excessivos (16-21%), tontura (6-13%), cefaleia (10-11%), confusão mental (10-11%), fadiga (3-7%), perda do equilíbrio (2-3%), agitação (1%), deficiência mental (1%), euforia (1%), febre (1%), hiperatividade (1%), irritabilidade (1%), mal-estar (1%), reação de pânico (1%), depressão, distúrbios da fala, hipercinesia, hipoestesia, labilidade emocional, tremor, vertigem
- Respiratórias: infecção de vias aéreas superiores (5-7%), dispne a (3%), congestão sinusal (1-2%), bronquite, faringite
- Musculoesqueléticas: discinesia (42-51%), distonia (19-22%), cãibras musculares (17-18%), hipercinesia ou hipocinesia (1-3%), parestesia (1-3%), cervicalgia (2%), rigidez (2%), artrite (1-2%), mialgia, rabdomiólise
- Auditiva: 1-10% – zumbido
- Gastrointestinais: náusea (28-50%), diarreia (16-34%; grave: ~3-4%), anorexia (19-23%), vômito (8-10%), constipação (6-8%), dor abdominal (5-6%), xerostomia (5-6%), dispepsia (3-4%), flatulência (2-4%), distúrbios dentais
- Geniturinárias: ITU (5%), hematúria (4-5%), alteração da cor da urina (2-3%), distúrbios miccionais (1-2%), tumor uterino (1%), impotência, incontinência
- Miscelânea: diaforese (4-7%), influenza (3-4%), sensação de queimação (1-2%), dor no flanco, infecção, lesão

(continua)

tolcapona *(continuação)*

Precauções: mulheres; discinesia ou distonia graves; tratamento concomitante com inibidores da monoaminoxidase não recomendado; idosos (idade > 75 anos); uso concomitante com agentes dopaminérgicos derivados da ergotamina; suspensão abrupta ou redução da dose rápida durante o uso concomitante de vários medicamentos que afetem o SNC; melanoma; alterações comportamentais e do estado mental; ortostase preexistente; transtorno psicótico maior; histórico de doença cardíaca, doença pulmonar e uso concomitante com agonistas dopaminérgicos; distúrbios do sono; observar os níveis de enzimas hepáticas

Contraindicação: histórico de rabdomiólise, hipertermia e confusão possivelmente relacionadas com o medicamento

Observações: indicada somente para pacientes que fazem uso concomitante de carbidopa e levodopa; pode haver necessidade de redução da dose da levodopa após o início da tolcapona, geralmente em torno de 30%; pacientes com discinesia moderada a grave antes do início da medicação estão mais propensos a necessitar de redução da dose; caso não seja identificado benefício clínico em 3 semanas de tratamento (independentemente da dose), suspender a medicação

tolterodina

Detrusitol® LA

cap dura lib prol 4 mg

Contra-indicado | Contra-indicado | C | Uso criterioso | MPI? Não

Classificação terapêutica: tratamento de bexiga hiperativa

Posologia:

- Bexiga hiperativa: liberação imediata – iniciar com 2 mg, 2x/dia; pode ser diminuída para 1 mg, 2x/dia, conforme resposta individual e tolerabilidade; uso concomitante com fortes inibidores da CYP3A4 (p. ex., claritromicina, cetoconazol, ritonavir) – utilizar 1 mg, 2x/dia; liberação prolongada – 4 mg, 1x/dia; dose pode ser diminuída para 2 mg, 1x/dia, conforme resposta individual e tolerabilidade; uso concomitante com fortes inibidores da CYP3A4 (p. ex., claritromicina, cetoconazol, ritonavir) – utilizar 2 mg, 1x/dia

Função hepática: insuficiência hepática (liberação imediata) – 1 mg, VO, 2x/dia; insuficiência hepática leve a moderada (Child-Pugh classe A ou B) (liberação prolongada) – 2 mg, VO, 1x/dia; insuficiência hepática grave (Child-Pugh classe C) (liberação prolongada) – uso contraindicado

Função renal:

- Liberação imediata: 1 mg, VO, 2x/dia
- Liberação prolongada: ClCr de 10-30 mL/min – 2 mg, VO, 1x/dia; ClCr < 10 mL/min – uso contraindicado

Interações medicamentosas: hidroxicloroquina, cetoconazol, claritromicina, galantamina, rivastigmina, itraconazol, miconazol, propafenona, vimblastina, quinidina, eritromicina, varfarina, ciclosporina

Reações adversas (relatadas com o comp de liberação imediata, a menos que especificado de outro modo):

- Cardiovascular: dor torácica (2%)
- Gastrointestinais: ressecamento da boca (35%; liberação prolongada: 23%), constipação (7%; liberação prolongada: 6%), dor abdominal (5%; liberação prolongada: 4%), diarreia (4%), dispepsia (4%; liberação prolongada: 3%), ganho de peso (1%)
- Geniturinária: disúria (2%; liberação prolongada: 1%)
- Musculoesquelética: artralgia (2%)
- Oculares: ressecamento dos olhos (3%; liberação prolongada: 3%), visão anormal (2%; liberação prolongada: 1%)
- Respiratórias: bronquite (2%), sinusite (liberação prolongada: 2%)
- Neurológicas: cefaleia (7%; liberação prolongada: 6%), tontura (5%; liberação prolongada: 2%), fadiga (4%; liberação prolongada: 2%), sonolência (liberação prolongada: 3%), ansiedade (liberação prolongada: 1%)
- Miscelânea: síndrome similar à gripe (3%), infecção (1%)

Precauções: anafilaxia e angioedema têm ocorrido com a dose inicial ou doses subsequentes; obstrução do fluxo da bexiga clinicamente significativa; efeitos anticolinérgicos (p. ex., tonturas, sonolência) foram relatados; motilidade gastrointestinal diminuída (p. ex., atonia intestinal); doenças obstrutivas gastrointestinais (p. ex., estenose pilórica) – risco de retenção gástrica; miastenia grave; glaucoma de ângulo fechado controlado; possível exacerbação do prolongamento do intervalo QT

Contraindicações: retenção gástrica e/ou urinária; glaucoma de ângulo estreito sem controle

tramadol

Tramal®,
Tramal® retard

Precaução | Precaução | C | Uso criterioso | MPI? Não

sol oral (gotas) 100 mg/mL (1 gota = 2,5 mg); cap dura 50 mg; sol inj 50 mg/mL; comp rev lib prol 100 mg

Classificação terapêutica: opiáceo

Posologia:

- Dor moderada a grave: liberação imediata – 50-100 mg, a cada 4-6 h (máximo: 400 mg/dia); liberação prolongada – iniciar com 100 mg, 1x/dia, titulando a cada 5 dias (máximo: 300 mg/dia); paciente já em uso de tramadol (liberação imediata) – calcular dose total diária e iniciar medicação de liberação prolongada "arrendondando" a dose para a menor unidade de 100 mg mais próxima

Administração parenteral (compatível – SF e SG5%): IM – administração profunda; EV – infusão lenta direta ou diluído em 50 mL e infundido em 30 min
Obs.: estabilidade de 7 dias em TA

Função hepática: cirrose (liberação imediata) – 50 mg, VO, a cada 12 h; liberação prolongada – uso não recomendado; uso com precaução

Função renal: ClCr ≤ 30 mL/min (liberação imediata) – aumentar intervalo de dose até 12 h (máximo: 200 mg/dia); ClCr ≤ 30 mL/min (liberação prolongada) – uso não recomendado; hemodiálise (liberação imediata) – aumentar o intervalo de dose em até 12 h (máximo: 200 mg/dia); dose suplementar não é necessária

Ajuste de dose (pacientes geriátricos): idade ≥ 75 anos – dose máxima de 300 mg/dia

Interações medicamentosas: naltrexona, quinidina, varfarina

Reações adversas:

- Cardiovasculares: rubores (8-16%), hipotensão postural (2-5%); 1-< 5% – dor torácica, vasodilatação
- Dermatológicas: prurido (6-12%), 1-< 5% – dermatite, erupção cutânea
- Neurológicas: tontura (16-33%), cefaleia (8-32%), sonolência (7-25%), insônia (7-11%); 1-10% – agitação; 1-< 5% – ansiedade, comprometimento da coordenação, confusão mental, depressão, nervosismo, agitação, alucinações, dor, euforia, hipertermia, hipoestesia, labilidade emocional, letargia, mal-estar
- Respiratórias: 1-< 5% – bronquite, congestão (nasal ou sinusal), dispneia, dor orofaríngea, infecção do trato respiratório, nasofaringite, rinorreia, sinusite, tosse
- Musculoesqueléticas: fraqueza (4-12%); 1-< 5% – artralgia, dorsalgia e/ou lombalgia, hipertonia, parestesia, rigidez, tremor; aumento da CPK
- Gastrointestinais: constipação (12-46%), náusea (15-40%); 5-10% – diarreia, xerostomia; anorexia (1-< 6%); 1-< 5% – aumento do apetite, dor abdominal, flatulência, perda de peso
- Endócrinas e metabólicas: fogachos (2-9%), sintomas de menopausa (1-< 5%)
- Geniturinárias: 1-< 5% – aumento da frequência miccional, ITU, retenção urinária
- Oculares: 1-< 5% – miose, turvamento da visão
- Miscelânea: diaforese (2-6%), síndrome similar à gripe (2%)
- Síndrome de abstinência: pode ocorrer com a suspensão abrupta; inclui alucinações (raras), ansiedade, diarreia, dor, náusea, piloereção, rigidez, sudorese e tremor; outros sintomas incomuns decorrentes da suspensão podem incluir ansiedade intensa, ataques de pânico ou parestesia

Precauções: condições abdominais agudas – curso clínico pode ser obscurecido; interrupção abrupta pode induzir sintomas de abstinência; pacientes ambulatoriais podem ter habilidades mentais/físicas prejudicadas; evitar uso concomitante com álcool; uso concomitante de carbamazepina não recomendado; uso concomitante de agentes que atuam no SNC – aumento do risco de suicídio, reduzir dose recomendada; uso concomitante com inibidores da monoaminoxidase; uso concomitante com inibidores seletivos da recaptação da serotonina; perturbações ou depressão emocionais – aumento do risco de suicídio; aumento da pressão intracraniana ou lesão na cabeça; histórico de uso indevido – aumento do risco de suicídio; aumento do risco de depressão respiratória quando grandes doses são administradas com medicamentos anestésicos ou álcool ou quando usado concomitantemente com outros depressores do SNC; deve-se medir periodicamente a PA, o pulso e a frequência respiratória, sobretudo em pacientes que recebem doses mais elevadas; em caso de superdosagem, deve-se realizar reanimação cardiorrespiratória e tratamento específico com naloxona

Contraindicações: hipercapnia; asma brônquica aguda ou grave; depressão respiratória significativa não controlada ou sem equipamento de ressuscitação; intoxicação aguda com álcool, hipnóticos, narcóticos, analgésicos de ação central, opioides ou drogas psicotrópicas

trazodona (cloridrato de trazodona)

Hepática	Renal	Gravidez	Lactação	60+
Precaução	Precaução	C	Contraindicado	Não

Andhora®, Cloridrato de trazodona®, Donaren®, Donaren Retard®, inseris XR®, Loredon®, Ornare®, Sonic®, Tradep®, Trazostab®

comp 50 e 100 mg, comp lib prol 150 e 300 mg,

Função hepática: uso com precaução

Função renal: uso com precaução na insuficiência renal

Classificação terapêutica: antidepressivos

Posologia:
Transtorno depressivo maior
- 150 mg por via oral diariamente em doses divididas após uma refeição leve ou lanche
- Aumentar gradualmente com base na tolerância e resposta clínica – pode aumentar a dosagem em 50 mg/dia a cada 3 a 4 dias
- A dosagem pode ser reduzida gradualmente até a menor dose eficaz, 1x que a resposta terapêutica tenha sido alcançada
- Máximo 400-600 mg/dia
- Descontinuação: evitar a descontinuação abrupta; diminuir a dose gradualmente; se sintomas intoleráveis, retomar a dose anterior seguida de diminuições menores

Interações medicamentosas: cetoconazol, safinamida, nelfinavir, saquinavir, terfenadina, pimozida, esparfloxacino, linezolida, posaconazol, mesoridazina, bromoprida, dronedarona, ziprasidona, piperaquina, azul de metileno, fluconazol, tranilcipromina, selegilina, azul de metileno, furazolidona, mocoblemida, linezolida, rasagilina, hidroxicloroquina, ginkgo, sotalol, donepezila, alfentanila, sufentanila, remifentanila, fentaila, donepezila, lofexidina, sertralina, fluoxetina,moxifloxacino, butorfanol, quetiapina, sulpirida, amisulprida, palonosetrona, mirtazapina, anagrelida, aripiprazol, darunavir, meperidina, difenoxilato, codeína, pentazocina, nalbufina, alcaloides ópio, oxicodona, buspirona, sufentanila, fentanila, levorfanol, tramadol, remeifentanila, tapentadol, dextrometorfano, anfetamina, lítio, trazodona, fluoxetina, fluvoxamina, ondansetrona, sertralina, sumatriptano, granisetrona, venlafaxina, citalopran, mirtazapina, dolasetrona, sibutramina, zolmitriptano, rizatriptano, naratriptano, ziprasidona, milnacipran, escitalopran, duloxetina, desvenlafaxina, triptofano, quinidina, disopiramida, procainamida, eritromicina, metronidazol, cloroquina, probucol, quinina, metadona, prometazina, haloperidol, imipramina, amitriptilina, doxepina, hidroxicloroquina, clorpromazina, tamoxifeno, ciclobenzaprina, droperidol, aripiprazol, atomoxetina, trazodona, pentamidina, domperidona, clozapina, gonadorrelina, fosfato de sódio, fosfato de sódio monobásico, fosfato de sódio dibásico, astemizol, norfloxacino, propafenona, famotidina, leuprolida, mefloquina, anagrelida, ciprofloxacino, fluoxetina, ofloxacino, octreotida, mifepristona, clomipramina, protriptilina, gosserelina halofantrina, paroxetina, ondansetrona, azitromicina, foscarnet, apomorfina, claritromicina, granisetrona, tacrolimo, itraconazol, venlafaxina, risperidona, triptorrelina, formoterol, citalopram, alfuzosina, levofloxacino, sevoflurano, dolasetrona, ritonavir, olanzapina, sertindol, nelfinavir, ranolazina, vardenafila, gatifloxacino, moxifloxacino, gemifloxacino, telitromicina, escitalopram, solifenacina, sorafenibe, sunitinibe, dasatinibe, vorinostate, pariperidona, lapatinibe, nilotinibe, degarelix, asenapina, pazopanibe, fingolimode, eribulina, vandetanibe, rilpivirina, telaprevir, verumafenibe, crizotinibe, pasireotida, vinflunina, ivabradina, atazanavir, vilanterol, dabrafenibe, ebastina, tizanidina, tetrabenazina, lumefantrina, trióxido de arsênio, nilotinibe, vortioxetina, tacrolimo, levofloxacino, citalopran, escitalopran, fingolimode, oxaliplatina, mifepristona, foscaernet efavirenza, anfetamina, metanfetamina, leuprolida, metadona, cilcobenzaprina, buprenorfina, conivaptana, claritromicina, itraconazol, ritonavir, voriconazol telitromicina, telapravir, amiodarona, aripiprazol, sevoflurano, ceritinibe, ivabradina, metronidazol, granisetrona, dolasetrona, desvenlafaxina, pasireotida, dexmedetomidina, indinavir, lopinavir, boceprevir, oxazepan, flurazepan, hidrato de cloral, clordiazepóxido, difenidramina, lorazepan, baclofeno, clorazepato, clonazepan, mebromato, primidona, pentobarbital, loxapina, prometazina, mesoridazina, secobarbital, orfenadrina, hidroxizina, tioridazina, haloperidol, proclorperazina, fenobarbital, diazepan, clorpromazina, tiopental, temazepan, alcaloides do ópio, flufenazina, ciclobenzaprina, triazolan, trifluoperazina, isoflurano, droperidol,

(continua)

trazodona (cloridrato de trazodona) *(continuação)*

aripiprazol, enflurano, nitrazepan, alprazolan, carisoprodol, clozapina, pimozida, azul de metileno, buspirona, óxido nítrico, midazolan, meclizina, clobazan, doxilamina, propofol, zolpiden, estazolan, zoplicone, flunitrazepan, halotano, cetamina, dexmedetomidina, supirida, olanzapina, sertindole, topiramato, quetiapina, perampanel, periciazina, droperidol, dabrafenibe, gonadorelina, gosserelina, triptorelina, ácido acetil salicílico, naproxeno, fenilbutazona, ácido mefenâmico, fenoprofeno, ibuprofeno, indometacina, piroxicam, diclofenaco, cetoprofeno, flurbiprofeno, cetorolaco, tenoxicam, etofenamato, dipirona, nimesulida, lornoxicam, acemetacina, propifenazona, meloxicam, celecoxibe, proglumetacina, rofecoxibe, dexcetoprofeno, parocoxibe, valdecoxibe, etoricoxibe, nepafenaco, loxoprofeno, lumiracoxibe, ácido tolfenâmico, nimesulida, ácido flufenâmico, apixabana, heparina, varfarina, enoxaparina, dalteparina, nadroparina, bivalirrudina, lepirudina, desirudina, fondaparinux, drotrecogina alfa, dabigatrana, rivaroxabana, bemiparina, tinzaparina, dipiridamol, ticlopidina, iloprosta, abciximabe, tirofibana, clopidogrel, eptifibatide, cilostazol, treprostinila, prasugrel, ticagrelor, prometazina, hidroxizina, clorpromazina, imipramina, amitriptilina, fluoxetina, clomipramina, paroxetina, ondansetrona, venlafaxina, escitalopran, droperidol, dasatinibe

Reações adversas:
Comum
- Gastrintestinais: constipação (7 a 8%), diarreia (até 9%), náusea (21%), vômitos (pelo menos 1%), xerostomia (14 a 33,8%)
- Musculoesquelética: Dor nas costas (5%)
- Neurológicas: confusão (até 5,7%), tontura (25%), dor de cabeça (9,9 a 33%), insônia (6,4 a 9,9%), sonolência (23,9 a 46%)
- Oftálmica: visão turva (5 a 14,7%)
- Psiquiátrica: transtorno dos sonhos (até 5,1%), sentindo-se nervoso (6,4 a 14,8%)
- Outros: fadiga (5,7 a 15%)

Sério
- Cardiovascular: arritmia cardíaca, hipotensão (3,8 a 7%), intervalo QT prolongado, torsades de pointes
- Imunológica: reação de hipersensibilidade (menos de 1%)
- Neurológica: convulsão, síndrome serotoninérgica
- Psiquiátricas: pensamentos suicidas (raro), suicídio
- Reprodutiva: priapismo

Precauções:
- Cardiovascular: o uso não é recomendado durante o período de recuperação aguda de infarto do miocárdio recente
- Cardiovascular: pode ocorrer um intervalo QT/QTc prolongado, resultando em torsade de pointes e morte súbita; risco aumentado com o uso concomitante de inibidores do CYP3A4 ou outros medicamentos conhecidos por prolongar o intervalo QTc e em pacientes com síndrome congênita do QT longo, hipocalemia ou hipomagnesemia
- Cardiovascular: usar com cautela em pacientes com doença cardíaca preexistente; monitoramento recomendado
- Cardiovascular: hipotensão, incluindo hipotensão ortostática e síncope, foi relatada; ajustes de dose de anti-hipertensivos concomitantes podem ser necessários.
- Endócrino e metabólico: hipocalemia ou hipomagnesemia preexistentes aumentam o risco de torsades de pointes e morte súbita.
- Endócrina e metabólica: ocorreu hiponatremia, geralmente resultado de SIADH, especialmente em pacientes com depleção de volume e idosos ou com terapia diurética concomitante; interrompa se os sintomas se desenvolverem.
- Hematológica: pode ocorrer sangramento anormal, incluindo hemorragias com risco de vida; risco aumentado com AINEs concomitantes, aspirina, varfarina ou outros anticoagulantes.
- Neurológica: pode ocorrer sonolência ou sedação resultando em comprometimento cognitivo e motor.
- Oftálmica: a dilatação pupilar, resultando em um ataque de fechamento do ângulo, pode ocorrer em pacientes com ângulos anatomicamente estreitos e sem iridectomia patente.
- Psiquiátrica: o transtorno bipolar aumenta o risco de precipitação de um episódio misto; descartar transtorno antes de iniciar a terapia.
- Reprodutiva: pode ocorrer priapismo, especialmente naqueles com condições predisponentes, incluindo anemia falciforme, mieloma múltiplo, leucemia ou deformação anatômica do pênis; descontinuação imediata necessária para uma ereção que dura mais de 6 horas.

(continua)

trazodona (cloridrato de trazodona) *(continuação)*

- Síndrome serotoninérgica: foi relatada, muitas vezes com o uso concomitante de outros medicamentos serotoninérgicos (p. ex., triptanos, antidepressivos tricíclicos, fentanil, lítio, tramadol, buspirona, triptofano, erva de São João), IMAOs (incluindo azul de metileno IV e linezolida) e medicamentos que prejudicam o metabolismo da serotonina; monitoramento recomendado e descontinuar se houver suspeita.
- Cirurgia: pacientes submetidos a cirurgia eletiva devem descontinuar o uso pelo tempo clinicamente viável antes da cirurgia.
- Abstinência: a descontinuação abrupta pode resultar em sintomas graves de abstinência

Contraindicações:
- Coadministração com um IMAO, incluindo linezolida ou azul de metileno IV, ou uso dentro de 14 dias após a descontinuação de um IMAO; aumento do risco de síndrome serotoninérgica
- Uso concomitante com saquinavir/ritonavir
- Hipersensibilidade ao cloridrato de trazodona

triancinolona

Sem informações	Precaução	C (D se usado no 1º trimestre)	Uso criterioso	MPI? Não

Airclin®; Omcilon®A orabase; Nasacort®; Triancil®

sol nas 50 mcg, pasta 1 mg/g; susp spr nas 55 mcg/dose; susp estéril 20 mg/mL; susp inj 20 mg/mL

Classificação terapêutica: corticosteroide

Posologia:
- Rinite alérgica e sazonal: nasal – 200 mcg (2 *sprays* em cada narina), 1x/dia, por 3 semanas
- Sinovite de osteoartrite, bursite aguda e subaguda, epicondilite, osteoartrite pós-traumática, artrite reumatoide, gota, tenossinovite: intra-articular – 2-20 mg (0,1-1 mL), de acordo com tamanho da articulação, grau de inflamação e quantidade de fluido presente
- Lesões de cavidade oral: aplicar sobre a área afetada 2-3x/dia, até 7 dias

Função hepática: pode ocorrer hepatomegalia; não há informações disponíveis sobre necessidade de ajuste de dose

Função renal: insuficiência renal preexistente – risco de exacerbação decorrente de retenção de sódio, edema e perda de potássio; uso com precaução

Interações medicamentosas: vacina rotavírus, primidona, ácido acetilsalicílico, atracúrio, alcurônio, fenitoína, galamina

Reações adversas:
- Cardiovasculares: angioedema, bradicardia, hipertensão arterial, insuficiência cardíaca congestiva, ruptura do miocárdio (após infarto do miocárdio recente), tromboflebite, vasculite
- Dermatológicas: acne, adelgaçamento e/ou fragilidade da pele, atrofia cutânea, comprometimento da cicatrização da ferida, dermatite alérgica, equimoses, eritema facial, erupção cutânea, estrias, fotossensibilidade, petéquias, ressecamento e/ou descamação da pele
- Neurológicas: alterações da personalidade, aumento da pressão intracraniana, cefaleia, convulsões, depressão, febre, instabilidade emocional, neuropatia, parestesia, vertigem
- Respiratórias: alteração da voz (inalador oral), aumento da tosse (*spray* nasal), epistaxe (inalador *spray* nasal), faringite (*spray* nasal/inalador oral), sinusite (inalador oral)
- Musculoesqueléticas: artropatia de Charcot, calcinose (injeção intra-articular ou intralesional), fraqueza muscular, fratura patológica de ossos longos, fraturas vertebrais por compressão, miopatia causada por esteroide, necrose asséptica de fêmur e/ou de cabeça do fêmur, osteoporose, redução da massa muscular, ruptura de tendão
- Gastrointestinais: diarreia, dispepsia, distensão abdominal, esofagite ulcerativa, ganho de peso, monilíase oral (inalador oral), náusea, pancreatite, perfuração intestinal, úlcera péptica

(continua)

triancinolona *(continuação)*

- Endócrinas e metabólicas: alcalose hipopotassêmica, aparência cushingoide, balanço nitrogenado negativo, DM (manifestação da doença latente), hirsutismo, irregularidades menstruais, não responsividade adrenocortical e/ou hipofisária (particularmente durante o estresse), perda de potássio, redução da tolerância a carboidratos, retenção de sódio, retenção hídrica, supressão do crescimento (crianças)
- Local: atrofia cutânea no local da injeção
- Oculares: aumento da pressão intraocular, catarata, catarata subcapsular, cegueira (injeção periocular), exoftalmia, glaucoma
- Miscelânea: anafilaxia, aumento da diaforese, deposição anormal de gordura (*moonface*), reação anafilactoide, supressão de testes cutâneos

Precauções: redução da dose deve ser gradual, quando possível; cirrose; DM; anormalidades hidroeletrolíticas; hipertensão; hipotireoidismo; imunizações; infecções; miastenia grave; alterações oculares (catarata, glaucoma) com o uso prolongado; herpes simples ocular; osteoporose; úlcera péptica; colite ulcerosa grave; psicose; infecções no tecido celular subcutâneo podem produzir atrofias irreversíveis

Contraindicações: risco de exacerbação em infecção fúngica sistêmica

trimetazidina

Dicloridrato de trimetazidina®, Vazidin®, Vastarel MR®

Sem ajuste de dose	Com ajuste de dose	Uso criterioso	Contraindicado	MPI? Não

35 mg comp rev, 35 mg comp rev or

Classificação terapêutica: antianginoso

A posologia recomendada é de 1 comprimido de 35 mg duas vezes ao dia

Interações medicamentosas: metoclopramida

Reações adversas:
- Alterações comuns (≥ 1/100 e < 1/10):
- Alterações do sistema nervoso: tonturas, cefaleia
- Alterações gastrointestinais: dor abdominal, diarreia, dispepsia, náuseas e vômitos
- Alterações da pele: erupção cutânea, prurido, urticária
- Alterações gerais: astenia.
- Alterações raras (≥ 1/10.000, < 1/1.000):
- Alterações cardiovasculares: palpitações, extrassístoles, taquicardia, hipotensão arterial, hipotensão ortostática que pode ser associada a mal-estar geral, tonturas ou queda, especialmente em pacientes idosos em tratamento da hipertensão arterial, vermelhidão.
- Alterações desconhecidas (não pode ser calculado a partir dos dados disponíveis):
- Alterações do sistema nervoso: sintomas de parkinsonismo (tremores, acinesia, hipertonia), instabilidade postural, síndrome da perna inquieta, outras alterações relacionadas ao movimento, normalmente reversíveis após a descontinuação do tratamento, alterações do sono (insônia e sonolência)
- Alterações gastrointestinais: constipação
- Alterações da pele: angiodema e pustulose exantemática generalizada aguda (PEGA)
- Alterações sanguíneas e do sistema linfático: agranulocitose, trombocitopenia, púrpura trombocitopênica
- Alterações hepatobiliares: hepatite

Precauções:
- Este medicamento não é um tratamento curativo de uma crise de angina de peito e nem é indicado como tratamento inicial da angina de peito instável. Também não é um tratamento do infarto do miocárdio. Não é indicado na fase pré-hospitalar ou durante os primeiros dias de hospitalização.
- No caso de uma crise de angina, a coronariopatia deve ser reavaliada e uma adaptação do tratamento deve ser considerada (tratamento com medicamento e possível revascularização).

(continua)

trimetazidina *(continuação)*

- A trimetazidina pode causar ou agravar os sintomas de parkinsonismo (tremores, acinesia, hipertonia) que devem ser investigados regularmente, principalmente em pacientes idosos. Em casos duvidosos, os doentes devem ser referenciados para um neurologista para avaliação adequada. A ocorrência de alterações de movimento, tais como as dos sintomas de parkinsonismo, síndrome da perna inquieta, tremores, instabilidade da marcha deve levar à descontinuação definitiva.

Contraindicações: está contraindicado em pacientes com hipersensibilidade a trimetazidina ou a qualquer um dos componentes da fórmula. Doença de Parkinson, sintomas de parkinsonismo, tremores, síndrome da perna inquieta e outras alterações relacionadas ao movimento.

tropicamida

Mydriacyl®

sol oft 1%

Sem informações | Precaução | C | Uso criterioso | MPI? Não

Classificação terapêutica: midriático e ciclopégico

Posologia:
- Cicloplegia e midríase: aplicar 1-2 gotas (1%); repetir em 5 min; iniciar o exame em até 30 min após a 2ª dose; pacientes com olhos fortemente pigmentados talvez precisem de doses maiores

Função hepática: não há informações disponíveis

Função renal: não há informações disponíveis

Interações medicamentosas: sem interações conforme a base de dados Micromedex

Reações adversas:
- Cardiovasculares: congestão, edema, taquicardia
- Dermatológica: dermatite eczematoide
- Neurológicas: cefaleia, estimulação parassimpática, sonolência
- Gastrointestinal: boca seca
- Local: prurido passageiro
- Oculares: aumento da pressão intraocular, conjuntivite folicular, fotofobia com ou sem manchamento da córnea, visão turva

Precauções: idoso; aumento da pressão intraocular; pode causar distúrbios do SNC em lactentes e crianças; o antídoto de escolha para efeitos sistêmicos é a fisostigmina EV

Contraindicações: glaucoma primário ou tendência a glaucoma

umeclidínio (brometo de umeclidínio)

Anoro ellipta®, Trelegy®, Vanisto®

po inal or 62,5 e 100 mcg

Sem ajuste de dose | Sem ajuste de dose | C | Uso criterioso | Não

Classificação terapêutica: broncodilatadores

Posologia:
Doença pulmonar obstrutiva crônica (DPOC): 62,5 mcg (1 inalação), 1x/dia

Interações medicamentosas: glicopirrolato, glucagon, tiotrópio, quetiapina, escopolamina, metacolina, clozapina, citrato de potássio

Reações adversas:
Comum
- Respiratória: nasofaringite (8%), infecção respiratória superior (5%)

Sério
- Imunológica: anafilaxia
- Oftálmica: glaucoma de ângulo fechado
- Renal: retenção urinária
- Respiratória: broncoespasmo paradoxal
- Outro: angioedema

(continua)

umeclidínio (brometo de umeclidínio) *(continuação)*

Precauções:
- Uso concomitante: evitar coadministração com outros anticolinérgicos
- Imunológicas: reações de hipersensibilidade (anafilaxia, angioedema, prurido, erupção cutânea, urticária) foram relatadas; interromper o uso com a ocorrência
- Oftálmica: pode ocorrer piora do glaucoma de ângulo fechado; monitoramento recomendado
- Renal: pode ocorrer piora da retenção urinária, especialmente em pacientes com hiperplasia prostática ou obstrução do colo vesical; monitoramento recomendado
- Respiratória: broncoespasmo agudo; evitar o uso
- Respiratória: a perda do controle da broncoconstrição pode indicar deterioração da doença; reavaliação imediata recomendada
- Respiratória: broncoespasmo paradoxal com risco de vida pode ocorrer; tratamento sintomático e descontinuação necessária

Contraindicações:
- Hipersensibilidade grave às proteínas do leite
- Hipersensibilidade ao umeclidínio ou a qualquer componente do produto

umeclidínio + vilanterol (brometo de umeclidínio + trifenatato de vilanterol)

Anoro ellipta®

po inal or 25 + 62,5 mcg

Sem informação | Sem ajuste de dose | C | Uso criterioso | Não

Classificação terapêutica: broncodilatadores, antiasmáticos

Posologia:
Doença pulmonar obstrutiva crônica (DPOC): 62,5 mcg/25 mcg (1 inalação) 1x/dia

Interações medicamentosas: glicopirrolato, dasatinibe, hidroxizina, propranolol, metoprolol, timolol, nadolol, pindolol, atenolol, labetalol, acebutolol, betaxolol, levobunolol, esmolol, carteolol, bisoprolol, sotalol, metipranolol, carvedilol, nevibolol, gonadorelina, goserelina, triptorelina, glucagon, mirtazapina, formoterol, dabrafenibe, tiotropio, clofaziimina, pasireotida, nortriptilina, imipramina, amitriptilina, clomipramina, bupropiona, buprenorfina, metronidazol, solifenacina, cetoconazol, claritromicina, itraconazol, nefazodona, saquinavir, ritonavir, nelfinavir, voriconazol, lopinavir, telitromicina, posaconazol, boceprevir, telaprevir, ivabradina, metadona, dexmedetomidina, ceritinibe, claritromicina, ceritinibe, quetiapina, aripiprazol, escitalopran, amiodarona, escopolamina, leuprolida, efavirenz, foscarnet, oxiliplatina, fingolimoide, citalopran, lovofloxacino, tacrolimo, nilotinibe, voriconazol, trazodona, apomofrina, aripiprazol, anagrelide, donepezila, telitromicina, amisulprida, metacolina, clozapina, sulpiride, quetiapina, sertralina, lofexidina, cloroquina, donepezila, sotalol, hidroxicloquina, citrato de potássio, ziprasidona, posaconazol, piperaquina, dronedarona, cetoconazol, saquinavir, mesoridazina, tioridazina, esparfloxacino, terbinafina, fluconazol, nelfinavir

Reações adversas:
Comum
- Cardiovascular: dor no peito (1%)
- Gastrintestinais: constipação (1%), diarreia (2%)
- Musculoesquelética: dor no pescoço (1%), dor no membro (2%), espasmo (1%)
- Respiratória: infecção do trato respiratório inferior (1%), faringite (2%), sinusite (1% ou mais)

Sério
- Cardiovascular: fibrilação atrial (menos de 1%), problema no sistema cardiovascular, morte, devido a eventos cardiovasculares, eletrocardiograma anormal, aumento da frequência cardíaca, infarto do miocárdio (menos de 1%), intervalo QT prolongado
- Imunológica: reação de hipersensibilidade
- Respiratória: broncoespasmo paradoxal

Precauções:
- Administração: evitar doses superiores às recomendadas ou use com mais frequência do que o recomendado (1x a cada 24 horas)
- Cardiovascular: podem ocorrer efeitos cardiovasculares clinicamente significativos (p. ex., aumento da frequência cardíaca, pressão arterial sistólica ou diastólica ou sintomas); interrompa o uso se ocorrer.

(continua)

umeclidínio + vilanterol (brometo de umeclidínio + trifenatato de vilanterol) *(continuação)*

- Cardiovascular: alterações no ECG (p. ex., prolongamento do QTc, achatamento da onda T, depressão do segmento ST) foram relatadas com beta-agonistas.
- Cardiovascular: tenha cuidado em pacientes com distúrbios cardiovasculares (p. ex., insuficiência coronariana, arritmias cardíacas, hipertensão); aumento do risco de efeitos cardiovasculares e alterações no ECG
- Uso concomitante: beta(2)-agonistas de ação prolongada (p. ex., salmeterol, fumarato de formoterol, tartarato de arformoterol, indacaterol) não devem ser usados
- Uso concomitante: medicamentos contendo anticolinérgicos; evitar o uso
- Uso concomitante: evitar o uso regular (p. ex., 4 vezes/dia) de agonistas beta(2) de curta ação
- Uso concomitante: normalmente não recomendado com betabloqueadores; considerar betabloqueadores cardiosseletivos se não houver alternativas
- Endócrina e metabólica: foi relatada exacerbação de diabetes mellitus e cetoacidose com doses IV de beta-agonista relacionado, albuterol
- Endócrina e metabólica: ter cuidado em pacientes com tireotoxicose
- Endócrina e metabólica: hipocalemia significativa pode ocorrer e resultar em efeitos cardiovasculares.
- Endócrina e metabólica: hiperglicemia transitória pode ocorrer.
- Imunológica: pode ocorrer reação de hipersensibilidade (p. ex., anafilaxia, angioedema, erupção cutânea, urticária); descontinuar o uso
- Neurológica: ter cuidado em pacientes com distúrbios convulsivos
- Oftálmica: pode ocorrer piora do glaucoma de ângulo fechado; monitoramento recomendado
- Renal: pode ocorrer exacerbação da retenção urinária (p. ex., hiperplasia prostática, obstrução do colo vesical); monitoramento recomendado
- Respiratória: eventos graves relacionados à asma, incluindo hospitalizações, intubações e morte, foram relatados; risco de hospitalizações (em pacientes pediátricos e adolescentes) e morte aumenta se usado como monoterapia (sem corticosteroides inalatórios)
- Respiratória: uso não recomendado em pacientes com DPOC em deterioração ou potencialmente com risco de vida
- Respiratória: não recomendado para alívio dos sintomas agudos (ou seja, terapia de resgate para broncoespasmo agudo)
- Respiratória: broncoespasmo paradoxal, potencialmente fatal, pode ocorrer; interrompa o uso imediatamente se ocorrer

Contraindicações:
- Hipersensibilidade grave às proteínas do leite ou hipersensibilidade ao umeclidínio, vilanterol ou a qualquer componente do produto
- Tratamento da asma, sem uso de corticoide inalatório

valaciclovir (cloridrato de valaciclovir)

Aciclomax®, Cloridrato de valaciclovir®, Dazek®, Denprix®, Herpstal®, Valtrex®

comp rev 500 mg,

Sem ajuste de dose	Precaução	B	Uso criterioso	Não

Função renal:
- Para o tratamento da herpes deve-se reduzir a dose para 1 g, 2x ao dia, em pacientes com clearance de 15 a 30 mL/min, e 1 g 1x ao dia para pacientes com clearance inferior a 15 mL/ min.
- Para a profilaxia de CMV deve-se reduzir a dose para 2 g, 4x ao dia, em pacientes com clearance acima de 75 mL/min, dose de 1,5 g, 4x ao dia, em pacientes com clearance de 50 a 75 mL/min, dose de 1,5 g, 3x ao dia em pacientes com clearance de 25 a 50 mL/min, dose de 1,5 g, 2x ao dia, em pacientes com clearance de 25 a 50 mL/min, dose de 1,5 g, 1x ao dia, em pacientes com clearance menor que 10 mL/min ou diálise

Classificação terapêutica: antivirótico (inibe replicação virótica)

(continua)

valaciclovir (cloridrato de valaciclovir) *(continuação)*

Posologia:
- Tratamento do herpes-zóster, incluindo zóster oftálmica
- A dose para adultos é de 1.000 mg, 3x ao dia durante 7 dias.
- Tratamento da infecção por herpes simples
- Adultos e adolescentes imunocompetentes (a partir de 12 anos de idade)
- A dose para adultos é de 500 mg, 2x ao dia.
- Para episódios recorrentes de herpes simples, o tratamento deve ser de 3 ou 5 dias. Para episódios iniciais, que podem ser mais graves, esse período pode ser estendido para 5 a 10 dias. A administração deve começar o mais cedo possível. Para episódios recorrentes, o ideal é que se use o medicamento durante o período prodrômico ou imediatamente após aparecerem os primeiros sinais ou sintomas.
- O medicamento pode prevenir o desenvolvimento de lesões quando administrado no início dos sinais e sintomas da recorrência de VHS.
- Alternativamente, para herpes labial (vesícula), 2 g (4 comprimidos), 2x ao dia (12/12 horas), por um dia de tratamento é efetivo. A segunda dose deve ser tomada 12 horas (não antes de 6 horas) após a primeira dose. Quando utilizado esse regime o tratamento não deve exceder 1 dia, 1x que não foi demonstrada nenhum beneficio clínico adicional. Comece o tratamento no aparecimento dos primeiros sintomas da vesícula (ardência, coceira ou formigamento).
- Prevenção (supressão) da recorrência de infecção por herpes simples
- Adultos e adolescentes imunocompetentes (a partir de 12 anos de idade)
- Em pacientes adultos imunocompetentes, a dose é de 500 mg 1 vez ao dia.
- Para adultos imunocomprometidos, a dose é de 500 mg 2x ao dia.
- Profilaxia da infecção ou da doença por citomegalovírus (CMV)
- Adultos e adolescentes (a partir de 12 anos de idade)
- A dose é de 2 g 4 vezes ao dia e deve ser iniciada o mais breve possível após o transplante. Deve-se reduzi-la de acordo com o clearance de creatinina (ver o item a seguir, Pacientes com Insuficiência Renal).
- A duração do tratamento é de 90 dias, normalmente, mas se necessário pode ser estendida em pacientes de alto risco

Reações adversas:
- Imunológica: reação de hipersensibilidade

Precauções: foscarnet

valsartana

Diovan®

comp rev 40, 80, 160 e 320 mg

Sem informações	Precaução	D	Uso criterioso	MPI? Não

Classificação terapêutica: antagonista da angiotensina II

Posologia:
- Hipertensão: 80-160 mg, 1x/dia, podendo ser aumentada conforme tolerância do paciente até no máximo 320 mg/dia
- Insuficiência cardíaca: iniciar com 40 mg, 2x/dia, titulando até 80-160 mg, 2x/dia, até no máximo 320 mg/dia
- Disfunção ventricular esquerda pós-IAM: iniciar com 20 mg, 2x/dia, aumentando conforme tolerância até alvo de 160 mg, 2x/dia; pode ser iniciado após 12 h do IAM

Função hepática: não há informações disponíveis

Função renal: pode ocorrer prejuízo da função renal em até 17% dos pacientes; ClCr < 60 mL/min – uso concomitante com alisquireno contraindicado; insuficiência renal grave – não estudada

Interações medicamentosas: alisquireno, inibidores da enzima conversora de angiotensina (captopril, enalapril, lisinopril, ramipril, quinapril, benazepril, fosinopril, perindopril, trandolapril), inibidores do receptor de angiotensina e inibidores da enzima conversora de angiotensina (captopril, enalapril, lisonopril, ramipril, quinapril, cilazapril, benazepril, fosinopril, perindopril, trandolapril, losartana, espirapril, irbesartana, valsartana, eprosartana, delapril, telmisartana, candesartana, olmesartana, azilsartana)

(continua)

valsartana *(continuação)*

Reações adversas:
- Cardiovasculares: 1-10% – hipotensão arterial (< 7%), hipotensão postural (2%), síncope
- Hematológica: neutropenia (2%)
- Neurológicas: tontura (2-17%), fadiga (2-3%), cefaleia (> 1%), vertigem (< 1%)
- Respiratória: tosse (1-3%)
- Musculoesqueléticas: artralgia (3%), dorsalgia e/ou lombalgia (< 3%)
- Gastrointestinais: diarreia (5%), dor abdominal (2%), náusea (> 1%)
- Auditiva: vertigem (até > 1%)
- Endócrinas e metabólicas: aumento do potássio sérico > 20% (4-10%), hiperpotassemia (2%)
- Ocular: visão turva (> 1%)
- Miscelânea: infecção viral (3%)

Precauções: na insuficiência cardíaca, há risco aumentado de hipotensão sintomática, alteração de função renal e hiperpotassemia; pacientes com estenose da artéria renal podem apresentar alterações na função renal, incluindo injúria renal aguda – monitoração recomendada

valsartana/ sacubitril

Entresto®

24 mg + 26 mg comp rev, 49 mg + 51 mg comp rev, 97 mg + 103 mg comp rev

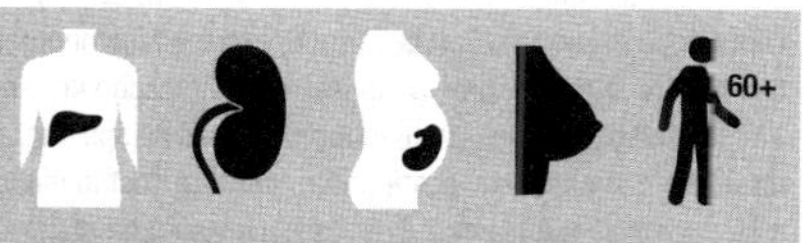

Com ajuste de dose | Com ajuste de dose | D | Contraindicado | MPI? Não

Classificação terapêutica: antagonista do receptor angiotensina II, cardiovascular

Posologia:
- A dose alvo é 97 mg/103 mg, 2vezes ao dia.
- A dose inicial recomendada é 49 mg/51 mg duas vezes ao dia. Uma dose de início de 24 mg/26 mg duas vezes ao dia é recomendada para pacientes que atualmente não estão tomando um inibidor da enzima conversora de angiotensina (ECA) ou um bloqueador do receptor da angiotensina II (BRA), e deve ser considerada para pacientes que tenham tomado anteriormente baixas doses destes agentes.
- A dose deve ser dobrada a cada 2-4 semanas até atingir a dose alvo de 97 mg/103 mg duas vezes ao dia, conforme tolerada pelo paciente.
- Devido ao risco potencial de angioedema quando usado concomitantemente com um inibidor da ECA, o medicamento não deve ser iniciado em até 36 horas após a descontinuação da terapia com inibidor da ECA.
- O medicamento não deve ser coadministrado com um BRA devido a atividade de bloqueio do receptor de angiotensina II.
- Se os pacientes apresentarem problemas de tolerabilidade (hipotensão sintomática, hipercalemia, disfunção renal), deve-se considerar o ajuste das medicações concomitantes, ou a titulação decrescente temporária.
- O tratamento não deve ser iniciado em pacientes com nível de potássio sérico >5,4 mmol/L ou com PAS < 100 mmHg.
- O início da dose de 24 mg/26 mg duas vezes ao dia deve ser considerado em pacientes com PAS ≥ 100 a 110 mmHg

Interações medicamentosas: alisquireno, ácido acetil salicílico, naproxeno, fenilbutazona, ácido mefenâmico, fenoprofeno, ibuprofeno, indometacina, piroxicam, diclofenaco, cetoprofeno, flurbiprofeno, cetorolaco, tenoxicam, etofenamato, dipirona, nimesulida, lornoxicam, acemetacina, propifenazona meloxicam, celecoxibe, proglumetacina, rofecoxibe, dexcetoprofeno, parocoxibe, valdecoxibe, etoricoxibe, nepafenaco, loxoprofeno, lumiracoxibe, ácido tolfenâmico, nimesulida, ácido flufenâmico, captopril, enalapril, lisinopril, ramipril, quinapril, benazepril, fosinopril, perindopril, trandolapril

Reações adversas:
- Cardiovascular: hipotensão (18%)
- Metabolismo endócrino: hipercalemia (12%)
- Neurológico: tontura (6%)
- Renal: insuficiência renal (5%)
- Outros: angioedema (0,5%)

(continua)

valsartana/sacubitril *(continuação)*

Precauções:
- Angioedema: o angioedema foi notificado e pode ser fatal. Não iniciar em pacientes com angioedema ou angioedema hereditário associado ao uso de inibidores da ECA ou bloqueadores dos receptores da angiotensina II; aumento do risco em pacientes negros e naqueles com história prévia de angioedema; descontinuar e não reiniciar a terapia com ocorrência.
- Cardiovascular: pressão arterial baixa e hipotensão sintomática foram relatadas; podem ser necessárias reduções de dose ou interrupção do tratamento. Volume ou depleção de sal pode aumentar o risco de hipotensão sintomática; corrija antes de usar; redução da dose ou interrupção da terapia pode ser justificada.
- Uso concomitante: evitar o uso de bloqueadores dos receptores da angiotensina II. Evite o uso com aliscireno em pacientes com insuficiência renal.
- Endócrino e metabólico: hipercalemia pode ocorrer; monitoramento recomendado, especialmente em pacientes de risco (p. ex., diabetes, dieta rica em potássio, hipoaldosteronismo, insuficiência renal grave); redução da dose ou interrupção do tratamento pode ser necessária.
- Hepática: uso não recomendado em pacientes com insuficiência hepatica grave. Ajustes de dose recomendados em pacientes com insuficiência hepática moderada.
- Renal: aumento do risco de oligúria, azotemia progressiva insuficiência renal aguda e/ou morte em pacientes cuja função renal é dependente do sistema renina-angiotensina (p. ex., insuficiência cardíaca congestiva grave); monitorização recomendada. Aumento da creatinina sérica ou BUN pode ocorrer em pacientes com estenose unilateral ou bilateral da artéria renal; monitorização recomendada. Diminuições na função renal podem ocorrer. Ajustes de dose recomendados em pacientes com insuficiência renal grave

Contraindicações:
- Angioedema ao inibidor prévio da ECA ou terapia com bloqueador do receptor da angiotensina II
- Uso concomitante de aliscireno em pacientes diabéticos
- Uso concomitante de inibidores da ECA; não administrar dentro de 36 horas uma da outra
- Hipersensibilidade ao sacubritil, valsartan ou qualquer componente do produto

vancomicina

Vancocina® CP

pó liof sol inj 500 e 1.000 mg

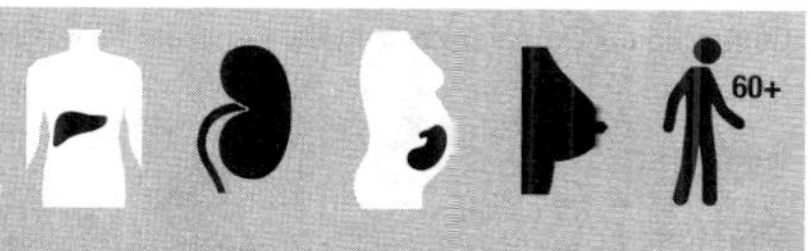

Sem ajuste de dose | Com ajuste de dose | C | Uso criterioso | MPI? Não

Classificação terapêutica: antibacteriano glicopeptídeo

Posologia:
- A dose deve ser calculada por quilograma de peso, e não mais pela dose habitual que era usada (1 g, a cada 12 h), conforme alteração de 2009: pacientes críticos ou infecções graves (meningite, osteomielite, endocardite etc.) – dose de ataque (1ª dose) de 25-30 mg/kg (peso do dia do paciente), não excedendo 2 g/dose; doses > 1 g devem ser administradas em 2 h, e os pacientes precisam ser monitorados para os possíveis efeitos adversos da quantidade elevada; dose de manutenção de 15-20 mg/kg/dose (peso do dia), a cada 12 h, para pacientes com função renal normal; doses > 4 g/dia devem ser fracionadas a cada 8 h deve ser realizada dosagem do nível sérico da vancomicina (vancocinemia) imediatamente antes da administração da 5ª dose da medicação, e o nível sérico no vale precisa estar em 15-20 mg/L (não esperar o resultado do exame para administrar a 5ª dose e verificar esse resultado depois, na rotina); caso o valor não tenha sido atingido, aumentar a dose da medicação e, caso esteja maior, diminuir; não é mais recomendado dosar vancomicina no pico; doses < 2 g/dia da medicação e pacientes com creatinina normal podem ser monitorados com 1 dosagem de creatinina e vancomicina por semana; pacientes com risco de nefrotoxicidade devem ser monitorados com creatinina e vancomicina a cada 24 ou 48 h
- Os efeitos adversos mais comuns são: síndrome do pescoço vermelho, nefrotoxicidade, neutropenia, ototoxicidade e febre

Administração parenteral (compatível – SF, SG5%, SG5% em SF, SG5% em Ringer lactato): reconstituir 500 mg com 10 mL e 1.000 mg com 20 mL de solução própria; a concentração máxima administrada deve ser de 5 mg/mL por infusão EV de pelo menos 60 min, à taxa máxima de 10 mg/min

Obs.: estabilidade de 14 dias para soluções reconstituídas e de 24 h em TA e 14 dias em REF para soluções diluídas

Função hepática: insuficiência hepática – ajuste de dose não é necessário

(continua)

vancomicina *(continuação)*

Função renal: ClCr > 50 mL/min – iniciar com 15-20 mg/kg/dose, a cada 8-12 h; ClCr de 20-49 mL/min – iniciar com 15-20 mg/kg/dose, a cada 24 h; ClCr < 20 mL/min – administrar com intervalos maiores; determinar dose pela concentração sérica; diálise – ataque de 15-20 mg/kg; ajuste da droga será feito com base no nível sérico de vancomicina

Obesidade: usar o peso corporal real para calcular a dosagem inicial, com ajustes subsequentes com base nas concentrações séricas de vancomicina

Interações medicamentosas: piperacilina, suxametônio (succinilcolina), varfarina

Reações adversas:

- Cardiovasculares: VO (> 10%) – estomatite, náusea, sabor amargo, vômito; parenteral (> 10%) – hipotensão arterial acompanhada de rubores
- Dermatológicas: parenteral (> 10%) – exantema eritematoso na face e na porção superior do corpo (síndrome do pescoço vermelho ou do homem vermelho)
- Hematológicas: VO (1-10%) – eosinofilia; parenteral (1-10%) – eosinofilia
- Neurológicas: VO (1-10%) – calafrios, febre medicamentosa; parenteral (1-10%) – calafrios, febre medicamentosa

Precauções: IM – associada à dor, sensibilidade e necrose; administração concomitante com agentes anestésicos – aumento do risco de reações relacionadas à infusão (hipotensão, rubor, eritema, urticária e prurido); idosos – aumento do risco de nefrotoxicidade durante ou após a terapia; inflamação da mucosa intestinal – aumento do risco de absorção sistêmica e toxicidade; monitoração recomendada para pacientes com risco aumentado de toxicidade, incluindo insuficiência renal, colite, antibioticoterapia com aminoglicosídeos; podem ocorrer reações relacionadas à infusão, incluindo hipotensão e parada cardíaca – administrar em solução diluída durante pelo menos 60 min e parar a infusão se ocorrer reação; neutropenia reversível foi relatada – monitoração recomendada (EV); ototoxicidade transitória ou permanente pode ocorrer – aumento do risco com doses excessivas EV, subjacente à perda de audição ou uso concomitante de agentes ototóxicos (p. ex., aminoglicosídeos); acompanhamento preconizado; tromboflebite pode ocorrer com a administração EV; VO indicada no tratamento de colite pseudomembranosa associada a antibióticos, diarreia associada a antibióticos, enterolite estafilocócica (por esta via não é eficaz no tratamento de outras infecções intestinais, nem em infecções sistêmicas)

Contraindicação: histórico de hipersensibilidade à vancomicina

varfarina

Marevan®;
Coumadin®

comp 2,5, 5 e 7,5 mg; comp 1, 2,5 e 5 mg

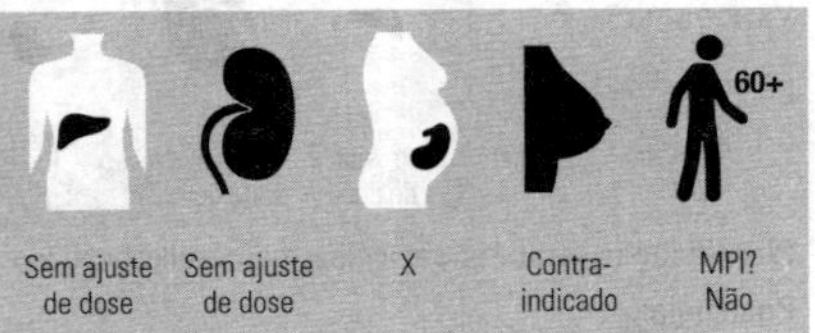

Classificação terapêutica: antagonista da vitamina K

Posologia:

- Prevenção/tratamento de trombose e/ou embolia: individualizar, de acordo com o estado clínico, funções hepática e cardíaca, idade, estado nutricional, outras medicações em uso, risco de sangramento, tentativas prévias de anticoagulação VO, a dose inicial – geralmente, 2-10 mg pelos primeiros 2 dias; ajustar a dose de acordo com INR a cada 2-5 dias; tromboembolismo venoso agudo – pode ser iniciada no 1º ou no 2º dias de anticoagulação com heparina não fracionada ou heparina de baixo peso molecular

Função hepática: insuficiência hepática – o efeito pode ser aumentado na hepatite, na cirrose e na icterícia obstrutiva nas doses habituais; monitorar pelo INR

Função renal: insuficiência renal – ajuste de dose não é necessário, porém há risco aumentado de hemorragias

Ajuste de dose: com base no valor de INR e informações de genótipo CYP2C9 e de variação genética VKORC1

Interações medicamentosas: tamoxifeno, moxifloxacino, claritromicina, fluconazol, eritromicina, fluorouracila (fluoroucacila, tegafur, capecitabina), levofloxacino, sulfametoxazol, sinvastatina, amiodarona, cloxacilina, mirtazapina, ciprofloxacino, azitromicina, ticarcilina, doxorrubicina, ropinirol, testosterona, erva-de-são-joão, entacapona, levocarnitina, rivaroxabana, dapsona, vilazodona, gemifloxacino, imatinibe, ofloxacino, fluvoxamina, paroxetina, metronidazol, ceftarolina, alopurinol, ceftazidima, etoposídeo, vincristina, amoxacilina,

(continua)

varfarina *(continuação)*

cefpodoxima, oseltamivir, voriconazol, ácido nalidíxico, apixabana, desvenlafaxina, leflunomida, lomitapida, enzalutamida, bicalutamida, teriflunomida, miconazol, cetoconazol, gencitabina, gatifloxacino, itraconazol, sertralina, cefalotina, norfloxacino, bivalirudina, óleo de peixe, carboplatina, ciclofosfamida, *ginkgo*, proguanil, citalopram, cefotaxima, cefalexina, penicilina G, venlafaxina, piperacilina, escitalopram, cefixima, penicilina V, fluoxetina, posaconazol, econazol, mercaptopurina, metotrexato, cefadroxila, milnaciprana, oxandrolona, telitromicina, vacina influenza, cefepima, salicilato de metila, ácido valproico, dronedarona, roxitromicina, acetaminofeno, fenobarbital, gefitinibe, metilprednisolona, aprepipanto, fosaprepipanto, sulfassalazina, lopinavir, isoniazida, vorinostate, esomeprazol, ranitidina, primidona, saquinavir, secobarbital, benzbromarona, clortalidona, fluvastatina, vancomicina, antitireoidianos (propiltiouracila, tiamazol), tigeciclina, heparina, pentoxifilina, metiltestosterona, nevirapina, dexametasona, lactulose, mesna, lanzoprazol, sucralfato, mentol, vitamina A, disopiramida, quetiapina, ritonavir, cisplatina, omeprazol, amprenavir, doxepina, dexlanzoprazol, trastuzumabe, cimetidina, aminoglutetimida, condroitina, propoxifeno, carbamazepina, exenatida, cefazolina, salicilatos (salicilamida, salicilato de sódio, ácido salicílico, ácido poliacrílico, trissilicato de magnésio), glibenclamida, hidrato de cloral, nilutamida, terbinafina, cúrcuma, ivermectina, colesevelam, glucosamina, contraceptivos (medroxiprogesterona, estradiol, levonorgestrel, noretindrona, dienogeste, drospirenona, norelgestromina, desogestrel, norgestrel, norgestimato, etinilestradiol, etonogestrel), mitotano, propafenona, ceftriaxona, vitamina E, dissulfiram, prednisona, azatioprina, *ginseng*, ifosfamida, genfibrozila, niacina, rosuvastatina, quitosana, zafirlucaste, ciclosporina, duloxetina, pantoprazol, glucagon, melatonina, coenzima Q10, sulfimpirazona, danazol, fitonadiona, rifabutina, atovaquona, tramadol, griseofulvina, colestiramina, amitriptilina, rifampicina, tolterodina, acarbose, bosentana, nelfinavir, sorafenibe

Reações adversas:

- Sangramento: é o principal efeito adverso da varfarina; pode ocorrer hemorragia em praticamente qualquer local; o risco depende de múltiplas variáveis, incluindo a intensidade da anticoagulação e a suscetibilidade do paciente
- Cardiovasculares: angina, choque hemorrágico, dor torácica, hipotensão arterial, palidez, síncope, vasculite
- Dermatológicas: alopecia, dermatite, erupções bolhosas, prurido, *rash* cutâneo, urticária
- Hematológicas: agranulocitose, hematoma retroperitoneal, leucopenia; locais de sangramento não reconhecidos (p. ex., câncer de cólon) podem ser descobertos pela anticoagulação
- Neurológicas: AVC, cefaleia, coma, dor, fadiga, febre, letargia, mal-estar, tontura
- Respiratórias: calcificação traqueobrônquica, dispneia

- Sangramento: é o principal efeito adverso da varfarina; pode ocorrer hemorragia em praticamente qualquer local; o risco depende de múltiplas variáveis, incluindo a intensidade da anticoagulação e a suscetibilidade do paciente
- Cardiovasculares: angina, choque hemorrágico, dor torácica, hipotensão arterial, palidez, síncope, vasculite
- Dermatológicas: alopecia, dermatite, erupções bolhosas, prurido, *rash* cutâneo, urticária
- Hematológicas: agranulocitose, hematoma retroperitoneal, leucopenia; locais de sangramento não reconhecidos (p. ex., câncer de cólon) podem ser descobertos pela anticoagulação
- Neurológicas: AVC, cefaleia, coma, dor, fadiga, febre, letargia, mal-estar, tontura
- Respiratórias: calcificação traqueobrônquica, dispneia

- Musculoesqueléticas: artralgia, fraqueza, mialgia, osteoporose (associação potencial com o uso de longo prazo), paralisia, parestesia
- Hepáticas: aumento de transaminases, hepatite, icterícia colestática, lesão hepática
- Gastrointestinais: anorexia, cólicas abdominais, diarreia, distúrbio do paladar, dor abdominal, flatulência, náusea, sangramento gastrointestinal, úlceras bucais, vômito
- Geniturinárias: hematúria, priapismo
- Miscelânea: gangrena, hipersensibilidade e/ou reações alérgicas, intolerância ao frio, necrose cutânea, reação anafilática, síndrome do dedo azul

Precauções: risco aumentado de hemorragia em anemia, doença cerebrovascular, terapia prolongada, idosos, histórico de hemorragia do trato gastrintestinal, hipertensão, insuficiências hepática e renal, diabete, diarreia, policitemia, desnutrição, vasculite

Contraindicações: anestesia; aneurisma cerebral; endocardite bacteriana; discrasias sanguíneas; hemorragia do SNC; pré-eclâmpsia; eclâmpsia; ameaça de aborto; hipertensão maligna

vasopressina

Encrise®

sol inj 20 UI/mL

Com ajuste de dose	Sem informações	C	Uso criterioso	MPI? Não

Classificação terapêutica: hormônio do lobo posterior da hipófise

Posologia:

- Diabete insípido central: a dose ideal é variável, dependendo da osmolalidade e do sódio urinários, do balanço hídrico e do débito urinário; IM ou SC – 5-10 U, 2-4x/dia, conforme necessário
- Choque pós-cardiotomia: dosagem empírica; tentar manter na menor dose que gere resposta aceitável, iniciando com 0,03 U/min, EV, e monitorar PA; pode ser titulada a intervalos de 10-15 min, em 0,005 U/min, até dose máxima de 0,1 U/min; após estabilização da PA por 8 h, reduzir 0,005 U/min a cada 1 h
- Choque séptico: dosagem empírica; tentar manter na menor dose que gere resposta aceitável; manter norepinefrina e iniciar 0,03 U/min com o objetivo de estabilizar PA média ou diminuir a dose de norepinefrina; evitar doses > 0,03 U/min pelo risco de efeitos adversos cardiovasculares; dose máxima recomendada pelo fabricante de 0,07 U/min; deve ser reduzida gradualmente, p. ex., diminuindo-se 0,01 U/min, a cada 30 min
- Parada cardiocirculatória: uso EV ou intraósseo (IO), preferencialmente, podendo ser utilizada via IOT; dose de 40 U, em *bolus*, em substituição à 1ª ou 2ª dose de epinefrina

Administração parenteral (compatível – SF e SG5%): pode ser administrada IM, EV, SC; EV – pode ser diluída em 20-50 mL e infundida a 1-4 UI/h
Obs.: uso imediato

Função hepática: cirrose – pode ser necessário reduzir a dose

Função renal: não há informações disponíveis

Interações medicamentosas: indometacina, furosemida, gemifloxacino

Reações adversas:

- Cardiovasculares: arritmia, assistolia (> 0,04 UI/min), aumento da PA, dor torácica, infarto do miocárdio, redução do débito cardíaco (> 0,04 UI/min), trombose venosa, vasoconstrição (com altas doses)
- Dermatológicas: lesões cutâneas isquêmicas, palidez circum-oral, urticária
- Neurológicas: febre, pulsação na cabeça, vertigem
- Respiratória: constrição brônquica
- Musculoesquelética: tremor
- Gastrointestinais: cólicas abdominais, flatulência, isquemia mesentérica, náusea, vômito
- Geniturinária: contração uterina
- Miscelânea: diaforese

Precauções: asma; epilepsia; insuficiência cardíaca; enxaqueca; nefrite crônica com retenção de nitrogênio; doença vascular, especialmente de artérias coronárias, pode precipitar angina e IAM

venlafaxina

Efexor® XR

cap dura lib prol 37,5, 75 e 150 mg

Com ajuste de dose	Com ajuste de dose	C/D (se usado na 2ª metade da gravidez)	Uso criterioso	MPI? Não

Classificação terapêutica: antidepressivo

Posologia:

- Depressão, transtorno de ansiedade generalizada: liberação prolongada – 37,5-75 mg/dia, em 1 tomada; liberação imediata – 37,5-75 mg/dia, em 2-3 tomadas diárias; pode ser aumentada a cada 4-7 dias; dose habitual de 75-225 mg/dia; dose máxima de 375 mg/dia (liberação imediata) ou 225 mg/dia (liberação prolongada)

Função hepática: insuficiência hepática leve a moderada – reduzir a dose habitual em ≥ 50%

(continua)

venlafaxina *(continuação)*

Função renal: insuficiência renal leve a moderada – reduzir a dose habitual em 25-50%; hemodiálise – diminuir a dose habitual em 50%; pode ocorrer albuminúria (1-10%)

Interações medicamentosas: procarbazina, selegilina, moclobemida, tranilcipromina, trifluoperazina, linezolida, anti-inflamatórios não esteroidais (ácido acetilsalicílico, naproxeno, fenilbutazona, ácido mefenâmico, fenoprofeno, ibuprofeno, indometacina, piroxicam, diclofenaco, cetoprofeno, flurbiprofeno, cetorolaco, tenoxicam, etofenamato, dipirona, nimesulida, lornoxicam, acemetacina, propifenazona, meloxicam, celecoxibe, proglumetacina, rofecoxibe, dexcetoprofeno, parecoxibe, valdecoxibe, etoricoxibe, nepafenaco, loxoprofeno, lumiracoxibe, ácido tolfenâmico, nimesulida, ácido flufenâmico), cetoconazol, sibutramina, antiplaquetários (dipiridamol, ticlopidina, iloprosta, abciximabe, tirofibana, clopidogrel, eptifibatide, cilostazol, treprostinila, prasugrel, ticagrelor), trazodona, alfentanila, hidroxicloroquina, donepezila, haloperidol, rizatriptana, naratriptana, anticoagulantes (apixabana, heparina, varfarina, enoxaparina, dalteparina, nadroparina, bivalirrudina, lepirudina, desirucina, fondaparinux, drotrecogina alfa, dabigatrana, rivaroxabana, bemiparina, tinzaparina), amoxicilina, zolmitriptana, metoprolol, zolpidem, *ginkgo*, erva-de-são-joão

Reações adversas (a frequência real pode depender da formulação e/ou da indicação):

- Cardiovasculares: 1-10% – hipertensão arterial (relacionada com a dose: 3% em pacientes submetidos a < 100 mg/dia, até 13% naqueles submetidos a > 300 mg/dia), vasodilatação (2-6%), palpitação (3%), dor torácica (2%), taquicardia (2%), hipotensão postural (1%), edema
- Dermatológicas: 1-10% – erupção cutânea (3%), prurido (1%), equimoses
- Neurológicas: cefaleia (25-38%), sonolência (12-26%), insônia (15-24%), tontura (11-24%), nervosismo (6-21%), ansiedade (2-11%); 1-10% – bocejos (3-8%), sonhos anormais (3-7%), calafrios (2-7%), agitação (2-5%), depressão (1-3%), confusão mental (2%), pensamento anormal (2%), despersonalização (1%), amnésia, enxaqueca, febre, hipoestesia, vertigem
- Respiratórias: 1-10% – faringite (7%), sinusite (2%), aumento da tosse, bronquite, dispneia
- Musculoesqueléticas: fraqueza (8-19%); 1-10% – tremor (1-10%), hipertonia (3%), parestesia (2-3%), espasmos (1-3%), artralgia, cervicalgia, trismo
- Gastrointestinais: náusea (21-58%), xerostomia (12-22%), anorexia (8-17%), constipação (8-15%); 1-10% – diarreia (8%), dor abdominal (8%), vômito (3-8%), dispepsia (5-7%), perda de peso (1-6%), flatulência (3-4%), perversão do paladar (2%), aumento do apetite, eructação, ganho de peso
- Geniturinárias: anormalidade da ejaculação e/ou orgasmo (2-19%); 1-10% – impotência (4-6%), aumento da frequência urinária (3%), comprometimento da micção (2%), retenção urinária (1%), metrorragia, transtorno prostático, vaginite
- Miscelânea: diaforese (7-19%), infecção (6%), síndrome similar à gripe (2%), trauma (2%)
- Auditiva: zumbido (2%)
- Endócrinas e metabólicas: 1-10% – redução da libido (2-8%), hipercolesterolemia (5%), aumento dos TG
- Oculares: acomodação visual anormal (6-9%), visão anormal ou turva (4-6%), midríase (2%)

Precauções: podem ocorrer hemorragias – risco aumentado com uso concomitante a AINH, varfarina, ácido acetilsalicílico ou outras drogas que alterem a coagulação; risco aumentado de midríase na presença de glaucoma; podem ocorrer aumento da PA ou agravamento da preexistente, além de síndrome serotoninérgica com o uso concomitante a outras drogas serotoninérgicas (triptanos, antidepressivos tricíclicos, fentanil, lítio, tramadol, buspirona, erva-de-são-joão), inibidores da monoaminoxidase e substâncias que alterem o metabolismo da serotonina – avaliar necessidade de interrupção do tratamento; pode diminuir a secreção da saliva, facilitando o desenvolvimento de periodontite e cáries

Contraindicações: aumento do risco de síndrome serotoninérgica com uso concomitante a inibidor da monoaminoxidase (linezolida, azul de metileno, EV), em 7 dias após descontinuação da venlafaxina, ou uso desta nos 14 dias após descontinuação de inibidor da monoaminoxidase

verapamil

Dilacoron®

comp rev 80 mg; comp rev retard 120 mg

Com ajuste de dose	Sem ajuste de dose	C	Uso criterioso	MPI? Não

Classificação terapêutica: bloqueador seletivo dos canais do cálcio

Posologia:
- Angina: VO (liberação imediata) – iniciar com 80-120 mg, 3x/dia (se idoso ou baixa estatura: 40 mg, 3x/dia); dose habitual de 80-160 mg, 3x/dia; VO (liberação prolongada) – iniciar com 180 mg, ao se deitar; caso necessário, aumentar 80 mg/dia, a cada semana, até máximo de 480 mg/dia
- Hipertensão: liberação imediata – 80 mg, 3x/dia; dose habitual de 240-480 mg/dia; liberação prolongada – iniciar com 180 mg, 1x/dia, e titular até 360 mg/dia; não há evidência de benefício adicional com doses > 360 mg/dia
- Taquicardia supraventricular: tratamento – 2,5-5 mg, EV, em 2 min; 2ª dose de 5-10 mg (~ 0,15 mg/kg), 15-30 min após dose inicial se a resposta for inadequada; dose máxima total de 20-30 mg; profilaxia – 240-480 mg/dia, VO (liberação imediata) em 3-4 doses diárias
- Controle de frequência cardíaca na fibrilação atrial: EV – 0,075-0,15 mg/kg (~ 5-10 mg para paciente de 70 kg), em 2 min, com dose adicional de 10 mg após 30 min se a resposta for insatisfatória; dose de manutenção de 0,005 mg/kg/min, em infusão contínua; VO (liberação imediata) – 240-480 mg/dia, em 3-4 tomadas diárias

Função hepática: insuficiência hepática – reduzir de 20-50% da dose usual; podem ocorrer aumento das enzimas hepáticas, lesão hepatocelular

Função renal: insuficiência renal – ajuste de dose não é necessário

Ajuste de dose: pacientes geriátricos ou de baixo peso (hipertensão, angina) – diminuir as doses iniciais para 40 mg, 3x/dia (liberação imediata)

Interações medicamentosas: colchicina, digoxina, fentanila, sinvastatina, claritromicina, lurasidona, eritromicina, bupivacaína, ranolazina, clonidina, amiodarona, betabloqueadores (propranolol, metoprolol, timolol, atenolol, labetalol, acebutolol, betaxolol, levobunolol, esmolol, carteolol, bisoprolol, sotalol, metipranolol, carvedilol, nevibolol), aprepipanto, fosaprepipanto, dronedarona, mepivacaína, oxcarbazepina, dutasterida, quinidina, fenobarbital, metformina, erva-de-são-joão, midazolam, telitromicina, lítio, pancurônio, buspirona, indinavir, fenitoína, ciclosporina, quinupristina, dalfopristina, nevirapina, vecurônio

Reações adversas:
- Cardiovasculares: hipotensão arterial (VO: 2,5%; EV: 3%), edema periférico (VO: 1,9%), insuficiência cardíaca congestiva (VO: 1,8%), hipotensão arterial sintomática (EV: 1,5%), bradicardia (VO: 1,4%; EV: 1,2%), bloqueio atrioventricular de 1°, 2° ou 3° graus (VO: 1,2%; EV: desconhecido)
- Dermatológica: erupção cutânea (VO: 1,2%)
- Neurológicas: tontura (VO: 3,3%; EV: 1,2%), fadiga (VO: 1,7%), cefaleia (VO: 2,2%; EV: 1,2%)
- Respiratória: dispneia (VO: 1,4%)
- Gastrointestinais: > 10%: hiperplasia gengival (< 19%), constipação (12-42% em estudos clínicos), náusea (0,9-2,7%)

Precauções: disfunção ventricular; cardiomiopatia hipertrófica (principalmente se gradiente elevado, insuficiência cardíaca ou bradicardia sinusal); pode ocorrer bloqueio atrioventricular – avaliar necessidade de redução da dose ou interrupção; pode ocorrer também agravamento da miastenia grave – avaliar necessidade de redução da dose; defeitos de transmissão neuromuscular (p. ex., distrofia muscular de Duchenne) – pode resultar em depressão respiratória

Contraindicações: *flutter* ou fibrilação atrial na presença de feixes de condução acessórios (p. ex., síndromes de Wolff-Parkinson-White, Lown-Ganong-Levine); choque cardiogênico; hipotensão (PA sistólica < 90 mmHg); disfunção ventricular esquerda grave (fração de ejeção < 30%); bloqueio atrioventricular de 2° ou 3° graus; arritmia sinusal

vildagliptina

Galvus®

comp 50 mg

Contra-indicado	Com ajuste de dose	B	Uso criterioso	MPI? Não

Classificação terapêutica: antidiabético

Posologia:
- DM tipo 2: 50-100 mg/dia, com dose de 100 mg, orientar 2 tomadas diárias quando em monoterapia ou combinação com metformina, tiazolidinedionas ou insulina; e, em combinação com sulfonilureias, a dose recomendada é de 50 mg, 1x/dia, pela manhã; pode ser administrada com ou sem alimento

Função hepática: pode ocorrer aumento de transaminases; descontinuar o uso se houver elevação persistente de ALT e AST > 3x LSN; insuficiência hepática preexistente – uso contraindicado

Função renal: ClCr < 50 mL/min – administrar 50 mg/dia

Interações medicamentosas: betabloqueadores (propranolol, metoprolol, timolol, atenolol, labetalol, acebutolol, betaxolol, levobunolol, esmolol, carteolol, bisoprolol, sotalol, metipranolol, carvedilol, nevibolol)

Reações adversas:
- Cardiovascular: angioedema
- Neurológicas: 1-10% – tontura; 0,1-1% – cefaleia
- Gastrointestinal: 0,1-1% – constipação, disfunção hepática
- Miscelânea: 0,1-1% – edema periférico

Precauções: insuficiência cardíaca; cetoacidose diabética; ALT ou AST > 3x LSN pré-tratamento; pancreatite aguda; lesões de pele bolhosa e esfoliativa foram relatadas

Contraindicação: hipersensibilidade aos componentes da fórmula

vitamina B1 (benfotiamina)

Milgamma®

drg 150 mg

Sem ajuste de dose	Sem ajuste de dose	X	Contra-indicado	MPI? Não

Classificação terapêutica: vitamina

Posologia:
- Neuropatia periférica (diabética, deficiência de vitamina B1): iniciar com 300-450 mg/dia, por 4-8 semanas, dependendo da gravidade da neuropatia; a dose de manutenção habitual é de 150 mg/dia
- Deficiência de tiamina (vitamina B1 – benfotiamina): 5-30 mg/dose, IM ou EV, 3x/dia; paciente crítico – depois passar para via oral
- Abstinência alcoólica: 100 mg/dia, IM ou EV, seguidos por 100 mg/dia, VO

Função hepática: ajuste de dose não é necessário

Função renal: ajuste de dose não é necessário

Interação medicamentosa: fluorouracila

Reações adversas:
- Dermatológicas: muito raras – hipersensibilidade, como erupções cutâneas, urticária, reações anafiláticas
- Gastrointestinais: náusea e outras queixas foram documentadas em casos isolados, mas a frequência não foi significativamente diferente daquela dos grupos tratados com placebo

Precaução: não deve ser utilizado por pacientes com idade < 18 anos

vitamina B12 (hidroxicobalamina)

Rubranova®

sol inj 5.000 mcg/2 mL e 15.000 mcg/2 mL

Sem informações	Sem informações	C	Compatível	60+ MPI? Não

Classificação terapêutica: vitamina

Posologia:
- Envenenamento por cianeto: EV – iniciar antídoto assim que houver suspeita diagnóstica; administrar 5 g, podendo repetir dependendo da gravidade do quadro e da resposta clínica (dose máxima cumulativa: 10 g)
- Deficiência de vitamina B12: IM – 8-10 doses de 1.000 mcg/dia, seguidas de 1 dose semanal, por 1 mês, e, então, 1 ampola/mês; a anemia em geral é corrigida em 2 meses, enquanto o quadro neurológico regride parcial ou completamente em 6 meses

Administração parenteral: pode ser administrada EV, IM ou SC; em razão de alta taxa de excreção, EV não é recomendada, exceto na indicação para intoxicação por cianeto

Função hepática: não há informações disponíveis

Função renal: pode ocorrer alteração na cor da urina (vermelha); não há informações disponíveis sobre necessidade de ajuste de dose

Interações medicamentosas: sem interações conforme a base de dados Micromedex

Reações adversas:
- Cardiovascular: aumento da PA (18-28%)
- Dermatológicas: eritema (94-100%), prurido (20-44%)
- Gastrointestinal: náusea (6-11%)
- Hematológica: diminuição da contagem de linfócitos (8-17%)
- Neurológica: dor de cabeça (6-33%)
- Imunológicas: reação alérgica a drogas, anafilaxia, angioedema

Precauções: hemodiálise – a cor vermelho-escura da hidroxicobalamina pode gerar erro na máquina de hemodiálise, fazendo-a parar; hipertensão arterial; evitar a exposição direta ao sol (fotossensibilidade)

vitamina D3 (colecalciferol)

Addera D3®

cap mole 1.000, 7.000 e 50.000 UI; comp rev 1.000, 7.000 e 50.000 UI; sol gts 3.300 UI e 10.000 UI/mL

Precaução	Precaução	Sem informações	Uso criterioso	60+ MPI? Não

Classificação terapêutica: vitamina

Posologia:
- Dose diária de referência para vitamina D: 600 U/dia
- Prevenção de osteoporose: 800-1.000 U/dia
- Deficiência de vitamina D: 1.000 U/dia; considerar uso de 25.000-50.000 U/semana, de acordo com o grau de deficiência e o perfil do cálcio

Função hepática: podem ocorrer alterações nos testes de função hepática doença hepática– uso com precaução

Função renal: podem ocorrer azotemia, nefrocalcinose; insuficiência renal – exacerbação de efeitos hipercalcêmicos durante o uso terapêutico; uso com precaução

Interações medicamentosas: sem interações conforme a base de dados Micromedex

Reações adversas:
- Cardiovasculares: arritmia, arritmia cardíaca, hipertensão ou hipotensão arterial
- Dermatológica: prurido
- Neurológicas: cefaleia, irritabilidade, psicose franca (rara), sonolência
- Musculoesqueléticas: dor muscular, dor óssea, fraqueza, mialgia

(continua)

vitamina D3 (colecalciferol) *(continuação)*

- Gastrointestinais: anorexia, constipação, náusea, pancreatite, perda de peso, ressecamento da boca, sabor metálico, vômito
- Endócrina e metabólica: polidipsia
- Geniturinárias: albuminúria, poliúria
- Oculares: conjuntivite, fotofobia

Precauções: aterosclerose; doença cardíaca; uso concomitante a preparações contendo cálcio, outras contendo vitamina D ou análogos da vitamina D, ou, ainda, diuréticos; hiperlipidemia (elevação de LDL); hiperfosfatemia; osteodistrofia renal/ outras condições que requeiram altas doses de vitamina D para – metabólitos da vitamina D preferidos, como calcitriol; sarcoidose/outra doença granulomatosa

Contraindicações: hipercalcemia (exacerbação com toxicidade); hipervitaminose D

vitamina K3 (fitomenadiona)

Kanakion® MM; Kanakion® MM pediátrico

10 mg/mL; 2 mg/0,2 mL

Com ajuste de dose	Precaução	C	Compatível	60+ MPI? Não

Classificação terapêutica: distúrbios de coagulação

Posologia:
- Intoxicação por antagonistas da vitamina K (p. ex., varfarina): INR > alvo terapêutico, mas < 4,5, sem evidência de sangramento – suspender uso do antagonista da vitamina K, reintroduzindo-o quando INR se aproximar do alvo; INR de 4,5-10, sem evidência de sangramento – evitar uso de vitamina K se não houver risco de sangramento; considerar 1-2,5 mg, VO; INR > 10, sem evidência de sangramento – utilizar vitamina K, 2,5-5 mg, VO, ou 0,5-1 mg, EV, com previsão de redução de INR em 24-48 h; utilizar dose adicional caso necessário; sangramento menor, com qualquer INR – vitamina K, 2,5-5 mg, VO, podendo repetir em 24 h; sangramento maior, com qualquer INR – recomendação de utilizar vitamina K, 5-10 mg, EV, em associação com complexo protrombínico ou plasma; uso de altas doses de vitamina K (10-15 mg) talvez gere resistência ao cumarínico por mais de 1 semana, período durante o qual se pode utilizar heparina até que INR esteja no alvo terapêutico
- Normalização de INR para procedimento: 1-2,5 mg, VO, na véspera da cirurgia, checando-se nível no dia do procedimento
- Hipoprotrombinemia por drogas (não cumarínicos) ou fatores limitantes à absorção ou à síntese: 2,5-25 mg, VO, SC, IM ou EV

Administração parenteral (compatível – SF e SG5%): pode ser administrada SC ou EV; EV – diluir em solução compatível e infundir a, no máximo,1 mg/min
Obs.: uso imediato

Função hepática: diminuição da função hepática – ajuste de dose pode ser necessário (comprimidos); doença hepática preexistente – falta de resposta pode indicar condição que não responda à vitamina K; grandes doses repetidas não são garantidas

Função renal: disfunção renal preexistente – contém alumínio, que pode ser tóxico para ossos e SNC com o uso parenteral prolongado; uso com precaução

Interação medicamentosa: varfarina

Reações adversas:
- Dermatológica: reação da pele-constatação (IM)
- Imunológica: anafilaxia (EV e IM)

Precauções: efeitos anticoagulantes da heparina não são neutralizados

voriconazol

V-fend®; V-fend® EV

comp rev 50 e 200 mg; pó liof sol inj 200 mg

Precaução	Sem ajuste de dose	D	Contraindicado	60+ MPI? Não

Classificação terapêutica: antimicótico

Posologia:
- Aspergilose invasiva: dose de ataque de 6 mg/kg, a cada 12 h, por 24 h (2 doses); e, depois, 4 mg/kg, a cada 12 h

(continua)

voriconazol *(continuação)*

Administração parenteral (compatível – SF e SG5%): reconstituir o pó com 19 mL de diluente próprio; não pode ser administrado por injeção em *bolus*, apenas por infusão EV, após diluição em 40-400 mL de solução compatível; deve ser infundido em 1-2 h, à taxa máxima de 3 mg/kg/h
Obs.: incompatível com outros medicamentos e solução de bicarbonato de sódio; estabilidade de 24 h em REF para soluções reconstituídas e diluídas

Função hepática: insuficiência leve a moderada – após dose de ataque, reduzir dose de manutenção em 50%; insuficiência grave – avaliar risco/benefício e monitorar toxicidade; podem ocorrer aumento da fosfatase alcalina (4-5%); aumento de AST (2-4%); aumento de ALT (2-3%); icterícia colestática (1-2%); hepatite e insuficiência hepática fulminante

Função renal: ClCr < 50 mL/min – pode haver acúmulo do veículo ciclodextrina; usar formulação VO

Ajuste de dose: resposta inadequada – aumentar a dose de manutenção para 300 mg, VO, a cada 12 h, para doentes que pesem ≥ 40 kg; ou 150 mg, VO, a cada 12 h, para doentes com peso < 40 kg; intolerância – reduzir a dose de manutenção EV para 3 mg/kg, a cada 12 h; reduzir a dose de manutenção VO em incrementos de 50 mg para o mínimo de 200 mg, a cada 12 h, no caso de doentes com peso ≥ 40 kg, ou 100 mg, a cada 12 h, para pacientes com peso < 40 kg; obesidade – nenhum ajuste de dose necessário; uso concomitante de efavirenz – aumentar a dose de manutenção de voriconazol para 400 mg, VO, a cada 12 h, e diminuir a dose de efavirenz para 300 mg, a cada 24 h; uso concomitante de fenitoína – aumentar a dose de manutenção do voriconazol a partir de 4-5 mg/kg, EV, a cada 12 h, ou 200-400 mg, VO, a cada 12 h, para doentes com peso ≥ 40 kg, ou, ainda, a partir de 100-200 mg, a cada 12 h, para doentes com peso < 40 kg

Interações medicamentosas: erva-de-são-joão, sirolimo, efavirenz, rifampicina, ritonavir, fluconazol, lurasidona, nifedipino, fenitoína, fentanila, omeprazol, ciclosporina, tacrolimo, cabazitaxel, cloranfenicol, ibrutinibe, hidroxicloroquina, lanzoprazol, anticoagulantes orais (varfarina, femprocumona), nevirapina, glimepirida, delavirdina, vincristina, sildenafila, contraceptivos (medroxiprogesterona, estradiol, levonorgestrel, noretindrona, dienogeste, drospirenona, norelgestromina, desogestrel, norgestrel, norgestimato, etinilestradiol, etonogestrel), etravirina, meloxicam, midazolam, atorvastatina, glibenclamida, glipizida, fosamprenavir, tretinoína, esomeprazol, amprenavir

Reações adversas:
- Cardiovasculares: hipertensão ou hipotensão arterial (2%), vasodilatação (2%), taquicardia (< 2%)
- Dermatológica: erupção cutânea (< 7%)
- Neurológicas: > 10% – alucinações (auditivas e/ou visuais e, provavelmente, dependentes da concentração sérica: 4-12%), febre (< 6%), calafrios (< 4%), cefaleia (< 3%)
- Gastrointestinais: náusea (1-5%), vômito (1-4%), dor abdominal (2%)
- Oculares: > 10% – alterações visuais (dependentes da dose; alteração da cromatopsia, aumento ou redução da acuidade visual, fotofobia ou turvamento da visão: ~ 21%), fotofobia (2-3%)
- Endócrina e metabólica: hipopotassemia (< 2%)

Precauções: uso concomitante com everolimo, fluconazol; distúrbios hidroeletrolíticos (potássio, magnésio e cálcio) – risco de arritmias, incluindo *torsades de pointes*; evitar a exposição prolongada à luz solar durante o tratamento – podem ocorrer alterações visuais (visão borrada, diminuição da acuidade, alteração na percepção de cores, fotofobia)

Contraindicações: uso concomitante com carbamazepina, substratos do CYP3A4 (terfenadina, astemizol, cisaprida, pimozida ou quinidina), alcaloides do ergot, barbitúricos de longa ação, rifabutina, rifampicina, ritonavir em doses elevadas (400 mg, a cada 12 h), sirolimo, erva-de-são-joão, efavirenz; pacientes com intolerância à galactose, pois contém lactose na composição, bem como na deficiência da lactose e na síndrome de má absorção de glicose-galactose; cirrose hepática grave; pacientes < 12 anos

vortioxetina (bromidrato de vortioxetina)

Brintellix®, Voextor®, Vurtuoso®

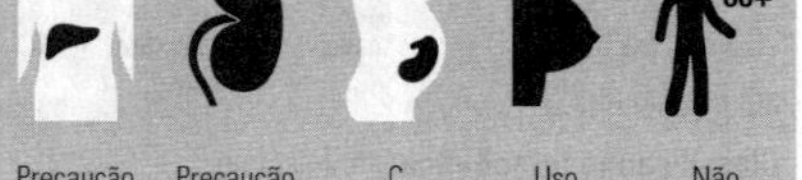

Precaução | Precaução | C | Uso criterioso | Não

comp rev 5, 10, 15 e 20 mg

Função hepática: uso com precaução

(continua)

vortioxetina (bromidrato de vortioxetina) *(continuação)*

Função renal: uso com precaução na insuficiência renal

Classificação terapêutica: antidepressivos

Posologia:
Transtorno depressivo maior
- Inicial: 10 mg, 1x/dia
- Manutenção: aumentar para 20 mg, 1x/dia, conforme tolerado. Pode diminuir para 5 mg, 1x/dia, se intolerante.
- Após a resolução dos sintomas depressivos, recomenda-se manter o tratamento por pelo menos 6 meses para a consolidação da resposta antidepressiva
- Este medicamento não deve ser partido ou mastigado

Interações medicamentosas: azul de metileno, tranilcipromina, selegilina, furazolidona, mocoblemida, linezolida, rasagilina, metoclopramida, linezolida, dipirona, ácido acetil salicílico, naproxeno, fenilbutazona, ácido mefenâmico, fenoprofeno, ibuprofeno, indometacina, piroxicam, diclofenaco, cetoprofeno, flurbiprofeno, cetorolaco, tenoxicam, etofenamato, dipirona, nimesulida, lornoxicam, acemetacina, propifenazona, meloxicam, celecoxibe, proglumetacina, rofecoxibe, dexcetoprofeno, parocoxibe, valdecoxibe, etoricoxibe, nepafenaco, loxoprofeno, lumiracoxibe, ácido tolfenâmico, nimesulida, ácido flufenâmico, safinamida, alfentanila, butorfanol, codeina, desmopressina, fluoxetina, morfina, sufentanila, remifentanila, fluconazol, dextrometorfano, anfetamina, lítio, trazodona, fluoxetina, fluvoxamina, ondansetrona, sertralina, sumatriptano, granisetrona, venlafaxina, citalopran, mirtazapina, dolasetrona, sibutramina, zolmitriptano, rizatriptano, naratriptano, ziprasidona, milnacipran, escitalopran, duloxetina, desvenlafaxina, triptofano, nalbufina, edoxabana, quinidina, bupropiona, terbinafina, abiterona, oxicodona, anfetamina, metanfetamina, fenitoína, primidona, dexametasona, rifampina, mitotano, rifabutina, rifapentina, lumacaftor, pixantrona, erva de São João, dolasetrona, granisetrona, ondansetrona, apixabana, heparina, varfarina, enoxaparina, dalteparina, nadroparina, bivalirrudina, lepirudina, desirudina, fondaparinux, drotrecogina alfa, dabigatrana, rivaroxabana, bemiparina, tinzaparina, ziprasidona, carbamazepina, fenfluramina, buprenorfina, paroxetina

Reações adversas:
Comum
- Gastrintestinais: constipação (3 a 6%), náuseas (21 a 32%), vômitos (3 a 6%)

Sério
- Metabolismo endócrino: hiponatremia
- Hematológica: hemorragia, anormal
- Imunológica: reação de hipersensibilidade
- Reprodutiva: disfunção sexual (mulheres, 22 a 34%; homens, 16 a 29%)
- Outros: síndrome serotoninérgica

Precauções:
- O uso de vortioxetina concomitantemente com um IMAO destinado a tratar distúrbios psiquiátricos ou com linezolida ou azul de metileno IV é contraindicado. Não iniciar vortioxetina dentro de 14 dias após a descontinuação do IMAO. Não inicie um IMAO dentro de 21 dias após a descontinuação da vortioxetina. Não inicie vortioxetina em pacientes em tratamento com linezolida ou azul de metileno IV; se for necessário iniciar tratamento com linezolida ou azul de metileno IV, descontinuar a vortioxetina.
- Antes de iniciar a vortioxetina, rastreie os pacientes quanto a história pessoal ou familiar de transtorno bipolar, mania ou hipomania.
- Síndrome de descontinuação: reações adversas após descontinuação abrupta da terapia foram relatadas com doses entre 15 e 20 mg/dia; recomenda-se a redução gradual da dose em vez da interrupção abrupta.
- Endócrina e metabólica: Foi relatada hiponatremia, que pode ser resultado de SIADH; aumento do risco de hiponatremia em pacientes idosos, recebendo diuréticos concomitantes ou pacientes com depleção de volume; descontinuação necessária e intervenção médica iniciada se ocorrerem sintomas.
- Hematológicas: eventos hemorrágicos, incluindo hemorragias com risco de vida, foram relatados com ISRSs; risco aumentado possível com o uso concomitante de AINEs, aspirina, varfarina e outros medicamentos que afetam a coagulação ou sangramento. Monitorar pacientes em uso concomitante de varfarina, especialmente ao iniciar, titular ou descontinuar a terapia.
- Neurológica: síndrome serotoninérgica, potencialmente fatal, foi relatada; risco aumentado com o uso concomitante de medicamentos serotoninérgicos (p. ex., triptanos, antidepressivos tricíclicos, fentanil, lítio, tramadol, triptofano, buspirona, erva de São João) e medicamentos que prejudicam o metabolismo da serotonina; monitoramento recomendado e descontinuar se houver suspeita.

(continua)

vortioxetina (bromidrato de vortioxetina) *(continuação)*

- Oftálmica: o ataque de fechamento do ângulo pode ocorrer em pacientes com ângulos anatomicamente estreitos sem iridectomia.
- Psiquiátrica: pode ocorrer precipitação de episódio misto/maníaco em pacientes com transtorno bipolar; triagem recomendada antes do início.
- Psiquiátricas: pensamentos e comportamentos suicidas foram relatados com o uso de antidepressivos em pacientes com 24 anos ou menos. A monitorização recomendada em todos os doentes e a alteração do regime terapêutico, incluindo a descontinuação do tratamento, podem ser necessárias.
- Reprodutiva: sintomas de disfunção sexual, incluindo atraso ou falha ejaculatória, diminuição da libido e disfunção erétil, foram relatados em pacientes do sexo masculino; inquérito sobre a função sexual antes do início e durante a terapia é recomendado.
- Reprodutiva: sintomas de disfunção sexual, incluindo diminuição da libido e orgasmo atrasado ou ausente, foram relatados em pacientes do sexo feminino; inquérito sobre a função sexual antes do início e durante a terapia é recomendado

Contraindicações:
- Uso concomitante com um IMAO (uso dentro de 14 dias após a descontinuação de um IMAO usado para tratar distúrbios psiquiátricos ou uso de IMAO dentro de 21 dias após a descontinuação da vortioxetina), ou iniciar linezolida ou azul de metileno IV em um paciente recebendo vortioxetina; aumento do risco de síndrome serotoninérgica
- Hipersensibilidade à vortioxetina ou a qualquer componente do produto

ziprasidona (cloridrato de ziprasidona monoidratado)

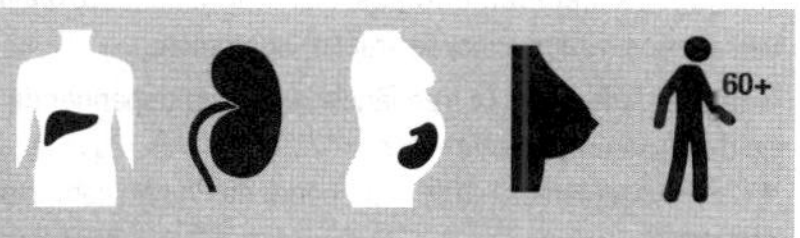

Sem informação | Precaução | C | Contraindicado | Sim

Cloridrato de ziprasidona®, Geodon®

cap dura 40 e 80 mg

Função renal:
- Oral: nenhum ajuste recomendado
- IM: usar com precaução, pois o excipiente de ciclodextrina é depurado por filtração renal; A formulação IM não foi sistematicamente estudada em pacientes com insuficiência renal

Classificação terapêutica: antipsicóticos

Posologia:

Transtorno bipolar tipo I, episódios maníacos agudos ou mistos
- Em monoterapia:
- 40 mg, 2x/dia, com alimentos no primeiro dia
- Aumentar para 60 ou 80 mg, 2x/dia, com alimentos;
- Em seguida, ajuste com base na tolerância e eficácia dentro do intervalo de 40 a 80 mg 2x/dia

Associado a lítio ou valproato
- 40 a 80 mg, 2x/dia, com alimentos

Esquizofrenia
- 20 mg, 2x/dia, com alimentos
- Pode aumentar a dosagem pelo menos a cada 2 dias, até 80 mg, 2x/dia
- Observar a melhora por várias semanas antes do ajuste de dose para cima

– Reavaliar periodicamente a necessidade de tratamento de manutenção e utilizar a menor dose efetiva

Interações medicamentosas: terfenadina, bepridil, pimozida, esparfloxacino, tioridazina, domperidona, gonadorelina, goserelina, triptorelina, metoclopramica, nilotinibe, mesoridazina,,bromoprida, dronedarona, imipramina, amitriptilina, doxepina, ciclobenzaprina, trazodona, fluoxetina, clomipramina, paroxetina, venlafaxina, citalopram, escitalopram, piperaquina, artemeter, lumefantrina, posaconazol, quinidina, disopiramida, procainamida, eritromicina, metronidazol, cloroquina, probucol, quinina, metadona, prometazina, haloperidol, imipramina amitriptilina, doxepina, hidroxicloroquina, clorpromazina, tamoxifeno, ciclobenzaprina, droperidol, aripiprazol, atomoxetina, trazodona, pentamidina, domperidona, clozapina, gonadorrelina, fosfato de sódio, fosfato de sódio monobásico, fosfato de sódio dibásico, astemizol, norfloxacino, propafenona, famotidina, leuprolida, mefloquina, anagrelida, ciprofloxacino, fluoxetina, ofloxacino, octreotida, mifepristona, clomipramina, protriptilina, gosserelina, halofantrina, paroxetina,

(continua)

ziprasidona (cloridrato de ziprasidona monoidratado) *(continuação)*

ondansetrona, azitromicina, foscarnet, apomorfina, claritromicina, granisetrona, tacrolimo, itraconazol, venlafaxina, risperidona, triptorrelina, formoterol, citalopram, alfuzosina, levofloxacino, sevoflurano, dolasetrona, ritonavir, olanzapina sertindol, nelfinavir, ranolazina, vardenafila, gatifloxacino, moxifloxacino, gemifloxacino, telitromicina, escitalopram, solifenacina, sorafenibe, sunitinibe, dasatin be, vorinostate, pariperidona, lapatinibe, nilotinibe, degarelix, asenapina, pazopanibe, fingolimode, eribulina, vandetanibe, rilpivirina, telaprevir, vemurafenibe, crizotinibe, pasireotida, vinflunina, ivabradina, atazanavir, vilanterol, dabrafenibe, ebastina, tizanidina, tetrabenazina, lumefantrina, trióxido de arsênio, metadona, lítio, alfentanila, milnaciprana, butorfanol, codeína, morfina, sufentanila, remifentanila, nalbufina, oxicodona, carbamazepina, anfetamina, metanfetamina, conivaptana, azul de metileno, levorfanol, buprenorfina, dextrometorfano, anfetamina, lítio, trazodona, fluoxetina, fluvoxamina, ondansetrona, sertralina, sumatriptano, granisetrona, venlafaxina, citalopran, mirtazapina, dolasetrona sibutramina, zolmitriptano, rizatriptano, naratriptano, ziprasidona, milnaciprran, escitalopran, duloxetina, desvenlafaxina, triptofano, mifepristona, fenfluramina

Reações adversas:

Comum
- Dermatológica: erupção cutânea (até 5%)
- Metabólico endócrino: ganho de peso (0,4 a 10%), perda de peso
- Gastrintestinais: constipação (9%), diarreia (5%), indigestão (8%), náusea (10%), vômitos (1 a 5%), xerostomia (4 a 5%)
- Neurológicas: acatisia (8 a 10%), ansiedade (5%), astenia (5 a 6%), comportamento mostrando atividade motora reduzida (mania bipolar, menos de 10%; esquizofrenia, menos de 5%), tonturas (mania bipolar, 16%; esquizofrenia, 8%), doença extrapiramidal (mania bipolar, 31%; esquizofrenia, 14%), dor de cabeça (18%), aumento do tônus muscular (mania bipolar, menos de 10%; esquizofrenia, menos de 5 %), sonolência (mania bipolar, 31%; esquizofrenia, 14%), movimento espasmódico (mania bipolar, menos de 10%; esquizofrenia, menos de 5%), tremor (mania bipolar, menos de 10%; esquizofrenia, menos de 5%)
- Oftálmica: visão anormal (3 a 6%)
- Respiratória: infecção do trato respiratório (8%)

Sério
- Cardiovascular: intervalo QT prolongado (0,06%), síncope (0,6%), torsades de pointes (raro)
- Dermatológica: distúrbio da pele, reação cutânea
- Metabólica endócrina: diabetes mellitus, hiperglicemia, hiperprolactinemia
- Gastrointestinal: disfagia (0,1 a 2%)
- Hematológica: depressão da medula óssea
- Imunológica: reação medicamentosa com eosinofilia e sintomas sistêmicos
- Neurológicas: síndrome neuroléptica maligna (raro), convulsão (0,4%), discinesia tardia (raro)
- Reprodutiva: priapismo (raro)

Precauções:
- Critérios de Beers: evitar o uso para problemas comportamentais, como demência ou delírio, pois os antipsicóticos podem aumentar o risco de acidente vascular cerebral e mortalidade. Evite o uso em pacientes com doença de Parkinson, pois os sintomas podem piorar potencialmente. Evite o uso em pacientes com histórico de quedas ou fraturas, demência e comprometimento cognitivo, pois podem ocorrer ataxia, função psicomotora prejudicada e efeitos adversos no SNC. Evite o uso concomitante de 3 ou mais agentes ativos no SNC em qualquer combinação devido ao aumento do risco de quedas. Se usado, recomenda-se cautela e monitoramento, pois SIADH ou hiponatremia podem ocorrer ou ser exacerbadas.
- Acesso: embora a coadministração entre medicamentos de tratamento assistido por medicação (MAT) (p. ex., metadona e buprenorfina) e benzodiazepínicos ou outros depressores do SNC (incluindo álcool) possa aumentar a possibilidade de danos, incluindo overdose e morte, a terapia concomitante com MAT pode ser apropriada em alguns pacientes; se o uso concomitante for necessário, recomenda-se um manejo cuidadoso e monitoramento
- Cardiovascular: foi relatado prolongamento do intervalo QT, possivelmente resultando em torsade de pointes e morte súbita; risco aumentado em pacientes com bradicardia, hipocalemia, hipomagnesemia ou prolongamento congênito do QTc e com o uso concomitante de outros medicamentos que prolongam o intervalo QTc; monitoramento recomendado; interromper com medições QTc persistentes de mais de 500 ms
- Cardiovascular: pode ocorrer hipotensão ortostática; especialmente durante a titulação da dose inicial e em pacientes com doença cardiovascular conhecida.

(continua)

ziprasidona (cloridrato de ziprasidona monoidratado) *(continuação)*

- Uso concomitante: evitar o uso concomitante com medicamentos que prolongam o intervalo QT[
- Dermatológica: reação medicamentosa potencialmente fatal com eosinofilia e sintomas sistêmicos (DRESS) foi relatada; interrompa o uso se houver suspeita de DRESS
- Dermatológicas: reações adversas cutâneas graves (p. ex., síndrome de Stevens-Johnson) foram relatadas e podem ser fatais; interrompa o uso se houver suspeita
- Dermatológica: foram relatadas erupções cutâneas ou urticária relacionadas à dose; descontinuar se ocorrer erupção cutânea sem causa alternativa
- Endócrina e metabólica: hiperglicemia (alguns casos extremos e associados a cetoacidose, coma hiperosmolar ou morte) foi relatada com o uso de antipsicótico atípico; monitoramento recomendado.
- Endócrinas e metabólicas: pacientes em risco ou diagnosticados com diabetes mellitus apresentam risco aumentado de piora do controle glicêmico ou hiperglicemia grave; monitoramento recomendado; a descontinuação pode ser justificad
- Endócrinas e metabólicas: alterações metabólicas (ou seja, dislipidemia, ganho de peso corporal e hiperglicemia) foram relatadas com o uso de antipsicóticos atípicos; Recomenda-se o monitoramento do peso e da glicemia
- Endócrina e metabólica: pode ocorrer hiperprolactinemia e progredir para galactorreia, amenorreia, ginecomastia, impotência ou diminuição da densidade óssea
- Endócrina e metabólica: usar com cautela em condições que possam contribuir para a elevação da temperatura corporal.
- Quedas: quedas que podem levar a fraturas ou outras lesões podem ocorrer como resultado de sonolência, hipotensão postural ou instabilidade motora ou sensorial. Avaliação do risco de queda recomendada.
- Gastrintestinais: dismotilidade e aspiração esofágica foram relatadas com o uso de drogas antipsicóticas, que podem progredir para pneumonia por aspiração
- Hematológica: foi relatada agranulocitose fatal.
- Hematológicas: foram relatadas leucopenia e neutropenia, com risco aumentado entre pacientes com história de leucopenia ou neutropenia induzida por drogas ou leucograma baixo; monitoramento recomendado; interrompa o uso se houver suspeita
- Neurológica: síndrome neuroléptica maligna (SNM) com risco de vida foi relatada; interromper imediatamente a terapia se houver suspeita de SNM; recorrência foi relatada com reexposição; se o tratamento continuado for necessário, considere risco versus benefício e monitore de perto
- Neurológica: pode ocorrer discinesia tardia potencialmente irreversível, com risco aumentado entre idosos, especialmente mulheres idosas, e pacientes tratados com doses cumulativas mais altas ou maior duração do tratamento; pode ser necessária a descontinuação.
- Neurológica: convulsões foram relatadas; usar com cautela em pacientes com histórico de convulsões, idosos ou com comorbidades que diminuem o limiar convulsivo
- Psiquiátrica: o risco de suicídio pode ser aumentado; monitorar de perto os pacientes com alto risco de suicídio.
- Reprodutiva: priapismo foi relatado; casos graves podem exigir intervenção cirúrgica
- Respiratória: a pneumonia por aspiração pode ocorrer em pacientes de risco, 1x que a dismotilidade e aspiração esofágica foram relatadas com o uso de drogas antipsicóticas
- Populações especiais: Em pacientes idosos com psicose relacionada à demência (uso não aprovado), foi relatada uma frequência mais alta de acidente vascular cerebral, ataque isquêmico transitório, incluindo acidente vascular cerebral fatal com risperidona, aripiprazol e olanzapina

Contraindicações:

- Administração concomitante com trióxido de arsênio, clorpromazina, dofetilida, mesilato de dolasetron, droperidol, gatifloxacina, halofantrina, acetato de levometadil, mefloquina, mesoridazina, moxifloxacina, pentamidina, pimozida, probucol, quinidina, sotalol, esparfloxacina, tacrolimus, tioridazina, antiarrítmicos classe IA e III, e outras drogas que causam prolongamento do intervalo QT; possível efeito aditivo de prolongamento QT
- Insuficiência cardíaca não compensada
- Hipersensibilidade à ziprasidona
- Infarto do miocárdio, agudo e recente
- Prolongamento do intervalo QT, incluindo síndrome congênita do QT longo

zolpidem

Patz® SL; Stilnox®; Stilnox® CR

Com ajuste de dose | Sem ajuste de dose | C | Uso criterioso | MPI? Sim (60+)

comp SL 5 mg; comp rev 10 mg; comp multicamada lib prol 6,25 e 12,5 mg

Classificação terapêutica: hipnóticos e sedativo

Posologia:

- Insônia: ação imediata – 5-10 mg, antes de dormir; SL – 5-10 mg, imediatamente antes de dormir; liberação prolongada – 6,25-12,5 mg

Função hepática: insuficiência hepática (liberação imediata) – administrar 5 mg, ao se deitar; insuficiência hepática (liberação prolongada) – administrar 6,25 mg, ao se deitar; insuficiência hepática (SL) – administrar 5 mg, ao se deitar; insuficiência hepática grave – uso contraindicado

Função renal: ajuste de dose não é necessário

Ajuste de dose: uso concomitante com depressores do SNC – não é recomendado o emprego de outros sedativos-hipnóticos ao se deitar ou no meio da noite; ajuste da dose pode ser necessário; pacientes debilitados – 5 mg, VO, ao se deitar; liberação imediata – 6,25 mg, VO, ao se deitar; liberação prolongada – 5 mg, na hora de dormir; idosos – 5 mg, VO, ao se deitar; liberação imediata – 6,25 mg, VO, ao se deitar; liberação prolongada – 5 mg, na hora de dormir

Interações medicamentosas: ciprofloxacino, fluvoxamina, erva-de-são-joão, venlafaxina, rifampicina, sertralina, bupropiona

Reações adversas (a frequência real pode depender da apresentação, da dose e/ou da idade do paciente):

- Cardiovasculares: 1-10% – aumento da PA, desconforto ou dor torácica, palpitação
- Dermatológicas: 1-10% – enrugamento, erupção cutânea, urticária
- Neurológicas: cefaleia (7-19%), sonolência (6-15%), tontura (1-12%); 1-10% – desinibição, desorientação, despersonalização, estresse, euforia, fadiga, febre, hipoestesia, insônia, letargia, oscilações do humor, sensação de desmaio, sensação de estar drogado, sensação de queimação, sonhos anormais, sonolência, transtornos da atenção, transtornos da memória, transtornos do sono
- Respiratórias: 1-10% – faringite, infecção das vias aéreas superiores, irritação da orofaringe, sinusite
- Musculoesqueléticas: 1-10% – artralgia, cervicalgia, contrações musculares involuntárias, dorsalgia e/ou lombalgia, fraqueza, mialgia, parestesia, retardo psicomotor, transtornos do equilíbrio, tremor
- Gastrointestinais: 1-10% – constipação, desconforto abdominal, diarreia, dispepsia, dor abdominal, flatulência, gastroenterite, náusea, refluxo gastroesofágico, sensibilidade abdominal, soluços, transtorno do apetite, vômito, xerostomia
- Geniturinárias: 1-10% – ITU, ressecamento vulvovaginal
- Oculares: 1-10% – alteração da percepção de profundidade, astenopia, diplopia, hiperemia ocular, transtornos visuais, visão turva
- Auditivas: 1-10% – labirintite, vertigem, zumbido
- Endócrina e metabólica: menorragia
- Renal: 1-10% – disúria
- Miscelânea: 1-10% – alergia, compulsão alimentar, síndrome similar à gripe

Precauções: retirada abrupta ou diminuição rápida da dose; evitar o uso concomitante com álcool; pacientes do sexo feminino; comportamentos relacionados com o sono – possibilidade de os pacientes realizarem atividades durante esse estado (dirigir, comer), sem que haja lembrança depois; pode ocorrer agravamento da insônia, que pode desaparecer 7-10 dias após início do uso

Contraindicações: síndrome da apneia obstrutiva do sono grave; insuficiência respiratória grave e/ou aguda; miastenia grave; histórico pessoal ou familiar de sonambulismo

329 PSICOFARMACOLOGIA

Arthur Hirschfeld Danila, Pedro Colli Badino de Souza Leite

ANTIDEPRESSIVOS

Deve-se chegar à dose terapêutica e tentar mantê-la por 4- 6 semanas para avaliar a resposta. Sabe-se que a maior ocorrência de efeitos colaterais ocorre nas 2 primeiras semanas.

As principais classes e dosagens são apresentadas na Tabela 1.

O potencial para determinados efeitos colaterais pode ser estimado a partir da potência ou da afinidade dos vários sítios receptores (Tabelas 2 e 3).

ANTIPSICÓTICOS

Os antipsicóticos podem ser divididos por geração. Suas dosagens e descrições são apresentadas na Tabela 4.

Tabela 1 Classes de medicação de antidepressivos e posologias

Classe/droga	Indicação	Posologia	Observação
Inibidores seletivos de recaptura da serotonina			
▪ Fluoxetina	Transtornos depressivos e ansiosos	20-80 mg	Iniciar com 1 comprimido de 20 mg pela manhã
	Bulimia nervosa	60-80 mg	
▪ Sertralina	Transtornos depressivos e ansiosos	50-200 mg	Iniciar com 1 comprimido de 50 mg, pela manhã Inibidor seletivo de recaptura da serotonina com menos interação medicamentosa Opção para pacientes em polifarmácia
▪ Paroxetina	Transtornos depressivos e ansiosos	20-80 mg	Iniciar com 20 mg, à noite Perfil mais sedativo útil em quadros ansiosos Meia-vida curta – abstinência pode surgir mesmo se houver má adesão por 1 dia
Tricíclicos			
▪ Amitriptilina	Transtornos depressivos	150-300 mg	Iniciar com 25 mg, à noite, podendo aumentar a cada 3-7 dias até 150 mg Observar QT antes e após introdução
▪ Nortriptilina	Transtornos depressivos	50-150 mg	Iniciar com 25 mg, à noite Boa ação para dor neuropática Observar QT antes e após introdução
Inibidor da recaptura de serotonina e norepinefrina			
▪ Venlafaxina	Transtornos depressivos e ansiosos	75-225 mg	Iniciar com 37,5 mg, pela manhã, aumentar em 4 dias para 75 mg e observar respostas Controle pressórico com dose > 225 mg/dia Pode causar síndrome de descontinuação, por isso redução deve ser feita com cautela
Agente serotoninérgico e noradrenérgico específico			
▪ Mirtazapina	Transtornos depressivos	15-45 mg	Iniciar com 15 mg, à noite Boa opção para polimedicados (idosos) Potencialização de outros antidepressivos Atentar para o fato de que associação com tramadol diminui o limiar convulsivo

Tabela 2 Ação de psicotrópicos por receptor

Ação	Efeito terapêutico	Efeito colateral
Bloqueio de recaptura da norepinefrina	Antidepressivo	Tremores, taquicardia, sudorese, insônia, problemas de ereção e ejaculação Potencialização do efeito pressórico da norepinefrina
Bloqueio de recaputra da serotonina	Antidepressivo Transtorno obsessivo-compulsivo	Desconforto gastrointestinal, náusea, cefaleia, acatisia, anorexia, distúrbios sexuais
Bloqueio de recaptura da dopamina	Antidepressivo Antiparkisoniano	Ativação psicomotora Agravamento de psicoses

(continua)

(continuação)

Tabela 2 Ação de psicotrópicos por receptor

Ação	Efeito terapêutico	Efeito colateral
Bloqueio H1	Ação mais potente dos tricíclicos	Sedação, hipotensão postural, ganho de peso, fadiga, tontura, náusea
Bloqueio da acetilcolina	Ação secundária dos tricíclicos	Boca seca, visão turva, constipação, retenção urinária, taquicardia, alteração do QRS, alteração de memória, aumento da pressão ocular, ganho de peso, disfunção sexual
Bloqueio 5HT1	Antidepressivo Ansiolítico	
Bloqueio 5HT2	Ansiolítico Antidepressivo Antipsicótico	Hipotensão, alterações da ejaculação, sedação, irritabilidade
Bloqueio D2	Antipsicótico	Efeitos extrapiramidais (tremor, rigidez), disfunção sexual
Bloqueio alfa-1		Hipotensão postural, vertigem, taquicardia reflexa, sedação, congestão nasal, disfunção erétil e ejaculatória Potencialização de ação anti-hipertensiva via bloqueio alfa-1 (prazosin)
Bloqueio alfa-2		Disfunção sexual, priapismo, antagonismo de antidepressivos que atuam como estimulantes alfa-2 (p. ex., clonidina e metildopa)

Adaptada de Cordás TA, Moreno RA (orgs.). Condutas em psiquiatria: consulta rápida. Porto Alegre: Artmed; 2008 e Owens MJ, Morgan WN, Plott SJ, Nemeroff CB. Neurotransmitter receptor and transporter binding profile of antidepressants and their metabolites. J Pharmacol Exp Therap 1997;283(3):1305-22.

Tabela 3 Ação dos antidepressivos em neurotransmissão/receptores

Droga	Recap NE	Recap 5HT	Recap DA	Bloq 5HT1	Bloq 5HT2	Bloq Ach	Bloq H1	Bloq alfa-1	Bloq alfa-2	Bloq D2	Seletivo
Amitriptilina	+++	++	+	++	+++	+++	++++	+++	++	+	NE > 5HT
Nortriptilina	++++	++	+	++	+++	++	+++	+++	+	+	NE > 5HT
Bupropiona	+	++	0	++	0	0	+	+	0	0	NE > 5HT
Venlafaxina	++	+++	+	0	0	0	0	0	0	0	NE < 5HT
Citalopram	+	++++	0	0	+	0	++	+	0	0	NE < 5HT
Fluoxetina	++	++++	+	0	++	+	+	+	0	+	NE < 5HT
Sertralina	++	++++	++	0	+	++	0	++	+	0	NE < 5HT
Paroxetina	++	+++++	+	0	0	++	0	+	+	0	NE < 5HT
Mirtazapina	+	+	0	0	++++	++	+++++	++	+++	+	–

Ach: acetilcolina; bloq: bloqueio; 5HT: serotonina; DA: dopamina; H: histamina; NE: norepinefrina; recap: recaptura.
Adaptada de Cordás TA, Moreno RA (orgs.). Condutas em psiquiatria: consulta rápida. Porto Alegre: Artmed; 2008 e Owens MJ, Morgan WN, Plott SJ, Nemeroff CB. Neurotransmitter receptor and transporter binding profile of antidepressants and their metabolites. J Pharmacol Exp Therap 1997;283(3):1305-22.

Tabela 4 Principais antipsicóticos

Classe/medicação	Indicação	Dose	Observação
1ª geração			
▪ Haloperidol	Transtornos psicóticos Transtornos de tiques	1-10 mg	Em caso de má adesão VO, indica-se decanoato, IM (aplicação garante nível sérico por 4 semanas) Incisivo Custo baixo Pouco sedativo em relação a outros antipsicóticos A formulação IM é útil em agitação psicomotora em quadros agudos
	Quadro psicótico agudo	2-5 mg, VO ou IM	
	Quadros não agudos	1-2,5 mg/dia	

(continua)

Tabela 4 Principais antipsicóticos

Classe/medicação	Indicação	Dose	Observação
▪ Clorpromazina	Transtornos psicóticos Náusea Soluço refratário	200-800 mg/dia	Efeito sedativo significativo
	Quadro psicótico agudo	100-200 mg, VO ou IM, reavaliar em 30-60 min para nova dose	
	Quadros não agudos	50-100 mg/dia	
2ª geração			
▪ Risperidona	Transtornos psicóticos Mania	2-8 mg/dia, VO, ou 25-50 mg, IM, por 2 semanas	Iniciar com 1-2 mg/dia, VO – se houver má adesão VO, deve-se tentar manter VO após tolerabilidade da medicação Manter risperidona, VO, por 3 semanas a partir da 1ª aplicação IM
▪ Olanzapina	Esquizofrenia Transtorno afetivo bipolar	10-20 mg/dia	Iniciar com 5-10 mg/dia – em quadros agudos ou de má adesão, 10 mg, IM Aguardar 2 horas para a póxima dose com limite de 3 injeções/dia (máximo: 20 mg/dia) Alto risco de síndrome metabólica
▪ Quetiapina	Esquizofrenia	150-750 mg/dia	Fármaco com meia-vida curta, por isso devem ser administradas ao menos 2 doses/dia Sedação intensa Alto risco de síndrome metabólica
	Trasntorno afetivo bipolar	400-800 mg/dia	

Tabela 5 Benzodiazepínicos

Classe/medicação	Dose	Meia-vida	Observações
Clonazepam	0,5-2 mg/dia	Cerca de 40 h	Redução de dose cautelosa para evitar abstinência Potencializa os inibidores seletivos de recaptura da serotonina no tratamento de ansiedade
Lorazepam	2-6 mg/dia	10-20 h	Não apresenta excreção hepática Pode ser usada em etilistas crônicos, *delirium* ou em quadros catatoniformes
Alprazolam	1-4 mg/dia	12-15 h	Pode ser usada em transtorno de pânico (meia-vida curta)
Diazepam	5-40 mg/dia	20-50 h	Pode-se usar até 100 mg/dia em *delirium tremens*

▪ BIBLIOGRAFIA

Diretrizes da Associação Brasileira de Psiquiatria e da Associação Médica Brasileira. Disponível em: http://www.abp.org.br/portal/educacao/diretrizes. Acesso em: 24 fev 2015.

Stahl SM. Essential psychopharmacology: neuroscientific basis and practical applications. 3.ed. New York: Cambridge University; 2008.

Stahl SM. Essential psychopharmacology: the prescriber's guide. New York: Cambridge University; 2005.

Taylor D, Paton C; Kapur S. The Maudsley prescribing guidelines. 10.ed. London: Informa Healthcare; 2009.

Yatham LN, Kennedy SH, Parikh SV, Schaffer A, Beaulieu S, Alda M, et al.; Canadian Network for Mood and Anxiety Treatments (CANMAT) and International Society for Bipolar Disorders (ISBD) collaborative update of CANMAT guidelines for the management of patients with bipolar disorder: update 2013. Bipolar Disord 2013;15:1-44. Disponível em: http://www.canmat.org/guides.php. Acesso em: 24 fev 2015.

330 DOSES DE ANTIBIÓTICOS, ANTIFÚNGICOS E ANTIVIRAIS INJETÁVEIS

Ralcyon Francis Azevedo Teixeira

A Tabela 1 apresenta as doses dos medicamentos conforme habitualmente utilizadas na prática clínica. Mudanças ou doses *off label* devem ser avaliadas caso a caso, de preferência por um especialista. As indicacões podem ser mudadas conforme novos estudos são publicados. Recomenda-se sempre consultar a bula do produto.

Tabela 1 Doses de antibióticos, antifúngicos e antivirais injetáveis mais comumente usados na prática clínica

Antibiótico	Dose habitualmente usada para função renal normal	Insuficiência renal (ClCr) > 50-90 mL/min	Insuficiência renal (ClCr) 10-50 mL/min	Insuficiência renal (ClCr) < 10 mL/min	Diálise	Insuficiência hepática	Observações
Aciclovir	5-12,5 mg/kg, a cada 8 h	Sem ajuste	5-12,5 mg/kg, a cada 12-24 h	2,5-6,2 mg/kg, a cada 24 h	Hemodiálise: dose pós-diálise CAPD: dose para ClCr < 10	Sem ajuste	Recomenda-se o uso de doses altas nas infecções graves
Amoxicilina--clavulanato	1 g, a cada 8 h	Sem ajuste	500 mg, a cada 12 h	500 mg, a cada 24 h	250–500 mg, a cada 24 h	Sem ajuste	–
Amicacina	Múltiplas doses: 7,5 mg/kg, a cada 12 h	Sem ajuste	7,5 mg/kg, a cada 24 h	7,5 mg/kg, a cada 48 h	Hemodiálise: suplementar 3,25 mg/kg pós-diálise CAPD: são perdidos 15-20 mg/L/dia de volume dialisado	Sem ajuste	Como todo aminoglicosídeo, tem potencial nefrotóxico e ototóxico Se disponível, realizar a dosagem de amicacinemia, principalmente em pacientes com insuficiência renal
	Dose única: 15 mg/kg, 1×/dia	ClCr > 80 mL/min: 15 mg/kg, a cada 24 h ClCr de 60-80 mL/min: 12 mg/kg, a cada 24 h ClCr de 40-60 mL/min: 7,5 mg/kg, a cada 24 h ClCr de 30-40 mL/min: 4 mg/kg, a cada 24 h ClCr de 20-30 mL/min: 7,5 mg/kg, a cada 48 h ClCr de 10-20 mL/min: 4 mg/kg, a cada 48 h ClCr < 10 mL/min: 3 mg/kg, a cada 72 h e suplementar dose após hemodiálise				Sem ajuste	
Ampicilina	50-200 mg/kg/dia, EV, divididos a cada 6 h (usualmente, 250-2.000 mg, a cada 6 h)	Sem ajuste	250-2.000 mg, a cada 6-12 h	250-2.000 mg, a cada 12-24 h	Hemodiálise: suplementar dose pós-diálise CAPD: 250-500 mg, a cada 12 h	Sem ajuste	Doses maiores são usadas em infecções graves (endocardite, meningite etc.)
Ampicilina + sulbactam	2 g, a cada 6 h	Sem ajuste	2 g, a cada 8-12 h	2 g, a cada 24 h	Hemodiálise: suplementar dose pós-diálise CAPD: 2 g, a cada 24 h	Sem ajuste	Doses maiores podem ser usadas em infecções graves
Anfotericina B desoxicolato	0,3-1 mg/kg/dia	Sem ajuste	Sem ajuste	Sem ajuste	Sem ajuste	Sem ajuste	Cuidado ao usar doses altas da medicação Não é recomendado ultrapassar 1,5 mg/kg/dia da medicação Monitorizar rigorosamente função renal e potássio durante o uso Risco de reação infusional
Anfotericina B, complexo lipídico	5 mg/kg/dia	Sem ajuste	Sem ajuste	Sem ajuste	Sem ajuste	Sem ajuste	Monitorizar função renal e potássio Risco de reação infusional

(continua)

(continuação)

Tabela 1 Doses de antibióticos, antifúngicos e antivirais injetáveis mais comumente usados na prática clínica

Antibiótico	Dose habitualmente usada para função renal normal	Insuficiência renal (ClCr)			Diálise	Insuficiência hepática	Observações
		> 50-90 mL/min	10-50 mL/min	< 10 mL/min			
Anfotericina B, lipossomal	3-5 mg/kg/dia	Sem ajuste	Sem ajuste	Sem ajuste	Sem ajuste	Sem ajuste	Monitorizar função renal e potássio Risco de reação infusional
Anidulafungina	Candidemia: 200 mg, EV, a cada 24 h, no 1° dia, seguidos de 100 mg, a cada 24 h Candidíase esofágica: 200 mg/dia, EV, a cada 24 h, no 1° dia, seguidos de 50 mg, a cada 24 h	Sem ajuste	Sem ajuste	Sem ajuste	Sem ajuste	Sem ajuste	Efeitos adversos mais comuns: náusea, vômito e cefaleia Não faz nível terapêutico em SNC e urina
Azitromicina	500 mg, a cada 24 h	Sem ajuste	Sem ajuste	Sem ajuste	Sem ajuste	Sem ajuste	–
Aztreonam	0,5 mg até 2 g a cada 6 a 8 horas	100% da dose normal	50-75% da dose normal	25% da dose normal	Suplementar 0,5 g, pós-hemodiálise CAPD: 25% da dose normal	Sem ajuste	–
Caspofungina	70 mg, EV, a cada 24 h, no 1° dia, seguidos de 50 mg, a cada 24 h	Sem ajuste	Sem ajuste	Sem ajuste	Sem ajuste	Reduzir para 35 mg/dia se houver insuficiência hepática moderada	Efeitos adversos mais comuns: prurido, cefaleia, vômito, diarreia e febre (relacionados à infusão) Não faz nível terapêutico em SNC e urina
Cefalotina	1-2 g, a cada 6-8 h	Sem ajuste	Até 1,5 g, a cada 6 h	500 mg, a cada 6-8 h	Suplementar 0,5-1 g, pós-hemodiálise	Sem ajuste	Doses e intervalos mudam na profilaxia cirúrgica Não ultrapassar 12 g/dia da medicação
Cefazolina	1-2 g, a cada 8 h	Sem ajuste	1-2 g, a cada 12 h	1-2 g, a cada 24-48 h	Suplementar 1-2 g, pós-hemodiálise CAPD: 500 mg, a cada 12 h	Sem ajuste	Doses e intervalos mudam na profilaxia cirúrgica Não ultrapassar 12 g/dia da medicação

(continua)

(continuação)

Tabela 1 Doses de antibióticos, antifúngicos e antivirais injetáveis mais comumente usados na prática clínica

Antibiótico	Dose habitualmente usada para função renal normal	Insuficiência renal (ClCr)			Diálise	Insuficiência hepática	Observações
		> 50-90 mL/min	10-50 mL/min	< 10 mL/min			
Cefepima	1-2 g, a cada 8-12 h	ClCr > 60 mL/min: sem ajuste ClCr de 30-60 mL/min: 2 g, a cada 12 h ClCr de 11-29 mL/min: 2 g, a cada 24 h		1 g, a cada 24 h	Suplementar 1 g, pós--hemodiálise CAPD: 1-2 g, a cada 48 h	Sem ajuste	Doses altas de cefepima em pacientes com doença renal crônica podem causar *status epilepticus* não conulsivo Ficar atento caso o paciente desenvolva confusão mental, desorientação, agitação, alucinação, mioclonias, comportamentos inadequados, mutismo ou coma – atentar para a correção da dose pelo ClCr
Cefotaxima	2 g, a cada 8 h	2 g, a cada 8-12 h	2 g, a cada 12-24 h	2 g, a cada 24 h	Suplementar 1 g pós--hemodiálise CAPD: 0,5-1 g, a cada 24 h	Sem ajuste	Doses maiores podem ser usadas em infecções graves e do SNC
Cefoxitina	2 g, a cada 6-8 h	Sem ajuste	2 g, a cada 8-12 h	2 g, a cada 24-48 h	Suplementar 1 g, pós--hemodiálise CAPD: 1 g, a cada 24 h	Sem ajuste	Doses e intervalos mudam na profilaxia cirúrgica
Ceftazidima	2 g, a cada 8 h	2 g, a cada 8-12 h	2 g, a cada 12-24 h	2 g, a cada 24-48 h	Suplementar 1 g, pós--hemodiálise CAPD: 500 mg, a cada 24 h	Sem ajuste	Cefalosporina de 3ª geração com ação anti-*Pseudomonas*
Ceftriaxona	1-2 g, a cada 12-24 h	Sem ajuste	Sem ajuste	Sem ajuste	É discutível a suplementação de uma dose pós-hemodiálise	Pode ser necessário caso o paciente apresente insuficiência hepática significativa + insuficiência renal – recomenda-se não ultrapassar 2 g/dia	Doses mais altas são usadas em infecções do SNC (meningite bacteriana: 2 g, a cada 12 h)
Cefuroxima	0,75-1,5 g, a cada 8 h	Sem ajuste	0,75-1,5 g, a cada 8-12 h	0,75-1,5 g, a cada 24 h	Suplementar uma dose pós-hemodiálise CAPD: dose para ClCr < 10 mL/min	Sem ajuste	

(continua)

(continuação)

Tabela 1 Doses de antibióticos, antifúngicos e antivirais injetáveis mais comumente usados na prática clínica

Antibiótico	Dose habitualmente usada para função renal normal	Insuficiência renal (ClCr)			Diálise	Insuficiência hepática	Observações
		> 50-90 mL/min	10-50 mL/min	< 10 mL/min			
Ciprofloxacino	400 mg, a cada 12 h	Sem ajuste	400 mg, a cada 24 h (ou 200 mg, a cada 12 h)	400 mg, a cada 24 h (ou 200 mg, a cada 12 h)	Hemodiálise: 400 mg, a cada 24 h (ou 200 mg, a cada 12 h) Suplementar uma dose pós-diálise	Sem ajuste	Doses mais altas (400 mg, a cada 8 h) podem ser usadas em infecções graves ou focos fechados
Claritromicina	500 mg, a cada 12 h	Sem ajuste	500 mg, a cada 12-24 h	500 mg, a cada 24 h	Suplementar dose pós-diálise CAPD: 500 mg, a cada 24 h	Sem ajuste	Cuidado com flebite química quando realizada em veia periférica Evitar associação com estatina
Clindamicina	600 mg, a cada 6 h, ou 900 mg, a cada 8 h	Sem ajuste	Sem ajuste	Sem ajuste	Sem ajuste	Ajustar dose em caso de insuficiência hepática grave	Lembrar de usar na suspeita de síndrome do choque tóxico
Cloranfenicol	50-100 mg/kg divididos a cada 6 h (máximo: 4 g/dia)	Sem ajuste	Sem ajuste	Sem ajuste	Sem ajuste	Ajustar na insuficiência hepática o evitar o uso em insuficiência hepática grave	Atentar-se à monitorização dos índices hematimétricos
Daptomicina	4-6 mg/kg/dia	Sem ajuste	ClCr > 30 mL/min: sem ajuste ClCr < 30 mL/min: 4-6 mg/kg, a cada 48 h	4-6 mg/kg, a cada 48 h	Hemodiálide e CAPD: 4-6 mg/kg, a cada 48 h	Sem ajuste	Monitorizar sintomas de miopatia e dosagem de CPK Descontinuar a medicação caso haja aumento de CPK > 10× LSN, CPK > 1.000 ou sintomas de miopatia Daptominica não é eficaz para tratar infecções de sítio pulmonar
Eritromicina	500 mg, a cada 6 h	Sem ajuste	Sem ajuste	Sem ajuste	Sem ajuste	Sem ajuste (no entanto, usar com cautela em insuficiência hepática grave)	Doses mais altas podem ser usadas em infecções graves

(continua)

(continuação)

Tabela 1 Doses de antibióticos, antifúngicos e antivirais injetáveis mais comumente usados na prática clínica

Antibiótico	Dose habitualmente usada para função renal normal	Insuficiência renal (ClCr)			Diálise	Insuficiência hepática	Observações
		> 50-90 mL/min	10-50 mL/min	< 10 mL/min			
Ertapeném	1 g, a cada 24 h	Sem ajuste	ClCr > 30 mL/min: sem correção ClCr < 30 mL/min: 500 mg, a cada 24 h	500 mg, a cada 24 h	ClCr < 10 mL/min: manter dose igual Suplementar 150 mg se o ertapeném for administrado dentro de 6 h antes da hemodiálise	Sem ajuste	Boa droga para poupar (quando possível) os outros cabapenêmicos e para realizar *home care* ou hospital-dia, desospitalizando precocemente o paciente (lembrar que não é recomendado para tratar *Pseudononas aeruginosa*)
Estreptomicina	15 mg/kg, a cada 24 h (evitar ultrapassar 1 g/dia)	Sem ajuste	15 mg/kg, a cada 24-72 h	15 mg/kg, a cada 72-96 h	Suplementar 50% pós--hemodiálise CAPD: 20-40 mg/L/dia de dialisado perdidos	Sem efeito	
Fluconazol	100-400 mg, a cada 24 h	Sem ajuste	50% da dose	50% da dose	Suplementar 100% pós--hemodiálise CAPD: 50% da dose	Sem ajuste	Doses mais altas (até 800 mg/dia) podem ser usadas em infecções graves Monitorizar enzimas e função hepática
Foscarnet (indução)	Indução: 90 mg/kg, a cada 12 h ou 60 mg/kg, a cada 8 h	ClCr > 1,4 mL/min/kg: 60 mg/kg, a cada 8 h ClCr de 1-1,4 mL/min/kg: 45 mg/kg, a cada 8 h ClCr de 0,8-1 mL/min/kg: 50 mg/kg, a cada 12 h ClCr de 0,6-0,8 mL/min/kg: 40 mg/kg, a cada 12 h ClCr de 0,5-0,6 mL/min/kg: 60 mg/kg, a cada 24 h ClCr de 0,4-0,5 mL/min/kg: 50 mg/kg, a cada 24 h ClCr < 0,4 mL/min/kg: não é recomendado o uso da medicação				Sem ajuste	Habitualmente usado para o tratamento de citomegalovirose ou herpes vírus com suspeita de resistência ou falha terapêutica com aciclovir ou ganciclovir Monitorizar função renal, eletrólitos (potássio, cálcio, magnésio), enzimas hepáticas e hemograma Pode causar neuropatia, febre, cefaleia, náusea e fadiga
Ganciclovir	5 mg/kg, a cada 12 h	ClCr de 70-90 mL/min: 5 mg/kg, a cada 12 h ClCr de 50-69 mL/min: 2,5 mg/kg, a cada 12 h	ClCr de 25-49 mL/min: 2,5 mg/kg, a cada 12 h ClCr de 10-25 mL/min: 1,25 mg/kg, a cada 24 h	1,25 mg/kg, 3×/semana	Suplementar dose pós-diálise CAPD: 1,25 mg/kg, 3×/semana	Sem ajuste	Potencial mielotóxico e cardiotóxico

(continua)

(continuação)

Tabela 1 Doses de antibióticos, antifúngicos e antivirais injetáveis mais comumente usados na prática clínica

Antibiótico	Dose habitualmente usada para função renal normal	Insuficiência renal (ClCr) > 50-90 mL/min	10-50 mL/min	< 10 mL/min	Diálise	Insuficiência hepática	Observações
Gentamicina	Múltiplas doses: 2 mg/kg (ataque) e depois, 1,7 mg/kg, a cada 8 h	Sem ajuste	1,7 mg/kg, a cada 12-24 h	1,7 mg/kg, a cada 48 h	Hemodiálise: 1,7 mg/kg, a cada 48 h e suplementar 0,85 mg/kg pós-diálise CAPD: ▪ Anúrico, 0,6 mg/kg/dia ▪ Não anúrico: 0,75 mg/kg/dia	Sem ajuste	Esquema preferido para endocardites
	Dose única diária: 5,1 mg/kg, a cada 24 h (quadro muito grave: 7 mg/kg, a cada 24 h)	ClCr > 80 mL/min: 5,1 mg/kg, a cada 24 h ClCr de 60-80 mL/min: 4 mg/kg, a cada 24 h ClCr de 40-60 mL/min: 3,5 mg/kg, a cada 24 h ClCr de 30-40 mL/min: 2,5 mg/kg, a cada 24 h ClCr de 20-30 mL/min: 4 mg/kg, a cada 48 h ClCr de 10-20 mL/min: 3 mg/kg, a cada 48 h ClCr < 10 mL/min: 2 mg/kg, a cada 72 h depois da hemodiálise				Sem ajuste	Esquema preferido por causar menos efeitos adversos
Imipeném + cilastatina	500 mg, a cada 6 h	250-500 mg, a cada 6-8 h	250 mg, a cada 8-12 h	125-250 mg, a cada 12 h	Suplementar dose pós--hemodiálise CAPD: 125-250 mg, a cada 12 h	Sem ajuste	Doses maiores (até 1 g, a cada 6-8 h) são recomendadas para se tratar *Pseudomonas aureuginosa*
Levofloxacino	250-750 mg, a cada 24 h, mas prefere-se usar a dose de 750 mg	750 mg, a cada 24 h	ClCr de 20-49 mL/min: 750 mg, a cada 48 h ClCr < 20 mL/min: 750 mg (ataque) e depois, 500 mg, a cada 48 h	ClCr < 20 mL/min: 750 mg (ataque) e depois, 500 mg, a cada 48 h	Hemodiálise e CAPD: 750 mg (ataque) e depois, 500 mg, a cada 48 h	Sem ajuste	
Linezolida	600 mg, a cada 12 h	Sem ajuste	Sem ajuste	Sem ajuste	Hemodiálise: suplementar dose após	Sem ajuste	Tem as vantagens de não ser ajustada para função renal e possuir forma oral com ótima biodisponibilidade Observar plaquetopenia e, se possível, evitar o uso por > 28 dias pelo risco de neuropatia
Meropeném	Habitual: 1 g, a cada 8 h Moningito: 2 g, a cada 8 h	1 g, a cada 8 h	1 g, a cada 12 h	0,5 g, a cada 24 h	Hemodiálise: suplementar dose após CAPD: 0,5 g, a cada 24 h	Sem ajuste	O uso de doses mais elevadas (2 g, a cada 8 h) tem sido cada vez mais discutido para o tratamento de bactérias multirresistentes

(continua)

(continuação)

Tabela 1 Doses de antibióticos, antifúngicos e antivirais injetáveis mais comumente usados na prática clínica

Antibiótico	Dose habitualmente usada para função renal normal	Insuficiência renal (ClCr) > 50-90 mL/min	10-50 mL/min	< 10 mL/min	Diálise	Insuficiência hepática	Observações
Metronidazol	500 mg, a cada 8 h	500 mg, a cada 8 h	500 mg, a cada 8 h	250 mg, a cada 8 h	Hemodiálise: suplementar metade da dose após CAPD: 250 mg, a cada 8-12 h	Reduzir em 50% a dose na insuficiência hepática grave	Doses maiores podem ser usadas em casos graves (até a cada 6 h) Gosto metálico na boca é um dos principais efeitos adversos Não usar concomitantemente com o consumo de álcool
Micafungina	Candidíase esofágica: 150 mg, a cada 24 h Candidemia: 100 mg, a cada 24 h Profilaxia em transplante de medula óssea: 50 mg, a cada 24 h	Sem ajuste	Sem ajuste	Sem ajuste	Sem ajuste	Sem ajuste	
Moxifloxacino	400 mg, a cada 24 h	Sem ajuste	Sem ajuste	Sem ajuste	Sem ajuste	Sem ajuste	Tem as vantagens de não precisar ajustar para função renal e apresentar formulação VO com ótima biodisponibilidade
Oxacilina	2 g, a cada 4 h (total: 12 g/dia)	Sem ajuste	Sem ajuste	Discutível – alguns autores recomendam diminuir a dose para 0,5-1 g, a cada 4-6 h Em infecções graves, recomenda-se manter doses altas Na bula, não há indicação de ajuste de dose	Não dialisável	Discutível – reduzir a dose nos casos de insuficiência hepática grave	Cuidado com o risco de flebite quando usado em veia periférica Utilizar altas doses nas infecções moderadas e graves

(continua)

(continuação)

Tabela 1 Doses de antibióticos, antifúngicos e antivirais injetáveis mais comumente usados na prática clínica

Antibiótico	Dose habitualmente usada para função renal normal	Insuficiência renal (ClCr) > 50-90 mL/min	Insuficiência renal (ClCr) 10-50 mL/min	Insuficiência renal (ClCr) < 10 mL/min	Diálise	Insuficiência hepática	Observações
Piperacilina + tazobactam	4,5 g, a cada 6 ou 8 h	Sem ajuste	ClCr de 20-50 mL/min: 2,25 g, a cada 6 h ClCr de 10-20 mL/min: 2,25 g, a cada 8 h	2,25 g, a cada 8 h	Hemodiálise: 2,25 g, a cada 8 h e suplementar 0,75 g, pós-hemodiálise CAPD: 4,5 g, a cada 12 h	Sem ajuste	Tendência de usar doses máximas em obesos e infecções graves Monitorizar eletrólitos e usar com cautela em pacientes com restrição significativa de sódio Segundo a bula, cada FA contém 2,79 mEq (64 mg) de sódio por grama de piperacilina
Polimixina B (10.000 UI = 1 mg)	Dose de ataque: 2,5 mg/kg, em 2 h Dose de manutenção: 1,5 mg/kg, a cada 12 h	Sem ajuste	Sem ajuste	Sem ajuste	Sem ajuste	Sem informação	A polimixina B tem baixa concentração urinária, o que representa um ponto negativo para o tratamento das ITU
Polimixina E (colistina) – as formulações são de colistimetato – 30.000 UI de colistimetato = 1 mg de colistina	Dose de ataque (mg) = concentração média em estado de equilíbrio de alvo da colistina (geralmente, 3,5, mas alguns autores consideram 2,5) × 2 × peso (considerar o menor entre o peso ideal e o real) Dose de manutenção (mg) = concentração média em estado de equilíbrio de alvo da colistina × (1,5 × ClCr + 30) Não ultrapassar 475 mg/dia de droga de acordo com novos estudos (conforme a bula, até 300 mg/dia)	ClCr > 70 mL/min/1,73 m²: administrar a cada 8 ou 12 h	ClCr de 10-70 mL/min/1,73 m²: administrar a cada 8 ou 12 h	ClCr < 10 mL/min/1,73 m²: administrar a cada 12 h	Administrar dose do dia após término da sessão	Sem informação	A colistina tem alta excreção urinária, o que pode ser positivo no tratamento relacionado às ITU Exemplo prático de cálculo de dose para paciente com 60 kg (peso real foi o menor entre peso ideal e real) e ClCr = 100 mL/min/1,73 m²: Ataque: 3,5 × 2 × peso = 3,5 × 2 × 60 = 420 mg de colistina Manutenção (após 12 h da dose de ataque): 3,5 × (1,5 × ClCr + 30) = 3,5 × (1,5 × 100 + 30) = 3,5 × 180 = 630 mg de colistina/dia – como a dose máxima de colistina é de 475 mg/dia, A dose final deve ser de 237,5 mg, a cada 12 h, ou 158 mg, a cada 8 h
Sulfametoxazol + trimetoprima (dose baseada na trimetoprima)	5-20 mg/kg/dia, divididos a cada 6-12 h	5-20 mg/kg/dia, divididos a cada 6-12 h	ClCr de 30-50 mL/min: 5-7,5 mg/kg, a cada 8 h ClCr de 10-29 mL/min: 5-10 mg/kg, a cada 12 h	Não se recomenda o uso Se utilizado, 5-10 mg/kg, a cada 24 h	Hemodiálise e CAPD: não se recomenda o uso Se utilizado, 5-10 mg/kg, a cada 24 h	Sem ajuste	As doses variam muito e são calculadas dependendo da doença em questão Podem ocorrer vários efeitos adversos, mas os mais comuns são problemas renais e alergia

(continua)

(continuação)

Tabela 1 Doses de antibióticos, antifúngicos e antivirais injetáveis mais comumente usados na prática clínica

Antibiótico	Dose habitualmente usada para função renal normal	Insuficiência renal (ClCr)			Diálise	Insuficiência hepática	Observações
		> 50-90 mL/min	10-50 mL/min	< 10 mL/min			
Teicoplanina	Dose de ataque: 6 mg/kg, a cada 12 h, por 3 doses, e, depois, 6 mg/kg, a cada 24 h (o regime inicial é de 3 doses de 400 mg, a cada 12 h, seguidas de 1 dose de manutenção de 400 mg, 1×/dia)	Sem ajuste	6 mg/kg, a cada 48 h	6 mg/kg, a cada 72 h	Hemodiálise e CAPD: 6 mg/kg, a cada 72 h	Sem ajuste	A dose padrão de 400 mg corresponde a aproximadamente 6 mg/kg – em pacientes ≥ 85 kg, deve-se utilizar a dose de 6 mg/kg Podem ser necessárias doses maiores em algumas situações clínicas, p. ex., endocardite
Tigeciclina	Dose de ataque: 100 mg e, depois, manter 50 mg, a cada 12 h	Sem ajuste	Sem ajuste	Sem ajuste	Sem ajuste	Hepatopatia grave (Child C): iniciar com dose de ataque de 100 mg e, depois, 25 mg, a cada 12 h	Alta incidência de náusea e vômitos, mas somente 1% dos pacientes necessitam descontinuar a terapêutica por esses motivos Doses maiores são relatadas em estudos *off label* Segundo o FDA, sugere-se usar em casos nos quais não existam outras opções terapêuticas disponíveis, uma vez que foi notado aumento da mortalidade associado ao grupo de pacientes que usaram tigeciclina
Vancomicina	Dose de ataque para infecções graves: 25-30 mg/kg (máximo: 2 g/dose) Dose de manutenção: 15-20 mg/kg/dose a cada 12 h para pacientes com função renal normal	Doses de até 2 g/dia de medicação: Pacientes com creatinina normal podem ser monitorizados com 1 dosagem de creatinina e vancocinemia por semana Pacientes com risco de nefrotoxicidade devem ser monitorizados com creatinina e vancocinemia, a cada 24 ou 48 h			Diálise: ataque de 15-20 mg/kg O ajuste da droga vai ser baseado no nível sérico de vancomicina	Sem ajuste	Doses > 1 g devem ser administradas em 2 h Doses > 4 g/dia devem ser fracionadas a cada 8 h Deve ser realizada a dosagem do nível sérico da vancomicina (vancocinemia) imediatamente antes da administração da 5ª dose da medicação e o nível sérico no vale deve estar em 15-20 mg/L – caso esse valor não tenha sido atingido, aumentar a dose da medicação; Por outro lado, se estiver maior, diminuir a dose da medicação Não é mais recomendado dosar vancocinemia no pico

(continua)

(continuação)

Tabela 1 Doses de antibióticos, antifúngicos e antivirais injetáveis mais comumente usados na prática clínica

Antibiótico	Dose habitualmente usada para função renal normal	Insuficiência renal (ClCr) > 50-90 mL/min	10-50 mL/min	< 10 mL/min	Diálise	Insuficiência hepática	Observações
Voriconazol	Aspergilose invasiva e infecções graves: ataque de 6 mg/kg, a cada 12 h, por 24 h (2 doses) e depois, 4 mg/kg, a cada 12 h	Sem ajuste	Não recomendada administração EV por causa da ciclodextrina (veículo de diluição) Usar formulação VO (comp)	Não recomendada administração EV por causa da ciclodextrina (veículo de diluição) Usar formulação VO (comp)	Não recomendada administração EV por causa da ciclodextrina (veículo de diluição) Usar formulação VO (comp)	Reduzir a dose de manutenção pela metade em insuficiência hepática leve a moderada Uso não recomendado em insuficiência hepática grave	Tem a vantagem de possuir formulação EV e VO, o que permite a troca da medicação para VO na programação de alta do paciente O ideal é dosar o nível sérico da droga, mas poucos laboratórios dispõem desse exame

CAPD: diálise peritoneal ambulatorial contínua; ClCr: *clearance* de creatinina.

BIBLIOGRAFIA

Garonzik SM, Li J, Thamlikitkul V, Paterson DL, Shoham S, Jacob J, et al. Populations pharmacokinetics of colistin methanesulfonate and formed colistin in critically ill patients from a multicenter study provide dosing suggestions for various categories of patients. Antimicrob Agents Chemother 2011;55(7):3284-94.

Hall RG 2nd, Payne KD, Bain AM, Rahman AP, Nguyen ST, Eaton SA, et al. Multicenter evaluations of vancomycin dosing: emphasis on obesity. Am J Med 2008;121(6):515-8.

Jornal Brasileiro de Medicina. Dicionário de especialidades farmacêuticas – 2012-2013. Public Científica; 2013.

Levin ASS, Dias MBGS, Oliveira MS, Lobo RD, Garcia CP. Guia de utilização de anti-infecciosos e recomendações para a prevenção de infecções relacionados à assistência à saúde. 6. ed. São Paulo: HC-FMUSP; 2014.

Rybak M, Lornaestro B, Rotschafer JC, Moellering R Jr, Craig W, Billeter M, et al. Therapeutic monitoring of vancomycin in adult patients: a consensus review of the American Society of Health-System Pharmacists, the Infectious Diseases Society of America, and the Society of Infectious Diseases Pharmacists. Am J Health Syst Pharm 2009; 66(1):82-98.

Sandri AM, Landersdorfer CB, Jacob J, Boniati MM, Dalarosa MG, Falci DR, et al. Population pharmacokinetics of intravenous polymyxin B in critically ill patients: implications for selection of dosage regimens. Clin Infect Dis 2013;57(4):524-31.

Vicari G, Bauer SR, Neuner EA, Lam SW. Association between colistin dose and microbiologic outcomes in patients with multidrug-resistant gram-negative bacteremia. Clin Infect Dis 2013;56(3):398-404.

331 TABELAS PRÁTICAS PARA ADMINISTRAÇÃO DE DROGAS VASOATIVAS

Rafael Saad, Cesar de Albuquerque Gallo

As drogas vasoativas são responsáveis pela correção de estados de choque ou mesmo de quadros hipertensivos graves. Para compreensão da gravidade ou da real necessidade de drogas vasoativas, convencionou-se adotar as medidas em mcg/min ou mcg/kg/min.

Neste capítulo, são apresentadas tabelas para facilitar a avaliação dessas doses a partir do conhecimento da infusão e do peso do paciente, desde que seja respeitada a concentração sugerida. A seguir, consta a explicação de como os cálculos são feitos, pois em algumas instituições a concentração de drogas vasoativas pode diferir das apresentadas aqui:

$$\text{dose (mcg/kg/min)} = \frac{\text{concentração} \times \text{velocidade de infusão}}{\text{peso}}$$

$$\text{dose (mcg/min)} = \text{concentração} \times \text{velocidade de infusão}$$

Inicialmente, é necessário conhecer a concentração administrada, com especial atenção à conversão da unidade dos fármacos (usualmente, mg) para a unidade da infusão (1 mg = 1.000 mcg). Após a conversão, para chegar à concentração, deve-se dividir a quantidade de fármaco pelo total de volume da solução (mL), determinando o valor em mcg/mL.

O segundo passo é conhecer a velocidade de infusão. As drogas vasoativas são administradas por bombas de infusão contínua para garantir com precisão a quantidade de líquido infundido. Essas bombas são quantificadas em mL/h. Para transformar na velocidade padronizada (mL/min), basta dividir por 60 (1 hora = 60 minutos).

Por último, para as doses que são determinadas conforme o peso do paciente, deve-se dividir pelo peso do paciente o produto da concentração pela velocidade de infusão.

Um exemplo prático pode ser demonstrado para a administração de uma solução com 16 mL de norepinefrina (1 mg/mL) em 236 mL de SG5%, a uma velocidade de 15 mL/h:

$$\text{concentração} = \frac{16.000\ \text{mcg}}{250\ \text{mL (solução total)}} = 64\ \text{mcg/mL}$$

$$\text{velocidade de infusão} = \frac{15\ \text{mL/h}}{60\ \text{min/h}} = 0{,}25\ \text{mL/min}$$

$$\text{dose (mcg/kg/min)} = \frac{\text{concentração} \times \text{velocidade de infusão}}{\text{peso}}$$

$$\text{dose} = \frac{64\ \text{mcg/mL} \times 0{,}25\ \text{mL/min}}{50\ \text{kg}} = 0{,}32\ \text{mcg/kg/min}$$

EPINEFRINA (ADRENALINA)

- Dose usual: 1-10 mcg/min.
- Dose na bradicardia: 2-10 mcg/min.

Diluição: 6 ampolas (6 mg/6 mL) em 100 mL de SG5% (concentração: 0,06 mg = 60 mcg/mL)										
Infusão (mL/h)	1	2	3	4	5	6	7	8	9	10
Dose (mcg/min)	1,0	2,0	3,0	4,0	5,0	6,0	7,0	8,0	9,0	10,0

DOBUTAMINA

- Dose usual: 2-30 mcg/kg/min.

Diluição: 1 ampola (250 mg/20 mL) em 230 mL de SF ou SG5% (concentração: 1,0 mg = 1.000 mcg/mL)								
Peso (kg)	40	50	60	65	70	75	80	90
Infusão (mL/h)	mcg/kg/min							
1	0,4	0,3	0,3	0,3	0,2	0,2	0,2	0,2
3	1,3	1,0	0,8	0,8	0,7	0,7	0,6	0,6
5	2,1	1,7	1,4	1,3	1,2	1,1	1,0	0,9
7	2,9	2,3	1,9	1,8	1,7	1,6	1,5	1,3
10	4,2	3,3	2,8	2,6	2,4	2,2	2,1	1,9
15	6,3	5,0	4,2	3,8	3,6	3,3	3,1	2,8
20	8,3	6,7	5,6	5,1	4,8	4,4	4,2	3,7
25	10,4	8,3	6,9	6,4	6,0	5,6	5,2	4,6
30	12,5	10,0	8,3	7,7	7,1	6,7	6,3	5,6
35	14,6	11,7	9,7	9,0	8,3	7,8	7,3	6,5
40	16,7	13,3	11,1	10,3	9,5	8,9	8,3	7,4
50	20,8	16,7	13,9	12,8	11,9	11,1	10,4	9,3
60	25,0	20,0	16,7	15,4	14,3	13,3	12,5	11,1
70	29,2	23,3	19,4	17,9	16,7	15,6	14,6	13,0
80	33,3	26,7	22,2	20,5	19,0	17,8	16,7	14,8
90	37,5	30,0	25,0	23,1	21,4	20,0	18,8	16,7
100	41,7	33,3	27,8	25,6	23,8	22,2	20,8	18,5

Diluição: 2 ampolas (500 mg/40 mL) em 210 mL de SF ou SG5% (concentração: 2,0 mg = 2.000 mcg/mL)								
Peso (kg)	40	50	60	65	70	75	80	90
Infusão (mL/h)	mcg/kg/min							
1	0,8	0,7	0,6	0,5	0,5	0,4	0,4	0,4
3	2,5	2,0	1,7	1,5	1,4	1,3	1,3	1,1
5	4,2	3,3	2,8	2,6	2,4	2,2	2,1	1,9
7	5,8	4,7	3,9	3,6	3,3	3,1	2,9	2,6
10	8,3	6,7	5,6	5,1	4,8	4,4	4,2	3,7
15	12,5	10,0	8,3	7,7	7,1	6,7	6,3	5,6
20	16,7	13,3	11,1	10,3	9,5	8,9	8,3	7,4
25	20,8	16,7	13,9	12,8	11,9	11,1	10,4	9,3
30	25,0	20,0	16,7	15,4	14,3	13,3	12,5	11,1
35	29,2	23,3	19,4	17,9	16,7	15,6	14,6	13,0
40	33,3	26,7	22,2	20,5	19,0	17,8	16,7	14,8

(continua)

(continuação)

Diluição: 2 ampolas (500 mg/40 mL) em 210 mL de SF ou SG5% (concentração: 2,0 mg = 2.000 mcg/mL)								
Peso (kg)	40	50	60	65	70	75	80	90
Infusão (mL/h)				mcg/kg/min				
50	41,7	33,3	27,8	25,6	23,8	22,2	20,8	18,5
60	50,0	40,0	33,3	30,8	28,6	26,7	25,0	22,2
70	58,3	46,7	38,9	35,9	33,3	31,1	29,2	25,9
80	66,7	53,3	44,4	41,0	38,1	35,6	33,3	29,6
90	75,0	60,0	50,0	46,2	42,9	40,0	37,5	33,3
100	83,3	66,7	55,6	51,3	47,6	44,4	41,7	37,0

Diluição: 4 ampolas (1.000 mg/80 mL) em 170 mL de SF ou SG5% (concentração: 4,0 mg = 4.000 mcg/mL)								
Peso (kg)	40	50	60	65	70	75	80	90
Infusão (mL/h)				mcg/kg/min				
1	1,7	1,3	1,1	1,0	1,0	0,9	0,8	0,7
3	5,0	4,0	3,3	3,1	2,9	2,7	2,5	2,2
5	8,3	6,7	5,6	5,1	4,8	4,4	4,2	3,7
7	11,7	9,3	7,8	7,2	6,7	6,2	5,8	5,2
10	16,7	13,3	11,1	10,3	9,5	8,9	8,3	7,4
15	25,0	20,0	16,7	15,4	14,3	13,3	12,5	11,1
20	33,3	26,7	22,2	20,5	19,0	17,8	16,7	14,8
25	41,7	33,3	27,8	25,6	23,8	22,2	20,8	18,5
30	50,0	40,0	33,3	30,8	28,6	26,7	25,0	22,2
35	58,3	46,7	38,9	35,9	33,3	31,1	29,2	25,9
40	66,7	53,3	44,4	41,0	38,1	35,6	33,3	29,6
50	83,3	66,7	55,6	51,3	47,6	44,4	41,7	37,0

DOPAMINA

- Dose usual: 5-20 mcg/kg/min.
- Dose na bradicardia: 2-10 mcg/kg/min

Diluição: 5 ampolas (250 mg/50 mL) em 200 mL de SF ou SG5% (concentração: 1,0 mg = 1.000 mcg/mL)								
Peso (kg)	40	50	60	65	70	75	80	90
Infusão (mL/h)				mcg/kg/min				
1	0,4	0,3	0,3	0,3	0,2	0,2	0,2	0,2
3	1,3	1,0	0,8	0,8	0,7	0,7	0,6	0,6

(continua)

(continuação)

Diluição: 5 ampolas (250 mg/50 mL) em 200 mL de SF ou SG5% (concentração: 1,0 mg = 1.000 mcg/mL)								
Peso (kg)	40	50	60	65	70	75	80	90
Infusão (mL/h)				mcg/kg/min				
5	2,1	1,7	1,4	1,3	1,2	1,1	1,0	0,9
7	2,9	2,3	1,9	1,8	1,7	1,6	1,5	1,3
10	4,2	3,3	2,8	2,6	2,4	2,2	2,1	1,9
15	6,3	5,0	4,2	3,8	3,6	3,3	3,1	2,8
20	8,3	6,7	5,6	5,1	4,8	4,4	4,2	3,7
25	10,4	8,3	6,9	6,4	6,0	5,6	5,2	4,6
30	12,5	10,0	8,3	7,7	7,1	6,7	6,3	5,6
35	14,6	11,7	9,7	9,0	8,3	7,8	7,3	6,5
40	16,7	13,3	11,1	10,3	9,5	8,9	8,3	7,4
50	20,8	16,7	13,9	12,8	11,9	11,1	10,4	9,3
60	25,0	20,0	16,7	15,4	14,3	13,3	12,5	11,1
70	29,2	23,3	19,4	17,9	16,7	15,6	14,6	13,0
80	33,3	26,7	22,2	20,5	19,0	17,8	16,7	14,8
90	37,5	30,0	25,0	23,1	21,4	20,0	18,8	16,7
100	41,7	33,3	27,8	25,6	23,8	22,2	20,8	18,5

NITROGLICERINA

- Dose inicial: 5-10 mcg/min.
- Dose máxima: 100-200 mcg/min.

Diluição: 1 ampola (50 mg/10 mL) em 240 mL de SF ou SG5% (concentração: 0,2 mg = 200 mcg/mL)								
Infusão (mL/h)	1	3	5	7	9	12	15	20
Dose (mcg/min)	3,3	10,0	16,7	23,3	30,0	40,0	50,0	66,7

Diluição: 2 ampolas (100 mg/20 mL) em 230 mL de SF ou SG5% (concentração: 0,4 mg = 400 mcg/mL)								
Infusão (mL/h)	1	2	3	4	5	7	9	12
Dose (mcg/min)	6,7	13,3	20,0	26,7	33,3	46,7	60,0	80,0

NITROPRUSSETO (NITROPRUSSIATO)

- Dose usual: 0,3-10 mcg/kg/min.

Diluição: 1 ampola (50 mg/2 mL) em 248 mL de SG5% (concentração: 0,2 mg = 200 mcg/mL)

Peso (kg)	40	50	60	65	70	75	80	90
Infusão (mL/h)				mcg/kg/min				
1	0,08	0,07	0,06	0,05	0,05	0,04	0,04	0,04
3	0,25	0,20	0,17	0,15	0,14	0,13	0,13	0,11
5	0,42	0,33	0,28	0,26	0,24	0,22	0,21	0,19
7	0,58	0,47	0,39	0,36	0,33	0,31	0,29	0,26
10	0,8	0,7	0,6	0,5	0,5	0,4	0,4	0,4
15	1,3	1,0	0,8	0,8	0,7	0,7	0,6	0,6
20	1,7	1,3	1,1	1,0	1,0	0,9	0,8	0,7
25	2,1	1,7	1,4	1,3	1,2	1,1	1,0	0,9
30	2,5	2,0	1,7	1,5	1,4	1,3	1,3	1,1
35	2,9	2,3	1,9	1,8	1,7	1,6	1,5	1,3
40	3,3	2,7	2,2	2,1	1,9	1,8	1,7	1,5
50	4,2	3,3	2,8	2,6	2,4	2,2	2,1	1,9
60	5,0	4,0	3,3	3,1	2,9	2,7	2,5	2,2
70	5,8	4,7	3,9	3,6	3,3	3,1	2,9	2,6
80	6,7	5,3	4,4	4,1	3,8	3,6	3,3	3,0
90	7,5	6,0	5,0	4,6	4,3	4,0	3,8	3,3
100	8,3	6,7	5,6	5,1	4,8	4,4	4,2	3,7

Diluição: 2 ampolas (100 mg/4 mL) em 246 mL de SG5% (concentração: 0,4 mg = 400 mcg/mL)

Peso (kg)	40	50	60	65	70	75	80	90
Infusão (mL/h)				mcg/kg/min				
1	0,17	0,13	0,11	0,10	0,10	0,09	0,08	0,07
3	0,50	0,40	0,33	0,31	0,29	0,27	0,25	0,22
5	0,83	0,67	0,56	0,51	0,48	0,44	0,42	0,37
7	1,2	0,9	0,8	0,7	0,7	0,6	0,6	0,5
10	1,7	1,3	1,1	1,0	1,0	0,9	0,8	0,7
15	2,5	2,0	1,7	1,5	1,4	1,3	1,3	1,1
20	3,3	2,7	2,2	2,1	1,9	1,8	1,7	1,5
25	4,2	3,3	2,8	2,6	2,4	2,2	2,1	1,9
30	5,0	4,0	3,3	3,1	2,9	2,7	2,5	2,2
35	5,8	4,7	3,9	3,6	3,3	3,1	2,9	2,6
40	6,7	5,3	4,4	4,1	3,8	3,6	3,3	3,0
50	8,3	6,7	5,6	5,1	4,8	4,4	4,2	3,7
60	10,0	8,0	6,7	6,2	5,7	5,3	5,0	4,4
70	11,7	9,3	7,8	7,2	6,7	6,2	5,8	5,2
80	13,3	10,7	8,9	8,2	7,6	7,1	6,7	5,9
90	15,0	12,0	10,0	9,2	8,6	8,0	7,5	6,7
100	16,7	13,3	11,1	10,3	9,5	8,9	8,3	7,4

(continua)

(continuação)

NOREPINEFRINA (NORADRENALINA)

- Dose usual: 0,05-2 mcg/kg/min

Diluição: 4 ampolas (16 mg/16 mL) em 234 mL de SG5% (concentração: 0,064 mg = 64 mcg/mL)

Peso (kg)	40	50	60	65	70	75	80	90
Infusão (mL/h)				mcg/kg/min				
1	0,03	0,02	0,02	0,02	0,02	0,01	0,01	0,01
3	0,08	0,06	0,05	0,05	0,05	0,04	0,04	0,04
5	0,13	0,11	0,09	0,08	0,08	0,07	0,07	0,06
7	0,19	0,15	0,12	0,11	0,11	0,10	0,09	0,08
10	0,27	0,21	0,18	0,16	0,15	0,14	0,13	0,12
15	0,40	0,32	0,27	0,25	0,23	0,21	0,20	0,18
20	0,53	0,43	0,36	0,33	0,30	0,28	0,27	0,24
25	0,67	0,53	0,44	0,41	0,38	0,36	0,33	0,30
30	0,80	0,64	0,53	0,49	0,46	0,43	0,40	0,36
35	0,93	0,75	0,62	0,57	0,53	0,50	0,47	0,41
40	1,07	0,85	0,71	0,66	0,61	0,57	0,53	0,47
50	1,33	1,07	0,89	0,82	0,76	0,71	0,67	0,59
60	1,60	1,28	1,07	0,98	0,91	0,85	0,80	0,71
70	1,87	1,49	1,24	1,15	1,07	1,00	0,93	0,83
80	2,13	1,71	1,42	1,31	1,22	1,14	1,07	0,95
90	2,40	1,92	1,60	1,48	1,37	1,28	1,20	1,07
100	2,67	2,13	1,78	1,64	1,52	1,42	1,33	1,19

Diluição: 8 ampolas (32 mg/32 mL) em 218 mL de SG5% (concentração: 0,128 mg = 128 mcg/mL)								
Peso (kg)	40	50	60	65	70	75	80	90
Infusão (mL/h)	mcg/kg/min							
1	0,05	0,04	0,04	0,03	0,03	0,03	0,03	0,02
3	0,16	0,13	0,11	0,10	0,09	0,09	0,08	0,07
5	0,27	0,21	0,18	0,16	0,15	0,14	0,13	0,12
7	0,37	0,30	0,25	0,23	0,21	0,20	0,19	0,17
10	0,53	0,43	0,36	0,33	0,30	0,28	0,27	0,24
15	0,80	0,64	0,53	0,49	0,46	0,43	0,40	0,36
20	1,07	0,85	0,71	0,66	0,61	0,57	0,53	0,47
25	1,33	1,07	0,89	0,82	0,76	0,71	0,67	0,59
30	1,60	1,28	1,07	0,98	0,91	0,85	0,80	0,71
35	1,87	1,49	1,24	1,15	1,07	1,00	0,93	0,83
40	2,13	1,71	1,42	1,31	1,22	1,14	1,07	0,95
50	2,67	2,13	1,78	1,64	1,52	1,42	1,33	1,19
60	3,20	2,56	2,13	1,97	1,83	1,71	1,60	1,42
70	3,73	2,99	2,49	2,30	2,13	1,99	1,87	1,66
80	4,27	3,41	2,84	2,63	2,44	2,28	2,13	1,90
90	4,80	3,84	3,20	2,95	2,74	2,56	2,40	2,13
100	5,33	4,27	3,56	3,28	3,05	2,84	2,67	2,37

VASOPRESSINA

- Dose usual: 0,6-2,4 UI/h ou 0,01-0,04 UI/min.

Diluição: 1 ampola (20 UI/1 mL) em 200 mL de SG5% (concentração: 0,1 UI/mL)								
Infusão (mL/h)	6	8	10	12	15	18	21	24
Dose (UI/h)	0,6	0,8	1,0	1,2	1,5	1,8	2,1	2,4
Dose (UI/min)	0,010	0,013	0,017	0,020	0,025	0,030	0,035	0,040

Diluição: 1 ampola (20 UI/1 mL) em 100 mL de SG5% (concentração: 0,2 UI/mL)								
Infusão (mL/h)	3	4	5	6	7	8	10	12
Dose (UI/h)	0,6	0,8	1,0	1,2	1,4	1,6	2,0	2,4
Dose (UI/min)	0,010	0,013	0,017	0,020	0,023	0,027	0,033	0,040

ÍNDICE REMISSIVO

A

D

S

T

X

Z